Koneman
Diagnóstico microbiológico
Texto y atlas

Koneman. Diagnóstico microbiológico

Texto y atlas

7.ª EDICIÓN

Gary W. Procop, MD, MS
Medical Director, Enterprise Test Utilization and Pathology Consultative Services
Director, Molecular Microbiology, Mycology, Parasitology, and Virology
Professor of Pathology
Cleveland Clinic Lerner College of Medicine of Case Western Reserve University
The Cleveland Clinic
Cleveland, Ohio

Deirdre L. Church, MD, PhD, FRCPC, D(ABMM)
Professor of Pathology & Laboratory Medicine and Medicine
University of Calgary
Clinical Section Chief, Microbiology
Calgary Laboratory Services/Alberta Health Services
Calgary, Alberta, Canada

Geraldine S. Hall, PhD, D(ABMM)
Retired Clinical Microbiologist
The Cleveland Clinic
Cleveland, Ohio

William M. Janda, PhD, D(ABMM)
Professor Emeritus, Pathology and Microbiology
University of Illinois at Chicago College of Medicine
Division Chair, Microbiology and Virology
Department of Pathology
John H. Stroger, Jr. Hospital/Cook County Health and Hospitals System
Chicago, Illinois

Elmer W. Koneman, MD
Professor Emeritus
University of Colorado School of Medicine
Aurora, Colorado

Paul C. Schreckenberger, PhD, D(ABMM)
Professor of Pathology
Director, Clinical Microbiology
Associate Director, Molecular Pathology
Loyola University Medical Center
Maywood, Illinois

Gail L. Woods, MD
Professor and Chief of Pediatric Pathology
Department of Pathology
University of Arkansas for Medical Sciences
Little Rock, Arkansas

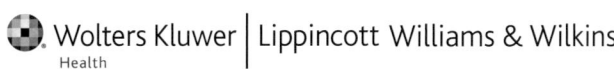

Wolters Kluwer | Lippincott Williams & Wilkins
Health

Philadelphia · Baltimore · New York · London
Buenos Aires · Hong Kong · Sydney · Tokyo

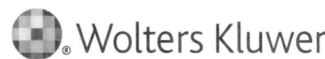

Av. Carrilet, 3, 9.ª planta, Edificio D - Ciutat de la Justícia
08902 L'Hospitalet de Llobregat
Barcelona (España)
Tel.: 93 344 47 18   Fax: 93 344 47 16   e-mail: consultas@wolterskluwer.com

Revisión científica

Susan M. Bueno Ramírez (caps. 16 y 20)
Tecnólogo Médico, PhD en Ciencias Biomédicas. Profesor Asociado, Facultad de Ciencias Biológicas, Pontificia Universidad Católica de Chile

Fernando Navarro-García (caps. 1, 4, 9, 10, 12, 13, 21, 23 y láminas en color)
Doctor en Ciencias. Investigador en Microbiología y Biología Celular. Miembro de la Academia Mexicana de Ciencias y nivel III del Sistema Nacional de Investigadores. Profesor del Departamento de Biología Celular del Centro de Investigación y de Estudios Avanzados (CINVESTAV) del Instituto Politécnico Nacional (IPN)

Catalina Pardo Roa (caps. 16 y 20)
Médico Veterinario, MVSc, PhD(c) en Ciencias Biológicas, Pontificia Universidad Católica de Chile

Betzabet Quintanilla Vega (caps. 17 y 22, apéndices 1 y 2)
Doctora en Ciencias. Profesora titular y Jefa del Departamento de Toxicología del CINVESTAV-IPN, México

Javier Sánchez Villamil (caps. 3, 8, 11, 14, 18, 19 y protocolos)
Doctor en Ciencias en Biología Celular. CINVESTAV-IPN, México

Farid Andrés Tejeda Domínguez (caps. 2, 5, 6, 7 y 15)
Doctor en Ciencias en Biología Celular. Posdoctorante en el Departamento de Biología Celular del CINVESTAV-IPN, México

Traducción

Rodrigo Bravo León: Médico Cirujano por la Universidad Panamericana, México
Félix García Roig: Médico Ginecoobstetra por la Universidad Nacional Autónoma de México, México
Luz María Méndez Álvarez: Químico Farmacéutico Biólogo y Psicólogo por la Universidad Autónoma Metropolitana, México
Armando A. Robles Hmilowicz: Editor y traductor. Magíster en Análisis del Discurso por la Universidad de Buenos Aires, Argentina
Adrián Reyes Mondragón: Químico Farmacéutico Biólogo por la Universidad Nacional Autónoma de México, México
Pedro Sánchez Rojas: Médico Cirujano por la Universidad Nacional Autónoma de México, México
Roxana I. Vergara Reyes: Traductora inglés-español por la Universidad de Atacama, Chile

Dirección editorial: Carlos Mendoza
Editor de desarrollo: Karen Estrada
Gerente de mercadotecnia: Juan Carlos García
Cuidado de la edición: Doctores de Palabras
Maquetación: Doctores de Palabras
Creación de portada: Jesús Esteban Mendoza Murillo
Crédito de la imagen de portada: iStock.com/Marwani22, jarun011, Nixxphotography, kwanchaichaiudom, shironosov, chfonk y ktsimage
Impresión: C&C Offset-China/Impreso en China

DEDICATORIA

En memoria de nuestros antiguos colegas y coautores.

Wash: *Recordamos particularmente tu liderazgo en el College of American Pathology y como director editorial de la 6.ª edición de este libro. Se te echa mucho de menos.*

Steve: *Recordamos en particular tu liderazgo en el American Board of Pathology y la Infectious Disease Pathology. Se te echa mucho de menos.*

Gerri: *Te recordamos sobre todo como la educadora consumada y querida por todos los estudiantes, así como por tu liderazgo en la American Society of Microbiology y en otras organizaciones nacionales. También se te echa mucho de menos y la edición de este libro no hubiera sido posible sin ti, gracias.*

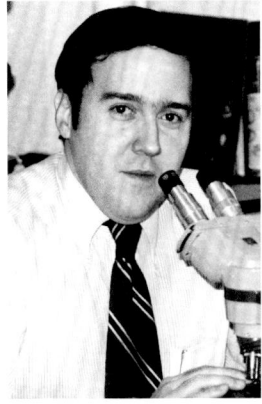

Washington C. Winn Jr, MD, MBA

Director, Clinical Microbiology Laboratory
Fletcher Allen Health Care
Professor of Pathology
University of Vermont College of Medicine
Burlington, Vermont

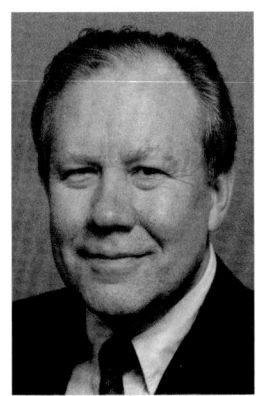

Stephen D. Allen, MD

Professor of Pathology and Laboratory Medicine, Indiana University School of Medicine
Director, Division of Clinical Microbiology, Clarian Health— Methodist, Indiana University, and Riley Hospitals
Chief, Clinical Microbiology Laboratory, Roudebush Veterans Affairs Hospital
Pathologist, Wishard Memorial Hospital
Indianapolis, Indiana

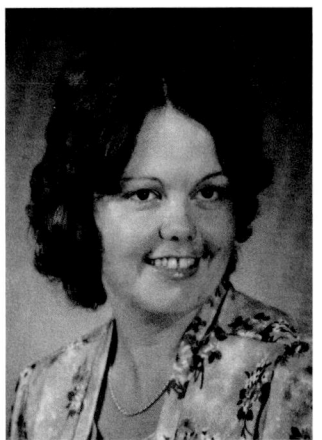

Geraldine S. Hall, PhD, D(ABMM)

Section Head, Clinical Microbiology
Cleveland Clinic
Professor of Pathology
Cleveland Clinic Lerner College of Medicine of Case Western Reserve University
Cleveland, Ohio

DEDICATORIA DE LOS AUTORES

A Tamera y London: la mejor esposa e hijo que un hombre pueda tener. ¡Lo mejor de lo mejor!

Gary W. Procop, MD

A mi esposo Gord y a mi familia por todo su apoyo.

Deirdre L. Church, MD, PhD

Gracias por el apoyo de mi esposo.

Geraldine S. Hall, PhD

A mis padres, Robert y Geraldine; a mis hermanos, Robert y Martin, y a Matthew, mi compañero de vida.

William M. Janda, PhD

En reconocimiento al continuo y arduo trabajo y dedicación de los técnicos en microbiología.

Elmer W. Koneman, MD

Agradezco a mi esposa Ann por su inmenso apoyo y paciencia durante la larga fase de redacción de este trabajo y por sus más de 45 años de constante amor y motivación.

También agradezco a mi hijo Adam por la creación del programa Web ID que se utiliza para la identificación de bacterias, el cual se describe con mayor detalle en los capítulos 6 y 7 de este libro.

Paul C. Schreckenberger, PhD

En memoria de mi padre.

Gail L. Woods, MD

Prólogo

El proceso diagnóstico de las enfermedades infecciosas es complejo. Un médico astuto puede hacer un diagnóstico en función de los antecedentes, características de presentación, exploración física y exposiciones epidemiológicas, incluidos los viajes relevantes. Por ejemplo, la neumonía es un diagnóstico clínico, aunque requiere confirmación radiográfica. Establecer un diagnóstico etiológico puede ser mucho más difícil y depende de la obtención de muestras significativas con la calidad suficiente para interpretarse, de un transporte oportuno y confiable, y del apoyo del repertorio de pruebas del laboratorio de microbiología clínica. Además, las características de presentación de los diferentes microorganismos causales se traslapan con frecuencia y un proceso infeccioso puede involucrar numerosos sistemas de órganos, lo cual hace más difícil la tarea de establecer un diagnóstico etiológico del cual dependa el tratamiento antibiótico. De hecho, sin un diagnóstico etiológico preciso y oportuno, el tratamiento empírico puede continuar o prolongarse y estar constituido por numerosos antibióticos, por aquellos con amplio espectro innecesario, o por ambos. Lo anterior aumenta el riesgo de presentar reacciones adversas a los medicamentos, altera el microbioma del paciente y fomenta la selección de especies mutantes resistentes que, de manera indirecta, ponen en riesgo al paciente. Estos daños colaterales sólo enfatizan la necesidad de contar con pruebas rápidas y precisas que se empleen de forma adecuada para conseguir un resultado óptimo respecto a la atención del paciente.

Por esta razón, el objetivo fundamental de *Koneman. Texto y atlas de diagnóstico microbiológico* es exponer con claridad los procedimientos que se utilizan de forma rutinaria en la identificación en el laboratorio de los microorganismos que causan enfermedades infecciosas. Desde su primera edición en 1979, el reconocimiento y surgimiento de nuevos microorganismos infecciosos, mejores herramientas para su diagnóstico microbiológico, mayor cantidad de pacientes inmunodeprimidos debido al trasplante de órganos y células madre, quimioterapia de los procesos malignos, fármacos inmunomoduladores y un entorno cambiante en relación tanto con la atención médica como con las exposiciones, ha complicado en gran medida la búsqueda de un diagnóstico etiológico. Todos estos cambios transformadores sólo se han acelerado desde la 6.ª edición del 2006.

Por fortuna, las herramientas disponibles para enfrentar los retos actuales también han aumentado y mejorado. Las determinaciones cuantitativas de carga vírica se han vuelto fundamentales para la atención de los pacientes con infecciones por VIH y hepatitis C. Ahora se emplean con frecuencia muchos otros procedimientos moleculares en los laboratorios de microbiología, tanto en los grandes como en los pequeños. La identificación de microorganismos se ha transformado desde la introducción de la espectrometría de masas de tiempo de vuelo mediante desorción/ionización láser asistida por matriz. En constante aumento, las estrategias avanzadas de secuenciación de nueva generación se están utilizando para los microorganismos que han eludido el diagnóstico en el pasado o cuya identificación aún es compleja. Al mismo tiempo, las técnicas de crecimiento y aislamiento tradicionales aún son importantes para muchos, si no es que para todos, los microorganismos bacterianos, micóticos y micobacterianos, y son necesarias para realizar pruebas confiables de sensibilidad a los antibióticos, dada la creciente amenaza de los microorganismos resistentes a múltiples fármacos. Además, la obtención y realización de pruebas son cruciales para desarrollar medidas de control de las infecciones y para la vigilancia en lo que respecta a la salud pública. En consecuencia, ahora más que nunca, la invaluable contribución de la microbiología médica consiste en proporcionar, fomentar y promover un equilibrio adecuado entre la ciencia de lo posible con el arte de lo apropiado. Se trata de un esfuerzo profesional en equipo que incumbe a todas las personas encargadas de la administración de los recursos limitados.

Por lo tanto, es afortunado que el Dr. Gary W. Procop asuma ahora el cargo de director editorial de la 7.ª edición de *Koneman. Texto y atlas de diagnóstico microbiológico*, debido a sus numerosas contribuciones a las áreas de microbiología molecular, micología médica e histopatología de las enfermedades infecciosas, así como por su liderazgo para el desarrollo de estrategias adecuadas de pruebas para mejorar los resultados de los pacientes, en donde reside su verdadero valor. Él y su equipo de colaboradores se encuentran en una posición admirable por la virtud de su conocimiento, capacitación y experiencia en el área, para no sólo preservar, sino también para aumentar la utilidad de esta edición para todos aquellos que se puedan beneficiar de su contenido: microbiólogos médicos, especialistas en enfermedades infecciosas, patólogos y científicos de laboratoristas clínicos.

L. Barth Reller, MD, DTM&H
Professor of Medicine and Pathology
Duke University School of Medicine
Durham, North Carolina

y

Glenn D. Roberts, PhD
Professor Emeritus of Laboratory Medicine, Microbiology
and Pathology
Mayo Clinic College of Medicine
Rochester, Minnesota

Prefacio

La 7.ª edición de este libro presenta para nuestros lectores una actualización exhaustiva del desafiante y cada vez más complejo campo de la microbiología diagnóstica. *Koneman. Texto y atlas de diagnóstico microbiológico* se realiza en reconocimiento de Elmer W. Koneman como uno de los autores fundadores de este clásico y una fuerza impulsora detrás de la publicación de las seis ediciones anteriores. El Dr. Koneman ha seguido brindando orientación y apoyo editorial, por lo que su experiencia aún es una parte importante de esta 7.ª edición.

La 7.ª edición les da la bienvenida una vez más a autores de mucho tiempo atrás: los doctores Paul C. Schreckenberg y William (Bill) M. Janda, quienes comparten su vasta experiencia en bacteriología. El Dr. Woods también regresa para compartir su experiencia de renombre internacional en micobacteriología. Esta edición le da la bienvenida a la Dra. Deirdre Church, microbióloga clínica y especialista en enfermedades infecciosas, y a la Dra. Gerri Hall, quien comparte su gran experiencia en bacteriología anaerobia, micoplasmas y actinomicetos aerobios. Es un placer colaborar con este prestigioso grupo en la producción de esta nueva edición de *Koneman. Texto y atlas de diagnóstico microbiológico*.

Ha habido avances sustanciales en la microbiología clínica desde la última edición de este libro, cuya presentación de formas clínicamente importantes representó un desafío para los autores. Cuando se publicó la última edición, la espectrometría de masas, las pruebas de PCR múltiple comercialmente disponibles y la secuenciación de nueva generación eran, cuando mucho, herramientas para la investigación. Algunas de éstas, como la espectrometría de masas MALDI-TOF y las intuitivas pruebas de amplificación de ácidos nucleicos, se están volviendo parte del equipo de todos los laboratorios clínicos, incluso de los más pequeños. No obstante, es claro que no todos los laboratorios han adoptado estas tecnologías y, aunque deseen hacerlo, la tasa de implementación no es uniforme. Por lo tanto, también nos enfrentamos al reto de conservar los métodos tradicionales para la detección e identificación de microorganismos que todavía se emplean en muchos laboratorios, al mismo tiempo que incluimos los métodos nuevos y avanzados. Esta edición intenta unificar la división entre los métodos tradicionales y los más nuevos y avanzados que se están empleando. Es por esta razón que se conserva parte de la información de algunas pruebas tradicionales que serán totalmente reemplazadas por los nuevos métodos. Recomendamos las ediciones anteriores para aquellas pruebas y métodos que hoy se consideran universalmente anticuados.

La organización general del libro permanece sin cambios con respecto a la edición anterior, pero todas las secciones se actualizaron de forma importante. Los primeros dos capítulos son una introducción a la microbiología molecular. Las imágenes de láminas asociadas para estos capítulos incluyen artificios en los frotis con tinción de Gram que destacan la importancia de conocer lo que no es real, así como la morfología de los microorganismos. El amplio análisis de la gestión, calidad, cumplimento y asuntos regulatorios en el laboratorio de microbiología refleja la realidad de la práctica médica moderna. Además, intentamos brindar orientación para las preguntas que los microbiólogos clínicos enfrentan todos los días, tales como:

¿qué analizamos?, ¿en qué momento lo analizamos?, ¿hasta qué punto lo analizamos? Con recursos económicos y humanos cada vez más escasos, estos desafíos han cobrado tanta importancia como las cuestiones científicas más tradicionales a las cuales se enfrentan en el laboratorio clínico.

En esta edición se presta suficiente atención a las técnicas tradicionales aún vigentes en los laboratorios clínicos; sin embargo, la importancia cada vez mayor de los métodos inmunológicos (capítulo 3) y particularmente de las técnicas moleculares (capítulo 4) justifican un análisis exhaustivo de sus principios, así como una amplia cobertura en cada capítulo individual según corresponda. En los casos en los cuales el abordaje inmunológico o molecular se convirtieron en la regla de los laboratorios diagnósticos, el libro se actualizó de forma que refleje estos cambios. Se eliminaron o condensaron de forma significativa los análisis de los métodos que son obsoletos o que rápidamente se tornan arcaicos.

La introducción a la bacteriología, la cual sigue siendo el eje fundamental de los laboratorios clínicos, sigue presentándose en el capítulo 5 y establece las bases de los siguientes capítulos en este vasto campo. A éstos les siguen aquellos que abordan las micobacterias, los hongos, los parásitos, los virus y otros patógenos intracelulares. Se consideró la creciente frecuencia de remisión de ectoparásitos a los laboratorios diagnósticos para su identificación al incluir una explicación detallada de la identificación de garrapatas en uno de los apéndices, el cual incluye varias láminas para ayudar a identificar a estos organismos de forma apropiada.

En una era representada por cambios rápidos en los métodos diagnósticos, el objetivo del libro aún es el mismo: proporcionar un análisis exhaustivo, pero práctico, de la ciencia y el arte de la microbiología diagnóstica. Estamos convencidos de que es esencial integrar los problemas clínicos con el ejercicio de la medicina en el laboratorio, así como proporcionar la información necesaria para que nuestros colegas médicos atiendan mejor a sus pacientes. Esta integración expande el papel de los microbiólogos y los saca de esa posición en un sótano en algún lugar detrás de un microscopio. Aunque debemos conservar y perfeccionar nuestras habilidades como microbiólogos expertos, se adquiere un valor adicional a nivel del sistema de salud cuando los microbiólogos y otros laboratoristas participan en los comités de práctica clínica y ayudan a determinar la utilización óptima de los recursos del laboratorio. Somos de gran valor para nuestras instituciones, aunque con frecuencia permanecemos como un recurso sin reconocimiento ni aprovechamiento en el equipo de prestación de atención médica. Salgan del laboratorio y háganse valer, utilizando el servicio al paciente como el motor de todo este esfuerzo.

Este libro está destinado a dos grupos de lectores. El primer grupo está conformado por los estudiantes y catedráticos de la microbiología y la medicina, en particular a quienes les interesan las enfermedades infecciosas. El libro ofrece una revisión exhaustiva para estudiantes graduados, residentes de patología y becarios en el campo de la microbiología médica y las enfermedades infecciosas. Para los estudiantes de pregrado, el volumen del material puede parecer abrumador, aunque esto denota la profundidad y complejidad de nuestro campo. Se espera que esta profundidad y complejidad sean una inspiración y no un desaliento para brindarles una visión de una carrera que siempre está evolucionando y que es desafiante e interesante. Se espera que los dedicados maestros de nuestro arte encuentren materiales extensos y actualizados para orientar al estudiante principiante que posteriormente tendrá un recurso para desempeñarse en el ambiente graduado o en su lugar de trabajo, en lugar de servir como una introducción superficial y obsoleta para el librero. El segundo grupo de lectores, igualmente importantes, está constituido por profesionales de los laboratorios, para quienes el libro puede representar un recurso inicial para actualizar sus competencias o para resolver problemas de la práctica clínica. A fin de facilitar la comprensión de la materia, seguimos empleando cuadros, protocolos detallados, resúmenes en recuadros de texto y una gran cantidad de imágenes a color al final del libro. Cada capítulo comienza con un esquema detallado que muestra una idea general de éste. Los protocolos pueden encontrarse en línea en http://thepoint.lww.com/

Estamos muy agradecidos con los doctores L. Barth Reller y Glenn D. Roberts, quienes colaboraron generosamente con el prólogo de esta edición. También agradecemos al Dr. Glenn D. Roberts por contribuir con muchas de las imágenes del capítulo de micología. Dos de nuestros antiguos coautores, el difunto Dr. Washington C. Winn Jr. y el difunto Dr. Stephen D. Allen, y una de las autoras actuales, la difunta Dra. Gerri Hall, se encuentran en nuestra memoria mientras continuamos desarrollando la labor que ellos asumieron. No hubiéramos podido realizar esto sin las contribuciones de la Dra. Hall a las ediciones anteriores. Como reconocimiento a su colaboración, dedicamos esta edición a su memoria.

Agradecimientos

En primer lugar, estamos en deuda con nuestros colegas de los laboratorios de microbiología en nuestras respectivas instituciones por el importante papel que desempeñan en nuestra vida profesional. Nos han planteado desafíos, nos han inspirado y nos han educado. Esperamos que este libro sea un medio para devolver un poco de sus contribuciones. Además, estamos agradecidos con nuestros familiares por su paciencia mientras intentábamos cumplir con los plazos. Su apoyo y aliento en el hogar son una parte integral de nuestras actividades laborales.

Índice abreviado de contenidos

Índice extendido

CAPÍTULO **3** **Diagnóstico de laboratorio
por métodos inmunológicos**

CAPÍTULO **4** **Microbiología molecular**

CAPÍTULO **8** **Bacilos gramnegativos curvos**
y fermentadores oxidasa
positivos

CAPÍTULO **9** **Otros bacilos gramnegativos con requerimientos nutricionales especiales**

CAPÍTULO **10** *Legionella*

CAPÍTULO 11 Especies de *Neisseria* y *Moraxella catarrhalis*

CAPÍTULO 12 Cocos grampositivos

Parte I Estafilococos y cocos grampositivos relacionados

CAPÍTULO **13**   **Cocos grampositivos**

Parte II   Estreptococos, enterococos y bacterias
"similares a estreptococos"

CAPÍTULO **14** Bacilos grampositivos
anaerobios y facultativos

CAPÍTULO **15** Actinomicetos aerobios

CAPÍTULO **16** Bacterias anaerobias

CAPÍTULO 22 Parasitología

CAPÍTULO **23** **Diagnóstico de infecciones
causadas por virus, *Chlamydia/
Chlamydophila, Rickettsia* y
microorganismos relacionados**

Láminas en color

## CAPÍTULO 1

Introducción a la microbiología

Parte I. El papel del laboratorio de microbiología en el diagnóstico de las enfermedades infecciosas: directrices para la práctica y el tratamiento

Introducción

Esquema del libro

Hay casi tantas formas para observar el mundo de las enfermedades infecciosas como los agentes que las provocan. Este libro se centrará en la detección e identificación de los agentes infecciosos en el laboratorio clínico, seguido por la determinación de la sensibilidad a antibióticos cuando corresponda. Desde el punto de vista conceptual, el libro se divide en tres secciones. La primera sección, conformada por dos capítulos, aborda los principios generales de las enfermedades infecciosas y el laboratorio diagnóstico. En la segunda sección se presentan las técnicas inmunológicas y moleculares que tienen una aplicación casi universal. Por último, la tercera y más amplia sección es un extenso análisis de los grupos de microorganismos infecciosos y las enfermedades que generan. Los principios generales de la bacteriología se plasman en un capítulo separado por la diversidad de microorganismos en este grupo de patógenos humanos.

El mundo de las enfermedades infecciosas

Durante toda la existencia humana, las enfermedades infecciosas han sido la causa predominante de enfermedad y muerte, sin limitarse únicamente al bienestar personal, sino que, además, han obstaculizado el desarrollo de la sociedad. Las mejorías en las condiciones de vida, sanidad e intervención médica del siglo xx disminuyeron de forma importante la prevalencia de muchas enfermedades infecciosas. Por desgracia, estos retos siguen presentándose en países con recursos limitados en gran parte del mundo. El desafío para la comunidad humana es extender estos logros a todo el planeta.

En la década de 1950, los avances de la medicina moderna y la salud pública parecían tan impresionantes que muchos científicos prominentes se vieron impulsados a predecir la conquista humana sobre las enfermedades infecciosas y la erradicación de la faz de la tierra de las pestes como causa de sufrimiento. William H. Stewart, el Director General de Sanidad de los Estados Unidos, afirmó en 1969 que "es tiempo de cerrar el libro de las enfermedades infecciosas". Por desgracia, aquellas personas subestimaron la adaptabilidad de las numerosas formas de vida que comparten el mundo con los humanos, incluyendo los agentes infecciosos, ectoparásitos depredadores y artrópodos. De la misma manera, tampoco pudieron vislumbrar las inesperadas consecuencias de los importantes avances médicos que prolongaron la vida humana ni los efectos sobre los mecanismos de defensa de los hospederos. Tampoco percibieron los efectos de la incursión humana en el ambiente ni las consecuencias de los desplazamientos sin restricciones de plantas y animales, incluso de humanos, por todo el planeta. En consecuencia, la lista de enfermedades infecciosas nuevas o revitalizadas que ha plagado a los humanos desde aquellas predicciones es larga y sigue creciendo. En la tabla 1-1 se enumeran parcialmente.

La tríada de las enfermedades infecciosas

Para entender las enfermedades infecciosas, el estudiante debe tener en cuenta las interacciones entre tres entidades:

1. **El hospedero afectado.** Desde una perspectiva antropomórfica, este hospedero suele ser un humano. Los veterinarios se preocupan por los hospederos animales, mientras que los botánicos se centran en las plantas. El hospedero infectado también puede ser un agente infeccioso, por ejemplo, cuando una bacteria es infectada por un bacteriófago.
2. **Un agente infeccioso.** Esta designación es la descripción más amplia para diversas formas de vida que interactúan de manera íntima con un hospedero (es decir, otra forma de vida), con frecuencia en detrimento de este último. Los agentes infecciosos a menudo ingresan (infectan) en el hospedero de alguna forma.
3. **El ambiente.** El ambiente natural, animado e inanimado, es esencial para la conservación de la mayoría de los agentes infecciosos y para su transmisión de un hospedero a otro.

TABLA 1-1 Enfermedades infecciosas recientemente reconocidas y patógenos nuevos identificados desde la "conquista de las enfermedades infecciosas"

Año	Agente	Enfermedad(es)
1977	Virus del Ébola	Fiebre hemorrágica del Ébola
	Legionella spp.	Enfermedad de los legionarios
	Virus Hanta	Fiebre hemorrágica con síntomas renales
	Campylobacter jejuni	Gastroenteritis
1982	*Escherichia coli* 0157 (productora de verotoxinas)	Colitis hemorrágica; síndrome urémico hemolítico
	Borrelia burgdorferi	Enfermedad de Lyme
1983	*Helicobacter pylori*	Úlcera gástrica/duodenal
	Virus de la inmunodeficiencia humana (VIH)	Síndrome de inmunodeficiencia adquirida
1989	Virus de la hepatitis C (VHC)	Hepatitis no A, no B
1991	*Ehrlichia chaffeensis*	Erliquiosis monocítica humana
	Virus Guanarito	Fiebre hemorrágica venezolana
1991	*Cryptococcus gattii*	Meningitis e infección pulmonar
1993	Virus Sin nombre	Síndrome pulmonar por hantavirus
	Bartonella henselae	Enfermedad del arañazo del gato; angiomatosis bacilar
1994	Herpesvirus humano 8	Sarcoma de Kaposi
	Anaplasma (Ehrlichia) phagocytophilum	Anaplasmosis granulocítica humana (erliquiosis)
1995	Virus Hendra	Enfermedad respiratoria; meningoencefalitis
1996	Lyssavirus australiano	Rabia humana
1997	Virus de la influenza H5N1	Gripe aviar en humanos
1999	Virus Nipah	Enfermedad respiratoria; meningoencefalitis
	Virus de la influenza H9N2	Nueva variante de la gripe aviar en humanos
2001	Metaneumovirus humano	Enfermedad respiratoria
2003	Coronavirus del SRAG	Síndrome respiratorio agudo grave
2009	Virus de la influenza A H1N1	Gripe en humanos
2012	Coronavirus del SROM	Síndrome respiratorio de Oriente Medio
2013	Virus de Chikungunya	Fiebre, dolor articular y muscular, cefalea

Se presentó una entretenida, amena y muy educativa visión de estas relaciones en forma de un relato fantástico de bacterias que se reunieron para manifestar sus quejas respecto al "giro" que los humanos impusieron a sus relaciones. En *The Other End of the Microscope: The Bacteria Tell Their Story*, de E. W. Koneman, se expone un punto de vista original de las interacciones entre los humanos, su microbioma y los agentes infecciosos.[68]

Cedric Mims, el distinguido microbiólogo británico, preparó una explicación más tradicional, aunque también muy interesante y amena, sobre las complejas interconexiones entre humanos y agentes infecciosos. Esta explicación se ha conservado entre los colegas y es una extraordinaria forma de explorar con más detalle el fascinante tema de la patogenia.[83]

El agente infeccioso

Clases de agentes infecciosos. Los agentes infecciosos pueden dividirse en un número finito de tipos. La mayoría son de vida libre y contienen todo lo necesario para conservar y reproducir su especie; por lo general se les conoce como *microbios*. Los grupos tradicionales de agentes infecciosos son bacterias, hongos, parásitos y virus.

1. Las **bacterias** conforman la mayor cantidad de especies patógenas para humanos. Son microorganismos unicelulares y contienen tanto ácido desoxirribonucleico (ADN) como ácido ribonucleico (ARN). Sin embargo, su ADN no se encuentra en el núcleo; son procariotas. Se reproducen mediante fisión binaria. Aunque la mayoría son autónomas y de vida libre, algunas familias de bacterias que carecen de todos los procesos bioquímicos para reproducirse, como *Rickettsiaceae*, *Anaplasmataceae* y *Chlamydiaceae*, deben interactuar con una célula hospedera para hacerlo.
2. Los **hongos** son microorganismos conformados por un núcleo y citoplasma definidos; son eucariotas. Las **levaduras** son hongos unicelulares que se reproducen mediante gemación, aunque algunas lo hacen por fisión binaria. Los **hongos filamentosos** o **mohos** son microorganismos multicelulares más complejos que se reproducen por vía tanto sexual como asexual. Algunos hongos tienen fases de levadura y de hongo filamentoso, y se denominan *hongos dimórficos*. Los **microsporidios** son un grupo particular de hongos patógenos intracelulares de los cuales originalmente se pensó que eran parásitos.
3. Los **parásitos** son un grupo grande y complejo de microbios. Entre ellos, se incluyen organismos unicelulares, como los protozoarios, y multicelulares muy complejos que tienen órganos y tejidos bien definidos, como tubo digestivo y sistema genital. Estos organismos, ya sean macroscópicos o microscópicos, se benefician del estado infeccioso a expensas del hospedero, a menudo en forma de nutrición.
4. Los **virus** comprenden una gran cantidad de agentes infecciosos que no tienen orgánulos ni procesos bioquímicos completos para su propia propagación. Por lo tanto, deben infectar otras formas de vida, como humanos, animales, plantas, bacterias e incluso otros virus. Representan la forma de vida más simple de los agentes infecciosos. Con raras excepciones, los virus contienen ADN o ARN, pero no ambos. En comparación con otros microorganismos que se reproducen mediante replicación y divisiones subsecuentes de su material genético, los virus se reproducen mediante replicación extensa de su material genético, el cual se empaqueta de forma individual en los viriones nuevos, todos dentro de los límites de la célula infectada.

Además de los agentes infecciosos tradicionales, existen miembros más evolucionados del reino animal, como los insectos, que pueden considerarse una forma de parásitos (p. ej., un ectoparásito) si su existencia se relaciona de forma íntima con un hospedero. En el otro extremo, los totalmente no convencionales **priones** no contienen ácidos nucleicos y, en consecuencia, no pueden replicarse de la forma habitual. No obstante, su estructura proteínica anómala conduce a un proceso que deriva en una infección con un ciclo de replicación.

Interacciones entre hospederos y agentes infecciosos. Si dos o más organismos coexisten y ninguno se beneficia o perjudica, el proceso se denomina *comensalismo*. A dicho agente se le conoce como *comensal*.

Si el agente infeccioso obtiene un beneficio del hospedero, pero no le causa daño, se considera un microbio *saprobio*. Si ambos microorganismos son saprobios y se benefician el uno del otro, al proceso se le conoce como *simbiosis* o *mutualismo*.

Por otro lado, si el hospedero resulta dañado por el agente infeccioso (con o sin beneficio para este último), al proceso se le llama *parasitismo* y al agente infeccioso se le denomina *parásito* (un uso más general del término que la clase de agentes infecciosos conocidos como "parásitos"). Todos los tipos de agentes infecciosos pueden ser parásitos.

Cuando los microorganismos viven en la superficie corporal, ya sea externa (piel o cabello) o interna (vías respiratorias altas y tubo digestivo), se les describe como *microflora* o *flora colonizante*. La relación de la microflora con el hospedero puede ser de tipo comensal, saprobia o parasitaria. Estas relaciones pueden cambiar con el tiempo si se altera la virulencia del microbio o si se presenta una disminución de la capacidad del hospedero para resistir la infección.

A un microorganismo capaz de causar infecciones de forma frecuente se le conoce como *patógeno*. Si el microbio produce enfermedad de forma ocasional, a menudo se le denomina *patógeno potencial*. A un patógeno potencial se le describe como un *agente oportunista* si únicamente infecta a personas con mecanismos de defensa comprometidos.

Los agentes infecciosos también establecen varios tipos de relaciones con sus hospederos a nivel celular. Los microorganismos de vida libre (algunas bacterias, hongos y parásitos) se encuentran a nivel extracelular y pueden crecer *in vitro* en ausencia de células. Los microbios intracelulares facultativos pueden crecer en ausencia de células *in vitro*, aunque pueden hacerlo de forma intracelular o extracelular *in vivo*. Los agentes infecciosos intracelulares estrictos u obligados carecen de uno o más procesos bioquímicos necesarios para existir fuera de las células, por lo que deben utilizar una célula hospedera para complementar los procesos o sustancias necesarios. Estas relaciones se resumen en la tabla 1-2.

Virulencia. La virulencia es la suma de las características de un microorganismo que aumentan su capacidad para causar enfermedades. No es un fenómeno de todo o nada, sino que existen grados muy variables de virulencia. La mayoría de los análisis acerca de la virulencia se centran en los factores del microorganismo, aunque en realidad lo más importante es el equilibrio entre las tres partes de la tríada que se mencionaron con anterioridad.[12]

TABLA 1-2 Relaciones entre los agentes infecciosos y sus hospederos a nivel celular

Relación	Agentes infecciosos	Ejemplos
De vida libre	La mayoría de las bacterias, hongos y parásitos	*Staphylococcus, Enterobacteriaceae, Candida, Aspergillus,* protozoarios, helmintos
Intracelular facultativo	Algunas bacterias, micobacterias, algunos hongos	*Legionella, Brucella, Mycobacterium tuberculosis,* hongos dimórficos
Intracelular estricto	Algunas bacterias, hongos y protozoarios, virus	*Rickettsia, Ehrlichia, Anaplasma, Toxoplasma gondii;* virus de la influenza

El microorganismo más virulento no causa enfermedad si no tiene acceso a un hospedero susceptible debido a una de dos razones:

1. El microorganismo se encuentra en un compartimento ambiental diferente del hospedero. Por ejemplo, después de que el ciclo del virus de la fiebre amarilla en mosquitos urbanos fuera interrumpido, la transmisión de la enfermedad se detuvo hasta que los humanos entraron a un ciclo de fiebre amarilla hasta entonces desconocido en especies de mosquitos que existían en la selva.

2. Todos los hospederos disponibles desarrollaron inmunidad protectora. Por ejemplo, muchas infecciones víricas que provocan inmunidad protectora, como el virus del sarampión, se "consumen" después de que todas las personas susceptibles han sido infectadas. Sólo puede presentarse una nueva epidemia después del nacimiento de una nueva generación de personas que no hayan sido infectadas y que, en consecuencia, son susceptibles.

Por el contrario, un microorganismo que no causa enfermedad o que lo hace de manera leve en personas inmunocompetentes (es decir, de baja virulencia) puede provocar una enfermedad devastadora en personas inmunodeprimidas. Por ejemplo, las esporas de las especies de *Aspergillus* se encuentran todos los días y las personas inmunocompetentes (que conforman la mayoría de la población) no se infectan. Sin embargo, los pacientes con deficiencias en el sistema inmunitario pueden adquirir una enfermedad grave o que ponga en riesgo su vida (p. ej., aspergilosis invasora).

Los agentes infecciosos más exitosos son aquellos que pueden adaptarse mejor a sus hospederos y que causan daños mínimos. Por ejemplo, se estableció la hipótesis de que el virus de Epstein-Barr (infecta a los linfocitos de memoria) ha desarrollado una estrategia para minimizar los efectos negativos en su hospedero.[113]

Los factores del hospedero desempeñan un papel importante. Un microorganismo puede ser particularmente virulento en el hospedero humano, pero sigue encontrándose en la naturaleza porque evolucionó a una relación permisiva con otros hospederos. Por ejemplo, los humanos pueden padecer infecciones mortales por *Trypanosoma brucei*, mientras que en otros hospederos vertebrados se observa una forma más leve de la enfermedad.

La virulencia puede ser el resultado de factores que casi siempre operan en cualquier etapa del proceso infeccioso. En la tabla 1-3 se resumen algunos ejemplos. Los lectores que deseen información más detallada pueden consultar numerosas referencias excelentes.[50,55,67,69,76,100,101]

TABLA 1-3 Factores de virulencia

Categoría	Factor de virulencia	Ejemplo
Supervivencia en el ambiente	Replicación intracelular en amebas de vida libre	*Legionella* spp.
	Resistencia a la desecación	Virus de la viruela
Transferencia/transmisión eficaz	Formas móviles que pueden buscar un hospedero susceptible	Cercarias de los esquistosomas
	Adaptación a un vector que pueda transmitir la infección	*Rickettsia rickettsii* en las garrapatas
Evasión de las defensas del hospedero	Lisis de células polimorfonucleares inflamatorias	Leucocidinas de *Streptococcus pyogenes*
	Destrucción de tejidos	Proteasas de *Pseudomonas aeruginosa*
	Destrucción de tejidos	Invasión de vasos sanguíneos por *Aspergillus fumigatus*
	Destrucción de linfocitos inmunitarios	Virus de la inmunodeficiencia humana
	Modulación antigénica para alterar la inmunidad humoral (anticuerpos)	Variaciones antigénicas mayores y menores del virus de la influenza, *Borrelia recurrentis* o *Trypanosoma brucei*
Confinamiento en un sitio inaccesible	Localización intracelular en macrófagos	*Mycobacterium tuberculosis*
	Localización intracelular en las neuronas de los ganglios espinales	Virus de la varicela zóster o virus del herpes simple
Resistencia a antibióticos	Resistencia a desinfectantes	*Pseudomonas aeruginosa* y antisépticos
	Resistencia a fijadores	Priones y formaldehído
	Resistencia a antibióticos	*Staphylococcus aureus* y meticilina
	Resistencia a antivirales	Virus de la inmunodeficiencia humana; citomegalovirus

TABLA 1-4 Vías de transmisión y puertas de entrada frecuentes de los agentes infecciosos

Fuente del agente	Mecanismo de entrada	Puerta de entrada	Ejemplo
Humano infectado	Humano infectado	Respiratoria	Virus de la influenza
Humano infectado	Humano infectado	Cutánea	Herpes simple en los luchadores
Humano infectado	Humano infectado	Genital	Sífilis, gonorrea
Humano infectado	Secreciones bucales o nasofaríngeas hacia el ojo	Ocular	Conjuntivitis bacteriana o vírica
Humano infectado	Transfusión de productos sanguíneos	Intravascular	Virus de la hepatitis
Ambiente contaminado	Alimentos o agua	Gastrointestinal	Patógenos entéricos
Ambiente contaminado	Torres de enfriamiento	Respiratoria	Enfermedad de los legionarios
Animal infectado	Mordeduras de animales	Cutánea	Rabia
Garrapata infectada	Mordedura de garrapata	Cutánea	Enfermedad de Lyme
Paciente	Aspiración de flora endógena	Respiratoria	Neumonía bacteriana
Paciente	Diseminación de flora intestinal a través de una pared intestinal dañada	Gastrointestinal	Peritonitis bacteriana
Paciente	Migración de las bacterias de la bucofaringe hacia el oído medio a través de las trompas faringotimpánicas	Oído	Otitis media bacteriana

El ambiente

El espectro de hospederos de algunos agentes infecciosos se limita a los humanos. El mantenimiento de estos microorganismos requiere el acceso a un nuevo hospedero susceptible y la capacidad para sobrevivir a los factores ambientales durante la transferencia. En algunos casos, la transmisión se logra rápidamente, por ejemplo, a través de la tos o un estornudo, y resta importancia a los factores ambientales. Sin embargo, en algunos casos los agentes infecciosos estrictos en humanos, como las bacterias responsables de la fiebre tifoidea o entérica, pueden pasar un período prolongado en el ambiente. La transmisión puede interrumpirse en estos casos. Esta es la forma en que los avances en el tratamiento de las aguas residuales y el agua potable han llevado a una disminución importante de las enfermedades diarreicas infecciosas en los países desarrollados. Se interrumpió el aspecto ambiental del ciclo.

No obstante, muchos agentes infecciosos tienen una fase en la que viven libres en el ambiente, en hospederos no humanos o pasan a través de un vector (generalmente artrópodo) entre varios hospederos vertebrados. Algunas interacciones pueden ser extremadamente complejas; por ejemplo, los numerosos estadios de desarrollo de varios parásitos involucran una serie de animales.

El ambiente es el vínculo entre el agente infeccioso y el hospedero final. La transferencia a un nuevo hospedero requiere una puerta de entrada. En la tabla 1-4 se resumen las vías de transmisión más frecuentes. En el recuadro 1-1 se definen algunos de los términos empleados para describir las enfermedades infecciosas en la población.

El hospedero infectado

El *hospedero* es el organismo que alberga la infección. Puede ser un humano, un animal o incluso otro microorganismo; sin embargo, este libro se centrará en los hospederos humanos. Cuando un individuo ha sido infectado, habitualmente se producen diversas respuestas en el hospedero. La respuesta puede ser localizada en el sitio de infección o puede ser generalizada (sistémica). La reacción local a la infección se manifiesta como inflamación. La *inflamación* es un término general que hace referencia a la respuesta del cuerpo ante un tejido dañado, la cual puede ser secundaria a una infección u otras causas (p. ej., traumatismos). La inflamación tiene componentes tanto inmunitarios como no inmunitarios. En cada caso, la defensa puede ser celular o no celular (humoral). Se utiliza el sufijo "*-itis*" para indicar inflamación; cuando está asociada con un sitio anatómico

---

RECUADRO 1-1

Categorías de las enfermedades infecciosas

Enfermedad transmisible. Afección que puede transmitirse desde una fuente externa (animada o inanimada) a una persona.

Enfermedad contagiosa. Afección que puede transmitirse de una persona a otra.

Infección iatrógena. Infección que se produce como consecuencia de intervenciones médicas.

Enfermedad infecciosa. Afección causada por un agente externo que se replica o multiplica.

Infección intrahospitalaria. Infección que se adquiere en un centro de atención médica.

Infección oportunista. Infección en un paciente con defensas comprometidas por un agente de baja virulencia que no generaría una infección en un paciente con un sistema inmunitario totalmente funcional.

Infección subclínica. Infección que causa una respuesta inmunitaria, pero con síntomas clínicos mínimos o sin ellos.

describe un proceso de enfermedad. Por ejemplo, la apendicitis consiste en un proceso inflamatorio que afecta el apéndice, la hepatitis es la inflamación del hígado (*hepar*) y la endocarditis constituye la inflamación del endocardio (revestimiento de las cámaras del corazón).

La inmunidad innata y la inmunidad adaptativa son los dos componentes principales de la respuesta inmunitaria.[42,77,104] La respuesta inmunitaria innata es la más primitiva; proporciona una respuesta inmediata en contra de los microorganismos invasores sin tomar en cuenta su naturaleza. Algunas de las moléculas (los receptores) que establecen el contacto entre los microorganismos y la célula de defensa son compuestos llamados *lectinas*, las cuales se encuentran ampliamente distribuidas en la naturaleza. La respuesta innata es limitada y no conduce de forma directa a la producción de defensas específicas frente a los invasores. En su lugar, ciertas partes de la respuesta innata envían señales que activan el segundo brazo, al cual se le conoce como *inmunidad adaptativa*.

La respuesta inmunitaria adaptativa es específica al patógeno invasor. Una vez que determinadas células "procesan" la proteína del microorganismo invasor y la "presentan" a otras células del sistema inmunitario, se genera una respuesta inmunitaria específica hacia esa proteína particular de los microbios. Este es el fundamento de la vacunación.

Defensa humoral innata. Las barreras físicas, como la piel y el epitelio que reviste las vías respiratorias, genitourinarias y el tubo digestivo, pueden no ser consideradas al inicio como parte de los sistemas de defensa inmunitaria; no obstante, estas barreras físicas son bastante eficaces para mantener a los microorganismos fuera del cuerpo. Las terribles consecuencias infecciosas de las heridas por quemadura son el testimonio de la eficacia de la piel. Además, los pacientes sometidos a quimioterapia pierden una porción del epitelio que reviste la boca u otras membranas mucosas. Estos pacientes pueden padecer mucositis y bacteriemia por bacterias que forman parte de la microflora normal de la boca.

La defensa más básica en esta categoría es el moco que reviste todas las superficies mucosas del cuerpo. El "escalador mucociliar" de los pulmones es una defensa innata. El moco producido por las células caliciformes del árbol traqueobronquial es impulsado hacia arriba mediante el golpeteo uniforme de los cilios de las células epiteliales. El ácido gástrico del estómago también es una defensa innata, sirve como barrera contra los microorganismos y evita que muchos patógenos potenciales alcancen el intestino delgado. Además, los líquidos extracelulares contienen ciertos compuestos antibióticos, como la lisozima, y ayudan a disminuir la cantidad de bacterias. Por último, algunas defensas humorales "primitivas" o "preinmunitarias" desempeñan un papel importante en la defensa del hospedero. Estos compuestos, como grupo, se denominan *reactantes de fase aguda*.[50] El primero que se identificó, en 1930, fue la proteína C-reactiva, la cual reaccionaba con el polisacárido C neumocócico. Los componentes de la hemostasia o del sistema de coagulación también se consideran parte de esta categoría. De forma importante, una vía alterna a la del sistema del complemento es una defensa temprana contra algunas infecciones bacterianas antes de que se desarrollen anticuerpos específicos (*véase* a continuación). Por último, la defensa celular innata produce diversos moduladores inflamatorios que incluyen a las quimiotaxinas, para otras células inflamatorias. Estos compuestos son el medio por el cual se activan y reclutan las células inflamatorias hacia el sitio de infección; también se les conoce como *citocinas* (a veces se les

denomina *quimiocinas* o *linfocinas*).[40] La primera citocina que se descubrió (interleucina 1 o IL-1), el principal mediador responsable de la respuesta febril, es producida por los monocitos y macrófagos.[44] Las citocinas también desempeñan un papel predominante en la respuesta inmunitaria adaptativa, como se describe a continuación.

Defensa celular innata. Las células primarias no inmunitarias, que no son parte de la respuesta inmunitaria adaptativa o específica, son los macrófagos fijados a los tejidos (histiocitos), sus contrapartes circulantes (monocitos) y los neutrófilos polimorfonucleares. Los macrófagos tisulares son la defensa primaria en contra de ciertos agentes infecciosos. Por ejemplo, los macrófagos alveolares son muy eficaces para fagocitar y matar ciertas bacterias y hongos. Sin embargo, hay algunos microorganismos que pueden sobrevivir dentro de los macrófagos (p. ej., micobacterias o *Legionella* spp.), los cuales pueden sobrevivir a esta respuesta inmunitaria y causar infecciones. Los macrófagos tisulares están presentes en altas concentraciones en el hígado, el bazo y los ganglios linfáticos, y juntos conforman el sistema reticuloendotelial; este sistema es esencial para supervisar y retirar partículas circulantes (incluso agentes infecciosos) de la sangre y la linfa. Los pacientes cuyos bazos han sido extraídos o cuyos hígados han sido dañados tienen un mayor riesgo de padecer infecciones bacterianas graves.

El leucocito polimorfonuclear es una de las células inflamatorias agudas más importantes. Tiene un núcleo segmentado y a menudo es el primero en responder a los mediadores inflamatorios y en llegar al sitio de la infección. Es capaz de fagocitar y matar a diversos microorganismos mediante numerosas acciones bioquímicas, incluyendo la producción de moléculas pequeñas, como las defensinas y las moléculas de oxígeno reactivo, entre otros mecanismos que ayudan a eliminar al microbio invasor.

Tipos de inflamación[121]

Inflamación aguda supurativa (o purulenta). Una infección aguda supurativa es la respuesta inflamatoria en la cual se forma pus. El *pus* es un material líquido que contiene un gran número de células inflamatorias y una densidad relativa superior a 1.013. La célula inicial y dominante es el polimorfonuclear.[75] Los macrófagos ingresan al antiguo sitio de infección después de que los neutrófilos han erradicado a los microorganismos invasores, a fin de fagocitar, digerir y retirar los residuos de la infección. Esto continúa con el crecimiento interno de los fibroblastos y el nuevo epitelio como el aspecto final del proceso de curación, el cual incluye la formación de cicatrices.

El término *celulitis* se emplea con frecuencia para describir una infección que afecta al tejido conectivo subcutáneo. Los microorganismos y el exudado purulento se dispersan entre las capas de los tejidos afectados. La *necrosis* hace referencia a la muerte celular o a la disolución del tejido, misma que puede ser ocasionada por enzimas destructivas o por la restricción de nutrientes en el sitio, con frecuencia debido al bloqueo del flujo sanguíneo. El término *absceso* se emplea cuando los neutrófilos segmentados se localizan en un área no delimitada de inflamación supurativa, con destrucción tisular secundaria.

La inflamación purulenta constituye un marcador de las infecciones causadas por ciertas bacterias y hongos. Por ejemplo, en relación con los estafilococos y los estreptococos, en ocasiones se refiere a ellos como *bacterias supurativas* porque producen una respuesta neutrófila. De hecho, la gran mayoría de las bacterias que se encuentran en el laboratorio de microbiología clínica provocan una respuesta neutrófila si son la causa de una infección. Los hongos, como las especies de *Candida* y *Aspergillus*, generalmente producen una respuesta neutrófila, aunque existen excepciones.

Inflamación granulomatosa. La infección granulomatosa representa un subtipo de infección crónica en la cual se forman granulomas. Un ***granuloma*** puede definirse de la forma más sencilla como una colección localizada de macrófagos o histiocitos activados que cuentan con una capacidad aumentada de fagocitosis y digestión de partículas extrañas. A estas células también se les conoce como *células epitelioides*, porque a veces se alinean de forma similar a las células observadas en el epitelio escamoso. Los macrófagos con frecuencia se agregan y coalescen con el fin de formar células gigantes multinucleadas. El resto de los componentes celulares de los granulomas incluye linfocitos y, en algún momento, fibroblastos. La activación de los macrófagos se genera por productos de linfocitos inmunitarios específicos.

Algunos granulomas implican un tipo particular de necrosis conocida como *necrosis caseosa*, en la cual el tejido tiene una consistencia similar al queso. A veces, también se les denomina *granulomas necrosantes*. La presencia de granulomas con células gigantes multinucleadas y necrosis caseosa es característica de la tuberculosis, aunque también se ha observado en algunas otras infecciones, particularmente en aquellas por hongos dimórficos. Si el granuloma es sólido, las células están intactas y no hay necrosis, se le describe como *granuloma no necrosante* o *no caseoso*; se encuentra en infecciones causadas por muchas bacterias no tuberculosas, aunque *Mycobacterium kansasii* puede producir granulomas necrosantes que no se podrían distinguir de aquellos por *Mycobacterium tuberculosis*. Ciertas bacterias poco frecuentes, como *Brucella*, pueden producir granulomas. Algunas infecciones parasitarias, por lo general las causadas por parásitos helmínticos, generan granulomas.

Inflamación linfohistiocítica. Algunas infecciones, particularmente las causadas por virus, provocan una respuesta inflamatoria compuesta por linfocitos, macrófagos y, en ocasiones, células plasmáticas. Las respuestas tanto humoral como celular están implicadas en este tipo de respuesta inflamatoria. *Treponema pallidum*, el agente causal de la sífilis, genera este tipo de respuesta, la cual es rica en células plasmáticas durante ciertas fases de la infección. La inflamación linfohistiocítica con frecuencia es la inflamación residual después de que ha cedido una respuesta aguda o granulomatosa.

Inflamación atópica. Las reacciones alérgicas son mediadas por un grupo de células diferente: eosinófilos, basófilos y mastocitos (basófilos fijados a los tejidos). El alérgeno estimulante puede ser químico, como pastos y pólenes, o pueden ser microorganismos.[66] Los parásitos helmínticos provocan una respuesta inflamatoria eosinófila. Por lo general, este tipo de respuesta no se observa con los parásitos protozoarios, pero se ha informado con las infecciones por *Cystoisospora (Isospora)*. El "moco alérgico" (moco rico en eosinófilos que contienen cristales de Charcot y Leyden) se observa en pacientes con sinusitis micótica alérgica. Además, las células inflamatorias alérgicas pueden detectarse en pacientes con aspergilosis broncopulmonar. Cuando lo eosinófilos son las principales células infamatorias, la lista de microorganismos que deben considerarse es relativamente corta.

Defensa celular adaptativa. El linfocito es la célula más importante del sistema inmunitario adaptativo; existen dos clases principales: B y T.[43] El linfocito B y las células plasmáticas, que derivan de estos linfocitos, son responsables de la producción de anticuerpos inmunitariamente específicos que conforman al sistema inmunitario humoral.

El linfocito T coordina gran parte de la actividad de la respuesta inmunitaria adaptativa. Además, es responsable de la inmunidad celular específica. Se dividen en linfocitos cooperadores (*helper*) (fenotipo CD4$^+$) y linfocitos supresores (*suppressor*) (fenotipo CD8$^+$). Las células CD4$^+$ son responsables de la memoria inmunológica y de la secreción de citocinas para modular la respuesta inmunitaria; se subdividen en tipo 1 (T$_H$1) y tipo 2 (T$_H$2), dependiendo de la variante de citocina que secreten. Las células CD8$^+$ son citotóxicas y tienen la función de eliminar materiales celulares extraños, incluso células infectadas por virus. Hay diversos subtipos diferentes de linfocitos, cada uno con funciones específicas, pero su análisis a profundidad está fuera del alcance de este libro.

Defensa no celular adaptativa (humoral). La defensa inmunitaria humoral se lleva a cabo y se produce por medio de las células inmunitarias específicas. Este sofisticado sistema de comunicación coordina la actividad de un gran complemento de las defensas del hospedero. Las moléculas de señalización producidas por los linfocitos que coordinan esta respuesta se llaman *citocinas*.[40] Además de coordinar la respuesta humoral, las citocinas sirven como moléculas efectoras para los linfocitos citotóxicos.

El producto final de la respuesta humoral es la producción de anticuerpos (*véase* el cap. 3). A manera de resumen, a los anticuerpos también se les conoce como *inmunoglobulinas*, proteínas producidas por las células plasmáticas que se secretan en la linfa y la sangre y que pueden penetrar en los tejidos. Tienen forma de "Y" y pueden forman complejos, dependiendo del tipo. La parte "superior" de la Y está compuesta por dos regiones Fab que reconocen y se unen a antígenos específicos, como los antígenos de los microorganismos invasores. La parte "inferior" de la Y es la región Fc, la cual tiene la función de brindar señales a las otras partes del sistema de defensa inmunitaria, por ejemplo, señales para la fagocitosis o la activación del complemento.

El sistema del complemento consiste en una cascada de enzimas que finalmente conduce a la formación de compuestos (C7-8-9), conocidos de forma conjunta como *complejo de ataque*.[116,117] Estas moléculas efectoras pueden dañar a ciertos patógenos, como *Neisseria meningitidis*. El sistema del complemento funciona de manera similar al sistema de la coagulación. Además, los componentes intermedios del sistema, particularmente C3a y C5a, son extremadamente importantes como quimiotaxinas (reclutan diversas células inflamatorias hacia el sitio de una infección).

El sistema del complemento tiene dos ramas que convergen en C3; más allá de este punto, la vía es la misma. La rama clásica es inmunitariamente específica y su activación se desencadena por los complejos de antígenos con sus anticuerpos correspondientes. La rama alterna (antes conocida como *sistema de la properdina*) y el sistema de unión a las lectinas (descubierto en años recientes) son inmunitariamente específicos y forman parte de la respuesta inmunitaria innata.

En ocasiones, la respuesta inmunitaria puede presentar errores al diferenciar las células "propias" de las "extrañas", llevando a una enfermedad autoinmunitaria.[65] Aunque la mayoría de estas enfermedades no se asocian con infecciones, hay casos en los que la respuesta inmunitaria se dirige inicialmente a un patógeno y posteriormente hacia el paciente.[41,71] La fiebre reumática es el ejemplo clásico de tal respuesta, en la cual la respuesta inmunitaria confunde a la miosina de las fibras del músculo cardíaco con la muy similar proteína M de *Streptococcus pyogenes*.[93] Además del daño inmunológico causado por los anticuerpos específicos que reaccionan con los antígenos humanos molecularmente similares a los microbianos, se puede presentar un daño no específico ocasionado por la respuesta inflamatoria. Por ejemplo, las enzimas y las moléculas tóxicas (p. ej., radicales libres de oxígeno) que se producen dentro de los neutrófilos para destruir a las bacterias invasoras, se liberan con la muerte del neutrófilo y pueden dañar los tejidos. El sistema inmunitario evolucionó para controlar a los agentes infecciosos y para hacerse cargo de la vigilancia y destrucción de las células neoplásicas. No es posible sobrevivir sin el sistema inmunitario y los humanos están en un gran riesgo cuando no funciona en su totalidad, ya sea por defectos naturales (p. ej., genéticos), infecciones (VIH) o tratamientos (p. ej., inmunodepresores para modular el rechazo al órgano en receptores de trasplantes). En la práctica, los pacientes inmunodeprimidos que se encuentran con mayor frecuencia son quienes padecen infección por VIH, depresión de la médula ósea debido a una malignidad subyacente, como leucemia, o aquellos con atenuación iatrógena con agentes terapéuticos por diversas razones. El ejemplo clásico es un receptor de trasplante de órganos. Con la finalidad de prevenir que el cuerpo rechace el trasplante, el sistema inmunitario debe debilitarse hasta cierto grado. Al hacerlo, el proceso de defensa contra los microorganismos invasores y células tumorales está comprometido, a veces con consecuencias terribles.[88]

La complejidad del sistema inmunitario es sorprendente. Sus detalles son asombrosos y aún no se comprenden en su totalidad. El lector interesado puede referirse a varias excelentes revisiones del tema.[42,77,104]

Signos y síntomas clínicos de la infección. Los signos y síntomas de la infección pueden ser generalizados (es decir, sistémicos) o localizados en un órgano o sistema determinado. Los primeros médicos griegos y romanos reconocieron cuatro signos cardinales de la inflamación, a saber: dolor, calor, rubor y tumor.

Los mecanismos subyacentes que predisponen a la aparición estos signos son complejos y hasta la fecha no se han dilucidado por completo. El mecanismo fisiopatológico inicial es la dilatación de vasos sanguíneos causada por una compleja cascada de aminas vasoactivas y otros mediadores químicos.[38] La liberación local de mediadores químicos lleva a un aumento del flujo sanguíneo hacia el sitio de la lesión o infección, con congestión venosa y capilar, que es parte de la causa del calor y rubor. El aumento de la permeabilidad de los vasos permite la extravasación de líquido, sangre y proteínas desde el sistema vascular hacia los espacios extracelulares, lo que lleva al dolor y tumor que se experimentan. Los leucocitos polimorfonucleares (neutrófilos) son atraídos al área de la lesión a través de las sustancias quimiotácticas que se liberan cuando se presenta la lesión, los cuales escapan a los espacios extracelulares a través de la vasculatura permeable. La colección de estos leucocitos y líquido extracelular se conoce como *formación de pus*.

Signos y síntomas generales o sistémicos de infección. En la fase aguda de una infección, el paciente puede presentar fiebre (a menudo alta y en picos), escalofríos, ruborización (vasodilatación) y aumento de la frecuencia cardíaca.

Los pacientes con infecciones subagudas o crónicas pueden presentar síntomas mínimos o vagos, por ejemplo, fiebre leve intermitente, pérdida de peso, fatiga o lasitud. Las reacciones tóxicas a los productos bacterianos pueden producir reacciones cutáneas eccematosas o hemorrágicas, incluso diversos signos y síntomas neuromusculares, cardiorrespiratorios o gastrointestinales, que son los primeros indicadores de una infección subyacente.

Signos locales de infección. Los signos cardinales de la inflamación son inconfundibles en el sitio de la infección local. Se puede pensar en una infección que sea consecuencia de una herida por espina en la mano. Se presenta enrojecimiento y calor localizados en el sitio de la lesión y se genera hinchazón mientras el líquido y las células inflamatorias llenan los espacios subcutáneos. Por último, se presenta dolor a la palpación en el sitio de la lesión y, con frecuencia, incluso en el área que la rodea. La presencia de una fístula y la secreción de exudado purulento también son indicadores de un proceso inflamatorio o infeccioso local. Cualquiera de estos signos y síntomas debe orientar al médico a recolectar material para realizar un estudio microscópico directo y un cultivo.

Los signos y síntomas específicos de las infecciones que se manifiestan en diversos sistemas de órganos (respiratorio, gastrointestinal, urinario, genital u otro) se expondrán con detalle en el capítulo 2.

Efectos indirectos de los agentes infecciosos en humanos. Como los humanos han respondido a los agentes infecciosos durante miles de años, se han generado muchos cambios en nuestra huella genética. El desarrollo del sistema inmunitario es el cambio más drástico e importante, aunque se pueden encontrar otros ejemplos. El paludismo es una de las infecciones más prevalentes y devastadoras en el mundo, aunque no es frecuente en los Estados Unidos. Es probable que la aparición de la hemoglobina S, que lleva a padecer infecciones menos graves por *Plasmodium falciparum*, sea un cambio adaptativo.[72] Por desgracia, cuando desaparece la exposición a la infección (en las áreas en que se erradicó el paludismo), las consecuencias negativas de esta hemoglobina, puestas de manifiesto como anemia drepanocítica, son relevantes. De manera similar, el antígeno *Duffy* de grupo sanguíneo es necesario para que los merozoítos de *Plasmodium vivax* entren a los eritrocitos. A pesar de que es un antígeno con alta prevalencia, el reconocimiento de este fenómeno biológico proporcionó herramientas para la creación de vacunas que bloquean la entrada de los parásitos del paludismo a sus células diana.[79]

Fases del ciclo diagnóstico

Es útil considerar los estudios de laboratorio de una muestra clínica, por ejemplo, una secuencia de tres fases: preanalítica, analítica y postanalítica (fig. 1-1). Tradicionalmente, los microbiólogos y otros laboratoristas centraron sus esfuerzos en la medición o evaluación científica (*fase analítica*). En la actualidad, está claro que los sucesos que ocurren antes de la medición (*fase preanalítica*) y después de la determinación científica (*fase postanalítica*) son tan importantes como la exactitud de la medición. El control del funcionamiento a través del ciclo completo es parte del aseguramiento de calidad del laboratorio y se analizará más adelante en este capítulo.[32]

EL CICLO DIAGNÓSTICO

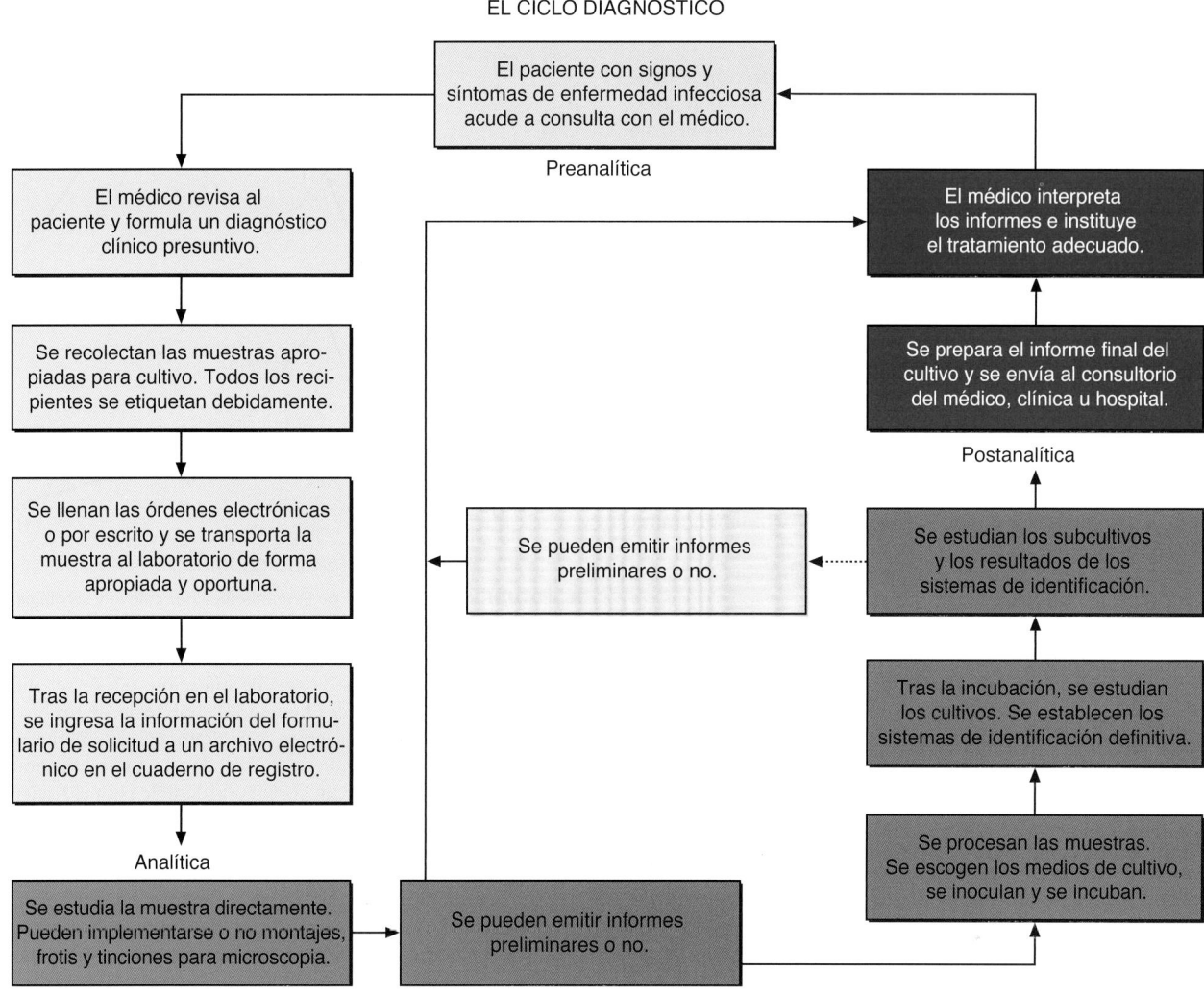

■ **FIGURA 1-1** Diagnóstico clínico y de laboratorio de las enfermedades infecciosas: revisión esquemática del ciclo diagnóstico

Fase preanalítica

Recolección de muestras. Cuando se sospecha una enfermedad infecciosa, deben ordenarse las pruebas apropiadas. Los abordajes diagnósticos posibles son el cultivo, los estudios serológicos o la detección molecular de ácidos nucleicos. Como se analiza en los capítulos 3 y 4, la detección directa de antígenos y ácidos nucleicos en las muestras clínicas, así como la aplicación de estos abordajes a la identificación de los microorganismos aislados, se están empleando con una frecuencia cada vez mayor. Los patólogos, microbiólogos y técnicos médicos están disponibles en la mayoría de las instituciones y comunidades para ayudar a los médicos a escoger las muestras adecuadas para el cultivo y para ordenar las pruebas apropiadas, a fin de alcanzar un mejor aislamiento y detección de microorganismos.

La recolección y transporte adecuados de una muestra al laboratorio para su estudio es un paso crítico para la confirmación del agente etiológico responsable del proceso infeccioso.[82] Una muestra mal recolectada no sólo puede impedir el aislamiento de agentes importantes, sino que también puede llevar a un tratamiento incorrecto o perjudicial si se dirige a un microorganismo comensal o contaminante. Por ejemplo, asumir que

Klebsiella pneumoniae, una causa conocida de neumonía en humanos, se aisló del esputo de un paciente con características clínicas de neumonía. Se debe considerar el agente etiológico de la enfermedad. Sin embargo, también se sabe que *K. pneumoniae* coloniza las amígdalas y la nasofaringe. Si el esputo en este caso teórico se recolectó de forma inadecuada y consistió principalmente en saliva, entonces el aislamiento de *Streptococus pneumoniae* podría no reflejar la causa real de la neumonía, sino de una colonización nasofaríngea. Además, el tratamiento frente a *K. pneumoniae* sería inadecuado si la enfermedad en realidad fuera causada por un agente que no responde a este tratamiento, como *Legionella pneumophila*. De hecho, en 1976 se presentó un escenario similar en Pennsylvania. Los asistentes a la convención anual de la Legión Estadounidense se infectaron en el hotel de la convención en Filadelfia no obstante; no obstante, se enfermaron después de regresar a sus hogares. Los trataron con antibióticos ineficaces dirigidos contra bacilos entéricos que colonizaron las vías respiratorias altas. En aquel momento se desconocía al patógeno real, *L. pneumophila*, y lamentablemente se empleó el abordaje terapéutico incorrecto en función de los engañosos resultados de laboratorio.[47]

A continuación, se enumeran los principios que se deben tener en cuenta para la recolección de muestras:

1. El material debe provenir del sitio de la infección y debe recolectarse con un mínimo de contaminación de los tejidos, órganos o secreciones adyacentes. Por ejemplo, las muestras de hisopado faríngeo para el diagnóstico precoz de *S. pneumoniae* se deben tomar de la fosa periamigdalina y la pared posterior de la faringe, evitando que el hisopo toque otras áreas en la boca. Además, se debe disminuir la contaminación del esputo o de las muestras de las vías respiratorias bajas con secreciones bucofaríngeas. A continuación, se presentan otras situaciones en las cuales la recolección inadecuada de una muestra puede llevar a resultados engañosos:

   a. No cultivar la zona más profunda de una herida o del drenaje de una cavidad sin tocar la piel adyacente.
   b. Limpieza inadecuada del tejido periuretral y perineo antes de recolectar una muestra limpia de chorro medio de orina de una mujer.
   c. Contaminación de una muestra endometrial con secreciones vaginales.
   d. No acceder a la parte profunda de un absceso con agujas o cánulas de aspiración.

Por lo general, los hisopados se consideran inferiores para la recolección de la mayoría de las muestras; debe fomentarse el empleo de agujas y catéteres de aspiración cuando exista una acumulación local de pus. Los recipientes protectores para desechar objetos punzocortantes deben estar accesibles en el área donde se tome la muestra y deben ser adecuados, a fin de minimizar las heridas al desechar las agujas. No se deben enviar al laboratorio las jeringas con aguja, ya que representan un riesgo.

2. Se deben establecer los tiempos óptimos para recolectar las muestras, a fin de brindar la mejor oportunidad para aislar los microorganismos causales. El conocimiento de la historia natural y la fisiopatología de las enfermedades infecciosas es importante para determinar el momento oportuno para recolectar la muestra. Aunque la fiebre tifoidea es ahora una enfermedad infrecuente en los Estados Unidos, la progresión del proceso infeccioso de esta enfermedad es un excelente ejemplo de la importancia del momento oportuno para recolectar las muestras (fig. 1-2). La bacteria causal puede aislarse de forma óptima a partir de muestras de sangre durante la primera semana de la enfermedad. El cultivo de heces o de orina generalmente es positivo durante la segunda y la tercera semana de la enfermedad. Las aglutininas séricas comienzan a aumentar su concentración durante la segunda semana de la enfermedad, alcanzando un pico durante la quinta semana; permanecen en concentraciones detectables durante muchas semanas después de la remisión clínica de la enfermedad, aunque rara vez se utilizan como método diagnóstico en los laboratorios modernos.

No deben recolectarse muestras seriadas de 24 h de materiales clínicos para cultivo, en especial de esputo o de orina, ya que el riesgo de contaminación, sobrecrecimiento de bacterias comensales o crecimiento rápido es mayor que si se toma una muestra única bien recolectada y se envía al laboratorio de manera oportuna.

3. La muestra debe obtenerse en cantidad suficiente para la realización de las pruebas solicitadas. Se deben establecer directrices para definir el volumen de material suficiente para las pruebas. En la mayoría de las infecciones bacterianas activas se produce una cantidad suficiente de pus o secreciones purulentas, de modo que el volumen no debería ser un problema. Sin embargo, con frecuencia un médico que no lo sabe puede enviar una muestra pequeña y descartar el resto del material de una muestra copiosa.

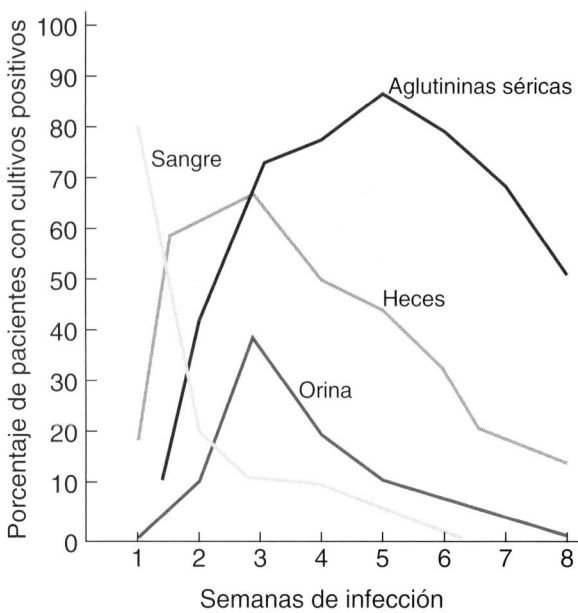

■ **FIGURA 1-2** Diagnóstico de fiebre tifoidea por cultivo y serología.

En las formas crónicas o leves de infección, puede ser difícil obtener material suficiente. El envío al laboratorio de un hisopo seco o con una muestra escasa de secreciones con la esperanza de poder aislar algún patógeno es con frecuencia una práctica inútil, y es probable que conlleve un coste considerable para el paciente. Además, puede considerarse de manera incorrecta que la lesión no está infectada en función de un resultado falso negativo en el cultivo porque se obtuvo una muestra inadecuada y se envió para estudio. Por estos motivos, la práctica estándar es agregar una cláusula de exención de responsabilidad al informe del hemocultivo cuando se recolectó una cantidad de sangre inferior al volumen establecido como óptimo para su cultivo. También es frecuente que se envíe al laboratorio una muestra de 0.5 mL, o menos, etiquetada como "esputo" o "lavado bronquial" solicitando pruebas de rutina para bacilos ácido alcohol resistentes o cultivos para hongos. Tales muestras pueden no representar las secreciones pulmonares del sitio de infección y el pequeño volumen puede ser insuficiente para permitir la realización de todos los procedimientos requeridos. Se pueden proporcionar tubos que contienen medios de transporte en caldo, como solución fisiológica (no nutritivo) o caldo de fosfato, levadura y glucosa (nutritivo). El médico puede inocular directamente la cantidad de material que pueda ser recolectada. De esta manera, la muestra puede dividirse en el laboratorio para ser inoculada en diversos medios de aislamiento primario. En algunas instituciones se proporcionan varios tubos, cada uno con el medio óptimo para el aislamiento de micobacterias, hongos y virus. Si las secreciones que se obtuvieron son mínimas, el médico debe escoger el tubo en función de las consideraciones clínicas.

Cuando el tamaño de la muestra es demasiado pequeño para cumplir con los requisitos de forma adecuada, es conveniente comunicarse con el médico para establecer las prioridades de cultivo. Si la muestra se utilizará por completo antes de que se puedan realizar todas las pruebas, es importante comunicar qué pruebas no se realizaron debido al escaso volumen de la muestra. El informe debe indicar que el material enviado para el estudio era escaso.

4. Con el propósito de asegurar la obtención óptima de los microorganismos, se deben utilizar dispositivos de recolección de muestras, recipientes y medios de cultivo adecuados. Se deben emplear recipientes estériles para la recolección de la mayoría de las muestras. Es importante que los recipientes estén diseñados para facilitar la recolección, particularmente si se le pide al paciente que obtenga su propia muestra. Los frascos con boca angosta no son útiles para recolectar muestras de esputo ni de orina. Además, los recipientes deben tener tapas que cierren de forma ajustada para evitar derrames o contaminación de la muestra durante el traslado.

Los hisopos se utilizan para obtener diferentes tipos de muestras para el cultivo; sin embargo, suelen ser menos convenientes que otros métodos para la recolección de muestras y se debe desalentar su uso en la medida de lo posible si se cuenta con alternativas como el aspirado o tejidos.

Se deben tener en cuenta ciertas precauciones cuando se utilizan hisopos. Aquellos fabricados con algodón pueden tener ácidos grasos residuales y el alginato de calcio puede liberar productos tóxicos que inhiben el crecimiento de ciertas bacterias con requerimientos nutricionales especiales (*fastidious*). Por lo general, se prefieren los hisopos con punta de poliéster de dacrón o rayón. Las nuevas escobillas representan un avance importante en la tecnología de estos instrumentos y sirven para recolectar una muestra en cantidades mucho más significativas que los hisopos convencionales. No se debe permitir que las muestras estén en contacto con el hisopo más tiempo del necesario. Además de la toxicidad, la capacidad de los hisopos para absorber y luego liberar las muestras varía con el material empleado para su fabricación.

Los hisopos deben colocarse en un medio de transporte o en un recipiente húmedo para prevenir que las bacterias se sequen y mueran. Se ha demostrado un buen aislamiento de la mayoría de las especies bacterianas en estos tubos hasta 48 h o más después de la recolección de la muestra. El empleo de tubos que contienen medios de cultivo semisólidos de Stuart o de Amies, con carbón o sin él, también son útiles para conservar los hisopos de cultivo durante el transporte. Hay algunas excepciones a esta directriz. Las muestras de raspados de piel o de cortes de uña para el aislamiento de hongos dermatofitos deben enviarse secas en un recipiente limpio para evitar el sobrecrecimiento de las bacterias. Los hisopados faríngeos son aceptables para la detección u obtención de *Streptococcus pyogenes* de un paciente con faringitis estreptocócica. De manera similar, los hisopos son muestras aceptables para la detección de la mayoría de las causas de vaginitis.

La capacidad para recolectar casi cualquier muestra con un hisopo es un problema aún mayor que la toxicidad y la retención de material. La probabilidad de que un aspirado o una biopsia conduzcan a un resultado significativo (es decir, la detección del agente etiológico de una infección) es mucho mayor.

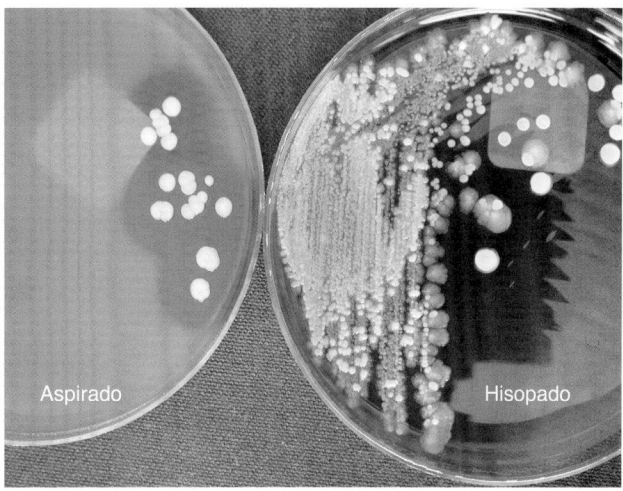

■ **FIGURA 1-3** Comparación de muestras de pus por aspirado y por hisopado. Se obtuvo una muestra de una articulación infectada mediante hisopado y aspirado. El aspirado dio origen a un cultivo puro de *Staphylococcus aureus*. También se aislaron en la muestra recolectada por hisopado, pero estaban mezclados con otras bacterias de la microflora contaminante. La interpretación con el aspirado fue inmediata; la determinación del significado del cultivo mediante hisopado es problemática, incluso en presencia de un patógeno potencial.

En contraste, un hisopo puede haberse utilizado para tomar una muestra de un proceso inflamatorio (p. ej., exudado amigdalino) o de la microflora colonizante (p. ej., región lateral de la cavidad bucal). Cuando un patógeno potencial (p. ej., *Haemophilus influenzae*) se mezcla con la microflora normal, con frecuencia es imposible diferenciar al patógeno de la microflora. Esto es particularmente cierto cuando el patógeno potencial puede ser parte de la microflora habitual del sitio anatómico del cual se tomó la muestra. La figura 1-3 compara los resultados del cultivo de un aspirado e hisopado del mismo sitio.

Aunque es posible realizar un frotis y un cultivo a partir de un único hisopo si el portaobjetos se flamea para esterilizarlo antes de que se prepare el frotis, no es lo óptimo por la posibilidad de contaminar el cultivo. Muchos dispositivos contienen hisopos duales que se utilizan para la recolección de muestras y después se envían para frotis y cultivo, a fin de garantizar que haya material adecuado para ambas pruebas. En este caso, es importante ofrecer sistemas de transporte con dos hisopos a los profesionales sanitarios, con el objeto de reducir los casos en los que envíen un único hisopo con una solicitud de frotis y cultivo (fig. 1-4).

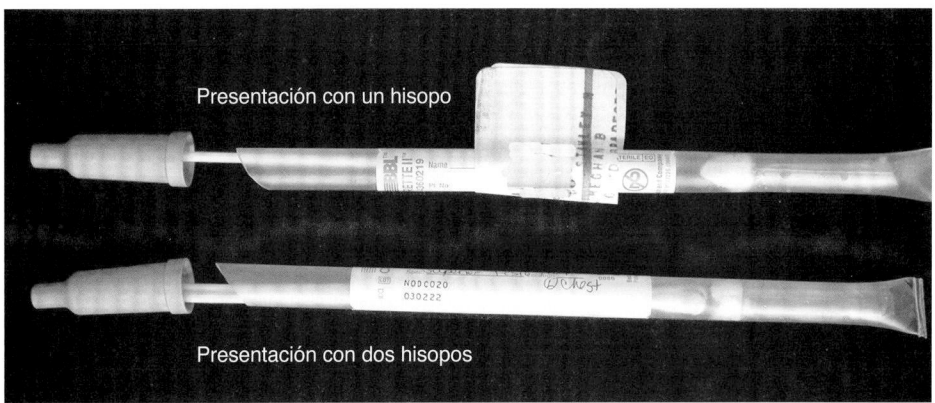

■ **FIGURA 1-4** Sistemas de transporte de hisopos. El sistema más simple consta de un único hisopo en un tubo de transporte que contiene un medio no nutritivo para mantener la humedad (*arriba*). También se comercializa un sistema similar con dos hisopos en un único tubo de transporte (*abajo*); en este caso, uno de los hisopos puede emplearse para el cultivo y el segundo para un frotis directo.

TABLA 1-5 Recipientes para el transporte de muestras anaerobias

Recipiente	Fundamento o descripción
Jeringa y aguja para aspiración	Los exudados frescos o las muestras líquidas pueden trasladarse al laboratorio después de expulsar con cuidado las burbujas de la jeringa y de retirar la aguja utilizando un dispositivo de seguridad aprobado; no se deben enviar jeringas con agujas, ya que representan un riesgo de seguridad. Este procedimiento es válido sólo si la muestra puede transportarse al laboratorio sin demora.
Tubo o frasco	Tubos o frascos que contienen un medio semisólido y una atmósfera con CO_2 al 5%, un agente reductor y el indicador de resazurina para tener una pauta visual de anaerobiosis. El tubo se utiliza principalmente para la inserción de muestras en hisopos; el frasco se emplea para la inoculación de muestras líquidas. Los frascos de alta calidad para el transporte de anaerobios están disponibles en el mercado y con frecuencia se utilizan para transportar muestras que requieren el cultivo de anaerobios.
Hisopo con sistema de cubierta plástica	El tubo o cubierta plástica incluye un hisopo y contiene un medio ya sea de Cary-Blair, Amies de transporte o prerreducido (PRAS, *Pre-Reduced Anaerobic Sterilized*). El sistema Culturette® también incluye un frasco o una cámara separada por una membrana que contiene sustancias químicas que generan catalizadores de CO_2 y desecantes para "atrapar" cualquier O_2 residual que pueda entrar al sistema. Este abordaje se emplea en raras ocasiones.
Bolsa para materiales biológicos o bolsa de plástico	Bolsas de plástico transparentes que contienen un sistema de generación de CO_2, un catalizador de paladio y un indicador de anaerobiosis. La bolsa es lo suficientemente grande para guardar una placa de Petri que contenga un medio prerreducido o una bandeja de microtubos de identificación bioquímica para realizar las pruebas Minitek®. La bolsa para materiales biológicos o la bolsa de plástico se sella después de introducir las placas inoculadas y se activa el sistema generador de CO_2. La ventaja de estos sistemas es que las placas pueden observarse directamente a través del plástico delgado y transparente de la bolsa para visualizar el crecimiento temprano de las colonias.

Se desaconseja la utilización de hisopos para el aislamiento de bacterias anaerobias; en cambio, se recomienda la aspiración con ajuga y jeringa. Las muestras recolectadas deben estar protegidas de la exposición al oxígeno ambiental y se debe evitar que se sequen hasta que puedan ser procesadas en el laboratorio. Los sistemas de transporte seleccionados para las muestras de anaerobios se enumeran en la tabla 1-5.

Se requiere capacitación continua para desalentar la utilización inapropiada de hisopos. La capacitación puede realizarse mediante instrucciones para la recolección de muestras impartida por la dirección de los servicios de laboratorio en forma de boletines informativos, y mediante comentarios en los informes de las muestras que se enviaron en hisopos.

Aunque los tipos de muestras preferidos son los líquidos y los tejidos en comparación con los hisopos, ha habido avances en la tecnología de estos últimos. Las escobillas son hisopos que tienen numerosos pliegues microscópicos, lo que aumenta de forma considerable la superficie del hisopo para poder obtener una mayor cantidad de muestra clínica en la superficie. Este tipo de hisopos están disponibles en el mercado y con frecuencia se prefieren frente a los hisopos regulares. Su empleo se ha validado para diversas pruebas y son compatibles con los instrumentos de automatización.

El quirófano es un lugar donde no existen motivos para recolectar una muestra con un hisopo. Se debe llevar a cabo una campaña para retirar los hisopos del quirófano y evitar su reintroducción. La comunicación con el personal de enfermería del quirófano es un medio útil para cumplir ese objetivo. En todos los quirófanos debe haber recipientes y tubos de recolección estériles disponibles. Se diseñaron excelentes tubos de transporte y otros productos similares que están comercialmente disponibles, como los frascos de transporte BBL Port-A-Cul®, para proteger los microorganismos anaerobios y aerobios antes de su inoculación (fig. 1-5).

Sin importar cuál sistema de transporte se utilice, la tarea principal es reducir al mínimo la demora entre la recolección de la muestra y la inoculación en el medio. Por ejemplo, si se emplean hisopos para frotis rectales con la finalidad de aislar especies de *Shigella* de pacientes con disentería bacilar, el material recolectado debe inocularse óptimamente de forma directa en la superficie del medio de MacConkey o en un caldo para enriquecimiento de gramnegativos. Incluso el empleo de un medio de mantenimiento o de transporte puede disminuir el aislamiento de ciertas cepas. Las secreciones uretrales o cervicales obtenidas para el aislamiento de *Neisseria gonorrhoeae* también deben inocularse directamente en la superficie del agar chocolate y de uno de los numerosos medios de cultivo selectivos (*véase* el cap. 11). Como alternativa, se puede utilizar un sistema de transporte comercialmente disponible que incluye una tableta para generación de CO_2 (BD BBL Jembec system®; BD Franklin Lanes, NJ) para el aislamiento de *N. gonorrhoeae*. Si se emplea un abordaje mediante cultivo para la detección de *Bordetella pertussis* a partir de

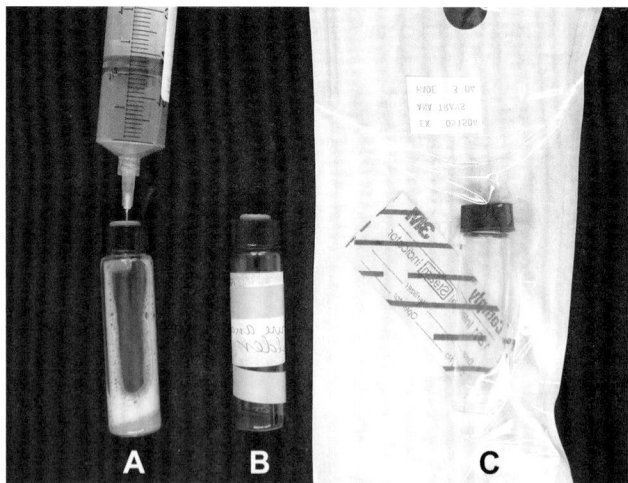

■ **FIGURA 1-5** Sistema de transporte para cultivos de aerobios o anaerobios. Se cierra un frasco con una tapa roscada que contiene un diafragma de goma. Una capa de agar en el fondo del frasco mantiene la humedad; un indicador de oxidorreducción en el agar indica visualmente la oxigenación de la atmósfera. El frasco A contiene líquido aspirado que ha sido inoculado a través del diafragma de goma. El frasco B contiene un fragmento de tejido resecado que se colocó en el frasco destapado en la cirugía. El frasco C fue esterilizado dentro de un envoltorio fabricado para instrumentos quirúrgicos; está listo para emplearse en un campo estéril.

muestras de vías respiratorias altas, se debe utilizar un agar fresco de Bordet-Gengou, un agar carbón Regan-Lowe o un agar equivalente en la cama del paciente o en la clínica, a menos que se emplee un sistema de transporte adecuado (como el medio Regan-Lowe).[94]

5. Cuando sea posible, deben obtenerse cultivos antes de la administración de antibióticos. Se recomienda particularmente la obtención de cultivos antes de utilizar antibióticos para el aislamiento de microorganismos que por lo general son muy sensibles a antibióticos, como los *S. pneumoniae* β-hemolíticos de muestras faríngeas, *N. gonorrhoeae* de muestras genitourinarias o *H. influenzae* o *N. meningitidis* de líquido cefalorraquídeo (LCR). Además, de manera particular, se debe tomar un complemento completo para hemocultivos de los pacientes en quienes se sospecha endocarditis antes de la administración de antibióticos, la cual no siempre impide el aislamiento de microorganismos a partir de muestras clínicas; incluso una muestra comprometida es mejor que no tener ninguna, siempre que los médicos entiendan que los resultados deben analizarse con cautela.

6. En muchos casos, deben realizarse frotis además de los cultivos. Los frotis proporcionan información útil que complementa al cultivo. En ciertos casos, el frotis puede ser mucho más útil que el cultivo, como en el estudio del esputo obtenido mediante expectoración. Los frotis permiten la evaluación de la naturaleza inflamatoria de la muestra e indican si los resultados del cultivo son clínicamente significativos. Por ejemplo, las muestras de esputo contaminadas con microflora bucal (lo cual se observa por un exceso de células epiteliales escamosas) no deben cultivarse. Si se realiza un cultivo sin un frotis complementario que hubiera revelado un exceso de células epiteliales escamosas, se podría informar la microflora normal, como *S. pneumoniae*, *Moraxella catarrhalis* y *H. influenzae*, y la base del tratamiento sería completamente errónea. De manera similar, una muestra de una herida normal que no contiene polimorfonucleares y de la cual se aísla flora bacteriana mixta, debe reconocerse como una muestra superficial y no sería una representación válida de los microorganismos que causan la infección.

Además, una revisión del frotis teñido con Gram puede servir como indicador de calidad. Un frotis que contiene muchos bacilos gramnegativos y que no puede crecer en un cultivo convencional para aerobios y anaerobios podría indicar que las condiciones del cultivo no eran óptimas o que los microorganismos no eran viables. Las condiciones subóptimas del cultivo incluyen una atmósfera de incubación inadecuada (anaerobios) o una selección inapropiada del medio (microorganismos con requerimientos nutricionales especiales, como *Legionella* o *Bordetella*). Se puede investigar si los tiempos de transporte fueron prolongados para revelar las posibles razones por las que los microorganismos no fueron viables. De manera alternativa, los microbios pueden no ser viables como consecuencia del empleo de un tratamiento antibiótico adecuado o debido a una respuesta inflamatoria eficaz.

Los reglamentos federales sobre fraude y abuso exigen que un solo laboratorio realice las pruebas que se solicitaron. Por lo tanto, es necesario transmitir la importancia del estudio directo (frotis) como complemento del cultivo a los médicos que ordenan las pruebas. Más adelante se mencionan los mecanismos para intensificar la utilización apropiada del laboratorio en la fase preanalítica.

7. El recipiente de la muestra debe estar etiquetado de forma adecuada. Cada recipiente de cultivo debe tener una etiqueta legible con al menos la siguiente información:

Nombre del paciente
Número de identificación del paciente
Fuente de la muestra
Médico
Fecha y hora de recolección

Se debe utilizar el nombre completo del paciente (evitar las iniciales). El número de identificación puede ser el número del hospital, de la clínica o del consultorio, la dirección de su casa o el número de seguro social, dependiendo de las políticas locales. Se necesita el nombre del médico o de la persona de contacto en el consultorio en caso de que se requiera alguna consulta o recibir un informe preliminar. También debe anotarse la fuente de la muestra para que se pueda escoger el medio de cultivo óptimo. Se deben anotar la fecha y hora de recolección para evaluar la cronología del traslado y procesamiento de la muestra. El seguimiento de las muestras con marcas de tiempo en puntos importantes, como recolección, recepción y finalización del procesamiento, es invaluable para realizar un análisis de la causa principal en caso de que surjan problemas. Otra información potencialmente útil incluye el diagnóstico clínico y los antecedentes de tratamiento con antibióticos del paciente, aunque estos últimos no se brindan de manera frecuente.

Transporte de muestras. El objetivo principal del traslado de las muestras para el diagnóstico, ya sea dentro del hospital, desde la clínica o por correo hacia un laboratorio de referencia, es mantenerla lo más cerca posible a su estado original. Las directrices de control de calidad para los fabricantes de los dispositivos que se utilizan para la recolección y el traslado de las muestras fueron creadas por el Clinical and Laboratory Standards Institute (CLSI).[36] Los peligros potenciales para las personas que manipulan las muestras se reducen empleando dispositivos de recolección que cierren de forma ajustada y se coloquen dentro de recipientes de protección adecuados. A fin de mantener la integridad de la muestra, se deben evitar las condiciones ambientales adversas, como la exposición al calor o frío extremos, los cambios rápidos de presión (durante el transporte aéreo) o el secado excesivo. Si se estima una demora prolongada durante el transporte, se debe considerar congelar las muestras a –70 ºC, aunque esto depende del microorganismo que se sospeche. Las directrices están disponibles a partir de los proveedores de los laboratorios de referencia de calidad y deben seguirse para lograr un aislamiento óptimo de los microorganismos que se buscan. Las muestras de esputo que se recolectaron principalmente para el aislamiento de micobacterias y hongos pueden enviarse sin tratamientos adicionales si se recolectaron en recipientes estériles de propileno o polietileno. No utilizar recipientes de vidrio para evitar que se rompan durante el traslado.

La mayoría de las muestras líquidas deben llevarse al laboratorio lo más rápido posible. En un entorno hospitalario, se recomienda un límite de tiempo de 2 h entre la recolección y la entrega de las muestras al laboratorio.[6,63] Este límite representa un problema para las muestras que se recolectan en los consultorios médicos. Si el transporte rápido no es factible, se pueden emplear recipientes para transportar orina que contengan una pequeña cantidad de ácido bórico. De manera alternativa, las muestras de orina pueden refrigerarse hasta por 24 h antes de su cultivo. Para la mayoría de las otras muestras, se puede utilizar un medio de mantenimiento o transporte siguiendo las instrucciones del fabricante. Los medios que se emplean con mayor frecuencia y que se encuentran comercialmente disponibles son Stuart, Amies y Carey-Blair; sin embargo, hay instrucciones para quien le interese preparar los medios (recuadro 1-2).

Medio de transporte de Stuart

Cloruro de sodio	3 g
Cloruro de potasio	0.2 g
Fosfato disódico	1.25 g
Fosfato monopotásico	0.2 g
Tioglicolato de sodio	1.0 g
Cloruro de calcio, 1% en agua	10.0 g
Cloruro de magnesio, 1% en agua	10.0 g
Agar	4.0 g
Agua destilada para igualar un pH = 7.3	1.0 L

Estos medios son esencialmente soluciones con amortiguadores (*buffers*) con hidratos de carbono, peptonas y otros nutrientes, sin factores de crecimiento, diseñados para evitar la viabilidad de las bacterias durante el transporte al no permitir su multiplicación. Se añade tioglicato de sodio como agente reductor para mejorar el aislamiento de bacterias anaerobias y la pequeña cantidad de agar proporciona una consistencia semisólida para evitar la oxigenación y el derrame durante el transporte. Se recomienda la solución de borato de sodio como conservador para las muestras en las que se sospechen micobacterias que deban enviarse a laboratorios distantes.[98] Para el aislamiento de ciertos virus, como del herpes, un buen medio de transporte con amortiguador es el de sacarosa-fosfato-glutamato. Los medios universales de transporte y M4 son soluciones de transporte que se emplean con frecuencia para el cultivo vírico y también se pueden utilizar con muchas pruebas moleculares, las cuales están reemplazando rápidamente al cultivo vírico. En algunos centros también se han empleado con éxito hisopos Culturette® para las muestras de virus.[107] Se publicaron las nuevas y actualizadas directrices conjuntas de la Infectious Diseases Society of America y de la American Society for Microbiology; estas extensas y bien elaboradas directrices deben revisarse de manera minuciosa y deben estar disponibles en todos los laboratorios de microbiología;[4] se encuentran en línea y son gratuitas.

En vez de recrear un excelente documento, se orienta al lector al documento: *A Guide to Utilization of the Microbiology Laboratory for the Diagnosis of Infectious Diseases: 2013 Recommendations by the Infectious Diseases Society of America (IDSA) and the American Society of Microbiology (ASM)*. Este documento de 100 páginas brinda las directrices en relación con los procedimientos diagnósticos recomendados para garantizar una buena muestra, a fin de establecer un diagnóstico, y el tipo óptimo de muestra y traslado.

Recepción de muestras y observaciones preliminares. En la mayoría de los laboratorios clínicos se designa un área para la recepción de muestras. Las observaciones iniciales y la manipulación deben realizarse en una cabina de seguridad biológica (CSB) (*véase* a continuación) debido al riesgo de que el personal del laboratorio pueda padecer una infección adquirida en el laboratorio a partir de las muestras que contienen patógenos. El personal debe utilizar equipo de protección apropiado, como batas de laboratorio, guantes de goma y, en algunos casos, cubrebocas (mascarillas). Anteriormente, estas medidas sólo se tomaban para las muestras con etiquetas de peligro. Sin embargo, es imposible determinar si un paciente puede estar infectado por un agente transmisible o si una muestra contiene un patógeno altamente contagioso. Además, la sangre y los líquidos corporales que se envían para cultivo bacteriano también pueden contener VIH, VHC u otro patógeno de transmisión sanguínea. Por lo tanto, todas las muestras clínicas deben manipularse de forma segura y sistemática, lo que se ha denominado *precauciones universales*. Seguir estas directrices ayuda a proteger al técnico contra patógenos sospechosos y no sospechosos.

El procesamiento de las muestras incluye lo siguiente: (1) el registro de la información esencial para una base de datos, la cual generalmente es un ordenador que forma parte del sistema de información del laboratorio; (2) el estudio visual y evaluación para determinar si se cumplen todos los criterios para aceptar la muestra (*véase* a continuación en la sección Criterios para el rechazo de muestras), y (3) para ciertas muestras, el estudio microscópico de los montajes directos o las tinciones de los frotis para establecer un diagnóstico presuntivo.

Criterios para el rechazo de muestras. En todos los laboratorios se deben establecer criterios para el rechazo de las muestras que no son adecuadas para el cultivo.[112] A pesar de que hay directrices generales y que las agencias de acreditación han establecido parámetros, el director de cada laboratorio debe decidir cuáles utilizar dependiendo de las condiciones locales. Se deben verificar los formularios de solicitud y las etiquetas de las muestras cuando se reciben, a fin de corroborar que incluyan toda la información esencial. Si se presenta un problema, lo más recomendable es tomar una nueva muestra. Si no se puede recolectar otra vez, se debe contactar a la persona responsable para realizar las correcciones. Se debe agregar un comentario al final del informe que mencione que la muestra se recibió con un problema (específico), junto con el nombre de la persona que lo corrigió. Si se puede determinar el tipo de muestra, en ciertos casos es aceptable emitir un informe con la leyenda "la muestra parece ser ----------". De no serlo, se debe rechazar la muestra. Cuando se presenten discrepancias, se debe anexar un informe escrito que explique cómo se abordó la situación y el nombre de la persona que se contactó, en la parte posterior de la solicitud, en el cuaderno de registro o en la base de datos electrónica.

En el recuadro 1-3 se enumeran los tipos de muestras y las solicitudes de cultivos que deben aparecer en la lista de rechazo y no deben procesarse.

Cuando se rechaza una muestra, se debe contactar a la persona que la envió para que tenga conocimiento del problema. Se debe hacer todo lo posible para no rechazar muestras que son difíciles de recolectar, como líquido cefalorraquídeo o lavados bronquiales. Si no se puede resolver el problema rápidamente, se deben realizar los cultivos a fin de que no se pierda la integridad de la muestra. Después se puede tomar la decisión de informar los resultados o no hacerlo. Si corresponde, el informe debe indicar las condiciones de la muestra. El médico tendrá la responsabilidad de interpretar el informe tomando en cuenta la información disponible.

Los criterios de rechazo deben plasmarse de forma clara en las directrices de los servicios del laboratorio. Cuando sea posible, se debe instruir al personal del hospital con respecto a la importancia de enviar muestras aptas para el cultivo. Los problemas recurrentes y las soluciones deben publicarse en los boletines del laboratorio o en otras publicaciones que estén al

Tipos de muestras o solicitudes de cultivo que deben rechazarse

1. Cualquier muestra que se reciba en formol. La única excepción podrían ser las muestras grandes con un tiempo de exposición breve al formol (menos de 1 h). En estos casos, el tejido deberá dividirse en dos partes con un bisturí o tijeras estériles, y se debe tomar una muestra de la parte más interna para su cultivo.

2. Muestras de esputo recolectadas en serie durante 24 h. Es difícil evitar la contaminación y las muestras individuales que contengan una alta concentración de microorganismos se diluirían por las muestras subsecuentes con menor concentración.

3. Los frotis de secreciones del cuello uterino, conducto vaginal o ano para la detección de *N. gonorrhoeae* con tinción de Gram.

4. Un único hisopo enviado para numerosas solicitudes, por ejemplo, "aerobios, anaerobios, hongos y tuberculosis".

5. El envío de un recipiente inadecuado, no estéril y evidentemente contaminado en el cual se han derramado partes de la muestra. Cualquier recipiente que contenga una muestra clínica con derrames debe manipularse con extremo cuidado.

6. Las placas de cultivo que presenten sobrecrecimiento o estén secas.

7. Las muestras que estén evidentemente contaminadas, evidenciado por la presencia de materiales extraños, como bario, tintes coloreados o sustancias químicas oleosas.

8. Las siguientes muestras no son aceptables para el cultivo de anaerobios: lavados gástricos, orina obtenida mediante chorro medio, secreciones de próstata obtenidas por vía transuretral, heces (excepto para el aislamiento de *Clostridium difficile* en el raro caso de que se necesite un cultivo toxígeno), hisopos con muestras de ileostomía o colostomía, muestras de garganta, nariz o bucofaríngeas (excepto las obtenidas a partir de tejidos profundos durante una cirugía de la boca), piel superficial y cultivos del ambiente.

---

alcance de los médicos y el personal del hospital. En ocasiones, se tiene que reeducar a ciertos grupos que constantemente violan el protocolo o envían muestras que no cumplen los estándares. Cuando se necesite, es conveniente acercarse al grupo para establecer las "mejores prácticas" en la atención del paciente, a fin de comenzar el diálogo sin confrontaciones.

Abordajes coste-efectivos en la fase preanalítica. Durante muchos años, el análisis de la relación coste-efectividad en el laboratorio clínico no ha sido popular y se ha asociado con la "tacañería" y con la realización de pruebas subóptimas. Los microbiólogos tradicionales lo consideraban un tema antiacadémico, impuro e incluso peligroso. Sin embargo, otro punto de vista es la aplicación de la relevancia clínica al diagnóstico microbiológico. El objetivo no es identificar todos los microorganismos que puedan aislarse ni realizar pruebas de sensibilidad a todos los patógenos que crecen en el laboratorio. El punto es proporcionar información a los médicos que les permita brindar la mejor atención a sus pacientes. En el proceso, por lo general, se puede alcanzar este propósito de forma más económica que realizando todas las pruebas posibles. Por lo tanto, el criterio de relevancia clínica habitualmente va de la mano con la relación coste-efectividad. Esta última no es sinónimo de "barato", sino el mejor valor por el dinero.

Estos conceptos no son nuevos. El Dr. Batlett, un distinguido patólogo y director del laboratorio de microbiología del Hartford Hospital de Connecticut durante muchos años, escribió sobre el tema a mediados de la década de 1970. Hasta la fecha, es importante que los microbiólogos clínicos lean su libro original sobre el tema.[6,7] Muchas otras personas han seguido su ejemplo y, de forma importante, ha llevado a mejores prácticas para la mejor atención del paciente, en lugar de buscar otro medio para disminuir los costes.

Se debe informar la relevancia clínica y coste-efectividad en cada etapa del proceso. En la tabla 1-6 se detallan algunas sugerencias para la fase preanalítica. Los nuevos conceptos, algunos importados de la industria y de los procesos de optimización, disminuyen la variabilidad y contribuyen con la obtención de mejores resultados. La investigación y la inversión de tiempo para explorar estas estrategias puede conducir a ahorros sustanciales en materiales y tiempo.[84] Un director de laboratorio sensato reutilizaría el tiempo y el dinero ahorrados para justificar nuevos servicios clínicos o la utilización de pruebas internas que brinden un mejor servicio a sus pacientes y proveedores. Las condiciones varían en cada situación, por lo que cada director de laboratorio debe decidir qué posibilidades son adecuadas para explorarse con la administración local. De forma más importante, el director debe asegurarse de que el cambio sea orientado por personas con liderazgo profesional y que sean únicamente iniciativas para disminuir los costes administrativos.

Fase analítica

Estudio microscópico. Se han enfatizado las razones por las que se debe realizar el estudio microscópico de los materiales clínicos.[6,8]

1. El número y el porcentaje de neutrófilos segmentados que están presentes indican la magnitud y el tipo de respuesta inflamatoria. Se puede validar la calidad de las muestras.

2. La observación de las formas de bacterias, hifas y levaduras, las estructuras de los parásitos o las inclusiones víricas puede proporcionar información suficiente para establecer un diagnóstico presuntivo inmediato.

3. El estudio microscópico también puede brindar evidencia presuntiva de la presencia de bacterias anaerobias.

TABLA 1-6 Abordajes coste-efectivos en la fase preanalítica de las pruebas

Acción	Fundamento	Comentarios
Cultivo selectivo de LCR para hongos[70]	Bajo rendimiento en pacientes inmunocompetentes con valores normales en las pruebas químicas y en el recuento de células en LCR.	*Cryptococcus neoformans* puede producir una infección crónica sin pleocitosis en el LCR.
Cultivo selectivo de LCR para micobacterias[70]	Bajo rendimiento en pacientes inmunocompetentes con valores normales en las pruebas químicas y en el recuento de células en LCR.	El rendimiento es incluso menor en poblaciones con bajo riesgo de tuberculosis.
Cultivo selectivo de heces para patógenos bacterianos o estudio para huevos y parásitos[70,105]	Bajo rendimiento en pacientes que han sido hospitalizados durante más de tres días.	Existen excepciones, las cuales incluyen a pacientes inmunodeprimidos y de edad avanzada.
Cultivo selectivo de aspirados endotraqueales o esputo obtenido mediante expectoración[70]	Incremento en el aislamiento de flora bucofaríngea contaminante si se observan más de 10 células epiteliales escamosas por campo de bajo aumento.	Los investigadores han aplicado criterios distintos.
Utilización selectiva de caldos de cultivo de apoyo para los cultivos bacterianos	Utilidad cuestionable, excepto para cultivos en los cuales pueda presentarse formación de biopelícula (p. ej., cultivos de derivaciones de LCR) o crecimiento retrasado (p. ej., *Actinomyces*, *P. acnes* y posiblemente las válvulas de pacientes con endocarditis).	Los caldos de cultivo pueden utilizarse en otras situaciones si se estudian sólo cuando un microorganismo presente en el frotis no se aísle en las placas. Nunca deben realizarse en muestras de superficies mucosas.
No utilizar pruebas de antígenos bacterianos en LCR[70,111]	La baja sensibilidad y especificidad limitan su utilidad.	
Cultivo selectivo de líquido peritoneal	Patrón de aislamiento de microorganismos y perfiles de sensibilidad predecibles en pacientes con peritonitis secundaria (adquirida en la comunidad).	Los cultivos indicados en peritonitis primaria (peritonitis bacteriana espontánea) y peritonitis adquirida en el hospital.
Cultivo selectivo de muestras faríngeas	*S. pyogenes* es la principal causa de faringitis: es probable que el "cultivo de rutina" con numerosos medios brinde información engañosa.	Los cultivos para *Corynebacterium diphtheriae*, *Neisseria* o virus del herpes simple deben solicitarse específicamente si es apropiado; *Aracanobacterium hemolyticum* causa faringitis en niños mayores y adolescentes, pero se aísla en medios aptos para *S. pyogenes*.
Cultivo selectivo de bacterias anaerobias	Los cultivos de anaerobios deben realizarse de forma sistemática sólo en tejidos o líquidos aspirados/pus.	Nunca deben realizarse cultivos de anaerobios en las muestras de sitios que puedan estar contaminados con flora de mucosas o con heces.
Límites en la frecuencia del cultivo	El cultivo faríngeo, de orina y de heridas se limita a uno cada 24 h; el hemocultivo se limita a dos o tres cultivos para excluir bacteriemia (10 mL por frasco, dos frascos por set, se utilizan 2 sets por solicitud de hemocultivo, tomados aproximadamente con 15 min de diferencia).	Se debe evaluar el resultado de los primeros cultivos antes de ordenar cultivos adicionales, a menos que el estado de salud del paciente sea crítico o haya cambiado de forma que sugiera una nueva infección.
Límites en la frecuencia de las pruebas de huevos y parásitos	El rendimiento a partir de las pruebas para *Giardia* como mínimo después de tres muestras, las cuales deben recolectarse en días alternos.	Para otros parásitos intestinales probablemente sea adecuado realizar menos de tres pruebas.
Límites en la frecuencia de las pruebas para *C. difficile*[96]	No se recomienda repetir una prueba en un período de siete días después de un resultado negativo de una prueba de PCR debido a su alto valor predictivo negativo. Sólo debe repetirse una prueba si un cambio en el estado clínico sugiere enterocolitis por *C. difficile* de nueva aparición.	No hay un valor agregado por repetir las pruebas después de un resultado positivo mediante PCR; no hay una prueba para determinar el resultado terapéutico, *C. difficile* permanecerá como parte de la microflora del paciente sin causar enfermedad.
Límites en las pruebas de ADN para herpes simple en LCR[106,110]	Rendimiento mínimo si el recuento celular en LCR es normal y no hay evidencia de lesiones localizadas en la resonancia magnética.	Se han descrito excepciones, especialmente en niños.
Límites en el envío de muestras duplicadas del mismo sitio en el mismo día	Unificar las muestras o seleccionar la mejor muestra (en función de la tinción de Gram o el tiempo de traslado).	Si hay incertidumbre con respecto a la equivalencia de las muestras, consultar con el médico antes de procesarlas; cuando haya dudas, procesarlas de inmediato de forma separada y consultar en el tiempo libre; conservar las muestras al menos durante 24 h.
Límites en la repetición de muestras de un sitio no estéril en un período definido	Referir las muestras subsecuentes al estudio previo; si una muestra subsecuente se inocula en los medios y se encuentran diferencias sustanciales entre la muestra original y la actual, consultar con el médico acerca de las acciones futuras.	Conservar la muestra al menos durante 24 h; conservar las placas inoculadas que no se hayan evaluado en su totalidad durante un período definido (p. ej., siete días).
No cultivar puntas de catéteres urinarios permanentes[114]	Rechazar la muestra para cultivo.	Informar al médico que se debe enviar orina.

LCR, líquido cefalorraquídeo; PCR, reacción en cadena de la polimerasa (*polymerase chain reaction*); ADN, ácido desoxirribonucleico. Para obtener más información, el lector puede consultar las referencias 2, 62 y 81.

Con esta información, el médico es capaz de tomar decisiones más racionales con respecto al tratamiento antibiótico inicial.

Anteriormente, se empleaba el estudio por microscopia de contraste de fase o en campo oscuro del material sin tinción para demostrar la motilidad de las espiroquetas y endosporas, aunque hoy es una práctica poco frecuente. Las tinciones de Giemsa, Wright o naranja de acridina (NA) pueden ser útiles para la observación de formas bacterianas que se tiñen débilmente o que contrastan poco con el material del fondo.

También se puede utilizar la tinción de Gram directa sobre los materiales clínicos para determinar si una muestra es representativa del sitio de infección. Esta técnica se ha aplicado al estudio de las muestras de esputo. Bartlett diseñó un sistema de gradación para evaluar las muestras de esputo en función de la cantidad de células epiteliales escamosas y neutrófilos segmentados en las muestras de esputo teñidas con Gram de forma directa (recuadro 1-4).[6] En este sistema se asignan valores negativos a un frotis cuando se observan células epiteliales escamosas, lo que indica contaminación con secreciones bucofaríngeas (saliva). Se asignan valores positivos ante la presencia de neutrófilos, lo que indica una inflamación activa. La magnitud de estas determinaciones negativas y positivas depende de la cantidad relativa de células epiteliales y neutrófilos segmentados, como se señala en el recuadro. Una puntuación final de 0 o menos indica que no hay respuesta inflamatoria, o la presencia de contaminación con saliva, por lo que se invalida la muestra. En la lámina 1-1 se muestran microfotografías que ilustran

---

RECUADRO 1-4

Sistema de gradación de Bartlett para evaluar la calidad de las muestras de esputo

Cantidad de neutrófilos por campo de bajo aumento (10×) Campo	Grado
< 10	0
10-25	+ 1
> 25	+ 2
Presencia de moco	+ 1
Cantidad de células epiteliales por campo de bajo aumento (10×)	
10-25	– 1
> 25	– 2
Total[a]	

[a]Se determina el promedio de la cantidad de células epiteliales y neutrófilos en aproximadamente 20 o 30 campos microscópicos separados con aumento 10×; después se calcula el total. Una puntuación final de 0 o menos indica la ausencia de inflamación activa o la contaminación con saliva. Se deben rechazar las muestras no satisfactorias y se le debe notificar al proveedor para que solicite una nueva muestra de esputo, en caso de indicarse clínicamente. La denotación "en caso de indicarse clínicamente" es importante, ya que, si se proporciona un mensaje como "repetir el cultivo de esputo", es probable que esto se cumpla, incluso si no se requiere en función del cuadro clínico del paciente.

RECUADRO 1-5

Sistema de gradación de Murray y Washington para evaluar la calidad de las muestras de esputo

	Células epiteliales por campo de bajo aumento	Leucocitos por campo de bajo aumento
Grupo 1	25	10
Grupo 2	25	10-25
Grupo 3	25	25
Grupo 4	10-25	25
Grupo 5	< 10	25

---

este sistema de gradación mediante preparaciones de esputo con tinción de Gram.

Murray y Washington[86] propusieron un sistema de gradación similar (recuadro 1-5). La gran cantidad de células epiteliales en los grupos 1-4 de este sistema indica contaminación con secreciones bucofaríngeas e invalida la muestra (es decir, se debe rechazar). Sólo las muestras del grupo 5 se consideran clínicamente relevantes. En un estudio clínico, Van Scoy[115] recomendó que se acepten para cultivo las muestras de esputo que contengan más de 25 neutrófilos, incluso si se observan más de 10 células epiteliales (grupo 4). La sugerencia de este criterio para la evaluación del esputo se ha valorado al aplicarla a pares correlacionados de secreciones respiratorias obtenidas mediante expectoración y aspiración transtraqueal, una técnica que evita el contacto con la flora bucofaríngea.[53]

El sistema de gradación del esputo no puede emplearse si se sospechan infecciones pulmonares causadas por micobacterias, hongos, especies de *Legionella* y virus. Además, la relevancia de los polimorfonucleares se altera en algunas situaciones: (1) cuando el paciente padece neutropenia por una enfermedad o tratamiento, (2) cuando el paciente no evoca una respuesta inflamatoria eficaz y (3) cuando un cuerpo extraño irrita la superficie de las mucosas. La neutropenia puede ser causada por una deficiencia hereditaria o por que las células inflamatorias o sus precursores estén destruidos, ya sea por una enfermedad o por quimioterapia para una enfermedad. En ciertas condiciones, se afecta la capacidad de los neutrófilos para migrar al sitio de la infección. Es poco probable que el microbiólogo clínico pueda determinar si un paciente padece neutropenia a partir de la información que proporcionan los médicos. Una de las excepciones es la deficiencia en la movilización de neutrófilos que se presenta en la infancia, la cual aún no se comprende por completo.[39] No se ha definido la edad exacta a la cual se puede evocar una respuesta neutrófila completa; sin embargo, la decisión de rechazar una muestra o evaluar los aislamientos de forma incompleta en los niños más jóvenes (menos de dos meses de edad) no debe basarse en la ausencia de neutrófilos en la muestra.

Las dos situaciones en las cuales los cuerpos extraños modifican las interpretaciones relacionadas con la presencia de neutrófilos son: la presencia de un catéter endotraqueal en las vías respiratorias bajas y de un catéter urinario permanente en las vías urinarias inferiores, por ejemplo, una sonda Foley. En cada situación, la presencia de neutrófilos en una muestra puede reflejar más la irritación del catéter que la presencia de un agente infeccioso, aunque ambos factores pueden estar presentes. En las vías respiratorias, la inflamación se debe a una infección local (traqueítis) en vez de neumonía, incluso si hay un elemento infeccioso. Si los neutrófilos de las vías respiratorias no pueden utilizarse como indicador de neumonía, el diagnóstico debe establecerse de forma clínica y radiográfica, como se analiza en el capítulo 2. En las vías respiratorias bajas, no puede utilizarse la presencia de leucocitos como indicador de infección clínicamente importante cuando hay un catéter,[108] incluso si el paciente es sometido a sondajes repetidos intermitentes.[54]

El factor determinante crítico para el tratamiento de las infecciones urinarias en un paciente sometido a sondajes de forma crónica es su sintomatología (*véase* el cap. 2).

Técnicas microscópicas. Se pueden emplear diferentes técnicas en el estudio microscópico directo de las muestras clínicas, ya sea para demostrar la presencia de microorganismos o para observar ciertas características bioquímicas, fisiológicas o serológicas. En la tabla 1-7 se enumeran las técnicas que se emplean con mayor frecuencia en los laboratorios clínicos. Como el índice de refracción de las bacterias y de otros

TABLA 1-7 Técnicas para el análisis directo de muestras sin tinción

Métodos y materiales	Propósito	Técnicas
Montaje con solución salina Cloruro de sodio, 0.85% (acuoso) Portaobjetos de vidrio, 7.5 × 2.5 cm Cubreobjetos Mezcla de parafina y vaselina (Vaspar®)	Para determinar la actividad de los microorganismos, como la motilidad y las reacciones a ciertos químicos, o la reactividad serológica en antisueros específicos. Esto incluye la reacción de hinchazón de la cápsula (*Quellung*) empleada para identificar los tipos de cápsulas de *Streptococcus pneumoniae* y *Haemophilus influenzae*.	Dispersar una pequeña cantidad de la muestra para su estudio dentro de una gota de solución fisiológica en un portaobjetos. Cubrir con un cubreobjetos y visualizar directamente con un objetivo (de inmersión) de 40 o 100×, mientras se cierra el iris del diafragma para disminuir la cantidad de luz. Para prevenir que se seque, se debe realizar un círculo con una pequeña cantidad de parafina y vaselina antes de cubrir la gota de la muestra en el portaobjetos.
Procedimiento de gota colgante Portaobjetos para gota colgante (portaobjetos de vidrio con un pocillo central cóncavo) Cubreobjetos Mezcla de parafina y vaselina con solución fisiológica o agua	El montaje de la gota gruesa sirve para el mismo propósito que el montaje con solución salina, excepto que hay menos distorsión por el peso del cubreobjetos y puede lograrse un campo de enfoque más profundo dentro de la gota. Esta técnica generalmente se emplea para estudiar la motilidad de las bacterias.	Se coloca una pequeña cantidad de mezcla de parafina y vaselina alrededor del reborde del pocillo en la superficie inferior del portaobjetos para gota gruesa. Se colocan las bacterias de la colonia bacteriana que se estudiarán en el centro de un cubreobjetos, dentro de una pequeña gota de solución fisiológica o agua. Se invierte el portaobjetos y se presiona sobre el cubreobjetos, orientando la gota de la suspensión bacteriana al centro del pocillo. El portaobjetos se coloca cuidadosamente en la posición adecuada para su estudio microscópico directo.
Montaje con yodo Solución yodada de Lugol: Cristales de yodo, 5 g Yoduro de potasio (KI), 10 g Agua destilada, 100 mL Disolver el KI en agua y agregar cristales de yodo de forma lenta hasta que se disuelvan. Filtrar y almacenar en una botella con una tapa fuertemente apretada. Diluir 1:5 con agua antes de utilizarlo. Portaobjetos, 7.5 × 2.5 cm Cubreobjetos	Esta técnica se utiliza por lo general en paralelo con los montajes salinos cuando se estudian heces u otros materiales para la identificación de protozoarios intestinales o huevos de helmintos. El yodo tiñe el núcleo y los orgánulos intracitoplasmáticos para observarlos con mayor facilidad. Los montajes con yodo no pueden utilizarse como sustitutos de los montajes con solución salina porque el yodo paraliza la motilidad de las bacterias y los trofozoítos de parásitos.	Se mezcla una pequeña cantidad de heces y otros materiales en una gota de solución yodada en un portaobjetos. Mezclar hasta que se forme una suspensión homogénea y colocar un cubreobjetos sobre la gota. Después, el montaje se estudia directamente con el microscopio. Si se debe retrasar el estudio directo o si se desea una preparación semipermanente para el futuro, los bordes del cubreobjetos pueden sellarse con la mezcla de parafina y vaselina.
Montaje con hidróxido de potasio (KOH) Hidróxido de potasio, 10% (acuoso) Portaobjetos, 7.5 × 2.5 cm Cubreobjetos	El montaje con KOH se utiliza para detectar elementos micóticos en materiales mucosos gruesos o en muestras con material queratinoso, como escamas de piel, uñas o cabello. El KOH disuelve el fondo de queratina y, en consecuencia, revela los elementos micóticos y los hace más evidentes.	Se prepara una suspensión con los fragmentos de escamas de piel, uñas o cabello en una gota de KOH al 10%. Colocar un cubreobjetos sobre la gota y dejar a temperatura ambiente durante 30 min. Se puede calentar ligeramente el montaje para acelerar el proceso de aclaramiento. No hervir. Observar con el microscopio para visualizar hifas o esporas micóticas.
Preparación con tinta china Tinta china (Pelikan®) o Nigrosina (granular) Portaobjetos de vidrio, 7.5 × 2.5 cm Cubreobjetos	Las preparaciones con tinta china o nigrosina se utilizan para el estudio microscópico de las cápsulas de muchos microorganismos. Los gránulos finos de la tinta china o nigrosina confieren un fondo semiopaco contra el cual las cápsulas claras se pueden observar con facilidad. Esta técnica es particularmente útil para la visualización de las grandes cápsulas de *Cryptococcus neoformans* en LCR, esputo y otras secreciones.	Centrifugar ligeramente el LCR u otras muestras líquidas para concentrar cualquier microorganismo en el sedimento. Emulsionar una pequeña cantidad del sedimento en una gota de tinta china o nigrosina en un portaobjetos y cubrir con un cubreobjetos. No realizar la emulsión de contraste demasiado gruesa, de lo contrario se puede bloquear la transmisión de la luz. Estudiar el montaje de forma directa con el microscopio empleando el objetivo de 10× para la búsqueda inicial y de 40× para confirmar la sospecha de microorganismos encapsulados.

TABLA 1-7 Técnicas para el análisis directo de muestras sin tinción (*continuación*)

Métodos y materiales	Propósito	Técnicas
Estudio en campo oscuro Microscopio compuesto equipado con un condensador de campo oscuro Portaobjetos de vidrio, 7.5 × 2.5 cm Cubreobjetos Solución fisiológica Palillos aplicadores o legra Mezcla de parafina y vaselina	Los estudios en campo oscuro se emplean para visualizar ciertos microorganismos delicados que son invisibles en el estudio microscópico con campo brillante y que se tiñen con gran dificultad. Este método es particularmente útil para visualizar espiroquetas de chancros sifilíticos en los cuales se sospecha *Treponema pallidum*.	Se obtiene del paciente la secreción que se estudiará. En caso de chancro, se debe raspar la costra de la superficie con un bisturí y se coloca una pequeña cantidad de material seroso sobre un portaobjetos. Realizar un círculo con mezcla de parafina y vaselina sobre la gota del material. Estudiar el montaje directamente con el microscopio adaptado con un condensador de campo oscuro con objetivos de 40× o 100×. Las espiroquetas aparecerán como "sacacorchos" móviles y brillantes contra el fondo negro.

microorganismos es similar al del medio de montaje, éstos no son visibles cuando se les estudia con luz brillante. En consecuencia, los patógenos suelen teñirse antes de tratar de visualizarlos. Sin embargo, a veces se realiza un estudio sin tinción que puede mejorarse con cierta manipulación de la fuente de luz. Muchas veces es de gran utilidad disminuir la cantidad de luz que ingresa en el campo cerrando el iris del diafragma, lo que aumenta el contraste entre el objeto que se observa y el fondo. Se debe desalentar la práctica habitual de descender el condensador para lograr este efecto.

Tinciones directas. Por lo general, se requieren tinciones biológicas para visualizar las bacterias de forma adecuada y en ocasiones para demostrar los detalles finos de sus estructuras internas. La introducción de las tinciones a mediados del siglo XIX fue, en gran parte, responsable de los grandes avances que han ocurrido en la microbiología clínica y en otras áreas de la microscopia diagnóstica durante los últimos 100 años. Hoy, se depende tanto de las tinciones biológicas que es difícil imaginar cómo hubiera progresado el estudio de las bacterias sin su introducción. Las fórmulas químicas, los componentes y los propósitos de las tinciones utilizadas con mayor frecuencia se enumeran en la tabla 1-8.

Las tinciones consisten en preparaciones acuosas u orgánicas de colorantes o grupos de colorantes que le brindan una diversidad de colores a los microorganismos, plantas, tejidos de animales y otras sustancias de importancia biológica. Los colorantes pueden utilizarse como tinciones directas de materiales biológicos, indicadores de cambios en el pH en los medios de cultivo, indicadores de oxidorreducción para demostrar la presencia o ausencia de condiciones anaerobias, o para demostrar las funciones fisiológicas de los microorganismos empleando las técnicas denominadas *supravitales*.

Casi todos los colorantes con utilidad biológica son derivados del alquitrán mineral. La estructura química fundamental de la mayoría de los colorantes es el anillo de benceno. En general, están compuestos por dos o más anillos de benceno conectados con enlaces químicos bien definidos que se asocian con la producción de color (cromóforos).

TABLA 1-8 Tinciones biológicas utilizadas con frecuencia en bacteriología

Tinción	Fórmula química	Ingredientes		Propósito
Azul de metileno de Loeffler	Tetrametil tionina	Azul de metileno Alcohol etílico, 95% Agua destilada	0.3 g 30 mL 100 mL	Esta es una tinción simple y directa utilizada para diversos microorganismos; se utiliza específicamente para detectar bacterias en frotis de líquido cefalorraquídeo en casos de sospecha de meningitis bacteriana.

Tinción de Gram	Violeta de genciana (hexametilpararrosanilina)
	Dimetil fenosafranina
		Violeta de genciana
		  Violeta de genciana
		  Alcohol etílico, 95%
		  Oxalato de NH₄
		  Agua destilada
		Yoduro de Gram
		  Yoduro de potasio
		  Cristales de yodo
		  Agua destilada
		Decolorante
		  Acetona
		  Alcohol etílico, 95%
		Contratinción
		  Safranina O
		  Alcohol etílico, 95%
		  Agregar 100 mL al agua destilada
			
			2 g
			20 mL
			0.8 g
			100 mL
			
			2 g
			1 g
			100 mL
			
			50 mL
			50 mL
			
			2.5 g
			100 mL
			100 mL
				Esta tinción se utiliza para demostrar las propiedades de tinción de todos los tipos de bacterias.
				Las bacterias grampositivas retienen el colorante violeta de genciana después de la decoloración y se observan de color azul intenso.
				Las bacterias gramnegativas no son capaces de retener el colorante violeta de genciana después de la decoloración y se contratiñen de rojo por el colorante de safranina.
				Las características de la tinción de Gram pueden ser atípicas en cultivos muy jóvenes, viejos, muertos o degenerados.

(*continúa*)

TABLA 1-8 Tinciones biológicas utilizadas con frecuencia en bacteriología (*continuación*)

Tinción	Fórmula química	Ingredientes		Propósito
Ácido alcohol resistente de Ziehl-Neelsen	Carbolfucsina (triaminotrifenilmetano)	Carbolfucsina		Los *bacilos ácido alcohol resistentes* se denominan así porque están recubiertos por una cubierta cerosa que es resistente a la tinción. Se requiere calor o un detergente (Tergitol®) para permitir que la tinción penetre la cápsula. Una vez teñidas, las bacterias ácido alcohol resistentes no se decoloran, mientras otras bacterias se destiñen con el alcohol ácido.
		Cristales de fenol	2.5 mL	
		Alcohol, 95%	5 mL	
		Fucsina básica	0.5 g	
		Agua destilada	100 mL	
		Alcohol ácido, 3%		
		HCL, concentrado	3 mL	
		Alcohol, 70%	100 mL	
		Azul de metileno		
		Azul de metileno	0.5 g	
		Ácido acético glacial	0.5 mL	
		Agua destilada	100 mL	
Fluorocromo	Auramina O / Rodamina B / Naranja de acridina (NA)	Auramina O	1.5 g	Este colorante fluorocromo tiñe selectivamente micobacterias porque se une a los ácidos micólicos en la pared celular. Esta tinción expone mejor a las micobacterias que las tinciones ácido alcohol resistentes convencionales y permite el diagnóstico precoz de los frotis a bajo aumento, ya que los microorganismos se observan con mayor facilidad. La naranja de acridina es una tinción particularmente bien adaptada para la demostración de bacterias en caldos de hemocultivo, frotis de líquido cefalorraquídeo o uretrales, y otros exudados donde puedan estar presentes en pequeñas cantidades, tan bajas como 10^4 UFC/mL, o cuando se oscurecen por un fondo intenso de leucocitos polimorfonucleares u otros desechos. En un pH menor de 4.0, las bacterias y las levaduras se tiñen de naranja brillante contra un fondo negro, verde claro o amarillo.
		Rodamina B	0.75 g	
		Glicerol	75 mL	
		Fenol	10 mL	
		Agua destilada	50 mL	
		NA en polvo	20 mg	
		Amortiguador de acetato de sodio (pH 3.5) (Agregar aprox. 90 mL de HCl 1 M a 100 mL de acetato de Na 1 M)	190 mL	
Wright-Giemsa	Azul de metileno policrómico / Azul de metileno / Azur de metileno / Eosina / Azur B de metileno	Tinción de Wright en polvo	9 g	La tinción de Wright-Giemsa se utiliza normalmente para teñir los elementos celulares del frotis de sangre periférica. Es útil en microbiología para evidenciar organismos celulares como *Histoplasma capsulatum* y las especies de *Leishmania* (lám. 1G). La tinción también es útil para evidenciar las inclusiones intracelulares en frotis directos de la piel y las membranas mucosas, tales como los raspados corneales en el tracoma.
		Tinción de Giemsa en polvo	1 g	
		Glicerina	90 mL	
		Alcohol metílico absoluto	2910 mL	
		Mezclar en una botella ámbar y dejar reposar un mes antes de utilizarse		
Lactofenol	Azul de anilina	Cristales de fenol	20 g	Por los grupos sulfónicos, el colorante azul de anilina es fuertemente ácido y se ha empleado en combinación con otros colorantes como contratinción para los tejidos no fijados, bacterias y protozoarios. Actualmente se utiliza para la tinción directa de micelios micóticos y estructuras de fructificación, las cuales adquieren un delicado color azul claro.
		Ácido láctico	20 g	
		Glicerol	40 mL	
		Agua destilada	20 mL	
		Disolver los ingredientes, después agregar: Azul de anilina	0.05 g	

A pesar de que el mecanismo subyacente del desarrollo del color no se comprende por completo, en teoría, ciertos radicales químicos tienen la propiedad de absorber la luz de diferentes longitudes de onda y actúan como prismas. Algunos de los grupos de cromóforos que se encuentran con mayor frecuencia en los colorantes son: C=C, C=O, C=S, C=N, N=N, N=O y NO_2 (obsérvese la presencia de estos grupos en las fórmulas químicas que se muestran en la tabla 1-8). La intensidad del color de un colorante es proporcional al número de radicales cromóforos en el compuesto.

Los colorantes difieren uno del otro en el número y ordenamiento de estos anillos y en la sustitución de los átomos de hidrógeno por otras moléculas. Por ejemplo, hay tres sustituciones únicas clave para un átomo de hidrógeno del benceno que constituye la estructura básica de la mayoría de los colorantes: (1) sustitución del grupo metilo para formar tolueno (metilbenceno),

(2) sustitución de un grupo hidroxilo para formar fenol (ácido carbólico) y (3) sustitución de un grupo amino para formar anilina (fenilamina). La mayoría de los colorantes empleados en microbiología son derivados de la anilina y se denominan *colorantes anilínicos*.

Todos los colorantes biológicos tienen una alta afinidad por el hidrógeno. Cuando todos los sitios de la molécula que pueden unir hidrógeno están llenos, el colorante se encuentra en su forma reducida y, por lo general, es incoloro. En su estado incoloro, el colorante se denomina *compuesto leuco*. Siguiendo este razonamiento, pero de forma opuesta, un colorante retiene su color únicamente mientras sus afinidades por el hidrógeno no estén totalmente satisfechas. Como el oxígeno suele tener una afinidad por el hidrógeno mayor que muchos colorantes, el color se retiene en presencia de aire. Esto permite que ciertos colorantes, como el azul de metileno, se utilicen como indicador de oxidorreducción en el ambiente anaerobio, ya que el indicador se vuelve incoloro en ausencia de oxígeno.

En términos generales, los colorantes se clasifican como ácidos o básicos. Estas designaciones no indican necesariamente su pH de reacción en solución; en cambio, indican si una parte significativa de la molécula es aniónica o catiónica. Desde un punto de vista práctico, los colorantes básicos tiñen estructuras ácidas como la cromatina nuclear en las células; los colorantes ácidos reaccionan con sustancias básicas como las estructuras citoplasmáticas. Si en una preparación se deben teñir las estructuras tanto nucleares como citoplasmáticas, se pueden utilizar combinaciones de colorantes ácidos y básicos. Un ejemplo frecuente es la tinción de hematoxilina (básica) y eosina (ácida), conocida como H y E, la cual se emplea para el estudio de cortes de tejidos.

Empleo de los colorantes en microbiología. Es una práctica frecuente que los microbiólogos realicen estudios microscópicos de muestras que se envían para el cultivo. Esto no sólo le puede brindar al médico un diagnóstico presuntivo rápido, sino que la detección de microorganismos específicos también puede servir como guía para seleccionar el medio de cultivo adecuado y proporcionar un valioso control de calidad comparativo con los aislamientos obtenidos. En la tabla 1-9 se enumeran los hallazgos positivos de diversos procedimientos de tinción y enfermedades en muestras seleccionadas que se envían a los laboratorios de microbiología. A continuación, se presenta una breve descripción de las tinciones utilizadas con mayor frecuencia.

Tinción de Gram. La tinción de Gram, inventada hace más de 100 años por Hans Christian Gram, suele utilizarse con mayor frecuencia para el estudio microscópico directo de muestras y subcultivos (tabla 1-8). En el recuadro 1-6 se explica el procedimiento de tinción.

La tinción de violeta de genciana sirve como tinción primaria uniéndose a la pared bacteriana después del tratamiento con una solución débil de yodo que funciona como mordiente para fijar el colorante. Algunas especies de bacterias, por la naturaleza química de sus paredes celulares, tienen la capacidad de retener la tinción de violeta de genciana, incluso después del tratamiento con un decolorante orgánico, como una mezcla en partes iguales de acetona y alcohol etílico al 95%. Las bacterias que retienen el colorante tienen un aspecto negro azulado cuando se les observa con el microscopio y se denominan *grampositivas*. Ciertas bacterias pierden la tinción primaria de violeta de genciana cuando se les trata con un decolorante, probablemente por el alto contenido de lípidos de su pared celular y la menor cantidad de peptidoglicano.

TABLA 1-9 Diagnóstico de enfermedades infecciosas mediante análisis directo de muestras de cultivo

Muestra	Enfermedad sospechada	Procedimiento de laboratorio	Hallazgos positivos
Cultivo faríngeo	Difteria	Tinción de Gram	Delicados bacilos grampositivos pleomorfos en una disposición similar a letras chinas.
		Tinción azul de metileno	Bacilos teñidos de azul claro con gránulos metacrómicos prominentes.
	Faringitis estreptocócica aguda	Técnica de anticuerpos fluorescentes directos (después de 4-6 h de incubación en caldo de Todd-Hewitt)	Cocos fluorescentes en cadenas; utilizar controles positivos y negativos con cada tinción.
Úlceras bucofaríngeas	Enfermedad de Vincent	Tinción de Gram	Presencia de bacilos gramnegativos y bacilos delgados con forma de espiral.
Esputo Aspirados transtraqueales Lavados bronquiales	Neumonía bacteriana	Tinción de Gram	Diversos tipos de bacterias; *Streptococcus pneumoniae* (diplococos grampositivos con forma de lanceta) son particularmente diagnósticos.
	Tuberculosis	Tinción ácido alcohol resistente	Bacilos ácido alcohol resistentes.
	Micosis pulmonar	Tinción de Gram, tinción de Wright-Giemsa o blanco de calcoflúor Tinción de Gram-Weigert	Levaduras en gemación, seudohifas, hifas verdaderas o cuerpos de fructificación.
Heridas cutáneas o drenaje purulento de senos subcutáneos	Celulitis bacteriana	Tinción de Gram	Diversos tipos de bacterias; sospecha de especies anaerobias.
	Gangrena gaseosa (mionecrosis)	Tinción de Gram	Bacilos grampositivos que sugieren *Clostridium perfingens* (bacilos grampositivos con forma de vagón); normalmente no se observan esporas.
	Micetoma actinomicótico	Montaje directo en solución fisiológica con tinción de Gram o tinción ácido alcohol resistente modificada	"Gránulos sulfurosos". Delicados filamentos grampositivos ramificados; las especies de *Nocardia* pueden ser débilmente ácido alcohol resistentes.
	Micetoma eumicótico	Montaje en solución salina con tinción de Gram o montaje azul de algodón en lactofenol	Gránulos blancos, grisáceos o negros Hifas verdaderas con tumefacciones localizadas o clamidosporas.

(continúa)

TABLA 1-9 Diagnóstico de enfermedades infecciosas mediante análisis directo de muestras de cultivo (*continuación*)

Muestra	Enfermedad sospechada	Procedimiento de laboratorio	Hallazgos positivos
Líquido cefalorraquídeo	Meningitis bacteriana	Tinción de Gram	Cocobacilos gramnegativos pequeños (*Haemophilus* spp.) Diplococos gramnegativos (*Neisseria meningitidis*) Diplococos grampositivos (*Streptococcus pneumoniae*)
		Tinción azul de metileno	Formas bacterianas que se tiñen de negro azulado
		Tinción naranja de acridina	Formas bacterianas que resplandecen de naranja brillante bajo iluminación ultravioleta
	Meningitis criptocócica	Tinta china o montaje con nigrosina	Levaduras encapsuladas en gemación unidas por una hebra fina
	Listeriosis	Tinción de Gram Montaje de gota colgante	Delicados bacilos grampositivos Bacterias con motilidad "en paraguas" (*thumbling*)
Orina	Infección por levaduras	Tinción de Gram o tinción de Wright-Giemsa	Seudohifas o levaduras en gemación
	Infección bacteriana	Tinción de Gram	Diversos tipos bacterianos
	Leptospirosis	Estudio en campo oscuro	Espiroquetas móviles estrechamente espiraladas
Secreción uretral purulenta	Gonorrea	Tinción de Gram	Diplococos gramnegativos intracelulares
	Infección por clamidia	Tinción de fluorescencia directa con anticuerpos del frotis	Cuerpos elementales
Secreción vaginal purulenta	Infección por levaduras	Montaje directo o tinción de Gram	Seudohifas o levaduras en gemación
	Infección por tricomonas	Montaje directo	Flagelados con motilidad rápida
	Gardnerella vaginalis	Tinción Pap o tinción de Gram Medición del pH de secreciones vaginales	Células epiteliales cubiertas con cocobacilos (células clave) o pH de secreciones vaginales > 5.5
Úlcera peneana o vulvar (chancro)	Sífilis primaria	Montaje para estudio en campo oscuro de secreción del chancro	Espiroquetas móviles estrechamente espiraladas
	Chancroide	Tinción de Gram de la secreción de la úlcera o aspirado del bubón inguinal	Bacilos gramnegativos intracelulares y extracelulares pequeños
Ojo	Conjuntivitis purulenta	Tinción de Gram	Diversas especies de bacterias
	Tracoma	Tinción de Giemsa de los raspados corneales	Agrupamientos de inclusiones perinucleares intracelulares
Heces	Enterocolitis purulenta	Tinción de Gram	Neutrófilos y agregados de estafilococos
	Cólera	Montaje directo con agua peptonada alcalina de enriquecimiento	Bacilos con motilidad rápida característica; sin neutrófilos
	Enfermedad parasitaria	Montajes directos con solución salina o yodo Estudio de muestras obtenidas mediante purgas	Parásitos adultos o fragmentos de parásitos; protozoarios o huevos
Raspados de piel, fragmentos de uñas o pelos extraídos	Dermatofitosis	Montaje con KOH al 10%	Hifas delicadas o agrupamientos de artroconidios
	Pitiriasis versicolor	Montaje con KOH al 10% o con azul de algodón en lactofenol	Hifas y esporas que se asemejan a espagueti y albóndigas
Sangre	Fiebre recurrente (*Borrelia*)	Tinción de Wright o Giemsa Estudio en campo oscuro	Espiroquetas holgadamente espiraladas
	Parásitos sanguíneos: paludismo, tripanosomosis, filariosis	Tinción de Wright o de Giemsa Estudio directo de sangre anticoagulada en busca de microfilarias	Parásitos intracelulares (paludismo, *Babesia*) Formas extracelulares: tripanosomas o microfilarias

Estas bacterias decoloradas a menudo se tiñen con la contratinción de safranina y presentan una coloración rosada o roja cuando se les observa al microscopio; se les denomina *gramnegativas* (lám. 1-2A). La visualización de ciertos bacilos gramnegativos con requerimientos nutricionales especiales, como las especies de *Legionella*, puede mejorarse agregando carbolfucsina al 0.05% a la contratinción de safranina. Estas reacciones de Gram pueden utilizarse para llevar a cabo identificaciones presuntivas cuando se emplea de forma conjunta con la observación de la morfología (cocos y bacilos) y la disposición bacteriana.

Friedly[48] revisó las aplicaciones frecuentes de la tinción de Gram. Los cocos grampositivos ramificados sugieren estafilococos, y apuntan a estreptococos si están dispuestos en cadenas.

Técnica de la tinción de Gram

1. Realizar un frotis fino del material para estudio y dejarlo secar al aire.
2. Fijar el material al portaobjetos pasándolo tres o cuatro veces a través de la llama de un mechero de Bunsen o secándolo en un calentador para portaobjetos. Se debe realizar de forma que el material no se lave durante el procedimiento de tinción. Algunas personas ahora recomiendan utilizar alcohol para fijar el material que se teñirá con tinción de Gram, mientras que el portaobjetos se cubre por completo con metanol o etanol durante unos cuantos minutos.
3. Colocar el frotis en un soporte para tinción y recubrir la superficie con solución de violeta de genciana.
4. Después de 1 min de exposición a la tinción de violeta de genciana, lavar de forma exhaustiva con agua destilada o amortiguador.
5. Cubrir el frotis con solución yodada de Gram durante 1 min. Lavar de nuevo con agua.
6. Sujetar el frotis entre los dedos pulgar e índice y cubrir por completo la superficie con algunas gotas de decolorante alcohol-acetona hasta que el lavado deje de tener color violeta. Esto suele tomar 10 s o menos.
7. Lavar con agua corriente y colocar nuevamente el frotis en el soporte para tinción. Cubrir la superficie con contratinción de safranina durante 1 min. Lavar con agua corriente.
8. Colocar el frotis en posición vertical en un soporte para tinción, permitiendo que el exceso de agua drene y el frotis se seque. De forma alternativa, se puede secar con papel absorbente.
9. Estudiar el frotis teñido con el objetivo de 100× del microscopio con aceite de inmersión. Las bacterias grampositivas se tiñen de azul oscuro y las bacterias gramnegativas de color rosado o rojo.

Los diplococos grampositivos con forma de lanceta, al observarse en los frotis de muestras de vías respiratorias y LCR, son altamente sugerentes de *S. pneumoniae*; estas características tienen un bajo valor predictivo positivo para otras muestras, ya que *Acinetobacter* (a veces retiene la tinción de violeta de genciana en la tinción de Gram) y otros enterococos tienen un aspecto similar. Los diplococos gramnegativos con forma de riñón son característicos de las especies de *Neisseria o M. catarrhalis*. Los bacilos grampositivos grandes con forma de caja (*box*) son sugerentes de especies de *Bacillus* o *Clostridium*, mientras que los bacilos grampositivos pequeños llevan a pensar en especies de *Listeria*. Se deben sospechar agentes corineformes (difteroides) si se observan bacilos grampositivos agrupados como "letras chinas" o "cerca" (*picket fence*). Los bacilos gramnegativos curvos en muestras de heces diarreicas sugieren especies de *Vibrio*, mientras que las formas muy pequeñas, helicoidales o en sacacorchos, apoyan el diagnóstico de especies de *Campylobacter*. Los bacilos gramnegativos son algunas de las bacterias que se encuentran con mayor frecuencia en los laboratorios clínicos e incluyen enterobacterias (bacilos gruesos), bacilos no fermentadores (diámetro menor que las enterobacterias), especies de *Haemophilus* (cocobacilos) y diversas especies con requerimientos nutricionales especiales. En la lámina 1-3 se incluyen imágenes seleccionadas de tinciones de Gram, las cuales se analizan con mayor detalle en un apartado posterior de este capítulo.

La tinción de Gram es un procedimiento engañosamente sencillo, pero su preparación adecuada e interpretación son bastante complejas. Es esencial una experiencia considerable, capacitación cuidadosa y correlación con los resultados del cultivo para alcanzar un alto nivel de competencia. Una persona que prepara la tinción de forma intermitente no suele hacerlo tan bien como una persona que la observa de forma constante, en particular con respecto a las sutilezas que sólo se adquieren con la experiencia y la correlación con el cultivo. Por ejemplo, un interesante estudio evaluó el desempeño del personal de un hospital en comparación con microbiólogos experimentados en relación con el diagnóstico de neumonía adquirida en la comunidad.[45] El personal del hospital fue mejor que el personal de enfermería para recolectar la muestra de esputo purulento, pero la preparación e interpretación de los frotis teñidos con Gram fue inferior que en el caso de los microbiólogos.

Algunas razones y técnicas microbiológicas justifican la importancia de la experiencia. La mayor parte del tiempo, la morfología bacteriana coincide con las descripciones clásicas. Este no es el caso en algunas ocasiones. Con buena capacitación, práctica y disposición para aprender de los errores, el microbiólogo puede superar las dificultades. En la tabla 1-10 se resumen algunas de las dificultades clásicas que se pueden encontrar al interpretar la tinción de Gram. Una regla cardinal es que la interpretación final debe realizarse según el color de la tinción, la morfología bacteriana y las variantes conocidas. Por si fuera poco, varios artificios pueden simular agentes infecciosos e informarse como tales por error. En la lámina 1-4 se ilustran algunas de estas posibles fuentes de error. Si se considera la posibilidad de un artificio, una maniobra útil es teñir otro frotis con naranja de acridina (*véase* más adelante); con esta tinción, se puede establecer si la estructura contiene ADN y, en consecuencia, que es biológica. Aunque el procedimiento de tinción es sencillo, el paso de decoloración puede causar problemas si no se realiza de forma adecuada. Se debe tener particular cuidado si se emplea acetona en lugar de acetona-alcohol como decolorante, ya que la primera actúa muy rápido. El cambio de color insuficiente puede supervisarse al observar el núcleo de las células inflamatorias; si éstas no son totalmente negativas, el frotis no se decoloró de forma adecuada. La única fórmula para detectar un cambio de coloración excesivo es la comparación entre la reacción de Gram y la morfología de las bacterias con las ya conocidas características de la tinción. Si el programa de control de calidad (*véase* más adelante) incluye una revisión de los frotis que no coincide con los cultivos, la decoloración inadecuada y los artificios no bacterianos que se informaron de forma errónea pueden detectarse y la persona que lee el frotis puede aprender del error.

La tinción de Gram también puede utilizarse para identificar formas no bacterianas, como hongos, tricomonas, larvas de *Strongyloides*, quistes de *Pneumocystis jirovecii* y trofozoítos de *Toxoplasma gondii*, aunque no es tan sensible como otras tinciones empleadas para visualizar estos microorganismos. Estas diversas aplicaciones demuestran la versatilidad de la tinción de Gram.

Tinciones ácido alcohol resistentes. Las paredes celulares de las micobacterias las recubren con un material grueso y ceroso que resiste la tinción; sin embargo, una vez teñidas, las bacterias

TABLA 1-10 Dificultades en la interpretación de la tinción de Gram

Microorganismo	Presentación clásica	Variante en la presentación	Comentarios
Streptococcus pneumoniae	Diplococos grampositivos con forma de lanceta	Cocos alargados, semejantes a bacilos cortos	Pueden interpretarse de forma errónea como microorganismos mixtos; las células decoloradas pueden confundirse con cocobacilos gramnegativos.
Acinetobacter spp.	Cocobacilos gramnegativos	Cocos gramnegativos; la tinción de Gram variable es frecuente	Pueden confundirse con especies de *Neisseria* e informarse como cocos gramnegativos; buscar el frotis para encontrar algunos microorganismos que presenten formas alargadas, las cuales no se observan en *Neisseria*.
Clostridium perfringens	Bacilos grampositivos con forma de vagón	Cocos grampositivos	Pueden confundirse con *Streptococcus pneumoniae* e informarse como cocos grampositivos; además de la forma de coco, las células retienen fuertemente la tinción de violeta de genciana.
		Bacilos gramnegativos o con tinción de Gram variable	Pueden confundirse con bacilos gramnegativos; la forma de vagón orienta a que el microorganismo es grampositivo; otras especies de *Clostridia* y *Bacillus* pueden parecerse.
Levaduras, en especial *Cryptococcus neoformans*	Células grampositivas redondas u ovaladas con gemación	Células con tinción de Gram variable	Pueden confundirse con artificios; el tamaño y la forma las distinguen de las bacterias.

resisten la decoloración con solventes orgánicos como el alcohol ácido. En consecuencia, estas bacterias se conocen como *ácido alcohol resistentes*, un fenómeno descrito por primera vez en 1881 por Ziehl y Neelsen.

Se necesita un tratamiento especial para la tinción primaria, carbolfucsina, a fin de penetrar el material ceroso de los bacilos ácido alcohol resistentes. En la técnica convencional de Ziehl-Neelsen se utiliza calor. Después de cubrir la superficie del frotis con carbolfucsina, tradicionalmente se flamea hacia adelante y hacia atrás por debajo del portaobjetos con un mechero de Bunsen. El frotis se calienta hasta que se observa vapor, deteniéndose justo antes de que hierva. La modificación Kinyoun de la tinción ácido alcohol resistente se denomina "*método frío*" porque se emplea un detergente tensoactivo como Tergitol®.

Con cualquiera de estas tinciones, los bacilos ácido alcohol resistentes se observan de color rojo, lo que contrasta con un fondo verde o azul, dependiendo de la contratinción que se utilice (lám. 1-2B). A pesar de que este método es satisfactorio para la mayoría de las micobacterias, ciertas cepas ácido alcohol resistentes débiles de especies de crecimiento rápido (p. ej., *Mycobacterium fortuitum o Mycobacterium chelonae*) pueden teñirse mejor con el método de Ziehl-Neelsen (*véase* el cap. 19). Además, ciertas bacterias, como las especies de *Nocardia,* característicamente exhiben una ácido alcohol resistencia parcial o débil.

Tinciones fluorescentes. El isotiocianato de fluoresceína y el isotiocianato de tetrametilrodamina son dos fluorocromos utilizados con frecuencia que, al estimularlos con luz ultravioleta o con luz visible con longitud de onda corta, emiten ondas de luz en el espectro visible, con una absorción máxima de 490 nm y 555 nm, respectivamente. Estos fluorocromos se unen químicamente con diversas proteínas, incluso antígenos y anticuerpos, proporcionando una señal fluorescente que puede visualizarse en frotis directos de materiales biológicos. La relación fluorocromo/proteína varía con los diferentes reactivos para lograr una tinción óptima de los objetos deseados con una distracción mínima por un fondo no específico. En la actualidad, el desarrollo de anticuerpos monoclonales específicos para sus antígenos respectivos ha llevado a la preparación de reactivos fluorescentes para la detección directa e indirecta de varios patógenos, como especies de *Legionella, T. pallidum, T. gondii* y varios virus,

incluso varicela zóster, del herpes simple, de la influenza, citomegalovirus y virus sincitial respiratorio, entre otros.

La microscopia de fluorescencia es una técnica exacta que requiere un microscopio de alta calidad, la combinación adecuada de objetivos, luz y condensadores de campo oscuro, un arco de mercurio o una fuente de luz ultravioleta y combinaciones adecuadas de excitadores y barreras o filtros de supresión.[22] Los objetivos acromáticos son útiles para la mayoría de las aplicaciones, excepto para las aplicaciones de investigación en que se pueden necesitar lentes apocrómicos de alto coste para lograr una máxima iluminación y resolución. La selección de los portaobjetos y cubreobjetos del microscopio con un grosor adecuado, y la utilización de aceites de inmersión con fluorescencia baja y líquidos de montaje es crítica para un desempeño óptimo.

La elección de filtros en la microscopia de fluorescencia también es esencial para un trabajo exitoso. Se necesitan cuatro filtros en secuencia: (1) un filtro para absorber el calor (a fin de evitar el daño al filtro excitador), (2) un filtro excitador con un ancho de banda de onda adecuado para la longitud de onda de la luz que produce el fluorocromo excitado, (3) un filtro que absorba el color rojo para bloquear cualquier luz de ese color emitida por los filtros de excitación azules y (4) un filtro de barrera para absorber cualquier luz residual de excitación con longitud de onda corta (la cual podría dañar los ojos del microscopista), permitiendo únicamente el paso de la luz visible con una longitud de onda más larga. El desempeño subóptimo de un sistema de microscopia de fluorescencia con frecuencia se debe a una selección deficiente de la combinación de filtros. Los fabricantes del equipo de fluorescencia brindan información y consultas para que los usuarios puedan obtener un rendimiento óptimo. Hoy se comercializan, con un precio aceptable para la mayoría de los laboratorios clínicos, sistemas de fluorescencia que emplean (1) epi-iluminación, (2) lámparas halógenas de luz azul que no requieren transformadores de alto coste y (3) filtros de interferencia con picos máximos de absorción con longitudes de onda más largas y visibles.

Tinciones con fluorocromos para micobacterias. Se pueden utilizar fluorocromos colorantes y rodamina para demostrar la presencia de bacilos ácido alcohol resistentes. Cuando se observan mediante microscopia de fluorescencia, las bacterias aparecen de color amarillo, rojo o naranja (dependiendo de la combinación de filtros y los colorantes empleados); el fondo es oscuro cuando se utiliza permanganato de potasio como contratinción (lám. 1-2C). El empleo de procedimientos de fluorescencia facilita el diagnóstico precoz de los frotis, particularmente cuando se utiliza un objetivo de 25×. El objetivo proporciona un aumento lo suficientemente bajo para explorar campos microscópicos amplios y lo suficientemente alto para observar los puntos de luz amarilla que emiten las bacterias fluorescentes (lám. 1-2C). Se puede utilizar un aumento mayor para confirmar los objetos sospechosos observados con la lente de 25×. Además, una práctica frecuente en algunos laboratorios consiste en confirmar las micobacterias detectadas por este método con una tinción ácido alcohol resistente tradicional, como se describe anteriormente.

Además, las tinciones ácido alcohol resistentes pueden emplearse para identificar microorganismos no bacterianos. Los ooquistes de las especies de *Cryptosporidium* y *Cystoisospora* (anteriormente *Isospora*) *belli* (dos microorganismos coccídeos conocidos por ser agentes etiológicos de gastroenteritis) son ácido alcohol resistentes y se pueden detectar con facilidad en preparados de heces adecuadamente teñidos (lám. 22-4 B a J).

Naranja de acridina. La tinción de NA se utiliza cada vez más en los laboratorios de microbiología para la detección de bacterias en frotis preparados a partir de líquidos y exudados en los que se espera encontrar menores cantidades de bacterias (10^3-10^4 unidades formadoras de colonias [UFC]/mL), o bacterias que están atrapadas en un denso agregado de desechos del fondo, dificultando su visualización con procedimientos convencionales de tinción. En un principio, la tinción de NA era empleada por los microbiólogos para identificar bacterias en muestras del suelo. En relación con la aplicación de colorantes fluorocromos para observar bacilos ácido alcohol resistentes, los frotis teñidos con NA y observados con luz ultravioleta pueden evaluarse con mayor rapidez y eficacia con aumentos menores (100×), utilizando aumentos de 450× o mayores cuando se visualizan formas sospechosas. La tinción detecta bacterias vivas y muertas, pero no indica si son gramnegativas o grampositivas. Una vez que la bacteria se ha detectado utilizando la tinción de NA, se debe utilizar una tinción de Gram para determinar sus características diferenciales de tinción (lám. 1-2D).

Lauer y cols. [70] encontraron que la tinción con NA es más sensible que la tinción de Gram para detectar bacterias en sedimentos de LCR, en particular cuando hay bacterias gramnegativas. Además, la tinción con NA ha sido útil para el diagnóstico precoz de muestras en casos de bacteriuria significativa.[59] En el recuadro 1-7 se esquematiza un preparado de tinción con NA.

Azul de toluidina y azul de metileno. El azul de toluidina, un colorante muy relacionado con el azur A y el azul de metileno, se utiliza para teñir improntas de biopsias pulmonares y secreciones respiratorias para detectar *P. jirovecii*. Las tinciones con azul de metileno pueden realizarse en sedimentos de líquido cefalorraquídeo de forma conjunta con las tinciones de Gram. Esto puede ser útil para detectar bacterias gramnegativas de *H. influenzae* y *N. meningitidis* que no suelen resaltar sobre el fondo teñido de color rojo en las tinciones de Gram. Con el azul de metileno, los leucocitos polimorfonucleares se tiñen de color azul; las bacterias también se tiñen de color azul oscuro y pueden identificarse con mayor facilidad contra el fondo teñido de gris claro (lám. 1-2E). Las tinciones con azul de metileno deben considerarse como un complemento de la tinción de Gram en los laboratorios en los que la falta de acceso al microscopio de fluorescencia imposibilita la utilización del procedimiento de tinción con NA.

Blanco de calcofluor. El blanco de calcofluor, un colorante incoloro utilizado en la industria para blanquear telas y papel, tiene dos propiedades que lo hacen útil en la microbiología: (1) la

---

1-7 RECUADRO

Preparación de una tinción de NA

Ingredientes: polvo de NA, 20 mg; amortiguador de acetato de sodio, 290 mL; HCl 1 molar (M).

Preparación del reactivo: agregar 20 mg de polvo de NA (JT Baker Chemical Co., Phillipsburg, NJ) a 290 mL de amortiguador de acetato de sodio (solución de reserva de 100 mL 2 M $CH_2COONa.3H_2O$ y 90 mL de HCl 1 M); el HCl 1 M debe agregarse en la medida necesaria para mantener la tinción diferencial de las bacterias contra el fondo de desechos.[84] La solución de tinción debe almacenarse en una botella ámbar a temperatura ambiente.

Procedimiento: la tinción se realiza cubriendo completamente la superficie del frotis del material que se estudiará con la tinción de NA, el cual se secó previamente al aire y se fijó con metanol durante 2 min, seguido de un lavado con agua de grifo. Los portaobjetos teñidos se secan y se estudian con un microscopio equipado con una fuente de luz ultravioleta.

---

unión a los polisacáridos con enlaces β1-3 o β1-4 (en específico a la celulosa y a la quitina) y (2) la fluorescencia cuando se expone a luz ultravioleta de longitud de onda larga y a la luz visible de longitud de onda corta.

El blanco de calcofluor es una valiosa tinción con fluorocromo para la detección rápida de hongos en montajes húmedos, frotis y tejidos porque las paredes celulares de los hongos y las plantas son ricas en quitina. La tinción se ha utilizado más para la detección de levaduras, hifas y seudohifas en los raspados de piel y membranas mucosas. Cuando se mezcla con hidróxido de potasio al 10%, se puede realizar un diagnóstico precoz de dermatofitos en los montajes de raspados de piel. Al microscpio con luz ultravioleta, las estructuras micóticas muestran un color verde manzana brillante o azul blanquecino (lám. 1-2F), dependiendo de la longitud de onda de la luz excitadora y de la combinación de filtros empleada. Los hongos se diferencian con facilidad del fondo de desechos, células y fragmentos tisulares en función de sus características morfológicas, las cuales se delimitan bien. El blanco de calcofluor tiene como ventaja adicional que los cortes de tejido pueden teñirse de forma subsecuente con la tinción de ácido peryódico de Schiff (PAS, *periodic acid-Schiff*), plata metanamina de Gomori (GMS, *Gomori methenamine silver*) y otras tinciones especiales sin interferencia, en caso de que se desee confirmar los hallazgos o contar con frotis permanentes. La técnica de tinción del blanco de calcofluor es rápida y ofrece una buena definición de las estructuras micóticas finas y un mejor contraste con el fondo con la frecuentemente utilizada tinción con azul de anilina en lactofenol.[56]

Tinciones de impregnación argéntica. Ciertas bacterias, como las espiroquetas (incluso el agente etiológico de la enfermedad de Lyme, *B. burgdorferi*) y los microorganismos bacilares pequeños asociados con la enfermedad del arañazo del gato (*B. henselae*), no se tiñen fácilmente con métodos convencionales. Estos microorganismos son muy delgados para ser visualizados mediante microscopia de campo brillante, no están presentes en cantidades suficientes para su detección o su composición química no interactúa con las tinciones. Se ha empleado microscopia en campo oscuro para identificar a *T. pallidum*, el agente etiológico de la sífilis, y otras espiroquetas no treponémicas como *Leptospira interrogans*, el agente causal de la leptospirosis. Una limitación del procedimiento en campo oscuro es la necesidad de estudiar con rapidez las muestras húmedas que contienen microorganismos vivos, ya que la visualización de las bacterias en movimiento es esencial para su detección. La tinción argéntica se ha utilizado para observar a estos microorganismos en los cortes de tejido y se dispone de reactivos químicos inmunofluorescentes o inmunohistoquímicos para algunos patógenos, como *T. pallidum*.

Las tinciones de impregnación argéntica de Warthin-Starry, Dieterle y Steiner se han empleado durante años para demostrar las espiroquetas en cortes de tejidos fijados con formol. Tienen un rendimiento equivalente. Sin embargo, nosotros (autor GWP) demostramos que la detección de *T. pallidum* mediante tinciones de precipitación argéntica es inferior a la detección utilizando un método inmunohistoquímico.

Tinción de Wright-Giemsa. La tinción de Wright-Giemsa se utiliza de forma frecuente para teñir elementos celulares de los frotis de sangre periférica. La tinción es de poco valor para teñir bacterias, pero se utiliza principalmente para detectar formas de levaduras intracelulares de *Histoplasma capsulatum* o los amastigotes de las especies de *Leishmania* o *Trypanosoma cruzi* (lám. 1-2G). La tinción también es útil para demostrar ciertas inclusiones víricas intracelulares (tabla 1-8).

Ácido peryódico de Schiff. La tinción con PAS tiene su fundamento en la oxidorreducción de hexosas y hexosaminas por el ácido peryódico, el cual rompe los anillos de piranosa en estas moléculas, generando dialdehídos que reaccionan con el reactivo de Schiff. Este reactivo es un colorante trifenilmetano preparado con fucsina básica o *p*-rosanilina a través de la reducción con ácido sulfúrico. La mayoría de las sustancias con hexosas o hexosaminas son PAS positivas y se tiñen de color rojo contra un fondo verde o azul, dependiendo de la contratinción que se utilice. La tinción se utiliza con mayor frecuencia para teñir cortes de tejidos con la finalidad de demostrar la presencia de hongos (lám. 1-2H). La tinción con PAS delimita al glucógeno, lo cual es una limitación de la tinción en los tejidos con mucho glucógeno, como el hígado. Se necesita realizar un tratamiento previo con diastasa en los tejidos con grandes cantidades de esta sustancia, lo que disminuye en gran medida la cantidad de glucógeno en tales tejidos.

Procesamiento de muestras. Después de recibir una muestra en el laboratorio de microbiología, se deben tomar las siguientes decisiones:

1. Seleccionar el medio de cultivo primario para la muestra en particular.
2. Determinar la temperatura, atmósfera y duración de la incubación para aislar los microorganismos potencialmente importantes.
3. Determinar qué aislamientos en los medios primarios requieren caracterización posterior.
4. Determinar si se necesitan pruebas de sensibilidad a los antibióticos.

No se puede esperar un único abordaje para cubrir las necesidades de todos los laboratorios y entornos clínicos. El protocolo utilizado en un hospital de 50 camas en una comunidad rural diferirá del que se emplea en un gran centro de atención médica de tercer nivel. Sin embargo, todos reconocen las dificultades de mantener la calidad de los servicios frente a una demanda cada vez más exigente por contener los costes. Los directores y supervisores del laboratorio deben identificar y eliminar el trabajo clínicamente irrelevante para optimizar los limitados recursos. Además, se espera que establecer estrategias basadas en evidencia y coste-efectivas ayude a eliminar el "*pancultivo*" (la solicitud indiscriminada de cultivos de todos los sitios accesibles del cuerpo con la esperanza de aislar un patógeno) de todas las muestras clínicas. Durante las décadas anteriores, muchos microbiólogos han intentado poner en práctica lo que Bartlett llama *control del procesamiento*, "restringir el procesamiento e informe de las muestras para cultivo a tan sólo aquellas que brindarán información previsiblemente útil".

Selección de medios de cultivo primarios. En los laboratorios de diagnóstico se requieren tan sólo algunos medios que se emplean todos los días. Por lo general se utilizan placas de agar. La inoculación de caldos de cultivo para el aislamiento primario de microorganismos debe limitarse a algunos tipos de muestras para las cuales se ha demostrado la utilidad de estos caldos complementarios (tabla 1-6). En la mayoría de los laboratorios se ha abandonado la práctica de la inoculación de rutina en caldo de tioglicato para aislar patógenos. En casi todos los casos, el aislamiento de un microorganismo en caldo de cultivo después de 4-5 días de incubación tendrá muy poca relevancia clínica. La incubación de los caldos de cultivo durante períodos prolongados también lleva al aislamiento frecuente de contaminantes.[85] Los aislamientos de bacterias en muy bajas cantidades rara vez son significativos y el tiempo prolongado de aislamiento suele brindar información irrelevante para un tratamiento eficaz. En algunos laboratorios, los caldos de cultivo se inoculan para ciertos tipos de muestras, pero sólo se estudian si no se detecta crecimiento en las placas de agar o si los morfotipos bacterianos que se observaron en un frotis directo del material del paciente no se aislaron en el agar.

Hay situaciones en las que los caldos de cultivo son útiles o incluso esenciales. El caso más obvio es el hemocultivo, en el cual se espera un único patógeno en la mayoría de las ocasiones, y no así flora comensal. Otras situaciones clínicas reúnen los requisitos de estas directrices y los caldos de cultivo pueden ser útiles, como la peritonitis bacteriana espontánea o primaria (opuesta a la peritonitis que se genera después de la rotura de una víscera abdominal),[10] las infecciones peritoneales en pacientes bajo diálisis peritoneal,[2] los cultivos de material protésico que pudiese albergar microorganismos en estado de biopelícula, las válvulas cardíacas de pacientes con endocarditis que han sido tratados de forma extensa con antibióticos y la artritis séptica.[60]

Los medios pueden ser selectivos o no selectivos. Los medios no selectivos carecen de inhibidores y apoyan el crecimiento de la mayoría de los microorganismos que se encuentran en los laboratorios clínicos. El medio no selectivo más utilizado es el agar sangre de carnero al 5%, el cual se incluye en el conjunto de medios de aislamiento primario para casi todas las muestras clínicas. Para el aislamiento de *H. influenzae* se necesita agar sangre de caballo, agar sangre de carnero complementado con aditivos como IsoVitale® (o un complemento similar que incluya dinucleótido de nicotinamida y adenina [NAD, *nicotinamide adenine dinucleotide*] y un producto derivado del grupo hemo) o agar chocolate (agar al cual se le agregó sangre parcialmente hemolizada o polvo de hemoglobina), porque no tienen efectos inhibidores en el crecimiento bacteriano y son una fuente rica en factor X. El agar chocolate también es importante para el aislamiento de *N. gonorrhoeae* y otras bacterias con requerimientos nutricionales especiales.

El agar sangre puede hacerse selectivo agregando antibióticos o sustancias químicas inhibidoras. Es una regla general que los agares inhibidores no deben utilizarse solos, ya que suelen inhibir a los microorganismos de interés tan sólo un poco menos que a la otra microflora. A menudo la inhibición es sólo parcial, por lo que el crecimiento en un agar selectivo no debe tomarse como prueba de que se aisló el microorganismo que se buscaba. Por ejemplo, los enterococos y las levaduras se rompen con frecuencia y generan colonias pequeñas en agar de MacConkey, en especial si la formulación no contiene violeta de genciana.

Los medios también pueden hacerse diferenciales agregando ciertos colorantes, azúcares y otras sustancias químicas, con lo que se proporcionan ciertas pistas para identificar a los microorganismos aislados. En la tabla 1-11 se resumen algunos de los agares selectivos y diferenciales que se utilizan con mayor frecuencia.

Técnicas para transferencia y cultivo de muestras clínicas. Una vez que se considera que una muestra es aceptable para cultivo (es decir, no reunió ninguno de los diversos criterios de rechazo), se deben transferir cantidades adecuadas a los medios de cultivo antes descritos. La inoculación de los medios suele llevarse a cabo en una parte designada del laboratorio y debe

TABLA 1-11 Agares diferenciales e inhibidores utilizados con mayor frecuencia

Agar inhibidor (I) o diferencial (D)	Compuestos agregados (I o D)	Microorganismos inhibidos	Microorganismos enriquecidos	Comentarios/Referencia de capítulo
Bacteroides bilis esculina (BBE) (I, D)	Sales biliares (I); esculina (D)	La mayoría de las bacterias	Grupo *Bacteroides fragilis*	Estimula el crecimiento de *B. fragilis*.
Campy-BAP (I)	Bacitracina, novobiocina, colistina, cefalotina, polimixina B (I)	La mayoría de las bacterias	*Campylobacter jejuni*	La incubación a 42 °C también selecciona a *C. jejuni*.
CCFA (I, D)	Cicloserina, cefoxitina (I); fructosa (D)	La mayoría de las bacterias	*Clostridium difficile*	Colonias amarillas; muy inhibidor.
CHROMagar (D)	Varios (D)	No disponible	Varios	El color sugiere la identificación de las colonias.
CIN (I)	Cefsulodina, Irgasan®, novobiocina (I)	La mayoría de las bacterias	*Yersinia* spp. y *Aeromonas* spp.	Varias formulaciones disponibles.
CNA (I)	Colistina, ácido nalidíxico (I)	Bacterias gramnegativas	Bacterias grampositivas	Se inhiben la mayoría de las cepas de *Staphylococcus saprophyticus*[48] y algunas cepas de *S. aureus*.
EMB (I, D)	Eosina (I); eosina, azul de metileno, lactosa, sacarosa (D)	Bacterias grampositivas	Bacterias gramnegativas	Ligeramente selectivo (inhibidor);[49] los microorganismos fermentadores de lactosa o sacarosa generan colonias de color azul negro (los fermentadores de sacarosa, como *Yersinia enterolitica*, se observan idénticos a los fermentadores de lactosa); los fermentadores fuertes de lactosa (como *Escherichia coli* o *Candida kefyr*) producen un brillo verde característico.
Entérico de Hektoen (HE) (I, D)	Sales biliares (I); lactosa, sacarosa, salicina, azul de bromotimol, fucsina ácida (D); tiosulfato de sodio, citrato amónico férrico para la producción de sulfuro de hidrógeno (D)	Bacterias grampositivas	Patógenos entéricos[a]	Moderadamente inhibidor; los fermentadores de lactosa (sacarosa, salicina) producen colonias verdes; los productores de sulfuro de hidrógeno forman colonias negras.
LKV (I)	Kanamicina, vancomicina (I)	Bacterias aerobias; bacterias grampositivas anaerobias	Bacilos gramnegativos anaerobios, particularmente *Bacteroides*	Se agrega sangre hemolizada como fuente de nutrientes, en este medio puede seleccionarse enterococos resistentes a vancomicina.
MacConkey (I, D)	Sales biliares, violeta de genciana (I); lactosa, rojo neutro (D)	Bacterias grampositivas	Patógenos entéricos[a]	Moderadamente inhibidor (selectivo); los fermentadores de lactosa producen colonias rojas; hay formulaciones sin violeta de genciana disponibles.
Sales de manitol (I, D)	NaCl (I); manitol, rojo fenol	Bacterias gramnegativas; bacterias grampositivas distintas a estafilococos	*Staphylococcus aureus*	Los estafilococos coagulasa negativos crecen en agar sal, pero no fermentan el manitol.
Mycobiotic®/Mycosel® (I)	Cloranfenicol, cicloheximida (I)	Bacterias; hongos saprobios (y algunos patógenos micóticos)	Dermatofitos, hongos dimórficos	
PC (*Pseudomonas* [*Burkholderia*] *cepacia*) (I, D)	Violeta de genciana, sales biliares para bacterias grampositivas (I); polimixina B, ticarcilina para bacterias gramnegativas (I); piruvato (D)	Bacterias grampositivas; la mayoría de las bacterias gramnegativas	*Burkholderia cepacia*	Alta selectividad, las colonias rosadas no son totalmente específicas para *B. cepacia*.

(continúa)

TABLA 1-11 Agares diferenciales e inhibidores utilizados con mayor frecuencia (*continuación*)

Agar inhibidor (I) o diferencial (D)	Compuestos agregados (I o D)	Microorganismos inhibidos	Microorganismos enriquecidos	Comentarios/Referencia de capítulo
PEA (I)	Feniletil alcohol	Bacterias gramnegativas	Bacterias grampositivas	
Salmonella-Shigella (SS) (I, D)	Sales biliares, verde brillante (I); lactosa, rojo neutro; (D); tiosulfato de sodio; citrato amónico férrico para sulfuro de hidrógeno (D)	Bacterias grampositivas	Patógenos entéricos[a]	Más inhibidor (selectivo) que el agar de MacConkey y el agar EMB; se pueden inhibir las especies de *Shigella*.
Sorbitol-MacConkey (I, D)	Sales biliares, violeta de genciana (I); sorbitol, rojo neutro (D)	Bacterias grampositivas	*Escherichia coli* O157 (sorbitol negativo)	Agar para el diagnóstico precoz de *E. coli* productora de toxina shiga.
TCBS (I, D)	Tiosulfato de sodio, citrato de sodio, NaCl para bacterias gramnegativas (I); sales biliares, NaCl para bacterias grampositivas (I); sacarosa, azul de timol-azul de bromotimol (D)	Bacterias grampositivas; la mayoría de las bacterias gramnegativas	*Vibrio* spp.	Las especies fermentadoras de sacarosa se observan de color amarillo; las especies que utilizan el citrato se observan de color azul.
Medios selectivos GC (Thayer-Martin modificado, Martin-Lewis, etc.) (I)	Vancomicina para bacterias positivas (I); colistina para bacterias gramnegativas (I); trimetoprima para los abundantes *Proteus* (I); nistatina, anfotericina B o anisomicina para levaduras (I); complementos para el crecimiento	Bacterias grampositivas; bacilos gramnegativos	*N. gonorrhoeae*, *N. meningitidis*	Numerosas formulaciones disponibles. Algunas cepas de *N. gonorrhoeae* son inhibidas por vancomicina. De manera óptima, también debería inocularse el agar chocolate.
XLD (I, D)	Sales biliares, NaCl (I); lactosa, sacarosa, xilosa, rojo fenol (D); tiosulfato de sodio, citrato amónico férrico para producción de sulfuro de de hidrógeno D)	Bacterias grampositivas	Patógenos entéricos[a]	Se desempeña de forma similar al agar entérico de Hektoen.

[a]Patógenos entéricos: *Salmonella* spp., *Shigella* spp. y *Yersinia* spp.

realizarse en una cabina de seguridad biológica (*véase* más adelante). La mejor política es manipular todas las muestras como si fueran bastante infecciosas (precauciones universales). Se debe exigir que el personal utilice guantes de goma y otro equipo protector cuando manipulen muestras clínicas. El empleo de cubrebocas es opcional, ya que no es necesario para la mayoría de los procedimientos en el laboratorio de microbiología diagnóstica, excepto para la micobacteriología.

El área de inoculación debe estar equipada con todos los implementos necesarios y se debe contar con reservas de medios de cultivo. La mayoría de los medios deben refrigerarse para un almacenamiento prolongado y se debe permitir que se calienten a temperatura ambiente antes de su inoculación.

A pesar de que el personal que trabaja de tiempo completo en el área de organización puede conocer de memoria los medios necesarios para cada tipo de muestra, es esencial contar con protocolos adecuados y con las instrucciones por escrito en un sitio fácilmente accesible, así como incluirlos en un manual de procedimientos para las personas que realizan estas tareas con menor frecuencia. Se debe procurar que el procesamiento de muestras sea llevado a cabo por personal adecuadamente capacitado y bajo supervisión estrecha. Los errores o juicios equivocados durante esta fase del ciclo diagnóstico pueden anular toda la experiencia profesional que se pueda aplicar a la evaluación e interpretación de los cultivos. Los microbiólogos y los técnicos expertos a menudo no pueden establecer un diagnóstico definitivo porque se seleccionó un medio incorrecto para una muestra.

Técnicas para cultivo de muestras. El equipo necesario para la inoculación primaria de muestras es relativamente sencillo. Se recomienda utilizar un asa o alambre de inoculación Nichrome® o de platino (fig. 1-6), con un extremo insertado en un mango cilíndrico para facilitar su empleo. Las asas de plástico estériles y desechables son una alternativa aceptable. La superficie de los medios de agar en placas de Petri puede inocularse con la muestra mediante varios métodos; uno de ellos se muestra en la figura 1-7. La inoculación primaria puede realizarse con un asa, hisopo u otro dispositivo adecuado. Una vez que se realizó la inoculación primaria, se puede utilizar un asa o alambre recto para esparcir el material dentro de los cuatro cuadrantes de la placa, como se ilustra en la figura 1-8.

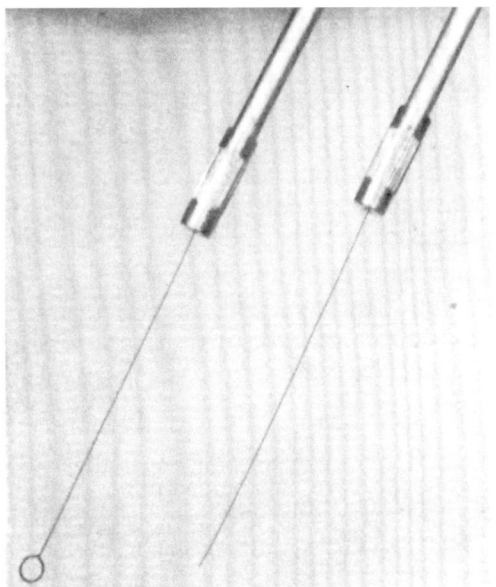

■ **FIGURA 1-6** Asas y alambres rectos que se utilizan con frecuencia para la transferencia de aislamientos y subcultivos. Aunque además pueden utilizarse para la inoculación de muestras, también hay asas desechables disponibles en el mercado.

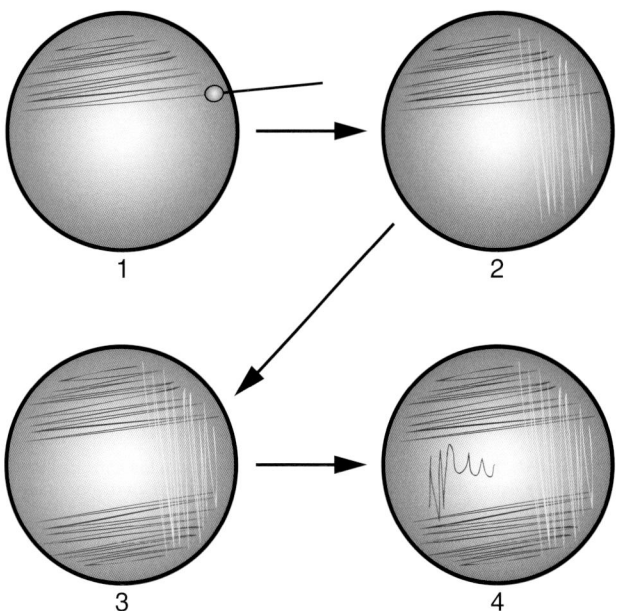

■ **FIGURA 1-8** Patrón de siembra en estría para la inoculación de muestras en placas de cultivo para obtener colonias bacterianas aisladas.

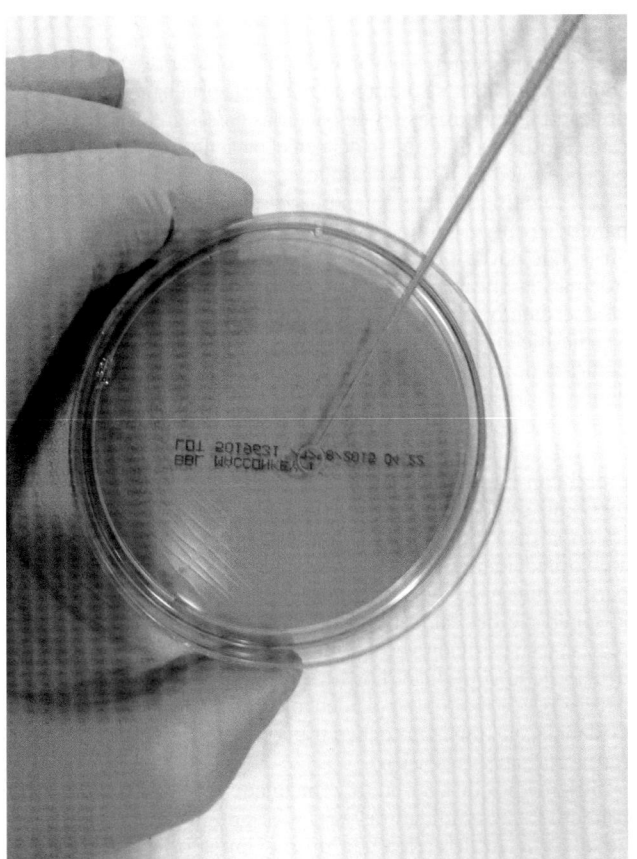

■ **FIGURA 1-7** Superficie de una placa de agar siendo inoculada con una muestra contenida en un asa de inoculación La inoculación se consigue tocando primero la superficie del agar en un área pequeña para después hacer un movimiento en forma de estría de un lado a otro sobre la superficie mediante un patrón que se muestra en la figura 1-8.

El inóculo se siembra en estría con un movimiento hacia adelante y hacia atrás en cada cuadrante, girando la placa 90° en cada ocasión. El asa o el alambre recto deben esterilizarse entre cada siembra en estría sucesiva en cada cuadrante. El objetivo de este proceso es diluir suficientemente el inóculo en la superficie del medio con agar para que se obtengan colonias de bacterias bien aisladas. Después, las colonias aisladas pueden subcultivarse de forma individual en otros medios, a fin de obtener poblaciones puras para su estudio posterior. Al sembrar en estría en las placas de agar sangre utilizando muestras faríngeas con hisopos enviadas para el diagnóstico precoz de infecciones estreptocócicas, se deben realizar numerosas punciones en las áreas de inoculación para revelar las hemolisinas lábiles de oxígeno, lo que mejora la detección de estreptococos β-hemolíticos. Además, los fragmentos de tejido que se enviaron para el aislamiento de hongos deben sumergirse en la profundidad de la superficie del agar (es decir, empujar contra el agar). El crecimiento inicial de muchas especies de hongos se favorece en una atmósfera microaerófila que se encuentra justo debajo de la superficie del agar. Además, los hongos filamentosos no suelen disociarse del tejido que invadieron y pueden no aislarse si no se agregan los fragmentos de tejido a las placas con agar.

La técnica de siembra en estría que se emplea para inocular medios con agar para recuentos semicuantitativos de colonias se ilustra en la figura 1-9. Esto se realiza con mayor frecuencia para los cultivos de orina. Las asas de inoculación de materiales distintos al hierro (Nichrome® o platino) o las asas de inoculación desechables, calibradas para contener 0.01 o 0.001 mL de líquido, se sumergen en una muestra de orina centrifugada.[1] Después, se retira con cuidado el asa y se coloca el volumen total en el asa sobre la superficie de la placa de agar haciendo una única estría a través del centro. El inóculo se esparce de manera uniforme en ángulos rectos respecto a la primera estría; después, la placa se gira 90° y se esparce el inóculo hasta cubrir toda la superficie. En algunos laboratorios se inoculan dos

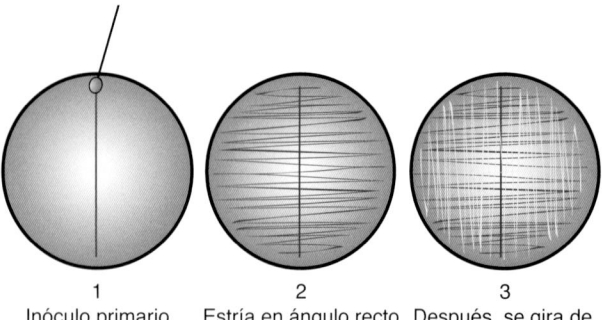

1	2	3
Inóculo primario	Estría en ángulo recto	Después, se gira de nuevo el asa de inoculación 90° para producir una superficie de crecimiento

■ **FIGURA 1-9** Placas de cultivo donde se muestran los patrones de siembra en estría de muestras en las cuales se realizará un recuento semicuantitativo de bacterias.

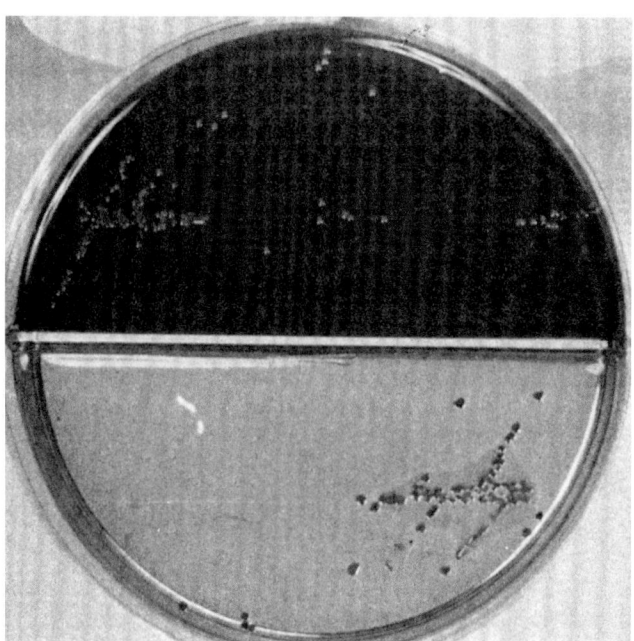

■ **FIGURA 1-10** La placa doble de agar sangre-agar de MacConkey previamente estriada para un recuento semicuantitativo de colonias muestra aproximadamente 50 colonias en cada lado de la placa. Si se utilizó un asa de inoculación de orina semicuantitativa calibrada de 0.001 mL para la siembra en estría de cada medio, el recuento de colonias debe ser de 50 000 UFC/mL.

placas, una con el asa de 0.01 mL y otra con la de 0.001 mL, como control de calidad. A pesar de que las asas de inoculación están calibradas para tomar el volumen de orina establecido, hay una tasa de error de ± 50%, particularmente al utilizar el asa de 0.001 mL. La toma de muestras en posición vertical a partir de un recipiente pequeño puede contener tan sólo el 50% del volumen establecido, mientras que la toma de muestras en posición horizontal con un ángulo de 45° a partir de un recipiente grande puede contener el 150% del volumen. Los microbiólogos deben ser conscientes de estos posibles errores y utilizar un ángulo estándar para la toma de muestras en su laboratorio, en función del volumen de los recipientes que se empleen.

Se pueden llevar a cabo estudios de exactitud y precisión del volumen del inóculo: (1) de manera fotométrica, agregando un asa de violeta de genciana tomada a partir de un recipiente de 60 mL de colorante a una cubeta con 2 mL de agua, leyendo después en un espectrofotómetro a 590 nm, o (2) de forma manométrica, anotando el cambio en el peso de un disco de papel de filtro ubicado sobre la bandeja de una balanza analítica muy sensible cuando se le agrega un asa de agua. Hay dispositivos disponibles para tomar un inóculo estándar de muestras líquidas.[73]

Después de 18-24 h de incubación, la cantidad de bacterias en las muestras de orina se estima contando el número de colonias en la superficie del agar. Como se ilustra en la figura 1-10, hay aproximadamente 50 colonias. Si se utilizó un asa de 0.001 mL para inocular el medio, el número de colonias debe multiplicarse por 1 000. Por lo tanto, el recuento en esta figura es de 50 000 UFC/mL.

A pesar de que las técnicas semicuantitativas se utilizan con mayor frecuencia con las muestras de orina, también se han empleado en otras situaciones. La cuantificación de bacterias aisladas de vías respiratorias bajas mediante técnicas de broncoscopia pueden ayudar a interpretar estos cultivos.[21] Cuando las bacterias están presentes en cantidades mayores de 10^3-10^4 UFC, la probabilidad de ocasionar neumonía era mayor que cuando se encuentran en menor cantidad. Se puede evitar un trabajo considerable al no evaluar los recuentos bajos de microflora contaminante de la nasofaringe y la bucofaringe.

Los cultivos semicuantitativos se utilizan con mayor frecuencia para evaluar la probabilidad de que los catéteres intravasculares sean la fuente de una bacteriemia. Aunque se han empleado diversas técnicas, el abordaje más frecuente es hacer rodar el segmento resecado del catéter en la superficie del agar.[74] Hay una asociación estadística de bacterias aisladas con bacteriemia

asociada con catéter si hay más de 15 colonias presentes. En este abordaje, el catéter se retira para realizar la prueba. Además, se ha utilizado la cuantificación de bacterias en sangre extraída de un catéter intravascular que se deja en el paciente, a fin de evaluar el papel del catéter en un proceso infeccioso.[46]

La cuantificación también puede ser de utilidad en virología para determinar la importancia de un virus, como citomegalovirus, que puede producir una infección persistente o latente.[11] Además, la eficacia de la quimioterapia antiviral puede supervisarse dando seguimiento a la cantidad del virus presente.[61] Muchas de las pruebas cuantitativas para enfermedades víricas (pruebas de carga viral) utilizan la detección molecular y la medición de ácidos nucleicos víricos en lugar de los cultivos.

Los medios en tubos pueden ser líquidos, semisólidos (0.3-0.5% de agar) o sólidos (1-2% de agar). El agar semisólido se utiliza con mayor frecuencia para las pruebas de motilidad. Un tubo con caldo puede inocularse con el método que se muestra en la figura 1-11. El tubo debe inclinarse con un ángulo de aproximadamente 30° y el asa de inoculación debe tocar la superficie interna del vidrio, justo por encima del punto en el cual la superficie del caldo hace un ángulo agudo. Cuando el tubo regresa a su posición vertical, el área de inoculación se sumerge debajo de la superficie. Los directores de laboratorio y los supervisores de microbiología deben determinar, en función de la evidencia, qué muestras deben transferirse a caldos de cultivo de forma rutinaria (tabla 1-6).

Los medios de agar en tubo inclinado se inoculan punzando primero la profundidad del agar y después haciendo una estría desde abajo hacia arriba con un movimiento en forma de "S" mientras se retira el alambre (figs. 1-12 y 1-13). Cuando se inocula un tubo de agar semisólido para realizar pruebas de motilidad, es importante que el alambre de inoculación se retire en el mismo trayecto que se utilizó para punzar el medio. Un movimiento en abanico puede llevar a un patrón de crecimiento a lo

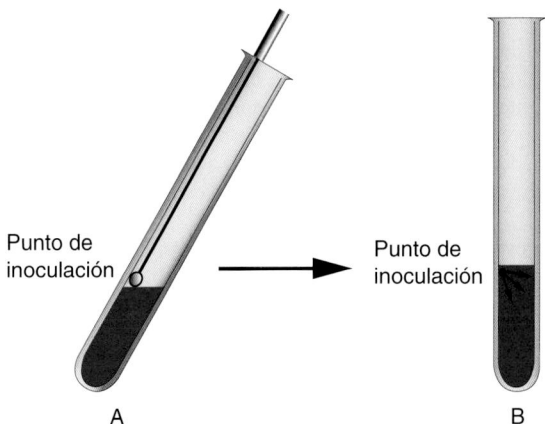

Punto de inoculación

Punto de inoculación

A

B

■ **FIGURA 1-11** Técnica para la inoculación de un caldo de cultivo en tubo. **A.** Inclinar el tubo e inocularlo tocando la superficie interna húmeda del tubo de vidrio en el ángulo agudo del menisco. **B.** Regresar el tubo a una posición vertical, lo cual lleva a que el punto de inoculación se sumerja debajo de la superficie.

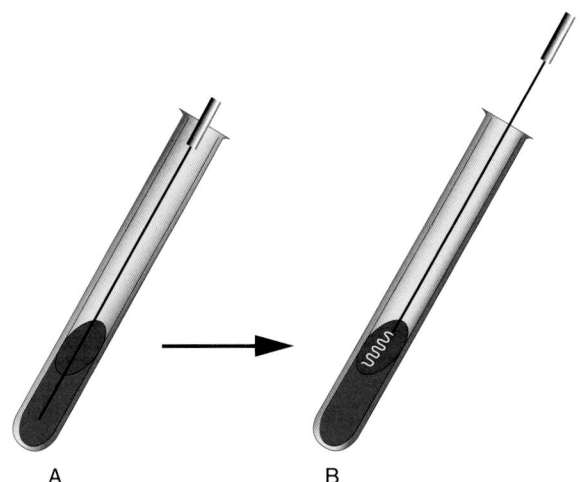

A

B

■ **FIGURA 1-12** Técnica de inoculación en agar inclinado con un alambre de inoculación recto. **A.** Punzar profundamente el agar inclinado a 2-3 mm del fondo del tubo. Si se toca el fondo del tubo, el aire atmosférico puede ingresar e invalidar las condiciones anaerobias. **B.** Retirar lentamente el alambre y estriar la superficie con un movimiento de un lado a otro en forma de "S".

largo de la línea de la punción que puede interpretarse de forma errónea como motilidad bacteriana.

Ciertas especies requieren centrifugación o filtrado con el propósito de concentrar cualquier microorganismo presente. Las muestras densas de esputo pueden hacerse más líquidas con *N*-acetilcisteína (Mucomyst®, WellSpring Pharmaceuticl Corp, Neptune, NJ), a fin de facilitar una siembra en estría uniforme sobre la superficie del agar. Las muestras de esputo que se procesarán para el aislamiento de especies de *Mycobacterium* también deben tratarse con hidróxido de sodio para reducir al mínimo el sobrecrecimiento de contaminantes bacterianos. Otras muestras, como la orina o la suspensión de heces, que se envían para el aislamiento de micobacterias, también pueden ser tratadas brevemente con NaOH para eliminar las bacterias colonizantes. De manera similar, los medios que contienen antibióticos pueden utilizarse como control para el sobrecrecimiento bacteriano.

Los líquidos corporales, como los obtenidos mediante toracocentesis o paracentesis, deben dejarse sedimentar para después centrifugar las alícuotas de sedimento, a fin de concentrar más cualquier bacteria que pueda estar presente. Se deben solicitar frascos de hemocultivo para la inoculación directa de ciertas especies, como se mencionó anteriormente. Esta práctica es adecuada en las pocas situaciones en que se esperan pequeñas cantidades de un patógeno único. Esta práctica debe desalentarse en otras situaciones por numerosas razones:

1. Si hay especies de bacterias mixtas, las que crezcan más rápido sobrepasarán en cantidad a las que lo hagan más lento en el caldo.
2. Las relaciones semicuantitativas de los tipos bacterianos aislados pueden verse en placas de agar, pero se pierden en un caldo de cultivo.
3. El frotis directo, el cual es muy importante para evaluar la naturaleza inflamatoria de la muestra y de los tipos de bacterias presentes, se pierde si se inocula la muestra completa en un caldo.

Las muestras de LCR deben centrifugarse y una parte del sedimento debe transferirse al medio de cultivo adecuado o, de preferencia, se debe pasar el líquido a través de un filtro microbiológico de 0.45 mm para atrapar y concentrar cualquier bacteria o levadura que pueda estar presente. El problema con la filtración es que puede haber contaminación cuando el filtro se manipula, ya

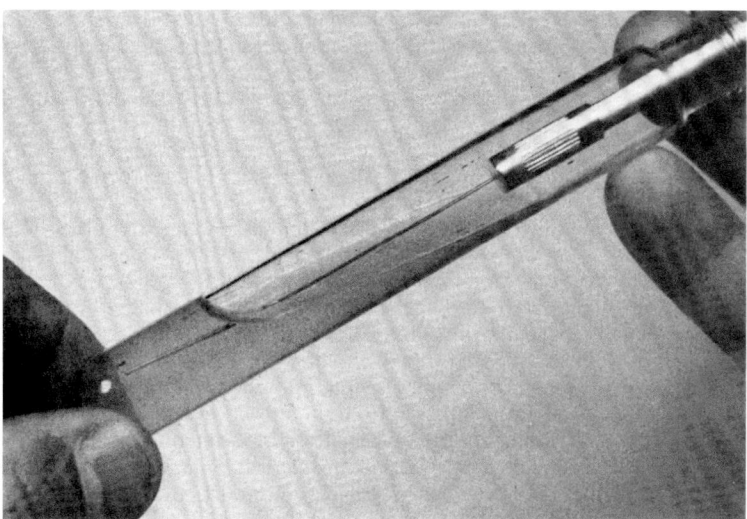

■ **FIGURA 1-13** Técnica para la inoculación de la profundidad del agar con un alambre recto, como se ilustra en la figura 1-12A. La parte profunda del medio debe punzarse con el alambre a 2-3 mm del fondo del tubo; después se debe retirar la aguja lentamente y la superficie del agar se debe estriar con un movimiento de un lado a otro en forma de "S", como se ilustra en la figura 1-12B.

sea inicialmente durante la inoculación del medio o cuando la posición del filtro se mueve para estudiar el crecimiento.

Los microorganismos difieren en su temperatura óptima de incubación. En los laboratorios pequeños que cuentan con recursos limitados, a veces no es posible proporcionar todas las temperaturas de incubación óptimas para el crecimiento de todos los aislamientos clínicos. La mayoría de los microorganismos crecen a 35 °C; por lo tanto, si sólo se cuenta con una incubadora, ésta debe ajustarse a 35 °C. Incluso los microorganismos como *Campylobacter jejuni* (que crece de forma óptima a 42 °C), crecen a 35 °C si se les permiten 24 o 48 h adicionales de incubación. Sin embargo, en este caso se pierde el efecto diferencial de la incubación a temperaturas más altas a las que otras bacterias no crecerían. El crecimiento de la mayoría de los microorganismos se ve favorecido por una atmósfera con CO_2 al 5-10%. Si se dispone de una incubadora que sólo cuenta con aire ambiental, es decir, sin CO_2, los tubos y las placas de cultivo deben colocarse en una jarra por extinción con una vela y después se debe colocar todo el dispositivo en la incubadora. Por otro lado, se puede conservar un entorno con aire ambiente en una incubadora de CO_2 colocando los cultivos en una jarra con tapa muy ajustada (una jarra o cámara de anaerobiosis sería adecuada). Sin embargo, se debe tomar en cuenta que ciertos microorganismos como *C. jejuni*, que necesitan una presión de oxígeno reducida de 5% o menor (son microaerófilos), tendrán dificultades para crecer en una jarra de extinción con vela donde la concentración de oxígeno se encuentra en el rango del 10%.

Muchos microorganismos crecen de forma óptima dentro de un rango estrecho, mientras otros tienen un espectro relativamente amplio para su aislamiento. La temperatura óptima para el crecimiento de *C. jejuni* es de 42 °C, como se mencionó anteriormente. La mayoría de los hongos crecen mejor a 30 °C; sin embargo, la mayor parte de ellos pueden aislarse a temperatura ambiente o a 35 °C en los medios apropiados. *Yersinia enterocolitica* crece de forma óptima a una temperatura ligeramente superior a la temperatura ambiente. Sin embargo, la mayoría de las cepas también crecen a 35 °C, incluso las colonias difíciles que pueden parecer pequeñas o que requieren 24 h adicionales en su período de incubación. Por lo tanto, es raro que el acceso a una única incubadora comprometa la capacidad del microbiólogo para aislar la mayoría de las bacterias clínicamente importantes. En los laboratorios grandes que cuentan con incubadoras para varias temperaturas, el aislamiento de microorganismos es con frecuencia más rápido y el aspecto de las colonias es más característico. A veces, se puede necesitar la incubación a temperatura ambiente durante un período prolongado para demostrar ciertas características bioquímicas y físicas, como la producción de pigmento y la motilidad. Estos numerosos ajustes se aprenden a través de la experiencia y mediante ensayo y error.

Aún más importante que la temperatura específica de incubación es, probablemente, evitar las fluctuaciones en la temperatura. Se debe controlar estrictamente la temperatura, de forma que las variaciones no sobrepasen ± 1-2 °C de un día para otro. Las incubadoras deben ubicarse y protegerse de manera que el personal de limpieza no pueda alterar con facilidad las perillas de control durante el horario no operativo del laboratorio.

El control de la humedad interna de la incubadora también es importante. La mayoría de los microorganismos crecen de forma óptima cuando la humedad es del 70% o mayor, y los medios de cultivo suelen deteriorarse más rápido cuando se secan de manera inadecuada. Particularmente, el aislamiento de *Helicobacter pylori*, y en menor medida el de *N. gonorrhoeae*, requieren una atmósfera de alta humedad. La mayoría de las incubadoras adquiridas durante los últimos años tienen reservorios de agua mediante los cuales se puede regular la humedad en la cámara de incubación. De lo contrario, se pueden colocar recipientes abiertos con agua sobre los estantes, de forma que brinden la humedad necesaria mediante evaporación. Las incubadoras también deben inspeccionarse periódicamente en busca de derrames inadvertidos, los cuales pueden ocasionar contaminación o acumulación de sustancias químicas de los reactivos que inhiban el crecimiento bacteriano.

Interpretación de cultivos. La interpretación de los cultivos primarios después de 24-48 h de incubación requiere una considerable habilidad. A partir de las observaciones iniciales, los microbiólogos deben evaluar la naturaleza de las colonias aisladas y deben decidir si se necesitan procedimientos adicionales. Los parámetros relevantes incluyen las características y la cantidad relativa de cada tipo de colonia aislada en el medio con agar, la pureza, las características de la tinción de Gram de cada tipo de colonia y los cambios en los medios, los cuales reflejan la actividad metabólica de la bacteria en la colonia (p. ej., las colonias rosadas en MacConkey se deben a la fermentación de la lactosa).

En el proceso de recolección de muestras de los pacientes o en su manipulación en el laboratorio, pueden ingresar microorganismos extraños del ambiente o a partir de la flora propia de las personas que manipulan el cultivo. En los hemocultivos, por ejemplo, es frecuente hallar flora de la piel que debe interpretarse con cuidado. Además, los "contaminantes" pueden ingresar en el proceso de fabricación o manipulación de productos biológicos, como las placas de agar. Puede parecer extraño que una colonia aparezca en la segunda o tercer área de siembra en estría de una placa (sin crecimiento en la zona de inoculación inicial). Por lo general, se pueden ignorar estas colonias, aunque se debe prestar especial atención a los patógenos que son "contaminantes" infrecuentes. Un problema importante se presenta cuando se encuentra una única colonia de un microorganismo de la piel, como estafilococos coagulasa negativos, en la zona primaria de inoculación. Hay, por supuesto, un tercio o un cuarto de probabilidad de que el contaminante termine en la primera zona de la placa. Si la muestra es crítica, como LCR, y se conservó en el laboratorio, se puede inocular otra vez en la superficie de un agar nuevo. Los directores de laboratorio tienen que evaluar el trato que se dará a los contaminantes evidentes en el entorno local. Si se toma la decisión de informar un aislamiento con alta probabilidad de ser un contaminante, algunas personas anexan un comentario como "...probable contaminante". Después, el médico puede integrar esta información del laboratorio con los hallazgos clínicos para establecer una interpretación final de la relevancia del cultivo.

A veces se presentan situaciones atípicas. Por ejemplo, se pueden aislar microorganismos mixtos que asemejan la flora propia de las vías aéreas altas de un sitio normalmente estéril. Es difícil evitar la sospecha de que alguien "estornudó" en la placa, pero la evaluación posterior dependerá de la integración de todos los factores, quizás incluso consultando con el médico. En la figura 1-14 se muestra un fenómeno muy atípico del laboratorio.

Características macroscópicas de las colonias. La evaluación de las características generales de las colonias suele realizarse a través de la inspección de la superficie de las placas de agar. Este estudio se lleva a cabo sosteniendo la placa con una mano y observando la superficie del agar en busca de crecimiento bacteriano (fig. 1-15). Las placas de cultivo estándar miden 100 mm de diámetro y son adecuadas para sostenerlas con una mano. Cada placa debe estudiarse de forma cuidadosa, ya que las bacterias que se aíslan inicialmente de las muestras con frecuencia se encuentran en un cultivo mixto y puede haber diversos tipos de colonias. Las colonias puntiformes de las bacterias de crecimiento lento pueden pasarse por alto entre

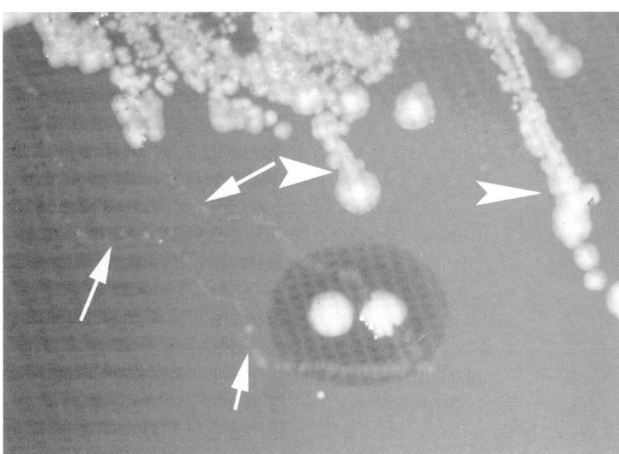

■ **FIGURA 1-14** Placa de agar que ha sido inoculada con una muestra de piel y que contiene microflora bacteriana mixta de la piel. Se puede observar el rastro zigzagueante de las bacterias entre las colonias aisladas (*flecha*). Además, los patrones lineales atípicos de las colonias maduras pueden representar el mismo proceso (*puntas de flecha*). La explicación más probable es que un ácaro que estaba presente en la muestra transportó las bacterias alrededor de la placa. Esto también se ha observado en cultivos micóticos. Este fenómeno también se ha descrito en amebas de vida libre.

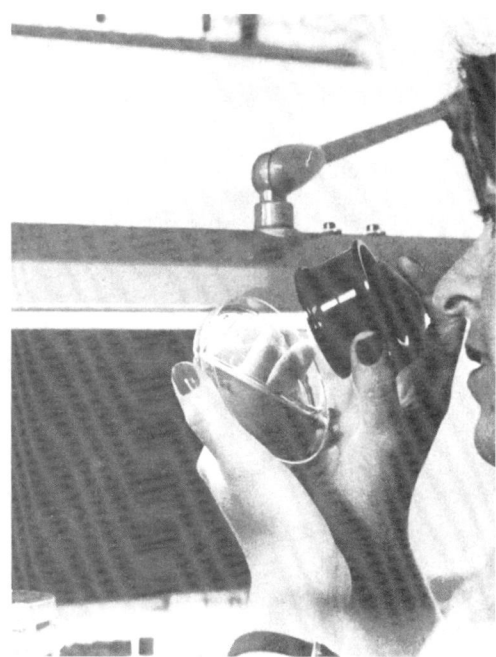

■ **FIGURA 1-16** Técnica para el estudio del crecimiento de colonias en la superficie de una placa de agar utilizando una lente de mano.

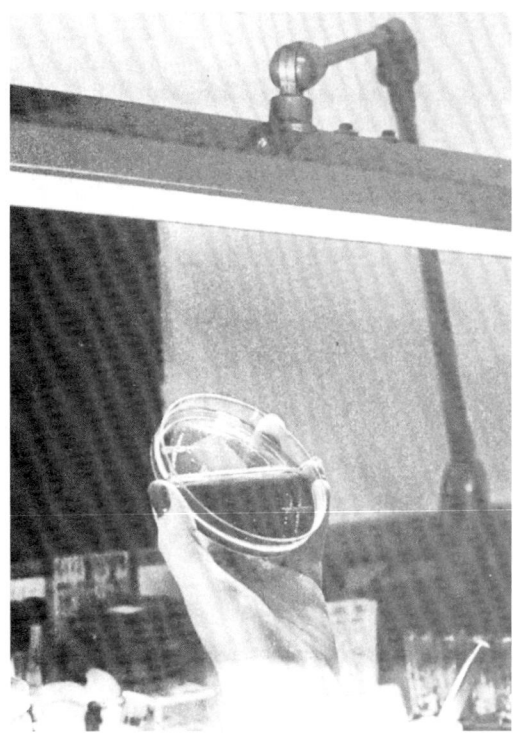

■ **FIGURA 1-15** Técnica para el estudio de la superficie de una placa de agar mediante reflejo directo y oblicuo de la luz.

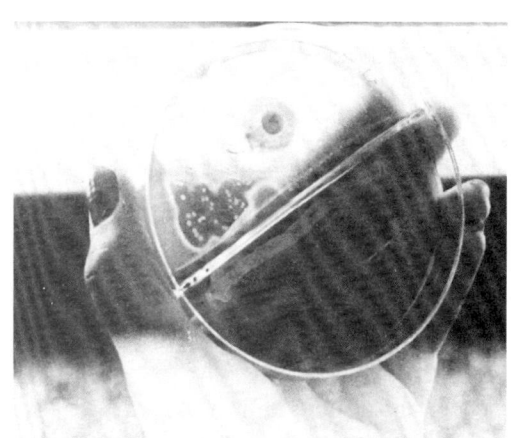

■ **FIGURA 1-17** Técnica para el estudio del crecimiento de las colonias en la superficie de una placa de agar utilizando la luz transmitida, la cual es útil para evaluar las propiedades hemolíticas de las colonias que crecen en agar sangre.

colonias más grandes, particularmente si el crecimiento tiende a esparcirse sobre la superficie de la placa.

Durante el estudio, se deben inclinar las placas en varias direcciones, bajo iluminación brillante y directa, a fin de que la luz se refleje desde varios ángulos. Esto ayuda a la detección de colonias pequeñas. Se recomienda utilizar una lente de mano, una lupa montada o un microscopio de disección para ayudar en la detección de colonias muy pequeñas o inmaduras, así como para

observar mejor sus características (fig. 1-16). Las placas de agar sangre también deben observarse con luz brillante de transiluminación a contraluz de la placa para detectar las reacciones hemolíticas en el agar (fig. 1-17).

La figura 1-18 presenta términos e ilustraciones útiles para describir las colonias bacterianas. En los recuadros 1-8 a 1-10 se presentan directrices adicionales.

Aunque son difíciles de describir de forma específica, los olores producidos por la acción de ciertas bacterias en los medios de cultivo sólidos y líquidos pueden ser muy útiles para la identificación presuntiva de los microorganismos. No se recomienda olfatear las placas, aunque esto sí ocurre. La tabla 1-12 presenta los olores asociados con ciertas bacterias. Si se olfatea aun en contra de las recomendaciones, siempre debe realizarse con precaución levantando levemente la tapa de la placa de Petri para detectar el

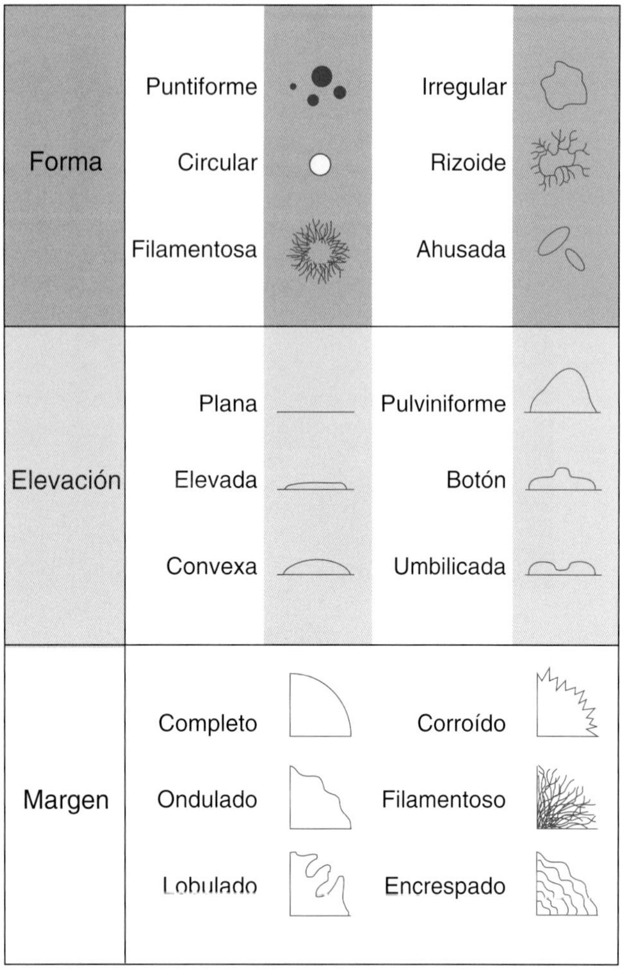

■ **FIGURA 1-18** Ilustraciones de diversas colonias morfológicas.

Características utilizadas para la identificación de las colonias bacterianas

Tamaño: diámetro en milímetros

Forma: puntiforme, circular, filamentosa, irregular, rizoide, ahusada

Elevación: plana, elevada, convexa, pulviniforme, en forma de botón, umbilicada

Borde (margen de la colonia): completo, ondulado, lobulado, corroído, filamentoso, encrespado

Color: blanco, amarillo, negro, pardo claro, naranja, otro

Superficie: brillante, mate, otra

Densidad: opaca, translúcida, transparente, otra

Consistencia: butirosa, viscosa, membranosa, quebradiza, otra

Véanse también la figura 1-18 y la lámina 1-5.

Reacciones en medio de agar utilizadas para la identificación de las bacterias

Hemólisis en agar sangre

Alfa: clarificación parcial de la sangre alrededor de las colonias con decoloración verde del medio; contorno de los eritrocitos intacto.

Beta: zona de clarificación completa de la sangre alrededor de las colonias debido a la lisis de los eritrocitos.

Gamma: sin cambios en el medio alrededor de la colonia; sin lisis ni decoloración de los eritrocitos.

Producción de pigmentos en medio de agar

Pigmentos solubles en agua que producen una decoloración del medio.

Piocianina.

Pigmentos fluorescentes.

Pigmentos que no se difunden confinados a las colonias.

Reacción en agar yema de huevo

Lecitinasa: zona de precipitado en el medio que rodea a las colonias.

Lipasa: "capa perlada", una película iridiscente dentro de las colonias e inmediatamente alrededor de ellas visible por reflejo de la luz.

Proteólisis: zona clara que rodea a las colonias.

Cambios en los medios diferenciales

Se incluyen varios colorantes, indicadores de pH y otros ingredientes en los medios diferenciales en las placas, los cuales sirven como indicadores de la actividad enzimática y ayudan a identificar los aislamientos de bacterias.

Ejemplos:

Agar de MacConkey: las colonias no fermentadoras de lactosa se observan claras, mientras que las fermentadoras de lactosa se observan de color rosa por la producción de ácido, el cambio subsecuente en el pH y, en algunos casos, la precipitación de los colorantes.

Agar entérico de Hektoen: las colonias no fermentadoras de lactosa y sacarosa se observan de color verde, mientras que las fermentadoras de lactosa y sacarosa se perciben de color amarillo por la producción de ácido y el cambio subsecuente en el pH.

Las bacterias que tienen la capacidad de producir sulfuro de hidrógeno (H_2S) son negras o tienen un precipitante negro en el centro de la colonia, mientras que esto no ocurre en aquellas bacterias que no cuentan con esta capacidad.

TABLA 1-12 Olores característicos de algunos microorganismos representativos[a]

Microorganismo	Olor
Alkaligenes faecalis	Manzanas recién cortadas
Grupo EF-4 de los CDC (*N. animaloris/N. zoodegmatis*)	Similar a rosetas de maíz
Candida spp.	Levadura
Citrobacter spp.	Calzado sucio
Clostridium difficile	Pútrido, heces
Corynebacterium spp., DF-3	Frutal
Eikenella corrodens	Cloro (lejía)
Haemophilus spp.	Pelaje húmedo
Nocardia spp.	Sótano con moho
Pasteurella multocida	Acre (indol)
Peptostreptococcus anaerobius	Heces
Grupo de *Bacteroides* pigmentados	Agrio
Proteus spp.	Chocolate quemado
Pseudomonas aeruginosa	Jugo de uva
Staphylococcus spp.	Calzado sucio
Ciertas especies de *Streptococcus* spp.	Mantequilla/caramelo
Streptomyces spp.	Sótano con moho

[a]Antes que nada, se desaconseja el olfateo de las placas. Cabe mencionar que ciertos microorganismos (que no se enumeran aquí) son peligrosos si se huelen. Por lo tanto, el microbiólogo debe asegurarse de las características de la colonia y de otras características como la morfología con tinción de Gram, si pretende oler la placa, con el fin de excluir la posibilidad de que tales bacterias peligrosas estén presentes. *Véase* el texto para consultar el análisis.

olor. Algunos olores, como los de *Nocardia* y *Streptomyces*, son tan fuertes que pueden percibirse incluso sin levantar la tapa de la placa de Petri. Se debe advertir al personal del laboratorio que algunas especies pueden infectar a las personas y que incluso los aislamientos con la posibilidad más remota de parecerse a estas bacterias nunca deben olfatearse. Si se sospecha la presencia de *Bacillus anthracis*, *Francisella tularensis*, *Burkholderia pseudomallei*, especies de *Brucella* o *N. meningitidis*, el cultivo debe trasladarse a una cabina de seguridad biológica donde se pueda realizar cualquier trabajo adicional sin el peligro de la transmisión al trabajador. Por supuesto, las placas y los tubos nunca deben abrirse en el laboratorio de micobacteriología hasta que se tomen las precauciones apropiadas. De manera similar, los medios en placas y en tubos en los cuales crecen hongos filamentosos deben manipularse en una cabina de seguridad biológica con el equipo de protección personal adecuado.

El microbiólogo puede hacer una identificación preliminar de la bacteria aisladas en el cultivo primario a través de la evaluación de las características de las colonias descritas y su acción en los medios. Estas características son útiles para seleccionar otros medios diferenciales y pruebas adecuados para completar la identificación de los aislamientos. En la tabla 1-13 se enumeran algunos de los tipos de colonias más frecuentes, junto con los tipos de bacterias con las cuales se relaciona cada una, las pruebas adicionales que se requieren para la identificación definitiva y la referencia de la imagen correspondiente en la lámina 1-5.

La inspección inicial de las colonias para la identificación preliminar de las bacterias es uno de los puntos principales de la microbiológica diagnóstica y se analiza con detalle en los capítulos siguientes dedicados a los grupos específicos de bacterias patógenas y otros microorganismos.

Separación de morfotipos bacterianos en cultivos mixtos. Cuando se siembran las placas de agar para el aislamiento de bacterias, es fácil seleccionar las colonias aisladas para su subcultivo. Sin embargo, en ocasiones el crecimiento muestra tal población

TABLA 1-13 Identificación preliminar de las bacterias por los tipos de colonias

Tipo de colonia	Grupo bacteriano	Pruebas adicionales	Marco de láminas que ilustran el tipo
Convexa, borde completo, 2-3 mm, cremosa, amarillenta, zona de β-hemólisis	*Staphylococcus*	Catalasa Coagulasa ADNasa Utilización de manitol Reducción de telurito Resistenciaa la novobiocina Resistencia a la furazolidona	1-5A
Convexa o pulviniforme, translúcida, de tamaño puntiforme, butirosa, amplia zona de β-hemólisis	*Streptococcus*	Catalasa Bacitracina Disco "A" Tolerancia al NaCl al 6.5% Bilis esculina Prueba de CAMP Hidrólisis de hipurato L-pirrolidonil-β-naftilamida (PIR)	1-5B, C
Umbilicada o plana, translúcida, butirosa o mucoide, amplia zona de β-hemólisis	*Pneumococcus*	Disco "P" Solubilidad en bilis	1-5G

(*continúa*)

TABLA 1-13 Identificación preliminar de las bacterias por los tipos de colonias (*continuación*)

Tipo de colonia	Grupo bacteriano	Pruebas adicionales	Marco de láminas que ilustran el tipo
Pulviniforme, semiopaco, gris, entre húmedo y un poco seco; la β-hemólisis puede estar presente	*Escherichia coli* y otras enterobacterias	Múltiples pruebas Indol Rojo de metilo Reacción de Voges-Proskauer Citrato Descarboxilasas Ureasa Fenilalanina Fermentaciones de hidratos de carbono	1-5D
Plana, gris, dispersa como una película delgada sobre una superficie de agar; olor a chocolate quemado	*Proteus*	Fenilalanina desaminasa Ureasa Lisina desaminasa	
Plana, opaca, gris a verdosa, bordes corroídos o dispersos, pigmento verde azulado, olor similar a uvas	*Pseudomonas*	Citocromo oxidasa Fluorescencia por asimilación de hidratos de carbono Denitrificación ADNasa Hidrólisis de acetamida Crecimiento a 42 °C	

que es difícil elegir colonias individuales. Ante esta eventualidad, los microbiólogos cuentan con varios recursos (tabla 1-14).

Estudio de las tinciones de Gram de cultivos. Las impresiones preliminares, en función de la observación de las características de las colonias, pueden confirmarse a través del estudio de los frotis con tinción de Gram, una técnica cuya realización es relativamente sencilla. La parte superior y el centro de la colonia que se estudiará se tocan primero con un extremo del alambre de inoculación recto, cuidando no tocar el agar adyacente ni las colonias cercanas (fig. 1-19). La parte de la colonia que conforma la muestra se emulsiona en una pequeña gota de agua o solución fisiológica sobre un portaobjetos con el fin de dispersar las bacterias individuales (fig. 1-20). Después de que el portaobjetos se seca al aire, se fija la película a la superficie del vidrio con calor, pasando rápidamente el portaobjetos cuatro o cinco veces sobre la flama de un mechero de Bunsen o cubriendo el frotis con metanol o etanol durante algunos minutos. El frotis fijado se coloca sobre un soporte para tinción y se realiza la tinción de Gram, como se describe en el recuadro 1-6.

TABLA 1-14 Técnicas de preparación de aislamientos puros a partir de cultivos mixtos

Técnica	Descripción
Subcultivo directo	Tocar con cuidado la superficie de la colonia deseada con la punta de una aguja de inoculación (no un asa); sembrar en estría una nueva placa para el aislamiento.
Utilización de medios selectivos	Subcultivar la colonia de interés sobre un agar que inhiba el crecimiento de las colonias no deseadas; p. ej., subcultivo de un bacilo gramnegativo en agar de MacConkey para separarlo de los cocos grampositivos.
Utilización de sustancias químicas inhibidoras incorporadas al agar (análogo o medios selectivos)	Subcultivar la colonia de interés sobre un agar que contenga antibióticos o sustancias químicas que inhiban el crecimiento de las colonias no deseadas.
Utilización de discos de antibióticos (análogo a una placa de agar que contiene antibióticos, pero más flexible)	Subcultivar la colonia de interés sobre la superficie de una placa de agar y colocar el disco impregnado con antibióticos diseñado para inhibir la bacteria no deseada.

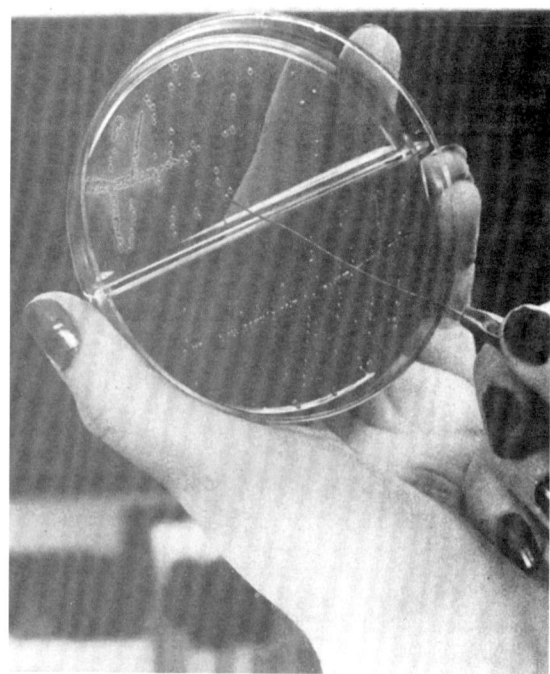

■ **FIGURA 1-19** Técnica para tomar una colonia bacteriana aislada con un alambre recto para su subcultivo en otro medio.

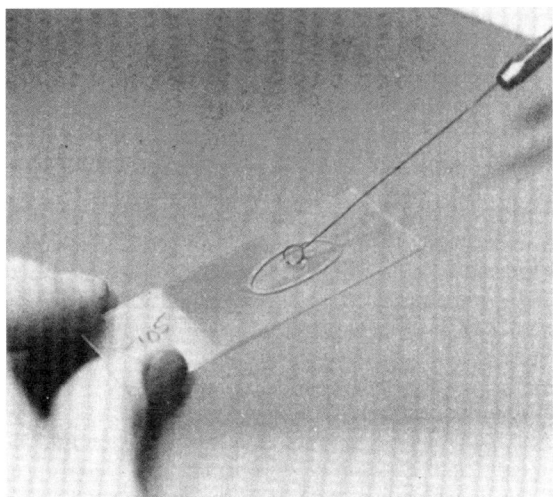

■ FIGURA 1-20 Técnica para preparar un frotis para la tinción de Gram. La parte superior de una colonia aislada, como se ilustra en la figura 1-19, se toca con un alambre de inoculación o con un asa; después se sumerge la punta del asa en una gota de agua o solución salina en un portaobjetos de vidrio. Se emulsiona el inóculo y la preparación se deja secar al aire antes de fijarla con calor y teñirla.

El frotis teñido debe estudiarse microscópicamente utilizando un objetivo con aceite de inmersión. Además de la reacción de la tinción de Gram de las bacterias (las grampositivas aparecen de color azul, las gramnegativas de color rojo o rosado), otras tres características son útiles para realizar la identificación preliminar de los aislamientos: (1) tamaño y forma de las bacterias, (2) distribución de las bacterias y (3) presencia o ausencia de estructuras específicas (p. ej., esporas, gránulos metacrómicos, cápsula u otras características).

Para realizar la identificación preliminar de un aislamiento bacteriano, el microbiólogo debe evaluar cada una de estas características. En la lámina 1-3 se muestra una serie de microfotografías de varias tinciones que ilustran numerosos tipos morfológicos y distribuciones espaciales de bacterias que se encuentran con frecuencia en los laboratorios clínicos.

Con la información que se obtiene del estudio de las colonias y la tinción de Gram, el microbiólogo puede orientarse hacia las pruebas particulares que le permitan realizar una identificación correcta. Por ejemplo, es muy probable que una colonia hemolítica amarilla, cremosa y elevada en agar sangre conformada por cocos grampositivos en racimos sean *Staphylococcus* (lám. 1-3C). Es muy probable que una colonia β-hemolítica, puntiforme y translúcida sobre agar sangre constituida por cocos grampositivos en cadenas sean especies de *Streptococcus* (lám. 1-3D).

Sin embargo, el microbiólogo aprende pronto a no basarse únicamente en el estudio de la tinción de Gram, ya que las reacciones pueden ser variables, en particular con colonias muy jóvenes o muy viejas. La morfología de las bacterias con la tinción de Gram es más característica cuando los frotis se preparan a partir del subcultivo de un caldo de cultivo fresco (4-6 h), un período en el cual las bacterias ya no están en la fase logarítmica de crecimiento. Con frecuencia, la morfología con tinción de Gram es menos característica cuando los frotis se preparan a partir de colonias que crecen sobre la superficie del agar.

Los microbiólogos deben proporcionar a los médicos toda la información preliminar posible. En ciertos casos, como al observar una bacteria en un caldo de hemocultivo o directamente en LCR infectado, este tipo de información preliminar puede ser muy útil para la antibioticoterapia específica antes de la identificación final o de que los resultados de las pruebas de sensibilidad a antibióticos estén disponibles.

Procedimientos para la identificación preliminar de aislamientos bacterianos. La observación e interpretación al inicio del crecimiento microbiano en un medio de cultivo debe emplearse para determinar si los microorganismos aislados ameritan una identificación posterior o si se deben realizar pruebas de sensibilidad a antibióticos. Entonces, las pruebas subsecuentes se utilizan con el propósito de identificar un aislamiento al observar la actividad bioquímica o metabólica del patógeno. Tradicionalmente, esto se ha realizado inoculando el aislamiento primario en una serie de medios diferenciales o en soluciones nuevas. Hoy, muchas de estas pruebas no se llevan a cabo y el aislamiento puede enviarse directo a identificación mediante espectrometría de masas. Aunque la espectrometría es eficaz en términos de tiempo y costes, no es perfecta. Por lo tanto, se debe retener el conocimiento y la habilidad para identificar bacterias utilizando métodos tradicionales, en particular para los aislamientos cuyas características morfológicas u otros atributos no coinciden con la identificación por espectrometría de masas. Además, el uso de la morfología de las colonias en conjunto con las reacciones clave (pruebas de mancha) es un método reconocido para la identificación de bacterias en ciertos cultivos, como se describe en CLSI M32A y más adelante, y en estos casos se podría evitar la necesidad de la espectrometría de masas.

Procedimientos bioquímicos directos para la identificación preliminar de bacterias. Se pueden realizar ciertas observaciones preliminares o una prueba rápida directa sobre las colonias seleccionadas. Con frecuencia, un aislamiento puede identificarse hasta cierto nivel de utilidad clínica basándose únicamente en estas pruebas. Por ejemplo, las propiedades de utilización de la lactosa de los bacilos gramnegativos pueden evaluarse de manera directa sobre el agar de MacConkey al observar la pigmentación roja de las colonias, y la producción de H_2S puede detectarse en los agares de Hektoen y de xilosa-lisina- desoxicolato (XLD) al observar un centro negro en las colonias. También se puede sospechar la descarboxilación de la lisina observando el crecimiento de las colonias en el agar XLD. Un halo rojo alrededor de la colonia, el cual señala una variación a pH alcalino, indica la descarboxilación de la lisina.

A continuación, se describen las pruebas directas que pueden realizarse sobre colonias aisladas a partir de placas de cultivo primarias:

Prueba de la catalasa. Se colocan unas gotas de peróxido de hidrógeno al 3% directamente sobre una colonia. La efervescencia rápida indica la producción de oxígeno molecular y un resultado positivo (protocolo 1-1). Puede ser difícil obtener resultados precisos si la prueba se realiza en colonias que crecen en agar sangre debido a la presencia de peroxidasa en los eritrocitos. Sin embargo, la reacción de la peroxidasa producida por los eritrocitos es tardía y débil, y puede diferenciarse fácilmente de las reacciones inmediatas y altamente reactivas generadas por las bacterias catalasa positivas. La prueba de la catalasa se emplea con mayor frecuencia para diferenciar estafilococos (positiva) de estreptococos (negativa), o las especies de *Bacillus* (positiva) de las de *Clostridium* aerotolerantes (negativa).

Prueba de solubilidad en bilis. Se utilizan dos métodos para determinar la solubilidad de la bilis. Como estudio inicial, se colocan unas cuantas gotas de una solución de desoxicolato de sodio al 10% sobre las posibles colonias de *S. pneumoniae*. Las colonias de neumococos se lisan por completo y desaparecen aproximadamente después de 30 min (protocolo 1-2). En ocasiones esta prueba es difícil de interpretar y se puede realizar la prueba de solubilidad en bilis en un tubo. Es posible suspender el inóculo de una colonia bacteriana desconocida en una solución de desoxicolato al 10% (sales biliares) hasta que se logre la turbidez. La clarificación de la turbidez en un período de 30-60 min después de la incubación a 35 ºC indica solubilidad de la bilis (protocolo 1-2). De forma simultánea, se debe realizar una prueba de control con *Streptococcus viridans*, el cual no se disuelve en bilis.

Prueba de la coagulasa en portaobjetos. Se emulsiona una colonia en la cual se sospechan especies de *Staphylococcus* en una gota de plasma de conejo sobre un portaobjetos de vidrio. La agregación de las bacterias en un período de 2 min indica la presencia de coagulasa unida y constituye un resultado positivo de la prueba (protocolo 1-3). Después de una prueba de la coagulasa en portaobjetos negativa, se debe realizar una prueba de la coagulasa convencional en tubo si la morfología de la colonia sugiere, de cualquier forma, *S. aureus*. También se pueden utilizar pruebas de aglutinación para la detección de la proteína A estafilocócica como marcador de *S. aureus*. Las bacterias con morfología de *S. aureus* que sean coagulasa positivas pueden informarse como *S. aureus*. En este caso, los técnicos deben conocer las bacterias coagulasa positivas que simulan a *S. aureus* para que se puedan realizar pruebas adicionales. Los estafilococos coagulasa negativos a menudo se informan como tales, a menos que exista una razón clínica para identificarlos a nivel de especie.

Prueba de la mancha directa de indol. Se transfiere una pequeña parte de la colonia de estudio de un medio no selectivo como agar sangre o agar chocolate a una tira de papel de filtro previamente saturada con reactivo de Kovac o con una solución de *p*-dimetilaminocianomaldehído (PACA). La aparición inmediata de un color rojo con el reactivo de Kovac indica presencia de indol y una prueba positiva (protocolo 1-4). El PACA es más sensible que el reactivo de Kovac y la aparición rápida de color azul indica reacción y una prueba positiva. En muchos laboratorios, la aparición de colonias con aspecto seco, lactosa positivas y con manchas de indol después de 24 h de incubación en agar de MacConkey, particularmente aisladas de muestras de vías urinarias, se identifican como *E. coli* y por lo general no se realizan pruebas adicionales. En estos casos, la mancha de indol debe efectuarse en colonias de crecimiento rápido en placas con agar sangre paralelas, ya que la pigmentación de las colonias lactosa positivas en agar de MacConkey dificultaría la interpretación de la reacción del color, además de que el indol es un derivado del triptófano, el cual está presente en los medios que contienen sangre.

Prueba de la citocromo-c-oxidasa. Se extiende una parte de la colonia que se estudiará sobre el área de una tira para la prueba de oxidasa impregnada con el reactivo. La aparición inmediata de color azul indica actividad de la citocromo-c-oxidasa y un resultado positivo (protocolo 1-5). Las pruebas de la citocromo-c-oxidasa son útiles para la categorización inicial de muchas especies de bacterias que tienen una morfología de colonia característica. Las bacterias que producen esta enzima incluyen a las especies de *Aeromonas*, *Plesimonas* y *Pseudomonas*. El reactivo que se utiliza generalmente en esta prueba es la dimetil oxidasa. La tetrametil oxidasa es un reactivo útil para la identificación de las especies de *Pasteurella*, las cuales son dimetil oxidasa negativas y tetrametil oxidasa positivas. Todas las enterobacterias son oxidasa negativas.

Prueba de MUG. La prueba de 4-metilumberiferil-β-D-glucuronidasa (MUG) se basa en la detección de la producción de β-glucuronidasa. Esta prueba puede emplearse para el diagnóstico precoz de *E. coli* como alternativa a la prueba de mancha de indol. Se inocula una suspensión concentrada del microorganismo desconocido en el reactivo MUG que ha sido suspendido en tubos o impregnado en discos deshidratados. El reactivo emite fluorescencia por la liberación de 4-metilumbeliferona si hay glucuronidasa. El indol también puede detectarse agregando el reactivo de indol de Kovac al tubo de MUG, lo que hace de esta prueba combinada un valioso método para el diagnóstico precoz de bacilos entéricos fermentadores de lactosa.

Prueba de PIR. El sustrato L-pirrolidonil-β-naftilamida (PIR) es un método sencillo para la identificación rápida de enterococos. La aparición de un color rojo después de agregar el reactivo *N,N*-metilaminocianamaldehído indica una prueba positiva. Esta prueba se utiliza principalmente para la identificación del género *Enterococcus*, aunque otras bacterias como *S. pyogenes* también son positivas (protocolo 1-6).

Identificación de bacterias a nivel de especies y selección de características diferenciales. La caracterización final de un aislamiento bacteriano se logra normalmente al realizar pruebas de sistemas enzimáticos característicos para cada especie. Estos sistemas de enzimas se detectan a través de la inoculación de partes pequeñas de colonias bacterianas bien aisladas dentro de diversos medios de cultivo que contienen sustratos específicos e indicadores químicos. Por este medio, el microbiólogo puede detectar los cambios en el pH generados por la utilización de sustratos químicos o cambios de color ocasionados por los productos derivados específicos. El microbiólogo clínico debe seleccionar los grupos adecuados de características diferenciales que permitan la identificación de cada grupo de bacterias. Uno de los avances más importantes en la microbiología diagnóstica ha sido la miniaturización de los sistemas bioquímicos, a fin de que se puedan estudiar múltiples características de forma oportuna y relativamente económica. Antes de estos avances, se realizaba una pequeña cantidad de pruebas en tubos o placas macroscópicos, con pruebas subsecuentes en función de los resultados iniciales. Este proceso era lento, costoso y más propenso al error que los abordajes modernos.[87]

Identificación de microorganismos utilizando espectrometría de masas. La comercialización de los instrumentos para la espectrometría de masas y su aprobación por parte de la Food and Drug Administration (FDA) de los Estados Unidos, en conjunto con las bibliotecas de microorganismos, ha cambiado la forma en la que los microbiólogos identifican a los microorganismos. No se exagera al afirmar que la identificación de algunas bacterias (p. ej., *Listeria monocytogenes*), que anteriormente llevaba días y era muy costosa, ahora pueda realizarse en minutos y por un precio muy inferior. Hay diversos tipos y modificaciones de la espectrometría de masas. El método y los instrumentos de la espectrometría de masas de tiempo de vuelo por desorción/ionización láser asistida por matriz (MALDI-TOF) se utilizan para identificar microoganismos en dos sistemas comercialmente disponibles y aprobados por la FDA.

En resumen, los microorganismos se colocan en un material de matriz y se ionizan con un láser. Las biomoléculas (principalmente proteínas) se aceleran y separan, y se registra el "tiempo de vuelo" para cada molécula. La composición de las señales de tiempo de vuelo para las moléculas del microorganismo crea un espectro que se correlaciona de forma notable con la identificación del microorganismo. Este método también es confiable, reproducible y fácil de utilizar. Tiene limitaciones reconocidas que deben considerarse en los procedimientos de laboratorio al utilizar este instrumento, pero que no difieren de ningún otro dispositivo tecnológico. Varios escritos y presentaciones han documentado la capacidad de esta tecnología para identificar de forma correcta una amplia gama de microorganismos, así como su integración significativa al laboratorio clínico.

Identificación de microorganismos distintos a bacterias

Hongos. Las levaduras comparten muchas características con las bacterias, por lo cual se utilizan abordajes similares para su identificación. Se suelen emplear unas cuantas pruebas en los aislamientos de levaduras para identificar o excluir los microorganismos que se aíslan con frecuencia o los que son particularmente importantes. Durante muchos años, la prueba del tubo germinal ha sido la prueba principal para el diagnóstico precoz de *Candida albicans*, aunque se reconoce que *Candida dubliniensis* también tiene un resultado positivo en esta prueba. Otra prueba de diagnóstico precoz que se utiliza con gran frecuencia es la prueba de la ureasa (incluso la versión rápida). Por lo general, se utiliza para estudiar los aislamientos de vías respiratorias, ya que el patógeno más frecuente (*C. neoformans*) produce ureasa, mientras que la levadura comensal más frecuente (*Candida* spp.) no contiene esta enzima (con raras excepciones). Tradicionalmente, se estudian las características morfológicas de las levaduras aisladas (es decir, la morfología en agar harina de maíz), junto con el perfil de asimilación o fermentación, a fin de establecer una identificación final. La utilización de la espectrometría de masas en el laboratorio clínico está cambiando el abordaje para la identificación rutinaria, eliminando en gran medida la necesidad de muchas reacciones bioquímicas y la evaluación en agar de harina de maíz. Durante los próximos años se desarrollará el abordaje basado en evidencia para la identificación de levaduras utilizando esta tecnología.

Sin embargo, el fundamento de la identificación de las cepas aisladas de levaduras es el estudio morfolófico de las características reproductivas asexuales. Las pruebas bioquímicas y los estudios de la temperatura tienen un papel secundario, aunque ocasionalmente son necesarios para la identificación a nivel de especie. Se está explorando la factibilidad de la espectrometría de masas para la identificación de hongos filamentosos, aunque es probable que sea limitada, ya que la evaluación de la morfología también es rápida y poco costosa para quien tiene las habilidades apropiadas.

Micobacterias. Al ser una bacteria especializada, los abordajes tradicionales para su identificación han sido similares para estos microorganismos. Sin embargo, las pruebas bioquímicas son mucho más complejas con las micobacterias que con las bacterias convencionales, principalmente debido al extenso período de incubación necesario para un crecimiento adecuado para las pruebas. La mayoría de los directores de laboratorio prefieren remitir estas muestras a laboratorios especializados para su identificación, para pruebas de sensibilidad o para la utilización de métodos moleculares. Hay sondas de ADN disponibles comercialmente para muchas de las micobacterias que se aíslan con mayor frecuencia. Éstas son particularmente útiles para la identificación o exclusión rápida de *M. tuberculosis* después de la detección del crecimiento de micobacterias. La reacción en cadena de la polimerasa de amplio espectro, seguida por la secuenciación de ADN, ha sido el método estándar para la identificación de micobacterias en muchos laboratorios grandes o de referencia. También se ha evaluado la espectrometría de masas y en algunos casos puede utilizarse para la identificación de micobacterias. Aún no se determina el papel definitivo de esta tecnología en el laboratorio de micobacteriología.

Parásitos. El diagnóstico precoz de algunos parásitos (p. ej., *Giardia* y *Cryptosporidium*) puede realizarse de forma eficaz con los inmunoanálisis comercialmente disponibles. De otra forma, la caracterización de los parásitos se realiza en función de su estudio morfológico. Es muy raro que se realice un cultivo de parásitos.

RECUADRO 1-11

Factores que influyen en las pruebas de sensibilidad

Factor	Criterio
Aislamiento	Patógeno potencial de una muestra válida (posiblemente no represente microflora colonizante).
Sensibilidad	No es predecible para agentes infecciosos y antibióticos.
Situación clínica	Se indica tratamiento antibiótico.
Estándares de interpretación	Disponibilidad de criterios validados para la determinación de la importancia clínica del resultado.

Virus. Al ser patógenos intracelulares obligados, los virus requieren un abordaje diagnóstico muy diferente. Aunque tradicionalmente se empleaban técnicas de cultivo para detectar virus, se están reemplazando por métodos moleculares mucho más sensibles. La caracterización de antígenos y ácidos nucleicos son las técnicas principales que se emplean para el diagnóstico de los virus.

Pruebas de sensibilidad a antibióticos. En muchos aspectos, la determinación de la sensibilidad de los patógenos a los antibióticos adecuados es la tarea más importante que se realiza en los laboratorios de microbiología diagnóstica. En el recuadro 1-11 se resumen algunos factores que deben evaluarse cuando se considere realizar pruebas de sensibilidad.

Las pruebas de sensibilidad a los antibióticos se utilizan con frecuencia para orientar el tratamiento de las infecciones por bacterias o micobacterias (caps. 17 y 19). Los microbiólogos clínicos deben asegurarse de que las pruebas se realicen en los aislamientos apropiados y con métodos válidos. El camino más fácil es ceder ante la insistencia de un médico que requiere las pruebas sobre una cepa para la cual no existen estándares de interpretación, aunque el microbiólogo debe resistir la tentación de hacerlo al emplear abordajes basados en evidencia y buscar el apoyo de colegas expertos, de ser necesario.

En algunos casos se pueden requerir pruebas de sensibilidad para bacterias anaerobias, hongos y virus, aunque no son necesarias de forma rutinaria. Si se realizan pruebas sobre estos microorganismos, es importante que un médico experimentado que pueda interpretar los resultados de forma adecuada esté involucrado en la atención del paciente.

Utilización de los resultados de las pruebas de sensibilidad para el control de calidad de los resultados de la identificación bacteriana. Algunas bacterias presentan una sensibilidad predecible a ciertos antibióticos y no necesitan pruebas. Muchas más tienen patrones de sensibilidad característicos que no son lo suficientemente absolutos para obviar las pruebas. Sin embargo, estos patrones pueden utilizarse como control de la caracterización taxonómica. Por ejemplo, *K. pneumoniae* casi siempre es resistente a la ampicilina, pero es sensible a las cefalosporinas de primera generación. En contraste, las especies de *Enterobacter* por lo general son resistentes a ambos grupos de antibióticos. Si una bacteria se identifica como *Enterobacter*, pero es sensible a esos antibióticos, se deben poner en duda estos resultados. Las pruebas que se emplean para la identificación y sensibilidad deben repetirse, ya que probablemente se trate de un error. De forma óptima, al repetir la prueba se debería utilizar un método diferente del que se empleó al inicio.

Abordajes coste-efectivos en la fase analítica. En la fase analítica, los recursos pueden emplearse de manera eficaz si se enfocan en diversas áreas. Es posible utilizar protocolos abreviados para identificar ciertos microorganismos (tabla 1-15).

El CLSI proporcionó recomendaciones de consenso para ciertos abordajes.[26] En la tabla 1-16 se resumen otros medios para optimizar los recursos. El fundamento de estos abordajes es enfocarse en los resultados que pueden interpretarse de forma

TABLA 1-15 Identificación abreviada de las bacterias y los hongos

Situación	Protocolo de pruebas abreviado	Identificación
Gramnegativo, no abundante, oxidasa negativo, β-hemolítico en agar sangre de carnero.[a]	Sin pruebas adicionales.	*Escherichia coli*
Gramnegativo, no abundante, oxidasa negativo, no hemolítico en agar sangre de carnero, fermentador de lactosa.[a]	PIR negativa.	*Escherichia coli*
Gramnegativo, no abundante, oxidasa negativo, no hemolítico en agar sangre de carnero, no fermentador de lactosa.[a]	MUG positiva.	*Escherichia coli*
Bacilos pequeños o cocobacilos gramnegativos de muestras respiratorias o de LCR; crecimiento en agar chocolate con CO_2 al 5%, pero no así en agar sangre de carnero.[a]	Prueba rápida para síntesis de porfirinas negativa.	*Haemophilus influenzae* (no puede diferenciarse de *Haemophilus hemolyticus*, un patógeno infrecuente en humanos)
Diplococos gramnegativos, oxidasa positivos, crecimiento en agares chocolate y sangre de carnero.[a]	Prueba rápida de esterasa de butirato o ADNasa positiva.	*Moraxella catarrhalis*
Bacilos gramnegativos, oxidasa negativos, no fermentadores de lactosa, crecimiento abundante en agares chocolate o sangre de carnero.[a]	Indol positiva.	*Proteus vulgaris*
Bacilos gramnegativos, oxidasa negativos, no fermentadores de lactosa, crecimiento abundante en agares chocolate o sangre de carnero.[a]	Indol negativa; sensible a ampicilina.	*Proteus mirabilis*
Bacilos gramnegativos, oxidasa negativos, no fermentadores de lactosa, crecimiento abundante en agares chocolate o sangre de carnero.[a]	Indol negativa; resistente a ampicilina; maltosa negativa; ornitina positiva.	*Proteus mirabilis*
Bacilos gramnegativos, oxidasa negativos, no fermentadores de lactosa, crecimiento abundante en agares chocolate o sangre de carnero.[a]	Indol negativa; resistente a ampicilina; maltosa positiva; ornitina negativa.	*Proteus penneri*
Bacilos gramnegativos, oxidasa positivos, olor característico a uvas Concord, morfología de colonia típica (brillo metálico, verde/rojo/negro, mucoide).[a]	Sin pruebas adicionales.	*Pseudomonas aeruginosa* (los aislamientos poco frecuentes de *Aeromonas* pueden ser similares, pero son indol negativos)
Cocos grampositivos en racimos, catalasa positivos; colonias cremosas, opacas y amarillentas en agar sangre de carnero (el color se acentúa en agar chocolate).[a]	Coagulasa en portaobjetos o coagulasa de 4 h en tubo positiva.	*Staphylococcus aureus* (estafilococos coagulasa positivos) (rara vez otros estafilococos pueden ser coagulasa en portaobjetos positivos)
Cocos grampositivos en pares o en cadenas cortas, catalasa negativos o a veces débilmente positivos; no β-hemolíticos en agar sangre de carnero.[a]	PIR positiva.	*Enterococcus* spp. (la incapacidad para crecer bien en las pruebas de sensibilidad sugiere que el aislamiento puede ser de otro género)
Cocos grampositivos en pares o cadenas, catalasa negativos; habitualmente una zona estrecha de β-hemólisis.[a]	Prueba rápida de hidrólisis de hipurato positiva; prueba de la mancha CAMP positiva o aglutinación de látex positiva con anticuerpos específicos.	*Streptococcus agalactiae* grupo B (los enterococos β-hemolíticos pueden ser hipurato positivos, pero también son PIR positivos)
Cocos grampositivos en pares o cadenas cortas; catalasa negativos; α-hemolíticos en agar sangre de carnero; colonias habitualmente mucoides o con forma de "tablero de ajedrez".[a]	Mancha de bilis o solubilidad de la bilis en tubo positiva.	*Streptococcus pneumoniae*
Cocos grampositivos en pares o cadenas, catalasa negativos; β-hemolíticos en agar sangre de carnero con una amplia zona de hemólisis; colonias generalmente secas y pequeñas en relación con la hemólisis.[a]	PIR positiva o aglutinación de látex positiva con anticuerpos específicos.	*Streptococcus pyogenes* grupo A (cepas ocasionales de enterococos β-hemolíticos tienen diferente morfología de colonias y presentan aglutinación negativa)
Bacilos pequeños gramnegativos; oxidasa positivos; morfología de colonias con apariencia de "gota de rocío" en agar sangre de carnero; olor a cloro.	Sin pruebas adicionales.	*Eikenella corrodens*
Bacilos regulares o cocobacilos gramnegativos con colonias grandes (> 1 mm) en agar sangre anaerobio y con tamaño similar en agares LKV y BBE; sin crecimiento en agar chocolate con CO_2 al 5%.[a]	Las pruebas adicionales no son esenciales; puede utilizarse el patrón de discos como evidencia adicional (resistencia a penicilina, resistencia a kanamicina, sensibilidad a rifampicina).	Grupo *Bacteroides fragilis*

TABLA 1-15 Identificación abreviada de las bacterias y los hongos (*continuación*)

Situación	Protocolo de pruebas abreviado	Identificación
Bacilos gramnegativos fusiformes, delgados, puntiformes; colonias de miga de pan y opalescentes en agar sangre anaerobio; sin crecimiento en agar BBE; sin crecimiento en agar chocolate con CO_2 al 5%.[a]	Mancha de indol positiva.	*Fusobacterium nucleatum*
Bacilos gramnegativos; colonias pequeñas (< 1 mm) en agar sangre anaerobio y agar BBE después de al menos 48 h de incubación; sin crecimiento en agar chocolate con CO_2 al 5%; punto negro en el centro de la colonia por producción de H_2S.[a]	Catalasa fuertemente positiva.	*Bilophila wadsworthia*
Bacilos gramnegativos cocobacilares; colonias negras (o con fluorescencia rojo ladrillo bajo luz UV de longitud de onda larga) en agar LKV; colonias pequeñas translúcidas u opacas en agar BAP anaerobio; sin crecimiento en agar chocolate con CO_2 al 5%.	Sin necesidad de pruebas adicionales.	*Prevotella* spp. (*Prevotella intermedia* si la mancha de indol es positiva)
Bacilos gramnegativos cocobacilares; colonias pequeñas translúcidas u opacas en agar BAP anaerobio con fluorescencia rojo ladrillo bajo luz UV de longitud de onda larga; sin crecimiento en agar chocolate con CO_2 al 5%.[a]	Mancha de indol positiva.	*Porphyromonas* spp.
Bacilos gramnegativos delgados; colonias planas y transparentes que producen agujeros en agar BAP anaerobio; sin crecimiento en agar LKV; sin crecimiento en agar chocolate incubado con CO_2 al 5%; catalasa negativos; ureasa positivos.[a]	Sin necesidad de pruebas adicionales.	*Bacteroides ureolyticus*
Diplococos gramnegativos diminutos; colonias pequeñas (< 1 mm), transparentes a opacas en agar BAP anaerobio con fluorescencia roja bajo luz UV de longitud de onda larga; sin crecimiento en agar BEE; sin crecimiento en agar chocolate con CO_2 al 5%.[a]	Sin necesidad de pruebas adicionales.	*Veillonella* spp.
Bacterias grampositivas o con tinción de Gram variable, grandes, con forma de vagón, de extremos romos; colonias grandes (> 2 mm), irregulares con doble zona de β-hemólisis en agar BAP anaerobio; sin crecimiento en agares LKV o BBE; sin crecimiento en agar chocolate con CO_2 al 5%, catalasa negativas.[a]	Sin necesidad de pruebas adicionales.	*Clostridium perfringens*
Bacilos grampositivos delgados con esporas subterminales hinchadas; crecimiento liso abundante en agar BAP anaerobio; sin crecimiento en agares LKV o BBE; sin crecimiento en agar chocolate con CO_2 al 5%, catalasa negativos, mancha de indol negativos.[a]	Sin necesidad de pruebas adicionales.	*Clostridium septicum*
Bacilos grampositivos delgados con esporas subterminales; crecimiento equivalente en agar BAP anaerobio y en agar chocolate con CO_2 al 5%, catalasa negativos, mancha de indol negativos.[a]	Sin necesidad de pruebas adicionales.	*Clostridium tertium*
Bacilos grampositivos pleomorfos corineformes; colonias pequeñas (1-2 mm), opacas, blanco esmalte en agar BAP anaerobio; catalasa positivos; mancha de indol positivos.[a]	Sin necesidad de pruebas adicionales.	*Propionibacterium acnes*
Levaduras en gemación.[a]	Prueba de tubo germinal positiva en < 3 h o proyecciones miceliales desde las colonias en medios que contienen sangre en < 24 h de incubación (*C. dubliniensis* es otra levadura con resultado positivo en la prueba de tubo germinal).	*Candida albicans*
Levaduras esféricas en gemación; a menudo colonias mucosas.[a]	Prueba rápida de fenol oxidasa positiva.	*Cryptococcus neoformans* (los criptococos pueden excluirse de las colonias con prueba rápida de ureasa negativa)

[a]A partir de las recomendaciones en consenso de la referencia 26.

correcta y que llevan al mejor tratamiento para el paciente. Un principio conceptual es pensar que las muestras pueden agruparse en dos grandes categorías: (1) aquellas a partir de las cuales se aíslan microorganismos que muy probablemente son patógenos y (2) aquellas a partir de las cuales se aíslan microorganismos que no pueden interpretarse con confianza. Si un microbiólogo presta la misma atención a estas dos categorías, es muy probable que se malgasten muchos recursos en las muestras de importancia cuestionable y que las muestras más importantes resulten subestimadas.

Cada microbiólogo clínico debe tomar decisiones para el laboratorio dependiendo del entorno local. Una primera consideración consiste en evitar los resultados que puedan interpretarse de forma errónea. Es probable que un informe de

TABLA 1-16 Algunas estrategias sugeridas para optimizar las identificaciones en el laboratorio

Categoría	Política propuesta[a]
Muestras repetidas de un sitio no estéril dentro de un período definido.	Referir las muestras subsecuentes a la evaluación previa; si la muestra subsecuente no ha sido inoculada en el medio y se observan diferencias sustanciales en comparación con la muestra original, consultar con el médico respecto a las acciones futuras.
Cultivos que contienen microflora mixta de un sitio no estéril, especialmente si se envía en un hisopo; mínima inflamación o sin disponibilidad de frotis teñidos con Gram.	Informar como microflora (o flora) grampositiva/gramnegativa.
Cultivos que contienen microflora mixta de un sitio no estéril, especialmente si se envía en un hisopo; inflamación moderada a grave.	Informar como microflora (o flora) grampositiva/gramnegativa; anexar un comentario para consultar con el laboratorio dentro de x días por el procesamiento posterior.
Cultivos que contienen microflora mixta de un sitio no estéril, especialmente si se envía en un hisopo; inflamación moderada a grave; presencia de un único patógeno potencial predominante.	Informar la identificación del patógeno predominante y la presencia de microflora (o flora) mixta; ya sea mediante la realización de pruebas de sensibilidad en el patógeno predominante o anexar un comentario para consultar con el laboratorio acerca de las pruebas de sensibilidad.
Aislamiento de levaduras en un cultivo mixto con bacterias a partir de un sitio no estéril o potencialmente contaminado, como una herida o líquido peritoneal.	Informar la presencia de levaduras; considerar anexar un comentario para consultar con el laboratorio para el procesamiento posterior.
Microflora mixta de muestras de orina obtenidas mediante muestra limpia o catéter permanente.	Informar como microflora (o flora) grampositiva/gramnegativa; anexar un comentario en que se sugiera (1) repetir la recolección con un catéter temporal si se indica clínicamente y si el paciente no tiene catéter permanente, o (2) notificar al laboratorio si el paciente tiene un catéter permanente y necesita tratamiento antibiótico.
Microflora mixta con un único patógeno predominante a partir de muestras de orina obtenidas mediante muestra limpia o catéter permanente.	Evaluar el patógeno predominante; anexar un comentario en que se indique la presencia de microflora (o flora) mixta.
Presencia de microflora vaginal mixta.	Informar únicamente la presencia o ausencia de los patógenos vaginales notificados que se encuentren mejor documentados por el cultivo, p. ej., *Listeria monocytogenes*, *Streptococcus agalactiae* (en mujeres en edad fértil), *Streptococcus pyogenes*, *Staphylococcus aureus* (si se sospecha síndrome del *shock* tóxico) y levaduras. Rara vez se indican pruebas de sensibilidad.
Microflora mixta a partir de un catéter intravascular.	Informar como microflora (o flora) grampositiva/gramnegativa mixta y considerar anexar un comentario para consultar con el laboratorio por el procesamiento posterior.
Aislamiento de bacterias que asemejan *Haemophilus influenzae* o *Moraxella catarrhalis* a partir de esputo obtenido mediante expectoración.	Proceder con la identificación e informar el resultado únicamente si el microorganismo se observa en una tinción de Gram simultánea asociada con neutrófilos polimorfonucleares o si el organismo predominante está presente.

[a]Es una buena política conservar las muestras que no se hayan evaluado por completo durante al menos 24 h. De ser posible, se debe conservar la muestra residual durante al menos siete días. Conservar las placas de agar que se hayan evaluado por completo durante un período. Siete días es un período conveniente para conservar las placas, ya que todas las placas del mismo día pueden almacenarse juntas y desecharse una semana después.

"microflora (o flora) mixta; sin identificación de un patógeno definitivo" motive la recolección de una muestra adicional (con la esperanza de que sea mejor) o tratamiento del paciente en función de los patógenos que probablemente estén causando la infección en particular. Nombrar a un microorganismo aislado que en realidad se trata de microflora colonizante o contaminante le confiere al microbio una mayor relevancia de la que merece. Ello lleva con frecuencia a solicitar pruebas de sensibilidad. Agregar los resultados de las pruebas de sensibilidad complica aún más la situación e implica que se necesita establecer un tratamiento.

La pregunta que surge es "¿Qué es la microflora o flora bacteriana mixta?". El conocimiento de los tipos de bacterias que colonizan las superficies corporales y una base sólida fundamentada en los principios de la microbiología diagnóstica son esenciales para tomar esta decisión. Por ejemplo, es importante reconocer a *S. pyogenes*, ya que es un posible patógeno, sin importar cuántas otras especies estén presentes; se debe evaluar

la presencia del antígeno estreptocócico A en cualquier colonia β-hemolítica. Como directriz, Schreckenberger y Miller sugirieron la "regla de los tres".[81,103] Ambos proponen que uno o dos patógenos potenciales deben ser evaluados (incluso en presencia de flora comensal), pero que tres o más patógenos potenciales no deben evaluarse.

La directriz de la "regla de los tres" representa un apoyo útil, aunque debe utilizarse con un buen criterio. Por ejemplo, la regla no debe aplicarse de manera automática al tejido que se obtiene mediante una biopsia ni a los líquidos y pus aspirados. En las vías urinarias, una mezcla de tres o más microorganismos de cualquier variedad sugiere la contaminación con microflora vaginal o perineal; incluso si el patógeno potencial forma parte de la mezcla y no predomina, se vuelve difícil afirmar que el análisis proporcionará información válida. En algunas ocasiones, la relación cuantitativa de los microorganismos en la mezcla puede brindar una pista. Si predominan uno o dos microorganismos de manera notoria sería razonable evaluarlos e informarlos, así como la presencia de microflora mixta.

Cabe mencionar que cuando un microbiólogo estudia una placa de agar y determina que hay una mezcla de tipos de colonias bacterianas, realmente se está observando una mezcla de tipos (morfotipos) de colonias bacterianas. Estas colonias, diferentes a la vista, suelen representar distintas especies (incluso géneros), pero también pueden representar variantes fenotípicas de un microorganismo con un único genotipo. La única forma de verificar que se aislaron numerosas especies de bacterias es identificándolas todas y, por supuesto, para ese momento ya se habrá concluido todo el trabajo. En la práctica, se debe aplicar el criterio para decidir si las colonias son lo suficientemente diferentes para justificar la caracterización del crecimiento como una mezcla o para reconocer que a veces es posible equivocarse.

Un abordaje práctico ante estas situaciones es ofrecer al médico una oportunidad para solicitar que se evalúen los aislamientos o iniciar un diálogo oportuno a través de un informe verbal telefónico o mediante comunicación por escrito en el expediente del laboratorio. Es sencillo conservar las placas en lugar de identificar todas las bacterias en una mezcla, en caso de que se solicite la identificación de un subgrupo particular. Si se unen las placas con cinta cada día y se almacenan durante siete días, las muestras vencidas pueden desecharse con facilidad. Si surge una discusión y se continúa con la evaluación de una muestra, una mejor posición para el microbiólogo sería conservar la muestra en lugar de desecharla.

Las técnicas y la interpretación de los procedimientos anteriores se tratarán con mayor detalle en los próximos capítulos. En la era de la restricción de presupuestos, es imperativo que los microbiólogos apliquen sus habilidades de observación y utilicen algunas de las características principales para identificar especies de bacterias de manera presuntiva, siempre que sea posible. El desarrollo de este "sexto sentido" microbiológico también puede ser útil al verificar los resultados obtenidos de los sistemas de kits empaquetados o de instrumentos automatizados. A veces, los números de biotipo que informan estos sistemas no concuerdan con las características de las colonias, con la morfología en la tinción de Gram ni con las pruebas bioquímicas de mancha. En tales casos, se deben realizar estudios adicionales para evitar la emisión de informes erróneos.

Fase postanalítica

Informe de resultados. Los informes con resultados de cultivos en microbiología deben emitirse en cuanto se tenga disponible información útil. Cada director de laboratorio debe establecer los resultados que deben considerarse con "valor de urgencia". El informe de éstos y las acciones que tomen los médicos tienen que supervisarse, ya que se revisarán durante una inspección por parte de una Comisión Conjunta (*Joint Comission*) para la acreditación del hospital. El siguiente paso consiste en considerar los resultados "importantes", aunque no necesariamente "urgentes". No siempre se llega a un acuerdo con respecto a qué se debe caracterizar como "urgente" frente a "importante"; esta es una decisión que debe tomar el sistema de atención médica local. En la tabla 1-17 se enumeran algunos ejemplos de resultados "urgentes" e "importantes". La confección de este tipo de listas varía mucho dependiendo de la población de pacientes que se atienda, la capacidad del sistema de información de la institución y las prácticas establecidas de los médicos que utilizan los servicios del laboratorio. Además de las categorías definidas, el médico debe tener la oportunidad de solicitar por vía telefónica el resultado de cualquier cultivo en el momento en que se solicita el estudio.

Los resultados "urgentes" siempre deben informarse por vía telefónica a quien atiende al paciente. Como parte del procedimiento estándar para informar los resultados urgentes, la persona que reciba esta información debe repetir la información que se proporcionó, y se debe documentar a quién se informó. Además, los resultados "urgentes" con frecuencia se informan por vía telefónica al equipo de atención médica, aunque a veces pueden entregarse por medios electrónicos. El peligro de este último abordaje es garantizar que alguien con la capacidad de utilizar la información realmente la reciba. La consideración más importante es que todas las partes comprendan las políticas de comunicación y la responsabilidad de cada participante. Siempre que un informe pueda ser visto por personal no autorizado, se debe garantizar la confidencialidad de la información del paciente (p. ej., enviar la información por fax únicamente a los dispositivos que se hallan dentro de las oficinas). Es una buena práctica contar con un protocolo para los informes telefónicos en el cual se especifique quién puede recibirlos en caso de que la persona que atiende al paciente no esté disponible; este protocolo debe ser aceptable tanto para los médicos como para el personal del laboratorio.

TABLA 1-17 Lista sugerida de informes "urgentes" e "importantes"[a]

Informes "urgentes"	Informes "importantes"
Hemocultivos positivos	Tejidos y líquidos positivos distintos a sangre y líquido cefalorraquídeo.
Cultivos de líquido cefalorraquídeo positivos	Patógenos en heces.
Frotis positivos para microorganismos ácido alcohol resistentes	Parásitos positivos distintos a *Plasmodium* spp.
Mycobacterium tuberculosis	Patógenos de transmisión sexual positivos.
Plasmodium spp., en especial *P. falciparum*	*S. agalactiae* si se aísla a través de un protocolo de cultivo preparto.
S. pyogenes a partir de un sitio habitualmente estéril o de un sitio genital	*S. pyogenes* a partir de cultivos faríngeos.
S. agalactiae a partir de un sitio genital de una mujer embarazada a término	Patógenos víricos positivos.
Virus del herpes simple a partir de un sitio genital de una mujer embarazada a término	Hongos dimórficos positivos.
	Pruebas de antígenos o ácidos nucleicos realizadas directamente sobre muestras clínicas.
	Resultados que probablemente no se sospechan clínicamente, pero que puedan ser médicamente importantes (p. ej., aislamiento de un patógeno infrecuente o inesperado que pueda no ser cubierto por el tratamiento empírico).

[a]Estas son recomendaciones; esta lista debe modificarse según corresponda en función de las condiciones locales.

Como política del laboratorio, todos los informes preliminares y provisionales deben emitirse de forma oportuna; por ejemplo, aquellos sobre cultivos bacterianos negativos deben emitirse dentro de un plazo de 24-48 h. El momento de la emisión de los informes iniciales respecto a otros microorganismos puede variar según la velocidad de crecimiento (p. ej., cada semana para las micobacterias, dos veces durante la primera semana y después semanalmente para los hongos). Un informe provisional de "cultivo negativo" puede ser útil porque el médico podría querer reevaluar al paciente mientras el informe final está pendiente. Los informes finales deben emitirse lo más pronto posible; 48 h es un plazo razonable para la mayoría de los cultivos bacterianos. En la mayoría de los casos, los resultados preliminares y finales se conservan en el sistema de información del laboratorio, el cual se encuentra interconectado con el del hospital. En la medida que los resultados se actualicen o concluyan en el sistema de información del laboratorio, deben aparecer de inmediato en el del hospital y estar disponibles para el médico. Es importante verificar que los resultados se transmitan por esta interfaz y que el formato esperado se mantenga sin cambios. Esta confirmación puede incorporarse a la lista de verificación que se utiliza al introducir nuevas pruebas o al validar un nuevo sistema informático.

Interacción con epidemiólogos. Los microbiólogos ejercen un papel importante en el resguardo de la salud de los pacientes y de la salud pública en general.[52,89] Ciertos agentes infecciosos deben informarse por ley a las autoridades de salud pública; la lista de tales microorganismos varía según el estado en los Estados Unidos y debe estar disponible en el laboratorio. Los informes ahora se realizan principalmente por vía electrónica. Dentro de una institución, se debe fomentar una relación similar con los epidemiólogos del hospital o del sistema de atención médica. A estas personas a menudo se les llama *especialistas en control de infecciones* o *en prevención de infecciones.* Los epidemiólogos revisan ciertos resultados de laboratorio con regularidad. Además, los microbiólogos deben permanecer alertas a los patrones inusuales de aislamientos que ameriten comunicación con los epidemiólogos para que se considere una investigación posterior. Por ejemplo, si se aísla una bacteria particular (p. ej., *Serratia marcescens*) con una frecuencia cada vez mayor en un área en particular (p. ej., la unidad de cuidados intensivos neonatales), el microbiólogo debe advertir al epidemiólogo, ya que se puede sospechar un brote y probablemente sea necesaria una intervención. En ocasiones, la caracterización molecular de las cepas puede aumentar la calidad de las investigaciones epidemiológicas. Las pruebas adicionales pueden realizarse a nivel local o en un laboratorio de referencia, según la experiencia del personal del laboratorio del hospital.

Análisis de resultados. El director del laboratorio es responsable de brindar retroalimentación a los médicos respecto a ciertos parámetros importantes del desempeño del laboratorio (recuadro 1-12). Si los sistemas de información locales ofrecen la oportunidad, la retroalimentación puede realizarse de forma óptima a cada médico o grupos de médicos (p. ej., por especialidad). La herramienta final de control de calidad es que los médicos reciban una tarjeta con el informe de su utilización del servicio de laboratorio y de los resultados en sus pacientes (como la frecuencia y tasa de estudios positivos), en comparación con otros médicos. El diseño de tales informes puede ser un problema, ya que es difícil garantizar que los médicos comparados atiendan un grupo de pacientes con características equiparables. Los estudios de tiempo de respuesta global de un laboratorio son más problemáticos en microbiología que en otras áreas del laboratorio por los retrasos inherentes a la generación de resultados microbiológicos. Sin embargo, ciertos estudios, como la observación directa de muestras

RECUADRO 1-12

Parámetros de desempeño del laboratorio y de los resultados clínicos

Actividad	Parámetros
Hemocultivos	Frecuencia y tasa de aislamiento de "organismos de la piel"/"contaminantes"
	Frecuencia y tasa de envíos de cultivos únicos
Estudio directo de muestras clínicas	Análisis del tiempo de respuesta global del laboratorio
Pruebas de sensibilidad a antibióticos	Resumen del porcentaje de sensibilidad de patógenos bacterianos importantes
Cultivos de micobacterias	Frecuencia de aislamiento de *Mycobacterium gordonae*
	Correlación de los cultivos positivos con resultados de los frotis de BAAR y revisión de frotis a partir de cultivos positivos

clínicas, se prestan para el análisis de este parámetro. Los resúmenes de las pruebas de sensibilidad a antibióticos deben entregarse anualmente. El conocimiento de la frecuencia de la resistencia a antibióticos en las bacterias aisladas de manera frecuente a nivel local es importante para orientar el tratamiento empírico.

Conservación de muestras y expedientes. Se deben seguir las directrices locales y nacionales para el almacenamiento de solicitudes e informes. Estas directrices difieren de acuerdo con el tipo de muestra y la situación clínica.

Después del procesamiento de una muestra y la inoculación en el medio, la muestra residual debe refrigerarse al menos hasta que el cultivo bacteriano esté completo. Con frecuencia, las muestras se conservan durante un número establecido de días después de su envío, en caso de que el médico desee que se realicen pruebas adicionales. Aunque esto es útil en el sentido de que no se necesitaría otra muestra, cabe mencionar que la refrigeración reduce el aislamiento de ciertos microorganismos (p. ej., el aislamiento de *N. meningitidis* disminuye a 4 °C). De forma ideal, el tejido debe congelarse a –70 °C para usos futuros, pero esto puede ser difícil para la mayoría de los laboratorios. La retención de las muestras clínicas es importante, ya que los análisis subsecuentes (p. ej., el estudio histológico) pueden revelar la presencia de un patógeno del cual no se sospechaba (p. ej., micobacterias, virus u hongos) y se podría realizar un cultivo para ese patógeno. Si se tiene éxito, la conservación de la muestra evitó la necesidad de obtener una adicional, la cual se pudo adquirir a partir de un procedimiento invasivo.

Los aislamientos de hemocultivos deben conservarse durante al menos 30 días. De manera ideal, los cultivos deben retenerse durante un período determinado (p. ej., siete días) para permitir estudios futuros, como pruebas de sensibilidad adicionales, si están indicadas clínicamente. Algunas instituciones almacenan los aislamientos de los hemocultivos clínicamente significativos a –70 °C durante períodos prolongados. Se han descrito diversos métodos para almacenar los aislamientos de microorganismos.[95] Se encontró que algo tan sencillo como introducir de forma oportuna un asa llena de bacterias a un caldo de tripticasa de soya (soja) con glicerol al 15-20% puede ser un método eficaz para preservar la mayoría de los aislamientos de bacterias y levaduras. Los hongos pueden conservarse como "cultivos acuosos" a temperatura ambiente o en glicerol en tubos inclinados. Los virus deben congelarse a –70 °C.

Aspectos administrativos del laboratorio de microbiología

El objetivo de este libro se centra en la ciencia de la microbiología aplicada al diagnóstico y tratamiento de las enfermedades infecciosas. Sin embargo, en la práctica diaria es imposible separar la ciencia y los asuntos administrativos de la microbiología. Una de las virtudes de los laboratorios de microbiología clínica es la sofisticación de los sistemas de apoyo para la implementación de los procesos científicos. Los laboratorios de investigación tienen mucho que aprender sobre el mantenimiento planificado y los rigurosos controles de calidad de los laboratorios de diagnóstico. Se remite al lector a una extensa exploración sobre la teoría y la práctica de la gestión del laboratorio.[51]

Reglamentos gubernamentales

En los Estados Unidos, el gobierno está involucrado en casi todos los aspectos de las pruebas de laboratorio. A pesar de que algunos asuntos se relacionan directamente con conjuntos de reglamentos, todos los aspectos de la gestión del laboratorio derivan, de una u otra forma, de las leyes gubernamentales. En muchos casos, los líderes de la industria de los laboratorios privados y

académicos establecieron el marco de trabajo y definieron los estándares, los cuales fueron adoptados posteriormente por el gobierno y se aplicaron a todos los laboratorios. En el recuadro 1-13 se resumen las entidades federales y otros grupos involucrados en las regulaciones médicas y de los laboratorios.

La autoridad que regula la práctica médica en los laboratorios deriva de la Ley de mejoramiento del laboratorio clínico del año 1967 (*Clinical Laboratory Improvement Act of 1967*, CLIA '67). Esta legislación autoriza la reglamentación de los laboratorios clínicos comerciales y de los hospitales. Los laboratorios en otros entornos estuvieron exentos. Las reformas de 1988 a esta ley (*Clinical Laboratory Improvement Amendments of 1988*, CLIA '88) extendieron el mandato para incluir a los laboratorios de gobierno, de salud pública y de los consultorios de los médicos que realizan pruebas para enfermedades en humanos. Las pruebas con fines de investigación (los resultados no se utilizan en la atención del paciente) y en la medicina veterinaria no se encuentran bajo el alcance gubernamental.

En las regulaciones de la CLIA '88 se establecieron varias categorías (tabla 1-18); además, muchas otras regulaciones dependen de la categoría en la cual se ubique la prueba. Los Centers for Disease Control and Prevention (CDC) tienen a su cargo la tarea de asignar cada prueba a una categoría de complejidad. Un grupo de consejeros, el Comité consejero sobre el mejoramiento del laboratorio clínico (Clinical Laboratory Improvement Advisory Committee, CLIAC), conformado por personas del gobierno, industria, grupos médicos, laboratorios clínicos y de salud pública, y consumidores, aconseja al gobierno respecto a estas decisiones.

RECUADRO 1-13

Entidades estadounidenses involucradas en la práctica médica y de laboratorio

Agencia	Área de responsabilidad
Center for Medicare and Medicaid Services (CMS)	Establece las reglas para la acreditación, licencia e inspección de los laboratorios; fija las tasas de reembolso por los servicios para Medicare.
Centers for Disease Control and Prevention (CDC)	Participan en la categorización de la complejidad de las pruebas; proporcionan recomendaciones sobre diversos temas, incluso sobre las técnicas de laboratorio y la preparación para el bioterrorismo.
National Institute of Occupational Health and Safety (NIOSH); una división de los CDC	Responsable de las regulaciones sobre protección de peligros químicos y biológicos.
Occupational Health and Safety Administration (OSHA)	Responsable de las regulaciones sobre la seguridad en los lugares de trabajo.
Food and Drug Administration (FDA)	Responsable de aprobar los medicamentos y los dispositivos médicos, la FDA da su "consentimiento" para los dispositivos médicos, mas no los "aprueba"; determina cómo se regularán las pruebas desarrolladas en los laboratorios.
Veterans Affairs Department	Responsable de la salud y el bienestar de los veteranos candidatos a recibir servicios; incluye una red nacional de hospitales y clínicas.
International Air Transport Association (IATA)	Una organización internacional de transportistas aéreos; participa en la promulgación de normas para el envío seguro de agentes infecciosos por vía aérea.
Clinical and Laboratory Standards Institute (CLSI)	Una organización voluntaria académica, industrial y gubernamental; su objetivo es mejorar el desempeño de los laboratorios; aunque es una organización consejera, sus recomendaciones frecuentemente se vuelven estándares de la práctica del laboratorio.
American Medical Association (AMA)	La organización más grande de médicos de los Estados Unidos; responsable del desarrollo de los códigos de las pruebas de laboratorio y de los procedimientos médicos, los cuales sirven como base para los reembolsos.
The Joint Commission	Inspecciona y acredita hospitales y laboratorios hospitalarios, las agencias de atención médica a domicilio y los centros de salud para la atención de enfermedades crónicas, entre otros.
College of American Pathologists (CAP)	Proporciona la acreditación del laboratorio y los servicios de pruebas de competencia.

TABLA 1-18 Categorías de la complejidad de las pruebas de laboratorio conforme a la CLIA '88

Categoría	Descripción	Requisitos del personal	Pruebas de competencia	Control de calidad	Comentarios
Complejidad alta	Pruebas que requieren la mayor habilidad analítica y criterio.	Los más estrictos; requiere el equivalente a un título de especialista.	Se requiere.	Se requiere.	Las pruebas de alta y moderada complejidad no se consideran en su conjunto como pruebas de exención.
Complejidad moderada	Pruebas que requieren habilidad analítica y criterio, pero en un nivel un tanto menor.	Menos estrictos; requiere capacitación que se puede llevar a cabo en el puesto.	Se requiere.	Se requiere.	Existe una fórmula compleja para categorizar las pruebas en función del nivel de complejidad.
Microscopia realizada por operadores	Estudios microscópicos realizados por ciertos grupos de médicos.	Grupos de operadores definidos; no se puede delegar a otro miembro del personal.	Se requiere si corresponde.	Se requiere si corresponde.	Esta es una subcategoría de las pruebas de moderada complejidad.
Pruebas de exención	Pruebas sencillas en que no es probable que haya consecuencias adversas si se realizan de forma incorrecta.	Ninguno.	No se requiere.	Se deben seguir las instrucciones del fabricante.	A la mayoría de los trabajadores de los laboratorios se les dificulta comprender por qué vale la pena realizar una prueba si una respuesta incorrecta no ocasiona daños.

Para consultar información más detallada, *véase* el sitio web de los CMS: http://www.cms.hhs.gov/clia/appendc.asp

En las regulaciones se mencionan las especificaciones detalladas sobre los requisitos del personal, las pruebas de competencias y el control de calidad para todos los laboratorios no exentos que realizan pruebas. Han surgido numerosas consecuencias a partir de las regulaciones de la CLIA '88.

1. La mayoría de los médicos han dejado de realizar todas las pruebas, con excepción de las pruebas más básicas, ya que se considera que los requerimientos de las regulaciones son demasiado agobiantes.
2. Hay una presión constante por parte de los grupos de médicos (distintos a los patólogos) para que las regulaciones sean más flexibles y permitan la realización de pruebas más complejas sin controles estrictos.
3. Los fabricantes se esfuerzan para que sus instrumentos y productos se ubiquen en la categoría de pruebas de exención, a fin de que puedan comercializarlos directamente con los médicos como pruebas sencillas sin los rigurosos requerimientos de control y documentación.

Acreditación e inspección del laboratorio. El reglamento de la CLIA '88 otorga la licencia a los laboratorios después de una revisión realizada por los inspectores estatales o por otras organizaciones que han sido "acreditadas" por los Centers for Medicare and Medicaid Services (CMS), tras cumplir los estándares equivalentes o aún más estrictos. Las dos organizaciones más empleadas por los laboratorios clínicos para su inspección y acreditación son la Joint Commission on Accreditation of Healthcare Organizations (JCAHO) y el College of American Pathologists (CAP). En todos los casos, el laboratorio debe ser evaluado de forma bienal. Los laboratorios que utilizan la JCAHO usualmente se ubican en hospitales y la inspección del laboratorio se lleva a cabo al mismo tiempo que la inspección del hospital. En este caso, los inspectores son "profesionales" que suelen tener una preparación médica o de enfermería en lugar de tener una capacitación específica en el laboratorio clínico. El CAP fue la primera organización que evaluó a los laboratorios,

incluso antes de la participación del gobierno en el proceso. Inicialmente, la acreditación era voluntaria y se buscaba como medio educativo para la mejoría del laboratorio. La filosofía del CAP se basa en la evaluación por pares. Cada laboratorio que es inspeccionado debe proporcionar un equipo para inspeccionar a un laboratorio similar. Por lo tanto, los inspectores son "voluntarios" profesionales del laboratorio.

Cada organización que inspecciona a los laboratorios tiene un conjunto de estándares para la evaluación, los cuales deben enviarse a los CMS para su aprobación. En algunos estados de los Estados Unidos también debe llevarse a cabo la acreditación por parte de una entidad estatal si el laboratorio se desempeña en dicho lugar (p. ej., estado de Nueva York).

Pruebas de competencia. Una parte integral de la acreditación continua es la participación en las pruebas de competencia. Se envían muestras desconocidas a los laboratorios participantes de forma periódica. El laboratorio evalúa las muestras y envía los resultados a la entidad de acreditación, después de lo cual se evalúan los resultados y se les otorga una calificación. De nuevo, el CAP inició este protocolo muchos años antes de la CLIA '67. Ahora, las reglas las establece el gobierno, aunque existe cierta libertad para trabajar dentro de ellas. Los mejores programas proporcionan una experiencia educativa como parte de los ejercicios. El CLSI brindó orientación para mejorar el desempeño del laboratorio a través de las pruebas de competencia.[25] Si no se cuenta con una fuente externa de pruebas de competencia para un analito, se debe desarrollar otro método para evaluar el desempeño del laboratorio. Existen diversos métodos, como el intercambio de muestras entre laboratorios y la elaboración de un panel de muestras "desconocidas", dentro del mismo laboratorio.[27]

En la CLIA '88 se codificaron algunas reglas aparentemente obvias: el protocolo para las pruebas de competencia debe ser lo más parecido posible al que se utiliza para las muestras clínicas (incluso la participación del mismo personal que realiza las pruebas) y el personal del laboratorio no puede comparar los resultados antes de enviar las respuestas, en otras palabras, ¡no se permite hacer trampa!

Requisitos del personal. En las regulaciones de la CLIA '88 para los laboratorios que realizan pruebas sin exención se establecen las especificaciones detalladas para el personal en todos los niveles del laboratorio.

Manuales de procedimiento. A pesar de que no hay prescripciones inflexibles para la preparación de políticas y procedimientos por escrito, se deben seguir algunos principios generales.[34] Se deben establecer y seguir claramente las políticas. Los procedimientos deben incluir el fundamento de la prueba, las instrucciones para su realización y las referencias. Los mejores procedimientos deben estar tan bien escritos que una persona calificada que nunca ha realizado la prueba pueda leer el procedimiento detallado, seguirlo y realizar la prueba. Los manuales deben estar disponibles para todos los trabajadores que necesiten consultarlos.

Requerimientos de espacio. Las regulaciones no especifican de forma detallada los requerimientos de espacio. En cambio, indican que el espacio debe ser adecuado para trabajar de forma satisfactoria. Sin embargo, se han descrito directrices informales para los laboratorios generales,[120] las cuales sirven como una útil guía cuando se construye una nueva instalación o al evaluar la adecuación de un laboratorio existente.

Laboratorios de referencia o derivación. Es raro encontrar un laboratorio que pueda cubrir todas las solicitudes de los médicos. Algunas muestras deben enviarse a un laboratorio especializado para la realización de pruebas adicionales.[33] La selección de uno o más laboratorios de referencia no debe hacerse de forma casual. Las opciones disponibles deben evaluarse cuidadosamente en conjunto con el personal médico, cuando corresponda. El precio no es el único factor, ni siquiera es el más importante. La selección debe revisarse con regularidad.

Confidencialidad del paciente. La Ley de transferibilidad y responsabilidad del seguro de salud de 1996 (HIPAA, *Health Insurance Portability and Accountability Act*) brinda medidas de seguridad para garantizar la confidencialidad de la información y permite a los pacientes tener acceso a sus expedientes médicos. Esto ahora incluye los resultados de las pruebas de laboratorio. Cuando el paciente los solicite, los resultados de una prueba se deben proporcionar dentro de un período razonable. Debe haber medidas de seguridad para verificar que la identidad del paciente sea correcta. En la mayoría de las instituciones hay políticas similares respecto a la divulgación de los expedientes médicos a los pacientes cuando lo soliciten. Se puede preferir la utilización de estas mismas políticas y procedimientos para los resultados de las pruebas de laboratorio.

La FDA y las pruebas desarrolladas en el laboratorio. La FDA supervisa la producción de los productos de importancia médica. La entidad declaró que esta responsabilidad de supervisión se extiende de tal forma que incluye a las pruebas desarrolladas en el laboratorio. Ello plantea una gran preocupación para la comunidad médica por la gran cantidad de pruebas desarrolladas en el laboratorio que se realizan diariamente en los Estados Unidos y que se han vuelto una práctica estándar en la atención médica. "Cesar y desistir" de inmediato el empleo de tales pruebas (lo que afortunadamente no es obligatorio hasta ahora) sería perjudicial para la atención del paciente e implicaría una regresión de décadas para la práctica médica. Aún no se determina "cómo" implementará esta supervisión la FDA.

Control de riesgos y seguridad del paciente

Actualmente, la mayoría de las instituciones de atención médica están involucradas en la gestión de riesgos. De hecho, muchos hospitales clínicos han establecido oficinas formales para esta gestión, totalmente financiadas y con personal para ayudar a reducir al mínimo la probabilidad de accidentes y de prácticas de alto riesgo que puedan dañar a los pacientes y los empleados. La acreditación de los hospitales enfatizó la necesidad de tener mejorías continuas en el área de la seguridad. Se espera que los pacientes reciban lo más actual en términos de atención médica sin ser dañados.[97] Estas iniciativas también enfatizan un entorno laboral seguro para los empleados. Además de mejorar el entorno de atención médica por motivos altruistas, estas iniciativas también reducen las costosas peticiones de compensación de los empleados y las demandas por mala práctica. Se asigna un gestor de riesgos para que trabaje junto con el comité de aseguramiento de calidad, a fin de investigar los casos en los cuales la gestión de calidad se encuentra por debajo de los límites establecidos o las situaciones en las que los empleados o los pacientes pueden estar expuestos a riesgos indebidos.

Después de revisar los detalles de la situación con los representantes adecuados del departamento implicado y de reunir la información necesaria, el gestor de riesgos envía un informe conciso al comité de aseguramiento de calidad junto con las recomendaciones para las acciones correctivas. El diálogo ente el gestor de riesgos y el director del comité debe continuar hasta que se acuerde un plan de acción adecuado. Después se debe supervisar el cumplimiento de los planes de acción correctiva por parte del personal del hospital.

Aunque el mayor esfuerzo de la gestión de riesgos se centra hacia la atención del paciente, el laboratorio clínico participa en la verificación de que todas las operaciones del laboratorio cumplan con todas las prácticas y políticas de la institución. Si el equipo o los instrumentos se dañan debido a un incendio o accidente eléctrico, si el personal se lastima o si los trabajadores contraen infecciones graves en el laboratorio, el flujo de trabajo puede desorganizarse y, en consecuencia, los informes del laboratorio pueden retrasarse. Por lo tanto, la gestión de riesgos en el laboratorio se relaciona principalmente con la implementación y supervisión de las prácticas de seguridad en el laboratorio, dirigidas más hacia los empleados que a los pacientes. La responsabilidad de un daño recae claramente sobre el empleador, incluso si la negligencia que llevó a la lesión es responsabilidad del trabajador.[64] Por este motivo, los gestores de riesgos insisten en llevar a cabo capacitaciones orientadas a la seguridad y a garantizar que se implementen y se sigan todas las reglas y regulaciones de seguridad del laboratorio.

El aspecto económico es otra de las áreas más importantes a la cual los gestores de riesgos le prestan una atención cada vez mayor. Hay regulaciones estrictas para los conflictos de intereses, las facturaciones fraudulentas y los incentivos ilegales para los negocios (p. ej., comisiones clandestinas). La facturación de los programas gubernamentales (Medicare y Medicaid) puede utilizar un conjunto de códigos de las pruebas denominados *Códigos de terminología de procedimientos actuales* (CPT, *Current Procedural Terminology*). La mayoría de los demás aseguradores también utilizan estos códigos, que son revisados y publicados anualmente por parte de la American Medical Association (AMA), a la cual el gobierno de los Estados Unidos le designó esta tarea. Cualquier persona u organización puede participar en el ingreso de información para la construcción de los códigos, aunque el comité operativo de la AMA se forma a partir de sus sociedades constitutivas. En el campo del laboratorio clínico, éstas son el CAP y la American Society for Clinical Pathology (ASCP).

Seguridad del laboratorio

A pesar de que la responsabilidad legal de proporcionar un ambiente laboral seguro es de los administradores del hospital y del laboratorio, los empleadores también deben compartir esta responsabilidad de adherirse a los estándares de seguridad señalados en el manual de seguridad del laboratorio, avisar al supervisor sobre cualquier peligro real o potencial que pueda encontrar durante sus actividades laborales, así como buscar atención médica inmediata para cualquier lesión potencialmente relacionada con el trabajo.[64]

Se debe designar a un oficial de seguridad en cada laboratorio o departamento, cuyas funciones consistirán en verificar que los estándares y directrices de seguridad se encuentren disponibles por escrito y se publiquen, y que los empleados estén informados acerca de estos estándares a través de cursos y reuniones de seguridad en el laboratorio programadas de forma regular. Ellos también trabajan para mantener un sistema que supervise el cumplimiento. El oficial de seguridad trabaja de manera cercana con el gestor de riesgos del hospital para conciliar y corregir cualquier conducta indebida o irregularidad que se descubra.

Normas y reglamentos generales de seguridad. Se advierte a los trabajadores del laboratorio que no se expongan a riesgos innecesarios. El descuido, la negligencia y las prácticas inseguras pueden llevar a lesiones graves, no sólo para la persona, sino también para sus colegas y para los pacientes. A continuación, se mencionan las consideraciones generales que harán que el trabajo en el laboratorio de microbiología presente menores riesgos.[31] Cada director de laboratorio es responsable de garantizar que las políticas y los procedimientos del laboratorio cumplan los requerimientos legales actuales (federales, estatales y locales) y los estándares para una buena práctica de laboratorio.

1. Se deberá instruir a cada empleado con respecto a la ubicación y operación de todos los equipos e instalaciones de seguridad, como las mantas para incendios, extinguidores, duchas y lavabos para lavados oculares. Cada uno debe ser fácilmente accesible en el laboratorio.
2. El equipo de protección personal (guantes quirúrgicos, batas de laboratorio, etc.) debe utilizarse cuando esté indicado. Las batas de laboratorio (con los botones cerrados) deben usarse en todo momento en el laboratorio y retirarse al salir de éste. Los cubrebocas personales para cada individuo deben utilizarse para algunas manipulaciones que puedan llevar a la generación de aerosoles infecciosos con patógenos importantes, como *M. tuberculosis*.
3. Los hábitos y el aseo personal deben tomarse en cuenta. El cabello largo debe estar recogido de manera que no interfiera con el equipo ni con los reactivos. La aplicación de cosméticos en el área de trabajo está prohibida. Las sandalias y el calzado de tipo abierto no ofrecen la protección apropiada para los pies y no son aceptables. Los dedos, lápices y otros objetos no deben introducirse a la boca. Las payasadas y las bromas son inapropiadas en este ambiente y no deben tolerarse.
4. Los lentes de contacto, en especial los de tipo blando, absorben ciertos solventes y pueden ser un peligro en caso de salpicaduras o derrames. Se aconseja a los empleados que no utilicen lentes de contacto en el laboratorio o que empleen lentes de seguridad cuando trabajen con materiales cáusticos o infecciosos.
5. No se permite comer ni guardar alimentos o bebidas en el laboratorio ni en los refrigeradores utilizados para las muestras o los materiales del laboratorio. Se debe designar específicamente un refrigerador ubicado fuera del laboratorio para guardar alimentos y bebidas.
6. Está absolutamente prohibido pipetear cualquier material con la boca. Se cuenta con diversos sistemas de ayuda para hacerlo.

7. El personal del laboratorio que tenga infecciones de la piel, infecciones agudas de las vías respiratorias u otra enfermedad contagiosa debe evitar el contacto con los pacientes. Si estas infecciones (p. ej., influenza) ponen en riesgo a los colegas, el empleado afectado no debe acudir a trabajar.
8. Es importante que los trabajadores del laboratorio conozcan las características de todos los materiales que se emplean, de forma que puedan tomar las precauciones apropiadas durante su utilización y desecho. Se requiere que el fabricante proporcione esta información en las hojas de información sobre seguridad del material. Estas hojas deben conservarse en un lugar en el laboratorio que sea fácilmente accesible para todos.
9. Se deben colocar etiquetas y signos apropiados en todas las muestras o instrumentos y en todas las áreas del laboratorio donde sea necesario para mantener un entorno laboral seguro.
10. En la tabla 1-19 se resumen los tipos y niveles de descontaminación. Es importante que el tipo de desinfección o esterilización coincida con el peligro biológico.[19,20,119]

Precauciones de seguridad de rutina

Centrifugación

1. Antes de centrifugar algo, se debe verificar que no hayan grietas en los tubos, frascos o botellas. Reemplazar de forma periódica los cojinetes de goma que se encuentran en el fondo de los revestimientos y retirar cualquier material que no deba estar presente (p. ej., vidrio roto).
2. Es necesario verificar que la centrifugadora se encuentre adecuadamente balanceada antes de utilizarla. Revisar los anillos de revestimiento y los portatubos para garantizar que los pesos coincidan.
3. Se debe esperar a que la centrifugadora se detenga por completo antes de abrir la tapa y retirar las muestras. Únicamente se utiliza el dispositivo de freno para lograr que la rotación se detenga por completo con mayor rapidez.
4. Si se rompe un tubo en la centrifugadora, primero se debe apagar el instrumento, esperar 20 min antes de abrir la tapa y, después de colocarse el cubrebocas y los guantes, limpiar y desinfectar el interior de la centrifugadora de forma minuciosa.
5. Como parte del programa de mantenimiento de rutina, cada centrifugadora debe limpiarse de forma minuciosa con un desinfectante apropiado después del uso diario. El mantenimiento preventivo de todas las partes funcionales de la centrifugadora debe programarse de manera rutinaria en la medida que sea adecuado.
6. Si se centrifuga material infeccioso peligroso, como en el caso de toda muestra biológica, debe colocarse en un contenedor cerrado (p. ej., tubos para centrifugar con tapa).

Agujas y objetos de vidrio

1. Se deben desechar todos los objetos de vidrio astillados en recipientes adecuados.
2. El vidrio roto se recoge con un cepillo y un recogedor; no utilizar las manos.
3. Los objetos de vidrio no deben desecharse en el lavabo ni en un recipiente para basura donde se arrojen papeles. Pueden cortar los dedos y las manos de las personas que los retiren. Deben colocarse en un recipiente designado para objetos cortantes.

TABLA 1-19   Tipos de descontaminación, desinfección y esterilización[a]

Nivel[a]	Categoría EPA/FDA	Categoría CDC	Ejemplo	Tipo de microorganismo	Ejemplos
1	Desinfectante hospitalario	Desinfectante de bajo nivel	Compuestos de amonio cuaternario	Bacterias vegetativas	*Staphylococcus* spp. *Pseudomonas* spp.
				Virus envueltos o de tamaño mediano	Virus de la inmunodeficiencia humana Virus del herpes simple Virus de la hepatitis B y C Coronavirus
2	Desinfectante hospitalario con actividad tuberculicida	Desinfectante de nivel intermedio	Compuestos de amonio cuaternario con alcohol; fenoles; yodóforos; productos que contienen cloro	Hongos	*Aspergillus* spp. *Candida* spp.
				No lipídicos o virus de tamaño pequeño	Enterovirus Rinovirus
				Micobacterias	*Mycobacterium tuberculosis*
3	Esterilizante/desinfectante de alto nivel	Desinfectante de alto nivel	Glutaraldehído; peróxido de hidrógeno	Esporas bacterianas	*Bacillus* spp.
4	Esterilización	Esterilización	Óxido de etileno; autoclave	Todos los microorganismos	

[a]Los agentes en cada nivel también son eficaces frente a los microorganismos destruidos por los agentes en niveles superiores. Los priones requieren una consideración especial, *véase* la referencia 99. Adaptado de las referencias 19 y 20.

4. Las agujas y lancetas (punzantes) utilizadas deben colocarse en los recipientes para agujas adecuados para desecharlas de forma segura. Estos recipientes para objetos punzocortantes deben reemplazarse de forma periódica, aproximadamente cuando alcancen tres cuartas partes de su capacidad; se deben supervisar para evitar que se llenen en exceso.

5. Evitar, en la mayor medida posible, retirar las agujas o intercambiarlas entre jeringas. Se pueden utilizar dispositivos que ayuden a proteger a los empleados si se tiene que retirar una aguja. En la mayoría de los hospitales se ha abandonado la práctica de cambiar la aguja antes de inocular la sangre venosa a uno de los frascos de hemocultivo.

Seguridad eléctrica

1. Todo el personal debe conocer la ubicación de los interruptores principales y de los tableros de interrupción de los circuitos. No se debe intentar reparar ningún instrumento mientras siga conectado.

2. No se deben utilizar tomacorrientes ni cables que estén rotos, deshilachados o desgastados.

3. Los tomacorrientes no deben estar sobrecargados. Nunca se deben utilizar conectores múltiples.

4. Todos los cables y el equipo eléctrico deben tener una conexión con descarga a tierra. Todas las descargas, incluso las que causan hormigueos leves, deben investigarse de inmediato.

5. Las extensiones para conectores deben utilizarse de conformidad con las políticas y procedimientos del hospital.

Precauciones en el corredor

1. Las puertas hacia el corredor se deben abrir con precaución. Hay que tener cuidado con las puertas de vaivén. Si la puerta tiene una ventana, conviene asomarse para verificar que el paso esté libre antes de abrir las puertas.

2. Hay que mantenerse a la derecha al acercarse a las intersecciones en el corredor y al utilizar las escaleras. Los espejos ubicados de manera estratégica proporcionan imágenes del posible tráfico en las intersecciones de los corredores.

3. Se debe tener cuidado con los peligros del corredor, como camas, carritos o mesas, al igual que con los objetos que se encuentran en el suelo, como sujetapapeles, cables eléctricos, azulejos sueltos y líquidos derramados. No se debe utilizar los corredores para almacenar equipo, ya que esto representa un peligro, en particular para salir en caso de incendio.

Levantamiento de objetos

1. Las lesiones de espalda se encuentran entre las causas más frecuentes de enfermedad incapacitante entre el personal hospitalario. Se debe evitar levantar objetos pesados cuando sea posible. Siempre hay que buscar ayuda.

2. Si se requiere levantar objetos solo, se deben tomar las siguientes precauciones:

   a. Pararse con firmeza. Mantener una separación de los pies de aproximadamente 25 cm.

   b. Flexionar las rodillas para tomar el objeto.

   c. Mantener el objeto cerca y sujetarlo con firmeza.

   d. Conservar los brazos y la espalda lo más extendidos posible y levantar gradualmente hacia arriba extendiendo las piernas.

Manipulación de muestras y derrames

1. Las muestras deben recolectarse en recipientes aprobados y resistentes que cierren de forma adecuada para evitar derrames o fugas. Todas las muestras deben considerarse como peligrosas.

2. Se deben cubrir las cortaduras en las manos con vendajes adhesivos. Utilizar guantes desechables si la actividad

laboral implica el contacto con algún líquido corporal o tejido.

3. Si una muestra presenta evidencia de rotura o fuga, o si la bolsa para peligros biológicos que contiene la muestra se mancha, se deben seguir las directrices institucionales con respecto a fugas de muestras. Ello podrá requerir retener al médico para recolectar otra muestra.

4. Las solicitudes contaminadas con sangre deben rechazarse. Manipular tales solicitudes con guantes si se debe procesar por tratarse de una emergencia. Notificar al solicitante que estos materiales contaminados representan un peligro para la salud. Por fortuna, la utilización de solicitudes electrónicas, cada vez más extensa, le resta importancia a este problema.

5. Lavarse las manos de forma exhaustiva con agua y jabón varias veces al día y, en particular, después de manipular muestras y antes de salir por un café o a la hora del almuerzo.

6. Los derrames deben manipularse de acuerdo con la naturaleza del material implicado y se deben seguir las políticas institucionales.

Manipulación de desechos y materiales peligrosos

1. Designar ciertos lavabos en el laboratorio para desechar las muestras de orina y otros líquidos corporales. No se debe permitir el lavado de manos en estos lavabos.

2. Las bolsas para materiales biológicos peligrosos (así etiquetadas) deben utilizarse para desechar todas las muestras potencialmente contaminadas (tubos con sangre, recipientes de muestras, pipetas, puntas de pipetas, recipientes de reacción, etc.). Dejar suficiente espacio en la parte superior para que se pueda cerrar y asegurar la bolsa. La utilización de doble bolsa para los desechos peligrosos resulta una buena práctica.

3. Desechar los objetos de vidrio y los objetos cortantes en recipientes apropiados con paredes rígidas. Cuando se llenen las tres cuartas partes, estos contenedores deben colocarse en las cajas para desechos etiquetadas apropiadas para desecharlas de forma adecuada.

4. Retirar las bolsas para materiales biológicos peligrosos a las áreas de desechos designadas con la frecuencia necesaria durante el día para evitar su acumulación.

5. Sumergir los objetos de vidrio contaminados reutilizables en solución desinfectante. Enjuagar de forma exhaustiva con agua y colocarlos en el autoclave antes de emplearlos de nuevo.

6. Al final de cada día o después de un derrame, todas las superficies de trabajo deben desinfectarse con un agente eficaz contra los microorganismos que se esperen en ese sitio. Todo el equipo que se retire del laboratorio debe descontaminarse primero. Además, las cabinas de seguridad de flujo laminar deben descontaminarse (preferentemente por un técnico certificado en el cuidado de este equipo) antes de que se le realicen trabajos de mantenimiento o se cambien los filtros.

Agentes biológicos

Clasificación de agentes biológicos. Los CDC y los National Institutes of Health de los Estados Unidos categorizaron a los microorganismos infecciosos en grupos de riesgo,[99] los cuales se resumen en la tabla 1-20. El documento se puede obtener en la Oficina de Imprenta del Gobierno de los Estados Unidos o puede descargarse de forma gratuita de Internet: http:// www.cdc.gov/biosafety/publications/bmbl5/BMBL.pdf.

Contención física de peligros biológicos. Las barreras físicas para las infecciones en el laboratorio pueden clasificarse en personales e institucionales. Las barreras personales incluyen una buena higiene (p. ej., instalaciones separadas para alimentos y para el lavado de manos) y el equipo protector (como los protectores contra salpicaduras, lentes, guantes, batas y cubrebocas). Las barreras institucionales son estructurales (p. ej., instalaciones separadas, puertas y cerraduras) y tecnológicas (manipulación y filtración del aire). Las CSB son un componente crítico de la protección de los empleados. Es importante saber que las CSB y las campanas para la manipulación de sustancias químicas tienen funciones distintas. Es posible construir una CSB que se utilice como campana para sustancias químicas, pero únicamente ciertos tipos de CSB deben emplearse para sustancias químicas y las campanas no deben usarse para agentes infecciosos.

En la tabla 1-21 se resume la clasificación de las CSB y se esquematiza en las figuras 1-21 a 1-25. La mayoría de los laboratorios clínicos utilizan CSB de tipo II A para el procesamiento de muestras y para trabajar con aislamientos, especialmente con aquellos que representan peligro de generación de aerosoles. Hoy en día es poco frecuente encontrar campanas de tipo I; las campanas de tipo III no se utilizan con frecuencia en los laboratorios de diagnóstico. En las cabinas de clase II y III, el aire se dirige a través de la superficie del área de trabajo hacia la parte superior de manera laminar, reduciendo la contaminación de las muestras por los agentes en forma de aerosol. A estos dispositivos a veces se les denomina *cabinas de seguridad de flujo laminar*. El flujo laminar hacia abajo también protege el área de trabajo del aire no filtrado que es empujado a través de la apertura frontal de las cabinas de clase II; el aire que ingresa frontalmente es dirigido por el flujo laminar hacia el sumidero debajo del área de trabajo, donde se filtra antes de confluir con el flujo laminar que se desplaza hacia abajo.

Un técnico certificado debe validar la velocidad del flujo de aire de las CSB de clase I y II al menos una vez al año o cuando se requiera algún trabajo de reparación. Un técnico certificado debe descontaminar la cabina antes de que se realicen manipulaciones que comprometan un área contaminada (p. ej., cambio de filtros, reemplazo o reparación de motores, o traslado de la cabina).

Con respecto a los peligros infecciosos frecuentes en los laboratorios de diagnóstico, y a pesar de que los microorganismos que se hallan en los laboratorios clínicos tienen el potencial de causar enfermedades a los empleados, sólo un número relativamente pequeño de agentes las producen. Miller y cols.[80] describieron una experiencia de 25 años con infecciones en humanos adquiridas en el laboratorio en el National Animal Disease Center (NADC), en Ames, Iowa, una institución de investigación de enfermedades locales del ganado y aves de corral. El nivel de riesgo entre los empleados es, de cierta forma, mayor que el promedio de los laboratorios clínicos. De 1960 a 1985 se informaron al NADC 128 casos de exposición a agentes zoonóticos en los laboratorios. Esto derivó en tres casos de infecciones asociadas con el laboratorio. La brucelosis representó el 47% de los casos, la leptospirosis el 27% y la micobacteriosis el 9%. Las especies de *Salmonella* y de *Chlamydophila*, el virus de la enfermedad de Newcastle (un patógeno no humano) y las especies de *Trichophyton* fueron las otras infecciones adquiridas en el laboratorio informadas al NADC.

Las 10 infecciones adquiridas en el laboratorio más frecuentemente, a partir de estudios acumulados, son (1) brucelosis, (2) fiebre Q, (3) fiebre tifoidea, (4) tularemia, (5) tuberculosis, (6) tifus, (7) hepatitis vírica, (8) encefalitis equina venezolana, (9) coccidioidomicosis y (10) psitacosis.[90-92,118] Algunas de estas infecciones son difíciles de evitar, aunque el objetivo siempre debe ser cero infecciones. Sin embargo, en algunas circunstancias no es difícil encontrar los medios para prevenir las infecciones, al menos en retrospectiva. Por ejemplo, un estudiante de tecnología médica de 22 años de edad contrajo fiebre tifoidea complicada después de trabajar con *Salmonella typhi* como microorganismo desconocido.[58] Incluso peor, el 22% de los técnicos en el laboratorio presentaron gastroenteritis por *Shigella sonnei*. La tipificación de los aislamientos de los técnicos infectados

(el texto continúa en la p. 54)

TABLA 1-20 Clasificación de los agentes biológicos en función del riesgo[a]

Nivel de bioseguridad (NBS)	Clases de agentes	Ejemplos de agentes	Prácticas	Equipo de seguridad (barreras primarias)	Instalaciones (barreras secundarias)
1	No se sabe qué cause la enfermedad regularmente en adultos sanos.		Prácticas microbiológicas estándar	No se requiere.	Se requiere una mesada abierta con lavabo.
2	Se asocia con enfermedades en humanos. Peligro = lesión percutánea, ingestión o exposición de membranas mucosas.	*Enterobacteriaceae* *Candida* spp. Complejo *Mycobacterium avium* Virus del herpes simple	NBS-1 más: • Acceso limitado • Signos de advertencia de peligro biológico • Precauciones con objetos punzocortantes • Manual de bioseguridad que defina la descontaminación de los residuos y las prácticas de vigilancia médica	CSB de clase I o II u otros dispositivos de contención física utilizados para todas las manipulaciones de los agentes que causen salpicaduras o aerosoles de materiales infecciosos. EPP: batas de laboratorio, guantes, protección de la cara en la medida necesaria.	NBS-1 más: • Autoclave disponible
3	Agentes autóctonos o exóticos con potencial transmisión en forma de aerosol. La enfermedad puede tener consecuencias graves o letales.	*Mycobacterium tuberculosis* *Franciscella tularensis* Virus del Nilo Occidental	NBS-2 más: • Acceso controlado • Descontaminación de todos los desechos • Descontaminación de la indumentaria de laboratorio antes de lavarla • Muestra de suero inicial	CSB de clase I o II u otros dispositivos de contención física utilizados para todas las manipulaciones de los agentes que causen salpicaduras o aerosoles de materiales infecciosos. EPP: batas de laboratorio, guantes, protección de la cara en la medida necesaria.	NBS-2 más: • Separación física de los corredores de acceso • Puertas de acceso doble con cierre automático • Sin recirculación del aire expulsado • Flujo de aire negativo dentro del laboratorio
4	Agentes peligrosos o exóticos que representan un alto riesgo de enfermedades que ponen en riesgo la vida, infecciones de laboratorio que se transmiten en forma de aerosol o agentes relacionados con un riesgo de transmisión desconocido.	Arenavirus que generan fiebre hemorrágica (p. ej., Lassa, Junin, Machupo) Filovirus que generan fiebre hemorrágica (p. ej., Ébola, Marburgo)	NBS-3 más: • Cambio de indumentaria al ingresar • Ducha al salir • Descontaminación de todos los materiales cuando salen de las instalaciones	Todos los procedimientos se llevan a cabo en una CSB de clase III, o de clase I o II en combinación con un traje personal de presión positiva con suministro de aire.	NBS-3 más: • Edificio separado o zona aislada • Sistemas que emplean suministro y expulsión de aire y de vacío, y descontaminación • Otros requerimientos enumerados en la referencia 99

[a]El nivel de seguridad de muchos agentes aumenta cuando se realizan manipulaciones en las cuales sería razonable esperar la generación de aerosoles o cuando se utilizan volúmenes grandes de materiales. Para algunos agentes de nivel 2 se indica un nivel superior cuando se manipulan cultivos de los cuales se sabe que contienen al agente. Se utiliza una clasificación separada para los agentes en animales infectados de forma natural o experimental.
NBS, nivel de bioseguridad; CSB, cabina de seguridad biológica; EPP, equipo de protección personal.
Adaptado de la referencia 99.

TABLA 1-21 Comparación de las cabinas de seguridad biológica

Tipo	Velocidad en apertura frontal (mlpm)	Patrón de flujo de aire	Radionúclidos/ químicos tóxicos	Niveles de bioseguridad	Protección de productos (muestras)
Clase 1 Apertura fronal	24	Entrada frontal; parte posterior y superior a través del filtro de alta energía (HEPA) (fig. 1-21).	No	2, 3	No
Clase II Tipo A	24	70% de recirculación a través del filtro HEPA; expulsión a través del filtro HEPA (fig. 1-22).	No	2, 3	Sí
Clase II Tipo B1	33	40% de recirculación a través del filtro HEPA; expulsión a través del filtro HEPA y conductos rígidos (fig. 1-23).	Sí (niveles bajos/ volatilidad)	2, 3	Sí
Clase II Tipo B2	33	Sin recirculación; expulsión total a través del filtro HEPA y conductos rígidos (fig. 1-24).	Sí	2, 3	Sí
Clase II Tipo B3	33	Mismo que II A, pero el aire expulsado se elimina por un espacio de presión negativa y se lleva al exterior a través de conductos.	Sí	2, 3	Sí
Clase III	ND	Provisto de conexiones de entrada y expulsión de aire a través de dos filtros HEPA (fig. 1-25).	Sí	3, 4	Sí

mlpm, metros lineales por minuto; HEPA, partículas de alta energía (*high-energy particulate*).
Tomado de la referencia 99.

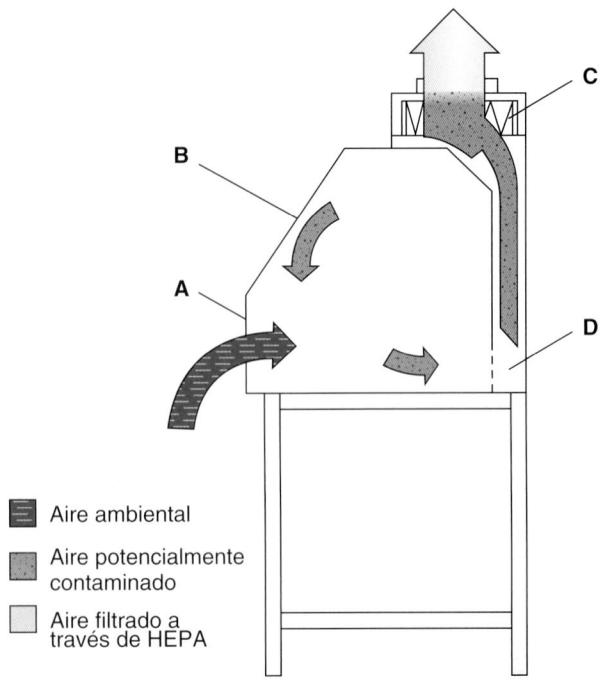

Vista lateral

■ **FIGURA 1-21** Diseño de una CSB de clase I. (**A**) Estas cabinas de presión negativa toman aire del ambiente hacia la cabina a una velocidad de 24 m/min y expulsan el aire a través del filtro HEPA hacia el ambiente o hacia el exterior a través de un conducto. No protege la muestra de la contaminación con el material presente en el aire ambiente. Como la muestra no está protegida, no se utiliza de forma frecuente en la microbiología clínica y ha sido remplazada en gran medida por las unidades de clase II (adaptado de la referencia 99).

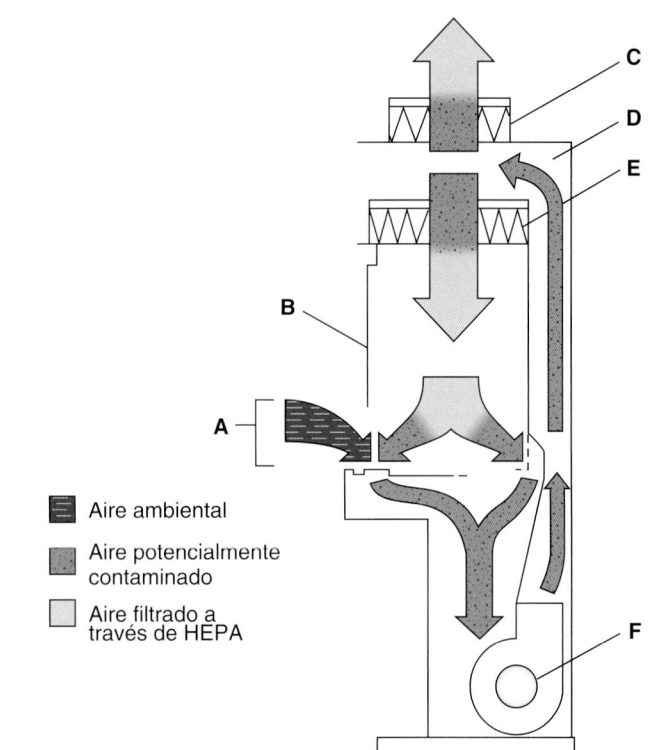

Vista lateral

■ **FIGURA 1-22** Diseño de una CSB de clase II A. El aire se toma del ambiente hacia la cabina a través de la apertura frontal (**A**), por lo general a una velocidad de 24 m/min. Después, el aire recircula a través de un compartimento (**D**) y de un filtro HEPA (**E**); una parte del aire (generalmente 70%) recircula por el área de trabajo; el resto se expulsa a través del filtro HEPA (**C**) hacia el ambiente. Si el aire remanente se expulsa mediante presión negativa hacia el exterior del edificio, la cabina se clasifica como clase III B3. El área de trabajo puede verse a través de un visor de vidrio (**B**). El ventilador está designado con la letra (**F**) (adaptado de la referencia 99).

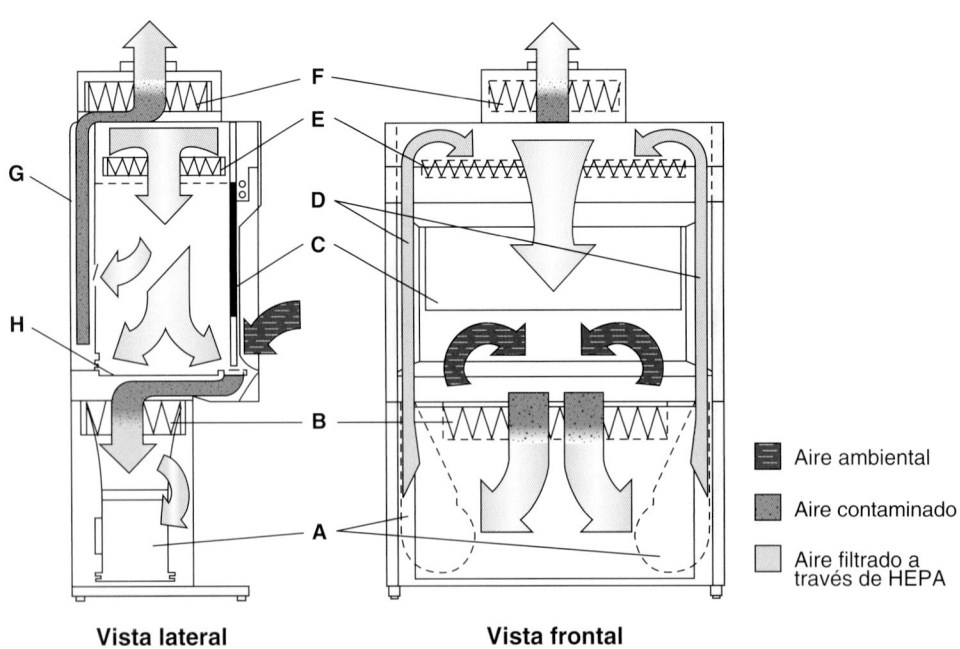

Vista lateral　　　**Vista frontal**

■ **FIGURA 1-23** Diseño de una CSB de clase II B1. El aire ingresa del ambiente a través de la apertura frontal a una velocidad de 33 m/min. Después, éste recircula (generalmente 40%) a través de un sumidero (**A**) y el compartimento (**D**), pasando por los filtros HEPA (**B** y **E**) antes de expulsarse (**G**) a través del filtro HEPA (**F**) a los conductos de presión negativa hacia al exterior. Debido a la mínima recirculación, se pueden utilizar cantidades limitadas de sustancias químicas de bajo nivel y agentes biológicos, aunque no debe considerarse como una campana para sustancias químicas. El área de trabajo (**H**) puede verse a través de un visor de vidrio (**C**) (adaptado de la referencia 99).

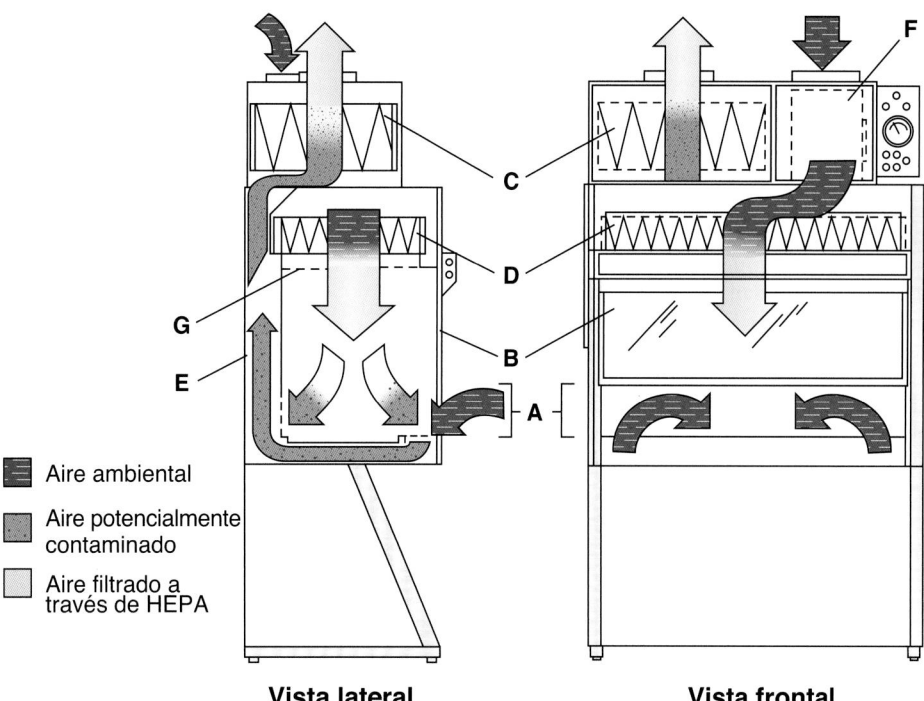

Vista lateral   **Vista frontal**

■ **FIGURA 1-24** Diseño de una CSB de clase II B2. El aire ingresa a la cabina desde el ambiente a través de la apertura frontal (**A**) y es conducido al compartimento (**E**) antes de expulsarse del sistema a través de un filtro HEPA (**C**) y el sistema de conductos de presión negativa. De forma simultánea, el aire ingresa a la cabina a través de una segunda entrada (**F**) y el filtro HEPA (**D**), después de lo cual atraviesa el área de trabajo y se une al flujo de corriente de salida en el compartimento (**E**) de la cabina. El área de trabajo puede verse a través de un visor de vidrio (**B**). Se pueden utilizar sustancias químicas en esta cabina en la que no recircula el aire (adaptado de la referencia 99).

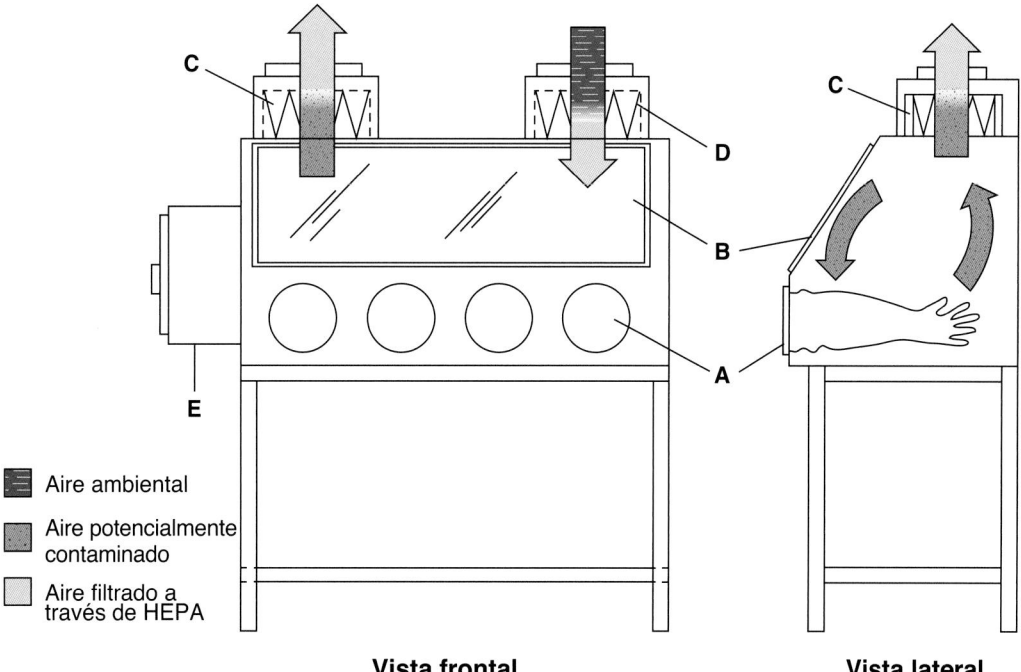

Vista frontal   **Vista lateral**

■ **FIGURA 1-25** Diseño de una CSB de clase III. Esta cabina funciona como una caja de guantes totalmente cerrada con recirculación del aire. Los agentes peligrosos están contenidos dentro de la caja, de forma que el operador no está expuesto. Se puede conseguir el mismo efecto si una cabina de clase II se utiliza junto con un traje biológico conectado a una fuente de aire para el empleado, aislando así al empleado y su fuente de aire. El aire ingresa a través de una entrada y un filtro HEPA (**D**) antes de expulsarse a través del filtro HEPA (**C**) a un sistema de conductos de presión negativa y al ambiente exterior. El operador manipula las muestras mediante guantes sellados (**A**) y visualiza el área de trabajo a través de una barrera de vidrio (**B**). Las muestras se transfieren al área de trabajo a través de un enclavamiento (**E**). Las desventajas de este abordaje incluyen la dificultad para realizar manipulaciones finas a través de los gruesos guantes de goma (adaptado de la referencia 99).

reveló que estas cepas eran idénticas a una que se había proporcionado a una estudiante como desconocida.[78] Algunos microorganismos que no se encuentran en el laboratorio clínico en ocasiones pueden causar infecciones en los investigadores[5,37,57] cuando se realizan manipulaciones que producen aerosoles sin la contención adecuada.

Precauciones universales. Irónicamente, los empleados de los laboratorios están expuestos a un riesgo menor de adquirir infecciones que sus colegas médicos. Numerosas razones explican este fenómeno. Los pacientes estornudan y tosen, mientras que las placas de cultivo y las muestras clínicas se pueden manipular de forma segura y estandarizada para evitar las infecciones. A menos que los procedimientos que generan grandes cantidades de aerosoles se realicen en el laboratorio, el riesgo de los empleados del laboratorio es relativamente bajo. Los médicos y el personal de enfermería utilizan objetos punzocortantes como bisturíes y agujas con mayor frecuencia que el personal del laboratorio. En la medicina moderna, los mayores riesgos infecciosos son los patógenos transmitidos por la sangre. Los técnicos que trabajan en microbiología están expuestos a un riesgo menor que sus colegas en otras áreas del laboratorio, tales como química y hematología, donde todos los días se manipulan grandes cantidades de muestras sanguíneas. Las infecciones adquiridas en el laboratorio más graves son VIH, virus de la hepatitis B y virus de la hepatitis C. De estos microorganismos, el virus de la hepatitis C es el más prevalente en la mayoría de los hospitales porque hay disponible una vacuna eficaz para el virus de la hepatitis B y debido a que la incidencia de VIH en la población general no es tan alta como la del virus de la hepatitis C. Por fortuna, hay una vacuna eficaz para el virus de la hepatitis B, ya que el riesgo de que un empleado no inmunizado contraiga esta infección es mucho mayor que para el virus de la hepatitis C o el VIH.

Los CDC,[15-18] el CLSI[135] y los empleados de los laboratorios[9] han establecido recomendaciones para disminuir al mínimo las infecciones transmitidas por vía sanguínea.[9]

En la tabla 1-22 se resumen los riesgos de contraer los principales patógenos transmitidos por vía sanguínea.[18]

Por lo general, no es posible predecir qué individuos pueden albergar patógenos de transmisión por vía sanguínea; en consecuencia, surgió el concepto de *precauciones universales*. Ello significa que cada muestra se considera de riesgo. La especificación de que algunas muestras son riesgosas aumenta la posibilidad de generar una falsa sensación de seguridad al manipular las otras muestras, las cuales podrían contener patógenos de transmisión por vía sanguínea.

La Occcupational Health and Safety Administration de los CDC estableció las siguientes precauciones universales:[13]

1. La sangre y los líquidos corporales de todos los pacientes deben manipularse como materiales infecciosos. Las muestras de todos los pacientes deben considerarse infecciosas (es decir, contienen patógenos de transmisión sanguínea).

2. Todas las muestras de sangre y líquidos corporales deben colocarse en un recipiente adecuado, con una tapa segura para evitar fugas durante el transporte.

3. Todas las personas que procesen muestras de sangre y de líquidos corporales (p. ej., quienes quitan las tapas de los tubos con vacío) deben utilizar guantes y protección facial (o cubrebocas y gafas de protección); de forma alternativa, pueden trabajar en una CSB que tenga protección adecuada contra estas salpicaduras (es decir, una barrera de vidrio entre la muestra y el técnico).

4. Los empleados deben cambiarse los guantes y lavarse las manos cuando terminen de procesar las muestras.

5. Los empleados nunca deben pipetear con la boca; deben utilizar dispositivos mecánicos.

6. La utilización de agujas y jeringas debe limitarse a las situaciones en las cuales no haya otra alternativa; se deben emplear dispositivos de seguridad para la manipulación de agujas.

7. Las superficies de las áreas de trabajo del laboratorio deben descontaminarse con sustancias químicas germicidas después de un derrame de sangre u otro líquido corporal, y cuando concluyan las actividades laborales.

8. Los materiales contaminados que se emplean en las pruebas de laboratorio deben descontaminarse antes de utilizarlas de nuevo o, en caso de ser desechables, deben colocarse en bolsas y desecharse de acuerdo con las políticas institucionales.

9. Todas las personas deben lavarse las manos tras concluir las actividades del laboratorio y deben quitarse la indumentaria protectora antes de salir del laboratorio.

Las recomendaciones para el tratamiento de las exposiciones varían de acuerdo con los microorganismos; los CDC revisan estas recomendaciones con regularidad y las modifican conforme sea necesario. En general, el paciente del cual se obtuvo la muestra debe ser estudiado para determinar si existe un riesgo y el empleado accidentado deberá recibir seguimiento para determinar si contrajo una infección. En ciertas situaciones, la vacunación o la quimioterapia antiviral profiláctica son apropiadas después de la exposición. Esta práctica debe ser orientada por infectólogos u otros médicos experimentados. Se debe enfatizar que la atención primaria se debe prestar a la prevención, de forma que el problema de un accidente nunca se presente. La prevención puede realizarse mediante vacunas al personal expuesto al riesgo y reduciendo al mínimo la exposición a objetos punzocortantes

TABLA 1-22 Riesgos de contraer ciertas infecciones víricas de transmisión sanguínea después de la exposición a sangre por pinchazo de aguja[a]

Virus	Estado del paciente de quien se obtuvo la muestra	Desenlace	Riesgo (%)
Hepatitis B	Positivo para AgsHB y AgeHB	Hepatitis clínica	22-31
	Positivo para AgsHB y negativo para AgeHB	Hepatitis clínica	1-6
		Seroconversión	23-37
Hepatitis C	Seropositivo	Seroconversión	0-7
VIH	Seropositivo	Seroconversión	0.30

[a]El riesgo después del contacto de la sangre con las membranas mucosas no está bien definido, pero es menor que después de un pinchazo de aguja. Información tomada de la referencia 18.

(agujas, hojas de bisturíes, vidrio roto, etc.), los cuales son las fuentes más frecuentes de accidentes.

Limpieza de derrames de materiales infecciosos. A continuación, se presenta el protocolo recomendado para la limpieza de derrames de materiales infecciosos:[35]

1. Utilizar guantes (preferentemente gruesos, resistentes a los pinchazos), batas y cubrebocas.
2. Si hay fragmentos de vidrio y otros objetos, deben retirarse sin tocarlos directamente antes de proceder.
3. Utilizar protectores de calzado que sean impermeables si el derrame es grande.
4. Cubrir el derrame con material absorbente y agregar un desinfectante concentrado. Después de 10 min, proceder con la limpieza.
5. Si se pudieran generar aerosoles, por ejemplo, un tubo de centrifugación roto, apagar la centrifugadora, pero dejarla cerrada durante al menos 30 min para permitir que los aerosoles se asienten.
6. Absorber la mayor cantidad del derrame con materiales desechables antes de proceder con la desinfección.
7. Limpiar el sitio del derrame de todos los materiales visiblemente contaminantes con una solución acuosa detergente o una solución doméstica de hipoclorito de sodio al 10%.
8. Descontaminar el sitio con un desinfectante adecuado (tabla 1-19).
9. Absorber el material desinfectante y enjuagar el sitio con agua. Finalmente, secar el sitio para evitar resbalarse.
10. Desechar todos los materiales en un recipiente para objetos biológicos peligrosos.

Si se derramó un microorganismo que requiere medidas de seguridad de nivel NBS-3 fuera de una CSB, evacuar el área durante al menos 60 min y notificar a las autoridades correspondientes de acuerdo con las políticas institucionales.

Envío de muestras y agentes etiológicos. Todas las muestras microbiológicas que deban transportarse a través del servicio postal de los Estados Unidos o de servicios comerciales de paquetería deben embalarse de conformidad con los estrictos reglamentos especificados por el Department of Transportation y la International Air Transport Association. Los microorganismos aislados (agentes etiológicos) que no sean de nivel 1 de bioseguridad (tabla 1-20) y las muestras para diagnóstico de las cuales se espera que contengan dichos agentes etiológicos, deben embalarse y etiquetarse de manera apropiada.

Las muestras se deben preparar para que soporten choques o cambios de presión que puedan ocurrir durante la manipulación y que puedan ocasionar que el contenido se derrame. Un recipiente con una fuga no sólo predispone a la contaminación de la muestra, sino que expone a quienes la manipulan o al personal que la reciba a los agentes patógenos. La figura 1-26 ilustra el embalaje y etiquetado adecuado de los agentes etiológicos. El recipiente primario (tubo o frasco para la prueba) debe cubrirse con una tapa hermética y rodearse con suficiente material de embalaje para absorber el contenido líquido si se presenta una fuga. Después, debe colocarse el recipiente en un contenedor secundario hermético, preferentemente de metal o de plástico rígido, con una tapa de rosca. Los recipientes primario y secundario se colocan después en una caja

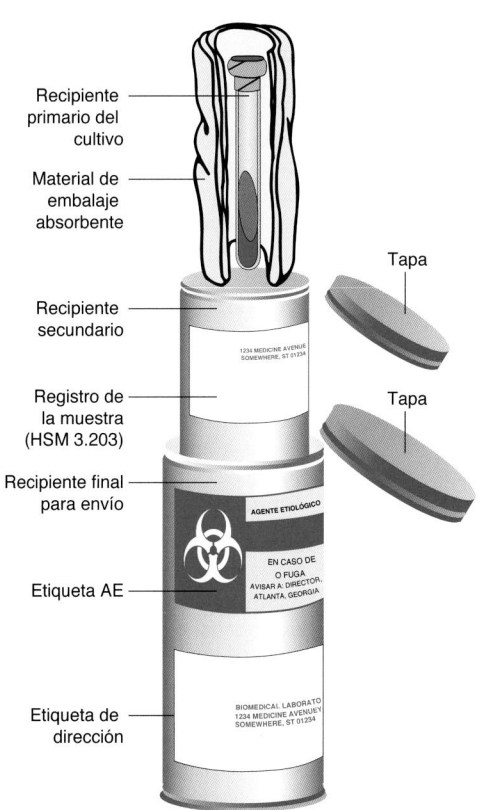
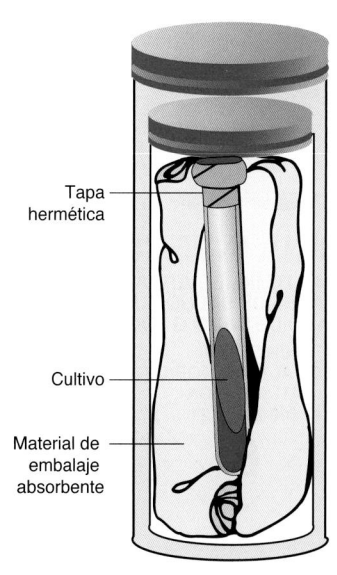

■ **FIGURA 1-26** Técnica adecuada para embalar materiales biológicos peligrosos.

externa final de aglomerado corrugado, cartón o poliestireno para su envío.

Se debe considerar agregar hielo seco si se trata de materiales peligrosos. Una caja de cartón para paquetería que contenga hielo seco como refrigerante para una muestra debe etiquetarse como "**MUESTRA MÉDICA CONGELADA CON HIELO SECO**". El empaque debe hacerse de tal manera que el dióxido de carbono pueda escapar, a fin de evitar que aumente la presión y el recipiente se rompa. El hielo seco debe colocarse por fuera del recipiente secundario junto con material que amortigüe los golpes, a fin de que el recipiente secundario no quede suelto en la medida que el hielo seco se sublima.

Además de la etiqueta con la dirección, el recipiente externo también debe contener información relacionada con los agentes etiológicos/material biomédico (con su logotipo rojo sobre un fondo blanco) y una advertencia para el transportador, como se ilustra en la figura 1-27.

Las personas que embalan los aislamientos y muestras clínicas deben recibir una capacitación especializada en relación con los reglamentos actuales. El registro de su certificación debe conservarse en sus archivos personales. Las personas que no estén certificadas no pueden enviar aislamientos microbianos ni muestras clínicas.

Peligros no biológicos

Sustancias químicas

1. Debe realizarse un plan de higiene química para el laboratorio.[31] Hay directrices disponibles para el tratamiento de los desechos de laboratorio.[29]
2. Las sustancias combustibles volátiles emiten vapores sobre la superficie del líquido. El punto de inflamabilidad es la temperatura más baja posible a la cual se produce una concentración suficiente de vapores para que se genere una flama. Las sustancias volátiles se conocen en conjunto como *inflamables*. En seguida se presenta la clasificación en función del punto de inflamabilidad y de ebullición:
   a. Inflamables:
      1) Clase IA: punto de inflamabilidad, < 22 °C; punto de ebullición, < 38 °C.
      2) Clase IB: punto de inflamabilidad, < 22 °C; punto de ebullición, > 38 °C.
      3) Clase IC: punto de inflamabilidad, > 21 °C y < 38 °C.
   b. Combustibles:
      1) Clase IIIA: punto de inflamabilidad, > 60 °C y < 94 °C.
      2) Clase IIIB: punto de inflamabilidad, > 94 °C.

   En el laboratorio de microbiología se pueden hallar diversos materiales combustibles, aunque no en las mismas cantidades que en otras áreas. Un peligro particular es el dietil éter, el cual puede formar peróxidos explosivos tras su exposición al aire. El éter se utiliza en algunos procedimientos de concentración en parasitología. Ahora hay otras alternativas disponibles que deben considerarse para evitar este peligro. Si se tiene que utilizar éter, debe almacenarse en la menor cantidad posible y de forma apropiada.
3. Las sustancias químicas *corrosivas* se definen como agentes con un pH < 2.1 o > 12.5 o que pueden corroer el acero (SAE1020) más de 0.6 cm por año a una temperatura de 54.4 °C. En el laboratorio, los corrosivos que se usan con mayor frecuencia son los ácidos fuertes, como el clorhídrico. Se deben utilizar transportadores de botellas para los ácidos concentrados en cantidades mayores de 500 mL.
4. Las sustancias químicas incompatibles (identificadas de este modo en las hojas informativas sobre la seguridad del material) no deben utilizarse ni almacenarse juntas.
5. Las latas y cabinas de almacenamiento de seguridad deben ubicarse lejos de fuentes de calor, flamas, chispas y salidas. Las áreas de almacenamiento deben estar ventiladas de forma adecuada y ser de acceso limitado al personal. Todas las sustancias químicas inflamables y corrosivas deben almacenarse en una cabina de almacenamiento para sustancias químicas a prueba de fuego, de acuerdo con los reglamentos locales y nacionales.
6. Todos los recipientes deben estar etiquetados de manera clara con la siguiente información:
   a. Contenido
   b. Advertencias de peligro
   c. Precauciones especiales
   d. Fecha de recepción/preparación
   e. Fecha de apertura/puesta en uso
   f. Fecha de caducidad
   g. Fabricante
7. En caso de derrame de una sustancia química líquida:[29,31]
   a. Determinar la naturaleza del peligro consultando la hoja informativa sobre la seguridad del material si es necesario. Evacuar el área si el derrame es una emergencia. Si el material representa peligro de incendio, eliminar todas las fuentes de ignición e iniciar las medidas para neutralizar el químico.
   b. Notificar al personal apropiado y conseguir más ayuda según se requiera. Identificar si se necesitan dispositivos de protección personal.
   c. Confinar el derrame a un área lo más pequeña posible.

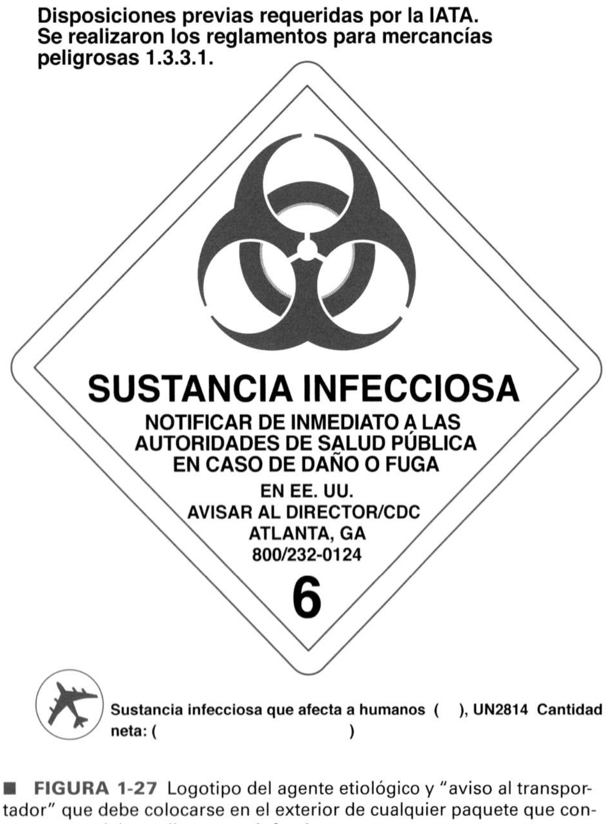

Disposiciones previas requeridas por la IATA. Se realizaron los reglamentos para mercancías peligrosas 1.3.3.1.

SUSTANCIA INFECCIOSA

NOTIFICAR DE INMEDIATO A LAS AUTORIDADES DE SALUD PÚBLICA EN CASO DE DAÑO O FUGA

EN EE. UU. AVISAR AL DIRECTOR/CDC ATLANTA, GA 800/232-0124

6

Sustancia infecciosa que afecta a humanos (   ), UN2814 Cantidad neta: (   )

■ **FIGURA 1-27** Logotipo del agente etiológico y "aviso al transportador" que debe colocarse en el exterior de cualquier paquete que contenga materiales peligrosos o infecciosos.

d. Neutralizar los ácidos con carbonato disódico. Neutralizar los álcalis con ácido bórico al 1%. Para cantidades más grandes de ácidos o bases, enjuagar con abundante agua después de la neutralización.

e. Limpiar cualquier área salpicada por el derrame.

f. Para derrames de líquidos inflamables y tóxicos, utilizar absorbentes para reducir la presión del vapor y evitar la ignición del líquido.

8. Desecho de sustancias químicas:

   a. Utilizar guantes de goma, un delantal de goma y lentes de seguridad.

   b. Retirar todos los objetos del lavabo designado para desechos. Dejar correr agua fría de forma que no salpique dentro del lavabo.

   c. Verter lentamente el líquido lo más cerca posible del drenaje, sin salpicar. Sólo se pueden desechar cantidades menores de 500 mL en el drenaje del lavabo.

   d. Al terminar, dejar que siga corriendo agua fría durante varios minutos.

   e. Desechar los solventes orgánicos solubles en agua (metanol, acetona) como se describió anteriormente. Para líquidos orgánicos insolubles, sólo se pueden desechar cantidades menores de 100 mL de la forma ya descrita. Para cantidades mayores de 100 mL, se debe consultar con la oficina de seguridad del hospital o con la oficina de seguridad y salud ambiental local.

9. Peligros radiológicos. En el pasado los laboratorios clínicos utilizaban sustancias radioquímicas principalmente para los inmunoanálisis. Estos procedimientos han sido reemplazados casi por completo por los enzimoinmunoanálisis o los métodos moleculares. Sin embargo, si se emplea algún material radiactivo en el laboratorio, se deben seguir los reglamentos apropiados de forma estricta. Por lo general, hay un oficial de seguridad institucional para los materiales radiológicos, a menudo en el Departamento de Radiología.

10. Carcinógenos. Se debe prestar atención especial a los asuntos de seguridad respecto a las sustancias químicas que han mostrado tener cierto potencial neoplásico. En el laboratorio de microbiología, el compuesto que se encuentra con mayor frecuencia en esta categoría es el formaldehído. El formol es una solución comercial estabilizada que habitualmente se utiliza como solución amortiguadora al 10% (formaldehído al 4%). El formaldehído es combustible y es un carcinógeno potencial. Los reglamentos para almacenamiento, utilización y desecho pueden ser diferentes. En general, si se emplea formaldehído, el área de trabajo debe estar bien ventilada y de preferencia debe emplearse una campana para sustancias químicas. El CAP exige el control de los vapores del formaldehído en el área de trabajo.

11. Mercurio. El mercurio elemental es un importante peligro para la salud. En el laboratorio de microbiología se le encuentra con mayor frecuencia en termómetros analógicos y en algunos fijadores en parasitología. Aunque sólo se encuentra en cantidades pequeñas, muchas instituciones han elegido, voluntariamente o por las leyes locales, eliminar el mercurio por completo.

Fuego

1. Todo empleado del hospital es responsable de evitar un incendio y ayudar a reducir las pérdidas si ocurre alguno.

2. Mantener las áreas de trabajo libres de la acumulación de basura y del exceso de materiales inflamables. Los corredores, pasillos y escaleras deben estar libres de obstáculos que puedan impedir la salida o que puedan agregar combustible a un incendio.

3. Conocer las fuentes de ignición, las flamas abiertas, los elementos de calor y los generadores de chispas (motores, interruptores de luz, fricción y estática). Más del 22% de los incendios hospitalarios se deben a instalaciones eléctricas defectuosas.

4. El personal debe estar instruido en relación con las diferencias y la utilización de los extintores para las cuatro clases de incendios:

   a. Clase A. Incendios que involucran materiales combustibles habituales como madera, papel, tela y plásticos. La utilización de un extintor de agua a presión (tipo A) es aceptable.

   b. Clase B. Incendios que involucran líquidos inflamables como alcohol, gasolina, queroseno y grasa; utilizar un extintor de dióxido de carbono (tipo B).

   c. Clase C. Incendios que involucran equipo eléctrico en el cual existe riesgo de electrocución debido a la conductividad eléctrica. Eliminar la fuente de energía eléctrica del circuito y utilizar un extintor no conductivo (nunca emplear un extintor de agua, usar uno de sustancias químicas secas [tipo C]).

   d. Clase D. Incendios que involucran metales combustibles como magnesio y potasio. Se necesitan técnicas especiales. Nunca utilizar agua, sino un agente de polvo seco. Llamar de inmediato a la estación de bomberos local.

5. Las mantas para incendios se utilizan para sofocar la indumentaria incendiada al envolver a la víctima con la manta. Si la vestimenta se incendia, la víctima debe arrojarse al suelo y rodar para sofocar la flama contra el suelo. No debe correr para conseguir la manta, el flujo de aire sólo ventilará las flamas y conducirá a lesiones más graves. De forma similar, una manta para incendios debe emplearse con la víctima en el suelo; envolver con la manta a una persona que esté de pie sólo formará una chimenea para las flamas.

6. Cumplir todos los reglamentos locales. Participar en los simulacros periódicos que realice el hospital. Todo empleado debe conocer el procedimiento del simulacro de incendios y la ruta de evacuación en su área de laboratorio.

Biodefensa

La posibilidad de que los terroristas utilicen agentes químicos, biológicos o radiactivos ha sido real durante muchos años, pero adquirió un nuevo significado después de (1) la tragedia en el Wold Trade Center y (2) el descubriendo de cartas enviadas a través del servicio postal que contenían esporas de carbunco. Ahora se requiere que todos los laboratorios limiten ciertos agentes a una utilización absolutamente esencial y que proporcionen al gobierno un inventario de dichos agentes. Además, cada laboratorio debe preparar un plan de biodefensa para afrontar el bioterrorismo. Muy pocos laboratorios de diagnóstico tienen alguno de estos agentes seleccionados (tabla 1-23). La responsabilidad principal de tratar con la mayoría de estos microorganismos recae sobre los laboratorios de referencia, los laboratorios de salud pública y otros laboratorios del

TABLA 1-23 Clasificación de los agentes biológicos y químicos con potencial para el terrorismo

Categoría del agente	Descripción de la categoría	Ejemplos
Categoría A	• Fácilmente diseminado o transmitido de persona a persona. • Causa alta mortalidad con potencial de producir un gran impacto en la salud pública. • Puede causar pánico público, alteración social. • Requiere acciones especiales para la preparación de la salud pública.	• Viruela (virus de la viruela) • *Bacillus anthracis* (carbunco) • *Yersinia pestis* (peste) • Toxina de *Clostridium botulinum* (botulismo) • *Francisella tularensis* (tularemia) • Filovirus (virus de Marburgo y del Ébola) • Arenavirus que causan fiebre hemorrágica
Categoría B	• Diseminación moderadamente fácil. • Morbilidad moderada y mortalidad baja. • Requiere una mejor vigilancia de la enfermedad.	• *Coxiella burnetii* (fiebre Q) • *Brucella* spp. (brucelosis) • *Burkholderia mallei* (muermo) • Alfavirus (p. ej., virus de la encefalomielitis oriental y occidental) • Toxina ricina de *Ricinus communis* (semilla de ricino) • Toxina ε de *Clostridium perfringens* • Enterotoxina B estafilocócica • *Salmonella* spp. • *Shigella dysenteriae* • *Escherichia coli* (O157:H7) • *Vibrio cholerae* • *Cryptosporidium parvum*
Categoría C	Agentes emergentes con: • Disponibilidad • De fácil producción y diseminación • Potencial de alta morbilidad, mortalidad e impacto en la salud pública	• Virus Nipah • Hantavirus • Virus de la fiebre hemorrágica transmitidos por garrapatas • Virus de la encefalitis transmitidos por garrapatas • Virus de la fiebre amarilla • *Mycobacterium tuberculosis* multirresistente

Adaptado de la referencia 14.

gobierno. La función principal del laboratorio de diagnóstico es reconocer la posibilidad de encontrarse ante uno de estos agentes durante la evaluación habitual de las muestras clínicas. Si se reconoce la posibilidad de un agente seleccionado, debe remitirse a la dependencia de apoyo designada y se debe avisar a las autoridades indicadas; después, deben destruirse las muestras de las que se aisló el agente. Si se sospecha terrorismo, la investigación tomará un carácter delictivo. En la tabla 1-23 se resumen las categorías de los potenciales agentes de bioterrorismo.[14]

En los Estados Unidos, el plan nacional de preparación para el terrorismo contempla una categorización de los laboratorios en numerosos niveles con una responsabilidad gradual para evaluar las posibles amenazas. La clasificación de los laboratorios se detalla en la tabla 1-24. Las cuatro categorías originales se redujeron a tres.[14]

Aseguramiento de calidad

El sello de los buenos laboratorios clínicos es la atención constante a la calidad del trabajo. El aseguramiento de la calidad es el amplio paraguas que cubre muchas actividades. Estas actividades en ocasiones se conocen por nombres un poco distintos dependiendo de la institución. Los términos *mejoramiento de la calidad* o *mejoramiento total de la calidad* han cedido su lugar a *aseguramiento de la calidad*, el cual podría cambiar a "*mejoría continúa*". Sin embargo, el mensaje fundamental es que los microbiólogos deben evaluar sus métodos y procesos en un esfuerzo por mejorar su desempeño, precisión y calidad. El control de calidad es un elemento tradicional que se analizará por separado.

El aseguramiento de la calidad puede conseguirse por completo de forma interna o puede realizarse como parte de un programa externo. Se encuentran disponibles las directrices de consenso nacional de los Estados Unidos.[32,30] Estos programas deben abordar todas las fases del ciclo diagnóstico.[32]

En la sección de acreditación del laboratorio se analizan muchas de las características de un programa de aseguramiento de calidad, el cual incluye programas de calidad como característica esencial. Las actividades internas incluyen el registro de la validación/verificación de cada prueba nueva que se introduce al laboratorio. El registro de la utilización del servicio del laboratorio por los médicos es importante y puede ser parte de un programa más amplio de utilización de pruebas. Se debe documentar el desempeño del personal técnico en cada tarea de la que sea responsable. Se debe evaluar la comparabilidad de las observaciones morfológicas entre los técnicos que realizan las mismas tareas. La evaluación formal de las competencias de todo el personal que realiza las pruebas de laboratorio (incluido el personal de enfermería y los médicos) es un requerimiento de acreditación para todas las pruebas que no sean de exención. Se publicaron directrices de consenso nacional en los Estados Unidos para la implementación del programa.[28]

La evaluación del desempeño del laboratorio puede mejorarse al comparar el propio desempeño con el de los compañeros utilizando un programa de aseguramiento de calidad externo. El CAP ofrece dos programas.[122,102] El parámetro que se escoge para la evaluación se conoce como *indicador*.

El primer programa, llamado *Q-Probes*, consiste en un estudio único, como la frecuencia de microorganismos de la piel que se aíslan en los hemocultivos (es decir, la tasa de contaminación de hemocultivos). Cada laboratorio participante envía los

TABLA 1-24 Clasificación de los laboratorios involucrados en la investigación de terrorismo biológico o químico

Nivel	Descripción	Ejemplos
A	• Detección temprana de la diseminación intencional de agentes biológicos o químicos • Procesamiento inicial de las muestras clínicas	• Laboratorios de hospitales o de salud pública • Instalaciones con bajo nivel de bioseguridad
B (originalmente B y C)	• Capacidad central para el aislamiento y caracterización de agentes de bioterrorismo seleccionados • Prestación de servicios para disminuir la sobrecarga de muestras de los laboratorios con un nivel superior • Capacidad avanzada para la identificación rápida de agentes seleccionados mediante técnicas de cultivo y moleculares • Participación en el desarrollo y la evaluación de las pruebas	• Laboratorios públicos locales y estatales • Laboratorios federales de alto nivel • Centros médicos académicos
C (originalmente D)	• Nivel más alto posible de contención y sofisticación • Capacidad para detectar agentes diseñados	• Grupo selecto de laboratorios federales • Laboratorios académicos que operan en un alto nivel de contención bajo contrato federal

Adaptado de la referencia 14.

resultados de un estudio que se ha realizado de acuerdo con un protocolo definido. Los resultados de todos los participantes se analizan de forma cuidadosa y se les proporcionan a todas las personas que enviaron los resultados.

En contraste, el programa Q-Tracks es un control repetitivo de un número limitado de indicadores definidos como particularmente útiles para la evaluación del desempeño del laboratorio. Por ejemplo, el tiempo global de respuesta de un laboratorio para un analito determinado puede analizarse a lo largo del tiempo. Por lo tanto, es posible graficar el desempeño en relación con sus pares con respecto al tiempo.

Como ya se mencionó, un laboratorio también puede evaluar su desempeño en comparación con el de sus pares a través de las pruebas de competencia.[25,109] Estas pruebas eran proporcionadas al inicio por el CAP como una herramienta educativa para mejorar el desempeño de los laboratorios. Después de la introducción de las dos leyes CLIA, las pruebas de competencia se volvieron obligatorias para la práctica de los laboratorios clínicos.

Control de calidad

El control de calidad es, en sentido estricto, una evaluación continua y sistemática del trabajo para garantizar que el producto final se encuentre conforme a los límites de tolerancia de precisión y exactitud previamente establecidos.[3] Actualmente, los directores y los supervisores de laboratorio deben ser conscientes de que el control de calidad es sólo una faceta del amplio dominio del aseguramiento de calidad. Los lectores interesados pueden acceder a los requerimientos actuales del CAP para el control de calidad (así como a otros temas importantes de seguridad y de gestión) descargando la *Lista de verificación general de laboratorios* del sitio web del CAP (http://www.cap.org).

A grandes rasgos, el control de calidad en microbiología es de igual manera un arte y una ciencia. Implica elementos intangibles, como el sentido común, el buen juicio y una constante atención a los detalles. Los programas de control de calidad deben ser organizados, tener en cuenta objetivos bien definidos y las mediciones deben documentarse para supervisar y mejorar (de ser necesario) el desempeño.

Componentes de un programa de control de calidad. Un programa básico de control de calidad para microbiología comprende varios elementos específicos que deben considerarse cuando se implementan las diversas fases

del programa. Bartlett[6] desarrolló un programa de control de calidad y analiza los diferentes niveles de actividad, los cuales van desde los más básicos hasta los más avanzados. Utilizando este esquema, un supervisor puede seleccionar el nivel de actividad que sea adecuado para el personal y la carga laboral en un laboratorio determinado. Estos parámetros han sido empleados y mejorados en los documentos del CLSI a los que se ha hecho referencia a lo largo de este capítulo.

El CAP estableció los estándares para la acreditación de los laboratorios clínicos, incluyendo una lista de verificación para la inspección de los laboratorios de microbiología. Esta lista proporciona valiosas directrices a los supervisores de microbiología para realizar una evaluación puntual de las necesidades de control de calidad en sus laboratorios. Muchos de los requerimientos se incluyen en los reglamentos federales de la CLIA '88.

Los reglamentos están en constante revisión y pueden ser modificados. Algunos de los cambios son más exigentes que los de algunas entidades certificadas de acreditación, como el CAP; otras modificaciones son menos estrictas. Por ley, las agencias certificadas deben tener estándares al menos tan exigentes como los de los CMS, pero sus estándares pueden ser más estrictos.

Un cambio importante y continuo se está llevando a cabo mientras se escribe este capítulo. Este cambio es el requisito de un nuevo plan de control de calidad de los CMS llamado *Plan individual de control de calidad* (IQCP, *Individualized Quality Control Plan*). Se puede encontrar orientación con respecto a este plan en el sitio web de los CMS (www.cms.gov). También se puede encontrar orientación del CAP, la CLSI y la American Society for Microbiology.

Al inicio, se debe seleccionar un coordinador de control de calidad. Se debe establecer claramente la responsabilidad del coordinador y conferirle una autoridad apropiada para que pueda tratar de forma eficaz los problemas cuando surjan. Es responsabilidad del coordinador establecer los estándares mínimos de control de calidad que se deben cumplir en el laboratorio, así como esquematizar las diversas acciones que deben tomarse para la supervisión y vigilancia diaria de todas las facetas del programa.

El coordinador debe asegurarse de que todas las actividades se describan de forma clara en el manual de control de calidad, el cual también debe describir lo siguiente:

1. Los detalles de todas las prácticas de control de calidad, como los procedimientos y el cronograma para la supervisión del funcionamiento de los equipos.

2. El proceso de supervisión de todos los medios y reactivos, las fechas de caducidad y los patrones de reacción de los microorganismos apropiados de prueba.
3. Todos los resultados de las pruebas de competencia.

Se deben diseñar formularios adecuados para recopilar la información en forma de columnas de números, gráficas o diagramas, de manera que se pueda detectar con rapidez cualquier elemento que se encuentre fuera de los valores esperados. El coordinador también debe revisar todos los registros de control y verificar todas las mediciones que se encuentren fuera de los valores esperados. Se deben documentar las acciones correctivas para todas las mediciones que estén fuera de los valores esperados. A continuación, se presenta una breve revisión de los diversos componentes de un programa de control de calidad.

Supervisión del equipo del laboratorio. En todos los laboratorios de microbiología se debe establecer un programa de mantenimiento preventivo, a fin de garantizar el funcionamiento adecuado de todos los aparatos eléctricos y mecánicos. Los aparatos deben revisarse en los intervalos preestablecidos; ciertas partes se deben reemplazar después de un período específico de uso, incluso si no parecen desgastadas. En la tabla 1-25 se muestra una breve lista de los aparatos, los procedimientos de supervisión que deben llevarse a cabo, la frecuencia y los límites de tolerancia. Se deben asignar las tareas entre los miembros del personal del laboratorio para garantizar que todas las inspecciones se lleven a cabo y que toda la información

se registre de forma precisa en tablas o en los manuales de mantenimiento. Es importante detectar de inmediato las tendencias ascendentes o descendentes, a fin de que se puedan tomar acciones correctivas antes de que ocurran errores graves. Se debe determinar y registrar diariamente la temperatura de incubadoras, refrigeradores, congeladores, baños de agua y bloques de calentamiento empleando un termómetro calibrado por el Bureau of Standards (en el caso de los Estados Unidos) o con uno que se haya comparado con un termómetro calibrado. Además, se debe determinar diariamente la concentración de CO_2 en todas las incubadoras de CO_2. Se debe determinar la causa de cualquier medición que se encuentre fuera de los parámetros establecidos de control de calidad y el defecto debe corregirse de inmediato.

Supervisión de medios de cultivo, reactivos e insumos. Todos los medios de cultivo se deben revisar comparándolos con los controles adecuados para establecer su correcta reactividad. Se reconoce que muchos medios comerciales tienen un alto nivel de rendimiento y confiabilidad. Se han desarrollado recomendaciones de consenso para la necesidad de un control de calidad local.[23] Los pocos medios que pueden presentar problemas de control de calidad (p. ej., agar chocolate, medio para *C. jejuni* y agar de Thayer-Martin) deben someterse a pruebas de control en cada laboratorio. No es necesario realizar pruebas a muchos otros medios si el fabricante proporciona documentos en los cuales se indique que se ha observado una reactividad adecuada.

TABLA 1-25 Procedimientos de vigilancia del control de calidad de los aparatos de microbiología frecuentemente utilizados

Aparato	Procedimiento	Cronograma	Límites de tolerancia
Refrigeradores	Registro de temperatura[a]	Diario o continuo	2 a $-8\,°C$.
Congeladores	Registro de temperatura[a]	Diario o continuo	-20 a $-8\,°C$. -75 a $-60\,°C$.
Incubadoras	Registro de temperatura[a]	Diario o continuo	$35.5\,°C \pm 1\,°C$.
Incubadoras (CO_2)	Medición de contenido de CO_2 Utilización de analizador de gases sanguíneos o dispositivo Fyrite®[b]	Diario o dos veces al día	5-10%.
Baños de agua	Registro de temperatura[a]	Diario	$36\text{-}38\,°C$. $55\text{-}57\,°C$.
Bloques de calentamiento	Registro de temperatura[a]	Diario	$\pm 1\,°C$ del establecido.
Autoclaves	Prueba con tira de espora (*Bacillus stearothermophilus*)	Al menos semanalmente	La falta de crecimiento de esporas en el subcultivo indica una prueba estéril.
Medidor de pH	Prueba con soluciones de calibración de pH	Con cada uso	± 0.1 unidades de pH del estándar empleado.
Jarras de anaerobiosis	Tira con indicador de azul de metileno	Con cada uso	Un cambio de color de la tira de azul a blanco indica baja presión de O_2.
Caja plástica anaerobia	Cultivo de *Clostridium novyi* de tipo B	Realizar periódicamente	El crecimiento indica muy baja presión de O_2. Sólo se utiliza cuando se necesita una tensión de O_2 muy reducida.
	Solución con indicador de azul de metileno	Continuo o diario	La solución permanece incolora si la tensión de O_2 es baja.
Aparato rotatorio para serología	Medición de las revoluciones por minuto (rpm)	Con cada uso	180 rpm $\pm$ 10 rpm.
Centrifugadoras	Revisión de las revoluciones con un tacómetro	Mensualmente	Dentro del 5% de lo establecido en el indicador.
Campanas de seguridad	Medición de la velocidad del aire[c] a través de la apertura frontal	Semestral o trimestralmente	15 m de flujo de aire por minuto $\pm$ 1.5 m/min.

[a]Cada termómetro con el que se realiza la valoración debe calibrarse en comparación con un termómetro estándar.
[b]Bacharach Instrument Co., Pittsburgh, PA.
[c]Velometer Jr.®, Alnor Instrument Co., Chicago, IL.

En la tabla 1-26 se presenta una lista de los microorganismos sugeridos y los resultados aceptables para los medios de cultivo utilizados con mayor frecuencia en los laboratorios clínicos. En los laboratorios se pueden mantener organismos de reserva para el control de calidad mediante el subcultivo de las cepas bacterianas que se aíslan como parte del trabajo de rutina. De forma alterna y más práctica (aunque más costosa), se pueden comprar microorganismos de reserva secos a partir de colecciones de cultivos, como la ATCC (American Type Culture Collection, 12301 Parklawn Dr., Rockville MD) o de proveedores comerciales. El fabricante o el laboratorio local deben revisar la reactividad y la capacidad como sustrato de crecimiento bacteriano de cada lote de medios.

Los tubos de cultivo, las placas con medios y los reactivos deben tener una etiqueta que indique de forma clara el contenido y las fechas de preparación y caducidad. Se debe hacer referencia a los tubos de cultivo, placas con medios y reactivos "codificados" de manera que hasta el personal externo al laboratorio pueda interpretar el código. Se deben definir con precisión las normas de control de calidad aplicables a las pruebas de sensibilidad a antibióticos.

Cada lote de medios, en tubos o en placa, también debe someterse a pruebas de esterilidad, en particular los medios cuyos componentes se agregaron después de la esterilización. Las revisiones de esterilidad deben realizarse de forma visual y por subcultivo. Por ejemplo, ciertos medios selectivos pueden suprimir el crecimiento visible de algunas bacterias; sin embargo, pueden aparecer microorganismos viables en el subcultivo. También se debe observar el medio preparado en busca de signos de deterioro, como decoloración, turbidez, cambios de color, evidencia de congelamiento/descongelamiento y estado de hidratación.

La frecuencia con la cual se deben realizar las pruebas de control de calidad de los medios y los reactivos (incluso los reactivos serológicos) está claramente definida por diversas entidades de acreditación. En la tabla 1-27 se presentan algunas normas del control de calidad para los medios y reactivos. Las recomendaciones para el control de calidad no son estáticas. Es importante seguir las recomendaciones, al menos en parte, porque existe la misma probabilidad de que los cambios representen realizar menos trabajo.

TABLA 1-26 Control de calidad de los medios utilizados con mayor frecuencia: microorganismos de control sugeridos y reacciones esperadas

Medio	Microorganismos de control	Reacciones esperadas
Agar sangre	Estreptococos del grupo A	Crecimiento adecuado, β-hemólisis
	S. pneumoniae	Crecimiento adecuado, α-hemólisis
Agar bilis esculina	*Enterococcus* spp. α-hemolíticos	Crecimiento adecuado, negro
	Estreptococos, no del grupo D	Sin crecimiento; sin decoloración del medio
Agar chocolate	*H. influenzae*	Crecimiento adecuado
	N. gonorrhoeae	Crecimiento adecuado
Agar urea de Christensen	*P. mirabilis*	Completamente rosa (positivo)
	K. pneumoniae	Pico de flauta (*slant*) rosado (positivo parcial)
	E. coli	Amarillo (negativo)
Agar citrato de Simmons	*K. pneumoniae*	Crecimiento o color azul (positivo)
	E. coli	Sin crecimiento, permanece verde (negativo)
Agar cistina tripticasa - Dextrosa	*N. gonorrhoeae*	Amarillo (positivo)
	M. catarrhalis	Sin cambio de color (negativo)
Sacarosa	*E. coli*	Amarillo (positivo)
	N. gonorrhoeae	Sin cambio de color (negativo)
Maltosa	*Salmonella* spp. o *N. meningitidis*	Amarillo (positivo)
	N. gonorrhoeae	Sin cambio de color (negativo)
Lactosa	*N. lactamicus*	Amarillo (positivo)
	N. gonorrhoeae	Sin cambio de color (negativo)
Lisina descarboxilasa	*K. pneumoniae*	Azulado (positivo)
	Cronobacter sakazakii	Amarillo (negativo)
Arginina (dihidrolasa)	*E. cloacae*	Azulado (positivo)
	P. mirabilis	Amarillo (negativo)
Ornitina	*P. mirabilis*	Azulado (positivo)
	K. pneumoniae	Amarillo (negativo)
Desoxirribonucleasa (ADNasa)	*S. marcescens*	Zona de aclaramiento (agregar HCl 1 N)
	E. cloacae	Sin zona de aclaramiento

(*continúa*)

TABLA 1-26 Control de calidad de los medios utilizados con mayor frecuencia: microorganismos de control sugeridos y reacciones esperadas (*continuación*)

Medio	Microorganismos de control	Reacciones esperadas
Agar eosina-azul de metileno	*E. coli*	Crecimiento adecuado, brillo verde metálico
	K. pneumoniae	Crecimiento adecuado, colonias violáceas, sin brillo
	Shigella flexneri	Crecimiento adecuado, colonias transparentes (lactosa negativas)
Agar entérico de Hektoen	*Salmonella typhimurium*	Colonias verdes con centros negros
	S. flexneri	Colonias verdes transparentes
	E. coli	Crecimiento levemente inhibido, colonias naranjas
Indol (de Kovac)	*E. coli*	Rojo (positivo)
	K. pneumoniae	Sin color rojo (negativo)
Agar hierro de Kligler	*E. coli*	Pico de flauta ácido/fondo ácido
	S. flexneri	Pico de flauta alcalino/fondo ácido
	P. aeruginosa	Pico de flauta alcalino/fondo alcalino
	S. typhimurium	Pico de flauta alcalino/fondo negro
Agar lisina hierro	*S. typhimurium*	Pico de flauta y fondo violáceo, + H_2S
	S. flexneri	Pico de flauta violáceo/fondo amarillo
	P. mirabilis	Pico de flauta rojo/fondo amarillo
Agar de MacConkey	*E. coli*	Colonias rosadas (lactosa positivas)
	P. mirabilis	Colonias incoloras, sin dispersión
	Enterococcus spp.	Sin crecimiento
Malonato	*E. coli*	Sin crecimiento
	K. pneumoniae	Crecimiento adecuado, azul (positivo)
Motilidad (agar semisólido)	*P. mirabilis*	Medio turbio (positivo)
	K. pneumoniae	Sin bordes plumosos en la estría de la siembra (negativo)
Caldo o agar de nitrato	*E. coli*	Rojo al agregar los reactivos
	Acinetobacter lwoffii	Sin color rojo (negativo)
Agar de sangre feniletil alcohol	*Streptococcus* spp.	Buen crecimiento
	E. coli	Sin crecimiento
o-nitrofenol-β-D-galactopiranósido (ONPG)	*S. marcescens*	Amarillo (positivo)
	S. typhimurium	Incoloro (negativo)
Fenilalanina desaminasa	*P. mirabilis*	Verde (agregar $FeCl_3$ al 10%)
	E. coli	Sin color verde (negativo)
Agar *Salmonella-Shigella* (SS)	*S. typhimurium*	Colonias incoloras, centros negros
	E. coli	Sin crecimiento
Voges-Proskauer	*K. pneumoniae*	Rojo (agregar reactivos)
	E. coli	Sin desarrollo (negativo)
Agar xilosa-lisina-dextrosa	*Salmonella* spp.	Colonias rojas (lisina positiva)
	E. coli	Colonias amarillas (azúcares positivas)
	Shigella spp.	Colonias transparentes (negativo)

[a]Tomado de Microbiology Checklist, College of American Pathologists; revisado en 2014.

TABLA 1-27 Control de calidad de reactivos y medios seleccionados[a]

Medios o reactivos	Frecuencia	Controles
Tinción de Gram	Cada nuevo lote de colorantes y al menos semanalmente.	Microorganismos grampositivos y gramnegativos
Otras tinciones no inmunológicas, no fluorescentes	Cada día que se utilizan y cada nuevo lote, número de lote o envío.	Reactividad adecuada
Tinciones fluorescentes	Cada vez que se utilizan.	Reactividad adecuada
Catalasa, coagulasa, oxidasa, bacitracina, optoquina, ONPG, discos X, V o XV, sistemas de identificación	Cada nuevo lote, número de lote o envío.	Controles positivos y negativos
Antisueros (*Salmonella* y *Shigella*)	Cada nuevo lote, número de lote o envío cuando se prepare o se abra, y una vez cada seis meses en lo sucesivo.	Controles positivos y negativos
β-lactamasa (distinta a cefinasa)	Cada día que se utilicen.	Controles positivos y negativos
β-lactamasa (cefinasa)	Cada nuevo lote, número de lote o envío.	Controles positivos y negativos
Sondas de ácidos nucleicos	Cada día que se utilicen.	Controles positivos y negativos
Tinciones AFB	Cada día que se utilicen.	Controles positivos y negativos
Pruebas de sensibilidad a los antibióticos	Diaria o semanalmente si se cumplen los criterios (*véase* el cap. 17).	Microorganismos apropiados

Nota: Esto cambiará con la implementación del IQCP en el futuro, pero sirve como guía para el control de calidad.
[a]Tomado de Microbiology Checklist, College of American Pathologists; revisado en 2014.

REFERENCIAS

1. Albaers AC, Fletcher RD. Accuracy of calibrated-loop transfer. J Clin Microbiol 1983;18:40–42.
2. Alfa MJ, Degagne P, Olson N, et al. Improved detection of bacterial growth in continuous ambulatory peritoneal dialysis effluent by use of BacT/Alert FAN bottles. J Clin Microbiol 1997;35:862–866.
3. August MJ, Hindler JA, Huber TW, et al. Cumitech 3A: Quality Control and Quality Assurance Practices in Clinical Microbiology. Washington, DC: American Society for Microbiology, 1990.
4. Baron EJ, Miller JM, Weinstein MP, et al. A guide to utilization of the microbiology laboratory for diagnosis of infectious diseases: 2013 recommendations by the Infectious Diseases Society of America (IDSA) and the American Society for Microbiology (ASM). Clin Infect Dis 2013;57:e22–e121.
5. Barry M, Russi M, Armstrong L, et al. Brief report: treatment of a laboratory-acquired Sabia virus infection. N Engl J Med 1995;333:294–296.
6. Bartlett RC. A plea for clinical relevance in microbiology. Am J Clin Pathol 1974;61:867–872.
7. Bartlett RC, ed. Medical Microbiology: Quality Cost and Clinical Relevance. New York, NY: John Wiley, 1974.
8. Bartlett RC. Leadership for quality: laboratory scientists have an unprecedented opportunity to contribute to the leadership required to introduce effective quality management. ASM News 1991;57:15–21.
9. Beltrami EM, Williams IT, Shapiro CN, et al. Risk and management of bloodborne infections in health care workers. Clin Microbiol Rev 2000;13:385–407.
10. Bobadilla M, Sifuentes J, Garcia-Tsao G. Improved method for bacteriological diagnosis of spontaneous bacterial peritonitis. J Clin Microbiol 1989;27:2145–2147.
11. Caliendo AM, St. George K, Kao S-Y, et al. Comparison of quantitative cytomegalovirus (CMV) PCR in plasma and CMV antigenemia assay: clinical utility of the prototype AMPLICOR CMV MONITOR test in transplant recipients. J Clin Microbiol 2000;38:2122–2127.
12. Casadevall A, Pirofski L. Host-pathogen interactions: the attributes of virulence. J Infect Dis 2001;184:337–344.
13. Centers for Disease Control. Guidelines for prevention of transmission of human immunodeficiency virus and hepatitis B virus to health-care and public-safety workers. MMWR Morb Mortal Wkly Rep 1989;38:1–37.
14. Centers for Disease Control. Biological and chemical terrorism: strategic plan for preparedness and response. Recommendations of the CDC strategic planning workgroup. MMWR Recomm Rep 2000;49(RR-4):1–14.
15. Centers for Disease Control. Appendix A. Practice recommendations for health-care facilities implementing the U.S. public health service guidelines for management of occupational exposures to bloodborne pathogens. MMWR Recomm Rep 2001;50(RR-11):43–44.
16. Centers for Disease Control. Appendix B. Management of occupational blood exposures. MMWR Recomm Rep 2001;50(RR-11):45–46.
17. Centers for Disease Control. Appendix C. Basic and expanded HIV postexposure prophylaxis regimens. MMWR Recomm Rep 2001;50(RR-11):47–52.
18. Centers for Disease Control. Updated U.S. public health service guidelines for the management of occupational exposures to HBV, HCV, and HIV and recommendations for postexposure prophylaxis. MMWR Recomm Rep 2001;50(RR-11):1–42.
19. Centers for Disease Control. Appendix A. Regulatory framework for disinfection and sterilants. MMWR Morbid Mortal Wkly Rep 2003;52(RR-17):62–64.
20. Centers for Disease Control Appendix C. Methods for sterilizing and disinfecting patient-care items and environmental surfaces. MMWR Recomm Rep 2003;52(RR-17):66.
21. Chastre J, Viau F, Brun P, et al. Prospective evaluation of the protected specimen brush for the diagnosis of pulmonary infections in ventilated patients. Am Rev Respir Dis 1984;130:924–929.
22. Cherry WB, Moody MD. Fluorescent-antibody techniques in diagnostic bacteriology. Bacteriol Rev 1965;29:222–250.
23. Clinical and Laboratory Standards Institute. Quality Control for Commercially Prepared Microbiological Culture Media; Approved Standard. 3rd Ed. CLSI document M22-A3. Wayne, PA: Clinical and Laboratory Standards Institute, 2004.
24. Clinical and Laboratory Standards Institute. Laboratory Design; Approved Guideline. 2nd Ed. CLSI document QMS04-A2. Wayne, PA: Clinical and Laboratory Standards Institute, 2007.
25. Clinical and Laboratory Standards Institute. Using Proficiency Testing (PT) to Improve the Clinical Laboratory; Approved Guideline. 2nd Ed. CLSI document GP27-A2. Wayne, PA: Clinical and Laboratory Standards Institute, 2007.
26. Clinical and Laboratory Standards Institute. Abbreviated Identification of Bacteria and Yeast; Approved Guideline. 2nd Ed. CLSI document M35-A2. Wayne, PA: Clinical and Laboratory Standards Institute, 2008.
27. Clinical and Laboratory Standards Institute. Assessment of Laboratory Tests When Proficiency Testing is Not Available; Approved Guideline. 2nd Ed. CLSI document GP29-A2. Wayne, PA: Clinical and Laboratory Standards Institute, 2008.
28. Clinical and Laboratory Standards Institute. Training and Competence Assessment; Approved Guideline. 3rd Ed CLSI document QMS03-A3. Wayne, PA: Clinical and Laboratory Standards Institute, 2009.
29. Clinical and Laboratory Standards Institute. Clinical Laboratory Waste Management; Approved Guideline. 3rd Ed. CLSI document GP05-A3. Wayne, PA: Clinical and Laboratory Standards Institute, 2011.

30. Clinical and Laboratory Standards Institute. Quality Management System: Continual Improvement; Approved Guideline. 3rd Ed. CLSI document QMS06-A3. Wayne, PA: Clinical and Laboratory Standards Institute, 2011.

31. Clinical and Laboratory Standards Institute. Clinical Laboratory Safety; Approved Guideline. 3rd Ed. CLSI document GP17-A3. Wayne, PA: Clinical and Laboratory Standards Institute, 2012.

32. Clinical and Laboratory Standards Institute. Quality Management System: A Model for Laboratory Services; Approved Guideline. 4th Ed. CLSI document GP26-A4. Wayne, PA: Clinical and Laboratory Standards Institute, 2012.

33. Clinical and Laboratory Standards Institute. Quality Management System: Qualifying, Selecting, and Evaluating a Referral Laboratory; Approved Guideline. 2nd Ed. CLSI document QMS05-A2. Wayne, PA: Clinical and Laboratory Standards Institute, 2012.

34. Clinical and Laboratory Standards Institute. Quality Management System: Development and Management of Laboratory Documents; Approved Guideline. 6th Ed. CLSI document replaces GP02-A5. Wayne, PA: Clinical and Laboratory Standards Institute, 2013.

35. Clinical and Laboratory Standards Institute. Protection of Laboratory Workers from Occupationally Acquired Infections; Approved Guideline. 4th Ed. CLSI document M29-A4. Wayne, PA: Clinical and Laboratory Standards Institute, 2014.

36. Clinical and Laboratory Standards Institute. Quality Control of Microbiological Transport Systems; Approved Standard. 2nd Ed. CLSI document M40-A2. Wayne, PA: Clinical and Laboratory Standards Institute, 2014.

37. Conomy JP, Leibovitz A, McCombs W, et al. Airborne rabies encephalitis: demonstration of rabies virus in the human central nervous system. Neurology 1977;27:67–69.

38. Cotran RS, Kumar V, Collins T, et al. Robbins Pathologic Basis of Disease. 6th Ed. Philadelphia, PA: WB Saunders, 1999.

39. Crain EF, Gershel JC. Urinary tract infections in febrile infants younger than 8 weeks of age. Pediatrics 1990;86:363–367.

40. Curfs JH, Meis JF, Hoogkamp-Korstanje JA. A primer on cytokines: sources, receptors, effects, and inducers. Clin Microbiol Rev 1997;10:742–780.

41. Davidson A, Diamond B. Autoimmune diseases. N Engl J Med 2001;345:340–350.

42. Delvies PJ, Roitt IM. The immune system: first of two parts. N Engl J Med 2000;343:37–49.

43. Delvies PJ, Roitt IM. The immune system: second of two parts. N Engl J Med 2000;343:108–117.

44. Dinarello CA, Cannon JF, Wolff SM. New concepts on the pathogenesis of fever. Rev Infect Dis 1988;10:168–189.

45. Fine MJ, Orloff JJ, Rihs JD, et al. Evaluation of housestaff physicians' preparation and interpretation of sputum Gram stains for community-acquired pneumonia. J Gen Intern Med 1991;6:189–198.

46. Flynn PM, Shenep JL, Barrett FF. Differential quantitation with a commercial blood culture tube for diagnosis of catheter-related infection. J Clin Microbiol 1988;26:1045–1046.

47. Fraser DW, Tsai TR, Orenstein W, et al. Legionnaires' disease: description of an epidemic of pneumonia. N Engl J Med 1977;297:1189–1197.

48. Friedly G. Importance of bacterial stains in the diagnosis of infectious disease. J Med Technol 1985;1:823–833.

49. Fung JC, McKinley G, Tyburski MB, et al. Growth of coagulase-negative staphylococci on colistin-nalidixic acid agar and susceptibility to polymyxins. J Clin Microbiol 1984;19:714–716.

50. Gabay C, Kushner I. Acute-phase proteins and other systemic responses to inflammation. N Engl J Med 1999;340:448–454.

51. Garcia LS, ed. Clinical Laboratory Management. Washington, DC: American Society for Microbiology, 2004.

52. Gavin PJ, Paule SM, Fisher AG, et al. The role of molecular typing in the epidemiologic investigation and control of nosocomial infections. Pathol Case Rev 2003;8:163–171.

53. Geckler RW, Gremillion DH, McAllister CK, et al. Microscopic and bacteriological comparison of paired sputa and transtracheal aspirates. J Clin Microbiol 1977;6:396–399.

54. Gribble MJ, Puterman ML, McCallum NM. Pyuria: its relationship to bacteriuria in spinal cord injured patients on intermittent catheterization. Arch Phys Med Rehabil 1989;70:376–379.

55. Guerrant RL, Walker DH, Weller PF. Tropical Infectious Diseases. Philadelphia, PA: Churchill Livingstone, 1999.

56. Hageage GJ Jr, Harrington BJ. Use of calcofluor white in clinical mycology. Lab Med 1984;15:109–115.

57. Hall CJ, Richmond SJ, Caul EO, et al. Laboratory outbreak of Q fever acquired from sheep. Lancet 1982;1:1004–1006.

58. Hoerl D, Rostkowski C, Ross SL, et al. Typhoid fever acquired in a medical technology teaching laboratory. Lab Med 1988;19:166–168.

59. Hoff RG, Newman DE, Staneck JL. Bacteriuria screening by use of acridine orange-stained smears. J Clin Microbiol 1984;21:513–516.

60. Hughes JG, Vetter EA, Patel R, et al. Culture with BACTEC Peds Plus/F Bottle compared with conventional methods for detection of bacteria in synovial fluid. J Clin Microbiol 2001;39:4468–4471.

61. Hughes MD, Johnson VA, Hirsch MS, et al. Monitoring plasma HIV-1 RNA levels in addition to CD4+ lymphocyte count improves assessment of antiretroviral therapeutic response. ACTG 241 Protocol Virology Substudy Team. Ann Intern Med 1997;126:929–938.

62. Isenberg HD. Clinical Microbiology Procedures Handbook. 2nd Ed. Washington, DC: ASM Press, 2004.

63. Isenberg HD, Washington JA, Doern G, et al. Collection, handling and processing of specimens. In Balows A, ed. Manual of Clinical Microbiology. 5th Ed. Washington, DC: American Society for Microbiology, 1991:15–28.

64. James AN. Legal realities and practical applications in laboratory safety management. Lab Med 1988;19:84–87.

65. Kamradt T, Mitchison NA. Tolerance and autoimmunity. N Engl J Med 2001;44:655–664.

66. Kay AB. Allergy and allergic diseases: first of two parts. N Engl J Med 2001;44:30–37.

67. Knipe DM, Howley PM. Fields Virology. 4th Ed. Philadelphia, PA: Lippincott Williams & Wilkins, 2001.

68. Koneman EW. The Other End of the Microscope: The Bacteria Tell Their Story. Washington, DC: ASM Press, 2002.

69. Kwon-Chung KJ, Bennett JE. Medical Mycology. Philadelphia, PA: Lea & Febiger, 1992.

70. Lauer BA, Reller LB, Mirrett S. Comparisons of acridine orange and Gram stains for detection of microorganisms in cerebrospinal fluid and other clinical specimens. J Clin Microbiol 1981;14:201–205.

71. Lekstrom-Himes JA, Gallin JI. Immunodeficiency diseases caused by defects in phagocytes. N Engl J Med 2000;343:1703–1714.

72. Lell B, May J, Schmidt-Ott RJ, et al. The role of red blood cell polymorphisms in resistance and susceptibility to malaria. Clin Infect Dis 1999;28:794–799.

73. Lund ME, Hawkinson RW. Evaluation of the prompt inoculation system for preparation of standardized bacteria inocula. J Clin Microbiol 1985;18:84–91.

74. Maki DG, Weise CE, Sarafin HW. A semiquantitative culture method for identifying intravenous-catheter-related infection. N Engl J Med 1977;296:1305–1309.

75. Malech HL, Gallin JI. Current concepts in immunology. Neutrophils in human diseases. N Engl J Med 1987;317:687–694.

76. Mandell GL, Bennett JE, Dolin R. Principles and Practice of Infectious Diseases. 5th Ed. Philadelphia, PA: Churchill Livingstone, 2000.

77. Medzhitov R, Janeway C. Advances in immunology: innate immunity. N Engl J Med 2000;343:338–344.

78. Mermel LA, Josephson SL, Dempsey J, et al. Outbreak of Shigella sonnei in a clinical microbiology laboratory. J Clin Microbiol 1997;35:3163–3165.

79. Michon P, Fraser T, Adams JH. Naturally acquired and vaccine-elicited antibodies block erythrocyte cytoadherence of the Plasmodium vivax Duffy binding protein. Infect Immun 2000;68:3164–3171.

80. Miller CD, Songer JR, Sullivan JF. A twenty-five year review of laboratory-acquired human infections at the National Animal Disease Center. Am Ind Hyg Assoc J 1987;48:271–275.

81. Miller JM. A Guide to Specimen Management in Clinical Microbiology. 2nd Ed. Washington, DC: ASM Press, 1998.

82. Miller JM, Holmes HT, Krisher K. General principles of specimen collection and handling. In Murray PR, Baron EJ, Jorgensen JH, Pfaller MA, Yolken RH, eds. Manual of Clinical Microbiology. 8th Ed. Washington, DC: ASM Press, 2003:55–66.

83. Mims CA, Nash A, Stephen J. Mims' Pathogenesis of Infectious Disease. 5th Ed. Burlington, MA: Elsevier, 2000.

84. Morris AJ, Smith LK, Mirrett S, et al. Cost and time savings following introduction of rejection criteria for clinical specimens. J Clin Microbiol 1996;34:355–357.

85. Morris AJ, Wilson SJ, Marx CE, et al. Clinical impact of bacteria and fungi recovered only from broth cultures. J Clin Microbiol 1995;33:161–165.

86. Murray PR, Washington JA II. Microscopic and bacteriologic analysis of expectorated sputum. Mayo Clin Proc 1975;50:339–344.

87. O'Hara CM, Weinstein MP, Miller JM. Manual and automated systems for detection and identification of microorganisms. In Murray PR, Baron EJ, Jorgensen JH, Pfaller MA, Yolken RH, eds. Manual of Clinical Microbiology. 8th Ed. Washington, DC: ASM Press, 2003:185–207.

88. Patel R, Paya CV. Infections in solid-organ transplant recipients. Clin Microbiol Rev 1997;10:86–124.

89. Peterson LR, Brossette SE. Hunting health care-associated infections from the clinical microbiology laboratory: passive, active, and virtual surveillance. J Clin Microbiol 2002;40:1–4.

90. Pike RM. Laboratory-associated infections: summary and analysis of 3921 cases. Health Lab Sci 1976;13:105–114.

91. Pike RM. Past and present hazards of working with infectious agents. Arch Pathol Lab Med 1978;102:333–336.

92. Pike RM. Laboratory-associated infections: incidence, fatalities, causes and prevention. Annu Rev Microbiol 1979;33:41–66.

93. Quinn A, Kosanke S, Fischetti VA, et al. Induction of autoimmune valvular heart disease by recombinant streptococcal M protein. Infect Immun 2001;69:4072–4078.

94. Regan J, Lowe F. Enrichment medium for the isolation of *Bordetella*. J Clin Microbiol 1977;6:303–309.

95. Reimer LG, Carroll KC. Procedures for the storage of microorganisms. In Murray PR, Baron EJ, Jorgensen JH, Pfaller MA, Yolken RH, eds. Manual of Clinical Microbiology. 8th Ed. Washington, DC: ASM Press, 2003:67–73.

96. Renshaw AA, Stelling JM, Doolittle MH. The lack of value of repeated *Clostridium difficile* cytotoxicity assays. Arch Pathol Lab Med 1996;120:49–52.

97. Richards P, Rathburn K. Medical Risk Management: Preventive Strategies for Health Care Providers. Rockville, MD: Aspen Press, 1983.

98. Richards WD, Wright HS. Preservation of tissue specimens during transport to mycobacteriology laboratories. J Clin Microbiol 1983;17:393–395.

99. Richmond JY, McKinney RW. Biosafety in Microbiological and Biomedical Laboratories. 5th Ed. Washington, DC: US Government Printing Office, 2009.

100. Ryan KJ, Ray CG. Sherris Medical Microbiology: An Introduction to Infectious Diseases. 4th Ed. Columbus, OH: McGraw Hill/Appleton & Lange, 2003.

101. Salyers AA, Whitt DD. Bacterial Pathogenesis: A Molecular Approach. 2nd Ed. Washington, DC: ASM Press, 2001.

102. Schifman RB. Q-probes (short-term studies of the laboratory's role in quality care): nosocomial infections data analysis and critique. Coll Am Pathol 1990;1–14.

103. Schreckenberger PC. Questioning dogmas: proposed new rules and guidelines for the clinical laboratory. ASM News 2001;67:388–389.

104. Schwartz RS. Shattuck lecture: diversity of the immune repertoire and immunoregulation. N Engl J Med 2003;348:1017–1026.

105. Siegel DL, Edelstein PH, Nachamkin I. Inappropriate testing for diarrheal diseases in the hospital. JAMA 1990;263:979–982.

106. Simko JP, Caliendo AM, Hogle K, et al. Differences in laboratory findings for cerebrospinal fluid specimens obtained from patients with meningitis or encephalitis due to herpes simplex virus (HSV) documented by detection of HSV DNA. Clin Infect Dis 2002;35:414–419.

107. Smith TF, Martin WJ, Washington JA 2nd. Isolation of viruses from single throat swabs processed for diagnosis of Group A beta-hemolytic streptococci by fluorescent antibody technic. Am J Clin Pathol 1973;60:707–710.

108. Steward DK, Wood GL, Cohen RL, et al. Failure of the urinalysis and quantitative urine culture in diagnosing symptomatic urinary tract infections in patients with long-term urinary catheters. Am J Infect Control 1985;13:154–160.

109. Strand CL. Proficiency testing: one important component of continuous quality improvement. Am J Clin Pathol 1994;102:393–394.

110. Tang YW, Hibbs JR, Tau KR, et al. Effective use of polymerase chain reaction for diagnosis of central nervous system infections. Clin Infect Dis 1999;29:803–806.

111. Tarafdar K, Rao S, Recco RA, et al. Lack of sensitivity of the latex agglutination test to detect bacterial antigen in the cerebrospinal fluid of patients with culture-negative meningitis. Clin Infect Dis 2001;33:406–408.

112. Thomson RJ Jr, Miller JM. Specimen collection, transport and processing: bacteriology. In Murray PR, Baron EJ, Jorgensen JH, Pfaller MA, Yolken RH, eds. Manual of Clinical Microbiology. 8th Ed. Washington, DC: ASM Press, 2003:286–330.

113. Thorley-Lawson DA, Gross A. Mechanisms of disease: persistence of the Epstein-Barr virus and the origins of associated lymphomas. N Engl J Med 2004;350:1328–1337.

114. Uehling DT, Hasham AI. Significance of catheter tip cultures. Invest Urol 1977;15:57–58.

115. Van Scoy RE. Bacterial sputum cultures: a clinician's viewpoint. Mayo Clin Proc 1977;52:39–41.

116. Walport MJ. Complement: second of two parts. N Engl J Med 2001;344:1140–1144.

117. Walport MJ. Complement: first of two parts. N Engl J Med 2001;344:1058–1066.

118. Wedam AG, Barkley WE, Hellman A. Handling of infectious agents. J Am Vet Med Assoc 1972;161:1557–1565.

119. Widmer AF, Frei R. Decontamination, disinfection, and sterilization. In Murray PR, Baron EJ, Jorgensen JH, Pfaller MA, Yolken RH, eds. Manual of Clinical Microbiology. 8th Ed. Washington, DC: ASM Press, 2003:77–108.

120. Wilson ML, Reller LB. Laboratory design. In Murray PR, Baron EJ, Jorgensen JH, Pfaller MA, Yolken RH, eds. Manual of Clinical Microbiology. 8th ed. Washington, DC: ASM Press, 2003:22–30.

121. Winn WC Jr, Kissane JM. Bacterial infections. In Damjanov I, Linder J, eds. Anderson's Textbook of Pathology. 10th Ed. St. Louis, MO: Mosby, 1995:747–865.

122. Zarbo RJ, Jones BA, Friedberg RC, et al. Q-tracks: a College of American Pathologists program of continuous laboratory monitoring and longitudinal tracking. Arch Pathol Lab Med 2002;126:1036–1044.

## CAPÍTULO 2

Introducción a la microbiología

Parte II. Directrices para recolección, transporte, procesamiento, análisis e informe de los cultivos de fuentes específicas de muestras

Introducción

Este capítulo abordará los pasos necesarios para el diagnóstico de las infecciones. En cada uno de los siguientes apartados se presentarán los signos y síntomas de los pacientes con infecciones que involucran los principales sistemas de órganos. Se describen los procedimientos para la recolección, transporte y procesamiento de las muestras. Esta información se resume en la tabla 2-1. En otras palabras, este capítulo considerará principalmente la fase preanalítica del ciclo diagnóstico. Las fases posteriores sólo se analizarán brevemente, ya que se abordarán en los capítulos siguientes. Las directrices conjuntas en relación con la utilización del laboratorio de microbiología fueron publicadas en el 2013 por la American Society for Microbiology (ASM) y

TABLA 2-1 Diagnóstico de infecciones bacterianas en diferentes partes del cuerpo

Sitio de infección	Signos y síntomas	Muestras para cultivo	Especies bacterianas potencialmente asociadas con las infecciones

Vías respiratorias	Vías respiratorias altas/senos paranasales:
	Cefalea
	Dolor y enrojecimiento del área malar
	Rinitis
	  Radiografía: opacidad de los senos, nivel de líquidos o engrosamiento de la membrana
		Agudo:
		  Hisopado nasofaríngeo
		  Lavados sinusales
		Crónico:
		  Lavados sinusales
		  Muestra de biopsia quirúrgica
			Streptococcus pneumoniae
			Streptococcus β-hemolíticos del grupo A
			Staphylococcus aureus
			Haemophilus influenzae
			Klebsiella spp. y otras *Enterobacteriaceae*
			Bacteroides spp. y otros anaerobios (senos paranasales)

	Vías respiratorias altas/garganta y faringe: Enrojecimiento y edema de la mucosa Exudado amigdalino Formación de seudomembrana Edema de la úvula Recubrimiento grisáceo de la lengua/"lengua en fresa" Agrandamiento de los ganglios cervicales	Hisopado de la faringe posterior Hisopado de amígdalas (absceso) Hisopado nasofaríngeo	*Streptococcus* β-hemolíticos del grupo A *Corynebacterium diphtheriae* *Neisseria gonorrhoeae* *Bordetella pertussis*

	Vías respiratorias bajas/pulmones y bronquios
	Tos: sanguinolenta o profusa
	Dolor torácico
	Disnea
	Consolidación pulmonar:
	  Estertores y roncus
	  Disminución de los ruidos respiratorios
	  Matidez a la percusión
	  Infiltrados radiográficos
	  Lesiones cavitarias
	  Empiema
		Esputo (escasa expectoración)
		Sangre
		Secreciones por broncoscopia
		Aspirado transtraqueal
		Aspirado o biopsia pulmonar
			Streptococcus pneumoniae
			Haemophilus influenzae
			Staphylococcus aureus
			Klebsiella pneumoniae y otras *Enterobacteriaceae*
			Moraxella catarrhalis
			Legionella spp.
			Mycobacterium spp.
			Usobacterium nucleatum, *Prevotella melaninogenicus* y otros anaerobios
			Bordetella spp.

Oído medio	Secreción serosa o purulenta
	Dolor intenso en oído y mandíbula
	Cefalea pulsátil
	Eritema y protrusión de la membrana timpánica
		Agudo:
		  No cultivar
		  Hisopado nasofaríngeo
		  Aspirado de membrana timpánica
		Crónico:
		  Drenaje del meato externo
			Agudo:
			  Streptococcus pneumoniae y otros estreptococos
			  Haemophilus influenzae
			Crónico:
			  Pseudomonas aeruginosa
			  Proteus spp.
			  Bacterias anaerobias

Tubo digestivo	Alto: estómago y duodeno: Gastritis y enfermedad ácido péptica	Biopsia gástrica o duodenal	*Helicobacter pylori*

	Bajo: intestino delgado y grueso
	  Diarrea
	  Disentería
	    Purulenta
	    Mucosa
	    Sanguinolenta
	  Dolor abdominal de tipo cólico
		Muestra de heces
		Hisopado rectal o moco rectal
		Hemocultivo (fiebre tifoidea)
			Campylobacter jejuni y otras *Campylobacter* spp.
			Salmonella spp.
			Shigella spp.
			Escherichia coli (cepas toxígenas)
			Vibrio cholerae y otras *Vibrio* spp.
			Yersinia spp.
			Clostridium difficile (demostración de la toxina)

Vías urinarias	Infección vesical:
	  Piuria
	  Disuria
	  Hematuria
	  Dolor y sensibilidad a la presión; suprapúbico o en abdomen bajo
	Infección renal:
	  Dolor de espalda
	  Sensibilidad a la presión en el ángulo costovertebral
		Orina de chorro medio
		Orina obtenida a partir de catéter
		Aspiración suprapúbica de orina
			Enterobacteriaceae
			  Escherichia coli
			  Klebsiella spp.
			  Proteus spp.
			Enterococcus spp.
			Pseudomonas aeruginosa
			Staphylococcus aureus, *S. epidermidis* y *S. saprophyticus*

(continúa)

TABLA 2-1 Diagnóstico de infecciones bacterianas en diferentes partes del cuerpo (*continuación*)

Sitio de infección	Signos y síntomas	Muestras para cultivo	Especies bacterianas potencialmente asociadas con las infecciones
Aparato genital	Hombres: Secreción uretral: serosa o purulenta Ardor al orinar Hematuria terminal	Secreción uretral Secreciones prostáticas	*Neisseria gonorrhoeae* *Haemophilus ducreyi* *Treponema pallidum* (sífilis) *Mobiluncus* spp. y otros anaerobios *Gardnerella vaginalis*
	Mujeres: Secreción vaginal purulenta Ardor al orinar Dolor abdominal bajo, espasmos y sensibilidad a la presión Chancro mucomembranoso o chancroide	Cuello uterino Recto (hisopado del esfínter anal) Hisopado uretral Estudio en campo oscuro	No bacterianas: *Trichomonas vaginalis* *Candida albicans* *Mycoplasma* spp. *Chlamydia trachomatis* Virus del herpes simple
Sistema nervioso central	Cefalea Dolor en cuello y espalda Rigidez de cuello Elevación de la pierna extendida: positiva Signo de Kernig Náuseas y vómitos Estupor a coma Exantema petequial	Líquido cefalorraquídeo Punción subdural Hemocultivo Cultivo faríngeo o de esputo	*Neisseria meningitidis* *Haemophilus influenzae* *Streptococcus pneumoniae* Estreptococos β-hemolíticos de los grupos A y B (grupo B en lactantes) *Enterobacteriaceae*: pacientes débiles, lactantes y poscraneotomía *Listeria monocytogenes*
Ojo	Secreción conjuntival: serosa o purulenta Enrojecimiento conjuntival (hiperemia): ojo rosado Dolor ocular y sensibilidad a la presión	Secreción purulenta Fondo de saco inferior Canto interno	*Haemophilus* spp. *Moraxella* spp. *Neisseria gonorrhoeae* *Staphylococcus aureus* *Streptococcus pneumoniae* *Streptococcus pyogenes* *Pseudomonas aeruginosa* (informar inmediatamente)
Sangre	Picos febriles Escalofríos Soplo cardíaco (endocarditis) Petequias: piel y membranas mucosas "Hemorragias en astilla" en uñas Malestar	Sangre: dos o tres cultivos; repetir en la medida necesaria Cualquier sitio primario sospechoso de infección: Líquido cefalorraquídeo Vías respiratorias Piel/ombligo Piel/oído Heridas Vías urinarias	*Streptococcus* spp. del grupo A: todas las edades Estreptococos viridans (endocarditis) Grupos A, B y D: neonatos *Streptococcus pneumoniae* *Staphylococcus aureus* *Listeria monocytogenes* *Corynebacterium jeikeium* *Haemophilus influenzae* Grupo "HACEK" (*Haemophilus* spp., *Aggregatibacter aphrophilus*, *Aggregatibacter actinomycetemcomitans*, *Cardiobacterium hominis*, *Eikenella corrodens* y *Kingella* spp.) *Escherichia coli* y otras "coliformes" *Salmonella enterica* serogrupo Typhi *Pseudomonas aeruginosa* *Bacteroides fragilis* y otras bacterias anaerobias
Heridas	Secreción: serosa o purulenta Absceso: subcutáneo o submucoso Enrojecimiento y edema Crepitación (formación de gas) Dolor Ulceración o formación de senos	Aspirado de secreción Hisopado profundo de secreción purulenta Biopsia tisular	*Staphylococcus aureus* *Streptococcus pyogenes* *Clostridium* spp., *Bacteroides* spp. y otras bacterias anaerobias *Enterobacteriaceae* *Pseudomonas aeruginosa* *Enterococcus* spp.
Huesos y articulaciones	Inflamación articular Enrojecimiento y calor Dolor con el movimiento Sensibilidad a la presión en la palpación Radiografía: sinovitis u osteomielitis	Aspirado articular Biopsia sinovial Espículas óseas o aspirado de médula ósea	*Staphylococcus aureus* *Haemophilus influenzae* *Streptococcus pyogenes* *Neisseria gonorrhoeae* *Streptococcus pneumoniae* *Enterobacteriaceae* *Mycobacterium* spp.

la Infectious Diseases Society of America (IDSA).[7] Esta es una directriz a la cual todo estudiante de microbiología debería tener fácil acceso.

Infecciones de vías respiratorias

Las vías respiratorias se dividen en altas y bajas. Las vías respiratorias altas están conformadas por la nariz, la garganta, la bucofaringe y la nasofaringe. Las vías bajas incluyen la laringe, la tráquea, los bronquios, los bronquiolos y las vías aéreas terminales o alvéolos de los pulmones. El oído medio (que se conecta con la faringe posterior a través de las trompas faringotimpánicas), las glándulas salivales (que se conectan a la cavidad bucal por medio de conductos) y los senos paranasales (que se conectan a la cavidad nasal mediante orificios) también se considerarán en este apartado.

Infecciones de vías respiratorias altas

Microflora endógena. El diagnóstico de las infecciones de las vías respiratorias altas es complicado porque los microorganismos que pueden ser patógenos también se encuentran con frecuencia como parte de la microflora normal de las personas no infectadas. Incluso se puede encontrar *Streptococcus pyogenes* en pequeñas cantidades en la garganta de personas asintomáticas, razón por la cual no se recomienda el cultivo ni otras pruebas, como una "prueba de curación" después de una faringitis estreptocócica. Hay ciertos organismos, como *Neisseria gonorrhoeae*, que nunca se consideran parte de la microflora habitual.

La microflora bucofaríngea de las personas normales está conformada principalmente por estreptococos viridans, estreptococos β-hemolíticos, *Staphylococcus aureus*, *Haemophilus influenzae*, *Streptococcus pneumoniae*, *Moraxella catarrhalis*, muchas bacterias anaerobias, como especies de *Fusobacterium* y *Actinomyces israelii*, y levaduras, como *Candida albicans*. Estos microorganismos habitan las vías respiratorias altas sin causar enfermedad. En pacientes con enfermedad y que han sido hospitalizados, la microflora endógena cambia de estar compuesta de forma predominante por microorganismos grampositivos (sobre todo estreptococos) a microorganismos gramnegativos (enterobacterias y especies de *Pseudomonas*).[134] El motivo de esta alteración puede estar relacionado con la pérdida de fibronectina, lo cual aumenta la unión de las bacterias grampositivas con las superficies de las células epiteliales bucofaríngeas.[286,338] El incremento en la cantidad de bacterias gramnegativas en la nasofaringe de los pacientes hospitalizados se vuelve un problema para ellos si broncoaspiran, ya que ello con frecuencia conduce a neumonía o a la formación de un absceso pulmonar si estas bacterias se trasladan de la superficie mucosa a los pulmones.

Faringitis. La faringitis aguda es la infección más frecuente de las vías respiratorias altas. Por mucho, el patógeno más importante es *S. pyogenes* (estreptococo β-hemolítico del grupo A). La infección vírica es otra causa frecuente de faringitis.[25]

Faringitis estreptocócica. Clínicamente, se puede sospechar faringitis por *S. pyogenes* si se observa una mucosa faríngea inflamada y edematosa en un paciente que informa dolor de garganta, dificultad para deglutir y síntomas secundarios, como fiebre, cefalea y sensibilidad en los ganglios linfáticos cervicales anteriores. En ocasiones estos pacientes pueden desarrollar un eritema escarlatiniforme. Con frecuencia se observan exudados purulentos en la faringe posterior y en el área amigdalina. Las presentaciones clínicas de la faringitis estreptocócica y no estreptocócica se

superponen en gran medida.[26] Aunque se prefiere establecer un diagnóstico sólo en función de los criterios clínicos, la opinión predominante es que no es posible determinar la causa de las observaciones clínicas y se necesita el apoyo diagnóstico con pruebas de laboratorio.[27]

La presencia de una membrana dura, fibrosa y gris (seudomembrana), pus que exuda de abscesos o del escurrimiento de senos paranasales, y ulceraciones de la mucosa, sugieren una enfermedad infecciosa distinta a faringitis estreptocócica o una enfermedad avanzada e invasora. En estos casos, se necesita un abordaje diagnóstico que se ocupe de otros patógenos, además de los estreptococos del grupo A.

Los estreptococos β-hemolíticos distintos a los del grupo A (grupos C y G) producen síntomas similares (aunque más leves) a los de las cepas del grupo A.[25] No se asocian con fiebre reumática como secuela no infecciosa. A pesar de que a veces se pueden encontrar cepas del grupo A en pequeñas cantidades en la bucofaringe, las cepas de los grupos C y G son colonizadores habituales. Por lo tanto, es más difícil interpretar el aislamiento de pequeñas cantidades de estos microorganismos. Si se aíslan de forma pura en un cultivo o si son el microorganismo predominante, es razonable informar su presencia y anexar una nota respecto a su importancia e interpretación clínica.

El estándar tradicional para el diagnóstico de faringitis estreptocócica ha sido el cultivo bacteriano en agar sangre de carnero, el cual aún es un método aceptable para la detección. Los métodos rápidos de detección del antígeno estreptocócico del grupo A se utilizan ampliamente en los laboratorios y en los consultorios y las clínicas de atención médica. La mayoría de las pruebas tienen una alta especificidad, pero la sensibilidad no es lo suficientemente buena para confiar en un resultado negativo.[25]

Los métodos más nuevos que utilizan lectores automatizados y, en algunos casos, inmunofluorescencia, han aumentado la sensibilidad de estas pruebas. La práctica habitual ha sido realizar un cultivo bacteriano después de una prueba rápida negativa, dada la limitada sensibilidad de estas pruebas. Sin embargo, las directrices de práctica de la IDSA ya no recomiendan el uso rutinario del cultivo faríngeo como respaldo para los adultos con faringitis típica y una prueba de detección de antígeno negativa.[267] No se han presentado cambios con respecto a los cultivos faríngeos de respaldo para los niños con faringitis. Además, es importante revisar las instrucciones de la prueba de detección rápida de antígeno que se utilice, ya que se pueden necesitar pruebas de respaldo para cumplir con la acreditación.

Las principales ventajas de las pruebas de detección de antígenos son que permiten el tratamiento urgente de los pacientes en quienes se detecte y, en consecuencia, disminuye el período de malestar y permite que el paciente regrese antes a la escuela o al trabajo. La frecuencia de las secuelas no infecciosas (fiebre reumática y glomerulonefritis) no aumenta al emplear el cultivo convencional para el diagnóstico. Las pruebas rápidas de antígeno aumentan el coste, y aunque muchas se clasifican como simples, muchas otras se clasifican como moderadamente complejas (*véase* el cap. 1) e implican una inversión adicional de tiempo y esfuerzo del personal clínico. Difícilmente se justifica la realización de pruebas "rápidas" en un laboratorio central debido a que el paciente ya se habrá ido a casa al momento de estar disponible el resultado. Cada médico debe determinar la utilidad de llevar a cabo las pruebas de antígeno.

Hay alternativas moleculares al cultivo para la detección de los estreptococos del grupo A. Existe una sonda genética disponible para los estreptococos del grupo A (GASDirect®, Hologic, San Diego, CA) como alternativa aceptable al cultivo, aunque algunas personas han demostrado que es un poco menos sensible que el cultivo mejorado.[50] En contraste, se han realizado numerosos estudios que demuestran mejor sensibilidad de la reacción en cadena de la polimerasa (PCR, *polymerase chain reaction*) para estreptococos del grupo A en comparación con el cultivo. Aunque las tasas de detección son mejores con la PCR, siempre se debe considerar la posibilidad de detectar *S. pyogenes*, que es parte de la microflora habitual de algunas personas. Una prueba con alta sensibilidad, como la PCR, podría brindar un resultado positivo para estreptococos del grupo A en una situación en la que el microorganismo sea parte de la microflora habitual del paciente y la faringitis tenga una etiología vírica. Actualmente, no hay forma de determinar si el resultado positivo para estreptococos del grupo A es por un agente etiológico o si es parte de la microflora habitual; la información cuantitativa que brindan las pruebas de PCR en tiempo real podría ser útil en estos casos. Mientras se redacta este capítulo, hay al menos dos pruebas rápidas de diagnóstico molecular que buscan clasificarse como "simples" para su empleo en el entorno de atención médica. Los estreptococos del grupo A podrán detectarse mediante estos métodos en el futuro, lo que eliminaría la necesidad de realizar pruebas confirmatorias.

Difteria. En la actualidad, la difteria es muy poco frecuente en los Estados Unidos.[25] Es una infección que afecta predominantemente a niños y que se presenta en forma de brotes esporádicos, aunque los adultos también pueden infectarse, en partitular en los grupos socioeconómicos más bajos.[115] La gruesa membrana azul blanquecina o gris que recubre la faringe posterior, con edema importante en los tejidos subyacentes y adyacentes, con frecuencia puede diferenciarse de la faringe roja y brillosa causada por la faringitis estreptocócica aguda.

El diagnóstico se establece mediante el cultivo de la membrana en medio de Loeffler o en medio selectivo de telurito. Este microorganismo puede diferenciarse de otras especies de *Corynebacterium* mediante espectrometría de masas de tiempo de vuelo por desorción/ionización láser asistida por matriz (MALDI-TOF). Una vez que se detecta *Corynebacterium diphteriae*, se debe determinar si el microorganismo produce toxinas. Es preferible derivar las muestras para el cultivo de *C. diphteriae* a un laboratorio de referencia o de salud pública (*véase* el cap. 14). Estos laboratorios también pueden ofrecer pruebas de PCR para este microorganismo o para el bacteriófago lisógeno que codifica la toxina.

Faringitis por *Arcanobacterium haemolyticum*. Esta bacteria causa una faringitis aguda muy similar a la faringitis estreptocócica, incluyendo eritema escarlatiniforme en muchos pacientes. De hecho, es más probable que este microorganismo provoque un eritema escarlatiniforme que los estreptococos del grupo A. Suele afectar a adolescentes y adultos menores, en contraste con los estreptococos β-hemolíticos, que con frecuencia causan la enfermedad en niños de corta edad.[25] *A. haemolyticum* se aísla mejor en agar sangre humana que en agar sangre de carnero, pero puede aislarse en el laboratorio clínico. Si no se realiza una tinción de Gram o una prueba de la catalasa, puede tomarse como un estreptococo del grupo A (*véase* el cap. 14).

Faringitis gonocócica. La infección bucofaríngea ocasionada por *N. gonorrhoeae* puede ser asintomática, causar una faringitis indistinguible de aquella por estreptococos del grupo A o estar relacionada con una enfermedad diseminada.[25] Se debe sospechar en mujeres y hombres homosexuales que practiquen sexo oral. Los médicos deben indicar que existe esta posibilidad, a fin de que pueda inocularse en medios para gonococos. Se recomienda el cultivo en medios que faciliten el crecimiento de *N. gonorrhoeae*, aunque algunos autores han validado los hisopados bucofaríngeos para las pruebas de amplificación de ácidos nucleicos.

Faringitis vírica. Diversos virus pueden causar faringitis: adenovirus, rinovirus, coronavirus, virus parainfluenza, virus de la influenza y el virus de Epstein-Barr (VEB). La infección por VEB amerita una mención especial. Después de una fase prodrómica febril y no específica de infección por VEB, se presenta una faringitis aguda con amigdalitis, exudados blancos y linfadenopatía cervical. Pueden observarse petequias palatinas.[25] Después, los signos y síntomas sistémicos de la mononucleosis infecciosa, incluyendo anomalías hemáticas, hepatoesplenomegalia y linfadenopatía generalizada, ayudan a que el diagnóstico sea más obvio. En las etapas tempranas, la faringitis puede sugerir enfermedad estreptocócica, pero los adolescentes y los adultos menores son quienes presentan una infección sintomática con mayor frecuencia. El diagnóstico se establece mediante serología. Se puede observar una enfermedad similar como parte del síndrome retroviral agudo causado por el virus de la inmunodeficiencia humana (VIH), pero su presentación es más aguda y no se observan exudados. En el síndrome retroviral agudo, es frecuente encontrar un exantema maculopapular diseminado, el cual rara vez se observa en la mononucleosis infecciosa, a menos que se haya administrado ampicilina.

Los adenovirus causan una faringitis aguda que es muy similar a la faringitis estreptocócica. A menudo se acompaña de conjuntivitis, la cual también brinda un indicio de la etiología (fiebre faringoconjuntival). Algunos enterovirus (p. ej., serotipos del virus de Coxsackie A) causan faringitis aguda con vesículas en la faringe posterior como parte del exantema vírico de manos, pies y boca. La infección habitualmente ocurre en niños y su diagnóstico clínico es sencillo por la presencia de vesículas cutáneas y mucosas. Se ha descrito la faringitis por el virus del herpes simple en adultos jóvenes, aunque este virus también se encuentra en personas asintomáticas, como el caso de los adenovirus. Se pueden encontrar más detalles sobre las infecciones víricas en el capítulo 23.

Otras causas infecciosas de faringitis. *Mycoplasma pneumoniae* y *Chlamydophila pneumoniae* se han descrito como causas de faringitis, aunque infectan las vías respiratorias bajas con mayor frecuencia. Las especies de *Candida*, particularmente *C. albicans*, producen un exudado espeso y cremoso cuando infectan la bucofaringe (candidosis bucal), pero no causan una faringitis notable. El citomegalovirus puede causar un síndrome de mononucleosis infecciosa como parte de su infección primaria. Como se mencionó, numerosos virus respiratorios pueden producir molestias faríngeas como parte de una enfermedad respiratoria aguda.

Las directrices conjuntas de la IDSA y la ASM mencionan que *H. influenzae*, *S. aureus*, *Neisseria meningitidis* y *S. pneumoniae* no son agentes etiológicos de la faringitis y no deben buscarse en los cultivos faríngeos.[7] Por esta razón, se debe desalentar la solicitud de un "cultivo faríngeo completo" en el que se identifique cualquier bacteria que crezca. La prueba que se debe solicitar es un "cultivo estreptocócico" o una "prueba de detección precoz de estreptococos".

Recolección de cultivos faríngeos. En la figura 2-1 se muestra el método apropiado para obtener una muestra de hisopado faríngeo. Se debe enfocar una luz brillante dentro de la cavidad bucal, por encima del hombro de quien toma la muestra, para poder guiar el hisopo a la faringe posterior. Se debe indicar al paciente que incline la cabeza hacia atrás y que respire profundamente. La lengua se presiona con suavidad con un depresor para visualizar las fosas amigdalinas y la faringe posterior. El hisopo se extiende entre los pilares amigdalinos por detrás de la úvula. Se debe tener cuidado de no tocar las paredes laterales de la cavidad bucal ni la lengua, a fin de reducir al mínimo la contaminación por bacterias comensales. Pedir al paciente que pronuncie "ah" sirve para que la úvula ascienda y ayuda a prevenir que se ahogue. Se deben frotar con firmeza las áreas amigdalinas y la faringe posterior con el hisopo. Asimismo, se toma una muestra de cualquier exudado purulento.

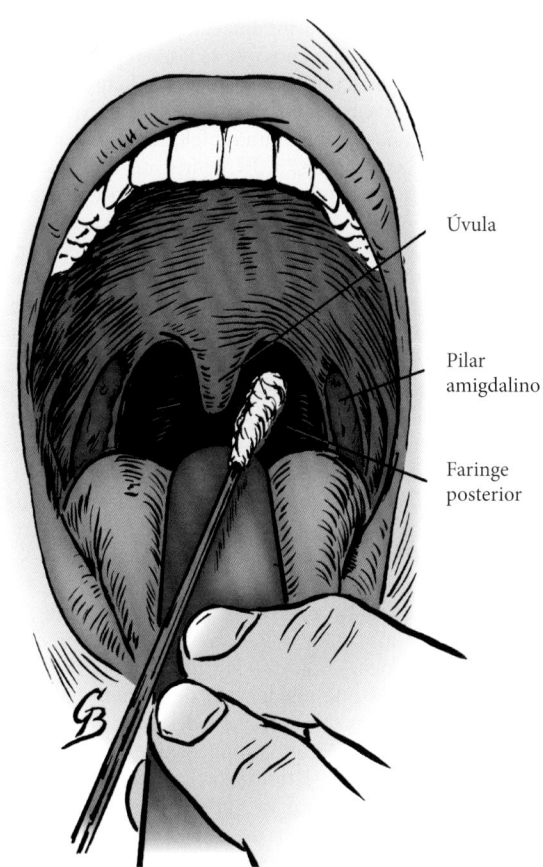

Úvula

Pilar
amigdalino

Faringe
posterior

■ **FIGURA 2-1** Técnica de recolección de cultivos faríngeos. Se pide al paciente que abra bien la boca y que pronuncie "ah". La lengua se presiona con suavidad usando un depresor y se guía el hisopo sobre la lengua hacia la faringe posterior. Se frota el hisopo con un movimiento suave de barrido por la mucosa detrás de la úvula y entre los pilares.

Después de la recolección, el hisopo dede colocarse de inmediato en un tubo estéril o en otro recipiente apropiado para trasladarlo al laboratorio. Si sólo se desea aislar estreptococos β-hemolíticos del grupo A (es decir, una "detección precoz de estreptococos"), se puede permitir que los hisopos sequen durante el traslado sin comprometer el aislamiento de microorganismos viables. Algunos laboratorios de referencia recomiendan colocar las puntas de los hisopos en una sustancia desecante, como un gel de dióxido de silicio (sílice), a fin de evitar el crecimiento de microorganismos comensales y mejorar el aislamiento de *S. pyogenes*. Los hisopos para el aislamiento de agentes víricos deben colocarse en un medio de transporte especial (*véase* el cap. 23), aunque algunos microbiólogos observaron que los hisopos en medios de transporte para bacterias son aceptables para el cultivo vírico.[274]

Infecciones de cavidad bucal distintas a faringitis. La gingivitis y la caries dental son causadas por bacterias; sin embargo, son del interés de los dentistas, no de los médicos. En la actualidad, las bacterias causan muy pocas infecciones de las cavidades nasal y bucal, además de faringitis. Como es imposible recolectar un cultivo de la superficie de estos espacios sin incluir a la abundante microflora endógena, los cultivos para bacterias de las lesiones no generarán resultados interpretables.

La gingivoestomatitis ulcerativa necrosante (infección de Vincent, angina de Vincent o "boca de trinchera") es una

infección sinergista causada por numerosas bacterias anaerobias. Es muy poco frecuente en la actualidad. No está indicada la realización de un cultivo. Sin embargo, la afección puede acompañarse de sepsis e infección metastásica; por lo tanto, se deben obtener hemocultivos de los pacientes con esta enfermedad. La observación de bacilos gramnegativos fusiformes y espiroquetas en frotis preparados con tinción de Gram a partir de una úlcera bucal o gingival es útil para establecer el diagnóstico presuntivo de angina de Vincent. Los cultivos de la boca y de la cavidad bucal rara vez son útiles por la presencia de muchas especies de anaerobios comensales.

Las especies de *Capnocytophaga* (bacterias fusiformes que habitualmente están presentes en la bucofaringe) también se han relacionado con ulceraciones de la mucosa bucal y con hemocultivos positivos, en particular en pacientes con neutropenia grave.[318] Estos microorganismos pueden aislarse en medios selectivos para *Neisseria* patógenos debido a su resistencia a vancomicina, colistina y trimetoprima. Rummens y cols.[244] aislaron especies de *Capnocytophaga* del 96% de los cultivos bucofaríngeos utilizando medios selectivos similares a la formulación del medio selectivo para *Neisseria*, en comparación con el 6% que se aisló en placas de agar chocolate inoculadas de forma paralela.

Los hongos también pueden ocasionar infecciones de la cavidad bucal. La infección micótica más frecuente en este lugar es la candidosis bucal. Las especies de *Candida*, especialmente *C. albicans*, causan parches blancos en la mucosa bucal o involucran a la cavidad de forma más extensa con la producción de un exudado grueso similar al requesón. Se puede establecer el diagnóstico al observar seudohifas y blastoconidios en gemación en un frotis del exudado teñido con Gram. Si la historia clínica revela una úlcera crónica que no se cura en la cavidad bucal, se debe considerar la posibilidad de la extensión de la enfermedad cutánea a una enfermedad micótica sistémica. En tales casos, se debe realizar una biopsia tisular para su estudio histológico y el estudio directo del material exudado. Una escara negra en el paladar duro en un paciente con neutropenia sugiere la posibilidad de cigomicosis invasora, la cual es una urgencia médica. En este escenario, se debe realizar una biopsia por congelación urgente, así como el estudio directo y un cultivo. La diferenciación entre las hifas mucorales de un cigomiceto, las hifas septadas hialinas de *Aspergillus* o un hongo filamentoso de apariencia similar es muy importante, ya que el voriconazol (un antimicótico utilizado con frecuencia) no es útil como tratamiento para la cigomicosis.

El virus del herpes simple, en especial el serotipo 1, puede causar gingivoestomatitis aguda como parte de la infección primaria. La mayoría de las personas están expuestas cuando son niños o adultos menores. Las lesiones vesiculares se presentan en la piel de la cara y en la mucosa de los labios, pero se pueden extender a la región anterior de la boca. De manera tradicional, el diagnóstico se puede establecer observando las células infectadas en un frotis teñido (preparado de Tzanck); sin embargo, ya no es el método preferido. La detección del virus se realiza con mayor frecuencia mediante pruebas de anticuerpos fluorescentes directos o por cultivo. En este caso, también se pueden utilizar pruebas de amplificación de ácidos nucleicos después de una validación adecuada.

Infecciones de nasofaringe y cultivos nasofaríngeos. La infección más frecuente de la nasofaringe es el "resfriado común", habitualmente causado por uno de más de 100 serotipos de rinovirus. Esta infección rara vez pone en peligro la vida, aunque ahora se sabe que puede afectar a las vías respiratorias bajas e incluso otros sistemas de órganos.[79] Sin embargo, el resfriado común es una de las principales causas de morbilidad y se convierte en un problema económico importante por la gran cantidad de días laborales que se pierden. La ubicuidad de esta infección se manifiesta en el hecho de que, aunque muy pocas personas han padecido tuberculosis o fiebre hemorrágica, todos han experimentado el malestar del resfriado común. El síntoma predominante es la coriza (escurrimiento nasal). La fiebre no es parte de la infección. No se necesitan estudios de laboratorio porque la enfermedad se autolimita y aún no hay un tratamiento específico disponible. No obstante, la detección de los rinovirus o de los coronavirus ahora es posible utilizando algunos de los paneles respiratorios de PCR múltiple que están disponibles en el mercado. La detección de uno de estos virus como agente etiológico puede ser útil, en particular cuando coincide con la exclusión de otros patógenos víricos respiratorios, como la influenza y el virus sincitial respiratorio (VSR).

La obtención de muestras nasofaríngeas tiene muy poco valor práctico, excepto en algunas situaciones definidas. Los hisopados nasofaríngeos tiene un valor limitado para establecer el diagnóstico de otitis media aguda[256] o sinusitis bacteriana,[85] pero son la muestra de elección para el aislamiento de *Bordetella pertussis*, el agente causal de la tosferina.[124] Estas muestras también son útiles para las pruebas moleculares para *M. pneumoniae* and *C. pneumoniae*. Los hisopados y los aspirados nasofaríngeos tienen la misma eficacia para el diagnóstico de las infecciones respiratorias víricas,[95] aunque algunos virólogos prefieren los aspirados para el aislamiento del VSR.

Las muestras nasofaríngeas se obtienen mediante visualización directa utilizando una fuente de iluminación frontal. Con el pulgar de una mano, se levanta suavemente la punta de la nariz. Se humedece con agua o solución salina estéril la punta de un hisopo nasofaríngeo pequeño de alambre flexible y se inserta suavemente en una de las narinas. Se guía el hisopo hacia atrás y hacia arriba a través del tabique nasal hasta sentir una clara resistencia que indique que se alcanzó la faringe posterior. Se retira el hisopo con suavidad. Si durante la introducción se encuentra resistencia indebida, se debe intentar el procedimiento en la otra narina. Se deja el hisopo en contacto con la nasofaringe posterior durante 15-30 s si el paciente puede tolerar la molestia. Se está favoreciendo el empleo de las nuevas escobillas con una mayor área de superficie, a fin de obtener una muestra de mejor calidad.

Otitis media y sinusitis. El oído medio y los senos paranasales están conectados con las vías áreas altas mediante conductos. Las infecciones, principalmente causadas por virus y bacterias, se generan cuando los patógenos que se encuentran en la nariz y la garganta ingresan al oído medio o los senos paranasales, que son estériles en situaciones habituales.[89,109,314]

Las infecciones agudas son causadas por virus respiratorios y por ciertas bacterias como *S. pneumoniae*, *M. catarrhalis* y *H. influenzae*.[118] Cuando una infección se vuelve crónica, los bacilos gramnegativos aerobios facultativos, las bacterias anaerobias y los hongos adquieren un papel importante en una infección polimicrobiana.[70,89] Es prácticamente imposible obtener una muestra interpretable mediante la toma de muestras de las vías aéreas. Es difícil tomar muestras de estas estructuras para cultivo. Afortunadamente, los patógenos en la enfermedad aguda son predecibles; por lo tanto, se puede iniciar el tratamiento antibiótico sin necesidad de realizar procedimientos invasivos. En las enfermedades crónicas, se pueden necesitar procedimientos invasivos y abordajes quirúrgicos.

Epiglotitis. La epiglotitis aguda bacteriana, principalmente cau-sada por *H. influenzae* de tipo B,[186] es una infección que pone en riesgo la vida, aunque por fortuna su incidencia ha disminuido de forma sustancial con la vacunación. La epiglotitis aguda es una emergencia médica. La inflamación de la epiglotitis puede bloquear las vías aéreas, a menos que se liberen por medio de una traqueostomía o intubación endotraqueal mediante visualización en manos expertas. La mayoría de los historiadores consideran que George Washington falleció por una epiglotitis aguda que trataron mediante repetidas sangrías.[198] El menor de los tres médicos tratantes quería intentar una nueva técnica de traqueostomía en el primer presidente de los Estados Unidos, pero sus "más sabios" superiores no lo permitieron. El diagnóstico de epiglotitis se establece clínicamente, ya que tocar la epiglotis para obtener una muestra puede empeorar la obstrucción. En la epiglotitis causada por *Haemophilus*, los hemocultivos con frecuencia son positivos.

Laringitis. La laringitis aguda y (con mayor frecuencia) la laringotraqueobronquitis (crup) suelen ser causadas por virus respiratorios. Es probable que los virus parainfluenza sean la causa más frecuente de laringotraqueobronquitis, pero pueden sólo ser un componente de una enfermedad ocasionada por diversos virus respiratorios. *M. pneumoniae* es otra causa frecuente.[69] Rara vez el virus del herpes simple puede causar traqueítis.

Otras infecciones de vías respiratorias altas. La infección de los tejidos blandos de cabeza y cuello se origina con frecuencia en la cavidad bucal y es producida por los microorganismos que residen ahí de manera habitual. Los abscesos retrofaríngeos y la infección del espacio retrofaríngeo (absceso periamigdalino) son complicaciones infecciosas de la amigdalitis y la faringitis estreptocócica. Pueden llevar a una obstrucción de la vía aérea, lo que representa una urgencia médica.[106] La toma de muestras de los abscesos periamigdalinos debe realizarse por medio de aspiración percutánea, a fin de evitar la contaminación con microflora bucofaríngea.

De manera similar, las infecciones dentales pueden extenderse a los tejidos blandos adyacentes, llevando a abscesos o causando osteomielitis si se extienden al hueso. *A. israelii* (actinomicosis),[35,321] un componente de la microflora bucofaríngea en la minoría de las personas, puede causar infecciones crónicas supurativas del cuello. Se debe recolectar, mediante aspiración o legrado, el material del seno que está drenando; el uso de un hisopo no es adecuado para recolectar concreciones (gránulos de azufre) en las que las bacterias estén concentradas. De manera alterna, se puede colocar una gasa sobre el seno supurativo para recolectar los gránulos que quedan atrapados en la trama de la tela. El material supurativo puede colocarse en una placa de Petri, diluirse con agua estéril y estudiarse en busca de concreciones. Si los gránulos están aplastados, la demostración de bacilos grampositivos ramificados establece el diagnóstico. Después, el gránulo aplastado puede cultivarse en medios para anaerobios, a fin de determinar la causa específica.

Históricamente, la infección micobacteriana también causaba linfadenopatía cervical y los ganglios linfáticos con frecuencia drenaban hacia la superficie de la piel (linfadenitis tuberculosa). *Mycobacterium bovis* era el agente causal más frecuente, el cual ingresaba al cuerpo a través de la bucofaringe después de ingerir leche contaminada. La pasteurización erradicó esta forma de infección. La linfadenopatía tuberculosa por lo general se presenta después de la enfermedad pulmonar primaria. Hoy en día, los miembros del complejo de *Mycobacterium avium* son la infección micobacteriana más frecuente de ganglios linfáticos cervicales en los países desarrollados con baja incidencia de tuberculosis e infectan principalmente a niños de corta edad.[21] El síndrome de Lemierre es una infección de la bucofaringe que se extiende al seno cavernoso y a otras estructuras anatómicas importantes en la cabeza y el cuello, por lo que pone en riesgo la vida. De manera característica, se relaciona con *Fusobacterium necrophorum*, pero otras bacterias también pueden estar involucradas. A menudo se presenta como dolor de garganta seguido por dolor en cuello y una masa cervical. La extensión de esta infección al seno cavernoso ocasiona trombosis de la vena yugular interna. En general, el 5% de los pacientes con esta enfermedad fallecen.[140]

En el pasado, las paperas eran la infección más frecuente de las glándulas salivales, pero la vacunación eficaz prácticamente ha eliminado la infección. La infección bacteriana de las glándulas parótidas es muy poco frecuente y, cuando se presenta, con frecuencia es causada por *S. aureus*.

Infecciones de vías respiratorias bajas

Las vías respiratorias bajas están conformadas por todas las estructuras debajo de la laringe. Las estructuras e infecciones que se consideran aquí incluyen a la tráquea (traqueítis), los bronquios y bronquiolos (bronquitis y bronquiolitis), y los espacios aéreos distales (neumonía).

Traqueobronquitis. Las infecciones agudas pueden ser causadas por bacterias o virus. En los niños, predominan los agentes víricos y micoplásmicos.[69] Los síntomas incluyen tos, fiebre y grados variables de producción de esputo. Una enfermedad caracterizada por un estridor inspiratorio y linfocitosis periférica puede ser causada por *B. pertussis* o *B. parapertussis* (genera una enfermedad más leve).[31] Sin embargo, el estridor característico de la tosferina no está presente en las fases iniciales de la enfermedad. Los episodios de apnea (ausencia de respiración) son frecuentes, pero no mortales. Los adenovirus pueden producir un síndrome similar, aunque su papel etiológico es controvertido. El virus del herpes simple puede causar la enfermedad, en particular en neonatos infectados y en personas con enfermedad subyacente grave. *C. pneumonia* es un reconocido patógeno que causa bronquitis aguda y neumonía.

La traqueobronquitis crónica es sintomáticamente similar a la enfermedad aguda, pero se presenta durante un período más prolongado y es menos intensa. Predominan las causas bacterianas, en especial *S. pneumoniae* y los no encapsulados *H. influenzae* y *M. catarrhalis*.

La enfermedad aguda prolongada puede superponerse a la bronquitis crónica. *M. pneumoniae* se ha asociado clásicamente con una tos persistente, pero ahora se reconoce que *B. pertussis* puede producir enfermedad crónica en niños de mayor edad, adolescentes y adultos,[260] y *C. pneumoniae* puede provocar una enfermedad crónica.[112]

Las infecciones víricas no suelen diagnosticarse con el apoyo del laboratorio, a menos que la enfermedad sea lo suficientemente grave como para requerir hospitalización. La tosferina y las infecciones por *M. pneumoniae* y *Chlamydophila* se diagnostican por cultivo o, cada vez más, mediante métodos moleculares. Los estudios serológicos conformados ya sea por detección de inmunoglobulina M (IgM) o por un aumento en las concentraciones de inmunoglobulina G (IgG), se realizan de forma frecuente en los pacientes en quienes se sospecha infección por *M. pneumoniae* o *C. pneumophila*. Ahora hay pruebas moleculares aprobadas por la Food and Drug Administration (FDA) de los Estados Unidos para la detección de *Bordetella*, cuya sensibilidad es mayor que la del cultivo. Por lo general, la bronquitis crónica se evalúa mediante el cultivo de esputo si es lo suficientemente grave. Se deben realizar solicitudes especiales si se considera infección por *Bordetella*, *Mycoplasma* o *Chlamydophila*.

Bronquiolitis. La infección de las vías aéreas más pequeñas antes de los espacios aéreos distales en general es causada por virus y *M. pneumoniae*.[117,336] La bronquiolitis afecta principalmente a lactantes y niños de corta edad, y ocurre de forma típica durante los meses de invierno. Después de un período prodrómico de infecciones de las vías respiratorias altas, sobre todo rinitis, los síntomas principales son tos, sibilancias y estridor (es decir, dificultad respiratoria). El diagnóstico diferencial puede incluir asma y obstrucciones físicas, como cuerpos extraños. La enfermedad se autolimita y el diagnóstico de laboratorio sólo es necesario si el paciente está lo suficientemente grave como para requerir hospitalización.

Neumonía. La neumonía es la infección más grave de las vías respiratorias y se localiza en los espacios aéreos distales, desde los conductos alveolares hasta los sacos alveolares. Los síntomas incluyen fiebre, tos, grados variables de producción de esputo, disnea (falta de aire, dificultad respiratoria) y dolor torácico. Este último puede ser difuso, vago y constante, o puede ser localizado e intermitente, y se acentúa con la respiración profunda si hay pleuritis. La falta de aire y la disnea por lo general indican que los bronquiolos terminales y los alvéolos están afectados por un proceso neumónico más difuso. Los signos físicos que apoyan el diagnóstico de infección de las vías respiratorias bajas incluyen estertores, roncus, ruidos respiratorios disminuidos y matidez localizada a la percusión en los pacientes con neumonía lobular.[73]

La neumonía se ha categorizado de diversas formas. Por simplicidad, se considerará la siguiente categorización: neumonía atípica, neumonía aguda y neumonía crónica. Además, la neumonía por aspiración, el absceso pulmonar y el empiema requieren consideración especial. Por último, la neumonía puede clasificarse epidemiológicamente desde una perspectiva terapéutica en neumonía del paciente ambulatorio ("neumonía que camina") y neumonía que requiere hospitalización; neumonía adquirida en la comunidad frente a neumonía adquirida en el hospital (intrahospitalaria); neumonía en pacientes inmunodeprimidos, neumonía en pacientes con fibrosis quística y neumonía en los extremos de la vida. La distinción entre la neumonía lobular, clásicamente causada por *S. pneumoniae* (neumococo) y por el serotipo 1 de *Klebsiella pneumoniae* (neumonía de Friedlander), y la neumonía multifocal causada por otras bacterias, es poco útil desde una perspectiva clínica porque existe una extensa superposición entre ambos patrones.

El tipo de neumonía es resultado de una combinación de factores microbianos y del estado de los mecanismos de defensa del hospedero. La mayoría de las neumonías son causadas por la inhalación de patógenos respiratorios o por aspiración del contenido de las vías respiratorias altas, la cual puede ser microscópica y subclínica. Como la microflora colonizante de la bucofaringe cambia (p. ej., durante una hospitalización prolongada), también lo hace la naturaleza de los microorganismos que infectan el pulmón.

Neumonía atípica. La *neumonía atípica* se definió en 1930 como una infección de las vías respiratorias bajas que no se asemeja a las lesiones clásicas que se han descrito. La principal diferencia es que la producción de esputo es mínima en la neumonía atípica. La infección a menudo es más leve que la neumonía clásica, aunque no en todos los casos. Los principales patógenos responsables de la neumonía atípica son *M. pneumoniae*, *C. pneumoniae* y especies de *Legionella*.

Neumonía aguda. La neumonía aguda en el paciente ambulatorio (neumonía adquirida en la comunidad) es una combinación de neumonía atípica y neumonía clásica causada por las bacterias de la bucofaringe. El neumococo aún es el patógeno "clásico" más importante; otros agentes causales son *H. influenzae* (en la actualidad cepas predominantemente no tipificables) y *M. catarrhalis*.[11,177,191]

La neumonía vírica es rara en adultos inmunocompetentes o puede no reconocerse. Se desarrolla en un bajo porcentaje de adultos con gripe que anteriormente gozaban de buena salud. En esta situación, la infección bacteriana secundaria (superinfección) es la principal amenaza. La neumonía vírica aguda es de mayor consideración en niños de corta edad, ya que puede superponerse con la bronquiolitis causada por el VSR y por el virus parainfluenza de tipo 3. La causa más frecuente de neumonía vírica en la población inmunodeprimida es el citomegalovirus.

La neumonía aguda en los hospitales suele ser causada por enterobacterias, especies de *Pseudomonas* y *S. aureus*.[38] Los cambios en los agentes etiológicos reflejan los cambios en la naturaleza de la microflora colonizante en las vías áreas superiores (*véase* el cap. 1).

Neumonía por aspiración. A pesar de que la mayoría de las neumonías son causadas por aspiración del contenido de la bucofaringe, la aspiración masiva produce una neumonía localizada característica que afecta diferentes porciones del pulmón, dependiendo de si el paciente está de pie o acostado (p. ej., lóbulos inferiores y segmento superior del lóbulo superior). Los microorganismos infectantes en el paciente ambulatorio son una mezcla de bacterias aerobias (en especial grampositivas) y anaerobias.[8] En el paciente hospitalizado, la neumonía por aspiración refleja la microflora gramnegativa recientemente adquirida en las vías aéreas altas.

Neumonía crónica. Como su nombre lo indica, el curso de la neumonía crónica es prolongado. Los síntomas suelen ser menos drásticos que en la neumonía aguda. En consecuencia, se puede retrasar el diagnóstico algunas semanas o meses, ya que los signos y síntomas no específicos, como febrícula, malestar (sentirse "enfermo") y pérdida de peso, pueden ser las únicas manifestaciones de la infección. Los agentes etiológicos de la neumonía crónica son micobacterianos y micóticos, pero las infecciones bacterianas latentes también pueden ser agentes causales. Cabe mencionar que las especies de *Candida* no se encuentran en la lista de patógenos pulmonares, con raras excepciones, de las cuales la mayoría son parte de la candidosis diseminada en pacientes inmunodeprimidos.

Absceso pulmonar. El absceso pulmonar, estrechamente relacionado con la neumonía por aspiración, a veces se denomina *absceso pútrido del pulmón* por el olor fecal de las bacterias anaerobias infectantes.[8,9] La formación de abscesos también está relacionada con los factores de virulencia microbianos. *S. aureus*, las enterobacterias y las especies de *Pseudomonas* a menudo causan lesiones destructivas que dañan la arquitectura pulmonar. En contraste, la neumonía neumocócica clásica conserva la arquitectura de los pulmones. Ciertos hongos (en particular las especies de *Aspergillus* y los cigomicetos) invaden los vasos sanguíneos de forma característica. Esto lleva a trombosis y muerte tisular cuando se bloquea la oxigenación, un proceso conocido como *infarto*. *P. aeruginosa* también tiene la capacidad de producir vasculitis. Si la trombosis se presenta de forma simultánea con un agente infeccioso, el proceso se denomina *infarto séptico* y es particularmente destructivo. La trombosis puede ocurrir *in situ* o como consecuencia de un coágulo de sangre que viaja a través del torrente sanguíneo al pulmón (émbolo).

Los granulomas son otro tipo de lesión destructiva (*véase* el cap. 1). Habitualmente son producidos por micobacterias, en particular por *M. tuberculosis*, y por hongos dimórficos como *Histoplasma capsulatum*, *Blastomyces dermatitidis* y especies de *Coccidioides*. Éstos se consideran más adelante en los capítulos que abordan la micobacteriología y micología.

Empiema. La inflamación de la pleura (membrana mesotelial que recubre el pulmón y la pared del tórax) es frecuente en la neumonía y puede producir exudado de líquidos (derrame pleural).[1] Si el derrame pleural se infecta, se produce un pus viscoso (leucocitos polimorfonucleares) que lleva a empiema. Las causas son las mismas que las de la neumonía bacteriana. También puede presentarse un empiema tuberculoso. La curación puede llevar a la obliteración de la cavidad pleural. En muchos casos, la capa fibrosa restrictiva que se genera como consecuencia de la inflamación constriñe al pulmón y debe retirarse quirúrgicamente (decorticación).

Neumonía en poblaciones especiales. La neumonía en las personas de edad avanzada es más peligrosa que en los adultos jóvenes, aunque la lista de patógenos es similar. *S. pneumoniae* es el microorganismo más frecuente.[168,206] Ésta es la razón por la cual es muy importante que los adultos de 65 años de edad y mayores, y ciertas personas con riesgo mayor, reciban vacunas neumocócicas. Además, estos individuos deben recibir la vacuna contra la gripe cada año. Actualmente, se reconoce que algunos microorganismos como el VSR, que se pensaba que eran agentes etiológicos en niños, también infectan a adultos y a personas de edad avanzada. De manera similar, *C. pneumoniae* también puede causar infecciones en esta población de pacientes.

Los pacientes inmunodeprimidos están en riesgo de infectarse por muchos patógenos que habitualmente no causan la enfermedad en personas inmunocompetentes. Entre estos patógenos oportunistas se encuentran parásitos, como *Toxoplasma gondii*; virus, como citomegalovirus; hongos, como las especies de *Aspergillus* y los cigomicetos, y micobacterias, como el complejo *M. avium* (CMA).[261] Además, los pacientes inmunodeprimidos tienen una capacidad menor para eliminar las infecciones causadas por los patógenos que se encuentran con mayor frecuencia. Las infecciones por adenovirus e incluso por el virus parainfluenza pueden ser graves y poner en riesgo la vida.

Las personas con fibrosis quística son una categoría especial de pacientes comprometidos.[99] Durante el curso de su enfermedad, estos sujetos se infectan con una serie de patógenos: *S. aureus*, *H. influenzae* y *P. aeruginosa*. Las cepas de *P. aeruginosa* en las personas con fibrosis quística tienen un moco característico que se observa con una frecuencia mucho menor en otros pacientes. *Burkholderia cepacia* y *Stenotrophomonas maltophilia* (anteriormente categorizadas como especies de *Pseudomonas*) y las especies de *Alcaligenes* también son una preocupación importante en los pacientes con fibrosis quística, ya que es difícil tratar las infecciones, los patógenos a menudo son multirresistentes al tratamiento y se diseminan con facilidad entre las personas.

La enfermedad broncopulmonar alérgica es causada por *Aspergillus fumigatus*, otros hongos y actinomicetos aerobios.[102] *A. fumigatus* es un patógeno oportunista versátil que puede producir una enfermedad invasora en pacientes inmunodeprimidos, una bola micótica en cavidades preexistentes en hospederos inmunocompetentes o una reacción inmunitaria en las personas con predisposición a atopias (alergias).[94,97] En la aspergilosis alérgica se encuentran hifas en los espacios aéreos, en donde generan una reacción inflamatoria, pero no invaden los tejidos como en la aspergilosis alérgica.

Recolección de muestras para el diagnóstico de infecciones de vías respiratorias bajas

Esputo. El esputo es la muestra más sencilla y económica para el diagnóstico de infecciones de vías respiratorias bajas.

Su utilidad es tema de considerable debate por la dificultad de algunos pacientes para movilizar las secreciones de las vías respiratorias bajas y por la frecuencia con la cual la muestra se ve contaminada por la microflora bucofaríngea al pasar por la boca.[233] Sin embargo, cuando la muestra se obtiene de forma cuidadosa, puede proporcionar información útil para el tratamiento inicial de los pacientes con neumonía.[243]

Se debe instruir al paciente respecto a la recolección adecuada del esputo, en lugar de saliva. El paciente debe cepillarse los dientes y hacer gárgaras con agua inmediatamente antes de obtener la muestra, a fin de disminuir la cantidad de bacterias contaminantes de la bucofaringe. Spada y cols.[278] demostraron una disminución de 1 log en la concentración media de bacterias contaminantes, de $3.6 \pm 7.5 \times 10^8$ a $3.7 \pm 7.2 \times 10^7$ en muestras de esputo obtenidas de pacientes inmediatamente después de un enjuague bucal simple. Se deben evitar los enjuagues bucales comerciales o las gárgaras con productos que puedan contener sustancias antibióticas. Una vez que se obtiene la muestra, se debe enviar de forma oportuna al laboratorio en vez de dejarla junto a la cama del paciente.

Las muestras de esputo deben recolectarse temprano por la mañana porque contienen las secreciones acumuladas durante la noche, en las cuales es más probable encontrar bacterias concentradas. No se deben aceptar las muestras que se recolectan durante 24 h por el sobrecrecimiento de microflora contaminante. Cuando la producción del esputo es escasa, la inducción con nebulizaciones de solución salina puede ser eficaz para producir una muestra más representativa de las vías respiratorias bajas. Se debe evitar la utilización de "solución salina inyectable", ya que muchas preparaciones contienen sustancias antibióticas.[235]

Se pueden utilizar los dispositivos comercialmente disponibles para la recolección de esputo o un frasco de boca ancha estéril con una tapa de rosa ajustada. Para evitar la contaminación de la parte exterior del recipiente, se debe indicar al paciente que presione su borde por debajo del labio inferior para recolectar toda la muestra de esputo.[2]

Aspirado endotraqueal. Se pueden obtener muestras de las vías respiratorias bajas introduciendo un catéter a través de la laringe, hacia la tráquea. La aspiración de las secreciones traqueales es sencilla si el paciente tiene colocado un tubo endotraqueal o si se cuenta con una traqueostomía. Con frecuencia se asume que los aspirados endotraqueales evitan algunos de los problemas de contaminación del esputo. De hecho, la intubación agrega la posibilidad de contaminación porque las secreciones bucales pueden deslizarse por el tubo endotraqueal. Por lo tanto, estas muestras deben interpretarse con el mismo cuidado que el esputo. Se ha sugerido que los cultivos cuantitativos de los aspirados traqueales pueden proporcionar mejor información (*véase* el análisis del lavado broncoalveolar que se presenta más adelante).[22] La técnica cuantitativa involucró realizar una dilución de esputo licuado enzimáticamente antes de su siembra en el agar. Un abordaje semicuantitativo más sencillo, en el cual el esputo se lava dos veces con solución salina y se siembra en estría con una técnica habitual (*véase* el cap. 1), se correlaciona de forma estrecha con la técnica cuantitativa. Esta técnica no se ha adoptado ampliamente, ya que muchos laboratorios utilizan la técnica semicuantitativa.

Aspirado laríngeo (transtraqueal). El aspirado translaríngeo es una técnica invasiva que se introdujo para evitar los problemas de contaminación. Las dificultades técnicas para realizar el procedimiento de forma adecuada y sus frecuentes complicaciones han eliminado este abordaje para la recolección de muestras.

Broncoscopia rígida. El broncoscopio rígido sólo puede tomar muestras de las vías aéreas centrales. Aunque es adecuado para los cultivos de micobacterias, no lo es para los microorganismos que colonizan la bucofaringe e infectan las vías respiratorias distales. Rara vez se utiliza en la actualidad.

Broncoscopia flexible. La broncoscopia con fibra óptica es una técnica utilizada con frecuencia para obtener biopsias transbronquiales, lavados bronquiales, lavados broncoalveolares y cepillados, particularmente en los pacientes con abscesos pulmonares o en quienes se sospechen otras infecciones pulmonares profundas. Estas técnicas también se emplean en el diagnóstico del cáncer. La técnica de cepillado bronquial utiliza un catéter doble telescópico recubierto con polietilenglicol en el extremo distal para proteger el pequeño cepillo bronquial. Esta técnica se recomienda para el aislamiento óptimo de bacterias aerobias y anaerobias tanto facultativas como estrictas (obligadas) de lesiones pulmonares profundas.[10] La toma de muestras de las lesiones localizadas se puede realizar después de la localización fluoroscópica de la punta del broncoscopio. Aunque esta técnica se popularizó al inicio, la tasa de contaminación de estas muestras ha limitado la utilidad de los cultivos obtenidos por este método. Las muestras que se obtiene mediante cepillado no son significativamente mejores que las obtenidas mediante lavado broncoalveolar.

Las muestras que no pueden cultivarse de forma inmediata deben refrigerarse. El éxito de este procedimiento depende de los siguientes factores: (1) obtener suficiente material de cepillado de los bronquiolos distales y los alvéolos para realizar varios frotis, (2) preparar un conjunto completo de tinciones especiales y múltiples cultivos y (3) buscar más de un tipo de microorganismos.

Lavado broncoalveolar. El lavado broncoalveolar implica la inyección de 30-50 mL de solución fisiológica a través de un broncoscopio de fibra óptica que se introduce en las ramificaciones bronquiales periféricas. Posteriormente, se aspira la solución salina y se envía para preparar el frotis y los cultivos. Se han recomendado los cultivos semicuantitativos y cuantitativos de las secreciones respiratorias obtenidas mediante las técnicas de cepillado bronquial y lavado broncoalveolar para el diagnóstico de neumonía en pacientes intubados sometidos a ventilación.[52] Los microorganismos presentes en concentraciones mayores de 10^3-10^4 unidades formadoras de colonias (UFC)/mL, y las muestras que confirman la presencia de bacterias intracelulares en más del 25% de las células inflamatorias presentes, son indicadores de neumonía que requiere un tratamiento específico. Por desgracia, las experiencias con la microbiología cuantitativa de las secreciones respiratorias han sido muy variables.[300] Un grupo de investigadores encontró alta especificidad al utilizar un valor de corte de 10^5 UFC/mL para el líquido obtenido mediante lavado broncoalveolar, pero la sensibilidad fue de tan sólo el 33%, en gran medida por el tratamiento antibiótico previo.[279] Los autores concluyeron que con estas concentraciones de bacterias se puede diagnosticar neumonía de forma confiable, aunque un resultado negativo no excluye el diagnóstico.

Aspirado con aguja fina y biopsia pulmonar. El aspirado con aguja fina suele llevarse a cabo con apoyo radiológico, en particular si se tiene una lesión localizada.[301] Es un excelente método para obtener material para citología y cultivo; la evaluación citológica *in situ* resulta útil para orientar el cultivo. Por ejemplo, la presencia de granulomas llevaría a priorizar los cultivos de micobacterias y hongos, mientras que la presencia de neutrófilos sugiere una etiología bacteriana. La biopsia transbronquial es un medio para obtener menores cantidades de tejido intacto en el momento de la broncoscopia. Aunque estas biopsias a menudo son diagnósticas, están sujetas a errores en la toma de la muestra. Se podría necesitar una biopsia pulmonar abierta si no se establece un diagnóstico por medio de las técnicas mencionadas. Este es el abordaje más invasivo y se reserva para los casos en los que las otras medidas han fracasado. Se reseca una porción pequeña del pulmón en la cual se pueda realizar un estudio histopatológico y microbiológico.

Otros procedimientos pueden ser útiles para determinar la etiología de las infecciones respiratorias. Siempre se deben obtener hemocultivos durante las fases agudas de la neumonía. *S. pneumoniae* puede aislarse de la sangre en el 25-30% de los pacientes con neumonía neumocócica, con frecuencia cuando los cultivos de esputo son negativos.[200] Aunque el hemocultivo no es sensible para la detección del agente etiológico de la neumonía, es muy específico.

La detección de los antígenos secretados en la orina es otro medio importante para determinar el agente etiológico de la infección. La prueba del antígeno urinario del serogrupo 1 de *Legionella pneumophila* y el antígeno urinario de *S. pneumoniae* son importantes métodos auxiliares para el diagnóstico de neumonía causada por estos patógenos.[20,201] El antígeno puede excretarse durante días, semanas o meses; por lo tanto, una prueba positiva no indica de forma absoluta una infección reciente o en curso. Se requiere una correlación cuidadosa con la información clínica y el cultivo o los estudios diagnósticos moleculares. El antígeno urinario de *Histoplasma* también es una prueba que se solicita con frecuencia para los pacientes en quienes se sospecha neumonía micótica por este microorganismo. Esta prueba es muy sensible para la enfermedad diseminada, moderadamente sensible para las infecciones limitadas a los pulmones e insensible para las infecciones remotas.

Diagnóstico de laboratorio de la neumonía. El diagnóstico etiológico de la neumonía es una tarea conjunta que requiere la participación de microbiólogos, patólogos, radiólogos y médicos tratantes. El diagnóstico es clínico y se utilizan los antecedentes, el estetoscopio y las radiografías de tórax. Con algunas excepciones importantes, como el aislamiento de *M. tuberculosis*, la neumonía no se diagnostica en el laboratorio de microbiología. Los médicos que envían una muestra de esputo al laboratorio sin establecer un diagnóstico de neumonía pueden recibir resultados confusos o engañosos. Una vez que se ha establecido el diagnóstico de neumonía, el laboratorio puede ayudar al médico a definir la etiología a través del cultivo y de otras pruebas, y a seleccionar el tratamiento adecuado en función de las pruebas de sensibilidad a antibióticos.[43]

Las muestras de esputo deben procesarse lo más pronto posible después de su obtención. Se ha encontrado una disminución significativa en la cantidad de microorganismos aislables de muestras de esputo después de 20 h de refrigeración,[218] aunque no se comprometió la cantidad ni la calidad de células epiteliales ni de neutrófilos segmentados. Además, se encontró una disminución en la cantidad de bacilos de *M. tuberculosis* viables para aislamiento a partir de esputo después de almacenar la muestra a temperatura ambiente durante varios días,[216] aunque la concentración de bacilos ácido alcohol resistentes que se observó en las tinciones ácido alcohol resistentes no disminuyó después de 20 días.

También se debe evaluar la calidad de las muestras de esputo utilizando los sistemas de gradación descritos en el capítulo 1. Hay controversia respecto al valor de brindar identificaciones bacterianas presuntivas en función de criterios morfológicos. Bartlett y cols.[13] primero sugirieron que las categorías de bacterias podrían definirse de forma precisa en función de la morfología observada en los frotis de esputo teñidos con Gram. Por ejemplo, se estableció la identificación morfológica de los estafilococos *Bacteroides-Haemophilus* y de las bacterias con morfología mixta con un 75% de precisión si las muestras de esputo eran de alta calidad. También se ha demostrado[305] que la enumeración semicuantitativa de las bacterias en el esputo teñido con Gram no puede ser reproducida por otro técnico (incluso tampoco por el mismo técnico que estudia la muestra en repetidas ocasiones), razón por la cual no se debe informar la estimación. Una posible explicación para esta observación es la variabilidad de los frotis entre las mismas áreas del frotis. Por otro lado, un informe más optimista[101] sugiere que las tinciones con Gram de esputo de alta calidad, realizadas en una población selecta de adultos con neumonía adquirida en la comunidad puede proporcionar a los médicos suficiente información para iniciar un tratamiento antibiótico empírico. En cualquiera de los casos, se necesita la considerable experiencia de los observadores y la correlación habitual de los resultados de laboratorio con los indicadores clínicos antes de que la interpretación de la tinción de Gram de las muestras de esputo sea de valor.

Una herramienta útil para el aseguramiento de la calidad es la comparación retrospectiva de los resultados de la tinción de Gram y de los cultivos. Se debe revisar el frotis si en el cultivo no crecen los microorganismos que se observaron en el frotis o si los microorganismos que crecen en el cultivo en cantidades moderadas o grandes no se observan en el frotis. La tinción de Gram es relativamente insensible (deben estar presentes alrededor de 10^5 UFC/mL para observarse); por lo tanto, es probable que en el frotis no se observen las bacterias que crecieron en cantidades pequeñas en el cultivo. Si se interpretó mal el cultivo, se debe revisar junto con quien lo interpretó como herramienta educativa y de mejoría de procesos. Si el cultivo se interpretó de forma correcta, puede orientar a considerar abordajes adicionales al cultivo.

Los sistemas de gradación de las muestras de esputo no son aplicables para las infecciones de vías respiratorias bajas causadas por especies de *Legionella*, micobacterias, hongos, *Mycoplasma*, *Chlamydophila* y virus. En estas infecciones no se genera necesariamente una respuesta celular inflamatoria purulenta.

La semicuantificación de los bacilos de *M. tuberculosis* en estudios secuenciales de esputo mediante frotis ácido alcohol resistentes puede ser útil para definir la eficacia del tratamiento farmacológico antituberculoso. Una disminución de 4+ a 1+, a escasos o a ningún bacilo en un período de 4-6 semanas con tratamiento, indica una buena respuesta a los medicamentos y se puede utilizar para determinar cuándo sería seguro retirar al paciente del aislamiento respiratorio.

Siempre se debe evaluar la importancia de los microorganismos aislados de las muestras respiratorias en el contexto de la información clínica y en correlación con los resultados de otros estudios. La interpretación de los cultivos de esputo es particularmente difícil porque no son específicos ni sensibles para la evaluación de las infecciones de las vías respiratorias bajas. Lentino y Lucks[162] expresaron el problema de forma concisa con base en su experiencia en un estudio de 249 pacientes con sospecha de neumonía (recuadro 2-1).

2-1

RECUADRO

Interpretación de los cultivos de esputo: observaciones de Lentino y Lucks[162]

1. Utilizando el sistema de gradación de la calidad del esputo de Bartlett, y de Murray y Washington, como se menciona en el capítulo 1, el 48% de los cultivos de esputo enviados a su laboratorio no aprobaron el grado de calidad y reflejaban más las secreciones bucales.
2. En el caso anterior, el 26.5% de las muestras de esputo purulento provenían de pacientes sin evidencia radiológica o clínica de neumonía.
3. Por lo general, el 40% de las muestras de esputo obtenidas de pacientes con evidencia de neumonía no se obtuvieron a partir de una expectoración profunda, por lo que también reflejaban más las secreciones bucales.
4. Sólo el 10.8% de los pacientes que produjeron esputo no purulento tuvieron neumonía.
5. Únicamente el 56.8% de los pacientes con neumonía generaron esputo purulento.

TABLA 2-2 Microflora comensal y patógenos potenciales de las vías respiratorias

Microflora comensal	Patógenos potenciales
Estreptococos α/γ-hemolíticos	Adenovirus
Estreptococos β-hemolíticos distintos al grupo A	Anaerobios (como parte de una infección mixta)
Candida spp.	*Bordetella pertussis*
Estafilococos coagulasa negativos	*Chlamydophila pneumoniae*
	Chlamydophila psittaci
Corynebacterium spp. (difteroides)	Citomegalovirus
Haemophilus parainfluenzae	*Corynebacterium diphtheriae*
Neisseria spp.	*Cryptococcus neoformans*
	Enterobacteriaceae
	Haemophilus influenzae
	Legionella spp.
	Mixovirus y paramixovirus
	Moraxella catarrhalis
	Mycobacterium spp.
	Neisseria gonorrhoeae
	Neisseria meningitidis
	Pneumocystis jirovecii
	Pseudomonas aeruginosa
	Staphylococcus aureus
	Streptococcus pneumoniae
	Streptococcus pyogenes (grupo A)
	Virus del herpes simple

Infecciones del tubo digestivo

Establecer la etiología bacteriana de la bronquitis aguda y crónica también puede ser difícil porque muchas especies de bacterias pueden encontrarse como microflora habitual o comensales en las vías respiratorias (tabla 2-2). El aislamiento de *S. pneumoniae*, *K. pneumoniae*, *H. influenzae* y *Moraxella* (*Branhamella*) *catarrhalis* como los microorganismos predominantes de las secreciones respiratorias, en particular cuando el frotis con tinción de Gram sustenta su presencia o también se aíslan de hemocultivos simultáneos, apoya su papel en el desarrollo de neumonía aguda.[73,343] Se pueden necesitar muestras de esputo inducido recolectadas después de la inhalación de solución salina nebulizada para aumentar la detección de ciertos microorganismos, especialmente de *P. jirovecii*.

Si se sospecha infección por micobacterias, hongos, parásitos humanos o virus, se deben utilizar técnicas especiales para aislar a los agentes etiológicos, como se menciona en los capítulos que abordan estos grupos de microorganismos. A pesar de que el aislamiento de ciertos hongos, como los patógenos dimórficos, con frecuencia indica enfermedad, se deben aislar otros hongos (como las especies de *Aspergillus*) de forma repetida en muestras sucesivas antes de que se pueda confirmar el diagnóstico. Es menos probable que la presencia de hifas micóticas represente contaminación del ambiente. El diagnóstico de neumonía vírica se busca con mayor frecuencia en pacientes inmunodeprimidos y en niños que están lo suficientemente enfermos como para requerir hospitalización.

La utilización del hemocultivo, la detección del antígeno urinario y las técnicas de cultivo semicuantitativo se analizaron con anterioridad en este capítulo. Las técnicas moleculares modernas ahora están disponibles para realizar un diagnóstico rápido de infecciones víricas y micobacterianas; es poco probable que en el futuro aumente el número de situaciones en las cuales estos abordajes serán aplicables. La medición de un receptor desencadenante soluble que se expresa en las células mieloides se ha propuesto como un abordaje útil,[98] pero los resultados promisorios requieren confirmación.

Infecciones del tubo digestivo bajo

Síntomas clínicos. El síntoma de presentación más frecuente de la infección del tubo digestivo bajo es la diarrea.[297] A pesar de que es difícil definir cuantitativamente a la diarrea, los pacientes suelen saber cuando defecan en exceso y cuando las heces tienen un aspecto más blando o líquido de lo habitual. La diarrea puede acompañarse de dolor abdominal de tipo cólico de intensidad variable. La *enterocolitis* es un término que se utiliza para describir varios tipos de infecciones del tubo digestivo bajo.

La *disentería* es un término que se emplea para describir la afección en la cual la diarrea se acompaña de dolor abdominal de tipo cólico, *tenesmo* (tensión dolorosa con el paso de las heces) y heces purulentas. La disentería se presenta como consecuencia de los microorganismos "enteroinvasores" que ingresan en la mucosa y causan inflamación de la pared intestinal. Las heces contienen células inflamatorias y con frecuencia se puede observar sangre. *Shigella* y *Entamoeba histolytica* se relacionan clásicamente con la disentería, pero en realidad los dos causan un espectro de la enfermedad en el que la diarrea puede variar entre acuosa y disentérica.

En el extremo opuesto del espectro se encuentran los síndromes diarreicos ocasionados por virus, ciertos parásitos y algunas bacterias, los cuales generan deposiciones no dolorosas y profusamente acuosas. Los síndromes diarreicos más agudos y con heces acuosas resuelven en un período de una semana. Si los síntomas persisten sin explicación, se debe considerar la infección por parásitos, como *Giardia intestinalis* (antes *G. lambia*), y otras etiologías no infecciosas. Las heces ocasionadas por *Giardia* con frecuencia tienen mal olor, son grasientas y flotan en el agua del inodoro.

La fiebre tifoidea es una categoría especial y, por fortuna, poco frecuente de enteritis en países desarrollados. Por lo general, este síndrome es causado por *Salmonella enterica* serotipo Typhi, aunque también la puede ocasionar el serotipo Paratyphi y rara vez otros serotipos. A pesar de que puede haber un componente diarreico en la fiebre tifoidea, más bien es una enfermedad sistémica. La fiebre tifoidea se caracteriza por fiebre (primero remitente y después constante), cefalea, dolor abdominal, esplenomegalia, bradicardia relativa (frecuencia cardíaca baja) y leucopenia. La diarrea no es un signo prominente; de hecho, al inicio puede ser más frecuente el estreñimiento. Este microorganismo, después de invadir el intestino, se propaga a través de todo el sistema reticuloendotelial, por ejemplo, el hígado, el bazo y la médula ósea. Como se demostró en el caso histórico de "María Tifoidea", la vesícula biliar puede colonizarse, en especial si hay cálculos, y el microorganismo puede salir al ambiente durante períodos prolongados después de la infección inicial.

Ciertos agentes infecciosos se asocian con factores de riesgo o características clínicas discretas. Algunos agentes, como los microsporidios, infectan exclusivamente a los pacientes inmunodeprimidos. *Clostridium difficile* ocasiona enfermedad predominantemente en pacientes que han sido tratados con antibióticos que alteran la microflora gastrointestinal habitual. Muchos de los agentes se transmiten a través de alimentos o agua contaminados.[49] En la tabla 2-3 se resumen los principales síndromes de enfermedad del tubo digestivo bajo.

En muchas comunidades, los microorganismos que causan gastroenteritis que se identifican con mayor frecuencia son *Campylobacter jejuni*, especies de *Salmonella*, *G. intestinalis*, rotavirus y norovirus.[66] Por desgracia, el rango de rendimiento diagnóstico de los cultivos de heces en la mayoría de los laboratorios clínicos es un desalentador 1.5-5.6%.[297] Es probable que esto mejore de forma sustancial con la implementación de los paneles moleculares gastrointestinales comercialmente disponibles, los

cuales incluyen agentes como norovirus y astrovirus, que hasta ahora no han sido detectados en la mayoría de los laboratorios.

Algunos agentes causales de gastroenteritis requieren tratamiento temprano (p. ej., *Shigella spp.*), para otros, no hay un tratamiento específico disponible (p. ej., virus) y para otros más, el tratamiento está indicado sólo si el paciente es muy joven, se encuentra inmunodeprimido o tiene una enfermedad complicada; la fiebre tifoidea siempre requiere tratamiento antibiótico. Es muy probable que los médicos soliciten coprocultivos si se presenta una de las siguientes condiciones:[119]

1. El paciente está inmunodeprimido.
2. El paciente viajó recientemente a un país en vías de desarrollo.
3. Presencia de heces sanguinolentas.
4. Presencia de diarrea durante más de tres días.
5. La diarrea requirió rehidratación intravenosa.
6. Hay fiebre.

Los laboratorios difieren mucho en la sofisticación de la evaluación de las muestras de heces. En una encuesta que se realizó en 388 laboratorios clínicos en 1999, la mayoría de los microbiólogos estudiaban las heces buscando especies de *Salmonella*, *Shigella* y *Campylobacter*. En contraste, cerca del 50% de los sitios incluían *Escherichia coli* O157:H7 y especies de *Vibrio* y *Yersinia* en su protocolo diagnóstico.[308] El estudio de las heces en busca de parásitos se realizó tan sólo en el 59% de los 455 encuestados, el resto de los laboratorios enviaba la muestra a un laboratorio de referencia para realizar las pruebas.[137] El estudio de las heces en busca de especies de *Cryptosporidium*, *Cyclospora cayetanensis* y microsporidios se realizó únicamente con una solicitud específica en el 89% de estos laboratorios. Es muy importante que cada laboratorio indique los patógenos que buscaron cuando comuniquen los resultados al médico. Un informe con "no se aislaron patógenos entéricos" como resultado ya no es aceptable, más bien se debe informar lo que se buscó y no se encontró (p. ej., negativo para *Salmonella*, *Shigella* y *Campylobacter*). En una encuesta que incluyó a casi 3 000 médicos en cinco estados de los Estados Unidos, el 28% no sabía si el laboratorio realizó pruebas para *E. coli* O157:H7 y el 40% no sabía si se llevaron a cabo cultivos para especies de *Yersinia* o *Vibrio*.[119]

TABLA 2-3 Principales síndromes de gastroenteritis y agentes etiológicos más frecuentes

Síndrome	Bacteria	Virus	Parásitos	Comentarios
Diarrea inflamatoria, incluso disentería	*Shigella* spp., *E. coli* enteroinvasor, *E. coli* enterohemorrágica, *S. enterica* varios serotipos (p. ej., Typhimurium, Enteriditis), *C. jejuni* y otras especies de *Campylobacter*, *Vibrio parahaemolyticus*, *C. difficile*	Ninguno	*Entamoeba histolytica*	Involucra al colon; a menudo hay leucocitos fecales.
Diarrea no inflamatoria	*E. coli* enterotoxígena, *E. coli* enteroagregativa y *Vibrio cholerae* Secundaria a toxinas preformadas: *Clostridium perfringens*, *Bacillus cereus*, *S. aureus*	Norovirus, rotavirus, adenovirus entérico, astrovirus, etc.	*G. intestinalis*, *Cryptosporidium* spp., *Cystoisospora belli*, *C. cayetensis*, microsporidios (hongos)	Involucra al intestino delgado proximal; habitualmente no hay leucocitos fecales.
Diarrea con enfermedad sistémica, incluso fiebre tifoidea	*S. enterica* serotipo Typhi, otras *Salmonella* spp., *Yersinia enterocolitica*, *Campylobacter* spp.	Ninguno	Ninguno	Involucra al intestino delgado distal; puede haber leucocitos mononucleares fecales.

Adaptado de la referencia 108.

Recolección de muestras de heces. La recolección de muestras de heces diarreicas no es difícil. Las muestras para la detección de patógenos deben recolectarse en recipientes limpios (no necesariamente estériles) y de boca ancha que puedan cubrirse con una tapa ajustada. Las tapas con rosca son las que se utilizan con mayor frecuencia, puesto que son las más seguras para el transporte. Los recipientes que se utilizan para cultivo no deben contener conservadores, detergentes ni iones metálicos. Se debe evitar la contaminación con orina. Si se sospecha un parásito intestinal, como *E. histolytica*, *G. intestinalis* o especies de *Cryptosporidium*, se debe colocar una pequeña porción de la muestra de heces en un recipiente con conservadores, por ejemplo, alcohol polivinílico o una alternativa sin mercurio, y formol al 10%. En cuanto a las muestras de heces para la detección de un virus, se deben seguir las recomendaciones del fabricante para el transporte.

En algunos casos, puede ser necesario recolectar una muestra mediante hisopado rectal en lugar de una muestra de heces, en particular en el caso de los recién nacidos o en adultos muy debilitados. Los hisopados rectales pueden ser más eficaces que las muestras de heces para el aislamiento de ciertas cepas de *Shigella*, ya que estos microorganismos son sensibles al enfriamiento y al secado. También se ha informado que los hisopados son más eficaces que las muestras de heces[189] para el aislamiento de *C. difficile* en pacientes hospitalizados. El hisopo rectal debe introducirse un poco más allá del esfínter anal, evitando el contacto directo con la materia fecal del recto. Los hisopos deben inocularse de inmediato en un medio de cultivo o en un sistema de transporte adecuado para evitar que se sequen. Los hisopados rectales también se han utilizado para el diagnóstico de infección gonocócica rectal.

Consideraciones epidemiológicas en la evaluación de pacientes con gastroenteritis. Se debe realizar una anamnesis detallada que incluya información sobre viajes recientes, exposición a alimentos o agua posiblemente contaminados, y presencia de alguna enfermedad similar en amigos o familiares. En particular, si el paciente vive en los Estados Unidos, se debe preguntar sobre viajes a países donde ciertas enfermedades diarreicas son endémicas. La causa más frecuente de la "diarrea del viajero" (también llamada *venganza de Moctezuma*, *vientre de Delhi*, entre otros) es *E. coli* enterotoxigénico,[213] aunque hay diversos tipos de *E. coli* diarreogénicos (enteropatógeno, enteroagregativo, etc.) que también puede causar enfermedad en el viajero. Otros patógenos importantes, como *E. histolytica*, también se hallan con más frecuencia fuera de los Estados Unidos. La mala calidad del agua y los abastecimientos de alimentos, escasa disponibilidad de almacenamiento en frío y contaminación de las personas que preparan los alimentos en los países fuera de los Estados Unidos ponen en riesgo a los viajeros. No obstante, en tiempos de comercio global, quedarse en casa tampoco implica estar libre de riesgo. Se han informado gastroenteritis epidémicas por comida contaminada,[49] por lo general verduras o frutas importadas y que no se cocinan antes de comerse. Por ejemplo, se detectó un brote en numerosos estados de infección por *Cyclospora* proveniente de frambuesas importadas de Centroamérica a partir de informes acumulados en centros de referencia nacional.[120] Se debe recordar que las bacterias que se encuentran con frecuencia en las aves de corral que mueren durante la cocción pueden causar enfermedad si los alimentos crudos, como las verduras, entran en contacto con las tablas para picar o con los mostradores utilizados para la preparación de estas aves.

Ciertas localidades, alimentos y entornos clínicos se asocian particularmente con patógenos específicos (tabla 2-4). Diversos factores pueden poner en riesgo a la persona de padecer enterocolitis infecciosa, por lo que se hace hincapié en la realización de una historia clínica minuciosa y en informar los casos a las autoridades de salud pública.

Infecciones del tubo digestivo alto

El tubo digestivo alto está conformado por el esófago, el estómago y el duodeno proximal (de la bucofaringe al intestino).

Síntomas clínicos. La esofagitis se asocia con dificultad y dolor al deglutir (disfagia), y con dolor que se irradia hacia la espalda. La mucosa gastroesofágica está expuesta a un riesgo particular de ulceración. Los agentes infecciosos más frecuentes en este sitio son *C. albicans* y el virus del herpes simple; ambos generan enfermedad erosiva.

Cuando el estómago y la unión gastroesofágica están involucrados, los síntomas incluyen anorexia, náuseas (en ocasiones con vómitos profusos) y dolor en el abdomen superior. Debido al pH muy bajo del ácido gástrico, el 99.9% de las bacterias mueren después de 30 min de exposición; por lo tanto, la gastritis por invasión directa del estómago es rara. En consecuencia, la infección del tubo digestivo alto tiene con mayor frecuencia una etiología vírica y por toxinas bacterianas preformadas. El ácido gástrico

TABLA 2-4 Asociaciones epidemiológicas de los agentes infecciosos gastrointestinales

Factores	Agente(s) infeccioso(s)
Viajes de mochilero y beber de arroyos en las montañas	*Giardia intestinalis*
Productos lácteos	*Salmonella* spp., *Campylobacter* spp., *Yersinia* spp., *Listeria monocytogenes*
Costa este y costa del golfo de los Estados Unidos	Vibrios halófilos, p. ej., *Vibrio parahaemolyticus*, *Vibrio vulnificus*
Huevo y ensalada de papa (patata), pasteles	*Staphylococcus aureus*
Huevos	*Salmonella* spp.
Fruta fresca	*Cryptosporidium* spp. y *Cyclospora* spp.
Arroz frito	*Bacillus cereus*
Hamburguesa	*Escherichia coli* O157:H7 y otros *E. coli* enterohemorrágicos
Pacientes inmunodeprimidos	*Cryptosporidium* spp., *Cystoisospora belli*, complejo *Mycobacterium avium*, hiperinfección por *Strongyloides stercoralis*, citomegalovirus, *Candida* spp.
Mariscos	*Vibrio* spp., norovirus, virus de la hepatitis A

también tiene un papel importante en la protección del tubo digestivo bajo contra las infecciones por bacterias. El tratamiento antiácido que neutraliza el pH gástrico bajo y la gastrectomía, en la que se elimina la mayor parte de la mucosa formadora de ácido, predisponen a las personas a las infecciones entéricas por diversas especies de bacterias. Guerrant[107] informa que la dosis de *Vibrio cholerae* necesaria para causar infección en las personas normales (10^8 microorganismos/mL) disminuyó a tan sólo 10^4/mL en los voluntarios a quienes se les administró bicarbonato para neutralizar la acidez gástrica.

Helicobacter pylori se reconoce como la causa más importante de gastritis y úlcera gástrica.[158,180,294] El microorganismo tiene la propiedad bioquímica característica de hidrolizar la urea de forma rápida y ávida, y de liberar iones de amonio. Las células bacterianas son capaces de rodearse de un microambiente alcalino, por lo que pueden sobrevivir en el ambiente altamente ácido de la mucosa gástrica. La etiología infecciosa de la úlcera péptica permaneció sin detectarse durante tanto tiempo porque no tiene los signos y síntomas habituales de una enfermedad infecciosa aguda. El conocimiento de esta enfermedad infecciosa crónica abrió nuevas perspectivas en relación con el espectro de enfermedades que pueden producir los microorganismos.

Un factor importante en las infecciones del tubo digestivo alto es la ingestión de microorganismos o toxinas preformadas en alimentos y bebidas, a menudo conocido como *intoxicación alimentaria*. La gastritis aguda y a menudo fulminante, acompañada por debilidad generalizada y vómitos que se puede padecer después de ingerir alimentos altamente contaminados con las toxinas producidas por microorganismos como *S. aureus*, *Clostridium perfringens* y *Bacillus cereus*, no es consecuencia de la invasión bacteriana directa de la pared del estómago, sino de la acción emética directa de las toxinas preformadas. Estas toxinas tienen diversos mecanismos de acción. Aunque la emesis puede ser fulminante, en la mayoría de los casos tiene una duración breve. El diagnóstico se establece sólo en función del cuadro clínico, ya que las toxinas no se detectan en el laboratorio clínico. Los microbiólogos de salud pública pueden tomar muestras de los alimentos retenidos en un esfuerzo por detectar el patógeno implicado y los medios de propagación, pero esta no es tarea del microbiólogo clínico.

Recolección de muestras del tubo digestivo alto.

La obtención de muestras gástricas para cultivo es poco frecuente y se limita a aquellos casos en los cuales el diagnóstico no es posible por otros medios. Las bacterias que causan la intoxicación alimentaria aguda se pueden obtener a partir del material del vómito, pero esto no se solicita con frecuencia.

Se realizan biopsias gástricas para la detección de *H. pylori*.[290,307] Las muestras para biopsia pueden cultivarse para el aislamiento de *H. pylori*, un procedimiento que rara vez se realiza en los laboratorios clínicos. Se puede analizar la presencia de actividad de la ureasa en las biopsias, una prueba presuntiva para la detección de *H. pylori*. Con mayor frecuencia, las biopsias se estudian histológicamente para buscar la presencia de gastritis y bacterias espiraladas en la capa de mucina. Hay una prueba de antígeno en heces disponible para la identificación de *H. pylori*, así como la prueba del aliento con urea marcada, ambas con buenas características de rendimiento. Por otro lado, se debe desalentar la utilización de estudios serológicos por su desempeño subóptimo en comparación con las otras pruebas diagnósticas mencionadas.[7,53]

Los aspirados de contenido duodenal pueden ser útiles para establecer el diagnóstico de giardiosis y estrongiloidosis si la evaluación repetida de las muestras de heces no tiene éxito para detectar a un patógeno.

La utilización de la "prueba del hilo" (Enterotest®) es una alternativa a la endoscopia y la biopsia. El análisis Enterotest es una cápsula que contiene un hilo bien enrollado. El hilo se desenrolla un poco y la punta se pega a la mejilla del paciente; posteriormente se deglute. En aproximadamente 30-60 min, cuando la cápsula alcanza el duodeno superior, se retira el hilo de forma cuidadosa y el moco adherido a éste se raspa y se coloca en la superficie de un portaobjetos de vidrio para su estudio microscópico directo. Como se mencionó, la biopsia gástrica o del intestino delgado aún representa una alternativa para el diagnóstico.

Infecciones urinarias

El aparato urinario se divide en vías urinarias altas, conformadas por los riñones, las pelvis renales y los uréteres, y vías urinarias bajas, conformadas por la vejiga y la uretra. Las infecciones de las vías urinarias altas se generan con mayor frecuencia por vía ascendente (infecciones originadas en la vejiga que ascienden a los riñones a través de los uréteres). Por lo general, la válvula vesicoureteral evita el reflujo de orina de la vejiga a los uréteres. Las personas con anomalías urogenitales o con sobredistensión de la vejiga por obstrucción del flujo, funcionamiento neurógeno deficiente o presión a partir de un útero agrandado durante el embarazo, son particularmente susceptibles a padecer infecciones urinarias ascendentes. Las infecciones de pelvis renal (pielitis) y renales (pielonefritis) son las complicaciones más frecuentes. Las infecciones pueden ser agudas o recurrentes (con daño inflamatorio crónico).

Las infecciones de las vías urinarias altas rara vez se originan por diseminación hematógena de bacterias a la corteza renal en pacientes con septicemia. Las manifestaciones frecuentes son los abscesos multifocales o la pielonefritis supurativa aguda.

A veces, las infecciones de las vías urinarias se dividen en no complicadas y complicadas.[283,317] Las infecciones no complicadas son la cistitis o la pielonefritis en una mujer joven sin enfermedades subyacentes sistémicas o de vías urinarias. Si el diagnóstico es cistitis, se puede instituir un tratamiento antibiótico empírico sin recurrir al cultivo, ya que *E. coli* es responsable de la gran mayoría de estas infecciones. Se debe realizar un análisis de orina o una prueba de esterasa leucocitaria para demostrar que el proceso es inflamatorio; si no hay neutrófilos polimorfonucleares, se debe realizar un cultivo antes de iniciar el tratamiento. No se necesita cultivo de seguimiento ("prueba de curación"), a menos que los síntomas persistan.

Se consideran infecciones complicadas: cistitis o pielonefritis en hombres, niños, pacientes que utilizan sondas de forma crónica y en mujeres con infecciones recurrentes, anomalías urológicas o enfermedad subyacente. Se requiere un análisis de orina y un cultivo para los casos de cistitis complicada y para todos los pacientes con pielonefritis.[283,317]

Signos y síntomas clínicos

Las manifestaciones clínicas cardinales de las infecciones de las vías urinarias altas son dolor en el flanco y fiebre, a menudo asociadas con escalofríos. La polaquiuria, urgencia urinaria y disuria suelen ser indicadoras de infecciones de la vejiga o la uretra. Sin embargo, algunos pacientes con pielonefritis u otras infecciones de las vías urinarias altas (en particular aquellos con infecciones ascendentes) pueden desarrollar síntomas de infección de vías urinarias bajas en primera instancia. La diferenciación es importante porque el abordaje del tratamiento con antibióticos es distinto para cada afección.[283,317]

Las infecciones de las vías urinarias bajas por lo general involucran a la vejiga o la uretra. Los síntomas son similares en ambos sitios, por lo cual el proceso a veces se denomina *síndrome uretral agudo*.[285] Las manifestaciones clínicas más frecuentes son la micción frecuente y dolorosa en pequeñas cantidades (frecuencia y disuria) y el dolor suprapúbico. La vaginitis en mujeres y la prostatitis en hombres pueden producir síntomas similares, aunque por lo general pueden diferenciarse clínicamente. El diagnóstico es en particular difícil en las personas de edad avanzada, en quienes puede no presentarse fiebre ni leucocitosis durante una infección.

Se debate mucho acerca de la importancia de la bacteriuria asintomática. Aunque este fenómeno se ha documentado en muchos tipos de pacientes y escenarios clínicos, los problemas médicos graves que requieren tratamiento de la bacteriuria sólo se presentan en algunos escenarios: mujeres embarazadas, mujeres sometidas a procedimientos genitourinarios invasivos y receptores de trasplante durante el período temprano después del trasplante.[209]

Factores del hospedero

La prevalencia de las infecciones de las vías urinarias varía con el sexo y la edad del paciente. En neonatos y lactantes, las infecciones de las vías urinarias ocurren con mayor frecuencia en hombres, con una prevalencia aproximada del 1%. La mayoría de estas infecciones se relacionan con anomalías congénitas. En niños en la etapa escolar, hay una mayor prevalencia en las mujeres en comparación con los hombres.[289] Esta proporción permanece constante hasta la edad adulta. En ciertas condiciones, como diabetes y embarazo, hay tasas de incidencia altas. En la población de edad avanzada se puede esperar una incidencia más alta en mujeres (20%) y hombres (10%) con enfermedades preexistentes, como uropatía obstructiva secundaria a una afección prostática en hombres, vaciamiento deficiente de la vejiga por prolapso en mujeres y procedimientos que requieran instrumentación en ambos sexos.

Sin embargo, las mujeres sexualmente activas son, por mucho, la población que con mayor frecuencia está en riesgo de padecer tanto infecciones de vías urinarias sintomáticas como bacteriuria asintomática.[288] Aunque la infección asintomática en este grupo no siempre causa problemas médicos graves, puede ser un factor predictivo de una futura infección sintomática.[209] Las mujeres son más susceptibles de padecer la infección que los hombres debido a que su uretra es más corta. Los patógenos frecuentes suelen ser parte de la microflora perineal que se origina en el tubo digestivo, en especial si las bacterias tienen factores que faciliten su unión al epitelio urinario.[246] El coito facilita el ingreso de las bacterias en la uretra femenina.

Los pacientes que utilizan sondas de forma crónica son una segunda población expuesta a mayor riesgo de padecer estas infecciones.[281] Un cuerpo extraño, como una sonda permanente, garantiza la colonización del equipo en un lapso de cinco días desde su colocación. La presencia de una sonda colonizada lleva a bacteriuria asintomática y pone en riesgo al paciente de desarrollar una infección sintomática, incluyendo pielonefritis y urosepsis. Cuando el paciente también padece demencia, como las personas de edad avanzada, puede ser difícil saber si la infección es sintomática o no. Si estos pacientes no presentan fiebre ni leucocitosis, los únicos indicadores pueden ser los cambios sutiles en la personalidad y en el

TABLA 2-5 Microflora comensal y patógenos potenciales en vías urinarias

Microflora comensal	Patógenos potenciales
Estreptococos α/α-hemolíticos	*Corynebacterium urealyticum*[a]
Bacillus spp.	*Enterococcus* spp.
Estafilococos coagulasa negativos	*Enterobacteriaceae*[a]
Difteroides	*Pseudomonas* spp.
Lactobacillus spp.	*Staphylococcus aureus*
	Staphylococcus epidermidis (hombres de edad avanzada)
	Staphylococcus saprophyticus (mujeres jóvenes)

[a]*Proteae* y *Corynebacterium* dividen la urea alcalinizando la orina y predisponiendo a la formación de litos.

estado cognitivo. La mejor persona para evaluar estas características puede ser el cuidador principal y no el médico que atiende al paciente de forma intermitente.

Recolección de muestras de orina para cultivo

Con excepción de la mucosa uretral que facilita el crecimiento de la microflora, las vías urinarias no suelen contener bacterias.[141] La orina puede contaminarse fácilmente con bacterias del conducto vaginal, el perineo o la microflora bacteriana endógena de la uretra. La tabla 2-5 presenta ciertos microorganismos considerados como contaminantes y a aquellos a los que se considera como patógenos potenciales de las vías urinarias.

Muestras de orina de chorro medio. Las muestras de orina se recolectan con mayor frecuencia mediante el muestreo de chorro medio con adecuadas condiciones de higiene. La recolección de orina en mujeres utilizando esta técnica requiere instrucción particular y, en ocasiones, supervisión para obtener los mejores resultados posibles.[29] Primero se limpia el área periuretral y el perineo con dos o tres gasas embebidas en agua jabonosa mediante movimientos de adelante hacia atrás, seguido de un enjuague con solución salina o agua estéril.

Se deben separar y sujetar los labios vaginales durante la micción y los primeros mililitros de orina deben descartarse en una bacinica o en el inodoro para eliminar las bacterias de la uretra (fig. 2-2). Posteriormente, se recolecta la orina del chorro medio en un recipiente estéril con boca ancha que pueda cubrirse con una tapa ajustada. Se recomienda la utilización de un tubo para transporte de orina con un conservador, a fin de prevenir el sobrecrecimiento de la microflora contaminante durante el traslado y el procesamiento. Habitualmente no se requiere la preparación de agua jabonosa en los hombres, en su lugar suele bastar una limpieza simple del meato uretral antes de la micción y después recolectar la muestra de chorro medio.

Por lo general, se pide a los pacientes atendidos en el consultorio médico o en una clínica que recolecten su propia muestra. Esta práctica es aceptable si se brindan instrucciones precisas para que el paciente recolecte la muestra de forma adecuada. Se recomienda que las instrucciones que se ofrecen al paciente estén anotadas en una tarjeta que pueda conservar después de la descripción verbal. Cuando el paciente no parezca comprender o cuando el idioma sea una barrera, el personal de enfermería o el asistente del consultorio debe leer las instrucciones punto por punto o debe proporcionar ayuda

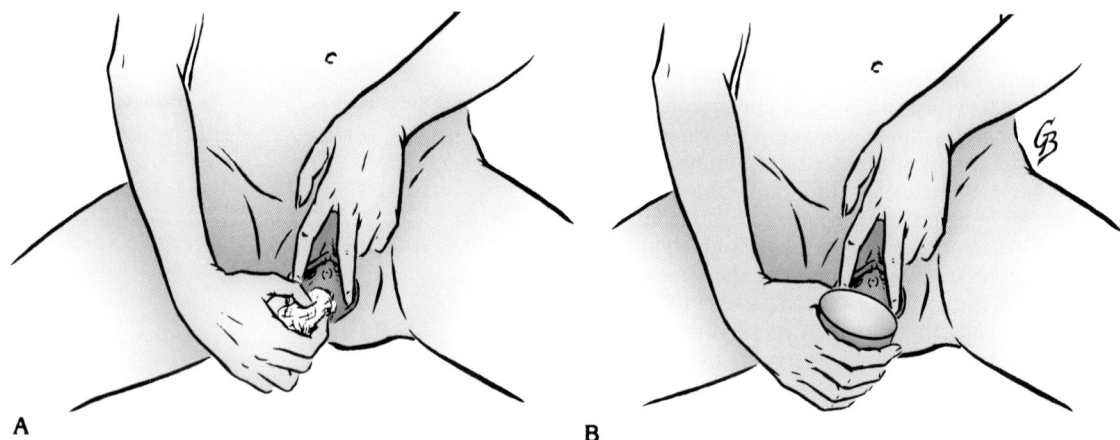

■ **FIGURA 2-2** Recolección de orina de chorro medio con condiciones adecuadas de higiene. **A.** Se separan los labios vaginales con los dedos y se limpia con una gasa de 10 × 10 cm embebida en jabón. **B.** Se recolecta la orina del chorro medio en un recipiente estéril.

directa para recolectar la muestra. En el recuadro 2-2 se presenta un ejemplo de la tarjeta de instrucciones.

La precisión del procedimiento de recolección puede supervisarse a través del tiempo al observar la frecuencia con la cual el recuento de colonias de las muestras de orina varía entre 10 000 y 100 000 UFC/mL. La mayoría de los pacientes tienen un recuento de colonias que no corresponde a este rango. Los pacientes que no estén infectados no tendrán bacterias o tendrán menos de 100 UFC/mL. Los pacientes con infección tendrán 100 000 UFC/mL o más. La frecuencia de los recuentos intermedios no debe exceder del 5-10% si los procedimientos de recolección de orina se realizaron de forma adecuada. Las muestras deben procesarse en un lapso de 2 h después de la recolección para obtener recuentos de colonias precisos.

El BD Urine Collecion Kit® (Becton-Dickinson, Cockeysville, MD), diseñado para mantener a la población bacteriana en la orina a temperatura ambiente durante 24 h, ha sido tan eficaz como la refrigeración de las muestras durante la noche.[126] Aunque se puede observar una disminución en el recuento de colonias después del almacenamiento prolongado, se recomienda este sistema para el traslado de muestras de orina para las que se pueda retrasar el procesamiento hasta 24 h. Los sistemas de transporte que utilizan ácido bórico, el cual se incluye en los aditivos del BD Urine Collection Kit, pueden ofrecer un método alternativo para la recolección de muestras de orina en el hogar o en lugares remotos. Jewkes y cols.[133] concluyeron, a

partir de un estudio de 84 niños, que la recolección de orina en ácido bórico reduce la contaminación al mínimo, aunque en contados casos puede inhibirse el crecimiento de potenciales patógenos bacterianos.

La recolección de muestras de orina válidas para el cultivo a partir de hombres de avanzada edad que viven en asilos también presenta un problema. Nicolle y cols.[210] informaron tener éxito en el diagnóstico de infecciones de vías urinarias en esta población de pacientes utilizando un dispositivo de recolección externo que consiste en un condón estéril y una bolsa para orina que se lleva en la pierna. Antes de colocar el condón, se limpia el glande con agua y jabón, y se enjuaga con solución salina estéril. La bolsa para orina que se lleva en la pierna se revisó cada 10-15 min hasta que se obtuvo una muestra. Como se encontraron recuentos bajos de contaminantes en casi el 50% de los pacientes, fue necesario trasladar rápidamente las muestras al laboratorio y transferirlas de inmediato a los medios de cultivo. Los recuentos bacterianos mayores de 10^5 UFC/mL, en particular tras su obtención en dos muestras sucesivas, tuvo una alta correlación con otros indicadores de infección de vías urinarias.

Otras muestras de orina de micción espontánea. El propósito de la técnica de chorro medio es recolectar la orina que ha estado en la vejiga después de descartar la porción inicial en contacto con la uretra (y probablemente contaminada con la microflora uretral). Sin embargo, si se considera uretritis, se debe

---

RECUADRO 2-2

Instrucciones para la obtención de muestras de orina de chorro medio con condiciones adecuadas de higiene (mujeres)

1. Retirar la ropa interior, sentarse cómodamente en el asiento del inodoro y colocar una rodilla lo más lejos posible hacia el costado.
2. Separar los labios vaginales con una mano y mantenerlos separados mientras se realiza la limpieza y se recolecta la muestra.
3. Lavado. Asegurarse de lavar y enjuagar bien antes de recolectar la muestra de orina. Utilizar cada uno de los cuatro apósitos estériles de 10 × 10 cm embebidos en jabón verde al 10%, o su equivalente, y limpiar desde la parte frontal de su cuerpo hacia la parte posterior. Lavar entre los pliegues de la piel de la forma más cuidadosa posible.
4. Enjuagar. Después del lavado con cada apósito con jabón, enjuagarse con un apósito húmedo con el mismo movimiento de adelante hacia atrás. No usar ningún apósito más de una vez.
5. Mantener los labios vaginales separados y permitir que las primeras gotas de orina se descarten en el inodoro. Sujetar el recipiente por la cara externa y dejar caer el resto de la orina en él.
6. Colocar la tapa del recipiente o pedir al personal de enfermería que lo haga por usted.

recolectar la porción inicial de la micción. Tradicionalmente, se insertaba un hisopo en la uretra distal para recolectar la muestra. La aplicación principal de las muestras de orina de micción inicial es el diagnóstico de uretritis causada por *N. gonorrhoeae* y *Chlamydia trachomatis*.[135] Los métodos moleculares se utilizan con una frecuencia cada vez mayor para la detección de estos patógenos.

Sin embargo, si se considera el diagnóstico de prostatitis aguda, se debe buscar recolectar las secreciones prostáticas. La técnica más frecuente consiste en realizar un cultivo de orina diferencial antes y después de un masaje prostático. Se sugiere el diagnóstico si se encuentra un aumento 10 veces mayor en la cantidad de bacterias después del masaje prostático.[72]

Recolección a partir de sondas. Se debe evitar el sondaje para obtener una muestra de orina, debido el riesgo de introducir patógenos bacterianos. En un estudio de 105 mujeres en quienes se sospechaba infección de vías urinarias,[315] los resultados del cultivo de las muestras de orina de chorro medio con condiciones adecuadas de higiene no demostraron diferencias significativas acerca de la sensibilidad, especificidad o valores predictivos positivos o negativos, en comparación con muestras que se obtuvieron a partir de sondas de forma paralela inmediatamente después de las muestras obtenidas mediante chorro medio. Se debe restringir el sondaje a los pacientes que no pueden producir una muestra de chorro medio adecuada y se debe realizar con una atención minuciosa a la técnica aséptica. Se deben descartar los primeros mililitros de orina de la sonda para eliminar cualquier microorganismo que pueda alojarse en la punta de la sonda durante su tránsito a través de la uretra.

No se recomienda tomar muestras de orina de sondas permanentes (sonda de Foley), ya que no es posible diferenciar entre las bacterias que colonizaron a la sonda y los patógenos. No se deben obtener muestras de orina de las bolsas para sonda. Aunque el uso de pañales mojados o bolsas como una fuente de orina en lactantes es tentador, obtener una muestra interpretable por estos medios es un problema importante. La punta de la sonda de Foley no es adecuada para el cultivo porque invariablemente está contaminada con los microorganismos de la uretra o colonizantes.[304]

Aspiración suprapúbica. Las aspiraciones suprapúbicas se reservan exclusivamente para los neonatos y para niños pequeños. Esta técnica se ilustra en la figura 2-3. El procedimiento se realiza mejor cuando la vejiga está llena. Para realizar la aspiración, se debe desinfectar la piel en la región suprapúbica que está sobre la vejiga y se deben colocar campos estériles. Se inyecta una solución anestésica, como lidocaína HCl al 1%, por vía subcutánea en la zona donde se realizará la punción. Se introduce una aguja para punción espinal de bisel corto y calibre 18 hasta la vejiga y se aspiran 10 mL de orina con una jeringa. Esta técnica se utiliza en raras ocasiones debido a su naturaleza invasiva.

Cultivo de muestras de orina

Se necesitan medios tanto selectivos como no selectivos. Por lo general, basta con una combinación de agar sangre de carnero al 5% y agar de MacConkey para el aislamiento de los microorganismos que se mencionan en la tabla 2-5. Algunos microbiólogos cuyos laboratorios atienden a pacientes ambulatorios (en quienes *E. coli* es el patógeno que se espera con mayor frecuencia) prefieren utilizar agar eosina azul de metileno (EMB, *eosine methylene blue*) por la característica morfológica de *E. coli* en este medio. Aunque algunos microbiólogos también incluyen un medio selectivo para bacterias grampositivas (agar sangre colistina-ácido nalidíxico

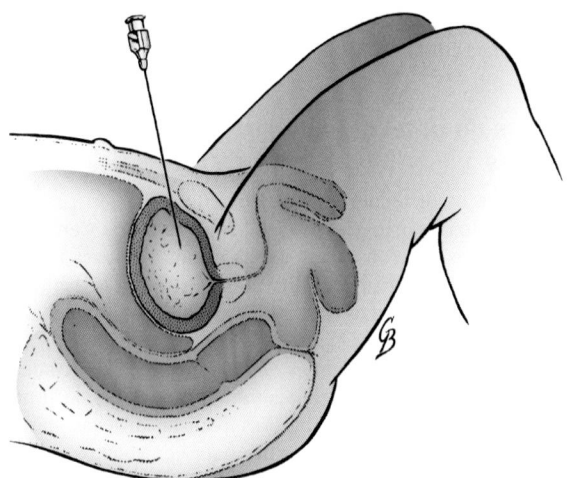

■ FIGURA 2-3 Aspiración suprapúbica de la vejiga. Se dirige una aguja de forma percutánea a la vejiga, por encima de la sínfisis del pubis. La orina puede obtenerse con una jeringa.

[CNA, *colistin-nalidixic acid*] o agar feniletil alcohol [PEA, *phenylethyl alcohol*]), es probable que el rendimiento después de agregar este medio no justifique el gasto.[44] En muchos laboratorios se realiza la inoculación de placas duplicadas con asas calibradas de 0.01 mL y 0.001 mL para comparar los recuentos como control de calidad y para facilitar el recuento de colonias.

Después del inóculo con un asa calibrada, la superficie de cada placa de agar debe estriarse por completo en todos los cuadrantes, como se mostró en el capítulo 1, a fin de que se pueda realizar un recuento semicuantitativo de las colonias después de la incubación. Un recuento de colonias de 10^5 UFC/mL o mayor es el criterio que se emplea con más frecuencia para determinar si se deben realizar pruebas de identificación y sensibilidad de un aislamiento. Cuando el recuento de colonias se encuentra entre 10^4 y 10^5 UFC/mL, o cuando se aíslan numerosas especies, el director del laboratorio debe tomar la decisión de realizar o no pruebas de identificación y sensibilidad, a menudo en función de cada paciente. Algunos microbiólogos utilizan 10^4 UFC/mL como parámetro, ya que las asas calibradas suelen infravalorar el recuento de colonias. De manera similar, en algunos laboratorios se necesita un cultivo puro, mientras que en otros se evalúa un cultivo con dos patógenos (*véase* el cap. 1 para consultar el análisis detallado de la evaluación de los cultivos mixtos).

Los cultivos de muestras obtenidas a partir de sonda o aspiración suprapúbica suelen estudiarse con detalle, incluso con recuentos de colonias bajos o con el aislamiento de numerosos tipos de microorganismos. Los recuentos de colonias tan bajos como 10^2 UFC/mL de bacilos entéricos gramnegativos pueden ser significativos en mujeres con síndrome uretral agudo;[284,285] sin embargo, el médico debe avisar al laboratorio sobre los casos en los que se sospeche, ya que las técnicas semicuantitativas de cultivos de orina no están diseñadas para detectar un recuento de colonias tan bajo. La importancia de estas infecciones con "recuentos de colonias bajos" sólo se ha informado en mujeres infectadas con bacilos entéricos. La contaminación es un problema incluso mayor cuando se evalúa una cantidad pequeña de microorganismos. En un estudio, las muestras contaminadas aumentaron en un 19% cuando se utilizó un asa de 0.01 mL.[44] Se recomienda analizar con el médico la importancia de tales aislamientos y la necesidad de llevar a cabo pruebas adicionales en estos casos.

Pruebas de detección precoz de infecciones urinarias

La literatura médica sobre las pruebas de detección precoz de infecciones de vías urinarias es vasta, contradictoria y en ocasiones confusa. Es útil considerar que la evaluación para la detección precoz de bacteriuria es una tarea distinta a la evaluación de la inflamación.[332] Las dos se considerarán por separado.

Con la excepción de algunas situaciones en las cuales la bacteriuria asintomática es clínicamente importante, la función del laboratorio de microbiología es realizar pruebas para las infecciones de vías urinarias sintomáticas. Muchos estudios utilizan la presencia de 10^5 bacterias como punto de corte, pero ese abordaje es erróneo. Probablemente sea útil pensar en el problema en los términos que se emplean para describir el abordaje de la neumonía. El diagnóstico de la infección de vías urinarias se establece evaluando los síntomas clínicos y realizando pruebas para identificar la presencia de una respuesta inflamatoria. Una vez que se documenta la infección, el cultivo microbiológico es útil para determinar su etiología.

Pruebas de detección precoz de bacteriuria. La presencia de bacteriuria en concentraciones que sugieren infección de vías urinarias puede evaluarse a través del estudio microscópico de la orina, mediante pruebas para productos bacterianos y por cultivo. Ninguna de estas pruebas detecta recuentos de colonias bajos en la orina con sensibilidad adecuada.

Estudio microscópico. La tinción de Gram es un método económico para estimar la bacteriuria. En un estudio, la presencia de al menos un organismo por campo en aceite de inmersión en orina no centrifugada tuvo una sensibilidad del 94% y una especificidad del 90% para la detección de recuentos de colonias de al menos 10^5 UFC/mL.[319] Este abordaje tiene la ventaja de que se puede caracterizar la reactividad de Gram de los microorganismos. Sin embargo, la mayoría de los laboratorios clínicos no utilizan la tinción de Gram en muestras de orina como prueba de detección precoz porque revisar los frotis es una labor muy extenuante en términos metodológicos. Se ha informado que el estudio de la orina centrifugada sin teñir como parte del análisis de orina tiene una sensibilidad similar a la de la tinción de Gram en orina no centrifugada,[44] pero esta experiencia no es universal y la mayoría de los médicos no dependen del análisis de orina para la detección de bacteriuria. La diferenciación de las bacterias y otras partículas en preparaciones sin teñir con aumentos moderados puede ser un desafío. Una herramienta útil para el aseguramiento de calidad es la comparación de los resultados del cultivo y el análisis de orina.

Pruebas para productos bacterianos. Un abordaje frecuente es el uso de una tira reactiva para detectar la presencia de nitritos en la orina (prueba de Griess) y estimar la cantidad de neutrófilos segmentados de forma indirecta mediante la detección de la actividad de la esterasa leucocitaria.[222] El fundamento de la prueba de nitritos es que la mayoría de las infecciones de vías urinarias son causadas por miembros de la familia *Enterobacteriaceae* que reducen nitratos, en particular *E. coli*. Esta prueba no es precisa si se emplea sola.[136,197] Puede haber resultados falsos positivos si se retrasa el traslado y si hay sobrecrecimiento de las bacterias que reducen nitratos, o por interferencia de fármacos; los resultados falsos negativos ocurren si el patógeno que causa la infección no reduce nitratos (p. ej., *Enterococcus* spp.) o si el paciente lleva una dieta sin vegetales (pérdida de una fuente importante de nitritos).

La sensibilidad de la combinación de la tira de nitritos-esterasa leucocitaria con una bacteriuria en concentraciones de 10^5 UFC/mL es del 79-93%, con una especificidad de alrededor del 82-98%.[136,222] En un estudio multicéntrico de 298 muestras de orina con recuentos de colonias menores de 10^5 UFC/mL,[220] la tira detectó un 81% de pacientes infectados. Sin embargo, en un subgrupo de 204 muestras con piuria y recuentos de colonias menores de 10^5 UFC/mL (con células inflamatorias y bacterias), la tasa de detección aumentó al 95%.

Un abordaje alternato es la detección de la catalasa, la cual es producida por la mayoría de los patógenos urinarios, comercializada como Uriscreen® (Savyon Diagnostics, Ashdod, Israel). Parece que funciona de forma similar al nitrito y tiene los mismos defectos. Si los patógenos en una población particular de pacientes producen catalasa, una prueba negativa excluye de forma eficaz a la bacteriuria con recuento de colonias bajo; ello no ofrece ninguna ventaja en comparación con la esterasa leucocitaria.[220,311]

Detección de bacteriuria por cultivo. El cultivo convencional es un abordaje sencillo y económico para la detección precoz. Aunque necesita 18-24 h para su incubación, la decisión de iniciar tratamiento rara vez es urgente. Algunos médicos prefieren inocular una muestra utilizando un sistema de cultivo laminar (*dip slide*) en el consultorio en lugar de enviar la orina al laboratorio para su cultivo. El sistema de cultivo laminar (SOLAR-CULT®, Solar Biologicals, Ogdensburg, NY; Uricult®, Orion Diagnostica, Espoo, Finlandia) consiste en una paleta recubierta por ambos lados con un agar para el aislamiento de bacterias grampositivas y gramnegativas. La paleta se sumerge en la orina, se escurre, se coloca de nuevo en su recipiente y se incuba. La cantidad de crecimiento se evalúa y compara con una tabla. El sistema de cultivo laminar no es una prueba exenta; el médico que lo utilice debe cubrir los requisitos para las pruebas no exentas, incluso si las bacterias no se identifican ni se evalúa su sensibilidad. La ventaja de este abordaje es la simplicidad y economía en el caso de las muestras negativas. La desventaja es la dificultad para obtener subcultivos para la evaluación posterior de las colonias. En la era posterior a las reformas a la Ley de mejoramiento del laboratorio clínico (CLIA, *Clinical Laboratory Improvement Amendments*) (*véase* el cap. 1), muchos médicos prefieren el abordaje más directo en el cual se envía la muestra original al laboratorio de diagnóstico.

Pruebas de detección precoz de piuria. La esterasa leucocitaria es producida por los leucocitos polimorfonucleares. Una tira reactiva, impregnada con una solución amortiguadora (*buffer*) con éster de ácido indoxil carboxílico y una sal de diazonio, puede ser útil para detectar la actividad de la esterasa leucocitaria en la orina. Una ventaja de esta prueba es que los leucocitos no tienen que ser viables para detectar la actividad. Cuando se realiza únicamente esta prueba, se correlaciona con 10 o más leucocitos por campo de gran aumento en la orina, con sensibilidad del 88% y especificidad del 94%.[155] Puede haber resultados falsos positivos a partir de concentraciones elevadas de ácido ascórbico o albúmina (> 300 mg/dL) o por el efecto de los conservadores y detergentes. La mayoría de los resultados falsos positivos ocurren cuando los recuentos de leucocitos en orina se encuentran en el rango límite de 5-10 por campo de alto aumento. Kierkegaard y cols.[145] informan que el 33% de las muestras de orina en su estudio presentaron un cambio de un resultado positivo (30 leucocitos/campo de gran aumento) a negativo (10 leucocitos/campo de gran aumento, o menos) mediante un estudio microscópico cuando el traslado de la orina se retrasó 3 h. Por lo tanto, la prueba de la esterasa leucocitaria puede reflejar mejor la piuria que el recuento microscópico de neutrófilos cuando no se puede controlar el intervalo entre la recolección y el procesamiento.

Una opción útil para los médicos es realizar un cultivo de orina sólo cuando la prueba de la esterasa leucocitaria es positiva (si hay un proceso inflamatorio). Este abordaje no es el apropiado en los contados casos en que la bacteriuria asintomática es una preocupación o si el paciente padece neutropenia. Si el paciente tiene síntomas de infección aguda de vías urinarias, se debe ofrecer la opción del urocultivo sin importar si presenta piuria.

Infecciones genitales

El aparato genital está conformado por genitales externos e internos en ambos sexos. En los hombres, los genitales internos incluyen los testículos, el epidídimo, las vesículas seminales y la uretra (la próstata se analizó anteriormente). En las mujeres, los genitales internos incluyen los ovarios, las tubas uterinas, el útero (principalmente el endometrio), el cuello uterino y la vagina con sus glándulas accesorias. Los genitales externos incluyen el pene y los labios vaginales.

Las infecciones se pueden dividir de manera conceptual en infecciones de transmisión sexual, infecciones del periparto y vaginitis. La microflora comensal y los patógenos comensales del aparato genital se resumen en la tabla 2-6.

Infecciones de transmisión sexual[47]

Uretritis y cervicitis. La infección por *C. trachomatis* es una de las infecciones de transmisión sexual más frecuentes, la cual causa uretritis y cervicitis. En los hombres, los síntomas se relacionan principalmente con uretritis (dolor al orinar y

secreción uretral). En los varones también se presentan infecciones asintomáticas, pero con menor frecuencia que en las mujeres. En las mujeres, una cervicitis mucopurulenta característica es una manifestación frecuente de la infección, además de la uretritis aguda.[36] La complicación más grave de estas infecciones es la enfermedad pélvica inflamatoria, la cual puede producir cicatrices inflamatorias de las tubas uterinas que llevan a infertilidad y embarazos ectópicos. Esto es especialmente problemático con la infección por *C. trachomatis*, la cual puede ser asintomática; por lo tanto, se necesitan pruebas de detección precoz para evitar estas graves complicaciones.[46] *N. gonorrhoeae* produce una infección similar a la de *C. trachomatis* tanto en hombres como en mujeres. En consecuencia, muchas pruebas de diagnóstico molecular detectan y diferencian de forma simultánea a estos patógenos. Se recomienda realizar ambas pruebas cuando se consideren estas infecciones.

Mycoplasma hominis y *Ureaplasma urealyticum* son dos causas de uretritis no gonocócica. Otras especies de *Mycoplasma* también pueden causar la enfermedad. Estos microorganismos también necesitan condiciones de cultivo especiales. Los nuevos análisis diagnósticos que buscan detectar a estos microorganismos, incluida la amplificación de ácidos nucleicos, están disponibles a través de laboratorios de referencia.

Úlceras genitales
Virus del herpes simple. Diversos agentes infecciosos, la mayoría de ellos transmitidos por vía sexual, causan lesiones ulceradas en genitales externos o internos.[194] Por mucho, el virus del herpes simple es el más frecuente. La infección inicial suele ser sintomática[91]

TABLA 2-6 Microflora comensal y agentes etiológicos representativos en el aparato genital

Sitio anatómico	Microflora comensal	Etiologías de enfermedades de transmisión sexual (ETS)	Etiologías distintas a ETS
Uretra	*Enterobacteriaceae*, α/γ-estreptococos, *Enterococcus* spp., difteroides, *Staphylococcus* coagulasa negativos, anaerobios (distal 1-2 cm).	*Chlamydia trachomatis* *Neisseria gonorrhoeae*	
Genitales externos y piel perineal	Difteroides, estafilococos coagulasa negativos, *Micrococcus* y *Kocuria* spp., levaduras, *Acinetobacter* spp., *Enterobacteriaceae*.	Virus del herpes simple de tipo 1, virus del papiloma humano, *Treponema pallidum*, *Haemophilus ducreyi*, *Klebsiella granulomatis* (granuloma inguinal), *Chlamydia trachomatis* serotipos L1-L3 (linfogranuloma venéreo)	*Candida* spp.; *Streptococcus pyogenes*
Vagina	*Lactobacillus* spp., anaerobios, *Enterobacteriaceae*, α/γ-estreptococos, *Enterococcus* spp., difteroides, *Staphylococcus* coagulasa negativos (varía con la edad).	Virus del papiloma humano, *Trichomonas vaginalis*	*Candida* spp. (vaginosis bacteriana); *Staphylococcus aureus* (síndrome del *shock* tóxico)
Endocérvix	Por lo general es estéril o tiene flora vaginal con contaminación mínima.	Virus del papiloma humano, virus del herpes simple de tipo 2, *Neisseria gonorrhoeae*, *Chlamydia trachomatis*	Citomegalovirus
Endometrio, tubas uterinas, ovarios	Por lo general es estéril.	*Neisseria gonorrhoeae*, *Chlamydia trachomatis*	Infección mixta de aerobios y anaerobios (ascendente), *Streptococcus pyogenes*, *Listeria monocytogenes*, *Streptococcus agalactiae*, *Actinomyces israelii* (en pacientes con dispositivos anticonceptivos intrauterinos)
Infecciones sistémicas con portal de entrada genital		Virus de la inmunodeficiencia adquirida (VIH), virus de la hepatitis B, virus de la hepatitis C	

y la propagación asintomática del virus ocurre en un pequeño porcentaje de mujeres y hombres.[312] De hecho, la tasa de propagación vírica es similar si la infección es tanto clínicamente evidente como asintomática.[313] La enfermedad clínica se acompaña con mayor frecuencia de lesiones vesiculares con base eritematosa en el glande, pene, vulva, perineo, glúteos o cuello uterino. Las vesículas son dolorosas y se pueden ulcerar y estar acompañadas de síntomas sistémicos (fiebre, malestar, anorexia y adenopatía inguinal bilateral dolorosa a la palpación).

El virus del herpes simple tiene dos serotipos que producen infección y que difieren clínica y epidemiológicamente. El virus de tipo 1 con mayor frecuencia genera infecciones iniciales en lactantes, niños y adolescentes. Aunque de manera tradicional las infecciones causadas por este virus se presentan sobre todo en la mitad superior del cuerpo, alrededor de un tercio de las infecciones genitales son causadas por este serotipo. Por el contrario, el virus de tipo 2 se relaciona con mayor frecuencia con la actividad sexual y con lesiones genitales, aunque pueden presentarse infecciones de la mucosa bucal y nasal. La prevalencia relativa de los dos serotipos varía con la geografía.[273] La infección por el virus de tipo 2 está aumentando en los Estados Unidos.[148] La presencia o ausencia de síntomas después de la infección por el virus de tipo 2 se modifica por la preexistencia de anticuerpos contra el virus de tipo 1,[340] y puede verse influenciada por las características de la cepa infectante.

Los herpesvirus establecen latencia en los ganglios espinales después de la infección primaria. La reactivación de la infección genital por herpes es más frecuente y la enfermedad es más grave si la cepa infectante es de tipo 2. La frecuencia de las recurrencias disminuye con el tiempo en ambos tipos de virus.[19]

Otras úlceras genitales. Además del herpes simple, otros síndromes de úlceras genitales incluyen sífilis, chancroide (*Haemophilus ducreyi*),[240] linfogranuloma venéreo (serotipos L1, L2 y L3 de *C. trachomatis*),[257] granuloma inguinal (*Klebsiella granulomatis*) y traumatismos.[240] Los chancros de la sífilis difieren de los del herpes en que son indoloros y tienen márgenes indurados con una base limpia.[269] Las úlceras chacroides, en comparación con los chancros sifilíticos, son dolorosas y, a diferencia de las úlceras herpéticas, no tienen márgenes indurados. La pústula primaria del linfogranuloma venéreo puede parecerse al herpes simple; sin embargo, esta afección suele reconocerse por la masiva adenopatía inguinal bilateral necrosante. La lesión primaria del granuloma inguinal son los nódulos subcutáneos que erosionan la superficie, de los cuales se desarrolla una lesión granulomatosa roja, carnosa, dolorosa y elevada.

Aunque estos otros agentes causales de úlceras genitales son relativamente infrecuentes en la mayoría de las áreas de los Estados Unidos, su frecuencia está aumentando. En particular, se debe considerar la sífilis[48] y el crancroide[194,195] en los diagnósticos diferenciales en ciertas áreas geográficas y en ciertas poblaciones de pacientes. En especial, el chancroide puede estar subnotificado.[254]

Interacciones entre úlceras genitales e infección por virus de la inmunodeficiencia humana (VIH). Los pacientes con úlceras genitales de diversas etiologías tienen un riesgo mayor de adquirir VIH. De hecho, incluso las enfermedades no ulcerativas transmitidas por vía sexual, como la tricomonosis, alteran la mucosa y exponen a la persona a un mayor riesgo de contraer VIH. Además, los hombres infectados por VIH contagian el virus del herpes simple de tipo 2 con mayor frecuencia que quienes no padecen VIH (incluso si tienen relaciones sexuales con hombres)[251] y también son más propensos a contagiar el VIH en el aparato genitourinario si tienen lesiones ulcerativas herpéticas.[250]

Verrugas venéreas. Los virus del papiloma humano (VPH) producen excrecencias exofíticas en el epitelio escamoso de la piel (verrugas comunes y plantares) y en las superficies mucosas de las vías respiratorias y el aparato genital.[114] Las verrugas anogenitales sintomáticas (condiloma acuminado) habitualmente son causadas por los serotipos 6 y 11. Los condilomas acuminados son excrecencias similares a una coliflor que ocurren en las superficies húmedas, con mayor frecuencia en la vulva, la vagina, el pene y el ano. Las lesiones pustulares queratósicas y lisas se presentan en la piel seca, mientras que las "verrugas planas" pueden encontrarse en áreas tanto lisas como secas. Por lo general, las infecciones sin tratamiento presentan una regresión espontánea, pero es probable que las infecciones latentes o subclínicas sean frecuentes. La manifestación más grave de la infección por VPH es la displasia celular y la neoplasia generada por ciertos genotipos de alto riesgo, en particular los tipos 16 y 18.[23] Hoy en día, las pruebas moleculares para la detección de los genotipos de VPH de alto riesgo se realizan de forma rutinaria, con diversos métodos excelentes aprobados por la FDA de los cuales se puede escoger. Además, se comercializan dos vacunas contra el VPH hacia ciertos subtipos de alto riesgo, recomendables para los preadolescentes.

Trichomonas vaginalis. T. vaginalis es un parásito protozoario que se transmite por vía sexual y que infecta tanto a hombres como a mujeres. Muchos hombres y una cantidad sustancial de mujeres infectados son asintomáticos. La infección habitualmente produce una abundante secreción amarilla o amarilla verdosa espumosa que se acumula en el fondo de saco vaginal posterior. Tradicionalmente, el estudio microscópico para demostrar microorganismos móviles se ha realizado en el consultorio del médico. Sin embargo, debido a la necesidad de documentar los estándares de cumplimiento en torno a la microscopia realizada por los proveedores de atención médica, muchos médicos escogen derivar las muestras al laboratorio. Como la motilidad se pierde relativamente rápido, se han aprobado inmunoanálisis y más recientemente estudios de amplificación de ácidos nucleicos para la detección del patógeno. Este último es particularmente importante en una persona con alto riesgo que es asintomática, ya que puede detectar las infecciones subclínicas.

Infecciones genitales transmitidas por vías distintas a la sexual

Vaginitis y vaginosis. La vaginitis es causada por una cantidad limitada de agentes infecciosos, aunque los irritantes no infecciosos también pueden producir inflamación, en especial si la mucosa vaginal es atrófica.[276] La enfermedad a menudo involucra a la vulva (vulvovaginitis). También pueden ocurrir infecciones mixtas. A continuación, se describen las presentaciones clásicas de la candidosis y la vaginosis bacteriana, mientras que la tricomonosis se describió anteriormente. Por desgracia, los síntomas se superponen lo suficiente como para que no sea posible establecer un diagnóstico clínico definitivo.[249] En tales casos, es necesario identificar al agente etiológico por medios microbiológicos. La mitad de las infecciones vaginales se han informado como con etiología no demostrable; sin embargo, esto puede cambiar en la medida que se utilicen métodos con mayor sensibilidad.[249]

Candidosis. En la candidosis, la secreción suele ser más espesa y similar al requesón, y la mucosa vaginal habitualmente es eritematosa. El agente más frecuente es *C. albicans*, aunque a veces otras especies de *Candida* e incluso otros géneros pueden infectar la vagina.

Vaginosis bacteriana. Inicialmente se pensaba que *Gardnerella vaginalis* se relacionaba con la vaginosis bacteriana, pero en realidad trabaja de forma sinérgica con bacterias anaerobias, como *Mobiluncus*, para producir la secreción hedionda característica.[280] Es probable que el aislamiento de *G. vaginalis* en ausencia de microflora anaerobia mixta y síntomas de vaginosis bacteriana constituya parte de la microflora vaginal normal. Se ha informado[78] que la vaginosis bacteriana (definida por criterios clínicos) no estaba presente en el 55% de las mujeres en quienes se aisló *G. vaginalis*. Por lo tanto, no se recomienda el cultivo de *G. vaginalis* por el bajo valor predictivo de esta prueba. Se enfatiza la importancia de reconocer la vaginosis bacteriana de forma clínica y establecer un diagnóstico de laboratorio.[122] En un estudio de 49 mujeres con labor de parto pretérmino, en un subgrupo de 12 que padecieron vaginosis bacteriana concomitante, 8 (67%) tuvieron un aumento en el riesgo 2.1 veces mayor de labor de parto pretérmino antes de las 37 semanas de gestación. La vaginosis bacteriana también se relacionó con un bajo peso al nacer. En el laboratorio, la vaginosis bacteriana se evalúa mejor utilizando la "tinción de Gram con puntuación", aunque ahora hay nuevos métodos moleculares disponibles.

Infecciones de genitales internos femeninos. Estas infecciones son el resultado del ingreso de la microflora vaginal en los genitales internos.[45,121] Por lo tanto, los agentes etiológicos son una mezcla de bacterias aerobias y anaerobias. Por ejemplo, se ha demostrado que *A. israelii* causa endometritis en mujeres que utilizan dispositivos anticonceptivos intrauterinos.[75] Se piensa que la etiología involucra la formación de un nido de carbonato de calcio en el dispositivo, en el cual crecen las especies de *Actinomyces*. Si *A. israelii* está presente, las infecciones son más crónicas y recalcitrantes que si este microorganismo en particular está ausente.

En el período posparto, la infección es una causa frecuente de fiebre e incluso sepsis (infecciones puerperales).[84] La más devastadora de estas infecciones es causada por *C. perfringens*, habitualmente después de un aborto ilegal con instrumentos no estériles, así como por *S. pyogenes*, el agente causal típico de la fiebre puerperal. Uno de los hitos de la epidemiología fue el estudio de la fiebre puerperal por Semmelweis, quien demostró que los médicos que no se lavaban las manos transmitían la infección desde la sala de autopsias a las pacientes embarazadas.[132] Los médicos respondieron marginándolo; después de un siglo, el adecuado lavado de manos aún es un desafío para la prevención de infecciones.

Complicaciones sistémicas de las infecciones genitales

En muchos sistemas de órganos, las infecciones ocurren por el ingreso de los microorganismos al torrente sanguíneo, lo que conduce a la diseminación de la infección y a enfermedades metastásicas. En las mujeres, los agentes infecciosos que afectan el aparato genital también pueden propagarse a la cavidad peritoneal a través de las tubas uterinas, y las toxinas pueden generar efectos extragenitales después de absorberse a través de la mucosa. La diseminación sanguínea de los patógenos ocurre con *N. gonorrhoeae*, *T. pallidum* y cualquiera de los agentes de las infecciones de genitales internos. *C. trachomatis* y *N. gonorrhoeae* causan la perihepatitis conocida como *síndrome de*

Fitz-Hugh-Curtis.[146,337] *H. ducreyi*[239] y los serotipos del linfogranuloma venéreo de *C. trachomatis*[138] se diseminan a los ganglios linfáticos regionales, donde producen lesiones inflamadas, dolorosas y supurativas. Además, los granulomas del linfogranuloma venéreo también pueden encontrarse en la mucosa rectal en los pacientes que practican relaciones sexuales anales de forma receptiva.[227] El granuloma inguinal, también conocido como *donovanosis*, no causa linfadenopatía regional,[14] pero algunas variantes de la infección pueden producir una cicatrización que lleva a bloqueo linfático, linfedema e incluso elefantiosis de las genitales externos.[259] En raras ocasiones, se puede presentar donovanosis extragenital en cualquier parte del cuerpo.[229] Por último, el virus del herpes simple migra a través de los nervios periféricos a los ganglios del sacro, como se mencionó anteriormente. La reactivación del virus puede llevar a meningitis aséptica y a enfermedad genital recurrente.

Las infecciones genitales también pueden afectar al feto y al recién nacido. Algunas infecciones, principalmente víricas, pueden cruzar la placenta e infectar al feto en desarrollo.[225] Estas infecciones congénitas incluyen al virus de la rubéola, citomegalovirus, parvovirus, virus de la varicela zóster y VIH, así como a *T. gondii* y *T. pallidum*. Otros microorganismos infectan al neonato mientras atraviesa la vagina (o *in utero* si una infección ascendente causa corioamnionitis). Estos agentes infecciosos, principalmente bacterianos, incluyen a *N. gonorrhoeae* (conjuntivitis), *C. trachomatis* (conjuntivitis y neumonía neonatal) y agentes que causan sepsis neonatal, principalmente el virus del herpes simple,[147] *Streptococcus agalactiae*, *E. coli* y *Listeria monocytogenes*.[123]

Diagnóstico de infecciones genitales
Diagnóstico de uretritis, cervicitis y vaginitis

Uretritis y cervicitis. El abordaje tradicional para el diagnóstico de uretritis gonocócica en hombres es buscar la presencia de diplococos gramnegativos intracelulares con forma de bizcocho en un frotis teñido con Gram. Este hallazgo en la secreción de mujeres por sí solo no es suficiente para establecer el diagnóstico, ya que las especies no gonocócicas de *Neisseria* son parte de la microflora vaginal habitual. Aunque la secreción uretral puede ser el síntoma de presentación en las mujeres, las manifestaciones clínicas suelen ser más complejas y se pueden presentar diversos grados de cervicitis exudativa, vaginitis, salpingitis y enfermedad pélvica inflamatoria. Por lo tanto, la tinción de Gram sólo se recomienda para hombres con secreción uretral.[135]

El diagnóstico definitivo requiere el aislamiento del agente etiológico mediante cultivo o la demostración del ácido nucleico bacteriano específico. Este último es el estándar de referencia, ya que la detección molecular de *N. gonorrhoeae* y *C. trachomatis* es más sensible que el cultivo.[135] Si se considera abuso sexual o si es probable que surjan preguntas médico-legales, el cultivo puede ser necesario (con la documentación de la muestra de conformidad con la cadena de custodia); en estos casos, se recomienda consultar con las autoridades locales. La detección del antígeno ha sido reemplazada por los abordajes moleculares y ya no debe emplearse.

Vaginitis. El método más rápido y económico para el diagnóstico de las infecciones vaginales es la preparación húmeda de las secreciones vaginales. Es posible detectar la levadura de las especies de *Candida*, las especies móviles de *T. vaginalis* (sólo si la muestra se estudia de forma oportuna) y las células clave de la vaginosis bacteriana al evaluar microscópicamente una gota de secreciones sin tinción.

La vaginosis bacteriana se ha diagnosticado mediante diversos métodos. Las concentraciones altas de la actividad de la sialidasa en líquido vaginal, probablemente derivadas de la actividad enzimática de las especies de *Bacteroides* y de *Prevotella*,[30] y una elevación del pH del líquido vaginal por encima de 4.5, en conjunto con concentraciones altas de *G. vaginalis* (determinado por una sonda específica de ADN),[57,264] fueron otros marcadores útiles para confirmar el diagnóstico de vaginosis bacteriana. Cook y cols.[57] encontraron que un pH elevado persistente y concentraciones altas de poliamina y ácidos grasos en las secreciones vaginales, junto con la presencia de células clave en cantidades pequeñas, fueron valiosas anomalías residuales para predecir la recurrencia de la vaginosis bacteriana. Las células clave son células epiteliales cubiertas por bacterias distintas a *Lactobacillus* que causan un cambio en el índice de refracción de las células; son el resultado de una microflora bacteriana alterada en la vaginosis bacteriana. Se han informado tasas de falsos positivos tan altas como del 18.5%, porque otras bacterias también pueden unirse a las células epiteliales. Se ha informado una tasa del 10% de falsos negativos debido a la inhibición de la unión bacteriana por inmunoglobulina A (IgA). Sin embargo, cuando la prueba de células clave se combina con la prueba de producción de aminas (*whiff test*), el valor predictivo negativo del 99% proporciona un buen método de detección precoz de la ausencia de vaginosis bacteriana. La producción de aminas se detecta al mezclar volúmenes iguales de líquido genital y KOH al 10%; la percepción de un olor a pescado es un resultado positivo.[179]

El estudio microscópico de las células clave (de la vaginosis bacteriana) puede realizarse con un montaje húmedo o una preparación teñida usando las tinciones de Gram o de Papanicoláu (Pap). Con la tinción de Gram, el cambio característico de predominantemente bacilos grampositivos (*Lactobacillus* spp.) a microflora mixta también es útil para establecer el diagnóstico.[187] El método de puntuación de Nuggent es el medio utilizado con más frecuencia para puntuar la tinción de Gram para la vaginosis bacteriana.[212] Como se analizó antes, el cultivo no es útil para el diagnóstico de vaginosis. Hay nuevos métodos moleculares para el diagnóstico de vaginosis bacteriana publicados recientemente, o que pronto serán publicados, que requieren revisión.

Si no es posible estudiar de manera oportuna una muestra de una paciente sintomática en busca de *T. vaginalis*, hay un método práctico y sensible para su traslado. El InPouch TV Test ® (Biomed Diagnostics, White City, OR) es un medio con nutrientes en una bolsa de plástico. La bolsa se resella después de introducir las secreciones vaginales. Posteriormente, se puede estudiar de inmediato como una preparación húmeda o se puede incubar para la observación periódica subsecuente de los trofozoítos móviles. Aunque es menos sensible que el cultivo o que una preparación húmeda (en la cual la motilidad de los parásitos facilita la detección), las tricomonas pueden observarse con la tinción de Gram o de Pap.

T. vaginalis puede enviarse en un medio de Diamond para su cultivo, pero esto no se realiza con frecuencia y por lo general se reserva para los pacientes con enfermedad refractaria, en la cual se puede necesitar una cepa aislada para realizar pruebas de sensibilidad. Desde hace poco tiempo, un enzimoinmunoanálisis de flujo capilar (OSOM®, Sekisui Diagnostics, Framingham, MA) se encuentra disponible, el cual está aprobado por la FDA y cuenta con la exención de la CLIA para su utilización en los consultorios de los médicos; según se informa, tiene una sensibilidad del 82-95% y una especificidad del 97-100%.[42,128] Además, los métodos moleculares ahora están disponibles y tienen la aprobación de la FDA para su empleo en el laboratorio. De éstos, el APTIMA® *T. vaginalis* assay (Hologic, San Diego, CA) tiene la sensibilidad y especificidad más altas, que se encuentran entre un 95 y 100%. Los análisis desarrollados en el laboratorio con sensibilidades y

especificidades altas están disponibles a través de los laboratorios de referencia. La alta sensibilidad de estos análisis de amplificación de ácidos nucleicos permite la detección de la enfermedad subclínica, que es importante para el tratamiento temprano y la prevención de la transmisión de la enfermedad en las personas con alto riesgo.

El estudio directo (KOH/blanco de calcoflúor o tinción de Gram) por lo general es suficiente para demostrar la abundancia de levaduras en mujeres con vulvovaginitis por *Candida*. El cultivo de las levaduras tiene un papel limitado en el diagnóstico. En los pacientes con infecciones recalcitrantes o recurrentes, se puede utilizar el cultivo micótico para identificar el tipo de levadura presente y realizar pruebas de sensibilidad.

Diagnóstico de úlceras genitales y de verrugas venéreas. El diagnóstico de las úlceras genitales se puede llevar a cabo mediante el uso de microscopia directa, microscopia de inmunofluorescencia, métodos moleculares o cultivos, dependiendo del microorganismo y la situación clínica. Se pueden tomar muestras de las úlceras herpéticas para realizar un cultivo vírico o con el fin de demostrar la citopatología vírica característica. El virus del herpes simple produce células gigantes multinucleadas con inclusiones intranucleares. Pueden visualizarse después de teñirse con la tinción de Wright (o Wright-Giemsa), hematoxilina y eosina, o de Pap. De forma alterna, se pueden utilizar reactivos de inmunofluorescencia o peroxidasa para teñir los antígenos víricos en las células epiteliales o con el propósito de demostrar la presencia del antígeno en un enzimoinmunoanálisis.[287] Recientemente, se publicaron diversos métodos de análisis de ácidos nucleicos aprobados por la FDA; la mayoría de ellos detectan y diferencian al virus del herpes simple de tipo 1 y 2 a partir de las lesiones.

Los cuerpos de Donovan del granuloma inguinal pueden visualizarse (con dificultad) tiñendo las bacterias intracelulares en las células mononucleares con la tinción de Wright (o una tinción equivalente), hematoxilina y eosina (empleada principalmente para el estudio histológico de biopsias), o la tinción de Pap.[65,241] La técnica de cultivo clásica para el diagnóstico del chancroide utilizaba agar sangre de conejo, el cual no está disponible en la mayoría de los laboratorios de microbiología.[113] Por fortuna, *H. ducreyi* se puede cultivar en una variante del agar chocolate enriquecido que se utiliza para *N. gonorrhoeae*.[63,113] Si no se cuenta con los medios modificados, se puede sustituir el agar chocolate enriquecido. Se necesita la presencia de hemina (factor X) para el crecimiento de este microorganismo. *H. ducreyi* es lábil y no sobrevive bien en medios de transporte. Si se utilizan medios de transporte estándar, como el medio Amies, y se refrigera la muestra, las bacterias podrán aislarse con una precisión aceptable.[64] Por lo general, el linfogranuloma venéreo se diagnostica serológicamente, pero el agente puede cultivarse del material de un ganglio linfático regional en medios para *C. trachomatis*.[257] Ninguno de los análisis aprobados por la FDA está autorizado para este tipo de muestra; por lo tanto, se necesitan estudios de validación para ofrecer este tipo de pruebas, lo cual es difícil dada la baja prevalencia de la infección en la mayoría de los entornos.

El diagnóstico de sífilis primaria se establecía de manera tradicional mediante microscopia de campo oscuro de muestras de raspados de la base de la úlcera.[157] Los raspados deben estudiarse de inmediato porque la visualización depende de la presencia de treponemas vivos y móviles. Sin embargo, no se realiza de forma frecuente. Los reactivos de inmunofluorescencia que reaccionan con *T. pallidum* han estado disponibles en los Centers for Disease Control and Prevention, pero no es seguro que aún estén disponibles. Con estos reactivos se puede teñir un frotis seco después del traslado al laboratorio.[130] El diagnóstico serológico es el pilar del diagnóstico, cuyo algoritmo ha sufrido cambios importantes. En resumen, estos cambios permiten que las pruebas iniciales se realicen utilizando el análisis treponémico (IgG para la detección precoz de *T. pallidum*), seguido por el empleo de la prueba no treponémica (reagina plasmática rápida [RPR]) en las muestras positivas. Este cambio en el orden de las pruebas (tradicionalmente se realizaban primero las pruebas no treponémicas) deriva en un rendimiento más alto de las pruebas en el instrumento automatizado que permite descartar muchas especies de manera muy eficaz.

El diagnóstico de las verrugas venéreas debe realizarse mediante métodos moleculares porque los papilomavirus no crecen en cultivos celulares y las respuestas serológicas no son confiables. Ya no se recomienda la prueba para los subtipos de bajo riesgo que se realizaba en el pasado.[114] Ahora hay tres plataformas aprobadas por la FDA para la detección de los subtipos de alto riesgo. Una de ellas utiliza la tecnología de amplificación de señales, mientras que las otras dos emplean la amplificación de ácidos nucleicos. Una de las últimas ha sido aprobada por la FDA como técnica de diagnóstico primario, lo cual puede representar un cambio sustancial en la salud de la mujer al utilizar esta prueba. Aunque se aprobó para este fin, las sociedades médicas más importantes aún no avalan este abordaje.

Recolección de muestras uretrales en hombres

Cuando la secreción uretral es escasa y no se observan diplococos en una muestra aleatoria, recolectar una muestra temprano en la mañana, antes de orinar, podría ser útil. El exudado puede obtenerse del orificio uretral al presionar gentilmente la circunferencia del pene; si no se obtiene suficiente material, se puede insertar la punta de un hisopo pequeño de algodón, rayón o dacrón con soporte de plástico o aluminio, 3-4 cm en la uretra anterior. El hisopo debe dejarse en el lugar durante unos cuantos segundos para permitir que las fibras se saturen del exudado. Si se obtiene un cultivo para *C. trachomatis*, el hisopo debe rotarse 360° para obtener algunas células epiteliales. Actualmente, se realizan con mayor frecuencia las muestras de orina para las pruebas de amplificación de ácidos nucleicos, las cuales ofrecen una sensibilidad superior. Sin embargo, a veces se puede necesitar el cultivo; por ello se debe retener la porción mencionada. Los kits de recolección diseñados para cada análisis comercial son provistos por el fabricante. Se recolecta la primera porción de la orina, la cual contiene células uretrales y bacterias, a diferencia de la orina de chorro medio que se obtiene para el diagnóstico de cistitis. Las especificaciones de las recomendaciones para el cultivo varían dependiendo del fabricante del kit.

Recolección de muestras genitales en mujeres

En mujeres con signos y síntomas de infección genital aguda, las muestras se obtienen con mayor frecuencia del cuello uterino. Las muestras clínicas se obtienen con ayuda de un espéculo, después de retirar el moco cervical con un hisopo largo. Se recomienda utilizar un hisopo más pequeño con un soporte de plástico y una punta de dacrón o poliéster para obtener la muestra.[174] Se inserta la punta del hisopo algunos milímetros dentro del orificio cervical, se rota con firmeza para obtener tanto exudado como células cervicales, y se retira cuidando no tocar las paredes laterales del canal cervical. Las muestras uretrales se obtienen con mayor frecuencia cuando se evalúa a mujeres asintomáticas y se obtienen como una muestra de orina. Como en los hombres, la orina es una muestra satisfactoria para el diagnóstico de infección en mujeres. Aunque es un poco menos sensible que las muestras cervicales, es un método menos invasivo y puede

evitar la necesidad de un estudio con espéculo. Las recomendaciones específicas varían dependiendo del fabricante.

Las secreciones vaginales pueden aspirarse o recolectarse con un hisopo. Es difícil obtener muestras de genitales internos desde abajo sin contaminarlas con la microflora vaginal. Las muestras de endometrio se obtienen mejor al insertar el hisopo a través de una sonda estrecha que se introduce al canal cervical, como se ilustra en la figura 2-4. Al emplear esta técnica, hay una menor posibilidad de contaminar la muestra con las secreciones del orificio cervical o del canal vaginal.[181] Para las muestras de las tubas uterinas y los ovarios, se necesitan abordajes laparoscópicos o quirúrgicos.

Recolección de muestras de úlceras genitales

Las úlceras deben limpiarse para retirar los desechos de la superficie y las bacterias contaminantes. Para el estudio de campo oscuro o para la preparación de frotis, se debe utilizar la hoja de un bisturí con el objetivo de raspar la base de la úlcera y transferir el material en un portaobjetos de vidrio. Para el cultivo, se puede realizar un lavado de la base o utilizar un hisopo de algodón.[113] Si hay vesículas intactas, se puede emplear un hisopo para recolectar el líquido para las preparaciones de Tzanck o el cultivo para herpes. Los hisopos para el cultivo bacteriano se pueden colocar en medios de transporte de Amies o de Stuart.

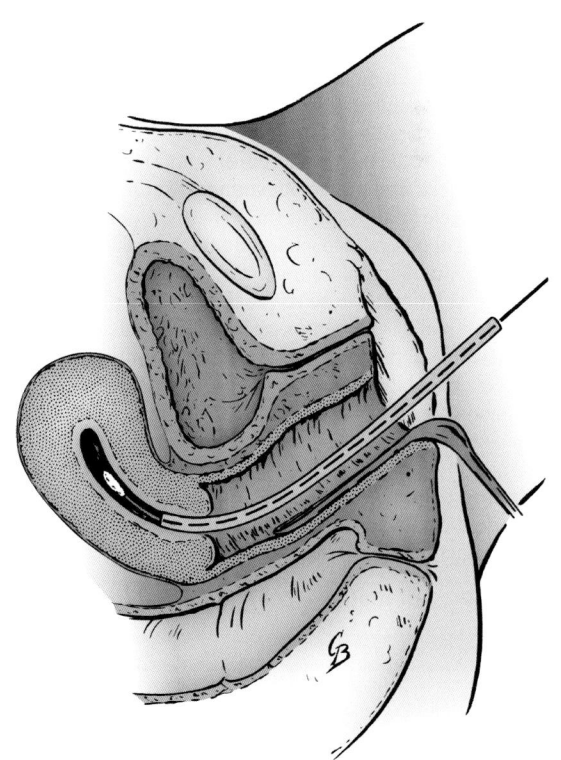

■ **FIGURA 2-4** Técnica de cultivo de endometrio. A través de un espéculo, se inserta un catéter en el orificio cervical y se introduce un hisopo a través del catéter dentro de la cavidad endometrial. Esto ayuda a prevenir la contaminación del hisopo por el contacto con la pared vaginal o el orificio cervical.

Infecciones óseas y articulares

Presentación clínica y diagnóstico

Las infecciones de los huesos y las articulaciones pueden presentarse después de la propagación bacteriémica de un patógeno desde un sitio distante, por extensión de una infección adyacente o mediante el ingreso de microorganismos del ambiente por algún traumatismo. El patógeno más frecuente en la propagación bacteriémica es *S. aureus*, aunque otros microbios también pueden alcanzar el sistema óseo por esta ruta, incluso *Borrelia burgdorferi* (enfermedad de Lyme) y los agentes que causan micosis sistémicas, como *B. dermatitidis* y especies de *Coccidioides*. Las infecciones que se originan en el tejido adyacente suelen ser polimicrobianas y con frecuencia implican bacterias anaerobias. Las lesiones traumáticas reflejan la microflora del ambiente que se introduce al momento de la lesión.

Los síntomas de la artritis séptica son fiebre, dolor e hinchazón de la o las articulaciones afectadas.[266] La osteomielitis puede asociarse con dolor local y a la palpación, y con restricción del movimiento.[163] Puede haber síntomas sistémicos en ambos tipos de enfermedad. Si el hueso afectado se encuentra en una extremidad, el problema suele ser evidente. En la osteomielitis vertebral aguda, a menudo hay dolor a la palpación localizada en la vértebra afectada. Sin embargo, si la infección es subaguda, puede haber dolor en la espalda no localizado ni síntomas locales, especialmente en las personas de edad avanzada.[61] La osteomielitis puede volverse crónica, mientras que es menos probable que la artritis séptica entre en una fase de cronicidad.

El diagnóstico de osteomielitis debe realizarse mediante biopsia quirúrgica del hueso afectado. Con frecuencia, se envían numerosas muestras de estas cirugías. Además del cultivo, se debe contar con estudios histopatológicos de correlación. Se puede aspirar el líquido de una articulación séptica para su estudio microscópico y cultivo. El líquido de la articulación coagula con facilidad; en consecuencia, se necesitan abordajes especiales. El líquido puede inocularse de forma directa en frascos de hemocultivo[127,153] o en el sistema Isolator®,[342] un método eficaz para aislar patógenos únicos. De forma alterna, el líquido puede inocularse en un tubo estéril con poliatenol sulfonato de sodio, el anticoagulante que suele añadirse a los frascos de hemocultivo; después de trasladarlo al laboratorio, el líquido no coagulado puede procesarse de forma habitual como cualquier otro líquido corporal estéril. Si en el laboratorio se recibe líquido articular coagulado, no se podrán realizar recuentos celulares, pero el coágulo podrá homogeneizarse para la tinción de Gram o el cultivo. Es esencial incluir agar chocolate cuando se cultive líquido articular, ya que los patógenos predominantes son las bacterias con requerimientos nutricionales especiales. El hemocultivo puede ser útil para el aislamiento de los patógenos en las infecciones que se piensa que se originaron de una bacteriemia.[61] En ocasiones, el aislamiento de *S. aureus* a partir de la sangre en ausencia de una fuente clara puede ser la primera pista de una osteomielitis vertebral.

Infecciones del sistema nervioso central

Las infecciones más frecuentes del sistema nervioso central (SNC) son encefalitis (cerebro), mielitis (médula espinal), meningitis (recubrimiento membranoso del cerebro y la médula espinal) y meningoencefalitis. Cuando la meningitis y la encefalitis se presentan juntas (meningoencefalitis), a menudo son parte del mismo proceso infeccioso. Las infecciones de los tejidos blandos (absceso epidural) y óseos (osteomielitis) pueden afectar al sistema nervioso. Las infecciones del sistema nervioso periférico son infrecuentes e incluyen a la neuroborreliosis (variante de la enfermedad de Lyme), la lepra y la tuberculosis.

Meningitis

Los pacientes con meningitis aguda pueden padecer un síndrome similar a la gripe con dolor y rigidez del cuello, dolor de cabeza, febrícula y letargia. En los pacientes de edad avanzada, debilitados o inmunodeprimidos, la única pista de la infección puede ser una alteración inesperada en el estado mental. Se pueden observar diversos grados de confusión, agitación, desorientación o coma. Los signos de Brudzinski (resistencia a la flexión pasiva del cuello) y de Kernig (incapacidad para extender la pierna cuando el muslo se flexiona a 90° en relación con el tronco) positivos indican irritación meníngea. La meningitis subaguda o crónica causada por tuberculosis o por infecciones micóticas puede presentarse con signos de presión intracraneal aumentada (papiledema, náuseas y vómitos) y cambios en el estado mental, como desorientación, confusión, alteraciones en la personalidad y estupor.[190]

El líquido cefalorraquídeo (LCR) habitualmente es cristalino y no tiene más de cinco linfocitos por mililitro, con una concentración de glucosa entre 45 y 100 mg/dL dependiendo de la glucosa sérica, una concentración de proteínas de 14-45 mg/dL y es estéril. En la tabla 2-7 se resumen las alteraciones atribuibles a la meningitis. Las infecciones bacterianas, que habitualmente se acompañan por numerosos leucocitos polimorfonucleares, a menudo se denominan *meningitis sépticas* o *purulentas*, mientras que a las infecciones sin una respuesta neutrófila prominente (micobacterias, virus y la mayoría de las infecciones micóticas) también se les conoce como *meningitis asépticas*.[56] Si bien el frecuente término "meningitis espinal" no es inapropiado, no es informativo porque es raro que sólo un segmento de las meninges esté infectado; el término se utiliza a menudo para la meningitis menigocócica, aunque cualquier agente puede afectar las membranas espinales.

Los agentes infecciosos pueden ingresar al SNC a través del torrente sanguíneo o por extensión directa de estructuras adyacentes.

Los herpesvirus y el virus de la rabia alcanzan el SNC mediante extensión ascendente retrógrada de los nervios periféricos de los ganglios espinales, pero esta ruta no es frecuente para otros microorganismos.

TABLA 2-7 Anomalías en el líquido cefalorraquídeo en meningitis

Parámetro	Bacterias	Micobacterias	Hongos	Virus	Excepciones
Neutrófilos polimorfonucleares	Altos o muy altos	Altos	Altos	Ausentes a altos en etapa temprana, por lo general ausentes en etapa tardía	Pueden estar ausentes en infecciones por *Cryptococcus neoformans* en el hospedero gravemente inmunodeprimido.
Monocitos	Variables	Variables	Variables	Habitualmente presentes	
Glucosa	Baja	Baja	Baja	Normal	Puede ser baja en casos de infección por virus del herpes simple.
Proteínas	Altas	Altas	Altas	Altas	

La meningitis es más prevalente en ciertos grupos etarios o en pacientes con numerosas enfermedades subyacentes. La meningitis en el neonato generalmente es consecuencia de una infección materna adquirida *in utero* o durante el parto vaginal.[6,344] Los microorganismos que se aíslan con mayor frecuencia son *S. agalactiae* y *E. coli*; *L. monocytogenes*, varios miembros de las enterobacterias, especies de *Pseudomonas*, *Elizabethkingia meningosepticum*, *S. aureus* y diversas bacterias anaerobias pueden aislarse con menor frecuencia. Por motivos desconocidos, *Citrobacter koseri* (*diversus*) puede ocasionar una meningoencefalitis devastante en el neonato.[104] El virus del herpes simple de tipo 2 produce meningitis en el neonato después de su adquisición en el parto vaginal, la cual puede progresar a una enfermedad totalmente diseminada.[296]

N. meningitidis causa infecciones en todos los grupos etarios. *H. influenzae* de tipo b fue la causa más frecuente de meningitis bacteriana aguda en el grupo de pacientes de 6 meses a 5 años de edad, aunque esta infección casi ha sido erradicada mediante una vacunación eficaz. De forma similar, la meningitis por *S. pneumoniae*, que puede ser consecuencia de una bacteriemia o de una extensión de una infección de los senos adyacentes o del oído medio, ha disminuido de forma sustancial gracias a la vacunación.

En los adultos, *S. pneumoniae* aún es una causa importante de meningitis bacteriana. En adultos jóvenes, *N. meningitidis* también es un patógeno frecuente para el cual existe una vacuna que se recomienda en gran medida, pero no es obligatoria. *Listeria* es una causa importante de meningitis transmitida mediante alimentos, la cual infecta preferentemente a personas con enfermedades subyacentes, como una neoplasia maligna. En las personas de edad avanzada, la meningitis sigue las edades del hombre de Shakespeare, con la reaparición de los patógenos del período neonatal. *E. coli* y otros bacilos gramnegativos tienen una prevalencia alta[190] y *S. agalactiae* también es un factor.[76]

Los enterovirus son la causa principal de la meningitis vírica en todos los grupos etarios.[231] Una gran cantidad de virus transmitidos por garrapatas y mosquitos (virus trasmitidos por artrópodos o *arbovirus*) causan enfermedad del SNC con poca frecuencia.[41] El virus del Nilo Occidental ha aparecido en los Estados Unidos desde la última edición de este libro y subsecuentemente se ha vuelto endémico.[207]

C. neoformans, *M. tuberculosis* y los hongos dimórficos *H. capsulatum* y las especies de *Coccidioides* ocasionan formas indolentes o crónicas de meningitis en hospederos intactos y en aquellos con defensas alteradas. La meningitis aséptica recurrente (meningitis de Mollaret) por lo general es causada por el virus del herpes simple,[295] pero el diagnóstico debe realizarse por medios moleculares. *E. coli*, *K. pneumoniae* y los estafilococos se aíslan con mayor frecuencia de pacientes con meningitis postraumática o posquirúrgica. Alrededor del 50% de la meningitis aguda asociada con derivaciones ventriculares es causada por estafilococos coagulasa negativos; otros microorganismos que forman parte de la microflora de la piel, como las especies de *Corynebacterium* y *Propionibacterium acnes*, también son causas importantes.[190]

Naegleria fowleri, una ameba de vida libre, produce una meningoencefalitis necrosante denominada *meningoencefalitis amebiana primaria*, en particular en pacientes que nadan en agua cálida salobre.[172] Las especies de *Acanthamoeba* y *Balamuthia mandrillaris* son causas de meningoencefalitis granulomatosa crónica. Estos parásitos se abordan con mayor detalle en el Apéndice II.

Encefalitis y absceso cerebral

El absceso cerebral y la encefalitis son las dos infecciones más graves del SNC.[182,232,331] La causa más frecuente de encefalitis son los virus, aunque también pueden producirla otros agentes, como *M. pneumoniae*. Se desconoce al agente etiológico de la mayoría de los síndromes de encefalitis.[100] El virus del herpes simple de tipo 1 es la causa documentada con mayor frecuencia de encefalitis esporádica. El virus reactivado viaja del nervio olfatorio al lóbulo temporal del cerebro, donde provoca una encefalitis necrosante característica por la ubicación anatómica. El diagnóstico es improbable en ausencia de evidencia de afección del lóbulo temporal o de pleocitosis (respuesta inflamatoria) en el LCR, aunque se han descrito excepciones, particularmente en niños.[151] En el pasado, se necesitaba una biopsia del lóbulo temporal para establecer un diagnóstico definitivo. En la actualidad, esta práctica es infrecuente y el diagnóstico se consigue en gran medida por PCR del virus del herpes simple de muestras de LCR.

El virus de la varicela zóster también produce una encefalitis localizada, pero es menos frecuente. Esto ocurre habitualmente en el entorno de un paciente con zóster oftálmico (una infección recidivante que por lo general se presenta años después de padecer varicela). El virus viaja de forma ascendente a través del quinto nervio craneal y produce una infección necrosante que a menudo se acompaña de vasculitis y posiblemente pequeños infartos vasculares.[149] La presentación clínica puede simular un ictus. De igual forma, se diagnostica mediante PCR del virus de la varicela zóster a partir de muestras de LCR.

Otros tipos de encefalitis esporádica o epidémica afectan al cerebro de forma difusa; la información clínica y radiográfica no es diagnóstica de una etiología en particular, la cual debe establecerse con técnicas serológicas, microbiológicas o moleculares. Por fortuna, la rabia es demasiado infrecuente, ya que es invariablemente mortal sin tratamiento; si se asocia con la mordida de un animal, el diagnóstico es obvio, aunque el contacto con el animal no siempre lo es y el diagnóstico puede no establecerse hasta la autopsia.[211] Por desgracia, el virus de la rabia ahora está incluido entre los microorganismos que pueden transmitirse mediante el trasplante de órganos.

Las bacterias anaerobias se aíslan de forma habitual de los abscesos cerebrales; los estreptococos anaerobios *Prevotella melaninogenica*, las especies de *Bacteroides*, *Fusobacterium nucleatum*, las especies de *Eubacterium* y *P. acnes* son las especies halladas con mayor frecuencia. Las bacterias aerobias que se aíslan de forma más frecuente incluyen a los estreptococos α y β-hemolíticos, *S. aureus*, *S. pneumoniae*, bacilos gramnegativos, *Enterobacteriaceae* y bacterias no fermentadoras. Las especies de *Nocardia* y ciertos hongos dematiáceos, como *Cladophialophora bantianum* (antes *Xylohypha bantiana*), son particularmente neutrótrofos y también pueden producir abscesos cerebrales.[258] Una encefalitis necrosante puede ser el resultado de la extensión de un cigomiceto de un seno al ojo y al cerebro (cigomicosis rinocerebral), sobre todo en los pacientes con neoplasia o enfermedad inmunodepresora y en aquellos con diabetes que padecen cetoacidosis.[178]

Los abscesos cerebrales pueden ser consecuencia de la diseminación bacteriémica, en particular en pacientes con endocarditis bacterianas en las cuales se suele aislar un único microorganismo.[205] Por otro lado, puede haber una extensión directa de una infección en un seno adyacente o en el oído medio; en estos casos, la infección a menudo es polimicrobiana.[242] La mayoría de los estreptococos viridans se aíslan como parte de una infección polimicrobiana, aunque un *Streptococcus* particular, conocido coloquialmente como "*Streptococcus* del grupo Milleri", causa abscesos en diversos órganos como el cerebro, a menudo como único patógeno.[54]

Varias infecciones parasitarias pueden causar una infección necrosante o una lesión en masa en el cerebro. Éstas incluyen a las especies de *Acanthamoeba* y amebas de vida libre relacionadas,[172] *Taenia solium* que genera cisticercos[262] y *T. gondii*.[87] El paludismo cerebral causado por *Plasmodium falciparum* a menudo es una complicación mortal en la cual se ocluyen los capilares del cerebro y éste se vuelve hipoxémico.[116,275]

Diagnóstico de infecciones del sistema nervioso central

Recolección de muestras. Las muestras del SNC para cultivo incluyen LCR (obtenido por aspiración ya sea subdural o ventricular, o mediante punción lumbar), absceso cerebral (obtenida mediante aspirado) y tejido cerebral (obtenida mediante biopsia quirúrgica). La técnica de punción lumbar se ilustra en la figura 2-5.

El LCR que se obtiene mediante punción lumbar es la muestra del SNC que se recibe con mayor frecuencia en el laboratorio. De forma óptima, se deben enviar tres tubos separados de este líquido:

Tubo 1 para el recuento celular y las tinciones diferenciales
Tubo 2 para la tinción de Gram y el cultivo
Tubo 3 para proteínas y glucosa, o para estudios especiales, como la prueba serológica para sífilis (VDRL, *Venereal Disease Research Laboratory*), pruebas de antígenos criptocócicos o citología, dependiendo de la situación clínica.

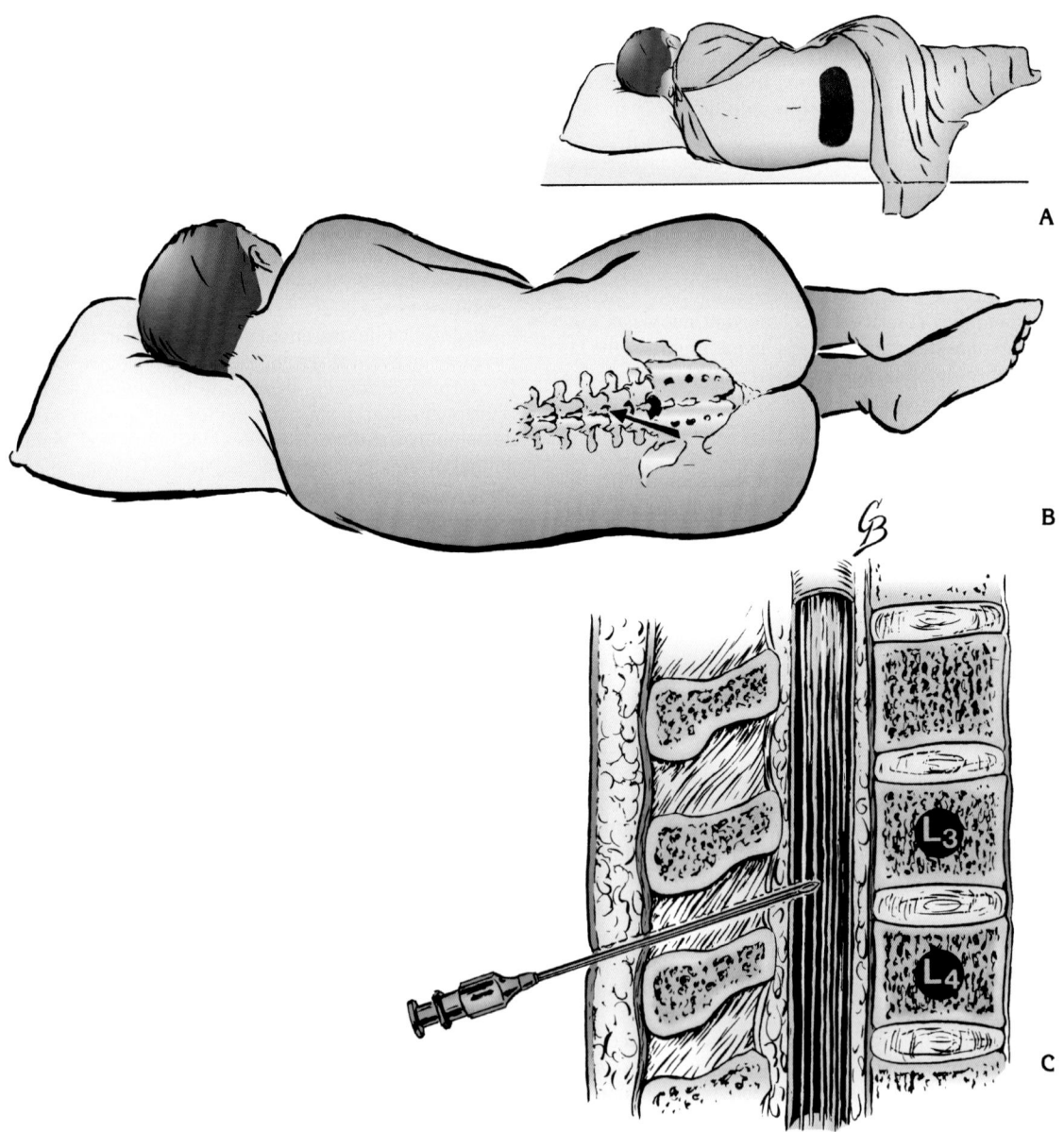

■ **FIGURA 2-5** Técnica de punción lumbar: el paciente se recuesta sobre su costado, con las rodillas flexionadas y la espalda arqueada para separar las vértebras lumbares. **A.** Se viste al paciente quirúrgicamente y se desinfecta el área de la columna lumbar. **B.** Se palpa el espacio entre las vértebras L3 y L4 con el dedo índice cubierto con un guante estéril. **C.** Se dirige la aguja espinal con cuidado entre las apófisis espinosas, a través de los ligamentos intraespinosos hacia el conducto raquídeo.

Evaluación de la respuesta inflamatoria y técnicas microscópicas. Se debe implementar un abordaje ordenado para el procesamiento y cultivo de las muestras de LCR. Se debe supervisar el tiempo entre la obtención de la muestra y su recepción en el laboratorio, así como el tiempo entre la recepción y el resultado. Un tiempo prolongado de transporte y entre el procesamiento y el resultado puede tener efectos perjudiciales en la atención del paciente. El estudio de los frotis del sedimento del LCR teñidos es útil tanto para establecer un diagnóstico presuntivo como para brindar directrices para la selección de los medios de cultivo. Los microorganismos a menudo pueden detectarse en frotis teñidos con Gram o con azul de metileno si se encuentran en concentraciones de al menos 10^4-10^5/mL. Algunos autores sugieren que los microorganismos gramnegativos a menudo se observan mejor en el frotis teñido con azul de metileno, ya que las células teñidas de azul intenso se diferencian con mayor facilidad contra el fondo de desechos.[62] La safranina tiñe el fondo de color rosado rojo en la tinción de Gram y suele oscurecer cualquier bacteria que se tiña de rosado. La adición de fucsina básica al 0.05% a la contratinción con safranina mejora la tinción de los microorganismos grampositivos. Smalley y Bradley[271] sugieren que la prueba de la esterasa leucocitaria puede sustituir la realización de recuentos celulares en los líquidos corporales en los que se sospeche la presencia de bacterias, aunque no se ha vuelto una práctica frecuente. En un estudio de 63 muestras de líquido peritoneal con cultivos positivos, el 85.7% también tuvo reacciones positivas de esterasa leucocitaria. Seis de los nueve cultivos positivos y pruebas de esterasa leucocitaria negativas presentaron crecimiento de sólo algunas colonias de estafilococos coagulasa negativos, aislamientos de significancia clínica cuestionable. DeLozier y Auerbach[68] informaron una sensibilidad general del 84.4% y una especificidad del 98.1% utilizando la prueba de esterasa leucocitaria mediante tira reactiva en muestras de LCR obtenidas de 800 pacientes con sospecha de meningitis. La sensibilidad de la prueba fue de sólo el 73% en los casos con meningitis bacteriana demostrada. Los autores concluyeron que esta prueba es un estudio complementario (no un sustituto) al recuento celular del LCR y a la determinación química en la evaluación de laboratorio de la meningitis bacteriana. La utilización de las pruebas de antígenos en muestras de LCR para patógenos se ha abandonado y se desalienta con frecuencia. Los análisis de diagnóstico molecular múltiple que se aprobarán pronto suponen una gran promesa para una detección más rápida de los agentes causales de la meningitis.

Detección directa de antígenos y ácidos nucleicos. El entusiasmo inicial por el diagnóstico rápido de meningitis bacteriana a través de la detección de antígenos se ha mitigado por las experiencias recientes.[237] Cuando las pruebas de aglutinación de partículas de látex para *H. influenzae* de tipo b, *S. agalactiae*, *N. meningitidis* y *S. pneumoniae* se realizaron en 1 540 muestras de LCR obtenidas de pacientes con sospecha de meningitis bacteriana, el antígeno sólo se detectó en 27 muestras.[230] Los resultados positivos del antígeno únicamente fueron útiles para el tratamiento de neonatos con infecciones por estreptococos del grupo B. Estos autores consideraron que la prueba del látex no es coste-efectiva. Además, los resultados falsos positivos ocasionales llevan a un valor predictivo positivo tan bajo que no es aceptable. La utilización de estas pruebas ha disminuido drásticamente y no puede recomendarse.

En contraste, la detección directa del antígeno criptocócico en LCR es casi tan sensible como el cultivo y a menudo reemplaza a la menos sensible prueba de tinta china en la mayoría de los laboratorios. Se han desarrollado kits de aglutinación de látex y enzimoinmunoanálisis. En un estudio de 218 muestras de LCR que incluyó 16 pacientes restrospectivos y 6 prospectivos con criptococosis demostrada, dos kits para antígeno en látex demostraron una sensibilidad del 100% en comparación con el cultivo.[339] Hubo resultados falsos positivos ocasionales, causados en parte por factores similares al reumatoide en las muestras o por un traslado inadecuado de éstas.[333] Aunque las infecciones por *Trichosporon* son muy poco frecuentes, las muestras de algunos pacientes han producido resultados falsos positivos en la detección del antígeno criptocócico. El tratamiento de las muestras con pronasa disminuye las reacciones inespecíficas, pero no las elimina por completo.[245] La sensibilidad de las pruebas del látex en suero, pero no en LCR, aumenta si se trata la muestra con pronasa.[111]

Se han desarrollado técnicas moleculares para el diagnóstico de infecciones, principalmente aquellas causadas por virus del herpes simple y enterovirus.[248,306] Esta aplicación excede por mucho la sensibilidad de los métodos de cultivo para la detección de estos virus a partir de estas muestras y se ha convertido en el estándar para la localización de estos patógenos a partir de LCR. Aunque actualmente aún no están disponibles, hay diversos análisis de PCR múltiple en desarrollo que se centran en los agentes causales de meningitis y meningoencefalitis, los cuales utilizarán plataformas aprobadas por la FDA que se emplean para la detección de virus respiratorios y patógenos gastrointestinales.

Diagnóstico serológico. La serología es una herramienta diagnóstica útil para la confirmación de infecciones por muchos arbovirus, como el virus del Nilo Occidental. Estas herramientas son importantes porque el período de viremia es transitorio y los resultados serológicos pueden exceder la sensibilidad de la PCR iniciada por transcriptasa inversa (RT-PCR, de *reverse transcription-polymerase chain reaction*) de las muestras de LCR. Actualmente, la detección de IgM en LCR es el método de elección en ciertos laboratorios en donde se controla y supervisa de forma cuidadosa la realización de la prueba.[176,224] Se ha utilizado la proporción inmunoglobulina:virus del sarampión en LCR en comparación con las concentraciones de anticuerpos para la detección de panencefalitis esclerosante subaguda.

Diagnóstico por cultivo. El cultivo es el estándar diagnóstico para bacterias y hongos. Las muestras de LCR de pacientes con meningitis crónica, a menudo bacilar, causada por *M. tuberculosis* y los hongos dimórficos *H. capsulatum* y *Coccidioides* suelen ser negativas. El diagnóstico en estos casos con frecuencia depende de la evaluación de la biopsia meníngea por cultivo e histopatología. El cultivo de virus de estas muestras casi no se realiza debido a la superioridad de los métodos moleculares. La pregunta más importante con respecto a la meningitis es si una bacteria que podría tratarse con antibióticos está presente, por lo cual la tinción de Gram y el cultivo bacteriano son esenciales.

Al preparar las muestras de LCR para el cultivo, el líquido debe centrifugarse para concentrar cualquier bacteria que pueda estar presente. También se recomienda la centrifugación para el aislamiento de *M. tuberculosis* en los pacientes en quienes se sospeche meningitis tuberculosa. Se debe procesar un volumen total de al menos 6 mL, el cual no se debe recolectar en un solo procedimiento, a fin de aumentar la probabilidad de aislar micobacterias.[298] Como alternativa a la centrifugación, se puede hacer pasar el LCR a través de un filtro de 0.45 µm (Millipore, Bedford, MA) para concentrar las células microbianas. Los filtros deben colocarse boca abajo en la superficie del agar y deben moverse a un nuevo lugar después de 24 h de incubación. Gray y Fedorko publicaron una excelente revisión del abordaje del diagnóstico de laboratorio de la meningitis.[105]

Heridas, abscesos y celulitis infecciosa ■

Presentación clínica

La acumulación de pus, ya sea en un absceso, del exudado de un tracto sinusal o de una superficie mucocutánea, es uno de los indicadores cardinales de una infección supurativa. También puede haber diversos grados de enrojecimiento, dolor e hinchazón. Las infecciones de lesiones exógenas incluyen aquellas asociadas con lesiones traumáticas, úlceras de decúbito,[166] mordidas de animales o humanos,[90,293] quemaduras[67,185] o cuerpos extraños en la piel o las membranas mucosas.

Las heridas endógenas y los abscesos pueden asociarse con apendicitis, colecistitis, celulitis, infecciones dentales, osteomielitis, empiema, artritis séptica, sinusitis u otras infecciones internas. Muchos de estos procesos son intrahospitalarios (adquiridos en las instituciones de atención médica) y se contraen después de procedimientos invasivos, manipulaciones quirúrgicas o colocación de prótesis. De forma alterna, pueden derivar de la diseminación hematógena de microorganismos desde un sitio primario de infección a uno distante (metastásico). Por último, se puede presentar una extensión directa de las bacterias de un sitio adyacente de infección o de una rotura visceral, particularmente del intestino grueso. Las bacterias anaerobias con frecuencia se encuentran presentes cuando el sitio de infección se encuentra adyacente al intestino o cuando la herida se contamina con microflora fecal.[208]

Ciertas bacterias se asocian con situaciones clínicas en particular. Por ejemplo, *Pasteurella multocida* se encuentra con frecuencia en las heridas que se originan por mordeduras de animales.[90,293] *P. aeruginosa* es un patógeno frecuente cuando ocurre una lesión penetrante en el pie de pacientes que estaban utilizando calzado deportivo.[151] *P. aeruginosa*, las especies de *Candida* y diversos hongos filamentosos son causas frecuentes de infecciones en heridas por quemaduras,[170] aunque el virus del herpes simple también se ha observado en esta población de pacientes.[93] Las bacterias grampositivas aerobias, como *S. aureus* y *S. pyogenes*, las bacterias anaerobias estrictas y los bacilos gramnegativos aerobios a menudo ocasionan infecciones en los pacientes con diabetes.[139]

Muchas infecciones de heridas y abscesos son polimicrobianas, en particular aquellos que resultan de derrames fecales, úlceras de decúbito e infecciones en pacientes con diabetes. Hay un considerable debate acerca del valor de la identificación y las pruebas de sensibilidad a antibióticos de numerosos aislamientos, incluso si la muestra es una biopsia tisular. La dificultad para la toma de muestras dificulta garantizar que se aíslen todas las especies patógenas. Un ejemplo particularmente ilustrador de este fenómeno es un estudio de los abscesos en el cual se realizaron numerosos cultivos de cada muestra durante un período de 24 h; no se aislaron 11 de 37 cepas de anaerobios en las placas inciales.[12] Por lo tanto, se puede apoyar la terapia empírica en función de los posibles patógenos que se esperan en una situación clínica particular, sobre todo en los casos de infección polimicrobiana.[28]

La *celulitis* es una infección del tejido blando que se propaga a través de los planos del tejido conectivo superficial, en vez de producir una lesión en masa, lo que ocurre cuando se genera un absceso. A menudo es posible ver el enrojecimiento y sentir el calor y la hinchazón del proceso a través de la palpación de la piel suprayacente.[291] Los estafilococos y estreptococos son la causa más frecuente de celulitis, aunque los bacilos gramnegativos y las bacterias anaerobias están implicadas en ciertas situaciones. La *fascitis necrosante* es una infección más profunda

que se disemina a través del tejido conectivo (fascia). Es causada de forma característica por microorganismos como *S. pyogenes* y *C. perfringens*, pero puede ser originada por otras bacterias. Es una enfermedad rápidamente progresiva que se debe tratar como urgencia médica y quirúrgica.

Diagnóstico de infecciones de heridas, abscesos y celulitis infecciosa

Recolección de muestras. Las heridas superficiales son rápidamente colonizadas por las bacterias del ambiente. Por lo tanto, si hay una infección de herida subyacente o una celulitis asociada, es más probable que la recolección con un hisopo de la muestra superficial refleje esta microflora colonizante que la verdadera causa del proceso infeccioso. Incluso si el patógeno verdadero se aísla entre los microbios colonizantes, no es posible determinar cuál de todos estos microorganismos aislados es la causa de la enfermedad. En consecuencia, los métodos más deseables para la recolección del material para estudio son una biopsia profunda del tejido después de un curetaje superficial de la herida, o la aspiración del líquido/pus loculado de la profundidad de la herida o de los abscesos subyacentes utilizando un abordaje a través de la piel descontaminada cercana. Primero se debe descontaminar la piel a través de la cual se realizará la aspiración, empleando un jabón quirúrgico y alcohol etílico o isopropílico al 70%, clorhexidina o un desinfectante similar. En el pasado se utilizaba la jeringa de aspiración como recipiente para el traslado, en el entendido de que la aguja estaba cubierta con el capuchón. Este procedimiento ya no es aceptable por el riesgo de transmisión sanguínea de algún virus por pinchazo de aguja. El material aspirado debe liberarse en un frasco para transporte de anaerobios y debe enviarse al laboratorio de forma oportuna para su procesamiento. La aguja no debe cubrirse de nuevo con el capuchón, ya que esto conlleva al riesgo de sufrir un pinchazo de aguja; en su lugar, la aguja debe desecharse en un recipiente aprobado para objetos punzocortantes, después de transferir la muestra a un recipiente para el transporte.

Puede intentarse la aspiración del material de un área de celulitis, con o sin inyección de solución salina estéril, aunque los resultados suelen ser insatisfactorios. Las biopsias por sacabocados pueden proporcionar resultados más satisfactorios.[291] Sin importar si se realiza una aspiración o biopsia, ambas se deben llevar a cabo en el borde de la celulitis. Los hemocultivos no suelen ser útiles en esta situación clínica.[219] De forma habitual, el abordaje terapéutico se define por el conocimiento empírico de los patógenos que se esperan en determinadas situaciones clínicas.

Estudio microscópico de muestras. Se debe realizar una tinción de Gram en todas las muestras (*véase* el cap. 1). Se cuenta con diversos sistemas de puntuación para las muestras de heridas que tienen la misma función (identificar las muestras que tienen mayor probabilidad de aislar los agentes causales en los cultivos en vez de la microflora colonizante).[263] Las pistas morfológicas de la etiología pueden sugerir la realización de procedimientos diagnósticos adicionales a aquellos que solicitan los médicos (p. ej., cultivos para anaerobios y hongos). Si se recibe una biopsia de tejido, el estudio histológico de los cortes con hematoxilina y eosina revelará el tipo de inflamación, lo que debe orientar a la solicitud de las tinciones histoquímicas subsecuentes para bacterias y hongos, y probablemente a las tinciones inmunohistoquímicas para la evaluación de posibles inclusiones víricas.

Cultivo. Los medios no selectivos, selectivos/diferenciales y no selectivos enriquecidos deben ser útiles para aislar especies tanto eugónicas como con requerimientos nutricionales especiales. El cultivo para anaerobios es apropiado si se obtuvo tejido o material aspirado, pero no para los cultivos de muestras superficiales ni de hisopados.

Algunos autores han defendido los cultivos microbianos cualitativos para determinar la importancia de los aislamientos, a fin de predecir la probabilidad de presentar sepsis de las heridas por quemadura y para determinar la probabilidad de que la curación de la herida ocurra sin complicaciones. El cultivo cuantitativo del tejido obtenido por biopsia es complejo, costoso y tardado; el tejido se debe pesar con una balanza analítica, debe homogeneizarse en una cantidad medida de caldo, se tiene que diluir de forma seriada e inocularse en numerosas placas de agar. Estas maniobras son difíciles para la mayoría de los laboratorios. Es claro que las infecciones por *S. pyogenes* son clínicamente significativas sin importar la cantidad de bacterias que estén presentes.[238] Actualmente no se apoya este abordaje, con la excepción, tal vez, de circunstancias poco frecuentes como las heridas por quemadura infectadas. El problema se complica un poco más por la evidencia de que una sola biopsia de una herida no proporciona una idea precisa de toda la microflora de las heridas crónicas.[253]

Hay información que apoya el uso de cultivos de muestras superficiales en vez de biopsias;[28] aunque a veces éstas son inevitables, todavía es un hecho que es más difícil interpretar los hallazgos en muestras superficiales en comparación con las muestras profundas que se obtienen mediante biopsia quirúrgica. De manera similar, los cultivos semicuantitativos (se realizan de forma rutinaria mediante siembra en estría de los cuadrantes de las placas de agar) han provisto información que es equivalente a aquella de abordajes cuantitativos más complejos.[40] Es evidente que un cultivo cuantitativo proporciona la misma información que uno semicuantitativo si no se aíslan los microorganismos.

Infecciones oculares

Presentación clínica

Los agentes infecciosos pueden ingresar en cualquier parte del ojo a partir de una fuente externa o una endógena. Las infecciones externas frecuentemente involucran a las estructuras superficiales (conjuntiva y córnea), a menos que se presente una lesión penetrante que introduzca al microbio al globo ocular. Las infecciones de fuentes endógenas a menudo incluyen la colonización del ojo por microorganismos presentes en la sangre (p. ej., endocarditis) o la reactivación de virus o parásitos latentes (p. ej., citomegalovirus o toxoplasmosis).

Conjuntivitis. La conjuntiva es una membrana delgada que cubre el párpado (conjuntiva palpebral) y se extiende hacia la superficie externa del globo ocular, la esclera (conjuntiva bulbar). No se cubre la córnea central. La conjuntiva puede infectarse por diversos microorganismos, de los cuales la mayoría habita las vías respiratorias altas. La inflamación (conjuntivitis) genera enrojecimiento (ojo rojo), comezón y una secreción que puede ser mucosa o purulenta.[161,292] Los exudados en la infección bacteriana son particularmente espesos, pegajosos e incrustados,

por lo cual pueden pegarse los párpados. Las alergias estacionales también pueden generar una inflamación aguda no infecciosa en los pacientes. La conjuntivitis es muy contagiosa; la infección puede transferirse con facilidad al otro ojo o a otras personas por contacto (frotarse el ojo infectado y después el ojo no afectado).

Los patógenos bacterianos más frecuentes son *S. aureus*, *H. influenzae*, *S. pneumoniae* y *P. aeruginosa*. La conjuntivitis aguda puede originarse a partir de dos patógenos transmitidos por vía sexual, *C. trachomatis* y *N. gonorrhoeae*, los cuales pueden afectar a los adultos sexualmente activos o a neonatos que adquieren la infección durante el parto vaginal. La etiología vírica más frecuente son los adenovirus, los cuales pueden causar una enfermedad epidémica, con o sin faringitis asociada (fiebre faringoconjuntival epidémica).

Queratitis. La queratitis (inflamación de la córnea) es una infección mucho más grave que la conjuntivitis. A diferencia de la molestia temporal de la conjuntivitis, la queratitis puede llevar a la cicatrización y ceguera. Es causada por agentes infecciosos de todas las clases. El agente bacteriano más frecuente es *S. aureus*.[164] Los hongos filamentosos, en especial las especies de *Fusarium* y *Aspergillus*, y las levaduras (principalmente las especies de *Candida*) producen una lesión que puede simular una infección bacteriana, retrasando el diagnóstico y tratamiento adecuado.[150] El virus del herpes simple puede causar una lesión ulcerativa conocida como *queratitis dendrítica* por el patrón ramificado de las lesiones.[173] El virus de la varicela zóster reactivado puede ocasionar una queratitis similar si se afecta el ramo ocular del nervio trigémino (quinto par craneal).[287] En las personas que utilizan lentes de contacto, las especies de *Acanthamoeba* (ameba de vida libre) pueden causar lesiones ulcerativas que con frecuencia son muy dolorosas (Apéndice II).[172]

La queratitis intersticial se produce cuando los vasos sanguíneos crecen desde la conjuntiva hacia la córnea: es la causa más frecuente de ceguera en el mundo. El tracoma es una forma de queratoconjuntivitis originada por *C. trachomatis*.[138] Seis millones de personas en todo el mundo padecen la cicatrización que surge como consecuencia de la enfermedad recurrente. La *World Trachoma Iniciative* tiene como objetivo la erradicación de esta infección tratable para el año 2020. En ciertas regiones de África, un parásito filarioide, *Onchocerca volvulus*, cuyo vector es la mosca negra (especies de *Simulium*), produce una respuesta inflamatoria intensa cuando las larvas que migran mueren, llevando a la ceguera.[110] Otras causas de queratitis intersticial son *T. pallidum* (sífilis),[159] *Mycobacterium leprae* (lepra) y *M. tuberculosis* (tuberculosis).

La queratitis (y la ceguera) también puede ser causada por lesiones no infecciosas, como traumatismos, radiación ultravioleta (razón por la cual no se debe ver directamente al sol, en particular durante un eclipse) y afecciones que disminuyan las lágrimas que lubrican la córnea.

Uveítis y endoftalmitis. Las infecciones más graves son aquellas que afectan el interior del ojo. Las infecciones endógenas pueden alcanzar el ojo a través del torrente sanguíneo. Diversas bacterias, hongos y virus pueden ser responsables. Es probable que la causa más frecuente sea la endocarditis, ya que los ojos (y varios órganos) son colonizados por las bacteriemias continuas. Otras infecciones endógenas incluyen la reactivación de virus y parásitos latentes, como citomegalovirus y *T. gondii*, respectivamente. Por lo general, las infecciones exógenas se asocian con un traumatismo ocular penetrante. La infección posquirúrgica es una categoría especial. La infección por helmintos de animales como *T. canis*,

T. cati o *Baylisasaris* es una fuente exógena de parásitos. La infección en humanos por estos parásitos conduce a larva migrans visceral, mientras que las larvas inmaduras no tienen un sitio específico por encontrarse en el hospedero incorrecto; estas infecciones suelen afectar los ojos y el SNC.

Diagnóstico de infecciones oculares

Recolección de muestras. Por lo general, la conjuntivitis se diagnostica con un hisopo en la conjuntiva afectada, el cual puede colocarse en un medio de transporte apropiado. Un oftalmólogo debe recolectar las muestras de todas las demás infecciones. La queratitis se aborda mediante raspados de la lesión afectada; si se sospecha etiología bacteriana o micótica, el médico a menudo debe inocular el material de forma directa en los medios adecuados. Las muestras para el diagnóstico de endoftalmitis se deben obtener mediante cirugía.

Estudio microscópico. Dependiendo del patógeno que se sospeche y de la cantidad de la muestra, se deben realizar tinciones de Gram, blanco de calcoflúor o de Wright (o equivalente). Si el tejido se obtiene mediante cirugía, se deben realizar las tinciones apropiadas para los agentes infecciosos.

Cultivo. Los medios de inoculación adecuados dependen de la evaluación clínica de las etiologías más probables. Los patógenos bacterianos y micóticos que se encuentran con mayor frecuencia pueden cultivarse en medios de rutina. Para ciertos patógenos, como los agentes causales de sífilis, lepra e infecciones parasitarias, el diagnóstico debe llevarse a cabo microscópica o serológicamente.

Infecciones de la sangre

Presentación clínica y patogenia

Bacteriemia y septicemia. El sufijo "*-emia*" se refiere al sistema circulatorio. La bacteriemia, la fungemia y la viremia son estados en los cuales las bacterias, los hongos y los virus, respectivamente, circulan por el sistema vascular. Se pueden presentar signos y síntomas, aunque esto no es invariable. Si el paciente no es consciente de la enfermedad (microorganismos circulantes), la afección se denomina "*silenciosa*" o "*subclínica*". En comparación, la *septicemia* (sepsis) es un síndrome clínico caracterizado por fiebre, escalofríos, malestar, taquicardia, hiperventilación y toxicidad o postración. La septicemia se presenta cuando las bacterias circulantes se multiplican a una tasa que excede la capacidad de eliminación de los fagocitos. Los síntomas son producidos por las toxinas de los microorganismos y por las citocinas de las células inflamatorias.[217] Hoy en día, parece que a la inmunoestimulación de las citocinas le sigue una serie de eventos inmunodepresores importantes.[125] La insuficiencia multiorgánica es un componente importante de la sepsis mortal, aunque aún se desconocen los mecanismos patógenos que llevan a la muerte.

La sepsis se asocia tradicionalmente con bacterias gramnegativas, las cuales contienen endotoxinas.[184] Sin embargo, ahora se sabe que las bacterias grampositivas y los hongos también pueden causar el síndrome de sepsis.[5,82]

Tipos de bacteriemia. La bacteriemia puede ser transitoria, intermitente o continua, lo cual refleja los diversos mecanismos por los cuales las bacterias ingresan en el torrente sanguíneo. La bacteriemia transitoria se presenta cuando los microorganismos, a menudo parte de la microflora habitual, ingresan en el torrente sanguíneo mediante un traumatismo mínimo a las membranas (p. ej., por cepillarse los dientes, hacer esfuerzos durante las deposiciones o durante procedimientos médicos).[160] La bacteriemia *intermitente* ocurre cuando las bacterias de un área infectada se liberan periódicamente a la sangre a partir de abscesos extravasculares, propagación de la celulitis o infecciones en cavidades del cuerpo, como empiema, peritonitis o artritis séptica. La bacteriemia *continua* suele ocurrir cuando la infección es intravascular, como en un endotelio infectado (endocarditis bacteriana o aneurismas) o por dispositivos infectados (fístulas arteriovenosas, catéteres intraarteriales o cánulas permanentes). Sin embargo, es probable que no se determine la fuente de los microorganismos hasta en un tercio de las bacteriemias.

La bacteriemia puede originarse de una infección en un órgano o tejido (bacteriemia secundaria). Sin embargo, a menudo el sitio primario no es evidente (bacteriemia primaria). En este caso, es posible que las defensas del hospedero no combatieran de forma eficaz a una bacteriemia transitoria. Al menos en el caso de *S. aureus*, se ha encontrado que las bacterias que colonizan la nariz pueden ser la fuente de la infección sistémica.[309] Todavía se desconocen los factores que desencadenan la diseminación a partir de las narinas anteriores, aunque una posibilidad es la propagación mecánica sencilla hacia la piel y la infección subsecuente de las heridas o los dispositivos intravasculares.

Cuando una infección en un órgano se disemina a la sangre (p. ej., neumonía neumocócica bacteriémica), la gravedad de la infección a menudo aumenta y el pronóstico del paciente empeora.[204] Por otro lado, la bacteriemia puede ser consecuencia de una infección diseminada a órganos distantes, un fenómeno conocido como *infección metastásica*.

La bacteriemia también puede clasificarse como adquirida en la comunidad o intrahospitalaria. Puede presentarse en hospederos inmunocompetentes o inmunodeprimidos. Los tipos de microorganismos y el pronóstico de la infección varían en gran medida dependiendo de estos factores, así como de la edad del paciente.[88,168,191,268]

Diversas bacterias tanto grampositivas[221] como gramnegativas[71] se han aislado del torrente sanguíneo. En las últimas décadas ha habido un cambio claro en la naturaleza de la microflora infectante. La cantidad de aislamientos anaerobios ha disminuido con el paso del tiempo, mientras que la cantidad de levaduras y estafilococos coagulasa negativos clínicamente importantes ha aumentado.[329] Por razones que se desconocen, las bacteriemias con bacilos gramnegativos no fermentadores son policlonales (más de un tipo molecular) con mayor frecuencia que las bacteriemias por otros bacilos gramnegativos.[330] Es probable que los cambios en los protocolos de profilaxis prequirúrgica y la utilización de sondas intravasculares hayan tenido un impacto en esta área.

Algunos microbios específicos tienen una importancia clínica distinta. *Clostridium septicum* a menudo se relaciona con enfermedad neoplásica, en particular con cáncer de colon,[152] y puede llevar a abscesos metastásicos distantes. De manera similar, el *Streptococcus bovis* bacteriémico se relaciona en general con endocarditis y enfermedad de colon, incluso con carcinomas de colon.[17] En raras ocasiones, los episodios de bacteriemia por *C. perfringens* llevan a hemólisis súbita y dramática, la cual puede ser rápidamente mortal;[302] las toxinas clostridiales causan hemólisis, aunque se desconoce por qué se presenta una hemólisis mortal sólo en una baja proporción de las bacteriemias por clostridios.

Factores de riesgo y pronóstico. Varios mecanismos desempeñan un papel en la eliminación de microorganismos del torrente sanguíneo. En hospederos sanos e inmunocompetentes, el ingreso súbito de bacterias en la sangre suele eliminarse en un período de 30-45 min. El hígado y el bazo desempeñan un papel primordial en la eliminación de bacterias; los neutrófilos intravasculares tienen una participación menor. Las bacterias encapsuladas son más difíciles de eliminar, pero los anticuerpos específicos (opsoninas) mejoran su eliminación.[34] No es sorprendente que los pacientes esplenectomizados estén expuestos a un riesgo mayor de infecciones por estos microorganismos encapsulados. Los pacientes debilitados, con inmunodeficiencias o inmunodeprimidos tienen un riesgo mayor porque es probable que las bacterias en la circulación no se eliminen durante horas.

Weinstein y cols.[326] investigaron otros factores de riesgo. En su estudio de 500 episodios de bacteriemia y fungemia, la tasa de mortalidad general fue del 42%, y cerca de la mitad de esas muertes se atribuyeron directamente a la septicemia. En la tabla 2-8 se muestran los factores de riesgo y las tasas de mortalidad relativa para cada una. Bryan[37] también enfatiza la forma en la que los hemocultivos positivos identifican a una población de pacientes expuestos a un alto riesgo de muerte; aquellos con hemocultivos positivos tuvieron una probabilidad 12 veces mayor de morir durante la hospitalización en comparación con los de hemocultivos negativos. A partir de estas experiencias, es necesario que el laboratorio realice hemocultivos de forma correcta y que informe los resultados precisos lo más pronto posible.

La detección oportuna de bacteriemia y fungemia, seguida por una rápida identificación de los patógenos y la determinación de sensibilidad a los antibióticos, pueden ser de gran importancia diagnóstica y pronóstica. La tasa de mortalidad por septicemia puede ser del 40% o mayor en ciertas poblaciones de pacientes hospitalizados.[326] Aunque las enfermedades subyacentes son determinantes importantes del resultado mortal, cerca de la mitad de las muertes pueden atribuirse a la infección.[37] Se ha demostrado que el inicio oportuno de la terapia antibiótica adecuada es importante para prevenir la morbilidad y mortalidad.[167] El tratamiento inicial debe ser empírico en función de los patógenos probables y de los patrones típicos de sensibilidad a los antibióticos. El laboratorio de microbiología desempeña su papel más importante cuando el patógeno o la sensibilidad a los antibióticos difieren de lo que predijo el médico (el patógeno no es cubierto por el tratamiento empírico). La tasa de mortalidad para quienes reciben el tratamiento adecuado es significativamente menor que la de aquellos a quienes se administran antibióticos ineficaces.[329] La corrección oportuna del tratamiento empírico elegido depende de la velocidad con la que el laboratorio proporcione la información. Esto es más apropiado que nunca con la introducción de los productos de diagnóstico molecular aprobados por la FDA, los cuales pueden identificar tanto el género como la especie de forma precisa y oportuna, y detectar los determinantes genéticos de resistencia. La aplicación de la espectrometría de masas MALDI-TOF también puede identificar a la mayoría de los patógenos bacterianos de manera oportuna y precisa. Además de todas las importantes razones para implementar estas tecnologías en relación con la atención del paciente, la provisión oportuna de resultados también tiene influencia en el aspecto económico.[18] Cualquier actividad que reduzca las complicaciones y el tiempo de estancia hospitalaria no sólo lleva a un ahorro económico para la institución, sino que también mejora la atención del paciente.

Infección intravascular. La infección intravascular que resulta más frecuente es la endocarditis, es decir, la infección del recubrimiento endotelial del corazón.[16,247,320] La antigua clasificación de la enfermedad en aguda y subaguda ya no se considera particularmente útil. A pesar de que casi todos los microorganismos pueden producir endocarditis, la mayoría de

TABLA 2-8 Tasas de mortalidad y factores de riesgo relacionados con bacteriemia[326]

Condición	Mortalidad (%)	Riesgo relativo de muerte
Edad del paciente		
20	13.8	1.00
21-40	32.8	2.33
41-50	42.9	3.06
> 50	49.8	3.55
Tipo de organismo		
No fermentadores (*Pseudomonas aeruginosa*)	27.7	6.84
Enterobacteriaceae		
Escherichia coli	35.5	3.3
Klebsiella pneumoniae	48.0	4.52
Cocos grampositivos		
Staphylococcus aureus	32.7	3.08
Streptococcus pneumoniae	22.0	2.08
Enterococos	45.5	4.28
Bacteriemia unimicrobiana	37.7	
Bacteriemia polimicrobiana	63.0	5.96
Hongos	67.7	
Fuente de la infección		
Catéter intravenoso	1.1	1.00
Genitourinaria	14.9	1.35
Sonda de Foley	37.8	3.38
Herida quirúrgica (y quemaduras)	42.9	3.88
Absceso	51.2	4.65
Infección respiratoria	52.3	4.73
Afecciones predisponentes		
Cirugía	16.3	0.78
Traumatismos	27.3	1.30
Diabetes mellitus	30.0	1.43
Corticoides	33.3	1.59
Insuficiencia renal	37.5	1.79
Neoplasia	42.1	2.01
Cirrosis	71.5	3.40

las bacterias infectantes son grampositivas. Entre éstos, los más importantes son los estreptococos viridans de la cavidad bucal y *S. aureus*. Los pacientes están expuestos a un riesgo mayor si padecen anomalías endocárdicas o si se han sometido a cirugía valvular.[77] Anteriormente, la principal causa de daño endocárdico era la fiebre reumática. Con la desaparición virtual de dicha enfermedad, las anomalías congénitas o del desarrollo, como la válvula aórtica bicúspide y el prolapso de la válvula mitral, han adquirido mayor importancia. Los trombos de fibrina y plaquetas en la superficie erosionada del endocardio sirven como sitio de anclaje para las bacterias que circulan transitoriamente en todas las personas (p. ej., después de cepillarse los dientes). Se ha demostrado que ciertos patógenos, en particular estreptococos y enterococos, tienen una mayor capacidad para adherencia a estos trombos.[60] Los trombos y las bacterias relacionados forman excrecencias (vegetaciones), las cuales pueden observarse mediante técnicas radiográficas o ecográficas. Los trombos no infectados y los infectados causan endocarditis marasmática e infecciosa, respectivamente.

A pesar de que las bacterias grampositivas son los agentes etiológicos más frecuentes de la endocarditis, algunos bacilos gramnegativos con requerimientos nutricionales especiales[33,81] y ciertos hongos[4,192] pueden causar la enfermedad. Se sabe que algunas bacterias gramnegativas con requerimientos nutricionales especiales, como *Aggregatibacter aphrophilus*, *Aggregatibacter actinomycetemcomitans*, *Eikenella corrodens*, especies de *Cardiobacterium* y *Kingella kingae* producen endocarditis. En el pasado, se necesitaban técnicas de cultivo especiales para estos microorganismos, pero los avanzados sistemas de hemocultivo que se utilizan actualmente son adecuados para el aislamiento de estas bacterias. La detección de la endocarditis causada por *P. acnes* puede necesitar incubación extendida. Los hongos y algunos de estos bacilos gramnegativos son destacables porque tienden a formar grandes vegetaciones que pueden romperse y viajar a sitios lejanos a través del torrente sanguíneo (émbolos sépticos). La mayoría de los casos de endocarditis implican el lado izquierdo del corazón, que es el lado de alta presión del sistema. Sin embargo, si las bacterias ingresan directamente en el sistema venoso, como ocurre en la inyección de drogas ilícitas, se puede presentar una endocarditis del lado derecho, a menudo causada por especies de *Bacillus*, de *Candida* o por *P. aeruginosa*.[332]

El aislamiento de un agente etiológico es difícil o imposible en una minoría de pacientes con signos y síntomas de endocarditis (endocarditis con cultivo negativo). Pueden ser consecuencia de enfermedades que causan endocarditis marasmática, aunque ciertos microorganismos no se aíslan con facilidad utilizando técnicas de hemocultivo convencionales. Entre estos agentes, destacan *C. pneumoniae*, *Coxiella burnetii* (fiebre Q) y las especies de *Bartonella*.[32,96,183,303] La identificación del agente etiológico habitualmente se consigue con métodos serológicos o moleculares.

Los pacientes en quienes se ha implantado recientemente un dispositivo intravascular se infectan de forma frecuente por bacterias endógenas de la piel, en general por estafilococos coagulasa negativos y por difteroides o, con menor frecuencia, por microbios que causan infección en la herida, como bacilos gramnegativos, *S. aureus* u hongos.[223] La endocarditis de válvula protésica ocurre en el 3-6% de los pacientes que reciben injertos, ya sea mecánicos o bioprotésicos (válvulas de tejidos animales);[310] las infecciones pueden dividirse desde una perspectiva conceptual en etapa temprana (< 60 días después de la cirugía) y etapa tardía. Los microorganismos de la piel y la herida predominan en la etapa temprana. En las etapas tardías, se encuentran microbios que infectan a las válvulas biológicas.

Las complicaciones más graves de la endocarditis son la rotura de una válvula cardíaca con la insuficiencia cardíaca consecuente o la enfermedad metastásica ocasionada por la embolización de piezas de las vegetaciones infectadas. La descompensación cardíaca súbita es un problema particular de la endocarditis causada por *S. aureus*, la cual puede representar una urgencia quirúrgica. Los émbolos sépticos en el riñón o el cerebro pueden causar insuficiencia renal o ictus, respectivamente.

Bacteriemia y sepsis relacionadas con catéter. Un tipo especial de infección intravascular es la ocasionada por los avances tecnológicos que permiten la utilización de catéteres vasculares permanentes que salvan vidas. De manera sencilla, los catéteres pueden ser la puerta de entrada para las bacterias que colonizan la piel adyacente al área de entrada o pueden servir como un cuerpo extraño que alberga microcolonias microbianas. La sepsis y la enfermedad metastásica grave pueden ser consecuencia de las infecciones relacionadas con catéteres.[228] En los pacientes con enfermedad neoplásica, los catéteres intravasculares pueden permanecer colocados durante períodos prolongados; este grupo de pacientes, quienes pueden presentar neutropenia profunda, tienen una alta probabilidad de padecer infecciones graves y que pondrían en riesgo la vida.[80] Además de los efectos en la calidad de la atención y de vida, las infecciones relacionadas con la utilización de catéteres implican una fuerte carga económica para las instituciones.[3] A pesar de que los catéteres venosos centrales se utilizan con mayor frecuencia y son la vía de infección más habitual, los catéteres intraarteriales también pueden representar un riesgo.[282]

El microorganismo que se encuentra con mayor frecuencia en infecciones relacionadas con catéter es *Staphylococcus* coagulasa negativo, el cual es una bacteria frecuente de la piel y tiene la característica de poseer una biopelícula que facilita la colonización de los catéteres.[129] No obstante, las infecciones más graves son causadas por *S. aureus* y bacilos gramnegativos. Ahora se cuenta con métodos estandarizados que deben emplearse bajo observación para insertar y cambiar los catéteres venosos centrales, a fin de ayudar a disminuir, aunque no eliminar, las infecciones de estos dispositivos. Las infecciones del torrente sanguíneo relacionadas con catéteres son mediciones de calidad supervisadas por los directores del hospital.

Obtención de hemocultivos

Los factores críticos que deben decidir los directores de laboratorio incluyen el tipo de recolección, la cantidad y el momento de los hemocultivos, el volumen de sangre que se cultivará, la cantidad y composición del medio de cultivo, el momento y frecuencia de los subcultivos, y la interpretación de los resultados.[234,236,329]

Contaminación con microflora de la piel. Se deben tomar todas las precauciones para minimizar el porcentaje de hemocultivos contaminados.[323] Los aislamientos de especies de *Corynebacterium*, *P. acnes* y especies de *Bacillus* distintas a *B. anthracis* constituyen contaminantes habituales, aunque las infecciones relacionadas con los catéteres también pueden ser originadas por estas bacterias. La mayoría de los aislamientos de bacilos gramnegativos, levaduras, estreptococos β-hemolíticos, *S. pneumoniae*, especies de *Enterococcus* y *S. aureus* resultan clínicamente importantes. Los aislamientos más problemáticos son los estafilococos coagulasa negativos, ya que, aunque son una de las causas más frecuentes de bacteriemia verdadera, también son parte de la microflora endógena de la piel.

En todos los laboratorios de microbiología se debe realizar de forma regular una supervisión de aseguramiento de calidad de la incidencia de las muestras contaminadas. Deberían estar contaminados menos del 3% de los hemocultivos. Bates y cols.[15] estiman que un hemocultivo contaminado puede llevar a un aumento en la cuenta hospitalaria del paciente hasta del 20-39%, debido a una estancia hospitalaria extendida para recibir tratamiento antibiótico intravenoso y realizar pruebas adicionales. Además, hicieron énfasis en la necesidad de tener conjuntos de hemocultivos paralelos para determinar si se trata de probables contaminaciones si sólo uno resulta positivo. Si la técnica de recolección es buena y se minimiza la contaminación, el coste de los contaminantes se vuelve aceptable.[316] Las políticas del laboratorio deben desalentar el uso inadecuado de antibióticos, en la cual no se deben realizar pruebas de sensibilidad de rutina a los aislamientos únicos de estafilococos coagulasa negativos. Weinstein brinda varios abordajes para esta determinación.[323]

Se han propuesto diversas técnicas para determinar si un aislamiento de *Staphylococcus* coagulasa negativo representa contaminación. Por desgracia, ninguno funciona bien. El número de frascos positivos,[196] la identificación de la cepa a nivel de especies,[325] el tiempo para la positividad incial[143] y el número de conjuntos negativos[143] no pudieron distinguir las cepas clínicamente significativas de las que no lo son. Casi todas las especies de estafilococos coagulasa negativos distintos a *S. epidermidis*, *S. capitis* y *S. haemolyticus* no fueron clínicamente importantes, pero estas tres especies representaron el 98% de las cepas significativas y el 89% de las cepas no significativas.[325] La única forma de determinar con certeza si dos o más aislamientos representan la misma cepa es realizar la tipificación molecular, una técnica que no está disponible en la mayoría de los laboratorios. Se ha propuesto el empleo de la información clínica en conjunto con el antibiograma de las cepas,[143] o una combinación de antibiograma y patrón bioquímico (en contraste con la identificación),[323] como medios para determinar si los aislamientos múltiples representan diversos contaminantes o una única cepa infectante. La utilización extendida de la espectrometría de masas MALDI-TOF ahora permite la identificación de *Staphylococcus* a nivel de especie con un método rápido y económico. Al menos esto permite al laboratorio tener la oportunidad de evaluar si dos especies de *Staphylococcus* coagulasa negativas son miembros de la misma especie. De no serlo, ambas pueden ser contaminantes y no es posible determinar cuál se relaciona con una infección del torrente sanguíneo, en caso de que una lo esté. Sin embargo, si ambas son de la misma especie, aumenta la probabilidad de que el microorganismo represente una infección verdadera.

Para disminuir la posibilidad de introducir microbios contaminantes de la piel, el sitio de venopunción debe prepararse de la siguiente manera: (1) lavar con jabón, (2) enjuagar con agua estéril, (3) aplicar tintura de yodo al 1-2% o yodopovidona, permitir que seque durante 1-2 min (yodopovidona) o 30 s (tintura de yodo) y (4) retirar la tintura de yodo con un lavado con alcohol al 70%. En la práctica, habitualmente se omite el jabón; sin embargo, la combinación de los compuestos de yodo y el alcohol para desinfectar el sitio de venopunción es esencial. Si se debe palpar otra vez el sitio tras la preparación con yodo y alcohol, el dedo del guante debe desinfectarse o se debe usar un guante estéril. Si se utiliza yodopovidona, se debe omitir el paso 4. No obstante, debe garantizarse que la solución de yodopovidona y alcohol seque antes de realizar la venopunción. El equipo comercial para la preparación de la piel funciona de manera similar a los apósitos individuales impregnados con yodóforo y alcohol.[335] El personal de atención médica no cuenta con mucho tiempo, por lo que están tentados a no permitir el contacto prolongado necesario para las soluciones de yodopovidona. La tintura de yodo, la cual es eficaz después de 30 s en contacto con la piel, tiene ventajas claras y se ha informado que es más eficaz que la yodopovidona,[165] pero es menos aceptada por el personal. Se han sugerido otros desinfectantes para la preparación de los sitios de venopunción,[323] con una aceptación variable. Hay otras alternativas aceptables, como la descontaminación con clorhexidina, que pueden explorarse.

Los hemocultivos pueden obtenerse utilizando una aguja y una jeringa (fig. 2-6) o un sistema cerrado conformado por un tubo al vacío y un tubo de recolección con doble aguja. Se debe desalentar la obtención de sangre para cultivo a partir de catéteres intravenosos permanentes o intraarteriales. A pesar de que algunos autores han encontrado una buena correlación entre los

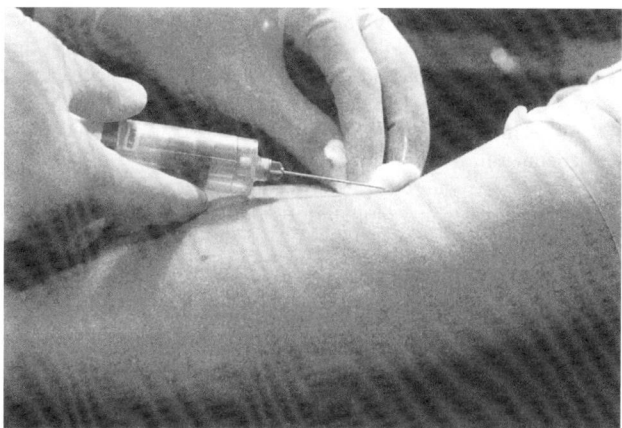

■ **FIGURA 2-6** Técnica de venopunción para hemocultivo utilizando una aguja y jeringa estéril. Se aplica un torniquete en el brazo, por arriba del sitio de la venopunción, a fin de distender las venas antecubitales. El sitio se preparó anteriormente con tintura de yodo y alcohol. Se retira la sangre con la jeringa y la aguja, y se inyecta en un frasco apropiado para el hemocultivo. Se deben utilizar guantes de goma durante este procedimiento.

cultivos obtenidos a través de catéter o venopunción, la mayoría de los investigadores encontraron un riesgo considerablemente mayor de aislar microorganismos de la piel si se utiliza un catéter intravascular.[39,86] El objetivo es ahorrar la molestia de la venopunción al paciente, cuando en realidad el aislamiento de *Staphylococcus* coagulasa negativos puede llevar a un mayor malestar por las venopunciones adicionales para abordar el cuestionable aislamiento.[323] Si se utiliza un catéter intravascular, se debe obtener un segundo cultivo a través de venopunción para realizar una comparación.

La práctica de cambiar las agujas después de la venopunción y antes de inyectar la sangre en los frascos para cultivo se ha sustituido por la inyección directa con la aguja original, a fin de evitar la hepatitis o infecciones por VIH que pueden adquirirse por pinchazos accidentales. La mayoría de los investigadores que han estudiado este problema concluyeron que no hay una diferencia significativa en las tasas de contaminación de los hemocultivos entre los pacientes cuyas agujas se cambiaron para la inyección en los frascos y aquellos pacientes en quienes no.[51,154,272] Un metanálisis del problema reveló una contaminación más frecuente cuando no se cambió la aguja; sin embargo, el riesgo de adquirir infecciones víricas de transmisión sanguínea es mayor que el beneficio de cambiar las agujas.

La capacitación de quien recolecta es un factor importante en la calidad de la obtención del hemocultivo que a menudo se pasa por alto. Numerosos investigadores han demostrado que un equipo para flebotomía capacitado puede obtener hemocultivos con menores tasas de contaminación que las esperadas en personas al azar, sin importar su nivel de educación.[322,323] Se recomienda que los flebotomistas estén ampliamente capacitados y que las tasas de contaminación para cada uno sean supervisadas por el encargado de revisar las flebotomías. De esta forma, los errores en la técnica pueden identificarse y solucionarse con facilidad.

Cantidad y oportunidad de los cultivos. La cantidad de muestras obtenidas es menos importante que el volumen total de sangre cultivado. Numerosos estudios han documentado la importancia del volumen; la mayoría concuerdan con el hallazgo de que el rendimiento aumenta con aproximadamente 30 mL de sangre en adultos.[328] Si se envía un conjunto con dos frascos con 10 mL cada uno, dos conjuntos de este tipo cubrirán el criterio de volumen. Si los frascos únicamente contienen 5 mL cada uno, o si el médico no inoculó el complemento completo de sangre, se deberá utilizar una mayor cantidad de conjuntos de frascos para cubrir el requerimiento de volumen. Para la endocarditis se puede necesitar un volumen total de sangre menor, ya que la bacteriemia es continua. Varios autores han sugerido que un único cultivo para anaerobios puede ser adecuado para pacientes con neumonía adquirida en la comunidad.[215] El abordaje práctico que cubre todos los escenarios es organizar un hemocultivo de manera que el flebotomista llene dos conjuntos de hemocultivo con 15 min de diferencia entre cada uno (un conjunto que contenga un frasco para aerobios y otro para anaerobios) y que evalúe 20 mL de sangre (10 mL por frasco).

En un estudio de las prácticas de hemocultivo en un hospital, Schifman y cols.[252] descubrieron que la incidencia de hemocultivos únicos variaba del 1 al 99%, con una media del 26%. Estimaron 18 000 episodios anuales de bacteriemia que pudieron obviarse porque se obtuvo un volumen inadecuado de sangre. Entre el 20 y el 30% de los hemocultivos únicos que revisaron no tenían indicación clínica; la mayoría de los otros hemocultivos fueron solicitados por médicos que no sabían que un cultivo no es suficiente. La intervención dirigida y la educación global redujeron los cultivos únicos del 40% al 24% en un hospital, y las recolecciones innecesarias disminuyeron del 38% al 12.5% en otro escenario. Por desgracia, la mejoría del desempeño después de la educación tiene una vida media breve; se necesita una supervisión continua (como parte de un programa de aseguramiento de calidad) o intervenciones electrónicas. Los hemocultivos únicos presentan el problema adicional descrito anteriormente, la dificultad para interpretar aislamientos únicos de estafilococos coagulasa negativos.

Los hemocultivos deben obtenerse, de ser posible, antes de utilizar antibióticos sistémicos. Los cultivos se deben recolectar incluso si ya se inició el tratamiento, aunque los resultados negativos tienen que interpretarse con reserva.

Las directrices tradicionales establecen que se deben obtener numerosos cultivos en diferentes momentos si se sospecha una infección intravascular y bacteriemia continua. En la actualidad, la mayoría de los especialistas consideran que el espaciamiento temporal de los cultivos no implica una ventaja. La fiebre a menudo es una respuesta retrasada con respecto al ingreso de las bacterias en la sangre; por lo tanto, se recomienda la recolección de las muestras lo más pronto posible después de un pico febril. Como se mencionó antes, se deben realizar al menos dos venopunciones, aunque todas las muestras necesarias (habitualmente dos o tres conjuntos con dos frascos cada uno) pueden recolectarse en una toma de muestras o aproximadamente con 15 min de diferencia.[156]

Después de obtener un volumen adecuado de sangre e iniciar el tratamiento antibiótico, no habrá diferencia si se recolectan muestras adicionales hasta que se conozcan los resultados de los primeros conjuntos de hemocultivos.[103] No se justifica la práctica de una solicitud permanente para tomar muestras para cultivo todos los días. La mayoría de los aislamientos bacterianos se obtienen a través de sistemas de revisión continua durante 72 h, por lo cual es razonable esperar al menos tres días antes de recolectar muestras adicionales. Una buena regla es que es preferible considerar la posibilidad de otra causa en lugar de repetir a ciegas un abordaje diagnóstico no productivo. No obstante, se indica la recolección de muestras adicionales si cambia el estado clínico del paciente. La "bacteriemia intercurrente"

(cultivos positivos y los síntomas nuevos o persistentes en presencia de tratamiento antibiótico) sugiere la posibilidad de resistencia a antimicrobianos y es un signo de mal pronóstico.[327] Sin embargo, se debe recordar que los nuevos medios de hemocultivo que contienen resinas para eliminar los agentes antibióticos pueden llevar a la persistencia aparente de los patógenos; la evaluación del estado sintomático del paciente es de crucial importancia.

Medios de cultivo. Los medios que se utilizan en los frascos de hemocultivo tienen numerosos objetivos y están enriquecidos nutricionalmente; suelen emplearse tripticasa de soya, peptona complementada, infusión de cerebro y corazón, agar Columbia CNA y caldos *Brucella*. Todos están comercialmente disponibles; sin embargo, las variaciones en la composición del mismo tipo de medio por diferentes fabricantes hacen que sean diferentes y dificultan sacar conclusiones en cuanto al rendimiento comparativo del crecimiento bacteriano de cada uno.

La mayoría de los medios para hemocultivo que están comercialmente disponibles contienen el anticoagulante SPS en concentraciones que varían del 0.025 al 0.05%. Además de las propiedades anticoagulantes (un efecto deseado porque ciertas bacterias no sobreviven bien en el coágulo, donde la fagocitosis de los neutrófilos y los macrófagos se mantiene activa), el SPS también inactiva a los neutrófilos y a ciertos antibióticos, como estreptomicina, kanamicina, gentamicina y polimixina, y precipita fibrinógeno, β-lipoproteínas, β_{1C}-globulina y otros componentes del complemento sérico. Además, el SPS puede inhibir el crecimiento de ciertas bacterias, como *Peptostreptococcus anaerobius, N. gonorrhoeae* y *N. meningitidis*. El efecto inhibidor del SPS puede neutralizarse al agregar gelatina al medio para que tenga una concentración final del 1%.

Actualmente, muchos frascos para hemocultivo incorporan resinas sintéticas para eliminar los antibióticos. El aislamiento de patógenos y, por desgracia, también de contaminantes de la piel, mejora claramente al agregar estos componentes.[323] En un estudio de 6 839 hemocultivos pareados,[142] la utilización de medios con resinas mejoró de forma significativa el aislamiento de miembros de la familia *Enterobacteriaceae*, especies de *Enterococcus, S. pneumoniae* y estreptococos viridans.

De manera tradicional, los conjuntos de hemocultivos consistían en un frasco diseñado para el aislamiento de bacterias aerobias y uno para anaerobias. En la actualidad, la mayoría de las bacterias pueden aislarse en ambos frascos. El cambio en el patrón de las bacteriemias a lo largo del tiempo que se describió con anterioridad ha llevado a algunos investigadores a sugerir que el frasco "para anaerobios" se limite a los casos en los que se esperen agentes anaerobios (paciente con padecimientos abdominales).[199] Se compararon las tasas de aislamiento de tres sistemas de frascos diferentes pareados: (1) un frasco para aerobios y otro para anaerobios (5 mL de sangre en cada uno), (2) dos frascos para aerobios (5 mL cada uno) y (3) dos frascos para aerobios más un frasco adicional para anaerobios cuando se sospechó clínicamente de infección por anaerobios. El tercer abordaje tuvo el mejor rendimiento. A partir de esta información, los investigadores concluyeron que la utilización de dos frascos para aerobios con cultivos selectivos puede aumentar la cantidad de aislamientos clínicamente importantes en al menos un 6%.[199] La política de sustituir un segundo frasco "para aerobios" por un frasco "para anaerobios" no es una práctica frecuente, quizá por la dificultad para decidir qué pacientes se beneficiarían y por la imposibilidad de dejar la decisión a criterio del personal clínico. Otra posible razón es que otros autores demostraron que la bacteriemia por anaerobios no es predecible;

Directrices para la obtención de hemocultivos[a]

Idealmente, un grupo de flebotomistas capacitados debe obtener todos los hemocultivos de conformidad con los protocolos establecidos.

Se debe supervisar la frecuencia del aislamiento de contaminantes por cada miembro del equipo, a fin de que puedan mejorar su desempeño.

Los hemocultivos se indican en presencia de una enfermedad febril grave que necesite tratamiento antibiótico o cuando una infección en un sistema de órganos pueda dilucidarse a través del aislamiento de un patógeno de la sangre (p. ej., meningitis o neumonía).

Comparar el nombre y el número de expediente médico en la solicitud con el nombre escrito en la identidad del paciente. Se deben utilizar dos identificadores del paciente. Establecer el o los sitios para la venopunción y limpiar el sitio con un compuesto de yodo, seguido por la utilización de alcohol (de ser posible, limpiar previamente con jabón quirúrgico y agua).

Se recomiendan dos conjuntos de hemocultivo, cada uno con un frasco para aerobios y otro para anaerobios.

El segundo conjunto debe obtenerse de la forma descrita anteriormente, a partir de un segundo sitio de flebotomía. Debe haber al menos dos sitios de venopunción. Todas las venopunciones pueden recolectarse en una sola sesión, aunque algunos autores recomiendan una separación de aproximadamente 15 min entre las flebotomías. Para los adultos, cada frasco para hemocultivo debe llenarse con 15 mL de sangre. Por lo tanto, tras completar la recolección se deben tener dos frascos de hemocultivos para aerobios y dos para anaerobios, cada uno con 10 mL de sangre, para un estudio de 40 mL en total.

Se pueden presentar variaciones en este tema dependiendo de la institución; las directrices son diferentes para los pacientes pediátricos, en quienes con frecuencia se emplea la masa corporal para orientar la cantidad de sangre que debe obtenerse.

Utilizar todos los dispositivos de seguridad disponibles, tales como agujas con características de seguridad, un dispositivo seguro para la trasferencia de la sangre a los frascos y un tubo adaptador para sostener el tubo cuando se utilice un dispositivo de recolección con palomillas (mariposa). Desechar todos los objetos punzocortantes en un recipiente con protección.

No forzar el ingreso de la sangre en los frascos.

Enviar los frascos inoculados al laboratorio lo más pronto posible.

[a]Adaptado de la referencia 83.

por lo tanto, se debe incluir un frasco para anaerobios en todos los conjuntos de hemocultivos.[59] Se ha demostrado que muchas bacterias anaerobias facultativas (la mayoría de ellas son patógenas en humanos) crecen bien en el frasco "para anaerobios".[55] Cabe mencionar que la política de una institución en la cual se documentó una disminución en la incidencia de bacteriemias anaerobias[74] incluía dos componentes para aerobios además del frasco "para anaerobios".

Los hemocultivos para micobacterias y hongos deben considerarse en ciertos casos clínicos. Los hongos dimórficos, en particular *H. capsulatum* y los hongos filamentosos, requieren atención especial.[171] Las especies de *Candida* se aíslan de forma eficaz con los sistemas de hemocultivo automatizados actuales.[188]

En el recuadro 2-3 se resumen las recomendaciones para la recolección de hemocultivos.

Sistemas para el procesamiento de hemocultivos[214]

Sistemas manuales de hemocultivo. Dos de los sistemas manuales comerciales son variaciones de los típicos frascos con combinación de agar-caldo, conocidos como *frascos de Castañeda*, los cuales representan una opción razonable para los laboratorios que no tienen los recursos para un sistema más automatizado que supervise el crecimiento bacteriano de forma continua.

Oxoid SIGNAL® Blood Culture System. El Oxoid SIGNAL Blood Culture System (Thermofisher) es un sistema de hemocultivo con un único frasco que utiliza la producción de CO_2 para detectar el crecimiento bacteriano temprano. El frasco principal para hemocultivo es similar a aquellos que se emplean en otros sistemas en caldo; sin embargo, el sistema utiliza una segunda cámara de plástico conocida como *cámara de señal*, la cual contiene una aguja larga que llega hasta el fondo del frasco. Después de la inoculación de la muestra de sangre al frasco principal, la cámara de señal se conecta insertando la aguja a través del tapón de goma, colocándola debajo de la superficie del medio de cultivo. El crecimiento y el metabolismo de las bacterias generan CO_2. En consecuencia, el aumento de presión empuja al líquido en la cámara de señal, lo cual puede visualizarse de forma directa y utilizarse para preparar una tinción de Gram y un subcultivo. Este sistema se ha evaluado con resultados positivos.[203,255] Sin embargo, el mayor número de resultados falsos positivos y el menor rendimiento para el aislamiento de anaerobios continúan siendo un problema. Weinstein y cols.[324] encontraron un aislamiento más eficaz de microorganismos con frascos mejorados que tienen un mayor espacio superior para el gas y que también se agitan.

Sistema de hemocultivo BBL Septi-Check®. El sistema de agar bifásico en portaobjetos Septi-Check (BD Diagnostic Systems, Sparks, MD) también se utiliza ampliamente. El sistema emplea un frasco para hemocultivo estándar que contiene ya sea un caldo con infusión de cerebro y corazón o tripticasa de soya. El frasco está diseñado para conectarse con una segunda cámara de plástico que contiene una paleta con la superficie cubierta de agar. Después de la inoculación del primer frasco con la muestra de sangre, se enrosca el "portaobjetos" contenido en la cámara de plástico. Este portaobjetos contiene una paleta con tres superficies recubiertas con tiras de agar chocolate, MacConkey y malta. El primer "subcultivo" se realiza después de 4-6 h de incubación a 35 °C al invertir el frasco y permitir que el caldo ingrese a la cámara del portaobjetos, mojando las superficies cubiertas con agar. Posteriormente, se regresa el frasco a una posición vertical para continuar con la incubación. El frasco puede invertirse de nuevo en intervalos regulares para reinocular los medios de agar en la paleta.

Sistema de hemocultivo por lisis y centrifugación

Wampole ISOSTAT®/Isolator Microbial System. El sistema Isolator (Alere, Waltham, MA) es ampliamente aceptado como método de hemocultivo alternativo; en particular es útil para el aislamiento de microorganismos con requerimientos nutricionales especiales y de crecimiento lento. Es el método de elección para los hongos dimórficos, *Malassezia furfur* y especies de *Legionella*.[24] Hubo una reducción del tiempo medio para el aislamiento de levaduras de 4.9 días utilizando un sistema bifásico caldo-agar a 2.12 días con el sistema Isolator. El tiempo medio de aislamiento para *H. capsulatum* es de 8.0 días, en comparación con los 24.14 días con el sistema bifásico. Los sistemas automatizados no han logrado mejorar el aislamiento de *H. capsulatum* que se consigue con el sistema Isolator. Se documentó un incremento general del 36.6% en la tasa de aislamiento de hongos a partir de hemocultivos utilizando el sistema Isolator. Se debe considerar este método cuando se sospechen microorganismos con requerimientos nutricionales especiales, como *Bartonella henselae*,[169,270] si se intenta realizar un cultivo. El Wampole Isolator Microbial System® (Alere) es un tubo especial que contiene saponina, un químico que lisa eritrocitos y leucocitos. Se deben agregar aproximadamente 7.5-10 mL de sangre al tubo, lo cual se mezcla de forma exhaustiva invirtiendo el tubo varias veces para que se pueda completar la reacción de lisis. Posteriormente, se coloca el tubo de forma angulada en la centrifugadora y se activa a 3 000 rpm durante 15 min con la finalidad de concentrar cualquier microorganismo presente. Después de la centrifugación, se aspira el sedimento y se subcultiva en los medios adecuados. Una versión más pequeña que no requiere centrifugación está disponible para su empleo en lactantes y niños menores; no se recomienda o se prohíbe la utilización de la versión pediátrica para adultos debido al cultivo de un volumen insuficiente de sangre.

Además, el sistema Isolator es el método de elección cuando se desea realizar cultivos semicuantitativos de sangre. Se pueden calcular las UFC/mL a partir del volumen de sangre procesado y el número de colonias presentes en las superficies de agar.[341]

El problema principal de este sistema es el aumento de 2-8 veces en las tasas de contaminación en comparación con los sistemas convencionales. Se ha sugerido que se puede disminuir la contaminación al utilizar placas de agar secas, desinfectar el área de trabajo y procesar las muestras en una campana vertical con flujo de aire laminar.[144] Otra desventaja es la cantidad de trabajo necesario para procesar cada hemocultivo, ya que cada uno requiere centrifugación e inoculación en placas de agar, llevando a un trabajo más intenso que la sencilla tarea de determinar la cantidad de sangre presente en el frasco de un sistema automatizado y colocarlo en el instrumento.

Estudio de los sistemas manuales. Los frascos para hemocultivo deben incubarse a 35 °C y observarse en busca de evidencia de crecimiento (hemólisis, producción de gas o turbidez) durante las primeras 6-18 h después de la recolección. Para quienes utilizan medios en caldo convencionales, los frascos deben observarse usando focos brillantes fluorescentes de fondo o con luz incandescente. Se debe observar la superficie de la capa de sangre sedimentada, ya que pueden detectarse colonias separadas. Se deben realizar subcultivos a ciegas en placas de agar chocolate de todos los frascos de hemocultivo (excluir los de agar-caldo y los sistemas de supervisión continua) 12-24 h después de la recolección; a partir de ello se incuban las placas de forma aerobia en una atmósfera con 5-10% de CO_2 a 35 °C. En la mayoría de los laboratorios no suelen realizarse subcultivos a ciegas para anaerobios. Sin embargo, en general se aceptan los subcultivos para aerobios y anaerobios de todos los frascos para hemocultivo visualmente positivos. En un estudio de 20 155 frascos para hemocultivo (caldo tripticasa de soya y caldo tiol),[202] únicamente 32 frascos con tripticasa de soya y 10 frascos de caldo tiol fueron positivos después de siete días de incubación. Quince de los 32 aislamientos en tripticasa y todos los aislamientos en tiol se aislaron en otros cultivos o no se consideraron clínicamente significativos, lo que indica que no es necesario conservar los hemocultivos manuales durante más de siete días. La mayoría de las instituciones han conservado los hemocultivos sólo durante cinco días.

No se indica el estudio microscópico de rutina de los frascos para hemocultivos que sean macroscópicamente negativos después de 24 h de incubación, ya que la cantidad de microorganismos que pueden detectarse mediante tinción de Gram (aproximadamente 10^5 UFC) no es mucho menor que las 10^6-10^7 UFC necesarias para producir una turbidez observable en el caldo.[236] Las tinciones de naranja de acridina son más sensibles, detectando entre 10^3 y 10^4 UFC/mL. Tierney y cols. informaron un aumento del 16.8% en la detección temprana de septicemia al estudiar macroscópicamente los caldos de hemocultivo negativos con la tinción de naranja de acridina.[299]

Sistemas de hemocultivo automatizados y computarizados.

La introducción de los sistemas de hemocultivo de lectura continua, automatizados y computarizados, representó un avance importante en la práctica de la microbiología clínica. La utilización de sistemas de hemocultivo manuales disminuyó desde la introducción de estos sistemas nuevos. En los Estados Unidos se utilizan con frecuencia tres de estos sistemas: BacT/ALERT 3D® (bioMérieux, Durham, NC), BD BACTEC® (BD Diagnostic Systems) y VersaTREK® (ThermoScientific, Cleveland, OH). Cada uno de estos sistemas avisa al microbiólogo si un cultivo es positivo, después de lo cual se pueden retirar los frascos relevantes para realizar la tinción de Gram y el subcultivo. La FDA aprobó recientemente los análisis de diagnóstico molecular múltiples para su empleo en hemocultivos con señal positiva, lo cual permite una identificación más rápida a nivel de especie y, en algunos casos, la detección de los determinantes génicos de la resistencia. Los medios seleccionados para el subcultivo, así como algunos análisis moleculares, pueden escogerse en función de la reacción de Gram y la morfología de los microorganismos. Si no se observan microorganismos, se debe realizar un subcultivo a ciegas y regresar el frasco al instrumento para que continúe incubándose. Numerosos estudios han demostrado que los frascos tienen que incubarse sólo durante cinco días mientras se utilizan los sistemas de supervisión continua. Es posible que en el futuro se pueda disminuir aún más el tiempo de incubación.[58]

Sistema de hemocultivo BacT/ALERT 3D. El sistema BacT/ALERT 3D (anteriormente BacT/Alert) se implementó en muchos laboratorios clínicos, ya que es el primer sistema de hemocultivo con supervisión continua que se desarrolló y comercializó en los Estados Unidos. Cada frasco para hemocultivo tiene la capacidad para recibir 10 mL de sangre. En la medida que los microorganismos crecen en la mezcla sangre-caldo, se libera CO_2. Al fondo de cada frasco se encuentra un detector químico sensible a CO_2 que está separado de la mezcla sangre-caldo por una membrana unidireccional permeable a este gas. En presencia de CO_2, el color del detector cambia a verde amarillo, aunque el detector sensible a la luz dentro del instrumento reacciona antes de que el cambio de color sea evidente.

Cada frasco se coloca con el fondo hacia abajo dentro de un pocillo receptor en una unidad de procesamiento dirigido por un código de barras en la etiqueta del frasco, la cual se integra en el ordenador para correlacionar la información de identificación del paciente. Cada unidad de procesamiento es una cabina del tamaño de un refrigerador pequeño; funciona como incubadora, agitadora y dispositivo para detección, con capacidad para almacenar entre 120 y 240 frascos dependiendo del modelo. Se pueden conectar numerosos módulos al mismo sistema de cómputo, con lo cual se pueden supervisar hasta 1 440 frascos en total. Estos pocillos están dispuestos en dos filas dentro de un estante horizontal que agita los frascos suavemente hacia adelante y hacia atrás cuando la puerta de la unidad está cerrada. En intervalos de 10 min, los diodos (uno para cada pocillo) emiten un haz de luz que se proyecta a través de un filtro de excitación y se refleja en el detector sensible a CO_2 en el fondo de cada frasco. La luz que se refleja se dirige a través de un filtro de emisión hacia un detector fotosensible que, a su vez, está conectado a un compilador del ordenador. En cuanto la acumulación de CO_2 es suficiente en el frasco como para estimular al detector, se genera una "alerta" audible o visible y el equipo señala de inmediato la posición del frasco positivo. Los frascos positivos pueden retirarse de inmediato para su procesamiento posterior.

Sistemas de hemocultivo BD BACTEC. El sistema BACTEC está conformado por una incubadora, un agitador y un dispositivo de detección, con una apariencia similar al sistema BacT/ALERT 3D. Hay tres tamaños: el modelo 9240 almacena 240 frascos; el modelo 9120 almacena 120 frascos y el modelo 9050 almacena 50 frascos. Se pueden conectar múltiples módulos a la misma unidad de control del sistema de cómputo. De manera similar al sistema BacT/Alert, cada frasco contiene un disco detector en la superficie interna del fondo. La única diferencia operacional entre estos dos sistemas es que el sistema BACTEC utiliza luz fluorescente, no luz espectral, para detectar los cambios en la concentración de CO_2 en la mezcla caldo-sangre. Como en cada frasco se genera CO_2, el detector emite una luz fluorescente que atraviesa un filtro de emisión en un sólo sentido hacia un diodo sensible a la luz. Los frascos se colocan con el fondo hacia abajo en los pocillos receptores, los cuales se supervisan cada 10 min. La lectura actual del voltaje del diodo se compara con la lectura anterior. Si el cambio en el voltaje excede un valor delta preestablecido, el microordenador marca el frasco como positivo. La pantalla del sistema señala la posición del frasco positivo a fin de que pueda retirarse para su procesamiento posterior. Se puede obtener un gráfico que ilustre el progreso de la producción de CO_2 en cualquier momento en la pantalla.

Sistema de hemocultivo VersaTREK. El sistema de hemocultivo VersaTREK (ThermoScientific [anteriormente TREK Diagnostic Systems], Cleveland, OH) difiere de los sistemas BacT/ALERT 3D y BD BACTEC por lo siguiente: (1) la producción de CO_2 se supervisa manométricamente, (2) se supervisan tanto el consumo como la producción de gas y (3) se detectan los cambios en las concentraciones de H_2 y O_2, además del CO_2.

La unidad de procesamiento también es una cabina que sirve como incubadora, agitador y detector. Actualmente, hay unidades disponibles con una capacidad de 96-240 o hasta 548 frascos. Después de la inoculación con hasta 10 mL de sangre venosa, cada frasco se ajusta con un conector desechable, el cual incluye una aguja que atraviesa el tapón del frasco para hemocultivo. Después, se coloca cada frasco en una posición definida sobre una bandeja alineada de tal forma que el conector se une directamente a la sonda detectora ubicada en la parte superior de cada posición. Una vez que el frasco se alinea de forma adecuada, la presión del gas se supervisa de forma continua. Se realiza una lectura cada 12 min. Cuando el cambio en la lectura excede un valor delta, las luces se iluminan para indicar la posición de todo frasco positivo.

Se puede realizar una lectura durante una fase de consumo de H_2 y O_2. El consumo de oxígeno aumenta cuando los microorganismos en replicación entran en la fase logarítmica de crecimiento. Por lo tanto, es posible que se presente una lectura durante el período temprano de incubación, antes de que se genere una cantidad detectable de CO_2. La evaluación de numerosos gases es, en teoría, una ventaja para el sistema precipitador electrostático, en especial para la detección de microorganismos asacariolíticos que pueden no generar suficiente CO_2 para que el indicador los detecte.

Estudios comparativos

El rendimiento comparativo de estos sistemas de hemocultivo se ha estudiado de forma extensa. Dependiendo del diseño del estudio, el espectro de microorganismos aislados a partir de muestras clínicas, el volumen de sangre cultivado, los tipos exactos de frascos y las formulaciones de los medios que se compararon, un sistema puede surgir como ligeramente superior o inferior que el otro. Aún se presentan mejorías en las formulaciones de los medios, la sensibilidad de los detectores y el diseño de los instrumentos; es probable que los resultados de un estudio realizado hace algunos meses no refleje la tecnología actual. Por lo tanto, cada director y supervisor de laboratorio debe ponderar los comentarios publicados y verbales de las personas que han utilizado el sistema, así como considerar las necesidades del laboratorio local al determinar si se debe implementar un nuevo sistema. Todos éstos son instrumentos excelentes aprobados por la FDA; la decisión que se debe tomar es con respecto a cuál es el más adecuado para el laboratorio en particular.

Las ventajas de la supervisión continua de los sistemas de hemocultivo incluyen una disminución en la carga de trabajo en el laboratorio, una reducción en la cantidad de resultados falsos positivos y seudobacteriemias (por una menor manipulación de los frascos), y un aumento importante en la velocidad de detección y en la tasa de aislamiento microbiano. Las desventajas incluyen una cantidad limitada de medios, el gran tamaño de los instrumentos (actualmente no es tanto problema, ya que existen plataformas más pequeñas) y el gasto. La disminución de la carga laboral en el laboratorio se debe principalmente al tiempo que el técnico puede dedicar al procesamiento exclusivo de cultivos positivos, en comparación con el procesamiento de instrumentos o subcultivos, y la visualización de muestras predominantemente negativas. Se debe reajustar el horario del personal para que una persona siempre esté presente en el laboratorio, ya que los cultivos pueden volverse positivos en cualquier momento del día.

Consideraciones especiales

Microorganismos con requerimientos nutricionales especiales y endocarditis. Aunque la mayoría de los patógenos se detectan en unos cuantos días, algunos microbios con requerimientos nutricionales especiales crecen con lentitud. Algunos de estos microorganismos producen endocarditis. Por lo tanto, es adecuado prolongar la incubación después del período de corte rutinario, cuando el médico lo solicite. Se recomienda hablar con el médico para determinar si tiene la sospecha clínica de algún microorganismo con requerimientos nutricionales especiales en particular. Esto es útil en diversas formas. En algunos casos, el médico puede no conocer los avances en los instrumentos para hemocultivos y le puede interesar una incubación extendida para un microorganismo que pueda aislarse de forma rápida con los sistemas actuales (p. ej., *Cardiobacterium* spp.). De forma alterna, los médicos pueden estar interesados en la incubación extendida de bacterias que no crecen en cultivo (p. ej., *C. burnetii*) o aquellas cuyo crecimiento en cultivo es poco probable (p. ej., *Bartonella* spp.). En tales casos, sería adecuado orientarlos sobre las soluciones serológicas o moleculares. Por último, podrían estar interesados en microorganismos como *P. acnes*, que necesitan un tiempo extendido de incubación, en cuyo caso se debe realizar la incubación. Un problema con algunos patógenos poco frecuentes con requerimientos nutricionales especiales es que no generan suficiente CO_2 para activar al detector. Una maniobra útil cuando se sospechan estos microorganismos es teñir los frascos a ciegas con naranja de acridina después de siete días o después del período total de incubación. Se prefiere la naranja de acridina antes que la tinción de Gram porque es más sensible y el frotis puede estudiarse con mayor rapidez.

Cultivos de catéter intravascular. Se han realizado dos abordajes básicos para el diagnóstico de bacteriemia asociada con catéteres. Uno de ellos requiere el retiro del catéter, mientras que el otro no.[193]

La sugerencia inicial para el diagnóstico (probablemente el abordaje más frecuente en la actualidad) era un procedimiento semicuantitativo.[175] Se hace rodar la punta del catéter por la superficie de una placa de agar y se cuentan las colonias después de la incubación durante la noche. Se estableció una relación estadística de más de 15 UFC con sepsis asociada con catéteres, la cual fue confirmada posteriormente por otros investigadores. Las variaciones a este procedimiento incluyen el cultivo de múltiples segmentos, la exposición de la punta del catéter a ondas ultrasónicas y el lavado del interior del catéter;[265] sin embargo, la mayoría de los microbiólogos prefieren la simplicidad del procedimiento original.

El segundo abordaje es la realización de hemocultivos cuantitativos obtenidos de forma simultánea a través del catéter y por venopunción.[92,226] La teoría es que, si el catéter se infectó de forma secundaria por una bacteriemia de otra fuente, se deben detectar menos UFC en la sangre obtenida a través del catéter que en aquella recolectada por venopunción. Si el catéter es la fuente de la bacteriemia, el resultado debe ser inverso. El método más sencillo para realizar cultivos cuantitativos es utilizar el sistema de hemocultivos Isolator.[92] De manera similar, algunos autores han evaluado el tiempo para la detección en sangre obtenida a través del catéter y por vía periférica como sustituto para los hemocultivos cuantitativos. El empleo de cultivos cuantitativos y del tiempo para la detección no se ha implementado en los laboratorios clínicos.

La ventaja de la técnica de cultivo cuantitativo es que el catéter puede dejarse en su lugar si no está implicado en la bacteriemia. Sin embargo, cabe mencionar que es posible cambiar un catéter sobre una guía de alambre, a fin de que no se necesite realizar un nuevo procedimiento para conservar el acceso vascular; en este caso, la decisión de retirar el catéter nuevo puede tomarse en función de los resultados del cultivo del primer catéter.[193] De cualquier forma, el catéter intravascular se deja en su lugar si se determina que no es la causa de la sepsis. La utilidad de los cultivos para infecciones relacionadas con catéter es motivo de debate, ya que aumenta la posibilidad de contaminación y el beneficio adicional es limitado o nulo en comparación con el hemocultivo de sangre periférica. El abordaje para los cultivos relacionados con catéter debe realizarse después de revisar exhaustivamente la literatura médica y consultar con los médicos que lo solicitan.

Tejidos y biopsias. Las muestras tisulares para cultivo deben entregarse al laboratorio de forma oportuna en un recipiente adecuado, estéril y tapado. Si la muestra es muy pequeña, puede colocarse sobre un pedazo de papel filtro estéril y húmedo. En ocasiones se recomienda la utilización de una gasa, aunque puede ser difícil tomar las muestras pequeñas de los intersticios de ésta. Las muestras colocadas en formol no son adecuadas para el cultivo.

Los cultivos de médula ósea pueden ser útiles para establecer el diagnóstico de enfermedades granulomatosas, como brucelosis, histoplasmosis y tuberculosis. La utilización del sistema Isolator u otros sistemas líticos para procesar las muestras de médula ósea puede mejorar el aislamiento de bacterias, particularmente si las infecciones son causadas por microorganismos intracelulares.

REFERENCIAS

1. Alfageme I, Muñoz F, Peña N, et al. Empyema of the thorax in adults. Etiology, microbiologic findings, and management. Chest 1993;103:839–843.
2. Allen BW, Darrell JH. Contamination of specimen container surfaces during sputum collection. J Clin Microbiol 1983;36:479–481.
3. Arnow PM, Quimosing EM, Beach M, et al. Consequences of intravascular catheter sepsis. Clin Infect Dis 1993;16:778–784.
4. Atkinson JB, Connor DH, Robinowitz M, et al. Cardiac fungal infections: review of autopsy findings in 60 patients. Hum Pathol 1984;15:935–942.
5. Aube H, Milan C, Blettery B, et al. Risk factors for septic shock in the early management of bacteremia. Am J Med 1992;93:283–288.
6. Bale JF Jr, Murph JR. Infections of the central nervous system in the newborn. Clin Perinatol 1997;24:787–806.
7. Baron EJ, Miller JM, Weinstein MP, et al. A guide to utilization of the microbiology laboratory for diagnosis of infectious diseases: 2013 recommendations by the Infectious Diseases Society of America (IDSA) and the American Society for Microbiology (ASM). Clin Infect Dis 2013;57:e22–e121.
8. Bartlett JG. Anaerobic bacterial infections of the lung and pleural space. Clin Infect Dis 1993;16(Suppl 4):S248–S255.
9. Bartlett JG. Bacteriologic diagnosis in anaerobic pleuropulmonary infections. Clin Infect Dis 1993;16(Suppl 4):S443–S445.
10. Bartlett JG, Alexander J, Mayhew J, et al. Should fiberoptic bronchoscopy aspirates be cultured? Am Rev Respir Dis 1976;114:73–78.
11. Bartlett JG, Breiman RF, Mandell LA, et al. Community-acquired pneumonia in adults: guidelines for management: The Infectious Diseases Society of America. Clin Infect Dis 1998;26:811–838.
12. Bartlett JG, Sullivan-Sigler N, Louie TJ, et al. Anaerobes survive in clinical specimens despite delayed processing. J Clin Microbiol 1976;3:133–136.
13. Bartlett RC, Tetreault J, Evers J, et al. Quality assurance of gram-stained direct smears. Am J Clin Pathol 1979;72:984–990.
14. Bassa AG, Hoosen AA, Moodley J, et al. Granuloma inguinale (donovanosis) in women. An analysis of 61 cases from Durban, South Africa. Sex Transm Dis 1993;20:164–167.
15. Bates DW, Goldman L, Lee TH, et al. Contaminant blood cultures and resource utilization (the true consequences of false-positive results). JAMA 1991;265:365–369.
16. Bayer AS. Infective endocarditis. Clin Infect Dis 1993;17:313–320.
17. Beeching NJ, Christmas TI, Ellis-Pegler RB, et al. *Streptococcus bovis* bacteraemia requires rigorous exclusion of colonic neoplasia and endocarditis. Q J Med 1985;56:439–450.
18. Beekmann SE, Diekema DJ, Chapin KC, et al. Effects of rapid detection of bloodstream infections on length of hospitalization and hospital charges. J Clin Microbiol 2003;41:3119–3125.
19. Benedetti JK, Zeh J, Corey L, et al. Clinical reactivation of genital herpes simplex virus infection decreases in frequency over time. Ann Intern Med 1999;131:14–20.
20. Benin AL, Benson RF, Besser RE, et al. Trends in legionnaires disease, 1980–1998: declining mortality and new patterns of diagnosis. Clin Infect Dis 2002;35:1039–1046.
21. Benjamin DR. Granulomatous lymphadenitis in children. Arch Pathol Lab Med 1987;111:750–753.
22. Bergmans DC, Bonten MJ, De Leeuw PW, et al. Reproducibility of quantitative cultures of endotracheal aspirates from mechanically ventilated patients. J Clin Microbiol 1997;35:796–798.
23. Beutner KR, Tyring S. Human papillomavirus and human disease. Am J Med 1997;102:9–15.
24. Bille J, Edson RS, Roberts GD, et al. Clinical evaluation of the lysis-centrifugation blood culture system for the detection of fungemia and comparison with a conventional biphasic broth blood culture system. J Clin Microbiol 1984;19:126–128.
25. Bisno AL. Acute pharyngitis. N Engl J Med 2001;344:205–211.
26. Bisno AL, Gerber MA, Gwaltney JM Jr, et al. Practice guidelines for the diagnosis and management of group A streptococcal pharyngitis. Infectious Diseases Society of America. Clin Infect Dis 2002;35:113–125.
27. Bisno AL, Peter GS, Kaplan EL, et al. Diagnosis of strep throat in adults: are clinical criteria really good enough? Clin Infect Dis 2002;35:126–129.

28. Bowler PG, Duerden BI, Armstrong DG, et al. Wound microbiology and associated approaches to wound management. Clin Microbiol Rev 2001;14:244–269.

29. Bradbury SM. Collection of urine specimens in general practice: to clean or not to clean? J R Coll Gen Pract 1988;38:363–365.

30. Briselden AM, Moncla BJ, Stevens CE, et al. Sialidases (neuraminidases) in bacterial vaginosis and bacterial vaginosis-associated microflora. J Clin Microbiol 1992;30:663–666.

31. Brooksaler F, Nelson, JD. Pertussis: a reappraisal and report of 190 confirmed cases. Am J Dis Child 1967;114:389–396.

32. Brouqui P, Lascola B, Roux V, et al. Chronic *Bartonella quintana* bacteremia in homeless patients. N Engl J Med 1999;340:184–189.

33. Brouqui P, Raoult D. Endocarditis due to rare and fastidious bacteria. Clin Microbiol Rev 2001;14:177–207.

34. Brown EJ, Hosea SW, Frank MM, et al. The role of antibody and complement in the reticuloendothelial clearance of pneumococci from the bloodstream. Rev Infect Dis 1983;5(Suppl 4):S797–S805.

35. Brown JR. Human actinomycosis: a study of 181 subjects. Hum Pathol 1973;4:319–330.

36. Brunham RC, Paavonen J, Stevens CE, et al. Mucopurulent cervicitis: the ignored counterpart in women of urethritis in men. N Engl J Med 1984;311:1–6.

37. Bryan CS. Clinical implications of positive blood cultures. Clin Microbiol Rev 1989;2:329–353.

38. Bryan CS, Reynolds KL. Bacteremic nosocomial pneumonia: analysis of 172 episodes from a single metropolitan area. Am Rev Respir Dis 1984;129:668–671.

39. Bryant JK, Strand CL. Reliability of blood cultures collected from intravascular catheter versus venipuncture. Am J Clin Pathol 1987;88:113–116.

40. Buchanan K, Heimbach DM, Minshew BH, et al. Comparison of quantitative and semiquantitative culture techniques for burn biopsy. J Clin Microbiol 1986;23:258–261.

41. Calisher CH. Medically important arboviruses of the United States and Canada. Clin Microbiol Rev 1994;7:89–116.

42. Campbell L, Woods V, Lloyd T, et al. Evaluation of the OSOM *Trichomonas* rapid test versus wet preparation for detection of *Trichomonas vaginalis* vaginitis in specimens from women with a low prevalence of infection. J Clin Microbiol 2008;46:3467–3469.

43. Carroll KC. Laboratory diagnosis of lower respiratory tract infections: controversy and conundrums. J Clin Microbiol 2002;40:3115–3120.

44. Carroll KC, Hale DC, Von Boerum DH, et al. Laboratory evaluation of urinary tract infections in an ambulatory clinic. Am J Clin Pathol 1994;101:100–103.

45. Casey BM, Cox SM. Chorioamnionitis and endometritis. Infect Dis Clin North Am 1997;11:203–222.

46. Centers for Disease Control and Prevention. Recommendation for the prevention and management of *Chlamydia trachomatis* infections, 1993. MMWR Morb Mortal Wkly Rep 1993;42:1–39.

47. Centers for Disease Control and Prevention. 1998 guidelines for treatment of sexually transmitted diseases. MMWR Morb Mortal Wkly Rep 1998;47:1–111.

48. Centers for Disease Control and Prevention. Primary and secondary syphilis-United States, 2000–2001. MMWR Morb Mortal Wkly Rep 2002;51:971–973.

49. Centers for Disease Control and Prevention. Diagnosis and management of foodborne illnesses: a primer for physicians and other health care professionals. MMWR Morb Mortal Wkly Rep 2004;53(RR-4):1–29.

50. Chapin KC, Blake P, Wilson CD. Performance characteristics and utilization of rapid antigen test, DNA probe, and culture for detection of group A streptococci in an acute care clinic. J Clin Microbiol 2002;40:4207–4210.

51. Chapnick EK, Schaffer BC, Gradon JD, et al. Technique for drawing blood for cultures: is changing needles truly necessary? South Med J 1991;84:1197–1198.

52. Chastre J, Fagon JY, Soler P, et al. Diagnosis of nosocomial bacterial pneumonia in intubated patients undergoing ventilation: comparison of the usefulness of bronchoalveolar lavage and the protected specimen brush. Am J Med 1988;85:499–506.

53. Chey WD, Wong BCY, Practice Parameters Committee of the American College of Gastroenterology. American College of Gastroenterology Guideline on the management of *Helicobacter pylori* infection. Am J Gastroenterol 2007;102:1808–1825.

54. Clarridge JE III, Attorri S, Musher DM, et al. *Streptococcus intermedius, Streptococcus constellatus*, and *Streptococcus anginosus* ("*Streptococcus milleri* group") are of different clinical importance and are not equally associated with abscess. Clin Infect Dis 2001;32:1511–1515.

55. Cockerill FR III, Hughes JG, Vetter EA, et al. Analysis of 281,797 consecutive blood cultures performed over an eight-year period: trends in microorganisms isolated and the value of anaerobic culture of blood. Clin Infect Dis 1997;24:403–418.

56. Connolly KJ, Hammer SM. The acute aseptic meningitis syndrome. Infect Dis Clin North Am 1990;4:599–622.

57. Cook RL, Redondo-Lopez V, Schmitt C, et al. Clinical, microbiological and biochemical factors in recurrent bacterial vaginosis. J Clin Microbiol 1992;30:870–877.

58. Cornish N, Kirkley BA, Easley KA, et al. Reassessment of the incubation time in a controlled clinical comparison of the BacT/Alert aerobic FAN bottle and standard anaerobic bottle used aerobically for the detection of bloodstream infections. Diagn Microbiol Infect Dis 1998;32:1–7.

59. Cornish N, Kirkley BA, Easley KA, et al. Reassessment of the routine anaerobic culture and incubation time in the BacT/Alert FAN blood culture bottles. Diagn Microbiol Infect Dis 1999;35:93–99.

60. Crawford I, Russell C. Comparative adhesion of seven species of streptococci isolated from the blood of patients with sub-acute bacterial endocarditis to fibrin-platelet clots in vitro. J Appl Bacteriol 1986;60:127–133.

61. Cunha BA. Osteomyelitis in elderly patients. Clin Infect Dis 2002;35:287–293.

62. Daly JA, Gooch WM III, Matsen JM, et al. Evaluation of the Wayson variation of a methylene blue staining procedure for the detection of microorganisms in cerebrospinal fluid. J Clin Microbiol 1985;21:919–921.

63. Dangor Y, Miller SD, Koornhof HJ, et al. A simple medium for the primary isolation of *Haemophilus ducreyi*. Eur J Clin Microbiol Infect Dis 1992;11:930–934.

64. Dangor Y, Radebe F, Ballard RC, et al. Transport media for *Haemophilus ducreyi*. Sex Transm Dis 1993;20:5–9.

65. De Boer AL, de Boer F, Van der Merwe JV, et al. Cytologic identification of Donovan bodies in granuloma inguinale. Acta Cytol 1984;28:126–128.

66. De Wit MA, Koopmans MP, Kortbeek LM, et al. Etiology of gastroenteritis in sentinel general practices in The Netherlands. Clin Infect Dis 2001;33:280–288.

67. Deitch EA, Desforges JF. The management of burns. N Engl J Med 1990;323:1249–1253.

68. DeLozier JS, Auerbach PS. The leukocyte esterase test for detection of cerebrospinal fluid leukocytosis and bacterial meningitis. Ann Emerg Med 1989;18:1191–1198.

69. Denny FW, Murphy TF, Clyde WA Jr, et al. Croup: an 11-year study in a pediatric practice. Pediatrics 1983;71:871–876.

70. DeShazo RD, Chapin K, Swain RE, et al. Fungal sinusitis. N Engl J Med 1997;337:254–259.

71. Diekema DJ, Pfaller MA, Jones RN, et al. Survey of bloodstream infections due to gram-negative bacilli: frequency of occurrence and antimicrobial susceptibility of isolates collected in the United States, Canada, and Latin America for the SENTRY Antimicrobial Surveillance Program, 1997. Clin Infect Dis 1999;29:595–607.

72. Domingue GJ Sr, Hellstrom WJ. Prostatitis. Clin Microbiol Rev 1998;11:604–613.

73. Donowitz GR, Mandell GL. Acute pneumonia. In Mandell GL, Douglas RG Jr, Bennett JE, Eds. Principles and Practice of Infectious Diseases. 3rd Ed. New York, NY: Churchill Livingstone, 1990:540–555.

74. Dorsher CW, Rosenblatt JE, Wilson WR, et al. Anaerobic bacteremia: decreasing rate over a 15 year period. Rev Infect Dis 1991;13:633–636.

75. Duguid H, Duncan I, Parratt D, et al. *Actinomyces* and intrauterine devices. JAMA 1982;248:1579–1580.

76. Dunne DW, Quagliarello V. Group B streptococcal meningitis in adults. Medicine (Baltimore) 1993;72:1–10.

77. Durack DT, Kaplan EL, Bisno AL, et al. Apparent failures of endocarditis prophylaxis. Analysis of 52 cases submitted to a national registry. JAMA 1983;250:2318–2322.

78. Echenbach DA, Hillier S, Critchlow C, et al. Diagnosis and clinical manifestations of bacterial vaginosis. Am J Obstet Gynecol 1988;158:819–828.

79. El Sahly HM, Atmar RL, Glezen WP, et al. Spectrum of clinical illness in hospitalized patients with "common cold" virus infections. Clin Infect Dis 2000;31:96–100.

80. Elishoov H, Or R, Strauss N, et al. Nosocomial colonization, septicemia, and Hickman/Broviac catheter-related infections in bone marrow transplant recipients: a 5-year prospective study. Medicine (Baltimore) 1998;77:83–101.

81. Ellner JJ, Rosenthal MS, Lerner PI, et al. Infective endocarditis caused by slow-growing fastidious gram-negative bacteria. Medicine (Baltimore) 1979;56:145–158.

82. Elting LS, Bodey GP, Keefe BH, et al. Septicemia and shock syndrome due to viridans streptococci: a case-control study of predisposing factors. Clin Infect Dis 1992;14:1201–1207.

83. Ernst DJ. Controlling blood culture contamination rates. Med Lab Observ 2004;36:14–18.

84. Eschenbach DA, Wager GP. Puerperal infections. Clin Obstet Gynecol 1980;23:1003–1037.

85. Evans FO Jr, Sydnor JB, Moore WE, et al. Sinusitis of the maxillary antrum. N Engl J Med 1975;293:735–739.

86. Everts RJ, Vinson EN, Adholla PO, et al. Contamination of catheter-drawn blood cultures. J Clin Microbiol 2001;39:3393–3394.

87. Falangola MF, Reichler BS, Petito CK, et al. Histopathology of cerebral toxoplasmosis in human immunodeficiency virus infection: a comparison between patients with early-onset and late-onset acquired immunodeficiency syndrome. Hum Pathol 1994;25:1091–1097.

88. Fein AM. Pneumonia in the elderly: overview of diagnostic and therapeutic approaches. Clin Infect Dis 1999;28:726–729.

89. Finegold SM, Flynn MJ, Rose FV, et al. Bacteriologic findings associated with chronic bacterial maxillary sinusitis in adults. Clin Infect Dis 2002;35:428–433.

90. Fleisher GR. The management of bite wounds. N Engl J Med 1999;340:138–140.

91. Fleming DT, McQuillan GM, Johnson RE, et al. Herpes simplex virus type 2 in the United States, 1976 to 1994. N Engl J Med 1997;337:1105–1111.

92. Flynn PM, Shenep JL, Barrett FF, et al. Differential quantitation with a commercial blood culture tube for diagnosis of catheter-related infection. J Clin Microbiol 1988;26:1045–1046.

93. Foley FD, Greenawald KA, Nash G, et al. Herpesvirus infection in burned patients. N Engl J Med 1970;282:652–656.

94. Fraser RS. Pulmonary aspergillosis: pathologic and pathogenetic features. Pathol Annu 1993;28:231–277.

95. Frayha H, Castriciano S, Mahony J, et al. Nasopharyngeal swabs and nasopharyngeal aspirates equally effective for the diagnosis of viral respiratory disease in hospitalized children. J Clin Microbiol 1989;27:1387–1389.

96. Gdoura R, Pereyre S, Frikha I, et al. Culture-negative endocarditis due to *Chlamydia pneumoniae*. J Clin Microbiol 2002;40:718–720.

97. Gefter WB. The spectrum of pulmonary aspergillosis. J Thorac Imaging 1992;7:56–74.

98. Gibot S, Cravoisy A, Levy B, et al. Soluble triggering receptor expressed on myeloid cells and the diagnosis of pneumonia. N Engl J Med 2004;350:451–458.

99. Gilligan PH. Microbiology of airway disease in patients with cystic fibrosis. Clin Microbiol Rev 1991;4:35–51.

100. Glaser CA, Gilliam S, Schnurr D, et al. In search of encephalitis etiologies: diagnostic challenges in the California Encephalitis Project, 1998–2000. Clin Infect Dis 2003;36:731–742.

101. Gleckman R, DeVita J, Hibert D, et al. Sputum gram stain assessment in community-acquired bacteremic pneumonia. J Clin Microbiol 1988;26:846–849.

102. Golbert TM, Patterson R. Pulmonary allergic aspergillosis. Ann Intern Med 1970;72:395–403.

103. Grace CJ, Lieberman J, Pierce K, et al. Usefulness of blood culture for hospitalized patients who are receiving antibiotic therapy. Clin Infect Dis 2001;32:1651–1655.

104. Graham DR, Band JD. *Citrobacter diversus* brain abscess and meningitis in neonates. JAMA 1981;245:1923–1925.

105. Gray LD, Fedorko DP. Laboratory diagnosis of bacterial meningitis. Clin Microbiol Rev 1992;5:130–145.

106. Grodinsky M. Retropharyngeal and lateral pharyngeal abscesses: an anatomic and clinical study. Ann Surg 1939;110:177–199.

107. Guerrant RL. Gastrointestinal infections and food poisoning: principles and definition of syndromes. In Mandell GL, Douglas RG Jr, Bennett JE, Eds. Principles and Practice of Infectious Diseases. 3rd Ed. New York, NY: Churchill Livingstone, 1990:839.

108. Guerrant RL, Steiner TS. Principles and syndromes of enteric infection. In Mandell GL, Bennett JE, Dolin R, Eds. Principles and Practice of Infectious Diseases. 5th Ed. Philadelphia, PA: Churchill Livingstone, 2000:1076–1093.

109. Gwaltney JM Jr, Lieberman J, Pierce K, et al. The microbial etiology and antimicrobial therapy of adults with acute community-acquired sinusitis: a fifteen-year experience at the University of Virginia and review of other selected studies. J Allergy Clin Immunol 1992;90(Pt 2):457–461.

110. Hall LR, Pearlman E. Pathogenesis of onchocercal keratitis (river blindness). Clin Microbiol Rev 1999;12:445–453.

111. Hamilton JR, Noble A, Denning DW, et al. Performance of *Cryptococcus* antigen latex agglutination kits on serum and cerebrospinal fluid specimens of AIDS patients before and after pronase treatment. J Clin Microbiol 1991;29:333–339.

112. Hammerschlag MR, Chirgwin K, Roblin PM, et al. Persistent infection with *Chlamydia pneumoniae* following acute respiratory illness. Clin Infect Dis 1992;14:178–182.

113. Hammond GW, Lian CJ, Wilt JC, et al. Comparison of specimen collection and laboratory techniques for isolation of *Haemophilus ducreyi*. J Clin Microbiol 1978;7:39–43.

114. Handsfield HH. Clinical presentation and natural course of anogenital warts. Am J Med 1997;102:16–20.

115. Harnisch JP, Tronca E, Nolan CM, et al. Diphtheria among alcoholic urban adults: a decade of experience in Seattle. Ann Intern Med 1989;111:71–82.

116. Hearn J, Rayment N, Landon DN, et al. Immunopathology of cerebral malaria: morphological evidence of parasite sequestration in murine brain microvasculature. Infect Immun 2000;68:5364–5376.

117. Henderson FW, Clyde WA Jr, Collier AM, et al. The etiologic and epidemiologic spectrum of bronchiolitis in pediatric practice. J Pediatr 1979;95:183–190.

118. Hendley JO. Otitis media. N Engl J Med 2002;347:1169–1174.

119. Hennessy TW, Marcus R, Deneen V, et al. Survey of physician diagnostic practices for patients with acute diarrhea: clinical and public health implications. Clin Infect Dis 2004;38(Suppl 3):S203–S211.

120. Herwaldt BL, Ackers ML. An outbreak in 1996 of cyclosporiasis associated with imported raspberries. N Engl J Med 1997;336:1548–1556.

121. Holmes KK, Eschenbach DA, Knapp JS, et al. Salpingitis: overview of etiology and epidemiology. Am J Obstet Gynecol 1980;138:893–900.

122. Holst E, Goffeng AR, Andersch B, et al. Bacterial vaginosis and vaginal microorganisms in idiopathic premature labor and association with pregnancy outcomes. J Clin Microbiol 1994;32:176–186.

123. Hoogkamp-Korstanje JA, Cats B, Senders RC, et al. Analysis of bacterial infections in a neonatal intensive care unit. J Hosp Infect 1982;3:275–284.

124. Hoppe JE. Methods for isolation of *Bordetella pertussis* from patients with whooping cough. Eur J Clin Microbiol Infect Dis 1988;7:616–620.

125. Hotchkiss RS, Karl IE. The pathophysiology and treatment of sepsis. N Engl J Med 2003;348:138–150.

126. Hubbard WA, Shalis PJ, McClatchey KD, et al. Comparison of the B-D urine culture kit with a standard culture method and with MS-2. J Clin Microbiol 1983;17:327–331.

127. Hughes JG, Vetter EA, Patel R, et al. Culture with BACTEC Peds Plus/F bottle compared with conventional methods for detection of bacteria in synovial fluid. J Clin Microbiol 2001;39:4468–4471.

128. Huppert JS, Mortensen JE, Reed JL, et al. Rapid antigen testing compares favorably with transcription-mediated amplification assays for the detection of *Trichomonas vaginalis* in young women. Clin Infect Dis 2007;45:194–198.

129. Ishak MA, Gröschel DH, Mandell GL, et al. Association of slime with pathogenicity of coagulase-negative staphylococci causing nosocomial septicemia. J Clin Microbiol 1985;22:1025–1029.

130. Ito F, Hunter EF, George RW, et al. Specific immunofluorescence staining of *Treponema pallidum* in smears and tissues. J Clin Microbiol 1991;29:444–448.

131. Jacobs RF, McCarthy RE, Elser JM, et al. *Pseudomonas* osteochondritis complicating puncture wounds of the foot in children: a 10-year evaluation. J Infect Dis 1989;160:657–661.

132. Jay V. Ignaz Semmelweis and the conquest of puerperal sepsis. Arch Pathol Lab Med 1999;123:561–562.

133. Jewkes FE, McMaster DJ, Napier WA, et al. Home collection of urine specimens-boric acid bottles or dipslides? Arch Dis Child 1990;65:286–289.

134. Johanson WG Jr, Pierce AK, Sanford JP, et al. Changing pharyngeal bacterial flora of hospitalized patients. Emergence of gram-negative bacilli. N Engl J Med 1969;281:1137–1140.

135. Johnson RE, Newhall WJ, Papp JR, et al. Screening tests to detect *Chlamydia trachomatis* and *Neisseria gonorrhoeae* infections—2002. MMWR Recomm Rep 2002;51(RR-15):1–38.

136. Jones C, MacPherson DW, Stevens DL, et al. Inability of the Chemstrip LN compared with quantitative urine culture to predict significant bacteriuria. J Clin Microbiol 1986;23:160–162.

137. Jones JL, Lopez A, Wahlquist SP, et al. Survey of clinical laboratory practices for parasitic diseases. Clin Infect Dis 2004;38(Suppl 3):S198–S202.

138. Jones RB, Batteiger BE. *Chlamydia trachomatis* (trachoma, perinatal infections, lymphogranuloma venereum, and other genital infections). In Mandell GL, Bennett JE, Dolin R, Eds. Mandell, Douglas, and Bennett's Principles and Practice of Infectious Diseases. 5th Ed. Philadelphia, PA: Churchill Livingstone, 2000:1989–2004.

139. Joshi N, Caputo GM, Weitekamp MR, et al. Infections in patients with diabetes mellitus. N Engl J Med 1999;341:1906–1912.

140. Karkos PD, Asrani S, Karkos CD, et al. Lemierre's syndrome: a systematic review. Laryngoscope 2009;119:1552–1559.

141. Kaye E. Antibacterial activity of human urine. J Clin Invest 1968;42:2374–2390.

142. Kelly MT, Roberts FJ, Henry D, et al. Clinical comparison of Isolator and BACTEC 660 resin media for blood culture. J Clin Microbiol 1990;28:1925–1927.

143. Khatib R, Riederer KM, Clark JA, et al. Coagulase-negative staphylococci in multiple blood cultures: strain relatedness and determinants of same-strain bacteremia. J Clin Microbiol 1995;33:816–820.

144. Kiehn TE, Camarata R. Comparative recoveries of *Mycobacterium avium/Mycobacterium intracellulare* from isolator lysis-centrifugation and BACTEC 13A blood culture systems. J Clin Microbiol 1988;26:760–761.

145. Kierkegaard H, Feldt-Rasmussen U, Hørder M, et al. Falsely negative urinary leucocyte counts due to delayed examination. Scand J Clin Lab Invest 1980;40:259–261.

146. Kimball MW, Knee S. Gonococcal perihepatitis in a male. The Fitz-Hugh–Curtis syndrome. N Engl J Med 1970;282:1082–1084.

147. Kimberlin DW. Neonatal herpes simplex infection. Clin Microbiol Rev 2004;17:1–13.

148. Kimberlin DW, Rouse DJ. Genital herpes. N Engl J Med 2004;350:1970–1977.

149. Kleinschmidt-DeMasters BK, Gilden DH. Varicella-zoster virus infections of the nervous system: clinical and pathologic correlates. Arch Pathol Lab Med 2001;125:770–780.

150. Klotz SA, Penn CC, Negvesky GJ, et al. Fungal and parasitic infections of the eye. Clin Microbiol Rev 2000;13:662–685.

151. Kohl S. Herpes simplex virus encephalitis in children. Pediatr Clin North Am 1988;35:465–483.

152. Koransky JR, Stargel MD, Dowell VR Jr, et al. *Clostridium septicum* bacteremia: its clinical significance. Am J Med 1979;66:63–66.

153. Kortekangas P, Aro HT, Lehtonen OP, et al. Synovial fluid culture and blood culture in acute arthritis: a multi-case report of 90 patients. Scand J Rheumatol 1995;24:44–47.

154. Krumholz HM, Cummings S, York M, et al. Blood culture phlebotomy: switching needles does not prevent contamination. Ann Intern Med 1990;113:290–292.

155. Kusumi RK, Grover PJ, Kunin CM, et al. Rapid detection of pyuria by leukocyte esterase activity. JAMA 1981;245:1653–1655.

156. Lamy B, Roy P, Carret G, et al. What is the relevance of obtaining multiple blood samples for culture? A comprehensive model to optimize the strategy for diagnosing bacteremia. Clin Infect Dis 2002;35:842–850.

157. Larsen SA, Steiner BM, Rudolph AH, et al. Laboratory diagnosis and interpretation of tests for syphilis. Clin Microbiol Rev 1995;8:1–21.

158. Lee A, Hazell SL. *Campylobacter pylori* in health and disease: an ecological prospective. Microbial Ecol Health Dis 1988;1:1–16.

159. Lee ME, Lindquist TD. Syphilitic interstitial keratitis. JAMA 1989;262: 2921–2921.

160. Lefrock JL, Ellis CA, Turchik JB, et al. Transient bacteremia associated with sigmoidoscopy. N Engl J Med 1973;289:467–469.

161. Leibowitz HM. The red eye. N Engl J Med 2000;343:345–351.

162. Lentino JR, Lucks DA. Nonvalue of sputum culture in the management of lower respiratory tract infections. J Clin Microbiol 1988;25:758–762.

163. Lew DP, Waldvogel FA. Osteomyelitis. N Engl J Med 1997;336:999–1007.

164. Liesegang TJ. Bacterial keratitis. Infect Dis Clin North Am 1992;6:815–829.

165. Little JR, Murray PR, Traynor PS, et al. A randomized trial of povidone-iodine compared with iodine tincture for venipuncture site disinfection: effects on rates of blood culture contamination. Am J Med 1999;107:119–125.

166. Livesley NJ, Chow AW. Infected pressure ulcers in elderly individuals. Clin Infect Dis 2002;35:1390–1396.

167. Lodise TP, McKinnon PS, Swiderski L, et al. Outcomes analysis of delayed antibiotic treatment for hospital-acquired *Staphylococcus aureus* bacteremia. Clin Infect Dis 2003;36:1418–1423.

168. Loeb M. Pneumonia in older persons. Clin Infect Dis 2003;37:1335–1339.

169. Lucey D, Dolan MJ, Moss CW, et al. Relapsing illness due to *Rochalimaea henselae* in immunocompetent hosts: implication for therapy and new epidemiological associations. Clin Infect Dis 1992;14:683–688.

170. Luterman A, Dacso CC, Curreri PW, et al. Infections in burn patients. Am J Med 1986;81:45–52.

171. Lyon R, Woods G. Comparison of the BacT/Alert and Isolator blood culture systems for recovery of fungi. Am J Clin Pathol 1995;103:660–662.

172. Ma P, Visvesvara GS, Martinez AJ, et al. *Naegleria* and *Acanthamoeba* infections: a review. Rev Infect Dis 1990;12:490–513.

173. Mader TH, Stulting RD. Viral keratitis. Infect Dis Clin North Am 1992;6:831–849.

174. Mahony JB, Phernesky MA. Effect of swab type and storage temperature in the isolation of *Chlamydia trachomatis* from clinical specimens. J Clin Microbiol 1985;22:865–867.

175. Maki DG, Weise CE, Sarafin HW, et al. A semiquantitative culture method for identifying intravenous-catheter-related infection. N Engl J Med 1977;296:1305–1309.

176. Malan AK, Martins TB, Hill HR, et al. Evaluations of commercial West Nile virus immunoglobulin G (IgG) and IgM enzyme immunoassays show the value of continuous validation. J Clin Microbiol 2004;42:727–733.

177. Mandell LA, Marrie TJ, Grossman RF, et al. Canadian guidelines for the initial management of community-acquired pneumonia: an evidence-based update by the Canadian Infectious Diseases Society and the Canadian Thoracic Society. Clin Infect Dis 2000;31:383–421.

178. Marchevsky AM, Bottone EJ, Geller SA, et al. The changing spectrum of disease, etiology, and diagnosis of mucormycosis. Hum Pathol 1980;11:457–464.

179. Marquez-Davila G, Martinez-Barreda CE. Predictive value of the "clue cells" investigation and the amine volatilization test in vaginal infections caused by *Gardnerella vaginalis*. J Clin Microbiol 1985;22:686–687.

180. Marshall BJ, Warren JR. Unidentified curved bacilli in the stomach of patients with gastritis and peptic ulceration. Lancet 1984;1:1311–1315.

181. Martens MG, Faro S, Hammill H, et al. Comparison of two endometrial sampling devices. Cotton-tipped swab and double-lumen catheter with a brush. J Reprod Med 1989;34:875–879.

182. Mathisen GE, Johnson JP. Brain abscess. Clin Infect Dis 1997;25:763–779.

183. Maurin M, Raoult D. Q fever. Clin Microbiol Rev 1999;12:518–553.

184. Maury E, Barakett V, Blanchard H, et al. Circulating endotoxin during initial antibiotic treatment of severe gram-negative bacteremic infections. J Infect Dis 1998;178:270–273.

185. Mayhall CG. The epidemiology of burn wound infections: then and now. Clin Infect Dis 2003;37:543–550.

186. MayoSmith MF, Hirsch PJ, Wodzinski SF, et al. Acute epiglottitis in adults: an eight-year experience in the state of Rhode Island. N Engl J Med 1986;314:1133–1139.

187. Mazzulli T, Simor AE, Low DE, et al. Reproducibility of interpretation of Gram-stained vaginal smears for the diagnosis of bacterial vaginosis. J Clin Microbiol 1990;28:1506–1508.

188. McDonald LC, Weinstein MP, Fune J, et al. Controlled comparison of BacT/ALERT FAN aerobic medium and BACTEC fungal blood culture medium for detection of fungemia. J Clin Microbiol 2001;39:622–624.

189. McFarland LV, Coyle MB, Kremer WH, et al. Rectal swab cultures for *Clostridium difficile* surveillance studies. J Clin Microbiol 1987;25:2241–2242.

190. McGee ZA, Baringer JR. Acute meningitis. In Mandell GL, Douglas RG Jr, Bennett JE, eds. Principles and Practice of Infectious Diseases. 3rd Ed. New York, NY: Churchill Livingstone, 1990:741–755.

191. McIntosh K. Community-acquired pneumonia in children. N Engl J Med 2002;346:429–437.

192. Melgar GR, Nasser RM, Gordon SM, et al. Fungal prosthetic valve endocarditis in 16 patients: an 11-year experience in a tertiary care hospital. Medicine (Baltimore) 1997;76:94–103.

193. Mermel LA, Farr BM, Sherertz RJ, et al. Guidelines for the management of intravascular catheter-related infections. Clin Infect Dis 2001;32:1249–1272.

194. Mertz KJ, Trees D, Levine WC, et al. Etiology of genital ulcers and prevalence of human immunodeficiency virus coinfection in 10 US cities. J Infect Dis 1998;178:1795–1798.

195. Mertz KJ, Weiss JB, Webb RM, et al. An investigation of genital ulcers in Jackson, Mississippi, with use of a multiplex polymerase chain reaction assay: high prevalence of chancroid and human immunodeficiency virus infection. J Infect Dis 1998;178:1060–1066.

196. Mirrett S, Weinstein MP, Reimer LG, et al. Relevance of the number of positive bottles in determining clinical significance of coagulase-negative staphylococci in blood cultures. J Clin Microbiol 2001;39:3279–3281.

197. Monte-Verde D, Nosanchuk JS. The sensitivity and specificity of nitrite testing for bacteriuria. Lab Med 1981;12:755–757.

198. Morens DM. Death of a president. N Engl J Med 1999;341:1845–1849.

199. Morris AJ, Wilson ML, Mirrett S, et al. Rationale for selective use of anaerobic blood cultures. J Clin Microbiol 1993;31:2110–2113.

200. Mufson MA. *Streptococcus pneumoniae*. In Mandell GL, Douglas RG Jr, Bennett JE, eds. Principles and Practice of Infect Disease. 4th Ed. New York, NY: Churchill Livingstone, 1990:Chapter 178.

201. Murdoch DR, Laing RT, Mills GD, et al. Evaluation of a rapid immunochromatographic test for detection of *Streptococcus pneumoniae* antigen in urine samples from adults with community-acquired pneumonia. J Clin Microbiol 2001;39:3495–3498.

202. Murray PR. Determination of the optimum incubation period of blood culture broths for the detection of clinically significant septicemia. J Clin Microbiol 1985;85:481–485.

203. Murray PR, Niles AC, Heeren RL, et al. Comparative evaluation of the Oxoid signal and Roche septi-chek blood culture systems. J Clin Microbiol 1988;26: 2526–2530.

204. Musher DM, Alexandraki I, Graviss EA, et al. Bacteremic and nonbacteremic pneumococcal pneumonia: a prospective study. Medicine (Baltimore) 2000;79:210–221.

205. Mylonakis E, Calderwood SB. Infective endocarditis in adults. N Engl J Med 2001;345:1318–1330.

206. Mylotte JM. Nursing home-acquired pneumonia. Clin Infect Dis 2002;35:1205–1211.

207. Nash D, Mostashari F, Fine A, et al. The outbreak of West Nile virus infection in the New York City area in 1999. N Engl J Med 2001;344:1807–1814.

208. Nichols RL, Smith JW. Wound and intraabdominal infections: microbiological considerations and approaches to treatment. Clin Infect Dis 1993;16(Suppl 4):S266–S272.

209. Nicolle LE. Asymptomatic bacteriuria: important or not? N Engl J Med 2000;343:1037–1039.

210. Nicolle LE, Harding GK, Kennedy J, et al. Urine specimen collection with external devices for diagnosis of bacteriuria in elderly incontinent men. J Clin Microbiol 1988;26:1115–1119.

211. Noah DL, Drenzek CL, Smith JS, et al. Epidemiology of human rabies in the United States, 1980 to 1996. Ann Intern Med 1998;128:922–930.

212. Nugent RP, Krohn MA, Hillier SL. Reliability of diagnosing bacterial vaginosis is improved by a standardized method of Gram stain interpretation. J Clin Microbiol 1991;29:297–301.

213. Office of Medical Applications of Research, National Institutes of Health; NIH Consensus Development Conference. Travelers' diarrhea. NIH Consensus Development Conference. JAMA 1985;253:2700–2704.

214. O'Hara CM, Weinstein MP, Miller JM. Manual and automated systems for detection and identification of microorganisms. In Murray PR, Baron EJ, Jorgensen JH, et al., eds. Manual of Clinical Microbiology. 8th Ed. Washington, DC: ASM Press, 2003:185–207.

215. Paisley JW, Lauer BA. Pediatric blood cultures. Clin Lab Med 1994;14:17–30.

216. Paramasivan CN, Narayana AS, Prabhakar R, et al. Effect of storage of sputum specimens at room temperature on smear and culture results. Tubercle 1983;64:119–121.

217. Parrillo JE. Pathogenetic mechanisms of septic shock. N Engl J Med 1993;328:1471–1477.

218. Penn RL, Silberman R. Effects of overnight refrigeration on the microscopic evaluation of sputum. J Clin Microbiol 1984;19:161–163.

219. Perl B, Gottehrer NP, Raveh D, et al. Cost-effectiveness of blood cultures for adult patients with cellulitis. Clin Infect Dis 1999;29:1483–1488.

220. Pezzlo MT, Amsterdam D, Anhalt JP, et al. Detection of bacteriuria and pyuria by URISCREEN a rapid enzymatic screening test. J Clin Microbiol 1992;30:680–684.

221. Pfaller MA, Jones RN, Doern GV, et al. Survey of blood stream infections attributable to gram-positive cocci: frequency of occurrence and antimicrobial susceptibility of isolates collected in 1997 in the United States, Canada, and Latin America from the SENTRY Antimicrobial Surveillance Program. SENTRY Participants Group. Diagn Microbiol Infect Dis 1999;33:283–297.

222. Pfaller MA, Koontz FP. Laboratory evaluation of leukocyte esterase and nitrite tests for the detection of bacteriuria. J Clin Microbiol 1985;21:840–842.

223. Piper C, Körfer R, Horstkotte D, et al. Prosthetic valve endocarditis. Heart 2001;85:590–593.

224. Prince HE, Lape'-Nixon M, Moore RJ, et al. Utility of the Focus Technologies West Nile virus immunoglobulin M capture enzyme-linked immunosorbent assay for testing cerebrospinal fluid. J Clin Microbiol 2004;42:12–15.

225. Prober CG, Arvin AM. Perinatal viral infections. Eur J Clin Microbiol 1987;6:245–261.

226. Quilici N, Audibert G, Conroy MC, et al. Differential quantitative blood cultures in the diagnosis of catheter-related sepsis in intensive care units. Clin Infect Dis 1997;25:1066–1070.

227. Quinn TC, Goodell SE, Mkrtichian E, et al. Chlamydia trachomatis proctitis. N Engl J Med 1981;305:195–200.

228. Raad II, Bodey GP. Infectious complications of indwelling vascular catheters. Clin Infect Dis 1992;15:197–208.

229. Rajam RV, Rangiah PN, Anguli VC, et al. Systemic donovanosis. Br J Vener Dis 1954;30:73–80.

230. Rathore MH, Rathore S, Easley MA, et al. Latex particle agglutination tests on the cerebrospinal fluid: a reappraisal. J Fla Med Assoc 1995;82:21–23.

231. Ratzan KR. Viral meningitis. Med Clin North Am 1985;69:399–413.

232. Rautonen J, Koskiniemi M, Vaheri A, et al. Prognostic factors in childhood acute encephalitis. Pediatr Infect Dis J 1991;10:441–446.

233. Reimer LG, Carroll KC. Role of the microbiology laboratory in the diagnosis of lower respiratory tract infections. Clin Infect Dis 1998;26:742–748.

234. Reimer LG, Wilson ML, Weinstein MP, et al. Update on detection of bacteremia and fungemia. Clin Microbiol Rev 1997;10:444–465.

235. Rein MF, Mandell GL. Bacterial killing by bacteriostatic saline solutions: potential for diagnostic error. N Engl J Med 1973;289:794–795.

236. Reller LB, Murray PR, MacLowry, et al. Cumitech 1A. Blood Cultures II. Washington, DC: American Society for Microbiology, 1982.

237. Ringelmann R, Heym B, Kniehl E, et al. Role of immunological tests in diagnosis of bacterial meningitis. Antibiot Chemother 1992;45:68–78.

238. Robson MC, Stenberg BD, Heggers JP, et al. Wound healing alterations caused by infection. Clin Plast Surg 1990;17:485–492.

239. Ronald AR, Plummer FA. Chancroid and *Haemophilus ducreyi*. Ann Intern Med 1985;102:805–807.

240. Ronald AR, Plummer FA. Chancroid and granuloma inguinale. Clin Lab Med 1989;9:535–543.

241. Rosen T, Tschen JA, Ramsdell W, et al. Granuloma inguinale. J Am Acad Dermatol 1984;11:433–437.

242. Rosenfeld EA, Rowley AH. Infectious intracranial complications of sinusitis, other than meningitis, in children: 12-year review. Clin Infect Dis 1994;18:750–754.

243. Roson B, Carratalà J, Verdaguer R, et al. Prospective study of the usefulness of sputum gram stain in the initial approach to community-acquired pneumonia requiring hospitalization. Clin Infect Dis 2000;31:869–874.

244. Rummens JL, Fossepre JM, De Gruyter M, et al. Isolation of *Capnocytophaga* species with a new selective medium. J Clin Microbiol 1985;22:375–378.

245. Sachs MK, Huang CM, Ost D, et al. Failure of dithiothreitol and pronase to reveal a false-positive cryptococcal antigen determination in cerebrospinal fluid. Am J Clin Pathol 1991;96:381–384.

246. Sandberg T, Kaijser B, Lidin-Janson G, et al. Virulence of *Escherichia coli* in relation to host factors in women with symptomatic urinary tract infection. J Clin Microbiol 1988;26:1471–1476.

247. Sandre RM, Shafran SD. Infective endocarditis: review of 135 cases over 9 years. Clin Infect Dis 1996;22:276–286.

248. Sauerbrei A, Wutzler P. Laboratory diagnosis of central nervous system infections caused by herpesviruses. J Clin Virol 2002;25(Suppl 1)S45–S51.

249. Schaaf VM, Perez-Stable EJ, Borchardt K, et al. The limited value of symptoms and signs in the diagnosis of vaginal infections. Arch Intern Med 1990;150:1929–1933.

250. Schacker T, Ryncarz AJ, Goddard J, et al. Frequent recovery of HIV-1 from genital herpes simplex virus lesions in HIV-1-infected men. JAMA 1998;280:61–66.

251. Schacker T, Zeh J, Hu HL, et al. Frequency of symptomatic and asymptomatic herpes simplex virus type 2 reactivations among human immunodeficiency virus-infected men. J Infect Dis 1998;178:1616–1622.

252. Schifman RB, Strand CL, Braun E, et al. Solitary blood cultures as a quality assurance indicator. Qual Assur Util Rev 1991;6:132–137.

253. Schneider M, Vildozola CW, Brooks S, et al. Quantitative assessment of bacterial invasion of chronic ulcers. Statistical analysis. Am J Surg 1983;145:260–262.

254. Schulte JM, Martich FA, Schmid GP, et al. Chancroid in the United States, 1981–1990: evidence for underreporting of cases. MMWR CDC Surveill Summ 1992;41:57–61.

255. Schwabe LD, Randall EL, Miller-Catchpole R, et al. A comparison of Oxoid Signal with nonradiometric BACTEC NR-660 for detection of bacteremia. Diagn Microbiol Infect Dis 1990;13:3–8.

256. Schwartz R, Rodriguez WJ, Mann R, et al. The nasopharyngeal culture in acute otitis media: a reappraisal of its usefulness. JAMA 1979;241:2170–2173.

257. Scieux C, Barnes R, Bianchi A, et al. Lymphogranuloma venereum: 27 cases in Paris. J Infect Dis 1989;160:662–668.

258. Seaworth JB, Kwon-Chung KJ, Hamilton JD, et al. Brain abscess caused by a variety of *Cladosporium trichoides*. Am J Clin Pathol 1983;79:747–752.

259. Sehgal VN, Sharma HK. Pseudoelephantiasis of the penis following donovanosis. J Dermatol 1990;17:130–131.

260. Senzilet LD, Halperin SA, Spika JS, et al. Pertussis is a frequent cause of prolonged cough illness in adults and adolescents. Clin Infect Dis 2001;32:1691–1697.

261. Sepkowitz KA. Opportunistic infections in patients with and patients without acquired immunodeficiency syndrome. Clin Infect Dis 2002;34:1098–1107.

262. Shandera WX, White AC Jr, Chen JC, et al. Neurocysticercosis in Houston, Texas: a report of 112 cases. Medicine (Baltimore) 1994;73:37–52.

263. Matkoski C, Sharp SS, Kiska DL. Evaluation of the Q Score and Q234 systems for cost-effective and clinically-relevant interpretation of wound cultures. J Clin Microbiol 2006;44:1869–1872.

264. Sheiness D, Dix K, Watanabe S, et al. High levels of *Gardnerella vaginalis* detected with an oligonucleotide probe combined with elevated pH as a diagnostic indicator of bacterial vaginosis. J Clin Microbiol 1992;30:642–648.

265. Sherertz RJ, Heard SO, Raad II, et al. Diagnosis of triple-lumen catheter infection: comparison of roll plate, sonication, and flushing methodologies. J Clin Microbiol 1997;35:641–646.

266. Shirtliff ME, Mader JT. Acute septic arthritis. Clin Microbiol Rev 2002;15:527–544.

267. Shulman ST, Bisno AL, Clegg HW, et al. Clinical Practice Guideline for the Diagnosis and Management of Group A Streptococcal Pharyngitis: 2012 Update by the Infectious Diseases Society of America Clin Infect Dis 2012;55:e86–e102.

268. Siegman-Igra Y, Fourer B, Orni-Wasserlauf R, et al. Reappraisal of community-acquired bacteremia: a proposal of a new classification for the spectrum of acquisition of bacteremia. Clin Infect Dis 2002;34:1431–1439.

269. Singh AE, Romanowski B. Syphilis: review with emphasis on clinical, epidemiologic, and some biologic features. Clin Microbiol Rev 1999;12:187–209.

270. Slater LN, Welch DF, Hensel D, et al. A newly recognized fastidious gram-negative pathogen as a cause of fever and bacteremia. N Engl J Med 1990;323:1587–1593.

271. Smalley DL, Bradley ME. Correlation of leukocyte esterase activity and bacterial isolation from body fluids. J Clin Microbiol 1984;20:1186–1186.

272. Smart D, Baggoley C, Head J, et al. Effect of needle changing and intravenous cannula collection on blood culture contamination rates. Ann Emerg Med 1993;22:1164–1168.

273. Smith JS, Robinson NJ. Age-specific prevalence of infection with herpes simplex virus types 2 and 1: a global review. J Infect Dis 2002;186(Suppl 1) S3–S28.

274. Smith TF, Martin WJ, Washington JA 2nd, et al. Isolation of viruses from single throat swabs processed for diagnosis of group A beta-hemolytic streptococci by fluorescent antibody technic. Am J Clin Pathol 1973;60:707–710.

275. Snow RW, Omumbo JA, Lowe B, et al. Relation between severe malaria morbidity in children and level of *Plasmodium falciparum* transmission in Africa. Lancet 1997;349:1650–1654.

276. Sobel JD. Vaginitis. N Engl J Med 1997;337:1896–1903.

277. Solomon AR. New diagnostic tests for herpes simplex and varicella zoster infections. J Am Acad Dermatol 1988;18:218–221.

278. Spada EL, Tinivella A, Carli S, et al. Proposal of an easy method to improve routine sputum bacteriology. Respiration 1989;56:137–146.

279. Speich R, Hauser M, Hess T, et al. Low specificity of the bacterial index for the diagnosis of bacterial pneumonia by bronchoalveolar lavage. Eur J Clin Microbiol Infect Dis 1998;17:78–84.

280. Spiegel CA. Bacterial vaginosis. Clin Microbiol Rev 1991;4:485–502.

281. Stamm WE. Catheter-associated urinary tract infections: epidemiology, pathogenesis, and prevention. Am J Med 1991;91:65S–71S.

282. Stamm WE, Colella JJ, Anderson RL, et al. Indwelling arterial catheters as a source of nosocomial bacteremia: an outbreak caused by *Flavobacterium* species. N Engl J Med 1975;292:1099–1102.

283. Stamm WE, Hooton TM. Management of urinary tract infections in adults. N Engl J Med 1993;329:1328–1334.

284. Stamm WE, Running K, McKevitt M, et al. Treatment of the acute urethral syndrome. N Engl J Med 1981;304:956–958.

285. Stamm WE, Wagner KF, Amsel R, et al. Causes of the acute urethral syndrome in women. N Engl J Med 1980;303:409–415.

286. Stanislawski L, Simpson WA, Hasty D, et al. Role of fibronectin in attachment of *Streptococcus pyogenes* and *Escherichia coli* to human cell lines and isolated oral epithelial cells. Infect Immun 1985;48:257–259.

287. Starr CE, Pavan-Langston D. Varicella-zoster virus: mechanisms of pathogenicity and corneal disease. Ophthalmol Clin North Am 2002;15:7–15.

288. Strom BL, Collins M, West SL, et al. Sexual activity, contraceptive use, and other risk factors for symptomatic and asymptomatic bacteriuria. A case-control study. Ann Intern Med 1987;107:816–823.

289. Stull TL, LiPuma JJ. Epidemiology and natural history of urinary tract infections in children. Med Clin North Am 1991;75:287–297.

290. Suerbaum S, Michetti P. *Helicobacter pylori* infection. N Engl J Med 2002;347:1175–1186.

291. Swartz MN. Cellulitis. N Engl J Med 2004;350:904–912.

292. Syed NA, Hyndiuk RA. Infectious conjunctivitis. Infect Dis Clin North Am 1992;6:789–805.

293. Talan DA, Citron DM, Abrahamian FM, et al. Bacteriologic analysis of infected dog and cat bites. N Engl J Med 1999;340:85–92.

294. Taylor DE, Hargreaves JA, Ng LK, et al. Isolation and characterization of *Campylobacter pyloridis* from gastric biopsies. Am J Clin Pathol 1987;87:49–54.

295. Tedder DG, Ashley R, Tyler KL, et al. Herpes simplex virus infection as a cause of benign recurrent lymphocytic meningitis. Ann Intern Med 1994;121:334–338.

296. Terni M, Caccialanza P, Cassai E, et al. Aseptic meningitis in association with herpes progenitalis. N Engl J Med 1971;285:503–504.

297. Thielman NM, Guerrant RL. Acute infectious diarrhea. N Engl J Med 2004;350:38–47.

298. Thwaites GE, Chau TT, Farrar JJ, et al. Improving the bacteriological diagnosis of tuberculous meningitis. J Clin Microbiol 2004;42:378–379.

299. Tierney BM, Henry NK, Washington JA II, et al. Early detection of positive blood cultures by the acridine orange staining technique. J Clin Microbiol 1983;18:830–833.

300. Torres A, Ewig S. Diagnosing ventilator-associated pneumonia. N Engl J Med 2004;350:433–435.

301. Torres A, Jiménez P, Puig de la Bellacasa J, et al. Diagnostic value of nonfluoroscopic percutaneous lung needle aspiration in patients with pneumonia. Chest 1990;98:840–844.

302. Tsai IK, Yen MY, Ho IC, et al. *Clostridium perfringens* septicemia with massive hemolysis. Scand J Infect Dis 1989;21:467–471.

303. Tunkel AR. Evaluation of culture-negative endocarditis. Hosp Pract 1993;28:59–66.

304. Uehling DT, Hasham AI. Significance of catheter tip cultures. Invest Urol 1977;15:57–58.

305. Valenstein PN. Semiquantitation of bacteria in sputum gram stains. J Clin Microbiol 1988;26:1791–1794.

306. van Vliet KE, Glimâker M, Lebon P, et al. Multicenter evaluation of the Amplicor Enterovirus PCR test with cerebrospinal fluid from patients with aseptic meningitis. J Clin Microbiol 1998;36:2652–2657.

307. Versalovic J. *Helicobacter pylori*. Pathology and diagnostic strategies. Am J Clin Pathol 2003;119:403–412.

308. Voetsch AC, Angulo FJ, Rabatsky-Ehr T, et al. Laboratory practices for stool-specimen culture for bacterial pathogens, including *Escherichia coli* O157: H7, in the FoodNet sites, 1995–2000. Clin Infect Dis 2004;38(Suppl 3): S190–S197.

309. von Eiff C, Becker K, Machka K, et al. Nasal carriage as a source of *Staphylococcus aureus* bacteremia. N Engl J Med 2001;344:11–16.

310. Vongpatanasin W, Hillis LD, Lange RA, et al. Prosthetic heart valves. N Engl J Med 1996;335:407–416.

311. Waisman Y, Zerem E, Amir L, et al. The validity of the uriscreen test for early detection of urinary tract infection in children. Pediatrics 1999;104:e41.

312. Wald A, Zeh J, Selke S, et al. Genital shedding of herpes simplex virus among men. J Infect Dis 2002;186(Suppl 1):S34–S39.

313. Wald A, Zeh J, Selke S, et al. Reactivation of genital herpes simplex virus type 2 infection in asymptomatic seropositive persons. N Engl J Med 2000;342:844–850.

314. Wald ER. Sinusitis in children. N Engl J Med 1992;326:319–323.

315. Walter FG, Knopp RK. Urine sampling in ambulatory women: midstream clean-catch versus catheterization. Ann Emerg Med 1989;18:166–172.

316. Waltzman ML, Harper M. Financial and clinical impact of false-positive blood culture results. Clin Infect Dis 2001;33:296–299.

317. Warren JW, Abrutyn E, Hebel JR, et al. Guidelines for antimicrobial treatment of uncomplicated acute bacterial cystitis and acute pyelonephritis in women. Infectious Diseases Society of America (IDSA). Clin Infect Dis 1999;29:745–758.

318. Warren SS, Allen SD. Clinical, pathogenic and laboratory features of *Capnocytophaga* infections. Am J Clin Pathol 1986;86:513–518.

319. Washington JA II, White CM, Langaniere M, et al. Detection of significant bacteriuria by microscopic examination of urine. Lab Med 1981;12:294–296.

320. Watanakunakorn C, Burkert T. Infective endocarditis at a large community teaching hospital, 1980–1990: a review of 210 episodes. Medicine (Baltimore) 1993;72:90–102.

321. Weese WC, Smith IM. A study of 57 cases of actinomycosis over a 36-year period: a diagnostic "failure" with good prognosis after treatment. Arch Intern Med 1975;135:1562–1568.

322. Weinbaum FI, Lavie S, Danek M, et al. Doing it right the first time: quality improvement and the contaminant blood culture. J Clin Microbiol 1997;35:563–565.

323. Weinstein MP. Blood culture contamination: persisting problems and partial progress. J Clin Microbiol 2003;41:2275–2278.

324. Weinstein MP, Mirrett S, Reimer LG, et al. The effect of altered headspace atmosphere on yield and speed of detection of the Oxoid Signal blood culture system versus BACTEC radiometric system. J Clin Microbiol 1990;28:795–797.

325. Weinstein MP, Mirrett S, Van Pelt L, et al. Clinical importance of identifying coagulase-negative staphylococci isolated from blood cultures: evaluation of MicroScan Rapid and Dried Overnight Gram-Positive panels versus a conventional reference method. J Clin Microbiol 1998;36:2089–2092.

326. Weinstein MP, Murphy JR, Reller LB, et al. The clinical significance of positive blood cultures: a comprehensive analysis of 500 episodes of bacteremia and fungemia in adults. II. Clinical observations, with special reference to factors influencing prognosis. Rev Infect Dis 1983;5:54–70.

327. Weinstein MP, Reller LB. Clinical importance of "breakthrough" bacteremia. Am J Med 1984;76:175–180.

328. Weinstein MP, Reller LB, Murphy JR, et al. The clinical significance of positive blood cultures: a comprehensive analysis of 500 episodes of bacteremia and fungemia in adults. I. Laboratory and epidemiologic observations. Rev Infect Dis 1983;5:35–53.

329. Weinstein MP, Towns ML, Quartey SM, et al. The clinical significance of positive blood cultures in the 1990s: a prospective comprehensive evaluation of the microbiology, epidemiology, and outcome of bacteremia and fungemia in adults. Clin Infect Dis 1997;24:584–602.

330. Wendt C, Grunwald WJ. Polyclonal bacteremia due to gram-negative rods. Clin Infect Dis 2001;33:460–465.

331. Whitley RJ, Kimberlin DW. Viral encephalitis. Pediatr Rev 1999;20:192–198.

332. Wieland M, Lederman MM, Kline-King C, et al. Left-sided endocarditis due to *Pseudomonas aeruginosa*: a report of 10 cases and review of the literature. Medicine (Baltimore) 1986;65:180–189.

333. Wilson DA, Sholtis M, Parshall S, et al. False-positive cryptococcal antigen test associated with use of BBL Port-a-Cul transport vials. J Clin Microbiol 2011;49:702–703.

334. Wilson ML, Gaido L. Laboratory diagnosis of urinary tract infections in adult patients. Clin Infect Dis 2004;38:1150–1158.

335. Wilson ML, Weinstein MP, Mirrett S, et al. Comparison of iodophor and alcohol pledgets with the medi-flex blood culture prep kit II for preventing contamination of blood cultures. J Clin Microbiol 2000;38:4665–4667.

336. Wohl ME, Chernick V. State of the art: bronchiolitis. Am Rev Respir Dis 1978;118:759–781.

337. Wolner-Hanssen P, Svensson L, Weström L, et al. Isolation of *Chlamydia trachomatis* from the liver capsule in Fitz-Hugh-Curtis syndrome. N Engl J Med 1982;306:113–113.

338. Woods DE, Straus DC, Johanson WG Jr, et al. Role of fibronectin in the prevention of adherence of *Pseudomonas aeruginosa* to mammalian buccal epithelial cells. J Infect Dis 1981;143:784–790.

339. Wu TC, Koo SY. Comparison of three commercial cryptococcal latex kits for detection of cryptococcal antigen. J Clin Microbiol 1983;18:1120–1127.

340. Xu F, Schillinger JA, Sternberg MR, et al. Seroprevalence and coinfection with herpes simplex virus type 1 and type 2 in the United States, 1988–1994. J Infect Dis 2002;185:1019–1024.

341. Yagupsky P, Nolte FS. Quantitative aspects of septicemia. Clin Microbiol Rev 1990;3:269–279.

342. Yagupsky P, Press J. Use of the isolator 1.5 microbial tube for culture of synovial fluid from patients with septic arthritis. J Clin Microbiol 1997;35:2410–2412.

343. Yuen KY, Seto WH, Ong SG, et al. The significance of *Branhamella catarrhalis* in bronchopulmonary infection—a case-control study. J Infect 1989;19:2511–2516.

344. Ziai M, Haggerty RJ. Neonatal meningitis. N Engl J Med 1958;259:314–320.

Diagnóstico de laboratorio por métodos inmunológicos

En los laboratorios de microbiología clínica, el cultivo de microorganismos a partir de muestras del paciente aún es el método principal para el diagnóstico de las enfermedades infecciosas. Durante las décadas de 1940 y 1950, las técnicas serológicas desarrolladas en entornos de investigación, como la inmunodifusión de Oudin y Ouchterlony, se implementaron en estos laboratorios. Posteriormente, se introdujeron otros métodos que explotaban los conceptos básicos de inmunología, como la fijación del complemento (FC), para documentar de forma retrospectiva la respuesta inmunitaria del hospedero a la infección. El desarrollo de la tecnología del enzimoinmunoanálisis (EIA) y del hibridoma alteró por completo el papel de la serología en el diagnóstico de las enfermedades infecciosas. Después se reconfiguraron los métodos creados originalmente para la detección de anticuerpos con la finalidad de detectar antígenos microbianos de forma directa en las muestras de los pacientes. Las nuevas técnicas inmunoserológicas han expandido el papel del laboratorio en la atención del paciente y han sido ampliamente aceptadas como útiles herramientas diagnósticas. Todas estas técnicas se fundamentan en la aplicación de los conceptos básicos de la inmunología. Tras una breve revisión de estos conceptos, se analizarán las nuevas aplicaciones de la inmunoserología en la atención del paciente.

Antígenos y anticuerpos: definiciones básicas

Un *antígeno* es una sustancia que induce la formación de anticuerpos en un animal que se inmuniza contra ese antígeno en particular. Un antígeno casi siempre es inmunógeno, es decir, tiene la capacidad de estimular la formación de anticuerpos y de combinarse de manera específica con los anticuerpos que se forman en su contra. No todas las estructuras moleculares que conforman al antígeno tienen la misma inmunogenicidad; las estructuras moleculares que son inmunógenas y que son reconocidas por los anticuerpos se denominan *determinantes antigénicos inmunodominantes* o *epítopos*. Las características únicas de cada epítopo antigénico dependen de los tipos y secuencias de aminoácidos en las proteínas; de la composición química y estructural de los polisacáridos, glicoproteínas y ácidos nucleicos; y de sus estructuras secundarias, terciarias y cuaternarias. Diferentes moléculas pueden compartir los determinantes antigénicos y serán reconocidos por los anticuerpos dirigidos en contra de estos determinantes. Por ejemplo, las porciones C1 de las cadenas ligeras de varias clases de inmunoglobulinas (se analizará a continuación) contienen determinantes antigénicos en común que les permiten ser reconocidos por los mismos anticuerpos. Estas combinaciones de antígeno y anticuerpo se denominan *reactividad cruzada*. Las reacciones cruzadas de los anticuerpos con los antígenos en común o muy parecidos pueden ser clínicamente importantes en algunas afecciones. Por ejemplo, estudios con anticuerpos monoclonales han demostrado que ciertos antígenos de la proteína M estreptocócica y el antígeno del hidrato de carbono N-acetil-β-D-glucosamina estreptocócico del grupo A presentan una reacción cruzada con los anticuerpos de la miosina cardíaca y con varias otras proteínas (p. ej., tropomiosina, vimentina) que se encuentran en el músculo cardíaco y el tejido de las válvulas del corazón.[46,62,100] En este modelo, los anticuerpos que se desarrollan durante la faringitis estreptocócica aguda se unen a los epítopos en el tejido cardíaco con reactividad cruzada; en consecuencia, se activa la cascada del complemento y se presenta daño al músculo cardíaco y a los tejidos adyacentes mediado por el sistema inmunitario, y se desarrolla fiebre reumática aguda.[104] Se considera que un mecanismo similar opera en la patogenia de la glomerulonefritis postestreptocócica. Los anticuerpos producidos contra varios antígenos "nefritógenos" distintos a la proteína M de los estreptococos del grupo A (p. ej., endoestreptosina citoplasmática, "proteína asociada con cepas nefritógenas" [PACN] extracelular, exotoxina B pirógena [speB]) pueden reaccionar con los tejidos renales para producir una lesión glomerular.[44,154]

Los anticuerpos pertenecen a un grupo de moléculas de glicoproteínas estructuralmente relacionadas que se encuentran en la sangre y en líquidos extracelulares, y en conjunto se conocen como **inmunoglobulinas** (**Ig**). Estas moléculas son producidas por los linfocitos B que expresan Ig de una especificidad única unidas en su superficie. Cuando los receptores del antígeno en estas células se encuentran con el ligando de unión apropiado, los linfocitos B proliferan y secretan anticuerpos solubles contra el antígeno diana. Las células plasmáticas producen, de forma individual, grandes cantidades de moléculas de anticuerpos únicos que tienen las mismas especificidades de unión al antígeno. Además, algunos linfocitos B actúan como células de procesamiento de antígenos que posteriormente presentan el antígeno a los linfocitos T, estimulando la producción de más anticuerpos y la inducción de respuestas inmunitarias celulares.[27] La génesis de las respuestas inmunitarias celular y humoral, y de las interacciones celulares que llevan a la producción de anticuerpos específicos, no se aborda en este libro y puede encontrarse en otros recursos dedicados a la inmunología y la inmunogenética.[27]

Las inmunoglobulinas pueden dividirse en cinco clases en función de su estructura: IgG, IgM, IgA, IgD e IgE (fig. 3-1). Las moléculas de IgG tienen un peso molecular de aproximadamente 150 kDa, están conformadas por dos cadenas ligeras y dos cadenas pesadas, y tienen dos sitios de unión para el antígeno específico (sitios Fab). El sitio que no es de unión para el antígeno, compuesto por porciones de las dos cadenas pesadas, se denomina *región Fc*. Las moléculas de la clase IgG se trasladan de forma activa a través de la placenta y brindan inmunidad pasiva al neonato cuando sus mecanismos inmunitarios están en desarrollo. Las moléculas de IgG se dividen en cuatro subclases: IgG_1, IgG_2, IgG_3 e IgG_4. La IgG_1 es la principal Ig en el suero y puede fijarse al complemento y activarlo. La IgG_2 y la IgG_4 son las principales Ig que se producen en respuesta a los antígenos de polisacáridos y, por lo tanto, a bacterias encapsuladas como

Streptococcus pneumoniae y *Haemophilus influenzae* de tipo b. La IgG_3 se produce en mayores cantidades durante la respuesta inmunitaria secundaria y es particularmente importante para la neutralización vírica. Las moléculas de IgM tienen un peso molecular de aproximadamente 950 kDa y están conformadas por cinco monómeros, cada uno de ellos similar a una molécula de IgG. Las cinco estructuras monoméricas se unen entre sí mediante enlaces disulfuro en la región Fc de cada monómero y a través de una molécula de 15 kDa llamada *cadena J*, necesaria para la agregación de la estructura pentamérica. La IgM es la primera clase de Ig que produce el feto y es la primera Ig en aparecer en la circulación fetal después de una vacuna o infección. La IgM también es útil para la fijación del complemento. La aparición de la IgM en suero es transitoria y su presencia habitualmente indica una infección reciente. Sin embargo, las respuestas de la IgM pueden observarse durante la reactivación de las infecciones víricas latentes y durante la reinfección por los mismos agentes o de aquellos estrechamente relacionados. Además, los anticuerpos IgM pueden persistir durante semanas o meses, dependiendo de los agentes y la capacidad inmunitaria del hospedero. A diferencia de la IgG sérica, la IgM no cruza la placenta; en consecuencia, la presencia de la IgM contra un agente infeccioso (p. ej., rubéola) en la sangre fetal o del cordón umbilical indica una infección congénita o adquirida de forma perinatal. La IgG en suero aparece 4-6 semanas después de la infección y por lo general persiste durante toda la vida. Los anticuerpos IgA pueden encontrarse como monómeros (160 kDa) o dímeros (400 kDa), y representan alrededor del 15% de las Ig totales en el suero. La IgA es la principal clase de anticuerpo que se encuentra en las superficies mucosas y en las secreciones extracelulares (calostro, saliva, lágrimas, mucina y secreciones intestinales, respiratorias y genitales). La IgD tiene una estructura similar a la de la IgG, un peso molecular de 175 kDa y sólo comprende alrededor del 0.2% de las Ig totales en el suero. Esta clase de anticuerpo se encuentra principalmente en las superficies de los linfocitos B inmaduros y actúa como receptor celular de antígenos. La IgE es una Ig de

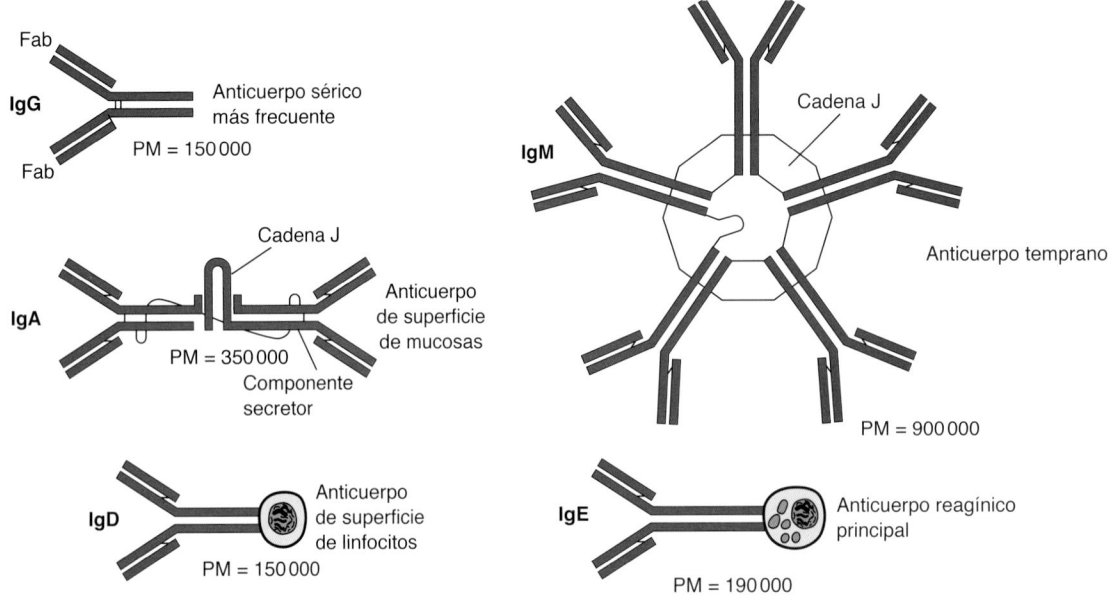

■ **FIGURA 3-1** Clases de inmunoglobulinas humanas. Los anticuerpos pertenecen a cinco clases estructurales y funcionales, designadas como IgG, IgM, IgA, IgD, e IgE. La unidad estructural básica de los miembros de cada clase consiste en dos pares de polipéptidos (dos cadenas pesadas y dos cadenas ligeras) unidas mediante enlaces disulfuro, y cada unidad tiene dos sitios de unión al antígeno. Algunos tipos de Ig tienen otros componentes estructurales (cadena J en la IgM, componente secretor en la IgA). PM, peso molecular.

190 kDa que sólo está presente en cantidades mínimas en el suero. Esta Ig se une a los mastocitos y basófilos de forma no covalente a través de su región Fc.[50] La unión del antígeno a la IgE activa la degranulación de estas células, lo que conduce a la síntesis de mediadores peptídicos de hipersensibilidad. Por lo tanto, los anticuerpos IgE desempeñan un papel fundamental en las reacciones alérgicas (p. ej., anafilaxis). Estos anticuerpos también pueden incrementarse de forma transitoria o persistente en el suero durante las infecciones intestinales por helmintos.[63,134]

El diagnóstico serológico de las infecciones por agentes bacterianos, víricos, micóticos o parasitarios en el laboratorio clínico se logra a través de la detección de anticuerpos específicos en las muestras séricas de los pacientes. Como ya se mencionó, la IgM es el primer anticuerpo en aparecer después de la infección, por lo que el diagnóstico serológico de una infección reciente puede obtenerse realizando pruebas específicas de IgM en una muestra sérica que se obtenga en una fase clínica temprana de la enfermedad. El diagnóstico de las infecciones recientes también puede realizarse mediante la detección de anticuerpos IgG en muestras pareadas. La primera muestra se obtiene 5-7 días después del inicio de los síntomas y la segunda durante el período de convalescencia, es decir, 2-4 semanas después. Un aumento en los títulos de anticuerpos cuatro veces mayor entre la muestra recolectada en fase aguda y en fase de convalescencia sugiere una infección reciente o intercurrente. El título de anticuerpos se define como la inversa de la dilución del suero que aún indica la presencia de anticuerpos. Por ejemplo, si una muestra de suero en fase aguda es reactiva a la dilución más alta de 1:8 (título de 8), y la muestra en fase de convalescencia es reactiva a una dilución de 1:64 (título de 64), el valor de la segunda muestra es más de cuatro veces mayor que el de la primera muestra ($8 \times 4 = 32$, y $64 > 32$). Este aumento en los títulos sugiere que la infección por el agente ocurrió recientemente. La utilización de un aumento del título cuatro veces mayor para señalar una infección reciente se basa en la variación normal de la prueba y se manifiesta cuando se analizan las muestras de la fase aguda y de convalescencia con la misma prueba al mismo tiempo. Se pueden realizar pruebas de muestras séricas únicas para determinar el estado inmunitario de una persona ante ciertos agentes (p. ej., rubéola, varicela zóster, etc.); en estos casos, la prueba no sólo debe incluir controles negativos, sino también suero adicional con reactividad conocida que sirvan como calibradores para la interpretación de los resultados.

El diagnóstico serológico de las enfermedades infecciosas es retrospectivo, ya que debe pasar cierto tiempo entre la infección por un agente y la detección de la respuesta inmunitaria. Sin embargo, los procedimientos serológicos han ampliado su alcance para incluir no sólo la detección de los anticuerpos séricos, sino también la detección de antígenos en diversos tipos de muestras. En el resto del capítulo se abordarán en términos generales los métodos de detección serológica de anticuerpos y antígenos, y las aplicaciones específicas de estos métodos se abordarán en los próximos capítulos.

Anticuerpos monoclonales

Los antígenos constituyen un "mosaico" de determinantes antigénicos debido a su naturaleza de macromoléculas conformadas por estructuras primarias, secundarias, terciarias y cuaternarias. Una consecuencia natural de los principios y técnicas serológicos básicos ha sido el intento de "purificar" antígenos para disminuir la heterogeneidad de los anticuerpos que se desarrollan en contra de ellos. Rara vez se encuentran moléculas antigénicas con un único epítopo; por el contrario, puede haber cientos, o incluso miles, de posibles determinantes antigénicos sobre la superficie de una célula o dentro de una mezcla de otras sustancias. Cuando estas mezclas de antígenos se inyectan en un animal, se estimula la misma cantidad de clones de linfocitos. A pesar de que cada clon produce un anticuerpo específico, el resultado final es una mezcla muy heterogénea de moléculas de anticuerpos cuya especificidad y afinidad a menudo se desconocen y es difícil de controlar de un lote a otro. Cuando estos **antisueros policlonales** se utilizan en los sistemas de pruebas inmunológicas que involucran agentes infecciosos, se puede observar reactividad cruzada ya sea porque las diferentes especies comparten determinantes antigénicos, o por mutaciones que llevaron a la evolución de epítopos suficientemente parecidos en términos de especificidad como para generar reacciones cruzadas detectables. Los intentos de producir anticuerpos puros a través de la absorción con antígenos que generan reacciones cruzadas o de preparar antisueros "clonales" a partir de los "policlonales" mediante técnicas como la cromatografía de afinidad en columna han tenido un éxito parcial.

A medida que evolucionaba la ciencia de las pruebas serológicas, se consideró que la disponibilidad de un anticuerpo con un alto grado de homogeneidad molecular y con especificidad para un único epítopo antigénico sin reactividad cruzada resolvería muchos de los problemas que se encuentran en la utilización de los anticuerpos policlonales. Los **anticuerpos monoclonales** con alta especificidad, el producto de un único clon de linfocitos, surgió de forma gradual como el producto de la investigación en fusión celular y la tecnología de producción de hibridomas realizada por Kohler y Milstein.[85,175] Gracias a su descubrimiento, ahora es posible aislar líneas clonadas de linfocitos individuales que producen moléculas de anticuerpos únicas y monoespecíficas. Los anticuerpos monoclonales se refieren a especies moleculares de Ig uniformes y homogéneas, en lugar de una serie de Ig heterogéneas como las producidas durante la respuesta inmunitaria habitual. La característica principal de esta tecnología no se basa en el aislamiento de una línea única de células que producen anticuerpos monoclonales, sino en que estos linfocitos de ratones pueden "fusionarse" con células de mieloma de ratón para producir células híbridas con dos propiedades inherentes: (1) capacidad para producir anticuerpos monoespecíficos (adquirida de los linfocitos parentales) y (2) capacidad para crecer de forma permanente en un cultivo (la característica "inmortalidad" adquirida de las células de mieloma). En consecuencia, los anticuerpos monoclonales pueden producirse de forma continua y casi inagotable (recuadro 3-1).

Los anticuerpos monoclonales se han desarrollado en contra de antígenos clínicamente relevantes de muchos agentes bacterianos, víricos, micóticos y parasitarios, y los reactivos preparados con estos anticuerpos se utilizan en muchos kits de pruebas de enzimoinmunoanálisis e inmunofluorescencia comerciales. Además de la detección directa de antígenos estructurales microbianos (p. ej., polisacáridos capsulares, antígenos proteínicos de la membrana externa), también se han desarrollado anticuerpos monoclonales para la detección de factores de virulencia microbiana, como las toxinas producidas por *Escherichia coli* enterohemorrágica (toxinas Shiga y similares a Shiga).[80,102] Este abordaje introduce una nueva forma de evaluar la relación entre los microorganismos y las enfermedades infecciosas. En lugar del abordaje convencional de la detección e identificación de los microorganismos, estos reactivos permiten la detección específica de factores de virulencia que pueden ser compartidos por diferentes especies bacterianas relacionadas con un complejo de síntomas determinado. Por ejemplo, puede ser más importante saber que una toxina entérica es la causa de diarrea hiperosmótica, en lugar de saber que el paciente está infectado por especies de *Shigella* o por una cepa de *E. coli* enterotoxígena.

Procedimiento para la producción de anticuerpos monoclonales[85,175]

1. **Selección del antígeno**

   Los anticuerpos monoclonales pueden producirse contra cualquier sustancia que el sistema inmunitario del animal que se inyecta reconozca como antígeno. Es ideal la utilización de un antígeno puro. De hecho, ciertos antígenos, como los fármacos purificados químicamente para los análisis (p. ej., la digoxina), pueden ser homogéneos. De cualquier forma, nunca se puede garantizar que un determinante antigénico esté formado por un único epítopo. El hecho de que se puedan utilizar antígenos impuros para la producción de anticuerpos monoclonales es una importante ventaja sobre los métodos convencionales que se emplean para producir anticuerpos policlonales.

2. **Inmunización de animales**

   El objetivo principal del procedimiento de inmunización es estimular el sistema inmunitario del animal para que reconozca de forma ávida todos los antígenos inyectados, a fin de maximizar la estimulación de los clones de linfocitos B y que las células del bazo se multipliquen a gran velocidad. En la producción de anticuerpos monoclonales, la cepa de ratones BALB/c es la que se utiliza con mayor frecuencia. El antígeno se inyecta de forma subcutánea o intraperitoneal, con la inyección simultánea del adyuvante de Freund. Las inyecciones se repiten en intervalos semanales y se administra una inyección final de refuerzo por vía intravenosa aproximadamente tres días antes de la obtención de las células del bazo. Al final del esquema de inyecciones, se sacrifica al animal y se retira el bazo de manera aséptica.

3. **Fusión de linfocitos esplénicos y células de mieloma**

   El bazo del animal se coloca en un medio de cultivo estéril con antibióticos. El tejido esplénico se manipula para liberar las células y formar una suspensión. El material atraviesa una malla para obtener células aisladas. Se agrega Ficoll® y la suspensión se centrifuga para retirar los eritrocitos. Se añade polietilenglicol a la suspensión para reducir la tensión superficial entre célula y célula; esto las acerca mucho entre sí y permite la fusión de sus membranas. Se agrega dimetilsulfóxido a la mezcla fusionada para maximizar el contacto entre las células. Por último, las células se acomodan por centrifugación suave durante 5 min en pequeñas partículas. En consecuencia, al final de estos pasos la preparación consiste en células de mieloma no fusionadas, linfocitos no fusionados y algunas células híbridas linfocito-célula de mieloma fusionadas (se debe tener en cuenta que los linfocitos y las células de mieloma se fusionan con una frecuencia de tan sólo 1 por cada 10^5-10^6 células).

4. **Selección de híbridos linfocitos-células de mieloma**

   Las células de mieloma no fusionadas sobrepasan rápidamente a los híbridos y deben eliminarse de alguna forma. Las células de mieloma que se utilizan para la fusión crecen en presencia de 8-azaguanina, un fármaco que causa la inhibición permanente de la producción de hipoxantina fosforribosiltransferasa (HPRT, de *hypoxanthine phosphoribosyl transferase*), una enzima necesaria para que continúe el crecimiento. Si estas células HPRT negativas se resuspenden en un medio que contenga hipoxantina, aminopterina y timidina (medio HAT), sólo las células del hibridoma podrán crecer de forma exitosa. Las células del hibridoma heredan HRPT de los linfocitos esplénicos con los que se fusionaron y pueden sobrevivir. Las células de mieloma no fusionadas, incapaces de sintetizar ácido desoxirribonucleico (ADN) por su incapacidad para producir HPRT, serán eliminadas por la aminopterina en el medio selectivo HAT. Además, se debe recordar que los linfocitos esplénicos no fusionados no sobreviven más de unos cuantos días en el medio de cultivo; por lo tanto, sólo las células fusionadas linfocito-célula de mieloma sobreviven en el medio HAT.

5. **Clonación de células del hibridoma**

   Las células híbridas individuales que producen el anticuerpo deseado deben aislarse y crecer como un clon. Se pueden utilizar dos técnicas: (1) dilución límite y (2) crecimiento en un medio de gel de agar. En la técnica de dilución límite o dilución doble, la suspensión de híbridos (después de su máximo crecimiento) se diluye y se distribuye en una serie de pocillos estériles en una microplaca. Las diluciones se calculan de forma que cada pocillo contenga en promedio sólo una célula que después pueda generar un único clon productor de anticuerpos. En el método alterno, las células híbridas en división forman agrupamientos pequeños y esféricos al utilizar un gel de agarosa complementado con suero, aminoácidos y antibióticos. Estas esferas pueden tomarse con una pipeta Pasteur y transferirse a microtubos para su posterior cultivo y, por último, para determinar si se está produciendo el anticuerpo deseado.

6. **Evaluación de los anticuerpos deseados**

   En el paso de fusión del procedimiento de producción de anticuerpos monoclonales, se pueden haber fusionado muchos linfocitos además de los que producen los anticuerpos monoclonales deseados. De hecho, menos del 5% de las células híbridas seleccionadas realmente producen los anticuerpos específicos deseados. Por lo tanto, se necesita analizar las líneas celulares seleccionadas para determinar si se produce el anticuerpo deseado. Para esta fase del procedimiento se pueden utilizar radioinmunoanálisis, análisis de inmunoadsorción enzimática (ELISA, *enzyme-linked immunosorbent assay*), técnicas de precipitación y técnicas de blot.

7. Producción en masa de anticuerpos monoclonales

Una vez seleccionado el clon de células híbridas, el próximo paso es la producción de grandes cantidades de anticuerpos monoclonales. La cavidad peritoneal de los ratones, de preferencia con la misma cepa que se utilizó para el primer paso de la inmunización, puede emplearse para el crecimiento del clon seleccionado de células híbridas. Primero, se inyecta la cavidad peritoneal con un irritante orgánico, como pristano, para generar una peritonitis química. El siguiente paso es inyectar la cavidad peritoneal con las células híbridas de la línea seleccionada. En el transcurso de días se desarrolla un tumor conocido como *hibridoma*. Este tumor produce grandes cantidades de anticuerpos monoclonales que pueden obtenerse al aspirar el líquido ascítico de la cavidad peritoneal del ratón. Un ratón con este tumor puede sobrevivir entre 4 y 6 semanas, período durante el cual se pueden obtener grandes cantidades de anticuerpos. Los hibridomas también pueden crecer en cultivos de tejido, donde se producen anticuerpos altamente purificados sin la potencial contaminación del suero, interferencia de las proteínas no específicas de la ascitis ni reactividad cruzada por los anticuerpos de histocompatibilidad derivados de los tejidos del ratón.

Tipos de antígeno: reacciones de anticuerpos utilizadas en el diagnóstico serológico

Reacciones de precipitación

El tipo básico de reacción antígeno-anticuerpo es la reacción de precipitación. Esta reacción se encuentra en los sistemas de pruebas que permiten la libre difusión del antígeno y el anticuerpo, uno frente al otro. En un punto crítico de la interfaz, donde las concentraciones son óptimas, se forma un precipitado conformado por antígenos y anticuerpos combinados. En un sistema de **difusión simple**, el anticuerpo se incorpora al gel de agar dentro del cual se difunde el antígeno. En el método de inmunodifusión en tubo (Oudin®), se recubre con el antígeno sobre el agar que contiene el antisuero y se forman una o más líneas de precipitación en las zonas de equivalencia. En la **inmunodifusión radial**, el anticuerpo se incorpora al agar que recubre un portaobjetos de vidrio. Después, el material que contiene al antígeno se coloca en un pocillo circular cortado en el agar. Durante la incubación, el antígeno se difunde dentro del agar y se forma un anillo de precipitación. El cuadrado del radio del anillo es directamente proporcional a la cantidad de antígeno presente en el material. Al utilizar una dilución constante del antisuero, las concentraciones semicuantitativas del antígeno pueden determinarse comparando los diámetros de la reacción de precipitación generados mediante soluciones con concentraciones conocidas de antígeno con el diámetro del anillo producido por una solución desconocida. El procedimiento de inmunodifusión convencional que se utiliza con mayor frecuencia es la **difusión doble**. En esta técnica, tanto el antígeno como el anticuerpo se colocan en pocillos adyacentes y los materiales se difunden fuera del pocillo, uno hacia el otro. Después se forma una línea de precipitado entre las líneas cuando se alcanzan las concentraciones de equivalencia. La doble difusión puede requerir la incubación durante 48 h antes de obtener un resultado interpretable. La **contrainmunoelectroforesis** emplea tecnología de difusión doble, pero usa una corriente eléctrica a través de la matriz de soporte de agarosa para acelerar la migración del antígeno y el anticuerpo, uno hacia el otro. Estos métodos pueden utilizarse para detectar el anticuerpo o el antígeno en los líquidos corporales.

Una precaución al realizar los procedimientos de precipitación es reconocer la posibilidad de que surjan reacciones falsas negativas debido al fenómeno de prozona o postzona. Si hay exceso de anticuerpo (en concentraciones mucho mayores en relación con el antígeno disponible), se presenta una reacción falsa negativa (prozona), ya que no se forman los entramados moleculares que crean el precipitado visible. En contraste, las reacciones de postzona ocurren cuando hay un exceso de antígeno y los sitios de unión en el anticuerpo se saturan, de forma que no se presenta la formación de entramados característica de las reacciones de precipitación. En los casos en que se anticipen altas concentraciones de antígenos o anticuerpos, se pueden evitar los falsos negativos por el fenómeno de prozona o postzona al repetir las pruebas utilizando diluciones seriadas de la muestra. *La zona de equivalencia* se define como el rango de la relación de reactivos que conduce a la máxima precipitación tanto de antígenos como de anticuerpos.

Los métodos de difusión doble aún se utilizan para ayudar en el diagnóstico de infecciones micóticas sistémicas, como blastomicosis, histoplasmosis, coccidioidomicosis, paracoccidioidomicosis y penicilinosis debida a *Penicillium marneffei* (pruebas de inmunodifusión para hongos).[64,95,192] En la inmunodifusión para hongos, los antígenos purificados de estos patógenos micóticos sistémicos se hacen reaccionar con el suero del paciente y con el suero de control que contienen anticuerpos en las pruebas de difusión doble. El desarrollo de las líneas de precipitación de identidad con los sueros de control positivo y con el suero del paciente indican la presencia de anticuerpos antimicóticos. La presencia o ausencia de ciertas bandas de precipitación (p. ej., las bandas H y M que se observan en la infección por *Histoplasma capsulatum* y las bandas de los antígenos anti-BAD1 [antes WI-1] en la infección por *Blastomyces dermatitidis*) puede ser de importancia diagnóstica y pronóstica en relación con el tratamiento del paciente.[83] Aunque son específicas, estas pruebas no tienen una sensibilidad adecuada y su utilización ha sido eclipsada por los nuevos métodos diagnósticos serológicos (detección de antígenos, EIA) y moleculares (amplificación de genes).[192]

La inmunodifusión también es la base de la prueba de exoantígenos para la identificación de hongos sistémicos. En este método, se aplica una mezcla de agua y Merthiolate® durante la noche para extraer el microorganismo que se quiere identificar de un agar pico de flauta en el cual crece un cultivo micelial. Este extracto acuoso se concentra y se hace reaccionar en una prueba de difusión doble con antisuero contra *H. capsulatum*, *B. dermatitidis*, *Coccidioides immitis* y especies de *Aspergillus*, en conjunto con los antígenos de control adecuados. Después de 24 h de incubación, se estudia la placa de inmunodifusión en busca de líneas de identidad entre el extracto micelial, el antisuero micótico y los antígenos de control para cada organismo.[78] Aunque este método aún se utiliza con el objetivo de identificar patógenos micóticos sistémicos, la disponibilidad de sondas de ácidos nucleicos quimioluminiscentes con ésteres de acridinio para estos agentes ofrece ciertas ventajas, como la utilización de colonias más jóvenes, resultados con un valor de corte más claro, un tiempo total de respuesta del laboratorio más rápido y una identificación específica.[168,192]

Fijación del complemento e inhibición de la hemaglutinación

Los métodos serológicos para el diagnóstico de las enfermedades infecciosas han cambiado de forma importante durante las últimas tres décadas. Los métodos antiguos incluyen la **fijación del complemento y la inhibición de la hemaglutinación (IHA)**. Estos métodos se pueden utilizar para identificar antígenos víricos (habitualmente para la identificación de virus en cultivos tisulares) o para detectar los anticuerpos en el suero del paciente y en algunos otros tipos de muestras (p. ej., líquido cefalorraquídeo [LCR]). Estas pruebas se han usado ampliamente de forma retrospectiva para documentar infecciones, en particular las causadas por microorganismos que no se detectan con facilidad a través de métodos de cultivo. En los laboratorios clínicos, estos métodos han sido sustituidos en gran medida por otros métodos serológicos (p. ej., EIA) y métodos basados en ácidos nucleicos para la detección de patógenos (p. ej., reacción en cadena de la polimerasa [PCR, *polymerase chain reaction*]).

A fin de detectar anticuerpos en el suero del paciente, primero se debe calentar la muestra a 56 °C durante 30 min para inactivar el complemento endógeno, y se coloca una alícuota en el pocillo de una placa para microtitulación. Se agrega una cantidad titulada de complemento y antígeno (específica para el anticuerpo al que se dirigirá) en el micropocillo, se mezcla y se deja incubar durante la noche. Si el anticuerpo en el suero del paciente forma un complejo con el antígeno (lo reconoce), las dos moléculas se combinan y el complemento se "fija" a este complejo antígeno-anticuerpo. Si el anticuerpo contra el antígeno no está presente, no se generan complejos inmunitarios y el complemento permanece libre o "sin fijar". En el siguiente paso se añaden eritrocitos (por lo general ovinos) que se encuentran "sensibilizados" con anticuerpos antieritrocíticos. Si el complemento se unió a los complejos inmunitarios durante el primer paso, no estará disponible para unirse a los eritrocitos recubiertos con anticuerpos; por lo tanto, los eritrocitos sensibilizados no se lisarán, se sedimentarán en el fondo del pocillo y formarán un "botón". Por otro lado, si no se formaron complejos inmunitarios durante el primer paso, el complemento estará libre para unirse a los eritrocitos recubiertos con anticuerpos, ocasionando su lisis. La lisis de las células genera una decoloración rojiza difusa de los reactantes dentro del pocillo de microtitulación. El procedimiento de FC se ilustra en la figura 3-2 y se presenta en el protocolo 3-1.

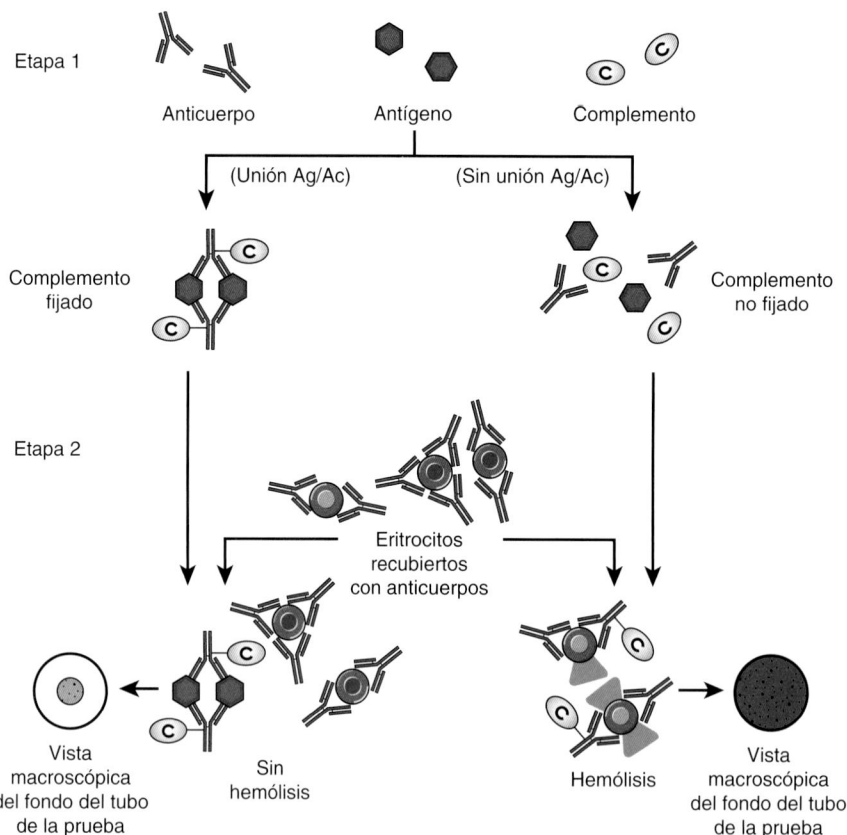

■ **FIGURA 3-2** Prueba de fijación del complemento. En la etapa 1 se mezclan el antígeno, el anticuerpo y el complemento. Si el antígeno y el anticuerpo se unen, el complemento se fija y no será capaz de actuar sobre los eritrocitos recubiertos de anticuerpos que se agregan en la etapa 2. La reacción final se muestra como ausencia de hemólisis. Si el antígeno y el anticuerpo no se unen en la etapa 1, el complemento no se fija y permanece libre para actuar sobre los eritrocitos recubiertos con anticuerpos que se añaden en la etapa 2. El resultado final es evidente como hemólisis de los eritrocitos. Las células no hemolizadas sedimentan como un botón en el centro del tubo de la prueba, mientras que las células hemolizadas generan una decoloración rojiza del líquido con muy pocas (o ninguna) células sedimentadas en fondo del centro del tubo. Ag/Ac, antígeno-anticuerpo (modificado de Leland DS. Clinical Virology. Filadelfia, PA: Saunders, 1996).

La prueba de FC aún es útil para el diagnóstico de ciertas infecciones, en particular de histoplasmosis y coccidioidomicosis. Para la histoplasmosis, los anticuerpos que se fijan al complemento aparecen 4-8 semanas después de la infección y persisten durante años.[192] Un aumento cuatro veces mayor en los títulos de FC o un título único de 1:32 o mayor sugiere infección activa. La prueba de FC es menos sensible para el diagnóstico de histoplasmosis en hospederos inmunodeprimidos que no pueden presentar una respuesta inmunitaria adecuada. En un estudio, la respuesta de los anticuerpos en los pacientes con sida e histoplasmosis diseminada varió entre 67 y 80%, en comparación con el 86% en los pacientes sin inmunodepresión subyacente.[195] En la coccidioidomicosis, los valores altos de anticuerpos pueden detectarse mediante FC en más del 90% de los casos; los títulos de FC disminuyen con el tratamiento eficaz y aumentan en los casos de enfermedad recurrente o fracaso en el tratamiento.[6,192] Como en el caso de la histoplasmosis, la sensibilidad de la prueba de FC es menor en los pacientes inmunodeprimidos (p. ej., sida, receptores de trasplante).[5,19,166] La prueba de FC también es útil para el diagnóstico de meningitis coccidioidea.

Los anticuerpos de fijación del complemento pueden detectarse en LCR en más del 80% de los casos.[73] Los títulos de FC en LCR disminuyen con el tratamiento adecuado y aumentan con la progresión de la enfermedad en el sistema nervioso central.

Ciertos virus (p. ej. rubéola, influenza/parainfluenza, virus sincitial respiratorio [VSR], sarampión, parotiditis) tienen antígenos de superficie que son hemaglutininas, es decir, que pueden unirse al ácido *N*-acetilneuramínico en los eritrocitos y formar reticulaciones que llevan a la aglutinación macroscópica. Los anticuerpos que se detectan contra un virus específico se unen a estas hemaglutininas; por lo tanto, se inhibe la aglutinación macroscópica de los eritrocitos. Esta reacción es la base del análisis de la IHA para la detección de anticuerpos víricos (fig. 3-3).[42,130] Los pacientes con infecciones causadas por virus hemaglutinantes pueden diagnosticarse de forma retrospectiva al detectar un aumento de cuatro veces o mayor en el título de anticuerpos que inhiben la capacidad del virus para aglutinar eritrocitos. Aunque la detección de anticuerpos para rubéola y otros virus ahora se realiza mediante EIA o inmunofluorescencia en la mayoría de los laboratorios clínicos, la IHA aún se realiza con fines de

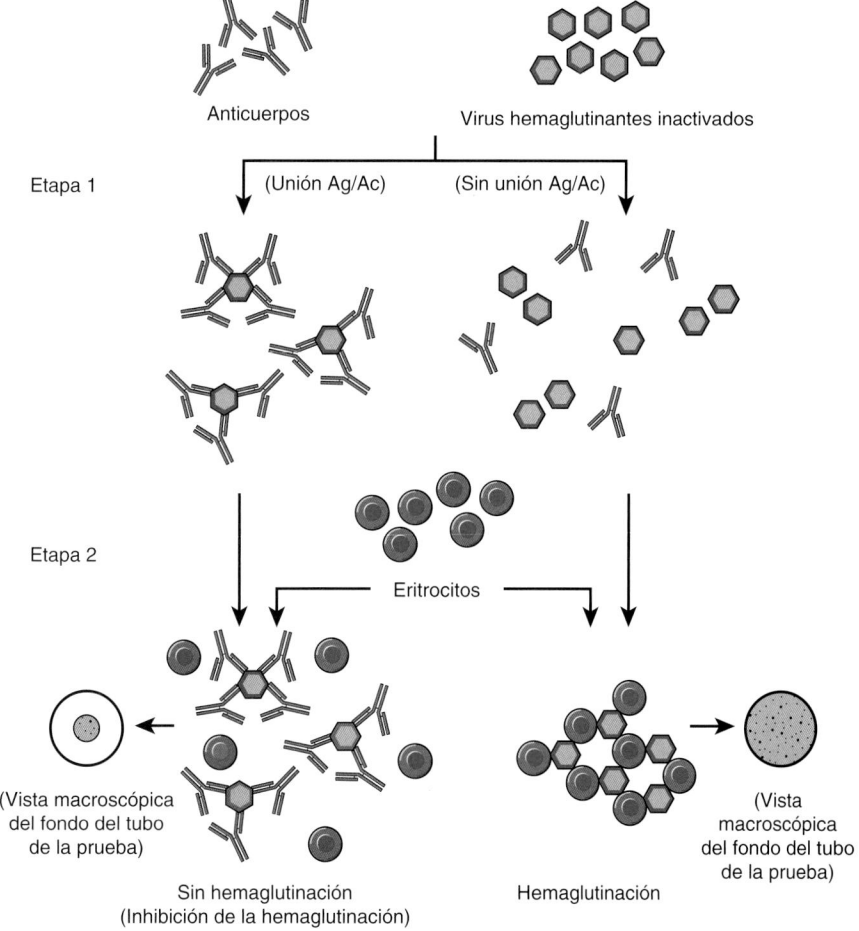

■ **FIGURA 3-3** La prueba de IHA se realiza en dos etapas. En la etapa 1 se mezclan virus hemaglutinantes y anticuerpos. En la etapa 2 se agregan eritrocitos. Si los anticuerpos se unen al virus en la etapa 1, el virus se inhibe y no hemaglutina los eritrocitos. Si los anticuerpos no se unen al virus en la etapa 1, el virus permanece activo y hemaglutina los eritrocitos. La hemaglutinación aparece como una capa o "escudo" de pequeños agregados en el fondo del tubo. Las células no aglutinadas sedimentan en botón en el centro del fondo del tubo. Ag/Ac, antígeno-anticuerpo (modificado de Leland DS. Clinical Virology. Filadelfia, PA: Saunders, 1996).

estandarización y validación de nuevos análisis (p. ej., EIA para serología vírica) y en los laboratorios de salud pública y de referencia para vigilancia y diagnóstico (p. ej., serología para *Flaviviridae, Bunyaviridae, Togaviridae*).[42,68,72,122,130] El procedimiento de IHA se presenta en el protocolo 3-2.

Reacciones de aglutinación

Las *reacciones de aglutinación* pueden definirse como la agregación inmunoquímica específica de partículas (eritrocitos, partículas de látex, células estafilocócicas) recubiertas con antígenos o anticuerpos que pueden utilizarse para detectar anticuerpos o antígenos solubles, respectivamente. Los antígenos o los anticuerpos se unen a estas partículas ya sea por fuerzas eléctricas intramoleculares o mediante enlaces covalentes. La unión de estas partículas portadoras funciona como un indicador de las interacciones entre antígenos y anticuerpos que ocurren en la superficie de los portadores. En un principio, los eritrocitos se utilizaban como portadores. Estos eritrocitos tuvieron que tratarse con ácido tánico u otros agentes para estabilizar la membrana celular, y después se formolizan para aumentar la absorción no específica de péptidos, proteínas y polisacáridos. Para algunas proteínas, se usaron agentes de acoplamiento químico para enlazar las proteínas de forma covalente a los eritrocitos; estos agentes funcionaron para algunas proteínas, pero no para otras. En 1955, se demostró que las esferas de látex de poliestireno de tamaño uniforme (0.81 nm de diámetro) eran el portador ideal de moléculas de anticuerpos, ya que las superficies hidrófobas de las esferas se unen de forma específica e irreversible a la región Fc de las moléculas de IgG. Los antígenos como polisacáridos complejos y proteínas también pueden unirse a las esferas de látex a través de los grupos sulfato que están en la superficie de las esferas, como resultado del proceso de fabricación. En la actualidad, las esferas de látex son los portadores que se utilizan con mayor frecuencia en los análisis de aglutinación. Las pruebas de aglutinación de látex suelen realizarse en portaobjetos o tarjetas de cartón recubiertas con plástico. Las esferas de látex recubiertas con anticuerpos específicos son la base de las pruebas de aglutinación de partículas de látex del antígeno criptocócico (galactoxilomanano capsular) (Cryptococcal Antigen Latex Agglutination System® [CALAS®], Meridian Bioscience, Inc.; Cincinnati, OH; Crypto LA®, International Biological Laboratories, Inc.; Cranbury, NJ), las pruebas de aglutinación de partículas de látex para la detección directa de estreptococos del grupo A en muestras de exudados faríngeos y productos comerciales para el agrupamiento serológico de los estreptococos β-hemolíticos (Slidex Strepto-Kit®; bioMérieux, Inc.; Marcy l'Étoile, Francia; Streptex Streptococcal Grouping kit®, Remel; Lenexa, KS).[9,33,93,163,174] Las de aglutinación de látex fueron la primera generación de pruebas rápidas para la detección directa del antígeno estreptocócico del grupo A en las muestras de exudado faríngeo. La sensibilidad de estas pruebas de aglutinación de látex para la detección de antígenos varía del 83 al 97%; en la mayoría de los casos, la especificidad es superior al 97%.[57,93,164] Estas pruebas han sido sustituidas en gran medida por los inmunoanálisis de flujo lateral u otras pruebas moleculares sin cultivo. La aglutinación de látex aún se utiliza para el agrupamiento estreptocócico de cultivos positivos y para la detección del antígeno criptocócico. La prueba del antígeno criptocócico se realiza en LCR y en muestras séricas, pero también se ha utilizado para la detección de antígenos en el lavado broncoalveolar y otros tipos de muestras.[14,143,199] La sensibilidad de las pruebas de látex criptocócicas comerciales es del 83-97%, con especificidad del 93-100%, según el fabricante.[174] Por lo general, estas pruebas proporcionan un diagnóstico rápido de meningitis criptocócica en más del 90% de los casos.[192] Las partículas de látex también pueden conjugarse con los antígenos, permitiendo

que la aglutinación de látex se utilice para la detección cualitativa y semicuantitativa de anticuerpos (p. ej., rubéola). Estas pruebas fueron prácticas, rápidas y fáciles de realizar, detectaron tanto IgG como IgM, y fueron bastante específicas. Sin embargo, las pruebas de aglutinación de látex tuvieron una sensibilidad menor para detectar títulos bajos de anticuerpos o seroconversiones.[87,92,159] Las pruebas de aglutinación de látex para determinar el estado inmunitario contra rubéola, citomegalovirus y virus de la varicela zóster (VVZ) ya no están disponibles comercialmente.

Los estafilococos también pueden utilizarse como agentes portadores. Las cepas de *Staphylococcus aureus* (ATCC 12498) tienen un alto contenido de proteína A en su pared celular. Esta proteína puede unirse de forma específica a la región Fc de la IgG, dejando las regiones Fab disponibles para unirse con el antígeno.[48] Dada la naturaleza de la proteína A y su interacción específica con las moléculas de IgG como un portador funcional, la coaglutinación estafilocócica se utiliza principalmente para la detección de antígenos y es el método que se emplea en algunos kits comerciales para el agrupamiento serológico de los estreptococos β-hemolíticos (p. ej., Phadebact Streptococcus Test®, Bactus AB, Huddinge, Suecia). Después de la extracción del antígeno de los microorganismos mediante métodos químicos o físicos, los estafilococos recubiertos con anticuerpos se mezclan con el extracto. La aglutinación visible de las células estafilocócicas representa una prueba positiva. También hay pruebas de aglutinación comercialmente disponibles para la confirmación del cultivo de *Neisseria gonorrhoeae y S. aureus* (p. ej., Phadebact Monoclonal GC test®; Phadebact Staph Aureus test; Bactus AB, Huddinge, Suecia).

Otro tipo de reacción de aglutinación es el fundamento de una técnica llamada **microscopia electrónica inmunitaria** (**MEI**). Esta técnica se utiliza para la detección visual de agentes víricos que no son cultivables, como hepatitis A, algunos de los nuevos agentes de hepatitis y los virus de gastroenteritis no cultivables (p. ej., Norwalk, virus similares a Norwalk, norovirus) en los filtrados de heces.[94,137,148] Los anticuerpos antivirales específicos se emplean para ocasionar la agregación de las partículas víricas; estos agregados se detectan con mayor facilidad mediante microscopia electrónica que los viriones individuales dispersos. La agregación inmunoespecífica de las partículas víricas aumenta la detección de virus mediante microscopia electrónica entre 100 y 1 000 veces, por lo cual permite la detección de tan sólo 10^5-10^6 partículas víricas/mL de filtrado de heces.

Métodos de inmunoanálisis en fase sólida

Enzimoinmunoanálisis para la detección de anticuerpos

El *inmunoanálisis en fase sólida* se refiere a la unión de un antígeno o anticuerpo a diversos materiales sólidos, como pocillos de microtubos de poliestireno o esferas de plástico/látex. Los inmunoanálisis en fase sólida diseñados para la detección de anticuerpos en una muestra desconocida tienen los antígenos unidos a la fase sólida. La reacción inicial ocurre cuando la muestra para la prueba se incuba durante un período determinado en contacto con la fase sólida. El anticuerpo específico se une al antígeno inmovilizado. Después de que se lava la mezcla de la reacción para retirar el material extraño, se conjuga una antiglobulina con una "marca" y se incuba en el tubo de la reacción. En los sistemas de EIA comercialmente disponibles para la detección de anticuerpos humanos, el conjugado con frecuencia es una Ig antihumana producida en cabra marcada con fosfatasa alcalina o peroxidasa de rábano, o se fabrican como anticuerpos monoclonales. Si se presenta la reacción inicial antígeno-anticuerpo, la antiglobulina (con su marca enzimática) se une al anticuerpo. El paso final en este análisis es la adición del sustrato de la enzima, llevando a un producto final con color que puede detectarse visualmente o mediante espectrofotometría. Una reacción positiva indica que el anticuerpo estaba presente en la muestra original; la intensidad de la reacción es proporcional a la concentración del anticuerpo en la muestra. En la figura 3-4 se muestra un procedimiento representativo para la detección de anticuerpos de la rubéola. Los kits de EIA comerciales para la detección de diversos anticuerpos en suero se encuentran ampliamente disponibles y, en muchos casos, han sustituido a los procedimientos que implican gran cantidad de tiempo y esfuerzo, como la FC y la IHA para la serología vírica.

La química de los conjugados de anticuerpos que se emplean en las técnicas de EIA no se limita a las interacciones antígeno-anticuerpo, como lo ejemplifica la utilización de avidina, estreptavidina y biotina. La avidina y la estreptavidina son glicoproteínas que se purifican a partir de la clara de huevo y de *Streptomyces avidinii*, respectivamente. La biotina es un componente del complejo de la vitamina B_2 y es un cofactor involucrado en la transferencia de CO_2 en diversas reacciones de la carboxilasa. Las moléculas de avidina pueden unir de forma estequiométrica a los residuos de biotina de la misma manera que una interacción anticuerpo/antígeno.[194] En los formatos de EIA, la globulina antihumana de cabra unida a las moléculas de biotina puede utilizarse como el conjugado para la detección de anticuerpos humanos que se han unido al antígeno fijado a la fase sólida. Después del paso del lavado, se agrega la avidina (o estreptavidina) marcada con la enzima. Después de la incubación y el lavado, la adición del sustrato para la enzima lleva a un producto final con color. De manera alterna, la antiglobulina biotinilada puede detectarse al agregar avidina sin marcas y, después del paso de lavado, se agrega la enzima biotinilada. Esta enzima se une a la avidina y, después del lavado, la adición del sustrato para la enzima lleva a un producto final con color.

Los procedimientos serológicos para la detección de anticuerpos que se basan en la tecnología del EIA se diseñaron para aumentar su utilidad como métodos de pruebas diagnósticas específicas o de confirmación. El procedimiento de inmunotransferencia surgió por la necesidad de determinar las especificidades antigénicas del antisuero e implicaron la separación de los antígenos mediante electroforesis en geles de poliacrilamida, seguido por la transferencia electroforética y la replicación del patrón del gel en papel de nitrocelulosa.[103] Después, se utilizó el sondaje de los antígenos con el antisuero transferidos mediante inmunotransferencia (blot) para detectar y caracterizar las especificidades de anticuerpos policlonales y de anticuerpos monoclonales. El procedimiento de Western blot para los anticuerpos del virus de la inmunodeficiencia humana 1 (VIH-1) es la aplicación mejor conocida de esta técnica (fig. 3-5). En el procedimiento original para la detección de VIH-1 por Western blot, el virus cultivado en tejido es parcialmente purificado fuera del cultivo celular y se solubiliza mediante un tratamiento detergente (dodecilsulfato de sodio) y un agente reductor (2-mercaptoetanol). Las proteínas del VIH-1 se fraccionan en función de su peso molecular con un gel de electroforesis de poliacrilamida, en el cual las proteínas de bajo peso molecular migran más lejos que las de alto peso molecular y las glicoproteínas. Se coloca una hoja de nitrocelulosa en el gel y las proteínas se transfieren mediante blot a la hoja de nitrocelulosa. La hoja se corta en tiras para utilizarse como "fase sólida" en el análisis. El suero que es repetidamente reactivo en el EIA del VIH-1 se diluye e incuba con una tira de nitrocelulosa. De estar presentes, los anticuerpos del VIH-1 se unen al antígeno

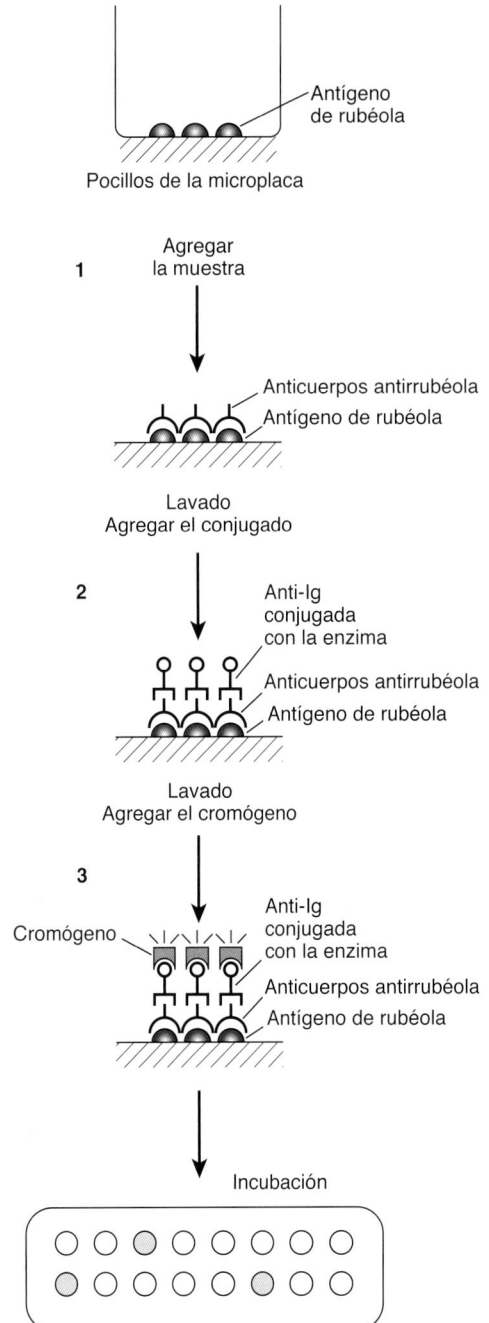

■ **FIGURA 3-4** Principios del EIA. Esta figura muestra el procedimiento del EIA para la detección de anticuerpos en contra del virus de la rubéola. Los antígenos de rubéola purificados se absorben en los pocillos de la microplaca. En el paso 1, se agrega e incuba el suero. Los anticuerpos antirrubéola, de estar presentes, se unen al antígeno. Después del paso del lavado, se agrega una Ig antihumana conjugada con una enzima (paso 2). Después de un segundo paso de lavado, se agrega el sustrato enzimático cromógeno. Las absorbancias para cada pocillo individual se leen de manera espectrofotométrica y los resultados se interpretan a través de comparaciones, con controles positivos y negativos realizados en la misma prueba.

vírico específico en la tira. Después del lavado, las tiras se incuban con anticuerpos antihumanos producidos en cabra conjugados con peroxidasa de rábano o fosfatasa alcalina. Después de otro lavado, se agrega el sustrato enzimático a la tira. En la tira

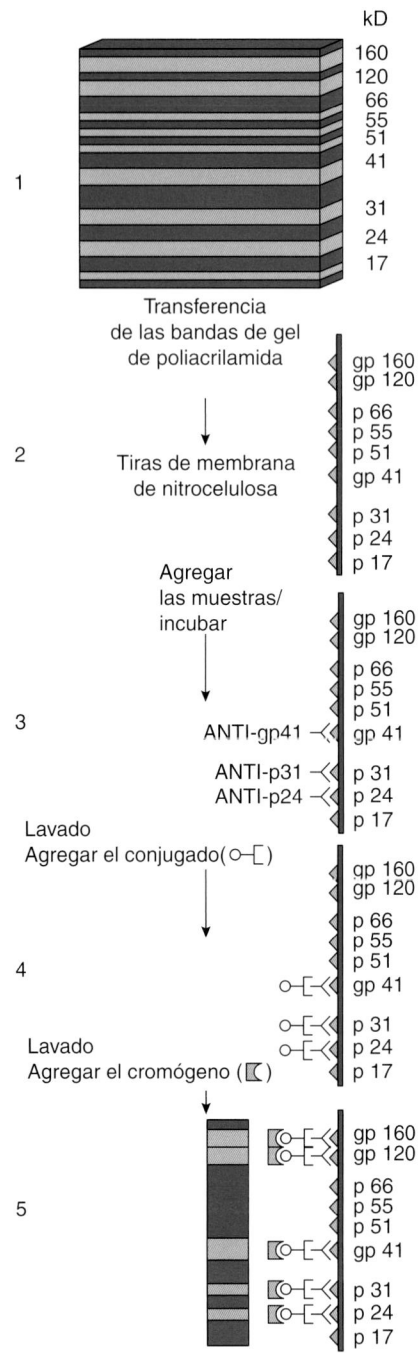

kD

1 — Transferencia de las bandas de gel de poliacrilamida

160
120
66
55
51
41
31
24
17

2 — Tiras de membrana de nitrocelulosa

gp 160
gp 120
p 66
p 55
p 51
gp 41
p 31
p 24
p 17

Agregar las muestras/ incubar

3

gp 160
gp 120
p 66
p 55
p 51
ANTI-gp41 —⟨ gp 41
ANTI-p31 —⟨ p 31
ANTI-p24 —⟨ p 24
p 17

Lavado
Agregar el conjugado(○─[ )

4

gp 160
gp 120
p 66
p 55
p 51
○─[─⟨ gp 41
○─[─⟨ p 31
○─[─⟨ p 24
p 17

Lavado
Agregar el cromógeno (◖)

5

[◖○─[─⟨ gp 160
[○─[─⟨ gp 120
p 66
p 55
p 51
[◖○─[─⟨ gp 41
[◖○─[─⟨ p 31
[◖○─[─⟨ p 24
p 17

■ **FIGURA 3-5** Técnica de Western blot para la detección de anticuerpos anti-VIH-1. En el paso 1, el virus que crece en el cultivo tisular se solubiliza, se purifica parcialmente y se somete a electroforesis en un gel de poliacrilamida. Esto separa las proteínas y glicoproteínas víricas por sus pesos moleculares. En el paso 2, los antígenos en el gel se transfirieron mediante electroforesis a otra hoja de nitrocelulosa, la cual después se corta en tiras. Posteriormente, se incuban las tiras (paso 3) con la muestra de la prueba (suero). Después de lavar el material que no se unió, se agrega un conjugado marcado con enzimas (paso 4). Este material se une a los anticuerpos de la muestra del suero que se unieron a la tira. Después de otro lavado, se agrega el sustrato enzimático (paso 5) y las bandas coloreadas aparecen en la tira, en los sitios de la reactividad inicial de los anticuerpos. En este diagrama, la reactividad se muestra con gp41, p24 y 31, confirmando que la muestra de suero contiene anticuerpos anti-VIH-1 (reproducido con autorización de Sandler SG. Xxxxx. En: DeVita VI Jr, Hellman S, Rosenberg SA, eds. AIDS Etiology, Diagnosis, Treatment, and Prevention. 2a ed. Philadelphia, PA: Lippincott, 1988:128).

aparecen bandas coloreadas en las áreas donde ocurrió una reacción anticuerpo-antígeno. La posición de las bandas y la comparación de los patrones con muestras de control positivo permiten que se evalúe e interprete la reactividad de una muestra con antígenos víricos específicos.[128] El Western blot para VIH-1 aún es la prueba confirmatoria que se considera "estándar de oro" para la infección por VIH-1 y tiene una especificidad mayor al 99%.

Las técnicas de inmunotransferencia (inmunoblot) también permiten evaluar las especificidades de los anticuerpos contra otros agentes. Por ejemplo, muchas técnicas de EIA útiles para detectar anticuerpos contra virus del herpes simple (VHS) no pueden diferenciar anticuerpos específicos contra VHS-1 ni VHS-2. Se introdujeron nuevos EIA de microtítulos de segunda generación que emplean las glicoproteínas purificadas gG1 y gG2 y VHS-1 y VHS-2 específicas, a fin de capturar anticuerpos víricos específicos en muestras de suero.[38,203] Los métodos de inmunotransferencia actuales que detectan anticuerpos contra diversos antígenos víricos específicos tienen una sensibilidad y especificidad mayor al 98% para diferenciar los anticuerpos contra VHS-1 y VHS-2.[109,176] Esta tecnología también se ha evaluado como prueba para diagnosticar la sífilis. Los anticuerpos contra los antígenos inmunodeterminantes de *Treponema pallidum* con pesos moleculares de 15.5, 17, 44.5 y 47 kDa son diagnósticos de sífilis adquirida al utilizar un conjugado anti-IgG.[123] Cuando se desarrolla con un conjugado anti-IgM, el procedimiento de inmunotransferencia es un análisis sensible y específico para el diagnóstico de sífilis congénita.[67] Dada la insensibilidad relativa de las técnicas de EIA e inmunofluorescencia, los procedimientos de inmunotransferencia también han surgido como un método sensible y específico para el serodiagnóstico de enfermedad de Lyme causada por *Borrelia burgdorferi*, y los Centers for Disease Control and Prevention han establecido los criterios diagnósticos en función del patrón de bandas observado en el inmunotransferencia.[25] Los métodos de inmunotransferencia han contribuido al diagnóstico de la enfermedad del arañazo de gato por la identificación de los antígenos inmunodominantes de *Bartonella henselae* (el agente etiológico), que son más útiles para el diagnóstico. Estos antígenos se utilizan para el desarrollo de pruebas de EIA o de anticuerpos fluorescentes indirectos (AFI) que pueden brindar un diagnóstico serológico sensible y específico.[97,112,187]

Ambos sistemas de pruebas (EIA e inmunotransferencia) para la detección de anticuerpos contra VIH-1 han sido modificados en varias ocasiones desde su introducción en 1984.[135] Al inicio, los kits de pruebas de los fabricantes utilizaban lisados preparados a partir de líneas celulares de linfocitos T infectados por VIH-1 como fuente de antígenos en los procedimientos de EIA e inmunotransferencia de primera generación. Se observan reacciones falsas positivas biológicas debido a la reactividad de los anticuerpos dirigidos contra las proteínas del antígeno leucocitario humano (HLA, *human leucocyte antigen*) expresadas por las líneas celulares linfoides que se utilizan para el crecimiento del virus. Después, los antígenos recombinantes se obtuvieron clonando los genes víricos en sistemas de expresión de bacterias o levaduras empleando plásmidos como vectores. El uso de estos antígenos llevó al desarrollo de técnicas de EIA de segunda generación con mayor sensibilidad y especificidad que los análisis de primera generación.[35] Sin embargo, las reacciones cruzadas con los antígenos bacterianos o de levaduras contaminantes pueden ser una causa de reacciones falsas positivas en estas pruebas. Después, la purificación de la síntesis de aminoácidos de antígenos retrovirales llevó a la utilización de péptidos sintéticos como antígenos en el procedimiento de EIA (análisis de tercera generación). Estos antígenos pueden producirse en grandes cantidades y muestran muy poca variabilidad entre cada lote. Por su pureza, las reacciones indeterminadas o atípicas debido a los componentes contaminantes en las pruebas de lisados y recombinantes disminuyen al mínimo. Aunque los análisis de primera y segunda generación detectaban principalmente

IgG, los de tercera generación detectan todas las clases de anticuerpos (IgG, IgM e IgA) del VIH-1 presentes en suero o saliva.[16] Las técnicas de EIA de tercera generación también difieren de los análisis más recientes en su metodología; los antígenos víricos sintéticos que se fijan a la fase sólida "capturan" a los anticuerpos anti-VIH-1 inicialmente y los anticuerpos unidos se detectan al agregar los antígenos del VIH-1 marcados con enzimas en lugar de añadir una antiglobulina marcada con enzimas. Los EIA de cuarta generación para la detección del VIH-1, que ahora están aprobados por la Food and Drug Administration (FDA) de los Estados Unidos, no sólo detectan anticuerpos contra VIH-1, sino también tienen la capacidad de localizar el antígeno p24 que está presente en la sangre durante la infección aguda por VIH-1 antes de la formación de anticuerpos.[141,142,181,189,190,191] Estos análisis ayudan a detectar a los pacientes infectados por VIH que se encuentran en el *período de ventana*, el tiempo entre la infección y la producción de anticuerpos específicos contra VIH-1 de entre 4 y 5 días. Además, se han diseñado análisis similares al Western blot que utilizan péptidos recombinantes o sintéticos unidos a tiras de nitrocelulosa en lugar de la transferencia de antígenos víricos lisados.[110,116,140,183,201,202] Estas pruebas se denominan *inmunoanálisis en línea*; por lo general tienen menos reacciones falsas positivas que el Western blot estándar para VIH-1 debido a la ausencia de las proteínas celulares que suelen asociarse con los procedimientos de inmunotransferencia con lisados víricos. Estos inmunoanálisis nuevos también incluyen péptidos recombinantes/sintéticos para la confirmación serológica de las infecciones por VIH-2 (RIBA HIV-1/HIV-2 SIA®; Chiron Corp., Emeryville, CA; Innolia HIV-1/HIV-2®, Innogenetics, Antwerp, Bélgica; Lia-Tek HIV III immunoblot assay®, Organon Teknika, Turnhout, Bélgica).

Métodos de enzimoinmunoanálisis de captura de anticuerpos para la detección de IgM

Los métodos de EIA para anticuerpos detectan principalmente IgG. Sin embargo, se puede utilizar la detección específica de IgM para ayudar a diferenciar las infecciones recientes de las pasadas, ya que la IgM sólo se presenta en las etapas tempranas de la mayoría de las infecciones. Los métodos específicos para la detección de IgM obvian la necesidad de realizar pruebas de muestras en fase aguda y convaleciente para IgG específica. En las infecciones congénitas, la detección de IgM específica en sangre fetal/neonatal indica una infección activa, en lugar de los anticuerpos transplacentarios. Al inicio, los formatos de EIA para la detección de IgM utilizaban anticuerpos anti-IgM marcados con enzimas como el conjugado. Sin embargo, si la IgG y la IgM se encuentran en la muestra, las moléculas más pequeñas y numerosas de IgG compiten de forma eficaz por los sitios de unión en el antígeno fijado a la fase sólida, lo que conduce a que no se presente la unión del conjugado anti-IgM y, por lo tanto, a un resultado falso negativo de la prueba de IgM. Además, el factor reumatoide en la muestra también puede interferir con la prueba. Los factores reumatoides suelen ser anticuerpos de la clase de IgM dirigidos contra las IgG de cualquier especificidad. Si el suero contiene tanto IgG como factor reumatoide, las moléculas más pequeñas y específicas de IgG se unen al antígeno en la fase sólida y, en cambio, los factores reumatoideos se unen a la IgG. Agregar un conjugado anti-IgM marcado lleva a su unión con el factor reumatoide, con la generación posterior de un resultado falso positivo al añadir el sustrato enzimático.

Se han desarrollado diversos métodos para separar la IgM de la IgG, a fin de detectar la IgM en el suero de los pacientes. La cromatografía de intercambio iónico en columna y la filtración en gel separan las clases de Ig según su tamaño y carga molecular. Al utilizar soluciones amortiguadoras (*buffers*) de diversas fuerzas iónicas, se puede eluir IgM de estas columnas y separarlas así de las IgG. La centrifugación en gradiente de densidad de sacarosa también separa las moléculas en función del tamaño, en la cual las moléculas de IgM atraviesan el gradiente de sacarosa más que las moléculas de IgG que son más ligeras y pequeñas. Las muestras séricas también pueden tratarse con anticuerpos anti-IgG, lo que lleva a la unión de la IgG dentro de inmunocomplejos y evita de forma eficaz que estos anticuerpos reaccionen en las pruebas de IgM. La proteína A estafilocócica, ya sea mezclada de forma directa con la muestra del suero o incorporada dentro de una columna de filtración en gel, también puede utilizarse para "unir" las moléculas de IgG en las muestras de los pacientes. Sin embargo, estos métodos de separación tienen otros problemas técnicos. Ninguno de ellos es totalmente eficaz para separar la IgM de la IgG, por lo que la interferencia de la IgG con la detección de la IgM todavía puede ser un problema, incluso después del tratamiento previo de la muestra. Además, todas estas técnicas llevan a la dilución de la muestra sérica. Como la IgM está presente en concentraciones muy bajas, la dilución de la muestra puede conducir a resultados falsos negativos de la prueba de IgM, incluso si la IgM específica contra el agente está presente. La disponibilidad de pruebas de laboratorio precisas y confiables para la detección de IgM es de gran importancia para el diagnóstico del síndrome de rubéola congénita, ya que el riesgo de daño grave al feto es considerable. Si se diagnostica síndrome de rubéola congénita en el embarazo, el abordaje recomendado es la terminación del embarazo.

El método de detección de IgM de elección es el método de "captura de anticuerpos" (fig. 3-6). En esta modificación, la IgG dirigida contra la IgM se une a la fase sólida. La incubación de la muestra lleva a la unión de todas las IgM en la alícuota de la muestra a la IgG inmovilizada. Después de un paso de lavado, se agrega el antígeno específico al pocillo y se une a las moléculas de los anticuerpos IgM por tener esa especificidad antigénica particular. La adición subsecuente de un conjugado de anticuerpos IgG marcado con enzimas contra otro epítopo del antígeno lleva al marcaje enzimático indirecto de la IgM específica al antígeno, conduciendo a un producto final con color después de agregar el sustrato enzimático. El factor reumatoide capturado por anticuerpos IgM con otras especificidades antigénicas no se une al conjugado para generar un producto final con color. En los últimos años se han comercializado técnicas de EIA por captura de IgM para diversas infecciones víricas.[1,153,198]

Enzimoinmunoanálisis para la detección de antígenos

Los diseños de EIA pueden modificarse para detectar antígenos en lugar de anticuerpos. En este caso, un anticuerpo "capturado" se fija a la fase sólida (fig. 3-7); en la mayoría de estos formatos, la fase sólida es un pocillo en una placa de microtitulación. La incubación con una muestra con el antígeno lleva a la unión antígeno-anticuerpo. Después de un paso de lavado, la incubación con anticuerpos marcados con enzimas (o biotinilados) contra un segundo epítopo del antígeno conduce a la unión del anticuerpo. Después del lavado, se agrega el sustrato enzimático (o la enzima conjugada con avidina) y la nueva adición de sustrato enzimático da lugar a un producto final con color. La detección de este producto final suele determinarse por espectrofotometría; los niveles de corte para los resultados positivos y negativos se establecen a través de controles positivos y negativos, o con calibradores realizados de forma simultánea. Los EIA para la captura de antígenos están disponibles para detectar diversos patógenos microbianos o factores de virulencia de varios tipos de muestras, como heces diarreicas (p. ej., EIA para toxinas similares a la de Shiga de *E. coli* enterohemorrágica, antígenos específicos contra *Giardia, Cryptosporidium* y *Helicobacter pylori*, antígenos

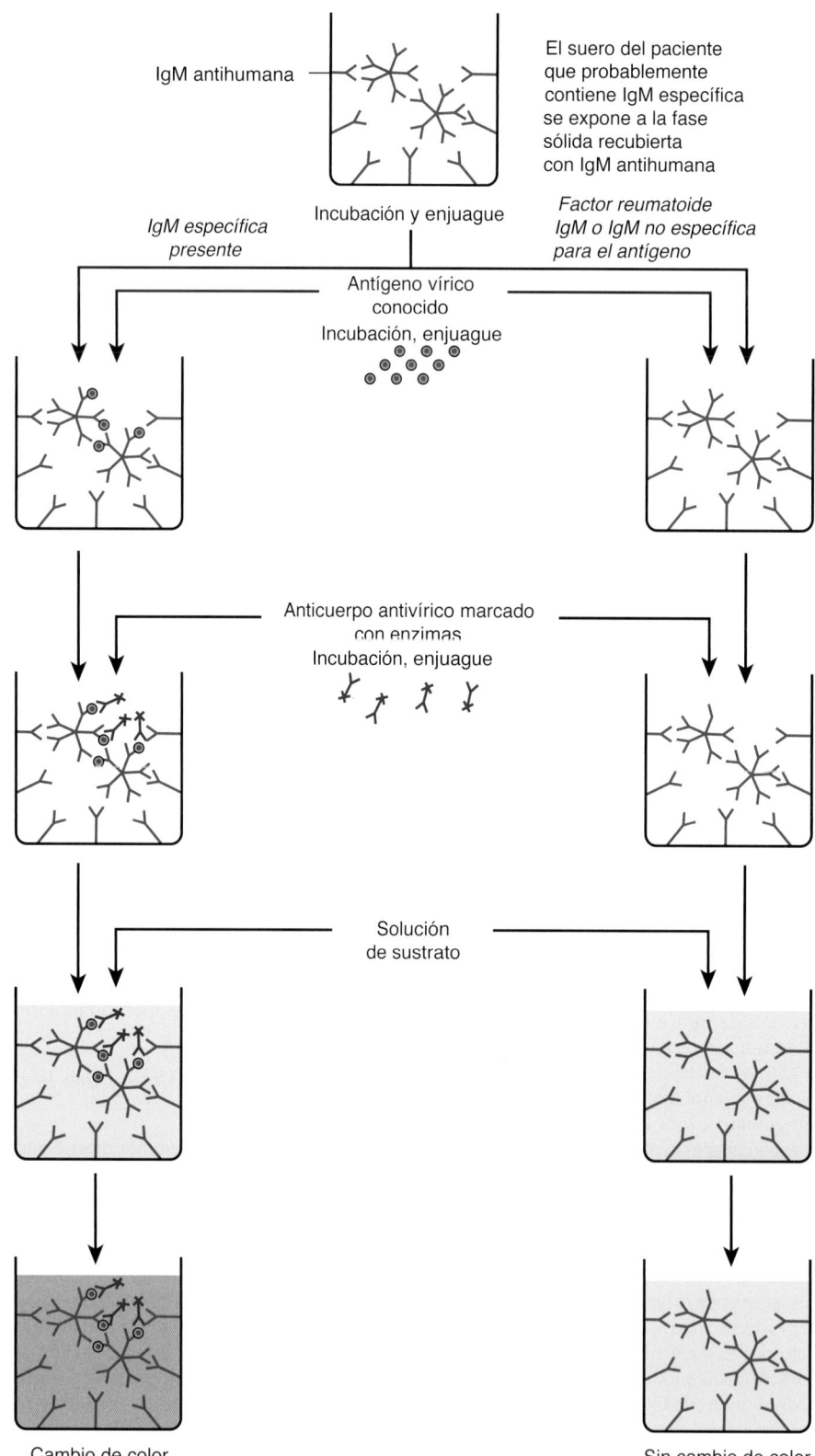

■ **FIGURA 3-6** EIA de captura de IgM. El suero del paciente que puede contener IgM se expone a la IgM antihumana unida a una fase sólida. La IgM antihumana "captura" o une cualquier IgM en el suero. Los pasos subsecuentes en la prueba (agregar el antígeno vírico conocido, los anticuerpos antivirales marcados con enzimas, y el sustrato) se realizan para determinar la especificidad de la IgM capturada. La IgM capturada con la especificidad adecuada generará un resultado final con cambio de color. La IgM capturada con otra especificidad, incluso el factor reumatoide, no producirá un resultado con cambio de color (modificado de Leland DS. Clinical Virology. Filadelfia, PA: Saunders, 1996).

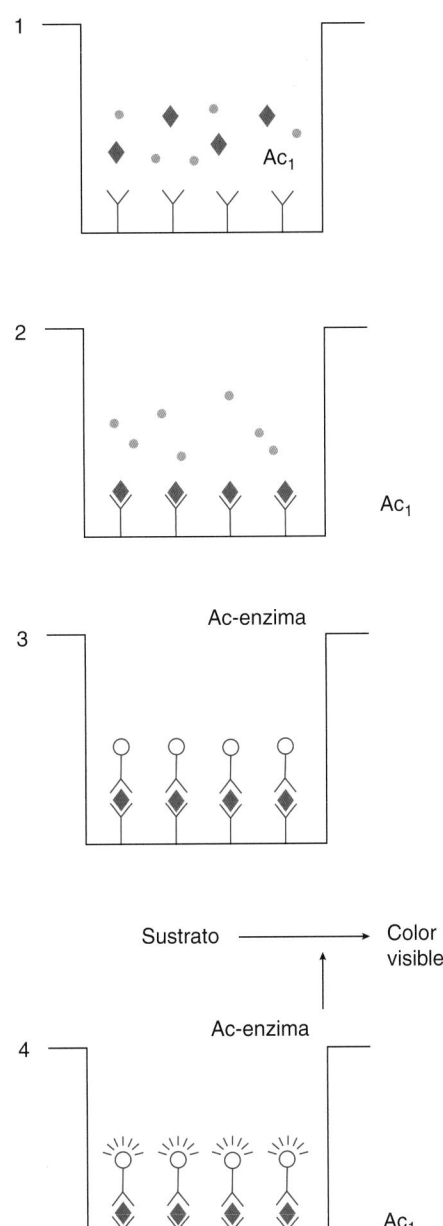

■ FIGURA 3-7 EIA de captura de antígeno para *H. pylori*. En esta técnica, el anticuerpo dirigido contra el antígeno que se detectará se une a la fase sólida. Se agrega una muestra de heces al pocillo (paso 1). El anticuerpo de la fase sólida "captura" a los antígenos presentes en la muestra urogenital. Después de un paso de lavado, se agrega el anticuerpo anti-*H. pylori* conjugado con una enzima (paso 2) y reacciona con el antígeno unido al anticuerpo de la fase sólida. Después de otro paso de lavado, se agrega el sustrato enzimático (paso 3) y se detecta un color visible.

contra rotavirus y contra *Clostridium difficile* y toxinas), orina (EIA para antígeno del serogrupo 1 de *Legionella pneumophila*), y suero (galactomanano de *Aspergillus* y antígeno p24 del VIH-1). En la figura 3-7 hay un diagrama de la prueba de captura típica de antígenos para su detección.

La gastroenteritis se relaciona con las infecciones por bacterias, parásitos y virus, y se han desarrollado técnicas de EIA para la detección de antígenos que abordan a los agentes habituales en todos estos grupos de microorganismos. La enterocolitis transmitida por alimentos y el síndrome urémico hemolítico en niños se asocian con *E. coli* O157:H7, aunque estos síndromes también

pueden ser causados por otras especies de *E. coli* distintas a O157:H7 que producen toxinas similares a Shiga. Hay EIA sensibles y específicos disponibles para detectar *E. coli* O157:H7 (Premier *E. coli* O157 EIA®, Meridian Bioscience, Inc.) o para las toxinas Shiga 1 y 2 (Premier EHEC EIA®, Meridian Bioscience, Inc.; ProSpecT Shiga Toxin *E. coli* [STEC]®, Alexon-Trend, Ramsey, MN) de forma directa de las muestras de heces.[56,66,80,102] Estos EIA pueden realizarse de forma directa en heces diarreicas, en cultivos enriquecidos como caldo de MacConkey. La prueba Premier EHEC EIA utiliza anticuerpos monoclonales dirigidos contra las toxinas Shiga 1 y 2 como anticuerpos de captura, y anticuerpos policlonales marcados con peroxidasa de rábano para la detección de las toxinas unidas. La prueba ProSpecT STEC® utiliza anticuerpos policlonales contra las toxinas Shiga 1 y 2 como anticuerpos de captura y anticuerpos monoclonales marcados con peroxidasa de rábano para detectar las toxinas unidas. Estos análisis tienen sensibilidades del 79 y el 87% cuando las heces se estudian de forma directa y sensibilidades mayores al 98% cuando las heces se estudian después de una noche en un caldo de enriquecimiento. La especificidad con estos análisis es superior al 97% con cualquier tipo de muestra. Además, hay una microplaca de EIA disponible para la detección de antígenos específicos de *Giardia lamblia* y *Cryptosporidium* en muestras de heces. Las pruebas ProSpecT *Giardia* y *Cryptosporidium* microplate assays® (Remel) tienen sensibilidades del 70-80% para *Cryptosporidium* y mayores al 90% para *Giardia*, con especificidades mayores al 99% en comparación con la microscopia.[52,74,167,205] Los EIA para estos agentes pueden no ser positivos si la cantidad de parásitos en la muestra es pequeña. Los laboratorios clínicos han utilizado los EIA para la detección de rotavirus en heces diarreicas durante muchos años. Al compararla con los estudios mediante microscopia electrónica inmunitaria y análisis mediante PCR con transcripción inversa (RT-PCR, *reverse transcription PCR*), para rotavirus, la prueba Premier Rotaclone assay® (Meridian Bioscience, Inc.) tiene sensibilidades y especificidades del 95-100% y del 99%, respectivamente.[39,96]

H. pylori es un patógeno humano frecuente que se asocia con síndromes gastroduodenales, que incluyen dispepsia, gastritis crónica, enfermedad ulcerosa péptica, cáncer gástrico, linfoma de tejido linfoide asociado con la mucosa y adenocarcinoma gástrico.[170] El diagnóstico de la infección por *H. pylori* se establece mediante procedimientos invasivos que incluyen endoscopia y biopsia gástrica, o mediante métodos no invasivos, como la prueba del aliento con ^{13}C-urea y pruebas de antígenos en heces. Estas pruebas se utilizan para el diagnóstico y también se ha evaluado su capacidad para detectar infecciones persistentes después del tratamiento de erradicación. Aunque la serología para la detección de anticuerpos con frecuencia se emplea para establecer si una persona ha sido infectada por *H. pylori*, no puede usarse para determinar la erradicación después del tratamiento, ya que la disminución en los títulos de anticuerpos varía de una persona a otra dependiendo de los intervalos entre las consultas de seguimiento.[179] Las técnicas de EIA detectan los antígenos de *H. pylori* en muestras de heces y utilizan anticuerpos policlonales de ratón purificados por inmunoafinidad anti-*H. pylori* (Premier Platinum HpSA®, Meridian Bioscience, Inc.) o monoclonales (Amplified IDEIA Hp StAR®, DakoCytomation/Oxoid Ltd., Cambridge, Reino Unido; FemtoLab *H. pylori*®, Connex, Martinsried, Alemania) adsorbidos al pocillo de microtitulación en la fase sólida. En las evaluaciones, la prueba Premier Platinum HpSA® demostró sensibilidades desde el 80% hasta más del 95%, con especificidades correspondientes del 79-99% al compararlas con la prueba del aliento con ^{13}C-urea.[59,91,146,177,178] Las técnicas que utilizan anticuerpos monoclonales para la captura de antígenos son equiparables o poco más sensibles y específicas que las pruebas con anticuerpos policlonales.[23,107] En los Estados Unidos, la prueba Premier se utiliza con mayor frecuencia que otros métodos de EIA con microtítulos, e incluso se está reemplazando con los inmunoanálisis de flujo lateral para el antígeno de *H. pylori* en muchos laboratorios (*véase* a continuación).

Las infecciones por *Legionella* son un dilema diagnóstico para el médico y el laboratorio. Las especies de *Legionella* se reconocen cada vez más como agentes etiológicos de neumonías adquiridas en la comunidad, relacionadas con viajes e infecciones intrahospitalarias en los EE. UU. y otros países;[18,24,119] son responsables del 2-5% de todas las neumonías adquiridas en la comunidad, y más del 90% de estos casos en el mundo se deben a *L. pneumophila*. De estas infecciones, el 70-80% son causadas por el serogrupo 1 de *L. pneumophila*.[24,41,47] Los pacientes inmunodeprimidos (p. ej., transplante de órganos, corticoesteroides, malignidades hemáticas, transplantes de médula ósea) también están en riesgo. Muchos laboratorios no ofrecen el cultivo para *Legionella*, ya que los métodos de cultivo son laboriosos, requieren el procesamiento preanalítico de las muestras, la inoculación en medios selectivos y no selectivos, y la experiencia técnica para el reconocimiento e identificación. El diagnóstico serológico es retrospectivo y no es clínicamente útil para la fase aguda de la enfermedad. El desarrollo y la disponibilidad de EIA que detectan antígenos solubles del serogrupo 1 de *L. pneumophila* en orina ha cambiado los abordajes clínicos y de laboratorio en relación con el diagnóstico de las infecciones por *Legionella*. Los EIA en orina detectan los anticuerpos monoclonales Pontiac de tipo 2 del serogrupo 1 de *L. pneumophila*, pero son menos sensibles que otros anticuerpos monoclonales de este serogrupo e insensibles para la detección de *L. pneumophila* que no sea del serogrupo 1 y otras especies de *Legionella*. Los EIA para la detección del antígeno en orina de *L. pneumophila* utilizan diseños de microtítulos (Biotest *Legionella urinary* antigen EIA® [Biotest AG, Dreieich, Alemania]; Binax *Legionella* urinary antigen EIA® [Binax, Portland, ME]; Bartels ELISA *Legionella* urinary antigen EIA® [Intracel, Frederick, MD]) o una tira inmunocromatográfica (Binax NOW *Legionella* urinary antigen ICT®). En una comparación, la prueba Binax demostró sensibilidades del 63.7 y 88.9% sin concentrar y al concentrar (25 veces mediante ultrafiltración) las muestras, respectivamente.[43] Las sensibilidades correspondientes para la prueba Biotest EIA fueron del 66.7 y el 86.7%, respectivamente. Ambos análisis tuvieron una especificidad del 100%. Una evaluación de la prueba Bartels EIA informó una sensibilidad y especificidad similar que fue congruente con los otros dos EIA comerciales.[61] Un metanálisis de todas las evaluaciones de las pruebas del antígeno urinario de *Legionella* encontró una sensibilidad promedio del 74% (68-80%) y una especificidad del 99.1% (98.0-99.7%) para la detección del antígeno del serogrupo 1 de *L. pneumophila*, sin diferencias estadísticamente significativas entre las diversas marcas.[162] Estas pruebas son más útiles para diagnosticar infecciones por *Legionella* que para descartarlas.

La detección de las toxinas A y B de *C. difficile* en muestras de heces mediante técnicas de EIA por captura de antígenos se ha empleado en los laboratorios clínicos durante muchos años. Originalmente, estas pruebas estaban validadas contra el análisis de citotoxinas en cultivo celular, el cual tiene sensibilidades del 80-100% y especificidades del 98-99%, dependiendo del método de referencia que se utilice.[118,136,152] Las técnicas de EIA en micropocillo para la toxina de *C. difficile* incluyen las pruebas Meridian Premier Toxin A and B® (Meridian Bioscience, Inc., Cincinnati, OH), TechLab Tox A/B® (TechLab, Blacksburg, VA) y VIDAS EIA® (bioMérieux, Inc., Marcy l' Étoile, Francia), de las cuales las últimas dos son las que se utilizan con mayor frecuencia. Las sensibilidades y especificidades de la prueba Premier® varían del 90 al 99% y del 94 al 99%, respectivamente, al compararse con el análisis de la citotoxicidad en cultivo celular.[118,127] Se ha informado que la prueba TechLab A/B tiene sensibilidades similares del 75-86% y especificidades del 92-100%.[111,155] El reciente aumento en la morbilidad y la mortalidad debido a la infección por *C. difficile* y el reconocimiento de las cepas emergentes de esta bacteria que presentan una producción de citotoxinas considerablemente mayor (cepa NAP1/B1/027 de *C. difficile* conocida por su patrón de restricción de la endonucleasa [B1], el patrón en campo pulsado en la electroforesis en gel [North American PFGE type 1] y el ribotipo [027] mediante PCR), estimularon el desarrollo de abordajes diagnósticos más rápidos y sensibles, incluyendo el empleo de cultivos toxígenos.[12,98,113,188] El *cultivo toxígeno* se refiere al aislamiento e identificación del microorganismo de muestras de heces diarreicas seguido por la detección *in vitro* de la producción de la toxina por parte del aislamiento, utilizando la técnica de EIA o la prueba de citotoxicidad del cultivo celular. Las comparaciones de los métodos de EIA con el cultivo toxígeno mostraron que las técnicas de EIA de la toxina no eran tan sensibles como se pensaba.[30,31,139] Para optimizar la detección, se introdujo la utilización de otro EIA, la prueba de glutamato deshidrogenasa (GDH). La GDH es una enzima de la pared celular que se encuentra tanto en los aislamientos toxígenos como en los no toxígenos de *C. difficile*. Esta prueba se introdujo para su diagnóstico precoz, a fin de evaluar únicamente las muestras GDH positivas, en lugar de realizar pruebas de EIA de la toxina o de citotoxicidad. Por desgracia, las pruebas de GDH de diferentes fabricantes también varían en su sensibilidad. El desarrollo, disponibilidad y aprobación de la FDA de las pruebas moleculares comerciales altamente sensibles para la detección del gen de la toxina de *C. difficile* eclipsó la utilidad diagnóstica de muchos EIA de las toxinas A/B de *C. difficile*.[136] Los laboratorios que no tienen la capacidad para realizar pruebas moleculares han desarrollado algoritmos que emplean los EIA para GDH seguidos por EIA de las toxinas A/B para aumentar la sensibilidad, especificidad, valores predictivos y precisión del diagnóstico de la enfermedad por *C. difficile*.[86,124,147,152,156,160]

En la micología, ahora hay varias técnicas de EIA disponibles para ayudar con el diagnóstico de las infecciones micóticas endémicas y oportunistas. Estas pruebas incluyen la EIA del antígeno criptocócico, la EIA del antígeno de *Histoplasma* y la EIA del galactomanano para la detección de infección por *Aspergillus* invasor. La prueba Premier cryptococcal antigen EIA® (Meridian Bioscience, Inc.) utiliza una Ig de captura policlonal y un anticuerpo de detección monoclonal, y puede realizarse en muestras tanto de LCR como de suero, sin pasos de pretratamiento. Esta prueba demostró un desempeño comparable con los análisis de aglutinación de látex para el antígeno criptocócico.[10,45,49,174] El EIA del antígeno criptocócico no se ve afectado por el factor reumatoide, la sinéresis del líquido ni las macroglobulinas séricas, y los títulos cuantitativos suelen ser mayores que aquellos obtenidos mediante la prueba de aglutinación de látex. El EIA del galactomanano (Platelia *Aspergillus* EIA®, Bio-Rad, Redmond, WA) es un EIA de microtítulos para la detección del galactomanano de las especies de *Aspergillus* en muestras séricas de pacientes en riesgo. Utiliza un anticuerpo monoclonal de rata específico para galactofuranosa que reconoce las cadenas laterales 1→5-β-D-galactofuranosa del galactomanano de *Aspergillus*, a fin de capturar y detectar el galactomanano en las muestras séricas. Esta prueba recibió la aprobación de la FDA para su uso en los Estados Unidos en el año 2003. Cuando se empezó a comercializar, los centros en Europa utilizaban el valor de corte sugerido por el fabricante (positivo: valores de OD ≥ 1.5); en los Estados Unidos, la FDA aprobó un valor de corte de OD de 0.5 para la interpretación de la prueba. Con valores de corte inferiores, aumenta la sensibilidad de la prueba, pero disminuye la especificidad.[138] En un estudio europeo de pacientes adultos con afecciones hemáticas, la disminución del valor de corte aumentó la sensibilidad de la prueba del 76.3 al 97.4%, pero disminuyó la especificidad general del 97.5 al 90.5%.[105] La evaluación de dos muestras séricas consecutivas utilizando el valor de corte más bajo condujo a una mejor especificidad (97.5%) y valor predictivo positivo (87.5%). En general, la sensibilidad del EIA del galactomanano varía del 57 al 100%, con una especificidad del 66-100%; ambos parámetros están influenciados por la utilización de tratamientos antimicóticos profilácticos y empíricos en los pacientes en riesgo de padecer aspergilosis invasora.[70,108,114] Se han informado sensibilidades y especificidades mayores al 85-90% para pacientes con malignidades hemáticas y pacientes receptores de trasplantes de células madre hematopoyéticas alogénas.[79,106,138,171]

La prueba Platelia GM EIA® también se ha aplicado a otras muestras clínicas, como al líquido del lavado broncoalveolar (LBA). En un estudio de 333 muestras de LBA de 116 pacientes sometidos a transplante de pulmón (incluyendo 9 muestras de LBA de pacientes con aspergilosis invasora comprobada), la sensibilidad y especificidad de la prueba del galactomanano fueron del 60 y 95%, respectivamente.[70,71] El EIA también tuvo una buena comparación con los análisis moleculares para la detección de *Aspergillus* en líquidos de LBA. En un estudio de 49 pacientes con trasplantes de células madre hematopoyéticas con aspergilosis invasora pulmonar comprobada/probable y 50 pacientes sin la enfermedad, la sensibilidad del EIA del galactomanano fue del 76% (utilizando un valor de corte de 0.5) y la especificidad fue del 94%, mientras que la sensibilidad y especificidad mediante PCR fueron del 67 y 100%, respectivamente.[117] En el mismo estudio, las sensibilidades del EIA del galactomanano y de la PCR con 22 cultivos negativos de muestras de LBA de pacientes con aspergilosis invasora fueron del 59 y el 36%, respectivamente. El EIA del galactomanano tiene algunas limitaciones por las cuales preocuparse. Se ha demostrado que muchos otros hongos filamentosos producen antígenos que presentan reacciones cruzadas con el galactomanano de *Aspergillus*. Giacchino y cols. describieron tres casos de infecciones invasoras por *Geotrichum capitatum* en pacientes con leucemia en quienes el EIA para galactomanano fue positivo.[58] Después, Wheat y cols. encontraron resultados falsos positivos con muestras séricas obtenidas de pacientes con histoplasmosis diseminada.[193] Los estudios *in vitro* utilizando filtrados de cultivo han demostrado reactividad cruzada con los antígenos derivados de los cultivos de *B. dermatitidis, Nigrospora oryzae, Paecilomyces lilacinus, Penicillium chrysogenum* y *Trichothecium roseum*.[32] Kitsato y cols. informaron un resultado falso positivo en el inmunoanálisis de galactomanano en un paciente con actinomicosis pulmonar; los antígenos lipoteicoicos de *Bifidobacterium* pueden ocasionar resultados falsos positivos para el EIA del galactomanano.[82,115] Además, se han informado resultados falsos positivos por la reactividad cruzada de antimicrobianos derivados de hongos filamentosos, como amoxicilina, amoxicilina-ácido clavulánico, ampicilina, ampicilina-sulbactam, piperacilina y piperacilina-tazobactam.[2,8,13,172,186] Estas reacciones cruzadas pueden tener implicaciones clínicas significativas para los pacientes que están en riesgo de padecer aspergilosis invasora y que reciben tratamientos de amplio espectro, en particular con piperacilina-tazobactam.

Los métodos de detección del antígeno p24 del VIH-1 están disponibles desde mediados de la década de 1980 y han demostrado cierta utilidad clínica. Durante la infección aguda por VIH-1, el antígeno p24 está presente en altas concentraciones, antes del desarrollo de anticuerpos anti-p24. Cuando aparecen los anticuerpos, gran parte del antígeno p24 está presente como inmunocomplejos, por lo cual disminuyen las concentraciones del antígeno 24 en forma libre.[60] Se ha utilizado el tratamiento con calor y otros métodos para disociar y retirar los anticuerpos anti-p24, a fin de permitir la detección de la antigenemia después del período inmediatamente posterior a la infección aguda.[65,157] Las pruebas

comerciales para la detección del antígeno p24 utilizan anticuerpos policlonales o monoclonales fijados a los pocillos de microtítulos para la captura de antígenos a partir de las diluciones del suero del paciente, y la detección se alcanza al añadir un segundo anticuerpo anti-p24 conjugado con una enzima. En el 2010, Parpia y cols. informaron una prueba de detección del antígeno p24 mediante tira reactiva y flujo lateral que empleó *shock* térmico para disgregar los inmunocomplejos atribuibles a anticuerpos anti-p24 maternos. Utilizando muestras ciegas almacenadas del *Women-Infants Transmission Study* (WITS) patrocinado por los National Institutes of Health, este análisis demostró una sensibilidad y especificidad general del 90 y el 100%, respectivamente, para la detección de p24. En un estudio de campo de 389 muestras de niños sudafricanos en riesgo de VIH, 24 (6.8%) de las 389 muestras resultaron positivas para ácido ribonucleico (ARN) de VIH mediante RT-PCR. La prueba de la tira reactiva para p24 demostró una sensibilidad del 95.8% y una especificidad del 99.4% para la detección de p24 en estas muestras disgregadas por calor.[131]

Inmunoanálisis de inmunoconcentración e inmunocromatográfico

La tecnología básica de los sistemas de pruebas de inmunoconcentración e inmunocromatografía se describió en la década de 1960, y las primeras aplicaciones comerciales fueron las pruebas de embarazo en casa, las cuales estuvieron disponibles en 1988. Desde entonces, esta tecnología se ha aplicado a diversas pruebas con aplicaciones clínicas, veterinarias e industriales. Los análisis mediante inmunoconcentración o "a través de flujo" utilizan una membrana de nitrocelulosa fijada a un dispositivo de cartucho.[180] Dependiendo de la prueba, se inmovilizan los antígenos (para la detección de anticuerpos) o los anticuerpos (para la detección de antígenos) en puntos discretos en la membrana. Después de la captura de anticuerpos o antígenos a partir de la muestra clínica y de un paso de lavado, la adición secuencial del conjugado marcado con enzimas y del sustrato lleva a la aparición de un producto coloreado de la reacción directamente en la membrana. Estas pruebas también contienen puntos de control internos positivos y negativos en la membrana, a lo largo del área de la prueba; estos controles determinan si la prueba se realizó de forma correcta y los resultados esperados en el control deben observarse en la membrana para considerar válida la prueba.

Un ejemplo de análisis de inmunoconcentración para la detección de anticuerpos es la ImmunoCard *Mycoplasma*® (Meridian Biosciences, Cincinnati, OH), la cual detecta la IgM específica de *Mycoplasma pneumoniae* en muestras de suero.[3,17,173] En esta prueba se agrega suero del paciente (2 gotas) a cada uno de los puertos de la muestra del cartucho de prueba. Después, las muestras migran a lo largo de la membrana hacia los dos puertos de reacción. Uno de ellos (puerto de control) sirve como control del procedimiento y tiene IgM humana unida a la membrana. En el otro puerto de reacción (puerto de prueba), los antígenos de *M. pneumoniae* extraídos con detergente están unidos a la membrana de nitrocelulosa. Después se agregan tres gotas de IgM antihumana conjugada con fosfatasa alcalina a cada uno de los dos puertos de la muestra, y luego el conjugado migra a los dos puertos de reacción. Posteriormente se añade el sustrato enzimático con fosfatasa alcalina a los puertos de control y prueba. El conjugado anti-IgM se une a la membrana en el puerto de control. Se agrega la muestra del paciente al puerto de prueba. Después, se añade la IgM antihumana marcada con enzimas, seguido del sustrato. Una coloración azul en los puertos de control y de prueba indica una reacción válida y la presencia de IgM anti-*M. pneumoniae* en la muestra del paciente, respectivamente. Si los anticuerpos IgM anti-*M. pneumoniae* no están presentes en la muestra, no se observará color en el puerto de prueba, aunque el puerto de control sí debe observarse de color azul. Sin embargo, si los anticuerpos anti-*M. pneumoniae* están presentes en la muestra, la IgM en la muestra reacciona con los antígenos de *M. pneumoniae* en la membrana del puerto de prueba. En una evaluación comparativa de varios métodos serológicos para la detección de los anticuerpos contra *M. pneumoniae*, incluyendo ImmunoCard Mycoplasma, la sensibilidad y especificidad general fueron del 90 y el 93%, respectivamente, y la prueba fue mejor que el EIA en microplaca, las pruebas de AFI y la FC.[3] Esta prueba tiene mayor utilidad para el diagnóstico de infecciones pediátricas, ya que los adultos con infección por *M. pneumoniae* pueden presentar únicamente una respuesta de IgG durante la infección primaria y la reinfección.[36,165]

Los análisis por inmunoconcentración para la detección de antígenos también se han comercializado y utilizado en los laboratorios clínicos. Las pruebas de detección rápida de antígenos de segunda generación para la detección de estreptococos del grupo A en muestras de exudado faríngeo empleaban la tecnología de flujo de inmunoconcentración cuando se introdujeron por primera vez. Un ejemplo de éstas era la prueba TestPack Plus Strep A® (Abbott Laboratories, North Chicago, IL). Después de la extracción de un exudado faríngeo con ácido nitroso, el extracto se coloca en una membrana y se permite que se embeba. Luego se agrega a la membrana el anticuerpo anti-estreptococo del grupo A conjugado con fosfatasa alcalina. Después de un paso de lavado, se agrega el sustrato de fosfatasa alcalina y el resultado se indica a través de la aparición de un signo azul "+" o "−" para señalar la presencia o ausencia del antígeno estreptocócico en la muestra, respectivamente. Los análisis de inmunoconcentración para estreptococos del grupo A tienen sensibilidades que varían del 64 al 89.9%.[22,88,93,158,200] Los análisis de inmunoconcentración comerciales disponibles han sido reemplazados por las técnicas inmunocromatográficas.

Los inmunoanálisis inmunocromatográficos o de flujo lateral son, en esencia, inmunoanálisis adaptados al diseño de la tira de prueba (fig. 3-8). Se han desarrollado numerosas variaciones de esta tecnología en productos comerciales, pero todas operan con los mismos principios básicos. Una tira de prueba típica está conformada por una almohadilla absorbente sobre la cual se aplica la muestra, un conjugado o almohadilla reactiva que contiene anticuerpos específicos al analito diana conjugado a partículas coloreadas (partículas de oro coloidal o microesferas de látex), una membrana de reacción en la que se inmovilizan los anticuerpos antidiana del analito en una línea a lo largo de la membrana a manera de zona de captura o línea de prueba, una zona de control que contiene anticuerpos específicos para los anticuerpos conjugados y una reserva de desechos conformada por otra almohadilla absorbente diseñada para recuperar la muestra a lo largo de la membrana de reacción (mediante capilaridad). Los componentes de la tira están fijados a un material inerte y pueden adquirir la disposición de una tira reactiva sencilla o dentro de un empaque de plástico con el puerto de la muestra y una ventana de reacción que muestra la captura (prueba) y las zonas de control.

Los inmunoanálisis de flujo lateral que se utilizan en los laboratorios de microbiología clínica habitualmente son análisis de doble anticuerpo de tipo "emparedado" (sándwich). Para la detección de antígenos, la zona de captura en la membrana contiene anticuerpos inmovilizados. La muestra aplicada a la almohadilla migra a través de la almohadilla conjugada, en donde el antígeno diana se une al conjugado.

Arquitectura del análisis de flujo lateral

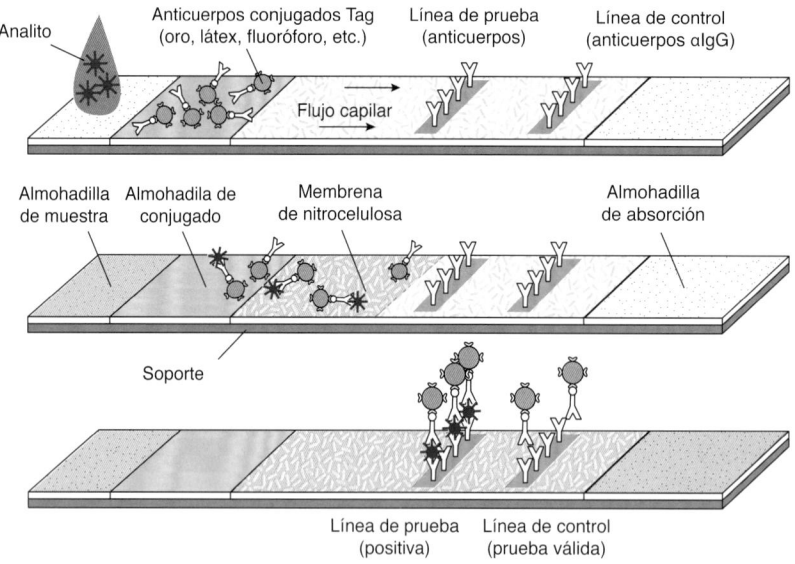

FIGURA 3-8 Inmunoanálisis de flujo lateral. Esta figura muestra el inmunoanálisis de flujo lateral para la detección del antígeno. La muestra (p. ej., suero, orina) que contiene el analito a ser detectado se coloca en la almohadilla para muestra, la cual embebe el líquido de la muestra. Después, el líquido migra a la almohadilla del conjugado, la cual contiene anticuerpos dirigidos contra el analito. Estos anticuerpos están conjugados con oro, látex coloreado o un cromóforo. El analito es capturado por los anticuerpos en la almohadilla del conjugado y luego migra a través de la membrana de nitrocelulosa hacia la línea de "prueba". En la medida en que se capturen más complejos analito-anticuerpo en la línea de "prueba", la línea se volverá visible en la membrana. Los anticuerpos que no sean específicos para el analito no son capturados y siguen migrando hacia la "línea de control", la cual se compone por anticuerpos inmovilizados dirigidos contra la inmunoglobulina. Conforme más anticuerpos que no están formando complejos pasan a la línea de control, son capturados y se vuelven visibles en esta línea. La presencia de una línea de "control" sólo indica que la prueba se realizó de forma adecuada y que el analito está ausente en la muestra. La presencia de líneas en las áreas de prueba y de control indican una prueba positiva. Una sola línea en el área de prueba sin una línea de control correspondiente equivale a una prueba inválida.

Después, la muestra continúa migrando a lo largo de la membrana hasta que alcanza la zona de captura donde el complejo diana/conjugado se une a los anticuerpos inmovilizados, generando una línea visible en la membrana. Posteriormente, la muestra migra un poco más a lo largo de la tira hasta que alcanza la zona de control, en donde el exceso de conjugado se une y genera una segunda línea visible en la membrana. Esta línea de control indica que la muestra migró por toda la membrana, como corresponde. Una línea clara en la zona de control y en el área de prueba en la membrana conforman un resultado positivo. Una sola línea en la zona de control es un resultado negativo. Los ejemplos de los análisis de flujo lateral disponibles en el mercado incluyen las pruebas para el VSR de las muestras de lavados nasofaríngeos (Binax NOW RSV®; Inverness Professional Medical Diagnostics, Princeton, NJ; Remel Xpect RSV®, Remel Laboratories) y para la detección de rotavirus (ImmunoCardSTAT! Rotavirus®, Meridian Bioscience, Inc.), *G. lamblia* y *Cryptosporidium parvum* (ImmunoCardSTAT! *Cryptosporidium/Giardia®*, Meridian Bioscience, Inc.) y antígenos de *H. pylori* (ImmunoCardS-TAT SpSA®, Meridian Bioscience, Inc.) en filtrados de heces. La arquitectura y el principio básico del inmunoanálisis de flujo lateral se ilustran en la figura 3-8.

Estos inmunoanálisis de flujo lateral para la detección rápida de antígenos han mostrado un buen desempeño general en su uso clínico. Las pruebas Binax Now RSV® y Xpect RSV® tienen sensibilidades desde el 33% hasta más del 80%, y especificidades mayores del 97%, lo que da lugar a valores predictivos positivos del 57-100%, dependiendo de la población y el tipo de muestra que se estudie (p. ej., lavados o aspirados nasofaríngeos, LBA).[21,75] Una evaluación en 1999 de la prueba ImmunoCardSTAT Rotavirus® demostró una sensibilidad del 94% y una especificidad del 100%.[39] García y cols. evaluaron el inmunoanálisis Immuno-CardSTAT! *Cryptosporidium/Giardia®* e informaron sensibilidades del 98.8 y el 93.5% para la detección de *Cryptosporidium* y *Giardia*, respectivamente, con una especificidad del 100% para ambos parásitos.[54] Johnston y cols. informaron una sensibilidad ligeramente menor para la detección de *G. lamblia* (81%) y *Cryptosporidium* (68%) utilizando la prueba ImmunoCardSTAT!®.[74] Las evaluaciones del inmunoanálisis ImmunoCardSTAT! HpSA® (antígeno de *H. pylori* en heces) mostraron un desempeño similar o mejor que el EIA en microplaca para el antígeno de *H. pylori*.[76,77,197] Los inmunoanálisis de flujo lateral para antígenos también pueden realizarse de forma múltiple al configurar varias zonas de captura en la almohadilla de detección, a fin de que numerosos antígenos de la misma especie puedan detectarse de forma simultánea. Por ejemplo, el Triage Micro Parasite Panel® (Biosite Diagnostics, Inc., San Diego, CA) es un inmunoanálisis de flujo lateral que se realiza con muestras fecales y tiene anticuerpos inmovilizados dirigidos contra *G. lamblia*, *E. histolytica/ Entamoeba dispar* y *C. parvum*.[53,161] En una evaluación de este producto por parte de García y cols., la sensibilidad de la prueba Triage para la detección de *G. lamblia, E. histolytica/E. dispar* y *C. parvum* fue del 95.9, 96.0 y 98.3%, respectivamente, con una especificidad mayor del 97% para cada uno de los tres parásitos.[53]

Sin embargo, no todas las pruebas de EIA de flujo lateral han demostrado tener la precisión necesaria para su utilización clínica. Por ejemplo, las evaluaciones iniciales del análisis Clearview *Chlamydia*® (Warmpole Laboratories, Cranbury, NJ) compararon este EIA de flujo lateral con el cultivo e informaron una sensibilidad del 72.9% para este dispositivo.[20,84] Las evaluaciones subsecuentes en las que se comparó la prueba Clearview con la sonda no amplificada y después con la prueba de amplificación de ácidos nucleicos (PAAN) para *Chlamydia trachomatis* informaron sensibilidades del 50-95%, dependiendo de la prueba comparada, los tipos de muestras evaluados y la prevalencia de *C. trachomatis* en la población del estudio.[29,69,89] También se informó un desempeño deficiente similar debido a la falta de sensibilidad para la detección de *C. trachomatis* para la prueba Quickview *Chlamydia* Test® (Quidel Corp., San Diego, CA).[149,182]

La disponibilidad de los antígenos recombinantes y sintéticos con reactividad sensible y específica en los diseños de los EIA de microtítulos regulares ha llevado al desarrollo de pruebas rápidas de inmunoconcentración e inmunocromatografía para la detección de anticuerpos del VIH-1 y el VIH-2. Las pruebas rápidas para la detección del VIH aprobadas por la FDA incluyen a las pruebas OraQuick Advance Rapid HIV-1/2 Antibody Test® (Orasure Technologies, Inc., Bethlehem, PA), Reveal G3 Rapid HIV-1 Antibody Test® (MedMira, Inc., Halifax, Nueva Escocia, Canadá), Uni-Gold Recombigen HIV® (Trinity Biotech, Bray, County Wicklow, Irlanda), Multispot HIV-1/HIV-2 Rapid Test® (Bio-Rad Laboratories, Hercules, CA), Clearview HIV-1/ HIV-2 STAT-PAK®, Clearview Complete HIV-1/HIV-2® (Inverness Medical Professional Diagnostics, Princeton, NJ) e INSTI HIV-1 Antibody Test® (bioLytical Laboratories, Inc., Richmond, BC, Canadá). La prueba OraQuick Advance puede realizarse en sangre total, plasma y líquidos bucales que se obtienen mediante exudado total de las encías superiores e inferiores con un hisopo. Las pruebas Reveal G3® y Multispot® pueden llevarse a cabo en sangre total, suero o plasma. La sangre total para estas pruebas se obtiene mediante punción digital utilizando los dispositivos específicos del kit (p. ej., lancetas, "asas" de recolección de muestras).

Las pruebas Reveal G3 Rapid HIV-1 Antibody Test®, Multispot HIV-1/HIV-2 Rapid® e INSTI HIV-1 Antibody Test® utilizan una membrana de tecnología de inmunoconcentración, mientras que las pruebas OraQuick Advance Rapid HIV-1/HIV-2 Antibody Test®, Trinity-Biotech Recombigen HIV® y las pruebas de anticuerpos Clearview HIV-1/2 STAT-PAK® and Complete HIV-1/HIV-2® emplean la tecnología inmunocromatográfica de flujo lateral. Las pruebas Reveal G3 Rapid HIV-1, Multispot HIV-1/HIV-2 e INSTI están configuradas como cartuchos cúbicos para emplearse una sola vez, los cuales contienen una membrana inmunorreactiva. En el análisis Reveal G3, la membrana contiene una mancha compuesta por péptidos sintéticos que corresponden a las regiones conservadas de las proteínas estructurales del VIH-1 y una línea de control del procedimiento/ reactivo compuesta por la proteína A. Una alícuota pequeña de la muestra (suero o plasma) se coloca en el centro de la membrana de reacción y se absorbe. Se pone una tapa que contiene un conjugado de proteína A/oro coloidal en el cartucho de la reacción y se aplican 12 gotas de solución amortiguadora al centro de la tapa. Una vez que se absorbe todo el líquido, se retira la tapa y se lee la prueba. Un resultado reactivo es cuando la porción de la proteína A del conjugado se une a los anticuerpos del VIH-1 capturados, generando un "punto" rojo en la zona de prueba y una línea roja vertical en la zona de control de la membrana. Una prueba negativa ocurre por la ausencia del complejo antígeno/anticuerpo del VIH-1 y lo indica la presencia de la línea roja vertical en el área de control de la membrana, sin el punto rojo.

En la Multispot HIV-1/HIV-2 Rapid Test, la membrana del cartucho contiene un punto de control del procedimiento, una mancha con un péptido del VIH-1 (glicoproteína inmunodominante de envoltura gp41 del VIH-1), un antígeno recombinante del VIH-1 (glicoproteína recombinante de envoltura gp41 del VIH-1) y un péptido del VIH-2 (epítopo inmunodominante de la glicoproteína de envoltura gp36 del VIH-2). Estas manchas están conformadas por micropartículas recubiertas con estos antígenos. Se aplica una dilución de la muestra (suero o plasma) a un prefiltro que cubre al cartucho, el cual se retira después de la absorción de la muestra dentro de la membrana. Si los anticuerpos contra VIH-1 o VIH-2 se encuentran presentes, se unen a los antígenos en las micropartículas. Se coloca un conjugado (IgG antihumana de cabra marcada con fosfatasa alcalina) en la membrana de reacción y se une a los complejos anticuerpo/antígeno humano inmovilizado en las manchas de reacción de la membrana del cartucho. Después de un paso de lavado para retirar el conjugado no unido, se agrega el reactivo colorimétrico (un sustrato de fosfatasa alcalina colorimétrico) al cartucho. Un color violeta aparece en las manchas de la prueba para VIH-1 o VIH-2 si los anticuerpos contra estos agentes están presentes en la muestra. Se desarrolla un color violeta en la mancha de control del procedimiento si la prueba se realizó de forma correcta, sin importar la presencia o ausencia de los anticuerpos contra VIH. La membrana de la prueba INSTI HIV-1 Antibody Test contiene antígenos tanto del VIH-1 como del VIH-2, pero sólo se ha validado para la detección de anticuerpos contra VIH-1.

Las pruebas OraQuick Advance Rapid HIV-1/HIV-2 Antibody Test, Uni-Gold Recombigen HIV®, Clearview HIV-1/HIV-2 STAT-PAK y Complete HIV-1/HIV-2 utilizan la tecnología inmunocromatográfica de flujo lateral. En estos análisis rápidos (10-20 min), se añade una alícuota pequeña de la muestra (líquidos bucales, sangre total, suero o plasma [dependiendo del kit]) a un pocillo del cartucho de flujo lateral. Después se agrega un amortiguador para facilitar la migración de la muestra a través del cartucho de la reacción mediante capilaridad y para reconstituir el conjugado fijado a la membrana. Si los anticuerpos anti-VIH están presentes, se unen a una proteína de unión a anticuerpos conjugada con una tinción de oro coloidal. El complejo inmunitario conjugado con la tinción migra a través de la membrana de celulosa y es capturado por los antígenos del VIH que están inmovilizados en el área de "prueba", produciendo una línea rosa-violeta que señala la presencia de anticuerpos contra VIH-1 o VIH-2. La muestra continúa migrando a lo largo de la membrana y genera una línea rosa violeta en el área de control, la cual contiene antígenos de IgG. Este control interno del procedimiento verifica que la muestra y el amortiguador se hayan aplicado de forma correcta al cartucho y establece la validez de la prueba.

El desarrollo de estos análisis rápidos de anticuerpos del VIH ha proporcionado a la comunidad médica las herramientas esenciales para la detección eficaz de la infección por VIH en países tanto desarrollados como en vías de desarrollo.[7,28,135] Dependiendo de los requerimientos de las modificaciones para la mejoría de los laboratorios (*Laboratory Improvements Amendments*) de las diversas pruebas (exentas frente a no exentas), estos estudios permiten que los departamentos de urgencias de los hospitales, las clínicas, los consultorios médicos, las clínicas comunitarias, los programas de promoción y el trabajo y vigilancia serológica de campo ofrezcan las pruebas para la detección del VIH. Por lo general, las evaluaciones de estos estudios rápidos del VIH han resultado muy sensibles y específicas en diversas poblaciones en todo el mundo.[37,90,101,125,126,129,132] Como el anticuerpo que se detecta es la IgG, estas pruebas no son adecuadas para el diagnóstico de infecciones neonatales por la presencia de los anticuerpos maternos hasta los 12 meses de edad. Una evaluación prospectiva australiana de cinco de los kits de pruebas rápidas de anticuerpos contra VIH autorizados en Europa, con una cohorte de 200 personas que se conocen como VIH positivos, mostró una menor sensibilidad en tres de las pruebas

aprobadas por la FDA cuando el resultado se obtuvo a partir de sangre total mediante punción digital, en comparación con las muestras séricas.[132] La sensibilidad de la sangre obtenida mediante punción digital en comparación con el suero fue del 95.5% frente al 97.5% para la prueba OraQuick Advance Rapid HIV-1/HIV-2 Antibody Test, y del 94.7% frente al 100% para el análisis Uni-Path HIV-HIV-2. Sólo la INSTI HIV-1 Antibody Test mostró un desempeño equivalente con sangre total y suero, con una sensibilidad del 99%.[132] En este estudio, la utilización de muestras de líquidos obtuvo la menor sensibilidad (86.5%) en comparación con el 94.5% y el 97.5% con sangre total obtenida mediante punción digital y suero, respectivamente. Las pruebas rápidas de anticuerpos contra VIH también varían en su capacidad para identificar personas recientemente infectadas.[99] Así como los EIA de cuarta generación para VIH-1 y VIH-2 detectan anticuerpos específicos y al antígeno p24 del VIH-1, también hay un inmunoanálisis de flujo lateral disponible para la detección simultánea de anticuerpos y del antígeno p24 del VIH-1 (Alere Determine HIV-1/HIV-2®, Alere, San Diego, CA) y está aprobado por la FDA. Una evaluación de este análisis demostró una sensibilidad y especificidad del 100% para la detección de anticuerpos contra VIH-1 y VIH-2, y una sensibilidad del 86.6% para la detección del antígeno p24, documentado mediante el estudio de 10 paneles diferentes de seroconversión.[15]

Técnicas de inmunofluorescencia

La inmunofluorescencia ofrece una alternativa al EIA como medio para detectar y localizar antígenos para el diagnóstico de enfermedades bacterianas, micóticas, parasitarias y víricas. Esta técnica también se puede utilizar en la detección de anticuerpos para el diagnóstico retrospectivo de enfermedades infecciosas. La fluorescencia se define como la irradiación de energía cuando una luz de longitud de onda corta (la longitud de onda de "excitación") incita a los electrones de una molécula hacia un estado de alta energía durante un período muy breve. En la medida que los electrones regresan al estado de preexcitación o basal, la energía se libera en forma de luz de longitud de onda más larga. En los inmunoanálisis de fluorescencia, el anticuerpo específico se conjuga a un compuesto capaz de fotoexcitarse y después emitir fluorescencia (habitualmente, isotiocianato de fluoresceína o derivados de la rodamina), lo que da lugar a un rastreador con reactividad inmunitaria inalterada. Se agrega antisuero conjugado a las células o tejidos en un portaobjetos y se fija a los antígenos, formando un inmunocomplejo estable. Los materiales que no reaccionan se retiran a través del lavado, y luego se seca el preparado y se observa con un microscopio de fluorescencia equipado con una fuente de luz adecuada y filtros de barrera. Los antígenos que se unieron de forma específica al anticuerpo fluorescente pueden detectarse como objetos brillantes con color verde manzana o naranja amarillo contra un fondo negro, dependiendo del fluorocromo que se utilice. Las técnicas de inmunofluorescencia pueden ser directas o indirectas; el método indirecto puede emplearse para la detección tanto de antígenos como de anticuerpos (serología).

Técnicas de inmunofluorescencia para detección de antígenos

Las técnicas de inmunofluorescencia directa (también llamadas *técnicas de* **anticuerpos fluorescentes directos**) (fig. 3-9) implican la aplicación del conjugado marcado al material que se

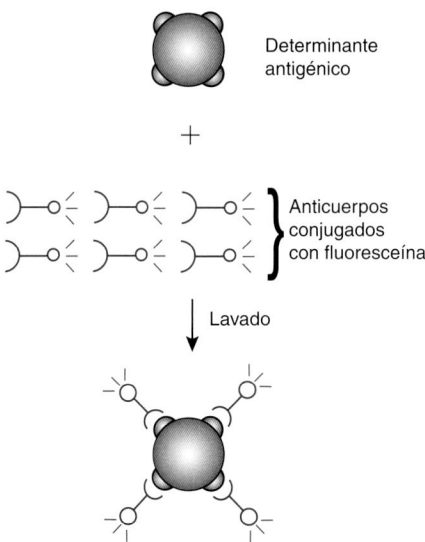

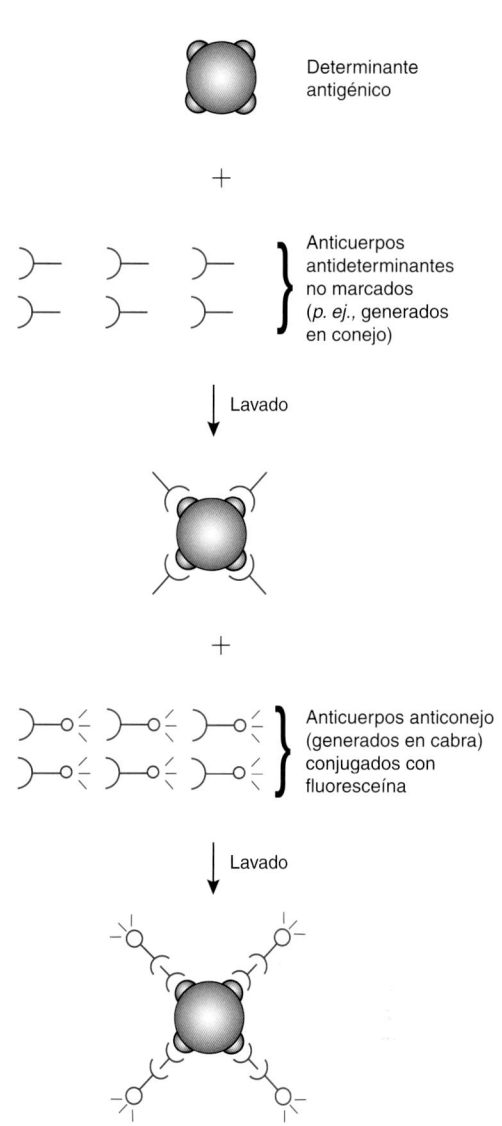

■ **FIGURA 3-9** Diagrama de un análisis de inmunofluorescencia directa. En el método de fluorescencia directa, el antígeno (p. ej., muestras respiratorias para VSR) se coloca en el pocillo de un portaobjetos para inmunofluorescencia y se hace reaccionar de forma directa con un anticuerpo monoclonal conjugado con fluoresceína dirigido contra el antígeno. Después de la incubación y el lavado, se observa el portaobjetos en busca de la fluorescencia característica.

está estudiando, seguido por un período de 15-30 min de incubación en un ambiente húmedo a 35-37 °C, a fin de permitir que ocurra la reacción antígeno-anticuerpo. Después de un paso de lavado para retirar el conjugado no unido, la preparación se deja secar al aire y se monta para su observación a través de un microscopio adecuado con una fuente de luz fluorescente apropiada y filtros de barrera. En el procedimiento del análisis de anticuerpos fluorescentes indirectos (fig. 3-10), primero se deja el material de estudio sobre un exceso de suero inmunitario no marcado dirigido hacia el antígeno y se permite que reaccione durante 30-45 min a 35-37 °C. La muestra se lava con solución salina de fosfatos y después se hace reaccionar con el antisuero marcado contra las especies de Ig utilizadas en la reacción inicial (p. ej., anticuerpo antihumano generado en cabras conjugado con fluoresceína). Después de lavar el fondo hasta que no tenga materiales extraños, la observación de fluorescencia a través del microscopio indica la presencia del antígeno. Las pruebas de anticuerpos fluorescentres directos (AFD) son sencillas y rápidas; sin embargo, pueden ser menos sensibles que los procedimientos indirectos. Los métodos de AFI son más sensibles y producen una fluorescencia brillante, aunque pueden ser menos específicos y estar sujetos a una mayor reactividad cruzada.

Los reactivos para la detección de antígenos mediante AFI o AFD se comercializan para diversos agentes, incluidos VHS, VVZ, virus respiratorios (p. ej., influenza, VSR, parainfluenza), *Pneumocystis jirovecii*, *G. lamblia* y *C. parvum*). Chan y cols. evaluaron la prueba de AFD para VHS-1, VHS-2 y VVZ, y encontraron que el análisis es ligeramente menos sensible que la tinción de los cultivos con inmunoperoxidasa para la detección del VHS (sensibilidad del 80% frente al 87%) y que la tinción de AFD mediante citospina (sensibilidad del 87.1%). Sin embargo, la prueba SimulFluor® proporcionó los mismos resultados para la detección del VHS y no mostró una diferencia en el tiempo total para la detección del VVZ en comparación

■ **FIGURA 3-10** Diagrama de una prueba de inmunofluorescencia indirecta para la detección de antígenos. En este método, la muestra (p. ej., esputo para *Legionella*) se hace reaccionar con un exceso de anticuerpos sin marcar dirigidos contra el antígeno. Después de un paso de lavado, los anticuerpos conjugados con fluoresceína dirigidos contra las especies de anticuerpos utilizados en la reacción inicial (IgG anticonejo marcada con fluoresceína generada en cabras) se colocan sobre el portaobjetos de fluorescencia. Después del lavado, se observa el portaobjetos en busca de fluorescencia específica. Con *Legionella*, por ejemplo, los anticuerpos de conejo no marcados se pueden utilizar contra diversos serotipos en el primer paso del procedimiento, aunque sólo se necesita una única Ig anticonejo conjugada con fluoresceína para el segundo paso. Si los microorganismos de *Legionella* fuesen detectados mediante el método de AFD, se necesitarían conjugados marcados con fluoresceína para cada serotipo.

con la detección de AFD mediante citospina.[26] La prueba *Merifluor Pneumocystis* DFA® (Meridian Diagnostics) es más sensible que otros métodos de tinción para *P. jirovecii* (blanco de calcoflúor, GMS, Diff-Quik®), pero parece ser menos específica (más falsos positivos); algunas evaluaciones han sugerido que los resultados positivos de la inmunofluorescencia se confirmen con otro método para aumentar la especificidad y el valor predictivo positivo de los AFD.[120,121,145,169] La prueba Merifluor *Cryptosporidium/Giardia* DFA® (Meridian Diagnostics, Inc.) detecta ambos microorganismos y es muy sensible y específica; en otros estudios, esta prueba de AFD tuvo un mejor desempeño que otros métodos de detección, incluso que los métodos parasitológicos de referencia y los EIA.[4,55,74,205] Algunos reactivos inmunofluorescentes, en particular para virus como VHS-1, VHS-2 y VVZ, pueden utilizarse para la detección directa de microorganismos en muestras clínicas (p. ej., raspado de células de la base de las lesiones vesiculares, esputo, LBA) y para la confirmación de los aislamientos obtenidos mediante cultivo (p. ej., virus respiratorios, VHS, VVZ).

Técnicas de inmunofluorescencia para detección de anticuerpos

Los análisis de AFI pueden utilizarse para la detección de anticuerpos de la misma forma que las pruebas de FC y de IHA. La prueba de AFI a menudo se emplea para el diagnóstico retrospectivo de infecciones víricas al buscar la seroconversión o un aumento cuatro veces mayor en los títulos de anticuerpos entre las muestras en fase aguda y convaleciente. En el procedimiento de AFI para anticuerpos víricos, los portaobjetos con células de cultivo de tejido infectado por virus fijadas en el pocillo de un portaobjetos para pruebas de inmunofluorescencia se cubren con diluciones seriadas del suero del paciente. Después de la incubación y el lavado, se agrega un anticuerpo generado en cabra o en conejo marcado con fluoresceína y dirigido contra la Ig humana (conjugado) a cada área del portaobjetos que contenga antígenos víricos. Después del lavado, los portaobjetos se estudian con un microscopio de fluorescencia y se determina un punto de terminación, el cual es la dilución más alta de suero que produce inmunofluorescencia positiva. Los cambios en los títulos pueden determinarse mediante la inspección de los portaobjetos que reaccionaron con las diluciones seriadas del suero en la fase aguda y de convalecencia que se realizaron juntas en la misma prueba. También se pueden realizar estudios indirectos utilizando conjugados marcados con enzimas (p. ej., peroxidasa de rábano) en lugar de agentes marcados con fluorocromo. Las pruebas de conjugados de enzimas producen un precipitado con color que se lee con un microscopio óptico en vez de un microscopio de fluorescencia. La mayoría de los laboratorios que utilizan AFI para serología evalúan el suero con una dilución 1:8 o 1:10. Si se obtiene una reacción positiva con esta dilución, se preparan diluciones dos veces mayores y cada una se estudia mediante AFI hasta que se alcanza una dilución que establezca el punto de terminación. El valor recíproco de la dilución sérica más alta que muestre fluorescencia es el título de esa muestra para el anticuerpo en estudio. La AFI puede utilizarse para documentar las infecciones bacterianas que son difíciles de cultivar *in vitro*, como *B. henselae*, la principal causa de la enfermedad del arañazo de gato.[34,151,184,185,204] La figura 3-11 muestra un procedimiento de AFI para la detección de anticuerpos contra citomegalovirus (CMV).

Los diagnósticos de ciertas infecciones víricas, como la infección por el virus de Epstein-Barr (VEB), dependen totalmente de la detección serológica de antígenos o anticuerpos porque

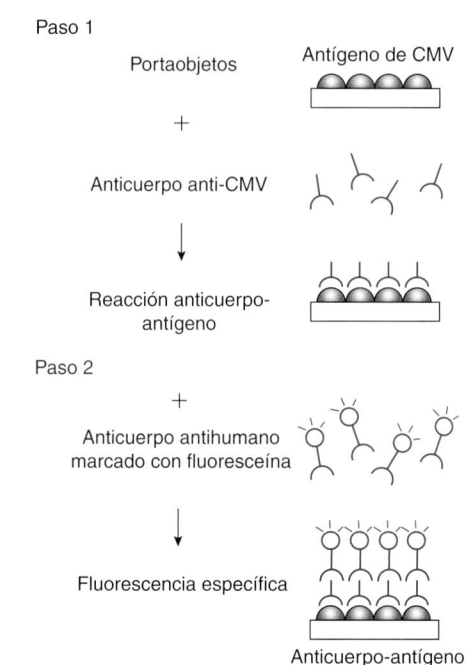

Paso 1

Portaobjetos   Antígeno de CMV

+

Anticuerpo anti-CMV

Reacción anticuerpo-antígeno

Paso 2

+

Anticuerpo antihumano marcado con fluresceína

Fluorescencia específica

Anticuerpo-antígeno

■ **FIGURA 3-11** Método de AFI para la detección de anticuerpos. En este método, el antígeno (p. ej., células de cultivo de un tejido infectado por CMV) se fija a un portaobjetos para inmunofluorescencia y se hace reaccionar con el suero del paciente. Si los anticuerpos anti-CMV están presentes, se unen a los antígenos en el portaobjetos. Después de un paso de lavado, se cubre el portaobjetos con anticuerpos antihumanos generados en cabra conjugados con fluoresceína. Esto lleva a que las células infectadas por CMV en el portaobjetos se marquen, indicando la presencia de anticuerpos anti-CMV en la muestra sérica inicial. Los títulos pueden determinarse al realizar un análisis con diluciones del suero dos veces mayores y con la lectura de la dilución más alta del suero, con lo cual se obtiene un grado no válido de inmunofluorescencia.

estos agentes no crecen en los medios de cultivo que se emplean de forma rutinaria en los laboratorios de microbiología. El VEB es un miembro de la familia *Herpesviridae* y causa mononucleosis infecciosa. La respuesta inmunitaria específica a la infección por VEB se caracteriza por la aparición secuencial de ciertos anticuerpos, como IgM anti-ACV (de antígeno de la cápsula vírica) e IgG, anticuerpos en contra del antígeno nuclear de Epstein Barr (EBNA, *Epstein-Barr nuclear antigen*) y el antígeno temprano (*véase* el cap. 23). Aunque la IgM anti-ACV y después la IgG aparecen durante la infección aguda, los anticuerpos anti-EBNA están ausentes durante la infección aguda, aparecen durante la fase de convalecencia y se mantienen durante toda la vida. Por lo tanto, la presencia de anti-EBNA en el suero indica una infección pasada, no actual. Como el EBNA está presente en concentraciones bajas en las células infectadas por VEB, la ***prueba de inmunofluorescencia anticomplemento*** (**ACIF**, *anticomplement inmunofluorescence test*) es el método de referencia que se utiliza para su detección (fig. 3-12).[40,133] En la ACIF se emplea una línea celular linfoblástica infectada por VEB como fuente del antígeno. Las células Raji suelen utilizarse para este propósito, ya que únicamente expresan antígenos EBNA; no se expresa el ACV y rara vez se detecta el antígeno temprano en esta línea celular. Estas células se fijan a un portaobjetos y se hacen reaccionar con el suero del paciente. Si los anticuerpos anti-EBNA específicos están presentes, se unen al antígeno nuclear. Después del paso de lavado, las células se cubren con complemento. Si los anticuerpos anti-EBNA específicos reaccionaron en el primer paso, el anticuerpo se unirá a los complejos

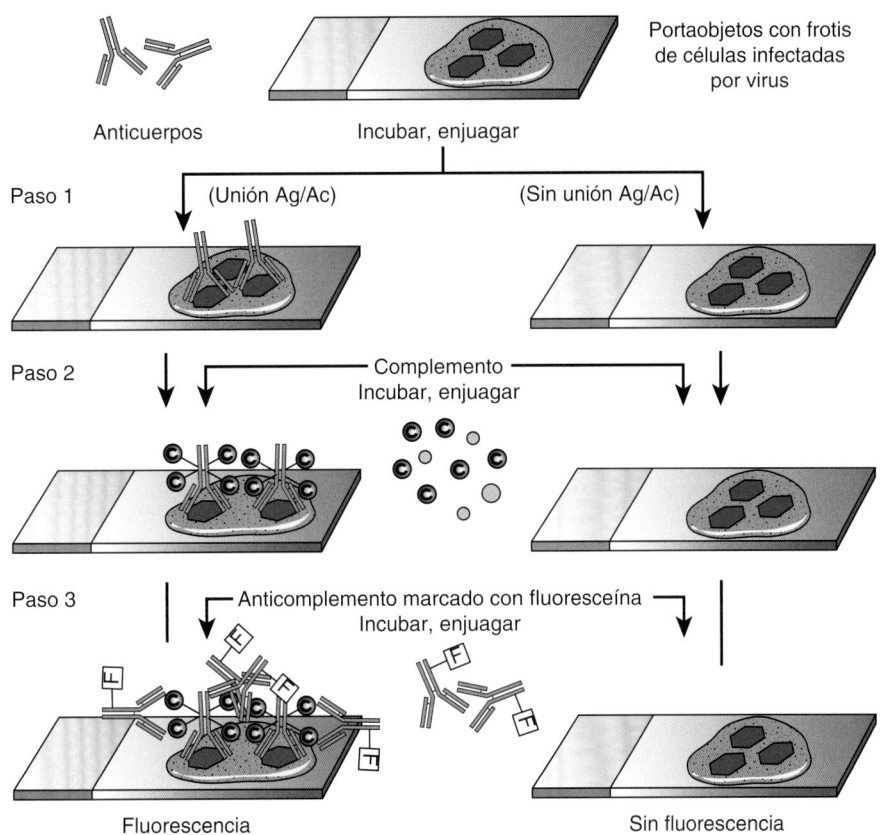

■ FIGURA 3-12 Inmunofluorescencia anticomplemento. En el paso 1, los anticuerpos están expuestos a las células infectadas por el virus que se encuentran fijadas a un portaobjetos. En el paso 2, se agrega el complemento y se une a los complejos antígeno-anticuerpo (Ag/Ac) que se formaron en el paso 1. En el paso 3, se agrega el anticomplemento marcado con fluoresceína y se une al complemento del paso 2, y se observa fluorescencia. Si los anticuerpos no se unieron en el paso 1, el complemento no puede unirse en el paso 2, el anticomplemento marcado con fluoresceína no puede unirse en el paso 3 y no se observará fluorescencia (modificado de Leland DS. Clinical Virology. Filadelfia, PA: Saunders, 1996.).

inmunitarios. Después de otro paso de lavado, las células se cubren con anticuerpos anticomplemento conjugados con fluoresceína. Tras la incubación, el portaobjetos se lava de nuevo y se observa con un microscopio de fluorescencia. La presencia de fluorescencia nuclear indica que hay EBNA y, por lo tanto, una infección por VEB pasada. La prueba de ACIF también se ha utilizado para determinar el estado del sistema inmunitario (p. ej., presencia de anticuerpos protectores contra VVZ), detectar anticuerpos contra CMV y demostrar la seroconversión después de la vacunación contra el virus (p. ej., vacuna contra el virus de la varicela zóster).[11,51,81,144,150]

Otro estudio de inmunofluorescencia, conocido como **prueba de anticuerpos fluorescentes contra antígenos de membrana** (**FAMA**, *fluorescent antibody to membrane antigen*), es el análisis de elección para determinar el estado inmunitario contra ciertos virus, como VVZ, en gran medida por su alta sensibilidad.[51,196] En esta prueba, el suero del paciente se diluye de forma seriada en pocillos para microtítulos y las células cultivadas con infección por VVZ se agregan al suero diluido. Después de la incubación, la bandeja de microtitulación se centrifuga para forzar a las células al fondo de los pocillos y se lava dos veces, con pasos de centrifugación intermedios. Se agrega a los pocillos una dilución funcional de IgG antihumana conjugada con fluoresceína y se incuba. Después de algunos pasos de lavado/centrifugación, se recolectan las células, se fijan a los pocillos en un portaobjetos

para fluorescencia y se estudian con un microscopio de fluorescencia. La prueba FAMA es más sensible que la FC o el EIA, pero se necesitan células infectadas por virus vivos para realizarla.

Los abordajes de inmunofluorescencia y de EIA tienen ventajas y desventajas. Los métodos de EIA para la detección de antígenos son ventajosos en los laboratorios con grandes volúmenes, donde todos los días se estudian muchas muestras para un único determinante (p. ej., rotavirus, VSR). Aunque las técnicas de AFD son bastante más laboriosas, la capacidad para observar los elementos celulares del fondo en ciertos procedimientos de antígenos directos con el fin de determinar la suficiencia de la muestra es una ventaja característica. Por ejemplo, como *C. trachomatis* infecta preferentemente las células epiteliales columnares del cuello uterino, la presencia de células epiteliales escamosas o neutrófilos segmentados, eritrocitos y moco indica que la muestra es inadecuada para el diagnóstico. Las muestras adecuadas son, de manera predominante, células epiteliales cúbicas o columnares intactas. Esta evaluación puede realizarse mediante AFD e incorporarse al informe del laboratorio para permitir al médico sopesar la evidencia clínica de infección por *Chlamydia*, junto con la posibilidad de que un informe negativo pueda representar una muestra de cuello uterino interno mal recolectada. Estas determinaciones no pueden realizarse con pruebas no visuales, como EIA, ni con la mayoría de los análisis moleculares.

REFERENCIAS

1. Abernathy E, Cabezas C, Sun H, et al. Confirmation of rubella within 4 days of rash onset: comparison of rubella virus RNA detection in oral fluid with immunoglobulin M detection in serum or oral fluid. J Clin Microbiol 2009;47:182–188.
2. Adam O, Auperin A, Wilquin J-H, et al. Treatment with piperacillin-tazobactam and false-positive Aspergillus galactomannan antigen test results for patients with hematological malignancies. Clin Infect Dis 2004;38:917–920.
3. Alexander TS, Gray LD, Kraft JA, et al. Performance of Meridian ImmunoCard Mycoplasma test in a multicenter clinical trial. J Clin Microbiol 1996;34:1180–1183.
4. Alles AJ, Waldron MA, Sierra LS, et al. Prospective comparison of direct immunofluorescence and conventional staining methods for detection of Giardia and Cryptosporidium spp. in human fecal specimens. J Clin Microbiol 1995;33:1632–1634.
5. Ampel NM. Coccidioidomycosis in persons infected with HIV type 1. Clin Infect Dis 2005;41:1174–1178.
6. Ampel NM. New perspectives on coccidioidomycosis. Proc Am Thorac Soc 2010;7:181–185.
7. Anderson DA, Crowe AM, Garcia M. Point-of-care testing. Curr HIV/AIDS Rep 2011;8:31–37. doi:10.1007/s11904-010-0067-z.
8. Ansorg R, van den Boom R, Rath PM. Detection of Aspergillus galactomannan antigen in food and antibiotics. Mycoses 1997;40:353–357.
9. Antinori S, Radice A, Galimberti L, et al. The role of cryptococcal antigen assay in diagnosing and monitoring of cryptococcal meningitis. J Clin Microbiol 2005;43:5828–5829.
10. Babady NE, Bestrom JE, Jespersen DJ, et al. Evaluation of three commercial latex agglutination kits and a commercial enzyme immunoassay for the detection of cryptococcal antigen. Med Mycol 2009;47:336–338.
11. Balfour HH, Edelman CK, Dirksen CL, et al. Laboratory studies of acute varicella and varicella immune status. Diagn Microbiol Infect Dis 1988;10:149–158.
12. Barbut F, Decre V, Lalande V, et al. Clinical features of Clostridium difficile-associated diarrhea due to binary toxin (actin-specific ADP-ribosyltransferase)-producing strains. J Med Microbiol 2005;54:181–185.
13. Bart-Delabesse E, Basile M, Al Jijakli A, et al. Detection of Aspergillus galactomannan antigenemia to determine biological and clinical implications of β-lactam treatments. J Clin Microbiol 2005;43:5214–5220.
14. Baughman RP, Rhodes JC, Dohn MN, et al. Detection of cryptococcal antigen in bronchoalveolar lavage fluid: a prospective study of diagnostic utility. Am Rev Respir Dis 1992;145:1226–1229.
15. Beelaert G, Fransen K. Evaluation of a rapid and simple fourth-generation HIV screening assay for qualitative deteciom of HIV p24 antigen and/or antibodies to HIV-1 and HIV-2. J Virol Methods 2010;168:218–222.
16. Beeleart G, Vercauteren G, Fransen K, et al. Comparative evaluation of eight commercial enzyme linked immunosorbent assays and 14 simple assays for detection of antibodies to HIV. J Virol Methods 2002;105:197–206.
17. Beersma MFC, Dirven K, van Dam AP, et al. Evaluation of 12 commercial tests and the complement fixation test for Mycoplasma pneumoniae-specific immunoglobulin G (IgG) and IgM antibodies, with PCR used as the "gold standard." J Clin Microbiol 2005;43:2277–2285.
18. Benin AL, Benseon RF, Besser RE. Trends in Legionnaires' disease, 1980–1998; declining mortality and new patterns of diagnosis. Clin Infect Dis 2002;35:1039–1046.
19. Blair JE, Logan JL. Coccidioidomycosis in solid organ transplantation. Clin Infect Dis 2001;33:1536–1544.
20. Blanding J, Hirsch L, Stranton N, et al. Comparison of the Clearview Chlamydia, the PACE 2 assay, and culture for detection of Chlamydia trachomatis from cervical specimens in a low-prevalence population. J Clin Microbiol 1993;31:1622–1625.
21. Borek AP, Clemens SH, Gaskins VK, et al. Respiratory syncytial virus detection by Remel Xpect, Binax NOW, direct immunofluorescent staining, and tissue culture. J Clin Microbiol 2006;44:1105–1107.
22. Bourbeau PP. Role of the microbiology laboratory in diagnosis and management of pharyngitis. J Clin Microbiol 2003;41:3467–3472.
23. Calvet X, Lario S, Ramirez-Lazaro M, et al. Comparative accuracy of 3 monoclonal stool tests for diagnosis of Helicobacter pylori infection among patients with dyspepsia. Clin Infect Dis 2010;50:323–328.
24. Carratala J, Garcia-Vidal C. An update on Legionella. Curr Opin Infect Dis 2010;23:152–157.
25. Centers for Disease Control and Prevention. Recommendations for test performance and interpretation from the Second International Conference on serologic diagnosis of Lyme disease. Morbid Mortal Weekly Rep 1995;44:1.
26. Chan EL, Brandt K, Horsman GB. Comparison of Chemicon SimulFluor direct fluorescent antibody staining with cell culture and shell vial direct immunoperoxidase staining for detection of herpes simplex virus and with cytospin direct immunofluorescence staining for detection of varicella-zoster virus. Clin Diagn Lab Immunol 2001;8:909–912.
27. Chaplin DD. Overview of the immune response. J Allergy Clin Immunol 2010;125:S3–S23.
28. Chappel RJ, Wilson KM, Dax EM. Immunoassays for the diagnosis of HIV: meeting future needs by enhancing the quality of testing. Future Microbiol 2009;4:963–982.
29. Chernesky M, Jang D, Krepel J, et al. Impact of reference standard sensitivity on accuracy of rapid antigen detection assays and a leukocyte esterase dipstick for diagnosis of Chlamydia trachomatis infection in first-void urine specimens from men. J Clin Microbiol 1999;37:2777–2780.
30. Cohen SH, Gerding DN, Hohnson S, et al. Clinical practice guidelines for Clostridium difficile infection in adults: 2010 update by the Society for Healthcare Epidemiology of America (SHEA) and the Infectious Diseases Society of America (IDSA). Control Hosp Epidemiol 2010;31:431–455.
31. Crobach MJT, Dekkers OM, Wilcox MH, et al. European Society of Clinical Microbiology and Infectious Diseases (ESCMID): data review and recommendations for diagnosing Clostridium difficile-infection (CDI). Clin Microbiol Infect 2009;15:1053–1066.
32. Cummings JR, Jamison GR, Boudreaux JW, et al. Cross-reactivity of non-Aspergillus fungal species in the Aspergillus galactomannan enzyme immunoassay. Diagn Microbiol Infect Dis 2007;59:113–115.
33. Daley JA, Seskin KC. Evaluation of rapid, commercial latex agglutination techniques for serogrouping β-hemolytic streptococci. J Clin Microbiol 1988;26:2429–2431.
34. Dalton MJ, Robinson LE, Cooper J, et al. Use of Bartonella antigens for serologic diagnosis of cat-scratch disease at a national referral center. Arch Intern Med 1995;155:1670–1676.
35. Dawson GJ, Heller JS, Wood CA, et al. Reliable detection of individuals seropositive for the human immunodeficiency virus (HIV) by competitive immunoassays using Escherichia coli-expressed HIV structural proteins. J Infect Dis 1988;157:149–155.
36. Daxboeck F, Kircher K, Krause R, et al. Effect of age on antibody titer to Mycoplasma pneumoniae. Scand J Infect Dis 2002;4:577–579.
37. Delaney KP, Branson BM, Uniyal A, et al. Evaluation of the performance characteristics of 6 rapid HIV antibody tests. Clin Infect Dis 2011;52:257–263.
38. Delany S, Jentsch U, Weiss H, et al. Comparison of Focus HerpesSelect and Kalon HSV-2 gG2 ELISA serological assays to detect herpes simplex virus type 2 (HSV-1) antibodies in a South African population. Sex Transm Infect 2010;86:46–50.
39. Dennehy PH, Hartin M, Nelson SM, et al. Evaluation of the ImmunoCardSTAT rotavirus assay for detection of group A rotavirus in fecal specimens. J Clin Microbiol 1999;37:1977–1979.
40. De Ory F, Guisasola ME, Sanz JC, et al. Evaluation of four commercial systems for the diagnosis of Epstein-Barr virus primary infections. Clin Vaccine Immunol 2011;18:444–448.
41. Dierderen BM. Legionella spp. and Legionnaires' disease. J Infect 2008;56:1–12.
42. Dimech W, Panagiotopoulos L, Francis B, et al. Evaluation of eight anti-rubella virus immunoglobulin G immunoassays that report results in international units per milliliter. J Clin Microbiol 2008;46:1955–1960.
43. Dominguez JA, Gali N, Pedroso P, et al. Comparison of the Binax Legionella urinary antigen enzyme immunoassay (EIA) with the Biotest Legionella Urine Antigen EIA for detection of Legionella antigen in both concentrated and unconcentrated urine samples. J Clin Microbiol 1998;36:2718–2722.
44. Eison TM, Ault BH, Jones DP, et al. Post-streptococcal acute glomerulonephritis in children: clinical features and pathogenesis. Pediatr Nephrol 2011;26:165–180.
45. Engler HD, Shea YR. Effect of potential interference factors on performance of enzyme immunoassay and latex agglutination assay for cryptococcal antigen. J Clin Microbiol 1994;32:2307–2308.
46. Fenderson PG, Fischetti VA, Cunningham MW. Tropomyosin shares immunologic epitopes with group A streptococcal M proteins. J Immunol 1989;142:2475–2481.
47. Fields BS, Benson RF, Besser RE. Legionella and Legionnaires' disease: 25 years of investigation. Clin Microbiol Rev 2002;15:506–526.
48. Forsgren A, Sjoguist J. "Protein A" from Staphylococcus aureus I. Pseudo immune reaction with human globulin. J Immunol 1966;97:822.
49. Frank UK, Nishimura AL, Li NC, et al. Evaluation of an enzyme immunoassay for detection of cryptococcal capsular polysaccharide antigen in serum and cerebrospinal fluid. J Clin Microbiol 1993;31:97–101.
50. Galli SJ. Mast cells and basophils. Curr Opin Hematol 2000;7:32–39.
51. Gallo D, Schmidt NJ. Comparison of anti-complement immunofluorescence and fluorescent antibody to membrane antigen test for determination of immunity status to varicella-zoster virus and for serodifferentiation of

varicella-zoster and herpes simplex virus infections. J Clin Microbiol 1981; 14:539–543.

52. Garcia LS, Shimizu RY. Evaluation of nine immunoassay kits (enzyme immunoassay and direct fluorescence) for detection of *Giardia lamblia* and *Cryptosporidium parvum* in human fecal specimens. J Clin Microbiol 1997;35:1526–1529.

53. Garcia LS, Shimizu RY, Bernard CN. Detection of *Giardia lamblia*, *Entamoeba histolytica/Entamoeba dispar*, and *Cryptosporidium parvum* antigens in human fecal specimens using the Triage Parasite Panel Enzyme Immunoassay. J Clin Microbiol 2000;38:3337–340.

54. Garcia LS, Shimizu RY, Novak S, et al. Commercial assay for detection of *Giardia lamblia* and *Cryptosporidium parvum* antigens in human fecal specimens by rapid solid-phase qualitative immunochromatography. J Clin Microbiol 2003;41:209–212.

55. Garcia LS, Shum AC, Bruckner DA. Evaluation of a new monoclonal antibody combination reagent for direct fluorescence detection of *Giardia* cysts and *Cryptosporidium* oocysts in human fecal specimens. J Clin Microbiol 1992;30:3255–3257.

56. Gavin PJ, Peterson L, Pasquariello AC, et al. Evaluation of performance and potential clinical impact of ProSpecT Shiga toxin *Escherichia coli* microplate assay for detection of Shiga toxin-producing *E. coli* in stool samples. J Clin Microbiol 2004;42:1652–1656.

57. Gerber MA. Diagnosis of group A streptococcal pharyngitis. Pediatr Ann 1998;27:269–273.

58. Giacchino M, Chiapello N, Bezzio S, et al. *Aspergillus* galactomannan enzyme-linked immunosorbent assay cross-reactivity caused by invasive *Geotrichum capitatum*. J Clin Microbiol 2006;44:3432–3434.

59. Gisbert JP, Pajares JM. Diagnosis of *Helicobacter pylori* infection by stool antigen determination: a systematic review. Am J Gastroenterol 2001;96:2829–2838.

60. Goudsmit J, deWolf F, Paul DA, et al. Expression of human immunodeficiency virus antigen (HIV-Ag) in serum and cerebrospinal fluid during acute and chronic infection. Lancet 1986;2:177–180.

61. Guerrero C, Toldos CM, Yague G, et al. Comparison of diagnostic sensitivities of three assays (Bartels enzyme immunoassay [EIA], Biotest EIA, and Binax NOW immunochromatographic test) for detection of *Legionella pneumophila* serogroup 1 antigen in urine. J Clin Microbiol 2004;42:467–468.

62. Guilherme L, Kalil J, Cunningham M. Molecular mimicry in the autoimmune pathogenesis of rheumatic heart disease. Autoimmunity 2006;39:31–39.

63. Hagel I, DiPrisco MC, Goldblatt J, et al. The role of parasites in genetic susceptibility to allergy: IgE, helminthic infection and allergy, and the evolution of the human immune system. Clin Rev Allergy Immunol 2004;26:75–83.

64. Hamilton AJ. Serodiagnosis of histoplasmosis, paracoccidioidomycosis, and penicilliosis marneffei: current status and future trends. Med Mycol 1998;36:351–364.

65. Henrard DR, Wu S, Phillips J, et al. Detection of p24 antigen with and without immune complex dissociation for longitudinal monitoring of human immunodeficiency virus type I infection. J Clin Microbiol 1995;33:72–75.

66. Hermos CR, Janineh M, Han LL, et al. Shiga toxin-producing *Escherichia coli* in children: detection and clinical manifestations of O157:H7 and non-O157:H7 infection. J Clin Microbiol 2011;49(3):955–959.

67. Herremans M, Notermans DW, Mommers M, et al. Comparison of a *Treponema pallidum* IgM immunoblot with a 19S fluorescent treponemal antibody absorption test for the diagnosis of congenital syphilis. Diagn Microbiol Infect Dis 2007;59(1):61–66.

68. Hiscox A, Winter CH, Vongphrachanh P, et al. Serological investigations of flavivirus prevalence in Khammouane Province, Lao Peoples Democratic Republic, 2007–2008. Am J Trop Med Hyg 2010;83:1166–1169.

69. Hislop J, Quayyum Z, Flett G, et al. Systematic review of the clinical effectiveness and cost-effectiveness of rapid point-of-care tests for the detection of genital *Chlamydia* infection in women and men. Health Technol Assess 2010;14:13–23.

70. Husain S, Clancy CJ, Nguyen MH, et al. Performance characteristics of the Platelia *Aspergillus* enzyme immunoassay for detection of *Aspergillus* galactomannan in bronchial lavage fluid. Clin Vaccine Immunol 2008;15:1760–1763.

71. Husain S, Paterson DL, Studer SM, et al. *Aspergillus* galactomannan antigen in the bronchoalveolar lavage fluid for the diagnosis of invasive aspergillosis in lung transplant recipients. Transplantation 2007;83:1330–1336.

72. Inoue S, Alonzo MT, Kurosawa Y, et al. Evaluation of a dengue IgG indirect enzyme-linked immunosorbent assay and a Japanese encephalitis IgG indirect enzyme-linked immunosorbent assay for diagnosis of secondary dengue virus infection. Vector Borne Zoonotic Dis 2010;10:143–150.

73. Johnson RH, Einstein HE. Coccidioidal meningitis. Clin Infect Dis 2006;42:103–107.

74. Johnston SP, Ballard MM, Beach MJ, et al. Evaluation of three commercial assays for detection of *Giardia* and *Cryptosporidium* organisms in fecal specimens. J Clin Microbiol 2003;41:623–626.

75. Jonathan N. Diagnostic utility of Binax NOW RSV—an evaluation of the diagnostic performance of Binax NOW RSV in comparison with cell culture and immunofluorescence. Ann Clin Microbiol Antimicrob 2006;5:13–17.

76. Kalach N, Nguyen VB, Bergeret M, et al. Usefulness and influence of age of a novel rapid monoclonal enzyme immunoassay stool antigen for the diagnosis of *Helicobacter pylori* infection in children. Diagn Microbiol Infect Dis 2005;52:157–160.

77. Kato S, Ozawa K, Okuda M, et al. Multicenter comparison of rapid lateral flow stool antigen immunoassay and stool enzyme immunoassay for the diagnosis of *Helicobacter pylori* infection in children. Helicobacter 2004;9:669–673.

78. Kaufman L, Standard PG. Specific and rapid identification of medically important fungi by exoantigen detection. Annu Rev Microbiol 1987;41:209–225.

79. Kawazu M, Kanda Y, Nannya Y, et al. Prospective comparison of the diagnostic potential of real-time PCR, double-sandwich enzyme-linked immunosorbent assay for galactomannan, and a 1→3-β-D-glucan test in weekly screening for invasive aspergillosis in patients with hematological disorders. J Clin Microbiol 2004;42:2733–2741.

80. Kehl SC. Role of the laboratory in the diagnosis of enterohemorrhagic *Escherichia coli* infections. J Clin Microbiol 2002;40:2711–2715.

81. Kettering JD, Schmidt NJ, Gallo D, et al. Anti-complement immunofluorescence test for antibodies to human cytomegalovirus. J Clin Microbiol 1977;6:627–632.

82. Kitasato Y, Tao Y, Hoshino T, et al. Comparison of *Aspergillus* galactomannan antigen testing with a new cut-off index and *Aspergillus* precipitating antibody testing for the diagnosis of chronic pulmonary aspergillosis. Respirology 2009;14:701–708.

83. Klein BS, Jones JM. Purification and characterization of the major antigen WI-1 from *Blastomyces dermatitidis* yeasts and immunological comparison with A antigen. Infect Immun 1994;62:3890–3900.

84. Kluytmans JAJW, Goessens WHF, Mouton JW, et al. Evaluation of Clearview and Magic Lite tests, polmerase chain reaction, and cell culture for detection of *Chlamydia trachomatis* in urogenital specimens. J Clin Microbiol 1993;31:3204–3210.

85. Kohler G, Milstein C. Continuous culture of fused cells secreting antibodies of predefined specificity. Nature 1975;256:495–497.

86. Kvach EJ, Ferguson D, Riska PF, et al. Comparison of the GeneOhm *Cdiff* real-time PCR assay with a two-step algorithm and a toxin A/B enzyme-linked immunosorbent assay for diagnosis of toxigenic *Clostridium difficile* infection. J Clin Microbiol 2010;48:109–114.

87. Landry ML, Ferguson D. Comparison of latex agglutination test with enzyme-linked immunosorbent assay for detection of antibody to varicella-zoster virus. J Clin Microbiol 1993;31:3031–3033.

88. Laubscher B, van Melle Dreyfuss, deCrousaz H. Evaluation of a new immunologic test for rapid detection of group A streptococci, the Abbott TestPack Strep A Plus. J Clin Microbiol 1995;33:260–261.

89. Lauderdale T-L, Landers L, Thorneycroft I, et al. Comparison of the PACE 2 assay, two amplification assays, and Clearview EIA for detection of *Chlamydia trachomatis* in female endocervical and urine specimens. J Clin Microbiol 1999;37:2223–2229.

90. Lee BE, Plitt S, Fenton J, et al. Rapid HIV tests in acute care settings in an area of HIV prevalence in Canada. J Virol Methods 2011;172:66–71.

91. Leodolter A, Peitz U, Ebert MP, et al. Comparison of two enzyme immunoassays for the assessment of *Helicobacter pylori* status in stool specimens after eradication therapy. Am J Gastroenterol 2002;97:1682–1684.

92. Leon P, deOry F, Domingo C, et al. Evaluation of a latex agglutination test for screening antibodies to rubella virus. Eur J Clin Microbiol Infect Dis 1988;7:196–199.

93. Leung AKC, Newman R, Kumar A, et al. Rapid antigen detection in diagnosing group A β-hemolytic streptococcal pharyngitis. Expert Rev Mol Diagn 2006;6:761–766.

94. Lewis D, Ando T, Humphrey CD, et al. Use of solid-phase immune electron microscopy for classification of Norwalk-like viruses into six antigenic groups from 10 outbreaks of gastroenteritis in the United States. J Clin Microbiol 1995;33:501–504.

95. Lindsley MD, Warnock DW, Morrison CJ. Serological and molecular diagnosis of fungal infections. In: Rose NR, Hamilton RG, Detrick B, eds. Manual of Clinical Laboratory Immunology. 7th ed. Washington, DC: ASM Press, 2006.

96. Lipson SM, Svenssen L, Goodwin L, et al. Evaluation of two current generation enzyme immunoassays and an improved isolation-based assay for the rapid detection of rotavirus from stool. J Clin Virol 2001;21:17–27.

97. Loa CC, Mordechai E, Tilton RC, et al. Production of recombinant *Bartonella henselae* 17-kDa protein for antibody-capture enzyme-linked immunosorbent assay. Diagn Microbiol Infect Dis 2006;55:1–7.

98. Loo VG, Poirier L, Miller MA, et al. A predominantly clonal multi-institutional outbreak of *Clostridium difficile*-associated diarrhea with high morbidity and mortality. N Engl J Med 2005;353:2442–2449.

99. Louie B, Wong E, Klausner JD, et al. Assessment of rapid tests for the detection of human immunodeficiency antibodies in recently infected individuals. J Clin Microbiol 2008;46:1494–1497.

100. Luo YH, Chuang WJ, Wu JJ, et al. Molecular mimicry between streptococcal pyrogenic exotoxin B and endothelial cells. Lab Invest 2010;90:1492–1506.

101. Lyamuya E, Aboud S, Urassa WK, et al. Evaluation of simple rapid HIV assays and development of national rapid HIV testing algorithms in Dar es Salaam, Tanzania. BMC Infect Dis 2009;9:19–25.

102. MacKenzie AMR, Lebel P, Orrbine E, et al. Sensitivities and specificities of Premier *E. coli* 0157 and Premier EHEC enzyme immunoassays for diagnosis of infection with Verotoxin (Shiga-like toxin)-producing *Escherichia coli*. J Clin Microbiol 1998;36:1608–1611.

103. MacPhee DJ. Methodological considerations for improving Western blot analysis. J Pharmacol Toxicol Methods 2010;61:171–177.

104. Madden S, Kelly L. Update on acute rheumatic fever. Can Fam Phys 2009;55:475–478.

105. Maertens JA, Klont R, Masson C, et al. Optimization of the cutoff value for the *Aspergillus* double-sandwich enzyme immunoassay. Clin Infect Dis 2007;44:1329–1326.

106. Maertens J, Van Edere J, Verhaegen J, et al. Use of circulating galactomannan screening for early diagnosis of invasive aspergillosis in allogeneic stem cell transplant recipients. J Infect Dis 2002;186:1297–1306.

107. Manes G, Zanetti MV, Piccirillo MM, et al. Accuracy of a new monoclonal stool antigen test in post-eradication assessment of *Helicobacter pylori* infection: comparison with the polyclonal stool antigen test and the urea breath test. Dig Liver Dis 2005;37:751–755.

108. Marr KA, Laverdiere M, Gugel A, et al. Antifungal therapy decreases sensitivity of the *Aspergillus* galactomannan enzyme immunoassay. Clin Infect Dis 2005;40:1762–1769.

109. Martins TB, Woolstendhulme RD, Jaskowski TD, et al. Comparison of four immunoassays with a Western blot assay for for the determination of type-specific antibodies to herpes simplex virus. Am J Clin Pathol 2001;115:272–277.

110. Mas A, Soriano V, Gutierrez M, et al. Reliability of a new recombinant immunoblot assay (RIBA HIV-1/HIV-2 SIA) as a supplemental (confirmatory) test for HIV-1 and HIV-2 infections. Transfus Sci 1997;18:63–69.

111. Massey V, Gregson DB, Chagla AH, et al. Clinical usefulness of components of the Triage immunoassay, enzyme immunoassay for toxin A and B, and cytotoxin B tissue culture assay for the diagnosis of *Clostridium difficile* diarrhea. Am J Clin Pathol 2003;119:45–49.

112. McCool TL, Hoey JG, Montileone F, et al. Discovery and analysis of *Bartonella henselae* antigens for use in clinical serologic assays. Diagn Microbiol Infect Dis 2008;60:17–23.

113. McDonald LC, Kilgore GE, Thompson A, et al. An epidemic, toxin-gene variant strain of *Clostridium difficile*. N Engl J Med 2005;353:2433–2441.

114. Mennink-Kersten MA, Donnelly JP, Verweij PE. Detection of circulating galactomannan for the diagnosis and management of invasive aspergillosis. Lancet Infect Dis 2004;4:349–359.

115. Mennink-Kersten MA, Klont RR, Warris A, et al. *Bifidobacterium* lipoteichoic acid and false ELISA reactions in *Aspergillus* antigen detection. Lancet 2004;363:325–327.

116. Mingle JA. Differentiation of dual seropositivity to HIV-1 and HIV-2 in Ghanaian sera using line immunoassay (INNOLIA). West Afr J Med 1997;16:71–74.

117. Musher B, Fredricks D, Leisenring W, et al. *Aspergillus* galactomannan enzyme immunoassay and quantitative PCR for diagnosis of invasive aspergillosis with brochoalveolar lavage fluid. J Clin Microbiol 2004;42:5517–5522.

118. Musher DM, Manhas A, Jain P, et al. Detection of *Clostridium difficile* toxin: comparison of enzyme immunoassay results compared with results obtained by cytotoxicity assay. J Clin Microbiol 2007;45:2737–2739.

119. Neil K, Berkelman R. Increasing incidence of Legionellosis in the United States, 1990–2005: changing epidemiologic trends. Clin Infect Dis 2008;47:591–599.

120. Ng VL, Virani NA, Chaisson RE, et al. Rapid detection of *Pneumocystis carinii* using a direct monoclonal fluorescent antibody stain. J Clin Microbiol 1990;28:2228–2233.

121. Ng VL, Yajko DM, McPhaul LW, et al. Evaluation of an indirect fluorescent-antibody stain for detection of *Pneumocystis carinii* in respiratory specimens. J Clin Microbiol 1990;28:975–979.

122. Nicolle L, Gutkin A, Smart G, et al. Serological studies of West Nile virus in a liver transplant population. Can J Infect Dis Med Microbiol 2004;15:271–274.

123. Norris SJ, *Treponema pallidum* Polypeptide Research Group. Polypeptides of *Treponema pallidum*: progress toward understanding their structural, functional, and immunologic roles. Microbiol Rev 1993;57:750–779.

124. Novak-Weekley SM, Marlowe EM, Miller JM, et al. *Clostridium difficile* testing in the clinical laboratory by use of multiple testing algorithms. J Clin Microbiol 2010;48:889–893.

125. O'Connell RJ, Agan BK, Anderson SA, et al. Sensitivity of the Multispot HIV-1/HIV-2 rapid test using samples from human immunodeficiency virus type 1-positive individuals with various levels of exposure to highly active antiretroviral therapy. J Clin Microbiol 2006;44:1831–1833.

126. O'Connell RJ, Merritt TM, Malia JA, et al. Performance of the Ora-Quick rapid antibody test for diagnosis of human immunodeficiency virus type 1 infection in patients with various levels of exposure to highly active antiretroviral therapy. J Clin Microbiol 2003;41:2153–2155.

127. O'Connor D, Hynes P, Cormican M, et al. Evaluation of methods for detection of toxins in specimens of feces submitted for diagnosis of *Clostridium difficile*-associated diarrhea. J Clin Microbiol 2001;39:2846–2849.

128. O'Gorman MR, Weber D, Landis SE, et al. Interpretive criteria of the Western blot assay for serodiagnosis of human immunodeficiency virus type 1 infection. Arch Pathol Lab Med 1991;115:26–30.

129. Pandori MW, Branson BM. 2010 HIV Diagnostics Conference. Expert Rev Anti Infect Ther 2010;8:631–633.

130. Papenburg J, Baz M, Hamelin ME, et al. Evaluation of serological diagnostic methods for the 2009 pandemic A/H1N1 influenza virus. Clin Vaccine Immunol 2011;18:520–522.

131. Parpia ZA, Elghanian R, Nabatiyan A, et al. p24 antigen rapid test for diagnosis of acute pediatric HIV infection. J Acquir Immune Defic Syndr 2010;55:413–419.

132. Pavie J, Rachline A, Loze B, et al. Sensitivity of five rapid HIV tests on oral fluid or finger-stick whole blood: a real-time comparison in a healthcare setting. PLoS ONE 2010;5:e11581. doi:10.1371/journal, pone.0011581.

133. Pedneault L, Lapointe N, Alfieri C, et al. Antibody responses to two Epstein-Barr virus (EBV) nuclear antigens (EBNA-1 and EBNA-2) during EBV primary infection in children born to mothers infected with human immunodeficiency virus. Clin Infect Dis 1996;23:806–808.

134. Perona-Wright G, Mohrs K, Taylor J, et al. Cutting edge: helminth infection induces IgE in the absence of mu- or delta-chain expression. J Immunol 2008;181:6697–6701.

135. Perry KR, Ramskill S, Elgin RP, et al. Improvement in the performance of HIV screening tests. Transfus Med 2008;18:228–240.

136. Peterson LR, Manson RU, Paulo SM, et al. Detection of toxigenic *Clostridium difficle* in stool samples by real-time polymerase chain reaction for the diagnosis of *C. difficile*-associated diarrhea. Clin Infect Dis 2007;45:1152–1160.

137. Petric M, Szymanski MT. Electron microscopy and immune electron microscopy. In Specter S, Hodinka R, eds. Clinical Virology Manual. 3rd ed. Washington, DC: ASM Press, 2000:64–65.

138. Pfeiffer CD, Fine JP, Safdar N. Diagnosis of invasive aspergillosis using a galactomannan assay: a meta-analysis. Clin Infect Dis 2006;42:1417–1427.

139. Planche T, Aghaizu A, Holliman R, et al. Diagnosis of *Clostridium difficile* infection by toxin detection kits: a systematic review. Lancet Infect Dis 2008;8:877–884.

140. Pollet DE, Saman EL, Peeters DC, et al. Confirmation and differentiation of antibodies to human immunodeficiency virus 1 and 2 with a strip-based assay using recombinant antigens and synthetic peptides. Clin Chem 1991;37:1700–1707.

141. Polywka S, Feldner J, Duttman H, et al. Diagnostic evaluation of a new combined HIV p24 antigen and anti-HIV1/2/O screening assay. Clin Lab 2001;47:351–356.

142. Portincasa P, Grillo R, Pauri P, et al. Multicenter evaluation of the new HIV DUO assay for simultaneous detection of HIV antibodies and p24 antigen. New Microbiol 2000;23:357–365.

143. Powderly WG, Cloud GA, Dismukes WE, et al. Measurement of cryptococcal antigen in serum and spinal fluid: value in the management of AIDS-associated cryptococcal meningitis. Clin Infect Dis 1994;18:789–792.

144. Preissner C, Steinberg S, Gershon A, et al. Evaluation of the anticomplement immunofluorescence test for detection of antibody to varicella-zoster virus. J Clin Microbiol 1982;16:373–376.

145. Procop GW, Haddad S, Quinn J, et al. Detection of *Pneumocystis jiroveci* in respiratory specimens by four staining methods. J Clin Microbiol 2004;42:3333–3335.

146. Quesada M, Calvert X, Dosal A, et al. Evaluation of four different fecal tests for determination of cure after *Helicobacter pylori* treatment. J Clin Gastroenterol 2006;40:790–794.

147. Quinn CD, Sefers SE, Babiker W, et al. *C. Diff* Quik Chek Complete immunoassay provides a reliable first-line method for detection of *Clostridium difficile* in stool specimens. J Clin Microbiol 2010;48:603–605.

148. Rabenau HF, Sturmer M, Buxbaum S, et al. Laboratory diagnosis of norovirus: which method is the best. Intervirology 2003;46:232–238.

149. Rani R, Corbitt G, Killough R, et al. Is there any role for rapid tests for *Chlamydia trachomatis*? Int J STD AIDS 2002;13:22–24.

150. Rao N, Waruszewski DT, Armstrong JA, et al. Evaluation of anti-complementary immunofluorescence test in cytomegalovirus infection. J Clin Microbiol 1977;6:633–638.

151. Regnery RL, Olson JG, Perkins BA, et al. Serological response to "*Rochalimaea henselae*" antigen in suspected cat-scratch disease. Lancet 1992;339: 1443–1445.

152. Reller ME, Lema CA, Perl TM, et al. Yield of stool culture with isolate toxin testing versus a two-step algorithm including stool toxin testing for detection of toxigenic *Clostridium difficile*. J Clin Microbiol 2007;45:3601–3605.

153. Robinson JS, Featherstone D, Vasanthapuram R, et al. Evaluation of three commercially available Japanese encephalitis virus IgG enzyme-linked immunosorbent assays. Am J Trop Med Hyg 2010;83:1146–1155.

154. Rodriguez-Iturbe, Musser JM. The current state of poststreptococcal glomerulonephritis. J Am Soc Nephrol 2008;19:1855–1864.

155. Russman H, Panthel K, Bader RC, et al. Evaluation of three rapid assays for detection of *Clostridium difficile* toxin A and toxin B in stool specimens. Eur J Clin Microbiol Infect Dis 2007;26:115–119.

156. Schmidt ML, Gilligan PH. *Clostridium difficile* testing algorithms: what is practical and feasible. Anaerobe 2009;15:270–273.

157. Schupbach J. Measurement of HIV-1 p24 antigen by signal amplification-boosted ELISA of heat-denatured plasma is a simple and inexpensive alternative to tests for viral RNA. AIDS Rev 2002;4:83–92.

158. Schwalbe LD, Small MT, Randall EL. Comparison of TestPack Strep A test kit with culture technique for detection of group A streptococci. J Clin Microbiol 1987;25:309–311.

159. Sever JL, Tzan NR, Shekarchi IC, et al. Rapid latex agglutination test for rubella antibody. J Clin Microbiol 1983;17:52–54.

160. Sharp SE, Ruden LO, Pohl JC, et al. Evaluation of the *C. Diff* Quik-Chek Complete assay, a new glutamate dehydrogenase and A/B toxin combination lateral flow assay for use in rapid, simple diagnosis of *Clostridium difficile* disease. J Clin Microbiol 2010;48:2082–2086.

161. Sharp SE, Suarez CA, Duran Y, et al. Evaluation of the Triage Micro Parasite Panel for detection of *Giardia lamblia*, *Entamoeba histolytica/Entamoeba dispar*, and *Cryptosporidium parvum* in patient stool specimens. J Clin Microbiol 2001;39:332–334.

162. Shimada T, Jackson JL, Hayashino Y, et al. Systematic review and meta-analysis: urinary antigen tests for legionellosis. Chest 2009;136:1576–1585.

163. Shulman ST. Streptococcal pharyngitis: diagnostic considerations. Pediatr Infect Dis J 1994;13:567–571.

164. Shulman ST, Tanz RR. Group A streptococcal pharyngitis and immune mediated complications: from diagnosis to management. Expert Rev Anti Infect Ther 2010;8:137–150.

165. Sillis M. The limitations of IgM assays in the serological diagnosis of *Mycoplasma pneumoniae* infections. J Med Microbiol 1990;23:517–522.

166. Singh VR, Smith DK, Lawrence J, et al. Coccidioidomycosis in patients infected with human immunodeficiency virus: a review of 91 cases at a single institution. Clin Infect Dis 1996;23:563–568.

167. Srijan A, Wongstitwilairoong B, Pitarangsi C, et al. Re-evaluation of commercially-available enzyme-linked immunosorbent assay for the detection of *Giardia lamblia* and *Cryptosporidium* spp. from stool specimens. Southeast Asian J Trop Med Public Health 2005;36:26–29.

168. Stockman L, Clark KA, Hunt JM, et al. Evaluation of commercially available acridinium ester-labeled chemiluminescent DNA probes for culture identification of *Blastomyces dermatidis*, *Coccidioides immitis*, *Cryptococcus neoformans*, and *Histoplasma capsulatum*. J Clin Microbiol 31;1993: 845–850.

169. Stratton N, Hryniewicki J, Aarnaes SL, et al. Comparison of monoclonal antibody and calcofluor white stains for the detection of *Pneumocystis carinii* from respiratory specimens. J Clin Microbiol 1991;29:645–647.

170. Suerbom S, Michetti P. *Helicobacter pylori* infection. N Engl Med J 2002; 347:1175–1186.

171. Sulahian A, Boutboul F, Ridbaud P, et al. Value of antigen detection using an enzyme immunoassay in the diagnosis and prediction of invasive aspergillosis in two adult and pediatric hematology units during a 4-year prospective study. Cancer 2001;91:311–318.

172. Sulahian A, Touratier S, Ribaud P. False-positive test for *Aspergillus* antigenemia related to concommitant administration of piperacillin and tazobactam. N Engl J Med 2003;349:2366–2367.

173. Talkington DF, Shott S, Fallon MT, et al. Analysis of eight commercial enzyme immunoassay tests for detection of antibodies to *Mycoplasma pneumoniae* in human serum. Clin Diagn Lab Immunol 2004;11:862–867.

174. Tanner DC, Weinstein MP, Fedorciw B, et al. Comparison of commercial kits for detection of cryptococcal antigen. J Clin Microbiol 1994;32:1680–1684.

175. Tiller T. Single B cell antibody technologies. New Biotechnol 2011;28:453–457. doi:10.1016/j.nbt.2011.03.014.

176. Turner KR, Wong EH, Kent CK, et al. Serologic herpes testing in the real world: validation of new type specific serologic herpes simplex virus tests in a public health laboratory. Sex Transm Dis 2002;29:422–425.

177. Vaira D, Malfertheiner P, Megraud F, et al. Noninvasive antigen-based assay for assessing *Helicobacter pylori* eradication: a European multicenter study. Am J Gastroenterol 2000;95:925–929.

178. Vaira D, Vakil N. Blood, urine, stool, breath, money, and *Helicobacter pylori*. Gut 2001;48:287–289.

179. Vaira D, Vakil N, Menegatti M, et al. The stool antigen test for detection of *Helicobacter pylori* after eradication therapy. Ann Intern Med 2002;136: 280–287.

180. Valkirs GE, Barton R. Immunoconcentration—a new format for solid-phase immunoassays. Clin Chem 1985;31:1427–1431.

181. Van Binsbergen J, Siebelink A, Jacobs, A, et al. Improved performance of seroconversion with a fourth-generation HIV antigen/antibody assay. J Virol Methods 1999;82:77–84.

182. Van Dommelen L, van Tiel FH, Ouburg S, et al. Alarmingly poor performance in *Chlamydia trachomatis* point-of-care testing. Sex Trans Infect 2010;86:355–359.

183. Van Kerckhoven I, Vercauteren G, Piot P, et al. Comparative evaluation of 36 commercial assays for detecting antibodies to HIV. Bull World Health Org 1991;69:753–760.

184. Vermeulen MJ, Herremans M, Verbakel H, et al. Serological testing for *Bartonella henselae* infections in the Netherlands: clinical evaluation of immunofluorescence assay and ELISA. Clin Microbiol Infect 2007;13:627–634.

185. Vermeulen MJ, Verbakel H, Notermans DW, et al. Evaluation of sensitivity, specificity, and cross-reactivity in *Bartonella henselae* serology. J Med Microbiol 2010;59:743–745.

186. Viscoli C, Machetti M, Cappellano P, et al. False-positive galactomannan Platelia *Aspergillus* test results for patients receiving piperacillin-tazobactam. Clin Infect Dis 2004;38:913–916.

187. Wagner CL, Riess T, Linke D, et al. Use of *Bartonella* adhesion A (BadA) immunoblotting in the serodiagnosis of *Bartonella henselae* infections. Int J Med Microbiol 2008;298:579–590.

188. Warny M, Pepin J, Fang A, et al. Toxin production by an emerging strain of *Clostridium difficile* associated with outbreaks of severe disease in North America and Europe. Lancet 2005;366:1079–1084.

189. Weber B, Berger A, Rabenau H, et al. Evaluation of a new combined antigen and antibody human immunodeficiency virus screening assay: VIDAS HIV DUO Ultra. J Clin Microbiol 2002;40:1420–1426.

190. Weber B, Fall EH, Berger A, et al. Reduction of diagnostic window by new fourth-generation human immunodeficiency virus screening assays. J Clin Microbiol 1998;36:2235–2239.

191. Weber B, Gurtler L, Thorstensson R, et al. Multicenter evaluation of a new automated fourth-generation human immunodeficiency virus screening assay with a sensitive antigen detection module and high specificity. J Clin Microbiol 2002;40:1938–1946.

192. Wheat LJ. Antigen detection, serology, and molecular diagnosis of invasive mycoses in the immunocompromised host. Transpl Infect Dis 2006;8: 128–139.

193. Wheat LJ, Hackett E, Durkin M, et al. Histoplasmosis-associated cross-reactivity in the Bio-Rad Platelia *Aspergillus* enzyme immunoassay. Clin Vaccine Immunol 2007;14:638–640.

194. Wilchek M, Bayer EA. Introduction to avidin-biotin technology. Methods Enzymol 1990;184:5–13.

195. Williams B, Fojtasek M, Connolly-Stringfield P, et al. Diagnosis of histoplasmosis by antigen detection during an outbreak in Indianapolis, Ind. Arch Pathol Lab Med 1994;118:1205–1208.

196. Williams V, Gershon A, Brunell P. Serologic response to varicella-zoster membrane antigens measured by indirect imunofluorescence. J Infect Dis 1974;130:669–672.

197. Wu D-C, Wu I-C, Wng S-W, et al. Comparison of stool enzyme immunoassay and immunochromatographic method detecting *Helicobacter pylori* antigens before and after eradication. Diagn Microbiol Infect Dis 2006;56:373–378.

198. Xu F, He S, Wu B, et al. Development of an IgM-capture ELISA for Coxsackie A16 infection. J Virol Methods 2011;171:107–110.

199. Young EJ, Hirsh DD, Fainstein V, et al. Pleural effusions due to *Cryptococcus neoformans*: a review of the literature and report of two cases with cryptococcal antigen determinations. Am Rev Respi Dis 1980;121:743–747.

200. Yu PK, Germer JJ, Torgerson CA, et al. Evaluation of TestPack Strep A for the detection of group A streptococci in throat swabs. Mayo Clin Proc 1988;63:33–36.

201. Zaaijer DL, van Rixel GACM, Kromosoeto JNR, et al. Validation of a new immunoblot assay (LiaTek HIV III) for confirmation of human immunodeficiency virus infection. Transfusion 1998;38:776–781.

202. Zaaijer DL, van Rixel T, van Exel-Oehlers P, et al. New anti-human immunodeficiency virus immunoblot assays resolve nonspecific Western blot results. Transfusion 1997;37:193–198.

203. Zahariadis G, Severini A. Evaluation of a novel serology algorithm to detect herpes simplex virus 1 or 1 antibodies. Sex Transm Dis 2010;37:696–699.

204. Zangwill KM, Hamilton DH, Perkins BA, et al. Cat scratch disease in Connecticut: epidemiology, risk factors, and evaluation of a new diagnostic test. N Engl J Med 1993;329:8–13.

205. Zimmerman AK, Needham CA. Comparison of conventional stool concentration and preserved smear methods with Merifluor *Cryptosporidium/Giardia* direct immunofluorescence assay and ProSpecT *Giardia* EZ Microplate assay for detection of *Giardia lamblia*. J Clin Microbiol 1995;33:1942–1943.

Microbiología molecular

Introducción

Los microbiólogos siempre han buscado y continúan buscando formas más rápidas y eficientes para detectar y caracterizar microorganismos. Las técnicas moleculares son algunas de las herramientas más poderosas que pueden utilizarse con este fin. En la actualidad, la amplia adopción de la espectrometría de masas ha cambiado la forma en que se practica la microbiología clínica. Estas pruebas han revolucionado el laboratorio de microbiología y han cambiado la manera de detectar, caracterizar y cuantificar los microorganismos directamente en las muestras clínicas y a partir de los cultivos. Durante los últimos 20 años, estas técnicas han cambiado de ser complicadas, con un alto grado de dificultad técnica y laboriosas, a pruebas sencillas que son tan rápidas que en algunos casos es posible alcanzar el resultado de la prueba en un lapso de 1 h desde su inicio, directamente a partir de la muestra clínica.

Los análisis moleculares que utilizaban los primeros microbiólogos a menudo se empleaban únicamente para la detección de microorganismos con requerimientos nutricionales especiales o no cultivables, o para determinar la causa de brotes importantes. Sin embargo, en la medida que el uso de estas pruebas se ha vuelto más sencillo y menos costoso, se han explotado para la detección y caracterización de microorganismos que se encuentran con mayor frecuencia.

La microbiología molecular puede dividirse en tres categorías. La primera de ellas es la detección de microorganismos sin el uso de amplificación de ácidos nucleicos. Estas aplicaciones dependen de la amplificación de una señal generada, habitualmente una luz o color que es el resultado de una hibridación exitosa de una sonda de ácidos nucleicos con la molécula diana del ácido nucleico. La segunda, los métodos de amplificación de ácidos nucleicos, se utiliza para la detección, caracterización y, en algunos casos, cuantificación de microorganismos. Por último, los métodos moleculares también se han empleado de forma extensa para determinar las relaciones entre los microbios (tipificación de cepas), y son una herramienta crítica para los epidemiólogos públicos y del hospital. Esta tecnología, de una u otra forma, emplea la química de los ácidos nucleicos. Por lo tanto, este capítulo comenzará con una revisión de los aspectos básicos de los ácidos nucleicos.

No sería práctico y estaría fuera del alcance de este libro revisar todas las pruebas moleculares que se han utilizado para estudiar los microorganismos; por consiguiente, se describirán con más detalle las pruebas que han demostrado ser más útiles en el laboratorio clínico, las comerciales y algunas pruebas nuevas que son particularmente prometedoras. En la actualidad, hay distintos tipos de amplificaciones de ácidos nucleicos disponibles. La *reacción en cadena de la polimerasa* (PCR, *polymerase chain reaction*) es la precursora de los otros tipos de pruebas de amplificación de ácidos nucleicos, la cual se puede utilizar en un sentido genérico en este libro para reemplazar el término de amplificación de ácidos nucleicos. Esto se realiza con fines de practicidad y para el flujo del texto, aunque el lector debe saber que el empleo de otros tipos de métodos químicos de amplificación de ácidos nucleicos también es factible.

Por último, desde la última edición de este libro, la espectrofotometría de masas de tiempo de vuelo por desorción/ionización láser asistida por matriz (MALDI-TOF) está disponible y se distribuye de forma extensa. Se revisarán los aspectos básicos de esta tecnología y sus aplicaciones clínicas pertinentes.

Ácidos nucleicos: aspectos básicos del ADN y ARN

Estructura del ADN

El ácido desoxirribonucleico (ADN) es una molécula larga que se encuentra conformada por dos hebras. Cada hebra de ADN es un polímero, lo que significa que cada una está compuesta por subunidades similares repetitivas. Las subunidades

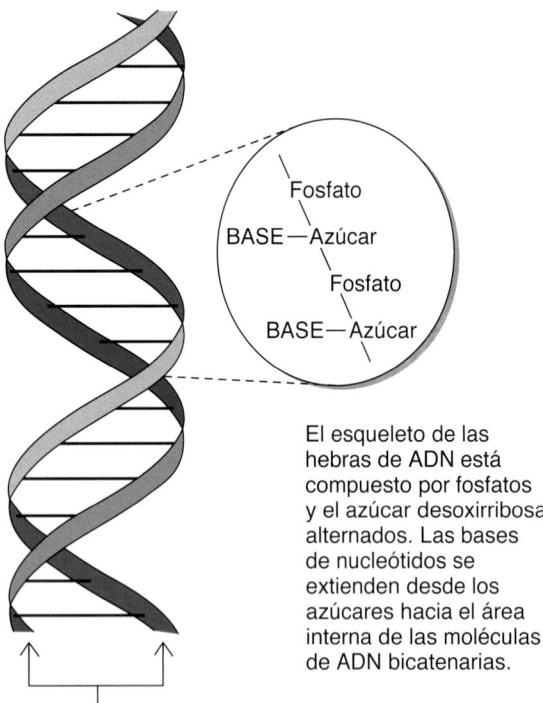

El esqueleto de las hebras de ADN está compuesto por fosfatos y el azúcar desoxirribosa alternados. Las bases de nucleótidos se extienden desde los azúcares hacia el área interna de las moléculas de ADN bicatenarias.

Dos hebras de un polímero de ácido nucleico desoxirribosa que interactúan (complementarias) conforman las dos cadenas de la molécula de ADN.

■ **FIGURA 4-1** Estructura del ADN. La estructura del ADN se ha descrito como una doble hélice. Es un polímero que se conforma por nucleótidos como unidad básica repetitiva, los cuales están conformados por un azúcar (desoxirribosa), un fosfato y una de cuatro bases.

repetitivas o "bloques estructurales" del ADN son nucleótidos monofosfatos. Las dos hebras que conforman la molécula de ADN tienen una dirección determinada por su química orgánica y están orientadas en direcciones opuestas entre sí. Las dos hebras de una molécula de ADN intacta interactúan mediante puentes de hidrógeno y se denominan *complementarias*. La configuración básica del ADN se ilustra en la figura 4-1.

Hay cuatro tipos de nucleótidos monofosfato que forman el ADN, los cuales se denominan de acuerdo con el tipo de base que contienen. Cada nucleótido monofosfato está conformado por un azúcar (desoxirribosa), un fosfato y una base nucleotídica (fig. 4-2). El esqueleto de cada hebra de la molécula de ADN está conformado por moléculas de azúcar desoxirribosa y fosfato que se alternan y se unen entre sí mediante enlaces covalentes. Las bases nucleotídicas se extienden desde la molécula de azúcar hacia la región central de la molécula de ADN de doble hebra. Las posiciones y la orientación de los ácidos nucleicos se determinan por convención de acuerdo con el número de moléculas de carbono del azúcar. La base nucleotídica se une al azúcar en la posición del carbono 1'. Las moléculas de fosfato que forman un puente se adhieren a los carbonos 3' y 5', lo cual les brinda esa orientación particular, cuya importancia se analizará más adelante. Las cuatro bases de nucleótidos en el ADN son adenina (A) y guanina (G) (moléculas púricas), y timina (T) y citosina (C) (moléculas pirimidínicas). La adenina púrica que se encuentra en una hebra de ADN forma dos puentes de hidrógeno con la timina pirimidínica en la hebra opuesta. Se dice que estos nucleótidos son complementarios. De manera similar, la guanina que se encuentra en una hebra de ADN forma tres puentes de hidrógeno con la citosina complementaria en la hebra opuesta.

La estructura del ADN suele representarse, por simplicidad, como una escalera en la que cada peldaño es la base complementaria de las dos hebras de ADN, y los lados de la escalera representan las moléculas alternadas de azúcar y fosfato (fig. 4-3). En los seres vivos, el ADN sólo se encuentra en forma lineal de manera temporal. El resto del tiempo la estructura está superenrollada; la longitud completa de la molécula de ADN es diez veces mayor que la longitud de la célula que la contiene. En consecuencia, el ADN debe superenrollarse para que toda su extensión pueda empaquetarse en espacios pequeños. La estructura que se conoce del ADN es la clásica doble cadena descrita por James Watson y Francis Crick en 1953 (http://nobelprize.org/medicine/laureates/1962/). Las dos hebras de ADN unidas por puentes de hidrógeno, como se describió anteriormente, se encuentran como una molécula helicoidal levógira con surcos mayores y menores. El conocimiento de la estructura básica del ADN y su replicación fue fundamental para el desarrollo de las pruebas de amplificación de ácidos nucleicos que se utilizan con frecuencia en la actualidad.

Estructura del ARN

Hay muchos tipos de moléculas de ácido ribonucleico (ARN) en la célula, pero este análisis se limitará a las formas descritas con mayor frecuencia, las cuales son el ARN mensajero (ARNm), el ARN de transferencia (ARNt) y el ARN ribosómico (ARNr). Los bloques que componen al ARN son similares a los del ADN. El ARN también es un polímero, pero tiene una sola cadena (monocatenario). El esqueleto de esta molécula también está conformado por moléculas alternadas de azúcar y fosfato, pero el azúcar del ARN es la ribosa. De manera similar al ADN, las bases de nucleótidos se unen mediante enlaces covalentes en la molécula de azúcar. Sin embargo, en este caso la base nucleotídica

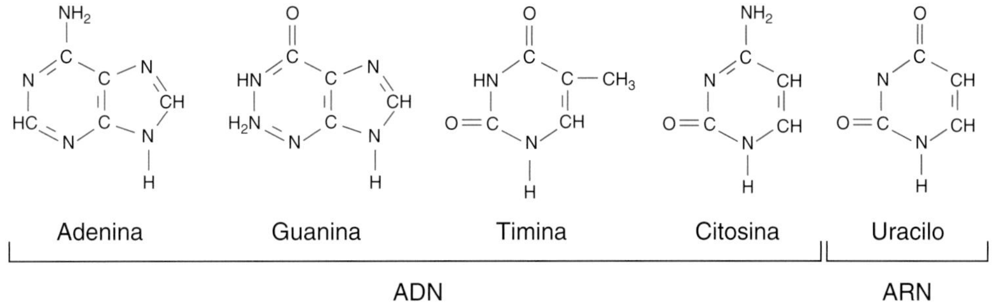

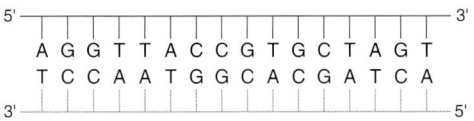

Adenina   Guanina   Timina   Citosina   Uracilo

ADN   ARN

■ **FIGURA 4-2** Bases nucleotídicas de ADN y ARN. Las cuatro bases nucleotídicas presentes en el ADN son adenina (A) y guanina (G), ambas púricas, y timina (T) y citosina (C), ambas pirimidínicas. El uracilo (U) se encuentra presente en el ARN en lugar de la timina.

```
5' ─────────────────────────────────── 3'
   │ │ │ │ │ │ │ │ │ │ │ │ │ │ │ │
   A G G T T A C C G T G C T A G T
   T C C A A T G G C A C G A T C A
   │ │ │ │ │ │ │ │ │ │ │ │ │ │ │ │
3' ─────────────────────────────────── 5'
```

■ **FIGURA 4-3** Dibujo simplificado del ADN. La compleja estructura del ADN a menudo se simplifica como la estructura de una escalera en la cual los peldaños representan las bases nucleotídicas complementarias. Esto con frecuencia se simplifica aún más y sólo una hebra de ADN se representa con una dirección 5′ a 3′ y se sobreentiende la presencia de la hebra complementaria.

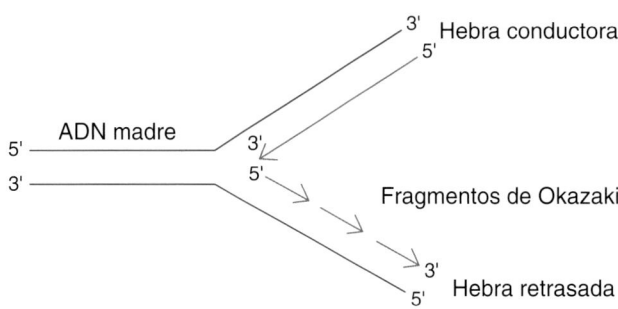

■ **FIGURA 4-4** Replicación del ADN. La replicación del ADN se desarrolla en dirección 5′ a 3′. En consecuencia, una hebra, la hebra conductora, se sintetiza de forma continua, mientras que la hebra opuesta se sintetiza en segmentos denominados *fragmentos de Okazaki*.

uracilo sustituye a la timina. Aunque la mayoría de las moléculas de ARN son monocatenarias, pueden enrollarse sobre sí mismas y formar puentes de hidrógeno complementarios, lo que da lugar a una estructura secundaria.

Función del ADN: almacenamiento de información

Los genes que codifican la gran mayoría de las proteínas estructurales y funcionales de las células están contenidos en el ADN cromosómico de la célula. Si la célula necesita más proteínas para su citoesqueleto, o si necesita más de una enzima para metabolizar el azúcar, puede crearlas al abrir, leer y utilizar el mensaje del ADN (*véase* la siguiente sección). Por lo tanto, se ha descrito al ADN como el plano arquitectónico de la célula, una analogía apropiada. Cuando una célula se divide, la nueva célula también debe tener una copia de estos planos del ADN con la finalidad de preservar su estructura y realizar sus funciones.

Es importante entender los aspectos básicos de la replicación del ADN, ya que muchos de estos principios se utilizan en la PCR y en algunos otros métodos de amplificación de ácidos nucleicos. La replicación del ADN comienza con el desenrollamiento de la molécula. Después, la porción más lineal de la doble hélice se separa, al menos parcialmente, en sus dos hebras. Esto sucede como si los peldaños de la "escalera" del ADN se partieran a la mitad con un serrucho y se jalaran las dos partes laterales de la escalera (fig. 4-4). La helicasa de ADN es una enzima importante para separar las dos hebras. Una limitación en la síntesis del ADN, la cual se realiza por acción de la ADN polimerasa, es que sólo ocurre en dirección 5′ a 3′. En consecuencia, únicamente una hebra de ADN puede replicarse de forma continua en esta dirección. Como esta hebra se sintetiza de forma continua y más rápida que la hebra opuesta, se denomina *hebra conductora*. La hebra retrasada se replica en secciones, ya que el extremo 5′ está disponible para la síntesis sólo después de que la ADN helicasa haya desempeñado su función. Las porciones descontinuas del ADN que se sintetizan en la hebra retrasada de ADN se unen de nuevo gracias a la ADN ligasa, la cual hace que la hebra retrasada final se vuelva una hebra de ADN continua. El resultado final de la replicación

del ADN es la formación de dos hebras hijas de ADN a partir de una molécula de ADN madre (fig. 4-5). Cada una de las nuevas moléculas hijas de ADN se conforma por una hebra de la molécula de ADN madre y por una nueva hebra sintetizada que es complementaria a la hebra madre. Cada una de estas nuevas moléculas de ADN bicatenario es una réplica exacta de la molécula de ADN madre, a menos que ocurra un error en la replicación. La replicación del ADN debe preceder la división celular, a fin de que cada nueva célula tenga un complemento completo de ADN.

De interés práctico, cada una de las enzimas descritas se ha utilizado en métodos actuales o anteriores de amplificación de ácidos nucleicos. La helicasa se ha empleado para la amplificación dependiente de helicasa, la ADN polimerasa para la PCR y la ligasa para la reacción en cadena de la ligasa.

Función del ARN: transferencia de información

Lectura (transcripción) e interpretación (traducción) del código genético. Los ácidos nucleicos y las proteínas de la célula interactúan en la formación de nuevas proteínas, las cuales dan origen a la estructura de la célula y realizan sus funciones. El primer paso en la síntesis de proteínas es la "reescritura" o transcripción del mensaje genético, a fin de que pueda transportarse al ribosoma. El mensaje, codificado por ADN, se transcribe en forma de una molécula de ARN denominada (de manera acertada) *ARN mensajero*. Esto se desarrolla de forma similar a la síntesis de ADN, pero utiliza un conjunto distinto de enzimas. En resumen, la hebra de ADN se desenrolla y se forma una molécula monocatenaria de ARN que es complementaria al gen que se traduce. Esto puede someterse a un proceso adicional (procesamiento transcripcional). Después, la maquinaria celular lee el mensaje o traduce el código genético. Esto involucra otros tipos de

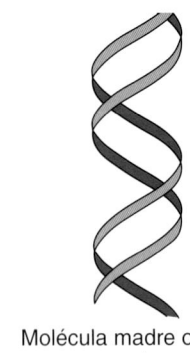

Molécula madre original

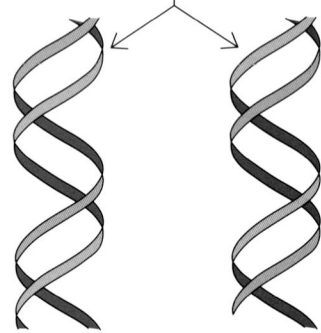

Primera generación de moléculas hijas

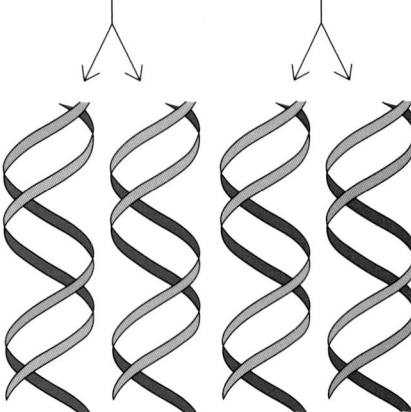

Segunda generación de moléculas hijas

■ **FIGURA 4-5** Productos de la replicación del ADN. Cada molécula hija de ADN de la primera generación contiene una hebra de la molécula madre y una hebra recién sintetizada. Dos de las moléculas hijas de ADN de la segunda generación contienen una de las hebras madre originales y dos están conformadas en su totalidad por ADN recién sintetizado.

moléculas de ARN, como ARNt, ARNr y diversas proteínas. La traducción del mensaje a proteínas ocurre en una complicada superestructura conformada por proteínas y ARNr, la cual se denomina *ribosoma*. El ARNm se asocia con el ribosoma y se procesan tres bases al mismo tiempo. A estos segmentos de tres bases se les llama **codones**, y codifican aminoácidos particulares. Los codones del ARNm son complementarios a los anticodones en una porción del ARNt. Las moléculas particulares de ARNt transportan y transfieren aminoácidos específicos al sitio de síntesis de proteínas en el ribosoma. Las moléculas de aminoácidos se sitúan de manera que se puedan formar enlaces peptídicos entre ellas. Por último, se forma una cadena de aminoácidos (péptido), la cual se convierte en proteína mediante extensión continua, plegamiento de la estructura secundaria y modificaciones postraduccionales (fig. 4-6). Si el

lector está interesado en entender estos procesos más a fondo, puede recurrir a libros de bioquímica y biología molecular.[5,345]

Métodos de amplificación de señales

Los métodos de amplificación de señales descritos combinan algunos tipos de ácidos nucleicos, por lo general una sonda, con la generación de una señal. La señal a menudo se amplifica a través de reacciones enzimáticas. Sin embargo, la señal de la hibridación fluorescente *in situ* (FISH, *fluorescence* in situ *hybridization*) puede observarse de forma directa después de la hibridación de la sonda marcada con fluorescencia con su ácido nucleico complementario. Diversas modificaciones químicas y enzimáticas pueden aplicarse a la FISH o a la hibridación cromógena *in situ* (CISH, *chromogenic* in situ *hybridization*) si se requiere amplificación adicional de la señal, aunque está fuera del alcance de este libro. Se analizarán cuatro tipos de amplificación de señales en esta sección: sondas de ácidos nucleicos, captura de híbridos, ADN de cadena ramificada e hibridación *in situ*.

Por lo general, la amplificación de señales se considera menos sensible que los métodos de amplificación de ácidos nucleicos. Una excepción puede ser la FISH, en la cual una única copia de la molécula diana puede identificarse en una población grande de otras células. Esta aplicación de la FISH es más útil en muestras de anatomía patológica o para investigación, en donde una subpoblación menor de células puede tener importancia clínica. La tecnología de amplificación de señales presenta varias ventajas sobre los métodos de amplificación de ácidos nucleicos. Es mucho menos probable que estos procedimientos tengan resultados falsos positivos secundarios a contaminación, en comparación con las pruebas tradicionales de amplificación de ácidos nucleicos. Sin embargo, se ha informado contaminación de la señal o derrame de una señal fuerte de una cámara de reacción a otra adyacente.

Sondas de ácidos nucleicos

Las sondas de ácidos nucleicos fueron las primeras pruebas moleculares que comenzaron a utilizarse de forma frecuente en muchos laboratorios. Las sondas, llamadas AccuProbe®, están disponibles en el mercado para la detección de numerosos microorganismos (Hologics, San Diego, CA). Son sondas de ADN que contienen una marca quimioluminiscente y que tienen como diana el ARNr del microorganismo de interés, el cual es un objetivo útil, ya que el ARNr está presente en mayores cantidades que los genes de ADNr que lo codifican. Este es un ejemplo de amplificación biológica o de la amplificación de un ácido nucleico que ocurre durante el curso habitual de los eventos celulares o secundario al crecimiento del microorganismo. Esta propiedad química permite diferenciar la sonda hibridada de la no hibridada. Cuando el híbrido ADN-ARN estable se trata con los reactivos de detección provistos, se produce la luz secundaria a la reacción química. La presencia de cierta cantidad de luz que excede un valor de corte predeterminado se considera una reacción positiva e indica la presencia del microorganismo para el cual se diseñó esa sonda de hibridación.

Aplicaciones clínicas. Las sondas genéticas AccuProbe están disponibles para la detección directa de muestras clínicas de bacterias o como un método rápido y específico para la identificación de microorganismos en un cultivo. Cuando se utilizan en muestras directas, las sondas son menos sensibles que los cultivos mejorados para estreptococos del grupo A y son características mente menos sensibles que la PCR.[41] Los

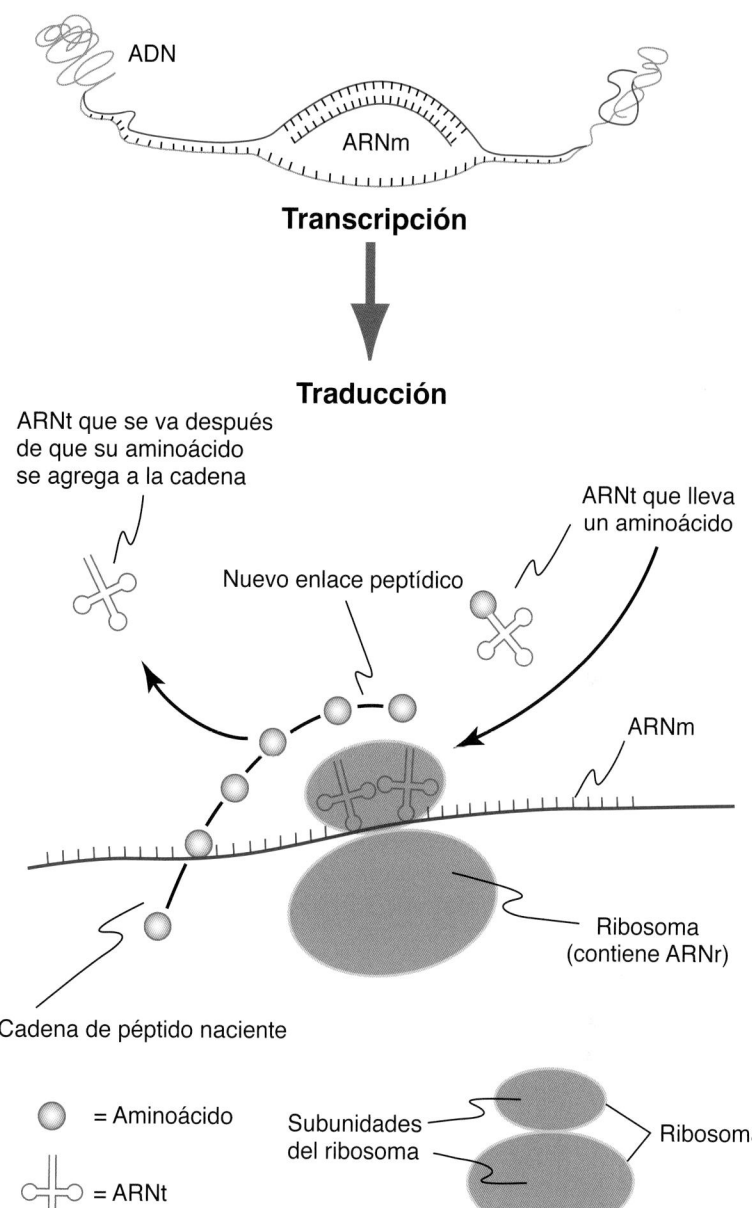

ADN

ARNm

Transcripción

Traducción

ARNt que se va después
de que su aminoácido
se agrega a la cadena

ARNt que lleva
un aminoácido

Nuevo enlace peptídico

ARNm

Ribosoma
(contiene ARNr)

Cadena de péptido naciente

= Aminoácido

Subunidades
del ribosoma

Ribosoma

= ARNt

■ **FIGURA 4-6** Esquema de la transcripción y de
la traducción. En la representación más básica, el
mensaje genético en el ADN se reescribe o transcribe
(transcripción) en un ARN mensajero (ARNm), el cual
se utiliza como sustrato para la traducción (formación
de proteínas a partir del código genético).

productos que utilizaban esta tecnología para la detección de
Neisseria gonorrhoeae y *Chlamydia trachomatis* representaron
un avance importante en la sensibilidad en comparación con los
cultivos para estos patógenos con requerimientos nutricionales
especiales, pero después fueron sustituidos por los métodos de
amplificación de ácidos nucleicos.[41,48,119,202]

En la actualidad, las sondas genéticas todavía son una opción útil para la identificación rápida de diversos microorganismos en cultivo, muchos de los cuales de otra forma requerirían
pruebas complicadas y tardadas para su identificación, de las
cuales, las pruebas más útiles son las que se emplean para la
identificación de micobacterias y hongos dimórficos. Hay sondas genéticas comerciales disponibles para el complejo *Mycobacterium tuberculosis*, *M. kansasii*, *M. gordonae* y el complejo
M. avium/M. intracellulare.[75,115,243] Las sondas genéticas también
están disponibles para *Histoplasma capsulatum*, *Blastomyces dermatitidis* y especies de *Coccidioides*.[131,156] La utilización de estas
sondas para la caracterización de los cultivos en los cuales se sospeche micobacterias u hongos dimórficos disminuye de forma

importante el tiempo para su identificación, en comparación con
los métodos tradicionales que se utilizan de rutina. Aunque son
más costosas, en general conducen a un ahorro cuando se considera el coste tanto de los materiales como de la mano de obra.

Diversas sondas AccuProbe también están disponibles para la
identificación de ciertas bacterias en cultivo, incluso pruebas para
Campylobacter, *Streptococcus* de los grupos A y B, *Haemophilus
influenzae*, *Streptococcus pneumoniae*, *Staphylococcus aureus*, *Listeria monocytogenes* y *N. gonorrhoeae*.[63] Al realizarse a partir de
los cultivos, estas pruebas tienen sensibilidades y especificidades
del 95-100%. La ventaja de su utilización es el ahorro de tiempo.
La desventaja es su alto coste.

Captura de híbridos

La captura de híbridos (Qiagen, Gaithersburg, MD) es una tecnología de amplificación de señales que consiste en la retención
(captura) de complejos moleculares de ADN y ARN (un híbrido) en una placa de microtitulación (fig. 4-7). Inicialmente, la

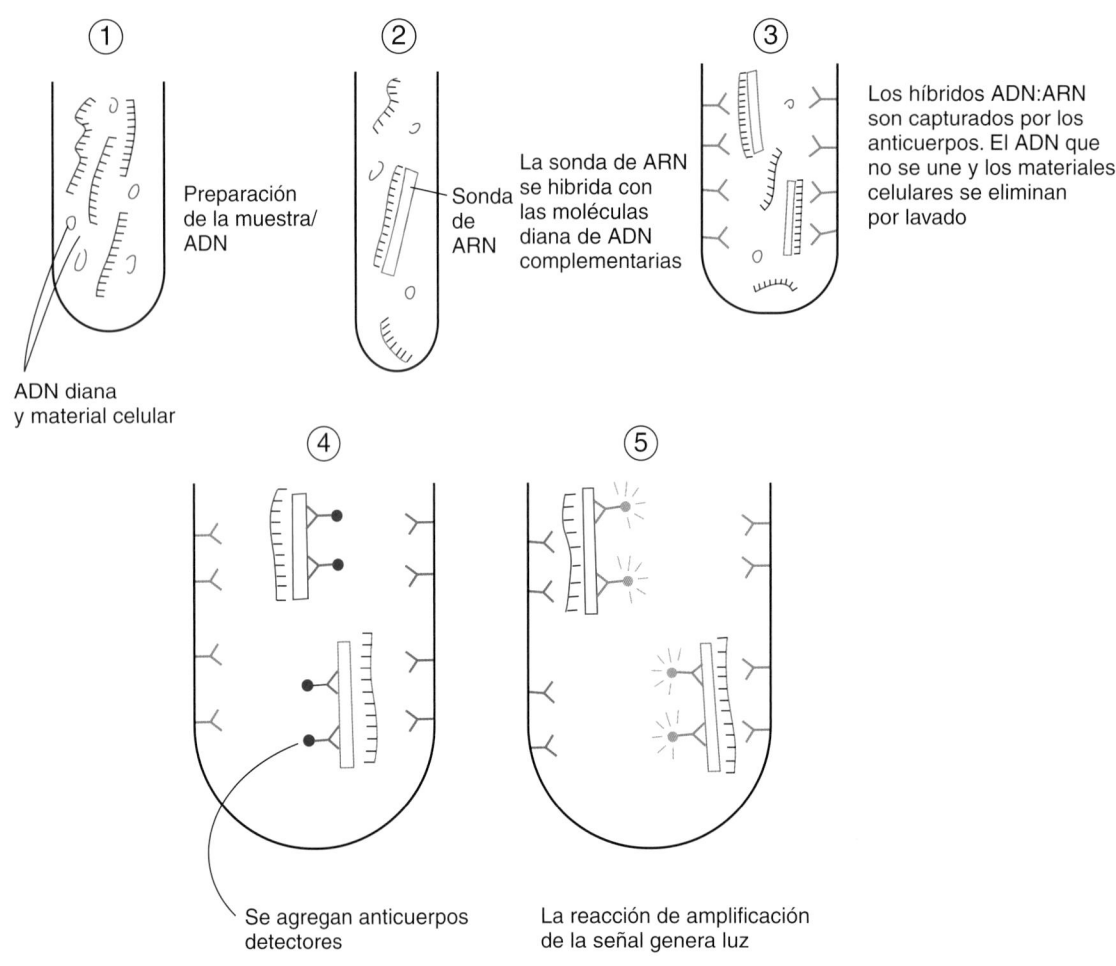

① Preparación de la muestra/ ADN

ADN diana y material celular

② Sonda de ARN — La sonda de ARN se hibrida con las moléculas diana de ADN complementarias

③ Los híbridos ADN:ARN son capturados por los anticuerpos. El ADN que no se une y los materiales celulares se eliminan por lavado

④ Se agregan anticuerpos detectores

⑤ La reacción de amplificación de la señal genera luz

■ **FIGURA 4-7** Tecnología de captura de híbridos. Esta tecnología es una prueba de amplificación de señales. Se ha vuelto un método popular para la detección de subtipos del virus del papiloma humano (VPH) de alto riesgo.

muestra se procesaba para preparar el ADN. Las sondas de ARN que se utilizan son complementarias a la molécula de ADN del microorganismo de interés. La detección del complejo híbrido ADN-ARN es muy útil, ya que sólo existe de forma transitoria en la naturaleza, principalmente durante la transcripción. Si el complejo no está presente, la muestra se considera negativa. De estar presente, se introduce en un tubo o en el pocillo de una placa de microtitulación cuyas paredes se han recubierto con un anticuerpo monoclonal que reconoce al híbrido ADN-ARN. Este anticuerpo captura e inmoviliza el complejo y permite que se eliminen otros constituyentes de la muestra clínica. Después, se agrega otro anticuerpo que también reconoce el complejo ADN-ARN, pero que está marcado con una molécula capaz de generar una señal en forma de luz. La luz que supere cierto nivel de corte se considera una reacción positiva.

Aplicaciones clínicas. Hay pruebas de captura de híbridos comerciales para la detección de los subtipos de alto riesgo del virus del papiloma humano (VPH), un producto de subtipificación para determinar si los tipos 16 o 18 del VPH están presentes, así como para *N. gonorrhoeae* y *C. trachomatis*. Anteriormente había una opción de una prueba para citomegalovirus (CMV), pero se descontinuó por la migración de los usuarios a la PCR cuantitativa para este virus. La prueba

para VPH de alto riesgo se ha vuelto el estándar para la vigilancia de displasia y carcinoma de cuello uterino en mujeres. Un metanálisis demostró que la prueba HCii tuvo una mejor sensibilidad y una especificidad equiparable en comparación con la prueba de Papanicoláu repetida para la detección de mujeres con lesiones por neoplasia intraepitelial cervical de tipo 2 (NIC 2) o mayores, cuando el Papanicoláu inicial se interpretó como células escamosas atípicas de significancia indeterminada (ASCUS).[9] Además, se incorporó a las recomendaciones del American College of Obstetricians and Gynecologists como método de diagnóstico precoz adjunto para mujeres de 30-65 años de edad; las directrices actualizadas pueden encontrarse en http://www.uspreventiveservicestaskforce.org.[2,8] La solidez de esta prueba es su alta sensibilidad y su elevado valor predictivo negativo.[154] Algunos autores encontraron que incluso es comparable con la PCR; sin embargo, otro autores encontraron una sensibilidad ligeramente menor que los métodos de amplificación de ácidos nucleicos.[30,49] Aunque es una prueba muy útil, tanto la sensibilidad como la especificidad han sido cuestionadas.[68,283] De Cremoux y cols. demostraron que algunas de las reacciones falsas positivas en esta prueba se debieron a la reactividad cruzada de la sonda con los subtipos de bajo riesgo del VPH, mientras que otras posiblemente fueron consecuencia de la "contaminación de la señal" o el derrame de una señal fluorescente de los pocillos fuertemente positivos a los pocillos adyacentes que contenían muestras negativas.[68] A pesar de que esta tecnología se ha mantenido a lo largo de los años, hay pruebas de amplificación de ácidos nucleicos más recientes disponibles que son más automatizadas y que tienen excelentes sensibilidades y especificidades.

La captura de híbridos también se ha utilizado con éxito para la detección de *N. gonorrhoeae* y *C. trachomatis*.[64,65,236,316,362] Se ha informado que esta prueba es más sensible que el cultivo, lo cual no es sorprendente al considerar la naturaleza de estos patógenos, los cuales tienen requerimientos nutricionales especiales; también se ha informado que esta prueba es más sensible que el análisis mediante sondas genéticas.[65] Además, se ha utilizado para detectar al CMV y al virus de la hepatitis B (VHB).[257,361,379] Cuando se comparó la captura de híbridos para CMV con la PCR, esta tecnología fue 1.5-2.0 log menos sensible que la PCR; las especificidades de la PCR y la captura de híbridos fueron de 100% y 93%, respectivamente.[34] Estos usos de la captura de híbridos han sido sustituidos por pruebas de amplificación de ácidos nucleicos más sensibles.

ADN ramificado

La tecnología del ADN ramificado (ADNb, *branched DNA*) se utiliza o se ha empleado para la detección y cuantificación de patógenos como VIH, VHB y virus de la hepatitis C (VHC). Esta tecnología consiste en diversas sondas de ADNb y moléculas capaces de generar luz para la amplificación de señales. En resumen, las sondas de oligonucleótidos ADNb específicas contra los microorganismos se hibridan a la molécula del ácido nucleico diana y este complejo es capturado en un sustrato sólido. Se agregan los oligonucleótidos de ADNb capaces de generar luz, los cuales se conjugan a las enzimas que generan luz, que producen una señal quimioluminiscente después de añadir el sustrato adecuado. La cantidad de la señal, como en la prueba de captura de híbridos, es proporcional a la cantidad de ácido nucleico diana, lo que significa que se pueden obtener resultados cuantitativos cuando la prueba se realiza con estándares cuantitativos.[312,360]

Aplicaciones clínicas. A pesar de ser una técnica muy útil y reproducible, aún no se ha desarrollado un gran número de pruebas que puedan utilizar esta tecnología. Esta prueba se ha empleado de forma exitosa principalmente para la detección y cuantificación de VIH, VHB y VHC.[45,84,265,387] Se ha utilizado para vigilar las cargas víricas de los pacientes infectados por VIH. Se encontró que la prueba VERSANT HIV-1 RNA 3.0® (Siemens, Malvern, PA) es altamente reproducible con un rango lineal amplio (75-500 copias de ARN del VIH-1), que es útil para las mediciones cuantitativas de la carga vírica del VIH-1, incluso en comparación con la PCR por transcripción inversa (RT-PCR, *reverse transcriptase PCR*).[83,113] De manera similar, las evaluaciones multicéntricas de la prueba VERSANT hepatitis B DNA 3.0® y VERSANT HCV RNA 3.0® encontraron que son reproducibles, tienen un rango dinámico amplio y demostraron resultados comparables con otras pruebas que se usan de forma frecuente.[82,265,387] Aunque la sensibilidad de las pruebas de ADNb es ligeramente menor que las de PCR, hay una buena correlación general entre las cargas víricas generadas por estas distintas pruebas.[62,240] A pesar de ser muy *útil*, las aplicaciones de esta técnica también están sustituyéndose por métodos de amplificación de ácidos nucleicos.

Hibridación in situ

La hibridación *in situ* (HIS) se ha utilizado durante muchos años en la patología molecular para detectar translocaciones cromosómicas (p. ej., t9;22), amplificaciones génicas (p. ej., Her2) y para identificar agentes infecciosos.[224] El empleo de estos métodos, alguna vez complejos, es cada vez más fácil, y hay plataformas semiautomatizadas disponibles. La HIS puede dividirse en FISH, en la cual se marca una sonda oligonucleotídica con un fluoróforo que se detecta mediante microscopía de fluorescencia directa, y CISH, en donde la sonda oligonucleotídica se marca de forma que la reacción enzimática genera un color que puede observarse utilizando microscopia óptica tradicional. Varios estudios han demostrado la factibilidad y las ventajas potenciales de las pruebas *in situ* en el laboratorio de microbiología clínica.[152,164,177,249,250,296]

Algunas de las primeras pruebas de HIS se utilizaban para la detección de virus a través de la hibridación directa de una sonda oligonucleotídica y los ácidos nucleicos víricos, las cuales se han empleado para identificar el virus particular asociado con cierto efecto citopático (CMV como causa de una inclusión intranuclear de tipo A de Cowdry), así como para diferenciar virus que producen efectos citopáticos idénticos (virus del herpes simple [VHS] y virus de la varicela zóster [VZV]).[28] Esta técnica también puede emplearse para diferenciar los subtipos de alto y bajo riesgo del VPH, importante para la evaluación de los carcinomas de células escamosas de la cabeza y el cuello.[334]

La HIS también ha resultado útil como una técnica que permite la demostración de ciertos virus que causan neoplasias, como el VPH con displasia/carcinoma de células escamosas del cuello uterino, el virus de Epstein-Barr (VEB) con los trastornos linfoproliferativos postransplante y el linfoma de Burkitt, y el virus herpes humano 8 (VHH8).[39,203,334,367] La observación directa de las células infectadas por virus en el abordaje de la patología ayuda a apoyar el papel etiológico del microorganismo detectado con la enfermedad. A pesar de que la detección de virus utilizando la HIS ha demostrado ser útil en el laboratorio de patología molecular, estas técnicas a menudo son sustituidas con métodos inmunohistoquímicos; la utilización de estas técnicas no es frecuente en los laboratorios de virología.

La HIS también puede emplearse para la detección de bacterias, micobacterias, hongos y parásitos. Cuando se utiliza para detectar estos microorganismos, el ARNr microbiano puede emplearse como diana para la sonda de hibridación. Esto representa una ventaja sobre el ADN como diana por dos motivos. Primero, hay muchas más copias de ARNr en la célula que de genes que codifican los ribosomas (ADNr), lo que aumenta la sensibilidad de la prueba. Segundo, la presencia de ARNr ayuda a denotar la existencia de un microorganismo viable, mientras que en la detección de ADN, en particular mediante métodos como la PCR, puede ocurrir incluso después de que el microorganismo no es viable (microorganismos muertos por el tratamiento antibiótico).

Antes de la introducción de la FISH al laboratorio de microbiología clínica, estas técnicas eran utilizadas por los microbiólogos ambientales para identificar especies de *Legionella*, *Escherichia coli* y otras bacterias en las muestras de agua y biopelículas.[215,216,274] Los microbiólogos veterinarios también utilizaban estas técnicas para estudiar diversas enfermedades.[192,207] El patólogo molecular ha empleado la HIS para estudiar a *Helicobacter pylori* en las biopsias gástricas, *Chlamydia* en diversos estados de la enfermedad y *Legionella pneumophila* en muestras respiratorias fijadas.[16,18,23,109,127,165]

La capacidad para caracterizar rápidamente las micobacterias, tuberculosas y no tuberculosas, ha sido la meta de muchas pruebas. Estos microorganismos son excelentes candidatos para la identificación mediante métodos moleculares, ya que algunos causan enfermedades graves y crecen de forma lenta en el cultivo (*M. tuberculosis*), algunos tienen requerimientos nutricionales especiales (*M. genavense* y *M. haemophilum*) o no pueden cultivarse en medios artificiales (*M. leprae*). La FISH que utiliza sondas de ácidos nucleicos-péptidos (PNA, *peptide nucleic acid*) se ha empleado de forma exitosa para la identificación rápida de *M. tuberculosis* en frotis de cultivos micobacterianos y de forma directa a partir de muestras respiratorias con bacilos ácido alcohol resistentes.[254,342,343] Las aplicaciones tradicionales *in situ* también se han utilizado en cortes histológicos para identificar a *M. leprae* de forma definitiva.[10]

Los hongos y los parásitos también se han caracterizado mediante HIS. Se han descrito pruebas de HIS para la identificación de especies de *Aspergillus*, lo cual es esencial dada la creciente importancia de los hongos filamentosos hialinos septados distintos a *Aspergillus*, como *Fusarium* y *Pseudallescheria*, que son patógenos humanos y tienen perfiles de sensibilidad a los antimicóticos que son distintos a los de la mayoría de las especies de *Aspergillus*.[138,258,393] Estos métodos son especialmente importantes cuando el material extirpado no se envía para cultivo o si el hongo filamentoso no crece en el cultivo. La CISH que emplea un método de amplificación de señales de tiramida también se ha aplicado al complejo diagnóstico diferencial de las levaduras morfológicamente similares y las formas similares a levaduras en tejidos humanos.[145] Estos métodos fueron menos sensibles que la tinción de plata metenamina para la detección de algunos hongos, pero presentó una especificidad del 100% en relación con la identificación de especies específicas.[145] Otro hongo que se ha estudiado utilizando la HIS es *Pneumocystis jirovecii*.[144] El empleo de la HIS para la detección de este hongo puede representar algunas ventajas, ya que se puede localizar tanto en forma de trofozoíto como de quiste, en comparación con algunas tinciones histoquímicas que únicamente identifican la forma quística, como la tinción de plata metenamina de Gomori.

Aplicaciones clínicas. El empleo de la HIS en la microbiología clínica se ha centrado de manera predominante en la identificación rápida de microorganismos en hemocultivos positivos. Tanto Jansen y cols.[164] como Kempf y cols.[177] publicaron artículos de forma simultánea sobre la investigación del empleo de la HIS para la identificación rápida de microorganismos presentes en frascos de hemocultivo positivos. Se utilizaron diversas sondas, todas dirigidas contra secuencias diana específicas presentes en el ARNr bacteriano. Algunas sondas eran inclusivas para géneros y familias (todos los estafilococos o todas las enterobacterias, respectivamente), mientras que otras eran específicas para especies particulares (*S. aureus* o *E. coli*). La mayoría de estas sondas fueron muy precisas para la identificación de las bacterias responsables de los hemocultivos positivos. Una característica atractiva de estas pruebas fue que la selección de las sondas de HIS podría dirigirse en función de los hallazgos en la tinción de Gram. Otra característica atractiva fue el tiempo de detección, el cual pudo ser tan rápido como 2-3 h. Kempf y cols. compararon el tiempo de identificación mediante HIS con los métodos tradicionales para los 115 hemocultivos positivos que estudiaron. Encontraron un ahorro aproximado de 26 h para la identificación de estafilococos (62 de 62 identificados por HIS), 46 h para estreptococos (19 de 20 identificados por HIS) y 40 h para bacilos gramnegativos (28 de 30 identificados por HIS).[177] En general, concluyeron que con una cantidad limitada de sondas para HIS se podría identificar la causa del 96.5% de los hemocultivos positivos en menos de 2.5 h, mientras que el cultivo tradicional tardó 1-3 días.[177]

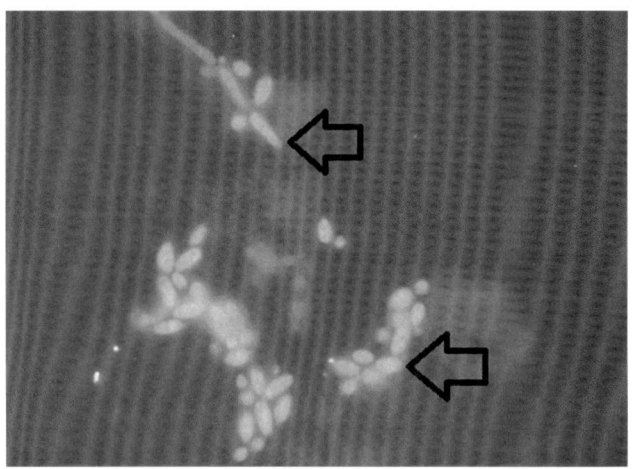

■ **FIGURA 4-8** FISH con PNA para *Candida albicans*. La levadura y la seudohifa (*flechas*) presentan fluorescencia de color verde manzana y se detectan con facilidad contra el fondo rojo utilizando la FISH con PNA para *C. albicans* (AdvanDx).

La HIS también se ha utilizado para la detección directa de bacterias patógenas en las muestras clínicas. Hogardt y cols. emplearon la HIS para detectar e identificar las bacterias que pudieran estar presentes en muestras respiratorias de pacientes con fibrosis quística.[152] Buscaron *Pseudomonas aeruginosa*, *Burkholderia cepacia*, *Stenotrophomonas maltophilia*, *H. influenzae* y *S. aureus* empleando HIS. Las pruebas que se realizaron directamente en la muestra clínica demostraron una sensibilidad del 90% y una especificidad del 100% en comparación con el cultivo, incluso en el complejo medio ambiente de las muestras respiratorias de los pacientes con fibrosis quística.[152] Es factible que una serie de sondas de HIS puedan servir para la detección de patógenos que suelen asociarse con enfermedades particulares, como meningitis bacteriana y neumonía adquirida en la comunidad.

Se desarrolló otro método de HIS que utiliza una sonda de PNA en lugar de una sonda de ADN, el cual se encuentra comercialmente disponible. Las sondas de PNA tienen propiedades que representan ventajas sobre las sondas de ADN en relación con la penetración cuando se realiza la hibridación de microorganismos intactos y para una mayor diferenciación, particularmente de los polimorfismos de nucleótidos simples (SNP, *single nucleotide polymorphisms*).[341] AdvanDx (Woburn, MA) es un proveedor de kits de HIS con PNA para la detección rápida de *S. aureus* o de estafilococos coagulasa negativos, *Enterococcus faecium* y otras especies del género, así como para diversos bacilos gramnegativos. Muchos estudios han evaluado estas pruebas y encontraron que son útiles para la identificación y diferenciación morfológica de bacterias similares en hemocultivos positivos.[42,249,250]

La HIS también ha mostrado ser útil para la identificación rápida y diferenciación de levaduras clínicamente importantes en hemocultivos positivos. Kempf y cols. diferenciaron a *Candida albicans*, *C. glabrata*, *C. krusei* y *C. parapsilosis* utilizando cuatro sondas de HIS.[177] De manera similar, la FISH con PNA para *C. albicans* (AdvanDx) pudo diferenciar esta levadura de otras distintas especies en hemocultivos positivos (fig. 4-8).[251,296] La prueba original para *C. albicans* de un solo color cambió a una prueba de dos colores, utilizando un fluoróforo verde para *C. albicans* y uno rojo para *C. glabrata*. De forma interesante, esta compañía después creó lo que se podría considerar una prueba micótica farmacogenómica. Es una sonda de tres colores comercializada como un "semáforo", la cual indica si es aceptable "continuar" y utilizar fluconazol. Un fluoróforo amarillo se utiliza para *C. tropicalis*. Las sondas marcadas con el fluoróforo rojo se utilizan para hibridarse con *C. glabrata* y *C. krusei*. El color rojo proporciona una advertencia con respecto al empleo de fluconazol, ya que la susceptibilidad de *C. glabrata* a este fármaco no es predecible y muchas cepas son resistentes, y *C. krusei* es innatamente resistente.[355]

La HIS tradicional y con PNA también se han empleado para la diferenciación rápida de las micobacterias. El interés en la identificación de estos microorganismos mediante métodos moleculares es claro, ya que los miembros de este grupo causan enfermedades graves (*M. tuberculosis*), muchos de ellos son de crecimiento lento, y al menos uno (*M. leprae*) no se puede cultivar en medios artificiales. La HIS se ha utilizado para diferenciar a *M. tuberculosis* de las micobacterias no tuberculosas en cultivos positivos, así como para identificarlo de forma directa a partir de frotis ácido alcohol resistentes y cortes histológicos.[343,392] La confirmación de *M. leprae* en cortes histológicos también se ha logrado a través de la HIS.[10]

La aplicación de la HIS en el estudio de parásitos y enfermedades parasitarias es limitada, aunque se han descrito algunos de sus usos.[162,261,358,394] Su función en el laboratorio de parasitología clínica es aún más limitada. La HIS también se ha utilizado para detectar al microscoporidio más frecuente, *Enterocytozoon bieneusi*, el cual causa gastroenteritis en pacientes con sida.[368] La FISH con PNA se ha empleado para localizar los tripanosomas circulantes en pacientes con enfermedad del sueño africana.[285]

La HIS es una herramienta de diagnóstico molecular que se ha integrado a muchos laboratorios de microbiología clínica. Es una técnica atractiva como herramienta diagnóstica por su rapidez para la detección y por su capacidad para escoger las sondas de forma selectiva en función de los hallazgos de la tinción de Gram o de las características de la población de pacientes. Sin embargo, hay técnicas nuevas (*véase* la sección sobre microarreglos) que pueden sustituir las pruebas de FISH que se emplean de forma frecuente en la microbiología clínica.

Amplificación de ácidos nucleicos

Aspectos básicos de la PCR

La reacción en cadena de la polimerasa, descrita por primera vez por Kary Mullins en 1983, explota la bioquímica básica de la replicación del ADN, con la meta final de amplificar una porción particular de la molécula.[241,242] La porción de ADN que se amplifica en general contiene información útil para el diagnóstico o tratamiento. La mezcla para la reacción de la PCR está conformada por el ADN diana para la amplificación y por la mezcla maestra. Esta última, a su vez, está compuesta por cebadores (*primers*) de oligonucleótidos de ADN, los cuatro nucleótidos trifosfato, ADN polimerasa termoestable, cloruro de magnesio y agua o amortiguadores (*buffers*). La PCR tradicional consta de tres fases que son repetitivas y son la base de la "reacción en cadena" que se menciona en el nombre de la prueba. Estas tres fases son: (1) desnaturalización del ADN (separación de las dos cadenas del ADN), (2) hibridación del cebador y (3) extensión del cebador (parte de la reacción en la que se presenta la síntesis de ADN).

La desnaturalización de la molécula de ADN molde, o la separación de las dos hebras individuales que componen a la molécula de ADN bicatenario madre, es el primer paso de la PCR. Se logra aumentando la temperatura de la mezcla de la reacción a aproximadamente 95 °C. A esta temperatura, el ADN bicatenario se separa en dos hebras individuales. Esto ocurre porque la elevada energía térmica rompe los puentes de hidrógeno que unen las dos cadenas a temperaturas más bajas. Se prefiere la desnaturalización térmica a la química, ya que se puede revertir fácilmente mediante enfriamiento.

El siguiente paso en la PCR, la hibridación del cebador, comienza cuando la mezcla de la reacción se enfría y los cebadores oligonucleótidos, los cuales se encuentran a los lados del área para la amplificación, se hibridan con las hebras individuales de la molécula de ADN molde. Los cebadores oligonucleótidos son fragmentos pequeños de ADN, habitualmente de entre 12 y 20 nucleótidos de longitud, necesarios para iniciar o cebar la reacción de síntesis de ADN. Un cebador se encuentra en el mismo sentido que la hebra superior de ADN y se denomina *cebador directo*, como se ilustra en la figura 4-9; el otro se encuentra en el mismo sentido que la cadena opuesta de ADN y se llama *cebador inverso*. Los cebadores se hibridan en su sitio diana a través del apareamiento de bases tradicional de Watson y Crick; de esta forma, la temperatura para la hibridación del cebador debe ser menor o igual a la temperatura de fusión (T_F) o la de los cebadores utilizados; para fines prácticos, T_F es la temperatura a la cual se hibridan los cebadores.

Se deben considerar diversos factores técnicos al momento de escoger el conjunto de cebadores, muchos de los cuales se incluyen en los programas informáticos de diseño de cebadores. Los científicos industriales se ocupan de estos factores cuando se compran los kits de PCR comerciales. La mayoría de los detalles del diseño del cebador se encuentran fuera del alcance de este libro; sin embargo, cabe mencionar algunos puntos destacados. Si se desea un producto de amplificación de ADN simple, también conocido como *amplicón*, se deben escoger cebadores para hibridarse con una única región de interés en la molécula de ADN. Es importante que los cebadores no se hibriden con otras áreas de la molécula del mismo microorganismo, ni con el ADN de otra especie que pueda estar presente en la preparación de la muestra. Por ejemplo, si el microbiólogo molecular trata de detectar *L. pneumophila* en las muestras clínicas, debe escoger una región particular para este microorganismo que no se encuentre presente en el genoma humano. Esto se ha conseguido de forma exitosa al utilizar el gen potenciador de infectividad del macrófago (*mip*), el cual contiene regiones lo suficientemente específicas como para diferenciar a *L. pneumophila* de otras bacterias, y no se encuentra en el genoma humano.[295,382] La reactividad cruzada con el genoma humano podría consumir de modo no específico los cebadores y las bases de los nucleótidos trifosfatos y, en el peor de los casos, podría llevar a un resultado falso positivo, dependiendo del sistema de detección que se esté empleando.

La presencia de los productos de la amplificación por PCR suele determinarse estudiando los productos obtenidos por electroforesis en gel y teñidos con bromuro de etidio. La presencia de una banda única en el gel es una buena evidencia preliminar de la especificidad de la reacción. La presencia de numerosas bandas sugiere que los cebadores no son específicos o que las condiciones rigurosas de la reacción no son óptimas (fig. 4-10). En algunos casos, la especificidad puede mejorar al cambiar las condiciones de la reacción, como la concentración de sal o la temperatura de hibridación del cebador. La forma más sencilla es cambiar la temperatura. La especificidad de la unión de los cebadores a la molécula de ADN diana aumenta si la temperatura utilizada para la hibridación se acerca a la T_F de los cebadores (una condición más exigente).

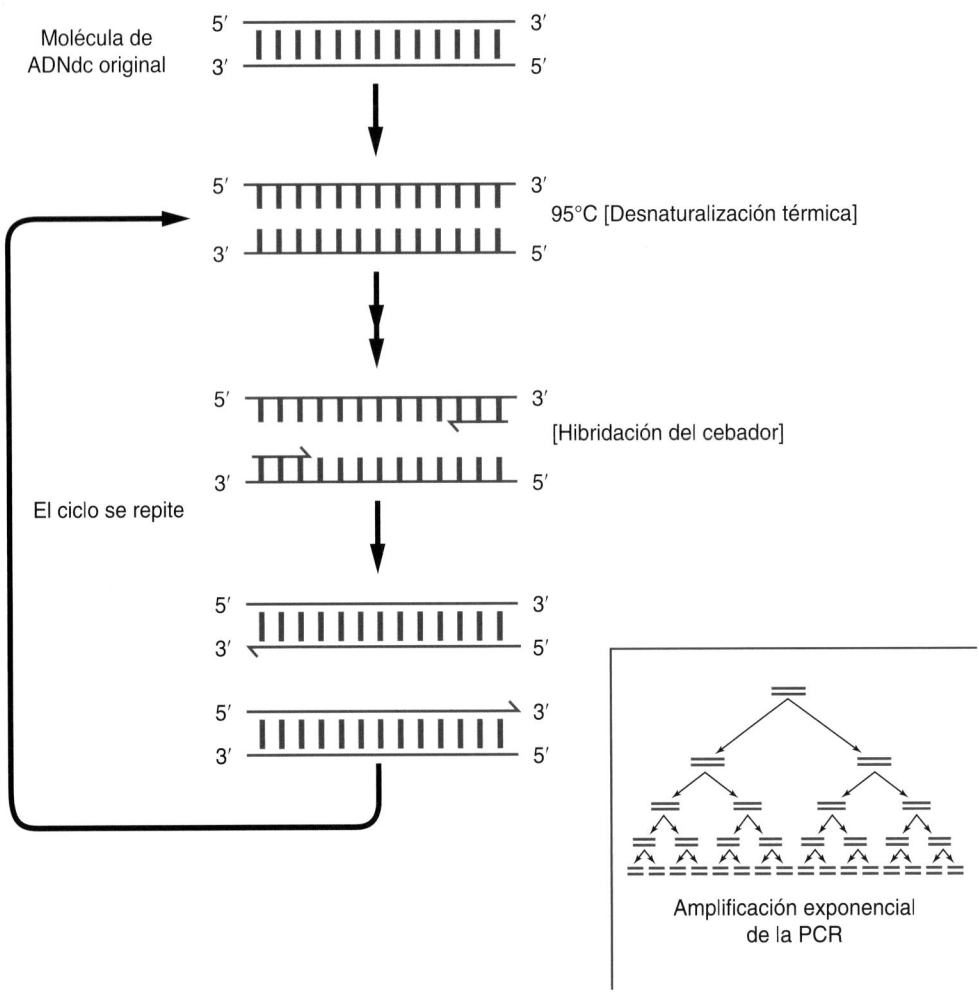

Molécula de ADNdc original

5′ 3′

3′ 5′

95°C [Desnaturalización térmica]

[Hibridación del cebador]

El ciclo se repite

Amplificación exponencial de la PCR

■ **FIGURA 4-9** PCR. La PCR es un ciclo repetitivo de desnaturalización térmica, hibridación y extensión de los cebadores a través de la acción de la ADN polimerasa (no se muestra en esta figura). La reacción conduce a la producción exponencial de nuevas moléculas de ADN, el principio y el final de las cuales se determinan por las posiciones de los cebadores directos e inversos.

La síntesis de una nueva cadena de ADN complementaria a la hebra madre de ADN se lleva a cabo por acción de la ADN polimerasa después de que concluye la primera hibridación. El descubrimiento de una enzima ADN polimerasa termoestable facilitó el ciclo de esta reacción en un tubo cerrado, sin la necesidad de agregar nuevas enzimas después de cada paso de desnaturalización térmica de ácidos nucleicos. La ADN polimerasa sintetiza la nueva hebra complementaria a una razón de aproximadamente 25 pb/s. Lo anterior es importante para determinar cuánto durará la fase de extensión de la reacción, lo cual se basa en la longitud del amplicón. Después de un período apropiado para permitir la extensión completa del amplicón, la mezcla de la reacción reinicia el ciclo a 95 °C para comenzar una PCR nueva.

En consecuencia, la porción diana de una molécula de ADN se amplifica de forma exponencial para formar millones de amplicones. Este aumento exponencial de la región diana del ADN explica la gran sensibilidad de la reacción y la capacidad de las pruebas diagnósticas que utilizan estos métodos para detectar un número muy reducido de patógenos. Esta excelente sensibilidad también explica la cautela que se debe tener al trabajar con ADN amplificado, ya que cada molécula amplificada se libera al ambiente, lo que podría contaminar la muestra clínica

(contaminación con amplicón) y conducir a una reacción con un resultado falso positivo. Aunque parezca que una sola copia del ADN diana debería ser detectable por PCR, en la práctica hay muchos inhibidores de la PCR en las muestras clínicas que limitan la sensibilidad de estas pruebas. Aunque la extracción de ácidos nucleicos no se cubre con detalle en este apartado, el procesamiento de la preamplificación de las muestras clínicas, con la finalidad de purgarlas de los inhibidores y prepararlas para la amplificación de ácidos nucleicos, puede ser tan importante como la misma reacción de amplificación.

Aplicaciones clínicas. La introducción de la PCR al laboratorio diagnóstico representó un avance importante en la medicina. Las pruebas basadas en PCR han permitido a los laboratoristas detectar microorganismos que no pueden cultivarse, así como otros con requerimientos nutricionales especiales o de crecimiento lento. Sin embargo, los métodos iniciales para la detección de los productos de la PCR eran laboriosos y tardados (*véase* Análisis postamplificación). Por lo tanto, las primeras pruebas de PCR se reservaban únicamente para los patógenos más importantes. El desarrollo de las plataformas de PCR automatizadas y semiautomatizadas, y de métodos más sencillos y rápidos para la detección, aumentaron

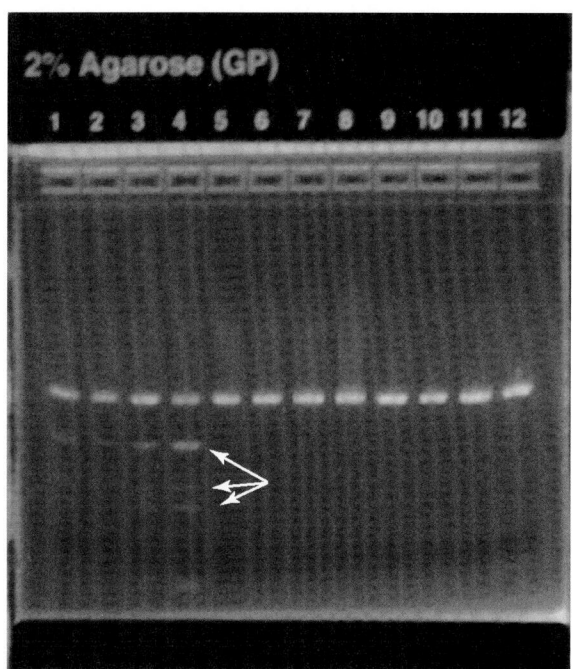

■ **FIGURA 4-10** Amplificación no específica de ácidos nucleicos. La amplificación no específica de ácidos nucleicos puede ocurrir durante la PCR u otras pruebas de amplificación de ácidos nucleicos si los cebadores hibridan un sitio alternativo o se unen entre sí y forman dímeros de cebadores. La amplificación no específica y los dímeros de cebadores pueden minimizarse mediante un diseño cuidadoso de la prueba y a través de la optimización de las condiciones de reacción. Los carriles 1-4 demuestran las bandas de amplificación no específica, aunque esto es más notorio en el carril 4 (*flechas*). La banda continua en todos los carriles representa el objetivo de la amplificación.

la utilización de estas técnicas para una variedad más amplia de patógenos. Casi todos los microorganismos de interés clínico han sido detectados y estudiados mediante PCR.

Además de la detección, la PCR le brinda al investigador una herramienta para estudiar la presencia o ausencia de elementos genéticos particulares dentro de las poblaciones y, al acoplarse con la secuenciación de ADN, les permite estudiar la composición y variabilidad de los genes de interés. La RT-PCR (*véase* más adelante) permitió a los investigadores detectar a los virus de ARN y medir la respuesta genética (ARNm) de los microorganismos y de las células eucariotas ante diversos estímulos.

La mayoría de las pruebas de PCR necesitan la extracción de ácidos nucleicos antes de la amplificación, aunque algunas son tan sólidas que la reacción de amplificación puede realizarse después de una lisis simple. Hay muchas opciones de extracción disponibles, desde manuales, semiautomatizadas, hasta altamente automatizadas (láms. 4-1A y B). Por la posibilidad de contaminación con amplicón y de la muestra, la mezcla maestra para la PCR se prepara en una campana de aire muerto (lám. 4-1C). En la actualidad, hay diversas pruebas comerciales aprobadas por la Food and Drug Administration (FDA) de los Estados Unidos. Algunas de las primeras pruebas tenían como objetivos las bacterias de transmisión sexual más frecuentes, *N. gonorrhoeae* y *C. trachomatis*.[183,200] Aunque eran extremadamente útiles por su gran sensibilidad (mucho mayor que el cultivo), no eran perfectas.[135] A pesar de que su especificidad era extremadamente alta, no era del 100%, lo que significa que el valor predictivo positivo es subóptimo en las poblaciones con baja prevalencia y pueden ocurrir resultados falsos positivos

para los cuales se requieren pruebas confirmatorias.[73,349,363] Además, se encontró que una de las primeras pruebas de PCR para *N. gonorrhoeae*, y otra que utilizaba la amplificación con desplazamiento de hebra, podían presentar reacciones cruzadas con ciertas especies no gonocócicas de *Neisseria*, lo que podía llevar a reacciones con falsos positivos.[4,87,89] Esto demuestra que una prueba "molecular" aprobada por la FDA no necesariamente es perfecta. El director y el equipo del laboratorio deben validar las pruebas y utilizarlas de la forma más apropiada en relación con su población de pacientes.

Las pruebas de PCR aprobadas por la FDA están disponibles en el mercado para la identificación rápida de *M. tuberculosis* en muestras respiratorias con frotis positivos para bacilos ácido alcohol resistentes de pruebas respiratorias positivas.[101,293] Recientemente, la FDA aprobó la prueba Xpert MTB/RIF® (Cepheid, Sunnyvale, CA), la cual detecta la presencia o ausencia de *M. tuberculosis* y, de estar presentes, los elementos genéticos responsables de la resistencia a la rifampicina (lám. 4-1D).[38]

Hay numerosas pruebas aprobadas por la FDA disponibles que utilizan PCR de ciclo rápido o amplificación mediada por bucle para la detección rápida de *Streptococcus* del grupo B (láms. 4-1D y E). De manera similar, hay varias pruebas comerciales que detectan *S. aureus* resistentes o sensibles a meticilina (*véase* Amplificación de ácidos nucleicos en tiempo real).

Hay pruebas aprobadas por la FDA disponibles que utilizan RT-PCR (*véase* más adelante) para la detección y cuantificación de virus de ARN, como VIH y VHC (lám. 4-1F). Además, la RT-PCR está disponible en muchas pruebas comerciales para la detección de los virus de influenza A y B, el virus sincitial respiratorio (VSR) y otros virus respiratorios de ARN. También hay pruebas aprobadas por la FDA para CMV, VHS y otros patógenos importantes.

Además de las pruebas aprobadas por la FDA, hay una amplia variedad de reactivos específicos para analitos disponibles en el mercado, así como productos exclusivos para investigadores con el objetivo de estudiar diversos patógenos humanos. Estas pruebas pueden realizarse con varios instrumentos de PCR de ciclo rápido (láms. 4-1G y H).

Otros métodos de amplificación de ácidos nucleicos

Se han ideado diversos métodos de amplificación de ácidos nucleicos, muchos de ellos originalmente para evitar los pagos de patentes de la PCR. Los kits diagnósticos comerciales que utilizan algunas de estas técnicas están disponibles para varios patógenos microbianos. Uno de los primeros kits en comercializarse, que ya no está disponible, utilizaba la reacción en cadena de la ligasa. Este método fue la primera amplificación de ácidos nucleicos en comercializarse, estar disponible y emplearse para la detección de *N. gonorrhoeae* y *C. trachomatis*. Los métodos no PCR disponibles en el mercado incluyen la amplificación basada en la secuencia de ácidos nucleicos (NASBA, *nucleic acid sequence-based amplification*) (bioMérieux, Durham, NC) y la amplificación mediada por transcripción (TMA, *transcription-mediated amplification*) (Hologic, San Diego, CA), que básicamente son la misma tecnología, y la amplificación con desplazamiento de hebra (SDA, *strand displacement amplification*) (BD Diagnostic Systems, Sparks, MD).

La reacción en cadena de la ligasa en su forma más pura es en realidad una reacción de amplificación de señales que se sustenta en la unión o conexión de dos sondas que se hibridan de forma contigua en la hebra molde del ADN. Esta técnica, al combinarse con la extensión limitada por la ADN polimerasa, era la base de los productos Abbott (pruebas LCx *Neisseria gonorrhoeae*® o LCx *Chlamydia trachomatis*®, Abbott Park, IL) para la detección de *N. gonorrhoeae* y *C. trachomatis*. La utilización del sistema de dos sondas necesario para la ligasa contribuyó a su excelente sensibilidad. La desventaja de esta prueba fue la falta de un control interno. Debido a que no está en el mercado, esta técnica no se abordará más adelante.

Tanto la NASBA como la TMA son ejemplos de TMA. Estas pruebas isotérmicas utilizan tres enzimas: transcriptasa inversa (RT, *reverse transcriptase*), RNasa H y ARN polimerasa dependiente de ADN T7. En resumen, la enzima RT hace una copia del ADN complementario (ADNc) de la molécula diana, que por lo general es ARN. El cebador que se utiliza para formar la hebra complementaria de ADN a la molécula diana de ARN contiene la secuencia de unión de la ARN polimerasa T7 en el extremo 5' de la molécula. Después, la porción de ARN del híbrido ADN-ARN se hidroliza por acción de la RNasa H. Posteriormente, el segundo cebador se une y forma una hebra complementaria de la molécula de ADN, completando la molécula de ADNc. Esta molécula de ADNc contiene la secuencia de unión de la ARN polimerasa T7 incorporada y sirve como molde para ésta, la cual transcribe numerosas copias de ARN que pueden detectarse por diversos métodos.

La SDA es una reacción isotérmica que se basa en la capacidad de la ADN polimerasa para desplazar una hebra de ADN al sitio de una mella monocatenaria y proceder con la replicación o amplificación del ADN en esta prueba. Aunque es eficaz, esta técnica necesita condiciones especiales y endonucleasas que generarán una mella en una sola de las hebras de la molécula de ADN bicatenaria, en vez de producir un corte a través de ambas hebras de ADN, como el mecanismo de acción de la mayoría de las endonucleasas.

La amplificación por círculo rodante (RCA, *rolling circle amplification*) es un método de amplificación de ácidos nucleicos unidireccional e isotérmico. Tiene una fase lineal y una fase exponencial de amplificación. Se han demostrado o propuesto diversas aplicaciones para la RCA.[8] La amplificación mediada por bucle es otro método de amplificación isotérmica. Esta técnica química utiliza numerosos cebadores y una ADN polimerasa con actividad de desplazamiento de hebras. Después de las fases iniciales de amplificación lineal, se forma una estructura con doble bucle a través de los cebadores de incorporación con secuencias complementarias especialmente adicionadas. La compleja amplificación exponencial continúa a través de varias estructuras intermedias. Un subproducto de la amplificación, el pirofosfato, se une a los iones de magnesio de la mezcla para la reacción, el cual precipita y permite su detección. Esta tecnología se ha comercializado en un formato fácil de utilizar y coste-efectivo, y se analizará más adelante.

Aplicaciones clínicas. Hay pruebas comerciales aprobadas por la FDA para la detección de *N. gonorrhoeae* y *C. trachomatis* que utilizan TMA y SDA.[4] Akduman y cols. estudiaron más de 3 500 muestras de orina utilizado la prueba BDProbeTec-SDA® (BD Bioscience) e informaron una sensibilidad del 99.2%, una especificidad del 99.3%, un valor predictivo positivo del 84.9% y un valor predictivo negativo del 99.9%. Con respecto a las distintas pruebas de amplificación, estos autores, como otros, recomiendan la necesidad de confirmar los resultados positivos debido al valor predictivo positivo. La prueba BDProbeTec-SDA tiene un control de amplificación interno que es útil para identificar las posibles reacciones con resultado falso negativo secundarias a la inhibición de la amplificación.

La línea de productos APTIMA® son pruebas de TMA comerciales aprobadas por la FDA para la detección de *N. gonorrhoeae* o *C. trachomatis*. Ahora están disponibles en un instrumento Panther® nuevo y de acceso aleatorio, así como en el instrumento tradicional Tigris®. Gaydos y cols. estudiaron la prueba combinada APTIMA II® (GenProbe) y compararon la sensibilidad y especificidad de este estudio a partir de hisopados endocervicales contra muestras de orina.[107] En el caso de *C. trachomatis*, encontraron una sensibilidad y especificidad para hisopados endocervicales del 92.4% y el 97.6%, respectivamente, en comparación con una sensibilidad y especificidad para muestras de orina de chorro inicial del 94.7% y el 98.9%, respectivamente. Para *N. gonorrhoeae*, encontraron una sensibilidad y especificidad para hisopados endocervicales del 99.2 y 98.7%, respectivamente, y una sensibilidad y especificidad para muestras de orina de chorro inicial del 91.3 y el 99.3%, respectivamente. Las pruebas APTIMA no tienen control interno para la amplificación; en su lugar utilizan un sistema de captura de la diana con el cual se elimina virtualmente la inhibición y no se requiere control interno, de acuerdo con Gaydos y cols. En resumen, estas pruebas son considerablemente más sensibles que los métodos de cultivo para la detección de estos patógenos con requerimientos nutricionales especiales.

La prueba Nuclisens HIV-1 QT® fue un análisis aprobado por la FDA que utilizaba la tecnología NASBA para medir las cargas víricas del VIH. De manera similar, la prueba Nuclisens CMV pp67® se comparó con una antigenemia de CMV en un estudio de receptores de trasplante de médula ósea, y se encontró que es un sustituto apropiado para la más laboriosa prueba de antigenemia.[111] Esta técnica fue particularmente útil para la detección de virus de ARN, como enterovirus y el virus del Nilo Occidental, pero al igual que la TMA, la NASBA también se ha empleado para detectar bacterias dirigiéndola de forma directa al ARNr o a otros ARNm específicos.[13,78,193,206] Landry y cols. realizaron una comparación con la RT-PCR para la detección de enterovirus a partir de muestras clínicas, y encontraron que la prueba NASBA es ligeramente más sensible y tiene un tiempo de ejecución más breve.[194]

Esta técnica se cubre en este capítulo principalmente como complemento y para mencionar antecedentes históricos, pues la NASBA ya no se utiliza con frecuencia.

Meridian Biosciences comercializa la LAMP como *Illumigene*®. Estas pruebas son fáciles de emplear y únicamente requieren un instrumento sencillo y económico. Representan una solución coste-efectiva para los laboratorios de hospitales comunitarios con experiencia limitada en diagnóstico molecular. Hay pruebas disponibles para *Clostridium difficile* y *Streptococcus* del grupo A y del grupo B.

Modificaciones de la PCR

Se han realizado numerosas modificaciones a la PCR estándar, las cuales han ampliado la utilización de esta prueba y el espectro de microorganismos que pueden detectarse utilizando estos métodos moleculares.[85,264,373] Muchas de estas modificaciones se encuentran bien estandarizadas y se han introducido como técnicas de uso habitual en el laboratorio clínico. Entre las modificaciones, las técnicas que se describirán son la RT-PCR, la PCR de amplio espectro, la PCR múltiple y la PCR con cebadores internos (anidada). Muchas de estas modificaciones se realizan en un formato de PCR en tiempo real, lo cual se cubrirá en otro apartado.

PCR por transcripción inversa. Los retrovirus son virus de ARN que, como parte de su ciclo de vida, hacen una copia del ADN a partir de su genoma de ARN. Esto es posible gracias a la acción de la enzima RT. Añadir una etapa de transcriptasa inversa antes de la PCR permite amplificar y detectar el ARN. Esto puede conseguirse mediante una reacción tanto de dos pasos como de un paso. Anteriormente se utilizaba una reacción separada con esta enzima, antes de agregar la ADN polimerasa en la RT-PCR de dos pasos; en la actualidad suele utilizarse una ADN polimerasa termoestable sencilla que también tiene actividad de RT y que se emplea en la reacción de un solo paso.[244] El ADNc creado por la transcriptasa inversa se forma utilizando cebadores oligonucleotídicos específicos, aunque también se han empleado hexámeros de oligonucleótidos. La parte de PCR de la reacción se realiza después, como se mencionó con anterioridad.

La RT-PCR es particularmente útil para la detección de virus de ARN, pero también puede emplearse para la detección de otros microorganismos al utilizar el ARN como diana.[26,173,388] La detección del ARNm es útil para estudiar la expresión genética de los microorganismos y las células del hospedero humano. Como en la PCR, se pueden obtener resultados cuantitativos a partir de la RT-PCR, lo cual es la base de las pruebas de carga vírica para VIH y VHC con esta técnica.[310] Otras tecnologías de amplificación de ácidos nucleicos que amplifican el ARN de forma preferencial, como la NASBA y la TMA, compiten con la RT-PCR.

Aplicaciones clínicas. Es probable que la detección de virus de ARN haya sido la aplicación clínica más importante de la RT-PCR hasta ahora. Las pruebas cuantitativas de RT-PCR se han vuelto un procedimiento habitual para la detección de VHC y VIH; muchas de ellas están aprobadas por la FDA.[110,265] La naturaleza cuantitativa de la amplificación de ácidos nucleicos, al utilizarse en conjunto con estándares cuantitativos externos, se emplea de forma frecuente para determinar la cantidad de estos virus en la sangre de un paciente, conocida habitualmente como *carga vírica*. La información de la carga vírica es importante para vigilar la respuesta del paciente al tratamiento. Por ejemplo, un paciente infectado por VIH debe presentar un aumento en el recuento de linfocitos T CD4 y una reducción en la carga vírica del VIH cuando el tratamiento antirretroviral es adecuado.

La RT-PCR también se ha utilizado para la detección de las causas víricas de meningitis y meningoencefalitis, como enterovirus y el virus del Nilo Occidental.[130,149,155,161,176,370] Muchos estudios han demostrado las ventajas de la detección rápida de enterovirus en líquido cefalorraquídeo (LCR) de pacientes con meningitis.[286,340] Estos estudios han analizado las ventajas de realizar estas pruebas de forma rápida para evitar hospitalizaciones, antibióticos y procedimientos auxiliares innecesarios, a fin de mejorar la atención del paciente y disminuir los costes.

Los virus del dengue, el Hanta, el metaneumovirus humano y los coronavirus que causan el síndrome respiratorio agudo grave (SRAG), entre otros, han podido detectarse utilizando la RT-PCR.[80,175,270,313] El empleo de estas técnicas de amplificación de ARN para su detección en bacterias, parásitos y hongos puede representar ventajas sobre la detección del gen del ADNr mediante PCR tradicional, ya que la presencia de ARN es más probable en relación con los microorganismos viables.

PCR de amplio espectro. La especificidad de un conjunto de cebadores se determina a través de diversos factores. Algunos de ellos son técnicos, como el grado al que se hibridan con su diana (avidez), lo cual se determina por la composición de la mezcla para la reacción (concentración de sal), y la complementariedad de los cebadores con respecto a su secuencia diana (100% de complementariedad = apareamiento perfecto). La especificidad de una PCR también puede reflejar la singularidad de la secuencia complementaria con la que los cebadores se hibridan. En muchos casos, se prefiere escoger una secuencia sumamente singular (rúbrica) si se intenta detectar un microorganismo único. Por ejemplo, se ha demostrado que el gen que codifica el antígeno específico de *Coccidioides* es una diana útil para la detección de este patógeno y para su diferenciación de otros hongos.[256] El fracaso en la producción de pruebas específicas para las especies puede llevar a una reactividad cruzada no deseada con las especies muy similares entre sí. Este es el caso de dos pruebas de amplificación de ácidos nucleicos aprobadas por la FDA diseñadas para detectar *N. gonorrhoeae*, de las cuales se conoce la reactividad cruzada con ciertas especies comensales de *Neisseria*.[87,89]

De manera alterna, puede haber interés por detectar un grupo más grande de microorganismos en vez de una especie única. Los cebadores de tales pruebas se diseñan para detectar a todos los microorganismos del grupo de interés, al mismo tiempo que se trata de excluir la mayor cantidad de microorganismos posible que no pertenezcan a este grupo. A esta prueba se le llama *PCR de amplio espectro*. Por ejemplo, un grupo de cebadores que sólo detectó a uno de los tantos enterovirus capaces de causar meningitis tendría poco valor para diagnosticar o excluir meningitis por enterovirus. En este caso, las regiones que comparten todos los enterovirus clínicamente relevantes serían sitios diana potenciales para el cebador y la hibridación de la sonda. Tanto los cebadores específicos como los de amplio espectro son útiles según la interrogante clínica particular en la prueba. La utilización de cebadores de amplio espectro representa muchas ventajas, aunque también tiene limitaciones.

La razón más importante y la ventaja principal del empleo de un conjunto de cebadores de amplio espectro para la PCR es que cualquier miembro de un grupo grande puede detectarse en una reacción. Cuando la reacción es positiva, el amplicón puede evaluarse por numerosos métodos para detectar qué miembro particular del grupo está presente. Esto puede conseguirse utilizando múltiples sondas en un Southern blot o mediante enzimoinmunoanálisis (EIA), secuenciando el amplicón o mediante un análisis de microarreglos.[100,134,221]

El análisis de la curva de fusión postamplificación es un medio para realizar la diferenciación limitada después de una PCR de amplio espectro en tiempo real (*véase* Amplificación de ácidos nucleicos en tiempo real).[325] La limitación de esta técnica es que entre más grande sea el grupo para el cual se diseñó la prueba, más aumenta la probabilidad de que la reacción también detecte microorganismos que se relacionen filogenéticamente y que no necesariamente sean parte del grupo de interés. Por ejemplo, se ha utilizado la PCR de amplio espectro para la detección de micobacterias clínicamente relevantes, pero también amplifica el mismo segmento del ADN de muchas otras bacterias con grandes cantidades de G-C (guanina-citosina) que se relacionan de forma estrecha con este grupo (especies de *Corynebacterium*). Estas limitaciones pueden abordarse de forma exitosa utilizando sondas de alta especificidad, aunque algunas limitaciones de este tipo de aplicación persisten cuando se amplifican numerosos microorganismos (dianas deseadas y no deseadas) y se presenta un consumo temprano de los cebadores de la PCR. Además, a menudo es difícil conseguir información útil a partir de la secuenciación del ADN, ya que se obtendrá una secuencia mezclada carente de sentido, a menos que sea posible identificar una secuencia conservada en el grupo de interés que no esté presente en los microorganismos contaminantes.

Aplicaciones clínicas. Cualquier grupo de microorganismos que esté relacionado, cuyos miembros son de interés clínico, es candidato para la PCR de amplio espectro. Como se mencionó anteriormente, los cebadores de amplio espectro han demostrado ser útiles para la detección de enterovirus que causan meningitis aséptica.[282,286,340] Una limitación de algunas pruebas de amplio espectro para la detección de enterovirus es la reactividad cruzada con rinovirus.[194] Esto no debe ser un problema importante si sólo se estudia LCR, pero puede conducir a falsos positivos si se estudian muestras respiratorias. De hecho, esto fue un problema con el reciente brote de enterovirus D68 en los Estados Unidos; se encontró una prueba comercial de la cual se decía que no presentaba reactividad cruzada con los enterovirus, aunque sí la presentó en la práctica.[223]

Es posible que las dianas más habituales para las PCR de amplio espectro sean los genes que codifican las subunidades ribosómicas de bacterias, micobacterias, hongos y parásitos (ADNr).[131,141,320] Estos genes son particularmente útiles para la PCR de amplio espectro y para la categorización taxonómica de los microorganismos, ya que poseen regiones ya sea sumamente conservadas o variables. Las regiones muy conservadas son excelentes sitios para los cebadores de amplio espectro, mientras que las regiones variables que se encuentran entre los sitios de los cebadores pueden emplearse para las sondas de especies específicas o pueden evaluarse mediante secuenciación de ADN. Estas aplicaciones se han utilizado para ayudar a determinar las causas de meningitis bacteriana, endocarditis infecciosa, bacteriemia en pacientes con endocarditis infecciosa y otras infecciones bacterianas.[106,278,290,306,320] Como en el cultivo, la presencia de bacterias contaminantes es un problema para la interpretación de los resultados de la PCR de amplio espectro.[19,118]

No es sorprendente que muchos grupos diferentes hayan utilizado este tipo de abordajes para la identificación de micobacterias.[52,132,137] El tipo más frecuente de análisis de postamplificación ha sido la secuencia de ADN, aunque también se han empleado de forma exitosa numerosas sondas y análisis de microarreglos de ADN para la identificación.

Los sitios diana del ADNr constituyen la base de muchos sistemas de identificación en función de secuencias que se utilizan en la actualidad. El MicroSEQ® es un sistema comercial de identificación microbiana que utiliza cebadores de amplio espectro que se dirigen a la región 16S del ADNr de las bacterias y a la región *D2* del ADNr de los hongos (Thermo Fisher, Scientific, Inc., Foster City, CA). Tras la amplificación mediante PCR de bacterias y hongos desconocidos, se obtiene la secuencia, se envía y se correlaciona con una base de datos que el proveedor mantiene y actualiza. Esta base de datos ha sido evaluada por numerosos grupos de investigadores con respecto a su utilidad para la identificación molecular de diversos patógenos, desde bacterias hasta dermatofitos.[52,132,134,228,246,278,384]

Se han utilizado muchos otros sitios diana genéticos para la identificación de microorganismos, los cuales, como el gen 16S de ADNr, contienen regiones tanto conservadas como variables. Estos objetivos alternativos para la identificación mediante PCR de amplio espectro incluyen a la ARN polimerasa (*rpoB*), la proteína de *shock* término (*hsp*), el factor de elongación Tu (*tuf*) y la ATPasa de translocación (*secA*).[76,180,221,391] La caracterización de los patógenos a través del gen *rpoB*, en particular de las micobacterias, es de especial interés porque el análisis de este gen también proporciona información en relación con la resistencia de la micobacteria a la rifampicina.[12,69,237,324]

PCR múltiple. La PCR múltiple es un método alternativo a la PCR de amplio espectro para la detección de numerosos patógenos.[21,108,299] En la prueba múltiple más sencilla, se utilizan grupos de cebadores múltiples en una reacción, cada uno de los cuales tiene como diana a un patógeno particular. Por ejemplo, las reacciones más complejas pueden emplear combinaciones de grupos de cebadores de amplio espectro y específicos. La ventaja de estas reacciones de PCR múltiples es que se pueden detectar varios patógenos en una sola reacción, incluso si los patógenos son de grupos taxonómicos diferentes. En algunos casos, uno de los grupos de cebadores incluido en las reacciones de amplificación puede dirigirse contra un gen humano, como β-globina, o a un ácido nucleico que se ha agregado a la muestra, los cuales funcionan como controles internos para la reacción.[238] La amplificación de un control interno es importante para garantizar que no se haya inhibido la reacción, lo que ayuda a garantizar la precisión de los resultados negativos. La PCR competitiva cuantitativa es un método para obtener un resultado cuantitativo y es un tipo de reacción de PCR múltiple.[268,386] Las limitaciones de la PCR múltiple se deben en gran medida a las interacciones secundarias entre los diferentes oligonucleótidos, lo cual compromete la sensibilidad de la reacción, en particular al compararse con las reacciones de amplificación individuales. El diseño de pruebas de PCR múltiple sumamente eficaces que tienen interacciones mínimas de oligonucleótidos es complicado.

Aplicaciones clínicas. Muchos análisis de PCR múltiple se diseñan para detectar a distintos microorganismos que causan los mismos tipos de enfermedades (abordaje sindromático para el diagnóstico). Por ejemplo, se han desarrollado análisis de PCR múltiple para la detección de *S. pneumoniae*, *H. influenzae* y *N. meningitidis*, las causas más frecuentes de meningitis bacteriana.[15,331] Se han descrito numerosas pruebas de PCR múltiple para la detección de virus que causan meningitis o meningoencefalitis.[217,280,292] Las reacciones de PCR múltiple son particularmente útiles cuando la cantidad de patógenos posibles es limitada. También se han utilizado para detectar y diferenciar los poliomavirus que infectan a los humanos, las bacterias que causan infección del oído medio, los patógenos de la neumonía bacteriana típica y atípica, y las causas de infecciones víricas de vías respiratorias.[56,91,124,147,271,353]

Hay diversas pruebas comerciales de PCR múltiple. Las primeras estuvieron disponibles a través de Prodesse (Waukesha, WI), ahora adquiridos por Hologic (Bedford, MA). Sus productos incluyen las pruebas ProFlu+® para los virus influenza de tipo A y B, y para el VSR, así como una prueba para determinar el tipo de cepa del virus influenza de tipo A (ProFast+®) y una prueba para detectar una gran cantidad de adenovirus médicamente importantes (ProAdeno+®).[328]

Dos de los productos más nuevos e innovadores disponibles utilizan una combinación de PCR múltiple/RT-PCR con otros métodos. La prueba BioFire FilmArray® (bioMérieux, Durham, NC) emplea una combinación de PCR con cebadores internos, PCR múltiple e individual para detectar diversos patógenos (*véase* PCR con cebadores internos) (láms. 4-2A y B). La tecnología eSensor® de GenMark Dx aprovecha la PCR múltiple o la RT-PCR para amplificar diversos objetivos de ácidos nucleicos, los cuales después se agregan a un microarreglo bioeléctrico que se emplea para la detección (*véase* la sección sobre microarreglos).

PCR con cebadores internos. La PCR con cebadores internos representa una modificación de la PCR diseñada para aumentar la sensibilidad de la reacción. Esta modificación consiste en dos grupos de cebadores dirigidos contra el mismo objetivo.[85,139] El primer conjunto de cebadores se desarrolló de la forma habitual, mientras que el segundo grupo se sitúa internamente o se "anida" con respecto al primer grupo de cebadores. El abordaje tradicional de la PCR con cebadores internos era realizar diversos ciclos de PCR, por lo general menos de los que se llevarían a cabo en una PCR completa, y después abrir el recipiente de la reacción y agregar el segundo grupo de cebadores, anidados.[93,139,299] Como se podría pensar, el problema más importante con este abordaje es la contaminación por amplicón en el laboratorio y, en consecuencia, la pérdida de especificidad del análisis como prueba clínica. Recientemente se informaron pruebas descritas como reacciones de PCR con cebadores internos de un solo paso en las que se agregan los dos grupos de cebadores desde la reacción inicial y se realiza una PCR extendida. Estas pruebas se han llevado a cabo en un formato de tiempo real u homogéneo (*véase* más adelante) y han demostrado una mayor sensibilidad sin contaminación por amplicón.[389] Se están estudiando las ventajas de estos tipos de aplicaciones y las pruebas comerciales se han vuelto disponibles en la medida que las aprueba la FDA. Estas pruebas se efectúan en un sistema cerrado que en esencia soluciona el problema de contaminación por amplicón.

Aplicaciones clínicas. La PCR con cebadores internos se ha utilizado en muchas pruebas de PCR en un intento por mejorar la sensibilidad de la prueba. Ha demostrado ser valiosa para la detección de microorganismos que se encuentran en pequeñas cantidades en la sangre y los tejidos, como *Rickettsia*, *Bartonella* y patógenos similares.[222,289] No es sorpresa que también se hayan diseñado para la detección de herpesvirus y enterovirus a partir de LCR, así como para el estudio directo de la sangre como medio para determinar la causa de bacteriemia.[72,99,128,181,333] Además, los cebadores de la PCR con cebadores internos se han utilizado en una reacción de PCR múltiple para detectar diferentes herpesvirus, como VHS y CMV.[252] Este abordaje también se ha empleado para la detección de *M. tuberculosis*, lo que puede ser ventajoso cuando los bacilos se encuentren en pequeñas cantidades.[253]

El BioFire FilmArray (bioMérieux) es un sistema comercial que emplea PCR con cebadores internos, múltiples e individuales, para la detección de diversos patógenos. La bolsa del FilmArray®, donde ocurre la amplificación y la detección, incluye todos los reactivos y materiales necesarios en una bolsa hermética que se seca al frío. Sólo se debe agregar la muestra y la solución hidratante. La solución se esparce en la bolsa cuando se coloca en el instrumento. Las diferentes áreas de la bolsa se activan y los líquidos se movilizan en momentos determinados a través del sistema.

El primer paso en el sistema, después de añadir la muestra, es la purificación de los ácidos nucleicos. Esto continúa con la ejecución de una PCR múltiple con cebadores internos para los objetivos microbianos en cada prueba particular. Cabe mencionar que se realiza en un sistema cerrado, lo cual minimiza el riesgo de contaminación por amplicón inherente a la PCR con cebadores internos. Después, los productos de la primera reacción se movilizan a las cámaras secundarias, en las cuales ocurren diversas reacciones diseñadas para detectar determinados agentes utilizando el análisis de la curva de fusión como punto de terminación (*véase* PCR en tiempo real) (láms. 4-2A y B).

Hay numerosos paneles comerciales disponibles para este sistema fácil de utilizar, lo cual brinda la capacidad del diagnóstico molecular a los laboratorios de todos los tamaños. El panel para muestras gastrointestinales detecta todas las bacterias frecuentes y gran cantidad de las menos frecuentes que causan gastroenteritis, así como cuatro parásitos y cinco tipos de virus. De manera similar, el panel para muestras respiratorias no sólo incluye a los patógenos respiratorios, sino que además incluye a *Bordetella*

pertussis, *Chlamydophila pneumoniae* y *Mycoplasma pneumoniae*. El panel de identificación para hemocultivos detecta la mayoría de las causas más frecuentes de infecciones del torrente sanguíneo, así como determinados marcadores genéticos de resistencia. Estos tres productos están aprobados por la FDA. Hay un panel para meningitis en desarrollo que, de manera similar, detectará las causas más importantes de meningitis/meningoencefalitis bacteriana, vírica y micótica.

El FilmArray es un claro avance en el abordaje sindromático para el diagnóstico molecular de las enfermedades infecciosas. Ha demostrado ser un método confiable en numerosos estudios clínicos.[287,335] La limitación de este abordaje es el coste más elevado de las pruebas individuales. Sin embargo, al compararlo con el precio individual de cada uno de los análisis que contiene, su coste es muy razonable y probablemente más económico que los métodos tradicionales. La limitación más importante es el tiempo de procesamiento, ya que cada instrumento sólo puede procesar una bolsa a la vez. Esto puede ser ideal para los laboratorios pequeños, pero se convierte en un problema para las operaciones más grandes que pueden requerir varios instrumentos.

Análisis postamplificación

Después de completar la reacción de amplificación de ácidos nucleicos tradicional, se debe analizar el producto amplificado. Los métodos para este fin varían desde la simple determinación del tamaño del amplicón y la presencia de cualquier otro producto de amplificación, a la electroforesis en gel para determinar cada nucleótido que conforma al amplicón o hasta la secuenciación del ADN. Algunos métodos de análisis postamplificación, como las pruebas de protección de hibridación y los polimorfismos conformacionales de doble hebra, no se abordan en este libro, aunque más adelante se analizan otros métodos, como el análisis mediante polimorfismos de longitud de fragmentos de restricción (RFLP, *restriction fragment lenght polymorphism*), en la sección de tipificación microbiana.

Métodos tradicionales de detección

Análisis de electroforesis en gel/Southern blot.
La electroforesis en gel es una de las formas más sencillas para obtener información sobre el amplicón. Se pueden usar diferentes tipos de gel para la electroforesis, aunque a menudo se utiliza un gel simple de agarosa. Este gel es rectangular y tiene pocillos cerca de un extremo. Se coloca en una caja de gel y se cubre con amortiguador; los sistemas más nuevos de una única aplicación se encuentran disponibles y no requieren la adición de amortiguador. Para realizar la electroforesis en gel, los productos de amplificación se mezclan con una carga de colorante, el cual es un líquido teñido, denso y viscoso. Esto ayuda al usuario a visualizar la colocación de la mezcla en el pocillo al procesarlo con una pipeta. Después de la carga, se hace pasar una corriente eléctrica a través de los contenidos de la caja de gel y el ADN con carga negativa migra hacia el ánodo. Los fragmentos más grandes de ADN se retrasan por la matriz de gel, en comparación con los más pequeños. Por lo tanto, la separación del ADN en la electroforesis en gel se debe en gran medida al tamaño. Un conjunto de moléculas de ADN de diferentes tamaños conocidos, al cual habitualmente se le denomina "escalera" (*ladder*), suele colocarse en el primer carril y se desplaza de forma simultánea con las muestras. Mediante una comparación visual de la migración de los amplicones en los

carriles de las muestras (el área debajo del pocillo) y la migración de las moléculas de ADN de tamaños variables en la escalera, el usuario puede estimar el tamaño de las moléculas de ADN amplificadas.

La presencia de una sola banda del tamaño esperado es una buena evidencia de la especificidad de la reacción de amplificación, aunque permanece la pregunta: ¿cómo se puede estar seguro de que el producto amplificado es el deseado y no el producto de una amplificación inespecífica que simplemente coincidió en ser del mismo tamaño o de un tamaño similar? La respuesta a esta pregunta, utilizando métodos tradicionales, se determinaba empleando sondas de oligonucleótidos y realizando un Southern blot.

En resumen, después de la electroforesis en gel, el producto amplificado se transfería a un papel de nitrocelulosa y se agregaba la sonda con el oligonucleótido radiomarcado. Después de un período determinado de hibridación y de los pasos de lavado subsecuentes para retirar las sondas que no se unieron, se exponía el papel de nitrocelulosa a una biopelícula de rayos X. Si el amplicón esperado se encontraba presente, la sonda radiomarcada debía hibridarse con su secuencia complementaria en el amplicón, generando un área de exposición en la biopelícula de rayos X. Si el amplicón fue el resultado de una amplificación no específica, la sonda no se hibridaba y se eliminaba con el lavado, y la biopelícula de rayos X carecía de un área de exposición en desarrollo. Este procedimiento a menudo tomaba 2-3 días y era técnicamente complicado; en consecuencia, no fue apropiado para el laboratorio clínico.

Detección enzimática de productos amplificados.
El empleo de la técnica de EIA como método para detectar los productos de la amplificación representó un avance importante para la detección rápida de los productos de amplificación específicos.[350] La reacción enzimática para la detección de los productos de amplificación se realizaba con frecuencia en una placa de 96 pocillos. Se pueden utilizar diferentes métodos para marcar y detectar la sonda de oligonucleótidos hibridados. Sin embargo, el resultado final es que la sonda hibridada que no se elimina por lavado genera una señal de luz o, con mayor frecuencia, de color (fig. 4-11).[214] El empleo de una sonda de oligonucleótidos aumenta la especificidad de la reacción, mientras que la reacción enzimática aumenta su sensibilidad.[350] La cantidad de señal que se genera es proporcional a la cantidad de amplicón presente. Cuando se aplica con estándares calibrados, se puede obtener información cuantitativa. Esta metodología se empleó durante un período prolongado antes de la introducción de la PCR en tiempo real. Ya no se utiliza mucho en los laboratorios clínicos.

Hibridación inversa

El Southern blot, aunque es un método eficaz, es laborioso y consume mucho tiempo. Además, se necesitarían numerosas sondas o la secuenciación del amplicón si el producto de la amplificación fuese secundario a una PCR de amplio espectro. Un abordaje alternativo y sumamente eficaz es la inmovilización de todas las sondas de interés en una tira de nitrocelulosa para después aplicar el amplicón en la tira y determinar qué sonda se hibridó con él. A esto se le conoce como *hibridación inversa*, ya que el amplicón se aplica a la sonda inmovilizada en la tira de nitrocelulosa, de forma opuesta al Southern blot. Esta prueba también tiene la ventaja de utilizar una reacción cromógena en lugar de radiactividad para detectar la hibridación (fig. 4-12).

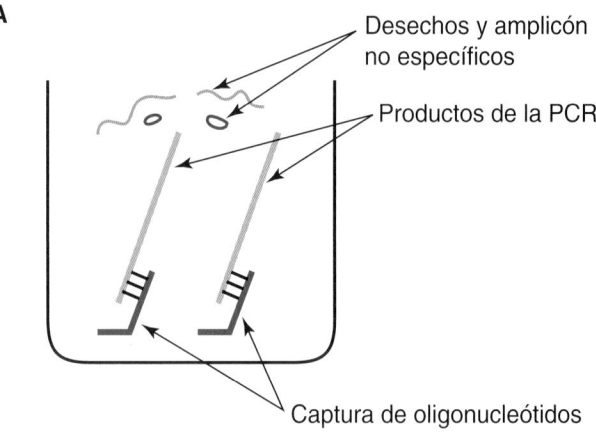

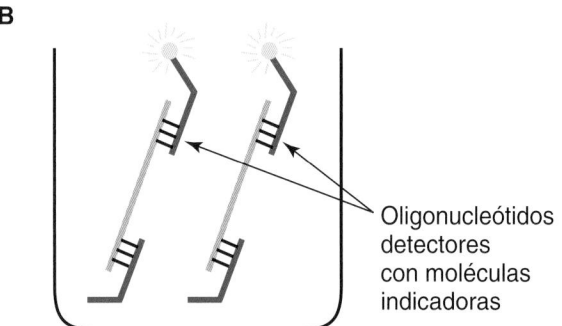

■ **FIGURA 4-11** Existen numerosos métodos para detectar un amplicón utilizando enzimas, aunque este abordaje no se emplea de forma frecuente en la época de la PCR en tiempo real. **A**. Se usa una sonda de captura para retener al amplicón específico a fin de que cualquier material amplificado no específico y los desechos celulares puedan retirarse a través del lavado. **B**. Después, el amplicón retenido se detecta con otro oligonucleótido y se genera una señal mediante uno de los tantos sistemas de amplificación de señales.

Aplicaciones clínicas. La tecnología de hibridación inversa se encuentra disponible en el mercado como pruebas de línea de análisis con sondas (LiPA®) (Fujirebio [antes Innogenetics], Gante, Bélgica). Este tipo de técnica se ha utilizado para diferenciar diversos subtipos del VHC (genotipificación del VHC), una prueba que proporciona importante información pronóstica y terapéutica.[54,66,262,277] En una comparación directa se encontró que la prueba INNO-LiPA HCV II® es equiparable a la secuenciación de ADN.[247] También se ha encontrado que la hibridación inversa es útil para el diagnóstico precoz de la mayoría de las mutaciones habituales en el genoma del VIH que confieren resistencia a los agentes antirretrovirales.[32,70,317,346] La LiPA es una prueba que se puede realizar con mayor facilidad que la secuenciación de ADN y que implica un análisis posprueba más sencillo. Sin embargo, a diferencia de la secuenciación, el empleo de la hibridación inversa no permite la oportunidad de evaluar nuevas mutaciones que puedan ser discretas o clínicamente relevantes.[291] Además, la hibridación inversa se ha utilizado para detectar el VPH e identificar los subtipos que se asocian con displasia de alto grado o con el carcinoma subsecuente.[182,201,225,263,281,365] Además de las aplicaciones víricas, la técnica de hibridación inversa se ha empleado para identificar micobacterias, hongos clínicamente importantes y mutaciones asociadas con la resistencia de las micobacterias a la rifampicina.[1,17,37,69,151,220,226,230,233,305,315,347,354] Aunque tienen una gran precisión, las LiPA para micobacterias, hongos y rifampicina tienen un alto coste y no están disponibles en los Estados Unidos.

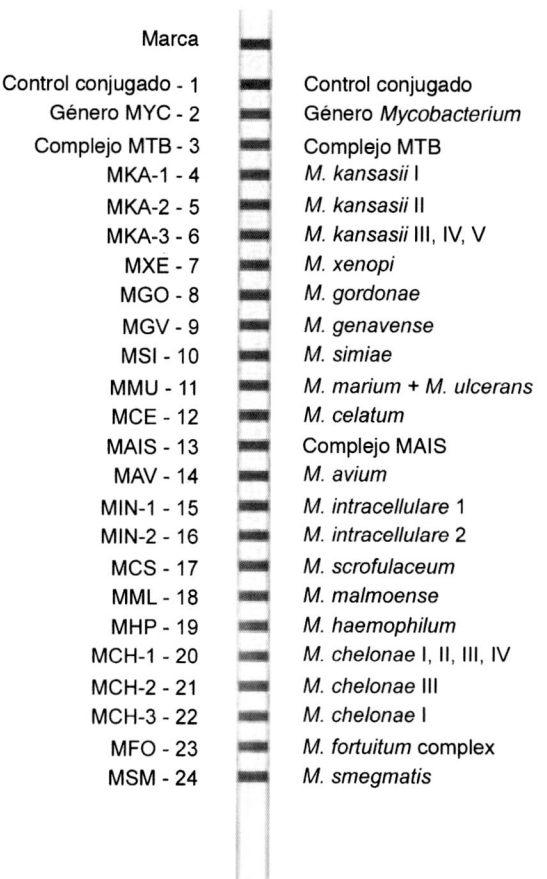

Marca	
Control conjugado - 1	Control conjugado
Género MYC - 2	Género *Mycobacterium*
Complejo MTB - 3	Complejo MTB
MKA-1 - 4	*M. kansasii* I
MKA-2 - 5	*M. kansasii* II
MKA-3 - 6	*M. kansasii* III, IV, V
MXE - 7	*M. xenopi*
MGO - 8	*M. gordonae*
MGV - 9	*M. genavense*
MSI - 10	*M. simiae*
MMU - 11	*M. marium* + *M. ulcerans*
MCE - 12	*M. celatum*
MAIS - 13	Complejo MAIS
MAV - 14	*M. avium*
MIN-1 - 15	*M. intracellulare* 1
MIN-2 - 16	*M. intracellulare* 2
MCS - 17	*M. scrofulaceum*
MML - 18	*M. malmoense*
MHP - 19	*M. haemophilum*
MCH-1 - 20	*M. chelonae* I, II, III, IV
MCH-2 - 21	*M. chelonae* III
MCH-3 - 22	*M. chelonae* I
MFO - 23	*M. fortuitum* complex
MSM - 24	*M. smegmatis*

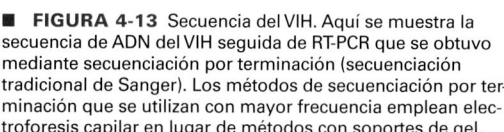

■ **FIGURA 4-12** La tira de hibridación inversa muestra que la mayoría de las micobacterias clínicamente importantes podrían identificarse utilizando una PCR seguida por la hibridación inversa del amplicón. Algunos análisis similares son útiles para determinar la mayoría de los genotipos de VIH y VHC que se encuentran con mayor frecuencia (fotografía del instructivo del envase de la prueba de hibridación inversa INNO-LiPA Mycobacteria V2®, Innogenetics, Gante, Bélgica).

Secuenciación de ADN

La secuenciación de ADN para el análisis del producto amplificado es ahora un método habitual de análisis postamplificación. A pesar de que es útil, esta técnica es más complicada que la hibridación con sondas simple y a menudo requiere que el usuario tenga experiencia con los programas informáticos para alineamiento de secuencias y edición, y con las bases de datos genéticas. La secuenciación de ADN es particularmente útil cuando se analiza un grupo de microorganismos con la finalidad de determinar las áreas de conservación y variabilidad en el amplicón que se obtuvo mediante PCR de amplio espectro. Entonces, el análisis de estas regiones variables se vuelve una

poderosa herramienta para la identificación de los microorganismos.[29,106,114,122,195,205,289,320,371,380,385] Además, se ha demostrado que se utiliza de forma crítica para el análisis de las mutaciones genéticas en los genomas víricos, las cuales a menudo pueden ser polimorfismos de nucleótido único y pueden conferir resistencia a los fármacos antivirales.[53,136,186,209] Por último, puede emplearse para la tipificación de cepas al comparar la secuencia de genes que contienen variaciones a nivel de cepas (p. ej., tipificación *spa*).

Secuenciación tradicional de ADN. La secuenciación tradicional de ADN, una herramienta que alguna vez se utilizó únicamente en los laboratorios de investigación, se ha vuelto una práctica habitual en muchos laboratorios de patología molecular y microbiología molecular (lám. 4-2C). Esta técnica, que usa la secuenciación tradicional de Sanger, o secuenciación por terminación, funciona a través de la incorporación de didesoxinucleótidos a la creciente hebra de ADN. Cuando se incorpora un didesoxinucleótido a la hebra de ADN, la cadena ya no puede extenderse más. El análisis de los fragmentos que resultan, que pueden ser tan numerosos como los nucleótidos que componen la hebra, brinda información de la secuencia. Anteriormente esto se lograba vertiendo grandes volúmenes de gel entre dos placas de vidrio y moléculas radiactivas indicadoras. En la actualidad, estos métodos se han modificado con la finalidad de utilizar moléculas indicadoras marcadas con fluorescencia, ya sea con un sistema de gel más fácil de emplear o, con mayor frecuencia, mediante electroforesis capilar (fig. 4-13). La secuencia de las regiones largas de ADN, de hasta cientos de pares de bases de longitud, puede determinarse con facilidad por medio de estos métodos.

Aplicaciones clínicas. La genotipificación del VIH es una de las aplicaciones principales de la secuenciación de ADN en el laboratorio de microbiología molecular.[47,301] Esto se realiza para determinar la presencia de mutaciones adquiridas en el genoma del VIH para un paciente en particular, la cual pueda conferir resistencia a los fármacos antirretrovirales. Este análisis es complicado y consiste en la extracción del ARN del VIH, seguido por cuatro o cinco pruebas de RT-PCR, de las cuales cada una continúa con la secuenciación de Sanger. A pesar de que la determinación de nucleótidos es un proceso en gran medida automatizado en este sistema, aún se necesita cierto análisis de secuenciación manual de las secuencias generadas. La secuenciación de ADN también se ha empleado para demostrar las mutaciones asociadas con resistencia en el CMV, así como para determinar el genotipo del VHC.[136,143,186,209,247]

La secuenciación del ADN también se ha utilizado de forma exitosa para la identificación de bacterias, micobacterias, nocardias y hongos. Los genes que codifican las subunidades ribosómicas de estos microorganismos son los objetivos genéticos que se utilizan con mayor frecuencia para la identificación en función de las secuencias. Uno de los usos más frecuentes de

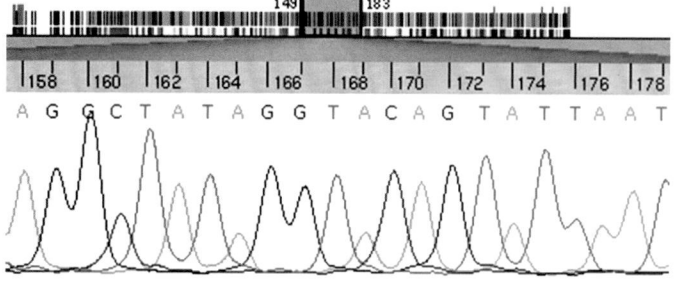

■ **FIGURA 4-13** Secuencia del VIH. Aquí se muestra la secuencia de ADN del VIH seguida de RT-PCR que se obtuvo mediante secuenciación por terminación (secuenciación tradicional de Sanger). Los métodos de secuenciación por terminación que se utilizan con mayor frecuencia emplean electroforesis capilar en lugar de métodos con soportes de gel.

este abordaje ha sido la identificación de las causas de endocarditis bacteriana.[106,114,123,179,231,279] Sin embargo, la identificación en función de las secuencias también se ha utilizado para determinar al agente causal en otras infecciones, incluso sinusitis e infecciones urinarias.[40,125] Esta técnica ha revolucionado la forma en que se identifican los microorganismos de crecimiento lento, como las micobacterias y nocardias.[51,132,178,228,260,266] Además, se ha utilizado para la identificación de patógenos micóticos.[133,134,275] Aunque los genes de ADNr se emplean como dianas génicas habituales en la identificación basada en secuenciación, otros genes han demostrado ser útiles para la caracterización de microorganismos, incluidos los genes *rpoB*, *hsp* y *tuf*, entre otros.[76,77,97,178,191,259,298]

Secuenciación por síntesis (pirosecuenciación).

La pirosecuenciación es un método alternativo de secuenciación de ADN, que es la secuenciación por síntesis, en comparación con la secuenciación por terminación con didesoxinucleótidos o la secuenciación de Sanger (lám. 4-2D).[248,302,303] Esta técnica se ha utilizado de manera extensa para la identificación y diferenciación de microorganismos.[3,6,103,248] A diferencia de la secuenciación tradicional mediante terminación, esta técnica de secuenciación se basa en la incorporación de nucleótidos a la hebra de ADN recién sintetizada.

En resumen, de la molécula de ADN amplificada por PCR, una hebra que contiene una biotina terminal que se unió al cebador a través de un enlace covalente se inmoviliza en el pocillo de una placa de microtitulación. El procesamiento con hidróxido de sodio crea una molécula monocatenaria. Se agregan el cebador de secuenciación y los reactivos, seguido de la adición automatizada de cada uno de los cuatro nucleótidos. Si el nucleótido que se agrega es el próximo nucleótido apropiado y se incorpora a la hebra en crecimiento, se genera pirofosfato (un subproducto natural de la incorporación de nucleótidos), el cual se convierte en luz por medio de reacciones enzimáticas. La luz generada se registra a través del instrumento, con lo que se determina la secuencia (fig. 4-14).

Las limitaciones principales de la secuenciación por síntesis son su capacidad para generar sólo secuencias relativamente breves, los problemas para generar una secuencia cuando hay una estructura secundaria, y su incapacidad para caracterizar de forma precisa las regiones que contienen más de cuatro de los mismos nucleótidos en tándem (homopolímeros). Las ventajas son la facilidad de uso (la reacción de secuenciación ocurre en una placa de 96 pocillos habitual) y que la secuencia generada está presente en el contexto, es decir, las secuencias circundantes conocidas pueden utilizarse como control de la secuenciación. La clave para utilizar la pirosecuenciación de forma exitosa para la identificación de microorganismos es tener conocimiento de las dianas génicas específicas que brindan suficiente información para la diferenciación de los microorganismos de interés.

Aplicaciones clínicas. Se están presentando las aplicaciones que emplean secuenciación por síntesis en algunos laboratorios de microbiología clínica. Una limitación importante ha sido la falta de productos aprobados por la FDA y una aparente falta de interés por apoyar esta técnica por la compañía que tiene la propiedad.

Las aplicaciones en la investigación han incluido la identificación y tipificación de bacterias como *H. pylori* y *L. monocytogenes*, y la diferenciación de bacterias en grupos clínicamente relevantes.[118,239,359] También se ha utilizado para estudiar la resistencia a linezolid en los enterococos.[327] Otros usos adicionales que podrían ser útiles para el médico pueden incluir la identificación rápida de las bacterias que causan infecciones en recién nacidos y la identificación rápida de las bacterias que causan meningitis.[172]

Además, la pirosecuenciación ha sido útil para identificar hongos, nocardias y micobacterias clínicamente importantes.[112] Mediante una PCR de amplio espectro que emplea como diana la porción del ADNr 16S que contiene la región hipervariable A, se ha demostrado una excelente diferenciación de la gran mayoría de las micobacterias clínicamente importantes mediante pirosecuenciación; esto se logró con el análisis de una región que se compone sólo de 30 pb.[357] Se escogió esta diana porque varios autores han demostrado que la región hipervariable A es útil para la diferenciación genética de las micobacterias.[74,137,337] De manera similar, se han empleado como diana las porciones del gen de ADNr 16S que confieren información taxonómica para las especies de *Nocardia* y se han obtenido excelentes resultados.[90,219]

Esta técnica también ha sido útil para la diferenciación de virus. Se desarrolló una prueba para determinar el genotipo del VHC utilizando pirosecuenciación.[81] Este método también se ha empleado para diferenciar los virus del papiloma humano que pueden aislarse de tejidos y líquidos corporales humanos.[20]

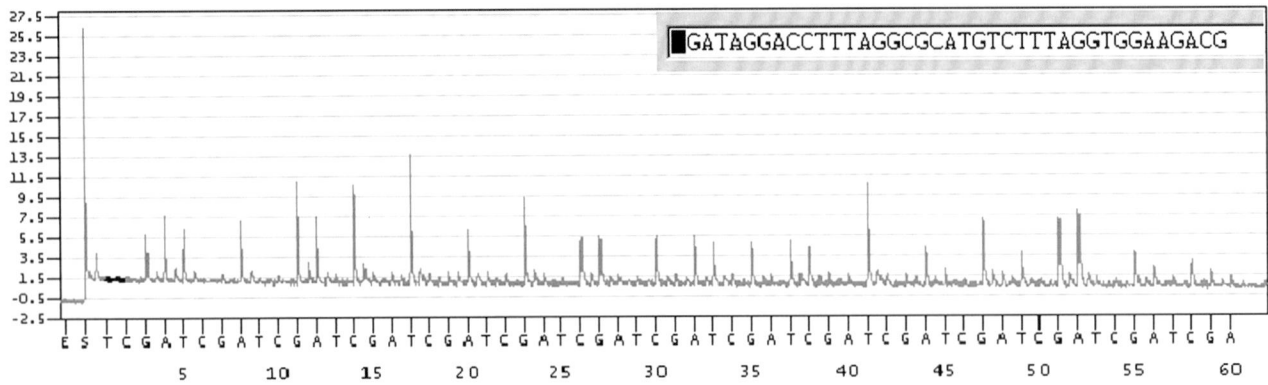

■ **FIGURA 4-14** Secuencia de ADN mediante pirosecuenciación. Este pirograma se generó a partir de una muestra clínica que contenía bacilos ácido alcohol resistentes. Se realizó la pirosecuenciación después de una PCR en tiempo real por la posibilidad de tuberculosis. La secuencia generada, la cual proviene de la región A hipervariable del gen del ADNr 16S, identificó el aislamiento como *M. intracellulare*.

Muchas de las aplicaciones de la pirosecuenciación descritas para los laboratorios de microbiología clínica utilizan una PCR de amplio espectro para los patógenos de interés, seguida por la investigación de una región variable compacta que brinda la información genética de interés. Hay muchas aplicaciones potenciales adicionales para la secuenciación por síntesis en relación con el diagnóstico de enfermedades infecciosas y la caracterización de los microorganismos infectantes y el hospedero. Estas aplicaciones pueden incluir la identificación de los agentes causales y la detección de mutaciones genéticas asociadas con resistencia. Además, esta técnica puede caracterizar los polimorfismos de nucleótido simple (SNP, *single nucleotide polymorphisms*) u otros polimorfismos genéticos que puedan incrementar el riesgo de infección en el hospedero. Hasta ahora, esta técnica se ha utilizado para realizar la genotipificación del receptor *toll* humano para estudiar el efecto de esta mutación en la susceptibilidad a la infección. Por desgracia, aún no se cuenta con kits comerciales; por lo tanto, los usuarios deben confiar en las pruebas desarrolladas en el laboratorio, lo cual ha limitado la difusión de esta técnica.

Secuenciación de nueva generación. La secuenciación de nueva generación puede realizarse con el uso de diversos métodos de secuenciación desarrollados para hacer una secuenciación masiva en paralelo (láms. 4-2E y F). Estos métodos ofrecen la oportunidad de realizar secuenciación de ADN simultánea en un gran número de productos amplificados y clasificar una gran cantidad de información empleando herramientas bioinformáticas. De manera alterna, hay aplicaciones que permiten la lectura de la secuenciación de moléculas individuales.

Hay numerosas aplicaciones potenciales en el área de microbiología. Existe toda una subsección en microbiología que utiliza esta técnica para estudiar el microbioma. Las interacciones entre humanos, el microbioma y el ambiente serán una rica área de investigación y descubrimiento durante muchos años. Otros autores han empleado un método denominado *secuenciación de nueva generación en escopeta* (*shotgun*) para el descubrimiento de patógenos, la cual tiene aplicaciones más intermedias en la medicina clínica. Por último, ahora es posible secuenciar todo el genoma bacteriano en un día utilizando esta tecnología. Dichas aplicaciones se han empleado en las pruebas más recientes de tipificación de cepas para estudiar las epidemias. El análisis detallado de esta tecnología, la cual aún está en etapas tempranas, se encuentra fuera del alcance de este libro, aunque se proporcionan referencias seleccionadas.

Análisis de microarreglos. Una gran variedad de microarreglos se ha utilizado durante muchos años en las ciencias básicas con diversos propósitos, incluso para las enfermedades infecciosas.[14,26,33] Estos dispositivos detectan muchas señales de forma simultánea y pueden emplearse para detectar dianas génicas (ADN), alteraciones en ellas o diferencias en la expresión (ARNm).[33] Son útiles para demostrar qué genes se expresan y cuáles no en respuesta a diferentes estímulos. Estas herramientas han demostrado ser útiles al estudiar cualquier cosa, desde infecciones hasta cáncer. En resumen, los productos de la amplificación de ácidos nucleicos, los cuales pueden ser resultado de una PCR de amplio espectro o una RT-PCR, se aplican al arreglo, el cual consiste en miles de sitios de hibridación, cada uno de los cuales proporciona información acerca de la composición de nucleótidos del amplicón. La señal generada a partir del microarreglo puede ser fluorescente o eléctrica. La ventaja principal del microarreglo es su capacidad para evaluar miles de reacciones de hibridación de forma simultánea. Esta característica también contribuye a una de sus principales limitaciones: la cantidad de información generada a partir de un único microarreglo puede ser abrumadora para el usuario y por lo general requiere sistemas y programas informáticos avanzados para su análisis.

Se han realizado modificaciones a esta técnica que utilizan un limitado número de sitios de hibridación. Este abordaje permite la detección de diversos patógenos responsables de un tipo de enfermedad en particular (abordaje sindromático para el diagnóstico). Algunos autores han usado la técnica de hibridación con microarreglos después de que los microorganismos crecen en cultivo (hemocultivo). Han visto que el crecimiento (amplificación biológica) es suficiente para la detección de los patógenos diana y no se necesita un paso de PCR antes de la amplificación.

Aplicaciones clínicas. Los formatos de microarreglos se han utilizado de forma extensa en los descubrimientos. Se han empleado para identificar bacterias, micobacterias, hongos y virus, identificar los determinantes de la resistencia, estudiar la respuesta del hospedero a la infección y descubrir nuevos fármacos que puedan ser útiles para curar infecciones.[36,44,46,60,94,100,235,314] Con respecto al VIH, esta técnica ha demostrado ser muy útil para el estudio de la expresión génica vírica y los cambios en el perfil de expresión de la célula del hospedero después de la infección.[163,322,348,366,375]

Se han logrado algunas predicciones que se establecieron en relación con la utilidad potencial de los microarreglos en el laboratorio de microbiología clínica, con la introducción de dos plataformas de microarreglos.[33] El sistema GenMark eSensor®, el cual utiliza un arreglo bioeléctrico después de una PCR múltiple/RT-PCR para la detección de virus respiratorios, ya fue descrito anteriormente (láms. 4-2G y H). Verigene® (Nanosphere, Northbrook, IL) es un sistema de microarreglos que puede utilizarse con o sin amplificación de ácidos nucleicos (láms. 4-3A y B). Una de las aplicaciones más fascinantes de esta técnica es el empleo de este sistema en los frascos de hemocultivo que tienen señal positiva. Se utiliza la tinción de Gram para seleccionar el tipo de prueba que se realizará, un panel para grampositivos, un panel para gramnegativos y, en el futuro cercano, un panel para levaduras. Estos paneles no requieren de una PCR antes de la hibridación con el microarreglo, ya que el crecimiento o la amplificación biológica de las bacterias en los frascos de hemocultivo brindan suficientes sitios diana para la detección. Estos paneles contienen un grupo ampliado de microorganismos que pueden identificarse, así como indicadores genéticos clave de resistencia.

El sistema Verigene también puede utilizarse para la detección y diferenciación de los productos de la PCR múltiple, por lo que es posible emplearlo para la detección directa de patógenos microbianos en las muestras clínicas. La prueba Verigene Enteric Pathogens Test®, aprobada por la FDA, detecta los patógenos bacterianos y víricos habituales que causan enterocolitis. Este grupo también ofrece una prueba para *C. difficile* que detecta tanto los genes de la toxina como el marcador de hipervirulencia del ribotipo 027. La prueba Respiratory Virus Plus® detecta los virus de influenza A y B, identifica algunos subtipos víricos y detecta el marcador génico H275Y de la resistencia a oseltamivir. La prueba Respiratory Pathogens Flex® es un panel respiratorio ampliado que, además de detectar los virus de influenza A y B y el VSR, detecta adenovirus, metaneumovirus humano, virus parainfluenza 1-4, rinovirus y *Bordetella*. Esta prueba y otras similares representan un avance importante en el abordaje molecular sindromático para el diagnóstico de las enfermedades infecciosas.

Amplificación de ácidos nucleicos en tiempo real

La PCR en tiempo real, también conocida como *PCR de ciclo rápido*, ha evolucionado de ser una técnica "nueva" a ser la forma en que se realiza la mayoría de las pruebas de PCR en los laboratorios clínicos. No es correcto abreviarla como RT-PCR, ya que esta designación se ha empleado tradicionalmente para la PCR por transcripción inversa. Esta sección revisa los conceptos básicos y determinadas aplicaciones de esta técnica.

Dos avances tecnológicos derivaron en el desarrollo de la amplificación de ácidos nucleicos en tiempo real. El primero fue el desarrollo de métodos de intercambio de calor más rápidos (calentamiento y enfriamiento rápidos) de la cámara de reacción.[211] La PCR tradicional, por ejemplo, se lleva a cabo en un ciclador con bloque, en el cual el bloque está compuesto por metal o algún otro material sólido. La velocidad a la que se puede calentar y enfriar el bloque hasta las temperaturas necesarias para la PCR limita la velocidad a la cual puede avanzar el ciclo. La introducción rápida de aire caliente y el retiro de éste (enfriamiento), los cuales pueden alcanzarse mediante ventiladores en los instrumentos en tiempo real, permiten que el ciclo de reacción avance con mayor rapidez. El empleo de menores volúmenes de reacción también ayuda a que el intercambio de energía térmica sea más rápido. El segundo avance tecnológico fue el desarrollo de una mezcla homogénea de reacción.[211] Es una mezcla en la cual las moléculas fluorógenas que se utilizan para la detección de los productos amplificados están presentes en el mismo recipiente de reacción en el que sucede la amplificación. Además, el instrumento habitualmente evalúa la fluorescencia de estas moléculas una vez por cada ciclo de amplificación. La evidencia de la amplificación ocurre durante la PCR en "tiempo real"; por lo tanto, a estas pruebas habitualmente se les refiere como PCR en tiempo real. Este tipo de detección de amplicón representó un avance importante en la química de los ácidos nucleicos, ya que era más rápido que los métodos tradicionales de detección de amplicones. Además, este sistema de tubos cerrados conduce

a una disminución importante en la posibilidad de contaminación del laboratorio por amplicones, ya que el recipiente de la reacción no tiene que abrirse para analizar el amplicón. Hay diversas plataformas disponibles para la amplificación de ácidos nucleicos en tiempo real (láms. 4-1G y H).[98] Además de la PCR en tiempo real, la reacción de NASBA anterior se modificó a un formato de detección en tiempo real utilizando balizas moleculares (*véase* más adelante). Existe la posibilidad de modificar cualquier técnica de amplificación de ácidos nucleicos a un formato en tiempo real.

Métodos para detección de productos de amplificación en tiempo real

Hay diversas moléculas fluorogénicas que pueden utilizarse para la detección de ácidos nucleicos amplificados en una reacción homogénea o en tiempo real. Estas moléculas pueden ser inespecíficas y detectar cualquier ácido nucleico amplificado, o específicas, como las sondas de oligonucleótidos, las cuales se hibridan con una secuencia específica que esté presente en el amplicón. Se cubrirá la detección inespecífica del amplicón empleando verde SYBR y los colorantes de unión de nueva generación, así como los tres tipos de métodos con sondas de oligonucleótidos que se utilizan con mayor frecuencia. Con respecto a las sondas de oligonucleótidos específicas marcadas con fluoróforos, se analizará la sonda de hidrólisis, las sondas de transferencia de energía de resonancia fluorescente (FRET, *fluorescence resonance energy transfer*) y las balizas moleculares. También hay otros tipos de moléculas detectoras, pero su análisis está fuera del alcance de este libro.

Verde SYBR. El verde SYBR I es un colorante que se une al surco menor del ADN bicatenario. Este colorante emite muy poca fluorescencia en su estado sin unión, pero genera una fluorescencia considerablemente mayor cuando se une al ADN de doble cadena (fig. 4-15). Esta propiedad lo hace útil para determinar la presencia de un producto de ADN amplificado.

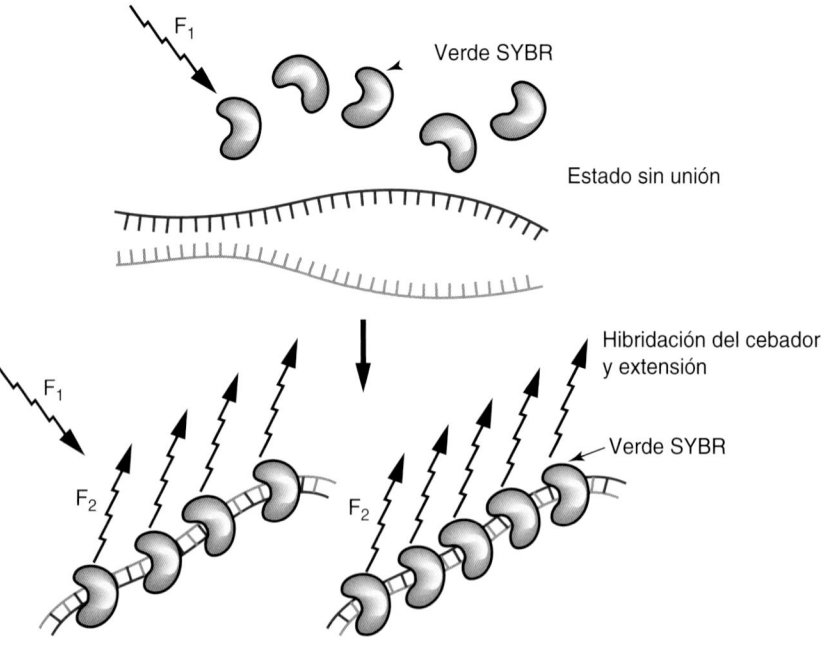

■ **FIGURA 4-15** Química del verde SYBR. El colorante verde SYBR I se une al surco menor del ADN bicatenario. Cuando el ADN tiene una sola cadena, no hay surco menor, por lo cual el verde SYBR no se une al ADN. Sin embargo, después de la hibridación y extensión del cebador, el verde SYBR puede unirse y emitir luz (F_2) en respuesta a la longitud de onda de excitación apropiada (F_1). El verde SYBR es un método excelente para medir la generación de amplicones no específicos, ya que se produce más ADN mediante PCR entre más sitios de unión se encuentren disponibles y se genera más fluorescencia.

Numerosas moléculas de verde SYBR pueden unirse a un único amplicón, volviéndolo un método sensible para su detección. Además, este colorante es mucho menos costoso que las sondas de oligonucleótidos específicas marcadas con fluoróforos. La detección de amplicones utilizando verde SYBR es útil para optimizar la PCR (determinar las concentraciones óptimas de los cebadores y el MgCl$_2$). También es útil para determinar si se llevó a cabo la amplificación antes de emplear un método definitivo para el análisis postamplificación, como la secuenciación del ADN o el análisis de microarreglos. La principal desventaja de la detección del verde SYBR es que no es específico y estas moléculas detectoras se unen a cualquier ADN bicatenario, incluso a los productos de la amplificación no específica y los dímeros de cebadores. Este método de detección no tiene la especificidad que se alcanza al emplear una sonda de oligonucleótidos (se describe más adelante). Por esta razón, nunca debe utilizarse la detección del verde SYBR como único método de localización en un análisis clínico.

Colorantes de unión al ADN de nueva generación.

Los avances en los colorantes del ADN bicatenario han llevado a lo que se denominan *colorantes de unión de tercera generación*. Estos colorantes saturan por completo a la molécula del ADN, tanto que es posible diferenciar incluso los SNP en el análisis de la curva de fusión. Se trata de un método económico y sensible para evaluar un SNP, y cuando el SNP se ubica en un sitio importante, este método puede proporcionar información importante. A pesar de que no se han desarrollado pruebas comerciales, esta metodología se emplea de manera frecuente para diferenciar *M. abscessus* de *M. chelonea*, y es útil para identificar la susceptibilidad inducible a la claritromicina. También se han desarrollado pruebas para detectar el SNP responsable de una mutación en un receptor *toll* (se mencionó anteriormente) y para diferenciar a *Plasmodium falciparum* de otras especies de *Plasmodium*.

Sondas de hibridación.

Hay muchos tipos diferentes de sondas de oligonucleótidos marcadas con fluorescencia que pueden utilizarse para la detección de amplicones en una PCR en tiempo real. Las tres que se analizarán son las que se emplean con mayor frecuencia y cubren los aspectos más importantes de las propiedades químicas de la detección en tiempo real: sondas de hidrólisis (sondas TaqMan®), sondas FRET y balizas moleculares.

Sondas de hidrólisis o TaqMan. Las propiedades químicas de la detección de las sondas de hidrólisis dependen de la actividad de la exonucleasa 5'-3' de la ADN polimerasa. Esta función de la ADN polimerasa hidroliza cualquier oligonucleótido que pueda unirse a la porción monocatenaria de la molécula de ADN para la cual la hebra complementaria está siendo sintetizada. En la naturaleza, esto ayuda a garantizar que sólo los nucleótidos adecuados se incorporen a la nueva hebra sintetizada de ADN. Las propiedades químicas de la sonda de hidrólisis aprovechan esta propiedad de la ADN polimerasa para generar una señal detectable. La sonda de hidrólisis con oligonucleótidos se marca tanto con fluoróforo como con un extintor (*quencher*). En ausencia de una diana específica, esta molécula se dobla hasta cierto grado, lo que coloca al extintor lo suficientemente cerca del fluoróforo para que la mayor parte de la señal fluorescente se absorba de inmediato. Cuando esta sonda se une a la porción complementaria del ADN que se generó en los ciclos previos de la PCR, es hidrolizada por la ADN polimerasa (fig. 4-16). Esta hidrólisis permite la difusión del fluoróforo lejos del extintor y la generación de luz que no se extingue y, en consecuencia, que es detectable.

Sondas FRET. Las sondas FRET funcionan mediante transferencia de energía. En este sistema se utilizan dos sondas

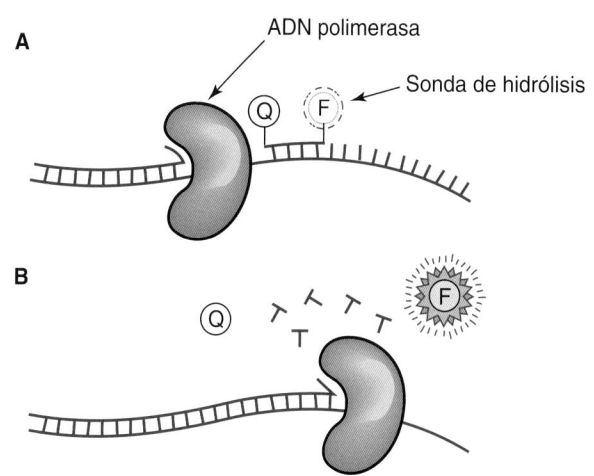

■ **FIGURA 4-16** Química de la sonda de hidrólisis. **A.** La proximidad del extintor (*Q*) con la molécula fluorescente (*F*), ambas unidas a la sonda de hidrólisis intacta, lleva sólo a una fluorescencia mínima del fondo. **B.** La hidrólisis de esta sonda por acción de la exonucleasa de la ADN polimerasa, en la medida que se lleva a cabo la extensión, lleva a la difusión del fluoróforo lejos del extintor, de forma que pueda presentarse fluorescencia cuando el fluoróforo se excita de forma apropiada.

detectoras en vez de una. Estas sondas se hibridan una cerca de la otra en el amplicón, con una brecha de dos a cinco nucleótidos entre ambas. La sonda que se ubica corriente arriba tiene una molécula de fluoresceína adosada al extremo 3' y puede llamarse *molécula donadora*. La segunda sonda en el conjunto FRET se sitúa corriente abajo en relación con la primera sonda y tiene una molécula aceptora, habitualmente LC640 o LC705 cuando se emplea con el sistema LightCycler®, en el extremo 5' de la molécula, a la cual se le denomina *molécula aceptora*. Se pueden utilizar otras moléculas aceptoras, pero deben tener la propiedad de ser excitadas por la longitud de onda de la luz que emite la fluoresceína y otra molécula donadora y, a su vez, de emitir luz de otra longitud de onda detectable. Además, el extremo 5' de la sonda aceptora debe estar fosforilado para prevenir la extensión de la sonda durante la PCR. La detección con las sondas FRET funciona de la siguiente manera: si la secuencia adecuada de hibridación de la sonda se encuentra en el amplicón, las sondas FRET se hibridan. En este momento, la molécula donadora (fluoresceína) se excita por la energía luminosa que el instrumento introduce al sistema. Cuando la molécula donadora excitada regresa a su estado de energía inicial, libera luz de una longitud de onda particular. Esta luz excita a la molécula aceptora cercana (LC640 o LC705), completando la transferencia de energía de resonancia. A su vez, la molécula aceptora se excita a un estado de mayor energía. Cuando esta molécula regresa a su estado de energía inicial, libera energía luminosa que se detecta a través del sistema (fig. 4-17). La detección empleando las propiedades químicas de la FRET es, por naturaleza, altamente específica, ya que la única forma de recibir la señal final de energía es cuando ocurren cuatro reacciones independientes. Estas reacciones independientes son la hibridación de dos cebadores individuales que permite la amplificación y la hibridación de cada una de las sondas que permite la detección (fig. 4-18).

La utilización de sondas FRET también le permite al usuario realizar un análisis de la curva de fusión postamplificación. Esto es posible por la naturaleza de las interacciones de la sonda

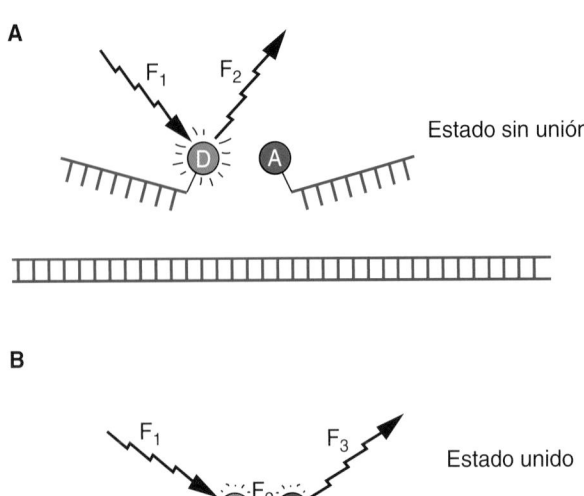

individuales, de forma que ambas se hibriden si está presente el DNA amplificado adecuado. En este punto, se introduce un impulso excitatorio de una longitud de onda luminosa en el instrumento y se genera una señal a partir de la reacción de FRET que se produce entre las sondas yuxtapuestas. Después, se calienta lentamente la mezcla de la reacción mientras se toman medidas continuas de la fluorescencia. Cuando la mezcla de la reacción alcanza y finalmente excede la T_F de las sondas FRET, se presenta una pérdida abrupta en la señal de fluorescencia. La primera derivada de la pendiente de esta curva es un pico (fig. 4-19). La línea perpendicular que puede dibujarse a través del centro de este pico representa la derivada de T_F.

Hay al menos tres usos importantes para el análisis de la curva de fusión. Primero, deberá haber una temperatura de fusión relativamente predecible para el amplicón esperado, la cual puede confirmarse utilizando estándares conocidos. La demostración de la temperatura de fusión apropiada ayuda a garantizar al usuario que la identificación es correcta, en lugar de una identificación errónea obtenida a través de la amplificación y detección de un microorganismo relacionado desde el punto de vista taxonómico. Segundo, el análisis de la curva de fusión postamplificación puede utilizarse para diferenciar microorganismos estrechamente relacionados; en este caso la sonda se hibrida a un área diana en la que hay muy poca variabilidad genética que separa a las especies. Por último, la detección de nucleótidos mal apareados entre las sondas FRET y su sitio de hibridación correspondiente de la sonda, similar al que se empleó para la diferenciación de microorganismos, puede utilizarse para detectar otros SNP importantes, como aquellos que confieren resistencia a los antimicrobianos o aquellos en el hospedero que pueden denotar sensibilidad relativa a la infección.

Balizas moleculares. El siguiente tipo de molécula detectora que se analizará es la baliza molecular. Esta molécula, como la sonda de hidrólisis, contiene un fluoróforo y un extintor. Sin embargo, la baliza molecular es más grande que las sondas de hidrólisis habituales y no se hidroliza por acción de la ADN polimerasa, a fin de alcanzar la fluorescencia en presencia del amplicón apropiado. Esta molécula tiene una configuración en bucle y tallo (fig. 4-20). La porción del bucle es la parte de la molécula que es complementaria a una parte específica del amplicón. El tallo es una estructura de ácidos nucleicos diseñada para mantener la molécula cerrada en ausencia de un amplicón específico. Los dos extremos respectivos de la baliza molecular son los sitios de unión para el fluoróforo y el extintor. El fluoróforo se encuentra

■ **FIGURA 4-17** FRET. Se necesitan dos sondas marcadas con un fluoróforo para lograr la FRET. **A.** La longitud de onda de excitación (*F1*) del fluoróforo donador (*D*) aumenta el estado de energía de la molécula y ocurre una emisión (*F2*). Esto no afecta al fluoróforo aceptor (*A*) cuando las sondas no se hibridan, ya que no están lo suficientemente cerca entre sí. **B.** Cuando las dos sondas se hibridan y están cerca entre sí, la luz que emite el fluoróforo excitado de la sonda donadora (*F2*) actúa como energía de excitación para el fluoróforo de la sonda aceptora, el cual a su vez emite luz propia con una longitud de onda particular (*F3*). La presencia de la emisión (*F3*) de la molécula aceptora es la evidencia de que se llevó a cabo la hibridación de la sonda.

FRET y por el hecho de que, a diferencia de las sondas de hidrólisis, estas sondas no se hidrolizan durante la detección. Cabe recordar que los enlaces de hidrógeno son responsables de la hibridación entre las sondas de oligonucleótidos y la hebra de ADN complementaria. Cuando se añade energía térmica al sistema que exceda la energía de los enlaces, éstos se rompen y la sonda "funde" el ADN complementario diana. El punto en el cual la mitad de las moléculas de la sonda está unida y la mitad no lo está, es el *punto de fusión* o T_F del oligonucleótido.

El análisis de la curva de fusión se realiza después de que concluye la PCR. En un inicio, la mezcla de la reacción se enfría a un punto muy por debajo de la T_F de las sondas FRET

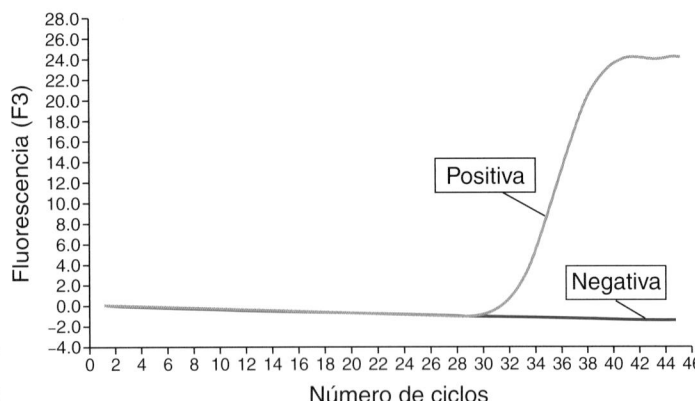

■ **FIGURA 4-18** Reacciones positivas y negativas de PCR en tiempo real. Las reacciones positivas muestran un incremento exponencial en la fluorescencia, mientras que las reacciones negativas sólo conservan niveles basales de fluorescencia.

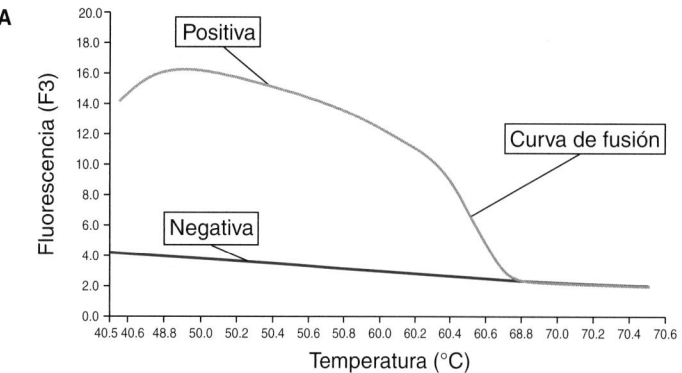

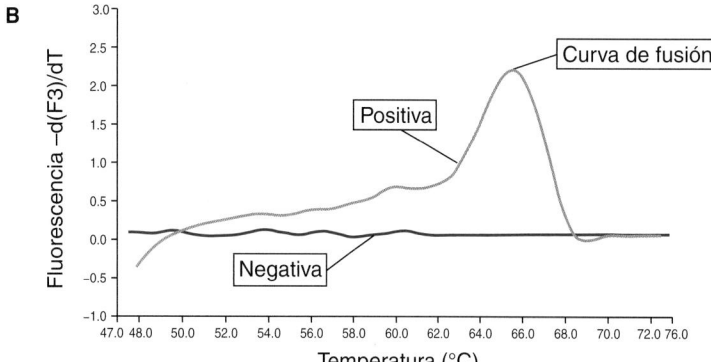

■ **FIGURA 4-19** Curvas de fusión (**A**) y la primera derivada de la curva (picos de fusión) (**B**) de una muestra positiva y otra negativa en una PCR en tiempo real que detecta específicamente *Staphylococcus aureus*.

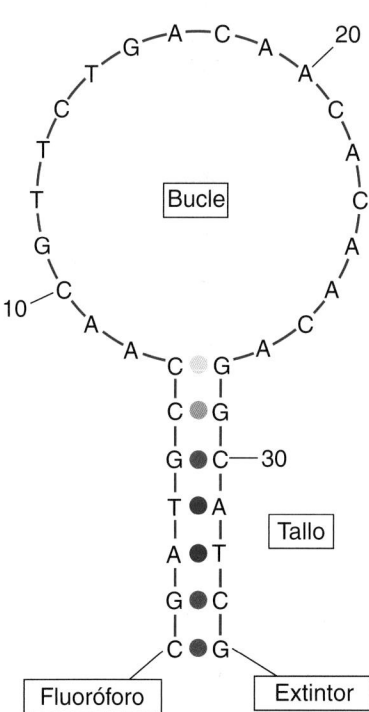

■ **FIGURA 4-20** Esta baliza molecular se diseñó para detectar el producto amplificado de la PCR de amplio espectro para *Salmonella*. Está conformada por 34 nucleótidos y tiene una configuración en tallo-bucle. Esta estructura coloca el fluoróforo cerca de la molécula extintora de fluorescencia cuando la baliza molecular no se hibrida con su diana génica (PCR negativa). Cuando el amplicón apropiado está presente, la termodinámica favorece la hibridación a pesar de la configuración en tallo-bucle, la molécula se abre y se hibrida, y la fluorescencia es distinguible, ya que el fluoróforo se separa espacialmente del extintor.

yuxtapuesto con el extintor cuando la baliza está cerrada (en ausencia del amplicón apropiado). Cuando la baliza se encuentra en presencia del amplicón apropiado, la termodinámica favorece la hibridación con el amplicón a pesar del estado cerrado, semiautohibridado. Cuando se hibrida la baliza molecular, el fluoróforo se separa espacialmente del extintor y el instrumento puede detectar la fluorescencia. Las curvas de fusión pueden lograrse con las balizas moleculares, pero es muy complicado alcanzar resultados en las curvas de fusión con la misma calidad que la obtenida con las sondas FRET.

Puede parecer difícil para un microbiólogo molecular escoger el tipo de detector molecular que se utilizará para una prueba de amplificación de ácidos nucleicos. En parte, esto puede normarse por el tipo de instrumentos presentes en el laboratorio. Por ejemplo, si se adquiere un SmartCycler®, se favorecería el empleo de una baliza molecular o de una sonda de hidrólisis, mientras que para el LightCycler se prefieren las propiedades químicas de la sonda FRET. Las plataformas ABI® 7500 (Applied Biosystems, Foster City, CA) y Roche (COBAS) TaqMan (Roche Diagnostics, Indianapolis, IN) utilizan sondas de hidrólisis. Algunas plataformas, como RotorGene48® (Qiagen), son indistintas desde el punto de vista bioquímico y soportan cualquier química de la sonda. Por lo general, se pueden conseguir los mismos fines usando métodos distintos. El otro factor importante en la determinación del tipo de sonda que se utilizará en un segmento particular de ADN es la composición de nucleótidos de este segmento. Los factores que pueden influir en la selección de la sonda incluyen el contenido de G-C de la región y la presencia de una estructura secundaria, entre otros.

Aplicaciones clínicas. Hay demasiadas aplicaciones para revisarse por completo en este capítulo. En resumen, todo lo que solía detectarse anteriormente mediante PCR tradicional ha migrado a la plataforma de PCR en tiempo real. La relativa facilidad de esta migración ha contribuido de forma importante a implementar el análisis en tiempo real para una amplia gama de microorganismos clínicamente importantes. La disponibilidad comercial de una gran variedad de pruebas, la facilidad de uso, el rápido tiempo de entrega de resultados, la disponibilidad del programa informático de diseño del análisis para el desarrollo de las pruebas de laboratorio, y la naturaleza en tubos cerrados de estos sistemas, han facilitado su implementación en el laboratorio clínico. Estas pruebas no sólo se usan para la detección de patógenos con requerimientos nutricionales especiales abordados tradicionalmente mediante PCR, sino también se emplean para los patógenos frecuentes que suelen detectarse por cultivo (p. ej., *S. aureus*) o EIA (p. ej., *C. difficile*). Las pruebas en tiempo real para los virus de ADN incluyen análisis para herpesvirus, adenovirus, virus de la viruela y parvovirus B19, entre otros.[126,140,146,168,184,318,332,344] El análisis de la curva de fusión postamplificación se ha utilizado para diferenciar el tipo 1 del VSH del tipo 2; tales pruebas están comercialmente disponibles y algunas están aprobadas por la FDA.[381] La naturaleza cuantitativa de estas pruebas también se ha empleado para predecir la enfermedad y supervisar la carga vírica en respuesta al tratamiento.[11,116,121,168,311,374] La PCR cuantitativa para detectar y supervisar los virus del VIH, VHC, CMV, VEB y BK se ha vuelto el estándar en la atención médica. La RT-PCR en tiempo real y las técnicas similares para los virus de ARN incluyen pruebas de amplio espectro para enterovirus que causan encefalitis vírica, así como pruebas individuales o múltiples para la detección de los virus respiratorios.[27,55,129,176,284,330,369,370,376,378] La RT-PCR para los virus de la influenza A y B y el VSR ha reemplazado el cultivo celular para su detección. Las pruebas en tiempo real también se han utilizado recientemente para reconocer patógenos víricos de aparición reciente, como el metaneumovirus y el coronavirus del SRAG.[59,120,198,212,213,269,270] Hay varios paneles aprobados por la FDA para virus respiratorios, los cuales incluyen esencialmente a todos los virus respiratorios de importancia médica.

Se han descrito numerosas pruebas que detectan bacterias y los genes asociados con la resistencia. Hay diversas pruebas para la detección de *Streptococcus* del grupo B para el diagnóstico precoz prenatal durante el embarazo. Además, hay varias plataformas de las cuales escoger para la detección de *S. aureus* susceptible o resistente a meticilina. Estas aplicaciones incluyen la detección de la colonización nasal y su empleo en hemocultivos positivos que contienen cocos grampositivos en racimos y en las heridas. Hay análisis para la detección de *Streptococcus* del grupo A, los cuales se utilizan principalmente como un sustituto

más sensible para el cultivo. Un cambio importante ha sido el virtual reemplazo del inmunoanálisis para la detección de la toxina de *C. difficile* por PCR de ciclo rápido. Sin embargo, hay cierta controversia alrededor de esta prueba, ya que es tan sensible que parece que también detecta a los pacientes con colonización, por lo que se vuelve muy importante detectar únicamente a los pacientes con el cuadro clínico adecuado.

Además, la literatura médica está repleta de ejemplos de pruebas de amplificación en tiempo real para la detección y diferenciación de diversos microorganismos y genes asociados con la resistencia. Muchos de estos análisis se centran en los microorganismos que no suelen crecer en medios artificiales o cuyo cultivo es demasiado complicado, como *Tropheryma whippelii* y las especies de *Rickettsia* y *Bartonella*.[92,170,389] El análisis de la curva de fusión postamplificación también se ha utilizado para diferenciar las especies de *Bartonella* más frecuentes (fig. 4-21). Además de estas aplicaciones, como los formatos de la PCR en tiempo real se han difundido y son más fáciles de utilizar, se están aplicando a las bacterias que se encuentran con frecuencia y a sus mecanismos de resistencia. Por ejemplo, la PCR en tiempo real y otros métodos moleculares han demostrado que es una prueba más confiable y rápida para la diferenciación de *S. aureus* de los estafilococos coagulasa negativos en los frascos de hemocultivo que tienen una señal positiva y contienen cocos grampositivos, y que también es un método confiable para determinar la resistencia a la oxacilina en estos aislamientos de *S. aureus*.[326]

Entre los análisis en tiempo real para hongos se incluyen las pruebas para microorganismos que no pueden cultivarse de forma rutinaria en el laboratorio de microbiología clínica, como *P. jirovecii*, y para los microorganismos de crecimiento lento, como *H. capsulatum*.[158,174,197,218,227,255] Se ha demostrado un incremento dos veces mayor en la sensibilidad de la PCR para *Pneumocystis* en comparación con una evaluación morfológica de los frotis de muestras respiratorias. Otras aplicaciones han incluido la detección de hongos filamentosos invasores y de la infección por levaduras en los pacientes inmunodeprimidos, así como la detección de otros patógenos micóticos dimórficos, como *Coccidioides* y *Penicillium marneffei*.[24,158,267,272,276,288,336]

Otra aplicación importante de estas pruebas ha sido la detección rápida de micobacterias, particularmente *M. tuberculosis*. Las micobacterias son excelentes candidatas para la detección e identificación mediante métodos moleculares, ya que estos microorganismos son de crecimiento lento, algunos causan enfermedades graves y muerte, y la tuberculosis es una enfermedad transmisible para la cual se pueden instituir medidas de control.

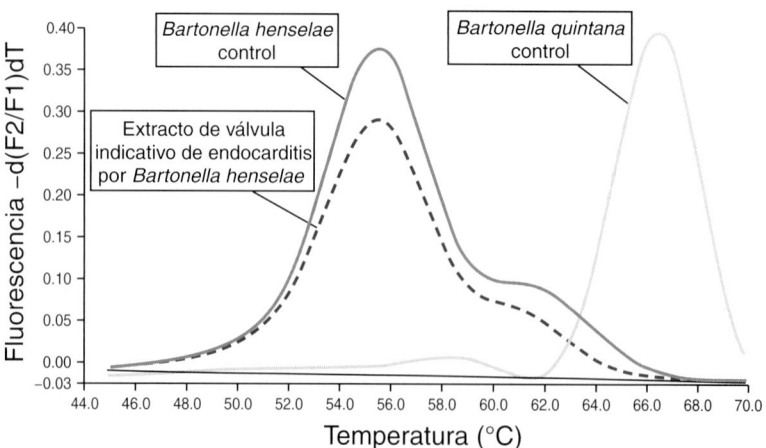

■ **FIGURA 4-21** Análisis de la curva de fusión postamplificación. Este análisis puede emplearse para diferenciar especies estrechamente relacionadas. En este ejemplo, el agente causal de la endocarditis con cultivo negativo, *Bartonella henselae*, se distingue de *Bartonella quintana* usando esta técnica.

Se han desarrollado diversas pruebas en tiempo real para la detección rápida de *M. tuberculosis* de forma directa a partir de las muestras clínicas. Shrestha y cols. describen una prueba Light-Cycler que detecta y diferencia *M. tuberculosis* de las micobacterias no tuberculosas mediante el análisis de la curva de fusión postamplificación.[325] También hay excelentes pruebas para la detección de *M. tuberculosis* para quienes utilizan SmartCycler y TaqMan.[50,71,304] Además, se han desarrollado pruebas para la detección rápida de la resistencia a los fármacos que se emplean con frecuencia, como isoniazida y rifampicina.[297,308,364] La prueba Cepheid Xpert MTB/RIF® es la única aprobada por la FDA que localiza *M. tuberculosis* y las dianas genéticas para determinar la resistencia a la rifampicina.[38] Esta prueba se realiza en el cartucho Cepheid estándar, el cual es fácil de utilizar y genera resultados en aproximadamente 1 h. Esta prueba representa un avance importante en la detección de *M. tuberculosis* multirresistente.

La detección e identificación de parásitos también se ha abordado utilizando las pruebas de amplificación de ácidos nucleicos en tiempo real. Se han descrito diversos análisis para la detección rápida del parásito *Toxoplasma gondii*, cuya localización sería complicada por otros medios.[57,167,204] Otras aplicaciones incluyen la detección de parásitos en heces, como *Cryptosporidium* y microsporidios, la identificación de parásitos tisulares, como *Leishmania* y *Trypanosoma*, y la detección y diferenciación de las especies de *Plasmodium*, entre otras muchas aplicaciones.[22,31,43,61,86,96,150,229,319,377,383] Es probable que el avance más importante en la parasitología molecular disponible en el mercado haya sido el lanzamiento de la prueba APTIMA *Trichomonas vaginalis*® (Hologics, San Diego, CA), aprobada por la FDA. Esta prueba, como muchas otras de esta compañía, utiliza la amplificación mediada por transcripción. Este análisis es más sensible que la microscopia; en algunos estudios, la sensibilidad fue mejor que el EIA de flujo lateral, mientras que las sensibilidades fueron equivalentes en otros estudios.[157,245] Hawthorn y cols. cuestionaron la coste-efectividad de realizar pruebas de diagnóstico precoz a todas las mujeres asintomáticas, dada la baja prevalencia de la enfermedad en esta población; ofrecieron una sugerencia alternativa que consiste en realizar pruebas de diagnóstico precoz a todas las personas asintomáticas en los grupos de alto riesgo.[142] Aún falta determinar la manera exacta en la que esta prueba se incluirá en los programas de salud de la mujer.

Tipificación de cepas

Los microbiólogos y los epidemiólogos hospitalarios pueden necesitar determinar el parentesco entre las bacterias u hongos de las mismas especies, a fin de establecer si la transmisión del microorganismo de interés se llevó a cabo de forma que pueda abordarse con medidas de control de la infección. Por ejemplo, si *P. aeruginosa* se aisló de cuatro bebés en la unidad de cuidados intensivos neonatales, el epidemiólogo del hospital puede preguntarse si estas infecciones provienen de la misma cepa bacteriana que se transfirió desde un punto de origen o si son cepas diferentes y la infección ocurrió por simple azar. La determinación de que las bacterias son de la misma especie refuerza la evidencia de que hay una fuente de transmisión de las bacterias y que existen problemas en las técnicas o en la higiene personal, los cuales pueden corregirse.

Los métodos fenotípicos de tipificación de cepas antecedieron a los métodos genotípicos, pero muchos de ellos carecen del alto grado de discriminación que puede alcanzarse a través de la tipificación genotípica de cepas. Algunos otros, como la tipificación por bacteriófagos, requieren un alto grado de especialización de los expertos y el mantenimiento de recursos considerables (colecciones de bacteriófagos). El perfil de sensibilidad a los antimicrobianos, aunque no es tan definitivo como algunos métodos genotípicos de caracterización, es valioso y utiliza información que a menudo está disponible por las pruebas de sensibilidad que se realizan para orientar el tratamiento. Es probable que las bacterias que tienen distintos perfiles de sensibilidad a los antibióticos no sean idénticas; por lo tanto, es posible que no se justifique una genotipificación de cepas más costosa.

Los primeros intentos moleculares para demostrar el parentesco entre los diferentes grupos de bacterias se realizaron con estudios de hibridación ADN-ADN. Los grupos de bacterias con altos grados de homología del ADN, de acuerdo con la determinación a través de los estudios de hibridación ADN-ADN, se consideraron más relacionados en comparación con los grupos que tenían poca homología del ADN al compararse entre sí. En general, estos estudios confirmaron lo que se consideraba cierto a partir de las pruebas fenotípicas. Por ejemplo, los estudios de hibridación ADN-ADN entre *Staphylococcus* y *Micrococcus*, que forman parte de la misma familia, pudieron demostrar una mayor homología que una comparación entre *Staphylococcus* y *Pseudomonas*.

Los plásmidos son moléculas pequeñas y circulares de ADN que están presentes en muchas bacterias y existen de forma independiente al ADN cromosómico. Son importantes porque muchos de ellos pueden contener genes responsables de la virulencia, incluso genes que confieren resistencia a los fármacos antimicrobianos. Los plásmidos pueden difundirse de una bacteria a otra a través de la conjugación y, por lo tanto, pueden diseminar estos genes. Los desarrollos en la electroforesis que permitieron la separación de los plásmidos del ADN cromosómico, y la diferenciación de los plásmidos entre sí, hicieron posible la caracterización de los plásmidos como una forma primitiva de tipificación de cepas. La caracterización de los plásmidos fue uno de los primeros métodos genéticos para determinar el parentesco entre cepas.

Se han descrito muchos métodos genéticos para el análisis de la relación de los microorganismos. Entre los métodos que no se analizarán en este libro, pero que han demostrado ser útiles, se incluyen la ribotipificación, el análisis de ADN polimorfo amplificado aleatorio, la espoligotipificación y, recientemente, las aplicaciones de la secuenciación de nueva generación.

Los métodos de tipificación molecular pueden categorizarse como aquellos que requieren amplificación de ácidos nucleicos para el proceso de tipificación (métodos basados en la amplificación). Este capítulo analizará un método no basado en la amplificación, la electroforesis en gel de campo pulsado (PFGE, *pulsed-field gel electrophoresis*), la cual ha sido para muchos el método estándar para la tipificación microbiana. Se analizarán dos métodos basados en la amplificación, la PCR-RFLP, que combina las fortalezas de la PCR con la tipificación de RFLP, y la Rep-PCR, un método de tipificación que se centra en los elementos genéticos que se encuentran naturalmente en las bacterias.

Tipificación no basada en amplificación

Electroforesis en gel de campo pulsado. Hay muchos métodos de tipificación de cepas que varían en el grado de separación que puede ser detectado, coste y facilidad de uso. Muchos de los métodos actuales de tipificación molecular de cepas dependen de la utilización de un grupo de enzimas llamadas **endonucleasas de restricción**. Estas enzimas escinden naturalmente al ADN bicatenario dependiendo de las secuencias particulares denominadas *sitios de restricción*. Diferentes enzimas producen escisiones en diferentes secuencias y hay diversas endonucleasas de restricción disponibles en el mercado. Cuando las enzimas escinden el ADN, los dos extremos que se producen pueden ser romos o tener prominencias de nucleótidos (extremos cohesivos). Cuando el ADN cromosómico o el plásmido del microbio se extrae del microorganismo y se expone a una o más endonucleasas de restricción, se escinde dependiendo de las endonucleasas de restricción que se utilicen y del número de sitios de restricción presentes en el ADN. Los fragmentos de ADN que resultan pueden variar en tamaño y separarse el uno del otro mediante electroforesis en gel, y es posible visualizarlos mediante tinción con bromuro de etidio. Ello es un análisis de RFLP. Es probable que los microorganismos con el mismo patrón de RFLP estén relacionados de forma estrecha, lo cual es menos probable entre microorganismos con patrones de RFLP muy diferentes. A pesar de que los patrones de RFLP son altamente reproducibles y muy precisos, pueden surgir problemas al evaluar cientos de fragmentos de ADN que pueden originarse después de la digestión de la enzima de restricción. La PFGE se diseñó como un medio para simplificar la tipificación de RFLP.

Muchos individuos consideran que la PFGE es la forma estándar de tipificación de cepas, con la cual deberían compararse los nuevos métodos. En resumen, esta técnica comienza con la extracción del ADN cromosómico bacteriano de las cepas de interés, el cual se expone a diversas endonucleasas de restricción. El tipo de endonucleasas de restricción que se utiliza se determina habitualmente por el tipo de bacteria que se analiza, en función de la investigación previa que demuestra la eficacia de estas enzimas. Como se mencionó antes, las endonucleasas de restricción cortan el ADN cromosómico en diversos fragmentos, dependiendo del número de sitios de restricción presentes en esa cepa particular. Después, los fragmentos de ADN cromosómico se separan utilizando un tipo especializado de electroforesis. El perfil de restricción cromosómica que resulta de la PFGE habitualmente es de 5-20 fragmentos que varían en tamaño de 10-800 kb (fig. 4-22),[350,352] los cuales se visualizan, fotografían y envían para el análisis de las imágenes. Después, se emplean programas informáticos para determinar si las cepas analizadas son distinguibles o no, así como el grado al cual pueden distinguirse. Al proceso se le denomina *huella genética* (*DNA fingerprinting*) cuando se combina el proceso de RFLP con el Southern blot y la hibridación de sondas.[350]

Tipificación basada en amplificación

Hay varios métodos de análisis postamplificación que pueden utilizarse para la tipificación microbiana. Los más nuevos y poderosos se desarrollan usando secuenciación de nueva generación. Los métodos estándar de tipificación basada en la amplificación incluyen al análisis del polimorfismo de conformación monocatenaria, los polimorfismos de longitud de fragmentos amplificados, la PCR con cebadores internos arbitrarios, el análisis de RFLP del producto de la PCR (PCR-RFLP) y el análisis de los elementos repetitivos presentes en los genomas bacterianos obtenidos por PCR (Rep-PCR). El análisis de todos estos métodos está fuera del alcance de este libro. Se describirán brevemente los últimos dos tipos de análisis, PCR-RFLP y Rep-PCR, como ejemplos de métodos de tipificación bacteriana basada en la amplificación.

PCR-RFLP. Así como las endonucleasas de restricción pueden utilizarse para ligar el ADN cromosómico de las bacterias, también puede emplearse para escindir un amplicón. La selección de las endonucleasas utilizadas con la PCR-RFLP debe hacerse con cuidado, ya que el amplicón es mucho más pequeño que el cromosoma bacteriano y es menos probable que contenga sitios de restricción aleatorios. Con frecuencia, estas enzimas se escogen en función del conocimiento previo de los sitios de restricción que están presentes de modo variable en los amplicones, y que, en consecuencia, pueden ser útiles para la comparación de las cepas. El tamaño del amplicón y la cantidad de sitios de restricción potenciales que puede contener imponen limitaciones a la capacidad de diferenciación de esta tecnología.

El análisis de RFLP del producto obtenido mediante PCR habitualmente se realiza mediante pruebas dirigidas contra ADNr. Cuando el producto de la PCR de una prueba que tiene como objetivo el ADNr se analiza mediante el RFLP, se le puede denominar *ribotipificación PCR*. Incluso cuando se analiza el ADNr, es importante dirigirse a áreas particulares, a fin de conseguir información específica de tipo.[169,185] La PCR-RFLP también se ha utilizado para tipificar todos los tipos diferentes de microorganismo, incluso bacterias, como especies de *Campylobacter* y de *Borrelia*, y hongos atípicos, como *P. jirovecii*.[58,160,199] Además de las comparaciones entre cepas, los patrones de la PCR-RFLP pueden emplearse para la identificación de microorganismos. La utilización de esta técnica con este fin depende del empleo de cebadores de la PCR altamente específicos. Por ejemplo, se ha empleado para identificar bacterias con requerimientos nutricionales especiales, como las especies de *Bartonella* y parásitos cuya identificación es difícil, como los anquilostomas y los nematodos filarioides.[104,105,171,294] Esta tecnología ha demostrado ser muy útil para la diferenciación de las especies de *Nocardia*, lo cual es clínicamente importante dadas las diferencias en las susceptibilidades antimicrobianas en este grupo.[208,338] Los genes no ribosómicos que se emplean para la PCR-RFLP son los genes de mantenimiento (*housekeeping*), como *rpoB* o cualquier gen que contenga información específica de la cepa para un grupo particular de microorganismos (los genes que codifican las enzimas responsables de la hidrólisis del hipurato de *Campylobacter jejuni*).[166,294,339]

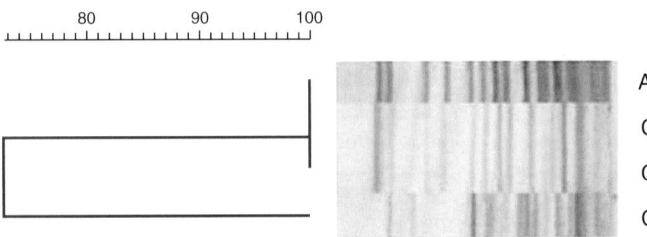

80   90   100

Aislamiento clínico

Cepa de la mascota 1

Cepa de la mascota 2

Cepa de control del laboratorio

■ **FIGURA 4-22** Aislamiento patogénico de *Pasteurella multocida*. El análisis de una cepa patogénica de *P. multocida* (aislamiento clínico) fue genéticamente indistinguible de dos cepas de *P. multocida* fenotípicamente distintas obtenidas del gato del paciente, pero fue claramente distinguible de la cepa de control del laboratorio.

Rep-PCR. Los elementos repetitivos del ADN en los genomas procarióticos constituyen la base de la técnica de Rep-PCR. Estos elementos repetitivos son los sitios de hibridación para los cebadores que se emplean en la Rep-PCR. Estos cebadores, que son complementarios a las secuencias repetitivas intercaladas, generan fragmentos de ADN de tamaños variables a través de la amplificación de la PCR, los cuales pueden separarse por electroforesis en gel (fig. 4-23). Los patrones electroforéticos pueden utilizarse para determinar el parentesco de las cepas bacterianas que se comparan. Un conjunto único de cebadores puede emplearse para diversas bacterias grampositivas y gramnegativas, o se puede utilizar más de un conjunto de cebadores que estén dirigidos a elementos repetitivos distintos. La Rep-PCR se ha empleado para la tipificación de las cepas de *E. coli* enterohemorrágica con el propósito de investigar la transmisión de animales a humanos.[95,102,321] Como ocurre con otros tipos de técnicas de tipificación, la Rep-PCR se ha utilizado para la identificación de bacterias tanto grampositivas como gramnegativas que son resistentes a agentes antibióticos, así como aquellas que son importantes para el epidemiólogo hospitalario.[25,67,323,356] La información que se genera a través de esta prueba también puede emplearse para la identificación de microorganismos. Esta técnica, por ejemplo, se ha utilizado para identificar microorganismos, analizar la diversidad del género *Streptomyces* e identificar a las especies de *Bartonella*.[196,300]

Aplicaciones clínicas de la tipificación microbiana.

Las comparaciones genéticas de los microorganismos se han utilizado para investigar los brotes en hospitales, ciudades e incluso países.[35,117,190,210,232,273,390] Es habitual que para investigar brotes hospitalarios se empleen métodos de tipificación genética. A menudo se sospecha la posibilidad de un brote cuando la frecuencia del aislamiento de un microorganismo patógeno excede la proporción habitual en que se aísla. Esto puede ocurrir en un lugar en particular, como la cantidad de aislamientos de *S. aureus* resistentes a meticilina en muestras de sangre en el hospital en general o en una sala en particular, o puede ser la cantidad de aislamientos de *Salmonella* que se informan al departamento de salud de un condado.

Debido a la fragilidad de los recién nacidos prematuros, estas técnicas se utilizan con frecuencia para investigar los brotes en las unidades de cuidados intensivos neonatales.[188,234,309] Los métodos de tipificación molecular también se emplean de forma frecuente para investigar las infecciones causadas por bacterias que son resistentes a los agentes antimicrobianos.[88,148,159,309] En algunos casos, los métodos de tipificación genética se han utilizado para determinar de forma exitosa la fuente de un brote. Los brotes y la transmisión de *M. tuberculosis* a menudo se estudian empleando métodos de tipificación molecular.[79,189,307,329,351,372]

En los Estados Unidos, los epidemiólogos en todo el país han estado colaborando desde hace muchos años para enviar la información obtenida mediante tipificación estándar de las cepas de bacterias que causan enfermedades trasmitidas por alimentos, a una base de datos pública nacional en un programa llamado *PulseNet*. Se envían los patrones de la huella genética mediante PFGE de participantes de los 50 estados de aquel país. PulseNet se diseñó como un sistema de alarma temprana de las enfermedades transmitidas por alimentos. Se puede obtener más información sobre el esfuerzo nacional para identificar y disminuir de forma rápida las enfermedades transmitidas por alimentos en www.cdc.gov/pulsenet.

Espectrometría de masas

Los químicos clínicos y ambientales han utilizado diversos tipos de espectrometría de masas para detectar y caracterizar moléculas. Se ha demostrado que este tipo de técnica es útil para identificar microorganismos mediante el estudio de sus perfiles de proteínas, por lo general proteínas grandes de ARNr.

La espectrometría de masas MALDI-TOF es el tipo que se emplea en la microbiología clínica.[153,187] Actualmente hay dos espectrómetros de masas disponibles en el mercado aprobados por la FDA para su utilización en los laboratorios de microbiología clínica: el MALDI Biotyper® (Bruker, Billerica, MA) y el Vitek MS® (bioMérieux, Durham, NC) (láms. 4-3C y D).

En resumen, las bacterias o levaduras de una colonia se mezclan con la matriz proporcionada por el fabricante en una posición del portaobjetos para la prueba, el cual se coloca en el espectrómetro de masas y un láser activa este punto. La matriz absorbe mucha de la energía del láser y la convierte en calor. El calor evapora la porción externa de la muestra. Las moléculas se mueven a través de un espacio al vacío a una velocidad diferente, en función de la proporción masa-carga (m/z), y este "tiempo de vuelo" se determina por la llegada de las diferentes moléculas al detector. La suma del tiempo de vuelo para todas las moléculas presentes genera un espectro (fig. 4-24). Después, este espectro se compara electrónicamente con todos los espectros de la base de datos, a fin de determinar la mejor correlación (fig. 4-25) y la identificación subsecuente del microbio (fig. 4-26).

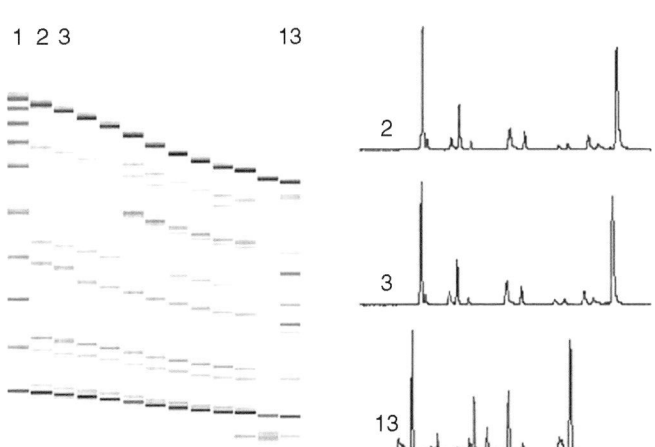

■ **FIGURA 4-23** Rep-PCR de cepas aisladas de *Staphylococcus*. El análisis de los fragmentos (*derecha*) refleja los patrones de las bandas que se generan en el gel después de la Rep-PCR. La escalera (*carril 1*) se utiliza como estándar de comparación. Los fragmentos de las cepas que se representan en los carriles 2 y 3 son indistinguibles, mientras son claramente diferentes de aquellos producidos por la cepa aislada representada en el carril *13*.

La literatura médica está llena de textos que demuestran la excelente capacidad en general de estos espectrómetros de masas para identificar una amplia variedad de microorganismos. Al evaluar inicialmente esta técnica, la adquisición de estos instrumentos puede parecer prohibitiva por su alto coste de inversión. Sin embargo, al tomar en cuenta los materiales empleados, la mano de obra y el tiempo para la identificación, el retorno de la inversión de estos instrumentos es excelente. Aunque estos factores son importantes para justificar la adquisición de estos instrumentos, las mayores ventajas se reflejan en el impacto clínico. Estos instrumentos identifican una amplia variedad de microorganismos en pocos minutos y con un alto grado de precisión. La presentación oportuna de información precisa de la identificación del microorganismo al médico tratante permite la oportunidad de garantizar una cobertura terapéutica adecuada. Además de la identificación directa de los microorganismos cultivados, otras personas han procesado el sedimento de los frascos de hemocultivo que tienen señal positiva como un medio para identificar con mayor rapidez las causas de las infecciones del torrente sanguíneo.

Por supuesto, también hay limitaciones en esta prueba, aunque son contadas. Por ejemplo, esta técnica no puede diferenciar *Shigella* de *E. coli*. Como con cualquier otra prueba, es importante validar de forma adecuada cada análisis y determinar el abordaje que se empleará para cada defecto. En general, la espectrometría de masas MALDI-TOF es un avance importante y coste-efectivo para la identificación de una amplia variedad de microorganismos en la microbiología clínica.

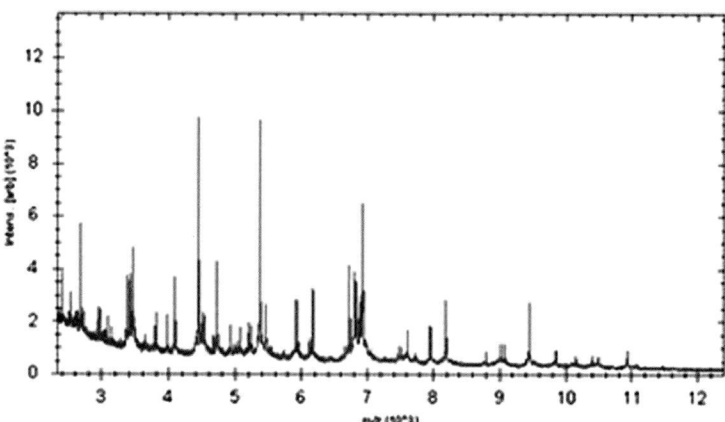

■ **FIGURA 4-24** Espectro de la MALDI-TOF generado por un microorganismo.

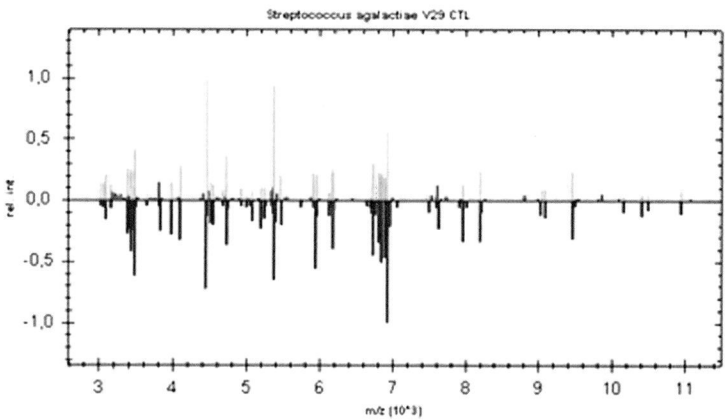

■ **FIGURA 4-25** Comparación del espectro de la MALDI-TOF generado por el microorganismo de prueba con la base de datos.

Mi	Detected Species	Log(Score)	▼
◉	Streptococcus agalactiae V29 CTL	2,361	
◉	Streptococcus agalactiae DSM 6784 DSM	2,352	
◉	Streptococcus agalactiae 03 198 CTL	2,275	
◉	Streptococcus agalactiae 04 158 CTL	2,250	
◉	Streptococcus agalactiae CNR 10 CTL	2,230	
◉	Streptococcus agalactiae 03 145 CTL	2,230	
◉	Streptococcus agalactiae 03 102 CTL	2,215	
○	Streptococcus agalactiae DSM 16828 DSM	1,984	
○	Streptococcus agalactiae DSM 2134T DSM	1,797	
○	Streptococcus equi ssp zooepidemicus ATCC ...	1,731	

■ **FIGURA 4-26** Correlación computarizada que se determina electrónicamente al comparar el espectro del microorganismo de prueba (desconocido) con todos los espectros en la base de datos.

Conclusión

La revolución molecular continúa y es más fuerte que nunca. Los microbiólogos y los ingenieros industriales están presentando soluciones innovadoras para mejorar el diagnóstico de laboratorio de las enfermedades infecciosas. La cantidad de aplicaciones moleculares para la detección y caracterización de todos los tipos de microorganismos, muchas de las cuales son fáciles de utilizar, están aprobadas por la FDA. Bastantes aplicaciones se centran en un abordaje sindrómático para las pruebas, con análisis que se dirigen a grupos más extensos de microorganismos que causan un tipo de enfermedad particular (p. ej., gastroenteritis), incluso si estos patógenos no tienen relación en términos taxonómicos (p. ej., bacterias, virus, parásitos u hongos que se buscan con la misma prueba). De manera simultánea, los microbiólogos clínicos utilizan la espectrometría de masas por primera vez para identificar microorganismos habituales de forma más rápida y, en muchos casos, para identificar con mayor precisión a los microorganismos que se encuentran con menor frecuencia. Por último, aún es necesario emplear la tipificación genética de los microbios para demostrar el parentesco entre los microorganismos, así como todavía brinda información útil en relación con la transmisión de las enfermedades infecciosas. Aunque hay diversos métodos moleculares disponibles, la utilización de la secuenciación de nueva generación promete ser otra poderosa herramienta para el epidemiólogo molecular.

REFERENCIAS

1. Abe C, Ogata H, Kawata K, et al. [Detection of rifampin-resistant Mycobacterium tuberculosis by line probe assay (LiPA)]. Kekkaku 2000;75(10):575–581.
2. ACOG Practice Bulletin. Clinical management guidelines for obstetrician-gynecologists. Number 45, August 2003. Cervical cytology screening (replaces committee opinion 152, March 1995). Obstet Gynecol 2003;102:417–427.
3. Ahmadian A, Gharizadeh B, Gustafsson AC, et al. Single-nucleotide polymorphism analysis by pyrosequencing. Anal Biochem 2000;280:103–110.
4. Akduman D, Ehret JM, Messina K, et al. Evaluation of a strand displacement amplification assay (BD ProbeTec-SDA) for detection of Neisseria gonorrhoeae in urine specimens. J Clin Microbiol 2002;40:281–283.
5. Alberts B, Johnson A, Lewis J, et al. Molecular Biology of the Cell. 4th Ed. New York, NY: Garland, 2002.
6. Alderborn A, Kristofferson A, Hammerling U. Determination of single-nucleotide polymorphisms by real-time pyrophosphate DNA sequencing. Genome Res 2000;10(8):1249–1258.
7. Ali MM, Li F, Zhang Z, et al. Rolling circle amplification: a versatile tool for chemical biology, materials science and medicine. Chem Soc Rev 2014;43(10): 3324–3341.
8. American College of Obstetricians and Gynecologists. ACOG Practice Bulletin. Clinical Management Guidelines for Obstetrician-Gynecologists. Number 61, April 2005. Human papillomavirus. Obstet Gynecol 2005;105(4):905–18.
9. Arbyn M, Buntinx F, Van Ranst M, et al. Virologic versus cytologic triage of women with equivocal Pap smears: a meta-analysis of the accuracy to detect high-grade intraepithelial neoplasia. J Natl Cancer Inst 2004;96(4):280–293.
10. Arnoldi J, Schluter C, Duchrow, et al. Species-specific assessment of Mycobacterium leprae in skin biopsies by in situ hybridization and polymerase chain reaction. Lab Invest 1992;66(5):618–623.
11. Asano S, Yoshikawa T, Kimura H, et al. Monitoring herpesvirus DNA in three cases of acute retinal necrosis by real-time PCR. J Clin Virol 2004;29(3):206–209.
12. Asoh N, Watanabe H, Fines-Guyon M, et al. Emergence of rifampin-resistant Rhodococcus equi with several types of mutations in the rpoB gene among AIDS patients in northern Thailand. J Clin Microbiol 2003;41(6):2337–2340.
13. Baeumner AJ, Cohen RN, Miksic V, et al. RNA biosensor for the rapid detection of viable Escherichia coli in drinking water. Biosensors Bioelectron 2003; 18(4):405–413.
14. Baghurst PA. Chips with everything. Aust N Z J Public Health 2002;26:106–107.
15. Balganesh M, Lalitha MK, Nathaniel R. Rapid diagnosis of acute pyogenic meningitis by a combined PCR dot-blot assay. Mol Cell Probes 2000;14(2):61–69.
16. Barrett DM, Faigel DO, Metz DC, et al. In situ hybridization for Helicobacter pylori in gastric mucosal biopsy specimens: quantitative evaluation of test performance in comparison with the CLOtest and thiazine stain. J Clin Lab Anal 1997;11:374–379.
17. Bartfai Z, Somozkovi A, Kodmon C, et al. Molecular characterization of rifampin-resistant isolates of Mycobacterium tuberculosis from Hungary by DNA sequencing and the line probe assay. J Clin Microbiol 2001;39:3736–3739.
18. Bashir MS, Lewis FA, Quirke P, et al. In situ hybridization for the identification of Helicobacter pylori in paraffin was embedded tissue. J Clin Pathol 1994;47:862–864.
19. Bastien P, Chabbert E, Lachaud L. Contamination management of broad-range or specific PCR: is there any difference? J Clin Microbiol 2003;41: 2272.
20. Beck RC, Kohn DJ, Tuohy MJ, et al. Detection of polyoma virus in brain tissue of patients with progressive multifocal leukoencephalopathy by real-time PCR and pyrosequencing. Diag Mol Pathol 2004;13:15–21.
21. Bej AK, Mahbubani MH, Miller R, et al. Multiples PCR amplification and immobilized capture probes for detection of bacterial pathogens and indicators in water. Mol Cell Probes 1990;4:353–365.
22. Bell A, Ranford-Cartwright L. Real-time quantitative PCR in parasitology. Trends Parasitol 2002;18:338.
23. Berlau J, Junker U, Groh A, et al. In situ hybridization and direct fluorescence antibodies for the detection of Chlamydia trachomatis in synovial tissue from patients with reactive arthritis. J Clin Pathol 1998;51:803–806.
24. Bialek R, Kern J, Herrmann T, et al. PCR assays for identification of Coccidioides posadasii based on the nucleotide sequence of the antigen 2/proline-rich antigen. J Clin Microbiol 2004;42:778–783.
25. Biddick R, Spilker T, Martin A, et al. Evidence of transmission of Burkholderia cepacia, Burkholderia multivorans and Burkholderia dolosa among persons with cystic fibrosis. FEMS Microbiol Lett 2003;228:57–62.
26. Boddinghaus B, Rogall T, Flohr T, et al. Detection and identification of mycobacteria by amplification of rRNA. J Clin Microbiol 1990;28:1751–1759.
27. Boivin G, Cote S, Dery P, et al. Multiplex real-time PCR assay for detection of influenza and human respiratory syncytial viruses. J Clin Microbiol 2004;42:45–51.
28. Botma HJ, Dekker H, van Amstel, et al. Differential in situ hybridization for herpes simplex virus typing in routine skin biopsies. J Virol Meth 1995; 53:37–45.
29. Boye K, Hogdall E, Borre M. Identification of bacteria using two degenerate 16S rDNA sequencing primers. Microbiol Res 1999;154:23–26.
30. Bozzetti M, Nonnenmacher B, Mielzinska II, et al. Comparison between hybrid capture II and polymerase chain reaction results among women at low risk for cervical cancer. Ann Epidemiol 2000;10:466.
31. Bretagne S. Molecular diagnostics in clinical parasitology and mycology: limits of the current polymerase chain reaction (PCR) assays and interest of the real-time PCR assays. Clin Microbiol Infect 2003;9:505–511.
32. Brites C, Bahia F, Gilbert M, et al. Evaluation of viral resistance to reverse transcriptase inhibitors (RTI) in HIV-1-infected patients before and after 6 months of single or double antiretroviral therapy. Braz J Infect Dis 2001;5:177–182.
33. Bryant PA, Venter D, Robins-Browne R, et al. Chips with everything: DNA microarrays in infectious diseases. Lancet Infect Dis 2004;4:100–111.
34. Caliendo AM, Yen-Lieberman B, Baptista J, et al. Comparison of molecular tests for detection and quantification of cell-associated cytomegalovirus DNA. J Clin Microbiol 2003;41:3509–3513.
35. Cao V, Lambert T, Nhu DQ, et al. Distribution of extended-spectrum beta-lactamases in clinical isolates of Enterobacteriaceae in Vietnam. Antimicrob Agents Chemother 2002;46:3739–3743.
36. Caveman A. "I'll have a genome with chips, please." J Cell Sci 2000;113(Pt 20):3543–3544.
37. Cavusoglu C, Hilmioglu S, Guneri S, et al. Characterization of rpoB mutations in rifampin-resistant clinical isolates of Mycobacterium tuberculosis from Turkey by DNA sequencing and line probe assay. J Clin Microbiol 2002;40:4435–4438.
38. Centers for Disease Control and Prevention Availability of an assay for detecting Mycobacterium tuberculosis, including rifampin-resistant strains, and considerations for its use – United States, 2013. MMWR 2013;62:906.
39. Chan JK, Tsang WY, Ng CS, et al. A study of the association of Epstein-Barr virus with Burkitt's lymphoma occurring in a Chinese population. Histopathology 1995;26:239–245.
40. Chang WN, Chen SD, Lui CC, et al. Septic cavernous sinus thrombosis due to Streptococcus constellatus infection. J Formos Med Assoc 2003;102:733–736.
41. Chapin KC, Blake P, Wilson CD. Performance characteristics and utilization of rapid antigen test, DNA probe, and culture for detection of group a streptococci in an acute care clinic. J Clin Microbiol 2002;40:4207–4210.
42. Chapin K, Musgnug M. Evaluation of three rapid methods for the direct identification of Staphylococcus aureus from positive blood cultures. J Clin Microbiol 2003;41:4324–4327.

43. Cheesman SJ, de Roode JC, Read AF, et al. Real-time quantitative PCR for analysis of genetically mixed infections of malaria parasites: technique validation and applications. Mol Biochem Parasitol 2003;131:83–91.

44. Chemlal K, Portaels F. Molecular diagnosis of nontuberculous mycobacteria. Curr Opin Infect Dis 2003;16:77–83.

45. Chernoff DN. The significance of HIV viral load assay precision: a review of the package insert specifications of two commercial kits. J Int Assoc Physicians AIDS Care (Chicago) 2002;1:134–140.

46. Chopra P, Meena LS, Singh Y. New drug targets for *Mycobacterium tuberculosis*. Indian J Med Res 2003;117:1–9.

47. Clarke JR. Molecular diagnosis of HIV. Expert Rev Mol Diagn 2002;2:233–9.

48. Clarke LM, Sierra MS, Daidone BJ, et al. Comparison of the Syva MicroTrak enzyme immunoassay and Gen-Probe PACE 2 with cell culture for diagnosis of cervical *Chlamydia trachomatis* infection in a high-prevalence female population. J Clin Microbiol 1993;31:968–971.

49. Clavel C, Masure M, Putaud I, et al. Hybrid capture II, a new sensitive test for human papillomavirus detection. Comparison with hybrid capture I and PCR results in cervical lesions. J Clin Pathol 1998;51:737–740.

50. Cleary TJ, Roudel G, Casillas O, et al. Rapid and specific detection of *Mycobacterium tuberculosis* by using the Smart Cycler instrument and a specific fluorogenic probe. J Clin Microbiol 2003;41:4783–4786.

51. Cloud JL, Conville PS, Croft A, et al. Evaluation of partial 16S ribosomal DNA sequencing for identification of *Nocardia* species by using the MicroSeq 500 system with an expanded database. J Clin Microbiol 2004;42:578–584.

52. Cloud JL, Neal H, Rosenberry R, et al. Identification of *Mycobacterium* spp. by using a commercial 16S ribosomal DNA sequencing kit and additional sequencing libraries. J Clin Microbiol 2002;40:400–406.

53. Coen DM. Antiviral drug resistance. Ann N Y Acad Sci 1990;616:224–237.

54. Comanor L, Elkin C, Leung K, et al. Successful HCV genotyping of previously failed and low viral load specimens using an HCV RNA qualitative assay based on transcription-mediated amplification in conjunction with the line probe assay. J Clin Virol 2003;28:14–26.

55. Corless CE, Guiver M, Borrow R, et al. Development and evaluation of a "real-time" RT-PCR for the detection of enterovirus and parechovirus RNA in CSF and throat swab samples. J Med Virol 2002;67:555–562.

56. Corsaro D, Valassina M, Venditti D, et al. Multiplex PCR for rapid and differential diagnosis of *Mycoplasma pneumoniae* and *Chlamydia pneumoniae* in respiratory infections. Diagn Microbiol Infect Dis 1999;35:105–108.

57. Costa JM, Pautas C, Ernault P, et al. Real-time PCR for diagnosis and follow-up of *Toxoplasma* reactivation after allogeneic stem cell transplantation using fluorescence resonance energy transfer hybridization probes. J Clin Microbiol 2000;38:2929–2932.

58. Costa MC, Gaspar J, Ribeiro C, et al. Dihydropteroate synthase (DHPS) genotyping by PCR-RFLP analysis of *Pneumocystis jirovecii* repeated isolates from HIV-infected patients: a preliminary study. J Eukaryot Microbiol 2003;50(Suppl):607–608.

59. Cote S, Abed Y, Boivin G. Comparative evaluation of real-time PCR assays for detection of the human metapneumovirus. J Clin Microbiol 2003;41:3631–635.

60. Cummings CA, Brinig MM, Lepp PW, et al. *Bordetella* species are distinguished by patterns of substantial gene loss and host adaptation. J Bacteriol 2004;186:1484–1492.

61. Cummings KL, Tarleton RL. Rapid quantitation of *Trypanosoma cruzi* in host tissue by real-time PCR. Mol Biochem Parasitol 2003;129:53–59.

62. Dai CY, Yu ML, Chen SC, et al. Clinical evaluation of the COBAS Amplicor HBV monitor test for measuring serum HBV DNA and comparison with the Quantiplex branched DNA signal amplification assay in Taiwan. J Clin Pathol 2004;57:141–145.

63. Daly JA, Clifton NL, Seskin KC, et al. Use of rapid, nonradioactive DNA probes in culture confirmation tests to detect *Streptococcus agalactiae*, *Haemophilus influenzae*, and *Enterococcus* spp. from pediatric patients with significant infections. J Clin Microbiol 1991;29:80–82.

64. Darwin LH, Cullen AP, Arthur PM, et al. Comparison of Digene hybrid capture 2 and conventional culture for detection of *Chlamydia trachomatis* and *Neisseria gonorrhoeae* in cervical specimens. J Clin Microbiol 2002;40:641–644.

65. Darwin LH, Cullen AP, Crowe SR, et al. Evaluation of the Hybrid Capture 2 CT/GC DNA tests and the GenProbe PACE 2 tests from the same male urethral swab specimens. Sex Transm Dis 2002;29:576–580.

66. Davis GL. Hepatitis C virus genotypes and quasispecies. Am J Med 1999; 107(6B):21S–26S.

67. Decre D, Verdet C, Raskine L, et al. Characterization of CMY-type beta-lactamases in clinical strains of *Proteus mirabilis* and *Klebsiella pneumoniae* isolated in four hospitals in the Paris area. J Antimicrob Chemother 2002;50:681–688.

68. De Cremoux P, Coste J, Sastre-Garau X, et al. Efficiency of the hybrid capture 2 HPV DNA test in cervical cancer screening: a study by the French Society of Clinical Cytology. Am J Clin Pathol 2003;120:492–499.

69. De Oliveira MM, da Silva Rocha A, Cardoso Oelemann M, et al. Rapid detection of resistance against rifampicin in isolates of *Mycobacterium tuberculosis* from Brazilian patients using a reverse-phase hybridization assay. J Microbiol Methods 2003;53(3):335–342.

70. Derdelinckx I, Van Laethem K, Maes B, et al. Performance of the VERSANT HIV-1 resistance assays (LiPA) for detecting drug resistance in therapy-naive patients infected with different HIV-1 subtypes. FEMS Immunol Med Microbiol 2003;39:119–124.

71. Desjardin LE, Chen Y, Perkins MD, et al. Comparison of the ABI 7700 system (TaqMan) and competitive PCR for quantification of IS6110 DNA in sputum during treatment of tuberculosis. J Clin Microbiol 1998;36:1964–1968.

72. Dharakul T, Songsivilai S, Viriyachitra S, et al. Detection of *Burkholderia pseudomallei* DNA in patients with septicemic melioidosis. J Clin Microbiol 1996;34:609–614.

73. Diemert DJ, Libman MD, Lebel P. Confirmation by 16S rRNA PCR of the COBAS AMPLICOR CT/NG test for diagnosis of *Neisseria gonorrhoeae* infection in a low-prevalence population. J Clin Microbiol 2002;40:4056–4059.

74. Dobner P, Feldmann K, Rifai M, et al. Rapid identification of mycobacterial species by PCR amplification of hypervariable 16S rRNA gene promoter region. J Clin Microbiol 1996;34:866–869.

75. Drake TA, Hindler JA, Berlin OG, et al. Rapid identification of *Mycobacterium avium* complex in culture using DNA probes. J Clin Microbiol 1987;25:1442–1445.

76. Drancourt M, Roux V, Fournier PE, et al. *rpoB* gene sequence-based identification of aerobic Gram-positive cocci of the genera *Streptococcus*, *Enterococcus*, *Gemella*, *Abiotrophia*, and *Granulicatella*. J Clin Microbiol 2004;42:497–504.

77. Drancourt M, Raoult D. *rpoB* gene sequence-based identification of *Staphylococcus* species. J Clin Microbiol 2002;40:1333–1338.

78. D'souza DH, Jaykus LA. Nucleic acid sequence based amplification for the rapid and sensitive detection of *Salmonella enterica* from foods. J Applied Microbiol 2003;95:1343–1350.

79. Durmaz R, Ozerol IH, Durmaz B, et al. Primary drug resistance and molecular epidemiology of *Mycobacterium tuberculosis* isolates from patients in a population with high tuberculosis incidence in Turkey. Microb Drug Resist 2003;9:361–366.

80. Ebihara T, Endo R, Kikuta H, et al. Human metapneumovirus infection in Japanese children. J Clin Microbiol 2004;42:126–132.

81. Elahi E, Pourmand N, Chaung R, et al. Determination of hepatitis C virus genotype by Pyrosequencing. J Virol Methods 2003;109:171–176.

82. Elbeik T, Surtihadi J, Destree M, et al. Multicenter evaluation of the performance characteristics of the Bayer VERSANT HCV RNA 3.0 assay (bDNA). J Clin Microbiol 2004;42:563–569.

83. Elbeik T, Alvord WG, Trichavaroj R, et al. Comparative analysis of HIV-1 viral load assays on subtype quantification: Bayer Versant HIV-1 RNA 3.0 versus Roche Amplicor HIV-1 Monitor -version 1.5. J Acquir Immune Defic Syndr 2002;29:330–339.

84. Elbeik T, Loftus RA, Beringer S. Health care industries' perspective of viral load assays: the VERSANT HIV-1 RNA 3.0 assay. Expert Rev Mol Diagn 2002;2:275–285.

85. Erlich HA, Gelfand D, Sninsky JJ. Recent advances in the polymerase chain reaction [Review]. Science 1991;252:1643–1651.

86. Fabre R, Berry A, Morassin B, et al. Comparative assessment of conventional PCR with multiplex real-time PCR using SYBR Green I detection for the molecular diagnosis of imported malaria. Parasitology 2004;128(Pt 1):15–21.

87. Farrell DJ. Evaluation of AMPLICOR Neisseria gonorrhoeae PCR using cppB nested PCR and 16S rRNA PCR. J Clin Microbiol 1999;37:386–390.

88. Farrell DJ, Morrissey I, Bakker S, et al. Molecular epidemiology of multiresistant *Streptococcus pneumoniae* with both erm(B)- and mef(A)-mediated macrolide resistance. J Clin Microbiol 2004;42(2):764–768.

89. Farrell DJ, Sheedy TJ. Urinary screening for *Neisseria gonorrhoeae* in asymptomatic individuals from Queensland, Australia: an evaluation using three nucleic acid amplification methods. Pathology 2001;33:204–205.

90. Farrell JJ, Tuohy JM, Brown-elliot BA, et al. Rapid Identification of *Nocardia* by Pyrosequencing IDSA. October 9–12, 2003 San Diego, CA.

91. Fedele CG, Ciardi M, Delia S, et al. Multiplex polymerase chain reaction for the simultaneous detection and typing of polyomavirus JC, BK and SV40 DNA in clinical samples. J Virol Methods 1999;82:137–144.

92. Fenollar F, Fournier PE, Raoult D, et al. Quantitative detection of *Tropheryma whipplei* DNA by real-time PCR. J Clin Microbiol 2002;40:1119–1120.

93. Feray C, Samuel D, Thiers V, et al. Reinfection of liver graft by hepatitis C after liver transplantation. J Clin Invest 1992;89:1361–1365.

94. Fisher MA, Plikaytis BB, Shinnick TM. Microarray analysis of the *Mycobacterium tuberculosis* transcriptional response to the acidic conditions found in phagosomes. J Bacteriol 2002;184:4025–4032.

95. Foley SL, Simjee S, Meng J, et al. Evaluation of molecular typing methods for *Escherichia coli* O157:H7 isolates from cattle, food, and humans. J Food Prot 2004;67:651–657.

96. Fontaine M, Guillot E. Study of 18S rRNA and rDNA stability by real-time RT-PCR in heat-inactivated *Cryptosporidium parvum* oocysts. FEMS Microbiol Lett 2003;226:237–243.

97. Fouad AF, Barry J, Caimano M, et al. PCR-based identification of bacteria associated with endodontic infections. J Clin Microbiol 2002;40:3223–3231.

98. Foy CA, Parkes HC. Emerging homogeneous DNA-based technologies in the clinical laboratory. Clin Chem 2001;47:990–1000.

99. Frias C, Matas L, Ferré X, et al. Usefulness of adding multiplex nested-polymerase chain reaction assay of cerebrospinal fluid samples to routine diagnostic testing for herpesvirus encephalitis. Eur J Clin Microbiol Infect Dis 2001;20:670–672.

100. Fukushima M, Kakinuma K, Hayashi H, et al. Detection and identification of *Mycobacterium* species isolates by DNA microarray. J Clin Microbiol 2003;41:2605–2615.

101. Gamboa F, Manterola JM, Lonca J, et al. Comparative evaluation of two commercial assays for direct detection of *Mycobacterium tuberculosis* in respiratory specimens. Eur J Clin Microbiol Infect Dis 1998;17:151–157.

102. Garcia A, Fox JG. The rabbit as a new reservoir host of enterohemorrhagic *Escherichia coli*. Emerg Infect Dis 2003;9:1592–1597.

103. Garcia CA, Ahmadian A, Gharizadeh B, et al. Mutation detection by pyrosequencing: sequencing of exons 5–8 of the *p53* tumor suppressor gene. Gene 2000;253:249–257.

104. Gasser RB, LeGoff L, Petit G, et al. Rapid delineation of closely-related filarial parasites using genetic markers in spacer rDNA. Acta Trop 1996;62:143–150.

105. Gasser RB, Stewart LE, Speare R. Genetic markers in ribosomal DNA for hookworm identification. Acta Trop 1996;62:15–21.

106. Gauduchon V, Chalabreysse L, Etienne J, et al. Molecular diagnosis of infective endocarditis by PCR amplification and direct sequencing of DNA from valve tissue. J Clin Microbiol 2003;41:763–766.

107. Gaydos CA, Quinn TC, Willis D, et al. Performance of the APTIMA Combo 2 assay for detection of *Chlamydia trachomatis* and *Neisseria gonorrhoeae* in female urine and endocervical swab specimens. J Clin Microbiol 2003;41:304–309.

108. Geha DJ, Uhl JR, Gustaferro CA, et al. Multiplex PCR for identification of methicillin-resistant staphylococci in the clinical laboratory. J Clin Microbiol 1994;32:1768–1772.

109. Gencay M, Puolakkainen M, Wahlström T. *Chlamydia trachomatis* detected in human placenta. J Clin Pathol 1997;50:852–855.

110. Germer JJ, Zein NN, Metwally MA, et al. Comparison of the VERSANT HCV RNA qualitative assay (transcription-mediated amplification) and the COBAS AMPLICOR hepatitis C virus test, version 2.0, in patients undergoing interferon-ribavirin therapy. Diagn Microbiol Infect Dis 2003;47:615–618.

111. Gerna G, Lilleri D, Baldanti F, et al. Human cytomegalovirus immediate-early mRNAemia versus pp65 antigenemia for guiding pre-emptive therapy in children and young adults undergoing hematopoietic stem cell transplantation: a prospective, randomized, open-label trial. Blood 2003;101:5053–5060.

112. Gharizadeh B, Norberg E, Loffler J, et al. Identification of medically important fungi by the Pyrosequencing technology. Mycoses 2004;47(1/2):29–33.

113. Gleaves CA, Welle J, Campbell M, et al. Multicenter evaluation of the Bayer VERSANT HIV-1 RNA 3.0 assay: analytical and clinical performance. J Clin Virol 2002;25(2):205–216.

114. Goldenberger D, Kunzli A, Vogt P, et al. Molecular diagnosis of bacterial endocarditis by broad-range PCR amplification and direct sequencing. J Clin Microbiol 1997;35:2733–2739.

115. Gonzalez R, Hanna BA. Evaluation of Gen-Probe DNA hybridization systems for the identification of *Mycobacterium tuberculosis* and *Mycobacterium avium-intracellulare*. Diag Microbiol Infect Dis 1987;8:69–77.

116. Gourlain K, Salmon D, Gault E, et al. Quantitation of cytomegalovirus (CMV) DNA by real-time PCR for occurrence of CMV disease in HIV-infected patients receiving highly active antiretroviral therapy. J Med Virol 2003;69:401–407.

117. Graham PL III, Morel AS, Zhou J, et al. Epidemiology of methicillin-susceptible *Staphylococcus aureus* in the neonatal intensive care unit. Infect Control Hosp Epidemiol 2002;23:677–682.

118. Grahn N, Olofsson M, Ellnebo-Svedlund K, et al. Identification of mixed bacterial DNA contamination in broad-range PCR amplification of 16S rDNA V1 and V3 variable regions by pyrosequencing of cloned amplicons. FEMS Microbiol Lett 2003;219:87–91.

119. Granato PA, Franz MR. Use of the Gen-Probe PACE system for the detection of *Neisseria gonorrhoeae* in urogenital samples. Diag Microbiol Infect Dis 1990;13(3):217–221.

120. Grant PR, Garson JA, Tedder RS, et al. Detection of SARS coronavirus in plasma by real-time RT-PCR. N Engl J Med 2003;349:2468–2469.

121. Greenlee DJ, Fan H, Lawless K, et al. Quantitation of CMV by real-time PCR in transfusable RBC units. Transfusion 2002;42:403–408.

122. Greisen K, Loeffelholz M, Purohit A, et al. PCR primers and probes for the 16S rRNA gene of most species of pathogenic bacteria, including bacteria found in cerebrospinal fluid. J Clin Microbiol 1994;32:335–351.

123. Grijalva M, Horváth R, Dendis M, et al. Molecular diagnosis of culture negative infective endocarditis: clinical validation in a group of surgically treated patients. Heart 2003;89:263–268.

124. Gröndahl B, Puppe W, Hoppe A, et al. Rapid identification of nine microorganisms causing acute respiratory tract infections by single-tube multiplex reverse transcription-PCR: feasibility study. J Clin Microbiol 1999;37:1–7.

125. Grude N, Jenkins A, Tveten Y, et al. Identification of *Aerococcus urinae* in urine samples. Clin Microbiol Infect 2003;9:976–979.

126. Gu Z, Belzer SW, Gibson CS, et al. Multiplexed, real-time PCR for quantitative detection of human adenovirus. J Clin Microbiol 2003;41:4636–4641.

127. Gümüş B, Sengil AZ, Solak M, et al. Evaluation of non-invasive clinical samples in chronic chlamydial prostatitis by using *in situ* hybridization. Scan J Urol Nephrol 1997;431:449–451.

128. Guney C, Ozkaya E, Yapar M, et al. Laboratory diagnosis of enteroviral infections of the central nervous system by using a nested RT-polymerase chain reaction (PCR) assay. Diagn Microbiol Infect Dis 2003;47:557–562.

129. Habib-Bein NF, Beckwith WH 3rd, Mayo D, et al. Comparison of SmartCycler real-time reverse transcription-PCR assay in a public health laboratory with direct immunofluorescence and cell culture assays in a medical center for detection of influenza A virus. J Clin Microbiol 2003;41:3597–3601.

130. Hadziyannis E, Cornish N, Starkey C, et al. Amplicor enterovirus polymerase chain reaction in patients with aseptic meningitis: a sensitive test limited by amplification inhibitors. Arch Pathol Lab Med 1999;123:882–884.

131. Hall GS, Pratt-Rippin K, Washington JA. Evaluation of a chemiluminescent probe assay for identification of *Histoplasma capsulatum* isolates. J Clin Microbiol 1992;30:3003–3004.

132. Hall L, Doerr KA, Wohlfiel SL, et al. Evaluation of the MicroSeq system for identification of mycobacteria by 16S ribosomal DNA sequencing and its integration into a routine clinical mycobacteriology laboratory. J Clin Microbiol 2003;41:1447–1453.

133. Hall L, Wohlfiel S, Roberts GD. Experience with the MicroSeq D2 large-subunit ribosomal DNA sequencing kit for identification of filamentous fungi encountered in the clinical laboratory. J Clin Microbiol 2004;42:622–626.

134. Hall L, Wohlfiel S, Roberts GD. Experience with the MicroSeq D2 large-subunit ribosomal DNA sequencing kit for identification of commonly encountered, clinically important yeast species. J Clin Microbiol 2003;41:5099–5102.

135. Hamilton MS, Otto M, Nickell A, et al. High frequency of competitive inhibition in the Roche Cobas AMPLICOR multiplex PCR for *Chlamydia trachomatis* and *Neisseria gonorrhoeae*. J Clin Microbiol 2002;40:4393.

136. Hamprecht K, Eckle T, Prix L, et al. Ganciclovir-resistant cytomegalovirus disease after allogeneic stem cell transplantation: pitfalls of phenotypic diagnosis by in vitro selection of an UL97 mutant strain. J Infect Dis 2003;187:139–143.

137. Han XY, Pham AS, Tarrand JJ, et al. Rapid and accurate identification of mycobacteria by sequencing hypervariable regions of the 16S ribosomal RNA gene. Am J Clin Pathol 2002;118:796–801.

138. Hanazawa R, Murayama SY, Yamaguchi H. *In-situ* detection of *Aspergillus fumigatus*. J Med Microbiol 2000;49:285–290.

139. Haqqi TM, Sarkar G, David CS, et al. Specific amplification of a refractory segment of genomic DNA. Nucleic Acids Res 1988;16:11844.

140. Harder TC, Hufnagel M, Zahn K, et al. New LightCycler PCR for rapid and sensitive quantification of parvovirus B19 DNA guides therapeutic decision-making in relapsing infections. J Clin Microbiol 2001;39:4413–4419.

141. Harris KA, Hartley JC. Development of broad-range 16S rDNA PCR for use in the routine diagnostic clinical microbiology service. J Med Microbiol 2003;52(Pt 8):685–691.

142. Hathorn E, Ng A, Page M, et al. A service evaluation of the Gen-Probe APTIMA nucleic acid amplification test for *Trichomonas vaginalis*: should it change whom we screen for infection? Sex Transm Infect 2015;91:81–6.

143. Haushofer AC, Berg J, Hauer R, et al. Genotyping of hepatitis C virus-comparison of three assays. J Clin Virol 2003;27:276–285.

144. Hayashi Y, Watanabe J, Nakata K, et al. A novel diagnostic method of *Pneumocystis carinii*: in situ hybridization of ribosomal ribonucleic acid with biotinylated oligonucleotide probes. Lab Invest 1990;63:576–580.

145. Hayden RT, Qian X, Roberts GD, et al. In situ hybridization for the identification of yeast-like organisms in tissue section. Diag Mol Pathol 2001;10:15–23.

146. Heim A, Ebnet C, Harste G, et al. Rapid and quantitative detection of human adenovirus DNA by real-time PCR. J Med Virol 2003;70:228–239.

147. Hendolin PH, Paulin L, Ylikoski J. Clinically applicable multiplex PCR for four middle ear pathogens. J Clin Microbiol 2000;38:125–132.

148. Henriqus Normark B, Christensson B, Sandgren A, et al. Clonal analysis of *Streptococcus pneumoniae* nonsusceptible to penicillin at day-care centers with index cases, in a region with low incidence of resistance: emergence of an invasive type 35B clone among carriers. Microb Drug Resist 2003;9:337–344.

149. Hiatt B, DesJardin L, Carter T, et al. A fatal case of West Nile virus infection in a bone marrow transplant recipient. Clin Infect Dis 2003;37:129–131.

150. Higgins JA, Fayer R, Trout JM, et al. Real-time PCR for the detection of *Cryptosporidium parvum*. J Microbiol Methods 2001;47:323–337.

151. Hirano K, Abe C, Takahashi M. Mutations in the *rpoB* gene of rifampin-resistant *Mycobacterium tuberculosis* strains isolated mostly in Asian countries and their rapid detection by line probe assay. J Clin Microbiol 1999;37:2663–2666.

152. Hogardt M, Trebesius K, Geiger AM, et al. Specific and rapid detection by fluorescent *in situ* hybridization of bacteria in clinical samples obtained from cystic fibrosis patients. J Clin Microbiol 2000;38:818–825.

153. Holland RD, Wilkes JG, Rafii F, et al. Rapid identification of intact whole bacteria based on spectral patterns using matrix-assisted laser desorption/ionization with time-of-flight mass spectrometry. Rapid Commun Mass Spectrom 1996;10:1227–1232.

154. Hong IS, Marshalleck J, Williams RH, et al. Comparative analysis of a liquid-based Pap test and concurrent HPV DNA assay of residual samples: a study of 608 cases. Acta Cytol 2002;46:828–834.

155. Huang C, Slater B, Rudd R, et al. First isolation of West Nile virus from a patient with encephalitis in the United States. Emerg Infect Dis 2002;8:1367–1371.

156. Huffnagle KE, Gander RM. Evaluation of Gen-Probe's *Histoplasma capsulatum* and *Cryptococcus neoformans* AccuProbes. J Clin Microbiol 1993;31:419–442.

157. Huppert JS, Mortensen JE, Reed JL, et al. Rapid antigen testing compares favorably with transcription-mediated amplification assay for the detection of *Trichomonas vaginalis* in young women. Clin Infect Dis 2007;45:194–198.

158. Imhof A, Schaer C, Schoedon G, et al. Rapid detection of pathogenic fungi from clinical specimens using LightCycler real-time fluorescence PCR. Eur J Clin Microbiol Infect Dis 2003;22:558–560.

159. Ip M, Lyon DJ, Chio F, et al. A longitudinal analysis of methicillin-resistant *Staphylococcus aureus* in a Hong Kong teaching hospital. Infect Control Hosp Epidemiol 2004;25:126–129.

160. Iriarte P, Owen RJ. PCR-RFLP analysis of the large subunit (23S) ribosomal RNA genes of Campylobacter jejuni. Lett Appl Microbiol 1996;23:163–166.

161. Jacques J, Carquin J, Brodard V, et al. New reverse transcription-PCR assay for rapid and sensitive detection of enterovirus genomes in cerebrospinal fluid specimens of patients with aseptic meningitis. J Clin Microbiol 2003;41: 5726–5728.

162. Jambou R, Hatin I, Jaureguiberry G. Evidence by *in situ* hybridization for stage-specific expression of the ATP/ADP translocator mRNA in *Plasmodium falciparum*. Exp Parasitol 1995;80:568–571.

163. Janket ML, Manickam P, Majumder B, et al. Differential regulation of host cellular genes by HIV-1 viral protein R (Vpr): cDNA microarray analysis using isogenic virus. Biochem Biophys Res Commun 2004;314:1126–1132.

164. Jansen GJ, Mooibroek M, Idema J, et al. Rapid identification of bacteria in blood cultures by using fluorescently labeled oligonucleotide probes. J Clin Microbiol 2000;38:814–817.

165. Jantos CA, Nesseler A, Waas W, et al. Low prevalence of *Chlamydia pneumoniae* in atherectomy specimens from patients with coronary heart disease. Clin Infect Dis 1999;28:988–992.

166. Jauk V, Neubauer C, Szölgyényi W, et al. Phenotypic and genotypic differentiation of *Campylobacter* spp. isolated from Austrian broiler farms: a comparison. Avian Pathol 2003;32:33–37.

167. Jauregui LH, Higgins J, Zarlenga D, et al. Development of a real-time PCR assay for detection of *Toxoplasma gondii* in pig and mouse tissues. J Clin Microbiol 2001;39:2065–2071.

168. Jebbink J, Bai X, Rogers BB, et al. Development of real-time PCR assays for the quantitative detection of Epstein-Barr virus and cytomegalovirus, comparison of TaqMan probes, and molecular beacons. J Mol Diagn 2003;5:15–20.

169. Jensen MA, Webster JA, Straus N. Rapid identification of bacteria on the basis of polymerase chain reaction-amplified ribosomal DNA spacer polymorphisms. Appl Environ Microbiol 1993;59:945–952.

170. Jiang J, Temenak JJ, Richards AL. Real-time PCR duplex assay for *Rickettsia prowazekii* and *Borrelia recurrentis*. Ann NY Acad Sci 2003;990:302–310.

171. Joblet C, Roux V, Drancourt M, et al. Identification of *Bartonella* (Rochalimaea) species among fastidious gram-negative bacteria on the basis of the partial sequence of the citrate-synthase gene. J Clin Microbiol 1995;33:1879–1883.

172. Jordon JA, Butchko AR, Durso MB. Use of pyrosequencing of 16S rRNA fragments to differentiate between bacteria responsible for neonatal sepsis. J Mol Diagn 2005;7:105–110.

173. Jou NT, Yoshimori RB, Mason GR, et al. Single-tube, nested, reverse transcriptase PCR for detection of viable *Mycobacterium tuberculosis*. J Clin Microbiol 1997;35:1161–1165.

174. Kaiser K, Rabodonirina M, Picot S. Real time quantitative PCR and RT-PCR for analysis of *Pneumocystis carinii* hominis. J Microbiol Methods 2001;45:113–118.

175. Kantakamalakul W, Siritantikorn S, Thongcharoen P, et al. Prevalence of rabies virus and Hantaan virus infections in commensal rodents and shrews trapped in Bangkok. J Med Assoc Thai 2003;86:1008–1014.

176. Kares S, Lönnrot M, Vuorinen P, et al. Real-time PCR for rapid diagnosis of entero- and rhinovirus infections using LightCycler. J Clin Virol 2004;29:99–104.

177. Kempf VA, Trebesius K, Autenrieth IB. Fluorescent *in situ* hybridization allows rapid identification of microorganisms in blood cultures. J Clin Microbiol 2000;38:830–838.

178. Khamis A, Colson P, Raoult D, et al. Usefulness of *rpoB* gene sequencing for identification of *Afipia* and *Bosea* species, including a strategy for choosing discriminative partial sequences. Appl Environ Microbiol 2003;69:6740–6749.

179. Khulordava I, Miller G, Haas D, et al. Identification of the bacterial etiology of culture-negative endocarditis by amplification and sequencing of a small ribosomal RNA gene. Diagn Microbiol Infect Dis 2003;46:9–11.

180. Kim BJ, Hong SK, Lee KH, et al. Differential identification of *Mycobacterium tuberculosis* complex and nontuberculous mycobacteria by duplex PCR assay using the RNA polymerase gene (*rpoB*). J Clin Microbiol 2004;42:1308–1312.

181. Kitagawa Y, Ueda M, Ando N, et al. Rapid diagnosis of methicillin-resistant *Staphylococcus aureus* bacteremia by nested polymerase chain reaction. Ann Surg 1996;224:665–671.

182. Kleter B, van Doorn LJ, Schrauwen L, et al. Development and clinical evaluation of a highly sensitive PCR-reverse hybridization line probe assay for detection and identification of anogenital human papillomavirus. J Clin Microbiol 1999;37:2508–2517.

183. Knox J, Tabrizi SN, Miller P, et al. Evaluation of self-collected samples in contrast to practitioner-collected samples for detection of *Chlamydia trachomatis*, *Neisseria gonorrhoeae*, and *Trichomonas vaginalis* by polymerase chain reaction among women living in remote areas. Sex Transm Dis 2002;29:647–654.

184. Koppelman MH, Cuypers HT, Emrich T, et al. Quantitative real-time detection of parvovirus B19 DNA in plasma. Transfusion 2004;44:97–103.

185. Kostman JR, Edlind TD, Lipuma JJ, et al. Molecular epidemiology of *Pseudomonas cepacia* determined by polymerase chain reaction ribotyping. J Clin Microbiol 1992;30:2084–2087.

186. Kottaridi C, Ploumidis G, Grapsas E, et al. Elucidation of cytomegalovirus disease recurrence in an HIV-1-positive patient. J Gastroenterol 2003;38:643–646.

187. Krishnamurthy T, Ross PL. Rapid identification of bacteria by direct matrix-assisted laser desorption/ionization mass spectrometric analysis of whole cells. Rapid Commun Mass Spectrom 1996;10:1992–1996.

188. Kuboyama RH, de Oliveira HB, Moretti-Branchini ML. Molecular epidemiology of systemic infection caused by *Enterobacter cloacae* in a high-risk neonatal intensive care unit. Infect Control Hosp Epidemiol 2003;24:490–494.

189. Kulaga S, Behr M, Nguyen D, et al. Diversity of *Mycobacterium tuberculosis* isolates in an immigrant population: evidence against a founder effect. Am J Epidemiol 2004;159:507–513.

190. Kumar R, Aneja KR, Punia AK, et al. Changing pattern of biotypes, phage types and drug resistance of *Salmonella typhi* in Ludhiana during 1980–1999. Ind J Med Res 2001;113:175–180.

191. Kwok AY, Su SC, Reynolds RP, et al. Species identification and phylogenetic relationships based on partial HSP60 gene sequences within the genus *Staphylococcus*. Int J Syst Bacteriol 1999;49(Pt 3):1181–1192.

192. Kwon D, Chae C. Detection and localization of *Mycoplasma hyopneumoniae* DNA in lungs from naturally infected pigs by *in situ* hybridization using a digoxigenin-labeled probe. Vet Pathol 1999;36:308–313.

193. Lanciotti RS. Molecular amplification assays for the detection of flaviviruses. Adv Virus Res 2003;61:67–99.

194. Landry ML, Garner R, Ferguson D. Comparison of the NucliSens Basic kit (Nucleic Acid Sequence-Based Amplification) and the Argene Biosoft Enterovirus Consensus Reverse Transcription-PCR assays for rapid detection of enterovirus RNA in clinical specimens. J Clin Microbiol 2003;41:5006–5010.

195. Lang S, Watkin RW, Lambert PA, et al. Evaluation of PCR in the molecular diagnosis of endocarditis. J Infect 2004;48:269–275.

196. Lanoot B, Vancanneyt M, Dawyndt P, et al. BOX-pCR fingerprinting as a powerful tool to reveal synonymous names in the genus *Streptomyces*: emended descriptions are proposed for the species *Streptomyces cinereorectus*, *S. fradiae*, *S. tricolor*, *S. colombiensis*, *S. filamentosus*, *S. vinaceus* and *S. phaeopurpureus*. Syst Appl Microbiol 2004;27:84–92.

197. Larsen HH, Kovacs JA, Stock F, et al. Development of a rapid real-time PCR assay for quantitation of *Pneumocystis carinii* f. sp. *carinii*. J Clin Microbiol 2002;40:2989–2893.

198. Lau LT, Fung YW, Wong FP, et al. A real-time PCR for SARS-coronavirus incorporating target gene pre-amplification. Biochem Biophys Res Commun 2003;312:1290–1296.

199. Lee SH, Kim BJ, Kim JH, et al. Characterization of *Borrelia burgdorferi* strains isolated from Korea by 16S rDNA sequence analysis and PCR-RFLP analysis of rrf (5S)-rrl (23S) intergenic spacer amplicons. Int J Syst Evol Microbiol 2000;50(Pt 2):857–863.

200. Leslie DE, Azzato F, Ryan N, et al. An assessment of the Roche Amplicor *Chlamydia trachomatis/Neisseria gonorrhoeae* multiplex PCR assay in routine diagnostic use on a variety of specimen types. Commun Dis Intell Q Rep 2003;27:373–379.

201. Levi JE, Kleter B, Quint WG, et al. High prevalence of human papillomavirus (HPV) infections and high frequency of multiple HPV genotypes in human immunodeficiency virus-infected women in Brazil. J Clin Microbiol 2002;40(9):3341–3345.

202. Lewis JS, Fakile O, Foss E, et al. Direct DNA probe assay for *Neisseria gonorrhoeae* in pharyngeal and rectal specimens. J Clin Microbiol 1993;31:2783–2785.

203. Li JJ, Huang YQ, Cockerell CJ, et al. Localization of human herpes-like virus type 8 in vascular endothelial cells and perivascular spindle-shaped cells of Kaposi's sarcoma lesions by *in situ* hybridization. Am J Pathol 1996;148:1741–1748.

204. Lin MH, Chen TC, Kuo TT, et al. Real-time PCR for quantitative detection of *Toxoplasma gondii*. J Clin Microbiol 2000;38:4121–4125.

205. Loeffler J, Hebart H, Magga S, et al. Identification of rare *Candida* species and other yeasts by polymerase chain reaction and slot blot hybridization. Diagn Microbiol Infect Dis 2000;38:207–212.

206. Loens K, Leven M, Ursi D, et al. Detection of *Mycoplasma pneumoniae* by real-time nucleic acid sequence-based amplification. J Clin Microbiol 2003;41:4448–4450.

207. Loy JK, Dewhirst FE, Weber W, et al. Molecular phylogeny and in situ detection of the etiologic agent of necrotizing hepatopancreatitis in shrimp. Appl Environ Microbiol 1996;62:3439–3445.

208. Lungu O, Della Latta P, Weitzman I, et al. Differentiation of *Nocardia* from rapidly growing *Mycobacterium* species by PCR-RFLP analysis. Diagn Microbiol Infect Dis 1994;18:13–18.

209. Lurain NS, Weinberg A, Crumpacker CS, et al. Sequencing of cytomegalovirus UL97 gene for genotypic antiviral resistance testing. Antimicrob Agents Chemother 2001;45:2775–2780.

210. Macdonald DM, Fyfe M, Paccagnella A, et al. *Escherichia coli* O157:H7 outbreak linked to salami, British Columbia, Canada, 1999. Epidemiol Infect 2004;132:283–289.

211. Mackay IM. Real-time PCR in the microbiology laboratory. Clin Microbiol Infect 2004;10:190–212.

212. Mackay IM, Jacob KC, Woolhouse D, et al. Molecular assays for detection of human metapneumovirus. J Clin Microbiol 2003;41:100–105.

213. Maertzdorf J, Wang CK, Brown JB, et al. Real-time reverse transcriptase PCR assay for detection of human metapneumoviruses from all known genetic lineages. J Clin Microbiol 2004;42:981–986.

214. Mantero G, Zonaro A, Albertini A, et al. DNA enzyme immunoassay: general method for detecting products of polymerase chain reaction. Clin Chem 1991;37:422–429.

215. Manz W, Amann R, Szewzyk R, et al. *In situ* identification of Legionellaceae using 16S rRNA-targeted oligonucleotide probes and confocal laser scanning microscopy. Microbiology 1995;141:29–39.

216. Manz W, Szewzyk U, Ericsson P, et al. In situ identification of bacteria in drinking water and adjoining biofilms by hybridization with 16S and 23S rRNA-directed fluorescent oligonucleotide probes. Appl Environ Microbiol 1993;59:2293–2299.

217. Markoulatos P, Georgopoulou A, Siafakas N, et al. Laboratory diagnosis of common herpesvirus infections of the central nervous system by a multiplex PCR assay. J Clin Microbiol 2001;39:4426–4432.

218. Martagon-Villamil J, Shrestha N, Sholtis M, et al. Identification of *Histoplasma capsulatum* from culture extracts by real-time PCR. J Clin Microbiol 2003;41:1295–1298.

219. Martagon-Villamil J, Farrell JJ, Rehm SJ, et al. *Nocardia abscessus*: mediastinal involvement and superior vena cava syndrome. Speciation by pyrosequencing. Poster presentation. Infectious Diseases Society of America. 41st Annual Meeting. October 9–12, 2003. San Diego.

220. Martin C, Roberts D, van Der Weide M, et al. Development of a PCR-based line probe assay for identification of fungal pathogens. J Clin Microbiol 2000;38:3735–3742.

221. Martineau F, Picard FJ, Ke D, et al. Development of a PCR assay for identification of staphylococci at genus and species levels. J Clin Microbiol 2001;39:2541–2547.

222. Massung RF, Slater KG. Comparison of PCR assays for detection of the agent of human granulocytic ehrlichiosis, *Anaplasma phagocytophilum*. J Clin Microbiol 2003;41:717–722.

223. McAllister SC, Schleiss MR, Arbefeville S, et al. Epidemic 2014 enterovirus d68 cross-reacts with human rhinovirus on a respiratory molecular diagnostic platform. PLoS One 2015;10:e0118529.

224. McNicol AM, Farquharson MA. *In situ* hybridization and its diagnostic applications in pathology. J Pathol 1997;182:250–261.

225. Melchers WJ, Bakkers JM, Wang J, et al. Short fragment polymerase chain reaction reverse hybridization line probe assay to detect and genotype a broad spectrum of human papillomavirus types. Clinical evaluation and follow-up. Am J Pathol 1999;155:1473–1478.

226. Meletiadis J, Melchers WJ, Meis JF, et al. Evaluation of a polymerase chain reaction reverse hybridization line probe assay for the detection and identification of medically important fungi in bronchoalveolar lavage fluids. Med Mycol 2003;41:65–74.

227. Meliani L, Develoux M, Marteau-Miltgen M, et al. Real time quantitative PCR assay for *Pneumocystis jirovecii* detection. J Eukaryot Microbiol 2003;50(Suppl):651.

228. Mellmann A, Cloud JL, Andrees S, et al. Evaluation of RIDOM, MicroSeq, and Genbank services in the molecular identification of *Nocardia* species. Int J Med Microbiol 2003;293:359–370.

229. Menotti J, Cassinat B, Sarfati C, et al. Development of a real-time PCR assay for quantitative detection of *Encephalitozoon intestinalis* DNA. J Clin Microbiol 2003;41:1410–1413.

230. Mijs W, De Vreese K, Devos A, et al. Evaluation of a commercial line probe assay for identification of *Mycobacterium* species from liquid and solid culture. Eur J Clin Microbiol Infect Dis 2002;21:794–802.

231. Millar B, Moore J, Mallon P, et al. Molecular diagnosis of infective endocarditis—a new Duke's criterion. Scand J Infect Dis 2001;33:673–680.

232. Miller AC, Butler WR, McInnis B, et al. Clonal relationships in a shelter-associated outbreak of drug-resistant tuberculosis: 1983–1997. Int J Tuberc Lung Dis 2002;6:872–878.

233. Miller N, Infante S, Cleary T. Evaluation of the LiPA MYCOBACTERIA assay for identification of mycobacterial species from BACTEC 12B bottles. J Clin Microbiol 2000;38:1915–1919.

234. Miranda-Novales G, Leaños-Miranda B, Díaz-Ramos R, et al. An outbreak due to *Serratia marcescens* in a neonatal intensive care unit typed by 2-day pulsed field gel electrophoresis protocol. Arch Med Res 2003;34:237–241.

235. Mitterer G, Huber M, Leidinger E, et al. Microarray-based identification of bacteria in clinical samples by solid-phase PCR amplification of 23S ribosomal DNA sequences. J Clin Microbiol 2004;42:1048–1057.

236. Modarress KJ, Cullen AP, Jaffurs WJ Sr, et al. Detection of *Chlamydia trachomatis* and *Neisseria gonorrhoeae* in swab specimens by the Hybrid Capture II and PACE 2 nucleic acid probe tests. Sex Transm Dis 1999;26:303–308.

237. Mokrousov I, Otten T, Vyshnevskiy B, et al. Allele-specific rpoB PCR assays for detection of rifampin-resistant *Mycobacterium tuberculosis* in sputum smears. Antimicrob Agents Chemother 2003;47:2231–2235.

238. Monpoeho S, Coste-Burel M, Costa-Mattioli M, et al. Application of a real-time polymerase chain reaction with internal positive control for detection and quantification of enterovirus in cerebrospinal fluid. Eur J Clin Microbiol Infect Dis 2002;21:532–536.

239. Monstein H, Nikpour-Badr S, Jonasson J. Rapid molecular identification and subtyping of *Helicobacter pylori* by pyrosequencing of the 16S rDNA variable V1 and V3 regions. FEMS Microbiol Lett 2001;199:103–107.

240. Morishima C, Chung M, Ng KW, et al. Strengths and limitations of commercial tests for hepatitis C virus RNA quantification. J Clin Microbiol 2004;42:421–425.

241. Mullis KB. The unusual origin of the polymerase chain reaction. Sci Am 1990;262:56–65.

242. Mullis KB, Faloona FA. Specific synthesis of DNA in vitro via a polymerase-catalyzed reaction. Methods Enzymol 1987;155:335–350.

243. Musial CE, Tice LS, Stockman L, et al. Identification of mycobacteria from culture by using the Gen-Probe rapid diagnostic system for *Mycobacterium avium* complex and Mycobacterium tuberculosis complex. J Clin Microbiol 1988;26:2120–2123.

244. Myers TW, Gelfand DH. Reverse transcription and DNA amplification by a *Thermus thermophilus* DNA polymerase. Biochemistry 1991;30:7661–7666.

245. Nathan B, Appiah J, Saunders P, et al. Microscopy outperformed in a comparison of five methods for detecting *Trichomonas vaginalis* in symptomatic women. Int J STD AIDS 2015;26:251–256.

246. Ninet B, Jan I, Bontems O, et al. Identification of dermatophyte species by 28S ribosomal DNA sequencing with a commercial kit. J Clin Microbiol 2003;41:826–830.

247. Nolte FS, Green AM, Fiebelkorn KR, et al. Clinical evaluation of two methods for genotyping hepatitis C virus based on analysis of the 5' noncoding region. J Clin Microbiol 2003;41:1558–1564.

248. Nordström T, Nourizad K, Ronaghi M, et al. Method enabling pyrosequencing on double-stranded DNA. Anal Biochem 2000;282:186–193.

249. Oliveira K, Brecher SM, Durbin A, et al. Direct identification of *Staphylococcus aureus* from positive blood culture bottles. J Clin Microbiol 2003;41:889–891.

250. Oliveira K, Procop GW, Wilson D, et al. Rapid identification of *Staphylococcus aureus* directly from blood cultures by fluorescence *in situ* hybridization with peptide nucleic acid probes. J Clin Microbiol 2002;40:247–251.

251. Oliveira K, Haase G, Kurtzman C, et al. Differentiation of *Candida albicans* and *Candida dubliniensis* by fluorescent *in situ* hybridization with peptide nucleic acid probes. J Clin Microbiol 2001;39:4138–4141.

252. O'Neill HJ, Wyatt DE, Coyle PV, et al. Real-time nested multiplex PCR for the detection of herpes simplex virus types 1 and 2 and varicella zoster virus. J Med Virol 2003;71:557–560.

253. Ortega-Larrocea G, Bobadilla-del-Valle M, Ponce-de-León A, et al. Nested polymerase chain reaction for *Mycobacterium tuberculosis* DNA detection in aqueous and vitreous of patients with uveitis. Arch Med Res 2003;34:116–119.

254. Padilla E, Manterola JM, Rasmussen OF, et al. Evaluation of a fluorescence hybridization assay using peptide nucleic acid probes for identification and differentiation of tuberculous and non-tuberculous mycobacteria in liquid cultures. Eur J Clin Microbiol Infect Dis 2000;19:140–145.

255. Palladino S, Kay I, Fonte R, et al. Use of real-time PCR and the LightCycler system for the rapid detection of *Pneumocystis carinii* in respiratory specimens. Diagn Microbiol Infect Dis 2001;39:233–236.

256. Pan S, Cole Gt. Molecular and biochemical characterization of a *Coccidioides immitis*-specific antigen. Infect Immun 1995;63:3994–4002.

257. Pancholi P, Wu F, Della-Latta P. Rapid detection of cytomegalovirus infection in transplant patients. Expert Rev Mol Diagn 2004;4:231–242.

258. Park CS, Kim J, Montone KT. Detection of *Aspergillus* ribosomal RNA using biotinylated oligonucleotide probes. Diagn Mol Pathol 1997;6:255–260.

259. Patel JB, Leonard DG, Pan X, et al. Sequence-based identification of *Mycobacterium* species using the MicroSeq 500 16S rDNA bacterial identification system. J Clin Microbiol 2000;8:246–251.

260. Pauls RJ, Turenne CY, Wolfe JN, et al. A high proportion of novel mycobacteria species identified by 16S rDNA analysis among slowly growing AccuProbe-negative strains in a clinical setting. Am J Clin Pathol 2003;120:560–566.

261. Pereira MC, Singer RH, de Meirelles, et al. Ultrastructural distribution of poly (A)+ RNA during *Trypanosoma cruzi* cardiomyocyte interaction in vitro: a quantitative analysis of the total mRNA content by in situ hybridization. J Eukaryot Microbiol 2000;47:264–270.

262. Pérez-Cano R, Fernández-Gutiérrez C, López-Suárez A, et al. Factors related to the chronicity and evolution of hepatitis C infection in patients co-infected by the human immunodeficiency virus. Clin Microbiol Infect 2002;8: 589–597.

263. Perrons C, Kleter B, Jelley R, et al. Detection and genotyping of human papillomavirus DNA by SPF10 and MY09/11 primers in cervical cells taken from women attending a colposcopy clinic. J Med Virol 2002;67:246–252.

264. Persing D. Polymerase chain reaction: trenches to benches. J Clin Microbiol 1991;29:1281–1285.

265. Peter JB, Sevall JS. Molecular-based methods for quantifying HIV viral load. AIDS Patient Care STDS 2004;18:75–79.

266. Petrini B. 16S rDNA sequencing in the species identification of non-tuberculous mycobacteria. Scand J Infect Dis 2003;35:519–520.

267. Pham AS, Tarrand JJ, May GS, et al. Diagnosis of invasive mold infection by real-time quantitative PCR. Am J Clin Pathol 2003;119:38–44.

268. Piatak M, Luk KC, Williams B, et al. Quantitative competitive polymerase chain reaction for accurate quantitation of HIV DNA and RNA species. BioTechniques 1993;14:70–81.

269. Poon LL, Chan KH, Wong OK, et al. Detection of SARS coronavirus in patients with severe acute respiratory syndrome by conventional and real-time quantitative reverse transcription-PCR assays. Clin Chem 2004;50:67–72.

270. Poon LL, Chan KH, Wong OK, et al. Early diagnosis of SARS coronavirus infection by real time RT-PCR. J Clin Virol 2003;28:233–238.

271. Post JC, White GJ, Aul JJ, et al. Development and validation of a multiplex PCR-based assay for the upper respiratory tract bacterial pathogens *Haemophilus influenzae*, *Streptococcus pneumoniae*, and *Moraxella catarrhalis*. Mol Diagn 1996;1:29–39.

272. Prariyachatigul C, Chaiprasert A, Geenkajorn K, et al. Development and evaluation of a one-tube seminested PCR assay for the detection and identification of *Penicillium marneffei*. Mycoses 2003;46:447–454.

273. Centers for Disease Control and Prevention. Preliminary foodnet data on the incidence of foodborne illnesses-selected sites, United States, 2002. MMWR Morb Mortal Wkly Rep 2003;52:340–343.

274. Prescott AM, Fricker CR. Use of PNA oligonucleotides for the *in situ* detection of *Escherichia coli* in water. Mol Cell Probes 1999;13:261–268.

275. Pryce TM, Palladino S, Kay ID. Rapid identification of fungi by sequencing the ITS1 and ITS2 regions using an automated capillary electrophoresis system. Med Mycol 2004;42:369–381.

276. Pryce TM, Kay ID, Palladino S, et al. Real-time automated polymerase chain reaction (PCR) to detect *Candida albicans* and *Aspergillus fumigatus* DNA in whole blood from high-risk patients. Diagn Microbiol Infect Dis 2003;47:487–496.

277. Qian KP, Natov SN, Pereira BJ, et al. Hepatitis C virus mixed genotype infection in patients on haemodialysis. J Viral Hepat 2000;7:153–160.

278. Qian Q, Tang YW, Kolbert CP, et al. Direct identification of bacteria from positive blood cultures by amplification and sequencing of the 16S rRNA gene: evaluation of BACTEC 9240 instrument true-positive and false-positive results. J Clin Microbiol 2001;39:3578–3582.

279. Qin X, Urdahl KB. PCR and sequencing of independent genetic targets for the diagnosis of culture negative bacterial endocarditis. Diagn Microbiol Infect Dis 2001;40:145–149.

280. Quereda C, Corral I, Laguna F, et al. Diagnostic utility of a multiplex herpesvirus PCR assay performed with cerebrospinal fluid from human immunodeficiency virus-infected patients with neurological disorders. J Clin Microbiol 2000;38:3061–3067.

281. Quint WG, Scholte G, van Doorn LJ, et al. Comparative analysis of human papillomavirus infections in cervical scrapes and biopsy specimens by general SPF(10) PCR and HPV genotyping. J Pathol 2001;194:51–58.

282. Quiros E, Piedrola G, Maroto MC. Detection of enteroviral RNA by a new single-step PCR. Scand J Clin Lab Invest 1997;57:415–419.

283. Qureshi MN, Rudelli RD, Tubbs RR, et al. Role of HPV DNA testing in predicting cervical intraepithelial lesions: comparison of HC HPV and ISH HPV. Diagn Cytopathol 2003;29:149–155.

284. Rabenau HF, Clarici AM, Mühlbauer G, et al. Rapid detection of enterovirus infection by automated RNA extraction and real-time fluorescence PCR. J Clin Virol 2002;25:155–164.

285. Radwanska M, Magez S, Perry-O'Keefe H, et al. Direct detection and identification of African trypanosomes by fluorescence *in situ* hybridization with peptide nucleic acid probes. J Clin Microbiol 2002;40:4295–4297.

286. Ramers C, Billman G, Hartin M, et al. Impact of a diagnostic cerebrospinal fluid enterovirus polymerase chain reaction test on patient management. JAMA 2000;283:2680–2685.

287. Rand KH, Tremblay EE, Hoidal M, et al. Multiplex gastrointestinal pathogen panels: implications for infection control. Diagn Microbiol Infect Dis 2015;82:154–157.

288. Rantakokko-Jalava K, Laaksonen S, Issakainen J, et al. Semiquantitative detection by real-time PCR of *Aspergillus fumigatus* in bronchoalveolar lavage fluids and tissue biopsy specimens from patients with invasive aspergillosis. J Clin Microbiol 2003;41:4304–4311.

289. Rantakokko-Jalava K, Nikkari S, Jalava J, et al. Direct amplification of rRNA genes in diagnosis of bacterial infections. J Clin Microbiol 2000;38:32–39.

290. Rantakokko-Jalava K, Jalava J. Optimal DNA isolation method for detection of bacteria in clinical specimens by broad-range PCR. J Clin Microbiol 2002;40:4211–4217.

291. Re MC, Monari P, Bon I, et al. Analysis of HIV-1 drug resistant mutations by line probe assay and direct sequencing in a cohort of therapy naive HIV-1 infected Italian patients. BMC Microbiol 2001;1:30.

292. Read SJ, Mitchell JL, Fink CG. LightCycler multiplex PCR for the laboratory diagnosis of common viral infections of the central nervous system. J Clin Microbiol 2001;39:3056–3059.

293. Reischl U, Lehn N, Wolf H, et al. Clinical evaluation of the automated COBAS AMPLICOR MTB assay for testing respiratory and nonrespiratory specimens. J Clin Microbiol 1998;36:2853–2860.

294. Renesto P, Gouvernet J, Drancourt M, et al. Use of *rpoB* gene analysis for detection and identification of *Bartonella* species. J Clin Microbiol 2001;39: 430–437.

295. Riffard S, Vandenesch F, Reyrolle M, et al. Distribution of mip-related sequences in 39 species (48 serogroups) of Legionellaceae. Epidemiol Infect 1996;117:501–506.

296. Rigby S, Procop GW, Haase G, et al. Fluorescence *in situ* hybridization with peptide nucleic acid probes for rapid identification of *Candida albicans* directly from blood culture bottles. J Clin Microbiol 2002;40:2182–2186.

297. Rindi L, Bianchi L, Tortoli E, et al. A real-time PCR assay for detection of isoniazid resistance in *Mycobacterium tuberculosis* clinical isolates. J Microbiol Methods 2003;55:797–800.

298. Ringuet H, Akoua-Koffi C, Honore S, et al. *hsp65* sequencing for identification of rapidly growing mycobacteria. J Clin Microbiol 1999;37:852–857.

299. Roberts TC, Storch GA. Multiple PCR for diagnosis of AIDS-related central nervous system lymphoma and toxoplasmosis. J Clin Microbiol 1997;35:268–269.

300. Rodriguez-Barradas MC, Hamill RJ, Houston ED, et al. Genomic fingerprinting of *Bartonella* species by repetitive element PCR for distinguishing species and isolates. J Clin Microbiol 1995;33:1089–1093.

301. Romanelli F, Pomeroy C. Human immunodeficiency virus drug resistance testing: state of the art in genotypic and phenotypic testing of antiretrovirals. Pharmacotherapy 2000;20:151–157.

302. Ronaghi M. Pyrosequencing sheds light on DNA sequencing. Genome Res 2001;11:3–11.

303. Ronaghi M. Improved performance of pyrosequencing using single-stranded DNA-binding protein. Anal Biochem 2000;286:282–288.

304. Rondini S, Mensah-Quainoo E, Troll H, et al. Development and application of real-time PCR assay for quantification of *Mycobacterium ulcerans* DNA. J Clin Microbiol 2003;41:4231–4237.

305. Rossau R, Traore H, De Beenhouwer H, et al. Evaluation of the INNO-LiPA Rif. TB assay, a reverse hybridization assay for the simultaneous detection of *Mycobacterium tuberculosis* complex and its resistance to rifampin. Antimicrob Agents Chemother 1997;41:2093–2098.

306. Rothman RE, Majmudar MD, Kelen GD, et al. Detection of bacteremia in emergency department patients at risk for infective endocarditis using universal 16S rRNA primers in a decontaminated polymerase chain reaction assay. J Infect Dis 2002;186:1677–1681.

307. Ruddy MC, Davies AP, Yates MD, et al. Outbreak of isoniazid resistant tuberculosis in north London. Thorax 2004;59:279–285.

308. Ruiz M, Torres MJ, Llanos AC, et al. Direct detection of Rifampin- and Isoniazid-resistant *Mycobacterium tuberculosis* in Auramine-Rhodamine-positive sputum specimens by real-time PCR. J Clin Microbiol 2004;42:1585–1589.

309. Saiman L, Cronquist A, Wu F, et al. An outbreak of methicillin-resistant *Staphylococcus aureus* in a neonatal intensive care unit. Infect Control Hosp Epidemiol 2003;24:317–321.

310. Salomon R. Introduction to quantitative reverse transcription polymerase chain reaction. Diag Mol Pathol 1995;4:82–84.

311. Sanchez JL, Storch GA. Multiplex, quantitative, real-time PCR assay for cytomegalovirus and human DNA. J Clin Microbiol 2002;40:2381–2386.

312. Sanchez-Pescador R, Stempien MS, Urdea MS. Rapid chemiluminescent nucleic acid assays for detection of TEM-1 beta-lactamase-mediated penicillin resistance in *Neisseria gonorrhoeae* and other bacteria. J Clin Microbiol 1988;26:1934–1938.

313. Sa-ngasang A, Wibulwattanakij S, Chanama S, et al. Evaluation of RT-PCR as a tool for diagnosis of secondary dengue virus infection. Jpn J Infect Dis 2003;56:205–209.

314. Sassetti CM, Boyd DH, Rubin EJ. Comprehensive identification of conditionally essential genes in mycobacteria. Proc Natl Acad Sci USA 2001;98(22):12712–12717.

315. Scarparo C, Piccoli P, Rigon A, et al. Direct identification of mycobacteria from MB/BacT alert 3D bottles: comparative evaluation of two commercial probe assays. J Clin Microbiol 2001;39(9):3222–3227.

316. Schachter J, Hook EW 3rd, McCormack WM, et al. Ability of the digene hybrid capture II test to identify *Chlamydia trachomatis* and *Neisseria gonorrhoeae* in cervical specimens. J Clin Microbiol 1999;37(11):3668–3671.

317. Schinazi RF, Schlueter-Wirtz S, Stuyver L. Early detection of mixed mutations selected by antiretroviral agents in HIV-infected primary human lymphocytes. Antivir Chem Chemother 2001;12:61–65.

318. Schmutzhard J, Merete Riedel H, Zweygberg Wirgart B, et al. Detection of herpes simplex virus type 1, herpes simplex virus type 2 and varicella-zoster virus in skin lesions: comparison of real-time PCR, nested PCR and virus isolation. J Clin Virol 2004;29:120–126.

319. Schulz A, Mellenthin K, Schönian G, et al. Detection, differentiation, and quantitation of pathogenic leishmania organisms by a fluorescence resonance energy transfer-based real-time PCR assay. J Clin Microbiol 2003;41:1529–1535.

320. Schuurman T, de Boer RF, Kooistra-Smid AM, et al. Prospective study of use of PCR amplification and sequencing of 16S ribosomal DNA from cerebrospinal fluid for diagnosis of bacterial meningitis in a clinical setting. J Clin Microbiol 2004;42:734–740.

321. Seurinck S, Verstraete W, Siciliano SD. Use of 16S–23S rRNA intergenic spacer region PCR and repetitive extragenic palindromic PCR analyses of *Escherichia coli* isolates to identify nonpoint fecal sources. Appl Environ Microbiol 2003;69:4942–4950.

322. Shaheduzzaman S, Krishnan V, Petrovic A, et al. Effects of HIV-1 Nef on cellular gene expression profiles. J Biomed Sci 2002;9:82–96.

323. Shannon KP, French GL. Increasing resistance to antimicrobial agents of Gram-negative organisms isolated at a London teaching hospital, 1995–2000. J Antimicrob Chemother 2004;53:818–825.

324. Sharma M, Sethi S, Mishra B, et al. Rapid detection of mutations in *rpoB* gene of rifampicin resistant *Mycobacterium tuberculosis* strains by line probe assay. Ind J Med Res 2003;17:76–80.

325. Shrestha NK, Tuohy MJ, Hall GS, et al. Detection and differentiation of *Mycobacterium tuberculosis* and nontuberculous mycobacterial isolates by real-time PCR. J Clin Microbiol 2003;41:5121–5126.

326. Shrestha NK, Tuohy MJ, Hall GS, et al. Rapid identification of *Staphylococcus aureus* and the *mecA* gene from BacT/ALERT blood culture bottles by using the LightCycler system. J Clin Microbiol 2002;40:2659–2661.

327. Sinclair A, Arnold C, Woodford N. Rapid detection and estimation by pyrosequencing of 23S rRNA genes with a single nucleotide polymorphism conferring linezolid resistance in Enterococci. Antimicrob Agents Chemother 2003;47:3620–3622.

328. Singh DV. Hexaplex PCR for rapid detection of virulence factors. Exp Rev Mol Diagn 2003;3:781–784.

329. Skotnikova OI, Nosova EY, Markova OV, et al. Typing of *Mycobacterium tuberculosis* strains resistant to rifampicin and isoniazid by molecular biological methods. Bull Exp Biol Med 2003;136:273–275.

330. Smith AB, Mock V, Melear R, et al. Rapid detection of influenza A and B viruses in clinical specimens by Light Cycler real time RT-PCR. J Clin Virol 2003;28:51–58.

331. Smith K, Diggle MA, Clarke SC. Automation of a fluorescence-based multiplex PCR for the laboratory confirmation of common bacterial pathogens. J Med Microbiol 2004;53:115–117.

332. Sofi Ibrahim M, Kulesh DA, Saleh SS, et al. Real-time PCR assay to detect smallpox virus. J Clin Microbiol 2003;41:3835–3839.

333. Song JH, Cho H, Park MY, et al. Detection of *Salmonella typhi* in the blood of patients with typhoid fever by polymerase chain reaction. J Clin Microbiol 1993;31:1439–1443.

334. Southern SA, Graham DA, Herrington CS. Discrimination of human papillomavirus types in low and high grade cervical squamous neoplasia by *in situ* hybridization. Diag Mol Pathol 1998;7:114–121.

335. Southern TR, VanSchooneveld TC, Bannister DL, et al. Implementation and performance of the BioFire FilmArray® Blood Culture Identification panel with antimicrobial treatment recommendations for bloodstream infections at a Midwestern academic tertiary hospital. Diagn Microbiol Infect Dis 2015;81:96–101.

336. Spiess B, Buchheidt D, Baust C, et al. Development of a LightCycler PCR assay for detection and quantification of *Aspergillus fumigatus* DNA in clinical samples from neutropenic patients. J Clin Microbiol 2003;41:1811–1818.

337. Springer B, Stockman L, Teschner K, et al. Two-laboratory collaborative study on identification of mycobacteria: molecular versus phenotypic methods. J Clin Microbiol 1996;34:296–303.

338. Steingrube VA, Wilson RW, Brown BA, et al. Rapid identification of clinically significant species and taxa of aerobic actinomycetes, including *Actinomadura*, *Gordona*, *Nocardia*, *Rhodococcus*, *Streptomyces* and *Tsukamurella* isolates, by DNA amplification and restriction endonuclease analysis. J Clin Microbiol 1997;35:817–822.

339. Steinhauserova I, Ceskova J, Fojtikova K, et al. Identification of thermophilic *Campylobacter* spp. by phenotypic and molecular methods. J Appl Microbiol 2001;90:470–475.

340. Stellrecht KA, Harding I, Woron AM, et al. The impact of an enteroviral RT-PCR assay on the diagnosis of aseptic meningitis and patient management. J Clin Virol 2002;25(Suppl 1):S19–S26.

341. Stender H. PNA FISH: an intelligent stain for rapid diagnosis of infectious diseases. Expert Rev Mol Diagn 2003;3:649–655.

342. Stender H, Mollerup TA, Lund K, et al. Direct detection and identification of *Mycobacterium tuberculosis* in smear-positive sputum samples by fluorescence *in situ* hybridization (FISH) using peptide nucleic acid (PNA) probes. Int J Tubercul Lung Dis 1999;3:830–837.

343. Stender H, Lund K, Petersen KH, et al. Fluorescence *in situ* hybridization assay using peptide nucleic acid probes for differentiation between tuberculous and nontuberculous mycobacterium species in smears of mycobacterium cultures. J Clin Microbiol 1999;37:2760–2765.

344. Stocher M, Hölzl G, Stekel H, et al. Automated detection of five human herpes virus DNAs by a set of LightCycler PCRs complemented with a single multiple internal control. J Clin Virol 2004;29:171–178.

345. Stryer L. Biochemistry. 5th Ed. New York, NY: Freeman, 2003.

346. Stürmer M, Morgenstern B, Staszewski S, et al. Evaluation of the LiPA HIV-1 RT assay version 1: comparison of sequence and hybridization based genotyping systems. J Clin Virol 2002;25:S65–S72.

347. Suffys PN, da Silva Rocha A, de Oliveira M, et al. Rapid identification of Mycobacteria to the species level using INNO-LiPA Mycobacteria, a reverse hybridization assay. J Clin Microbiol 2001;39:4477–4482.

348. Sui Y, Potula R, Pinson D, et al. Microarray analysis of cytokine and chemokine genes in the brains of macaques with SHIV-encephalitis. J Med Primatol 2003;32:229–239.

349. Tabrizi SN, Chen S, Cohenford MA, et al. Evaluation of real time polymerase chain reaction assays for confirmation of Neisseria gonorrhoeae in clinical samples tested positive in the Roche Cobas Amplicor assay. Sex Transm Infect 2004;80:68–71.

350. Tang YW, Procop GW, Persing DH. Molecular diagnostics of infectious diseases. Clin Chem 1997;43:2021–2038.

351. Tazi L, El Baghdadi J, Lesjean S, et al. Genetic diversity and population structure of Mycobacterium tuberculosis in Casablanca, a Moroccan city with high incidence of tuberculosis. J Clin Microbiol 2004;42:461–466.

352. Tenover FC, Arbeit RD, Goering RV, et al. Interpreting chromosomal DNA restriction patterns produced by pulsed-field gel electrophoresis: criteria for bacterial strain typing. J Clin Microbiol 1995;33:2233–2239.

353. Tong CY, Donnelly C, Harvey G, et al. Multiplex polymerase chain reaction for the simultaneous detection of Mycoplasma pneumoniae, Chlamydia pneumoniae, and Chlamydia psittaci in respiratory samples. J Clin Pathol 1999;52:257–263.

354. Tortoli E, Mariottini A, Mazzarelli G. Evaluation of INNO-LiPA MYCOBACTERIA v2: improved reverse hybridization multiple DNA probe assay for mycobacterial identification. J Clin Microbiol 2003;41:4418–4420.

355. Tortorano AM, Rigoni AL, Biraghi E, et al. The European Confederation of Medical Mycology (ECMM) survey of candidaemia in Italy: antifungal susceptibility patterns of 261 non-albicans Candida isolates from blood. J Antimicrob Chemother 2003;52:679–682.

356. Trindade PA, McCulloch JA, Oliveira GA, et al. Molecular techniques for MRSA typing: current issues and perspectives. Braz J Infect Dis 2003;7:32–43.

357. Tuohy MJ, Procop GW. The rapid identification of routine clinical Mycobacteria by Pyrosequencing™, 42nd ICAAC Meeting, San Diego, CA, 2002.

358. Unnasch TR, Bradley J, Beauchamp J, et al. Characterization of a putative nuclear receptor from Onchocerca volvulus. Mol Biochem Parasitol 1999;104:259–269.

359. Unnerstad H, Ericsson H, Alderborn A, et al. Pyrosequencing as a method for grouping of Listeria monocytogenes strains on the basis of single-nucleotide polymorphisms in the inlB gene. Appl Environ Microbiol 2001;67:5339–5342.

360. Urdea MS, Horn T, Fultz TJ, et al. Branched DNA amplification multimers for the sensitive, direct detection of human hepatitis viruses. Nucleic Acids Symp Ser 1991;24:197-200.

361. van Der Eijk AA, Niesters HG, Götz HM, et al. Paired measurements of quantitative hepatitis B virus DNA in saliva and serum of chronic hepatitis B patients: implications for saliva as infectious agent. J Clin Virol 2004;29:92–94.

362. van Der Pol B, Williams JA, Smith NJ, et al. Evaluation of the digene hybrid capture II assay with the Rapid Capture System for detection of Chlamydia trachomatis and Neisseria gonorrhoeae. J Clin Microbiol 2002;40:3558–3564.

363. Van Der Pol B, Martin DH, Schachter J, et al. Enhancing the specificity of the COBAS AMPLICOR CT/NG test for Neisseria gonorrhoeae by retesting specimens with equivocal results. J Clin Microbiol 2001;39:3092–3098.

364. van Doorn HR, Claas EC, Templeton KE, et al. Detection of a point mutation associated with high-level isoniazid resistance in Mycobacterium tuberculosis by using real-time PCR technology with 3'-minor groove binder-DNA probes. J Clin Microbiol 2003;41:4630–4635.

365. van Doorn LJ, Quint W, Kleter B, et al. Genotyping of human papillomavirus in liquid cytology cervical specimens by the PGMY line blot assay and the SPF(10) line probe assay. J Clin Microbiol 2002;40:979–983.

366. van 't Wout AB, Lehrman GK, Mikheeva SA, et al. Cellular gene expression upon human immunodeficiency virus type 1 infection of CD4(+)-T-cell lines. J Virol 2003;77:1392–1402.

367. Vasef MA, Ferlito A, Weiss LM. Nasopharyngeal carcinoma with emphasis on its relationship to Epstein-Barr virus. Ann Oto Rhin Laryn 1997;106:348–356.

368. Velásquez JN, Carnevale S, Labbé JH, et al. In situ hybridization: a molecular approach for the diagnosis of the microsporidian parasite Enterocytozoon bieneusi. Hum Pathol 1999;30:54–58.

369. Verboon-Maciolek MA, Nijhuis M, van Loon AM, et al. Diagnosis of enterovirus infection in the first 2 months of life by real-time polymerase chain reaction. Clin Infect Dis 2003;37:1–6.

370. Verstrepen WA, Bruynseels P, Mertens AH. Evaluation of a rapid real-time RT-PCR assay for detection of enterovirus RNA in cerebrospinal fluid specimens. J Clin Virol 2002;25(Suppl 1):S39–S43.

371. Voldstedlund M, Pedersen LN, Fuursted K, et al. Different polymerase chain reaction-based analyses for culture-negative endocarditis caused by Streptococcus pneumoniae. Scand J Infect Dis 2003;35:757–759.

372. Vuković D, Rüsch-Gerdes S, Savić B, et al. Molecular epidemiology of pulmonary tuberculosis in Belgrade, Central Serbia. J Clin Microbiol 2003;41:4372–4377.

373. Wagar EA. Direct hybridization and amplification applications for the diagnosis of infectious diseases. J Clin Lab Anal 1996;10:312–325.

374. Wagner HJ, Fischer L, Jabs WJ, et al. Longitudinal analysis of Epstein-Barr viral load in plasma and peripheral blood mononuclear cells of transplanted patients by real-time polymerase chain reaction. Transplantation 2002;74:656–664.

375. Wang Z, Trillo-Pazos G, Kim SY, et al. Effects of human immunodeficiency virus type 1 on astrocyte gene expression and function: potential role in neuropathogenesis. J Neurovirol 2004;10(Suppl 1):25–32.

376. Ward CL, Dempsey MH, Ring CJ, et al. Design and performance testing of quantitative real time PCR assays for influenza A and B viral load measurement. J Clin Virol 2004;29:179–188.

377. Wasson K, Barry PA. Molecular characterization of Encephalitozoon intestinalis (Microspora) replication kinetics in a murine intestinal cell line. J Eukaryot Microbiol 2003;50:169–174.

378. Watkins-Riedel T, Woegerbauer M, Hollemann D, et al. Rapid diagnosis of enterovirus infections by real-time PCR on the LightCycler using the TaqMan format. Diagn Microbiol Infect Dis 2002;42:99–105.

379. Weinberg A, Schissel D, Giller R. Molecular methods for cytomegalovirus surveillance in bone marrow transplant recipients. J Clin Microbiol 2002;40:4203–4206.

380. Westergren V, Bassiri M, Engstrand L. Bacteria detected by culture and 16s rRNA sequencing in maxillary sinus samples from intensive care unit patients. Laryngoscope 2003;113:270–275.

381. Whiley DM, Mackay IM, Syrmis MW, et al. Detection and differentiation of herpes simplex virus types 1 and 2 by a duplex LightCycler PCR that incorporates an internal control PCR reaction. J Clin Virol 2004;30:32–38.

382. Wilson DA, Yen-Lieberman B, Reischl U, et al. Detection of Legionella pneumophila by real-time PCR for the mip gene. J Clin Microbiol 2003;41:3327–3330.

383. Wolk DM, Schneider SK, Wengenack NL, et al. Real-time PCR method for detection of Encephalitozoon intestinalis from stool specimens. J Clin Microbiol 2002;40:3922–3928.

384. Woo PC, Ng KH, Lau SK, et al. Usefulness of the MicroSeq 500 16S ribosomal DNA-based bacterial identification system for identification of clinically significant bacterial isolates with ambiguous biochemical profiles. J Clin Microbiol 2003;41:1996–2001.

385. Xu J, Millar BC, Moore JE, et al. Employment of broad-range 16S rRNA PCR to detect aetiological agents of infection from clinical specimens in patients with acute meningitis: rapid separation of 16S rRNA PCR amplicons without the need for cloning. J Appl Microbiol 2003;94:197–206.

386. Yang L, Weis JH, Eichwald E, et al. Heritable susceptibility to Borrelia burgdorferi-induced arthritis is dominant and is associated with persistence of high numbers of spirochetes in tissues. Infect Immun 1994;62:492–500.

387. Yao JD, Beld MG, Oon LL, et al. Multicenter evaluation of the VERSANT hepatitis B virus DNA 3.0 assay. J Clin Microbiol 2004;42(2):800–806.

388. Young KK, Resnick RM, Meyers TW. Detection of hepatitis C virus by a combined reverse transcription-polymerase chain reaction assay. J Clin Microbiol 1993;31:882–886.

389. Zeaiter Z, Fournier PE, Greub G, et al. Diagnosis of Bartonella endocarditis by a real-time nested PCR assay using serum. J Clin Microbiol 2003;41(3):919–925.

390. Zeana C, Larson E, Sahni J, et al. The epidemiology of multidrug-resistant Acinetobacter baumannii: does the community represent a reservoir? Infect Control Hosp Epidemiol 2003;24:275–279.

391. Zelazny AM, Root JM, Shea YR, et al. Cohort study of molecular identification and typing of Mycobacterium abscessus, Mycobacterium massiliense, and Mycobacterium bolletii. J Clin Microbiol 2009;47:1985–1995.

392. Zerbi P, Schonau A, Bonetto S, et al. Amplified in situ hybridization with peptide nucleic acid probes for differentiation of Mycobacterium tuberculosis complex and nontuberculous Mycobacterium species on formalin-fixed, paraffin-embedded archival biopsy and autopsy samples. Am J Clin Pathol 2001;116:770–775.

393. Zimmerman RL, Montone KT, Fogt F, et al. Ultra fast identification of Aspergillus species in pulmonary cytology specimens by in situ hybridization. Int J Mol Med 2000;5:427–429.

394. Zurita M, Bieber D, Mansour TE. Identification, expression and in situ hybridization of an eggshell protein gene from Fasciola hepatica. Mol Biochem Parasitol 1989;37:11–17.

## CAPÍTULO 5

Bacteriología médica: taxonomía, morfología, fisiología y virulencia

Durante los más de tres siglos que han pasado desde que Leeuwenhoek observó por primera vez las bacterias y protozoos con su microscopio primitivo, se ha acumulado una extensa cantidad de conocimiento en relación con el mundo microbiano. Los microorganismos se encuentran en todos los ambientes, incluidos el suelo, el agua y el aire. Pueden participar en todas las funciones vitales que se observan en las formas de vida superiores más complejas y se encuentran asociados con el ambiente inerte y con otras formas de vida. Por sus actividades en estos ambientes, los microorganismos son una parte integral del equilibrio de la vida. Los procesos bioquímicos y genéticos que ocurren en todas las formas de vida se han diluido utilizando los microorganismos, y los innumerables papeles que éstos desempeñan en los ciclos del medio ambiente apenas comienzan a apreciarse por completo. Por motivos de espacio, los capítulos subsecuentes en este libro abordarán una cantidad relativamente pequeña de microorganismos que pueden causar enfermedades en los humanos.

A finales del siglo XIX, Louis Pasteur derribó de forma experimental el mito de la generación espontánea, y Robert Koch, entre otros, demostraron que los microorganismos eran capaces de causar enfermedades infecciosas, como el carbunco y la tuberculosis. A pesar de que las técnicas actuales permiten evaluaciones más directas de la virulencia y patogenia microbiana que hacen que los postulados originales de Koch sean casi inaplicables, estos principios fundamentales aún sirven como base del inequívoco vínculo entre los microorganismos y las enfermedades infecciosas. Los **postulados de Koch** se presentan en el recuadro 5-1.

Taxonomía: clasificación, nomenclatura e identificación de bacterias

La taxonomía de las bacterias se refiere de forma específica a tres conceptos básicos: clasificación, nomenclatura e identificación. La **clasificación** es el proceso de división sistemática de los microorganismos en grupos, en la cual la especie es el nivel de división mínimo y más definitivo. La clasificación también se refiere al agrupamiento de las especies descritas en géneros, y así sucesivamente en familias, órdenes, clases y filos. Históricamente, nuevas especies han evolucionado a partir del reconocimiento de cepas que tienen características fenotípicas que difieren de microorganismos similares (p. ej., otros miembros de la familia *Enterobacteriaceae*). Estas cepas después se comparan con otros organismos utilizando una serie de pruebas fenotípicas. Las aplicaciones actuales de las técnicas moleculares (hibridación de ADN, secuenciación de ADN y reacción en cadena de la polimerasa [PCR, *polymerase chain reaction*] basada en la amplificación) han permitido que los taxonomistas identifiquen "secuencias características" y otros elementos genéticos que establecen el parentesco genético entre diferentes microorganismos. En función de las comparaciones sistémicas de las características genéticas, quimiotaxonómicas y fenotípicas, se podría proponer y nombrar una nueva taxonomía a través de la publicación. El proceso de denominación de los microorganismos se establece mediante reglas de nomenclatura.

5-1
RECUADRO

Postulados de Koch

1. Un microorganismo determinado puede estar presente en todos los casos de una enfermedad determinada.

2. El microorganismo puede aislarse de (o demostrarse en) muestras relacionadas con ese estado de enfermedad.

3. La inoculación del microorganismo aislado a animales susceptibles produce una enfermedad similar.

4. El mismo microorganismo asociado con el estado de enfermedad inicial puede aislarse de muestras representativas del animal infectado de forma experimental.

Denominación de las bacterias

Los intentos por codificar la taxonomía y nomenclatura de las bacterias comenzaron formalmente a principios del siglo xx con el trabajo de Chester, Buchanan y otros.[12,13,20,64] A principios del siglo xx se reunieron los comités de microbiólogos interesados en organizar la taxonomía bacteriana, promulgar reglas con respecto a la validación de nuevos nombres bacterianos y establecer procedimientos para los cambios en la nomenclatura (recuadro 5-2). Estos debates dieron lugar a la publicación del Código Internacional de Nomenclatura de Bacterias en 1948. Las revisiones secuenciales de este documento fueron publicadas por el International Commitee of Systematic Bacteriology en 1958, 1973 y 1992.[83,84] Las prioridades y reglas para la denominación de las bacterias se establecieron en principio el 1.º de mayo de 1953,

y el 1.º de enero de 1980 se publicó la primera "Lista aprobada de nombres bacterianos" en la *International Journal of Systematic Bacteriology* (IJSB).[80] Esta lista sufrió modificaciones posteriores y se publicó de nuevo en 1989.[81] Las ediciones trimestrales de la IJSB (ahora llamada *International Journal of Systematic and Evolutionary Microbiology*, IJSEM) difunden listas con los nombres de las nuevas especies (listas de validación). Las descripciones de las nuevas especies pueden publicarse en la IJSEM o diversas revistas estadounidenses y extranjeras. Si la descripción se publica en una revista distinta a la IJSEM, el nombre y la referencia de la literatura médica que contenga su descripción debe aparecer de forma subsecuente en una lista de validación de la IJSEM. A comienzos del milenio, 4 314 especies procarióticas con nombres válidos han aparecido ya sea en la Lista aprobada de nombres bacterianos de la IJSEM o en sus listas de validación.[80,81] Recientemente se propusieron nombres de especies que en la actualidad no son cultivables, pero que se han caracterizado por medio de métodos moleculares (*véase* más adelante).[59,60] Cualquier investigador puede proponer designaciones de especies nuevas o revisiones de las existentes, y los criterios para la publicación, incluido el nombre de la especie nueva, se citan en el recuadro 5-2. Se brinda una descripción detallada de las características morfológicas, bioquímicas y genéticas del microorganismo, y se designa un cultivo vivo del microorganismo como "cepa de referencia" de la especie. Esta cepa de referencia se deposita en las colecciones de cultivos de referencia (p. ej., la **American Type Culture Collection [ATCC] y la National Type Culture Collection [NTCC]**), a fin de que las nuevas especies estén disponibles para otros investigadores. Se pone en tela de juicio la validez de los nombres de las nuevas especies mediante la publicación de una "solicitud de opinión" por parte de la Judicial Commission of the International Union of Microbiological Societies. Esta comisión habitualmente deriva la solicitud a comités más pequeños que se ocupan de los grupos específicos de microorganismos, como *Enterobacteriaceae* o *Pasteurellaceae*.

5-2
RECUADRO

Reglas para la nomenclatura de las bacterias

1. Hay sólo un nombre correcto para un microorganismo. Cuando existe más de un nombre para la misma especie, tiene prioridad el nombre legítimo con mayor antigüedad. En ocasiones, los nombres propuestos y aceptados pueden cambiarse para reflejar las terminaciones latinizadas apropiadas (p. ej., el nombre *Alloiococcus otitis* se cambió a *Alloiococcus otitidis*).

2. Se deben rechazar los nombres que causan error o confusión.

3. Todos los nombres están en latín o se "latinizan" (se les confieren terminaciones que concuerden en términos del uso adecuado y género [masculino, femenino, neutral]), sin importar el origen.

4. La primera palabra del nombre (nombre del género) se escribe siempre con mayúscula.

5. La segunda palabra (especie o epíteto específico) se escribe con minúscula.

6. El nombre del género y la especie, mencionados juntos como la especie, se subrayan o escriben en letras *cursivas* cuando aparecen escritas.

7. El nombre correcto de una especie o de las designaciones taxonómicas superiores se determina por la publicación válida, la legitimidad del nombre con respecto a las reglas de nomenclatura y la prioridad de publicación.

8. Los nombres del género y la especie que aparecen en el IJSEM pueden cambiarse de conformidad con las siguientes reglas:
   a. Cuando se transfiere una especie de un género a otro, se mantiene el epíteto de la especie (p. ej., *Campylobacter pylori* se convirtió en *Helicobacter pylori*).
   b. Si se descubre que una cepa de referencia realmente pertenece a otro género, la cepa de referencia del género se considera inválida.
   c. Si un microorganismo se incluye en dos o más géneros, o tiene dos o más designaciones de especie, el nombre del género/especie que contiene la cepa de referencia correcta se considera el nombre válido.

Identificación fenotípica de las bacterias

Los procedimientos de identificación fenotípica aún son el método principal de identificación para la mayoría de las cepas aisladas en el laboratorio de microbiología (recuadro 5-3). El objetivo de los esfuerzos de identificación es a nivel de género y especie, sin tratar de describir la jerarquía a la que pertenece un microorganismo determinado. En la actualidad, los esquemas taxonómicos, como los publicados en el cuarto volumen del *Manual de*

Bacteriología Sistemática de Bergey de 1984-1989, en la edición de 1994 del *Manual de Bacteriología Determinativa de Bergey* y en diversos manuales de laboratorio y revistas, reflejan agrupamientos de bacterias en esquemas no jerárquicos, estrictamente en función de las características fenotípicas. En el prefacio de la edición de 1994 del *Manual de Bacteriología Determinativa de Bergey*, J. G. Holt, editor en jefe, menciona que "el ordenamiento del libro es estrictamente fenotípico; no se intenta ofrecer una clasificación natural. El orden elegido es utilitario y procura ayudar a

---

5-3

RECUADRO

Métodos para la caracterización de los microorganismos en el laboratorio de microbiología clínica

1. **Morfología celular.** Incluye el tamaño celular, la forma celular y la distribución de las células unas con respecto a otras.

2. **Características de tinción.** Habitualmente se refiere a las tinciones de Gram y ácido alcohol resistencia, pero puede incluir la descripción de otras características microscópicas, como la presencia de esporas, gránulos metacrómicos, vacuolas, etcétera.

3. **Motilidad.** La motilidad puede observarse microscópicamente con un preparado húmedo o mediante inoculación de un medio de motilidad semisólido.

4. **Presencia/ausencia de esporas.** La presencia de esporas es en particular útil para identificar las especies de *Clostridium*, *Bacillus* y otras. Las esporas por lo general pueden distinguirse en las tinciones de Gram, aunque en ocasiones las tinciones específicas para esporas pueden ser útiles.

5. **Características de crecimiento:**
   a. **Rapidez de crecimiento.** La mayoría de los microorganismos aislados en el laboratorio clínico crecen en 1-2 días. Sin embargo, ciertas bacterias (p. ej., actinomicetos, micobacterias) pueden tardar más.
   b. **Morfología de las colonias en los medios de crecimiento.** Las bacterias difieren en su aspecto en los medios sólidos. Con experiencia, la morfología de las colonias en diversos medios, en asociación con algunas pruebas rápidas (p. ej., oxidasa, catalasa), a menudo es suficiente para la caracterización a nivel de género de los microorganismos que crecen a partir de muestras clínicas.
   c. **Condiciones atmosféricas óptimas para el crecimiento.** Los microorganismos pueden caracterizarse en función de sus requerimientos de oxígeno y, dependiendo del requerimiento, clasificarse como aerobios (necesitan O_2), facultativos (pueden crecer en presencia o ausencia de O_2) o anaerobios (crecimiento óptimo/cualquier crecimiento en ausencia de O_2). El crecimiento de la mayoría de los organismos también es estimulado por el CO_2, y las bacterias capnófilas lo necesitan para crecer (p. ej. *Neisseria gonorrhoeae*). Otros microorganismos, como *Campylobacter jejuni*, pueden requerir atmósferas con una tensión de O_2 levemente disminuida; a estos microorganismos se les denomina *microaerófilos*.
   d. **Temperatura óptima de crecimiento.** La mayoría de los microorganismos que se aíslan en los laboratorios clínicos crecen de manera óptima a temperaturas entre 35 y 37 °C. La capacidad para crecer en diversas temperaturas puede ser útil para caracterizar algunas cepas (p. ej., *Campylobacter* y ciertas micobacterias no tuberculosas).
   e. **Morfología de la colonia en medios no selectivos, selectivos y diferenciales.** De forma rutinaria, los laboratorios clínicos inoculan muestras en medios tanto selectivos como no selectivos, a fin de proporcionar condiciones óptimas para el aislamiento del microorganismo en una muestra. Los medios selectivos utilizan agentes antimicrobianos (p. ej., colistina y ácido nalidíxico en agar de colistina-ácido nalidíxico) o colorantes y sales biliares (p. ej., agar de MacConkey, agar eosina-azul de metileno) para inhibir el crecimiento de algunos organismos y permitir el crecimiento de otros. Además, algunos medios selectivos son diferenciales, es decir, las colonias que crecen en un medio determinado tienen un aspecto que brinda información sobre las características o una característica fenotípica. Estos rasgos pueden sugerir la posible identidad de un microorganismo (p. ej., las colonias incoloras de las especies de *Shigella* no fermentadoras de la lactosa frente a las colonias rosas/rojas de *E. coli* fermentadoras de la lactosa en agar de MacConkey).

6. **Características bioquímicas.** Junto con la morfología celular y de las colonias, y el aspecto de las colonias en medios selectivos y diferenciales, las pruebas bioquímicas y enzimáticas forman la base de la mayoría de los procedimientos de identificación en los laboratorios de microbiología clínica. En general, las características bioquímicas (fenotípicas) se refieren a la formación de distintos productos bioquímicos finales a partir de sustratos específicos, la producción de ácido a partir de diversos hidratos de carbono y la presencia de ciertas enzimas bacterianas determinadas por sustratos cromógenos y otros métodos.

7. **Pruebas serológicas.** Las pruebas serológicas para la identificación de bacterias suelen involucrar la detección de antígenos mediante inmunoanálisis enzimáticos o fluorescentes, o análisis de aglutinación (*véase* el cap. 3). También pueden emplearse métodos de identificación serológica para confirmar las identidades

(*continúa*)

obtenidas por otros métodos. Por ejemplo, las especies de *Salmonella* pueden identificarse a través de métodos fenotípicos, pero la serotipificación de las cepas aisladas de *Salmonella* para antígenos somáticos y flagelares habitualmente se realiza mediante aglutinación en portaobjetos con antisuero específico para el grupo o tipo.

8. **Análisis de los productos metabólicos finales o de componentes estructurales de los microorganismos.** El análisis de los productos metabólicos finales se realiza de forma indirecta con casi todos los sistemas de identificación microbiana, en los cuales el producto metabólico final genera un cambio visualmente detectable en un indicador de algún tipo. Sin embargo, estos análisis también pueden llevarse a cabo por otros métodos, como el análisis de cromatografía gaseosa de muestras de cultivo en caldo después de la extracción con diversos solventes orgánicos. Esta técnica es especialmente útil para la identificación del género y especie de las bacterias anaerobias. Los abordajes quimiotaxonómicos (p. ej., análisis de peptidoglicanos y de la pared celular de la membrana externa, composición de la pared celular, detección de los componentes del transporte de electrones como citocromos y menaquinonas mediante cromatografía líquida de alta presión o cromatografía de gas-líquido) también son útiles, pero no se utilizan en la mayoría de los laboratorios. El análisis de la pared celular ha tenido éxito en algunos laboratorios hospitalarios como método para diferenciar e identificar micobacterias y otros microorganismos relacionados.

9. **Análisis genético molecular.** Los métodos moleculares incluyen el porcentaje del contenido de guanina más citosina, la hibridación ADN-ADN, la PCR y la secuenciación de ADN. Aunque estos métodos no se utilizan de forma rutinaria en muchos laboratorios hospitalarios, han permitido el desarrollo de pruebas moleculares que ahora se emplean en numerosos laboratorios para la detección e identificación de micobacterias, clamidias, hongos sistémicos y algunas bacterias. Las técnicas de amplificación (p. ej., PCR, reacción en cadena de la ligasa, amplificación por desplazamiento de la hebra, identificación mediante secuencia de ácidos nucleicos y amplificación mediada por transcripción) se usan en muchos laboratorios clínicos para la detección directa de *Chlamydia trachomatis* y *Neisseria gonorrhoeae* en muestras urogenitales, para la detección y diferenciación de virus respiratorios, para la detección de *C. difficile* y para la determinación de la carga vírica en pacientes con virus de la inmunodeficiencia humana de tipo 1 [VIH-1], con infecciones víricas asociadas con transplantes (p. ej., citomegalovirus [CMV], BK y virus de Epstein-Barr [VEB]) y con hepatitis C.

10. **Análisis proteómico.** La espectrofotometría de masas de tiempo de vuelo por desorción/ionización láser asistida por matriz (MALDI-TOF, de *matrix-assisted laser desorption/ionization time of flight*) es un tipo de espectrometría de masas que está disponible en el mercado y cuyo empleo se ha vuelto frecuente en el laboratorio de microbiología clínica, en muchos casos sustituyendo a la identificación bioquímica tradicional. Los microorganismos, con mayor frecuencia las bacterias y las levaduras, se colocan en el portaobjetos de la prueba y se mezclan con el material de la matriz. La muestra se coloca para la desorción/ionización láser y las moléculas del microorganismo se separan en gran medida por la masa y su "tiempo de vuelo". El espectro que se forma, en gran parte por el contenido de proteínas del patógeno, se compara con una base de datos de espectros de microorganismos conocidos y, en consecuencia, se logra su identificación en pocos minutos a un bajo coste por prueba.

la identificación de las bacterias".[13,46] En este contexto, la definición operativa de una *especie* es una colección de cepas que comparten características fenotípicas en común. Una *cepa* bacteriana deriva de un único aislamiento en cultivo y la *cepa de referencia* de una especie representa el ejemplo permanente de la especie en cuestión y forma parte de una colección de cultivos (p. ej., ATCC). Las especies están asignadas a *géneros*, los cuales, a su vez, se asignan a *familias*, cada una de las cuales también tiene ciertas características morfológicas, fisiológicas y bioquímicas. Como las decisiones y controversias taxonómicas son arbitradas por un comité, el conocimiento individual y los sesgos introducidos a este nivel hace que la clasificación fenotípica por encima del nivel de especie sea algo arbitraria.[87] Las reglas de la nomenclatura que implican una clasificación jerárquica han sido aceptadas durante años; sin embargo, esto sucede por convención taxonómica para estos esquemas de clasificación no jerárquica. En consecuencia, los nombres de las familias tienen la terminación latinizada *-aceae* (p. ej., la familia *Enterobacteriaceae*, la familia *Neisseriaceae*), los nombres de los órdenes tienen la terminación *-ales* (p. ej., orden *Eubacteriales*) y los nombres de las tribus terminan en *-eae* (p. ej., la tribu *Proteae*). La incorporación de la información fenotípica a las bases de datos computarizadas de los sistemas de identificación comerciales ha brindado una organización sistemática de la gran cantidad de información fenotípica acumulada. Esta información, sin duda alguna, seguirá siendo útil para el laboratorio clínico como el principal método de identificación bacteriana. Sin embargo, el desarrollo de técnicas genéticas poderosas y sofisticadas ha convertido

la clasificación bacteriana jerárquica no sólo en una posibilidad, sino en un hecho inevitable.

Criterios filogénicos para la clasificación de las bacterias

Como la secuencia de nucleótidos del ADN es única para cada especie individual de microorganismos, el análisis del parentesco de los ácidos nucleicos entre los microbios se reconoció como una poderosa herramienta para descifrar la taxonomía y nomenclatura bacteriana. Inicialmente, el ADN se analizaba en busca de su contenido de **G + C%** (**porcentaje de guanina más citosina**). Sin embargo, este análisis se ve limitado por el hecho de que dos microorganismos con secuencias divergentes de ADN tienen contenidos similares de G + C%. Posteriormente, se encontró que la **hibridación ADN-ADN** generaba información más útil. El ADN bicatenario puede separarse en sus dos hebras por medio de calor o altas concentraciones de sal. Al enfriarse o disminuir la concentración de sal, las dos hebras individuales se unen de nuevo o hibridan en la forma bicatenaria a través del apareamiento de las bases específicas (*véase* a continuación). La extensión a la cual dos hebras individuales de ADN se unen de nuevo entre ellas es una evaluación indirecta de su parentesco.[86] Al emplear esta técnica, se encontró que los microorganismos con diferencias del 15% o mayores en la secuencia no se unen de nuevo en condiciones ideales, de forma que el ADN de microorganismos poco relacionados no se hibrida. En consecuencia, la hibridación ADN-ADN ha encontrado su mayor utilidad en la comparación de los microorganismos a nivel de especies o niveles inferiores. En este contexto, una ***especie bacteriana*** pueden definirse como un grupo de bacterias que presentan un parentesco mayor al 70-75%, con una divergencia del 5% o menor en las secuencias de nucleótidos.[86,96]

En la década de 1970, los genetistas comenzaron a estudiar las secuencias de ARN ribosómico (ARNr) como un método para demostrar el parentesco microbiano. Este trabajo se centró en la molécula de ARNr 16S, que es parte de la subunidad 30S del ribosoma bacteriano (*véase* a continuación). Esta molécula mide 1 500-1 800 nucleótidos de longitud, se aísla con facilidad de las bacterias y desempeña el mismo papel funcional en todas las células bacterianas. Los ARNr de la subunidad pequeña se han mantenido altamente conservados durante la evolución, ya que las mutaciones en esta base de secuencias suelen ser letales y los microorganismos con dichas mutaciones no sobreviven ni se propagan. Además, como estas moléculas son parte integral de una estructura compleja que contiene la proteína (ribosoma bacteriano), la transferencia horizontal del ARNr a otros organismos es infrecuente. Al estudiar las secuencias de nucleótidos del ARNr 16S se pueden determinar las relaciones filogénicas y la evolución de los microorganismos a partir de antecesores en común. El análisis de la secuencia del ARN ribosómico encuentra su mayor utilidad en la determinación del parentesco de los microorganismos a un nivel superior al género, aunque esta técnica se ha utilizado para validar las diferencias fenotípicas existentes entre los géneros y especies estrechamente relacionados. Las cepas de la misma especie habitualmente muestran una similitud mayor al 97% en las secuencias de ARNr.[86]

Desde su inicio, los estudios de secuenciación del ARN de la subunidad pequeña han tenido un gran impacto en la sistemática bacteriana. A finales de la década de 1970, el análisis del ARNr 16S de diversos grupos bacterianos (p. ej., bacterias metanógenas [productoras de metanol], bacterias halófilas, bacterias termoacidófilas, etc.) reveló que estos microorganismo eran totalmente divergentes de otras bacterias y de los organismos eucarióticos, y definieron la división del mundo microbiano en dos dominios, *Archaea* y *Eubacteria* (o dominio *Bacteria*), y reafirmaron la separación filogénica de los microorganismos eucarióticos en un tercer dominio, *Eukaryota*. El desarrollo de la secuenciación de ADN a finales de la década de 1970 y la tecnología de la PCR por transcriptasa inversa (RT-PCR, *reverse transcriptase polymerase chain reaction*) a principios y mediados de la década de 1980, permitieron la amplificación y secuenciación de las subunidades pequeñas del ADNr. Un estudio extenso y la catalogación de estas secuencias en las décadas de 1980 y 1990 forman la base del esquema de clasificación filogénica. La segunda edición del *Manual de Bacteriología Sistémica de Bergey* refleja una divergencia total con la primera edición en términos de su esquema de clasificación filogénica. La segunda edición comenzó su publicación en el 2001 con el volumen 1, cubriendo el dominio *Archaea* y las bacterias fotótrofas. En los años posteriores se publicó el volumen 2 (*Proteobacteria*) en el 2005, el volumen 3 (*Firmicutes*) en el 2009 y el volumen 4 (*Bacteroidetes, Spirochaetes, Tenericutes [Mollicutes], Acidobacteria, Fibrobacteres, Fusobacteria, Dictyoglomi, Gemmatimonadetes, Lentisphaerae, Verrucomicrobia, Chlamydiae, Planctomycetes*) en el 2011.

El mundo procariótico se divide en dos dominios: ***Archaea*** y ***Eubacteria***.[99] Los microorganismos eucarióticos pertenecen al dominio ***Eukaryota***. Es probable que *Archaea* y *Eubacteria* evolucionaran a partir de un organismo ancestral, como se puede evidenciar por sus similitudes en las secuencias de aminoácidos de las grandes moléculas estructurales y reguladoras, y de las enzimas, incluidas las adenosintrifosfatasas y los factores de elongación, cuya función se encuentra en la síntesis de proteínas. *Archaea* incluye dos ramas principales: ***Euryarchaeota*** y ***Crenarchaeota***. *Euryarchaeota* incluye a las bacterias metanógenas, las bacterias que reducen sulfato, las bacterias **halófilas** aerobias (requieren sal) y las **termófilas** (crecimiento óptimo a 50-60 °C en un pH menor de 5), y a las bacterias **hipertermófilas anaerobias**. *Crenarchaeota* incluye a todos los termófilos (crecimiento óptimo a 50-60 °C), microorganismos heterótrofos que reducen sulfuro o que son aerobios capaces de oxidar sulfuro y otros sustratos inorgánicos y orgánicos. A pesar de que *Archaea* es similar a *Eubacteria* en tamaño, estructura de nucleótidos, crecimiento celular y división, también difieren en diversos aspectos. El tamaño del genoma de *Eubacteria* ($0.6\text{-}12 \times 10^6$ pares de bases) puede ser tres veces más grande que el de *Archaea* ($1\text{-}4 \times 10^6$ pares de bases). *Archaea* tienen paredes celulares compuestas principalmente por proteínas y carecen del peptidoglicano mureína que se encuentra en *Eubacteria*. Aunque los dos grupos tienen ribosomas 70S, los de *Archaea* son insensibles a la inhibición de la síntesis de proteínas por estreptomicina o cloranfenicol, aunque de forma similar a *Eukaryota*, son sensibles a la inhibición por la toxina diftérica. Las características opuestas están presentes en *Eubacteria*. En resumen, *Archaea* comprende las bacterias que son "extremófilas"; este grupo no contienen patógenos humanos.

Los microorganismos en el dominio *Eubacteria* (o dominio *Bacteria* de acuerdo con el *Manual de Bergey)* se clasifican en divisiones o filos. La mayoría de estos filos están conformados por especies del medio ambiente, como las bacterias termófilas o las fotosintéticas. Los patógenos humanos se distribuyen en ocho filos diferentes. La mayoría de las bacterias gramnegativas clínicamente importantes pertenecen al **filo *Proteobacteria***, el cual se divide en cinco clases designadas α-, β-, γ-, δ- y ε-***Proteobacteria***. Todas las bacterias entéricas, la mayoría de las especies no fermentadoras, cocobacilos, cocos gramnegativos con requerimientos nutricionales especiales y *Campylobacter* pertenecen a las diversas clases del filo *Proteobacteria*. El **filo *Firmicutes*** incluye clostridios, eubacterias, peptococos, bacilos grampositivos formadores de esporas (p. ej., *Bacillus* y géneros relacionados), estafilococos, estreptococos y enterococos. El **filo *Actinobacteria*** comprende actinomicetos aerobios y anaerobios (y microorganismos relacionados), cocos grampositivos aerobios y diversos otros géneros de bacilos grampositivos con requerimientos nutricionales especiales. El **filo *Bacteroidetes*** contiene a los organismos del grupo de los *Bacteroides* (*Bacteroides, Porphyromonas* y *Prevotella*), flavobacterias, esfingobacterias y bacilos gramnegativos no fermentadores relacionados. El **filo *Fusobacteria*** comprende fusobacterias y el género *Streptobacillus*. El **filo *Spirochaetes*** y el **filo *Chlamydiae*** incluyen a bacterias con forma espiral (p. ej., *Borrelia, Treponema* y *Leptospira*) y a los géneros *Chlamydia* y *Chlamydophila*, respectivamente. El **filo *Tenericutes*** cuenta con micoplasmas y ureaplasmas. El recuadro 5-4 proporciona una lista completa del esquema de clasificación para los microorganismos asociados con humanos y enfermedad en humanos que aparece en la nueva edición del *Manual de Bacteriología Sistemática de Berger*.

A pesar del énfasis actual en los métodos moleculares para la clasificación, los criterios fenotípicos continúan siendo la piedra angular para la identificación de las bacterias en el laboratorio de microbiología clínica. Con los métodos que se señalan en el recuadro 5-3, junto con diversos esquemas de identificación y bases de datos computarizadas, la mayoría de las bacterias aisladas en el laboratorio clínico pueden incluirse en un sistema taxonómico que permite determinar el nombre del género y la

(el texto continúa en la p. 182)

RECUADRO 5-4

Clasificación jerárquica de las bacterias de importancia clínica del *Manual de Bacteriología Sistemática de Bergey*, segunda edición

Clase	Subclase	Orden	Suborden	Familia	Género
				Dominio *Eubacteria*	
				Filo *Proteobacteria*	
α-Proteobacteria		*Caulobacteriales*		*Caulobacteraceae*	*Brevundimonas, Caulobacter*
		Rhizobiales		*Bartonellaceae*	*Bartonella*
				Bradyrhizobiaceae	*Afipia, Agromonas, Bosea, Bradyrhizobium*
				Brucellaceae	*Brucella, Ochrobactrum, Pseudochrobactrum*
				Methylobacteriaceae	*Methylobacterium, Protomonas*
				Phyllobacteriaceae	*Mesorhizobium*
				Rhizobiaceae	*Agrobacterium, Rhizobium*
		Rickettsiales		*Anaplasmataceae*	*Aegyptianella, Anaplasma, Cowdria, Ehrlichia, Neorickettsia, Wolbachia*
		Sphingomonadales		*Sphingomonadaceae*	*Sphingomonas*
β-Proteobacteria		*Burkholderiales*		*Alcaligenaceae*	*Achromobacter, Alcaligenes, Bordetella, Oligella, Sutterella, Taylorella*
				Burkholderiaceae	*Burkholderia, Cupriavidus, Lautropia, Pandoraea, Paucimonas, Ralstonia, Wautersia*
				Comamonadaceae	*Acidovorax, Comamonas, Delftia*
		Neisseriales		*Neisseriaceae*	*Allysiella, Aquaspirillum, Chromobacterium, Eikenella, Kingella, Simonsiella, Vitreoscilla*
		Nitrosomonadales		*Spirillaceae*	*Spirillum*
γ-Proteobacteria		*Aeromonadales*		*Aeromonadaceae*	*Aeromonas*
				Succinivibrionaceae	*Anaerobiospirillum, Succinomonas, Succinovibrio*
				Shewanellaceae	*Shewanella*
		Cardiobacteriales		*Cardiobacteriaceae*	*Cardiobacterium, Dichelobacter, Suttonella*
		Enterobacteriales		*Enterobacteriaceae*	*Arenophonus, Biostraticola, Brenneria, Buchnera, Budvicia, Buttiauxella, Calymmatobacterium, Cedacea, Citrobacter, Chronobacter, Dickeya, Edwardsiella, Enterobacter, Erwinia, Escherichia, Ewingella, Hafnia, Klebsiella, Kluyvera, Leclercia, Leminorella, Levinea, Mangrovibacter, Moellerella, Morganella, Obesumbacterium, Pantoea, Pectobacterium, Photorhabdus, Plesiomonas, Pragia, Proteus, Providencia, Rahnella, Raoultella, Saccharobacter, Salmonella, Samsonia, Serratia, Shigella, Sodalis, Tatumella, Thorselia, Trabulsiella, Wigglesworthia, Xenorhabdus, Yersinia, Yokenella*
		Legionellales		*Coxiellaceae*	*Aquacilla, Coxiella*
				Legionellaceae	*Fluoribacter, Legionella, Sarcobium, Tatlockia*
		Sin clasificar Legionellales			*Rickettsiella*
		Oceanospirillales		*Oceanospirillaceae*	*Balneatrix*

Clase	Subclase	Orden	Suborden	Familia	Género
		Pasteurellales		Pasteurellaceae	Actinobacillus, Aggregatibacter, Avibacterium, Basfia, Bibersteinia, Chelonobacter, Gallibacterium, Haemophilus, Histophilus, Lonepinella, Mannheimia, Nicoletella, Pasteurella, Phocoenobacter, Volucribacter
		Pseudomonadales		Moraxellaceae	Acinetobacter, Moraxella, Psychrobacter
				Pseudomonadaceae	Chryseomonas, Flavimonas, Pseudomonas
		Thiotrichales		Francisellaceae	Francisella
		Vibrionales		Vibrionaceae	Listonella, Photobacterium, Vibrio
		Xanthomonadales		Xanthomonadaceae	Stenotrophomonas
δ-Proteobacteria		Desulfovibrionales		Desulfovibrionaceae	Bilophila, Disulfovibrio, Lawsonia
ε-Proteobacteria		Campylobacteriales		Campylobacteraceae	Arcobacter, Campylobacter

Filo Firmicutes

Clase	Subclase	Orden	Suborden	Familia	Género
Bacilli		Bacillales		Alicyclobacillaceae	Alicyclobacillus, Sulfobacillus
				Bacillaceae	Alkalibacillus, Amphibacillus, Anoxybacillus, Aquisalibacillus, Bacillus, Caldalkalibacillus, Cerasibacillus, Exiguobacterium, Falsibacillus, Filobacillus, Geobacillus, Gracilibacillus, Halalkalibacillus, Halobacillus, Halolactibacillus, Jeotgalibacillus, Lentibacillus, Lysinibacillus, Marinibacillus, Natronobacillus, Oceanobacillus, Ornithinibacillus, Paraliobacillus, Paucisalibacillus, Pelagibacillus, Piscibacillus, Pontibacillus, Saccharococcus, Salibacillus, Salimicrobium, Salinibacillus, Salirhabdus, Salsuginibacillus, Sediminibacillus, Tenuibacillus, Terribacillus, Thalassobacillus, Tumebacillus, Ureibacillus, Virgibacillus, Viridibacillus, Vulcanibacillus
				Listeriaceae	Brochothrix, Listeria
				Paenibacillaceae	Ammoniphilus, Aneurinibacillus, Brevibacillus, Cohnella, Fontibacillus, Oxalophagus, Paenibacillus, Saccharibacillus, Thermicanus, Thermobacillus
				Pasteuriaceae	Pasteuria
				Planococcaceae	Filibacter, Kurthia, Paenisporosarcina, Planococcus, Planomicrobium, Sporosarcina
				Sporolactobacillaceae	Marinococcus, Sporolactobacillus, Tuberibacillus
				Staphylococcaceae	Gemella, Jeotgalicoccus, Macrococcus, Nosocomiicoccus, Salinicoccus, Staphylococcus
		Lactobacillales		Aerococcaceae	Abiotrophia, Aerococcus, Dolosicoccus, Eremococcus, Facklamia, Globicatella, Ignavigranum
				Carnobacteriaceae	Agitococcus, Alkalibacterium, Allofustus, Alloiococcus, Atopococcus, Atopostipes, Carnobacterium, Desemzia, Dolosigranulum, Granulicatella, Isobaculum, Lacticigenium, Lactosphaera, Marinilactibacillus, Trichococcus
				Enterococcaceae	Atopobacter, Bavariicoccus, Catellicoccus, Enterococcus, Melissococcus, Pilibacter, Tetragenococcus, Vagococcus
				Lactobacillaceae	Lactobacillus, Paralactobacillus, Pediococcus
				Leuconostocaceae	Fructobacillus, Leuconostoc, Oenococcus, Weissella
				Streptococcaceae	Lactococcus, Lactovum, Streptococcus

(continúa)

Filo *Firmicutes*

Clase	Subclase	Orden	Suborden	Familia	Género
Clostridia		Clostridiales		Clostridiaceae	Clostridium, Sarcina
				Eubacteriaceae	Acetobacterium, Alkalibacter, Eubacterium, Mogibacterium
				Gracilibacteriaceae	Gracilibacter
				Lachnospiraceae	Lachnospira, Butyrivibrio
				Peptococcaceae	Peptococcus
				Peptostreptococcaceae	Anaerococcus, Anaerosphaera, Filifactor, Finegoldia, Helcococcus, Peptoniphilus, Peptostreptococcus
				Veillonellaceae	Acidaminococcus, Megasphaera, Selenomonas, Veillonella

Filo *Actinobacteria*

Clase	Subclase	Orden	Suborden	Familia	Género
Actinobacteria	Actinobacteridae	Actinomycetales	Actinomycineae	Actinomycetaceae	Actinomyces, Actinobaculum, Arcanobacterium, Mobiluncus
			Corynebacterineae	Corynebacteriaceae	Bacterionema, Corynebacterium, Caseobacter, Turicella
				Dietziaceae	Dietzia
				Gordoniaceae	Propuesta del 2009 de combinar las familias Gordoniaceae y Nocardiaceae en una sola familia corregida Nocardiaceae (véase a continuación)
				Mycobacteriaceae	Mycobacterium
				Nocardiaceae	Gordonia, Micropolyspora, Nocardia, Rhodococcus, Skermania, Williamsia
				Tsukamurellaceae	Tsukamurella
			Micrococcineae	Brevibacteriaceae	Brevibacterium
				Cellulomonadaceae	Cellulomonas, Oerskovia, Paraoerskovia, Tropheryma
				Dermabacteriaceae	Brachybacterium, Dermabacter, Devriesea, Helcobacillus
				Dermacoccaceae	Demetria, Dermacoccus, Kytococcus
				Dermatophilaceae	Dermatophilus
				Microbacteriaceae	Agreia, Agrococcus, Agromyces, Aureobacterium, Clavibacter, Leifsonia, Microbacterium
				Micrococcaceae	Arthrobacter, Kocuria, Micrococcus, Nesterenkonia, Renibacterium, Rothia, Stomatococcus
				Promicromonosporaceae	Cellulosimicrobium, Promicromonospora
				Sanguibacteraceae	Sanguibacter
			Micromonosporineae	Micromonosporaceae	Micromonospora
			Propionibacterineae	Nocardioidaceae	Nocardioides
				Propionibacteriaceae	Arachnia, Propionibacterium, Propioniferax
		Bifidobacteriales		Bifidobacteriaceae	Bifidobacterium, Gardnerella

Filo Bacteroidetes

Clase	Subclase	Orden	Suborden	Familia	Género
	Coriobacteridae	Coriobacteriales	Micromonosporineae	Coriobacteriaceae	Atopobium, Collinsella, Cryptobacterium, Eggerthella, Paraeggerthella, Slackia
Bacteroidia		Bacteroidales		Bacteroidaceae	Bacteroides, Acetofilamentum, Acetomicrobium, Acetothernus, Anaerorhabdus
				Porphyromonadaceae	Barnesiella, Dysgonomonas, Porphyromonas, Tannerella
				Prevotellaceae	Prevotella, Xylanibacter
Flavobacteria		Flavobacteriales		Flavobacteriaceae	Bergeyella, Capnocytophaga, Chryseobacterium, Elizabethkingia, Empedobacter, Flavobacterium, Myroides, Riemererella, Wautersiella, Weeksella
Sphingobacteria		Sphingobacteriales		Sphingobacteriaceae	Pedobacter, Sphingobacterium

Filo Fusobacteria

Clase	Subclase	Orden	Suborden	Familia	Género
Fusobacteria		Fusobacteriales		Fusobacteriaceae	Fusobacterium
				Leptotrichiaceae	Leptotrichia, Sneathia, Streptobacillus

Filo Spirochaetes

Clase	Subclase	Orden	Suborden	Familia	Género
Spirochaetes		Spirochaetales		Leptospiraceae	Leptonema, Leptospira, Turneriella
				Spirochaetaceae	Borrelia, Spirochaeta, Treponema, Cristispira

Filo Spirochaetes

Clase	Subclase	Orden	Suborden	Familia	Género
Chlamydiae		Chlamydiales		Chlamydiaceae	Chlamydia, Chlamydophila
				Parachlamydiaceae	Neochlamydia, Parachlamydia
				Simkaniaceae	Simkania, Candidatus Rhabdochlamydia
				Waddliaceae	Waddlia

Filo Spirochaetes

Clase	Subclase	Orden	Suborden	Familia	Género
Mollicutes		Acholeplasmatales		Acholeplasmataceae	Acholeplasma
		Anaeroplasmatales		Anaeroplasmataceae	Anaeroplasma, Asteroleplasma
		Entomoplasmatales		Entomoplasmataceae	Entomoplasma, Mesoplasma
				Spiroplasmataceae	Spiroplasma
		Mycoplasmatales		Mycoplasmataceae	Eperythrozoon, Haemobartonella, Mycoplasma, Ureaplasma

especie. Este abordaje cumple el papel del laboratorio de microbiología clínica en relación con proporcionarle a los médicos las identidades del microorganismo de forma precisa y oportuna, así como con la determinación de la sensibilidad de estos patógenos a los agentes antimicrobianos. Los médicos, a su vez, utilizan esta información para orientar la selección de las intervenciones terapéuticas apropiadas, supervisar la respuesta clínica del paciente y evaluar su curso clínico.

A fin de proporcionarle al lector la información básica suficiente para comprender los siguientes capítulos con respecto a los patógenos bacterianos específicos y las enfermedades que producen, la siguiente sección de este capítulo aborda la morfología, la fisiología y los mecanismos de virulencia de las bacterias en general. Este análisis proporcionará la información necesaria para comprender los matices de la morfología, las propiedades para las tinciones, el crecimiento y las características metabólicas y bioquímicas que se analizarán en los próximos capítulos. La morfología y fisiología básicas de los hongos, parásitos y virus se presentan en los capítulos 21, 22 y 23, respectivamente.

Anatomía y fisiología bacteriana básica

Las bacterias son procarióticas, mientras los hongos, protozoos y otros microorganismos son eucarióticos. Las células eucarióticas contienen un núcleo con una membrana nuclear que cubre múltiples cromosomas, mientras que las células procarióticas tienen un único cromosoma (nucleoide) que no está cubierto por una membrana nuclear. Las células eucarióticas también contienen diversos orgánulos subcelulares con funciones especializadas, como las mitocondrias (sitio de la respiración aerobia) y los cloroplastos (sitios de fotosíntesis en las plantas verdes). De hecho, es probable que estos orgánulos subcelulares evolucionaran a partir de microorganismos que ingresaron a las células eucarióticas y que desarrollaron relaciones simbióticas con ellos a lo largo del tiempo, perdiendo sus funciones metabólicas asociadas con su existencia como formas de vida libre y desarrollando características o atributos que beneficiaron al microorganismo "hospedero". Las células procarióticas y eucarióticas difieren de forma sustancial en muchas otras características, las cuales se resumen en la tabla 5-1.

Tamaño y forma bacteriana

Las células bacterianas tienen diversos tamaños y formas. La mayoría de las bacterias por lo general miden 0.2-2 μm de diámetro y 1-6 μm de largo, aunque muchos microorganismos ambientales pueden medir hasta 100 μm de longitud. Las bacterias tienen cuatro morfologías básicas: células esféricas o **cocos**, células con forma de bastón o **bacilos**, células con forma de espiral o **espirilos,** y células con forma de coma (,) o **vibrios**. Las disposiciones de los cocos en pares, cadenas o racimos los define en grupos de microorganismos denominados **diplococos**, **estreptococos** y **estafilococos**, respectivamente (fig. 5-1). Los microorganismos con forma de bastón pueden tener una morfología regular, pueden ser un poco más cortos (**cocobacilares**) o pueden tener forma de palo de golf o de pesa (**corineforme**). Las células con forma de coma suelen definir una característica básica de ciertas especies (p. ej., especies de *Vibrio*). Lo mismo sucede para otros tipos de bacterias con forma de espiral (p. ej., especies de *Campylobacter*, *Helicobacter*, *Borrelia* y *Treponema*), en las cuales la formación espiral puede ser laxa (aproximadamente cuatro espirales por microorganismo) o comprimida (14-20 espirales por microorganismo).

TABLA 5-1   Propiedades de las células procarióticas y eucarióticas

Característica	Células procarióticas (eubacterias)	Células eucarióticas
Grupos principales	Bacterias, algas azul-verdosas	Algas, hongos, protozoarios, plantas, animales
Pared celular	Con peptidoglicano, lípidos, proteínas	Variable: cuando está presente, contiene quitina (hongos) o celulosa (plantas verdes)
Estructura nuclear		
Membrana nuclear	Ausente	Presente
Cromosomas	Único, cerrado, ADN bicatenario circular	Múltiples, cromosomas lineares
Ploidia	Haploide	La mayoría son diploides; haploide (hongos)
Transcripción/traducción	Continua, con ARNm de vida corta y formación de polirribosoma (polisoma)	Discontinua; ARNm de vida larga con transcripción en el núcleo y traducción en el citoplasma
Histonas	Ausentes	Presente
Citoplasma		
Ribosomas	Presentes: 70S (50S + 30S)	Presente: 80S (60S + 40S)
Mitocondria	Ausente	Presente
Complejo de Golgi	Ausente	Presente
Retículo endoplasmático	Ausente	Presente
Membrana citoplasmática	Presente: fosfolípidos, no esteroles (excepto por especies de *Mycoplasma*)	Presente: fosfolípidos y esteroles (colesterol, ergosterol)
Triglicéridos	Ausentes	Presentes
Motilidad	Flagelos (simples)	Flagelos (complejos); seudópodos; cilios y otros orgánulos locomotores complejos

TABLA 5-1 Propiedades de las células procarióticas y eucarióticas (*continuación*)

Característica	Células procarióticas (eubacterias)	Células eucarióticas
Generación de energía	Relacionada con la membrana citoplasmática	Mitocondria
Reproducción sexual	Ausente (innecesaria)	Presente en la mayoría; algunos hongos pueden haberla perdido por evolución; ausente en algunos protozoarios
Recombinación/intercambio de genes	Intercambio de genes cromosómicos o plásmidos mediante transformación, transducción o conjugación	Cigoto diploide formado a partir de células germinales haploides; la meiosis da lugar a la recombinación genética

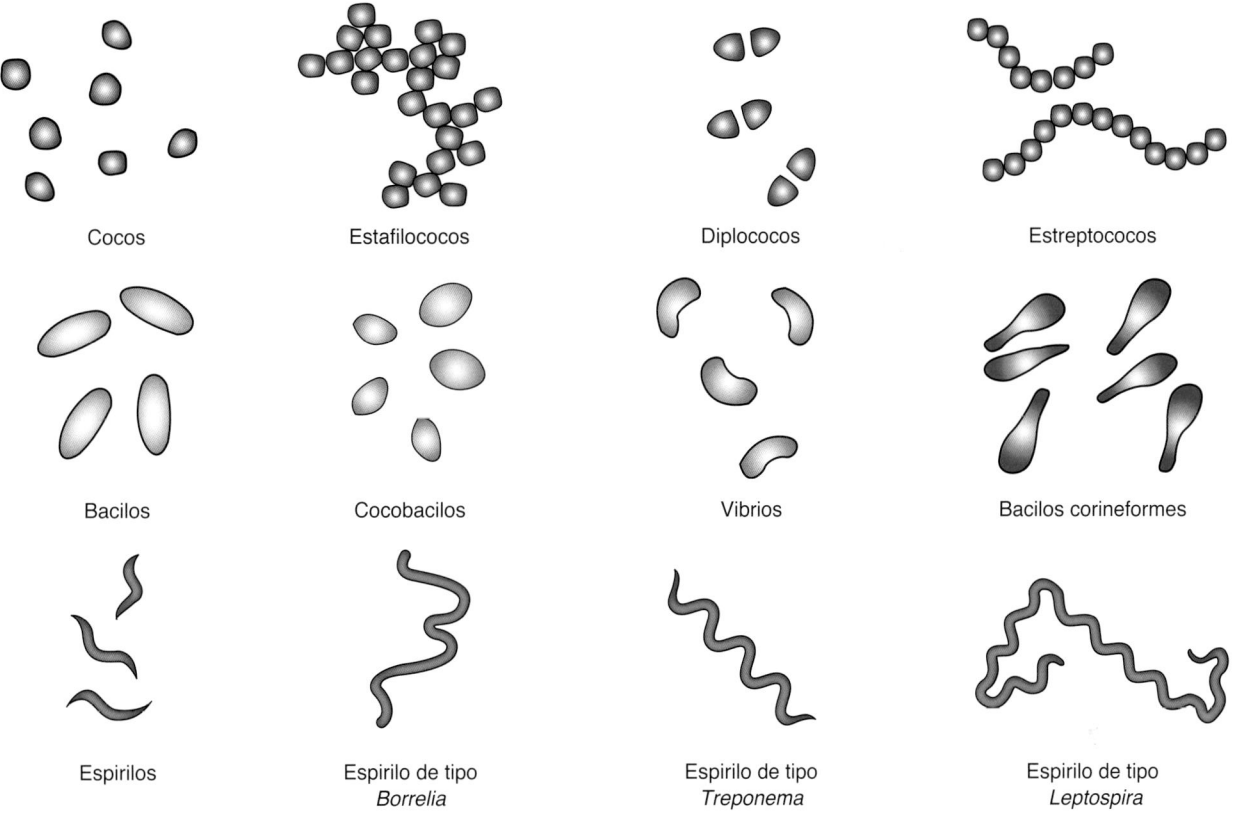

Cocos   Estafilococos   Diplococos   Estreptococos

Bacilos   Cocobacilos   Vibrios   Bacilos corineformes

Espirilos   Espirilo de tipo *Borrelia*   Espirilo de tipo *Treponema*   Espirilo de tipo *Leptospira*

■ **FIGURA 5-1** Morfologías básicas de diversas bacterias.

Además de su tamaño, forma y disposición celular, las bacterias pueden diferenciarse más en función de sus características de tinción con la **tinción de Gram**. Utilizando esta técnica de tinción, la mayoría de las bacterias pueden clasificarse en grampositivas o gramnegativas. La tinción de Gram ayuda a diferenciar a las bacterias con base en la estructura de su pared celular, la cual se analizará más adelante en este capítulo. La estructura de una célula bacteriana general (tanto grampositiva como gramnegativa) se representa en la figura 5-2.

Estructura nuclear, replicación, transcripción y traducción del ADN

Las características heredables de todos los microorganismos vivos son determinados por la estructura del material genético. El material genético de una célula individual está compuesto por **ADN** organizado en cromosomas únicos o múltiples. En conjunto, al material genético se le refiere como el *genoma* del microorganismo. En la gran mayoría de los organismos procarióticos, el **genoma** está conformado por un cromosoma único, cerrado de forma covalente, circular, de ADN de doble cadena (ADNdc); en algunos microorganismos (p. ej., *Borrelia burgdorferi*, estreptomicetos) hay ADN lineal. En los dominios *Archaea* y *Eubacteria*, este cromosoma circular no está unido por una membrana, sino que está libre en el citoplasma en una porción discreta central de la célula bacteriana que se denomina **nucleoide**. El ADN circular bacteriano tiene un peso molecular de aproximadamente 106 kDa, mide 300-1 400 μm de largo y se encuentra en la célula en un estado **superenrollado** (la molécula bicatenaria gira sobre sí misma como una banda de goma enrollada). Los genes individuales se agrupan de forma lineal en el cromosoma. El nucleoide representa cerca del 10% del volumen celular, aunque el ADN comprende únicamente el 2-3% del peso seco de la célula. En el caso de *Escherichia coli*, el cromosoma contiene alrededor de 5×10^6 pares de bases y su longitud es de alrededor de 1 000 veces la longitud de la célula bacteriana que lo contiene. A diferencia de los procesos similares en las células eucarióticas, la replicación y transcripción del ADN en el ácido ribonucleico mensajero (ARNm) suceden de modo

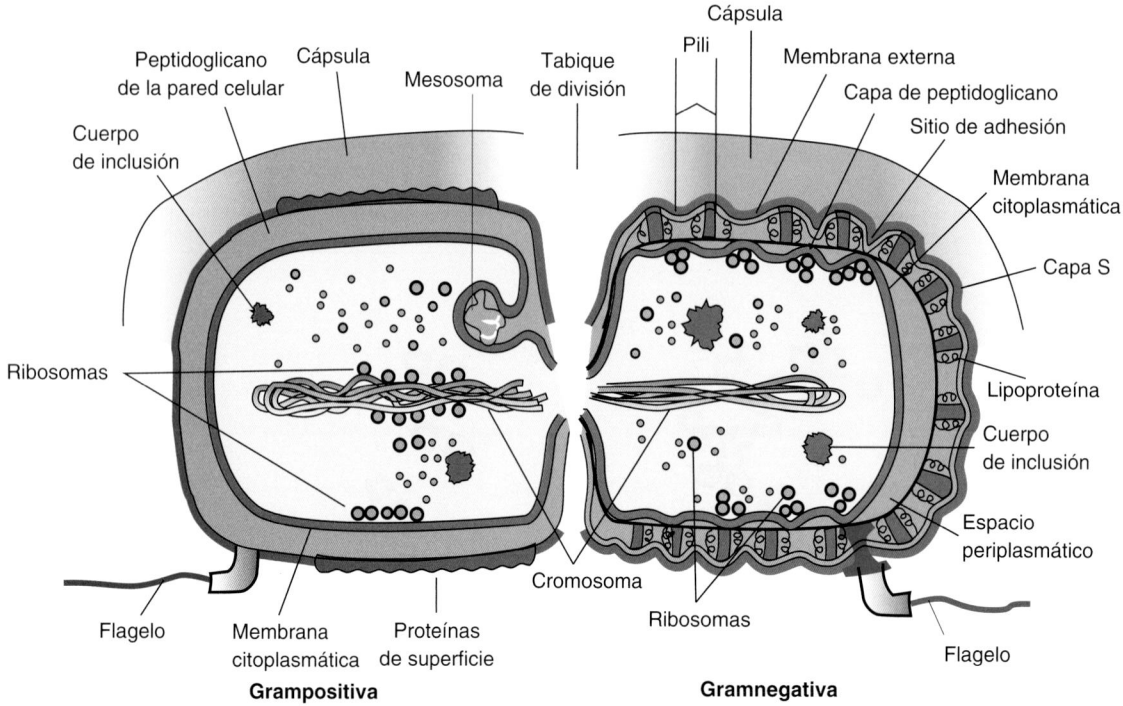

■ **FIGURA 5-2** Esquema general que representa el corte transversal de una célula bacteriana. La mitad izquierda representa la estructura de una bacteria grampositiva; la mitad derecha muestra la estructura de una bacteria gramnegativa.

continuo. El cromosoma también parece estar unido a la porción interna de la membrana celular en ciertos puntos. En los microorganismos eucarióticos, el material genético se organiza en varios **cromosomas** dentro del núcleo. Los cromosomas están, a su vez, asociados con diversas proteínas básicas llamadas *histonas*, las cuales ayudan a estabilizar la estructura cromosómica. Los cromosomas de los microorganismos eucarióticos están separados del resto del material celular por una **membrana nuclear,** la cual está conformada por una bicapa lipídica que tiene una composición similar a la membrana celular. La membrana nuclear también contiene poros que permiten el paso de pequeñas moléculas dentro y fuera del núcleo.

Los ácidos nucleicos de todas las bacterias, como en otros microorganismos, están compuestos por **polinucleótidos** (un polímero conformado por nucleótidos) que constan de los siguientes tres componentes (fig. 5-3): (1) un azúcar cíclico de 5 carbonos (ribosa en el ARN, desoxirribosa en el ADN), (2) una base púrica (adenina, guanina) o pirimidínica (citosina, timina, uracilo) unida al átomo de carbono 1' de la pentosa por un enlace *N*-glucosídico y (3) un fosfato (PO_3) unido al carbono 5' de la pentosa por un enlace fosfodiéster. Las moléculas de las desoxirribosas están unidas alternando los grupos fosfato para formar una cadena que tiene un enrollamiento helicoidal característico, y las bases se dirigen al eje central de la espiral. Tal estructura forma una hebra simple de ácido nucleico (ADNcs).

La estructura del ADN de doble hélice es el resultado de la interacción entre las dos hebras sencillas complementarias de ácidos nucleicos. La complementariedad se asocia con la secuencia de bases en una hebra sencilla y por los enlaces de hidrógeno que ocurren entre bases específicas en la hebra complementaria (fig. 5-4). Las bases **púricas** son **adenina** (**A**) y **guanina** (**G**), y las bases **pirimidínicas** son **citosina** (**C**), **timina** (**T**) y **uracilo** (**U**) (fig. 5-3). La purina *adenina* se aparea de forma específica con la base pirimidínica *timina*, mientras que la purina *guanina* se

aparea de forma específica con la base pirimidínica *citosina*. Las cadenas antiparalelas del ADNcs se mantienen juntas mediante tres enlaces de hidrógeno entre C y G, y dos enlaces de hidrógeno entre A y T (fig. 5-4). El ADN nativo se encuentra como una hélice de doble cadena, mientras el ARN se halla principalmente en forma de cadena simple como moléculas de **ARNm** y en formas parciales de doble cadena en el caso de las moléculas de **ARN ribosómico** (**ARNr**) y **ARN de transferencia** (**ARNt**). En todas las especies de ARN, el uracilo está presente en lugar de la timina (fig. 5-3). La secuencia de bases púricas y pirimidínicas en el ADN conforma el código genético, con codones particulares (secuencias de tres pares de bases) que codifican aminoácidos específicos. El ARNm monocatenario se sintetiza a partir del ADN bicatenario durante el proceso de **transcripción** gracias a la acción de una **ARN polimerasa dependiente de ADN**, en la cual una hebra complementaria de ARNm se sintetiza con la hebra "codificante" de ADNdc como molde. Después, el ARNm se asocia con los **ribosomas**, los cuales son los sitios de síntesis de proteínas.

Los microorganismos tanto procarióticos como eucarióticos albergan grandes cantidades de ribosomas. En los procarióticos, los ribosomas son 70S, mientras que son 80S en el caso de los organismos eucarióticos. La "S" hace referencia a una unidad Svedberg, una medida indirecta del tamaño del ribosoma que se determina por su velocidad de sedimentación al exponerse a una fuerza ultracentrífuga. El ribosoma bacteriano 70S tiene un peso molecular de aproximadamente 80 kDa y existe en un estado disociado como dos subunidades llamadas *subunidades 30S y 50S*. La subunidad 30S contiene las especies de ARN 16S, mientras que la subunidad 50S comprende las subunidades 23S y 5S; juntas, las subunidades también contienen alrededor de 50 proteínas ribosómicas. El ARNr comprende el 70% del ARN celular total. El ARN celular restante se encuentra como ARNt (16%) y ARNm (14%).

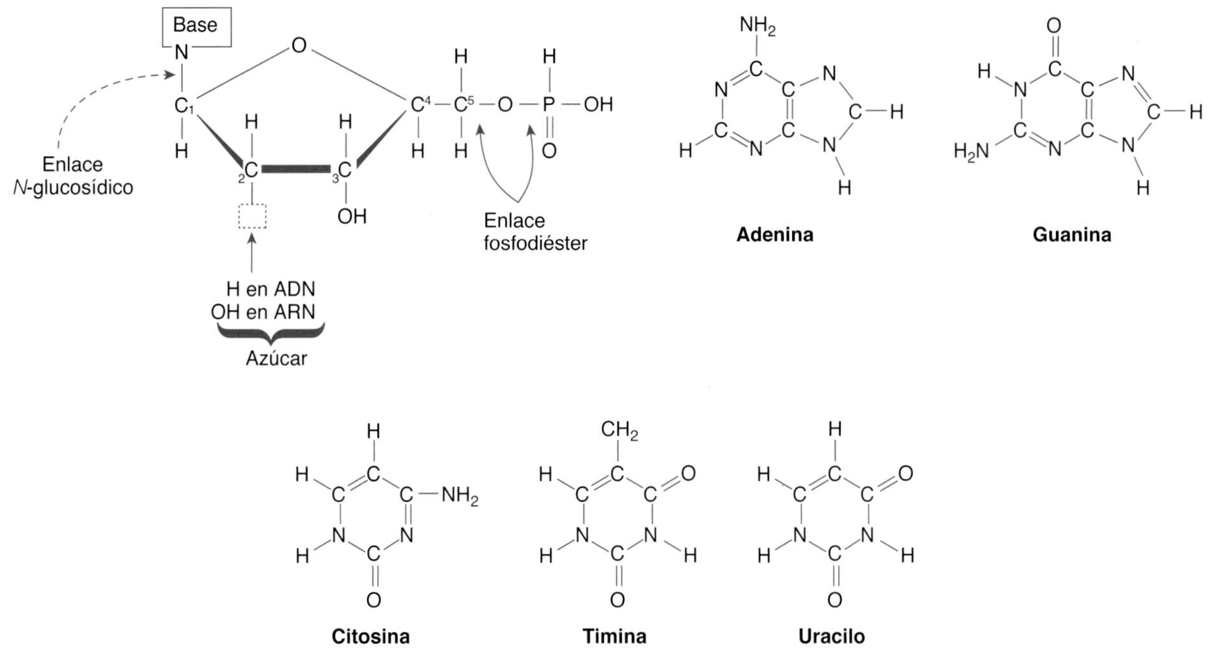

Adenina

Guanina

Citosina

Timina

Uracilo

■ **FIGURA 5-3** Estructura molecular de polinucleótidos y bases de ácidos nucleicos. Los polinucleótidos consisten en un azúcar cíclico de 5 carbonos (ribosa o desoxirribosa), una base púrica o pirimidínica unida al átomo de carbono 1' del azúcar por un enlace *N*-glucosídico, y un grupo fosfato unido al carbono 5' del azúcar por un enlace fosfodiéster. También se muestra la estructura de las dos purinas (adenina y guanina) y las tres pirimidinas (citosina, timina y uracilo).

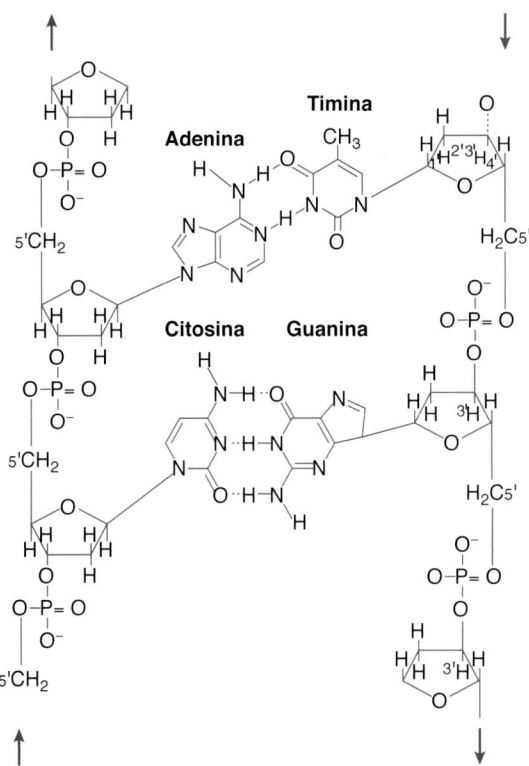

■ **FIGURA 5-4** En la molécula de ADN, las dos hebras de polinucleótidos del ADN bicatenario son "antiparalelas", es decir, el extremo 3'-OH de una hebra es adyacente al extremo 5'-P de la hebra complementaria. Las bases, las cuales se dirigen hacia el eje central de la hélice, se mantienen unidas a las dos hebras de polinucleótidos a través de puentes de hidrógeno relativamente débiles. La adenina se aparea con la timina a través de dos puentes de hidrógeno, mientras que la citosina se aparea con la guanina mediante tres puentes de hidrógeno. Estas fuerzas que interactúan entre las hebras de polinucleótidos pueden vencerse con energía térmica (calor) o a través de un álcali fuerte en el proceso de desnaturalización.

Cuando se acoplan con un ARNm que fue transcrito a partir de ADN, las subunidades 50S y 30S forman el ribosoma 70S completo que se encuentra en las células bacterianas. Los agregados ribosoma-ARNm, denominados *polirribosomas* o *polisomas*, contienen todos los componentes del sistema de síntesis de proteínas; los polisomas son esencialmente cadenas de ribosomas 70S (monómeros) unidos al ARNm. La histona o las proteínas similares a histona que funcionan para estabilizar los polipéptidos recientemente sintetizados por los polisomas se han encontrado de forma reciente sólo en pequeñas cantidades en asociación con el ADN de *E. coli*, mientras que la presencia de proteínas poliamina (p. ej., putrescina o espermidina) asociadas con el ADN bacteriano es bien conocida. El ARNm se "decodifica" en asociación con varios ribosomas en un complejo polisoma-ARNm, en donde ocurre el **apareamiento de bases codón-anticodón** a través de las moléculas de ARNt durante el proceso de **traducción**. Las moléculas de ARNt llevan los **anticodones específicos** que corresponden a los codones del ARNm, así como también llevan los aminoácidos correspondientes enlazados de forma covalente. El complejo ARNt-aminoácido interactúa con el ribosoma de forma que se crea un enlace peptídico entre el aminoácido en el ARNt y el peptidil-ARNt naciente. La interacción entre del ARNt-aminoácido, los ribosomas, el trifosfato de adenosina (ATP, *adenosine triphosphate*) y diversos cofactores conduce a la formación de una cadena polipeptídica específica. En consecuencia, el código genético presente en el ADN se traduce en moléculas de proteínas ("construcción de bloques") o enzimas que, a su vez, catalizan la síntesis y degradación de todos los demás componentes celulares. La síntesis de nuevas moléculas de ADN, llamada **replicación**, sucede a través del desenrollamiento y "apertura tipo cierre" de la molécula de ADNdc por acción de una enzima **ADN girasa**, y la síntesis de las cadenas complementarias de ADN ocurre gracias a una ADN polimerasa dependiente de ADN. Cada molécula nueva de ADNdc contiene una única cadena del ADN original. La relación entre la replicación del ADN, la transcripción a ARN y la traducción del código genético a proteínas se resume en la fig. 5-5.

Además de su utilidad para la determinación del parentesco genético entre las bacterias (*véase* anteriormente), la secuenciación de las moléculas de ARNr ha revelado que las secuencias de nucleótidos son únicas para cada especie individual. Como estas secuencias únicas de ARN también están altamente conservadas y existen en numerosas copias dentro de los ribosomas de una célula bacteriana, los oligonucleótidos sintéticos que pueden hibridarse con estas secuencias únicas pueden utilizarse ya sea para detectar o para identificar bacterias. Este abordaje forma la base de la técnica de sondas de ácidos nucleicos para la detección de microorganismos en muestras clínicas o para la identificación de patógenos aislados en cultivo.

Citoplasma

El citoplasma es un gel amorfo que contiene enzimas, iones y diversos gránulos, muchos de los cuales representan reservas de alimento y energía. Las enzimas citoplasmáticas de las células procarióticas funcionan en los procesos tanto anabólicos como catabólicos, y muchas de ellas se asocian con la porción interna de la membrana celular (*véase* más adelante). Las células procarióticas carecen de orgánulos subcelulares separados y unidos a la membrana, mientras que las células eucarióticas contienen diversas estructuras subcelulares (p. ej., mitocondria, retículo endoplasmático, etc.) compuestas o unidas por membranas con una bicapa de fosfolípidos. Las inclusiones intracelulares citoplasmáticas o gránulos representan acúmulos de reservas de alimentos (polisacáridos, lípidos o polifosfatos). La cantidad y tipo de gránulos de almacenamiento varía con el medio y el estado funcional de las células. El almidón es el principal producto de almacenamiento en las especies de *Neisseria* y *Clostridium*, mientras que el glucógeno es el principal material de almacenamiento de las bacterias entéricas. Las especies de *Bacillus* y *Pseudomonas* acumulan el 30% o más de su peso seco en forma de un lípido de alto peso molecular

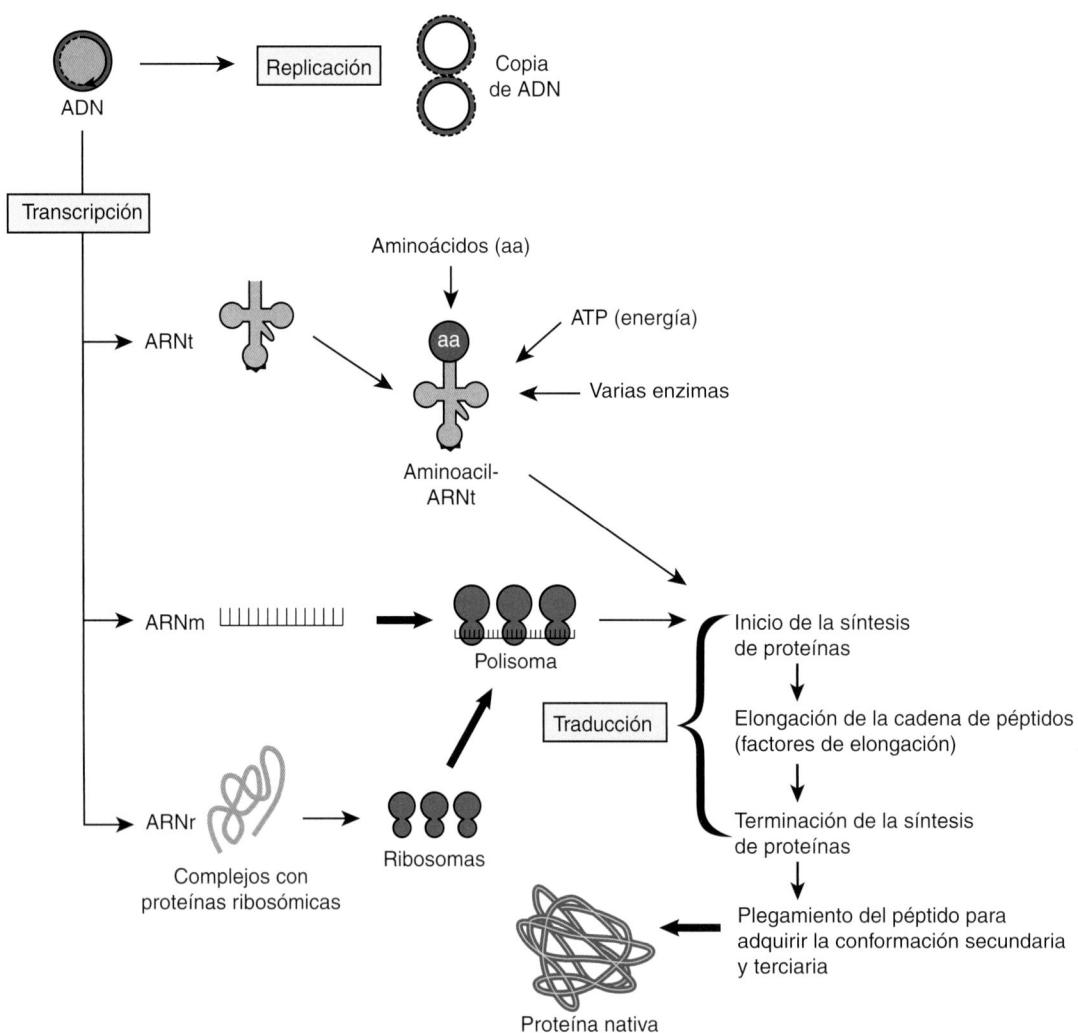

■ **FIGURA 5-5** Replicación, transcripción y traducción del código genético en los organismos procarióticos. El ADN se replica mediante la ADN polimerasa dependiente de ADN para generar dos moléculas de ADN bicatenario (ADNdc). El código genético en el ADNdc se copia para producir ARN monocatenario llamado *ARN mensajero* (ARNm) durante el proceso de transcripción. El ARN de transferencia (ARNt) y el ARN ribosómico (ARNr) también se transcriben. El ARNr crea complejos con proteínas específicas para formar parte de la estructura del ribosoma. El ARNm crea complejos con los ribosomas para formar polisomas, los cuales son el sitio de síntesis de proteínas. En el polisoma, los codones específicos para los aminoácidos individuales son reconocidos por los anticodones en las moléculas de ARNt a través del apareamiento específico de las bases. Los codones específicos corresponden a los diferentes aminoácidos unidos a las moléculas de aminoacil-ARNt. La síntesis de proteínas inicia durante la fase de traducción, las cadenas polipeptídicas se alargan y la síntesis termina con la liberación de una proteína.

llamado *poli-β-hidroxibutirato*. Los polímeros de alto peso molecular del polifosfato, conocidos como **gránulos metacrómicos** o **volutina**, se encuentran en las especies de *Corynebacterium*, en *Yersinia pestis* y en las especies de *Mycobacterium*. Estos gránulos de volutina presentan un color rojizo-rosado cuando se les tiñe con azul de metileno. Las inclusiones intracitoplasmáticas que se encuentran en la mayoría de las bacterias del ambiente incluyen magnetosomas y vesículas de gas. Los **magnetosomas** están conformados por diversas formas de hierro y le confieren al microorganismo un eje magnético que le permite orientarse en relación con el campo magnético de la tierra. Las **vesículas de gas** le permiten mantener la flotación a cierto nivel en un ambiente acuoso. Ambas inclusiones les permiten ajustarse a las ubicaciones en respuesta a las condiciones de crecimiento y concentraciones de nutrientes.

El ADN extracromosómico suele estar presente en el citoplasma de las células procarióticas en forma de plásmidos. Los **plásmidos** se encuentran dispuestos en círculos cerrados de forma covalente de ADNdc, cuyo tamaño varía de alrededor de 1 kilobase (kb) a más de 400 kb, lo cual es equivalente a cerca del 10% del tamaño de un cromosoma de *E. coli*. En general, los plásmidos no se encuentran en los microorganismos eucarióticos, aunque algunos orgánulos subcelulares en estos organismos (p. ej., mitocondria) contienen moléculas de ADN que sean similares a los plásmidos bacterianos. Los plásmidos pueden replicarse de forma independiente, se heredan mediante progenie de células bacterianas y pueden contener información genética para diversas estructuras o funciones relacionadas con la virulencia bacteriana, incluso genes que confieren resistencia a los agentes antimicrobianos, adhesinas relacionadas con la virulencia, producción de toxinas y resistencia a los iones de metales pesados. Algunos plásmidos, llamados *plásmidos conjugativos*, codifican enzimas que facilitan su transmisión a otras células bacterianas. Ciertas bacterias también pueden contener **transposones y secuencias de inserción**, los cuales son secuencias de ADN que pueden insertarse en diferentes sitios no relacionados tanto en el cromosoma como en el plásmido. La inserción de estos elementos al ADN no requiere que la secuencia base del transposón sea homóloga con el sitio de inserción (*véase* más adelante).

Membrana citoplasmática

El citoplasma de todas las células bacterianas está rodeado por una membrana citoplasmática. Esta membrana se ubica inmediatamente dentro de la capa de peptidoglicanos de la pared celular en las bacterias grampositivas y adyacente al espacio periplasmático en las bacterias gramnegativas (se analiza más adelante). La estructura básica de la membrana citoplasmática es una bicapa de fosfolípidos en la cual se encuentran embebidas diversas proteínas constitutivas. La membrana está conformada por 30-60% de fosfolípidos y 50-70% de proteínas, en función del peso. La mayoría de las membranas celulares de las bacterias contienen fosfatidil glicerol, fosfatidil etanolamina y difosfatidil glicerol; no incluyen esteroles (colesterol o ergosterol). Las únicas excepciones en las células procarióticas son los micoplasmas y ureaplasmas, los cuales incorporan esteroles del medio de crecimiento a sus membranas celulares. Los ácidos grasos que conforman la porción lipídica de la bicapa de fosfolípidos por lo general contienen una estructura base de 15-18 carbonos y suelen ser saturados y monoinsaturados.

La membrana celular de las células procarióticas cumple varias funciones que están relegadas a los orgánulos intracitoplasmáticos especializados en los microorganismos eucarióticos. En las bacterias gramnegativas, la membrana celular bacteriana contiene enzimas que son activas en la respiración celular y fosforilación oxidativa, la biosíntesis de peptidoglicanos y lípidos complejos, la replicación del ADN y la biosíntesis de la membrana externa. En las bacterias fotótrofas, los eventos asociados con la captación de luz también ocurren en la membrana celular, la cual contiene la maquinaria para la síntesis y secreción de enzimas y toxinas bacterianas, y brinda una barrera aislante en la que se puede formar un gradiente iónico o un potencial de membrana que se utiliza para la producción de energía; tal energía puede emplearse para el movimiento de los flagelos, la movilización cromosómica, etcétera. La estructura de la membrana permite la retención de metabolitos y la exclusión de muchos compuestos externos. Algunas proteínas de la membrana están involucradas en el transporte activo de materiales (p. ej., ciertos monosacáridos y disacáridos) hacia el citoplasma. Estas proteínas transportadoras específicas asociadas con la membrana se denominan *permeasas*. Los **mesosomas**, invaginaciones de la membrana citoplasmática que se extienden hacia el interior del citoplasma, pueden servir para aumentar la superficie disponible de la membrana para las enzimas catabólicas y anabólicas. Además, pueden participar en la replicación del ADN y en la separación del ADN bicatenario en las células en crecimiento activo. Sin embargo, también hay evidencia que sugiere que los mesosomas pueden ser artificios a partir de las técnicas de fijación que se utilizan para la microscopia electrónica.

Estructura de la pared celular bacteriana

La pared celular bacteriana proporciona rigidez estructural, le confiere forma a la célula y crea una barrera física contra el ambiente en el exterior. El componente rígido de la pared celular de todas las bacterias se conforma por **peptidoglicano**. El peptidoglicano se encuentra en todas las especies bacterianas, con la excepción de los micoplasmas y ureaplasmas carentes de pared celular. Esta estructura se compone por un esqueleto de hidratos de carbono alternados de **N-acetilglucosamina** y **ácido N-acetilmurámico** que forman un enlace β-1,4 (fig. 5-6). A los residuos de ácido *N*-acetilmurámico se unen, mediante un enlace peptídico con el grupo lactilo en C3, tetrapéptidos pequeños que por lo general están conformados por cadenas cortas idénticas de D- y L-aminoácidos. Estas cadenas cortas contienen aminoácidos que no suelen encontrarse en las proteínas, incluso D-isómeros de alanania y ácido D-glutámico (bacterias grampositivas), ácido mesodiaminopimélico (meso-DAP) o lisina (bacterias gramnegativas). Algunos de estos tetrapéptidos están, a su vez, unidos entre sí por péptidos cortos que forman entrecruzamientos entre las cadenas adyacentes de peptidoglicano (fig. 5-7). Los tipos de aminoácidos encontrados y los grados de entrecruzamiento son componentes variables de la estructura del peptidoglicano. Por ejemplo, en *Staphylococcus aureus*, la mayoría de los residuos de ácido *N*-acetilmurámico están entrecruzados con las cadenas adyacentes de peptidoglicano mediante cinco residuos de glicina, proporcionándole una estructura rígida a la pared celular (fig. 5-7A). En las bacterias gramnegativas, como *E. coli*, el entrecruzamiento se forma directamente entre el meso-DAP de una "cadena" de peptidoglicano y el residuo terminal D-alanilo en una cadena adyacente (fig. 5-7B). El grado de dicho entrecruzamiento determina si la estructura de la pared celular se denomina *rígida* (muy entrecruzada) o *laxa*. Entre las bacterias grampositivas, hay más de 100 diferentes quimiotipos de peptidoglicanos que difieren por tener varios aminoácidos sustituyentes unidos al grupo lactilo del ácido *N*-acetilmurámico o por tener diferentes unidades de enlace que comprenden los puentes interpeptídicos. Los pequeños

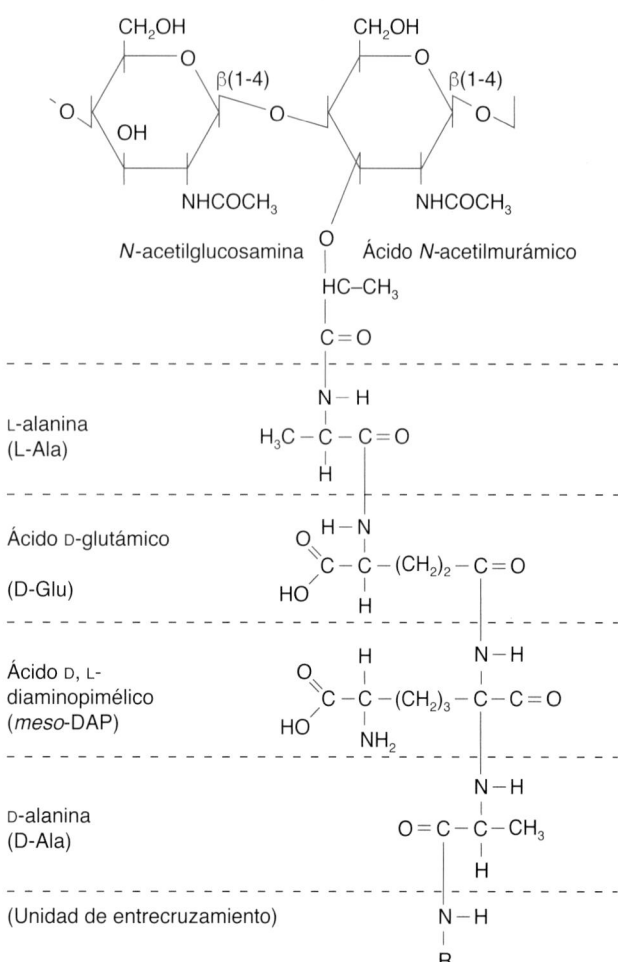

L-alanina
(L-Ala)

Ácido D-glutámico

(D-Glu)

Ácido D, L-
diaminopimélico
(*meso*-DAP)

D-alanina
(D-Ala)

(Unidad de entrecruzamiento)

■ **FIGURA 5-6** Estructura de la unidad de peptidoglicano repetitiva de *Escherichia coli*.

cambios en el quimiotipo de la pared celular pueden presentarse por la exposición a altas concentraciones de sal o a agentes antimicrobianos activos en la pared celular, como la meticilina.

La biosíntesis de la pared celular bacteriana es un proceso continuo. Los nuevos polímeros de peptidoglicano se exportan desde la célula y se unen a los polímeros preexistentes en la pared celular en la porción interna de la pared mediante **proteínas de unión a la penicilina**. Al mismo tiempo, el material de peptidoglicano más viejo superpuesto a las estructuras recién sintetizadas se elimina de forma continua por acción de autolisinas en la pared celular. Los agentes antimicrobianos, como las penicilinas y las cefalosporinas, inhiben el crecimiento de la célula bacteriana al unirse a las proteínas de unión a la penicilina e inhibir la renovación de polímeros en la porción interna de la pared. La hidrólisis autolítica continua de los materiales de peptidoglicano viejo causan que la pared se adelgace, lo que finalmente lleva a la lisis celular.

Paredes celulares de las bacterias grampositivas.

La pared celular de las bacterias grampositivas (fig. 5-8A) mide alrededor de 80 nm de espesor y está conformada principalmente por varias capas de peptidoglicano; de hecho, este material puede constituir entre el 40 y el 80%, o más, del peso seco de algunas paredes celulares grampositivas. Hay diversas proteínas, polisacáridos y moléculas únicas denominadas *ácidos teicoicos* atrapadas dentro de esta matriz de peptidoglicano. Los ácidos

teicoicos son polímeros de unidades ya sea de ribitol (5 carbonos) o glicerol (3 carbonos) unidas mediante enlaces fosfodiéster (fig. 5-9). Los ácidos teicoicos de ribitol están asociados con la pared celular, mientras que los de glicerol están asociados con la porción interna de la membrana celular bacteriana. Los ácidos teicoicos de ribitol se unen al peptidoglicano a través de enlaces covalentes con el C6 del grupo hidroxilo del ácido *N*-acetilmurámico, mientras que los de glicerol se unen a los glicolípidos de la membrana citoplasmática. Estas últimas moléculas se denominan *ácidos lipoteicoicos*. Se unen a la capa externa de lípidos de la membrana celular y se extienden hacia el interior de la pared celular. Los ácidos teicoicos de diferentes bacterias se modifican por la adición de grupos "R", los cuales incluyen residuos de D-alanina o D-lisina unidos mediante enlaces éster; o glucosa, galactosa o *N*-acetilglucosamina unida mediante enlaces *O*-glucósido. Los ácidos teicoicos estabilizan la pared celular, mantienen la asociación de la pared con la membrana celular, forman quelatos con iones pequeños necesarios para el funcionamiento celular y la integridad de la pared, y participan en la interacción celular y adherencia a la mucosa u otras superficies. Los ácidos teicoicos también pueden servir en la síntesis de peptidoglicano y la formación de tabiques durante el crecimiento y reproducción, así como pueden desempeñar un papel en la capacidad de algunas bacterias grampositivas para transformarse. En algunos microorganismos, los ácidos teicoicos son antigénicos y constituyen la base del agrupamiento antigénico (p. ej., el antígeno del grupo D en los estreptococos del grupo D y los miembros del género *Enterococcus*).

En los distintos grupos de bacterias grampositivas patógenas, también pueden existir otras estructuras de la pared celular que son importantes determinantes de virulencia. Por ejemplo, la proteína M, un factor de virulencia bien reconocido de los estreptococos β-hemolíticos del grupo A, se asocia con los ácidos lipoteicoicos en la pared celular estreptocócica y se extiende hacia el exterior de la pared como una proteína de la fimbria (*véase* el cap. 13).[45] El grupo de antígenos de los estreptococos β-hemolíticos de los grupos A, B, C, F y G también son polisacáridos ácidos no teicoicos que se encuentran en la pared celular. El polisacárido C que está presente en las paredes celulares de *Streptococcus pneumoniae* es un ácido lipoteicoico complejo compuesto por ribitol y fosfato sustituido en varios puntos por *N*-acetil-D-galactosamina, D-glucosa, *N*-acetil-2,4-diamino-2,4,6-tridesoxihexosa en el enlace *O*-glucósido y colina en el enlace diéster.[49]

Las paredes celulares de las bacterias grampositivas (y algunas gramnegativas) también contienen un componente llamado *capa S*. Estas capas consisten en moléculas de proteínas o glicoproteínas con un peso molecular de 50-120 kDa que se reúnen por su cuenta en la superficie externa del microorganismo y forman estructuras con un entramado empaquetado oblicuo, cuadrado o hexagonal.[7,82] El material de la capa S puede constituir hasta el 20% de las proteínas totales de la célula. Al visualizarla mediante microscopia electrónica, la capa S parece una "capa" adicional en la parte externa de la pared celular. Las proteínas de esta estructura están poco conservadas y pueden diferir de forma importante entre especies relacionadas. Dependiendo de la especie, las capas S pueden tener un grosor de 5-25 nm y cuentan con poros idénticos de 2-8 nm de diámetro. Las capas S presentan simetría con un entramado oblicuo, cuadrado o hexagonal. Dependiendo de la simetría del entramado, la capa S puede estar compuesta por una (P1), dos (P2), tres (P3), cuatro (P4) o seis (P6) subunidades idénticas de proteínas, respectivamente. Para muchas bacterias, la capa S constituye la zona más externa de interacción con el ambiente; sus funciones son diversas y pueden variar

A. Peptidoglicano de *Staphylococcus aureus*

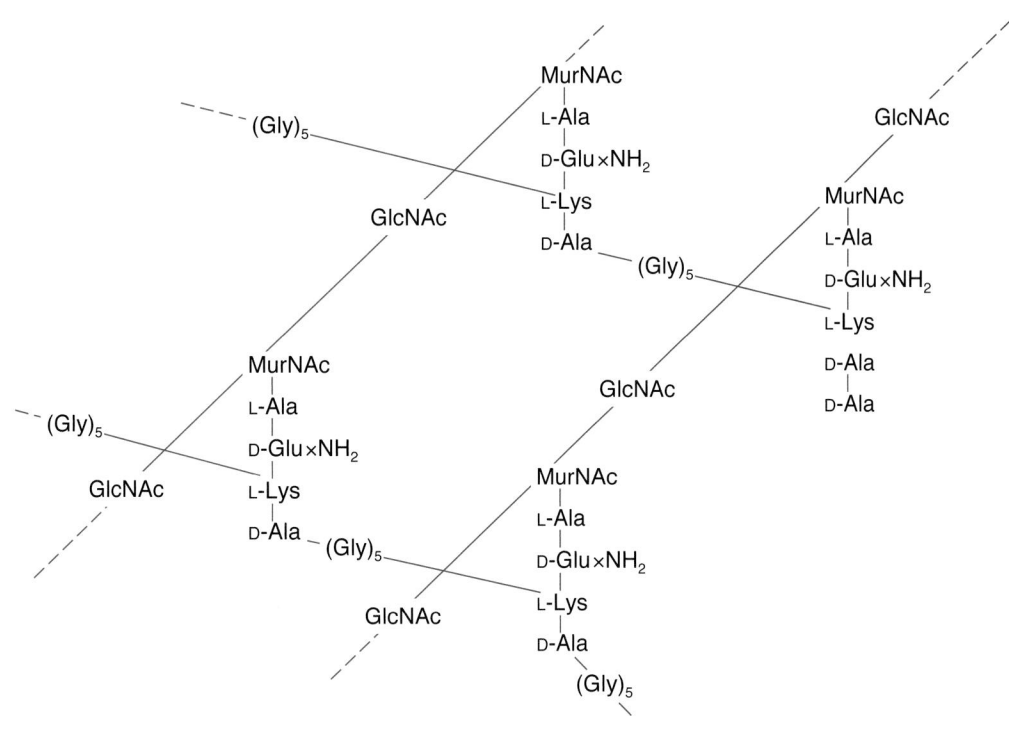

Abreviaturas: GlcNAc, *N*-acetilglucosamina; MurNAc, ácido *N*-acetilmurámico; Ala, alanina; Glu-NH$_2$, isoglutamina; Lys, lisina; Gly, glicina.

B. Peptidoglicano de *Escherichia coli*

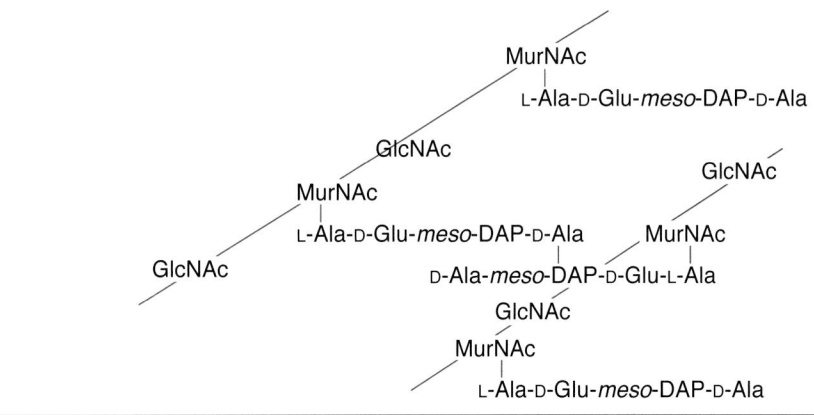

Abreviaturas: *véase* arriba; además, Glu, glutamato; DAP; diaminopimelato.

■ **FIGURA 5-7** Estructura del peptidoglicano en *Staphylococcus aureus* y *Escherichia coli.*

entre especies. En *Archaea*, la capa S es el único componente de la pared, por lo que es importante para la estabilización mecánica. Las funciones adicionales asociadas con las capas S incluyen protección contra bacteriófagos y resistencia contra el pH bajo. La capa S desempeña la función de barrera contra sustancias de alto peso molecular (p. ej., enzimas líticas) y puede servir como adhesina en el caso de las capas S glicosiladas. Las capas S pueden estabilizar la membrana celular y proporcionar sitios de anclaje para las proteínas periplasmáticas. En los microorganismos patógenos, la capa S puede inhibir la fagocitosis o prevenir la unión de la inmunoglobulina y el complemento.

Las técnicas de microscopia electrónica con criofractura han demostrado capas S en especies de *Bacillus, Lactobacillus, Clostridium, Campylobacter* y *Aeromonas*. En *Bacillus anthracis*, ahora se considera que la capa S es el antígeno principal de la pared celular del microorganismo y, junto con la cápsula y las dos toxinas, puede contribuir a la virulencia.[57]

Paredes celulares de las bacterias gramnegativas. La pared celular de las bacterias gramnegativas (fig. 5-8B) se observa más delgada que la de las grampositivas, pero cuenta con una mayor complejidad estructural. Inmediatamente por

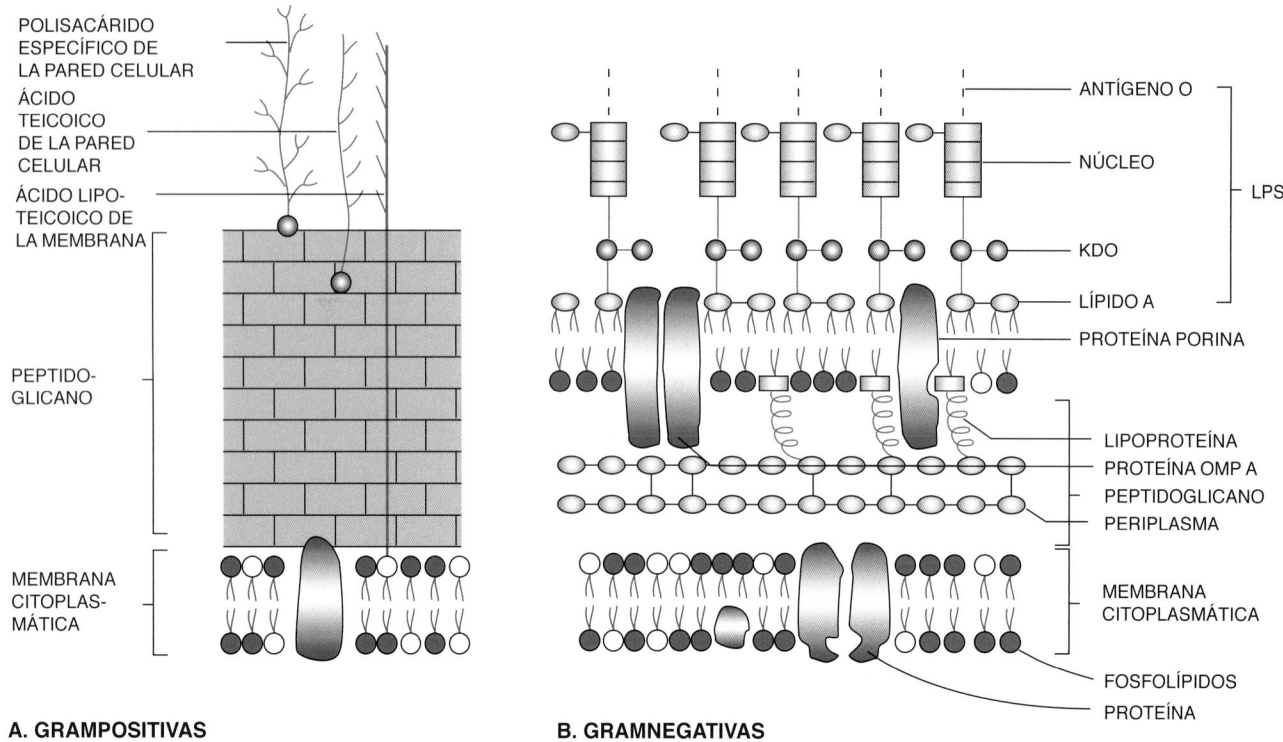

POLISACÁRIDO
ESPECÍFICO DE
LA PARED CELULAR

ÁCIDO
TEICOICO
DE LA PARED
CELULAR

ÁCIDO LIPO-
TEICOICO DE
LA MEMBRANA

PEPTIDO-
GLICANO

MEMBRANA
CITOPLAS-
MÁTICA

ANTÍGENO O

NÚCLEO

LPS

KDO

LÍPIDO A

PROTEÍNA PORINA

LIPOPROTEÍNA
PROTEÍNA OMP A
PEPTIDOGLICANO
PERIPLASMA

MEMBRANA
CITOPLASMÁTICA

FOSFOLÍPIDOS
PROTEÍNA

A. GRAMPOSITIVAS   B. GRAMNEGATIVAS

■ **FIGURA 5-8** Estructura de la pared celular de las bacterias grampositivas (A) y gramnegativas (B). KDO, cetodesoxioctulonato; LPS, lipopolisacárido.

fuera de la membrana citoplasmática se encuentra el **espacio periplasmático**. Dicho espacio contiene enzimas degradativas (p. ej., fosfatasas alcalinas, proteasas, nucleosidasas, β-lactamasas y aminoglucósido fosforilasas) y proteínas específicas de unión y transporte para vitaminas, aminoácidos y iones. Una **capa única de peptidoglicano gruesa** forma el borde externo del espacio periplasmático. Como la capa de peptidoglicano es únicamente una capa gruesa, el entrecruzamiento ocurre con las hebras de peptidoglicano más que con las capas de peptidoglicano más profundas o más externas a la superficie celular individual. Los entrecruzamientos se forman a partir del grupo carboxilo del residuo D-alanina terminal en una cadena al grupo amino libre de un residuo del tipo meso-DAP en una cadena adyacente (fig. 5-7B). La capa de peptidoglicano que presentan las bacterias

gramnegativas es bastante "laxa", tan sólo la mitad de las cadenas de péptidos unidos a los residuos de ácido N-acetilmurámico se encuentran involucrados en el entrecruzamiento. Asimismo, el entrecruzamiento que ocurre con el peptidoglicano tiene lugar de manera directa a partir del tetrapéptido muramilo en una cadena de peptidoglicano hacia el tetrapéptido muramilo de una cadena de peptidoglicano adyacente (sin que haya puentes interpeptídicos, como se muestra en la fig. 5-7A).

Por fuera de la delgada capa de peptidoglicano se encuentra la **membrana externa**, la cual tiene una estructura básica similar a la de la membrana citoplasmática, es decir, una bicapa de fosfolípidos en la cual están embebidas otras diversas moléculas grandes. La membrana externa se encuentra anclada a la capa de peptidoglicano mediante **lipoproteínas mureína** pequeñas y muy lipófilas que están unidas de forma covalente al grupo amino del ácido diaminopimélico y el peptidoglicano, y se extiende por todo el espacio periplasmático como una estructura α-helicoidal. El otro extremo de esta lipoproteína está enclavado de forma no covalente en la estructura lipídica de la membrana externa.

Un componente estructural que es único de la membrana externa de las bacterias gramnegativas es el **lipopolisacárido (LPS)** (fig. 5-10A). Las moléculas del LPS son los principales determinantes antigénicos de superficie (llamados *somáticos* o *antígenos O*) en las bacterias gramnegativas y son responsables de la actividad endotóxica de las células gramnegativas. Las moléculas del LPS tienen un alto peso molecular y son glicolípidos complejos conformados por tres componentes: una porción lipídica e hidrófoba compleja denominada *lípido A*, un **polisacárido central** que une al lípido A con las estructuras más externas de la molécula y que por lo general es estructuralmente similar dentro de cierto género o especie, y **cadenas laterales de polisacáridos O-específicos (antígeno somático)**, las cuales son regiones de estructuras químicas variables que confieren la identidad

■ **FIGURA 5-9** Estructura de los ácidos teicoicos de las bacterias grampositivas. El ácido teicoico ribitol se muestra en el lado izquierdo; el ácido teicoico glicerol se presenta en el lado derecho. Las sustituciones del grupo "R" pueden incluir enlaces éster con D-alanina o D-lisina, o enlaces O-glucosídicos con glucosa, galactosa o N-acetilglucosamina.

Ácido teicoico
de tipo ribitol

Ácido teicoico
de tipo glicerol

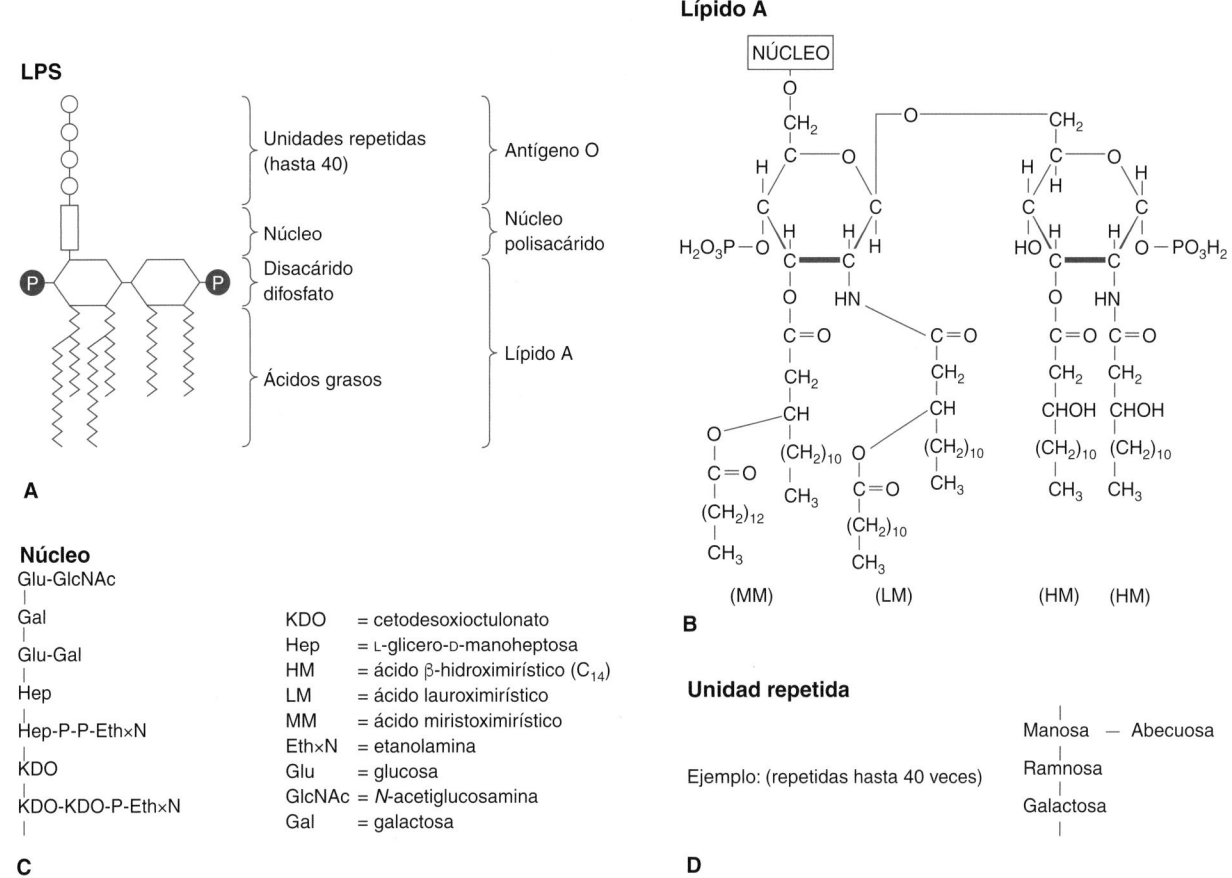

A

Núcleo
Glu-GlcNAc
Gal
Glu-Gal
Hep
Hep-P-P-EthxN
KDO
KDO-KDO-P-EthxN

KDO = cetodesoxioctulonato
Hep = L-glicero-D-manoheptosa
HM = ácido β-hidroximirístico (C$_{14}$)
LM = ácido lauroximirístico
MM = ácido miristoximirístico
EthxN = etanolamina
Glu = glucosa
GlcNAc = N-acetilglucosamina
Gal = galactosa

C

Unidad repetida

Ejemplo: (repetidas hasta 40 veces)

Manosa — Abecuosa
Ramnosa
Galactosa

D

■ **FIGURA 5-10** Lipopolisacárido (LPS) de la envoltura celular gramnegativa. **A.** Segmento del polímero que muestra la disposición de los componentes principales. **B.** Estructura del lípido A de *Salmonella typhimurium*. **C.** Núcleo del polisacárido. **D.** Unidad repetitiva típica (*Salmonella typhimurium*) (redibujado de Brooks GF, Butel JS, Ornston E, y cols. Jawetz, Melnick, and Adelberg's Medical Microbiology. 19th ed. Norwalk, CT: Appleton & Lange, 1991).

serológica única a las especies gramnegativas. La región del lípido A del LPS está embebida en la capa exterior de la membrana externa, con el polisacárido central y las cadenas laterales O-específicas que se proyectan desde la superficie de la membrana externa como bigotes de gato. Por ejemplo, cada serotipo de *Salmonella* tiene cadenas laterales O-específicas características que permiten la confirmación serológica de las identificaciones bioquímicas y permiten la tipificación de la cepa cuando se investigan posibles brotes de *Salmonella* transmitidos por alimentos. La estructura del LPS se ha estudiado de forma más extensa en las especies de *Salmonella* y *E. coli*.

El lípido A está compuesto por un disacárido de glucosamina en el cual los grupos hidroxilo están esterificados con ácidos grasos β-hidroxilados poco habituales, como el ácido β-hidroximirístico (C14), el ácido miristomirístico y el ácido lauromirístico (fig. 5-10B). Se pueden unir ácidos grasos adicionales mediante grupos hidroxilo a otras ubicaciones no sustituidas en la molécula del ácido mirístico; estas sustituciones adicionales difieren entre los diversos géneros de las bacterias gramnegativas. El polisacárido central está unido a la porción del lípido A del LPS, el cual contiene dos hidratos de carbono únicos: **3-desoxi-D-mano-octulosonato** (antes llamado **ácido 2-ceto-3-desoxioctonoico [KDO]**), un azúcar de 8 carbonos, y **heptosa**, un azúcar de 7 carbonos. El KDO central forma enlaces covalentes entre el lípido A y la mitad de la heptosa en el polisacárido central. También se pueden encontrar azúcares adicionales (*N*-acetilglucosamina, glucosa y galactosa) en el polisacárido

central. La estructura del polisacárido central está bastante conservada dentro de un género determinado, pero puede variar entre una especie y otra. Las cadenas laterales O-específicas están unidas al polisacárido central y son responsables de la especificidad antigénica de las cepas individuales. Estas cadenas laterales contienen una cantidad variable (hasta 40) de unidades de oligosacáridos repetidas, cada uno de los cuales están conformados por tres a cinco monosacáridos. Estas cadenas laterales con especificidad antigénica a menudo contienen residuos de hidratos de carbono inusuales o poco frecuentes, incluidos el ácido aminohexurónico, 6-desoxihexosas y 2,6-didesoxihexosas. Parece que el lípido A es el principal responsable de las manifestaciones de la actividad endotóxica en los pacientes con sepsis por bacterias gramnegativas (fiebre, *shock*, colapso circulatorio y hemorragia). La endotoxina también puede activar el complemento y causar coagulación intravascular diseminada. La estructura generalizada del LPS de las especies de *Salmonella* se muestra en la figura 5-10A, mientras la estructura del lípido A, los polisacáridos centrales y los antígenos somáticos se muestran en la figura 5-10B, C y D, respectivamente.

La disociación del LPS de la membrana externa puede lograrse de forma parcial por medio del tratamiento con suspensiones de células con ácido etilendiaminotetraacético (EDTA), el cual forma quelatos con los cationes divalentes de la membrana externa. El tratamiento subsecuente con lisozima hidroliza la capa de peptidoglicano de las bacterias gramnegativas y las células pueden lisarse. La integridad de la membrana externa depende de los iones calcio y magnesio, una de las principales razones para la inclusión de estos iones en los medios que se utilizan para las pruebas de sensibilidad a los antimicrobianos.

Algunas bacterias gramnegativas (p. ej., *Haemophilus influenzae*, *Neisseria gonorrhoeae* y *Bordetella pertussis*) tienen **lipooligosacáridos (LOS)** en lugar de LPS en sus paredes celulares.[11,42,102] El LOS contiene lípido A y un oligosacárido central con KDO, pero no presenta un antígeno O polisacárido de cadena larga como en el caso del LPS de las bacterias entéricas. Estas moléculas, como la endotoxina, tienen diversas actividades biológicas, incluyendo toxicidad general, pirogenia y la particular capacidad de inducir mitogenia de los linfocitos B y la activación de los linfocitos B policlonales. La variación antigénica que se observa en *N. gonorrhoeae* se debe, de forma parcial, a la elevada frecuencia de la modulación estructural del LOS que ha mostrado afectar la adherencia gonocócica a las superficies mucosas y su sensibilidad a la acción bactericida del suero humano normal.[77,78]

La membrana externa de los microorganismos gramnegativos también contiene fosfolípidos y proteínas. Los primeros son similares a aquellos que están en la membrana citoplasmática e incluyen fosfatidil etanolamina y fosfatidil glicerol. Además, las proteínas conforman una parte importante de la membrana externa. Aquellas que se encuentran en mayores concentraciones se denominan *proteínas principales de la membrana externa*. Se dividen en tres grupos importantes. Las **proteínas porinas** forman canales a través de la membrana externa por los cuales atraviesan materiales de bajo peso molecular (p. ej., aminoácidos, azúcares, iones) al espacio periplasmático. Muchas de estas proteínas porinas está conformadas por tres proteínas idénticas que crean un poro con forma de "dona". Las porinas también ayudan a limitar el paso de muchos agentes antimicrobianos a la célula. Las **proteínas transmembrana** son aquellas que no forman poros, que atraviesan la membrana externa, se extienden por el periplasma y se asocian con la capa de peptidoglicano de la pared celular. Pueden tener una función en la producción y secreción de exoenzimas, transporte de proteínas específicas, unión a superficies o unión de fármacos antimicrobianos a sus objetivos en la superficie celular (p. ej., proteínas de unión a la penicilina). Las **proteínas periféricas** son responsables del transporte a través de la membrana de las moléculas que son muy grandes para su paso por los poros. La mayoría de estas proteínas son componentes de sistemas de permeasas específicas al sustrato (p. ej., unión de sideróforo y transporte de hierro a la célula). Las lipoproteínas (*véase* anteriormente) son las proteínas más pequeñas de la membrana externa y sirven para estabilizar la pared celular a través de enlaces covalentes con el peptidoglicano.

La estructura de la pared celular bacteriana tiene una importancia práctica y directa para el microbiólogo, ya que el tipo de estructura es en gran medida responsable de la reacción con la **tinción de Gram**. Esta tinción diferencial divide a la mayoría de las bacterias en dos grupos: **grampositivas** y **gramnegativas**. En el procedimiento de la tinción de Gram, las células (1) se tiñen con **violeta de genciana**, (2) se tratan con **yodo** para formar un complejo violeta de genciana-yodo dentro de la célula, (3) se lavan con un **solvente orgánico** (**acetona-alcohol**) y (4) se tiñen de nuevo con la contratinción **safranina**. En las bacterias grampositivas, el complejo violeta de genciana-yodo se mantiene en la célula después del lavado con ácido alcohol, porque la gruesa capa de peptidoglicano no permite que el complejo se elimine de la célula con el lavado. En las bacterias gramnegativas, el complejo violeta de genciana-yodo desaparece de la célula (ésta se vuelve incolora) por la disrupción de la membrana externa rica en lípidos debido a la acción del solvente orgánico

acetona-alcohol. Estas células incoloras deben contrateñirse para su observación con el microscopio óptico; la safranina proporciona esta contratinción o tinción de contraste. Las bacterias grampositivas tienen un aspecto de color azul violeta al microscopio, mientras que las bacterias gramnegativas se tiñen de rojo por acción de la contratinción de safranina.

Algunas bacterias gramnegativas no tienen la compleja estructura de la pared celular que se mencionó. Los microorganismos en el grupo *Cytophaga-Flexibacter-Flavobacterium* presentan membranas externas que contienen ornitina-aminolípidos y sulfonolípidos como sus componentes principales, junto con grandes cantidades de ácidos grasos de cadena ramificada con cadenas laterales de número impar de carbonos. Los microorganismos del dominio *Archaea* carecen de una estructura de peptidoglicano y en su lugar tienen un "seudopeptidoglicano" conformado por proteínas, ésteres de glicerol y ácido *N*-acetiltalosaminurónico (no contiene meso-DAP ni ácido *N*-acetilmurámico). Algunas bacterias *Archaea* incluso carecen de este peptidoglicano rudimentario y en su lugar tienen una pared celular delgada de proteínas y polisacáridos sulfatados.

Paredes celulares de las bacterias "ácido alcohol resistentes". Se observa una modificación de la pared celular grampositiva en aquellos microorganismos que pertenecen a los géneros *Mycobacterium*, *Nocardia* y *Corynebacterium*, en los cuales los lípidos conforman hasta el 60% del peso seco de la pared celular. Estos microorganismos contienen moléculas llamadas *ácidos micólicos* en sus paredes celulares. Se trata de ácidos grasos α-sustituidos, β-hidroxilados grandes que están unidos como ésteres a los polisacáridos de la pared celular. Los ácidos micólicos varían en el número de átomos de carbono: los que tienen 30 carbonos (C30) se hallan en las corinebacterias (ácidos corinemicolénicos), los de 50 carbonos (C50) se encuentran en las especies de *Nocardia* (ácidos nocárdicos) y los que presentan 90 o más carbonos (C90) constituyen los ácidos micólicos del género *Mycobacterium*. En *Mycobacterium tuberculosis*, el único ácido micólico, **6,6'-dimicolitrehalosa**, se conoce como *factor cordón* (fig. 5-11A). Esta molécula se asocia con la virulencia de *M. tuberculosis* y tiene una amplia gama de actividades biológicas, incluyendo la citotoxicidad de la membrana celular, la inhibición de la migración de las células polimorfonucleares, la inducción de la formación de granulomas, la adyuvancia, la actividad antitumoral y la capacidad para activar la vía alterna del complemento.

La membrana celular de las micobacterias es similar a la de otras membranas bacterianas, excepto en que contiene **manósidos de fosfatidilinositol** y **lipoarabinomananos**. En la porción externa de la membrana se encuentra una capa de peptidoglicano conformada por *N*-acetilglucosamina en un enlace β-1,4 con ácido *N*-glucolilmurámico. La capa de mureína está entrecruzada mediante puentes de tetrapéptidos que contienen residuos de L-alanina, D-glutamato y meso-DAP. Algunos de los residuos de ácido *N*-glucolilmurámico están unidos mediante enlaces fosfodiéster a una capa suprayacente de macromoléculas de polisacáridos de cadena ramificada llamadas *arabinogalactanos* (contienen moléculas de arabinosa y galactosa). Los residuos distales de arabinosa de esta capa se unen a los ácidos micólicos superpuestos. Las cadenas de hidratos de carbono de los ácidos micólicos están intercaladas con las cadenas de numerosos lípidos y glicolípidos asociados con la pared. Estos últimos incluyen a los grupos acilograsos medianos (C24-C36) y cortos (C12-C20). Estos lípidos asociados con la pared incluyen a los sulfolípidos trehalosa (fig. 5-11B). Los sulfolípidos trehalosa, tipificados por el sulfolípido principal de *M. tuberculosis*, **2,3,6,6'-tetraaciltrehalosa-2'-sulfato**, están relacionados con la

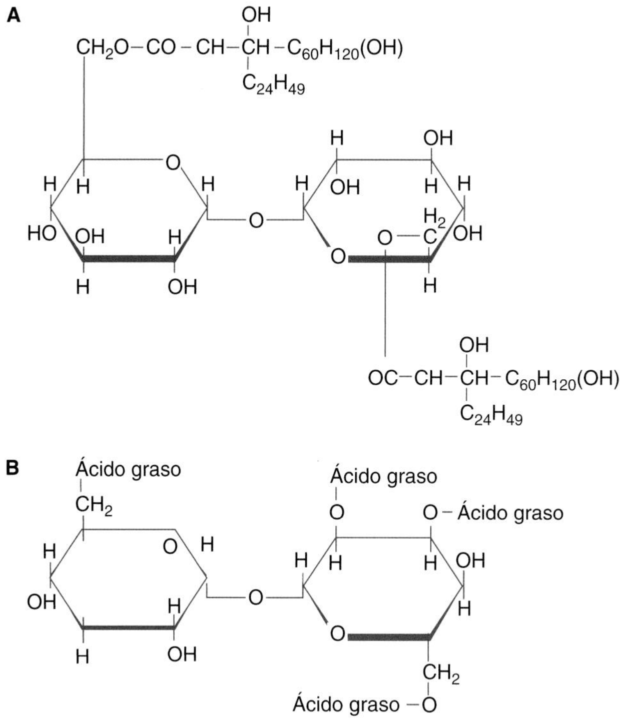

A

$$CH_2O-CO-CH-\overset{OH}{\underset{C_{24}H_{49}}{CH}}-C_{60}H_{120}(OH)$$

$$OC-CH-\overset{OH}{\underset{C_{24}H_{49}}{CH}}-C_{60}H_{120}(OH)$$

B

Ácido graso
CH_2

Ácido graso

$O-$Ácido graso

Ácido graso $-O$

■ **FIGURA 5-11** Estructura molecular de los lípidos especializados que se encuentran en la pared celular de *Mycobacterium tuberculosis*. **A.** Estructura molecular del factor cordón (6,6'-dimicoliltrehalosa) producida por *M. tuberculosis*. **B.** Estructura molecular del sulfolípido principal (2,3,6,6'-tetraaciltrehalosa-2'-sulfato) de *M. tuberculosis*.

virulencia micobacteriana porque estas moléculas pueden actuar para prevenir la fusión fagosoma-lisozima después de la fagocitosis de las células micobacterianas, permitiendo que el microorganismo sobreviva como un parásito intracelular facultativo. Las capas de arabinogalactanos y ácidos micólicos de la pared sobresalen de la membrana plasmática a través del peptidoglicano y son sustituidos por fosfolípidos (manósidos de fosfatidilinositol) y lipopolisacáridos (lipoarabinomananos) que están unidos a la hoja externa de la membrana celular micobacteriana. Estas moléculas brindan un enlace no covalente entre la membrana celular y la pared celular. Las proteínas embebidas en la pared celular micobacteriana están involucradas en la biosíntesis y construcción de los polímeros de la pared celular y, aparentemente, algunas también sirven como porinas.

Los microorganismos ácido alcohol resistentes se tiñen de rojo con la tinción básica carbol fucsina y resisten la decoloración con ácido alcohol. Debido a la hidrofobia de la pared celular bacteriana, la penetración del colorante en la célula mejora por medio del tratamiento con calor (método de Ziehl-Neelsen) o con la incorporación de un detergente a la tinción (método de Kinyoun). La resistencia a la decoloración con ácido alcohol (ácido alcohol resistencia) se relaciona con los residuos de ácido micólico-arabinogalactano que conforman la mayor parte de los materiales de la pared celular, externos a la capa de peptidoglicano. Los lípidos solubles contribuyen a las propiedades de las micobacterias, pero no determinan su ácido alcohol resistencia, ya que la extracción de estos lípidos disminuye la capacidad de las células para retener carbol fucsina, aunque no elimina esta propiedad. La disrupción mecánica de la pared celular y la extracción de sus lípidos con álcalis de etanol que elimina a los lípidos tanto libres como esterificados destruye las propiedades de ácido alcohol resistencia de estos microorganismos, indicando que el contenido total de lípidos de la pared celular es responsable de la propiedad de ácido alcohol resistencia con la tinción.

Endosporas bacterianas

Las endosporas son estructuras esféricas u ovaladas que se forman en ciertas especies bacterianas, las cuales representan una etapa latente o "de reposo" en el ciclo de crecimiento del microorganismo. Entre las bacterias clínicamente importantes, las endosporas son formadas por los bacilos grampositivos que pertenecen al género *Bacillus* y de otros géneros relacionados, y por los bacilos grampositivos anaerobios del género *Clostridium*. En este género, las endosporas se forman en respuesta a la privación nutricional en la célula bacteriana vegetativa. Son altamente resistentes a los efectos lesivos del calor, la desecación, la presión y muchos desinfectantes químicos. Se necesitan temperaturas de esterilización (120 °C durante 15-20 min) para matar a las esporas. Se considera que la resistencia al calor de las endosporas bacterianas se debe a las bajas cantidades de agua en el núcleo de la espora. El tamaño, forma y ubicación de las endosporas incipientes en las células en fase estacionaria, como *Clostridium*, *Bacillus* y otras especies relacionadas, son útiles para la caracterización e identificación de ciertos tipos de especies dentro de estos dos géneros (*véanse* los caps. 14 y 16). Las endosporas pueden tener forma esférica, subesférica u ovalada, pueden diferir en su ubicación dentro de la célula (central, terminal o subterminal) y pueden hinchar la célula, o no hacerlo. Por lo general, las endosporas no se tiñen con los métodos de tinción de rutina, como la tinción de Gram, y aparecen como cuerpos no teñidos y refringentes en los frotis.

Con el estímulo de ciertas condiciones ambientales, como el agotamiento de nutrientes (glucosa, nitrógeno o fosfato) o la exposición a temperaturas subóptimas o potenciales de oxidorreducción, el material nuclear se divide en dos nucleoides separados por un tabique membranoso. Después, el tabique crece y el núcleo de la espora se engloba en una membrana doble. Entre las dos membranas se deposita una corteza por las mismas membranas. Esta corteza está conformada principalmente por material peptidoglicano, el cual se engrosa y acumula iones de calcio por la actividad quelante de una única molécula llamada ***ácido dipicolínico***. El centro está protegido por la alta concentración de iones de calcio estrechamente entrecruzados con el material peptidoglicano, y se expulsa toda el agua disponible en la espora. Se depositan varias capas de la cubierta de la espora (una sustancia similar a la queratina que es rica en puentes disulfuro) y la endospora se libera en el momento de la muerte y lisis de la célula vegetativa progenitora. Las endosporas pueden permanecer viables durante períodos prolongados. Cuando la espora se encuentra en un ambiente favorable en presencia de un estímulo particular (p. ej., aminoácidos particulares o hidratos de carbono y agua), empieza a excretarse. Estos estímulos activan enzimas que degradan la corteza de la espora y liberan el material peptidoglicano, los iones de calcio y el ácido dipicolínico. Comienza la síntesis de ARN, seguida por la síntesis de proteínas y, por último, la síntesis de ADN. En consecuencia, se forma una nueva célula vegetativa.

Estructuras de la superficie bacteriana

Cápsulas. Algunas bacterias contienen una cápsula externa a la capa exterior de la pared celular. La cápsula puede ser gruesa o delgada, y puede asociarse de forma estrecha o laxa con la porción externa de la pared celular. Al material capsular que se asocia de forma laxa se le conoce como ***capa mucilaginosa*** o ***glucocáliz***. El material capsular suele ser de naturaleza polisacárida; estos polisacáridos pueden ser polímeros de monosacáridos individuales (glucanos, dextranos, levanos) o heteropolisacáridos que contienen azúcares tanto pentosas como hexosas, además de ribitol, glicerol y otros azúcares alcoholes. A menudo también hay fosfatos presentes. En la mayoría de los casos, la cápsula se sintetiza al nivel de la membrana celular; los componentes se sintetizan y exportan fuera de la célula mediante un sistema de "transporte" de lípidos isoprenoides, en el cual los componentes se unen al material capsular "cebador" que ya está presente en la superficie de la célula. En algunos casos, como la cápsula de glucano de *Streptococcus mutans*, la cápsula se sintetiza por un tipo de enzimas extracelulares y de la pared celular llamadas ***glucosiltransferasas***.[9] La acción de estas enzimas en la sacarosa de la dieta humana crea una matriz ramificada de **glucano insoluble** que interactúa de forma específica con la superficie del diente y con los receptores en la célula de *S. mutans*. La formación posterior de ácidos a partir de la sacarosa consumida en la dieta humana y de los depósitos de glucógeno en *S. mutans* y otros organismos, conduce a la formación de la caries dental.

La cápsula bacteriana tiene diversas funciones. Protege a la célula de la desecación y de los materiales tóxicos en el ambiente (p. ej., iones de metales pesados, radicales libres), y promueve la concentración de nutrientes en la superficie bacteriana, gracias a su naturaleza polianiónica. Además, la cápsula también desempeña un papel en la adherencia de la bacteria a las células y superficies mucosas. Esta adherencia es necesaria para que muchos microorganismos establezcan las infecciones en los hospederos adecuados (se analizará más adelante). Algunas cápsulas bacterianas tienen la función de proteger a las células de la fagocitosis (en ausencia de anticuerpos anticapsulares) de los leucocitos polimorfonucleares. El material capsular con frecuencia es antigénico y la detección serológica de la cápsula constituye la base de la **prueba de Quellung** (*véase* el cap. 12), que puede utilizarse para identificar o subtipificar bacterias patógenas humanas importantes, incluso los serogrupos de *S. pneumoniae*, *H. influenzae* de tipo B, *Klebsiella pneumoniae* y *Neisseria meningitidis*. El material capsular de muchos microorganismos se sintetiza en grandes cantidades y se desprende hacia el líquido circundante tanto *in vivo* como *in vitro*. En los últimos años, la estructura capsular de *S. aureus* ha sido un área de interés tanto para la ciencia experimental como para los microbiólogos clínicos. Más del 90% de las cepas de *S. aureus* aisladas en el laboratorio clínico son encapsuladas, y estas cápsulas pueden dividirse serológicamente en 11 tipos.[63] Los tipos que se han caracterizado hasta ahora (tipos 1, 2, 5 y 8) son hidratos de carbono complejos *N*- y *O*-acetilados en los enlaces β-1,4 y β-1,3. Los tipos capsulares 5 y 8 predominan entre las cepas clínicas aisladas y una cantidad importante de cepas resistentes a oxacilina expresan el polisacárido capsular de tipo 5.[2,39] De interés para el microbiólogo es que las pruebas de aglutinación de látex empleadas en los laboratorios clínicos para identificar el tipo capsular 5 de las cepas de *S. aureus* no son confiables.[38] Por esta razón, ahora se incluyen partículas de látex recubiertas con anticuerpos para los polisacáridos capsular 5 y 8 en algunas formulaciones de la prueba de aglutinación de látex con coagulasa.[40]

En algunas especies bacterianas, como *Bacillus* y especies relacionadas, la cápsula es de naturaleza polipeptídica. *B. anthracis*, la causa del carbunco, está encapsulado tanto en el tejido infectado como cuando crece en medios que contienen bicarbonato o en un ambiente con más de 5% de CO_2. Tanto la formación de la cápsula como la producción de toxinas se "activan" de forma específica por estas condiciones de cultivo, lo cual, de manera interesante, refleja las mismas concentraciones de bicarbonato y CO_2 que se encuentran en los tejidos infectados por *B. anthracis*.[91] La cápsula de *B. anthracis* está conformada por cadenas de β-péptidos de ácido D-glutámico unidas que se extienden 50-100 residuos por cadena.[91] La presencia de la cápsula confiere resistencia a la fagocitosis.[54]

Flagelos. Los flagelos bacterianos son apéndices filamentosos largos que surgen de la membrana citoplasmática y se extienden a través de la pared celular hacia el medio circundante. Son responsables de la motilidad celular. Suelen encontrarse en las bacterias gramnegativas con forma de bastón, aunque también están presentes en los bacilos grampositivos (p. ej., especies de *Listeria*) y en los cocos (algunas especies de *Enterococcus* y *Vagococcus*) móviles. Los flagelos difieren en cantidad y en su disposición en las células. Las bacterias con un único flagelo polar se denominan ***monotricas***, aquellas con dos o más flagelos que se originan en un polo o punto son ***lofotricas***, las que tienen un único flagelo ubicado en dos puntos o polos distintos se llaman ***anfitricas*** y aquellas con dos o más flagelos (mechón) en dos puntos o polos de la célula se denominan ***anfilofotricas***. Los microorganismos que tienen flagelos que surgen por encima de toda la superficie celular se conocen como ***peritricos***.

En las bacterias gramnegativas, los flagelos han demostrado ser una estructura compleja conformada por tres partes: el **filamento**, el **gancho** y el **cuerpo basal** (fig. 5-12). El filamento del flagelo mide 13-17 nm de diámetro y su longitud es variable. Está compuesto por subfibrillas paralelas de la subnidad proteica de 30-40 kDa de la **flagelina**, la cual interactúa para formar un cilindro hueco. El filamento es semirrígido y forma una hélice levógira a medida que sale de la célula. La flagelina tiene la capacidad de autoensamblarse. Los monómeros de la proteína se sintetizan y pasan a través de la luz del cilindro. En el extremo creciente de la hélice del flagelo, el monómero sufre un cambio conformacional y se une al extremo distal del flagelo. El gancho está compuesto por otra proteína distinta que actúa como una "manga" de la cual emerge el filamento flagelar. El gancho permite la transmisión de un movimiento rotatorio del cuerpo basal al filamento. El **cuerpo**

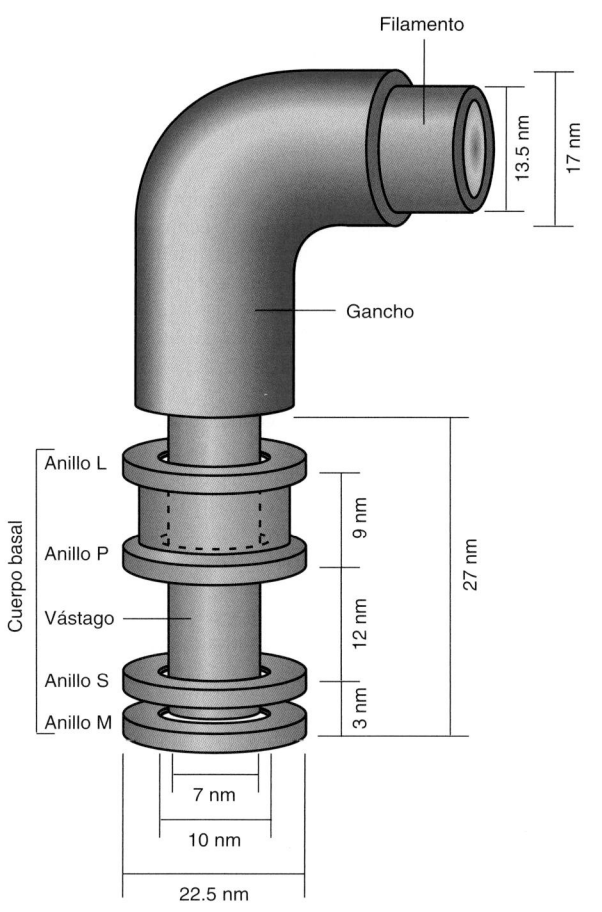

Filamento

13.5 nm

17 nm

Gancho

Anillo L

Anillo P

9 nm

27 nm

Cuerpo basal

Vástago

12 nm

Anillo S

3 nm

Anillo M

7 nm

10 nm

22.5 nm

■ **FIGURA 5-12** Ultraestructura de un flagelo perteneciente a una bacteria gramnegativa.

basal está conformado por anillos complejos conectados por una estructura con forma de bastón. Los **anillos M**, **S**, **P** y **L** están anclados a la membrana, al espacio periplasmático, al peptidoglicano y al lipopolisacárido de la membrana externa, respectivamente. Al menos 10 proteínas conforman la estructura del anillo externo en las bacterias gramnegativas. La estructura del anillo unida a la membrana celular rota como parte de una reacción dependiente de energía, causando que la hélice flagelar rígida gire como un motor de propulsión. La energía para esta reacción deriva del paso de protones del exterior del citoplasma a través del cuerpo basal. Los anillos externos (anillos L y P) funcionan como partes fijas que minimizan la fricción y la salida de materiales de la célula en los puntos de inserción del flagelo. En las bacterias grampositivas, la estructura flagelar es menos compleja y se compone de dos anillos. Un anillo ancla el flagelo a la membrana plasmática y el segundo anillo está embebido en la gruesa capa de peptidoglicano.

Varias especies de microorganismos flagelados también pueden alterar el tipo antigénico expresado que producen los flagelos; a este proceso se le conoce como *variación de fase*. Esto se refiere a la capacidad del microorganismo para expresar dos tipos de flagelos de forma alterna. La variación de fase ocurre por la expresión diferencial de los genes cromosómicos que codifican dos proteínas flagelina estructuralmente distintas. Este

fenómeno se reconoció por primera vez en las bacterias gramnegativas, como las especies de *Salmonella*, aunque también se presenta en otras especies como *N. gonorrhoeae* (*véase* más adelante). Los antígenos flagelares en los bacilos gramnegativos se conocen como *antígenos H*, de la palabra alemana *hauch*, que significa "respirar". Algunos microorganismos tienen estructuras flagelares con ligeros cambios. Las especies de *Vibrio* tienen la morfología flagelar típica, pero el flagelo está encajado en una vaina que deriva de la membrana externa de la pared celular. En las espiroquetas, el flagelo no sobresale al entorno, sino que permanece dentro de una vaina por fuera del cilindro protoplasmático del cuerpo celular del microorganismo. Este endoflagelo o **filamento axial** surge de un polo de la célula y se enrolla alrededor del cuerpo celular por dentro de la vaina.

Otros orgánulos locomotores. Algunas bacterias gramnegativas presentan lo que se conoce como "*motilidad deslizante*". Este tipo de motilidad es más evidente cuando los microorganismos están en contacto con una superficie. En la microbiología clínica, la motilidad deslizante se observa entre las especies de *Capnocytophaga* que forman parte de la microflora habitual de la bucofaringe humana y que a veces se aíslan a partir de procesos infecciosos (*véase* el cap. 9). Los estudios con *Flavobacterium johnsonii* y otros microorganismos del grupo *Cytophaga-Flavobacterium-Bacteroides* han sugerido que las proteínas o glicoproteínas ubicadas en la membrana externa se adhieren al sustrato, y que otras proteínas en la membrana celular recolectan la energía del potencial protón-motriz que causan que las proteínas de superficie se muevan a lo largo de "carriles" dentro de la capa de peptidoglicano.[56] Otros estudios también han mostrado la presencia de sulfolípidos particulares en la membrana externa de las bacterias deslizantes que están ausentes en mutantes inmóviles de la misma especie. Utilizando mutantes inmóviles espontáneos, inducidos por vía química o creadas por transposones, se han identificado varios genes y operones no relacionados que están involucrados en la motilidad deslizante.[47]

Fimbrias (pili). Las fimbrias o pili son apéndices que se encuentran en la superficie de muchas bacterias gramnegativas y en algunas grampositivas. Aunque los términos *pili* y *fimbria* se han empleado de forma intercambiable, el vocablo *fimbria* ahora se utiliza para describir cualquier apéndice no *flagelar*, mientras que el término *pili* se emplea para denotar a las fimbrias de las bacterias gramnegativas que funcionan de forma específica en la transferencia de ADN de una célula a otra durante el proceso de conjugación (pili sexual). Las fimbrias están compuestas por una proteína llamada **fimbrilina** (o *pilina*), y miden 3-25 nm de diámetro y 10-20 μm de longitud. La fimbrilina que se produce en las bacterias gramnegativas es una subunidad proteica con un peso molecular de 17-20 kDa. Las proteínas forman tubos huecos que se originan en la membrana celular, pero que no tienen los cuerpos basales ni los ganchos de los flagelos. Las subunidades proteicas de las fimbrias se agregan a la base de la estructura, en lugar de añadirse a la punta como en la síntesis flagelar. Las fimbrias sexuales están involucradas en los apareamientos específicos para el intercambio de material genético durante la conjugación y también sirven como sitio de adhesión para los bacteriófagos.

Además, las fimbrias funcionan como orgánulos celulares para la fijación a las células o superficies mucosas; a las fimbrias que cumplen función de adhesión a menudo se les conoce como **adhesinas**. La mayoría de las adhesinas muestran una unión similar a la de la lectina con los residuos terminales de hidratos de carbono (p. ej., manosa); por ejemplo, la adherencia de las bacterias entéricas a las superficies mucosas que es mediada por los pili de tipo 1 (específico de tipo) o las pili habituales que pueden inhibirse por la preincubación de las bacterias con manosa. La manosa se une a la porción terminal de la adhesina y bloquea la adherencia; por lo tanto, los pili de tipo 1 se denominan *sensibles a la manosa*. Las adhesinas que no se ven afectadas por la manosa se conocen como *resistentes a la manosa* o *pili de tipo 2*. Las diferencias de especificidades similares a la lectina son en parte responsables de los tropismos que se observan con diversas especies bacterianas.

El papel de las fimbrias como factores de virulencia en las bacterias gramnegativas se ha estudiado de forma extensa en *N. gonorrhoeae* y *N. meningitidis*.[43,62] Estas especies patógenas de *Neisseria* producen fimbrias antigénica y estructuralmente similares que se componen por subunidades de proteínas de las fimbrias de 16.5-21.5 kDa. Las cepas virulentas de *N. gonorrhoeae* expresan estas fimbrias de superficie y pueden adherirse de forma ávida a las células de la mucosa del aparato genital.[95] Los microorganismos con fimbrias también son responsables de las colonias abovedadas de tipo 1 y 2 producidas en el aislamiento reciente de gonococos en un medio con agar. La pérdida de fimbrias en los subcultivos repetidos *in vitro* incapacita a estos microorganismos a iniciar la infección urogenital por la falta de adherencia a la mucosa. Las colonias conformadas por gonococos sin pili son más grandes y planas. Los gonococos contienen una gran cantidad de genes que codifican proteínas de las fimbrias estructural y antigénicamente distintas, y estas proteínas sufren tanto la **fase de variación** como la **variación antigénica** (*véase* el cap. 11). En la fase de variación entre el estado con pili y sin pili, los genes *pil* (genes estructurales de las fimbrias) pueden no expresarse o las proteínas pueden no ensamblarse en una fimbria funcional. En la variación antigénica, pueden surgir nuevos tipos de fimbrias por los eventos de recombinación entre los aproximadamente 20 genes de las fimbrias que están presentes en el genoma humano. Por la capacidad de una única cepa gonocócica para generar diversas fimbrias antigénicamente distintas, el empleo de estas estructuras como candidato para las vacunas antigonocócicas no ha sido exitoso.

Entre las bacterias grampositivas, sólo una cantidad limitada de especies expresan fimbrias en la superficie celular, incluidos algunos estreptococos, corinebacterias y especies de *Actinomyces*. *Actinomyces viscosus* y *Actinomyces naeslundii*, bacilos grampositivos facultativos que se encuentran en la cavidad bucal, expresan dos tipos de fimbrias. Las fimbrias de tipo 1 median la adherencia bacteriana a la superficie del diente a través de la interacción con las proteínas ácidas ricas en prolina de la saliva, mientras que las fimbrias de tipo 2 median la adherencia bacteriana a los estreptococos bucales y a diversos tipos de células de mamíferos, incluso a los leucocitos polimorfonucleares y eritrocitos.[21,74] Estas fimbrias de tipo 2 se unen a los residuos ya sea de galactosa o de *N*-acetilgalactosamina en la superficie de los estreptococos bucales que forman agregados o con los oligosacáridos de las glicoproteínas de la membrana celular de los mamíferos.[74] A diferencia de las fimbrias de las bacterias gramnegativas, las fimbrias de las especies de *Actinomyces* se unen de forma covalente a la capa de peptidoglicano de la pared celular.[100] La capacidad de las especies de *Actinomyces* bucales para adherirse a las células de la mucosa bucal y para agregarse con los estreptococos bucales cariógenos facilita la formación de una biopelícula y la aparición de la placa dentobacteriana. Los agregados de *Actinomyces* y estreptococos bucales han mostrado resistir la fagocitosis y muerte por las células polimorfonucleares, y la unión de *Actinomyces* a los polimorfonucleares conduce a la liberación de mediadores de la inflamación. Es claro que las fimbrias ejercen un papel importante en la capacidad de estos patógenos periodontales para colonizar e iniciar la infección.

Intercambio genético y recombinación en las bacterias

La replicación bacteriana se produce por fisión binaria, un proceso asexual que no involucra eventos de recombinación y conduce a la regeneración de dos células hijas idénticas a la célula progenitora. Sin embargo, diversos grupos de bacterias tienen la capacidad de someterse a un intercambio genético y recombinación con otros microorganismos. El intercambio genético entre bacterias ocurre por uno de tres mecanismos generales: transformación, transducción o conjugación (fig. 5-13).

La **transformación** involucra la captación de ADN libre del medioambiente circundante (fig. 5-13A). Las células que son físicamente capaces de captar e incorporar ADN libre a sus genomas se denominan *competentes*. La competencia habitualmente es un estado transitorio que ocurre al final de la fase exponencial de crecimiento, aunque algunos microorganismos pueden ser competentes en todo momento. En las células grampositivas competentes (p. ej., *Bacillus subtilis, S. pneumoniae*), pequeños fragmentos de ADN bicatenario se unen a la célula a través de pequeños receptores en la superficie de la célula que se expresan durante el período de competencia. En la medida que el ADN entra a la célula, una cadena se hidroliza a través de una nucleasa unida a la superficie. Los eventos de recombinación entre el ADN monocatenario y las regiones homólogas del cromosoma bacteriano conducen a la integración del ADN transformado al genoma bacteriano. Si no hay regiones homólogas para el ADN transformador, la cadena de ADN no se integra, no se expresan genes de esta cadena particular de ADN y el ADN monocatenario se degrada por acción de endonucleasas de restricción endógenas. *H. influenzae*, una bacteria gramnegativa competente de transformación, también contiene receptores para ADN en la superficie celular; la unión del ADN sucede por el reconocimiento de una secuencia de nucleótidos expresada en la superficie de 10-14 pares de bases que permite la unión exclusiva de ADN de especies estrechamente relacionadas y el ingreso en la célula competente. Después, el ADN bicatenario ingresa en la célula, pero sólo una cadena participa en los eventos de recombinación que incorporan el ADN transformador al genoma en el receptor. Las células que no suelen expresar competencia para la transformación pueden volverse permeables al ADN extracelular ("artificialmente competentes") a través del tratamiento con $CaCl_2$ u otras soluciones salinas a 0 °C o por **electroporación**, en la cual las suspensiones de células se exponen a una corriente eléctrica que induce el ingreso del ADN en las células bacterianas.

La **transducción** se refiere al intercambio de información genética mediante bacteriófagos (fig. 5-13B). Los bacteriófagos (o sencillamente "fagos") son virus que infectan a las bacterias. Algunos de ellos son **líticos**, es decir, sus genes reguladores "toman posesión" de la maquinaria biosintética celular después de infectar la célula bacteriana, lo que lleva a la expresión de los genes estructurales del fago y a la producción de nuevas partículas del fago que se liberan con la lisis y muerte de la bacteria hospedera. Con los bacteriófagos moderados, el material genético del fago se incorpora al ADN de la célula hospedera como un "profago", y se replica con el cromosoma bacteriano. A tales bacteriófagos se les denomina *bacteriófagos lisógenos*, y se dice que la bacteria infectada por este fago está **lisogenizada**. Mediante inducción por exposición a ciertos químicos (p. ej., mitomicina C) o a radiación ultravioleta, se puede inducir a un bacteriófago a que comience la producción de nuevos fagos (el

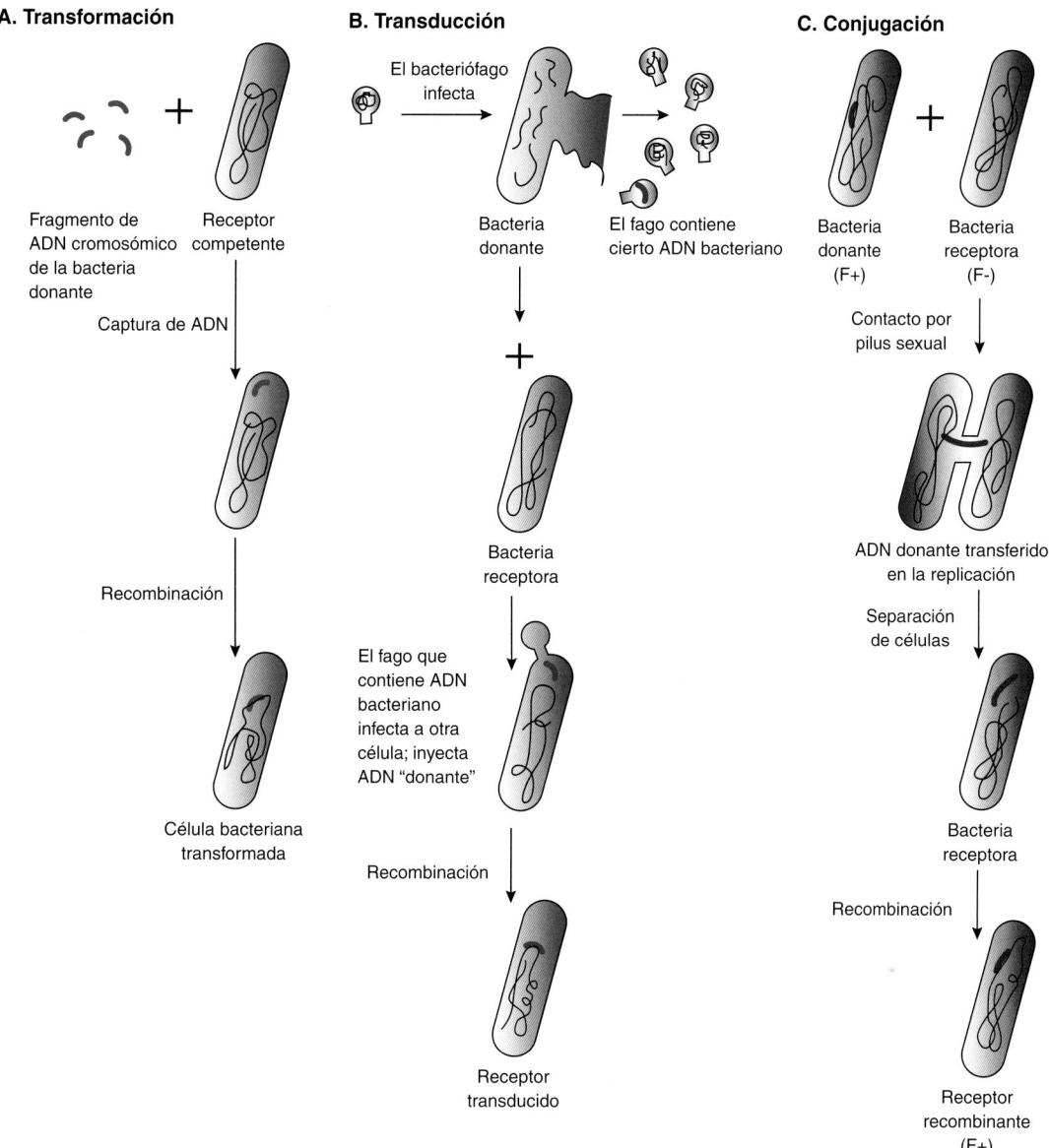

A. Transformación

Fragmento de
ADN cromosómico
de la bacteria
donante

Receptor
competente

Captura de ADN

Recombinación

Célula bacteriana
transformada

B. Transducción

El bacteriófago
infecta

Bacteria
donante

El fago contiene
cierto ADN bacteriano

Bacteria
receptora

El fago que
contiene ADN
bacteriano
infecta a otra
célula; inyecta
ADN "donante"

Recombinación

Receptor
transducido

C. Conjugación

Bacteria
donante
(F+)

Bacteria
receptora
(F-)

Contacto por
pilus sexual

ADN donante transferido
en la replicación

Separación
de células

Bacteria
receptora

Recombinación

Receptor
recombinante
(F+)

■ **FIGURA 5-13** Mecanismos de transferencia génica en las bacterias. Los microorganismos pueden intercambiar material genético por cualquiera de estos tres procesos: transformación (**A**), transducción mediante bacteriófago (**B**) y conjugación (**C**).

fago se vuelve "lítico"). La escisión del ADN del bacteriófago del genoma bacteriano lleva a que algunos fagos no sólo contengan genes específicos del fago, sino también genes del hospedero adyacentes al sitio de la integración del ADN del bacteriófago al cromosoma bacteriano.

La transferencia de información genética durante la transducción puede ser generalizada o especializada. La *transducción generalizada* se refiere al empaquetamiento accidental o aleatorio del ADN de la célula hospedera en la cápside o "cabeza" de la partícula de fago. La liberación de la partícula de fago madura en la lisis celular y la infección subsecuente de otra bacteria lleva a la introducción del "ADN donante" de la bacteria hospedera original al "receptor". La recombinación del ADN transducido con una región homóloga en el cromosoma de la célula receptora lleva a la integración y expresión posterior de los genes transducidos. La transducción generalizada sucede con una frecuencia de un fago transductor por cada 10^5-10^8 partículas de

bacteriófagos generadas en la inducción del estado lisogenizado, y aproximadamente el 1-2% de la longitud total del genoma de la célula hospedera puede transferirse a través de este mecanismo. La *transducción especializada* se refiere al empaquetamiento de genes específicos del hospedero en el profago transductor. Este tipo de transducción ocurre con fagos moderados que tienen sitios específicos de integración cromosómica, como el bacteriófago λ. Sólo los genes de la célula hospedera que flanquean el genoma del fago integrado tienen la oportunidad de ser incorporados en la inducción del estado lisógeno. Se produce un fago transductor especializado de cada 10^5-10^6 partículas de fago nuevas después de la inducción.

La **conjugación** es el único mecanismo de intercambio genético entre las bacterias que requiere contacto célula-célula (fig. 5-13C). Las bacterias gramnegativas que pueden participar en la conjugación contienen un plásmido llamado *plásmido F* ("plásmido de fertilidad"), el cual contiene un operón de genes llamado *región tra*, el cual codifica el pilus sexual (o pilus conjugativo) y otras moléculas involucradas en la conjugación.[34] Los pili especializados funcionan como vehículo para establecer contacto con otra bacteria. Cuando se establece el contacto, el pilus sexual parece retraerse y, en consecuencia, acerca más a la otra célula. El pilus también actúa como un "tubo" a través del cual pasa el ADN durante el proceso conjugativo. Las células que tienen plásmidos F se denominan *F+*, mientras que las células que no los tienen se conocen como *F–*. Cuando se presenta el contacto entre una célula F+ y una F– por el pilus sexual, el plásmido circular F comienza a replicarse. Durante este proceso, una de las cadenas simples de ADN del plásmido se transfiere hacia el interior de la célula receptora. Esta cadena sencilla se replica en la medida que ingresa en la célula; el resultado final son dos células que contienen dos plásmidos conjugativos completos (las dos se vuelven células F+).

En algunos microorganismos, el plásmido F se integra al genoma del hospedero en sitios específicos de integración en los que hay secuencias homólogas de nucleótidos. El establecimiento de una conexión entre el pilus F y la conjugación posterior lleva a la transferencia de algunos genes del plásmido F y del material genético de la célula hospedera adyacente al sitio de integración del plásmido F. Las células que procesan un plásmido F integrado se denominan *células Hfr* (recombinaciones de alta frecuencia [*high frequency recombinations*]). El apareamiento entre las células Hfr y las células F– lleva a la transferencia de parte del genoma F más algunos genes celulares del hospedero por parte del donante. Las células receptoras F– suelen continuar en su forma F– después de la conjugación, ya que sólo parte del plásmido F de la célula Hfr donante se transfiere a la célula receptora durante el proceso de conjugación. Por lo tanto, estas células receptoras no poseen el operón completo que se necesita para que después ocurra la conjugación. La recombinación entre el material genético de la célula donante y las regiones homólogas en las células F– receptoras permite la expresión del ADN del donante en la célula receptora. La célula donante continúa siendo Hfr, ya que el cromosoma del hospedero (contiene al plásmido F integrado) se replica durante la transferencia del ADNcs genómico de la célula Hfr a la F–.

Entre las bacterias grampositivas, *Enterococcus faecalis* también es capaz de intercambiar plásmidos mediante el proceso de conjugación. Sin embargo, la transferencia génica no se alcanza a través de un pilus, sino por la **congregación** de microorganismos en respuesta a las **feromonas** que genera la bacteria donante.[65] Cuando se expone a células sin plásmidos (o filtrados de cultivos de células sin plásmidos), las células que contienen plásmidos producen feromonas codificadas por el plásmido llamadas *sustancias de agregación*. Estas sustancias son péptidos pequeños (7-8 aminoácidos). Las feromonas se unen a los sitios que están presentes en las células tanto receptoras como donantes, causando la agregación bacteriana. La agregación lleva a que se establezcan las conexiones célula-célula necesarias para la movilización del plásmido. De manera interesante, los enterococos que contienen plásmidos y sustancias de agregación similares sólo responden a las feromonas de las células que tienen plásmidos diferentes y, en consecuencia, producen sustancias de agregación distintos.

Además del mecanismo de transferencia génica recién descrito, otros elementos genéticos pueden participar en los eventos de recombinación, los cuales afectan las características y patogenia de los microorganismos. Los **elementos genéticos transponibles** son piezas de ADN que pueden insertarse en sitios diferentes y sin relación en el cromosoma o plásmido de una bacteria. Como estas inserciones se presentan al azar, pueden generarse mutaciones por la disrupción de la continuidad de las secuencias génicas. Se han descrito en *E. coli* y en otras varias bacterias. A diferencia de los mecanismos ya descritos, no se necesitan regiones con secuencias homólogas de ácidos nucleicos para la recombinación con estos elementos genéticos. Los elementos genéticos transponibles se clasifican en dos grupos: secuencias de inserción y transposones. Las **secuencias de inserción** suelen ser pequeños fragmentos de ADN que contienen genes que sólo codifican su propia transposición; la expresión de estos genes no se reconoce y la inserción por lo general es fenotípicamente "silenciado". Las secuencias de inserción tienen dos características principales: son pequeñas en comparación con otros elementos transponibles (por lo general entre 700 y 2 500 pares de bases de longitud) y sólo codifican proteínas implicadas en la actividad de transposición (por lo que son diferentes de otros transposones que también contienen otros genes, como para la resistencia a antibióticos). Esta proteína suele ser la transposasa, la cual cataliza la reacción enzimática que permite que las secuencias de inserción se muevan, y también una proteína reguladora que estimula o inhibe la transposición. Los **transposones** son más grandes y codifican al menos una función que puede reconocerse como una alteración fenotípica, como la adquisición de resistencia a los agentes antimicrobianos. Los transposones descritos en las bacterias gramnegativas entéricas contienen genes para la resistencia a los fármacos antibióticos (p. ej., aminoglucósidos, tetraciclinas, cloranfenicol) y, entre las bacterias grampositivas clínicamente importantes, se han descrito transposones que contienen genes de resistencia a macrólidos y tetraciclinas en los estreptococos β-hemolíticos del grupo A.[14,33]

Requerimientos para el crecimiento y metabolismo bacteriano

Carbono. Las bacterias pueden dividirse en dos grandes grupos en función de su requerimiento de carbono: bacterias **litótrofas** (o **autótrofas**) y **organótrofas** (o **heterótrofas**). Las bacterias litótrofas pueden usar dióxido de carbono como la única fuente de carbono y sintetiz los "esqueletos" de carbono para todos sus metabolitos orgánicos. Sólo necesitan agua, sales inorgánicas y CO_2 para su crecimiento, y toda su energía proviene ya sea de la luz (bacterias fotolitótrofas) o de la oxidación de una o más sustancias inorgánicas (bacterias quimiolitótrofas). Las bacterias organótrofas no son capaces de utilizar CO_2 como su única fuente de carbono, sino que lo requieren en una forma orgánica, como la glucosa. Para estas bacterias heterótrofas, una parte del compuesto orgánico que sirve como fuente de energía también se utiliza para la síntesis de los compuestos orgánicos necesarios del microorganismo. También se puede utilizar una amplia variedad de otras sustancias como fuentes exclusivas o parciales de carbono por parte de diferentes especies bacterianas. Entre las bacterias más versátiles se encuentran las especies de *Pseudomonas*, algunas de las cuales pueden emplear más de 100 diferentes compuestos orgánicos como su única fuente de carbono y energía. Las relaciones entre las fuentes de energía, las fuentes de carbono y los donantes de electrones para la generación de energía se resumen en la tabla 5-2.

Dióxido de carbono. Algunas bacterias pueden utilizar el dióxido de carbono atmosférico como fuente principal de carbono para las reacciones biosintéticas. La energía para catalizar esta utilización puede provenir de la energía lumínica (**bacterias fotolitótrofas**) o de la oxidación de moléculas inorgánicas (**bacterias quimiolitótrofas**). Aquellos microorganismos que requieren una fuente orgánica de carbono también requieren

TABLA 5-2 Fuentes de energía y carbono de las bacterias

Tipo/ejemplos	Fuente(s) de energía	Fuente(s) de carbono	Donadores de electrones
Fotolitótrofos Bacterias verdes del azufre Bacterias púrpuras del azufre	Luz	CO_2	Compuestos inorgánicos (H_2S, S)
Fotoorganótrofos Bacterias púrpuras no sulfurosas	Luz	Compuestos orgánicos (y CO_2)	Compuestos orgánicos
Quimiolitótrofos Bacterias de hidrógeno, del azufre y denitrificadoras	Reacciones de oxidación-reducción	CO_2	Compuestos inorgánicos (H_2, S, H_2S, Fe, NH_3)
Quimioorganótrofos	Reacciones de oxidación-reducción	Compuestos orgánicos	Compuestos orgánicos (glucosa y otros hidratos de carbono)

cierto CO_2 para algunas vías de síntesis de macromoléculas, como la biosíntesis de ácidos grasos. El dióxido de carbono para estas reacciones suele obtenerse de la degradación de sustratos que ocurre al mismo tiempo que las reacciones de biosíntesis.

Oxígeno. El requerimiento de oxígeno de una bacteria particular refleja el mecanismo que se utiliza para el origen de la energía. En función de sus requerimientos de oxígeno, las bacterias pueden clasificase en cinco grupos. Los **anaerobios estrictos** sólo crecen bajo condiciones de intensidad de reducción alta; el oxígeno es tóxico para ellas. Los **anaerobios aerotolerantes** son bacterias anaerobias que no se mueren por la exposición al oxígeno. Los **anaerobios facultativos** pueden crecen en condiciones tanto aerobias como anaerobias. Los **aerobios estrictos** necesitan oxígeno para crecer. Los **microorganismos microaerófilos** crecen mejor con una baja presión de oxígeno; las presiones de oxígeno más altas pueden ser inhibitorias. En el caso de los aerobios estrictos y facultativos, la asimilación de glucosa lleva a la generación final del radical libre superóxido (O_2^-), el cual se reduce por la enzima superóxido dismutasa a oxígeno gaseoso (O_2) y a peróxido de hidrógeno (H_2O_2). Después, el peróxido de hidrógeno tóxico generado en esta reacción se convierte en agua y oxígeno gaseoso por acción de la catalasa que se encuentra en las bacterias aerobias y facultativas, o mediante diversas peroxidasas presentes en varios anaerobios aerotolerantes.

Nitrógeno. Los átomos de nitrógeno de biomoléculas importantes (aminoácidos, purinas, pirimidinas) provienen de iones de amonio (NH_4^+). La generación de estos iones comienza con la reducción del N_2 atmosférico a NH_4^+ (ion amonio o amoníaco, NH_3). Después, el NH_4^+ se asimila a macromoléculas más complejas por la ruta de los compuestos clave **glutamato** y **glutamina**. Ciertas especies de bacterias (especies de *Rhizobium* y *Azotobacter*) y de algas azul verdosas pueden lograr esta conversión o "fijar" el N_2 atmosférico en una forma orgánica

más fácil de utilizar. Debido a la fuerza de los enlaces triples en el N_2, la fijación del nitrógeno requiere energía celular en forma de ATP y un reductor potente. El proceso está catalizado por un complejo sistema multienzimático llamado *complejo nitrogenasa*. En la mayoría de los microorganismos que fijan nitrógeno, la ferredoxina reducida es una fuente de electrones:

$$N_2 + 6e^- + 12\ ATP + 12\ H_2O \rightarrow 2\ NH_4^+ + 12\ ADP + 12\ Pi + 4H^+$$

La capacidad para fijar nitrógeno se alcanza principalmente por medio de las bacterias del suelo antes mencionadas. Sin embargo, algunas especies bacterianas involucradas en la enfermedad en humanos, como *K. pneumoniae* y ciertos clostridios ambientales (p. ej., *Clostridium pasteurianicum*), también son capaces de fijar el nitrógeno atmosférico. Los iones de amoníaco también pueden generarse mediante reducción de nitratos. Esto se logra a través de dos mecanismos fisiológicos distintos. La **reducción asimilatoria de nitratos** es un proceso en el cual los nitratos se reducen a nitritos e hidroxilamina, que después se convierten en amoníaco por asimilación. La **reducción desasimilatoria de nitratos** es cuando el nitrato funciona como un aceptor de electrones alternativo al oxígeno (respiración aerobia) con NO_2 o N_2 como los productos habituales. La asimilación del nitrato está bastante difundida en los microorganismos y requiere reductasas de nitratos y nitritos, mientras que la reducción desasimilatoria sólo ocurre en las bacterias anaerobias y en las bacterias anaerobias facultativas que crecen con bajas presiones de oxígeno (p. ej., en un caldo). El amoníaco generado por estos mecanismos se incorpora a las moléculas orgánicas por acción de las enzimas **glutamato deshidrogenasa**, **glutamina sintetasa** y **ácido glutámico sintasa** (fig. 5-14). Los productos finales de estas reacciones son glutamina y ácido glutámico, los cuales después se convierten en elementos estructurales en otras reacciones biosintéticas para la síntesis de diversos aminoácidos, purinas, pirimidinas y otros compuestos nitrogenados necesarios.

Factores de crecimiento. Estas sustancias promueven el crecimiento de microorganismos y se hallan *in vivo* en varios líquidos y tejidos corporales, así como en forma de extracto de levadura, en la sangre y en los productos hemáticos *in vitro*. Estos factores incluyen las vitaminas del complejo B, minerales, ciertos aminoácidos, purinas y pirimidinas. Las vitaminas del complejo B desempeñan un papel catalítico en la célula, en donde actúan como componentes de coenzimas o como grupos prostéticos de enzimas. A los organismos que no requieren una fuente exógena de cierto factor de crecimiento porque son capaces de sintetizar los suyos se les conoce como *protótrofos*. Los **auxótrofos** requieren la adición del factor de crecimiento al medio de cultivo antes de que puedan crecer. Todas las bacterias también necesitan pequeñas cantidades de ciertos iones inorgánicos. Además del nitrógeno, sulfuro y fósforo, los cuales están presentes como constituyentes de los compuestos orgánicos importantes, el potasio, magnesio y calcio suelen relacionarse funcionalmente con ciertos polímeros aniónicos. Los cationes divalentes del magnesio estabilizan ribosomas, membrana celular, pared celular y ácidos nucleicos, y también son necesarios para la actividad de muchas enzimas. El potasio también es necesario para la actividad de numerosas enzimas y, en las bacterias grampositivas, la concentración intracelular de potasio está influenciada por el contenido de ácidos teicoicos de la pared celular. La mayoría de los microorganismos también necesitan cinc, hierro, manganeso, cobre y cobalto. Ciertos requerimientos físicos para el crecimiento incluyen la temperatura, pH y potencial de oxidorreducción óptimos para el crecimiento.

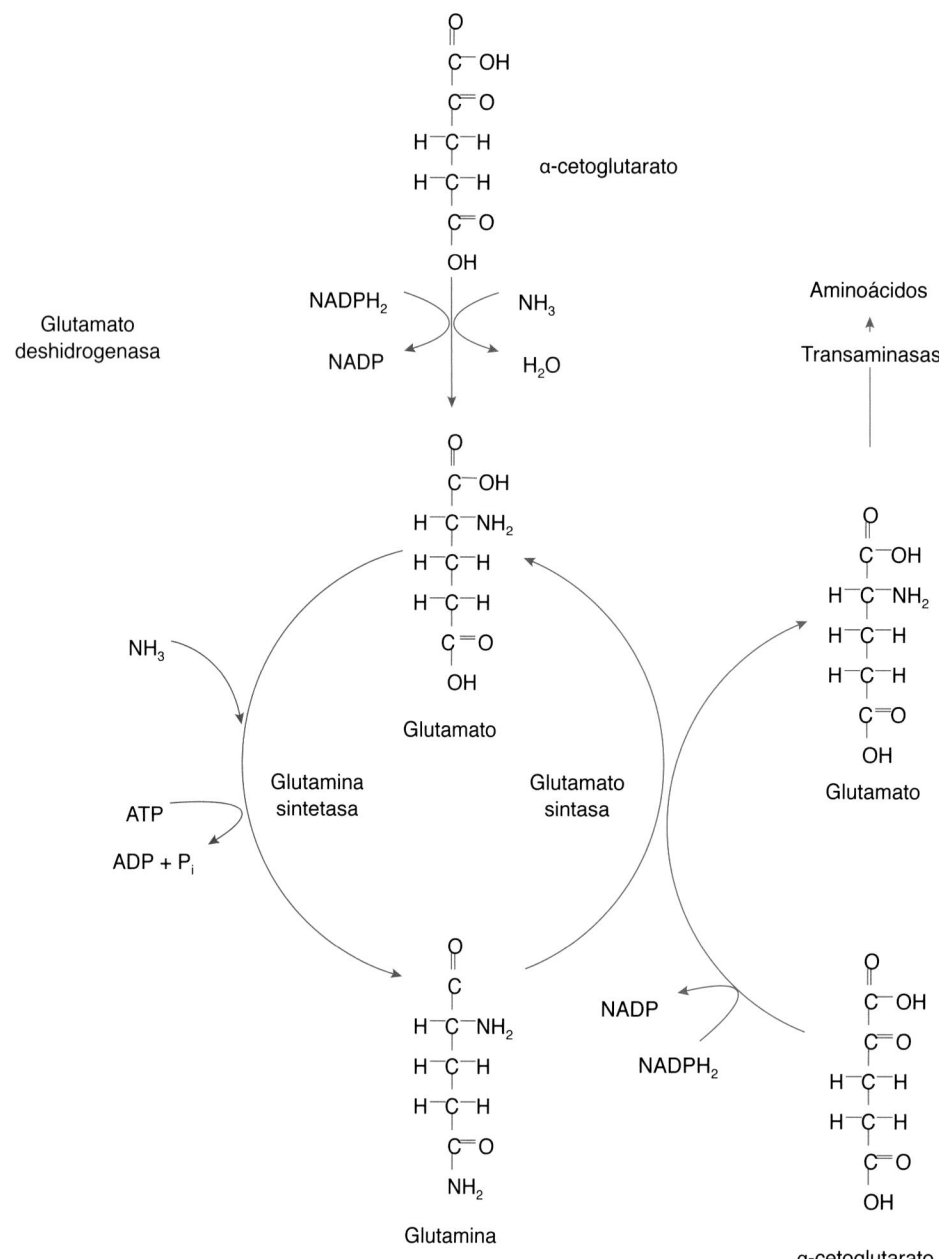

■ **FIGURA 5-14** Asimilación y metabolismo del nitrógeno mediante las enzimas glutamina sintetasa, glutamato deshidrogenasa y glutamato sintasa. Este sistema enzimático conduce a la formación de aminoácidos y otros compuestos.

Cinética del crecimiento celular bacteriano

Durante el crecimiento en un medio de cultivo líquido, las bacterias muestran una curva de crecimiento uniforme, como se expresa en el logaritmo de la cantidad de bacterias por unidad de tiempo. La curva de crecimiento bacteriano típica se muestra en la figura 5-15. La fase de latencia es un período de ajuste fisiológico y preparación celular en la cual la célula sintetiza nuevas enzimas, cofactores e intermediarios metabólicos esenciales, y se establecen los depósitos intracelulares de nutrientes. Durante la fase de crecimiento progresivo, el crecimiento celular comienza en la medida que las velocidades de reacción enzimática se aproximan a las velocidades del estado estacionario. Durante la fase de crecimiento exponencial o logarítmico, el crecimiento y la división celular ocurren a su máxima velocidad y se ve influenciada por la temperatura, el tipo de fuente de carbono que se emplee, las concentraciones de diversos nutrientes esenciales, los tipos de nutrientes disponibles y la presión de oxígeno o potencial de oxidorreducción. Durante la fase preestacionaria, la célula finalmente cesa por el agotamiento de los nutrientes esenciales del medio o por la acumulación de sustancias inhibitorias o tóxicas. Durante la fase estacionaria, la cantidad de células viables alcanza una meseta y la cantidad de nuevos microorganismos es igual a la cantidad de células que mueren debido a la falta de nutrientes. Durante la fase de muerte, las células comienzan a lisarse y a morir.

Los laboratorios clínicos suelen ocuparse del crecimiento bacteriano en los medios sólidos, como los agares sangre y

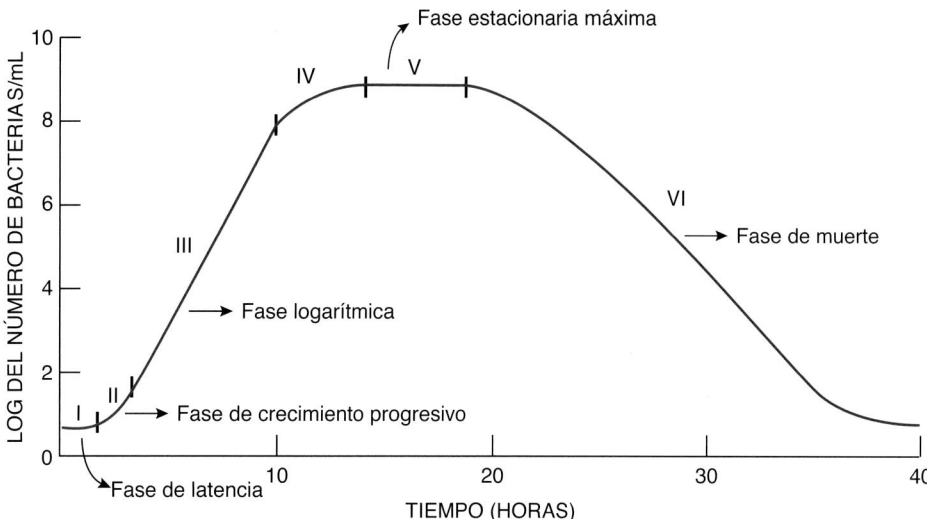

■ **FIGURA 5-15** Cinética del crecimiento bacteriano.

chocolate. En general, los microorganismos son capaces de crecer en grandes cantidades en medios sólidos porque el ácido y otros productos inhibitorios se difunden fuera de las colonias bacterianas durante el crecimiento, y el agotamiento de los nutrientes en la vecindad de las colonias se contrarresta por la difusión de nutrientes frescos en las áreas de crecimiento en los medios de agar. Sin embargo, algunos microorganismos son extremadamente sensibles a los cambios leves de pH o a los subproductos metabólicos que causan lisis celular por sí mismos o que activan las autolisinas celulares. Por lo general, basta con un subcultivo periódico o frecuente a medios de agar frescos para la preservación de la viabilidad del microorganismo en medios de cultivo sólidos.

Metabolismo bacteriano general y generación de energía

Fermentación. El metabolismo bacteriano es un equilibrio dinámico entre la biosíntesis (reacciones anabólicas) y la degradación (reacciones catabólicas). Las reacciones catabólicas, además de brindar elementos estructurales para los procesos biosintéticos subsecuentes, proporcionan la energía necesaria para las reacciones de biosíntesis. En estos procesos, la energía de la hidrólisis de los enlaces químicos se captura en los enlaces de fosfato de alta energía del **ATP**. Estos enlaces abastecen la activación y la continuación de otros eventos bioquímicos. La pared celular bacteriana, las proteínas, los ácidos nucleicos y otras macromoléculas estructurales y regulatorias se sintetizan utilizando esta energía. El empleo de hidratos de carbono por parte de las bacterias y las condiciones en las cuales ocurre son factores clave para la caracterización general de las bacterias. En general, muchas pruebas que se realizan en el laboratorio de microbiología clínica involucran la detección de los productos finales del metabolismo bacteriano en cultivos líquidos después de permitir suficiente tiempo de incubación, ya sea mediante indicadores de pH en el medio o por cromatografía gas-líquido. La capacidad de determinado microorganismo para producir ácido a partir de diversos hidratos de carbono (p. ej., maltosa, sacarosa, manitol, manosa, etc.) refleja las capacidades enzimáticas de estos microorganismos para convertir tales hidratos de carbono en glucosa, que

es el punto de partida para el catabolismo tanto aerobio como anaerobio de los hidratos de carbono.

La utilización de glucosa en condiciones anaerobias se denomina *fermentación*, la cual ocurre mediante glicólisis (también llamada *vía de la hexosa difosfato* o *vía de Embden-Meyer-hof-Parnas*), en la cual el producto final es el ácido pirúvico o piruvato. La vía glicolítica de glucosa a piruvato se muestra en la figura 5-16. Esta vía requiere dos moléculas de ATP para la fosforilación inicial de la glucosa a glucosa-6-fosfato, y la posterior fosforilación de fructosa-6-fosfato a fructosa-1,6-difosfato. Durante la glicólisis, se genera ATP en dos puntos de la vía. Como resultado de la conversión del ácido 1,3-difosfoglicérico a ácido 3-fosfoglicérico, la energía que proviene de la oxidación de un grupo aldehído se conserva como un enlace fosfato de alta energía en el ATP. La conversión de fosfoenolpiruvato lleva a la generación de otra molécula de ATP. En consecuencia, se forman cuatro moléculas de ATP por cada molécula de glucosa durante la glicólisis a través de un proceso llamado *fosforilación a nivel de sustrato*, el cual conlleva una ganancia neta de dos moléculas de ATP. Además del ATP, también se produce energía por la generación de $NADH_2$ a partir del cofactor NAD (dinucleótido de nicotinamida y adenina [*nicotinamide adenine dinucleotide*]).

La glicólisis no es la única vía para el metabolismo de los hidratos de carbono en la mayoría de los microorganismos. Muchas bacterias aerobias estrictas utilizan la vía de Entner-Doudoroff, la cual comienza con la conversión de glucosa a ácido 6-fosfoglucónico. Esta molécula se deshidrata para formar 2-ceto-3-desoxi-6-gluconato y después se hidroliza hacia piruvato y gliceraldehído-3-fosfato (fig-5-17). Posteriormente, el piruvato ingresa al ciclo del **ácido tricarboxílico de Krebs** (*véase* más adelante) y el gliceraldehído-3-fosfato se convierte en piruvato a través del ciclo glucolítico. Muchas bacterias utilizan la vía de las pentosas fosfato, en la cual la glucosa-6-fosfato se oxida a ácido 6-fosfoglucónico, que después se oxida a ribulosa-5-fosfato (5 carbonos), CO_2 y NADH (fig. 5-18). En la biosíntesis de ácidos nucleicos se utilizan monosacáridos de 5 carbonos. Algunas bacterias pueden metabolizar los azúcares de 5 carbonos (pentosas), como xilosa y arabinosa. En el metabolismo de los azúcares de 5 carbonos, las enzimas conocidas como *transcetolasa* y *transaldolasa* convierten estos hidratos de carbono simples en varios

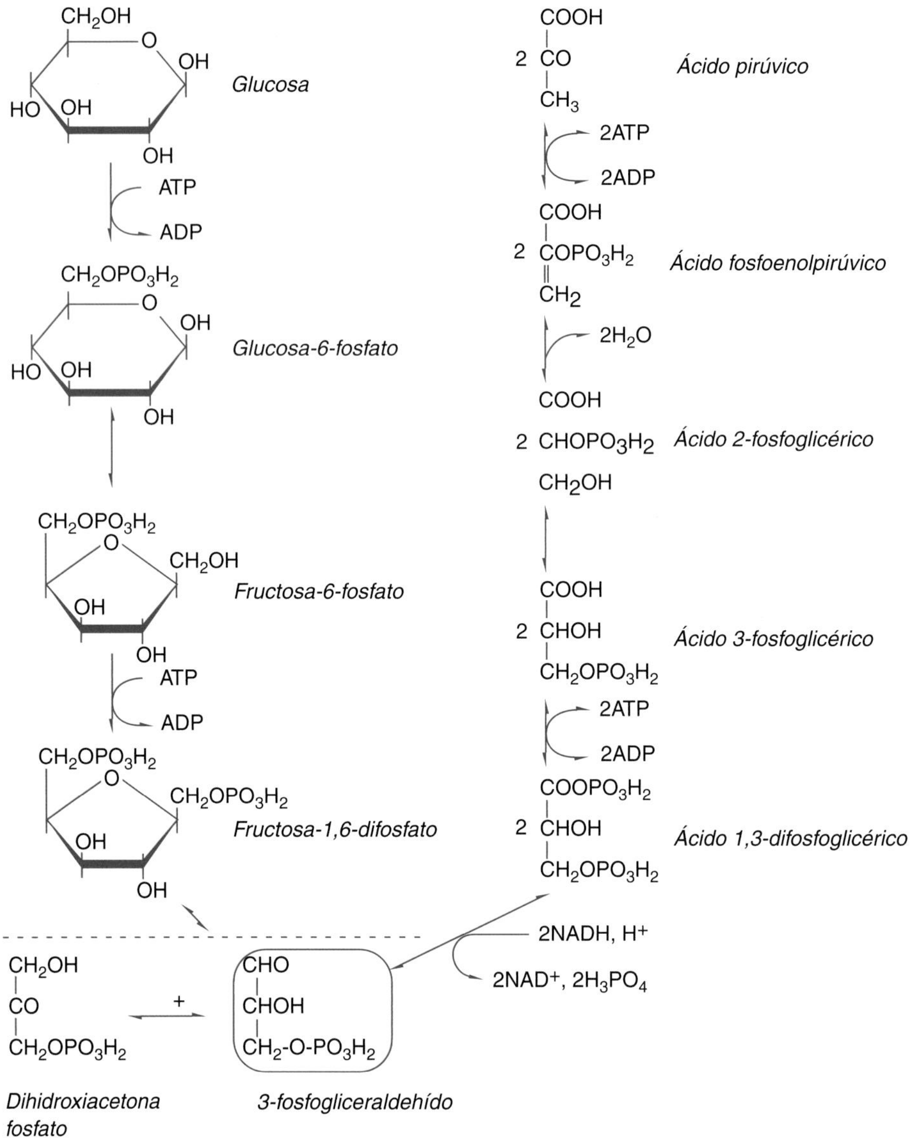

■ **FIGURA 5-16** Vía glucolítica.

intermediarios de 3, 4 y 5 carbonos, los cuales, a su vez, se utilizan como elementos estructurales para la biosíntesis de precursores de ácidos nucleicos.

Utilización de piruvato. El piruvato puede ingresar en diversas vías, llevándolo a varios productos finales distintos, los cuales a menudo son útiles para categorizar a los microorganismos aislados en el laboratorio de microbiología clínica. Las vías metabólicas que se muestra en las figuras 5-19 y 5-20 son:

Vía 1: fermentación homoláctica (homofermentativa). En esta vía, la más simple de las fermentaciones, el producto primario de la fermentación de la glucosa es el ácido láctico. Algunos microorganismos que se consideran fermentadores homolácticos también producen pequeñas cantidades de acetato, etanol y formiato. Las cantidades relativas de los últimos productos dependen del pH inicial y de la capacidad de amortiguación del medio. En general, no se forma gas. La fermentación homoláctica de la glucosa es característica de estreptococos, enterococos, pediococos y lactobacilos.[64]

Vía 2: fermentación heteroláctica. El piruvato se descarboxila para producir acetaldehído y CO_2. El acetaldehído después se reduce por acción de la $NADH_2$ y la alcohol deshidrogenasa para formar etanol. Este tipo de vía se observa en las especies de *Leuconostoc*, algunos lactobacilos y levaduras.

Vía 3: fermentación ácida mixta. En esta vía metabólica, el piruvato se metaboliza a diversos productos distintos (ácido acético, etanol, ácido succínico, ácido fórmico). Al inicio, el piruvato se escinde en presencia de la coenzima A (CoA) para generar ácido fórmico y acetil-CoA. Algunas de las acetil-CoA se reducen a acetaldehído y después a etanol. El grupo acetilo y algunas acetil-CoA se transfieren a fosfato y forman acetilfosfato, que luego convierte su enlace de alta energía en difosfato de adenosina (ADP, *adenosine diphosphate*), generando una molécula de ATP y ácido acético.

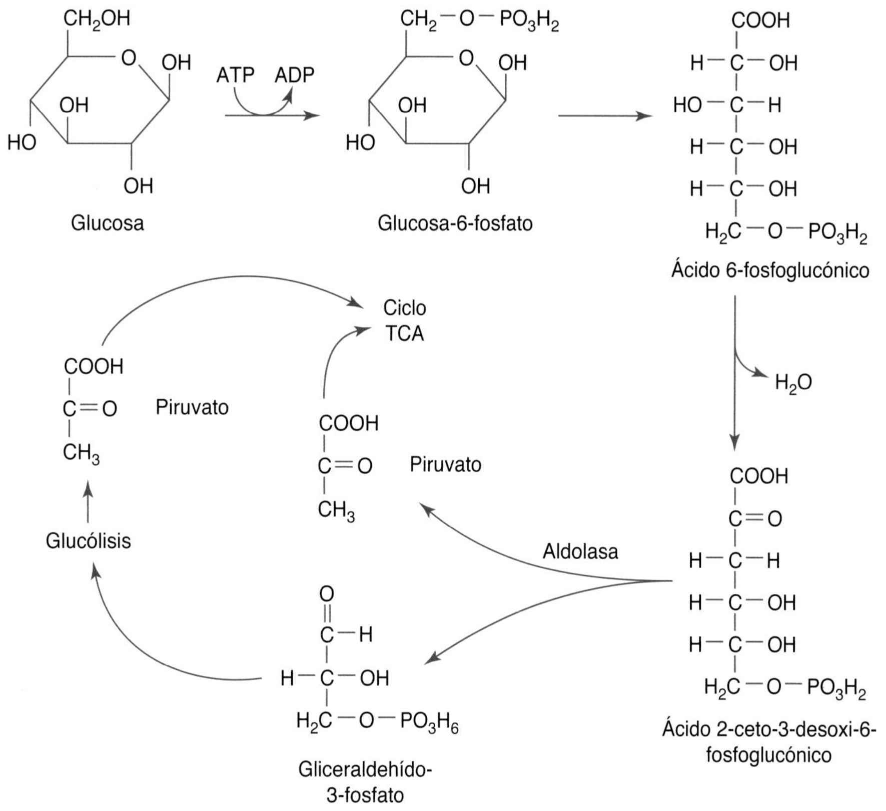

■ **FIGURA 5-17** La vía de
Entner-Doudoroff.

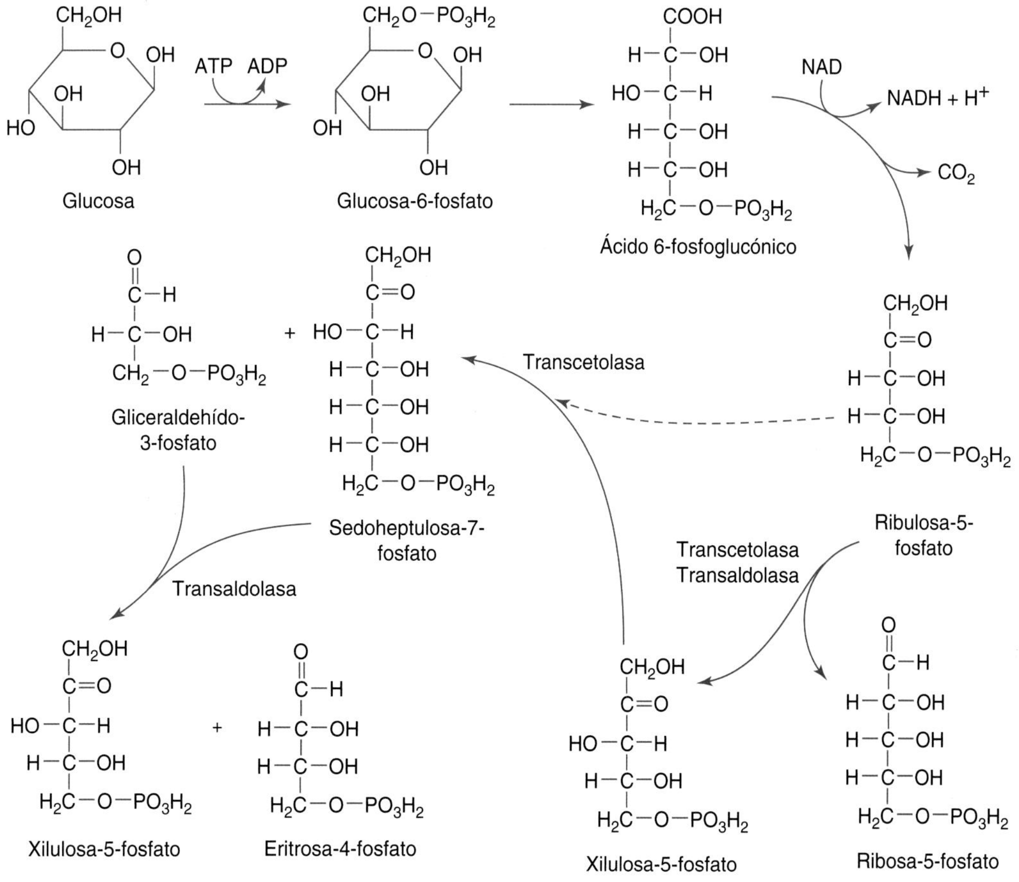

■ **FIGURA 5-18** La vía de
las pentosas fosfato.

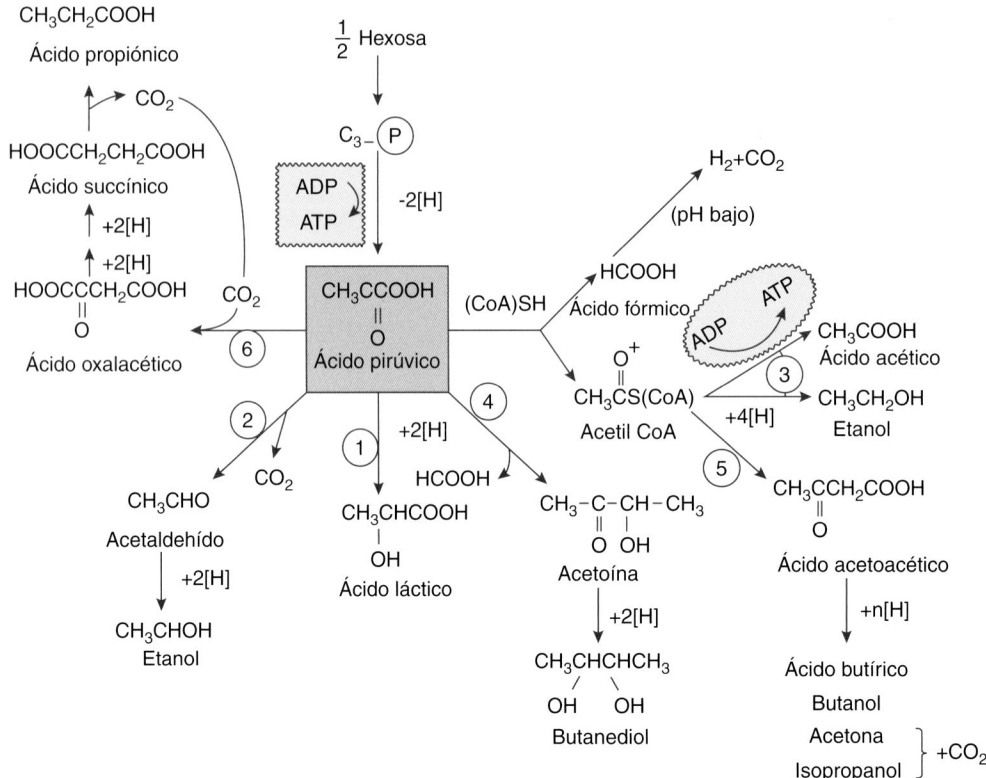

Algunas bacterias pueden oxidar directamente el formiato a hidrógeno gaseoso y CO_2. La naturaleza y cantidades de estos ácidos dependen del microorganismo.

Vía 4: fermentación del butanediol. Las bacterias que utilizan esta vía tienen una enzima que condensa dos moléculas de piruvato (cada una con 3 carbonos) en CO_2 y un intermediario de 5 carbonos llamado α-*acetolactato*. Después, el α-acetolacto se descarboxila enzimáticamente conduciendo a la formación de acetoína (acetilmetilcarbinol). En presencia de iones de hidrógeno, la acetoína se reduce a 2,3-butanediol. Esta reacción de reducción es lentamente reversible en el aire en condiciones alcalinas; la acetoína que se sintetiza puede detectarse con la adición de α-naftol. Esta es la base de la **prueba de Voges-Proskauer** (**VP**), la cual utiliza el α-naftol en presencia de álcali para detectar la acetoína. Esta vía se puede observar en el grupo *Klebsiella-Enterobacter-Serratia-Hafnia* perteneciente a la familia *Enterobacteriaceae*. La conversión de cierto piruvato a 2,3-butanediol disminuye la cantidad de ácido en relación con la vía ácido mixta descrita anteriormente y es responsable de la reacción de **rojo de metil** (**RM**) que se utiliza para separar *E. coli* y microorganismos relacionados (**RM** +/**VP** +) del grupo *Klebsiella-Enterobacter-Serratia-Hafnia*.

Vía 5: fermentación del butanol. Esta vía de fermentación se observa entre los miembros del género *Clostridium*. Estos microorganismos tienen una enzima que condensa dos moléculas de acetil-CoA generadas a partir de piruvato para formar acetoacetil-CoA. Esta molécula se reduce de forma escalonada para crear butiril-CoA, la cual puede hidrolizarse posteriormente a ácido butírico y ATP. De manera alterna, el acetoacetato libre se libera y descarboxila para generar CO_2 y acetona, que se puede reducir a alcohol isopropílico.

En los laboratorios de microbiología clínica que realizan trabajos de referencia en clostridios, los productos volátiles y no volátiles de la fermentación se detectan mediante análisis cromatográfico gas-líquido de los derivados preparados a partir de cultivos en caldo. La detección de los productos metabólicos finales es útil para la identificación a nivel de género o especie de estas bacterias anaerobias.

Vía 6: fermentación del ácido propiónico. Se trata de un tipo de reacción cíclica en la cual se forma oxaloacetato a partir de dióxido de carbono, piruvato y ATP utilizando una coenzima que contiene biotina. El oxaloacetato se reduce a malato, se convierte en fumarato y después se reduce a ácido succínico (succinato). La descarboxilación del succinato lleva a la formación de ácido propiónico (propionato). Esta vía se observa en los bacilos gramnegativos del género *Bacteroides* y en las especies de *Propionibacterium*, las cuales son bacilos grampositivos anaerobios no formadores de esporas.

La utilización de glucosa en condiciones aerobias se denomina *respiración* (fig. 5-20). El piruvato que se forma durante la fermentación entra al ciclo de Krebs, en el cual se degrada a CO_2 y H_2O con la generación de ATP. La descarboxilación oxidativa del piruvato crea un intermediario de alta energía llamado *acetil-coenzima A* (acetil-CoA), que se condensa con una molécula de oxaloacetato para formar citrato y CoA libre. Le siguen una serie de reacciones oxidativas con la regeneración de oxaloacetato y de poder reductor en las formas de NAD reducido (NADH) y dinucleótido de flavina y adenina (FADH, *flavin adenine dinucleotide*). Estos compuestos de alta energía después entran a la **cadena de transporte de electrones**, la cual consiste en transportadores de hidrógeno y electrones alternados ubicados en secuencia a lo largo de la membrana celular.

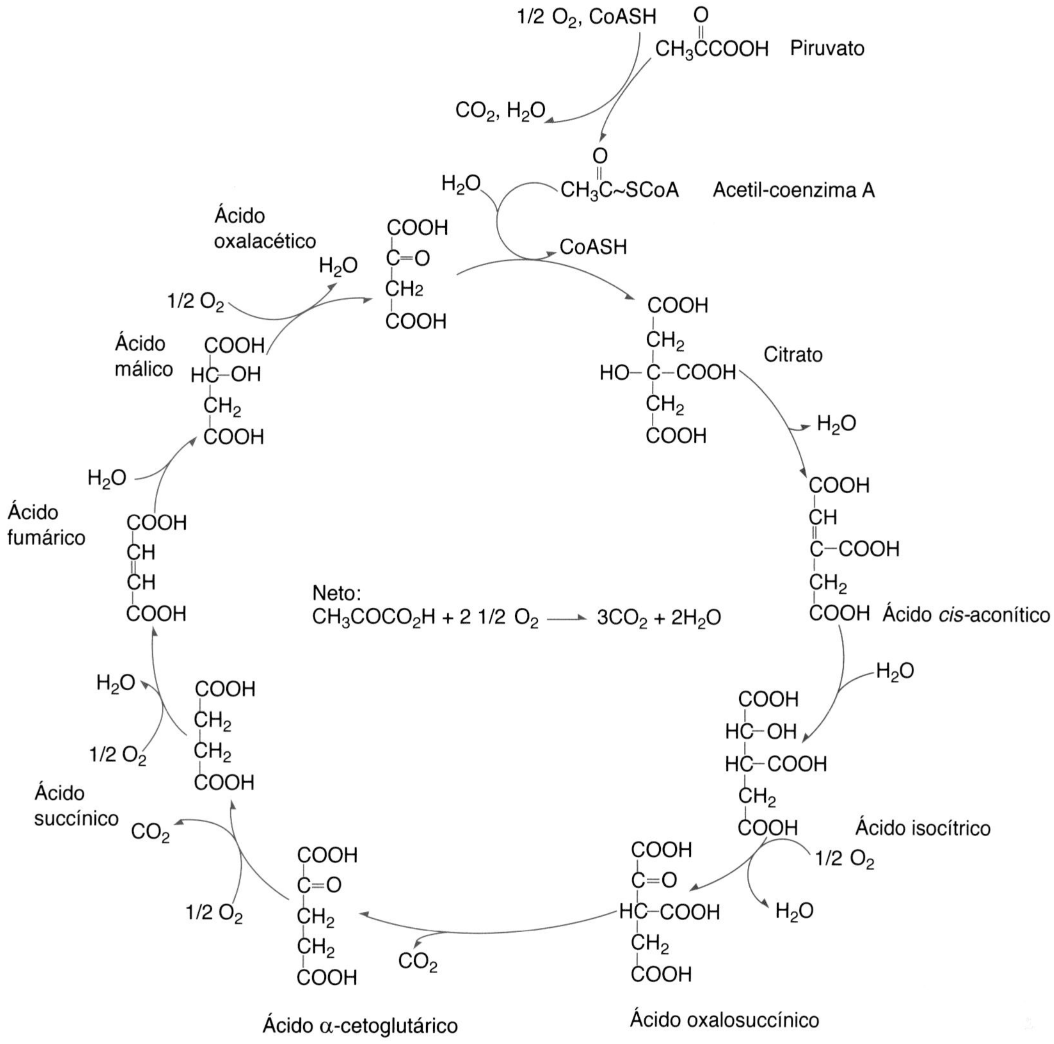

■ **FIGURA 5-20** Ciclo del ácido tricarboxílico de Krebs.

La transferencia de protones hacia abajo de la cadena de transporte de electrones crea un potencial de membrana. La energía de este potencial se mantiene por un sistema multienzimático llamado *ATN sintasa*. La subunidad enzimática cataliza la fosforilación de ADP con fosfato inorgánico. El aceptor final en la cadena de transporte de electrones es el oxígeno (O_2) y el producto final es H_2O. La oxidación completa de la glucosa a través de la glicólisis anaerobia y el ciclo de Krebs aerobio lleva a una ganancia neta de 38 moléculas de ATP por cada mol de glucosa, en comparación con la generación neta de sólo 2 moléculas de ATP por mol de glucosa por la vía glucolítica (fermentativa). Además de la generación de ATP durante el metabolismo aerobio, el ciclo de Krebs también le brinda a la célula precursores o compuestos intermediarios que se utilizan en la biosíntesis de otros componentes celulares, como purinas, pirimidinas, aminoácidos y lípidos. El ciclo también desempeña una función catabólica al proporcionar un sitio para la degradación oxidativa de esas macromoléculas.

Factores de virulencia bacterianos y patogenia

Definiciones y conceptos

La *patogenicidad* se refiere a la capacidad de un microorganismo para causar enfermedad. Los microbios capaces de causar enfermedad en circunstancias adecuadas se llaman *patógenos*. La *virulencia* por lo general alude al grado de patogenicidad dentro de un grupo o especie de microorganismos. La virulencia de un microbio no suele ser atribuible a un solo factor, sino que depende de diversos parámetros relacionados con el microorganismo y la interacción dinámica entre ellos. Este equilibrio entre el hospedero y el "patógeno potencial" es un área de creciente interés entre los microbiólogos. En general, la virulencia abarca dos características de un microorganismo patógeno: la **infecciosidad** (capacidad para iniciar una infección) y la **gravedad** de la afección que produce. Dentro de una especie o grupo de microorganismos patógenos se pueden encontrar cepas altamente virulentas, moderadamente virulentas y avirulentas. La infección del hospedero por un organismo es un paso necesario en la generación de la enfermedad. Es importante diferenciar los términos *colonización* e *infección*. La colonización de un hospedero con microflora habitual ocurre con mayor frecuencia en las superficies (piel y mucosas) y en órganos luminares, como el aparato digestivo. Los factores de colonización presentes en las superficies de los microorganismos que comprenden la microflora (fimbrias, ácidos lipoteicoicos, cápsulas, proteínas de la membrana externa) son, operativamente, los mismos que aquellos empleados por los patógenos. Los organismos de la microflora habitual se establecen en el hospedero en una etapa temprana de la vida y persisten en un estado dinámico durante toda la vida del hospedero. La infección por bacterias exógenas puede abortarse por la presencia de la microflora habitual que ya ocupa el nicho ecológico del patógeno potencial. Si esto sucede, la infección sólo podría ser evidente con la demostración de un anticuerpo que responde con la eliminación del microorganismo exógeno. En algunos casos puede llevar a un estado de portador asintomático o se puede desarrollar una enfermedad evidente.

La capacidad de un microorganismo para causar enfermedad involucra factores tanto microbianos como del hospedero. Actualmente hay un gran interés en la variedad de **respuestas adaptativas** de las bacterias que llevan a la expresión de las características implicadas en la patogenia de la enfermedad. Por ejemplo, *P. aeruginosa* es un patógeno ubicuo del suelo y el agua que, debido a su versatilidad genética, se ha adaptado de forma exitosa a los ambientes humanos, como los hospitales, para crear su propio nicho en estos lugares. Durante los años de su coexistencia con humanos, *P. aeruginosa* ha surgido como un patógeno intrahospitalario y oportunista que expresa diversos factores de virulencia determinados genéticamente, incluso varias exotoxinas, hemolisinas, lipasas, elastasas y proteasas, polisacáridos capsulares ricos en alginato mucoide y mecanismos de resistencia a antimicrobianos mediados por plásmidos y transposones.[93] Estas respuestas adaptativas determinadas genéticamente le han proporcionado versatilidad para sobrevivir y desarrollarse en estos ambientes potencialmente hostiles, incluso en el cuerpo humano. El progreso médico ha permitido apreciar las respuestas adaptativas de los microorganismos que son parte de la microflora humana habitual. Cuando los mecanismos de defensa del hospedero están atenuados por causas no infecciosas subyacentes o por diversas intervenciones (p. ej., malignidad, diabetes mellitus, terapia inmunodepresora), los patógenos endógenos también pueden causar enfermedad por la expresión fenotípica de las características que reflejan una nueva respuesta adaptativa del microorganismo a su hospedero.

En los últimos años, los **mecanismos sensoriales bacterianos** se han vuelto uno de los objetivos de la microbiología médica. Las bacterias han desarrollado sofisticados métodos para percibir el entorno y para regular la expresión de los genes implicados en la virulencia.[27] La **transducción de la señal de dos componentes** se refiere a pares de proteínas regulares que funcionan de forma secuencial para detectar las alteraciones en el ambiente externo para efectuar respuestas adaptativas en el microorganismo. A nivel molecular, lo anterior ocurre a través de la transferencia de grupos fosfato del sensor a las proteínas efectoras; el estado de fosforilación de las proteínas efectoras regula la fuerza y duración de la respuesta por unión a los promotores en el ácido nucleico que permite la expresión (transcripción y traducción posterior) de los genes bacterianos que codifican los factores de virulencia. Los sistemas sensoriales de la transducción de la señal de dos componentes se han descrito en las bacterias gramnegativas entéricas, *Bacteroides fragilis*, *B. pertussis*, *M. tuberculosis*, especies de *Vibrio* y *Clostridium perfringens*, entre otros.[27,94] Algunos microorganismos expresan ciertos genes de virulencia en respuesta al umbral de sus concentraciones de autoinductores. Estos autoinductores son lactonas de *N*-acilhomoserina o *N*-butirilhomoserina que se producen de forma continua.[41] Cuando la población bacteriana alcanza cierto umbral, hay suficientes autoinductores presentes para activar los factores de transcripción de las células que coordinan la expresión de los genes de virulencia. Este complejo mecanismo de señalización, llamado **detección quórum** (*quorum sensing*) se ha demostrado en bacterias del medioambiente (p. ej., *Vibrio fischeri*, *Rhizobium leguminosarum*) y en patógenos humanos (p. ej., *P. aeruginosa*, especies de *Salmonella*).[15,16,68,85] Los activadores de la transcripción que responden a la detección quórum en estos diversos grupos de microbios muestra una homología importante en la secuencia de aminoácidos, lo cual sugiere que los mecanismos evolucionaron en una etapa temprana y se diseminaron ampliamente entre los microorganismos que ocupan diversos nichos ecológicos.

Requerimientos para la patogenia

El primer paso en el establecimiento de un proceso infeccioso es la capacidad del microorganismo para ingresar en el hospedero e iniciar la infección. El contacto inicial depende de la capacidad del microbio de unirse y sobrevivir en las superficies del hospedero. La unión sucede a través de la interacción de diversas adhesinas bacterianas con receptores de superficie (*véase* más adelante). Algunos microorganismos se unen a las células epiteliales sin invadir tejidos más profundos. En estos casos (p. ej., *Corynebacterium diphtheriae*), las toxinas o enzimas elaboradas por los patógenos suelen ser responsables de la enfermedad, la cual puede ser local o sistémica. La infección más profunda se presenta cuando ciertos microorganismos se unen a las células epiteliales mucosas y después penetran esta barrera. La multiplicación adicional del microbio en los tejidos subepiteliales conduce a la destrucción del tejido por acción de factores bacterianos (p. ej., proteasas, colagenasas, hialuronidasas) y por la respuesta inmunitaria (citólisis mediada por complemento, reacciones inmunitarias celulares). Los organismos más invasivos pueden unirse, penetrar las superficies de las células epiteliales, multiplicarse y extenderse a tejidos más profundos; por último, adquieren acceso al torrente sanguíneo y causan una infección diseminada. Los microorganismos como las micobacterias y las brucelas se unen, invaden, multiplican y después se adaptan a su existencia continua en el hospedero, habitualmente inhibiendo su destrucción dentro del fagolisosoma y viviendo de forma intracelular, por lo general en los histiocitos del sistema reticuloendotelial.

Muchos microorganismos son altamente específicos con respecto a los tipos de tejidos que pueden infectar. Por ejemplo, *N. meningitidis* puede ser un habitante frecuente de la garganta y el estado de portador asintomático está bien caracterizado. Con las circunstancias adecuadas, estos organismos pueden invadir y causar infecciones en las meninges y el torrente sanguíneo. *S. pneumoniae* también puede habitar la garganta y nasofaringe, aunque las cepas virulentas prefieren invadir las vías respiratorias bajas y el torrente sanguíneo, causando neumonía, sepsis neumocócica o meningitis. Las especificidades de tejidos pueden reflejar la presencia de receptores celulares para los antígenos bacterianos de superficie o la presencia de nutrientes que sirven como quimioatractores para los microorganismos (p. ej., ciertos aminoácidos, iones o hidratos de carbono). Un ejemplo clásico de esta dependencia nutricional puede observarse con *Brucella abortus*, agente causal de una infección en el ganado que causa abortos. Este microorganismo tiene un requerimiento de crecimiento específico por el azúcar alcohol eritritol, el cual está presente en altas concentraciones en el útero bovino y el tejido placentario. Por lo tanto, este microbio puede "alojarse" en las vías genitales bovinas por su predilección nutricional.

Factores de virulencia de las bacterias

Los factores de virulencia bacteriana son componentes estructurales o productos creados por las bacterias que les permiten dañar al hospedero de cierta manera. Además, algunos que se relacionan con la producción de la enfermedad son parte de la composición anatómica o fisiológica de la célula, y sus roles como factores de virulencia microbianos son incidentales con respecto al ciclo de vida del microorganismo.

Adhesinas. Para infectar a un hospedero, los microorganismos deben primero adherirse a la superficie mucosa. La adherencia bacteriana suele ser un proceso específico en el que participan estructuras de la superficie de la célula bacteriana que suelen conocerse como *adhesinas* y receptores complementarios en la superficie de las células susceptibles. Las adhesinas bacterianas pueden incluir fimbrias, componentes de la cápsula bacteriana, ácidos lipoteicoicos que se proyectan fuera del peptidoglicano de la pared celular de las bacterias grampositivas, proteínas de la membrana externa u otros antígenos de la superficie celular. Los ejemplos específicos de las adhesinas bien caracterizadas en los microorganismos patógenos se han mencionado antes e incluyen a las fimbrias de adherencia de *N. gonorrhoeae*, las fimbrias manosa sensibles (tipo 1) y manosa resistentes (tipo 2) de *E. coli* uropatogénica y enteropatogénica, y los ácidos lipoteicoicos de los estreptococos β-hemolíticos.[29,55,62] La fibronectina, una proteína de la superficie celular humana, es un receptor del hospedero para algunos patógenos bacterianos.

Agresinas. Para sobrevivir y multiplicarse en un hospedero, muchos microorganismos producen diversas sustancias que les permiten evitar o evadir los mecanismos de defensa del hospedero. Estas sustancias, conocidas como *agresinas*, incluyen cápsulas y sustancias mucilaginosas extracelulares, proteínas e hidratos de carbono de superficie, enzimas, toxinas y otras moléculas pequeñas. Las estructuras capsulares de algunas bacterias les permiten evitar la fagocitosis al prevenir la interacción entre la superficie celular bacteriana y las células fagocíticas, o al ocultar los componentes de la superficie celular que de otra forma interactuarían con las células fagocíticas o el complemento, y que llevarían a su ingestión.[25,58,97] Los anticuerpos específicos dirigidos contra el material capsular llevan a la opsonización de los microorganismos. Después de la opsonización, las células fagocíticas ingieren y matan a las bacterias encapsuladas con facilidad y rapidez. Algunos patógenos producen cápsulas que son estructuralmente similares a los tejidos del hospedero, por lo que no son reconocidos como organismos extraños por el sistema de inmunovigilancia. De esta forma, dichos microorganismos pueden evadir las defensas del hospedero. Por ejemplo, las cápsulas de *E. coli* K1 y de los meningococos del grupo B están compuestas por ácido *N*-acetilneuramínico parcialmente *O*-acetilado, con uniones α-2,8 que lo hacen estructuralmente similar al ácido neuramínico que se encuentra en el tejido de sistema nervioso central. Los microorganismos que tienen cápsulas que funcionan como agresinas son: *S. aureus*, *S. pneumoniae*, *N. meningitidis*, *H. influenzae* tipo b, *K. pneumoniae*, estreptococos β-hemolíticos de los grupos A y B, y *B. anthracis*.[25,36,48,58,90,97]

Algunas bacterias tienen proteínas de superficie que ejercen un papel en la adherencia y otras funciones relacionadas con la virulencia. Por ejemplo, la proteína M de los estreptococos del grupo A desempeña una función en la patogenia de la infección por este microorganismo, incluyendo la adherencia, la resistencia a la fagocitosis, la invasión intracelular, la inactivación de la función del complemento y los efectos líticos en los leucocitos polimorfonucleares.[5,6,17,28,44,71,72] La proteína A, una proteína de la pared celular de *S. aureus*, puede unirse a las moléculas de inmunoglobulina (IgG) por su región Fc. Como la fagocitosis mediada por anticuerpos (opsonización) depende del receptor Fc, la proteína A puede interferir con este proceso. Además, la presencia de la proteína A puede inhibir la activación del complemento por parte de la célula estafilocócica al esconder las estructuras del peptidoglicano de las cuales se sabe que activan al complemento. Algunas bacterias son capaces de producir proteasas que hidrolizan e inactivan las inmunoglobulinas secretoras (IgA).[69] Esta inmunoglobulina actúa localmente para prevenir la adherencia bacteriana; por lo tanto, la hidrólisis de la IgA por parte de las proteasas bacterianas promueve la colonización de la mucosa (*véase* el cap. 3).

Algunas agresinas actúan después de que ha ocurrido la fagocitosis, a través de la interferencia en la fusión fagosoma/lisosoma y en la actividad del sistema mieloperoxidasa. Las micobacterias y las brucelas pueden adaptarse a una existencia intracelular en las células del hospedero al elaborar sustancias que evitan la destrucción intracelular de los microorganismos. En el caso de las micobacterias, esto puede deberse a la presencia de micósidos y sulfolípidos asociados con la pared celular que se incorporan a la porción interna del fagosoma y evitan la fusión del fagosoma/lisosoma.[3,22,30] *Listeria monocytogenes* expresa una proteína de superficie llamada ***internalina*** que se une a los receptores de glicoproteínas en las células epiteliales y permite que el microorganismo se internalice en una vacuola unida a la membrana.[66] Después, el microorganismo produce una hemolisina llamada ***listeriolisina O***, la cual se intercala en la membrana de la vacuola y causa la formación de poros.[53] Después, *L. monocytogenes* ingresa en el citoplasma de la célula, en donde sigue creciendo y escapando al ambiente tóxico con el fagolisosoma. *S. aureus* secreta **catalasa** y **superóxido dismutasa**, las cuales inhiben la destrucción del microbio a través del sistema de la mieloperoxidasa de las células fagocíticas. El estar alojado dentro de las células fagocíticas por estos mecanismos también contribuye a la virulencia al proteger a los microorganismos de la destrucción por anticuerpos específicos y por el complemento. La invasión intracelular también tiene importantes repercursiones en el tratamiento. Las infecciones por bacterias como especies de *Brucella* y *Francisella tularensis* deben tratarse con antibióticos que puedan penetrar el fagocito y actuar de forma intracelular (p. ej., tetraciclinas, aminoglucósidos) para afectar a estos patógenos "protegidos".[35]

Muchas bacterias producen enzimas o toxinas, o tienen componentes celulares que ocasionan efectos tóxicos o necrosantes en las células inflamatorias del hospedero y en otras defensas del sistema inmunitario. La leucocidina y la γ-hemolisina producidas por *S. aureus* causan la redondeamiento e hinchazón de las células polimorfonucleares y macrófagos expuestos, seguido por la desgranulación, rotura nuclear y lisis celular.[70] Los lipopolisacáridos de las bacterias gramnegativas pueden retrasar o atenuar la respuesta inflamatoria aguda, permitiendo que el microbio se establezca en el hospedero con relativa facilidad. La porción A lipídica de la endotoxina, en particular, puede activar el complemento y estimular la liberación de diversas citocinas (interleucinas 2, 6 y 8, factor de necrosis tumoral α [TNF-α, *tumor necrosis factor*]) que llevan a las manifestaciones clínicas del *shock* endotóxico (hipotensión, coagulación intravascular diseminada y muerte). Las bacterias grampositivas tienen polímeros de peptidoglicano en la pared celular y ácidos teicoicos en la membrana que pueden causar una liberación de citocinas similar y pueden generar síntomas parecidos a los del *shock* tóxico. Algunos microorganismos tienen otras propiedades en la superficie celular, como LOS y ciertas proteínas de superficie que son resistentes a los efectos bactericidas del suero humano habitual (p. ej., *N. gonorrhoeae*).[67] Esta propiedad puede facilitar la diseminación de las bacterias por la circulación sanguínea y linfática, conduciendo a una infección sistémica o al establecimiento de un foco infeccioso en un sitio distante a la infección inicial.

Las propiedades invasivas de algunas bacterias se atribuyen a la elaboración de enzimas que actúan de forma extracelular. *S. aureus*, *S. pneumoniae*, estreptococos del grupo B y *Propionibacterium acnes* producen una enzima llamada **hialuronato liasa** (o *hialuronidasa*) durante la fase de crecimiento exponencial. Esta enzima promueve la diseminación del microorganismo a través de los tejidos conectivos por despolimerización del ácido hialurónico, la sustancia fundamental responsable de la adhesión entre células.[32] Además, los estreptococos del grupo A y los estafilococos generan enzimas que hidrolizan los coágulos de fibrina (**estreptocinasa** y **estafilocinasa**), las cuales también facilitan la diseminación de los patógenos en los tejidos.[23,50] *C. perfringens* y otros clostridios (p. ej., *C. histolyticum*, *C. septicum*, *C. sordellii*, *C. novyi* y *C. fallax*) producen citotoxinas, citolisinas, colagenasas, fosfolipasas, hialuronidasas y desoxirribonucleasas que permiten a estos microorganismos colonizar tejidos debilitados, degradar la matriz de colágeno del músculo y del tejido conectivo, y facilitar la extensión de los microbios en estos tejidos para causar fascitis necrosante y gangrena gaseosa.[61]

El hierro ha mostrado ser un nutriente esencial para muchos microorganismos, así como un requerimiento para la virulencia en algunos patógenos bacterianos. Acerca de esto último, las bacterias patógenas exitosas han evolucionado con respecto a la forma en que obtienen hierro del entorno o de los tejidos del hospedero, en los cuales el hierro libre se mantiene a concentraciones bajas al unirse a la transferrina y lactoferrina. Los microorganismos captan este hierro mediante la producción de **sideróforos**, moléculas pequeñas que funcionan como quelantes de hierro de alta afinidad. Por lo tanto, se considera que la producción de sideróforos es un factor de virulencia.[10] Algunos patógenos han desarrollado proteínas de unión a la lactoferrina o transferrina de las cuales se extrae el hierro y se transporta hacia el interior de la célula.[4,31] Tanto *N. gonorrhoeae* como *N. meningitidis* poseen receptores de la membrana externa que se unen a la transferrina, lactoferrina y hemoglobina humanas, así como proteínas periplasmáticas de unión para extraer el hierro de los transportadores unidos y llevarlo al interior de la célula.[1,8,51,52,88] Además, la producción de muchos productos microbianos extracelulares, incluidas las **toxinas**, se regula parcialmente a nivel transcripcional por las concentraciones de hierro en el ambiente circundante. Por ejemplo, la expresión del gen estructural *β-fago* para la toxina diftérica en *C. diphtheriae* sólo sucede cuando el hierro se vuelve un sustrato que limita el crecimiento (*véase* más adelante).[75]

Aunque los plásmidos por sí mismos no son factores de virulencia, los genes que codifican muchos productos bacterianos responsables de la virulencia a menudo residen en los plásmidos de las bacterias. Los **factores R** (plásmidos que contienen genes que codifican para la resistencia a agentes antimicrobianos) pueden considerarse factores de virulencia porque la adquisición de resistencia a agentes antibióticos fomenta el crecimiento y propagación continuos de las infecciones bacterianas a pesar de las intervenciones terapéuticas. Algunas bacterias también contienen plásmidos que codifican pili sexuales y la movilización cromosómica. Estos dos factores permiten que un microorganismo transfiera material genético (la introducción de un plásmido, cromosoma, o ambos) a otros organismos. Los plásmidos también pueden contener genes que codifiquen antígenos de colonización, de resistencia al suero, de quelación y de transporte de hierro, de producción de toxinas y hemolisinas, y de funciones de supervivencia intracelular no definidas. Los plásmidos que contienen genes de resistencia se han descrito en muchos géneros de bacterias gramnegativas (p. ej., todos los géneros de la familia *Enterobacteriaceae* y los géneros *Pseudomonas*, *Vibrio*, *Pasteurella*, *Campylobacter*, *Haemophilus*, *Neisseria* y *Bacteroides*) y grampositivas (p. ej., *Staphylococcus*, *Streptococcus*, *Enterococcus*, *Bacillus*, *Clostridium* y *Corynebacterium*) médicamente importantes.

Exotoxinas y endotoxinas. Las toxinas de origen bacteriano se dividen en dos grupos: exotoxinas y endotoxinas. Las **exotoxinas bacterianas** son las toxinas biológicas conocidas más potentes y son producidas principalmente por las bacterias grampositivas, aunque algunas gramnegativas también las generan. Suelen tener naturaleza proteica y son termolábiles. Al ser proteínas, muchas pueden inactivarse o destruirse mediante enzimas proteolíticas. Por otro lado, algunas exotoxinas se activan sólo después de una hidrólisis parcial ("corte") de enzimas proteolíticas (*véase* más adelante). La actividad tóxica de muchas exotoxinas puede suprimirse a través del tratamiento con formaldehído (desarrollo de toxoides) y ser neutralizada por anticuerpos específicos. La explotación de estas propiedades llevó al desarrollo de los toxoides de la difteria y del tétanos que se emplean para la vacunación activa contra la difteria y el tétanos, respectivamente.

En general, las exotoxinas bacterianas se dividen en dos grupos. El primer grupo consiste en **toxinas citolíticas**, las cuales actúan en las membranas celulares para hacer que se formen poros y la lisis celular subsecuente. Los ejemplos de estas toxinas incluyen las siete enterotoxinas de *S. aureus* y las estreptolisinas O y S producidas por los estreptococos del grupo A. El segundo grupo consiste en las **toxinas bipartitas** de dos subunidades, A y B. Estas toxinas contienen una subunidad B (o de unión [*binding*]) que se ancla al receptor específico del hospedero y una A (o activa) que atraviesa la célula e interactúa con el sitio diana. Estas toxinas incluyen la toxina del cólera de *Vibrio cholerae*, la toxina Shiga de *Shigella dysenteriae*, la toxina pertussis producida por *B. pertussis* y la toxina de la difteria producida por *C. diphtheriae* lisogenizada. Determinadas enfermedades, como tétanos, botulismo, difteria y cólera, se deben casi en su totalidad al efecto de las toxinas en los órganos y tejidos que afectan.

El **tétanos** es causado por los efectos sistémicos de la neurotoxina del tétanos, producida por *Clostridium tetani*. Suele ocurrir como resultado de la infección de una herida por *C. tetani* o, rara vez, de una inyección de materiales contaminados con células vegetativas o esporas de *C. tetani*. La neurotoxina del tétanos se libera con la lisis celular después del crecimiento bacteriano en condiciones anaerobios (p. ej., en heridas punzantes profundas). La toxina se traduce inicialmente como un único péptido de aproximadamente 150 kDa. Tras su liberación de la célula bacteriana, el péptido de la toxina se escinde por la acción de enzimas proteolíticas, a fin de formar una cadena ligera (L, 50 kDa) y una pesada (H, 100 kDa) conectadas por un enlace disulfuro; en condiciones reductoras, los dos péptidos se separan en cadenas L y H. El sitio de unión al receptor de la molécula de la toxina intacta se encuentra en la cadena H. La cadena L se internaliza y se mueve desde los nervios periféricos hasta el sistema nervioso central mediante transporte axónico retrógrado. La toxina del tétanos se une a su receptor (un gangliósido que contiene ácido esteárico, esfingosina, glucosa, galactosa, *N*-acetilglucosamina y ácido *N*-acetilneuramínico [ácido siálico]) cuando alcanza las neuronas en la médula espinal, el tronco del encéfalo y el cerebelo. El efecto espasmógeno de la toxina se debe a su acción en los reflejos presinápticos que involucran las interneuronas de la médula espinal. La toxina bloquea la inhibición postsináptica habitual de las neuronas motoras de la médula espinal tras los impulsos aferentes al evitar la liberación de los neurotransmisores inhibitorios (ácido γ-aminobutírico, glicina). Este bloqueo presináptico de las neuronas centrales lleva a un tono muscular elevado y a reflejos hiperactivos. En consecuencia, la sensibilidad a los impulsos excitatorios no controlados por mecanismos inhibitorios produce la parálisis espástica generalizada característica del tétanos.

El **botulismo** se presenta como consecuencia del consumo de toxinas formadas por *Clostridium botulinum* que crecen en alimentos; el principal vehículo son las frutas y verduras enlatadas de manera inadecuada (por lo general, enlatadas de forma casera), condimentos y productos de pescado. El botulismo en heridas es una intoxicación sistémica como consecuencia del crecimiento de *C. botulinum* y la producción de toxinas en heridas, y se informó durante las décadas de 1980 y 1990 como una complicación de las infecciones de heridas en los usuarios de drogas parenterales.[18,101] *C. botulinum* también puede colonizar el tubo digestivo de los niños y producir la toxina en ese sitio (botulismo infantil).[92] La toxina se acumula en las células de *C. botulinum* durante la germinación de esporas y el crecimiento de la célula vegetativa, pero sólo se libera en la lisis celular. Estos microorganismos se clasifican en tres grupos dependiendo de la secuencia de su gen para ARNr 16S: *C. botulinum* de tipos B, E y F; *C. botulinum* de tipos C y D; y *C. botulinum* de tipos A, F y B. *C. botulinum* de tipo G se considera una agrupación independiente de los demás y también se denomina *Clostridium argentinense*.[24] Estos grupos corresponden a siete tipos serológicos de toxinas de *C. botulinum* (A, B, C-1, D, E, F y G [relacionado con *C. argentinense*]), y cada uno produce una toxina de tipo específico desde el punto de vista inmunitario.[89] Los tipos de toxina A, B, E y F son los que afectan a los humanos.

Las toxinas botulínicas originales son proteínas lábiles que forman complejos con proteínas no tóxicas para estabilizar las moléculas.[73] La toxina botulínica se produce como una proteína progenitora con un peso molecular de aproximadamente 150 kDa. Estas toxinas se producen como moléculas inertes que se activan después de la proteólisis, pero la escisión proteolítica es interna a las moléculas peptídicas y las toxinas no cambian su peso molecular después de la activación. La toxina activa, en consecuencia, está conformada por una cadena ligera (L) de 50 kDa y una cadena pesada (H) de 100 kDa conectadas por un puente disulfuro. Después de la absorción en el tubo digestivo, la toxina alcanza las neuronas susceptibles (en las uniones neuromusculares y en las sinapsis autonómicas periféricas) a través del torrente sanguíneo. Allí se une a las terminales presinápticas, en donde bloquea la liberación de acetilcolina a partir de las terminaciones de los nervios motores colinérgicos. La afección del botulismo incluye el compromiso de pares craneales, debilidad bilateral y descendente, y parálisis de los músculos esqueléticos, y se caracteriza clínicamente por fatiga, mareos, náuseas, visión borrosa, alteración del habla, dilatación de las pupilas, retención urinaria, parálisis flácida general de los músculos esqueléticos y parálisis respiratoria.[19]

La **difteria** es otro ejemplo de enfermedad que se debe a la acción de una toxina.[26] De manera interesante, sólo las cepas de difteria que contienen un bacteriófago lisógeno (β-corinefago) pueden producir la toxina diftérica. El gen estructural de la toxina (llamado gen *tox*) es parte del genoma del bacteriófago. La expresión del gen *tox* está regulada por un represor activado por hierro y la producción de la toxina sólo ocurre cuando este

elemento es el sustrato que limita el crecimiento.[76] En presencia de hierro (Fe_2^+), el represor forma dímeros activos con Fe_2^+ que se unen al promotor del gen *tox* e inhiben su expresión. Cuando el Fe_2^+ es limitado, el dímero Fe_2^+/represor se disocia y permite la transcripción y traducción del gen *tox*.[37,98]

La molécula de la toxina se forma por *C. diphtheriae* en asociación con la membrana celular, y se secreta desde la célula como un único péptido de 535 aminoácidos con un peso molecular de aproximadamente 58 kDa. A través de la proteólisis, el péptido se escinde en dos cadenas principales, designadas *A* y *B*, unidas por puentes disulfuro. El péptido A tiene un peso molecular de 21 kDa, contiene la actividad enzimática de la molécula e inhibe la síntesis proteica, mientras el péptido B es un fragmento de 37 kDa que contiene el dominio C-terminal de unión al receptor y un dominio de translocación al interior. El péptido B es responsable de unir la molécula de la toxina a su receptor diana. Al unirse a la célula diana a través de este péptido, la toxina ingresa en la célula mediante endocitosis mediada por receptor. El bajo pH en el endosoma desencadena la translocación del péptido A (por interacción con el dominio de translocación del péptido B) en el citosol; en este momento, los enlaces disulfuro se reducen, el péptido B se libera y el péptido A se vuelve enzimáticamente activo. El péptido A inhibe la síntesis de proteínas por la adenorribosilación del factor de elongación (EF) 2, una enzima necesaria para la translocación del polipeptidil-ARNt del sitio del aceptor al sitio del donante en el ribosoma eucariótico. El grupo adenorribosilo es transferido del NAD al factor de elongación 2 por la subunidad péptido A de la toxina, con producción de EF-2 inactivo:

$$NAD^+ + EF\text{-}2 \xrightarrow[A]{\text{péptido de la toxina}} \text{adenorribosilfosfato:}$$
$$\text{Complejo EF-2 + nicotinamida + } H^+$$

El tratamiento de la toxina intacta con formol produce un toxoide que no puede dividirse en las subunidades A y B. Por lo tanto, el toxoide no tiene la capacidad de catalizar sus efectos tóxicos intracelulares, aunque retiene su antigenicidad. La inmunidad a la difteria suele estar mediada por la presencia de anticuerpos en contra de la toxina.

Todos los signos y síntomas del cólera causados por *V. cholerae* son consecuencia de la pérdida abrupta de líquidos del tubo digestivo. El aumento en la secreción de electrólitos es causado por una enterotoxina proteica. La enterotoxina de 84 kDa está conformada por una subunidad de unión (subunidad B) compuesta por cinco monómeros idénticos de 11.5 kDa y una subunidad biológicamente activa de 27 kDa (subunidad A). El mecanismo de acción de la toxina del cólera se describe en el capítulo 8.

Por otro lado, las **endotoxinas** sólo son producidas por las bacterias gramnegativas y están compuestas principalmente por LPS. El LPS, como se describió anteriormente, es un componente estructural de la membrana externa de los gramnegativos que contiene los determinantes antigénicos somáticos (O). Las endotoxinas son termoestables, no se destoxifican por el tratamiento con formaldehído y los anticuerpos específicos sólo las neutralizan parcialmente. En comparación con muchas exotoxinas, las endotoxinas tienen una toxicidad relativamente baja. Aunque la endotoxina puede escapar a los líquidos circundantes (como "burbujas" en la superficie de las bacterias gramnegativas), la célula íntegra por lo general retiene la mayor parte de la actividad tóxica. Las actividades biológicas y tóxicas de la endotoxina son amplias. Cantidades del orden de nanogramos de la endotoxina causan fiebre en el humano y la liberación del pirógeno endógeno. Las dosis más altas provocan hipotensión, disminución en los recuentos de leucocitos polimorfonucleares y plaquetas a partir del aumento de la marginación de estas células hacia las paredes de los vasos sanguíneos pequeños, hemorragias y, en ocasiones, coagulación intravascular diseminada por la activación de los mecanismos de coagulación. La endotoxina también es mitógena para los linfocitos B y estimula la liberación de diversas citocinas por parte de los macrófagos.

Superantígenos bacterianos. Otro grupo de toxinas proteicas extracelulares, como las producidas por *S. aureus* o los estreptococos β-hemolíticos del grupo A, pueden unirse a péptidos estructurales en los receptores de los linfocitos T del hospedero y en los antígenos de histocompatibilidad de clase II de los macrófagos. Esta unión induce la liberación de citocinas. Diversas proteínas extracelulares de *S. aureus*, como la toxina 1 del síndrome de *shock* tóxico, las enterotoxinas estafilocócicas A y B, y las toxinas estreptocócicas del grupo A actúan como "superantígenos" e inducen altos niveles de proliferación de linfocitos T, la rápida liberación de interleucina 2 y TNF-α, y un síndrome de *shock*.[79] Los superantígenos producidos por diversas bacterias se analizarán más adelante en los capítulos que aborden el género bacteriano específico.

REFERENCIAS

1. Anderson JE, Sparling PF, Cornelissen CN. Gonococcal transferrin-binding protein 2 facilitates but is not essential for transferrin utilization. J Bacteriol 1994;176:3162–3170.
2. Arbeit RD, Karakawa WW, Vann WF, et al. Predominance of two newly described capsular polysaccharide types among clinical isolates of *Staphylococcus aureus*. Diagn Microbiol Infect Dis 1984;2:85–91.
3. Armstrong JA, D'Arcy Hart P. Phagosome–lysosome interactions in cultured macrophages infected with virulent tubercle bacilli: reversal of the usual fusion pattern and observations on bacterial survival. J Exp Med 1975;142:1–16.
4. Beddek AJ, Schryvers AB. The lactoferrin receptor complex in gram-negative bacteria. Biometals 2010;23:377–386.
5. Beres SB, Sylva GL, Sturdevant DE, et al. Genome-wide molecular dissection of serotype M3 group A *Streptococcus* strains causing two epidemics of invasive infections. Proc Natl Acad Sci U S A 2004;101:11833–11838.
6. Berkower C, Ravins M, Moses AE, et al. Expression of different group A streptococcal M proteins in an isogenic background demonstrates diversity in adherence and invasion of eukaryotic cells. Mol Microbiol 1999;31:1463–1475.
7. Beveridge TJ. Bacterial S-layers. Curr Opin Struct Biol 1994;4:204–212.
8. Biswas GD, Sparling PF. Characterization of *lbpA*, the structural gene for the LF receptor in *Neisseria gonorrhoeae*. Infect Immun 1995;63:2958–2967.
9. Bowen WH, Koo H. Biology of *Streptococcus mutans*-derived glucosyltransferases: role in extracellular matrix formation of cariogenic biofilms. Caries Res 2011;45:69–86.
10. Brickman TJ, Hanawa T, Anderson MT, et al. Differential expression of *Bordetella pertussis* iron transport genes during infection. Mol Microbiol 2008;70:3–14.
11. Brodeur BR, Martin D, Hamel J, et al. Antigenic analysis of the saccharide moiety of the lipooligosaccharide of *Bordetella pertussis*. Springer Semin Immunopathol 1993;15:205–215.
12. Buchanan RE. Studies in the nomenclature and classification of the bacteria. V. Subgroups and genera of the *Bacteriaceae*. J Bacteriol 1918;3:27.
13. Buchanan RE. General Systematic Bacteriology: History, Nomenclature, Groups of Bacteria. Baltimore, MD: Williams & Wilkins, 1925.
14. Cain AK, Liu X, Djordjevic SP, et al. Transposons related to Tn1696 in IncHI2 plasmids in multiply antibiotic resistant *Salmonella enterica* serovar typhimurium from Australian animals. Microb Drug Resist 2010;16:197–202.
15. Callahan SM, Dunlap PV. LuxR and acyl-homoserine-lactone controlled non-*lux* genes define a quorum-sensing regulon in *Vibrio fischeri*. J Bacteriol 2000;182:2811–2822.
16. Cantero L, Palacios JM, Ruiz-Argueso T, et al. Proteomic analysis of quorum sensing in *Rhizobium leguminosarum* biovar viciae UPM791. Proteomics 2006;6:S97–S106.
17. Carlsson F, Berggard K, Stalhammar-Carlemalm M, et al. Evasion of phagocytosis through cooperation between two ligand-binding regions in *Streptococcus pyogenes* M protein. J Exp Med 2003;198:1057–1068.
18. Centers for Disease Control and Prevention. Wound botulism—California, 1995. MMWR Morb Mortal Wkly Rep 1995;44:890–892.
19. Cherington M. Clinical spectrum of botulism. Muscle Nerve 1998;21:701–710.
20. Chester FD. A Manual of Determinative Bacteriology. New York, NY: Macmillan, 1901.
21. Cisar JO, Takahashi Y, Ruhl RS, et al. Specific inhibitors of a bacterial adhesion: observation from the study of gram-positive bacteria that initiate biofilm formation on the tooth surface. Adv Dent Res 1997;11:168–175.
22. Clemens DL, Horowitz MA. Characterization of the *Mycobacterium tuberculosis* phagosome and evidence that phagosomal maturation is inhibited. J Exp Med 1995;181:257–270.
23. Collen D. Staphylokinase: a potent, uniquely fibrin-selective agent. Nat Med 1998;4:279–284.
24. Collins MD, East AK. Phylogeny and taxonomy of the food-borne pathogen *Clostridium botulinum* and its neurotoxins. J Appl Microbiol 1998;84:5–17.
25. Dale JB, Washburn RG, Marques MB, et al. Hyaluronate capsule and surface M protein in resistance to opsonization of group A streptococci. Infect Immun 1996;64:1495–1501.
26. Deng Q, Barbieri JT. Molecular mechanisms of the cytotoxicity of ADP-ribosylating toxins. Annu Rev Microbiol 2008;62:271–288.
27. Di Cagno R, De Angelis M, Calasso M, et al. Proteomics of the bacterial crosstalk by quorum sensing. J Proteomics 2011;74:20–34.
28. Dombek PE, Sedgewick J, Lam H, et al. High frequency intracellular invasion of epithelial cells by serotype M1 group A streptococci: M1 protein-mediated invasion and cytoskeletal rearrangements. Mol Microbiol 1999;31:859–870.
29. Doran KS, Engelson EJ, Khosravi A, et al. Blood-brain barrier invasion by group B *Streptococcus* depends upon proper self-anchoring of lipoteichoic acid. J Clin Invest 2005;115:2499–2507.
30. Ehrt S, Schnappinger D. Mycobacterial survival strategies in the phagosome: defense against host stresses. Cell Microbiol 2009;11:1170–1178.
31. Ekins A, Khan AG, Shouldice SR, et al. Lactoferrin receptors in gram-negative bacteria. Biometals 2004;17:235–243.
32. Farrell AM, Taylor D, Holland KT. Cloning, nucleotide sequence determination, and expression of the *Staphylococcus aureus* hyaluronate lyase gene. FEMS Microbiol Lett 1995;130:81–85.
33. Feng L, Lin H, Ma Y, et al. Macrolide-resistant *Streptococcus pyogenes* from Chinese pediatric patients in association with Tn916 transposons family over a 16-year period. Diagn Microbiol Infect Dis 2010;67:369–375.
34. Firth N, Ippen-Ihler K, Skurray RA. Structure and function of the F factor and mechanisms of conjugation, *Escherichia coli* and *Salmonella*. In Neidhardt FC, ed. Cellular and Molecular Biology. Washington, DC: ASM Press, 1996:2377–2401.
35. Fortier AH, Leiby DA, Narayanan RB, et al. Growth of *Francisella tularensis* LVS in macrophages: the acidic intracellular compartment provides essential iron required for growth. Infect Immun 1995;63:1478–1483.
36. Fouet A. The surface of *Bacillus anthracis*. Mol Aspects Med 2009;30:374–385.
37. Fourel G, Phalipon A, Kaczorek M. Evidence for direct regulation of diphtheria toxin gene transcription by an Fe²⁺-dependent DNA-binding repressor (DtoxR) in *Corynebacterium diphtheriae*. Infect Immun 1989;57:3221–3225.
38. Fournier JM, Boutonnier A, Bouvet A. *Staphylococcus aureus* strains which are not identified by rapid agglutination procedures are of capsular serotype 5. J Clin Microbiol 1989;27:1372–1374.
39. Fournier JM, Bouvet A, Boutonnier A, et al. Predominance of capsular type 5 among oxacillin-resistant *Staphylococcus aureus*. J Clin Microbiol 1987;25:1932–1933.
40. Fournier JM, Bouvet A, Mathieu D, et al. New latex reagent using monoclonal antibodies to capsular polysaccharide for reliable identification of both oxacillin-susceptible and oxacillin-resistant *Staphylococcus aureus*. J Clin Microbiol 1993;31:1342–1344.
41. Fuqua WC, Winans SC, Greenberg EP, et al. Quorum sensing in bacteria: the LuxR-LuxI family of cell density-responsive transcriptional regulators. J Bacteriol 1994;176:269–275.
42. Griffiss JM, Schneider H, Mandrell RE, et al. Lipooligosaccharides: the principal glycolipids of the neisserial outer membrane. Rev Infect Dis 1988;10(Suppl 1):S287–S295.
43. Helm RA, Seifert HS. Frequency and rate of pilin antigenic variation of *Neisseria meningitidis*. J Bacteriol 2010;192:3822–3823.
44. Herwald H, Cramer H, Morgelin M, et al. M protein, a classical bacterial virulence determinant, forms complexes with fibrinogen that induced vascular leakage. Cell 2004;116:367–379.

45. Hollingshead SK, Fischetti VA, Scott JR. Complete nucleotide sequence of type 6 M protein of the group A *Streptococcus*: repetitive structure and membrane anchor. J Biol Chem 1986;261:1677–1686.

46. Holt JG, Krieg NR, Sneath PHA, et al, eds. Bergey's Manual of Determinative Bacteriology. 9th Ed. Baltimore, MD: Williams & Wilkins, 1994.

47. Hunnicutt DW, McBride MJ. Cloning and characterization of the *Flavobacterium johnsonii* (*Cytophaga johnsonii*) gliding motility genes, *gldB* and *gldC*. J Bacteriol 2000;182:911–918.

48. Hyams C, Camberlein E, Cohen JM, et al. The *Streptococcus pneumoniae* capsule inhibits complement activity and neutrophil chemotaxis by multiple mechanisms. Infect Immun 2010;78:704–715.

49. Jennings HJ, Lugowski C, Young NM. Structure of the complex polysaccharide C-substance from *Streptococcus pneumoniae* type 1. Biochemistry 1980;19:3712–4719.

50. Khil J, Im M, Heath A, et al. Plasminogen enhances virulence of group A streptococci by streptokinase-dependent and streptokinase-independent mechanisms. J Infect Dis 2003;188:497–505.

51. Lee BC. Isolation of haemin-binding proteins of *Neisseria gonorrhoeae*. J Med Microbiol 1992;36:121–127.

52. Lee BC. Isolation and characterization of the haemin-binding proteins from *Neisseria meningitidis*. J Gen Microbiol 1994;140:1473–1480.

53. Lee KD, Oh YK, Portnoy DA, et al. Delivery of macromolecules into cytosol using liposomes containing hemolysin from *Listeria monocytogenes*. J Biol Chem 1996;271:7249–7252.

54. Makino SI, Uchida I, Terakado N, et al. Molecular characterization and protein analysis of the *cap* region, which is essential for encapsulation in *Bacillus anthracis*. J Bacteriol 1989;171:722–730.

55. Mandal P, Kapil A, Goswami K, et al. Uropathogenic *Escherichia coli* causing urinary tract infections. Indian J Med Res 2001;114:207–211.

56. McBride MJ. Bacterial gliding motility: mechanisms and mysteries. ASM News 2000;66:203–210.

57. Mesnage S, Tosi-Couture E, Mock M, et al. Molecular characterization of the *Bacillus anthracis* main S-layer component; evidence that it is the major cell-associated antigen. Mol Microbiol 1997;23:1147–1155.

58. Moses AE, Wessels MR, Zalcman K, et al. Relative contributions of hyaluronic acid capsule and M protein to virulence of group A *Streptococcus*. Infect Immun 1997;65:64–71.

59. Murray RG, Schleifer KH. Taxonomic notes: a proposal for recording the properties of putative taxa of procaryotes. Int J Syst Bacteriol 1994;44:174–176.

60. Murray RG, Stackebrandt E. Taxonomic note: implementation of the provisional status, *Candidatus*, for incompletely described prokaryotes. Int J Syst Bacteriol 1995;45:186.

61. Onderdonk AB, Garrett WS. Gas gangrene and other *Clostridium*-associated diseases. In Mandell GL, Bennett JE, Dolin R, eds. Mandell, Douglas, and Bennett's Principles and Practice of Infectious Diseases. Philadelphia, PA: Churchill Livingstone, 2010:3103–3120.

62. Opitz D, Clausen M, Maier B. Dynamics of gonococcal type IV pili during infection. Chemphyschem 2009;10:1614–1618.

63. O'Riordan K, Lee JC. *Staphylococcus aureus* capsular polysaccharides. Clin Microbiol Rev 2004;17:218–234.

64. Orla-Jensen S. The Lactic Acid Bacteria. Copenhagen, Denmark: Host and Sons, 1919.

65. Palmer KL, Kos VN, Gilmore MS. Horizontal gene transfer and the genomics of enterococcal antibiotic resistance. Curr Opin Microbiol 2010;13:632–639.

66. Parida SK, Domann E, Rohde M, et al. Internalin B is essential for adhesion and mediates the invasion of *Listeria monocytogenes* into human endothelial cells. Mol Microbiol 1998;28:81–93.

67. Parsons NJ, Curry A, Fox AJ, et al. The serum resistance of gonococci in the majority of urethral exudates is due to sialylated lipooligosaccharide seen as a surface coat. FEMS Microbiol Lett 1992;90:295–300.

68. Pearson JP, Feldman M, Iglewski BH, et al. *Pseudomonas aeruginosa* cell-to-cell signaling is required for virulence in a model of acute pulmonary infection. Infect Immun 2000;68:4331–4334.

69. Poulsen K, Reinholdt J, Jespersgaard C, et al. A comprehensive genetic study of streptococcal immunoglobulin A1 proteases: evidence for recombination within and between species. Infect Immun 1998;66:181–190.

70. Prevost G, Cribier B, Coupie P, et al. Panton-Valentine leukocidin and γ-hemolysin from *Staphylococcus aureus* ATCC 49775 are encoded by distinct genetic loci and have different biological activities. Infect Immun 1995;63:4121–4129.

71. Purushothaman SS, Wang B, Cleary PP. M1 protein triggers a phosphoinositide cascade for group A *Streptococcus* invasion of epithelial cells. Infect Immun 2003;71:5823–5830.

72. Ringdahl U, Svensson HG, Kotarsky H, et al. A role for the fibrinogen-binding regions of streptococcal M proteins in phagocytosis resistance. Mol Microbiol 2000;37:1318–1326.

73. Sakaguchi G. *Clostridium botulinum* toxins. Pharmacol Ther 1983;19:165–194.

74. Sandberg AL, Ruhl S, Joralmon RA, et al. Putative glycoprotein and glycolipid polymorphonuclear leukocyte receptors for the *Actinomyces naeslundii* WVU fimbrial lectin. Infect Immun 1988;63:267–269.

75. Schmitt MP. Transcription of the *Corynebacterium diphtheriae hmuO* gene is regulated by iron and heme. Infect Immun 1997;65:4634–4641.

76. Schmitt MP, Holmes RK. Characterization of a defective diphtheria toxin repressor (*dtxR*) allele and analysis of *dtxR* transcription in wild-type and mutant strains of *Corynebacterium diphtheriae*. Infect Immun 1991;59:3903–3908.

77. Schneider H, Griffiss JM, Mandrell RE, et al. Elaboration of a 3.6 kilodalton lipooligosaccharide, antibody against which is absent from human sera, is associated with serum resistance in *Neisseria gonorrhoeae*. Infect Immun 1985;50:672–677.

78. Schneider H, Hammack CA, Apicella MA, et al. Instability of expression of lipooligosaccharides and their epitopes in *Neisseria gonorrhoeae*. Infect Immun 1988;56:942–946.

79. Silversides JA, Lappin E, Ferguson AJ. Staphylococcal toxic shock syndrome: mechanisms and management. Curr Infect Dis Rep 2010;12:392–400.

80. Skerman VBD, McGowan V, Sneath PHA. Approved list of bacterial names. Int J Syst Bacteriol 1980;30:225–420.

81. Skerman VBD, McGowan V, Sneath PHA, eds. Approved List of Bacterial Names, Amended Edition. Washington, DC: American Society for Microbiology, 1989.

82. Sleytr UB, Beveridge TJ. Bacterial S-layers. Trends Microbiol 1999;7:253–260.

83. Sneath PHA, ed. International Code of Nomenclature of Bacteria, 1990 Revision. Washington, DC: American Society for Microbiology, 1990.

84. Sneath PHA, ed. International Code of Nomenclature of Bacteria, 1992 Revision. Washington, DC: American Society for Microbiology, 1992.

85. Soni KA, Jesudhasan PR, Cepeda M, et al. Autoinducer AI-2 is involved in regulating a variety of cellular processes in *Salmonella typhimurium*. Foodborne Pathog Dis 2008;5:147–153.

86. Stackebrandt E, Goebel BM. Taxonomic note: a place for DNA-DNA reassociation and 16S rRNA sequence analysis in the present species definition in bacteria. Int J Syst Bacteriol 1994;44:846–849.

87. Staley JT, Krieg MR. Classification of prokaryotic organisms: an overview. In Krieg NR, Holt JG, eds. Bergey's Manual of Systematic Bacteriology. Vol. 1. Baltimore, MD: Williams & Wilkins, 1984:1–4.

88. Stokes RH, Oakhill JS, Joannou CL, et al. Meningococcal transferrin-binding proteins A and B show cooperation in their binding kinetics for human transferrin. Infect Immun 2005;73:944–952.

89. Suen JC, Hatheway CL, Steigerwalt AG, et al. *Clostridium argentinense*, sp. nov., a genetically homogenous group composed of all strains of *Clostridium botulinum* toxin type G and some non-toxigenic strains previously identified as *Clostridium subterminale* or *Clostridium hastiforme*. Int J Syst Bacteriol 1988;38:375–381.

90. Thakker M, Park JS, Carey V, et al. *Staphylococcus aureus* serotype 5 capsular polysaccharide is antiphagocytic and enhances bacterial virulence in a murine bacteremia model. Infect Immun 1998;66:5183–5159.

91. Thorne CB. *Bacillus anthracis*. In Sonenshein AL, Hoch JA, Losick R, eds. *Bacillus subtilis* and Other Gram-Positive Bacteria: Biochemistry, Physiology, and Molecular Genetics. Washington, DC: American Society for Microbiology, 1993:113–124.

92. Tseng-Ong L, Mitchell WG. Infant botulism: 20 years' experience at a single institution. J Child Neurol 2007;22:1333–1337.

93. Veesenmeyer JL, Hauser AR, Lisboa T, et al. *Pseudomonas aeruginosa* virulence and therapy: evolving translational strategies. Crit Care Med 2009;37:1777–1786.

94. Via LE, Curcic R, Mudd MH, et al. Elements of signal transduction in *Mycobacterium tuberculosis*: *in vitro* phosphorylation and *in vivo* expression of the response regulator *MtrA*. J Bacteriol 1996;178:3314–3321.

95. Virji M, Heckels JE. The role of common and type-specific pilus antigenic domains in adhesion and virulence of gonococci for human epithelial cells. J Gen Microbiol 1984;130:1089–1095.

96. Wayne LG, Brenner DJ, Colwell RR, et al. Report of the *ad hoc* committee on reconciliation of approaches to bacterial systematics. Int J Syst Bacteriol 1987;37:463–464.

97. Wessels MR, Moses AE, Goldberg JB, et al. Hyaluronic acid capsule is a virulence factor for mucoid group A streptococci. Proc Natl Acad Sci U S A 1991;88:8317–8321.

98. White A, Ding X, Murphy JR, et al. Structure of metal ion-activated diphtheria toxin repressor/*tox* operator complex. Nature 1998;394:502–506.

99. Woese CR, Kandler O, Wheelis ML. Towards a natural system of organisms: proposal for the domains *Archaea*, *Bacteria*, and *Eucarya*. Proc Natl Acad Sci U S A 1990;87:4576–4579.

100. Yeung MK, Ragsdale PA. Synthesis and function of *Actinomyces naeslundii* T14V type 1 fimbriae require the expression of additional fimbria-associated genes. Infect Immun 1997;65:2629–2639.

101. Yuan J, Inami G, Mohle-Boetani J, et al. Recurrent wound botulism among injection drug users in California. Clin Infect Dis 2011;52:862–866.

102. Zamze SE, Moxon ER. Composition of the lipopolysaccharide from different capsular serotype strains of *Haemophilus influenzae*. J Gen Microbiol 1987;133:1443–1451.

CAPÍTULO **6**

Enterobacteriaceae

Características para la identificación presuntiva

Características para la detección precoz
  Utilización de hidratos de carbono
  Actividad de la citocromo-c-oxidasa
  Reducción de nitratos

Medios de cultivo utilizados para detectar la fermentación de hidratos de carbono

Utilización de agar hierro de Kligler y agar hierro triple azúcar
Principios bioquímicos

Selección de medios de aislamiento primario

Sustancias químicas y compuestos utilizados en medios selectivos
Medios de aislamiento selectivos
Medios de aislamiento de alta selectividad utilizados principalmente para muestras gastrointestinales
Medios de enriquecimiento
Directrices para elegir medios de aislamiento selectivos

Características de identificación diferencial

Producción de indol
Prueba de rojo de metilo
Prueba de Voges-Proskauer
Utilización de citrato
Producción de ureasa
Descarboxilación de lisina, ornitina y arginina

Producción de fenilalanina desaminasa
Producción de sulfuro de hidrógeno
Motilidad

Taxonomía de *Enterobacteriaceae*

Clasificación de *Enterobacteriaceae* por tribus
Características clave para la identificación de las especies más frecuentes
  Tribu *Escherichieae*
  Tribu *Edwardsielleae*
  Tribu *Salmonelleae*
  Tribu *Citrobactereae*
  Tribu *Klebsielleae*
  Tribu *Proteeae*
  Tribu *Yersinieae*
  Tribu *Erwinieae*
Otros géneros nuevos de *Enterobacteriaceae*
  Características de identificación de las *Enterobacteriaceae* más nuevas
  Importancia clínica de las *Enterobacteriaceae* más nuevas

Métodos diagnósticos para la identificación rápida

Kits comerciales para detección precoz
Medios de agar cromógeno

Sistemas de identificación clásicos

Matriz en tablero de ajedrez
Diagramas de flujo ramificados
Esquemas computarizados

Sistemas de codificación numérica

Lectura de códigos octales en registros de códigos numéricos
Frecuencia estimada de aparición
Cálculo de probabilidad
Resolución de discrepancias

Sistemas de identificación en kits empaquetados

Generalidades de los sistemas empaquetados
Sistemas específicos de identificación
  API 20E
  Sistema de identificación entérico BBL Crystal para no fermentadores
  Sistema RapID onE
  Biolog GN2 MicroPlate
  Sistema Microscan
  Sistema Sensititre

Sistemas de identificación semiautomatizados y automatizados

MicroScan Walkaway
Sistema Vitek
Sistema de identificación automatizada de gramnegativos Sensititre
Sistema Phoenix
Sistema OmniLog ID

Espectrofotometría de masas de tiempo de vuelo por desorción/ionización láser asistida por matriz

---

Los bacilos gramnegativos pertenecientes a *Enterobacteriaceae* son los aislamientos bacterianos que se encuentran con mayor frecuencia en las muestras clínicas. Distribuidos de manera amplia en la naturaleza, estos microorganismos están en la tierra, el agua, las plantas y, como lo indica el nombre de la familia, en los tubos digestivos de humanos y animales. Antes de la llegada de los antibióticos, la quimioterapia y las medidas de inmunosupresión, las enfermedades infecciosas causadas por *Enterobacteriaceae* estaban relativamente bien definidas. Se sabía que los síndromes diarreicos y disentéricos, acompañados por fiebre y

septicemia en los casos clásicos de fiebre tifoidea, eran causados por las especies de *Salmonella* y *Shigella*. Los casos típicos de neumonía caracterizada por la producción de esputo color rojo ladrillo o en "jalea de grosella" (*currant jelly*) eran producidos por el bacilo de Friedlander (*Klebsiella pneumoniae*). *Escherichia coli*, las especies de *Proteus* y diversos miembros del grupo *Klebsiella-Enterobacter* se aislaban con frecuencia de heridas traumáticas contaminadas con tierra o material vegetal, o de las heridas de incisiones abdominales después de alguna cirugía gastrointestinal.

213

Por lo tanto, los miembros de *Enterobacteriaceae* pueden estar implicados en casi cualquier tipo de enfermedad infecciosa y pueden aislarse de cualquier muestra que se reciba en el laboratorio. Los pacientes inmunocomprometidos o debilitados son quienes tienen una mayor susceptibilidad a las infecciones intrahospitalarias, ya sea después de la colonización con cepas ambientales o después de procedimientos invasivos, como cateterismo, broncoscopia, colposcopia o biopsias quirúrgicas, en los cuales se traumatizan o seccionan las membranas mucosas.

El *shock* endotóxico es una manifestación potencialmente mortal de la infección por bacterias gramnegativas, incluso *Enterobacteriaceae*. La endotoxina es un lipopolisacárido complejo farmacológicamente activo que se encuentra en la pared celular de las especies gramnegativas, el cual está conformado por tres capas: (1) una porción externa variable de hidratos de carbono que determina la especificidad antigénica O (p. ej., diversos serotipos de *Salmonella*), (2) un núcleo intermedio de polisacárido que es estructuralmente similar entre las especies y (3) una porción lipídica central altamente conservada llamada *lípido A*. Los efectos biológicos de la endotoxina se han demostrado experimentalmente: pequeñas cantidades inyectadas por vía i.v. a animales causan fiebre, leucopenia, hemorragia capilar, hipotensión y colapso circulatorio, síntomas muy similares a los que se observan en la sepsis por gramnegativos en humanos.

La prueba de lisado de *Limulus*, la cual utiliza un reactivo preparado a partir de los amebocitos del cangrejo herradura (*Limulus polyphemus*), se ha empleado con éxito variable para el diagnóstico del *shock* endotóxico.[206] El lisado experimenta solidificación cuando entra en contacto con pequeñas cantidades de endotoxina. El desarrollo de anticuerpos monoclonales es más promisorio para el diagnóstico de sepsis por gramnegativos, los cuales se pueden utilizar en el análisis de inmunoadsorción enzimática u otras técnicas para la detección del lípido A. Los efectos farmacológicos de la endotoxina pueden atribuirse principalmente al lípido A, que es en extremo antigénico y tiene determinantes en común con todas las cepas de bacilos gramnegativos. En consecuencia, la detección del lípido A circulante en pacientes con sepsis por gramnegativos, empleando un anticuerpo monoclonal, podría establecer un diagnóstico para iniciar un tratamiento presuntivo antes de que se aísle e identifique el microorganismo causal.

Los microbiólogos deben alertar sobre la aparición de cualquier *Enterobacteriaceae* multirresistente. Casi toda la resistencia de esta familia a los antibióticos β-lactámicos se encuentra mediada por β-lactamasas adquiridas o cromosómicas. Ciertos miembros de *Enterobacteriaceae* contienen β-lactamasas AmpC inducibles que se encuentran cromosómicamente, que incluyen a los microorganismos llamados *MYSPACE*: *Morganella morgannii*, *Yersinia enterocolitica*, *Serratia marcescens*, especies de *Providencia*, especies de *Aeromonas*, complejo *Citrobacter freundii* y especies de *Enterobacter*.[315] La resistencia a los antibióticos también puede desarrollarse en los aislamientos clínicos que solían ser sensibles, a través de la transferencia de plásmidos conocidos como *factores R* o *plásmidos R*. Estos grandes plásmidos R codifican genes que producen enzimas β-lactamasas que pueden hidrolizar penicilinas de primera y segunda generación, cefalosporinas de tercera generación y al aztreonam, por lo que se han denominado *β-lactamasas de amplio espectro* o *ESBL* (*extended-spectrum β-lactamases*).[507] La detección de estas cepas resistentes no sólo resulta importante para el tratamiento de los pacientes en quienes se aísla, sino también por sus importantes implicaciones en la vigilancia de las infecciones intrahospitalarias. Los mecanismos a través de los cuales se

puede desarrollar resistencia y los métodos utilizados para la detección de los mecanismos de resistencia se analizan con mayor detalle en el capítulo 17. Los síndromes clínicos específicos de cada género y especie se analizan en apartados posteriores de este capítulo.

Características para la identificación presuntiva

¿Cuáles son los primeros indicios de que una cepa desconocida aislada de una muestra clínica pueda pertenecer a *Enterobacteriaceae*? En las muestras distintas de las heces, un preparado teñido con Gram puede revelar células bacilares o cocobacilares gramnegativas pequeñas e hinchadas que varían de 0.5-2 µm de ancho y 2-4 µm de largo (lám. 6-1A). Sin embargo, la diferenciación de especies no sólo se puede conseguir en función de la morfología en la tinción de Gram.

La morfología característica de la colonia de un microorganismo que crece en un medio sólido puede brindar un segundo indicio. Por lo general, los miembros de *Enterobacteriaceae* producen colonias relativamente grandes, gris mate, secas o mucoides en agar sangre de carnero (láms. 6-1B y C). La hemólisis en agar sangre de carnero es variable y no es característica. Las colonias aparecen como una película delgada o como ondas (un fenómeno conocido como **trepada** [*swarming*] en el que se desplazan sobre sus vecinos), lo cual sugiere que el microorganismo es móvil y probablemente sea una especie de *Proteus* (lám. 6-1D). Las colonias que aparecen de color rojo en agar de MacConkey o que tienen un brillo verde en agar eosina azul de metileno (EMB) (lám. 6-2) indican que el patógeno es capaz de formar ácido a partir de la lactosa en el medio.

Sin embargo, la diferenciación de *Enterobacteriaceae* se basa principalmente en la presencia o ausencia de distintas enzimas codificadas por el material genético del cromosoma bacteriano. Estas enzimas dirigen el metabolismo de las bacterias a través de una de varias vías que pueden detectarse con medios especiales que se utilizan en las técnicas de cultivo *in vitro*. Los sustratos sobre los que pueden reaccionar estas bacterias se incorporan al medio de cultivo junto con un indicador que puede detectar ya sea la utilización del sustrato o la presencia de productos metabólicos específicos. Mediante la selección de una serie de medios que miden las distintas características metabólicas del microorganismo evaluado, es posible determinar un perfil bioquímico para la identificación de una especie.

Características para la detección precoz

La identificación definitiva de los miembros de *Enterobacteriaceae* puede requerir una serie de pruebas bioquímicas. Es posible evitar una considerable pérdida de tiempo y posibles errores en la identificación si se realizan observaciones para garantizar que el microorganismo que se evaluará pertenece a este grupo. Si es una bacteria gramnegativa de otro grupo, puede ser necesario un conjunto de características diferentes que suelen emplearse para la identificación de *Enterobacteriaceae*. Con pocas excepciones, todos los miembros de *Enterobacteriaceae* presentan las siguientes características:

- Fermentan glucosa (láms. 6-1E y F).
- La citocromo-c-oxidasa es negativa (lám. 6-1G).
- El nitrato se reduce a nitrito (lám. 6-1H).

Utilización de hidratos de carbono. Es frecuente que los microbiólogos del laboratorio se refieran a todos los hidratos de carbono como "azúcares". Esto resulta práctico en un sentido operativo, aunque se comprende que los alcoholes poliédricos, como el dulcitol y el manitol, o las sales catiónicas de acetato o tartato, no son hidratos de carbono y, en consecuencia, no son azúcares verdaderos en un sentido químico.

El término *fermentación* también se emplea de forma laxa para denominar a la utilización de hidratos de carbono por parte de las bacterias, clasificándolas con términos como *fermentadoras de lactosa* y *no fermentadoras de lactosa*. Por definición, la fermentación es un proceso metabólico de oxidorreducción que se lleva a cabo en un ambiente anaerobio y, en lugar de oxígeno, un sustrato orgánico funge como el aceptor final de hidrógeno (electrón). En los sistemas de pruebas bacteriológicas, este proceso se detecta al observar los cambios de color en los indicadores de pH en la medida que se forman los productos ácidos. La acidificación de un medio puede ocurrir mediante la degradación de los hidratos de carbono por vías distintas a la fermentación, o puede haber ingredientes distintos a los hidratos de carbono en algunos medios que conducen a la formación de productos finales ácidos. A pesar de que la mayoría de las bacterias que metabolizan los hidratos de carbono son anaerobios facultativos, la utilización no siempre sucede en condiciones anaerobias estrictas, como se observa en la creación de productos ácidos por colonias bacterianas que crecen en la superficie de los medios de agar. Aunque todas las pruebas empleadas a fin de medir la capacidad de un microorganismo para degradar enzimáticamente un "azúcar" a productos ácidos pueden no ser "fermentativas", se utilizarán estos términos en el libro por practicidad.

Principios básicos de la fermentación. Los estudios de Pasteur a mediados del siglo XIX sobre la acción de las levaduras en el vino sentaron las bases de la comprensión actual de la fermentación de los hidratos de carbono. Pasteur observó que ciertas especies de bacterias contaminantes producían una caída en el pH del vino (un sustrato hidrocarbonado) por la producción de diversos ácidos. Las descripciones completas de las vías fermentativas por las cuales se degradan los monosacáridos, como la glucosa, surgieron poco después. Mediante una serie de escisiones y transformaciones glucolíticas enzimáticas, la molécula de glucosa se divide en tres compuestos de carbono, de los cuales el ácido pirúvico es el más importante. La secuencia química por la cual la glucosa se convierte en ácido pirúvico se conoce como la **vía de Embden-Meyerhoff** (EMP, *Embden-Meyerhoff pathway*, fig. 6-1). Muchas bacterias, incluyendo todas las *Enterobacteriaceae*, fermentan la glucosa a través de esta vía para formar ácido pirúvico; sin embargo, la forma en que se utiliza este ácido varía entre las especies bacterianas. Los destinos alternos del ácido pirúvico son el resultado de diversas vías de fermentación que arrojan productos bastante diferentes (fig. 6-1).

Las bacterias se diferencian por los hidratos de carbono que metabolizan y por los tipos y cantidades de ácidos que producen. Estas diferencias en la actividad enzimática sirven como una de las características importantes por las cuales se identifican las diferentes especies. Es importante que los estudiantes de microbiología entiendan que en la formación glucolítica de ácido pirúvico se genera trifosfato de adenosina (ATP) a expensas de la reducción del dinucleótido de adenina nicotinamida y adenina (NAD) a $NADH_2$. Por cada molécula de glucosa que se fermenta para formar ácido pirúvico, se consumen cuatro iones de hidrógeno mediante la reducción de dos NAD a dos $NADH_2$. Como el

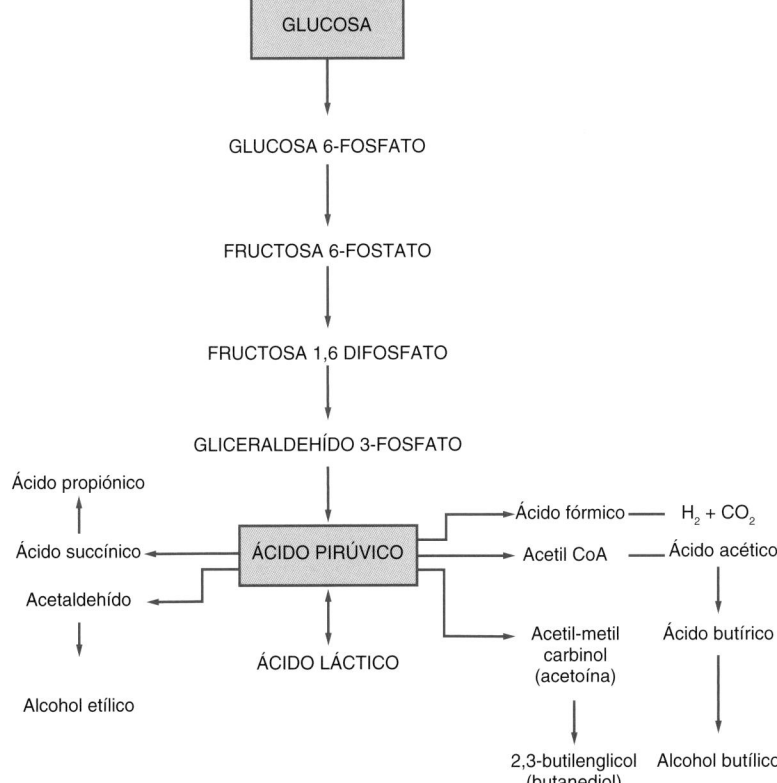

■ **FIGURA 6-1** Fermentación de la glucosa para formar piruvato (EMP) y los diferentes destinos del ácido pirúvico.

total de NAD en la célula es muy limitado, la fermentación cesaría muy rápidamente si el NADH$_2$ no fuese reoxidado en el metabolismo posterior del ácido pirúvico. La figura 6-2 ilustra la fermentación de tres moléculas de glucosa mediante dos vías alternas. Por ejemplo, la fermentación de glucosa por *E. coli* sucede a través de la vía de la fermentación de ácidos mixtos y lleva a la formación de grandes cantidades de ácido acético, láctico y fórmico, con una reducción considerable en el pH del medio de prueba. Esto se detecta con una prueba de rojo de metilo positiva (fig. 6-2). Por otro lado, el grupo *Klebsiella-Enterobacter-Hafnia-Serratia* metaboliza el ácido pirúvico principalmente por la vía del butilenglicol, produciendo acetil metil carbinol (acetoína) y una prueba de Voges-Proskauer positiva (fig. 6-2). Se debe observar que los productos finales principales en esta última vía son alcoholes y sólo se produce una pequeña cantidad de ácido; por lo tanto, la prueba de rojo de metilo suele ser negativa para este grupo de bacterias.

El gas que resulta de las bacterias fermentadoras es fundamentalmente una mezcla de hidrógeno y dióxido de carbono que se forma por la escisión del ácido fórmico. Es un principio general aceptado que cualquier bacteria que forme gas en un medio de prueba con hidratos de carbono primero debe formar ácido, lo cual es evidente a partir del esquema que se muestra en la figura 6-1. El gas se detecta mejor utilizando un medio de fermentación de hidratos de carbono en caldo, en el que se colocan pequeños tubos Durham invertidos (lám. 6-1F). Incluso se pueden detectar pequeñas cantidades de gas que se acumulan como burbujas en el fondo de los tubos Durham. Algunas especies de *Enterobacteriaceae* carecen de la enzima deshidrogenasa fórmica y no pueden escindir el ácido fórmico; en consecuencia, no forman ni siquiera pequeñas cantidades de CO$_2$ (p. ej., la mayoría de las especies de *Shigella*). De forma alterna, los microorganismos que utilizan la vía del butilenglicol (Voges-Proskauer positivas) producen grandes cantidades de CO$_2$ (fig. 6-2). Por lo tanto, cuando se observan grandes cantidades de gas, se vuelve necesario considerar a los miembros del grupo *Klebsiella-Enterobacter-Hafnia-Serratia*

como la identificación probable. La formación de alcohol etílico por parte de microorganismos tiene una gran importancia comercial en la elaboración de bebidas alcohólicas y reactivos orgánicos; no obstante, su empleo es limitado en la identificación de bacterias en el laboratorio.

La fermentación bacteriana de la lactosa es más compleja que la de la glucosa. La lactosa es un disacárido compuesto por glucosa y galactosa conectados a través de enlaces de oxígeno conocidos como **enlaces galactosídicos**. Con la hidrólisis, este enlace se corta y libera glucosa y galactosa. Para que una bacteria metabolice la lactosa, deben estar presentes dos enzimas: (1) β-galactósido permeasa, que permite el transporte de un β-galactósido, como la lactosa, a través de la pared celular bacteriana, y (2) β-galactosidasa, una enzima necesaria para hidrolizar el enlace β-galactósido cuando el disacárido ha entrado a la célula. La reacción ácida final es el resultado de la degradación de la glucosa, como se muestra en la figura 6-3.

Como la fermentación de la lactosa finalmente prosigue mediante la degradación de la glucosa a través de la EMP, cualquier microorganismo incapaz de metabolizar glucosa no puede formar ácido a partir de la lactosa. Esto explica por qué se omite la glucosa de las fórmulas de los medios de aislamiento primario, como el agar de MacConkey y el agar EMB: si no se omite, se perdería la capacidad de detectar la fermentación de lactosa de las bacterias de la prueba. En el medio de la prueba, el punto final de la fermentación de lactosa es la detección de la producción de ácido. Un microorganismo *no fermentador de lactosa* es aquel que carece de una o ambas enzimas necesarias para el metabolismo de ésta, o que no tiene la capacidad para atacar la glucosa. Se considera que los llamados *fermentadores tardíos de lactosa* son organismos que presentan actividad β-galactosidasa, pero una actividad β-galactosidasa permeasa lenta.

β-galactosidasa y prueba de ONPG. El onitrofenil-β-D-galactopiranósido (ONPG) es un compuesto estructuralmente similar a la lactosa, excepto en que la glucosa es sustituida por

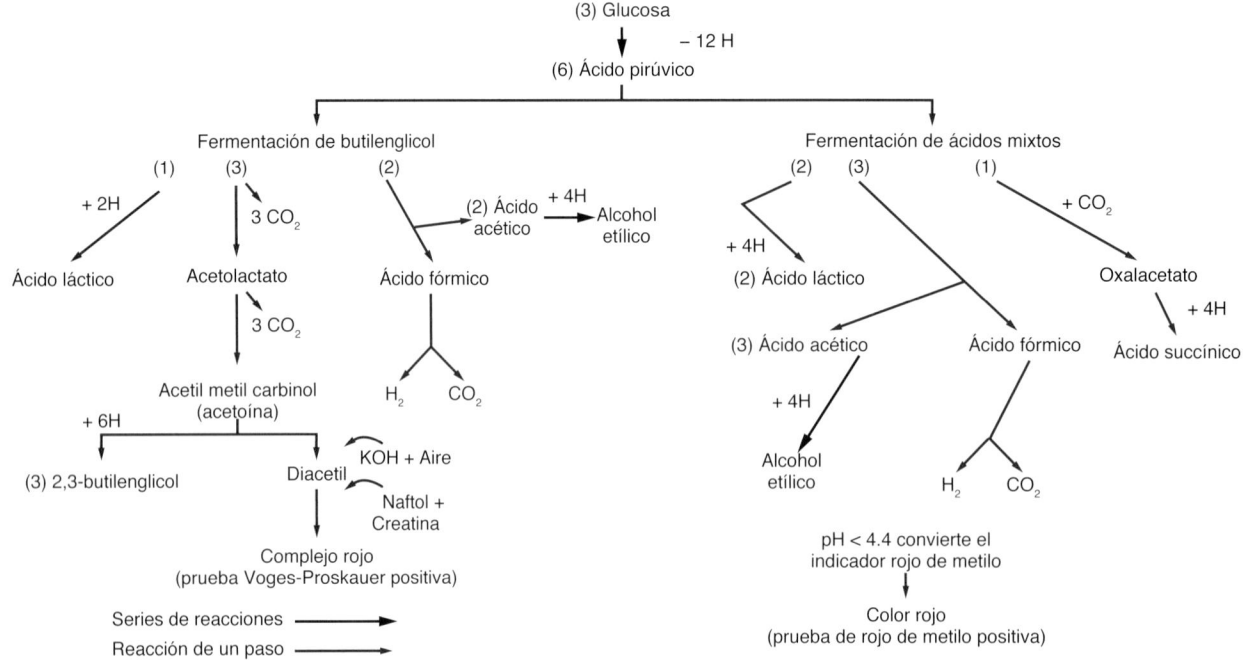

■ **FIGURA 6-2** Vías de ácidos mixtos y butilenglicol de la fermentación de la glucosa.

LACTOSA

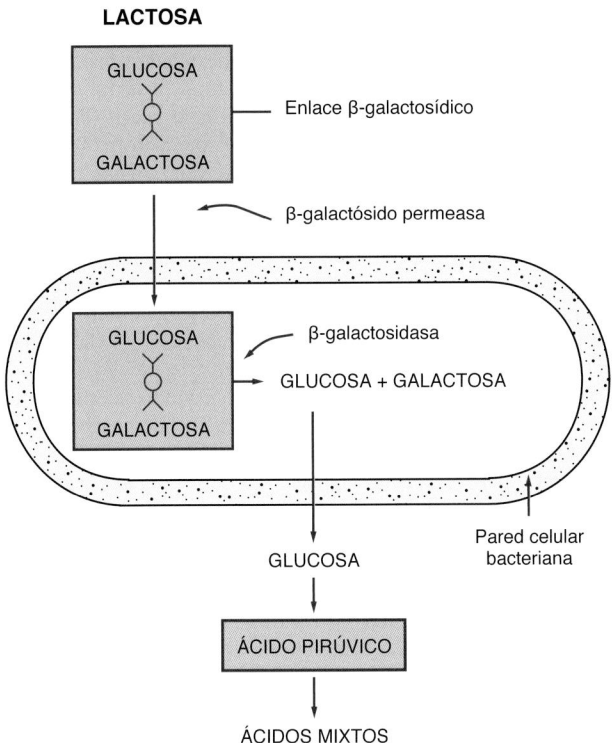

■ **FIGURA 6-3** Fermentación bacteriana de la lactosa: la lactosa, un disacárido compuesto por moléculas de glucosa y galactosa unidas por un enlace β-galactosídico, se difunde por la pared celular bacteriana por acción de la β-galactósido permeasa. Si la bacteria produce β-galatosidasa, la lactosa se hidroliza para formar glucosa y galactosa. La glucosa luego es metabolizada como se ilustra en la figura 6-1.

un grupo *o*-nitrofenil. Esta manipulación algo ingeniosa de la molécula forma la base de la prueba de ONPG, que se señala en el protocolo 6-1. Esta prueba detecta la enzima β-galactosidasa mucho más rápido que la prueba de la fermentación de lactosa descrita anteriormente. Esto es útil para la identificación de los fermentadores tardíos de lactosa que carecen de la β-galactósido permeasa. El ONPG penetra en la célula bacteriana con mucha mayor facilidad que la lactosa y, gracias a la β-galactosidasa, se hidroliza a galactosa y *o*-nitrofenol (protocolo 6-1). El *o*-nitrofenol es un cromóforo que se torna incoloro cuando se une al D-galactopiranósido, pero es amarillo en su forma libre (no unida) (lám. 6-4A).

En el mercado hay tabletas para realizar la prueba de ONPG que pueden reconstituirse fácilmente añadiendo una pequeña cantidad de agua, las cuales son prácticas para su uso en el laboratorio. Los microorganismos con gran actividad β-galactosidasa pueden conducir a pruebas positivas en unos cuantos minutos después de la inoculación en el medio. La prueba de ONPG tiene su mayor utilidad para la detección de la actividad β-galatosidasa en los fermentadores tardíos de lactosa, como algunas cepas de *E. coli*, en las cuales la diferenciación de las especies de *Shigella* (excepto ciertas cepas de *Shigella sonnei*) puede ser difícil. También es útil para distinguir algunas cepas de las especies de *Citrobacter* y *Salmonella* serotipo *Arizonae* (ONPG positivas) de la mayoría de las especies de *Salmonella* (ONPG negativas). La

prueba de ONPG no sustituye la determinación de la fermentación de la lactosa, ya que sólo se mide la enzima β-galactosidasa.

Actividad de la citocromo-c-oxidasa. Cualquier microorganismo que muestre actividad de citocromo-c-oxidasa después del procedimiento y las condiciones de prueba señalados en el protocolo 1-5 es excluido de *Enterobacteriaceae*. La reacción de desarrollo de color debe interpretarse dentro de 10-20 s porque muchos microorganismos, incluyendo algunos miembros de *Enterobacteriaceae*, pueden producir reacciones falsas positivas tardías. Si resulta difícil interpretar la reacción de la citocromo-c-oxidasa, se deben evaluar los microorganismos de control tanto oxidasa positivos como oxidasa negativos. Por practicidad, se utilizan con mayor frecuencia los goteros comerciales para la citocromo-c-oxidasa. Las reacciones de color se visualizan de forma clara dentro de 10 s. Si en el laboratorio se emplean asas o alambres de metal para transferir bacterias al reactivo de oxidasa, aquellos elaborados con acero inoxidable o Nitrochrome® pueden generar reacciones falsas positivas debido a las pequeñas cantidades de óxido de hierro en la superficie encendida del metal. Este problema puede solucionarse utilizando asas de inoculación de plástico o platino, o palitos aplicadores de madera o hisopos de algodón para realizar la prueba de oxidasa. La tetrametil-*p*-fenilediamina se utiliza con mucha mayor frecuencia que el derivador dimetílico porque el reactivo es más estable, más sensible y menos tóxico (protocolo 1-5 y lám. 6-1G).

Reducción de nitratos. Todas las enterobacterias, salvo ciertos biotipos de *Pantoea agglomerans* y algunas especies de *Serratia* y *Yersinia*, reducen el nitrato a nitrito. Como se necesita un período de incubación variable (de 3-24 h, dependiendo del sistema empleado) para realizar la prueba de reducción de nitrato, no se utiliza con frecuencia para llevar a cabo una detección preliminar de cepas bacterianas desconocidas. En su lugar, la prueba se emplea en la mayoría de los laboratorios ya sea para confirmar la clasificación correcta de un microorganismo desconocido o como auxiliar para la identificación de especies bacterianas. Los detalles de la prueba de reducción de nitrato se presentan en el protocolo 6-2.

Cualquier medio basal que facilite el crecimiento del microorganismo y que contenga una concentración del 0.1% de nitrato de potasio (KNO_3) es adecuado para realizar esta prueba. El caldo de nitrato y el agar nitrato en un tubo inclinado son los medios utilizados con mayor frecuencia en los laboratorios clínicos. Como la reductasa de nitratos presenta su máxima actividad bajo condiciones anaerobias, Zobell[688] recomendó emplear un agar semisólido. Los medios semisólidos también aumentan el crecimiento de muchas especies bacterianas y proporcionan el entorno anaerobio necesario para la activación enzimática. El agregado de polvo de cinc a todas las reacciones negativas, como se muestra en el protocolo 6-2, debe ser un procedimiento de rutina. La mayoría de los microorganismos capaces de reducir nitratos lo hacen en 24 h; algunos pueden producir cantidades detectables en 2 h. Schreckenberger y Blazevic[586] describieron una prueba rápida de nitrato. La α-naftilamina y el ácido sulfanílico son relativamente inestables, por lo que su reactividad debe determinarse en intervalos frecuentes mediante pruebas con microorganismos de control positivo y negativo. El compuesto diazonio que se forma a partir de la reacción del nitrato reducido y de los reactivos también es relativamente inestable y el color tiende a perderse; en consecuencia, las lecturas deben realizarse poco después de agregar los reactivos (lám. 6-1H).

Medios de cultivo utilizados para detectar la fermentación de hidratos de carbono

Se pueden utilizar diversos medios líquidos o de agar a fin de medir la capacidad de un microorganismo para utilizar hidratos de carbono de forma fermentativa. El hidrato de carbono que se evaluará, como la glucosa, se esteriliza mediante un filtro y se agrega de manera aséptica a un medio basal hasta una concentración final de 0.5-1%. La fórmula típica de un medio de fermentación basal contiene 10 g de tripticasa (BBL), 5 g de cloruro de sodio, 0.018 g de rojo fenol y agua destilada hasta igualar 1 L. La *tripticasa* es un hidrolisado de caseína que sirve como fuente de carbono y nitrógeno, el *cloruro de sodio* es un estabilizador osmótico y el *rojo fenol* es un indicador de pH que se torna amarillo cuando el pH del medio cae por debajo de 6.8. La lámina 6-1F ilustra las reacciones de fermentación ácida en medio de caldo púrpura. Todas las *Enterobacteriaceae* crecen bien en este tipo de medio y la fórmula base utilizada depende de la preferencia personal. Además de generar un cambio de color en función del pH en los medios de cultivo de fermentación, la producción de ácidos mixtos, en especial ácido butírico, a menudo ocasiona un olor fétido y acre del medio de cultivo. Cuando se detecte este olor, se deberá pensar inmediatamente en la presencia de *Enterobacteriaceae* (además, las bacterias anaerobias forman productos metabólicos característicos con olores distintivos).

Utilización de agar hierro de Kligler y agar hierro triple azúcar

En la práctica, los microorganismos que pueden fermentar la glucosa se detectan de manera frecuente al observar las reacciones que producen cuando crecen en agar hierro de Kligler (KIA, *Kligler's iron agar*) o agar hierro triple azúcar (TSI, *triple sugar iron*) (fig. 6-4; lám. 6-1E). Si un microorganismo no puede fermentar la glucosa, se observa una reacción alcalina tanto en la parte inclinada como en el fondo (sin cambio), lo cual indica la ausencia de la producción de ácido y la incapacidad del microorganismo de la prueba para fermentar cualquier azúcar presente. Esta reacción en sí es suficiente para excluir una enterobacteria. La fórmula del KIA se menciona en el recuadro 6-1 (la fórmula del TSI es idéntica, excepto que se añaden 10 g de sacarosa).

Son importantes varias observaciones cuando se estudian las fórmulas del KIA y el TSI. La incorporación de cuatro derivados de proteínas (extracto de carne de res, extracto de levadura, peptona y peptona proteosa) hacen que estos agares sean ricos en nutrientes. La falta de inhibidores permite el crecimiento de todas las especies de bacterias, excepto aquellas con requerimientos nutricionales especiales (excluyendo a los anaerobios estrictos). Por este motivo, el KIA y el TSI sólo pueden emplearse cuando se realizan pruebas para una especie bacteriana seleccionada a partir de una sola colonia aislada en placas de agar primarias o selectivas. La glucosa y la lactosa (y la sacarosa en el medio TSI) se distribuyen de manera uniforme tanto en la parte inclinada como en la profundidad del tubo. Sin embargo,

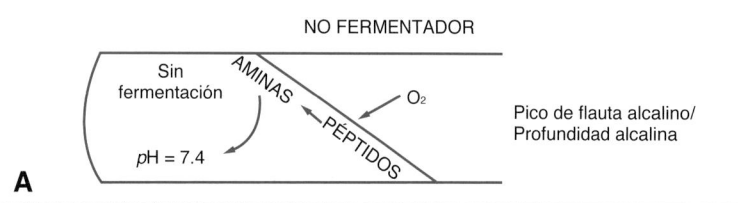

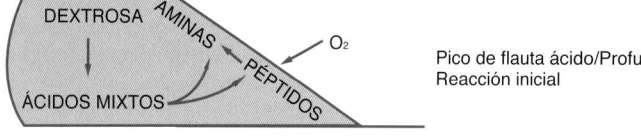

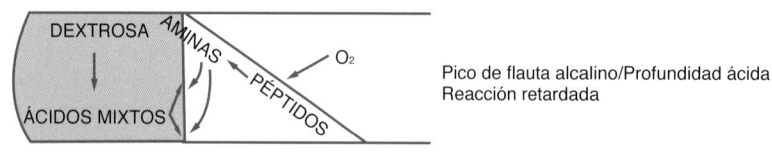

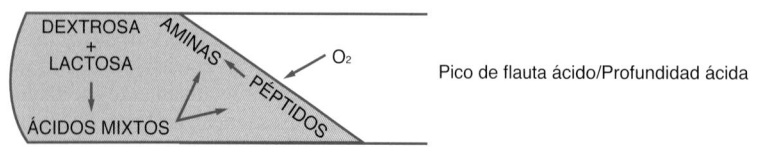

■ **FIGURA 6-4** Tres tipos generales de reacciones producidas por las bacterias que crecen en agar hierro de Kligler: **A.** Bacilos no fermentadores que no pueden producir ácidos a partir de la fermentación de la glucosa o lactosa; no hay cambio en el medio (representado en *blanco*). **B.** Acidificación inicial de la profundidad y de la parte inclinada del medio (*área sombreada*) por bacterias que fermentan la glucosa, pero la parte inclinada revierte nuevamente a un pH alcalino a medida que se forman aminas alcalinas por la descarboxilación oxidativa de los péptidos (derivados de las proteínas en el medio) cerca de la superficie. **C.** Acidificación completa permanente tanto de la profundidad como de la parte inclinada del tubo por bacterias fermentadoras de lactosa.

Agar hierro de Kligler

Extracto de carne de res, 3 g
Extracto de levadura, 3 g
Peptona, 15 g
Peptona proteosa, 5g
Lactosa, 10 g
Glucosa, 1 g
Sulfato ferroso, 0.2 g
Cloruro de sodio, 5 g
Tiosulfato de sodio, 0.3 g
Agar, 12 g
Rojo fenol, 0.24 g
Agua destilada hasta igualar 1 L
pH final, 7.4

Reacciones en KIA

Pico de flauta alcalino/profundidad alcalina (K/K)

Sin fermentación de hidratos de carbono. Esto es característico de las bacterias no fermentadoras, como *Pseudomonas aeruginosa*.

Pico de flauta alcalino/profundidad ácida (K/K)

Glucosa fermentada; lactosa (o sacarosa en el medio TSI) no fermentada. Esto es característico de las bacterias no fermentadoras de lactosa, como las especies de *Shigella*.

Pico de flauta alcalino/profundidad ácida (negra) (K/A/H₂S)

Glucosa fermentada; lactosa no fermentada, producción de sulfuro de hidrógeno. Esto es característico de las bacterias no fermentadoras de lactosa que producen sulfuro de hidrógeno, como las especies de *Salmonella*, *Citrobacter* y *Proteus*.

Pico de flauta/profundidad ácida (A/A)

Glucosa y lactosa (o sacarosa con TSI) fermentada. Esto es característico de los coliformes que fermentan la lactosa, como *Escherichia coli* y las especies de *Klebsiella-Enterobacter*.

la lactosa está presente en una concentración 10 veces mayor que la glucosa (de manera similar, la proporción de sacarosa y glucosa es de 10:1 en el medio TSI). Esta proporción 10:1 es importante para comprender los principios bioquímicos que se analizarán más adelante. El sulfato ferroso es un detector de sulfuro de hidrógeno que de cierta forma es menos sensible que otras sales férricas o ferrosas; por lo tanto, puede haber discrepancias en las lecturas del sulfuro de hidrógeno entre KIA y TSI y otros medios (lám. 6-4B). El indicador de rojo fenol es amarillo por debajo de un pH de 6.8. Como el pH del medio no inoculado se amortigua a 7.4, las cantidades relativamente pequeñas de producción de ácido conducen a un cambio visible de color.

Principios bioquímicos

Los principios bioquímicos subyacentes a las reacciones observadas en KIA o TSI se ilustran en la figura 6-4. Obsérvese que el agar fundido se deja solidificar en un tubo inclinado. Esta configuración lleva esencialmente a dos cámaras de reacción dentro del mismo tubo. La porción **inclinada** o **pico de flauta** expuesta a oxígeno atmosférico en toda la superficie es aerobia; la porción inferior, llamada **parte inferior** o **profunda**, está protegida del aire y es relativamente anaerobia. Es importante que, al preparar los medios, la parte inclinada y la parte profunda tengan la misma longitud, alrededor de 3 cm, de manera que se conserve este efecto de dos cámaras.

Los tubos de KIA y de TSI se inoculan con un alambre recto y largo. La colonia de prueba bien aislada de una placa de agar se toca con el extremo de la aguja de inoculación, con la cual se punza después la profundidad del tubo extendiéndose hasta 3-5 mm del fondo. Cuando se retira el alambre de inoculación de la parte profunda del tubo, la superficie de la parte inclinada se siembra con un movimiento hacia adelante y hacia atrás. Los tubos inoculados se colocan en una incubadora a 35 °C durante 18-24 h. Las fotografías a color que se presentan en las láminas 6-1E y 7-1A muestran las reacciones que se describen en el recuadro 6-2. Por lo tanto, no se forman ácidos sin la fermentación de hidratos de carbono, como se muestra en la figura 6-4A y en la lámina 7-1A, y la producción de aminas en la parte inclinada, junto con los amortiguadores (*buffers*) alcalinos, generan un color

rojizo en todo el medio. Las bacterias que producen este tipo de reacción se conocen como ***no fermentadoras*** (*véase* el cap. 7).

Si se inocula el tubo de KIA con un microorganismo fermentador de glucosa que no puede utilizar lactosa, sólo se podría obtener una cantidad relativamente pequeña de ácido de la concentración de 0.1% de glucosa en el medio. Inicialmente, durante las primeras 8-12 h de incubación, incluso esta cantidad de ácido puede ser suficiente para convertir tanto el fondo como el pico de flauta a color amarillo. Sin embargo, en las horas siguientes el aporte de glucosa se agota y las bacterias comienzan la degradación oxidativa de los aminoácidos en la parte inclinada del tubo, donde hay oxígeno. Esto da lugar a la liberación de aminas que contrarrestan la pequeña cantidad de ácido presente en el pico de flauta; en 18-24 h, toda la parte inclinada revierte a un pH alcalino y el color se vuelve rojo. Sin embargo, en la parte profunda (anaerobia) del tubo, la degradación de aminoácidos no es suficiente para contrarrestar al ácido formado y el medio permanece amarillo. En consecuencia, la parte inclinada alcalina y la profundidad ácida del KIA (o del TSI) es un importante indicador inicial de que el microorganismo de la prueba no es fermentador de lactosa (fig. 6-4B y lám. 6-1E).

Si se inocula el tubo de KIA con un microorganismo fermentador de lactosa, incluso cuando se agote por completo la glucosa después de las primeras 8-12 h, la fermentación continúa si el organismo puede usar la lactosa (presente en concentraciones 10 veces mayores que la glucosa). En consecuencia, cuando se examina el tubo después de 18-24 h, la producción de ácido continúa a partir de la fermentación de la lactosa y tanto el pico de flauta como la profundidad se presentan amarillos, una reacción parte inclinada ácida y parte profunda ácida (fig. 6-4C y lám. 6-1E).

Muchos microbiólogos prefieren el agar TSI en lugar del KIA porque la sacarosa en la formulación ayuda a detectar especies de *Salmonella* y *Shigella*, ya que ninguna de éstas (excepto cepas raras) metaboliza lactosa ni sacarosa. Por lo tanto, cualquier reacción ácida-ácida en agar TSI indica que se fermentó lactosa, sacarosa o ambos, excluyendo así a *Salmonella* y *Shigella*. También se debe recordar que *Y. enterocolitica* fermenta la sacarosa, pero no la lactosa; por lo tanto, la reacción sería ácida-ácida en agar TSI (similar a los coliformes como *E. coli*), pero sería alcalina-ácida en KIA (similar a un no fermentador de lactosa). En consecuencia, cuando se realice el diagnóstico de *Salmonella*, *Shigella* y *Yersinia* en muestras de heces, algunos autores pueden argumentar que se prefiere el KIA que el TSI.

Para la detección de sulfuro de hidrógeno, el cual es incoloro, el medio debe incluir un indicador. El tiosulfato de sodio es la fuente de átomos de sulfuro en la mayoría de los medios empleados para la producción de sulfuro de hidrógeno. Las sales de hierro (sulfato ferroso y citrato amónico férrico) incorporadas en los medios de cultivo reaccionan con el sulfuro de hidrógeno para producir un precipitado negro insoluble (sulfuro ferroso). Se necesita un ambiente ácido para que el microorganismo produzca sulfuro de hidrógeno y, en consecuencia, se debe proporcionar una fuente de iones de hidrógeno. Como la profundidad de los tubos de KIA y TSI se vuelve ácida con la fermentación de la glucosa (aumentan los iones de hidrógeno), el oscurecimiento a menudo se observa primero o se limita al fondo, en particular con las bacterias no fermentadoras de lactosa (lám. 6-1E). En consecuencia, un fondo negro debe interpretarse como ácido, incluso si el habitual color amarillo se oscurece por el precipitado negro. Los agares KIA y TSI son menos sensibles para la detección de sulfuro de hidrógeno que otros medios que contienen hierro, como el medio de sulfuro indol para motilidad (lám. 6-4B).

Si se puede descartar que un microorganismo sea *Enterobacteriaceae* antes de realizar una serie extensa de pruebas bioquímicas, se puede ahorrar una considerable cantidad de tiempo y trabajo. Cuando se sospeche una enterobacteria, se recomienda sembrar en un tubo inclinado de KIA o de agar TSI de forma simultánea con medios de prueba diferenciales o en kits comerciales. Incluso si un microbio es fermentador y se sospecha que es una enterobacteria, se debe realizar una prueba de la citocromo-c-oxidasa para excluir microorganismos que pertenezcan a otros géneros de bacterias fermentadoras, como *Aeromonas*, *Plesiomonas*, *Vibrio* y especies de *Pasteurella*, que son oxidasa positivos.

Selección de medios de aislamiento primario

Deben utilizarse medios de cultivo para aislar las especies importantes de bacterias de muestras que puedan albergar una mezcla de microorganismos. Para que la selección sea racional, los microbiólogos deben conocer la composición de cada formulación y el propósito y concentración relativa de cada sustancia química o compuesto que incluya. Por ejemplo, no es suficiente saber que las sales biliares se incorporan en las formulaciones de diversos medios selectivos para inhibir el crecimiento de bacterias grampositivas y algunas de las especies de bacterias gramnegativas con mayores requerimientos nutricionales especiales. Por ejemplo, el agar *Salmonella-Shigella* (SS) contiene una concentración de sales biliares aproximadamente cinco veces mayor que el agar de MacConkey y es más inhibitorio

para *E. coli* y más selectivo para el aislamiento de especies de *Salmonella* a partir de cultivos de heces.

Hay tres tipos generales de medios para el aislamiento de *Enterobacteriaceae* a partir de muestras clínicas con el potencial de albergar bacterias mixtas: (1) medios no selectivos para el aislamiento primario (p. ej., agar sangre de carnero), (2) agares selectivos o diferenciales (p. ej., agares de MacConkey y entérico de Hektoen) y (3) caldos de enriquecimiento. Las tablas 6-1 y 6-2 comparan los diferentes medios habitualmente empleados en la práctica clínica. Las formulaciones son complejas e incluyen ingredientes que no sólo inhiben el crecimiento de ciertas especies de bacterias (selectivos), sino que también detectan diversas características bioquímicas que son importantes al establecer la identificación primaria de los microorganismos presentes en la muestra (diferenciales).

Sustancias químicas y compuestos utilizados en medios selectivos

El recuadro 6-3 presenta los tipos generales de sustancias químicas y compuestos empleados en los medios selectivos, e incluye comentarios breves sobre la función de cada uno.

Medios de aislamiento selectivos

En 1905, MacConkey[403] describió por primera vez un medio selectivo diferencial (agar rojo neutro-sales biliares) que utilizó para aislar bacilos entéricos gramnegativos a partir de muestras que contenían mezclas de especies bacterianas. Incorporó lactosa y el indicador rojo neutro a este medio para proporcionar un medio visual para la detección de la utilización de lactosa por parte del microorganismo examinado. En ese momento, a todos los bacilos gramnegativos no formadores de esporas aún se les denominaba *microorganismos entéricos*; sin embargo, los microbiólogos habían reconocido que ciertas especies eran más patógenas para los humanos que otras. Los patrones de utilización de hidratos de carbono de varias especies de bacterias ya se conocían a principios del siglo XX, y la fermentación de la lactosa, en particular, se reconoció como un marcador importante para la diferenciación de ciertos patógenos entéricos. En 1916, Holts-Harris y Teague[297] describieron un medio con eosina y azul de metileno como indicador de la diferenciación entre colonias fermentadoras de lactosa y no fermentadoras de lactosa. Se incluyó sacarosa en el medio para detectar a los miembros del grupo coliforme que fermentan la sacarosa con mayor facilidad que la lactosa.

Los agares de MacConkey y EMB son sólo moderadamente inhibidores y están diseñados principalmente para moderar el crecimiento de bacterias grampositivas a partir de cultivos mixtos. También se inhiben muchas especies de microorganismos gramnegativos con requerimientos nutricionales especiales; sin embargo, todas las enterobacterias crecen bien. La tabla 6-1 compara las formulaciones, ingredientes inhibitorios y características clave diferenciales de los agares de MacConkey y EMB. Los investigadores de Becton-Dickinson desarrollaron una nueva formulación del agar de MacConkey, *MacConkey III*, para mejorar el aislamiento de enterobacterias sensibles a CO_2. Aunque se recomienda la incubación aerobia para el agar de MacConkey, en muchos laboratorios de microbiología clínica se ha vuelto una práctica habitual la incubación de todas las placas primarias, incluso el agar de MacConkey, en una incubadora con CO_2 al 5% para mantener todas las placas juntas. El problema es que algunas cepas de *Enterobacteriaceae* no crecen o muestran una

TABLA 6-1 Medios selectivos diferenciales para el aislamiento de *Enterobacteriaceae*

Medio	Fórmula		Propósito e ingredientes diferenciales	Reacciones e interpretación
Agar de Mac-Conkey (*véanse* las láminas 6-2A y B)	Peptona Polipeptona Lactosa Sales biliares Cloruro de sodio Agar Rojo neutro Violeta de genciana Agua destilada hasta un pH final de 7.1	17 g 3 g 10 g 1.5 g 5 g 13.5 g 0.03 g 0.001 g 1 L	El agar de MacConkey es un medio de siembra diferencial para la selección y aislamiento de *Enterobacteriaceae* y los bacilos gramnegativos entéricos relacionados. Las sales biliares y la violeta de genciana inhiben el crecimiento de bacterias grampositivas y de algunas bacterias gramnegativas con requerimientos nutricionales especiales. La lactosa es el único hidrato de carbono. Las bacterias que fermentan lactosa producen colonias con aspecto en diversas tonalidades de rojo gracias a la conversión del colorante indicador rojo neutro (rojo con un pH menor de 6.8) por la producción de ácidos mixtos. Las colonias de bacterias que no fermentan lactosa aparecen incoloras o transparentes.	Los fermentadores fuertes típicos de lactosa, como las especies de *Escherichia*, *Klebsiella* y *Enterobacter*, producen colonias rojas rodeadas por una zona de bilis precipitada. Los fermentadores de lactosa lentos o débiles, como *Citrobacter*, *Providencia*, *Serratia* y *Hafnia*, pueden aparecer incoloros después de 24 h o con un color ligeramente rosa en 24-48 h. Las especies de *Edwardsiella*, *Salmonella* y *Shigella*, con raras excepciones, también producen colonias incoloras o transparentes. Las colonias representativas que muestran estas reacciones se presentan en la lámina 6-2.
Agar eosina-azul de metileno (EMB) (*véanse* las láminas 6-2C a F)	Peptona Lactosa Sacarosa[a] Dipotasio, PO$_4$ Agar Eosina Y Azul de metileno Agua destilada hasta un pH final de 7.2	10 g 5 g 5 g 2 g 13.5 g 0.4 g 0.065 g 1 L	El agar EMB es un medio de siembra diferencial que puede utilizarse en lugar del agar de MacConkey para el aislamiento y la detección de *Enterobacteriaceae* o bacilos coliformes relacionados a partir de muestras con bacterias mixtas. Los colorantes anilínicos (eosina y azul de metileno) inhiben las bacterias grampositivas y con requerimientos nutricionales especiales. Se combinan para formar un precipitado con un pH ácido, por lo que también funciona como indicador de producción de ácido. El agar EMB de Levine, que sólo tiene lactosa, brinda reacciones más en paralelo con el agar de MacConkey; la fórmula modificada también detecta fermentadores de sacarosa.	Las colonias que típicamente son fuertes fermentadoras de lactosa, en especial *E. coli*, producen colonias de color verde negro con un brillo metálico. Los fermentadores débiles, como *Klebsiella*, *Enterobacter*, *Serratia* y *Hafnia*, dan lugar a colonias violáceas en 24-48 h. Los microorganismos que no fermentan la lactosa, incluidos *Proteus*, *Salmonella* y *Shigella*, producen colonias transparentes. *Y. enterocolitica*, un no fermentador de sacarosa, fermentador de lactosa, da origen a colonias transparentes en EMB de Levine y colonias violáceas negras en la fórmula modificada. *Véase* la lámina 6-2.

[a]Fórmula Holt-Harris-Teague modificada. El agar EMB de Levine no contiene sacarosa.

TABLA 6-2 Medios altamente selectivos para el aislamiento de *Enterobactericeae* de muestras gastrointestinales

Medio	Fórmula		Propósito e ingredientes diferenciales	Reacciones e interpretación
Agar *Salmonella-Shigella* (SS) (*véanse* las láminas 6-3G y H)	Extracto de carne de res Peptona Lactosa Sales biliares Citrato de sodio Tiosulfato de sodio Citrato de hierro Agar Rojo neutro Verde brillante Agua destilada hasta un pH final de 7.4	5 g 5 g 10 g 8.5 g 8.5 g 8.5 g 1 g 12.5 g 0.025 g 0.033 g 1 L	El agar SS es un medio altamente selectivo formulado para inhibir el crecimiento de la mayoría de los microorganismos coliformes y permite el crecimiento de especies de *Salmonella* y *Shigella* a partir de muestras ambientales y clínicas. La alta concentración de sales biliares y de citrato de sodio inhibe todas las bacterias grampositivas y a muchos microorganismos gramnegativos, incluso los coliformes. La lactosa es el único hidrato de carbono y el rojo neutro es el indicador de detección de ácido. El tiosulfato de sodio es una fuente de azufre. Cualquier bacteria que produzca gas de sulfuro de hidrógeno se detecta por el precipitado negro que se forma con el citrato de hierro (relativamente insensible). La alta selectividad del agar SS permite usar un inóculo grande.	Cualquier colonia que fermente lactosa aparece de color rojo por el rojo neutro. Unas cuantas cepas de *Salmonella arizonae* fermentan lactosa, y las colonias pueden simular ser *Escherichia coli*. El crecimiento de especies de *Salmonella* no se inhibe y las colonias tienen un aspecto incoloro con centros negros gracias a la producción de gas de sulfuro de hidrógeno. Las especies de *Shigella* muestran una inhibición variable y colonias incoloras sin oscurecimiento. Las cepas móviles de *Proteus* que aparecen en el agar SS no se desplazan (no *swarming*). *Véase* la lámina 6-3.

(*continúa*)

TABLA 6-2 Medios altamente selectivos para el aislamiento de *Enterobactericeae* de muestras gastrointestinales (*continuación*)

Medio	Fórmula		Propósito e ingredientes diferenciales	Reacciones e interpretación
Agar entérico de Hektoen (HE) (*véanse* las láminas 6-3E y F)	Peptona Extracto de levadura Sales biliares Lactosa Sacarosa Salicina Cloruro de sodio Tiosulfato de sodio Citrato amónico férrico Fucsina ácida Azul de timol Agar Agua destilada hasta un pH final de 7.6	12 g 3 g 9 g 12 g 12 g 2 g 5 g 5 g 1.5 g 0.1 g 0.04 g 14 g 1 L	El agar HE es una fórmula reciente que se ideó como medio de siembra directa para muestras de heces, a fin de aumentar el aislamiento de especies de *Salmonella* y *Shigella* de grandes cantidades de flora habitual. La alta concentración de sales biliares inhibe todas las bacterias grampositivas y retrasa el crecimiento de muchas cepas coliformes. Se pueden producir ácidos a partir de los hidratos de carbono, y la fucsina ácida que reacciona con el azul de timol genera un color amarillo cuando disminuye el pH. El tiosulfato de sodio es una fuente de azufre y el citrato amónico férrico detecta el gas del sulfuro de hidrógeno (relativamente sensible).	Los fermentadores rápidos de lactosa (p. ej., *E. coli*) se inhiben moderadamente y producen colonias naranjas brillantes a color salmón rosado. Las colonias de *Salmonella* son azul verdosas, típicamente con centros negros por el gas de sulfuro de hidrógeno. *Shigella* tiene un aspecto más verdoso que *Salmonella* y el color se pierde hacia la periferia de la colonia. Las cepas de *Proteus* se inhiben un poco; las colonias que se desarrollan son pequeñas, transparentes y más brillantes o acuosas que las especies de *Salmonella* o *Shigella*. *Véase* la lámina 6-3.
Agar xilosa lisina desoxicolato (XLD) (*véanse* las láminas 6-3A a D)	Xilosa Lisina Lactosa Sacarosa Cloruro de sodio Extracto de levadura Rojo fenol Agar Desoxicolato de sodio Tiosulfato de sodio Citrato amónico férrico Agua destilada hasta un pH final de 7.4	3.5 g 5 g 7.5 g 7.5 g 5 g 3 g 0.08 g 13.5 g 2.5 g 6.8 g 0.8 g 1 L	El agar XLD inhibe menos el crecimiento de bacilos coliformes que el agar HE y se diseñó para detectar shigelas en heces después del enriquecimiento en caldo para gramnegativos. Las sales biliares en concentraciones relativamente bajas hacen que el medio sea menos selectivo que los otros dos incluidos en esta tabla. Hay tres hidratos de carbono disponibles para la producción de ácido, y el rojo fenol es el indicador de pH. Los microorganismos lisina positivos, como la mayoría de las especies de *Salmonella*, inicialmente producen colonias amarillas por la utilización de xilosa y más tarde colonias rojas por la descarboxilación de lisina. El sistema de detección de sulfuro de hidrógeno es similar al del agar HE.	Los microorganismos como *E. coli* y las especies de *Klebsiella-Enterobacter* pueden utilizar más de un hidrato de carbono y producen colonias amarillas. Las colonias de muchas especies de *Proteus* también son amarillas. La mayoría de las especies de *Salmonella* producen colonias rojas, por lo general con centros negros por el gas del sulfuro de hidrógeno. *Shigella*, *Providencia* y muchas especies de *Proteus* no utilizan ningún hidrato de carbono y generan colonias translúcidas. Las colonias de *Citrobacter* son amarillas con centros negros; muchas especies de *Proteus* son amarillas o translúcidas con centros negros; las salmonelas son rojas con centros negros. *Véase* la lámina 6-3.

inhibición parcial cuando se incuban con CO_2 por la disminución del pH en el medio. En un estudio, el agar de MacConkey III mostró un aislamiento superior y un mayor tamaño de colonias tras la incubación tanto con aire como con CO_2 en comparación con el agar de MacConkey.[355]

La decisión de emplear un agar de MacConkey o EMB depende en gran medida de la preferencia personal, ya que las especies bacterianas que utilizan lactosa pueden diferenciarse en ambos. El agar de MacConkey contiene rojo neutro como indicador de pH y, como resultado, las colonias que metabolizan la lactosa se observan de color rosado por la producción de ácidos mixtos (láms. 6-2A y B). Las bacterias productoras de ácidos fuertes, como *E. coli*, forman colonias de color rojo profundo con un precipitado rosa en el agar que rodea a las colonias, causado por una precipitación difusa en las sales biliares en el medio, la cual se presenta a un pH bajo (lám. 6-2A). Las bacterias productoras de ácidos más débiles generan colonias de color rosa claro o colonias transparentes en la periferia con centros de color rosa (lám. 6-1C). En el agar EMB, las bacterias productoras de ácidos fuertes forman colonias con brillo metálico (láms. 6-2C y D). El aspecto de este brillo, ocasionado por la precipitación del colorante en las colonias, sugiere fuertemente la presencia de *E. coli*, aunque otros productores de ácidos fuertes, como *Y. enterolitica*, pueden tener un aspecto similar.

Medios de aislamiento de alta selectividad utilizados principalmente para muestras gastrointestinales

Los medios se convierten en altamente selectivos al agregar diversos inhibidores a sus formulaciones, por lo general, a concentraciones mayores que en los agares de MacConkey y EMB. Estos medios se utilizan sobre todo para inhibir el crecimiento de *E. coli* y otros "coliformes", pero permiten el crecimiento de especies de *Salmonella* y *Shigella* a partir de muestras de heces.

Aquí se analizan varios medios selectivos formulados para su empleo en los laboratorios clínicos. Los que se utilizan con mayor frecuencia son los agares SS, xilosa-lisina-desoxicolato (XLD) y HE, que se describen en la tabla 6-2.

La decisión de qué medio selectivo utilizar para el aislamiento de patógenos entéricos a partir de muestras de heces depende de la preferencia personal y de la especie por seleccionar. En general, estos medios se emplean en los laboratorios clínicos para el aislamiento de especies de *Salmonella* y *Shigella* a partir de muestras de heces diarreicas, o en los laboratorios de salud pública para investigar una posible contaminación fecal de los alimentos o suministros de agua. Casi todas las especies de *Salmonella* crecen bien en presencia de sales biliares, lo cual explica por qué la vesícula biliar con frecuencia sirve

Sustancias químicas y compuestos utilizados en medios selectivos

Hidrolizados proteicos (p. ej., peptonas, infusión de carne, triptonas y caseína). Los ácidos o las enzimas escinden las proteínas en aminoácidos y péptidos que las bacterias pueden utilizar para proporcionar el carbono y nitrógeno necesarios para el metabolismo bacteriano.

Hidratos de carbono. Se incluyen diversos disacáridos (p. ej., lactosa, sacarosa y maltosa), hexosas (dextrosa) y pentosas (xilosa) en los medios selectivos por dos razones: (1) para proporcionar una fuente de carbono y energía; y (2) para servir como sustratos en las reacciones bioquímicas para la identificación de microorganismos desconocidos.

Amortiguadores. Se utilizan principalmente fosfatos monosódicos, disódicos y potásicos balanceados. Los amortiguadores brindan: (1) pH estable para el crecimiento óptimo de los microorganismos; y (2) pH estándar de referencia para los medios en los que se emplean reacciones ácidas o alcalinas para identificar microorganismos.

Enriquecimientos (p. ej., sangre, suero, complementos vitamínicos y extractos de levaduras). Los complementos para el crecimiento se añaden a los medios para aislar microorganismos con requerimientos nutricionales especiales. Los enriquecimientos se utilizan con menor frecuencia para el aislamiento de *Enterobacteriaceae* porque la mayoría de los miembros de este grupo crecen sin ellos.

Inhibidores. Varios compuestos pueden servir para inhibir el crecimiento de ciertas especies bacterianas no deseadas, haciendo que el medio se vuelva selectivo: (1) colorantes anilínicos (p. ej., verde brillante y eosina); (2) metales pesados (p. ej., bismuto); (3) sustancias químicas (p. ej., azida, citrato, desoxicolato, selenito y alcohol feniletílico); (4) fármacos antimicrobianos (p. ej., neomicina, colistina, vancomicina y cloranfenicol). Sus concentraciones relativas son importantes para determinar la selectividad del medio en que se encuentran.

Indicadores de pH. La fucscina, azul de metileno, rojo neutro, rojo fenol y violeta de bromcresol son indicadores que se utilizan con frecuencia en los medios para medir los cambios de pH que resultan a partir del metabolismo bacteriano de dichos sustratos.

Otros indicadores. Se pueden incluir otros indicadores para detectar productos bacterianos específicos (p. ej., iones férricos y ferrosos para la detección de sulfuro de hidrógeno).

Otros compuestos y sustancias químicas. Se agrega con frecuencia agar, un extracto gelatinoso de un alga roja, a un medio, en concentraciones variadas, como agente solidificante. Se emplean concentraciones del 1-2% para los medios de siembra, concentraciones del 0.05-0.3% para los medios semisólidos para motilidad y se agregan cantidades más pequeñas a los medios de caldo para anaerobios, a fin de prevenir las corrientes de convección y la penetración del oxígeno. Con frecuencia se agrega tiosulfato de sodio para brindar una fuente de sulfuro.

como reservorio para los portadores humanos. Las sales biliares se agregan a los medios selectivos porque otras especies de bacilos entéricos, incluyendo algunas cepas con requerimientos nutricionales más especiales de *Shigella*, crecen poco o no crecen. Los agares SS y HE contienen concentraciones relativamente altas de sales biliares y se adaptan bien para el aislamiento de especies de *Salmonella* a partir de muestras muy contaminadas con otros bacilos coliformes. Sin embargo, por su efecto inhibitorio para ciertas cepas de especies de *Shigella*, no se recomienda el uso rutinario del agar SS en un medio selectivo único para el aislamiento de patógenos entéricos a partir de muestras de heces.

El agar XLD contiene lactosa, sacarosa y xilosa;[627] por lo tanto, los microorganismos que fermentan estos hidratos de carbono forman colonias amarillas (lám. 6-3A). Las bacterias que no pueden fermentar estos hidratos de carbono no producen ácidos y forman colonias incoloras (lám. 6-3B). Los microbios que producen sulfuro de hidrógeno generan un pigmento negro que comienza en el centro de las colonias (lám. 6-3C). El agar XLD también contiene lisina. Esto es importante porque muchas especies de *Salmonella* fermentan la xilosa y, en consecuencia, inicialmente producen colonias amarillas en agar XLD, aunque también descarboxilan la lisina y revierten a color rosa después de que se ha utilizado la pequeña cantidad de xilosa en el medio. La lactosa y la sacarosa, cuando se añaden en exceso, previenen que los coliformes lisina positivos reviertan de forma similar. Como la descarboxilación de lisina lleva a la formación de aminas fuertemente alcalinas, puede presentarse un halo color rosa

claro alrededor de las colonias en agar XLD (lám. 6-3C). Las colonias negras sin halo rosa son más sugerentes de una cepa de *Proteus* productora de sulfuro de hidrógeno (lám. 6-3D).

Los hidratos de carbono en el agar HE son lactosa, sacarosa y salicina.[354] Los microorganismos capaces de fermentar estos hidratos de carbono también forman colonias amarillas (lám. 6-3E); las cepas asacariolíticas generan colonias translúcidas o de color verde claro (lám. 6-3F). Las bacterias lactosa y sacarosa negativas que acidifican la salicina pueden producir colonias anaranjadas. El agar HE también contiene sales férricas, por lo que las colonias productoras de sulfuro de hidrógeno aparecen de color negro.

Los agares sulfito de bismuto y verde brillante son medios altamente selectivos que no se utilizan de forma frecuente en los laboratorios. Su preparación es difícil y su tiempo de conservación es muy breve (48-72 h). Estos medios están específicamente diseñados para aislar *Salmonella typhi* a partir de muestras de heces, y en particular son útiles para la detección precoz de numerosos pacientes en áreas endémicas o durante una epidemia. Las especies de *Salmonella* (en especial *S. tpyhi*) pueden sospecharse en estos medios porque son propensas a producir colonias con un brillo negro.

Medios de enriquecimiento

Como lo indica su nombre, un medio de enriquecimiento se utiliza para aumentar el crecimiento de ciertas especies bacterianas e inhibir el de microorganismos no deseados. Los medios de enriquecimiento se utilizan con mayor frecuencia en los laboratorios clínicos para el aislamiento de especies de *Salmonella* y *Shigella* a partir de muestras de heces. Los caldos de enriquecimiento son particularmente útiles para el aislamiento de microorganismos a partir de muestras de heces en pacientes portadores de *Salmonella* o con infecciones leves por *Shigella*, en quienes la cantidad de microorganismos puede ser tan baja como 200 por gramo de heces (*E. coli* y otros bacilos entéricos pueden alcanzar concentraciones masivas, tan altas como 10^9 por gramo de heces).

Los medios de enriquecimiento se basan en el principio de que *E. coli* y otros bacilos y microorganismos gramnegativos, los cuales constituyen la microflora habitual de las heces, se mantienen en una fase de **retraso** prolongada por los químicos inhibitorios en el caldo. Las especies de *Salmonella* y *Shigella* se inhiben mucho menos, entran en una fase de crecimiento logarítmico y se aíslan con mucha mayor facilidad de las muestras de heces. Sin embargo, después de varias horas, los medios de enriquecimiento dejan de suprimir el crecimiento de *E. coli* y otros microorganismos entéricos, los cuales finalmente crecen más que el cultivo. En consecuencia, se recomienda que el caldo de enriquecimiento se subcultive durante 8 h para el aislamiento máximo de las especies de *Salmonella* y *Shigella*.

Los dos medios de enriquecimiento que se utilizan con mayor frecuencia son el caldo de selenito y el caldo para gramnegativos. El caldo de selenito inhibe más el crecimiento de *E. coli* y otros bacilos gramnegativos entéricos que el caldo para gramnegativos; por lo tanto, se adapta mejor al aislamiento de especies de *Salmonella* o *Shigella* a partir de muestras muy contaminadas, como heces o productos residuales. Sin embargo, el caldo para gramnegativos se utiliza con mayor frecuencia en los laboratorios clínicos porque inhibe menos el crecimiento de muchas de las cepas de especies de *Shigella* con requerimientos nutricionales especiales. El enriquecimiento de las muestras de heces en caldo para gramnegativos durante 4-6 h y su posterior subcultivo en agar HE o XLD es la técnica óptima para el aislamiento de especies de *Shigella* en los casos en los que se sospecha disentería bacilar. Las formulaciones y notables características de estos dos medios de enriquecimiento se resumen en la tabla 6-3.

Directrices para elegir medios de aislamiento selectivos

Los medios que se mencionan en las tablas 6-1 a 6-3, y las distintas combinaciones en las cuales se pueden utilizar, pueden ser algo confusos. A continuación, se presenta una guía para seleccionar los medios que pueden ser óptimos para el aislamiento de *Enterobacteriaceae* a partir de muestras clínicas.

Para las muestras distintas a heces o hisopados rectales, una combinación de agar MacConkey y EMB suele ser suficiente. Los medios con propiedades altamente inhibitorias no suelen ser necesarios porque la concentración de flora comensal o de microorganismos contaminantes es relativamente baja en la mayoría de las muestras no entéricas. El subcultivo a un medio más inhibitorio puede realizarse en la medida necesaria.

Para las muestras de heces o de hisopados rectales se necesita escoger sólo un medio de cada uno de los grupos que se mencionan en las tablas 6-1 y 6-2. Se sugiere el abordaje que se presenta en el recuadro 6-4.

Características de identificación diferencial

Si bien es posible lograr una identificación preliminar de *Enterobacteriaceae* en función de las características de la colonia y las reacciones bioquímicas en los medios de aislamiento primarios, la identificación posterior de las especies requiere la determinación de características fenotípicas adicionales que reflejen el código genético y la identidad particular del microorganismo examinado. El propósito de este análisis es revisar las características notables de las pruebas que miden estos atributos fenotípicos y que se utilizan con frecuencia en los laboratorios clínicos. Esta orientación es necesaria para que el personal del laboratorio pueda desarrollar una comprensión fundamental de los principios detrás de estos procedimientos, a fin de reconocer y corregir cualquier incongruencia bioquímica, problema con los cultivos mixtos o errores técnicos. No es

TABLA 6-3 Caldos de enriquecimiento para el aislamiento de *Enterobacteriaceae*

Medio	Fórmula		Propósito e ingredientes diferenciales	Reacciones e interpretación
Caldo de selenito	Peptona	5 g	El caldo de selenito F se recomienda para el aislamiento de salmonelas a partir de muestras como heces, orina o agua de desecho, que tienen altas concentraciones de bacterias mixtas. El selenito de sodio inhibe a *E. coli* y otros bacilos coliformes, incluidas muchas cepas de *Shigella*. El medio funciona mejor bajo condiciones anaerobias y se recomienda una profundidad de al menos 5 cm.	El caldo se vuelve turbio después de algunas horas de la inoculación con la muestra. Como los coliformes u otra microflora intestinal pueden crecer más que los patógenos en unas cuantas horas, se recomienda realizar el subcultivo en agar *Salmonella-Shigella* (SS) o sulfito de bismuto en 8-12 h. El sobrecalentamiento del caldo durante la preparación puede producir un precipitado visible, haciendo que no sea utilizable.
	Lactosa	4 g		
	Selenito de sodio	4 g		
	Fosfato de sodio	10 g		
	Agua destilada hasta un pH final de 7.0	1 L		
Caldo para gramnegativos (GN)	Peptona de polipeptona	20 g	Como tiene una concentración relativamente baja de desoxicolato, el caldo para GN es menos inhibidor de *E. coli* y otros coliformes. La mayoría de las cepas de *Shigella* crecen bien. El desoxicolato y el citrato inhiben las bacterias grampositivas. La mayor concentración de manitol en comparación con glucosa limita el crecimiento de especies de *Proteus*; no obstante, fomenta el crecimiento de especies de *Salmonella* y *Shigella*, ambas capaces de fermentar manitol.	El caldo para GN está diseñado para el aislamiento de especies de *Salmonella* y *Shigella* cuando se encuentran presentes en bajas cantidades en muestras de heces. El caldo puede tornarse turbio en 4-6 h después de la inoculación y se recomienda el subcultivo en agar HE o XLD en este tiempo.
	Glucosa	1 g		
	D-manitol	2 g		
	Citrato de sodio	5 g		
	Desoxicolato de sodio	0.5 g		
	Fosfato dipotásico	4 g		
	Fosfato monopotásico	1.5 g		
	Cloruro de sodio	5 g		
	Agua destilada hasta un pH final de 7.0	1 L		

Selección de un medio para muestras de heces o hisopado rectal

1. Inocular la muestra de forma directa en una placa de agar de MacConkey o EMB para el aislamiento primario de todas las especies de bacilos gramnegativos.

2. Inocular de forma directa una placa de agar XLD o HE para la identificación selectiva de las especies de *Salmonella* o *Shigella*.

3. Enriquecer una pequeña porción de la muestra con una inoculación importante de caldo de selenito o para gramnegativos. Si se utiliza selenito, subcultivar en agar HE entre 8 y 12 h; si se utiliza caldo para gramnegativos, subcultivar durante 4 h. *Nota*: en el laboratorio del autor, este paso no se realiza de forma rutinaria a menos que se haga la identificación de pacientes asintomáticos en busca de un estado de portador.

4. Incubar todos los cultivos de placas a 35 °C durante 24-48 h. Seleccionar las colonias sospechosas para la prueba bioquímica o serológica definitiva.

posible analizar la variedad de pruebas diferenciales y numerosos esquemas disponibles para la identificación final de las especies de *Enterobacteriaceae*. Sin embargo, muchas de las pruebas que se utilizan ampliamente en los laboratorios clínicos para medir las características metabólicas por las cuales se pueden identificar todas las especies de *Enterobacteriaceae* (excepto algunas raras o atípicas) se presentan en el recuadro 6-5. La utilización de hidratos de carbono y la actividad de ONPG se analizó anteriormente.

Pruebas utilizadas para medir las características metabólicas de *Enterobacteriaceae*

Utilización de hidratos de carbono

Actividad de *o*-nitrofenil-
  β-D-galactopiranósido (ONPG)

Producción de indol

Rojo de metilo

Prueba de Voges-Proskauer (producción de acetil metil carbinol [acetoína])

Utilización de citrato

Producción de ureasa

Descarboxilación de lisina, ornitina y arginina

Producción de fenilalanina desaminasa

Producción de sulfuro de hidrógeno

Motilidad

Producción de indol

El indol es uno de los productos de degradación del metabolismo del aminoácido triptófano. Las bacterias que poseen la enzima triptofanasa pueden escindir el triptófano y producir así indol, ácido pirúvico y amoníaco. El indol puede detectarse en el medio de prueba del triptófano al observar la aparición de un color rojo después de agregar una solución que contiene *p*-dimetilaminobenaldehído (reactivo de Ehrlich o de Kovac). La bioquímica y los detalles de la prueba del indol se ilustran en la figura 6-5 y en el protocolo 1-4, respectivamente. En la lámina 6-4C se muestra una reproducción del color.

La elección entre los reactivos de Ehrlich y de Kovac depende de la preferencia personal. El reactivo de Ehrlich es más sensible y se prefiere cuando se realizan pruebas para bacilos o anaerobios no fermentadores, en los cuales la producción de indol es mínima. Como el indol es soluble en compuestos orgánicos, se debe agregar xileno o cloroformo al medio de la prueba antes de añadir el reactivo de Ehrlich. Este paso de extracción es menos crítico para el reactivo de Kovac, ya que se utiliza alcohol amílico como diluyente (se utiliza alcohol etílico con el reactivo de Ehrlich).

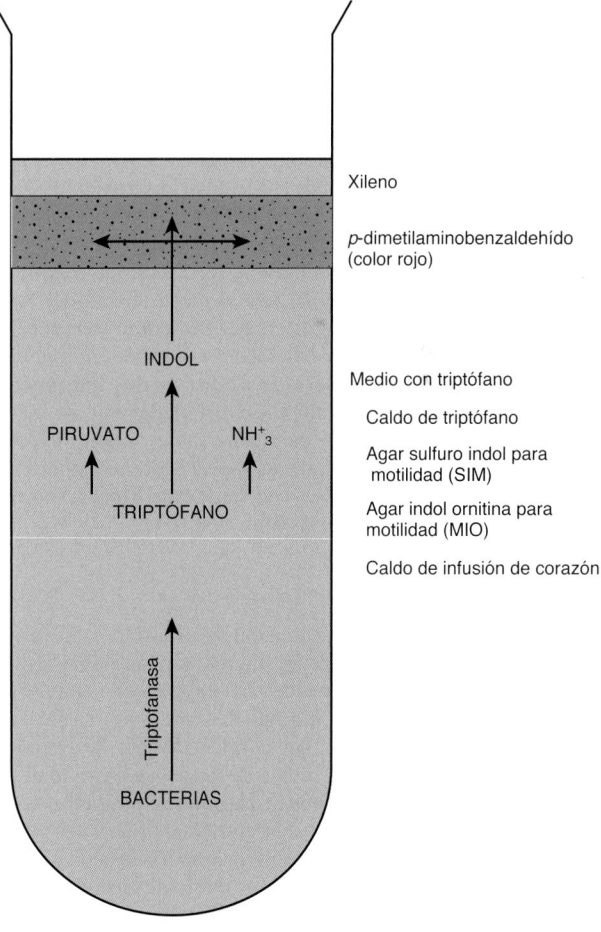

■ **FIGURA 6-5** Formación de indol por las bacterias productoras de triptofanasa que crecen en un medio de cultivo que contiene triptófano. El indol es uno de los productos inmediatos de degradación (además del ácido pirúvico y el amoniaco) que resultan de la desaminación del triptófano. El indol puede extraerse de la fase acuosa del medio por el cloroformo y puede detectarse mediante la adición del reactivo de Ehrlich (dimetilaminobenaldehído).

Prueba de rojo de metilo

En la figura 6-2 se presenta un esquema simplificado que únicamente muestra dos vías alternas (ácidos mixtos y butilenglicol) para el metabolismo del piruvato que se formó a partir de la fermentación de la glucosa que se muestra en esta figura. Las bacterias que siguen principalmente la ruta de la fermentación ácida mixta con frecuencia producen suficiente ácido para mantener el pH por debajo de 4.4 (el valor crítico de color de ácido del indicador del rojo de metilo). La prueba de rojo de metilo proporciona una característica valiosa para la identificación de las especies bacterianas que producen ácidos fuertes a partir de glucosa.

Los detalles de la prueba de rojo de metilo se muestran en el protocolo 6-3. La prueba, como se describió originalmente, requiere de 48-72 h de incubación antes de que se pueda obtener un resultado válido, un período inaceptable para la mayoría de los laboratorios clínicos. Barry y cols.[38] describieron una modificación que puede interpretarse en 18-24 h. Se utiliza una alícuota de 0.5 mL de caldo con un inóculo relativamente considerable del microorganismo de la prueba. Se agregan 1-2 gotas de reactivo de rojo de metilo después de 18-24 h de incubación a 35 °C y el desarrollo de color rojo indica una prueba positiva (lám. 6-4C). La modificación de Barry es tan precisa como la prueba descrita originalmente y ahorra una cantidad importante de tiempo.

Prueba de Voges-Proskauer

Los detalles de la prueba de Voges-Proskauer, que se muestran en el protocolo 6-4, se basan en la conversión del acetil metil carbinol (acetoína) en diacetil a través de la acción del hidróxido de potasio y el oxígeno atmosférico. El diacetil se convierte en un complejo rojo por acción catalítica de α-naftol y creatina (lám. 6-4D).

En la figura 6-2 se muestra que la formación de acetoína y butilenglicol es una vía alterna para el metabolismo del ácido pirúvico. Las bacterias que utilizan esta vía, como ciertas cepas dentro del grupo *Klebsiella-Enterobacter-Serratia-Hafnia*, sólo producen pequeñas cantidades de ácidos mixtos que pueden ser insuficientes para disminuir el pH del medio rojo de metilo hasta una cantidad adecuada para generar un cambio de color. En consecuencia, la mayoría de las especies de *Enterobacteriaceae* Voges-Proskauer positivas, con raras excepciones, son rojo de metilo negativas, y viceversa (láms. 6-4C y D).

Utilización de citrato

El principio de la prueba de utilización de citrato (protocolo 6-5) es determinar la capacidad de un microorganismo para utilizar el citrato de sodio como fuente de carbono para el metabolismo y crecimiento. La formulación original, descrita por Koser[365] en 1923, era un medio en caldo que contiene fosfato de amonio y sodio, fosfato monopotásico, sulfato de magnesio y citrato de sodio. Las proteínas y los hidratos de carbono se omitieron como fuentes de carbono y nitrógeno. El punto final de la prueba era la presencia o ausencia de turbidez visible después de la incubación del microorganismo de la prueba; este punto de terminación era realmente medir la capacidad del microorganismo para usar el carbono del citrato de sodio con el fin de generar un crecimiento suficiente y volverse visible. Sin embargo, pronto se reconoció que podía presentarse turbidez inespecífica con el medio de Koser. Simmons[597] resolvió este problema al añadir agar y azul de bromitol a la formulación de Koser, la cual brinda un punto final más sensible al color. El medio de agar de citrato de Simmons

se vierte y se mete en un tubo y se deja de forma inclinada. Una inoculación leve de una colonia de microorganismo de prueba se siembra en la superficie del agar, en el pico de flauta. Si el inóculo es muy grande, los compuestos orgánicos preformados en las paredes celulares de las bacterias moribundas pueden llevar a resultados falsos positivos de la prueba. Al inocular una serie de tubos de medios de cultivo diferenciales con un microorganismo desconocido, es importante que el medio de citrato sea estriado antes para evitar el traspaso de proteínas o hidratos de carbono desde los otros medios.

La producción de un color azul en el medio de la prueba después de 24 h de incubación a 35 °C indica la presencia de productos alcalinos y es un resultado positivo en la prueba de utilización del citrato (lám. 6-4D). Si se emplea el carbono del citrato de sodio, el nitrógeno también se extrae del fosfato de amonio contenido en el medio y se libera amoníaco. A veces, se detecta un crecimiento a lo largo de la línea de la estría antes de que el medio se vuelva azul. Este crecimiento visible también indica un resultado positivo de la prueba. El malonato, acetato y mucato son otros radicales aniónicos utilizados para determinar la capacidad de las bacterias para utilizar estos compuestos simples como única fuente de carbono.

Los especialistas en salud e higiene pública y los epidemiólogos alguna vez emplearon el acrónimo IMViC (indol, rojo de metilo, Voges-Proskauer y citrato, o *indol, methyl red, Voges-Proskauer, and citrate*) para referirse a las pruebas necesarias para la detección de contaminación de alimentos y agua por heces. Las autoridades de salud pública han utilizado a *E. coli* durante muchos años para indicar contaminación por heces. *Enterobacter aerogenes* produce colonias en los medios de aislamiento primario que a menudo no pueden distinguirse de *E. coli*. Sin embargo, el aislamiento de *E. aerogenes* de los alimentos y del agua potable no significa necesariamente contaminación por heces, ya que el microorganismo se encuentra ampliamente diseminado en el suelo, los pastos y la materia vegetal. Por lo tanto, se necesitaba un conjunto de características bioquímicas para diferenciar estas dos bacterias. Las pruebas IMViC se adoptaron para cumplir esta función. Muchas cepas de *E. coli* son indol y rojo de metilo positivas, con Voges-Proskauer y citrato negativas. *E. aerogenes* suele producir reacciones exactamente opuestas (láms. 6-4C y D). A pesar de que las características individuales que se incluyen en la serie de pruebas IMViC aún se emplean en los sistemas de identificación bacteriana, se utilizan con poca frecuencia como parte de un conjunto de pruebas específicas.

En vista de la complejidad de la diferenciación entre más de 100 especies de *Enterobacteriaceae* que se presentan en la siguiente sección, cabe mencionar que existió una época en que las decisiones más importantes en la microbiología eran relativamente sencillas y podían realizarse en función de cuatro pruebas bioquímicas de fácil realización.

Producción de ureasa

Los microorganismos que tienen la enzima ureasa hidrolizan urea, liberan amoníaco y producen un cambio de color rojo rosado en el medio (lám. 6-4E). Los detalles de la prueba de la ureasa se muestran en el protocolo 6-6.

Se deben destacar las diferencias importantes entre el caldo urea de Stuart y el agar urea de Christensen. El caldo de Stuart tiene muchos amortiguadores con sales de fosfato a un pH de 6.8. El microorganismo de prueba primero debe formar grandes cantidades de amoníaco antes de sobrepasar la capacidad del sistema de amortiguadores y elevar el pH del medio por encima de 8.0 para generar un cambio en el color del indicador. El caldo de Stuart, por lo tanto, es casi selectivo para las especies de *Proteus*.

El agar urea de Christensen[142] tiene menos amortiguadores que el caldo urea de Stuart y contiene peptonas y glucosa. Este medio enriquecido facilita el crecimiento de muchas especies bacterianas que no crecen en el caldo de Stuart y la baja capacidad de los amortiguadores permite la detección de cantidades menores de amoníaco. Los microorganismos que producen menos ureasa, como ciertas especies de *Klebsiella*, *Enterobacter*, *Brucella* y *Bordetella bronchiseptica*, pueden evaluarse con el agar urea de Christensen. Para muchas de estas especies, una reacción ureasa positiva primero se detecta por un cambio en el color de rosado a rojo en la porción inclinada del agar (lám. 6-4E). El pico de flauta inicialmente cambia a color rojo porque la reacción alcalina, que deriva de la división de pequeñas cantidades de urea, aumenta por las aminas formadas por la descarboxilación oxidativa de los aminoácidos en la porción del medio expuesta al aire.

Descarboxilación de lisina, ornitina y arginina

Muchas especies de bacterias tienen enzimas que pueden descarboxilar aminoácidos específicos en el medio de la prueba. La enzima descarboxilasa retira una molécula de CO_2 de un aminoácido para formar aminas de reacción alcalina. A continuación, se presentan los aminoácidos evaluados con mayor frecuencia y sus productos de degradación de las aminas:

Lisina → cadaverina

Ornitina → putrescina

Arginina → citrulina

Se han descrito numerosos sistemas de pruebas para medir esta propiedad, en función de la detección de un cambio en el pH alcalino en el medio de prueba o bien de la medición directa de los productos de la reacción. Por ejemplo, las aminas que derivan de la reacción de descarboxilación pueden detectarse con el reactivo Ninhydrin® después de su extracción del cultivo en caldo con cloroformo. Esta es la relativamente sensible *reacción de Carlquist*,[89] utilizada con mayor frecuencia para detectar la actividad débil de la descarboxilasa de muchos bacilos gramnegativos no fermentadores y de ciertas especies de bacterias anaerobias.

La actividad de la descarboxilasa en miembros de *Enterobacteriaceae* suele medirse en los laboratorios de microbiología clínica con el caldo de descarboxilasa de Møller.[443] Los detalles de esta prueba se muestran en el protocolo 6-7. El punto de terminación de la reacción es la producción de un cambio alcalino de pH en el medio y la generación de un color azul violáceo después de la incubación con el microorganismo (lám. 6-4F). En la formulación de Møller, que se incluye en el protocolo 6-7, el medio se amortigua a un pH de 6.0. Esto es más ácido que la mayoría de los medios de cultivo. Este bajo pH es necesario porque las enzimas descarboxilasa no son activas de forma óptima hasta que el pH del medio se encuentra por debajo de 5.5. Esta disminución de 6.0 a 5.5 se debe al crecimiento de bacterias que metabolizan la pequeña cantidad de glucosa en el medio para producir ácidos mixtos. Siempre se debe incluir un tubo de control desprovisto de aminoácidos cuando se realiza la prueba de descarboxilasa, a fin de garantizar que se presente esta caída inicial en el pH. Un cambio de color a amarillo en el indicador violeta del bromcresol en el tubo de control muestra la acidificación. Se incluye piridoxal fosfato en el medio, el cual

actúa como una coenzima para aumentar aún más la actividad de descarboxilasa.

Muchos microbiólogos prefieren el caldo lisina de Falkow[217] al medio de Møller porque esta prueba depende únicamente de un cambio alcalino en el indicador de pH, y no se requiere un ambiente anaerobio ni ácido. Sin embargo, este medio no puede emplearse para detectar la actividad de lisina descarboxilasa en ciertos miembros del grupo *Klebsiella-Enterobacter-Serratia-Hafnia*. Éstos producen acetil metil carbinol, el cual interfiere con el cambio alcalino final en el pH y conduce a interpretaciones falsas negativas. Las modificaciones en el medio sientan las bases del agar semisólido indol ornitina para motilidad (MIO, *motility indol ornithine*)[199] empleado en los laboratorios de microbiología clínica. También se han descrito métodos rápidos para la detección de la actividad de descarboxilasa de ornitina[226] y lisina[76] en miembros de *Enterobacteriaceae*.

Edwards y Fife[201] describieron un medio sólido de lisina descarboxilasa con base en la formulación de Falkow, el cual incluye citrato amónico férrico y tiosulfato para la detección de sulfuro de hidrógeno. Este medio es agar hierro lisina (LIA, *lysine iron agar*) y se utiliza en muchos laboratorios como auxiliar para la identificación de especies de *Salmonella*, la mayoría de las cuales son sulfuro de hidrógeno positivas y lisina descarboxilasa positivas. Una porción profunda color negro y una porción inclinada color violeta con LIA son prácticamente indicativos de especies de *Salmonella*. Otra ventaja de LIA es que las especies de *Proteus* y *Providencia*, que desaminan en lugar de descarboxilar aminoácidos, pueden detectarse a través de la generación de un color rojo en el pico de flauta del tubo (lám. 6-4G).

La prueba de lisina descarboxilasa es útil para diferenciar las especies de *Citrobacter* lactosa negativas (0% positivas) de las especies de *Salmonella* (98% positivas). Casi todas las cepas de *S. sonnei* (más del 98%) tienen actividad ornitina descarboxilasa, mientras que únicamente algunas cepas de *S. boydii* (2.5%) muestran tal actividad; *S. dysenteriae* y *S. flexneri* son ornitina negativas. Es probable que la mayor utilidad de la prueba de ornitina descarboxilasa sea para la diferenciación de las especies de *Klebsiella* (la mayoría son negativas) de las de *Enterobacter* (la mayoría son positivas).

Producción de fenilalanina desaminasa

La determinación de la fenilalanina desaminasa es útil en la diferenciación inicial de las especies de *Proteus*, *Morganella* y *Providencia* de otros bacilos gramnegativos. Sólo los miembros de estos géneros, y unas cuantas cepas raras del grupo *Enterobacter*, tienen la enzima responsable de la desaminación oxidativa de la fenilalanina. Esta prueba se realiza con facilidad, como se muestra en el protocolo 6-8. El ácido fenilpirúvico puede detectarse en tan sólo 4 h si se emplea un inóculo considerable; sin embargo, por lo general se recomiendan 18-24 h de incubación. El medio de la prueba de la fenilalanina utiliza extracto de levadura como fuente de carbono y nitrógeno. Los extractos de carne y los hidrolisados de proteínas contienen diversas cantidades de fenilalanina de producción natural que pueden llevar a resultados incongruentes. La generación de un color verde después de agregar el reactivo de cloruro férrico es inmediata y fácil de visualizar (lám. 6-4E).

Producción de sulfuro de hidrógeno

La capacidad de ciertas especies bacterianas de liberar azufre a partir de aminoácidos que contienen este elemento u otros

TABLA 6-4   Medios para la detección de sulfuro de hidrógeno (H_2S)

Medio	Fuente de azufre	Indicador de H_2S
Sulfito de bismuto	Peptona más sulfito	Sulfato ferroso
Agar citrato sulfito	Tiosulfato de sodio	Citrato amónico férrico
Agar desoxicolato citrato	Peptonas	Citrato férrico
Agar lisina hierro	Tiosulfato de sodio	Citrato amónico férrico
Agar hierro de Kligler	Tiosulfato de sodio	Sulfato ferroso
Agar hierro triple azúcar	Tiosulfato de sodio	Sulfato ferroso
Agar acetato de plomo	Tiosulfato de sodio	Acetato de plomo
Agar *Salmonella-Shigella*	Tiosulfato de sodio	Citrato férrico
Medio de sulfito indol para motilidad	Tiosulfato de sodio	Hierro peptonizado
Xilosa lisina desoxicolato o entérico de Hektoen	Tiosulfato de sodio	Citrato amónico férrico

compuestos en la forma de H_2S es una característica importante para su identificación. Los medios que se emplean con mayor frecuencia para la detección de H_2S, las fuentes de azufre y los indicadores de sulfuro se presentan en la tabla 6-4. La secuencia de pasos que conduce a la producción y detección de H_2S en un sistema de prueba se describe en el recuadro 6-6.

Las diferencias para detectar la producción de H_2S en los diferentes medios resulta de la alteración de una o más de estas condiciones. El H_2S detectado en un medio puede no ser detectado por otro, y se necesita conocer el sistema de prueba que se utiliza al interpretar los protocolos de identificación. El medio SIM es más sensible que el KIA para la detección de H_2S, probablemente por la consistencia semisólida de este último, la ausencia de hidratos de carbono para suprimir la formación de H_2S y la utilización de hierro peptonizado como indicador (lám. 6-4B). El KIA, por otro lado, es más sensible que el agar TSI porque se considera que la sacarosa suprime los mecanismos enzimáticos responsables de la producción de H_2S. El acetato de plomo es el indicador más sensible y se debe utilizar al evaluar bacterias que sólo producen cantidades mínimas de H_2S. Por desgracia, cuando se incorpora el acetato de plomo a los medios de cultivo, también inhibe el crecimiento de muchas bacterias con requerimientos nutricionales especiales, en particular aquellas que pueden requerir un sistema de detección sensible. La producción de H_2S de estos microorganismos puede evaluarse colocando una tira de papel de filtro impregnada con acetato de plomo debajo de la tapa de un tubo de cultivo con medio KIA. De esta forma, es posible emplear la extrema sensibilidad del indicador de acetato de plomo sin incorporarlo de manera directa en el medio.

Con todos los sistemas de detección de H_2S, el parámetro final es un sulfuro insoluble de metales pesados que produce un precipitado negro en el medio o en la tira de papel de filtro. Como se debe contar con iones de hidrógeno para la formación de H_2S, el oscurecimiento se observa primero en los medios de prueba con máxima producción de ácido, es decir, a lo largo de la línea de inoculación, en la profundidad del medio de agar en tubo inclinado o en los centros de las colonias que crecen en las superficies de agar.

Motilidad

La motilidad bacteriana es otro factor importante para la identificación final de las especies. Las bacterias se mueven a través de flagelos, cuya cantidad y ubicación varía entre las distintas especies. Existen tinciones flagelares para esta prueba (*véase* el cap. 7).

La motilidad bacteriana puede observarse de forma directa al colocar una gota de medio de cultivo en caldo en un portaobjetos, agregando un cubreobjetos y observando de forma directa en el microscopio con un objetivo alto seco (40×). Esta técnica se utiliza por lo general para detectar la motilidad de las especies bacterianas que no crecen bien en medios de agar semisólido. Sin embargo, las enterobacterias crecen bien y suelen utilizarse tubos que contienen agar semisólido.

Los medios para motilidad tienen concentraciones de agar del 0.4% o menos. A concentraciones mayores, el gel es demasiado firme y no permite la propagación libre de los microorganismos. Se ha encontrado que los medios combinados, como el medio SIM[404] o el agar MIO,[199] se utilizan de manera amplia en los laboratorios de microbiología porque se puede medir más de una característica en el mismo tubo. La prueba de motilidad debe interpretarse primero porque la adición de un reactivo de indol puede dificultar la interpretación de los resultados. Como el medio SIM y el agar MIO tienen un fondo ligeramente turbio, las interpretaciones puede ser un poco difíciles con las especies bacterianas que crecen lento en estos medios. En estos casos se recomienda emplear un medio de prueba de motilidad (recuadro 6-7) porque facilita el crecimiento de la mayoría de las bacterias con requerimientos nutricionales especiales y tiene un aspecto transparente como el cristal.

La prueba de motilidad se interpreta mediante la observación macroscópica del medio en busca de una zona difusa de crecimiento que se propaga desde la línea de inoculación (lám. 6-4H). Se ha recomendado la utilización de sales de tetrazolio en un medio para motilidad como auxiliar para la detección visual del crecimiento bacteriano. Las sales de tetrazolio son incoloras, pero se convierten

RECUADRO 6-6

Cómo se produce H_2S

1. Liberación de sulfuro a partir de la cisteína o el tiosulfato por la acción enzimática bacteriana
2. Acoplamiento del sulfuro (S_2^-) con un hidrogenión (H^1) para formar H_2S
3. Detección de H_2S por hierro, bismuto o plomo para producir sulfuros insolubles de metales pesados que aparecen como un precipitado negro

Medio de prueba para motilidad (Edwards y Ewing)

Extracto de carne de res, 3 g

Peptona, 10 g

Cloruro de sodio, 5 g

Agar, 4 g

Agua destilada hasta

un pH final de 7.3, 1 L

en complejos de formazán rojo insolubles por las propiedades reductoras de las bacterias en crecimiento. En un medio de prueba de motilidad que contiene tetrazolio, la generación de este color rojo ayuda a rastrear la propagación de las bacterias desde la línea de inoculación. Sin embargo, estas sales pueden inhibir a ciertas bacterias con requerimientos nutricionales especiales y no pueden emplearse en todos los casos. Entre las enterobacterias, las especies de *Shigella* y *Klebsiella* son uniformemente inmóviles. La mayoría de las especies móviles de *Enterobacteriaceae* pueden detectarse a 35 °C; sin embargo, *Y. enterocolitica*, en la cual las proteínas flagelares se desarrollan con mayor rapidez a temperaturas menores, es móvil a 22 °C (temperatura ambiente), pero no a 35 °C. *Listeria monocytogenes* es otra especie bacteriana que necesita incubación a temperatura ambiente antes de desarrollar motilidad. *Pseudomonas aeruginosa*, un microorganismo que crece bien únicamente en presencia de oxígeno, produce una película de propagación en la superficie del agar para motilidad y no muestra la extensión en abanico característica desde la línea de inoculación porque no crece en las porciones profundas del tubo con poco oxígeno.

Taxonomía de *Enterobacteriaceae*

La aplicación de nuevas tecnologías al estudio de la taxonomía de los microorganismos ha llevado a un rápido aumento en la cantidad de géneros y especies bacterianos que cubren los criterios de *Enterobacteriaceae*. En 1972, Edwards y Ewing[200] describieron 11 géneros y 26 especies pertenecientes a *Enterobacteriaceae*. En 1985, Farmer y cols.[220] describieron 22 géneros que comprendían 69 especies y 29 grupos entéricos. En este capítulo se describen 37 géneros y 148 especies, biogrupos y grupos entéricos sin nombre de *Enterobacteriaceae*.

Clasificación de Enterobacteriaceae *por tribus*

La división de *Enterobacteriaceae* en tribus no se emplea en la edición actual del Manual de Bergey ni en la clasificación de los Centers for Disease Control and Prevention (CDC) porque los autores consideran que la utilización de tribus no tiene importancia diagnóstica y su relevancia taxonómica es cuestionable. Este argumento es válido desde la perspectiva de la clasificación pura. No obstante, para los lectores de este libro que son nuevos en el campo de la microbiología y quienes deben orientarse en las complejas y confusas enterobacterias, el concepto de *tribu* propuesto por Ewing[212] tiene ciertas ventajas para la enseñanza y el aprendizaje. Estamos de acuerdo con Ewing en

que su esquema, si bien es imperfecto, representa un buen punto medio entre las taxonomías prácticas e ideales.

El concepto de *tribu* proporciona tanto a los estudiantes como a los profesionales un método práctico para agrupar los principales géneros en la familia con la cual comparten reacciones bioquímicas similares y que tienen importancia diagnóstica. Creemos conveniente que los microbiólogos en ejercicio mantengan una base de conocimiento que esté firmemente fundamentada en la morfología, fisiología y bioquímica de las bacterias médicamente importantes. Además, es necesario memorizar ciertos patrones fenotípicos que permiten el subagrupamiento y la reunión de las especies relacionadas. Esta orientación es particularmente importante si los microbiólogos utilizan sistemas comerciales semiautomatizados y automatizados con identificación computarizada, ya que sirve como control de calidad para validar la información generada por los instrumentos. El empleo del concepto de tribu como abordaje para aprender las enterobacterias cumple bien estas metas y es el método elegido en este libro para enseñar las características clave de los géneros establecidos de *Enterobacteriaceae*. Las especies actuales que se incluyen en los géneros establecidos, clasificadas por tribus, se presentan en la tabla 6-5.

Características clave para la identificación de las especies más frecuentes

La tabla 6-6 muestra las características clave para la identificación que se utilizan para separar los géneros establecidos de *Enterobacteriaceae* en siete tribus. Los estudiantes deben revisar esta tabla para que aprendan a categorizar una cepa desconocida en una de las tribus en función de las reacciones que se observan con estas pruebas clave. Se emitieron las siguientes recomendaciones para ayudar a los estudiantes a identificar las especies más frecuentes.

Los miembros de *Escherichieae* presentan las siguientes reacciones clave: indol positivos, rojo de metilo positivos, Voges-Proskauer negativos, citrato negativos (el ejemplo clásico de fermentadores de ácidos mixtos). Son negativos para todas las demás pruebas bioquímicas clave: sulfuro de hidrógeno, fenilalanina desaminasa y urea. *Véase* en la tabla 6-6 que las especies de *Shigella* son similares a las especies de *Escherichia*, salvo en que son negativas para gas CO_2 y por la motilidad.

Edwardsielleae es similar a *Escherichieae*, excepto por la propiedad de ser sulfuro de hidrógeno positivo. Los estudiantes pueden pensar en *Edwardsiella tarda* como *E. coli* sulfuro de hidrógeno positivo. *Salmonelleae* se asemeja a *Edwardsielleae*, salvo por ser indol negativo y citrato positivo. *Citrobacter freundii* es similar a *Salmonella*, salvo que es lisina negativo. *C. koseri* difiere de *C. freundii* en que es sulfuro de hidrógeno negativo e indol positivo.

Klebsielleae está conformado por miembros Voges-Proskauer positivos de *Enterobacteriaceae*. Como se muestra en la tabla 6-6 y se ilustra en la figura 6-2, la mayoría de los miembros de esta tribu producen grandes cantidades de CO_2, tanto así que la porción profunda de los tubos inclinados de KIA y TSI a menudo es empujada hacia arriba hasta la mitad del tubo. Obsérvese que las especies de *Klebsiella* no son móviles y que *Pantoea* es triple descarboxilasa negativo (lisina, arginina y ornitina negativo).

Proteeae se separa del resto por la virtud de ser fenilalanina desaminasa positivo, una característica única de esta tribu. La reacción de urea para las especies de los géneros *Proteus* y *Morganella*, así como una de las especies de *Providencia* (*P. rettgeri*), es fuertemente positiva. Las dos especies de *Proteus* mencionadas en la tabla 6-6 son sulfuro de hidrógeno positivas y muestran motilidad ascendente.

Los microorganismos de *Yersinieae*, representados aquí por la especie que se aísla con mayor frecuencia, *Y. enterocolitica*,

(*el texto continúa en la p. 235*)

TABLA 6-5 Cambios recientes importantes en los géneros establecidos de *Enterobacteriaceae*

Nueva designación	Designación previa	Comentarios
Tribu I: *Escherichieae*		
Escherichia coli		Sorbitol (+) excepto el serotipo O157:H7; resto de las especies sorbitol (−).
Escherichia coli inactiva	Alkalescens-Dispar	Anaerógena, lactosa negativa (o retrasada) e inmóvil.
Escherichia albertii	Especie nueva	Relacionada con enfermedad diarreica en niños de Bangladesh. Indol negativa, fermenta D-mannitol, pero no D-xilosa. Se separa de *H. alvei* por una prueba VP negativa.
Escherichia fergusonii	Grupo entérico 10	Se encuentra en sangre, orina y heces. Indol (+), sorbitol (−), LAO (+, −, +), lactosa (−) y ONPG (+).
Escherichia hermannii	Grupo entérico 11	Las heridas y las heces son las fuentes más frecuentes. Indol de tinción amarilla (+), sorbitol (−), LAO (−, −, +).
Escherichia vulneris	Grupo entérico 1 Grupo API 2 Grupo Alma 1	La mayoría de las cepas provienen de heridas humanas. Más de la mitad de las cepas tienen pigmentación amarilla.
Shigella		Las cuatro especies de *Shigella* y *E. coli* forman una única especie en función de la hibridación del ADN. *S. dysenteriae* (grupo A), *S. flexneri* (grupo B) y *S. boydii* (grupo C) son bioquímicamente similares y deben separarse por medio de métodos serológicos. *S. sonnei* es ornitina (+).
Tribu II: *Edwardsielleae*		
Edwardsiella tarda	*Edwardsiella anguillimortifera* grupo Asakusa	Produce indol y abundante H$_2$S, fermenta glucosa y maltosa, pero no manitol, lactosa, sacarosa o arabinosa. Se encuentra en animales de sangre fría. Patógeno oportunista en humanos. Puede causar infecciones de heridas y diarrea.
Edwardsiella tarda biogrupo 1		Indol (+), H$_2$S (−), manitol, sacarosa y arabinosa positivo. Se encuentra en serpientes, no se ha aislado de muestras clínicas humanas.
Edwardsiella hoshinae		Indol (−), H$_2$S (−), aislado de aves, reptiles y agua. Varios aislamientos de heces humanas.
Edwarsiella ictaluri		No se ha aislado de humanos, causa septicemia entérica en el pez gato.
Tribu III: *Salmonelleae*		
Salmonella	*S. cholerae-suis* *S. typhi* *S. enteritidis*	Se considera que todos los subgrupos (subgéneros) de *Salmonella* y *Arizona* pertenecen a la misma especie. Los microorganismos ahora se informan por género y serotipo, omitiendo la referencia a las especies.
Tribu IV: *Citrobactereae*		
Citrobacter amalonaticus	*Levinea amalonaticus*	H$_2$S (−), indol (+), adonitol (−), malonato (−). Se encuentra principalmente en heces de humanos; en raras ocasiones se aísla de la sangre.
Citrobacter braakii	*Citrobacter* genoespecie 6	H$_2$S e indol variables, adonitol (−), malonato (−). Aislado de heces, orina, heridas humanas y de animales, y de alimentos.
Citrobacter farmeri	*Citrobacter amalonaticus* biogrupo 1	Se encuentra principalmente en heces humanas. Las cepas del biogrupo 1 fermentan sacarosa, rafinosa, α-metil-D-glucósido y melibiosa, y son citrato (−). *C. amalonaticus* suele tener las reacciones opuestas.
Citrobacter freundii		H$_2$S (+), indol (−), adonitol (−), malonato (−). Se encuentra en orina, garganta, esputo, sangre y heridas.
Citrobacter gillenii	*Citrobacter* genoespecie 10	H$_2$S variable, indol (−), adonitol (−), malonato (+). Se encuentra en heces humanas y en alimentos.
Citrobacter koseri	*Levinea malonatica* *Citrobacter diversus*	H$_2$S (−), indol (+), adonitol (+), malonato (+). Se encuentra en orina, garganta, nariz, esputo y heridas. Causa rara de meningitis neonatal.
Citrobacter murliniae	*Citrobacter* genoespecie 11	H$_2$S variable, indol (+), adonitol (−), malonato (−). Se encuentra en heces y sangre de humanos.
Citrobacter rodentium	*Citrobacter* genoespecie 9	H$_2$S (−), indol (−), adonitol (−), malonato (+). Este microorganismo sólo se ha aislado de roedores.
Citrobacter sedlakii	*Citrobacter* genoespecie 8	H$_2$S (−), indol (+), adonitol (−), malonato (+). Se encuentra en heces, sangre y heridas humanas.

TABLA 6-5 Cambios recientes importantes en los géneros establecidos de *Enterobacteriaceae* (*continuación*)

Nueva designación	Designación previa	Comentarios
Citrobacter werkmanii	*Citrobacter* genoespecie 7	H_2S (+), indol (−), adonitol (−), malonato (+). Se encuentra en heces y orina de humanos y se transmite por alimentos.
Citrobacter youngae	*Citrobacter* genoespecie 5	H_2S e indol variables, adonitol (−), malonato (−). Aislado de heces y sangre humanos, así como de animales y alimentos.
Tribu V: *Klebsielleae*		
Klebsiella granulomatis	*Calymmatobacterium granulomatis*	No puede cultivarse en medios de cultivo convencionales. Agente causal del granuloma inguinal.
Klebsiella pneumoniae subsp. *ozaenae*	*Klebsiella ozaenae*	Cepa bioquímicamente inactiva de *K. pneumoniae*. Causa rinitis atrófica, una afección llamada *ozena*.
Klebsiella pneumoniae subsp. *rhinoscleromatis*	*Klebsiella rhinoscleromatis*	Cepa bioquímicamente inactiva de *K. pneumoniae*. Causa una enfermedad granulomatosa conocida como *rinoescleroma*.
Klebsiella alba	Especie nueva	Aislamientos de plantas y tierra.
Klebsiella singaporensis	Especie nueva	Aislamientos de plantas y tierra.
Klebsiella variicola	Especie nueva	Aislamientos de plantas y tierra.
Raoultella ornithinolytica	*Klebsiella* grupo 47 *Klebsiella ornithinolytica*	MIO (−, +, +). Aislado de sangre, orina, esputo y heridas.
Raoultella planticola	*Klebsiella* especie 2 *Klebsiella trevisanii* *Klebsiella planticola*	Aislamientos de agua y plantas. Rara vez se encuentran aislamientos clínicos en humanos. Puede ser difícil de separar de las cepas ornitina negativas de *R. ornithinolytica*.
Raoultella terrigena	*Klebsiella terrigena*	Aislamientos de plantas y tierra.
Cronobacter sakazakii	*Enterobacter cloacae* *Enterobacter sakazakii* (de pigmento amarillo)	LAO (−, +, +). Pigmento amarillo brillante a 35 °C. Puede causar meningitis, abscesos cerebrales y bacteriemia en recién nacidos.
Complejo "*Enterobacter agglomerans*"	*Erwinia herbicola* *Erwinia milletiae*	Grupo heterogéneo de microorganismos que representan más de 13 grupos de hibridación (GH) de ADN. El GH XIII fue transferido al nuevo género *Pantoea* como *P. agglomerans*. Los microorganismos que son LAO negativos (referidos como "*triple descarboxilasa negativos*") y que tienen pigmentación amarilla solían identificarse como *E. agglomerans* en el pasado.
Enterobacter asburiae	Grupo entérico 17 *Citrobacter* atípico	Bioquímicamente similar a *E. cloacae*. Inmóvil, VP (−), (79% [+] después de dos días), urea (+) (retrasado). Aislado de diversas fuentes humanas: sangre, orina, heridas, vías respiratorias, heces.
Enterobacter aerogenes		LAO (+, −, +). Aislamiento clínico frecuente.
Enterobacter cancerogenus	*Erwinia cancerogena* *Enterobacter taylorae* Grupo entérico 19	Incluye microorganismos antes clasificados como *E. taylorae*. LAO (−, +, +), adonitol, inositol, sorbitol, rafinosa y melibiosa negativos. Aislado de diversas fuentes clínicas, incluyendo sangre y líquido cefalorraquídeo. La mayoría de las cepas se aíslan de muestras clínicas.
Enterobacter cloacae subsp. *cloacae*	*Enterobacter cloacae*	LAO (−, +, +). Aislamiento clínico frecuente.
Enterobacter cloacae subsp. *dissolvens*	*Enterobacter dissolvens* *Erwinia dissolvens*	La separación de estas subespecies por pruebas fenotípicas es difícil, y la separación utilizando MALDI-TOF aún no es posible. Los laboratorios deben informarlo como "complejo *E. cloacae*".
Enterobacter hormaechei	Grupo entérico 75	LAO (−, +, +). Bioquímicamente más similares a *E. cancerogenus*, excepto que es urea (+), sacarosa (+) y esculina (−). Se han informado aislamientos de sangre, heridas y esputo.
Enterobacter kobei	Grupo entérico 69 Grupo NIH 21 japonés	Estrechamente relacionado con *E. cloacae*. La mayoría se ha aislado de muestras clínicas.
Kosakonia cowanii	Grupo NIH 42 japonés *Enterobacter cowanii*	LAO (−, −, −): fenotípicamente similar a *P. agglomerans*.
Lelliottia nimipressuralis	*Erwinia nimipressuralis* *Enterobacter nimipressuralis*	Estrechamente relacionado con *E. cloacae*. No se encuentra en muestras clínicas en humanos.

(*continúa*)

TABLA 6-5 Cambios recientes importantes en los géneros establecidos de *Enterobacteriaceae* (*continuación*)

Nueva designación	Designación previa	Comentarios
Pluralibacter gergoviae	*Enterobacter aerogenes* atípico *Enterobacter gergoviae*	LAO (+, −, +). Fuerte ureasa (+). Se encuentra en el ambiente y en muestras de orina y vías respiratorias de humanos. Rara vez se han aislado de sangre.
Pluralibacter pyrinus	*Erwinia pirina* *Enterobacter pyrinus*	Ureasa (+), se asemeja más a *P. gergoviae*; se diferencia por su crecimiento en caldo KCN, producción de ácido a partir de mioinositol y por su falta de producción de ácido a partir de rafinosa. Causa la enfermedad de la hoja café en los perales.
Hafnia alvei	*Enterobacter hafniae*	Lactosa (−), LAO (+, −, +), crece a 35 °C, pero bioquímicamente es más activo a 25 °C. Se encuentra en muestras clínicas, especialmente en heces, y en ocasiones en sangre, esputo, orina y heridas.
Hafnia alvei biogrupo 1	"*Hafnia protea*" *Obesumbacterium proteus* biogrupo 1	No se aísla de muestras clínicas de humanos. Se encuentra en cervecerías, en donde crece en el mosto de la cerveza.
Pantoea agglomerans	*Enterobacter agglomerans* GH XIII *Erwinia herbicola* *Erwinia milletiae*	LAO (−, −, −), algunos pueden tener pigmento amarillo. Aislado de superficies de plantas, semillas y agua, así como de humanos (heridas, sangre, orina, órganos internos) y animales.
Pantoea ananatis	*Pantoea ananas* *Enterobacter agglomerans* GH VI *Erwinia ananas* *Erwinia uredovora*	Patógeno de las plantas, causa que las piñas se pudran.
Pantoea citrea	Especie nueva	Aislado de las mandarinas en Japón.
Pantoea dispersa	*Enterobacter agglomerans* GH III	Aislado de las superficies de plantas, semillas, humanos y del ambiente. Se separa de *P. agglomerans* por la reacción salicina negativa.
Pantoea punctata	Especie nueva	Aislado de las mandarinas en Japón.
Pantoea stewartii subsp. *indologenes*	*Erwinia stewartii*	Causa manchas de las hojas en "*Setaria itálica*" y en "*Pennisetum glaucum*".
Pantoea stewartii subsp. *stewartii*	*Erwinia stewartii*	Agente causal de la infección del maíz de Stewart que ocasiona que se marchiten.
Pantoea terrea	Especie nueva	Aislada de la tierra en Japón.
Serratia entomophila		Se asemeja a *S. marcescens* (arabinosa −). Patógeno en insectos. No se informan aislamientos en humanos.
Serratia ficaria		Su hábitat natural son los higos y las avispas. Se ha informado de forma muy infrecuente en muestras clínicas de humanos.
"*Serratia*" *fonticola*		Realmente no es una especie de *Serratia*. Se trata de un microorganismo acuático; rara vez se aísla en humanos, por lo general de heridas.
Serratia grimesii	*Véase* el grupo *Serratia liquefaciens*	Aislado de muestras ambientales y muestras clínicas de humanos. No se puede diferenciar de otros miembros del grupo "*S. liquefasciens*" con las pruebas que se emplean de forma frecuente.
Grupo "*Serratia liquefaciens*"	*Enterobacter liquefaciens*, diferentes biogrupos dentro de la especie *S. liquefaciens*	Conformado por diversos grupos de hibridación de ADN, incluyendo las especies ahora llamadas *Serratia proteamaculans* y *S. grimesii*. No puede diferenciarse por las pruebas bioquímicas que se utilizan en la actualidad. Difiere de *S. marcescens* por ser L-arabinosa (+). Informar como "grupo *S. liquefaciens*".
Serratia marcescens		ADNasa (+), gelatina (+), L-arabinosa (−) (otras especies son positivas). Aislamiento clínico frecuente. Algunas cepas producen pigmento rojo.
Serratia odorifera biogrupo 1 *Serratia odorifera* biogrupo 2		Olor a suciedad y humedad similar a papas. Dos biogrupos. El biogrupo 1 es ornitina, sacarosa y rafinosa (+), y suele aislarse de esputo. El biogrupo 2 es (−) para estas tres reacciones y se ha aislado de sangre y LCR.
Serratia plymuthica	*Bacterium plymuthica*	Puede presentar un pigmento rojo. Aislado del suelo, el agua y el esputo. Extremadamente infrecuente en muestras clínicas.
Serratia proteamaculans subsp. *proteamaculans*	*Véase* el grupo *Serratia liquefaciens*	No puede diferenciarse de otros miembros del "grupo *S. liquefaciens*" por medio de las pruebas bioquímicas que se utilizan en la actualidad. Difiere de *S. marcescens* por ser L-arabinosa (+).

TABLA 6-5 Cambios recientes importantes en los géneros establecidos de *Enterobacteriaceae* (*continuación*)

Nueva designación	Designación previa	Comentarios
Serratia quinivorans	*Serratia proteamaculans* subsp. *quinovora* *Véase* el grupo *Serratia liquefaciens*	Aislado de plantas, roedores silvestres, insectos y agua, pero aún no se aísla de muestras clínicas de humanos.
Serratia rubidaea		Se genera pigmento rojo. Rara vez se aísla en humanos.
Tribu VI: *Proteeae*		
Proteus hauseri	*Proteus vulgaris* biogrupo 3, ADN grupo 3	H$_2$S (+), indol (+), salicina y esculina (−).
Proteus mirabilis		H$_2$S (+), indol (−), ornitina (+). Aislamiento clínico frecuente.
Proteus myxofaciens		No se informan aislamientos de humanos. Sólo se ha aislado de polillas gitanas vivas y muertas.
Proteus penneri	*Proteus vulgaris* biogrupo 1	Estrechamente relacionado con *P. vulgaris*, excepto porque es indol (−), salicina (−), esculina (−) y resistente a cloranfenicol.
Proteus vulgaris	*Proteus vulgaris* biogrupo 2	H$_2$S (+), indol (+), ornitina (−). Aislamiento clínico frecuente. Indol, salicina y esculina positivo.
Proteus vulgaris biogrupo 3		Conformado por cuatro especies genéticas distintas y se designan como grupos de ADN 3, 4, 5 y 6. Indol (+), pero salicina y esculina (−). El grupo ADN 3 se nombró *Proteus hauseri* recientemente.
Morganella morganii subsp. *morganii*	*Proteus morganii*	H$_2$S (−), lisina, ornitina y motilidad variables, trehalosa (−). Causa infecciones urinarias y se cultivó de muchos otros sitios del cuerpo. Conformado por cuatro biogrupos designados de A a D.
Morganella morganii subsp. *sibonii*	*Morganella morganii* biogrupo 1	H$_2$S (−), lisina y ornitina variables, trehalosa y motilidad (+). Conformado por tres biogrupos designados de E a G.
Morganella morganii subsp. 3		
Providencia alcalifaciens	*Providencia alcalifaciens* biogrupo 1,2	Urea (−), adonitol (+), inositol (−). Suele aislarse de heces diarreicas, particularmente en niños.
Providencia heimbachae		No es un aislamiento clínico de humanos. Se encuentra en heces de pingüinos y fetos de vaca abortados.
Providencia rettgeri	*Proteus rettgeri*	Urea (+), adonitol (+), inositol (+). La mayoría de las veces se aísla de orina de pacientes hospitalizados y cateterizados.
Providencia rustigianii	*Providencia alcalifaciens* biogrupo 3, *Providencia friedericiana*	Urea (−), adonitol (−), inositol (−). Rara vez se encuentra en muestras clínicas, la mayoría son de heces de humanos.
Providencia stuartii	*Providencia alcalifaciens* biogrupo 4	Urea (v), adonitol (−), inositol (+). Se aísla con mayor frecuencia de orina y con menor frecuencia de heridas, quemaduras y bacteriemias. Puede causar brotes hospitalarios.
Tribu VII: *Yersinieae*		
Yersinia aldovae	*Yersinia* similar a *enterocolitica* grupo X2	Bioquímicamente similar a *Y. enterocolitica*. Aislado de agua superficial, agua potable y peces.
Yersinia bercovieri	*Yersinia enterocolitica* biogrupo 3B	Bioquímicamente similar a *Y. enterocolitica*. Aislado de heces de humanos, agua, suelo y vegetales crudos.
Yersinia enterocolitica		Posible diarrea, ileítis terminal, linfadenitis mesentérica, artritis y septicemia (humanos).
Yersinia frederiksenii	Biogrupo de *Y. enterocolitica*	Suele encontrarse en agua, cañerías y peces. A veces se halla en heces, sangre y esputo humanos. Rara vez se asocia con enfermedad gastrointestinal.
Yersinia intermedia	Biogrupo de *Y. enterocolitica*	Se encuentra en agua fresca, cañerías y animales acuáticos. Se ha aislado en humanos a partir de heces, sangre, heridas y orina. Probablemente no sea causa de enfermedad gastrointestinal.
Yersinia kristensenii	Biogrupo de *Y. enterocolitica*	Se halla en agua, suelo y animales. Se ha aislado en humanos a partir de heces, sangre y orina. No hay evidencia de que cause enfermedad gastrointestinal.

(*continúa*)

TABLA 6-5 Cambios recientes importantes en los géneros establecidos de *Enterobacteriaceae* (*continuación*)

Nueva designación	Designación previa	Comentarios
Yersinia mollaretii	*Yersinia enterocolitica* biogrupo 3A	Bioquímicamente similar a *Y. enterocolitica*. Aislado de heces de humanos, agua, carne y vegetales crudos.
Yersinia pestis	*Pasteurella pestis* *Yersinia pseudotuberculosis* subsp. pestis	Agente causal de la peste.
Yersinia pseudotuberculosis		Puede causar linfadenitis mesentérica, diarrea y septicemia en humanos.
Yersinia rohdei		Bioquímicamente similar a *Y. enterocolitica*. Aislado de heces de perros, agua y heces de humanos.
"*Yersinia*" *ruckeri*	"Bacteria de la boca roja"	Probablemente se transfiera a un nuevo género. Patógenos en peces. Los aislamientos en humanos son muy infrecuentes.

IMViC, indol, rojo de metilo, Voges-Proskauer, citrato; LAO, lisina, arginina, ornitina; MIO, motilidad, indol, ornitina; FAD, fenilalanina desaminasa; GH, grupo de hibridación; (+), > 90% de las cepas son positivas; (−), > 90% de las cepas son negativas; (v), variable.

TABLA 6-6 Características clave de identificación de las *Enterobacteriaceae* más frecuentes

	KIA	GAS	H₂S	MR	VP	IND	CIT	FAD	URE	MOT	LIS	ARG	ORN	ONPG
Tribu I: *Escherichieae*														
Género: *Escherichia*														
E. coli	A/A	+	−	+	−	+	−	−	−	+	+	−/+	+/−	+
Género: *Shigella*														
Grupos A, B, C	Alk/A	−	−	+	−	−/+	−	−	−	−	−	−	−	−
S. sonnei	Alk/A	−	−	+	−	−	−	−	−	−	−	−	+	+
Tribu II: *Edwardsielleae*														
Género: *Edwardsiella*														
E. tarda	Alk/A	+	+	+	−	+	−	−	−	+	+	−	+	−
Tribu III: *Salmonelleae*														
Género: *Salmonella*	Alk/A	+	+	+	−	−	+	−	−	+	+	+/−	+	−
Tribu IV: *Citrobactereae*														
Género: *Citrobacter*														
C. freundii	A/A; Alk/A	+	+	+	−	−	+	−	+/−	+	−	+/−	−/+	+
C. koseri	Alk/A	+	−	+	−	+	+	−	+/−	+	−	+/−	+	+
Tribu V: *Klebsielleae*														
Género: *Klebsiella*														
K. pneumoniae	A/A	++	−	−	+	−	+	−	+	−	+	−	−	+
K. oxytoca	A/A	++	−	−	+	+	+	−	+	−	+	−	−	+
Género: *Enterobacter*														
E. aerogenes	A/A	++	−	−	+	−	+	−	−	+	+	−	+	+
E. cloacae	A/A	++	−	−	+	−	+	−	+/−	+	−	+	+	+
Género: *Hafnia*														
H. alvei	Alk/A	+	−	−/+	+	−	−	−	−	+	+	−	+	+
Género: *Pantoea*														
P. agglomerans	A/A; Alk/A	−/+	−	−/+	+/−	−/+	+/−	−/+	−/+	+	−	−	−	+

TABLA 6-6   Características clave de identificación de las *Enterobacteriaceae* más frecuentes (*continuación*)

	KIA	GAS	H₂S	MR	VP	IND	CIT	FAD	URE	MOT	LIS	ARG	ORN	ONPG
Género: *Serratia*														
S. marcescens	Alk/A	+	–	–/+	+	–	+	–	–	+	+	–	+	+
Tribu VI: *Proteeae*														
Género: *Proteus*														
P. vulgaris	Alk/A	+/–	+	+	–	+	–/+	+	++	+ᵃ	–	–	–	–
P. mirabilis	Alk/A	+	+	+	+/–	–	+/–	+	++	+ᵃ	–	–	+	–
Género: *Morganella*														
M. morganii	Alk/A	+	–	+	–	+	–	+	++	+	–	–	+	–
Género: *Providencia*														
P. rettgeri	Alk/A	–	–	+	–	+	+	+	++	+	–	–	–	–
P. stuartii	Alk/A	–	–	+	–	+	+	+	–/+	+/–	–	–	–	–
P. alcalifaciens	Alk/A	+/–	–	+	–	+	+	+	–	+	–	–	–	–
Tribu VII: *Yersinieae*														
Género: *Yersinia*														
Y. enterocolitica	Alk/A	–	–	+	–	+/–	–	–	+/–	–ᵇ	–	–	+	+

ᵃMotilidad en trepada (*swarming*) demostrada en medios no inhibitorios.
ᵇInmóvil a 36 °C, móvil a 22 °C.
KIA, agar hierro de Kligler; H₂S, sulfuro de hidrógeno; MR, rojo de metilo; VP, Voges-Proskauer; IND, indol; CIT, citrato; FAD, fenilalanina desaminasa; URE, ureasa; MOT, motilidad; LIS, lisina; ARG, arginina; ORN, ornitina; ONPG, *o*-nitrofenil-β-ᴅ-galactopiranósido; + +, reacción positiva fuerte; +, 90% o más cepas son positivas; –, 90% o más cepas son negativas; +/–, 50-90% de las cepas son positivas; –/+, 50-90% de las cepas son negativas; las áreas sombreadas indican las reacciones clave; A/A, pico de flauta y profundidad ácidos; Alk/A, pico de flauta alcalino, profundidad ácida.

son muy similares a los miembros de *Escherichieae*, salvo porque *Y. enterocolitica* suele ser urea positivo. Los estudiantes pueden pensar en *Y. enterocolitica* como *E. coli* urea positivo. Obsérvese que la motilidad de *Y. enterocolitica* es negativa a 36 °C, pero positiva a 22 °C.

En el recuadro 6-8 se presentan las reacciones clave que deben recordar los estudiantes. Cuando sea necesario confirmar la identificación de una enterobacteria habitual con un patrón bioquímico inusual, o cuando se sospeche una especie poco frecuente, será necesario consultar la tabla 6-7, la cual proporciona las reacciones de todas las especies de *Enterobacteriaceae* nombradas a 48 sustratos bioquímicos.

Tribu *Escherichieae*. Los dos géneros de esta tribu son *Escherichia* y *Shigella*. Como primera reflexión, estos dos grupos de bacterias no parecen estar relacionados por las diferencias en las características de crecimiento y por su aspecto en los medios de aislamiento entéricos (*E. coli* tiene la particularidad de fermentar la lactosa y las especies de *Shigella* no). *E. coli*, por lo general, es bioquímicamente activo en comparación con las especies de *Shigella*, que suelen ser inertes. Sin embargo, *E. coli* y las especies de *Shigella* son muy parecidos genéticamente; de hecho, las cuatro especies de *Shigella* y *E. coli* forman una sola especie en función de los estudios de hibridación de ADN.[64] Sin embargo, como las especies de *Shigella* se asocian con un espectro específico de enfermedad (disentería bacilar) y hay antisueros de tipificación comerciales específicos para separar *E. coli* de *Shigella*, las especies de *Shigella* se seguirán clasificando en un género separado, al menos por ahora. Sin embargo, los estudiantes deben observar que ciertas cepas fermentadoras tardías de lactosa, inmóviles y bioquímicamente inactivas

RECUADRO 6-8

Hechos clave para recordar en la identificación de *Enterobacteriaceae*

Sulfuro de hidrógeno positivas
Edwardsiella tarda
Especies de *Salmonella*
Citrobacter freundii
Proteus vulgaris
Proteus mirabilis

Voges-Proskauer positivas
Especies de *Klebsiella*
Especies de *Enterobacter*
Especies de *Hafnia*
Especies de *Pantoea*
Especies de *Serratia*

Fenilalanina desaminasa positivas
Especies de *Proteus*
Especies de *Providencia*
Especies de *Morganella*

Inmóviles a 36 °C
Especies de *Shigella*
Especies de *Klebsiella*
Especies de *Yersinia* (móvil a 22 °C)

(el texto continúa en la p. 252)

TABLA 6-7   Reacciones bioquímicas de especies con nombre y grupos sin nombre de la familia *Enterobacteriaceae*[a,b]

Microorganismo	Producción de indol	Rojo de metilo	Voges-Proskauer	Citrato (Simmons)	Sulfuro de hidrógeno (TSI)	Hidrólisis de urea	Fenilalanina desaminasa	Lisina descarboxilasa	Arginina dihidrolasa	Ornitina descarboxilasa	Motilidad	Hidrólisis de gelatina (22 °C)	Crecimiento en KCN	Utilización de malonato	D-glucosa, ácido	D-glucosa, gas	Fermentación de lactosa	Fermentación de sacarosa	Fermentación de D-manitol	Fermentación de dulcitol	Fermentación de salicina	Fermentación de adonitol	Fermentación de mioinositol
Budvicia aquatica	0	93	0	0	80	33	0	0	0	0	27	0	0	0	100	53	87	0	60	0	0	0	0
Buttiauxella agrestis	0	100	0	100	0	0	0	0	0	100	100	0	80	60	100	100	100	0	100	0	100	0	0
Buttiauxella brennerae	0	100	0	0	0	0	0	0	0	33	100	0	100	100	100	100	0	0	100	0	100	67	0
Buttiauxella ferragutiae	0	100	0	0	0	0	0	100	0	80	60	0	40	0	100	100	0	0	100	0	100	0	0
Buttiauxella gaviniae	0	100	0	20	0	0	0	0	20	0	80	0	60	100	100	40	60	0	100	0	100	100	0
Buttiauxella izardii	0	100	0	0	0	0	0	0	0	100	100	0	67	100	100	100	100	0	100	0	100	0	0
Buttiauxella noackiae	33	100	0	33	0	0	100	0	67	0	100	0	100	100	100	100	0	0	100	0	100	0	0
Buttiauxella warmboldiae	0	100	0	33	0	0	100	0	0	0	100	0	33	100	100	100	0	0	100	0	100	0	67
Cedecea davisae	0	100	50	95	0	0	0	0	50	95	95	0	86	91	100	70	19	100	100	0	99	0	0
Cedecea lapagei	0	40	80	99	0	0	0	0	80	0	80	0	100	99	100	100	60	0	100	0	100	0	0
Cedecea neteri	0	100	50	100	0	0	0	0	100	0	100	0	65	100	100	100	35	100	100	0	100	0	0
Cedecea spp. 3	0	100	50	100	0	0	0	0	100	0	100	0	100	0	100	100	0	50	100	0	100	0	0
Cedecea spp. 5	0	100	50	100	0	0	0	0	50	50	100	0	100	0	100	100	0	100	100	0	100	0	0
Citrobacter amalonaticus	100	100	0	95	5	85	0	0	85	95	95	0	99	1	100	97	35	9	100	1	30	0	0
Citrobacter braakii	33	100	0	87	60	47	0	0	67	93	87	0	100	0	100	93	80	7	100	33	0	0	0
Citrobacter farmeri	100	100	0	10	0	59	0	0	85	100	97	0	93	0	100	96	15	100	100	2	9	0	0
Citrobacter freundii	33	100	0	78	78	44	0	0	67	0	89	0	89	11	100	89	78	89	100	11	0	0	0
Citrobacter gillenii	0	100	0	33	67	0	0	0	33	0	67	0	100	100	100	100	67	33	100	0	0	0	0
Citrobacter koseri (C. diversus)	99	100	0	99	0	75	0	0	80	99	95	0	0	95	100	98	50	40	99	40	15	99	0

Fermentación de D-sorbitol	Fermentación de L-arabinosa	Fermentación de rafinosa	Fermentación de L-ramnosa	Fermentación de maltosa	Fermentación de D-xilosa	Fermentación de trehalosa	Fermentación de celobiosa	Fermentación de α-metil-D-glucósido	Fermentación de eritritol	Hidrólisis de esculina	Fermentación de melibiosa	Fermentación de D-arabitol	Fermentación de glicerol	Fermentación de mucato	Tartrato de Jordan	Utilización de acetato	Lipasa (aceite de maíz)	ADNasa (25 °C)	Nitrato nitrito	Oxidasa de Kovac	Prueba de ONPG	Pigmento amarillo	Fermentación de D-manosa	Hidrólisis de tirosina
0	80	0	100	0	93	0	0	0	0	0	0	27	0	20	27	0	0	0	100	0	93	0	0	0
0	100	100	100	100	100	100	100	0	0	100	100	0	60	100	60	0	0	0	100	0	100	0	100	0
0	100	100	33	100	100	100	100	0	0	100	100	67	67	67	0	0	0	0	100	0	100	0	100	0
100	100	0	100	100	100	100	100	40	0	100	0	0	0	60	0	0	0	0	100	0	100	0	100	0
0	100	0	100	60	100	100	100	0	0	100	0	80	0	80	40	0	0	0	100	0	100	0	100	0
0	100	33	100	100	100	100	100	0	0	100	67	0	33	100	67	0	0	0	100	0	100	0	100	0
0	100	0	100	100	100	100	100	33	0	100	0	0	0	100	100	0	0	0	100	0	100	0	100	0
0	100	0	100	100	100	100	100	0	0	100	0	0	0	0	0	0	0	0	100	0	100	0	100	0
0	0	10	0	100	100	100	100	5	0	45	0	100	0	0	0	0	91	0	100	0	90	0	100	0
0	0	0	0	100	0	100	100	0	0	100	0	100	0	0	0	60	100	0	100	0	99	0	100	0
100	0	0	0	100	100	100	100	0	0	100	0	100	0	0	0	0	100	0	100	0	100	0	100	0
0	0	100	0	100	100	100	100	50	0	100	100	100	0	0	0	50	100	0	100	0	100	0	100	0
100	0	100	0	100	100	100	100	0	0	100	100	100	0	0	0	50	50	0	100	0	100	0	100	0
99	99	5	100	99	99	100	100	2	0	5	0	0	60	96	96	86	0	0	99	0	97	0	100	0
100	100	7	100	100	100	100	73	33	0	0	80	0	87	100	93	53	0	0	100	0	80	0	100	0
98	100	100	100	100	100	100	100	75	0	0	100	0	65	100	93	80	0	0	100	0	100	0	100	0
100	100	44	100	100	89	100	44	11	0	0	100	0	100	100	100	44	0	0	100	0	89	0	100	0
100	100	0	100	100	100	100	67	0	0	0	67	0	67	67	100	0	0	0	100	0	67	0	100	0
99	99	0	99	100	100	100	99	40	0	1	0	98	99	95	90	75	0	0	100	0	99	0	100	0

(continúa)

TABLA 6-7 Reacciones bioquímicas de especies con nombre y grupos sin nombre de la familia *Enterobacteriaceae*[a,b] (*continuación*)

Microorganismo	Producción de indol	Rojo de metilo	Voges-Proskauer	Citrato (Simmons)	Sulfuro de hidrógeno (TSI)	Hidrólisis de urea	Fenilalanina desaminasa	Lisina descarboxilasa	Arginina dihidrolasa	Ornitina descarboxilasa	Motilidad	Hidrólisis de gelatina (22 °C)	Crecimiento en KCN	Utilización de malonato	D-glucosa, ácido	D-glucosa, gas	Fermentación de lactosa	Fermentación de sacarosa	Fermentación de D-manitol	Fermentación de dulcitol	Fermentación de salicina	Fermentación de adonitol	Fermentación de mioinositol
Citrobacter murliniae	100	100	0	100	67	67	0	0	67	0	100	0	100	0	100	100	67	33	100	100	33	0	0
Citrobacter rodentium	0	100	0	0	0	100	0	0	0	100	0	0	0	100	100	100	100	0	100	0	0	0	0
Citrobacter sedlakii	83	100	0	83	0	100	0	0	100	100	100	0	100	100	100	100	100	0	100	100	17	0	0
Citrobacter werkmanii	0	100	0	100	100	100	0	0	100	0	100	0	100	100	100	100	17	0	100	0	0	0	0
Citrobacter youngae	15	100	0	75	65	80	0	0	50	5	95	0	95	5	100	75	25	20	100	85	10	0	5
Cronobacter sakazakii	11	5	100	99	0	1	50	0	99	91	96	0	99	18	100	98	99	100	100	5	99	0	75
Edwardsiella hoshinae	50	100	0	0	0	0	0	100	0	95	100	0	0	100	100	35	0	100	100	0	50	0	0
Edwardsiella ictaluri	0	0	0	0	0	0	0	100	0	65	0	0	0	0	100	50	0	0	0	0	0	0	0
Edwardsiella tarda	99	100	0	1	100	0	0	100	0	100	98	0	0	0	100	100	0	0	0	0	0	0	0
Edwardsiella tarda bio-grupo 1	100	100	0	0	0	0	0	100	0	100	100	0	0	0	100	50	0	100	100	0	0	0	0
Enterobacter aerogenes	0	5	98	95	0	2	0	98	0	98	97	0	98	95	100	100	95	100	100	5	100	98	95
Enterobacter asburiae	0	100	2	100	0	60	0	0	21	95	0	0	97	3	100	95	75	100	100	0	100	0	0
Enterobacter cancerogenus (E. taylorae)	0	5	100	100	0	1	0	0	94	99	99	0	98	100	100	100	10	0	100	0	92	0	0
Enterobacter cloacae	0	5	100	100	0	65	0	0	97	96	95	0	98	75	100	100	93	97	100	15	75	25	15
Enterobacter dissolvens	0	0	100	100	0	100	0	0	100	100	0	0	100	100	100	100	0	100	100	0	100	0	0
Enterobacter hormaechei	0	57	100	96	0	87	4	0	78	91	52	0	100	100	100	83	9	100	100	87	44	0	0
Enterobacter kobei (grupo entérico 69)	0	0	100	100	0	100	0	0	100	100	100	0	100	100	100	100	100	25	100	100	100	0	0
Escherichia albertii	0	100	0	0	0	0	0	100	0	100	0	0	0	0	100	100	0	0	100	0	0	0	0

Fermentación de D-sorbitol	Fermentación de L-arabinosa	Fermentación de rafinosa	Fermentación de L-ramnosa	Fermentación de maltosa	Fermentación de D-xilosa	Fermentación de trehalosa	Fermentación de celobiosa	Fermentación de α-metil-D-glucósido	Fermentación de eritritol	Hidrólisis de esculina	Fermentación de melibiosa	Fermentación de D-arabitol	Fermentación de glicerol	Fermentación de mucato	Tartrato de Jordan	Utilización de acetato	Lipasa (aceite de maíz)	ADNasa (25 °C)	Nitrato nitrito	Oxidasa de Kovac	Prueba de ONPG	Pigmento amarillo	Fermentación de D-manosa	Hidrólisis de tirosina
100	100	33	100	100	100	100	100	0	0	0	33	0	100	100	100	33	0	0	100	0	100	0	100	0
100	100	0	100	100	100	100	100	0	0	0	0	0	0	100	100	0	0	0	100	0	100	0	100	0
100	100	0	100	100	100	100	100	0	0	17	100	0	83	100	100	83	0	0	100	0	100	0	100	0
100	100	0	100	100	100	100	0	0	0	0	0	0	100	100	100	100	0	0	100	0	100	0	100	0
100	100	10	100	95	100	100	45	0	0	5	10	5	90	100	100	65	0	0	85	0	90	0	100	0
0	100	99	100	100	100	100	100	96	0	100	100	0	15	1	1	96	0	0	99	0	100	98	100	0
0	13	0	0	100	0	100	0	0	0	0	0	0	65	0	0	0	0	0	100	0	0	0	100	0
0	0	0	0	100	0	0	0	0	0	0	0	0	0	0	0	0	0	0	100	0	0	0	100	0
0	9	0	0	100	0	0	0	0	0	0	0	0	30	0	25	0	0	0	100	0	0	0	100	0
0	100	0	0	100	0	0	0	0	0	0	0	0	0	0	0	0	0	0	100	0	0	0	100	0
100	100	96	99	99	100	100	100	95	0	98	99	100	98	90	95	50	0	0	100	0	100	0	95	0
100	100	70	5	100	97	100	100	95	0	95	0	0	11	21	30	87	0	0	100	0	100	0	100	0
1	100	0	100	99	100	100	100	1	0	90	0	0	1	75	0	35	0	0	100	0	100	0	100	0
95	100	97	92	100	99	100	99	85	0	30	90	15	40	75	30	75	0	0	99	0	99	0	100	0
100	100	100	100	100	100	100	100	100	0	100	100	0	0	100	0	100	0	0	100	0	100	0	100	0
0	100	0	100	100	96	100	100	83	0	0	0	0	4	96	13	74	0	0	100	0	95	0	100	0
100	100	100	100	100	100	100	100	100	0	100	100	0	0	100	0	25	0	0	100	0	100	0	100	0
0	100	0	0	60	0	60	0	0	0	20	0	0	100	0	50	100	0	0	100	0	100	0	100	0

(*continúa*)

TABLA 6-7 Reacciones bioquímicas de especies con nombre y grupos sin nombre de la familia *Enterobacteriaceae*[a,b] (*continuación*)

Microorganismo	Producción de indol	Rojo de metilo	Voges-Proskauer	Citrato (Simmons)	Sulfuro de hidrógeno (TSI)	Hidrólisis de urea	Fenilalanina desaminasa	Lisina descarboxilasa	Arginina dihidrolasa	Ornitina descarboxilasa	Motilidad	Hidrólisis de gelatina (22 °C)	Crecimiento en KCN	Utilización de malonato	D-glucosa, ácido	D-glucosa, gas	Fermentación de lactosa	Fermentación de sacarosa	Fermentación de D-manitol	Fermentación de dulcitol	Fermentación de salicina	Fermentación de adonitol	Fermentación de mioinositol
Escherichia coli	98	99	0	1	1	1	0	90	17	65	95	0	3	0	100	95	95	50	98	60	40	5	1
Escherichia coli, inactiva	80	95	0	1	1	1	0	40	3	20	5	0	1	0	100	5	25	15	93	40	10	3	1
Escherichia fergusonii	98	100	0	17	0	0	0	95	5	100	93	0	0	35	100	95	0	0	98	60	65	98	0
Escherichia hermannii	99	100	0	1	0	0	0	6	0	100	99	0	94	0	100	97	45	45	100	19	40	0	0
Escherichia vulneris	0	100	0	0	0	0	0	85	30	0	100	0	15	85	100	97	15	8	100	0	30	0	0
Ewingella americana	0	84	95	95	0	0	0	0	0	0	60	0	5	0	100	0	70	0	100	0	80	0	0
Hafnia alvei	0	40	85	10	0	4	0	100	6	98	85	0	95	50	100	98	5	10	99	0	13	0	0
Hafnia alvei biogrupo 1	0	85	70	0	0	0	0	100	0	45	0	0	0	45	100	0	0	0	55	0	55	0	0
Klebsiella oxytoca	99	20	95	95	0	90	1	99	0	0	0	0	97	98	100	97	100	100	99	55	100	99	98
Klebsiella pneumoniae subsp. *ozaenae*	0	98	0	30	0	10	0	40	6	3	0	0	88	3	100	50	30	20	100	2	97	97	55
Klebsiella pneumoniae subsp. *pneumoniae*	0	10	98	98	0	95	0	98	0	0	0	0	98	93	100	97	98	100	99	30	99	90	95
Klebsiella pneumoniae subsp. *rhinoscleromatis*	0	100	0	0	0	0	0	0	0	0	0	0	80	95	100	0	0	75	100	0	98	100	95
Kluyvera ascorbata	92	100	0	96	0	0	0	97	0	100	98	0	92	96	100	93	98	98	100	25	100	0	0
Kluyvera cryocrescens	90	100	0	80	0	0	0	23	0	100	90	0	86	86	100	95	95	81	95	0	100	0	0
Kluyvera georgiana	100	100	0	100	0	0	0	100	0	100	100	0	83	50	100	17	83	100	100	33	100	0	0

Fermentación de D-sorbitol	Fermentación de L-arabinosa	Fermentación de rafinosa	Fermentación de L-ramnosa	Fermentación de maltosa	Fermentación de D-xilosa	Fermentación de trehalosa	Fermentación de celobiosa	Fermentación de α-metil-D-glucósido	Fermentación de eritritol	Hidrólisis de esculina	Fermentación de melibiosa	Fermentación de D-arabitol	Fermentación de glicerol	Fermentación de mucato	Tartrato de Jordan	Utilización de acetato	Lipasa (aceite de maíz)	ADNasa (25 °C)	Nitrato nitrito	Oxidasa de Kovac	Prueba de ONPG	Pigmento amarillo	Fermentación de D-manosa	Hidrólisis de tirosina
94	99	50	80	95	95	98	2	0	0	35	75	5	75	95	95	90	0	0	100	0	95	0	98	0
75	85	15	65	80	70	90	2	0	0	5	40	5	65	30	85	40	0	0	98	0	45	0	97	0
0	98	0	92	96	96	96	96	0	0	46	0	100	20	0	96	96	0	0	100	0	83	0	100	0
0	100	40	97	100	100	100	97	0	0	40	0	8	3	97	35	78	0	0	100	0	98	98	100	0
1	100	99	93	100	100	100	100	25	0	20	100	0	25	78	2	30	0	0	100	0	100	50	100	0
0	0	0	23	16	13	99	10	0	0	50	0	99	24	0	35	10	0	0	97	0	85	0	99	0
0	95	2	97	100	98	95	15	0	0	7	0	0	95	0	70	15	0	0	100	0	90	0	100	0
0	0	0	0	0	0	70	0	0	0	0	0	0	0	0	30	0	0	0	100	0	30	0	100	0
99	98	100	100	100	100	100	100	98	2	100	99	98	99	93	98	90	0	0	100	0	100	1	100	0
65	98	90	55	95	95	98	92	70	0	80	97	95	65	25	50	2	0	0	80	0	80	0	100	0
99	99	99	99	98	99	99	98	90	0	99	99	98	97	90	95	75	0	0	99	0	99	0	99	0
100	100	90	96	100	100	100	100	0	0	30	100	100	50	0	50	0	0	0	100	0	0	0	100	0
40	100	98	100	100	99	100	100	98	0	99	99	0	40	90	35	50	0	0	100	0	100	0	100	0
45	100	100	100	100	91	100	100	95	0	100	100	0	5	81	19	86	0	0	100	0	100	0	100	0
0	100	100	83	100	100	100	100	100	0	100	100	0	33	83	50	83	0	0	100	0	100	0	100	0

(*continúa*)

TABLA 6-7 Reacciones bioquímicas de especies con nombre y grupos sin nombre de la familia *Enterobacteriaceae*[a,b] (*continuación*)

Microorganismo	Producción de indol	Rojo de metilo	Voges-Proskauer	Citrato (Simmons)	Sulfuro de hidrógeno (TSI)	Hidrólisis de urea	Fenilalanina desaminasa	Lisina descarboxilasa	Arginina dihidrolasa	Ornitina descarboxilasa	Motilidad	Hidrólisis de gelatina (22 °C)	Crecimiento en KCN	Utilización de malonato	D-glucosa, ácido	D-glucosa, gas	Fermentación de lactosa	Fermentación de sacarosa	Fermentación de D-manitol	Fermentación de dulcitol	Fermentación de salicina	Fermentación de adonitol	Fermentación de mioinositol
Kluyvera (Enterobacter) intermedia	0	100	100	65	0	0	0	0	0	89	89	0	65	100	100	100	100	65	100	100	100	0	0
Kosakonia (Enterobacter) cowanii	0	ND	92	100	0	0	0	0	0	0	92	0	92	0	100	100	100	100	100	100	100	0	0
Leclercia adecarboxylata	100	100	0	0	0	48	0	0	0	0	79	0	97	93	100	97	93	66	100	86	100	93	0
Lelliottia (Enterobacter) amnigena biogrupo 1	0	7	100	70	0	0	0	0	9	55	92	0	100	91	100	100	70	100	100	0	91	0	0
Lelliottia (Enterobacter) amnigena biogrupo 2	0	65	100	100	0	0	0	0	35	100	100	0	100	100	100	100	35	0	100	0	100	0	0
Lelliottia (Enterobacter) nimipressuralis	0	100	100	0	0	0	0	0	0	100	0	0	100	100	100	100	0	0	100	0	100	0	0
Leminorella grimontii	0	100	0	100	100	0	0	0	0	0	0	0	0	0	100	33	0	0	0	83	0	0	0
Leminorella richardii	0	0	0	0	100	0	0	0	0	0	0	0	0	0	100	0	0	0	0	0	0	0	0
Moellerella wisconsensis	0	100	0	80	0	0	0	0	0	0	0	0	70	0	100	0	100	100	60	0	0	100	0
Morganella morganii subsp. *morganii*	95	95	0	0	20	95	95	0	0	95	95	0	98	1	99	90	1	0	0	0	0	0	0
Morganella morganii subsp. *sibonii*	50	86	0	0	7	100	93	29	0	64	79	0	79	0	100	86	0	7	0	0	0	0	0
Morganella morganii biogrupo 1	100	95	0	0	15	100	100	100	0	80	0	0	90	5	100	93	0	0	0	0	0	0	0

Fermentación de D-sorbitol	Fermentación de L-arabinosa	Fermentación de rafinosa	Fermentación de L-ramnosa	Fermentación de maltosa	Fermentación de D-xilosa	Fermentación de trehalosa	Fermentación de celobiosa	Fermentación de α-metil-D-glucósido	Fermentación de eritritol	Hidrólisis de esculina	Fermentación de melibiosa	Fermentación de D-arabitol	Fermentación de glicerol	Fermentación de mucato	Tartrato de Jordan	Utilización de acetato	Lipasa (aceite de maíz)	ADNasa (25 °C)	Nitrato nitrito	Oxidasa de Kovac	Prueba de ONPG	Pigmento amarillo	Fermentación de D-manosa	Hidrólisis de tirosina
100	100	100	100	100	100	100	100	100	0	100	100	0	100	100	100	0	0	0	100	0	100	0	100	0
100	0	100	100	100	100	100	100	0	0	100	100	0	100	91	100	100	0	0	100	0	100	66	100	ND
0	100	66	100	100	100	100	100	0	0	100	100	96	3	93	83	28	0	0	100	0	100	37	100	0
9	100	100	100	100	100	100	100	55	0	91	100	0	0	35	9	0	0	0	100	0	91	0	100	0
100	100	0	100	100	100	100	100	100	0	100	100	0	0	100	0	0	0	0	100	0	100	0	100	0
100	100	0	100	100	100	100	100	100	0	100	100	0	0	100	0	0	0	0	100	0	100	0	100	0
0	100	0	0	0	83	0	0	0	0	0	0	0	17	100	100	0	0	0	100	0	0	0	0	0
0	100	0	0	0	100	0	0	0	0	0	0	0	0	50	100	0	0	0	100	0	0	0	0	0
0	0	100	0	30	0	0	0	0	0	0	100	75	10	0	30	10	0	0	90	0	90	0	100	0
0	0	0	0	0	0	0	0	0	0	0	0	0	5	0	95	0	0	0	90	0	10	0	98	100
0	0	0	0	0	0	100	0	0	0	0	0	0	7	7	100	0	0	0	100	0	0	0	100	100
0	0	0	0	0	0	0	0	0	0	0	0	0	100	0	100	0	0	0	90	0	20	0	100	100

(*continúa*)

TABLA 6-7   Reacciones bioquímicas de especies con nombre y grupos sin nombre de la familia *Enterobacteriaceae*[a,b] (*continuación*)

Microorganismo	Producción de indol	Rojo de metilo	Voges-Proskauer	Citrato (Simmons)	Sulfuro de hidrógeno (TSI)	Hidrólisis de urea	Fenilalanina desaminasa	Lisina descarboxilasa	Arginina dihidrolasa	Ornitina descarboxilasa	Motilidad	Hidrólisis de gelatina (22 °C)	Crecimiento en KCN	Utilización de malonato	D-glucosa, ácido	D-glucosa, gas	Fermentación de lactosa	Fermentación de sacarosa	Fermentación de D-manitol	Fermentación de dulcitol	Fermentación de salicina	Fermentación de adonitol	Fermentación de mioinositol
Complejo *Pantoea agglomerans*	20	50	70	50	0	20	20	0	0	0	85	2	35	65	100	20	40	75	100	15	65	7	15
Pantoea dispersa	0	82	64	100	0	0	9	0	0	0	100	0	82	9	100	0	0	0	100	0	0	0	0
Photorhabdus luminescens (todas las pruebas a 25 °C)	50	0	0	50	0	25	0	0	0	0	100	50	0	0	75	0	0	0	0	0	0	0	0
Photorhabdus asymbiotica	0	0	0	20	0	60	0	0	0	0	100	80	20	0	100	0	0	0	0	0	0	0	0
Plesiomonas shigelloides	100	90	0	0	0	0	3	100	98	100	95	0	0	0	100	0	80	0	0	0	0	0	95
Pluralibacter (Enterobacter) gergoviae	0	5	100	99	0	93	0	90	0	100	90	0	0	96	100	98	55	98	99	0	99	0	0
Pluralibacter (Enterobacter) pyrinus	0	29	86	0	0	86	0	100	0	100	43	0	0	86	100	100	14	100	100	0	100	0	100
Pragia fontium	0	100	0	89	89	0	22	0	0	0	100	0	0	0	100	0	0	0	0	0	78	0	0
Proteus hauseri	100	100	0	0	50	100	100	0	0	0	100	100	100	0	100	0	0	0	0	0	0	0	0
Proteus mirabilis	2	97	50	65	98	98	98	0	0	99	95	90	98	2	100	96	2	15	0	0	0	0	0
Proteus myxofaciens	0	100	100	50	0	100	100	0	0	0	100	100	100	0	100	100	0	100	0	0	0	0	0
Proteus penneri	0	100	0	0	30	100	99	0	0	0	85	50	99	0	100	45	1	100	0	0	0	0	0
Proteus vulgaris	98	95	0	15	95	95	99	0	0	0	95	91	99	0	100	85	2	97	0	0	50	0	0
Providencia alcalifaciens	99	99	0	98	0	0	98	0	0	1	96	0	100	0	100	85	0	15	2	0	1	98	1
Providencia heimbachae	0	85	0	0	0	0	100	0	0	0	46	0	8	0	100	0	0	0	0	0	0	92	46

Fermentación de D-sorbitol	Fermentación de L-arabinosa	Fermentación de rafinosa	Fermentación de L-ramnosa	Fermentación de maltosa	Fermentación de D-xilosa	Fermentación de trehalosa	Fermentación de celobiosa	Fermentación de α-metil-D-glucósido	Fermentación de eritritol	Hidrólisis de esculina	Fermentación de melibiosa	Fermentación de D-arabitol	Fermentación de glicerol	Fermentación de mucato	Tartrato de Jordan	Utilización de acetato	Lipasa (aceite de maíz)	ADNasa (25 °C)	Nitrato nitrito	Oxidasa de Kovac	Prueba de ONPG	Pigmento amarillo	Fermentación de D-manosa	Hidrólisis de tirosina
30	95	30	85	89	93	97	55	7	0	60	50	50	30	40	25	30	0	0	85	0	90	75	98	0
0	100	0	91	82	100	100	55	0	0	0	0	100	27	0	9	100	0	0	91	0	91	27	100	0
0	0	0	0	25	0	0	0	0	0	0	0	0	0	0	50	0	0	0	0	0	0	50	100	0
0	0	0	0	0	0	0	0	0	0	0	0	0	0	0	60	20	0	0	0	0	0	60	100	0
0	0	0	0	95	0	100	0	0	0	0	70	0	35	0	50	8	0	0	100	100	90	0	10	0
0	99	97	99	100	99	100	99	2	0	97	97	97	100	2	97	93	0	0	99	0	97	0	100	0
0	100	0	100	100	0	100	100	0	0	100	0	0	0	0	0	0	0	0	100	0	100	0	100	0
0	0	0	0	0	0	0	0	0	0	78	0	0	0	0	0	0	0	0	100	0	0	0	0	0
0	0	0	0	100	100	0	0	50	0	0	0	0	0	0	0	0	0	0	100	0	0	0	0	100
0	0	1	1	0	98	98	1	0	0	0	0	0	70	0	87	20	92	50	95	0	0	0	0	100
0	0	0	0	100	0	100	0	100	0	0	0	0	100	0	100	0	100	50	100	0	0	0	0	100
0	0	1	0	100	100	55	0	80	0	0	0	0	55	0	85	5	45	40	90	0	1	0	0	100
0	0	1	5	97	95	30	0	60	1	50	0	0	60	0	80	25	80	80	98	0	1	0	0	100
1	1	1	0	1	1	2	0	0	0	0	0	0	15	0	90	40	0	0	100	0	1	0	100	100
0	0	0	100	54	8	0	0	0	0	0	0	92	0	0	69	0	0	0	100	0	0	0	100	100

(*continúa*)

TABLA 6-7 Reacciones bioquímicas de especies con nombre y grupos sin nombre de la familia *Enterobacteriaceae*[a,b] (*continuación*)

Microorganismo	Producción de indol	Rojo de metilo	Voges-Proskauer	Citrato (Simmons)	Sulfuro de hidrógeno (TSI)	Hidrólisis de urea	Fenilalanina desaminasa	Lisina descarboxilasa	Arginina dihidrolasa	Ornitina descarboxilasa	Motilidad	Hidrólisis de gelatina (22 °C)	Crecimiento en KCN	Utilización de malonato	D-glucosa, ácido	D-glucosa, gas	Fermentación de lactosa	Fermentación de sacarosa	Fermentación de D-manitol	Fermentación de dulcitol	Fermentación de salicina	Fermentación de adonitol	Fermentación de mioinositol
Providencia rettgeri	99	93	0	95	0	98	98	0	0	0	94	0	97	0	100	10	5	15	100	0	50	100	90
Providencia rustigianii	98	65	0	15	0	0	100	0	0	0	30	0	100	0	100	35	0	35	0	0	0	0	0
Providencia stuartii	98	100	0	93	0	30	95	0	0	0	85	0	100	0	100	0	2	50	10	0	2	5	95
Rahnella aquatilis	0	88	100	94	0	0	95	0	0	0	6	0	0	100	100	98	100	100	100	88	100	0	0
Raoultella ornithinolytica	100	96	70	100	0	100	0	100	0	100	0	0	100	100	100	100	100	100	100	10	100	100	95
Raoultella planticola	20	100	98	100	0	98	0	100	0	0	0	0	100	100	100	100	100	100	100	15	100	100	100
Raoultella terrigena	0	60	100	40	0	0	0	100	0	20	0	0	100	100	100	80	100	100	100	20	100	100	80
Salmonella bongori	0	100	0	94	100	0	0	100	94	100	100	0	100	0	100	94	0	0	100	94	0	0	0
Salmonella enterica subsp. *arizonae*	1	100	0	99	99	0	0	99	70	99	99	0	1	95	100	99	15	1	100	0	0	0	0
Salmonella enterica subsp. *diarizonae*	2	100	0	98	99	0	0	99	70	99	99	0	1	95	100	99	85	5	100	1	0	0	0
Salmonella enterica subsp. *enterica*	1	100	0	95	95	1	0	98	70	97	95	0	0	0	100	96	1	1	100	96	0	0	35
Salmonella enterica subsp. *houtenae*	0	100	0	98	100	2	0	100	70	100	98	0	95	0	100	100	0	0	98	0	60	5	0
Salmonella enterica subsp. *indica*	0	100	0	89	100	0	0	100	67	100	100	0	0	0	100	100	22	0	100	67	0	0	0
Salmonella enterica subsp. *salamae*	2	100	0	100	100	0	0	100	90	100	98	2	0	95	100	100	1	1	100	90	5	0	5

Fermentación de D-sorbitol	Fermentación de L-arabinosa	Fermentación de rafinosa	Fermentación de L-ramnosa	Fermentación de maltosa	Fermentación de D-xilosa	Fermentación de trehalosa	Fermentación de celobiosa	Fermentación de α-metil-D-glucósido	Fermentación de eritritol	Hidrólisis de esculina	Fermentación de melibiosa	Fermentación de D-arabitol	Fermentación de glicerol	Fermentación de mucato	Tartrato de Jordan	Utilización de acetato	Lipasa (aceite de maíz)	ADNasa (25°C)	Nitrato nitrito	Oxidasa de Kovac	Prueba de ONPG	Pigmento amarillo	Fermentación de D-manosa	Hidrólisis de tirosina
1	0	5	70	2	10	0	3	2	75	35	5	100	60	0	95	60	0	0	100	0	5	0	100	100
0	0	0	0	0	0	0	0	0	0	0	0	0	5	0	50	25	0	0	100	0	0	0	100	100
1	1	7	0	1	7	98	5	0	0	0	0	0	50	0	90	75	0	10	100	0	10	0	100	100
94	100	94	94	94	94	100	100	0	0	100	100	0	13	30	6	6	0	0	100	0	100	0	100	0
100	100	100	100	100	100	100	100	100	0	100	100	100	100	96	100	95	0	0	100	0	100	0	100	0
92	100	100	100	100	100	100	100	100	0	100	100	100	100	100	100	62	0	0	100	0	100	1	100	0
100	100	100	100	100	100	100	100	100	0	100	100	100	100	100	100	20	0	0	100	0	100	0	100	0
100	94	0	88	100	100	100	0	0	0	0	94	0	0	88	0	100	0	0	100	0	94	0	100	0
99	99	1	99	98	100	99	1	1	0	1	95	1	10	90	0	90	0	2	100	0	100	0	100	0
99	99	1	99	98	100	99	1	1	0	1	95	1	10	30	0	75	0	2	100	0	92	0	100	0
95	99	2	95	97	97	99	5	2	0	5	95	0	5	90	90	90	0	2	100	0	2	0	100	0
100	100	0	98	100	100	100	50	0	0	0	100	5	0	0	0	70	0	0	100	0	0	0	100	0
0	100	0	100	100	100	100	0	0	0	0	89	0	33	89	0	89	0	0	100	0	44	0	100	0
100	100	0	100	100	100	100	0	8	0	15	8	0	25	96	0	95	0	0	100	0	15	0	95	0

(*continúa*)

TABLA 6-7 Reacciones bioquímicas de especies con nombre y grupos sin nombre de la familia *Enterobacteriaceae*[a,b] (*continuación*)

Microorganismo	Producción de indol	Rojo de metilo	Voges-Proskauer	Citrato (Simmons)	Sulfuro de hidrógeno (TSI)	Hidrólisis de urea	Fenilalanina desaminasa	Lisina descarboxilasa	Arginina dihidrolasa	Ornitina descarboxilasa	Motilidad	Hidrólisis de gelatina (22 °C)	Crecimiento en KCN	Utilización de malonato	D-glucosa, ácido	D-glucosa, gas	Fermentación de lactosa	Fermentación de sacarosa	Fermentación de D-manitol	Fermentación de dulcitol	Fermentación de salicina	Fermentación de adonitol	Fermentación de mioinositol
Salmonella serotipo *Choleraesuis*	0	100	0	25	50	0	0	95	55	100	95	0	0	0	100	95	0	0	98	5	0	0	0
Salmonella serotipo *Gallinarum*	0	100	0	0	100	0	0	90	10	1	0	0	0	0	100	0	0	0	100	90	0	0	0
Salmonella serotipo *Paratyphi A*	0	100	0	0	10	0	0	0	15	95	95	0	0	0	100	99	0	0	100	90	0	0	0
Salmonella serotipo *Pullorum*	0	90	0	0	90	0	0	100	10	95	0	0	0	0	100	90	0	0	100	0	0	0	0
Salmonella serotipo *Typhi*	0	100	0	0	97	0	0	98	3	0	97	0	0	0	100	0	1	0	100	0	0	0	0
Serratia entomophila	0	20	100	100	0	0	0	0	0	0	100	100	100	0	100	0	0	100	100	0	100	0	0
Serratia ficaria	0	75	75	100	0	0	0	0	0	0	100	100	55	0	100	0	15	100	100	0	100	0	55
Serratia fonticola	0	100	9	91	0	13	0	100	0	97	91	0	70	88	100	79	97	21	100	91	100	100	30
Complejo *Serratia liquefaciens*	1	93	93	90	0	3	0	95	0	95	95	90	90	2	100	75	10	98	100	0	97	5	60
Serratia marcescens	1	20	98	98	0	15	0	99	0	99	97	90	95	3	100	55	2	99	99	0	95	40	75
Serratia marcescens biogrupo 1	0	100	60	30	0	0	0	55	4	65	17	30	70	0	100	0	4	100	96	0	92	30	30
Serratia odorifera biogrupo 1	60	100	50	100	0	5	0	100	0	100	100	95	60	0	100	0	70	100	100	0	98	50	100
Serratia odorifera biogrupo 2	50	60	100	97	0	0	0	94	0	0	100	94	19	0	100	13	97	0	97	0	45	55	100
Serratia plymuthica	0	94	80	75	0	0	0	0	0	0	50	60	30	0	100	40	80	100	100	0	94	0	50
Serratia rubidaea	0	20	100	95	0	2	0	55	0	0	85	90	25	94	100	30	100	99	100	0	99	99	20

Fermentación de D-sorbitol	Fermentación de L-arabinosa	Fermentación de rafinosa	Fermentación de L-ramnosa	Fermentación de maltosa	Fermentación de D-xilosa	Fermentación de trehalosa	Fermentación de celobiosa	Fermentación de α-metil-D-glucósido	Fermentación de eritritol	Hidrólisis de esculina	Fermentación de melibiosa	Fermentación de D-arabitol	Fermentación de glicerol	Fermentación de mucato	Tartrato de Jordan	Utilización de acetato	Lipasa (aceite de maíz)	ADNasa (25 °C)	Nitrato nitrito	Oxidasa de Kovac	Prueba de ONPG	Pigmento amarillo	Fermentación de D-manosa	Hidrólisis de tirosina
90	0	1	100	95	98	0	0	0	1	0	45	1	0	0	85	1	0	0	98	0	0	0	95	0
1	80	10	10	90	70	50	10	0	1	0	0	0	0	50	100	0	0	10	100	0	0	0	100	0
95	100	0	100	95	0	100	5	0	0	0	95	0	10	0	0	0	0	0	100	0	0	0	100	0
10	100	1	100	5	90	90	5	0	0	0	0	0	0	0	0	0	0	0	100	0	0	0	100	0
99	2	0	0	97	82	100	0	0	0	0	100	0	20	0	100	0	0	0	100	0	0	0	100	0
0	0	0	0	100	40	100	0	0	0	100	0	60	0	0	100	80	20	100	100	0	100	0	100	0
100	100	70	35	100	100	100	100	8	0	100	40	100	0	0	17	40	77	100	92	8	100	0	100	0
100	100	100	76	97	85	100	6	91	0	100	98	100	88	0	58	15	0	0	100	0	100	0	100	0
95	98	85	15	98	100	100	5	5	0	97	75	0	95	0	75	40	85	85	100	0	93	0	100	0
99	0	2	0	96	7	99	5	0	1	95	0	0	95	0	75	50	98	98	98	0	95	0	99	0
92	0	0	0	70	0	100	4	0	0	96	0	0	92	0	50	4	75	82	83	0	75	0	100	0
100	100	100	95	100	100	100	100	0	0	95	100	0	40	5	100	60	35	100	100	0	100	0	100	0
100	100	7	94	100	100	100	100	0	7	40	96	0	50	0	100	65	65	100	100	0	100	0	100	0
65	100	94	0	94	94	100	88	70	0	81	93	0	50	0	100	55	70	100	100	0	70	0	100	0
1	100	99	1	99	99	100	94	1	0	94	99	85	20	0	70	80	99	99	100	0	100	0	100	0

(*continúa*)

TABLA 6-7 Reacciones bioquímicas de especies con nombre y grupos sin nombre de la familia *Enterobacteriaceae*[a,b] (*continuación*)

Microorganismo	Producción de indol	Rojo de metilo	Voges-Proskauer	Citrato (Simmons)	Sulfuro de hidrógeno (TSI)	Hidrólisis de urea	Fenilalanina desaminasa	Lisina descarboxilasa	Arginina dihidrolasa	Ornitina descarboxilasa	Motilidad	Hidrólisis de gelatina (22 °C)	Crecimiento en KCN	Utilización de malonato	D-glucosa, ácido	D-glucosa, gas	Fermentación de lactosa	Fermentación de sacarosa	Fermentación de D-manitol	Fermentación de dulcitol	Fermentación de salicina	Fermentación de adonitol	Fermentación de mioinositol
Shigella dysenteriae (serogrupo A)	45	99	0	0	0	0	0	0	2	0	0	0	0	0	100	0	0	0	100	0	0	0	0
Shigella flexneri (serogrupo B)	50	100	0	0	0	0	0	0	5	0	0	0	100	0	100	3	1	1	95	1	0	0	0
Shigella boydii (serogrupo C)	25	100	0	0	0	0	0	0	18	2	0	0	0	0	100	0	1	0	97	5	0	0	0
Shigella sonnei (serogrupo D)	0	100	0	0	0	0	0	0	2	98	0	0	0	0	100	0	2	1	99	0	0	0	0
Shimwellia (*Escherichia*) *blattae*	0	100	0	50	0	0	0	100	0	100	0	0	0	100	100	100	0	0	0	0	0	0	0
Shimwellia (*Obesumbacterium*) *pseudoproteus*	0	15	0	0	0	0	0	100	0	100	0	0	0	0	100	0	0	0	0	0	0	0	0
Tatumella ptyseos	0	0	5	2	0	0	90	0	0	0	0	0	0	0	100	0	0	98	0	0	55	0	0
Trabulsiella guamensis	40	100	0	88	100	0	0	100	50	100	100	0	100	0	100	100	0	0	100	0	13	0	0
Xenorhabdus nematophilus (todas las pruebas a 25 °C)	40	0	0	0	0	0	0	0	0	0	100	80	0	0	80	0	0	0	0	0	0	0	0
Yersinia aldovae	0	80	0	0	0	60	0	0	0	40	0	0	0	0	100	0	0	20	80	0	0	0	0
Yersinia bercovieri	0	100	0	0	0	60	0	0	0	80	0	0	0	0	100	0	20	100	100	0	20	0	0
Yersinia enterocolitica	50	97	2	0	0	75	0	0	0	95	2	0	2	0	100	5	5	95	98	0	20	0	30
Yersinia frederiksenii	100	100	0	15	0	70	0	0	0	95	5	0	0	0	100	40	40	100	100	0	92	0	20
Yersinia intermedia	100	100	5	5	0	80	0	0	0	100	5	0	10	5	100	18	35	100	100	0	100	0	15

Fermentación de D-sorbitol	Fermentación de L-arabinosa	Fermentación de rafinosa	Fermentación de L-ramnosa	Fermentación de maltosa	Fermentación de D-xilosa	Fermentación de trehalosa	Fermentación de celobiosa	Fermentación de α-metil-D-glucósido	Fermentación de eritritol	Hidrólisis de esculina	Fermentación de melibiosa	Fermentación de D-arabitol	Fermentación de glicerol	Fermentación de mucato	Tartrato de Jordan	Utilización de acetato	Lipasa (aceite de maíz)	ADNasa (25 °C)	Nitrato nitrito	Oxidasa de Kovac	Prueba de ONPG	Pigmento amarillo	Fermentación de D-manosa	Hidrólisis de tirosina
30	45	0	30	15	4	90	0	0	0	0	0	0	10	0	75	0	0	0	99	0	30	0	100	0
29	60	40	5	30	2	65	0	0	0	0	55	1	10	0	30	8	0	0	99	0	1	0	100	0
43	94	0	1	20	11	85	0	0	0	0	15	0	50	0	50	0	0	0	100	0	10	0	100	0
2	95	3	75	90	2	100	5	0	0	0	25	0	15	10	90	0	0	0	100	0	90	0	100	0
0	100	0	100	100	100	75	0	0	0	0	0	0	100	50	50	0	0	0	100	0	0	0	100	0
0	0	0	15	50	15	85	0	0	0	0	0	0	0	0	15	0	0	0	100	0	0	0	85	0
0	0	11	0	0	9	93	0	0	0	0	25	0	7	0	0	0	0	0	98	0	0	0	100	0
100	100	0	100	100	100	100	100	0	0	40	0	0	0	100	50	88	0	0	100	0	100	0	100	0
0	0	0	0	0	0	0	0	0	0	0	0	0	0	0	60	0	0	20	20	0	0	60	80	0
60	60	0	0	0	40	80	0	0	0	0	0	0	0	0	100	0	0	0	100	0	0	0	100	0
100	100	0	0	100	100	100	100	0	0	20	0	0	0	0	100	0	0	0	100	0	80	0	100	0
99	98	5	1	75	70	98	75	0	0	25	1	40	90	0	85	15	55	5	98	0	95	0	100	0
100	100	30	99	100	100	100	100	0	0	85	0	100	85	5	55	15	55	0	100	0	100	0	100	0
100	100	45	100	100	100	100	96	77	0	100	80	45	60	6	88	18	12	0	94	0	90	0	100	0

(*continúa*)

TABLA 6-7   Reacciones bioquímicas de especies con nombre y grupos sin nombre de la familia *Enterobacteriaceae*[a,b] (*continuación*)

Microorganismo	Producción de indol	Rojo de metilo	Voges-Proskauer	Citrato (Simmons)	Sulfuro de hidrógeno (TSI)	Hidrólisis de urea	Fenilalanina desaminasa	Lisina descarboxilasa	Arginina dihidrolasa	Ornitina descarboxilasa	Motilidad	Hidrólisis de gelatina (22 °C)	Crecimiento en KCN	Utilización de malonato	D-glucosa, ácido	D-glucosa, gas	Fermentación de lactosa	Fermentación de sacarosa	Fermentación de D-manitol	Fermentación de dulcitol	Fermentación de salicina	Fermentación de adonitol	Fermentación de mioinositol
Yersinia kristensenii	30	92	0	0	0	77	0	0	0	92	5	0	0	0	100	23	8	0	100	0	15	0	15
Yersinia mollaretii	0	100	0	0	0	20	0	0	0	80	0	0	0	0	100	0	40	100	100	0	20	0	0
Yersinia pestis	0	80	0	0	0	5	0	0	0	0	0	0	0	0	100	0	0	0	97	0	70	0	0
Yersinia pseudotuberculosis	0	100	0	0	0	95	0	0	0	0	0	0	0	0	100	0	0	0	100	0	25	0	0
Yersinia rohdei	0	62	0	0	0	62	0	0	0	25	0	0	0	0	100	0	0	100	100	0	0	0	0
Yersinia ruckeri	0	97	10	0	0	0	0	50	5	100	0	30	15	0	100	5	0	0	100	0	0	0	0
Yokenella regensburgei (*Koserella trabulsii*)	0	100	0	92	0	0	0	100	8	100	100	0	92	0	100	100	0	0	100	0	8	0	0
Grupo entérico 58 (se propuso *Averyella dalhousiensis*)	0	100	0	85	0	70	0	100	0	85	100	0	100	85	100	85	30	0	100	85	100	0	0
Grupo entérico 59	10	100	0	100	0	0	30	0	60	0	100	0	80	90	100	100	80	0	100	0	100	0	0
Grupo entérico 60	0	100	0	0	0	50	0	0	0	100	75	0	0	100	100	100	0	0	50	0	0	0	0
Grupo entérico 68	0	100	50	0	0	0	0	0	0	0	0	0	100	0	100	0	0	100	100	0	50	0	0
Grupo entérico 137	100	100	0	0	0	70	0	0	20	100	100	0	100	0	100	0	100	100	100	0	100	0	0

[a]Datos provistos por Brent Barrett utilizando las tablas de *Enterobacteriaceae* de los CDC desarrolladas originalmente por J.J. Farmer, PhD, tomados de los CDC y revisados por Caroline O'Hara, y actualizadas con los resultados publicados en la *International Journal of Systemic Bacteriology* agregado por A.P. Schreckenberger.
[b]Cada número es el porcentaje de reacciones positivas después de dos días de incubación a 36 °C, salvo que se indique lo contrario (hidrólisis de gelatina y ADNasa, y todas las reacciones de las especies *Xenorhabdus*, *P. luminescens* y *Y. ruckeri*). No se consideran las reacciones que se vuelven positivas después de dos días. TSI, agar hierro triple azúcar; ONPG, o-nitrofenil-β-D-galactopiranósido; ND, no disponible.

de *E. coli* pueden ser difíciles de diferenciar de las especies de *Shigella*, y las cepas raras de las especies de *Shigella* (*S. flexneri*) también pueden producir gas a partir de la fermentación de glucosa. El espectro patógeno de *E. coli* es mucho más amplio que el de las especies de *Shigella*, y las cepas toxígenas de *E. coli* pueden causar síndromes diarreicos similares a la disentería que son indistinguibles de la shigelosis. En algunos casos, se pueden necesitar pruebas serológicas para diferenciar ciertas cepas estrechamente relacionadas. La tabla 6-6 presenta las características clave de *Escherichieae*.

Fermentación de D-sorbitol	Fermentación de L-arabinosa	Fermentación de rafinosa	Fermentación de L-ramnosa	Fermentación de maltosa	Fermentación de D-xilosa	Fermentación de trehalosa	Fermentación de celobiosa	Fermentación de α-metil-D-glucósido	Fermentación de eritritol	Hidrólisis de esculina	Fermentación de melibiosa	Fermentación de D-arabitol	Fermentación de glicerol	Fermentación de mucato	Tartrato de Jordan	Utilización de acetato	Lipasa (aceite de maíz)	ADNasa (25 °C)	Nitrato nitrito	Oxidasa de Kovac	Prueba de ONPG	Pigmento amarillo	Fermentación de D-manosa	Hidrólisis de tirosina
100	77	0	0	100	85	100	100	0	0	0	0	45	70	0	40	8	0	0	100	0	70	0	100	0
100	100	0	0	60	60	100	100	0	0	0	0	0	20	0	100	0	0	0	100	0	20	0	100	0
50	100	0	1	80	90	100	0	0	0	50	20	0	50	0	0	0	0	0	85	0	50	0	100	0
0	50	15	70	95	100	100	0	0	0	95	70	0	50	0	50	0	0	0	95	0	70	0	100	0
100	100	62	0	0	38	100	25	0	0	0	50	0	38	0	100	0	0	0	88	0	50	0	100	0
50	5	5	0	95	0	95	5	0	0	0	0	0	30	0	30	0	30	0	75	0	50	0	100	0
0	100	25	100	100	100	100	100	0	0	67	92	0	0	0	0	25	0	0	100	0	100	0	100	0
100	100	0	100	100	100	100	100	55	0	0	0	0	30	0	60	45	0	0	100	0	100	0	100	0
0	100	0	100	100	100	100	100	10	0	100	0	10	10	60	50	50	0	0	100	0	100	25	100	0
0	25	0	75	0	0	100	0	0	0	0	0	0	75	0	75	0	0	0	100	0	100	0	100	0
0	0	0	0	50	0	0	0	0	0	0	0	0	50	0	0	0	0	100	100	0	0	0	100	0
100	100	100	100	100	100	100	100	80	0	100	100	0	100	100	50	100	0	0	100	0	100	0	100	0

Género *Escherichia*. El género *Escherichia* está conformado por cinco especies: *E. albertii, E. coli, E. fergusonii, E. hermanni* y *E. vulneris*. Un miembro anterior del género, *E. adecarboxylata*, se asignó a un nuevo género como *Leclercia adecarboxylata* y se analiza en otra parte de este capítuo.[622]

Otro miembro anterior del género, *E. blattae*, fue transferido a un nuevo género, *Shimwellia*, como *S. blattae*.[541] Se ha aislado del tubo digestivo de las cucarachas, es indol negativo, no fermenta la lactosa y no se ha relacionado con infecciones en humanos.[541] Las distintas reacciones bioquímicas

TABLA 6-8 Diferenciación de especies en el género *Escherichia*

Prueba bioquímica	E. albertii	E. coli	E. fergusonii	E. hermannii	E. vulneris
Indol	−	+	+	+	−
Rojo de metilo	+	+	+	+	+
Voges-Proskauer	−	−	−	−	−
Citrato	−	−	V (17)	−	−
Lisina descarboxilasa	+	+	+	−	V (85)
Arginina dihidrolasa	−	V (17)	−	−	V (30)
Ornitina descarboxilasa	+	V (65)	+	+	−
ONPG	+	+	V (83)	+	+
Fermentación de:					
Lactosa	−	+	−	V (45)	V (15)
Sorbitol	−	+[a]	−	−	−
Manitol	+	+	+	+	+
Adonitol	−	−	+	−	−
Celobiosa	−	−	+	+	+
Pigmento amarillo	−	−	−	+	V (50)

+, 90% o más cepas son positivas; −, 90% o más cepas son negativas; V, el 11-89% de las cepas son positivas.
[a]Las cepas de *E. coli* que pertenecen al serotipo O157:H7 son sorbitol negativas.

para las especies reconocidas de *Escherichia* se muestran en la tabla 6-8.

E. coli es la especie bacteriana que se aísla con mayor frecuencia en los laboratorios clínicos y se le ha incriminado en enfermedades infecciosas que involucran a casi cualquier tejido y sistema orgánico humano. Es uno de los microorganismos implicados con mayor frecuencia en la sepsis por gramnegativos y en el *shock* inducido por endotoxinas. Otras infecciones habitualmente causadas por *E. coli* son las de vías urinarias y heridas, neumonía en pacientes inmunocomprometidos hospitalizados y meningitis en recién nacidos. *E. coli* se serotipifica en función de sus antígenos de superficie O (somático), H (flagelar) y K (capsular). Actualmente, se han reconocido más de 170 serogrupos del antígeno O.[457] La combinación de los antígenos O y H define un "serotipo" de una cepa; por ejemplo, *E. coli* O157:H7 es un serotipo de una cepa virulenta relacionada con colitis hemorrágica y síndrome urémico hemolítico (SUH).

Se han informado cepas de *E. coli* dependientes de CO$_2$ en muestras de orina y empiema.[398,630] También se han observado dichas cepas en el laboratorio del autor. Es posible que la incidencia de infecciones relacionadas con *E. coli* capnófilo sea mayor de lo que se piensa en la actualidad porque las placas de cultivo de muestras de orina y heridas no se incuban en CO$_2$ de forma rutinaria.

E. coli *que causa gastroenteritis*. Ciertas cepas de *E. coli* pueden causar enteritis o gastroenteritis por seis mecanismos diferentes que conducen a seis síndromes clínicos distintos; incluyen *E. coli* enterotoxigénico (ETEC), *E. coli* enteropatógena (EPEC), *E. coli* enteroinvasiva (EIEC), *E. coli* enterohemorrágica (EHEC), *E. coli* enteroagregativa (EAEC) y *E. coli* de adherencia difusa (DAEC)[457] (tabla 6-9). Los aislamientos de EPEC, EAEC y DAEC se caracterizan por sus particulares patrones de adherencia a las células epiteliales *in vitro*. Las cepas de EPEC se unen a las células del hospedero en un patrón denominado *adherencia local*, en el cual se forman microcolonias en las superficies de las células. Las cepas

de EAEC se unen en un patrón de adherencia agregativa que se caracteriza por una disposición similar a ladrillos apilados en las superficies de las células. Las cepas de DAEC se definen por un patrón de adherencia difusa en que las bacterias cubren toda la superficie celular de manera uniforme.[457] Además de las seis clases de *E. coli* diarreogénica mencionadas, hay otras clases potenciales, como *E. coli* productora de toxina citoletal distensora (CDT, *citolethal distending toxin*) y *E. coli* desprendedora de células (CDEC) que aún no se caracterizan por completo.[457]

A pesar de haber estudios para identificar todas las categorías de *E. coli* que causan gastroenteritis, en la mayoría de los casos no se necesita identificar a un patógeno específico de *E. coli* en un paciente en particular. La mayoría de los pacientes con gastroenteritis por *E. coli* se curan antes de buscar atención médica o la diarrea se cura después de un tratamiento empírico con antibióticos que se administran para otras diarreas bacterianas. Por lo tanto, a excepción de las pruebas para la detección de EHEC (se analiza más adelante), las pruebas fenotípicas o la serotipificación de *E. coli* para el diagnóstico de la cepa diarreogénica no se realizan de forma rutinaria en el laboratorio clínico.

Fisiopatología de E. coli *enterohemorrágica*. La importancia clínica de EHEC no se conoció hasta 1982, cuando estos patógenos se relacionaron con dos afecciones cuya etiología se desconocía anteriormente: colitis hemorrágica[564] y síndrome urémico hemolítico (*véase* el recuadro de correlación clínica 6-1).[339] *E. coli* O157:H7 fue el primero de muchos serotipos productores de toxina Shiga del que se supo que causa enfermedad en humanos. *E. coli* O157:H7 recibe este nombre porque expresa el 157.° antígeno somático (O) identificado y el séptimo antígeno flagelar (H). Entre las características de virulencia más importantes de *E. coli* O157:H7 se encuentra su capacidad para producir una o más toxinas Shiga (Stx, también llamadas *verocitotoxinas*, y anteriormente *toxinas similares a la Shiga*). Stx1 es indistinguible de la Stx producida por *S. dysenteriae* de tipo 1. Stx2 es una molécula más divergente que tiene numerosas variantes (Stx2, Stx2c, Stx2d,

TABLA 6-9 Características clave de *E. coli* diarreogénica[191,457]

Término	Abreviatura	Fenotipo patógeno	Signos y síntomas
E. coli enterotoxigénica	ETEC	Elaboración y secreción de las enterotoxinas termolábil (LT) y termoestable (TS) que no dañan el epitelio de la mucosa. La producción de toxinas es medida por plásmido y suele involucrar a *E. coli* serogrupos 06, 08, 015, 020, 025, 027, 063, 078, 080, 085, 092, 0115, 0128ac, 0139, 0148, 0153, 0159 y 0167.[547] De 1996 a 2003 se presentaron 16 brotes de ETEC en los EE. UU. y en barcos de cruceros. *E. coli* O169:H41 se identificó en 10 brotes. Este serotipo se identificó en 1 de 21 brotes de ETEC confirmados antes de 1996.[41]	Asociado con dos síndromes clínicos importantes: "diarrea del destete" entre niños en países en desarrollo y "diarrea del viajero". Por lo general es de inicio abrupto con un período de incubación breve (14-50 h). El síntoma predominante es la diarrea acuosa profusa (similar a *Vibrio cholerae*), habitualmente sin sangre, moco ni pus; a menudo acompañado por calambres abdominales leves. En algunos casos puede haber deshidratación y vómitos.
E. coli enteropatógena	EPEC	Se adhiere a las células epiteliales en microcolonias localizadas, generando lesiones histopatológicas características conocidas como *lesiones de adherencia y eliminación* (lesiones A/E). Los serotipos involucrados con mayor frecuencia son: 055, 086, 0111, 0119, 0126, 0127, 0128ab y 0142.[547]	Suele ocurrir en niños. Se caracteriza por febrícula, malestar, vómitos y diarrea acuosa profusa con una gran cantidad de moco, pero sin sangre macroscópica. A veces se observan leucocitos fecales.
E. coli enteroinvasiva	EIEC	Invade las células epiteliales del colon. La patogenia es casi idéntica a la de las especies de *Shigella*. Como con *Shigella*, la mayoría de las especies son inmóviles, fermentadoras tardías de lactosa o no fermentadoras de lactosa, y anaerógenas. Los serogrupos involucrados son: 028ac, 029, 0112ac, 0124, 0136, 0143, 0144, 0152 y 0164.[547]	La infección se acompaña con mayor frecuencia por diarrea acuosa indistinguible de ETEC. Algunos pacientes presentan un síndrome disentérico. Las características principales son fiebre y colitis. Los síntomas son urgencia y tenesmo; sangre, moco y muchos leucocitos en las heces.
E. coli enterohemorrágica	EHEC	Generación de Stx, una enterohemolisina, y de forma similar a EPEC, producen lesiones A/E. El serogrupo involucrado con mayor frecuencia es O157:H7.	Diarrea sanguinolenta sin leucocitos, a menudo sin fiebre. El dolor abdominal es frecuente. Puede progresar a síndrome urémico hemolítico.
E. coli enteroagregativa	EAEC	Se adhiere a las células epiteliales en un patrón que se asemeja a una pila de ladrillos apilados y produce una toxina similar a ST (EAST1), una toxina LT y factores de colonización de las fimbrias denominados *AAF* (fimbrias de adherencia agregativa).	Enfermedad diarreica acuosa, mucoide y secretora con febrícula y pocos vómitos o sin ellos. Las heces no suelen presentar sangre macroscópica ni leucocitos fecales. A menudo se aísla de niños con diarrea crónica.[458,499]
E. coli de adherencia difusa	DAEC	Se adhiere a las células epiteliales en un patrón difuso y porta un gen que codifica fimbrias de superficie, denominado *F1845*.	La mayoría de los pacientes tienen diarrea acuosa sin sangre ni leucocitos fecales.

Recuadro de correlación clínica **6-1** Colitis hemorrágica y síndrome urémico hemolítico

El síndrome urémico hemolítico es una enfermedad trombótica de la microvasculatura renal en la que la célula endotelial es la primera zona de daño. El SUH se define por una tríada de características: (1) el aspecto de los eritrocitos fragmentados (anemia hemolítica microangiopática), (2) bajo recuento plaquetario (trombocitopena) y (3) lesión renal aguda evidenciada por una filtración glomerular disminuida y un bajo volumen urinario. El SUH es la principal causa de lesión renal aguda en niños. En su forma más frecuente, este síndrome viene precedido por una enfermedad diarreica que se presenta con dolor abdominal intenso y diarrea acuosa. La diarrea después muestra estrías de sangre o se vuelve sanguinolenta y, a pesar de la evidencia de colitis, los niños no suelen tener fiebre o ésta es baja. Este conjunto de signos y síntomas se denomina *colitis hemorrágica*. En la mayoría de las infecciones graves puede presentarse colitis isquémica y perforación. En algunos pacientes se puede desarrollar estenosis colónica después de la colitis isquémica. EHEC coloniza el intestino grueso mediante la formación de lesiones particulares de adherencia y eliminación (lesiones A/E) que proporcionan una unión firme entre las bacterias y la superficie de las células epiteliales del intestino. El desarrollo de estas lesiones de adherencia y eliminación requiere numerosos genes que se localizan sobre una isla de patogenia cromosómica de 35 kb llamado *locus de eliminación de enterocito* (LEE). Después de la colonización, EHEC produce toxinas Shiga que se translocan a la circulación, proceso probablemente facilitado por el ingreso (transmigración) de neutrófilos. Una vez en la circulación, Stx viaja a los riñones, en donde es transferido y se une a través de la subunidad B de la toxina a los receptores para el glucolípido neutro globotriaosilceramida (Gb3) en las células diana (células endoteliales glomerulares y células epiteliales tubulares). Luego la toxina se internaliza y viaja al retículo endoplasmático, donde la subunidad A inactiva enzimáticamente los ribosomas, causando la inhibición de la síntesis de proteínas y daño celular. Esto conduce a que la célula endotelial glomerular se hinche y separe de la membrana basal subyacente con la activación secundaria de las plaquetas y la cascada de coagulación.

(continúa)

Esta serie de eventos lleva a los signos clásicos del SUH mediado por Stx. La cascada de coagulación conduce al depósito de fibrina, causando el estrechamiento de los capilares y el desprendimiento de eritrocitos en la medida que son empujados a través de los vasos dañados. El desprendimiento de eritrocitos produce los hematíes fragmentados característicos de la anemia hemolítica microangiopática. El consumo de plaquetas lleva a la trombocitopenia, y la anemia, junto con el flujo restringido de sangre a los riñones, deriva en insuficiencia renal.[352,594,675] No hay tratamientos de valor comprobado además de la atención de sostén para los pacientes con SUH. El tratamiento antibiótico de los niños con infección por *E. coli* O157:H7 aumenta el riesgo de SUH y, por lo tanto, debe evitarse.[509] En la actualidad se realizan investigaciones para desarrollar anticuerpos específicos frente a la Stx para bloquear su unión a las células endoteliales, así como para el desarrollo de análogos sintéticos al receptor Gb3, que pueden darse por vía oral para atrapar la Stx en el intestino y evitar su ingreso a la circulación.[338,657]

Stx2e, Stx2f) que son muy similares entre sí, pero mucho menos relacionadas con Stx1. Algunas cepas de *E. coli* O157 sólo producen Stx1, algunas sólo Stx2 y otras sintetizan ambas. Las toxinas no tienen el mismo riesgo de causar SUH. Las cepas que sólo producen Stx2 conllevan el mayor riesgo; las cepas que sólo generan Stx1 tienen el menor riesgo y las cepas que sintetizan ambas toxinas muestran un riesgo intermedio. Ambas toxinas se componen de cinco subunidades B y una sola subunidad A. La subunidad B se une a globotriaosilceramida (Gb$_3$), un glucolípido que se encuentra, en grados variables, en las membranas de las células eucarióticas. La subunidad A es una citotoxina potente responsable de la lesión celular. La producción de Stx sola no es suficiente para causar la enfermedad. Otros factores de virulencia identificados en *E. coli* O157 incluyen un plásmido de virulencia de 60 MDa (pO157) y el locus de eliminación del enterocito. El plásmido de 60 MDa codifica la enterohemolisina (designada EHEC-Hly) que permite a *E. coli* O157 usar la hemoglobina liberada por la acción de EHEC-Hly como fuente de hierro, estimulando su crecimiento en el intestino.[509] El locus de eliminación del enterocito contiene genes que codifican una molécula de adhesión (intimina) y otros factores importantes para la producción de lesiones de adherencia y eliminación. Las manifestaciones clínicas de la infección por *E. coli* O157 varían de ser portador asintomático a diarrea no sanguinolenta, colitis hemorrágica, SUH y muerte. El período de incubación varía de 1 a 8 días, con un intervalo promedio de tres días entre la exposición y la enfermedad. La mayoría de los pacientes con colitis hemorrágica se recuperan en siete días. La enfermedad suele comenzar con cólicos intestinales y diarrea no sanguinolenta. Las heces pueden volverse sanguinolentas después del primero o segundo día, y la cantidad de sangre puede ser desde unas pequeñas estrías a heces casi totalmente sanguinolentas. En el 30-60% de los casos se presentan vómitos y la fiebre suele ser una febrícula o estar ausente.[426] Se han informado casos de SUH después de infecciones urinarias por EHEC;[436,608] sin embargo, no se recomiendan las pruebas rutinarias de los aislamientos de *E. coli* urinaria sorbitol negativa en busca de Stx por su baja prevalencia.[634,671] En la actualidad, no se recomiendan los antibióticos para el tratamiento de las infecciones por *E. coli* O157 por la preocupación de que el antibiótico aumente la producción de Stx. Los genes de Stx son codificados por bacteriófagos y los antibióticos que causan la inducción de bacteriófagos (p. ej., fluoroquinolonas, trimetoprima-sulfametoxazol y furazolidona) pueden aumentar la expresión de Stx. En vista de estos problemas, se recomienda que los laboratorios clínicos no informen lo resultados de las pruebas de sensibilidad a antibióticos para O157 u otros aislamientos de *E. coli* productores de Stx.[352,675]

Epidemiología de* E. coli *enterohemorrágica. A principios del año 1993, se produjo el brote más grande de intoxicación alimentaria por *E. coli* hasta la fecha, causado por *E. coli* O157:H7 en los estados de Washington, Idaho, California y Nevada. En conjunto,

se notificaron 582 casos confirmados por cultivo que condujeron a 171 hospitalizaciones, 41 casos de SUH y 4 muertes. Se implicó a las hamburguesas de un solo restaurante de comida rápida. Se considera que la carne de res molida o picada es la fuente de la mayoría de los casos de enfermedades relacionadas con *E. coli* en los Estados Unidos. Las hamburguesas, en particular, han sido la causa de numerosos brotes de la enfermedad. Esto se debe a la alta prevalencia de colonización por *E. coli* O157:H7 en las vacas. *Véase* la revisión de Meyer-Broseta y cols.[433] para consultar un resumen de los factores de riesgo durante todos los pasos industriales para la producción de carne de res, desde la granja hasta el tenedor. De acuerdo con estudios recientes de productos de canasta básica, *E. coli* O157:H7 está presente en el 1-2.5% de las muestras de carne y de aves. Resulta que también está presente con menor frecuencia en las muestras del supermercado de cordero y cerdo, aunque estas cepas podrían surgir por contaminación secundaria en el área de carnicería. En los Estados Unidos, los casos suelen ocurrir en los dos últimos tercios del año y en los estados que comparten frontera con Canadá. La infección persiste en los reservorios animales en parte porque el microorganismo sobrevive en el suelo durante períodos prolongados.

Otros animales, como cerdos, ovejas, venados y conejos, también son portadores de EHEC, y muchos otros alimentos y el agua pueden contaminarse por las heces de animales infectados.[245,473] Esto ha llevado a brotes que involucran los suministros municipales de agua,[491] carne de venado,[546] vegetales crudos, requesón,[119] sidra de manzana,[113] alfalfa,[75,442] espinacas[265] y masa para galletas cruda empacada.[460] Además, como cantidades increíblemente bajas de estos microorganismos pueden causar la enfermedad, se ha presentado la transmisión de persona a persona dentro de las familias y en guarderías, en niños durante las visitas a granjas lecheras,[120] en zoológicos donde se puede tocar a los animales[285] y entre las personas expuestas a aserrín y otros materiales del suelo en ferias de exposiciones de animales.[645] Aunque O157:H7 es el serotipo prototipo de EHEC en los Estados Unidos, en otros países se han reconocido muchos otros serotipos, como O26:H11, O48:H21, O103:H2, O111:NM (inmóvil) y O145:NM.[204,331,399] A pesar de que los serotipos de EHEC distintos a O157 son raros en los Estados Unidos, en 1994, en Helena, Montana, se informó un brote de colitis hemorrágica causado por EHEC serotipo O104:H21 en 11 pacientes.[112] En junio de 1999 se presentó otro brote entre adolescentes campistas en Texas, causado por EHEC serotipo O111:H8, en el cual se enfermaron 55 campistas y dos de ellos desarrollaron SUH.[77,118] El O111 es el tipo de *E. coli* productor de toxina Shiga más frecuente entre los serotipos distintos a O157 que se ha reportado en los Estados Unidos,[78] y es uno de los más frecuentemente informados en Europa.[86] En mayo del 2011 se presentó en Alemania un brote importante de SUH causado por el *E. coli* productor de toxina Shiga O104:H4. Hubo 3 469 casos confirmados y 852 casos de SUH. Una característica particular de este brote fue que el

90% de los casos fueron en adultos y más de dos terceras partes de los pacientes con SUH eran mujeres. El brote se rastreó hasta el fenogreco contaminado servido en varios restaurantes.[82] Para aprender más sobre las infecciones causadas por EHEC, se pueden consultar las revisiones de Kaper y O'Brien,[335] Mead y Griffin,[426] Nataro y Kaper,[457] Paton y Paton,[509] y Tarr.[625]

Detección de* E. coli *enterohemorrágica. El aislamiento de *E. coli* O157:H7 sólo es posible durante la fase aguda de la enfermedad y los microorganismos no son detectables 5-7 días después del inicio de la enfermedad. Como la mayoría de las infecciones por EHEC son causadas por *E. coli* serotipo O157:H7, los abordajes actuales de laboratorio para la detección se basan en la búsqueda ya sea de las cepas productoras de toxina Shiga o del serotipo O157:H7. Los métodos aceptados en la actualidad para la detección pueden resumirse de la siguiente manera: (1) pruebas para la detección del serotipo O157[406,503,607] o Stx[341,406,468] directamente de las heces, (2) siembra directa en agar de MacConkey con sorbitol (SMAC, *sorbitol-MacConkey*),[414] cefixima-SMAC,[135] SMAC complementado con cefixima y telurito (CT-SMAC),[686] o medios que contengan ya sea 5-bromo-5-cloro-3-indoxil-β-D-glucoronida[490] o 4-metilumbeliferil-β-D-glucoronida,[633] y (3) la separación inmunomagnética utilizando esferas revestidas con anticuerpos específicos contra O157, seguido por el cultivo bacteriano.[136,337] Muchos laboratorios en los Estados Unidos y en otros lugares utilizan el agar SMAC para identificar el fenotipo de fermentación lenta del sorbitol (sorbitol negativo a las 24 h) de O157:H7. El agar SMAC contiene 1% de D-sorbitol en vez de lactosa para diferenciar las cepas de *E. coli* sorbitol negativas (las colonias tienen un aspecto incoloro, similar a las colonias lactosa negativas en agar de MacConkey). Las cepas sospechas se confirman después con antisueros O157:H7 específicos. Sin embargo, este medio no detecta otros serotipos sorbitol positivos. Otros métodos de detección, como el medio cromógeno y el análisis de inmunoadsorción enzimática (ELISA, *enzyme-linked inmunosorbent assay*) para la detección de Stx son más sensibles y específicos, pero considerablemente más costosos que SMAC.[468,503] La incorporación de esta prueba al laboratorio de microbiología implica un coste adicional importante y es posible que los laboratorios quieran limitar las pruebas a los pacientes con mayor riesgo. Una de las recomendaciones publicadas por los CDC para el diagnóstico de infecciones por *E. coli* productoras de toxina Shiga por parte de los laboratorios clínicos es que todas las muestras de heces que se envíen para las pruebas de rutina de pacientes con diarrea aguda adquirida en la comunidad (sin tomar en cuenta la edad del paciente, la estación del año o la presencia o ausencia de sangre en las heces) se cultiven de forma simultánea en busca de *E. coli* O157:H7 y con una prueba que detecte las Stx.[127] Kehl proporcionó una pequeña revisión del papel del laboratorio en el diagnóstico de infecciones por EHEC.[342]

***Especies distintas a* E. coli.** Las cepas designadas en la clasificación de los CDC como *E. coli* inactivas son anaerógenas (no producen gas), lactosa negativas (o tardías) e inmóviles. Estas cepas se conocían como serotipo *Alkalescens-Dispar.*

Escherichia albertii es una especie recién descrita de enterobacterias indol negativas, D-sorbitol negativas y lactosa negativas aislada a partir de muestras de heces diarreicas de niños.[306] Como estas cepas no se incluyen en las bases de datos de los sistemas comerciales en este momento, por lo general se identifican como *Hafnia, Salmonella, E. coli* o *Yersinia ruckeri.*[5] *E. albertii* se asemeja mucho a *E. coli* inactiva, aunque no se parece el grupo *Alkalescens-Dispar* por su capacidad para producir gas a partir de D-glucosa. Pueden separarse de *H. alvei* en función

de la asimilación del acetato, la prueba Voges-Proskauer negativa y su incapacidad para crecer en cianuro de potasio (KCN). Además, *E. albertii* presenta reacciones débiles a moderadas a L-prolineaminopeptidasa (PIR), mientras que *H. alvei* expresa una fuerte actividad PIR.[5] Se debe aconsejar a los trabajadores del laboratorio que los aislamientos de muestras de heces que proporcionen una identificación negativa en primera instancia para *H. alvei* y que sean L-ramnosa negativas, D-xilosa negativas y Voges-Proskauer negativas deben evaluarse más para descartar *E. albertii.*

E. albertii se identificó recientemente como la causa de dos brotes de gastroenteritis por alimentos en Japón.[361,496] Ooka y cols. estudiaron la importancia clínica de *E. albertii* al evaluar 278 cepas *eae* positivas que se identificaron originalmente por protocolos de diagnóstico de rutina como EPEC o EHEC. Se aislaron de humanos, de animales y del ambiente en Japón, Bélgica, Brasil y Alemania entre 1993 y el 2009. De este grupo, 26 cepas (14 en humanos, 11 en aves y 1 en un gato) se identificaron como *E. albertii.*[495] Como la diferenciación de *E. albertii* de otras enterobacterias es difícil, y dado que *E. albertii* tiene el gen *eae*, muchas cepas identificadas como *E. coli* enterohemorrágicas o enteropatógenas podrían en realidad ser cepas de *E. albertii.*[495]

E. fergusonii (antes grupo entérico 10 de los CDC) se ha aislado de sangre, vesícula biliar, orina y heces; sin embargo, no se ha establecido su importancia clínica.[220,221,239,240,371,372,560] Se diferencia de *E. coli* por ser sorbitol negativo y lactosa negativo, pero adonitol positivo y celobiosa positivo. Se ha informado un caso de cistitis causada por una cepa de *E. fergusonii* productora de β-lactamasas de amplio espectro.[371]

E. hermanni (antes grupo entérico 11 de los CDC) se ha encontrado con mayor frecuencia en heridas, esputo y heces de humanos.[525] De las ocho cepas aisladas en el University of Illinois Medical Center, cinco fueron de muestras de heridas, incluidas cuatro heridas de pierna en pacientes con celulitis y una herida de dedo, y se aisló una cepa de orina, una de senos maxilares y una de sangre. Las cepas aisladas de heridas estaban mezcladas con otras especies patógenas; sin embargo, fueron el único aislamiento en sangre, orina y senos maxilares. Ginsberg y Daum[254] notificaron el aislamiento de *E. hermanni* de muestras de sangre, líquido cefalorraquídeo (LCR) y líquido peritoneal de un recién nacido con sepsis por perforación intestinal; sin embargo, también se aislaron otros microbios de la muestra de sangre y el papel patogénico en este paciente fue incierto. Se informó un caso de *E. hermanni* como único patógeno en una infección del torrente sanguíneo relacionada con catéter[334] y de un paciente con conjuntivitis purulenta aguda después de una cirugía ocular menor.[538] El único caso documentado de enfermedad invasora causada por *E. hermanni* es de un recién nacido con infección bacteriana de un cefalohematoma con meningitis evidenciada por cultivo de múltiples muestras de LCR y de líquido aspirado del creciente cefalohematoma.[161] Las cepas de *E. hermanni* se pigmentan de amarillo y son indol positivas y sorbitol negativas. Por esta última propiedad, son bioquímicamente similares al serotipo O157 de *E. coli.*

E. vulneris (antes grupo entérico 1 de los CDC) tiene una alta propensión a causar infecciones de heridas en humanos, en particular de brazos y piernas,[70,525] las cuales pueden llevar a osteomielitis.[383] Además, hay informes de urosepsis, peritonitis en pacientes sometidos a diálisis peritoneal ambulatoria continua, bacteriemia relacionada con catéter intravenoso y meningitis causadas por *E. vulneris.*[22,27,299,441,589,603] En el laboratorio del autor se rastreó un caso de bacteriemia por *E. vulneris* en un lactante de 40 días de nacido y otro caso de bacteriemia por *E. vulneris* a un catéter Permacath® infectado del hemitórax derecho (P. Schreckenberger, comunicado personal). También se informó un caso de bacteriemia por *E. vulneris* secundaria a un absceso subcutáneo en un paciente con leucemia linfocítica aguda.[348] Más de la mitad de las cepas de *E. vulneris* tienen pigmento amarillo y son tanto indol negativas como sorbitol negativas.

***Género* Shigella.** Las especies de *Shigella* pueden sospecharse en cultivo porque no son fermentadoras de lactosa y suelen ser bioquímicamente inertes. No suelen producir gas a partir de hidratos de carbono, con la excepción de ciertos biogrupos de *S. flexneri* que son aerógenos. Unas cuantas cepas de *S. sonnei* pueden fermentar lentamente la lactosa (2%) y sacarosa (1%), y la mayoría de las cepas pueden descarboxilar la ornitina, características que no comparten con otras especies de *Shigella*.

Hay cuatro subgrupos importantes de 43 serotipos reconocidos de *Shigella*, como se muestra en el recuadro 6-9.[100] La clasificación de los CDC combina a *S. dysenteriae* (grupo A), *S. flexneri* (grupo B) y *S. boydii* (grupo C) como "*Shigella* serogrupos A, B y C" por sus similitudes bioquímicas. La presencia de actividad ornitina descarboxilasa y β-galatosidasa hacen que la mayoría de las cepas de *S. sonnei* sean bioquímicamente diferentes del resto de las especies de *Shigella*. La incapacidad para fermentar manitol y una reacción catalasa negativa distinguen a *S. dysenteriae*. Los tipos 1, 3, 4, 6, 9, 11 y 12 de *S. dysenteriae* y el tipo 12 de *S. boydii* son catalasa negativos, mientras que las

otras especies de *Shigella*, así como EIEC y *E. coli* productores de toxina Shiga, son catalasa positivos.[336] Las características diferenciales de las cuatro especies de *Shigella* se incluyen en la tabla 6-10. Las cepas aisladas de muestras de heces de pacientes con enfermedad diarreica en las cuales se sospechen especies de *Shigella* deben categorizarse por métodos bioquímicos y las especies deben confirmarse mediante pruebas serológicas. En el futuro cercano, quizá será posible detectar especies de *Shigella* y cepas enteroinvasivas de *E. coli* utilizando sondas de ADN seleccionadas para detectar los plásmidos de virulencia responsables de la codificación de los productos génicos que inician la penetración intracelular y la invasión de la pared intestinal.[55]

Patogenia. Todas las especies de *Shigella* causan diarrea aguda sanguinolenta mediante la invasión y destrucción en parches del epitelio del colon. Esto lleva a la formación de microúlceras y exudados inflamatorios, y provoca que las células inflamatorias (leucocitos polimorfonucleares) y la sangre sean evidentes en las heces. Las heces diarreicas contienen 10^6-10^8 shigelas por gramo. Una vez que se excreta, el microorganismo es muy sensible a las condiciones ambientales y muere rápidamente, en especial cuando se seca o se expone a luz solar directa.[678] Por este motivo, las muestras de heces que se envíen para cultivo deben procesarse de forma rápida (2 h) o colocarse en un medio con conservador para heces, como el medio de transporte Cary-Blair.[55]

***Incidencia y fuentes de infecciones por* Shigella.** La shigelosis es la más transmisible de las diarreas bacterianas y es la causa de más de 80 millones de casos de diarrea sanguinolenta y 700 000 muertes al año en el mundo.[678] Los humanos actúan como hospedero natural y la enfermedad se transmite por vía fecal-oral, y son suficientes 200 microorganismos viables para causar la enfermedad (*véase* el recuadro de correlación clínica 6-2). En los Estados Unidos se informan cada año entre 20 000 y 30 000 casos de shigelosis.[125] *S. sonnei* es el serotipo que se relaciona con enfermedad diarreica con mayor frecuencia en aquel país, representando el 77% de los serogrupos de *Shigella* que se notificaron a los CDC en el 2011.[100] Los síntomas relacionados con la infección por *S. sonnei* suelen ser leves y algunos pacientes pueden ser asintomáticos. *S. dysenteriae* es la especie que se aísla con menor frecuencia en los Estados Unidos, pero es el serotipo más virulento y el que

6-9 RECUADRO

Subgrupos, serotipos y subtipos de *Shigella*

Subgrupo	Serotipos y subtipos
Grupo A: *Shigella dysenteriae*	15 serotipos (el tipo 1 produce Stx)
Grupo B: *Shigella flexneri*	8 serotipos y 9 subtipos
Grupo C: *Shigella boydii*	19 serotipos
Grupo D: *Shigella sonnei*	1 serotipo

TABLA 6-10 Diferenciación de las especies en el género *Shigella*

Prueba bioquímica	S. dysenteriae	S. flexneri	S. boydii	S. sonnei
Serogrupo	A	B	C	D
ONPG	–	–	–	+
Ornitina descarboxilasa	–	–	–	+
Fermentación de:				
Lactosa	–	–	–	–
Manitol	–	+	+	+
Rafinosa	–	d	–	–
Sacarosa	–	–	–	–
Xilosa	–	–	d	–
Producción de indol	d	d	d	–

+, 90% o más cepas son positivas; –, 90% o más cepas son negativas; d, diferentes cepas positivas/negativas.

Recuadro de correlación clínica 6-2
Infección por *Shigella* (disentería bacilar)

El término *disentería* fue utilizado por Hipócrates para indicar una afección caracterizada por deposiciones frecuentes de heces con sangre y moco acompañadas por tenesmo y dolor al defecar.[193] Los humanos son el único hospedero natural de *Shigella* y la infección se transmite por ingestión. La disentería bacilar es la diarrea bacteriana más transmisible, con una dosis infecciosa tan baja como 10-100 bacterias para inducir la enfermedad en adultos sanos.[194] Los síntomas tempranos más frecuentes que sugieren shigelosis son fiebre, diarrea acuosa con dolor cólico abdominal y mialgias generalizadas. La pérdida de líquido y electrólitos también puede observarse en la enfermedad temprana debido a la acción de la enterotoxina en las células epiteliales del intestino. Después de dos o tres días, las deposiciones se vuelven menos frecuentes y disminuye la cantidad de heces, pero la presencia de sangre roja brillante y moco en las heces, y la aparición de tenesmo (urgencia dolorosa para defecar) indican la fase disentérica de la enfermedad y sugieren que hubo penetración bacteriana del intestino. Las infecciones por *Shigella* deben sospecharse en los brotes comunitarios de enfermedad diarreica que afectan a niños menores de forma desproporcionada. Además, los brotes pueden presentarse en cualquier época del año, aunque son más frecuentes en el verano.

se aísla con mayor frecuencia en los países en desarrollo. Es errónea la creencia de que las especies de *Shigella* permanecen confinadas al intestino y no invaden los ganglios linfáticos ni se extienden a otros órganos. Drow y cols.[188] informaron del aislamiento de *S. flexneri* de un absceso esplénico en un paciente con diabetes, lo que indica que se pueden encontrar sitios extraintestinales de infección. Las muestras distintas a heces de las que se ha aislado especies de *Shigella* incluyen hígado, ganglios linfáticos mesentéricos, LCR, líquido sinovial, lesiones vaginales, pulmones, sacos conjuntivales, raspados corneales, sangre, lesiones cutáneas del cuerpo del pene y orina.[192,502] Las infecciones de vías urinarias por especies de *Shigella* en adultos son extremadamente infrecuentes. La vaginitis por *Shigella* con o sin infección urinaria acompañante se ha informado en niñas prepuberales.[33] Algunas pacientes experimentan secreciones vaginales sanguinolentas que pueden confundirse con gonorrea.[600] La mayoría de los casos de vulvovaginitis por *Shigella* son causados por *S. flexneri*.[451]

Tratamiento. La Organización Mundial de la Salud recomendó ciprofloxacino como antibiótico de primera línea para el tratamiento de la shigelosis, y las cefalosporinas de tercera generación se consideran el tratamiento farmacológico alterno.[678] Por desgracia, la resistencia de *Shigella* a la ampicilina, trimetoprima-sulfametoxazol y ácido nalidíxico se ha generalizado y ya no se recomiendan estos fármacos. Se han notificado cepas de *S. flexneri* resistentes a ciprofloxacino y cefotaxima, por lo que surgen importantes preguntas en relación con el tratamiento eficaz frente a la shigelosis en el futuro.[545]

Tribu *Edwardsielleae*. Sakazaki y Murata llamaron inicialmente *grupo Asakusa* a la tribu *Edwardsielleae* en 1963,[573] y King y Adler la denominaron *grupo Bartholomey* en 1964.[353] Ewing y cols. sugirieron el nombre *Edwardsielleae* en 1965,[213] en honor al reconocido microbiólogo estadounidense P. R. Edwards. La tribu *Edwardsielleae* está conformada por un solo género, *Edwardsiella*.

Género Edwardsiella. El género *Edwardsiella* tiene tres especies, aunque solo una, *E. tarda*, tiene importancia médica. Los reservorios naturales más importantes son los reptiles (en especial serpientes, sapos y tortugas) y los peces de agua dulce. Las características principales que sugieren la presencia de *E. tarda* se enumeran en la tabla 6-6.

Una característica fundamental de *E. tarda* es la producción de grandes cantidades de sulfuro de hidrógeno. A excepción de esta característica, las propiedades bioquímicas de esta bacteria son similares a las de *E. coli*. El microorganismo también se asemeja a ciertas especies de *Citrobacter* y *Salmonella* por su producción de sulfuro de hidrógeno en agar TSI y por su incapacidad para utilizar la lactosa. Su incapacidad para fermentar lactosa y muchos otros hidratos de carbono constituye el motivo por el cual se denomina *tarda*. Una especie similar a *E. tarda*, pero que es sulfuro de hidrógeno negativa, se denominó "*E. tarda* biogrupo 1".[224] Resulta infrecuente encontrar este biotipo en la práctica del laboratorio y todavía no parece tener importancia clínica.

Se ha citado a *E. tarda* como la causa de diversas infecciones extraintestinales.[147,598] Las más frecuentes son infecciones por heridas o traumatismos, a menudo relacionadas con accidentes acuáticos. Los abscesos que pueden conducir a bacteriemia o mionecrosis también son habituales.[598] Siete pacientes en un estudio tenían enfermedad tifoidea, una consideración importante porque *E. tarda* puede simular a *S. typhi* en el cultivo.[147] La mayoría de los informes de enfermedad entérica describen una gastroenteritis leve que mejora sin tratamiento en 2-3 días. Sin embargo, Vandepitte y cols.[642] informaron un caso de diarrea con un curso prolongado en un lactante de dos meses de edad en quien *E. tarda* (mismo biogrupo aislado de un pez de acuario tropical en el hogar del paciente) fue el único patógeno potencial aislado. Marsh y Gorbach[415] notificaron el aislamiento de *E. tarda* de heces de un paciente con diarrea sanguinolenta y hallazgos por sigmoidoscopia de numerosas úlceras en colon y engrosamiento de la mucosa, congruentes con enfermedad de Crohn. El paciente se volvió asintomático después de dos días de tratamiento con antibióticos. Se ha pensado que la disponibilidad del hierro regula la gravedad de la infección por *E. tarda*.[318,319] La sobrecarga de hierro causada por afecciones como la formación de eritrocitos falciformes, leucemia y cirrosis se relacionan con septicemia por *E. tarda*.[318,672,679] Se considera que en los humanos ocurren brotes asintomáticos de infecciones por *E. tarda* y al menos uno de ellos se informó entre siete niños y una maestra en una guardería en Florida.[179]

Se han descrito otras dos especies en el género *Edwardsiella*. Grimont y cols.[269] describieron a *E. hoshinae*, inicialmente aislado de aves, reptiles y agua. Esta especie también se ha aislado de heces humanas; sin embargo, no se sabe que cause diarrea. Hawke y cols.[281] describieron a *E. ictaluri*, un microorganismo que sólo se ha aislado de peces y que no tiene importancia clínica en la actualidad. La caracterización bioquímica de las especies de *Edwardsiella* se muestra en la tabla 6-11.

Tribu *Salmonelleae*. La tribu *Salmonelleae* está conformada por un género, *Salmonella*, y fue nombrada por el microbiólogo estadounidense D. E. Salmon.

TABLA 6-11 Diferenciación de las especies en el género *Edwardsiella*

Prueba bioquímica	*E. tarda*	*E. tarda* biogrupo 1	*E. hoshinae*	*E. ictaluri*
Indol	+	+	V (50)	−
Sulfuro de hidrógeno	+	−	−	−
Motilidad	+	+	+	−
Fermentación de:				
Manitol	−	+	+	−
Sacarosa	−	+	+	−
Arabinosa	−	+	V (13)	−
Trehalosa	−	−	+	−

+, 90% o más cepas son positivas; −, 90% o más cepas son negativas; V, el 11-89% de las cepas son positivas.

Género *Salmonella*. Las salmonelas tienen antígenos somáticos (O) que son lipopolisacáridos y antígenos flagelares (H) que son proteínas. *S. typhi* también tiene un antígeno capsular o de virulencia (Vi). Bioquímicamente, suelen ser tanto lactosa como sacarosa negativas. Las características clave por las cuales se puede sospechar el género *Salmonella* se presentan en la tabla 6-6.

Clasificación de **Salmonellae.** Desde el momento del primer aislamiento de microorganismos del grupo *Salmonella* comunicado en 1884 por Gaffky (*Bacterium typhosum*) y en 1886 por Salmon y Smith (*Salmonella choleraesuis*), el desarrollo de la nomenclatura de *Salmonella* ha sido muy complejo y un tema de debate (recuadro 6-10). Las salmonelas son las

Taxonomía y nomenclatura de las salmonelas

Las fórmulas antigénicas de los serotipos de *Salmonella* son definidas y mantenidas por el Centro Colaborativo para la Referenciación e Investigación de *Salmonella* de la Organización Mundial de la Salud (OMS) en el Instituto Pasteur de París, Francia, y los nuevos serotipos se exponen en las actualizaciones anuales del esquema Kauffmann-White.[534,535] En este esquema, las salmonelas se agrupan (A, B, C, etc.) en función de los antígenos somáticos O y se subdividen en serotipos (1, 2, 3, etc.) por sus antígenos flagelares H, llevando a serogrupos designados A, B, C_1, C_2, C_3, etcétera. A cada serotipo único se le proporciona un nombre. A las primeras salmonelas se les dieron nombres que indicaban la enfermedad o el animal del cual se aisló (p. ej., *S.* ser. Typhi, *S.* ser. Cholesaresuis, etc.). Ahora, a los nuevos serotipos se les da el nombre de la ubicación geográfica en que se aislaron por primera vez (*Salmonella* ser. Canada, *Salonella* ser. Cleveland, etc.). Inicialmente, cada serotipo fue considerado una especie distinta (p. ej., *S. canada*, *S. cleveland*); sin embargo, en la actualidad esto llevaría a más de 2 400 especies de *Salmonella*. Los estudios de relación del ADN han demostrado que todas las cepas de *Salmonella* y todos los serotipos de "*Arizona*" forman un único grupo de hibridación de ADN con siete subgrupos, salvo *S. bongori* (subgrupo V), del cual se ha demostrado por hibridación ADN-ADN que forma una especie distinta.[156,381,382,551] Como *S. choleraesuis* ya se había reconocido como la especie tipo de *Salmonella*, tuvo prioridad como designación de especie para los seis subgrupos que se considera comprenden un único grupo de hibridación. Sin embargo, el nombre "choleraesius" puede ser confuso porque se refiere tanto a la especie como al serotipo. Por este motivo, el Committee on Systematic Bacteriology en el International Congress on Microbiology en 1986 recomendó de manera unánime que se cambie la especie tipo de *Salmonella* a *S. enterica*, un nombre que no se ha empleado antes como serovariedad.[514] En 1987, Le Minor y Popoff[380] presentaron una "ponencia de opinión" a la Judicial Commission of the International Committee of Systematic Bacteriology para que el género *Salmonella* estuviera conformado sólo por una especie, *Salmonella enterica*, y que ésta incluyera siete subspecies. *S. typhi*, *S. typhimurium* y *S. enteritidis* fueron incluidas en *S. enterica*. Los CDC y muchos otros laboratorios adoptaron esta recomendación. Sin embargo, después de un retraso prolongado, la Judicial Commission negó la solicitud en función del hecho de que la condición de *Salmonella* serotipo Typhi no había sido tratada de manera adecuada en la propuesta de Le Minor y Popoff.[661,662] Les preocupaba que si se adoptaba *S. enterica*, se referirían a *Salmonella* serotipo Typhi como *S. enterica* subespecie *enterica* serotipo Typhi, y podría omitirse o ser pasado por alto por los médicos.[74] Por lo tanto, el Judicial Committee reglamentó que se conservara *S. choleraesuis* como la especie tipo legítima mientras se esperaba una solicitud corregida para una opinión.[661,662] En 1987, Le Minor y Popoff[380] también propusieron que los siete subgéneros de *Salmonella* fuesen referidos como "subspecies" (subespecie I, II, IIIa, IIIb, IV, V y VI). Recientemente, Euzéby[211] propuso que el género *Salmonella* esté conformado por tres especies de nombre *S. bongori*, *S. enterica* y *S. typhi*. Además, propuso que *S. enterica* se divida en seis subspecies: *S. enterica* subespecie *enterica*, *S. enterica* subespecie *arizonae*, *S. enterica* subespecie *diarizonae*, *S. enterica* subespecie *houtenae*, *S. enterica* subespecie *indica* y *S. enterica* subespecie *salamae*. El Judicial Committee no se ha pronunciado con respecto a esta propuesta.

más complejas de todas las *Enterobacteriaceae*, con más de 2 400 serotipos descritos en el esquema actual de Kauffmann-White.[534] Antes del 1 de julio de 1983, se utilizaban tres especies de *Salmonella* para informar resultados positivos: *S. choleraesuis*, *S. typhi* y *S. enteritidis*, con la mayoría de los serotipos como parte de la última especice, *S. enteritidis*. En la actualidad, todas las especies mencionadas y los subgrupos de *Salmonella* y *Arizona* se consideran la misma especie, pero puede separarse en siete taxones que representan seis subgrupos distintos. La única excepción es *Salmonella bongori*, antes conocida como el *subgénero V*, el cual es una especie diferente mediante hibridación ADN-ADN.[551] Por lo tanto, hay dos especies y seis subespecies de *Salmonella enterica* en el sistema actual utilizado por los CDC (recuadro 6-11). Las características diferenciales de las especies y subespecies de *Salmonella* se presentan en la tabla 6-12.

<table>
<tr><td>**6-11**</td><td rowspan="2">**Clasificación de las especies y subespecies de *Salmonella***</td></tr>
<tr><td>**RECUADRO**</td></tr>
</table>

6-11

RECUADRO

Clasificación de las especies y subespecies de *Salmonella*

Hay dos especies de *Salmonella*: *S. enterica*, la cual está conformada por seis subespecies, y *S. bongori*.

S. enterica subsp. *enterica* (I) (incluye la mayoría de los serotipos)

S. enterica subsp. *salamae* (II)

S. enterica subsp. *arizonae* (IIIa)

S. enterica subsp. *diarizonae* (IIIb)

S. enterica subsp. *houtenae* (IV)

S. enterica subsp. *indica* (VI)

Salmonella bongori (antes subespecie V)

Nomenclatura de **Salmonellae.** A comienzos del año 1966, la Organización Mundial de la Salud (OMS) comenzó a nombrar los serotipos sólo de la subespecie I y abandonó los nombres de serotipos existentes en las otras subespecies. Los CDC siguen esta práctica y usan nombres para los serotipos de la subespecie I, así como las fórmulas antigénicas para los serotipos sin nombre descritos después de 1966 en las subespecies II, IV y VI, y *S. bongori*. Para los serotipos con nombre, a fin de enfatizar que no son especies separadas, el nombre del serotipo no se escribe con letras itálicas y la primera letras se escribe con mayúscula. En la primera cita de un serotipo, se presenta el nombre del género seguido de la palabra "serotipo", o la abreviatura "ser.", y después el nombre del serotipo (*Salmonella* serotipo o ser. Typhlimurium). Posteriormente, el nombre puede escribirse con el género seguido directamente por el nombre del serotipo, *Salmonella* Typhimurium o *S.* Typhimurium (recuadro 6-12).[74]

En la práctica diaria, los aislamientos desconocidos de muestras clínicas que bioquímicamente sugieren especies de *Salmonella* se confirman empleando antisuero policlonal que contiene anticuerpos frente a todos los subgrupos más importantes. Los subcultivos de los aislamientos confirmados se envían a los laboratorios de salud pública, en donde se realizan las designaciones del serotipo (p. ej., *S.* serotipo Typhimurium) en función de las reacciones serológicas a los determinantes O y H.

Identificación de **Salmonella typhi.** Aunque la mayoría de los serotipos de *Salmonella* no pueden distinguirse mediante reacciones bioquímicas, un serotipo, *S. typhi*, posee algunas características bioquímicas singulares que permiten su diferenciación de otros serotipos. Como primer y principal punto se encuentra la observación de que las cepas de *S. typhi* producen tan sólo pequeñas cantidades de sulfuro de hidrógeno, el cual suele observarse como una cuña semilunar de precipitado negro que se forma en la interfaz de la porción inclinada y el fondo en los medios KIA o TSI (lám. 6-4B). Además, se observa que las cepas de *S. typhi* son bioquímicamente menos activas que los

TABLA 6-12   Características diferenciales de las especies y subespecies de *Salmonella*

Especies	*S. enterica*						
Subespecies	**I *enterica***	**II *salamae***	**IIIa *arizonae***	**IIIb *diarizonae***	**IV *houtenae***	**VI *indica***	**S. bongori**
Prueba bioquímica							
Dulcitol	+	+	−	−	−	d	+
ONPG (2 h)	−	−	+	+	−	d	+
Malonato	−	+	+	+	−	−	−
Gelatinasa	−	+	+	+	+	+	−
Sorbitol	+	+	+	+	−/+	−	+
KCN	−	−	−	−	+	−	+
D-tartrato	+	−	−	−	−	−	−
Galacturonato	−	+	−	+	+	+	+
β-glucoronidasa (MUG)	d	d	−	+	−	d	−
Mucato	+	+	+	− (70%)	−	+	+
Salicina	−	−	−	−	+	−	−
Lactosa	−	−	− (75%)	+ (75%)	−	d	−

+, 90% o más cepas son positivas; −, 90% o más cepas son negativas; d, diferentes reacciones por distintas serovariedades.
Modificado de la referencia 212.

RECUADRO

6-12

Nomenclatura de *Salmonella* en uso en los CDC

Posición taxonómica	Nomenclatura actual
Género (itálicas)	*Salmonella.*
Especies (itálicas)	*enterica,* la cual incluye las subespecies I, II, IIIa, IIIb, IV y VI *bongori* (antes subespecie V).
Serotipo (primera letra mayúscula, sin letras itálicas)	—La primera vez que se menciona un serotipo en el texto, el nombre debe estar precedido por la palabra "serotipo" o "ser.".
	—Los serotipos que se nombran en subespecies I y se designa por la fórmula antigénica en las subespecies II, III, IV, VI y *S. bongori* (p. ej., *Salmonella* serotipo [ser.] Typhimurium, *Salmonella* II. 50:b:z6, *Salmonella* IIIb 60:k:z).
	—Los miembros de las subespecies II, IV, VI y *S. bongori* conservan sus nombres si se les nombró antes del año 1966 (p. ej.,*Salmonella* ser. Marina [IV 48: g, z51]).

Recuadro de correlación clínica 6-3
Infección por *Salmonella*

Pueden distinguirse cinco tipos clínicos de infección por *Salmonella*:[596] (1) gastroenteritis, la manifestación más frecuente, con un rango clínico que varía de diarrea leve a fulminante, acompañado de febrícula y grados variables de náuseas y vómitos; (2) bacteriemia o septicemia sin síntomas gastrointestinales graves (*S. choleraesuis* es particularmente invasor), caracterizada por fiebre alta en picos y hemocultivos positivos; (3) fiebre entérica, potencialmente causada por cualquier cepa de las especies de *Salmonella*, la cual suele manifestarse como febrícula y diarrea, excepto por los casos clásicos de fiebre tifoidea (*S. typhi*), en los cuales la enfermedad progresa a un curso bimodal caracterizado por un período temprano (que dura 1-2 semanas) de fiebre y estreñimiento durante el cual los hemocultivos son positivos y los cultivos de heces permanecen negativos, seguido por una segunda fase (diarreica) durante la cual los hemocultivos se vuelven negativos y los cultivos de heces se tornan positivos; (4) un estado de portador en el que las personas con infecciones previas, en especial por *S. typhi*, pueden seguir excretando el microorganismo en las heces hasta por un año después de la remisión de los síntomas; e (5) infecciones localizadas, p. ej., osteomielitis, meningitis, absceso cerebral o endocarditis. Los informes de cepas lactosa positivas de *S. virchow* son de cierta forma preocupantes, ya que causan bacteriemia y meningitis.[569] Aunque la detección de cepas lactosa positivas en la sangre o líquido cefalorraquídeo no sería difícil, encontrar tales cepas en las heces puede presentar un problema para la mayoría de los laboratorios, dada la similitud en el aspecto a otros coliformes lactosa positivos presentes en las muestras de heces.

serotipos más frecuentes y son específicamente negativos en las siguientes reacciones: citrato de Simmons; ornitina descarboxilasa; gas a partir de glucosa; fermentación de dulcitol, arabinosa y ramnosa; y utilización de mucato y acetato. En consecuencia, los autores consideran que la mayoría de los laboratorios clínicos son capaces de emitir un informe preliminar de *S. typhi* o especies de *Salmonella* no *S. typhi*, mientras el laboratorio espera la confirmación del serotipo específico de su laboratorio local de salud pública.

Incidencia y fuentes de salmonelosis. La salmonelosis es una causa muy importante de enfermedad entérica bacteriana tanto en humanos como en animales (*véase* el recuadro de correlación clínica 6-3). Se estima que cada año se presentan 1.2 millones de casos de salmonelosis en humanos en los Estados Unidos, lo que conduce a 23 000 hospitaizaciones y cerca de 450 muertes.[128] Aproximadamente 35 000 de estos casos se serotipifican por los laboratorios de salud pública y los resultados se transmiten de forma electrónica a los CDC. Las infecciones en humanos por salmonelas son causadas con mayor frecuencia por la ingestión de comida, agua o leche contaminados por heces de humanos o animales. Las salmonelas son los principales patógenos de los animales inferiores (p. ej., aves de corral, vacas, cerdos, mascotas, aves, ovejas, focas, burros, lagartos y víboras), los cuales son la principal fuente de salmonelosis no tífica en humanos. De manera interesante, los humanos son el único reservorio conocido de *S. typhi*. A pesar de que la incidencia de fiebre tifoidea ha disminuido en los países desarrollados, aún se presentan brotes esporádicos. Anualmente, se informan alrededor de 400 casos en los Estados Unidos.[99] Casi la mitad de la epidemia de la salmonelosis es consecuencia de aves de corral y productos avícolas contaminados. Las salmonelas en las heces de las gallinas

contaminan la superficie de los huevos o penetran a través de grietas finas. En las gallinas con infección ovárica, los microorganismos pueden acceder a la yema. La Egg Products Inspection Act de 1970 obliga a que se pasteuricen todos los productos derivados de huevo, así como a una inspección supervisada federal de las cáscaras de huevo en busca de grietas.

Históricamente, *S. typhimurium* ha sido el serotipo que se informa con mayor frecuencia, el cual representa más del 20% de los aislamientos notificados a los CDC anualmente. Los tres serotipos de *Salmonella* más frecuentes en el año 2001 fueron Typhimurium (22%), Enteritidis (18%) y Newport (10%), los cuales representaron el 50% de todos los aislamientos. El brote más grande de salmonelosis proveniente de una fuente única en la historia de los Estados Unidos (16 000 casos confirmados por cultivo con datos epidemiológicos que indicaron que realmente se infectaron de 150 mil a 200 mil personas) ocurrió en 1985 en Illinois y los estados aledaños, y se rastreó hasta una válvula defectuosa en una empresa importante de suministro de leche.[104] En aquel país han ocurrido varios brotes de *S.* Enteritidis desde el año 1990 que se relacionaron con cáscaras de huevo.[105,107,109,117] Un estimado del 0.01% de todas las cáscaras de huevo contienen *S. enteritidis*. En consecuencia, los alimentos que incluyen huevos crudos o mal cocidos (p. ej., ponche o helado de huevo caseros, salsa holandesa, aderezo para ensalada César, mayonesa casera y tortillas de huevo líquidas) plantean un ligero riesgo de infección por *S. Enteritidis*.[107,109] En 1994, un brote de infección por *S. Enteritidis* se relacionó con una marca de helado de distribución nacional. Se documentaron enfermedades en 41 estados y se estimó que más de 200 000 personas estuvieron enfermas.[110] La incidencia de la enfermedad por *S. Enteritidis* y la cantidad de dichos brotes en los Estados Unidos han disminuido casi en un 50% entre mediados de la década de 1990 y 1999.[510] Para alcanzar el reto de reducir más la incidencia de tales infecciones, el President's Council on Food Safety anunció el 10 de diciembre de 1999 un plan con el objetivo provisional de disminuir las enfermedades por *S. Enteritidis* relacionadas con huevos a la mitad para el año 2005, así como eliminarlas para el año 2010.[540] Estos brotes sirven como un constante recordatorio de que la tecnología moderna no siempre puede proteger frente a los estragos de las enfermedades infecciosas que pueden ocurrir en epidemias súbitas y masivas.

La salmonelosis también se ha relacionado con el contacto directo o indirecto con reptiles (lagartos, serpientes, tortugas). Los reptiles suelen ser colonizados por *Salmonella* y desechan al microorganismo de forma intermitente en sus heces.[116] A principios de la década de 1970, las tortugas pequeñas como mascotas fueron una fuente importante de infección por *Salmonella* en los Estados Unidos. En 1975, la Food and Drug Administration (FDA) de aquel país prohibió la distribución y venta de tortugas pequeñas, lo que permitió la prevención de 100 000 casos de salmonelosis cada año.[150] Sin embargo, desde 1986, la popularidad de las iguanas y otros reptiles que pueden transmitir la infección a humanos ha aumentado la incidencia de las infecciones por *Salmonella* causadas por serotipos relacionados con reptiles.[111,116,124] Los datos actuales sugieren que los anfibios (p. ej., ranas, sapos, tritones y salamandras) también representan riesgos de salmonelosis en humanos.[430] En general, se estima que el contacto con reptiles y anfibios representa 74 000 (6%) de las infecciones por *Salmonella* que ocurren cada año en los Estados Unidos.[430] Como los niños pequeños tienen un mayor riesgo de contraer salmonelosis relacionada con reptiles y anfibios con complicaciones potencialmente graves (p. ej., septicemia y meningitis), es particularmente importante disminuir la exposición de lactantes o niños menores de cinco años a reptiles.

Por esta razón, los reptiles y anfibios deben mantenerse fuera de las casas en las que haya niños menores de cinco años de edad o personas inmunocomprometidas, y no se deben permitir en las guarderías.[124] *Véase* el siguiente sitio web para consultar una revisión de los brotes de *Salmonella* recientes: http://www.cdc.gov/salmonella/outbreaks.html.

Tratamiento y surgimiento de* Salmonellae *multirresistentes. Las infecciones gastrointestinales por *Salmonella* suelen resolverse en 5-7 días y no requieren tratamiento, únicamente líquidos por vía oral. Las personas con diarrea grave pueden necesitar rehidratación con líquidos por vía i.v. El tratamiento antibiótico puede prolongar la duración de la excreción de *Salmonella* no tífica y únicamente se recomienda para los pacientes con enfermedad grave (p. ej., quienes tienen diarrea grave, fiebre alta, infección del torrente sanguíneo o que requieren ser hospitalizados), o para las personas en riesgo de enfermedad grave o complicaciones, incluyendo los niños de corta edad,

los adultos mayores (más de 65 años de edad) y las personas inmunocomprometidas.

La elección del tratamiento antibiótico de las infecciones graves incluye fluoroquinolonas, cefalosporinas de tercera generación y ampicilina (para infecciones sensibles).[129]

Una cepa multirresistente (MDR, *multidrug-resistant*) de *S. Typhimurium* de tipo definitivo 10 (DT104) que es resistente a cinco antibióticos (ampicilina, cloranfenicol, estreptomicina, sulfametoazol y tetraciclina) surgió en los Estados Unidos durante la década de 1990.[257] En un estudio nacional realizado por los CDC en el año 2000, el 50% de los aislamientos de *S. Typhimurium* eran resistentes a uno o más medicamentos, y el 28% eran resistentes al patrón característico de cinco medicamentos del tipo fago DT104.[99] De manera similar, desde 1998 *S. Newport* ha surgido como un patógeno MDR importante.[273] En el 2013, los CDC informaron que aproximadamente el 3% de los casos de *Salmonella* no tífica tienen cierto nivel de resistencia al ciprofloxacino. El 5% de las salmonelas no tíficas evaluadas por los CDC son resistentes a cinco o más tipos de medicamentos.[129]

***Infecciones debidas a* Salmonella enterica *subespecie* arizonae.** *S. enterica* subespecie *arizonae* es antigénica, clínica y epidemiológicamente similar a las salmonelas. Se aisló por primera vez en 1939 a partir de reptiles enfermos en Arizona y en un principio se le llamó "especies de *Salmonella* de tipo Dar-es-Salaam, variedad de Arizona".[83] Después se distinguió de *Salmonella* y se le asignó en el nuevo género *Arizona*, con una única especie, *A. hinshawii*. Sin embargo, en 1983 se le reclasificó de nuevo como un serotipo del género *Salmonella* en función de estudios de homología de ADN. A pesar de que la mayoría de los serotipos de *Salmonella* no pueden distinguirse mediante reacciones bioquímicas, *S. enterica* subespecie *arizonae* puede diferenciarse con facilidad con base en la reacción positiva al malonato y negativa al dulcitol. Además, algunas cepas fermentan la lactosa y todas son ONPG positivas. Como resultado de estas reacciones bioquímicas únicas, la mayoría de los sistemas de identificación comerciales pueden realizar una designación de serotipo correcta con facilidad. Para consultar la importancia clínica, *véase* el recuadro de correlación clínica 6-4.

***Nuevos métodos para aislar y caracterizar* Salmonellae.** Además de los medios clásicos analizados anteriormente (tablas 6-1 a 6-3), se han descrito nuevos medios que tienen el propósito de mejorar el aislamiento de especies de *Salmonella* a partir de muestras de heces.

Medios selectivos y diferenciales. Estos medios incluyen el agar novobiocina-verde brillante-glucosa (NBG, *novobiocin-brilliant green-glucose*),[181] el agar novobiocina-verde brillante-glicerol-lactosa (NBGL, *novobiocin-brilliant green-glycerol-lactose*),[533,568] el medio xilosa-lisina-Tergitol 4 (XLT4, *xylose-lysine-Tergitol® 4*),[440] y el medio semisólido modificado de Rappaport Vassiliadis (MSRV).[26,180,259] Las formulaciones y propiedades diferenciales se muestran en la tabla 6-13.

Medios cromógenos. Los *sustratos de enzimas cromógenas* son compuestos que actúan como el sustrato para enzimas específicas y cambian de color por la acción de la enzima en el sustrato cromógeno (fig. 6-6). El primer medio de este tipo fue el agar Rambach, el cual utiliza un sustrato cromógeno para la β-galactosidasa (X-Gal, 5-bromo-4-cloro-3 indolil-β-D-galactopiranósido) en conjunto con propilenglicol, el cual se fermenta por acción de las especies de *Salmonella* para generar ácido.[548] El agar Rambach es altamente específico; sin embargo, no detecta a *S. Typhi* ni a *S. Paratyphi A*.[195,196,526] El agar SM-ID es similar al Rambach, excepto que incorpora dos sustratos cromógenos, X-Gal para la β-galactosidasa y X-GLU para la β-glucosidasa. El medio SM-ID detecta ambos serotipos, Typhi

(*el texto continúa en la p. 266*)

Recuadro de correlación clínica 6-4 *Salmonella arizonae*

Los reptiles, en particular las serpientes, son la reserva natural principal de *S. arizonae*, aunque los humanos, las aves de corral y otros animales también han contraído la enfermedad por este microorganismo. La infección en humanos debe desencadenar la investigación de una posible conexión con reptiles, así como con aves de corral y productos de huevos. Diversos investigadores han informado la infección por *S. arizonae* en pacientes con cáncer y en sujetos VIH positivos después de la ingestión de cápsulas con polvo de serpiente como remedio casero.[28,102,216,658] Se informó una infección mortal por gastroenteritis por *S. arizonae* en un niño con microcefalia que nació en una familia de encantadores de serpientes en Nueva Delhi, India.[409]

El espectro clínico de la enfermedad varía desde una gastroenteritis benigna hasta fiebre entérica y septicemia con una infección localizada, y es similar a la causada por otro serotipos de *Salmonella*. Keren y cols. informaron que la gastroenteritis puede observarse en cualquier grupo etario y que se caracteriza por dolor abdominal de tipo cólico, diarrea (con frecuencia acuosa), náuseas, vómitos y fiebre leve.[344] La diarrea suele autolimitarse y dura 1-5 días. La septicemia puede presentarse después, aunque también se ha informado en ausencia de gastroenteritis. Se considera que se puede presentar una infección localizada en diversos órganos, como cerebro, huesos, hígado, pulmón, articulaciones y vesícula biliar, la cual se presenta después de la bacteriemia, aunque no siempre se informa. Los casos de osteomielitis causada por este microorganismo están bien documentados.[344] Es probable que la prevalencia de las infecciones en humanos causadas por *S. arizonae* se notifique menos de lo que se debería, ya que los síntomas gastrointestinales suelen ser leves. Sin embargo, este patógeno debe considerarse dentro de los diagnósticos diferenciales de los pacientes con sepsis y gastroenteritis grave que tienen antecedentes de contacto con reptiles, en especial serpientes. Se debe desalentar la posesión de reptiles, especialmente en casas con niños menores de cinco años de edad.[409]

TABLA 6-13   Nuevos medios para el aislamiento de especies de *Salmonella* a partir de heces

Medio	Fórmula	Principio e interpretación
Agar novobiocina-verde brillante-glucosa (NBG)	Agar tripticasa de soya (soja), 40 g Citrato amónico férrico, 1.5 g Tiosulfato sódico pentahidrato, 5 g Rojo fenol (sal sódica), 80 mg Glucosa, 1 g Verde brillante, 7 mg Novobiocina, 10 mg Agua destilada a pH final de 7.3 a 1 L	Las colonias de *Salmonella* tienen un aspecto liso e íntegro con centros nucleados medianos a grandes de color negro debido a la producción de H_2S. Además, se observa el enrojecimiento y una zona visible de aclaramiento en el medio alrededor de cada colonia. Los coliformes se inhiben o no logran producir colonias con centros negros. Algunas cepas de *Citrobacter freundii* dan origen a colonias indistinguibles de las especies de *Salmonella*.
Agar novobiocina-verde brillante-glicerol-lactosa (NBGL)	Agar tripticasa de soya, 40 g Citrato amónico férrico, 1.5 g Tiosulfato sódico pentahidrato, 5 g Lactosa, 10 g Glicerol, 10 mL Verde brillante, 7 mg Novobiocina, 10 mg Agua destilada a 1 L	La detección de especies de *Salmonella* se basa en la producción de H_2S que conduce a colonias negras. La formación de suficiente H_2S se logra sólo por las colonias que producen ácido a partir de glicerol o lactosa, ya que el pH bajo interfiere con la formación de H_2S. Lo anterior da origen a colonias incoloras para la mayoría de las especies de *Proteus* y *Citrobacter*.
Agar de Rambach	Propilenglicol, 10 g Peptona, 5 g Extracto de levadura, 2 g Desoxicolato sódico, 1 g Rojo neutro, 0.03 g 5-bromo-4-cloro-3-indolil-β-D-galactopiranósido, 0.1 g Agar, 15 g Agua destilada a 1 L	Detecta la capacidad de las especies de *Salmonella* para metabolizar el propilenglicol. Las colonias que se sospechan en este medio suelen ser rojas brillantes. Contiene cantidades moderadas de sales biliares para inhibir coliformes.
Agar SM-ID	Extracto de carne de res, 3 g Bio-Polytone®, 6 g Extracto de levadura, 2 g Sales biliares, 4 g Rojo neutro, 0.025 g Amortiguador Tris, 0.65 g Verde brillante, 0.3 mg Sustrato cromógeno 1 (galactopiranósido), 0.17 g Glucoronato sódico, 12 g Sustrato cromógeno 2 (glucopiranósido), 0.026 g Sorbitol, 8 g Agar, 3.5 g Agua destilada a 1L pH final de 7.6 ± 0.2	La detección de especies de *Salmonella* se basa en la formación de ácido a partir de glucoronato, así como en la ausencia de β-galactosidasa. Los serotipos de *Salmonella* generan colonias rojas rosadas (a veces con borde incoloro), mientras que los coliformes forman otros colores (verde, azul o violeta) si son positivos para β-galactosidasa, o permanecen incoloros. Contiene cantidades moderadas de sales biliares para inhibir coliformes.

TABLA 6-13 Nuevos medios para el aislamiento de especies de *Salmonella* a partir de heces (*continuación*)

Medio	Fórmula	Principio e interpretación
Medio semisólido de Rappaport-Vassiliadis modificado (MSRV)	Triptosa, 4.59 g Hidrolizado ácido de caseína, 4.59 g Cloruro de sodio, 7.34 g Fosfato dihidrógeno potásico, 1.47 g Cloruro de magnesio (anhidro), 10.93 g Oxalato de verde de malaquita, 0.037 g Agar, 2.7 g Agua destilada a 1 L Novobiocina (solución al 2%) agregada después de la esterilización, 1 mL pH final: 5.2 ± 0.2	En función del fenómeno de trepada (*swarming*) de las bacterias móviles (*Salmonella* spp. y otras) a concentraciones de agar reducidas. Después de la incubación, se revisan las placas en busca de bacterias móviles que tengan un aspecto similar a un halo de crecimiento que se disemina desde el punto de inoculación original. Los subcultivos se toman de los bordes de migración para revisar la pureza y realizar otras pruebas bioquímicas y serológicas. Los coliformes se inhiben por medio de una combinación de presión osmótica aumentada, verde de malaquita e incubación a 41-43 °C.
Xilosa-lisina-Tergitol 4 (XLT4)	Proteosa peptona Bacto® núm. 3, 1.6 g Extracto de levadura Bacto, 3.0 g L-lisina, 5.0 g Xilosa Bacto, 3.75 g Lactosa Bacto, 7.5 g Sacarosa Bacto, 7.5 g Citrato amónico férrico, 0.8 g Tiosulfato sódico, 6.8 g Cloruro de sodio, 5 g Agar Bacto, 18 g Rojo fenol Bacto, 0.08 g Agua destilada a 1 L pH final 7.4 ± 0.2	Es un medio altamente selectivo que sustituye el desoxicolato sódico que se puede encontrar en el agar XLD con el surfactante aniónico Tergitol 4. El agar XLT4 inhibe por completo el crecimiento de todas las bacterias grampositivas y hongos, además de inhibir por completo o en gran medida el crecimiento de diversas bacterias gramnegativas, como *Proteus*, *Providencia* y *Pseudomonas*. Asimismo, las especies de *Citrobacter* se inhiben en cierto grado y rara vez se producen colonias con centros negros después de la incubación durante la noche. Las colonias de *Salmonella* (H$_2$S positivas) tienen un aspecto negro o muestran el centro negro con una periferia amarilla después de 18-24 h de incubación. Después de continuar la incubación, las colonias se vuelven totalmente negras o rosa rojizo con centros negros. Las cepas infrecuentes de *Salmonella* que no generan H$_2$S muestran colonias amarillo rosáceas que pueden diferenciarse de las colonias amarillo brillante de las especies distintas a *Salmonella*.
Medio ABC modificado (medio αβ-cromógeno con alafosfalina)	Agar bacteriológico, 10 g L-arginina, 0.1 g L-ácido aspártico, 0.1 g L-cisteína, 0.005 g Glicina, 0.1 g L-histidina, 0.1 g L-isoleucina, 0.1 g L-leucina, 0.1 g L-lisina, 0.1 g L-metionina, 0.005 g L-fenilalanina, 0.1 g L-prolina, 0.1 g L-serina, 0.1 g L-treonina, 0.1 g L-triptófano, 0.1 g L-tirosina, 0.1 g L-valina, 0.1 g Guanina, 0.01 g Uracilo, 0.01 g Citosina, 0.01 g Adenina, 0.01 g Citrato sódico, 6.5 g Sulfato de magnesio, 0.1 g Sulfato de amonio, 1 g Extracto de levadura, 0.1 g Fosfato hidrógeno dipotásico, 7 g Fosfato dihidrógeno potásico, 2 g Mezcla cromógena: Citrato amónico férrico, 0.5 g X-α-Gal, 0.08 g CHE-Gal, 0.3 g IPTG, 0.03 g Agua destilada a 1 L Ingredientes agregados después de la esterilización: Desoxicolato sódico, 0.5 g Alafosfalina con una concentración final en el agar de 32-0.125 mg/L (Perry y cols.[518])	*Salmonella* genera colonias azules; otras *Enterobacteriaceae* producen colonias negras. La alafosfalina es captada por las bacterias a diferentes velocidades a través de la permeasa estereoespecífica y puede ser escindida intracelularmente por una aminopeptidasa para generar fosfalina. Este compuesto liberado interfiere con el metabolismo bacteriano al interactuar con la enzima alanina racemasa responsable de la generación de D-alanina. Esta interacción puede llevar a la inhibición del crecimiento.[518]

(*continúa*)

TABLA 6-13 Nuevos medios para el aislamiento de especies de *Salmonella* a partir de heces (*continuación*)

Medio	Fórmula	Principio e interpretación
BBL CHROMagar® *Salmonella* (vendido por BD de conformidad con un acuerdo de licencia con CHROMagar, París, Francia)	Cromopeptona, 22.0 g Mezcla cromógena, 0.34 g Agentes inhibidores, 0.02 g Agar, 15.0 g Agua destilada a 1 L	Las colonias de *Salmonella* tienen un aspecto de color malva claro a malva. Las colonias de *C. freundii* y otros colifomes tienen un aspecto de color azul claro verdoso a azul verde. Algunos microorganismos que no hidrolizan ningún compuesto cromógeno pueden aparecer como colonias incoloras (láms. 6-5E-H).

Nota: Rambach, XLT4, MSRV, NBG y NBGL no son adecuados para el aislamiento de *Salmonella* serotipo Typhi.

Reacción cromógena

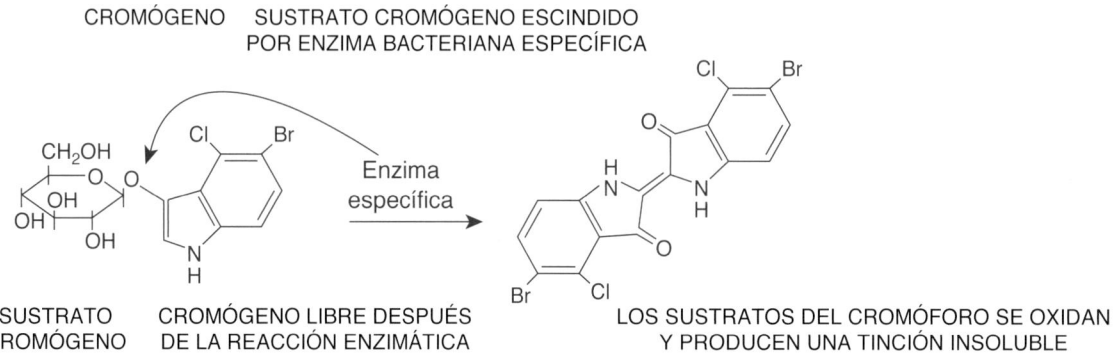

FIGURA 6-6 Reacción cromógena: los sustratos artificiales (cromógenos) liberan diferentes compuestos con color cuando son degradados por enzimas bacterianas específicas.

y Paratyphi A.[195,196,444,515,526,568] El medio *Salmonella* cromógeno (SCM; Oxoid, Basingstoke, Reino Unido) contiene dos sustratos cromógenos. El primero es Magenta-cap (5-bromo-6-cloro-3-indolicaprilato), el cual es hidrolizado por las especies de *Salmonella* para generar colonias color magenta. El segundo sustrato es X-Gal, que hace que los microorganismos que producen β-D-galactosidasa se tornen azules. Otras colonias que no utilizan los cromógenos crecen como colonias incoloras.[97] El medio ABC (medio α-β-cromógeno) emplea dos sustratos cromógenos. El primero, 3,4-ciclohexenoesculetina-β-D-galatósido (CHE-GAL), se utiliza para detectar microbios productores de β-D-galactosidasa que aparecen como colonias negras en presencia de hierro. El segundo sustrato, 5-bromo-4-cloro-3-indol-α-D-galactopiranósido (X-α-Gal), es hidrolizado por las especies de *Salmonella*, las cuales aparecen como colonias verdes.[472,515,517] Perry y cols. después modificaron el medio ABC incorporando alafosfalina (ácido 1-alanil-1-aminoetilfosfónico), un "sustrato suicida" que ayuda a aislar las especies de *Salmonella* al inhibir el crecimiento de una amplia gama de bacterias gramnegativas.[518] El agar para *Salmonella* COMPASS® (Biokar Diagnostics, Beauvais, Francia) utiliza dos sustratos cromógenos: 5-bromo-6-cloro-3-indolilcaprilato, el cual detecta la actividad de la esterasa de las especies de *Salmonella* y genera colonias de color magenta, y 5-bromo-4-cloro-3-indolilglucopiranósido, que detecta la actividad de la β-glucosidasa de otras *Enterobacteriaceae*, generando colonias de color azul.[515] CHROMagar *Salmonella*® (CHROMagar Microbiology, París, Francia; también vendido por BD bajo el nombre BBL CHROMagar *Salmonella*®,

BD Diagnostics Sparks, MD) es un medio cromógeno selectivo más nuevo que emplea una mezcla de cromógenos (sustratos patentados) que detecta la actividad de la esterasa de las especies de *Salmonella* y la actividad de la β-galactosidasa de otras *Enterobacteriaceae*.[203,244,407,515] Las fórmulas, principios e interpretaciones de los agares cromógenos se presentan en la tabla 6-13. Las imágenes de las colonias que crecen en CHROMagar pueden encontrarse en las láminas 6-5E-H.

Evaluaciones. En un estudio de Ruiz y cols.[568] en el que se comparan cinco medios de placas para el aislamiento de *Salmonella*, los medios NBGL tuvieron la mayor sensibilidad (78.4%) y valor predictivo positivo (61%) para el aislamiento directo de *Salmonella* a partir de heces. Estos autores recomendaron la utilización de SM-ID para aislar *S.* Typhi, que no se detecta con el agar NBGL. Monnery y cols. encontraron que los agares SM-ID y Rambach fueron considerablemente más específicos que los agares SS y Hektoen.[444] Dusch y Altwegg compararon seis medios (agar HE, agar Rambach, medio SM-ID, agar XLT4, agar NBGL y medio MSRV) y concluyeron que MSRV fue el medio más sensible en relación con el aislamiento de salmonelas no tíficas a partir de heces; sin embargo, estos autores observaron que la naturaleza semisólida del medio fue una desventaja y requiere una manipulación cuidadosa en el laboratorio. Observaron que XLT4 tuvo una sensibilidad comparable con HE y especificidad cercana al 100%, y puede considerarse una alternativa para el aislamiento de salmonelas a partir de heces.[196] Pérez y cols.[515] compararon cuatro medios cromógenos (medio ABC, agar COMPASS *Salmonella*, agar CHROMagar *Salmonella* y agar SM-ID) con agar convencional Hektoen en 916 muestras de heces de pacientes en tres hospitales. Después de 48 h de incubación, la sensibilidad antes y después del enriquecimiento en caldo de selenito fue del 62.5 y 89.1% con el medio ABC, del 77.1 y 93.8% con agar COMPASS, del 66.7 y 89.1% con CHROMagar, del 68.8 y 85.9% con agar SM-ID, y del 85.4 y 98.4% con agar Hektoen, respectivamente. Sin enriquecimiento y después de 24 h de incubación, se detectaron entre el 45.8 y 62.5% de todos los aislamientos de *Salmonella*, de acuerdo con el medio empleado. Hektoen fue considerablemente más sensible que cuatro medios cromógenos, mientras la sensibilidad de los cuatro medios cromógenos no fue significativamente diferente entre estos medios. Con enriquecimiento e incubación durante un período de 48 h, el agar Hektoen tuvo la sensibilidad más alta de nuevo (98.4%), mientras que las sensibilidades de COMPASS, ABC, CHROMagar y SM-ID fueron del 93.4, 89.1, 89.1 y 85.9%, respectivamente.[515]

Otros métodos de detección rápida. La prueba 4-metilumbeliferil caprilato (prueba MUCAP®; Biolife, Milán, Italia) es una prueba fluorescente para la identificación rápida de cepas de *Salmonella* de forma directa de las placas de agar. La prueba consiste en un éster de ocho átomos de carbono conjugado con metilumbeliferona (MEU). Este sustrato interactúa con la esterasa C8 de *Salmonella*, lo que conduce a la liberación de umbeliferona, que es fuertemente fluorescente a 365 nm. La prueba se realiza aplicando una gota de reactivo en las colonias sospechadas en la superficie del agar, observando después el aspecto azul fluorescente de la colonia bajo iluminación con una lámpara de Wood en 5 min. Diversos estudios han mostrado que esta prueba proporciona una sensibilidad y especificidad cercanas al 100% para la detección de cepas de *Salmonella*, y ofrecen un método complementario útil y rápido para la caracterización bioquímica rutinaria de las cepas de *Salmonella*.[12,493,570,571] La prueba para *Salmonella* del sistema de identificación bioquímica Oxoid® (O.B.I.S., *Oxoid Biochemical Identification System*) es una prueba colorimétrica rápida para la determinación de la actividad de piroglutamil aminopeptidasasa (PIRasa) y de la nitrofenilalanina desaminasa (NPA, *nitrophenylalanine deaminase*). Se toma una muestra de una colonia que crece en una placa de agar y se aplica a las áreas de prueba de la tarjeta para PIRasa y NPA. Se agrega una gota de solución amortiguadora a ambas áreas de las pruebas y, después de 5 min, se agrega una gota de solución reveladora de PIR al área de prueba de PIR y una gota de solución reveladora de NPA al área de prueba de NPA. Se impregna el área de PIRasa en la tarjeta de prueba con ácido ʟ-piroglutámico 7-amino-4-metilcumarina (7AMC). La hidrólisis enzimática del sustrato produce un color violeta al agregar la solución de desarrollo de PIR (dimetilaminocinamaldehído). El área de NPA en la tarjeta de prueba se impregna con nitrofenilalanina. La determinación del reactivo se demuestra a través de un color pardo-anaranjado cuando se agrega la solución de revelado de NPA (hidróxido de sodio 0.25 M). Se puede utilizar la ausencia de actividad de PIRasa y NPA en las especies de *Salmonella* para diferenciarlas de las especies de *Citrobacter*, las cuales tienen actividad de PIRasa,[131,307,448] y de las especies de *Proteus*, *Morganella* y *Providencia*, las cuales presentan actividad de la NPA.[252]

Métodos de detección molecular. Los métodos moleculares que se realizan de forma directa en las muestras fecales a partir de medios de transporte de heces pueden aumentar la sensibilidad y la especificidad en la detección de *Salmonella* y otros patógenos entéricos en comparación con el cultivo de heces.[271,497,527] Se han evaluado varias pruebas de reacción en cadena de la polimerasa (PCR, *polymerase chain reaction*) y se informó que ofrecen una detección confiable de patógenos entéricos a concentraciones de 1-2 $\log_{10}$ menores que las necesarias para la detección mediante cultivo.[19,80,159,391,392]

Se están introduciendo nuevas técnicas que pueden alterar en gran medida la identificación futura de especies de *Salmonella*, tanto en el laboratorio clínico como en los estudios del campo epidemiológico. Como ejemplo de nuevas aplicaciones, Olsvik y cols.[494] rastrearon la transmisión de cepas de *S.* Typhimurium de ganado vacuno enfermo en cuatro manadas separadas en Noruega hasta trabajadores de granjas, y observaron perfiles idénticos de plásmidos crípticos para los distintos aislamientos con el uso de técnicas de digestión con endonucleasas de restricción. Como señalan estos autores, las técnicas convencionales de serotipificación y biotipificación a menudo no son lo suficientemente específicas como para determinar de forma definitiva que dos o más aislamientos de diferentes fuentes son, de hecho, idénticos. La espectrometría de masas de desorción/ionización láser asistida por matriz de células intactas se ha utilizado para identificar salmonelas a nivel de especies y subespecies[183] y para la diferenciación rápida de *S.* Typhi de otras serovariedades de *Salmonella* cuando se realiza en aislamientos a partir de hemocultivos.[369] Las técnicas como la espectrofotometría de masas de tiempo de vuelo por desorción/ionización láser asistida por matriz (MALDI-TOF, *Matrix-assisted laser desorption/ionization time of flight*) el análisis de endonucleasas de restricción o las sondas genéticas harán que el trabajo epidemiológico y diagnóstico en microbiología sea mucho más preciso en el futuro. Estas técnicas se analizan con mayor detalle en el capítulo 4.

Tribu *Citrobactereae*. *Citrobactereae* está conformado por un solo género, *Citrobacter*, y 11 especies.

Género Citrobacter. El género *Citrobacter* así como la especie *C. freundii* fueron designados en 1932 por Werkman y Gillen. En 1970, Frederiksen describió una nueva especie a la que denominó *C. koseri*. En 1971, Young y cols. propusieron el nombre *Levinea malonatica* para un grupo similar de microorganismos, y en 1972 Ewing y Davis describieron *C. diversus*. Frederiksen examinó las tres cepas y determinó que eran fenotípicamente similares, y propuso restablecer el nombre *C. koseri* como nombre válido para este taxón.[236] En 1993, Brenner y cols., mediante estudios de relación de ADN, mostraron que los microorganismos identificados como *C. freundii* consistían en un grupo heterogéneo que representaba varias especies genéticas.[67] Este trabajo condujo al establecimiento de 11 genoespecies en el género *Citrobacter*, como se muestra en la tabla 6-14.

Las características que sugieren que una cepa aislada puede pertenecer al género *Citrobacter* se enumeran en la tabla 6-6. Las características clave que diferencian a *C. freundii* y otros miembros H_2S positivos de las citrobacterias de las salmonelas son el crecimiento en KCN (las especies de *Salmonella* son negativas), la ausencia de actividad de lisina descarboxilasa (las especies de *Salmonella* son positivas) y la hidrólisis de ONPG (las especies de *Salmonella* son negativas). La diferenciación bioquímica entre las especies de *Citrobacter* se muestra en la tabla 6-15. Las cepas humanas de todas las especies genómicas, salvo *C. koseri*, se han obtenido predominantemente de heces.[67] Farmer y cols.,[220] quienes revisaran cepas remitidas a los CDC citaron a *C. freundii* como posible causa de diarrea (aunque la mayoría de los aislamientos no parecen relacionarse con la enfermedad) y como causa de casos aislados de infecciones extraintestinales. También citan una posible relación entre *C. koseri* y brotes de meningitis y abscesos cerebrales en recién nacidos, e informan el aislamiento de *C. amalonaticus* de algunos hemocultivos. Janda y cols., en el Microbial Diseases Laboratory en Berkeley, California, informaron que *C. freundii* fue la especie que se identificó con mayor frecuencia de todos los sitios del cuerpo, excepto de heces. En las muestras gastrointestinales, *C. freundii* fue la cuarta, detrás de *C. youngae*, *C. braakii* y *C. wejmanii*.[324]

TABLA 6-14 Especies antiguas y actuales del género *Citrobacter*

Designación de especie anterior	Genoespecie	Especie actual
Complejo *C. freundii*	1	*C. freundii*
	5	*C. youngae*
	6	*C. braakii*
	7	*C. werkmanii*
	8	*C. sedlakii*
	9	*C. rodentium*
	10	*C. gillenii*
	11	*C. murliniae*
C. diversus	2	*C. koseri*
C. amalonaticus	3	*C. amalonaticus*
C. amalonaticus biogrupo 1	4	*C. farmeri*

TABLA 6-15 Diferenciación de especies en el género *Citrobacter*[a]

Prueba bioquímica	Citrobacter										
	koseri	*werkmanii*	*sedlakii*	*rodentium*	*gillenii*	*amalon-aticus*	*farmeri*	*braakii*	*freundii*	*murliniae*	*youngae*
Adonitol	+	−	−	−	−	−	−	−	−	−	−
Malonato	+	+	+	+	+	−	−	−	−	−	−
Ornitina	+	−	+	+	−	+	+	+	−	−	−
Melibiosa	−	−	+	−	V (67)	−	+	V (78)	+	V (33)	−
Sacarosa	V (44)	−	−	−	V (33)	V (13)	+	−	+	V (33)	V (19)
Indol	+	−	+	−	−	+	+	V (33)	V (38)	+	V (14)
Dulcitol	V (38)	−	+	−	−	−	−	V (33)	V (13)	+	V (86)
H$_2$S	−	+	−	−	V (67)	V (13)	−	V (60)	V (75)	V (67)	V (67)

[a]Datos obtenidos de la referencia 67.
+, 90% o más cepas son positivas; −, 90% o más cepas son negativas; V, el 11-89% de las cepas son positivas; los números entre paréntesis representan el porcentaje de la cepa que tiene una posible reacción.

C. freundii (complejo) se ha informado como causa de enfermedad gastrointestinal relacionada con queso de tipo Brie importado,[103] y se ha notificado sobre una cepa de *C. freundii* que porta el antígeno de *E. coli* O157.[46] *C. koseri* se ha aislado con mayor frecuencia de muestras de orina y de vías respiratorias.[291,400] También se ha informado *C. koseri* con mayor frecuencia como causa de meningitis esporádica y epidémica en recién nacidos y niños pequeños.[261,358,359,506,649] Se encontraron abscesos cerebrales en el 75% de los niños con meningitis por *C. koseri*, una prevalencia mucho mayor de la que se informó para otras bacterias que causan meningitis.[262,358] Una tercera parte de los niños pequeños con meningitis por *C. koseri* fallecen, y al menos el 75% de los sobrevivientes tienen discapacidad neurológica grave.[262] Otros informes corroboran la tendencia de que *C. koseri* causa meningitis y abscesos cerebrales, en particular en relación con los bacilos gramnegativos *Prevotella melaninogenica*.[23,160,384] *C. sedlakii* se aisló a partir de sangre y LCR de un niño de cinco años de edad que nació de forma prematura con sepsis, meningitis y absceso cerebral en el University of Illinois Medical

Center.[197] El niño fue tratado con ampicilina, piperacilina y cefotaxima. Para el día 14, el niño estaba clínicamente estable y se cambió el tratamiento a cefotaxima i.v. y cotrimoxazol por v.o. El niño fue dado de alta después de ocho semanas para completar dos semanas más de tratamiento con cotrimoxazol por v.o. en casa. A los 5 1/2 meses de edad, una tomografía computarizada del cerebro demostró la resolución de todos los abscesos. Otros aislamientos de *C. sedlakii* en la University of Illinois se han obtenido de orina e injertos arteriovenosos infectados de la pierna. De los 13 *C. braakii* identificados en el University of Illinois Medical Center, cinco se aislaron a partir de orina, cuatro de líquido peritoneal, uno de una herida abdominal, dos de muestras endotraqueales y uno de una muestra bronquial. Las cepas de *C. farmeri* en dicha universidad se han aislado de muestras de heces, orina, tejido de la pared abdominal y líquido acuoso. Bruckner y cols. informaron un caso de bacteriemia por *C. farmeri* en un niño con síndrome de intestino corto que desarrolló un episodio séptico poco después de comenzar la infusión para alimentación parenteral total.[79] Únicamente se han aislado tres cepas de *C. gillenii* en la University of Illinois de tres muestras separadas: orina, líquido peritoneal y la punta de un catéter venoso central. La mayoría de las cepas de *C. youngae* se han aislado sólo de roedores y causan una enfermedad en ratones de laboratorio, conocida como *hiperplasia colónica murina transmisible*.[401,581]

La identificación de las especies de *Citrobacter* se ve obstaculizada porque las nuevas especies no están incluidas aún en las bases de datos de la mayoría de los sistemas comerciales de identificación. Para ayudar a los laboratorios a determinar las nuevas especies de *Citrobacter*, O'Hara y cols. publicaron una clave dicotómica que utiliza pruebas bioquímicas convencionales. El patrón de sensibilidad de las cepas aisladas también ofrece un auxiliar para la identificación. *C. koseri* tiene un patrón de sensibilidad a los antibióticos similar a *Klebsiella* (resistente a ampicilina y ticarcilina), mientras que *C. freundii* tiene un patrón más típico de especies de *Enterobacter* (resistente a ampicilina y a las cefalosporinas de primera generación).

Tribu *Klebsielleae*. La tribu *Klebsielleae* está conformada por cuatro géneros principales, *Klebsiella, Enterobacter, Hafnia* y *Serratia*, cada uno de las cuales abarca diversas especies que son patógenos manifiestos y oportunistas en humanos. Se ha agregado un quinto nuevo género, denominado *Pantoea*, para adaptarse a la reclasificación de los microorganismos antes llamados *Enterobacter agglomerans* biotipo XIII, ahora conocidos como *Pantoea agglomerans*.[248] Las características clave que sugieren que una cepa desconocida pertenece a *Klebsielleae* se enumeran en la tabla 6-6. En la tabla 6-16 se presentan las diferencias bioquímicas entre los principales géneros y especies dentro de la tribu.

Género Klebsiella. El género *Klebsiella* se nombró en honor a Edwin Klebs, un microbiólogo alemán de finales del siglo XIX. El bacilo, ahora conocido como "*Klebsiella*", también fue descrito por Carl Friedlander, y durante muchos años se supo bien que el "bacilo de Friedlander" causaba una neumonía grave que a menudo era mortal. El género incluye seis especies: *K. pneumoniae, K. oxytoca, K. granulomatis, K. variicola, K. singaporensis* y *K. alba. K. pneumoniae* es la especie tipo de este género.

***Cambios taxonómicos en el género* Klebsiella.** En el 2001, Drancourt y cols.[187] realizaron un análisis comparativo de las secuencias del ARNr 16S y los genes *rpoB* (codifican la subunidad β de la ARN polimerasa bacteriana) de las cepas tipo de nueve especies de *Klebsiella*. Sus hallazgos confirmaron que *Klebsiella* es heterogénea y está compuesta por especies que forman tres agrupamientos filéticos. El grupo I comprende a *K. pneumoniae* subespecies *pneumoniae, rhinoscleromatis* y *ozaenae*, y *K. granulomatis*. El grupo II está conformado por *K. ornithinolytica, K. planticola, K. trevisanii* y *K. terrigena*; y el grupo III está compuesto por *K. oxytoca*.[187] En función de esta evidencia, propusieron que el género *Klebsiella* se dividiera en dos géneros, *Klebsiella* y *Raoultella* (nombrado en honor del bacteriólogo francés Didier Raoult), y que *K. oxytoca* debía permanecer como un taxón monofilético. Las especies que se incluyen en el grupo I se mantienen en el género *Klebsiella*, mientras que las especies que se incluyen en el grupo II se transfirieron al nuevo género *Raoultella*.[187] Granier y cols.[263] mostraron además que el taxón *K. oxytoca* se divide en dos clados que corresponden a dos grupos genéticos llamados *oxy-1* y *oxy-2*.[264] En 1999, *Calymmatobacterium granulomatis*, el presunto agente causal de la donovanosis, se reclasificó como *K. granulomatis* en función de los datos filogénicos.[95,546] Por último, tres nuevas especies del ambiente se agregaron al género, *K. variicola*,[566] *K. singaporensis*[385] y *K. alba*,[680] las cuales se aislaron de muestras de plantas y del suelo.

Las especies de *Klebsiella* y *Raoultella* están ampliamente distribuidas en la naturaleza y en el tubo digestivo de humanos y animales. Se debe sospechar de una especie de *Klebsiella* cuando

TABLA 6-16 Diferenciación de los principales géneros y especies en la tribu *Klebsielleae*

| Prueba bioquímica | Klebsiella | | Enterobacter | | Pantoea | Hafnia | Serratia | |
	K. pneumoniae	K. oxytoca	E. aerogenes	E. cloacae	P. agglomerans	H. alvei	S. marcescens	S. liquefaciens
Indol	−	+	−	−	V (20)	−	−	−
Motilidad	−	−	+	+	V (85)	V (85)	+	+
Lisina	+	+	+	−	−	+	+	+
Arginina	−	−	−	+	−	−	−	−
Ornitina	−	−	+	+	−	+	+	+
ADNasa (25 °C)	−	−	−	−	−	−	+	V (85)
Gelatinasa (22 °C)	−	−	−	−	−	−	+	+
Fermentación de:								
Lactosa	+	+	+	+	V (40)	−	−	−
Sacarosa	+	+	+	+	V (75)	−	+	+
Sorbitol	+	+	+	+	V (30)	−	+	+
Adonitol	+	+	+	V (25)	−	−	V (40)	−
Arabinosa	+	+	+	+	+	+	−	+

+, 90%o más cepas positivas; −, 90% o más cepas negativas; V, el 11-89% de las cepas son positivas.

se aíslen colonias grandes con una consistencia mucosa en las placas de aislamiento primario. En agar de MacConkey, las colonias suelen parecer grandes, mucoides y violáceas, indicando fermentación de lactosa y producción de ácido (lám. 6-1E). Sin embargo, no todas las cepas son mucoides y algunas especies de *Enterobacter* pueden simular estrechamente a las especies de *Klebsiella* en las pruebas de detección precoz. Todas las especies de *Klebsiella* y *Raoultella* son inmóviles y la mayoría no descarboxilan la ornitina (*R. ornithinolytica* es ornitina positiva), características positivas en la mayoría de las especies de *Enterobacter*. Muchas cepas de *Klebsiella* y *Raoultella* hidrolizan lentamente la urea y producen un color rosado claro en el cultivo en pico de flauta con agar urea de Christensen. Se puede utilizar la producción de indol a partir de triptófano para separar las dos especies principales: *K. pneumoniae* es indol negativa y *K. oxytoca* es indol positiva. Ciertas cepas no producen las reacciones clásicas, lo que llevó a nombrar varias especies adicionales. *Véase* la tabla 6-17 para consultar una lista de las características por las cuales pueden diferenciarse estas diversas especies.

K. pneumoniae se aísla con mayor frecuencia de muestras clínicas y puede producir una forma clásica de neumonía primaria. Se encuentra con poca frecuencia en la bucofaringe de personas sanas (tasa de portación del 1-6%);[557] sin embargo, se puede presentar una prevalencia tan alta como del 20% en pacientes hospitalizados. Esta colonización al final puede ser la fuente de infecciones pulmonares que suelen ocurrir en pacientes con afecciones debilitantes, como alcoholismo, diabetes mellitus y enfermedad pulmonar obstructiva crónica.[557] La neumonía suele ser destructiva y se acompaña de necrosis y hemorragia extensa, lo que lleva a la producción de esputo que puede ser espeso, mucoide y de color rojo ladrillo, o fluido y de aspecto "similar a gelatina". Los abscesos pulmonares, la enfermedad cavitaria crónica, la hemorragia interna y la hemoptisis pueden encontrarse en casos graves. Con frecuencia se observa pleuritis, lo que explica por qué se presenta dolor pleurítico en aproximadamente el 80% de los pacientes. *K. pneumoniae* también puede causar diversas infecciones extrapulmonares, incluyendo enteritis y meningitis (en niños menores), infecciones urinarias (en niños y adultos) y septicemia.

Durante las últimas dos décadas surgió una nueva variante clínica de *K. pneumoniae* (hvKP). Los informes iniciales fueron de países en la costa asiática del Pacífico (p. ej., Taiwán, Corea, Vietnam y Japón) y describieron un síndrome clínico único de infecciones por *K. pneumoniae* adquiridas en la comunidad que se presentan con abscesos hepáticos piógenos con propensión a la diseminación metastásica a sitios distantes.[139,393,655] Subsecuentemente, un número cada vez mayor de casos se ha informado en Norteamérica,[235,345,377,421,454] Sudamérica,[647] el Caribe[185] y en otros continentes.[175,208,272,601,637,685] Una combinación de características clínicas y fenotípicas bacterianas definieron esta nueva cepa hvKP: (1) su capacidad para causar infección en pacientes ambulatorios sanos, (2) sitios inusuales de infección (p. ej., hígado, ojo, LCR), (3) su capacidad para diseminarse de forma metastásica y (4) la producción de colonias hipermucoviscosas cuando crecen en placas de agar.[593] Las colonias hipermucoviscosas se demuestran a través de una "prueba del hilo", la cual es positiva cuando el asa o aguja de inoculación puede generar un hilo viscoso mayor de 5 mm de longitud al tocar la colonia bacteriana y levantar el asa por encima del borde de la placa de agar, creando un hilo de bacterias (lám. 6-2H). Por las características clínicas únicas y graves de estas cepas hvKP, los laboratorios deben considerar informar las cepas de *K. pneumoniae* que demuestren una prueba del hilo positiva como "*K. pneumoniae* hipervirulenta". *Véase* la revisión de Shon y cols.[593] para consultar más información sobre este tema.

Carbapenemasa de K. pneumoniae. En la última década, el microorganismo *K. pneumoniae* que produce la carbapenemasa de *K. pneumoniae* (KPC, *K. pneumoniae carbapenemase*) se ha diseminado rápidamente por los hospitales de todo el mundo.[61,466,677] Las cepas de *K. pneumoniae* que producen KPC suelen ser resistentes a los carbapenémicos (ertapenem, doripenem, imipenem,

TABLA 6-17 Diferenciación de especies de los géneros *Klebsiella* y *Raoultella*[a]

Prueba bioquímica	*K. pneumoniae* subsp. *pneumoniae*	*K. pneumoniae* subsp. *ozaenae*	*K. pneumoniae* subsp. *rhinoscleromatis*	*K. oxytoca*	*R. ornithinolytica*	*R. planticola*	*R. terrigena*
Indol	−	−	−	+	+	V (20)	−
Rojo de metilo	−	+	+	V (20)	+	+	V (60)
Voges-Proskauer	+	−	−	+	V (70)	+	+
Ureasa	+	−	−	+	+	+	−
Lisina	+	V (40)	−	+	+	+	+
Ornitina	−	−	−	−	+	−	V (20)
ONPG	+	V (80)	−	+	+	+	+
Malonato	+	−	+	+	+	+	+
Crecimiento a:[a]							
5 °C	−	−	−	−	+	+	+
10 °C	−	−	−	+	+	+	+
41 °C	+	ND	ND	+	+	+	−

[a]Datos tomados de la referencia 220.

+, 90% o más cepas son positivas; −, 90% o más cepas son negativas; V, el 11-89% de las cepas son positivas; ND, resultados no disponibles.

meropenem), así como a las penicilinas, cefalosporinas, fluoroquinolonas, y con frecuencia también a los aminoglucósidos. Como la resistencia a la carbapenemasa puede presentarse en enterobacterias distintas a *K. pneumoniae*, la frase "*Enterobacteriaceae* resistentes a carbapenémicos (ERC)" se ha acuñado como el término preferido para referirse a estas cepas multirresistentes. La detección de bacterias ERC puede ser difícil en función de las pruebas de sensibilidad a antibióticos de rutina. Por lo tanto, es crucial implementar eficaces medidas de control de infecciones para limitar la diseminación de estos patógenos.[130] Los cultivos de vigilancia se han aplicado de forma eficaz como parte de la estrategia multifacética nacional de intervención para disminuir la propagación de las ERC utilizando caldos selectivos o placas de agar que contengan carbapenémicos o discos de carbapenémicos,[9,375,396] o medios cromógenos selectivos, como CHROMagar KPC-Colorex KPC® (CHROMagar, París, Francia),[9,255,574,669] Brilliance CRE® (Oxoid, Thermofisher Scientific, Lenexa KS),[171,255] chrom ID CARBA® (bioMérieux, Marcy l'Etoile, FR),[651,669] y SUPRACARBA®.[255,467] Para consultar más información sobre las ERC, *véase* el capítulo 17.

K. ozaenae y *K. rhinoscleromatis* son aislamientos infrecuentes considerados actualmente como subespecies de *K. pneumoniae*; sin embargo, cada uno se relaciona con un espectro singular de la enfermedad. *K. ozaenae* se relaciona con rinitis atrófica, una afección llamada *ozena* e infecciones purulentas de las membranas mucosas. Janda y cols.[326] también informaron de un caso de absceso corneal causado por *K. ozaenae*. Los informes de aislamientos de *K. ozaenae* de sangre, orina y tejidos blandos sugieren que el espectro de la enfermedad causada por este microorganismo es mucho más extensa de lo que se pensaba anteriormente.[258] *K. rhinoscleromatis* causa la enfermedad granulomatosa *rinoescleroma*, una infección de la mucosa respiratoria, la bucofaringe y los senos paranasales. Se deben establecer las correlaciones clínicas cuando estas especies se aíslan en cultivos, a fin de determinar su importancia clínica en casos individuales. Aunque estas dos especies ya no se consideran verdaderas, sino cepas bioquímicamente inactivas de *K. pneumoniae*,[64] los autores consideran que es médicamente importante informar los nombres *K. ozaneae* y *K. rhinoscleromatis* por la relación específica de estas dos cepas.

Casi la mitad de las cepas de *K. oxytoca* remitidas a los CDC han sido de heces, y la siguiente fuente más frecuente es la sangre.[220] Ahora se ha demostrado que *K. oxytoca* es el agente causal de la colitis hemorrágica relacionada con antibióticos (CHRA).[294] La CHRA es una forma distinta de diarrea asociada con antibióticos en la cual *C. difficile* está ausente y los pacientes padecen diarrea sanguinolenta súbita, a menudo en combinación con cólicos abdominales graves. La CHRA se relaciona con mayor frecuencia con el uso de penicilinas, quinolonas y cefalosporinas.[294,522] La colonoscopia suele revelar hemorragia extensa e inflamación de la lámina propia con ausencia de seudomembranas. La resolución espontánea por lo general se presenta poco tiempo después de la suspensión del antibiótico.[522] Por razones desconocidas, la CHRA por *K. oxytoca* se ha vinculado con el uso concomitante de antiinflamatorios no esteroideos.[294,522]

Por el papel de *K. oxytoca* en la patogenia de la CHRA, los laboratorios deben informar *K. oxytoca* de los cultivos de heces cuando esté presente en cantidades importantes. Para la mayoría de los pacientes con CHRA, las pruebas de heces revelan *K. oxytoca* en cantidades considerables (> 10[6] UFC/mL).[689] En la experiencia de los autores, los pacientes con esta afección presentan cultivos casi puros de *K. oxytoca* en heces. Cuando se

informa *K. oxytoca* a partir de cultivos de heces, los laboratorios pueden querer considerar agregar un comentario al informe de laboratorio con la siguiente información: "Se ha informado que las cepas toxígenas de *K. oxytoca* causan CHRA. Los pacientes suelen responder a la suspensión de los agentes antimicrobianos". *K. oxytoca* no es una causa de colitis no hemorrágica.[689] Por lo tanto, se necesitan pruebas para *K. oxytoca* únicamente en los pacientes que experimentan diarrea sanguinolenta durante la antibioticoterapia con cantidades importantes de *K. oxytoca* en su cultivo de heces.

Género Raoultella. En el año 2001, en función del análisis de la secuencia del gen de ARN 16S y *rpoB*, se creó el nuevo género *Raoultella* para acomodar a tres miembros del género *Klebsiella* grupo II, los cuales se renombraron: *Raoultella ornithinolytica*, *R. terrigena* y *R. planticola*.[187]

Se ha encontrado *R. ornithinolytica* en ambientes acuáticos, peces y garrapatas,[445] y es un patógeno humano infrecuente; sin embargo, se han informado varios casos de bacteriemia por *R. ornithinolytica*.[275,279,417,445,576] Las especies nombradas recientemente, *R. terrigena*[311] y *R. planticola*,[32] reflejan sus fuentes en la naturaleza. *R. terrigena* se parece a *K. pneumoniae* y se ha aislado principalmente del suelo y el agua. Las cepas en humanos se han aislado principalmente de heces de humanos sanos[530] y de las vías respiratorias;[528] no obstante, su capacidad para causar infección en humanos no se ha demostrado. *R. planticola* (sinónimo de *K. trevisanii*)[227,247] se ha aislado principalmente de ambientes botánicos y acuáticos. Los primeros informes de cepas humanas fueron de vías respiratorias, orina, líquido cefalorraquídeo y sangre,[237,238] y la mayoría de las cepas representan colonización en vez de infección. Los informes más recientes sugieren que *R. planticola* puede ser la causa de pancreatitis grave,[17] colangitis con *shock* séptico,[682] bacteriemia,[303] infección urinaria[492] y prostatitis aguda,[690] y puede considerarse un patógeno emergente.[210]

Estudios de Francia y Alemania sugieren que hasta el 19% de las especies de *Klebsiella/Raoultella* son realmente *R. planticola*;[446,529,531] sin embargo, la aparición de *R. planticola* parece ser menos frecuente en los Estados Unidos.[668] Un problema puede ser la separación de *R. planticola* de *R. ornithinolytica,* que son especies relacionadas que pueden distinguirse entre sí mediante muy pocas pruebas bioquímicas. *R. planticola* es ornitina descarboxilasa (ODC) negativo e indol variable, mientras que *R. ornithinolytica* es ODC positivo e indol negativo. Se han descrito cepas ODC negativas de *R. ornithinolytica*, y es probable que se identifiquen como *R. planticola* o *K. oxytoca* mediante métodos fenotípicos.[504,653] En una comparación de tres sistemas de identificación fenotípica, Park y cols.[504] informaron que 27 de 27 aislamientos clínicos de *R. ornithinolytica* se identificaron como *R. ornithinolytica* mediante Vitek 2®; sin embargo, MicroScan® identificó 25 de 27 (92.6%) como *K. oxytoca* y API 20E® identificó 24 de 27 (88.9%) como *K. oxytoca* utilizando PCR con cebadores específicos para secuencias como el método de identificación de referencia. De manera similar, Jong y cols.[177] informaron dificultades para separar las especies de *Raoultella* mediante espectrometría de masas MALDI-TOF porque los espectros de masas de *R. planticola* y *R. ornithinolytica* son muy similares y se parecen al de *K. oxytoca*.

La incidencia más alta de infecciones debido a especies de *Klebsiella* durante la década pasada puede reflejar tanto un aumento en las infecciones hospitalarias en pacientes debilitados o inmunocomprometidos como una tendencia a una mayor resistencia a los antibióticos. En los Estados Unidos, *Klebsiella* representa el 3-7% de todas las infecciones bacterianas hospitalarias, colocándola entre los ocho patógenos infecciosos más importantes en los hospitales.[532] *Klebsielleae* suele albergar plásmidos de resistencia a antibióticos; por lo tanto, se pueden anticipar las infecciones por cepas multirresistentes. Casi todas las cepas clínicas son resistentes a ampicilina, carbenicilina y ticarcilina. La aparición reciente de cepas de *Klebsiella* que poseen plásmidos que median la resistencia a fármacos β-lactámicos de amplio espectro es particularmente preocupante. Esta forma de resistencia se debe a la producción de enzimas β-lactamasas únicas denominadas ESBL (*extended-spectrum-β-latamases*).[327,394] Estas enzimas se han encontrado principalmente en cepas de *K. pneumoniae* y *E. coli*, y las hacen resistentes a la mayoría de los fármacos β-lactámicos, incluyendo las cefalosporinas de tercera generación. Una característica única de las ESBL es su capacidad para evitar la detección con la mayoría de las pruebas de sensibilidad que se utilizan con frecuencia y la preocupación resultante de que se informe que los microorganismos que poseen ESBL sean sensibles a antibióticos a los cuales en realidad son resistentes.[316,431] Además, la resistencia a los carbapenémicos entre las cepas de *K. pneumoniae* se ha diseminado ampliamente en los Estados Unidos y en todo el mundo debido a la propagación de las cepas con el plásmido *bla*$_{KPC}$.[61,677,466] Este tema se analiza con anterioridad en este capítulo y con mayor detalle en el capítulo 17.

K. granulomatis (antes *C. granulomatis*)[95] es un bacilo encapsulado gramnegativo con requerimientos nutricionales especiales que se encuentra dentro del citoplasma de macrófagos. Es el agente etiológico del granuloma inguinal (también conocido como *donovanosis*), una enfermedad de transmisión sexual que afecta los genitales y los sitios circundantes.[561] Se encuentra en focos geográficos específicos, por ejemplo, Nueva Guinea, el

noroeste de Australia, el sureste de India, el Caribe, partes de Sudamérica, partes de África central y la región KwaZulu/Natal de Sudáfrica.[347] *K. granulomatis* no puede cultivarse en medios de agar convencionales, aunque ha crecido de forma exitosa en huevos embrionados y en sistemas de cocultivos de monocitos.[347] Actualmente, el diagnóstico de laboratorio del granuloma inguinal depende de la observación de "cuerpos de Donovan" en frotis de tejidos o muestras de biopsias evaluadas mediante las tinciones de Giemsa y Wright. Para aumentar la especificidad del diagnóstico, se han utilizado las tinciones de Dieterle, Warthin-Starry[266] y Giemsa rápida (Diff Quick®).[475] Se informó una PCR para la detección de donovanosis en muestras de genitales.[94,96] La azitromicina ha surgido como el fármaco de elección y debe utilizarse si se confirma o sospecha el diagnóstico.[474]

Género Enterobacter. Como muchas cepas del género *Enterobacter* producen grandes cantidades de gases, la especie tipo se llamó *Aerobacter aerogenes* durante muchos años. Hormaeche y Edwards cambiaron la designación del género a *Enterobacter* en 1960.[300]

La taxonomía de *Enterobacter* tiene una historia complicada, con varias especies transferidas a otros géneros. Hubo 29 especies y subespecies que originalmente se incluyeron en el género *Enterobacter*. Sin embargo, un análisis taxonómico polifásico reciente determinó que las secuencias de nucleótidos de algunas especies no corresponden al género *Enterobacter* y, como resultado, diversas especies han sido designadas a ocho nuevos géneros (tabla 6-18). Como género, las cepas de *Enterobacter* tienen las características generales de *Klebsielleae*, pero pueden diferenciarse de la mayoría de las especies de *Klebsiella* por ser móviles y ornitina positivas. Las características bioquímicas por las que se pueden diferenciar las especies médicamente importantes se incluyen en la tabla 6-19).

TABLA 6-18 Taxonomía de las especies de *Enterobacter*, 29 especies incluyendo a las subespecies

Designación previa	Nombre actual	Sinónimo	Referencia
E. aerogenes	El mismo	*Klebsiella mobilis, Aerobacter aerogenes*	
E. agglomerans	*Pantoea agglomerans*	*Erwinia herbicola* *Erwinia milletiae*	Gavini y cols.[248]
E. amnigenus	*Lelliottia amnigena*		Brady y cols.[62]
E. arachidis	*Kosakonia arachidis*		Brady y cols.[62]
E. asburiae	El mismo		
E. cancerogenus	El mismo	*Erwinia cancerogena* *Enterobacter taylorae*	
E. cloacae	Esta especie se dividió en subespecies (*véase* a continuación)		
	E. cloacae subsp. *cloacae*	*Aerobacter cloacae* *Bacillus cloacae*	Hoffmann y cols.[293]
	E. cloacae subsp. *dissolvens*	*Enterobacter dissolvens* *Erwinia dissolvens*	Hoffmann y cols.[293]
E. cowanii	*Kosakonia cowanii*		Brady y cols.[62]
E. dissolvens	*E. cloacae* subsp. *dissolvens*	*Enterobacter dissolvens* *Erwinia dissolvens*	Hoffmann y cols.[293]
E. gergoviae	*Pluralibacter gergoviae*		Brady y cols.[62]
E. helveticus	*Franconibacter helveticus*	*Cronobacter helveticus*	Brady y cols.,[62] Stephan y cols.[612]
E. hormaechei	El mismo	Grupo entérico 75 de los CDC	
E. intermedius	*Kluyvera intermedia*	*Kluyvera cochleae, Enterobacter intermedium*	Pavan y cols.[511]
E. kobei	El mismo	Grupo 21 de los NIH	

TABLA 6-18 Taxonomía de las especies de *Enterobacter*, 29 especies incluyendo a las subespecies (*continuación*)

Designación previa	Nombre actual	Sinónimo	Referencia
E. ludwigii	El mismo		
E. massiliensis	El mismo		
E. mori	El mismo		
E. nimipressuralis	*Lelliottia nimipressuralis*	*Erwinia nimipressuralis*	Brady y cols.[62]
E. oryzae	*Kosakonia oryzae*		Brady y cols.[62]
E. pulveris	*Franconibacter pulveris*	*Cronobacter pulveris*	Brady y cols.,[62] Stephan y cols.[612]
E. pyrinus	*Pluralibacter pyrinus*		Brady y cols.[62]
E. radicincitans	*Kosakonia radicincitans*		Brady y cols.[62]
E. sacchari	*Kosakonia sacchari*		Gu y cols.[270]
E. siamensis	El mismo		
E. sakazakii	*Cronobacter sakazakii*	"*Enterobacter cloacae* con pigmento amarillo"	Iversen y cols.[310]
E. soli	El mismo		
E. taylorae	*Enterobacter cancerogenus*	Grupo entérico 19 de los CDC	Schønheyder y cols.[585]
E. turicensis	*Siccibacter turicensis*	*Cronobacter zurichensis*	Brady y cols.,[62] Stephan y cols.[612]
E. xiangfangensis	El mismo		Gu y cols.[270]

TABLA 6-19 Diferenciación de las especies clínicamente importantes de los géneros *Cronobacter*, *Enterobacter*, *Kluyvera*, *Kosakonia*, *Lelliottia* y *Pluralibacter*[a]

Prueba	*E. aerogenes*	*L. amnigenus biogrupo 1*	*L. amnigenus biogrupo 2*	*E. asburiae*	*E. cancerogenus*	*E. cloacae*	*K. cowanii*	*P. gergoviae*	*E. hormaechei*	*K. intermedius*	*E. kobei*	*C. sakazakii*
Rojo de metilo	−	−	V (65)	+	−	−	ND	−	V (57)	+	−	−
Voges-Proskauer	+	+	+	−	+	+	+	+	+	+	+	+
Lisina	+	−	−	−	−	−	−	+	−	−	−	−
Arginina	−	−	V (35)	V (21)	+	+	−	−	V (78)	−	+	+
Oritina	+	V (55)	+	+	+	+	−	+	V (91)	V (89)	+	+
Ureasa	−	−	−	V (60)	−	V (65)	−	+	V (87)	−	−	−
Motilidad	+	+	+	−	+	+	+	+	V (52)	V (89)	+	+
Fermentación de:												
Lactosa	+	V (70)	V (35)	V (75)	−	+	+	V (55)	−	+	+	+
Sacarosa	+	+	−	+	−	+	+	+	+	V (65)	V (25)	+
Adonitol	+	−	−	−	−	V (25)	−	−	−	−	−	−
Sorbitol	+	−	+	+	−	+	+	−	−	+	+	−
Rafinosa	+	+	−	V (70)	−	+	+	+	−	+	+	+
Ramnosa	+	+	+	+	+	+	+	+	+	+	+	+
Melibiosa	+	+	+	−	−	+	+	+	−	+	+	+
Pigmento amarillo	−	−	−	−	−	−	V (66)	−	−	−	−	+

[a]La tabla sólo incluye a las especies de *Enterobacter* que se han aislado de muestras clínicas de humanos. Los aislamientos que son triple descarboxilasa negativos pueden ser especies de *Pantoea* y los aislamientos que son tanto lactosa como sacarosa negativos, pero lisina positivos, pueden ser *Hafnia alvei* (tabla 6-16).
+, 90% o más cepas son positivas; −, 90% o más cepas son negativas; V, el 11-89% de las cepas son positivas; ND, no disponible.

Enterobacter aerogenes y *Enterobacter cloacae* son las especies halladas con mayor frecuencia en las muestras clínicas. Se distribuyen ampliamente en el agua, aguas de desecho, el suelo y los vegetales. Forman parte de la flora entérica comensal y se cree que no ocasionan diarrea, aunque se ha aislado una cepa de *E. cloacae* productora de una toxina similar a Shiga de las heces de un niño con síndrome urémico hemolítico.[508] También se relacionan con diversas infecciones oportunistas que afectan las vías urinarias y respiratorias, y las heridas cutáneas; en ocasiones causan septicemia y meningitis.[505] *E. cloacae* se asemeja de forma estrecha con otras cinco especies de *Enterobacter*: *E. asburiae*, *E. hormaechei*, *E. kobei*, *E. ludwigii* y *Lelliottia* (*Enterobacter*) *nimipressuralis*. A estas seis especies en conjunto se les conoce como complejo *E. cloacae*. Además, se divide en dos subespecis: *E. cloacae* subespecie *cloacae* y *E. cloacae* subespecie *dissolvens* (antes *E. dissolvens*).[293] La separación de estas especies y subespecies mediante pruebas fenotípicas es complicada, y la separación mediante MALDI-TOF aún no es posible. Como resultado, los laboratorios pueden querer informar la identificación de estas especies como "complejo *E. cloacae*". La importancia clínica de las especies en el complejo *E. cloacae* fue revisada por Mezzatesta y cols.[434]

E. asburiae (antes conocido como *grupo entérico 17 de los CDC* o *Citrobacter* atípico) es bioquímicamente similar a *E. cloacae*; sin embargo, es único entre las especies de *Enterobacter* por ser inmóvil y VP negativo. Se ha informado a partir de diversas fuentes humanas, incluyendo sangre, orina, heridas, vías respiratorias y heces.[69] Se notificó un caso de neumonía adquirida en la comunidad por *E. asburiae*.[614] Se ha encontrado una variación considerable en la capacidad de los sistemas de identificación comercial para identificar esta especie de forma correcta.

Se ha informado que *E. cancerogenus* (antes conocido como *Erwinia cancerogena*, *Enterobacter taylorae* y *grupo entérico 19 de los CDC*)[221,585] causa diversas infecciones clínicas, incluyendo osteomielitis después de una fractura expuesta;[666] una infección de herida,[552] en especial después de un traumatismo grave o heridas por aplastamiento;[2] infecciones urinarias;[555,567] bacteriemia; y neumonía.[567] Las características bioquímicas clave son: lisina negativa, arginina positiva, ornitina positiva y reacciones negativas a adonitol, inositol, sorbitol, rafinosa y melibiosa. Son lactosa negativas, pero ONPG positivas, y se ha observado que las colonias que crecen en agar de MacConkey desarrollan centros violáceos después de un incubación prolongada.

E. hormaechei era una especie nueva de *Enterobacter* nombrada en 1989 en honor a Estenio Hormaeche, un microbiólogo uruguayo que (con P. R. Edwards) propuso y definió el género *Enterobacter*.[484] Se le conocía como *grupo entérico 75*; su mayor parecido bioquímico es con *E. taylorae* (ahora *E. cancerogenus*), excepto por ser urea positivo, sacarosa positivo y esculina negativo. Se han informado aislamientos a partir de sangre, esputo, heridas, oído, vesícula biliar y heces. En marzo de 1993, los investigadores de los CDC identificaron un brote hospitalario de septicemia por *E. hormaechei* en una unidad de cuidados intensivos neonatales. Cinco lactantes tuvieron hemocultivos positivos para *E. hormaechei* y otro más tuvo traqueítis por *E. hormaechei*. Se encontró colonización por *E. hormaechei* en otros cuatro lactantes. No se informaron muertes. Los cultivos del ambiente mostraron que el microorganismo estuvo presente en tres incubadoras y una perilla.[101,664] Se informó un brote de infecciones del torrente sanguíneo por *E. hormaechei* en tres unidades de cuidados intensivos en Río de Janeiro. La revisión de los expedientes médicos de procedimientos previos reveló que la alimentación parenteral fue el único procedimiento en común.[169] En el University of Illinois Medical Center se encontró un caso

de bacteriemia recurrente causada por *E. hormaechei* en un paciente de dos años de edad con neuroblastoma que involucraba un ganglio linfático supraclavicular izquierdo, una glándula suprarrenal y un ganglio linfático periumbilical.

En 1981 se definió el *grupo entérico 60 de los CDC* como un grupo de cepas con pigmento amarillo que se parecían bioquímicamente a *E. cloacae*. En 1996 se describió a *Enterobacter kobei* como una nueva especie de *Enterobacteriaceae* similar a *E. cloacae*[364] y similar al grupo entérico 69, pero negativo para las pruebas VP, de fermentación de adonitol y la producción de pigmento amarillo. Los estudios de hibridación de ADN realizados en los CDC y en el National Institute of Health (NIH) en Tokio llevaron a la conclusión de que las especies del grupo entérico 69 son variantes bioquímicas con pigmento amarillo de *E. kobei*.[364,482] La mayoría de las cepas de *E. kobei* se aislaron a partir de muestras clínicas que incluyen sangre, esputo, garganta y orina.[364,602] También se informó un caso de urosepsis hospitalaria en un paciente con antecedentes de cirugía de vejiga.[292]

Las especies de *Enterobacter* en conjunto con algunos otros miembros de la familia *Enterobacteriaceae* (a saber, *C. freundii*, especies de *Serratia*, *Morganella morganii*, especies de *Providencia* y *Y. enterocolitica*) tienen un gen para β-lactamasa codificada en los cromosomas que puede ser inducido por ciertos antibióticos, aminoácidos o líquidos corporales.[315,394] A diferencia de las β-lactamasas mediadas por plásmidos, estas enzimas no se expresan con frecuencia. Sólo con el uso de un inductor adecuado o mediante mutación se activa el gen y se expresa la enzima. Por lo tanto, es motivo de preocupación que los microorganismos que cuentan con genes para β-lactamasas inducibles pueden mostrar una sensibilidad falsa si se realizan pruebas en el estado no inducido. Recientemente se han descrito métodos para la detección de resistencia debida a las β-lactamasas inducibles.[304] Este tema se analiza con mayor profundidad en el capítulo 17.

Género *Cronobacter*. Farmer y cols.[218] definieron a *Cronobacter* (*Enterobacter*) *sakazakii* como una especie nueva en 1980; sin embargo, la existencia de biogrupos divergentes sugirió que estos microorganismos representaban múltiples especies. Mediante un abordaje taxonómico polifásico, Iversen y cols.[309] mostraron que estos patógenos comprenden al menos cinco genoespecies y propusieron que estas especies deben transferirse a un género nuevo, *Cronobacter*, dentro de *Enterobacteriaceae*, que inicialmente comprendía cuatro especies. La taxonomía se amplió a cinco especies nombradas en el 2008,[310] siete especies nombradas en el 2011, nueve especies nombradas en el 2012,[333] y diez especies nombradas en el 2013.[62] En el año 2014, *C. helveticus* y *C. pulveris* se reclasificaron al género *Franconibacter*, y *C. zurichensis* se reclasificó a un nuevo género, *Siccibacter*, y se renombró a *S. turicensis*.[612] (recuadro 6-13, tabla 6-18).

C. sakazakii, conocido como *E. cloacae* de pigmento amarillo,[218] se ha encontrado en varios casos de meningitis neonatal y sepsis.[47,145,332,357,452,638] Se han informado tasas de mortalidad tan altas como del 75%,[373,459] lo que señala que este microorganismo puede ser altamente virulento. Informes recientes han relacionado la infección por *C. sakazakii* en recién nacidos con fórmulas de leche en polvo contaminadas.[121,126,641] El pigmento amarillo brillante (particularmente intenso si los cultivos se incuban a 25 °C) y la naturaleza "tensa" de las colonias son las claves iniciales de que este microorganismo está presente (*Pantoea agglomerans* también genera un pigmento amarillo habitualmente menos intenso, y a menudo sólo después de una incubación demorada a temperatura ambiente). El patrón de descarboxilasa de *C. sakazakii* (lisina negativa, arginina positiva y ornitina positiva) ayuda a diferenciarla de *E. aerogenes* (lisina positiva, arginina

Especies de *Cronobacter* nombradas en la actualidad

C. condimenti

C. dublinensis subespecie *dublinensis*

C. dublinensis subespecie *lactaridi*

C. dublinensis subespecie *lausannensis*

C. helveticus (sin. *Franconibacter helveticus*)

C. malonaticus

C. muytjensii

C. pulveris (sin. *Franconibacter pulveris*)

C. sakazakii

C. turicensis

C. universalis

C. zurichensis (sin. *Siccibacter turicensis*)

Todas las especies de *Cronobacter*, excepto *C. condimenti*, han sido relacionadas con casos clínicos de infección en adultos o niños.

---

negativa y ornitina positiva) y *P. agglomerans* (lisina, arginina y y ornitina negativas); y *E. sakazakii* no fermenta sorbitol, en comparación con *E. cloacae,* que sí lo hace. *C. sakazakii* es naturalmente resistente a todos los macrólidos, lincomicina, clindamicina, estreptograminas, rifampicina, ácido fusídico y fosfomicina, pero es sensible a las tetraciclinas, aminoglucósidos, numerosos β-lactámicos, cloranfenicol, antifolatos y quinolonas.[618]

Género Hafnia. Los miembros del género *Hafnia* se aíslan con frecuencia del tubo digestivo de humanos y animales, y de alimentos como carne y productos lácteos.[321] Originalmente se pensó que *Hafnia alvei*, antes *Enterobacter hafnia,* era la única especie del género *Hafnia.* Sin embargo, los estudios de hibridación ADN-ADN realizados en los CDC en la década de 1970 revelaron que *H. alvei* es genéticamente heterogéneo y está compuesto por al menos dos grupos de hibridación (GH) de ADN, designados *GH 1* y *GH 2.* Huys y cols.,[305] mediante técnicas moleculares y datos fenotípicos, confirmaron que *H. alvei* comprende al menos dos taxones a nivel de especies, de las cuales GH 1 corresponde *H. alvei* y GH 2 representa una nueva especie, por lo que se propuso el nombre *Hafnia paralvei.*

Las características bioquímicas de las especies de *Hafnia* son similares a las de las especies de *Enterobacter,* excepto en que las especies de *Hafnia* no producen ácidos a partir de los siguientes hidratos de carbono: lactosa, sacarosa, melibiosa, rafinosa, adonitol, sorbitol, dulcitol e inositol (tabla 6-16). Las especies de *Hafnia* pueden distinguirse de las especies de *Serratia* por no producir lipasa, gelatinasa ni desoxirribonucleasa. Además, se ha observado que, a diferencia de otras especies de *Enterobacteriaceae,* las especies de *Hafnia* generan un fuerte aroma de heces humanas. Abbott y cols. informaron que las dos especies de *Hafnia* pueden separarse de forma no ambigua en función de una serie de cuatro pruebas. Las cepas de *H. alvei* suelen ser alonato, salicina y β-glucosidasa positivas, y D-arabinosa negativas, mientras que *H. paralvei* tiene las reacciones opuestas.[4]

La importancia clínica de las especies de *Hafnia* no está bien definida. Ambas especies se han aislado a partir de muestras clínicas con una distribución casi idéntica,[323] pero se sabe poco en relación con su frecuencia relativa o distribución de la enfermedad. Las especies de *Hafnia* se han aislado de heces humanas

en ausencia de síntomas, aunque se han informado casos aislados de personas en quienes se aislaron especies de *Hafnia* a partir de heridas, abscesos, esputo, orina, sangre y otros sitios. Se han informado especies de *Hafnia* en casos de síndrome urémico hemolítico,[154] enfermedad de injerto contra hospedero[578] y sepsis después de trasplante de células madre y tejidos.[42,84] Además, hay evidencia que sugiere que las especies de *Hafnia* pueden ser una causa emergente de gastroenteritis bacteriana aguda.[15,549,550,554,563,667] Sin embargo, Janda y cols. después demostraron que las cepas diarreogénicas prototipo de *H. alvei* de las cuales se informó que contienen el gen *eae* de *E. coli* enteropatógeno, son en realidad una categoría de aislamientos diarreicogénicos que pertenecen al género *Escherichia* que se identificaron de forma errónea como *H. alvei* mediante el sistema API 20E.[306,322] Estas cepas han sido designadas como la nueva especie *E. albertii* que se mencionó anteriormente.[306]

Se informa que las cepas de *Hafnia* son uniformemente sensibles a amikacina, gentamicina, ciprofloxacino, gatifloxacino, ofloxacino, trimetoprima-sulfametoxazol, imipenem, meropenem y cefepima. A menudo se encuentra resistencia con los β-lactámicos, combinaciones de β-lactámicos con inhibidores y cefalosporinas debido a la presencia de las β-lactamasas cromosómicas AmpC.[4]

Género Kosakonia. Cinco especies de *Enterobacter* fueron incluidas en el género *Kosakonia*: *K. arachidis, K. cowanii, K. oryzae, K. radicincitans* y *K. sacchari.*

K. [Enterobacter] cowanii fue el nombre propuesto para un grupo de microorganismos conocido como *grupo 42 del NIH.* Las cepas de *K. cowanii* son negativas para la descarboxilasa de lisina y ornitina, y la dihidrolasa de arginina; por lo tanto, fenotípicamente son más parecidas a *Pantoea agglomerans.* Las pruebas que permiten distinguirlo de *P. agglomerans* son la utilización de malonato negativa y la fermentación de dulcitol y sorbitol (negativas para *P. agglomerans*). De las nueve cepas estudiadas, ocho fueron aisladas de muestras clínicas: orina (cuatro), esputo (dos), sangre (una) y pus (una), pero se desconoce su importancia clínica.

Género Lelliottia. El género *Lelliottia* está conformado por dos especies, *Lelliottia (Enterobacter) amnigena* y *Lelliottia (Enterobacter) nimipressuralis.*[62]

L. amnigena es un microorganismo principalmente acuático que se ha aislado de muestras humanas.[313] En Francia, se informó un caso de septicemia postransfusional causado por *L. amnigena.*[317]

Se ha informado que *L. amnigena* causa sepsis después de transfusiones sanguíneas[317] y trasplante de corazón.[56] También se han notificado otros sitios de infección (colecistitis, cistitis, linfadenitis, osteomielitis) causada por este microorganismo.[85]

Se ha informado a *L. nimipressuralis* como la causa de seudobacteriemia debido al uso de algodón con solución salina contaminado antes de aplicar yodo para obtener sangre para cultivo.[351]

Género Pantoea. El género *Pantoea* fue creado en 1989 con *P. agglomerans* como la especie tipo.[248] Este taxón incluye las cepas tipo anteriores *Enterobacter agglomerans, Erwinia herbicola* y *Erwinia milletiae. Pantoea* deriva de una palabra griega cuyo significado es "de todos los tipos y fuentes", describiendo que estas bacterias provienen de diversas fuentes geográficas y ecológicas. En la actualidad, hay 22 especies nombradas en el género *Pantoea,* la mayoría de las cuales son patógenas en plantas y rara vez se relacionan con enfermedad en humanos. Sólo se han informado siete especies que causan infección en humanos, de las cuales *P. agglomerans* es la más frecuente. A principios de la década de 1970, *P. agglomerans* (entonces llamado *Enterobacter agglomerans*) fue responsable de un brote nacional de septicemia en los Estados Unidos causada por líquidos intravenosos contaminados.[405,410] Subsecuentemente, se informaron numerosos casos de sepsis por *P. agglomerans,* por lo general en recién nacidos con prematuridad importante, comorbilidad o catéteres permanentes,[45,158,374] pero también en pacientes adultos con comorbilidad relacionada con inmunodepresión.[138,386]

P. agglomerans también se ha relacionado con casos de artritis o sinovitis séptica,[368] osteítis,[376] colelitiasis,[232] infecciones respiratorias ocupacionales y alergia cutánea,[437] peritonitis[387] y un brote secundario a alimentación parenteral contaminada.[274] *P. ananatis* (originalmente nombrado *P. ananas*) se aisló de un infiltrado corneal después de una lesión por cáscara de arroz[412] y de la sangre de un hombre de la tercera edad después de una colonoscopia por hemorragia anal.[172] *P. dispersa* se ha aislado de superficies de plantas, semillas, humanos y del ambiente. Se han informado dos causas de sepsis neonatal debido a *P. dispersa*.[427] Cuatro especies de *Pantoea* recientemente nombradas también se han aislado de muestras clínicas humanas: *P. septica* a partir de sangre y piel; *P. eucrina* de tráquea, quiste, orina y LCR; *P. brenneri* de uretra y esputo; y *P. conspicua* de sangre; sin embargo, no se ha informado la importancia clínica de estos aislamientos.[63] *P. gaviniae* y *P. calida* se aislaron de fórmula infantil y del ambiente de un fabricante de este producto, pero no se han informado infecciones en humanos.[536] Las especies de *Pantoea* son triple descarboxilasa negativas (lisina, arginina y ornitina), y a menudo tienen pigmento amarillo.[248] *Véanse* las tablas 6-7 y 6-16 para consultar las características fenotípicas adicionales.

Género Pluralibacter. El género *Pluralibacter* contiene dos especies, *Pluralibacter [Enterobacter] gergoviae* y *Pluralibacter [Enterobacter] pyrinus*.[62]

P. gergoviae causa infecciones urinarias y se han aislado otras cepas de las vías urinarias y sangre.[72] Bioquímicamente, es lo más cercano a *E. aerogenes* (lisina positiva, arginina negativa, ornitina positiva), pero es fuertemente ureasa positivo. Se puede diferenciar más mediante reacciones negativas al adonitol, inositol y sorbitol, mientras *E. aerogenes* es positivo para las tres reacciones.

Género Serratia. Las especies de *Serratia* son únicas entre las *Enterobacteriaceae* con respecto a que producen enzimas hidrolíticas: lipasa, gelatinasa y ADNasa. La resistencia a la colistina y a la cefalotina es una característica distintiva adicional. En la actualidad hay 10 especies reconocidas, siete de las cuales se han aislado de muestras clínicas humanas. La diferenciación bioquímica de las especies de *Serratia* de importancia clínica aparece en la tabla 6-20.

S. marcescens es el miembro más importante del género *Serratia* y a menudo se relaciona con diversas infecciones en humanos, particularmente con neumonía y septicemia en pacientes con malignidades reticuloendoteliales que reciben agentes quimioterápicos. En algún momento, el microorganismo se utilizaba como comensal inofensivo para rastrear la contaminación ambiental, principalmente porque la pigmentación roja característica de algunas cepas era fácil de visualizar en los medios para cultivo (lám. 6-2G). Sin embargo, el microbio ahora se reconoce como un patógeno importante con propiedades invasoras y con una tendencia a resistir numerosos antibióticos de uso frecuente. *S. marcescens* puede ser un oportunista hospitalario importante, como se evidencia por un caso reciente de meningitis infantil después del uso de solución desinfectante de cloruro de benzalconio contaminada.[577] En la actualidad se sabe que las especies denominadas *S. liquefaciens* no son una sola especie, sino un conjunto de diversos GH de ADN, incluyendo las especies *S. proteamaculans* y *S. grimesii*. Se encuentran en las superficies de plantas y pertenecen

TABLA 6-20 Diferenciación de las especies clínicamente importantes dentro del género *Serratia*[a]

Prueba bioquímica	S. marcescens	S. liquefaciens	S. rubidaea	S. plymuthica	S. ficaria	S. fonticola	S. odorifera biogrupo 1	S. odorifera biogrupo 2
ADNasa (25 °C)	+	V (85)	+	+	+	−	+	+
Lipasa (aceite de maíz)	+	V (85)	+	V (70)	V (77)	−	V (35)	V (65)
Gelatinasa (22 °C)	+	+	+	V (60)	+		+	+
Lisina (de Moeller)	+	+	V (55)	−	−	+	+	+
Ornitina (de Moeller)	+	+		−	−	+	+	+
Olor a papa (patata)	−	−	V	−	+			
Pigmento rojo, rosa o naranja	V		V	V	−	−	−	−
Fermentación de:								
L-arabinosa	−	+	+	+	+	+	+	+
D-arabitol	−		V (85)	−	+	+	−	−
D-sorbitol	+	+	−	V (65)	+	+	+	+
Sacarosa	+	+	+	+	+	V (21)	+	+
Rafinosa	−	V (85)	+	+	V (70)	+	+	+
Utilización de malonato	−	−	+	−	−	+	−	−

+, 90% o más cepas son positivas; −, 90% o más cepas son negativas; V, el 11-89% de las cepas son positivas.
La tabla sólo incluye aquellas especies de *Serratia* que se han aislado de muestras clínicas humanas.
[a]Datos obtenidos de la referencia 253 y de la tabla 6-7.

al complejo "*Serratia liquefaciens-proteamaculans-grimesii*". Las cepas de estas especies producen químicos que promueven el crecimiento de las plantas, tienen propiedades antimicóticas, fomentan el establecimiento de simbiontes y actúan como patógenos en insectos.[24] Como las especies que conforman este GH no pueden separarse por medio de las pruebas bioquímicas que se utilizan hoy en día, se sugiere que los miembros de esta especie se informen como "grupo *Serratia liquefaciens*". Este grupo se diferencia de *S. marcescens* en función de su capacidad para fermentar L-arabinosa.

S. rubidaea, como su nombre lo indica, produce colonias que tienen pigmento rojo, pero pocas veces se aíslan de muestras clínicas humanas. Ursua y cols.[640] informaron un caso de *S. rubidaea* aislado de la bilis y la sangre de un paciente con carcinoma de las vías biliares que fue sometido a procedimientos invasivos. La bacteriemia por *S. rubidaea* también se notificó en un paciente con un catéter arterial.[588] *S. odorifera* produce un olor a suciedad y humedad similar al de las papas (patatas) sin pelar. Se describen dos biogrupos. El biogrupo 1 es ornitina positivo, sacarosa positivo y rafinosa positivo, y se aísla predominantemente de esputo; sin embargo, se informó que produjo sepsis grave en pacientes de la tercera edad y en inmunocomprometidos,[141,429] y sepsis asociada con catéter en un paciente adolescente con talasemia mayor que había sido esplenectomizado.[256] El biogrupo 2 muestra estas tres pruebas negativas y se aisló en sangre y líquido cefalorraquídeo.[220] Las cepas de *S. plymuthica* pueden tener pigmento rojo y se han aislado en muestras de suelo, agua y esputo humano. Aunque por lo general no se le considera causa de infecciones humanas graves, algunos informes recientes han demostrado que puede ser un patógeno importante que causa osteomielitis crónica,[687] infecciones de heridas[92,146] y bacteriemia adquirida en la comunidad[553] y hospitalaria,[92,184,301] y se aisló del líquido peritoneal de un paciente con colecistitis.[92] *S. ficaria* tiene un hábitat natural en los higos y la avispa de los higos.[253] El aislamiento de esta especie de muestras humanas es excepcional y suele acompañarse por el antecedente de ingestión de higos.[18,29,168] Hay un solo caso informado de aislamiento de *S. ficaria* de sangre y herida después de una mordedura de perro.[166] *S. entomophila* es un patógeno

en insectos y no se han comunicado aislamientos en humanos. "*S.*" *fonticola* no es realmente una especie de *Serratia* y es posible que se reclasifique. Es un microorganismo acuático que se ha aislado en rara ocasión de muestras clínicas humanas, por lo general de heridas.[57,220,521] *S. fonticola* se aisló de la sangre de un paciente con neoplasias digestivas en el University of Illinois Medical Center. Stock y cols.[615] informaron la sensibilidad antimicrobiana natural de las cepas de las especies de *Serratia* menos frecuentes: *S. ficaria*, *S. fonticola*, *S. odorifera*, *S. plymuthica* y *S. rubidaea*.[615]

Tribu *Proteeae*. *Proteeae* comprende tres géneros: *Proteus*, *Morganella* y *Providencia*. En la tabla 6-6 se presentan las características que sugieren que un microorganismo pertenece a esta tribu. O'Hara y cols.[477] revisaron la clasificación, identificación e importancia clínica de *Proteeae*.[477]

Género Proteus. Los estudios de relación del ADN han aclarado la clasificación de los microorganismos dentro de *Proteeae*. En la actualidad, el género *Proteus* ahora incluye cinco especies de nombre *P. vulgaris*, *P. mirabilis*, *P. myxofaciens*, *P. penneri* y *P. hauseri*, y tres genoespecies sin nombre que antes eran identificadas como miembros del biogrupo 3 de *P. vulgaris*.[68] Las cepas de *P. vulgaris* se han asignado tradicionalmente en los siguientes tres biogrupos:

Proteus biogrupo 1. Indol, salicina, esculina negativo; resistente a cloranfenicol.
Proteus biogrupo 2. Indol, salicina, esculina positivo.
Proteus biogrupo 3. Indol, salicina, esculina negativo.

Proteus biogrupo 1 es una especie genética única y ahora se conoce como *P. penneri*.[286] *Proteus* biogrupo 2 es una especie genética única y conserva el nombre *P. vulgaris*. *Proteus* biogrupo 3 está conformado por cuatro especies genéticas separadas que son designadas como grupos ADN (variedades genómicas) 3, 4, 5 y 6. El grupo de ADN 3 puede distinguirse de los grupos de ADN 4, 5 y 6 de *Proteus* por ser negativo para tartrato de Jordan, lipasa y ADNasa (tabla 6-21). Como el grupo de ADN 3 puede separarse fenotípicamente de otras genoespecies de *Proteus*, se ha nombrado oficialmente *P. hauseri* en honor a Gustav Hauser, el

TABLA 6-21 Diferenciación de las especies en los miembros del género *Proteus*[a]

PRUEBA	P. mirabilis	P. myxofaciens	P. penneri	P. vulgaris	P. hauseri	*Proteus vulgaris* biogrupo 3		
						Grupo ADN 4	Grupo ADN 5	Grupo ADN 6
Ornitina	+	−	−	−	−	−	−	−
Indol	−	−	−	+	+	+	+	+
Esculina	−	−	−	+	−	−	−	V (9)
Salicina	−	−	−	+	−	−	−	V (9)
Lipasa	+	+	V (35)	V (14)	−	+	+	V (90)
Tartrato	V (87)	+	V (89)	V (14)	−	+	+	+
Ramnosa	−	−	−	−	−	+	V (17)	−
ADNasa a 25 °C	V (50)	V (50)	V (12)	+	−	+	+	V (55)
Acetato	V (20)	−	V (12)	V (14)	−	−	V (12)	V (18)

[a]Datos obtenidos de la referencia 478.
+, 90% o más cepas son positivas; −, 90% o más cepas son negativas; V, el 11-89% de las cepas son positivas; los números en los paréntesis son porcentajes de las cepas que presentan reacciones positivas.

microbiólogo alemán que propuso el género *Proteus* en 1885.[478] Las genoespecies de *Proteus* 4, 5 y 6 permanecerán sin nombre hasta que se pueda lograr una mejor diferenciación fenotípica. La separación bioquímica de las especies de *Proteus* y los grupos de ADN se presentan en la tabla 6-21.

El género *Proteus* se encuentra en el suelo, el agua y los materiales con contaminación fecal. Las especies de *Proteus* muestran el rasgo característico de la motilidad sobre bacterias vecinas (*swarming*), la cual se observa en agar no inhibidor (p. ej., placa de agar sangre) como una propagación ondulante del microorganismo a través de la totalidad de la superficie del agar (lám. 6-1D). Siempre que se observe este movimiento, se deben sospechar especies de *Proteus*. *P. mirabilis* es la especie aislada con mayor frecuencia en humanos, sobre todo como agente causal tanto de infecciones urinarias como de heridas. *P. vulgaris* se aísla con mayor frecuencia de sitios infectados en hospederos inmunocomprometidos, en particular en quienes reciben tratamientos prolongados de antibióticos. Como se observa en la tabla 6-21, *P. vulgaris* es indol positivo, mientras *P. mirabilis* es indol negativo. Por lo tanto, se puede realizar una identificación presuntiva rápida de *P. mirabilis* o *P. vulgaris* al llevar a cabo una prueba rápida de indol en una colonia que suele presentar trepada o *swarming*. Las especies *P. penneri*[286] y *P. myxofaciens* también son indol negativas, pero rara vez se encuentran en los laboratorios clínicos (este último es un patógeno de las larvas de lagartos y no se ha aislado de muestras humanas). Por lo tanto, por motivos prácticos, el aislamiento de una especie de *Proteus* indol negativa puede identificarse de forma presuntiva como *P. mirabilis*. Casi todas las cepas de *P. mirabilis* son sensibles a ampicilina y cefalosporinas, mientras *P. vulgaris* es resistente; por lo tanto, la mayoría de los pacientes con infección clínica de quienes se aísle una especie de *Proteus* indol negativa pueden tratarse con una de las penicilinas o cefalosporinas de amplio espectro.

P. penneri se parece de forma estrecha a *P. vulgaris*, pero difiere por ser indol, salicina y esculina negativo, y por no producir sulfuro de hidrógeno en TSI. Cuando se sospeche *P. penneri*, se deber realizar una prueba de sensibilidad al cloranfenicol con fines de identificación. Es resistente al cloranfenicol, mientras otras especies de *Proteus* indol negativas son sensibles a este fármaco (tabla 6-21).[286] Las infecciones documentadas en humanos por *P. penneri* se han limitado principalmente a las vías urinarias y heridas de abdomen, ingle, cuello y tobillo.[286,367]

En un informe, se describió un paciente con leucemia que desarrolló bacteriemia por *P. penneri* con un absceso subcutáneo concomitante en el muslo, demostrando la posible invasión por esta bacteria.[209] Se aconseja a los microbiólogos que sospechen cualquier aislamiento de *P. vulgaris* que no sea indol negativo y sulfuro de hidrógeno negativo, porque pueden tratarse de cepas de *P. penneri*.

Género Morganella. En función de los estudios genéticos realizados por Branner y cols. en 1978, el microorganismo que solía designarse *Proteus morganii* se reasignó al nuevo género *Morganella* como *M. morganii*.[64] Los estudios de Jensen y cols. demuestran que *M. morganii* puede separarse en tres grupos de ADN relacionados y en siete biogrupos.[328] El grupo de relación de ADN 1 contiene los biogrupos de la A a la D. El grupo de relación de ADN 2 contiene a los biogrupos E y F, y dos tercios del biogrupo G (denominado *biogrupo G-2*). El grupo de relación de ADN 3 contiene al tercio restante del biogrupo G (denominado *biogrupo G-1*). Como G-1 y G-2 son fenotípicamente indistinguibles, Jensen y cols.[328] propusieron dividir *M. morganii* en solo dos subespecies en función de la fermentación de la trehalosa. Las cepas de *M. morganii* que no pueden fermentar la trehalosa se desginan *M. morganii* subespecie *morganii*, y aquellas que sí pueden utilizar la trehalosa se denominan *M. morganii* subespecie *sibonii*.

M. morganii es causa de infecciones tanto urinarias como de heridas, y se ha implicado como causa de diarrea. Las infecciones graves informadas como causadas por *M. morganii* incluyen un caso de meningitis en un paciente con sida[416] y un caso de meningitis y absceso cerebral en un niño de ocho días de nacido.[646] *M. psychrotolerans* es una cepa psicrotolerante de una *Morganella* capaz de crecer a temperaturas de 2-35 °C. Se ha aislado de atún ahumado en frío implicado en un brote de intoxicación por histamina en Dinamarca; sin embargo, hasta ahora no se han informado infecciones en humanos por este microorganismo.[207] Como se muestra en la tabla 6-6, el patrón negativo de citrato de Simmons, sulfuro de hidrógeno negativo y ornitina descarboxilasa positivo es característico de este género. La diferenciación bioquímica de las subespecies y biogrupos se presenta en la tabla 6-22.

Género Providencia. Los miembros del género *Providencia* son los siguientes: *P. alcalifaciens*, *P. stuartii*, *P. rettgeri* y las especies descritas recientemente, *P. rustigianii*[287] y *P. heimbachae*.[450] Todas las especies del género *Providencia* desaminan

TABLA 6-22 Diferenciación de las especies del género *Morganella*[a]

Prueba bioquímica	*M. morganii* subsp. *morganii*, biogrupos				*M. morganii* subsp. *sibonii*, biogrupos		
	A	B	C	D	E	F	G
Lisina	−	+	−	+	+	d+	−
Ornitina	+	+	−	+	+	−	+
Trehalosa	−	−	−	−	+	+	+
Tetraciclina (% sensibles)	100[b]	100	14	100	0	0	21
Motilidad	+	−	d+	−	+	+	+

[a]Datos obtenidos de la referencia 328.
[b]Las cepas con una zona ≥ 28 mm alrededor de la tetraciclina se consideraron sensibles (correlación de concentración inhibitoria mínima, ≤ 2 µg/mL) y aquellas con un diámetro ≤ 15 mm se consideraron resistentes a tetraciclinas (correlación de concentración inhibitoria mínima, ≥ 32 µg/mL).
+, 90% o más son positivas; −, 90% o más son negativas; V, el 11-89% de las cepas son positivas; d+, reacción demorada, el 50-89% positivas en 48 h.

TABLA 6-23 Diferenciación de las especies del género *Providencia*[a]

Prueba bioquímica	P. alcalifaciens	P. rustigianii	P. heinbachae	P. stuartii	P. rettgeri
Hidrólisis de urea	−	−	−	V (30)	+
Utilización de citrato	+	−	−	+	+
Fermentación de:					
Inositol	−	−	V (46)	+	1
Adonitol	+	−	+	−	+
Arabitol	−	−	+	−	+
Trehalosa	−	−	−	+	−
Galactosa	−	+	+	+	+

+, 90% o más de las cepas son positivas; −, 90% o más de las cepas son negativas.
[a]Datos obtenidos de la referencia 450 y otras fuentes.

fenilalanina, pero sólo *P. rettgeri* hidroliza urea de forma constante. Las diferencias bioquímicas de las especies se muestran en la tabla 6-23.

A excepción de las infecciones urinarias, para las que Penner ha citado diversos brotes hospitalarios,[513] las infecciones por especies de *Providencia* son infrecuentes y se limitan a informes de casos aislados. Todas las especies pueden aislarse de las heces; sin embargo, sólo *P. alcalifaciens* se ha relacionado con enfermedad diarreica, habitualmente en niños.[325] Hickma-Brenner y cols.[287] denominaron *P. rustigianni* a lo que anteriormente se conocía como "biogrupo 3". Este microorganismo también se ha aislado de heces; sin embargo, su participación en la enfermedad diarreica aún es cuestionable. Una nueva especie, *P. heimbachae*, se ha reportado en heces de pingüinos y fetos abortados de vacas.[450] Sólo hay un informe de infección en humanos por *P. heimbachae*, de las heces de una mujer de 23 años de edad con diarrea idiopática.[483] Chamberland y cols. comunicaron un caso de *P. stuartii* de un absceso renal que se identificó de forma errónea usando Vitek 2 GN ID card® (bioMérieux) como *Pasteurella canis* (99% de probabilidad). Se identificó la misma cepa en el sistema API 20 E (bioMérieux) a nivel de género de *Pasteurella multocida* (86.1%) frente a *Pasteurella pneumotropica/Mannheimia haemolytica* (13.5%). El aislamiento se identificó como *P. stuartii* mediante MALDI-TOF utilizando el sistema Biotyper® (software versión 3.0; Bruker-Daltonics, Billerica, MA) y Vitek MS (base de datos versión 2.0 bioMérieux). Después de esto, la secuenciación del gen de ARN 16S brindó un resultado definitivo de *P. stuartii*.[132]

Tribu *Yersinieae*. Tres especies de *Pasteurella*, incluyendo el agente causal de la peste humana, *Pasteurella pestis*, se asignaron formalmente a un nuevo género, *Yersinia*, en la octava edición del Manual de Bergey, y se le colocó en las *Enterobacteriaceae*. El nombre del género *Yersinia* derivó del bacteriólogo francés Alexander Yersin, quien identificó por primera vez en 1894 al microorganismo ahora llamado *Yersinia pestis*. Las características clave de *Yersinieae* se presentan en la tabla 6-6.

Aunque las especies de *Yersinia* pueden incluirse bioquímicamente en las *Enterobacteriaceae*, las células son pequeñas y cocobacilares en los frotis teñidos con Gram, y pueden ser pequeñas y puntiformes en agar de MacConkey, en particular para ciertas cepas de *Y. pestis* y *Y. pseudotuberculosis*. El crecimiento óptimo ocurre entre 25 y 32 °C. Las colonias tienden a ser puntiformes en tamaño después de 24 h de incubación en agar sangre de carnero. Si la incubación continúa a temperatura ambiente, se pueden observar colonias grises blanquecinas y convexas que miden 1-2 mm de diámetro después de 48 h.

Género Yersinia. Yersinia es el único género en *Yersinieae*. Se incluyeron tres especies cuando el género se transfirió a *Enterobacteriaceae, Y. pestis, Y. pseudotuberculosis* y *Y. enterocolitica*. En 1980 se propusieron tres nuevas especies para cepas que anteriormente eran subgrupos de *Y. enterocolitica*:[44,65,73,639] *Y. frederiksenii* es el nombre que se le dio al biogrupo ramnosa positivo;[639] *Y. intermedia* es la denominación para las cepas atípicas que fermentan ramnosa, rafinosa y melibiosa;[65] y *Y. kristensenii* es el nombre para el biogrupo anterior sacarosa negativo y trehalosa positivo de *Y. enterocolitica*.[44] En la actualidad se incluyen 17 especies en el género *Yersinia*; sin embargo, sólo tres (*Y. pestis, Y. pseudotuberculosis* y *Y. enterocolitica*) han mostrado ser patógenos humanos sin duda alguna. Es probable que una especie, *Y. ruckeri*, un patógeno en peces del cual no se sabe que cause infección en humanos, se cambie a un nuevo género.[214] Las características diferenciales de estas diversas especies de importancia clínica se incluyen en la tabla 6-24.

Peste: Y. pestis. La peste es una enfermedad infecciosa de la Antigüedad que persiste en tiempos modernos. *Y. pestis*, que experimenta un ciclo de vida obligado pulga-roedor-pulga, causa la peste bubónica, una enfermedad zoonótica rápida y altamente mortal que fue responsable de al menos tres pandemias entre los siglos V-VI, VIII-XIV y XIX-XXI (recuadro 6-14).[519]

Epidemiología. Y. pestis es endémico en varios roedores, incluyendo ratas, ardillas terrestres, perros de las praderas, ratones y conejos. Se presentan dos formas epidémicas de enfermedades: peste urbana, la cual se conserva en la población de ratas urbanas, y peste silvestre, la cual es endémica en 17 estados occidentales de los Estados Unidos (fig. 6-7) y lo portan perros de las praderas, ratones, conejos y ratas. El microorganismo se transfiere de roedor a roedor o de roedor a humano por medio de pulgas. Los casos en humanos se han concentrado en dos regiones principales en los Estados Unidos:

TABLA 6-24 Diferenciación de las especies del género *Yersinia*[a]

Prueba bioquímica	*Y. pestis*	*Y. pseudotuberculosis*	*Y. enterocolitica*	*Y. frederiksenii*	*Y. intermedia*	*Y. kristensenii*	*Y. aldovae*	*Y. bercovieri*	*Y. mollaretii*	*Y. rohdei*
Indol	−	−	V (50)	+	+	V (30)	−	−	−	−
Ornitina	−	−	+	+	+	+	V (40)	V (80)	V (80)	V (25)
Motilidad a 25-28 °C	−	+	+	+	+	+	+	+	+	ND
Fermentación de:										
Sacarosa	−	−	+	+	+	−	V (20)	+	+	+
Ramnosa	−	V (70)	−	+	+	−	−	−	−	−
Celobiosa	−	−	V (75)	+	+	+	−	+	+	V (25)
Sorbitol	V (50)	−	+	+	+	+	V (60)	+	+	+
Melibiosa	V (50)	V (70)	−	−	V (80)	−	−	−	−	V (50)

[a]Datos obtenidos de las referencias 43, 660 y otras fuentes. Todas las pruebas se realizaron a 25-28 °C.
+, 90 % o más cepas son positivas; −, 90 % o más cepas son negativas; V, el 11-89 % de las cepas son positivas; ND, resultados no disponibles.

6-14

RECUADRO

Historia de la peste

Las tres pandemias más importantes de la peste ocurrieron en intervalos de 600 años, cada uno al final de una época histórica importante: la peste justiniana a finales de la Antigüedad, la muerte negra a finales de la Edad Media y la pandemia moderna al término de la era actual.

Primera pandemia. La peste justiniana (541-544 d. C.), nombrada por el emperador romano del siglo VI, afectó los países del Mediterráneo entre los años 532 y 595, y llevó a más de 100 millones de muertes. Comenzó en Egipto y se propagó hasta el Medo Oriente y Europa mediterránea. Después de eso, las epidemias 2ª-11ª (558-654 d. C.) ocurrieron en ciclos de 8-12 años, afectando finalmente a todo el "mundo conocido".

Segunda pandemia. La muerte negra (1347-1351 d. C.) se originó en el área del mar Negro, se propagó a Sicilia y por último afectó a toda el área de Europa hasta Gran Bretaña, Escandinavia y Rusia occidental. Murieron aproximadamente 17-28 millones de europeos por la enfermedad, lo que representó el 30-40% de la población europea. La epidemia continuó en ciclos de 2-5 años desde 1361 hasta 1480, y con ciclos menos frecuentes en el siglo XVII. La segunda pandemia de nuevo afectó a todo el "mundo conocido".

Tercera pandemia. La pandemia moderna comenzó en 1855 en Yunnan, una provincia al sudoeste de China. Hong Kong se vio afectada en mayo de 1894; Bombay en 1896; Madagascar en 1898; Egipto, Portugal, Japón, Paraguay y África Oriental en 1899; y Manila, Glasgow, Sidney y San Franscisco en 1900. Los brotes en la India afectaron a más de 10 millones de personas entre 1896 y 1918, causando la mayoría de las muertes que ocurrieron durante esta pandemia. Subsecuentemente, las epidemias locales se presentaron en todo el mundo hasta la década de 1950, cuando terminó la pandemia.

La peste en los Estados Unidos. Después de que la peste apareció en Hong Kong en 1894, se propagó con rapidez, alcanzando el puerto de San Francisco por barco en 1900. Apareció al mismo tiempo en Brasil, Nueva Orleans y Nueva York. La renuencia de los oficiales de salud de California a admitir que la peste existía en Chinatown llevó al inicio de la infección silvestre, a través de la cual (principalmente ardillas terrestres) la infección eventualmente cubrió gran parte del occidente de los Estados Unidos (17 estados), con la mayoría de los casos en Arizona, California, Colorado, Nuevo México y Oregon. Entre 1947 y 1996 se presentaron 390 casos de peste en aquel país, llevando a 60 muertes (15.4%). La forma más frecuente fue la peste bubónica: 327 (84%) casos que llevaron a 44 (14%) muertes, seguida por la peste septicémica primaria: 49 (13%) casos y 11 (22%) muertes, y la peste neumónica primaria: 7 (2%) casos y 4 (57%) muertes. Siete casos y una muerte no fueron clasificados.[115]

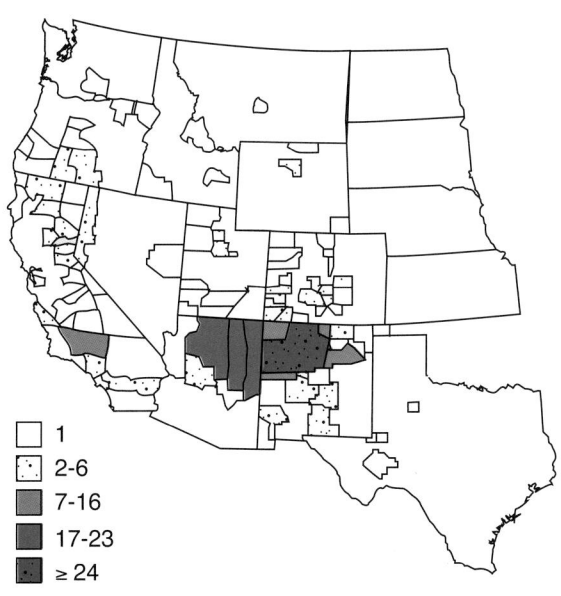

Legend:
- □ 1
- ⬚ 2-6
- ▨ 7-16
- ▨ 17-23
- ▨ ≥ 24

■ **FIGURA 6-7** Número de casos de peste por condado en el occidente de los Estados Unidos, 1970-2002 (Centers for Disease Control and Prevention. Imported plague-New York City, 2002, MMWR Morb Mortal Wkly Rep 2003;52:725-728.).

(1) un área del suroeste que incluye a Nuevo México, el noreste de Arizona, el sur de Colorado y el sur de Utah; y (2) una región en la costa del Pacífico ubicada en California, Oregon y Nevada occidental (fig. 6-7).[108] Durante 1988-2002, se informó un total de 112 casos de peste en humanos en 11 estados occidentales. La mayoría (97) estuvieron expuestos en cuatro estados (Nuevo México, Colorado, Arizona y California).[122] Aproximadamente el 80% de estas exposiciones ocurrieron en entornos peridomésticos, en particular aquellos que proporcionan abundante alimento y albergue para roedores infestados y susceptibles a la peste. Las infecciones en las casas ocurren cuando las personas, los animales domésticos (en especial gatos) y roedores peridomésticos llevan las pulgas a la casa, exponiendo a más personas. Los gatos domésticos a los cuales se les permite vagar libremente en áreas donde los roedores pueden transmitir la peste corren un mayor riesgo de infección y, por lo tanto, aumenta el riesgo de transmisión peridoméstica en humanos. Los gatos infectados desarrollan abscesos bucales por medio de los cuales se contagia la peste de manera directa a personas por medio de lamidas, arañazos o mordeduras.[537] Entre 1977 y 1998 se informaron 23 casos en humanos de peste transmitida por gatos en los estados occidentales, y cinco de esos casos fueron enfermedades mortales.[243]

Los viajeros pueden adquirir la peste en un área y enfermarse en otra donde la enfermedad no es endémica (peste peripatética). Aunque no es frecuente, es más probable que la peste peripatética lleve a desenlaces mortales por los retrasos en la obtención de tratamiento o por un diagnóstico erróneo en áreas en las cuales los proveedores de atención médica pueden estar menos familiarizados con la enfermedad.[122] En el estado actual de aumento de la consciencia por el posible terrorismo, los casos peripatéticos también pueden confundirse con aquellos que surgen a partir de la liberación intencional de las bacterias de la peste (recuadro 6-15).

Síndromes clínicos. Se reconocen tres formas clínicas de la peste: bubónica, septicémica y neumónica. Las formas septicémica y neumónica suelen ser secundarias a la bubónica, la cual es la forma más frecuente en los Estados Unidos (recuadro 6-14). La peste bubónica se caracteriza por la hinchazón de los ganglios linfáticos cervicales, axilares e inguinales, dependiendo de la ubicación de la fuente de ingreso de las bacterias. La diseminación hematógena de las bacterias a otros órganos y tejidos puede causar coagulación intravascular y *shock* endotóxico, generando la coloración oscura en los miembros (lám. 6-5A; recuadro de correlación clínica 6-5).

Diagnóstico de laboratorio. La confirmación de laboratorio de todas las formas de peste se realiza ya sea mediante métodos microbiológicos, por medio de demostración del antígeno o títulos de anticuerpos. Nuestros colegas en el Colorado Department of Health observaron que los hemocultivos son positivos en aproximadamente el 80% de los pacientes con peste bubónica y en el 100% de los pacientes con peste septicémica. Las tinciones de Gram (lám. 6-5B) de aspirados de bubón muestran bacilos gramnegativos en aproximadamente dos tercios de los casos, y las tinciones de Wright-Giemsa (lám. 6-5C) de los frotis de sangre periférica a menudo revelan la tinción bipolar característica de *Yersinia*. Las colonias crecen de forma lenta en medios ordinarios y se dice que tienen el aspecto de cobre batido cuando se visualiza en el estereoscopio (lám. 6-5D). La reacción observada en agar TSI en 24 h es similar a la que se observa con las especies de *Pasteurella* (producción débil de ácido en el agar inclinado, con poca o ninguna producción en el fondo). Se desarrolló una prueba diagnóstica rápida que utiliza una tira reactiva

---

Epidemiología, diagnóstico, tratamiento, prevención e informe de la peste (*Yersinia pestis*)

Epidemiología
- La peste suele transmitirse a humanos por la mordedura de una pulga de roedores infectados.
- El período de incubación es de 1-7 días para la peste bubónica y de 1-4 días para la peste neumónica.
- La tasa de mortalidad de casos para la peste bubónica no tratada es de 50% o mayor.
- Las mascotas domésticas (gatos y perros) pueden portar pulgas infectadas con la peste.
- Los riesgos incluyen la caza, las trampas, la posesión de gatos y vivir en áreas rurales en donde la peste es endémica.
- La transmisión entre personas puede presentarse después del contacto con una lesión purulenta (peste bubónica) o a través de microgotas respiratorias (peste neumónica).
- La peste de adquisición natural suele comenzar como peste bubónica; la liberación intencional (terrorismo) se manifestaría principalmente como peste neumónica.

Hallazgos clínicos
- Los signos y síntomas incluyen fiebre, escalofríos, malestar, odinofagia y cefalea.
- Suele haber linfadenitis (bubón); los ganglios linfáticos inguinales se ven afectados en el 90% de los casos.
- La infección puede progresar a *shock* (peste septicémica) y neumonía (peste neumónica).

Pruebas de laboratorio
- Los microorganismos gramnegativos ovoides con forma de "broche de seguridad" (seguro de ropa) en tinción biopolar sugieren infección por la peste.
- Las pruebas directas de anticuerpos fluorescentes o la detección de antígenos mediante análisis de inmunoadsorción enzimática son pruebas específicas.
- Las pruebas confirmatorias incluyen el cultivo o un cambio en los títulos de anticuerpos cuatro o más veces mayor.

Tratamiento recomendado
- Tratamiento primario: estreptomicina; tratamiento alterno: gentamicina, tetraciclinas o cloranfenicol.
- La mortalidad de la peste bubónica disminuye de forma importante con el tratamiento apropiado.
- Es probable que los pacientes con peste neumónica primaria no sobrevivan si no reciben tratamiento adecuado en 18 h después del inicio de los síntomas respiratorios.

Prevención e informe
- Educar al público con respecto a los síntomas de la peste, el modo de transmisión y los métodos de prevención.
- Utilización de repelentes para insectos.
- Edificios a prueba de roedores.
- Evitar manipular roedores o acampar cerca de sus madrigueras.
- Tratar con insecticidas a los perros y gatos en áreas rurales en donde la peste es endémica.
- Informar los casos de peste y animales enfermos o muertos a las autoridades de salud.

Véanse las láminas 6-5A-D de la referencia 122.

Recuadro de correlación clínica ▐6-5▐ Peste humana

Cuando se introducen bacilos al hospedero humano, los microorganismos se replican en el sitio inicial de la infección, el cual puede ser el sitio de la mordedura de la pulga, el torrente sanguíneo o el pulmón y, en consecuencia, pueden presentarse tres formas clínicas de peste humana:

1. **Bubónica.** El período de incubación de la peste bubónica es de siete días o menos después de una mordedura de una pulga infectada. Las bacterias infecciosas se diseminan a los ganglios linfáticos regionales, habitualmente en la ingle (con mayor frecuencia), la axila y el cuello. Un signo temprano de infección de los ganglios linfáticos es la aparición de hinchazones grandes y dolorosas llamados *bubones*. A menudo se presenta fiebre, escalofríos, debilidad y cefalea de inicio súbito. En cuestión de horas, los pacientes pueden sentir un dolor intenso en las regiones anatómicas con bubones. Terminan postrados y letárgicos, y pueden presentar agitación, en particular con la manipulación del bubón. La peste bubónica es la forma más leve de la peste; sin embargo, la tasa de mortalidad de los casos sin tratamiento es de aproximadamente el 75%.
2. **Neumónica.** Esta forma suele ser secundaria al proceso bubónico, aunque también puede resultar de la exposición directa a microgotas respiratorias de otro paciente con peste neumónica o de un gato infectado.[202,665] El período de incubación es más breve (2-3 días) con la peste neumónica. Inicialmente, los pacientes padecen fiebre y malestar, y los signos pulmonares se desarrollan un día después. En estos pacientes se observa tos, dolor torácico y hemoptisis, y el esputo suele ser purulento y contiene bacilos contaminantes de la peste (láms. 6-5B, 6-5C). La peste neumónica continúa rápidamente con sepsis y muerte, a menos que el tratamiento antimicrobiano inicia en el primer día. La tasa de mortalidad excede el 90% si el paciente no recibe tratamiento. Las personas en quienes se sospeche peste neumónica deben colocarse en aislamiento respiratorio y se debe de informar de inmediato a las autoridades de salud pública, a fin de que se puedan iniciar el diagnóstico rápido, las evaluaciones del entorno y las medidas de control.
3. **Septicémica.** La infección directa del torrente sanguíneo por mordedura de pulga o la propagación del bacilo de la peste desde los ganglios linfáticos al torrente sanguíneo puede llevar a la peste septicémica. Estos pacientes tienen cultivos positivos de manera uniforme. La enfermedad se caracteriza por fiebre alta, delirio, convulsiones en niños, *shock* séptico y coagulación intravascular diseminada (CID). La aparición de manchas negras hemorrágicas (lám. 6-5A) es el origen del nombre de "muerte negra".

Diagnóstico. La peste debe sospecharse en los pacientes con fiebre que estuvieron expuestos a roedores y otros mamíferos en áreas endémicas conocidas (fig. 6-7). El diagnóstico diferencial de la plaga incluye síndrome de Reye, tularemia, neumonía bacteriana y abdomen quirúrgico agudo. Una evolución febril en un paciente postrado con un bubón debe sugerir peste o tularemia; un diagnóstico bacteriológico en tal paciente puede realizarse con facilidad con frotis y cultivo de un aspirado de bubón.

Tratamiento. Tratamiento primario: estreptomicina; tratamiento alterno: gentamicina, tetraciclinas o cloranfenicol.[122]

Modificado de la referencia 619.

---

sencilla que emplea anticuerpos monoclonales para detectar el antígeno F1, una proteína específica de *Y. pestis*. La prueba brinda resultados confiables en 15 min y podría ayudar a controlar la enfermedad en los países desarrollados, y probablemente acelerar la detección y tratamiento de la infección durante un ataque terrorista.[134]

***Infecciones causadas por* Y. pseudotuberculosis.** *Y. pseudotuberculosis* también es endémico en una amplia variedad de animales, incluyendo las aves silvestres, y es responsable de la linfadenitis mesentérica, particularmente en niños, en quienes se manifiesta una enfermedad clínica que simula la apendicitis.[631] Una forma septicémica de infección por *Y. pseudotuberculosis* ocurre de manera infrecuente y se ha descrito principalmente en pacientes con trastornos subyacentes, como cirrosis hepática, hemocromatosis o diabetes; tiene tasas de mortalidad tan altas como del 75%, sin importar si se administró antibioticoterapia.[395] Además, se han informado casos raros de infección urinaria y prostatitis crónica debidos a *Y. pseudotuberculosis*.[155,456] Se desconocen los vehículos y las fuentes de esta infección. En función de su similitud con *Y. enterocolitica*, se piensa que puede ser un patógeno de transmisión por medio de alimentos, pero la evidencia es limitada a unos cuantos brotes sugestivos y dos brotes grandes, uno en Canadá ligado a leche pasteurizada[469] y otro en Finlandia debido a lechuga iceberg contaminada que se

rastreó hasta una granja que utilizaba agua sin tratar para la irrigación de los campos.[471] Las pruebas bioquímicas más importantes que diferencian *Y. pseudotuberculosis* de *Y. enterocolitica* son la ornitina descarboxilasa, la sacarosa y el sorbitol. *Y. pseudotuberculosis* es negativa para las tres, mientras que *Y. enterocolitica* es positiva (cuadro 6-24).

***Infecciones causadas por* Y. enterocolitica.** *Y. enterocolitica* se distribuye ampliamente en los reservorios acuáticos y animales, siendo el cerdo el reservorio más importante para las cepas patógenas en humanos.[59] Es la especie más frecuente de *Yersinia* que se aísla de muestras clínicas. La vía de ingreso en humanos es la ruta oral digestiva; la infección se presenta en el íleon terminal, que anatómicamente se encuentra adyacente al apéndice. El microorganismo se adhiere al íleon y lo penetra, causando ileítis terminal, linfadenitis y enterocolitis aguda con manifestaciones secundarias de eritema nodoso, poliartritis[643] y, con menor frecuencia, septicemia[152,233] y endocarditis.[251] La septicemia por *Y. enterocolitica* se relaciona casi de forma exclusiva con pacientes con exceso de hierro o bajo tratamiento con el agente quelante de hierro deferoxamina.[59] Los pacientes con exceso de hierro con talasemia β tienen un riesgo mucho mayor de padecer yersiniosis grave, incluso cuando las concentraciones de hierro corporal (indicado por la concentración de ferritina sérica) sean sólo moderadamente altas y no reciban tratamiento con quelantes de hierro.[8] Hay seis biovariedades (1A, 1B, 2, 3, 4 y 5) y más de 50 serogrupos de *Y. enterocolitica*; sin embargo, sólo cinco, designados O:1,2a,3; O:3; O:5,27; O:8 y O:9, por lo general se consideran patógenos para los humanos.[48] El biogrupo 1A no tiene los determinantes de virulencia de las cepas invasoras y se considera no patógeno.[59] Los biogrupos restantes son de origen humano y se dividen en el biogrupo 1B, que se encuentra principalmente en los Estados Unidos, y los biogrupos 2 a 5, que se encuentran en Europa y otras zonas. Newbauer y cols.[463] propusieron la división de *Y. enterocolitica* en dos subespecies: *Y. enterocolitica* subespecie *enterocolitica* para el biogrupo 1B y *Y. enterocolitica* subespecie *palaearctica* para las biovariedades europeas.

Relación de* Y. enterocolitica *con reacciones transfusionales. *Y. enterocolitica* se aisló de una unidad de donadores de sangre enviada al University of Illinois Hospital Microbiology Laboratory para su cultivo después de una reacción transfusional. Se desarrollaron escalofríos y un síndrome similar al *shock* en un receptor de una unidad de sangre contaminada después de aproximadamente 50 mL de transfusión. También se han informado casos similares en otros lugares, ilustrando la capacidad de este microorganismo para crecer a temperaturas frías.[50,106,114,314,611,620,635] Entre noviembre de 1985 y noviembre de 1996, los CDC informaron 21 casos de sepsis relacionada con la recepción de eritrocitos contaminados transfundidos contaminados con *Y. enterocolitica*.[114] La investigación de estos casos llevó a la conclusión de que la contaminación de la sangre fue secundaria a bacteriemia asintomática por *Y. enterocolitica* en los donadores de sangre al momento de la donación. Arduino y cols.[21] demostraron que *Y. enterocolitica*, al inocularse a unidades de eritrocitos empaquetados y almacenarse a 4 °C, puede proliferar y producir endotoxinas después de una fase de latencia de 2-3 semanas. A partir de estos informes resulta claro que debe buscarse *Y. enterocolitica* en cualquier bacteriemia o endotoxinemia relacionada con transfusiones. Para aprender más, se refiere al lector al artículo de revisión de Wagner y cols.[652]

Relación de* Y. enterocolitica *con menudencias de cerdo preparadas de forma casera. En los países en los que *Y. enterocolitica* se ha vuelto una causa notable de diarrea, O:3 es el serotipo predominante, y los cerdos parecer ser el reservorio más importante de la infección.[626] Una revisión de los aislamientos clínicos de *Y. enterocolitica* enviados al Yersinia Reference Laboratory de los CDC entre 1970 y 1980, y de 1986 a 1988, mostraron un cambio en el serotipo predominante de *Y. enterocolitica* en los Estados Unidos de O:8 a O:3. Este cambio coincide con un brote de gastroenteritis ocasionado por el serotipo O:3 de *Y. enterocolitica* en Atlanta, de noviembre de 1988 a enero de 1989. El brote involucró a 15 pacientes (todos afroamericanos), de los cuales 14 eran niños de corta edad (edad media de tres meses). En ellos se presentó una enfermedad diarreica febril que se relacionó con la preparación de menudencias de cerdo de forma casera (el intestino largo de los cerdos). Aunque ningún niño tuvo contacto directo con las menudencias crudas, en casi todos los casos, los cuidadores de los niños tenían antecedentes de limpiar las menudencias.[378] Se cultivó *Y. enterocolitica* de los recipientes sin abrir de las menudencias, de las casas y de los supermercados locales. En 10 de las 12 casas expuestas, las menudencias se prepararon para las comidas del Día de Acción de Gracias, Navidad o Año Nuevo. Una encuesta en una cadena de tiendas de comestibles en Atlanta reveló que la venta de menudencias se restringe en gran medida al período de octubre a enero, con un pico en noviembre. Los datos de otras encuestas apoyan la relación entre la preparación de menudencias durante

el período festivo entre el Día de Acción de Gracias y la Navidad y los casos de infección por *Y. enterocolitica*, y sugieren que la detección rutinaria de *Y. enterocolitica* puede ser necesaria en ciertos hospitales, particularmente en las comunidades con población negra y, en especial, en niños menores de un año de edad.[6,123,379,431] La información sobre la preparación segura de menudencias está disponible en http://wwwph.dhr.state.ga.us/epi/news/oct02/103102.shtml.[123]

Aislamiento de* Y. enterocolitica *a partir de muestras clínicas. La mayoría de las cepas de *Y. enterocolitica* crecen en agares entéricos selectivos y tienen un aspecto de colonias pequeñas lactosa negativas en los agares de MacConkey y SS en 48 h. En algunos laboratorios, las placas de agar de MacConkey inoculadas con muestras de heces en las que se sospechan especies de *Yersinia* se incuban de manera rutinaria a temperatura ambiente. *Y. enterocolitica*, en particular, puede aislarse mejor de muestras de heces que se incuban a 25 °C. El enriquecimiento en frío de las muestras altamente contaminadas, como heces, al incubar los cultivos a 4 °C durante 1-3 semanas en solución salina fosfatada con amortiguador antes del subcultivo en medios entéricos, también mejora el aislamiento de *Y. enterocolitica*.[501] Weissfeld y Sonnenwirth[663] informaron que el tratamiento previo de las heces con hidróxido de potasio al 0.5% a una proporción de 1:2 durante 2 min, seguido por la siembra en agar entérico, llevó al aislamiento de la mayor cantidad de cepas de *Yersinia*. Head y cols.[282] informaron la superioridad del agar cefsulodina-irgasán-novobiocina (CIN) para el aislamiento de *Y. enterocolitica* a partir de suspensiones de heces que contienen 10^2 o menos unidades formadoras de colonias (UFC). La utilización de métodos de enriquecimiento en frío y medios de cultivo especializados, como agar CIN, para el aislamiento de *Yersinia* no suele ser necesario porque los microorganismos tienden a encontrarse en cantidades relativamente mayores en los casos de enterocolitis. No se recomienda el empleo del agar EMB porque *Y. enterocolitica* es sacarosa positivo y se asemeja a un coliforme en este medio. Se puede encontrar un problema similar con la utilización de TSI, el cual también contiene sacarosa.

***Identificación de* Y. enterocolitica.** *Y. enterocolitica* es bioquímicamente más reactivo a temperatura ambiente que a 37 °C. En nuestra experiencia, los aislamientos de *Y. enterocolitica* no suelen presentar una identificación aceptable cuando se intenta con el sistema Vitek o el API 20E con una temperatura de incubación de 37 °C. Sin embargo, las tiras del API 20E incubadas a temperatura ambiente proporcionan una identificación aceptable. Este hallazgo se confirmó en informes publicados recientemente.[20,591] Neubauer y cols. compararon el API 20E, API Rapid 32 IDE y las pruebas con PCR, y encontraron que el API 20E tuvo la sensibilidad más alta a nivel tanto de especie como de género.[464] Un estudio más reciente realizado por el mismo grupo encontró que la tarjeta Vitek GNI identificó a *Yersinia* con un 96.3% de precisión a nivel de género y con una precisión del 57.4% a nivel de especies.[388] Aunque los antisueros que pueden utilizarse para serotipificar *Y. enterocolitica* no están disponibles con facilidad, Farmer y cols. describieron cuatro pruebas sencillas que pueden emplearse para el diagnóstico de los serotipos patógenos. Estas pruebas incluyen la prueba de pirazinamidasa, la fermentación de salicina-hidrólisis de esculina, la fermentación de D-xilosa y el agar rojo Congo-oxalato de magnesio que se utiliza para determinar la captura del colorante rojo Congo y el crecimiento dependiente de calcio a 36 °C.[219]

***Sensibilidad a antibióticos de* Y. enterocolitica.** Los serogrupos O:3 y O:9 de *Y. enterocolitica* pueden producir dos β-lactamasas ubicadas cromosómicamente, lo que conduce a la resistencia a ampicilina, cefalotina y carbenicilina. Las cepas del serotipo O:8 son sensibles a ampicilina y tienen una sensibilidad variable a la carbenicilina y las cefalosporinas. Las pruebas *in vitro* no son confiables y la administración de cefalosporinas de amplio espectro, en combinación con un aminoglucósido, parecen ser eficaces para la mayoría de las infecciones extraintestinales, incluyendo septicemia.[249] Las fluoroquinolonas, solas o en combinación con aminoglucósidos o cefalosporinas de amplio espectro, también parecen ser eficaces.[249,580] Trimetoprima-sulfametoxazol muestra ser eficaz *in vitro*, pero tiene poco efecto en el curso clínico (duración) de la gastroenteritis por *Y. enterocolitica*.[6,500]

Otras especies de Yersinia. *Y. frederiksenii* se aísla con mayor frecuencia de agua fresca, alimentos y suelo sin irrigar, y se ha aislado de forma infrecuente de muestras de humanos. Este microorganismo puede aislarse de muestras de heces usando los agares de MacConkey y SS incubados a 25 °C durante 48 h, y rara vez se necesitan técnicas de enriquecimiento en frío. Se considera que *Y. frederiksenii* es parte de la flora comensal y no causa diarrea. Farmer y cols.[220] citan algunos aislamientos de humanos de *Enterobacteriaceae* referidos a los CDC que se obtuvieron de muestras respiratorias y de heridas.

Y. intermedia también puede aislarse por medio de enriquecimiento en frío de muestras de heces de humanos, pero probablemente no se relacione con enfermedad intestinal. Bottone[58] revisó la literatura médica publicada desde 1976 y encontró 21 casos de infecciones extraintestinales por estas especies atípicas ramnosa positivas. De estos casos, ocho fueron de conjuntivitis y tres fueron de infecciones urinarias. Bottone agregó tres casos más que representaban infección urinaria, conjuntival o de un absceso auxiliar.

Farmer y cols.[220] citan seis especies que se recibieron en los CDC, de las cuales se aisló *Y. kristensenii* del modo siguiente: cuatro de heces, una de sangre y una de orina. Aún no se determina su papel patógeno. *Y. aleksiciae* es fenotípicamente similar a *Y. kristensenii*, excepto por ser lisina descarboxilasa positiva. Las cepas se han aislado de heces de humanos, ratas, topos, venados y cerdos, así como de productos lácteos. Se desconoce su relevancia clínica.[604] Se han descrito cuatro especies de *Yersinia* que son bioquímicamente similares a *Y. enterocolitica*. Todas son aislamientos muy infrecuentes en humanos. *Y. rohdei* se ha aislado de heces de perro, agua y heces de humanos.[16] *Y. aldovae* (anteriormente, grupo X2 similar a *Y. enterocolitica*) se encontró en agua superficial, agua potable y peces.[43] *Y. mollaretii* (antes *Y. enterocolitica* biogrupo 3A) se ha aislado de heces de humanos, agua potable, carne y vegetales crudos.[660] *Y. bercovieri* (antes *Y. enterocolitica* biogrupo 3B) se ha informado en heces de humanos, agua, suelo y vegetales.[660] Otras cinco especies de *Yersinia* (*Y. entomophaga*, *Y. massiliensis*, *Y. nurmii*, *Y. pekkanenii*, *Y. similis*) se han descrito como aislamientos de reservorios no humanos y no se relacionan con infecciones en humanos.

Tribu *Erwinieae*. *Erwinieae* son patógenos que se encuentran principalmente en plantas y sólo son saprófitos en humanos. Las especies del género *Erwinia* pueden dividirse en tres grupos filogénicos. El grupo I representa las *Erwinieae* verdaderas y está conformado por *E. amylovora*, *E. mallotivora*, *E. persicinus*, *E. psidii*, *E. rhapontici* y *E. tracheiphila*. Las especies del grupo II se transfirieron al género *Pectobacterium*, como *P. carotovorum* subespecie *atrosepticum*, *P. carotovorum* subespecie *betavasculorum*, *P. carotovorum* subespecie *carotovorum*, *P. carotovorum* subespecie *odoriferum*, *P. carotovorum* subespecie *wasabiae*,

P. cacticidum, *P. chrysanthemi* y *P. cypripedii*. Los miembros del grupo III han sido clasificados como un género nuevo, *Brenneria*, que incluye *B. alni*, *B. nigrifluens*, *B. paradisiaca*, *B. quercina*, *B. rubrifaciens* y *B. salicis*.[280] Las especies de *Erwinia*, *Pectobacterium* y *Brenneria* causan enfermedades que marchitan y pudren plantas, cosechas de alimentos y árboles, o son parte de la flora epífita. Sólo hay un informe de infección urinaria en una mujer de 88 años de edad causada por *Erwinia persicinus*, la cual anteriormente sólo se había aislado de diversas frutas y vegetales.[485] Recientemente, se determinó que una nueva especie fitopatógena aislada de árboles *Erythrina* infectados era lo suficientemente diferente de *Erwinia*, *Brenneria* y *Pectobacterium* para requerir un nuevo género, y se denominó *Samsonia erythrinae*.[621]

Otros géneros nuevos de Enterobacteriaceae

La tabla 6-25 constituye una lista de las especies de *Enterobacteriaceae* que se han descrito recientemente y que se encuentran con menor frecuencia. Las designaciones nuevas de género y especie han evolucionado a partir de los estudios de hibridación de ADN y las caracterizaciones bioquímicas realizadas en cepas atípicas referidas a los CDC y otros laboratorios de referencia para su identificación y clasificación. Muchos de los nombres de estos géneros nuevos se han aplicado a las cepas bacterianas que, en algún momento, tuvieron designaciones de grupos entéricos atípicos en los CDC. Diversos grupos entéricos permanecen sin nombre, pero resulta probable que alcancen el estado de género en el futuro cuando se reúna una cantidad suficiente de cepas.

Características de identificación de las *Enterobacteriaceae* más nuevas. Las características clave de identificación de los diversos géneros nuevos se enumeran en la tabla 6-26. El aprendizaje de los géneros nuevos no tiene que ser demasiado complicado si el lector recuerda que la mayoría de estas bacterias representan cepas atípicas que se relacionan de forma estrecha con grupos bien establecidos. Por ejemplo, los géneros *Buttiauxella*[228] y *Kluyvera*,[222] relacionados de manera estrecha, se presentan fenotípicamente como "*E. coli* citrato positivo"; las características específicas por las cuales pueden diferenciarse se incluyen en la tabla 6-26. Las bacterias que pertenecen a *Cedecea*[225,268] se asemejan a *Serratia* porque son lipasa positivas y son resistentes a cefalotina y colistina; sin embargo, a diferencia de *Serratia*, no hidrolizan gelatina ni ADN. *Ewingella*,[267] *Rahnella*[312] y *Tatumella*[295] se agruparon de manera inicial con *Pantoea agglomerans* porque son lisina, ornitina y arginina descarboxilasa negativos. Los géneros *Yokenella*[363] y *Obesumbacterium*[541,542] son similares a *H. alvei*; *Moellerella*[289] puede considerarse *Providencia* fenilalanina negativa y lactosa positiva; y *Leminorella*[290] puede pensarse como especies de *Proteus* fenilalanina y ureasa negativas. La identificación se vuelve un tanto más fácil al emplear este abordaje.

Los patrones de reacción de estos nuevos géneros y especies se ha incorporado a los archivos de códigos numéricos de la mayoría de los sistemas de identificación computarizados. Por lo tanto, los nombres de estos géneros y especies pueden aparecer en los informes computarizados de la mayoría de los sistemas comerciales. En estos casos, puede ser necesario revisar visualmente las reacciones individuales para asegurar la precisión y evaluar las características adicionales utilizando la tabla 6-26 o la tabla 6-7 ampliada. La correlación minuciosa de la actividad bioquímica con los patrones de crecimiento y el aspecto

TABLA 6-25 Nuevos géneros y especies en la familia *Enterobacteriaceae*

Designación nueva	Designación previa	Comentarios
Arsenophonus nasoniae	Especie nueva	No aislado de humanos. Causa del rasgo asesino solar en la avispa parasitaria *Nasonia vitripennis*.
Averyella dalhousiensis	Grupo entérico 58	Las cepas clínicas se han aislado de heridas y heces.
Budvicia aquatica	"Grupo GH"	H_2S (+). Se encuentra con frecuencia en agua potable y superficial. Se ha aislado de heces de humanos, pero no se relaciona con enfermedad en humanos.
Buttiauxella agrestis	"Grupo F"	Bioquímicamente es más similar a *Kluyvera*. Las reacciones clave son IMViC (−, +, −, +), LAO (−, −, +), sacarosa (−). Se ha aislado de agua. No se informan aislamientos en humanos.
Buttiauxella brennerae	Especie nueva	Aislado de moluscos, agua, tierra y humanos.
Buttiauxella ferragutiae	"Grupo F" Grupo entérico 63	Aislado de agua y tierra.
Buttiauxella gaviniae	"Grupo F" Grupo entérico 64	Aislado de moluscos.
Buttiauxella izardii	Especie nueva	Aislado de moluscos.
Buttiauxella noackiae	Grupo entérico 59	Similar a *P. agglomerans*, excepto por ser arginina positiva. Aislado de moluscos, esputo y heridas de humanos, y alimentos.
Buttiauxella warmboldiae	Especie nueva	Aislado de caracoles.
Cedecea davisae	"Grupo entérico 15-subgroup Davis"	*Cedecea* es similar a *Serratia* porque son lipasa (+) y resistentes a colistina y cefalotina, pero a diferencia de *Serratia*, son gelatina y ADNasa (−). *C. davisae* es la especie más frecuente. El esputo es la fuente más habitual.
Cedecea lapagei	"*Cedecea* especie 4"	Aislado de especies de vías respiratorias de humanos.
Cedecea neteri	"*Cedecea* sp. cepa 002"	Aislado de hemocultivos de un paciente con cardiopatía valvular.
	"*Cedecea* sp. cepa 001"	Aislado de esputo y sangre de corazón en una autopsia.
Cedecea sp. 3	"*Cedecea* sp. cepa 012"	Herida de dedo del pie.
Cedecea sp. 5		
Cedecea sp. 6		
Ewingella americana	Grupo entérico 40	IMViC (−, +, +, +), LAO (−, −, −). Es probable que las cepas se clasificaran anteriormente como *Enterobacter agglomeans*, pero difieren por ser arabinasa (−). Aislado de esputo, heridas y hemocultivos.
Kluyvera ascorbata	Grupo entérico 8	Semejante a *E. coli*, excepto por ser malonato, esculina y citrato (+). Pigmento color violáceo oscuro en medios que no contienen sangre. La fuente más frecuente es esputo, seguido por orina, heces y sangre.
Kluyvera cochleae	Especie nueva	Aislado de moluscos.
Kluyvera cryocrescens	Grupo entérico 8	Similar a *K. ascorbata*, excepto por crecer y fermentar glucosa a 5 °C.
Kluyvera georgiana	Grupo entérico 8 *Kluyvera* sp. grupo 3	Aislado de esputo y garganta de humanos.
Kluyvera intermedia	*Enterobacter intermedium*	Aislado de heridas de pies, sangre y bilis.
Leclercia adecarboxylata	Grupo entérico 41 *Escherichia adecarboxylata* *Enterobacter agglomerans* GH XI	IMViC (+, +, −, −), LAO (−, −, −). Con pigmento amarillo. Se asemeja a *E. coli* en los agares de MacConkey y EMB. Se aisló de diversas muestras clínicas, alimentos, agua y del ambiente.
Leminorella grimontii	Grupo entérico 57	H_2S (+), TDA (−), LAO (−, −, −), IMViC (−, +, −, +). Aislado de heces y orina de humanos.
Leminorella richardii	Grupo entérico 57	Igual que *L. grimontii*, excepto por ser IMViC (−, −, −, −).
Leminorella especie 3	Grupo entérico 57	
Moellerella wisconsensis	Grupo entérico 46	Se asemeja a *E. coli* en medios entéricos. IMViC (−, +, −, +), LAO (−, −, −), lactosa y sacarosa (+). Se aisló originalmente de cultivos de heces en Wisconsin.

TABLA 6-25   Nuevos géneros y especies en la familia *Enterobacteriaceae* (*continuación*)

Designación nueva	Designación previa	Comentarios
Photorhabdus luminescens subsp. *luminescens*	*Xenorhabdus luminescens*	Bioluminiscentes y bioquímicamente inactivos. El crecimiento óptimo es a 25 °C. Todos los aislamientos clínicos en humanos pertenecen a *P. asymbiotica*. Las colonias tienen pigmento amarillo, producen una reacción hemolítica inusual y son negativas para reducción de nitrato. Se ha aislado de heridas y sangre de humanos.
Photorhabdus luminescens subsp. *akhurstii*	Subespecie nueva	
Photorhabdus luminescens subsp. *laumondii*	Subespecie nueva	
Photorhabdus temperata subsp. *temperata*	Especie y subespecie nueva	
Photorhabdus asymbiotica	Especie nueva	
Pragia fontium		H₂S (+), bioquímicamente similar a *Budvicia*. La mayoría de las cepas son de agua potable en la República Checa.
Rahnella aquatilis	Grupo H2	LAO (−, −, −), inmóvil a 36 °C, pero móvil a 25 °C, FAD (débilmente +), sin pigmento amarillo. Pudo identificarse como *E. agglomerans* en el pasado. Se ha aislado de agua, alimentos y diversas fuentes en humanos.
Rahnella spp. 2 *Rahnella* spp. 3		
Shimwellia pseudoproteus	*Flavobacterium proteus* *Obesumbacterium proteus* biogrupo 2	No se han informado aislamientos en humanos. Contaminante frecuente en cervecerías. Crece lento si se incuba a 36 °C, dificultando su identificación.[541,542]
Tatumella ptyseos	Grupo EF-9	Colonias puntiformes, de crecimiento lento, relativamente inertes. Móviles a 25 °C, pero inmóviles a 35 °C. Los flagelos son polares, laterales o subpolares, en lugar de peritricos. Se forman zonas grandes de inhibición alrededor de los discos con penicilina (10 U). FAD muy lento (débilmente +). Se aísla de muestras clínicas de humanos, particularmente esputo.
Trabulsiella guamensis	Grupo entérico 90	H₂S (+) y bioquímicamente similar a *Salmonella*. IMViC (−, +, −, +), lisina (+), arginina (50% +), ornitina (+). Se ha aislado del suelo y de heces de humanos. No hay evidencia de que cause diarrea.
Xenorhabdus beddingii	*Xenorhabdus nematophilus* subsp. *beddingii*	
Xenorhabdus bovienii	*Xenorhabdus nematophilus* subsp. *bovienii*	
Xenorhabdus japonicus *Xenorhabdus nematophilus* *Xenorhabdus poinarii*	*Achromobacter nematophilus* *Xenorhabdus nematophilus* subsp. *poinarii*	Sólo se ha aislado de nematodos.
Yokenella regensburgei	*Koserella trabulsii* Grupo entérico 45 Biogrupo 9 de NIH de Japón *Hafnia* atípico *Hafnia* spp. 3	Bioquímicamente similar a *H. alvei*. Difiere en que es resistente a la colistina y VP (−). Se aísla de sangre, heridas, garganta, esputo, heces y agua.
Grupo entérico 60		Bioquímicamente inactivo. Se aísla de orina y esputo.
Grupo entérico 68		ADNasa (+) pero bioquímicamente diferente a *Serratia* en otros aspectos. Las cepas clínicas se han aislado de orina.
Grupo entérico 137		Estrechamente relacionado con *Citrobacter farmeri* y *Citrobacter amalonaticus*. Aislado de esputo, orina y heridas.[656]

IMViC, indol, rojo de metilo, Voges-Proskauer, citrato; LAO, lisina, arginina, ornitina; MIO, motilidad, indol, ornitina; FAD, fenilalania desaminasa; GH, grupo de hibridación; (+), > 90% de las cepas son positivas; (−), > 90% de las cepas son negativas; (v), variable.

de las colonias en los medios de agar suele ser suficiente para obtener identificaciones precisas. No está de más insistir en que los estudiantes y microbiólogos deben retener la orientación fundamental con respecto a la morfología, fisiología y bioquímica de las bacterias si se realizarán identificaciones precisas.

Importancia clínica de las *Enterobacteriaceae* más nuevas. La aparente reclasificación y cambios interminables de la taxonomía bacteriana y la frecuente adición de nuevos géneros y especies puede ser desalentadora para los estudiantes e instructores

de microbiología. Sin embargo, Farmer y cols. realizaron un estudio de las puntuaciones de los biogrupos sin clasificar enviados para su identificación en los CDC, y han creado un orden entre el caos en un informe trascendental que resume todos los géneros antiguos y nuevos de *Enterobacteriaceae* conocidos desde enero de 1985.[220] Como señalan estos investigadores, hasta el 95% de todas las enterobacterias aisladas en los laboratorios clínicos son *E. coli*, *K. pneumoniae* y *Proteus mirabilis*; más del 99% de los aislamientos pertenecen a tan sólo 23 especies, dejando menos del 1% como la incidencia de aislamiento de varias especies designadas

TABLA 6-26   Características de diferenciación de las nuevas *Enterobacteriaceae*

Género	Características del género	Especies y características de diferenciación

Buttiauxella Ferragut[228] (*grupo F, Gavini 1976*) — Características del género: Indol −, MR/VP +/−, Citrato +, Lisina −, Arginina −, Ornitina +, Sacarosa −

	B. agrestis	*Kluyvera ascorbata*	*Kluyvera cryocrescens*
Indol	−	+	+
Lisina	−	+	V (23)
Ascorbato	−	+	+
Glucosa (5 °C)	+	−	+
Sacarosa	−	+	+

Cedecea Grimont[268] (*grupo entérico 15*) — Características del género: ONPG +, MRVP + V (50-80), Citrato +, Esculina +, Lipasa (aceite de maíz) +, ADNasa −, Gelatina −, Colistina R, Cefalotina R, Cefalotina R

	C. davisae	*C. lapagei*	*C. neteri*	*SP. 3*	*SP. 5*
Ornitina	+	−	−	−	V (50)
Sacarosa	+	−	+	V (50)	+
Sorbitol	−	−	+	−	+
Rafinosa	−	−	−	+	+
Xilosa	+	−	+	+	+
Melibiosa	−	−	−	+	+
Malonato	+	+	+	−	−

Ewingella Grimont[267] (*grupo entérico 40*) — Características del género: Indol −, MR/VP +/+, Citrato +, Lisina −, Arginina −, Orinitina −

	E. americana	*P. agglomerans*
Arabinosa	−	+
Xilosa	V (15)	+
Pigmento amarillo	−	V (75)

Kluyvera Farmer[222] (*grupo entérico 8*) — Características del género: Indol +, MR/VP +/−, Citrato +, Malonato +, Esculina +

	K. ascorbata	*K. cryocrescens*
Ascorbato	+	−
Glucosa (5 °C)	−	+
Lisina	+	V (23)

Leclercia Tamura et al.[622] (*Escherichia adecarboxylata, grupo entérico 41*) — Características del género: Indol +, MR/VP +/−, Citrato −, Lisina −, Arginina −, Orinitina −

	L. adecarboxylata	*E. coli*	*P. agglomerans*
Lisina	−	+	
Adonitol	+	−	−
Malonata	+	−	V
Pigmento amarillo	+	−	+

Leminorella Hickman-Brenner[290] (*grupo entérico 57*) — Características del género: H₂S +, Fenilalanina −, Manosa −, Arabinosa +, Xilosa +, L/A/O −/−/−

	L. grimontii	*L. richardii*	Proteus species
Rojo de metilo	+	−	+
Citrato	+	−	−/V (15–65)
Dulcitol	V (83)	−	−
Fenilalanina	−	−	+
Ureasa	−	−	+
Arabinosa	+	+	−

Moellerella Hickman-Brenner[289] (*grupo entérico 46*) — Características del género: Indol −, MR/VP +/−, Citrato +, Lisina −, Arginina −, Ornitina −, Fenilalanina −, Colistina R

	M. wisconsensis	*Providencia spp.*
Fenilalanina	−	+
Lactosa	+	−
Sacarosa	+	V (15-50)
ONPG	+	−
Tirosina	−	+

TABLA 6-26 Características de diferenciación de las nuevas *Enterobacteriaceae* (*continuación*)

Género	Características del género	Especies y características de diferenciación			
			R. aquatilis	*P. agglomerans*	
Rahnella Izard y cols.[312] ("grupo H2")	Indol − MR/VP +/+ Citrato + Urea − Fenilalanina + débil L/A/O −/−/− Motilidad − (36 °C)/+ (25 °C)	Motilidad (36 °C) Fenilalanina Pigmento amarillo	− + −	+ V (20) V (75)	
			S. pseudoproteus	*Hafnia alvei*	*H. alvei 1*
Shimwellia (*Obesumbacterium*) Priest[541,542]	Indol − MR/VP V (15)/− Citrato − Lisina + Ornitina + Motilidad −	Manitol Salicina Arabinosa	− − −	+ V (13) +	V (55) V (55) −
			T. ptyseos	*P. agglomerans*	
Tatumella Hollis[295] (biogrupo EF-9)	Indol − MR/VP −/−/ (+ Coblenz) L/A/O −/−/− Fenilalanina + débil Sacarosa + Gelatina −	Manitol Fenilalanina Motilidad (36 °C) Penicillina	 + − S	+ V (20) + R	
			T. guamensis	*Salmonella* subgrupo 4	*Salmonella* subgrupo 5
Trabulsiella McWhorter et al.[425] (grupo entérico 90)	H₂S + Indol V (40) MR/VP +/− Citrato + Lisina + Arginina V (50) Ornitina + KCN +	Dulcitol Lactosa ONPG Malonato Crecimiento en KCN Fermentador de mucato D-sorbitol	− + − + + +	− − − − + − +	+ − + − + V (85) +
			Y. regensburgei	*H. alvei*	
Yokenella Kosako et al.[362] (*Koserella trabulsii* grupo entérico 45)	Indol − MR/VP +/− Citrato + Lisina + Ornitina + Celobiosa + Melibiosa +	VP Citrato Melibiosa Colistina R	− + + +	+ − − −	

recientemente. Por lo tanto, las bacterias que se enumeran en la tabla 6-25 se encuentran de manera infrecuente en la mayoría de los laboratorios clínicos; sin embargo, como dijo el Dr. Farmer, hay al menos tres razones por las cuales estas nuevas especies de *Enterobacteriaceae* son importantes para los microbiólogos clínicos: (1) algunas especies causan infecciones graves en humanos, (2) otras se encuentran en muestras clínicas, pero su papel causal aún es incierto, y (3) muchas son bioquímicamente similares a las especies bien establecidas, por lo que pueden dificultar la identificación. La importancia clínica de las nuevas especies que se han aislado de muestras clínicas de humanos se resume de la siguiente manera:

Averyella dalhousiensis constituye el nombre propuesto para el grupo entérico 58 de los CDC.[330] *A. dalhousiensis* ha sido el aislamiento más frecuente de las heridas traumáticas, fracturas y heridas, y de manera infrecuente de las heces.[220] Se ha descrito un caso de septicemia relacionado con la infección de un catéter venoso central.[330] *A. dalhousiensis* no se incluye en las bases de datos de los sistemas de identificación comerciales y suele identificarse de manera errónea como alguna especie de *Enterobacter, Salmonella, Serratia, Kluyvera* o *Escherichia*.[330] Se sabe poco sobre la epidemiología, patogenia o importancia clínica de este microorganismo. Las reacciones fenotípicas se enumeran en la tabla 6-7.

El género *Buttiauxella* ahora está conformado por siete especies (tabla 6-25) que se presentan de manera frecuente y abundante en los intestinos de caracoles, babosas y otros moluscos.[449] Se han aislado unas cuantas cepas de suelo no contaminado y agua potable, agua superficial, cañerías, suelo y muestras de heces, pero no de muestras clínicas primarias estériles.[449] Dos aislamientos clínicos de microorganismos similares a *B. gaviniae* se han informado a partir de muestras de orina y herida de pierna en Bélgica. Los aislamientos eran bioquímicamente indistinguibles de *B. gaviniae*,[616] pero la secuenciación de ARNr 16S no fue concluyente.[174]

Cedecea davisae se ha aislado de muestras respiratorias,[31] sangre,[1,13,165,411,516] un absceso escrotal,[30] una úlcera cutánea[277] y una úlcera bucal.[418] *C. neteri* se ha informado como causa de bacteriemia.[11,225] Se ha comunicado que *C. lapagei* produce infección del tejido pulmonar,[151] peritonitis,[170] neumonía[681] y bacteriemia.[162]

Ewingella americana se describió en 1983 y se nombró en honor al bacteriólogo estadounidense William Ewing.[267] Las cepas originales se aislaron de muestras clínicas humanas, incluyendo esputo, sangre, garganta, heridas de dedos del pie y pulgares, orina y heces.[220,267] *E. americana* ha sido implicada en casos de bacteriemia,[182,524] bacteriemia relacionada con catéter[523] y un brote de seudobacteriemia con tubos no estériles para la obtención de sangre.[422,423,424] Además, se ha asociado con colonización de heridas,[40] conjuntivitis[283] y peritonitis en pacientes sometidos a diálisis peritoneal.[340]

En la actualidad, el género *Kluyvera* está conformado por cuatro especies (tabla 6-25).[449,511] Los aislamientos originales de las especies de *Kluyvera* provinieron de muestras clínicas humanas y del entorno. Las fuentes humanas más frecuentes han sido esputo, seguido por orina, heces, garganta y sangre.[222] Las fuentes ambientales observadas han sido cañerías, suelo, alimentos de la cocina, agua, leche y lavamanos hospitalarios.[222] Hay tan sólo unos cuantos informes de infecciones graves por especies de *Kluyvera* que implicaron a las vías urinarias,[636] la vesícula biliar,[632] el tubo digestivo[10,215] y los tejidos blandos del antebrazo después de una herida con un bote de basura.[402] Además, se han informado casos de bacteriemia relacionada con catéter[676] y mediastinitis y bacteriemia después de una cirugía de corazón abierta.[595] No se supo de la presensia de *K. intermedia* (antes *E. intermedius* y grupo H)[650] en humanos hasta el año de 1987, cuando Prats y cols.[539] informaron de cuatro cepas de *K. intermedia* (*E. intermedius*) aisladas de una herida del pie, sangre, heces y bilis. Recientemente, O'Hara y cols.[486] informaron del aislamiento de *K. intermedia* de la vesícula biliar de un paciente con una colecistitis de la cual también se aisló *Streptococcus* del grupo D y *Staphylococcus* coagulasa negativo.

La importancia clínica de *L. adecarboxylata* es incierta, pero se ha informado el aislamiento a partir de sangre, esputo, orina, heces y heridas en humanos.[164,167,173,178,234,397,420,435,498,560,591,622,629] Hay al menos dos informes de bacteriemia por *L. adecarboxylata* en recién nacidos prematuros.[453,461] En el University of Illinois Hospital, se encontró *L. adecarboxylata* que colonizó la endotráquea de un recién nacido y en una muestra cistoscópica de orina de un paciente con insuficiencia renal. En ambos casos, el microorganismo se aisló junto con otras especies patógenas, por lo que no se pudo establecer un papel etiológico. Se aisló *L. adecaboxylata* del cultivo de sangre puro de un tercer paciente con insuficiencia renal crónica sometido a hemodiálisis. Stock y cols. estudiaron los patrones naturales de sensibilidad antimicrobiana y los perfiles bioquímicos de *L. adecarboxylata*,

e informaron que las cepas fueron naturalmente sensibles a tetraciclinas, aminoglucósidos, todos los β-lactámicos salvo dos, quinolonas, inhibidores de las vías de folatos, cloranfenicol, nitrofurantoína y azitromicina. Mostraron, asimismo, resistencia natural a penicilina G, oxacilina, eritromicina, claritromicina, cetólidos, lincosamidas, estreptograminas, linezolid, glucopéptidos, rifampicina y fosfomicina.

Leminorella se ha aislado principalmente de heces y orina.[290] Se informó un caso de peritonitis espontánea causada por *L. grimontii*.[163] Blekher y cols.[51] revisaron los expedientes médicos de 14 pacientes de quienes se aislaron especies de *Leminorella* y clasificaron al 43% de los casos como patógenos definitivos, el 29% como patógenos probables y el 21% como patógenos posibles. Los síndromes clínicos incluyeron infecciones urinarias (seis pacientes), infección de la herida quirúrgica (tres) y bacteriemia primaria, peritonitis, infección de las vías respiratorias e infección de tejidos blandos en un paciente cada una. En un caso de bacteriuria asintomática, la cepa no tuvo importancia clínica.[51] Las especies de *Leminorella* tienen un aspecto de colonias lactosa negativas en los medios de placas primarios y brindan un pico de flauta alcalino y una reacción ácida débil con H_2S en el fondo de TSI después de 48 h. De manera similar a *Proteus*, las especies de *Leminorella* son H_2S positivas, D-manosa negativas y tirosina positivas, aunque son urea y fenilalanina negativas, y L-arabinosa positivas, a diferencia de *Proteus*.

Moellerella wisconensis se encontró por primera vez en muestras de heces de humanos, principalmente del estado de Wisconsin.[289] También se ha aislado de agua y animales, y de muestras clínicas distintas a heces, como vesícula biliar[476,674] y un aspirado bronquial.[654] Sin embargo, la mayoría de los aislamientos han sido de heces de humanos y hay evidencia de que se relaciona con diarrea en seres humanos.[320] En agar de MacConkey, las colonias tienen un aspecto rojo brillante con bilis precipitada alrededor; por lo tanto, son indistinguibles de las colonias de *E. coli*.[289] Stock y cols. informan que *M. wisconsensis* es naturalmente sensible a doxicilina, minociclina, todos los aminoglucósidos, diversos β-lactámicos, todas las fluoroquinolonas, inhibidores de la vía del folato, cloranfenicol y nitrofurantoína.[617]

Las especies de *Photorhabdus* son las únicas bacteriass terrestres bioluminiscentes (la bioluminiscencia bacteriana se observa principalmente en las especies marinas). La clasificación del género es compleja, con tres especies reconocidas en la actualidad: *P. luminescens* (antes *Xenorhabdus luminescens*), *P. temperata* y *P. asymbiotica*.[54,231] Existen diversas subespecies reconocidas (tabla 6-25). Las especies de *Photorhabdus* habitan el intestino de algunos nematodos patógenos en insectos, donde crean una relación simbiótica. Las especies de nematodos de este tipo pueden invadir las larvas de insectos susceptibles y liberar las especie de *Photorhabdus*. Las bacterias proliferan y matan las larvas de los insectos.[250] Los nematodos patógenos en insectos que albergan las especies de *Photorhabdus* se utilizan como biopesticidas en diversos países, incluyendo a los Estados Unidos y Australia. Se han informado 12 infecciones en humanos en total por especies de *Photorhabdus* en los Estados Unidos y Australia, por lo general causando infecciones de la piel y tejidos blandos, y rara vez bacteriemia.[223,250,512] Las colonias se forman en las placas de agar sangre después de 24-48 h tanto a 35 °C como a temperatura ambiente, y suelen presentar un efecto de "trepada" (*swarming*).[250] La característica definitoria es la presencia de una bioluminiscencia apenas visible, la cual puede observarse a simple vista en condiciones de oscuridad total. Gerrard y cols. observaron que es crucial permitir que los ojos del observador se adapten a la oscuridad durante 10 min.[250] En la actualidad, las especies de *Photorhabdus* no forman parte de las bases de datos para identificación rápida en los paneles que se incuban durante una noche MicroScan Rapid ni Vitek GNI + tarjetas, lo que lleva a su identificación errónea cuando se utilizan estos sistemas.[250]

El género *Rahnella* está conformado por tres especies estrechamente relacionadas, *R. aquatilis* y dos genoespecies que no pueden diferenciarse genotípicaente de *R. aquatilis,* por lo que se les designa con los nombres vernaculares *Rahnella* genoespecie 2 y *Rahnella* genoespecie 3.[71] El hábitat natural de *R. aquatilis*, como indica su nombre, es el agua, y la mayoría de los aislamientos en la colección original de los CDC fueron a partir del agua, con la excepción de dos aislamientos de humanos (uno de una quemadura y otro de un lavado bronquial en un paciente con VIH).[278] De los pocos informes de caso de *R. aquatilis* en la literatura médica, la mayoría describen infecciones en pacientes inmunocomprometidos. Además de los aislamientos de los CDC, otros autores han informado el aislamientos de este microorganismo de esputo (en un paciente con leucemia linfocítica crónica y enfisema)[143] y de vías urinarias (en un paciente con trasplante renal),[14] de una herida quirúrgica posiblemente secundaria a una fuente hospitalaria[413] y de sangre de pacientes inmunodeprimidos[88,90,242,260,298] e inmunocompetentes.[133] También se ha aislado de vegetales (principalmente zanahorias) adquiridos en supermercados[276] y se ha identificado como el agente causal de un olor ahumado/fenólico (por la formación de guayacol) en leche chocolatada echada a perder refrigerada.[329]

De las cepas originales de *Tatumella ptyseos* estudiadas por los CDC, 30 fueron de esputo, 6 de cultivos de garganta, 3 de sangre, 1 de un aspirado traqueal, 1 de una sonda de alimentación, 1 de faringe, 1 de heces y 1 de orina.[295] Una cepa de *T. ptyseos* se obtuvo de un hemocultivo de un recién nacido aparentemente con sepsis.[624] Hay tres diferencias cruciales entre *T. ptyseos* y otros miembros de *Enterobacteriaceae*: (1) las cepas generan una zona grande de inhibición alrededor de la penicilina, (2) suelen morir en algunos medios de laboratorio, como agar sangre, en siete días, y (3) por lo general sólo se observa un flagelo (ya sea polar, subpolar o lateral) por célula.[295]

Trabulsiella guamensis, antes conocido como *grupo entérico 90*, es H_2S positivo y bioquímicamente similar a *Salmonella* subgrupos 4 y 5.[425] Las cepas se han aislado de polvo de aspiradoras, del suelo y de heces de humanos; sin embargo, no hay evidencia de que cause diarrea. Su interés principal para el microbiólogo clínico puede ser su posible identificación errónea como cepa de *Salmonella* (tabla 6-26).

Yokenella regensburgei se identificó originalmente como biogrupo 9 del NIH en Japón[363] y después se encontró que es idéntico a "*Koserella trabulsii*" (grupo entérico 45), nombrado por colaboradores de los CDC.[288,362] Debido a que el nombre *Y. regensburguei* tiene prioridad sobre *K. trabulsii* de acuerdo con la publicación previa, el uso del último nombre se ha discontinuado. *Y. regensburguei* se ha aislado del tubo digestivo de insectos y de agua de pozo, así como de muestras clínicas, incluyendo heridas de los miembros, vías respiratorias superiores, orina, heces y líquido de rodilla.[288,363] Recientemente, Abbott y Janda informaron el aislamiento de *Y. regensburguei* a partir de la sangre de un paciente con bacteriemia transitoria y de una herida de rodilla de un paciente con diagnóstico de sepsis de rodilla.[3] El microorganismo es estrechamente similar a *H. alvei*, del cual se debe diferenciar.

Métodos diagnósticos para la identificación rápida

E. coli, el aislamiento bacteriano que se aísla con mayor frecuencia en los laboratorios clínicos, a menudo se identifica de manera presuntiva si una colonia oxidasa negativa, fermentadora de lactosa, seca en agar de MacConkey, muestra una reacción de la mancha de indol positiva (cuando se le realiza la prueba en una colonia que crece en medios no inhibitorios, como agar sangre), en particular si el microorganismo se aisló en un cultivo puro.[34] La prueba de la mancha de indol también se utiliza en muchos laboratorios para la especiación rápida de *Proteus* que presentan efecto de trepada de las placas de aislamiento primario.[35] Qadri y cols.[554] describieron una prueba rápida (2 min) de la mancha de ureasa, la cual puede emplearse para separar posibles patógenos en heces que requieren pruebas bioquímicas adicionales del grupo no patógeno *Proteus-Providencia-Morganella*. Taylor y Achanzar informaron la utilización de la prueba de la catalasa (con H_2O_2 al 3%) como un auxiliar en la identificación de *Enterobacteriaceae*.[628] Observaron reacciones vigorosas de la catalasa con *Serratia, Proteus* y *Providencia*; reacciones moderadas con *Salmonella, Enterobacter, Klebsiella* y *Escherichia* infrecuentes; y reacciones débiles con *Shigella* y la mayor parte de *Escherichia*. Notificaron el uso de la prueba rápida de la catalasa para la detección precoz de colonias sospechosas en medios entéricos que imitan patógenos en heces. Las colonias de *Serratia, Proteus, Providencia* y *Pseudomonas* se eliminan rápidamente por las reacciones vigorosas con catalasa, en contraste con las salmonelas, las cuales presentan reacciones leves a moderadas, o las shigelas, que son negativas y, por lo tanto, se marcan para realizar estudios adicionales. Chester y Moskowitz[140] informaron la actividad de la catalasa de muchos nuevos miembros de *Enterobacteriaceae* y defendieron el empleo de la actividad de la catalasa como prueba rápida complementaria. Mulczyk y Szewczuk[448] sugirieron que la prueba de L-pirrolidonil peptidasa (PIR) tiene un gran valor para la diferenciación entre las cepas de los complejos *Salmonella* y *C. freundii*. Otros autores también han observado el valor de la prueba PIR para la separación de las cepas de *Salmonella* y *E. coli* (ambas negativas de especies de *Citrobacter* [PIR +]).[131,307] York y cols.[683] propusieron un algoritmo para la detección rápida de *E. coli* en función de las pruebas de la mancha para oxidasa, indol y PIR, y de la observación de la fermentación de la lactosa en MacConkey o EMB, y en la presencia o ausencia de β-hemólisis en placa de agar sangre (BAP, *blood agar plate*) (fig. 6-8). Su algoritmo permitió la identificación de las cepas sospechosas de *E. coli* con una precisión mayor del 99% y un 75% en reducción del coste de los reactivos y del tiempo del técnico, y un menor tiempo para el informe. Es claro que cualquiera de estos abordajes es válido en la era de la reducción de costes y el deseo de recibir rápido los resultados de la prueba.

Kits comerciales para detección precoz

Muchas compañías han comercializado kits de detección rápida para la identificación de *E. coli*: E.COLI SCREEN®, MUG Disk® y BactiCard *E. coli*® (Remel, Lenexa, KS); LyfoKwik OMI® (MicroBioLogics, St. Cloud, MN); y ColiScreen® (Hardy Diagnostics, Santa Maria, CA). Estos sistemas se basan en el hallazgo de que la mayoría de las cepas de *E. coli* son rápidamente indol, ONPG y MUG (4-metilumbeliferil-β-D-glucorónido) positivas.[198,349] La hidrólisis de MUG libera 4-MEU, que es altamente fluorescente cuando se le observa bajo luz ultravioleta de onda larga.

Esquema de identificación rápida para *E. coli*

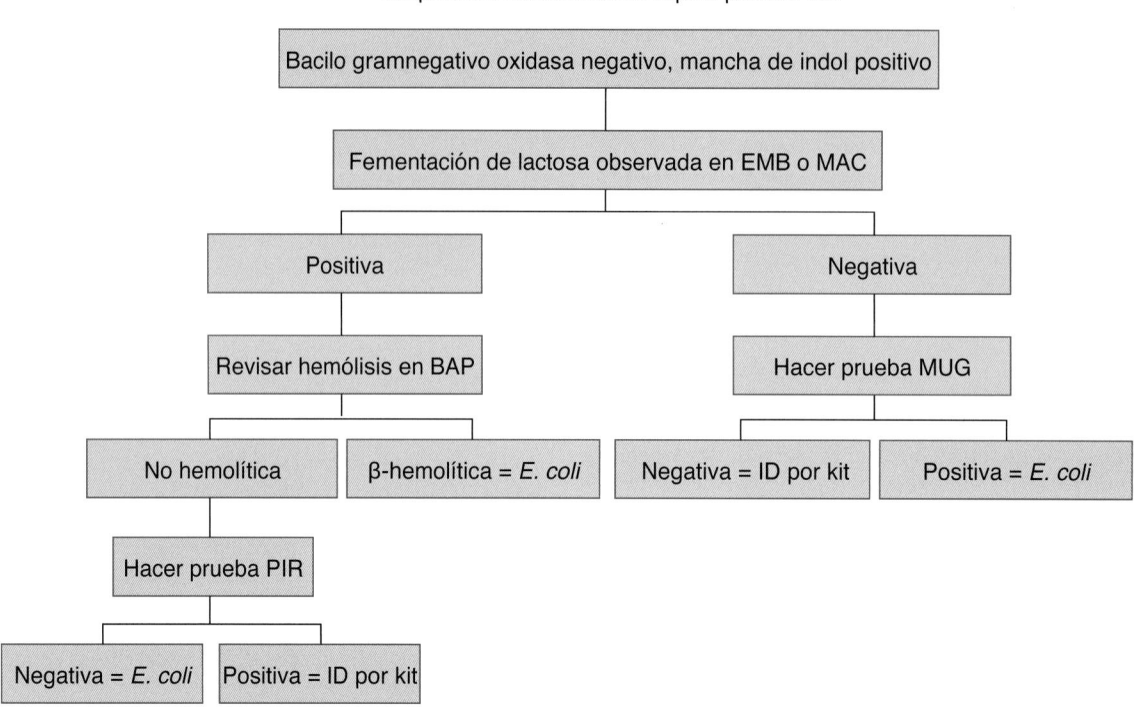

■ **FIGURA 6-8** Esquema de identificación para la separación de *E. coli* de otros microorganismos indol positivos y oxidasa negtivos. BAP, placa de agar sangre (*blood agar plate*); EMB, eosina azul de metileno (*eosin methylene blue*); MAC, agar de MacConkey; MUG, 4-metilumberliferil-β-D-gluco-rónido; PIR, L-pirrolidonil-β-naftilamida; ID, identificación. Modificado de York MK, Baron EJ, Clarridge JE, et al. Multilaboratory validation of rapid spot tests for identification of *Escherichia coli*. J Clin Microbiol 2000;38:3394–3398).

Un empleo interesante de la prueba MUG consiste en diagnosticar los aislamientos de *E. coli* para la detección de las cepas del serotipo O157:H7, las cuales son productoras de toxinas similares a Shiga relacionadas con colitis hemorrágica. Este serotipo específico es tanto sorbitol como MUG negativo.

El sistema RapID SS/u® (Remel) también está disponible, el cual consiste en un conjunto de 12 pruebas cromógenas sencillas seleccionadas para identificar rápidamente las bacterias que se encuentran con mayor frecuencia en las infecciones urinarias (*E. coli*, especies de *Proteus*, especies de *Klebsiella*, especies de *Serratia*, especies de *Enterobacter*, especies de *Pseudomonas*, estafilococos coagulasa negativos, enterococos y otros). Las respuestas están disponibles en 30 min a 2 h, dependiendo del sistema que se utilice y la actividad bioquímica de la cepa que se examine. Otro sistema, llamado OMP y NGP Wee-Tabs® (KEY Scientific Products, Round Rock, TX), está conformado por tabletas con dos sustratos que proporcionan ocho pruebas enzimáticas que, al combinarse con ureasa, identifican a aproximadamente el 95% de las *Enterobacteriaceae*. Las tabletas se rehidratan en una suspensión bacteriana y los resultados están disponibles en 2-4 h. Hardy Diagnostics (Santa Maria, CA) ofrece la prueba EnteroScreen4®, que es un sistema sencillo de detección precoz en tubo para examinar las heces en busca de especies de *Salmonella* y *Shigella*.Este sistema detecta lisina desaminasa, lisina descarboxilasa, H_2S y urea en una configuración de inoculación en un tubo.

Medios de agar cromógeno

Los medios de agar cromógeno contienen sustratos artificiales (cromógenos) que, al ser hidrolizados por enzimas microbianas específicas, producen compuestos con color (fig. 6-6). El aspecto de distintos tipos de colonias se muestra en la lámina 6-5E. Kilian y Bulow fueron los primeros que utilizaron medio cromógeno selevico para la identificación de *E. coli* en cultivo primario de orina.[350] En la actualidad, varios medios cromógenos están comercialmente disponibles para la identificación directa de *E. coli*, *P. mirabilis* y especies de *Enterococcus*: CPS ID2® (bio*Mérieux*, Hazelwood, MO),[25,93,137,284,419,470,556,579,670] CHROMagar Orientation® (BD Diagnostics, Sparks, MD; Hardy Diagnostics, Santa Maria, CA),[25,93,189,284,302,428,489,575,579] Rainbow UTI® (Biolog, Hayward, CA)[53,93,582] y Chromogenic UTI® (Oxoid, Basingstoke, Reino Unido).[25,93,137] En las evaluaciones de las múltiples formas de estos medios, las tasas de detección y de identificación resultan bastante similares.[25,93,137] En un estudio, el empleo de agar cromógeno permitió una reducción de menos del 50% en el tiempo de inoculación y de menos del 20% del tiempo de investigación.[189] Para extender la identificación a otras especies, las caraterísticas de la colonia en agar cromógeno se pueden combinar con pruebas de confirmación fáciles de utilizar que pueden llevarse a cabo en segundos sobre tiras de papel o directamente en el medio de agar.[489] Sin embargo, se advierte que es posible que los inóculos tomados de las placas de agar cromógeno no sean apropiados para las pruebas de sensibilidad con ciertos sistemas de análisis automáticos. Resiner y Austin mostraron que las pruebas de sensibilidad directamente del medio CPS ID2 produjeron tasas bajas de error para todos los antibióticos evaluados empleando el sistema Vitek Legacy System® (bioMérieux, Hazelwood, MO).[556] Los laboratorios que utilizan medios cromógenos deben verificar con su fabricante de instrumentos para determinar la compatibilidad del empleo de inóculos de agar cromógeno para las pruebas de sensibilidad a antibióticos en el sistema que emplean en su laboratorio.

Sistemas de identificación clásicos

Los sistemas para la identificación y denominación de microorganismos son manuales o computarizados. Antes de analizar la derivación y aplicaciones de los sistemas de codificación numérica, se revisarán dos esquemas de identificación bacteriana manuales que aún se utilizan: (1) la matriz en tablero de ajedrez y (2) los diagramas de flujo dicotómicos.

Matriz en tablero de ajedrez

La tabla 6-7 es un cuadro completo de identificación formulado por Farmer y cols. para su empleo en los CDC a fin de identificar todas las especies, biogrupos y grupos entéricos sin nombrar de *Enterobacteriaceae*. Esta tabla es un ejemplo clásico de matriz en tablero de ajedrez y demuestra sus ventajas y desventajas. La matriz es grande, con 48 características bioquímicas para 37 géneros, 148 especies, biogrupos y grupos entéricos sin nombrar. Los números en los cuadrados intersectantes representan el porcentaje de cepas que son positivas o reactivas contra las diversas pruebas bioquímicas (enumeradas en las columnas verticales). Por lo general, una reacción se considera positiva si el 90% o más de las cepas son reactivas, negativa si el 10% o menos de las cepas no producen un resultado, y variable si del 11 al 89% de las reacciones son positivas. La capacidad para determinar reacciones tanto positivas como negativas para las diversas características que se miden en este tipo de sistema de identificación da lugar a

un alto grado de precisión diagnóstica. La mayor desventaja de la matriz en tablero de ajedrez es el tedio implicado en correlacionar punto por punto las diversas reacciones frente a aquella que derivan de los medios de las pruebas, así como la construcción de los patrones que se correlacionan mejor con un género, especie o biogrupo específico.

Diagramas de flujo ramificados

Los diagramas de flujo se diseñaron para disminuir el tedio de leer las matrices en tablero de ajedrez y para facilitar la identificación de bacterias similares al rastrear una serie de puntos de ramificación positivos y negativos en un algoritmo dicotómico (figs. 6-8 y 6-9). Con el advenimiento de instrumentos automatizados y sistemas de información empaquetados que dependen de análisis computarizados sobre las diversas reacciones de las características que se miden, los diagramas de flujo se utilizan ahora con menor frecuencia en los laboratorios clínicos. Un problema con los diagramas de flujo ha sido el potencial de imprecisión si la reacción en un punto ramificado específico es aberrante (no típico para las especies), malinterpretado o es el resultado de las reacciones de un cultivo mixto. Muchos diagramas de flujo se construyen para repetir algunos nombres de especies en diversas coyunturas para acomodar las reacciones que pueden ser menores al 100% o en la categoría variable (fig. 6-9). Sin embargo, esta protección incorporada en el diagrama no siempre resulta aplicable para las reacciones que se

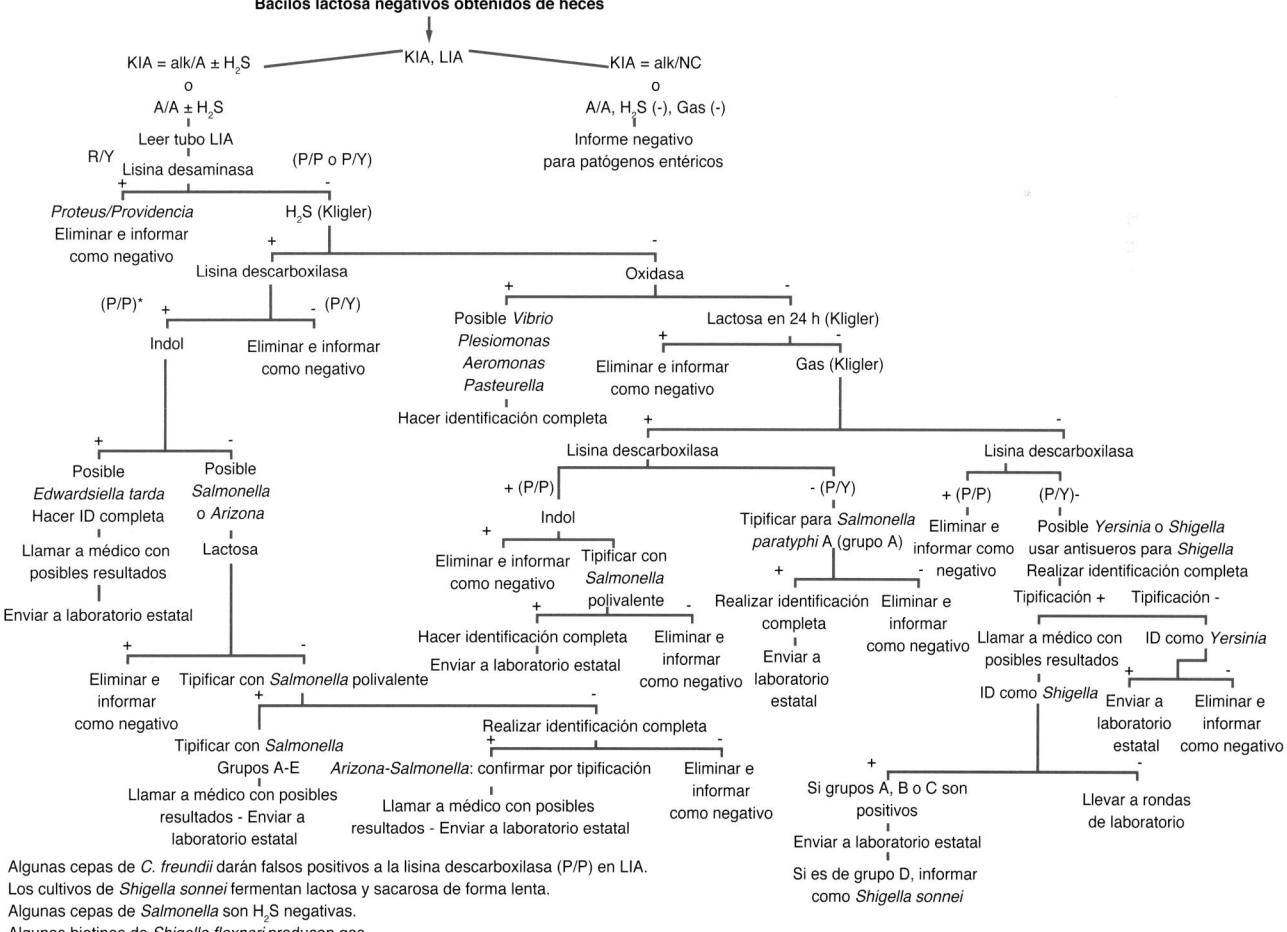

■ **FIGURA 6-9** Esquema para la detección precoz de patógenos entéricos a partir de heces utilizando KIA y LIA modificada.

malinterpretan ya sea por un sistema de detección automatizado o por el ojo humano.

En muchos laboratorios de microbiología se utiliza una modificación de este abordaje para la detección precoz de las especies bacterianas que se encuentran con frecuencia y que se relacionan con síndromes de enfermedades infecciosas específicas. York y cols.[683] presentaron un esquema simple para la detección rápida de *E. coli* en agar EMB o de MacConkey (fig. 6-8). Para validar este esquema, cinco laboratorios recolectaron de manera secuencial 1 064 cepas frescas clínicamente importantes, con el criterio central de que fueran microorganismos indol positivos, oxidasa negativos, que no se propagaran en BAP. De las 1 064 cepas evaluadas, 1 000 fueron *E. coli* y 64 no. Utilizando el esquema, tres aislamientos distintos a *E. coli* se identificaron como esta bacteria, brindando una tasa de error del 0.3%. Se necesitaron un total de 13 identificaciones con kits, 657 pruebas PIR y 113 pruebas de MUG para identificar 1 000 cepas de *E. coli* con el algoritmo.[683] Los autores mostraron que el empleo de este sistema rápido ahorra recursos del laboratorio y brinda identificaciones oportunas y raras identificaciones erróneas. El Clinical and Laboratory Standards Institute (CLSI) emitió una directriz (M35-A2, *Abbreviated Identification of Bacteria and Yeast: Approved Guideline–Second Edition*) que describe las pruebas que pueden utilizarse para identificar numerosos microorganismos gramnegativos y cocos grampositivos, cierta cantidad de anaerobios que se aíslan con frecuencia y tres especies de levadura.[149] Como todos los métodos descritos en la directriz ofrecen resultados altamente precisos (alcanzando un nivel de confiabilidad igual o mayor que las pruebas bioquímicas convencionales actuales, los sistemas multiprueba y los sistemas automatizados), la identificación no necesita el adjetivo "presuntivo" para la identificación resultante.[36] Los laboratoristas son referidos al documento del CLSI para los detalles metodológicos sobre las pruebas seleccionadas y para más información de la que se presenta aquí.[149]

Se ha utilizado un algoritmo que emplea un tubo de KIA y LIA (complementado con triptófano para la detección de indol) durante muchos años en uno de nuestros laboratorios para la detección precoz de patógenos a partir de heces (fig. 6-9). Los procedimientos bioquímicos y serológicos definitivos se realizan sólo en los aislamientos con reacciones que se consideran positivas, ahorrando el coste de la realización de identificaciones más costosas con kits.

Además del ahorro en el coste de establecer paneles comerciales de pruebas, estos esquemas dicotómicos, en conjunto con algunas pruebas bioquímicas y observaciones no costosas, ofrecen una ventaja adicional sobre los sistemas automatizados en relación con que requieren análisis, razonamiento y conocimiento del estudiante o microbiólogo, quien no se reduce a ser un observador pasivo.

Esquemas computarizados

El WIP (Web ID Program) es un programa gratuito en línea (desarrollado por Adam Schreckenberger © 2014) que puede utilizarse para identificar bacterias sin emplear software descargado. La aplicación del WIP funciona en cualquier sistema de cómputo personal (PC, *personal computer*), Apple o de teléfono inteligente con una conexión activa a Internet. Como el programa funciona con un buscador de Internet, no requiere descargas adicionales. La persona únicamente necesita ingresar características fenotípicas disponibles en el formulario web en línea para calcular la probabilidad y una puntuación modal. Si la puntuación de probabilidad es menor del 95%, se mostrará una lista de pruebas

fenotípicas que distingue los dos mejores candidatos; de manera similar, si la puntuación modal es deficiente, se mostrará una lista con resultados que no se correlacionan bien con la predicción del mejor candidato. El programa proporciona una selección estadística de los aislamientos bacterianos desconocidos a través de las comparaciones de las matrices de características fenotípicas de las cepas conocidas. El programa tiene tres funciones principales: (1) identificación de un aislamiento desconocido, (2) selección de pruebas adicionales para distinguir entre las cepas posibles si no se alcanza la identificación y (3) almacenamiento y recuperación de resultados. Una variedad de WIP, cada una de las cuales busca un subconjunto específico de bacterias gramnegativas, está disponible en www.pschreck.com haciendo clic en la pestaña de WIP apropiada en la barra de herramientas del sitio. A esta colección se le refiere como la *nube AID* (aplicación de identificación). Cada WIP hace referencia a una matriz de características específicas creada ya sea a partir de una tabla publicada en la literatura médica o como parte de los datos propios del autor. Las referencias para cada una de las cuatro tablas son las siguientes:

ASHEX WIP: Gram-Negative Non-Fermenting Bacilli. (c)2004–2014 A.P. Schreckenberger, utilizando los resultados de la prueba provistos por P.C. Schreckenberger.

Enterics WIP: *Enterobacteriaceae.* Cortesía de Brent Barrett empleando las tablas de *Enterobacteriaceae* de los CDC desarrolladas originalmente por J.J. Farmer, PhD, retirado de los CDC con la revisión de Caroline O'Hara y actualizada con los resultados publicados en el *International Journal of Systemic Bacteriology*, y A.P. Schreckenberger.

***Vibrio* WIP:** *Vibrio* **species.** Cortesía de Brent Barrett utilizando las tablas desarrolladas por J.J. Farmer, PhD, retirado de los CDC (c)2005, y A.P. Schreckenberger.

***Salmonella* WIP:** *Salmonella* **species.** Laboratorio Bioquímico de los CDC. Tablas 4-6-2009 Rev 1 (c)2009, cortesía de Brent Barrett y WIP, cortesía de A.P. Schreckenberger.

La tabla relacionada con el WIP ASHEX Non-Fermenter está disponible como hoja de Excel descargable. Este archivo incluye la matriz característica, así como los resultados de la reacción fenotípica que se utilizaron para computarizar cada probabilidad. La tabla completa se presenta en el capítulo 7 de este libro. Para acceder al WIP, se debe ingresar a www.pschreck.com y hacer clic en la pestaña del WIP de su elección en la barra de herramientas e ingresar las reacciones en la hoja de Excel.

BioBASE 8.0 (BioBASE, Boston, 1994 a 2014 por Peter Alachi) es un paquete de software de identificación numérica computarizada para emplearse en equipos de cómputo personal que permite al usuario crear, actualizar y manipular cantidades ilimitadas de bases de datos microbianas. La versión actual de BioBASE funciona en cualquier máquina con sistema operativo Windows, incluyendo Windows 7/Vista y 8.0 Está equipado con diversos archivos de bases de datos de frecuencia, los cuales se utilizan para la identificación de bacterias desconocidas, como *Enterobacteriaceae*. Las reacciones bioquímicas convencionales de un aislamiento desconocido se ingresan en la base de datos apropiada en la que el programa compara el perfil desconocido con el de cualquier taxón en la base de datos. Para alcanzar un veredicto de identificación, BioBase calcula las puntuaciones de identificación, las puntuaciones modales y los índices de similaridad de cada taxón, y los compara con los datos de ingreso desconocidos. Los microorganismos con mejores puntuaciones se analizan y sopesan para tomar una decisión relacionada con la identificación, que va desde inaceptable hasta excelente. Miller y Alachi evaluaron este programa e informaron que es amigable, rápido y preciso, y afirman que puede ser de valor para cualquier laboratorio que utilice métodos bioquímicos convencionales.[438]

Sistemas de codificación numérica ◼

La identificación de *Enterobacteriaceae* y muchas otras familias y grupos de bacterias ha sido facilitada mediante el empleo de sistemas de kit automatizados y empaquetados, a través de los cuales se identifican los microorganismos con códigos numéricos computarizados. Un código numérico es un sistema por el cual diferentes características de identificación de bacterias se traducen a una secuencia de números que representan una o más especies bacterianas. El hecho de que la identificación de los microorganismos se base en una serie de reacciones bioquímicas positivas y negativas hace que la programación en el equipo de cómputo sea más sencilla porque la lógica de la máquina también se construyó sobre una secuencia de entradas positivas y negativas utilizando un sistema numérico binario. En la lógica binaria sólo hay dos números: "0" (o ausente) y "1" (o presente). Como puede conjeturarse de forma rápida, las características de identificación de los microorganismos puede traducirse con facilidad en números binarios al asignar un "1" a todas las reacciones positivas y un "0" a todas las reacciones negativas. Este abordaje puede ilustrarse utilizando la secuencia de características en la tira del API 20E (bioMérieux) como punto de referencia y puede convertir las reacciones positivas y negativas en números binarios (tabla 6-27). Si los números binarios que se muestran en la tabla 6-27 se leen desde la parte superior a la inferior y se acomodan horizontalmente, se deriva el siguiente número binario de 21 dígitos:

101010000111111011100

Aunque los equipos de cómputo se construyen para recibir 1/0 bits de datos de los cuales se calculan los resultados importantes, la mente humana no puede manipular la lógica binaria de forma eficiente; por lo tanto, los códigos binarios deben convertirse en sistemas matemáticos más sencillos para ser utilizables. La conversión del sistema de dos dígitos (binario) en un sistema de ocho dígitos (octal) cumple este propósito. Para comprender la conversión de números binarios a octales, conviene visualizar una serie de tres bombillas. Al encender y apagar diferentes luces, hay un total de ocho combinaciones posibles, cada una de las cuales puede representarse por uno de ocho números que van del 0 al 7. Si todas las luces están apagadas (–), la combinación – – – es equivalente al octal 0. Si sólo la bombilla izquierda está encendida (+), la combinación +– – es equivalente al octal 1. El octal 2 está representado por el patrón –+– y el octal 3 por el patrón ++–. Los equivalentes de octales de las ocho combinaciones de un número binario de tres dígitos se muestran en la tabla 6-28.

Para ilustrar cómo los números binarios de más de tres dígitos pueden convertirse en sus equivalentes de octales, se utiliza el número binario derivado de las reacciones del API 20E:

101010000111111011100

Comenzando desde la derecha, pues los números binarios se leen de derecha a izquierda, se dividen los números binarios en subconjuntos de:

101 010 000 111 111 011 100

TABLA 6-27 Conversión binaria de las reacciones de microorganismos desconocidos en una tira de API 20-E

Característica	Reacción	Conversión binaria
ONPG	+	1
Arginina	–	0
Lisina	+	1
Ornitina	–	0
Citrato	+	1
Sulfuro de hidrógeno	–	0
Ureasa	–	0
Triptófano desaminasa	–	0
Indol	–	0
Voges-Proskauer	+	1
Gelatina	+	1
Glucosa	+	1
Manitol	+	1
Inositol	+	1
Sorbitol	+	1
Ramnosa	–	0
Sacarosa	+	1
Melibiosa	+	1
Amigdalina	+	1
Arabinosa	–	0
Oxidasa	–	0

TABLA 6-28 Conversión octal del código binario

Binario	Fórmula de conversión	Octal
– – –	0 + 0 + 0 =	0
+ – –	1 + 0 + 0 =	1
– + –	0 + 2 + 0 =	2
+ + –	1 + 2 + 0 =	3
– – +	0 + 0 + 4 =	4
+ – +	1 + 0 + 4 =	5
– + +	0 + 2 + 4 =	6
+ + +	1 + 2 + 4 =	7

Ahora, se convierten cada tres subconjuntos de tres dígitos en su equivalente octal utilizando la fórmula que se presenta en la tabla 6-28.

101 010 000 111 111 011 100

5207761

El número 5207761 es mucho más fácil de recordar y es mucho más sencillo de ingresar a una computadora que el número binario 101010000111111011100.

Una forma más sencilla para recordar cómo convertir cada triplete binario en su equivalente octal correspondiente es asignar los siguientes valores (leyendo de nuevo de derecha a izquierda): un valor de 4 a una reacción positiva para la primera prueba en cada triplete, un valor de 2 para una reacción positiva para la segunda prueba en cada triplete, un valor de 1 para una reacción positiva para la tercera prueba en cada triplete y un valor de 0 para cualquier reacción negativa (*véase* la tabla 6-28).

Estas derivadas octales se conocen como **números de biotipo**, es decir, una representación numérica de una serie de características fenotípicas expresadas por una especie bacteriana en particular. Es importante que toda persona que utilice números de biotipo, en particular quienes enseñan a los estudiantes, comprendan que cada número en el sistema octal representa tres características bioquímicas y que el número en sí representa un patrón de reacciones positivas y negativas. Existe mucho peligro relacionado con que los microbiólogos modernos consideren los números de biotipo como figuras mágicas que pueden leerse desde tablas e ingresarse en equipos de cómputo para conducir a la identificación automática del microorganismo, con los cuales se pierde la perspectiva no sólo de las reacciones bioquímicas que representan, sino también de los principios sobre los que se basa la disciplina de la microbiología.

Lectura de códigos octales en registros de códigos numéricos

Todos los fabricantes que tienen kits de identificación empaquetados disponibles en el mercado publican registros de códigos numéricos en los cuales se correlacionan cientos de números de biotipos con una o más especies bacterianas que son únicas para ese número. Por ejemplo, para el número de biotipo 5207761, derivado del conjunto de reacciones del API 20E que se utilizó en el ejemplo anterior, las siguientes especies de enumeran en el Índice de Perfiles del API 20E: *Serratia marcescens*: identificación aceptable; *S. marcescens*: 1/243; *S. rubidaea*: 1/2 859.

El mensaje en el Índice de Perfiles del API para el número de biotipo 5207761 para *S. marcescens* "identificación aceptable" indica que puede informarse *S. marcescens*. Esta evaluación se basa en el cálculo computarizado del porcentaje de probabilidad de que *S. marcescens* sea la identificación correcta en comparación con todos los otros microorganismos que se ingresaron a la base de datos.

Frecuencia estimada de aparición

Los números de frecuencia que se enumeran con cada nombre de especie individual (en el ejemplo anterior, 1/243 para *S. marcescens*) indican la cantidad de cepas seleccionadas al azar que tendrían un número de biotipo similar a la cepa que se estudia. En otras palabras, si una persona examinara 243 *S. marcescens* al azar, existe una probabilidad de 1 en 243 de que encuentre este patrón bioquímico exacto, mientras que si se evaluaran 2 859 *S. rubidaea* al azar, se tendría una probabilidad de 1 en 2 859 de encontrar una cepa con este biotipo exacto. Este número no indica de forma directa el porcentaje de probabilidad de que una de estas especies sea la correcta, por lo que el usuario no puede determinar qué tan viable pueda ser una de las opciones a partir de esta estadística.

Cálculo de probabilidad

La identificación de un microorganismo desconocido con un número de biotipo determinado se basa en el cálculo del porcentaje de probabilidad entre el número de biotipo desconocido y el taxón exacto almacenado en la memoria del sistema de cómputo. Los registros de los códigos que enlistan los números de probabilidad son más útiles para la toma de decisiones diarias en el laboratorio. Se puede informar cualquier identificación que tenga una probabilidad del 90% o mayor; aquellas que se acerquen al 90% pueden identificarse con facilidad con una o dos pruebas adicionales, y aquellas con porcentajes de probabilidad muy bajos pueden descartarse. La utilización de mensajes como "identificación excelente", "identificación aceptable" y "muy buena identificación" en el sistema API implican que hay un porcentaje de probabilidad del 90% o mayor. Sin embargo, cuando el mensaje describe una identificación como "cuestionable" o "dudosa" y no se presenta el porcentaje de probabilidad, el usuario no puede realizar ninguna evaluación con respecto a la probabilidad de que una muestra desconocida represente a cierta especie. Para los estudiantes y microbiólogos que puedan tratar de entender este concepto por primer vez, en la tabla 6-29 se muestra un ejemplo para el cálculo del porcentaje de probabilidad y la frecuencia de ocurrencia.

Resolución de discrepancias

Cabe señalar que todas las respuestas derivadas de los sistemas computarizados, ya sea que representen una confianza del 90% o más, deben interpretarse en conjunto con otra información disponible sobre el microorganismo desconocido (morfología de la colonia, las reacciones en diversos medios de aislamiento, la morfología en la tinción de Gram, resultados de las reacciones bioquímicas presuntivas, patrones de sensibilidad a antibióticos y el entorno clínico).

Cuando se presentan discrepancias, puede necesitarse la visualización de los tubos, las cámaras de reacción o las microcápsulas donde ocurren las reacciones. En muchos casos, la interpretación visual de ciertas reacciones puede diferir de la detectada por los instrumentos. Cuando se calcula de nuevo, un número de biotipo nuevo puede indicar una identificación bacteriana alterna que corresponde más a las observaciones preliminares y complementarias.

Además, cualquier especie determinada puede tener varios números de biotipo porque una o más reacciones individuales pueden ser variables. En consecuencia, la designación de las especies bacterianas mediante números de biotipo pueden tener un valor epidemiológico en el reconocimiento de la emergencia de grupos de aislamientos similares en un entorno de la práctica determinado. Por ejemplo, el aislamiento de muchos *E. coli* de un ambiente dado o una serie de cultivo puede tener un valor limitado; sin embargo, saber que todos los microorganismos tienen el mismo tipo de biotipo puede ser invaluable. De esta manera, puede ser que los agentes que causan un brote hospitalario o una epidemia comunitaria tengan una fuente común. Los análisis de biotipo también pueden conducir a una mejor comprensión de la relación entre la virulencia de las variantes bacterianas y la presencia o ausencia de ciertas características bioquímicas.

Sistemas de identificación en kits empaquetados

El concepto de combinar una serie de medios o sustratos diferenciales en un solo paquete, seleccionado para ayudar con la identificación de los miembros de un grupo de bacterias, constituye un

TABLA 6-29 Cálculo de la frecuencia de ocurrencia y porcentaje de probabilidad

La identificación de un perfil desconocido se basa en el cálculo de probabilidad entre el perfil desconocido y cada especie de microorganismo almacenado en la memoria del sistema de cómputo. Para evaluar la comprensión de la frecuencia de ocurrencia y del porcentaje de probabilidad, se puede trabajar con el siguiente ejemplo. Para facilitar la explicación de los cálculos, este ejemplo se basa sólo en cuatro pruebas bioquímicas y tres especies.

Paso 1. Un microorganismo desconocido genera el siguiente perfil:

	IND	MR	VP	CIT
Desconocido	+	−	+	−

Paso 2. Reacciones bioquímicas conocidas de tres especies de *Enterobacteriaceae* para las cuatro pruebas (se presenta como porcentaje de reacciones positivas).

	IND	MR	VP	CIT
Serratia marcescens	1	20	98	98
Enterobacter agglomerans	20	50	70	50
Klebsiella oxytoca	99	20	95	95

Paso 3. Frecuencias de ocurrencia de las reacciones observadas (+ − + −) para cada especie.

Nota: cuando el resultado de una prueba del microorganismo desconocido es positivo (IND y VP en este ejemplo), se utiliza la probabilidad de la reacción positiva de la prueba en la base de datos para el cálculo. Cuando el resultado de la prueba de un microorganismo desconocido es negativo (MR y CIT), la probabilidad de la reacción negativa es 1 menos la probabilidad de las reacciones positivas.

	IND	MR	VP	CIT
Serratia marcescens	0.01	0.80	0.98	0.02
Enterobacter agglomerans	0.20	0.50	0.70	0.50
Klebsiella oxytoca	0.99	0.80	0.95	0.05

Paso 4. Cálculo de frecuencias de ocurrencia del perfil observado (+ − + −) para cada especie. La frecuencia de ocurrencia se calcula multiplicando todas las frecuencias de ocurrencia de las reacciones.

Serratia marcescens	$= 0.01 \times 0.80 \times 0.98 \times 0.02 =$	0.0001568
Enterobacter agglomerans	$= 0.20 \times 0.50 \times 0.70 \times 0.50 =$	0.0350000
Klebsiella oxytoca	$= 0.99 \times 0.80 \times 0.95 \times 0.05 =$	0.0376200
		0.0727768

Paso 5. Porcentajes de identificación. Cada frecuencia se divide entre la suma de todas las frecuencias y después se multiplica por 100 para brindar el % de identificación. La suma de los porcentajes de identificación es igual a 100.

Serratia marcescens	%ID = (0.001568/0.0727768) × 100 = 0.21%
Enterobacter agglomerans	%ID = (0.0350000/0.0727768) × 100 = 48.1%
Klebsiella oxytoca	%ID = (0.0376200/0.0727768) × 100 = 51.7%

Paso 6. Orden de probabilidad.

1. *Klebsiella oxytoca*	%ID = 51.7
2. *Enterobacter agglomerans*	%ID = 48.1
3. *Serratia marcescens*	%ID = 0.21

¿Cuál es la probabilidad de que* Klebsiella oxytoca *sea la respuesta correcta entre las tres especies en la base de datos?

(*Respuesta:* del paso 5, la respuesta es 51.7%; sin embargo, existe el 48.2% de probabilidad de que el microorganismo desconocido sea *Enterobacter agglomerans*; por lo tanto, se tendrían que llevar a cabo pruebas adicionales para identificar de forma correcta a este microorganismo desconocido).

¿Con qué frecuencia* Klebsiella oxytoca *presentará este perfil particular de reacciones?

(*Respuesta:* del paso 4, 3.8% de las ocasiones; en otras palabras, con poca frecuencia).

IND, indol; MR, rojo de metilo; VP, Voges-Proskauer; CIT, crecimiento en citrato.

---

desarrollo lógico. De hecho, la capacidad de los sistemas de identificación empaquetados evolucionó de manera natural, casi como una necesidad de practicidad. Actualmente, los microorganismos de los cuales se sabe que causan enfermedades infecciosas no son sólo por legión, sino que a menudo también son patógenos con requerimientos nutricionales especiales y necesitan una gran batería de pruebas bioquímicas para su identificación. Mantener la diversidad de los medios convencionales necesarios sobrepasa la capacidad de muchos laboratorios. La construcción compacta (necesitan poco espacio de almacenamiento), las reacciones químicas fácilmente visibles, el prolongado tiempo de conservación y el control de calidad estandarizado proporcionados por los fabricantes de estos kits los hacen muy prácticos para su empleo en los laboratorios de microbiología. Son especialmente útiles en los laboratorios con volúmenes bajos, donde puede no existir el tiempo ni la experiencia técnica para hacer muchas de estas identificaciones, y donde el control de calidad es mucho más difícil de mantener.

Generalidades de los sistemas empaquetados

El empleo de uno o más sistemas empaquetados para la identificación de ciertos grupos de microorganismos se volvió ahora la práctica casi estándar en muchos laboratorios clínicos. Las pruebas extensivas en los laboratorios diagnósticos y de investigación ha demostrado una concordancia del 95% o mayor entre la mayoría de los sistemas de identificación empaquetados y los métodos convencionales en la identificación de microorganismos. Por lo tanto, los sistemas empaquetados han tenido una gran aceptación en los laboratorios clínicos por las siguientes razones:

1. Se ha comprobado que su precisión puede ser comparable con la de los sistemas de identificación convencionales. Los CDC han realizado evaluaciones de diversos sistemas por parte de Smith y cols.[599] En todas las evaluaciones se utilizaron dos criterios para medir el desempeño de un producto: (1) una comparación de cada prueba en el producto con su contraparte convencional y (2) la precisión de la identificación utilizando el producto.
2. Muchos de los sistemas tienen un tiempo prolongado de conservación (de 6 meses a 1 año), de forma que se minimiza la caducidad de los medios, un problema particular con los sistemas convencionales.
3. Los sistemas sólo necesitan un espacio mínimo para su almacenamiento e incubación.
4. Algunos sistemas son tan fáciles de utilizar como los métodos convencionales, o incluso más fáciles. La inoculación es sencilla, las reacciones por lo general se realizan en 24 h y la disponibilidad de los registros de archivos computarizados hacen que la identificación final sea fácil y precisa.

La decisión de emplear uno de los sistemas de identificación empaquetados, así como cuál utilizar, depende de la preferencia personal. La facilidad de inoculación, la capacidad para seleccionar sólo las características a evaluarse, la manipulación requerida para agregar reactivos después de la incubación y la disponibilidad de las tablas de interpretación o bases de datos computarizadas son las características principales que los usuarios potenciales deben considerar antes de seleccionar un sistema. Si se presta estricta atención a las instrucciones provistas por el fabricante, en esencia se obtendrá el mismo grado de precisión y confianza en el desempeño, sólo con diferencias menores en la sensibilidad de las pruebas individuales.

Sistemas específicos de identificación

API 20E. El sistema de identificación API 20E (bioMérieux) se ha vuelto el método de referencia contra el cual se compara la precisión de otros sistemas. Las 21 características que pueden determinarse por el sistema API 20E hacen que sea uno de los conjuntos de pruebas más grandes de los kits empaquetados. El sistema identifica un alto porcentaje de especies bacterianas en 24 h, sin la necesidad de determinar características fisiológicas adicionales (lám. 6-6A). Este sistema es uno de los que se utilizan con mayor frecuencia en los laboratorios clínicos y tiene una gran base de datos que incluye cepas frecuentes y atípicas. El Índice de Perfiles del API, el cual puede utilizarse de forma manual o computarizada, proporciona la probabilidad de frecuencia de varias cepas que deben considerarse para cada número de biotipo. Por lo tanto, se maximiza la precisión de la identificación de los miembros de *Enterobacteriaceae*. Castillo y Bruckner encontraron que el sistema API 20E identificó de forma correcta el 97.7% de 339 aislamientos clínicos y de reserva.[98] El sistema es un tanto complicado para inocular, un problema que se resuelve rápidamente con la práctica. Después de la inoculación, las tiras

deben manipularse de forma cuidadosa para que las suspensiones bacterianas no se derramen y contaminen el entorno. Se necesita práctica para interpretar las reacciones límite ocasionales, las cuales pueden afectar el número de biotipo y la identificación final. Ocasionalmente, los números de biotipo pueden no aparecer en el registro de perfiles; sin embargo, el fabricante mantiene un número telefónico para consultas. El diseño del sistema, los procedimientos operativos, los sustratos incluidos y los estudios de evaluación se muestran en la tabla 6-30 (lám. 6-6A).

Sistema de identificación entérico BBL Crystal para no fermentadores. El sistema de identificación de E/NF BBL Crystal® (Becton Dickinson Microbiology Systems, Sparks, MD) es un método de identificación miniaturizado que utiliza sustratos convencionales y cromógenos modificados. Está diseñado para la identificación de bacterias gramnegativas aerobias clínicamente importantes que pertenecen a la familia *Enterobacteriaceae*, así como otros bacilos gramnegativos fermentadores y no fermentadores de glucosa de origen humano aislados con mayor frecuencia. El kit E/NF comprende (1) las tapas BBL Crystal E/NF, (2) las bases BBL Crystal y (3) los tubos del líquido de inoculación para la identificación de microorganismos entéricos/heces BBL Crystal (*véase* la lám. 6-6B). La tapa BBL Crystal contiene 30 sustratos deshidratados en puntas de cánulas de plástico. La base BBL Crystal tiene 30 pocillos de reacción. El inóculo de la prueba se prepara con el líquido de inoculación para la identificación de microorganismos entéricos/heces BBL Crystal y se utiliza para llenar todos los 30 pocillos en la base del BBL Crystal. Cuando se alinea la tapa con la base y se encaja en su lugar, el inóculo de la prueba rehidrata los sustratos secos y comienzan las reacciones de la prueba. Las pruebas empleadas en el sistema Crystal incluyen pruebas para fermentación, oxidación, degradación e hidrólisis de diversos sustratos, incluso los sustratos unidos a cromógenos.

Después de la inoculación, los paneles se incuban al revés en una incubadora sin CO_2 con 40-60% de humedad durante 18-20 h, a 35-37 °C. Después de la incubación, los paneles se leen de arriba hacia abajo utilizando la caja de luz BBL Crystal. Los pocillos se examinan en busca de cambios de color y se genera un número de perfil de 10 dígitos. El número de perfi y los resultados de las pruebas fuera de línea para indol y oxidasa se ingresan en el sistema de cómputo donde se instaló el libro de códigos electrónicos del sistema Crystal ID para obtener la identificación.

En un estudio externo que involucró a tres laboratorios clínicos, la reproducibilidad de los 30 sustratos de E/NF varió del 96.3 al 100%. Se valoró el rendimiento de E/NF en las muestras clínicas frescas, así como en las comprobaciones de cepas de prueba. De los 299 aislados frescos que se evaluaron con los métodos de identificación actuales de los laboratorios, el sistema ID BBL Crystal informó de manera correcta el 96.7%, incluidos 16 casos en los que se notificó la presencia de dos o tres microorganismos y para resolverlo fueron necesarias pruebas complementarias (BBL Crystal Package Insert, mayo 1994). De 291 cepas de prueba identificadas con anterioridad por los métodos de identificación actuales de los laboratorios, el sistema ID BBL Crystal informó de forma correcta el 96.9%, incluidos ocho casos en los que se notificaron dos o tres microorganismos y para resolverlo se necesitaron pruebas complementarias (BBL Crystal Package Insert, mayo 1994). En dos evaluaciones independientes del sistema ID BBL Crystal con microorganismos fermentadores, en especial de la la familia *Enterobacteriaceae*, se informó una identificación correcta del 91.6%[565] y 92.9%,[659] respectivamente. En un estudio realizado por los CDC en el que se empleó un total de 626 cepas de prueba almacenadas, el sistema Crystal identificó de manera correcta

TABLA 6-30 Construcción, utilización y evaluación del sistema de identificación API 20E

Diseño funcional	Procedimiento operativo	Sustratos incluidos	Estudios de evaluación
El sistema está conformado por una tira de plástico con 20 cúpulas en tamaño miniatura que contienen sustratos deshidratados, y por una cámara plástica de incubación con una tapa que no cierra herméticamente (*véase* la lámina 6-6A). Cada cúpula tiene un agujero pequeño en la parte superior a través del cual se puede inocular la suspensión bacteriana con una pipeta. La acción bacteriana en los sustratos genera cambios de color que se interpretan visualmente.	Agregar 5 mL de agua de grifo a una placa de incubación para brindar una atmósfera húmeda durante la incubación. Colocar una tira API 20E en la bandeja de incubación. Preparar una suspensión bacteriana del microorganismo a ser evaluado al suspender las células de una colonia aislada en 5 mL de solución salina estéril al 0.85%. La turbidez de la suspensión se compara con un estándar de McFarland 0.5, excepto por la identificación de *Enterobacteriaceae* el mismo día, en que la suspensión se correlaciona con un estándar de 1. Usando la pipeta Pasteur, llenar cada cúpula con la suspensión bacteriana a través del agujero para inoculación. Cubrir las tres cúpulas de descarboxilasa y las de ureasa con aceite mineral estéril. La unidad se incuba a 35 °C durante 5 h (identificación el mismo día) o durante 24-48 h antes de interpretar los resultados.	ONPG Arginina dihidrolasa Lisina descarboxilasa Ornitina descarboxilasa Citrato Sulfuro de hidrógeno Ureasa Triptófano desaminasa (agregar FeCl$_3$ al 10%) Indol Voges-Proskauer (agregar KOH y α-naftol) Gelatina Glucosa Manitol Inositol Sorbitol Ramnosa Sacarosa Melibiosa Amigdalina Arabinosa	Aldridge y Hodges, International Clinical Laboratories, Nashville, TN: 90.5% de cultivos en almacén y 96.6% de cepas clínicas identificadas. Precisión del 92% en general.[a] Gooch y Hill, University of Utah, 415 cultivos, 90.2% de identificación el mismo día.[b]

[a]Aldridge KE, Hodges RL. Correlation studies of Entero-Set 20, API 20E, and conventional media systems for *Enterobacteriaceae* identification. J Clin Microbiol 1981;13:120–125.

[b]Gooch WM III, Hill GA. Comparison of Micro-ID and API 20E in rapid identification of Enterobacteriaceae. J Clin Microbiol 1982;15:885–890.

el 71.1% del total de aislamientos que mejoraron hasta el 87.9% (88.8% para entéricos; 84.3% para no entéricos) después de que incluyeron las pruebas adicionales sugeridas por el software.[488]

Sistema RapID onE. El sistema RapID onE® (Thermo Fisher Scientific Inc., Waltham, MA) es un micrométodo cualitativo que utiliza sustratos convencionales y cromógenos para la identificación de *Enterobacteriaceae* médicamente importantes y otras bacterias gramnegativas oxidasa negativas determinadas, aisladas de muestras clínicas de humanos. El sistema comprende (1) los paneles RapID onE y (2) el reactivo RapID onE. Cada panel RapID onE tiene 18 pocillos para reacciones moldeados en la perfería de una placa desechable de plástico. Los pocillos para la reacción contienen reactivos deshidratados y la placa permite la inoculación simultánea de cada pocillo con una cantidad predeterminada de inóculo (*véase* la lám. 6-6C). Se resuspende al microorganismo en el líquido de inoculación RapID (2 mL) para la prueba, la cual rehidrata e inicia las reacciones de la prueba. Los paneles inoculados se colocan en las placas de incubación provistas en el paquete, las cuales se incuban a 35-37°C en una incubadora sin CO$_2$ durante 4 h.

Los paneles de RapID onE contienen 18 cavidades para reacciones que brindan 19 resultados de pruebas. Las pruebas con nombre PRO, GGT y PIR (cavidades 15, 16 y 17) requieren el reactivo RapID onE y están designadas con un cuadro dibujado alrededor de las pruebas. La prueba 18 desempeña dos funciones, ya que contiene dos pruebas separadas en la misma cavidad. Esta prueba obtiene un resultado **antes** de que se agregue el reactivo, proporcionando el primer resultado de la prueba, adonitol; **después**, se agregan dos gotas del reactivo de indol en gota INOVA a la cavidad 18, y la misma cavidad obtiene un resultado después de agregar el reactivo, el cual es indol. Los resultados de la prueba 19, además de la oxidasa, se puntúan en los espacios correspondientes en el formulario de informe y se genera un código de perfil de siete dígitos. La identidad del microorganismo se obtiene buscando el código del perfil en el Compendio de Códigos de RapID onE.

En un estudio realizado por Schreckenberg y cols., 302 de 344 (87.8%) de los bacilos gramnegativos oxidasa negativos evaluados se identificaron de forma correcta a nivel de especie, con 24 (7%) microorganismos adicionales identificados a nivel de género o grupo. Seis microorganismos tuvieron una identificación inaceptable o ninguna identificación, ocho resultaron en identificaciones cuestionables y cuatro (1.1%) condujeron a identificaciones incorrectas.[587] Kitch y cols. informaron hallazgos similares con una tasa de identificación general a nivel de especies o de género del 95.8% y una tasa de identificaciones erróneas del 1.3%.[356]

Biolog GN2 MicroPlate. La prueba Biolog GN2 MicroPlate® (Biolog, Hayward, CA) está conformada por una placa con 96 pocillos de microtitulación que evalúa la capacidad de un microorganismo para utilizar (oxidar) uno o más de 95 fuentes de carbono distintas en presencia de un indicador de oxidorreducción (tinción de tetrazolio). Un pocillo no contiene carbono y desempeña el papel de control negativo o pocillo de referencia. Todos los nutrientes y sustancias bioquímicas necesarios se llenan previamente y se secan en los 96 pocillos de la placa. La tinción de violeta de tetrazolio se utiliza colorimétricamente para detectar el incremento en la respiración que se presenta en una célula cuando se oxida una fuente de carbono (*véase* la lám. 6-6D). Independientemente de su estructura, casi todos los sustratos químicos que son oxidados por la célula llevarán a la formación de NADH, lo que conduce al flujo de electrones a través de la vía de transporte de electrones. Las tinciones de oxidorreducción, como el tetrazolio, impiden el flujo de electrones, convirtiendo al tetrazolio en un formazán con mucho color. En consecuencia, si una célula se encuentra con un químico que pueda oxidar, su respiración aumenta y la tinción incolora se reduce de manera irreversible a un formazán, generando un color morado. Si la célula se encuentra con un químico que no puede oxidar, no se presenta una reacción de respiración y no se genera color. La prueba muestra un patrón de pocillos morados que constituye una "huella metabólica" de las capacidades del microorganismo inoculado. Bochner publicó una descripción y las generalidades del sistema.[52] Miller y Rhoden, en los CDC, publicaron una evaluación preliminar de la prueba Biolog, en la que informan que el sistema tuvo un buen desempeño con muchos géneros, aunque se encontraron problemas con algunas cepas de *Klebsiella, Enterobacter* y *Serratia*.[439] Holmes y cols.[296] estudiaron 789 cepas, incluyendo 55 taxones gramnegativos encontrados en el laboratorio clínico. Informaron resultados ligeramente mejores cuando las placas se leyeron manualmente, en lugar de leerse a través del lector automatizado. Las placas que se leyeron manualmente se desempeñaron de la siguiente manera: fermentadores oxidasa positivos, 5 taxones, 64 cepas, 92% correctos, 3% no identificados y 5% incorrectos; no fermentadores bioquímicamente activos, ocho taxones, 122 cepas, 88% correctos, 6% no identificados y 6% incorrectos; *Enterobacteriaceae*, 35 taxones, 511 cepas, 77% correctos, 8% no identificados y 15% incorrectos; no fermentadores no reactivos, 7 taxones, 92 cepas, 38% correctos, 24% no identificados y 38% incorrectos. Estos autores informaron problemas con la identificación de las cepas encapsuladas de algunos taxones de *Enterobacter* y *Klebsiella*, así como con las cepas menos bioquímicamente activas de *Moraxella* y *Neisseria*.[296] El sistema Biolog ahora está disponible en una plataforma totalmente automatizada y se describe en la siguiente sección sobre instrumentos automatizados.

Sistema Microscan. El sistema Microscan® (Bechman Coulter, West Sacramento, CA) está conformado por bandejas de plásticos de tamaño estándar con 96 pocillos de microtitulación, en los cuales se han incluido los 32 sustratos reactivos para la identificación de miembros de *Enterobacteriaceae* y otras especies bacterianas (hay paneles disponibles para grampositivos, gramnegativos y muestras de las vías urinarias). Algunas bandejas, denominadas *bandejas combinadas*, también incluyen caldos para microdilución de diversos antibióticos en ciertos microtubos para realizar pruebas de sensibilidad.[176] Los paneles de la prueba MicroScan se proporcionan ya en un estado congelado o contienen sustratos deshidratados que hacen que el envío sea más práctico y permiten su almacenamiento a temperatura ambiente y una mayor caducidad. Shieven y cols.[583] encontraron que las bandejas de microdilución tanto congeladas como deshidratadas tuvieron resultados comparables con respecto a la identificación de los microorganismos y las pruebas de sensibilidad a antimicrobianos (se encontraron tasas de discrepancia de tan sólo 1.3% y 4.2%, respectivamente).

Los microtubos se inoculan con una suspensión concentrada de los microorganismos que se identificarán, y se incuban a 35 °C durante 15-18 h. Los paneles pueden interpretarse visualmente (*véase* la lám. 6-6E), después de lo cual los resultados bioquímicos se convierten en un número de biotipo de 7-8 dígitos que puede traducirse a una identificación con un libro de códigos provisto por el fabricante. De manera alterna, puede emplearse un lector de bandejas automatizado para detectar el crecimiento bacteriano o los cambios de color mediante las diferencias en la transmisión de la luz. Las diferencias en los impulsos electrónicos se analizan automáticamente por una microcomputadora que compara los patrones de reacción con un programa interno que determina la probabilidad de las identificaciones. Rhoden y cols.[559] encontraron que AutoScan-4, un lector automatizado del sistema MicroScan, identificó correctamente al 95.4% de los miembros de *Enterobacteriaceae* (los únicos problemas que resultaron en identificaciones erróneas fueron las lecturas falsas negativas ocasionales para las reacciones del sulfuro de hidrógeno y la arginina dihidrolasa). Una desventaja que mencionan los autores fue que el instrumento a veces informa "biotipo muy raro", dejando dudas en el usuario con respecto a qué biotipo raro se indicó.

Sistema Sensititre. El sistema Sensititre® (Thermo Fisher Scientific Inc., Waltham, MA) puede adquirirse como un sistema manual de identificación entérica o en la forma de un sistema de identificación automatizada. La placa manual contiene medios para realizar 23 pruebas bioquímicas estándar, más un control, las cuales se secan en los pocillos de una bandeja de tamaño estándar con 96 pocillos de microtitulación. Cada bandeja contiene cuatro conjuntos duplicados de pocillos bioquímicos, permitiendo la identificación simultánea de cuatro microorganismos por bandeja. El sistema contiene pruebas bioquímicas convencionales y se inocula y lee manualmente. Staneck y cols.[606] informaron que la concordancia entre Sensititre y API 20E para 1 415 aislamientos de *Enterobacteriaceae* fue del 94.6% a nivel de especie.

Sistemas de identificación semiautomatizados y automatizados

MicroScan Walkaway

El sistema Walkaway® (Beckman Coulter, West Sacramento, CA) es un instrumento totalmente automatizado que incuba cualquier combinación hasta de 96 paneles convencionales o de Rapid MicroScan de manera simultánea, y agrega los reactivos a los paneles convencionales de forma automática cuando se requiere, lee e interpreta los resultados del panel y los imprime, todo sin la intervención del operador (lám. 6-6F).[343,479,487,520,558,684] Los paneles rápidos de fluorescencia y los paneles convencionales de MicroScan están disponibles para su empleo con el instrumento Walkaway. Los paneles rápidos utilizan compuestos marcados con fluorescencia y requieren una incubación de tan sólo 2 h para la identificación bacteriana. Cada sustrato fluorescente contiene un fluoróforo, ya sea MEU o 7AMC, unido a un compuesto de fosfato, azúcar o aminoácidos. Se presentan dos tipos de reacción, fluorógena y fluorométrica. En las reacciones fluorógenas, una enzima específica, si está presente en la suspensión bacteriana, escinde al compuesto fluorescente y libera el fluoróforo, el cual después se vuelve fluorescente. Por ejemplo:

$$\text{L-Alanina-AMC} \xrightarrow[\text{Aminopeptidasa}]{\text{Alanina}} \text{Alanina + AMC}$$

(no fluorescente) (fluorescente)

Las reacciones fluorométricas detectan cambios en el pH, como los que ocurren en la fermentación de hidratos de carbono. La producción de ácido que resulta de estas reacciones causa la reducción del pH y una disminución en la fluorescencia. Además, se utilizan ocho reacciones fluorógenas. Estas reacciones miden la tasa de liberación del fluoróforo y se utilizan para la diferenciación fenotípica de especies similares. Los resultados de las reacciones de identificación se convierten en códigos binarios de 15 dígitos para su interpretación por medio del sistema de cómputo. El sistema óptico colorimétrico Walkaway tiene 97 fotómeros iluminados por una sola fuente de tungsteno-halógeno a través de 97 fibras ópticas. La luz de la fuente pasa a través de la rueda de filtros de interferencia y se concentra en las fibras ópticas, 96 de las cuales imitan la configuración del panel de 96 pocillos. El fotómero 97 brinda una lectura base a la cual se realiza la tasa de todas las señales de los fotómeros. Durante cada ciclo de lectura, la rueda de color en rotación proporciona lecturas de seis diferentes longitudes de onda del espectro visible. Para las reacciones bioquímicas, el sistema de cómputo selecciona la lectura de una longitud de onda que diferencia mejor la reacción que ocurre en cada pocillo. Clayland y cols.[148] publicaron una revisión de la tecnología Walkaway. Varios estudios han mostrado que Walkaway proporciona una identificación precisa de los microorganismos de la familia *Enterobacteriaceae*.[343,479,487,520,558,684]

La prueba fluorógena de 2 h Rapid Negative Identification Panel® de MicroScan se ha actualizado para presentar una precisión considerablemente mayor y para ampliar las cantidades de taxones en la base de datos. El panel actualizado (Rapid Gram-Negative Identification Panel 3®, RNID3) está conformado por 36 pruebas recientemente formuladas y una nueva base de datos que consiste de 119 taxones que cubren un total de 150 especies. Achondo y cols. informaron que la prueba RNID3 tiene una precisión del 98.4% (92.5% correcto a nivel de especies, 1.6% correcto a nivel de género y 4.3% correcto a nivel de especies con pruebas adicionales conforme lo recomienda el fabricante) y una precisión del 99.3% para los aislamientos clínicamente importantes.[7]

Alanine5. La precisión y el rendimiento de la prueba Rapid Gram-Negative Identification Type 3 se examinaron en una evaluación multicéntrica en la cual se realizaron pruebas a 405 aislamiento en total, los cuales conforman 54 especies; el 96.8% de estas especies se identificaron de forma correcta. En el mismo estudio se evaluaron 465 aislamientos en busca de la reproducibilidad de la identificación intralaboratorio e interlaboratorio, y se obtuvo una concordancia del 99.8%.[39]

Sistema Vitek

El sistema Vitek® (Legacy) (bioMèrieux) se introdujo por primera vez a inicio de la década de 1980 para la realización de pruebas de sensibilidad a antimicrobianos, con las modificaciones subsecuentes a fin de mejorar la precisión.[37,60,455,488] El sistema Vitek Legacy encontró un amplio nicho en los laboratorios de microbiología clínica y se ha aceptado en general como un abordaje confiable para la identificación rápida de bacilos gramnegativos que se encuentran con frecuencia.[487,520,558] Los procedimientos de construcción y operación de las versiones anteriores del sistema Vitek, diseñado originalmente para realizarse como pruebas automatizadas de sensibilidad a antibióticos, se describieron con cierto detalle en la segunda edición de este libro (tabla 15-10, pp. 668-670).

El Vitek 2® (bioMérieux) es un sistema modular integrado que está conformado por una unidad de llenado-sellado, lector-incubador, módulo de control computarizado, terminal de datos e impresora de múltiples copias (*véase* la lám. 6-6G). Además, el sistema Vitek 2 incorpora varias mejorías técnicas que automatizan muchos procedimientos que se realizan manualmente con el sistema Vitek Legacy. El sistema detecta crecimiento bacteriano y cambios metabólicos en los micropocillos de tarjetas delgadas de plástico utilizando tecnología basada en fluorescencia (se introdujo un instrumento colorimétrico a finales del 2004). La tarjeta de identificación para los bacilos gramnegativos (tarjeta ID-GNB) para el Vitek 2 es una tarjeta de plástico con 64 pocillos que contiene 41 pruebas con sustancias bioquímicas fluorescentes, incluyendo 18 pruebas enzimáticas para aminopeptidasas y

oxidasas. Los sustratos empleados para la detección de aminopeptidasas suelen acoplarse con 7AMC; los sustratos para la detección de oxidasas suelen acoplarse con 4MEU. Además, hay 18 pruebas de fermentación, dos pruebas de descarboxilasa y tres pruebas misceláneas. Hay dos pocillos de control negativo y el resto de los pocillos está vacío. Los resultados se interpretan por medio de la base de datos de ID-GNB después de un período de incubación de 3 h. En un estudio realizado por Funke y cols., el sistema Vitek 2 mostró una identificación correcta del 84.7% de las especies seleccionadas, las cuales representaban 70 taxones diferentes de *Enterobacteriaceae* y bacterias no entéricas, en un período de 3 h.[241] Ling y cols., en un estudio mucho más pequeño que representó 31 taxones diferentes de *Enterobacteriaceae* y especies no fermentadoras que se encuentran con mayor frecuencia, obtuvieron la identificación correcta del 95% a nivel de especies con el sistema Vitek 2.[390] Estos investigadores evaluaron el sistema Vitek 2 para la identificación rápida directa de bacilos gramnegativos a partir de frascos de hemocultivos positivos e informaron que 97 cepas (82.2%) se identificaron correctamente a nivel de especie y que 21 cepas (17.8%) no fueron identificadas. No hubo identificaciones erróneas.[389] En dos estudios adicionales, O'Hara y Miller[480] informaron una precisión del 93.0% para la identificación de 482 cultivos entéricos almacenados, y Gavin y cols.[246] informaron una precisión del 95.3% (*Enterobacteriaceae*, 95.9%; no *Enterobacteriaceae*, 92.5%) con el sistema Vitek 2.

Sistema de identificación automatizada de gramnegativos Sensititre

La prueba Sensititre Automated Reading and Incubation System® (ARIS) (Thermo Fisher Scientific Inc., Waltham, MA) es un sistema automatizado que utiliza tecnología de fluorescencia para detectar el crecimiento bacteriano y la actividad enzimática. El sistema está conformado por 32 pruebas bioquímicas recientemente formuladas, incluyendo medios bioquímicos clásicos seleccionados reformulados para mostrar una señal fluorescente, junto con pruebas de fluorescencia recientemente desarrolladas. Cada medio de prueba bioquímica, junto con el indicador de fluorescencia correspondiente, se seca en pocillos individuales de la placa Sensititre. Cada placa está diseñada para evaluar tres microorganismos separados. Como son placas secas, pueden almacenarse a temperatura ambiente. Todas las pruebas de identificación automatizada se leen en el lector AutoReader de Sensititre en busca de presencia y ausencia de fluorescencia. Los resultados se transmiten a un sistema de cómputo para su análisis e identificación, los cuales pueden leerse después de 5 h de incubación. Si no se puede obtener un nivel de identificación satisfactorio en 5 h, la placa puede incubarse de nuevo y leerse después de su incubación durante la noche. Gracias al empleo de la tecnología de fluorescencia, estas placas no pueden leerse manualmente y sólo pueden leerse en un sistema AutoReader de Sensititre correctamente estandarizado. La base de datos de la compañía para 1 084 aislamientos de *Enterobacteriaceae* muestra una concordancia general del 92.4% a las 5 h, y del 93.4% a las 18 h, en comparación con los métodos convencionales (información técnica del producto Sensititre).

Sistema Phoenix

La prueba Phoenix Automated Microbiology System® (Becton Dickinson Microbiology Systems, Sparks, MD) es un sistema recientemente desarrollado, totalmente automatizado, que realiza pruebas de identificación y de sensibilidad a antibióticos. Está conformado por paneles desechables que combinan pruebas tanto de identificación como de sensibilidad a antibióticos, así como un instrumento que realiza una lectura automática en intervalos de 20 min durante la incubación (lám. 6-6H). El segmento de identificación utiliza 45 sustratos bioquímicos, incluyendo 16 sustratos fluorógenos, 14 para fermentación, 8 de carbono, 5 cromógenos y 2 misceláneos (urea y ornitina) para identificar bacilos gramnegativos aerobios en 2-12 h, y la gran mayoría de los resultados se generan en 4 h o menos. El instrumento vigila los cambios en el espectro visible y los niveles de intensidad de la fluorescencia dependiendo del tipo de sustrato, interpreta los resultados y brinda una respuesta cuando el sistema está seguro de la identificación. En un estudio realizado por Stefaniuk y cols., el sistema Phoenix mostró una tasa mayor de concordancia con los métodos de identificación convencionales, con un intervalo desde 100% para cocos grampositivos hasta 96% para no fermentadores gramnegativos y 92.5% para *Enterobacteriaceae*.[610]

Sistema OmniLog ID

El sistema OmniLog ID® (Biolog, Hayward, CA) es una plataforma totalmente automatizada que se emplea con un método de prueba de utilización de carbono patentado (*véase* la descripción del sistema Biolog GN2 MicroPlate en la sección anterior). El sistema OmniLog incuba, lee e interpreta la prueba Biolog MicroPlates de manera simultánea. Procesa muestras de forma continua, pero permite que el usuario tenga acceso total en cualquier momento durante un ciclo de muestras. Una característica única del sistema OmniLog es la temperatura de incubación definida por el usuario, permitiendo la incubación de los microorganismos a la temperatura óptima, a fin de obtener el máximo crecimiento para una identificación precisa. El instrumento comienza la lectura de las microplacas 4 h después de que se colocan en el lector. Este patrón se compara con la base de datos de identificación y se emite una identificación si se desarrollan suficientes reacciones positivas. Si no se obtiene un resultado después de 6 h, el instrumento continúa incubando la microplaca de manera automática y comienza la lectura de nuevo después de 16-24 h. Las bases de datos de Biolog contienen más de 1 400 microorganismos distintos, incluidas 501 especies de gramnegativos que representan aquellos organismos importantes en la microbiología tanto clínica como no clínica. Muchas de estas especies no pueden identificarse mediante otros sistemas de identificación.

Espectrofotometría de masas de tiempo de vuelo por desorción/ ionización láser asistida por matriz

El espectro de la MALDI-TOF se utiliza para la identificación de microorganismos como bacterias u hongos. Una colonia del organismo en estudio se esparce directamente en una placa de plástico o vidrio que se coloca sobre la matriz. Esta última está conformada por moléculas cristalizadas, de las cuales las tres que se utilizan con mayor frecuencia son ácido 3,5-dimetoxi-4-hidroxicinámico (ácido sinapínico), ácido α-ciano-4-hidroxicinámico (α-ciano o α-matriz) y ácido 2,5-dihidroxibenzoico (DHB). Se realiza una solución de una de estas moléculas, a menudo en una mezcla con agua altamente purificada y un solvente orgánico (habitualmente acetonitrilo [ACN] o etanol). También se puede agregar ácido trifluoroacético (ATF).

Se dispara un láser en los cristales de la matriz en el punto de la gota seca. La matriz absorbe la energía del láser y se genera una desorción y ionización (por la adición de un protón) gracias a este evento. Después, se piensa que la matriz transfiere el protón a las moléculas del analito (p. ej., bacterias u hongos), cargando entonces a este último. Los iones que se observan después de este proceso consisten en una molécula neutra [M] y un ion agregado o retirado. Los espectros de masas viajan a través de una columna que separa la matriz ionizada en función de la carga y finalmente llegan al detector que genera un patrón de señal único.

El tipo de espectrómetro de masas que se utiliza con mayor frecuencia con la MALDI es el TOF, principalmente a causa de su amplio rango de masas. La medición del procedimiento de TOF también es ideal para el proceso de ionización de la MALDI porque el láser pulsado consigue "disparos" individuales, en lugar de trabajar en una operación continua.

El espectro de masas generado se analiza mediante un software específico y se compara con los perfiles almacenados. El diagnóstico de especies a través de este procedimiento es más rápido, preciso y económico que con otros procedimientos basados en pruebas inmunológicas o bioquímicas. La espectrometría de masas por MALDI-TOF ha revolucionado la identificación de microorganismos y es probable que se vuelva el método convencional para la identificación de bacterias en los laboratorios clínicos durante los próximos años.[87,590,609] Se ha informado que el desempeño general de la MALDI-TOF es considerablemente mejor que los sistemas bioquímicos para la identificación de *Enterobacteriaceae*.[49,157,190,465,562,572,644] Una desventaja es la incapacidad para diferenciar *E. coli* de *Shigella*; por lo tanto, se requieren pruebas confirmatorias adicionales cuando se deseen descartar las especies de *Shigella*. Sin embargo, a pesar de esta desventaja, los laboratorios pueden disminuir los costes de reactivos y trabajo utilizando la espectrometría de masas por MALDI-TOF, así como proporcionar identificaciones 1-2 días antes con métodos de pruebas fenotípicas convencionales.[205,623]

Recientemente, la espectrofotometría de masas por MALDI-TOF se ha aplicado directamente a frascos de hemocultivos positivos[144,186,229,370,447,543,584,613] y muestras de orina,[230,360] lo que lleva a la reducción en el tiempo en que se entregan los resultados y un beneficio potencial en el impacto al paciente.[648] En un estudio, la aplicación de la MALDI-TOF en frascos de hemocultivos positivos condujo a una identificación de aislamientos grampositivos entre 23 y 83 h más rápida, y a la identificación de aislamientos gramnegativos entre 34 y 51 h más rápida.[81] Cuando se acopla la rápida identificación mediante MALDI-TOF con pruebas rápidas de sensibilidad a antibióticos directamente en el caldo de hemocultivo, los resultados pueden generarse un día completo antes.[673]

En resumen, los fabricantes siguen proporcionando nuevos sistemas y modificaciones a los existentes para la identificación de microorganismos. Para aprobar los estándares de la FDA, todos estos sistemas deben desempeñarse con una precisión igual o mejor que los métodos de referencia. Por lo tanto, cada sistema puede utilizarse en los laboratorios clínicos, pero la elección dependerá de diversas variables, incluyendo volumen de la prueba, experiencia del personal técnico, necesidad de identificaciones definitivas y coste de la operación. Como grupo, *Enterobacteriaceae* se expande rápidamente y, la mayor parte del tiempo, es bioquímicamente activo; en consecuencia, es un buen candidato para el procesamiento mediante sistemas automatizados y semiautomatizados. El espacio en este libro sólo ha permitido un resumen breve de estos sistemas. Para aprender más, el lector puede referirse a la revisión de los sistemas automatizados escrita por Stager y Davis.[605] Las referencias citadas pueden consultarse para obtener descripciones más detalladas y las evaluaciones del desempeño.

REFERENCIAS

1. Abate G, Qureshi S, Mazumder SA. *Cedecea davisae* bacteremia in a neutropenic patient with acute myeloid leukemia. J Infect 2011;63(1):83–85.

2. Abbott S, Janda JM. *Enterobacter cancerogenus* ("*Enterobacter taylorae*") infections associated with severe trauma or crush injuries. Am J Clin Pathol 1997;107:359–361.

3. Abbott SL, Janda JM. Isolation of *Yokenella regensburgei* ("*Koserella trabulsii*") from a patient with transient bacteremia and from a patient with a septic knee. J Clin Microbiol 1994;32:2854–2855.

4. Abbott SL, Moler S, Green N, et al. Clinical and laboratory diagnostic characteristics and cytotoxigenic potential of *Hafnia alvei* and *Hafnia paralvei* strains. J Clin Microbiol 2011;49(9):3122–3126.

5. Abbott SL, O'Connor J, Robin T, et al. Biochemical properties of a newly described *Escherichia* species, *Escherichia albertii*. J Clin Microbiol 2003;41:4852–4854.

6. Abdel-Haq NM, Asmar BI, Abuhammour WM, et al. *Yersinia enterocolitica* infection in children. Pediatr Infect Dis J 2000;19:954–958.

7. Achondo K, Bascomb S, Bobolis J, et al. New improved MicroScan rapid negative identification panel. Abstr Annu Meet Am Soc Microbiol 1995;C307:53.

8. Adamkiewicz TV, Berkovitch M, Krishnan C, et al. Infection due to *Yersinia enterocolitica* in a series of patients with β-thalassemia: incidence and predisposing factors. Clin Infect Dis 1998;27:1362–1366.

9. Adler A, Navon-Venezia S, Moran-Gilad J, et al. Laboratory and clinical evaluation of screening agar plates for detection of carbapenem-resistant *Enterobacteriaceae* from surveillance rectal swabs. J Clin Microbiol 2011;49(6):2239–2242.

10. Aevaliotis A, Belle AM, Chanione JP, et al. *Kluyvera ascorbata* isolated from a baby with diarrhea. Clin Microbiol Newslett 1985;7:51.

11. Aguilera A, Pascual J, Loza E, et al. Bacteraemia with *Cedecea neteri* in a patient with systemic lupus erythematosus. Postgrad Med J 1995;71(833):179–180.

12. Aguirre PM, Cacho JB, Folgueira L, et al. Rapid fluorescence method for screening *Salmonella* spp. from enteric differential agars. J Clin Microbiol 1990;28:148–149.

13. Akinosoglou K, Perperis A, Siagris D, et al. Bacteraemia due to *Cedecea davisae* in a patient with sigmoid colon cancer: a case report and brief review of the literature. Diagn Microbiol Infect Dis 2012;74(3):303–306.

14. Alballaa SR, Qadri SM, Al-Furayh O, et al. Urinary tract infection due to *Rahnella aquatilis* in a renal transplant patient. J Clin Microbiol 1992;30:2948–2950.

15. Albert MJ, Alam K, Islam M, et al. *Hafnia alvei*, a probable cause of diarrhea in humans. Infect Immun 1991;59:1507–1513.

16. Aleksic S, Steigerwalt AG, Bockemuhl J, et al. *Yersinia rohdei* sp. nov. isolated from human and dog feces and surface water. Int J Syst Bacteriol 1987;37:327–332.

17. Alves MS, Riley LW, Moreira BM. A case of severe pancreatitis complicated by *Raoultella planticola* infection. J Med Microbiol 2007;56(Pt 5):696–698.

18. Anahory T, Darbas H, Ongaro O, et al. *Serratia ficaria*: a misidentified or unidentified rare cause of human infections in fig tree culture zones. J Clin Microbiol 1998;36:3266–3272.

19. Anderson NW, Buchan BW, Ledeboer NA. Comparison of the BD MAX enteric bacterial panel to routine culture methods for detection of *Campylobacter*, enterohemorrhagic *Escherichia coli* (O157), *Salmonella*, and *Shigella* isolates in preserved stool specimens. J Clin Microbiol 2014;52(4):1222–1224.

20. Archer JR, Schell RF, Pennell DR, et al. Identification of *Yersinia* spp. with the API 20E system. J Clin Microbiol 1987;25:2398–2399.

21. Arduino MJ, Bland LA, Tipple MA, et al. Growth and endotoxin production of *Yersinia enterocolitica* and *Enterobacter agglomerans* in packed erythrocytes. J Clin Microbiol 1989;27:1483–1485.

22. Arslan U, Cosar M, Tuncer I, et al. *Escherichia vulneris* peritonitis in a patient on CAPD. Perit Dial Int 2008;28:681–682.

23. Arthur JD, Pierce JR. *Citrobacter diversus* meningitis and brain abscess associated with *Bacteroides melaninogenicus*. Pediatr Infect Dis 1984;3:592–593.

24. Ashelford KE, Fry JC, Bailey MJ, et al. Characterization of *Serratia* isolates from soil, ecological implications and transfer of *Serratia proteamaculans* subsp. *quinovora* Grimont, et al. 1983 to *Serratia quinivorans* corrig., sp. nov. Int J Syst Evol Microbiol 2002;52:2281–2289.

25. Aspevall O, Osterman B, Dittmer R, et al. Performance of four chromogenic urine culture media after one or two days of incubation with reference media. J Clin Microbiol 2002;40:1500–1503.

26. Aspinall ST, Hindle MA, Hutchinson DN. Improved isolation of salmonellae from faeces using a semisolid Rappaport-Vassiliadis medium. Eur J Clin Microbiol Infect Dis 1992;11:936–939.

27. Awsare SV, Lillo M. A case report of *Escherichia vulneris* urosepsis. Rev Infect Dis 1991;13:1247–1248.

28. Babu K, Sonnenberg M, Kathpalia S, et al. Isolation of salmonellae from dried rattlesnake preparations. J Clin Microbiol 1990;28:361–362.

29. Badenoch PR, Thom AL, Coster DJ. *Serratia ficaria* endophthalmitis. J Clin Microbiol 2002;40:1563–1564.

30. Bae BH, Sureka SB. *Cedecea davisae* isolated from scrotal abscess. J Urol 1983;130:148–149.

31. Bae BH, Sureka SB, Ajamy JA. Enteric group 15 (*Enterobacteriaceae*) associated with pneumonia. J Clin Microbiol 1981;14:596–597.

32. Bagley ST, Seidler RJ, Brenner DJ. *Klebsiella planticola* sp. nov.: a new species of *Enterobacteriaceae* found primarily in nonclinical environments. Curr Microbiol 1981;6:105–109.

33. Baiulescu M, Hannon PR, Marcinak JF, et al. Chronic vulvovaginitis caused by antibiotic-resistant *Shigella flexneri* in a prepubertal child. Pediatr Infect Dis J 2002;21:170–172.

34. Bale MJ, McLaws SM, Fenn JP, et al. Use of and cost savings with morphologic criteria and the spot indole test as a routine means of identification of *Escherichia coli*. Diagn Microbiol Infect Dis 1984;2:187–191.

35. Bale MJ, McLaws SM, Matsen JM. The spot indole test for identification of swarming *Proteus*. Am J Clin Pathol 1985;83:87–90.

36. Baron EJ. Rapid identification of bacteria and yeast: summary of a National Committee for Clinical Laboratory Standards proposed guideline. Clin Infect Dis 2001;33:220–225.

37. Barry AL, Badal RE. Identification of *Enterobacteriaceae* by the AutoMicrobic system: *Enterobacteriaceae* biochemical cards versus *Enterobacteriaceae*-plus biochemical cards. J Clin Microbiol 1982;15:575–581.

38. Barry AL, Bernsohn KL, Adams AP, et al. Improved 18-hour methyl red test. Appl Microbiol 1970;20:866–870.

39. Bascomb S, Abbott SL, Bobolis JD, et al. Multicenter evaluation of the MicroScan Rapid Gram-negative identification type 3 panel. J Clin Microbiol 1997;35:2531–2536.

40. Bear N, Klugman KP, Tobiansky L, et al. Wound colonization by *Ewingella americana*. J Clin Microbiol 1986;23:650–651.

41. Beatty ME, Bopp CA, Wells JG, et al. Enterotoxin-producing *Escherichia coli* O169:H41, United States. Emerg Infect Dis 2004;10:518–521.

42. Benito MH, Hernàndez RS, Fernàndez-Reyes MJ, et al. Sepsis induced by *Hafnia alvei* in a kidney transplant patient. Nefrologia 2008;28(4):470–471.

43. Bercovier H, Steigerwalt AG, Guiyoule A, et al. *Yersinia aldovae* (formerly *Yersinia enterocolitica*-like group X2): a new species of *Enterobacteriaceae* isolated from aquatic ecosystems. Int J Syst Bacteriol 1984;34:166–172.

44. Bercovier H, Ursing J, Brenner DJ, et al. *Yersinia kristensenii*: a new species of *Enterobacteriaceae* composed of sucrose-negative strains (formerly called atypical *Yersinia enterocolitica* or *Yersinia enterocolitica*-like). Curr Microbiol 1980;4:219–224.

45. Bergman KA, Arends JP, Schölvinck EH. *Pantoea agglomerans* septicemia in three newborn infants. Pediatr Infect Dis J 2007;26(5):453–454.

46. Bettelheim KA, Evangelidis H, Pearce JL, et al. Isolation of a *Citrobacter freundii* strain which carries the *Escherichia coli* O157 antigen. J Clin Microbiol 1993;31:760–761.

47. Biering G, Karlsson S, Clark NC, et al. Three cases of neonatal meningitis caused by *Enterobacter sakazakii* in powdered milk. J Clin Microbiol 1989;27:2054–2056.

48. Bissett ML, Powers C, Abbott SL, et al. Epidemiologic investigations of *Yersinia enterocolitica* and related species: sources, frequency, and serogroup distribution. J Clin Microbiol 1990;28:910–912.

49. Bizzini A, Durussel C, Bille J, et al. Performance of matrix-assisted laser desorption ionization-time of flight mass spectrometry for identification of bacterial strains routinely isolated in a clinical microbiology laboratory. J Clin Microbiol 2010;48:1549–1554.

50. Bjune G, Ruud TE, Eng J. Bacterial shock due to transfusion with *Yersinia enterocolitica* infected blood. Scand J Infect Dis 1984;16:411–412.

51. Blekher L, Siegman-Igra Y, Schwartz D, et al. Clinical significance and antibiotic resistance patterns of *Leminorella* spp., an emerging nosocomial pathogen. J Clin Microbiol 2000;38:3036–3038.

52. Bochner B. "Breathprints" at the microbial level: an automated redox-based technology quickly identifies bacteria according to their metabolic capacities. ASM News 1989;55:536–539.

53. Bochner B. Rainbow UTI System: a rapid and simple multicolor diagnostic system for common urinary tract pathogens. Abstr Annu Meet Am Soc Microbiol 1995;C374:65.

54. Boemare NE, Akhurst RJ, Mourant RG. DNA relatedness between *Xenorhabdus* spp. (*Enterobacteriaceae*), symbiotic bacteria of entomopathogenic nematodes, and a proposal to transfer *Xenorhabdus luminescens* to a new genus, *Photorhabdus* gen. nov. Int J Syst Bacteriol 1993;43:249–255.

55. Boileau CR, D'Hauteville HM, Sansonetti PJ. DNA hybridization technique to detect *Shigella* sp and enteroinvasive *Escherichia coli*. J Clin Microbiol 1984;20:959–961.

56. Bollet C, Elkouby A, Pietri P, et al. Isolation of *Enterobacter amnigenus* from a heart transplant recipient. Eur J Clin Microbiol Infect Dis 1991;10:1071–1073

57. Bollet C, Gainnier M, Sainty JM, et al. *Serratia fonticola* isolated from a leg abscess. J Clin Microbiol 1991;29:834–835.

58. Bottone EJ. Atypical *Yersinia enterocolitica*: clinical and epidemiological parameters. J Clin Microbiol 1978;7:562–567.

59. Bottone EJ. *Yersinia enterocolitica*: the charisma continúa. Clin Microbiol Rev 1997;10:257–276.

60. Bourbeau PP, Heiter BJ. Comparison of Vitek GNI and GNI+ cards for identification of gram-negative bacteria. J Clin Microbiol 1998;36:2775–2777.

61. Bradford PA, Bratu S, Urban C, et al. Emergence of carbapenem-resistant *Klebsiella* species possessing the class A carbapenem-hydrolyzing KPC-2 and inhibitor-resistant TEM-30 β-lactamases in New York City. Clin Infect Dis 2004;39:55–60.

62. Brady C, Cleenwerck I, Venter S, et al. Taxonomic evaluation of the genus *Enterobacter* based on multilocus sequence analysis (MLSA): proposal to reclassify *E. nimipressuralis* and *E. amnigenus* into *Lelliottia* gen. nov. as *Lelliottia nimipressuralis* comb. nov. and *Lelliottia amnigena* comb. nov., respectively, *E. gergoviae* and *E. pyrinus* into *Pluralibacter* gen. nov. as *Pluralibacter gergoviae* comb. nov. and *Pluralibacter pyrinus* comb. nov., respectively, *E. cowanii*, *E. radicincitans*, *E. oryzae* and *E. arachidis* into *Kosakonia* gen. nov. as *Kosakonia cowanii* comb. nov., *Kosakonia radicincitans* comb. nov., *Kosakonia oryzae* comb. nov. and *Kosakonia arachidis* comb. nov., respectively, and *E. turicensis*, *E. helveticus* and *E. pulveris* into *Cronobacter* as *Cronobacter zurichensis* nom. nov., *Cronobacter helveticus* comb. nov. and *Cronobacter pulveris* comb. nov., respectively, and emended description of the genera *Enterobacter* and *Cronobacter*. Syst Appl Microbiol 2013;36:309–19.

63. Brady CL, Cleenwerck I, Venter SN, et al. Emended description of the genus *Pantoea*, description of four species from human clinical samples, *Pantoea septica* sp. nov., *Pantoea eucrina* sp. nov., *Pantoea brenneri* sp. nov. and *Pantoea conspicua* sp. nov., and transfer of *Pectobacterium cypripedii* (Hori 1911) Brenner et al. 1973 emend. Hauben et al. 1998 to the genus as *Pantoea cypripedii* comb. nov. Int J Syst Evol Microbiol 2010;60(Pt 10):2430–2440.

64. Brenner DJ. Enterobacteriaceae. In Krieg NR, Holt JG, eds. Bergey's Manual of Systematic Bacteriology. Vol 1. Baltimore, MD: Williams & Wilkins, 1984:408–420.

65. Brenner DJ, Bercovier H, Ursing J, et al. *Yersinia intermedia*: a new species of *Enterobacteriaceae* composed of rhamnose-positive, melibiose-positive, raffinose-positive strains (formerly called *Yersinia enterocolitica* or *Yersinia enterocolitica*-like). Curr Microbiol 1980;4:207:212.

66. Brenner DJ, Davis BR, Steigerwalt AG, et al. Atypical biogroups of *Escherichia coli* found in clinical specimens and description of *Escherichia hermannii* sp. nov. J Clin Microbiol 1982;15:703–713.

67. Brenner DJ, Grimont FAD, Steigerwalt AG, et al. Classification of citrobacteria by DNA hybridization: designation of *Citrobacter farmeri* sp. nov., *Citrobacter youngae* sp. nov., *Citrobacter braakii* sp. nov., *Citrobacter werkmanii* sp. nov., *Citrobacter sedlakii* sp. nov., and three unnamed *Citrobacter* genomospecies. Int J Syst Bacteriol 1993;43:645–658.

68. Brenner DJ, Hickman-Brenner FW, Holmes B, et al. Replacement of NCTC 4175, the current type strain of *Proteus vulgaris*, with ATCC 29905: request for an opinion. Int J Syst Bacteriol 1995;45:870–871.

69. Brenner DJ, McWhorter AC, Kai A, et al. *Enterobacter asburiae* sp. nov., a new species found in clinical specimens, and reassignment of *Erwinia dissolvens* and *Erwinia nimipressuralis* to the genus *Enterobacter* as *Enterobacter dissolvens* comb. nov. and *Enterobacter nimipressuralis* comb. nov. J Clin Microbiol 1986;23:1114–1120.

70. Brenner DJ, McWhorter AC, Leete-Knutson JK, et al. *Escherichia vulneris*: a new species of *Enterobacteriaceae* associated with human wounds. J Clin Microbiol 1982;15:1133–1140.

71. Brenner DJ, Muller HE, Steigerwalt AG, et al. Two new *Rahnella* genomospecies that cannot be phenotypically differentiated from *Rahnella aquatilis*. Int J Syst Bacteriol 1998;48:141–149.

72. Brenner DJ, Richard C, Steigerwalt AG, et al. *Enterobacter gergoviae* sp. nov.: a new species of *Enterobacteriaceae* found in clinical specimens and environment. Int J Syst Bacteriol 1980;30:1–6.

73. Brenner DJ, Ursing J, Bercovier H, et al. Deoxyribonucleic acid relatedness in *Yersinia enterocolitica* and *Yersinia enterocolitica*-like organisms. Curr Microbiol 1980;4:195–200.

74. Brenner FW, Villar RG, Angulo FJ, et al. *Salmonella* nomenclature. J Clin Microbiol 2000;38:2465–2467.

75. Breuer T, Benkel DH, Shapiro RL, et al. A multistate outbreak of *Escherichia coli* O157:H7 infections linked to alfalfa sprouts grown from contaminated seeds. Emerg Infect Dis 2001;7:977–982.

76. Brooker DC, Lund ME, Blazevic DJ. Rapid test for lysine decarboxylase activity in Enterobacteriaceae. Appl Microbiol 1973;26:622–623.

77. Brooks JT, Bergmire-Sweat D, Kennedy M, et al. Outbreak of shiga toxin-producing *Escherichia coli* O111:H8 infections among attendees of a high school cheerleading camp. Clin Infect Dis 2004;38:190–198.

78. Brooks JT, Sowers EG, Wells JG, et al. Non-O157 Shiga toxin-producing *Escherichia coli* reported to CDC, 1983–2000 (abstract 856). In Program and abstracts of the 39th Annual Meeting of the Infectious Diseases Society of America (San Francisco). Alexandria, VA: Infectious Diseases Society of America, 2001:185.

79. Bruckner DA, Colonna P, Glenn D, et al. *Citrobacter farmeri* bacteremia in a child with short-bowel syndrome. J Clin Microbiol 1997;35:3353–3354.

80. Buchan BW, Olson WJ, Pezewski M, et al. Clinical evaluation of a real-time PCR assay for identification of *Salmonella, Shigella, Campylobacter* (*Campylobacter jejuni* and *C. coli*), and shiga toxin-producing *Escherichia coli* isolates in stool specimens. J Clin Microbiol 2013;51(12):4001–4007.

81. Buchan BW, Riebe KM, Ledeboer NA. Comparison of the MALDI Biotyper system using Sepsityper specimen processing to routine microbiological methods for identification of bacteria from positive blood culture bottles. J Clin Microbiol 2012;50:346–352.

82. Buchholz U, Bernard H, Werber D, et al. German outbreak of *Escherichia coli* O104:H4 associated with sprouts. N Engl J Med 2011;365:1763–1770.

83. Caldwell ME, Ryerson DL. Salmonellosis in certain reptiles. J Infect Dis 1939;65:242–245.

84. Candoni A, Trevisan R, Filì C, et al. Abdominal abscess and *Hafnia alvei* septicemia occurring during the aplastic phase after autologous stem-cell transplantation in a patient with diffuse large B-cell lymphoma. J Infect Chemother 2004;10(5):303–306.

85. Capdevila JA, Bisbe V, Gasser I, et al. *Enterobacter amnigenus*. Un patógeno humano inusual [*Enterobacter amnigenus*. An unusual human pathogen]. Enferm Infecc Microbiol Clin 1998;16:364–366.

86. Caprioli A, Tozzi AE. Epidemiology of Shiga toxin-producing *Escherichia coli* infections in continental Europe. In Kaper JB, O'Brien AD, eds. *Escherichia coli* O157:H7 and Other Shiga Toxin-producing *E. coli* Strains. Washington, DC: American Society for Microbiology Press, 1998:38–48.

87. Carbonnelle E, Mesquita C, Bille E, et al. MALDI-TOF mass spectrometry tools for bacterial identification in clinical microbiology laboratory. Clin Biochem 2011;44:104–109.

88. Carinder JE, Chua JD, Corales RB, et al. *Rahnella aquatilis* bacteremia in a patient with relapsed acute lymphoblastic leukemia. Scand J Infect Dis 2001;33:471–473.

89. Carlquist PR. A biochemical test for separating paracolon groups. J Bacteriol 1956;71:339–341.

90. Caroff N, Chamoux C, Le Gallou F, et al. Two epidemiologically related cases of *Rahnella aquatilis* bacteremia. Eur J Clin Microbiol Infect Dis 1998;17:349–352.

91. Carpenter CC. Shigellosis. In Wyngaarden JB, Smith LH, eds. Cecil Textbook of Medicine. 16th Ed. Philadelphia, PA: Saunders, 1982:1517–1519.

92. Carrero P, Garrote JA, Pacheco S, et al. Report of six cases of human infection by *Serratia plymuthica*. J Clin Microbiol 1995;33:275–276.

93. Carricajo A, Boiste S, Thore J, et al. Comparative evaluation of five chromogenic media for detection, enumeration and identification of urinary tract pathogens. Eur J Clin Microbiol Infect Dis 1999;18:796–803.

94. Carter J, Bowden FJ, Sriprakash KS, et al. Diagnostic polymerase chain reaction for donovanosis. Clin Infect Dis 1999;28:1168–1169.

95. Carter JS, Bowden FJ, Bastian I, et al. Phylogenetic evidence for reclassification of *Calymmatobacterium granulomatis* as *Klebsiella granulomatis* comb. nov. Int J Syst Bacteriol 1999;49:1695–1700.

96. Carter JS, Kemp DJ. A colorimetric detection system for *Calymmatobacterium granulomatis*. Sex Transm Infect 2000;76:134–136.

97. Cassar R, Cuschieri P. Comparison of *Salmonella* chromogenic medium with DCLS agar for isolation of *Salmonella* species from stool specimens. J Clin Microbiol 2003;41:3229–3232.

98. Castillo CB, Bruckner DA. Comparative evaluation of the Eiken and API 20E systems and conventional methods for identification of members of the family *Enterobacteriaceae*. J Clin Microbiol 1984;20:754–757.

99. Centers for Disease Control and Prevention. *Salmonella* surveillance: annual summary, 2001. Atlanta, GA. Department of Health and Human Services, 2002.

100. Centers for Disease Control and Prevention. *Shigella* surveillance: annual summary, 2001. Atlanta, GA. Department of Health and Human Services, 2002.

101. Centers for Disease Control and Prevention. HIP investigates *Enterobacter hormaechei* infections. CDC/NCID Focus Fol 1993;3(5).

102. Centers for Disease Control and Prevention. *Arizona hinshawii* septicemia associated with rattlesnake powder—California. MMWR Morb Mortal Wkly Rep 1983;32:464–465.

103. Centers for Disease Control and Prevention. Gastrointestinal illness associated with imported Brie cheese—District of Columbia. MMWR Morb Mortal Wkly Rep 1983;32:533.

104. Centers for Disease Control and Prevention. Update: milkborne salmonellosis—Illinois. MMWR Morb Mortal Wkly Rep 1985;34:200.

105. Centers for Disease Control and Prevention. Update: *Salmonella enteritidis* infections and shell eggs—United States, 1990. MMWR Morb Mortal Wkly Rep 1990;39:909.

106. Centers for Disease Control and Prevention. Update: *Yersinia enterocolitica* bacteremia and endotoxin shock associated with red blood cell transfusions—United States, 1991. MMWR Morb Mortal Wkly Rep 1991;40:176–178.

107. Centers for Disease Control and Prevention. Outbreak of *Salmonella enteritidis* infection associated with consumption of raw shell eggs, 1991. MMWR Morb Mortal Wkly Rep 1992;41:369–372.

108. Centers for Disease Control and Prevention. Pneumonic plague—Arizona, 1992. MMWR Morb Mortal Wkly Rep 1992;41:737–739.

109. Centers for Disease Control and Prevention. Outbreaks of *Salmonella enteritidis* gastroenteritis—California, 1993. MMWR Morb Mortal Wkly Rep 1993;42:793–797.

110. Centers for Disease Control and Prevention. Outbreak of *Salmonella enteritidis* associated with nationally distributed ice cream products—Minnesota, South Dakota, and Wisconsin, 1994. MMWR Morb Mortal Wkly Rep 1994;43:740–741.

111. Centers for Disease Control and Prevention. Reptile-associated salmonellosis—selected states, 1994–1995. MMWR Morb Mortal Wkly Rep 1995;44:347–350.

112. Centers for Disease Control and Prevention. Outbreak of acute gastroenteritis attributable to *Escherichia coli* serotype O104:H21—Helena, Montana, 1994. MMWR Morb Mortal Wkly Rep 1995;44:501–503.

113. Centers for Disease Control and Prevention. Outbreaks of *Escherichia coli* O157:H7 infection and cryptosporidiosis associated with drinking unpasteurized apple cider—Connecticut and New York, October 1996. MMWR Morb Mortal Wkly Rep 1997;46:4–8.

114. Centers for Disease Control and Prevention. Red blood cell transfusions contaminated with *Yersinia enterocolitica*—United States, 1991–1996, and initiation of a national study to detect bacteria-associated transfusion reactions. MMWR Morb Mortal Wkly Rep 1997;46:553–555.

115. Centers for Disease Control and Prevention. Fatal human plague—Arizona and Colorado, 1996. MMWR Morb Mortal Wkly Rep 1997;46:617–620.

116. Centers for Disease Control and Prevention. Reptile-associated salmonellosis—selected states, 1996–1998. MMWR Morb Mortal Wkly Rep 1999;48:1009–1013.

117. Centers for Disease Control and Prevention. Outbreaks of *Salmonella* serotype Enteritidis infection associated with eating raw or undercooked shell eggs—United States, 1996–1998. MMWR Morb Mortal Wkly Rep 2000;49:73–79.

118. Centers for Disease Control and Prevention. *Escherichia coli* O111:H8 outbreak among teenage campers—Texas, 1999. MMWR Morb Mortal Wkly Rep 2000;49:321–324.

119. Centers for Disease Control and Prevention. Outbreak of *Escherichia coli* O157:H7 infection associated with eating fresh cheese curds—Wisconsin, June 1998. MMWR Morb Mortal Wkly Rep 2000;49:911–913.

120. Centers for Disease Control and Prevention. Outbreaks of Escherichia coli O157:H7 infections among children associated with farm visits—Pennsylvania and Washington, 2000. MMWR Morb Mortal Wkly Rep 2001; 50:293–297.

121. Centers for Disease Control and Prevention. *Enterobacter sakazakii* infections associated with the use of powdered infant formula—Tennessee, 2001. MMWR Morb Mortal Wkly Rep 2002;51:297–300.

122. Centers for Disease Control and Prevention. Imported plague—New York City, 2002, MMWR Morb Mortal Wkly Rep 2003;52:725–728.

123. Centers for Disease Control and Prevention. Yersinia enterocolitica gastroenteritis among infants exposed to chitterlings—Chicago, Illinois, 2002. MMWR Morb Mortal Wkly Rep 2003;52:956–958.

124. Centers for Disease Control and Prevention. Reptile-associated salmonellosis—selected states, 1998–2002. MMWR Morb Mortal Wkly Rep 2003;52:1206–1209.

125. Centers for Disease Control and Prevention. Summary of provisional cases of selected notifiable diseases, United States, cumulative, week ending January 3, 2004 (53rd) week. MMWR Morb Mortal Wkly Rep 2004;52:1297.

126. Centers for Disease Control and Prevention. *Cronobacter* species isolation in two infants – New Mexico, 2008. MMWR Morb Mortal Wkly Rep 2009;58:1179–1183.

127. Centers for Disease Control and Prevention. Recommendations for diagnosis of shiga toxin-producing *Escherichia coli* infections by clinical laboratories. MMWR Morb Mortal Wkly Rep 2009;58(RR-12):1–14.

128. Centers for Disease Control and Prevention. An Atlas of Salmonella in the United States, 1968–2011: Laboratory-based Enteric Disease Surveillance. Atlanta, Georgia: US Department of Health and Human Services, Centers for Disease Control and Prevention, 2013.

129. Centers for Disease Control and Prevention. Antibiotic Resistance Threats: Laboratory in the United States, 2013. Atlanta, Georgia: US Department of Health and Human Services, Centers for Disease Control and Prevention, 2013.

130. Centers for Disease Control and Prevention. Guidance for Control of Carbapenem-resistant *Enterobacteriaceae* (ERC) – 2012 ERC Toolkit, National Center for Emerging and Zoonotic Infectious Diseases, Division of Healthcare Quality Promotion. http://www.cdc.gov/hai/pdfs/cre/ERC-guidance-508.pdf

131. Chagla AH, Borczyk AA, Aldom JE, et al. Evaluation of the L-pyrrolidonyl-β-naphthylamide hydrolysis test for the differentiation of member of the families *Enterobacteriaceae* and *Vibrionaceae*. J Clin Microbiol 1993;31:1946–1948.

132. Chamberland RR, McElvania TeKippe E, Burnham CA, et al. Renal abscess caused by a *Providencia stuartii* isolate biochemically misidentified as *Pasteurella*. J Clin Microbiol 2013;51(8):2775–2777.

133. Chang CL, Jeong J, Shin JH, et al. *Rahnella aquatilis* sepsis in an immunocompetent adult. J Clin Microbiol 1999;37:4161–4162.

134. Chanteau S, Rahalison L, Ralafiarisoa L, et al. Development and testing of a rapid diagnostic test for bubonic and pneumonic plague. Lancet 2003;361:211–216.

135. Chapman PA, Siddons CA, Zadik PM, et al. An improved selective medium for the isolation of *Escherichia coli* O157. J Med Microbiol 1991;35:107–110.

136. Chapman PA, Wright DJ, Siddons CA. A comparison of immunomagnetic separation and direct culture for the isolation of verocytotoxin-producing *Escherichia coli* O157 from bovine faeces. J Med Microbiol 1994;40:424–427.

137. Chaux C, Crepy M, Xueref S, et al. Comparison of three chromogenic agar plates for isolation and identification of urinary tract pathogens. Clin Microbiol Infect 2002;8:641–645.

138. Cheng A, Liu CY, Tsai HY, et al. Bacteremia caused by *Pantoea agglomerans* at a medical center in Taiwan, 2000–2010. J Microbiol Immunol Infect 2013;46(3):187–194.

139. Cheng DL, Liu YC, Yen MY, et al. Septic metastatic lesions of pyogenic liver abscess. Their association with *Klebsiella pneumoniae* bacteremia in diabetic patients. Arch Intern Med 1991;151:1557–1559.

140. Chester B, Moskowitz LB. Rapid catalase supplemental test for identification of members of the family *Enterobacteriaceae*. J Clin Microbiol 1987;25:439–441.

141. Chmel H. *Serratia odorifera* biogroup 1 causing an invasive human infection. J Clin Microbiol 1988;26:1244–1245.

142. Christensen WB. Urea decomposition as a means of differentiating *Proteus* and paracolon cultures from each other and from *Salmonella* and *Shigella* types. J Bacteriol 1946;52:461–466.

143. Christiaens E, Hansen W, Moinet J. Isolament des expectorations d'un patient atteint de leucemie lymphoide chronique et de broncho-emphyseme d'une *Enterobacteriaceae* nouvellement decrite: *Rahnella aquatilis*. Med Maladies Infect 1987;17:732–734.

144. Christner M, Rohde H, Wolters M, et al. Rapid identification of bacteria from positive blood culture bottles by use of matrix-assisted laser desorption-ionization time of flight mass spectrometry fingerprinting. J Clin Microbiol 2010;48:1584–1591.

145. Clark NC, Hill BC, O'Hara CM, et al. Epidemiologic typing of *Enterobacter sakazakii* in two neonatal nosocomial outbreaks. Diagn Microbiol Infect Dis 1990;13:467–472.

146. Clark RB, Janda JM. Isolation of *Serratia plymuthica* from a human burn site. J Clin Microbiol 1985;21:656–657.

147. Clarridge JE, Musher DM, Fainstein V, et al. Extraintestinal human infection caused by *Edwardsiella tarda*. J Clin Microbiol 1980;11:511–514.

148. Clayland BG, Clayland C, Tomfohrde KM, et al. Full spectrum automation for the clinical microbiology laboratory. Am Clin Lab 1989;:30–34.

149. Clinical & Laboratory Standards Institute. Abbreviated Identification of Bacteria and Yeast; Approved Guideline-2nd Ed. CLSI Document M35-A2. Wayne, PA: Clinical and Laboratory Standards Institute, 2008.

150. Cohen ML, Potter M, Pollard R, et al. Turtle-associated salmonellosis in the United States: effect of public health action, 1970–1976. JAMA 1980;243:1247–1249.

151. Coudron PE, Markowitz SM. *Cedecea lapagei* isolated from lung tissue. Clin Microbiol Newslett 1987;9:171–172.

152. Coutlée F, Saint-Jean LA, Plante R. Infection with *Edwardsiella tarda* related to a vascular prosthesis. Clin Infect Dis 1992;14:621–622.

153. Cover TL, Aber RC. *Yersinia enterocolitica*. N Engl J Med 1989;321:16–24.

154. Crandall C, Abbott SL, Zhao YQ, et al. Isolation of toxigenic *Hafnia alvei* from a probable case of hemolytic uremic syndrome. Infection 2006;34(4):227–229.

155. Crchova V, Grondin C. Urinary infection due to *Yersinia pseudotuberculosis*. Vie Med Can Fr 1973;2:3–5.

156. Crosa JH, Brenner DJ, Ewing WH, et al. Molecular relationships among the salmonellae. J Bacteriol 1973;115:307–315.

157. Croxatto A, Prod'hom G, Greub G. Applications of MALDI-TOF mass spectrometry in clinical diagnostic microbiology. FEMS Microbiol Rev 2012;36:380–407.

158. Cruz AT, Cazacu AC, Allen CH. *Pantoea agglomerans*, a plant pathogen causing human disease. J Clin Microbiol 2007;45(6):1989–1992.

159. Cunningham SA, Sloan LM, Nyre LM, et al. Three-hour molecular detection of *Campylobacter, Salmonella, Yersinia*, and *Shigella* species in feces with accuracy as high as that of culture. J Clin Microbiol 2010;48(8):2929–2933.

160. Curless RG. Neonatal intracranial abscess: two cases caused by *Citrobacter* and a literature review. Ann Neurol 1980;8:269–272.

161. Dahl KM, Barry J, DeBiasi RL. *Escherichia hermannii* infection of a cephalohematoma: case report, review of the literature, and description of a novel invasive pathogen. Clin Infect Dis 2002;35:e96–e98.

162. Dalamaga M, Karmaniolas K, Arsenis G, et al. *Cedecea lapagei* bacteremia following cement-related chemical burn injury. Burns 2008;34(8):1205–1207.

163. Dalamaga M, Karmaniolas K, Pantelaki M, et al. Spontaneous peritonitis caused by *Leminorella grimontii*. Diagn Microbiol Infect Dis 2006;56(1):83–85.

164. Dalamaga M, Pantelaki M, Karmaniolas K, et al. Isolation of *Leclercia adecarboxylata* from blood and burn wound after a hydrofluoric acid chemical injury. Burns 2009;35(3):443–445.

165. Dalamaga M, Pantelaki M, Karmaniolas K, et al. Leg ulcer and bacteremia due to *Cedecea davisae*. Eur J Dermatol 2008;18(2):204–205.

166. Dalamaga M, Pantelaki M, Karmaniolas K, et al. Cutaneous abscess and bacteremia due to *Serratia ficaria*. J Eur Acad Dermatol Venereol 2008;22(11):1388–1389.

167. Dalamaga M, Pantelaki M, Papadavid E, et al. Epididymo-orchitis and bacteremia caused by *Leclercia adecarboxylata*. Med Mal Infect 2008;38(12):674–675.

168. Darbas H, Jean-Pierre H, Paillisson J. Case report and review of septicemia due to *Serratia ficaria*. J Clin Microbiol 1994;32:2285–2288.

169. da Silva CL, Miranda LE, Moreira BM, et al. *Enterobacter hormaechei* bloodstream infection at three neonatal intensive care units in Brazil. Pediatr Infect Dis J 2002;21:175–177.

170. Davis O, Wall BM. "Broom straw peritonitis" secondary to *Cedecea lapagei* in a liver transplant recipient. Perit Dial Int 2006;26(4):512–513.

171. Day KM, Ali S, Mirza IA, et al. Prevalence and molecular characterization of *Enterobacteriaceae* producing NDM-1 carbapenemase at a military hospital in Pakistan and evaluation of two chromogenic media. Diagn Microbiol Infect Dis 2013;75(2):187–191.

172. De Baere T, Verhelst R, Labit C, et al. Bacteremic infection with *Pantoea ananatis*. J Clin Microbiol 2004;42(9):4393–4395.

173. De Baere T, Wauters G, Huylenbroeck A, et al. Isolation of *Leclercia adecarboxylata* from a patient with a chronically inflamed gallbladder and from a patient with sepsis without focus. J Clin Microbiol 2001;39:1674–1675.

174. De Baere T, Wauters G, Kämpfer P, et al. Isolation of *Buttiauxella gaviniae* from a spinal cord patient with urinary bladder pathology. J Clin Microbiol 2002;40:3867–3870.

175. Decré D, Verdet C, Emirian A, et al. Emerging severe and fatal infections due to *Klebsiella pneumoniae* in two university hospitals in France. J Clin Microbiol 2011;49:3012–3014.

176. Degirolami PC, Eichelberger KA, Salfity LC, et al. Evaluation of the AutoScan-3 devise for reading microdilution trays. J Clin Microbiol 1983;18:1292–1295.

177. de Jong E, de Jong AS, Smidts-van den Berg N, et al. Differentiation of *Raoultella ornithinolytica/planticola* and *Klebsiella oxytoca* clinical isolates by matrix-assisted laser desorption/ionization-time of flight mass spectrometry. Diagn Microbiol Infect Dis 2013;75(4):431–433.

178. De Mauri A, Chiarinotti D, Andreoni S, et al. *Leclercia adecarboxylata* and catheter-related bacteraemia: review of the literature and outcome with regard to catheters and patients. J Med Microbiol 2013;62(Pt 10):1620–1623.

179. Desenclos JC, Junejo S, Klontz KC. A cluster of *Edwardsiella tarda* infection in a day-care center in Florida. J Infect Dis 1990;162:782–783.

180. De Smedt JM, Bolderdijk RF. Dynamics of *Salmonella* isolation with modified semi-solid Rappaport-Vassiliadis medium. J Food Prot 1987;50:658–661.

181. Devenish JA, Ciebin BW, Brodsky MH. Novobiocin–brilliant green–glucose agar: new medium for isolation of salmonellae. Appl Environ Microbiol 1986;52:539–545.

182. Devreese K, Claeys G, Verschraegen G. Septicemia with *Ewingella americana*. J Clin Microbiol 1992;30:2746–2747.

183. Dieckmann R, Helmuth R, Erhard M, et al. Rapid classification and identification of salmonellae at the species and subspecies levels by whole-cell matrix-assisted laser desorption ionization-time of flight mass spectrometry. Appl Environ Microbiol 2008;74(24):7767–7778.

184. Domingo D, Limia A, Alarcon T, et al. Nosocomial septicemia caused by *Serratia plymuthica*. J Clin Microbiol 1994;32:575–577.

185. Doud MS, Grimes-Zeppegno R, Molina E, et al. A k2A-positive *Klebsiella pneumoniae* causes liver and brain abscess in a Saint Kitt's man. Int J Med Sci 2009;6:301–304.

186. Drancourt M. Detection of microorganisms in blood specimens using matrix-assisted laser desorption ionization time-of-flight mass spectrometry: a review. Clin Microbiol Infect 2010;16:1620–1625.

187. Drancourt M, Bollet C, Carta A, et al. Phylogenetic analyses of *Klebsiella* species delineate *Klebsiella* and *Raoultella* gen. nov., with description of *Raoultella ornithinolytica* comb. nov., *Raoultella terrigena* comb. nov. and *Raoultella planticola* comb. nov. Int J Syst Evol Microbiol 2001;51:925–932.

188. Drow DL, Mercer L, Peacock JB. Splenic abscess caused by *Shigella flexneri* and *Bacteroides fragilis*. J Clin Microbiol 1984;19:79–80.

189. D'Souza HA, Campbell M, Baron EJ. Practical bench comparison of BBL CHROMagar Orientation and standard two-plate media for urine cultures. J Clin Microbiol 2004;42:60–64.

190. Dubois D, Grare M, Prere MF, et al. Performances of the Vitek MS matrix-assisted laser desorption ionization-time of flight mass spectrometry system for rapid identification of bacteria in routine clinical microbiology. J Clin Microbiol 2012;50:2568–2576.

191. Dulguer MV, Fabbricotti SH, Bando SY, et al. Atypical enteropathogenic *Escherichia coli* strains: phenotypic and genetic profiling reveals a strong association between enteroaggregative *E. coli* heat stable enterotoxin and diarrhea. J Infect Dis 2003;188:1685–1694.

192. Dupont HL. *Shigella*. Infect Dis Clin N Am 1988;2:599–605.

193. Dupont HL. *Shigella* species (bacillary dysentery). In Mandell GL, Bennett JE, Dolin R, eds. Principles and Practice of Infectious Diseases. 5th Ed. Philadelphia, PA: Churchill Livingstone, 2000:2363–2369.

194. Dupont HL, Levine MM, Hornick RB, et al. Inoculum size in shigellosis and implications for expected mode of transmission. J Infect Dis 1989;159:1126.

195. Dusch H, Altwegg M. Comparison of Rambach agar, SM-ID medium, and Hektoen enteric agar for primary isolation of non-typhi salmonellae from stool samples. J Clin Microbiol 1993;31:410–412.

196. Dusch H, Altwegg M. Evaluation of five new plating media for isolation of *Salmonella* species. J Clin Microbiol 1995;33:802–804.

197. Dyer J, Hayani KC, Janda WM, et al. *Citrobacter sedlakii* meningitis and brain abscess in a premature infant. J Clin Microbiol 1997;35:2686–2688.

198. Edberg SC, Trepeta RW. Rapid and economical identification and antimicrobial susceptibility test methodology for urinary tract pathogens. J Clin Microbiol 1983;18:1287–1291.

199. Ederer GM, Clark M. Motility–indole–ornithine medium. Appl Microbiol 1970;20:849–850.

200. Edwards PR, Ewing WH. Identification of *Enterobacteriaceae*. 3rd Ed. Minneapolis, MN: Burgess, 1972.

201. Edwards PR, Fife MA. Lysine–iron agar in the detection of *Arizona* cultures. Appl Microbiol 1961;9:478–480.

202. Eidson M, Tierney LA, Roollag OJ, et al. Feline plague in New Mexico: risk factors and transmission to humans. Am J Public Health 1988;78:1333–1335.

203. Eigner U, Reissbrodt R, Hammann R, et al. Evaluation of a new chromogenic medium for the isolation and presumptive identification of *Salmonella* species from stool specimens. Eur J Clin Microbiol Infect Dis 2001;20:558–565.

204. Eklund M, Scheutz F, Siitonen A. Clinical isolates of non-O157 shiga toxin—producing Escherichia coli: serotypes, virulence characteristics, and molecular profiles of strains of the same serotype. J Clin Microbiol 2001;39:2829–2834.

205. El-Bouri K, Johnston S, Rees E, et al. Comparison of bacterial identification by MALDI-TOF mass spectrometry and conventional diagnostic microbiology methods: agreement, speed and cost implications. Br J Biomed Sci 2012;69:47–55.

206. Elin RJ, Robinson RA, Levin AS, et al. Lack of clinical usefulness of the limulus test in the diagnosis of endotoxemia. N Engl J Med 1975;293:521–524.

207. Emborg J, Dalgaard P, Ahrens P. *Morganella psychrotolerans* sp. nov., a histamine-producing bacterium isolated from various seafoods. Int J Syst Evol Microbiol 2006;56(Pt 10):2473–2479.

208. Enani MA, El-Khizzi NA. Community acquired *Klebsiella pneumoniae*, K1 serotype. Invasive liver abscess with bacteremia and endophthalmitis. Saudi Med J 2012;33:782–786.

209. Engler HD, Troy K, Bottone EJ. Bacteremia and subcutaneous abscess caused by *Proteus penneri* in a neutropenic host. J Clin Microbiol 1990;28:1645–1646.

210. Ershadi A, Weiss E, Verduzco E, et al. Emerging pathogen: a case and review of *Raoultella planticola*. Infection 2014;42(6):1043–1046.

211. Euzéby JP. Revised *Salmonella* nomenclature: designation of *Salmonella enterica* (ex Kauffmann and Edwards 1952) Le Minor and Popoff 1987 sp. nov., nom. rev. as the neotype species of the genus *Salmonella* Lignieres 1900

(Approved Lists 1980), rejection of the name *Salmonella choleraesuis* (Smith 1894) Weldin 1927 (Approved Lists 1980), and conservation of the name *Salmonella typhi* (Schroeter 1886) Warren and Scott 1930 (Approved Lists 1980). Request for an opinion. Int J Syst Bacteriol 1999;49:927–930.

212. Ewing WH. Identification of *Enterobacteriaceae*. 4th Ed. New York, NY: Elsevier, 1986.

213. Ewing WH, McWhorter AC, Escobar MR, et al. *Edwardsiella*, a new genus of *Enterobacteriaceae*, based on a new species of *E. tarda*. Int Bull Bact Nomencl Taxon 1965;15:33–38.

214. Ewing WH, Ross AJ, Brenner DJ, et al. *Yersinia ruckeri* sp. nov., the redmouth (RM) bacterium. Int J Syst Bacteriol 1978;28:37–44.

215. Fainstein V, Hopper RL, Mills K, et al. Colonization by or diarrhea due to *Kluyvera* species. J Infect Dis 1982;145:127.

216. Fainstein V, Yancey R, Trier P, et al. Overwhelming infection in a cancer patient caused by *Arizona hinshawii*: its relation to snake pill ingestion. Am J Infect Control 1982;10:147–148.

217. Falkow S. Activity of lysine decarboxylase as an aid in the identification of *Salmonella* and *Shigella*. Am J Clin Pathol 1958;29:598–600.

218. Farmer JJ III, Asbury MA, Hickman FW, et al. *Enterobacter sakazakii*: a new species of "*Enterobacteriaceae*" isolated from clinical specimens. Int J Syst Bacteriol 1980;30:569–584.

219. Farmer JJ III, Carter GP, Miller VL, et al. Pyrazinamidase, CR-MOX agar, salicin fermentation-esculin hydrolysis, and D-xylose fermentation for identifying pathogenic serotypes of *Yersinia enterocolitica*. J Clin Microbiol 1992;30:2589–2594.

220. Farmer JJ III, Davis BR, Hickman-Brenner FW, et al. Biochemical identification of new species and biogroups of *Enterobacteriaceae* isolated from clinical specimens. J Clin Microbiol 1985;21:46–76.

221. Farmer JJ III, Fanning GR, Davis BR, et al. *Escherichia fergusonii* and *Enterobacter taylorae*, two new species of *Enterobacteriaceae* isolated from clinical specimens. J Clin Microbiol 1985;21:77–81.

222. Farmer JJ III, Fanning GR, Huntley-Carter GP, et al. *Kluyvera*, a new (redefined) genus in the family *Enterobacteriaceae*: identification of *Kluyvera ascorbata* sp. nov. and *Kluyvera cryocrescens* sp. nov. in clinical specimens. J Clin Microbiol 1981;13:919–933.

223. Farmer JJ III, Jorgensen JH, Grimont PA, et al. *Xenorhabdus luminescens* (DNA hybridization group 5) from human clinical specimens. J Clin Microbiol 1989;27:1594–1600.

224. Farmer JJ III, McWhorter AC. Genus X. *Edwardsiella* Ewing and McWhorter 1965, 37[AL]. In Krieg NR, Holt JG, eds. Bergey's Manual of Systematic Bacteriology. Vol 1. Baltimore, MD: Williams & Wilkins, 1984:486–491.

225. Farmer JJ III, Sheth NK, Hudzinski JA, et al. Bacteremia due to *Cedecea neteri* sp. nov. J Clin Microbiol 1982;16:775–778.

226. Fay GD, Barry AL. Rapid ornithine decarboxylase test for the identification of *Enterobacteriaceae*. Appl Microbiol 1972;23:710–713.

227. Ferragut C, Izard D, Gavini F, et al. *Klebsiella trevisanii*: a new species from water and soil. Int J Syst Bacteriol 1983;33:133–142.

228. Ferragut C, Izard D, Gavini F, et al. *Buttiauxella*, a new genus of the family *Enterobacteriaceae*. Zentralbl Bakteriol Parasitenkd Infektionskr Hyg Abt 1 Orig Reihe C 1981;2:33–44.

229. Ferreira L, Sánchez-Juanes F, González-Avila M, et al. Direct identification of urinary tract pathogens from urine samples by matrix-assisted laser desorption ionization-time of flight mass spectrometry. J Clin Microbiol 2010;48:2110–2115.

230. Ferreira L, Sánchez-Juanes F, Porras-Guerra I, et al. Microorganisms direct identification from blood culture by matrix-assisted laser desorption/ionization-time-of-flight mass spectrometry. Clin Microbiol Infect 2011;17:546–551.

231. Fischer-Le Saux M, Viallard V, Brunel B, et al. Polyphasic classification of the genus *Photorhabdus* and proposal of new taxa: *P. luminescens* subsp. *luminescens* subsp. nov., *P. luminescens* subsp. *akhurstii* subsp. nov., *P. luminescens* subsp. *laumondii* subsp. nov., *P. temperata* sp. nov., *P. temperata* subsp. *temperata* subsp. nov. and *P. asymbiotica* sp. nov. Int J System Bacteriol 1999;49:1645–1656.

232. Flores C, Maguilnik I, Hadlich E, et al. Microbiology of choledochal bile in patients with choledocholithiasis admitted to a tertiary hospital. J Gastroenterol Hepatol 2003;18(3):333–336.

233. Foberg U, Fryden A, Kihlstrom E, et al. *Yersinia enterocolitica* septicemia: clinical and microbiological aspects. Scand J Infect Dis 1986;18:269–279.

234. Forrester JD, Adams J, Sawyer RG. *Leclercia adecarboxylata* bacteremia in a trauma patient: case report and review of the literature. Surg Infect (Larchmt) 2012;13(1):63–66.

235. Frazee BW, Hansen S, Lambert L. Invasive infection with hypermucoviscous *Klebsiella pneumoniae*: multiple cases presenting to a single emergency department in the United States. Ann Emerg Med 2009;53:639–642.

236. Frederiksen W. Correct names of the species *Citrobacter koseri, Levinea malonatica,* and *Citrobacter diversus*: request for an opinion. Int J Syst Bacteriol 1990;40:107–108.

237. Freney J, Fleurette J, Gruer LD, et al. *Klebsiella trevisanii* colonization and septicaemia. Lancet 1984;1:909.

238. Freney J, Gavini F, Alexandre H, et al. Nosocomial infection and colonization by *Klebsiella trevisanii*. J Clin Microbiol 1986;23:948–950.

239. Freney J, Gavini F, Ploton C, et al. Isolation of *Escherichia fergusonii* from a patient with septicemia in France. Eur J Clin Microbiol Infect Dis 1987;6:78.

240. Funke G, Hany A, Altwegg M. Isolation of *Escherichia fergusonii* from four different sites in a patient with pancreatic carcinoma and cholangiosepsis. J Clin Microbiol 1993;31:2201–2203.

241. Funke G, Monnet D, deBernardis C, et al. Evaluation of the VITEK 2 system for rapid identification of medically relevant gram-negative rods. J Clin Microbiol 1998;36:1948–1952.

242. Funke G, Rosner H. *Rahnella aquatilis* bacteremia in an HIV-infected intravenous drug abuser. Diag Microbiol Infect Dis 1995;22:293–296.

243. Gage KL, Dennis DT, Orloski KA, et al. Cases of cat-associated human plague in the western US, 1977–1998. Clin Infect Dis 2000;30:893–900.

244. Gaillot O, Di Camillo P, Berche P, et al. Comparison of CHROMagar Salmonella medium and Hektoen enteric agar for isolation of salmonellae from stool samples. J Clin Microbiol 1999;37:762–765.

245. Garcia A, Fox JG. The rabbit as a new reservoir host of enterohemorrhagic Escherichia coli. Emerg Infect Dis 2003;9:1 592–1597.

246. Gavin PJ, Warren JR, Obias AA, et al. Evaluation of the Vitek 2 system for rapid identification of clinical isolates of gram-negative bacilli and members of the family Streptococcaceae. Eur J Clin Microbiol Infect Dis 2002;21:869–874.

247. Gavini F, Izard D, Grimont PA, et al. Priority of *Klebsiella planticola* Bagley, Seidler, and Brenner 1982 over *Klebsiella trevisanii* Ferragut, Izard, Gavini, Kersters, DeLey, and Leclerc 1983. Int J Syst Bacteriol 1986;36:486–488.

248. Gavini F, Mergaert J, Beji A, et al. Transfer of *Enterobacter agglomerans* (Beijerinck 1988) Ewing and Fife 1972 to *Pantoea* gen. nov. as *Pantoea agglomerans* comb. nov. and description of *Pantoea dispersa* sp. nov. Int J Syst Bacteriol 1989;39:337–345.

249. Gayraud M, Scavizzi MR, Mollaret HH, et al. Antibiotic treatment of *Yersinia enterocolitica* septicemia: a retrospective review of 43 cases. Clin Infect Dis 1993;17:405–410.

250. Gerrard JG, McNevin S, Alfredson D, et al. *Photorhabdus* species: bioluminescent bacteria as emerging human pathogens? Emerg Infect Dis 2003;9:251–254.

251. Giamarellou H, Antoniadou A, Kanavos K, et al. *Yersinia enterocolitica* endocarditis: case report and literature review. Eur J Clin Microbiol Infect Dis 1995;14:126–130.

252. Giammanco G, Pignato S, Agodi A. A simple chromogenic test for rapid screening of *Proteus* and *Providencia* bacteria. Microbiologica 1985;8:395–397.

253. Gill VJ, Farmer JJ III, Grimont FAD, et al. *Serratia ficaria* isolated from a human clinical specimen. J Clin Microbiol 1981;14:234–236.

254. Ginsberg HG, Daum RS. *Escherichia hermannii* sepsis with duodenal perforation in a neonate. Pediatr Infect Dis J 1987;6:300–302.

255. Girlich D, Poirel L, Nordmann P. Comparison of the SUPERCARBA, CHROMagar KPC, and Brilliance ERC screening media for detection of *Enterobacteriaceae* with reduced susceptibility to carbapenems. Diagn Microbiol Infect Dis 2013;75(2):214–217.

256. Glustein JZ, Rudensky B, Abrahamov A. Catheter-associated sepsis caused by *Serratia odorifera* biovar 1 in an adolescent patient. Eur J Clin Microbiol Infect Dis 1994;13:183–184.

257. Glynn MK, Bopp C, Dewitt W, et al. Emergence of multidrug-resistant *Salmonella enterica* serotype Typhimurium DT104 infections in the United States. N Engl J Med 1998;338:1333–1338.

258. Goldstein EJC, Lewis RP, Martin WJ, et al. Infections caused by *Klebsiella ozaenae*: a changing disease spectrum. J Clin Microbiol 1978;8:413–418.

259. Goossens H, Wauters G, De Boeck M, et al. Semisolid selective-motility enrichment medium for isolation of salmonellae from fecal specimens. J Clin Microbiol 1984;19:940–941.

260. Goubau P, Van Aelst F, Verhaegen J, et al. Septicaemia caused by *Rahnella aquatilis* in an immunocompromised patient. Eur J Clin Microbiol Infect Dis 1988;7:697–699.

261. Graham DR, Anderson RL, Ariel FE, et al. Epidemic nosocomial meningitis due to *Citrobacter diversus* in neonates. J Infect Dis 1981;144:203–209.

262. Graham DR, Band JD. *Citrobacter diversus* brain abscess and meningitis in neonates. JAMA 1981;245:1923–1925.

263. Granier SA, Leflon-Guibout V, Goldstein FW, et al. Enterobacterial repetitive intergenic consensus 1R PCR assay for detection of *Raoultella* sp. isolates

among strains identified as *Klebsiella oxytoca* in the clinical laboratory. J Clin Microbiol 2003;41:1740–1742.

264. Granier SA, Plaisance L, Leflon-Guibout V, et al. Recognition of two genetic groups in *Klebsiella oxytoca* taxon on the basis of the chromosomal β-lactamase and housekeeping gene sequences as well as ERIC PCR typing. Int J Syst Evol Microbiol 2003;53:661–668.

265. Grant J, Wendelboe AM, Wendel A, et al. Spinach-associated *Escherichia coli* O157:H7 Outbreak, Utah and New Mexico, 2006. Emerg Infect Dis 2008;14:1633–1636.

266. Greenblatt RB, Barfield WE. Newer methods in the diagnosis and treatment of granuloma inguinale. Br J Ven Dis 1952;28:123–128.

267. Grimont PA, Farmer JJ III, Grimont F, et al. *Ewingella americana* gen. nov. sp. nov. A new *Enterobacteriaceae* isolated from clinical specimens. Ann Microbiol (Paris) 1983;134A:39–52.

268. Grimont PA, Grimont F, Farmer JJ III, et al. *Cedecea davisae* gen. nov., sp. nov. and *Cedecea lapagei* sp. nov., new *Enterobacteriaceae* from clinical specimens. Int J Syst Bacteriol 1981;31:317–326.

269. Grimont PA, Grimont F, Richard C, et al. *Edwardsiella hoshinae*, a new species of *Enterobacteriaceae*. Curr Microbiol 1980;4:347–351.

270. Gu CT, Li CY, Yang LJ, et al. *Enterobacter xiangfangensis* sp. nov., isolated from Chinese traditional sourdough, and reclassification of *Enterobacter sacchari* Zhu et al. 2013 as *Kosakonia sacchari* comb. nov. Int J Syst Evol Microbiol 2014;64(Pt 8):2650–2656.

271. Guarino A, Giannattasio A. New molecular approaches in the diagnosis of acute diarrhea: advantages for clinicians and researchers. Curr Opin Gastroenterol 2011;27(1):24–29.

272. Gunnarsson GL, Brandt PB, Gad D, et al. Monomicrobial necrotizing fasciitis in a white male caused by hypermucoviscous *Klebsiella pneumoniae*. J Med Microbiol 2009;58(Pt 11):1519–1521.

273. Gupta A, Fontana J, Crowe C, et al. Emergence of multidrug-resistant *Salmonella enterica* serotype Newport infections resistant to expanded-spectrum cephalosporins in the United States. J Infect Dis 2003;188:1707–1716.

274. Habsah H, Zeehaida M, Van Rostenberghe H, et al. An outbreak of *Pantoea* spp. in a neonatal intensive care unit secondary to contaminated parenteral nutrition. J Hosp Infect 2005;61(3):213–218.

275. Hadano Y, Tsukahara M, Ito K, et al. *Raoultella ornithinolytica* bacteremia in cancer patients: report of three cases. Intern Med 2012;51(22):3193–3195.

276. Hamilton-Miller JM, Shah S. Identity and antibiotic susceptibility of enterobacterial flora of salad vegetables. Int J Antimicrob Agents 2001;18:81–83.

277. Hansen MW, Glupczynski GY. Isolation of an unusual *Cedecea* species from a cutaneous ulcer. Eur J Clin Microbiol 1984;3:152–153.

278. Harrell LJ, Cameron ML, O'Hara CM. *Rahnella aquatilis*, an unusual gram-negative rod isolated from the bronchial washing of a patient with acquired immunodeficiency syndrome. J Clin Microbiol 1989;27:1671–1672.

279. Haruki Y, Hagiya H, Sakuma A, et al. Clinical characteristics of *Raoultella ornithinolytica* bacteremia: a case series and literature review. J Infect Chemother 2014;20(9):589–591.

280. Hauben L, Moore ER, Vauterin L, et al. Phylogenetic position of phytopathogens within the *Enterobacteriaceae*. System Appl Microbiol 1998;21:384–397.

281. Hawke JP, McWhorter AC, Steigerwalt AG, et al. *Edwardsiella ictaluri* sp. nov., the causative agent of enteric septicemia of catfish. Int J Syst Bacteriol 1981;31:396–400.

282. Head CB, Whitty DA, Ratnam S. Comparative study of selective media for recovery of *Yersinia enterocolitica*. J Clin Microbiol 1982;16:615–621.

283. Heizmann WR, Michel R. Isolation of *Ewingella americana* from a patient with conjunctivitis. Eur J Clin Microbiol Infect Dis 1991;10:957–959.

284. Hengstler KA, Hammann R, Fahr AM. Evaluation of BBL CHROMagar Orientation medium for detection and presumptive identification of urinary tract pathogens. J Clin Microbiol 1997;35:2773–2777.

285. Heuvelink AE, van Heerwaarden C, Zwartkruis-Nahuis JT, et al. *Escherichia coli* O157 infection associated with a petting zoo. Epidemiol Infect 2002;129:295–302.

286. Hickman FW, Steigerwalt AG, Farmer JJ III, et al. Identification of *Proteus penneri* sp. nov., formerly known as *Proteus vulgaris* indole negative or as *Proteus vulgaris* biogroup 1. J Clin Microbiol 1982;15:1097–1102.

287. Hickman-Brenner FW, Farmer JJ III, Steigerwalt AG, et al. *Providencia rustigianii*: a new species in the family *Enterobacteriaceae* formerly known as *Providencia alcalifaciens* biogroup 3. J Clin Microbiol 1983;17:1057–1060.

288. Hickman-Brenner FW, Huntley-Carter GP, Fanning GR, et al. *Koserella trabulsii*, a new genus and species of *Enterobacteriaceae* formerly known as enteric group 45. J Clin Microbiol 1985;21:39–42.

289. Hickman-Brenner FW, Huntley-Carter GP, Saitoh Y, et al. *Moellerella wisconsensis*, a new genus and species of *Enterobacteriaceae* found in human stool specimens. J Clin Microbiol 1984;19:460–463.

290. Hickman-Brenner FW, Vohra MP, Huntley-Carter GP, et al. *Leminorella*, a new genus of *Enterobacteriaceae*: identification of *Leminorella grimontii* sp. nov. and *Leminorella richardii* sp. nov. found in clinical specimens. J Clin Microbiol 1985;21:234–239.

291. Hodges GR, Degener CE, Barnes WG. Clinical significance of *Citrobacter* isolates. Am J Clin Pathol 1978;70:37–40.

292. Hoffmann H, Schmoldt S, Trülzsch K, et al. Nosocomial urosepsis caused by *Enterobacter kobei* with aberrant phenotype. Diagn Microbiol Infect Dis 2005;53:143–147.

293. Hoffmann H, Stindl S, Ludwig W, et al. Reassignment of *Enterobacter dissolvens* to *Enterobacter cloacae* as *E. cloacae* subspecies *dissolvens* comb. nov. and emended description of *Enterobacter asburiae* and *Enterobacter kobei*. Syst Appl Microbiol 2005;28:196–205.

294. Högenauer C, Langner C, Beubler E, et al. *Klebsiella oxytoca* as a causative organism of antibiotic-associated hemorrhagic colitis. N Engl J Med 2006;355:2418–2426.

295. Hollis DG, Hickman FW, Fanning GR, et al. *Tatumella ptyseos* gen. nov., sp. nov., a member of the family *Enterobacteriaceae* found in clinical specimens. J Clin Microbiol 1981;14:79–88.

296. Holmes B, Costas M, Ganner M, et al. Evaluation of Biolog system for identification of some gram-negative bacteria of clinical importance. J Clin Microbiol 1994;32:1970–1975.

297. Holt-Harris JE, Teague O. A new culture medium for the isolation of *Bacillus typhosus* from stools. J Infect Dis 1916;18:596–600.

298. Hoppe JE, Herter M, Aleksic S, et al. Catheter-related *Rahnella aquatilis* bacteremia in a pediatric bone marrow transplant recipient. J Clin Microbiol 1993;31:1911–1912.

299. Horii T, Suzuki Y, Kimura T, et al. Intravenous catheter–related septic shock caused by *Staphylococcus sciuri* and *Escherichia vulneris*. Scand J Infect Dis 2001;33:930–932.

300. Hormaeche E, Edwards PR. Proposal for the rejection of the generic name *Cloaca* Castellani and Chalmers, and proposal of *Enterobacter* as a generic name with designation of type species and of its type culture, with request for an opinion. Int Bull Bacteriol Nomencl Taxon 1960;10:75–76.

301. Horowitz HW, Nadelman RB, Van Horn KG, et al. *Serratia plymuthica* sepsis associated with infection of central venous catheter. J Clin Microbiol 1987;25:1562–1563.

302. Houang ET, Tam PC, Lui SL, et al. The use of CHROMagar Orientation as a primary isolation medium with presumptive identification for the routine screening of urine specimens. Acta Pathol Microbiol Immunol Scand 1999;107:859–862.

303. Hu AY, Leslie KA, Baskette J, et al. *Raoultella planticola* bacteraemia. J Med Microbiol 2012;61(Pt 10):1488–1489.

304. Huber TW, Thomas JS. Detection of resistance due to inducible β-lactamase in *Enterobacter aerogenes* and *Enterobacter cloacae*. J Clin Microbiol 1994;32:2481–2486.

305. Huys G, Cnockaert M, Abbott SL, et al. *Hafnia paralvei* sp. nov., formerly known as *Hafnia alvei* hybridization group 2. Int J Syst Evol Microbiol 2010;60(Pt 8):1725–1728.

306. Huys G, Cnockaert M, Janda JM, et al. *Escherichia albertii* sp. nov., a diarrhoeagenic species isolated from stool specimens of Bangladeshi children. Int J Syst Evol Microbiol 2003;53:807–810.

307. Inoue K, Miki K, Tamura K, et al. Evaluation of L-pyrrolidonyl peptidase paper strip test for differentiation of members of the family *Enterobacteriaceae*, particularly *Salmonella* spp. J Clin Microbiol 1996;34:1811–1812.

308. Inoue K, Sugiyama K, Kosako Y, et al. *Enterobacter cowanii* sp. nov., a new species of the family Enterobacteriaceae. Curr Microbiol 2000;41:417–420.

309. Iversen C, Lehner A, Mullane N, et al. The taxonomy of *Enterobacter sakazakii*: proposal of a new genus *Cronobacter* gen. nov. and descriptions of *Cronobacter sakazakii* comb. nov. *Cronobacter sakazakii* subsp. *sakazakii*, comb. nov., *Cronobacter sakazakii* subsp. *malonaticus* subsp. nov., *Cronobacter turicensis* sp. nov., *Cronobacter muytjensii* sp. nov., *Cronobacter dublinensis* sp. nov. and *Cronobacter* genomospecies 1. BMC Evol Biol 2007;7:64.

310. Iversen C, Mullane N, McCardell B, et al. *Cronobacter* gen. nov., a new genus to accommodate the biogroups of *Enterobacter sakazakii*, and proposal of *Cronobacter sakazakii* gen. nov., comb. nov., *Cronobacter malonaticus* sp. nov., *Cronobacter turicensis* sp. nov., *Cronobacter muytjensii* sp. nov., *Cronobacter dublinensis* sp. nov., *Cronobacter* genomospecies 1, and of three subspecies, *Cronobacter dublinensis* subsp. *dublinensis* subsp. nov., *Cronobacter dublinensis* subsp. *lausannensis* subsp. nov. and *Cronobacter dublinensis* subsp. *lactaridi* subsp. nov. Int J Syst Evol Microbiol 2008;58 (Pt 6):1442–1447.

311. Izard D, Ferragut C, Gavini F, et al. *Klebsiella terrigena*, a new species from soil and water. Int J Syst Bacteriol 1981;31:116–127.

312. Izard D, Gavini F, Trinel PA, et al. *Rahnella aquatilis,* nouveau membre de la famille des *Enterobacteriaceae.* Ann Microbiol 1979;130A:163–177.

313. Izard D, Gavini F, Trinel PA, et al. Deoxyribonucleic acid relatedness between *Enterobacter cloacae* and *Enterobacter amnigenus* sp. nov. Int J Syst Bacteriol 1981;31:35–42.

314. Jacobs J, Jamaer D, Vandeven J, et al. *Yersinia enterocolitica* in donor blood: a case report and review. J Clin Microbiol 1989;27:1119–1121.

315. Jacoby GA. AmpC β-Lactamases. Clin Micro Rev 2009;22:161–182.

316. Jacoby GA, Han P. Detection of extended-spectrum β-lactamases in clinical isolates of *Klebsiella pneumoniae* and *Escherichia coli.* J Clin Microbiol 1996;34:908–911.

317. Jan D, Berlie C, Babin G. Fatal posttransfusion *Enterobacter amnigenus* septicemia. Presse Med 1999;28:965.

318. Janda JM, Abbott SL. Infections associated with the genus *Edwardsiella:* the role of *Edwardsiella tarda* in human disease. Clin Infect Dis 1993;17:742–748.

319. Janda JM, Abbott SL. Expression of an iron-regulated hemolysin by *Edwardsiella tarda.* FEMS Microbial Lett 1993;111:275–280.

320. Janda JM, Abbott SL. The *Enterobacteriaceae.* Philadelphia, PA: Lippincott-Raven, 1998.

321. Janda JM, Abbott SL. The genus *Hafnia*: from soup to nuts. Clin Microbiol Rev 2006;19(1):12–18. Review.

322. Janda JM, Abbott SL, Albert MJ. Prototypal diarrheagenic strains of *Hafnia alvei* are actually members of the genus *Escherichia.* J Clin Microbiol 1999;37:2399–2401.

323. Janda JM, Abbott SL, Bystrom S, et al. Identification of two distinct hybridization groups in the genus *Hafnia* by 16S rRNA gene sequencing and phenotypic methods. J Clin Microbiol 2005;43:3320–3323.

324. Janda JM, Abbott SL, Cheung WKW, et al. Biochemical identification of citrobacteria in the clinical laboratory. J Clin Microbiol 1994;32:1850–1854.

325. Janda JM, Abbott SL, Woodward D, et al. Invasion of Hep-2 and other eukaryotic cell lines by providenciae: further evidence supporting the role of *Providencia alcalifaciens* in bacterial gastroenteritis. Curr Microbiol 1998;37:159–165.

326. Janda WM, Hellerman DV, Zeiger B, et al. Isolation of *Klebsiella ozaenae* from a corneal abscess. Am J Clin Pathol 1985;83:655–657.

327. Jarlier V, Nicolas MH, Fournier G, et al. Extended broad-spectrum β-lactamases conferring transferable resistance to newer β-lactam agents in *Enterobacteriaceae*: hospital prevalence and susceptibility patterns. Rev Infect Dis 1988;10:867–878.

328. Jensen KT, Frederiksen W, Hickman-Brenner FW, et al. Recognition of *Morganella* subspecies, with proposal of *Morganella morganii* subsp. *morganii* subsp. nov. and *Morganella morganii* subsp. *sibonii* subsp. nov. Int J Syst Bacteriol 1992;42:613–620.

329. Jensen N, Varelis P, Whitfield FB. Formation of guaiacol in chocolate milk by the psychrotrophic bacterium *Rahnella aquatilis.* Lett Appl Microbiol 2001;33:339–343.

330. Johnson AS, Tarr CL, Brown BH Jr, et al. First case of septicemia due to a strain belonging to enteric group 58 (*Enterobacteriaceae*) and its designation as *Averyella dalhousiensis* gen. nov., sp. nov., based on analysis of strains from 20 additional cases. J Clin Microbiol 2005;43(10):5195–5201.

331. Johnson RP, Clarke RC, Wilson JB, et al. Growing concerns and recent outbreaks involving non-O157:H7 serotypes on verotoxigenic *Escherichia coli.* J Food Prot 1996;59:1112–1122.

332. Joker RN, Norholm T, Siboni KE. A case of neonatal meningitis caused by a yellow *Enterobacter.* Dan Med Bull 1965;12:128–130.

333. Joseph S, Cetinkaya E, Drahovska H, et al. *Cronobacter condimenti* sp. nov., isolated from spiced meat, and *Cronobacter universalis* sp. nov., a species designation for *Cronobacter* sp. genomospecies 1, recovered from a leg infection, water and food ingredients. Int J Syst Evol Microbiol 2012;62(Pt 6):1277–1283.

334. Kaewpoowat Q, Permpalung N, Sentochnik DE. Emerging *Escherichia* pathogen. J Clin Microbiol 2013;51:2785–2786.

335. Kaper JB, O'Brien AD, eds. *Escherichia coli* O157:H7 and other Shiga toxin-producing *E. coli* strains. Washington, DC: ASM Press, 1998.

336. Karas JA, Pillay DG, Sturm AW. The catalase reaction of *Shigella* species and its use in rapid screening for epidemic *Shigella dysenteriae* type 1. Ann Trop Med Parasitol 2007;101:79–84.

337. Karch H, Janetzki-Mittmann C, Aleksic S, et al. Isolation of enterohemorrhagic *Escherichia coli* O157 strains from patients with hemolytic–uremic syndrome by using immunomagnetic separation, DNA-based methods, and direct culture. J Clin Microbiol 1996;34:516–519.

338. Karmali MA. Prospects for preventing serious systemic toxemic complications of shiga toxin-producing *Escherichia coli* infections using shiga toxin receptor analogues. J Infect Dis 2004;189:355–359.

339. Karmali MA, Steele BT, Petric M, et al. Sporadic cases of hemolytic uremic syndrome associated with fecal cytotoxin and cytotoxin-producing *Escherichia coli.* Lancet 1983;1:619–620.

340. Kati C, Bibashi E, Kokolina E, et al. Case of peritonitis caused by *Ewingella americana* in a patient undergoing continuous ambulatory peritoneal dialysis. J Clin Microbiol 1999;37:3733–3734.

341. Kehl KS, Havens P, Behnke CE, et al. Evaluation of the premier EHEC assay for detection of Shiga toxin-producing Escherichia coli. J Clin Microbiol 1997;35:2051–2054.

342. Kehl SC. Role of the laboratory in the diagnosis of enterohemorrhagic *Escherichia coli* infections. J Clin Microbiol 2002;40:2711–2715.

343. Kelly MT, Leicester C. Evaluation of the Autoscan Walkaway system for rapid identification and susceptibility testing of gram-negative bacilli. J Clin Microbiol 1992;30:1568–1571.

344. Keren DF, Rawlings W, Murray HW, et al. *Arizona hinshawii* osteomyelitis with antecedent enteric fever and sepsis. Am J Med 1976;60:577–582.

345. Keynan Y, Karlowsky JA, Walus T, et al. Pyogenic liver abscess caused by hypermucoviscous *Klebsiella pneumoniae.* Scand J Infect Dis 2007;39:828–830.

346. Kharsany AB, Hoosen AA, Kiepiela P, et al. Phylogenetic analysis of *Calymmatobacterium granulomatis* based on 16S rRNA gene sequences. J Med Microbiol 1999;48:841–847.

347. Kharsany AB, Hoosen AA, Kiepiela P, et al. Growth and cultural characteristics of *Calymmatobacterium granulomatis*: the aetiological agent of granuloma inguinale (Donovanosis). J Med Microbiol 1997;46:579–585.

348. Kilani B, Ammari L, Benaïssa HT, et al. *Escherichia vulneris* as a cause of bacteremia in a patient with chronic lymphocytic leukemia. Int J Infect Dis 2008;12:110–111.

349. Kilian M, Bülow P. Rapid diagnosis of *Enterobacteriaceae.* I. Detection of bacterial glycosidases. Acta Pathol Microbiol Scand B 1976;84:245–251.

350. Kilian M, Bülow P. Rapid identification of *Enterobacteriaceae.* II. Use of a β-glucuronidase detecting agar medium (PGUA agar) for the identification of *E. coli* in primary cultures of urine samples. Acta Pathol Microbiol Scand B 1979;87:271–276.

351. Kim DM, Jang SJ, Neupane GP, et al. *Enterobacter nimipressuralis* as a cause of pseudobacteremia. BMC Infect Dis 2010;10:315.

352. Kimmitt PT, Harwood CR, Barer MR. Toxin gene expression by Shiga toxin-producing *Escherichia coli*: the role of antibiotics and the bacterial SOS response. Emerg Infect Dis 2000;6:458–465.

353. King BM, Adler DL. A previously unclassified group of *Enterobacteriaceae.* Am J Clin Pathol 1964;41:230–232.

354. King S, Metzger WI. A new plating medium for the isolation of enteric pathogens. I. Hektoen enteric agar. Appl Microbiol 1968;16:577–578.

355. Kircher SM, Cote RJ, Dick NK, et al. CO_2 incubation of MacConkey agar (MacConkey III). Abstr Annu Meet Am Soc Microbiol 2000;C274:194.

356. Kitch TT, Jacobs MR, Appelbaum PC. Evaluation of RapID onE system for identification of 379 strains in the family *Enterobacteriaceae* and oxidasenegative, gram-negative nonfermenters. J Clin Microbiol 1994;32:931–934.

357. Kleiman MB, Allen SD, Neal P, et al. Meningoencephalitis and compartmentalization of the cerebral ventricles caused by *Enterobacter sakazakii.* J Clin Microbiol 1981;14:352–354.

358. Kline MW. *Citrobacter* meningitis and brain abscess in infancy: epidemiology, pathogenesis, and treatment. J Pediatr 1988;113:430–434.

359. Kline MW, Mason EO, Kaplan SL. Characterization of *Citrobacter diversus* strains causing neonatal meningitis. J Infect Dis 1988;157:101–105.

360. Köhling HL, Bittner A, Müller KD, et al. Direct identification of bacteria in urine samples by matrix-assisted laser desorption/ionization time-of-flight mass spectrometry and relevance of defensins as interfering factors. J Med Microbiol 2012;61(Pt 3):339–344.

361. Konno T, Yatsuyanagi J, Takahashi S, et al. Isolation and identification of *Escherichia albertii* from a patient in an outbreak of gastroenteritis. Jpn J Infect Dis 2012;65:203–207.

362. Kosako Y, Sakazaki R. Priority of *Yokenella regensburgei* Kosako, Sakazaki, and Yoshizaki 1985 over *Koserella trabulsii* Hickman-Brenner, Huntley-Carter, Brenner, and Farmer 1985. Int J Syst Bacteriol 1991;41:171.

363. Kosako Y, Sakazaki R, Yoshizaki E. *Yokenella regensburgei* gen. nov., sp. nov.: a new genus and species in the family *Enterobacteriaceae.* Jpn J Med Sci Biol 1984;37:117–124.

364. Kosako Y, Tamura K, Sakazaki R, et al. *Enterobacter kobei* sp. nov., a new species of the family *Enterobacteriaceae* resembling *Enterobacter cloacae.* Curr Microbiol 1996;33:261–265.

365. Koser SA. Utilization of the salts of organic acids by the colon-aerogenes group. J Bacteriol 1923;8:493–520.

366. Koukoulaki M, Bakalis A, Kalatzis V, et al. Acute prostatitis caused by *Raoultella planticola* in a renal transplant recipient: a novel case. Transpl Infect Dis 2014;16(3):461–464.

367. Krajden S, Fuksa M, Petrea C, et al. Expanded clinical spectrum of infections caused by *Proteus penneri*. J Clin Microbiol 1987;25:578–579.

368. Kratz A, Greenberg D, Barki Y, et al. *Pantoea agglomerans* as a cause of septic arthritis after palm tree thorn injury; case report and literature review. Arch Dis Child 2003;88(6):542–544.

369. Kuhns M, Zautner AE, Rabsch W, et al. Rapid discrimination of *Salmonella enterica* serovar Typhi from other serovars by MALDI-TOF mass spectrometry. PLoS One 2012;7(6):e40004.

370. Lagacé-Wiens PR, Adam HJ, Karlowsky JA, et al. Identification of blood culture isolates directly from positive blood cultures using MALDI-TOF mass spectrometry and a commercial extraction system – analysis of performance, cost and turnaround time. J Clin Microbiol 2012;50(10):3324–3328.

371. Lagacé-Wiens PR, Baudry PJ, Pang P, et al. First description of an extended-spectrum-β-lactamase-producing multidrug-resistant *Escherichia fergusonii* strain in a patient with cystitis. J Clin Microbiol 2010;48:2301–2302.

372. Lai CC, Cheng A, Huang YT, et al. *Escherichia fergusonii* bacteremia in a diabetic patient with pancreatic cancer. J Clin Microbiol 2011;49:4001–4002.

373. Lai KK. *Enterobacter sakazakii* infection among neonates, infants, children, and adults: case reports and a review of the literature. Medicine (Baltimore) 2001;80:113–122.

374. Lalas KM, Erichsen D. Sporadic *Pantoea agglomerans* bacteremia in a near-term female: case report and review of literature. Jpn J Infect Dis 2010;63(4):290–291.

375. Landman D, Salvani JK, Bratu S, et al. Evaluation of techniques for detection of carbapenem-resistant *Klebsiella pneumoniae* in stool surveillance cultures. J Clin Microbiol 2005;43(11):5639–5641.

376. Laporte C, Demachy MC, Thevenin-Lemoine C. Tibial osteitis caused by *Pantoea agglomerans* after open grade IIIB tibial shaft fracture. Rev Chir Orthop Reparatrice Appar Mot 2002;88(6):625–627.

377. Lederman ER, Crum NF. Pyogenic liver abscess with a focus on *Klebsiella pneumoniae* as a primary pathogen: an emerging disease with unique clinical characteristics. Am J Gastroenterol 2005;100:322–331. Review.

378. Lee LA, Gerber AR, Lonsway DR, et al. *Yersinia enterocolitica* 0:3 infections in infants and children, associated with the household preparation of chitterlings. N Engl J Med 1990;322:984–987.

379. Lee LA, Taylor J, Carter GP, et al. *Yersinia enterocolitica* 0:3: an emerging cause of pediatric gastroenteritis in the United States. J Infect Dis 1991;163:660–663.

380. Le Minor L, Popoff MY. Request for an opinion: designation of *Salmonella enterica* sp. nov., nom. rev., as the type and only species of the genus *Salmonella*. Int J Syst Bacteriol 1987;37:465–468.

381. Le Minor L, Popoff MY, Laurent B, et al. Individualisation d'une septième sous-espèce de *Salmonella*: *S. choleraesuis* subsp. *indica* subsp. nov. Ann Inst Pasteur/Microbiol 1986;137B:211–217.

382. Le Minor L, Véron M, Popoff M. Taxonomie des *Salmonella*. Ann Microbiol (Inst Pasteur) 1982;133B:223–243.

383. Levine WN, Goldberg MJ. *Escherichia vulneris* osteomyelitis of the tibia caused by a wooden foreign body. Orthop Rev 1994;23:262–265.

384. Levy RL, Saunders RL. *Citrobacter* meningitis and cerebral abscess in early infancy: cure by moxalactam. Neurology 1981;31:1575–1577.

385. Li X, Zhang D, Chen F, et al. *Klebsiella singaporensis* sp. nov., a novel isomaltulose-producing bacterium. Int J Syst Evol Microbiol 2004;54:2131–2136.

386. Liberto MC, Matera G, Puccio R, et al. Six cases of sepsis caused by *Pantoea agglomerans* in a teaching hospital. New Microbiol 2009;32(1):119–123.

387. Lim PS, Chen SL, Tsai CY, et al. *Pantoea* peritonitis in a patient receiving chronic ambulatory peritoneal dialysis. Nephrology (Carlton) 2006;11(2):97–99.

388. Linde HJ, Neubauer H, Meyer H, et al. Identification of *Yersinia* species by the Vitek GNI card. J Clin Microbiol 1999;37:211–214.

389. Ling TK, Liu ZK, Cheng AF. Evaluation of the VITEK 2 system for rapid direct identification and susceptibility testing of gram-negative bacilli from positive blood cultures. J Clin Microbiol 2003;41:4705–4707.

390. Ling TK, Tam PC, Liu ZK, et al. Evaluation of VITEK 2 rapid identification and susceptibility testing system against gram-negative clinical isolates. J Clin Microbiol 2001;39:2964–2966.

391. Liu J, Gratz J, Maro A, et al. Simultaneous detection of six diarrhea-causing bacterial pathogens with an in-house PCR-luminex assay. J Clin Microbiol 2012;50(1):98–103.

392. Liu J, Kabir F, Manneh J, et al. Development and assessment of molecular diagnostic tests for 15 enteropathogens causing childhood diarrhoea: a multicentre study. Lancet Infect Dis 2014;14(8):716–724.

393. Liu YC, Cheng DL, Lin CL. *Klebsiella pneumoniae* liver abscess associated with septic endophthalmitis. Arch Intern Med 1986;146:1913–1916.

394. Livermore DM. β-Lactamases in laboratory and clinical resistance. Clin Microbiol Rev 1995;8:557–584.

395. Ljungberg P, Valtonen M, Harjola VP, et al. Report of four cases of *Yersinia pseudotuberculosis* septicemia and a literature review. Eur J Clin Microbiol Infect Dis 1995;14:804–810.

396. Lolans K, Calvert K, Won S, et al. Direct ertapenem disk screening method for identification of KPC-producing *Klebsiella pneumoniae* and *Escherichia coli* in surveillance swab specimens. J Clin Microbiol 2010;48(3):836–841.

397. Longhurst CA, West DC. Isolation of *Leclercia adecarboxylata* from an infant with acute lymphoblastic leukemia. Clin Infect Dis 2001;32:1659.

398. Lu W, Chang K, Deng S, et al. Isolation of a capnophilic *Escherichia coli* strain from an empyemic patient. Diagn Microbiol Infect Dis 2012;73:291–292.

399. Ludwig K, Bitzan M, Zimmermann S, et al. Immune response to non-O157 vero toxin–producing *Escherichia coli* in patients with hemolytic uremic syndrome. J Infect Dis 1996;174:1028–1039.

400. Lund ME, Matsen JM, Blazevic DJ. Biochemical and antibiotic susceptibility studies of H_2S-negative *Citrobacter*. Appl Microbiol 1974;28:22–25.

401. Luperchio SA, Newman JV, Dangler CA, et al. *Citrobacter rodentium*, the causative agent of transmissible murine colonic hyperplasia, exhibits clonality: synonymy of *C. rodentium* and mouse-pathogenic *Escherichia coli*. J Clin Microbiol 2000;38:4343–4350.

402. Luttrell RE, Rannick GA, Soto-Hernandez JL, et al. *Kluyvera* species soft tissue infection: case report and review. J Clin Microbiol 1988;26:2650–2651.

403. MacConkey A. Lactose-fermenting bacteria in feces. J Hyg 1905;5:333–378.

404. MacFaddin JF. Biochemical Tests for Identification of Medical Bacteria. 3rd Ed. Philadelphia, PA: Lippincott Williams & Wilkins, 2000.

405. Mackel DC, Maki DG, Anderson RL, et al. Nationwide epidemic of septicemia caused by contaminated intravenous products: mechanisms of intrinsic contamination. J Clin Microbiol 1975;2(6):486–497.

406. Mackenzie AM, Lebel P, Orrbine E, et al. Sensitivities and specificities of Premier *E. coli* O157 and Premier EHEC enzyme immunoassays for diagnosis of infection with verotoxin (Shiga-like toxin)-producing *Escherichia coli*. J Clin Microbiol 1998;36:1608–1611.

407. Maddocks S, Olma T, Chen S. Comparison of CHROMagar Salmonella medium and xylose-lysine-desoxycholate and Salmonella-Shigella agars for isolation of *Salmonella* strains from stool samples. J Clin Microbiol 2002;40:2999–3003.

408. Maertens J, Delforge M, Vandenberghe P, et al. Catheter-related bacteremia due to *Ewingella Americana*. Clin Microbiol Infect 2001;7:103–104.

409. Mahajan RK, Khan SA, Chandel DS, et al. Fatal case of *Salmonella enterica* subsp. *arizonae* gastroenteritis in an infant with microcephaly. J Clin Microbiol 2003;41:5830–5832.

410. Maki DG, Rhame FS, Mackel DC, et al. Nationwide epidemic of septicemia caused by contaminated intravenous products: epidemiologic and clinical features. Am J Med 1976;60:471–485.

411. Mangum ME, Radisch D. *Cedecea* species: unusual clinical isolate. Clin Microbiol Newslett 1982;4:117–119.

412. Manoharan G, Lalitha P, Jeganathan LP, et al. *Pantoea ananatis* as a cause of corneal infiltrate after rice husk injury. J Clin Microbiol 2012;50(6):2163–2164.

413. Maraki S, Samonis G, Marnelakis E, et al. Surgical wound infection caused by *Rahnella aquatilis*. J Clin Microbiol 1994;32:2706–2708.

414. March SB, Ratnam S. Sorbitol-MacConkey medium for detection of *Escherichia coli* O157:H7 associated with hemorrhagic colitis. J Clin Microbiol 1986;23:869–872.

415. Marsh PK, Gorbach SL. Invasive enterocolitis caused by *Edwardsiella tarda*. Gastroenterology 1982;82:336–338.

416. Mastroianni A, Coronado O, Chiodo F. *Morganella morganii* meningitis in a patient with AIDS. J Infect 1994;29:356–357.

417. Mau N, Ross LA. *Raoultella ornithinolytica* bacteremia in an infant with visceral heterotaxy. Pediatr Infect Dis J. 2010;29(5):477–478.

418. Mawardi H, Pavlakis M, Mandelbrot D, et al. Sirolimus oral ulcer with *Cedecea davisae* superinfection. Transpl Infect Dis 2010;12(5):446–450.

419. Mazoyer MA, Orenga S, Doleans F, et al. Evaluation of CPS ID2 medium for detection of urinary tract bacterial isolates in specimens from a rehabilitation center. J Clin Microbiol 1995;33:1025–1027.

420. Mazzariol A, Zuliani J, Fontana R, et al. Isolation from blood culture of a *Leclerica adecarboxylata* strain producing an SHV-12 extended-spectrum β-lactamase. J Clin Microbiol 2003;41:1738–1739.

421. McCabe R, Lambert L, Frazee B. Invasive *Klebsiella pneumoniae* infections, California, USA. Emerg Infect Dis 2010;16:1490–1491.

422. McNeil MM, Davis BJ, Anderson RL, et al. Plasmids of *Ewingella americana*: supplementary epidemiologic markers in an outbreak of pseudobacteremia. J Clin Microbiol 1987;25:501–503.

423. McNeil MM, Davis BJ, Anderson RL, et al. Mechanism of cross-contamination of blood culture bottles in outbreaks of pseudobacteremia associated with nonsterile blood collection tubes. J Clin Microbiol 1985;22:23–25.

424. McNeil MM, Davis BJ, Solomon SL, et al. *Ewingella americana*: recurrent pseudobacteremia from a persistent environmental reservoir. J Clin Microbiol 1987;25:498–500.

425. McWhorter AC, Haddock RL, Nocon FA, et al. *Trabulsiella guamensis*, a new genus and species of the family *Enterobacteriaceae* that resembles *Salmonella* subgroups 4 and 5. J Clin Microbiol 1991;29:1480–1485.

426. Mead PS, Griffin PM. *Escherichia coli* O157:H7. Lancet 1998;352:1207–1212.

427. Mehar V, Yadav D, Sanghvi J, et al. *Pantoea dispersa*: an unusual cause of neonatal sepsis. Braz J Infect Dis 2013;17(6):726–728.

428. Merlino J, Siarakas S, Robertson GJ, et al. Evaluation of CHROMagar Orientation for differentiation and presumptive identification of gram-negative bacilli and *Enterococcus* species. J Clin Microbiol 1996;34:1788–1793.

429. Mermel LA, Spiegel CA. Nosocomial sepsis due to *Serratia odorifera* biovar 1. Clin Infect Dis 1992;14:208–210.

430. Mermin J, Hutwagner L, Vugia D, et al. Reptiles, amphibians, and human *Salmonella* infection: a population-based, case-control study. Clin Infect Dis 2004;38(Suppl):S253–S261.

431. Metchock B, Lonsway DR, Carter GP, et al. *Yersinia enterocolitica*: a frequent seasonal stool isolate from children at an urban hospital in the southeast United States. J Clin Microbiol 1991;29:2868–2869.

432. Meyer KS, Urban C, Eagan JA, et al. Nosocomial outbreak of *Klebsiella* infection resistant to late-generation cephalosporins. Ann Intern Med 1993;119:353–358.

433. Meyer-Broseta S, Bastian SN, Arne PD, et al. Review of epidemiological surveys on the prevalence of contamination of healthy cattle with *Escherichia coli* serogroup O157:H7. Int J Hyg Environ Health 2001;203:347–361.

434. Mezzatesta ML, Gona F, Stefani S. *Enterobacter cloacae* complex: clinical impact and emerging antibiotic resistance. Future Microbiol 2012;7:887–902.

435. Michael Z, McGann PT, Alao O, et al. Isolation of *Leclercia adecarboxylata* from an infected war wound in an immune competent patient. Mil Med 2013;178(3):e390–e393.

436. Miedouge M, Hacini J, Grimont F, et al. Shiga toxin–producing *Escherichia coli* urinary tract infection associated with hemolytic–uremic syndrome in an adult and possible adverse effect of ofloxacin therapy. Clin Infect Dis 2000;30:395–396.

437. Milanowski J, Dutkiewicz J, Potoczna H, et al. Allergic alveolitis among agricultural workers in eastern Poland: a study of twenty cases. Ann Agric Environ Med 1998;5(1):31–43.

438. Miller JM, Alachi P. Evaluation of new computer-enhanced identification program for microorganisms: adaption of BioBASE for identification of members of the family *Enterobacteriaceae*. J Clin Microbiol 1996;34:179–0181.

439. Miller JM, Rhoden DL. Preliminary evaluation of biolog, a carbon source utilization method for bacterial identification. J Clin Microbiol 1991;29:1143–1147.

440. Miller RG, Tate CR, Mallinson ET. Xylose–lysine–tergitol 4: an improved selective agar medium for the isolation of *Salmonella* [Erratum, Poultry Sci 1992;71:398]. Poultry Sci 1991;70:2429–2432.

441. Mohanty S, Chandra SP, Dhawan B, et al. Meningitis due to *Escherichia vulneris*. Neurol India 2005;53:122–123.

442. Mohle-Boetani JC, Farrar JA, Werner SB, et al. *Escherichia coli* O157 and *Salmonella* infections associated with sprouts in California, 1996–1998. Ann Intern Med 2001;135:239–247.

443. Møller V. Simplified tests for some amino acid decarboxylases and for the arginine dihydrolase system. Acta Pathol Microbiol Scand 1955;36:158–172.

444. Monnery I, Freydiere AM, Baron C, et al. Evaluation of two new chromogenic media for detection of *Salmonella* in stools. Eur J Clin Microbiol Infect Dis 1994;13:257–261.

445. Morais VP, Daporta MT, Bao AF, et al. Enteric fever-like syndrome caused by *Raoultella ornithinolytica (Klebsiella ornithinolytica)*. J Clin Microbiol 2009;47(3):868–869.

446. Mori M, Ohta M, Agata N, et al. Identification of species and capsular types of *Klebsiella* clinical isolates, with special reference to *Klebsiella planticola*. Microbiol Immunol 1989;33:887–895.

447. Moussaoui W, Jaulhac B, Hoffmann AM, et al. Matrix-assisted laser desorption ionization time-of-flight mass spectrometry identifies 90% of bacteria directly from blood culture vials. Clin Microbiol Infect 2010;16:1631–1638.

448. Mulczyk M, Szewczuk A. Pyrrolidonyl peptidase in bacteria: a new colorimetric test for differentiation of *Enterobacteriaceae*. J Gen Microbiol 1970;61:9–13.

449. Muller HE, Brenner DJ, Fanning GR, et al. Emended description of *Buttiauxella agrestis* with recognition of six new species of *Buttiauxella* and two new species of *Kluyvera*: *Buttiauxella ferragutiae* sp. nov., *Buttiauxella gaviniae* sp. nov., *Buttiauxella brennerae* sp. nov., *Buttiauxella izardii* sp. nov., *Buttiauxella noackiae* sp. nov., *Buttiauxella warmboldiae* sp. nov., *Kluyvera cochleae* sp. nov., and *Kluyvera georgiana* sp. nov. Int J Syst Bacteriol 1996;46:50–63.

450. Muller HE, O'Hara CM, Fanning GR, et al. *Providencia heimbachae*, a new species of *Enterobacteriaceae* isolated from animals. Int J Syst Bacteriol 1986;36:252–256.

451. Murphy TV, Nelson JD. *Shigella* vaginitis: report of 38 patients and review of the literature. Pediatrics 1979;63:511–516.

452. Muytjens HL, Zanen HC, Sonderkamp HJ, et al. Analysis of eight cases of neonatal meningitis and sepsis due to *Enterobacter sakazakii*. J Clin Microbiol 1983;18:115–120.

453. Myers KA, Jeffery RM, Lodha A. Late-onset *Leclercia adecarboxylata* bacteraemia in a premature infant in the NICU. Acta Paediatr 2012;101(1):e37–e39.

454. Nadasy KA, Domiati-Saad R, Tribble MA. Invasive *Klebsiella pneumoniae* syndrome in North America. Clin Infect Dis 2007;45:e25–e28.

455. Nadler HL, Dolan C, Mele L, et al. Accuracy and reproducibility of the AutoMicrobic system gram-negative general susceptibility-plus card for testing selected challenge organisms. J Clin Microbiol 1985;22:355–360.

456. Naiel B, Raul R. Chronic prostatitis due to *Yersinia pseudotuberculosis*. J Clin Microbiol 1998;36:856.

457. Nataro JP, Kaper JB. Diarrheagenic *Escherichia coli*. Clin Microbiol Rev 1998;11:142–201.

458. Nataro JP, Steiner T, Guerrant RL. Enteroaggregative *Escherichia coli*. Emerg Infect Dis 1998;4:251–261.

459. Nazarowec-White M, Farber JM. *Enterobacter sakazakii*: a review. Int J Food Microbiol 1997;34:103–113.

460. Neil KP, Biggerstaff G, MacDonald JK, et al. A novel vehicle for transmission of Escherichia coli O157:H7 to humans: multistate outbreak of E. coli O157:H7 infections associated with consumption of ready-to-bake commercial prepackaged cookie dough – United States, 2009. Clin Infect Dis 2012;54:511–518.

461. Nelson MU, Maksimova Y, Schulz V, et al. Late-onset *Leclercia adecarboxylata* sepsis in a premature neonate. J Perinatol 2013;33(9):740–742.

462. Nettles RE, Sexton DJ. Successful treatment of *Edwardsiella tarda* prosthetic valve endocarditis in a patient with AIDS. Clin Infect Dis 1997;25:918–919.

463. Neubauer H, Aleksic S, Hensel A, et al. *Yersinia enterocolitica* 16S rRNA gene types belong to the same genospecies but form three homology groups. Int J Med Microbiol 2000;290:61–64.

464. Neubauer H, Sauer T, Becker H, et al. Comparison of systems for identification and differentiation of species within the genus *Yersinia*. J Clin Microbiol 1998;36:3366–3368.

465. Neville SA, Lecordier A, Ziochos H, et al. Utility of matrix-assisted laser desorption ionization-time of flight mass spectrometry following introduction for routine laboratory bacterial identification. J Clin Microbiol 2011;49:2980–2984.

466. Nordmann P, Cuzon G, Naas T. The real threat of *Klebsiella pneumoniae* carbapenemase-producing bacteria. Lancet Infect Dis 2009;9(4):228–236.

467. Nordmann P, Girlich D, Poirel L. Detection of carbapenemase producers in *Enterobacteriaceae* by use of a novel screening medium. J Clin Microbiol 2012;50(8):2761–2766.

468. Novicki TJ, Daly JA, Mottice SL, et al. Comparison of sorbitol MacConkey agar and a two-step method which utilizes enzyme-linked immunosorbent assay toxin testing and a chromogenic agar to detect and isolate enterohemorrhagic *Escherichia coli*. J Clin Microbiol 2000;38:547–551.

469. Nowgesic E, Fyfe M, Hockin J, et al. Outbreak of *Yersinia pseudotuberculosis* in British Columbia—November 1998. Can Commun Dis Rep 1999;25:97–100.

470. Nunez ML, Diaz J, Lorente I, et al. Evaluation of CPS ID2 medium for diagnosis of urinary infections. Eur J Clin Microbiol Infect Dis 1995;14:1111–1113.

471. Nuorti JP, Niskanen T, Hallanvuo S, et al. A widespread outbreak of *Yersinia pseudotuberculosis* O:3 infection from iceberg lettuce. J Infect Dis 2004;189:766–774.

472. Nye KJ, Fallon D, Frodsham D, et al. An evaluation of the performance of XLD, DCA, MLCB, and ABC agars as direct plating media for the isolation of *Salmonella* enterica from faeces. J Clin Pathol 2002;55:286–288.

473. Ochoa TJ, Cleary TG. Epidemiology and spectrum of disease of *Escherichia coli* O157. Cur Opin Infect Dis 2003;16:259–263.

474. O'Farrell N. Donovanosis. Sex Transm Infect 2002;78:452–457.

475. O'Farrell N, Hoosen AA, Coetzee K, et al. A rapid stain for the diagnosis of granuloma inguinale. Genitourin Med 1990;66:200–201.

476. Ohanessian JH, Fourcade N, Priolet B, et al. A propos d'une infection vesiculaire par *Moellerella wisconsensis*. Med Maladies Infect 1987;6:414–416.

477. O'Hara CM, Brenner FW, Miller JM. Classification, identification, and clinical significance of *Proteus*, *Providencia*, and *Morganella*. Clin Microbiol Rev 2000;13:534–546.

478. O'Hara CM, Brenner FW, Steigerwalt AG, et al. Classification of *Proteus vulgaris* biogroup 3 with recognition of *Proteus hauseri* sp. nov., nom. rev. and unnamed *Proteus* genomospecies 4, 5, and 6. Int J Syst Evol Microbiol 2000;50:1869–1875.

479. O'Hara CM, Miller JM. Evaluation of the autoSCAN-W/A system for rapid (2-hour) identification of members of the family *Enterobacteriaceae*. J Clin Microbiol 1992;30:1541–1543.

480. O'Hara CM, Miller JM. Evaluation of the Vitek 2 ID-GNB assay for identification of members of the family *Enterobacteriaceae* and other nonenteric gram-negative bacilli and comparison with the Vitek GNI+ card. J Clin Microbiol 2003;41:2096–2101.

481. O'Hara CM, Roman SB, Miller JM. Ability of commercial identification systems to identify newly recognized species of *Citrobacter*. J Clin Microbiol 1995;33:242–245.

482. O'Hara CM, Steigerwalt AG, Farmer JJ, et al. Proposed reclassification of CDC enteric group 69 as *Enterobacter kobei*. Abstr Annu Meet Am Soc Microbiol 2001;C435:252.

483. O'Hara CM, Steigerwalt AG, Green D, et al. Isolation of *Providencia heimbachae* from human feces. J Clin Microbiol 1999;37:3048–3050.

484. O'Hara CM, Steigerwalt AG, Hill BC, et al. *Enterobacter hormaechei*, a new species of the family *Enterobacteriaceae* formerly known as enteric group 75. J Clin Microbiol 1989;27:2046–2049.

485. O'Hara CM, Steigerwalt AG, Hill BC, et al. First report of a human isolate of *Erwinia persicinus*. J Clin Microbiol 1998;36:248–250.

486. O'Hara CM, Steward CD, Wright JL, et al. Isolation of *Enterobacter intermedium* from the gallbladder of a patient with cholecystitis. J Clin Microbiol 1998;36:3055–3056.

487. O'Hara CM, Tenover FC, Miller JM. Parallel comparison of accuracy of API 20E, Vitek GNI, MicroScan Walk/Away Rapid ID, and Becton Dickinson Cobas Micro ID-E/NF for identification of members of the family *Enterobacteriaceae* and common gram-negative, non–glucose-fermenting bacilli. J Clin Microbiol 1993;31:3165–3169.

488. O'Hara CM, Westbrook GL, Miller JM. Evaluation of Vitek GNI+ and Becton Dickinson Microbiology Systems Crystal E/NF identification systems for identification of members of the family *Enterobacteriaceae* and other gram-negative, glucose-fermenting and non-glucose-fermenting bacilli. J Clin Microbiol 1997;35:3269–3273.

489. Ohkusu K. Cost-effective and rapid presumptive identification of gram-negative bacilli in routine urine, pus, and stool cultures: evaluation of the use of CHROMagar orientation medium in conjunction with simple biochemical tests. J Clin Microbiol 2000;38:4586–4592.

490. Okrend AJG, Rose BE, Lattuada CP. Use of 5-bromo-4-chloro-3-indoxyl-β-D-glucuronide in MacConkey sorbitol agar to aid in the isolation of *Escherichia coli* O157:H7 from ground beef. J Food Prot 1990;53:941–943.

491. Olsen SJ, Miller G, Kennedy M, et al. A waterborne outbreak of *Escherichia coli* O157:H7 infections and hemolytic uremic syndrome: implications for rural water systems. Emerg Infect Dis 2002;8:370–375.

492. Olson DS Jr, Asare K, Lyons M, et al. A novel case of *Raoultella planticola* urinary tract infection. Infection 2013;41(1):259–261.

493. Olsson M, Syk A, Wollin R. Identification of salmonellae with the 4-methylumbelliferyl caprilate fluorescence test. J Clin Microbiol 1991;29:2631–2632.

494. Olsvik O, Sorum H, Birkness K, et al. Plasmid characterization of *Salmonella typhimurium* transmitted from animals to humans. J Clin Microbiol 1985;22:336–338.

495. Ooka T, Seto K, Kawano K, et al. Clinical significance of *Escherichia albertii*. Emerg Infect Dis 2012;18:488–492.

496. Ooka T, Tokuoka E, Furukawa M, et al. Human gastroenteritis outbreak associated with *Escherichia albertii*, Japan. Emerg Infect Dis 2013;19:144–146.

497. Operario DJ, Houpt E. Defining the causes of diarrhea: novel approaches. Curr Opin Infect Dis 2011;24(5):464–471.

498. Otani E, Bruckner DA. *Leclercia adecarboxylata* isolated from a blood culture. Clin Microbiol Newslett 1991;13:157–158.

499. Pabst WL, Altwegg M, Kind C, et al. Prevalence of enteroaggregative *Escherichia coli* among children with and without diarrhea in Switzerland. J Clin Microbiol 2003;41:2289–2293.

500. Pai CH, Gillis F, Tuomanen E, et al. Placebo-controlled double-blind evaluation of trimethoprim-sulfamethoxazole treatment of *Yersinia enterocolitica* gastroenteritis. J Pediatr 1984;104:308–311.

501. Pai CH, Sorger S, Lafleur L, et al. Efficacy of cold enrichment techniques for recovery of *Yersinia enterocolitica* from human stools. J Clin Microbiol 1979;9:712–715.

502. Papasian CJ, Enna-Kifer S, Garrison B. Symptomatic *Shigella sonnei* urinary tract infection. J Clin Microbiol 1995;33:2222–2223.

503. Park CH, Vandel NM, Hixon DL. Rapid immunoassay for detection of *Escherichia coli* O157 directly from stool specimens. J Clin Microbiol 1996;34:988–990.

504. Park JS, Hong KH, Lee HJ, et al. Evaluation of three phenotypic identification systems for clinical isolates of *Raoultella ornithinolytica*. J Med Microbiol 2011;60(Pt 4):492–499.

505. Parodi S, Lechner A, Osih R, et al. Nosocomial *Enterobacter* meningitis: risk factors, management, and treatment outcomes. Clin Infect Dis 2003;37:159–166.

506. Parry MF, Hutchinson JH, Brown NA, et al. Gram-negative sepsis in neonates: a nursery outbreak due to hand carriage of *Citrobacter diversus*. Pediatrics 1980;65:1105–1109.

507. Paterson DL, Bonomo RA. Extended-spectrum β-lactamases: a clinical update. Clin Microbiol Rev 2005;18:657–686.

508. Paton AW, Paton JC. *Enterobacter cloacae* producing a Shiga-like toxin II-related cytotoxin associated with a case of hemolytic–uremic syndrome. J Clin Microbiol 1996;34:463–465.

509. Paton JC, Paton AW. Pathogenesis and diagnosis of Shiga toxin-producing *Escherichia coli* infections. Clin Microbiol Rev 1998;11:450–479.

510. Patrick ME, Adcock PM, Gomez TM, et al. *Salmonella* enteritidis infections, United States, 1985–1999. Emerg Infect Dis 2004;10:1–7.

511. Pavan ME, Franco RJ, Rodriguez JM, et al. Phylogenetic relationships of the genus *Kluyvera*: transfer of *Enterobacter intermedius* Izard et al 1980 to the genus *Kluyvera* as *Kluyvera intermedia* comb. nov. and reclassification of *Kluyvera cochleae* as a later synonym of *K. intermedia*. Int J Syst Evol Microbiol 2005;55:437–442.

512. Peel MM, Alfredson DA, Gerrard JG, et al. Isolation, identification, and molecular characterization of strains of *Photorhabdus luminescens* from infected humans in Australia. J Clin Microbiol 1999;37:3647–3653.

513. Penner JL. Genus XII. *Providencia* Ewing 1962, 96AL. In Krieg NR, Holt JG, eds. Bergey's Manual of Systematic Bacteriology. Vol 1. Baltimore, MD: Williams & Wilkins, 1984:494–496.

514. Penner JL. International Committee on Systematic Bacteriology Taxonomic Subcommittee on *Enterobacteriaceae*. Int J Syst Bacteriol 1988;38:223–224.

515. Perez JM, Cavalli P, Roure C, et al. Comparison of four chromogenic media and Hektoen agar for detection and presumptive identification of *Salmonella* strains in human stools. J Clin Microbiol 2003;41:1130–1134.

516. Perkins SR, Beckett TA, Bump CM. *Cedecea davisae* bacteremia. J Clin Microbiol 1986;24:675–676.

517. Perry JD, Ford M, Taylor J, et al. ABC medium, a new chromogenic agar for selective isolation of *Salmonella* spp. J Clin Microbiol 1999;37:766–768.

518. Perry JD, Riley G, Gould FK, et al. Alafosfalin as a selective agent for the isolation of *Salmonella* from clinical specimens. J Clin Microbiol 2002;40:3913–3916.

519. Perry RD, Fetherston JD. *Yersinia pestis*: etiologic agent of plague. Clin Microbiol Rev 1997;10:35–66.

520. Pfaller MA, Sahm D, O'Hara C, et al. Comparison of the AutoSCAN-W/A rapid bacterial identification system and the Vitek AutoMicrobic System for identification of gram-negative bacilli. J Clin Microbiol 1991;29:1422–1428.

521. Pfyffer GE. *Serratia fonticola* as an infectious agent. Eur J Clin Microbiol Infect Dis 1992;11:199–200.

522. Philbrick AM, Ernst ME. Amoxicillin-associated hemorrhagic colitis in the presence of *Klebsiella oxytoca*. Pharmacotherapy 2007;27:1603–1607.

523. Pien FD, Bruce AE. *Ewingella americana*: bacteremia in an intensive care unit. Arch Intern Med 1986;146:111–112.

524. Pien FD, Farmer JJ III, Weaver RE. Polymicrobial bacteremia caused by *Ewingella americana* (family *Enterobacteriaceae*) and an unusual *Pseudomonas* species. J Clin Microbiol 1983;18:727–729.

525. Pien FD, Shrum S, Swenson JM, et al. Colonization of human wounds by *Escherichia vulneris* and *Escherichia hermannii*. J Clin Microbiol 1985;22:283–285.

526. Pignato S, Giammanco G, Giammanco G. Rambach agar and SM-ID medium sensitivity for presumptive identification of *Salmonella* subspecies I–VI. J Med Microbiol 1995;43:68–71.

527. Platts-Mills JA, Operario DJ, Houpt ER. Molecular diagnosis of diarrhea: current status and future potential. Curr Infect Dis Rep 2012;14(1):41–46.

528. Podschun R. Isolation of *Klebsiella terrigena* from human feces: biochemical reactions, capsule types, and antibiotic sensitivity. Zentralbl Bakteriol 1991;275:73–78.

529. Podschun R, Acktun H, Okpara J, et al. Isolation of *Klebsiella planticola* from newborns in a neonatal ward. J Clin Microbiol 1998;36:2331–2332.

530. Podschun R, Ullmann U. Isolation of *Klebsiella terrigena* from clinical specimens. Eur J Clin Microbiol Infect Dis 1992;11:349–352.

531. Podschun R, Ullmann U. Incidence of *Klebsiella planticola* among clinical *Klebsiella* isolates. Med Microbiol Lett 1994;3:90–95.

532. Podschun R, Ullmann U. *Klebsiella* spp. as nosocomial pathogens: epidemiology, taxonomy, typing methods, and pathogenicity factors. Clin Microbiol Rev 1998;11:589–603.

533. Poisson DM. Novobiocin, brilliant green, glycerol, lactose agar: a new medium for the isolation of *Salmonella* strains. Res Microbiol 1992;143:211–216.

534. Popoff MY, Bockemühl J, Brenner FW. Supplement 1998 (no. 42) to the Kauff-mann-White scheme. Res Microbiol 2000;151:63–65.

535. Popoff MY, Le Minor L. Antigenic formulas of the *Salmonella* serovars. 7th Rev. Paris, France: World Health Organization Collaborating Centre for Reference and Research on *Salmonella*, Pasteur Institute, 1997.

536. Popp A, Cleenwerck I, Iversen C, et al. *Pantoea gaviniae* sp. nov. and *Pantoea calida* sp. nov., isolated from infant formula and an infant formula production environment. Int J Syst Evol Microbiol 2010;60(Pt 12):2786–2792.

537. Potera C. Prairie dogs plagued by *Yersinia pestis*. ASM Newslett 2000;66:718–719.

538. Poulou A, Dimitroulia E, Markou F, et al. *Escherichia hermannii* as the sole isolate from a patient with purulent conjunctivitis. J Clin Microbiol 2008;46:3848–3849.

539. Prats G, Richard C, Mirelis B, et al. Human isolates of *Enterobacter intermedium*. Zentralbl Bakteriol Mikrobiol Hyg A 1987;266:422–424.

540. President's Council on Food Safety. Egg safety from production to consumption: an action plan to eliminate *Salmonella* Enteritidis illnesses due to eggs. Washington, DC: President's Council on Food Safety, 1999.

541. Priest FG, Barker M. Gram-negative bacteria associated with brewery yeasts: reclassification of *Obesumbacterium proteus* biogroup 2 as *Shimwellia pseudoproteus* gen. nov., sp. nov., and transfer of *Escherichia blattae* to *Shimwellia blattae* comb. nov. Int J Syst Evol Microbiol 2010;60(Pt 4):828–833.

542. Priest FG, Somerville HJ, Cole JA, et al. The taxonomic position of *Obesumbacterium proteus*, a common brewery contaminant. J Gen Microbiol 1973;75:295–307.

543. Prod'hom G, Bizzini A, Durussel C, et al. Matrix-assisted laser desorption ionization-time of flight mass spectrometry for direct bacterial identification from positive blood culture pellets. J Clin Microbiol 2010; 48:1481–1483.

544. Qadri SM, Zubairi S, Hawley HP, et al. Simple spot test for rapid detection of urease activity. J Clin Microbiol 1984;20:1198–1199.

545. Qiu S, Wang Y, Xu X, et al. Multidrug-resistant atypical variants of *Shigella flexneri* in China. Emerg Infect Dis 2013;19(7):1147–1150.

546. Rabatsky-Ehr T, Dingman D, Marcus R, et al. Deer meat as the source for a sporadic case of *Escherichia coli* O157:H7 infection, Connecticut. Emerg Infect Dis 2002;8:525–527.

547. Raj P. Pathogenesis and laboratory diagnosis of *Escherichia coli*-associated enteritis. Clin Microbiol Newslett 1993;15:89–93.

548. Rambach A. New plate medium for facilitated differentiation of *Salmonella* spp. from *Proteus* spp. and other enteric bacteria. Appl Environ Microbiol 1990;56:301–303.

549. Ratnam S. Etiologic role of *Hafnia alvei* in human diarrheal illness. Infect Immun 1991;59:4744–4745.

550. Ratnam S, Butler RW, March S, et al. *Enterobacter hafniae*-associated gastroenteritis—Newfoundland. Can Dis Wkly Rep 1979;5:231–232

551. Reeves MW, Evins GM, Heiba AA, et al. Clonal nature of *Salmonella typhi* and its genetic relatedness to other salmonellae as shown by multilocus enzyme electrophoresis and proposal of *Salmonella bongori* comb. nov. J Clin Microbiol 1989;27:313–320.

552. Reina J, Alomar P. *Enterobacter taylorae* wound infection. Clin Microbiol Newslett 1989;11:134–135.

553. Reina J, Borrell N, Llompart I. Community-acquired bacteremia caused by *Serratia plymuthica*: case report and review of the literature. Diagn Microbiol Infect Dis 1992;15:449–452.

554. Reina J, Hervas J, Borrell N. Acute gastroenteritis caused by *Hafnia alvei* in children. Clin Infect Dis 1993;16:443.

555. Reina J, Salva F, Gil J, et al. Urinary tract infection caused by *Enterobacter taylorae*. J Clin Microbiol 1989;27:2877.

556. Reisner BS, Austin EF. Evaluation of CPS ID 2 chromogenic agar as a single medium for urine culture. Diagn Microbiol Infect Dis 1997;28:113–117.

557. Reynolds HY. Pneumonia due to *Klebsiella* (Friedlanders pneumonia). In Wyngaarden JB, Smith LH, eds. Cecil Textbook of Medicine. 16th Ed. Philadelphia, PA: Saunders, 1982:1430–1432.

558. Rhoads S, Marinelli L, Imperatrice CA, et al. Comparison of MicroScan Walk-Away system and Vitek system for identification of Gram-negative bacteria. J Clin Microbiol 1995;33:3044–3046.

559. Rhoden DL, Smith PB, Baker CN, et al. AutoSCAN-4 system for identification of gram-negative bacilli. J Clin Microbiol 1985;22:915–918.

560. Richard C. Nouvelles *Enterobacteriaceae* rencontrees en bacteriologie medicale: *Moellerella wisconsensis, Koserella trabulsii, Leclercia adecarboxylata, Escherichia fergusonii, Enterobacter asburiae, Rahnella aquatilis*. Ann Biol Clin 1989;47:231–236.

561. Richens J. The diagnosis and treatment of donovanosis (granuloma inguinale). Genitourin Med 1991;67:441–452.

562. Richter SS, Sercia L, Branda JA, et al. Identification of *Enterobacteriaceae* by matrix-assisted laser desorption/ionization time-of-flight mass spectrometry using the VITEK MS system. Eur J Clin Microbiol Infect Dis 2013;32(12):1571–1578.

563. Ridell J, Siitonen A, Paulin L, et al. *Hafnia alvei* in stool specimens from patients with diarrhea and healthy controls. J Clin Microbiol 1994;32:2335–2337.

564. Riley LW, Remis RS, Helgerson SD, et al. Hemorrhagic colitis associated with a rare *Escherichia coli* serotype. N Engl J Med 1983;308:681–685.

565. Robinson A, McCarter YS, Tetreault J. Comparison of crystal enteric/nonfermenter system, API 20E system, and Vitek automicrobic system for identification of Gram-negative bacilli. J Clin Microbiol 1995;33:364–370.

566. Rosenblueth M, Martínez L, Silva J, et al. *Klebsiella variicola*, a novel species with clinical and plant-associated isolates. Syst Appl Microbiol 2004;27:27–35.

567. Rubinstien EM, Klevjer-Anderson P, Smith CA, et al. *Enterobacter taylorae*, a new opportunistic pathogen: report of four cases. J Clin Microbiol 1993;31:249–254.

568. Ruiz J, Nunez ML, Diaz J, et al. Comparison of five plating media for isolation of *Salmonella* species from human stools. J Clin Microbiol 1996;34:686–688.

569. Ruiz J, Nunez ML, Sempere MA, et al. Systemic infections in three infants due to a lactose-fermenting strain of *Salmonella virchow*. Eur J Clin Microbiol Infect Dis 1995;14:454–456.

570. Ruiz J, Sempere MA, Varela MC, et al. Modification of the methodology of stool culture for *Salmonella* detection. J Clin Microbiol 1992;30:525–526.

571. Ruiz J, Varela MC, Sempere MA, et al. Presumptive identification of *Salmonella enterica* using two rapid tests. Eur J Clin Microbiol Infect Dis 1991;10:649–651.

572. Saffert RT, Cunningham SA, Ihde SM, et al. Comparison of Bruker Biotyper matrix-assisted laser desorption ionization-time of flight mass spectrometer to BD Phoenix automated microbiology system for identification of gram-negative bacilli. J Clin Microbiol 2011;49:887–892.

573. Sakazaki R, Murata Y. The new group of *Enterobacteriaceae*: the Asakusa group. Jpn J Bacteriol 1963;17:616–617.

574. Samra Z, Bahar J, Madar-Shapiro L, et al. Evaluation of CHROMagar KPC for rapid detection of carbapenem-resistant *Enterobacteriaceae*. J Clin Microbiol 2008;46(9):3110–3111.

575. Samra Z, Heifetz M, Talmor J, et al. Evaluation of use of a new chromogenic agar in detection of urinary tract pathogens. J Clin Microbiol 1998;36:990–994.

576. Sandal G, Ozen M. Fatal *Raoultella ornithinolytica* sepsis and purpura fulminans in a preterm newborn. Indian J Paediatr Dermatol 2014;15:24–26

577. Sautter RL, Mattman LH, Legaspi RC. *Serratia marcescens* meningitis associated with a contaminated benzalkonium chloride solution. Infect Control 1984;5:223–225.

578. Savini V, Di Bartolomeo E, Catavitello C, et al. Graft versus host disease-related *Hafnia alvei* colonization and probable infection. J Med Microbiol 2008;57(Pt 9):1167–1169.

579. Scarparo C, Piccoli P, Ricordi P, et al. Comparative evaluation of two commercial chromogenic media for detection and presumptive identification of urinary tract pathogens. Eur J Clin Microbiol Infect Dis 2002;21:283–289.

580. Scavizzi MR, Gayraud M, Hornstein MJ, et al. In-vitro and in-vivo activities of antibiotics on *Yersinia enterocolitica*. J Antimicrob Chemother 1996;38:1108–1109.

581. Schauer DB, Zabel BA, Pedraza IF, et al. Genetic and biochemical characterization of *Citrobacter rodentium* sp. nov. J Clin Microbiol 1995;33:2064–2068.

582. Schieven BC. Evaluation of Rainbow UTI system for rapid isolation and identification of urinary pathogens. Abstr Annu Meet Am Soc Microbiol 1995;C375:65.

583. Schieven BC, Hussain Z, Lannigan R. Comparison of American MicroScan dry frozen microdilution trays. J Clin Microbiol 1985;22:495–496.

584. Schmidt V, Jarosch A, März P, et al. Rapid identification of bacteria in positive blood culture by matrix-assisted laser desorption ionization time-of-flight mass spectrometry. Eur J Clin Microbiol Infect Dis 2012;31:311–317.

585. Schønheyder HC, Jensen KT, Frederiksen W. Taxonomic notes: synonymy of *Enterobacter cancerogenus* (Urosevic 1966) Dickey and Zumoff 1988 and *Enterobacter taylorae* Farmer el al 1985 and resolution of an ambiguity in the biochemical profile. Int J Syst Bacteriol 1994;44:586–587.

586. Schreckenberger PC, Blazevic DJ. Rapid methods for biochemical testing of anaerobic bacteria. Appl Microbiol 1974;28:759–762.

587. Schreckenberger P, Montero M, Heldt N. Evaluation of the RapID E Plus Panel for Identification of *Enterobacteriaceae*. Abstr Ann Mtg Am Soc Microbiol 1993;C309:500.

588. Sekhsokh Y, Arsalane L, El Ouenass M, et al. *Serratia rubidaea* bacteremia. Med Mal Infect 2007;37(5):287–289.

589. Senanayake SN, Jadeer A, Talaulikar GS, et al. First reported case of dialysis-related peritonitis due to *Escherichia vulneris*. J Clin Microbiol 2006;44:4283–4284.

590. Seng P, Drancourt M, Gouriet F, et al. Ongoing revolution in bacteriology: routine identification of bacteria by matrix-assisted laser desorption ionization time-of-flight mass spectrometry. Clin Infect Dis 2009;49:543–551.

591. Shah A, Nguyen J, Sullivan LM, et al. *Leclercia adecarboxylata* cellulitis in a child with acute lymphoblastic leukemia. Pediatr Dermatol 2011;28(2):162–164.

592. Sharma NK, Doyle PW, Gerbasi SA, et al. Identification of *Yersinia* species by the API 20E. J Clin Microbiol 1990;28:1443–1444.

593. Shon AS, Bajwa RP, Russo TA. Hypervirulent (hypermucoviscous) *Klebsiella pneumoniae*: a new and dangerous breed. Virulence 2013;4:107–118. Review.

594. Siegler RL. Postdiarrheal Shiga toxin–mediated hemolytic uremic syndrome. JAMA 2003;290:1379–1381.

595. Sierra-Madero J, Pratt K, Hall GS, et al. *Kluyvera* mediastinitis following open-heart surgery: a case report. J Clin Microbiol 1990;28:2848–2849.

596. Silverblatt FJ, Weinstein R. *Enterobacteriaceae*. In Mandell GL, Douglas RG Jr, Bennett JE, eds. Principles and Practice of Infectious Disease. 2nd Ed. New York, NY: Wiley, 1985:226–1236.

597. Simmons JS. A culture medium for differentiating organisms of typhoid-colon aerogenes groups and for isolation of certain fungi. J Infect Dis 1926;39:209–214.

598. Slaven EM, Lopez FA, Hart SM, et al. Myonecrosis caused by *Edwardsiella tarda*: a case report and case series of extraintestinal *E. tarda* infections. Clin Infect Dis 2001;32:1430–1433.

599. Smith PB. Performance of Six Bacterial Identification Systems. Atlanta, GA: Centers for Disease Control, Bacteriology Division, 1975.

600. Smith RD, McNamara JJ, Ladd M. *Shigella* and child abuse. Pediatrics 1986;78:953–954.

601. Sobirk SK, Struve C, Jacobsson SG. Primary *Klebsiella pneumoniae* liver abscess with metastatic spread to lung and eye, a North-European case report of an emerging syndrome. Open Microbiol J 2010;4:5–7.

602. Søgaard P, Kjaeldgaard P. Two isolations of enteric group 69 from human clinical specimens. Acta Pathol Microbiol Immunol Scand B 1986;94:365–367.

603. Spaulding AC, Rothman AL. *Escherichia vulneris* as a cause of intravenous catheter–related bacteremia. Clin Infect Dis 1996;22:728–729.

604. Sprague LD, Neubauer H. *Yersinia aleksiciae* sp. nov. Int J Syst Evol Microbiol 2005;55(Pt 2):831–835.

605. Stager CE, Davis JR. Automated systems for identification of microorganisms. Clin Microbiol Rev 1992;5:302–327.

606. Staneck JL, Vincelette J, Lamothe F, et al. Evaluation of the sensititre system for identification of *Enterobacteriaceae*. J Clin Microbiol 1983;17:647–654.

607. Stapp JR, Jelacic S, Yea YL, et al. Comparison of *Escherichia coli* O157:H7 antigen detection in stool and broth cultures to that in sorbitol-MacConkey agar stool cultures. J Clin Microbiol 2000;38:3404–3406.

608. Starr M, Bennett-Wood V, Bigham AK, et al. Hemolytic–uremic syndrome following urinary tract infection with enterohemorrhagic *Escherichia coli*: case report and review. Clin Infect Dis 1998;27:310–315.

609. Steensels D, Verhaegen J, Lagrou K. Matrix-assisted laser desorption ionization-time of flight mass spectrometry for the identification of bacteria and yeasts in a clinical microbiological laboratory: a review. Acta Clin Belg 2011;66:267–273. Review.

610. Stefaniuk E, Baraniak A, Gniadkowski M, et al. Evaluation of the BD Phoenix automated identification and susceptibility testing system in clinical microbiology laboratory practice. Eur J Clin Microbiol Infect Dis 2003;22:479–485.

611. Stenhouse MAE, Milner LV. *Yersinia enterocolitica*: a hazard in blood transfusion. Transfusion 1982;22:396–398.

612. Stephan R, Grim CJ, Gopinath GR, et al. Re-examination of the taxonomic status of *Enterobacter helveticus, Enterobacter pulveris* and *Enterobacter turicensis* as members of the genus *Cronobacter* and their reclassification in the genera *Franconibacter* gen. nov. and *Siccibacter* gen. nov. as *Franconibacter helveticus* comb. nov., *Franconibacter pulveris* comb. nov. and *Siccibacter turicensis* comb. nov., respectively. Int J Syst Evol Microbiol 2014;64(Pt 10):3402–3410.

613. Stevenson LG, Drake SK, Murray PR. Rapid identification of bacteria in positive blood culture broths by matrix-assisted laser desorption ionization-time of flight mass spectrometry. J Clin Microbiol 2010;48:444–447.

614. Stewart JM, Quirk JR. Community-acquired pneumoniae caused by *Enterobacter asburiae*. Am J Med 2001;111:82–83.

615. Stock I, Burak S, Sherwood KJ, et al. Natural antimicrobial susceptibilities of strains of "unusual" *Serratia* species: *S. ficaria, S. fonticola, S. odorifera, S. plymuthica* and *S. rubidaea*. J Antimicrob Chemother 2003;51(4):865–885.

616. Stock I, Burak S, Wiedemann B. Natural antimicrobial susceptibility patterns and biochemical profiles of *Leclercia adecarboxylata* strains. Clin Microbiol Infect 2004;10(8):724–733.

617. Stock I, Falsen E, Wiedemann B. *Moellerella wisconsensis*: identification, natural antibiotic susceptibility and its dependency on the medium applied. Diagn Microbiol Infect Dis 2003;45:1–11.

618. Stock I, Wiedemann B. Natural antibiotic susceptibility of *Enterobacter amnigenus, Enterobacter cancerogenus, Enterobacter gergoviae* and *Enterobacter sakazakii* strains. Clin Microbiol Infect 2002;8(9):564–578.

619. Stratton CW. An overview of plague: pathogenesis and clinical manifestations. Antimicrob Infect Dis Newslett 1997;16:49–51.

620. Strobel E, Heesemann J, Mayer G. Bacteriological and serological findings in a further case of transfusion-mediated *Yersinia enterocolitica* sepsis. J Clin Microbiol 2000;38:2788–2790.

621. Sutra L, Christen R, Bollet C, et al. *Samsonia erythrinae* gen. nov., sp. nov., isolated from bark necrotic lesions of *Erythrina* sp., and discrimination of plant-pathogenic *Enterobacteriaceae* by phenotypic features. Int J Syst Evol Microbiol 2001;51:1291–1304.

622. Tamura K, Sakazaki R, Kosako Y, et al. *Leclercia adecarboxylata* gen. nov., comb. nov., formerly known as *Escherichia adecarboxylata*. Curr Microbiol 1986;13:179–184.

623. Tan KE, Ellis BC, Lee R, et al. Prospective evaluation of a MALDI-TOF MS system in a hospital clinical microbiology laboratory for the identification of bacteria and yeasts: a bench-by-bench study to assess the impact on time-to-identification (tti) and cost-effectiveness. J Clin Microbiol 2012;50(10):3301–3308.

624. Tan SC, Wong YH, Jegathesan M, et al. The first isolate of *Tatumella ptyseos* in Malaysia. Malays J Pathol 1989;11:25–27.

625. Tarr PI. *Escherichia coli* O157:H7: clinical, diagnostic, and epidemiological aspects of human infection. Clin Infect Dis 1995;20:1–10.

626. Tauxe RV, Vandepitte J, Wauters G, et al. *Yersinia enterocolitica* infections and pork: the missing link. Lancet 1987;1:1129–1132.

627. Taylor WI. Isolation of *Shigellae*: I. Xylose lysine agars: new media for isolation of enteric pathogens. Am J Clin Pathol 1965;44:471–475.

628. Taylor WI, Achanzar D. Catalase test as an aid to the identification of *Enterobacteriaceae*. Appl Microbiol 1972;24:58–61.

629. Temesgen Z, Toal DR, Cockerill FR III. *Leclercia adecarboxylata* infections: case report and review. Clin Infect Dis 1997;25:79–81.

630. Tena D, González-Praetorius A, Sáez-Nieto JA, et al. Urinary tract infection caused by capnophilic *Escherichia coli*. Emerg Infect Dis 2008;14:1163–1164.

631. Tertti R, Vuento R, Mikkola P, et al. Clinical manifestations of *Yersinia pseudotuberculosis* infection in children. Eur J Microbiol Infect Dis 1989;8:587–591.

632. Thaller R, Berlutti F, Thaller MC. A *Kluyvera cryocrescens* strain from a gallbladder infection. Eur J Epidemiol 1988;4:124–126.

633. Thompson JS, Hodge DS, Borczyk AA. Rapid biochemical test to identify verocytotoxin-positive strains of *Escherichia coli* serotype O157. J Clin Microbiol 1990;28:2165–2168.

634. Thorpe CM, Acheson DW. Testing of urinary *Escherichia coli* isolates for Shiga toxin production. Clin Infect Dis 2001;32:1517–1518.

635. Tipple MA, Bland LA, Murphy JJ, et al. Sepsis associated with transfusion of red cells contaminated with *Yersinia enterocolitica*. Transfusion 1990;30:207–213.

636. Tristram DA, Forbes BA. *Kluyvera*: a case report of urinary tract infection and sepsis. Pediatr Infect Dis J 1988;7:297–298.

637. Turton JF, Englender H, Gabriel SN, et al. Genetically similar isolates of *Klebsiella pneumoniae* serotype K1 causing liver abscesses in three continents. J Med Microbiol 2007;56(Pt 5):593–597.

638. Urmenyi AM, White-Franklin A. Neonatal death from pigmented coliform infection. Lancet 1961;1:313–315.

639. Ursing J, Brenner DJ, Bercovier H, et al. *Yersinia frederiksenii*: a new species of *Enterobacteriaceae* composed of rhamnose-positive strains (formerly called atypical *Yersinia enterocolitica* or *Yersinia enterocolitica*-like). Curr Microbiol 1980;4:213–217.

640. Ursua PR, Unzaga MJ, Melero P, et al. *Serratia rubidaea* as an invasive pathogen. J Clin Microbiol 1996;34:216–217.

641. Van Acker J, De Smet F, Muyldermans G, et al. Outbreak of necrotizing enterocolitis associated with *Enterobacter sakazakii* in powdered milk formula. J Clin Microbiol 2001;39:293–297.

642. Vandepitte J, Lemmens P, De Swert L. Human edwardsiellosis traced to ornamental fish. J Clin Microbiol 1983;17:165–167.

643. van der Heijden IM, Res PCM, Wilbrink B, et al. *Yersinia enterocolitica*: a cause of chronic polyarthritis. Clin Infect Dis 1997;25:831–837.

644. van Veen SQ, Claas EC, Kuijper EJ. High-throughput identification of bacteria and yeast by matrix-assisted laser desorption ionization-time of flight mass spectrometry in conventional medical microbiology laboratories. J Clin Microbiol 2010;48:900–907.

645. Varma JK, Greene KD, Reller ME. An outbreak of *Escherichia coli* O157 infection following exposure to a contaminated building. JAMA 2003;290:2709–2712.

646. Verboon-Maciolek M, Vandertop WP, Peters AC, et al. Neonatal brain abscess caused by *Morganella morganii*. Clin Infect Dis 1995;20:471.

647. Vila A, Cassata A, Pagella H, et al. Appearance of *Klebsiella pneumoniae* liver abscess syndrome in Argentina: case report and review of molecular mechanisms of pathogenesis. Open Microbiol J 2011;5:107–113.

648. Vlek AL, Bonten MJ, Boel CH. Direct matrix-assisted laser desorption ionization time-of-flight mass spectrometry improves appropriateness of antibiotic treatment of bacteremia. PLoS One 2012;7(3):e32589.

649. Vogel LC, Ferguson L, Gotoff SP. *Citrobacter* infections of the central nervous system in early infancy. J Pediatr 1978;93:86–88.

650. von Graevenitz A. Revised nomenclature of *Campylobacter laridis*, *Enterobacter intermedium*, and "*Flavobacterium branchiophila*." Int J Syst Bacteriol 1990;40:211.

651. Vrioni G, Daniil I, Voulgari E, et al. Comparative evaluation of a prototype chromogenic medium (ChromID CARBA) for detecting carbapenemase-producing *Enterobacteriaceae* in surveillance rectal swabs. J Clin Microbiol 2012;50(6):1841–1846.

652. Wagner SJ, Friedman LI, Dodd RY. Transfusion-associated bacterial sepsis. Clin Microbiol Rev 1994;7:290–302.

653. Walckenaer E, Leflon-Guibout V, Nicolas-Chanoine MH. How to identify *Raoultella* spp. including *R. ornithinolytica* isolates negative for ornithine decarboxylase? The reliability of the chromosomal bla gene. J Microbiol Methods 2008;75(3):405–410.

654. Wallet F, Fruchart A, Bouvet PJ, et al. Isolation of *Moellerella wisconsensis* from bronchial aspirate. Eur J Clin Microbiol Infect Dis 1994;13:182–183.

655. Wang JH, Liu YC, Lee SS, et al. Primary liver abscess due to *Klebsiella pneumoniae* in Taiwan. Clin Infect Dis 1998;26:1434–1438.

656. Warren JR, Farmer JJ III, Dewhirst FE, et al. Outbreak of nosocomial infections due to extended-spectrum β-lactamase-producing strains of enteric group 137, a new member of the family *Enterobacteriaceae* closely related to *Citrobacter farmeri* and *Citrobacter amalonaticus*. J Clin Microbiol 2000;38:3946–3952.

657. Watanabe M, Matsuoka K, Kita E, et al. Oral therapeutic agents with highly clustered globotriose for treatment of shiga toxigenic *Escherichia coli* infections. J Infect Dis 2004;189:360–368.

658. Waterman SH, Juarez G, Carr SJ, et al. *Salmonella arizona* infections in Latinos associated with rattlesnake folk medicine. Am J Public Health 1990;80:286–289.

659. Wauters G, Boel A, Voorn GP, et al. Evaluation of a new identification system, Crystal enteric/non-fermenter, for gram-negative bacilli. J Clin Microbiol 1995;33:845–849.

660. Wauters G, Janssens M, Steigerwalt AG, et al. *Yersinia mollaretii* sp. nov. and *Yersinia bercovieri* sp. nov., formerly called *Yersinia enterocolitica* biogroups 3A and 3B. Int J Syst Bacteriol 1988;38:424–429.

661. Wayne LG. Judicial Commission of the International Committee on Systematic Bacteriology. Int J Syst Bacteriol 1991;41:185–187.

662. Wayne LG. Actions of the Judicial Commission of the International Committee on Systematic Bacteriology on Requests for Opinions published between January 1985 and July 1993. Int J Syst Bacteriol 1994;44:177–178.

663. Weissfeld AS, Sonnenwirth AC. Rapid isolation of *Yersinia* spp. from feces. J Clin Microbiol 1982;15:508–510.

664. Wenger PN, Tokars JI, Brennan P, et al. An outbreak of *Enterobacter hormaechei* infection and colonization in an intensive care nursery. Clin Infect Dis 1997;24:1243–1244.

665. Werner SB, Weidmer CE, Nelson BC, et al. Primary plague pneumonia contracted from a domestic cat at South Lake Tahoe, Calif. JAMA 1984;251:929–931.

666. Westblom TU, Coggins ME. Osteomyelitis caused by *Enterobacter taylorae*, formerly enteric group 19. J Clin Microbiol 1987;25:2432–2433.

667. Westblom TU, Milligan TW. Acute bacterial gastroenteritis caused by *Hafnia alvi*. Clin Infect Dis 1992;14:1271–1272.

668. Westbrook GL, O'Hara CM, Roman SB, et al. Incidence and identification of *Klebsiella planticola* in clinical isolates with emphasis on newborns. J Clin Microbiol 2000;38:1495–1497.

669. Wilkinson KM, Winstanley TG, Lanyon C, et al. Comparison of four chromogenic culture media for carbapenemase-producing *Enterobacteriaceae*. J Clin Microbiol 2012;50(9):3102–3104.

670. Willinger B, Manafi M. Evaluation of a new chromogenic agar medium for the identification of urinary tract pathogens. Lett Appl Microbiol 1995;20:300–302.

671. Wilson D, Tuohy M, Procop GW. The low prevalence of Shiga-toxin production among sorbitol non-fermenting *Escherichia coli* urinary tract isolates does not warrant routine screening. Clin Infect Dis 2000;31:1313.

672. Wilson JP, Waterer RR, Wofford JD Jr, et al. Serious infections with *Edwardsiella tarda*, a case report and review of the literature. Arch Intern Med 1989;149:208–210.

673. Wimmer JL, Long SW, Cernoch P, et al. Strategy for rapid identification and antibiotic susceptibility testing of gram-negative bacteria directly recovered from positive blood cultures using the Bruker MALDI Biotyper and the BD Phoenix system. J Clin Microbiol 2012;50:2452–2454.

674. Wittke JW, Aleksic S, Wuthe HH. Isolation of *Moellerella wisconsensis* from an infected human gallbladder. Eur J Clin Microbiol 1985;4:351–352.

675. Wong CS, Jelacic S, Habeeb RL, et al. The risk of the hemolytic–uremic syndrome after antibiotic treatment of *Escherichia coli* O157:H7 infections. N Engl J Med 2000;342:1930–1936.

676. Wong VK. Broviac catheter infection with *Kluyvera cryocrescens*: a case report. J Clin Microbiol 1987;25:1115–1116.

677. Woodford N, Tierno PM Jr, Young K, et al. Outbreak of *Klebsiella pneumoniae* producing a new carbapenem-hydrolyzing class A β-lactamase, KPC-3, in a New York Medical Center. Antimicrob Agents Chemother 2004;48: 4793–4799.

678. World Health Organization. Guidelines for the control of shigellosis, including epidemics due to *Shigella dysenteriae* type 1 [cited July 14, 2014]. http://who .int/maternal_child_adolescent/documents/9241592330/en/index.html

679. Wu MS, Shyu RS, Lai MY, et al. A predisposition toward *Edwardsiella tarda* bacteremia in individuals with preexisting liver disease. Clin Infect Dis 1995;21:705–706.

680. Xu J, Li W, Chen X, et al. *Klebsiella alba* sp. nov., a novel pesticide-tolerant bacterium from a heavily polluted environment. J Gen Appl Microbiol 2010;56:241–247.

681. Yetkin G, Ay S, Kayabaş U, et al. A pneumonia case caused by *Cedecea lapagei*. Mikrobiyol Bul 2008;42(4):681–684.

682. Yokota K, Gomi H, Miura Y, et al. Cholangitis with septic shock caused by *Raoultella planticola*. J Med Microbiol 2012;61(Pt 3):446–449.

683. York MK, Baron EJ, Clarridge JE, et al. Multilaboratory validation of rapid spot tests for identification of *Escherichia coli*. J Clin Microbiol 2000;38:3394–3398.

684. York MK, Brooks GF, Fiss EH. Evaluation of the autoSCAN-W/A rapid system for identification and susceptibility testing of gram-negative fermentative bacilli. J Clin Microbiol 1992;30:2903–2910.

685. Yu VL, Hansen DS, Ko WC, et al; International Klebseilla Study Group. Virulence characteristics of *Klebsiella* and clinical manifestations of *K. pneumoniae* bloodstream infections. Emerg Infect Dis 2007;13:986–993.

686. Zadik PM, Chapman PA, Siddons CA. Use of tellurite for the selection of verocytotoxigenic *Escherichia coli* O157. J Med Microbiol 1993;39:155–158.

687. Zbinden R, Blass R. *Serratia plymuthica* osteomyelitis following a motorcycle accident. J Clin Microbiol 1988;26:1409–1410.

688. Zobell CE. Factors influencing the reduction of nitrates and nitrites by bacteria in semisolid media. J Bacteriol 1932;24:273–281.

689. Zollner-Schwetz I, Högenauer C, Joainig M, et al. Role of *Klebsiella oxytoca* in antibiotic-associated diarrhea. Clin Infect Dis 2008;47:e74–e78.

690. Zuberbuhler B, Abedin A, Roudsari A. A novel case of chronic conjunctivitis in a 58-year-old woman caused by *Raoultella*. Infection 2014;42(5): 927–929.

## CAPÍTULO 7

Bacilos gramnegativos no fermentadores

Introducción a los bacilos gramnegativos no fermentadores

Los bacilos gramnegativos no fermentadores son un grupo de bacilos aerobios, no formadores de esporas, que no utilizan hidratos de carbono como fuente de energía o que los degradan a través de vías metabólicas distintas a la fermentación. Dentro de este grupo existen varios géneros y especies de bacterias con requerimientos especiales de crecimiento que no se abordan en este capítulo. La línea divisoria entre lo que es un "no fermentador" y lo que podría designarse como bacilo gramnegativo no fermentador de glucosa, con requerimientos nutricionales especiales, "infrecuente" o "variado" (se aborda en el cap. 9), se utiliza más por convención que con base en características fenotípicas o genéticas bien definidas. El término *bacilos gramnegativos no fermentadores* se utiliza en este capítulo para referirse a todos los microorganismos gramnegativos aerobios que muestran abundante crecimiento en 24 h en la superficie del agar de hierro de Kligler (KIA, *Kligler's iron agar*) o en medio de hierro triple azúcar (TSI, *triple iron sugar*), pero tampoco crecen en el fondo de este medio ni lo acidifican.

Los géneros de no fermentadores que se abordan en este capítulo incluyen *Acetobacter, Achromobacter, Acidomonas, Acidovorax, Acinetobacter, Advenella, Agrobacterium, Alcaligenes,* *Alishewanella, Asaia, Azospirillum, Balneatrix, Bergeyella, Bordetella, Brevundimonas, Burkholderia, Caulobacter, Chryseobacterium, Comamonas, Cupriavidus, Delftia, Elizabethkingia, Empedobacter, Flavobacterium, Gluconobacter, Granulibacter, Haematobacter, Herbaspirillum, Inquilinus, Kerstersia, Laribacter, Lautropia, Massilia, Methylobacterium, Moraxella, Myroides, Naxibacter, Neisseria, Ochrobactrum, Oligella, Pandoraea, Pannonibacter, Parococcus, Pseudomonas, Psychrobacter, Ralstonia, Rhizobium, Roseomonas, Shewanella, Sphingobacterium, Sphingomonas, Stenotrophomonas, Weeksella, Wohlfahrtiimonas* y algunos microorganismos que en la actualidad cuentan sólo con designaciones alfanuméricas de los Centers for Disease Control and Prevention (CDC) de los Estados Unidos. También se incluyen en este capítulo algunas especies de *Neisseria* que tienen aspecto de bacilos gramnegativos y deben diferenciarse de bacilos no fermentadores de apariencia similar. Los géneros *Eikenella, Brucella y Francisella,* aunque poseen las características generales de no fermentadores, se agrupan en este libro con los bacilos gramnegativos con requerimientos nutricionales especiales y se abordan en el capítulo 9. La nomenclatura de microorganismos aceptada hoy en día y una lista de las designaciones anteriores se presentan en la tabla 7-1. Los sinónimos de varias especies bacterianas con designaciones alfanuméricas anteriores o actuales de los CDC se presentan en la tabla 7-2.

(el texto continúa en la p. 322)

TABLA 7-1 Nomenclatura para bacilos gramnegativos no fermentadores

Empleo actual	Designaciones anteriores	Comentarios
Achromobacter grupos B, E y F		Especies sin nombre de *Achromobacter*.
Achromobacter denitrificans	*Alcaligenes xylosoxidans* subsp. *denitrificans* *Alcaligenes denitrificans* subsp. *denitrificans* CDC Vc	Designación de las subespecies en desuso.
Achromobacter piechaudii	*Alcaligenes piechaudii*	Se aísla principalmente de muestras clínicas humanas, pero algunas cepas también del medio ambiente. Importancia clínica desconocida. Se recolecta de pacientes con infección sanguínea y exudado crónico de oído.
Achromobacter xylosoxidans	*Alcaligenes xylosoxidans* subsp. *xylosoxidans* *Alcaligenes denitrificans* subsp. *xylosoxidans* CDC IIIa y IIIb	Designación de las subespecies en desuso.
Acinetobacter baumannii	*Acinetobacter calcoaceticus* var. *anitratus* *Achromobacter anitratus* *Bacterium anitratum* *Herellea vaginicola* Bacilo de Morax-Axenfeld *Moraxella glucidolytica* var. *nonliquefaciens* *Pseudomonas calcoacetica*	Nombre de la especie dado a genoespecies 2 de *Acinetobacter*. Produce ácido a partir de glucosa. Puede separarse de *Acinetobacter calcoaceticus* (genoespecie 1) cultivado a 41 y 44 °C, producción de β-xilosidasa y utilización de malato (*A. baumannii* positivo y *A. calcoaceticus* negativo). Los laboratorios que no realizan estas pruebas pueden elegir informar estos microorganismos como complejo *A. baumannii*. La mayoría de las cepas de *Acinetobacter* aisladas de muestras clínicas humanas pertenecen a esta especie.
Acinetobacter lwoffii	*Acinetobacter calcoaceticus* var. *lwoffi* *Achromobacter lwoffi* *Mima polymorpha* *Moraxella lwoffi*	Nombre de la especie dado a la genoespecie 8 de *Acinetobacter*. Cepa no oxidante de glucosa en muestras clínicas humanas.
Alcaligenes faecalis	*Alcaligenes odorans* CDC VI	*Alcaligenes odorans* fue propuesta en una fecha posterior para un microorganismo que es una cepa del antes nombrado *Alcaligenes faecalis*. Olor afrutado.
Bergeyella zoohelcum	*Weeksella zoohelcum* CDC IIj	Urea positiva rápida. Asociado con mordeduras de perro y gato.
Bordetella bronchiseptica	*Alcaligenes bronchicanis* *Alcaligenes bronchiseptica* *Bordetella bronchicanis* *Brucella bronchiseptica* *Haemophilus bronchiseptica*	Urea positiva rápida.
Bordetella hinzii	Similar a *Bordetella avium* *Alcaligenes faecalis* de tipo II Bacteria TC (turkey coryza) de tipo II *Alcaligenes* sp. cepa C_2T_2	Se aísla de vías respiratorias de gallinas y pavos. Se informaron aislamientos de vías respiratorias, secreción de oído y heces de humanos.
Bordetella holmesii	Grupo 2 de no oxidantes de los CDC (NO-2)	Aislado de hemocultivos. Oxidasa negativos, inmóviles; pigmento marrón soluble producido en agar tirosina infusión de corazón. Pigmento difusible marrón que también puede observarse en agar de MacConkey.
Bordetella trematum		Aislado de heridas y secreción de oído. Oxidasa negativo, móvil.
Brevundimonas diminuta	*Pseudomonas diminuta* CDC Ia	
Brevundimonas vesicularis	*Pseudomonas vesicularis* *Corynebacterium vesiculare*	
Burkholderia cepacia	*Pseudomonas cepacia* *Pseudomonas multivorans* *Pseudomonas kingae* CDC EO-1	Pigmento amarillo. Aislado de numerosas fuentes de agua y superficies mojadas. Patógeno respiratorio en pacientes con fibrosis quística. Fenotípicamente similares a por lo menos 17 otras especies denominadas colectivamente como complejo *Burkholderia cepacia* (Bcc).
Burkholderia gladioli	*Pseudomonas gladioli* *Pseudomonas marginata*	Principalmente patógeno de plantas. Se informó su presencia en esputo de pacientes con fibrosis quística.

TABLA 7-1 Nomenclatura para bacilos gramnegativos no fermentadores (*continuación*)

Empleo actual	Designaciones anteriores	Comentarios
Burkholderia pseudomallei	*Pseudomonas pseudomallei*	Causa de melioidosis en humanos.
Chryseobacterium indologenes	*Flavobacterium indologenes* CDC IIb	Fenotípicamente similar a *Chryseobacterium gleum*. Indol positivo.
Comamonas terrigena	Varias especies de *Vibrio* E. Falsen grupo 10 *Aquasprillum aquaticum*	
Comamonas testosteroni	*Pseudomonas testosteroni* *Pseudomonas desmolytica* *Pseudomonas dacunhae* *Pseudomonas cruciviae*	
Cupriavidus pauculus	*Wautersia paucula* *Ralstonia paucula* Grupo IVc-2 de los CDC	Ureasa positivo rápido.
Delftia acidovorans	*Comamonas acidovorans* *Pseudomonas acidovorans* *Pseudomonas desmolytica* *Pseudomonas indoloxidans* *Achromobacter cystinovorum*	Reacción de indol naranja con el reactivo de Kovac debido a la producción de ácido antranílico a partir de triptona.
Elizabethkingia meningoseptica	*Chryseobacterium meningosepticum* *Flavobacterium meningosepticum* CDC IIa	Altamente patógena para recién nacidos prematuros. Indol positivo.
Empedobacter brevis	*Flavobacterium breve*	
Especies de *Flavobacterium*		Las especies humanas antes incluidas en el género *Flavobacterium* se reclasificaron como parte de un nuevo género o de otros. Las especies restantes están ampliamente distribuidas en el suelo y hábitats de agua dulce. No se encontró en muestras clínicas humanas. Todas son indol negativas.
Methylobacterium mesophilicum	*Pseudomonas mesophilica* *Pseudomonas methanica* *Vibrio extorquens* *Mycoplana rubra* *Protaminobacter* sp. *Chromobacterium* sp. *Beijerinckia* sp.	Bacilos de crecimiento lento, pigmentados de color rosa. No se tiñen bien, se muestran amorfos con muchas vacuolas sin teñir.
Moraxella atlantae	CDC M-3	
Moraxella lacunata	*Moraxella liquefaciens*	
Moraxella nonliquefaciens	*Bacillus duplex nonliquefaciens*	
Moraxella osloensis	*Mima polymorpha* var. *oxidans*	
Myroides odoratus *Myroides odoratimimus*	*Flavobacterium odoratum* CDC M-4F	Grandes colonias con tendencia a extenderse. Indol negativo, olor afrutado.
Neisseria elongata subsp. *nitroreducens*	*Moraxella* sp. M-6 CDC M-6	Catalasa negativo. Aislamientos clínicos asociados con endocarditis.
Neisseria weaveri	*Moraxella* sp. M-5 CDC M-5	Aislamientos clínicos asociados con mordeduras de perro.
Neisseria zoodegmatis	CDC EF-4b	Infecciones humanas asociadas con mordeduras de perro y gato.
Ochrobactrum anthropi	CDC Vd-1, Vd-2 *Achromobacter* spp. biotipos 1 y 2. *Achromobacter* grupos A, C, D	Sólo se aíslan de muestras clínicas humanas.
Oligella ureolytica	CDC IVe	Urea positiva rápida y fenilalanina desaminasa positiva.
Oligella urethralis	CDC M-4	Loa aislamientos clínicos provienen de infecciones de oído y vías genitourinarias.
Pandoraea	Género nuevo que comprende cinco especies	Aislado de muestras clínicas humanas (la mayoría pacientes con fibrosis quística), medio ambiente.

(*continúa*)

TABLA 7-1 Nomenclatura para bacilos gramnegativos no fermentadores (*continuación*)

Empleo actual	Designaciones anteriores	Comentarios
Paracoccus yeei	CDC EO-2	Da origen a células en forma de "O" con la tinción de Gram.
Pseudomonas aeruginosa	*Pseudomonas pyocyanea* *Bacterium aeruginosa*	Pertenece al grupo fluorescente, crece a 42 °C. El aislamiento clínico más frecuente. Olor a uva.
Pseudomonas fluorescens		Pertenece al grupo fluorescente, gelatina positivo. No crece a 42 °C.
Pseudomonas luteola	CDC Ve-1 *Chryseomonas luteola* *Chryseomonas polytricha*	Pigmentado de amarillo, oxidasa negativo, esculina positivo.
Pseudomonas mendocina	CDC Vb-2	
Pseudomonas oryzihabitans	CDC Ve-2 *Flavimonas oryzihabitans* *Pseudomonas lacunogenes*	Puede causar septicemia y endocarditis de válvula protésica. Pigmentado de amarillo, oxidasa negativo, esculina negativo.
Pseudomonas putida		Pertenece al grupo fluorescente, gelatina negativo. No crece a 42 °C.
Pseudomonas stutzeri	CDC Vb-1	Colonias arrugadas. Ubicuo en suelo y agua.
Psychrobacter phenylpyruvicus	*Psychrobacter phenylpyruvica* *Moraxella phenylpyruvica* Grupo M-2 de los CDC	Fenilalanina desaminasa positiva, crece a 4 °C, tolera concentraciones de NaCl de hasta 9%.
Ralstonia pickettii	*Burkholderia pickettii* *Pseudomonas pickettii* CDC Va-1, Va-2	Crecimiento lento, identificar las colonias después de 24 h en placa de agar sangre (BAP, *blood agar plate*). Rara vez asociado con infección. Urea positivo, algunas cepas catalasa negativas.
Ralstonia mannitolilytica	*Pseudomonas thomasii* (Va-3)	Manitol positivo.
Rhizobium radiobacter	*Agrobacterium radiobacter* *Agrobacterium tumefaciens* *Agrobacterium* biovariedad 1 CDC Vd-3	
Roseomonas sp.	"Grupo cocoide rosado" de los CDC	De color rosa, colonias a menudo mucoides, gramnegativas con tinción débil, bacilos cocoides, rollizos.
Shewanella putrefaciens *Shewanella algae*	*Pseudomonas putrefaciens* *Alteromonas putrefaciens* *Achromobacter putrefaciens* CDC Ib-1, Ib-2	H_2S positivo. *S. algae* es el aislamiento clínico humano predominante y requiere NaCl para su cultivo.
Sphingobacterium multivorum	*Flavobacterium multivorum* CDC IIk-2	Pigmento amarillo, oxidasa positivo, esculina positivo, manitol negativo, rara vez asociado con infección grave.
Sphingobacterium spiritivorum	*Flavobacterium spiritivorum* *Flavobacterium yabuuchiae* *Sphingobacterium versatilis* CDC IIk-3	Pigmento amarillo, oxidasa positivo, esculina positivo, manitol positivo. Las fuentes empleadas con mayor frecuencia para el aislamiento son sangre y orina.
Sphingomonas paucimobilis	*Pseudomonas paucimobilis* CDC IIk-1	Pigmento amarillo, oxidasa positivo, esculina positivo, crecimiento lento. Se encuentra en una gran variedad de muestras clínicas.
Stenotrophomonas maltophilia	*Xanthomonas maltophilia* *Pseudomonas maltophilia* Grupo I de los CDC	Oxidasa negativo, lisina y ADNasa positivo, puede aislarse de casi cualquier sitio clínico. Puede causar infecciones oportunistas.
Weeksella virosa	*Flavobacterium genitale* CDC IIf	Mucoide y viscoso. Difícil de retirar del agar. Cepas clínicas se asocian con infecciones urinarias y vaginales.

TABLA 7-2 Letras y números de los grupos bacterianos asignados por los CDC: sinónimos

Nombres de los CDC	Empleo actual	Nombres de los CDC	Empleo actual
I	*Stenotrophomonas maltophilia*	HB-5	*Pasteurella bettyae*
Ia	*Brevundimonas diminuta*	M-1	*Kingella kingae*
Ib-1	*Shewanella putrefaciens*	M-2	*Psychrobacter phenylpyruvicus*
Ib-2	*Shewanella algae*	M-3	*Moraxella atlantae*
IIa	*Elizabethkingia meningoseptica*	M-4	*Oligella urethralis*
IIb	*Chryseobacterium indologenes*	M-4f	*Myroides odoratus/odoratimimus*
IIc	Grupo IIc de los CDC	M-5	*Neisseria weaveri*
IId	*Cardiobacterium hominis*	M-6	*Neisseria elongata* subsp. *nitroreducens*
IIe	Grupo IIe de los CDC	TM-1	*Kingella denitrificans*
IIf	*Weeksella virosa*	DF	Fermentador disgónico
IIg	Grupo IIg de los CDC	DF-1	*Capnocytophaga ochracea*
IIh	Grupo IIh de los CDC		*Capnocytophaga gingivalis*
IIi	Grupo IIi de los CDC		*Capnocytophaga sputigena*
IIj	*Bergeyella zoohelcum*	DF-2	*Capnocytophaga canimorsus*
IIk-1	*Sphingomonas paucimobilis*	DF-2-like	*Capnocytophaga cynodegmi*
IIk-2	*Sphingobacterium multivorum*	DF-3	*Dysgonomonas capnocytophagoides*
IIk-3	*Sphingobacterium spiritivorum*	EO	Oxidantes eugónicos
IIIa, IIIb	*Achromobacter xylosoxidans*	EO-1	*Burkholderia cepacia*
IVa	*Bordetella bronchiseptica*	EO-2	*Paracoccus yeei*
IVb	*Bordetella parapertussis*	EO-3	Sin nombre
IVc	Sin nombre	EO-4	Sin nombre
IVc-2	*Cupriavidus pauculus*	EO-5	Sin nombre
IVd	Grupo 2 similar a *Pseudomonas*	EF	Fermentador eugónico
IVe	*Oligella ureolytica*	EF-1	Grupo 2 similar a *Pseudomonas*
Va-1	*Ralstonia pickettii*	EF-3	*Vibrio vulnificus*
Va-2	*Ralstonia pickettii*	EF-4a	*Neisseria animaloris*
Va-3	*Ralstonia mannitolilytica*	EF-4b	*Neisseria zoodegmatis*
Vb-1	*Pseudomonas stutzeri*	EF-5	*Photobacterium damsela*
Vb-2	*Pseudomonas mendocina*	EF-6	*Vibrio fluvialis*
Vb-3	Similar a *Pseudomonas stutzeri*	EF-9	*Tatumella ptyseos*
Vc	*Achromobacter denitrificans*	EF-13	*Vibrio hollisae*
Vd-1	*Ochrobactrum anthropi*	EF-19	*Comamonas terrigena*
Vd-2	*Ochrobactrum anthropi*	EF-26	Especies similares a *Bordetella*
Vd-3	*Rhizobium radiobacter*	NO	No oxidante
Ve-1	*Pseudomonas luteola*	NO-1	Grupo NO-1 de los CDC
Ve-2	*Pseudomonas oryzihabitans*	NO-2	*Bordetella holmesii*
VI	*Alcaligenes faecalis*	WO	Oxidante débil
HB-1	*Eikenella corrodens*	WO-1	Sin nombre
HB-2	*Aggregatibacter aphrophilus*	WO-2	*Pandoraea* spp.
HB-3,4	*Aggregatibacter actinomycetemcomitans*		

Mientras más información se acumula, la reclasificación de bacterias entre géneros y especies y la creación de nuevas designaciones debe aceptarse como parte del progreso científico. Los estudios de homología del ADN con frecuencia desempeñan un papel más importante en la clasificación final de las bacterias que un esquema basado sólo en las características fenotípicas. Por ejemplo, dentro del género *Pseudomonas*, ahora se reconocen diversas biovariedades y patovariedades, clasificadas de acuerdo con el ARN ribosómico (ARNr) y las homologías del ADN.[814] Surgieron métodos de secuenciación total y parcial del ARNr 16S como herramientas útiles para la identificación de microorganismos fenotípicamente aberrantes.[207] Debido a la creciente diversidad microbiana y la aparición de patógenos frecuentes con características fenotípicas raras o únicas, y la identificación de nuevos patógenos con fenotipos definidos de manera incompleta, más laboratorios se basan en una combinación de métodos fenotípicos y genotípicos para informar una identificación exacta de muchas bacterias.[843] En años recientes, la espectrofotometría de masas de tiempo de vuelo por desorción/ionización láser asistida por matriz (MALDI-TOF MS, *matrix-assisted laser desorption/ionization time-of-flight mass spectometry*) se adaptó para emplearse en laboratorios de microbiología, donde sirve como un método para cambiar el paradigma, rápido y amplio, en la identificación microbiana precisa.[200,828,1028] Sin embargo, el capital inicial requerido para comprar una unidad de espectrometría de masas atrasará la implementación de esta tecnología y, por lo tanto, durante la próxima década probablemente se seguirán utilizando perfiles fenotípicos como los resultantes de la tinción de Gram, morfologías de las colonias, requerimientos de crecimiento y actividades enzimáticas o metabólicas, mediante pruebas fenotípicas como las descritas en este capítulo. Los microbiólogos también deben mantenerse actualizados sobre los cambios en la nomenclatura bacteriana para que los nombres se puedan utilizar en la práctica cotidiana y los datos reunidos de varias investigaciones que empleen designaciones anteriores no se malinterpreten.

PARTE I. METABOLISMO DE LOS NO FERMENTADORES

Las bacterias que derivan su energía de compuestos orgánicos se conocen como **quimiorganótrofos**. La mayoría de las bacterias encontradas en la medicina clínica obtienen energía de la utilización de hidratos de carbono por una de varias vías metabólicas. La detección y medida de diferentes productos metabólicos son necesarias para identificar especies bacterianas que pueden ser la causa de enfermedades infecciosas. Algunas bacterias, como los miembros del género *Moraxella*, no metabolizan hidratos de carbono, sino más bien derivan energía de la degradación de otros compuestos orgánicos, como aminoácidos, alcoholes y ácidos orgánicos. Algunas bacterias de vida libre, como los grupos de fijación de nitrógeno o aquellos capaces de oxidar azufre o hierro, pueden derivar energía a partir de sustancias inorgánicas simples. Los llamados **quimiolitótrofos** rara vez están implicados como causas de enfermedad en los humanos.

El espacio en este libro de texto permite sólo un breve resumen de las vías metabólicas utilizadas por los no fermentadores, lo suficiente para obtener una comprensión operativa de términos como *aerobios*, *anaerobios*, *fermentación* y *oxidación*. Estos procesos metabólicos no sólo definen el nicho taxonómico de las bacterias, sino también determinan las pruebas y procedimientos utilizados en la identificación de laboratorio de los microorganismos. Para mayor información, deben consultarse los libros

de texto de Doelle[288] y Thimann[1070] sobre fisiología y metabolismo bacteriano, y el texto de MacFaddin[674] proporciona una revisión de la bioquímica de las diferentes pruebas y reacciones que se emplean al realizar identificaciones.

Metabolismo oxidativo y fermentativo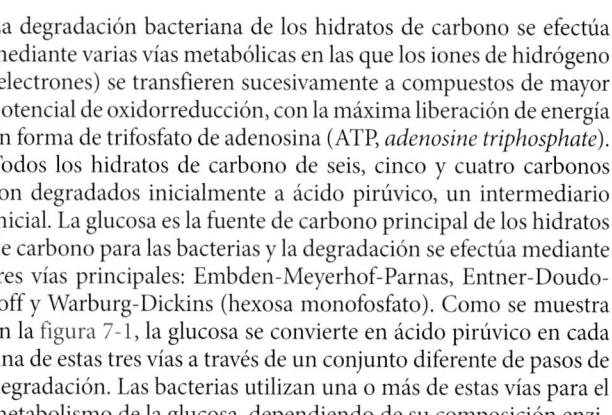

La degradación bacteriana de los hidratos de carbono se efectúa mediante varias vías metabólicas en las que los iones de hidrógeno (electrones) se transfieren sucesivamente a compuestos de mayor potencial de oxidorreducción, con la máxima liberación de energía en forma de trifosfato de adenosina (ATP, *adenosine triphosphate*). Todos los hidratos de carbono de seis, cinco y cuatro carbonos son degradados inicialmente a ácido pirúvico, un intermediario inicial. La glucosa es la fuente de carbono principal de los hidratos de carbono para las bacterias y la degradación se efectúa mediante tres vías principales: Embden-Meyerhof-Parnas, Entner-Doudoroff y Warburg-Dickins (hexosa monofosfato). Como se muestra en la figura 7-1, la glucosa se convierte en ácido pirúvico en cada una de estas tres vías a través de un conjunto diferente de pasos de degradación. Las bacterias utilizan una o más de estas vías para el metabolismo de la glucosa, dependiendo de su composición enzimática y la presencia o falta de oxígeno.

Vía de Embden-Meyerhof-Parnas

Como la glucosa se degrada sin oxígeno, la vía de Embden-Meyerhof-Parnas (EMP), también llamada vía **glicolítica** o **anaerobia**, es utilizada principalmente por las bacterias anaerobias y, hasta cierto punto, también por las bacterias anaerobias facultativas. Los pasos intermedios de la vía EMP incluyen la fosforilación inicial de la glucosa, la conversión a fructosa fosfato y la escisión para formar dos moléculas de gliceraldehído fosfato que, a través de una serie de pasos intermedios (no mostrados en la fig. 7-1), producen ácido pirúvico. La vía EMP se describe con mayor detalle en el capítulo 6.

Históricamente, la vía EMP también se ha llamado *vía fermentativa*. La fermentación y el metabolismo anaerobio se consideran sinónimos, ya que Pasteur demostró que los ácidos y alcoholes son los principales productos finales de la degradación de los hidratos de carbono cuando el oxígeno es excluido del sistema. Según un concepto actual, se dice que el metabolismo fermentativo existe en un sistema glicolítico cuando los compuestos orgánicos sirven como aceptor final de átomos de hidrógeno (electrones). Así, como se muestra en la vía EMP que se indica en la columna izquierda de la figura 7-1, el ácido pirúvico actúa como un aceptor de hidrógeno intermedio, pero después se oxida al donar sus iones de hidrógeno al lactato de sodio para formar ácido láctico y otras sales orgánicas a fin de producir uno de varios ácidos llamados *mixtos*. Estos ácidos son los productos finales del metabolismo de la glucosa por la vía EMP, responsable de la caída en el pH en las pruebas de fermentación utilizadas para la identificación de las bacterias. Las bacterias que poseen sistemas enzimáticos apropiados pueden degradar aún más estos ácidos mixtos en alcoholes, CO_2 u otros compuestos orgánicos.

Aunque estos principios bioquímicos parecen ya retirados hasta cierto punto del trabajo cotidiano del laboratorio, los microbiólogos deben tener una comprensión básica del metabolismo bacteriano al diseñar o interpretar los procedimientos de prueba que comparan la fermentación con la oxidación. La fermentación debe determinarse en los sistemas de prueba que excluyen al oxígeno. Los productos de la glucólisis formados

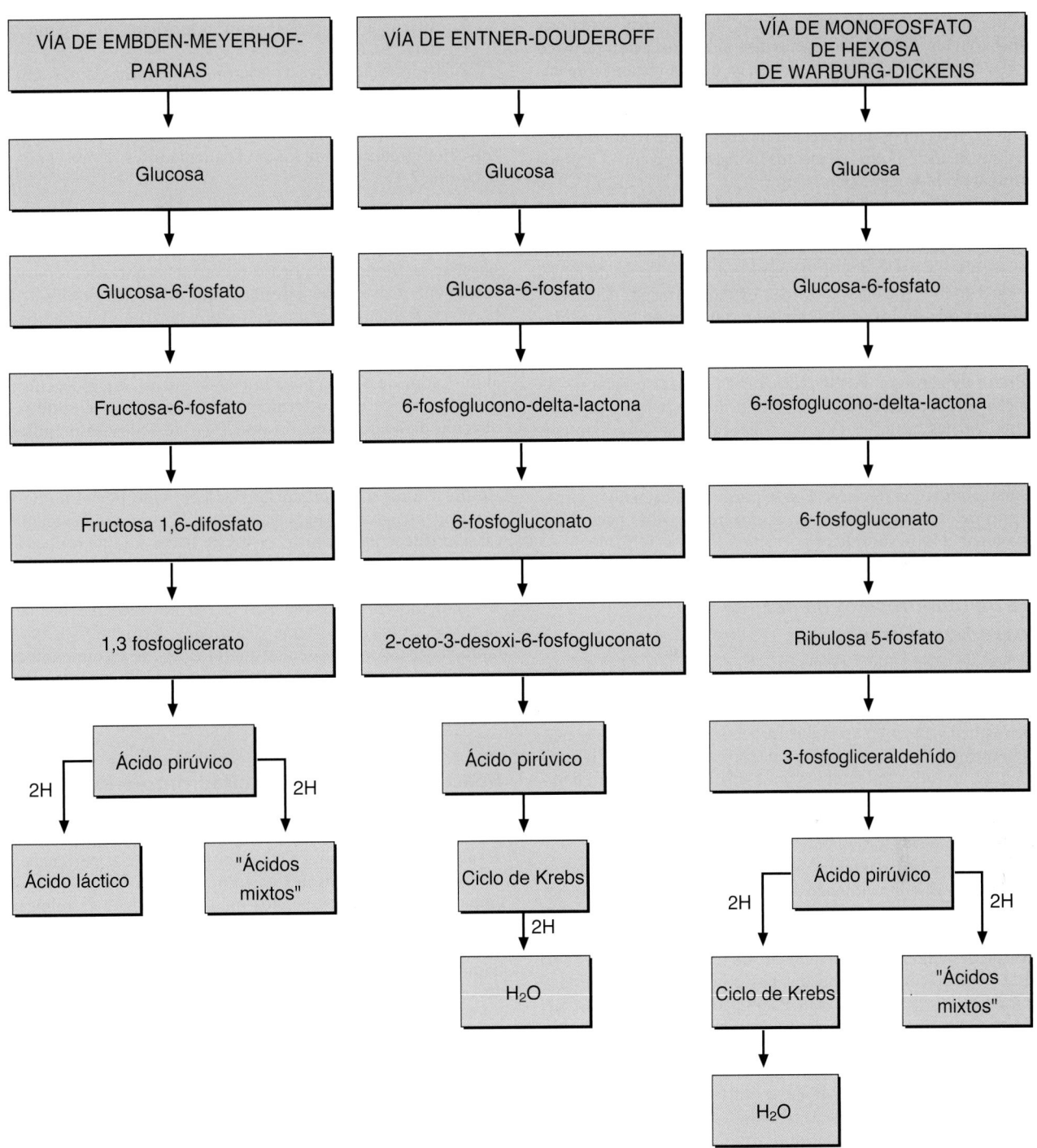

VÍA DE EMBDEN-MEYERHOF-PARNAS	VÍA DE ENTNER-DOUDEROFF	VÍA DE MONOFOSFATO DE HEXOSA DE WARBURG-DICKENS
Glucosa	Glucosa	Glucosa
Glucosa-6-fosfato	Glucosa-6-fosfato	Glucosa-6-fosfato
Fructosa-6-fosfato	6-fosfoglucono-delta-lactona	6-fosfoglucono-delta-lactona
Fructosa 1,6-difosfato	6-fosfogluconato	6-fosfogluconato
1,3 fosfoglicerato	2-ceto-3-desoxi-6-fosfogluconato	Ribulosa 5-fosfato
Ácido pirúvico	Ácido pirúvico	3-fosfogliceraldehído
Ácido láctico / "Ácidos mixtos" (2H / 2H)	Ciclo de Krebs → H_2O (2H)	Ácido pirúvico
		Ciclo de Krebs → H_2O / "Ácidos mixtos" (2H / 2H)

■ **FIGURA 7-1** Vías metabólicas para la degradación bacteriana de la glucosa.

mediante fermentación tienen una acidez relativamente fuerte, la cual es detectada de manera sencilla por los indicadores de pH, y pueden generar grandes cantidades de gas. Esto no es cierto para la vía de Entner-Doudoroff.

Vía de Entner-Doudoroff

La vía de Entner-Doudoroff (ED) también se denomina *vía aerobia* porque se necesita oxígeno para que tenga lugar la glucólisis. Se debe observar en la columna del centro de la figura 7-1 que la glucosa no se convierte en dos moléculas de carbono triosa como en la vía EMP; por el contrario, es oxidada a 6-fosfogluconato y 2-ceto-3-desoxi-6-fosfogluconato antes de formar el ácido pirúvico. Algunas bacterias utilizan vías de derivación a través de las cuales la glucosa se oxida directamente en ácido glucurónico y cetoglucurónico sin un paso inicial de fosforilación. En cualquier caso, se forma el ácido pirúvico intermedio. "Oxidación" se refiere más a la manera en que el ácido pirúvico transfiere sus iones de hidrógeno, que a la vía por la cual se forma. Como carecen de las enzimas deshidrogenasas necesarias para oxidar el ácido pirúvico a ácido láctico u otros ácidos "mixtos", las bacterias oxidativas transfieren los iones de hidrógeno disponibles del ácido pirúvico en el ciclo de Krebs, donde los iones, en última instancia, se enlazan con el oxígeno elemental para formar agua. Así, el *metabolismo oxidativo de los hidratos de carbono* se define actualmente como las reacciones de obtención de energía que requieren oxígeno molecular (u otros elementos inorgánicos) como el aceptor terminal del hidrógeno (electrón).

Esta diferencia en el metabolismo requiere abordajes alternos y prácticos para la identificación de bacterias oxidativas y fermentativas. Los ácidos que se forman en la vía de ED (ácido glucurónico y sus derivados) y los producidos en el ciclo de Krebs (ácido cítrico y sus derivados) son extremadamente débiles en comparación con los ácidos mixtos resultantes de la fermentación. Como el producto final del metabolismo oxidativo es agua, los microorganismos oxidantes no forman gas a partir de los hidratos de carbono. Por lo tanto, deben utilizarse sistemas de prueba con detectores más sensibles de la producción de ácido al estudiar las bacterias oxidantes, los cuales se describen con detalle más adelante en este capítulo. Los sistemas de prueba diseñados para detectar la producción de ácido de las bacterias fermentadoras con frecuencia no se pueden aplicar a microorganismos oxidantes que sintetizan ácidos insuficientes para hacer reaccionar el indicador de pH.

Vía de monofosfato de hexosa de Warburg-Dickens

Las bacterias anaerobias facultativas tienen la capacidad de crecer en la superficie de una placa de agar en presencia de oxígeno o en un ambiente anaerobio. El hecho de que un microorganismo pueda crecer en un ambiente aerobio no significa necesariamente que el oxígeno se utilice de forma metabólica. En otras palabras, no todos los aerobios son oxidativos. El término *aerotolerante* es más apropiado para las bacterias no oxidantes que son capaces de crecer en presencia de oxígeno, pero que crecen mejor en un ambiente anaerobio.

Muchos de los anaerobios facultativos pueden utilizar la vía EMP o la vía ED, dependiendo de las condiciones ambientales en las que son cultivados. La vía de monofosfato de hexosa (HMP, *hexose monophosphate*), como se muestra en la columna de la derecha de la figura 7-1, es realmente un híbrido de las vías EMP y ED. Se debe considerar que los pasos iniciales en la degradación de la glucosa en la vía HMP son paralelos a la vía ED; sin embargo, más adelante, en el esquema HMP, el gliceraldehído 3-fosfato se forma como precursor del ácido pirúvico, similar a la vía EMP. Estas bacterias muestran ser fermentadoras en sistemas de prueba, aunque la vía EMP no se utiliza de manera estricta.

Véase en la figura 7-1 que la ribulosa 5-fosfato es el precursor de la formación de gliceraldehído 3-fosfato en la vía HMP. La ribulosa es una pentosa y, por esta razón, la vía HMP se conoce también como el *ciclo de la pentosa*. Es la vía principal por la que una variedad de especies bacterianas metabolizan las pentosas.

Claves iniciales de que un aislamiento desconocido es un no fermentador

El microbiólogo puede sospechar que un bacilo gramnegativo desconocido es un miembro del grupo no fermentador, mediante la observación de una o más de las siguientes características:

1. Ausencia de pruebas para la fermentación de glucosa (lám. 7-1A).
2. Reacción positiva a citocromo-c-oxidasa (lám. 7-1B).
3. No crecen en agar de MacConkey (lám. 7-1C).

Las características adicionales utilizadas para hacer la identificación preliminar de los no fermentadores se presentan en la lámina 7-1.

Falta de evidencia de fermentación de glucosa

Los ácidos producidos por los no fermentadores son considerablemente más débiles que los ácidos mixtos derivados de las bacterias fermentadoras; por lo tanto, el pH en los medios de prueba de fermentación en los que se cultiva un no fermentador puede no disminuir lo suficiente como para hacer reaccionar al indicador de pH. La pista inicial de que un microorganismo desconocido es un no fermentador suele ser la falta de producción de ácido en medio de KIA o de TSI, y se manifiesta en cada caso como un pico de flauta (agar inclinado) alcalino (rojo) y un fondo alcalino (lám. 7-1A). Al inicio, es importante clasificar a un microorganismo desconocido por el modo en que utiliza la glucosa para seleccionar el conjunto correcto de características bioquímicas, a fin de hacer una identificación definitiva. Los microbiólogos que emplean kits de identificación comerciales y evitan la inoculación del microorganismo desconocido en tubos con KIA o TSI no pueden saber si se va a seleccionar un sistema oxidativo o fermentativo. Por lo tanto, antes de crear sistemas diferenciales, se recomienda que la característica oxidativa-fermentativa (OF) de todos los aislamientos desconocidos de bacilos gramnegativos se determine inoculando la porción inclinada del KIA o TSI.

Reacción positiva de la citocromo-c-oxidasa

Se puede sospechar que toda colonia de un bacilo gramnegativo que crece en el agar sangre u otros medios primarios de aislamiento, positiva a citocromo-c-oxidasa, pertenece al grupo de microorganismos no fermentadores (lám. 7-1B). Sin embargo, no todos los bacilos oxidasa positivos gramnegativos son no fermentadores. Por lo tanto, todavía se debe medir el modo de utilización de la glucosa (otra vez demostrando la importancia de preparar un tubo de KIA o TSI). Los cultivos de fermentadores oxidasa positivos, como los de especies de *Pasteurella*, especies de *Aeromonas*, especies de *Plesiomonas*, especies de *Vibrio* y otros, se pueden confundir con no fermentadores, haciendo más difícil la labor de identificación. En el protocolo 1-5 se detalla el procedimiento para llevar a cabo la prueba de la citocromo-c-oxidasa. Con el propósito de evaluar la actividad de oxidasa de los microorganismos no fermentadores, los CDC recomiendan el empleo de una solución acuosa al 0.5% de clorhidrato de tetrametil-*p*-fenilenodiamina. Esta solución tiene una vida útil de una semana si se almacena en una botella oscura en el refrigerador a 4-10°C. Unas cuantas gotas de este reactivo pueden utilizarse para sumergir la superficie del medio agar en el que se cultivan las colonias de bacterias. El desarrollo de un color azul en pocos segundos indica que se trata de una prueba positiva. Las reacciones negativas pueden confirmarse mediante el método de Kovac, más sensible, en el cual un asa llena de microorganismos se mezcla con unas gotas de reactivo en un pedazo de papel de filtro (lám. 7-1B). El desarrollo de un color azul oscuro en 10 s indica que la prueba es positiva.

Falta de crecimiento en agar de MacConkey

Aunque todos los miembros de *Enterobacteriaceae* crecen en agar de MacConkey, algunos no fermentadores no crecen en este medio. Por lo tanto, un bacilo gramnegativo que crece en agar sangre, pero que crece mal o no crece en agar de MacConkey, debe sospecharse que pertenece al grupo de los no fermentadores. Sin embargo, estas directrices están lejos de ser absolutas, ya que muchos de los bacilos gramnegativos con requerimientos nutricionales especiales tampoco crecen en agar de MacConkey. La capacidad de las bacterias de crecer en dicho medio se determina mediante la inspección con luz reflejada de la superficie de las placas que se inocularon y después se incubaron durante 24-48 h. Los microorganismos que crecen bien producen colonias de 3 mm de diámetro o más y se observan con facilidad. Las cepas con crecimiento insuficiente producen colonias puntiformes ampliamente dispersas, pequeñas o sin ningún crecimiento (lám. 7-1C).

Pruebas utilizadas en la identificación de no fermentadores

Utilización de glucosa

Los medios de cultivo más convencionales diseñados para detectar la producción de ácido de las bacterias fermentadoras, como las *Enterobacteriaceae*, no son adecuados para el estudio de bacilos no fermentadores. No permiten el cultivo de muchas variedades, y los ácidos que se generan son a menudo demasiado débiles para hacer reaccionar el indicador de pH. Hugh y Leifson[494] fueron los primeros en diseñar un medio OF adecuado a las propiedades metabólicas de los bacilos no fermentadores, como se indica en el protocolo 7-1.

Conviene observar que el medio de Hugh-Leifson contiene peptona al 0.2% y 1.0% de hidratos de carbono; por lo tanto, la proporción de peptona y de hidratos de carbono es de 1:5, en contraste con la proporción 2:1 en los medios utilizados para la fermentación de hidratos de carbono. La disminución de peptona reduce la formación de productos de oxidación a partir de aminoácidos, los cuales tienden a aumentar el pH del medio y pueden neutralizar los ácidos producidos por los bacilos no fermentadores. Por el contrario, el aumento en la concentración de hidratos de carbono incrementa la producción de ácido por parte del microorganismo. La consistencia semisólida del agar, el uso de azul de bromotimol como indicador de pH y la inclusión de una pequeña cantidad de solución amortiguadora de difosfato están diseñados todos para mejorar la detección de ácido.

Para realizar la prueba, se necesitan dos tubos de cada medio de hidratos de carbono. El medio en un tubo se expone al aire y el otro es cubierto con aceite mineral estéril o parafina derretida (fig. 7-2). Los microorganismos oxidantes producen ácido en el tubo abierto expuesto al oxígeno atmosférico, mientras los microorganismos fermentadores generan ácido en ambos tubos, y las bacterias no sacarolíticas son inertes en este medio, que conserva un pH alcalino después de la incubación. La lámina 7-1D muestra la reacción de un no fermentador oxidante; se muestra el color amarillo de la producción de ácido sólo en el tubo abierto.

La prueba OF tiene limitaciones. Los bacilos no fermentadores de crecimiento lento pueden no producir cambios de color durante varios días y las especies que sintetizan amidas de aminoácidos pueden provocar reacciones de ácido débiles que

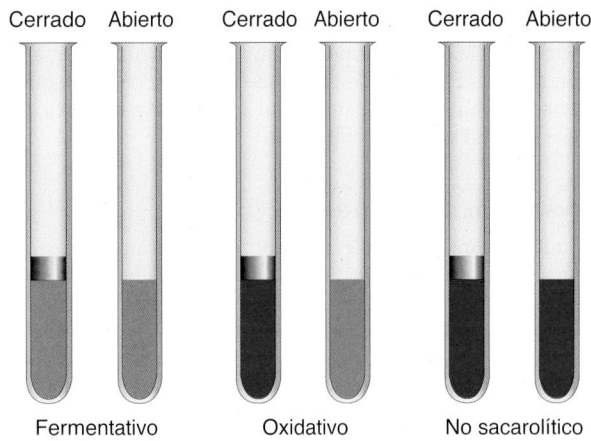

■ FIGURA 7-2 Prueba oxidativa-fermentativa (OF). Los microorganismos fermentadores producen ácido tanto en los tubos cerrados como en los abiertos (*rosa claro*); los microorganismos oxidantes generan ácido en el tubo abierto. Los microorganismos asacarolíticos que no utilizan hidratos de carbono no producen ningún cambio en ninguno de los tubos. Es importante que la fórmula de Hugh-Leifson se siga de manera rigurosa al realizar la prueba OF (protocolo 7-1).

revierten con el tiempo; de este modo se confunde la interpretación final.

Motilidad

Un medio de agar semisólido para detectar la motilidad de los microorganismos fermentadores puede no ser adecuado para las especies no fermentadoras que crecen sólo en la superficie del agar. Si se utiliza un medio de agar semisólido para bacilos no fermentadores, se inoculan con aguja sólo los 4 mm de la parte superior del medio y se realiza una lectura inicial dentro de 4-6 h. Muchas cepas inmóviles de bacilos no fermentadores muestran sólo una tenue nebulosidad temprana cerca de la superficie del agar, que tiende a desaparecer con la incubación prolongada. Las lecturas deben hacerse otra vez a las 24 y 48 h para detectar la motilidad de las cepas de crecimiento lento. La incubación a 25 °C aumenta la motilidad de algunas cepas. Se encontró que un medio Remel de motilidad B con tetrazolio (Thermo Scientific, Lenexa, KS) funciona particularmente bien para demostrar la motilidad con los bacilos no fermentadores (lám. 7-1E).

La preparación de gota colgante puede ser más precisa en la detección de la motilidad de muchas especies de bacilos no fermentadores. En esta técnica, un asa llena de un caldo de cultivo con crecimiento activo de 6-24 h, incubado a 25 °C, se coloca en el centro del cubreobjetos número 1, el cual se invierte y suspende sobre la concavidad de un portaobjetos de depresión. Un abordaje más práctico (preferido por el autor) consiste en extraer una pequeña cantidad de cultivo de la superficie de la placa de agar sangre (*blood agar plate*) durante 18-24 h y aplicarla a la superficie de un portaobjetos de vidrio seco. Se añade una gota de solución salina al inóculo sobre el portaobjetos y se coloca un cubreobjetos sobre la gota. En cualquiera de los métodos, los microorganismos se observan bajo un objetivo de 40× con luz reducida en busca de la motilidad. La motilidad verdadera debe diferenciarse del movimiento browniano o el flujo del líquido debajo del cubreobjetos.

Las bacterias móviles muestran un movimiento direccional y cambian en la posición relativa entre sí; cuando el movimiento browniano es la causa del movimiento, mantienen la misma posición relativa. El uso de tinción flagelar (protocolo 7-2), que se describe más adelante en este capítulo, también es útil para diferenciar ciertas especies móviles (fig. 7-3).[202,623]

Producción de pigmentos

Los microorganismos no fermentadores producen algunos pigmentos, y varios resultan útiles al llevar a cabo la identificación de las especies (lám. 7-1F). Entre los pigmentos insolubles en agua se incluyen los carotenoides (amarillo anaranjado), violaceína (violeta o púrpura) y fenazinas (rojo, marrón, amarillo), los cuales aportan colores característicos a las colonias. Entre los pigmentos solubles en agua y difusibles se incluyen la fluoresceína (pioverdina), piocianina, piorrubina, melanina y varios otros subproductos pigmentados que decoloran el medio de cultivo. Los medios "Tech" y "Flo"[569] se desarrollaron para mejorar la formación de los pigmentos solubles en agua piocianina y pioverdina (lám. 7-1G). Estos medios poseen peptonas especiales y una concentración mayor de iones de magnesio y sulfato para mejorar la producción de pigmento. King y cols.[569] encontraron que el tipo de peptona que se utiliza en el medio basal afecta de manera notoria la producción de pigmento. La peptona Bacto® (Difco Laboratories, Detroit, MI) demostró ser superior en la producción de piocianina, pero tuvo un efecto inhibitorio sobre la fluoresceína; al contrario, la proteosa peptona 3® (Difco) mejora la producción de fluoresceína e inhibe la formación de piocianina. Un aumento en la concentración de fosfato provoca mayor producción de fluoresceína, pero disminuye la de piocianina. La síntesis de pigmento también puede mejorar al cultivar microorganismos en medios de cultivo que contienen gelatina, papa (patata) o leche, así como con la incubación a 25-30 °C. La pioverdina puede demostrarse en agar Flo mediante la observación de fluorescencia bajo luz ultravioleta (con lámpara de Wood) o por la aparición de un pigmento amarillo en los medios en luz visible (láms. 7-1G y H).

Hidrólisis de urea

La hidrólisis de urea se presenta con detalle en el protocolo 6-6. Como muchos de los no fermentadores que escinden la urea requieren medios enriquecidos para su cultivo, se utilizan medios inclinados de agar urea de Christensen. Se pueden obtener resultados positivos con mayor rapidez si se usa un inóculo abundante. Las especies bacterianas, como *Bordetella bronchiseptica*, que escinden la urea ávidamente pueden producir un cambio a color rojo en un período de 4 h; los de reacción débil pueden requerir hasta 48 h antes de que se pueda visualizar una prueba positiva. La aparición de un tono débil, tardío, rosado en la parte superior inclinada del medio probablemente indica degradación de aminoácidos inespecíficos y debe leerse como un resultado negativo (lám. 7-2A).

Reducción de nitrato

Los principios y procedimientos básicos para realizar la prueba de reducción de nitratos se presentan en el protocolo 6-2. La reducción de nitrato a nitrito es sólo el primer paso en un proceso bioquímico utilizado por algunos microorganismos para liberar oxígeno: un aceptor de hidrógeno final en el punto final del metabolismo oxidativo. La prueba de reducción del nitrato para no fermentadores se realiza de manera similar a la de otros microorganismos. El criterio de valoración es la aparición de un color rojo al añadir ácido sulfanílico y α-naftilamina a un cultivo de toda la noche en un medio que contiene nitrato. Si no se desarrolla un color rojo, el nitrato no se ha reducido o

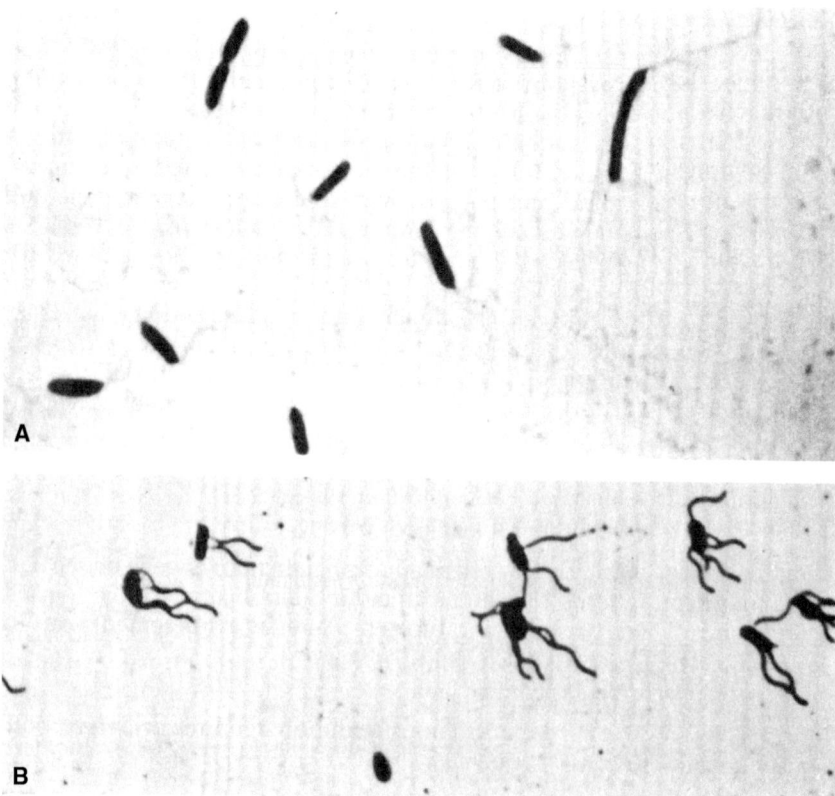

■ **FIGURA 7-3** Bacterias teñidas con colorantes flagelares. **A.** Tinción flagelar positiva de bacilos con flagelo polar (aumento original, 900×). **B.** Tinción flagelar positiva de bacilos con presencia de flagelos peritricos (aumento original, 900×).

la reducción ha procedido más allá de la etapa de nitrito a la formación de otros compuestos o al gas nitrógeno (desnitrificación). La aparición de un color rojo al añadir una pequeña cantidad de cinc en polvo indica la presencia residual de nitratos, lo cual denota un resultado negativo; la ausencia de color indica que el nitrato se redujo a compuestos distintos de nitritos (generalmente nitrógeno), lo que demuestra que la prueba original fue positiva.

Desnitrificación de nitratos y nitritos

Algunos no fermentadores tienen la capacidad de reducir los nitratos o nitritos (o ambos) a nitrógeno gaseoso (protocolo 7-3). Se puede utilizar caldo nitrato-nitrito, con un tubo Durham invertido o con un agar inclinado. Como los medios no contienen hidratos de carbono, cualquier gas que se forma se deriva de nitrato o nitrito, lo cual indica una prueba positiva de la desnitrificación. La prueba de caldo se interpreta con mayor facilidad, pues la acumulación de gas dentro del tubo Durham invertido se visualiza de manera sencilla. En los agares inclinados, la acumulación de burbujas de gas, generalmente en las profundidades del fondo, representa un resultado positivo. La mayoría de los medios para desnitrificación contienen nitratos y nitritos. En raras ocasiones (p. ej., en la identificación de *Alcaligenes faecalis*, que desnitrifica nitritos, pero no nitratos), pueden requerirse pruebas de desnitrificación separadas. Se encuentran disponibles medios de combinación de fluorescencia-desnitrificación o fluorescencia-lactosa-desnitrificación; sin embargo, las reacciones pueden variar de las que se producen en los medios recomendados por los CDC (lám. 7-2B).

Producción de indol

Los principios básicos y el procedimiento para la determinación de la producción de indol se presentan en el protocolo 1-4. Se pueden requerir modificaciones menores si se detecta que ciertos no fermentadores muestran una reacción débil a la producción de indol. Puede requerirse un medio enriquecido que contenga triptófano, por lo general en caldo infusión de corazón. Como algunos no fermentadores forman sólo pequeñas cantidades de indol, puede ser útil la extracción de los medios de cultivo mediante capas de una pequeña cantidad de xileno o cloroformo en la superficie. Se debe tener cuidado de añadir sólo una pequeña cantidad de solvente de extracción porque incluso una dilución mínima puede disminuir la concentración de indol por debajo de la sensibilidad de detección de los reactivos de Ehrlich o Kovac. La aparición de un color fucsia en la interfase de la superficie del medio (o el solvente de extracción) con el reactivo indica que se formó indol y constituye un resultado positivo. Un microorganismo, *Delftia (Comamonas) acidovorans*, produce una reacción de indol distintiva de color "naranja calabaza" a causa de la formación de ácido antranílico, en lugar de indol, a partir del triptófano (lám. 7-2C).[705]

Descarboxilación

El método Møller para la detección de la descarboxilación de un aminoácido (descrito en el cap. 6) se basa en un cambio en el pH. El desarrollo de un color púrpura alcalino en el medio de prueba, después de la inoculación con el microorganismo de prueba y la incubación a 35 °C durante 24-48 h, constituye un resultado positivo (protocolo 6-7). Muchos no fermentadores muestran sólo actividad débil de la descarboxilasa y pueden producir aminas insuficientes para hacer reaccionar al sistema

de indicadores de pH. Este defecto potencial en el método de Møller puede superarse utilizando sólo pequeñas cantidades de sustratos (1-2 mL) y un gran inóculo de microorganismos precultivados en el que ya se acumuló una concentración alta de enzimas. También se incrementa la sensibilidad de detección superponiendo el medio de cultivo con 4 mm de vaselina. Es fundamental utilizar sustratos de control, libres de aminoácidos, sin inocular, para comparar las reacciones de color. La conversión inicial del medio a un color amarillo a medida que los ácidos se acumulan a partir de la pequeña cantidad de glucosa en el medio no se observa con los no fermentadores; en contraste, se leen las reacciones de punto final comparando las reacciones de color púrpura alcalino fuerte con el tono azul verde más claro de los controles (lám. 7-2D). Los tubos deben incubarse a 35 °C hasta cinco días antes de interpretar la reacción como negativa. Otros sistemas que utilizan el reactivo ninhidrina como indicador pueden ser más sensibles en la detección de actividad de la decarboxilasa porque el compuesto reacciona de manera directa con las aminas para formar un color púrpura.

Hidrólisis de esculina

La hidrólisis de esculina se utiliza sobre todo como una característica diferencial para distinguir entre las dos especies de *Brevundimonas* y algunas de las seudomonas pigmentadas de amarillo. Se recomienda un medio de esculina sin bilis para la prueba de los no fermentadores, porque la bilis inhibe algunas de estas especies. Los tubos inclinados de agar esculina se inoculan con la cepa desconocida y se incuban a 35 °C durante 24-48 h. La esculina en el medio presenta fluorescencia cuando se observa con lámpara de Wood. Cuando se hidroliza la esculina, el medio se vuelve rojizo negro y la fluorescencia se pierde, lo cual indica un resultado positivo (lám. 7-2E y protocolo 7-4).

Tinciones de flagelos

Aunque por lo general no son necesarias, las tinciones flagelares son ocasionalmente útiles en la identificación de algunos bacilos no fermentadores móviles, en particular cuando las reacciones bioquímicas son débiles o ambiguas.

Método de Leifson. Se pueden obtener resultados fiables si se utiliza la técnica de tinción de Leifson, la cual se describe en el protocolo 7-2, si las consideraciones descritas en el recuadro 7-1 reciben suficiente atención.[202,623]

Método de Ryu. También se recomienda hacer uso de la tinción de flagelos de Ryu, que es fácil de realizar y ofrece buenos resultados.[582,936] El procedimiento para este método se presenta en el protocolo 7-2.

Técnica de montaje húmedo. Heimbrook y cols.[432] describieron el empleo de la técnica de montaje húmedo de Mayfield e Innis[716] y la tinción de Ryu[936] como una forma rápida y sencilla de tinción de flagelos. En este abordaje, las bacterias de prueba se cultivan en un medio no inhibitorio durante 16-24 h. Primero se realiza una suspensión ligeramente turbia tocando con un palillo aplicador o un alambre una colonia en la placa; después se toca una gota de agua sobre un portaobjetos. Se coloca un cubreobjetos sobre la gota y el portaobjetos se examina en busca de células móviles. Después de 5-10 min o cuando la mitad de las células se unen al portaobjetos o cubreobjetos de vidrio, dos gotas de la tintura de Ryu (protocolo 7-2) se aplican en el borde del cubreobjetos y se permite que fluyan bajo el cubreobjetos por

Consideraciones durante la preparación de una tinción de Leifson

1. Los portaobjetos deben estar escrupulosamente limpios. Los portaobjetos se deben remojar en dicromato ácido o alcohol ácido (ácido clorhídrico concentrado en alcohol etílico al 95%) durante 3-4 días. La limpieza final puede hacerse inmediatamente antes de emplear los portaobjetos calentándolos en la llama azul de un mechero de Bunsen.
2. Las bacterias deben cultivarse en un medio libre de hidratos de carbono. Un pH bajo puede inhibir la formación de flagelos y cualquier formación de ácido en el medio puede resultar perjudicial. Debe mantenerse el pH de la solución de tinción a 5.0 o superior.
3. Las bacterias deben teñirse durante la fase activa de crecimiento exponencial, generalmente dentro de 24 o 48 h. Puede requerirse la incubación a temperatura ambiente durante 24-48 h para promover el completo desarrollo de flagelos en algunas especies.
4. Debe tenerse cuidado de no transferir agar al portaobjetos porque puede interferir en la reacción de tinción. Lavar las bacterias que se teñirán dos o tres veces en agua (con centrifugación ligera entre los lavados), antes de agregarlas a los portaobjetos, puede ayudar a eliminar los inhibidores de la tinción de la superficie.

acción capilar. Las células se examinan para detectar la presencia de flagelos después de 5-15 min a temperatura ambiente.

Morfología flagelar. El número y disposición de los flagelos de la célula bacteriana pueden ser una ayuda en la identificación de las especies. Es posible observar los siguientes tipos de arreglos flagelares:

- Polar.
  - Monotrico. Flagelo único en uno o ambos polos.
  - Multitrico. Dos o más flagelos en uno o ambos polos.
- Subpolar. Flagelos cerca del polo con base de flagelos en ángulo recto al eje largo.
- Lateral. Flagelos que se proyectan desde el centro de la célula bacteriana.
- Peritricos. Flagelos dispuestos al azar alrededor de la célula bacteriana.

En la figura 7-3 se muestran bacterias representativas teñidas con tinciones flagelares.

PARTE II. TAXONOMÍA, CARACTERÍSTICAS BIOQUÍMICAS E IMPORTANCIA CLÍNICA DE GÉNEROS DE NO FERMENTADORES DE RELEVANCIA MÉDICA

En el espacio disponible sólo se puede proporcionar un breve resumen de los no fermentadores médicamente importantes. Se pueden consultar varias referencias para mayor información sobre las características de identificación y los síndromes clínicos causados por este grupo de microorganismos.[439,649,958,1118,1172]

A diferencia de las *Enterobacteriaceae*, los bacilos gramnegativos no fermenadores no encajan de manera práctica en una sola familia de géneros bien caracterizados, y la ubicación taxonómica correcta de muchos bacilos gramnegativos no fermentadores (BNF) aún no se resuelve. En consecuencia, el estudio de los no fermentadores con frecuencia es confuso para el microbiólogo principiante. Los principales géneros de bacilos gramnegativos no fermentadores se clasifican en al menos 22 familias, incluidas *Acetobacteraceae* (*Acetobacter, Acidomonas, Asaia, Gluconobacter, Granulibacter, Roseomonas*), *Alcaligenaceae* (*Achromobacter, Advenella, Alcaligenes, Bordetella, Kerstersia, Oligella*), *Alteromonadaceae* (*Alishewanella*), *Brucellaceae* (*Ochrobactrum*), *Burkholderiaceae* (*Burkholderia, Cupriavidus, Lautropia, Pandoraea, Ralstonia*), *Caulobacteraceae* (*Brevundimonas, Caulobacter*), *Comamonadaceae* (*Comamonas, Acidovorax, Delftia*), *Flavobacteriaceae* (*Bergeyella, Chryseobacterium, Elizabethkingia, Empedobacter, Flavobacterium, Myroides, Weeksella*), *Halomonadaceae* (*Halomonas*), *Methylobacteriaceae* (*Methylobacterium*), *Moraxellaceae* (*Acinetobacter, Moraxella, Psychrobacter*), *Neisseriaceae* (*Laribacter, Neisseria*), *Oceanospirillaceae* (*Balneatrix*), *Oxalobacteraceae* (*Herbaspirillum, Massilia, Naxibacter*), *Pseudomonadaceae* (*Pseudomonas*), *Rhizobiaceae* (*Agrobacterium, Rhizobium*), *Rhodobacteraceae* (*Haematobacter, Pannonibacter, Paracoccus*), *Rhodospirillaceae* (*Azospirillum, Inquilinus*), *Shewanellaceae* (*Shewanella*), *Sphingobacteriaceae* (*Sphingobacterium*), *Sphingomonadaceae* (*Sphingomonas*) y *Xanthomonadaceae* (*Stenotrophomonas, Wohlfahrtiimonas*) (véase http://www.bacterio.net/classifgenerafamilies.html). Asimismo, existe un número de no fermentadores clínicamente importantes que no se asignan a una familia y cuya posición taxonómica todavía es incierta.

Una forma de aproximación al estudio de los no fermentadores es agruparlos con base en la presencia o ausencia de motilidad y del tipo de flagelos presentes en cepas que son móviles. Con este abordaje, los no fermentadores médicamente importantes pueden agruparse en el recuadro 7-2. Las características bioquímicas de los BNF de relevancia clínica se muestran en la tabla 7-3.

Microorganismos móviles con flagelos polares

Seudomonas

El género *Pseudomonas* y algunos géneros bastante relacionados, muchos de los cuales se ubicaron con anterioridad en dicho género, conforman un grupo conocido como *seudomonas*. Los miembros de este grupo comparten las características de ser

(el texto continúa en la p. 340)

No fermentadores médicamente importantes

Móviles con flagelos polares

Familia Pseudomonadaceae
(Grupo ARNr I)
Género Pseudomonas

Familia Burkholderiaceae
(Grupo ARNr II)
Género Burkholderia
Género Cupriavidus
Género Lautropia
Género Pandoraea
Género Ralstonia

Familia Comamonadaceae
(Grupo ARNr III)
Género Comamonas
Género Acidovorax
Género Delftia

Familia Caulobacteraceae
(Grupo ARNr IV)
Género Brevundimonas
Género Caulobacter

Familia Xanthomonadaceae
(Grupo ARNr V)
Género Stenotrophomonas
Género Wohlfahrtiimonas

Familia Acetobacteraceae
Género Acetobacter
Género Acidomonas
Género Asaia
Género Gluconobacter
Género Granulibacter
Género Roseomonas

Familia Alteromonadaceae
Género Alishewanella

Familia Halomonadaceae
Género Halomonas

Familia Methylobacteriaceae
Género Methylobacterium

Familia Neisseriaceae
Género Laribacter
Género Neisseria

Familia Oceanospirillaceae
Género Balneatrix

Familia Oxalobacteraceae
Género Herbaspirillum
Género Massilia
Género Naxibacter

Familia Rhodospirillaceae
Género Azospirillum
Género Inquilinus

Familia Sphingomonadaceae
Género Sphingomonas

Familia Shewanellaceae
Género Shewanella

Microorganismos cuya posición taxonómica es incierta
Grupos 1c, O-1, O-2, O-3, Vb-3, WO-1 de los CDC,
grupo 2 similar a Pseudomonas, OFBA-1

Móviles con flagelos peritricos

Familia Alcaligenaceae
Género Achromobacter
Género Advenella
Género Alcaligenes
Género Bordetella (B. ansorpii, B. avium, b. bronchiseptica,
B. hinzii, B. petrii y B. trematum)
Género Kerstersia
Género Oligella (O. ureolytica)

Familia Burkholderiaceae
Género Cupriavidus (C. pauculus)

Familia Rhodobacteraceae
Género Pannonibacter

Familia Rhizobiaceae
Género Rhizobium

Familia Brucellaceae
Género Ochrobactrum

Inmóviles, oxidasa positivos

Familia Flavobacteriaceae
Género Bergeyella
Género Chryseobacterium
Género Elizabethkingia
Género Empedobacter
Género Flavobacterium
Género Myroides
Género Weeksella

Familia Sphingobacteriaceae
Género Sphingobacterium

Familia Moraxellaceae
Género Moraxella
Género Psychrobacter

Familia Neisseriaceae
Género Neisseria
(N. zoodegmatis, N. elongata y N. weaveri)

Familia Alcaligenaceae
Género Oligella (O. urethralis)

Familia Rhodobacteraceae
Género Haematobacter
Género Paracoccus (EO-2)

Microorganismos cuya posición taxonómica es incierta
Grupos EO-3 y EO-4 de los CDC, grupos IIc, IIe, IIg, IIh, IIi de los
CDC, grupo de bacilos Gilardi 1

Inmóviles, oxidasa negativos

Familia Moraxellaceae
Género Acinetobacter
Familia Alcaligenaceae
Género Bordetella (B. holmesii y B. parapertussis)

Microorganismos cuya posición taxonómica es incierta
Grupo NO-1 de los CDC
Grupo EO-5 de los CDC

TABLA 7-3 Reacciones bioquímicas de las especies nombradas y grupos sin nombre de bacilos no fermentadores de glucosa[a]

	No. de aisla-mientos	Motilidad[b]	Oxidasa	Catalasa	Pigmento amarillo	Pigmento rosa	β-hemólisis	Cultivo en Mac	ADNasa	Almidón
Achromobacter denitrificans	11	100	100	100	0	0	10	100	0	0
Achromobacter piechaudii	13	85	100	100	0	0	17	100	0	0
Achromobacter xylosoxidans	62	87	100	100	0	0	2	100	0	0
Acidovorax temperans	1	100	100	100	0	0	0	0	0	0
Acidovorax delafieldii	1	0	100	0	0	0	0	0	0	0
Complejo Acinetobacter baumannii	23	0	0	100	0	0	0	100	0	0
Acinetobacter haemolyticus	3	0	0	100	0	0	100	100	0	0
Acinetobacter johnsonii	1	0	0	100	0	0	0	100	0	0
Acinetobacter lwoffii	22	0	0	100	0	0	0	82	0	0
Acinetobacter ursingii	1	0	0	100	0	0	0	100	0	0
Especies sacarolíticas de Acinetobacter	2	50	0	100	0	0	100	100	0	0
Alcaligenes faecalis	9	100	100	100	0	0	0	100	0	0
Bergeyella zoohelcum	3	0	67	67	0	0	0	0	0	0
Bordetella avium	1	100	100	100	0	0	0	100	0	0
Bordetella bronchiseptica	15	80	100	100	0	0	0	100	0	0
Bordetella hinzii	2	100	100	50	0	0	0	100	0	0
Bordetella holmesii	6	0	17	50	0	0	0	0	0	0
Bordetella parapertussis	5	0	0	100	0	0	0	0	0	0
Bordetella trematum	4	100	75	100	0	0	0	100	0	0
Brevundimonas diminuta	13	100	100	92	0	0	0	92	0	0
Brevundimonas vesicularis	14	100	93	57	36	0	9	50	7	64
Burkholderia cenocepacia (III)	6	100	100	100	0	0	0	50	0	17
Burkholderia cepacia (I)	27	100	74	85	63	0	41	96	0	0
Burkholderia gladioli	6	83	33	83	0	0	67	67	0	17
Burkholderia multivorans (II)	19	95	79	95	0	0	5	89	0	0
Burkholderia pseudomallei	1	100	100	100	0	0	0	100	0	100
Burkholderia stabilis (IV)	2	100	100	100	0	0	0	100	0	0
Burkholderia thailandensis	1	100	100	100	0	0	0	100	0	0
Grupo EO-2 de los CDC	4	0	100	100	100	0	0	100	0	0
Grupo EO-3 de los CDC	1	0	100	100	100	0	0	100	0	0
Grupo Ic de los CDC	4	75	100	100	0	0	0	100	0	100
Grupo IIc de los CDC	6	0	100	100	33	0	33	0	0	100
Grupo IIe de los CDC	6	0	100	100	33	0	50	0	0	83
Grupo IIg de los CDC	5	0	100	100	0	0	20	40	0	0
Grupo IIi de los CDC	1	0	100	100	0	0	0	0	0	80
Grupo NO-1 de los CDC	1	0	0	100	100	0	0	0	0	0
Chryseobacterium gleum	3	0	100	100	100	0	0	0	67	67
Chryseobacterium hominis	9	11	100	89	11	0	29	22	22	78
Chryseobacterium indologenes	35	0	94	97	74	0	13	9	51	46
Comamonas terrigena	5	100	100	0	0	0	0	80	0	0
Comamonas testosteroni	5	100	100	100	0	0	80	100	0	0
Cupriavidus campinensis	1	100	100	100	0	0	0	100	0	0

Lecitinasa	Lipasa	PIR	LAP	Hidrólisis ESC	Sensibilidad a penicilina (10 U)	Sensibilidad a vancomicina (30 µg)	Sensibilidad a colistina (10 µg)	Sensibilidad a polimixina (300 U)	H_2S	Piocianina	Pioverdina	NO_3 reducido
0	0	63	100	0	9	0	100	100	0	0	0	100
0	0	60	100	0	0	0	92	100	0	0	0	100
0	0	80	100	0	0	0	87	98	0	0	0	90
0	0	100	100	0	100	0	100	100	0	0	0	100
0	100	100	100	0	0	0	100	100	0	0	0	100
0	30	11	100	0	4	4	100	100	0	0	0	4
0	100	0	100	0	33	0	100	100	0	0	0	0
0	100	0	100	0	0	0	100	100	0	0	0	0
0	0	25	100	0	14	9	100	100	0	0	0	0
0	100	0	100	0	0	100	100	100	0	0	0	0
0	100	50	50	50	0	50	100	100	0	0	0	0
0	0	0	100	0	11	0	100	100	0	0	0	22
0	50	50	50	50	100	100	0	0	0	0	0	0
0	0	100	100	0	0	0	100	100	0	0	0	100
0	0	0	100	0	0	0	93	89	0	0	0	93
0	0	50	50	50	100	0	100	100	0	0	0	0
0	0	0	83	0	0	0	100	100	0	0	0	0
0	0	0	100	0	0	0	100	100	0	0	0	0
0	0	25	100	0	0	0	100	100	0	0	0	75
0	0	0	67	0	8	23	46	0	0	0	0	0
0	0	33	83	50	29	93	14	64	0	0	0	21
0	83	17	100	17	0	0	0	0	0	0	0	0
4	100	5	95	58	0	0	0	0	0	0	0	7
0	100	0	100	0	67	0	0	0	0	0	0	50
0	84	5	100	0	0	0	0	5	0	0	0	95
0	0	0	100	0	0	0	0	0	0	0	0	100
0	50	0	100	0	0	0	0	0	0	0	0	50
0	100	0	100	0	0	0	0	0	0	0	0	100
0	0	0	100	0	100	100	100	100	0	0	0	100
0	0	50	50	50	0	0	100	50	0	0	0	0
0	0	0	100	0	0	0	100	100	0	0	0	100
0	0	17	100	0	100	100	0	33	0	0	0	100
0	0	0	100	0	83	100	0	50	0	0	0	0
0	0	60	100	0	100	0	100	100	0	0	0	0
0	0	0	100	100	0	100	0	0	0	0	0	0
0	0	50	50	50	100	100	100	100	0	0	0	100
0	100	0	100	33	0	33	0	0	0	0	0	33
0	0	14	100	43	78	100	0	0	0	0	0	11
0	96	6	100	38	11	89	0	0	0	0	0	34
0	0	0	100	0	0	0	60	100	0	0	0	100
0	0	60	100	0	0	0	100	100	0	0	0	100
0	0	100	100	0	0	0	100	100	0	0	0	100

(*continúa*)

TABLA 7-3 Reacciones bioquímicas de las especies nombradas y grupos sin nombre de bacilos no fermentadores de glucosa[a] (*continuación*)

	Gas del NO₃	NO₂ reducido	Gas del NO₂	OF Fructosa	OF Dextrosa	OF Lactosa	OF Maltosa	OF Manitol	OF Xilosa	OF Sacarosa
Achromobacter denitrificans	100	91	78	0	0	0	0	0	0	0
Achromobacter piechaudii	0	0	0	0	0	0	0	0	0	0
Achromobacter xylosoxidans	77	87	84	10	100	0	3	2	100	4
Acidovorax temperans	0	100	100	100	100	0	0	0	0	0
Acidovorax delafieldii	0	0	0	100	100	0	0	100	100	0
Complejo *Acinetobacter baumannii*	0	0	0	0	100	100	39	9	100	0
Acinetobacter haemolyticus	0	0	0	0	0	0	0	0	0	0
Acinetobacter johnsonii	0	0	0	0	0	0	0	0	0	0
Acinetobacter lwoffii	0	0	0	0	0	0	0	0	0	0
Acinetobacter ursingii	0	0	0	0	0	0	0	0	0	0
Especies sacarolíticas de *Acinetobacter*	0	0	0	0	100	100	0	0	100	0
Alcaligenes faecalis	0	100	80	0	0	0	0	0	0	0
Bergeyella zoohelcum	0	0	0	0	0	0	0	0	0	0
Bordetella avium	0	0	0	0	0	0	0	0	0	0
Bordetella bronchiseptica	11	0	0	0	0	0	0	0	0	0
Bordetella hinzii	0	0	0	0	0	0	0	0	0	0
Bordetella holmesii	0	0	0	0	0	0	0	0	0	0
Bordetella parapertussis	0	0	0	0	0	0	0	0	0	0
Bordetella trematum	25	25	33	0	0	0	0	0	0	0
Brevundimonas diminuta	0	0	0	8	23	0	0	0	8	0
Brevundimonas vesicularis	11	14	0	0	50	7	29	0	14	0
Burkholderia cenocepacia (III)	0	0	0	100	100	83	83	83	100	100
Burkholderia cepacia (I)	0	0	0	78	100	96	93	67	89	100
Burkholderia gladioli	0	17	0	100	100	17	0	100	100	0
Burkholderia multivorans (II)	0	0	0	100	100	100	100	79	100	0
Burkholderia pseudomallei	100	100	100	100	100	100	100	100	100	0
Burkholderia stabilis (IV)	0	0	0	100	100	100	100	100	100	0
Burkholderia thailandensis	100	100	100	100	100	100	100	100	100	100
Grupo EO-2 de los CDC	0	0	0	100	100	75	0	25	75	0
Grupo EO-3 de los CDC	50	0	50	100	100	0	0	0	100	50
Grupo Ic de los CDC	0	0	0	100	100	0	100	0	50	25
Grupo IIc de los CDC	17	83	17	67	83	17	83	0	17	83
Grupo IIe de los CDC	0	0	0	0	67	0	67	0	0	0
Grupo IIg de los CDC	0	100	0	0	0	0	0	0	0	0
Grupo IIi de los CDC	0	100	20	60	100	0	60	0	0	0
Grupo NO-1 de los CDC	0	0	0	0	0	0	0	0	0	50
Chryseobacterium gleum	60	33	0	67	33	0	33	33	0	0
Chryseobacterium hominis	14	0	0	11	78	0	67	0	0	14
Chryseobacterium indologenes	0	37	0	60	60	0	66	0	14	0
Comamonas terrigena	0	0	0	0	0	0	0	0	0	0
Comamonas testosteroni	0	20	0	0	0	0	0	0	0	0

Arginina	Lisina	Ornitina	Acetamida	Esculina	Gelatina	Indol	Malonato	FAD	Urea 2 h	Urea 48 h	NaCl al 6.5%	Lactosa al 10%	ONPG	Cultivo a 42 °C
0	0	0	64	0	0	9	91	0	0	0	73	0	0	55
0	0	0	46	0	0	0	88	0	0	8	92	0	0	38
0	0	0	73	2	0	0	26	0	0	5	74	0	0	87
0	0	0	0	0	0	0	0	0	0	100	0	0	0	100
100	0	0	0	0	0	0	100	0	0	100	0	0	0	0
0	0	0	17	0	0	0	48	13	0	22	17	100	0	91
0	0	0	0	0	33	0	33	67	0	33	0	0	0	33
0	0	0	0	0	0	0	0	0	0	0	0	0	0	0
0	0	0	0	0	0	0	53	24	0	9	27	0	8	27
0	0	0	0	0	0	0	100	100	0	0	0	0	0	0
0	0	0	50	0	50	0	0	100	0	0	0	100	0	0
0	0	0	100	0	0	0	100	0	0	11	100	0	0	78
0	0	0	0	0	67	67	0	0	100	100	0	0	0	67
0	0	0	0	0	0	0	100	0	0	0	100	0	0	100
0	0	0	0	0	0	0	47	7	93	100	73	0	0	87
0	0	0	0	0	0	0	50	0	0	0	100	0	0	100
0	0	0	0	0	0	0	17	0	0	0	0	0	0	0
0	0	0	0	0	0	0	0	0	80	100	0	0	0	0
0	0	0	25	0	0	0	100	0	0	0	50	0	0	50
8	0	0	0	0	46	0	57	0	0	31	38	0	0	62
7	0	0	0	86	14	0	7	7	0	7	29	0	54	7
0	50	67	67	50	67	0	67	0	0	67	0	83	33	67
0	96	30	37	89	93	4	93	26	0	96	11	100	96	44
0	0	0	0	17	100	0	25	0	0	67	17	0	25	0
0	32	0	0	0	0	0	84	0	0	68	5	100	74	100
100	0	0	0	100	100	0	100	0	0	0	0	100	0	100
0	100	100	100	0	50	0	100	0	0	100	0	100	0	0
100	0	0	0	100	100	0	100	0	0	0	0	100	0	100
0	0	0	0	0	0	0	25	0	75	100	25	100	0	50
0	0	0	0	0	0	0	0	0	0	100	100	100	0	0
100	0	0	0	0	0	0	0	0	0	50	100	0	0	100
0	0	0	0	100	67	100	0	50	0	0	0	0	17	0
0	0	0	0	0	0	100	0	83	0	0	0	0	0	17
0	0	0	0	0	0	100	0	100	0	0	0	0	0	100
0	0	0	0	100	0	100	0	100	20	20	20	20	100	20
0	0	0	0	0	0	0	0	0	0	0	0	0	0	0
0	0	0	0	100	100	100	33	0	0	33	0	0	67	33
0	0	0	0	100	44	100	0	44	11	22	33	0	0	33
0	0	0	0	83	100	100	9	18	0	23	6	0	27	40
0	0	0	0	0	0	0	0	0	0	0	0	0	0	100
0	0	0	0	0	0	0	20	40	0	0	0	0	0	40

(continúa)

TABLA 7-3 Reacciones bioquímicas de las especies nombradas y grupos sin nombre de bacilos no fermentadores de glucosa[a] (*continuación*)

	No. de aislamientos	Motilidad[b]	Oxidasa	Catalasa	Pigmento amarillo	Pigmento rosa	β-hemólisis	Cultivo en Mac	ADNasa	Almidón
Cupriavidus gilardii	1	100	100	100	0	0	0	100	0	0
Cupriavidus metallidurans	1	100	100	100	0	0	0	100	0	0
Cupriavidus pauculus	11	100	100	100	0	0	0	100	0	0
Delftia acidovorans	18	94	100	100	6	0	0	100	0	0
Elizabethkingia meningoseptica	26	4	100	100	19	0	40	0	96	31
Empedobacter brevis	1	0	100	0	0	0	50	100	100	100
Inquilinus limosus	1	0	100	100	0	0	0	0	0	0
Kerstersia gyiorum	4	75	0	100	0	0	0	100	0	0
Laribacter hongkongensis	2	100	100	100	0	0	0	0	0	0
Methylobacterium spp.	13	8	100	100	0	100	0	0	0	46
Moraxella atlantae	1	0	100	100	0	0	50	100	0	0
Moraxella lacunata	4	0	100	100	0	0	0	0	0	0
Moraxella lincolnii	1	0	100	100	0	0	0	0	0	0
Moraxella nonliquefaciens	7	0	100	100	0	0	0	29	0	0
Moraxella osloensis	4	0	100	100	0	0	0	0	0	0
Myroides odoratimimus	3	0	100	100	100	0	67	33	100	0
Myroides odoratus	11	0	100	100	91	0	13	45	82	9
Neisseria elongata ss. *elongata*	3	0	100	0	0	0	0	0	0	0
Neisseria elongata ss. *glycolitica*	2	0	100	100	0	0	0	0	0	0
Neisseria elongata ss. *nitroreducens*	7	0	100	0	0	0	0	0	0	0
Neisseria weaveri	4	0	100	100	50	0	0	0	100	0
Ochrobactrum anthropi	10	100	100	100	0	0	0	100	0	0
Ochrobactrum intermedium	10	100	100	90	0	0	17	100	0	0
Oligella ureolytica	3	0	100	67	0	0	0	67	0	0
Oligella urethralis	22	0	100	100	0	0	0	14	0	0
Pandoraea spp.	4	100	25	100	0	0	0	100	0	0
Pandoraea apista	1	100	0	100	0	0	0	100	0	0
Pseudomonas aeruginosa	52	67	100	100	0	2	73	100	10	25
Pseudomonas alcaligenes	9	100	100	100	0	0	0	89	0	0
Pseudomonas fluorescens	22	91	95	100	5	9	72	100	5	50
Pseudomonas fulva/parafulva	1	100	0	100	100	0	100	100	0	100
Pseudomonas luteola	13	100	0	92	85	0	0	92	15	54
Pseudomonas mendocina	12	100	100	75	25	8	0	100	0	17
Pseudomonas oryzihabitans	17	100	0	100	88	0	8	100	0	65
Pseudomonas pseudoalcaligenes	13	69	100	85	0	0	0	100	0	8
Pseudomonas putida	29	100	97	97	17	0	13	100	0	24
Pseudomonas stutzeri	22	95	100	95	64	0	0	100	0	86
Pseudomonas stutzeri (Vb-3)	6	100	100	100	33	17	0	100	0	100
Pseudomonas spp. grupo 1 de los CDC	1	100	100	100	0	0	0	100	0	0
Psychrobacter immobilis (asacarolítico)	5	0	100	100	0	0	20	80	0	0
Psychrobacter immobilis (sacarolítico)	4	0	100	100	0	0	25	100	0	0
Psychrobacter phenylpyruvicus	5	0	100	100	0	0	0	80	0	0

Lecitinasa	Lipasa	PIR	LAP	Hidrólisis ESC	Sensibilidad a penicilina (10 U)	Sensibilidad a vancomicina (30 μg)	Sensibilidad a colistina (10 μg)	Sensibilidad a polimixina (300 U)	H₂S	Piocianina	Pioverdina	NO₃ reducido
0	0	0	100	0	0	0	100	100	0	0	0	0
0	0	100	100	0	0	0	0	0	0	0	0	100
0	0	75	100	0	9	0	100	100	0	0	0	0
0	0	43	100	0	0	0	11	14	0	0	0	94
0	0	56	100	84	0	96	0	0	0	0	0	4
0	0	50	50	50	100	100	0	0	0	0	0	0
0	0	100	100	100	0	0	0	0	0	0	0	0
0	0	0	100	0	0	0	100	100	0	0	0	0
0	0	0	100	0	0	0	100	100	0	0	0	100
0	0	0	33	0	31	0	0	67	0	0	0	38
50	50	50	50	50	100	0	100	50	0	0	0	0
0	0	0	100	0	50	100	100	100	0	0	0	50
0	0	0	100	0	0	0	100	100	0	0	0	0
0	0	0	100	0	71	86	100	100	0	0	0	100
0	0	0	100	0	50	75	100	100	0	0	0	0
0	0	100	33	0	0	100	0	0	0	0	0	0
0	13	17	83	0	18	91	0	0	0	0	0	0
0	0	50	50	50	100	67	100	100	0	0	0	0
0	0	0	100	0	100	100	100	100	0	0	0	0
0	0	0	14	0	86	86	100	100	0	0	0	100
0	0	0	100	0	100	100	100	100	0	0	0	0
0	0	100	100	0	0	0	90	100	0	0	0	60
0	0	100	75	0	0	0	0	17	0	0	0	80
0	0	50	100	0	0	0	67	50	0	0	0	67
0	0	0	100	0	55	5	100	100	0	0	0	0
0	0	0	100	0	0	0	0	0	0	0	0	0
0	0	0	100	0	0	0	0	0	0	0	0	0
11	31	35	97	0	0	0	100	100	0	23	40	75
0	0	100	100	11	22	0	89	100	0	0	0	67
70	37	23	100	0	0	0	100	100	0	0	68	9
0	0	0	100	0	0	0	100	100	0	0	0	0
0	0	0	100	100	8	0	100	100	0	0	0	46
0	33	0	100	0	0	0	100	100	0	0	0	100
0	0	36	100	0	0	0	100	100	0	0	0	0
0	0	0	100	0	8	0	100	100	0	0	0	100
0	0	0	100	0	0	0	100	100	0	0	79	17
0	82	7	93	0	5	0	95	100	0	0	0	100
0	100	50	50	50	0	0	100	100	0	0	0	100
0	100	0	100	0	0	0	100	100	0	0	0	100
0	40	0	80	0	80	80	100	100	0	0	0	60
0	75	0	100	0	100	100	100	100	0	0	0	50
0	33	0	100	0	60	60	60	100	0	0	0	40

(*continúa*)

TABLA 7-3 Reacciones bioquímicas de las especies nombradas y grupos sin nombre de bacilos no fermentadores de glucosa[a] (*continuación*)

	Gas del NO₃	NO₂ reducido	Gas del NO₂	OF fructosa	OF dextrosa	Lactosa OF	OF maltosa	OF manitol	OF xilosa	Sacarosa OF
Cupriavidus campinensis	0	0	0	0	0	0	0	0	0	0
Cupriavidus gilardii	0	0	0	0	0	0	0	0	0	0
Cupriavidus metallidurans	100	100	100	0	0	0	0	0	0	0
Cupriavidus pauculus	0	0	0	0	0	0	0	0	0	0
Delftia acidovorans	0	0	0	100	6	0	6	100	0	0
Elizabethkingia meningoseptica	0	54	0	85	81	27	92	85	12	5
Empedobacter brevis	0	0	0	0	0	0	0	0	0	50
Inquilinus limosus	0	0	0	100	100	0	0	100	0	0
Kerstersia gyiorum	0	0	0	0	0	0	0	0	0	0
Laribacter hongkongensis	0	0	0	0	0	0	0	0	0	0
Methylobacterium spp.	0	0	0	69	62	0	0	0	69	0
Moraxella atlantae	50	0	50	0	0	0	0	0	0	50
Moraxella lacunata	0	0	0	0	0	0	0	0	0	0
Moraxella lincolnii	0	100	0	0	0	0	0	0	0	0
Moraxella nonliquefaciens	0	0	0	0	0	0	0	0	0	0
Moraxella osloensis	0	0	0	0	0	0	0	0	0	0
Myroides odoratimimus	0	100	64	64	0	0	0	0	0	0
Myroides odoratus	0	73	63	18	9	9	0	0	0	0
Neisseria elongata ss. *elongata*	0	0	0	0	0	0	0	0	0	0
Neisseria elongata ss. *glycolitica*	0	0	0	0	0	0	0	0	0	0
Neisseria elongata ss. *nitroreducens*	0	100	0	0	0	0	0	0	0	0
Neisseria weaveri	0	0	0	0	0	0	0	0	0	0
Ochrobactrum anthropi	50	80	75	70	90	0	50	20	80	0
Ochrobactrum intermedium	50	90	67	50	100	0	20	10	100	50
Oligella ureolytica	0	67	0	0	0	0	0	0	0	0
Oligella urethralis	0	95	54	0	0	0	0	0	0	0
Pandoraea spp.	0	0	0	0	0	0	0	0	50	0
Pandoraea apista	0	0	0	0	0	0	0	0	0	0
Pseudomonas aeruginosa	45	72	62	83	96	13	8	50	81	12
Pseudomonas alcaligenes	0	0	0	0	0	0	0	0	0	0
Pseudomonas fluorescens	0	0	0	100	100	9	9	82	100	23
Pseudomonas fulva/parafulva	0	0	0	100	100	0	0	0	100	0
Pseudomonas luteola	0	8	0	100	100	23	100	100	100	0
Pseudomonas mendocina	100	92	100	92	100	0	0	25	92	0
Pseudomonas oryzihabitans	0	0	0	100	100	18	82	100	100	38
Pseudomonas pseudoalcaligenes	0	0	0	100	31	0	15	8	0	0
Pseudomonas putida	4	7	8	97	100	7	7	28	93	5
Pseudomonas stutzeri	94	86	88	95	100	0	86	82	91	12
Pseudomonas stutzeri (Vb-3)	50	67	50	100	100	0	100	67	50	0
Pseudomonas spp. grupo 1 de los CDC	100	100	100	0	0	0	0	0	0	0
Psychrobacter immobilis (asacarolítico)	0	0	0	0	0	0	0	0	0	0

Arginina	Lisina	Ornitina	Acetamida	Esculina	Gelatina	Indol	Malonato	PAD	Urea 2 h	Urea 48 h	NaCl al 6.5%	Lactosa al 10%	ONPG	Cultivo a 42 °C
0	0	0	0	0	0	0	100	0	0	100	0	0	0	0
0	0	0	0	0	0	0	100	0	0	0	0	0	0	100
0	0	0	0	0	0	0	100	0	0	100	0	0	0	0
0	0	0	0	0	0	0	73	0	100	100	55	0	0	73
0	0	0	100	0	0	0	79	0	0	6	11	0	0	17
0	0	0	0	100	96	92	8	0	0	35	15	4	100	12
0	0	0	0	0	0	100	0	0	0	0	0	0	0	0
0	0	0	0	100	0	0	100	0	0	0	0	0	100	100
0	0	0	0	0	0	0	50	0	0	0	100	0	0	100
100	0	0	0	0	0	0	100	0	100	100	0	0	0	100
0	0	0	15	0	0	0	100	0	0	69	15	0	0	8
0	0	0	0	0	0	0	0	0	0	0	100	0	0	100
0	0	0	0	0	50	0	0	0	0	0	0	0	0	0
0	0	0	0	0	0	0	0	0	0	0	0	0	0	100
0	0	0	0	0	0	0	0	0	0	0	0	0	0	14
0	0	0	0	0	0	0	0	0	0	0	0	0	0	0
0	0	0	0	0	100	0	100	0	100	100	100	0	0	64
0	0	0	0	0	100	0	36	45	27	82	55	0	0	18
0	0	0	0	0	0	0	0	33	0	0	0	0	0	100
0	0	0	0	0	0	0	0	0	0	0	0	0	0	0
0	0	0	0	0	0	0	0	0	0	0	0	0	0	0
0	0	0	0	0	0	0	25	0	0	0	0	0	25	100
40	0	0	0	50	0	0	30	90	60	100	80	0	0	40
0	0	0	0	60	0	0	0	100	70	100	60	0	0	70
0	0	0	0	0	0	0	67	67	100	100	33	0	0	0
0	0	0	0	0	0	0	40	100	0	0	68	0	6	86
0	0	0	50	0	0	0	100	0	0	25	0	0	0	0
0	0	0	0	0	0	0	100	0	0	100	0	0	0	100
98	0	0	50	4	50	0	49	0	0	69	62	11	9	92
0	0	0	0	0	0	0	33	22	0	56	44	0	0	56
95	0	0	14	0	100	0	68	0	0	82	59	14	0	0
100	0	0	0	0	0	0	0	0	0	100	100	0	0	100
85	0	0	0	92	23	0	33	0	8	77	77	50	83	54
100	0	9	0	0	0	0	92	0	0	83	100	0	0	100
0	6	6	6	12	12	0	50	71	0	94	47	38	0	24
38	0	0	23	0	0	0	29	8	0	8	92	0	0	100
100	0	0	10	0	0	0	54	0	0	86	69	23	0	0
0	5	0	14	0	0	0	100	41	0	59	100	5	0	95
100	0	0	0	0	0	0	100	0	0	83	100	0	25	83
100	0	0	0	0	0	0	0	0	0	0	100	0	0	100
0	0	0	0	0	0	0	0	80	0	0	80	20	0	20

(continúa)

TABLA 7-3 Reacciones bioquímicas de las especies nombradas y grupos sin nombre de bacilos no fermentadores de glucosa[a] (*continuación*)

	No. de aisla-mientos	Motilidad[b]	Oxidasa	Catalasa	Pigmento amarillo	Pigmento rosa	β-hemólisis	Cultivo en Mac	ADNasa	Almidón
Ralstonia mannitolilytica (Va-3)	7	100	100	14	0	0	0	71	0	14
Ralstonia pickettii (Va-1)	14	79	100	0	14	0	0	57	0	36
Ralstonia pickettii (Va-2)	4	100	100	0	0	0	0	0	0	0
Rhizobium (Agrobacterium) radiobacter	13	85	92	100	0	0	33	73	0	0
Roseomonas spp.	11	18	55	100	0	100	0	9	0	64
Shewanella algae	6	100	83	100	0	17	25	100	100	0
Shewanella putrefaciens	5	80	100	60	20	20	0	100	100	0
Sphingobacterium multivorum	6	50	100	100	33	0	20	100	17	83
Sphingobacterium spiritivorum	9	0	100	89	11	0	0	0	100	0
Sphingobacterium thalopophilum	2	0	100	100	0	0	50	100	100	100
Sphingomonas paucimobilis	20	50	55	85	100	0	42	5	25	75
Stenotrophomonas maltophilia	46	87	22	93	30	0	14	96	80	0
Weeksella virosa	22	0	100	95	50	0	50	0	50	0

	Gas del NO$_3$	NO$_2$ reducido	Gas del NO$_2$	OF fructosa	OF dextrosa	Lactosa OF	OF maltosa	Manitol OF	Xilosa OF	Sacarosa OF
Psychrobacter immobilis (sacarolítica)	0	0	0	0	100	0	0	0	100	0
Psychrobacter phenylpyruvicus	0	20	0	0	0	0	0	0	0	0
Ralstonia mannitolilytica (Va-3)	0	0	0	100	100	100	100	100	100	29
Ralstonia pickettii (Va-1)	67	0	0	86	100	100	100	0	100	0
Ralstonia pickettii (Va-2)	100	25	25	100	100	25	25	0	100	0
Rhizobium (Agrobacterium) radiobacter	17	69	0	100	100	62	100	92	100	100
Roseomonas spp.	0	0	0	100	100	0	0	36	18	0
Shewanella algae	0	83	0	0	17	0	17	0	17	0
Shewanella putrefaciens	0	60	0	20	60	0	40	0	0	0
Sphingobacterium multivorum	60	50	60	100	100	50	100	17	100	40
Sphingobacterium spiritivorum	0	0	0	89	100	100	100	100	100	100
Sphingobacterium thalopophilum	50	0	50	100	100	100	100	0	100	50
Sphingomonas paucimobilis	0	0	0	85	95	85	90	0	90	89
Stenotrophomonas maltophilia	0	4	0	87	85	46	91	0	30	46
Weeksella virosa	0	5	0	0	0	0	0	0	0	0

[a]Datos de aislamientos clínicos identificados empleando los métodos descritos en la referencia 958.
[b]Los números son porcentajes de las cepas que dan reacción positiva.
PIR, prueba de pirrolidonil arilamidasa; LAP, prueba de leucina amino peptidasa; ESC, hidrólisis de esculina; H$_2$S, sulfuro de hidrógeno; FAD, fenilalanina desaminasa; ONPG, *o*-nitrofenil-β-D-galactopiranósido.

Lecitinasa	Lipasa	PIR	LAP	Hidrólisis ESC	Sensibilidad a penicilina (10 U)	Sensibilidad a vancomicina (30 µg)	Sensibilidad a colistina (10 µg)	Sensibilidad a polimixina (300 U)	H₂S	Piocianina	Pioverdina	NO₃ reducido
0	43	29	100	0	0	0	0	0	0	0	0	14
0	70	56	100	10	21	0	0	0	0	0	0	86
0	50	25	100	0	0	0	0	0	0	0	0	100
0	0	100	83	33	8	23	62	100	0	0	0	92
0	0	20	40	0	0	0	9	14	0	0	0	18
0	75	67	100	0	0	0	83	100	100	0	0	100
0	0	0	100	0	0	0	100	100	80	0	0	100
0	60	80	100	40	0	17	67	80	0	0	0	50
0	0	0	100	100	11	56	0	0	0	0	0	0
50	50	50	50	50	0	100	0	50	0	0	0	100
0	0	0	100	100	45	100	40	55	0	0	0	5
0	78	0	94	97	0	8	76	87	0	0	0	45
0	0	0	100	0	91	100	81	100	0	0	0	5

(*continúa*)

Arginina	Lisina	Ornitina	Acetamida	Esculina	Gelatina	Indol	Malonato	PAD	Urea 2 h	Urea 48 h	NaCl al 6.5%	Lactosa al 10%	ONPG	Cultivo a 42 °C
0	0	0	0	0	0	0	0	75	0	0	100	75	0	0
0	0	0	0	0	0	0	0	100	40	100	40	0	0	20
0	0	0	0	0	14	0	71	14	0	100	14	86	0	100
0	0	0	14	0	43	0	71	7	0	100	21	79	0	7
0	0	0	0	0	25	0	75	50	0	100	0	0	0	50
0	0	0	0	100	0	0	8	85	31	100	46	23	100	46
0	0	0	0	0	0	0	64	10	0	91	18	0	0	64
0	0	100	0	0	100	0	50	0	0	100	100	0	0	100
0	0	60	0	0	60	0	0	20	0	0	20	0	0	0
0	0	0	17	50	0	0	60	50	17	100	67	40	40	33
0	0	0	0	100	0	0	0	100	78	89	0	67	100	22
0	0	0	0	100	0	0	0	100	100	100	0	100	50	100
0	0	0	0	100	5	0	0	15	0	5	15	35	100	20
0	98	0	0	93	89	0	57	41	0	7	35	2	44	48
0	0	0	0	0	100	100	18	86	0	0	0	0	0	95

bacilos rectos o ligeramente curvos gramnegativos que son aerobios estrictos; la mayoría de las cepas son móviles por medio de uno o más flagelos polares, utilizan glucosa y otros hidratos de carbono insolubles y, por lo general, son citocromo-c-oxidasa positivos. Los rasgos diferenciadores principales del grupo de seudomonas aparecen en la tabla 7-4.

Palleroni[814] separó las seudomonas en cinco grupos de homología de ARNr en función de estudios de homología de ADN-ARNr. Sin embargo, Gilardi dividió las seudomonas en siete grandes grupos en función de las características fenotípicas: fluorescentes, Stutzeri, Alcaligenes, Pseudomallei, Acidovorans, Facilis-Delafieldii y Diminuta.[368] Un esquema actualizado que combina algunas de las características de la clasificación fenotípica y genotípica se resume en el recuadro 7-3.

Familia Pseudomonadeceae: *grupo ARNr I*

Género Pseudomonas. Aunque la mayoría de las seudomonas se clasificaron en un inicio dentro del género *Pseudomonas*, ahora se sabe que cada uno de los cinco grupos de ARNr representa grupos genéticos taxonómicamente diferentes, y en consecuencia se asignaron nombres de género diferentes a cada uno de los grupos de ARNr. Sólo los miembros del grupo I de ARNr conservan la designación del género de *Pseudomonas*.

Grupo fluorescente. Las especies dentro de este grupo se caracterizan por la producción de un pigmento soluble en agua, pioverdina, que es blanco a azul verdoso bajo la luz ultravioleta de onda larga (400 nm). La síntesis de pigmentos fluorescentes es mayor sobre todo en los medios con una concentración alta de fosfatos.[569] Aunque los tres miembros de este grupo producen pioverdina, una única especie, *P. aeruginosa*, genera el característico pigmento azul soluble en agua, piocianina (lám. 7-1G). En la tabla 7-5 se proporcionan las características bioquímicas principales que dividen a los miembros del grupo fluorescente.

Pseudomonas aeruginosa. Esta especie tiene un aspecto característico cuando se cultiva en BAP. Se observa como grandes colonias grises con una periferia que se extiende y exhibe β-hemólisis. Las colonias suelen tener aspecto de piel de lagarto y presentan un brillo metálico (lám. 7-2F). La identificación rápida de *P. aeruginosa* en cultivo se puede hacer siempre que se observen las siguientes características: morfología típica de las colonias (lám. 7-2F), producción de pigmentos difusibles (lám. 7-2G), presencia de un olor afrutado y positividad de la oxidasa (recuadro 7-4).[208] En ocasiones se observan cepas que producen un penetrante olor a "papa podrida". Existe al menos un informe de un brote hospitalario causado por cepas de *P. aeruginosa* maloliente.[595]

P. aeruginosa es la seudomona que se aísla con mayor frecuencia de muestras clínicas. La infección por *P. aeruginosa* es especialmente prevalente entre los pacientes con heridas de quemadura, fibrosis quística (FQ), leucemia aguda, trasplantes de órganos y adicción a drogas intravenosas (i.v.).[106] Las infecciones ocurren con frecuencia en cualquier sitio donde tiende a acumularse la humedad: traqueotomías, sondas permanentes, quemaduras, oído externo ("oído de nadador") y heridas cutáneas supurantes. La exudación de pus azulado, con un olor a uvas por la producción de piocianina, es característica de una infección causada por este microorganismo. *P. aeruginosa* provoca también infecciones de las vías genitourinarias y respiratorias inferiores; estas últimas pueden ser graves y hasta

mortales en hospederos inmunodeprimidos. El microorganismo también puede provocar infecciones oculares devastadoras. La queratitis por *Pseudomonas*, la infección de úlceras en la córnea y la endoftalmitis deben abordarse como una emergencia médica que puede resultar fulminante y que amenaza con la pérdida permanente de la visión. Los informes individuales de casos de endocarditis, meningitis, abscesos cerebrales e infecciones de huesos y articulaciones debido a la diseminación hematógena, aparecen con frecuencia en la literatura médica.[106] La mayoría de los pacientes con endocarditis por *P. aeruginosa* requieren reemplazo de la válvula porque la infección es difícil de erradicar.[900] Los brotes de dermatitis y otitis externa por *P. aeruginosa* relacionados con el uso de piscinas y bañeras de hidromasaje están bien documentadas.[71] También se informaron infecciones esporádicas por *P. aeruginosa* tras la realización de perforaciones en el oído.[548]

P. aeruginosa produce varias sustancias que se cree que aumentan la colonización e infección del tejido hospedero.[106] Estas sustancias, junto con una variedad de factores de virulencia, como lipopolisacáridos (LPS), exotoxina A, leucocidina, limo extracelular, proteasas, fosfolipasa y otras enzimas (recuadro 7-5), hacen de *P. aeruginosa* la bacteria clínicamente más importante entre los BNF. De manera habitual, se aísla un morfotipo mucoide infrecuente de *P. aeruginosa* a partir de secreciones respiratorias de pacientes con fibrosis quística con infección crónica por *P. aeruginosa* (lám. 7-2H). El morfotipo mucoide se presenta a causa de la producción de grandes cantidades de un polisacárido (llamado *alginato*) que rodea la célula. La producción de alginato es, en última instancia, responsable del mal pronóstico y la alta mortalidad entre los pacientes con fibrosis quística. Existen revisiones extensas sobre este tema.[373,715,757,1032]

La exactitud de las pruebas de sensibilidad antimicrobiana de *P. aeruginosa* se evaluó en varios estudios.[509,528,938] Sader y cols.[938] valoraron los sistemas MicroScan WalkAway®, Vitek® y Vitek 2® y encontraron que todos exhiben un nivel inaceptable de errores (falsos sensibles) muy importantes para piperacilina-tazobactam y menores tasas de error inaceptables para cefepima (Vitek 2 y Vitek) y aztreonam (los tres sistemas). Jekarl y cols. evaluaron Vitek 2 y BD Phoenix® para las pruebas de sensibilidad de *P. aeruginosa* e informaron que ambos sistemas mostraron un acuerdo general categórico inaceptable para imipenem y cefepima, y para ceftazidima con Vitek 2.[509] Juretschko y cols.[528] evaluaron la exactitud de la prueba de sensibilidad de β-lactámicos de *P. aeruginosa* empleando cuatro sistemas automatizados (BD Phoenix, MicroScan WalkAway, Vitek y Vitek 2). Estos autores encontraron niveles inaceptables de error (no importante, importante y muy importante) con aztreonam, cefepima y ceftazidima, piperacilina-taxobactam e imipenem con los cuatro sistemas automatizados y recomendaron que los laboratorios busquen métodos alternos al evaluar *P. aeruginosa*. Los métodos de difusión de agar (difusión con discos y Etest®) fueron los más precisos en comparación con la prueba de concentración inhibitoria mínima (CIM) de referencia de *P. aeruginosa*.[528]

El tratamiento de infecciones por *P. aeruginosa* puede resultar difícil. Un espectro relativamente estrecho de antimicrobianos resulta eficaz frente a *P. aeruginosa*, que incluye carboxipenicilinas (carbenicilina, ticarcilina), ureidopenicilinas (mezlocilina, piperacilina), cefalosporinas antiseudomonas (ceftazidima), monobactámicos (aztreonam), carbapenémicos (imipenem, meropenem), quinolonas (ciprofloxacino, levofloxacino) y aminoglucósidos (gentamicina, tobramicina, amikacina). La mayoría

TABLA 7-4 Características clave de las seudomonas

	Oxidasa	Motilidad	Pioverdina	Amarillo	Glucosa	Maltosa	Lactosa	Manitol	Arginina	Lisina	NO_3-NO_2	NO_3-N_2	Urea	ONPG	ADNasa	Acetamida	Esculina	H_2S en KIA	Polimixina
Género _Pseudomonas_																			
Grupo fluorescente																			
P. aeruginosa	+	+	+	–	+	>	–	>	+	–	+	>	>	–	–	+	–	–	S
P. fluorescens	+	+	+	–	+	>	–	+	+	–	>	–	>	–	–	–	–	–	S
P. putida	+	+	+	–	+	>	–	>	+	–	–	–	>	–	–	–	–	–	S
Grupo _Stutzeri_																			
P. stutzeri	+	+	–	–	+	+	–	>	–	–	+	+	>	–	–	–	–	–	S
P. mendocina	+	+	–	–	+	–	–	–	+	–	+	+	>	–	–	–	–	–	S
Grupo Vb-3 de los CDC	+	+	–	–	+	+	–	+	+	–	+	+	>	–	–	–	–	–	S
Grupo _Alcaligenes_																			
P. alcaligenes	+	+	–	–	–	–	–	–	–	–	>	–	>	–	–	–	ND	–	S
P. pseudoalcaligenes	+	+	–	–	–	–	–	–	>	–	+	+	–	–	–	–	–	–	S
Pseudomonas spp. grupo 1					–				>		+						ND		S
Grupo con pigmento amarillo																			
P. luteola	–	+	–	+	+	+	–	+	>	–	>	–	>	+	–	–	+	–	S
P. oryzihabitans	–	+	–	+	+	+	–	+	–	–	–	–	>	–	–	–	–	–	S
Género _Burkholderia_																			
B. pseudomallei	+	+	–	–	+	+	+	+	+	–	>	+	>	–	–	–	>	–	R
Complejo _B. cepacia_	d	+	–	>	+	+	+	+	–	V	>	–	>	>	–	>	>	–	R
B. gladioli	–	+	–	–	+	+	+	+	–	–	>	–	+	+	–	–	–	–	R
Género _Ralstonia_																			
R. pickettii Va-1	+	+	–	–	+	+	+	–	–	–	>	>	+	–	–	–	–	–	R
R. pickettii Va-2	+	+	–	–	+	+	+	–	–	–	+	+	+	–	–	–	–	–	R
R. mannitolilytica	+	+	–	–	+	+	+	–	–	–	>	>	+	–	–	–	–	–	R
Género _Delftia_																			
D. acidovorans	+	+	–	–	–	–	+	–	–	–	–	–	–	–	–	+	–	–	S
Género _Brevundimonas_																			
B. diminuta	+	+	–	–	d	–	–	–	–	–	–	–	–	–	>	–	–	–	V
B. vesicularis	+	+	–	+	d	>	–	–	–	–	–	–	–	>	–	–	+	–	S
Género _Stenotrophomonas_																			
S. maltophilia	–	+	–	–	+	++	+	–	–	+	>	–	–	+	+	–	+	–	S
Género _Shewanella_																			
S. algae	+	+	–	–	+	–	–	–	–	–	+	–	–	–	+	–	–	+	S
S. putrefaciens	+	+	–	–	+	–	>	+	–	–	+	–	–	–	+	–	>	+	S
Género _Sphingomonas_																			
S. paucimobilis	+	+	–	+	+	–	+	–	–	–	–	–	–	+	–	–	+	–	S

+, 90% o más cepas positivas; –, 90% o más cepas negativas; V, 11-89% de cepas positivas; d, positiva débil; S, sensible; R, resistente. Las reacciones fundamentales están sombreadas.
Datos de la referencia 367.

7-3

RECUADRO

Clasificación fenotípica de seudomonas (BNF flagelados polares)

Grupo ARNr I (tablas 7-5 a 7-7)

Grupo fluorescente (tabla 7-5)
Pseudomonas aeruginosa
Pseudomonas fluorescens
Pseudomonas putida

Grupo Stutzeri (tabla 7-6)
Pseudomonas stutzeri
Pseudomonas mendocina
Grupo Vb-3 de los CDC

Grupo Alcaligenes (tabla 7-7)
Pseudomonas alcaligenes
Pseudomonas pseudoalcaligenes
Especies de *Pseudomonas* grupo 1

Otras *Pseudomonas* clínicamente relevantes
Pseudomonas andersonii
Pseudomonas fulva
Pseudomonas otitidis

Grupo ARNr II (tablas 7-8 a 7-10)

Grupo Pseudomallei (grupo resistente a colistina)
Burkholderia mallei
Burkholderia pseudomallei
Complejo *Burkholderia cepacia*
Burkholderia gladioli
Especies de *Cupriavidus*
Inquilinus limosus
Lautropia mirabilis
Especies de *Pandoraea*
Especies de *Ralstonia*

Grupo ARNr III (tabla 7-7)

Grupo de oxidantes débiles
Acidovorax delafieldii
Acidovorax facilis
Acidovorax temperans
Comamonas terrigena (C. terrigena ADN 1*)*
Comamonas aquatica (C. terrigena ADN 2*)*
Comamonas kerstersii (C. terrigena ADN 3*)*
Comamonas testosteroni
Delftia acidovorans
CDC WO-1

Grupo ARNr IV (tabla 7-7)

Grupo Diminuta
Brevundimonas diminuta
Brevundimonas vesicularis

Grupo ARNr V (tabla 7-11)

Stenotrophomonas maltophilia
Wohlfahrtiimonas chitiniclastica

Bacterias de ácido acético
Acetobacter
Acidomonas
Gluconobacter
Granulibacter bethesdensis

Grupo pigmentado de amarillo (tabla 7-12)

Pseudomonas luteola
Pseudomonas oryzihabitans
Sphingomonas paucimobilis
Sphingomonas parapaucimobilis
Agrobacterium grupo amarillo
Balneatrix alpica
Massilia oculi
Massilia haematophilus
Massilia timonae
O-1 de los CDC
O-2 de los CDC

Grupo de bacilos curvos (Tabla 7-13)

Herbaspirillum species 3
Laribacter hongkongensis
CDC O-3

Grupo de H₂S positivo (tabla 7-14)

Shewanella putrefaciens
Shewanella algae

Grupo halófilo (tabla 7-14)

Alishewanella fetalis
Halomonas venusta
Grupo 1 de halófilos no fermentadores de los CDC

Grupo pigmentado de color rosa (tabla 7-15)

Especies de *Asaia*
Especies de *Azospirillum*
Especies de *Methylobacterium*
Especies de *Roseomonas*

Especies sin nombre

Grupo 2 similar a *Pseudomonas*
Grupo WO-1 de los CDC
Grupo 1c de los CDC
OFBA-1

---

de las cepas son resistentes a otras penicilinas y cefalosporinas, incluidas ampicilina, cefuroxima y cefotaxima.[348,656]

P. aeruginosa tiene la capacidad de portar plásmidos de multirresistencia, y esta característica ha dado lugar a la aparición de algunas cepas de *P. aeruginosa* que son resistentes a todos los antibióticos confiables.[656] Se informó la presencia de aislamientos de *P. aeruginosa* y *Klebsiella pneumoniae* productora de carbapenemasa (KPC) en varios países, incluso en los Estados Unidos.[9,501,863,1139] En años recientes, se obtuvieron aislamientos de *P. aeruginosa* panresistentes que albergan tanto KPC como carbapenemasas metalo-β-lactamasas (MBL).[230,711] La medida en que las *P. aeruginosa* productoras de carbapenemasas KPC y MBL se extendieron por todo el mundo es difícil de determinar, ya que la detección fenotípica de carbapenemasas en *P. aeruginosa*

TABLA 7-5 Características clave del grupo fluorescente

Prueba	P. aeruginosa	P. fluorescens	P. putida
Pioverdina	+	+	+
Piocianina	+	−	−
Acetamida	V	−	−
Cultivo a 42 °C	+	−	−
Reducción de NO₃	V (74)	V (19)	−
Hidrólisis de la gelatina	V (46)	+	−

+, 90% o más cepas positivas; −, 90% o más cepas negativas; V, 11-89% de cepas positivas; los números entre paréntesis son el porcentaje de las cepas que dan reacción positiva.
Datos de la referencia 367.

RECUADRO 7-4

Requisitos mínimos para la identificación definitiva de *P. aeruginosa*

Identificación basada en todo lo siguiente:

1. Bacilo gramnegativo

2. Oxidasa positivo

3. Olor típico (olor afrutado a uvas o a tortilla de maíz)

4. Morfología reconocible de la colonia:

   a. En agar sangre o chocolate, aparecen como grandes colonias con brillo metálico, mucoides, rugosas y pigmentadas (piocianina), y habitualmente β-hemolíticas (lám. 7-2F).

   b. En MacConkey, se observan como lactosa negativas con pigmentación verde o con brillo metálico (lám. 7-2G).

Limitaciones:

1. Algunos aislamientos raros de *Aeromonas* pueden asemejarse a *P. aeruginosa* (carentes del característico olor), pero son indol positivos (*P. aeruginosa* es indol negativa).

2. Algunos aislamientos de *Burkholderia cepacia* procedentes de pacientes con FQ pueden presentar morfotipos que se asemejan a *P. aeruginosa*.

De la referencia 208.

RECUADRO 7-5

Factores de virulencia de *Pseudomonas aeruginosa*

Factor de virulencia	Actividad biológica
Alginato	Polisacárido capsular que permite a las bacterias infectantes adherirse a las superficies de células epiteliales de pulmón y formar biopelículas que, a su vez, protegen a las bacterias de los antibióticos y del sistema inmunitario.
Pili	Apéndices superficiales que permiten la adhesión del microorganismo a los receptores del gangliósido GM-1 en las superficies de células epiteliales del hospedero.
Neuraminidasa	Elimina los residuos de ácido siálico de los receptores de gangliósido GM-1, facilitando la unión a los pili.
Lipopolisacárido	Produce endotoxinas y causa el síndrome de sepsis: fiebre, *shock*, oliguria, leucopenia o leucocitosis, coagulación intravascular diseminada, anomalías metabólicas.
Exotoxina A	Destrucción del tejido, inhibición de la síntesis de proteínas; interrupciones de la actividad celular y respuesta del macrófago.
Enterotoxina	Interrumpe la actividad gastrointestinal normal, produce diarrea.
Exoenzima S	Inhibe la síntesis proteica.
Fosfolipasa C	Destruye la membrana citoplasmática, destruye el surfactante pulmonar, inactiva las opsoninas.
Elastasa	Escinde las inmunoglobulinas y componentes del complemento; interrumpe la actividad de los neutrófilos.
Leucocidina	Inhibe la función de neutrófilos y linfocitos.
Piocianinas	Suprime a otras bacterias y altera la actividad ciliar respiratoria; causa daño oxidativo a los tejidos, particularmente a los tejidos oxigenados como los del pulmón.

---

también es difícil. El empleo de técnicas moleculares puede ser la única manera de determinar el grado de diseminación de los aislamientos de *P. aeruginosa* productores de carbapenemasas. Si el laboratorio no la detecta, *P. aeruginosa* productora de KPC puede llegar a ser un reservorio para la transmisión de este mecanismo de resistencia.[910]

Pseudomonas fluorescens y Pseudomonas putida. Tanto *P. fluorescens* como *P. putida* incluyen complejos de especies bastante relacionadas que son difíciles de separar fenotípicamente y por MALDI-TOF MS. Por esta razón, los laboratorios aconsejan informar cualquier microorganismo que esté incluido en el complejo *P. fluorescens* o *P. putida* como "complejo *Pseudomonas fluorescens*" o "complejo *Pseudomonas putida*". En el recuadro 7-6 se muestra una lista de los microorganismos que forman parte de los complejos *P. fluorescens* y *P. putida*. Los microorganismos que se encuentran en los complejos *P. fluorescens* y *P. putida* se producen en el agua y el suelo, y pueden existir en las fuentes de agua en el entorno hospitalario. Para fines prácticos, si se realiza un aislamiento que produce el pigmento fluoresceína (pioverdina) pero no piocianina, o crece a 42 °C, los laboratorios podrían informar el aislamiento como complejos "*P. fluorescens/putida*" sin ninguna otra prueba, ya que la mayoría de los aislamientos de laboratorio no se consideran clínicamente importantes. *P. fluorescens* y *P. putida* pueden existir como flora faríngea habitual y sólo en raras ocasiones se ha informado que causen infección en humanos.

Especies incluidas en los complejos *P. fluorescens* y *P. putida*[a]

Complejo *Pseudomonas fluorescens*

P. antarctica
P. azotoformans
P. brassicacearum
P. brenneri
P. cedrina
P. congelans
P. corrugata
P. costantinii
P. extremorientalis
P. fluorescens
P. gessardii
P. libanensis
P. mandelii
P. marginalis
P. mediterranea
P. meridiana
P. migulae
P. mucidolens
P. orientalis
P. panacis
P. poae
P. protegens
P. proteolytica
P. rhodesiae
P. synxantha
P. thivervalsensis
P. tolaasii
P. trivialis
P. veronii

Complejo *Pseudomonas putida*

P. fulva
P. monteilii
P. mosselii
P. oryzihabitans
P. plecoglossicida
P. putida

[a]Datos de la referencia 31 y comunicación personal de Schreckenberger P.

TABLA 7-6 Características clave del grupo Stutzeri

Prueba	*P. stutzeri* Vb-1	*P. mendocina* Vb-2	Grupo de los CDC Vb-3
Oxidasa	+	+	+
OF glucosa	A	A	A
OF maltosa	A	–	A
OF lactosa	–	–	–
OF manitol	V (70)	–	A
Reducción NO₃	+	+	+
NO₃ a gas	+	+	+
Arginina	–	+	+
Lisina	–	–	–
Hidrólisis del almidón	+	–	V (75)
Polimixina B	S	S	S
Colonias arrugadas	+	–	–

+, 90% o más cepas positivas; –, 90% o más cepas negativas; V, 11-89% de cepas positivas; A, reacción ácida; los números entre paréntesis son el porcentaje de las cepas que dan reacción positiva; S, sensible.
Datos de la referencia 367.

Grupo Stutzeri. Todos los microorganismos del grupo Stutzeri son denitrificadores del suelo y pueden crecer de manera anaerobia en medios que contienen nitrato, con producción de gas nitrógeno. Las cepas son móviles mediante flagelos polares monotricos. Pueden crecer con NH_4 como única fuente de nitrógeno y acetato como única fuente de carbono, para obtener energía. Las características que distinguen a los miembros del grupo Stutzeri se presentan en la tabla 7-6.

Pseudomonas stutzeri. P. stutzeri (anteriormente grupo Vb-1 de los CDC) es ubicuo en suelo y agua y se ha aislado de humus, estiércol, paja, aguas residuales, agua estancada, fórmula para bebés, equipos para hospitales, cosméticos para ojos y diferentes muestras clínicas.[366,368,829] Sólo se asocia rara vez con infecciones como otitis media,[366] conjuntivitis,[684,829] neumonía,[146,151,806] artritis séptica,[678] endocarditis,[407,921] meningitis en un paciente VIH-positivo,[915] infecciones de injertos vasculares sintéticos,[357] infecciones de heridas traumáticas[366,371] y osteomielitis vertebral.[897] Es sensible a la mayoría de los antibióticos. Las colonias recién aisladas son adherentes y tienen un aspecto arrugado característico (lám. 7-3A), que puede perderse después del subcultivo repetido de laboratorio. P. stutzeri se compone de un conjunto heterogéneo de cepas que incluyen por lo menos 18 grupos genómicos sin estatus taxonómico llamados *genovariedades*.[199,352,927,930,973,993] Sin embargo, las genovariedades de P. stutzeri se caracterizan por un gran nivel de heterogeneidad de las propiedades fenotípicas, que no permite a los taxones categorizarse en nuevas especies diferentes.[927-929,993] Sólo una de las genovariedades de P. stutzeri descritas se reclasificó y se publicó con validez como la nueva especie *Pseudomonas balearica*.[88] Aún no se informan aislamientos clínicos humanos de P. balearica.

Se informó que *P. putida* causa sepsis relacionada con catéter en pacientes con cáncer[26,712] y artritis séptica.[675,679] Ambos grupos están relacionados con bacteriemia de transfusión de sangre.[557,763,870,962,1050,1061] Se comunicó que *P. fluorescens* produce infecciones del torrente sanguíneo relacionadas con el lavado de catéter utilizando jeringas precargadas con heparina IV en 36 pacientes en cuatro estados del 2004-2005. Se comunicó que 28 pacientes adicionales desarrollaron infecciones sanguíneas de inicio retardado de 84-421 días después de la última exposición potencial a la solución contaminada.[164] De importancia cada vez mayor, existen informes de seudobacteriemias por *P. fluorescens*, presencia de hemocultivos positivos en ausencia de bacteriemia verdadera y síntomas relacionados, con frecuencia atribuidos a catéteres contaminados y dispositivos relacionados con el catéter.[770,1003]

Pseudomonas mendocina. P. mendocina (antes grupo Vb-2 de los CDC) y las especies sin nombre del grupo Vb-3 de los CDC se aíslan rara vez de muestras clínicas. Las colonias de *P. mendocina* son lisas y tienen el aspecto y consistencia de mantequilla. Se comunicaron infecciones raras pero graves por *P. mendocina,* incluidos cuatro informes de endocarditis infecciosa,[38,517,726,1041] un informe de sepsis[792] y un paciente con espondilodiscitis.[186] Las cepas aisladas del grupo Vb-3 de los CDC son similares a *P. stutzeri,* excepto por ser arginina positivas. Potvliege y cols.[866] notificaron un caso de septicemia por Vb-3 en un paciente con mieloma múltiple.

Grupo Alcaligenes. Los microorganismos del grupo Alcaligenes se caracterizan por ser asacarolíticos o sacarolíticos débiles en medio de OF de glucosa. Los miembros de este grupo incluyen *P. alcaligenes, P. pseudoalcaligenes* y especies de *Pseudomonas* grupo 1 de los CDC. Las últimas especies sin nombre son similares a *P. alcaligenes,* salvo que las cepas de especies de *Pseudomonas* grupo 1 reducen nitratos y nitritos a gas.[368] Dos subespecies anteriores de *P. pseudoalcaligenes, P. pseudoalcaligenes* subespecie *citrulli* y *P. pseudoalcaligenes* subespecie *konjaci,* se cambiaron al género *Acidovorax* como *A. citrulli* y *A. konjaci,* respectivamente.[31] Las características que diferencian a este grupo de otras seudomonas alcalinas similares se presentan en la tabla 7-7. Aunque los miembros de este grupo se aíslan de muestras clínicas, sólo en raras ocasiones se documentó su capacidad para actuar como patógenos humanos. Existen informes de *P. alcaligenes* como causa de infecciones en los ojos y empiema, y de un paciente con endocarditis mortal.[1095]

Otras especies de seudomonas clínicamente relevantes

Pseudomonas andersonii. "*P. andersonii*" es el nombre propuesto para una nueva especie de *Pseudomonas* asociada con lesiones granulomatosas del pulmón.[419,996] Los cinco aislamientos descritos hasta la fecha se aislaron de nódulos pulmonares resecados quirúrgicamente. El complejo *Mycobacterium avium* se aisló de manera concomitante en dos de los pacientes y se identificaron histopatológicamente estructuras micóticas en otros dos.[996] Todos los microorganismos crecieron durante la noche como en el agar sangre de carnero, en forma de colonias pequeñas, lisas, opacas y color marrón claro. Fueron positivas para oxidasa, catalasa y ureasa. Todas fueron negativas para hidrólisis de bilis-esculina y utilización de citrato y no fueron capaces de asimilar la mayoría de los sustratos probados. Los aislamientos no crecieron a 42 °C y no produjeron pigmentos piocianina o pioverdina.[996] Los cinco aislamientos fueron sensibles a los antibióticos más activos frente a bacterias gramnegativas.[419,996] La velocidad de crecimiento relativamente lenta y la ausencia de perfiles en la mayoría de las bases de datos del sistema de identificación probablemente conducirán a una baja tasa de reconocimiento de este microorganismo.

Pseudomonas fulva. P. fulva está incluida en el complejo *P. putida.* Las colonias son lisas, enteras, de planas a convexas, y de color amarillo parduzco pálido en agar nutritivo. En agar sangre de carnero, se observan colonias lisas pigmentadas de amarillo después de la incubación durante la noche.[886] Los pigmentos fluoresceína (pioverdina) y piocianina no se producen y no se genera crecimiento a 42 °C.[1089] Es un aerobio estricto, oxidasa positivo débil, catalasa positivo, nitrato negativo, arginina dihidrolasa positivo, hidrólisis de almidón y caseína negativo.[1089] Puede identificarse con confianza por MALDI-TOF MS utilizando el instrumento de MicroFlex LT® y el software BioTyper® (versión 3.1) (Bruker Daltonics, Billerica, MA).[886] Se informa que *P. fulva* causa infecciones de la sangre[655,972] y meningitis en pacientes con exudado ventricular externo.[19,886] En todos los casos, los aislamientos se identificaron de manera incorrecta como *P. putida*

cuando se utilizaron los sistemas de identificación disponibles en el mercado. Los laboratorios mantienen la alerta para llevar a cabo más pruebas, ya sea MALDI-TOF MS o secuenciación del ARNr 16S en cepas pigmentadas de amarillo que se reconocen como *P. putida* en los sistemas de identificación comerciales.

Pseudomonas otitidis. P. otitidis es una especie nueva de seudomonas aislada exclusivamente de oídos humanos infectados.[201] Las células son bacilos móviles gramnegativos que se observan como colonias circulares, cóncavas, incoloras y hemolíticas en agar tripticasa de soya (soja) con sangre.[201] El crecimiento ocurre a 7-45 °C. Por lo general, las colonias no producen pigmento fluorescente y todas las cepas son oxidasa y catalasa positivas, pero negativas a ureasa. Los aislamientos hidrolizan Tween 80® y gelatina, pero no caseína o esculina.[201] Los aislamientos oxidan la glucosa, pero no manosa, manitol ni xilosa.[618] Roland y Stroman fueron los primeros en informar infecciones óticas por *Pseudomonas "otitidis"* en los Estados Unidos en el 2002.[917] Posteriormente, Motoshima y cols. informaron dos aislamientos de infección ótica por *P. otitidis* en Japón,[758] y Lee y cols.[618] notificaron el aislamiento de *P. otitidis* de un hombre coreano de 53 años de edad con secreción purulenta del oído. Todas las cepas parecen ser sensibles a los aminoglucósidos, fluoroquinolonas, polimixina B, piperacilina, cefotaxima, ceftazidima y aztreonam, al tiempo que muestra resistencia o disminución de la sensibilidad a los carbapenémicos.[201,618,1067] Todas las cepas han demostrado que pueden expresan actividad MBL y portar un nuevo gen subclase B3 MBL, llamado *blaPOM-1.*[1067] Como tal, el MBL-1 (POM-1) de *P. otitidis* representa el primer ejemplo de un MBL residente en una especie patógena de *Pseudomonas.*[1067] Con frecuencia, los aislamientos se reconocen de manera errónea como *P. aeruginosa* en los sistemas de identificación comerciales; por lo tanto, los laboratorios aconsejan que los aislamientos de *Pseudomonas* que sean oxidasa positivos y crezcan a 42 °C, pero que no produzcan un pigmento color azul verdoso y muestren un patrón de sensibilidad infrecuente a β-lactámicos, incluidas las pruebas no sensibles a carbapenémicos, deben identificarse por secuenciación del ARNr 16S.

Familia Burkholderiaceae*: grupo ARNr II*

El grupo II de ARNr está formado por microorganismos que se describieron en el pasado como el grupo Pseudomallei. La mayoría de las especies en este grupo tienen la propiedad única de mostrar resistencia al grupo polimixina de antibióticos (polimixina B y colistina). En las tablas 7-8, 7-9 y 7-10 se proporcionan las características bioquímicas utilizadas para distinguir a los miembros de este grupo, el cual está compuesto por muchas especies, incluidas varias relacionadas con plantas. Sólo aquellas que se relacionaron con enfermedad humana se incluyen en este libro de texto. Dos de las especies patógenas, *B. pseudomallei* y *B. mallei,* se incluyen como agentes que representan una amenaza biológica de categoría B en el Grupo de trabajo de planeación estratégica de los CDC debido a su disponibilidad y el potencial de causar enfermedades con alta morbilidad y mortalidad.[932]

Género *Burkholderia,* grupo Pseudomallei. En el momento de escribir este texto, existen 87 especies reconocidas en el género *Burkholderia.* Las especies de *Burkholderia* son patógenas para humanos y plantas, y son bacterias importantes en términos ambientales. Son gramnegativas, con forma de bacilo, inmóviles y generalmente aerobias estrictas.

Burkholderia mallei. B. mallei es un parásito estricto de los animales (sobre todo caballos, mulas y burros) que causa una infección de las vías respiratorias conocida como *muermo.*

TABLA 7-7 Características clave de las seudomonas alcalinas[a]

Prueba	Comamonas				Delftia	Pseudomonas		Brevundimonas	
	C. terrigena	C. aquatica	C. kerstersii	C. testosteroni	D. acidovorans	P. alcaligenes	P. pseudoalcaligenes	B. diminuta	B. vesicularis
Oxidasa	+	+	+	+	+	+	+	+	+
Crecimiento en agar de MacConkey	+ (91)	ND	ND	+	+	+	+	+	V (26)
OF glucosa	Alc	Alc	Alc	Alc	Alc	Alc	D (19)	D (29)	D (57)
OF fructosa	Alc	Alc	Alc	Alc	A	Alc	A	Alc	Alc
OF manitol	Alc	Alc	Alc	Alc	A	Alc	Alc	Alc	Alc
Reducción de NO$_3$	+	+	+	+	+	V (61)	+	−	−
NO$_3$ a gas	−	−	−	−	−	−	−	−	−
Hidrólisis de gelatina	−	−	−	−	−	−	−	V (58)	V (38)
Hidrólisis de esculina	−	−	−	−	−	−	−	−	+
Hidrólisis del almidón	−	−	−	−	−	V (16)	−	−	+
Hidrólisis de tirosina	+	−	+	+	ND	ND	ND	ND	ND
ADNasa	−	ND	ND	−	−	−	−	V (12)	−
Acetamida	−	ND	ND	−	+	−	−	−	−
Indol	−	−	−	−	Naranja[b]	−	−	−	−
PIR[c]	+	S	−	+	+ (96)	−	−	V (12)	−
Sensibilidad a 250 µg de deferoxamina[d]	S	S	S	R	R	V	V	S (92)	S
Fosfatasa alcalina	−	−	−	−	−	−	−	+	+
Asimilación en API ID 32 GN de:									
3-hidroxibenzoato	−	−	−	+	ND	ND	ND	ND	−
4-hidroxibenzoato	−	V	+	+					ND
L-alanina	+	−	−	+					ND
Cultivo a 42 °C	−	+	+	−	V (8)	V (48)	V (75)	V (19)	−
Disposición flagelar	Grupos polares o bipolares, longitud de onda larga (3.0 µm)				Polar individual, longitud de onda larga (3.0 µm)	Polar individual, longitud de onda normal (1.5 µm)		Polar individual, longitud de onda corta (0.5 µm)	

[a] Datos obtenidos de las referencias 367 y 1160.
[b] Se desarrolla un color naranja calabaza con la adición del reactivo de Kovac debido a la formación de ácido antranílico a partir del triptófano.
[c] Datos de PIR obtenidos de la referencia 598.
[d] Procedimiento descrito por Lindsay JA y Riley TV.[647]

+, 90% o más cepas positivas; −, 90% o más cepas negativas; V, 11-89% de cepas positivas; A, reacción ácida; Alc, reacción alcalina; ND, resultados no disponibles; los números entre paréntesis son el porcentaje de las cepas que dan reacción positiva; R, resistencia; S, sensible; D, ácido débil; PIR, pirrolidonil arilamidasa.

TABLA 7-8 Características clave de *Burkholderia mallei, B. pseudomallei* y *P. stutzeri*[a]

Prueba	P. stutzeri	B. pseudomallei	B. mallei
Oxidasa	+	+	V
Motilidad	+	+	−
Crecimiento en agar de MacConkey	+	+	V
OF glucosa	A	A	A
OF maltosa	A	A	V
OF lactosa	−	A	V
OF manitol	V	A	V
Reducción de NO$_3$	+	+	+
NO$_3$ a gas	+	+	−
Arginina	−	+	+
Lisina	−	−	−
Hidrólisis del almidón	+ (92)	−	ND
Polimixina B	S	R	R
Colonias arrugadas	+	+	−
Pigmento	Gris o ligeramente amarillo	Crema o bronceado	Gris

[a]Datos obtenidos de las referencias 367 y 1172.

+, 90% o más cepas positivas; −, 90% o más cepas negativas; V, 11-89% de cepas positivas; A, reacción ácida; los números entre paréntesis son el porcentaje de las cepas que dan reacción positiva; S, sensible; R, resistente; ND, no disponible.

La forma aguda de la enfermedad puede matar a un caballo en un par de semanas. En raras ocasiones, puede transmitirse a los humanos, por lo general a través de una abrasión de la piel.[1146] Hubo un paciente con muermo adquirido en el laboratorio en el año 2000.[163] El muermo comparte con el carbunco y la peste la distinción del uso bélico. Existen informes que exponen que *B. mallei* se utilizó como agente de guerra biológica en la Primera Guerra Mundial.[1173] *B. mallei* es un cocobacilo gramnegativo pequeño. En agar sangre de carnero, se observa como colonias lisas, grises, translúcidas en dos días, sin pigmento ni olor distintivo. Es la única especie inmóvil en el género. Otras características diferenciales se muestran en la tabla 7-8.

Burkholderia pseudomallei. B. pseudomallei causa melioidosis, una enfermedad similar al muermo en animales y humanos (recuadro 7-7). Por los resultados de la hibridación ADN-ADN y del ARNr de Yabuuchi y cols.,[1197] es evidente que *B. mallei* y *B. pseudomallei* pertenecen a una sola genoespecie, pero se propone que estas dos especies se mantienen separadas por razones epidemiológicas y zoonóticas.

Epidemiología. B. pseudomallei tiene un nicho ecológico específico, se encuentran en el suelo y agua estancada en un área de latitudes 20° al norte y al sur del Ecuador, principalmente en Tailandia, Vietnam y partes del norte de Australia.[237,244] Otros informes confirman que también es endémico de China, Taiwán y Laos, pero se desconoce la verdadera incidencia en la mayoría de los países.[242,488] Se informan muy pocos pacientes con melioidosis desde el subcontinente indio a pesar de las semejanzas en las condiciones ambientales con los países del sudeste asiático; sin embargo, se informó el caso de un paciente con abscesos por melioidosis en cerebro y pulmón después de viajar a Sri Lanka en 1999.[831] La mayoría de los casos de melioidosis informados en otras regiones se presentan después de viajes a zonas endémicas de *B. pseudomallei*. En los Estados Unidos, se informaron los casos de pacientes con melioidosis adquirida a nivel local en los estados de Oklahoma y Georgia.[718,794] La primera cepa de Oklahoma se aisló en 1973 de un agricultor de 27 años de edad con una herida profunda en la pierna, fuertemente contaminada por el suelo, producida por un accidente de trabajo. Los aislamientos similares se obtuvieron del suelo cerca del lugar del accidente.[718] El aislamiento de Georgia se consiguió en 1977 de un paciente que estuvo implicado en un accidente automovilístico en el cual el individuo fue propulsado cayendo en un terraplén de arcilla. El paciente tenía múltiples fracturas y laceraciones faciales y desarrolló úlceras en el ojo izquierdo que dieron lugar a la enucleación. Los cultivos de la órbita anoftálmica no infectada, ocho semanas después de la enucleación, arrojó *B. pseudomallei*.[794] Debido a que los estudios moleculares de la cepa de Oklahoma sugirieron que puede ser una especie independiente, Glass y cols. examinaron nuevamente los aislamientos de Oklahoma y Georgia mediante procedimientos microbiológicos, secuenciación del ARNr 16S, caracterización por secuencia de multilocus (MLST, *multilocus sequence typing*) e hibridación ADN-ADN, y determinaron que los aislamientos comprendían una especie nueva de *Burkholderia*, y en el 2006 propusieron el nombre *Burkholderia oklahomensis* para estos aislamientos.[378]

Síndromes clínicos. La mayoría de las infecciones son asintomáticas o están presentes como una enfermedad autolimitada, a corto plazo, similar a la gripe, y pueden diagnosticarse por serología.[49] Se estima que miles de miembros del personal militar de los Estados Unidos se infectaron con *B. pseudomallei* mientras servían en el sudeste asiático en las décadas de 1960 y 1970. Los estudios serológicos han revelado títulos positivos para este microorganismo en el 1-9% de los soldados estadounidenses que regresaron de Vietnam.[204,574,1024] Así, con un estimado

TABLA 7-9 Principales características del complejo selecto de *Burkholderia cepacia* y especies relacionadas

Prueba	B. cepacia[a] GV I	B. multivorans[a] GV II	B. pseudo-multivorans[f]	B. cenocepacia[a] GV III	B. stabilis[a] GV IV	B. vietnamiensis[a] GV V	B. dolosa[a,b] GV VI	B. ambifaria[a,c] GV VII	B. anthina[d] GV VIII	B. pyrrocinia[e] GV IX	B. gladioli[a]	Pandoraea spp.[a,h]	Inquilinus limosus[i]	Ralstonia pickettii Va-1	Ralstonia pickettii Va-2	Ralstonia mannitolilytica Va-3
Oxidasa	100[c]	100	100	100	100	100	100	100	100	+	0	67	+	100	100	100
Catalasa	+	+	+	+	+	+	+	+	+	+	+	+	+	−/ D[g]	−/ D[g]	−/ D[g]
Lipasa	+	+	+	+	+	+	+	+	+	+	+	−	+	+	+	+
OF glucosa	100	100	100	95	100	100	100	100	100	+	100	11	0	100	100	100
OF maltosa	39	98	100	78	93	97	100	100	100	V	0	0	ND	100	0	100
OF lactosa	61	100	100	79	93	97	100	100	100	+	0	0	43	100	0	100
OF xilosa	87	98	100	88	44	75	100	100	100	ND	96	0	ND	100	100	100
OF sacarosa	87	0	78	88	0	94	0	95	V	+	0	0	0	0	0	0
OF adonitol	70	91	67	79	78	0	100	100	V	ND	93		ND	0	ND	ND
Lactosa 10%	100	100	ND	36	100	100	ND	ND	ND	ND	8	0	ND	81	0	100
ONPG	100	98	100	99	0	100	100	100	V	−	100	0	75	0	0	0
Lisina	100	53	100	99	100	100	0	100	V	+	0	0	0	0	100	0
Ornitina	30	0	0	71	100	0	0	0	0	ND	0	0	0	0	0	0
Nitrato reducido	4	94	V	31	4	47	100	67	V	+	33	11	0	87	100	20
Gelatina	74	2	0	55	93	0	0	94	0	V	70	0	38	77	40	80
Esculina	56	2	67	33	0	0	0	56	V	V	11	0	ND	0	0	0
Ureasa	91	100	ND	8	60	100	0	0	ND	−	75	63	25	100	100	100
Colistina, 10 µg	R	R	ND	R	R	R	R	R	R	R	R	R	R	R	R	R
Crecimiento en agar de MacConkey	83	96	100	84	93	83	100	100	100	+	96	100	ND	77	100	100
Cultivo a 42 °C	43	100	100	84	0	100	100	26	V	−	4	89	100	26	60	60
Utilización de malonato	100	90	ND	42	100	100	ND	ND	ND	ND	0	ND	ND	71[j]	75[j]	71[j]
Pigmento amarillo	78	2	0	3	0	0	0	0	0	−	44	0	0	0	0	0

[a] Datos obtenidos de las referencias 438 y 1108.
[b] Datos de la referencia 213.
[c] Datos de la referencia 215.
[d] Datos de la referencia 1104.
[e] Datos de la referencia 1034.
[f] Datos de las referencias 212 y 857.
[g] La reacción de la catalasa para *R. pickettii* es con frecuencia débil o retardada (Schreckenberger P, observación personal).
[h] Datos obtenidos de la tabla 7-3 (Schreckenberger P, observación personal).
[i] Datos de la referencia 209.
[j] Datos de la referencia 832.

+, 90% o más cepas positivas; −, 90% o más cepas negativas; V, 11-89% de cepas positivas; los números son el porcentaje de las cepas que dan reacción positiva; S, sensible; R, resistente; ND, no disponible; D, diferentes resultados informados. Los resultados de la prueba de oxidación fueron registrados después de tres días de incubación; los números romanos representan genovariedades (GV) del complejo *B. cepacia*; Va-1, Va-2 y Va-3 indican las designaciones de los CDC.

TABLA 7-10 Características clave de *Ralstonia* y *Cupriavidus* y no fermentadores fenotípicamente similares[a]

Prueba	Ralstonia				C. gilardii	Cupriavidus			Alcaligenes	Bordetella
	R. pickettii biovar VA-1	R. pickettii biovar VA-2	R. mannitolilytica biovar 3/thomasii	R. insidiosa	C. gilardii	C. paucula	C. respiraculi	C. taiwanesis	A. faecalis	B. bronchiseptica
Oxidasa	D[b]	D[b]	+	+	+	+	+	+	+	+
Catalasa	D[c]	D[b]	V (87)[d]	+	+	+	+	+	+	+
Lipasa	+	+	+	+	-	+	-	+	-	+
OF glucosa	+	+	+	+	-	-	-	-	-	-
OF maltosa	+	-	+	-	-	-	-	-	-	-
OF lactosa	+	-	+	-	-	-	-	-	-	-
OF xilosa	+	+	+	+	-	-	-	-	-	-
OF sacarosa	-	-	-	-	-	-	-	-	-	-
OF adonitol	ND	ND	ND	ND	-	-	-	-	-	-
OF manitol	-	-	+	-	-	-	-	-	-	-
Lactosa 10%	V (81)[e]	-	-	ND	-	-	-	-	-	-
ONPG	-	-	-	-	-	-	-	-	-	-
Lisina	-	-	-	-	-	-	-	-	-	-
Ornitina	-	-	-	-	-	-	-	-	-	-
Nitrato reducido	+ (87)[e]	+ (100)[e]	− (20)[e]	+	V[f]	-	V	+	-	+ (100)[e]
Nitrito reducido	ND	ND	ND	ND	-	-	ND	ND	+	-
Gelatina	V (77)[e]	V (40)[e]	− (80)[e]	-	-	-	-	ND	− (4)[e]	-
Esculina	-	-	-	ND	-	−[d]	ND	ND	−[d]	−[d]
Ureasa	+	+	+	V	-	++	-	+	-	++
Colistina 10 µg	R	R	R	R	S	S	S (97)[e]	S	S (100)[e]	S (96)[e]
Desferrioxamina[g]	S	S	R	ND	R	R	ND	ND	S	R
PIR[h]	+	+	+	+	−/+d	+	+	ND	+	-
Crecimiento en agar de MacConkey	+ (77)[e]	+	+	ND	ND	+ (90)[e]	+ (90)[e]	ND	+	+
Cultivo a 42 °C	V (26)[e]	V (60)[e]	+ (60)[e]	ND	+	V (68)[e]	V (68)[e]	-	V (67)[e]	V (46)[e]
Cultivo en NaCl al 6.5%	-	-	-	ND	-	-	-	-	+	-
Cultivo en acetamida	-	-	-	ND	-	-	-	ND	+	-
Utilización de malonato	+	+	+	ND	V	ND	ND	ND	+	+
Pigmento amarillo	V (36)[d]	ND	V (33)[d]	ND	-		ND	ND	-	-

[a]Excepto donde se especifica, los datos son de las referencias 180, 210, 211, 221 y 1159.
[b]De Baere T y cols.[202] informan estas reacciones positivas, Vandamme y cols.[1103] informan estas reacciones negativas.
[c]La reacción de la catalasa para *R. pickettii* es a menudo débil o retardada (Schreckenberger P, observación personal).
[d]Datos de la referencia 1172.
[e]Datos de la referencia 367.
[f]Datos de la referencia 1122.
[g]Procedimiento descrito en la referencia 647.
[h]Datos de PIR obtenidos de la referencia 598.
+, 90% o más cepas positivas; −, 90% o más cepas negativas; V, 11-89% de cepas positivas; los números son el porcentaje de las cepas que dan reacción positiva; S, sensible; R, resistencia; ND, no disponible; +d, reacción débil; D, diferentes resultados informados; PIR, pirrolidonil arilamidasa; ++, reacción positiva fuerte (4 h).

Epidemiología, diagnóstico, tratamiento, prevención e informe de melioidosis (*Burkholderia pseudomallei*)

Epidemiología

- La melioidosis es una enfermedad infecciosa causada por la bacteria *Burkholderia pseudomallei*.
- Es clínica y patológicamente similar a la enfermedad del muermo causada por *B. mallei*.
- La melioidosis es predominantemente una enfermedad de climas tropicales, sobre todo en el sureste asiático, donde es endémica, con la mayor concentración de casos en Vietnam, Camboya, Laos, Tailandia, Malasia, Myanmar (Birmania) y norte de Australia.
- La bacteria causante de la melioidosis se encuentra en aguas y suelos contaminados. La infección se adquiere por inhalación de polvo, ingestión de agua contaminada y contacto con el suelo contaminado, especialmente a través de abrasiones cutáneas y, para el personal militar, por la contaminación de las heridas de guerra. Puede ocurrir transmisión persona a persona.
- El muermo es contraído por los humanos a partir de animales domésticos infectados.
- *B. pseudomallei* y *B. mallei* se consideran agentes potenciales de guerra y terrorismo biológicos.

Hallazgos clínicos

- Se describen cuatro presentaciones clínicas de melioidosis:
  - *Infección localizada aguda.* Esta forma de infección se localiza generalmente como un nódulo y resulta de la inoculación a través de una herida en la piel. La forma aguda de la melioidosis puede producir fiebre y dolores musculares generales y progresar rápidamente, causando infección sanguínea.
  - *Infección pulmonar.* Esta forma de la enfermedad puede provocar desde un cuadro clínico leve de bronquitis hasta neumonía grave. La aparición de melioidosis pulmonar generalmente se acompaña de fiebre alta, cefalea, anorexia y mialgias generalizadas. El dolor de tórax es frecuente, pero una tos productiva o no productiva con esputo normal es el sello distintivo de esta forma de melioidosis.
  - *Infección sanguínea aguda.* Los pacientes con alguna enfermedad subyacente, como VIH, insuficiencia renal y diabetes, se ven afectados por este tipo de la enfermedad, que generalmente lleva a *shock* séptico. Por lo general, los síntomas incluyen dificultad respiratoria, cefalea intensa, fiebre, diarrea, desarrollo de lesiones llenas de pus en la piel, sensibilidad muscular y desorientación. Habitualmlente se trata de una infección de corta duración y con abscesos que se encuentran en todo el cuerpo.
  - *Infección supurativa crónica.* La melioidosis crónica es una infección que afecta a los órganos del cuerpo. Por lo general implica articulaciones, vísceras, ganglios linfáticos, piel, cerebro, hígado, pulmón, huesos y bazo.
- El período de incubación (tiempo entre la exposición y la aparición de los síntomas clínicos) no se encuentra claramente definido, pero puede variar desde dos días hasta muchos años.

Pruebas de laboratorio

- Se pueden observar microorganismos como pequeños bacilos gramnegativos en tinción directa de Gram de muestras respiratorias o abscesos.
- *B. pseudomallei* puede aislarse de sangre, orina, esputo o lesiones de la piel utilizando medios estándar de laboratorio; se incuban a 35-37 °C en condiciones atmosféricas.
- La detección y medición de anticuerpos frente a las bacterias en la sangre es otro medio de diagnóstico.

Tratamiento recomendado

- Para infecciones agudas o crónicas, se recomienda la administración parenteral de imipenem o ceftazidima durante 2-4 semanas seguido de tratamiento oral con amoxicilina-ácido clavulánico o una combinación de doxiciclina y trimetoprima-sulfametoxazol durante 3-6 meses.[488]
- El tratamiento debe comenzar al inicio del curso de la enfermedad. Aunque la infección sanguínea con melioidosis puede ser letal, los otros tipos de la enfermedad no lo son.

Prevención y presentación de informes

- No hay vacuna para la melioidosis.
- La prevención de la infección en áreas endémicas de la enfermedad puede ser difícil, ya que el contacto con el suelo contaminado es muy frecuente. Las personas con diabetes y lesiones cutáneas deben evitar el contacto con el suelo y agua en estas áreas. Utilizar botas durante el trabajo agrícola puede prevenir la infección a través de los pies y la parte inferior de las piernas.
- Se han informado infecciones adquiridas en el laboratorio. En entornos de atención médica, la utilización de las precauciones habituales para la manipulación de sangre y líquidos corporales puede prevenir la transmisión.
- Todas las muestras de pacientes y aislamientos en cultivo deben ser manejados con guantes y batas en una cabina de bioseguridad. Las placas deben ser cerradas con cinta adhesiva durante la incubación. La "aspiración nasal" de placas que contienen *B. pseudomallei* es peligrosa y debe evitarse.
- Se debe informar a las autoridades de salud sobre los posibles casos de melioidosis.

De los CDC (http://www.cdc.gov/melioidosis/index.html) y la American Society for Microbiology (http://www.asm.org/images/PSAB/Burkholderia101714.pdf).

de 3 millones de militares que sirvieron en Vietnam de 1965 a 1973, hasta 250 000 pudieron habierse infectado por *B. pseudomallei*.[752] Una característica importante de esta enfermedad es su capacidad para producir infección latente que puede reactivarse muchos años después de la exposición primaria. Por esta razón, se bautizó a la melioidosis como la "bomba de tiempo vietnamita", pues la enfermedad aún puede estarse incubando en veteranos estadounidenses del conflicto de Vietnam.[387,752]

Las infecciones se adquieren por contacto con el microorganismo por inhalación de polvo o, de manera directa, a través de lesiones en la piel. Existen descripciones de tres formas de melioidosis: (1) enfermedad aguda, que presenta septicemia con lesiones metastáticas; (2) enfermedad subaguda, que aparece como una neumonía de tipo tuberculosa con celulitis y linfangitis; y (3) enfermedad crónica, que se presenta como una celulitis localizada crónica (recuadro 7-7). El 50% de los pacientes con melioidosis confirmada por cultivo presentan neumonía y otro 20% de individuos con otras presentaciones de melioidosis primaria desarrollan neumonía secundaria, en especial aquellos con hemocultivos positivos.[730] Se informó linfadenitis y mediastinitis por *B. pseudomallei* en un paciente con enfermedad granulomatosa crónica.[295] La diabetes mellitus ha demostrado ser un factor de riesgo para el desarrollo de la melioidosis bacteriémica.[1046] Es importante tratar los casos sospechosos con antibióticos antes de realizar cualquier tratamiento adicional de los pacientes, como exudado de las lesiones, para evitar la sepsis. La tasa de mortalidad es del 95% en pacientes con enfermedad aguda que no se tratan. *B. pseudomallei* es intrínsecamente resistente a muchos antibióticos, incluyendo penicilinas, cefalosporinas de primera y segunda generación, macrólidos, rifampicina, colistina y aminoglucósidos.[245,513] Por lo general, es sensible a cloranfenicol, tetraciclinas, trimetoprima-sulfametoxazol, ureidopenicilinas, cefalosporinas de tercera generación, carbapenémicos y (aunque infrecuente para una seudomona) amoxicilina-ácido clavulánico.[1175,1204] Las fluoroquinolonas sólo tienen actividad débil y resultaron muy decepcionantes en estudios clínicos.[48,170] Este perfil antibiótico infrecuente (resistente a gentamicina y colistina, sensible a amoxicilina-ácido clavulánico) en un bacilo gramnegativo oxidasa positivo es útil para confirmar la identificación de *B. pseudomallei* en el laboratorio de microbiología.[246] La ceftazidima es el fármaco de elección para el tratamiento de melioidosis grave, pero la respuesta al tratamiento parenteral a altas dosis es lento.[1175] Los antibióticos carbapenémicos han demostrado ser altamente activos frente a *B. pseudomallei* in in vitro,[245,1008] y en un estudio, el imipenem sólo demostró que es un tratamiento eficaz para la melioidosis grave aguda, dando lugar a menos fracasos del tratamiento que la ceftazidima sola.[999] En otro estudio, el empleo de la terapia combinada con cefoperazona-sulbactam más trimetoprima-sulfametoxazol o ceftazidima más trimetoprima-sulfametoxazol demostró ser igualmente eficaz para el tratamiento de la melioidosis grave.[183]

Diagnóstico de laboratorio. El diagnóstico definitivo de melioidosis, llamado "el gran imitador", depende del aislamiento e identificación de *P. pseudomallei* a partir de muestras clínicas. *B. pseudomallei* crece bien en medios de laboratorio estándar y con frecuencia produce colonias arrugadas; por lo tanto, morfológicamente puede semejarse a *P. stutzeri*. Puede aislarse de sangre utilizando técnicas estándar de hemocultivo.[1193] Se recomiendan agares selectivos: agar selectivo de Ashdown (ASA),[46] agar selectivo de *Burkholderia pseudomallei*[482] o caldos selectivos[1155] para el aislamiento de *B. pseudomallei* de sitios no estériles del cuerpo, en particular del esputo de pacientes con sospecha clínica de melioidosis y para

el seguimiento durante el tratamiento de la enfermedad.[1194] Las propiedades bioquímicas útiles en la identificación de este microorganismo se muestran en la tabla 7-8. Dos biotipos de *B. pseudomallei* se clasifican por su capacidad para asimilar la L-arabinosa.[1004] Los no asimiladores de arabinosa (Ara−) son virulentos y pueden aislarse de muestras clínicas y del medio ambiente, mientras que los asimiladores de arabinosa (Ara+) por lo general son avirulentos y con raras excepciones se encuentran sólo en el ambiente.[627,1004] La identificación de *B. pseudomallei* no suele ser difícil en laboratorios en áreas donde es endémico el microorganismo. Sin embargo, con el aumento de los viajes internacionales y la amenaza del bioterrorismo, es más probable que los laboratorios lleguen a encontrar este microorganismo en zonas donde *B. pseudomallei* no es endémico. Como muchos laboratorios se basan en sistemas de identificación comerciales, Lowe y cols. compararon la exactitud de cuatro sistemas (manual API 20NE y 20E, y los automatizados Vitek 1 y 2 [bioMérieux Inc., Hazelwood, MO]), por su capacidad para identificar correctamente 103 cepas de *B. pseudomallei*. Los sistemas API 20NE, API 20E y Vitek 1 brindaron la identificación correcta del 98, 99 y 99% de los aislamientos, respectivamente. El sistema Vitek 2 no pudo identificar un gran número de las cepas de *B. pseudomallei*, en buena medida a causa de las diferencias en las reacciones bioquímicas alcanzadas en comparación con los valores esperados en la base de datos.[668] Koh y cols., utilizando 47 cepas de *B. pseudomallei*, evaluaron lo que entonces era un sistema automatizado de identificación relativamente nuevo, el sistema BD Phoenix. Aunque *B. pseudomallei* no está en la base de datos de Phoenix, sólo cuatro cepas se leyeron como no identificadas. Todas las cepas restantes se identificaron incorrectamente con alto grado de confianza como *B. cepacia* (34), especies de *Burkholderia/Ralstonia* (6) u otra especie de no fermentadores (3).[583]

Se desarrollaron pruebas rápidas de aglutinación de látex para la detección del antígeno de *B. pseudomallei* en orina,[279,1006,1007] las cuales ofrecen un método sencillo, rápido y altamente específico para el diagnóstico de melioidosis y son particularmente útiles en áreas con instalaciones limitadas de laboratorio.

Se recomienda que los trabajadores de laboratorio utilicen campanas de seguridad biológica al manipular este microorganismo, porque se ha informado infección adquirida en laboratorio con *B. pseudomallei*.[47,401,856,954] La información adicional sobre las características clínicas y de laboratorio de la melioidosis puede encontrarse en otros comentarios publicados.[242-244,622,1175]

Complejo *Burkholderia cepacia*. *Burkholderia cepacia* es un fitopatógeno causante de la putrefacción del bulbo de cebolla en plantas y del pie (putrefacción de la jungla) en humanos.[1059] Desde inicios de la década de 1980, *B. cepacia* surgió como una causa de infecciones oportunistas en humanos, particularmente en pacientes con enfermedad granulomatosa crónica[114,597,802] y fibrosis quística.[381,499,997,1071] Los recientes avances taxonómicos demostraron que *B. cepacia* es realmente un grupo de al menos 18 especies genómicas relacionadas (o genovariedades), llamadas ahora "complejo *B. cepacia* (Bcc)", que pueden distinguirse en función de pruebas moleculares y bioquímicas.[213,215,219,375,438,1100,1104,1107,1108,1110,1134] *Véase* el recuadro 7-8 para obtener una lista de especies incluidas en el Bcc. Aunque las genovariedades de Bcc se cultivan a partir de los esputos de pacientes con FQ, *B. cenocepacia* (genovar. III) y *B. multivorans* (genovar. II) son responsables de la mayoría de los aislamientos que se obtienen de pacientes en Norteamérica[302,652,826,888,1019] y Europa.[7,281,302,692] Un estudio reciente llevado a cabo en dos centros de FQ en Argentina demostró que *B. contaminans* fue la especie que se aisló con mayor frecuencia de pacientes con FQ (57.6%),

Especies incluidas en el complejo *Burkholderia cepacia* (Bcc)[a]

B. ambifaria (VII)b
B. anthina (VIII)
B. arboris
B. cenocepacia (III)
B. cepacia (I)
B. contaminans
B. diffusa
B. dolosa (VI)
B. lata
B. latens
B. metallica
B. multivorans (II)
B. pseudomultivorans
B. pyrrocinia (IX)
B. seminalis
B. stabilis (IV)
B. ubonensis
B. vietnamiensis (V)

[a]Datos obtenidos de las referencias 832 y 1100.
[b]Los números romanos entre paréntesis indican designaciones originales de genovariedades.

seguida por *B. cenocepacia* (15%).[710] Los individuos con FQ colonizados con *B. cepacia* tienen una mayor mortalidad en el año después de la colonización y tienen una caída más estrepitosa en la función general pulmonar.[635] Estas bacterias también son los microorganismos que se relacionan con mayor frecuencia con la propagación de la epidemia y con el "síndrome cepacia", el cual se manifiesta por insuficiencia respiratoria progresiva grave y bacteriemia.[43,219,280,390,648,682,1190] Jones y cols.[519] informaron que el estado de genovariedad del Bcc puede influir tanto en la probabilidad de progresión de la infección crónica como en la supervivencia global de los pacientes. En su estudio, los pacientes con *B. multivorans* o *B. cenocepacia* desarrollaron una infección crónica con muertes por "síndrome cepacia" que tuvieron lugar en ambos grupos.[519] Chaparro y cols.[171] encontraron un resultado peor para los pacientes de FQ con infección por *B. cepacia* tras un trasplante de pulmón, y De Soyza y cols.[280] comunicaron un peor resultado después del trasplante con *B. cenocepacia* que con otras especies de Bcc. Aris y cols.[43] también detectaron que la disminución de la supervivencia después del trasplante del pulmón estaba asociada con el estado de la genovariedad, con un resultado peor para los pacientes con FQ con infección por *B. cenocepacia*. Aunque la evidencia sugiere que no debe negarse el acceso a un trasplante de pulmón a todos los pacientes con FQ infectados por Bcc, la supervivencia a corto y largo plazo es significativamente más baja cuando se comparan los pacientes infectados por *B. cenocepacia* con los infectados por otras genovariedades de Bcc.[800]

Además, varios estudios epidemiológicos indican que ciertas cepas de Bcc son transmisibles entre los pacientes y que la infección cruzada probablemente se produzca por propagación directa de persona a persona.[161,389,650,651,1002] Los marcadores de virulencia como el pilus cable (cbl), codificado por el gen de la subunidad de la pilina cable (cblA) que media la adherencia a

las glicoproteínas del moco y mejora la adherencia a las células epiteliales,[302,382,943,944,1043] y el marcador de la cepa epidémica *B. cepaci*,[681] designada como tal debido a su asociación con el tipo de cepa de *B. cepacia* que infecta a múltiples pacientes con FQ, se producen casi exclusivamente en *B. cenocepacia*.

El complejo *B. cepacia* se aísla de numerosas fuentes de agua y superficies húmedas, incluyendo soluciones de detergente y líquidos i.v. Los brotes hospitalarios de la infección por *B. cepacia* se deben generalmente a una única fuente contaminada, por ejemplo, anestésicos,[111] desinfectantes,[821,1011] soluciones i.v.,[290,1125] soluciones para nebulizadores,[417,495] enjuagues bucales[162,708,1222] y dispositivos médicos, incluido el equipo de terapia respiratoria.[667,1162] Los desinfectantes en los que puede crecer *B. cepacia* comprenden la yodopovidona, los compuestos de amonio cuaternario y la clorhexidina.[91,234,1011] Se informó la presencia de seudobacteriemias (hemocultivos falsos positivos) después de utilizar soluciones desinfectantes contaminadas con *B. cepacia*.[91,234,813,821] Esta bacteria también puede crecer en agua destilada con una fuente de nitrógeno debido a la capacidad de este microorganismo para fijar CO_2 del aire. Las infecciones clínicas incluyen neumonitis y neumonía en pacientes que reciben anestésicos contaminados, infección de vías genitourinarias en pacientes que recibieron irrigación con líquidos contaminados después de cateterización o cistoscopia, septicemia posterior a una cirugía de corazón, endocarditis causada por válvulas cardíacas contaminadas, conjuntivitis y artritis séptica.[813] La peritonitis después de la diálisis peritoneal se relaciona con soluciones de yodopovidona contaminadas con *B. cepacia*.[821] Entre las infecciones que afectan el sistema nervioso central se incluye el caso de un niño con hidrocefalia congénita que desarrolló bacteriemia secundaria a una derivación ventriculoatrial Holter contaminada[73] y el de un adulto que desarrolló un absceso cerebral secundario a otitis media supurativa crónica.[445]

Se han descrito medios selectivos con colorantes bacteriostáticos, antibióticos o pH bajo para el aislamiento selectivo de *B. cepacia*. Éstos incluyen medio para *Pseudomonas cepacia* (PCA, *Pseudomonas cepacia medium*) que contiene cristal violeta, polimixina B y ticarcilina;[374] medio basal de oxidación-fermentación, que presenta polimixina B, bacitracina y lactosa (OFPBL);[1164] y agar selectivo para *Burkholderia cepacia* (BCSA®), que cuenta con lactosa, sacarosa, polimixina B, gentamicina y vancomicina.[436] Las evaluaciones comparativas de estos medios demostraron que el aislamiento de *B. cepacia* de pacientes con FQ mejoró con el empleo de tales medios.[437,1128,1135,1192] En general, los medios BCSA (utilizado sobre todo en los EE. UU.) y Mast® para *B. cepacia* (empleado principalmente en Europa) demostraron ser los más adecuados para el cultivo de aislamientos del complejo *B. cepacia*.[1135,1192]

La identificación de *B. cepacia* en el laboratorio clínico es problemática porque *B. cepacia* no es un fenotipo único, sino un complejo de por lo menos 18 especies genéticas independientes (recuadro 7-8).[722,1100] Los sistemas de identificación comerciales se desempeñan de manera deficiente en la identificación de estos microorganismos. Kiska y cols.[575] compararon cuatro sistemas comerciales, incluidos RapID NF Plus® (Remel), API Rapid NFT® (renombrado API 20NE®) (bioMérieux), Vitek GNI® (bioMérieux) y Uni-N/F Tek® (Remel). La identificación correcta de *B. cepacia* fue del 86% para Uni-N/F Tek, del 81% para RapID NF Plus, del 50% para Vitek GNI y del 43% para API 20NE. Van Pelt y cols. informaron que el 90% de las cepas de *B. cepacia* se identificaron de manera correcta con API 20NE y Vitek GNI, el 68% se identificó de forma adecuada con los paneles combinados de tipo I de orina durante la noche de MicroScan WalkAway.[1128] Shelly y cols.[977] evaluaron el desempeño de nueve sistemas comerciales diferentes utilizados en 108 laboratorios de microbiología clínica en 91 ciudades de los Estados Unidos que derivaron los aislamientos a un laboratorio de referencia de FQ para las pruebas de confirmación, mediante un abordaje polifásico que incluye análisis de reacción en cadena de la polimerasa (PCR, *polymerase chain reaction*) basados en ARNr específicos para género y especie. Los valores predictivos positivos variaron entre el 71 y 98%, los valores predictivos negativos entre el 50 y 82%, y todos los sistemas dieron identificaciones erróneas para el complejo *B. cepacia*. La especie que se identifica de manera incorrecta con mayor frecuencia como *B. cepacia* fue *Burkholderia gladioli*. Brisse y cols.[132] compararon los instrumentos automatizados de BD Phoenix y Vitek 2 para identificar aislamientos del complejo *B. cepacia*. Las tasas de identificación correcta fueron del 50% para BD Phoenix y el 53% para Vitek 2 cuando se consideraron todos los aislamientos del complejo *B. cepacia*, pero difirieron en gran medida para *B. cenocepacia* (genovariedad III) (71% para Phoenix y 38% para Vitek 2) y *B. multivorans* (genovariedad II) (58% para Phoenix y 89% para Vitek 2). La correcta identificación a nivel de especies se informó en el 33.3% para *B. cepacia* al utilizar el sistema de Vitek MS v2.0.[691] Los resultados de estos estudios apoyan la recomendación de que al emplear sistemas comerciales para la identificación de aislamientos del complejo *B. cepacia*, los resultados deben confirmarse mediante pruebas bioquímicas adicionales (tabla 7-9) o por métodos moleculares.

La MALDI-TOF MS de las células intactas también surgió como un método potente y rápido para la identificación de BNF, incluidos los miembros de Bcc. Sin embargo, a pesar de que se informan identificaciones a nivel de género en el percentil 90, la identificación a nivel de especie para el Bcc es con frecuencia menor del 80%.[100,270,278,328,477,604,691,701,719,1126] Se recomienda a los laboratorios que, cuando utilicen MALDI-TOF para fines de identificación, ningún microorganismo incluido en el recuadro 7-8 debe declararse como complejo *B. cepacia*.

A diferencia de otras seudomonas frecuentes, *B. cepacia* es resistente a los antibióticos aminoglucósidos, pero generalmente es sensible a trimetoprima-sulfametoxazol, que se ha vuelto el fármaco de elección en el tratamiento de infecciones por *B. cepacia*. Daniel y cols.[253] realizaron estudios de sensibilidad *in vitro* en 36 aislamientos de sangre de *B. cepacia* y encontraron que la mayoría de las cepas fueron sensibles a minociclina (94.4%), ceftazidima (86.1%), ciprofloxacino (83.3%) y trimetoprima-sulfametoxazol (83.3%). En los estudios de sinergia de dos y tres medicamentos realizados por Bonacorsi y cols.,[109] la adición de ciprofloxacino mejoró significativamente la acción bactericida de piperacilina, imipenem y meropenem, mientras que la combinación de tres fármacos de β-lactámicos-ciprofloxacino-tobramicina proporcionó el efecto sinérgico más uniforme. Aaron y cols.[1] también realizaron estudios *in vitro* utilizando varias combinaciones de antibióticos para aislamientos de *B. cepacia*. Informaron que mediante combinaciones de doble antibiótico mejoraron la actividad bactericida para las siguientes combinaciones de fármacos: meropenem-minociclina, meropenem-amikacina y meropenem-ceftazidima. Las combinaciones de antibiótico triple que contenían tobramicina, meropenem y otros antibióticos fueron más eficaces y bactericidas frente al 81% y 93% de los aislamientos.[1] En otro estudio, Nzula y cols. demostraron que la concentración inhibitoria mínima (CIM) de los antibióticos varía para las diferentes cepas del complejo *B. cepacia*.[795] Aunque todas las cepas fueron resistentes a la polimixina B, las CIM para cloranfenicol variaron entre 4 y 128 mg/L y las de trimetoprima entre 0.25 y 64 mg/L; la mayoría de las cepas mostraron resistencia. Asimismo, los rangos de CIM para tobramicina, ciprofloxacino y ceftazidima variaron de forma amplia, lo cual sugiere la necesidad de que los laboratorios realicen

análisis de aislamientos individuales de sensibilidad. Vermis y cols.[1135] señalaron que los CIM de aislamientos clínicos procedentes de pacientes con FQ fueron mayores a los aislamientos de pacientes sin FQ y que, en general, los aislamientos del complejo *B. cepacia* fueron más sensibles a imipenem, rifampicina y trimetoprima-sulfametoxazol y más resistentes a la polimixina B.

Para mayor información sobre la biología, taxonomía, mecanismos de virulencia y epidemiología de *B. cepacia*, se pueden consultar varias revisiones excelentes.[219,373,390,520,648,680,1100,1135]

Burkholderia gladioli. *B. gladioli* (antes denominado *P. marginata*) es principalmente un patógeno de plantas que produce "putrefacción de la flor" de gladiolas y otras plantas. Es una de las pocas seudomonas negativas para la citocromo-c-oxidasa y produce colonias amarillas no fluorescentes después de 48-72 h de incubación. Se informó que causa enfermedad pulmonar en humanos y a veces bacteriemia, así como infecciones de tejidos blandos en pacientes con FQ,[66,195,395,521,538,558,753] enfermedad granulomatosa crónica, diabetes[444,924,983] y otras deficiencias inmunitarias.[395] También se informó que *B. gladioli* provoca queratitis, endoftalmitis y úlceras en la córnea,[629,909] así como osteomielitis en asociación con enfermedad granulomatosa crónica.[126]

B. gladioli crece por lo general como colonias amarillas debido a la producción de un pigmento amarillo difusible, no fluorescente. Las pruebas bioquímicas que permiten la diferenciación del complejo *B. cepacia* incluyen reacciones negativas para lisina, maltosa y lactosa. La mayoría de las cepas son oxidasa negativas o débilmente positivas a oxidasa y catalasa positivas. Las características adicionales de diferenciación se proporcionan en la tabla 7-9. Los trabajadores de laboratorio deben ser conscientes de que los métodos fenotípicos para la diferenciación de *B. gladioli* de los microorganismos del complejo *B. cepacia* no son fiables y pueden conducir a una identificación errónea.[205] Los sistemas de identificación comercial con frecuencia no discriminan *B. gladioli* de las especies relacionadas.[977,1128] Por lo tanto, los métodos moleculares deben emplearse cuando se considere necesaria la confirmación de un aislamiento como *B. gladioli*.[76,205,1174] El patrón de sensibilidad a los antibióticos también puede servir como indicio de que un microorganismo puede ser *B. gladioli* si tiende a ser sensible a aminoglucósidos, imipenem, ciprofloxacino y trimetoprima-sulfametoxazol, y resistente a aztreonam y cefalosporinas.[924]

Géneros *Ralstonia* y *Cupriavidus*. Palleroni[814] y después Li y cols.[638] demostraron dos grupos de homología de ADN dentro del grupo II de homología del ARN de *Pseudomonas*. En 1992, Yabuuchi propuso el nombre genérico de *Burkholderia* para siete especies, pero señaló que *B. pickettii* y *B. solanacearum* fueron similares entre sí y diferentes de las otras cinco especies de *Burkholderia* que recibieron un nombre en aquel entonces.[1197] En 1995, Yabuuchi y cols.[1198] propusieron transferir *B. pickettii*, *B. solanacearum* y *Alcaligenes eutrophus* al nuevo género *Ralstonia*, con *R. pickettii* sirviendo como prototipo de la especie. Después, se agregaron varias nuevas especies o nuevas combinaciones al género *Ralstonia*. El análisis comparativo de secuencias del ARNr 16S indica ahora que existen dos sublinajes diferentes dentro del género *Ralstonia*. El primero, que se llama el linaje *Ralstonia eutropha*, se compone de *R. basilensis*, *R. campinensis*, *R. eutropha*, *R. gilardii*, *R. metallidurans*, *R. oxalatica*, *R. paucula*, *R. repiraculi* y *R. taiwanensis*. El segundo es el linaje de *Ralstonia pickettii*, conformado por *R. insidiosa*, *R. mannitolilytica*, *R. pickettii*, *R. solanacearum* y *R. syzygii*. Esta separación se basa en las diferencias fenotípicas. Los miembros del linaje de *R. eutropha* tienen flagelos peritricos, no producen ácidos a partir de glucosa y son sensibles a colistina;

Características de diferenciación de *Ralstonia* y *Cupriavidus*

Característica	*Ralstonia*	*Cupriavidus*
Flagelación	Polar, 1-4	Peritrico
Colistina (discos de 10 µg)	Resistente	Sensible
Ácido a partir de los hidratos de carbono	Positivo	Negativo

en contraste con los miembros del linaje de *R. Pickettii*, tienen uno o más flagelos polares, producen ácido de varios hidratos de carbono y son resistentes a la colistina (recuadro 7-9).[262,1122] Vaneechoutte y cols. propusieron que las especies del linaje de *R. eutropha* se reclasificaran en el nuevo género *Wautersia*.[1122] Después, los experimentos de hibridación ADN-ADN y una evaluación de características fenotípicas, proporción de bases del ADN y secuencias del ARNr 16S demostraron que *Wautersia eutropha*, la especie paradigmática del género *Wautersia*, es un sinónimo posterior de *Cupriavidus necator*, la especie tipo del género *Cupriavidus*. Por lo tanto, todos los miembros del género *Wautersia* se reclasificaron en el género *Cupriavidus*.[1099]

Ralstonia pickettii. *R. pickettii* se creó para un grupo de aislamientos clínicos[876] y también para incluir cepas de los grupos Va-1 y Va-2 de los CDC, que se consideraron como dos biovariedades diferentes de *R. pickettii*.[851] Poco antes, King y cols.[567] informaron que *R.* ("*Pseudomonas*") *pickettii* abarcaba diversas biovariedades, incluidas las cepas aisladas originalmente del St. Thomas Hospital de Londres,[845,846] designadas "*Pseudomonas thomasii*", aunque el nombre nunca se publicó de forma válida. En 1994, Pickett[848] señaló que *R. pickettii* se debe reconocer por comprender tres biovariedades designadas: Va-1, Va-2 y 3/*thomasii*. De Baere y cols.[262] confirmaron después mediante hibridación ADN-ADN que *R. pickettii* biovariedad 3/*thomasii* era una especie independiente y propuso el nombre *Ralstonia mannitolytica*, corregido más adelante como *Ralstonia mannitolilytica*.[653]

R. pickettii rara vez se relaciona con infecciones humanas, pero se ha informado que causa infecciones hospitalarias, incluidas bacteriemia e infecciones de vías genitourinarias. Se han presentado brotes hospitalarios con soluciones contaminadas: de cuidado respiratorio,[596] heparina,[706] soluciones salinas "estériles",[160,184] agua destilada[549,703] y un sistema de irrigación de agua.[1209] También se informaron seudobrotes por tapones de frascos de hemocultivos contaminados[116] y agua salpicada de un lavamanos.[431] Se han presentado varios informes de infecciones primarias causadas por *R. pickettii*, incluidas osteomielitis vertebral y discitis en un paciente que recibía hemodiálisis a largo plazo,[1169] neumonía adquirida en la comunidad,[816,880] bacteriemia en un receptor de trasplante de sangre de cordón,[1187] bacteriemia en pacientes con cáncer,[734,835] sepsis en un paciente de hemodiálisis,[1035] sepsis neonatal en un lactante prematuro,[1142] meningitis en un ranchero presumiblemente sano[430] y un niño con hidrocefalia.[110]

R. pickettii es de crecimiento lento y produce sólo pequeñas colonias en BAP después de 24 h. Todas las cepas son ureasa positivas y algunas pueden ser catalasa negativas. La motilidad es débil o tardía y puede ser indetectable. La biovariedad Va-1 puede separárse de la Va-2 por oxidación de la lactosa y maltosa.

Para conocer las características bioquímicas adicionales, *véase* la tabla 7-10.

Ralstonia mannitolilytica. *R. mannitolilytica* es el nombre proporcionado a los microorganismos clasificados antes como *R. pickettii* biovariedad 3/*thomasii* (*véase* el análisis anterior).[262] Se ha aislado del esputo de pacientes con FQ[216,220,329] y de un paciente con meningitis recurrente y hemoperitoneo,[1117] líquido peritoneal en pacientes sometidos a diálisis peritoneal,[297,1221] infección sanguínea en un niño prematuro asociada con un dispositivo de humidificación de terapia respiratoria[103] y bacteriemia relacionada con catéter en cinco pacientes en una sala de hematología-oncología.[409] Se informó un brote nacional de colonización o infección por *R. mannitolilytica* en pacientes pediátricos relacionado con el empleo de un dispositivo de suministro de oxígeno contaminado (Vapotherm 2000i, Vapotherm Inc., Stevensville, MD) en el período de diciembre del 2004 a agosto del 2005. La electroforesis en gel de campo pulsado mostró cepas de *R. mannitolilytica* relacionadas obtenidas de 38 pacientes en 18 hospitales de 12 estados en los Estados Unidos.[514] *R. mannitolilytica* puede distinguirse de otras especies de *Ralstonia* por su acidificación de D-arabitol y manitol, su falta de reducción de nitrato y la alcalinización de tartrato. Otras características se ofrecen en la tabla 7-10.

Ralstonia insidiosa. Las cepas de *R. insidiosa* se ha aislado del medio ambiente, así como de muestras clínicas humanas, incluidas secreciones respiratorias de pacientes con FQ.[211,1122] Las cepas de *R. solanacearum* y *R. syzygii* no se han aislado de muestras clínicas humanas. Las características para la identificación de especies de *Ralstonia* de origen humano se proporcionan en la tabla 7-10.

La sensibilidad antibiótica de *R. pickettii* y *R. insidiosa* fue informada por Ryan y Adley.[935] La mayoría de los aislamientos probados mostraron sensibilidad a la mayor parte de los antibióticos. Los más eficaces fueron las quinolonas y trimetoprima-sulfametoxazol.[935]

El género *Cupriavidus* se compone de las especies de *Ralstonia* asacarolíticas, sensibles a colistina y móviles, con flagelos peritricos, excepto *C. gilardii*, que tiene un único flagelo polar (recuadro 7-9). En el momento de escribir este artículo, el género incluye 14 especies: *C. alkaliphilus. C. basilensis, C. campinensis, C. gilardii, C. laharis, C. metallidurans, C. necator* (especie tipo, anteriormente *Ralstonia eutropha*), *C. numazuensis, C. oxalaticus, C. pampae, C. pauculus, C. pinatubonensis, C. respiraculi* y *C. taiwanensis*.[1099] Algunas especies seleccionadas relacionadas con infección en humanos se abordan con más detalle a continuación.

Cupriavidus gilardii. *C. gilardii* (anteriormente *Ralstonia gilardii*) se nombró en honor a G. L. Gilardi, un microbiólogo americano que contribuyó mucho al conocimiento de los BNF. Es fenotípicamente similar a *Alcaligenes faecalis* y fue referido como del tipo *A. faecalis* por Gilardi. Es un bacilo gramnegativo, no fermentador, asacarolítico que se mueve mediante flagelos peritricos,[1159] aunque en la explicación original realizada por Coenye y cols.[210] se describieron como móviles mediante un flagelo polar único. Son catalasa y oxidasa positivos. No se reducen nitratos y nitritos. Puede distinguirse de *A. faecalis* por la ausencia de reducción de nitrito y el fracaso para crecer en acetamida y NaCl al 6.5%. Los aislamientos en humanos se obtienen de las vías respiratorias, un furúnculo, líquido cefalorraquídeo (LCR), médula ósea, absceso muscular en el muslo[1062] y sangre.[210,541,1159] Coenye y cols.[216] informaron la presencia de *C. gilardii* en las secreciones respiratorias de 10 pacientes con FQ, que representaban el 9% de las especies de *Ralstonia*/*Cupriavidus* aisladas de pacientes que presentaban FQ.

Cupriavidus metallidurans. *C. metallidurans* (anteriormente *Ralstonia metallidurans*) es conocido por su capacidad para sobrevivir en altas concentraciones de metales pesados tóxicos: *metallidurans* se traduce tal cual como "resistente al metal".[386] Coenye y cols.[216] informaron la presencia *C. metallidurans* en las secreciones bronquiales de dos pacientes con FQ, pero no se pudo determinar su papel patogénico o colonizador. Se han presentado dos informes de septicemia hospitalaria[607,742] y un informe de bacteriemia relacionado con catéter[286] causada por *C. metallidurans*. En uno de los hospitales de estos autores, se aisló *C. metallidurans* con una presencia mayor de 100 000 UFC/mL de la orina de un paciente de trasplante renal de 80 años de edad que fue admitido debido a una dificultad respiratoria causada por la sobrecarga de líquidos. La identificación se obtuvo utilizando Bruker MALDI-TOF MS con una puntuación de 2.537, y se confirmó con secuenciación del ARNr 16S. La cepa aislada fue sensible a ampicilina, cefepima, ceftazidima, ceftriaxona, ciprofloxacino, ertapenem, imipenem, meropenem, piperacilina-tazobactam y trimetoprima-sulfametoxazol, y resistente a amikacina, cefazolina, gentamicina, nitrofurantoína y tobramicina, mediante los puntos de ruptura interpretativos no *Enterobacteriaceae* del Clinical & Laboratory Standards Institute (CLSI) (Schreckenberger P, comunicación personal).

Cupriavidus pauculus. *C. pauculus* (anteriormente *Ralstonia paucula* y el grupo c-2 IV de los CDC) es un bacilo gramnegativo no sacarolítico, oxidasa positivo, móvil mediante flagelos peritricos y fuertemente ureasa positivo. Por lo tanto, se asemeja a nivel fenotípico a *Alcaligenes*, *Bordetella* y *Oligella ureolytica*, los cuales deben diferenciarse (tabla 7-10). La mayoría de los informes de infección pertenecen a pacientes inmunodeprimidos que padecían bacteriemia.[30,39,41,235,240,713,738,789,881,945,1069,1213] También se han presentado informes de peritonitis después de la diálisis peritoneal ambulatoria continua, uno con acompañamiento de septicemia[1213] y otro con una infección mixta con IVc-2 y *Alcaligenes faecalis*,[422] y un paciente con tenosinovitis de la mano después de una mordedura de gato.[764] En este último caso, no está claro si el origen del agente infeccioso fue la mordedura del gato o el agua empleada para enjuagar la lesión. *C. pauculus* también se informó como causa de bacteriemia en un niño en oxigenación por membrana extracorpórea,[1092] meningitis concomitante y septicemia en un recién nacido,[303] y neumonía adquirida en la comunidad en otro recién nacido.[55]

Cupriavidus respiraculi. *C. respiraculi* (antes *Ralstonia respiraculi*) se ha obtenido de las vías respiratorias de pacientes con FQ, aunque los aislamientos no crecieron en BCSA.[221] Las características que diferencian a *C. respiraculi* de otra especie de *Cupriavidus* se proporcionan en la tabla 7-10.

Cupriavidus taiwanensis. *C. taiwanensis* (antes *Ralstonia taiwanensis*) también se aisló del esputo de un paciente con FQ.[180] Es un bacilo gramnegativo no sacarolítico, oxidasa, catalasa, nitrato y esculina positivo. Las características bioquímicas adicionales se proporcionan en la tabla 7-10.

Género *Lautropia*

Lautropia mirabilis. *L. mirabilis* es un coco móvil gramnegativo, anaerobio facultativo, que fermenta glucosa, fructosa, sacarosa y manitol, reduce nitrato y nitrito, y produce reacciones positivas para oxidasa, ureasa y, a veces, catalasa débil.[361] La caracterización filogénica con base en el análisis de la secuencia del ARNr 16S coloca esta especie en el subgrupo β de las proteobacterias, separada de los otros géneros descritos, pero más relacionada con *Burkholderia*.[361] De manera particular, la composición celular de ácidos grasos de *L. mirabilis* es más similar a la de los ácidos grasos celulares de *Acidovorax delafieldii*, *Comamonas terrigena* y el grupo I oxidante débil de los CDC (WO-1).[247] La morfología cocoide y la capacidad para fermentar glucosa separa a *L. mirabilis* de *C. terrigena*, *A. delafieldii*, WO-1 y los miembros del grupo *Burkholderia*. *L. mirabilis* muestra una morfología celular extremadamente polimórfica. Se observan al menos tres morfologías de colonias: (1) colonias planas, secas, circulares en cultivos jóvenes; (2) colonias más grandes, rugosas, onduladas y en forma de cráter en la incubación prolongada; y (3) colonias mucoides lisas, relucientes, elevadas, redondas. El diámetro de la colonia varía entre el punto pequeño y más de 5 mm, y las colonias son generalmente adherentes al agar.[361] *L. mirabilis* se ha aislado de sitios bucales y vías respiratorias superiores,[361] del esputo de un paciente con FQ[86] y de cavidades bucales de niños infectados por VIH.[931] Su potencial patógeno es desconocido.

Género *Pandoraea*. En el año 2000, Coenye y cols.[209] describieron un nuevo género, *Pandoraea* (refiriéndose a la caja de Pandora en la mitología griega), de bacterias gramnegativas no fermentadoras aisladas sobre todo de esputos de pacientes con FQ y del suelo. Originalmente, este género contenía cinco especies con nombre (*P. apista*, *P. norimbergensis*, *P. pnomenusa*, *P. pulmonicola* y *P. sputorum*) y una especie genómica sin nombre.[209] Daneshvar y cols.[250] describieron tres genoespecies sin nombre adicionales, antes clasificadas como grupo de oxidantes débiles 2 (WO-2) de los CDC. En años recientes se agregaron cuatro especies adicionales con nombre (*P. thiooxydans*, *P. oxalativorans*, *P. faecigallinarum*, *P. vervacti*) de fuentes ambientales o animales, con lo que el total de especies nombradas llegó a nueve.[27,939] Las especies de *Pandoraea* se han aislado en especial de secreciones respiratorias de pacientes con FQ, pero también se han encontrado en otras muestras clínicas, incluidos tejido pulmonar y sangre.[53,231,524,746,1038] Se comunicó la propagación epidémica de *P. apista* a partir de un paciente índice a otros cinco pacientes con FQ, quienes participaban en campamentos de invierno o que estuvieron hospitalizados.[524] En la actualidad, la prevalencia de la transmisibilidad de paciente a paciente y la repercusión clínica de los microorganismos de *Pandoraea* en pacientes con FQ son desconocidos debido a que por lo general el manual y los métodos automatizados de identificación fenotípica habituales en la mayoría de los laboratorios clínicos no son satisfactorios para la identificación de las especies de *Pandoraea*.[214,746] Las especies de *Pandoraea* generalmente se cultivan bien en medio selectivo de *B. cepacia* y, por lo tanto, pueden interpretarse de forma errónea como miembros del complejo *B. cepacia*. Las especies de *Pandoraea* crecen bien en BAP después de la incubación a 35 °C. Las colonias aisladas se observan circulares, convexas, semiopacas, íntegras y lisas, y de 0.5-1 mm de diámetro. La hemólisis es variable. Todas las especies son móviles, tienen flagelos polares y son positivas para el cultivo en agar de MacConkey, producción de catalasa y alcalinización de citrato. Todas las especies son negativas para la reducción del nitrito, desnitrificación, producción del indol, hidrólisis de gelatina, esculina y Tween, descarboxilasa de lisina y ornitina, y dihidrolasa de arginina, β-galactosidasa y actividad de ADNasa. No se produce ácido a partir de la base OF de manitol, lactosa, sacarosa, maltosa o fructosa. Las cepas producen ácido débil o son negativas en OF de glucosa.[209,250]

Para las características que diferencian a *Pandoraea* de los microorganismos fenotípicamente similares, *véase* la tabla 7-9.

Familia Rhodospirillaceae

Género Inquilinus. El género *Inquilinus* pertenece a la familia *Rhodospirillaceae* e incluye dos especies: *I. ginsengisoli* e *I. limosus*. Sólo *I. limosus* se relaciona con la infección en humanos. Esta última es una bacteria gramnegativa en forma de bastón que mide 1.5-2 μm de ancho por 3.5 μm de largo. Crece a 35 y 42 °C, pero de forma deficiente a 25 °C. Forma colonias muy viscosas e incoloras en medios no selectivos. El cultivo en agar de MacConkey es mínimo después de tres días. Algunas cepas son móviles con uno o dos flagelos polares, pero la motilidad es difícil de demostrar debido a la naturaleza mucoide de las colonias. Es resistente a polimixina B y lipasa positivo, lo cual provoca que parezca similar fenotípicamente al complejo *B. cepacia* (tabla 7-9).[212,857] Todas las cepas son positivas para oxidasa, catalasa, β-glucosidasa, fosfatasa, prolina aminopeptidasa, pirrolidonil aminopeptidasa, hidrólisis de esculina y producción de acetoína, y negativas para lisina, arginina, ornitina, desnitrificación, gelatinasa, producción de indol y utilización de citrato.[189,212] El ácido se forma en OF de fructosa, dextrosa y manitol (tabla 7-3). El sulfuro de hidrógeno (H_2S) es positivo para la prueba de la tira de papel de acetato de plomo, pero no en agar TSI (Christopher Doern, comunicación personal). *I. limosus* se ha aislado de secreciones respiratorias de pacientes con FQ en los Estados Unidos,[212,429,857] Alemania,[956,1165] Francia,[98,189,270] Italia,[197] España[948] y el Reino Unido.[227] Existe un informe de especies de *Inquilinus* aisladas de muestras de sangre de un paciente sin FQ que padecía endocarditis de válvula protésica.[570] La identificación definitiva es difícil porque no está incluida en las bases de datos de equipos de identificación comerciales y su aspecto mucoide puede llevar a confundirla con las cepas de *P. aeruginosa* mucoides.[857,1165] Los aislamientos pueden obtenerse en medios selectivos de *B. cepacia* que contienen colistina, pero se inhiben en BCSA, que contiene gentamicina.[189] La naturaleza mucoide de *I. limosus* puede contribuir a su colonización y resistencia a muchos agentes antimicrobianos.[98,440] Todos los aislamientos se informan como resistentes a penicilinas, cefalosporinas, kanamicina, tobramicina, colistina, doxiciclina y cotrimoxazol, pero sensibles a imipenem y ciprofloxacino.[189,1165] No se ha informado ninguna transmisión de paciente a paciente.

Familia Comamonadaceae: *grupo ARNr III*

Willems y cols. han propuesto que los microorganismos que pertenecen al grupo III de ARNr se reconozcan como una nueva familia bacteriana, *Comamonadaceae*.[1176]

Grupo Acidovorans. Este grupo está formado por los microorganismos anteriormente denominados *Pseudomonas acidovorans*, *Pseudomonas testosteroni* y *Comamonas terrigena*. En 1987, Tamaoka[1055] propuso que los microorganismos conocidos como *Pseudomonas acidovorans* y *P. testosteroni* se colocaran en el género *Comamonas*, junto con la especie *C. terrigena*. Después, se situó a *C. acidovorans* en un nuevo género, *Delftia*, como la especie tipo *D. acidovorans*.[1166] Todos son móviles por medio de un penacho polar de hasta seis flagelos, con la particularidad de tener una longitud de onda larga (3.0 μm entre la parte superior de las ondas adyacentes). No se produce ácido en el medio de OF de glucosa y, por lo tanto, estos microorganismos se agrupan entre las seudomonas alcalinas (tabla 7-7). Como grupo, las comamonas tienen una amplia distribución geográfica y son saprobios habituales de suelo y agua. Se han aislado de fuentes animales, productos alimenticios, equipos para hospitales y muestras clínicas humanas, pero es raro que sean clínicamente relevantes.

Género *Delftia*

Delftia acidovorans. El género *Delftia* consta de cuatro especies: *D. acidovorans*, *D. lacustris*, *D. litopenaei* y *D. tsuruhatensis*. *D. acidovorans* es la que se aísla con mayor frecuencia a partir de otras muestras clínicas. Se puede distinguir fácilmente de otras seudomonas alcalinas debido a que produce una reacción ácida débil o neutra en fructosa y manitol. Es acetamida positiva y reduce nitrato sin formación de gas. Es indol negativa, pero la mayoría de las cepas generan un color naranja en el medio al agregar reactivo de Kovacs (llamado *indol naranja*), debido a la producción de ácido antranílico a partir de la triptona (lám. 7-2C).[705] La reacción de indol naranja puede demostrarse también mediante la adición de una gota de reactivo de Kovacs a las colonias que crecen en la superficie de BAP. Cuando la prueba de indol se realiza con extracción de xileno y adición del reactivo de Ehrlich, estas mismas cepas producen una reacción de amarillo vívido en el medio de prueba. *D. acidovorans* se ha aislado de una variedad de muestras clínicas y por lo general se considera como no patógeno. Las cepas se aislaron de esputo, orina, uréteres derecho e izquierdo de un riñón trasplantado, líquido de preservación renal, raspaduras de la córnea de un paciente que tuvo múltiples cirugías de ojo previas y de la sangre de un paciente que presentaba tuberculosis (Schreckenberger P, comunicación personal). Existen informes en la literatura médica de *D. acidovorans* asociada con bacteriemia relacionada con catéter,[155,156,192,313,545,602,606] otitis supurativa,[894] infección de las vías genitourinarias,[274] infecciones oculares[131,621,625,884,1033] y peritonitis en un paciente sometido a diálisis peritoneal ambulatoria continua.[663] La endocarditis por *D. acidovorans* también se describió en un adicto a drogas i.v. de 42 años de edad.[480] Un paciente con sida desarrolló neumonía causada por este microorganismo[334] y un hombre inmunocompetente infectado desarrolló un empiema crónico en la cavidad pleural.[196] Camargo y cols. informaron que aislaron *D. acidovorans* en cultivos puros con recuentos mayores de 1 000 000 UFC/mL obtenidos de aspirados traqueales de 21 pacientes hospitalizados en la unidad de cuidados intensivos, lo que indica un origen en común, pero una fuente indeterminada responsable de la colonización.[145] Las características para la identificación de *D. acidovorans* se proporcionan en la tabla 7-7.

D. lacustris, D. litopenaei y D. tsuruhatensis. Estas tres nuevas especies de *Delftia* se aislaron de agua de lago mesotrófica en Dinamarca,[525] un estanque de cultivo de camarón en agua dulce en Taiwán[181] y lodo recolectado de una planta de tratamiento de aguas residuales en Japón.[982] Dos de estas especies se notificaron después como causa de infección en humanos. Se ha informado que *D. tsuruhatensis* produce infecciones sanguíneas relacionadas con catéter en pacientes con catéteres venosos centrales permanentes a largo plazo.[556,869,1049] *D. lacustris* se ha descrito como causa de septicemia en un paciente con feocromocitoma,[1012] y se cultivó a partir de líquido biliar de un paciente con carcinoma hepatocelular, obtenido de líquido de empiema de una cavidad torácica después de un traumatismo de tórax y hemocultivos de dos pacientes con nefropatía.[984]

Género Comamonas. Las especies de *Comamonas* son todas inmóviles, oxidasa positivas y producen reacciones alcalinas en azúcares OF. Fenotípicamente, se asemejan a las especies de *Delftia, P. alacaligenes, P. pseudoalcaligenes* y *Brevundimonas*, que deben diferenciarse. Las características fenotípicas de este grupo de microorganismos se proporcionan en la tabla 7-7.

Comamonas testosteroni. C. testosteroni es un aislamiento infrecuente en el laboratorio clínico, a pesar de su distribución ambiental amplia. Barbaro y cols.[63] revisaron 18 infecciones por *C. testosteroni*. Estos autores informaron que el microorganismo se encuentra asociado frecuentemente con las anomalías anatómicas del tubo digestivo, donde la más habitual es la perforación del apéndice. Otros informes publicados antes describen a *C. testosteroni* como causa de sepsis,[52,410,1005,1085] infección relacionada con catéter venoso central,[626,791] endocarditis,[229] seudobacteriemia rastreada hasta un desinfectante contaminado utilizado para desinfectar frascos de hemocultivo antes de emplearlos,[988] neumonía en un paciente con sida,[334] endoftalmitis[887] y meningitis en un paciente con colesteatoma recurrente.[40] Coenye informó el aislamiento de *C. testosteroni* obtenido de secreciones respiratorias de dos pacientes con FQ.[212]

Comamonas terrigena. C. terrigena se compone de tres grupos genotípicamente distintos. El grupo 1 de ADN de *C. terrigena* retiene el nombre *C. terrigena*, mientras que el grupo 2 de ADN de *C. terrigena* (contiene *Aquaspirillum aquaticum* y algunas cepas del grupo 10 de E. Falsen [EF]) se renombró como *C. aquatica* y el grupo 3 de ADN de *C. terrigena* (contiene algunas cepas del grupo 10 que pertenecían al grupo de EF) como *C. kerstersii*.[1160] *C. terrigena* no se considera patógeno humano, aunque Sonnenwirth informó el aislamiento de *C. terrigena* de dos hemocultivos de un paciente con endocarditis; sin embargo, el papel del microorganismo como patógeno en este paciente era incierto.[1014]

Comamonas kerstersia. C. kerstersia puede diferenciarse de otras especies de *Comamonas* por su capacidad para crecer a 42 °C. Otras características fenotípicas se muestran en la tabla 7-7. *C. kerstersia* se informó como causa de infecciones intraabdominales[16,97] y bacteriemia en un paciente con diverticulosis.[804]

Grupo Facilis-Delafieldii

Género Acidovorax. Willems y cols. proponen un nuevo género, *Acidovorax*, que contiene tres especies: *A. facilis* (antes *Pseudomonas facilis*), *A. delafieldii* (anteriormente *Pseudomonas delafieldii*) y *A. temperans* (para varias ex *Pseudomonas* y cepas *Alcaligenes*).[1177] Estas tres especies forman un grupo distinto dentro del complejo del grupo ARNr III. Dos de las especies, *A. delafieldii* y *A. temperans*, se aislaron de muestras clínicas; sin embargo, no existe información alguna con respecto a la relevancia clínica de estos microorganismos.[368,1177] *A. delafieldii* es quizá el mismo grupo WO-1 de los CDC y *A. temperans* es probablemente el mismo grupo WO-1A de los CDC.[1172] Después, el género se amplió y ahora incluye 18 especies y subespecies, aisladas de plantas y del medio ambiente. Tres nuevas especies se aislaron de muestras clínicas humanas. *A. avenae* y *A. oryzae* se obtuvieron de pacientes con infección sanguínea relacionada con catéter[685,805,980] y se

informó la presencia de *A. wautersii* en dos infecciones humanas, aunque el contexto clínico no se describió con claridad.[1120] Las especies de *Acidovorax* son oxidasa positivas, móviles y utilizan hidratos de carbono de forma oxidativa. Para conocer los elementos diferenciadores adicionales, *véanse* la tabla 7-3 y el informe publicado por Willems y cols.[1177]

Familia Caulobacteraceae*: grupo ARNr IV*

Todas las especies del grupo ARNr IV se reclasificaron en el nuevo género *Brevundimonas* (cuyo significado es *bacteria con flagelos de onda corta*).[967]

Género Brevundimonas. El género *Brevundimonas* incluye 25 especies de las cuales sólo dos, *B. diminuta* y *B. vesicularis*, se encuentran en muestras clínicas humanas. Se agrupan con las seudomonas alcalinas porque son no reactivas o sólo débilmente reactivas a la mayoría de los hidratos de carbono (tabla 7-7). Este grupo se caracteriza por la presencia de un solo flagelo polar enrollado de forma estrecha (longitud de onda de 0.6-1.0 μm). *B. vesicularis* es de crecimiento lento y por lo general requiere 48 h de incubación para que las colonias puedan observarse en agar sangre de carnero, colonias que producen pigmento amarillo oscuro a naranja (lám. 7-3C). La mayoría de las cepas no crecen en agar de MacConkey. *B. vesicularis* puede separarse de todas las otras especies de seudomonas alcalinas en virtud de una reacción de hidrólisis fuerte de esculina. Quienes escriben han aislado *B. vesicularis* de líquido peritoneal dializado, una máquina de diálisis renal, un absceso bucal y una herida del cuero cabelludo. Otras personas han informado el aislamiento de esta especie a partir de muestras de cuello uterino,[807] sangre[185,365,620,796,858,1123] y un paciente con botriomicosis, una enfermedad granulomatosa rara, supurativa, crónica, que afecta a la piel.[143] *B. vesicularis* también se ha aislado de muestras ambientales de hospital, incluida una manguera de ducha[584] y una piscina de hidroterapia.[51] *B. diminuta* se ha aislado de pacientes con bacteriemia,[185,620] queratitis[819] y pleuritis.[669] *B. diminuta* también se ha aislado del esputo de un paciente con FQ y neumonía.[725] Se aisló una *B. diminuta* resistente a los fármacos productora de MBL VIM-2 B a partir de una muestra de biopsia de muslo.[13] *B. vesicularis* puede separarse de *B. diminuta* por hidrólisis de almidón y esculina (ambos son positivos con *B. vesicularis*). Moss y Kaltenbach informaron que *B. diminuta* produce ácido glutárico, al contrario de *B. vesicularis*, cuando los microorganismos se cultivan en agar tripticasa de soya.[755]

Familia Xanthomonadaceae*: grupo ARNr V*

Género Stenotrophomonas. El género *Stenotrophomonas* se creó en 1993 para acomodar a *Xanthomonas maltophilia* (antes *Pseudomonas maltophilia*).[815] Varios estudios recientes demostraron que existe una considerable diversidad genética dentro de *S. maltophilia* y que esta especie consta de al menos nueve grupos genómicos.[223,426] Además, se describieron 12 nuevas especies de *Stenotrophomonas* que se obtuvieron de aguas residuales, lodos y suelos (http://www.bacterio.net/stenotrophomonas.html). Se propuso a *S. africana* para un solo aislamiento obtenido de LCR. A nivel fenotípico, se determinó que era casi idéntico a *S. maltophilia*, salvo por la propiedad de ser negativo a la asimilación de *cis*-aconitato.[301] Sin embargo, con base en análisis moleculares amplios, Coenye

TABLA 7-11 Características clave de *S. maltophilia* y del complejo *B. cepacia*[a]

Prueba	*S. maltophilia*	Complejo *B. cepacia*
Oxidasa	−	+ (93)
Motilidad	+	+
Cultivo en agar MacConkey	+	+
OF glucosa	A o D	A
OF maltosa	A	A
OF lactosa	V (86)	A
OF manitol	−	A
Reducción de NO$_3$	V (42)	V (37)
NO$_3$ a gas	−	−
Arginina	−	−
Lisina	+	V
Hidrólisis de esculina	+	V (67)
ONPG	+ (93)	V (79)
ADNasa	+	−
Polimixina B	S	R
Pigmento	Gris, amarillo leve, lavanda	Gris, amarillo verdoso

[a]Datos de la referencia 1172.

+, 90% o más cepas positivas; −, 90% o más cepas negativas; V, 11-89% de cepas positivas; A, reacción ácida; D, ácido débil; S, sensible; R, resistente; ND, no disponible. Los números entre paréntesis son porcentajes de las cepas que dan una reacción positiva.

y cols. determinaron que *S. africana* es una cepa de la especie *S. maltophilia*; por lo tanto, no está permitido el nombre de la especie *S. africana*.[222] De las especies restantes, sólo *S. maltophilia* está asociada con infección humana.

Stenotrophomonas maltophilia. S. maltophilia es un bacilo móvil, posee flagelos polares multitricos y puede distinguirse fácilmente de otras seudomonas, ya que es lisina y ADNasa positiva y oxidasa negativa (tabla 7-11). La mayoría de las cepas de *S. maltophilia* son sensibles a colistina y polimixina B. Esta propiedad puede utilizarse para distinguir a *S. maltophilia* de *B. cepacia*, que también es lisina positiva, pero es resistente a la colistina y polimixina B, y es ADNasa negativa. *S. maltophilia* utiliza de manera vigorosa OF de maltosa; sin embargo, por lo general es negativa o sólo débilmente positiva a OF de glucosa en 24 h. Pueden observarse colonias amarillo pálido o gris lavanda en medio de agar sangre (lám. 7-3D). Estos autores han observado cepas raras de *S. maltophilia* que son oxidasa positivas lentas, pero que tienen todas las otras características bioquímicas propias de *S. maltophilia*. Carmody y cols. informaron que el 20% de los aislamientos de *S. maltophilia* derivados sobre todo de cultivos de muestras respiratorias de las personas con FQ son oxidasa positivas.[150] Los laboratoristas deben saber que pueden encontrar cepas raras que poseen características aberrantes en las muestras clínicas.

S. maltophilia es ubicua y puede aislarse desde casi cualquier sitio clínico. En ocasiones, puede causar infecciones oportunistas y está emergiendo como un importante patógeno hospitalario.[559,707,760] El sitio de mayor frecuencia para el aislamiento de *S. maltophilia* son las vías respiratorias, aunque en la mayoría de los pacientes estos aislamientos no parecen ser clínicamente significativos. En los últimos años se informó un aumento en la incidencia de *S. maltophilia* en algunos centros de FQ[61,138,377,542,1094] y se observó una asociación entre la colonización de *S. maltophilia* y el daño pulmonar.[61,542] El empleo de medios selectivos aumenta las tasas de aislamiento de *S. maltophilia* de esputo de pacientes con FQ.[276,551] En los pacientes sin FQ, se ha informado que *S. maltophilia* causa un amplio espectro de la enfermedad, incluidas neumonía,[859] bacteriemia,[34,339,578,594,732,759,859,971] endocarditis,[412] infecciones relacionadas con catéteres,[312] colangitis,[822] infección de vías genitourinarias,[1130] meningitis[823,859] e infecciones de herida graves, particularmente en pacientes con cáncer.[1131] Morrison y cols.[750] estudiaron el espectro de enfermedad clínica en pacientes con infecciones por *S. maltophilia* adquiridas e informaron de una tasa creciente de aislamiento hospitalario y una tasa de mortalidad bruta del 43% en los pacientes de quienes se cultivó el microorganismo. Los factores de riesgo relacionados con muerte para pacientes con un aislamiento de *S. maltophilia* fueron los siguientes: paciente en unidad de cuidados intensivos, mayor de 40 años de edad y un origen pulmonar del aislamiento de *S. maltophilia*.[750] Denton y Kerr.[277] describieron una revisión integral de las infecciones asociadas con *S. maltophilia*.

Otra característica importante en la creciente incidencia de infecciones por *S. maltophilia* puede ser el perfil único de sensibilidad a antibióticos del microorganismo. *S. maltophilia* es inherentemente resistente a la mayoría de los fármacos utilizados de manera habitual frente a seudomonas, como los aminoglucósidos y muchos agentes β-lactámicos, incluidos los que son eficaces frente a *P. aeruginosa*.[781,820,1129] Así, la colonización puede resultar favorecida por el empleo de la terapia de amplio espectro frente a seudomonas. De forma peculiar, *S. maltophilia* es intrínsecamente sensible a trimetoprima-sulfametoxazol, un fármaco que no tiene ninguna actividad frente a *P. aeruginosa* o la mayoría de las otras especies de *Pseudomonas*.[193,326] Además del problema de resistencia inherente, hay problemas relacionados con las pruebas de sensibilidad de *S. maltophilia*. Algunos métodos automatizados (Vitek Legacy®; bioMérieux, Hazelwood, MO) cuentan con un software que impide que el informe proporcione resultados de sensibilidad si el microorganismo de prueba es reconocido como *S. maltophilia*. Las variables de seguimiento pueden observarse en las pruebas de dilución y microdilución de agar y se han brindado lecturas de falsa sensibilidad con análisis de difusión con discos para aminoglucósidos (éstos deben ser uniformemente resistentes) y ciprofloxacino.[448,820] Los estudios sobre el empleo de Etest® (se abordan en el cap. 17) para las pruebas de sensibilidad antimicrobiana de *S. maltophilia* han señalado la presencia de pequeñas microcolonias o bruma de crecimiento translúcido dentro del área de inhibición que, si falta, podría conducir a resultados falsos de sensibilidad.[820,1206] Para aprender más, el lector puede consultar la revisión escrita por Robin y Janda.[911]

Género *Wohlfahrtiimonas*. El género *Wohlfahrtiimonas* está conformado por dos especies: *W. chitiniclastica* y *W. larvae*. Ambas especies se aislaron primero de larvas de moscas parásitas. *Wohlfahrtiimonas* deriva su nombre del hecho de que los primeros aislamientos fueron obtenidos de la tercera etapa de las larvas de la mosca parásita *Wohlfahrtia magnifica*.[1076] Se informó que *W. chitiniclastica* causó sepsis fulminante en dos pacientes de la tercera edad en Francia y Argentina.[18,885] Ambos individuos eran personas sin hogar, tenían antecedentes de alcoholismo y estaban en malas condiciones sanitarias. La fuente de la infección en ambos pacientes se atribuyó a las moscas. Se describió a un paciente infestado por miles de piojos en cuerpo y cabello, con decenas de larvas de insectos en el pelo.[885] Un tercer paciente fue un hombre de 64 años de edad de la República Checa con antecedentes de cuatro años de gangrena en la parte distal de las piernas y amputaciones de los dedos en ambos pies, que se relacionó con este microorganismo.[585] *Wohlfahrtiimonas* son bacilos rectos, cortos, gramnegativos, inmóviles, no fermentadores de glucosa, aerobios estrictos y catalasa y oxidasa positivos. Toth y cols.[1076] describieron las características fenotípicas completas para *W. chitiniclastica*. El microorganismo no está en las bases de datos para los sistemas de identificación fenotípicos disponibles en el mercado, pero se puede identificar mediante secuenciación del ARNr 16S y MALDI-TOF MS.[585] Se informó que *W. chitiniclastica* es sensible a todos los antibióticos evaluados en tres informes separados.[18,585,885]

Familia Acetobacteraceae

En el momento de redactar el presente documento, la familia *Acetobacteraceae* incluye 33 géneros de bacterias de ácido acético (BAA) (http://www.bacterio.net/-classifgenerafamilies. html#Acetobacteraceae). Una característica típica de la mayoría de las especies de BAA es la capacidad de oxidar etanol y azúcares a ácido acético. Las BAA se encuentran en todo el mundo y se han aislado de flores, frutas y verduras diversas. Las BAA tienen muchas aplicaciones industriales, incluida la producción de vinagre y varios fármacos.[940,1203] El primer informe de BAA en humanos es del 2004, cuando Snyder y cols.[1010] notificaron el caso de un paciente con peritonitis asociada con *Asaia borgorensi*; el individuo tenía un catéter para diálisis peritoneal. Dos años después, se hizo seguimiento a una segunda infección de BAA causada por *Granulibacter bethesdensis* en dos pacientes de distintos lugares con enfermedad granulomatosa crónica (EGC).[402,403] Desde entonces, se han informado las BAA cada vez más como agentes de enfermedad en humanos. Se cubrirán solamente los géneros reconocidos como causantes de infección en humanos, es decir, *Acetobacter, Acidomonas, Asaia, Gluconobacter, Granulibacter* y *Roseomonas*, los cuales se mencionarán más adelante en este capítulo. Dos géneros de BAA producen colonias rosadas en agar sólido, *Asaia* y *Roseomonas*, y se consideran bajo el nombre de *grupo con pigmento rosa*. A continuación, se describen las especies restantes relacionadas con enfermedad en humanos.

Género Acetobacter. Las especies de *Acetobacter* son entre elipsoidales y con forma de bastón, bacilos gramnegativos rectos o ligeramente curvos. La motilidad es variable; si son móviles, los flagelados son peritricos. Son aerobios estrictos y forman colonias pálidas que son incoloras en medios sólidos.[990] Una minoría de cepas producen pigmentos marrón solubles en agua o muestran colonias rosadas debido a la producción de porfirinas. Por lo general, son catalasa positivas y oxidasa negativas. La temperatura óptima de crecimiento es de 30 °C. Son negativas para la hidrólisis de gelatina, indol y producción de H_2S.[990] Se presentan naturalmente en una variedad de flores y frutos. Se informó bacteriemia por *Acetobacter* en un hombre VIH positivo de 40 años de edad que durante un año recibió hemodiálisis crónica por nefropatía en etapa terminal. Fue admitido en el hospital debido a fiebre y una lesión

cutánea inflamatoria grande que siguió el curso de una fístula arteriovenosa. Dos muestras de sangre extraídas a través de un catéter de subclavio y la fístula arteriovenosa dieron lugar a bacilos muy pequeños, polimórficos, gramvariables en agares sangre y chocolate, que se identificaron mediante secuenciación del ARNr 16S como *Acetobacter cibinongensis*.[388] Se aisló *A. indonesiensis* de cultivos de esputo sucesivos de un hombre de 31 años de edad con FQ después de un trasplante de pulmón.[99]

Género *Acidomonas*

Acidomonas methanolica. El género *Acidomonas* se ubica filogenéticamente dentro de *Acetobacteraceae* y contiene una sola especie, *A. methanolica*, que comparte características con las BAA; sin embargo, la utilización de metanol y un nicho ecológico único son características particulares de esta especie.[1205] Las células son bacilos gramnegativos que no forman esporas, que se observan solos o, rara vez, en pares. Son aerobios estrictos y crecen mejor a 30 °C.[991] Las colonias en medio nutritivo de peptona-extracto de levadura-extracto de malta (PYM, *peptone-yeast extract-malt extract*), son brillantes, lisas, enteras y de color beige a rosa después de cinco días a 30 °C,[1205] aunque otros autores han descrito las colonias como blancas a amarillas en medio de PYM.[991] Por lo general, las células son móviles mediante un flagelo polar único (o en ocasiones un penacho polar).[1205] Las cepas producen catalasa, pero son negativas para la ureasa, oxidasa y reducción de nitrato.[991,1205] Otras características fenotípicas pueden encontrarse en la referencia de Yamashita y cols.[1205] El hábitat natural para *A. methanolica* es el lodo activado, que difiere de otros aislamientos de *Acetobacteraceae* obtenidos de frutas y verduras. Se informó linfadenitis necrosante relacionada con *A. methanolica* en un paciente de 10 años de edad con EGC.[173]

Género *Gluconobacter*. Las especies de *Gluconobacter* son células gramnegativas, con forma de bacilo o elipsoidales, que se presentan individualmente, en pares o, rara vez, en cadenas. Pueden ser móviles o inmóviles; si son móviles, producen entre 3 y 8 flagelos polares. Son aerobios estrictos y crecen de manera óptima a 25-30 °C.[992] Son catalasa positivas y oxidasa negativas. Son negativas para la reducción de nitrato, hidrólisis de gelatina, indol y producción de H_2S.[992] Estas bacterias se encuentran naturalmente en ambientes ricos en azúcar como frutas y flores. Alauzet y cols. informaron el aislamiento de especies de *Gluconobacter* en tres pacientes. Uno era un hombre VIH negativo adicto a drogas i.v. que fue hospitalizado por agudeza visual disminuida y sospecha de endoftalmitis micótica. Se colocó un catéter venoso central (CVC) para la administración de anfotericina B. Presentó fiebre después de tres días y dos muestras de sangre periférica produjeron crecimiento de un bacilo gramnegativo que creció como pequeñas colonias después de 48 h de incubación a 37 °C. El aislamiento fue catalasa positivo y oxidasa negativo y fue identificado como especie de *Gluconobacter* por medios moleculares.[10] Otros dos pacientes, de 2 y 3 años de edad, ambos con FQ, tenían cultivos de esputo positivos para *Gluconobacter*, que fue obtenido en medio selectivo de *B. cepacia*.[10] *Gluconobacter* se identificó de manera errónea en los dos casos como especies de *Acinetobacter* (discriminación baja) al utilizar API 20E, o especies de *Shigella* (buena identificación) al emplear el sistema Vitek 2 GN.[10] Se informó una infección sanguínea por *Gluconobacter* relacionada con endocarditis en un paciente con antecedentes de abuso de drogas por vía i.v.[74] Los laboratorios son conscientes de que ninguno de los sistemas comerciales actuales para la identificación bacteriana es capaz de reconocer las BAA. Los microorganismos que muestran características

de crecimiento poco habitual deben evaluarse con mayor detalle utilizando métodos de análisis moleculares.

Género *Granulibacter*

Granulibacter bethesdensis. G. bethesdensis es un patógeno emergente en los pacientes con EGC y se caracteriza por causar infecciones frecuentes que producen fiebre y linfadenitis necrosante que pueden recidivar después de períodos de inactividad clínica.[404] La EGC es una rara enfermedad hereditaria provocada por mutaciones en genes que codifican para cualquiera de las cuatro subunidades que componen la nicotinamida adenina dinucleótido fosfato oxidasa (NADPH oxidasa) que conduce a la producción defectuosa de superóxido y peróxido de hidrógeno.[966] Los pacientes padecen infecciones recurrentes que amenazan la vida con microorganismos productores de catalasa y también desarrollan granulomas de tejido.[1179] Un nuevo bacilo gramnegativo se aisló de ganglios linfáticos cervicales y supraclaviculares de un paciente con EGC en el 2003, y se aisló tres veces más del mismo paciente a lo largo del año 2005. Un microorganismo similar se aisló de otros dos pacientes con EGC en el 2005 y 2006. Análisis fenotípicos y genotípicos determinaron que los nuevos aislamientos representaban una BAA no descrita previamente, que recibió el nombre de *Granulibacter bethesdensis*.[402,403] Se informaron aislamientos adicionales de *G. bethesdensis* en pacientes con EGC en Norteamérica, Centroamérica[404] y España.[662] Las células son gramnegativas, inmóviles y con forma de cocobacilos o bacilos. Producen un pigmento amarillo en medios sólidos y crecen de manera óptima a 35-37°C.[403] Son aerobios estrictos, catalasa positivos, oxidasa negativos y ureasa variables. Producen ácido a partir de glucosa, pero no de manitol, sorbitol, dulcitol, lactosa, sacarosa, maltosa o xilosa.[403] La diferenciación bioquímica de las especies de *G. bethesdensis* no fermentadoras similares que aparecen como cocobacilos y son oxidasa negativas e inmóviles, puede encontrarse en la tabla 7-18. Los laboratorios son conscientes de que el aislamiento de *G. bethesdensis* consume mucho tiempo, el crecimiento es siempre escaso y la identificación definitiva requiere la secuenciación del ARNr 16S.[404] Se han informado cepas de *G. bethesdensis* multirresistentes y el tratamiento requiere cirugía y una combinación de antimicrobianos, incluyendo ceftriaxona a largo plazo.[404] Los datos de sensibilidad a los antibióticos se proporcionan en el informe de Greenberg y cols.[402]

Grupo con pigmento amarillo

Familia Pseudomonadaceae

Género *Pseudomonas*

Pseudomonas luteola. Esta especie se conoció previamente como *Chromobacterium typhiflavum*, grupo Ve-1 de los CDC, *Pseudomonas luteola, Pseudomonas polytricha* y *Chryseomonas luteola*.[472] La localización taxonómica se resolvió en 1997 cuando la especie se ubicó en el género *Pseudomonas*.[32] P. luteola es móvil mediante flagelos polares multitricos, es oxidasa negativo y crece en medios de MacConkey y agar sangre; produce colonias pigmentadas de amarillo que son habitualmente arrugadas y se adhieren al agar (lám. 7-3B). Las características bioquímicas que diferencian a P. luteola de otras seudomonas pigmentadas de amarillo se pueden consultar en la tabla 7-12. Se trata de un aislamiento clínico infrecuente y se ha

obtenido de una variedad de muestras clínicas, que incluyen heridas, cuello uterino, orina y exudado.[368] Con frecuencia se aísla con otros microorganismos y se considera carente de relevancia clínica. En un estudio, sólo 14 cepas de P. luteola se encontraron entre 565 aislamientos clínicos de no fermentadores durante un período de dos años.[829] Los informes de infecciones graves causadas por P. luteola incluyen bacteriemia,[80,89,188,238,314,337,808,809,874,878,883,1167] endocarditis,[153,799] meningitis,[188, 587] úlceras de la pierna,[1083] osteomielitis,[874] absceso cerebral[356] y peritonitis.[226,346,874,1039]

Pseudomonas oryzihabitans. Este microorganismo se describió anteriormente como *Chromobacterium typhiflavum, Pseudomonas oryzihabitans*, grupo Ve-2 de los CDC y *Flavimonas oryzihabitans*.[472] La clasificación taxonómica se resolvió en 1997 cuando la especie se situó en el género *Pseudomonas*.[32] P. oryzihabitans tiene características similares a *Chryseomonas luteola* en tanto estos microorganismos también son móviles, oxidasa negativos y forman colonias pigmentadas de amarillo en medio agar sangre. Como P. luteola, las colonias de P. oryzihabitans forman colonias rugosas o arrugadas. Este microorganismo puede diferenciarse de P. luteola por reacciones negativas para la hidrólisis de esculina y ortonitrofenil-β-D-galactopiranósido (ONPG) y la característica de tener un solo flagelo polar. Las características bioquímicas diferenciales adicionales se proporcionan en la tabla 7-12. P. oryzihabitans se ha aislado de una variedad de sitios clínicos, incluyendo heridas, esputo, oído, ojo, orina, líquido peritoneal, equipo de inhaloterapia y sangre.[95,337,370,572,624,641,642,855,874,1082] En años recientes, las infecciones por este microorganismo se han relacionado con la presencia de un catéter intravascular en pacientes inmunodeprimidos.[671, 698,918,1133] En el laboratorio clínico del autor, este microorganismo se aisló de esputo, orina, secreción prostática, piel y sangre. P. oryzihabitans también parece ser un patógeno emergente en la peritonitis, relacionado con diálisis peritoneal ambulatoria continua, con varios casos ya registrados en la literatura médica.[24,87,318,319,633,824,994] Otros factores que predisponen a infecciones de P. oryzihabitans incluyen injertos artificiales, abuso de drogas i.v., catéteres intravasculares, traumatismos craneoencefálicos graves que requieren cirugía y trasplante de médula ósea.[174]

Familia Sphingomonadaceae[586]

Género *Sphingomonas*. Yabuuchi y cols. describieron el género *Sphingomonas* en 1990[1200] y Takeuchi y cols. lo modificaron en el año de 1993.[1053] Los microorganismos de este género son bacilos gramnegativos, no formadores de esporas, que tienen un solo flagelo polar cuando son móviles. Son amarillos, aerobios estrictos y producen catalasa. Las bacterias pertenecientes al género *Sphingomonas* son ubicuas en el suelo, el agua y los sedimentos, y las cepas aisladas de estos ambientes son conocidas como degradadores de compuestos aromáticos y, por lo tanto, se espera su que se empleen para la biorremediación del medio ambiente.[60] Se sabe que los miembros del género *Sphingomonas* pueden dividirse en cuatro grupos filogénicos, y cada uno representa a un género diferente. En consecuencia, se han creado tres nuevos géneros: *Sphingobium, Novosphingobium* y *Sphingopyxis*, además del género *Sphingomonas*, con el propósito de acomodar a los cuatro grupos filogénicos.[1052] El género modificado *Sphingomonas* contiene al menos 90 especies, de las cuales sólo S. paucimobilis, designada como la especie tipo, y S. parapaucimobilis, se consideran clínicamente importantes.

TABLA 7-12 Características clave de seudomonas pigmentadas de amarillo

Prueba	Pseudomonas		Sphingomonas		"Agrobacterium"	Balneatrix	Massilia	Grupos de los CDC	
	P. luteola[a]	P. oryzihabitans[a]	S. paucimobilis[a]	S. parapaucimobilis[b]	Grupo amarillo[c]	B. alpica[d]	M. timonae[e]	0-1[c]	0-2[c]
Oxidasa	−	−	+ (94)	+	+	+	+	V (77)	+
Motilidad	+	+	+ (92)	+	+	+	+	+	V (20)
Crecimiento en agar MacConkey	+	+	− (10)	−	V (50)	−	+	V (40)	− (10)
OF glucosa	A	A	A	A	A	A	D	D	V (84)
OF xilosa	A	A	A	A	A	ND	A	−	−
OF maltosa	A	A	A	A	A	A	A	−	A
OF manitol	A	A	−	−	−	A	−	−	−
Indol	−	−	−	−	−	+	−	−	−
Esculina	+	−	+	+	+	−	+	+	V (64)
ONPG	+	−	+	+	V (30)	−	ND	ND	ND
ADNasa	−	−	+	−	−	−	+	ND	ND
Citrato	+	+	−	+	−	ND	+	−	−
H$_2$S (acetato de plomo)	V (12)	+	−	+	−	−	ND	+	+
3-cetolactonato	ND	ND	−	ND	+	ND	ND	ND	ND
Lipasa	ND	ND	+	+	−	ND	ND	ND	ND
Polimixina B	S	S	S (89)	V	ND	S	S	ND	ND
Pigmento	Amarillo opaco	Amarillo opaco	Amarillo oscuro	Amarillo oscuro	Amarillo	Amarillo	Paja	Amarillo	Amarillo
Flagelos	Multítricos	Polar único	Polar único	Polar único	Polar único	Polar único	Polar único	1-2 polar	1-2 polar

[a]Datos de la referencia 367.
[b]Datos de las referencias 586 y 1200.
[c]Datos de las referencias 1047 y 1172.
[d]Datos de la referencia 255.
[e]Datos de la referencia 645.
+, 90% o más cepas positivas; −, 90% o más cepas negativas; V, 11-89% de cepas positivas; S, sensible; A, reacción ácida; D, reacción débil; ND, resultados no disponibles. Los números entre paréntesis son porcentajes de las cepas que dan una reacción positiva.

Sphingomonas paucimobilis. Este microorganismo, conocido antes como *Pseudomonas paucimobilis* y grupo IIk1 de los CDC, es la especie que se encuentra con mayor frecuencia en muestras clínicas humanas. Es una bacteria gramnegativa, móvil, con un flagelo polar. Sin embargo, pocas células son activamente móviles en caldo de cultivo, por lo que la motilidad se vuelve una característica difícil de demostrar. La motilidad se produce a 18-22 °C, pero no a 37 °C.[814] La reacción de oxidasa es positiva débil o negativa. Las colonias cultivadas en medio agar sangre adquieren pigmentación amarilla; no obstante, esta especie es de crecimiento lento, y sólo pueden observarse pequeñas colonias después de 24 h de incubación. El crecimiento ocurre a 37 °C, pero no a 42 °C, con crecimiento óptimo a 30 °C.[814] Los aislamientos son fuertemente positivos a hidrólisis de esculina y producen una zona de inhibición del crecimiento alrededor de un disco de vancomicina (30 mg) en BAP (Schreckenberger P, observación personal). Las características bioquímicas adicionales se proporcionan en la tabla 7-12. *S. paucimobilis* se ha aislado de una variedad de muestras clínicas, incluyendo sangre, LCR, orina, heridas, vagina y cuello uterino, y del ambiente hospitalario.[460,890,1051] Las bacteriemias adquiridas en la comunidad y la peritonitis también se informaron en pacientes que recibían diálisis peritoneal ambulatoria a largo plazo.[751] Se han presentado algunos informes de infecciones hospitalarias de *S. paucimobilis* adquiridas por contaminación de líquidos de hemodiálisis,[144] contaminación de un sistema de agua del hospital,[840] contaminación durante el procesamiento *in vitro* de médula ósea para trasplante[614] y sepsis relacionada con catéter.[266,489,946,947] También se presentó un informe de bacteriemia por *S. paucimobilis* acompañada por *shock* séptico en un paciente por quemaduras.[152] Toh y cols. revisaron los factores de riesgo relacionados con la infección por *S. paucimobilis* y encontraron que las infecciones adquiridas en la comunidad, diabetes mellitus y alcoholismo eran factores de riesgo importantes para la bacteriemia primaria.[1074] Bayram y cols.[81] revisaron las características clínicas de las infecciones por *S. paucimobilis* en niños. La mayoría de las cepas son sensibles a tetraciclina, cloranfenicol, trimetoprima-sulfametoxazol y aminoglucósidos; su sensibilidad a otros antimicrobianos, incluidas las fluoroquinolonas, varía.[324,489,890]

Las características celulares y de las colonias de *S. parapaucimobilis* son similares a las de *S. paucimobilis*. Se diferencia de *S. paucimobilis* por el ennegrecimiento del papel de acetato de plomo suspendido sobre KIA, su capacidad para crecer y alcalinizar el medio de citrato de Simmons y una reacción negativa de desoxirribonucleasa extracelular. Los aislamientos clínicos se obtienen de muestras de esputo, orina y vaginales.[1200]

Familia Oceanospirillaceae

Género *Balneatrix*

Balneatrix alpica. *Balneatrix* es un nuevo género que consta de una sola especie, *B. alpica*.[255] Esta bacteria se aisló por primera vez en 1987 durante un brote de neumonía y meningitis entre las personas que asistieron a un balneario con aguas termales (37 °C) en el sur de Francia.[154,255,492] Se registraron 35 pacientes con neumonía y dos con meningitis. Los aislamientos de ocho pacientes se obtuvieron de la sangre, LCR y esputo; uno se aisló también del agua. La bacteria se describe como bacilos gramnegativos, rectos o curvos, móviles mediante un flagelo polar único, aerobio estricto y que crece en un amplio margen de temperaturas (20-46 °C). Las colonias miden 2-3 mm de diámetro y son convexas y lisas. El centro de las colonias es amarillo pálido después de 2-3 días y de color marrón claro después de cuatro días. El microorganismo crece en agares tripticasa de soya y

chocolate, pero no en agar de MacConkey. Es oxidasa positivo y no fermentador, pero utiliza glucosa, manosa, fructosa, maltosa, sorbitol, manitol, glicerol e inositol de manera oxidativa. Se produce indol y el nitrato se reduce a nitrito. Hidroliza la gelatina de forma débil y es lecitinasa positivo. No se utilizan los siguientes sustratos: arginina, lisina, ornitina, ureasa, esculina, acetamida, almidón y ONPG (tabla 7-12).[154,255] *B. alpica* se informa como sensible a la penicilina G y a todos los otros antibióticos β-lactámicos, así como a todos los aminoglucósidos, cloranfenicol, tetraciclina, eritromicina, sulfamidas, trimetoprima, ofloxacino y ácido nalidíxico. Es resistente a clindamicina y vancomicina.[154]

Familia Oxalobacteraceae

Género *Massilia*. El género *Massilia* consta de 25 especies aisladas principalmente de aguas residuales, lodos y suelos. Las especies de los géneros *Massilia* y *Naxibacter* se agrupan con frecuencia según las comparaciones mediante secuenciación del ARNr 16S. Por esta razón, Kampfer y cols. proponen la transferencia de todas las especies del género *Naxibacter* al género *Massilia*.[534]

Massilia timonae. *M. timonae* es la especie que se informa con mayor frecuencia como causa de infección en humanos. Se trata de un bacilo gramnegativo aerobio estricto activamente móvil (con flagelos laterales, así como un único flagelo polar). En la explicación original de La Scola y cols.[608] se describió la cepa tipo como oxidasa negativa y arginina dihidrolasa positiva; sin embargo, Lindquist y cols.[645] informaron que la cepa tipo, así como cuatro aislamientos humanos adicionales, demostraron que son oxidasa positivas y arginina negativas. Las colonias se observan de color amarillo pálido y claramente adheridas en medios de agar, y tienen tendencia a formar películas en la superficie del medio líquido.[608] Se produce ácido de manera oxidativa a partir de algunos hidratos de carbono. Lindquist y cols. informaron que cuando se cultivan en medio sin hidratos de carbono añadidos, las cepas producen una reacción muy alcalina. En consecuencia, una reacción neutra en un tubo con hidratos de carbono se interpretó como débil positiva para la producción de ácido.[645] Las reacciones bioquímicas adicionales se proporcionan en la tabla 7-12. Los aislamientos se obtuvieron de una herida quirúrgica, LCR, el fémur de un sujeto de 29 años de edad con osteomielitis, la biopsia de un ganglio linfático cervical en un paciente con linfadenopatía y de la sangre de otros tres pacientes.[608,645,1000,1097] *M. timonae* es sensible a la mayoría de los antibióticos, con resistencia a ampicilina, amoxicilina-ácido clavulánico, cefuroxima, cefalotina y aztreonam.[608,1000,1097]

Massilia oculi. Este microorganismo se describió en el 2012 como una especie nueva que se obtuvo del ojo de un paciente con endoftalmitis.[535] El microorganismo se describió como productor de colonias de color beige, translúcidas y brillantes con bordes enteros en un período de 24 h en agar sangre y agar nutritivo. Tienen un metabolismo oxidativo y son positivos para la hidrólisis de la esculina, pero negativos para la reducción de nitratos, ureasa y oxidasa.[535]

Massilia haematophilus. *M. haematophilus* (antes *Naxibacter haematophilus*) se describen como bacilos inmóviles, oxidasa positivos, gramnegativos con un metabolismo oxidativo. Las colonias son de color beige, translúcidas y brillantes, con bordes íntegros y negativos para esculina y ONPG.[533] La cepa tipo fue aislada de sangre humana de un hombre sueco de 23 años de edad con múltiples problemas de salud. *M. haematophilus* también se aisló de las vértebras del cuello de un paciente israelí que padecía osteomielitis vertebral. La identificación se confirmó por secuenciación del ARNr 16S (Orna Schwartz, comunicación personal).

Especies sin nombre

Grupos O-1, O-2 de los CDC. Los grupos O-1 y O-2 de los CDC son bacilos fenotípicamente similares, móviles y generalmente oxidasa positivos, gramnegativos. Ambos grupos poseen pigmentos amarillos y tienen un estrecho parecido con el grupo amarillo de *Agrobacterium* y especies de *Sphingomonas* (tabla 7-12). Estos microorganismos tienen un crecimiento deficiente o nulo en agar de MacConkey, generalmente hidrolizan esculina o, de lo contrario, son inactivos. Son móviles, aunque la motilidad puede ser difícil de demostrar. Con la tinción de Gram, los O-1 se observan gramnegativos y uniformemente cortos, y los O-2 como bacilos ligeramente pleomorfos, con algunas células delgadas en la porción central y extremos engrosados. Se aíslan de diversas fuentes clínicas. Se informó el caso de un paciente con neumonía relacionada con el grupo O-1 complicada por fístula broncopulmonar y bacteriemia.[872]

Agrobacterium grupo amarillo. Los microorganismos en este grupo están representados por bacilos gramnegativos delgados, medianos y largos que producen un pigmento de crecimiento amarillo insoluble, muy similares a *Sphingomonas paucimobilis* y a microorganismos del grupo O-1 y O-2 de los CDC. El crecimiento en agar de MacConkey es variable, la movilidad ocurre mediante un único flagelo polar, y la oxidasa y catalasa son positivas; oxidan glucosa, xilosa, lactosa, sacarosa y maltosa, pero no manitol. Las reacciones de los hidratos de carbono pueden ser débiles o tardías.[1172] Una reacción de 3-cetolactonato positiva y lipasa negativa, y las reacciones de ADNasa, distinguen este microorganismo de *S. paucimobilis* (tabla 7-12). Se aísla de sangre y líquido peritoneal.[166,1047,1172]

Grupo de bacilos curvos

Familia Caulobacteraceae

Género Caulobacter. El género *Caulobacter* se compone de bacterias dimorfas, prostecadas; al momento de escribir este capítulo incluye 16 especies. La reproducción en *Caulobacter* provoca la separación de dos células morfológicamente diferentes entre sí. Una célula es inmóvil, sésil en virtud de material adhesivo y prostecada, y posee al menos un apéndice cilíndrico alargado (llamado *prosteca*). La otra célula es flagelada, con un flagelo polar, que es móvil.[4] Las especies de *Caulobacter* son gramnegativas y se observan claramente curvadas, pero pueden ser rectas en algunos aislamientos, y son fusiformes. Las células están dispuestas con frecuencia en rosetas típicas en las que los tallos se originan de un punto o región común y las células se encuentran colocadas de manera simétrica alrededor de este punto. Las rosetas son particularmente numerosas y grandes en los preparados de las colonias en agar.[124] En el laboratorio, la formación de rosetas se observa a menudo en montajes húmedos.[529] Una imagen de la formación de la roseta de un montaje húmedo de *Caulobacter* puede verse en una foto publicada por Justesen y cols.[529] El microorganismo crece bien en los medios de cultivo más habituales a temperaturas de entre 15 y 35 °C, con una temperatura óptima de 20-25 °C para la mayoría de los aislamientos.[4] Las colonias son circulares, convexas y brillantes, y pueden ser incoloras o amarillas con el envejecimiento.[355]

El microorganismo se informa como oxidasa positivo y catalasa negativo.[529] La identificación fenotípica se realiza por lo general mediante estudios de utilización de la fuente de carbono.[355] En un informe, la identificación bioquímica con los sistemas API ID 32 GN y Vitek 2 GN (bioMèrieux, Marcy l'Etoile, Francia) dio lugar a identificaciones erróneas como *Brevundimonas vesicularis* (probabilidad del 90.6%) y *Sphingomonas paucimobilis* (probabilidad del 97.24%), respectivamente.[529] *Caulobacter* son ubicuos en el agua y se han aislado de agua de grifo, destilada y de botellas comerciales, agua de río, canal y de estanques y aguas residuales (lodo activado durante el tratamiento secundario).[4,124,676] Existen tres informes de *Caulobacter* como causante de infección en humanos. Bridger y cols.[129] informaron el caso de un paciente pediátrico con meningitis por *Caulobacter* después de neurocirugía. Justesen y cols.[529] describieron a un hombre de 64 años de edad que desarrolló peritonitis por *Caulobacter* mientras se sometía a una diálisis peritoneal intermitente para insuficiencia renal crónica. Drancourt y cols.[300] realizaron la secuenciación del ARNr 16S en aislamientos clínicos que no pueden identificarse por métodos fenotípicos convencionales y encontraron un aislamiento de *Caulobacter intermedius*, aunque no se proporcionaron detalles sobre su importancia clínica. Los laboratorios tienen conocimiento de que se deben sospechar especies de *Caulobacter* cuando se observen bacterias con forma de media luna con formación de rosetas en el examen al microscopio. La identificación final se confirma mediante secuenciación del ARNr 16S.

Familia Oxalobacteraceae

Género Herbaspirillum. Este género está conformado por pequeñas bacterias en forma de espiral que se obtienen de espermatofitos herbáceos. Las especies de *Herbaspirillum* son gramnegativas, generalmente bacilos curvos y a veces helicoidales. Las células individuales miden 0.6-0.7 μm de ancho y 1.5-5.0 μm de longitud, y tienen de 1-3 flagelos o más en uno o ambos polos.[59] Un grupo de aislamientos clínicos, que se describió previamente como EF-1, se demostró mediante hibridación molecular que pertenece al género *Herbaspirillum* y se designa como una nueva especie sin nombre, *Herbaspirillum* spp. 3.[59] El microorganismo es oxidasa y ureasa positivo, y la catalasa es débil o variable. Otras reacciones se proporcionan en la tabla 7-13. Los aislamientos en la descripción original se obtuvieron de vías respiratorias, heces, orina, oído, ojo y heridas, pero no se informó la importancia clínica.[59] Después, los aislamientos clínicos se obtuvieron de esputo de pacientes con FQ.[212,1021] También se aisló de la sangre de un paciente con FQ, quien padecía una infección crónica de las vías respiratorias (tres años),[1021] dos individuos con leucemia[177,1218] y uno con celulitis y bacteriemia, quien había saltado en un canal de agua dulce en la Florida central.[1056] Las especies de *Herbaspirillum* se hallaron también en las paredes arteriales de aneurismas aórticos.[704] Los datos de sensibilidad a los antibióticos no están disponibles.

Familia Neisseriaceae

Género Laribacter

Laribacter hongkongensis. Con base en la afiliación filogénica, esta bacteria pertenece a la familia de *Neisseriaceae* y es un bacilo anaerobio facultativo, no esporulante y no fermentador. En la tinción de Gram, los microorganismos se muestran como bacilos gramnegativos, en forma de ala de gaviota

TABLA 7-13 Seudomonas curvas

Prueba	*Laribacter hongkongensis*[a]	Grupo O-3 de los CDC[b]	Especie 3 de *Herbaspirillum*[c]
Oxidasa	+	+	+
Catalasa	+	+ o débil	ND
Motilidad	+	+	+
Cultivo en agar de MacConkey	+	V (38)	ND
OF glucosa	−	A	A
OF xilosa	−	A	A
OF manitol	−	−	A
Arginina	+	−	ND
Urea	+	−	ND
NO$_3$ a NO$_2$	+	V (8)	ND
Indol	−	−	ND
Esculina	−	+	−
Citrato	−	−	+
Pigmento	−	−	−
Flagelos	Bipolar	Polar único	1-3 polar

[a]Datos de la referencia 1185.
[b]Datos de la referencia 248.
[c]Datos de la referencia 59.

+, 90% o más cepas positivas; −, 90% o más cepas negativas; V, 11-89% de cepas positivas; A, reacción ácida; ND, resultados no disponibles. Los números entre paréntesis son porcentajes de las cepas que dan reacción positiva.

o espirales (lám. 7-5D). El crecimiento adecuado tiene lugar en agar sangre de carnero como colonias no hemolíticas, de color gris, de 1 mm de diámetro después de 24 h de incubación a 37 °C en condiciones ambientales. En agar de MacConkey, las colonias son pequeñas y lactosa negativas, pero toman un aspecto color azul aciano parecido al de las colonias de *Acinetobacter* (Schreckenberger, observación personal; lám. 7-5E). La mayoría de las cepas son móviles y cuentan con flagelos bipolares. Todas las cepas son oxidasa, catalasa, ureasa y arginina dihidrolasa positivas; estos microorganismos reducen el nitrato, pero no fermentan, oxidan ni asimilan ningún hidrato de carbono (tabla 7-13).[1185,1212] *L. hongkongensis* se descubrió por primera vez en Hong Kong en sangre y líquido de empiema de un paciente de 54 años de edad con cirrosis[1212] y de las heces de individuos con diarrea adquirida en la comunidad.[611,1185,1186] Dos pacientes adicionales con bacteriemia por *L. hongkongensis*, incluyendo un caso mortal, se informaron en Corea[564] y Hong Kong.[1084] *L. hongkongensis* se ha encontrado en depósitos de agua potable en Hong Kong[610] y en hasta un 60% de los intestinos, por lo general después del consumo de peces de agua dulce de la familia de la carpa.[1063,1186] Woo y cols. informaron una asociación entre *L. hongkongensis* y diarrea adquirida en la comunidad, comer pescado y viajar;[1186] sin embargo, no se demostró un papel causal.[322] El aislamiento de *L. hongkongensis* en heces se informó después en países de Asia (China y Japón), Europa (Suiza), África (Túnez) y Centroamérica (Cuba), lo cual sugiere que las bacterias se encuentran alrededor del mundo.[783,1186] Beilfuss y cols. publicaron recientemente el primer aislamiento de *L. hongkongensis* de las heces de un paciente que no realizó ningún

viaje fuera de los Estados Unidos.[83] Raja y Ghosh[875] publicaron una revisión de las características microbiológicas y la patogenia de *L. hongkongensis*.

El aislamiento de *Laribacter* a partir de muestras de materia fecal requiere el empleo de medios selectivos. *L. hongkongensis* crece poco o nada en agar BAP de *Campylobacter*® (CAMPY BAP) y de Hektoen® (Schreckenberger, observación personal). Otros autores han informado el aislamiento de *L. hongkongensis* a partir de heces mediante agar carbón-cefoperazona-desoxicolato (CCDA) bajo condiciones microaerófilas[611,1185] o agar de MacConkey con cefoperazona en condiciones ambientales.[327,611] El crecimiento también tiene lugar en el agar de MacConkey en un ambiente anaerobio o microaerófilo a 25 y 42 °C, pero no a 4, 44 o 50 °C. No se observa mejoría en el crecimiento con CO$_2$ al 5%.[1212] La incapacidad para reconocer *L. hongkongensis* obtenida de heces humanas puede deberse a una combinación entre que este microorganismo no es buscado o a la identificación errónea por métodos fenotípicos. Los equipos de identificación comerciales no incluyen *L. hongkongensis* en sus bases de datos y los aislamientos establecidos en estos sistemas reciben una identificación de baja probabilidad o están mal identificados como *Acinetobacter lwoffii*.[83,564] *L. hongkongensis* puede identificarse correctamente mediante MALDI-TOF MS, utilizando el Bruker Biotyper 3.1 y el software de la biblioteca de referencia v3.1.2.0 (Bruker Daltonik, Billerica, MA).[83,1057,1084]

L. hongkongensis suele ser resistente a los antibióticos β-lactámicos, incluyendo penicilinas de amplio espectro y cefalosporinas, pero es sensible a carbapenémicos, amoxicilina-ácido clavulánico, quinolonas y aminoglucósidos.[609,611,1185,1186,1212] Lau y cols. demostraron que todos los aislamientos de *L. hongkongensis* poseen una β-lactamasa AmpC codificada cromosómicamente que denominaron *LHK-5* (gen, *blaLHK-5*).[609] El tratamiento antibiótico no suele ser necesario en pacientes con gastroenteritis por *Laribacter*; sin embargo, para infecciones graves, se recomiendan las pruebas de sensibilidad de aislamientos individuales.

Grupo O-3 de los CDC

Las bacterias del grupo O-3 de los CDC son bacilos móviles, oxidasa positivos, gramnegativos. Crecen poco o nada en el agar de MacConkey, generalmente hidrolizan esculina y oxidan glucosa OF y xilosa OF, aunque, por otro lado, son inactivos (tabla 7-13). A diferencia de los grupos O-1 y O-2, no producen un pigmento amarillo. En la tinción de Gram, las células O-3 se muestran como bacilos delgados, medianos a ligeramente largos, curvos, con los extremos afilados (en forma de hoz) que a veces forman rosetas.[248,1172] La mayoría de los aislamientos de O-3 crecen bien en CAMPY CVA (agar de *Campylobacter* con cefoperazona, vancomicina y anfotericina B) bajo condiciones microaerófilas, creando así el potencial para la identificación errónea de los microorganismos O-3 como *Campylobacter*.[248] Los aislamientos se han obtenido de una variedad de fuentes clínicas. Se informó que los aislamientos del grupo O-3 son sensibles a imipenem, aminoglucósidos y trimetoprima-sulfametoxazol. Se observó resistencia a la mayoría de los β-lactámicos y sensibilidad variable a cloranfenicol, tetraciclina, ciprofloxacino y amoxicilina-ácido clavulánico.[248]

Seudomonas halófilas o sulfuro de hidrógeno positivas

Familia Shewanellaceae

Género *Shewanella*. En 1985, MacDonell y Colwell propusieron el nuevo género *Shewanella*, compuesto por tres especies: *S. putrefaciens* (antes *Pseudomonas putrefaciens*, *Alteromonas putrefaciens* y el grupo Ib de los CDC), *S. hanedai* y *S. benthica*.[673] En la actualidad, existen por lo menos 62 especies incluidas en el género *Shewanella*, la mayoría de las cuales están relacionadas con hábitats acuáticos y marinos; sin embargo, la especie *S. putrefaciens* se ha aislado de muestras clínicas humanas. Los CDC reconocen dos biotipos de *S. putrefaciens* en función del requisito de NaCl para su crecimiento, la oxidación de la sacarosa y maltosa, y la capacidad para crecer en agar de *Salmonella-Shigella* (SS).[1172] Owen y cols.[810] demostraron que los microorganismos identificados como *S. putrefaciens* comprenden por lo menos cuatro grupos genómicos (I-IV) claramente separados. A partir de las propuestas taxonómicas de Nozue y cols.[790] y Simidu y cols.,[995] las cepas pertenecientes al grupo IV genómico de Owen (sinónimo del biotipo 2 de los CDC) deben identificarse como *S. alga* (corregido a *S. algae*).[1081] Khashe y Janda[560] informaron que *S. algae* representa el aislamiento clínico humano predominante (77%), mientras que *S. putrefaciens* (biotipo 1 de los CDC) constituye la mayoría de los aislamientos que no se obtienen de humanos (89%). *S. algae* requiere NaCl para el crecimiento, caso contrario de *S. putrefaciens* (tabla 7-14). Las cepas de *S. putrefaciens* y *S. algae* son oxidasa positivas y móviles mediante flagelos polares. Se distinguen fácilmente

porque son las únicas bacterias no fermentadoras que producen sulfuro de hidrógeno en medios de KIA y de TSI. Todas las cepas son positivas para ornitina descarboxilasa, nitrato reductasa y ADNasa. Las colonias producen un pigmento de color anaranjado bronce en medio de agar sangre. Aunque se han registrado aislamientos clínicos infrecuentes, *S. putrefaciens* y *S. algae* se han relacionado con úlceras de la piel,[35,182,264,271,292,812,1208] infecciones del oído,[366,474,1150] infecciones del ojo,[140] artritis y osteomielitis,[634,864] bacteriemia,[130,292,500,565,702,812,955,1113] endocarditis contagiosa[283] y peritonitis en pacientes sometidos a diálisis peritoneal ambulatoria continua.[241] Muchas de las infecciones que se informaron como causadas por *S. putrefaciens* probablemente fueron provocadas por *S. algae*.[292,1143] Vignier y cols.[1136] publicaron una revisión de la infección humana por *S. putrefaciens* y *S. lgae*. Por lo general, *Shewanellae* es sensible a la mayoría de los fármacos antimicrobianos que son eficaces frente a los bacilos gramnegativos, excepto a penicilina y cefalotina. Las investigaciones recientes[324,1146] han observado que las CIM promedio de *S. algae* a la penicilina, ampicilina y tetraciclina eran mayores que la CIM correspondiente de *S. putrefaciens*.[560,1143] Para una revisión de la epidemiología, el espectro de la enfermedad y la identificación de las especies de *Shewanella*, se recomienda consultar la revisión de Janda y Abbott.[504]

Familia Alteromonadaceae: grupo halófilo

Género *Alishewanella*

Alishewanella fetalis. *A. fetalis* son bacilos gramnegativos halófilos que crecen a 25-42 °C, con crecimiento óptimo a 37 °C. Se requiere cloruro de sodio (NaCl) para el crecimiento. Pueden soportar concentraciones de NaCl hasta del 8%, pero no crecen en NaCl al 10%, lo que ayuda a distinguir esta especie de *S. algae*, que puede crecer en NaCl al 10%.[1144] También, a diferencia de *S. algae*, son positivos a la hidrólisis de esculina. Son oxidasa y catalasa positivos y asacarolíticos. No producen H_2S en el fondo de TSI ni de KIA. Otras reacciones se proporcionan en la tabla 7-14. Se aislaron de un feto humano durante la autopsia; sin embargo, se desconoce su relación con la infección clínica.[1144]

Familia Halomonadaceae

Género *Halomonas*. Las especies de *Halomonas* son halófilas y alcalófilas, pertenecen a la familia *Halomonadaceae* y se aíslan de forma habitual de ambientes con concentraciones altas de sal. *H. venusta* fue descrita originalmente como *Alcaligenes venustus*,[77] pero Baumann y cols.[78] la cambiaron más adelante al nuevo género *Deleya*, como *D. venusta*. En 1996, Dobson y Franzmann propusieron combinar el género *Deleya* en uno definido de manera más amplia, *Halomonas*.[287] Von Graevenitz y cols. fueron los primeros en informar una infección humana causada por *H. venusta* en una herida originada por mordedura de pez.[1147] Informaron que los microorganismos crecieron en BAP y agares de MacConkey, y se observaron como colonias mucoides, decoloridas. Las reacciones positivas ocurrieron ante nitrato, urea y esculina. Las reacciones bioquímicas adicionales se proporcionan en la tabla 7-14. Se informó que *H. venusta* es sensible a la mayoría de los antibióticos.[1147]

El grupo 1 de no fermentadores halófilos de los CDC está compuesto por seis aislamientos fenotípicamente similares recibidos por los CDC entre 1971 y 1998 que fueron similares a *H. venusta*, excepto por la hidrólisis de esculina y la composición celular de ácidos grasos. Cinco de estos aislamientos

TABLA 7-14 Seudomonas halófilas o sulfuro de hidrógeno positivas

| Prueba | Shewanella[a] | | Alishewanella[b] | Halomonas[c] | CDC[d] |
	S. putrefaciens	S. algae	A. fetalis	H. venusta	Grupo 1 de no fermenta-dores halófilos
Oxidasa	+	+	+	+	+
Motilidad	+ p. 1-2	+ p. 1-2	−	+ pe	+ pe
Cultivo en agar de MacConkey	+	+	+	+	+
Cultivo en NaCl al 6.5%	−	+	+	+	+
H₂S (fondo TSI)	+ (93)	+ (100)	−	ND	−
Cultivo a 42 °C	−	+	+	ND	V (17)
OF glucosa	D			+	V (83)
OF maltosa				+	V (67)
OF lactosa	−	−	−	−	−
OF manitol	−	−	−	V (80)	V (67)
Reducción de NO₃	V (80)	+	+	+	V (33)
NO₃ a gas	−	−	ND	ND	−
Ornitina	+	+	ND	−	−
Hidrólisis de esculina	−	−	+	+	−
Hidrólisis de la gelatina	+	+	+		−
ADNasa	+	+	ND	ND	ND

[a]Datos obtenidos de las referencias 367, 560 y 1172.
[b]Datos de las referencias 1144.
[c]Datos de las referencias 1147.
[d]Datos inéditos de los Centers for Disease Control and Prevention.
+, 90% o más cepas positivas; −, 90% o más cepas negativas; V, 11-89% de cepas positivas; A, reacción ácida; D, ácido débil; S, sensible; R, resistente; ND, no disponible; p, flagelos polares; pe, flagelos peritricos. Los números entre paréntesis son porcentajes de las cepas que dan reacción positiva.

fueron de hemocultivos humanos, y el sexto fue de un cultivo de herida de la cadera (CDC, datos inéditos). Stevens y cols. informaron que tres especies nuevas de *Halomonas* causaron bacteriemia en dos pacientes sometidos a diálisis en un centro de atención a pacientes con afecciones renales. Una investigación subsecuente del equipo de diálisis dio lugar al aislamiento de tres especies nuevas de *Halomonas*, y se encontró que provenían del bicarbonato contaminado que se utilizó para preparar el líquido para la diálisis.[1030]

Grupo con pigmento rosa

Los bacilos pigmentados de color rosa, no fermentadores, gramnegativos y relacionados con infecciones en humanos son especies de *Methylobacterium*, especies de *Rosemonas*, *Azospirillum brasilense* y *Asaia bogorensis*. Estas bacterias son de crecimiento lento y presentan múltiples retos diagnósticos para el laboratorio de microbiología, incluyendo el cultivo, el aislamiento y la identificación hasta el nivel de especie. Hogue y cols.[447] publicaron la revisión del espectro de la enfermedad, taxonomía e identificación en el laboratorio del grupo pigmentado de rosa de los BNF.

Familia Methylobacteriaceae

Género *Methylobacterium*. Las especies de *Methylobacterium* son bacterias gramnegativas, pigmentadas de color rosa, con la capacidad para utilizar metano facultativamente.[399] En la actualidad, se reconocen 51 especies de *Methylobacterium* y las biovariedades adicionales no asignadas se reconocen en función del tipo de asimilación de carbono, tipo electroforético y agrupación de homología ADN-ADN.[354,399,400,1090] *M. meso-philicum*, antes clasificado como *Pseudomonas mesophilica* y *Vibrio extorquens*, son las especies aisladas con mayor frecuencia de muestras clínicas humanas. Los aislamientos se informan como oxidasa positivos y móviles; sin embargo, la reacción de oxidasa puede ser débil, y la motilidad puede ser difícil de demostrar. En la experiencia de los autores, todos los aislamientos observados han mostrado que son inmóviles. Otras reacciones dominantes incluyen las pruebas positivas para catalasa, ureasa y amilasa (tabla 7-15). Se pueden encontrar características de diferenciación adicionales en el informe de Urakami y cols.[1090] Los aislamientos son de crecimiento lento en medios ordinarios, con el mejor crecimiento observado en agar de Sabouraud, agar de extracto de levadura y carbón con solución amortiguadora (BCYE, *buffered charcoal-yeast extract*) y en agar de Middlebrook 7H11.[368] El crecimiento óptimo se registró a 25-30 °C. Las colonias son secas y de color rosado o coral bajo luz

TABLA 7-15 Características clave de las seudomonas pigmentadas de color rosa

Prueba	*Methylobacterium* spp.[a]	*Roseomonas* spp.[a]	*Azospirillum brasilense*[a] (*Roseomonas fauriae*)	*Asaia* spp.[b]
Oxidasa	+[b]	V	+	−
Motilidad	+	V	+	+
Cultivo en agar de MacConkey	V (15)	+	+	V (13)
OF fructosa	V (50)	+	−	+
OF glucosa	V (40)	−[c]	V (20)	+
OF xilosa	V (89)	V	V (80)	+
OF manitol	−	V	−	+
OF metanol	+	−	−	−
Reducción de NO₃	V (25)	V	+	−
Hidrólisis del almidón	+	+	ND	ND
Urea	+	+	+	−
Colonias oscuras cuando se exponen a luz UV de onda larga	+	−	−	−
Morfología de las colonias	Secas, color coral	Mucoides, de color rosa	Mucoides, de color rosa	Color rosado-blanco amarillento, brillantes, lisas
Morfología con tinción de Gram	Bacilos vacuolados	Bacilos cocoides	Coccobacilos y bacilos	Bacilo

[a]Datos obtenidos de las referencias 367, 447 y 1172.
[b]Datos obtenidos de las referencias 252 y 1202.
[c]A excepción de algunas cepas de *R. gilardii*.
+, 90% o más cepas positivas; −, 90% o más cepas negativas; V, 11-89% de cepas positivas; ND, no disponibles. Los números entre paréntesis son porcentajes de las cepas que dan reacción positiva.

incandescente (lám. 7-3E). Bajo luz UV, las colonias lucen oscuras debido a la absorción de dicha luz. Aunque se clasifica como bacilo gramnegativo, esta especie a menudo no se tiñe bien o puede mostrar resultados variables con la tinción de Gram. Las células individuales contienen vacuolas grandes que no responden a la tinción y que dan a este microorganismo un aspecto microscópico único (lám. 7-3F).[1009] *M. mesophilicum* se informó como causa de úlceras crónicas de la piel,[603] infección por catéter central,[949] bacteriemia en pacientes inmunodeprimidos,[134,369,372,547,1009] sinovitis[654] y peritonitis en un paciente sometido a diálisis peritoneal ambulatoria continua.[934] También se notificaron aislamientos provenientes de lavados bronquiales[331] y de la córnea de un paciente que se trataba con corticoesteroides.[310] Se informó el caso de un paciente con meningitis causada por *M. mesophilicum*.[1219] También se notificaron infecciones sanguíneas causadas por *M. mesophilicum, M. thiocyanatum, M. aminovorans, M. lusitanum* y *M. zatmanii*.[479,599] El agua de grifo se implicó como un posible modo de transmisión para las metilobacterias en el medio hospitalario debido a que se informó que exhiben resistencia a la cloración.[442,902] Para mayor información, consultar las revisiones de Kaye,[547] Sanders,[949] Truant[1080] y Kovaleva.[588]

Familia Acetobacteraceae

Géneros *Roseomonas* y *Azospirillum*. Las *Roseo-monas* son bacterias pigmentadas de color rosa que a nivel fenotípico y genotípico son semejantes a las especies de *Methylobacterium*, pero se distinguen de éstas por su incapacidad para la oxidación de metanol, para asimilar acetamida y por la falta de absorción de luz UV de onda larga.[906] Los miembros de este género son bacilos cocoides turgentes no fermentadores de tinción débil, gramnegativos, que se observan en pares o en cadenas cortas, principalmente como coco, y sólo algún bacilo ocasional (lám. 7-3G). Estos microorganismos crecen en agar sangre de carnero al 5%, agar chocolate, agar BCYE, agar Sabouraud y, casi siempre (91% de las veces) en agar de MacConkey. El crecimiento tiene lugar a 25, 35 y generalmente a 42 °C. El desarrollo se observa como colonias bien definidas, color rosa pálido, brillantes, elevadas, íntegras y con frecuencia mucoides, después de 2-3 días de incubación a 35 °C (lám. 7-3H). Se ha observado que el cultivo de *Roseomonas* crece bien en agar de Sabouraud, con producción de colonias mucoides de color rosa claro (a veces fluidas). Los microorganismos no se observan negros bajo luz ultravioleta, lo que ayuda a diferenciar a *Roseomonas* de *Methylobacterium*, que sí se observan negros bajo luz UV.[906]

Todas las cepas son débilmente oxidasa positivas (con frecuencia después de 30 s) u oxidasa negativas, catalasa positivas y ureasa positivas (tabla 7-15).

El género *Roseomonas* se describió por primera vez en 1993 para incluir tres especies nombradas: *R. gilardii* (genoespecie 1), *R. cervicalis* (genoespecie 2) y *R. fauriae* (genoespecie 3), y tres genoespecies sin nombre (genoespecies 4, 5 y 6).[906]

Han y cols.[420] realizaron la secuenciación del ARNr 16S de las seis genoespecies de *Roseomonas* e informaron que 1, 2, 4 y 5 son taxones válidos, pero que 3 y 6 no lo son, e indicaron que estas últimas genoespecies pertenecen al género *Azospirillum*. Han y cols. también propusieron una nueva especie, *Roseomonas mucosa*, y una nueva subespecie, *R. gilardii* subespecie *rosea* (para diferenciarla de *R. gilardii* subespecie *gilardii*).[420] La genoespecie 3 de *Roseomonas* (nombrada como *R. fauriae*) se encontró después que es sinónima de *Azospirillum brasilense*; por lo tanto, el nombre anterior de esta especie tiene preferencia taxonómica.[433,1060] Para este momento, existen 21 especies nombradas en el género *Roseomonas* y 17 especies nombradas en el género *Azospirillum*.

Las especies de *Roseomonas* se han notificado en varios informes de caso único obtenidas de la sangre o infecciones relacionadas con catéter,[11,64,260,699,731,903,985,1040] osteomielitis vertebral,[768] endoftalmitis postoperatoria[178] y absceso epidural raquídeo.[694] También se ha informado peritonitis, causada por *R. gilardii*,[950] *R. fauriae* (ahora *A. brasilense*)[96] y *R. mucosa*[127] en pacientes sometidos a diálisis peritoneal ambulatoria continua. En los informes de múltiples casos, cerca del 60% de los aislamientos se obtuvieron de la sangre, con casi el 20% de abscesos, heridas y exudados, y aproximadamente el 10% de sitios genitourinarios.[260,636,1037] Wang y cols.[1156] revisaron las características clínicas de las infecciones causadas por especies de *Roseomonas* y la sensibilidad antimicrobiana de los aislamientos.

Género *Asaia*. *Asaia* son bacterias gramnegativas ambientales, aerobias estrictas, pertenecientes a las BAA y asignadas a la familia *Acetobacteraceae*. El género contiene actualmente ocho especies. Los hábitats naturales de las especies de *Asaia* se han informado en las flores del árbol de orquídea, plumbago y arroz glutinoso fermentado, todos originarios de climas tropicales, en particular de Indonesia y Tailandia.[1202] *Asaia bogorensis* se informó como causa de peritonitis en un paciente sometido a diálisis peritoneal automatizada.[1010] Daneshvar y cols. identificaron 14 aislamientos de una especie nueva de *Asaia*, de los cuales tres eran de un brote relacionado con diálisis.[252] Se aisló una especie de *Asaia* del esputo de un niño de dos años de edad con FQ mediante el empleo de medio selectivo de *Burkholderia cepacia* en un hospital francés.[10] *A. bogorensis* se aisló de la sangre en dos episodios no relacionados de bacteriemia en pacientes con antecedentes de abuso de drogas por vía i.v.[1087,1088] Otra especie, *A. lannensis*, se informó como causa de bacteriemia en dos niños con miocardiopatía dilatada idiopática en espera de trasplante cardíaco[527] y en un niño con trasplante de médula y cáncer.[2] Las especies de *Asaia* se aislaron también en dos incidencias separadas de agua embotellada con sabor a fruta que estaba estropeada debido a sobrecrecimiento bacteriano.[590,745] Los aislamientos caracterizados en los CDC son bacilos pigmentados de color rosa, oxidasa negativos, móviles, que son oxidativos de glucosa, xilosa y manitol (Daneshvar MI, comunicación personal). Las características bioquímicas adicionales se pueden consultar en la tabla 7-15. Moore informó que las especies de *Asaia* fueron resistentes a distintos antibióticos, por ejemplo, ceftazidima, meropenem, imipenem, trimetoprima, amikacina, vancomicina, aztreonam, penicilina y ampicilina por difusión con discos.[745] La cepa *A. bogorensis* que informaron Snyder y cols.[1010] fue sensible a aminoglucósidos (amikacina, tobramicina, gentamicina) y resistente a ceftazidima y meropenem por difusión con discos.

Especies sin nombre

Algunos microorganismos que poseen características de las seudomonas no se han nombrado de manera oficial. Se mencionan a continuación.

Grupo 2 similar a *Pseudomonas*. Se trata de un grupo sin clasificar de microorganismos similares a *Pseudomonas* que anteriormente eran parte del grupo IVd de los CDC. Las cepas son oxidasa positivas y móviles. Las colonias en agar sangre poseen una consistencia viscosa y son difíciles de eliminar.[368] Otras características de identificación incluyen el crecimiento en agar de MacConkey; oxidación de glucosa, xilosa, manitol y lactosa; hidrólisis de urea y reacciones negativas para indol, nitratos, hidrólisis de esculina y oxidación de sacarosa y maltosa.[268] Los aislamientos son similares a *B. gladioli*, pero no oxidan dulcitol ni inositol.[1172] La mayoría de las cepas (66%) son resistentes a colistina.[367] Los aislamientos clínicos de humanos se han obtenido de vías respiratorias, sangre, líquido cefalorraquídeo, heces, orina y material dializado.[368,391,567,579]

Grupo 1c de los CDC. El grupo 1c de los CDC es un microorganismo similar a *Pseudomonas* que con tinción de Gram se muestra como un bacilo gramnegativo delgado de longitud variable. Es móvil con uno o dos flagelos polares, crece en agar de MacConkey y oxida glucosa y maltosa, pero no xilosa, manitol, lactosa o sacarosa. Reduce el nitrato a nitrito sin formación de gas, es arginina dihidrolasa positiva, pero negativa para la decarboxilasa de lisina y ornitina, hidrólisis de esculina e hidrólisis de gelatina. La ureasa y el citrato son variables. El microorganismo crece bien a 25, 35 y generalmente a 42 °C.[1172] Las reacciones adicionales se proporcionan en la tabla 7-3. La mayoría de los aislamientos provienen de fuentes humanas, incluyendo orina, esputo, sangre, lavado bronquial, herida, bilis y otros sitios.[1172] No se informa que tenga capacidad para causar infección en humanos y los datos de sensibilidad a los antibióticos no están disponibles.

Grupo WO-1 de los CDC. Esta es la designación proporcionada a un grupo débil oxidativo (WO, *weakly oxidative*) de bacilos gramnegativos aislados principalmente de muestras clínicas. Oxidan el manitol y la glucosa, a menudo de forma débil y a veces retardada (3-7 días), y reducen el nitrato. La mayoría de las cepas son móviles, con uno o dos flagelos polares; sin embargo, la movilidad generalmente es retardada en medio para motilidad o se detecta sólo mediante preparación húmeda. Por lo general, las cepas son oxidasa y catalasa positivas. Algunas cepas producen pigmento soluble (amarillo, bronce, ámbar, verde oliva o marrón). Otras características diferenciales se pueden encontrar en la revisión de Hollis y cols.[452] Las cepas WO-1 de los CDC que oxidan la xilosa y son citrato positivas probablemente sean *Acidovorax delafieldii*, mientras que las cepas WO-1 que son xilosa negativas y citrato negativas probablemente sean *Acidovorax temperans*.[1172] Los aislamientos caracterizados en los CDC se han tomado de sangre (33%), LCR (10%), orina, pulmón, heridas y de algunas fuentes ambientales.[452]

OFBA-1. OFBA-1 es un bacilo móvil, de tamaño mediano a largo, gramnegativo, sin clasificar, con uno o dos flagelos polares que tiene la propiedad poco habitual de producir ácido en medio base OF sin hidratos de carbono; por lo tanto, las siglas "OFBA" significan "OF ácido base". El microorganismo es más cercano bioquímicamente a *P. aeruginosa* por su β-hemólisis, crecimiento a 42 °C, presencia de arginina dihidrolasa, reducción de nitrato a gas y la utilización de la mayoría de los hidratos de carbono.[1149,1172] A diferencia de *P. aeruginosa*, es negativo para la producción de piocianina, pioverdina e hidrólisis de acetamida. Los aislamientos se han recolectado de sangre, úlcera de la pierna, herida abdominal, lavado bronquial y una infección del túnel del catéter en un paciente sometido a diálisis peritoneal ambulatoria continua.[1149,1172]

Microorganismos móviles con flagelos peritricos

Familia Alcaligenaceae

Esta familia incluye los géneros clínicamente relevantes *Achromobacter, Advenella, Alcaligenes, Bordetella, Kerstersiay y Oligella*.[273,354] Los miembros de la familia *Alcaligenaceae* son bacilos gramnegativos que por lo general son oxidasa positivos, crecen en agar de MacConkey y son móviles mediante flagelos peritricos. Las características bioquímicas que diferencian a los miembros de esta familia, así como algunos otros no fermentadores con características bioquímicas similares, se presentan en las tablas 7-16 y 7-17.

Género *Alcaligenes.* La taxonomía del *género Alcaligenes* está estrechamente entrelazada con la taxonomía del género *Achromobacter*, y varias especies de *Alcaligenes* ahora se reclasificaron como especies de *Achromobacter*.[1196]

Alcaligenes faecalis. A. faecalis es el miembro que se aísla con mayor frecuencia de *Alcaligenaceae* en el laboratorio clínico. Los miembros de esta especie producen reacciones alcalinas fuertes en todos los medios de hidratos de carbono. La mayoría de las cepas forman colonias características con un borde irregular fino, el cual se extiende (lám. 7-4A). Algunas cepas (previamente nombradas "*A. odorans*") producen un olor a fruta característico (descrito a veces como olor de manzana) y causan una decoloración verdosa del medio de agar sangre. Una característica bioquímica clave de esta especie es su capacidad para reducir el nitrito, pero no el nitrato. *A. faecalis* habita en el suelo y el agua y se ha aislado de muchos tipos de muestras clínicas. Es una causa rara de otitis aguda, infección de vías genitourinarias y bacteriemia.[8,102] La mayoría de las infecciones son oportunistas y se adquieren a través de artículos húmedos, como nebulizadores, respiradores y líquidos de lavado. Se encuentra con frecuencia en cultivos mixtos, especialmente en muestras obtenidas de úlceras de los pies y miembros inferiores por diabetes, y su importancia clínica es difícil de determinar.

Género *Achromobacter.* Yabuuchi y Yano[1199] describieron el género *Achromobacter* en 1981, que originalmente contenía una sola especie, *Achromobacter xylosoxidans*. Con base en los estudios taxonómicos que realizaron, Yabuuchi y cols.[1196] transfirieron las especies *Alcaligenes ruhlandii* y *Alcaligenes piechaudii* al género *Achromobacter* y propusieron el traspaso de *Alcaligenes denitrificans* también al género *Achromobacter* como *Achromobacter xylosoxidans* subespecie *denitrificans*, con lo cual se creó automáticamente una segunda subespecie, *Achromobacter xylosoxidans* subespecie *xylosoxidans*. Sin embargo, la reclasificación de *Alcaligenes denitrificans* como una subespecie de *Achromobacter xylosoxidans* contradijo el trabajo previo que demostró que los dos taxones son especies

distintas.[1105] En consecuencia, Coenye y cols. propusieron que las bacterias *Alcaligenes denitrificans* sean reclasificadas como *Achromobacter denitrificans*.[217] En este libro de texto se tratan estos microorganismos como especies separadas, y se refiere a ellas como *Achromobacter xylosoxidans* y *Achromobacter denitrificans*, respectivamente. Para propósitos de identificación, las especies de *Achromobacter* pueden dividirse en especies asacarolíticas y sacarolíticas en función de su capacidad para oxidar la glucosa (tablas 7-16 y 7-17). Almuzara y cols.[17] proporcionaron los datos de sensibilidad *in vitro* de las especies de *Achromobacter* y una comparación de los métodos de difusión con discos, Etest y dilución en agar.

Especies asacarolíticas de Achromobacter. A. piechaudii fue descrito por primera vez en 1986.[571] Puede distinguirse de *Alcaligenes* y otras especies asacarolíticas de *Achromobacter* por su capacidad para reducir nitrato, pero no nitrito, y crecer en cloruro de sodio al 6.5% (tabla 7-16). Aunque esta especie, según los informes, se ha aislado principalmente de material clínico humano, existen pocos documentos sobre un posible papel patógeno de esta especie. Un paciente con diabetes desarrolló una secreción crónica del oído relacionada con este microorganismo,[830] un hombre de la tercera edad inmunodeprimido presentó bacteriemia recurrente en asociación con un catéter i.v. en su interior[546] y un paciente con antecedentes de neoplasia, pero sin inmunodepresión conocida, desarrolló bacteriemia por este microorganismo.[589]

Las cepas de *A. denitrificans* se encuentran de forma predominante en el suelo, pero pueden encontrarse ocasionalmente en muestras clínicas humanas. Se han informado aislamientos de tubos de sangre, sangre, oído, LCR y orina.[1146] Las infecciones graves atribuidas a *A. denitrificans* incluyen neumonía adquirida en la comunidad,[54] peritonitis relacionada con diálisis peritoneal[147] y un paciente con un absceso renal y una fístula nefrocutánea.[974] Un microorganismo bioquímicamente similar a *A. denitrificans*, conocido como grupo 1 similar a *Alcaligenes*, se ha aislado de sangre, absceso cerebral, orina, lavado bronquial, articulación de la rodilla y agua, lo cual sugiere que pueden tener mayor potencial para causar infección en humanos. Puede distinguirse de *A. denitrificans* por la composición celular de ácidos grasos, insuficiencia en el crecimiento en agar SS, no alcalinizar tartrato ni acetamida, y presentar reacción de ureasa positiva (tabla 7-16).[1172]

Coenye y cols.[218] describieron en años recientes dos nuevas especies asacarolíticas de *Achromobacter*: *A. insolitus* y *A. spanius*. Estas dos especies se encuentran rara vez en las muestras clínicas humanas. Ambas son oxidasa y catalasa positivas y reducen el nitrato sin la formación de gas. Las dos son asacarolíticas y bioquímicamente muy difíciles de separar entre sí y de otras especies asacarolíticas de *Achromobacter* y *Alcaligenes faecalis*.[218]

Recientemente, Vandamme y cols. nombraron cuatro nuevas especies asacarolíticas de *Achromobacter* que representan diversos genogrupos MLST. Las nuevas especies son *A. mucicolens* (genogrupo 4), *A. animicus* (genogrupo 6), *A. spiritinus* (genogrupo 10) y *A. pulmonis* (genogrupo 11). Todas se han aislado de esputo humano, algunas de pacientes con fibrosis quística.[1111]

Especies sacarolíticas de Achromobacter. A. xylosoxidans se distingue fácilmente del género *Alcaligenes* y las especies asacarolíticas de *Achromobacter* por la acidificación de glucosa y xilosa (de ahí el nombre de la especie). Se ha aislado de muchos tipos de muestras, por lo general de sangre,[8,304,384,1163] pero también de LCR, lavado bronquial, orina, pus y heridas.[497,1145,1146] Puede ser un patógeno oportunista que se ha informado como causa

TABLA 7-16 Características clave de *Alcaligenes*, *Achromobacter* asacarolíticas, *Advenella*, *Kerstersia*, *Bordetella* y especies relacionadas[a]

Prueba	*Alcaligenes* A. faecalis	*Achromobacter* A. denitrificans	*Achromobacter* A. piechaudii	CDC Grupo 1 similar a Alcaligenes[b,c]	*Advenella* A. incenata[d]	*Kerstersia* K. gyiorum[e]	B. trematum[f]	*Bordetella* B. hinzii	*Bordetella* B. avium	*Bordetella* B. bronchi-septica	*Oligella* O. ureolytica	*Cupriavidus* C. pauculus	*Cupriavidus* C. gilardii[g]
Oxidasa	+	+	+	+	+	−	−	+	+	+	+	+	+
Motilidad	+	+	+	+	V	V	+	+	+	+	V (84)	+	+
Cultivo en agar Mac-Conkey	+	+	+	+	ND	+[i]	+	+	+	+	V (79)	+	ND
OF glucosa	−	−	−	−	V	−	−	−	−	−	−	−	−
OF Xilosa	−	−	−	−	V	−	−	−	−	−	−	−	+
NO₃ a NO₂	−	+	+	+	−	−	V (66)	−	−	+ (92)[b]	+	V (11)[b]	−
NO₃ a N₂	−	+	−	+	−	−	V (11)	−	−	−	V (58)	−	−
NO₂ a N₂	+	+	−	+	ND	−	ND	−	−	−	V (63)	++	−
Urea	−	V (31)	−	V (75)	V	−	−	+	−	++	++	V (7)	ND
PAD	−	−	−	ND	ND	−[i]	ND	V (15)	−	V (25)	+		ND
Acetamida	+	V (45)	V (42)	−	−	−	V (89)	+	+	−	V (11)	−	−
NaCl al 6.5%	+	−	+	V (13)	V	+[i]	+	−	−	−		−	−
Malonato	+	+[h]	V (29)[h]	ND	ND	V[i]	+	+	−	+	ND	ND	ND
Flagelos	pe	pe	pe	pe	ND	ND	pe	pe	pe	pe	pe	pe	1-2 p

[a] A menos que estén indicados de otra manera, los datos son de la referencia 367.
[b] Porcentaje positivo derivado de la referencia 1172.
[c] Similar a *A. denitrificans*, se pueden distinguir por inhabilidad de crecer en agar SS.
[d] Datos de la referencia 224.
[e] Datos de la referencia 217.
[f] Datos de la referencia 1105.
[g] Datos de la referencia 210.
[h] Datos de la referencia 571.
[i] Schreckenberger P, observación personal.

+, 90% o más cepas positivas; −, 90% o más cepas negativas; V, 11-89% de cepas positivas; ++, reacción positiva fuerte (4 h); pe, flagelos peritricos; p, flagelos polares; ND, resultados no disponibles. Los números entre paréntesis son porcentajes de las cepas que dan reacción positiva.

TABLA 7-17 Características clave de *Ochrobactrum, Rhizobium, Agrobacterium, Pannonibacter* y especies de *Achromobacter* sacarolítica[a]

Prueba	Ochrobactrum O. anthropi / O. intermedium[b]	Rhizobium R. radiobacter	Agrobacterium "Agrobacterium grupo amarillo"[c]	Pannonibacter P. phragmitetus Biovar B	Pannonibacter P. phragmitetus Biovar E	Achromobacter Grupo F	Achromobacter A. xylosoxidans	Achromobacter OFBA-1[d]
Oxidasa	+	+		+	+	+	+	+
Motilidad	+; pe	+; pe	+; p. 1-2[e]	+; p. L	+; p. L	+	+; pe	+; p. 1-2
Cultivo en agar de MacConkey	+	+	+	+	+	−	+	+
OF glucosa	+	+	+	+	+	+	+	+
OF xilosa	+	+	+	+	+	+	+	+
OF lactosa	−	+	+	−	−	−	−	+
OF manitol	V (50)	+	−	−	−	+	−	+
OF adonitol	+	+	−	−	−	+	−	ND
OF dulcitol	+	+	−	−	+	+	−	ND
ONPG	−	+	V (40)[f]	+	+	−	−	−
NO₃ a NO₂	+ (98)	V (84)	V (40)[f]	+ (100)[g]	+ (100)[g]	+[f]	+ (99)	+ (100)[g]
NO₃ a N₂	+ (91)	− (8)	ND	+ (100)[g]	+ (100)[g]	ND	V (69)	+ (100)[g]
NO₂ a N₂	+ (99)[f]	V (38)[g]	−[f]	+ (100)[g,h]	+ (100)[g,h,i]	−[f]	V (51)[f]	ND
Urea	+	+	−	+	+	+	−	V (50)
FAD	+	+	−	ND	ND	ND	−	+
Acetamida	−	−	ND	−	−	ND	V (66)	−
Esculina	V (40)	+	+	+	+	+	−	−
Pigmento	−	−	Amarillo	−	−	−	−	−

[a] A menos que se indique de otra manera, los datos son de la referencia 367.
[b] La resistencia a colistina se ha sugerido para distinguir *O. intermedium* (resistente a colistina) de *O. anthropi* (sensible a colistina).[1132]
[c] Datos de la referencia 1047.
[d] Datos de la referencia 1149.
[e] Móvil a temperatura ambiente, inmóvil a 37 °C.[1047]
[f] Datos de la referencia 464.
[g] Datos de la referencia 1172.
[h] Cuando se examina a las 48 h de incubación, la reducción de nitrito sólo se puede observar en medios que contienen ≤ 0. 01% de nitrito.
[i] Holmes informa la reducción negativa del nitrito para el grupo E de *Achromobacter*.[464]
+, 90% o más cepas positivas; −, 90% o más cepas negativas; V, 11-89% de cepas positivas; ND, resultados no disponibles; FAD, fenilalanina desaminasa. pe, flagelos peritricos; p, flagelos polares; L, flagelos laterales; ND, resultados no disponibles. Los números entre paréntesis son porcentajes de las cepas que dan reacción positiva.

de infecciones hospitalarias, incluyendo neumonía, bacteriemia y meningitis, en pacientes con enfermedad subyacente.[749,898,1018] Existen informes que señalan que *A. xylosoxidans* coloniza las vías respiratorias de niños intubados y pacientes con FQ, y que la colonización de estos últimos se relaciona con una exacerbación de síntomas pulmonares.[305,942] *A. xylosoxidans* ha demostrado ser el microorganismo predominante de las especies de *Achromobacter* aisladas de pacientes con FQ alrededor del mundo.[25,68,263,882,1023]

A. ruhlandii se describió originalmente como un comensal del suelo y no se considera patógeno para los humanos.[553] Sin embargo, en un estudio realizado por Spilker y cols. sobre la distribución de especies de *Achromobacter* en pacientes con FQ, *A. ruhlandii* fue la segunda especie aislada con mayor frecuencia después de *A. xylosoxicans*, lo cual representa el 23.5% de los aislamientos.[1023] Un clon excepcionalmente resistente de *A. ruhlandii*, designado como la *cepa epidémica danesa* (DES, *Danish epidemic strain*), se propagó entre los pacientes con FQ en Dinamarca en el 2006 y no se podía detener a pesar de las intensivas medidas de control de la infección.[904,905] Las especies de *Achromobacter* aisladas de pacientes con FQ con frecuencia se identifican mal a través de reacciones bioquímicas.[904,905] La secuenciación del ARNr 16S tampoco es capaz de discriminar entre diferentes especies de *Achromobacter*.[825,1022] Papalia informó que la identificación de *A. ruhlandii* puede lograrse mediante la secuenciación de un solo gen *OXA* (gen bla$_{oxa-258}$).[825]

En años recientes se nombraron cuatro nuevas especies asacarolíticas de *Achromobacter* que representan diversos genogrupos MLST. Las especies nuevas son *A. insuavis* (genogrupo 2), *A. aegrifaciens* (genogrupo 5), *A. anxifer* (genogrupo 7) y *A. dolens* (genogrupo 14). Todas se han aislado de esputo humano en pacientes con o sin FQ.[1112]

Género *Advenella*. *Advenella* forma parte de la familia *Alcaligenaceae* y consta de cuatro especies: *A. faeciporci*, *A. incenata*, *A. kashmirensis* y *A. mimigardefordensis*, las cuales se encuentran principalmente en suelos, lodos y composta. Sólo *A. incenata* se aisló de diferentes muestras clínicas humanas y veterinarias.[224] *A. incenata* es una pequeña bacteria gramnegativa (de1 a 2 µm) en forma de bacilo o cocoide, que se presenta de forma individual, en parejas o en cadenas cortas.[224] En agar nutritivo, las colonias son planas o ligeramente convexas con bordes lisos y se observan de color marrón claro.[224] Son oxidasa y catalasa positivas. La motilidad y la oxidación de la glucosa dependen de la cepa. Son uniformemente negativas para amilasa, lisina y ornitina descarboxilasa, arginina dihidrolasa, gelatinasa, ADNasa, ONPG, hidrólisis de esculina y producción de indol (tabla 7-16). Los aislamientos se han obtenido de sangre humana, esputo y muestras de heridas.[224]

Género *Bordetella*. En la actualidad, el género *Bordetella* consta de ocho especies: cuatro son móviles con flagelos peritricos (*B. avium*, *B. bronchiseptica*, *B. hinzii*, *B. trematum* [tabla 7-16]) y cuatro son inmóviles (*B. holmesii*, *B. pertussis*, *B. parapertussis*, *B. petri* [tabla 7-18]). Las tres especies humanas más frecuentes (*B. pertussis*, *B. parapertussis* y *B. bronchiseptica*) no pueden distinguirse genotípicamente a través de estudios de homología de ADN y son probablemente subespecies o variedades de una sola especie con diferentes adaptaciones al hospedero.[827] A nivel fenotípico, se comportan de manera absolutamente diferente; sin embargo, *B. bronchiseptica* es móvil mediante flagelos peritricos y crece con facilidad en medios ordinarios, mientras que *B. pertussis* y *B. parapertussis* son inmóviles. *B. pertussis* requiere de medios especiales para el crecimiento,

mientras que *B. parapertussis* crece en agar sangre, chocolate y de MacConkey. *B. pertussis* y *B. parapertussis* son los agentes etiológicos de la tosferina y se discuten a detalle en el capítulo 9 junto con los bacilos gramnegativos con requerimientos nutricionales especiales.

Bordetella bronchiseptica. Las colonias de *B. bronchiseptica* crecen bien en agar sangre y de MacConkey, y en 24 h aparecen como colonias lisas, translúcidas y decoloridas de aproximadamente 1.5 mm de diámetro. En la tinción de Gram, los microorganismos se ven pequeños y cocobacilares. Tienen la característica bioquímica de convertir rápidamente el agar urea de Christensen (lám. 7-2A). Otras características distintivas aparecen en la tabla 7-16. *B. bronchiseptica* se encuentra en las vías respiratorias de mamíferos domésticos y silvestres, como perros, gatos, conejos, roedores, caballos y cerdos ("*bronchiseptica*" proviene de la palabra griega "*bronchus*" que significa "tráquea"). Es un aislamiento poco frecuente en el laboratorio clínico y sólo se han informado algunas infecciones humanas en la literatura médica.[364] Pedersen y cols.[829] comunicaron el aislamiento de sólo 12 cepas de *B. bronchiseptica* de un total de 565 no fermentadores, todos los cuales eran de muestras de vías respiratorias obtenidas de pacientes que estaban libres de infecciones. La mayoría de las infecciones sintomáticas ocurrieron en cuidadores de animales que presentaron síntomas similares a tosferina leves. Ghosh[364] informó un caso de septicemia mortal inducida por *B. bronchiseptica* y bronconeumonía en un paciente desnutrido con alcoholismo, lo que indica que el microorganismo puede ser virulento bajo las circunstancias correctas. Woolfrey y Moody examinaron 25 casos de infección en humanos por *B. bronchiseptica* asociada con sinusitis, traqueobronquitis, neumonía aguda, neumonía con septicemia, septicemia y tosferina.[1191] Para los casos de tosferina, es probable que *B. bronchiseptica* haya actuado como un colonizador y no como la causa. *B. bronchiseptica* se ha informado como causa de neumonía en pacientes con sida,[23,267,272,307,351,664,727,782,1189] leucemia aguda,[383] FQ,[1154] traumatismo torácico[889] y después de un trasplante de médula[79,194] o de corazón.[175] Existen dos informes de bronquitis causados por *B. bronchiseptica*, uno en una mujer de la tercera edad y uno en un paciente inmunodeprimido.[723] También se informaron los casos de dos pacientes con meningitis,[84,169] uno con endocarditis[359] y otro con un absceso pancreático con bacteriemia relacionada debido a *B. bronchiseptica*. Esto destaca el hecho de que *B. bronchiseptica* se puede relacionar con enfermedad grave. García de la Fuente y cols.[349] proporcionaron una revisión de los aspectos microbiológicos y clínicos de las infecciones respiratorias asociadas con *B. bronchiseptica*. La mayoría de las cepas de *B. bronchiseptica* son sensibles a casi todos los antibióticos, con excepción de ampicilina, cefamandol y cefoxitina.[385,593]

Bordetella ansorpii. *B. ansorpii* se describió por primera vez en el 2005 y se aisló de un quiste epidérmico purulento, pero su significado patogénico no es claro.[580] Un segundo informe se publicó en el 2007, el cual se trató de un hombre de 88 años de edad con leucemia que desarrolló cultivos de sangre positivos.[340] El microorganismo se describe como un bacilo móvil, gramnegativo, que crece en agar sangre y agar de MacConkey y es oxidasa negativo. También es negativo para la producción de indol, hidrólisis de ureasa, arginina dihidrolasa, esculina y gelatina, ONPG y reducción de nitratos, y es asacarolítico.[580]

Bordetella avium. *B. avium* es un patógeno de aves que causa coriza o rinotraqueítis en aves de corral, especialmente en pavos.[554] Similar a las especies en el complejo *B. bronchiseptica*, *B. avium* exhibe un fuerte tropismo por el epitelio ciliado de las vías respiratorias superiores.

Bordetella hinzii. B. hinzii fue designado antes como *Alcaligenes faecalis* de tipo II, o similar a *B. avium*, y se ha aislado de las vías respiratorias de pollos y de pavos en varias partes del mundo. Los aislamientos humanos se obtuvieron de sangre[228,544] y esputo,[347,1109] incluidos los aislamientos repetidos del esputo de un paciente con FQ.[345] *B. hinzii* también se aisló de las muestras biliares múltiples recolectadas durante seis meses de un paciente con colangitis que recibió trasplante de hígado.[45] *B. hinzii* es móvil y oxidasa positivo y debe distinguirse de los microorganismos fenotípicamente similares, según las indicaciones de la tabla 7-16.

Bordetella holmesii. La mayoría de las cepas de *B. holmesii* se han aislado de sangre humana.[405,646,717,747,786,978,1058,1171] Shepard y cols. en los CDC analizaron las historias clínicas de 30 pacientes con bacteriemia por *B. holmesii*, cuyos aislamientos se presentaron en los CDC para su identificación. De los 26 pacientes para los cuales hubo datos disponibles, 22 (85%) eran anatómica o funcionalmente asplénicos. *B. holmesii* fue el único microorganismo aislado de las muestras de sangre en 25 (96%) de los 26 pacientes.[978] A pesar de los informes iniciales de que *B. holmesii* no causa enfermedad respiratoria, los pacientes pueden infectarse o colonizarse por *B. holmesii* en la nasofaringe. Los científicos del Massachusetts State Laboratory Institute informaron el aislamiento de *B. holmesii*, pero no de *B. pertussis*, de 32 muestras nasofaríngeas recolectadas durante un período de tres años de pacientes con síntomas similares a tosferina.[717,1207] Varios estudios han demostrado que *B. holmesii* puede dar resultados positivos fuertes con análisis PCR dirigidos a IS481 de *B. pertussis*, lo cual afecta la fiabilidad diagnóstica de estos estudios.[659,660,896] Russell y cols. informaron el caso de un paciente con neumonía intersticial y lobular con progresión a fibrosis pulmonar causada por *B. holmesii*.[933] Se informa que *B. holmesii* es sensible a amikacina, ampicilina, cefazolina, cefotaxima, ceftazidima, cloranfenicol, gentamicina, mezlocilina, trimetoprima-sulfametoxazol, imipenem, ciprofloxacino y piperacilina-tazobactam.[1058] *B. holmesii* se clasificó originalmente como del grupo NO-2 de los CDC y es inmóvil y oxidasa negativo, lo cual lo hace fenotípicamente similar a las especies de *Acinetobacter* y al grupo NO-1 de los CDC (tabla 7-18). Las características morfológicas y fenotípicas adicionales se ofrecen bajo el título "Microorganismos que son inmóviles y oxidasa negativos".

Bordetella petrii. B. petrii es inmóvil y oxidasa positivo. Se aísla sobre todo a partir del medio ambiente y es el único miembro del género capaz de crecimiento anaerobio.[1152] En años recientes, *B. petrii* se aisló de muestras clínicas ligadas a sinusitis,[767] artritis séptica y osteomielitis,[788] osteomielitis mandibular,[341] mastoiditis[1027] y enfermedad pulmonar crónica,[616] y de muestras respiratorias y una muestra de bazo *post mortem* de un paciente que padecía bronquiectasia y enfermedad cavitaria pulmonar relacionada con infección por micobacterias no tuberculosas.[1215] También se notificó la presencia de *B. petrii* en muestras de vías respiratorias obtenidas de pacientes con FQ.[737,1020]

Bordetella trematum. B. trematum es oxidasa negativo y móvil con flagelos peritricos. El crecimiento se produce en el agar de MacConkey y malonato. Otras reacciones bioquímicas se proporcionan en la tabla 7-16. Las cepas se aíslan de infecciones

TABLA 7-18 Características clave de *Acinetobacter*, *Bordetella*, grupos NO-1 y EO-5 de los CDC y *Granulibacter bethesdensis*[a]

| Prueba | Acinetobacter | | Bordetella | | Grupos CDC | | Granulibacter |
	A. baumannii	A. lwoffii	B. holmesii (NO-2)	B. parapertussis[b]	NO-1	EO-5[c]	G. bethesdensis[d]
Oxidasa	−	−	−	−	−	−	−
Motilidad	−	−	−	−	−	−	−
Crecimiento en agar de MacConkey	+	+	+	+	V (20)		ND
Cultivo a 42 °C	+	−	−	V (18)	V (15)	−	
OF glucosa	+	−	−	−	−	+	+
NO₃ reducido	−	−	−	−	+	−	ND
Gelatina	V	V	−	−	−	−	ND
Urea	V	V	−	+	−	+	V
Pigmentación	−	−	Marrón, soluble	Marrón, soluble	−	Pigmento amarillo producido por algunas cepas	Amarillo

[a]Excepto donde se indique otra cosa, los datos son de la referencia 1172.
[b]Crece lentamente en agar sangre produciendo colonias minúsculas, β-hemólisis, y un pigmento marrón soluble en agua.[1172]
[c]Datos de la referencia 249.
[d]Datos de la referencia 403.
+, 90% o más cepas positivas; −, 90% o más cepas negativas; V, 11-89% de cepas positivas; ND, resultados no disponibles. Los números entre paréntesis son porcentajes de las cepas que dan reacción positiva.

del oído y de heridas de humanos, pero no de muestras respiratorias.[1105] Dorittke y cols.[294] describieron el aislamiento de un "microorganismo similar a *B. avium*" de un paciente que presentaba otitis media crónica, por el que el aislamiento respectivo (cepa LMG 13506) se reclasificó más adelante como *B. trematum*.[1105] Daxboeck y cols.[259] informaron el aislamiento de *B. trematum* de una úlcera del pie por diabetes; sin embargo, no hubo evidencia de un papel causal del microorganismo en la infección del pie. Almagro-Molto y cols.[12] ofrecieron un resumen de casos documentados de infección humana por *B. trematum*.

Género *Kerstersia*

Kerstersia gyiorum. Coenye y cols. han descrito un nuevo género, *Kerstersia* gen. nov., con una sola especie *K. gyiorum* (del griego *gyion*, que significa "pierna": refiriéndose al hecho de que la mayoría de las cepas fueron aisladas de heridas de la pierna humana).[217] Estas bacterias aparecen como gramnegativas, pequeñas (1-2 μm de largo), cocoides que se producen de manera individual, en pares o cadenas cortas. En agar nutritivo, las colonias son planas o ligeramente convexas, con márgenes lisos, y el color va del blanco al marrón claro. El crecimiento tiene lugar a 28 y 42 °C, la motilidad depende de la cepa, y todas las cepas son asacarolíticas. Todas las cepas son catalasa positivas, pero negativas o lentas positivas para oxidasa. Todas son negativas para descarboxilasa de arginina, lisina y ornitina, β-galactosidasa, gelatinasa, ADNasa, reducción del nitrato y nitrito, esculina e hidrólisis de almidón (tabla 7-16). En la experiencia del autor, *K. gyiorum* crece bien en BAP y MacConkey, y se producen colonias características, embotadas, planas, extendidas, que presentan un efecto de de trepada (*swarming*) (láms. 7-5F y G). En la descripción original, *K. gyiorum* se aisló de varias muestras humanas, incluyendo heces, esputo y heridas de pierna y tobillo; sin embargo, se desconocía la importancia clínica.[217] Las infecciones graves causadas por *K. gyiorum* se informaron posteriormente e incluyen infecciones crónicas del oído,[15,765,836] herida crónica de pierna[836] y líquido de lavado broncoalveolar de un paciente con una traqueotomía crónica.[282] En el Centro Médico de la Universidad de Loyola se han aislado tres cepas que se obtuvieron de orina, herida de pierna y aspirado traqueal. Estas cepas y las de los tres informes publicados se identificaron inequívocamente mediante MALDI-TOF MS utilizando el Bruker BioTyper (versión del software 3.1).[282,765,836]

Kerstersia similis. Una segunda especie de *Kerstersia*, *K. similis*, se ha descrito para una genoespecie bioquímicamente semejante a las cepas de *K. gyiorum*. La identificación se puede obtener sólo con la tipificación genética o asimilación de carbón mediante el empleo del sistema Biolog GEN III.[1101]

Género *Oligella*.

El género *Oligella* está conformada por dos especies: *O. urethralis* (antes *Moraxella urethralis* y grupo M-4 de los CDC) y *O. ureolytica* (antes grupo IVe de los CDC).[925] Una especie es oxidasa positiva y móvil con flagelos peritricos (*O. ureolytica*), mientras que la otra es oxidasa positiva e inmóvil, pero serán comentadas aquí con el propósito de dar continuidad.

Oligella ureolytica. Las colonias de *O. ureolytica* se observan primero como de crecimiento lento en medio de agar sangre, produciendo colonias bien definidas después de 24 h, pero con colonias grandes después de tres días de incubación. Las colonias son de color blanco, opacas, íntegras y no hemolíticas. Las cepas de *O. ureolytica* se asemejan a nivel fenotípico a especies de *Achromobacter* asacarolíticas, *B. bronchiseptica* y *C. pauculus*

por ser no sacarolíticas, oxidasa positivas y móviles mediante flagelos peritricos. Se diferencian de especies de *Achromobacter* por su capacidad para hidrolizar rápidamente urea en agar urea de Christensen. Los elementos diferenciadores adicionales se muestran en la tabla 7-16. La mayoría de los aislamientos se obtuvieron de orina humana, con frecuencia en pacientes con catéteres permanentes a largo plazo. Se informó bacteriemia por *O. ureolytica* en varios pacientes con diferentes afecciones predisponentes, incluyendo un individuo con uropatía obstructiva,[913] un paciente con sida,[689] un niño de 18 meses con neumonía,[615] un recién nacido[275] y un paciente con cáncer.[70] *O. ureolytica* tiende a ser sensible a la mayoría de los antibióticos, aunque hay un informe de una cepa altamente resistente que demostró resistencia *in vitro* a penicilinas, cefalosporinas, imipenem, meropenem, ciprofloxacino y trimetoprima-sulfametoxazol, pero que era sensible a los aminoglucósidos, tetraciclina y levofloxacino.[615]

Oligella urethralis. *O. urethralis* es similar a las especies de *Moraxella* en que los aislamientos son de bacterias cocobacilares, oxidasa positivas, inmóviles y gramnegativas. Las colonias son más pequeñas que las de *M. osloensis* y de opacas a blanquecinas. *O. urethralis* y *M. osloensis* comparten semejanzas bioquímicas adicionales (p. ej., acumulación de ácido poli-β-hidroxibutírico y no hidrolizan urea), pero pueden distinguirse en función de la reducción de nitrito, crecimiento a 42 °C y alcalinización de formiato, itaconato, prolina y treonina (todos positivos en *O. urethralis*, negativos en *M. osloensis*).[853] El análisis de los ácidos grasos celulares también puede utilizarse para diferenciar estas dos especies.[1172] Las características bioquímicas que ayudan a diferenciar a las especies de *O. urethralis* de las de *Moraxella* se muestran en la tabla 7-21. Como su nombre lo indica, *O. urethralis* se aísla generalmente a partir de muestras uretrales y se considera un comensal del aparato genitourinario; sin embargo, en casos infrecuentes puede generar urosepsis.[871] Existe un informe de artritis infecciosa por *O. urethralis* en un paciente en quien la presentación clínica imitaba la de la artritis gonocócica.[728]

Familia Rhodobacteriaceae

Géneros *Pannonibacter* y *Achromobacter* grupos A-F. Holmes y cols. clasificaron las acromobacterias en seis grupos (A-F) con base en los patrones genéticos.[457] Los grupos A, C y D de *Achromobacter* constituyen una sola especie que ha mostrado ser idéntica a *Ochrobactrum anthropi* (descrito más adelante en este capítulo).[465] Los grupos B y E de *Achromobacter* constituyen biotipos de un solo género y especie,[455,456,459] para los cuales Holmes y cols.[466] confirmaron que es idéntico a un taxón previamente descrito, *Pannonibacter phragmitetus*.[112] Sin embargo, el grupo F de *Achromobacter* resulta genéticamente distinto de los grupos B y E, y en la actualidad permanece sin nombre.[455,456] Holmes y cols.[464] informaron las pruebas bioquímicas que pueden ser útiles para la separación de los grupos A-F de *Achromobacter* de bacterias fenotípicamente similares. *P. phragmitetu* puede separarse de *O. anthropi* por las características de ser ONPG y esculina positivo, y de no poder producir ácido a partir de adonitol y dulcitol.[459] El grupo F de *Achromobacter* es similar a *O. anthropi*, salvo que ellos no producen gas a partir del nitrito y pueden crecer en agar de MacConkey (tabla 7-17). *P. phragmitetus* biovariedad B se aisló de la sangre de pacientes con septicemia[455,458,512] y de un paciente con endocarditis de la válvula de reemplazo.[721]

Las cepas de las biovariedades E y F de *P. phragmitetus* también se aislaron de la sangre.[455,456]

Familia Rhizobiaceae

El único miembro médicamente importante de la familia *Rhizobiaceae* es el género *Rhizobium*. Sin embargo, los miembros del género *Rhizobium* son fenotípicamente similares a las especies sacarolíticas de *Achromobacter* y *Ochrobactrum anthropi*, de las cuales deben diferenciarse. Las características que son útiles para la diferenciación de estos microorganismos se proporcionan en la tabla 7-17.

Género *Rhizobium* (antes *Agrobacterium*). El antiguo género *Agrobacterium* comprende varias especies de patógenos de plantas presentes en los suelos de todo el mundo.[552] Como resultado de un gran número de estudios comparativos, se reconocieron cuatro especies distintas de *Agrobacterium*: *Agrobacterium radiobacter* (antes *A. tumefaciens* y el grupo Vd-3 de los CDC), *Agrobacterium rhizogenes* (posteriormente trasladado al género *Sphingomonas* como *S. rosa*),[1054] *Agrobacterium vitis*[803] y *Agrobacterium rubi*.[952] La separación de las especies fenotípicamente indistinguibles *A. tumefaciens* y *A. radiobacter* se basó en la presencia de un plásmido inductor de tumor vegetal presente en *A. tumefaciens* y ausente en *A. radiobacter*. Los estudios genéticos demostraron que las dos especies eran iguales y se propuso rechazar el nombre *A. tumefaciens* y designar *A. radiobacter* como especie tipo para el género *Agrobacterium*.[952] Young y cols.[1210,1211] propusieron una descripción modificada del género *Rhizobium* para incluir todas las especies de *Agrobacterium*. De acuerdo con esta propuesta, las nuevas combinaciones son *Rhizobium radiobacter, R. rhizogenes, R. rubi* y *R. vitis*.[1210] Farrand y cols. presentaron evidencia de comparaciones clásicas y moleculares que apoyan la conclusión de que las biovariedades de agrobacterias 1 y 3 son suficientemente diferentes de los miembros del género *Rhizobium* para justificar la retención del género *Agrobacterium*.[323] Sin duda, el capítulo final en la clasificación de *A. radiobacter* aún no se escribe, y es probable que continúe la controversia por algunos años; sin embargo, para los efectos de este libro de texto, se decidió aceptar los argumentos establecidos por Young y cols.,[1211] que se refieren a esta bacteria como *Rhizobium radiobacter*.

Rhizobium radiobacter. Las pruebas bioquímicas clave utilizadas en la distinción de *R. radiobacter* de la especie relacionada de cerca *O. anthropi* se proporcionan en la tabla 7-17. Las características clave de este grupo de microorganismos son una reacción de ureasa rápida y una prueba positiva para la fenilalanina desaminasa. Las colonias de *R. radiobacter* crecen de forma óptima a 25-28 °C, pero también a 35 °C. Se observan circulares, convexas, lisas e incoloras a amarillento claro en agar sangre. Las colonias pueden verse húmedas y volverse extremadamente mucoides y de color rosa en agar de MacConkey con incubación prolongada (lám. 7-4B). *R. radiobacter* se aísla en ocasiones de muestras clínicas, pero sólo rara vez se relaciona con infección en humanos. En los informes de infección humana, *Rhizobium* se ha aislado con mayor frecuencia de muestras de sangre,[105,142,306,309,311,336,418,687,860,867,916,1178] seguida por material de diálisis peritoneal,[425,914,916] orina[21,916] y líquido ascítico.[879] La mayoría de las infecciones han ocurrido en pacientes con catéteres transcutáneos o prótesis biomédicas implantadas, y con frecuencia un tratamiento eficaz requiere que se retire el dispositivo.[105,306,309,311,336,418,860,867,916,1178] Lai y cols. examinaron las historias clínicas de 13 pacientes con infecciones por *R. radiobacter* durante un período de siete años. Diez (76%) tenían malignidad hemática subyacente o cáncer de órganos sólidos. Seis (46%) tenían neutropenia febril durante el curso de su infección. El 54% de las infecciones eran bacteriemia relacionada con catéter y el 92% adquiridas en el hospital.[601] También se informaron dos casos de endoftalmitis por *R. radiobacter* después de la extracción de catarata.[736,769] La sensibilidad a los antimicrobianos es variable y requiere pruebas de aislamientos individuales. Lai y cols.[601] informaron que todos los aislamientos probados en su serie fueron sensibles a cefepima, piperacilina-tazobactam, carbapenemes y ciprofloxacino.

Familia Brucellaceae
Género *Ochrobactrum*

Ochrobactrum anthropi. *O. anthropi* es el nombre otorgado a la especie *Achromobacter* positiva a la ureasa denominada anteriormente grupo Vd-1 y Vd-2 de los CDC y grupos A, C y D de *Achromobacter* de Holmes y cols.[464,465] Sin embargo, estudios posteriores demostraron que el biogrupo C y algunas cepas pertenecientes al biogrupo A constituyen un grupo de hibridación ADN-ADN homogéneo separado de *O. anthropi* que recibió la nueva designación de *Ochrobactrum intermedium*.[1132] Ambas especies de *Ochrobactrum* están estrechamente relacionadas con especies de *Brucella*, con *O. intermedium* ocupando una posición filogénica que es intermedia entre *O. anthropi* y *Brucella*.[1132] Las dos especies comparten idénticas propiedades fenotípicas. Son oxidasa positivas, sacarolíticas y móviles por medio de flagelos peritricos. Se observa un buen crecimiento en los medios habituales en 24 h. Las colonias miden alrededor de 1 mm de diámetro y parecen circulares, convexas, lisas, brillantes y enteras. Los aislamientos que se han observado crecen fácilmente en agar de MacConkey y las colonias muestran un aspecto mucoide. Los estudios clave útiles para distinguir *O. anthropi* de los microorganismos relacionados incluyen su capacidad para hidrolizar urea, incapacidad para hidrolizar esculina y una prueba ONPG negativa. Las pruebas bioquímicas adicionales útiles en la diferenciación de *O. anthropi* de especies de *Rhizobium* y especies de *Achromobacter* se muestran en la tabla 7-17.

Todas las cepas de *O. anthropi* se aislaron hasta ahora a partir de muestras clínicas humanas (*anthropi* se deriva del griego y significa "del ser humano"). Las cepas se aíslan sobre todo de sangre, heridas, aparato urogenital u orina, vías respiratorias, orejas, heces, ojo y LCR.[36,69,133,167,465,511,686,1124] Los recientes informes de sepsis relacionada con CVC causada por *O. anthropi* son de interés específico.[20,198,393,415,550,573,937,1031] El aislamiento de este microorganismo de la sangre debe aumentar la sospecha de infección relacionada con CVC. Cada vez hay más informes de infecciones oportunistas y brotes hospitalarios de *O. anthropi*. Existe un informe de un paciente que desarrolló *shock* séptico después de la infusión venosa periférica de una solución contaminada con *O. anthropi*,[555] y otro de bacteriemia hospitalaria en cinco receptores de trasplante de órganos después de la infusión de globulina antitimocito contaminada.[321] También se han notificado pacientes con endocarditis infecciosa causada por *O. anthropi*.[683,919] Hagiya y cols. revisaron las características clínicas de la bacteriemia de *O. anthropi*.[416] Vaidya y cols.[1093] también realizaron una revisión de la infección por *O. anthropi* en hospederos inmunocompetentes. Se informó que *O. anthropi* es sensible a aminoglucósidos, carbenicilina, fluoroquinolonas, imipenem, tetraciclina y trimetoprima-sulfametoxazol, pero resistente a otros antimicrobianos.[101,367,550,1146]

Ochrobactrum intermedium. Actualmente, no hay pruebas bioquímicas disponibles que separen *O. intermedium* de *O. anthropi*. Sin embargo, se ha sugerido que la colistina (polimixina E) y la resistencia a la polimixina B pueden utilizarse para separar *O. intermedium* (resistente) de *O. anthropi* (sensible).[1132] Se informó sobre un paciente con una infección hepática piógena debida a *O. intermedium*;[741] sin embargo, debido a la estrecha similitud fenotípica entre *O. anthropi* y *O. intermedium*, es posible que ciertas infecciones que se creían causadas por *O. anthropi* fueran causadas realmente por *O. intermedium*.

Microorganismos inmóviles y oxidasa positivos

Familia Flavobacteriaceae

Vandamme y cols. informaron que ninguna de las especies establecidas de flavobacterias estaban estrechamente relacionadas con las especies tipo *Flavobacterium aquatile*; por lo tanto, propusieron que los microorganismos genéticamente clasificados de manera errónea *F. balustinum, F. gleum, F. indologenes, F. indoltheticum, F. meningosepticum* y *F. scophthalmum* se incluyeran en un nuevo género, *Chryseobacterium*, con *C. gleum* como la especie tipo.[1098] Los mismos autores comunicaron que *F. brevis* representa un taxón genético distinto y propusieron el nombre *Empedobacter brevis* para esta especie.[1098] Además, se encontró que *F. odoratum* comprendía dos especies distintas, ahora llamadas *Myroides odoratus* y *Myroides odoratimimus*.[1096] En el 2005, Kim y cols.[566] propusieron la transferencia de *C. meningosepticum* y *C. miricola* a un nuevo género, *Elizabethkingia* gen. nov., con los nombres de *Elizabethkingia meningoseptica* y *Elizaethkingia miricola*, respectivamente. Un esquema de la clasificación actual y la nomenclatura de los miembros de la familia *Flavobacteriaceae* médicamente importantes se incluye en el recuadro 7-10.

De manera curiosa, ninguna de las especies restantes de *Flavobacterium* se encuentran en muestras clínicas humanas y ninguna es indol positiva, una característica que fue sinónimo del género *Flavobacterium* en el pasado. Las principales características de diferenciación de los miembros clínicamente significativos de la familia *Flavobacteriaceae* y las bacterias relacionadas se muestran en las tablas 7-19 y 17-20. La mayoría de las especies producen colonias pigmentadas de color amarillo en medio de agar sangre y todas son oxidasa positivas. Todas las especies son inmóviles y negativas para la reducción de nitratos, y la mayoría de las especies no crecen en agar de MacConkey. La mayoría de las especies (excepto *Weeksella virosa*) son resistentes a la polimixina, una propiedad que comparten con el grupo Pseudomallei descrito en otra parte de este capítulo. Sólo los miembros clínicamente significativos de *Flavobacteriaceae* se discutirán más adelante en este capítulo. El dilema taxonómico de *Flavobacterium* y *Sphingobacterium* se revisó con detalle en otra parte.[92,981,1098,1195]

Género *Chryseobacterium.* Estas especies antes pertenecientes al género *Flavobacterium* se encuentran presentes de manera natural en suelo, agua, plantas y alimentos. En el ambiente hospitalario, existen en sistemas de agua y superficies

---

7-10

RECUADRO

Descripción de miembros con importancia médica de la familia *Flavobacteriaceae*

Género: *Flavobacterium*
El género tipo consta de 121 especies aisladas de ambientes acuáticos. No se asocia con infección en humanos.

Género: *Bergeyella*
B. zoohelcum
B. cardium

Género: *Capnocytophaga*
C. canimorsus
C. cynodegmi
C. gingivalis
C. granulosa
C. haemolytica
C. leadbetteri
C. ochracea
C. sputigena

Género: *Chryseobacterium*
87 especies descritas, pero sólo dos asociadas con infección en humanos.
C. gleum
C. indologenes

Género: *Elizabethkingia*
E. anophelis
E. meningoseptica
E. miricola

Género: *Empedobacter*
E. brevis
E. falsenii

Género: *Myroides*
Ocho especies descritas, pero sólo dos asociadas con infección en humanaos.
M. odoratus
M. odoratimimus

Género: *Weeksella*
W. virosa

---

húmedas. Se distinguen fácilmente de otros no fermentadores por su capacidad para producir indol en caldo de triptófano (lám. 7-2C). Con frecuencia, la reacción al indol es débil y difícil de demostrar; por lo tanto, se debe utilizar el método más sensible de Ehrlich (descrito antes en este capítulo). *C. indologenes* se reconoce de manera sencilla porque produce colonias de color amarillo oscuro (lám. 7-4C). *E. meningoseptica*, por el contrario, genera colonias con un pigmento amarillo muy pálido que puede no ser evidente en el examen inicial de las colonias a las 24 h. Las colonias de *E. brevis* son de color amarillo pálido. La producción de pigmento puede aumentarse incubando el cultivo durante 24 h adicionales a temperatura ambiente. Las especies de *Chryseobacterium* generalmente crecen mal o no crecen en absoluto en agar de MacConkey y se consideran oxidantes de glucosa, aunque la mayoría de las cepas fermentan lentamente la glucosa después de una incubación

TABLA 7-19 Características de los no fermentadores indol positivos[a]

Prueba	Elizabethkingia			Chryseobacterium		Grupos CDC						Weeksella	Bergeyella	Empedobacter		
	E. meningoseptica[b]	E. miricola[c]	E. anophelis[d]	C. gleum[b]	C. indologenes[b]	IIb[e]	IIc[f]	IIe[e]	IIg[e]	IIh[b]	IIi[b]	W. virosa[b] (IIf)	B. zoohelcum[b] (IIj)	E. falsenii[a] GV1	E. falsenii[a] GV2	E. brevis[b]
Oxidasa	+	+	+	+	+	+	+	+	+	+	+	+	+	+	+	+
Motilidad	−	−	−	−	−	−	−	−	−	−	−	−	−	−	−	−
Crecimiento en agar de MacConkey	V(26)	+	−	V(50)	−	V(54)	−	−	+	−	−	V(79)	+	+	+	+
OF glucosa	+	+	+	+	+	+	+	D[h]	−	+	+	−	−	+	+	V(80)
OF manitol	+	+	+	−	V(10)	V(10)	−	−	−	+	+	−	−	−	−	−
Indol	+	+	+	+	+	+	+	+	+	+	+	+	+	+	+	+
NO₃ a NO₂	−	−	ND	V(67)	V(14)	V(22)	+(90)	−	+	−	V(14)	−	−	−	−	−
NO₂ a N₂	ND	−	ND	+	−	V(20)	+(90)	−	+	−	+	−	−	−	V(75)	−
Gelatina	+	+	−	+	+	V(78)	V(20)	−	−	D[i]	−	−	−	+	Weak+	+
Almidón	V(8)	−	−	+	+	+	ND	+	ND	+	V(14)	−	−	+	+	V(40)
Esculina	+	+	+	+	+	V(70)	+	−	−	+	+	ND	−	+	V(8)	−
ONPG	+	+	+	+	V(41)	V(57)	ND	ND	ND	−	+	ND	ND	+	V(75)	−
ADNasa	+	+	−	V(17)	V(7)	ND	ND	−	ND	V(78)	−	V(13)	−	ND	ND	+
Urea	−	+	−	+	V(10)	V(14)	−	−	−	ND	ND	ND	+	+	+	ND
Penicilina	R	ND	R	R	12% S	ND	ND	S	ND	67% S	57% S	S	S	ND	ND	R
Polimixina	R	ND	ND	R	3% S	ND	ND	S	ND	22% S	R	S	R	R	R	R
Pigmento	Amarillo pálido	Blanco pálido-amarillo pálido	Amarillo pálido	Ámbar	Ámbar	Ámbar	Bronceado a color crema	−	−	−	−, o amarillo	Ámbar	−	Amarillo	Amarillo	Amarillo pálido

[a]A menos que se indique lo contrario, los datos son de las referencias 367 y 1172.
[b]Porcentaje positivo derivado de la referencia 367.
[c]Datos de las referencias 566 y 639.
[d]Datos de la referencia 536.
[e]Porcentaje positivo derivado de la referencia 1172.
[f]Datos de la referencia 451.
[g]Datos de las referencias 532 y 1216.
[h]Gilardi;[367] informa glucosa negativa, Weyant[1172] informa glucosa positiva o positiva retardada.
[i]Gilardi;[367] informa gelatina positiva, Weyant[1172] informa gelatina negativa.
+, 90% o más cepas positivas; −, 90% o más cepas negativas; V, 11-89% de cepas positivas; pe, flagelos perítricos; p, flagelos polares; GV, genovariedad; S, sensible; R, resistente; ND, no disponible; D, resultados diferentes informados.
Los números entre paréntesis son porcentajes de las cepas que dan reacción positiva.

TABLA 7-20 Características clave de *Myroides* y *Sphingobacterium*[a]

	Myroides	Sphingobacterium			
Prueba	M. odoratus, M. odoratimimus	S. multivorum	S. spiritivorum	S. thalpophilum	S. mizutaii
Oxidasa	+	+	+	+	+
Motilidad	−	−	−	−	−
Cultivo en agar MacConkey[b]	V (91)	+	V (46)	+	−
OF glucosa	−	+	+	+	+
OF manitol	−	−	+	−	−
Indol	−	−	−	−	−[c]
NO₃ a NO₂	−	−	−	+	−
NO₂ a N₂	V (46)	ND	ND	ND	+
Gelatina	+	−	−	V (86)	−
Almidón	−	V (79)	−	+	−
Esculina	−	+	+	+	+
ONPG	ND	+	+	+	+
ADNasa	+	−	+	+	−
Urea	+	+	+	+	−
Penicilina	19% S	R	R	R	R
Polimixina	R	R	R	R	R
Pigmento	Amarillo pálido	Amarillo pálido	Amarillo pálido	Amarillo pálido	Amarillo

[a]Datos obtenidos de las referencias 367 y 1172.
[b]Crecimiento en MacConkey de la referencia 1172.
[c]Se puede observar un color rosa muy débil en la capa de xileno.[1172]
+, 90% o más cepas positivas; −, 90% o más cepas negativas; V, 11-89% de cepas positivas; S, sensible; R, resistente; ND, resultados no disponibles. Los números entre paréntesis son porcentajes de las cepas que dan reacción positiva.

prolongada. Al microscopio, las células de *E. meningoseptica*, *C. indologenes* y los grupos IIe, IIh y IIi son más delgados en su región central que en sus porciones periféricas e incluyen formas filamentosas; las células IIh son significativamente más pequeñas que las de otras especies. Debe hacerse hincapié en que los resultados de los estudios (p. ej., ADNasa, indol, urea, hidrólisis de almidón) en este grupo dependen de la elección del medio, reactivos y duración de la incubación.[847] *C. indologenes*, *C. gleum* y el grupo IIb de los CDC se tabulan de forma individual en la tabla 7-19. El grupo IIb es genéticamente heterogéneo e incluye cepas de *C. indologenes* y *C. gleum* y es probable que genoespecies adicionales. Se requieren estudios de hibridación de ADN-ADN adicionales para solucionar este problema. La separación fenotípica entre *C. indologenes* y *C. gleum* es difícil; sin embargo, la producción de ácido a partir de xilosa y el crecimiento a 41 °C son consistentemente positivos en los grupos ADN aglomerados agrupados en relación con la cepa tipo de *C. gleum*.[1091] Las características adicionales de separación de los miembros de este grupo de microorganismos pueden encontrarse en la tabla 7-19.

Chryseobacterium indologenes. C. indologenes (antes *F. indologenes* y el grupo IIb de los CDC) es el aislamiento humano de mayor frecuencia, aunque rara vez tiene importancia

clínica.[1146] Se documentó como causa de bacteriemia en pacientes hospitalizados con enfermedad grave subyacente, aunque la mortalidad es relativamente baja incluso entre los pacientes que reciben antibióticos sin actividad frente a *C. indologenes*.[484] Las infecciones hospitalarias por *C. indologenes* se relacionan con el empleo de dispositivos implantados durante una hospitalización.[487,490,779,793] Se informaron casos raros de neumonía,[487,490,779] meningitis e infección del sistema nervioso central,[315,435,798] infección de herida,[487,490] queratitis,[670] infección urinaria,[5,487] peritonitis[6] y bacteriemia.[56,317,397,484,487,490,720,793]

Chryseobacterium hominis. C. hominis es una nueva especie de *Chryseobacterium* propuesta en el 2007 para una colección de aislamientos clínicos que se caracterizaron bioquímicamente como similares a los grupos IIh y CII de los CDC.[1121] Todas las cepas son inmóviles y oxidasa y catalasa positivas. El crecimiento ocurre a 30 y 37 °C con un crecimiento óptimo a 30 °C. No existe crecimiento en agar de MacConkey, agar cetrimida o agar con NaCl al 3%. Las colonias son circulares y mucoides, y algunas también viscosas. Algunas cepas presentan un pigmento amarillo pálido o bronceado. El ácido se produce a partir de OF de glucosa y maltosa, pero no de OF de manitol. Todas las cepas son positivas para la producción de indol, hidrólisis de esculina, almidón y gelatina. La producción de ácido a partir de la sacarosa y la reducción de nitratos y nitritos son variables. Todas las cepas son negativas para el crecimiento a 42 °C, ureasa, H_2S en agar de Kligler, descarboxilasa de ornitina y lisina, arginina dihidrolasa, alcalinización de citrato de Simmons, desaminasa de L-fenilalanina y ONPG.[1121] Los aislamientos clínicos en el informe inicial se obtuvieron de sangre, líquido de diálisis, pus, exudado infraorbitario, ojo y válvula aórtica. No se informó sobre la importancia clínica de estos aislamientos.[1121] Un hombre de 58 años de edad con enfermedad de Parkinson que se presentó en sala de urgencias en el Centro médico de la Loyola University de Chicago con antecedentes de dos días de náuseas y vómitos resultó tener bacteriemia por *C. hominis*. Mencionó que tenía dolor abdominal intermitente, localizado en la región epigástrica. Se sentía mareado al pararse o sentarse y su lactato sérico había aumentado. La exploración general resultó normal. Los cultivos de sangre realizados desde el día de la admisión mostraron *Staphylococcus* coagulasa negativos (probable contaminantes) y un bacilo gramnegativo no fermentador de glucosa, indol positivo. El aislamiento se identificó por MALDI-TOF MS como *C. hominis* (fila superior) con una puntuación de 1.695 utilizando el instrumento Bruker Daltonics MicroFlex LT, biotyper software 3.1. La identificación se confirmó mediante la secuenciación del ARNr 16S como *C. hominis* (Schreckenberger P, comunicación personal).

Género *Elizabethkingia*

Elizabethkingia meningoseptica. E. meningoseptica (anteriormente *Flavobacterium meningosepticum* y grupo IIa de los CDC)[566] es la especie asociada con mayor frecuencia con enfermedad significativa en humanos. En los adultos, se ha informado que causa neumonía, endocarditis, infecciones de heridas, bacteriemia postoperatoria y meningitis, generalmente en pacientes con enfermedad subyacente grave.[50,104,190,233,342,424,443,526,617,640,688,801,811,908,979,1066,1168] Muestra gran patogenicidad para los recién nacidos prematuros y se asocia con meningitis neonatal.[190,233,358,427,462,568,677,861,908,1072] Aunque los casos de meningitis neonatal sólo se encuentran rara vez, es importante diagnosticar la enfermedad con precisión porque pueden presentarse epidemias en salas de maternidad, y se ha informado una tasa de mortalidad de hasta el 55%.[1146] *E. meningoseptica* se informa cada vez más como causa de infecciones relacionadas con la atención médica. Se informó de neumonía asociada con el ventilador en un grupo de cuatro pacientes en una unidad de cuidados intensivos, hasta detectar el origen en un humidificador con agua contaminada.[176] También se informó que *E. meningoseptica* causa infecciones en pacientes que reciben hemodiálisis[837] y bacteriuria asociada con atención médica, sobre todo en pacientes ancianos con diabetes.[1220] Jean y cols.[508] evaluaron incidencia, factores predisponentes, características clínicas y medidas de prevención y control de infecciones causadas por *E. meningoseptica*.

Elizabethkingia miricola. E. miricola es un bacilo inmóvil, no fermentador, que se describió por primera vez en el 2003, cuando se aisló del agua de condensación en la estación espacial rusa Mir.[639] Se nombró inicialmente *Chryseobacterium miricola* pero se reclasificó como una especie de *Elizabethkingia* en el 2005.[566] El único aislamiento clínico confirmado de *E. miricola* se obtuvo de esputo y de sangre de un hombre con linfoma de células del manto que experimentó un trasplante de células madre y quimioterapia y requirió la ayuda de un ventilador.[398] Se observó buen crecimiento en agar de MacConkey. Las colonias son muy viscosas en medio sólido. Se produce indol y se hidroliza urea. Se produce ácido a partir de fructosa, glucosa, lactosa,

maltosa, manitol y trehalosa, pero no de arabinosa, celobiosa, rafinosa, sacarosa, salicina o xilosa.[566] *E. miricola* tiene un perfil bioquímico similar a *E. meningoseptica*, pero se pueden distinguir por una reacción de ureasa positiva (tabla 7-19). Varios autores han informado la identificación errónea de *E. meningoseptica* como *E. miricola* al realizar MALDI-TOF MS utilizando el instrumento Bruker Daltonics MicroFlex LT, biotyper software 3.0 y 3.1.[14,724,960]

Elizabethkingia anophelis. E. anophelis es una bacteria descubierta en años recientes, aislada desde el intestino medio del mosquito *Anopheles gambiae*.[536] Es un bacilo gramnegativo, inmóvil, que no forma esporas, catalasa y oxidasa positivo. Las colonias en agar nutritivo son lisas, amarillentas, translúcidas y brillantes. No se observa crecimiento en agar de MacConkey. Se produce ácido a partir de glucosa, lactosa (débil), manitol, maltosa, ramnosa, sacarosa, trehalosa y celobiosa (débil); esculina, indol y ONPG positivas; ureasa, hidrólisis de gelatina, almidón, ADN y tirosina negativas; arginina dihidrolasa, decarboxilasa de lisina y ornitina y utilización de malonato negativas (tabla 7-19).[536] Se informó la presencia de *E. anophelis* en tres pacientes con sepsis, incluidos dos recién nacidos que tuvieron meningitis y la madre de un recién nacido que presentó corioamnionitis.[612] También se comunicó como causa de meningitis en una niña de ocho días de nacida por cesárea en la República Centroafricana.[333] Se notificó un brote hospitalario de *E. anophelis* en una unidad de cuidados intensivos en Singapur.[1065] El brote implicó a cinco pacientes a quienes se ventiló por traqueostomía y CVC. Los aislamientos que se obtuvieron de muestras de esputo y sangre de pacientes infectados se relacionaron con las cepas aisladas de aireadores de lavamanos en las UCI cardiotorácicas y quirúrgicas donde estuvieron hospitalizados los pacientes.[1065]

La elección apropiada de antimicrobianos eficaces para el tratamiento de infecciones por *Chryseobacterium* y *Elizabethkingia* es difícil. Las especies de este grupo son intrínsecamente resistentes a muchos antimicrobianos que se emplean para tratar infecciones causadas por bacterias gramnegativas (aminoglucósidos, antibióticos β-lactámicos, tetraciclinas, cloranfenicol), pero a menudo sensibles a los fármacos que se utilizan de forma habitual para tratar infecciones causadas por bacterias grampositivas (rifampicina, clindamicina, eritromicina, esparfloxacino, trimetoprima-sulfametoxazol y vancomicina).[324,1017,1146] Aunque los primeros investigadores recomendaban vancomicina para el tratamiento de una infección grave por *E. meningoseptica*,[427,861] los estudios más recientes muestran mayor actividad *in vitro* de minociclina, rifampicina, trimetoprima-sulfametoxazol y quinolonas.[104,335,1017] Además, la elección del tratamiento antimicrobiano apropiado se complica debido que el Clinical Laboratory Standards Institute no ha establecido los puntos de quiebre de la CIM para la resistencia y sensibilidad de este grupo, y los resultados de la prueba de difusión con discos han demostrado que son poco fiables en la predicción de la sensibilidad antimicrobiana para especies de *Chryseobacterium* y *Elizabethkingia*.[3,168,335,1148] Etest ha demostrado ser una posible alternativa para el método de dilución en agar estándar para las pruebas de cefotaxima, ceftazidima, amikacina, minociclina, ofloxacino y ciprofloxacino, pero no piperacilina.[483] La terapia definitiva para aislamientos clínicamente significativos debe guiarse mediante patrones de sensibilidad individual, determinados por un método CIM de toda la noche.

Género *Empedobacter*. El género *Empedobacter* incluye dos especies, a saber, *Empedobacter brevis* (antes *Flavobacterium breve*) y *Empedobacter falsenii* (antes *Wautersiella falsenii*), que

contiene dos genovariedades distintas.[532,1098,1216,1217] Estas dos especies se aíslan con poca frecuencia de muestras clínicas humanas y se conoce poco acerca de su capacidad para causar enfermedad.

Empedobacter brevis. Janknecht y cols.[505] informaron sobre un brote de endoftalmía por *E. brevis* en una serie de pacientes a quienes el mismo cirujano realizó extracciones de cataratas el mismo día. Se sugirió que la fuente de infección podía ser cualquier cosa, desde la lente hasta el proceso de esterilización. *E. brevis* también se aisló de una lesión de pie en un paciente con púrpura anafilactoide[785] y de la sangre de una paciente después de celulitis de rodilla derecha.[877] Todas las cepas producen colonias amarillas en agar nutritivo. Algunas cepas son gris opaco o amarillo pálido y no hemolíticas en agar sangre.[467] Todas las cepas son inmóviles, oxidasa, catalasa, ADNasa y gelatina positivas. La totalidad de las cepas producen indol, pero se requiere un método sensible (utilizando reactivo de Ehrlich) para demostrar la presencia de esta sustancia.[467] La mayoría de las cepas oxidan glucosa y maltosa, pero no manitol. Las reacciones bioquímicas adicionales se proporcionan en la tabla 7-19.

Empedobacter (Wautersiella) falsenii. Los orígenes clínicos de los aislamientos de *E. falsenii* que se utilizaron en la descripción original de la especie fueron sangre, oído, cavidad bucal, líquido pleural, pus, vías respiratorias, heridas quirúrgicas y exudado vaginal, pero no se aportó la importancia clínica.[532] Existe un informe de *E. falsenii* aislado de la orina de un niño con infección urinaria complicada.[1114] *E. falsenii* también se encontró en una muestra respiratoria de un paciente de FQ con importancia clínica desconocida.[696] *E. falsenii* se puede dividir en dos grupos o genovariedades distintos con base en la caracterización molecular y reacciones bioquímicas. Todas las cepas son bacilos gramnegativos, inmóviles, no fermentadores y crecen de forma aerobia a 20, 30 y 37 °C en agar sangre. Algunas cepas muestran colonias con pigmentos amarillos después de la incubación prolongada. Todas las cepas son oxidasa y catalasa positivas y producen ácido a partir de glucosa y maltosa.[532] Todas las cepas forman indol y ureasa. La reducción de nitrato es negativa y la reducción de nitrito es variable. Todos los aislamientos de la genovariedad 1 hidrolizan rápidamente gelatina y esculina, pero son ONPG negativos. Todos los aislamientos de la genovariedad 2, excepto uno, son esculina negativos, ONPG positivos y gelatina positivos débiles.[532] Las reacciones adicionales se proporcionan en la tabla 7-19.

Géneros *Weeksella* y *Bergeyella*.
El género *Weeksella* que se propuso originalmente incluía dos especies, *W. virosa* (antes grupo IIf de los CDC) y *W. zoohelcum* (anteriormente grupo IIj de los CDC).[470,471] Vandamme y cols. demostraron que estas dos especies representan taxones genéticos separados y por ello propusieron la reclasificación de una de estas especies, *W. zoohelcum*, como *Bergeyella zoohelcum*.[1098] Ambas especies son oxidasa positivas, por lo general crecen en agar de MacConkey y son incoloras, no sacarolíticas e indol positivas. Ambas especies tienen la característica poco habitual de ser sensibles a la penicilina, lo que permite distinguirlas de forma sencilla de los géneros relacionados (tabla 7-19).

Weeksella virosa. *W. virosa* (derivada de la palabra latina para "fangoso") forma colonias mucoides, viscosas, difíciles de retirar del agar. Las colonias se observan al principio no pigmentadas, pero la incubación por más tiempo puede generar una pigmentación de color ámbar. *W. virosa* es ureasa negativa y sensible a la polimixina B. Se aísla sobre todo del aparato urogenital de la mujer, pero hay poca evidencia de que desempeñe un papel patógeno.[470,697,892,893] Existen informes de peritonitis espontánea[108]

y septicemia causada por *W. virosa*.[1001] Slenker y cols.[1001] proporcionaron una revisión de las infecciones provocadas por *W. virosa*, junto con los datos de sensibilidad *in vitro*.

Bergeyella zoohelcum. Una clave de diferenciación característica de *B. zoohelcum* es la producción de una reacción intensa de ureasa en agar urea de Christensen. *B. zoohelcum* forma colonias viscosas que al principio carecen de pigmento, pero pueden formar colonias de color bronce a color amarillo con incubación prolongada. Es sensible a penicilina, pero resistente a polimixina B. *B. zoohelcum* es parte de la flora normal bucal y nasal de los perros y gatos.[951] Por lo tanto, no es de extrañar que la mayoría de los aislamientos humanos hayan resultado de las mordeduras de perro o gato,[128,471,744,891,951,986,1172] o en pacientes que tenían una exposición significativa a estos animales.[408,643,787] Causa septicemia en pacientes ancianos con infecciones graves de la piel,[577,643,787] y en dos casos, los pacientes comentaron que permitían a su gato dormir encima de sus piernas.[577,787] *B. zoohelcum* también se ha informado como causa de neumonía en un paciente expuesto a un perro portador del microorganismo,[408] y de producir bacteriemia en otro paciente después de la ingestión de un plato preparado con sangre de cabra.[85] Existe un informe de meningitis debido a *B. zoohelcum* después de varias mordeduras de perro.[128]

Bergeyella cardium. Recientemente, se informó una nueva especie de *Bergeyella*, *B. cardium*, como un agente causal de endocarditis infecciosa en dos pacientes de dos hospitales diferentes en Corea.[1013] Se comunicó que el microorganismo crece lentamente en agares sangre y chocolate a 37 y 41 °C, pero no a 24 y 30 °C. La secuenciación del ARNr 16S de dos cepas demostró semejanza de la secuencia del 94.9% para *B. zoohelcum*, lo que sugiere con fuerza que los aislamientos pertenecían a una nueva especie bacteriana en el género *Bergeyella*.[1013] No se informaron propiedades bioquímicas adicionales de los aislamientos. Los microorganismos se registraron como sensibles a muchos antibióticos que se utilizan de forma habitual, como la penicilina.[1013]

Género *Myroides*.
Vancanneyt y cols.[1096] determinaron que el microorganismo antes clasificado como *Flavobacterium odoratum* consistió en un grupo heterogéneo que comprende dos especies distintas para las que propusieron los nombres *Myroides odoratus* y *Myroides odoratimimus*. Las células de ambas especies son bacilos gramnegativos de 0.5 µm de diámetro y de 1-2 µm de largo. Pueden observarse varios tipos de colonias, pero la mayoría poseen pigmentos amarillos y forman colonias efusas, que se extienden y pueden confundirse con la morfología de las colonias de especies de *Bacillus* (lám. 7-4D). La mayoría de las cepas producen un olor afrutado característico (similar al de *A. faecalis*). *Myroides* crece en la mayoría de los medios, por ejemplo, el agar de MacConkey. El crecimiento se produce a 18-37 °C, pero no a 42 °C. Son bacterias asacarolíticas, pero también oxidasa, catalasa, ureasa y gelatinasa positivas. No producen indol y reducen nitrito (pero no nitrato) (tabla 7-20). No existen pruebas fenotípicas habituales para diferenciar las dos especies de *Myroides*; sus diferencias se limitan a pruebas de asimilación y de ácidos grasos celulares.[1096] Los microorganismos identificados como *M. odoratus* se han informado sobre todo de la orina, pero también se han encontrado en muestras de heridas, esputo, sangre y oído.[468,1201] La infección clínica por especies de *Myroides* resulta excesivamente rara; sin embargo, se han registrado algunos pacientes con fascitis necrosante rápidamente progresiva y bacteriemia,[236,491] así como individuos con celulitis recurrente con bacteriemia.[57,396] Crum-Cianflone

y cols.[236] proporcionaron una revisión de infecciones de piel y de tejidos blandos provocadas por *M. odoratus*. La mayoría de las cepas son resistentes a penicilinas, cefalosporinas, aminoglucósidos, aztreonam y carbapenémicos.[468]

Grupos IIc, IIe, IIg, IIh, IIi sin nombre de los CDC

Los grupos IIc, IIe, IIg, IIh y IIi sin nombre de los CDC están fenotípicamente relacionados con bacilos no fermentadores de glucosa indol positivos.[1172] Holmes y cols. realizaron hibridación ADN-ADN y análisis de la secuencia del ARNr 16S de 182 aislamientos fenotípicamente similares que tienen semejanza fenotípica con especies de *Chryseobacterium*, *Elizabethkingia*, *Empedobacter* o pertenecientes a los grupos IIc, IIe, IIh y IIi de los CDC. Estos autores informaron que había poca correlación con los datos genómicos y miembros de los grupos CDC, puesto que los miembros de cada grupo pertenecían al menos a dos grupos diferentes de hibridación ADN-ADN (tres grupos en el caso del grupo IIi de los CDC), aunque un grupo estaba formado casi en su totalidad por cepas del grupo IIe de los CDC.[469] En otro estudio, Wauters y cols.[1161] informaron que cepas del grupo IIi de los CDC pertenecían predominantemente a *Sphingobacterium mizutaii*, y en otro estudio, Vaneechoutte y cols.[1121] comunicaron que los grupos IIh y IIc de los CDC pertenecían de forma predominante a *Chryseobacterium hominis*. La disposición de los diversos grupos identificados por estos investigadores y su correlación con los grupos fenotípicos de los CDC continúa sin resolverse. Para propósitos de identificación del laboratorio, los autores optaron por mantener las designaciones de grupo de los CDC en la edición actual de este texto (tabla 7-19). Los grupos de los CDC rara vez se aíslan de material clínico, y poco se sabe sobre su participación en la clínica de la enfermedad. Se informó también sobre un paciente con meningitis causada por el grupo IIe de los CDC[1157] y acerca de las características fenotípicas de varios aislamientos clínicos de los grupos IIc y IIg de los CDC.[449,451] Los aislamientos del grupo IIg de los CDC se distinguen fácilmente de los otros grupos de la CDC por su capacidad para crecer en agar de MacConkey y su falta de producción de ácido a partir de glucosa.[449] Las características fenotípicas útiles para separar los grupos de los CDC se muestran en la tabla 7-19.

Familia Sphingobacteriaceae

Género *Sphingobacterium*. Las esfingobacterias poseen pigmentos amarillos y son oxidasa positivas e inmóviles. Se distinguen de *Chryseobacteria* y *Weeksellae* por su incapacidad para producir indol a partir de triptófano y se separan de las especies de *Myroides* por su capacidad para producir ácido a partir de la glucosa. En el momento de escribir esto, existen 34 especies en el género *Sphingobacterium*. *S. multivorum* (antes *Flavobacterium multivorum*, grupo IIk-2 de los CDC) y *S. spiritivorum* (incluye especies anteriormente designadas *F. spiritivorum*, *F. yabuuchiae* y grupo IIk-3 de los CDC) son las dos especies aisladas con mayor frecuencia a partir de muestras clínicas humanas. Pueden distinguirse del microorganismo similar *Sphingomonas paucimobilis* (anteriormente IIk-1) por su falta de movilidad y resistencia a la polimixina B. Las características adicionales de diferenciación de estas bacterias se proporcionan en la tabla 7-20. *S. multivorum* se ha aislado de muestras clínicas distintas, pero sólo en raras ocasiones se ha asociado con infecciones graves, como peritonitis y septicemia.[42,284,338,463,865] La sangre y orina son las fuentes de las que se aísla con mayor frecuencia *S. spiritivorum*.[461,700,1079]

S. thalpophilum se ha aislado de heridas, sangre, ojo, abscesos e incisiones abdominales.[1172] Una prueba positiva de nitrato y crecimiento a 42 °C distingue a *S. thalpophilum* de otras especies de *Sphingobacterium*. *Sphingobacterium mizutaii* (antes *S. mizutae* y *Flavobacterium mizutaii*)[191,473,1161,1195] se ha aislado de sangre, LCR y muestras de heridas y se puede distinguir de otras especies de *Sphingobacterium* por no crecer en agar de MacConkey y su falta habitual de actividad de la ureasa.[1172] Por lo general, las especies de *Sphingobacterium* son resistentes a los aminoglucósidos y la polimixina B, mientras que son sensibles *in vitro* a las quinolonas y a trimetoprima-sulfametoxazol. La sensibilidad a los antibióticos β-lactámicos es variable; por lo tanto, se requiere evaluar los aislamientos individuales.[1017]

Familia *Moraxellaceae*

La familia *Moraxellaceae* contiene tres géneros de importancia clínica: *Moraxella*, *Acinetobacter* y *Psychrobacter*.[842]

Género *Moraxella*. Varias características clave hacen sospechar que un no fermentador desconocido puede pertenecer al género *Moraxella*. Después de 24 h en agar sangre, las colonias tienden a ser pequeñas y localizadas (por lo general, menos de 0.5 mm de diámetro), con escaso o ningún crecimiento en el agar de MacConkey. Las células bacterianas aparecen como pequeños diplococos o diplobacilos gramnegativos en preparaciones de tinción de Gram y tienen una tendencia a resistir la decoloración.[254] Las reacciones de oxidasa y catalasa de citocromo son positivas (la primera descarta las especies de *Acinetobacter*, la última descarta la especie *Kingella*). La incapacidad de las especies de *Moraxella* para formar ácido a partir de hidratos de carbono también elimina la consideración de la mayoría de las especies de *Neisseria*. La mayor parte de las especies de *Moraxella* son extremadamente sensibles a bajas concentraciones de penicilina. El examen de los frotis con tinción de Gram preparados de la zona externa de inhibición alrededor del disco de sensibilidad a penicilina puede ser útil para distinguir especies de *Neisseria* (que conservan su morfología de cocos) de especies de *Moraxella* (las cuales producen formas alargadas, pleomorfas) (láms. 7-4E y F).[159] Todas las especies de *Moraxella* son inmóviles.

Las especies de *Moraxella* de importancia médica son *M. lacunata*, *M. nonliquefaciens*, *M. osloensis*, *M. atlantae* (grupo M-3 de los CDC) y *M. catarrhalis*. *M. catarrhalis* se aborda junto con las especies de *Neisseria* patógenas en el capítulo 11. Los grupos M-2 y M-4 de los CDC llevan el nombre de *Psychrobacter phenylpyruvicus* y *Oligella urethralis*, respectivamente, y se tratan más adelante en esta sección. Los grupos M-5 y M-6 de los CDC se han colocado en el género *Neisseria*, a pesar de que su aspecto microscópico es el de bacilos gramnegativos. El grupo M-5 se denominó *Neisseria weaveri*[454] y el grupo M-6, *Neisseria elongata* subespecie *nitroreducens*.[394] Estas especies, junto con otras especies recientemente descritas de *Moraxella*, como *M. canis*[506] y *M. lincolnii*,[1102] son difíciles de distinguir de las especies establecidas de *Moraxella*. Las especies animales son *M. bovis*, aislada de bovinos sanos y otros animales, incluidos caballos, *M. boevrei* *M. caprae* (cabras), *M. caviae* (cobayas), *M. cuniculi* (conejos) y *M. ovis* (ovejas).

La tabla 7-21 proporciona algunas pruebas diagnósticas útiles para la identificación de las especies médicamente importantes de *Moraxella*. *M. atlantae*, *M. lacunata* y *M. nonliquefaciens* son similares en muchas de sus características. El crecimiento de *M. atlantae* es estimulado por las sales biliares

TABLA 7-21 Características clave de *Haematobacter, Moraxella, Neisseria, Oligella urethralis, Psychrobacter phenylpyruvicus* y bacilo de Gilardi grupo 1

| | Moraxella | | | | | | | Oligella | Psychrobacter | Haematobacter | Neisseria | | |
Prueba	*M. atlantae*[a]	*M. canis*[a,b,c]	*M. catarrhalis*[a]	*M. lacunata*[a]	*M. lincolnii*[a,d]	*M. nonliquefaciens*[a]	*M. osloensis*[a]	*O. urethralis*[a]	*P. phenylpyruvicus*[a]	*Haematobacter* spp.[e]	*N. weaveri*[a,f]	*N. elongata* subsp. *nitroreducens*[a,g,h]	Bacilo[e,i] de Gilardi, grupo 1
Oxidasa	+	+	+	+	+	+	+	+	+	+	+	+	+
Catalasa	+	+	+	+	+	+	+	+	−	+	+	−	+
Desarrollo en MacConkey	+	+	−	−	−	V(10)	V(70)	+	V(86)	V(54)	V(45)	V(54)	+
Motilidad	−	−	−	−	−	−	−	−	−	−	−	−	−
OF glucosa	−	−	−	−	−	−	−	−	−	−	−	V(23)	−
Urea	−	−	−	−	−	−	−	−	+	+	−	−	−
FAD	−	−	V(68)	V(17)	ND	−	V(14)	+	+	+	V(71)	−	+
Gelatina	−	−	−	V(42)	−	−	−	−	−	−	−	−	−
NO₃ reducido	−	+	+(92)	+	−	+	V(24)	−	V(68)	−	−	+	−
NO₂ reducido	−	V	V(86)	−	V	−	−	+	−	−	+	+	−
ADNasa	−	+	+	−	−	−	−	−	−	ND	−	+	−
Penicilina	S	S	R	S	S	S	92% S	S	73% S	ND	S	S	S
Forma de la célula	CB	C	C	CB	CB	CB	CB	CB	CB	B serpenteante, filamentosa	B	B	B

[a]Datos de la referencia 1172.
[b]Datos de la referencia 506.
[c]*M. canis* produce un pigmento marrón cuando se cultiva en agar de Mueller-Hinton que contiene almidón.[506]
[d]Datos de la referencia 1102.
[e]Datos de la referencia 434.
[f]Datos de las referencias 28 y 454.
[g]Datos de la referencia 394.
[h]*N. elongata* subsp. *elongata* es catalasa, glucosa y nitrato negativa y nitrito positiva. *N. elongata* subsp. *glycolytica* es catalasa positiva, glucosa positiva débil o negativa, nitrato negativa y nitrito positiva. *N. elongata* subsp. *nitroreducens* es catalasa negativa y glucosa débilmente positiva o negativa y reduce nitrato a nitrito.[28,454]
[i]Datos de la referencia 754.

+, 90% o más cepas positivas; −, 90% o más cepas negativas; V, 11-89% de cepas positivas; S, sensible; R, resistente; ND, no disponible; C, coco; CB, cocobacilo; B, bacilo; FAD, fenilalanina desaminasa. Los números entre paréntesis son porcentajes de las cepas que dan reacción positiva.

y el desoxicolato de sodio, mientras que no es así con el crecimiento de *M. lacunata* y *M. nonliquefaciens*. Sólo *M. lacunata* licúa la gelatina, mientras que tanto *M. lacunata* como *M. nonliquefaciens* reducen el nitrato a nitrito.[122,850] La separación de *M. lacunata* y *M. nonliquefaciens* que no se disemina puede resultar difícil, pues la hidrólisis de la gelatina (con cualquier método) y la licuefacción de los agares inclinados de Loeffler pueden tomar más de una semana. En algunos casos, el análisis de ácidos grasos puede ayudar a determinar la especie.[1172] Como muchas cepas de *Moraxella* hasta cierto punto tienen requerimientos nutricionales especiales y las reacciones bioquímicas son con frecuencia negativas o ambiguas, muchos laboratorios eligen simplemente informar los miembros de este grupo como "especies de *Moraxella*".

Las especies de *Moraxella* son parte de la flora habitual en las superficies mucosas y se consideran de bajo potencial patógeno. Se presentan con mayor frecuencia en las vías respiratorias y es menos frecuente en el aparato urogenital, y en ocasiones pueden producir infección sistémica. *M. lacunata*, conocida durante más de un siglo por causar conjuntivitis, tiene requerimientos nutricionales especiales y necesita medios enriquecidos sin peptona o la adición de ácido oleico o suero de conejo para contrarrestar un efecto proteolítico tóxico. Además de conjuntivitis, se ha informado que esta especie produce queratitis, sinusitis crónica y endocarditis.[766,907,1075] *M. nonliquefaciens* también puede requerir suplementos de suero para lograr un crecimiento óptimo. Es parte de la flora normal en las vías respiratorias en humanos y con frecuencia se aísla de la cavidad nasal. Se aísla de sangre, ojo, LCR, vías respiratorias inferiores y otros sitios locales,[121,392,1075] y se relaciona con endoftalmitis[308,613,658] y artritis séptica.[518] Se aislaron cepas mucoides anómalas de *M. nonliquefaciens* de las muestras de esputo de tres pacientes con enfermedad pulmonar obstructiva crónica (EPOC).[257] *M. osloensis* se aísla habitualmente de muestras clínicas y no requiere suplementos de crecimiento. Por lo general, no es patógena cuando se aísla de los humanos; sin embargo, se han informado casos de sinusitis, conjuntivitis, bronquitis, artritis séptica, osteomielitis, peritonitis, meningitis, endocarditis, infección de CVC y septicemia.[136,325,421,922,975,1042] *M. atlantae* crece de forma lenta en medio de cultivo y produce colonias con tendencia a formar una zona que se separa después de 48 h de incubación.[122] Son una causa rara de bacteriemia en pacientes inmunodeprimidos.[135,261]

M. canis es una nueva especie que reside en las vías respiratorias superiores de perros y gatos. En humanos, se ha aislado de sangre,[506] ganglios linfáticos[1116] y una herida por mordedura de perro.[506] *M. canis*, *M. catarrhalis* *M. cuniculi*, *M. caviae* y *M. ovis* pertenecen a las moraxelas cocoides, que, en contraste con las bacilares, exhiben actividad de ADNasa. Los aislamientos de *M. canis* se asemejan a los de *M. catarrhalis* con tinción de Gram; sin embargo, la morfología de sus colonias en agar sangre de carnero es más semejante a la de los miembros de *Enterobacteriaceae* (colonias lisas y grandes).[506] Algunos aislamientos también pueden producir colonias muy viscosas que se asemejan a las colonias de *Klebsiella pneumoniae*.[506] La producción de un pigmento marrón en agar Mueller-Hinton que contiene almidón también es típica de la mayoría de las cepas de *M. canis*.[506] *M. lincolnii* se aísla principalmente de las vías respiratorias de humanos.[1102]

La mayoría de las cepas de *Moraxella* son sensibles a penicilina y sus derivados, cefalosporinas, tetraciclinas, quinolonas y aminoglucósidos.[324,923,1017] La producción de β-lactamasa se ha informado sólo en raras ocasiones en especies de *Moraxella* distintas de *M. catarrhalis*.[518,766,923] Debido a que las especies de *Moraxella* tienen requerimientos nutricionales especiales y a la previsibilidad del perfil antibiótico, las pruebas de sensibilidad a antibióticos, excepto la de β-lactamasa, por lo general no se realizan en aislamientos clínicos.

Género *Psychrobacter*. Las especies de *Psychrobacter* clínicamente importantes son *P. immobilis* y *P. phenylpyruvicus* (antes *Moraxella phenylpyruvica*).[125]

Psychrobacter phenylpyruvicus. *P. phenylpyruvicus* es positivo a urea y fenilalanina desaminasa, características positivas que ayudan a distinguirlo de especies de *Moraxella* y *Oligella urethralis* (tabla 7-21). Los estudiantes y laboratoristas deben ser conscientes de que *P. phenylpyruvicus* puede asemejarse fenotípicamente a especies de *Brucella*, y se han presentado varios informes de especies de *Brucella* identificadas de manera errónea como *P. phenylpyruvicus* en sistemas de identificación comerciales.[65,75,833] La diferenciación de *P. phenylpyruvicus* y de especies de *Brucella* requiere microscopia (*Brucella* son pequeños cocobacilos) y pruebas de acidificación de xilosa y glucosa.[849,852] *P. phenylpyruvicus* es asacarolítico, mientras que las especies de *Brucella* utilizan xilosa y por lo general glucosa cuando se emplea un método lo suficientemente sensible para detectar la acidificación de la glucosa.[849] *P. phenylpyruvicus* es una fuente rara de infecciones en los humanos, pero se ha informado como causa de bacteriemia,[630] endocarditis,[413,1078] peritonitis[165] y una lesión micótica del pie.[563]

Psychrobacter immobilis. La mayoría de las cepas de *P. immobilis* crecen poco o nada a 35 °C y crecen mejor a 20 °C.[493] *P. immobilis* se divide en las cepas sacarolíticas y asacarolíticas. Las cepas sacarolíticas de *P. immobilis* comparten todas las características de las cepas asacarolíticas (tabla 7-22), excepto que se oxidan glucosa, xilosa y lactosa, pero no sacarosa y maltosa. Las cepas asacarolíticas son fenotípicamente similares a *P. phenylpyruvicus*. El diagnóstico de *P. immobilis* puede confirmarse mediante estudios de transformación, perfil de ácidos grasos celulares y temperaturas de crecimiento óptimas menores de 35 °C.[756,1172] Muchas cepas de *P. immobilis* tienen un olor que se asemeja al del agar alcohol feniletílico (PEA, *phenylethyl alcohol*) (como rosas)[493] y son resistentes a la penicilina, pero sensibles a la mayoría de los antibióticos.[376,657] La septicemia por *P. immobilis* se notificó en un muchacho de 16 años de edad con EGC e insuficiencia hepática fulminante.[1025] *P. immobilis* se informó como causa de enfermedad en un paciente con una infección ocular y un niño con meningitis.[376,657]

Familia Neisseriaceae

Género *Neisseria*. Algunas especies de *Neisseria* cuentan con forma de bacilos en la tinción de Gram y, como tales, pueden no ser reconocidos al inicio como especies de *Neisseria*. Dos de estas especies son *N. weaveri* y *N. elongata*, las cuales deben diferenciarse de otros BNF fenotípicamente similares (tabla 7-21). Los miembros cocoides del género *Neisseria* se describen en el capítulo 11.

Neisseria elongata. *N. elongata* subespecie *elongata* y *N. elongata* subespecie *glycolytica* se consideran colonizadores transitorios de las vías respiratorias superiores y del aparato urogenital de los humanos; sin embargo, se ha informado que *N. elongata* subespecie *elongata* causa endocarditis humana[33,771] y *N. elongata* subespecie *glycolytica* se aísla de heridas humanas y hemocultivos.[29,476] La mayoría de las infecciones humanas ocurren debido a *N. elongata* subespecie *nitroreducens*, la cual se asocia con una variedad de infecciones humanas; sin embargo, entre las enfermedades producidas con mayor frecuencia se encuentran la bacteriemia y

TABLA 7-22 Características clave de *Psychrobacter immobilis, Paracoccus yeei*, EO-3, EO-4 y *Neisseria zoodegmatis*[a]

Prueba	Psychrobacter P. immobilis	Paracoccus P. yeei (EO-2)	Grupos CDC EO-3	Grupos CDC EO-4	Neisseria N. zoodegmatis (EF-4b)
Oxidasa	+	+	+	+	+
Motilidad	−	−	−	−	−
Crecimiento en agar de MacConkey	V (40)	V (64)	+	V (67)	V (65)
OF glucosa	−[b]	+	+	+	+
OF xilosa	−[b]	+	+	+	−
NO₃ a NO₂	V (40)	+	−	−	+
Crecimiento a:					
25 °C	+	V (73)	+	+	V (88)
35 °C	V (40)	+	+	+	+
42 °C	V (20)	V (36)	V (14)	−	V (69)
Células en forma de "O"	−	+	−	−	−
Pigmento amarillo	−	−	+	V (83)	−
Olor	A rosas	−	−	−	Rocetas de maíz

[a]Datos de la referencia 1172.
[b]Las cepas sacarolíticas de *P. immobilis* comparten todas las características de las cepas asacarolíticas incluidas aquí, excepto que oxidan glucosa, xilosa y lactosa, pero no sacarosa y maltosa.[1172]
+, 90% o más de cepas positivas; −, 90% o más de cepas negativas; V, 11-89% de cepas positivas. Los números entre paréntesis son porcentajes de las cepas que dan reacción positiva.

la endocarditis,[291,394,414,446,498,539,581,729,839,854,920,998,1036,1184] y en rara ocasión osteomielitis.[353,1184] Este microorganismo se conoció primero como del grupo M-6 de los CDC, pero se reconoció como una subespecie única de *N. elongata* llamada "*nitroreducens*", ya que reduce los nitratos y nitritos a aminas sin la formación de gas.[394] Otras características del micoorganismo incluyen reacciones catalasa, ureasa e indol negativas, una reacción de oxidasa positiva y falta de producción de ácido de los hidratos de carbono (tabla 7-21). *N. elongata* subespecie *nitroreducens* suele ser sensible a aminopenicilinas, carbenicilina, cefalosporinas, aminoglucósidos, trimetoprima-sulfametoxazol y polimixina, y cuenta con una sensibilidad variable a la penicilina.[291]

Neisseria weaveri. *N. weaveri* se encuentra como microflora bucal normal en perros y se asocia con infecciones de heridas humanas causadas por mordedura de perro.[28,67,392,454] También se aisló de sangre,[28,149] esputo y lavado bronquial,[28,817] y de líquidos del ojo, peritoneales y del tórax.[28] Existe un informe de una infección de la herida en un niño después de que fue mordido por un tigre siberiano blanco.[148] *N. weaveri* tiene forma de bacilos aerobios, gramnegativos, anchos y turgentes, de tamaño mediano a grande, rectos, de longitud variable, con tendencia a crecer en cadenas o bacilos más largos en caldo de cultivo.[28] El crecimiento ocurre a 25 y 35 °C y la mayoría de las cepas crecen a 42 °C. Las colonias son de color blanco grisáceo, con un borde entero, plano, algo brillante y liso. *N. weaveri* es inmóvil, fuertemente oxidasa y catalasa positivo, y negativo para la utilización de hidratos de carbono. Reduce nitrito, pero no nitrato, y

es positivo débil para la fenilalanina desaminasa (tabla 7-21).[28] Es sensible a la penicilina, colistina y vancomicina.

Neisseria zoodegmatis (EF-4b). *Neisseria animaloris* y *Neisseria zoodegmatis* son los nuevos nombres para el grupo de los CDC de los fermentadores eigónicos (EF)-4a y EF-4b, respectivamente.[1106] *N. zoodegmatis* (EF-4b) no fermentan la glucosa, no hidroliza la arginina y no produce gas de nitrato, lo cual lo separa de las cepas de fermentación de glucosa ahora designadas *N. animaloris* (EF-4a), que se describen en el capítulo 9 de este texto. Las cepas de *N. zoodegmatis* son cocoides o bacilos cortos que son inmóviles y oxidasa y catalasa positivos. Las colonias en las placas de cultivo son incoloras y se informa que tienen olor a rosetas de maíz. Las características adicionales se proporcionan en la tabla 7-22. La mayoría de los aislamientos se han obtenido de infecciones humanas después de mordeduras de perro y gato.[1172]

Especies sin nombre

Bacilos de Gilardi del grupo 1. Este grupo está formado por bacilos sin requerimientos nutricionales especiales, no oxidativos, gramnegativos, con forma ovalada y longitud media, a veces pleomorfos. Las características de cultivo y bioquímicas de estos microorganismos son más similares al grupo M-5 de los CDC, ahora llamada *Neisseria weaveri*. Todas las cepas de bacilos de Gilardi del grupo 1 son bastante positivas en la reacción de fenilalanina desaminasa, producen un color verde intenso en el agar inclinado, mientras que los aislamientos de *N. weaveri*, cuando son positivos, ofrecen una reacción de débil a moderada. Todos los *N. weaveri* reducen el nitrito al 0.01%, mientras que todos los aislamientos de los bacilos de Gilardi del grupo 1 son negativos.[367,754] Otras características diferenciales se muestran en la tabla 7-21. Los aislamientos de los bacilos de Gilardi del grupo 1 se han obtenido de una variedad de fuentes humanas, incluyendo heridas de pierna, brazo y pie, una lesión bucal, orina y sangre; sin embargo, su potencial patógeno aún tiene que determinarse.[754]

Familia Rhodobacteriaceae

Género *Paracoccus* y grupo de oxidantes eugónicos (EO) de los CDC

Paracoccus yeei (EO-2) y grupos EO-3 y EO-4 de los CDC. Los miembros de este grupo son bacterias aerobias, gramnegativas (que a veces pueden ser variables ante la tinción de Gram), cocoides o bacilos gruesos o ligeramente gruesos y cortos que crecen, a veces de forma deficiente, en agar de MacConkey. Todas son fuertemente oxidasa positivas, inmóviles, indol negativas y utilizan glucosa, xilosa y lactosa[756] (tabla 7-22). Daneshvar y cols.[251] propusieron el nombre *Paracoccus yeeii* (más tarde cambió a *yeei*, de acuerdo con el código internacional de nomenclatura bacteriana)[320] para el grupo anterior EO-2 de los CDC. Los grupos EO-3 y EO-4 de los CDC permanecen sin nombre. *P. yeei* crece en agares BAP y MacConkey y las colonias son mucoides o muy mucoides, sin pigmento después de la incubación de 48 h (lám. 7-4G). *P. yeei* también tiene una morfología celular distintiva en forma de "O" cuando se estudian con la tinción de Gram debido a la presencia de células vacuoladas o teñidas de forma periférica (lám. 7-4 H).[756] Esta morfología en forma de "O" no se observa en *P. immobilis* o cepas de EO-3 o EO-4. Las cepas EO-3 y EO-4 poseen un pigmento amarillo definido, no difusible, que no se detecta en *P. immobilis* o *P. yeei*.[756] *P. yeei* se aisló de varias infecciones de heridas y sangre humanas.[251,343] También se informó como causa de queratitis en un portador de lentes de contacto,[232] rechazo de injerto corneal en un paciente después de trasplante de córnea,[537] miocarditis en un corazón trasplantado[961] y peritonitis en un paciente de diálisis peritoneal ambulatoria.[1153] EO-3 se ha informado como causa de peritonitis en un paciente en diálisis peritoneal continua.[239] EO-4 se ha obtenido de sangre, orina y un seno nasal, pero se desconoce la relevancia clínica de estos aislamientos.[1170]

Género *Haematobacter.*

Haematobacter es un nuevo género de bacilos gramnegativos aerobios que fenotípicamente se asemejan más a *Psychrobacter phenylpyruvicus*. El género consta de dos especies nombradas, *H. massiliensis* (anteriormente *Rhodobacter massiliensis*) y *H. Missouriensis*, y una especie sin nombre, *Haematobacter* genoespecie 1.[434] Son bacilos aerobios estrictos, inmóviles y crecen a 25 y 35°C, pero no a 42°C. Al microscopio, las células son bacilos serpentinos gramnegativos pleomorfos con filamentos. El aspecto de la tinción de Gram se puede ver en la publicación de Helsel y cols.[434] Las especies de *Haematobacter* son no hemolíticas e incoloras en medios que contienen sangre. Algunas cepas producen decoloración verde en áreas de crecimiento de moderado a extenso en BAP.[434] Algunas cepas crecen en agar de MacConkey. Todas las cepas son asacarolíticas. Estos microorganismos producen catalasa, oxidasa, ureasa, fenilalanina desaminasa y H_2S (papel de acetato de plomo), pero no producen indol, no reducen nitrato ni nitrito, ni hidrolizan gelatina o esculina. El ONPG es débilmente positivo.[434] Las propiedades fenotípicas adicionales se proporcionan en la tabla 7-21. Las cepas recibidas en los CDC se aislaron principalmente de hemocultivos, pero se desconoce la importancia clínica.[434] Se obtuvo un aislamiento adicional de *H. massiliensis* de la sangre de un paciente en Francia.[299] También existe un informe del aislamiento de especies de tipo *Haematobacter* de la sangre de un hombre de 65 años de edad con una probable endocarditis de la válvula aórtica.[139] Las cepas de *Haematobacter* poseen valores bajos de CIM para amoxicilina, fluoroquinolonas, aminoglucósidos, carbapenémicos, pero CIM variables para cefalosporinas, monobactámicos y piperacilina.[434]

Microorganismos inmóviles y oxidasa negativos

Familia Moraxellaceae

Género *Acinetobacter*

Taxonomía. El género *Acinetobacter* actualmente está clasificado en la familia *Moraxellaceae* y consta de cocobacilos inmóviles, oxidasa negativos, gramnegativos.[354,926] En 1986, Bouvet y Grimont proporcionaron una nueva clasificación que distingue 12 grupos diferentes (genoespecies) dentro del género *Acinetobacter* con base en la hibridación ADN-ADN y sus características nutricionales.[117] En 1989, Tjernberg y Ursing[1073] describieron tres grupos adicionales de ADN codificados del 13 al 15; al mismo tiempo, Bouvet y Jeanjean[119] describieron cinco grupos de ADN de especies proteolíticas de *Acinetobacter* que enumeraron del 13 al 17. Sin embargo, dos de los grupos de ADN que describieron Tjernberg y Ursing difieren fenotípicamente de los grupos ADN descritos por Bouvet y Jeanjean. Por lo tanto, diversos grupos de ADN tienen el mismo número, que se suma a la confusión que rodea la presente subdivisión del género. También existen dos genoespecies provisionales designadas "entre 1 y 3" y "cercana a 13TU".[362] El nombre *Acinetobacter seifertii* se propuso recientemente para las cepas "cerca de 13TU".[776] En el momento de escribir esto, existen 41 especies con nombre descritas dentro del género *Acinetobacter* (http://www.bacterio. net/Acinetobacter.html).[496,772,773,1016] Muchas de las genoespecies originales de *Acinetobacter* se presentan y se delimitan en el recuadro 7-11.[117,362,592,776, 784,1073] Las genoespecies restantes no tienen nombre. Se describe un esquema de pruebas fenotípicas útiles para la identificación de las genoespecies 1 a 12 de *Acinetobacter*.[117]

Una idea inicial de que un aislamiento de un no fermentador puede pertenecer al género *Acinetobacter* es la morfología de la tinción de Gram: células cocobacilares gramnegativas que con frecuencia se observan como diplococos (lám. 7-5A). Esta semejanza de apariencia con *Neisseria gonorrhoeae* dio lugar a la designación arcaica de género taxonómico "Mima" (de imitar). Los estudiantes y trabajadores de laboratorio también deben ser conscientes de que las especies de *Acinetobacter* pueden verse al inicio como cocos grampositivos en frotis directos de muestras clínicas y en frotis preparados de frascos de hemocultivos positivos.[254,423] Después de 24 h de crecimiento en agar sangre, las colonias miden entre 0.5 y 2 mm de diámetro, son translúcidas a opacas (no pigmentadas), convexas y enteras. La mayoría de las cepas crecen bien en agar de MacConkey y producen un débil color rosado (lám. 7-5B). Ciertas acinetobacterias que oxidan glucosa también pueden causar una decoloración única marrón del agar de infusión corazón con tirosina o agar sangre, en el

Nombres asignados a las genoespecies de *Acinetobacter*

Genoespecie[a]	Designación actual
1	*A. calcoaceticus*
2	*A. baumannii*
3	*A. pittii*
4	*A. haemolyticus*
5	*A. junii*
6	Sin nombre
7	*A. johnsonii*
8/9	*A. lwoffii*
10	*A. bereziniae*
11	*A. guillouiae*
12	*A. radioresistens*
13TU	*A. nosocomialis*
13BJ, 14TU	Sin nombre
14BJ	Sin nombre
15BJ	Sin nombre
15TU	*A. variabilis*
16	Sin nombre
17	Sin nombre
Cercana a 13TU	*A. seifertii*
Entre 1 y 3	Sin nombre

[a]La delimitación de las especies genómicas es de acuerdo con Bouvet y Grimont,[117] Bouvet y Jeanjean,[119] y Tjernberg y Ursing.[1073] BJ, Bouvet y Jeanjean; TU, Tjernberg y Ursing.

cual se incorpora la glucosa.[987,1172] También se ha observado este fenómeno en los agares de MacConkey y Mueller-Hinton con un aislamiento clínico de *A. baumannii* (lám. 7-5C). Se han descrito medios diferenciales y selectivos para el aislamiento de especies de *Acinetobacter* a partir de muestras contaminadas.[475,507] La identificación presuntiva de especies de *Acinetobacter* puede hacerse en función de la falta de actividad de la citocromo-c-oxidasa, falta de movilidad y resistencia a la penicilina.

Varias infecciones humanas son causadas por especies de *Acinetobacter*, incluidas neumonía (relacionada generalmente con tubos endotraqueales o traqueotomías),[141] endocarditis, meningitis, infecciones de piel y heridas, peritonitis (en pacientes que reciben diálisis peritoneal) e infecciones de vías genitourinarias. También se han registrado casos esporádicos de conjuntivitis, osteomielitis y sinovitis.[379] Ahora se reconoce que las especies de *Acinetobacter* desempeñan un papel importante en la colonización e infección de los pacientes hospitalizados. Están implicadas en una variedad de infecciones hospitalarias, incluyendo bacteriemia, infección de vías genitourinarias y meningitis secundaria, pero su papel predominante es como agentes de neumonía hospitalaria, particularmente neumonía asociada a respiradores en pacientes confinados a unidades de cuidados intensivos hospitalarias.[90,834,1137,1180] Bergogne-Berezin y Towner[90] y Munoz-Price y Weinstein[761] proporcionaron revisiones extensas sobre las infecciones por *Acinetobacter*.

Complejo Acinetobacter calcoaceticus-Acinetobacter baumannii (ACB). El complejo ACB consta de cinco especies

relacionadas fenotípica y genotípicamente con nombres válidos: *A. baumannii*, *A.nosocomialis*, *A. pittii*, *A. calcoaceticus*, *A. seifertii* y una genoespecie provisional llamada "Entre 1 y 3".[776,777] Debido a problemas en la separación de las cepas sacarolíticas pertenecientes al complejo ACB mediante pruebas fenotípicas,[94,360,363,619] la mayoría de los laboratorios han elegido informar a los miembros de este grupo como "complejo *Acinetobacter calcoaceticus-A. baumannii*".[363,834] Aunque *A. baumannii* es la especie clínicamente más importante y participa con frecuencia en las infecciones hospitalarias,[332,350,834,1140,1181] incluyendo los brotes asociados con las cepas multirresistentes y resistentes a todos los fármacos,[107,285,486,522,591,628,762,775,1044] existe un número creciente de informes sobre especies no *A. baumannii* del complejo ACB causantes de infecciones hospitalarias.[93,265,481,540,1077,1115,1181] Estas especies difieren de *A. baumannii* en las características de potencial infeccioso, sensibilidad antimicrobiana y tasas de mortalidad, lo cual dicta la necesidad de una identificación precisa para guiar la terapia y mejorar los resultados clínicos.[600,1016] Por lo tanto, puede ser importante en el futuro para los laboratorios adoptar formas de prueba basados en métodos no fenotípicos para su empleo en la identificación de los miembros del complejo ACB. En este sentido, se ha propuesto una serie de métodos genotípicos para la identificación de *Acinetobacter*.[285] Los abordajes más utilizados incluyen PCR, análisis de restricción del producto de amplificación del gen de ARNr (ANDRA),[1119] amplificación y secuenciación de regiones de ADN específicas, como la de las oxacilinasas intrínsecas de las especies de *Acinetobacter*,[1086] análisis parcial de la secuencia del gen *rpoB*,[411] espectrometría infrarroja transformada de Fourier (FTIR)[1016] y MALDI-TOF MS. De estos métodos, MALDI-TOF MS parece ser el más práctico para su incorporación al empleo rutinario en el laboratorio de microbiología clínica. Varios estudios han demostrado que la MALDI-TOF MS puede proporcionar identificación rápida y exacta de especies de *Acinetobacter*, incluyendo las del complejo ACB.[22,316,485,965,1015]

Acinetobacter baumannii. *A. baumannii* es sacarolítico y acidifica la mayoría de los hidratos de carbono OF; en particular, la identificación definitiva se hace demostrando la producción rápida de ácido a partir de lactosa (concentraciones del 1% y 10%). Las características de identificación adicionales pueden observarse en la tabla 7-18. *A. baumannii* es la especie encontrada con mayor frecuencia en las muestras clínicas humanas, seguida por *A. lwoffii*, *A. haemolyticus*, *A. johnsonii* y las genoespecies 3 y 6.[120,531,969,1073] Por lo general, *A. baumannii* es la especie responsable de infecciones intrahospitalarias[82,332,350,665,834,1137,1140] y se informa cada vez más como un importante patógeno que causa sepsis, infecciones de heridas y neumonía en pacientes hospitalizados y en la comunidad.[172,179,187,693,735,762,970] *A. baumannii* también se ha asociado con lesiones de combate en Irak y Afganistán.[44,258,963,964] Se informó un brote mortal de *A. baumannii* resistente a fármacos, con mayor virulencia (cepas conocidas como *Clado B*) en una cohorte de pacientes relativamente inmunocompetentes que despiertan motivos de preocupación acerca de que el bajo potencial de virulencia de *A. baumannii* debe evaluarse de nuevo.[522] Se estableció un sistema de biotipificación para diferenciar 17 biotipos de *A. baumannii* con base en la utilización de seis sustratos, y puede ser útil para estudios epidemiológicos.[118]

Otras especies de Acinetobacter. *A. johnsonii*, *A. lwoffii* y *A. radioresistens* son especies no sacarolíticas de *Acinetobacter* que se presentan como habitantes naturales de la piel humana[120,969] y pueden ser comensales de la bucofaringe y la vagina.[120] *A. junii* es una causa rara de infección ocular[868] y bacteriemia, especialmente en pacientes pediátricos.[93,540,644,1077] *A. lwoffii* se ha asociado con meningitis más que otras especies de *Acinetobacter*.[989] Los aislamientos clínicos de *A. nosocomialis* se han informado en secreciones traqueales[265] y sangre.[265,1181] Se informó un brote de infección de *A. nosocomialis* hospitalaria de una unidad de cuidados intensivos neuroquirúrgica, donde 5 de los 23 pacientes que llegaron a colonizarse con la cepa del brote desarrollaron una infección.[1115] *A. pittii* se comunicó como causa de infecciones en una unidad neonatal de cuidados intensivos[481] y de infecciones sanguíneas hospitalarias.[743,1181] En un estudio, el perfil clínico de pacientes colonizados o infectados con *A. pittii* fue significativamente diferente del observado en los pacientes con infecciones por *A. baumannii*. *A. pittii* se encontró con mayor frecuencia en infecciones de piel y tejidos blandos, incluidas infecciones de heridas quirúrgicas, mientras que la colonización y la infección de las vías respiratorias fue menos frecuente que la observada por *A. baumannii*.[740] *A. radioresistens* se informó en un paciente VIH positivo con bacteriemia adquirida en la comunidad.[1141] *A. schindleri* se ha aislado de una variedad de muestras humanas (vaginales, cervicales, frínges, nasales, óticas, conjuntivales y de orina), pero la mayoría se consideran clínicamente no significativas.[296,772,774] *A. ursingii* se ha demostrado como causa de infecciones sanguíneas en pacientes hospitalizados.[296,666,772,774]

A. lwoffii y *A. radioresistens* son asacarolíticos. *A. johnsonii* también es asacarolítico, pero se puede separar de las demás especies de *Acinetobacter* por su incapacidad para crecer a 37 °C. Otras características bioquímicas de *A. lwoffii* se proporcionan en la tabla 7-18. Los rasgos diferenciadores adicionales de las otras genoespecies pueden encontrarse en el artículo de Bouvet y Grimont.[117]

Las especies de *Acinetobacter* tienden a ser resistentes a una variedad de antibióticos, aunque una especie, *A. lwoffii*, tiende a ser más sensible que las otras. Presentan resistencia casi universal a penicilina, ampicilina y cefalotina y la mayoría de las cepas son resistentes al cloranfenicol.[672,968] Se informa sensibilidad variable a las cefalosporinas de segunda y tercera generación y a trimetoprima-sulfametoxazol. Se percibe una tendencia mayor hacia la resistencia a aminoglucósidos entre las especies de *Acinetobacter* en años recientes, y las cepas multirresistentes, incluidas las especies de *Acinetobacter* resistentes a carbapenem, se han informado en brotes hospitalarios.[107,115,289,486,591,661,690,743,762,775,1138,1188] Las pruebas de sensibilidad antimicrobiana de *Acinetobacter* tienden a ser problemáticas. Swenson y cols., en los CDC, demostraron que los resultados obtenidos mediante dilución estandarizada de *microcaldo* no concuerdan con los resultados obtenidos con el método de difusión con discos estándar para ciertos antibióticos. Los errores de gran importancia fueron frecuentes con la combinación de antibióticos β-lactámicos e inhibidores de β-lactámicos, donde el método de dilución de microcaldo mostró habitualmente mayor resistencia.[1048] Además, se ha informado que las pruebas de sensibilidad mediante Etest para *Acinetobacter* arrojaron valores CIM falsamente altos de sensibilidad para tigeciclina.[695] Hope y cols.[478] informaron que las CIM de tetraciclina, minociclina y tigeciclina fueron una o dos diluciones mayores en caldo de Mueller-Hinton que en agar de Mueller-Hinton. Thamlikitkul y cols.[1068] informaron que las CIM de tigeciclina para las especies de *Acinetobacter* determinadas por el método de Etest fueron generalmente cuatro veces superiores a las determinadas por el método de microdilución en caldo y que Etest podría no ser un método exacto para las pruebas de sensibilidad *in vitro* de tigeciclina y *Acinetobacter*. La FDA y el CLSI no han publicado puntos de corte de

la sensibilidad de tigeciclina y *Acinetobacter*, pues la prescripción de tigeciclina para tratar infecciones de *Acinetobacter* es todavía un uso no indicado. Sin embargo, considerando que la tigeciclina se utiliza para infecciones por *Acinetobacter* cuando existen opciones terapéuticas limitadas , Jones y cols. trataron de aplicar los puntos de corte de la FDA de difusión con discos mayor o igual a 19 (sensible) y menor o igual a 14 mm (resistente) establecidos para *Enterobacteriaceae* para especies de *Acinetobacter*, pero encontraron que esto condujo a una tasa de error inaceptable del 23.3%; no obstante, un ajuste de los puntos de corte de la prueba de difusión con discos de tigeciclina para *Acinetobacter* ≥ 16/≤ 12 mm (sensible/resistente) redujo errores a un nivel aceptable. [523] En la actualidad, no existen datos que indiquen cuáles son los métodos para las pruebas de sensibilidad a *Acinetobacter* que ofrezcan información clínica más relevante. Se advierte a los estudiantes y el personal de laboratorios sobre las precauciones que deben guardar al realizar e interpretar resultados de la prueba de sensibilidad con especies de *Acinetobacter*. Van Looveren y cols.[1127] y Pérez y cols.[838] proporcionaron dos revisiones independientes de la sensibilidad antimicrobiana de las especies de *Acinetobacter* y los principales mecanismos de resistencia a los antimicrobianos.

El tratamiento combinado con un aminoglucósido y ticarcilina o piperacilina es sinérgico y puede ser eficaz en las infecciones graves. Para las infecciones multirresistentes de *Acinetobacter*, varios estudios han demostrado la eficacia clínica del sulbactam, en combinación con ampicilina o cefoperazona.[441,510,515,631,818] Moland y cols.[739] demostraron sinergia *in vitro* entre tigeciclina y amikacina frente a *A. baumannii* resistente a múltiples fármacos. Los fármacos que se emplearon hace tiempo, como la minociclina, también se retomaron para el tratamiento de infecciones causadas por *A. baumannii* multirresistente.[157,380] Los únicos antibacterianos en los que se ha demostrado actividad frente a *Acinetobacter* multirresistente son la colistina y la polimixina B.[158,516,543,561,562,632] Castanheira y cols.[157] informaron que entre los 17 antimicrobianos probados y considerados como candidatos para el tratamiento de *A. baumannii*, la minociclina y colistina fueron los únicos dos fármacos que presentaron tasas de sensibilidad (según criterios del CLSI) superiores al 50% (79.1 y 98.8%, respectivamente). Bowers y cols.[123] informaron que la concentración intracelular y el efecto bactericida *in vitro* de la minociclina fueron mejorados por la polimixina B, lo que sugiere la utilidad clínica de administrar estos dos fármacos en combinación. Scheetz y cols.[953] han demostrado que polimixina B, minociclina y tigeciclina son los antimicrobianos más activos *in vitro* frente a *A. baumannii* carbapenem intermedio o resistente. Cada vez existe mayor preocupación por los informes de la aparición de cepas resistentes a la colistina y heterorresistentes de *A. baumannii* en asociación con terapia previa de colistina.[428,628,637,862,873,895] Existen revisiones de los antimicrobianos disponibles en la actualidad y datos que apoyan el empleo de varios fármacos para el tratamiento de infecciones por *Acinetobacter* realizadas por Fishbain y Peleg, [330] y Neonakis y cols.[780]

Familia Alcaligenaceae

Género *Bordetella*

Bordetella holmesii (grupo NO-2 de los CDC). *B. holmesii* se clasificó antes como grupo NO 2 de los CDC y se describe como bacterias gramnegativas cocoides pequeñas y bacilos cortos, con bacilos más largos y de ancho medio observados de forma ocasional. Son asacarolíticas, oxidasa negativas, inmóviles y con requerimientos nutricionales especiales, y producen un pigmento marrón soluble (tabla 7-18).[1171] La falta de actividad de la oxidasa y la producción de un pigmento marrón soluble distingue a *B. holmesii* de *B. pertussis*, *B. bronchiseptica* y *B. avium*; la falta de actividad de la ureasa distingue esta especie de *B. parapertussis*. Una reacción de nitrato negativa la distingue de las cepas NO-1, y la producción de un pigmento marrón soluble, de las especies de *Acinetobacter*. La información sobre la importancia clínica de *B. holmesii* y su asociación con la enfermedad en los humanos se presentó en otra parte de este capítulo bajo el título "Microorganismos móviles con flagelos peritricos: Género *Bordetella*".

Especies sin nombre

Grupo NO-1 de los CDC. Una especie sin nombre de un bacilo con requerimientos nutricionales especiales, no oxidativo, gramnegativo, designado grupo NO-1 de los CDC (no oxidante-1), se ha aislado de heridas humanas producidas sobre todo por mordeduras de perro o de gato.[58,450,530] Este microorganismo es oxidasa negativo, inmóvil y asacarolítico. Tiene forma cocoide o de bacilo gramnegativo de tamaño mediano que forma colonias pequeñas en agar sangre de carnero. Se asemeja fenotípicamente a especies de *Acinetobacter*, pero puede separarse de forma sencilla de *Acinetobacter* mediante una prueba positiva de reducción de nitrato. Los análisis de ácidos grasos celulares y de ubiquinona son también útiles para distinguir el NO-1 de las especies de *Acinetobacter*.[450] Otras características fenotípicas se proporcionan en la tabla 7-18. Son sensibles a una variedad de antimicrobianos, incluidos los aminoglucósidos, antibióticos β-lactámicos, tetraciclinas, quinolonas y sulfamidas. Se informa que el 50% de los aislamientos son resistentes a trimetoprima.[450]

Grupo EO-5 de los CDC. El grupo EO-5 de los CDC son bacilos gramnegativos oxidantes de glucosa, que tienen un perfil bioquímico similar a *A. baumannii*.[249] Son inmóviles y oxidasa negativos, pero a diferencia de la especie de *Acinetobacter*, no pueden crecer en el agar de MacConkey. Algunas cepas producen pigmento amarillo. El análisis celular de ácidos grasos es también útil para distinguir las cepas EO-5 de *Acinetobacter*. En la tabla 7-18 se proporcionan otras características. Los aislamientos se han obtenido de sangre, líquido peritoneal, aspirados transtraqueales, vesícula biliar y de una herida del brazo.[249] Los datos de sensibilidad a antibióticos no están disponibles.

PARTE III. ABORDAJE PARA LA OBTENCIÓN E IDENTIFICACIÓN DE NO FERMENTADORES

Niveles de servicio en la identificación de no fermentadores

El nivel posible de identificación de las especies de no fermentadores depende del tamaño y propósito del laboratorio individual. Los laboratorios de referencia o las universidades y clínicas donde se capacita a estudiantes y residentes pueden requerir la identificación de todos los no fermentadores clínicamente relevantes a nivel de especie. Los laboratorios que proporcionan sobre todo servicios para la comunidad médica

---

RECUADRO 7-12

Factores que contribuyen a las dificultades de la identificación de no fermentadores

1. La mayoría de las especies se encuentran sólo rara vez.

2. Debido a la poca frecuencia, el personal del laboratorio puede no estar actualizado sobre muchos de los no fermentadores.

3. Muchos de los medios de cultivo convencionales no son convenientes para identificar no fermentadores.

4. Muchas especies crecen lentamente, y la reactividad bioquímica es débil; por lo tanto, se requiere experiencia considerable para interpretar reacciones ambiguas.

5. El control de calidad de los medios de cultivo puede ser difícil y, debido al uso infrecuente, la falta de actualización se vuelve un problema.

6. Los sistemas en kits comerciales tienen con frecuencia un grado bajo de exactitud en la identificación de las cepas de no fermentadores con mayores requerimientos nutricionales especiales, que hacen necesario utilizar medios adicionales.

---

se pueden preparar para identificar sólo las especies encontradas con mayor frecuencia, y los aislamientos raros se envían a un laboratorio de referencia. En el análisis de las muestras de bacteriología puestas en circulación por los CDC para sus programas de evaluación del desempeño del área de microbiología, Griffin y cols.[406] encontraron que los laboratorios para los cuales el volumen de muestras de prueba es pequeño (menos de 80 muestras por semana) representan un promedio cercano al doble del índice de error de los laboratorios que manejan más de 1 200 muestras por semana. Concluyeron que esta diferencia en el desempeño es sistemática y que un laboratorio puede no corregir necesariamente su desempeño, debido a las razones incluidas en el recuadro 7-12. Recomiendan que los laboratorios deben limitar las pruebas a los procedimientos que se puedan realizar bien y llevar a cabo arreglos con un laboratorio de referencia para las pruebas de muestras que se reciban con poca frecuencia. Los factores que contribuyen a las dificultades en la identificación de no fermentadores figuran en el recuadro 7-12.

Varios paquetes comerciales de sistemas para la identificación de no fermentadores (descritos más adelante en este capítulo) se encuentran disponibles actualmente;[453,576,797,912,1158] sin embargo, como estos sistemas dependen del crecimiento bacteriano y de la formación de productos bioquímicos en los medios convencionales o en sustratos nutritivos de manera marginal, sólo las especies más activas bioquímicamente pueden identificarse con un grado aceptable de precisión. La exactitud del desempeño también mejora con el empleo de uno de varios sistemas de identificación bacteriana automatizados o semiautomatizados, sobre todo porque se basan en las lecturas de un instrumento automático y el registro de resultados, eliminando el sesgo subjetivo inherente a la interpretación visual de variables ambiguas. Estos instrumentos tienen la ventaja de realizar identificaciones varias horas más rápido que los métodos convencionales.

Directrices para la obtención de no fermentadores

Con la discusión anterior en mente, cada director de laboratorio debe desarrollar un abordaje lógico para la identificación de no fermentadores en su laboratorio. Las siguientes directrices son útiles en el abordaje del laboratorio para el aislamiento e identificación de bacilos gramnegativos no fermentadores:

1. Salvo para *P. aeruginosa* (y los rara vez encontrados *B. mallei* y *B. psudomallei*), los no fermentadores tienen un bajo grado de virulencia y con gran frecuencia causan infecciones hospitalarias en pacientes debilitados o inmunodeprimidos. Este estrecho nicho de infectividad indica que las infecciones serán infrecuentes (salvo la incidencia relativamente alta de *P. aeruginosa* y *A. baumannii*, como se comentó antes). Sin embargo, debido a una proporción cada vez mayor de pacientes hospitalizados con una enfermedad subyacente grave, los no fermentadores se aíslan con mayor frecuencia de muestras clínicas y deben considerarse como importantes agentes de muchas enfermedades infecciosas. Las afecciones o enfermedades que predisponen a los pacientes a la infección con no fermentadores son las siguientes:
   a. Neoplasias malignas (en particular del sistema reticuloendotelial) e instrumentación y cateterismos de cirugía (en especial en vías genitourinarias e intravasculares), traqueotomía, punción lumbar, diálisis, lavados y colocación de derivaciones y prótesis.
   b. Terapia prolongada con corticoesteroides, antibióticos, antimetabólicos y antineoplásicos.
   c. Enfermedades metabólicas o infecciosas crónicas subyacentes (p. ej., existe un vínculo evidente entre la FQ y las infecciones causadas por *B. cepacia*, *P. aeruginosa* mucoide y *A. xylosoxidans*).
   d. Quemaduras y heridas abiertas, así como lesiones exudativas diversas.
2. La mayoría de los no fermentadores tienen su hábitat natural en varios ambientes que sirven como reservorios potenciales de infecciones humanas:
   a. Reservorios de agua que son frecuentes en los hospitales: humidificadores, nebulizadores y cámaras de nebulización, baños de agua, soluciones desinfectantes y de lavado, líneas de agua destilada, cremas de manos, lociones para el cuerpo y otros similares. Por lo general, estas soluciones entran en contacto directo con membranas mucosas y demás superficies del cuerpo durante el tratamiento del paciente.
   b. Los instrumentos como equipo anestésico, pinzas y termómetros, que puede almacenarse en soluciones desinfectantes, y trapeadores, esponjas y toallas.
   c. Partes intertriginosas húmedas de la piel, como las áreas interdigitales del pie, ingles, axilas y fosas antecubitales. Las infecciones de estas fuentes tienden a presentarse con mayor frecuencia en el verano.
   d. Varios animales domésticos que predisponen a sus cuidadores a la infección.
3. Algunos no fermentadores tienen una propensión a causar infecciones específicas, y se describen en otra parte de este capítulo. La septicemia puede encontrarse prácticamente en todas las especies; las especies de no fermentadores también pueden producir neumonitis o bronquitis, artritis séptica, infecciones de vías genitourinarias, infecciones de heridas postoperatorias y postraumáticas, y conjuntivitis. Algunas especies, en particular de *Pseudomonas*, pueden producir toxinas citotóxicas y líticas que hacen a algunas de estas infecciones graves a nivel local y potencialmente mortales.
4. Los aislamientos clínicos que son bacilos gramnegativos en la tinción de Gram pueden despertar la sospecha de ser no fermentadores si producen colonias pequeñas en agar sangre, crecen poco o nada en agar de MacConkey, no producen ácido en agares inclinados o en la porción profunda del medio KIA o TSI, y son citocromo-c-oxidasa positivos.
5. Muchas especies de no fermentadores también tienden a poseer ciertos patrones de resistencia múltiple a los antibióticos. Estos patrones se aprenden a través de la experiencia y pueden proporcionar una pista inicial de que se está tratando con un no fermentador, o puede señalar a un género específico.

Identificación de las especies más frecuentes

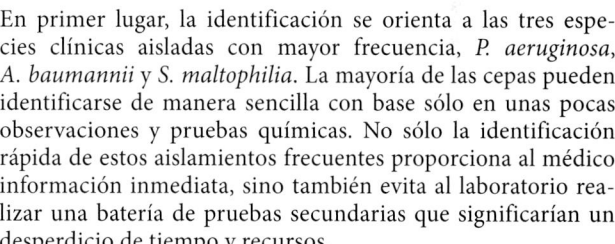

En primer lugar, la identificación se orienta a las tres especies clínicas aisladas con mayor frecuencia, *P. aeruginosa*, *A. baumannii* y *S. maltophilia*. La mayoría de las cepas pueden identificarse de manera sencilla con base sólo en unas pocas observaciones y pruebas químicas. No sólo la identificación rápida de estos aislamientos frecuentes proporciona al médico información inmediata, sino también evita al laboratorio realizar una batería de pruebas secundarias que significarían un desperdicio de tiempo y recursos.

Pseudomonas aeruginosa

Más del 95% de las cepas de *P. aeruginosa* aisladas de muestras clínicas pueden identificarse mediante la observación de las siguientes características importantes:

- Bacilo gramnegativo
- Oxidasa positivo (dentro de 10 s)
- Olor afrutado a uvas o a tortilla de maíz
- Morfología reconocible de la colonia:
  - En agar sangre o chocolate, se perciben como grandes colonias con brillo metálico, mucoides, rugosas y pigmentadas (piocianina), en general β-hemolíticas (lám. 7-2F).
  - En agar de MacConkey, se observan como lactosa negativas con pigmentación verde o brillo metálico; pueden ser mucoides (láms. 7-2G, 7-2H).

Cuando estas características están presentes, se puede realizar una identificación definitiva de *P. aeruginosa* sin ninguna prueba adicional.[208]

La mayoría de las cepas de *P. aeruginosa* producen piocianina, un pigmento de fenazina verde soluble en agua que confiere un color verdoso al medio de cultivo. De hecho, observar la presencia de piocianina podría ser la única característica requerida para identificar *P. aeruginosa*, pues no existen otros no fermentadores que sinteticen este pigmento. Reyes y cols.[899] demostraron que el 98% de las cepas de *P. aeruginosa* aisladas en su laboratorio producían piocianina en agar Tech[569] en un lapso de 48 h y sugieren que el uso de agar Tech es una alternativa satisfactoria a la utilización de esquemas de identificación extensos cuando se sospecha de *P. aeruginosa* (lám. 7-1G). Se percataron de que algunas cepas mucoides de *P. aeruginosa* aisladas de pacientes con FQ no producen pigmento y, por lo tanto, pueden identificarse de manera errónea si la producción de pigmento es el único criterio utilizado para la identificación de las cepas aberrantes. Algunas cepas de *P. aeruginosa* pueden producir pigmentos con otros colores: piorrubina (rojo), piomelanina (marrón a negro) y pioverdins (amarillo).

El pigmento fluoresceína puede visualizarse al observar el crecimiento en ciertos medios con una fuente de luz ultravioleta de onda larga (p. ej., lámpara de Wood; lámina 7-1H). Los medios que contienen peptona proteosa 3 (Difco Laboratories, Detroit, MI) y cationes como el magnesio o manganeso, aumentan la síntesis de fluoresceína. El medio de King B Sellers y el agar de Mueller-Hinton también son adecuados para demostrar la fluorescencia. Ésta puede mejorarse si los cultivos se incuban a 20-30 °C más que a 35-37 °C. Las características adicionales siguientes son útiles en la identificación de cepas no productoras de pigmento de *P. aeruginosa*:

- Cultivo a 42 °C
- Alcalinización de la acetamida
- Desnitrificación de nitratos y nitritos
- Móviles con flagelo polar, monotrico

También es posible encontrar variantes productoras de colonias mucoides o enanas con reacciones bioquímicas anómalas, que en ocasiones dificultan la identificación.

En resumen, la mayoría de las cepas de *P. aeruginosa* pueden identificarse con facilidad mediante la observación de las típicas colonias grandes, con una coloración azul verdoso en medios de aislamiento primario y confirmarse mediante la detección de un olor típico a uvas. La demostración del pigmento de fluoresceína y de la actividad de la citocromo-c-oxidasa ayuda a confirmar la identificación final; por lo tanto, generalmente no se requieren pruebas adicionales. Las características específicas para identificar a *P. aeruginosa* se muestran en la tabla 7-5.

Acinetobacter baumannii

A. baumannii es el segundo no fermentador hallado con mayor frecuencia en los laboratorios clínicos, pero con sólo alrededor de una décima parte de la frecuencia de *P. aeruginosa*. Las siguientes son las características por las que se puede realizar una identificación presuntiva:

- Tienen forma de cocos o cocobacilos en la tinción de Gram.
- Crecen bien en agar de MacConkey (las colonias pueden tener un tono ligeramente rosado, una característica útil cuando está presente).
- No produce citocromo-c-oxidasa.
- Exhibe la utilización rápida de glucosa, con producción de ácido.
- Exhibe la utilización rápida de lactosa al 10%, con producción de ácido.
- Son inmóviles.
- Son resistentes a la penicilina.

La clave inicial es la observación de pequeños bacilos (1.0 × 0.7 μm) en tinciones de Gram preparadas directamente a partir de los materiales clínicos. Cuando las tinciones de Gram se preparan a partir de agar o caldo de cultivo, las células pueden verse más grandes y más como cocobacilos (lám. 7-5A).

Las especies de *Acinetobacter* no se pigmentan cuando crecen en agar sangre, una característica útil en la distinción de otros no fermentadores, como algunas cepas raras inmóviles y oxidasa negativas de *B. cepacia*. Sin embargo, las colonias que crecen en agar de MacConkey pueden producir un débil tinte rosado o un azul aciano más profundo cuando se observan en agar de eosina azul de metileno (lám. 7-5B). La resistencia a la penicilina ayuda a distinguir a *A. baumannii* de las especies altamente sensibles a la penicilina de *Moraxella*, las cuales por lo general se observan también como cocobacilos en la tinción de Gram. La mayoría de las cepas de especies de *Moraxella* también son citocromo-c-oxidasa positivas. *A. lwoffii* es asacarolítica y puede diferenciarse de *A. baumannii* porque no produce ácido cuando se cultiva en medios que contienen hidratos de carbono.

Stenotrophomonas maltophilia

S. maltophilia es el tercer no fermentador encontrado con mayor frecuencia en los laboratorios clínicos. Las siguientes son las características por las cuales se puede realizar una identificación presuntiva:

- Buen crecimiento sobre agar sangre y agar de MacConkey.
- No produce citocromo-c-oxidasa (o la reacción es muy retardada).
- Produce ácido en OF de maltosa, pero puede ser negativo en OF de glucosa.
- Lisina descarboxilasa positiva.
- ADNasa positiva.
- Algunas cepas tienen pigmento amarillo.

El patrón de sensibilidad a los antibióticos también puede representar una pista para la identificación de *S. maltophilia*, que suele ser resistente a la mayoría de los antibióticos, incluidos los aminoglucósidos, pero es sensible a trimetoprima-sulfametoxazol y, por lo general, a colistina.

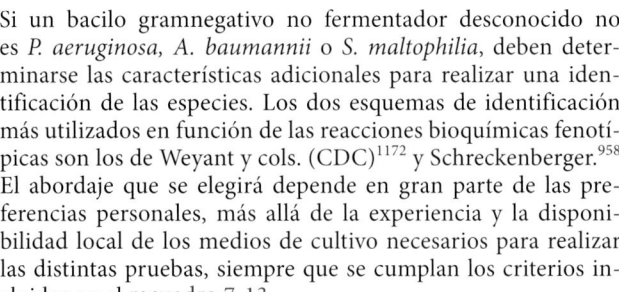

Métodos de identificación mediante pruebas bioquímicas convencionales

Si un bacilo gramnegativo no fermentador desconocido no es *P. aeruginosa*, *A. baumannii* o *S. maltophilia*, deben determinarse las características adicionales para realizar una identificación de las especies. Los dos esquemas de identificación más utilizados en función de las reacciones bioquímicas fenotípicas son los de Weyant y cols. (CDC)[1172] y Schreckenberger.[958] El abordaje que se elegirá depende en gran parte de las preferencias personales, más allá de la experiencia y la disponibilidad local de los medios de cultivo necesarios para realizar las distintas pruebas, siempre que se cumplan los criterios incluidos en el recuadro 7-13.

Esquema de los CDC: Weyant y colaboradores

En respuesta al problema de cómo identificar no fermentadores en el laboratorio clínico sin necesidad de llevar a cabo todas las pruebas que se realizan en un laboratorio de referencia, Weyant y cols.[1172] publicaron una guía de tres partes que incluye: (1) una clave de identificación para aerobios gramnegativos, (2) un conjunto de 12 tablas de identificación, y (3) un libro de código

Abordaje para la selección de una prueba convencional

1. Los resultados positivos y negativos de una reacción delimitados en la tabla de identificación deben basarse en los procedimientos y fórmulas descritos en el manual de procedimientos de laboratorio. Es decir, los medios y procedimientos deben ser los mismos que los utilizados para generar los resultados en una tabla de las reacciones empleadas para la identificación.

2. Todas las reacciones de la tabla de identificación deben tener una confianza del 90% o mayor y ser derivadas de una base de datos de un número suficientemente grande de microorganismos para ser estadísticamente significativo.

3. Todas las pruebas deberán realizarse bajo la vigilancia de control de calidad estándar para garantizar que los reactivos, reacciones y puntos finales estén tan cerca como sea posible de aquellos en los que se basó originalmente la tabla.

numérico por el cual los números de biotipo pueden vincularse con los nombres de las especies. También se incluyen fórmulas de procedimientos y medios para todas las pruebas bioquímicas citadas en el manual de identificación. Para interpretar de manera correcta los resultados de una tabla de identificación, se deben utilizar los mismos procedimientos en los que se basan las reacciones. El manual se titula: "Identification of Unusual Pathogenic Gram-Negative Aerobic and Facultatively Anaerobic Bacteria" y está disponible en Lippincott Williams & Wilkins.[1172]

Abordaje práctico para la identificación de no fermentadores: Schreckenberger

El abordaje utilizado en este libro fue ideado por Schreckenberger[958] y requiere que los diversos bacilos no fermentadores clínicamente importantes se dividan en cuatro grupos funcionales con base en una evaluación inmediata de su motilidad y capacidad para producir citocromo-c-oxidasa (tabla 7-23). Después de lograr esta división en subgrupos, es posible realizar identificaciones definitivas con base en la identificación de las tablas 7-23 a 7-37 y siguiendo las instrucciones que se encuentran en ellas. Las pruebas bioquímicas que se utilizan en esta guía de identificación son todas formulaciones bioquímicas convencionales y están disponibles comercialmente en la mayoría de los fabricantes de medios. Debe tenerse presente que, en el trabajo con estas tablas, una especie de un bacilo no fermentador puede aparecer en más de una tabla porque un microorganismo particular puede no ser 100% positivo o negativo para una determinada característica; por lo tanto, el esquema incluye cierta redundancia de forma que se identificará un bacilo desconocido sin importar el resultado obtenido con la variable de prueba para la detección. Siguiendo estas tablas, el microbiólogo debe ser capaz de identificar definitivamente alrededor del 95% de los bacilos no fermentadores que se aíslan de muestras clínicas.

Esquemas computarizados

Programa ASHEX Web ID®. Cuando se realiza una gran batería de pruebas, con frecuencia es difícil determinar la identificación más probable del microorganismo mediante el empleo de tablas o diagramas algorítmicos. Por esta razón, Schreckenberger desarrolló una aplicación de identificación de microorganismos llamada WIP (Web ID Program).[957] WIP es un programa gratuito en línea (desarrollado por Adam Schreckenberger 2014) que puede utilizarse para identificar bacterias sin el empleo de un software descargado. La aplicación WIP funciona en cualquier PC, sistema de Apple o de teléfono inteligente con una conexión activa a Internet. Como el programa se ejecuta en un navegador de Internet, no requiere descargas adicionales. Sólo deben ingresarse las características fenotípicas disponibles en el formulario Web para calcular la probabilidad de verosimilitud y puntuación modal. Si el puntaje de probabilidad es inferior al 95%, se mostrará una lista de pruebas fenotípicas que distinguen a los dos primeros candidatos; además, si la puntuación modal es baja, se muestra una lista de resultados de entrada que no corresponden con la predicción del mejor candidato. El programa proporciona una selección estadística de aislamientos bacterianos desconocidos a través de las comparaciones con matrices de características fenotípicas de cepas conocidas. El programa tiene tres funciones principales: (1) identificación de una cepa desconocida, (2) selección de pruebas adicionales para distinguir entre cepas posibles si no se logra la identificación, y (3) almacenamiento y recuperación de resultados. Una variedad de WIP, cada una de los cuales apunta a un subconjunto específico de bacterias gramnegativas, está disponible en www.pschreck.com haciendo clic en la pestaña correspondiente de la opción WIP en la barra de herramientas del sitio. Esta colección se conoce como la nube AID (identificación de la aplicación). Cada WIP hace referencia a una matriz característica específica que se creó a partir de una tabla publicada en la literatura médica o a partir de los datos del autor.

La tabla asociada con el WIP del no fermentador se denomina *ASHEX* y consta de 887 entradas aisladas que representan a 93 especies separadas de BNF con reacciones de 42 pruebas fenotípicas. La tabla puede descargarse desde el sitio web como una hoja de cálculo de Excel. Este archivo incluye la matriz característica, así como los resultados sin procesar de la reacción fenotípica, utilizados para calcular cada probabilidad. La tabla completa se reproduce en este capítulo como tabla 7-3. Para acceder al WIP, es necesario entrar a www.pschreck.com, hacer clic en la pestaña de WIP de elección en la barra de herramientas y escribir las reacciones en la hoja de cálculo.

Métodos de identificación mediante sistemas de kits comerciales

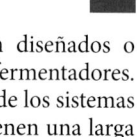

Los sistemas empacados comercialmente fueron diseñados o adaptados para la identificación de los bacilos no fermentadores. Estos equipos comparten muchos de los atributos de los sistemas empacados en general, es decir, son adecuados, tienen una larga vida útil y evitan la necesidad de conseguir suministros frescos de medios y reactivos. Los sistemas empacados disponen de técnicas estandarizadas que son exactas y dan resultados reproducibles iguales o mejores que los procedimientos convencionales, con las excepciones que se describen más adelante en este capítulo.

Los problemas inherentes al uso de muchos de los juegos de paquetes actualmente disponibles para la identificación de no fermentadores incluyen (1) la tendencia de los microorganismos

(el texto continúa en la p. 394)

TABLA 7-23 Abordaje práctico para la identificación de no fermentadores

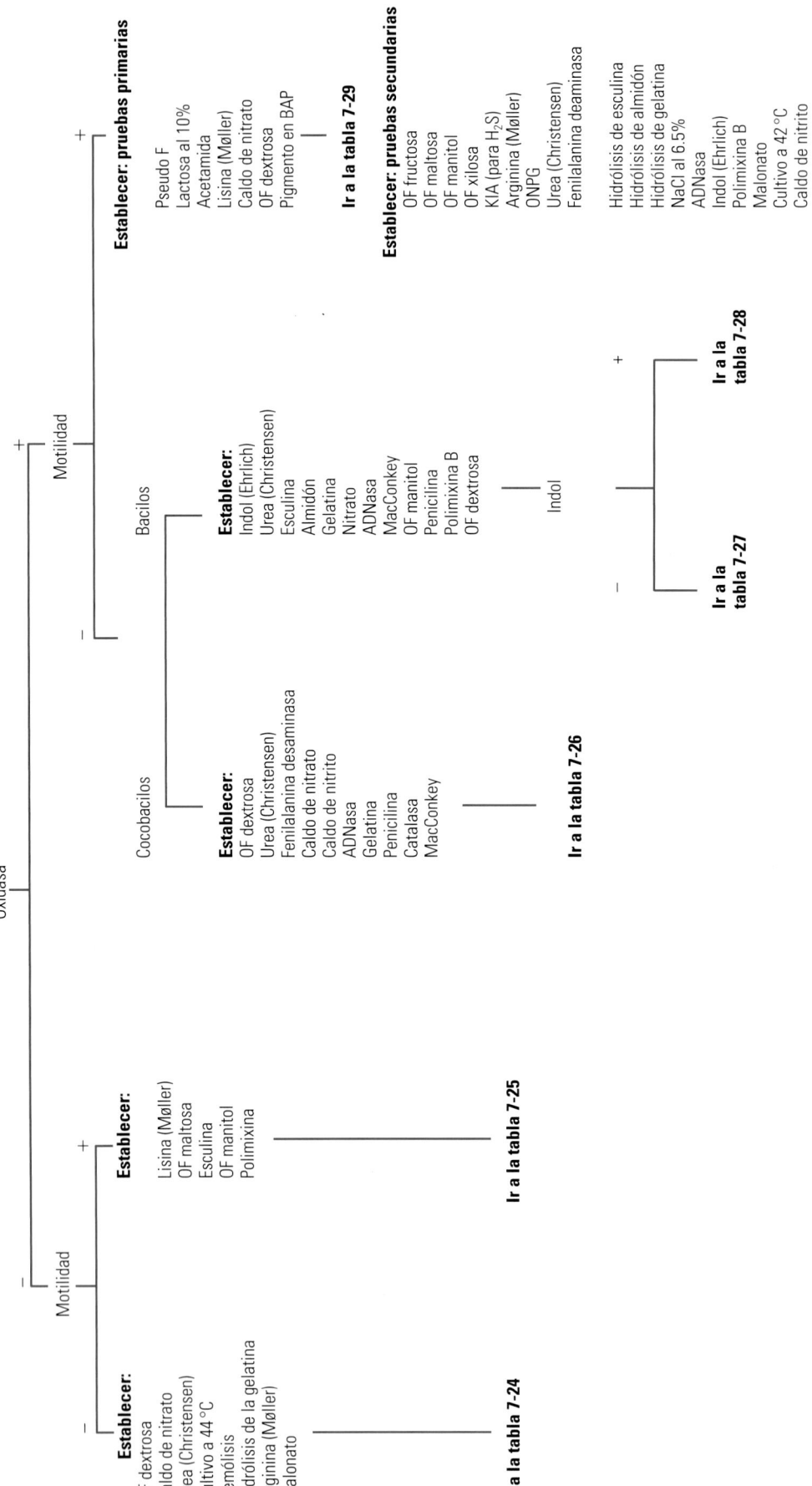

Instrucciones para utilizar las tablas 7-23 a 7-37

Este abordaje para la identificación de no fermentadores está diseñado para minimizar el número de pruebas bioquímicas para la identificación con base en una evaluación preliminar de las reacciones de oxidasa y motilidad de los microorganismos a identificar. Una vez que se conoce esta información, se realiza una batería específica de pruebas para completar la identificación del microorganismo. Para aquellos microorganismos que son oxidasa positivos y móviles, se utiliza un abordaje de dos etapas con base en las reacciones obtenidas en una batería de pruebas primaria seguida de pruebas suplementarias adicionales que se especifican en las tablas designadas. Dependiendo de las necesidades y recursos disponibles, el usuario de esta guía puede configurar todas las pruebas incluidas en las baterías primarias y secundarias cuando se encuentra un no fermentador móvil, positivo a oxidasa, con el fin de obtener una identificación definitiva en el menor tiempo posible. Como regla general, cuando se trabaja con BNF, debe utilizarse un inóculo sustancioso y las reacciones se deben sostener por 48 h antes de tomar la lectura final.

Pasos a seguir

1. Determinar la motilidad y las reacciones de oxidasa y seguir el diagrama de flujo en la tabla 7-23.
2. Establecer las pruebas bioquímicas especificadas e ir a la tabla indicada para completar la identificación.
3. Utilizar las tablas 7-24 a 7-37, comenzar con la primera prueba bioquímica que aparece en el lado izquierdo de la tabla y localizar la caja o casillas sombreadas en la esquina superior izquierda.
4. Si una sola casilla está sombreada, y si la reacción dada coincide con la reacción obtenida con la muestra, se ha logrado el objetivo. La identificación del microorganismo se encuentra en la misma fila a la izquierda de la casilla.
5. Si múltiples casillas se encuentran sombreadas y coincide con la reacción de su muestra, utilice las reacciones a la derecha de las casillas sombreadas para determinar la correcta identificación.
6. Si la reacción obtenida con la muestra no coincide con la caja o casillas sombreadas, proceda a la siguiente columna a la derecha y busque la casilla o casillas sombreadas en esta columna. Repita los pasos 4 y 5 hasta llegar a una identificación definitiva.
7. Debe darse consideración especial a las casillas sombreadas que contengan un signo de reacción variable (V). En estos casos raros, se debe tratar la reacción variable en la casilla sombreada como coincidentes y como no coincidentes.

TABLA 7-24 No fermentadores oxidasa negativos, inmóviles[a]

Microorganismo[b]	Genoespecie	Pigmento amarillo	Ureasa	Nitrato reducido	Pigmento marrón soluble	Crecimiento a 37°C	Crecimiento a 44°C	Hemólisis de sangre de carnero	Hidrólisis de la gelatina	OF dextrosa	Arginina	Malonato
CDC EO-5		+[c]	+	−	−	+	−	ND	−	+	−	ND
Bordetella parapertussis		−	+	−	−	+	ND	+	ND	−	ND	ND
CDC NO-1		−	−	+	−	+	ND	−	−	−	−	ND
Bordetella holmesii (NO-2)		−	−	−	+[d]	+	−	−	−	−	−	ND
Acinetobacter johnsonii	7	−	−	−	−	−	−	−	−	−	V (35)	V (13)
Acinetobacter baumannii	2	−	−	−	−	+	+[e]	−	−	+	+	+
Acinetobacter haemolyticus	4	−	−	−	−	+	−	+	+	V (52)	+	−
Acinetobacter sp.	6	−	−	−	−	+	−	+	+	V (66)	+	−
Acinetobacter bereziniae	10	−	−	−	−	+	−	−	−	+	−	−
Acinetobacter calcoaceticus	1	−	−	−	−	+	−	−	−	+	+	−
Acinetobacter pittii	3	−	−	−	−	+	−	−	−	+	+	V (87)
Acinetobacter radioresistens	12	−	−	−	−	+	−	−	−	V (33)	+	+
Acinetobacter junii	5	−	−	−	−	+	−	−	−	−	+	−
Acinetobacter lwoffii	8/9	−	−	−	−	+	−	−	−	−	−	−
Acinetobacter guillouiae	11	−	−	−	−	+	−	−	−	−	−	−

[a] Datos obtenidos de las referencias 117, 249, 450 y 1171.
[b] Todos los microorganismos incluidos en esta tabla aparecen como cocobacilos gramnegativos en la tinción de Gram.
[c] Considerar también Granulibacter bethesdensis (véase la tabla 7-18).
[d] Pigmento marrón soluble producido cuando se cultiva en agar de tirosina de infusión de corazón a 35 °C.
[e] Debe ser también OF dextrosa positiva.

+, 90% o más cepas positivas; −, 90% o más cepas negativas; V, 11-89% de cepas positivas; ND, resultados no disponibles; los números entre paréntesis son el porcentaje de las cepas que dan reacción positiva. Las instrucciones para la interpretación de la tabla utilizando casillas sombreadas se encuentran en el apartado "Pasos a seguir" en la p. 392.

TABLA 7-25 No fermentadores oxidasa negativos, móviles[a]

Microorganismo	Lisina descarboxilasa	Esculina	OF maltosa	OF manitol	Polimixina B	Pigmento	Características adicionales
Stenotrophomonas maltophilia	+	+	+	−	S	Lavanda amarillo	ADNasa (+)
Complejo Burkholderia cepacia	+	V (67)	+	+	R	Blanco o amarillo	ADNasa negativo, lipasa (+)
Sphingomonas paucimobilis	−	+	+	−	V (89)	Amarillo oscuro	Sensible a vancomicina
Pseudomonas luteola	−	+	+	+	S	Amarillo opaco	
Pseudomonas oryzihabitans	−	−	+	+	S	Amarillo opaco	
Burkholderia multivorans	V (53)	−	+	+	R	Blanco grisáceo	Lipasa (+)
Burkholderia gladioli	−	−	−	+	R	Amarillo	Lipasa (+)
Bordetella trematum	−	−	−	−	ND	Blanco grisáceo	Acetamida y malonato (+)
Kerstersia gyiorum	−	−	−	−	ND	Blanco a marrón claro	Acetamida y malonato (−)
Pandoraea spp.	−	−	−	−	R	Blanco grisáceo	Lipasa (−)

[a]Datos de las referencias 209, 217, 250, 367, 438 y 1105.

+, 90% o más cepas positivas; −, 90% o más cepas negativas; V, 11-89% de cepas positivas; ND, resultados no disponibles; los números entre paréntesis son el porcentaje de las cepas que dan reacción positiva; R, resistente; S, sensible. Las instrucciones para la interpretación de la tabla utilizando casillas sombreadas se encuentran en el apartado "Pasos a seguir" en la p. 392.

que presentan actividad bioquímica débil o tardía para producir reacciones de falsos negativos, (2) diseño subóptimo de muchos sistemas para el cultivo de algunos no fermentadores y (3) inclusión de algunas pruebas de diagnóstico que pueden no ser aplicables a la identificación de no fermentadores. Mientras que los miembros de Enterobacteriaceae por lo general crecen rápido y presentan actividad enzimática en una variedad de sustratos que pueden detectarse de manera sencilla con los sistemas en paquete, la mayoría de las especies de no fermentadores son de crecimiento lento y relativamente inactivos a nivel enzimático. El microbiólogo necesita experiencia considerable para interpretar algunas reacciones incompletas o débiles que pueden encontrarse cuando se utilizan estos sistemas.

Con estas perspectivas en mente, se comentan los siguientes cinco sistemas en paquete:

- API 20E® (BioMérieux, Hazelwood, MO)
- API 20NE® (BioMérieux)
- Crystal Enteric/Nonfermenter System® (Becton Dickinson Microbiology Systems)
- RapID NF Plus® (Remel)
- Biolog System® (Biolog, Hayward, CA)

Sistema API 20E

El sistema API 20E, diseñado al inicio para la identificación de Enterobacteriaceae, se amplió para incluir también la identificación de bacilos no fermentadores frecuentes. Para maximizar el empleo de API 20E para no fermentadores, se añadieron seis pruebas adicionales para generar un número de perfil de nueve dígitos (recuadro 7-14). Los estudios realizados con no fermentadores han demostrado que aunque el sistema API 20E identifica P. aeruginosa, S. maltophilia y especies de Acinetobacter con hasta el 99% de precisión, en particular después de 48 h de incubación, el desempeño con otros no fermentadores menos frecuentes fue habitualmente menos que aceptable.[137,298,748,976] Las identificaciones incorrectas ocurrieron por lo general a causa de reacciones de falsos negativos para citrato, licuefacción de gelatina, motilidad, dihidrolasa de arginina, ONPG, reducción de nitrato y pruebas de ureasa.[298] En otros casos, las identificaciones no fueron posibles porque el número de biotipo derivado de la tira de 20E no fue incluido en el índice de perfiles API.[298,976]

Sistema API 20NE

El sisteme API 20NE es una modificación de la tira de API 20E. La construcción de la tira de plástico es la misma que en el sistema de 20E; sin embargo, los sustratos se han cambiado para incluir ocho pruebas convencionales y 12 estudios de asimilación que se basan en la observación de crecimiento microbiano en presencia de una fuente única de carbono (lám. 7-5 H). En el recuadro 7-14 se ofrece una descripción del procedimiento operativo y los sustratos incluidos. Las reacciones positivas y negativas se convierten en un número de biotipo de siete dígitos y las identificaciones del microorganismo se realizan en una base de datos computarizada o desde una lista del perfil proporcionada por el fabricante. Los usuarios de este sistema deben tener en cuenta que la base de datos se construye en función de las reacciones que se obtuvieron a una temperatura de incubación de 30 °C (en vez de la temperatura convencional de 35-37 °C) con valores finales después de 48 h de incubación. Kiska y cols.[575]

(el texto continúa en la p. 400)

TABLA 7-26 Identificación de cocobacilos oxidasa-positivos, inmóviles[a]

Microorganismo	Olor o aspecto característico	OF dextrosa	ADN-asa	Ureasa	Fenilalanina desaminasa	Hidrólisis de gelatina	Nitrato reducido	Cultivo en agar de MacConkey	Nitrito reducido	Catalasa	Cultivo a 35°C
Psychrobacter immobilis (sacarolítica)	Olor de agar PEA (rosas)	+	–	+	+	–	V (86)	V	ND	+	–
Paracoccus yeei (CDC EO-2)	Células en forma de "0"[b]	+	–	+	ND	–	+	V (82)	ND	V (82)	+
CDC EO-3	Colonias amarillas (100)	+	–	+	ND	–	–	+	ND	+	+
CDC EO-4	Colonias amarillas (83)	+	ND	+	ND	–	–	+	ND	+	+
CDC EF-4b		+	ND	–	ND	–	+	V (65)	V	+	+
M. canis		–	+	–	–	–	+	+	V	+	+
M. catarrhalis		–	+	–	V	–	+	–	V	+	+
Psychrobacter phenylpyruvicus[c]		–	–	+	+	–	V (89)	+	+	Débil	+
O. urethralis	Pequeñas células cocoides	–	–	–	+	–	–	V (83)	+	+	+
M. lacunata		–	–	–	–	+	+	–	–	Débil	+
M. nonliquefaciens		–	–	–	–	–	+	V (17)	–	+	+
M. osloensis		–	–	–	–	–	V (26)	V (49)	–	Débil	+
M. atlantae	Colonias que se extienden o moteadas	–	–	–	–	–	–	+	V (20)	Débil o –	+
M. lincolnii	Bacilos en forma de cocos o turgentes	–	–	–	ND	–	–	–	V	+	+

[a] Datos obtenidos de referencias 251, 367, 493, 754, 1102, 1170 y 1172.
[b] Los frotis con tinción de Gram muestran bacilos cocoides o gruesos y cortos que con frecuencia son vacuolados. Las células tienen centros sin teñir, pero se tiñen periféricamente y tienen forma de 0.
[c] Las especies de *Brucella* pueden identificarse de manera errónea como *Psychrobacter phenylpyruvicus* en algunos sistemas de identificación comerciales.
+, 90% o más cepas positivas; –, 90% o más cepas negativas; V, 11-89% de cepas positivas; ND, resultados no disponibles; los números entre paréntesis son el porcentaje de las cepas que dan reacción positiva. Las instrucciones para la interpretación de la tabla utilizando casillas sombreadas se encuentran en el apartado de "Pasos a seguir" en la p. 392.

TABLA 7-27 Identificación de bacilos oxidasa positivos, inmóviles, indol negativos, en forma de bastones[a]

Microorganismo	Olor o aspecto característico	OF manitol	OF dextrosa	Hirólisis de esculina	Hidrólisis de gelatina	Ureasa	Reducción de nitrato	ADN-asa	Cultivo en agar de MacConkey	Penicilina	Polimixina
Sphingobacterium spiritivorum (IIk-3)	Amarillo pálido	+	+	+	−	+	−	+	−	R	R
Sphingobacterium multivorum (IIk-2)	Amarillo pálido	−	+	+	−	+	−	−	V (17)	R	R
Sphingobacterium thalpophilum	Amarillo pálido	−	+	+	V (86)	+	+	+	V (14)	R	R
Sphingobacterium mizutaii	Amarillo	−	+	+	−	−	−	−	−	R	R
Sphingomonas paucimobilis (IIk-1)	Amarillo brillante, sensible a vancomicina	−	+	+	−	−	−	−	V (10)	S (33)	S (89)
Ralstonia pickettii (VA-1)	Móvil (94) 10% lactosa (81) ONPG (0)	−	+	−	V (77)	+ (100)	+ (87)	−	V (77)	R	R
Inquilinus limosus	Sin pigmento	−	− (retardado)	+	−	V (33)	V (33)	ND	Crecimiento leve 3 días	ND	R
Alishewanella fetalis	Halófilos Crecen en NaCl al 6.5%	−	−	+	+	−	+	ND	+	ND	ND
Myroides odoratus	Olor afrutado de color verde amarillo	−	−	−	+	+	−	+	V (78)	S (19)	R
Haematobacter spp.	FAD +	−	−	−	−	+	−	ND	V	ND	ND
Neisseria elongata subsp. *nitroreducens*	Catalasa negativo	−	−	−	−	−	+	−	V (20)	S	S
Bacilos de Gilardi del grupo 1	FAD fuerte +	−	−	−	−	−	−		+	S	S
Neisseria weaveri	Colonias de color blanquecino	−	−	−	−	−	−	−	V (42)	S	S

[a]Datos obtenidos de las referencias 212, 269, 367, 434, 754 y 1144.
+, o más cepas positivas; −, 90% o más cepas negativas; V, 11-89% de cepas positivas; ND, resultados no disponibles; los números entre paréntesis son el porcentaje de las cepas que dan reacción positiva; R, resistente; S, sensible; FAD, fenilalanina desaminasa. Las instrucciones para la interpretación de la tabla utilizando casillas sombreadas se encuentran en el apartado "Pasos a seguir" en la p. 392.

TABLA 7-28 Identificación de bacilos oxidasa positivos, inmóviles, indol negativos, en forma de bastones[a]

Microorganismo	Color o aspecto característicos	Ureasa	Reducción de nitrato	Hidrólisis de esculina	Hidrólisis de gelatina	Hidrólisis de almidón	ADN-asa	Cultivo en agar de MacConkey	OF manitol	OF dextrosa	Penicilina	Polimixina
Bergeyella zoohelcum	Sin pigmento	++	−	−	+	−	−	−	−	−	S	R
Grupo IIc de los CDC	Sin pigmento	−	+	+	V	ND	ND	−	−	+	S	S (40)
Weeksella virosa	Las colonias se pegan al agar	−	−	−	+	−	V (13)	−	−	−	S	S
Empedobacter brevis	Amarillo pálido	−	−	−	+	V (40)	+	+[b]	−	Retardado	R	R
Grupo IIe de los CDC	Sin pigmento	−	−	−	−	+	−	−	−	Retardado	S (80)	S (40)
Grupo IIg de los CDC	Sin pigmento	−	−	−	−	ND	−	+	−	−	S	S
Grupo IIh de los CDC	Sin pigmento	−[b]	−	+	−[b]	+	V (78)	−[b]	−	Retardado	S	R
Grupo IIi de los CDC	ND	−	−	+	−	V (14)	−	−	−	Retardado	S (57)	R
Elizabethkingia meningoseptica	Amarillo pálido	−	−	+	+	− [8][c]	+ (100)	V (26)	Retardado	Retardado	R	R
Chryseobacterium indologenes	Amarillo oscuro	−	−	+	+	+ (100)	− (7)[c]	−	−	Retardado	R	R

[a]Datos obtenidos de las referencias 269, 367, 449 y 1172.

[b]Diferentes resultados informados; la reacción usada aquí es la informada por Dees y cols.[269]

[c]El número entre paréntesis es el porcentaje de positivos según Gilardi GL.[367]

+, 90% o más cepas positivas; −, 90% o más cepas negativas; V, 11-89% de cepas negativas; V, 11-89% de cepas positivas; ++, fuerte reacción positiva (4 h); ND, resultados no disponibles; los números entre paréntesis son el porcentaje de las cepas que dan reacción positiva; R, resistente; S, sensible; FAD, fenilalanina desaminasa. Las instrucciones para la interpretación de la tabla utilizando casillas sombreadas se encuentran en el apartado "Pasos a seguir" en la p. 392.

Balneatrix alpaca es de color amarillo pálido e indol positiva, pero se excluye de esta tabla porque es móvil (*véanse* las tablas 7-34 y 7-36).

TABLA 7-29 Pruebas de detección para la identificación de especies de no fermentadores oxidasa positivos, móviles

						−	+	Fluorescencia (agar Pseudo F bajo luz UV)
					−	+		Lactosa al 10%
				−	+			Acetamida
			−	+				Lisina (Moeller)
		−	+					Pigmento en agar sangre
	−	+						Gas del nitrato o nitrito
−	+							OF dextrosa
Véase la tabla 7-37	*Véase* la tabla 7-36	*Véase* la tabla 7-35	*Véase* la tabla 7-34	*Véase* la tabla 7-33	*Véase* la tabla 7-32	*Véase* la tabla 7-31	*Véase* la tabla 7-30	

TABLA 7-30 Identificación de no fermentadores fluorescentes

	Acetamida	Cultivo a 42 °C	Gelatina
Pseudomonas aeruginosa	+	+	+
Complejo *P. fluorescens*	−	−	+
Complejo *P. putida*	−	−	−

+, 90% o más de las cepas son positivas; −, 90% o más de las cepas son negativas.

TABLA 7-31 Identificación de no fermentadores fuertemente positivos a lactosa[a] (oxidasa +, motilidad +, fluoresceína −)

Microorganismo	Arginina	Lisina	OF manitol	Ureasa	ONPG	Polimixina B
Burkholderia pseudomallei[b]	+	−	+	V (43)	−	R
Complejo *Burkholderia cepacia*	−	+	+	V (45)	V (79)	R
Rhizobium radiobacter	−	−	+	+	+	S
Burkholderia multivorans	−	V (53)	+	+ (100)	+ (98)	R
Ralstonia mannitolilytica (Va-3)	−	−	+	+	−	R
Ralstonia pickettii (Va-1)	−	−	−	+	−	R
Sphingomonas paucimobilis	−	−	−	−	+	S (89)

[a]Datos obtenidos de las referencias 367, 438 y 1172.
[b]Considerar también *P. aeruginosa*, *P. fluorescens* y *P. putida* que son piocianina y pioverdina negativas.
+, 90% o más cepas positivas; −, 90% o más cepas negativas; V, 11-89% de cepas positivas; los números entre paréntesis son el porcentaje de las cepas que dan reacción positiva; R, resistente; S, sensible. Las instrucciones para la interpretación de la tabla utilizando casillas sombreadas se encuentran en el apartado "Pasos a seguir" en la p. 392.
Acinetobacter baumannii y las especies de *Sphingobacterium* son fuertemente lactosa positivas, pero se excluyen de esta tabla porque son inmóviles (*véanse* las tablas 7-24 y 7-27).

TABLA 7-32 Identificación de no fermentadores fuertemente positivos a acetamida[a] (oxidasa +, motilidad +, fluoresceína −, lactosa al 10% −)

Microorganismo	Arginina	OF dextrosa	OF fructosa	OF manitol	Ureasa	Nitrato a gas	Nitrato reducido	Nitrito a gas	Malonato[b]	Indol naranja
Pseudomonas aeruginosa	+	+	V (89)	V (68)	V (66)	V (60)	V (74)	ND	ND	−
Complejo Burkholderia cepacia	−	+	+	+	V	−	V (37)	ND	ND	−
Achromobacter xylosoxidans	−	+	V (9)	−	−	V (69)	+	ND	ND	+
Delftia acidovorans	−	−	+	+ (92)	−	−	+	ND	ND	+
Oligella ureolytica	−	−	−	−	++	V (58)	+	V (63)	−	−
Achromobacter denitrificans	−	−	−	−	V (31)	+	+	+	+	−
Achromobacter piechaudii	−	−	−	−	−	−	+	−	+	−
Alcaligenes faecalis	−	−	−	−	−	−	−	+	+	−
Bordetella hinzii	−	−	−	−	−	−	−	−	+	−
Bordetella avium	−	−	−	−	−	−	−	−	−	−

[a]Datos obtenidos de las referencias 367, 438 y 1109.
[b]Datos para la alcalinización de malonato de la referencia 62.
+, 90% o más cepas positivas; −, 90% o más cepas negativas; V, 11-89% de cepas positivas; ++, reacción positiva fuerte; ND, resultados no disponibles; los números entre paréntesis son el porcentaje de las cepas que dan reacción positiva; R, resistente; S, sensible. Las instrucciones para la interpretación de la tabla utilizando casillas sombreadas se encuentran en el apartado "Pasos a seguir" en la p. 392.

TABLA 7-33 Identificación de no fermentadores lisina positivos

	Polimixina B	ADNasa	OF manitol
Complejo *Burkholderia cepacia*[a]	R	−	+
Stenotrophomonas maltophilia[b]	S	+	−

[a]Para la separación posterior del complejo *B. cepacia*, *véase* la tabla 7-9.
[b]Las cepas ocasionales de *S. maltophilia* pueden ser oxidasa positivas.
+, 90% o más de las cepas son positivas; −, 90% o más de las cepas son negativas.

evaluaron 150 no fermentadores aislados de pacientes con FQ e informaron una tasa total de identificación correcta del 57%, incluyendo el 43% de los aislamientos de *B. cepacia*. El rendimiento general del API 20NE ha demostrado que es uno de los sistemas comerciales de mejor rendimiento para identificar no fermentadores.[37,605,709,1151,1158]

Sistema Crystal Enteric/Nonfermenter

El kit ID Crystal Enteric/Nonfermenter se describió en el capítulo 6. La base de datos de no fermentadores incluye 24 taxones de no fermentadores que representan 10 géneros diferentes. Se incluyen 20 taxones adicionales en un grupo llamado "Bacilos gramnegativos diversos", que consiste en un grupo de especies oxidasa positivas relativamente inactivas e indistinguibles unas de otras en el sistema Crystal E/NF. En este grupo se incluyen algunas especies médicamente relevantes de *Alcaligenes*, *Burkholderia*, *Comamonas*, *Moraxella*, *Ochrobactrum*, *Oligella* y *Pseudomonas*. En un estudio realizado por Wauters y cols.,[1158] la identificación general correcta de 201 no fermentadores (incluidas 31 especies diferentes) fue del 75.9% con Crystal E/NF en comparación con el 75.3% para API 20NE. Se debe destacar que sólo 36 de las 45 cepas de *P. aeruginosa* se identificaron correctamente mediante Crystal E/NF en comparación con 41 de 45 por API 20NE. El porcentaje general de identificaciones incorrectas de no fermentadores fue sustancialmente más alto para API (13.8%) que para el Crystal (6.3%). Los autores notaron que una ventaja del sistema Crystal sobre API es que los fermentadores y no fermentadores pueden evaluarse en el mismo panel. Además, API 20NE puede requerir 48 h de incubación, mientras que CrystalE/NF requiere sólo 18 h. Robinson y cols.[912] estudiaron 131 bacilos no entéricos en Crystal E/NF, incluidas 11 especies de no fermentadores; sin embargo, tres especies (*P. aeruginosa*, *A. baumannii*, *S. maltophilia*) representaron el 90% de los no fermentadores probados. El sistema Crystal identificó correctamente todas las especies de *P. aeruginosa*, *A. baumannii* y *S. maltophilia* probadas, pero sólo 8 de las 13 (61.5%) especies restantes de no fermentadores se identificaron de manera correcta.

Sistema RapID NF Plus

El sistema RapID NF Plus System (Remel) es un micrométodo con sustratos convencional y cromógeno para la identificación de bacterias gramnegativas no fermentadoras de glucosa médicamente importantes y otras bacterias seleccionadas de fermentadores de glucosa, gramnegativas, que no pertenecen a la familia *Enterobacteriaceae*. Las pruebas que se utilizan en el sistema RapID NF Plus System se basan en la degradación microbiana de sustratos específicos detectados mediante diferentes sistemas de indicadores. Las reacciones que se emplean son una combinación de pruebas convencionales y cromógenas de un solo sustrato. El sistema se describe en el recuadro 7-15. En el estudio de Kitch y cols.,[576] el 90.1% de las cepas se identificaron correctamente a nivel de especie sin pruebas adicionales. Kiska y cols.[575] mostraron que NF Plus identifica correctamente el 80% de las BNF que se aislaron de pacientes con FQ, incluido el 81% de los aislamientos de *B. cepacia*. Esta fue la tasa de identificación más alta de los cuatro sistemas comerciales involucrados en el estudio.[575] El sistema RapID NF Plus es actualmente el único sistema no automatizado de 4 h de prueba para la identificación de no fermentadores.

Sistema Biolog

El sistema Biolog (Biolog, Hayward, CA) se describió en el capítulo 6. La versión más reciente del sistema Biolog disponible para pruebas manuales es el GEN III MicroLog M System sin computadora (MLM). La química de redox de última generación de BioLog permite la prueba e identificación microbiana de bacterias aerobias gramnegativas y grampositivas en el mismo panel de prueba. La tinción de Gram y otros exámenes ya no son necesarios. El protocolo de configuración es simple y puede realizarse en aproximadamente 1 min. El sistema de identificación microbiana de Biolog puede identificar rápidamente más de 2 500 especies de bacterias aerobias y anaerobias, levaduras y hongos. Desafortunadamente, la FDA no aprueba este producto para el diagnóstico *in vitro* para humanos, pero puede ser un recurso que se puede utilizar en microbiología veterinaria, investigación o para hacer referencia a las pruebas de laboratorio.[256,453,1214]

Métodos de identificación mediante sistemas automatizados

Sistema Vitek Legacy

El sistema Vitek Legacy (bioMérieux), que se describió en el capítulo 6, también se ha utilizado con éxito en la identificación de los no fermentadores hallados con mayor frecuencia en el laboratorio clínico. Pfaller y cols.[844] evaluaron 91 BNF, con el 90.1% identificados correctamente. Se identificó al 15% en 4 h, al 45% en 5-8 h y un 40% adicional en 9-18 h. Colonna y cols.[225] evaluaron 142 BNF y encontraron el 79.6% de concordancia con API NFT. Kiska y cols.[575] evaluaron cuatro sistemas de identificación, incluida la tarjeta Vitek GNI, para la identificación de BNF de pacientes con FQ. Se analizaron un total de 150 cepas, incluidas 58 de *B. cepacia*, 30 de *S. maltophilia*, 24 de *A. xylosoxidans*, 14 de *P. aeruginosa* y 24 de otros BNF. Con Vitek identificaron correctamente sólo el 50% de los aislamientos de *B. cepacia* y el

(*el texto continúa en la p. 406*)

TABLA 7-34 Identificación de no fermentadores pigmentados[a] (oxidasa +, motilidad +, fluoresceína –, lactosa al 10% –, acetamina –, lisina –)

Microorganismo	Color o aspecto característicos	KIA/H_2S	OF fructosa	Arginina	Gas a partir de nitrato	Indol	OF manitol	OF xilosa	Hidrólisis de esculina	Cultivo en NaCl al 6.5%
Roseomonas sp.[b]	Mucoide, rosa	–	+	–	–	–	V	V	–	–
Methylobacterium spp.[b]	Secos, coral	–	V(50)	–	–	–	V	V	–	–
Shewanella alga	Bronceado	+	–	–	ND	–	–	–	–	+
Shewanella putrefaciens	Bronceado	+	V	–	–	–	–	–	–	–
Massilia timonae	ADNasa (+), amarillo pálido	–	–	–	–	–	–	+	+	–
Brevundimonas vesicularis	Bronceado/naranja Sensible a vancomicina	–	–	–	–	–	–	V(11)	+	–
Pseudomonas mendocina (Vb-2)[c]	Amarillo pálido	–	+	+	+	–	–	+	–	+
Grupo Vb-3 de los CDC[c]	Amarillo pálido	–	+	+	+	–	V(88)	+(94)	–	+
Pseudomonas stutzeri (Vb-1)	Amarillo y arrugado	–	+	–	+	–	V(70)	+(94)	–	+
Balneatrix alpica	Amarillo pálido	–	+	–	–	+	+	ND	–	ND
Complejo Burkholderia cepacia	Amarillo	–	+	–	–	–	+	V	V(67)	–
Sphingomonas paucimobilis	Amarillo	–	+	–	–	–	–	+	+	–
Grupo O-1 de los CDC[d]	Amarillo, urea (–)	–	+	–(4)	–	–	–	–	+(95)	+
Grupo O-2 de los CDC[d]	Amarillo, urea V(12)	–	+	V(22)	–	–	–	–	V(64)	–

[a] Datos obtenidos de las referencias 255, 367, 400, 560, 645, 906 y 1172.

[b] Las especies de *Methylobacterium* aparecen como colonias oscuras bajo luz UV de onda larga debido a la absorción de la luz UV. Las especies de *Roseomonas* no absorben la luz UV y no se ven oscuras.

[c] *P. mendocina* es negativa a la hidrólisis del almidón; Vb-3 de los CDC es positiva a la hidrólisis del almidón.

[d] El grupo O-1 de los CDC es glucosa OF débil o retardado, maltosa negativo; el grupo O-2 es maltosa OF, sacarosa y glucosa positivo, generalmente.

+, 90% o más cepas positivas; –, 90% o más cepas son negativas; V, 11-89% de cepas positivas; los números entre paréntesis son el porcentaje de las cepas que dan reacción positiva, ND, resultados no disponibles; KIA, agar hierro de Kligler. Las instrucciones para la interpretación de tabla utilizando casillas sombreadas se encuentran en el apartado "Pasos a seguir" en la p. 392.

Todos estos pigmentos se desarrollan solamente a medida que el cultivo envejece. La mayoría de las cepas de *Chryseobacterium* spp. y *Sphingobacterium* spp. también son pigmentadas (amarillo); sin embargo, estos microorganismos se excluyen de esta tabla porque son inmóviles (véanse las tablas 7-27 y 7-28).

TABLA 7-35 Identificación de no fermentadores desnitrificantes[a] (oxidasa +, motilidad +, fluoresceína −, lactosa al 10% −, acetamida −, lisina −, pigmento −)

Microorganismo	OF dextrosa	Polimixina B	ONPG	NaCl al 6.5%	Fenilalanina desaminasa	Arginina	OF xilosa	OF maltosa	Ureasa
Oligella ureolytica	−	S	−	−	+		−	−	++
Pseudomonas spp. grupo 1c de los CDC[b]	−	S	−	−	−	V (50)	−	−	−
A. denitrificans[b]	−	S (83)	−	−	−	−	−	−	V (31)
Ochrobactrum intermedium	+	R	−	−	+	V (36)	+	V (50)	+
R. pickettii (Va-1)	+	R	−	−	−	−	+	+	+
R. pickettii (Va-2)	+	R	−	−	V (40)	−	+	−	+
Rhizobium radiobacter	+	S	+	−	+	−	+	+	+
P. stutzeri (Vb-1)	+	S	−	+	V (55)	−	+	+	V (17)
P. mendocina (Vb-2)	+	S	−	+	V (50)	+	+	−	V (50)
CDC Vb-3	+	S	−	+	V (56)	+	+	V (88)	V (31)
A. xylosoxidans	+	S	−	V[c]	−	−	+ (100)	−	−
Ochrobactrum anthropi	+	S	−	−	+	V (36)	+	V (50)	+ (100)
P. aeruginosa	+	S	−	−	−	+ (100)	V (85)	V (12)	V (66)
Acidovorax temperans	+	S	−	−	−	−	−	−	− (débil)

[a]Datos obtenidos de las referencias 367, 1132 y 1172.

[b]A. denitrificans puede separarse de Pseudomonas spp. grupo 1 de los CDC con base en la morfología flagelar. Achromobacter tiene flagelos perítricos, mientras que el grupo 1 de Pseudomonas tiene un único flagelo polar.

[c]El crecimiento en NaCl al 6.5% puede ser débil o retardado.

+, 90% o más cepas positivas; −, 90% o más cepas negativas; V, 11-89% de cepas positivas; ++, reacción positiva fuerte (4 h); los números entre paréntesis son el porcentaje de las cepas que dan reacción positiva; R, resistente; S, sensible. Las instrucciones para la interpretación de la tabla utilizando casillas sombreadas se encuentran en el apartado "Pasos a seguir" en la p. 392.

TABLA 7-36 Identificación de no fermentadores dextrosa positivos[a] (oxidasa +, motilidad +, fluoresceína –, lactosa 10% –, acetamida –, lisina –, pigmento –, desnitrificación –)

Microorganismo	Características, color	KIA/H₂S	Indol	ONPG	OF fructosa	OF xilosa	Cultivo en NaCl al 6.5%	Fenilalanina desaminasa	Hidrólisis de esculina	Arginina	Cultivo a 42°C	Hidrólisis de la gelatina
Methylobacterium spp.	Coral, seco	–	–	–	V	V	–	–	–	–	–	–
Shewanella putrefaciens	–	+	–	–	V	–	–	–	–	–	V	V
Balneatrix alpica	Amarillo pálido	–	+	–	+	ND	–	ND	–	+	+	Débil +
Rhizobium radiobacter	–	–	–	+	+	+	–	+	+	–	V (13)	–
Grupo 2 similar a Pseudomonas	–	–	–	+	+	+	–	+	–	–	–	–
A. xylosoxidans	–	–	–	–	–	+	–	–	–	–	V (86)	–
Brevundimonas diminuta	–	–	–	–	–	–	–	V (16)	–	–	V (19)	V (58)
Pandoraea spp.	Resistente a la polimixina B	–	–	–	–	–	–	ND	–	–	V (77)	–
Acidovorax temperans	–	–	–	–	+	–	–	–	–	–	V	–
P. pseudoalcaligenes	–	–	–	–	+	–	–	V (21)	–	V (36)	V (75)	–
Grupo Vb-3 de CDC	–	–	–	–	+	+	+	V (56)	–	+	V (75)	–
O. anthropi/intermedium[b]	–	–	–	ND	+	+	–	+	V (40)	V (36)	V (10)	–
Grupo 0-3 de los CDC	–	–	–	ND	+	+	–	ND	+	–	V (40)	–
R. pickettii (VA-1)	–	–	–	–	+	+	–	–	–	–	V (26)	V (77)
P. aeruginosa	–	–	–	–	+	V (85)	–	–	–	+	+	V (46)
Complejo P. fluorescens	PIR V (23)[c]	–	–	–	+	+	–	–	–	+	–	+
Complejo P. putida	PIR –[c]	–	–	–	+	+	–	–	–	+	–	–
Acidovorax delafieldii	PIR +[c]	–	–	–	+	+	–	–	–	+	–	V (50)

[a]Datos obtenidos de las referencias 209, 248, 255, 367, 400, 560, 1132, 1172 y 1177.

[b]La resistencia a colistina y polimixina B puede utilizarse para distinguir O. anthropi (sensible) de O. intermedium (resistente).[1132]

[c]PIR datos obtenidos de Schreckenberger (véase la tabla 7-3).

+, ≥90% o más cepas positivas; –, ≤90% o más cepas negativas; V, 11-89% de cepas positivas; PIR, pirrolidonil arilamidasa. Los números entre paréntesis son porcentajes de las cepas que dan reacción positiva. Las instrucciones para la interpretación de la tabla utilizando casillas sombreadas se encuentran en el apartado "Pasos a seguir" en la p. 392.

TABLA 7-37 Identificación de no fermentadores dextrosa negativos [a] (oxidasa +, motilidad +, fluoresceína –, lactosa al 10% –, acetamida –, lisina –, pigmento –, desnitrificación –, dextrosa –)

Microorganismo	Color o aspecto característicos	KIA/H2S	OF fructosa	Ureasa	Arginina	Poli-mixina B	NO3 a NO2	NO2 a gas	Fenilalanina desaminasa	ADN-asa	Disposición flagelar
Methylobacterium[b]	Secas, coral	–	V	+	–	S (35)	V	ND	–	–	Polar monotrico
Roseomonas[b]	Mucoides, rosa	–	+	+	–	S (50)	–	ND	V (17)	–	Variable
Shewanella putrefaciens	No crece en NaCl al 6.5%	+	V	V	–	S	+	–	–	+	Polar, 1-2
Shewanella alga	Cultivo en NaCl al 6.5%	+	–	V	–	S	+	–	–	+	Polar, 1-2
P. pseudoalcaligenes	–	–	+	–	V (36)	S	+	ND	V (21)	–	Polar, 1-2
O. ureolytica	–	–	–	++	–	S	+ (100)	V (63)	+ (100)	–	Peritrico
B. bronchiseptica	–	–	–	++	–	S	+ (100)	–	V (25)	–	Peritrico
Cupriavidus pauculus	–	–	–	++	–	S	–	–	–	–	Peritrico
Laribacter hongkongensis	Bacilos curvados	–	–	–	+	S	+	–	ND	ND	Bipolar
Inquilinus limosus	Lipasa (+)	–	ND	V (25)	–	R	–	–	ND	ND	Inmóvil o polar, 1-2
Pandoraea spp.	Lipasa (–)	–	–	V (63)	–	R	V (11)	–	ND	–	Polar, 1-8
Brevundimonas diminuta	–	–	–	–	–	S (46)	–	ND	V (16)	V (12)	Polar monotrico
B. hinzii	–	–	–	–	–	S	–	–	V (15)	–	Peritrico
P. alcaligenes	–	–	–	V (21)	V (7)	S	V (61)	V (10)	V (20)	–	Polar monotrico
C. testosteroni	–	–	–	–	–	S	+	V (11)	V (30)	–	Polar multitrico
A. piechaudii	Acetamida V (42)	–	–	–	–	S	+	–	–	–	Peritrico

[a] Datos obtenidos de las referencias 209, 212, 367, 400, 560, 906, 1109, 1172 y 1212.
[b] Las especies de *Methylobacterium* se observan como colonias oscuras bajo luz UV de onda larga debido a la absorción de la luz UV. Las especies de *Roseomonas* no absorben la luz UV y no se ven oscuras.
+, 90% o más cepas positivas; –, 90% o más cepas negativas; V, 11-89% de cepas positivas; ++, reacción positiva fuerte (4 h); ND, resultados no disponibles; los números entre paréntesis son el porcentaje de las cepas que dan reacción positiva. Las instrucciones para la interpretación de la tabla utilizando casillas sombreadas se encuentran en el apartado "Pasos a seguir" en la p. 392.

Sistemas API 20E y API 20NE para la identificación de no fermentadores

Diseño funcional	Procedimiento operativo	Sustratos incluidos
Cada sistema consiste en una tira de plástico con 20 cúpulas miniaturizadas que contienen sustratos deshidratados y una cámara de incubación plástica con una tapa de ajuste laxo (láms. 6-6A y 7-5D). Cada cúpula tiene un orificio en la parte superior a través del cual puede inocularse la suspensión bacteriana con una pipeta. La acción bacteriana en el sustrato produce turbidez o cambio de color que se interpreta visualmente.	*Para ambos sistemas:* añadir 5 mL de agua del grifo a una bandeja de incubación para proporcionar una atmósfera húmeda durante la incubación. Colocar la tira en la bandeja de incubación. Preparar una suspensión bacteriana del microorganismo de prueba mediante la suspensión de las células de una colonia bien aislada en 5 mL de solución salina al 0.85% estéril. La turbidez debe ser equivalente a un estándar de 0.5 de McFarland. *API 20E:* con una pipeta Pasteur, llenar cada cúpula con la suspensión bacteriana a través del puerto de inoculación. Cubrir las tres cúpulas de la decarboxilasa y la ureasa con aceite mineral estéril. La unidad se incuba a 35 °C durante 24 o 48 h antes de la lectura de los resultados según las siguientes reglas: después de 24 h, si la glucosa es positiva, añadir reactivos, realizar una prueba de oxidasa y generar un número de perfil de 7 dígitos para buscar en la sección blanca del índice de perfil; si la glucosa es negativa, pero tres o más reacciones son positivas antes de añadir los reactivos, seguir las indicaciones mencionadas; si la glucosa es negativa y menos de otros tres exámenes son positivos, no añadir reactivos, reincubar la tira por 24 h adicionales e inocular OF glucosa, medio para motilidad y agar de Mac-Conkey. Después de 48 h, añadir reactivos, realizar prueba de oxidasa y generar un número de perfil de 9 dígitos para ver en la sección azul del índice de perfil. *API 20NE:* con una pipeta Pasteur, llenar la porción del tubo de las primeras ocho cúpulas (NO$_3$ a través de ONPG) con la suspensión bacteriana. Inocular una ampolla de medio AUX con cuatro gotas de la misma suspensión salina. Mezclar bien. Con una nueva pipeta estéril, inocular las pruebas de asimilación GLU a través de PAC (cúpulas con líneas de color) rellenando el tubo y la cúpula hasta obtener una superficie plana líquida sin menisco. Agregar aceite mineral a las cúpulas GLU, ADH y URE. Incubar la tira durante 24 h a 29-31 °C. Después de 24 h, añadir reactivos de nitrato NO$_3$ a la cúpula y reactivo TRP a la cúpula TRP. Leer y registrar las reacciones. Las pruebas de asimilación se registran como positivas si hay crecimiento visible en la parte de la cúpula del tubo. Se genera un número de perfil de 7 dígitos. Si no se obtiene una buena identificación o el número de perfil no se encuentra en el libro de códigos, la tira de prueba puede incubarse durante 24 h más. Para ello, cubrir inmediatamente las cúpulas de NO$_3$ y TRP con aceite mineral. Registrar los resultados de la prueba de NO$_3$, TRP y GLU después de 24 h; no leer estas pruebas después de 48 h.	*API 20E:* ONPG Arginina dihidrolasa Lisina descarboxilasa Ornitina descarboxilasa Citrato Sulfuro de hidrógeno Ureasa Desaminasa de triptófano (agregar FeCl$_3$ al 10%) Indol Voges-Proskauer (agregar KOH y α-naftol) Gelatina Glucosa Manitol Inositol Sorbitol Ramnosa Sacarosa Melibiosa Amigdalina Arabinosa Pruebas suplementarias: Oxidasa NO$_2$ Gas N$_2$ Motilidad MacConkey OF glucosa oxidativo OF glucosa fermentativo *API 20NE:* Pruebas bioquímicas: Reducción de nitrato Triptofanasa Fermentación de glucosa Arginina dihidrolasa Ureasa Hidrólisis de esculina Gelatinasas β-galactosidasa Pruebas de asimilación: D-glucosa L-arabinosa D-manosa D-manitol N-acetil-D-glucosamina Maltosa D-gluconato Caprato Adipato L-malato Citrato Fenilacetato

Sistema de identificación de no fermentadores RapID NF Plus System

Diseño funcional	Procedimiento operativo	Sustratos incluidos
El sistema se compone de 10 cavidades de reacción ubicadas en la periferia de una bandeja de plástico desechable (lám. 7-5F). Las cavidades de reacción contienen reactivos deshidratados, y la bandeja permite la inoculación simultánea de cada cavidad con una cantidad predeterminada de inóculo. Cuando el inóculo de prueba se agrega a la cavidad de la reacción, el sustrato de prueba es rehidratado y se inicia la reacción de la prueba. Después de la incubación durante 4 h, se examina la reactividad de cada cavidad de prueba observando el desarrollo de un color. En algunos casos, hay que añadir reactivos a las cavidades de prueba para producir un cambio de color. El patrón resultante de reacciones positivas y negativas de la prueba se utiliza como base para la identificación del aislamiento de prueba por comparación de los resultados de reactividad de la prueba frente a microorganismos conocidos almacenados en una base de datos generada por un sistema de cómputo.	Preparación del inóculo: los microorganismos de prueba deben crecer en cultivo puro y examinarse por tinción de Gram y oxidasa antes de su uso en el sistema RapID NF. Los microorganismos de prueba pueden retirarse de una variedad de medios de cultivo de agar selectivos y no selectivos. Las placas utilizadas para la preparación del inóculo preferiblemente deben tener un tiempo de 18-24 h. Utilizando un hisopo de algodón o asa de inoculación, retirar los microorganismos de la placa de agar y suspender en el líquido de inoculación RapID para lograr una turbidez visual de al menos 1, pero no mayor de 3 del estándar de turbidez de McFarland. Las suspensiones deben mezclarse bien y emplearse dentro de los 15 min siguientes a su preparación. Inoculación de paneles: retirar parcialmente la película que cubre el panel sobre el puerto de inoculación. Con una pipeta Pasteur, transferir suavemente todo el contenido del líquido de inoculación en el interior de la esquina superior derecha del panel. Volver a cerrar el puerto de inoculación presionando la película de cubierta en su lugar. Después de agregar la suspensión de prueba, inclinar el panel hacia atrás lejos de las cavidades de prueba en un ángulo aproximado de 45°. Mientras se encuentra inclinado, girar suavemente el panel de lado a lado para distribuir uniformemente el inóculo a lo largo de los deflectores traseros. Manteniendo una posición horizontal, inclinar lentamente el panel hacia adelante, hacia las cavidades de reacción, hasta que el inóculo fluya a lo largo de los deflectores en las cavidades de reacción. Incubar los paneles a 35-37 °C en una incubadora sin CO_2 durante 4 h. Paneles de lectura: colocar el panel en la parte superior de la mesa y despegar la cubierta sobre las cavidades de reacción. Sin la adición de reactivos, leer y marcar las cavidades 1-10, realizando la lectura de izquierda a derecha y registrar en el formulario del informe. Registrar el color de la cavidad 10 (GLU) en el espacio proporcionado en el formulario de informe. Luego, añadir dos gotas de reactivo de NF Plus a las cavidades 4-8, dos gotas del reactivo Innova SpotIndole a la cavidad 9 y dos gotas del reactivo Innova Nitrate A a la cavidad 10. Permitir actuar 30 s, pero no más de 3 min, para el desarrollo de color. Registrar los resultados en las casillas apropiadas del formulario del informe. Buscar en la base de datos del compendio de códigos o del sistema de cómputo.	Arginina dihidrolasa Utilización de tiol alifático Hidrólisis de triglicéridos La hidrólisis enzimática del glucósido o de los sustratos nitrofenilo ligados a fosfoéster liberan o/p-nitrofenol amarillo: p-nitrofenil-fosfoéster p-nitrofenil-N-acetil-β, D-glucosaminida p-nitrofenil-α, D-glucósido p-nitrofenil-β, D-glucósido o-nitrofenil-β, D-glucósido Hidrólisis de la urea Utilización de glucosa La hidrólisis enzimática de sustratos ligados a sustratos de β-naftilamida libera β-naftilamina libre, la cual se detecta con el reactivo RapID NF Plus. Prolina β-naftilamida Pirrolidina β-naftilamida γ-glutamil-β-naftilamida Triptófano β-naftilamida N-benzil-arginina-β-naftilamida Utilización del triptófano con la formación de indol Reducción de nitrato de sodio Las pruebas anteriores junto con oxidasa proporcionan 18 parámetros de prueba.

60% de los aislamientos en general. O'Hara y cols.[797] evaluaron 23 no fermentadores (8 de *Acinetobacter*, 10 de *P. aeruginosa* y 5 de *S. maltophilia*) e informaron el 100% de identificaciones correctas con la tarjeta Vitek GNI y la versión del software R07.1. Rhoads y cols.[901] evaluaron 80 microorganismos de *A. baumannii* y 39 de *P. aeruginosa*, y registraron la correcta identificación del 100 y 84.6%, respectivamente, con la tarjeta Vitek GNI y la versión del software AMS-R08.2. Sung y cols. evaluaron GNI+ para la identificación de 301 aislamientos de BNF representantes de 25 especies diferentes. La identificación correcta a nivel de especie en las pruebas iniciales fue del 71.8%, que mejoró hasta el 92.3% después de realizar pruebas adicionales según lo recomendado por el protocolo del fabricante.[1045]

Sistema Vitek 2

El sistema Vitek 2 se describe a detalle en el capítulo 6. La tarjeta original de Vitek 2 para identificar bacterias gramnegativas se rediseñó para mejorar la identificación de bacilos fermentadores y no fermentadores. La nueva tarjeta contiene 47 pruebas (26 que estaban incluidas en la tarjeta anterior y 21 pruebas nuevas), en comparación con 41 en la tarjeta Vitek 2 ID-GNB establecida. La base de datos para la nueva tarjeta se amplió a 159 taxones en comparación con sólo 101 para la tarjeta Vitek 2 original. En un estudio realizado por Funke y cols.,[344] 133 de 144 (92.4%) bacilos no fermentadores se identificaron de manera adecuada con las nuevas tarjetas de Vitek 2.

Sistemas Microscan Walkaway-96®, Walkaway-40® y Autoscan-4®

Estos tres sistemas (fabricados por Beckman Coulter, West Sacramento, CA), que se describen en el capítulo 6, tienen una amplia base de datos que incluye muchas especies de BNF. Pfaller y cols.,[844] después de utilizar WalkAway-96 Rapid Gram Negative Panel®, informaron que el 92.3% de los bacilos no entéricos se identificaron correctamente con una probabilidad de más del 85%. Tenover y cols.[1064] evaluaron el Walkaway-96 (antes llamado autoSCAN-W/A®) en cuanto a su capacidad para identificar 310 bacilos gramnegativos no fermentadores de glucosa bien caracterizados. En su estudio, se analizaron dos tipos de paneles de identificación: el panel seco colorimétrico Neg ID® de tipo 2 (DCP) y el panel ID Neg rápido fluorométrico (RFP). Los resultados con el DCP demostraron que el 41.3% de 286 microorganismos se identificaron de forma correcta, con una confianza de más del 85%, mientras que el 22.4% se indentificaron de manera errónea con el mismo grado de confianza (errores importantes). El 15% de los microorganismos se registraron como no identificados. Los problemas en la identificación de bacilos no fermentadores relativamente frecuentes, como *P. fluorescens*, *P. putida* y *S. maltophilia*, se registraron con el panel DCP. Los investigadores informaron mejores resultados con los paneles RFP, con los que se identificó correctamente el 77.1% de los 239 aislamientos, mientras que el 25% se identificó erróneamente. Los investigadores también señalaron que los resultados con los paneles RFP estaban disponibles en 2 h; así, si no se puede identificar un microorganismo, pueden inocularse pruebas bioquímicas adicionales el mismo día y se pierde poco tiempo en la identificación de los microorganismos. Colonna y cols., en la UCLA, evaluaron 142 BNF mediante el panel Neg ID rápido de 2 h e informaron un 74.6% de concordancia con API NFT.[225] O'Hara y cols.,[797] en los CDC, valoraron 23 cepas de BNF, incluidas 8 de *Acinetobacter*, 10 de *P. aeruginosa* y 5 de *S. maltophilia*, e informaron el 100% de exactitud con el panel combo 3 Walkaway Neg y la versión 17.02 del software. Rhoads y cols.[901] informaron el 97.5% y 82.1% de identificación correcta de los aislamientos de *A. baumannii* y *P. aeruginosa*, respectivamente, con el sistema Walkaway-96 con combo 6 en orina y combo 16 negativo, y la versión 20.20 del software. Sung y cols. compararon el MicroScan Walkaway (W/A) mediante el empleo de paneles de tipo 12 de Combo Neg convencional (durante la noche), con Vitek GNI+ para la identificación de 301 aislamientos de BNF representantes de 25 especies diferentes. El W/A identificó de forma adecuada el 71.4% de los aislamientos a nivel de especie en el inicio de la prueba, mejorando hasta el 96.0% después de la realización de pruebas adicionales recomendadas por el protocolo del fabricante.[1045] Saiman y cols.[941] evaluaron la capacidad de MicroScan Autoscan para identificar aislamientos de *P. aeruginosa* que se obtuvieron de pacientes con FQ. Gracias a la utilización de los paneles combo negativo de tipo 15 y su lectura después de 20-24 h, y nuevamente a las 48 h de incubación, fue posible identificar correctamente el 57% (108 de 189) de las cepas no mucoides y el 40% (24 de 60) de las mucoides. Se identificó con mayor frecuencia a *P. fluorescens/putida*.[941]

En 1997, MicroScan actualizó los paneles de identificación rápida de bacterias gramnegativas desde el panel de tipo 2 al panel de tipo 3 a fin de mejorar la exactitud de la identificación y con el objeto de eliminar la necesidad del recubrimiento con aceite mineral para las pruebas de la descarboxilasa y para aumentar la vida útil de 1-2 años. La base de datos de identificación del panel de revisión se actualizó para incluir 119 taxones. En una evaluación multicéntrica del nuevo panel de tipo 3, el 91.3% (63 de 69)

de los BNF se identificaron correctamente a nivel de especie.[72] En un estudio que realizaron Schreckenberger y cols.,[959] el 92.2% de los BNF (71 de 77) representantes de 10 especies se identificaron correctamente hasta el nivel de especie con los paneles de tipo 3 rápidos gramnegativos.

Sistema Sensititre AP80

Los paneles de identificación Sensititre AP80 (TREK Diagnostic Systems, Cleveland, OH) pueden inocularse e incubarse fuera de línea, y realizar la lectura después en el Sensititre Autoreader, o pueden inocularse y colocarse en el instrumento ARIS (lectura automática y sistema de incubación) que se describe en el capítulo 6. El panel AP80 permite la identificación de bacilos gramnegativos en sólo 5 h, con la opción de incubación adicional durante la noche, si se requiere o desea. Colonna y cols.[225] evaluaron 142 BNF utilizando los paneles de Sensititre AP80 e informaron un 71.1% de concordancia con el API NFT. Staneck y cols.[1026] valoraron 144 aislamientos no entéricos, incluidos 135 no fermentadores en representación de ocho especies. El 93% de los aislamientos probados consistieron en sólo tres especies (68 de *P. aeruginosa*, 33 de *Acinetobacter* y 25 de *S. maltophilia*). La correcta identificación se obtuvo para el 99.2% de estas tres especies y el 95.1% de todos los no entéricos. El pequeño número de especies no fermentadoras probadas en este estudio dificultó la evaluación del desempeño de este sistema para las pruebas de laboratorio clínico habituales para no fermentadores.

Sistema Phoenix

El Phoenix Automated Microbiology System® (Becton Dickinson Microbiology Systems) es un sistema totalmente automatizado de identificación y prueba de sensibilidad antimicrobiana. Los detalles del sistema se presentan en el capítulo 6. Hasta la fecha, se han publicado pocos estudios sobre evaluaciones de este sistema de identificación de BNF. Stefaniuk y cols.[1029] evaluaron 54 BNF (22 de *P. aeruginosa*, 17 de *Acinetobacter* y 15 de *S. maltophilia*) e informaron un 96.3% (52 de 54) de concordancia con los métodos estándar. Donay y cols.[293] evaluaron 56 BNF representantes de siete especies e informaron el 89.3% de identificación correcta con Phoenix en comparación con un ID de referencia.

Métodos de identificación mediante sistemas moleculares

Espectrofotometría de masas de tiempo de vuelo por desorción/ionización láser asistida por matriz

Se describe el sistema MALDI-TOF MS con detalle en el capítulo 6. Un resumen de esta nueva tecnología y sus aplicaciones en el laboratorio de microbiología clínica se describen en un informe reciente.[828] El rendimiento total de MALDI-TOF MS se ha informado como significativamente mejor que los sistemas disponibles a nivel comercial para la identificación de BNF, aunque el rendimiento general es todavía menos satisfactorio.[14,270,502,960] Degand y cols. evaluaron el funcionamiento del Espectrómetro Bruker Autoflex® con software de control flex (Bruker Daltonics, Bremen, Alemania) con 512 aislamientos clínicos de BNF (predominantemente de *P. aeruginosa*) obtenidos de esputo de niños con FQ más 47 cepas obtenidas del Observatoire National des Cepacia (Toulouse, Francia); encontraron un 98.2% de identificaciones correctas con MALDI-TOF MS frente al 91.8% identificadas correctamente mediante API 20E. Las identificaciones erróneas por MALDI-TOF MS se registraron todas con miembros del complejo *B. cepacia*.[270] Almuzara y cols.[14] evaluaron Bruker MicroFlex LT®, versión 3.1 del software RUO, e informaron un 64.65% de identificación correcta a nivel de especie y 28.28% a nivel de género (92.95% combinado) para 396 aislamientos clínicos de BNF. Jacquier y cols.[502] evaluaron 101 aislamientos clínicos de BNF excluyendo *P. aeruginosa*, *A. baumannii* y *S. maltophilia* mediante Bruker Autoflex con el software de control flex, Vitek 2 y API 20 NE, e informaron la identificación correcta a nivel de especie del 80.8, 70.7 y 57.4%, respectivamente. Schreckenberger y cols. realizaron una comparación frente a frente del Bruker MALDI-TOF MicroFlex LT MS® empleando el software Biotyper 3.0 y el sistema Vitek MALDI-TOF MS utilizando el software de la versión 3.5 de Vitek MS RUO y el software de la versión 2.0 de Vitek MS IVD. La población que se estudio incluyó 392 aislamientos clínicos de BNF menos frecuentes, entre ellos, 30 géneros, 71 especies y 5 grupos sin nombre de los CDC de BNF. Se excluyeron las cepas productoras de piocianina de *P. aeruginosa*. Los resultados obtenidos con los sistemas MALDI-TOF MS se compararon con los resultados obtenidos por un procedimiento de identificación convencional de 42 pruebas descrito por Schreckeberger.[958] Las discrepancias fueron arbitradas con secuenciación del ARNr 16S o secuenciación del genoma entero (WGS, *whole genome sequencing*) utilizando la tecnología MiSeq® de Illumina. La identificación correcta a nivel de especie con Bruker RUO, Vitek RUO y Vitek IVD fue del 62.1, 48 y 54.3%, respectivamente. La identificación adecuada mediante ID de género solo e ID de género y especie combinadas para tres bibliotecas evaluadas fue del 89.7% para el RUO Bruker, 87.1% para Vitek MS RUO y 83.3% para Vitek MS IVD. Ambos sistemas proporcionaron un número bajo (menor al 5%) de identificaciones incorrectas; sin embargo, la capacidad para identificar BNF correctamente a nivel de especie fue baja para ambos sistemas. Se necesitan mejorías en las bases de datos utilizadas para la identificación de BNF con ambos sistemas para la identificación precisa de BNF a nivel de especie.[960]

Secuenciación del ARNr 16S

Debido al mal desempeño de los sistemas comercialmente disponibles para la identificación de BNF y al rendimiento, a veces menos que satisfactorio, de MALDI-TOF MS para identificar BNF a nivel de especie, los laboratorios recurren con cada vez mayor frecuencia a métodos como la secuenciación del ARNr 16S con el objeto de determinar la identificación de los aislamientos clínicamente relevantes. El ARNr 16S es un componente de la subunidad pequeña *30S* de los ribosomas procarióticos. Carl Woese empleó al inicio el ARNr 16S para estudios filogénicos, pues se conserva en gran medida entre las distintas especies de bacterias y arqueas, y debido a la lentitud de la evolución de esta región del gen bacteriano.[1182,1183] Además de los sitios de unión altamente conservados, las secuencias del ARNr 16S contienen regiones hipervariables que pueden proporcionar secuencias distintivas específicas útiles para la identificación de bacterias. Como resultado, la secuenciación del ARNr 16S se ha vuelto frecuente en microbiología médica como una alternativa rápida y económica a los métodos fenotípicos de identificación bacteriana.[203]

Jacquier y cols.[502] evaluaron 188 BNF de nueve hospitales franceses y fueron capaces de identificar a nivel de especie el 92% y a nivel de género el 100%, utilizando secuenciación del ARNr 16S. Cloud y cols. compararon identificaciones fenotípicas de 96 aislamientos clínicos de BNF con identificaciones obtenidas por secuenciación parcial 5' del ARNr 16S utilizando el sistema MicroSeq 500® (Life Technologies, Grand Island, NY). La secuenciación identificó 88 aislamientos (91.7%) con más del 99% de similitud, mientras que 8 aislamientos (8.3%) pudieron identificarse con confianza sólo para el nivel de género mediante secuenciación. La prueba fenotípica se realizó por métodos fenotípicos y comerciales convencionales que se utilizan en cada uno de los laboratorios participantes e incluyó los sistemas Vitek o API 20NE (bioMèrieux, Durham, Carolina del Norte) o el sistema MicroScan (Beckman Coulter, Sacramento, CA). Mediante pruebas fenotípicas, 50 de 96 (52.1%) aislamientos de BNF se identificaron correctamente al nivel de especie y 11 de 96 (11.4%) se identificaron de manera adecuada al nivel de género (combinado 63.5%).[206] El mayor número de discrepancias con pruebas fenotípicas se produjo con *P. fluorescens* (7/9) y *S. maltophilia* (11/19).[206] En un estudio separado realizado por Mignard y Flandrois, 683 aislamientos clínicos de BNF se analizaron por secuenciación del ARNr 16S. La identificación a nivel de especie se logró para 568 (83.1%) aislamientos, la identificación a nivel de género sólo para 108 aislamientos (15.8%) y 7 aislamientos (1%) no pudieron identificarse mediante secuenciación.[733] Bosshard y cols., en un estudio prospectivo, compararon la secuenciación del ARNr 16S con dos sistemas de identificación disponibles comercialmente (API 20 NE, tarjeta Vitek-2 fluorescente, bioMèrieux, Marcy l'Etoile, Francia), utilizando 107 cepas de BNF (no *Pseudomonas aeruginosa*) que se obtuvieron de hemocultivos y de material clínico relevante donde se requiere identificación. Mediante la secuenciación del ARNr 16S, el 92% de los aislamientos se asignaron a nivel de especie y el 8% a nivel de género (100% combinado). Con el empleo de API 20 NE, el 54% de los aislamientos se identificaron a nivel de especie y el 7% a nivel de género (61% combinado), y el 39% de los aislamientos no pudieron identificarse. Para Vitek 2, el 53% pudieron identificarse a nivel de especie, el 1% a nivel de género (54% combinado) y el 46% no pudieron identificarse.[113]

Resolución de secuenciación del ARNr 16S. Aunque la secuenciación del ARNr 16S es muy útil en lo que respecta a la clasificación bacteriana, tiene baja potencia filogénica a nivel de especies y bajo poder discriminatorio para algunos géneros.[113,503,733] Con los BNF, esto es particularmente cierto para los miembros del complejo *Burkholderia cepacia*, el complejo de *Acinetobacter calcoaceticus-Acinetobacter baumannii* y algunos miembros del género *Pseudomonas*, el género *Achromobacter*, el género *Bordetella* y el género *Ralstonia*.[113,503]

Como con cualquier método de identificación, existen limitaciones para la secuenciación del ARNr 16S, y los estudiantes y personal de laboratorio deben ser conscientes de estas dificultades al utilizar la secuenciación de genes para la identificación bacteriana en el laboratorio de diagnóstico.[503,733]

Elección de un sistema

Los microbiólogos clínicos deben evaluar parámetros como la precisión, eficacia y efectos sobre el flujo de trabajo cuando deciden si deben utilizar un sistema fabricado comercialmente para la identificación de no fermentadores. Los sistemas comerciales se desempeñan con niveles de precisión iguales o mejores que los métodos convencionales en la identificación de *P. aeruginosa*, especies de *Acinetobacter* y *S. maltophilia*; sin embargo, estos microorganismos metabólicamente activos también pueden identificarse fácilmente si se utilizan algunas pruebas bioquímicas simples descritas en este capítulo. Muchos laboratorios han adoptado alguno de los sistemas comerciales como una cuestión de practicidad. No obstante, debido a la baja sensibilidad y especificidad en la identificación de muchos de los no fermentadores con mayores requerimientos nutricionales y bioquímicamente inactivos, se deben conservar aún los medios diferenciales convencionales complementarios. Por lo tanto, la identificación definitiva de la mayoría de los no fermentadores todavía requiere una considerable experiencia técnica y el acceso a una variedad de medios de cultivo frescos mantenidos bajo un estricto control de calidad. Dado que relativamente pocos no fermentadores, en especial cepas de especies distintas a las tres mencionadas, se encuentran en la mayoría de los laboratorios de tamaño mediano o pequeño, debe considerarse seriamente solicitar los servicios de un laboratorio de referencia. La identificación de no fermentadores no es difícil si el microbiólogo está dispuesto a dedicar el tiempo y esfuerzo necesarios para lograr un nivel aceptable de exactitud. Pueden recomendarse sistemas comerciales, siempre y cuando se comprendan sus limitaciones y se tenga la disposición de establecer pruebas adicionales para identificar cepas con requerimientos nutricionales especiales o que son débilmente reactivas.

REFERENCIAS

1. Aaron SD, Ferris W, Henry DA, et al. Multiple combination bactericidal antibiotic testing for patients with cystic fibrosis infected with *Burkholderia cepacia*. Am J Respir Crit Care Med 2000;161:1206–1212.

2. Abdel-Haq N, Savaşan S, Davis M, et al. *Asaia lannaensis* bloodstream infection in a child with cancer and bone marrow transplantation. J Med Microbiol 2009;58(Pt 7):974–976.

3. Aber RC, Wennersten C, Moellering RC Jr. Antimicrobial susceptibility of flavobacteria. Antimicrob Agents Chemother 1978;14:483–487.

4. Abraham WR, Strömpl C, Meyer H, et al. Phylogeny and polyphasic taxonomy of *Caulobacter* species. Proposal of *Maricaulis* gen. nov. with *Maricaulis maris* (Poindexter) comb. nov. as the type species, and emended description of the genera *Brevundimonas* and *Caulobacter*. Int J Syst Bacteriol 1999;49(Pt 3):1053–1073.

5. Acosta-Ochoa MI, Rodrigo-Parra A, Rodríguez-Martín F, et al. Urinary infection due to *Chryseobacterium indologenes*. Nefrologia 2013;33:620.

6. Afshar M, Nobakht E, Lew SQ. *Chryseobacterium indologenes* peritonitis in peritoneal dialysis. BMJ Case Rep 2013 May 24;2013. pii: bcr2013009410.

7. Agodi A, Mahenthiralingam E, Barchitta M, et al. *Burkholderia cepacia* complex infection in Italian patients with cystic fibrosis: prevalence, epidemiology, and genomovar status. J Clin Microbiol 2001;39:2891–2896.

8. Aisenberg G, Rolston KV, Safdar A. Bacteremia caused by *Achromobacter* and *Alcaligenes* species in 46 patients with cancer (1989–2003). Cancer 2004;101:2134–2140.

9. Akpaka PE, Swanston WH, Ihemere HN, et al. Emergence of KPC-producing *Pseudomonas aeruginosa* in Trinidad and Tobago. J Clin Microbiol 2009;47:2670–2671.

10. Alauzet C, Teyssier C, Jumas-Bilak E, et al. *Gluconobacter* as well as *Asaia* species, newly emerging opportunistic human pathogens among acetic acid bacteria. J Clin Microbiol 2010;48:3935–3942.

11. Alcalá L, Vasallo FJ, Cercenado E, et al. Catheter-related bacteremia due to *Roseomonas gilardii* sp. nov. J Clin Microbiol 1997;35:2712.

12. Almagro-Molto M, Eder W, Schubert S. *Bordetella trematum* in chronic ulcers: report on two cases and review of the literature. Infection 2015;43:489–494

13. Almuzara MN, Barberis CM, Rodríguez CH, et al. First report of an extensively drug-resistant VIM-2 metallo-β-lactamase-producing *Brevundimonas diminuta* clinical isolate. J Clin Microbiol 2012;50:2830–2832.

14. Almuzara MN, Barberis CM, Traglia GM, et al. Evaluation of matrix-assisted laser desorption ionization-time-of-flight mass spectrometry for species identification of Nonfermenting Gram-Negative Bacilli. J Microbiol Methods 2015;112:24–27.

15. Almuzara MN, Barberis CM, Traglia GM, et al. Isolation of *Kerstersia gyiorum* from a patient with cholesteatomatous chronic otitis media. J Clin Microbiol 2012;50:3809–3811.

16. Almuzara MN, Cittadini R, Vera Ocampo C, et al. Intra-abdominal infections due to *Comamonas kerstersii*. J Clin Microbiol 2013;51:1998–2000.

17. Almuzara M, Limansky A, Ballerini V, et al. *In vitro* susceptibility of *Achromobacter* spp. isolates: comparison of disk diffusion, Etest and agar dilution methods. Int J Antimicrob Agents 2010;35:68–71.

18. Almuzara MN, Palombarani S, Tuduri A, et al. First case of fulminant sepsis due to *Wohlfahrtiimonas chitiniclastica*. J Clin Microbiol 2011;49:2333–2335.

19. Almuzara MN, Vazquez M, Tanaka N, et al. First case of human infection due to *Pseudomonas fulva*, an environmental bacterium isolated from cerebrospinal fluid. J Clin Microbiol 2010;48:660–664.

20. Alnor D, Frimodt-Møller N, Espersen F, et al. Infections with the unusual human pathogens *Agrobacterium* species and *Ochrobactrum anthropi*. Clin Infect Dis 1994;18:914–920.

21. Alós JI, de Rafael L, González-Palacios R, et al. Urinary tract infection probably caused by *Agrobacterium radiobacter*. Eur J Clin Microbiol 1985;4:596–597.

22. Alvarez-Buylla A, Culebras E, Picazo JJ. Identification of *Acinetobacter* species: is Bruker biotyper MALDI-TOF mass spectrometry a good alternative to molecular techniques? Infect Genet Evol 2012;12:345–349.

23. Amador C, Chiner E, Calpe JL, et al. Pneumonia due to *Bordetella bronchiseptica* in a patient with AIDS. Rev Infect Dis 1991;13:771–772.

24. Amber IJ, Reimer LG. *Pseudomonas* sp. group Ve-2 bacterial peritonitis in a patient on continuous ambulatory peritoneal dialysis. J Clin Microbiol 1987;25:744–745.

25. Amoureux L, Bador J, Siebor E, et al. Epidemiology and resistance of *Achromobacter xylosoxidans* from cystic fibrosis patients in Dijon, Burgundy: first French data. J Cyst Fibros 2013;12:170–176.

26. Anaissie E, Fainstein V, Miller P, et al. *Pseudomonas putida*: newly recognized pathogen in patients with cancer. Am J Med 1987;82:1191–1194.

27. Anandham R, Indiragandhi P, Kwon SW, et al. *Pandoraea thiooxydans* sp. nov., a facultatively chemolithotrophic, thiosulfate-oxidizing bacterium isolated from rhizosphere soils of sesame (Sesamum indicum L.). Int J Syst Evol Microbiol 2010;60(Pt 1):21–26.

28. Andersen BM, Steigerwalt AG, O'Connor SP, et al. *Neisseria weaveri* sp. nov., formerly CDC group M-5, a gram-negative bacterium associated with dog bite wounds. J Clin Microbiol 1993;31:2456–2466.

29. Andersen BM, Weyant RS, Steigerwalt AG, et al. Characterization of *Neisseria elongata* subsp. *glycolytica* isolates obtained from human wound specimens and blood cultures. J Clin Microbiol 1995;33:76–78.

30. Anderson RR, Warnick P, Schreckenberger PC. Recurrent CDC Group IVc-2 bacteremia in a human with AIDS. J Clin Microbiol 1997;35:780–782.

31. Anzai Y, Kim H, Park J-Y, et al. Phylogenetic affiliation of the pseudomonads based on 16S rRNA sequence. Int J Syst Evol Microbiol 2000;50 Pt 4:1563–1589.

32. Anzai Y, Kudo Y, Oyaizu H. The phylogeny of the genera *Chryseomonas*, *Flavimonas*, and *Pseudomonas* supports synonymy of these three genera. Int J Syst Bacteriol 1997;47:249–251.

33. Apisarnthanarak A, Dunagan WC, Dunne WM. *Neisseria elongata* subsp. *elongata*, as a cause of human endocarditis. Diagn Microbiol Infect Dis 2001;39:265–266.

34. Apisarnthanarak A, Mayfield JL, Garison T, et al. Risk factors for *Stenotrophomonas maltophilia* bacteremia in oncology patients: a case-control study. Infect Control Hosp Epidemiol 2003;24:269–274.

35. Appelbaum PC, Bowen AJ. Opportunistic infection of chronic skin ulcers with *Pseudomonas putrefaciens*. Br J Dermatol 1978;98:229–231.

36. Appelbaum PC, Campbell DB. Pancreatic abscess associated with *Achromobacter* group Vd biovar 1. J Clin Microbiol 1980;12:282–283.

37. Appelbaum PC, Leathers DJ. Evaluation of the rapid NFT system for identification of gram-negative, nonfermenting rods. J Clin Microbiol 1984;20:730–734.

38. Aragone MDR, Maurizi DM, Clara LO, et al. *Pseudomonas mendocina*, an environmental bacterium isolated from a patient with human infective endocarditis. J Clin Microbiol 1992;30:1583–1584.

39. Arance A, Montes A, Cisnal M, et al. CDC group IV c-2 infection in a stem cell transplant recipient. Bone Marrow Transplant 1997;20:1005–1006.

40. Arda B, Aydemir S, Yamazhan T, et al. *Comamonas testosteroni* meningitis in a patient with recurrent cholesteatoma. APMIS 2003;111:474–476.

41. Arduino S, Villar H, Veron MT, et al. CDC group IV c-2 as a cause of catheter-related sepsis in an immunocompromised patient. Clin Infect Dis 1993;17:512–513.

42. Areekul S, Vongsthongsri U, Mookto T, et al. *Sphingobacterium multivorum* septicemia: a case report. J Med Assoc Thai 1996;79:395–398.

43. Aris RM, Routh JC, LiPuma JJ, et al. Lung transplantation for cystic fibrosis patients with *Burkholderia cepacia* complex. Survival linked to genomovar type. Am J Respir Crit Care Med 2001;164:2102–2106.

44. Aronson NE, Sanders JW, Moran KA. In harm's way: infections in deployed American military forces. Clin Infect Dis 2006;43:1045–1051.

45. Arvand M, Feldhues R, Mieth M, et al. Chronic cholangitis caused by *Bordetella hinzii* in a liver transplant recipient. J Clin Microbiol 2004;42:2335–2337.

46. Ashdown LR. An improved screening technique for isolation of *Pseudomonas pseudomallei* from clinical specimens. Pathology 1979;11:293–297.

47. Ashdown LR. Melioidosis and safety in the clinical laboratory. J Hosp Infect 1992;21:301–306.

48. Ashdown LR, Currie BJ. Melioidosis: when in doubt leave the quinolone alone! Med J Aust 1992;157:427–428.

49. Ashdown LR, Johnson RW, Koehler JM, et al. Enzyme-linked immunosorbent assay for the diagnosis of clinical and subclinical melioidosis. J Infect Dis 1989;160:253–260.

50. Ashdown LR, Previtera S. Community acquired *Flavobacterium meningosepticum* and septicaemia. Med J Aust 1992;156:69–70.

51. Aspinall ST, Graham R. Two sources of contamination of a hydrotherapy pool by environmental organisms. J Hosp Infect 1989;14:285–292.

52. Atkinson BE, Smith DL, Lockwood WR. *Pseudomonas testosteroni* septicemia. Ann Intern Med 1975;83:369–370.

53. Atkinson RM, Lipuma JJ, Rosenbluth DB, et al. Chronic colonization with *Pandoraea apista* in cystic fibrosis patients determined by repetitive-element-sequence PCR. J Clin Microbiol 2006;44:833–836.

54. Aundhakar S, Mane M, Bharadiya A, et al. "Watch out! Pneumonia secondary to *Achromobacter denitrificans*". Ann Med Health Sci Res 2014;4(Suppl 1):S22–S24.

55. Aydın B, Dilli D, Zenciroğlu A, et al. A case of newborn with community acquired pneumonia caused by *Cupriavidus pauculus*. Tuberk Toraks 2012;60:160–162.

56. Aydin Teke T, Oz FN, Metin O, et al. *Chryseobacterium indologenes* septicemia in an infant. Case Rep Infect Dis 2014;2014:270521.

57. Bachman KH, Sewell DL, Strausbaugh LJ. Recurrent cellulitis and bacteremia caused by *Flavobacterium odoratum*. Clin Infect Dis 1996;22:1112–1113.

58. Bailie WE, Stowe EC, Schmitt AM. Aerobic bacterial flora of oral and nasal fluids of canines with reference to bacteria associated with bites. J Clin Microbiol 1978;7:223–231.

59. Baldani JI, Pot B, Kirchhof G, et al. Emended description of *Herbaspirillum*; inclusion of [*Pseudomonas*] *rubrisubalbicans*, a milk plant pathogen, as *Herbaspirillum rubrisubalbicans* comb. nov.; and classification of a group of clinical isolates (EF group 1) as *Herbaspirillum* species 3. Int J Syst Bacteriol 1996;46:802–810.

60. Balkwill DL, Drake GR, Reeves RH, et al. Taxonomic study of aromatic-degrading bacteria from deep-terrestrial-subsurface sediments and description of *Sphingomonas aromaticivorans* sp. nov., *Sphingomonas subterranea* sp. nov., and *Sphingomonas stygia* sp. nov. Int J Syst Bacteriol 1997;47:191–201.

61. Ballestero S. Virseda I, Escobar H, et al. *Stenotrophomonas maltophilia* in patients with cystic fibrosis. Eur J Clin Microbiol Infect Dis 1995;14:728–729.

62. Balows A, Hausler WJ Jr, Herrmann KL, eds. Manual of Clinical Microbiology. 5th Ed. Washington, DC: American Society for Microbiology, 1991.

63. Barbaro DJ, Mackowiak PA, Barth SS, et al. *Pseudomonas testosteroni* infections: eighteen recent cases and a review of the literature. Rev Infect Dis 1987;9:124–129.

64. Bard JD, Deville JG, Summanen PH, et al. *Roseomonas mucosa* isolated from bloodstream of pediatric patient. J Clin Microbiol 2010;48:3027–3029.

65. Barham WB, Church P, Brown JE, et al. Misidentification of *Brucella* species with use of rapid bacterial identification systems. Clin Infect Dis 1993;17(6):1068–1069.

66. Barker PM, Wood RE, Gilligan PH. Lung infection with *Burkholderia gladioli* in a child with cystic fibrosis: acute clinical and spirometric deterioration. Pediatr Pulmonol 1997;23:123–125.

67. Barnham M, Holmes B. Isolation of CDC group M-5 and *Staphylococcus intermedius* from infected dog bites. J Infect 1992;25:332–334.

68. Barrado L, Brañas P, Orellana MÁ, et al. Molecular characterization of *Achromobacter* isolates from cystic fibrosis and non-cystic fibrosis patients in Madrid, Spain. J Clin Microbiol 2013;51:1927–1930.

69. Barson WJ, Cromer BA, Marcon MJ. Puncture wound osteochondritis of the foot caused by CDC group Vd. J Clin Microbiol 1987;25:2014–2016.

70. Baruah FK, Jain M, Lodha M, et al. Blood stream infection by an emerging pathogen *Oligella ureolytica* in a cancer patient: case report and review of literature. Indian J Pathol Microbiol 2014;57:141–143.

71. Barwick RS, Levy DA, Craun GF, et al. Surveillance for waterborne-disease outbreaks—United States, 1997–1998. MMWR CDC Surveill Summ 2000;49:1–21.

72. Bascomb S, Abbott SL, Bobolis JD, et al. Multicenter evaluation of the MicroScan rapid gram-negative identification type 3 panel. J Clin Microbiol 1997;35:2531–2536.

73. Basset DCJ, Dickson JAS, Hunt GH. Infection of Holter valve by *Pseudomonas*-contaminated chlorhexidine. Lancet 1973;1:1263–1264.

74. Bassetti M, Pecori D, Sartor A, et al. First report of endocarditis by *Gluconobacter* spp. in a patient with a history of intravenous-drug abuse. J Infect 2013;66:285–287.

75. Batchelor BI, Brindle RJ, Gilks GF. Biochemical mis-identification of *Brucella melitensis* and subsequent laboratory-acquired infections. J Hosp Infect 1992;22:159–162.

76. Bauernfeind A, Schneider I, Jungwirth R, et al. Discrimination of *Burkholderia gladioli* from other *Burkholderia* species detectable in patients with cystic fibrosis by PCR. J Clin Microbiol 1998;36:2748–2751.

77. Baumann L, Baumann P, Mandel M, et al. Taxonomy of aerobic marine eubacteria. J Bacteriol 1972;110:402–429.

78. Baumann L, Bowditch RD, Baumann P. Description of *Deleya* gen. nov. created to accommodate the marine species *Alcaligenes aestus*, *A. pacificus*, *A. cupidus*, *A. venustus*, and *Pseudomonas marina*. Int J Syst Bacteriol 1983;33:793–802.

79. Bauwens JE, Spach DH, Schacker TW, et al. *Bordetella bronchiseptica* pneumonia and bacteremia following bone marrow transplantation. J Clin Microbiol 1992;30:2474–2475.

80. Bayhan GI, Senel S, Tanir G, et al. Bacteremia caused by *Pseudomonas luteola* in pediatric patients. Jpn J Infect Dis 2015;68:50–54.

81. Bayram N, Devrim I, Apa H, et al. *Sphingomonas paucimobilis* infections in children: 24 case reports. Mediterr J Hematol Infect Dis 2013;5(1):e2013040.

82. Beck-Sague CM, Jarvis WR, Brook JH, et al. Epidemic bacteremia due to *Acinetobacter baumannii* in five intensive care units. Am J Epidemiol 1990;132:723–733.

83. Beilfuss HA, Quig D, Block MA, et al. Definitive identification of *Laribacter hongkongensis* acquired in the United States. J Clin Microbiol 2015;53:2385–2388.

84. Belen O, Campos JM, Cogen PH, et al. Postsurgical meningitis caused by *Bordetella bronchiseptica*. Pediatr Infect Dis J 2003;22:380–381.

85. Beltran A, Bdiiwi S, Jani J, et al. A case of *Bergeyella zoohelcum* bacteremia after ingestion of a dish prepared with goat blood. Clin Infect Dis 2006;42:891–892.

86. Ben Dekhil SM, Peel MM, Lennox VA, et al. Isolation of *Lautropia mirabilis* from sputa of a cystic fibrosis patient. J Clin Microbiol 1997;35:1024–1026.

87. Bendig JWA, Mayes PJ, Eyers DE, et al. *Flavimonas oryzihabitans* (*Pseudomonas oryzihabitans*; CDC Group Ve-2): an emerging pathogen in peritonitis related to continuous ambulatory peritoneal dialysis? J Clin Microbiol 1989;27:217–218.

88. Bennasar A, Rossello-Mora R, Lalucat J, et al. 16S rRNA gene sequence analysis relative to genomovars of *Pseudomonas stutzeri* and proposal of *Pseudomonas balearica* sp. nov. Int J Syst Bacteriol 1996;46:200–205.

89. Berger SA, Siegman-Igra Y, Stadler J, et al. Group VE-1 septicemia. J Clin Microbiol 1983;17:926–927.

90. Bergogne-Berezin E, Towner KJ. *Acinetobacter* spp. as nosocomial pathogens: microbiological, clinical, and epidemiological features. Clin Microbiol Rev 1996;9:148–165.

91. Berkelman RL, Lewin S, Allen JR, et al. Pseudobacteremia attributed to contamination of povidone-iodine with *Pseudomonas cepacia*. Ann Intern Med 1981;95:32–36.

92. Bernardet J-F, Segers P, Vancanneyt M, et al. Cutting a Gordian knot: emended classification and description of the genus *Flavobacterium*, emended description of the family *Flavobacteriaceae,* and proposal of *Flavobacterium hydatis*, nom. nov. (basonym, *Cytophaga aquatilis* Strohl and Tait 1978). Int J Syst Bacteriol 1996;46:128–148.

93. Bernards AT, de Beaufort AJ, Dijkshoorn L, et al. Outbreak of septicaemia in neonates caused by *Acinetobacter junii* investigated by amplified ribosomal DNA restriction analysis (ARDRA) and four typing methods. J Hosp Infect 1997;35:129–140.

94. Bernards AT, van der Toorn J, van Boven CP, et al. Evaluation of the ability of a commercial system to identify *Acinetobacter* genomic species. Eur J Clin Microbiol Infect Dis 1996;15:303–308.

95. Bhatawadekar SM. Community-Acquired urinary tract infection by *Pseudomonas oryzihabitans*. J Glob Infect Dis 2013;5:82–84.

96. Bibashi E, Sofianou D, Kontopoulou K, et al. Peritonitis due to *Roseomonas fauriae* in a patient undergoing continuous ambulatory peritoneal dialysis. J Clin Microbiol 2000;38:456–457.

97. Biswas JS, Fitchett J, O'Hara G. *Comamonas kerstersii* and the perforated appendix. J Clin Microbiol 2014;52:3134.

98. Bittar F, Leydier A, Bosdure E, et al. *Inquilinus limosus* and cystic fibrosis. Emerg Infect Dis 2008;14:993–995.

99. Bittar F, Reynaud-Gaubert M, Thomas P, et al. *Acetobacter indonesiensis* pneumonia after lung transplant. Emerg Infect Dis 2008;14:997–998.

100. Bittar F, Rolain JM. Detection and accurate identification of new or emerging bacteria in cystic fibrosis patients. Clin Microbiol Infect 2010;16:809–820.

101. Bizet C, Bizet J. Comparative susceptibility of *Ochrobactrum anthropi*, *Agrobacterium tumefaciens*, *Alcaligenes faecalis*, *Alcaligenes denitrificans* subsp. *denitrificans*, *Alcaligenes denitrificans* subsp. *xylosidans* and *Bordetella bronchiseptica* against 35 antibiotics including 17 beta-lactams [in French]. Pathol Biol (Paris) 1995;43:258–263.

102. Bizet J, Bizet C. Strains of *Alcaligenes faecalis* from clinical material. J Infect 1997;35:167–169.

103. Block C, Ergaz-Shaltiel Z, Valinsky L, et al. Déjà vu: *Ralstonia mannitolilytica* infection associated with a humidifying respiratory therapy device, Israel, June to July 2011. Euro Surveill 2013;18:20471.

104. Block KC, Nadarajah R, Jacobs R. *Chryseobacterium meningosepticum*: an emerging pathogen among immunocompromised adults. Medicine (Baltimore) 1997;76:30–41.

105. Blumberg DA, Cherry JD. *Agrobacterium radiobacter* and CDC group Ve-2 bacteremia. Diagn Microbiol Infect Dis 1989;12:351–355.

106. Bodey GP, Bolivar R, Fainstein V, et al. Infections caused by *Pseudomonas aeruginosa*. Rev Infect Dis 1983;5:279–313.

107. Bogaerts P, Rezende de Castro R, Roisin S, et al. Emergence of NDM-1-producing *Acinetobacter baumannii* in Belgium. J Antimicrob Chemother 2012;67:1552–1553.

108. Boixeda D, de Luis DA, Meseguer MA, et al. A case of spontaneous peritonitis caused by *Weeksella virosa*. Eur J Gastroenterol Hepatol 1998;10:897–898.

109. Bonacorsi S, Fitoussi F, Lhopital S, et al. Comparative in vitro activities of meropenem, imipenem, temocillin, piperacillin, and ceftazidime in combination with tobramycin, rifampin, or ciprofloxacin against *Burkholderia cepacia* isolates from patients with cystic fibrosis. Antimicrob Agents Chemother 1999;43:213–217.

110. Bonatti H, Stelzmueller I, Laimer I, et al. *Ralstonia pickettii* meningitis in a child with hydrocephalus. Eur J Pediatr Surg 2009;19:341–342.

111. Borghans JGA, Hosli MTC, Olsen H, et al. *Pseudomonas cepacia* bacteraemia due to intrinsic contamination of an anaesthetic. Acta Path Microbiol Scand B 1979;87:15–20.

112. Borsodi AK, Micsinai A, Kovács G, et al. *Pannonibacter phragmitetus* gen. nov., sp. nov., a novel alkalitolerant bacterium isolated from decomposing reed rhizomes in a Hungarian soda lake. Int J Syst Evol Microbiol 2003;53(Pt 2):555–561.

113. Bosshard PP, Zbinden R, Abels S, et al. 16S rRNA gene sequencing versus the API 20 NE system and the VITEK 2 ID-GNB card for identification of nonfermenting Gram-negative bacteria in the clinical laboratory. J Clin Microbiol 2006;44:1359–1366.

114. Bottone EJ, Douglas SD, Rausen AR, et al. Association of *Pseudomonas cepacia* with chronic granulomatous disease. J Clin Microbiol 1975;1:425–428.

115. Bou G, Cervero G, Dominguez MA, et al. PCR-based DNA fingerprinting (REP-PCR, AP-PCR) and pulsed-field gel electrophoresis characterization of a nosocomial outbreak caused by imipenem- and meropenem-resistant *Acinetobacter baumannii*. Clin Microbiol Infect 2000;6:635–643.

116. Boutros N, Gonullu N, Casetta A, et al. *Ralstonia pickettii* traced in blood culture bottles. J Clin Microbiol 2002;40:2666–2667.

117. Bouvet PJM, Grimont PAD. Taxonomy of the genus *Acinetobacter* with the recognition of *Acinetobacter baumannii* sp. nov., *Acinetobacter haemolyticus* sp. nov., *Acinetobacter johnsonii* sp. nov., and *Acinetobacter junii* sp. nov. and emended descriptions of *Acinetobacter calcoaceticus* and *Acinetobacter lwoffi*. Int J Syst Bacteriol 1986;36:228–240.

118. Bouvet PJM, Grimont PAD. Identification and biotyping of clinical isolates of *Acinetobacter*. Ann Inst Pasteur Microbiol 1987;138:569–578.

119. Bouvet PJM, Jeanjean S. Delineation of new proteolytic genomic species of the genus *Acinetobacter*. Res Microbiol 1989;140:291–299.

120. Bouvet PJM, Jeanjean S, Vieu J-F, et al. Species, biotype, and bacteriophage type determinations compared with cell envelope protein profiles for typing *Acinetobacter* strains. J Clin Microbiol 1990;28:170–176.

121. Bovre K. Genus II. *Moraxella* Lwoff 1939, 173 emend. Henriksen and Bovre 1968, 391[AL]. In Krieg NR, Holt JG, eds. Bergey's Manual of Systematic Bacteriology. Vol. 1. Baltimore, MD: Williams & Wilkins, 1984:296–303.

122. Bovre K, Fuglesang JE, Hagen N, et al. *Moraxella atlantae* sp. nov. and its distinction from *Moraxella phenylpyrouvica*. Int J Syst Bacteriol 1976;26:511–521.

123. Bowers DR, Cao H, Zhou J, et al. Assessment of minocycline and polymyxin B combination against *Acinetobacter baumannii*. Antimicrob Agents Chemother 2015;59:2720–2725.

124. Bowers LE, Weaver RH, Grula EA, et al. Studies on a strain of *Caulobacter* from water. I. Isolation and identification as *Caulobacter vibrioides* Henrici and Johnson with emended description. J Bacteriol 1954;68:194–200.

125. Bowman JP, Cavanagh J, Austin JJ, et al. Novel *Psychrobacter* species from Antarctic ornithogenic soils. Int J Syst Bacteriol 1996;46:841–848.

126. Boyanton BL Jr, Noroski LM, Reddy H, et al. *Burkholderia gladioli* osteomyelitis in association with chronic granulomatous disease: case report and review. Pediatr Infect Dis J 2005;24:837–839. Review.

127. Boyd MA, Laurens MB, Fiorella PD, et al. Peritonitis and technique failure caused by *Roseomonas mucosa* in an adolescent infected with HIV on continuous cycling peritoneal dialysis. J Clin Microbiol 2012;50:3801–3804.

128. Bracis R, Seibers K, Julien RM. Meningitis caused by Group II J following a dog bite. West J Med 1979;131:438–440.

129. Bridger N, Walkty A, Crockett M, et al. *Caulobacter* species as a cause of post-neurosurgical bacterial meningitis in a pediatric patient. Can J Infect Dis Med Microbiol 2012;23:e10–e12.

130. Brink AJ, Van Straten A, Van Rensburg AJ. *Shewanella (Pseudomonas) putrefaciens* bacteremia. Clin Infect Dis 1995;20:1327–1332.

131. Brinser JH, Torczynski E. Unusual Pseudomonas corneal ulcers. Am J Ophthalmol 1977;84:462–466.

132. Brisse S, Stefani S, Verhoef J, et al. Comparative evaluation of the BD Phoenix and VITEK 2 automated instruments for identification of isolates of the *Burkholderia cepacia* complex. J Clin Microbiol 2002;40:1743–1748.

133. Brivet F, Guibert M, Kiredjian M, et al. Necrotizing fasciitis, bacteremia, and multiorgan failure caused by *Ochrobactrum anthropi*. Clin Infect Dis 1993;17:516–518.

134. Brown MA, Greene JN, Sandin RL, et al. *Methylobacterium* bacteremia after infusion of contaminated autologous bone marrow. Clin Infect Dis 1996;23:1191–1192.

135. Buchman AL, Pickett MJ. *Moraxella atlantae* bacteraemia in a patient with systemic lupus erythematosus. J Infect 1991;23:197–199.

136. Buchman AL, Pickett MJ, Mann L, et al. Central venous catheter infection caused by *Moraxella osloensis* in a patient receiving home parenteral nutrition. Diagn Microbiol Infect Dis 1993;17:163–166.

137. Burdash NM, Bannister ER, Manos JP, et al. A comparison of four commercial systems for the identification of nonfermentative gram-negative bacilli. Am J Clin Pathol 1980;73:564–569.

138. Burns JL, Emerson J, Stapp JR, et al. Microbiology of sputum from patients at cystic fibrosis centers in the United States. Clin Infect Dis 1998;27:158–163.

139. Buscher A, Li L, Han XY, et al. Aortic valve endocarditis possibly caused by a *Haematobacter*-like species. J Clin Microbiol 2010;48:3791–3793.

140. Butt AA, Figueroa J, Martin DA. Ocular infection caused by three unusual marine organisms. Clin Infect Dis 1997;24:740.

141. Buxton AE, Anderson RL, Werdegar D, et al. Nosocomial respiratory tract infection and colonization with *Acinetobacter calcoaceticus*. Am J Med 1978;65:507–513.

142. Cain JR. A case of septicaemia caused by *Agrobacterium radiobacter*. J Infect 1988;16:205–206.

143. Calegari L, Gezuele E, Torres E, et al. Botryomycosis caused by *Pseudomonas vesicularis*. Int J Dermatol 1996;35:817–818.

144. Calubiran OV, Schoch PE, Cunha BA. *Pseudomonas paucimobilis* bacteraemia associated with haemodialysis. J Hosp Infect 1990;15:383–388.

145. Camargo CH, Ferreira AM, Javaroni E, et al. Microbiological characterization of *Delftia acidovorans* clinical isolates from patients in an intensive care unit in Brazil. Diagn Microbiol Infect Dis 2014;80:330–333.

146. Campos-Herrero MI, Bordes A, Rodriguez H, et al. *Pseudomonas stutzeri* community-acquired pneumonia associated with empyema: case report and review. Clin Infect Dis 1997;25:325–326.

147. Cankaya E, Keles M, Gulcan E, et al. A rare cause of peritoneal dialysis-related peritonitis: *Achromobacter denitrificans*. Perit Dial Int 2014;34:135–137.

148. Capitini CM, Herrero IA, Patel R, et al. Wound infection with *Neisseria weaveri* and a novel subspecies of *Pasteurella multocida* in a child who sustained a tiger bite. Clin Infect Dis 2002;34:E74–E76.

149. Carlson P, Kontiainen S, Anttila P, et al. Septicemia caused by *Neisseria weaveri*. Clin Infect Dis 1997;24:739.

150. Carmody LA, Spilker T, LiPuma JJ. Reassessment of *Stenotrophomonas maltophilia* phenotype. J Clin Microbiol 2011;49:1101–1103.

151. Carratala J, Salazar A, Mascaro J, et al. Community-acquired pneumonia due to *Pseudomonas stutzeri*. Clin Infect Dis 1992;14:792.

152. Casadevall A, Freundlich LF, Pirofski L. Septic shock caused by *Pseudomonas paucimobilis*. Clin Infect Dis 1992;14:784.

153. Casalta JP, Fournier PE, Habib G, et al. Prosthetic valve endocarditis caused by *Pseudomonas luteola*. BMC Infect Dis 2005;5:82.

154. Casalta JP, Peloux Y, Raoult D, et al. Pneumonia and meningitis caused by a new nonfermentative unknown gram-negative bacterium. J Clin Microbiol 1989;27:1446–1448.

155. Castagnola E, Conte M. Venzano P, et al. Broviac catheter-related bacteraemias due to unusual pathogens in children with cancer: case reports with literature review. J Infect 1997;34:215–218.

156. Castagnola E, Tasso L, Conte M, et al. Central venous catheter-related infection due to *Comamonas acidovorans* in a child with non-Hodgkin's lymphoma. Clin Infect Dis 1994;19:559–560.

157. Castanheira M, Mendes RE, Jones RN. Update on *Acinetobacter* species: mechanisms of antimicrobial resistance and contemporary in vitro activity of minocycline and other treatment options. Clin Infect Dis. 2014;59 (Suppl 6):S367–S373.

158. Catchpole CR, Andrews JM, Brenwald N, et al. A reassessment of the in-vitro activity of colistin sulphomethate sodium. J Antimicrob Chemother 1997;39:255–260.

159. Catlin BW. Cellular elongation under the influence of antibacterial agents: way to differentiate coccobacilli from cocci. J Clin Microbiol 1975;1:102–105.

160. Centers for Disease Control and Prevention. *Pseudomonas pickettii* colonization associated with a contaminated respiratory therapy solution—Illinois. Morb Mortal Wkly Rep 1983;38:495.

161. Centers for Disease Control and Prevention. *Pseudomonas cepacia* at summer camps for persons with cystic fibrosis. Morb Mortal Wkly Rep 1993;42:456–459.

162. Centers for Disease Control and Prevention. Nosocomial *Burkholderia cepacia* infection and colonization associated with intrinsically contaminated mouthwash—Arizona, 1998. Morb Mortal Wkly Rep 1998;47:926–928.

163. Centers for Disease Control and Prevention. Laboratory-acquired human glanders—Maryland, May 2000. Morb Mortal Wkly Rep 2000;49:532–535.

164. Centers for Disease Control and Prevention. Update: Delayed onset *Pseudomonas fluorescens* bloodstream infections after exposure to contaminated heparin flush --- Michigan and South Dakota, 2005–2006. Morb Mortal Wkly Rep 2006;55:961–963.

165. Chagla AH, Haque KN. Peritonitis due to *Moraxella phenylpyruvica*. Clin Microbiol Newslett 1988;10:103.

166. Chalandon Y, Roscoe DL, Nantel SH. *Agrobacterium* yellow group: bacteremia and possible septic arthritis following peripheral blood stem cell transplantation. Bone Marrow Transplant 2000;26:101–104.

167. Chang HJ, Christenson JC, Pavia AT, et al. *Ochrobactrum anthropi* meningitis in pediatric pericardial allograft transplant recipients. Clin Infect Dis 1996;173:656–660.

168. Chang J-C, Hsueh P-R, Wu J-J, et al. Antimicrobial susceptibility of flavobacteria as determined by agar dilution and disk diffusion methods. Antimicrob Agents Chemother 1997;41:1301–1306.

169. Chang KC, Zakhein RM, Cho CT, et al. Letter: Posttraumatic purulent meningitis due to *Bordetella bronchiseptica*. J Pediatr 1975;86:639–640.

170. Chaowagul W, Suputtamongkul Y, Smith MD, et al. Oral fluoroquinolones for maintenance treatment of melioidosis. Trans R Soc Trop Med Hyg 1997;91:599–601.

171. Chaparro C, Maurer J, Gutierrez C, et al. Infection with *Burkholderia cepacia* in cystic fibrosis: outcome following lung transplantation. Am J Respir Crit Care Med 2001;163:43–48.

172. Charnot-Katsikas A, Dorafshar AH, Aycock JK, et al. Two cases of necrotizing fasciitis due to *Acinetobacter baumannii*. J Clin Microbiol 2009;47:258–263.

173. Chase JM, Holland SM, Greenberg DE, et al. *Acidomonas methanolica*-associated necrotizing lymphadenitis in a patient with chronic granulomatous disease. J Clin Immunol 2012;32:1193–196.

174. Chaudhry HJ, Schoch PE, Cunha BA. *Flavimonas oryzihabitans* (CDC Group Ve-2). Infect Control Hosp Epidemiol 1992;13:485–488.

175. Chauncey JB, Schaberg DR. Interstitial pneumonia caused by *Bordetella bronchiseptica* in a heart transplant patient. Transplantation 1990;49:817–819.

176. Chawla K, Gopinathan A, Varma M, et al. *Elizabethkingia meningoseptica* outbreak in intensive care unit. J Glob Infect Dis 2015;7:43–44.

177. Chen J, Su Z, Liu Y, et al. *Herbaspirillum* species: a potential pathogenic bacteria isolated from acute lymphoblastic leukemia patient. Curr Microbiol 2011;62:331–333.

178. Chen KJ, Lai CC, Kuo YH, et al. Chronic postoperative *Roseomonas* endophthalmitis. J Clin Microbiol 2009;47:266–267.

179. Chen MZ, Hsueh PR, Lee LN, et al. Severe community-acquired pneumonia due to *Acinetobacter baumannii*. Chest 2001;120:1072–1077.

180. Chen W-M, Laevens S, Lee T-M, et al. *Ralstonia taiwanensis* sp. nov., isolated from root nodules of *Mimosa* species and sputum of a cystic fibrosis patient. Int J Syst Evol Microbiol 2001;51:1729–1735.

181. Chen W-M, Lin Y-S, Sheu D-S, et al. *Delftia litopenaei* sp. nov., a poly-β-hydroxybutyrate-accumulating bacterium isolated from a freshwater shrimp culture pond. Int J Syst Evol Microbiol 2012;62(Pt 10):2315–2321.

182. Chen Y-S, Liu Y-C, Yen M-Y, et al. Skin and soft-tissue manifestations of *Shewanella putrefaciens* infection. Clin Infect Dis 1997;25:225–229.

183. Chetchotisakd P, Porramatikul S, Mootsikapun P, et al. Randomized, double-blind, controlled study of cefoperazone-sulbactam plus cotrimoxazole versus ceftazidime plus cotrimoxazole for the treatment of severe melioidosis. Clin Infect Dis 2001;33:29–34.

184. Chetoui H, Melin P, Struelens MJ, et al. Comparison of biotyping, ribotyping, and pulsed-field gel electrophoresis for investigation of common-source outbreak of *Burkholderia pickettii* bacteremia. J Clin Microbiol 1997;35:1398–1403.

185. Chi C-Y, Fung C-P, Wong W-W, et al. *Brevundimonas* bacteremia: two case reports and literature review. Scand J Infect Dis 2004;36:59–77.

186. Chi C-Y, Lai C-H, Fung C-P, et al. *Pseudomonas mendocina* spondylodiscitis: a case report and literature review. Scand J Infect Dis 2005;37(11/12):950–953. Review.

187. Chiang WC, Su CP, Hsu CY, et al. Community-acquired bacteremic cellulitis caused by *Acinetobacter baumannii*. J Formos Med Assoc 2003;102:650–652.

188. Chihab W, Alaoui AS, Amar M. *Chryseomonas luteola* identified as the source of serious infections in a Moroccan University Hospital. J Clin Microbiol 2004;42:1837–1839.

189. Chiron R, Marchandin H, Counil F, et al. Clinical and microbiological features of *Inquilinus* sp. isolates from five patients with cystic fibrosis. J Clin Microbiol 2005;43:3938–3943.

190. Chiu C-H, Waddingdon M, Hsieh W-S, et al. Atypical *Chryseobacterium meningosepticum* and meningitis and sepsis in newborns and the immunocompromised, Taiwan. Emerg Infect Dis 2000;6:481–486.

191. Choi HA, Lee SS. *Sphingobacterium kyonggiense* sp. nov., isolated from chloroethene-contaminated soil, and emended descriptions of *Sphingobacterium daejeonense* and *Sphingobacterium mizutaii*. Int J Syst Evol Microbiol 2012;62(Pt 11):2559–2564.

192. Chotikanatis K, Bäcker M, Rosas-Garcia G, et al. Recurrent intravascular-catheter-related bacteremia caused by *Delftia acidovorans* in a hemodialysis patient. J Clin Microbiol 2011;49:3418–3421.

193. Chow AW, Wong J, Bartlett KH. Synergistic interactions of ciprofloxacin and extended-spectrum beta-lactams or aminoglycosides against multiply drug-resistant *Pseudomonas maltophilia*. Antimicrob Agents Chemother 1988;32:782–784.

194. Chow KW, Wulffraat NM, Wolfs TFW, et al. *Bordetella bronchiseptica* respiratory infection in a child after bone marrow transplantation. Pediatr Infect Dis J 1999;18:481–482.

195. Christenson JC, Welch DF, Mukwaya G, et al. Recovery of *Pseudomonas gladioli* from respiratory tract specimens of patients with cystic fibrosis. J Clin Microbiol 1989;27:270–273.

196. Chun J, Lee J, Bae J, et al. *Delftia acidovorans* isolated from the drainage in an immunocompetent patient with empyema. Tuberc Respir Dis 2009;67:239–243.

197. Cicatiello AG, Iula DV, Pagliuca C, et al. Identification of *Inquilinus limosus* in cystic fibrosis: a first report in Italy. New Microbiol 2014;37:567–5671.

198. Cieslak TJ, Robb ML, Drabick CJ, et al. Catheter-associated sepsis caused by *Ochrobactrum anthropi*: report of a case and review of related nonfermentative bacteria. Clin Infect Dis 1992;14:902–907.

199. Cladera AM, Bennasar A, Barcelo M, et al. Comparative genetic diversity of *Pseudomonas stutzeri* genomovars, clonal structure, and phylogeny of the species. J Bacteriol 2004;186:5239–5248.

200. Clark AE, Kaleta EJ, Arora A, et al. Matrix-assisted laser desorption ionization-time of flight mass spectrometry: a fundamental shift in the routine practice of clinical microbiology. Clin Microbiol Rev 2013;26:547–603. Review.

201. Clark LL, Dajcs JJ, McLean CH, et al. *Pseudomonas otitidis* sp. nov., isolated from patients with otic infections. Int J Syst Evol Microbiol 2006;56(Pt 4):709–714.

202. Clark WA. A simplified Leifson flagella stain. J Clin Microbiol 1976;3:632–634.

203. Clarridge JE 3rd. Impact of 16S rRNA gene sequence analysis for identification of bacteria on clinical microbiology and infectious diseases. Clin Microbiol Rev 2004;17:840–862, Review.

204. Clayton AJ, Lisella RS, Martin DG. Melioidosis: a serologic survey in military personnel. Milit Med 1973;138:24–26.

205. Clode FE, Metherell LA, Pitt TL. Nosocomial acquisition of *Burkholderia gladioli* in patients with cystic fibrosis. Am J Respir Crit Care Med 1999;160:374–375.

206. Cloud JL, Harmsen D, Iwen PC, et al. Comparison of traditional phenotypic identification methods with partial 5' 16S rRNA gene sequencing for species-level identification of nonfermenting Gram-negative bacilli. J Clin Microbiol 2010;48:1442–1444.

207. Clinical and Laboratory Standards Institute. Interpretive Criteria for Identification of Bacteria and Fungi by DNA Target Sequencing. CLSI Approved standard MM18-A. Wayne, PA: Clinical and Laboratory Standards Institute, 2007.

208. Clinical and Laboratory Standards Institute. Abbreviated Identification of Bacteria and Yeast. 2nd Ed. CLSI Approved standard M35-A2. Wayne, PA: Clinical and Laboratory Standards Institute, 2008.

209. Coenye T, Falsen E, Hoste B, et al. Description of *Pandoraea* gen. nov. with *Pandoraea apista* sp. nov., *Pandoraea pulmonicola* sp. nov., *Pandoraea pnomenusa* sp. nov., *Pandoraea sputorum* sp. nov. and *Pandoraea norimbergensis* comb. nov. Int J Syst Evol Microbiol 2000;50:887–899.

210. Coenye T, Falsen E, Vancanneyt M, et al. Classification of *Alcaligenes faecalis*-like isolates from the environment and human clinical samples as *Ralstonia gilardii* sp. nov. Int J Syst Bacteriol 1999;49:405–413.

211. Coenye T, Goris J, De Vos P, et al. Classification of *Ralstonia pickettii*-like isolates from the environment and clinical samples as *Ralstonia insidiosa* sp. nov. Int J Syst Evol Microbiol 2003;53:1075–1080.

212. Coenye T, Goris J, Spilker T, et al. Characterization of unusual bacteria isolated from respiratory secretions of patients with cystic fibrosis and description of *Inquilinus limosus* gen. nov., sp. nov. J Clin Microbiol 2002;40:2062–2069.

213. Coenye T, LiPuma JJ, Henry D, et al. *Burkholderia cepacia* genomovar VI, a new member of the Burkholderia cepacia complex isolated from patients with cystic fibrosis. Int J Syst Evol Microbiol 2001;51:271–279.

214. Coenye T, Liu L, Vandamme P, et al. Identification of *Pandoraea* species by 16S ribosomal DNA-based PCR assays. J Clin Microbiol 2001;39:4452–4455.

215. Coenye T, Mahenthiralingam E, Henry D, et al. *Burkholderia ambifaria* sp. nov., a novel member of the *Burkholderia cepacia* complex including biocontrol and cystic fibrosis-related isolates. Int J Syst Evol Microbiol 2001;51:1481–1490.

216. Coenye T, Spilker T, Reik R, et al. Use of PCR analyses to define the distribution of *Ralstonia* species recovered from patients with cystic fibrosis. J Clin Microbiol 2005;43:3463–3466.

217. Coenye T, Vancanneyt M, Cnockaert MC, et al. *Kerstersia gyiorum* gen. nov., sp. nov., a novel *Alcaligenes faecalis*-like organism isolated from human clinical samples, and reclassification of *Alcaligenes denitrificans* Rüger and Tan 1983 as *Achromobacter denitrificans* comb. nov. Int J Syst Evol Microbiol 2003;53:1825–1831.

218. Coenye T, Vancanneyt M, Falsen E, et al. *Achromobacter insolitus* sp. nov. and *Achromobacter spanius* sp. nov., from human clinical samples. Int J Syst Evol Microbiol 2003;53:1819–1824.

219. Coenye T, Vandamme P, Govan JRW, et al. Taxonomy and identification of the *Burkholderia cepacia* complex. J Clin Microbiol 2001;39:3427–3436.

220. Coenye T, Vandamme P, LiPuma JJ. Infection by *Ralstonia* species in patients with cystic fibrosis: identification of *R. pickettii*, and *R. mannitolilytica* by polymerase chain reaction. Emerg Infect Dis 2002;8:692–696.

221. Coenye T, Vandamme P, LiPuma JJ. *Raltonia respiraculi* sp. nov., isolated from the respiratory tract of patients with cystic fibrosis. Int J Syst Evol Microbiol 2003;53:1339–1342.

222. Coenye T, Vanlaere E, Falsen E, et al. *Stenotrophomonas africana* (Drancourt et al. 1997) is a later synonym of *Stenotrophomonas maltophilia* (Hugh 1981) Palleroni and Bradbury 1993. Int J Syst Evol Microbiol 2004;54:1235–1237.

223. Coenye T, Vanlaere E, LiPuma JJ, et al. Identification of genomic groups in the genus *Stenotrophomonas* using *gyrB* RFLP analysis. FEMS Immunol Med Microbiol 2004;40:181–18.

224. Coenye T, Vanlaere E, Samyn E, et al. *Advenella incenata* gen. nov., sp. nov., a novel member of the Alcaligenaceae, isolated from various clinical samples. Int J Syst Evol Microbiol 2005;55(Pt 1):251–256.

225. Colonna P, Nikolai D, Bruckner D. Comparison of MicroScan autoSCAN-W/A, Radiometer Sensititre and Vitek systems for rapid identification of gram-negative bacilli. Abstracts of the 90th Annual Meeting of the American Society for Microbiology. Washington, DC: American Society for Microbiology, 1990:370.

226. Connor BJ, Kopecky RT, Frymoyer PA, et al. Recurrent *Pseudomonas luteola* (CDC Group Ve-1) peritonitis in a patient undergoing continuous ambulatory peritoneal dialysis. J Clin Microbiol 1987;25:1113–1114.

227. Cooke RP, O'Neill WA, Xu J, et al. *Inquilinus limosus* isolated from a cystic fibrosis patient: first UK report. Br J Biomed Sci 2007;64:127–129.

228. Cookson BT, Vandamme P, Carlson LC, et al. Bacteremia caused by a novel *Bordetella* species, "B. hinzii." J Clin Microbiol 1994;32:2569–2571.

229. Cooper GR, Staples ED, Iczkowski KA, et al. *Comamonas (Pseudomonas) testosteroni* endocarditis. Cardiovasc Pathol 2005;14:145–149.

230. Correa A, Montealegre MC, Mojica MF, et al. First report of a *Pseudomonas aeruginosa* isolate coharboring KPC and VIM carbapenemases. Antimicrob Agents Chemother 2012;56:5422–5423.

231. Costello A, Herbert G, Fabunmi L, et al. Virulence of an emerging respiratory pathogen, genus *Pandoraea*, in vivo and its interactions with lung epithelial cells. J Med Microbiol 2011;60(Pt 3):289–299.

232. Courjaret JC, Drancourt M, Hoffart L. *Paracoccus yeei* keratitis in a contact lens wearer. Eye Contact Lens 2014;40:e21–e22.

233. Coyle-Gilchrist MM, Crewe P, Roberts G. *Flavobacterium meningosepticum* in the hospital environment. J Clin Pathol 1976;29:824–826.

234. Craven DE, Moody B, Connolly MG, et al. Pseudobacteremia caused by povidone-iodine solution contaminated with *Pseudomonas cepacia*. N Engl J Med 1981;305:621–623.

235. Crowe HM, Brecher SM. Nosocomial septicemia with CDC group IVc-2, an unusual gram-negative bacillus. J Clin Microbiol 1987;25:2225–2226.

236. Crum-Cianflone NF, Matson RW, Ballon-Landa G. Fatal case of necrotizing fasciitis due to *Myroides odoratus*. Infection 2014;42:931–935.

237. Currie BJ, Fisher DA, Howard DM, et al. Endemic melioidosis in tropical northern Australia: a 10-year prospective study and review of the literature. Clin Infect Dis 2000;31:981–986.

238. Dalamaga M, Karmaniolas K, Chavelas C, et al. *Pseudomonas luteola* cutaneous abscess and bacteraemia in a previously healthy man. Scand J Infect Dis 2004;36:495–497.

239. Daley D, Neville S, Kociuba K. Peritonitis associated with a CDC group EO-3 organism. J Clin Microbiol 1997;35:3338–3339.

240. Dan M, Berger SA, Aderka D, et al. Septicemia caused by the gram-negative bacterium CDC IVc-2 in an immunocompromised human. J Clin Microbiol 1986;23:803.

241. Dan M, Gutman R, Biro A. Peritonitis caused by *Pseudomonas putrefaciens* in patients undergoing continuous ambulatory peritoneal dialysis. Clin Infect Dis 1992;14:359–360.

242. Dance DA. Melioidosis. Curr Opin Infect Dis 2002;15:127–132.

243. Dance DAB. Melioidosis. Rev Med Microbiol 1990;1:143–150.

244. Dance DAB. Melioidosis: The tip of the iceberg. Clin Microbiol Rev 1991;4:52–60.

245. Dance DA, Wuthiekanun V, Chaowagul W, et al. The antimicrobial susceptibility of *Pseudomonas pseudomallei*: emergence of resistance in vitro and during treatment. J Antimicrob Chemother 1989;24:295–309.

246. Dance DA, Wuthiekanun V, Naigowit P, et al. Identification of *Pseudomonas pseudomallei* in clinical practice: use of simple screening tests and API 20NE. J Clin Pathol 1989;42:645–648.

247. Daneshvar MI, Douglas MP, Weyant RS. Cellular fatty acid composition of *Lautropia mirabilis*. J Clin Microbiol 2001;39:4160–4162.

248. Daneshvar MI, Hill B, Hollis DG, et al. CDC group O-3: phenotypic characteristics, fatty acid composition, isoprenoid quinone content, and in vitro antimicrobic susceptibilities of an unusual gram-negative bacterium isolated from clinical specimens. J Clin Microbiol 1998;36:1674–1678.

249. Daneshvar MI, Hollis DG, Moss CW, et al. Eugonic oxidizer group 5: an unusual gram-negative nonfermenter isolated from clinical specimens. Abstracts of the 98th General Meeting of the American Society for Microbiology. Washington, DC: American Society for Microbiology, 1998:165.

250. Daneshvar MI, Hollis DG, Steigerwalt AG, et al. Assignment of CDC weak oxidizer group 2 (WO-2) to the genus *Pandoraea* and characterization of three new *Pandoraea* genomospecies. J Clin Microbiol 2001;39:1819–1826.

251. Daneshvar MI, Hollis DG, Weyant RS, et al. *Paracoccus yeei* sp. nov. (formerly CDC group EO-2), a novel bacterial species associated with human infection. J Clin Microbiol 2003;41:1289–1294.

252. Daneshvar MI, Mayer LW, Steigerwalt AG, et al. Identification of fastidious and unusual pathogenic bacteria using 16S ribosomal RNA gene sequencing. International Conference on Emerging Infectious Diseases, Atlanta, GA, 2004.

253. Daniel C-T, Chang S-C, Chen Y-C, et al. In vitro activities of antimicrobial agents, alone and in combinations, against *Burkholderia cepacia* isolated from blood. Diagn Microbiol Infect Dis 1997;28:187–191.

254. Das K, Shah S, Levi MH. Misleading Gram stain from a patient with *Moraxella (Branhamella) catarrhalis* bacteremia. Clin Microbiol Newslett 1997;19:85–88.

255. Dauga C, Gillis M, Vandamme P, et al. *Balneatrix alpica* gen. nov., sp. nov., a bacterium associated with pneumonia and meningitis in a spa therapy centre. Res Microbiol 1993;144:35–46.

256. David JC, Thomas, WL, Burgess RJ, et al. Comparison of Vitek 32 and Micro-Log ML3 Systems for Identification of Select Biological Warfare Agents, Abstracts 101st General Meeting American Society for Microbiology, Orlando, FL: American Society for Microbiology, May 20–24, 2001:229.

257. Davis JM, Whipp MJ, Ashhurst-Smith C, et al. Mucoid nitrate-negative *Moraxella nonliquefaciens* from three patients with chronic lung disease. J Clin Microbiol 2004;42:3888–3890.

258. Davis KA, Moran KA, McAllister CK, et al. Multidrug-resistant *Acinetobacter* extremity infections in soldiers. Emerg Infect Dis 2005;11:1218–1224.

259. Daxboeck F, Goerzer E, Apfalter P, et al. Isolation of *Bordetella trematum* from a diabetic leg ulcer. Diabet Med 2004;21:1247–1248.

260. De I, Rolston KVI, Han XY. Clinical significance of *Roseomonas* species isolated from catheter and blood samples: analysis of 36 cases in patients with cancer. Clin Infect Dis 2004;38:1579–1584.

261. De Baere T, Muylaert A, Everaert E, et al. Bacteremia due to *Moraxella atlantae* in a cancer patient. J Clin Microbiol 2002;40:2693–2695.

262. De Baere T, Steyaert S, Wauters G, et al. Classification of *Ralstonia pickettii* biovar 3/"*thomasii*" strains (Pickett 1994) and of new isolates related to nosocomial recurrent meningitis as *Ralstonia mannitolytica* sp. nov. Int J Syst Evol Microbiol 2001;51:547–558.

263. De Baets F, Schelstraete P, Van Daele S, et al. *Achromobacter xylosoxidans* in cystic fibrosis: prevalence and clinical relevance. J Cyst Fibros 2007;6:75–78.

264. Debois J, Degreef H, Vandepitte J, et al. *Pseudomonas putrefaciens* as a cause of infection in humans. J Clin Pathol 1975;28:993–996.

265. de Carvalho Girão VB, Martins N, Cacci LC, et al. Dissemination of *Acinetobacter nosocomialis* clone among critically ill patients and the environment. J Clin Microbiol 2013;51:2707–2709.

266. Decker CF, Hawkins RE, Simon GL. Infections with *Pseudomonas paucimobilis*. Clin Infect Dis 1992;14:783–784.

267. Decker GR, Lavelle JP, Kumar PN, et al. Pneumonia due to *Bordetella bronchiseptica* in a patient with AIDS. Rev Infect Dis 1991;13:1250–1251.

268. Dees SB, Hollis DG, Weaver RE, et al. Cellular fatty acid composition of *Pseudomonas marginata* and closely associated bacteria. J Clin Microbiol 1983;18:1073–1078.

269. Dees SB, Moss CW, Hollis DG, et al. Chemical characterization of Flavobacterium odoratum, Flavobacterium breve, and Flavobacterium-like groups IIe, IIh, and IIf. J Clin Microbiol 1986;23:267–273.

270. Degand N, Carbonnelle E, Dauphin B, et al. Matrix-assisted laser desorption ionization-time of flight mass spectrometry for identification of nonfermenting gram-negative bacilli isolated from cystic fibrosis patients. J Clin Microbiol 2008;46:3361–3367.

271. Degreef H, Debois J, Vandepitte J. *Pseudomonas putrefaciens* as a cause of infection of venous ulcers. Dermatologica 1975;151:296–301.

272. de la Fuente J, Albo C, Rodriguez A, et al. *Bordetella bronchiseptica* pneumonia in a patient with AIDS. Thorax 1994;49:719–720.

273. De Ley J, Segers P, Kersters K, et al. Intra- and intergeneric similarities of the *Bordetella* ribosomal ribonucleic acid cistrons: proposal for a new family, *Alcaligenaceae*. Int J Syst Bacteriol 1986;36:405–414.

274. Del Mar Ojeda-Vargas M, Suarez-Alonso A, de Los Angeles Perez-Cervantes M, et al. Urinary tract infection associated with *Comamonas acidovorans*. Clin Microbiol Infect 1999;5:443–444.

275. Demir T, Celenk N. Bloodstream infection with *Oligella ureolytica* in a newborn infant: a case report and review of the literature. J Infect Dev Ctries 2014;8:793–795.

276. Denton M, Hall MJ, Todd NJ, et al. Improved isolation of *Stenotrophomonas maltophilia* from the sputa of patients with cystic fibrosis using a selective medium. Clin Microbiol Infect 2000;6:397–398.

277. Denton M, Kerr KG. Microbiological and clinical aspects of infection associated with *Stenotrophomonas maltophilia*. Clin Microbiol Rev 1998;11:57–80.

278. Desai AP, Stanley T, Atuan M, et al. Use of matrix assisted laser desorption ionisation-time of flight mass spectrometry in a paediatric clinical laboratory for identification of bacteria commonly isolated from cystic fibrosis patients. J Clin Pathol 2012;65:835–838.

279. Desakorn V, Smith MD, Wuthiekanun V, et al. Detection of *Pseudomonas pseudomallei* antigen in urine for the diagnosis of melioidosis. Am J Trop Med Hyg 1994;51:627–633.

280. De Soyza A, McDowell A, Archer L, et al. *Burkholderia cepacia* complex genomovars and pulmonary transplantation outcomes in patients with cystic fibrosis. Lancet 2001;358:1780–1781.

281. De Soyza A, Morris K, McDowell A, et al. Prevalence and clonality of *Burkholderia cepacia* complex genomovars in UK patients with cystic fibrosis referred for lung transplantation. Thorax 2004;59:526–528.

282. Deutscher M, Severing J, Balada-Llasat JM. *Kerstersia gyiorum* isolated from a bronchoalveolar lavage in a patient with a chronic tracheostomy. Case Rep Infect Dis 2014;2014:479581.

283. Dhawan B, Chaudhry R, Mishra BM, et al. Isolation of *Shewanella putrefaciens* from a rheumatic heart disease patient with infective endocarditis. J Clin Microbiol 1998;36:2394.

284. Dhawan VK, Rajashekaraiah KR, Metzger WI, et al. Spontaneous bacterial peritonitis due to a group IIk-2 strain. J Clin Microbiol 1980;11:492–495.

285. Dijkshoorn L, Nemec A, Seifert H. An increasing threat in hospitals: multidrug-resistant *Acinetobacter baumannii*. Nat Rev Microbiol 2007;5:939–951. Review.

286. D'Inzeo T, Santangelo R, Fiori B, et al. Catheter-related bacteremia by *Cupriavidus metallidurans*. Diagn Microbiol Infect Dis 2015;81:9–12.

287. Dobson SJ, Franzmann PD. Unification of the genera *Deleya* (Baumann et al. 1983), *Halomonas* (Vreeland et al. 1980), and Halovibrio (Fendrich 1988) and the species *Paracoccus halodenitrificans* (Robinson and Gibbons 1952) into a single genus, *Halomonas*, and placement of the genus *Zymobacter* in the family *Halomonadaceae*. Int J Syst Bacteriol 1996;46:550–558.

288. Doelle H. Bacterial Metabolism. 2nd Ed. New York, NY: Academic Press, 1975.

289. Doi Y, Husain S, Potoski BA, et al. Extensively drug-resistant *Acinetobacter baumannii*. Emerg Infect Dis 2009;15:980–982.

290. Doit C, Loukil C, Simon A-M, et al. Outbreak of *Burkholderia cepacia* bacteremia in a pediatric hospital due to contamination of lipid emulsion stoppers. J Clin Microbiol 2004;42:2227–2230.

291. Dominguez EA, Smith TL. Endocarditis due to *Neisseria elongata* subspecies *nitroreducens*: case report and review. Clin Infect Dis 1998;26:1471–1473.

292. Dominguez H, Vogel BF, Gram L, et al. *Shewanella alga* bacteremia in two patients with lower leg ulcers. Clin Infect Dis 1996;22:1036–1039.

293. Donay J-L, Mathieu D, Fernandes P, et al. Evaluation of the automated Phoenix system for potential routine use in the clinical microbiology laboratory. J Clin Microbiol 2004;42:1542–1546.

294. Dorittke C, Vandamme P, Hinz KH, et al. Isolation of a *Bordetella avium*-like organism from a human specimen. Eur J Clin Microbiol Infect Dis 1995;14:451–454.

295. Dorman SE, Gill VJ, Gallin JI, et al. *Burkholderia pseudomallei* infection in a Puerto Rican patient with chronic granulomatous disease: case report and review of occurrences in the Americas. Clin Infect Dis 1998;26:889–894.

296. Dortet L, Legrand P, Soussy CJ, et al. Bacterial identification, clinical significance, and antimicrobial susceptibilities of *Acinetobacter ursingii* and *Acinetobacter schindleri*, two frequently misidentified opportunistic pathogens. J Clin Microbiol 2006;44:4471–4478.

297. Dotis J, Printza N, Orfanou A, et al. Peritonitis due to *Ralstonia mannitolilytica* in a pediatric peritoneal dialysis patient. New Microbiol 2012;35:503–506.

298. Dowda H. Evaluation of two rapid methods for identification of commonly encountered nonfermenting or oxidase-positive, gram-negative rods. J Clin Microbiol 1977;6:605–609.

299. Drancourt M, Berger P, Raoult D. Systematic 16S rRNA gene sequencing of atypical clinical isolates identified 27 new bacterial species associated with humans. J Clin Microbiol 2004;42:2197–2202.

300. Drancourt M, Bollet C, Carlioz A, et al. 16S ribosomal DNA sequence analysis of a large collection of environmental and clinical unidentifiable bacterial isolates. J Clin Microbiol 2000;38:3623–3630.

301. Drancourt M, Bollet C, Raoult D. *Stenotrophomonas africana* sp. nov., an opportunistic human pathogen in Africa. Int J Syst Bacteriol 1997;47:160–163.

302. Drevinek P, Mahenthiralingam E. *Burkholderia cenocepacia* in cystic fibrosis: epidemiology and molecular mechanisms of virulence. Clin Microbiol Infect 2010;16:821–830.

303. Duggal S, Gur R, Nayar R, et al. *Cupriavidus pauculus* (*Ralstonia paucula*) concomitant meningitis and septicemia in a neonate: first case report from India. Indian J Med Microbiol 2013;31:405–409.

304. Duggan JM, Goldstein SJ, Chenoweth CE, et al. *Achromobacter xylosoxidans* bacteremia: report of four cases and review of the literature. Clin Infect Dis 1996;23:569–576.

305. Dunne WM Jr, Maisch S. Epidemiological investigation of infections due to *Alcaligenes* species in children and patients with cystic fibrosis: use of repetitive-element-sequence polymerase chain reaction. Clin Infect Dis 1995;20:836–841.

306. Dunne WM Jr, Tillman J, Murray JC. Recovery of a strain of *Agrobacterium radiobacter* with a mucoid phenotype from an immunocompromised child with bacteremia. J Clin Microbiol 1993;31:2541–2543.

307. Dworkin MS, Sullivan PS, Buskin SE, et al. *Bordetella bronchiseptica* infection in human immunodeficiency virus-infected patients. Clin Infect Dis 1999;28:1095–1099.

308. Ebright JR, Lentino JR, Juni E. Endophthalmitis caused by *Moraxella nonliquefaciens*. Am J Clin Pathol 1982;77:362–363.

309. Edmond MB, Riddler SA, Baxter CM, et al. *Agrobacterium radiobacter*: a recently recognized opportunistic pathogen. Clin Infect Dis 1993;16:388–391.

310. Egbert JE, Feder JM, Rapoza PA, et al. Keratitis associated with *Pseudomonas mesophilica* in a patient taking topical corticosteroids. Am J Ophthamol 1990;116:445–446.

311. Ekelund B, Johnsen CR, Nielsen PB. Septicemia with *Agrobacterium* species from a permanent vena cephalica catheter: a case report. Acta Pathol Microbiol Immunol Scand Sect B 1987;95:323–324.

312. Elting LS, Bodey GP. Septicemia due to *Xanthomonas* species and non-*aeruginosa Pseudomonas* species: increasing incidence of catheter-related infections. Medicine (Baltimore) 1990;69:296–306.

313. Ender PT, Dooley DP, Moore RH. Vascular catheter-related *Comamonas acidovorans* bacteremia managed with preservation of the catheter. Pediatr Infect Dis J 1996;15:918–920.

314. Engel JM, Alexander FS, Pachucki CT. Bacteremia caused by CDC Group Ve-1 in previously healthy patient with granulomatous hepatitis. J Clin Microbiol 1987;25:2023–2024.

315. Eshwara VK, Sasi A, Munim F, et al. Neonatal meningitis and sepsis by *Chryseobacterium indologenes*: a rare and resistant bacterium. Indian J Pediatr 2014;81:611–613.

316. Espinal P, Seifert H, Dijkshoorn L, et al. Rapid and accurate identification of genomic species from the *Acinetobacter baumannii* (Ab) group by MALDI-TOF MS. Clin Microbiol Infect 2012;18:1097–1103.

317. Esposito S, Russo E, De Simone G, et al. Transient bacteraemia due to *Chryseobacterium indologenes* in an immunocompetent patient: a case report and literature review [published online ahead of print August 5, 2014]. J Chemother. doi:http://dx.doi.org/10.1179/1973947814Y.0000000206

318. Esteban J, Martin J, Ortiz A, et al. *Pseudomonas oryzihabitans* peritonitis in a patient on continuous ambulatory peritoneal dialysis. Clin Microbiol Infect 2002;8:607–608.

319. Esteban J, Valero-Moratalla ML, Alcazar R, et al. Infections due to *Flavimonas oryzihabitans*: case report and literature review. Eur J Clin Microbiol Infect Dis 1993;12:797–800.

320. Euzeby J. Validation of publication of new names and new combinations previously effectively published outside the IJSEM. Int J Syst Evol Microbiol 2003;53:935–937.

321. Ezzedine H, Mourad M, Van Ossel C, et al. An outbreak of Ochrobactrum anthropi bacteraemia in five organ transplant patients. J Hosp Infect 1994;27:35–42.

322. Farmer JJ III, Gangarosa RE, Gangarosa EJ. Does Laribacter hongkongensis cause diarrhoea, or does diarrhoea "cause" L hongkongensis? Lancet 2004;363:1923–1924.

323. Farrand SK, van Berkum PB, Oger P. Agrobacterium is a definable genus of the family Rhizobiaceae. Int J Syst Evol Microbiol 2003;53:1681–1687.

324. Fass RJ, Barnishan J. In vitro susceptibility of nonfermentative gram-negative bacilli other than Pseudomonas aeruginosa to 32 antimicrobial agents. Rev Infect Dis 1980;2:841–853.

325. Feigin RD, San Joaquin V, Middelkamp JN. Septic arthritis due to Moraxella osloensis. J Pediatr 1969;75:116–117.

326. Felegie TP, Yu VL, Rumans LW, et al. Susceptibility of Pseudomonas maltophilia to antimicrobial agents, singly and in combination. Antimicrob Agents Chemother 1979;16:833–837.

327. Feng JL, Hu J, Lin JY, et al. The prevalence, antimicrobial resistance and PFGE profiles of Laribacter hongkongensis in retail freshwater fish and edible frogs of southern China. Food Microbiol 2012;32:118–123.

328. Fernández-Olmos A, García-Castillo M, Morosini MI, et al. MALDI-TOF MS improves routine identification of non-fermenting Gram negative isolates from cystic fibrosis patients. J Cyst Fibros 2012;11:59–62.

329. Ferroni A, Sermet-Gaudelus I, Abachin E, et al. Use of 16S rRNA gene sequencing for identification of nonfermenting gram-negative bacilli recovered from patients attending a single cystic fibrosis center. J Clin Microbiol 2002;40:3793–3797.

330. Fishbain J, Peleg AY. Treatment of Acinetobacter infections. Clin Infect Dis 2010;51:79–84.

331. Flournoy DJ, Petrone RL, Voth DW. A pseudo-outbreak of Methylobacterium mesophilica isolated from patients undergoing bronchoscopy. Eur J Clin Microbiol Infect Dis 1992;11:240–243.

332. Fournier PE, Richet H. The epidemiology and control of Acinetobacter baumannii in health care facilities. Clin Infect Dis 2006;42:692–699. Review.

333. Frank T, Gody JC, Nguyen LB, et al. First case of Elizabethkingia anophelis meningitis in the Central African Republic. Lancet 2013;381:1876.

334. Franzetti F, Cernuschi M, Esposito R, et al. Pseudomonas infections in patients with AIDS and AIDS-related complex. J Intern Med 1992;231:437–443.

335. Fraser SL, Jorgensen JH. Reappraisal of the antimicrobial susceptibilities of Chryseobacterium and Flavobacterium species and methods for reliable susceptibility testing. Antimicrob Agents Chemother 1997;41:2738–2741.

336. Freney J, Gruer LD, Bornstein N, et al. Septicemia caused by Agrobacterium sp. J Clin Microbiol 1985;22:683–685.

337. Freney J, Hansen W, Etienne J, et al. Postoperative infant septicemia caused by Pseudomonas luteola (CDC group Ve-1) and Pseudomonas oryzihabitans (CDC group Ve-2). J Clin Microbiol 1988;26:1241–1243.

338. Freney J, Hansen W, Ploton C, et al. Septicemia caused by Sphingobacterium multivorum. J Clin Microbiol 1987;25:1126–1128.

339. Friedman ND, Korman TM, Fairley CK, et al. Bacteraemia due to Stenotrophomonas maltophilia: an analysis of 45 episodes. J Infect 2002;45:47–53.

340. Fry NK, Duncan J, Malnick H, et al. The first UK isolate of 'Bordetella ansorpii' from an immunocompromised patient. J Med Microbiol 2007;56(Pt 7):993–995.

341. Fry NK, Duncan J, Malnick H, et al. Bordetella petrii clinical isolate. Emerg Infect Dis 2005;11:1131–1133.

342. Fujita J, Hata Y, Irino S. Respiratory infection caused by Flavobacterium meningsepticum. Lancet 1990;335:544.

343. Funke G, Frodl R, Sommer H. First comprehensively documented case of Paracoccus yeei infection in a human. J Clin Microbiol 2004;42:3366–3368.

344. Funke G, Funke-Kissling P. Evaluation of the new Vitek 2 card for identification of clinically relevant gram-negative rods. J Clin Microbiol 2004;42:4067–4071.

345. Funke G, Hess T, von Graevenitz A, et al. Characteristics of Bordetella hinzii strains isolated from a cystic fibrosis patient over a 3-year period. J Clin Microbiol 1996;34:966–969.

346. Gabaldon D, Wiggins B, Tzamaloukas AH. Pseudomonas luteola peritonitis with favorable outcome in continuous peritoneal dialysis. Int Urol Nephrol 2013;45:1827–1828.

347. Gadea I, Cuenca-Estrella M, Benito N, et al. Bordetella hinzii, a "new" opportunistic pathogen to think about. J Infect 2000;40:298–299.

348. Gales AC, Jones RN, Turnidge J, et al. Characterization of Pseudomonas aeruginosa isolates: occurrence rates, antimicrobial susceptibility patterns, and molecular typing in the global SENTRY antimicrobial surveillance program, 1997–1999. Clin Infect Dis 2001;32(Suppl 2):S146–S155.

349. García-de-la-Fuente C, Guzmán L, Cano ME, et al. Microbiological and clinical aspects of respiratory infections associated with Bordetella bronchiseptica. Diagn Microbiol Infect Dis 2015 Feb 2. pii: S0732-8893(15)00027-9.

350. García-Garmendia JL, Ortiz-Leyba C, Garnacho-Montero J, et al. Risk factors for Acinetobacter baumannii nosocomial bacteremia in critically ill patients: a cohort study. Clin Infect Dis 2001;33:939–946.

351. Garcia San Miguel L, Quereda C, Martinez M, et al. Bordetella bronchiseptica cavitary pneumonia in a patient with AIDS. Eur J Clin Microbiol Infect Dis 1998;17:675–676.

352. Garcia-Valdes E, Castillo MM, Bennasar A, et al. Polyphasic characterization of Pseudomonas stutzeri CLN100 which simultaneously degrades chloro- and methylaromatics: a new genomovar within the species. Syst Appl Microbiol 2003;26:390–403.

353. Garner J, Briant RH. Osteomyelitis caused by a bacterium known as M-6. J Infect 1986;13:298–300.

354. Garrity GM, Bell JA, Lilburn TG. Taxonomic outline of the Procaryotes. Bergey's Manual of Systematic Bacteriology. 2nd Ed. Release 5.0., May 2004, New York, NY: Springer-Verlag, 2004.

355. Garrity GM, Bell JA, Lilburn T. In Garrity GM, Brenner DJ, Krieg NR, Staley JT, eds. Bergey's Manual of Systematic Bacteriology. 2nd Ed. Vol. 2, Part C. The Proteobacteria, Order V. Caulobacterales Henrici and Johnson 1935b, 4^{AL}. New York, NY: Springer-Verlag, 2005:287–303.

356. Gaschet A, Engrand C, Piau C, et al. Multiple brain abscesses caused by Pseudomonas luteola. Pediatr Infect Dis J 2009;28:1144–1146.

357. George LJ, Cunha BA. Pseudomonas stutzeri synthetic vascular graft infection. Heart Lung 1990;19:203–205.

358. George RM, Cochran CP, Wheeler WE. Epidemic meningitis of the newborn caused by flavobacteria. Am J Dis Child 1961;101:296–304.

359. Geraci JE, Wilson WR. Symposium on infective endocarditis. III. Endocarditis due to gram-negative bacteria. Report of 56 cases. Mayo Clin Proc 1982;57:145–148.

360. Gerner-Smidt P. Ribotyping of the Acinetobacter calcoaceticus-Acinetobacter baumannii complex. J Clin Microbiol 1992;30:2680–2685.

361. Gerner-Smidt P, Keiser-Nielsen H, Dorsch M, et al. Lautropia mirabilis gen. nov., sp. nov., a gram-negative motile coccus with unusual morphology isolated from the human mouth. Microbiology 1994;140:1787–1797.

362. Gerner-Smidt P, Tjernberg I. Acinetobacter in Denmark. II. Molecular studies of the Acinetobacter calcoaceticus-Acinetobacter baumannii complex. APMIS 1993;101:826–832.

363. Gerner-Smidt P, Tjernberg I, Ursing J. Reliability of phenotypic tests for identification of Acinetobacter species. J Clin Microbiol 1991;29:277–282.

364. Ghosh JK, Tranter J. Bordetella bronchiseptica infections in man: review and case report. J Clin Pathol 1979;32:546–548.

365. Gilad J, Borer A, Peled N, et al. Hospital-acquired Brevundimonas vesicularis septicaemia following open-heart surgery: case report and literature review. Scand J Infect Dis 2000;32:90–91.

366. Gilardi GL. Infrequently encountered Pseudomonas species causing infection in humans. Ann Intern Med 1972;77:211–215.

367. Gilardi GL. Identification of Glucose-Nonfermenting Gram-Negative Rods. New York, NY: North General Hospital, 1990.

368. Gilardi GL. Pseudomonas and related genera. In Balows A, ed. Manual of Clinical Microbiology. 5th Ed. Washington, DC: American Society for Microbiology, 1991:429–441.

369. Gilardi GL, Faur YC. Pseudomonas mesophilica and an unnamed taxon, clinical isolates of pink-pigmented oxidative bacteria. J Clin Microbiol 1984;20:626–629.

370. Gilardi GL, Hirschl S, Mandel M. Characteristics of yellow-pigmented nonfermentative bacilli (groups Ve-1 and Ve-2) encountered in clinical bacteriology. J Clin Microbiol 1975;1:384–389.

371. Gilardi GL, Mankin HJ. Infection due to Pseudomonas stutzeri. NY State J Med 1973;73:2789–2791.

372. Gilchrist MJR, Kraft JA, Hammond JG, et al. Detection of Pseudomonas mesophilica as a source of nosocomial infections in a bone marrow transplant unit. J Clin Microbiol 1986;23:1052–1055.

373. Gilligan PH. Microbiology of airway disease in patients with cystic fibrosis. Clin Microbiol Rev 1991;4:35–51.

374. Gilligan PH, Gage PA, Bradshaw LM, et al. Isolation medium for the recovery of Pseudomonas cepacia from respiratory secretions of patients with cystic fibrosis. J Clin Microbiol 1985;22:5–8.

375. Gillis M, Van TV, Bardin R, et al. Polyphasic taxonomy in the genus Burkholderia leading to an emended description of the genus and proposition of Burkholderia vietnamiensis sp. nov. for N$_2$-fixing isolates from rice in Vietnam. Int J Syst Bacteriol 1995;45:274–289.

376. Gini GA. Ocular infection caused by Psychrobacter immobilis acquired in the hospital. J Clin Microbiol 1990;28:400–401.

377. Gladman G, Connor PJ, Williams RF, et al. Controlled study of Pseudomonas maltophilia in cystic fibrosis. Arch Dis Child 1993;67:192–195.

378. Glass MB, Steigerwalt AG, Jordan JG, et al. *Burkholderia oklahomensis* sp. nov., a *Burkholderia pseudomallei*-like species formerly known as the Oklahoma strain of *Pseudomonas pseudomallei*. Int J Syst Evol Microbiol 2006;56(Pt 9):2171–2176.

379. Glew RH, Moellering RC, Kunz LJ. Infections with *Acinetobacter calcoaceticus* (*Herellea vaginicola*): Clinical and laboratory studies. Medicine 1977;56:79–97.

380. Goff DA, Kaye KS. Minocycline: an old drug for a new bug: multidrug-resistant *Acinetobacter baumannii*. Clin Infect Dis 2014;59(Suppl 6):S365–S366.

381. Goldmann DA, Klinger JD. *Pseudomonas cepacia*: biology, mechanisms of virulence, epidemiology. J Pediatr 1986;108:806–812.

382. Goldstein R, Sun L, Jiang RZ, et al. Structurally variant classes of pilus appendage fibers coexpressed from *Burkholderia (Pseudomonas) cepacia*. J Bacteriol 1995;177:1039–1052.

383. Gomez L, Grazziutti M, Sumoza D, et al. Bacterial pneumonia due to *Bordetella bronchiseptica* in a patient with acute leukemia. Clin Infect Dis 1998;26:1002–1003.

384. Gomez-Cerezo J, Suarez I, Rios JJ, et al. *Achromobacter xylosoxidans* bacteremia: a 10-year analysis of 54 cases. Eur J Clin Microbiol Infect Dis 2003;22:360–363.

385. Goodnow RA. Biology of *Bordetella bronchiseptica*. Microbiol Rev 1996;44:722–738.

386. Goris J, De Vos P, Coenye T, et al. Classification of metal-resistant bacteria from industrial biotopes as *Ralstonia campinensis* sp. nov., *Ralstonia metallidurans* sp. nov. and *Ralstonia basilensis* Steinle et al. 1998 emend. Int J Syst Evol Microbiol 2001;51(Pt 5):1773–1782.

387. Goshorn RK. Recrudescent pulmonary melioidosis: a case report involving the so-called "Vietnamese time bomb." Indiana Med 1987;80:247–249.

388. Gouby A, Teyssier C, Vecina F, et al. *Acetobacter cibinongensis* bacteremia in human. Emerg Infect Dis 2007;13:784–785.

389. Govan JRW, Brown PH, Maddison J, et al. Evidence for transmission of *Pseudomonas cepacia* by social contact in cystic fibrosis. Lancet 1993;342:15–19.

390. Govan JRW, Hughes JE, Vandamme P. *Burkholderia cepacia*: medical, taxonomic and ecological issues. J Med Microbiol 1996;45:395–407.

391. Graber CD, Jervey LP, Ostrander WE, et al. Endocarditis due to a lanthanic, unclassified gram-negative bacterium (group IVd). Am J Clin Pathol 1968;49:220–223.

392. Graham DR, Band JD, Thornsberry C, et al. Infections caused by *Moraxella, Moraxella urethralis, Moraxella*-like groups M-5 and M-6, and *Kingella kingae* in the United States, 1953–1980. Rev Infect Dis 1990;12:423–431.

393. Gransden WR, Eykyn SJ. Seven cases of bacteremia due to *Ochrobactrum anthropi*. Clin Infect Dis 1992;15:1068–1069.

394. Grant PE, Brenner DJ, Steigerwalt AG, et al. *Neisseria elongata* subsp. *nitroreducens* subsp. nov., formerly CDC group M-6, a gram-negative bacterium associated with endocarditis. J Clin Microbiol 1990;28:2591–2596.

395. Graves M, Robin T, Chipman AM, et al. Four additional cases of *Burkholderia gladioli* infection with microbiological correlates and review. Clin Infect Dis 1997;25:838–842.

396. Green BT, Green K, Nolan PE. *Myroides odoratus* cellulitis and bacteremia: case report and review. Scand J Infect Dis 2001;33:932–934.

397. Green BT, Nolan PE. Cellulitis and bacteraemia due to *Chryseobacterium indologenes*. J Infect 2001;42:219–220.

398. Green O, Murray P, Gea-Banacloche JC. Sepsis caused by *Elizabethkingia miricola* successfully treated with tigecycline and levofloxacin. Diagn Microbiol Infect Dis 2008;62:430–432.

399. Green PN, Bousfield IJ. Emendation of *Methylobacterium* Patt, Cole, and Hanson 1976; *Methylobacterium rhodinum* (Heumann 1962) comb. nov. corrig.; *Methylobacterium radiotolerans* (Ito and Iizuka 1971) comb. nov. corrig.; and *Methylobacterium mesophilicum* (Austin and Goodfellow 1979) comb. nov. Int J Syst Bacteriol 1983;33:875–877.

400. Green PN, Bousfield IJ, Hood D. Three new *Methylobacterium* species: *M. rhodesianum* sp. nov., *M. zatmanii* sp. nov., and *M. fujisawaense* sp. nov. Int J Syst Bacteriol 1988;38:124–127.

401. Green RN, Tuffnell PG. Laboratory acquired melioidosis. Am J Med 1968;44:599–605.

402. Greenberg DE, Ding L, Zelazny AM, et al. A novel bacterium associated with lymphadenitis in a patient with chronic granulomatous disease. PLoS Pathog 2006;2:e28.

403. Greenberg DE, Porcella SF, Stock F, et al. *Granulibacter bethesdensis* gen. nov., sp. nov., a distinctive pathogenic acetic acid bacterium in the family Acetobacteraceae. Int J Syst Evol Microbiol 2006;56(Pt 11):2609–2616.

404. Greenberg DE, Shoffner AR, Zelazny AM, et al. Recurrent *Granulibacter bethesdensis* infections and chronic granulomatous disease. Emerg Infect Dis 2010;16:1341–1348.

405. Grieg JR, Gunda SS, Kwan JTC. *Bordetella holmesii* bacteraemia in an individual on haemodialysis. Scand J Infect Dis 2001;33:716–717.

406. Griffin CW III, Mehaffey MA, Cook EC, et al. Relationship between performance in three of the Centers for Disease Control microbiology proficiency testing programs and the number of actual patient specimens tested by participating laboratories. J Clin Microbiol 1986;23:246–250.

407. Grimaldi D, Podglajen I, Aubert A, et al. Case of indolent endocarditis due to *Pseudomonas stutzeri* with genetic evidence of relapse after 4 years. J Clin Microbiol 2009;47:503–504.

408. Grimault E, Glerant JC, Aubry P, et al. Uncommon site of *Bergeyella zoohelcum*: apropos of a case [in French]. Rev Pneumol Clin 1996;52:387–389.

409. Gröbner S, Heeg P, Autenrieth IB, et al. Monoclonal outbreak of catheter-related bacteraemia by *Ralstonia mannitolilytica* on two haemato-oncology wards. J Infect 2007;55:539–544.

410. Gul M, Ciragil P, Bulbuloglu E, et al. *Comamonas testosteroni* bacteremia in a patient with perforated acute appendicitis. Short communication. Acta Microbiol Immunol Hung 2007;54:317–321.

411. Gundi VA, Dijkshoorn L, Burignat S, et al. Validation of partial rpoB gene sequence analysis for the identification of clinically important and emerging *Acinetobacter* species. Microbiology 2009;155(Pt 7):2333–2341

412. Gutierrez Rodero F, Masia MM, Cortes J, et al. Endocarditis caused by *Stenotrophomonas maltophilia*: case report and review. Clin Infect Dis 1996;23:1261–1265.

413. Guttigoli A, Zaman MM. Bacteremia and possible endocarditis caused by *Moraxella phenylpyruvica*. South Med J 2000;9:708–709.

414. Haddow LJ, Mulgrew C, Ansari A, et al. Neisseria elongata endocarditis: case report and literature review. Clin Microbiol Infect 2003;9:426–430.

415. Haditsch M, Binder L, Tschurtschenthaler G, et al. Bacteremia caused by *Ochrobactrum anthropi* in an immunocompromised child. Infection 1994;22:291–292.

416. Hagiya H, Ohnishi K, Maki M, et al. Clinical characteristics of *Ochrobactrum anthropi* bacteremia. J Clin Microbiol 2013;51:1330–1333.

417. Hamill RJ, Houston ED, Georghiou PR, et al. An outbreak of *Burkholderia* (formerly *Pseudomonas*) *cepacia* respiratory tract colonization and infection associated with nebulized albuterol therapy. Ann Intern Med 1995;122:762–766.

418. Hammerberg O, Bialkowska-Hobrzanska H, Gopaul D. Isolation of *Agrobacterium radiobacter* from a central venous catheter. Eur J Clin Microbiol Infect Dis 1991;10:450–452.

419. Han XY, Pham AS, Nguyen KU, et al. Pulmonary granuloma caused by *Pseudomonas andersonii* sp nov. Am J Clin Pathol 2001;116:347–353.

420. Han XY, Pham AS, Tarrand JJ, et al. Bacteriologic characterization of 36 strains of *Roseomonas* species and proposal of *Roseomonas mucosa* sp. nov. and *Roseomonas gilardii* subsp *rosea* subsp nov. Am J Clin Pathol 2003;120:256–264.

421. Han XY, Tarrand JJ. *Moraxella osloensis* blood and catheter infections during anticancer chemotherapy: clinical and microbiologic studies of 10 cases. Am J Clin Pathol 2004;121:581–587.

422. Hansen W, Glupczynski Y. Group IV c-2 associated peritonitis. Clin Microbiol Newslett 1985;7:43.

423. Harrington BJ. Letter to the Editors. Clin Microbiol Newlsett 1997;19:191.

424. Harrington SP, Perlino CA. *Flavobacterium meningosepticum* sepsis: disease due to bacteria with unusual antibiotic susceptibility. Southern Med J 1981;74:764–766.

425. Harrison GAJ, Morris R, Holmes B, et al. Human infections with strains of *Agrobacterium*. J Hosp Infect 1990;16:383–388.

426. Hauben L, Vauterin L, Moore ERB, et al. Genomic diversity of the genus *Stenotrophomonas*. Int J Syst Bacteriol 1999;49:1749–1760.

427. Hawley HB, Gump DW. Vancomycin therapy of bacterial meningitis. Am J Dis Child 1973;126:261–264.

428. Hawley JS, Murray CK, Jorgensen JH. Colistin heteroresistance in *Acinetobacter* and its association with previous colistin therapy. Antimicrob Agents Chemother 2008;52:351–352.

429. Hayes D Jr, Murphy BS, Kuhn RJ, et al. Mucoid *Inquilinus limosus* in a young adult with cystic fibrosis. Pediatr Pulmonol 2009;44:619–621.

430. Heagney MA. An unusual case of bacterial meningitis caused by *Burkholderia pickettii*. Clin Microbiol Newslett 1998;20:102–103.

431. Heard S, Lawrence S, Holmes B, et al. A pseudo-outbreak of *Pseudomonas* on a special care baby unit. J Hosp Infect 1990;16:59–65.

432. Heimbrook ME, Wang WLL, Campbell G. Staining bacterial flagella easily. J Clin Microbiol 1989;27:2612–2615.

433. Helsel LO, Hollis DG, Steigerwalt AG, et al. Reclassification of *Roseomonas fauriae* Rihs et al. 1998 as a later heterotypic synonym of *Azospirillum brasilense* Tarrand et al. 1979. Int J Syst Evol Microbiol 2006;56(Pt 12):2753–2755.

434. Helsel LO, Hollis D, Steigerwalt AG, et al. Identification of "*Haematobacter*," a new genus of aerobic Gram-negative rods isolated from clinical specimens, and reclassification of *Rhodobacter massiliensis* as "*Haematobacter massiliensis* comb. nov.". J Clin Microbiol 2007;45:1238–1243.

435. Hendaus MA, Zahraldin K. *Chryseobacterium indologenes* meningitis in a healthy newborn: a case report. Oman Med J 2013;28:133–134.

436. Henry DA, Campbell ME, LiPuma JJ, et al. Identification of *Burkholderia cepacia* isolates from patients with cystic fibrosis and use of a simple new selective medium. J Clin Microbiol 1997;35:614–619.

437. Henry D, Campbell M, McGimpsey C, et al. Comparison of isolation media for recovery of *Burkholderia cepacia* complex from respiratory secretions of patients with cystic fibrosis. J Clin Microbiol 1999;37:1004–1007.

438. Henry DA, Mahenthiralingam E, Vandamme P, et al. Phenotypic methods for determining genomovar status of *Burkholderia cepacia* complex. J Clin Microbiol 2001;39:1073–1078.

439. Henry DA, Speert DP. *Pseudomonas.* In: Versalovic J, Jorgensen JH, Landry ML, Warnock DW, eds. Manual of Clinical Microbiology. 10th Ed. Washington, DC: ASM Press, 2011:677–691.

440. Herasimenka Y, Cescutti P, Impallomeni G, et al. Exopolysaccharides produced by *Inquilinus limosus*, a new pathogen of cystic fibrosis patients: novel structures with usual components. Carbohydr Res 2007;342:2404–2415.

441. Higgins PG, Wisplinghoff H, Stefanik D, et al. In vitro activities of the b-lactamase inhibitors clavulanic acid, sulbactam, and tazobactam alone or in combination with β-lactams against epidemiologically characterized multidrugresistant *Acinetobacter baumannii* strains. Antimicrob Agents and Chemother 2004;48:1586–1592.

442. Hiraishi A, Furuhata K, Matsumoto A, et al. Phenotypic and genetic diversity of chlorine-resistant *Methylobacterium* strains isolated from various environments. Appl Environ Microbiol 1995;61:2099–107.

443. Hirsh BE, Wong B, Kiehn TE, et al. *Flavobacterium meningosepticum* bacteremia in an adult with acute leukemia: use of rifampin to clear persistent infection. Diagn Microbiol Infect Dis 1986;4:65–69.

444. Hoare S, Cant AJ. Chronic granulomatous disease presenting as severe sepsis due to *Burkholderia gladioli*. Clin Infect Dis 1996;23:411.

445. Hobson R, Gould I, Govan J. *Burkholderia (Pseudomonas) cepacia* as a cause of brain abscesses secondary to chronic suppurative otitis media. Eur J Clin Microbiol Infect Dis 1995;14:908–911.

446. Hofstad T, Hope O, Falsen E. Septicaemia with *Neisseria elongata* spp. *nitroreducens* in a patient with hypertrophic obstructive cardiomyopathia. Scand J Infect Dis 1998;30:200–201.

447. Hogue R, Graves M, Moler S, et al. Pink-pigmented non-fermentative gram-negative rods associated with human infections: a clinical and diagnostic challenge. Infection 2007;35:126–133. Review.

448. Hohl P, Frei R, Aubry P. In vitro susceptibility of 33 clinical case isolates of *Xanthomonas maltophilia*. Inconsistent correlation of agar dilution and of disk diffusion test results. Diagn Microbiol Infect Dis 1991;14:447–450.

449. Hollis DG, Daneshvar MI, Moss CW, et al. Phenotypic characteristics, fatty acid composition, and isoprenoid quinone content of CDC group IIg bacteria. J Clin Microbiol 1995;33:762–764.

450. Hollis DG, Moss CW, Daneshvar MI, et al. Characterization of Centers for Disease Control group NO-1, a fastidious, nonoxidative, gramnegative organism associated with dog and cat bites. J Clin Microbiol 1993;31:746–748.

451. Hollis DG, Moss CW, Daneshvar MI, et al. CDC group IIc: phenotypic characteristics, fatty acid composition, and isoprenoid quinone content. J Clin Microbiol 1996;34:2322–2324.

452. Hollis DG, Weaver RE, Moss CW, et al. Chemical and cultural characterization of CDC group WO-1, a weakly oxidative gram-negative group of organisms isolated from clinical sources. J Clin Microbiol 1992;30:291–295.

453. Holmes B, Costas M, Ganner M, et al. Evaluation of Biolog System for identification of some gram-negative bacteria of clinical importance. J Clin Microbiol 1994;32:1970–1975.

454. Holmes B, Costas M, On SLW, et al. *Neisseria weaveri* sp. nov. (formerly CDC group M-5), from dog bite wounds of humans. Int J Syst Bacteriol 1993;43:687–693.

455. Holmes B, Costas M, Wood AC, et al. Numerical analysis of electrophoretic protein patterns of "*Achromobacter*" group B, E and F strains from human blood. J Appl Bacteriol 1990;68:495–504.

456. Holmes B, Costas M, Wood AC, et al. Differentiation of *Achromobacter*-like strains from human blood by DNA restriction endonuclease digest and ribosomal RNA gene probe patterns. Epidemiol Infect 1990;105:541–551.

457. Holmes B, Dawson CA. Numerical taxonomic studies on *Achromobacter* isolates from clinical material. In Leclerc H, ed. Gram Negative Bacteria of Medical and Public Health Importance: Taxonomy–Identification–Applications. Paris, France: Les Editions INSERM, 1983:331–341.

458. Holmes B, Lewis R, Trevett A. Septicaemia due to *Achromobacter* group B: a report of two cases. Med Microbiol Lett 1992;1:177–184.

459. Holmes B, Moss CW, Daneshvar MI. Cellular fatty acid compositions of "*Achromobacter* groups B and E." J Clin Microbiol 1993;31:1007–1008.

460. Holmes B, Owen RJ, Evans A, et al. *Pseudomonas paucimobilis*, a new species isolated from human clinical specimens, the hospital environment, and other sources. Int J Syst Bacteriol 1977;27:133–146.

461. Holmes B, Owen RJ, Hollis DG. *Flavobacterium spiritivorum*, a new species isolated from human clinical specimens. Int J Syst Bacteriol 1982;32:157–165.

462. Holmes B, Owen RJ, McMeekin TA. Genus *Flavobacterium*. In Krieg NR, Holt JG, eds. Bergey's Manual of Systematic Bacteriology. Vol. 1. Baltimore, MD: Williams & Wilkins, 1984:353–361.

463. Holmes B, Owen RJ, Weaver RE. *Flavobacterium multivorum*, a new species isolated from human clinical specimens and previously known as group IIk, biotype 2. Int J Syst Bacteriol 1981;31:21–34.

464. Holmes B, Pinning CA, Dawson CA. A probability matrix for the identification of gram-negative, aerobic, non-fermentative bacteria that grow on nutrient agar. J Gen Microbiol 1986;132:1827–1842.

465. Holmes B, Popoff M, Kiredjian M, et al. *Ochrobactrum anthropi* gen. nov., sp. nov. from human clinical specimens and previously known as group Vd. Int J Syst Bacteriol 1988;38:406–416.

466. Holmes B, Segers P, Coenye T, et al. *Pannonibacter phragmitetus*, described from a Hungarian soda lake in 2003, had been recognized several decades earlier from human blood cultures as Achromobacter groups B and E. Int J Syst Evol Microbiol 2006;56(Pt 12):2945–2948.

467. Holmes B, Snell JJ, Lapage SP. Revised description, from clinical strains, of *Flavobacterium breve* (Lustig) Bergey et al. 1923 and proposal of the neotype strain. Int J Syst Bacteriol 1978;28:201–208.

468. Holmes B, Snell JJS, Lapage SP. *Flavobacterium odoratum*: a species resistant to a wide range of antimicrobial agents. J Clin Pathol 1979;32:73–77.

469. Holmes B, Steigerwalt AG, Nicholson AC. DNA-DNA hybridization study of strains of *Chryseobacterium, Elizabethkingia* and *Empedobacter* and of other usually indole-producing non-fermenters of CDC groups IIc, IIe, IIh and IIi, mostly from human clinical sources, and proposals of *Chryseobacterium bernardetii* sp. nov., *Chryseobacterium carnis* sp. nov., *Chryseobacterium lactis* sp. nov., *Chryseobacterium nakagawai* sp. nov. and *Chryseobacterium taklimakanense* comb. nov. Int J Syst Evol Microbiol 2013;63(Pt 12):4639–4662.

470. Holmes B, Steigerwalt AG, Weaver RE, et al. *Weeksella virosa* gen. nov., sp. nov. (formerly group IIf), found in human clinical specimens. Syst Appl Microbiol 1986;8:185–190.

471. Holmes B, Steigerwalt AG, Weaver RE,et al. *Weeksella zoohelcum* sp. nov. (formerly group IIj), from human clinical specimens. Syst Appl Microbiol 1986;8:191–196.

472. Holmes B, Steigerwalt AG, Weaver RE, et al. *Chryseomonas luteola* comb. nov. and *Flavimonas oryzihabitans* gen. nov., comb. nov., *Pseudomonas*-like species from human clinical specimens and formerly known, respectively, as groups Ve-1 and Ve-2. Int J Syst Bacteriol 1987;37:245–250.

473. Holmes B, Weaver RE, Steigerwalt AG, et al. A taxonomic study of *Flavobacterium spiritivorum* and *Sphingobacterium mizutae*: proposal of *Flavobacterium yabuuchiae* sp. nov. and *Flavobacterium mizutaii* comb. nov. Int J Syst Bacteriol 1988;38:348–353.

474. Holt HM, Sogaard P, Gahrn-Hansen B. Ear infections with *Shewanella alga*: a bacteriologic, clinical and epidemiologic study of 67 cases. Clin Microbiol Infect 1997;3:329–334.

475. Holton J. A note on the preparation and use of a selective and differential medium for the isolation of the *Acinetobacter* spp. from clinical sources. J Appl Bacteriol 1983;66:24–26.

476. Hombrouck-Alet C, Poilane I, Janoir-Jouveshomme C, et al. Utilization of 16S ribosomal DNA sequencing for diagnosis of septicemia due to *Neisseria elongata* subsp. *glycolytica* in a neutropenic patient. J Clin Microbiol 2003;41:3436–3437.

477. Homem de Mello de Souza HA, Dalla-Costa LM, Vicenzi FJ, et al. MALDI-TOF: a useful tool for laboratory identification of uncommon glucose nonfermenting Gram-negative bacteria associated with cystic fibrosis. J Med Microbiol 2014;63(Pt 9):1148–1153.

478. Hope R, Warner M, Mushtaq S, et al. Effect of medium type, age and aeration on the MICs of tigecycline and classical tetracyclines. J Antimicrob Chemother 2005;56:1042–1046.

479. Hornei B, Luneberg E, Schmidt-Rotte H, et al. Systemic infection of an immunocompromised patient with *Methylobacterium zatmanii*. J Clin Microbiol 1999;37:248–250.

480. Horowitz H, Gilroy S, Feinstein S, et al. Endocarditis associated with *Comamonas acidovorans*. J Clin Microbiol 1990;28:143–145.

481. Horrevorts A, Bergman K, Kollée L, et al. Clinical and epidemiological investigations of *Acinetobacter* genomospecies 3 in a neonatal intensive care unit. J Clin Microbiol 1995;33:1567–1572.

482. Howard K, Inglis TJJ. Novel selective medium for isolation of *Burkholderia pseudomallei*. J Clin Microbiol 2003;41:3312–3316.

483. Hsueh P-R, Chang J-C, Teng L-J, et al. Comparison of Etest and agar dilution method for antimicrobial susceptibility testing of *Flavobacterium* isolates. J Clin Microbiol 1997;35:1021–1023.

484. Hsueh P-R, Hsiue T-R, Wu J-J, et al. *Flavobacterium indologenes* bacteremia: clinical and microbiological characteristics. Clin Infect Dis 1996;23:550–555.

485. Hsueh P-R, Kuo L-C, Chang T-C, et al. Evaluation of the Bruker Biotyper matrix-assisted laser desorption ionization-time of flight mass spectrometry

system for identification of blood isolates of *Acinetobacter* species. J Clin Microbiol 2014;52:3095–3100.

486. Hsueh P-R, Teng L-J, Chen C-Y, et al. Pandrug-resistant *Acinetobacter baumannii* causing nosocomial infections in a university hospital, Taiwan. Emerg Infect Dis 2002;8:827–832.

487. Hsueh P-R, Teng L-J, Ho S-W, et al. Clinical and microbiological characteristics of *Flavobacterium indologenes* infections associated with indwelling devices. J Clin Microbiol 1996;34:1908–1913.

488. Hsueh P-R, Teng L-J, Lee L-N, et al. Melioidosis: an emerging infection in Taiwan? Emerg Infect Dis 2001;7:428–433.

489. Hsueh P-R, Teng L-J, Yang P-C, et al. Nosocomial infections caused by *Sphingomonas paucimobilis*: clinical features and microbiological characteristics. Clin Infect Dis 1998;26:676–681.

490. Hsueh P-R, Teng L-J, Yang P-C, et al. Increasing incidence of nosocomial *Chryseobacterium indologenes* infections in Taiwan. Eur J Clin Microbiol Infect Dis 1997;16:568–574.

491. Hsueh P-R, Wu J-J, Hsiue T-R, et al. Bacteremic necrotizing fasciitis due to *Flavobacterium odoratum*. Clin Infect Dis 1995;21:1337–1338.

492. Hubert B, De Mahenge A, Grimont F, et al. An outbreak of pneumonia and meningitis caused by a previously undescribed gram-negative bacterium in a hot spring spa. Epidemiol Infect 1991;107:373–381.

493. Hudson MJ, Hollis DG, Weaver RE, et al. Relationship of CDC group EO-2 and *Psychrobacter immobilis*. J Clin Microbiol 1987;25:1907–1910.

494. Hugh R, Leifson E. The taxonomic significance of fermentative versus oxidative metabolism of carbohydrates by various gram-negative bacteria. J Bacteriol 1953;66:24–26.

495. Hutchinson GR, Parker S, Pryor JA, et al. Home-use nebulizers: a potential primary source of *Burkholderia cepacia* and other colistin-resistant, gramnegative bacteria in patients with cystic fibrosis. J Clin Microbiol 1996;34:584–587.

496. Ibrahim A, Gerner-Smidt P, Liesack W. Phylogenetic relationship of the twenty-one DNA groups of the genus *Acinetobacter* as revealed by 16S ribosomal DNA sequence analysis. Int J Syst Bacteriol 1997;47:837–841.

497. Igra–Siegman Y, Chmel H, Cobbs C. Clinical and laboratory characteristics of *Achromobacter xylosoxidans* infection. J Clin Microbiol 1980;11:141–145.

498. Imperial HL, Joho KL, Alcid DV. Endocarditis due to *Neisseria elongata* subspecies *nitroreducens*. Clin Infect Dis 1995;20:1431–1432.

499. Isles A, Macluskey I, Corey M, et al. *Pseudomonas cepacia* infection in cystic fibrosis: an emerging problem. J Pediatr 1984;104:206–210.

500. Iwata M, Tateda K, Matsumoto T, et al. Primary *Shewanella alga* septicemia in a patient on hemodialysis. J Clin Microbiol 1999;37:2104–2105.

501. Jácome PR, Alves LR, Cabral AB, et al. First report of KPC-producing *Pseudomonas aeruginosa* in Brazil. Antimicrob Agents Chemother 2012;56:4990.

502. Jacquier H, Carbonnelle E, Corvec S, et al. Revisited distribution of nonfermenting Gram-negative bacilli clinical isolates. Eur J Clin Microbiol Infect Dis 2011;30:1579–1586.

503. Janda JM, Abbott SL. 16S rRNA gene sequencing for bacterial identification in the diagnostic laboratory: pluses, perils, and pitfalls. J Clin Microbiol 2007;45:2761–2764.

504. Janda JM, Abbott SL. The genus *Shewanella*: from the briny depths below to human pathogen. Crit Rev Microbiol 2014;40(4):293–312.

505. Janknecht P, Schneider CM, Ness T. Outbreak of *Empedobacter brevis* endophthalmitis after cataract extraction. Graefes Arch Clin Exp Ophthalmol 2002;240:291–295.

506. Jannes G, Vaneechoutte M, Lannoo M, et al. Polyphasic taxonomy leading to the proposal of *Moraxella canis* sp. nov. for *Moraxella catarrhalis*-like strains. Int J Syst Bacteriol 1993;43:438–449.

507. Jawad A, Hawkey PM, Heritage J, et al. Description of Leeds *Acinetobacter* Medium, a new selective and differential medium for isolation of clinically important *Acinetobacter* spp., and comparison with Herellea agar and Holton's agar. J Clin Microbiol 1994;32:2353–2358.

508. Jean SS, Lee WS, Chen FL, et al. *Elizabethkingia meningoseptica*: an important emerging pathogen causing healthcare-associated infections. J Hosp Infect 2014;86:244–249.

509. Jekarl DW, Han SB, Kim YJ, et al. Evaluation of Vitek2 and BD Phoenix in antimicrobial susceptibility testing of *Acinetobacter baumannii* and *Pseudomonas aeruginosa*. Diagn Microbiol Infect Dis 2010;67:384–386.

510. Jellison TK, McKinnon PS, Rybak MJ. Epidemiology, resistance, and outcomes of *Acinetobacter baumannii* bacteremia treated with imipenem-cilastatin or ampicillin-sulbactam. Pharmacotherapy 2001;21:142–148.

511. Jelveh N, Cunha BA. *Ochrobactrum anthropi* bacteremia. Heart Lung 1999;28:145–146.

512. Jenks PJ, Shaw EJ. Recurrent septicaemia due to "*Achromobacter* Group B." J Infect 1997;34:143–145.

513. Jenney AW, Lum G, Fisher DA, et al. Antibiotic susceptibility of *Burkholderia pseudomallei* from tropical northern Australia and implications for therapy of melioidosis. Int J Antimicrob Agents 2001;17:109–113.

514. Jhung MA, Sunenshine RH, Noble-Wang J, et al. A national outbreak of *Ralstonia mannitolilytica* associated with use of a contaminated oxygen-delivery device among pediatric patients. Pediatrics 2007;119:1061–1068.

515. Jiménez-Mejías ME, Pachón J, Becerril B, et al. Treatment of multidrug-resistant *Acinetobacter baumannii* meningitis with ampicillin/sulbactam. Clin Infect Dis 1997;24:932–935.

516. Jiménez-Mejías ME, Pichardo-Guerrero C, Márquez-Rivas FJ, et al. Cerebrospinal fluid penetration and pharmacokinetic/pharmacodynamic parameters of intravenously administered colistin in a case of multidrug-resistant *Acinetobacter baumannii* meningitis. Eur J Clin Microbiol Infect Dis 2002;21:212–214.

517. Johansen HK, Kjeldsen K, Høiby N. *Pseudomonas mendocina* as a cause of chronic infective endocarditis in a patient with situs inversus. Clin Microbiol Infect 2001;7:650–652.

518. Johnson DW, Lum G, Nimmo G, et al. *Moraxella nonliquefaciens* septic arthritis in a patient undergoing hemodialysis. Clin Infect Dis 1995;21:1039–1040.

519. Jones AM, Dodd ME, Govan JR, et al. *Burkholderia cenocepacia* and *Burkholderia multivorans*: influence on survival in cystic fibrosis. Thorax 2004;59:948–951.

520. Jones AM, Dodd ME, Webb AK. *Burkholderia cepacia*: current clinical issues, environmental controversies and ethical dilemmas. Eur Respir J 2001;17:295–301.

521. Jones AM, Stanbridge TN, Islaska BJ, et al. *Burkholderia gladioli*: recurrent abscesses in a patient with cystic fibrosis. J Infect 2001;42:69–71.

522. Jones CL, Clancy M, Honnold C, et al. A Fatal Outbreak of an Emerging Clone of Extensively Drug-Resistant *Acinetobacter baumannii* with Enhanced Virulence. Clin Infect Dis. 2015 Mar 29. pii: civ225. [Epub ahead of print]

523. Jones RN, Ferraro MJ, Reller LB, et al. Multicenter studies of tigecycline disk diffusion susceptibility results for *Acinetobacter* spp. J Clin Microbiol 2007;45:227–230.

524. Jorgensen IM, Johansen HK, Frederiksen B, et al. Epidemic spread of *Pandoraea apista*, a new pathogen causing severe lung disease in patients with cystic fibrosis. Pediatr Pulmonol 2003;36:439–446.

525. Jørgensen NO, Brandt KK, Nybroe O, et al. *Delftia lacustris* sp. nov., a peptidoglycan-degrading bacterium from fresh water, and emended description of *Delftia tsuruhatensis* as a peptidoglycan-degrading bacterium. Int J Syst Evol Microbiol 2009;59(Pt 9):2195–2199.

526. Jung SH, Lee B, Mirrakhimov AE, et al. Septic shock caused by *Elizabethkingia meningoseptica*: a case report and review of literature. BMJ Case Rep. 2013 Apr 3;2013. pii: bcr2013009066.

527. Juretschko S, Beavers-May TK, Stovall SH. Nosocomial infection with *Asaia lannensis* in two paediatric patients with idiopathic dilated cardiomyopathy. J Med Microbiol 2010;59(Pt 7):848–852.

528. Juretschko S, Labombardi VJ, Lerner SA, et al; Pseudomonas AST Study Group. Accuracies of beta-lactam susceptibility test results for *Pseudomonas aeruginosa* with four automated systems (BD Phoenix, MicroScan WalkAway, Vitek, and Vitek 2). J Clin Microbiol 2007;45:1339–1342.

529. Justesen US, Holt HM, Thiesson HC, et al. Report of the first human case of *Caulobacter* sp. infection. J Clin Microbiol 2007;45:1366–1369.

530. Kaiser RM, Garman RL, Bruce MG, et al. Clinical significance and epidemiology of NO-1, an unusual bacterium associated with dog and cat bites. Emerg Infect Dis 2002;8:171–174.

531. Kämpfer P. Grouping of *Acinetobacter* genomic species by cellular fatty acid composition. Med Microbiol Lett 1993;2:394–400.

532. Kämpfer P, Avesani V, Janssens M, et al. Description of *Wautersiella falsenii* gen. nov., sp. nov., to accommodate clinical isolates phenotypically resembling members of the genera *Chryseobacterium* and *Empedobacter*. Int J Syst Evol Microbiol 2006;56(Pt 10):2323–2329.

533. Kämpfer P, Falsen E, Busse HJ. *Naxibacter varians* sp. nov. and *Naxibacter haematophilus* sp. nov., and emended description of the genus *Naxibacter*. Int J Syst Evol Microbiol 2008;58(Pt 7):1680–1684.

534. Kämpfer P, Lodders N, Martin K, et al. Revision of the genus *Massilia* La Scola et al. 2000, with an emended description of the genus and inclusion of all species of the genus *Naxibacter* as new combinations, and proposal of *Massilia consociata* sp. nov. Int J Syst Evol Microbiol 2011;61(Pt 7):1528–1533.

535. Kämpfer P, Lodders N, Martin K, et al. *Massilia oculi* sp. nov., isolated from a human clinical specimen. Int J Syst Evol Microbiol 2012;62(Pt 2):364–369.

536. Kämpfer P, Matthews H, Glaeser SP, et al. *Elizabethkingia anophelis* sp. nov., isolated from the midgut of the mosquito *Anopheles gambiae*. Int J Syst Evol Microbiol 2011;61(Pt 11):2670–2675.

537. Kanis MJ, Oosterheert JJ, Lin S, et al. Corneal graft rejection complicated by *Paracoccus yeei* infection in a patient who had undergone a penetrating keratoplasty. J Clin Microbiol 2010;48:323–325.

538. Kanj SS, Tapson V, Davis RD, et al. Infections in patients with cystic fibrosis following lung transplantation. Chest 1997;112:924–930.

539. Kaplan LJ, Flaherty J. Centers for Disease Control Group M-6: a cause of destructive endocarditis. J Infect Dis 1991;164:822–823.

540. Kappstein I, Grundmann H, Hauer T, et al. Aerators as a reservoir of *Acinetobacter junii*: an outbreak of bacteraemia in paediatric oncology patients. J Hosp Infect 2000;44:27–30.

541. Karafin M, Romagnoli M, Fink DL, et al. Fatal infection caused by *Cupriavidus gilardii* in a child with aplastic anemia. J Clin Microbiol 2010;48:1005–1007.

542. Karpati F, Malmborg AS, Alfredsson H, et al. Bacterial colonization with *Xanthomonas maltophilia*: a retrospective study in a cystic fibrosis patient population. Infection 1994;22:258–263.

543. Kassamali Z, Jain R, Danziger LH. An update on the arsenal for multidrug-resistant *Acinetobacter* infections: polymyxin antibiotics. Int J Infect Dis 2015;30:125–132.

544. Kattar MM, Chavez JF, Limaye AP, et al. Application of 16S rRNA gene sequencing to identify *Bordetella hinzii* as the causative agent of fatal septicemia. J Clin Microbiol 2000;38:789–794.

545. Kawamura I, Yagi T, Hatakeyama K, et al. Recurrent vascular catheter-related bacteremia caused by *Delftia acidovorans* with different antimicrobial susceptibility profiles. J Infect Chemother 2011;17:111–113.

546. Kay SE, Clark RA, White KL, et al. Recurrent *Achromobacter piechaudii* bacteremia in a patient with hematological malignancy. J Clin Microbiol 2001;39:808–810.

547. Kaye KM, Macone A, Kazanjian PH. Catheter infection caused by *Methylobacterium* in immunocompromised hosts: report of three cases and review of the literature. Clin Infect Dis 1992;14:1010–1014.

548. Keene WE, Markum AC, Samadpour M. Outbreak of *Pseudomonas aeruginosa* infections caused by commercial piercing of upper ear cartilage. JAMA 2004;91:981–985.

549. Kendirli T, Ciftci E, Ince E, et al. *Ralstonia pickettii* outbreak associated with contaminated distilled water used for respiratory care in a paediatric intensive care unit. J Hosp Infect 2004;56:77–78.

550. Kern WV, Oethinger M, Kaufhold A, et al. *Ochrobactrum anthropi* bacteremia: report of four cases and short review. Infection 1993;21:306–310.

551. Kerr KG, Denton M, Todd NJ, et al. A novel selective culture medium for the isolation of *Stenotrophomonas maltophilia*. Eur J Clin Microbiol Infect Dis 1996;15:607–608.

552. Kersters K, De Ley J. Genus III. *Agrobacterium* Conn 1942, 359[AL]. In: Krieg NR, Holt JG, eds. Bergey's Manual of Systematic Bacteriology. Vol. 1. Baltimore, MD: Williams & Wilkins, 1984:244–254.

553. Kersters K, De Ley J. Genus *Alcaligenes* Castellani and Chalmers 1919, 936[AL]. In: Krieg NR, Holt JG, eds. Bergey's Manual of Systematic Bacteriology. Vol. 1. Baltimore, MD: Williams & Wilkins, 1984: 361–373.

554. Kersters K, Hinz K-H, Hertle A, et al. *Bordetella avium* sp. nov., isolated from the respiratory tracts of turkeys and other birds. Int J Syst Bacteriol 1984;34:56–70.

555. Kettaneh A, Weill F-X, Poilane I, et al. Septic shock caused by *Ochrobactrum anthropi* in an otherwise healthy host. J Clin Microbiol 2003;41:1339–1341.

556. Keusch S, Speich R, Treder U, et al. Central venous catheter infections in outpatients with pulmonary hypertension treated with continuous iloprost. Respiration 2013;86:402–406.

557. Khabbaz RF, Arnow PM, Highsmith AK, et al. *Pseudomonas fluorescens* bacteremia from blood transfusion. Am J Med 1984;76:62–68.

558. Khan SU, Gordon SM, Stillwell PC, et al. Empyema and bloodstream infection caused by *Burkholderia gladioli* in a patient with cystic fibrosis after lung transplantation. Pediatr Infect Dis J 1996;15:637–639.

559. Khardori N, Elting L, Wong E, et al. Nosocomial infections due to *Xanthomonas maltophilia (Pseudomonas maltophilia)* in patients with cancer. Rev Infect Dis 1990;12:997–1003.

560. Khashe S, Janda JM. Biochemical and pathogenic properties of *Shewanella alga* and *Shewanella putrefaciens*. J Clin Microbiol 1998;36:783–787.

561. Khawcharoenporn T, Apisarnthanarak A, Mundy LM. Intrathecal colistin for drug-resistant *Acinetobacter baumannii* central nervous system infection: a case series and systematic review. Clin Microbiol Infect 2010;16:888–894.

562. Khawcharoenporn T, Pruetpongpun N, Tiamsak P, et al. Colistin-based treatment for extensively drug-resistant *Acinetobacter baumannii* pneumonia. Int J Antimicrob Agents 2014;43:378–382.

563. Kikuchi I, Arao T, Oiwa T. Surgical treatment of fungating lesion of foot due to *Moraxella phenylpyruvica*. Case report. Plast Reconstr Surg 1978;61:911–916.

564. Kim DS, Wi YM, Choi JY, et al. Bacteremia caused by *Laribacter hongkongensis* misidentified as *Acinetobacter lwoffii*: report of the first case in Korea. J Korean Med Sci 2011;26:679–681.

565. Kim JH, Cooper RA, Welty-Wolf KE, et al. *Pseudomonas putrefaciens* bacteremia. Rev Infect Dis 1989;11:97–104.

566. Kim KK, Kim MK, Lim JH, et al. Transfer of *Chryseobacterium meningosepticum* and *Chryseobacterium miricola* to *Elizabethkingia* gen. nov. as *Elizabethkingia meningoseptica* comb. nov. and *Elizabethkingia miricola* comb. nov. Int J Syst Evol Microbiol 2005;55:1287–1293.

567. King A, Holmes B, Phillips I, et al. A taxonomic study of clinical isolates of *Pseudomonas pickettii*, `P. thomasii' and `group IVd' bacteria. J Gen Microbiol 1979;114:137–147.

568. King EO. Studies of a group of previously unclassified bacteria associated with meningitis in infants. Am J Clin Pathol 1959;31;241–247.

569. King EO, Ward MK, Raney DE. Two simple media for the demonstration of pyocyanin and fluorescein. J Lab Clin Med 1954;44:301–307.

570. Kiratisin P, Koomanachai P, Kowwigkai P, et al. Early-onset prosthetic valve endocarditis caused by *Inquilinus* sp. Diagn Microbiol Infect Dis 2006;56:317–320.

571. Kiredjian M, Holmes B, Kersters K, et al. *Alcaligenes piechaudii*, a new species from human clinical specimens and the environment. Int J Syst Bacteriol 1986;36:282–287.

572. Kiris S, Over U, Babacan F, et al. Disseminated *Flavimonas oryzihabitans* infection in a diabetic patient who presented with suspected multiple splenic abscesses. Clin Infect Dis 1997;25:324–325.

573. Kish MA, Buggy BP, Forbes BA. Bacteremia caused by *Achromobacter* species in an immunocompromised host. J Clin Microbiol 1984;19:947–948.

574. Kishimoto RA, Brown GL, Blair EB, et al. Melioidosis: serologic studies on U.S. army personnel returning from Southeast Asia. Milit Med 1971;136:694–698.

575. Kiska DL, Kerr A, Jones MC, et al. Accuracy of four commercial systems for identification of *Burkholderia cepacia* and other gram-negative nonfermenting bacilli recovered from patients with cystic fibrosis. J Clin Microbiol 1996;34:886–891.

576. Kitch T, Jacobs MR, Appelbaum PC. Evaluation of the 4-hour RapID NF Plus method for identification of 345 gram-negative non-fermentative rods. J Clin Microbiol 1992;30:1267–1270.

577. Kivinen PK, Lahtinen M-R, Ruotsalainen E, et al. *Bergeyella zoohelcum* septicaemia of a patient suffering from severe skin infection. Acta Derm Venereol 2003;83:74–75.

578. Klausner JD, Zukerman, C, Limaye AP, et al. Outbreak of *Stenotrophomonas maltophilia* bacteremia among patients undergoing bone marrow transplantation: association with faulty replacement handwashing soap. Infect Control Hosp Epidemiol 1999;20:756–758.

579. Knuth BD, Owen MR, Latorraca R. Occurrence of an unclassified organism group IVd. Am J Med Technol 1969;35:227–232.

580. Ko KS, Peck KR, Oh WS, et al. New species of *Bordetella, Bordetella ansorpii* sp. nov., isolated from the purulent exudate of an epidermal cyst. J Clin Microbiol 2005;43:2516–2519.

581. Kociuba K, Munro R, Daley D. M-6 endocarditis: report of an Australian case. Pathology 1993;25:310–312.

582. Kodaka H, Armfield AY, Lombard GL, et al. Practical procedure for demonstrating bacterial flagella. J Clin Microbiol 1982;16:948–952.

583. Koh TH, Ng LSY, Ho JLF, et al. Automated identification systems and *Burkholderia pseudomallei*. J Clin Microbiol 2003;41:1809.

584. Koide M, Miyata T, Nukina M, et al. A strain of *Pseudomonas vesicularis* isolated from shower hole which supports the multiplication of Legionella. Kansenshogaku Zasshi 1989;63:1160–1164.

585. Kõljalg S, Telling K, Huik K, et al. First report of *Wohlfahrtiimonas chitiniclastica* from soft tissue and bone infection at an unusually high northern latitude. Folia Microbiol (Praha) 2015;60:155–158.

586. Kosako Y, Yabuuchi E, Naka T, et al. Proposal of *Sphingomonadaceae* fam. nov., consisting of *Sphingomonas* Yabuuchi et al. 1990, *Erythrobacter* Shiba and Shimidu 1982, *Erythromicrobium* Yurkov et al. 1994, *Porphyrobacter* Fuerst et al. 1993, *Zymomonas* Kluyver and van Niel 1936, and *Sandaracinobacter* Yurkov et al. 1997, with the type genus *Sphingomonas* Yabuuchi et al. 1990. Microbiol Immunol 2000;44:563–575.

587. Kostman JR, Soloman F, Fekete T. Infections with *Chryseomonas luteola* (CDC Group Ve-1) and *Flavimonas oryzihabitans* (CDC Group Ve-2) in neurosurgical patients Rev. Infect Dis 1991;13:233–236.

588. Kovaleva J, Degener JE, van der Mei HC. *Methylobacterium* and its role in health care-associated infection. J Clin Microbiol 2014;52:1317–1321.

589. Krause ML, Sohail MR, Patel R, et al. *Achromobacter piechaudii* bloodstream infection in an immunocompetent host. Am J Case Rep 2012;13:265–267.

590. Kregiel D, Otlewska A, Antolak H. Attachment of *Asaia bogorensis* originating in fruit-flavored water to packaging materials. Biomed Res Int 2014;2014:514190. Epub 2014 Sep 11.

591. Krizova L, Bonnin RA, Nordmann P, et al. Characterization of a multidrug-resistant *Acinetobacter baumannii* strain carrying the blaNDM-1 and blaOXA-23 carbapenemase genes from the Czech Republic. J Antimicrob Chemother 2012;67:1550–1552.

592. Krizova L, McGinnis J, Maixnerova M, et al. *Acinetobacter variabilis* sp. nov. (formerly DNA group 15 sensu Tjernberg & Ursing), isolated from humans and animals. Int J Syst Evol Microbiol 2015;65(Pt 3):857–863.

593. Kurzynski TA, Boehm DM, Rott-Petri JA, et al. Antimicrobial susceptibilities of *Bordetella* species isolated in a Multicenter Pertussis Surveillance Project. Antimicrob Agents Chemother 1988;32:137–140.

594. Labarca JA, Leber AL, Kern VL, et al. Outbreak of *Stenotrophomonas maltophilia* bacteremia in allogenic bone marrow transplant patients: role of severe neutropenia and mucositis. Clin Infect Dis 2000;30:195–197.

595. Labarca JA, Pegues DA, Wagar EA, et al. Something's rotten: a nosocomial outbreak of malodorous *Pseudomonas aeruginosa*. Clin Infect Dis 1998;26:1440–1446.

596. Labarca JA, Trick WE, Peterson CL, et al. A multistate nosocomial outbreak of *Ralstonia pickettii* colonization associated with an intrinsically contaminated respiratory care solution. Clin Infect Dis 1999;29:1281–1286.

597. Lacy DE, Spencer DA, Goldstein A, et al. Chronic granulomatous disease presenting in childhood with *Pseudomonas cepacia* septicaemia. J Infect 1993;27:301–304.

598. Laffineur K, Janssens M, Charlier J, et al. Biochemical and susceptibility tests useful for identification of nonfermenting gram-negative rods. J Clin Microbiol 2002;40:1085–1087.

599. Lai CC, Cheng A, Liu WL, et al. Infections caused by unusual *Methylobacterium* species. J Clin Microbiol 2011;49:3329–3331.

600. Lai CC, Hsu HL, Tan CK, et al. Recurrent bacteremia caused by the *Acinetobacter calcoaceticus-Acinetobacter baumannii* complex. J Clin Microbiol 2012;50:2982–2986.

601. Lai CC, Teng LJ, Hsueh PR, et al. Clinical and microbiological characteristics of *Rhizobium radiobacter* infections. Clin Infect Dis 2004;38:149–153.

602. Lair MI, Bentolila S, Grenet D, et al. *Oerskovia turbata* and *Comamonas acidovorans* bacteremia in a patient with AIDS. Eur J Clin Microbiol Infect Dis1996;15:424–426.

603. Lambert WC, Pathan AK, Imaeda T, et al. Culture of *Vibrio extorquens* from severe, chronic skin ulcers in a Puerto Rican woman. J Am Acad Dermatol 1983;9:262–268.

604. Lambiase A, Del Pezzo M, Cerbone D, et al. Rapid identification of *Burkholderia cepacia* complex species recovered from cystic fibrosis patients using matrix-assisted laser desorption ionization time-of-flight mass spectrometry. J Microbiol Methods 2013;92:145–149.

605. Lampe AS, van der Reijden TJK. Evaluation of commercial test systems for the identification of nonfermenters. Eur J Clin Microbiol 1984;3:301–305.

606. Lang KJ, Chinzowu T, Cann KJ. *Delftia acidovorans* as an Unusual Causative Organism in Line-Related Sepsis. Indian J Microbiol 2012;52:102–103.

607. Langevin S, Vincelette J, Bekal S, et al. First case of invasive human infection caused by *Cupriavidus metallidurans*. J Clin Microbiol 2011;49:744–745.

608. La Scola B, Birtles RJ, Mallet M-N, et al. *Massilia timonae* gen. nov., sp. nov., isolated from blood of an immunocompromised patient with cerebellar lesions. J Clin Microbiol 1998;36:2847–2852.

609. Lau SK, Ho PL, Li MW, et al. Cloning and characterization of a chromosomal class C beta-lactamase and its regulatory gene in *Laribacter hongkongensis*. Antimicrob Agents Chemother 2005;49:1957–1964.

610. Lau SK, Woo PC, Fan RY, et al. Isolation of *Laribacter hongkongensis*, a novel bacterium associated with gastroenteritis, from drinking water reservoirs in Hong Kong. J Appl Microbiol 2007;103:507–515.

611. Lau SKP, Woo PCY, Hui W-T, et al. Use of cefoperazone MacConkey agar for selective isolation of *Laribacter hongkongensis*. J Clin Microbiol 2003;41:4839–4841.

612. Lau SKP, Wu AK, Teng JL, et al. Evidence for *Elizabethkingia anophelis* transmission from mother to infant, Hong Kong. Emerg Infect Dis 2015;21:232–241.

613. Laukeland H, Bergh K, Bevanger L. Posttrabeculectomy endophthalmitis caused by *Moraxella nonliquefaciens*. J Clin Microbiol 2002;40:2668–2670.

614. Lazarus HM, Magalhaes-Silverman M, Fox RM, et al. Contamination during in vitro processing of bone marrow for transplantation: clinical significance. Bone Marrow Transplant 1991;7:241–246.

615. Lechner A, Bruckner DA. *Oligella ureolytica* in blood culture: contaminant or infection? Eur J Clin Microbiol Infect Dis 2001;20:142–143.

616. Le Coustumier A, Njamkepo E, Cattoir V, et al. *Bordetella petrii* infection with long-lasting persistence in human. Emerg Infect Dis 2011;17:612–618.

617. Lee CC, Chen PL, Wang LR, et al. Fatal case of community-acquired bacteremia and necrotizing fasciitis caused by *Chryseobacterium meningosepticum*: case report and review of the literature. J Clin Microbiol 2006;44:1181–1183. Review.

618. Lee K, Kim C-K, Yong D, et al. POM-1 metallo-β-lactamase-producing *Pseudomonas otitidis* isolate from a patient with chronic otitis media. Diagn Microbiol Infect Dis 2012;72:295–296.

619. Lee MJ, Jang SJ, Li XM, et al. Comparison of rpoB gene sequencing, 16S rRNA gene sequencing, gyrB multiplex PCR, and the VITEK2 system for identification of *Acinetobacter* clinical isolates. Diagn Microbiol Infect Dis 2014;78:29–34.

620. Lee MR, Huang YT, Liao CH, et al. Bacteremia caused by *Brevundimonas* species at a tertiary care hospital in Taiwan, 2000–2010. Eur J Clin Microbiol Infect Dis 2011;30:1185–1191.

621. Lee SM, Kim MK, Lee JL, et al. Experience of *Comamonas acidovorans* keratitis with delayed onset and treatment response in immunocompromised cornea. Korean J Ophthalmol 2008;22:49–52.

622. Leelarasamee A, Bovornkitti S. Melioidosis: review and update. Rev Infect Dis 1989;11:413–425.

623. Leifson E. Atlas of Bacterial Flagellation. New York, NY: Academic Press, 1960.

624. Lejbkowicz F, Belavsky L, Kudinsky R, et al. Bacteraemia and sinusitis due to *Flavimonas oryzihabitans* infection. Scand J Infect Dis 2003;35:411–414.

625. Lema I, Gomez-Torreiro M, Rodriguez-Ares MT. *Comamonas acidovorans* keratitis in a hydrogel contact lens wearer. CLAO J 2001;27:55–56.

626. Le Moal G, Paccalin M, Breux JP, et al. Central venous catheter-related infection due to *Comamonas testosteroni* in a woman with breast cancer. Scand J Infect Dis 2001;33:627–628.

627. Lertpatanasuwan N, Sermsri K, Petkaseam A, et al. Arabinose-positive *Burkholderia pseudomallei* infection in humans: case report. Clin Infect Dis 1999;28:927–928.

628. Lesho E, Yoon EJ, McGann P, et al. Emergence of colistin-resistance in extremely drug-resistant *Acinetobacter baumannii* containing a novel pmrCAB operon during colistin therapy of wound infections. J Infect Dis 2013;208:1142–1151.

629. Lestin F, Kraak R, Podbielski A. Two cases of keratitis and corneal ulcers caused by *Burkholderia gladioli*. J Clin Microbiol 2008;46:2445–2449.

630. Leung WK, Chow VC, Chan MC, et al. *Psychrobacter* bacteraemia in a cirrhotic patient after the consumption of raw geoduck clam. J Infect 2006;52:e169–e171.

631. Levin AS. Multiresistant *Acinetobacter* infections: a role for sulbactam combinations in overcoming an emerging worldwide problem. Clin Microbiol Infect 2002;8:144–153.

632. Levin AS, Barone A, Penco J, et al. Intravenous colistin as therapy for nosocomial infections caused by multidrug-resistant *Pseudomonas aeruginosa* and *Acinetobacter baumannii*. Clin Infect Dis 1999;28:1008–1011.

633. Levitski-Heikkila TV, Ullian ME. Peritonitis with multiple rare environmental bacteria in a patient receiving long-term peritoneal dialysis. Am J Kidney Dis 2005;46:e119–e124.

634. Levy P-Y, Tessier JL. Arthritis due to *Shewanella putrefaciens*. Clin Infect Dis 1998;26:536.

635. Lewin LO, Byard PJ, Davis PB. Effect of *Pseudomonas cepacia* colonization on survival and pulmonary function of patients with cystic fibrosis. J Clin Epidemiol 1990;43:125–131.

636. Lewis L, Stock F, Williams D, et al. Infections with *Roseomonas gilardii* and review of characteristics used for biochemical identification and molecular typing. Am J Clin Pathol 1997;108:210–216.

637. Li J, Rayner CR, Nation RL, et al. Heteroresistance to colistin in multidrug-resistant *Acinetobacter baumannii*. Antimicrob Agents Chemother 2006;50:2946–2950.

638. Li X, Dorsch M, Del Dot T, et al. Phylogenetic studies of the rRNA group II pseudomonads based on 16S rRNA gene sequences. J Appl Bacteriol 1993;74:324–329.

639. Li Y, Kawamura Y, Fujiwara N, et al. *Chryseobacterium miricola* sp. nov., a novel species isolated from condensation water of space station Mir. Syst Appl Microbiol 2003;26:523–528.

640. Lin P-Y, Chu C, Su L-H, et al. Clinical and microbiological analysis of bloodstream infections caused by *Chryseobacterium meningosepticum* in nonneonatal patients. J Clin Microbiol 2004;42:3353–3355.

641. Lin R-D, Hsueh P-R, Chang J-C, et al. *Flavimonas oryzihabitans* bacteremia: clinical features and microbiological characteristics of isolates. Clin Infect Dis 1997;24:867–873.

642. Lin T-Y, Wu S-W, Lin G-M, et al. Hidden diagnosis of tuberculous pleurisy masked by concomitant *Pseudomonas oryzihabitans* bacteremia. Respir Care 2012;57:298–301.

643. Lin WR, Chen YS, Liu YC. Cellulitis and bacteremia caused by *Bergeyella zoohelcum*. J Formos Med Assoc 2007;106:573–576.Review.

644. Linde H-J, Hahn J, Holler E, et al. Septicemia due to *Acinetobacter junii*. J Clin Microbiol 2002;40:2696–2697.

645. Lindquist D, Murrill D, Burran WP, et al. Characteristics of *Massilia timonae* and *Massilia timonae*-like isolates from human patients, with an emended description of the species. J Clin Microbiol 2003;41:192–196.

646. Lindquist SW, Weber DJ, Mangum ME, et al. *Bordetella holmesii* sepsis in an asplenic adolescent. Pediatr Infect Dis J 1995;14:813–815.

647. Lindsay JA, Riley TV. Susceptibility of desferrioxamine: a new test for the identification of *Staphylococcus epidermidis*. J Med Microbiol 1991;35:45–48.

648. LiPuma JJ. *Burkholderia cepacia*. Management issues and new insights. Clin Chest Med 1998;19:473–486.

649. LiPuma JJ, Currie BJ, Peacock SJ, et al. *Burkholderia, Stenotrophomonas, Ralstonia, Cupriavidus, Pandoraea, Brevundimonas, Comamonas, Delftia, and Acidovorax*. In Versalovic J, Jorgensen JH, Landry ML, Warnock DW, eds. Manual of Clinical Microbiology. 10th Ed. Washington, DC: ASM Press, 2011:692–713.

650. LiPuma JJ, Dasen SE, Nielson DW, et al. Person-to-person transmission of *Pseudomonas cepacia* between patients with cystic fibrosis. Lancet 1990;336:1094–1096.

651. LiPuma JJ, Marks-Austin KA, Holsclaw DS Jr, et al. Inapparent transmission of *Pseudomonas (Burkholderia) cepacia* among patients with cystic fibrosis. Pediatr Infect Dis J 1994;13:716–719.

652. LiPuma JJ, Spilker T, Gill LH, et al. Disproportionate distribution of *Burkholderia cepacia* complex species and transmissibility markers in cystic fibrosis. Am J Respir Crit Care Med 2001;164:92–96.

653. List Editor, IJSEM. Notification that new names and new combinations have appeared in volume 51, part 2, of the IJSEM. Int J Syst Evol Microbiol 2001;51:795–796.

654. Liu J-W, Wu J-J, Chen H-M, et al. *Methylobacterium mesophilicum* synovitis in an alcoholic. Clin Infect Dis 1997;24:1008–1009.

655. Liu Y, Liu K, Yu X, et al. Identification and control of a *Pseudomonas* spp (*P. fulva* and *P. putida*) bloodstream infection outbreak in a teaching hospital in Beijing, China. Int J Infect Dis 2014;23:105–108.

656. Livermore DM. Multiple mechanisms of antimicrobial resistance in *Pseudomonas aeruginosa*: our worst nightmare? Clin Infect Dis 2002;34:634–640.

657. Lloyd-Puryear M, Wallace D, Baldwin T, et al. Meningitis caused by *Psychrobacter immobilis* in an infant. J Clin Microbiol 1991;29:2041–2042.

658. Lobue TD, Deutsch TA, Stein RM. *Moraxella nonliquefaciens* endophthalmitis after trabeculectomy. Am J Ophthalmol 1985;99:343–345.

659. Loeffelholz M. Towards improved accuracy of *Bordetella pertussis* nucleic acid amplification tests. J Clin Microbiol 2012;50:2186–2190.

660. Loeffelholz MJ, Thompson CJ, Long KS, et al. Detection of *Bordetella holmesii* using *Bordetella pertussis* IS481 PCR assay. J Clin Microbiol 2000;38:467.

661. Lolans K, Rice TW, Munoz-Price LS, et al. Multicity outbreak of carbapenem-resistant *Acinetobacter baumannii* isolates producing the carbapenemase OXA-40. Antimicrob Agents Chemother 2006;50:2941–2945.

662. López FC, de Luna FF, Delgado MC, et al. *Granulibacter bethesdensis* isolated in a child patient with chronic granulomatous disease. J Infect 2008;57:275–277.

663. Lopez-Menchero R, Siguenza F, Caridad A, et al. Peritonitis due to *Comamonas acidovorans* in a CAPD patient. Perit Dial Int 1998;18:445–446.

664. Lorenzo-Pajuelo B, Villanueva JL, Rodriguez-Cuesta J, et al. Cavitary pneumonia in an AIDS patient caused by an unusual *Bordetella bronchiseptica* variant producing reduced amounts of pertactin and other major antigens. J Clin Microbiol 2002;40:3146–3154.

665. Lortholary O, Fagon J-Y, Hoi AB, et al. Nosocomial acquisition of multiresistant *Acinetobacter baumannii*: risk factors and prognosis. Clin Infect Dis 1995;20:790–796.

666. Loubinoux J, Mihaila-Amrouche L, Le Fleche A, et al. Bacteremia caused by *Acinetobacter ursingii*. J Clin Microbiol 2003;41:1337–1338.

667. Loukil C, Saizou C, Doit C, et al. Epidemiologic investigation of *Burkholderia cepacia* acquisition in two pediatric intensive care units. Infect Control Hosp Epidemiol 2003;24:707–710.

668. Lowe P, Engler C, Norton R. Comparison of automated and nonautomated systems for identification of *Burkholderia pseudomallei*. J Clin Microbiol 2002;40:4625–4627.

669. Lu B, Shi Y, Zhu F, et al. Pleuritis due to *Brevundimonas diminuta* in a previously healthy man. J Med Microbiol 2013;62(Pt 3):479–482.

670. Lu PC, Chan JC. *Flavobacterium indologenes* keratitis. Ophthalmologica 1997;211:98–100.

671. Lucas KG, Kiehn TE, Sobeck KA, et al. Sepsis caused by *Flavimonas oryzihabitans*. Medicine (Baltimore) 1994;73:209–214.

672. Lyons RW. Ecology, clinical significance and antimicrobial susceptibility of *Acinetobacter* and *Moraxella*. In Gilardi GL. ed. Nonfermentative GramNegative Rods: Laboratory Identification and Clinical Aspects. New York, NY: Marcel Dekker, 1985:159–179.

673. Macdonell MT, Colwell RR. Phylogeny of the *Vibrionaceae*, and recommendation for two new genera, *Listonella* and *Shewanella*. Syst Appl Microbiol 1985;6:171–182.

674. MacFaddin JF. Biochemical Tests for Identification of Medical Bacteria. 3rd Ed. Philadelphia,PA: Lippincott Williams & Wilkins, 2000.

675. MacFarlane L, Oppenheim BA, Lorrigan P. Septicaemia and septic arthritis due to *Pseudomonas putida* in a neutropenic patient. J Infect 1991;23:346–347.

676. MacRae JD, Smit J. Characterization of caulobacters isolated from wastewater treatment systems. Appl Environ Microbiol 1991;57:751–758.

677. Maderazo EG, Bassaris HP, Quintiliani R. *Flavobacterium meningosepticum* meningitis in a newborn infant. Treatment with intraventricular erythromycin. J Pediatr 1974;85:675–676.

678. Madhavan T. Septic arthritis with *Pseudomonas stutzeri*. Ann Intern Med 1974;80:670–671.

679. Madhavan T, Fisher EJ, Cox F, et al. *Pseudomonas putida* and septic arthritis. Ann Intern Med 1973;78:971–972.

680. Mahenthiralingam E, Baldwin A, Vandamme P. *Burkholderia cepacia* complex infection in patients with cystic fibrosis. J Med Microbiol 2002;51:533–538.

681. Mahenthiralingam E, Simpson DA, Speert DP. Identification and characterization of a novel DNA marker associated with epidemic *Burkholderia cepacia* strains recovered from patients with cystic fibrosis. J Clin Microbiol 1997;35:808–816.

682. Mahenthiralingam E, Vandamme P, Campbell ME, et al. Infection with *Burkholderia cepacia* complex genomovars in patients with cystic fibrosis: virulent transmissible strains of genomovar III can replace *Burkholderia multivorans*. Clin Infect Dis 2001;33:1469–1475.

683. Mahmood MS, Sarwari AR, Khan MA, et al. Infective endocarditis and septic embolization with *Ochrobactrum anthropi*: case report and review of literature. J Infect 2000;40:287–290.

684. Malhotra S, Singh K. *Pseudomonas stutzeri* associated conjunctivitis. Indian J Pathol Microbiol 2008;51:572.

685. Malkan AD, Strollo W, Scholand SJ, et al. Implanted-port-catheter-related sepsis caused by *Acidovorax avenae* and methicillin-sensitive *Staphylococcus aureus*. J Clin Microbiol 2009;47:3358–3361.

686. Manfredi R, Nanetti A, Ferri M, et al. *Ochrobactrum anthropi* as an agent of nosocomial septicemia in the setting of AIDS. Clin Infect Dis 1999;28:692–694.

687. Manfredi R, Nanetti A, Ferri M, et al. Emerging gram-negative pathogens in the immunocompromised host: *Agrobacterium radiobacter* septicemia during HIV disease. Microbiologica 1999;22:375–382.

688. Mani RM, Kuruvila KC, Batliwala PM, et al. *Flavobacterium meningosepticum* as an opportunist. J Clin Pathol 1978;31:220–222.

689. Manian FA. Bloodstream infection with *Oligella ureolytica*, Candida krusei, Bacteroides species in a patient with AIDS. Clin Infect Dis 1993;17:290–291.

690. Manikal VM, Landman D, Saurina G, et al. Endemic carbapenem-resistant *Acinetobacter* species in Brooklyn, New York: citywide prevalence, interinstitutional spread, and relation to antibiotic usage. Clin Infect Dis 2000;31:101–106.

691. Manji R, Bythrow M, Branda JA, et al. Multi-center evaluation of the VITEK® MS system for mass spectrometric identification of non-Enterobacteriaceae Gram-negative bacilli. Eur J Clin Microbiol Infect Dis 2014;33:337–346.

692. Manno G, Dalmastri C, Tabacchioni S, et al. Epidemiology and clinical course of *Burkholderia cepacia* complex infections, particularly those caused by different *Burkholderia cenocepacia* strains, among patients attending an Italian cystic fibrosis center. J Clin Microbiol 2004;42:1491–1497.

693. Maragakis LL, Cosgrove SE, Song X, et al. An outbreak of multidrug-resistant *Acinetobacter baumannii* associated with pulsatile lavage wound treatment. JAMA 2004;292:3006–3011.

694. Maraki S, Bantouna V, Lianoudakis E, et al. *Roseomonas* spinal epidural abscess complicating instrumented posterior lumbar interbody fusion. J Clin Microbiol 2013;51:2458–2460.

695. Marchaim D, Pogue JM, Tzuman O, et al. Major variation in MICs of tigecycline in Gram-negative bacilli as a function of testing method. J Clin Microbiol 2014;52:1617–1621.

696. Marchandin H, Michon A-L, Jumas-Bilak E. Atypical bacteria in the CF airways: diversity, clinical consequences, emergence, and adaptation. In Sriramulu D, editor. Cystic fibrosis – renewed hopes through research. InTech; 2012

697. Mardy C, Holmes B. Incidence of vaginal *Weeksella virosa* (formerly group IIf). J Clin Pathol 1988;41:211–214.

698. Marin M, Garcia de Viedma D, Martin-Rabadan P, et al. Infection of Hickman catheter by *Pseudomonas* (formerly *Flavimonas*) *oryzihabitans* traced to a synthetic bath sponge. J Clin Microbiol 2000;38:4577–4579.

699. Marin ME, Marco Del Pont J, Dibar E, et al. Catheter-related bacteremia caused by *Roseomonas gilardii* in an immunocompromised patient. Int J Infect Dis 2001;5:170–171.

700. Marinella MA. Cellulitis and sepsis due to *Sphingobacterium*. JAMA 2002;288:23.

701. Marko DC, Saffert RT, Cunningham SA, et al. Evaluation of the Bruker Biotyper and Vitek MS matrix-assisted laser desorption ionization-time of flight mass spectrometry systems for identification of nonfermenting gram-negative bacilli isolated from cultures from cystic fibrosis patients. J Clin Microbiol 2012;50:2034–2039.

702. Marne C, Pallares R, Sitges-Serra A. Isolation of *Pseudomonas putrefaciens* in intra-abdominal sepsis. J Clin Microbiol 1983;17:1173–1174.

703. Maroye P, Doermann HP, Rogues AM, et al. Investigation of an outbreak of *Ralstonia pickettii* in a paediatric hospital by RAPD. J Hosp Infect 2000;44:267–272.

704. Marques da Silva R, Caugant DA, Eribe ER, et al. Bacterial diversity in aortic aneurysms determined by 16S ribosomal RNA gene analysis. J Vasc Surg 2006;44:1055–1060.

705. Marraro RV, Mitchell JL, Payet CR. A chromogenic characteristic of an aerobic pseudomonad species in 2% tryptone (indole) broth. J Am Med Technol 1977;39:13–19.

706. Marroni M, Pasticci MB, Pantosti A, et al. Outbreak of infusion-related septicemia by *Ralstonia pickettii* in the oncology department. Tumori 2003;89:575–576.

707. Marshall WF, Keating MR, Anhalt JP, et al. *Xanthomonas maltophilia*: an emerging nosocomial pathogen. Mayo Clin Proc 1989;64:1097–1104.

708. Martin M, Winterfeld I, Kramme E, et al. Outbreak of *Burkholderia cepacia* complex caused by contaminated alcohol-free mouthwash. Anaesthesist 2012;61:25–29.

709. Martin R, Siavoshi F, McDougal DL. Comparison of rapid NFT system and conventional methods for identification of nonsaccharolytic gram-negative bacteria. J Clin Microbiol 1986;24:1089–1092.

710. Martina P, Bettiol M, Vescina C, et al. Genetic diversity of *Burkholderia contaminans* isolates from cystic fibrosis patients in Argentina. J Clin Microbiol 2013;51:339–344.

711. Martínez T, Vázquez GJ, Aquino EE, et al. First report of a *Pseudomonas aeruginosa* clinical isolate co-harbouring KPC-2 and IMP-18 carbapenemases. Int J Antimicrob Agents 2012;39:542–543.

712. Martino R, Martinez C, Pericas R, et al. Bacteremia due to glucose non-fermenting gram-negative bacilli in patients with hematological neoplasias and solid tumors. Eur J Clin Microbiol Infect Dis 1996;15:610–615.

713. Martino R, Pericas R, Romero P, et al. CDC group IV c-2 bacteremia in stem cell transplant recipients. Bone Marrow Transplant 1998;22:401–402.

714. Matic NA, Bunce PE. Isolation of *Bordetella bronchiseptica* from blood and a pancreatic abscess. J Clin Microbiol 2015;53:1778–1780. Mar 4. pii: JCM.00175-15.

715. May TB, Shinabarger D, Maharaj R, et al. Alginate synthesis by *Pseudomonas aeruginosa*: a key pathogenic factor in chronic pulmonary infections of patients with cystic fibrosis. Clin Microbiol Rev 1991;4:191–206.

716. Mayfield CI, Innis WE. A rapid, simple method for staining bacterial flagella. Can J Microbiol 1977;23:1311–1313.

717. Mazengia E, Silva EA, Peppe JA, et al. Recovery of *Bordetella holmesii* from patients with pertussis-like symptoms: use of pulsed-field gel electrophoresis to characterize circulating strains. J Clin Microbiol 2000;38:2330–2333.

718. McCormick JB, Weaver RE, Hayes PS, et al. Wound infection by an indigenous *Pseudomonas pseudomallei*-like organism isolated from the soil: case report and epidemiologic study. J Infect Dis 1977;135:103–107.

719. McElvania TeKippe E, Burnham CA. Evaluation of the Bruker Biotyper and VITEK MS MALDI-TOF MS systems for the identification of unusual and/or difficult-to-identify microorganisms isolated from clinical specimens. Eur J Clin Microbiol Infect Dis 2014;33:2163–2171.

720. McKew G. Severe sepsis due to *Chryseobacterium indologenes* in an immunocompetent adventure traveler. J Clin Microbiol 2014;52:4100–4101.

721. McKinley KP, Laundy TJ, Masterton RG. *Achromobacter* group B replacement valve endocarditis. J Infect 1990;20:262–263.

722. McMenamin JD, Zaccone TM, Coenye T, et al. Misidentification of *Burkholderia cepacia* in US cystic fibrosis treatment centers: an analysis of 1,051 recent sputum isolates. Chest 2000;117:1661–1665.

723. Meis JFGM, van Griethuijsen AJA, Muytjens HL. *Bordetella bronchiseptica* bronchitis in an immunosuppressed patient. Eur J Clin Microbiol Infect Dis 1990;9:366–367.

724. Mellmann A, Cloud J, Maier T, et al. Evaluation of matrix-assisted laser desorption ionization-time-of-flight mass spectrometry in comparison to 16S rRNA gene sequencing for species identification of nonfermenting bacteria. J Clin Microbiol 2008;46:1946–1954.

725. Menuet M, Bittar F, Stremler N, et al. First isolation of two colistin-resistant emerging pathogens, *Brevundimonas diminuta* and *Ochrobactrum anthropi*, in a woman with cystic fibrosis: a case report. J Med Case Rep 2008;2:373.

726. Mert A, Yilmaz M, Ozaras R, et al. Native valve endocarditis due to *Pseudomonas mendocina* in a patient with mental retardation and a review of literature. Scand J Infect Dis 2007;39(6/7):615–616.

727. Mesnard R, Guiso N, Michelet C, et al. Isolation of *Bordetella bronchiseptica* from a patient with AIDS. Eur J Clin Microbiol Infect Dis 1993;12:304–306.

728. Mesnard R, Sire JM, Donnio PY, et al. Septic arthritis due to *Oligella urethralis*. Eur J Clin Microbiol Infect Dis 1992;11:195–196.

729. Meuleman P, Erard K, Herregods MC, et al. Bioprosthetic valve endocarditis caused by *Neisseria elongata* subspecies *nitroreducens*. Infection 1996;24:258–260.

730. Meumann EM, Cheng AC, Ward L, et al. Clinical features and epidemiology of melioidosis pneumonia: results from a 21-year study and review of the literature. Clin Infect Dis 2012;54:362–369. Review.

731. Michon AL, Saumet L, Bourdier A, et al. Bacteremia due to imipenem-resistant *Roseomonas mucosa* in a child with acute lymphoblastic leukemia. J Pediatr Hematol Oncol 2014;36:e165–e168.

732. Micozzi A, Venditti M, Monaco M, et al. Bacteremia due to *Stenotrophomonas maltophilia* in patients with hematologic malignancies. Clin Infect Dis 2000;31:705–711.

733. Mignard S, Flandrois JP. 16S rRNA sequencing in routine bacterial identification: a 30-month experiment. J Microbiol Methods 2006;67:574–581.

734. Mikulska M, Durando P, Pia Molinari M, et al. Outbreak of *Ralstonia pickettii* bacteraemia in patients with haematological malignancies and haematopoietic stem cell transplant recipients. J Hosp Infect 2009;72:187–188.

735. Miller J. *Acinetobacter* as a causative agent in preseptal cellulitis. Optometry 2005;76:176–180.

736. Miller JM, Novy C, Hiott M. Case of bacterial endophthalmitis caused by an *Agrobacterium radiobacter*-like organism. J Clin Microbiol 1996;34:3212–3213.

737. Moissenet D, Bingen E, Arlet G, et al. Use of 16S rRNA gene sequencing for identification of "*Pseudomonas*-like" isolates from sputum of patients with cystic fibrosis [in French]. Pathol Biol (Paris) 2005;53:500–502.

738. Moissenet D, Tabone M-D, Girardet J-P, et al. Nosocomial CDC group IV c-2 bacteremia: epidemiological investigation by randomly amplified polymorphic DNA analysis. J Clin Microbiol 1996;34:1264–1266.

739. Moland ES, Craft DW, Hong SG, et al. In vitro activity of tigecycline against multidrug-resistant *Acinetobacter baumannii* and selection of tigecycline-amikacin synergy. Antimicrob Agents Chemother 2008;52:2940–2942.

740. Molina J, Cisneros JM, Fernández-Cuenca F, et al. Clinical features of infections and colonization by *Acinetobacter* genospecies 3. J Clin Microbiol 2010;48:4623–4626.

741. Möller LVM, Arends JP, Harmsen HJM, et al. *Ochrobactrum intermedium* infection after liver transplantation. J Clin Microbiol 1999;37:241–244.

742. Monsieurs P, Provoost A, Mijnendonckx K, et al. Genome sequence of *Cupriavidus metallidurans* strain H1130, isolated from an invasive human infection. Genome Announc 2013;1(6). pii: e01051-13.

743. Montealegre MC, Maya JJ, Correa A, et al. First identification of OXA-72 carbapenemase from *Acinetobacter pittii* in Colombia. Antimicrob Agents Chemother 2012;56:3996–3998.

744. Montejo M, Aguirrebengoa K, Ugalde J, et al. *Bergeyella zoohelcum* bacteremia after a dog bite. Clin Infect Dis 2001;33:1608–1609.

745. Moore JE, McCalmont M, Xu J, et al. *Asaia* sp., an unusual spoilage organism of fruit-flavored bottled water. Appl Environ Microbiol 2002;68:4130–4131.

746. Moore JE, Reid A, Millar BC, et al. *Pandoraea apista* isolated from a patient with cystic fibrosis: problems associated with laboratory identification. Br J Biomed Sci 2002;59:164–166.

747. Morris JT, Myers M. Bacteremia due to *Bordetella holmesii*. Clin Infect Dis 1998;27:912–913.

748. Morris MJ, Young VM, Moody MR. Evaluation of a multitest system for identification of saccharolytic pseudomonads. Am J Clin Pathol 1978;69:41–47.

749. Morrison AJ, Boyce K. Peritonitis caused by *Alcaligenes denitrificans* subsp. *xylosoxidans*: case report and review of the literature. J Clin Microbiol 1986;24:879–881.

750. Morrison AJ, Hoffmann KK, Wenzel RP. Associated mortality and clinical characteristics of nosocomial *Pseudomonas maltophilia* in a university hospital. J Clin Microbiol 1986;24:52–55.

751. Morrison AJ, Shulman JA. Community-acquired bloodstream infection caused by *Pseudomonas paucimobilis*: case report and review of literature. J Clin Microbiol 1986;24:853–855.

752. Morrison RE, Lamb AS, Craig DB, et al. Melioidosis: a reminder. Am J Med 1988;84:965–967.

753. Mortensen JE, Schidlow DV, Stahl EM. *Pseudomonas gladioli* (*marginata*) isolated from a patient with cystic fibrosis. Clin Microbiol Newslett 1988;10:29–30.

754. Moss CW, Daneshvar MI, Hollis DG. Biochemical characteristics and fatty acid composition of Gilardi Rod Group 1 bacteria. J Clin Microbiol 1993;31:689–691.

755. Moss CW, Kaltenbach CM. Production of glutaric acid: a useful criterion for differentiating *Pseudomonas diminuta* from *Pseudomonas vesiculare*. Appl Microbiol 1974;27:437–439.

756. Moss CW, Wallace PL, Hollis DG, et al. Cultural and chemical characterization of CDC groups EO-2, M-5, and M-6, *Moraxella* (*Moraxella*) species, *Oligella urethralis*, *Acinetobacter* species, and *Psychrobacter immobilis*. J Clin Microbiol 1988;26:484–492.

757. Moss RB. Cystic fibrosis: pathogenesis, pulmonary infection, and treatment. Clin Infect Dis 1995;21:839–851.

758. Motoshima M, Yanagihara K, Fukushima K, et al. Rapid and accurate detection of *Pseudomonas aeruginosa* by real-time polymerase chain reaction with melting curve analysis targeting gyrB gene. Diagn Microbiol Infect Dis 2007;58:53–58.

759. Muder RR, Harris AP, Muller S, et al. Bacteremia due to *Stenotrophomonas* (*Xanthomonas*) *maltophilia*: a prospective, multicenter study of 91 episodes. Clin Infect Dis 1996;22:508–512.

760. Muder RR, Yu VL, Dummer JS, et al. Infections caused by *Pseudomonas maltophilia*. Arch Intern Med 1987;147:1672–1674.

761. Munoz-Price LS, Weinstein RA. *Acinetobacter* infection. N Engl J Med 2008;358:1271–1281.

762. Munoz-Price LS, Zembower T, Penugonda S, et al. Clinical outcomes of carbapenem-resistant *Acinetobacter baumannii* bloodstream infections: study of a 2-state monoclonal outbreak. Infect Control Hosp Epidemiol 2010;31:1057–1062.

763. Murray AE, Bartzokas CA, Shepherd AJ, et al. Blood transfusion-associated *Pseudomonas fluorescens* septicaemia: is this an increasing problem? J Hosp Infect 1987;9:243–248.

764. Musso D, Drancourt M, Bardot J, et al. Human infection due to the CDC group IVc-2 bacterium: case report and review. Clin Infect Dis 1994;18:482–484.

765. Mwalutende A, Mshana SE, Mirambo MM, et al. Two cases of chronic suppurative otitis media caused by *Kerstersia gyiorum* in Tanzania: is it an underappreciated pathogen in chronic otitis media? Int J Infect Dis 2014;29:251–253.

766. Nagano N, Sato J, Cordevant C, et al. Presumed endocarditis caused by BRO β-lactamase-producing *Moraxella lacunata* in an infant with Fallot's tetrad. J Clin Microbiol 2003;41:5310–5312.

767. Nagata JM, Charville GW, Klotz JM, et al. *Bordetella petrii* Sinusitis in an Immunocompromised Adolescent. Pediatr Infect Dis J 2015;34:458.

768. Nahass RG, Wisneski R, Herman DJ, et al. Vertebral osteomyelitis due to *Roseomonas* species: case report and review of the evaluation of vertebral osteomyelitis. Clin Infect Dis 1995;21:1474–1476.

769. Namdari H, Hamzavi S, Peairs RR. *Rhizobium (Agrobacterium) radiobacter* identified as a cause of chronic endophthalmitis subsequent to cataract extraction. J Clin Microbiol 2003;41:3998–4000.

770. Namnyak S, Hussain S, Davalle J, et al. Contaminated lithium heparin bottles as a source of pseudobacteraemia due to *Pseudomonas fluorescens*. J Hosp Infect 1999;41:23–28.

771. Nawaz T, Hardy DJ, Bonnez W. *Neisseria elongata* subsp. *elongata*, a cause of human endocarditis complicated by pseudoaneurysm. J Clin Microbiol 1996;34:756–758.

772. Nemec A, De Baere T, Tjernberg I, et al. *Acinetobacter ursingii* sp. nov. and *Acinetobacter schindleri* sp. nov., isolated from human clinical specimens. Int J Syst Evol Microbiol 2001;51:1891–1899.

773. Nemec A, Dijkshoorn L, Cleenwerck I, et al. *Acinetobacter parvus* sp. nov., a small-colony-forming species isolated from human clinical specimens. Int J Syst Evol Microbiol 2003;53:1563–1567.

774. Nemec A, Dijkshoorn L, Jezek P. Recognition of two novel phenons of the genus *Acinetobacter* among non-glucose-acidifying isolates from human specimens. J Clin Microbiol 2000;38:3937–3941.

775. Nemec A, Krízová L, Maixnerová M, et al. Emergence of carbapenem resistance in *Acinetobacter baumannii* in the Czech Republic is associated with the spread of multidrug-resistant strains of European clone II. J Antimicrob Chemother 2008;62:484–489.

776. Nemec A, Krizova L, Maixnerova M, et al. *Acinetobacter seifertii* sp. nov., a member of the *Acinetobacter calcoaceticus-Acinetobacter baumannii* complex isolated from human clinical specimens. Int J Syst Evol Microbiol 2015;65(Pt 3):934–942.

777. Nemec A, Krizova L, Maixnerova M, et al. Genotypic and phenotypic characterization of the *Acinetobacter calcoaceticus-Acinetobacter baumannii* complex with the proposal of *Acinetobacter pittii* sp. nov. (formerly *Acinetobacter* genomic species 3) and *Acinetobacter nosocomialis* sp. nov. (formerly *Acinetobacter* genomic species 13TU). Res Microbiol 2011;162:393–404.

778. Nemec A, Musílek M, Sedo O, et al. *Acinetobacter bereziniae* sp. nov. and *Acinetobacter guillouiae* sp. nov., to accommodate *Acinetobacter* genomic species 10 and 11, respectively. Int J Syst Evol Microbiol 2010;60(Pt 4):896–903.

779. Nemli SA, Demirdal T, Ural S. A case of healthcare associated pneumonia caused by *Chryseobacterium indologenes* in an immunocompetent patient. Case Rep Infect Dis 2015;2015:483923.

780. Neonakis IK, Spandidos DA, Petinaki E. Confronting multidrug-resistant *Acinetobacter baumannii*: a review. Int J Antimicrob Agents 2011;37:102–109.

781. Neu HC, Saha G, Chin N-X. Resistance of *Xanthomonas maltophilia* to antibiotics and the effect of beta-lactamase inhibitors. Diagn Microbiol Infect Dis 1989;12:283–285.

782. Ng VL, Boggs JM, York MK, et al. Recovery of *Bordetella bronchiseptica* from patients with AIDS. Clin Infect Dis 1992;15:376–377.

783. Ni XP, Ren SH, Sun JR, et al. *Laribacter hongkongensis* isolated from a patient with community-acquired gastroenteritis in Hangzhou City. J Clin Microbiol 2007;45:255–256.

784. Nishimura Y, Ino T, Iizuka H. *Acinetobacter radioresistens* sp. nov. isolated from cotton and soil. Int J Syst Bacteriol 1988;38:209–211.

785. Nishio E. A case of Anaphylactoid purpura suggested to *Empedobacter (flavobacterium) brevis* infection concerned [in Japanese] Arerugi 2010;59:558–561.

786. Njamkepo E, Delisle F, Hagege I, et al. *Bordetella holmesii* isolated from a patient with sickle cell anemia: analysis and comparison with other *Bordetella holmesii* isolates. Clin Microbiol Infect 2000;6:131–136.

787. Noell F, Gorce MF, Garde C, et al. Isolation of *Weeksella zoohelcum* in septicaemia. Lancet 1989;2:332.

788. Nogi M, Bankowski MJ, Pien FD. Septic arthritis and osteomyelitis due to *Bordetella petrii*. J Clin Microbiol 2015;53:1024–1027.

789. Noyola DE, Edwards MS. Bacteremia with CDC group IV c-2 in an immunocompetent infant. Clin Infect Dis 1999;29:1572.

790. Nozue H, Hayashi T, Hashimoto Y, et al. Isolation and characterization of *Shewanella alga* from human clinical specimens and emendation of the description of *S. alga* Simidu et al., 1990, 335. Int J Syst Bacteriol 1992;42:628–634.

791. Nseir W, Khateeb J, Awawdeh M, et al. Catheter-related bacteremia caused by *Comamonas testosteroni* in a hemodialysis patient. Hemodial Int 2011;15:293–296.

792. Nseir W, Taha H, Abid A, et al. *Pseudomonas mendocina* sepsis in a healthy man. Isr Med Assoc J 2011;13:375–376.

793. Nulens E, Bussels B, Bols A, et al. Recurrent bacteremia by *Chryseobacterium indologenes* in an oncology patient with a totally implanted intravascular device. Clin Microbiol Infect 2001;7:391–393.

794. Nussbaum JJ, Hull DS, Carter MJ. *Pseudomonas pseudomallei* in an anopthalmic orbit. Arch Ophthalmol 1980;98:1224–1225.

795. Nzula S, Vandamme P, Govan JRW. Influence of taxonomic status on the in vitro antimicrobial susceptibility of the *Burkholderia cepacia* complex. J Antimicrob Chemother 2002;50:265–269.

796. Oberhelman RA, Humbert JR, Santorelli FW. *Pseudomonas vesicularis* causing bacteremia in a child with sickle cell anemia. South Med J 1994;87:821–822.

797. O'Hara CM, Tenover FC, Miller JM. Parallel comparison of accuracy of API 20E, Vitek GNI, MicroScan Walk/Away Rapid ID, and Becton Dickinson Cobas Micro ID-E/NF for identification of members of the family *Enterobacteriaceae* and common gram-negative, non-glucose-fermenting bacilli. J Clin Microbiol 1993;31:3165–3169.

798. Olbrich P, Rivero-Garvía M, Falcón-Neyra MD, et al. *Chryseobacterium indologenes* central nervous system infection in infancy: an emergent pathogen? Infection 2014;42:179–183.

799. O'Leary T, Fong IW. Prosthetic valve endocarditis caused by group Ve-1 bacteria. J Clin Microbiol 1984;20:995.

800. Olland A, Falcoz PE, Kessler R, et al. Should cystic fibrosis patients infected with *Burkholderia cepacia* complex be listed for lung transplantation? Interact Cardiovasc Thorac Surg 2011;13:631–634. Review.

801. Olsen H, Frederiksen WC, Siboni KE. *Flavobacterium meningosepticum* in 8 non-fatal cases of postoperative bacteraemia. Lancet 1965;1:1294–1296.

802. O'Neil KM, Herman JH, Modlin JF, et al. *Pseudomonas cepacia*: an emerging pathogen in chronic granulomatous disease. J Pediatr 1986;108:940–942.

803. Ophel K, Kerr A. *Agrobacterium vitis* sp. nov. for strains of *Agrobacterium* biovar 3 from grapevines. Int J Syst Bacteriol 1990;40:236–241.

804. Opota O, Ney B, Zanetti G, et al. Bacteremia caused by *Comamonas kerstersii* in a patient with diverticulosis. J Clin Microbiol 2014;52:1009–1012.

805. Orsborne C, Hardy A, Isalska B, et al. *Acidovorax oryzae* catheter-associated bloodstream infection. J Clin Microbiol 2014;52(12):4421–4424.

806. Ostergaard L, Andersen PL. Etiology of community-acquired pneumonia: evaluation by transtracheal aspiration, blood culture, or serology. Chest 1993;104:1400–1407.

807. Otto LA, Deboo BS, Capers EL, et al. *Pseudomonas vesicularis* from cervical specimens. J Clin Microbiol 1978;7:341–345.

808. Otto MP, Foucher B, Dardare E, et al. Severe catheter related bacteremia due to *Pseudomonas luteola*. Med Mal Infect 2013;43:170–171.

809. Ottonello G, Dessì A, Pinna AP, et al. *C. luteola* infection in paediatrics: description of a rare neonatal case and review of the literature. J Chemother 2013;25:319–323.

810. Owen RJ, Legros RM, Lapage SP. Base composition, size and sequence similarities of genome deoxyribonucleic acids from clinical isolates of *Pseudomonas putrefaciens*. J Gen Microbiol 1978;104:127–138.

811. Ozkalay N, Anil M, Agus N, et al. Community-acquired meningitis and sepsis caused by *Chryseobacterium meningosepticum* in a patient diagnosed with thalassemia major. J Clin Microbiol 2006;44:3037–3039.

812. Pagani L, Lang A, Vedovelli C, et al. Soft tissue infection and bacteremia caused by *Shewanella putrefaciens*. J Clin Microbiol 2003;41:2240–2241.

813. Pallent LJ, Hugo WB, Grant DJW, et al. *Pseudomonas cepacia* as contaminant and infective agent. J Hosp Infect 1983;4:9–13.

814. Palleroni NJ. Family I. *Pseudomonadaceae*. In Krieg NR, Holt JG, eds. Bergey's Manual of Systematic Bacteriology. Vol. 1. Baltimore, MD: Williams & Wilkins, 1984:141–219.

815. Palleroni NJ, Bradbury JF. *Stenotrophomonas*, a new bacterial genus for *Xanthomonas maltophilia* (Hugh 1980) Swings et al. 1983. Int J Syst Bacteriol 1993;43:606–609.

816. Pan W, Zhao Z, Dong M. Lobar pneumonia caused by *Ralstonia pickettii* in a sixty-five-year-old Han Chinese man: a case report. J Med Case Rep 2011;5:377.

817. Panagea S, Bijoux R, Corkill JE, et al. A case of lower respiratory tract infection caused by *Neisseria weaveri* and review of the literature. J Infect 2002;44:96–98.

818. Pandey A, Kapil A, Sood S, et al. In vitro activities of ampicillin-sulbactam and amoxicillin-clavulanic acid against *Acinetobacter baumannii*. J Clin Microbiol 1998;36:3415–3416.

819. Pandit RT. *Brevundimonas diminuta* keratitis. Eye Contact Lens 2012;38:63–65.

820. Pankuch GA, Jacobs MR, Rittenhouse SF, et al. Susceptibilities of 123 strains of *Xanthomonas maltophilia* to eight β-lactams (including β-lactam-β-lactamase inhibitor combinations) and ciprofloxacin tested by five methods. Antimicrob Agents Chemother 1994;38:2317–2322.

821. Panlilio AL, Beck-Sague CM, Siegel JD, et al. Infections and pseudoinfections due to povidone-iodine solution contaminated with *Pseudomonas cepacia*. Clin Infect Dis 1992;14:1078–1083.

822. Papadakis KA, Vartivarian SE, Vassilaki ME, et al. *Stenotrophomonas maltophilia*: an unusual cause of biliary sepsis. Clin Infect Dis 1995;21:1032–1034.

823. Papadakis KA, Vartivarian SE, Vassilaki ME, et al. *Stenotrophomonas maltophilia* meningitis. Report of two cases and review of the literature. J Neurosurg 1997;87:106–108.

824. Papakonstantinou S, Dounousi E, Ioannou K, et al. A rare cause of peritonitis caused by *Flavimonas oryzihabitans* in continuous ambulatory peritoneal dialysis (CAPD). Int Urol Nephrol 2005;37:433–436.

825. Papalia M, Almuzara M, Cejas D, et al. OXA-258 from *Achromobacter ruhlandii*: a species-specific marker. J Clin Microbiol 2013;51:1602–1605.

826. Parke JL, Gurian-Sherman D. Diversity of the *Burkholderia cepacia* complex and implications for risk assessment of biological control strains. Annu Rev Phytopathol 2001;39:225–258.

827. Parkhill J, Sebaihia M, Preston A, et al. Comparative analysis of the genome sequences of *Bordetella pertussis*, *Bordetella parapertussis* and *Bordetella bronchiseptica*. Nat Genet 2003;35:32–40.

828. Patel R. MALDI-TOF MS for the diagnosis of infectious diseases. Clin Chem 2015;61:100–111. Review.

829. Pedersen MM, Marso E, Pickett MJ. Nonfermentative bacilli associated with man: III. Pathogenicity and antibiotic susceptibility. Am J Clin Pathol 1970;54:178–192.

830. Peel MM, Hibberd AJ, King BM, et al. *Alcaligenes piechaudii* from chronic ear discharge. J Clin Microbiol 1988;26:1580–1581.

831. Peetermans WE, van Wijngaerden E, van Eldere J, et al. Melioidosis brain and lung abscess after travel to Sri Lanka. Clin Infect Dis 1999;28:921–922.

832. Peeters C, Zlosnik JE, Spilker T, et al. *Burkholderia pseudomultivorans* sp. nov., a novel *Burkholderia cepacia* complex species from human respiratory samples and the rhizosphere. Syst Appl Microbiol 2013;36:483–489.

833. Peiris V, Fraser S, Fairhurst M, et al. Laboratory diagnosis of *Brucella* infection: some pitfalls. Lancet 1992;339:1415–1416.

834. Peleg AY, Seifert H, Paterson DL. *Acinetobacter baumannii*: emergence of a successful pathogen. Clin Microbiol Rev 2008;21:538–582.

835. Pellegrino FL, Schirmer M, Velasco E, et al. *Ralstonia pickettii* bloodstream infections at a Brazilian cancer institution. Curr Microbiol 2008;56:219–223.

836. Pence MA, Sharon J, McElvania Tekippe E, et al. Two cases of *Kersteria gyiorum* isolated from sites of chronic infection. J Clin Microbiol 2013;51:2001–2004.

837. Pereira GH, Garcia Dde O, Abboud CS, et al. Nosocomial infections caused by *Elizabethkingia meningoseptica*: an emergent pathogen. Braz J Infect Dis 2013;17:606–609.

838. Perez F, Hujer AM, Hujer KM, et al. Global challenge of multidrug-resistant *Acinetobacter baumannii*. Antimicrob Agents Chemother 2007;51:3471–3484.

839. Perez RE. Endocarditis with *Moraxella*-like M-6 after cardiac catheterization. J Clin Microbiol 1986;24:501–502.

840. Perola O, Nousiainen T, Suomalainen S, et al. Recurrent *Sphingomonas paucimobilis*-bacteraemia associated with a multi-bacterial water-borne epidemic among neutropenic patients. J Hosp Infect 2002;50:196–201.

841. Petrocheilou-Paschou V, Georgilis K, Kostis E, et al. Bronchitis caused by *Bordetella bronchiseptica* in an elderly woman. Clin Microbiol Infect 2000;6:147–148.

842. Pettersson B, Kodjo A, Ronaghi M, et al. Phylogeny of the family *Moraxellaceae* by 16S rDNA sequence analysis, with special emphasis on differentiation of *Moraxella* species. Int J Syst Bacteriol 1998;48:75–89.

843. Petti CA, Polage CR, Schreckenberger P. The role of 16S rRNA gene sequencing in identification of microorganisms misidentified by conventional methods. J Clin Microbiol 2005;43(12):6123–6125.

844. Pfaller MA, Sahm D, O'Hara C, et al. Comparison of the AutoSCAN-W/A rapid bacterial identification system and the Vitek AutoMicrobic system for identification of gram-negative bacilli. J Clin Microbiol 1991;9:1422–1428.

845. Phillips I, Eykyn S. Contaminated drip fluids. BMJ 1972;1:746.

846. Phillips I, Eykyn S, Laker M. Outbreak of hospital infection caused by contaminated autoclave fluids. Lancet 1972;1:1258–1260.

847. Pickett MJ. Methods for identification of flavobacteria. J Clin Microbiol 1989;27:2309–2315.

848. Pickett MJ. Typing of strains from a single-source outbreak of *Pseudomonas pickettii*. J Clin Microbiol 1994;32:1132–1133.

849. Pickett MJ. Identification of *Brucella* species with a procedure for detecting acidification of glucose. Clin Infect Dis 1994;19:976.

850. Pickett MJ. Moraxellae: differential features for identification of *Moraxella atlantae*, *M. lacunata*, and *M. nonliquefaciens*. Med Microbiol Lett 1994;3:397–400.

851. Pickett MJ, Greenwood JR. A study of the Va-1 group of pseudomonads and its relationship to *Pseudomonas pickettii*. J Gen Microbiol 1980;120:439–446.

852. Pickett MJ, Nelson EL. Speciation within the genus *Brucella* IV. Fermentation of carbohydrates. J Bacteriol 1995;69:333–336.

853. Pickett MJ, von Graevenitz A, Pfyffer GE, et al. Phenotypic features distinguishing *Oligella urethralis* from *Moraxella osloensis*. Med Microbiol Lett 1996;5:265–270.

854. Picu C, Mille C, Popescu GA, et al. Aortic prosthetic endocarditis with *Neisseria elongata* subspecies *nitroreducens*. Scand J Infect Dis 2003;35:280–282.

855. Pien FD, Chung EYS. Group Ve infection: case report of group Ve-2 septicemia and literature review. Diagn Microbiol Infect Dis 1986;5:177–180.

856. Pike RM. Laboratory-associated infections: summary and analysis of 3921 cases. Health Lab Sci 1976;13:105–114.

857. Pitulle C, Citron DM, Bochner B, et al. Novel bacterium isolated from a lung transplant patient with cystic fibrosis. J Clin Microbiol 1999;37:3851–3855.

858. Planes AM, Ramirez A, Fernandez F, et al. *Pseudomonas vesicularis* bacteraemia. Infection 1992;20:367–368.

859. Platsouka E, Routsi C, Chalkis A, et al. *Stenotrophomonas maltophilia* meningitis, bacteremia and respiratory infection. Scand J Infect Dis 2002;4:391–392.

860. Plotkin GR. *Agrobacterium radiobacter* prosthetic valve endocarditis. Ann Intern Med 1980;3:839–840.

861. Plotkin SA, McKitrick JC. Nosocomial meningitis of the newborn caused by a *Flavobacterium*. JAMA 1966;98:194–196.

862. Pogue JM, Cohen DA, Marchaim D. Polymyxin-resistant *Acinetobacter baumannii*: urgent action needed. Clin Infect Dis 2015;60:1304–1307

863. Poirel L, Nordmann P, Lagrutta E, et al. Emergence of KPC-producing *Pseudomonas aeruginosa* in the United States. Antimicrob Agents Chemother 2010;54:3072.

864. Pope TL Jr, Teague WG Jr, Kossack R, et al. *Pseudomonas* sacroiliac osteomyelitis: diagnosis by gallium citrate Ga 67 scan. Am J Dis Child 1982;36:649–650.

865. Potvliege C, Dejaegher-Bauduin C, Hansen W, et al. *Flavobacterium multivorum* septicemia in a hemodialyzed patient. J Clin Microbiol 1984;9:568–569.

866. Potvliege C, Jonckheer J, Lenclud C, et al. *Pseudomonas stutzeri* pneumonia and septicemia in a patient with multiple myeloma. J Clin Microbiol 1987;5:458–459.

867. Potvliege C, Vanhuynegem L, Hansen W. Catheter infection caused by an unusual pathogen *Agrobacterium radiobacter*. J Clin Microbiol 1989;7:2120–2122.

868. Prashanth K, Ranga MPM, Rao VA, et al. Corneal perforation due to *Acinetobacter junii*: a case report. Diagn Microbiol Infect Dis 2000;7:215–217.

869. Preiswerk B, Ullrich S, Speich R, et al. Human infection with *Delftia tsuruhatensis* isolated from a central venous catheter. J Med Microbiol 2011;60(Pt 2):246–248.

870. Puckett A, Davison G, Entwistle CC, et al. Post-transfusion septicaemia 1980–1989: importance of donor arm cleansing. J Clin Pathol 1992;5:155–157.

871. Pugliese A, Pacris B, Schoch PE, et al. *Oligella urethralis* urosepsis. Clin Infect Dis 1993;7:1069–1070.

872. Purcell BK, Dooley DP. Centers for Disease Control and Prevention group O1 bacterium-associated pneumonia complicated by bronchopulmonary fistula and bacteremia. Clin Infect Dis 1999;9:945–946.

873. Qureshi ZA, Hittle LE, O'Hara JA, et al. Colistin-resistant *Acinetobacter baumannii*: beyond carbapenem resistance. Clin Infect Dis 2015;60:1295–1303

874. Rahav G, Simhon A, Mattan Y, et al. Infections with *Chryseomonas luteola* (CDC group Ve-1) and *Flavimonas oryzihabitans* (CDC group Ve-2). Medicine (Baltimore) 1995;74:83–88.

875. Raja MK, Ghosh AR. *Laribacter hongkongensis*: an emerging pathogen of infectious diarrhea. Folia Microbiol (Praha) 2014;59:341–347.

876. Ralston E, Palleroni NJ, Doudoroff M. *Pseudomonas pickettii*, a new species of clinical origin related to *Pseudomonas solanacearum*. Int J Syst Bacteriol 1973;23:15–19.

877. Raman S, Shaaban H, Sensakovic JW, et al. An interesting case of *Empedobacter brevis* bacteremia after right knee cellulitis. J Glob Infect Dis 2012;4:136–137.

878. Ramana KV, Kareem MA, Sarada CH, et al. *Chryseomonas luteola* bacteremia in a patient with left pyocele testis with Fournier's scrotal gangrene. Indian J Pathol Microbiol 2010;53:568–569.

879. Ramirez FC, Saeed ZA, Darouiche RO, et al. *Agrobacterium tumefaciens* peritonitis mimicking tuberculosis. Clin Infect Dis 1992;15:938–940.

880. Rammaert B, Borand L, Goyet S, et al. *Ralstonia pickettii* community-acquired pneumonia in Cambodia. Int J Tuberc Lung Dis 2010;14:1653–1654.

881. Ramos JM, Soriano F, Bernacer M, et al. Infection caused by the nonfermentative gram-negative bacillus CDC group IV c-2: case report and literature review. Eur J Clin Microbiol Infect Dis 1993;12:456–458.

882. Raso T, Bianco O, Grosso B, et al. *Achromobacter xylosoxidans* respiratory tract infections in cystic fibrosis patients. APMIS 2008;116:837–841.

883. Rastogi S, Sperber SJ. Facial cellulitis and *Pseudomonas luteola* bacteremia in an otherwise healthy patient. Diagn Microbiol Infect Dis 1998;32:303–305.

884. Ray M, Lim DK. A rare polymicrobial keratitis involving *Chryseobacterium meningosepticum* and *Delftia acidovorans* in a cosmetic contact lens wearer. Eye Contact Lens 2013;39:192–193.

885. Rebaudet S, Genot S, Renvoise A, et al. *Wohlfahrtiimonas chitiniclastica* bacteremia in homeless woman. Emerg Infect Dis 2009;15:985–987.

886. Rebolledo PA, Vu CC, Carlson RD, et al. Polymicrobial ventriculitis involving *Pseudomonas fulva*. J Clin Microbiol 2014;52:2239–2241.

887. Reddy AK, Murthy SI, Jalali S, et al. Post-operative endophthalmitis due to an unusual pathogen, *Comamonas testosteroni*. J Med Microbiol 2009;58(Pt 3):374–375.

888. Reik R, Spilker T, Lipuma JJ. Distribution of *Burkholderia cepacia* complex species among isolates recovered from persons with or without cystic fibrosis. J Clin Microbiol 2005;43:2926–2928.

889. Reina J, Bassa A, Llompart I, et al. Pneumonia caused by *Bordetella bronchiseptica* in a patient with a thoracic trauma. Infection 1991;19:46–48.

890. Reina J, Bassa A, Llompart I, et al. Infections with *Pseudomonas paucimobilis*: report of four cases and review. Rev Infect Dis 1991;13:1072–1076.

891. Reina J, Borrell N. Leg abscess caused by *Weeksella zoohelcum* following a dog bite. Clin Infect Dis 1992;14:1162–1163.

892. Reina J, Gil J, Alomar P. Isolation of *Weeksella virosa* (formerly CDC group IIf) from a vaginal sample. Eur J Clin Microbiol Infect Dis 1989;8:569–570.

893. Reina J, Gil J, Salva F, et al. Microbiological characteristics of *Weeksella virosa* (formerly CDC Group IIf) isolated from the human genitourinary tract. J Clin Microbiol 1990;28:2357–2359.

894. Reina J, Llompart I, Alomar P. Acute suppurative otitis caused by *Comamonas acidovorans*. Clin Microbiol Newslett 1991;13:38–39.

895. Reis AO, Luz DA, Tognim MC, et al. Polymyxin-resistant *Acinetobacter* spp. isolates: what is next? Emerg Infect Dis 2003;9:1025–1027.

896. Reischl U, Lehn N, Sanden GN, et al. Real-time PCR assay targeting IS481 of *Bordetella pertussis* and molecular basis for detecting *Bordetella holmesii*. J Clin Microbiol 2001;39:1963–1966.

897. Reisler RB, Blumberg H. Community-acquired *Pseudomonas stutzeri* vertebral osteomyelitis in a previously healthy patient: case report and review. Clin Infect Dis 1999;29:667–669.

898. Reverdy ME, Freney J, Fleurette J. Nosocomial colonization and infection by *Achromobacter xylosoxidans*. J Clin Microbiol 1984;19:140–143.

899. Reyes EAP, Bale MJ, Cannon WH, et al. Identification of *Pseudomonas aeruginosa* by pyocyanin production in Tech agar. J Clin Microbiol 1981;13:456–458.

900. Reyes MP, Lerner AM. Current problems in the treatment of infective endocarditis due to *Pseudomonas aeruginosa*. Rev Infect Dis 1983;5:314.

901. Rhoads S, Marinelli L, Imperatrice CA, et al. Comparison of MicroScan WalkAway System with Vitek System for identification of gram-negative bacteria. J Clin Microbiol 1995;33:3044–3046.

902. Rice EW, Reasoner DJ, Johnson CH, et al. Monitoring for methylobacteria in water systems. J Clin Microbiol 2000;38:4296–4297.

903. Richardson JD. Failure to clear a *Roseomonas* line infection with antibiotic therapy. Clin Infect Dis 1997;25:155.

904. Ridderberg W, Bendstrup KE, Olesen HV, et al. Marked increase in incidence of *Achromobacter xylosoxidans* infections caused by sporadic acquisition from the environment. J Cyst Fibros 2011;10:466–469.

905. Ridderberg W, Wang M, Nørskov-Lauritsen N. Multilocus sequence analysis of isolates of *Achromobacter* from patients with cystic fibrosis reveals infecting species other than *Achromobacter xylosoxidans*. J Clin Microbiol 2012;50:2688–2694.

906. Rihs JD, Brenner DJ, Weaver RE, et al. *Roseomonas*, a new genus associated with bacteremia and other human infections. J Clin Microbiol 1993;31:3275–3283.

907. Ringvold A, Vik E, Bevanger LS. *Moraxella lacunata* isolated from epidemic conjunctivitis among teen-aged females. Acta Ophthalmol 1985;63:427–431.

908. Rios I, Klimek JJ, Maderazo E, et al. *Flavobacterium meningosepticum* meningitis: report of selected aspects. Antimicrob Agents Chemother 1978;14:444–447.

909. Ritterband D, Shah M, Cohen K, et al. *Burkholderia gladioli* keratitis associated with consecutive recurrent endophthalmitis. Cornea 2002;21:602–603.

910. Rizek C, Fu L, Dos Santos LC, et al. Characterization of carbapenem-resistant *Pseudomonas aeruginosa* clinical isolates, carrying multiple genes coding for this antibiotic resistance. Ann Clin Microbiol Antimicrob 2014;13:43.

911. Robin T, Janda MJ. *Pseudo-, Xantho-, Stenotrophomonas maltophilia*: an emerging pathogen in search of a genus. Clin Microbiol Newslett 1996;18:9–13.

912. Robinson A, McCarter YS, Tetreault J. Comparison of Crystal Enteric/Nonfermenter System, API 20E System, and Vitek Automicrobic System for identification of gram-negative bacilli. J Clin Microbiol 1995;33:364–370.

913. Rockhill RC, Lutwick LI. Group IVe-like gram-negative bacillemia in a patient with obstructive uropathy. J Clin Microbiol 1978;8:108–109.

914. Rodby RA, Glick E. *Agrobacterium radiobacter* peritonitis in two patients maintained on chronic peritoneal dialysis. Am J Kidney Dis 1991;18:402–405.

915. Roig P, Orti A, Navarro V. Meningitis due to *Pseudomonas stutzeri* in a patient infected with human immunodeficiency virus. Clin Infect Dis 1996;22:587–588.

916. Roilides E, Mueller BU, Letterio JJ, et al. *Agrobacterium radiobacter* bacteremia in a child with human immunodeficiency virus infection. Pediatr Infect Dis J 1991;10:337–338.

917. Roland PS, Stroman DW. Microbiology of acute otitis externa. Laryngoscope 2002;112(7 Pt 1):1166–1177.

918. Romanyk J, Gonzalez-Palacios R, Nieto A. A new case of bacteraemia due to *Flavimonas oryzihabitans*. J Hosp Infect 1995;29:236–237.

919. Romero Gomez MP, Peinado Esteban AM, Sobrino Daza JA, et al. Prosthetic mitral valve endocarditis due to *Ochrobactrum anthropi*: case report. J Clin Microbiol 2004;42:3371–3373.

920. Rose RC, Grossman AM, Giles JW. Infective endocarditis due to the CDC group M6 bacillus. J Tenn Med Assoc 1990;83:603–604.

921. Rosenberg I, Leibovici L, Mor F, et al. *Pseudomonas stutzeri* causing late prosthetic valve endocarditis. J R Soc Med 1987;80:457–459.

922. Rosenthal SL. Clinical role of *Acinetobacter* and *Moraxella*. In Gilardi GL, ed. Glucose Nonfermenting Gram-Negative Bacteria in Clinical Microbiology. West Palm Beach, FL: CRC Press, 1978:105–117.

923. Rosenthal SL, Freundlich LF, Gilardi GL, et al. *In vitro* antibiotic sensitivity of *Moraxella* species. Chemotherapy 1978;24:360–363.

924. Ross JP, Holland SM, Gill VJ, et al. Severe *Burkholderia (Pseudomonas) gladioli* infection in chronic granulomatous disease: report of two successfully treated cases. Clin Infect Dis 1995;21:1291–1293.

925. Rossau R, Kersters K, Falsen E, et al. *Oligella*, a new genus including *Oligella urethralis* comb. nov. (formerly *Moraxella urethralis*) and *Oligella ureolytica* sp. nov. (formerly CDC group IVe): relationship to *Taylorella equigenitalis* and related taxa. Int J Syst Bacteriol 1987;37:198–210.

926. Rossau R, van Landschoot A, Gillis M, et al. Taxonomy of *Moraxellaceae* fam. nov., a new bacterial family to accommodate the genera *Moraxella*, *Acinetobacter*, and *Psychrobacter* and related organisms. Int J Syst Bacteriol 1991;41:310–319.

927. Rosselló R, Garcia-Valdés E, Lalucat J, et al. Genotypic and phenotypic diversity of *Pseudomonas stutzeri*. Syst Appl Microbiol 1991;14:150–157.

928. Rosselló R, Garcia-Valdés E, Macario AJL, et al. Antigenic diversity of *Pseudomonas stutzeri*. Syst Appl Microbiol 1992;15:617–623.

929. Rosselló-Mora RA, Lalucat J, Dott W, et al. Biochemical and chemotaxonomic characterization of *Pseudomonas stutzeri* genomovars. J Appl Bacteriol 1994;76:226–233.

930. Rosselló-Mora RA, Lalucat J, Moore ERB. Strain JM300 represents a new genomovar within *Pseudomonas stutzeri*. Syst Appl Microbiol 1996;19:596–599.

931. Rossmann SN, Wilson PH, Hicks J, et al. Isolation of *Lautropia mirabilis* from oral cavities of human immunodeficiency virus-infected children. J Clin Microbiol 1998;36:1756–1760.

932. Rotz LD, Khan AS, Lillibridge SR, et al. Public health assessment of potential biological terrorism agents. Emerg Infect Dis 2002;8:225–230.

933. Russell FM, Davis JM, Whipp MJ, et al. Severe *Bordetella holmesii* infection in a previously healthy adolescent confirmed by gene sequence analysis. Clin Infect Dis 2001;33:129–130.

934. Rutherford PC, Narkowicz JE, Wood CJ, et al. Peritonitis caused by *Pseudomonas mesophilica* in a patient undergoing continuous ambulatory peritoneal dialysis. J Clin Microbiol 1988;26:2441–2443.

935. Ryan MP, Adley CC. The antibiotic susceptibility of water-based bacteria *Ralstonia pickettii* and *Ralstonia insidiosa*. J Med Microbiol 2013;62(Pt 7):1025–1031.

936. Ryu E. A simple method of staining bacterial flagella. Kitasato Arch Exp Med 1937;14:218–219.

937. Saavedra J, Garrido C, Folgueira D, et al. *Ochrobactrum anthropi* bacteremia associated with a catheter in an immunocompromised child and review of the pediatric literature. Pediatr Infect Dis J 1999;18:658–660.

938. Sader HS, Fritsche TR, Jones RN. Accuracy of three automated systems (MicroScan WalkAway, VITEK, and VITEK 2) for susceptibility testing of *Pseudomonas aeruginosa* against five broad-spectrum beta-lactam agents. J Clin Microbiol 2006;44:1101–1104.

939. Sahin N, Tani A, Kotan R, et al. *Pandoraea oxalativorans* sp. nov., *Pandoraea faecigallinarum* sp. nov. and *Pandoraea vervacti* sp. nov., isolated from oxalate-enriched culture. Int J Syst Evol Microbiol 2011;61(Pt 9):2247–2253.

940. Saichana N, Matsushita K, Adachi O, et al. Acetic acid bacteria: a group of bacteria with versatile biotechnological applications. Biotechnol Adv 2015 Nov 1;33(6 Pt 2):1260-1271.

941. Saiman L, Burns JL, Larone D, et al. Evaluation of MicroScan Autoscan for identification of *Pseudomonas aeruginosa* isolates from patients with cystic fibrosis. J Clin Microbiol 2003;41:492–494.

942. Saiman L, Chen Y, Tabibi S, et al. Identification and antimicrobial susceptibility of *Alcaligenes xylosoxidans* isolated from patients with cystic fibrosis. J Clin Microbiol 2001;39:3942–3945.

943. Sajjan US, Sun L, Goldstein R, et al. Cable (cbl) type II pili of cystic fibrosis-associated *Burkholderia (Pseudomonas) cepacia*: nucleotide sequence of the cblA major subunit pilin gene and novel morphology of the assembled appendage fibers. J Bacteriol 1995;177:1030–1038.

944. Sajjan US, Xie H, Lefebre MD, et al. Identification and molecular analysis of cable pilus biosynthesis genes in *Burkholderia cepacia*. Microbiology 2003;149:961–971.

945. Salar A, Carratala J, Zurita A, et al. Bacteremia caused by CDC group IV c-2 in a patient with acute leukemia. Haematologica 1998;83:670–672.

946. Salazar R, Martino R, Sureda A, et al. Catheter-related bacteremia due to *Pseudomonas paucimobilis* in neutropenic cancer patients: report of two cases. Clin Infect Dis 1995;20:1573–1574.

947. Saltissi D, MacFarlane DJ. Successful treatment of *Pseudomonas paucimobilis* haemodialysis catheter-related sepsis without catheter removal. Postgrad Med J 1994;70:47–48.

948. Salvador-García C, Yagüe-Guirao G, Pastor-Vivero MD, et al. Chronic colonization of *Inquilinus limosus* in a patient with cystic fibrosis: first report in Spain. Enferm Infecc Microbiol Clin 2013;31:414–415.

949. Sanders JW, Martin JW, Hooke M, et al. *Methylobacterium mesophilicum* infection: case report and literature review of an unusual opportunistic pathogen. Clin Infect Dis 2000;30:936–938.

950. Sandoe JAT, Malnicki H, Loudon KW. A case of peritonitis caused by *Roseomonas gilardii* in a patient undergoing continuous ambulatory peritoneal dialysis. J Clin Microbiol 1997;35:2150–2152.

951. Saphir DA, Carter GR. Gingival flora of the dog with special reference to bacteria associated with bites. J Clin Microbiol 1976;3:344–349.

952. Sawada H, Ieki J, Oyaizu H, et al. Proposal for rejection of *Agrobacterium tumefaciens* and revised descriptions for the genus *Agrobacterium* and for *Agrobacterium radiobacter* and *Agrobacterium rhizogenes*. Int J Syst Bacteriol 1993;43:694–702.

953. Scheetz MH, Qi C, Warren JR, et al. In vitro activities of various antimicrobials alone and in combination with tigecycline against carbapenem-intermediate or -resistant *Acinetobacter baumannii*. Antimicrob Agents Chemother 2007;51:1621–1626.

954. Schlech WF, Turchik JB, Westlake RE, et al. Laboratory-acquired infection with *Pseudomonas pseudomallei* (melioidosis). N Engl J Med 1981;305:1133–1135.

955. Schmidt U, Kapila R, Kaminski Z, et al. *Pseudomonas putrefaciens* as a cause of septicemia in humans. J Clin Microbiol 1979;10:385–387.

956. Schmoldt S, Latzin P, Heesemann J, et al. Clonal analysis of *Inquilinus limosus* isolates from six cystic fibrosis patients and specific serum antibody response. J Med Microbiol 2006;55(Pt 10):1425–1433.

957. Schreckenberger AP, Schreckenberger PC. WIP (Web ID Program). http://pschreck.com, 2014.

958. Schreckenberger PC. Practical Approach to the Identification of Glucose-Nonfermenting Gram-Negative Bacilli: A Guide to Identification. 6th Ed. River Forest, IL: www.pschreck.com, 2015.

959. Schreckenberger PC, Connell S, Skinner J, et al. Comparison of MicroScan Rapid Gram-Negative Identification Type 3 (RNID3) Panel with Vitek GNI and API 20E for Identification of Gram-Negative Bacilli. Abstracts of the 98th General Meeting of the American Society for Microbiology. Washington, DC: American Society for Microbiology, 1998:156.

960. Schreckenberger PC, Mckinley K, Tjhio J, et al. Comparison of the Bruker Biotyper and the Vitek MS MALDI-TOF Systems for the identification of nonfermenting gram-negative bacilli. Abstracts of the 24th European Congress of Clinical Microbiology and Infectious Diseases, Barcelona Spain, May, 2014.

961. Schweiger M, Stiegler P, Scarpatetti M, et al. Case of *Paracoccus yeei* infection documented in a transplanted heart. Transpl Infect Dis 2011;13:200–203.

962. Scott J, Boulton FE, Govan JRW, et al. A fatal transfusion reaction associated with blood contaminated with *Pseudomonas fluorescens*. Vox Sang 1988;54:201–204.

963. Scott P, Deye G, Srinivasan A, et al. An outbreak of multidrug-resistant *Acinetobacter baumannii-calcoaceticus* complex infection in the US military health care system associated with military operations in Iraq. Clin Infect Dis 2007;44:1577–1584.

964. Sebeny PJ, Riddle MS, Petersen K. *Acinetobacter baumannii* skin and soft-tissue infection associated with war trauma. Clin Infect Dis 2008;47:444–449.

965. Šedo O, Nemec A, Křížová L, et al. Improvement of MALDI-TOF MS profiling for the differentiation of species within the *Acinetobacter calcoaceticus-Acinetobacter baumannii* complex. Syst Appl Microbiol 2013;36:572–578.

966. Segal BH, Leto TL, Gallin JI, et al. Genetic, biochemical, and clinical features of chronic granulomatous disease. Medicine (Baltimore) 2000;79:170–200.

967. Segers P, Vancanneyt M, Pot B, et al. Classification of *Pseudomonas diminuta* Leifson and Hugh 1954 and *Pseudomonas vesicularis* Busing, Doll, and Freytag 1953 in *Brevundimonas* gen. nov. as *Brevundimonas diminuta* comb. nov. and *Brevundimonas vesicularis* comb. nov., respectively. Int J Syst Bacteriol 1994;44:499–510.

968. Seifert H, Baginski R, Schulze A, et al. Antimicrobial susceptibility of *Acinetobacter* species. Antimicrob Agents Chemother 1993;37:750–753.

969. Seifert H, Dijkshoorn L, Gerner-Smidt P, et al. Distribution of *Acinetobacter* species on human skin: comparison of phenotypic and genotypic identification methods. J Clin Microbiol 1997;35:2819–2825.

970. Sengstock DM, Thyagarajan R, Apalara J, et al. Multidrug-resistant *Acinetobacter baumannii*: an emerging pathogen among older adults in community hospitals and nursing homes. Clin Infect Dis 2010;50:1611–1616.

971. Senol E, Des-Jardin J, Stark PC, et al. Attributable mortality of *Stenotrophomonas maltophilia* bacteremia. Clin Infect Dis 2002;34:1653–1656.

972. Seok Y, Shin H, Lee Y, et al. First report of bloodstream infection caused by *Pseudomonas fulva*. J Clin Microbiol 2010;48:2656–2657.

973. Sepulveda-Torres LC, Zhou J, Guasp C, et al. Pseudomonas sp. strain KC represents a new genomovar within *Pseudomonas stutzeri*. Int J Syst Evol Microbiol 2001;51:2013–2019.

974. Sgrelli A, Mencacci A, Fiorio M, et al. *Achromobacter denitrificans* renal abscess. New Microbiol 2012;35:245–247.

975. Shah SS, Ruth A, Coffin SE. Infection due to *Moraxella osloensis*: case report and review of the literature. Clin Infect Dis 2000;30:179–181.

976. Shayegani M, Maupin PS, McGlynn DM. Evaluation of the API 20E system for identification of nonfermentative gram-negative bacteria. J Clin Microbiol 1978;7:539–545.

977. Shelly DB, Spilker T, Gracely EJ, et al. Utility of commercial systems for identification of *Burkholderia cepacia* complex from cystic fibrosis sputum culture. J Clin Microbiol 2000;38:3112–3115.

978. Shepard CW, Daneshvar MI, Kaiser RM, et al. *Bordetella holmesii* bacteremia: a newly recognized clinical entity among asplenic patients. Clin Infect Dis 2004;38:799–804.

979. Sheridan RL, Ryan CM, Pasternack MS, et al. Flavobacterial sepsis in massively burned pediatric patients. Clin Infect Dis 1993;17:185–187.

980. Shetty A, Barnes RA, Healy B,et al. A case of sepsis caused by *Acidovorax*. J Infect 2005;51:e171–e172.

981. Shewan JM. Taxonomy and ecology of *Flavobacterium* and related genera. Annu Rev Microbiol 1983;37:233–252.

982. Shigematsu T, Yumihara K, Ueda Y, et al. *Delftia tsuruhatensis* sp. nov., a terephthalate-assimilating bacterium isolated from activated sludge. Int J Syst Evol Microbiol 2003;53(Pt 5):1479–1483.

983. Shin JH, Kim SH, Shin MG, et al. Bacteremia due to *Burkholderia gladioli*: case report. Clin Infect Dis 1997;25:1264–1265.

984. Shin SY, Choi JY, Ko KS. Four cases of possible human infections with *Delftia lacustris*. Infection 2012;40(6):709–712.

985. Shokar NK, Shokar GS, Islam J, et al. *Roseomonas gilardii* infection: case report and review. J Clin Microbiol 2002;40:4789–4791.

986. Shukla SK, Paustian DL, Stockwell PJ, et al. Isolation of a fastidious *Bergeyella* species associated with cellulitis after a cat bite and a phylogenetic comparison with *Bergeyella zoohelcum* strains. J Clin Microbiol 2004;42:290–293.

987. Siau H, Yuen K-Y, Ho P-L. Identification of acinetobacters on blood agar in presence of D-glucose by unique browning effect. J Clin Microbiol 1998;36:1404–1407.

988. Siebor E, Llanes C, Lafon I, et al. Presumed pseudobacteremia outbreak resulting from contamination of proportional disinfectant dispenser. Eur J Clin Microbiol Infect Dis 2007;26:195–198.

989. Siegman-Igra Y, Bar-Yosef S, Gorea A, et al. Nosocomial *Acinetobacter* meningitis secondary to invasive procedures: report of 25 cases and review. Clin Infect Dis 1993;17:843–849.

990. Sievers M, Swings J. In Garrity GM, Brenner DJ, Krieg NR, Staley JT, eds. Bergey's Manual of Systematic Bacteriology. 2nd Ed. Vol. 2, Part C. The Proteobacteria, Genus I. Acetobacter Beijerinck 1898, 215[AL]. New York, NY: Springer-Verlag, 2005:51–54.

991. Sievers M, Swings J. In Garrity GM, Brenner DJ, Krieg NR, Staley JT, eds. Bergey's Manual of Systematic Bacteriology. 2nd Ed. Vol. 2, Part C. The Proteobacteria, Genus V. Acidomonas Urakami, Tamaoka, Suzuki and Komagata 1989a, 54[VP]. New York, NY: Springer-Verlag, 2005:68–69.

992. Sievers M, Swings J. In Garrity GM, Brenner DJ, Krieg NR, Staley JT, eds. Bergey's Manual of Systematic Bacteriology. 2nd Ed. Vol. 2, Part C. The Proteobacteria, Genus IX. Gluconobacter Asai 1935, 689[AL]. New York, NY: Springer-Verlag, 2005:77–81.

993. Sikorski J, Lalucat J, Wackernagel W. Genomovars 11 to 18 of *Pseudomonas stutzeri*, identified among isolates from soil and marine sediment. Int J Syst Evol Microbiol 2005;55(Pt 5):1767–1770.

994. Silver MR, Felegie TP, Sorkin MI. Unusual bacterium, group Ve-2, causing peritonitis in a patient on continuous ambulatory peritoneal dialysis. J Clin Microbiol 1985;21:838–839.

995. Simidu U, Kita-Tsukamoto K, Yasumoto T, et al. Taxonomy of four marine bacterial strains that produce tetrodotoxin. Int J Syst Bacteriol 1990;40:331–336.

996. Simmon KE, Fang DC, Tesic V, et al. Isolation and characterization of "*Pseudomonas andersonii*" from four cases of pulmonary granulomas and emended species description. J Clin Microbiol 2011;49:1518–1523.

997. Simmonds EJ, Conway SP, Ghoneim ATM, et al. *Pseudomonas cepacia*: a new pathogen in patients with cystic fibrosis referred to a large centre in the United Kingdom. Arch Dis Child 1990;65:874–877.

998. Simor AE, Salit IE. Endocarditis caused by M6. J Clin Microbiol 1983;17:931–933.

999. Simpson AJH, Suputtamongkol Y, Smith MD. Comparison of imipenem and ceftazidime as therapy for severe melioidosis. Clin Infect Dis 1999;29:381–387.

1000. Sintchenko V, Jelfs P, Sharma A, et al. *Massilia timonae*: an unusual bacterium causing wound infection following surgery. Clin Microbiol Newslett 2000;22:149–151.

1001. Slenker AK, Hess BD, Jungkind DL, et al. Fatal case of *Weeksella virosa* sepsis. J Clin Microbiol 2012;50:4166–4167.

1002. Smith DL, Gumery LB, Smith EG, et al. Epidemic of *Pseudomonas cepacia* in an adult cystic fibrosis unit: evidence of person-to-person transmission. J Clin Microbiol 1993;31:3017–3022.

1003. Smith J, Ashhurst-Smith C, Norton R. *Pseudomonas fluorescens* pseudobacteraemia: a cautionary lesson. J Paediatr Child Health 2002;38:63–65.

1004. Smith MD, Angus BJ, Wuthiekanun V, et al. Arabinose assimilation defines a nonvirulent biotype of *Burkholderia pseudomallei*. Infect Immun 1997;65:4319–4321.

1005. Smith MD, Gradon JD. Bacteremia due to *Comamonas* species possibly associated with exposure to tropical fish. South Med J 2003;96:815–817.

1006. Smith MD, Wuthiekanun V, Walsh AL, et al. Latex agglutination test for identification of *Pseudomonas pseudomallei*. J Clin Pathol 1993;46:374–375.

1007. Smith MD, Wuthiekanun V, Walsh AL, et al. Latex agglutination for rapid detection of *Pseudomonas pseudomallei* antigen in urine of patients with melioidosis. J Clin Pathol 1995;48:174–176.

1008. Smith MD, Wuthiekanun V, Walsh AL, et al. In-vitro activity of carbapenem antibiotics against beta-lactam susceptible and resistant strains of *Burkholderia pseudomallei*. J Antimicrob Chemother 1996;37:611–615.

1009. Smith SM, Eng RHK, Forrester C. *Pseudomonas mesophilica* infections in humans. J Clin Microbiol 1985;21:314–317.

1010. Snyder RW, Ruhe J, Kobrin S, et al. *Asaia bogorensis* peritonitis identified by 16S ribosomal RNA sequence analysis in a patient receiving peritoneal dialysis. Am J Kidney Dis 2004;44:e15–e17.

1011. Sobel JD, Hashman N, Reinherz G, et al. Nosocomial *Pseudomonas cepacia* infection associated with chlorhexidine contamination. Am J Med 1982;73:183–186.

1012. Sohn KM, Baek JY. *Delftia lacustris* septicemia in a pheochromocytoma patient: case report and literature review. Infect Dis (Lond). 2015 Feb 24:1–5. [Epub ahead of print]

1013. Sohn KM, Huh K, Baek JY, et al. A new causative bacteria of infective endocarditis, *Bergeyella cardium* sp. nov. Diagn Microbiol Infect Dis 2015;81:213–216.

1014. Sonnenwirth AC. Bacteremia with and without meningitis due to *Yersinia enterocolitica*, *Edwardsiella tarda*, *Comamonas terrigena*, and *Pseudomonas maltophilia*. Ann NY Acad Sci 1970;174:488–502.

1015. Sousa C, Botelho J, Silva L, et al. MALDI-TOF MS and chemometric based identification of the *Acinetobacter calcoaceticus-Acinetobacter baumannii* complex species. Int J Med Microbiol 2014;304:669–677.

1016. Sousa C, Silva L, Grosso F, et al. Discrimination of the *Acinetobacter calcoaceticus-Acinetobacter baumannii* complex species by Fourier transform infrared spectroscopy. Eur J Clin Microbiol Infect Dis 2014;33:1345–1353.

1017. Spangler SK, Visalli MA, Jacobs MR, et al. Susceptibilities of non-*Pseudomonas aeruginosa* gram-negative nonfermentative rods to ciprofloxacin, ofloxacin, levofloxacin, D-ofloxacin, sparfloxacin, ceftazidime, piperacillin, piperacillin-tazobactam, trimethoprim-sulfamethoxazole, and imipenem. Antimicrob Agents Chemother 1996;40:772–775.

1018. Spear JB, Fuhrer J, Kirby BD. *Achromobacter xylosoxidans* (*Alcaligenes xylosoxidans* subsp. *xylosoxidans*) bacteremia associated with a well-water source: case report and review of the literature. J Clin Microbiol 1988;26:598–599.

1019. Speert DP, Henry D, Vandamme P, et al. Epidemiology of *Burkholderia cepacia* complex in patients with cystic fibrosis, Canada. Emerg Infect Dis 2002;8:181–187.

1020. Spilker T, Liwienski AA, LiPuma JJ. Identification of *Bordetella* spp. in respiratory specimens from individuals with cystic fibrosis. Clin Microbiol Infect 2008;14:504–506.

1021. Spilker T, Uluer AZ, Marty FM, et al. Recovery of *Herbaspirillum* species from persons with cystic fibrosis. J Clin Microbiol 2008;46:2774–2777.

1022. Spilker T, Vandamme P, Lipuma JJ. A multilocus sequence typing scheme implies population structure and reveals several putative novel *Achromobacter* species. J Clin Microbiol 2012;50:3010–3015.

1023. Spilker T, Vandamme P, Lipuma JJ. Identification and distribution of *Achromobacter* species in cystic fibrosis. J Cyst Fibros 2013;12:298–301.

1024. Spotnitz M, Rudnitzky J, Rambaud JJ. Melioidosis pneumonitis. JAMA 1967;202:950–954.

1025. Sriaroon P, Elizalde A, Perez EE, et al. *Psychrobacter immobilis* septicemia in a boy with X-linked chronic granulomatous disease and fulminant hepatic failure. J Clin Immunol 2014;34:39–41.

1026. Staneck JL, Weckbach LS, Tilton RC, et al. Collaborative evaluation of the Radiometer Sensititre AP80 for identification of gram-negative bacilli. J Clin Microbiol 1993;31:1179–1184.

1027. Stark D, Riley LA, Harkness J, et al. *Bordetella petrii* from a clinical sample in Australia: isolation and molecular identification. J Med Microbiol 2007;56(Pt 3):435–437.

1028. Steensels D, Verhaegen J, Lagrou K. Matrix-assisted laser desorption ionization-time of flight mass spectrometry for the identification of bacteria and yeasts in a clinical microbiological laboratory: a review. Acta Clin Belg 2011;66:267–273. Review.

1029. Stefaniuk E, Baraniak A, Gniadkowski, et al. Evaluation of the BD Phoenix automated identification and susceptibility testing system in clinical microbiology laboratory practice. Eur J Clin Microbiol Infect Dis 2003;22:479–485.

1030. Stevens DA, Hamilton JR, Johnson N, et al. *Halomonas*, a newly recognized human pathogen causing infections and contamination in a dialysis center: three new species. Medicine (Baltimore) 2009;88:244–249.

1031. Stiakaki E, Galanakis E, Samonis G, et al. *Ochrobactrum anthropi* bacteremia in pediatric oncology patients. Pediatr Infect Dis J 2002;21:72–74.

1032. Stoltz DA, Meyerholz DK, Welsh MJ. Origins of cystic fibrosis lung disease. N Engl J Med 2015;372(4):351–362.

1033. Stonecipher KG, Jensen HG, Kasti PR, et al. Ocular infections associated with *Comamonas acidovorans*. Am J Ophthalmol 1991;112:46–49.

1034. Storms V, Van Den Vreken N, Coenye T, et al. Polyphasic characterisation of *Burkholderia cepacia*-like isolate leading to the emended description of *Burkholderia pyrrocinia*. Syst Appl Microbiol 2004;27:517–526.

1035. Strateva T, Kostyanev T, Setchanova L. *Ralstonia pickettii* sepsis in a hemodialysis patient from Bulgaria. Braz J Infect Dis 2012;16:400-401.

1036. Struillou L, Raffi F, Barrier JH. Endocarditis caused by *Neisseria elongata* subspecies *nitroreducens*: case report and literature review. Eur J Clin Microbiol Infect Dis 1993;12:625–627.

1037. Struthers M, Wong J, Janda JM. An initial appraisal of the clinical significance of *Roseomonas* species associated with human infections. Clin Infect Dis 1996;23:729–733.

1038. Stryjewski ME, LiPuma JJ, Messier RH, et al. Sepsis, multiple organ failure, and death due to *Pandoraea pnomenusa* infection after lung transplantation. J Clin Microbiol 2003;41:2255–2257.

1039. Su SY, Chao CM, Lai CC. Peritoneal dialysis peritonitis caused by *Pseudomonas luteola*. Perit Dial Int 2014;34:138–139.

1040. Subudhi CP, Adedeji A, Kaufmann ME, et al. Fatal *Roseomonas gilardii* bacteremia in a patient with refractory blast crisis of chronic myeloid leukemia. Clin Microbiol Infect 2001;7:573–575.

1041. Suel P, Martin P, Berthelot G, et al. A case of *Pseudomonas mendocina* endocarditis [in French] Med Mal Infect 2011;41:109–110.

1042. Sugarman B, Clarridge J. Osteomyelitis caused by *Moraxella osloensis*. J Clin Microbiol 1982;15:1148–1149.

1043. Sun L, Jiang RZ, Steinbach S, et al. The emergence of a highly transmissible lineage of cbl+ *Pseudomonas* (*Burkholderia*) *cepacia* causing CF centre epidemics in North America and Britain. Nat Med 1995;1:661–666.

1044. Sunenshine RH, Wright MO, Maragakis LL, et al. Multidrug-resistant *Acinetobacter* infection mortality rate and length of hospitalization. Emerg Infect Dis 2007;13:97–103.

1045. Sung LL, Yang DI, Hung CC, et al. Evaluation of autoSCAN-W/A and the Vitek GNI+ AutoMicrobic System for identification of non-glucose-fermenting gram-negative bacilli. J Clin Microbiol 2000;38:1127–1130.

1046. Suputtamongkol Y, Chaowagul W, Chetchotisakd P, et al. Risk factors for melioidosis and bacteremic melioidosis. Clin Infect Dis 1999;29:408–413.

1047. Swann RA, Foulkes SJ, Holmes B, et al. "*Agrobacterium* yellow group" and *Pseudomonas paucimobilis* causing peritonitis in patients receiving continuous ambulatory peritoneal dialysis. J Clin Pathol 1985;38:1293–1299.

1048. Swenson JM, Killgore GE, Tenover FC. Antimicrobial susceptibility testing of *Acinetobacter* spp. by NCCLS broth microdilution and disk diffusion methods. J Clin Microbiol 2004;42:5102–5108.

1049. Tabak O, Mete B, Aydin S, et al. *Port-related Delftia tsuruhatensis* bacteremia in a patient with breast cancer. New Microbiol 2013;36:199–201.

1050. Tabor E, Gerety RJ. Five cases of seudomonas sepsis transmitted by blood transfusions. Lancet 1984;1:1403.

1051. Tai ML, Velayuthan RD. *Sphingomonas paucimobilis*: an unusual cause of meningitis-case report. Neurol Med Chir (Tokyo) 2014;54:337–340.

1052. Takeuchi M, Hamana K, Hiraishi A. Proposal of the genus *Sphingomonas sensu stricto* and three new genera, *Sphingobium*, *Novosphingobium* and *Sphingopyxis*, on the basis of phylogenetic and chemotaxonomic analyses. Int J Syst Evol Microbiol 2001;51:1405–1417.

1053. Takeuchi M, Kawai F, Shimada Y, et al. Taxonomic study of polyethylene glycol-utilizing bacteria: emended description of the genus *Sphingomonas* and new descriptions of *Sphingomonas macrogoltabidus* sp. nov., *Sphingomonas sanguis* sp. nov. and *Sphingomonas terrae* sp. nov. Syst Appl Microbiol 1993;16:227–238.

1054. Takeuchi M, Sakane T, Yanagi M, et al. Taxonomic study of bacteria isolated from plants: proposal of *Sphingomonas rosa* sp. nov., *Sphingomonas pruni* sp. nov., *Sphingomonas asaccharolytica* sp. nov., and *Sphingomonas mali* sp. nov. Int J Syst Bacteriol 1995;45:334–341.

1055. Tamaoka J, Ha D-M, Komagata K. Reclassification of *Pseudomonas acidovorans* den Dooren de Jong 1926 and *Pseudomonas testosteroni* Marcus and Talalay 1956 as *Comamonas acidovorans* comb. nov. and *Comamonas testosteroni* comb. nov., with an emended description of the genus *Comamonas*. Int J Syst Bacteriol 1987;37:52–59.

1056. Tan MJ, Oehler RL. Lower extremity cellulitis and bacteremia with *Herbaspirillum seropedicae* associated with aquatic exposure in a patient with cirrhosis. Infect Dis Clin Pract 2005;13:277–279.

1057. Tang BS, Lau SK, Teng JL, et al. Matrix-assisted laser desorption ionisation-time of flight mass spectrometry for rapid identification of *Laribacter hongkongensis*. J Clin Pathol 2013;66:1081–1083.

1058. Tang Y-W, Hopkins MK, Kolbert CP, et al. *Bordetella holmesii*-like organisms associated with septicemia, endocarditis, and respiratory failure. Clin Infect Dis 1998;26:389–392.

1059. Taplan D, Bassett DCJ, Mertz PM. Foot lesions associated with *Pseudomonas cepacia*. Lancet 1971;2:568–571.

1060. Tarrand JJ, Krieg NR, Döbereiner J. A taxonomic study of the *Spirillum lipoferum* group, with descriptions of a new genus, *Azospirillum* gen. nov. and two species, *Azospirillum lipoferum* (Beijerinck) comb. nov. and *Azospirillum brasilense* sp. nov. Can J Microbiol 1978;24:967–980.

1061. Taylor M, Keane CT, Falkiner FR. *Pseudomonas putida* in transfused blood. Lancet 1984;2:107.

1062. Tena D, Losa C, Medina MJ, et al. Muscular abscess caused by *Cupriavidus gilardii* in a renal transplant recipient. Diagn Microbiol Infect Dis 2014;79:108–110.

1063. Teng JL, Woo PC, Ma SS, et al. Ecoepidemiology of *Laribacter hongkongensis*, a novel bacterium associated with gastroenteritis. J Clin Microbiol 2005;43:919–922.

1064. Tenover FC, Mizuki TS, Carlson LG. Evaluation of autoSCAN-W/A automated microbiology system for the identification of non-glucose-fermenting gram-negative bacilli. J Clin Microbiol 1990;28:1628–1634.

1065. Teo J, Tan SY, Tay M, et al. First case of *E anophelis* outbreak in an intensive-care unit. Lancet 2013;382:855–856.

1066. Teres D. ICU-acquired pneumonia due to *Flavobacterium meningosepticum*. JAMA 1974;228:732.

1067. Thaller MC, Borgianni L, Di Lallo G, et al. Metallo-beta-lactamase production by *Pseudomonas otitidis*: a species-related trait. Antimicrob Agents Chemother 2011;55:118–123.

1068. Thamlikitkul V, Tiengrim S, Tribuddharat C. Comment on: High tigecycline resistance in multidrug-resistant *Acinetobacter baumannii*. J Antimicrob Chemother 2007;60:177–178; author reply 178–179.

1069. Thayu M, Baltimore RS, Sleight BJ, et al. CDC group IV c-2 bacteremia in a child with recurrent acute monoblastic leukemia. Pediatr Infect Dis J 1999;18:397–398.

1070. Thimann KV. The Life of Bacteria: Their Growth, Metabolism and Relationships. 2nd Ed. New York, NY: Macmillan, 1963.

1071. Thomassen MJ, Demko CA, Klinger JD, et al. *Pseudomonas cepacia* colonization among patients with cystic fibrosis: a new opportunist. Am Rev Respir Dis 1985;131:791–796.

1072. Thong ML, Puthucheary SD, Lee EL. *Flavobacterium meningosepticum* infection: an epidemiological study in a newborn nursery. J Clin Pathol 1981;34:429–433.

1073. Tjernberg I, Ursing J. Clinical strains of *Acinetobacter* classified by DNA–DNA hybridization. APMIS 1989;97:595–605.

1074. Toh HS, Tay HT, Kuar WK, et al. Risk factors associated with *Sphingomonas paucimobilis* infection. J Microbiol Immunol Infect 2011;44:289–295.

1075. Tonjum T, Caugant DA, Bovre K. Differentiation of *Moraxella nonliquefaciens*, *M. lacunata*, and *M. bovis* by using multilocus enzyme electrophoresis and hybridization with pilin-specific DNA probes. J Clin Microbiol 1992;30:3099–3107.

1076. Tóth EM, Schumann P, Borsodi AK, et al. *Wohlfahrtiimonas chitiniclastica* gen. nov., sp. nov., a new gammaproteobacterium isolated from *Wohlfahrtia magnifica* (Diptera: Sarcophagidae). Int J Syst Evol Microbiol 2008;58(Pt 4):976–981.

1077. Traglia GM, Almuzara M, Vilacoba E, et al. Bacteremia caused by an *Acinetobacter junii* strain harboring class 1 integron and diverse DNA mobile elements. J Infect Dev Ctries 2014;8:666–669.

1078. Tripodi MF, Adinolfi LE, Rosario P, et al. First definite case of aortic valve endocarditis due to *Moraxella phenylpyruvica*. Eur J Clin Microbiol Infect Dis 2002;21:480–482.

1079. Tronel H, Plesiat P, Ageron E, et al. Bacteremia caused by a novel species of *Sphingobacterium*. Clin Microbiol Infect 2003;9:1242–1244.

1080. Truant AL, Gulati R, Giger O, et al. *Methylobacterium* species: an increasingly important opportunistic pathogen. Lab Med 1998;29:704–710.

1081. Truper HG, De Clari L. Taxonomic note: necessary correction of specific epithets formed as substantives (Nouns) "in apposition." Int J Syst Bacteriol 1997;47:908–909.

1082. Tsai CK, Liu CC, Kuo HK. Postoperative endophthalmitis by *Flavimonas oryzihabitans*. Chang Gung Med J 2004;27:830–833.

1083. Tsakris A, Hassapopoulou H, Skoura L, et al. Leg ulcer due to *Pseudomonas luteola* in a patient with sickle cell disease. Diagn Microbiol Infect Dis 2002;42:141–143.

1084. Tse C, Curreem S, Cheung I, et al. A novel MLST sequence type discovered in the first fatal case of *Laribacter hongkongensis* bacteremia clusters with the sequence types of other human isolates. Emerg Microbes Infect 2014;3(6):e41.

1085. Tsui TL, Tsao SM, Liu KS, et al. *Comamonas testosteroni* infection in Taiwan: Reported two cases and literature review. J Microbiol Immunol Infect 2011;44:67–71.

1086. Turton JF, Woodford N, Glover J, et al. Identification of *Acinetobacter baumannii* by detection of the blaOXA-51-like carbapenemase gene intrinsic to this species. J Clin Microbiol 2006;44:2974–2976.

1087. Tuuminen T, Heinäsmäki T, Kerttula T. First report of bacteremia by *Asaia bogorensis*, in a patient with a history of intravenous-drug abuse. J Clin Microbiol 2006;44:3048–3050.

1088. Tuuminen T, Roggenkamp A, Vuopio-Varkila J. Comparison of two bacteremic *Asaia bogorensis* isolates from Europe. Eur J Clin Microbiol Infect Dis 2007;26:523–524.

1089. Uchino M, Shida O, Uchimura T, et al. Recharacterization of *Pseudomonas fulva* Iizuka and Komagata 1963, and proposals of *Pseudomonas parafulva* sp. nov. and *Pseudomonas cremoricolorata* sp. nov. J Gen Appl Microbiol 2001;47:247–261.

1090. Urakami T, Araki H, Suzuki K-I, et al. Further studies of the genus *Methylobacterium* and description of *Methylobacterium aminovorans* sp. nov. Int J Syst Bacteriol 1993;43:504–513.

1091. Ursing J, Bruun B. Genotypic heterogeneity of *Flavobacterium* group IIb and *Flavobacterium breve*, demonstrated by DNA-DNA hybridization. APMIS 1991;99:780–786.

1092. Uzodi AS, Schears GJ, Neal JR, et al. *Cupriavidus pauculus* bacteremia in a child on extracorporeal membrane oxygenation. ASAIO J 2014;60:740–741.

1093. Vaidya SA, Citron DM, Fine MB, et al. Pelvic abscess due to *Ochrobactrum intermedium* [corrected] in an immunocompetent host: case report and review of the literature. J Clin Microbiol 2006;44:1184–1186.

1094. Valdezate S, Vindel A, Maiz L, et al. Persistence and variability of *Stenotrophomonas maltophilia* in patients with cystic fibrosis, Madrid, 1991–1998. Emerg Infect Dis 2001;7:113–122.

1095. Valenstein P, Bardy GH, Cox CC, et al. *Pseudomonas alcaligenes* endocarditis. Am J Clin Pathol 1983;79:245–247.

1096. Vancanneyt M, Segers P, Torck U, et al. Reclassification of *Flavobacterium odoratum* (Stutzer 1929) strains to a new genus, *Myroides*, as *Myroides odoratus* comb. nov. and *Myroides odoratimimus* sp. nov. Int J Syst Bacteriol 1996;46:926–932.

1097. Van Craenenbroeck AH, Camps K, Zachée P, et al. *Massilia timonae* infection presenting as generalized lymphadenopathy in a man returning to Belgium from Nigeria. J Clin Microbiol 2011;49:2763–2765.

1098. Vandamme P, Bernardet J-F, Segers P, et al. New perspectives in the classification of the flavobacteria: description of *Chryseobacterium* gen. nov., *Bergeyella* gen. nov., and *Empedobacter* nom. rev. Int J Syst Bacteriol 1994;44:827–831.

1099. Vandamme P, Coenye T. Taxonomy of the genus *Cupriavidus*: a tale of lost and found. Int J Syst Evol Microbiol 2004;54:2285–2289.

1100. Vandamme P, Dawyndt P. Classification and identification of the *Burkholderia cepacia* complex: Past, present and future. Syst Appl Microbiol 2011;34:87–95.

1101. Vandamme P, De Brandt E, Houf K, et al. *Kerstersia similis* sp. nov., isolated from human clinical samples. Int J Syst Evol Microbiol 2012;62(Pt 9):2156–2159.

1102. Vandamme P, Gillis M, Vancanneyt M, et al. *Moraxella lincolnii* sp. nov., isolated from the human respiratory tract, and reevaluation of the taxonomic position of *Moraxella osloensis*. Int J Syst Bacteriol 1993;43:474–481.

1103. Vandamme P, Goris J, Coenye T, et al. Assignment of Centers for Disease Control group IVc-2 to the genus *Ralstonia* as *Ralstonia paucula* sp. nov. Int J Syst Bacteriol 1999;49:663–669.

1104. Vandamme P, Henry D, Coenye T, et al. *Burkholderia anthina* sp. nov. and *Burkholderia pyrrocinia*, two additional *Burkholderia cepacia* complex bacteria, may confound results of new molecular diagnostic tools. FEMS Immunol Med Microbiol 2002;33:143–149.

1105. Vandamme P, Heyndrickx M, Vancanneyt M, et al. *Bordetella trematum* sp. nov., isolated from wounds and ear infections in humans, and reassessment of *Alcaligenes denitrificans* Rüger and Tan 1983. Int J Syst Bacteriol 1996;46:849–858.

1106. Vandamme P, Holmes B, Bercovier H, et al. Classification of Centers for Disease Control Group Eugonic Fermenter (EF)-4a and EF-4b as *Neisseria animaloris* sp. nov. and *Neisseria zoodegmatis* sp. nov., respectively. Int J Syst Evol Microbiol 2006;56(Pt 8):1801–1805.

1107. Vandamme P, Holmes B, Coenye T, et al. *Burkholderia cenocepacia* sp. nov.—a new twist to an old story. Res Microbiol 2003;154:91–96.

1108. Vandamme P, Holmes B, Vancanneyt M, et al. Occurrence of multiple genomovars of *Burkholderia cepacia* in patients with cystic fibrosis and proposal of *Burkholderia multivorans* sp. nov. Int J Syst Bacteriol 1997;47:1188–1200.

1109. Vandamme P, Hommez J, Vancanneyt M, et al. *Bordetella hinzii* sp. nov., isolated from poultry and humans. Int J Syst Bacteriol 1995;45:37–45.

1110. Vandamme P, Mahenthiralingam E, Holmes B, et al. Identification and population structure of *Burkholderia stabilis* sp. nov. (formerly *Burkholderia cepacia* genomovar IV). J Clin Microbiol 2000;38:1042–1047.

1111. Vandamme P, Moore ER, Cnockaert M, et al. *Achromobacter animicus* sp. nov., *Achromobacter mucicolens* sp. nov., *Achromobacter pulmonis* sp. nov. and *Achromobacter spiritinus* sp. nov., from human clinical samples. Syst Appl Microbiol 2013;36:1–10.

1112. Vandamme P, Moore ER, Cnockaert M, et al. Classification of *Achromobacter* genogroups 2, 5, 7 and 14 as *Achromobacter insuavis* sp. nov., *Achromobacter aegrifaciens* sp. nov., *Achromobacter anxifer* sp. nov. and *Achromobacter dolens* sp. nov., respectively. Syst Appl Microbiol 2013;36:474–482.

1113. Vandepitte J, Debois J. *Pseudomonas putrefaciens* as a cause of bacteremia in humans. J Clin Microbiol 1978;7:70–72.

1114. van der Velden LB, de Jong AS, de Jong H, et al. First report of a *Wautersiella falsenii* isolated from the urine of an infant with pyelonephritis. Diagn Microbiol Infect Dis 2012;74:404–405.

1115. van Dessel H, Kamp-Hopmans TE, Fluit AC, et al. Outbreak of a susceptible strain of *Acinetobacter* species 13 (sensu Tjernberg and Ursing) in an adult neurosurgical intensive care unit. J Hosp Infect 2002;51:89–95.

1116. Vaneechoutte M, Claeys G, Steyaert S, et al. Isolation of *Moraxella canis* from an ulcerated metastatic lymph node. J Clin Microbiol 2000;38:3870–3871.

1117. Vaneechoutte M, De Baere T, Wauters G, et al. One case each of recurrent meningitis and hemoperitoneum infection with *Ralstonia mannitolilytica*. J Clin Microbiol 2001;39:4588–4590.

1118. Vaneechoutte M, Dijkshoorn L, Nemec A, et al. *Acinetobacter, Chryseobacterium, Moraxella*, and other nonfermentative gram-negative rods. In Versalovic J, Jorgensen JH, Landry ML, Warnock DW, eds. Manual of Clinical Microbiology. 10th Ed. Washington, DC: ASM Press, 2011:714–738.

1119. Vaneechoutte M, Dijkshoorn L, Tjernberg I, et al. Identification of *Acinetobacter* genomic species by amplified ribosomal DNA restriction analysis. J Clin Microbiol 1995;33:11–15.

1120. Vaneechoutte M, Janssens M, Avesani V, et al. Description of *Acidovorax wautersii* sp. nov. to accommodate clinical isolates and an environmental isolate, most closely related to *Acidovorax avenae*. Int J Syst Evol Microbiol 2013;63(Pt 6):2203–2206.

1121. Vaneechoutte M, Kämpfer P, De Baere T, et al. *Chryseobacterium hominis* sp. nov., to accommodate clinical isolates biochemically similar to CDC groups II-h and II-c. Int J Syst Evol Microbiol 2007;57(Pt 11):2623–2628.

1122. Vaneechoutte M, Kämpfer P, De Baere T, et al. *Wautersia* gen. nov., a novel genus accommodating the phylogenetic lineage including *Ralstonia eutropha* and related species, and proposal of *Ralstonia [Pseudomonas] syzgii* (Roberts et al. 1990) comb. nov. Int J Syst Evol Microbiol 2004;54:317–327.

1123. Vanholder R, Vanhaecke E, Ringoir S. *Pseudomonas* septicemia due to deficient disinfectant mixing during reuse. Int J Artif Organs 1992;15:19–24.

1124. van Horn KG, Gedris CA, Ahmed T, et al. Bacteremia and urinary tract infection associated with CDC group Vd biovar 2. J Clin Microbiol 1989;27:201–202.

1125. van Laer F, Raes D, Vandamme P, et al. An outbreak of *Burkholderia cepacia* with septicemia on a cardiology ward. Infect Control Hosp Epidemiol 1998;19:112–113.

1126. Vanlaere E, Sergeant K, Dawyndt P, et al. Matrix-assisted laser desorption ionisation-time-of of-flight mass spectrometry of intact cells allows rapid identification of *Burkholderia cepacia* complex. J Microbiol Methods 2008;75:279–286.

1127. Van Looveren M, Goossens H; ARPAC Steering Group. Antimicrobial resistance of *Acinetobacter* spp. in Europe. Clin Microbiol Infect 2004;10:684–704. Review.

1128. van Pelt C, Verduin CM, Goessens WHF, et al. Identification of *Burkholderia* spp. in the clinical microbiology laboratory: comparison of conventional and molecular methods. J Clin Microbiol 1999;37:2158–2164.

1129. Vartivarian S, Anaissie E, Bodey G, et al. A changing pattern of susceptibility of *Xanthomonas maltophilia* to antimicrobial agents: implications for therapy. Antimicrob Agents Chemother 1994;38:624–627.

1130. Vartivarian SE, Papadakis KA, Anaissie EJ. *Stenotrophomonas (Xanthomonas) maltophilia* urinary tract infection: a disease that is usually severe and complicated. Arch Intern Med 1996;156:433–435.

1131. Vartivarian SE, Papadakis KA, Palacios JA, et al. Mucocutaneous and soft tissue infections caused by *Xanthomonas maltophilia*: a new spectrum. Ann Intern Med 1994;121:969–973.

1132. Velasco J, Romero C, Lopez-Goni I, et al. Evaluation of the relatedness of *Brucella* spp. and *Ochrobactrum anthropi* and description of *Ochrobactrum intermedium* sp. nov., a new species with a closer relationship to *Brucella* spp. Int J Syst Bacteriol 1998;48:759–768.

1133. Verhasselt B, Claeys G, Elaichouni A, et al. Case of recurrent *Flavimonas oryzihabitans* bacteremia associated with an implanted central venous catheter (Port-A-Cath): assessment of clonality by arbitrarily primed PCR. J Clin Microbiol 1995;33:3047–3048.

1134. Vermis K, Coenye T, LiPuma JJ, et al. Proposal to accommodate *Burkholderia cepacia* genomovar VI as *Burkholderia dolosa* sp. nov. Int J Syst Evol Microbiol 2004;54:689–691.

1135. Vermis K, Vandamme PAR, Nelis HJ. *Burkholderia cepacia* complex genomovars: utilization of carbon sources, susceptibility to antimicrobial agents and growth on selective media. J Appl Microbiol 2003;95:1191–1199.

1136. Vignier N, Barreau M, Olive C, et al. Human infection with *Shewanella putrefaciens* and *S. algae*: report of 16 cases in Martinique and review of the literature. Am J Trop Med Hyg 2013;89:151–156.

1137. Villegas MV, Hartstein AI. *Acinetobacter* outbreaks, 1977–2000. Infect Control Hosp Epidemiol 2003;24:284–295.

1138. Villegas MV, Kattan JN, Correa A, et al. Dissemination of *Acinetobacter baumannii* clones with OXA-23 Carbapenemase in Colombian hospitals. Antimicrob Agents Chemother 2007;51:2001–2004.

1139. Villegas MV, Lolans K, Correa A, et al; Colombian Nosocomial Resistance Study Group. First identification of *Pseudomonas aeruginosa* isolates producing a KPC-type carbapenem-hydrolyzing beta-lactamase. Antimicrob Agents Chemother 2007;51:1553–1555.

1140. Villers D, Espaze E, Coste-Burel M, et al. Nosocomial *Acinetobacter baumannii* infections: microbiological and clinical epidemiology. Ann Intern Med 1998;129:182–189.

1141. Visca P, Petrucca A, De Mori P, et al. Community-acquired *Acinetobacter radioresistens* bacteremia in an HIV-positive patient. Emerg Infect Dis 2001;7:1032–1035.

1142. Vitaliti SM, Maggio MC, Cipolla D, et al. Neonatal sepsis caused by *Ralstonia pickettii*. Pediatr Infect Dis J 2008;27:283.

1143. Vogel BF, Jørgensen K, Christensen H, et al. Differentiation of *Shewanella putrefaciens* and *Shewanella alga* on the basis of whole-cell protein profiles, ribotyping, phenotypic characterization, and 16S rRNA gene sequence analysis. Appl Environ Microbiol 1997;63:2189–2199.

1144. Vogel BF, Venkateswaran K, Christensen H, et al. Polyphasic taxonomic approach in the description of *Alishewanella fetalis* gen. nov., sp. nov., isolated from a human foetus. Int J Syst Evol Microbiol 2000;50:1133–1142.

1145. von Graevenitz A. Clinical role of infrequently encountered nonfermenters. In Gilardi GL, ed. Glucose Nonfermenting Gram-Negative Bacteria in Clinical Microbiology. West Palm Beach, FL: CRC Press, 1978:119–153.

1146. von Graevenitz A. Ecology, clinical significance, and antimicrobial susceptibility of infrequently encountered glucose-nonfermenting gram-negative rods. In Gilardi GL, ed. Glucose Nonfermenting Gram-Negative Bacteria in Clinical Microbiology. West Palm Beach, FL: CRC Press, 1978:181–232

1147. von Graevenitz A, Boewman J, Del Notaro C, et al. Human infection with *Halomonas venusta* following fish bite. J Clin Microbiol 2000;38:3123–3124.

1148. von Graevenitz A, Grehn M. Susceptibility studies on *Flavobacterium* II-b. FEMS Microbiol Lett 1977;2:289–292.

1149. von Graevenitz A, Pfyffer GE, Pickett MJ, et al. Isolation of an unclassified non-fermentative gram-negative rod from a patient on continuous ambulatory peritoneal dialysis. Eur J Clin Microbiol Infect Dis 1993;12:568–570.

1150. von Graevenitz A, Simon G. Potentially pathogenic, nonfermentative, H₂S-producing gram-negative rod (1b). Appl Microbiol 1970;19:176.

1151. von Graevenitz A, Zollinger–Iten J. Evaluation of pertinent parameters of a new identification system for non-enteric gram-negative rods. Eur J Clin Microbiol 1985;4:108–112.

1152. von Wintzingerode F, Schattke A, Siddiqui RA, et al. *Bordetella petrii* sp. nov., isolated from an anaerobic bioreactor, and emended description of the genus *Bordetella*. Int J Syst Evol Microbiol 2001;51:1257–65.

1153. Wallet F, Blondiaux N, Foy CL, et al. *Paracoccus yeei*: a new unusual opportunistic bacterium in ambulatory peritoneal dialysis. Int J Infect Dis 2010;14:e173–e174.

1154. Wallet F, Perez T, Armand S, et al. Pneumonia due to *Bordetella bronchiseptica* in a cystic fibrosis patient: 16S rRNA sequencing for diagnosis confirmation. J Clin Microbiol 2002;40:2300–2301.

1155. Walsh AL, Wuthiekanun V, Smith MD, et al. Selective broths for the isolation of *Pseudomonas pseudomallei* from clinical samples. Trans R Soc Trop Med Hyg 1995;89:124.

1156. Wang CM, Lai CC, Tan CK, et al. Clinical characteristics of infections caused by *Roseomonas* species and antimicrobial susceptibilities of the isolates. Diagn Microbiol Infect Dis 2012;72:199–203.

1157. Watson KC, Muscat I. Meningitis caused by a *Flavobacterium*-like organism (CDC IIe strain). J Infect 1983;7:278–279.

1158. Wauters G, Boel A, Voorn GP, et al. Evaluation of a new identification system, Crystal Enteric/Non-Fermenter, for gram-negative bacilli. J Clin Microbiol 1995;33:845–849.

1159. Wauters G, Claeys G, Verschraegen G, et al. Case of catheter sepsis with *Ralstonia gilardii* in a child with acute lymphoblastic leukemia. J Clin Microbiol 2001;39:4583–4584.

1160. Wauters G, de Baere T, Willems A, et al. Description of *Comamonas aquatica* comb. nov. and *Comamonas kerstersii* sp. nov. for two subgroups of *Comamonas terrigena* and emended description of *Comamonas terrigena*. Int J Syst Evol Microbiol 2003;53:859–862.

1161. Wauters G, Janssens M, De Baere T, et al. Isolates belonging to CDC group II-i belong predominantly to *Sphingobacterium mizutaii* Yabuuchi et al. 1983: emended descriptions of *S. mizutaii* and of the genus *Sphingobacterium*. Int J Syst Evol Microbiol 2012;62(Pt 11):2598–2601.

1162. Weems JJ Jr. Nosocomial outbreak of *Pseudomonas cepacia* associated with contamination of reusable electronic ventilator temperature probes. Infect Control Hosp Epidemiol 1993;14:583–586.

1163. Weitkamp J-H, Tang Y-W, Haas DW, et al. Recurrent *Achromobacter xylosoxidans* bacteremia associated with persistent lymph node infection in a patient with hyper-immunoglobulin M syndrome. Clin Infect Dis 2000;31:1183–1187.

1164. Welch DF, Muszynski MJ, Pai CH, et al. Selective and differential medium for recovery of *Pseudomonas cepacia* from the respiratory tracts of patients with cystic fibrosis. J Clin Microbiol 1987;25:1730–1734.

1165. Wellinghausen N, Essig A, Sommerburg O. *Inquilinus limosus* in patients with cystic fibrosis, Germany. Emerg Infect Dis 2005;11:457–459.

1166. Wen A, Fegan M, Hayward C, et al. Phylogenetic relationships among members of the *Comamonadaceae*, and description of *Delftia acidovorans* (den Dooren de Jong 1926 and Tamaoka et al. 1987) gen. nov., comb nov. Int J Syst Bacteriol 1999;49:567–576.

1167. Wen AY, Weiss IK, Kelly RB. *Chryseomonas luteola* bloodstream infection in a pediatric patient with pulmonary arterial hypertension receiving intravenous treprostinil therapy. Infection 2013;41:719–722.

1168. Werthamer S, Weiner M. Subacute bacterial endocarditis due to *Flavobacterium meningosepticum*. Am J Clin Pathol 1972;57:410–412.

1169. Wertheim WA, Markovitz DM. Osteomyelitis and intervertebral discitis caused by *Pseudomonas pickettii*. J Clin Microbiol 1992;30:2506–2508.

1170. Weyant RS, Daneshvar MI, Jordan JG, et al. Eugonic oxidizer group 4: an unusual gram-negative bacterium isolated from clinical specimens. Abstracts of the 99th General Meeting of the American Society for Microbiology. Washington, DC: American Society for Microbiology, 1999:144.

1171. Weyant RS, Hollis DG, Weaver RE, et al. *Bordetella holmesii* sp. nov., a new gram-negative species associated with septicemia. J Clin Microbiol 1995;33:1–7.

1172. Weyant RS, Moss CW, Weaver RE, et al. Identification of Unusual Pathogenic Gram-Negative Aerobic and Facultatively Anaerobic Bacteria. 2nd Ed. Baltimore, MD: Williams & Wilkins, 1996.

1173. Wheelis M. First shots fired in biological warfare. Nature 1998;395:213.

1174. Whitby PW, Pope LC, Carter KB, et al. Species-specific PCR as a tool for the identification of *Burkholderia gladioli*. J Clin Microbiol 2000;38:282–285.

1175. White NJ. Melioidosis. Lancet 2003;361:1715–1722.

1176. Willems A, De Ley J, Gillis M, et al. *Comamonadaceae*, a new family encompassing the acidovorans rRNA complex, including *Variovorax paradoxus* gen. nov., comb. nov., for *Alcaligenes paradoxus* (Davis 1969). Int J Syst Bacteriol 1991;41:445–450.

1177. Willems A, Falsen E, Pot B, et al. *Acidovorax*, a new genus for *Pseudomonas facilis*, *Pseudomonas delafieldii*, E. Falsen (EF) Group 13, EF Group 16, and several clinical isolates, with the species *Acidovorax facilis* comb. nov., *Acidovorax delafieldii* comb. nov., and *Acidovorax temperans* sp. nov. Int J Syst Bacteriol 1990;40:384–398.

1178. Wilson APR, Ridgway GL, Ryan KE, et al. Unusual pathogens in neutropenic patients. J Hosp Infect 1988;11:398–400.

1179. Winkelstein JA, Marino MC, Johnston RB Jr, et al. Chronic granulomatous disease. Report on a national registry of 368 patients. Medicine 2000;79:155–169.

1180. Wisplinghoff H, Edmond MB, Pfaller MA, et al. Nosocomial bloodstream infections caused by *Acinetobacter* species in United States hospitals: clinical features, molecular epidemiology, and antimicrobial susceptibility. Clin Infect Dis 2000;31:690–697.

1181. Wisplinghoff H, Paulus T, Lugenheim M, et al. Nosocomial bloodstream infections due to *Acinetobacter baumannii*, *Acinetobacter pittii* and *Acinetobacter nosocomialis* in the United States. J Infect 2012;64:282–290.

1182. Woese CR. Bacterial evolution. Microbiol Rev 1987;51:221–271. Review.

1183. Woese CR, Fox GE. Phylogenetic structure of the prokaryotic domain: the primary kingdoms. Proc Natl Acad Sci U S A 1977;74:5088–5090.

1184. Wong JD, Janda JM. Association of an important *Neisseria* species, *Neisseria elongata* subsp. *nitroreducens*, with bacteremia, endocarditis, and osteomyelitis. J Clin Microbiol 1992;30:719–720.

1185. Woo PC, Kuhnert P, Burnens AP, et al. *Laribacter hongkongensis*: a potential cause of infectious diarrhea. Diagn Microbiol Infect Dis 2003;47:551–556.

1186. Woo PC, Lau SKP, Teng JLL, et al. Association of *Laribacter hongkongensis* in community-acquired gastroenteritis with travel and eating fish: a multicentre case-control study. Lancet 2004;363:1941–1947.

1187. Woo PC, Wong SS, Yuen KY. *Ralstonia pickettii* bacteraemia in a cord blood transplant recipient. New Microbiol 2002;25:97–102.

1188. Wood CA, Reboli AC. Infections caused by imipenem-resistant *Acinetobacter calcoaceticus* biotype *anitratus*. J Infect Dis 1993;168:1602–1603.

1189. Woodard DR, Cone LA, Fostvedt K. *Bordetella bronchiseptica* infection in patients with AIDS. Clin Infect Dis 1995;20:193–194.

1190. Woods CW, Bressler AM, LiPuma JJ, et al. Virulence associated with outbreak-related strains of *Burkholderia cepacia* complex among a cohort of patients with bacteremia. Clin Infect Dis 2004;38:1243–1250.

1191. Woolfrey BF, Moody JA. Human infection associated with *Bordetella bronchiseptica*. Clin Microbiol Rev 1991;4:243–255.

1192. Wright RM, Moore JE, Shaw A, et al. Improved cultural detection of *Burkholderia cepacia* from sputum in patients with cystic fibrosis. J Clin Pathol 2001;54:803–805.

1193. Wuthiekanun V, Dance D, Chaowagul W, et al. Blood culture techniques for the diagnosis of melioidosis. Eur J Clin Microbiol 1990;9:654–658.

1194. Wuthiekanun V, Dance DA, Wattanagoon Y, et al. The use of selective media for the isolation of *Pseudomonas pseudomallei* in clinical practice. J Med Microbiol 1990;33:121–126.

1195. Yabuuchi E, Kaneko T, Yano I, et al. *Sphingobacterium* gen. nov., *Sphingobacterium spiritivorum* comb. nov., *Sphingobacterium multivorum* comb. nov., *Sphingobacterium mizutae* sp. nov., and *Flavobacterium indologenes* sp. nov.: glucose-nonfermenting gram-negative rods in CDC groups IIk-2 and IIb. Int J Syst Bacteriol 1983;33:580–598.

1196. Yabuuchi E, Kawamura Y, Kosako Y, et al. Emendation of genus *Achromobacter* and *Achromobacter xylosoxidans* (Yabuuchi and Yano) and proposal of *Achromobacter ruhlandii* (Packer and Vishniac) comb. nov., *Achromobacter piechaudii* (Kiredjian et al.) comb. nov., and *Achromobacter xylosoxidans* subsp. *denitrificans* (Rüger and Tan) comb. nov. Microbiol Immunol 1998;42:429–438.

1197. Yabuuchi E, Kosako Y, Oyaizu H, et al. Proposal of *Burkholderia* gen. nov. and transfer of seven species of the genus *Pseudomonas* homology group II to the new genus, with the type species *Burkholderia cepacia* (Palleroni and Holmes 1981) comb. nov. Microbiol Immunol 1992;36:1251–1275.

1198. Yabuuchi E, Kosako Y, Yano I, et al. Transfer of two *Burkholderia* and an *Alcaligenes* species to *Ralstonia* gen. nov.: proposal of *Ralstonia pickettii* (Ralston, Palleroni and Doudoroff 1973) comb. nov., *Ralstonia solanacearum* (Smith 1896) comb. nov. and *Ralstonia eutropha* (Davis 1969) comb. nov. Microbiol Immunol 1995;39:897–904.

1199. Yabuuchi E, Yano I. *Achromobacter* gen. nov. and *Achromobacter xylosoxidans* (ex Yabuuchi and Ohyama 1971) nom. rev. Int J Syst Bacteriol 1981;31:477–478.

1200. Yabuuchi E, Yano I, Oyaizu H, et al. Proposals of *Sphingomonas paucimobilis* gen. nov. and comb. nov., *Sphingomonas parapaucimobilis* sp. nov., *Sphingomonas yanoikuyae* sp. nov., *Sphingomonas adhaesiva* sp. nov., *Sphingomonas capsulata* comb. nov., and two genospecies of the genus *Sphingomonas*. Microbiol Immunol 1990;34:99–119.

1201. Yagci A, Cerikcioglu N, Kaufmann ME, et al. Molecular typing of *Myroides odoratimimus* (*Flavobacterium odoratum*) urinary tract infections in a Turkish hospital. Eur J Clin Microbiol Infect Dis 2000;19:731–732.

1202. Yamada Y, Katsura K, Kawasaki H, et al. *Asaia bogorensis* gen. nov., sp. nov., an unusual acetic acid bacterium in the alpha-Proteobacteria. Int J Syst Evol Microbiol 2000;50(Pt 2):823–829.

1203. Yamada Y, Yukphan P. Genera and species in acetic acid bacteria. Int J Food Microbiol 2008;125:15–24.

1204. Yamamoto T, Naigowit P, Dejsirilert S, et al. In vitro susceptibilities of *Pseudomonas pseudomallei* to 27 antimicrobial agents. Antimicrob Agents Chemother 1990;34:2027–2029.

1205. Yamashita S, Uchimura T, Komagata K. Emendation of the genus *Acidomonas* Urakami, Tamaoka, Suzuki and Komagata 1989. Int J Syst Evol Microbiol 2004;54(Pt 3):865–870.

1206. Yao JDC, Louie M, Louie L, et al. Comparison of E test and agar dilution for antimicrobial susceptibility testing of *Stenotrophomonas* (*Xanthomonas*) *maltophilia*. J Clin Microbiol 1995;33:1428–1430.

1207. Yih WK, Silva EA, Ida J, et al. *Bordetella holmesii*-like organisms isolated from Massachusetts patients with pertussis-like symptoms. Emerg Inf Dis 1999;5:441–443.

1208. Yohe S, Fishbain JT, Andrews M. *Shewanella putrefaciens* abscess of the lower extremity. J Clin Microbiol 1997;35:3363.

1209. Yoneyama A, Yano H, Hitomi S, et al. *Ralstonia pickettii* colonization of patients in an obstetric ward caused by a contaminated irrigation system. J Hosp Infect 2000;46:79–80.

1210. Young JM, Kuykendall LD, Martinez-Romero E, et al. A revision of *Rhizobium* Frank 1889, with an emended description of the genus, and the inclusion of all species of *Agrobacterium* Conn 1942 and *Allorhizobium undicola* de Lajudie et al. 1998 as new combinations: *Rhizobium radiobacter*, *R. rhizogenes*, *R. rubi*, *R. undicola* and *R. vitis*. Int J Syst Evol Microbiol 2001;51:89–103.

1211. Young JM, Kuykendall LD, Martinez-Romero E, et al. Classification and nomenclature of *Agrobacterium* and *Rhizobium*—a reply to Farrand et al. (2003). Int J Syst Evol Microbiol 2003;53:1689–1695.

1212. Yuen K-Y, Woo PCY, Teng JLL, et al. *Laribacter hongkongensis* gen. nov., sp. nov., a novel gram-negative bacterium isolated from a cirrhotic patient with bacteremia and empyema. J Clin Microbiol 2001;39:4227–4232.

1213. Zapardiel J, Blum G, Caramelo C, et al. Peritonitis with CDC group IV c-2 bacteria in a patient on continuous ambulatory peritoneal dialysis. Eur J Clin Microbiol Infect Dis 1991;10:509–511.

1214. Zehnder AM, Hawkins MG, Koski MA, et al. *Burkholderia pseudomallei* isolates in 2 pet iguanas, California, USA. Emerg Infect Dis 2014;20:304–306.

1215. Zelazny AM, Ding L, Goldberg JB, et al. Adaptability and persistence of the emerging pathogen *Bordetella petrii*. PLoS One 2013;8:e65102.

1216. Zhang RG, Tan X, Liang Y, et al. Description of *Chishuiella changwenlii* gen. nov., sp. nov., isolated from freshwater, and transfer of *Wautersiella falsenii* to the genus *Empedobacter* as *Empedobacter falsenii* comb. nov. Int J Syst Evol Microbiol 2014;64(Pt 8):2723–2728.

1217. Zhang RG, Tan X, Zhao XM, et al. *Moheibacter sediminis* gen. nov., sp. nov., a member of the family Flavobacteriaceae isolated from sediment, and emended descriptions of *Empedobacter brevis*, *Wautersiella falsenii* and *Weeksella virosa*. Int J Syst Evol Microbiol 2014;64(Pt 5):1481–1487.

1218. Ziga ED, Druley T, Burnham CA. *Herbaspirillum* species bacteremia in a pediatric oncology patient. J Clin Microbiol 2010;48:4320–4321

1219. Zinchuk A, Zubach O, Zadorozhnyj A, et al. Peculiarities of meningitis due to *Methylobacterium mesophilicum*: a rare case. Jpn J Infect Dis 2015;68(4): 343–346.

1220. Zong Z. *Elizabethkingia meningoseptica* as an unusual pathogen causing healthcare-associated bacteriuria. Intern Med 2014;53:1877–1879.

1221. Zong ZY, Peng CH. *Ralstonia mannitolilytica* and COPD: a case report. Eur Respir J 2011;38:1482–1483.

1222. Zurita J, Mejia L, Zapata S, et al. Healthcare-associated respiratory tract infection and colonization in an intensive care unit caused by *Burkholderia cepacia* isolated in mouthwash. Int J Infect Dis 2014;29:96–99.

CAPÍTULO 8

Bacilos gramnegativos curvos y fermentadores oxidasa positivos

PARTE I. BACILOS CURVOS: *CAMPYLOBACTER, WOLINELLA, ARCOBACTER, HELICOBACTER* Y BACTERIAS RELACIONADAS

Reseña histórica

El microorganismo clasificado en la actualidad como *Campylobacter jejuni* fue descubierto en 1931 por Jones y cols.[202] como el agente causal de la disentería invernal en ganado vacuno. Tuvieron que pasar 26 años antes de que King describiera un grupo de bacilos curvos móviles microaerófilos aislados de la sangre de niños con disentería aguda, los cuales designó como "vibriones relacionados" porque compartían muchas características con *Vibrio fetus*.[225] King mencionó de forma astuta que los vibriones de la sangre de los niños podrían estar estrechamente relacionados con el patógeno descrito como *V. jejuni* por Jones en 1931, el cual podría ser más importante como causa de síndromes diarreicos infantiles de etiología desconocida de lo que se consideraba.

Esta era una afirmación hipotética; sin embargo, tuvieron que pasar otros 15 años antes de que se confirmara esta relación en el laboratorio. En 1972, Dekeyser y cols.[96] aislaron los "vibriones relacionados" de heces de pacientes con enteritis aguda utilizando una técnica de filtración que permitía que los pequeños bacilos curvos atravesaran la membrana, pero retenía los microorganismos fecales más grandes. Posteriormente se emitieron numerosos informes que integraron los vibriones relacionados (*V. fetus* subespecie jejuni; *C. jejuni*) con la gastroenteritis en humanos, con una distribución en todo el mundo.[40,41,211] A partir de entonces, esta incidencia relativa se ha observado en la mayoría de los laboratorios clínicos, aunque las tasas de aislamiento han disminuido en cierto grado durante los últimos años.

La historia del descubrimiento de *Helicobacter pylori* (antes conocido como *Campylobacter pyloridis* y después como *C. pylori*) es aún más tortuosa. Su "descubrimiento" se adjudica a Warren y Marshall en Perth, Australia, en 1982;[444] sin embargo, se han encontrado numerosas descripciones previas en la literatura médica sobre microorganismos espiralados en muestras de biopsias de mucosa gástrica en humanos que se remontan a comienzos del siglo xx.[132,232] Sólo después del cultivo exitoso de esta bacteria utilizando la particular técnica "atmósfera para *Campylobacter*", se le ha otorgado mayor importancia, ya que puede ser la causa más frecuente de infección gastrointestinal en humanos, así como de gastritis.[337]

Clasificación de *Campylobacter* y taxones relacionados

La clasificación de los bacilos gramnegativos microaerófilos ha cambiado de forma considerable en las últimas décadas. Vandamme y cols.,[430,433] empleando distintas técnicas moleculares, como hibridación ADN-ARNr, análisis de secuencia de ARN ribosómico (ARNr) 16S y análisis de inmunotipificación, determinaron que las especies de *Campylobacter* y los taxones relacionados pertenecen al mismo grupo filogénico, al cual nombraron superfamilia ARNr VI. Cinco géneros, incluidos *Campylobacter*, *Arcobacter*, *Helicobacter*, *Wolinella* y "*Flexispira*" (posteriormente considerado dentro del género *Helicobacter*), se integraron a la superfamilia ARNr VI. En la tabla 8-1 se mencionan las características que distinguen a estos géneros relacionados. Además, Solnick y cols. describieron dos microorganismos espiralados gástricos en humanos no cultivables, "*Gastrospirillum hominis*" 1 y 2, los cuales identificaron como helicobacterias mediante análisis de ARNr 16S y nombraron provisionalmente "*Helicobacter heilmannii*".[390] Tras el aislamiento *in vitro* exitoso de "Candidato *H. heilmannii*" en el año 2012, este microorganismo obtuvo total reconocimiento taxonómico como *H. heilmannii*.[384]

Los estudios de Thompson y cols.[421] demostraron que las especies bacterianas que se incluyen en la superfamilia ARNr VI podrían separarse en tres grupos ARNr distintos. Estos autores informaron que únicamente los microorganismos que comprendían el grupo ARNr I (*C. fetus*, *C. coli*, *C. jejuni*, *C. lari*, *C. hyointestinalis*, *C. concisus*, *C. mucosalis*, *C. sputorum* y *C. upsaliensis*) eran campilobacterias verdaderas. Paster y Dewhirst[329] encontraron una estrecha relación entre *Wolinella curva*, *Wolinella recta*, *Bacteroides gracilis*, *Bacteroides ureolyticus* y las campilobacterias verdaderas que integran el grupo I de homología de ARN, y sugirieron que todos los miembros del grupo de campilobacterias se ubiquen en el género *Campylobacter*. Vandamme y cols.[433] confirmaron los hallazgos de Thompson y cols.[421] y Paster y Dewhirst,[329] y propusieron una descripción modificada del género *Campylobacter* para que se incluyan todos los microorganismos del grupo I de homología y se transfieran *W. curva* y *W. recta* al género *Campylobacter* como *C. curvus* y *C. rectus*, respectivamente. Vandamme y cols.[428] propusieron la reclasificación de *B. gracilis* como *Campylobacter gracilis*. Sin embargo, aunque *B. ureolyticus* fue considerado miembro de la familia *Campylobacteraceae*, se mantuvo como una especie *incertae sedis* hasta que finalmente se reclasificó como *Campylobacter ureolyticus* en el 2010.[429]

El grupo ARNr II estaba conformado por un conjunto homogéneo de microorganismos para los que Vandamme y cols.[433] propusieron la designación de género *Arcobacter*. En el momento en que se escribió este artículo, el género *Arcobacter* incluía 18 especies aisladas de una amplia gama de animales de granja, crustáceos, mejillones, fuentes de agua y aguas residuales.

El grupo ARNr III estaba conformado por miembros de tres géneros diferentes: *Helicobacter*, *Wolinella* y "*Flexispira*", y por una especie sin nombre, CLO-3. Vandamme y cols.[433] modificaron la descripción del género *Helicobacter* y propusieron la transferencia de *Campylobacter cinaedi* y *C. fennelliae* al género

TABLA 8-1 Características para diferenciar *Arcobacter*, *Campylobacter*, *Wolinella*, *Helicobacter* y "*Flexispira*"

Género	Reducción de nitratos	Crecimiento en glicina al 0.5%	Hidrólisis de urea	Crecimiento a 15 °C	Crecimiento a 30 °C	Crecimiento a 42 °C	Morfología celular	Vainas flagelares
Arcobacter	+	ND	V	+	+	−	Bacilos curvos y espiralados	Ausentes
Campylobacter	+	V	−	−	+	V	Bacilos curvos y espiralados	Ausentes
Wolinella	+	−	−	−	−	D	Espiralados	Ausentes
Helicobacter	V	+	V	−	V	V	Bacilos curvos y espiralados	Presentes
"*Flexispira*"	−	+	+	−	−	+	Bacilos fusiformes rectos	Presentes

+, 90% o más de las cepas son positivas; −, 90% o más de las cepas son negativas; V, 11-89% de las cepas positivas; D, reacción débil; ND, resultados no disponibles.
Datos modificados de la referencia 433.

Helicobacter, como *H. cinaedi* y *H. fennelliae,* respectivamente. "*Flexispira*" ahora se incluye en el género *Helicobacter. W. succinogenes* aún es la única especie del género *Wolinella* y no se ha relacionado con infecciones en humanos.

Género **Campylobacter**

Las especies de *Campylobacter* son bacterias espiraladas curvas microaerófilas (necesitan menos O_2) y capnófilas (necesitan más CO_2), que pueden moverse por medio de un único flagelo polar sin vaina. El metabolismo de estos microorganismos es no fermentador y no oxidativo, y obtienen energía gracias a la utilización de aminoácidos y los intermediarios de cuatro y seis carbonos del ciclo de Krebs. En algún momento se les clasificó con las especies de *Vibrio,* hasta que algunos estudios de homología de ácido desoxirribonucleico (ADN) mostraron que no estaban relacionados con estas especies. Incluso entre las especies de *Campylobacter* reconocidas en la actualidad, existe una gran diversidad genotípica y fenotípica. Los microorganismos habitan en una amplia variedad de nichos ecológicos y ambientes. La mayoría de las especies se encuentran en animales (ganado vacuno y porcino) y causan infertilidad y abortos.

Campylobacter jejuni subespecie *jejuni*

Importancia clínica. *C. jejuni* subespecie *jejuni* es el patógeno humano más importante entre las campilobacterias. Se distribuye en todo el mundo, y en los países industrializados se aísla en muestras de heces diarreicas 2-7 veces más que *Salmonella* o *Shigella.*[14] Además, es ubicuo en animales domésticos; las mascotas domésticas pueden ser portadoras y la gran mayoría de pollos, pavos y aves acuáticas están colonizados.[150] La leche sin procesar,[75,439] aves parcialmente cocidas[150] o agua contaminada[67,210] son las fuentes habituales de infecciones en humanos.[134] La enteritis por este microorganismo se caracteriza por dolor abdominal cólico, diarrea sanguinolenta, escalofríos y fiebre. En la mayoría de las personas, la infección se autolimita y resuelve en 3-7 días. Los pacientes convalecientes pueden seguir excretando el microorganismo durante 2 semanas a 1 mes. Si la enfermedad es grave, el paciente puede ser tratado con eritromicina por vía oral.

A pesar de que la enteritis y los síndromes diarreicos aún son las manifestaciones más frecuentes de las infecciones por *Campylobacter,* durante los últimos años han surgido otras enfermedades. Se han informado casos de artritis séptica, meningitis y proctocolitis secundarios a *C. jejuni.*[347] Se ha descrito que *C. jejuni* suele causar bacteriemia en pacientes de la tercera edad o inmunodeprimidos,[323] y también se informó el caso de un paciente con infección de prótesis articular después de una enfermedad diarreica.[438] Hay varios informes que relacionan la infección por *C. jejuni* con el síndrome de Guillain-Barré (SGB), una enfermedad desmielinizante aguda de los nervios periféricos.[154,233,362,393] La información a partir de estudios serológicos y de cultivos muestra que el 20-40% de los pacientes con SGB son infectados por *C. jejuni* 1-3 semanas antes del inicio de los síntomas neurológicos.[15] No obstante, el riesgo de padecer el síndrome después de la infección por *C. jejuni* es mínimo (< 1 caso de SGB/1 000 infecciones por *C. jejuni*).[14] No hay ninguna relación entre la gravedad de los síntomas gastrointestinales y la probabilidad de desarrollar SGB después de la infección por *C. jejuni* y, de hecho, incluso puede desencadenarse por infecciones asintomáticas.[15] En los Estados Unidos y en Japón, entre el 30 y el 80% de los aislamientos de *C. jejuni* de pacientes con SGB pertenecen al serotipo Penner 0:19.[15,135] La infección

por *C. jejuni* también se ha relacionado con enfermedad inmunoproliferativa del intestino delgado (también conocida como *enfermedad de las cadenas alfa*).[249] Allos informó una revisión de la epidemiología, la patogenia y las características clínicas de la infección por *C. jejuni.*[14]

Identificación presuntiva en heces. Es posible hacer un diagnóstico presuntivo de enteritis por *Campylobacter* al observar características de bacterias gramnegativas, curvas, en forma de "S" o alas de gaviota, o en forma de espirales largas en preparados teñidos con Gram de heces diarreicas (lám. 8-1A). Se podría considerar el estudio de preparados húmedos o frotis teñidos de todas las muestras de heces diarreicas en busca de leucocitos polimorfonucleares y la presencia de formas bacterianas que sugieran especies de *Campylobacter.* Las muestras de heces para especies de *Campylobacter* no se someten a otros procesamientos en algunos laboratorios, a menos que se encuentren leucocitos polimorfonucleares. El fundamento para esta práctica es que es poco probable que las especies de *Campylobacter* se aíslen en cantidades clínicamente importantes de muestras de heces que no contengan leucocitos. El consumo de tiempo y la utilización de medios de cultivo especiales para las muestras en las que existen pocas probabilidades de aislar una cantidad importante de microorganismos no se considera un abordaje coste-efectivo.

Métodos para el aislamiento de laboratorio. El aislamiento exitoso de *C. jejuni* de muestras de heces depende del empleo de medios selectivos (p. ej., Campy-Thio, Campy-BAP), incubación a temperatura elevada (42 °C) y atmósfera apropiada de incubación (oxígeno al 5%, CO_2 al 10%, nitrógeno al 85%). Se ha informado que una técnica de filtración de membrana que se utiliza con placas de agar sangre no selectivas es tan eficaz como el uso de medios selectivos para el aislamiento de *C. jejuni.*[398] Este método tiene la ventaja de permitir el aislamiento de campilobacterias sensibles a los antibióticos. En las últimas décadas se han utilizado medios de cultivo selectivos y condiciones especiales de incubación necesarias para aislar especies de *Campylobacter* en la mayoría de los laboratorios de microbiología.

Se pueden utilizar diversos procedimientos para proporcionar una atmósfera gaseosa adecuada para el cultivo de campilobacterias microaerófilas, los cuales incluyen procedimientos de evacuación y reemplazo de gases, utilización de generadores desechables y el uso del principio de Fortner. En la tabla 8-2 se señalan dos de estos procedimientos, los cuales han sido utilizados con éxito por distintos investigadores. No se recomienda el uso de una incubadora con CO_2 para incubar campilobacterias, ya que únicamente crecen cepas que son muy aerotolerantes en la atmósfera provista. De la misma manera, no se recomienda la jarra de anaerobiosis por extinción con vela porque el nivel de oxígeno (12-17%) es demasiado alto para permitir el crecimiento óptimo de las campilobacterias.[259,442]

Se han desarrollado diversos medios selectivos para permitir el aislamiento de *C. jejuni* en muestras de heces. Merino y cols.[281] evaluaron la eficacia de siete medios de aislamiento selectivos para *Campylobacter.* En la tabla 8-3 se incluyen los nombres de estos medios, su composición y un resumen de la evaluación de cada uno. En la mayoría de los laboratorios clínicos se ha utilizado el medio selectivo de Butzler, el medio de Blaser (Campy-BAP) y el agar sangre de Skirrow. Sin embargo, Merino y cols.[281] encontraron que con el medio sin sangre de Preston para *Campylobacter* con cefoperazona se alcanza el mayor número de aislamientos de *C. jejuni.* Karmali y cols.[212] encontraron que un medio selectivo sin sangre y basado en carbón (CSM, *charcoal-based selective medium*), que consiste en base de agar de Columbia, carbón activado, hematina, piruvato de sodio, cefoperazona, vancomicina y

TABLA 8-2 Procedimientos utilizados por diversos investigadores para crear un entorno microaerófilo apropiado para el cultivo de especies de *Campylobacter*

Investigadores	Procedimiento
Laechtefeld y cols.[259] Evacuación-reemplazo	Se extrajo el 75% del aire de una jarra de anaerobiosis y se reemplazó a presión atmosférica con una mezcla con 10% de CO_2 y 90% de N_2. Se incubaron seis placas de medios en una jarra.
Hébert y cols.[164] Evacuación-reemplazo	Se extrajo el 75% del aire de una olla a presión modificada al evacuar dos veces un recipiente hasta –38 cm de Hg y se reemplazó con una mezcla de 10% de CO_2 y 90% de N_2 a presión atmosférica. Las placas ocuparon no más de la mitad del volumen del recipiente.

TABLA 8-3 Fórmulas para medios selectivos para el aislamiento de *Campylobacter jejuni*

Medio	Base	Aditivos
Medio selectivo de Butzler	Medio de tioglicolato líquido (Difco Laboratories, Detroit, MI)	Agar (3%) Sangre de carnero (10%) Bacitracina (25 000 UI/L) Novobiocina (5 mg/L) Colistina (10 000 UI/L) Cefalotina (15 mg/L) Actidiona (50 mg/L)
Agar sangre de Skirrow	Base de agar sangre 2 (Oxoid)	Sangre de caballo lisada (7%) Vancomicina (10 mg/L) Polimixina B (2 500 UI/L) Trimetoprima (5 mg/L)
Medio de Blaser (Campy-BAP)	Base de agar para *Brucella* (Becton Dickinson, Microbiology Systems, Cockeysville, MD)	Sangre de carnero (10%) Vancomicina (10 mg/L) Trimetoprima (5 mg/L) Polimixina B (2 500 UI/L) Cefalotina (15 mg/L) Anfotericina B (2 mg/L)
Medio selectivo para *Campylobacter* de Preston	Caldo de nutrientes 2 (Oxoid CM67) Agar de Nueva Zelanda al 1.2%	Sangre de caballo lisada con saponina al 5% Trimetoprima (10 µg/mL) Polimixina B (5 UI/mL) Rifampicina (10 µg/mL) Cicloheximida (100 µg/mL)
Medio sin sangre para *Campylobacter* de Preston	Caldo de nutrientes 2 (Oxoid CM67) Agar de Nueva Zelanda al 1.2%	Carbón bacteriológico Desoxicolato de sodio Sulfato ferroso Piruvato de sodio Hidrolizado de caseína Cefoperazona (32 mg/L)
Medio para viriones de Butzler	Base de agar de Columbia (Oxoid CM331)	Sangre de carnero desfibrinada Cefoperazona (15 mg/L) Rifampicina (10 mg/L) Colistina (10 000 U/L) Anfotericina B (2 mg/L)
Medio de Preston modificado	Caldo de nutrientes 2 (Oxoid)	Sangre de caballo desfibrinada al 7% Cefoperazona (32 mg/L) Anfotericina B (2 mg/L) Suplemento de crecimiento para *Campylobacter* (Oxoid)
Medio selectivo sin sangre con base de carbón	Base de agar de Columbia (GIBCO)	Carbón activado (Oxoid) Hematina (0.032 g/L) Piruvato de sodio (0,1 g/L) Vancomicina (20 mg/L) Cefoperazona (32 mg/L) Cicloheximida (100 mg/L)

Datos de las referencias 212 y 281.

cicloheximida, es más selectivo que el medio de Skirrow y tiene una tasa de aislamiento mayor de *C. jejuni* que los cultivos mixtos. El carbón, la hematina, el sulfato ferroso y el piruvato de sodio sirven como sustitutos de la sangre en los medios de crecimiento para campilobacterias. Se agrega caseína para ayudar al crecimiento de ciertas cepas de campilobacterias termófilas resistentes al ácido nalidíxico, las cuales son microorganismos ambientales.

Endtz y cols.[108] compararon un medio semisólido sin sangre selectivo para motilidad[146] con dos CSM sin sangre, dos medios con base de sangre (medio de Skirrow y Campy-BAP de Blaser) y la técnica de filtro de membrana. Encontraron que el CSM era el mejor medio único; sin embargo, se observaron tasas más altas de aislamiento cuando se utilizó CSM combinado con cualquier otro medio o con la técnica de filtro. Endtz y cols. también informaron que prolongar el tiempo de incubación de 48 a 72 h llevó a un aumento en la tasa de aislamiento sin importar qué medio se utilizó.[108]

Se pueden inocular exudados rectales o muestras de hisopos de heces directamente en un área pequeña sobre la superficie de uno de los medios selectivos con agar recomendados. Las muestras de heces formadas también pueden procesarse mediante emulsión de una pequeña porción (del tamaño de un maní) en solución salina con amortiguador (*buffer*) de fosfatos o caldo

antes de inocular 1 o 2 gotas en la superficie del agar con una pipeta Pasteur; además, se pueden inocular directamente 1 o 2 gotas de muestras de heces líquidas.

En el recuadro 8-1 se presenta un bosquejo del procedimiento que permite el aislamiento de campilobacterias entéricas a partir de muestras de heces. Esta técnica es compatible con la información actual de la literatura médica especializada en relación con los requerimientos para el cultivo de estas bacterias, y su utilización es adecuada en la mayoría de los laboratorios clínicos.

Se puede utilizar una técnica alternativa de filtro de membrana, como la descrita por Steele y McDermott,[398] en combinación con un medio selectivo Campy con resultados equivalentes (lám. 8-1B y recuadro 8-2).

En general, no se recomienda el uso rutinario de "caldo Campy" de enriquecimiento selectivo. Los caldos de enriquecimiento pueden ser beneficiosos si las muestras de heces se retrasan en el traslado o si se dejan demasiado tiempo a temperatura ambiente. Cada director de laboratorio debe decidir si un caldo de enriquecimiento resultará beneficioso en función de los patrones de enfermedades locales y en qué medida se podría controlar la recolección y el transporte de muestras de calidad. Como las campilobacterias son microaerófilas, tienden a crecer mejor cerca de la parte superior del tubo. Si se utiliza

RECUADRO 8-1

Procedimiento para el aislamiento de *C. jejuni* y otras especies de *Campylobacter* entéricas a partir de muestras de heces

1. Utilizando una muestra de heces o una muestra de hisopado en un medio de Cary-Blair, preparar una suspensión turbia de las heces en 10 mL de caldo infusión de cerebro y corazón. Inocular inmediatamente una o dos placas (de preferencia dos placas) de un medio selectivo para *Campylobacter* (los mejores resultados se obtienen con CSM, como se menciona en el texto); sembrar en estría para obtener colonias aisladas y mantener una jarra con nitrógeno (*véase* el cap. 16) hasta inocular los medios restantes.
2. Centrifugar ligeramente la muestra (aproximadamente a 1 000 *g*) durante 5 min.
3. Extraer alrededor de 5 mL del sobrenadante con una jeringa y filtrar a través de un filtro Millipore® de 0.65 μL estéril, según lo descrito por Butzler.[58] Desechar los primeros 3 mL de líquido y utilizar 1-2 gotas del restante para inocular dos placas de agar chocolate sin agentes selectivos o un medio de agar sangre, como el agar sangre para anaerobios de los Centers for Disease Control and Prevention (CDC), que apoyará el crecimiento de *Campylobacter*. Sembrar en estría para el aislamiento.
4. Incubar un conjunto de placas de agar selectivo para *Campylobacter* y agar chocolate a 42 °C en una atmósfera de 5% de O_2, 10% de CO_2 y 85% de N_2, y las placas restantes a 35-37 °C en la misma atmósfera gaseosa.
5. Inspeccionar las placas después de 24, 48 y 72 h de incubación en busca de colonias características de las especies de *Campylobacter* e identificar las cepas con las técnicas descritas en el texto. Las placas que no muestren crecimiento después de 24-48 h de incubación deben regresarse para otras 24-48 h adicionales en la misma incubadora y bajo las mismas condiciones atmosféricas gaseosas, como se describe anteriormente.

RECUADRO 8-2

Técnica de filtro de membrana de Steele y McDermott

1. Mezclar 1 g de heces en 10 mL de solución salina estéril que contenga cuentas de vidrio. Mezclar durante 30 s en un vórtex.
2. Colocar un filtro de membrana de triacetato de celulosa de Gelman 0.45 de 47 mm (Gelman 63069) centralmente sobre la superficie de una placa de agar no selectivo para *Brucella* que contenga agar sangre de carnero al 5%.
3. Colocar 8-10 gotas de suspensión de heces sobre la superficie del filtro con una pipeta Pasteur. Cuidar que las gotas no se extiendan hasta el borde del filtro.
4. Retirar el filtro y esperar 30 min después de aplicar la suspensión.
5. Incubar la placa en un medioambiente adecuado para el cultivo de especies de *Campylobacter*, como se describió anteriormente.

un caldo para *Campylobacter*, se debe llevara a cabo el siguiente procedimiento para el subcultivo:

Utilizar una pipeta plástica de polietileno Falcon® que pueda invertirse. Colocar la punta de la pipeta 2.5 cm por debajo de la superficie del medio y extraer continuamente una muestra en la medida que se retira la pipeta. Invertir la pipeta para facilitar la mezcla de la muestra, colocar 3 gotas en una placa Campy-BAP y sembrar en estría para el aislamiento. Incubar como si se hiciera en una placa de cultivo primario.

Identificación a partir del cultivo. La aparición de colonias en uno de los medios selectivos con agar para *Campylobacter* que ha sido incubado a 42 °C en el ambiente microaerófilo que se descibió anteriormente constituye una prueba presuntiva de que el microorganismo pertenece a una de las especies de *Campylobacter* termófilas (en particular *C. jejuni*). La morfología de las especies de *Campylobacter* en agar selectivo varía desde colonias grises, planas y de forma irregular que pueden ser secas o húmedas, hasta colonias redondas, convexas y brillantes con bordes definidos (láms. 8-1C y D). Las colonias tienden a formar un crecimiento confluente a lo largo de las líneas de siembra en la superficie del agar. No se observan reacciones hemolíticas en agar sangre. Además, la identificación puede confirmarse con pruebas rápidas de catalasa y citocromo-c-oxidasa (*C. jejuni*, *C. coli* y *C. lari* son positivas en estas dos pruebas). En ocasiones, algunas especies bacterianas termófilas distintas de las especies de *Campylobacter*, en especial *Pseudomonas aeruginosa*, aparecen y crecen en los medios selectivos. Sin embargo, es poco probable confundir *P. aeruginosa* con *C. jejuni*. La morfología de las colonias de los dos microorganismos es diferente y, de existir alguna duda, una tinción de Gram diferenciaría rápidamente las especies de *Campylobacter* de *P. aeruginosa*.

Los preparados de colonias de *C. jejuni* teñidos con Gram después de 24-48 h de incubación en agar sangre muestran características gramnegativas, formas espirales curvas, en forma de "S", en alas de gaviota o alargadas (lám. 8-1 A). Las formas cocoides se observan con mayor frecuencia en los cultivos más viejos de *C. jejuni*, principalmente después de la exposición de las colonias a temperatura ambiente. El cumplimiento estricto del tiempo habitual que requiere la tinción de Gram es importante, ya que las especies de *Campylobacter* suelen presentar una tinción débil. Por este motivo, se podría considerar extender el tiempo de tinción de la contratinción de safranina al menos 10 min para permitir una mayor intensidad de tinción.

Una vez aisladas, ambas especies de *C. jejuni* pueden identificarse con facilidad, ya que son las únicas campilobacterias que hidrolizan el hipurato (lám. 8-1E y tabla 8-4). Además, esta especie es resistente a cefalotina y, por lo general, es sensible al ácido nalidíxico, aunque a veces se observan cepas resistentes (lám. 8-1F).

Otras especies de *Campylobacter*. En el momento de redactar este capítulo, había 33 especies y subespecies del género *Campylobacter* descritas (http://www.bacterio.net/campylobacter.html). Sólo las especies relacionadas con infecciones humanas se analizan a continuación.

Campylobacter coli. C. coli está estrechamente relacionado con *C. jejuni* y también es un patógeno importante que se transmite por alimentos en los humanos.[409] Comparte varias características de cultivo con *C. jejuni*, como la sensibilidad al ácido nalidíxico y la resistencia a cefalotina. Puede diferenciarse de *C. jejuni* por medio de la prueba de hidrólisis de hipurato (*C. jejuni* hidroliza hipurato, *C. coli* no lo hace). El informe cuando se aísla este microorganismo en los laboratorios en los que no se realiza la prueba

de hipurato debe mencionar "*C. jejuni/coli*". Se calcula que *C. coli* explica el 5-10% de los casos de enteritis por *Campylobacter* en humanos.[299] Además, se informó un caso de infección urinaria causada por *C. coli* resistente a quinolonas.[328]

Campylobacter concisus. C. concisus es capaz de crecer en condiciones anaerobias y requiere hidrógeno o formiato para su desarrollo. El microorganismo se aísla principalmente de los surcos gingivales humanos. Sin embargo, también puede causar enfermedad gastrointestinal, principalmente en pacientes inmunodeprimidos.[1,248,431] Además, se ha sugerido como un agente etiológico posible de la enfermedad de Crohn.[152,188,243,265,461,462,463] En un estudio de Zhang y cols.,[463] *C. concisus* se presentó con mayor frecuencia y se encontraron valores más altos de anticuerpos contra *C. concisus* en niños con enfermedad de Crohn que en los controles. El aislamiento de *C. concisus* a partir de muestras de heces requiere la utilización del método del filtro (se analiza en otra parte de este capítulo).

Campylobacter curvus. C. curvus se denominó originalmente *W. curva*.[413,433] Las células se tiñen como gramnegativas y son cortas y ligeramente curvas; también puede haber células helicoidales o rectas. Las cepas muestran una motilidad rápida y dinámica, y son asacarolíticas. El microorganismo crece en condiciones anaerobias y en atmósferas de O_2 al 5% que contienen H_2. No crecen en aire enriquecido con CO_2 al 10%. Todos los cultivos necesitan formiato y fumarato para el crecimiento en caldo. Algunas cepas presentan una morfología corrosiva en medios de agar. Las cepas se han aislado exclusivamente de fuentes humanas e incluyen el conducto radicular dental, abscesos alveolares, abscesos hepáticos, abscesos bronquiales y sangre.[156,413] Las cepas de *C. curvus* y similares a *C. curvus* se han relacionado con episodios esporádicos de gastroenteritis sanguinolenta.[7] En la tabla 8-5 se presentan las características que permiten distinguir *C. curvus* de especies similares.

Campylobacter fetus subespecie *fetus. C. fetus* subespecie *fetus* se relaciona fundamentalmente con abortos infecciosos en ganado vacuno y ovino, y es una causa poco frecuente de infecciones humanas. En general, las infecciones ocasionan enfermedad sistémica y suelen afectar a personas debilitadas por afecciones hepáticas, nefropatías crónicas, neoplasias o inmunodepresión.[68,336] Se ha informado que *C. fetus* subespecie *fetus* causa proctitis y proctocolitis en hombres homosexuales;[99] trabajo de parto prematuro y sepsis neonatal en humanos;[69] aborto séptico;[402] meningitis neonatal;[241] infección de prótesis articulares de cadera[28,459] y endocarditis tanto en válvula nativa como protésica.[113] *C. fetus* es la especie de *Campylobacter* que se ha identificado con mayor frecuencia como causa de bacteriemia.[323] En un estudio, los pacientes con bacteriemia debida a *C. fetus* tuvieron mayor edad, fue más probable que fuesen hombres y que tuvieran tanto dispositivos médicos implantados como causas sin identificar de inmunodepresión, en comparación con los pacientes con bacteriemia secundaria a otras especies de *Campylobacter*.[323] Se considera que *C. fetus* no causa gastroenteritis, pero dada su sensibilidad a cefalotina y su falta de crecimiento a 42 °C, es posible que no se aísle en los laboratorios clínicos en los cuales se utilizan medios selectivos e incremento de las temperaturas de incubación como métodos de diagnóstico precoz para *C. jejuni*; por lo tanto, no se conoce su papel etiológico en esta infección.[163]

Campylobacter fetus subespecie *venerealis*. Esta especie forma parte de la flora habitual del conducto genital de los toros, pero no se ha relacionado con infecciones en humanos.[385]

Campylobacter gracilis. El nombre *B. gracilis* fue propuesto por Tanner y cols.[412] para un grupo de bacterias que corroen el agar que originalmente se consideraban anaerobias. En 1995,

TABLA 8-4 Características diferenciales de campilobacterias y taxones relacionados de importancia clínica

Microorganismo	Catalasa	Nitrato	Sulfuro de hidrógeno triple azúcar hierro[b]	Ureasa	Acetato de indoxilo	Hipurato	Crecimiento 25°C	37°C	42°C	MacConkey	TMAO al 0.1%	NaCl al 1.5%	Glicina al 1%	Sensibilidad[a] Ácido nalidíxico	Cefalotina
GRUPO ARN I															
Campylobacter coli	+	+	−	−	+	−	−	+	+	+	−	−	+	V	R
C. concisus	−	+	+	−	−	−	−	+	C	+	−	+	C	R	R
C. curvus	−	+	+	−	V	V	−	+	V	V	ND	ND	+	C	S
C. fetus subsp. fetus	+	+	−	−	−	−	+	+	−	+	−	V	+	V	S
C. fetus subsp. venerealis	V	+	−	−	−	−	+	+	−	+	−	V	−	V	S
C. gracilis	−	+	−	−	V	−	−	+	V	V	ND	ND	+	V	S
C. helveticus	−	−	−	−	+	−	−	+	+	−	−	−	V	S	S
C. hyointestinalis subsp. hyointestinalis	+	+	+	−	−	−	V	+	+	+	+	−	+	R	S
C. hyointestinalis subsp. lawsonii	+	+	+	−	−	−	−	+	+	V	ND	ND	V	R	S
C. jejuni subsp. jejuni	+	+	−	−	+	+	−	+	+	−	−	−	+	V	R
C. jejuni subsp. doylei	V	−	−	−	+	+	−	+	D	−	−	−	+	S	S
C. lari	+	+	−	−	−	−	−	+	+	+	+	+	+	R	R
C. mucosalis	−	+	+	−	−	−	C	+	+	+	C	C	C	C	S
C. rectus	−	+	+	−	+	−	−	+	D	−	ND	ND	+	V	S
C. showae	+	+	+	−	V	−	−	+	V	+	ND	ND	V	S	S
C. sputorum biovar. bubulus	−	+	+	−	−	−	−	+	C	−	+	+	+	R	S
C. sputorum biovar. fecalis	+	+	+	−	−	−	−	+	+	+	+	+	+	R	S
C. sputorum biovar. sputorum	−	+	+	−	−	−	−	+	+	+	C	+	+	V	S
C. upsaliensis	−(D)	+	−	−	+	−	−	+	+	−	−	−	C	S	S
GRUPO ARN II															
Arcobacter butzleri	−(D)	+	−	−	+	−	+	+	V	+	ND	V	+	V	R

Taxón														
A. cryaerophilus	+	−	−	+	−	−	+	+	−	−	+	+	V	R
A. nitrofigilis	+	+	V	+	−	ND	+	+	V	+	−	−	S	S
A. skirrowii	+	−	−	V	−	ND	+	−	−	V	+	V	S	V
GRUPO ARN III														
Helicobacter cinaedi (CLO-1)	+	−	C	−	−	−	+	−	−	+	C	S	S
H. fennelliae (CLO-2)	+	−	+	−	−	+	+	−	+	+	S	S
CLO-3	−	−	+	−	ND	+	−	+	ND	+	S	R
H. pullorum	+	−	−	+	ND	+	−	ND	ND	ND	S	R
H. pylori	−	−	+	C	−	+	−	−	ND	V	R	S
Helicobacter sp. cepa flexispira	C	−	+	++	−	+	−	−	ND	−(D)	R	R

[a] Sensibilidad a los antibióticos determinada con discos de 30 μg.

[b] *Véase* la lámina 8-1G.

+, 90% o más de las cepas son positivas; −, 90% o más de las cepas son negativas; V , 11%-89% de las cepas positivas; ++, reacción positiva fuerte; D, reacción positiva débil; ND, resultados no disponibles; C, resultados contradictorios en la literatura médica; R, resistente; S, sensible; TMAO, óxido de trimetilamina; las áreas sombreadas indican reacciones clave.

Datos de las referencias 11, 22, 26, 51, 110, 116, 144, 174, 221, 319, 336, 343, 370, 395, 396, 399, 422, 430, 433 y 435.

TABLA 8-5 Características útiles para diferenciar *Campylobacter curvus, C. rectus, C. gracilis* y *C. ureolyticus*

Característica	C. curvus	C. rectus	C. gracilis	C. ureolyticus
Fuente	Muestra humana	Muestra humana	Muestra humana	Muestra humana
Morfología				
Predominan células curvas o helicoidales	+	–	–	–
Predominan células rectas	–	+	+	+
Células con extremos aguzados	+	–	–	–
Motilidad	+	+	–	–
Ureasa	–	–	–	+
Crecimiento en glicina al 1%	+	+	ND	ND
Hidrólisis de acetato de indoxilo	+	+	V	ND

+, 90% o más de las cepas son positivas; –, 90% o más de las cepas son negativas; V, 11%-89% de las cepas positivas; ND, resultados no disponibles. Modificado de la referencia 413.

Vandamme y cols. propusieron la transferencia de este microorganismo al género *Campylobacter* como *C. gracilis*.[428] Estas bacterias se encuentran en los surcos gingivales de los humanos y se han aislado primariamente de sitios de infección tisular profunda.[200,251,381,414] Johnson y cols. informaron que el 83% de las muestras en las que se aisló *C. gracilis* se obtuvieron de pacientes con infecciones viscerales graves o de cabeza y cuello.[200] Se informó que un hombre de 80 años con antecedentes de hipertensión, nefropatía hipertensiva y enfermedad pulmonar obstructiva crónica (EPOC) desarrolló una bacteriemia mortal causada por *C. gracilis*.[380] *C. gracilis* es un patógeno microaerófilo y asacarolítico, y se asemeja a las campilobacterias en casi todas las características fenotípicas. Las células individuales se tiñen como gramnegativas, son pequeñas y no ramificadas, y con frecuencia tienen extremos tanto aguzados como redondos. El formiato y el fumarato estimulan el crecimiento en los cultivos en caldo. Se pueden diferenciar de otras campilobacterias por la ausencia de flagelos y de actividad de oxidasa.[412] Las cepas de *C. gracilis* parecen ser menos sensibles a los antibióticos que las especies estrechamente relacionadas (*C. ureolyticus*), y se ha informado que sólo el 67% son sensibles a penicilina.[200] Se describió un medio selectivo para el aislamiento de *C. gracilis* que contiene base de agar tripticasa de soya (soja), formiato, fumarato, nitrato y dos agentes selectivos: ácido nalidíxico y teicoplanina.[252]

Campylobacter helveticus. *C. helveticus* es una campilobacteria catalasa negativa y termófila que se ha aislado en heces de gatos y perros domésticos.[395] Cabe mencionar que casi la mitad de las cepas de *Campylobacter* encontradas en gatos pertenecen a *C. helveticus*.[55] Las colonias de *C. helveticus* son adherentes en agar sangre y pueden diferenciarse de otras especies termófilas (*C. jejuni, C. coli* y *C. lari*) en función de una reacción catalasa negativa. La prueba de acetato de indoxilo es positiva y la bacteria es sensible al ácido nalidíxico y la cefalotina.

Campylobacter hyointestinalis. *C. hyointestinalis*, estrechamente relacionado con *C. fetus* subespecie *fetus*, se encontró inicialmente en animales, por lo general como causa de ileítis en el ganado porcino,[137] aunque hace poco se documentó en muestras clínicas humanas. En un informe, se aisló *C. hyointestinalis* de muestras de heces de cuatro personas con diarrea acuosa no sanguinolenta. La persona más joven (8 meses) y la más anciana (79 años) fueron mujeres; los otros dos fueron hombres homosexuales.[107] En Francia se informó el caso de una mujer de 52 años con leucemia mieloide crónica y diarrea acuosa no sanguinolenta relacionada con este microorganismo,[287] así como también se informó aislamiento de este patógeno en un hombre homosexual con proctitis en los Estados Unidos.[115] *C. hyointestinalis* no se aísla de muchas fórmulas de medios para *Campylobacter* porque es sensible a cefalosporinas, como cefalotina y cefoperazona. Aunque crece a 42 °C, su crecimiento es más exuberante a 35 °C.[115] El patógeno también es resistente al ácido nalidíxico, es hipurato negativo y produce sulfuro de hidrógeno en agar hierro triple azúcar. La producción de sulfuro de hidrógeno en agar hierro triple azúcar depende de que la prueba se incube en un ambiente microaerófilo que contenga hidrógeno.[137]

Se describió un grupo de microorganismos "similares a *C. hyointestinalis*", obtenidos de estómagos de cerdos. Estas cepas son suficientemente diferentes de *C. hyointestinalis* como para justificar la creación de una clasificación separada de las subespecies, *C. hyointestinalis* subespecie *lawsonii*.[319] La creación de esta nueva subespecie requiere que se modifique la descripción de *C. hyointestinalis* a *C. hyointestinalis* subespecie *hyointestinalis*. *C. hyointestinalis* subespecie *lawsonii* puede separarse de la subespecie *hyointestinalis* por su falta de crecimiento en bilis al 1.5%. *C. hyointestinalis* subespecie *lawsonii* se ha aislado en el intestino y el estómago de cerdos; los intestinos de cricetos (hámsteres) y heces de vacas, ciervos y humanos, aunque se desconoce su patogenia.[319]

Campylobacter jejuni subespecie *doylei*. Se ha aislado una subespecie de *C. jejuni* a partir de muestras clínicas humanas que incluyen biopsias de epitelio gástrico[213] y heces de niños con diarrea.[399] La patogenia del microorganismo aún se desconoce. *C. jejuni* subespecie *doylei* puede distinguirse con facilidad de otras campilobacterias porque no reduce nitratos ni hidroliza hipurato.[399] Es sensible a la cefalotina y, por lo tanto, no se aísla en medios que contienen antibióticos de tipo cefalosporinas.

Campylobacter lari. Antes conocido como *C. laridis*, el microorganismo ahora llamado *C. lari* es termófilo, halotolerante y resistente al ácido nalidíxico; por otra parte, comparte varias características con *C. jejuni* y *C. coli*.[383] El crecimiento anaerobio en presencia de óxido de trimetilamida (TMAO, *trimethylamine oxide*) al 0.1% y la falta de hidrólisis de acetato de indoxilo ayudan a identificar esta especie (reactivos disponibles en Sigma Chemical Co., St. Louis, MO). En la actualidad, se considera que *C. lari* es parte de un grupo de especies de *Campylobacter* estrechamente relacionadas denominado "grupo de *C. lari*", el cual se compone de cinco especies (*C. lari*, *C. insulaenigrae*, *C. volucris*, *C. subantarcticus* y *C. peloridis*), así como un grupo de cepas denominado "*Campylobacter* termófilo ureasa positivo" (UPTC, *urease-positive thermophilic Campylobacter*) y otras cepas similares a *C. lari*.[283] Muchos laboratorios se basan en la resistencia al ácido nalidíxico para separar *C. lari* de *C. jejuni* y *C. coli*; sin embargo, se está observando *C. jejuni* resistente al ácido nalidíxico con mayor frecuencia. *C. lari* es endémico en gaviotas marinas, pero es un patógeno infrecuente en humanos. No obstante, en ocasiones produce enteritis que simula infecciones por *C. jejuni* y pocas veces bacteriemia, por lo general en personas inmunodeprimidas.[32,79,269,300,415]

Campylobacter mucosalis. *C. mucosalis*, antes clasificado como *C. sputorum* subespecie *mucosalis*, genera un pigmento amarillo y es catalasa negativo. Fenotípicamente es muy similar a *C. sputorum* biovariedad *sputorum* y *bubulus*, pero puede crecer a 25 °C. A diferencia de la mayoría de las campilobacterias, esta especie necesita hidrógeno y formiato como donante de electrones para su crecimiento, un requerimiento esencial de *C. concisus*, *C. mucosalis*, *C. curvus* y *C. rectus*.[430] Figura y cols.[118] informaron lo que se pensó que fue el primer aislamiento de *C. mucosalis* de niños con enteritis. Sin embargo, este hallazgo ha sido discutido y se ha demostrado mediante estudios de sondas moleculares que las cepas eran *C. concisus*.[244,246,316] Es difícil separar estas dos especies únicamente en función de pruebas bioquímicas y se sugirió que se deben utilizar métodos moleculares para su identificación precisa.[246] On[316] propuso el empleo de diversos medios que contienen distintos agentes inhibidores para separar *C. concisus* y *C. mucosalis*. Hasta ahora, no existe ningún informe confirmado que relacione *C. mucosalis* con infección en humanos.

Campylobacter rectus. *C. rectus* se denominó originariamente *W. recta*.[412,433] Microscópicamente, las células aparecen pequeñas y rectas con extremos redondeados, y se tiñen como gramnegativos. Las cepas muestran motilidad rápida y son asacarolíticas. El crecimiento es anaerobio; sin embargo, algunas cepas pueden crecer en una atmósfera de O_2 al 5%, aunque no lo hacen en aire enriquecido con CO_2 al 10%. El crecimiento en caldo es estimulado por formiato y fumarato. Los nitratos y nitritos se reducen, y son tanto oxidasa como catalasa negativos. En la tabla 8-5 se detallan otras características de identificación. *C. rectus* se encuentra en los surcos gingivales de los humanos[412] y se informa que causa infecciones endodónticas primarias. Spiegel y Telford[394] informaron el aislamiento de este microorganismo junto con *Actinomyces viscosus* a partir de una masa actinomicótica de la pared torácica. Además, se han informado casos de *C. rectus* como agente causal de absceso mamario,[156] absceso del paladar en un paciente con adenocarcinoma gastroesofágico[263] y abscesos localizados fuera de la cavidad bucal y el intestino.[100]

Campylobacter showae. *C. showae* es una especie aislada de los surcos gingivales humanos que se describió recientemente.[110] Es un bacilo recto con extremos redondeados que contiene 2-5 flagelos unipolares sin vaina, una característica singular entre las campilobacterias. El microorganismo crece en una atmósfera microaerófila en presencia de fumarato con formiato o H_2, pero prefiere crecer en condiciones anaerobias.

Dada la cantidad limitada de características bioquímicas confiables que se pueden utilizar para diferenciar las especies de *Campylobacter* estrechamente relacionadas, se pueden necesitar pruebas serológicas o moleculares, o perfiles proteicos, para identificar positivamente las cepas de esta especie.[110] No se ha encontrado relación con ninguna enfermedad humana.

Campylobacter sputorum. *C. sputorum* puede crecer en medios anaerobios y puede aislarse de la cavidad bucal y de los surcos gingivales de los humanos. Aunque no se reconoce como agente de enfermedad en humanos, se han informado algunas cepas clínicas. Se describen tres biovariedades: *C. sputorum* biovariedad *bubulus*, *C. sputorum* biovariedad *sputorum* y *C. sputorum* biovariedad *fecalis*.[361]

Campylobacter upsaliensis. *C. upsaliensis* es catalasa negativo o sólo débilmente positivo, por lo que se la ha denominado cepa CNW de *Campylobacter*. Sin embargo, como también pueden ocurrir reacciones catalasa débiles para *C. jejuni* subespecie *doylei*, ya no se conserva la designación CNW. Excepto por la falta de producción de catalasa o por su producción débil, este microorganismo comparte varias características con campilobacterias patógenas. Es termófilo (crece a 42 °C) y es altamente sensible a los fármacos presentes en medios de aislamiento selectivos, por lo que no son adecuados para el aislamiento de *C. upsaliensis*.[400] Goossens y cols.[145] informaron el aislamiento de 99 cepas de *C. upsaliensis* mediante el método del filtro y únicamente se aislaron cuatro cepas de forma simultánea a partir de medios selectivos.

Los animales domésticos pueden servir como reservorio de esta especie, aislada por primera vez de perros sanos, perros con diarrea y, más tarde, de gatos asintomáticos.[129,371] Los datos provenientes de algunos informes indican que puede ser un agente oportunista en niños. Lastovica y cols.[245] informaron la recuperación de *C. upsaliensis* de cultivos de 16 pacientes, 10 de los cuales tenían 10 meses de edad o menos. Walmsley y Karmali[441] notificaron su aislamiento a partir de las heces de seis niños. Otros trabajos asociaron el aislamiento de *C. upsaliensis* de la sangre de pacientes con enfermedad subyacente grave.[59,81] Hay un reporte de *C. upsaliensis* aislado de la sangre y material fetoplacentario de una mujer embarazada de 18 semanas de gestación que sufrió un aborto espontáneo.[151] La paciente no tenía ninguna enfermedad subyacente y su único embarazo previo no tuvo complicaciones. El análisis numérico de los perfiles proteicos reveló que las cepas aisladas en la paciente y un gato doméstico sano eran casi idénticas, implicando que el gato pudo ser la fuente de la infección.[151] El único informe de *C. upsaliensis* en un sitio distinto de la sangre o las heces fue de un caso de absceso mamario en el cual se aisló *C. upsaliensis* junto con una especie de *Peptostreptococcus* en el exudado purulento obtenido por aspiración con aguja fina del sitio infectado.[136] Sandstedt y Ursing[370] describieron a *C. upsaliensis*, incluyendo sus características fenotípicas y su importancia clínica.

Campylobacter ureolyticus. *C. ureolyticus* se conocía anteriormente como *Bacteroides ureolyticus*, pero se reclasificó como una especie de *Campylobacter* en el año 2010.[428, 429] *C. ureolyticus* difiere de otras campilobacterias por su composición de ácidos grasos y su metabolismo proteolítico. Además, es distinto de la mayoría de las campilobacterias por su capacidad para hidrolizar la urea (sólo algunas cepas de *C. lari* y *C. sputorum* también son ureasa positivas).[428,429] Se han aislado cepas de *C. ureolyticus* en pacientes con úlceras superficiales, infecciones de tejidos blandos, uretritis no gonocócica no producida por clamidias y enfermedad periodontal.[104,105,123,124] También se ha informado que *C. ureolyticus* es una causa de gastroenteritis. En un estudio de Johnson y cols. se observó que las cepas de *C. ureolyticus* eran uniformemente sensibles a penicilinas, cefalosporinas, eritromicina, clindamicina, cloranfenicol, metronidazol y aminoglucósidos.[200]

Campylobacter volucris. *C. volucris* es una nueva especie de *Campylobacter* que se aisló por primera vez a partir de una muestra de exudado rectal de gaviotas de cabeza negra en el 2010 en Suecia.[93] Se informó un caso humano de bacteriemia por *C. volucris* en un paciente inmunodeprimido con policitemia vera y cirrosis hepática alcohólica.[234] *C. volucris* es un microorganismo gramnegativo que tiene una morfología de bacilo curvado. Es oxidasa y catalasa positivo, y reduce el nitrato. No hidroliza el acetato de indoxilo ni el hipurato. No produce H_2S en agar hierro triple azúcar. Las cepas crecen en la placa de agar sangre a 37 °C y 42 °C en condiciones microaerófilas, pero no en condiciones anaerobias.[93]

Género Arcobacter

El género *Arcobacter* pertenece a la familia *Campylobacteraceae* e incluye las anteriores especies aerotolerantes de *Campylobacter*,[433,435] las cuales se distinguen por su capacidad para crecer en presencia de niveles atmosféricos de oxígeno.[318] Otras características útiles para distinguir las especies de "*Campylobacter*" aerotolerantes de otras campilobacterias incluyen la hidrólisis de acetato de indoxilo, el crecimiento a 15, 25 y 36 °C, pero no a 42 °C, y la incapacidad para hidrolizar el hipurato (tabla 8-4). Las siguientes tres especies se relacionaron de inmediato con enfermedades tanto en humanos como en animales: *Arcobacter butzleri, Arcobacter cryaerophilus* y *Arcobacter skirrowii*.

Arcobacter butzleri. Kiehlbauch y cols., de los CDC,[221] informaron que las cepas de campilobacterias aerotolerantes no conforman un grupo homogéneo. La mayoría de las cepas aisladas en humanos, tanto estadounidenses como de otros países, forman un grupo distinto por homología de ADN al que denominaron *Campylobacter butzleri* (se cambió a *A. butzleri* después de la aceptación de la designación del nuevo género para este grupo de microorganismos).[435] Las cepas de *A. butzleri* pueden separarse de *A. cryaerophilus* por demostración de aerotolerancia tanto a 30 °C como a 36 °C (*A. cryaerophilus* es aerotolerante a 30 °C, pero no a 36 °C). Además, *A. butzleri* crece en agar de MacConkey, en medios que contienen glicina y nitrato (y reduce nitrato a nitrito), y en NaCl al 1.5% y al 3.5%. *A. cryaerophilus* presenta reacciones opuestas.[221] La mayoría de las cepas de *A. butzleri* aisladas en humanos se obtuvieron a partir de heces diarreicas;[221,254,434] sin embargo, el microorganismo pocas veces se aisló del contenido abdominal, líquido peritoneal y sangre.[221,456]

Arcobacter cryaerophilus. *A. cryaerophilus* (antes *Campylobacter cryaerophila*) crece bien en condiciones aerobias, aunque puede necesitar condiciones microaerófilas para su aislamiento inicial. El crecimiento óptimo se presenta a 30 °C y el microorganismo no crece a 42 °C. Bioquímicamente, esta especie es similar a *C. fetus* subespecie *fetus*; sin embargo, *A. cryaerophilus* es acetato de indoxilo positivo, mientras que *C. fetus* subespecie *fetus* no lo es (tabla 8-4). La mayoría de las cepas son sensibles al ácido nalidíxico y resistentes a la cefalotina. En un informe de Borczyk y cols.[45] en el que se comparó el crecimiento de *A. cryaerophilus* en CSM, agar sangre de Skirrow y agar cefsulodina-irgasán-novobiocina (CIN), se observó que el

crecimiento más abundante se obtenía en agar CIN incubado durante 24-48 h a 25 y 36 °C. Se han aislados microorganismos semejantes a *A. cryaerophilus* en las heces de un hombre con infección por virus de la inmunodeficiencia humana (VIH) con diarrea intermitente; sin embargo, después se observó que esta cepa era *A. butzleri*.[416,417]

Arcobacter skirrowii. *A. skirrowii* es la especie descrita más nueva de *Arcobacter*. Las cepas se aislaron principalmente de líquidos prepuciales de toros, y otras se aislaron de fetos abortados y heces diarreicas de vacas, cerdos y ovejas. *A. skirrowii* se aisló de las heces de un hombre de 74 años con diarrea crónica; sin embargo, no hubo relación con animales de granja ni animales domésticos, y no fue claro si la cepa estaba relacionada etiológicamente con la diarrea del paciente.[454] Samie y cols.[369] encontraron *A. skirrowii* en el 1.9% de los pacientes hospitalizados y de niños de primaria de una región en Sudáfrica, aunque no estuvo relacionado con diarrea.

Género Helicobacter

El género *Helicobacter* comprende 35 especies validadas formalmente al momento de la redacción de este capítulo. Los nombres propuestos que no han sido validados por el Comité Internacional sobre Bacteriología Sistemática se encierran entre comillas. Las especies de *Helicobacter* son microaerófilas estrictas con una morfología espiralada o helicoidal. Muchas especies muestran una fuerte actividad de ureasa. La cepa "*Flexispira*" de las especies de *Helicobacter* (antes "*Flexispira rappini*") es el nombre propuesto para un microorganismo relacionado estrechamente con *Helicobacter*, aunque tiene forma de cigarro más que ser curva y fusiforme. Las especies incluidas en los géneros *Helicobacter* tienen flagelos con vaina. Ninguna especie de *Campylobacter* o de *Wolinella* los tiene (tabla 8-1).

Helicobacter pylori. Esta especie se denominó inicialmente *Campylobacter pyloridis* y después *Campylobacter pylori*. El análisis molecular proporcionó pruebas que demostraron que este microorganismo no pertenece al género *Campylobacter*.[144] Las características que lo distinguen de las campilobacterias son sus numerosos flagelos con vaina, su fuerte hidrólisis de la urea y un singular perfil de ácidos grasos (alto porcentaje del ácido 14:0, bajo porcentaje del ácido 16:0 y presencia del ácido 3-OH-18:0). La secuenciación del ARNr 16S ha demostrado que está estrechamente relacionado con *Wolinella succinogenes*. Sin embargo, existen numerosas diferencias bioquímicas y de crecimiento entre *H. pylori* y *W. succinogenes* que indican que estas especies no deben ser del mismo género. *W. succinogenes* es catalasa negativo, ureasa negativo, no tiene actividad de γ-glutamiltranspeptidasa ni de fosfatasa alcalina, y no crece a 30 °C ni en glicina al 0.5%; por otro lado, *H. pylori* tiene las características opuestas.

H. pylori se encuentra exclusivamente en las células epiteliales secretoras de moco del estómago. Es un agente causal importante de la gastritis antral crónica activa[268] y un factor principal en la patogenia de la enfermedad ulcerosa péptica.[337] Además, existe fuerte evidencia de que está relacionado con el adenocarcinoma gástrico y con el desarrollo de linfoma no hodgkiniano gástrico (es decir, linfomas de tejido linfoide asociado con mucosas [MALT, *mucosa-associated lymphoid tissue*]).[327,391] La gastritis por *H. pylori* está presente en muchos países del mundo y puede ser una de las infecciones crónicas en humanos más frecuentes. La definición de *H. pylori* como agente causal de úlcera duodenal aún es controvertida. Se ha informado que la bacteriemia por *H. pylori* ocurre como una complicación rara en pacientes con infección gástrica sin diagnosticar.[155,307] Si se desea consultar excelentes revisiones, *véanse* los trabajos de Blaser,[39] Buck[51] y Dunn y cols.[106]

Las cepas de *H. pylori* son microaerófilas (CO_2 al 10%, O_2 al 5%, N_2 al 85%) y también crecen en el aire con un mayor contenido de CO_2 (10%). La temperatura óptima para su aislamiento es de 35-37 °C, aunque algunas cepas crecen a 42 °C. Además, se ha observado que una alta humedad favorece su crecimiento. La mayoría de las cepas tardan 3-5 días en crecer y algunas requieren siete días de incubación antes de que comiencen a crecer. Se pueden cultivar en medios no selectivos que contengan sangre y producen pequeñas colonias grises y translúcidas. Se identifican por medio de la tinción de Gram característica (bacilos pequeños, curvos y ligeramente pletóricos) y las reacciones positivas para catalasa, oxidasa y ureasa.

Cultivo y aislamiento de *H. pylori*

Muestras para el aislamiento de H. pylori. Se ha considerado que la tinción histológica y el cultivo de muestras para biopsia son las pruebas de referencia[27] para el diagnóstico de gastritis asociada con *H. pylori* (lám. 8-1H). Las muestras apropiadas incluyen las biopsias gástricas y duodenales. Las muestras deben ser frescas y su tiempo de transporte no debe ser superior a 3 h. Las muestras pueden conservarse hasta durante 5 h si se almacenan a 4 °C. El tejido debe mantenerse húmedo agregando 2 mL o menos de solución isotónica estéril.

Procedimiento de aislamiento. Moler las muestras en un molinillo de vidrio esmerilado permite un mayor crecimiento que picar o frotar la muestra en una superficie de agar. Se debe inocular el material en un medio de agar sangre no selectivo, como placas de agar *Brucella*, infusión de cerebro y corazón (BHI, *brain-heart infusion*) o agar tripticasa de soya con sangre de carnero o caballo al 5%. Se observa un crecimiento escaso en las placas comerciales de agar chocolate; por lo tanto, no se

recomienda este medio. Como estas bacterias son sensibles a cefalotina, *H. pylori* no crece en ningún medio selectivo que contenga cefalosporinas. Muchos laboratorios han tenido buenos resultados utilizando el agar Thayer-Martin modificado como medio selectivo para el aislamiento de *H. pylori* en cultivos mixtos. Las placas se incuban a 37 °C en un ambiente microaerófilo y húmedo. El crecimiento suele observarse en 3-5 días. En la tabla 8-6 se presentan los datos no publicados de los experimentos realizados en el laboratorio de microbiología del University of Illinois Hospital. Debido al peligro de utilizar una jarra de anaerobios sin un catalítico, se recomienda el uso de la jarra Campy GasPak® (columna 2 en la tabla 8-6). Se presentó crecimiento en la jarra Campy GasPak, pero no así en Poly Bag® con una mezcla de gases Campy (columna 4 en la tabla 8-6), posiblemente porque el agua que se agrega al sistema proporciona la humedad necesaria para el crecimiento.

Identificación de *H. pylori*. Las colonias de *H. pylori* son pequeñas, grises, translúcidas y débilmente β-hemolíticas. La tinción de Gram expone bacterias gramnegativas curvas y de tinción pálida con formas características en alas de gaviota y "U". Se puede hacer una identificación presuntiva con reacciones positivas para oxidasa y catalasa, y una reacción de ureasa extremadamente rápida (en minutos). En la tabla 8-4 se mencionan otras características de identificación.

Prueba de ureasa en biopsia (prueba para organismos similares a Campylobacter). Una técnica más rápida, aunque un poco menos sensible y específica que las pruebas mencionadas, es la técnica de ureasa en biopsia (prueba para organismos similares a *Campylobacter* [CLO, *Campylobacter-like organism*]). En esta prueba, se introduce la muestra para biopsia mucosa en un medio que contiene urea y un colorante sensible al pH. Si la muestra contiene ureasa, la urea se desdobla y el amoníaco resultante genera un aumento del pH y un cambio posterior en el color del indicador. Esta prueba puede llevar a resultados falsos negativos si la presencia del microorganismo es muy escasa, o a resultados falsos positivos si en la muestra hay otros microorganismos que desdoblan la urea.[275]

TABLA 8-6 Comparación de los medios de cultivo y condiciones atmosféricas para el crecimiento de *Helicobacter pylori*

| Medios de agar | Condiciones de incubación[a] | | | | |
	Jarra de anaerobios (sin catalítico)	Jarra Campy GasPak	Jarra de anaerobios con catalítico	Poly Bag (mezcla Campy Gas)[b]	Aire atmosférico con 5% de CO_2
Brucella con sangre de carnero al 5%	Buen crecimiento β-hemolítico	Muy buen crecimiento β-hemolítico	Sin crecimiento	Sin crecimiento	Sin crecimiento
Tripticasa de soya con sangre de carnero al 5%	Muy buen crecimiento	Buen crecimiento	Sin crecimiento	Sin crecimiento	Sin crecimiento
Infusión de cerebro y corazón con sangre de caballo al 5%	Muy buen crecimiento	Buen crecimiento	Sin crecimiento	Sin crecimiento	Sin crecimiento
Chocolate (Becton Dickinson Microbiology Systems, Cockeysville, MD)	Sin crecimiento	Sin crecimiento	Sin crecimiento	Sin crecimiento	Sin crecimiento
Chocolate (GIBCO)	Colonias pequeñas	Colonias pequeñas	Sin crecimiento	Sin crecimiento	Sin crecimiento
Chocolate (recién preparado)	Colonias muy pequeñas	Colonias muy pequeñas	Sin crecimiento	Sin crecimiento	Sin crecimiento
Campy-BAP (de Blaser)	Sin crecimiento	Sin crecimiento	Sin crecimiento	Sin crecimiento	Sin crecimiento

[a]Todos los cultivos fueron incubados a 37 °C y su lectura se realizó después de cinco días.
[b]5% de O_2, 10% de CO_2, 85% de N_2.
Datos de K. Ristow, University of Illinois Hospital, Chicago, IL.

Pruebas no invasivas para el diagnóstico de infección por *H. pylori.* La infección por *H. pylori* puede diagnosticarse mediante pruebas invasivas que requieren endoscopia (cultivo, tinción, reacción en cadena de la polimerasa [PCR, *polymerase chain reaction*], prueba CLO) o mediante pruebas no invasivas en las cuales no se necesite endoscopia. En la última categoría se incluyen el método de la ureasa, la detección de antígenos y la serología.

Método de la ureasa. Se han descrito dos métodos de la ureasa. El primero, llamado *prueba de urea en aliento* (UBT, *urea breath test*), requiere que el paciente ingiera urea marcada con ^{13}C disuelta en agua, seguido por la recolección de muestras del aire espirado que se analizan para detectar la presencia de $^{13}CO_2$, a los 60 min. Un segundo método utiliza urea radiomarcada que contiene ^{15}N.[452] Después de su ingestión por vía oral, la urea radiomarcada se degrada a amoníaco y dióxido de carbono por acción de la ureasa de *H. pylori* en el estómago. El amoníaco se absorbe en la sangre y se excreta con la orina. Se evalúa la cantidad de [^{15}N] urea, la cual refleja la magnitud de la infección por *H. pylori*, midiendo la abundancia y tasa de excreción de ^{15}N en amoníaco en la orina. Se informa que la sensibilidad de la prueba de excreción de $^{15}NH_4$ es del 96%, con una especificidad del 100% al compararse con los pacientes que eran *H. pylori* positivos mediante cultivo y tinción de Gram.[452] La [^{13}C] UBT es muy confiable para el diagnóstico de infección por *H. pylori* en adultos y niños mayores de 6 años, pero su especificidad varía del 82 al 100% en niños de menor edad.[30,187,277,346,363]

Detección de antígenos. Existe un preparado comercial de enzimoinmunoanálisis (EIA) para la detección directa de antígenos de *H. pylori* en muestras de heces (Premier Platinum HpSA®, Meridian Bioscience, Cincinnati, OH), y se ha encontrado que tiene gran exactitud en todos los grupos de edad, incluso en niños.[20,231,264,288,309]

Métodos serológicos. Las pruebas serológicas para detectar anticuerpos contra *H. pylori* se han utilizado sobre todo para estudios epidemiológicos, aunque también pueden emplearse para supervisar la eficacia del tratamiento. El formato principal es el análisis de inmunoadsorción enzimática para la detección de IgG, aunque existen pruebas de aglutinación de látex. Además, se puede detectar inmunoglobulina (Ig) A e IgM, pero son menos útiles con fines diagnósticos. Un problema inherente es establecer un valor basal de positividad, ya que en ciertas poblaciones la prevalencia de títulos elevados de anticuerpos es relativamente alta. En un estudio extenso de reclutas del ejército, Smoak y cols.[387] observaron una tasa de positividad global del 26.3%. Esta tasa aumentó del 24.0% en el grupo de 17-18 años al 43% en el grupo de 24-26 años. La seropositividad fue del 44% para la población negra, del 38% para los latinoamericanos y del 14% para los caucásicos.

Precisión de las pruebas invasivas y no invasivas para el diagnóstico de infección por *H. pylori*. Cutler y cols.[91] evaluaron la precisión de varias pruebas para determinar la infección por *H. pylori*, incluidas la prueba UBT, la medición de las concentraciones de anticuerpos de IgG e IgA en suero y muestras de biopsias antrales para la prueba CLO, los métodos histológicos y la tinción de Warthin-Starry. Estos autores observaron que esta última tinción tuvo la mejor sensibilidad y especificidad, aunque las pruebas CLO, UBT y las concentraciones de IgG no fueron estadísticamente diferentes para determinar el diagnóstico correcto. Concluyeron que las pruebas UBT y de serología de IgG no invasivas son tan precisas para predecir la infección por *H. pylori* en los pacientes no tratados como las pruebas invasivas CLO y Warthin-Starry. La ausencia de inflamación antral crónica excluye con precisión la infección por *H. pylori*.[91]

Otras especies de *Helicobacter* médicamente importantes. Diversas especies de *Helicobacter* distintas de *H. pylori* se han aislado en humanos y se relacionan con enfermedades humanas.[122,278,389,390,391] Estas especies incluyen *H. bilis*, *H. canadensis*, *H. canis*, *H. cinaedi*, *H. felis*, *H. fennelliae*, *H. heilmannii* ("*G. hominis*"), *H. hepaticus*, *H. pullorum*, *H. suis*, especies de *Helicobacter* de la cepa *Flexispira* ("*Flexispira rappini*"), y la especie *Helicobacter* CLO-3 sin nombre (tabla 8-7).

Helicobacter bilis. *H. bilis* es una bacteria fusiforme con 3-14 flagelos con varias vainas bipolares y fibras periplasmáticas envueltas alrededor de la célula. Crece en condiciones microaerófilas a 37 y 42 °C, pero no a 25 °C. Fox y cols. proporcionan características adicionales.[130] *H. bilis* incluye algunas de las cepas "*Flexispira rappini*" antes conocidas como *Helicobacter* especie *Flexispira* taxones de ADNr 16S 2, 3, 8 y 9.[157] *H. bilis* es una causa infrecuente de infecciones crónicas en pacientes con agammaglobulinemia ligada al cromosoma X (XLA, *X-linked agammaglobulinemia*) y es claramente difícil de diagnosticar y erradicar.[298,425] Se ha informado que causa celulitis acompañada de infección del torrente sanguíneo en estos pacientes.[141,425] Además, *H. bilis* se ha aislado del tejido de la bilis y la vesícula biliar de pacientes con colecistitis y cáncer de vesícula biliar;[126,340] sin embargo, no se ha demostrado un papel causal.[325]

Helicobacter canadensis. *H. canadensis* debe su nombre al país de aislamiento original. Las células son bacilos finos y curvos-espiralados con 1-3 espirales. Son gramnegativos y móviles por medio de un flagelo único, unipolar o bipolar sin vaina. Los cultivos que crecen en un medio de agar sólido tienen un aspecto de capas en dispersión. El crecimiento se produce a 37 y 42 °C. Las características adicionales se encuentra en el informe de Fox y cols.[125] Se ha aislado de humanos con diarrea[125] y de la sangre de un hombre de 35 años con fiebre de origen desconocido.[419]

Helicobacter canis. *H. canis* es una bacteria gramnegativa, helicoidalmente curva, espiralada, delgada, en forma de bastón con flagelos bipolares, y se detecta con mayor frecuencia en el tubo digestivo de perros y gatos.[397] Se ha informado la presencia de *H. canis* en casos de bacteriemia humana[8,16,141,253,344,436] y úlceras duodenales crónicas en un paciente con enfermedad de Crohn.[411] Es más probable que la infección en humanos por *H. canis* se presente como una zoonosis por contacto regular con mascotas domésticas.

Helicobacter cinaedi. *H. cinaedi*, originalmente designado como CLO-1, y anteriormente conocido como "*C. cinaedi*", se ha aislado de exudados rectales tomados de hombres homosexuales sintomáticos y asintomáticos.[116,422] Este microorganismo también fue descrito como una causa de bacteriemia en dos hombres homosexuales con tuberculosis concurrente,[331] en pacientes con síndrome de inmunodeficiencia adquirida (sida),[94,367] y en otro paciente seropositivo, pero sin sida.[308] No obstante, los informes sugieren que las infecciones por *C. cinaedi* no están restringidas a hombres homosexuales o bisexuales. Por ejemplo, Vandamme y cols.[432] informaron el aislamiento de *H. cinaedi* de la sangre de dos mujeres sin ningún registro de contacto sexual con homosexuales, y de las heces de tres niños, dos de los cuales eran mujeres.

Se sabe que *H. cinaedi* causa diarrea, bacteriemia, celulitis y otros síntomas después de ingresar en el cuerpo a través de la mucosa intestinal. Aunque estas alteraciones se observan principalmente en los pacientes con infección por VIH, también se ha informado su ocurrencia en pacientes tanto inmunocompetentes[228,242] como inmunodeprimidos.[223,224,286,297] Orlicek y cols. informaron el caso de un neonato con septicemia y meningitis causada por *H. cineadi*.[320] Puesto que *H. cinaedi* se ha identificado como un habitante intestinal habitual de hámsteres[138,403] y

TABLA 8-7 Especies de *Helicobacter* y microorganismos relacionados de origen humano

Especie	Origen	Tipos de infección humana
H. bilis	Ratones, humanos	Celulitis acompañada de septicemia en pacientes con XLA, bilis y tejido biliar de pacientes con colecistitis y cáncer de vesícula biliar.
H. canadensis	Heces diarreicas de humanos	Diarrea y bacteriemia.
H. canis	Mucosa gástrica de perros y gatos	Bacteriemia y ulceraciones duodenales crónicas en pacientes con enfermedad de Crohn.
H. cinaedi	Exudados rectales de hombres homosexuales e intestino de hámsteres	Diarrea, bacteriemia, celulitis y meningitis en pacientes inmunocompetentes e inmunodeprimidos.
H. felis	Mucosa gástrica de perros y gatos	Biopsia gástrica.
H. fennelliae	Exudados rectales de hombres homosexuales	Bacteriemia en pacientes infectados por VIH y coprocultivos y hemocultivos de pacientes pediátricos. Se ha demostrado la transmisión humano-humano.
H. heilmannii	Guepardos; mucosa gástrica de humanos y animales domésticos	Gastritis crónica similar a la infección por *H. pylori*, linfoma MALT, úlcera gástrica y duodenal, y cáncer gástrico.
H. hepaticus	Colon y ciego de ratones	Relacionada con CHC.
H. pylori	Mucosa gástrica de humanos	Gastritis y enfermedad ulcerosa péptica. También tiene un papel etiológico en la metaplasia y displasia de la mucosa gástrica, el adenocarcinoma gástrico y el linfoma no hodgkiniano gástrico. Causa rara de bacteriemia en pacientes con infección gástrica subdiagnosticada.
H. pullorum	Tubo digestivo e hígado de pollos, ratones y humanos	Gastroenteritis, enfermedad hepatobiliar crónica y enfermedad de Crohn.
H. suis	Estómago de cerdos	Dispepsia y esofagitis por reflujo en un veterinario de cerdos.
Helicobacter sp. *flexispira*[a]	Heces de humanos, perros y de fetos ovinos abortados	Gastroenteritis y bacteriemia.
CLO-3	Exudados rectales de hombres homosexuales	Diarrea.

[a]Los taxones 1 y 4-6 de *Flexispira* representan la misma especie y se denominan *H. trogontum*,[158] mientras los taxones 2, 3, 8 y 9 de *Flexispira* constituyen la misma especie y se denominan *H. bilis*.[157] Los taxones 7 y 10 de *Flexispira* todavía no recibían un nombre al momento de escribir este capítulo.

XLA, agammaglobulinemia ligada al X; MALT, tejido linfoide asociado a mucosa; CHC, carcinoma hepatocelular.

la madre del recién nacido cuidó de estos animales de mascota durante los dos primeros trimestres del embarazo, es posible que los cricetos sirvieran como reservorio para la transmisión del microorganismo a la madre y que el recién nacido muy probablemente se colonizó con *H. cinaedi* durante el proceso del parto.[320] Un adulto inmunocompetente que tuvo contacto diario con un gatito durante un mes desarrolló meningitis por *H. cinaedi*.[405] Además, se informó un caso de *H. cinaedi* como causa de infección de una derivación axilobifemoral en un hombre inmunocompetente de 85 años de edad,[404] y se identificó en tejidos aneurismáticos de tres pacientes con aneurisma aórtico abdominal.[207] Burman y cols.[54] informaron la relación con infecciones cutáneas y artritis secundarias a bacteriemia por *H. cinaedi*. La manifestación cutánea más frecuente de la bacteriemia por *H. cinaedi* es la celulitis superficial, que generalmente se presenta en forma de eritemas dolorosos o placas eritematosas infiltradas en las extremidades.[379] Los aislamientos de hemocultivos a menudo se obtienen en instrumentos de hemocultivo automatizados sólo después de cinco días o más de incubación. En un informe de Araoka y cols.,[21] el tiempo necesario para que los hemocultivos se volvieran positivos para *H. cinaedi* fue de 5 días o menos en 69 grupos (55%) y más de 5 días en 57 grupos (45%) usando

los sistemas de hemocultivo Bactec 9240® y Bactec FX® (Becton, Dickinson, Sparks, MD). Todas las cepas de *H. cinaedi* se detectaron únicamente en botellas para aerobios.[21] Como la práctica de laboratorio estándar consiste en incubar los frascos de hemocultivo durante cinco días, es probable que se haya notificado una incidencia inferior de bacteriemia por *H. cinaedi*. En general, no se observan organismos en la tinción inicial de Gram del material de hemocultivo, pero se pueden visualizar mediante tinción para campo oscuro o naranja de acridina. *H. cinaedi* únicamente crece a 37 °C, presenta una resistencia intermedia a cefalotina (disco de 30 mg) y reduce el nitrato a nitrito. Se pueden encontrar características genotípicas y fenotípicas adicionales en el informe de Kiehlbauch y cols.[220] El espectro clínico de la enfermedad relacionada con la infección por *H. cinaedi* incluye fiebre, bacteriemia y celulitis recurrente, y la mayoría de los pacientes presentan signos de infección sistémica, incluyendo leucocitosis y a menudo trombocitopenia.[222] Kiehlbauch y cols. informaron que el tratamiento con penicilina, tetraciclina o un aminoglucósido puede ser más eficaz que el tratamiento con cefalosporinas, eritromicina o ciprofloxacino.[222] El único depósito natural conocido de *H. cinaedi* que se ha encontrado hasta ahora es el tubo digestivo de los hámsteres, el cual puede servir como un reservorio de infecciones en humanos.[138,403] Se ha informado la infección hospitalaria causada por *H. cinaedi* en pacientes inmunodeprimidos en la misma sala hospitalaria, lo que indica que también puede transmitirse entre humanos.[286,356]

Helicobacter felis. *H. felis* es un bacilo gramnegativo espiralado que contiene 5-7 espirales por célula. En los cultivos más viejos se pueden encontrar formas esféricas. Las células son móviles, con un movimiento rápido similar al de un sacacorchos. El crecimiento se produce en una atmósfera microaérófila, pero el microorganismo puede crecer de forma anaerobia. Crece a 37 y 42 °C, pero no a 25 °C. Estos microbios tienen requerimientos nutricionales especiales, creciendo sólo en medios enriquecidos con sangre o suero, y son asacarolíticos.[330] Se han aislado de la mucosa gástrica de gatos y perros, así como de una muestra de biopsia gástrica de una niña de 14 años que presentó dolor epigástrico persistente durante varios meses.[453]

Helicobacter fennelliae. Originalmente designado CLO-2, y antes conocido como "*Campylobacter fennelliae*",[422] este microorganismo tiene el olor distintivo de los polvos de limpieza de hipoclorito.[116] Es sensible a cefalotina y no reduce el nitrato a nitrito. Al igual que con *H. cinaedi*, *H. fennelliae* se ha aislado de exudados rectales de hombres homosexuales sintomáticos y asintomáticos,[116,422] y se informa que causa bacteriemia en pacientes con infección por VIH.[218,220,308] Los informes posteriores identificaron a *H. fennelliae* en la sangre de un hombre heterosexual no infectado por VIH con cirrosis y diabetes,[182] y en las heces y hemocultivos de pacientes pediátricos en Sudáfrica.[388] Rimbara y cols.[355] informaron el aislamiento de *H. fennelliae* de la sangre de tres pacientes de la misma sala de hospital, el cual mostraba el mismo patrón de electroforesis en gel de campo pulsado entre los aislamientos, lo que sugiere la transmisión entre humanos.[356] Sharp informó la presencia de *H. fennelliae* en úlceras cutáneas crónicas en un hombre homosexual de 25 años de edad con XLA de Bruton.[378]

Helicobacter heilmannii. *H. heilmannii* es una bacteria espiralada que se encuentra en la mucosa gástrica humana, la cual es más grande y está enrollada de forma más estrecha que *H. pylori*. El microorganismo es helicoidal y mide 3.5-7.5 μm de largo y 0.9 μm de diámetro, con extremos truncados aplanados en las puntas, con 6-8 espirales apretados y hasta 12 flagelos envainados de 28 nm de diámetro en cada polo.[274] McNulty y cols. propusieron el nombre "*Gastrospirillum hominis*". Sin embargo, Solnick y cols.[390] mostraron que *Gastrospirillum* es un miembro del género *Helicobacter* y propusieron el nombre de *H. heilmannii* en honor a Konrad Heilmann, un histopatólogo alemán que describió el primer grupo grande de pacientes infectados por el patógeno.[165] *H. heilmannii* obtuvo el estatus taxonómico completo después de un cultivo *in vitro* exitoso en el 2012.[384] Heilmann y Borchard informaron que la prevalencia de infección por "*Gastrospirillum*" en pacientes sometidos a endoscopia era menor al 1%.[165] *H. heilmannii* parece ser ubicuo en animales domésticos, lo que sugiere que la infección en humanos puede adquirirse como una zoonosis.[103,128,167] La infección en humanos por esta bacteria puede acompañarse de gastritis crónica similar a la que se observa con la infección por *H. pylori*.[97,120,165,250,274,291,389] Iwanczak y cols.[189] aislaron *H. heilmannii* de muestras de biopsia tomadas de la mucosa gástrica de 22 niños con síntomas de dispepsia. En tres niños se diagnosticó infección mixta por *H. pylori* y *H. heilmannii*.[189] También se informó que *H. heilmannii* causa gastritis en pacientes con resultados negativos para *H. pylori*.[272,358] Además de gastritis, *H. heilmannii* se ha relacionado con linfoma MALT gástrico de bajo grado,[290,349] úlcera gástrica y duodenal,[102,142,199,390,460] y cáncer gástrico.[147,289,457]

Helicobacter hepaticus. Las células de *H. hepaticus* son bacilos delgados, gramnegativos, curvos a espiralados, que forman de uno a tres giros espirales. Son móviles por medio de flagelos únicos, bipolares, envainados. Las colonias son puntiformes, pero los cultivos a menudo aparecen como capas de dispersión delgadas sobre medios de agar.[127] Las células muestran crecimiento en medios microaerófilos o anaerobios, pero no se presenta en medios aerobios. El crecimiento ocurre a 37 °C, pero no a 25 o 42 °C.[127] *H. hepaticus* se aisló originalmente del colon y el ciego de ratones, y se ha demostrado que causa hepatitis crónica activa e induce carcinoma hepatocelular (CHC) en ellos.[127,443] Yang y cols. identificaron la infección por *H. hepaticus* en pacientes con CHC primario usando detección serológica y biológica molecular, lo que sugiere que la infección por *H. hepaticus* puede estar implicada en la progresión del CHC en humanos.[458]

Helicobacter pullorum. *H. pullorum* es una bacteria gramnegativa, curva, delgada, en forma de bastón, con un flagelo polar único sin vaina.[396] Presenta una motilidad rápida característica y crece en condiciones microaerófilas a 37 y 42 °C. No presenta crecimiento en condiciones aerobias o anaerobias.[396] Se considera un patógeno enterohepático que tiene la capacidad de colonizar el tubo digestivo distal y el hígado de pollos, ratones y humanos.[66,396,424] Se ha detectado en humanos con gastroenteritis,[56,396,401] algunas enfermedades hepatobiliares crónicas[65,126,335,357] y enfermedad de Crohn.[43,236] Sirianni y cols.[382] demostraron que *H. pullorum* tiene es capaz de adherirse e invadir las células humanas y secretar factores que pueden contribuir al potencial patogénico.

Helicobacter suis. Las células de *H. suis* son bacilos helicoidales gramnegativos y espiralados con hasta seis espirales. En los cultivos más viejos predominan las células cocoides. Son móviles por medio de mechones de 4-10 flagelos bipolares envainados. Los microorganismos crecen en condiciones microaerófilas, pero no con CO_2 al 5%, y sólo se observa un crecimiento débil en condiciones anaerobias. El crecimiento ocurre a 37 °C, pero no a 25 o 42 °C.[24] *H. suis* está relacionado con úlceras del estómago y gastritis en cerdos[24] y se ha informado que infecta hasta el 80% de los cerdos en edad de sacrificio.[166,326] Existe un informe de infección humana en un veterinario de cerdos que presentaba dispepsia y esofagitis por reflujo. Las muestras de biopsia tanto del cuerpo como del antro del estómago revelaron la presencia de *H. suis*.[203]

Especie de *Helicobacter* cepa *flexispira* ("*Flexispira rappini*"). El de especie de *Helicobacter* cepa "*flexispira*" (antes "*Flexispira rappini*") fue el nombre que se propuso[49] para un microorganismo que es ureasa positivo y que puede estar estrechamente relacionado a nivel genómico con *H. pylori*.[433] Sin embargo, se trata de una bacteria recta, fusiforme más que espiral, y su ultraestructura es muy característica: el cuerpo celular tiene forma de cigarro, rodeado por una compleja matriz de fibrillas periplasmáticas, y tiene múltiples mechones de flagelos bipolares envainados. Carece de fosfatasa alcalina y no crece a 30 °C, pero sí lo hace a 42 °C, y es resistente al metronidazol (5 mg); *H. pylori* tiene las características opuestas.[144] Se diferencia de los *Campylobacter* mediante reacciones negativas para catalasa y nitrato, y por su incapacidad para crecer en glicina al 1%.[22] Las especies de *Helicobacter* cepa "*flexispira*" se han aislado de muestras de heces de humanos con síntomas de gastroenteritis y hemocultivos, de heces de perros[22,360] y de fetos ovinos abortados.[226,227,360,392,418] Dewhirst y cols.[101] examinaron una colección de cepas de "*F. rappini*" utilizando un análisis de la secuencia de ARNr 16S, y encontraron que las cepas se distribuyen en 10 taxones, llamados *taxones 1 a 10 de Flexispira*, donde cada uno representa una posible nueva especie de *Helicobacter*. Dos de los taxones correspondieron a especies de *Helicobacter* previamente designadas, el taxón 6 a *H. trogontum*[279] y el 9 a *H. bilis*.[130] La caracterización fenotípica, el análisis de los polimorfismos de longitud de fragmentos de restricción (RFLP, *restriction-fragment length polymorphisms*) de los ADNr 16S y 23S, y los perfiles SDS-PAGE revelaron que los taxones 1, 4 y 5 de *Flexispira* y la cepa tipo de *H. trogontum* (taxón 6 de *Flexispira*) representaban la misma especie y, por lo tanto, se denominaron *H. trogontum*,[158] mientras que los taxones 2, 3 y 8 de *Flexispira* y la cepa tipo de *H. bilis* (taxón 9 de *Flexispira*) representaron la misma especie, por lo que se llaman *H. bilis*.[157] Los taxones 7 y 10 de *Flexispira* aún no tenían nombre al momento de escribir este capítulos.

CLO-3. Especie sin nombre descrita originalmente por Fennell y cols.[116] CLO-3 puede diferenciarse de las otras CLO por su capacidad para crecer a 42 °C, su resistencia a la cefalotina y su incapacidad para reducir el nitrato (tabla 8-4). Se informó un aislamiento a partir de un exudado rectal obtenido de un hombre homosexual sintomático.[116]

Otros bacilos gramnegativos microaerófilos

Sutterella wadsworthensis. Wexler y cols. propusieron el nombre de *S. wadsworthensis* para un grupo de bacterias que originalmente se identificaron como *C. gracilis*, pero que diferían en las características genéticas y bioquímicas de las cepas típicas de *C. gracilis*.[447] Estos microorganismos son bacilos rectos gramnegativos que crecen en una atmósfera microaerófila o en condiciones anaerobias. Se diferencian de las especies de *C. gracilis* y *Campylobacter* por ser oxidasa, ureasa y acetato de indoxilo negativos, ser resistentes a discos biliares al 20%, y no reducir el tetracloruro de tetrazolio en condiciones aerobias. Se han aislado principalmente de infecciones del tubo digestivo humano.[447]

Identificación definitiva de campilobacterias y bacterias relacionadas

La morfología de las colonias y las características de tinción de Gram de *C. jejuni*, como se describió anteriormente, también pertenecen a la mayoría de las otras especies de *Campylobacter*.

Sin embargo, la identificación definitiva de las especies depende de la determinación de las características fenotípicas que se presentan en la tabla 8-4; cuando no se puede identificar la especie por medio de estas pruebas, se deben utilizar las técnicas moleculares.

La sensibilidad diferencial al ácido nalidíxico y a la cefalotina puede ser útil para distinguir las especies de *Campylobacter* que se encuentran con mayor frecuencia de acuerdo con el esquema en el recuadro 8-3. Como cada vez es más habitual encontrar aislamientos de *C. jejuni* y *C. coli* resistentes al ácido nalidíxico, estas pruebas se han vuelto menos útiles.

Luechtefeld y Wang[260] también encontraron que la resistencia de *C. jejuni* al cloruro de trifeniltetrazolio es útil para distinguir a *C. fetus*. La prueba de hidrólisis de hipurato es útil para diferenciar a *C. jejuni* de la especie *C. coli* estrechamente relacionada. La mayoría de las cepas de *C. jejuni* hidrolizan el hipurato a ácido benzoico y glicina.[162] El procedimiento rápido de Hwang y Ederer para la hidrólisis de hipurato es adecuado para realizar pruebas a partir de los aislamientos clínicos de especies de *Campylobacter*. Morris y cols.[292] describen un método más sensible para detectar ácido benzoico mediante cromatografía gas-líquido (CGL). Esta aplicación es una extensión del procedimiento informado antes por Kodaka y cols.,[230] quienes utilizaron el medio fumarato formiato hipurato para detectar no solo la hidrólisis de hipurato por CGL, sino también la utilización de formiato y fumarato.

Mills y Gherna[284] describieron el empleo de una prueba rápida para detectar la hidrólisis del acetato de indoxilo por especies de *Campylobacter*. Los estudios demostraron que todas las cepas de *C. jejuni*, *C. coli*, *C. curvus*, *C. helveticus*, *C. rectus*, *C. showae*, *C. upsaliensis*, *A. butzleri*, *A. cryaerophilus* y *H. fennelliae* hidrolizan acetato de indoxilo, mientras que la mayoría de las otras campilobacterias son negativas.[174,284,317,343] Varias características bioquímicas y físicas adicionales pueden ser útiles para diferenciar las diversas especies de *Campylobacter* y similares a *Campylobacter* (tabla 8-4). On publicó una revisión extensa de los métodos de identificación para campilobacterias, helicobacterias y organismos relacionados.[317]

Identificación rápida de campilobacterias a partir de colonias cultivadas

Identificación morfológica. En la mayoría de los casos, la aparición de pequeñas colonias acuosas de color grisáceo a gris que tienden a aplanarse en el agar selectivo para las

---

RECUADRO 8-3

Identificación definitiva de las campilobacterias encontradas con mayor frecuencia

	Ácido nalidíxico	Cefalotina	TTC	Hidrólisis de hipurato	Hidrólisis de acetato de indoxilo
C. jejuni subsp. *jejuni*	V	R	R	+	+
C. coli	S	R	R	−	+
C. fetus subsp. *fetus*	R	S	S	−	−
C. lari	R	R	S	−	−

TTC, cloruro de trifeniltetrazolio.

campilobacterias y que exhiben una morfología característica en "S" y en ala de gaviota en la tinción de Gram, y son positivas a oxidasa y catalasa, será suficiente para establecer el diagnóstico de campilobacteriosis en pacientes con síndromes diarreicos.

Espectrometría de masas de tiempo de vuelo de desorción/ionización láser asistida por matriz. Se ha demostrado que la identificación de especies de *Campylobacter* y los organismos relacionados mediante espectrometría de masas de tiempo de vuelo de desorción/ionización con láser asistida por matriz (MALDI-TOF MS, *matriz-assisted laser desorption/ionization time-of-flight mass spectrometry*) resulta precisa a fin de detectar diversas especies de *Arcobacter*, *Campylobacter* y *Helicobacter*.[12,34,267,270,410,448] En un estudio de Bessède y cols.,[34] se encontró una correlación del 100% entre MALDI-TOF y la identificación molecular para seis especies (*A. butzleri*, *C. coli*, *C. fetus*, *C. lari*, *C. sputorum* y *C. upsaliensis*) y del 99.4% para *C. jejuni*. En un estudio informado por Martiny y cols., 230 de 234 (98.3%) aislamientos de especies de *Campylobacter*, *Arcobacter* y *Helicobacter* que representan 12 especies se identificaron correctamente por MALDI-TOF.[270]

Sistemas de kits comerciales. El API Campy® (bio-Mérieux, Marcy l'Étoile, Francia) es un sistema de identificación miniaturizado que incluye 11 pruebas enzimáticas y convencionales, y nueve pruebas de asimilación e inhibición.[186,270,352] Martiny y cols.[270] informaron que API Campy proporcionó la identificación correcta de *C. jejuni* subespecie *jejuni* para 116 de 125 aislamientos (92.8%), pero en general sólo identificó correctamente 167 de 234 aislamientos de 12 especies de *Campylobacter*, *Arcobacter* y *Helicobacter*.

La tarjeta de identificación de *Neisseria-Haemophilus* (NH) se desarrolló para su utilización en el sistema Vitek 2 (bioMérieux, Marcy l'Étoile, Francia). La tarjeta NH se basa en tecnología colorimétrica que usa medios deshidratados que contienen sustratos cromógenos que se emplean para identificar 27 taxones de bacterias gramnegativas con requerimientos nutricionales especiales, incluyendo *C. jejuni*, *C. coli* y *C. fetus*.[270,354,427] En un estudio descrito por Martiny y cols.,[270] 101 de 125 (80.8%) aislamientos de *C. jejuni* subespecie *jejuni*, 47 de 65 (72.3%) de *C. coli*, y 0 de 7 de *C. fetus* se identificaron correctamente a nivel de género y especie con la tarjeta NH Vitek 2.

Métodos de detección directa de campilobacterias a partir de heces

Se han desarrollado métodos no basados en el cultivo que permiten la detección directa de antígenos de *Campylobacter* o ADN en muestras de heces. Estos incluyen la inmunofluorescencia directa, EIA y análisis de PCR.

Inmunofluorescencia directa. Hodge y cols.[175] abogan por el uso de técnicas de inmunofluorescencia directa en la detección rápida de muestras de heces de pacientes con síndrome diarreico agudo. Este abordaje tiene el potencial de eliminar las conjeturas involucradas en la interpretación de los frotis con tinción de Gram. Sin embargo, estos reactivos no se encuentran disponibles comercialmente.

Enzimoinmunoanálisis. Hoy en día, existen tres métodos de EIA de *Campylobacter* disponibles comercialmente: Premier® CAMPY EIA (Meridian Bioscience, Cincinnati, OH), ProSpecT Campylobacter® EIA (Remel, Lenexa, KS) y la prueba ImmunoCard

STAT! CAMPY® (Meridian Bioscience, Cincinnati, OH). En un estudio realizado por Granato y cols.[149] en 485 muestras de heces (127 positivas al cultivo y 358 negativas al cultivo) analizadas por medio de EIA con placa de microtitulación para *Campylobacter* Premier CAMPY y ProSpecT, ambas pruebas tuvieron sensibilidades idénticas del 99.3% y especificidades comparables (99.3% frente a 98%) con valores predictivos positivos y negativos del 95% y 99.7% para cada EIA, respectivamente, después del arbitraje de las discrepancias con los resultados del cultivo mediante PCR. En un subconjunto de 300 (127 cultivos positivos y 173 cultivos negativos) muestras de heces evaluadas con el ensayo ImmunoCard STAT! CAMPY, la sensibilidad, especificidad y valores predictivos positivos y negativos fueron del 98.5, 98.2, 97.8 y 98.8%, respectivamente, tras el arbitraje de los resultados discordantes con PCR.[149] Diversos estudios han demostrado que el EIA ProSpecT *Campylobacter* y el ensayo ImmunoCard STAT! CAMPY pueden detectar *C. upsaliensis* en muestras con cultivo negativo debido a la reactividad cruzada entre los antígenos de *C. upsaliensis* y *C. jejuni/C. coli*.[89,95,172] Bessède y cols. evaluaron dos métodos basados en cultivo (cultivo tras filtración y cultivo en medio selectivo sin filtración) con dos métodos diferentes de PCR y tres métodos inmunoenzimáticos distintos. El resultado principal del estudio fue la falta de sensibilidad de los métodos de cultivo para detectar especies de *Campylobacter*, mientras que los métodos de filtración únicamente detectaron 15 casos (65%) y los medios selectivos 13 casos (54.4%).[33] En contraste con estos hallazgos, los investigadores de los CDC realizaron un estudio de los métodos de diagnóstico utilizados por los laboratorios dentro de ocho estados para la detección y aislamiento de *Campylobacter* a partir de heces, incluyendo cuatro medios selectivos para *Campylobacter* y cuatro EIA. Estos autores informaron que un total de 3.1% (87/2772) de las muestras analizadas fueron positivas por cultivo, de las cuales 13.8% (12/87) fueron negativas en las cuatro pruebas de EIA utilizadas por los participantes. En comparación con el cultivo, la sensibilidad/especificidad/valores predictivos positivos de cuatro pruebas de EIA fueron los siguientes: Premier CAMPY, 81.6/97.6/52.9%; ProSpecT *Campylobacter*, 82.7/97.9/56.7%; ImmunoCard STAT! CAMPY, 72.4/96.3/38.6%; XpecT, 73.6/99.3/76.2%.[121] Dada la baja incidencia de la enfermedad por *Campylobacter* y los datos de rendimiento generados en su estudio, estos autores concluyeron que las pruebas rápidas de EIA no son fiables como pruebas independientes para la detección directa de *Campylobacter* en heces.[121]

PCR. En la actualidad existen cinco sistemas de diagnóstico disponibles comercialmente para la detección de patógenos entéricos utilizando PCR múltiple, los cuales incluyen objetivos para una o más especies de *Campylobacter*. Estos sistemas incluyen la prueba Prodesse ProGastro SSCS® (Hologic Inc., San Diego, CA),[50] la prueba del panel de patógenos Luminex xTag GI® (GPP) (Luminex Corp., Austin, TX),[83,219,306,332] el panel FilmArray GI® (BioFire Diagnostics LLC, Salt Lake City, UT),[57,219] la prueba Verigene Enteric Pathogens® (EP) (Nanosphere, Northbrook, IL)[312] y el panel de bacterias entéricas BD Max® (EPB) (BD Diagnostics, Baltimore, MD).[19,36,161] Las pruebas Prodesse ProGastro SSCS y BD Max EBP detectan los mismos patógenos: especies de *Salmonella*, especies de *Shigella*, especies de *Campylobacter* (*C. jejuni* y *C. coli*) y los genes de la toxina de tipo Shiga. En un estudio de BD Max EBP realizado por Harrington y cols.[161] en 3401 muestras, la concordancia del porcentaje positivo y del porcentaje negativo para *Campylobacter* fue del 97.5 y 99.0%, respectivamente. Biswas y cols.[36] informaron una sensibilidad del 100% y una especificidad del 100% para *Campylobacter* utilizando la prueba BD Max. El panel Prodesse ProGastro SSCS fue evaluado por Buchan y cols.,[50] quienes informaron una sensibilidad del 96.4% y una especificidad del 93.5% para *C. coli/C. jejuni*. La prueba EP de Verigene comprende siete dianas bacterianas y dos víricas, incluyendo el grupo *Campylobacter*. En una evaluación de 611 muestras prospectivas y 839 programadas, realizada con Verigene EP, Novak y cols.[312] informaron una sensibilidad del 97.1% para las especies de *Campylobacter*. El panel de FilmArray contiene 23 dianas bacterianas, víricas y parasitarias, incluyendo *C. jejuni*, *C. coli* y *C. upsaliensis*. En un estudio multicéntrico de 1 556 muestras, la sensibilidad y especificidad del panel FilmArray GI para las especies de *Campylobacter* fueron del 97.1 y 98.4%, respectivamente.[57] Khare y cols.[219] informaron una sensibilidad y especificidad del 100% para especies de *Campylobacter* con el panel FilmArray GI, aunque sólo se incluyeron tres muestras positivas para *Campylobacter* en el estudio. El ensayo Luminex xTag GPP puede detectar 15 dianas (nueve bacterias, tres virus, tres parásitos) e incluye a *C. jejuni*, *C. coli* y *C. lari*. Se han publicado varios estudios sobre el ensayo GPP de xTag en los que se informan sensibilidades del 90-100%.[83,219,306,332] Todos los paneles moleculares informan sensibilidades y especificidades mayores que el cultivo convencional y se pueden realizar de forma directa sobre muestras de heces, con resultados disponibles en 1-5 h, dependiendo del método. La elección de un sistema particular dependerá de la velocidad de procesamiento para el volumen de pruebas del laboratorio, el tiempo de respuesta de la prueba, el tiempo técnico, la experiencia requerida para realizar la prueba y la elección del menú deseado, dependiendo de si se desea un abordaje específico o amplio para la detección de patógenos.

PARTE II. FAMILIAS *VIBRIONACEAE* Y *AEROMONADACEAE*, ASÍ COMO GÉNEROS *PLESIOMONAS* Y *CHROMOBACTERIUM*

Filogenia de *Vibrionaceae*

El nombre *Vibrionaceae* fue propuesto originariamente por Véron en 1965 con el propósito de agrupar ciertos bacilos gramnegativos no entéricos fermentadores que eran oxidasa positivos y móviles por medio de flagelos polares. Este agrupamiento se hizo porque era conveniente para la diferenciación de estos microorganismos de las enterobacterias y no implicaba siempre una relación taxonómica entre las especies incluidas. La familia *Vibrionaceae* alguna vez abarcó cuatro géneros: *Vibrio*, *Aeromonas*, *Photobacterium* y *Plesiomonas*. Sin embargo, en las últimas décadas, los distintos métodos para el análisis de ácidos nucleicos han revolucionado la taxonomía microbiana y han llevado a la reestructuración de esta familia en líneas filogénicas y al establecimiento de dos géneros nuevos: *Listonella* y *Shewanella*, y de una familia nueva: *Aeromonadaceae*.[88,261,364] El género *Plesiomonas* ahora se ubica en la familia *Enterobacteriaceae*.

Género Vibrio

Las especies de *Vibrio* tienen interés histórico y contemporáneo. *Vibrio cholerae* es el agente etiológico del cólera asiático en los humanos, una enfermedad diarreica potencialmente grave que

ha sido un tormento para la humanidad durante siglos. Pacini lo describió por primera vez y lo nombró en 1854, y Koch lo aisló 32 años más tarde, denominándolo "*bacilo en coma*" por el aspecto curvo o en forma de "signo de coma" característico de las células bacterianas individuales.

Se han registrado siete pandemias de cólera en la historia; se sabe que las últimas tres fueron ocasionadas por *V. cholerae* serogrupo O1. La pandemia más reciente, causada por *V. cholerae* O1 biotipo El Tor, comenzó en 1961 en Indonesia, se diseminó rápidamente por Asia, Europa, África y el Pacífico Sur, llegó a Sudamérica y después a Centroamérica en 1991. Además, se han informado algunas epidemias menores de síndromes diarreicos e infecciones extraintestinales causadas por los serogrupos no O1 de *V. cholerae* y por varias especies halófilas descritas recientemente en varios estados del Golfo de los Estados Unidos desde comienzos de la década de 1970.[183,209] La mayoría de las infecciones ocurrieron después de la ingestión de mariscos contaminados y mal cocidos. También se informaron infecciones de heridas después de traumatismos al nadar o trabajar en aguas infectadas, o por la exposición a animales marinos.[183]

El punto de este análisis es que los microbiólogos clínicos deben tener en mente la posibilidad de encontrar especies de *Vibrio* en muestras de heces diarreicas y deben mantenerse informados con respecto a cómo aislar e identificar las diversas especies. Quienes trabajan en los laboratorios de sitios que no tienen contacto con el mar tienen menos probabilidades de encontrarlos que aquellos que trabajan en hospitales en la costa del Golfo; sin embargo, con los viajes por el mundo y el envío de mariscos a los mercados del interior, todos deben estar alerta.

Taxonomía. Las cepas de *V. cholerae* aisladas en los casos clásicos de cólera pandémico se aglutinan en lo que se ha designado como *antisuero O1*. Las cepas que no se aglutinan en este antisuero se denominan "*V. cholerae* no O1" (si se determina esta especie por medios bioquímicos) u otros distintos nombres de especies de vibriones, como *V. parahemolyticus* o *V. mimicus*. Como la especie no O1 no suele ocasionar síndromes diarreicos tan graves ni potencialmente mortales como la especie O1, o puede relacionarse con mayor frecuencia con infecciones extraintestinales, la diferenciación temprana entre los dos grupos puede tener una considerable importancia clínica. Aunque se han identificado 35 o más especies de *Vibrio*, todos son microorganismos ambientales, excepto 11, llamados "especies marinas de *Vibrio*", y no se han relacionado con infecciones en humanos.[197]

Descripción y síndromes clínicos asociados de las especies de *Vibrio* de importancia para los humanos. Las especies que se aíslan en humanos y que tienen el potencial de causar enfermedad pueden dividirse en dos grupos: *Vibrio cholerae* y vibriones no coléricos.

Vibrio cholerae. *V. cholerae* es el agente etiológico del cólera epidémico y pandémico en los humanos. Dentro de la especie, existen muchas diferencias entre las cepas en su potencial tanto patógeno como epidémico (tabla 8-8). Las cepas pueden dividirse en función de las diferencias en la composición de su pared celular (antígeno O somático), que forma la base del esquema de serotipificación que clasifica los microorganismos en 139 serogrupos distintos. Todos comparten el antígeno flagelar (H) común. A mediados de la década de 1930 se determinó que todas las cepas pandémicas se aglutinaban con un único antisuero designado como O1. Además, las cepas de *V. cholerae* de tipo O1 pueden dividirse en uno de tres serogrupos: Inaba, Ogawa e Hikojima. Estos

TABLA 8-8 Características de *Vibrio cholerae*

Método de clasificación	Relacionados con epidemias	No relacionados con epidemias
Serogrupos	O1	No O1 (serogrupos O2-O138).[a]
Biotipos	Clásico, El Tor	Biotipos no aplicables a las cepas O1.
Serotipos	Inaba, Ogawa, Hikojima	Estos tres serotipos no son aplicables a cepas no O1.
Toxina	Produce la toxina del cólera	Habitualmente no producen la toxina del cólera; a veces producen otras toxinas.[a]

[a]Un serogrupo designado O139 Bengala apareció en Calcuta, Bangladesh, y otras partes de la India en 1992; produce la toxina del cólera en cantidades similares a las producidas por *V. cholerae* O1 y se ha diseminado en proporciones epidémicas a través del subcontinente indio.

serogrupos son importantes para los estudios epidemiológicos. Por ejemplo, la pandemia actual de cólera que comenzó en el año 1961 es ocasionada por el serogrupo Ogawa, mientras un foco de cólera que es endémico en la región de la costa del Golfo de los Estados Unidos se relaciona con *V. cholerae* serotipo Inaba O1.[215] En enero de 1991 se presentaron casos del cólera epidémico de forma simultánea en varias ciudades costeras de Perú, el cual se ha diseminado a Ecuador, Chile, Colombia, Brasil y Estados Unidos desde entonces. Este brote aparentemente se debe también a una cepa distinta de la cepa pandémica y se identificó como serotipo Inaba O1, biotipo El Tor.[70]

Las cepas epidémicas de la serovariedad O1 pueden dividirse a su vez en las biovariedades clásica y El Tor. El Tor es un biotipo de *V. cholerae* activamente hemolítico que se aisló en la estación El Tor Quarantine en Egipto. Se ha observado que la cepa El Tor es más resistente y tiene una mayor capacidad para sobrevivir en el ambiente; además, en la literatura médica se han informado portadores crónicos de la cepa El Tor.[214] En la actualidad se reconoce el vibrión El Tor como biotipo de *V. cholerae*, y es responsable de la mayoría de los brotes epidémicos actuales del cólera clásico. La pandemia actual de cólera que comenzó en 1961 es causada por la biovariedad El Tor, al igual que los brotes de la costa del Golfo y Sudamérica. La biovariedad clásica casi ha desaparecido, excepto por algunos aislamientos infrecuentes en la India. Algunos estudios de Bangladesh indican que el biotipo clásico ha resurgido.[197]

Cólera: reseña histórica mundial. Se han registrado siete pandemias del cólera en la historia; se sabe que las tres últimas fueron ocasionadas por *Vibrio cholerae* serogrupo O1. La séptima pandemia del cólera, causada por el *Vibrio* El Tor, se originó en Célebes, Indonesia, en 1961, se diseminó a todo el mundo y alcanzó Sudamérica en 1991. El surgimiento y la rápida propagación del cólera en octubre de 1992, causado por un nuevo serotipo denominado *O139 Bengala* en nueve países (India, Bangladesh, Paquistán, Tailandia, Nepal, Malasia, Birmania, Arabia Saudita y China), sugiere la posibilidad del inicio de la octava pandemia.[10,114, 266,406] *Véase* la revisión publicada por Lacey [235] para consultar un resumen de la pandemia del cólera de los siglos XIX y XX.

Vibrio cholerae *toxígena O139 Bengala.* En octubre de 1992 comenzó una epidemia de enfermedad similar al cólera en Madrás, India, y se diseminó a Calcuta, Bangladesh y muchos otros lugares de la India y el sudeste de Asia.[293] La cepa no pudo identificarse como ninguno de los 138 tipos conocidos de *V. cholerae* y, por lo tanto, representó un nuevo serogrupo, O139 (sinónimo Bengala para indicar su primer aislamiento de las áreas costeras de la bahía de Bengala).[10] La cepa causó epidemias grandes del cólera en Bangladesh, India y países vecinos

y, durante una época, reemplazó en gran parte a las cepas de *V. cholerae* O1 en las áreas afectadas. De 1996 a 2002, la mayoría de los casos del cólera en Bangladesh fueron causados por *V. cholerae* O1 biotipo El Tor, pero en marzo del 2002 volvió a surgir *V. cholerae* O139 como el patógeno predominante.[114] Existen tres puntos importantes que deben considerarse en relación con este nuevo serotipo: (1) los síntomas relacionados con la infección por *V. cholerae* O139 sugieren que es indistinguible del cólera causado por *V. cholerae* O1 y debe tratarse con el mismo reemplazo rápido de líquidos, (2) la rápida propagación de *V. cholerae* O139 indica que la inmunidad preexistente frente a *V. cholerae* O1 ofrece poco o ningún beneficio protector, y los viajeros a las áreas afectadas no deben asumir que la vacunación contra el cólera les confiere protección contra la cepa *V. cholerae* O139, y (3) los métodos de identificación de laboratorio de *V. cholerae* O1 dependen de la detección del antígeno O1 sobre la superficie de la bacteria, por lo que no identifican la cepa nueva.[72] Nadir y cols.[301] informaron los rasgos fenotípicos, serológicos y toxígenos de *V. cholerae* O139 Bengala.

Cólera: hemisferio occidental. En enero de 1991, el cólera epidémico, que no se había diseminado a Sudamérica en el siglo XX, apareció de forma simultánea en varias ciudades costeras de Perú y se propagó con rapidez a toda Sudamérica y Centroamérica.[153,324]

Cólera: Estados Unidos. En los Estados Unidos, existe un foco ambiental pequeño de *V. cholerae* potencialmente epidémico a lo largo de la costa del Golfo.[216] El cólera causado por esta cepa se ha ligado en la mayoría de los casos a cangrejos mal cocidos u ostras crudas obtenidos de esta costa. En 1973 se notificó en Texas el primer caso del cólera en los Estados Unidos desde 1911.[446] A este caso le siguieron en 1978 informes de 11 casos en Louisiana y en 1981 con otros dos brotes en Texas que comprendieron 18 casos.[37] Se observó que los cangrejos obtenidos de estuarios cercanos eran el vehículo de la infección en los casos de Louisiana, mientras el más grande de los dos brotes de Texas se rastreó hasta la contaminación de arroz cocido después del enjuague accidental con agua del ambiente que contenía la cepa del brote.[214] Actualmente se sabe que en los Estados Unidos se adquirieron 44 infecciones por *V. cholerae* O1 toxígenas entre los años 1973 y 1987.[197] Todas fueron el resultado de las exposiciones en Louisiana y Texas cerca de la costa del Golfo. En 1991 se informaron 26 casos de cólera en los Estados Unidos, 18 de ellos vinculados con el brote de Sudamérica.[71] En 1992, se notificaron 103 casos de cólera en los Estados Unidos, 75 relacionados con un brote a bordo del vuelo de Aerolíneas Argentinas entre Argentina y Los Ángeles en febrero de 1992. En 1993 y 1994 se informaron 22 y 47 casos de cólera en los Estados Unidos, respectivamente. De estos casos, 65 (94%) se asociaron con viajes fuera del país. Tres de los casos fueron por *V. cholerae* O139 confirmados por cultivo en viajeros a Asia.[73] Entre los años 1995 y 2000 se notificaron 14 casos del cólera; seis relacionados con un foco ambiental endémico y ocho con mariscos importados.[294] Hasta el año 2015, el cólera seguía siendo poco habitual en los Estados Unidos y se adquiere con mayor frecuencia durante viajes a países donde circula *V. cholerae*.

Cólera no O1. Los serotipos no O1 de *V. cholerae* se han relacionado con casos aislados de enfermedad diarreica, aunque la mayoría de las cepas no O1 no producen la toxina del cólera, pero parecen originar una enterotoxina diferente. También se han aislado de heridas e infecciones sistémicas. En una revisión de bacteriemia por *V. cholerae* no O1, Safrin y cols.[368] informaron que la tasa de letalidad para 13 pacientes en quienes el resultado era conocido fue del 61.5%. La mayoría de los casos conocidos se han presentado en pacientes inmunodeprimidos, en particular con procesos hemáticos malignos o cirrosis. Pitrak y Gindorf[342] informaron un caso de celulitis bacteriémica causada por *V. cholerae* no O1 que se adquirió en un lago de agua dulce tierra adentro en el norte de Illinois.

***Fisiopatología de la gastroenteritis inducida por* Vibrio cholerae.** *V. cholerae* es el prototipo de los síndromes diarreicos en los que la enfermedad no es causada por invasión tisular de los microorganismos, sino a través de la producción de toxinas que interrumpen el intercambio intraintestinal habitual de agua y electrólitos. Las cepas toxígenas generan una toxina que se une al receptor sobre la membrana de la célula epitelial y activa la adenilatociclasa, produciendo altas concentraciones de monofosfato de adenosina cíclico (AMPc, *cyclic adenosine monophosphate*) e hipersecreción de sal y agua, lo que da lugar a la diarrea característica en "agua de arroz" del cólera. En el recuadro 8-4 se resume la secuencia paso por paso de la gastroenteritis inducida por *V. cholerae*. La figura 8-1 es una ilustración esquemática del mecanismo de acción de la toxina colérica. *Véanse* las publicaciones de Koper y cols., y Sack y cols.[208,366] para consultar una revisión extensa del cólera, incluyendo la patogenia y los factores de virulencia.

***Tratamiento y prevención de las infecciones por* Vibrio cholerae.** La tetraciclina destruye rápidamente la mayoría de los microorganismos de *V. cholerae*; sin embargo, la secreción de líquido puede persistir durante varias horas después del tratamiento por el efecto de la toxina que ya está unida a las células mucosas. La corrección de las pérdidas hidroelectrolíticas es esencial y se necesita hasta 1 L o más de líquido por hora. La antibioticoterapia (p. ej., trimetoprima-sulfametoxazol o tetraciclina) ayuda a disminuir la duración de la diarrea y a reducir el período de portación; no obstante, los antibióticos deben considerarse auxiliares de la rehidratación enérgica. Además,

---

RECUADRO 8-4

Secuencia que conduce a la gastroenteritis inducida por *V. cholerae*

1. Los microorganismos ingeridos en aguas contaminadas deben pasar primero las secreciones altamente ácidas del estómago. Se calcula que se necesitan 10^{10} microorganismos por mililitro para sobrevivir al pasaje gástrico en las personas sanas; tan sólo se necesitan alrededor de 100 microorganismos por mililitro en las personas hipoclorhídricas, ya sea debido a una gastrectomía previa o por la ingestión de antiácidos en el tratamiento de la enfermedad ulcerosa gástrica.

2. Para producir enfermedad, las células bacterianas de *V. cholerae* deben adherirse a las células epiteliales de la mucosa gástrica e intestinal. Estas bacterias son móviles y secretan mucina, dos propiedades que ayudan a la penetración de la capa protectora de mucina que reviste la superficie de la mucosa gastroentérica. La fijación de las bacterias es un mecanismo complejo que requiere el reconocimiento de un marcador de superficie sobre las células epiteliales por parte de las células bacterianas, al cual se pueden unir.

3. *V. cholerae* genera una molécula de enterotoxina compuesta por dos subunidades: A (activa) y B (de unión). La subunidad A está compuesta por dos péptidos: A_1 con actividad de toxina y A_2 que facilita la penetración de la subunidad A_1 en la célula. La subunidad B une la molécula de toxina a los receptores gangliósidos G_{M1} específicos de la toxina del cólera sobre la membrana de la célula epitelial intestinal. Hay cinco subunidades B por cada molécula de toxina dispuestas en un anillo alrededor de un centro que contiene la enzima A_1. La unión inicial ocurre rápidamente, seguida de un cambio conformacional lento en la molécula de la toxina que conduce a la internalización de la enzima A_1 en la célula hospedera; por lo tanto, existe una fase de latencia corta (15-60 min) entre el momento en el que se ingiere el agua infectada por cólera y el comienzo de los síntomas. A través de una serie de pasos, A_1 cataliza la ADP-ribosilación de la proteína reguladora G_S (estimuladora), que la mantiene en el estado activo. La proteína G_S actúa para regresar la adelinato ciclasa de su forma inactiva a su forma activa, lo que a su vez genera una elevación intracelular en el monofosfato de adenosina (AMP, *adenosine monophosphate*) cíclico (fig. 8-1).[282]

4. El AMP cíclico impide la reabsorción de iones sodio a través del borde en cepillo de la membrana (microvellosidades) de la célula epitelial intestinal y la excreción de bicarbonato de sodio y potasio en la luz intestinal. El quilo intestinal tiene altas concentraciones de sodio y cloro (isotónico), bicarbonato (dos veces la concentración del plasma) y potasio (3-5 veces la concentración del plasma). Por lo tanto, el agua pasa de forma pasiva desde las células epiteliales a la luz intestinal en respuesta a los altos gradientes de presión osmótica, siguiendo el viejo adagio: "donde va el sodio, va el agua".

5. Por lo tanto, existe una secreción difusa de líquido desde las células epiteliales intestinales y la acumulación de grandes cantidades de agua en la luz intestinal. El ritmo de producción de líquido aumenta entre 3 y 10 h después de la exposición. La pérdida de líquido persiste hasta durante cinco días en los pacientes que no reciben antibióticos, después de lo cual las células bacterianas del intestino se eliminan por un mecanismo desconocido del hospedero. El resultado son grados variables de deshidratación y desequilibrio electrolítico que pueden conducir a acidosis metabólica, hipocalemia, *shock* y muerte en los casos extremos.

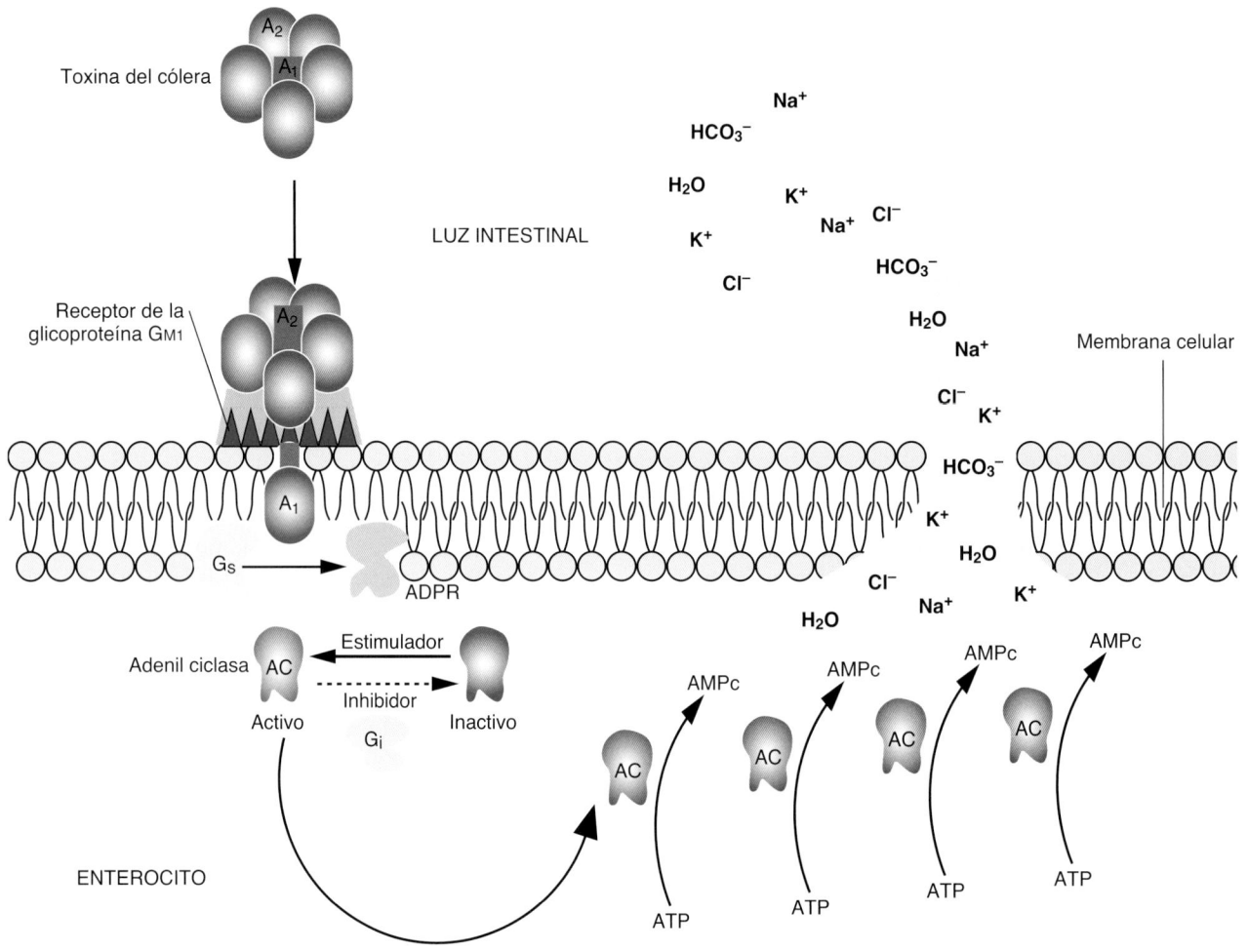

FIGURA 8-1 Acción de la toxina del cólera (*véanse* los detalles en el recuadro 8-4).

durante las últimas décadas han surgido cepas de *V. cholerae* resistentes a los antibióticos.[294,366] Se puede disminuir el riesgo del cólera y diarrea del viajero siguiendo la regla general "hervir, cocinar, pelar u olvidar". Los viajeros no deben consumir lo siguiente en general: (1) agua no hervida ni tratada, ni hielo fabricado con esta agua, (2) alimentos o bebidas de vendedores ambulantes, (3) pescado y mariscos crudos o parcialmente cocidos, incluido el ceviche, y (4) verduras mal cocidas. Las ensaladas frías de mariscos pueden ser particularmente peligrosas. Se ha realizado un trabajo considerable en relación con el desarrollo de vacunas contra el cólera que se administren por vía oral.[366] Dos vacunas orales están autorizadas en varios países fuera de los Estados Unidos. Una está conformada por microorganismos de *V. cholerae* destruidos en conjunto con la subunidad cólera B, la otra es una mutante avirulenta de *V. cholerae*. En este momento no se comercializa ninguna vacuna contra el cólera en los Estados Unidos.

Vibriones no coléricos. La mayoría de los casos de infecciones por vibriones en los Estados Unidos fueron causados por especies no epidémicas distintas de *V. cholerae*. En la tabla 8-9 se mencionan el hábitat natural y la distribución geográfica, los medios de cultivo necesarios para el aislamiento óptimo, las reacciones bioquímicas clave y los síndromes clínicos

relacionados con las especies no coléricas de importancia médica. Aunque estas especies de vibriones son "no coléricas", no deben subestimarse, ya que muchas cepas pueden causar una enfermedad diarreica grave, además de las infecciones extraintestinales que pueden conducir a una septicemia mortal. En la mayoría de las infecciones, los síntomas son menos graves y de corta duración que los que se padecen en el cólera epidémico clásico.

Algunas especies de vibriones no coléricos producen enterotoxinas similares a las descritas para *V. cholerae*. Además, algunas especies producen enfermedad invasora y simulan mejor la disentería por *Shigella*; otras especies, en particular *V. vulnificus*, pueden invadir los ganglios linfáticos intestinales y causar septicemia. Las afecciones extraintestinales secundarias a *Vibrio* son por lo general infecciones de heridas cutáneas u otitis externa, por contaminación de la piel al nadar o navegar en aguas marinas infectadas, o después de manipular mariscos crudos contaminados.[276,377] A continuación se presenta un breve resumen de la microbiología y los síndromes clínicos asociados con cada una de las especies de *Vibrio* no coléricas de las cuales se ha informado que causan infecciones en humanos.

Vibrio alginolyticus. V. alginolyticus fue clasificado originalmente como el biotipo 2 de *V. parahaemolyticus*. Buena parate de

TABLA 8-9 Características de las especies de *Vibrio* de importancia clínica distintas de *V. cholerae*

Especie	Hábitat natural, distribución geográfica, modos de infección en humanos	Medios para el crecimiento óptimo en cultivos de laboratorio	Reacciones bioquímicas clave		Síndromes clínicos
V. alginolyticus	Hábitat: medioambiente marino. Infección: exposición de la piel traumatizada a agua salada o animales infectados.	Suplemento de NaCl necesario para el crecimiento en medios no selectivos. Crece en agar sangre y medios entéricos. Colonias amarillas en agar (TCBS).	Lisina Arginina Voges-Proskauer NaCl al 8% NaCl al 10%	+ – + + V	Relacionado con infecciones de tejidos blandos; parece también tener un papel etiológico en las infecciones de heridas y de oído.
V. damsela grupo EF-5 de los CDC (transferido al género *Photobacterium*)	Hábitat: medio ambiente marino. Infección: exposición de la piel lesionada o de heridas traumáticas a animales marinos infectados o agua marina contaminada.	Requiere NaCl al 1% en medios de cultivo no selectivo. Buen crecimiento en agar sangre. Colonias verdes en agar TCBS. Crecimiento óptimo a 25 °C.	Arginina Voges-Proskauer Fermentación: Glucosa Manitol Galactosa Trehalosa	+ + + – + +	Relacionado con infecciones de heridas humanas.
V. fluvialis	Hábitat: todo el mundo; endémico en Bangladesh. En los Estados Unidos: costa del Golfo, Nueva York y estuarios de la costa noroccidental del Pacífico. Infección: ingestión o contacto con agua contaminada.	El suplemento de Na⁺ de los medios de cultivo es menos crítico que para otras especies de *Vibrio* halófilas. Colonias amarillas en agar TCBS.	Arginina NaCl al 6% Glucosa (gas) Hidrólisis de esculina Aminovalerato Glutarato	+ + – – + –	Gastroenteritis y síndrome diarreico similares al cólera: diarrea acuosa, vómitos, deshidratación; probablemente inducidos por enterotoxina.
V. furnissii	Hábitat: endémico en las aguas marinas y los estuarios de Asia. Infección: ingestión o contacto con agua contaminada.	Se requiere suplemento de Na⁺ para lograr crecimiento óptimo en medios de cultivo no selectivos. Colonias amarillas en agar TCBS.	Glucosa (gas) Hidrólisis de esculina Aminovalerato Glutarato	+ – – +	Aislado en pacientes con diarrea y gastroenteritis, sobre todo turistas que regresan de Asia.
V. hollisae (transferido al género *Grimontia*)	Hábitat: medio ambiente marino en la costa del Golfo y los estados de la bahía de Chesapeake. Infección: consumo de mariscos crudos.	Suplemento de NaCl al 1-2% necesario para el crecimiento. Escaso crecimiento en agar TCBS o de MacConkey. Cribado para colonias oxidasa positivas en agar sangre.	Indol Lisina Arginina Ornitina Motilidad (después de 7 días) Urea	+ – – – – –	Aislado en pacientes con diarrea y gastroenteritis. Se informa la invasión del torrente circulatorio en pacientes con anomalías hepáticas.
V. metschnikovii	Hábitat: en todo el mundo en aguas dulces y marinas salobres, ríos, aguas de desecho; también en camarones, cangrejos y langostas. Infección: causa del cólera de las aves de corral; exposición o ingestión de agua o animales contaminados.	Crece bien en la mayoría de los medios de aislamiento de laboratorio. El suplemento de sodio no es tan crítico como para otros vibriones halófilos. Colonias amarillas en agar TCBS.	Oxidasa Nitrato Voges-Proskauer	– – +	Relacionado con casos raros y aislados de infecciones humanas: septicemia, infecciones urinarias, heridas, peritonitis.
V. mimicus	Hábitat: aguas costeras y ostras y camarones. Infección: ingestión de mariscos mal cocidos (sobre todo ostras).	Crece en medios de aislamiento entérico. Colonias verdes en TCBS.	Sacarosa Manitol Ornitina Lipasa Voges-Proskauer Polimixina	– + + V – S	Síndrome diarreico relacionado con la producción de toxinas termolábiles y termoestables; también infecciones óticas del nadador.
V. parahaemolyticus	Hábitat: distribución mundial en aguas dulces y saladas. Endémico en Japón. Infección: ingestión de mariscos contaminados: peces y mariscos crudos.	Crece bien en la mayoría de los medios de aislamiento de laboratorio. El suplemento de sodio no es tan crítico como para otros vibriones halófilos. Colonias amarillas en agar TCBS.	Lisina Arginina Voges-Proskauer Lactosa Salicina Ureasa Indol	+ – – – – V +	Gastroenteritis aguda: náuseas, vómitos, cólicos abdominales, fiebre, escalofríos. Prueba de Kanagawa positiva (hemólisis clara en medios preparados específicamente). Extraintestinales: heridas y septicemia.
V. vulnificus (*Vibrio* lactosa positivo)	Hábitat: agua costera y estuarios. Infección: ingestión de ostras crudas; exposición de heridas traumáticas a animales marinos infectados o agua contaminada.	Crece en medios de aislamiento entérico. Colonias verdes en TCBS.	Lactosa Lisina Arginina Salicina	+ + – +	Septicemia potencialmente mortal; mortalidad del 50%. Alta asociación con enfermedad hepática preexistente. Las heridas son dolorosas, con necrosis cutánea y muscular.

S, sensible, 90% o mayor; +, 90% o más de las cepas son positivas; –, 90% o más de las cepas son negativas; V, 11-89% de las cepas positivas.

los aislamientos se obtienen de heridas superficiales[109,271,338,374] o del oído externo.[159,197] También se ha comunicado conjuntivitis,[256] gastroenteritis aguda,[350] bacteriemia[44,109,194] y fascitis necrosante[143] causadas por *V. alginolyticus*.

Vibrio cincinnatiensis. La infección humana provocada por esta especie de *Vibrio* resulta rara. Se aisló en sangre y líquido cefalorraquídeo de un paciente de 70 años con bacteriemia y meningitis.[46] El individuo fue tratado con ampicilina (día 1) y moxalactam durante nueve días, y se recuperó sin complicaciones.

Vibrio damsela (Photobacterium damsela). P. damsela, antes conocido como grupo EF-5 de los CDC, se ha informado como causa de infecciones de heridas en humanos, particularmente después de la exposición a agua salada.[86,177,225] La mayoría de las cepas son resistentes a penicilina y sensibles a gentamicina, cloranfenicol y tetraciclina. MacDonell y Colwell[261] propusieron cambiar *V. damsela* al género *Listonella*. Después, Smith y cols. sugirieron que *L. damsela* debería reasignarse al género *Photobacterium*.[386]

Vibrio fluvialis. Antes conocido como *grupo EF-6 de los CDC*, *V. fluvialis* se ha aislado de humanos con diarrea. Esta especie se aisló a partir de cultivos de heces de más de 500 pacientes con diarrea en el Cholera Research Laboratory en Bangladesh durante nueve meses entre 1976 y 1977.[184] En los Estados Unidos, el microorganismo se aisló de la herida de un paciente en Hawái; en agua y sedimento en la bahía de Nueva York; en mariscos de Louisiana; en agua y mariscos de los estuarios de la región del Pacífico noroccidental; en un hombre de 81 años de edad con diarrea, de Laredo, Texas;[408] en heces de un lactante de un mes de vida;[169] y en heces de un hombre de 43 años de edad con sida.[176]

Vibrio furnissii. Antes conocido como *V. fluvialis* biogrupo 2, *V. furnissii* se aisló de pacientes con gastroenteritis aguda en al menos dos brotes de intoxicación alimentaria[48] y de las heces de un lactante de un mes de edad.[169]

Vibrio harveyi. V. harveyi (antes conocido como *V. carchariae*)[334] es un patógeno de los tiburones, aunque se informó el caso de una infección de herida en una niña de 11 años de edad atacada por un tiburón mientras caminaba por el agua hasta el nivel de las rodillas en la costa de Carolina del Sur.[333] *V. harveyi* puede diferenciarse de especies similares por métodos bioquímicos (*V. alginolyticus*, *V. parahaemolyticus* y *V. vulnificus*) por hidrólisis negativa de gelatina a 22 °C, motilidad negativa a 36 °C y reacción de ornitina descarboxilasa negativa. Las otras especies tienen reacciones opuestas.

Vibrio hollisae (Grimontia hollisae). Antes conocido como *grupo EF-13 de los CDC*, y reclasificado como *Grimontia hollisae* en el 2003,[420] se ha aislado principalmente en muestras de heces de personas con diarrea, dolor abdominal y antecedente de ingestión de mariscos crudos.[4,168,295] Se han descrito casos infrecuentes de infección sistémica causada por *G. hollisae* y con mayor frecuencia involucran una sepsis bacteriana en personas con alteraciones inmunitarias subyacentes.[173,258,348] Las pruebas sugieren que *G. hollisae* puede compartir con *V. vulnificus* una predilección por la invasión del torrente sanguíneo en personas con anomalías hepáticas.[348]

Vibrio metschnikovii. V. metschnikovii, antes grupo entérico 16 de los CDC, se aísla con frecuencia del ambiente, pero pocas veces de muestras clínicas de humanos. El primer caso documentado de infección en humanos fue de la sangre de un paciente con colecistitis en el Cook County Hospital en Chicago.[198] Recientemente, Hansen y cols. informaron dos casos de septicemia por *V. metschnikovii*: un caso mortal en un paciente con cirrosis hepática, insuficiencia renal y diabetes; y otro de una mujer de 82 años con problemas respiratorios y una lesión infectada en la pierna, quien fue tratada con éxito.[160] Las cepas aisladas en humanos remitidas a los CDC para identificación incluyen dos provenientes de muestras de orina y cuatro de fuentes desconocidas.[112]

Vibrio mimicus. Antes clasificado como *V. cholerae* sacarosa negativo, *V. mimicus* se ha aislado en mariscos y agua, y en heces diarreicas de humanos e infecciones de oído.[92,377]

Vibrio parahaemolyticus. Causa gastroenteritis en humanos después de la ingestión de mariscos contaminados,[294] cuyo mecanismo no ha sido dilucidado. Desde 1996 se ha informado la propagación pandémica de infecciones por *V. parahaemolyticus* secundarias a un único clon en varios países asiáticos.[426] Los síntomas incluyen diarrea acuosa y a veces sanguinolenta, cólicos abdominales, náuseas, vómitos, fiebre leve y escalofríos. La enfermedad suele ser leve o moderada, tiende a autolimitarse y dura 2-3 días. Además, se han descrito infecciones extraintestinales por *V. parahaemolyticus*, principalmente de heridas en contacto con agua salada, aunque pocas veces se informó una septicemia primaria.[294] Surgió un biotipo urea positivo que ha sido la causa de varios brotes recientes, a menudo asociados con la ingestión de ostras crudas contaminadas.[5,238,310,313] Janda y cols.[197] revelaron que el 70% de los cultivos de *V. parahaemolyticus* enviados para su identificación al Laboratorio de Enfermedades Microbianas del Departamento de Salud de Berkeley, California, fueron ureasa positivos. Se han informado hallazgos similares en la costa noroccidental del Pacífico.[217]

Más del 95% de las cepas de *V. parahaemolyticus* aisladas de pacientes con diarrea son Kanagawa positivas, es decir, hemolizan los eritrocitos humanos en agar de Wagatsuma.[206] La hemolisina es tanto citotóxica como cardiotóxica. Únicamente alrededor del 1% de las cepas aisladas de ambientes marinos son Kanagawa positivas.[197] Ello implica que la actividad de hemolisina de Kanagawa se relaciona con la patogenia de la gastroenteritis por *V. parahaemolyticus*. Sin embargo, la relación de hemolisina de Kanagawa con la patogenia nunca se demostró y, de hecho, Honda y cols.[180] informaron que 11 de 12 cepas de *V. parahaemolyticus* aisladas en pacientes durante un brote de gastroenteritis en 1985 en las Maldivas fueron Kanasawa negativas. Por lo general, la rehidratación es el único tratamiento necesario.

Vibrio vulnificus. Antes clasificado en el grupo EF-3 de los CDC; en un inicio, Hollis y cols. lo denominaron *Vibrio* lactosa positivo en 1976.[177] *V. vulnificus* es una especie particularmente virulenta relacionada con infecciones de heridas después de la exposición a agua salada contaminada, y con septicemias primarias y muerte después de la ingestión de mariscos contaminados (habitualmente ostras crudas).[74,78,294] Las infecciones sépticas se asocian con una alta tasa de mortalidad (40-60%).[197] Los microorganismos alcanzan el torrente circulatorio e invaden la mucosa intestinal. Los pacientes con enfermedad hepática son particularmente susceptibles a septicemia.[38,111,407]

Las afecciones médicas que predisponen a la bacteriemia por *V. vulnificus* incluyen la disfunción hepática y los síndromes que llevan a un aumento del depósito de hierro: cirrosis crónica, hepatitis, talasemia mayor, hemocromatosis y antecedentes de ingestión de cantidades considerables de alcohol.[197] Los síntomas principales relacionados con la sepsis son fiebre, escalofríos y vómitos, los cuales comienzan aproximadamente 38 h después de ingerir ostras crudas. La diarrea no suele ser un componente del síndrome.

Métodos de aislamiento de vibriones en el laboratorio. Existen cuatro posibles abordajes de laboratorio para el aislamiento de las especies de *Vibrio* de muestras clínicas:

1. Utilizar procedimientos habituales y no realizar ningún esfuerzo específico por buscar especies de *Vibrio*.
2. Emplear procedimientos y medios de siembra habituales y buscar colonias oxidasa positivas.
3. Incorporar agar tiosulfato-citrato-bilis-sacarosa (TCBS) como placa adicional para cultivos de heces y otras muestras probables, como las de heridas, sangre, ojo y oído.
4. Utilizar otros procedimientos especiales para mejorar el aislamiento de *V. cholerae*, *V. parahaemolyticus* y otras especies de *Vibrio*.

Para los laboratorios del Medio Oeste de los Estados Unidos, donde los cultivos positivos para especies de *Vibrio* pueden ser pocos, parece más apropiado el primer o segundo abordaje. En los laboratorios cercanos a los océanos, en particular los localizados en las áreas endémicas, puede estar indicado el tercero o cuarto abordaje. Sin embargo, las desventajas del uso sistemático de agar TCBS son el mayor coste para un aislamiento relativamente bajo y que es posible que algunas especies o cepas de *Vibrio* no crezcan bien en agar TCBS. Informar al personal de laboratorio cuando se sospechan casos clínicos de cólera o infecciones extraintestinales por *Vibrio* puede ser útil. En estos casos, todavía puede indicarse el uso de un medio selectivo o enriquecimiento en caldo alcalino, que se explicará en una sección posterior. En estos casos se puede ofrecer un cultivo para *Vibrio*. Sin embargo, cuando se considera esta posibilidad, es importante que el personal médico conozca en qué casos se deben solicitar estas pruebas para garantizar su uso adecuado.

Recolección y procesamiento de muestras, y selección de medios. Se debe notificar al personal de laboratorio si el médico sospecha un síndrome colérico o infecciones extraintestinales por especies de *Vibrio*. Las muestras deben recolectarse tan pronto como se presente la enfermedad. En los estadios diarreicos agudos de la enfermedad, las muestras pueden recolectarse del recto con una sonda de goma blanda o un hisopo, o de una pequeña porción de las heces líquidas evacuadas. El cultivo del vómito también puede producir microorganismos, sobre todo en las primeras etapas de la enfermedad.

Las muestras deben transportarse en recipientes cerrados para preservar la humedad y deben transferirse a medios de cultivo lo antes posible. En general, las especies de *Vibrio* son muy sensibles al desecamiento, la exposición a la luz solar y el desarrollo de un pH ácido. También son inhibidas con facilidad por la flora intestinal normal o por microorganismos contaminantes. Si no se pueden preparar cultivos de inmediato, las especies de *Vibrio* se mantienen viables en medio de transporte semisólido de Cary-Blair durante un período prolongado. Se debe evitar el uso de un medio de transporte salino con glicerol y amortiguador. Si no se cuenta con un medio de transporte, se puede embeber en la muestra de heces una tira de 5 × 1.25 cm de papel absorbente grueso, colocarla en una bolsa de plástico sellada y después enviarla al laboratorio de referencia más cercano.[215] Las muestras en las que se sospechen especies de *Vibrio* deben inocularse en agar sangre de carnero al 5% y agar de MacConkey. Cada supervisor de laboratorio debe determinar si también se tiene que inocular una placa de agar TCBS, un tubo de enriquecimiento alcalino con agua peptonada, o ambos, de acuerdo con la prevalencia de las enfermedades relacionadas con *Vibrio* en cada localidad. Si no se utiliza agar TCBS, se deben evaluar las colonias hemolíticas que aparecen en agar sangre de carnero después de una incubación durante toda la noche para detectar actividad de la citocromo-c-oxidasa. Se puede tocar de forma individual y evaluar de inmediato cada colonia representativa para la reacción de oxidasa utilizando el reactivo de Kovac, o se puede dejar caer 1 o 2 gotas de este reactivo en un área sobre la superficie de la placa donde se presentan las colonias sospechosas. El desarrollo rápido de color azul indica una prueba positiva. Las colonias oxidasa positivas pueden transferirse a agar TCBS para la identificación de otras especies utilizando métodos bioquímicos y otras carcterísticas.

Los caldos de enriquecimiento con agua peptonada alcalina (APW, *alkaline peptone water*) deben cultivarse en agar TCBS para una mejor evaluación de las colonias que crecen después de otras 24-48 h de incubación. El APW que contiene peptona al 1% y NaCl al 1% a un pH de 8.6 es un caldo de enriquecimiento de uso simple que puede recomendarse en situaciones en las que se anticipan bajos recuentos de microorganismos en la muestra (p. ej., en estadios de convalecencia de la enfermedad). El pH alto del medio sirve para suprimir el crecimiento de muchas bacterias intestinales comensales, mientras permite la multiplicación desinhibida de *V. cholerae*. Se deben realizar subcultivos en agar TCBS o agar gelatina en un plazo de 12-18 h, ya que otros microbios pueden comenzar a crecer de forma exagerada en el caldo después de una incubación prolongada. El APW también es un medio de transporte excelente si las muestras no pueden entregarse de inmediato al laboratorio para su procesamiento. Se recomienda colocar aproximadamente 1 mL de líquido o 1 g de heces formadas en 10 mL de APW en un tubo con tapa de rosca; como alternativa, se pueden colocar exudados rectales en un tubo que contenga 1-2 mL de APW.[215]

Identificación presuntiva de especies de Vibrio *en función de la morfología colonial y microscópica.* Los vibriones crecen con facilidad en la mayoría de los medios de aislamiento; el desarrollo de todas las especies aumenta al agregar NaCl al 1% al medio. En los casos típicos, las colonias son lisas, convexas, de consistencia cremosa, blanco grisáceas, y tienen bordes continuos. A veces se encuentran colonias rugosas que se adhieren al agar. Algunos vibriones marinos pueden moverse de forma ascendente sobre la superficie de los medios de agar, relacionados con la formación de células largas con flagelos laterales. Este fenómeno no se observa en la mayoría de las cepas aisladas en humanos.

Microscópicamente, se observan bacilos gramnegativos rectos o curvos (lám. 8-2D). La característica curva de las células se puede observar mejor en la fase estacionaria temprana en los cultivos en caldo; en la fase de crecimiento logarítmico, se entremezclan formas cocoides rectas o redondas. Aunque puede establecerse un diagnóstico presuntivo de cólera observando una gran cantidad de bacilos curvos en las muestras de heces con tinción directa de Gram, se necesita el aislamiento del microorganismo en cultivo para la identificación definitiva.

Las reacciones diferenciales en agar TCBS son útiles para hacer una identificación presuntiva de *V. cholerae*, *V. alginolyticus*, *V. parahaemolyticus* y *V. vulnificus*. Después de 18-24 de incubación en agar TCBS, *V. cholerae* crece como colonias amarillas lisas, de 2-4 mm de diámetro con un centro opaco y una periferia transparente (lám. 8-2A). Las colonias de *V. alginolyticus*, que también fermentan sacarosa, también producen colonias amarillas en agar TCBS; *V. parahaemolyticus* y *V. vulnificus*, que no utilizan sacarosa, generan colonias verdes azuladas (lám. 8-2B). En agar gelatina, *V. cholerae* crece como colonias transparentes rodeadas de un halo opaco que indica licuefacción de la gelatina (lám. 8-2C). O'Brien y Colwell describieron un agar de taurocolato-telurito-gelatina modificado para la diferenciación entre *V. cholerae* (β-galactosa positivo) y *V. parahaemolyticus* (β-galactosa negativo) en función de la hidrólisis de

4-metilumbeliferil-β-D-galactosa, además de la determinación de hidrólisis de gelatina y reducción de telurito.[314]

Caracterización bioquímica e identificación de laboratorio de las especies de *Vibrio*.

Los miembros del género *Vibrio* son anaerobios facultativos que tienen un metabolismo tanto respiratorio como fermentativo. Sin embargo, como crecen y reaccionan en medios de prueba para hidratos de carbono designados para el metabolismo fermentativo, se clasifican en el grupo de fermentadores. El hábitat natural para las especies de *Vibrio* es acuático, tanto en agua dulce como salada. El crecimiento y la reactividad bioquímica de la mayoría de las especies aumentan en medios de prueba diferenciales complementados con NaCl al 1% y al 2%.

La mayoría de las especies de *Vibrio* son capaces de producir citocromo-c-oxidasa, una característica que las separa de *Enterobacteriaceae*. Por lo tanto, se incluyen en el grupo de fermentadores oxidasa positivos (*Aeromonas* spp., *Plesiomonas* spp. y *Chromobacterium* spp.), de los cuales se deben diferenciar (tabla 8-10). Como *V. cholerae* fermenta glucosa, se observa una reacción que combina profundidad ácida/agar inclinado (pico de flauta) alcalino en agar hierro de Kligler. Como también se fermenta sacarosa, se observa una reacción de profundidad ácida/porción inclinada ácida en agar triple azúcar hierro. *V. cholerae* produce descarboxilasa tanto de lisina como de ornitina.

Los trabajadores de laboratorio que utilizan agar lisina hierro para evaluar las cepas aisladas en heces pueden observar que *V. cholerae*, *A. hydrophila* y *P. shigelloides* generan una combinación agar inclinado violeta/profundidad violeta por la descarboxilación de lisina. Se puede utilizar arginina para separar *V. cholerae* (negativo) de *Aeromonas* y *Plesiomonas* (positivo). La mayoría de las cepas de *A. hydrophila* hidrolizan la esculina, lo que las distingue de otros microorganismos incluidos en la tabla 8-10. Las diferencias en la utilización de lactosa, sacarosa, manitol e inositol también sirven para diferenciar estos géneros.

V. cholerae, incluido el biotipo El Tor, se puede distinguir de otras especies de *Vibrio* por su capacidad para generar una prueba del hilo positiva (lám. 8-2E). Para realizar esta prueba, se mezclan colonias bacterianas con algunas gotas de desoxicolato de sodio al 0.5% en un portaobjetos de vidrio. Se introduce un asa para inoculación en la mezcla y se le separa de la gota. *V. cholerae* produce un hilo largo que se vuelve más firme después de 60 s o más (otros vibriones pueden presentar una reacción de la cuerda inicial que disminuye o desaparece 45-60 s más tarde). La aglutinación positiva en portaobjetos con

TABLA 8-10 Bacilos gramnegativos fermentadores, oxidasa positivos: características diferenciales de *Aeromonas hydrophila*, *Plesiomonas shigelloides*, *Chromobacterium violaceum* y *Vibrio cholerae*

Características	A. hydrophila	P. shigelloides	C. violaceum	V. cholerae
Agar hierro de Kligler (agar inclinado/profundidad/sulfuro de hidrógeno)	K/A/−	K − A/A/−	K/A/−	K/A/−
Catalasa	+	+	+	+
Esculina	+	−	−	−
Motilidad	+	+	+	+
ONPG	+	+	−	+
Indol	+	+	−	+
Voges-Proskauer	(+)	−	−	(−)
Lisina descarboxilasa	+	+	−	+
Ornitina descarboxilasa	−	+	−	+
Hidratos de carbono:				
Lactosa	(−)	(+)	−	−
Sacarosa	+	−	(−)	+
Manitol	+	−	−	+
Inositol	−	+	−	−
Crecimiento en peptona al 1% con:				
NaCl al 0%	+	+	+	+
NaCl al 7%	−	−	−	−
NaCl al 11%	−	−	−	−

+, 90% o más de las cepas son positivas; (+), 51-89% de las cepas son positivas; (−), 51-89% de las cepas son negativas; −, 90% o más de las cepas son negativas; V, variable; K/A, agar inclinado alcalino/profundidad ácida; K − A/A, agar inclinado alcalino a ácido/profundidad ácida; ONPG, *o*-nitrofenill-β-D-galactopiranósido.

TABLA 8-11 Diferenciación entre los biotipos de *Vibrio cholerae*

Prueba	Clásico	El Tor
Prueba de la cuerda	+	+
β-hemolítico en sangre de carnero	–	+
Prueba CAMP	–	+
Prueba de Voges-Proskauer	–	+
Aglutinación de eritrocitos de pollo	–	+
Sensibilidad a 50 U de polimixina B	S	R
Sensibilidad a fago IV	S	R

+, prueba positiva; –, prueba negativa; S, sensible; R, resistente.

antisuero O polivalente también es útil para diferenciar *V. cholerae* de otras cepas relacionadas de manera estrecha (lám. 8-2F). El biotipo El Tor puede distinguirse de las cepas clásicas de *V. cholerae* por varias características (tabla 8-11). Las cepas El Tor son activamente β-hemolíticas en agar sangre (lám. 8-2G) y son capaces de aglutinar eritrocitos de pollo (lám. 8-2H). La prueba de los eritrocitos de pollo se realiza mezclando eritrocitos de pollo lavados de un asa de siembra (suspensión al 2.5% en solución salina) con células bacterianas de un cultivo puro por evaluar. El agrupamiento visible de los eritrocitos indica el biotipo El Tor, a diferencia de las cepas O1 clásicas de *V. cholerae,* que no cuentan con esta propiedad. Las cepas clásicas de *V. cholerae* son sensibles a 50 UI de polimixina B en la prueba de difusión en disco; las cepas El Tor son resistentes. Las cepas El Tor también son Voges-Proskauer positivas, mientras que las cepas clásicas de *V. cholerae* son Voges-Proskauer negativas. Lesmana y cols.[255] describieron una prueba CAMP modificada para diferenciar el biotipo clásico (CAMP negativo) del biotipo El Tor (CAMP positivo fuerte). Las cepas *V. cholerae* O139 también demuestran una reacción CAMP positiva fuerte, mientras que las cepas no O1 y no O139 presentan una reacción CAMP positiva débil. La prueba se realiza inoculando una cepa de *S. aureus* productora de β-lisina (ATCC 25178) en una placa de agar sangre de carnero al 5%, haciendo una única línea recta y luego inoculando las especies de *Vibrio* por evaluar en una línea perpendicular a la estría de *S. aureus* y a algunos milímetros de ella. Las placas se incuban en una jarra de anaerobiosis por extinción con vela a 37 °C durante 18-20 h y se observan para detectar zonas de hemólisis sinérgica (protocolo 8-1). Para los laboratorios con la capacidad de realizar pruebas de sensibilidad a fagos IV, las cepas El Tor son resistentes a este fago.

Como primer paso en la identificación de especies de *Vibrio*, Kelly y cols.[215] diseñaron un esquema dicotómico para dividirlas en seis grupos en función de sus reacciones con siete pruebas: requerimiento de NaCl al 1% para el crecimiento en caldo con nutrientes, producción de oxidasa, reducción de nitrato a nitrito, fermentación de *mio*inositol y producción de arginina dihidrolasa, lisina descarboxilasa y ornitina descarboxilasa. Su esquema se ilustra en la tabla 8-12. El agrupamiento de las especies de esta manera brinda una identificación presuntiva

simple de la mayoría de las cepas clínicas. Se pueden obtener otras reacciones clave y una correlación clínica consultando la tabla 8-9. Overman y cols.[322] recomendaron el uso de la banda API 20E* para realizar las pruebas bioquímicas necesarias para la identificación de los miembros más frecuentes de *Vibrionaceae*. Sin embargo, una evaluación más reciente de los sistemas de identificación comerciales demostró que los seis métodos identificaban correctamente sólo el 63-81% de las especies de *Vibrio* evaluadas.[315] Para *V. cholerae* en particular, la precisión varió del 50 al 97%. En consecuencia, los autores concluyeron que se deben tomar precauciones extremas en la interpretación de los resultados de los sistemas comerciales de identificación de las especies de *Vibrio*.

Métodos distintos al cultivo. Se creó una prueba de tira reactiva inmunocromatográfica para la detección rápida de *V. cholerae* O1 y O139 en muestras de heces. En una evaluación de la prueba en Madagascar y Bangladesh, donde el cólera es endémico, la sensibilidad varió del 94 al 100% y la especificidad del 84 al 100%.[305] Bhuiyan y cols. modificaron el procedimiento realizando un enriquecimiento durante 4 h en APW antes del estudio con la tira reactiva.[35] Con este otro paso, la sensibilidad y especificidad fueron del 96 y 92%, respectivamente, para *V. cholerae* O1, y del 93 y 98% para *V. cholerae* O139.

MALDI-TOF MS. Rychert y cols.[365] evaluaron la plataforma de MALDI-TOF MS Vitek MS v2* con Knowledgebase 2.0* (bioMérieux, Marcy l'Étoile, Francia). Vitek MS identificó las 42 cepas de *V. cholerae* O1 y O139, y 7 de 9 cepas no O1/O139. Cheng y cols.[77] evaluaron la MALDI-TOF MS Bruker Biotyper*(Bruker Daltonics Inc., Billerica, MA) en relación con su capacidad para identificar las especies de *Vibrio* con confirmación genética que se aislaron de pacientes con septicemia. Bruker MS identificó todas las cepas de *V. vulnificus* (n = 20), *V. parahaemolyticus* (n = 2) y *V. fluvialis* (n = 1), pero ninguna de las cepas de *V. cholerae* que no pertenecen a los serogrupos O1 y O139 (n = 33) a nivel de especie porque *V. cholerae* no se incluyó entre las 53 especies de *Vibrio* que se encuentran en la biblioteca del MALDI-TOF MS Bruker Biotyper (DB 5627).

Listonella, Photobacterium y *Shewanella*

MacDonell y Colwell[261] propusieron reestructurar *Vibrionaceae* para incluir a dos géneros nuevos, *Listonella* y *Shewanella*, en la familia. Mediante estudios de secuenciación de ribonucleótidos ARNr 5S un poco complejos y análisis de agrupamiento, estos autores concluyeron que varias especies de *Vibrio*, en especial *V. anguillarum*, *V. pelagius* y *V. damsela* se deben transferir al nuevo género propuesto, *Listonella*, como *L. anguillara*, *L. pelagia* y *L. damsela*. A partir de estos estudios también concluyeron que *Alteromonas* (*Pseudomonas*) *putrefaciens* y *Alteromonas hanedai* deben comprender el género nuevo *Shewanella* junto con una nueva especie propuesta: *Shewanella benthica*. Después del trabajo de McDonell y Colwell, Smith y cols. sugirieron que *L. damsela* fuera reasignado al género *Photobacterium* como *P. damsela*, en función de los datos fenotípicos.[386] Los miembros de los géneros *Listonella*, *Photobacterium* y *Shewanella* se relacionan con un ambiente marino y son patógenos para los peces.

Los miembros del género *Shewanella* (en especial *S. putrefaciens*) son bacilos gramnegativos rectos o curvos móviles

TABLA 8-12 Pruebas diferenciales clave para dividir las 12 especies de importancia clínica de *Grimontia*, *Photobacterium* y *Vibrio* en seis grupos

Prueba	Grupo 1		Grupo 2	Grupo 3	Grupo 4	Grupo 5			Grupo 6			
	V. cholerae	*V. mimicus*	*V. metschnikovii*	*V. cincinna-tiensis*	*G. hollisae*	*P. damsela*	*V. fluvialis*	*V. furnissii*	*V. alginolyticus*	*V. parahae-molyticus*	*V. vulnificus*	*V. carchariae*
Crecimiento en el caldo de nutrientes												
Sin agregado de NaCl	+	+	−	−	−	−	−	−	−	−	−	−
Con agregado de NaCl al 1%	+	+	+	+	+	+	+	+	+	+	+	+
Oxidasa	+	+	−	+	+	+	+	+	+	+	+	+
Nitrato → nitrito	+	+	−	+	+	+	+	+	+	+	+	+
Fermentación de *mio*inositol	−	−	V	+	−	−	−	−	−	−	−	−
Arginina dihidrolasa	−	−	V	−	−	+	+	+	−	−	−	−
Lisina descarboxilasa	+	+	V	V	−	V	−	−	+	+	+	+
Ornitina descarboxilasa	+	+	V	−	−	−	−	−	V	+	V	−

Todos los datos son para reacciones dentro de los dos días de 35-37 °C; +, la mayoría de las cepas (en general 90-100%) son positivas; −, la mayoría de las cepas son negativas (en general 0-10% positivas); V: variable, entre 10 y 89% son positivas. Los resultados clave están sombreados. Datos de la referencia 215.

por medio de un único flagelo polar. Las colonias características tienen forma de cúpula, son circulares, ligeramente viscosas o mucoides, y suelen ser pardas rojizas o de color rosa salmón. Tienen actividad de citocromo-c-oxidasa y producen abundante sulfuro de hidrógeno en agar hierro de Kligler. Los nitratos se reducen a nitritos y las pruebas de gelatinasa, ornitina descarboxilasa y ADNasa son positivas. Se ha aislado *S. putrefaciens* de muestras clínicas humanas, lo cual se explica con mayor detalle en el capítulo 7 de este libro.

Aeromonas y *Plesiomonas*

Hace varios años, las especies de *Aeromonas* estaban incluidas con las especies de *Vibrio*, y *Plesiomonas shigelloides*, en los *Vibrionaceae*.[29] Sin embargo, a partir de pruebas genéticas moleculares, las especies de *Aeromonas* se han ubicado en una familia separada: *Aeromonadaceae*.[88,261] También se ha propuesto colocar *Plesiomonas* en los *Enterobacteriaceae* como un miembro del género *Proteus*. En la tabla 8-10 se enumeran las diferencias fenotípicas entre las especies de *Vibrio*, *Aeromonas* y *Plesiomonas*.[139]

Género Aeromonas

Como lo indica la denominación de especie hidrófila (con afinidad por el agua), el hábitat natural de las especies de *Aeromonas* es el agua dulce o el agua salada, donde suelen causar enfermedades infecciosas en animales acuáticos de sangre fría. Estas bacterias también residen en los filtros de grifos y las cañerías, y pueden aislarse en grifos de agua corriente y suministros de agua destilada, los cuales son fuentes potenciales de infecciones hospitalarias.

Taxonomía. El género *Aeromonas* ha sufrido considerables revisiones taxonómicas y de nomenclatura durante los últimos años. Sólo se reconocieron cinco especies en 1988.[196] Para el año 2000, la cantidad de genoespecies publicadas válidas aumentó a 14.[204] Al momento de escribir este capítulo, el género *Aeromonas* incluye 32 especies reconocidas y 12 subespecies (http://www.bacterio.net/*Aeromonas*.html). El género *Aeromonas* se divide en dos grupos: psicrófilo y mesófilo. *A. salmonicida*, un patógeno de los peces, es la única especie en el grupo psicrófilo. Es inmóvil y no crece a 37 °C. El grupo mesófilo de las especies móviles son patógenos potenciales en humanos. Un grupo de bacterias similares a *Aeromonas* que fueron manitol, sacarosa e indol negativas y conocidas por el nombre vernáculo *grupo entérico 501 de los CDC* se encontraron en 1988 como una nueva especie de *Aeromonas* y fueron denominadas *A. schubertii*.[170] Se encontró que una de las ocho cepas originales del grupo entérico 501 de los CDC sólo estaba relacionada en un 61% con la cepa tipo de *A. schubertii* y se mantuvo dentro del nombre vernáculo grupo 501 de *Aeromonas*, también llamado *Aeromonas* especie HG13. Esta cepa se desvió del fenotipo de *A. schubertii* por ser indol positiva y lisina descarboxilasa negativa,[170] y después fue asignada a una nueva especie, *A. diversa*.[285]

Importancia clínica. Se han descrito cuatro categorías de infecciones humanas: gastroenteritis, celulitis e infecciones de heridas, septicemia y otras infecciones. Sin embargo, a medida que se ha ampliado el conocimiento sobre *Aeromonas*, ha aumentado la categoría de otras enfermedades.[191]

Gastroenteritis. Janda y otros autores[190,191,193] revisaron el espectro de enfermedades infecciosas de las especies de *Aeromonas* y llegaron a la conclusión de que existe evidencia que fundamenta que las especies de *Aeromonas* son agentes causales de diarrea, aunque los datos no son absolutos. Por una parte, estos autores citan varios informes que indican que hay pocas diferencias significativas entre las personas sintomáticas y asintomáticas en quienes se encuentran especies de *Aeromonas* en las heces.[119,178,423] Por el contrario, otros informes relacionan las especies de *Aeromonas* con gastroenteritis.[53,148] Watson y cols.[445] propusieron que los factores de virulencia de las especies de *Aeromonas* que causan infecciones intestinales son similares a los de otros patógenos entéricos, por ejemplo, adherencia de las células bacterianas a la mucosa intestinal, producción de toxina e invasión de la mucosa. Alrededor del 20% de sus pacientes con infecciones intestinales por especies de *Aeromonas* padecieron síntomas de disentería similares a los causados por las especies de *Shigella* y por cepas invasoras de *C. jejuni*. La mayoría de las cepas invasoras de su estudio, según lo determina la invasividad en cultivo celular, fueron *A. sobria*; una minoría eran *A. hydrophila*. La mayoría de las cepas de *A. sobria* y *A. hydrophila* producen una toxina extraíble similar a la del cólera (toxina Asao), la cual provoca diarrea acuosa.[80,311] La idea previa de que *A. caviae* no genera una enterotoxina, no es invasor y no se considera un patógeno humano[140] puede ser cuestionada a la luz de algunos informes en los que se observó que esta especie fue una causa de gastroenteritis.[17,133,303,304]

Celulitis e infecciones de heridas. Las infecciones de heridas, que varían en gravedad desde leves (principalmente infecciones cutáneas, como celulitis) hasta infecciones graves que afectan músculos, articulaciones o huesos, constituyen la segunda afección más frecuente ocasionada por especies de *Aeromonas* después de la gastroenteritis. Las circunstancias clínicas relacionadas con las infecciones de heridas por *Aeromonas* incluyen laceraciones/abrasiones relacionadas con deportes acuáticos, heridas por punción u otra lesión penetrante, lesiones por aplastamiento (p. ej., accidente por vehículo de motor) y procedimientos médicos invasivos (p. ej., cirugía intraabdominal, cateterismo).[191] En algunos casos no se reconoce ningún traumatismo previo ni acontecimiento precipitante.

Septicemia. Se propusieron cuatro categorías de personas que desarrollan septicemia por *Aeromonas*, en función de la vía de ingreso, estado patológico subyacente, estado inmunitario y exposición a agua dulce. Las dos categorías más frecuentes son los adultos inmunodeprimidos y los lactantes menores de 2 años que padecen trastornos clínicos subyacentes (p. ej., neoplasias, enfermedad hepatobiliar, diabetes) y *Aeromonas* en el tubo digestivo. La septicemia por *Aeromonas* en estos grupos de pacientes puede ser rápidamente mortal, sobre todo en aquellos con cirrosis hepática o neoplasia subyacente.[247] Una tercera categoría son las personas que desarrollan sepsis secundaria por *Aeromonas* a partir de una mionecrosis relacionada con un traumatismo. La cuarta y más pequeña categoría incluye a los adultos sin ningún defecto subyacente que están expuestos a fuentes de agua dulce. Además, se han descrito casos de bacteriemia por *Aeromonas* en pacientes quemados.[25] La mayoría de los casos de septicemia por *Aeromonas* en humanos son causados por una de tres especies: *A. hydrophila*, *A. veronii* y *A. caviae*.[191,192,229] *A. schubertii* también ha sido responsable de algunos casos de bacteriemia.

Otras infecciones por *Aeromonas*. Las presentaciones clínicas infrecuentes de infecciones por *Aeromonas* incluyen infecciones urinarias, enfermedad hepatobiliar, meningitis, infecciones de oído, endocarditis, síndrome urémico hemolítico, peritonitis, enfermedad del aparato respiratorio e infecciones oculares.[23,42,64,85,296] Se informó un absceso cerebral postraumático causado por *A. hydrophila* en un paciente después de un asalto durante el cual el paciente sufrió una laceración en la región frontal derecha del cuero cabelludo.[262] Sólo se han documentado algunos casos de meningitis por *Aeromonas* en adultos. En un paciente, la meningitis se presentó después de una craneotomía secundaria a un traumatismo craneal.[345] En otros pacientes con meningitis por *Aeromonas*, la infección se produjo en relación con el tratamiento con sanguijuelas medicinales,[321] y tras la exposición a composta, donde la inhalación del microorganismo fue el mecanismo de ingreso propuesto.[131] También se informaron los casos de dos pacientes pediátricos con meningitis por *Aeromonas*.[376,455]

Infecciones causadas por especies de Aeromonas aisladas con menor frecuencia. Se ha descrito que varias especies de *Aeromonas* aisladas con menor frecuencia causan infecciones en humanos.

- **A. caviae.** Se ha informado que causa queratitis relacionada con contaminación de lentes de contacto.[339]
- **A. dhakensis** (antes *A. hydrophila* subespecie *dhakensis* y *A. aquariorum*).[31] Se ha informado en infecciones graves de tejidos blandos y septicemia.[117,229,449,450,451]
- **A. enteropelogenes** (antes *A. trota*).[185] Se ha aislado de heces humanas y del apéndice humano,[61] y se informó como causa de gastroenteritis en un niño[351] e infección de herida acompañada de *shock* séptico en un paciente con cirrosis hepática.[237] Tiene un perfil bioquímico único, incluyendo reacciones negativas para hidrólisis de esculina, fermentación de arabinosa y la prueba de Voges-Proskauer; reacciones positivas para la fermentación de celobiosa, descarboxilación de lisina y utilización de citrato, y es sensible a la ampicilina.[61,87] Este hallazgo puede invalidar el uso de medios selectivos que contienen ampicilina (se analiza en la sección anterior) para el diagnóstico precoz de muestras de heces para especies de *Aeromonas*.
- **A. jandaei** (antes *A. sobria* genoespecie ADN grupo 9). Este microorganismo es sacarosa, esculina y celobiosa negativo. Se ha aislado de sangre, heridas y heces.[62]
- **A. schubertii** (antes grupo entérico 501 de los CDC).[170] Ha sido incriminado como causa de infecciones de heridas.[63]
- **A. veronii** (antes grupo entérico 77 de los CDC)[171]. Este microorganismo es ornitina descarboxilasa positivo y se ha informado que causa bacteriemia, infecciones de heridas y diarrea.[6,171,205]

Especies de *Aeromonas* en sanguijuelas medicinales. La sanguijuela medicinal *Hirudo medicinalis* ha gozado de un resurgimiento como tratamiento para la congestión venosa posterior a la cirugía microvascular o plástica. Por desgracia, las especies de *Aeromonas* están presentes en el intestino de la sanguijuela, donde ayudan en la degradación de los eritrocitos ingeridos. En consecuencia, un número creciente de infecciones por *Aeromonas* se ha relacionado con la aplicación de sanguijuelas.[201,321,373] Aunque algunos de los pacientes tuvieron episodios relativamente triviales de drenaje de heridas, otros padecieron episodios graves de celulitis, absceso, pérdida tisular, sepsis y meningitis.[9,257,280,321] Se ha recomendado que la aplicación de sanguijuelas se restrinja a tejidos con perfusión arterial para reducir la contaminación de tejidos necróticos con *Aeromonas*. Además, se ha propuesto la administración profiláctica de antibióticos cuando se aplican las sanguijuelas.[257]

Aislamiento en el laboratorio de especies de *Aeromonas* a partir de muestras clínicas. Se deben utilizar agares diferenciales o selectivos cuando se sospecha *Aeromonas* como agente etiológico de gastroenteritis o cuando se envían muestras de heces para la investigación en pacientes en quienes ha cedido el pico de los síntomas diarreicos (recuadro 8-5). La mayoría de las cepas crecen en medios entéricos selectivos como fermentadores de lactosa, por lo que pueden pasarse por alto como microorganismos entéricos poco importantes o comensales.

Identificación de laboratorio de especies de *Aeromonas*. Las especies de *Aeromonas* son citocromo-c-oxidasa positivas y se pueden excluir con rapidez de las enterobacterias mediante una prueba de oxidasa. Se pueden colocar 1-2 gotas de tetrametil-*p*-fenilenediamina-dihidrocloruro (reactivo de oxidasa) sobre las colonias superficiales, y se observa la evolución de un cambio de color negro característico de las colonias de las especies de *Aeromonas*. Las especies de *Aeromonas* mesófilas son móviles con flagelos polares en lugar de peritricos similares a las especies de *Pseudomonas*; sin embargo, las especies de *Aeromonas* pueden diferenciarse de las últimas por utilizar glucosa de forma fermentativa en lugar de oxidativa y la mayoría de las especies de *Aeromonas* son indol positivas (las especies de *Pseudomonas* son negativas). Las características fenotípicas de las especies de *Aeromonas*,[60] revisadas por Altwegg y cols.,[18] y más recientemente por Abbott y cols.,[2] se resumen en la tabla 8-13. Janda y Duffey[196] señalan que un inconveniente en

---

RECUADRO 8-5

Agares selectivos utilizados para cultivar *Aeromonas*

1. Agar sangre (con ampicilina o sin ella). El agar sangre se puede hacer selectivo incorporando 10 µg/mL de ampicilina. Janda y cols.[195] recomiendan el uso de un agar sangre de carnero selectivo que contiene ampicilina (agar SB-A) para mejorar la recuperación de especies de *Aeromonas* de las muestras de heces.
2. Agua peptonada alcalina (APW, pH 8.6). Inicialmente desarrollada para el aislamiento de especies de *Vibrio*, el APW puede utilizarse para aislar las *Aeromonas* presentes en baja cantidad (10 UFC/mL) en heces. Después del enriquecimiento durante toda la noche, el APW se subcultiva en el medio de agar de elección.
3. Agar CIN. Desarrollado originalmente para el aislamiento de *Yersinia enterocolitica*, el agar CIN también es apropiado para el aislamiento de *Aeromonas* de las heces.
4. Agares entéricos. Desoxicolato, MacConkey y xilosa-lisina-desoxicolato brindaron las mayores eficacias de siembra global de ocho agares entéricos de rutina evaluados para el aislamiento de especies de *Aeromonas* a partir de heces.[98]

la identificación de las especies de *Aeromonas* es que algunos de los equipos de prueba semiautomáticos miniaturizados no pueden distinguir con eficacia entre las especies de *Aeromonas* y *V. fluvialis*. No obstante, este último se encuentra con poca frecuencia en los laboratorios clínicos y puede diferenciarse de las especies de *Aeromonas* por su capacidad de crecimiento en soluciones salinas al 6.5%, para producir colonias amarillas en agar TCBS (sacarosa positivo) y por su sensibilidad al agente vibriostático 0/129.[196]

Lamy y cols. compararon la precisión de seis sistemas comerciales para la identificación de *Aeromonas*, incluyendo API-20E, API-32GN®, la tarjeta ID-GN® con el sistema Vitek2 (bioMérieux, Marcy l'Étoile, Francia), la parte de identificación del panel NFC47® (MicroScan Sistema Walk/Away, Beckman Coulter, Sacramento, CA), ID69® (sistema Phoenix, BD Diagnostic Systems, Sparks, MD) y microplacas GN2® (sistema Omnilog, Biolog, Hayward, CA). La identificación correcta a nivel de género y especie para los seis sistemas fue del 77.1, 91.9, 82.7, 80.5, 73.5 y 67.8%, respectivamente.[240] La confusión con *Vibrio* afectó el 6.9% de los resultados obtenidos con NFC47 y el 16.1% de los resultados obtenidos con API-20E. La precisión general de la identificación se vio obstaculizada por bases de datos y taxonomías obsoletas, algoritmos débiles y pruebas adicionales poco prácticas. Para la identificación de *Aeromonas* no se necesitaron pruebas adicionales con los sistemas de microplacas Phoenix y GN2, pero siempre se necesitaron pruebas con los sistemas API-20E y NFC47 MicroScan W/A. También se requirieron pruebas adicionales con los sistemas Vitek2 de la API-32GN y la tarjeta ID-GN, pero sólo cuando la probabilidad de identificación era inferior al mínimo aceptable definido por el sistema correspondiente.[240]

Namdari y Bottone[302] también describen el fenómeno suicida para la rápida diferenciación de las especies de *Aeromonas*. Este fenómeno se expresa cuando crecen cepas desconocidas en medios en caldo que contienen glucosa al 0.5%. La glucosa suministrada suprime el ciclo de los ácidos tricarboxílicos, lo cual conduce a la acumulación de ácido acético y a la muerte celular. *A. hydrophila* es no suicida, aerógeno y esculina positivo; *A. sobria* es suicida variable, aerógeno y esculina negativo; y *A. caviae* es suicida, anaerógeno y esculina positivo. Janda y cols. y Abbott y cols.[2,193] publicaron estudios adicionales sobre las características bioquímicas y las propiedades serológicas del género *Aeromonas*.

MALDI-TOF MS. Ha demostrado ser eficaz en la identificación de especies de *Aeromonas*. Lamy y cols. evaluaron la exactitud de MALDI-TOF MS para identificar *Aeromonas* con un procedimiento de extracción. La precisión del nivel de género fue del 100%. En comparación con la secuenciación del gen *rpoB*, la precisión para la especie fue del 90.6% (29/32) para las cepas tipo y de referencia, y del 91.4% para una colección de 139 aislamientos clínicos y ambientales.[239] Chen y cols.[76] informaron que la MALDI-TOF MS podía identificar con precisión *A. dhakensis*, *A. hydrophila*, *A. veronii* y *A. caviae* con tasas de exactitud del 96.7, 90.0, 96.7 y 100%, respectivamente.

Género *Plesiomonas*

El término *Plesiomonas* deriva de la palabra griega "vecino", lo que indica una estrecha asociación con *Aeromonas*. Sin embargo, como se mencionó anteriormente, las especies de *Aeromonas* han sido reclasificadas dentro de su propia familia y se cree que *Plesiomonas* tiene una relación más estrecha con

Proteus que con *Aeromonas*,[261,364] y en la actualidad se incluye en la familia *Enterobacteriaceae*. *P. shigelloides* es la única especie en el género.

Importancia clínica. *P. shigelloides* es ubicuo en aguas superficiales y suelo, e infecta a distintos animales de sangre fría (ranas, ofidios, tortugas, lagartijas). Los humanos se infectan principalmente por la ingestión de alimentos contaminados o no lavados. Aunque se aísla con menor frecuencia a partir de heces de humanos que las especies de *Aeromonas*, la gastroenteritis inducida por *Plesiomonas* se ha informado en niños[273] y en adultos.[178] En el último estudio, 28 de 31 pacientes con gastroenteritis no tenían otros microorganismos que explicaran los síntomas agudos. En Tailandia se informó una tasa de portación de hasta el 5.5%.[341]

La gastroenteritis relacionada con *Plesiomonas* en los humanos suele manifestarse como una diarrea acuosa leve en la cual las heces no tienen sangre ni mucina. Se puede observar colitis grave o enfermedad similar al cólera en los pacientes inmunodeprimidos o con neoplasias gastrointestinales.[359] La infección es más prevalente en las regiones subtropicales y tropicales del mundo y durante los meses cálidos del verano. Es probable que la patogenia se relacione con la producción de una enterotoxina enteropatógena; Sanyal y cols. demostraron que 13 cepas clínicas que estudiaron producían una acumulación importante de líquido en la prueba del asa ileal.[372] La diarrea relacionada con *P. shigelloides* se ha presentado en epidemias, pero también en casos aislados. Se describió después del consumo de mariscos mal cocidos y como causa de diarrea de viajeros.[179] Además, se informaron algunos casos esporádicos de infecciones extraintestinales, incluyendo septicemia, meningitis neonatal, celulitis, artritis séptica y colecistitis aguda.[47,84,353] Hay informes de infección grave postesplenectomía por *P. shigelloides* en un paciente que se curó de linfoma de Hodgkin,[90] y disentería y colitis seudomembranosa persistentes relacionadas con *P. shigelloides* en una mujer de 42 años de Bangladesh.[437] Brenden y cols.[47] revisaron el espectro de enfermedades clínicas y los factores patógenos relacionados con las infecciones por *Plesiomonas*.[47]

Aislamiento e identificación de laboratorio. *P. shigelloides* es un bacilo gramnegativo móvil, recto, redondo y corto con flagelos polares y habitualmente lofotricoso (las especies de *Vibrio* y las especies de *Aeromonas* son monotricosas). El microorganismo crece bien en agar sangre de carnero y en la mayoría de los medios entéricos. Los microbios aislados son no hemolíticos en agar sangre de carnero, y tras la incubación durante 24 h a 30-35 °C (el crecimiento es óptimo a 30 °C), las colonias miden en promedio 1.5 mm de diámetro y son grises, brillantes, lisas y opacas, y pueden estar ligeramente elevadas en el centro. *P. shigelloides* se aísla fácilmente en agares entéricos como el de MacConkey, desoxicolato, Hektoen y xilosa-lisina-desoxicolato. Sin embargo, los medios selectivos que contienen ampicilina que se utilizan con frecuencia para las especies de *Aeromonas* no son apropiados para su aislamiento[440]

P. shigelloides fermenta glucosa; por lo tanto, la profundidad de los tubos de agar hierro de Kligler o agar triple azúcar hierro se presenta amarilla. Aparece como un no fermentador de lactosa en agar de MacConkey y puede confundirse con especies de *Shigella*. La reacción de citocromo-c-oxidasa es positiva y se produce indol. *P. shigelloides* descarboxila arginina, lisina y ornitina. No produce ADNasa ni proteasas extracelulares, y fermenta inositol, pero no manitol. Estas características clave lo separan de

TABLA 8-13 Diferenciación de *Plesiomonas shigelloides* y especies de *Aeromonas* de importancia clínica

Microorganismo	Hemólisis de sangre de carnero	Oxidasa	Motilidad	ADNasa	Indol	Voges-Proskauer	Descarboxilasa			Esculina	Gas a partir de glucosa	L-arabinosa	Fermentación		
							Lisina	Ornitina	Arginina				Sacarosa	Manitol	Inositol
Complejo **A. hydrophila**	+	+	+	+	+	+	+	−	+	+	+	+	+	+	−
Complejo A. caviae															
A. caviae	−	+	+	+	+	−	−	−	+	+	−	+	+	+	−
A. media	ND	+	−	+	V	−	−	−	+	+	−	+	−	ND	ND
A. eucrenophila	ND	+	+	+	ND	−	−	−	+	+	+	V	V	+	−
Complejo A. sobria															
A. sobria	+	+	+	+	+	+	+	−	+	−	+	V	+	+	−
A. veronii biotipo sobria	+	+	+	+	+	+	+	−	+	−	V	−	+	+	−
A. veronii biotipo veronii	+	+	+	+	+	+	+	+	−	+	+	−	+	+	−
A. jandaei	+	+	+	ND	+	+	+	−	+	−	+	−	−	+	−
A. schubertii	V	+	+	+	−	V	+	−	+	−	−	−	+	+	−
A. enteropelogenes	+	+	+	ND	+	−	+	−	+	−	+	−	−	+	−
P. shigelloides	−	+	+	−	+	−	+	+	+	−	−	−	−	+	+

+, 90% o más de las cepas son positivas; −, 90% o más de las cepas son negativas; V, 11-89% de las cepas positivas; ND, resultados no disponibles. Las áreas sombreadas indican reacciones clave.
Datos tomados de las referencias 3, 13, 18, 47, 61, 170, 171, 196 y 375.

las especies de *Aeromonas*. Otras características identificadoras se enumeran en la tabla 8-13.

P. shigelloides puede ser resistente a penicilina, ampicilina, carbenicilina y otras penicilinas sensibles a β-lactamasas. La mayoría de las cepas son sensibles a aminoglucósidos, cloranfenicol, tetraciclina, trimetoprima-sulfametoxazol, así como a las quinolonas ciprofloxacino y norfloxacino.[47,353]

Género *Chromobacterium*

En este apartado se menciona brevemente el género *Chromobacterium* porque algunas cepas son fermentadores oxidasa positivas y pueden confundirse con especies de *Aeromonas* y de *Vibrio*. *Chromobacterium violaceum* es la especie que se encuentra con mayor frecuencia en los laboratorios clínicos, aunque rara vez se relaciona con enfermedad en humanos. Crece bien en agar sangre y la mayoría de las cepas producen abundante pigmento violeta que facilita su reconocimiento. En la tabla 8-10 se encuentran sus principales características bioquímicas. Además, la capacidad del microorganismo para utilizar citrato, reducir nitratos e hidrolizar fuertemente la caseína también es útil para la identificación definitiva.

REFERENCIAS

1. Aabenhus R, Permin H, On SL, et al. Prevalence of *Campylobacter concisus* in diarrhea of immunocompromised patients. Scand J Infect Dis 2002;34:248–252.
2. Abbott SL, Cheung WKW, Janda JM. The genus *Aeromonas*: biochemical characteristics, atypical reaction, and phenotypic identification schemes. J Clin Microbiol 2003;41:2348–2357.
3. Abbott SL, Cheung WKW, Kroske-Bystrom S, et al. Identification of *Aeromonas* strains to the genospecies level in the clinical laboratory. J Clin Microbiol 1992;30:1262–1266.
4. Abbott SL, Janda JM. Severe gastroenteritis associated with *Vibrio hollisae* infection: report of two cases and review. Clin Infect Dis 1994;18:310–312.
5. Abbott SL, Powers C, Kaysner CA, et al. Emergence of a restricted bioserovar of *Vibrio parahaemolyticus* as the predominant cause of *Vibrio*-associated gastroenteritis on the west coast of the United States and Mexico. J Clin Microbiol 1989;27:2891–2893.
6. Abbott SL, Serve H, Janda JM. Case of *Aeromonas veronii* (DNA Group 10) bacteremia. J Clin Microbiol 1994;32:3091–3092.
7. Abbott SL, Waddington M, Lindquist D, et al. Description of *Campylobacter curvus* and *C. curvus*-like strains associated with sporadic episodes of bloody gastroenteritis and Brainerd's diarrhea. J Clin Microbiol 2005;43:585–588.
8. Abidi MZ, Wilhelm MP, Neff JL, et al. *Helicobacter canis* bacteremia in a patient with fever of unknown origin. J Clin Microbiol 2013;51:1046–1048.
9. Abrutyn E. Hospital-associated infection from leeches. Ann Intern Med 1988;109:356–358.
10. Albert MJ. *Vibrio cholerae* O139 Bengal. J Clin Microbiol 1994;32:2345–2349.
11. Alderton MR, Korolik V, Coloe PJ, et al. *Campylobacter hyoilei* sp. nov., associated with porcine proliferative enteritis. Int J Syst Bacteriol 1995;45:61–66.
12. Alispahic M, Hummel K, Jandreski-Cvetkovic D, et al. Species-specific identification and differentiation of *Arcobacter*, *Helicobacter* and *Campylobacter* by full-spectral matrix-associated laser desorption/ionization time of flight mass spectrometry analysis. J Med Microbiol 2010;59(Pt 3):295–301
13. Allen DA, Austin B, Colwell RR. *Aeromonas media*, a new species isolated from river water. Int J Syst Bacteriol 1983;33:599–604.
14. Allos BM. *Campylobacter jejuni* infections: update on emerging issues and trends. Clin Infect Dis 2001;32:1201–1206.
15. Allos BM, Blaser MJ. *Campylobacter jejuni* and the expanding spectrum of related infections. Clin Infect Dis 1995;20:1092–1101.
16. Alon D, Paitan Y, Ben-Nissan Y, et al. Persistent *Helicobacter canis* bacteremia in a patient with gastric lymphoma. Infection 2010;38:62–64.
17. Altwegg M. *Aeromonas caviae*: an enteric pathogen? Infection 1985;13:228–230.
18. Altwegg M, Steigerwalt AG, Altwegg-Bissig R, et al. Biochemical identification of *Aeromonas* genospecies isolated from humans. J Clin Microbiol 1990;28:258–264.
19. Anderson NW, Buchan BW, Ledeboer NA. Comparison of the BD MAX enteric bacterial panel to routine culture methods for detection of *Campylobacter*, enterohemorrhagic *Escherichia coli* (O157), *Salmonella*, and *Shigella* isolates in preserved stool specimens. J Clin Microbiol 2014;52:1222–1224.
20. Antos D, Crone J, Konstantopoulos N, et al. Evaluation of a novel rapid one-step immunochromatographic assay for detection of monoclonal *Helicobacter pylori* antigen in stool samples from children. J Clin Microbiol 2005;43:2598–2601.
21. Araoka H, Baba M, Kimura M, et al. Clinical characteristics of bacteremia caused by *Helicobacter cinaedi* and time required for blood cultures to become positive. J Clin Microbiol 2014;52:1519–1522.
22. Archer JR, Romero S, Ritchie AE, et al. Characterization of an unclassified microaerophilic bacterium associated with gastroenteritis. J Clin Microbiol 1988;26:101–105.
23. Baddour LM, Baselski VS. Pneumonia due to *Aeromonas hydrophila* complex: epidemiologic, clinical, and microbiologic features. South Med J 1988;81:461–463.
24. Baele M, Decostere A, Vandamme P, et al. Isolation and characterization of *Helicobacter suis* sp. nov. from pig stomachs. Int J Syst Evol Microbiol 2008;58(Pt 6):1350–1358.
25. Barillo DJ, McManus AT, Cioffi WG, et al. *Aeromonas* bacteraemia in burn patients. Burns 1996;22:48–52.
26. Barrett TJ, Patton CM, Morris GK. Differentiation of *Campylobacter* species using phenotypic characterization. Lab Med 1988;19:96–102.
27. Barthel JS, Everett ED. Diagnosis of *Campylobacter pylori* infections: the "gold standard" and the alternatives. Rev Infect Dis 1990;12:S107–S114.
28. Bates CJ, Clarke TC, Spencer RC. Prosthetic hip joint infection due to *Campylobacter fetus* [Letter]. J Clin Microbiol 1994;32:2037.
29. Baumann P, Schubert RHW. Family II. *Vibrionaceae* Vernon 1965, 5245[AL]. In Krieg NR, Holt JG, eds. Bergey's Manual of Systematic Bacteriology. Vol 1. Baltimore, MD: Williams & Wilkins, 1984:516–550.
30. Bazzoli F, Cecchini L, Corvaglia L, et al. Validation of the 13C-urea breath test for the diagnosis of *Helicobacter pylori* infection in children: a multicenter study. Am J Gastroenterol 2000;95:646–650.
31. Beaz-Hidalgo R, Martínez-Murcia A, Figueras MJ. Reclassification of *Aeromonas hydrophila* subsp. *dhakensis* Huys et al. 2002 and *Aeromonas aquariorum* Martínez-Murcia et al. 2008 as *Aeromonas dhakensis* sp. nov. comb nov. and emendation of the species *Aeromonas hydrophila*. Syst Appl Microbiol 2013;36:171–176.
32. Benjamin J, Leaper S, Owen RJ, et al. Description of *Campylobacter laridis*, a new species comprising the nalidixic acid resistant thermophilic *Campylobacter* (NARTC) group. Curr Microbiol 1983;8:231–238.
33. Bessède E, Delcamp A, Sifré E, et al. New methods for detection of campylobacters in stool samples in comparison to culture. J Clin Microbiol 2011;49:941–944.
34. Bessède E, Solecki O, Sifré E, et al. Identification of *Campylobacter* species and related organisms by matrix assisted laser desorption ionization-time of flight (MALDI-TOF) mass spectrometry. Clin Microbiol Infect 2011;17:1735–1739.
35. Bhuiyan NA, Qadri F, Faruque ASG, et al. Use of dipsticks for rapid diagnosis of cholera caused by *Vibrio cholerae* O1 and O139 from rectal swabs. J Clin Microbiol 2003;41:3939–3941.
36. Biswas JS, Al-Ali A, Rajput P, et al. A parallel diagnostic accuracy study of three molecular panels for the detection of bacterial gastroenteritis. Eur J Clin Microbiol Infect Dis 2014;33:2075–2081.
37. Blake PA, Allegra DT, Synder JD, et al. Cholera—a possible endemic focus in the United States. N Engl J Med 1980;302:305–309.
38. Blake PA, Merson MH, Weaver RE, et al. Disease caused by a marine vibrio: clinical characteristics and epidemiology. N Engl J Med 1979;300:1–4.
39. Blaser MJ. *Heliobacter pylori*: its role in disease. Clin Infect Dis 1992;15:386–393.
40. Blaser MJ, Berkowitz ID, Laforce FM, et al. *Campylobacter* enteritis: clinical and epidemiological features. Ann Intern Med 1979;91:179–185.
41. Blaser MJ, Wells JG, Feldman RA, et al. *Campylobacter* enteritis in the United States. Ann Intern Med 1983;98:360–365.
42. Bogdanovic R, Cobeljic M, Markovic V, et al. Haemolytic-uraemic syndrome associated with *Aeromonas hydrophila* enterocolitis. Pediatr Nephrol 1991;5:293–295.
43. Bohr UR, Glasbrenner B, Primus A, et al. Identification of enterohepatic *Helicobacter* species in patients suffering from inflammatory bowel disease. J Clin Microbiol 2004;42:2766–2768.
44. Bonner JR, Coker AS, Berryman CR, et al. Spectrum of *Vibrio* infections in a Gulf coast community. Ann Intern Med 1983;99:464–469.

45. Borczyk A, Rosa SD, Lior H. Enhanced recognition of *Campylobacter cryaerophila* in clinical and environmental specimens. Presented before the Annual Meeting of the American Society for Microbiology, abstract C-267, 1991:386.

46. Brayton PR, Bode RB, Colwell RR, et al. *Vibrio cincinnatiensis* sp. nov., a new human pathogen. J Clin Microbiol 1986;23:104–108.

47. Brenden RA, Miller MA, Janda JM. Clinical disease spectrum and pathogenic factors associated with *Plesiomonas shigelloides* infections in humans. Rev Infect Dis 1988;10:303–316.

48. Brenner DJ, Hickman-Brenner FW, Lee JV, et al. *Vibrio furnissii* (formerly aerogenic biogroup of *Vibrio fluvialis*), a new species isolated from human feces and the environment. J Clin Microbiol 1983;18:816–824.

49. Bryner JH, Littleton J, Gates C, et al. *Flexispira rappini* gen. nov., sp. nov., a gramnegative rod from mammalian fetus and feces, abstract G11. Paper presented before the XIV International Congress of Microbiology, Manchester, 1986.

50. Buchan BW, Olson WJ, Pezewski M, et al. Clinical evaluation of a real-time PCR assay for identification of *Salmonella*, *Shigella*, *Campylobacter* (*Campylobacter jejuni* and *C. coli*), and shiga toxin-producing *Escherichia coli* isolates in stool specimens. J Clin Microbiol 2013;51:4001–4007.

51. Buck GE. *Campylobacter pylori* and gastroduodenal disease. Clin Microbiol Rev 1990;3:1–12.

52. Bullman S, Corcoran D, O'Leary J, et al. *Campylobacter ureolyticus*: an emerging gastrointestinal pathogen? FEMS Immunol Med Microbiol 2011;61:228–230.

53. Burke V, Gracey M, Robinson J, et al. The microbiology of childhood gastroenteritis: *Aeromonas* species and other infective agents. J Infect Dis 1983;148:68–74.

54. Burman WJ, Cohn DL, Reves RR, et al. Multifocal cellulitis and monoarticular arthritis as manifestations of *Helicobacter cinaedi* bacteremia. Clin Infect Dis 1995;20:564–570.

55. Burnens AP, Angeloz-Wick B, Nicolet J. Comparison of *Campylobacter* carriage rates in diarrhoeic and healthy pet animals. Zentralblatt fur Veterinarmedizin 1992;39:175–180.

56. Burnens AP, Stanley J, Morgentsern R, et al. Gastroenteritis associated with *Helicobacter pullorum* [Letter]. Lancet 1994;344:1569–1570.

57. Buss SN, Leber A, Chapin K, et al. Multicenter evaluation of the BioFire FilmArray gastrointestinal panel for etiologic diagnosis of infectious gastroenteritis. J Clin Microbiol 2015;53:915–925.

58. Butzler JP. Infections with *Campylobacter*. In Williams JD, Heremann W, eds. Modern Topics in Infectious Diseases. London: Medical Books Ltd, 1978:214–239.

59. Carnahan AM, Beadling J, Watsky D, et al. Detection of *Campylobacter upsaliensis* from a blood culture by using the BacT/Alert system. J Clin Microbiol 1994;32:2598–2599.

60. Carnahan AM, Behram S, Joseph SW. Aerokey II: a flexible key for identifying clinical *Aeromonas* species. J Clin Microbiol 1991;29:2843–2849.

61. Carnahan AM, Chakraborty T, Fanning GR, et al. *Aeromonas trota* sp. nov., an ampicillin-susceptible species isolated from clinical specimens. J Clin Microbiol 1991;29:1206–1210.

62. Carnahan AM, Fanning GR, Joseph SW. *Aeromonas jandaei* (formerly genospecies DNA group 9 *A. sobria*), a new sucrose-negative species isolated from clinical specimens. J Clin Microbiol 1991;29:560–564.

63. Carnahan AM, Marii MA, Fanning GR, et al. Characterization of *Aeromonas shubertii* strains recently isolated from traumatic wound infections. J Clin Microbiol 1989;27:1826–1830.

64. Carta F, PinnaA, Zanetti S, et al. Corneal ulcer caused by *Aeromonas* species. Am J Ophthalmol 1994;118:530–531.

65. Castéra L, Pedeboscq A, Rocha M, et al. Relationship between the severity of hepatitis C virus-related liver disease and the presence of *Helicobacter* species in the liver: a prospective study. World J Gastroenterol 2006;12:7278–7284.

66. Ceelen LM, Haesebrouck F, Favoreel H, et al. The cytolethal distending toxin among *Helicobacter pullorum* strains from human and poultry origin. Vet Microbiol 2006;113:45–53.

67. Centers for Disease Control. Waterborne *Campylobacter* gastroenteritis, Vermont. Morb Mortal Wkly Rep 1978;27:207.

68. Centers for Disease Control. *Campylobacter* sepsis associated with "nutritional therapy"—California. Morb Mortal Wkly Rep 1981;30:294–295.

69. Centers for Disease Control. Premature labor and neonatal sepsis caused by *Campylobacter fetus* subspecies *fetus*—Ontario. Morb Mortal Wkly Rep 1984;33:483–489.

70. Centers for Disease Control. Cholera—Peru, 1991. Morb Mortal Wkly Rep 1991;40:108–110.

71. Centers for Disease Control. Cholera—New Jersey and Florida. Morb Mortal Wkly Rep 1991;40:287–289.

72. Centers for Disease Control. Imported cholera associated with a newly described toxigenic *Vibrio cholerae* O139 strain—California, 1993. Morb Mortal Wkly Rep 1993;42:501–503.

73. Centers for Disease Control. Update: *Vibrio cholerae* O1—western hemisphere, 1991–1994, and *V. cholerae* O139—Asia, 1994. Morb Mortal Wkly Rep 1995;44:215–219.

74. Centers for Disease Control. *Vibrio vulnificus* infections associated with eating raw oysters—Los Angeles, 1996. Morb Mortal Wkly Rep 1996;45:621–624.

75. Centers for Disease Control. Outbreak of *Campylobacter jejuni* infections associated with drinking unpasteurized milk procured through a cow-leasing program—Wisconsin, 2001. Morb Mortal Wkly Rep 2002;51:548–549.

76. Chen PL, Lee TF, Wu CJ, et al. Matrix-assisted laser desorption ionization-time of flight mass spectrometry can accurately differentiate *Aeromonas dhakensis* from *A. hydrophila*, *A. caviae*, and *A. veronii*. J Clin Microbiol 2014;52:2625–2628.

77. Cheng WC, Jan IS, Chen JM, et al. Evaluation of the bruker biotyper matrix-assisted laser desorption ionization-time of flight mass spectrometry system for identification of blood isolates of *Vibrio* species. J Clin Microbiol 2015;53:1741–1744.

78. Chiang SR, Chuang YC. *Vibrio vulnificus* infection: clinical manifestations, pathogenesis and antimicrobial therapy. J Microbiol Immunol Infect 2003;36:81–88.

79. Chiu C-H, Kuo C-Y, Ou JT. Chronic diarrhea and bacteremia caused by *Campylobacter lari* in a neonate [Letter]. Clin Infect Dis 1995;21:700–701.

80. Chopra AK, Houston CW, Genaux CT, et al. Evidence for production of an enterotoxin and cholera toxin cross-reactive factor by *Aeromonas hydrophila*. J Clin Microbiol 1986;24:661–664.

81. Chusid MJ, Wortmann DW, Dunne WM. "*Campylobacter upsaliensis*" sepsis in a boy with acquired hypogammaglobulinemia. Diagn Microbiol Infect Dis 1990;13:367–369.

82. Cimolai N, Gill MJ, Jones A, et al. "*Campylobacter cinaedi*" bacteremia: case report and laboratory findings. J Clin Microbiol 1987;25:942–943.

83. Claas EC, Burnham CA, Mazzulli T, et al. Performance of the xTAG® gastrointestinal pathogen panel, a multiplex molecular assay for simultaneous detection of bacterial, viral, and parasitic causes of infectious gastroenteritis. J Microbiol Biotechnol 2013;23:1041–1045.

84. Claesson Beb, Holmlund Dew, Lindhagen CA, et al. *Plesiomonas shigelloides* in acute cholecystitis: a case report. J Clin Microbiol 1984;20:985–987.

85. Clark NM, Chenoweth CE. *Aeromonas* infection of the hepatobiliary system: report of 15 cases and review of the literature. Clin Infect Dis 2003;37:506–513.

86. Clarridge JE, Zighelboim-Daum S. Isolation and characterization of two hemolytic phenotypes of *Vibrio damsela* associated with a fatal wound infection. J Clin Microbiol 1985;21:302–306.

87. Collins MD, Martinez-Murcia AJ, Cai J. *Aeromonas enteropelogenes* and *Aeromonas ichthiosmia* are identical to *Aeromonas trota* and *Aeromonas veronii*, respectively, as revealed by small-subunit rRNA sequence analysis. Int J Syst Bacteriol 1993;43:855–856.

88. Colwell RR, MacDonell MT, De Ley J. Proposal to recognize the family Aeromonadaceae fam. nov. Int J Syst Bacteriol 1986;36:473–477.

89. Couturier BA, Couturier MR, Kalp KJ, et al. Detection of non-*jejuni* and -*coli Campylobacter* species from stool specimens with an immunochromatographic antigen detection assay. J Clin Microbiol 2013;51:1935–1937.

90. Curti AJ, Lin JH, Szabo K. Overwhelming postsplenectomy infection with *Plesiomonas shigelloides* in a patient cured of Hodgkin's disease: a case report. Am J Clin Pathol 1985;83:522–524.

91. Cutler AF, Havstad S, Ma CK, et al. Accuracy of invasive and noninvasive tests to diagnose *Helicobacter pylori* infection. Gastroenterol 1995;109:136–141.

92. Davis BR, Fanning GR, Madden JM, et al. Characterization of biochemically atypical *Vibrio cholerae* strains and designation of a new pathogenic species, *Vibrio mimicus*. J Clin Microbiol 1981;14:631–639.

93. Debruyne L, Broman T, Bergström S, et al. *Campylobacter volucris* sp. nov., isolated from black-headed gulls (*Larus ridibundus*). Int J Syst Evol Microbiol 2010;60(Pt 8):1870–1875.

94. Decker CF, Martin GI, Barham WB, et al. Bacteremia due to *Campylobacter cinaedi* in a patient infected with the human immunodeficiency virus [Letter]. Clin Infect Dis 1992;15:178–179.

95. Dediste A, Vandenberg O, Vlaes L, et al. Evaluation of the ProSpecT Microplate Assay for detection of *Campylobacter*: a routine laboratory perspective. Clin Microbiol Infect 2003;9:1085–1090.

96. Dekeyser P, Gossuin-Detrain M, Butzler JP, et al. Acute enteritis due to related vibrio: first positive stool cultures. J Infect Dis 1972;125:390–392.

97. Dent JC, McNulty CAM, Uff JC, et al. Spiral organisms in the gastric antrum. Lancet 1997;2:96.

98. Desmond E, Janda JM. Growth of *Aeromonas* species on enteric agars. J Clin Microbiol 1986;23:1065–1067.

99. Devlin HR, McIntyre L. *Campylobacter fetus* subsp. *fetus* in homosexual males. J Clin Microbiol 1983;18:999–1000.

100. de Vries JJ, Arents NL, Manson WL. *Campylobacter* species isolated from extra-oro-intestinal abscesses: a report of four cases and literature review. Eur J Clin Microbiol Infect Dis 2008;27:1119–1123.

101. Dewhirst FE, Fox JG, Mendes EN, et al. 'Flexispira rappini' strains represent at least 10 *Helicobacter* taxa. Int J Syst Evol Microbiol 2000;50(Pt 5):1781–1787.

102. Dieterich C, Wiesel P, Neiger R, et al. Presence of multiple "*Helicobacter heilmannii*" strains in an individual suffering from ulcers and in his two cats. J Clin Microbiol 1998;36:1366–1370.

103. Dubois A, Tarnawski A, Newell DG, et al. Gastric injury and invasion of parietal cells by spiral bacteria in rhesus monkeys. Gastroenterol 1991;100:884–889.

104. Duerden BI, Eley A, Goodwin L, et al. A comparison of *Bacteroides ureolyticus* isolates from different clinical sources. J Med Microbiol 1989;29:63–73.

105. Duerden BI, Goodwin L, O'Neil TCA. Identification of *Bacteroides* species from adult periodontal disease. J Med Microbiol 1987;24:133–137.

106. Dunn BE, Cohen H, Blaser MJ. *Helicobacter pylori*. Clin Microbiol Rev 1997;10:720–741.

107. Edmonds P, Patton CM, Griffin PM, et al. *Campylobacter hyointestinalis* associated with human gastrointestinal disease in the United States. J Clin Microbiol 1987;25:685–691.

108. Endtz HP, Ruijs GJHM, Zwinderman AH, et al. Comparison of six media, including a semisolid agar, for the isolation of various *Campylobacter* species from stool specimens. J Clin Microbiol 1991;29:1007–1010.

109. English VL, Lindberg RB. Isolation of *Vibrio alginolyticus* from wounds and blood of a burn patient. Am J Med Technol 1977;43:989–993.

110. Etoh Y, Dewhirst FE, Paster BJ, et al. *Campylobacter showae* sp. nov., isolated from the human oral cavity. Int J Syst Bacteriol 1993;43:631–639.

111. Farmer JJ III. *Vibrio* ("*Beneckea*") *vulnificus*, the bacterium associated with sepsis, septicemia and the sea. Lancet 1979;2:903.

112. Farmer JJ III, Hickman-Brenner FW, Fanning GR, et al. Characterizatvaion of *Vibrio metschnikovii* and *Vibrio gazogenes* by DNA-DNA hybridization and phenotype. J Clin Microbiol 1988;26:1993–2000.

113. Farrugia DC, Eykyn SJ, Smyth EG. *Campylobacter fetus* endocarditis: two case reports and review. Clin Infect Dis 1994;18:443–446.

114. Farugque SM, Chowdhury N, Kamruzzaman M, et al. Reemergence of epidemic *Vibrio cholerae* O139, Bangladesh. Emerg Infect Dis 2003;9:1116–1122.

115. Fennell CL, Rompalo AM, Totten PA, et al. Isolation of "*Campylobacter hyointestinalis*" from a human. J Clin Microbiol 1986;24:146–148.

116. Fennell CL, Totten PA, Quinn TC, et al. Characterization of *Campylobacter*-like organisms isolated from homosexual men. J Infect Dis 1984;149:58–66.

117. Figueras MJ, Alperi A, Saavedra MJ, et al. Clinical relevance of the recently described species *Aeromonas aquariorum*. J Clin Microbiol 2009;47:3742–3746.

118. Figura N, Guglielmetti P, Zanchi A, et al. Two cases of *Campylobacter mucosalis* enteritis in children. J Clin Microbiol 1993;31:727–728.

119. Figura N, Marri L, Verdiani S, et al. Prevalence, species differentiation, and toxigenicity of *Aeromonas* strains in cases of childhood gastroenteritis and in controls. J Clin Microbiol 1986;23:595–599.

120. Fisher R, Sämisch W, Schwenke E. "*Gastrospirillum hominis*": another four cases. Lancet 1990;335:59.

121. Fitzgerald C, Gonzalez A, Gillim-Ross L, et al. Multicenter study to evaluate diagnostic methods for detection and isolation of *Campylobacter* from stool. Abstracts of the General Meeting of the American Society for Microbiology. Washington, DC: American Society for Microbiology, C-2553, 2011.

122. Flahou B, Haesebrouck F, Smet A, et al. Gastric and enterohepatic non-*Helicobacter pylori* helicobacters. Helicobacter 2013;18(Suppl 1):66–72.

123. Fontaine EAR, Borriello SP, Taylor-Robinson D, et al. Characteristics of a gram-negative anaerobe isolated from men with nongonococcal urethritis. J Med Microbiol 1984;17:129–140.

124. Fontaine EAR, Bryant TN, Taylor-Robinson D, et al. A numerical taxonomic study of anaerobic gram-negative bacilli classified as *Bacteroides ureolyticus* isolated from patients with nongonococcal urethritis. J Gen Microbiol 1986;132:3137–3146.

125. Fox JG, Chien CC, Dewhirst FE, et al. *Helicobacter canadensis* sp. nov. isolated from humans with diarrhea as an example of an emerging pathogen. J Clin Microbiol 2000;38:2546–2549.

126. Fox JG, Dewhirst FE, Shen Z, et al. Hepatic *Helicobacter* species identified in bile and gallbladder tissue from Chileans with chronic cholecystitis. Gastroenterology 1998;114:755–763.

127. Fox JG, Dewhirst FE, Tully JG, et al. *Helicobacter hepaticus* sp. nov., a microaerophilic bacterium isolated from livers and intestinal mucosal scrapings from mice. J Clin Microbiol 1994;32:1238–1245.

128. Fox JG, Lee A. Gastric *Campylobacter*-like organisms: their role in gastric disease of laboratory animals. Lab Animal Sci 1989;39:543–553.

129. Fox JG, Maxwell KO, Taylor NS, et al. "*Campylobacter upsaliensis*" isolated from cats as identified by DNA relatedness and biochemical features. J Clin Microbiol 1989;27:2376–2378.

130. Fox JG, Yan LL, Dewhirst FE, et al. *Helicobacter bilis* sp. nov., a novel *Helicobacter* species isolated from bile, livers, and intestines of aged, inbred mice. J Clin Microbiol 1995;33:445–454.

131. Fratzia JD. Community-acquired *Aeromonas hydrophila* meningitis. Emerg Med Australas 1993;5:251–253.

132. Freedberg AS, Barron LE. The presence of spirochetes in human gastric mucosa. Am J Dig Dis 1940;7:443–445.

133. Fritsche D, Dahn R, Hoffmann G. *Aeromonas punctata* subsp. *caviae* as the causative agent of acute gastroenteritis. Zentralbl Bakteriol Mikrobiol Hyg [A] 1975;233:232–235.

134. Frost JA. Current epidemiological issues in human campylobacteriosis. Symp Ser Soc Appl Microbiol 2001;90:85S–95S.

135. Fujimoto S, Yuki N, Itoh T, et al. Specific serotype of *Campylobacter jejuni* associated with Guillain-Barre Syndrome [Letter]. J Infect Dis 1992;165:183.

136. Gaudreau C, Lamothe F. *Campylobacter upsaliensis* isolated from a breast abscess. J Clin Microbiol 1992;30:1354–1356.

137. Gebhart CJ, Edmonds P, Ward GE, et al. "*Campylobacter hyointestinalis*" sp. nov: a new species of *Campylobacter* found in the intestines of pigs and other animals. J Clin Microbiol 1985;21:715–720.

138. Gebhart CJ, Fennell CL, Murtaugh MP, et al. *Campylobacter cinaedi* is normal intestinal flora in hamsters. J Clin Microbiol 1989;27:1692–1694.

139. George WL, Jones MJ, Nakata MM. Phenotypic characteristics of *Aeromonas* species isolated from adult humans. J Clin Microbiol 1986;23:1026–1029.

140. George WL, Nakata MM, Thompson J, et al. *Aeromonas*-related diarrhea in adults. Arch Intern Med 1985;145:2207–2211.

141. Gerrard J, Alfredson D, Smith I. Recurrent bacteremia and multifocal lower limb cellulitis due to *Helicobacter*-like organisms in a patient with X-linked hypogammaglobulinemia. Clin Infect Dis 2001;33:e116–e118.

142. Goddard AF, Logan RP, Atherton JC, et al. Healing of duodenal ulcer after eradication of *Helicobacter heilmannii*. Lancet 1997;349:1815–1816.

143. Gomez JM, Fajardo R, Patino JF, et al. Necrotizing fasciitis due to *Vibrio alginolyticus* in an immunocompetent patient. J Clin Microbiol 2003;41:3427–3429.

144. Goodwin CS, Armstrong JA, Chilvers T, et al. Transfer of *Campylobacter pylori* and *Campylobacter mustelae* to *Helicobacter* gen. nov. as *Helicobacter pylori* comb. nov. and *Helicobacter mustelae* comb. nov., respectively. Int J Syst Bacteriol 1989;39:397–405.

145. Goossens H, Pot B, Vlaes L, et al. Characterization and description of "*Campylobacter upsaliensis*" isolated from human feces. J Clin Microbiol 1990;28:1039–1046.

146. Goossens H, Vlaes L, Galand I, et al. Semisolid blood-free selective-motility medium for the isolation of campylobacters from stool specimens. J Clin Microbiol 1989;27:1077–1080.

147. Goteri G, Ranaldi R, Rezai B, et al. Synchronous mucosa-associated lymphoid tissue lymphoma and adenocarcinoma of the stomach. Am J Surg Pathol 1997;21:505–509.

148. Gracey M, Burke V, Robinson J. *Aeromonas*-associated gastroenteritis. Lancet 1982;2:1304–1306.

149. Granato PA, Chen L, Holiday I, et al. Comparison of premier CAMPY enzyme immunoassay (EIA), ProSpecT Campylobacter EIA, and ImmunoCard STAT! CAMPY tests with culture for laboratory diagnosis of *Campylobacter* enteric infections. J Clin Microbiol 2010;48:4022–4027.

150. Grant IH, Richardson NJ, Bokkenheuser VD. Broiler chickens as potential source of *Campylobacter* infections in humans. J Clin Microbiol 1980;11:508–510.

151. Gurgan R, Diker KS. Abortion associated with *Campylobacter upsaliensis*. J Clin Microbiol 1994;32:3093–3094.

152. Guslandi M, Zhang L, Man SM, et al. *Campylobacter concisus*: a new character in the Crohn's disease story? J Clin Microbiol 2009;47:1614–1615.

153. Guthman JP. Epidemic cholera in Latin America: spread and routes of transmission. J Trop Med Hyg 1995;98:419–427.

154. Hadden RDM, Gregson NA. Guillain-Barre syndrome and *Campylobacter jejuni* infection. Symp Ser Appl Microbiol 2001;90:145S–154S.

155. Han XY, Tarrand JJ, Dickey BF, et al. *Helicobacter pylori* bacteremia with sepsis syndrome. J Clin Microbiol 2010;48:4661–4663.

156. Han XY, Tarrand JJ, Rice DC. Oral *Campylobacter* species involved in extra-oral abscess: a report of three cases. J Clin Microbiol 2005;43:2513–2515.

157. Hänninen ML, Kärenlampi RI, Koort JM, et al. Extension of the species *Helicobacter bilis* to include the reference strains of *Helicobacter* sp. flexispira taxa 2, 3 and 8 and Finnish canine and feline flexispira strains. Int J Syst Evol Microbiol 2005;55(Pt 2):891–898.

158. Hänninen ML, Utriainen M, Happonen I, et al. *Helicobacter* sp. flexispira 16S rDNA taxa 1, 4 and 5 and Finnish porcine *Helicobacter* isolates are members of the species *Helicobacter trogontum* (taxon 6). Int J Syst Evol Microbiol 2003;53(Pt 2):425–433.

159. Hansen W, Crokaert F, Yourassowsky E. Two strains of *Vibrio* species with unusual biochemical features isolated from ear tracts. J Clin Microbiol 1979;9:152–153.

160. Hansen W, Freney J, Benyagoub H, et al. Severe human infections caused by *Vibrio metschnikovii*. J Clin Microbiol 1993;31:2529–2530.

161. Harrington SM, Buchan BW, Doern C, et al. Multicenter evaluation of the BD max enteric bacterial panel PCR assay for rapid detection of *Salmonella* spp., *Shigella* spp., *Campylobacter spp. (C. jejuni* and *C. coli*), and shiga toxin 1 and 2 genes. J Clin Microbiol 2015;53:1639–1647.

162. Harvey SM. Hippurate hydrolysis by *Campylobacter fetus*. J Clin Microbiol 1980;11:435–437.

163. Harvey SM, Greenwood JR. Probable *Campylobacter fetus* subsp. *fetus* gastroenteritis. J Clin Microbiol 1983;18:1278–1279.

164. Hébert GA, Hollis DG, Weaver RE, et al. 30 years of campylobacters: biochemical characteristics and a biotyping proposal for *Campylobacter jejuni*. J Clin Microbiol 1982;15:1065–1073.

165. Heilmann KL, Borchard F. Gastritis due to spiral shaped bacteria other than *Helicobacter pylori*: clinical, histological, and ultrastructural findings. Gut 1991;32:137–140.

166. Hellemans A, Chiers K, De Bock M, et al. Prevalence of 'Candidatus Helicobacter suis' in pigs of different ages. Vet Rec 2007;161:189–192.

167. Henry GA, Long PH, Burns JL, et al. Gastric spirillosis in beagles. Am J Vet Res 1987;48:831–836.

168. Hickman FW, Farmer JJ III, Hollis DG, et al. Identification of *Vibrio hollisae* sp. nov. from patients with diarrhea. J Clin Microbiol 1982;15:395–401.

169. Hickman-Brenner FW, Brenner DJ, Steigerwalt AG, et al. *Vibrio fluvialis* and *Vibrio furnissii* isolated from a stool sample of one patient. J Clin Microbiol 1984;20:125–127.

170. Hickman-Brenner FW, Fanning GR, Arduino MJ, et al. *Aeromonas schubertii*, a new mannitol-negative species found in human clinical specimens. J Clin Microbiol 1988;26:1561–1564.

171. Hickman-Brenner FW, MacDonald KL, Steigerwalt AG, et al. *Aeromonas veronii*, a new ornithine decarboxylase-positive species that may cause diarrhea. J Clin Microbiol 1987;25:900–906.

172. Hindiyeh M, Jense S, Hohmann S, et al. Rapid detection of *Campylobacter jejuni* in stool specimens by an enzyme immunoassay and surveillance for *Campylobacter upsaliensis* in the greater Salt Lake City area. J Clin Microbiol 2000;38:3076–3079.

173. Hinestrosa F, Madeira RG, Bourbeau PP. Severe gastroenteritis and hypovolemic shock caused by *Grimontia (Vibrio) hollisae* infection. J Clin Microbiol 2007;45:3462–3463.

174. Hodge DS, Borczyk A, Wat L-L. Evaluation of the indoxyl acetate hydrolysis test for the differentiation of campylobacters. J Clin Microbiol 1990;28:1482–1483.

175. Hodge DS, Prescott JF, Shewen PE. Direct immunofluorescence microscopy for rapid screening of *Campylobacter* enteritis. J Clin Microbiol 1986;24:863–865.

176. Hodge TW Jr, Levy CS, Smith MA. Diarrhea associated with *Vibrio fluvialis* infection in a patient with AIDS. Clin Infect Dis 1995;21:237–238.

177. Hollis DG, Weaver RE, Baker CN, et al. Halophilic *Vibrio* species isolated from blood cultures. J Clin Microbiol 1976;3:425–431.

178. Holmberg SD, Farmer JJ III. *Aeromonas hydrophila* and *Plesiomonas shigelloides* as causes of intestinal infections. Rev Infect Dis 1984;6:633–639.

179. Holmberg SD, Wachsmuth IK, Hickman-Brenner FW, et al. *Plesiomonas* enteric infections in the United States. Ann Intern Med 1986;105:690–694.

180. Honda S-I, Goto I, Minematsu I, et al. Gastroenteritis due to Kanagawa-negative *Vibrio parahaemolyticus*. Lancet 1987;1:331–332.

181. Houf K, Stephan R. Isolation and characterization of the emerging foodborn pathogen *Arcobacter* from human stool. J Microbiol Methods 2007;68:408–413.

182. Hsueh PR, Teng LJ, Hung CC, et al. Septic shock due to *Helicobacter fennelliae* in a non-human immunodeficiency virus-infected heterosexual patient. J Clin Norway 1999;37:2084–2086.

183. Hughes JM, Hollis DG, Gangarosa EJ, et al. Noncholera *Vibrio* infections in the United States: clinical, epidemiological, and laboratory features. Ann Intern Med 1978;88:602–606.

184. Huq MI, Alam AKMJ, Brenner DF, et al. Isolation of *Vibrio*-like group EF-6 from patients with diarrhea. J Clin Microbiol 1980;11:621–624.

185. Huys G, Denys R, Swings J. DNA-DNA reassociation and phenotypic data indicate synonymy between *Aeromonas enteropelogenes* Schubert et al. 1990 and *Aeromonas trota* Carnahan et al. 1991. Int J Syst Evol Microbiol 2002;52(Pt 6):1969–1972.

186. Huysmans MB, Turnidge JD, Williams JH. Evaluation of API Campy in comparison with conventional methods for identification of thermophilic campylobacters. J Clin Microbiol 1995;33:3345–3346.

187. Imrie C, Rowland M, Bourke B, et al. Limitations to carbon 13-labeled urea breath testing for *Helicobacter pylori* in infants. J Pediatr 2001;139:734–737.

188. Ismail Y, Mahendran V, Octavia S, et al. Investigation of the enteric pathogenic potential of oral *Campylobacter concisus* strains isolated from patients with inflammatory bowel disease. PLoS One. 2012;7:e38217.

189. Iwanczak B, Biernat M, Iwanczak F, et al. The clinical aspects of *Helicobacter heilmannii* infection in children with dyspeptic symptoms. J Physiol Pharmacol 2012;63:133–136.

190. Janda JM. Recent advances in the study of the taxonomy, pathogenicity and infectious syndromes associated with the genus *Aeromonas*. Clin Microbiol Rev 1991;4:397–410.

191. Janda JM, Abbott SL. Evolving concepts regarding the genus *Aeromonas*: an expanding panorama of species, disease presentations, and unanswered questions. Clin Infect Dis 1998;27:332–344.

192. Janda JM, Abbott SL. The genus *Aeromonas*: taxonomy, pathogenicity, and infection. Clin Microbiol Rev 2010;23:35–73.

193. Janda JM, Abbott SL, Khashe S, et al. Further studies on biochemical characteristics and serologic properties of the genus *Aeromonas*. J Clin Microbiol 1996;34:1930–1933.

194. Janda JM, Brenden R, DeBenedetti JA, et al. *Vibrio alginolyticus* bacteremia in an immunocompromised patient. Diagn Microbiol Infect Dis 1986;5:337–340.

195. Janda JM, Dixon A, Raucher B, et al. Value of blood agar for primary plating and clinical implications of simultaneous isolation of *Aeromonas hydrophila* and *Aeromonas caviae* from a patient with gastroenteritis. J Clin Microbiol 1984;20:1221–1222.

196. Janda JM, Duffey PS. Mesophilic aeromonads in human disease: current taxonomy, laboratory identification, and infectious disease spectrum. Rev Infect Dis 1988;5:980–997.

197. Janda JM, Powers C, Bryant RG, et al. Current perspectives on the epidemiology and pathogenesis of clinically significant *Vibrio* spp. Clin Microbiol Rev 1988;1:245–267.

198. Jean-Jacques W, Rajashekaraiah KR, Farmer JJ III, et al. *Vibrio metschnikovii* bacteremia in a patient with cholecystitis. J Clin Microbiol 1981;14:711–712.

199. Jhala D, Jhala N, Lechago J, et al. *Helicobacter heilmannii* gastritis: association with acid peptic diseases and comparison with *Helicobacter pylori* gastritis. Mod Pathol 1999;12:534–538.

200. Johnson CC, Reinhardt JF, Edelstein MAC, et al. *Bacteroides gracilis*, an important anaerobic bacterial pathogen. J Clin Microbiol 1985;22:799–802.

201. Jones BL, Wilcox MH. *Aeromonas* infections and their treatment. J Antimicrob Chemother 1995;35:453–461.

202. Jones FS, Orcutt M, Little RB. Vibrios (*Vibrio jejuni* n. sp.) associated with intestinal disorders of cows and calves. J Exp Med 1931;53:853–864.

203. Joosten M, Flahou B, Meyns T, et al. Case report: *Helicobacter suis* infection in a pig veterinarian. Helicobacter 2013;18:392–396.

204. Joseph SW, Carnahan AM. Update on the genus *Aeromonas*. ASM News 2000;66:218–223.

205. Joseph SW, Carnahan AM, Brayton PR, et al. *Aeromonas jandaei* and *Aeromonas veronii* dual infection of a human wound following aquatic exposure. J Clin Microbiol 1991;29:565–569.

206. Joseph SW, Colwell RR, Kaper JB. *Vibrio parahaemolyticus* and related halophilic vibrios. Crit Rev Microbiol 1982;10:77–124.

207. Kakuta R, Yano H, Kanamori H, et al. *Helicobacter cinaedi* infection of abdominal aortic aneurysm, Japan. Emerg Infect Dis 2014;20:1942–1945.

208. Kaper JB, Morris JG Jr, Levine MM. Cholera. Clin Microbiol Rev 1995;8:48–86.

209. Kaper JB, Nataro JP, Roberts NC, et al. Molecular epidemiology of non-01 *Vibrio cholerae* and *Vibrio mimicus* in the U.S. Gulf Coast region. J Clin Microbiol 1986;23:652–654.

210. Kapperud G, Espeland G, Wahl E, et al. Factors associated with increased and decreased risk of *Campylobacter* infection: a prospective case-control study in Norway Am J Epidemiol 2003;158:234–242.

211. Karmali MA, Fleming PC. *Campylobacter* enteritis. Can Med Assoc J 1979; 120:1525–1532.

212. Karmali MA, Simor AE, Roscoe M, et al. Evaluation of a blood-free, charcoal-based, selective medium for the isolation of *Campylobacter* organisms from feces. J Clin Microbiol 1986;23:456–459.

213. Kasper G, Dickgiesser N. Isolation from gastric epithelium of *Campylobacter*-like bacteria that are distinct from "*Campylobacter pyloridis*." Lancet 1985;1:111–112.

214. Kelly MT. Cholera: a worldwide perspective. Pediatr Infect Dis 1986;5(Suppl 1):S101–S105.

215. Kelly MT, Hickman-Brenner FW, Farmer JJ III. *Vibrio*. In Balows A (ed). Manual of Clinical Microbiology, 5th Ed. Washington, DC, American Society for Microbiology, 1991: chapter 37, 384–395.

216. Kelly MT, Peterson JW, Sarles HE Jr, et al. Cholera on the Texas Gulf Coast. JAMA 1982;247:1598–1599.

217. Kelly MT, Stroh EMD. Urease-positive, Kanagawa-negative *Vibrio parahaemolyticus* from patients and the environment in the Pacific northwest. J Clin Microbiol 1989;27:2820–2822.

218. Kemper CA, Mickelsen P, Morton A, et al. *Helicobacter (Campylobacter) fennelliae*-like organisms as an important but occult cause of bacteraemia in a patient with AIDS. J Infect 1993;26:97–101.

219. Khare R, Espy MJ, Cebelinski E, et al. Comparative evaluation of two commercial multiplex panels for detection of gastrointestinal pathogens by use of clinical stool specimens. J Clin Microbiol 2014;52:3667–3673.

220. Kiehlbauch JA, Brenner DJ, Cameron DN, et al. Genotypic and phenotypic characterization of *Helicobacter cinaedi* and *Helicobacter fennelliae* strains isolated from humans and animals. J Clin Microbiol 1995;33:2940–2947.

221. Kiehlbauch JA, Brenner DJ, Nicholson MA, et al. *Campylobacter butzleri* sp. nov. isolated from humans and animals with diarrheal illness. J Clin Microbiol 1991;29:376–385.

222. Kiehlbauch JA, Tauxe RV, Baker CN, et al. *Helicobacter cinaedi*-associated bacteremia and cellulitis in immunocompromised patients. Ann Inter Med 1994;121:90–93.

223. Kikuchi H, Asako K, Tansho S, et al. Recurrent *Helicobacter cinaedi* cellulitis and bacteremia in a patient with systemic lupus erythematosus. Intern Med 2012;51:3185–3188.

224. Kim SK, Cho EJ, Sung H, et al. A case of *Helicobacter cinaedi* bacteremia in an asplenic patient. Ann Lab Med 2012;32:433–437.

225. King EO. Human infections with *Vibrio fetus* and a closely related vibrio. J Infect Dis 1957;101:119–128.

226. Kirkbride CA, Gates CE, Collins JE. Abortion in sheep caused by a non-classified, anaerobic, flagellated bacterium. Am J Vet Res 1986;47:259–262.

227. Kirkbride CA, Gates CE, Collins JE, et al. Ovine abortion associated with an anaerobic bacterium. J Am Vet Med Assoc 1985;186:789–791.

228. Kitamura T, Kawamura Y, Ohkusu K, et al. *Helicobacter cinaedi* cellulitis and bacteremia in immunocompetent hosts after orthopedic surgery. J Clin Microbiol 2007;45:31–38.

229. Ko W-C, Chuang Y-C. *Aeromonas* bacteremia: review of 59 episodes. Clin Infect Dis 1995;20:1298–1304.

230. Kodaka H, Lombard GL, Dowell VR Jr. Gas-liquid chromatography technique for detection of hippurate hydrolysis and conversion of fumarate to succinate by microorganisms. J Clin Microbiol 1982;16:962–964.

231. Kolho KL, Klemola T, Koivusalo A, et al. Stool antigen tests for the detection of *Helicobacter pylori* in children. Diagn Microbiol Infect Dis 2006;55:269–273.

232. Krienitz W. Ueber das Auftreten von Spirochaeten verschiedener Form im Mageninhalt bei Carcinoma Ventriculi. Dtsch Med Wochenschr 1906;22:872.

233. Kuroki S, Haruta T, Yoshioka M, et al. Guillain-Barre syndrome associated with *Campylobacter* infection. Pediatr Infect Dis J 1991;10:149–151.

234. Kweon OJ, Lim YK, Yoo B, et al. First case report of *Campylobacter volucris* bacteremia in an immunocompromised patient. J Clin Microbiol 2015;53:1976–1978.

235. Lacey SW. Cholera: calamitous past, ominous future. Clin Infect Dis 1995;20:1409–1419.

236. Laharie D, Asencio C, Asselineau J, et al. Association between entero-hepatic *Helicobacter* species and Crohn's disease: a prospective cross-sectional study. Aliment Pharmacol Ther 2009;30:283–293.

237. Lai CC, Ding LW, Hsueh PR. Wound infection and septic shock due to *Aeromonas trota* in a patient with liver cirrhosis. Clin Infect Dis 2007;44:1523–1524.

238. Lam S, Yeo M. Urease-positive *Vibrio parahaemolyticus* strain. J Clin Microbiol 1980;12:57–59.

239. Lamy B, Kodjo A, Laurent F; ColBVH Study Group. Identification of *Aeromonas* isolates by matrix-assisted laser desorption ionization time-of-flight mass spectrometry. Diagn Microbiol Infect Dis 2011;71:1–5.

240. Lamy B, Laurent F, Verdier I, et al. Accuracy of 6 commercial systems for identifying clinical *Aeromonas* isolates. Diagn Microbiol Infect Dis 2010;67:9–14.

241. La Scolea LJ. *Campylobacter fetus* subsp. *fetus* meningitis in a neonate. Clin Microbiol Newsl 1985;7:125–126.

242. Lasry S, Simon J, Marais A, et al. *Helicobacter cinaedi* septic arthritis and bacteremia in an immunocompetent patient. Clin Infect Dis 2000;31:201–202.

243. Lastovica AJ. Clinical relevance of *Campylobacter concisus* isolated from pediatric patients. J Clin Microbiol 2009;47:2360.

244. Lastovica A, Le Roux E, Warren R, et al. Clinical isolates of *Campylobacter mucosalis* [letter]. J Clin Microbiol 1993;31:2835–2836.

245. Lastovica AJ, Le Roux E, Penner JL. "*Campylobacter upsaliensis*" isolated from blood cultures of pediatric patients. J Clin Microbiol 1989;27:657–659.

246. Lastovica AJ, Le Roux E, Warren R, et al. Additional data on clinical isolates on *Campylobacter mucosalis* [Letter]. J Clin Microbiol 1994;32:2338–2339.

247. Lau SM, Peng MY, Chang FY. Outcomes of *Aeromonas* bacteremia in patients with different types of underlying disease. J Microbiol Infect 2000;33:241–247.

248. Lauwers S, Van Etterijck R, Breynaert J, et al. Isolation of *C. upsaliensis* and *C. concisus* from human faeces. Presented before the annual meeting of the American Society for Microbiology. Abstract C-266, 1991:386.

249. Lecuit M, Abachin E, Martin A, et al. Immunoproliferative small intestinal disease associated with *Campylobacter jejuni*. N Engl J Med 2004;350:239–248.

250. Lee A. Human gastric spirilla other than *C. pylori*. In Blaser MJ, ed. *Campylobacter pylori* in Gastritis and Peptic Ulcer Disease. New York, NY: Igaku-Shoin Medical Publishers, 1989:225–240.

251. Lee D, Goldstein EJ, Citron DM, et al. Empyema due to *Bacteroides gracilis*: case report and in vitro susceptibilities to eight antimicrobial agents. Clin Infect Dis 1993;16(Suppl 4):S263–S265.

252. Lee K, Baron EJ, Summanen P, et al. Selective medium for isolation of *Bacteroides gracilis*. J Clin Microbiol 1990;28:1747–1750.

253. Leemann C, Gambillara E, Prod'hom G, et al. First case of bacteremia and multifocal cellulitis due to *Helicobacter canis* in an immunocompetent patient. J Clin Microbiol 2006;44:4598–4600.

254. Lerner J, Brumberger V, Preac-Mursic V. Severe diarrhea associated with *Arcobacter butzleri*. Eur J Clin Microbiol Infect Dis 1994;13:660–662.

255. Lesmana M, Albert MJ, Subekti D, et al. Simple differentiation of *Vibrio cholerae* O139 from *V. cholerae* O1 and non-O1, non-O139 by modified CAMP test. J Clin Microbiol 1996;34:1038–1040.

256. Lessner AM, Webb RM, Rabin B. *Vibrio alginolyticus* conjunctivitis. Arch Ophthalmol 1985;103:229–230.

257. Lineaweaver WC, Hill MK, Buncke GM, et al. *Aeromonas hydrophila* infections following use of medical leeches in replantation and flap surgery. Ann Plast Surg 1992;29:238–244.

258. Lowry PW, McFarland LM, Threefoot HK. *Vibrio hollisae* septicemia after consumption of catfish [Letter]. J Infect Dis 1986;154:730–731.

259. Luechtefeld NW, Reller LB, Blaser MJ, et al. Comparison of atmospheres of incubation for primary isolation of *Campylobacter fetus* subsp. *jejuni* from animal specimens: 5% oxygen versus candle jar. J Clin Microbiol 1982;15:53–57.

260. Luechtefeld NW, Wang W-LL. Hippurate hydrolysis by and triphenyltetrazolium tolerance of *Campylobacter fetus*. J Clin Microbiol 1982;15:137–140.

261. MacDonell MT, Colwell RR. Phylogeny of the *Vibrionaceae*, and recommendation for two new genera, *Listonella* and *Shewanella*. Syst Appl Microbiol 1985;6:171–182.

262. Mahabeer Y, Khumalo A, Kiratu E, et al. Posttraumatic brain abscess caused by *Aeromonas hydrophila*. J Clin Microbiol 2014;52:1796–1797.

263. Mahlen SD, Clarridge JE III. Oral abscess caused by *Campylobacter rectus*: case report and literature review. J Clin Microbiol 2009;47:848–851.

264. Makristathis A, Pasching E, Schutze K, et al. Detection of *Helicobacter pylori* in stool specimens by PCR and antigen enzyme immunoassay. J Clin Microbiol 1998;36:2772–2774.

265. Man SM, Zhang L, Day AS, et al. *Campylobacter concisus* and other *Campylobacter* species in children with newly diagnosed Crohn's disease. Inflamm Bowel Dis 2010;16:1008–1016.

266. Mandal BK. Epidemic cholera due to a novel strain of *V. cholerae* non O1—the beginning of a new pandemic? J Infect 1993;27:115–117.

267. Mandrell RE, Harden LA, Bates A, et al. Speciation of *Campylobacter coli*, *C. jejuni*, *C. helveticus*, *C. lari*, *C. sputorum*, and *C. upsaliensis* by matrix-assisted laser desorption ionization-time of flight mass spectrometry. Appl Environ Microbiol 2005;71:6292–6307.

268. Marshall BJ. *Campylobacter pyloridis* and gastritis. J Infect Dis 1986;153:650–657.

269. Martinot M, Jaulhac B, Moog R, et al. *Campylobacter lari* bacteremia. Clin Microbiol Infect 2001;4:96–97.

270. Martiny D, Dediste A, Debruyne L, et al. Accuracy of the API Campy system, the Vitek 2 *Neisseria-Haemophilus* card and matrix-assisted laser desorption ionization time-of-flight mass spectrometry for the identification of *Campylobacter* and related organisms. Clin Microbiol Infect 2011;17:1001–1006.

271. Matsiota-Bernard P, Nauciel C. *Vibrio alginolyticus* wound infection after exposure to sea water in an air crash. Eur J Clin Microbiol Infect Dis 1993;12:474–475.

272. Matsumoto T, Kawakubo M, Akamatsu T, et al. *Helicobacter heilmannii* sensu stricto-related gastric ulcers: a case report. World J Gastroenterol 2014;20:3376–3382.

273. McNeeley D, Ivy P, Craft JC, et al. *Plesiomonas:* biology of the organism and diseases in children. Pediatr Infect Dis 1984;3:176–181.

274. McNulty CAM, Dent JC, Curry A, et al. New spiral bacterium in gastric mucosa. J Clin Pathol 1989;42:585–591.

275. McNulty CAM, Dent JC, Uff JS, et al. Detection of *Campylobacter pylori* by the biopsy urease test: an assessment in 1445 patients. Gut 1989;30:1058–1062.

276. McTighe AH. Pathogenic *Vibrio* species: isolation and identification. Lab Manag 1982:43–46.

277. Mégraud F, European Paediatric Task Force on *Helicobacter pylori*. Comparison of non-invasive tests to detect *Helicobacter pylori* infection in children and adolescents: results of a multicenter European study. J Pediatr 2005;146:198–203.

278. Ménard A, Péré-Védrenne C, Haesebrouck F, et al. Gastric and enterohepatic helicobacters other than *Helicobacter pylori*. Helicobacter 2014;19(Suppl 1):59–67.

279. Mendes EN, Queiroz DM, Dewhirst FE, et al. *Helicobacter trogontum* sp. nov., isolated from the rat intestine. Int J Syst Bacteriol 1996;46:916–921.

280. Mercer NSG, Beere DM, Bornemisza AJ, et al. Medical leeches as sources of wound infection. Br Med J 1987;294:937.

281. Merino FJ, Agulla A, Villasante PA, et al. Comparative efficacy of seven selective media for isolating *Campylobacter jejuni*. J Clin Microbiol 1986;24:451–452.

282. Middlebrook JL, Dorland RB. Bacterial toxins: cellular mechanisms of action. Microbiol Rev 1984;48:199–221.

283. Miller WG, Yee E, Chapman MH, et al. Comparative genomics of the *Campylobacter lari* group. Genome Biol Evol 2014;6:3252–3266.

284. Mills CK, Gherna RL. Hydrolysis of indoxyl acetate by *Campylobacter* species. J Clin Microbiol 1987;25:1560–1561.

285. Miñana-Galbis D, Farfán M, Gaspar Lorén J, et al. Proposal to assign *Aeromonas diversa* sp. nov. as a novel species designation for *Aeromonas* group 501. Syst Appl Microbiol 2010;33:15–19.

286. Minauchi K, Takahashi S, Sakai T, et al. The nosocomial transmission of *Helicobacter cinaedi* infections in immunocompromised patients. Intern Med 2010;49:1733–1739.

287. Minet J, Grosbois B, Megraud F. *Campylobacter hyointestinalis:* an opportunistic enteropathogen? J Clin Microbiol 1988;26:2659–2660.

288. Monteiro L, de Mascarel A, Sarrasqueta AM, et al. Diagnosis of *Helicobacter pylori* infection: noninvasive methods compared to invasive methods and evaluation of two new tests. Am J Gastroenterol 2001;96:353–358.

289. Morgner A, Bayerdörffer E, Meining A, et al. *Helicobacter heilmannii* and gastric cancer. Lancet 1995;346:511–512.

290. Morgner A, Lehn N, Andersen LP, et al. *Helicobacter heilmannii*-associated primary gastric low-grade MALT lymphoma: complete remission after curing the infection. Gastroenterology 2000;118:821–828.

291. Morris A, Ali MR, Thomsen L, et al. Tightly spiral shaped bacteria in the human stomach: another cause of active chronic gastritis? Gut 1990;31:139–143.

292. Morris GK, El Sherbeeny MR, Patton CM, et al. Comparison of four hippurate hydrolysis methods for identification of thermophilic *Campylobacter* sp. J Clin Microbiol 1985;22:714–718.

293. Morris JG Jr. *Vibrio cholerae* O139 Bengal: emergence of a new epidemic strain of cholera. Infect Agents Dis 1995;4:41–46.

294. Morris JG Jr. Cholera and other types of vibriosis: a story of human pandemics and oysters on the half shell. Clin Infect Dis 2003;37:272–280.

295. Morris JG Jr, Wilson R, Hollis DG, et al. Illness caused by *Vibrio damsela* and *Vibrio hollisae*. Lancet 1982;1:1294–1297.

296. Muñoz P, Fernández-Baca V, Peláez T, et al. *Aeromonas* peritonitits. Clin Infect Dis 1994;18:32–37.

297. Murakami H, Goto M, Ono E, et al. Isolation of *Helicobacter cinaedi* from blood of an immunocompromised patient in Japan. J Infect Chemother 2003;9:344–347.

298. Murray PR, Jain A, Uzel G, et al. Pyoderma gangrenosum-like ulcer in a patient with X-linked agammaglobulinemia: identification of *Helicobacter bilis* by mass spectrometry analysis. Arch Dermatol 2010;146:523–526.

299. Nachamkin I. *Campylobacter* infections. Curr Opin Infect Dis 1993;6:72–76.

300. Nachamkin I, Stowell C, Skalina D, et al. *Campylobacter laridis* causing bacteremia in an immunocompromised host. Ann Intern Med 1984;101: 55–57.

301. Nair GB, Shimada T, Kurazono H, et al. Characterization of phenotypic, serological, and toxigenic traits of *Vibrio cholerae* 0139 Bengal. J Clin Microbiol 1994;32:2775–2779.

302. Namdari H, Bottone EJ. Suicide phenomenon in mesophilic aeromonads as a basis for species identification. J Clin Microbiol 1989;27:788–789.

303. Namdari H, Bottone EJ. Microbiological and clinical evidence supporting the role of *Aeromonas caviae* as a pediatric enteric pathogen. J Clin Microbiol 1990;28:837–840.

304. Namdari H, Bottone EJ. Cytotoxin and enterotoxin production as factors delineating enteropathogenicity of *Aeromonas caviae*. J Clin Microbiol 1990;28:1796–1798.

305. Nato F, Boutonnier A, Rajerison M, et al. One-step immunochromatographic dipstick tests for rapid detection of *Vibrio cholerae* O1 and O139 in stool samples. Clin Diagn Lab Immunol 2003;10:476–478.

306. Navidad JF, Griswold DJ, Gradus MS, et al. Evaluation of Luminex xTAG gastrointestinal pathogen analyte-specific reagents for high-throughput, simultaneous detection of bacteria, viruses, and parasites of clinical and public health importance. J Clin Microbiol 2013;51:3018–3024.

307. Ndawula EM, Owen RJ, Mihr G, et al. *Helicobacter pylori* bacteraemia. Eur J Clin Microbiol Infect Dis 1994;13:621.

308. Ng VL, Hadley WK, Fennell CL, et al. Successive bacteremias with "*Campylobacter cinaedi*" and "*Campylobacter fennelliae*" in a bisexual male. J Clin Microbiol 1987;25:2008–2009.

309. Nguyen TV, Bengtsson C, Nguyen GK, et al. Evaluation of a novel monoclonal-based antigen-in-stool enzyme immunoassay (Premier Platinum HpSA PLUS) for diagnosis of *Helicobacter pylori* infection in Vietnamese children. Helicobacter 2008;13:269–273.

310. Nolan CM, Ballard J, Kaysner CA, et al. *Vibrio parahaemolyticus* gastroenteritis: an outbreak associated with raw oysters in the Pacific northwest. Diagn Microbiol Infect Dis 1984;2:119–128.

311. Notermans S, Havelaar A, Jansen W, et al. Production of "Asao toxin" by *Aeromonas* strains isolated from feces and drinking water. J Clin Microbiol 1986;23:1140–1142.

312. Novak SM, Bobenchik A, Cumpio J, et al. Evaluation of the Verigene EP IUO test for the rapid detection of bacterial and viral causes of gastrointestinal infection. Abstract 30th Clinical Virology Symposium Meeting Pan Am Soc Clin Virol 2014,1317.

313. Oberhofer TR, Podgore JK. Urea-hydrolyzing *Vibrio parahaemolyticus* associated with acute gastroenteritis. J Clin Microbiol 1982;16:581–583.

314. O'Brien M, Colwell R. Modified taurocholate-tellurite-gelatin agar for improved differentiation of *Vibrio* species. J Clin Microbiol 1985;22:1011–1013.

315. O'Hara CM, Sowers EG, Bopp CA, et al. Accuracy of six commercially available systems for identification of members of the family *Vibrionaceae*. J Clin Microbiol 2003;41:5654–5659.

316. On SLW. Confirmation of human *Campylobacter concisus* isolates misidentified as *Campylobacter mucosalis* and suggestions for improved differentiation between the two species. J Clin Microbiol 1994;32:2305–2306.

317. On SLW. Identification methods for campylobacters, helicobacters, and related organisms. Clin Microbiol Rev 1996;9:405–422.

318. On SLW. Taxonomy of *Campylobacter, Arcobacter, Helicobacter* and related bacteria: current status, future prospects and immediate concerns. Symp Ser Soc Appl Microbiol 2001;90:1S–15S.

319. On SLW, Bloch B, Holmes B, et al. *Campylobacter hyointestinalis* subsp. *lawsonii* subsp. nov., isolated from the porcine stomach, and an emended description of *Campylobacter hyointestinalis*. Int J Syst Bacteriol 1995;45:767–774.

320. Orlicek SL, Welch DF, Kuhls T. Septicemia and meningitis caused by *Helicobacter cinaedi* in a neonate. J Clin Microbiol 1993;31:569–571.

321. Ouderkirk JP, Bekhor D, Turett GS, et al. *Aeromonas* meningitis complicating medicinal leech therapy. Clin Infect Dis 2004;38:e36–e37.

322. Overman TL, Kessler JF, Seabolt JP. Comparison of API 20E, API Rapid E, and API Rapid NFT for identification of members of the family *Vibrionaceae*. J Clin Microbiol 1985;22:778–781.

323. Pacanowski J, Lalande V, Lacombe K, et al. *Campylobacter* bacteremia: clinical features and factors associated with fatal outcome. Clin Infect Dis 2008;47:790–796.

324. Pan-American Health Organization. Cholera in the Americas. Epidemiol Bull 1995;16:11–12.

325. Pandey M, Mishra RR, Dixit R, et al. *Helicobacter bilis* in human gallbladder cancer: results of a case-control study and a meta-analysis. Asian Pac J Cancer Prev 2010;11:343–347.

326. Park JH, Seok SH, Cho SA, et al. The high prevalence of *Helicobacter* sp. in porcine pyloric mucosa and its histopathological and molecular characteristics. Vet Microbiol 2004;104:219–225.

327. Parsonnet J, Isaacson PG. Bacterial infection and MALT lymphoma. N Engl J Med 2004;350:213–215.

328. Pascual A, Martinez-Martinez L, Garcia-Gestoso ML, et al. Urinary tract infection caused by quinolone-resistant *Campylobacter coli*. Eur J Clin Microbiol Infect Dis 1994;13:690–691.

329. Paster BJ, Dewhirst FE. Phylogeny of campylobacters, wolinellas, *Bacteroides gracilis*, and *Bacteroides ureolyticus* by 16S ribosomal ribonucleic acid sequencing. Int J Syst Bacteriol 1988;38:56–62.

330. Paster BJ, Lee A, Fox JG, et al. Phylogeny of *Helicobacter felis* sp. nov., *Helicobacter mustelae*, and related bacteria. Int J Syst Bacteriol 1991;41:31–38.

331. Pasternak J, Bolivar R, Hopfer RL, et al. Bacteremia caused by *Campylobacter*-like organism in two male homosexuals. Ann Intern Med 1984;101:339–341.

332. Patel A, Navidad J, Bhattacharyya S. Site-specific clinical evaluation of the Luminex xTAG gastrointestinal pathogen panel for detection of infectious gastroenteritis in fecal specimens. J Clin Microbiol 2014;52:3068–3071.

333. Pavia AT, Bryan JA, Maher KL, et al. *Vibrio carchariae* infection after a shark bite. Ann Intern Med 1989;111:85–86.

334. Pedersen K, Verdonck L, Austin B, et al. Taxonomic evidence that *Vibrio carchariae* Grimes et al. 1985 is a junior synonym of *Vibrio harveyi* (Johnson and Shunk 1936) Baumann et al. 1981. Int J Syst Bacteriol 1998;48:749–758.

335. Pellicano R, Mazzaferro V, Grigioni WF, et al. *Helicobacter* species sequences in liver samples from patients with and without hepatocellular carcinoma. World J Gastroenterol 2004;10:598–601.

336. Penner JL. The genus *Campylobacter:* a decade of progress. Clin Microbiol Rev 1988;1:157–172.

337. Peterson WL. *Helicobacter pylori* and peptic ulcer disease. N Engl J Med 1991;324:1043–1048.

338. Pezzlo M, Valter PJ, Burns MJ. Wound infection associated with *Vibrio alginolyticus*. Am J Clin Pathol 1979;71:476–478.

339. Pinna A, Sechi LA, Zanetti S, et al. *Aeromonas caviae* keratitis associated with contact lens wear. Ophthalmology 2004;111:348–351.

340. Pisani P, Whary MT, Nilsson I, et al. Cross-reactivity between immune responses to *Helicobacter bilis* and *Helicobacter pylori* in a population in Thailand at high risk of developing cholangiocarcinoma. Clin Vaccine Immunol 2008;15:1363–1368.

341. Pitarangsi E, Echeverria P, Whitmire R, et al. Enteropathogenicity of *Aeromonas hydrophila* and *Plesiomonas shigelloides*: prevalence among individuals with and without diarrhea in Thailand. Infect Immun 1982;35:666–673.

342. Pitrak DL, Gindorf JD. Bacteremic cellulitis caused by non-serogroup O1 *Vibrio cholerae* acquired in a freshwater inland lake. J Clin Microbiol 1989;27:2874–2876.

343. Popovic-Uroic T, Patton CM, Nicholson MA, et al. Evaluation of the indoxyl acetate hydrolysis test for rapid differentiation of *Campylobacter*, *Helicobacter*, and *Wolinella* species. J Clin Microbiol 1990;28:2335–2339.

344. Prag J, Blom J, Krogfelt KA. *Helicobacter canis* bacteraemia in a 7-month-old child. FEMS Immunol Med Microbiol 2007;50:264–267.

345. Qadri SM, Gordon LP, Wende RD, et al. Meningitis due to *Aeromonas hydrophila*. J Clin Microbiol 1976;3:102–104.

346. Queiroz DM, Saito M, Rocha GA, et al. *Helicobacter pylori* infection in infants and toddlers in South America: concordance between [13C]urea breath test and monoclonal *H. pylori* stool antigen test. J Clin Microbiol 2013;51:3735–3740.

347. Quinn TC, Goodell SE, Fennell C, et al. Infections with *Campylobacter jejuni* and *Campylobacter*-like organisms in homosexual men. Ann Intern Med 1984;101:187–192.

348. Rank EL, Smith IB, Langer M. Bacteremia caused by *Vibrio hollisae*. J Clin Microbiol 1988;26:375–376.

349. Regimbeau C, Karsenti D, Durand V, et al. Low-grade gastric MALT lymphoma and *Helicobacter heilmannii* (*Gastrospirillum hominis*)[in French]. Gastroenterol Clin Biol 1998;22:720–723.

350. Reina J, Fernandez-Baca V, Lopez A. Acute gastroenteritis caused by *Vibrio alginolyticus* in an immunocompetent patient. Clin Infect Dis 1995;21:1044–1045.

351. Reina J, Lopez A. Gastroenteritis caused by *Aeromonas trota* in a child. J Clin Pathol 1996;49:173–175.

352. Reina J, Ros MJ, Serra A. Evaluation of the API-campy system in the biochemical identification of hippurate negative campylobacter strains isolated from faeces. J Clin Pathol 1995;48:683–685.

353. Reinhardt JF, George WL. *Plesiomonas shigelloides*-associated diarrhea. JAMA 1985;253:3294–3295.

354. Rennie RP, Brosnikoff C, Shokoples S, et al. Multicenter evaluation of the new Vitek 2 *Neisseria-Haemophilus* identification card. J Clin Microbiol 2008;46:2681–2685.

355. Rimbara E, Matsui M, Mori S, et al. Draft genome sequence of *Helicobacter fennelliae* strain MRY12-0050, isolated from a bacteremia patient. Genome Announc 2013;1:e00512–e00513.

356. Rimbara E, Mori S, Kim H, et al. *Helicobacter cinaedi* and *Helicobacter fennelliae* transmission in a hospital from 2008 to 2012. J Clin Microbiol 2013;51:2439–2442.

357. Rocha M, Avenaud P, Ménard A, et al. Association of *Helicobacter* species with hepatitis C cirrhosis with or without hepatocellular carcinoma. Gut 2005;54:396–401.

358. Roehrl MH, Hernandez M, Yang S, et al. *Helicobacter heilmannii* gastritis in a young patient with a pet. Gastrointest Endosc 2012;76:421–422.

359. Rolston KVI, Hopfer RL. Diarrhea due to *Plesiomonas shigelloides* in cancer patients. J Clin Microbiol 1984;20:597–598.

360. Romero S, Archer JR, Hamacher ME, et al. Case report of an unclassified microaerophilic bacterium associated with gastroenteritis. J Clin Microbiol 1988;26:142–143.

361. Roop RM II, Smibert RM, Johnson JL, et al. DNA homology studies of the catalase-negative campylobacters and "*Campylobacter fecalis*," an emended description of *Campylobacter sputorum*, and proposal of the neotype strain of *Campylobacter sputorum*. Can J Microbiol 1985;31:823–831.

362. Ropper AH. *Campylobacter* diarrhea and Guillain-Barre syndrome. Arch Neurol 1988;45:655–656.

363. Rowland M, Lambert I, Gormally S, et al. Carbon 13-labeled urea breath test for the diagnosis of *Helicobacter pylori* infection in children. J Pediatr 1997;131:815–820.

364. Ruimy R, Breittmayer V, Elbaze P, et al. Phylogenetic analysis and assessment of the genera *Vibrio*, *Photobacterium*, *Aeromonas*, and *Plesiomonas* deduced from small-subunit rRNA sequences. J Syst Bacteriol 1994;44:416–426.

365. Rychert J, Creely D, Mayo-Smith LM, et al. Evaluation of matrix-assisted laser desorption ionization-time of flight mass spectrometry for identification of *Vibrio cholerae*. J Clin Microbiol 2015;53:329–331.

366. Sack DA, Sack RB, Nair GB, et al. Cholera. Lancet 2004;363:223–233.

367. Sacks SL, Labriola AM, Gill VJ, et al. Use of ciprofloxacin for successful eradication of bacteremia due to *Campylobacter cinaedi* in a human immunodeficiency virus-infected person. Rev Infect Dis 1991;13:1066–1068.

368. Safrin S, Morris JG, Adams M, et al. Non-01 *Vibrio cholerae* bacteremia: case report and review. Rev Infect Dis 1988;10:1012–1017.

369. Samie A, Obi CL, Barrett LJ, et al. Prevalence of *Campylobacter* species, *Helicobacter pylori* and *Arcobacter* species in stool samples from the Venda region, Limpopo, South Africa: studies using molecular diagnostic methods. J Infect 2007;54:558–566.

370. Sandstedt K, Ursing J. Description of *Campylobacter upsaliensis* sp. nov. previously known as the CNW group. Syst Appl Microbiol 1991;14:39–45.

371. Sandstedt K, Ursing J, Walder M. Thermotolerant *Campylobacter* with no or weak catalase activity isolated from dogs. Curr Microbiol 1983;8:209–213.

372. Sanyal SC, Saraswathi B, Sharma P. Enteropathogenicity of *Plesiomonas shigelloides*. J Med Microbiol 1980;13:401–409.

373. Sartor C, Limouzin-Perotti F, Legre R, et al. Nosocomial infections with *Aeromonas hydrophila* from leeches. Clin Infect Dis 2002;35:e1–e5.

374. Schmidt U, Chmel H, Cobbs C. *Vibrio alginolyticus* infections in humans. J Clin Microbiol 1979;10:666–668.

375. Schubert RHW, Hegazi M. *Aeromonas eucrenophila* species nova *Aeromonas caviae*, a later and illegitimate synonym of *Aeromonas punctata*. Zentralbl Bakteriol Mikrobiol Hyg A 1988;268:34–39.

376. Seetha KS, Jose BT, Jasthi A. Meningitis due to *Aeromonas hydrophila*. Indian J Med Microbiol 2004;22:191–192.

377. Shandera WX, Johnston JM, Davis BR, et al. Disease from infection with *Vibrio mimicus*, a newly recognized *Vibrio* species. Clinical characteristics and epidemiology. Ann Intern Med 1983;99:169–171.

378. Sharp SE. Chronic skin lesions from a patient with Bruton's X-linked agammaglobulinemia. J Clin Microbiol 2011;49:483,770.

379. Shimizu S, Inokuma D, Watanabe M, et al. Cutaneous manifestations of *Helicobacter cinaedi* infection. Acta Derm Venereol 2013;93:165–167.

380. Shinha T. Fatal bacteremia caused by *Campylobacter gracilis*, United States. Emerg Infect Dis 2015;21:1084–1085.

381. Siqueira JF Jr, Rôças IN. *Campylobacter gracilis* and *Campylobacter rectus* in primary endodontic infections. Int Endod J 2003;36:174–180.

382. Sirianni A, Kaakoush NO, Raftery MJ, et al. The pathogenic potential of *Helicobacter pullorum*: possible role for the type VI secretion system. Helicobacter 2013;18:102–111.

383. Skirrow MB, Benjamin J. "1001" Campylobacters: cultural characteristics of intestinal campylobacters from man and animals. J Hyg (Lond) 1980;85:427–442.

384. Smet A, Flahou B, D'Herde K, et al. *Helicobacter heilmannii* sp. nov., isolated from feline gastric mucosa. Int J Syst Evol Microbiol 2012;62(Pt 2):299–306.

385. Smibert RM. Genus *Campylobacter* Sebald and Veron 1963, 907[AL]. In Krieg NR, Holt HG eds. Bergey's Manual of Systematic Bacteriology, Vol 1. Baltimore, MD: Williams & Wilkins, 1984: 111–118.

386. Smith SK, Sutton DC, Fuerst JA, et al. Evaluation of the genus *Listonella* and reassignment of *Listonella damsela* (Love et al.) MacDonell and Colwell to

the genus *Photobacterium* as *Photobacterium damsela*. Int J Syst Bacteriol 1994;41:529–534.

387. Smoak BL, Kelley PW, Taylor DN. Seroprevalence of *Helicobacter pylori* infections in a cohort of US Army recruits. Am J Epidemiol 1994;139:513–519.

388. Smuts HE, Lastovica AJ. Molecular characterization of the 16S rRNA gene of *Helicobacter fennelliae* isolated from stools and blood cultures from paediatric patients in South Africa. J Pathog 2011;2011:217376.

389. Solnick JV. Clinical significance of *Helicobacter* species other than *Helicobacter pylori*. Clin Infect Dis 2003;36:349–354.

390. Solnick JV, O'Rourke J, Lee A, et al. An uncultured gastric spiral organism is a newly identified *Helicobacter* in humans. J Infect Dis 1993;168:379–385.

391. Solnick JV, Schauer DB. Emergence of diverse *Helicobacter* species in the pathogenesis of gastric and enterohepatic diseases. Clin Microbiol Rev 2001;14:59–97.

392. Sorlin P, Vandamme P, Nortier J, et al. Recurrent "Flexispira rappini" bacteremia in an adult patient undergoing hemodialysis: case report. J Clin Microbiol 1999;37:1319–1323.

393. Sovilla J-Y, Regli F, Francioli PB. Guillain-Barre syndrome following *Campylobacter jejuni* enteritis: report of three cases and review of the literature. Arch Intern Med 1988;148:739–741.

394. Spiegel CA, Telford G. Isolation of *Wolinella recta* and *Actinomyces viscosus* from an actinomycotic chest wall mass. J Clin Microbiol 1984;20:1187–1189.

395. Stanley J, Burnens AP, Linton D, et al. *Campylobacter helveticus* sp. nov., a new thermophilic species from domestic animals: characterization and cloning of a species-specific DNA probe. J Gen Microbiol 1992;138:2293–2303.

396. Stanley J, Linton D, Burnens AP, et al. *Helicobacter pullorum* sp. nov.—genotype and phenotype of a new species isolated from poultry and from human patients with gastroenteritis. Microbiology 1994;140:3441–3449.

397. Stanley J, Linton D, Burnens AP, et al. *Helicobacter canis* sp. nov., a new species from dogs: an integrated study of phenotype and genotype. J Gen Microbiol 1993;139:2495–2504.

398. Steele TW, McDermott SN. Technical note: the use of membrane filters applied directly to the surface of agar plates for the isolation of *Campylobacter jejuni* from feces. Pathology 1984;16:263–265.

399. Steele TW, Owen RJ. *Campylobacter jejuni* subsp. *doylei* subsp. nov., a subspecies of nitrate-negative campylobacters isolated from human clinical specimens. Int J Syst Bacteriol 1988;38:316–318.

400. Steele TW, Sangster N, Lanser JA. DNA relatedness and biochemical features of *Campylobacter* spp. isolated in central and south Australia. J Clin Microbiol 1985;22:71–74.

401. Steinbrueckner B, Haerter G, Pelz K, et al. Isolation of *Helicobacter pullorum* from patients with enteritis. Scand J Infect Dis 1997;29:315–318.

402. Steinkraus GE, Wright BD. Septic abortion with intact fetal membranes caused by *Campylobacter fetus* subsp. *fetus*. J Clin Microbiol 1994;32:1608–1609.

403. Stills HF Jr, Hook RR, Kinden DA. Isolation of *Campylobacter*-like organism from healthy Syrian hamsters (Mesocricetus auratus). J Clin Microbiol 1989;27:2497–2501.

404. Suematsu Y, Morizumi S, Okamura K,et al. A rare case of axillobifemoral bypass graft infection caused by *Helicobacter cinaedi*. J Vasc Surg 2015;61:231–233.

405. Sugiyama A, Mori M, Ishiwada N, et al. First adult case of *Helicobacter cinaedi* meningitis. J Neurol Sci 2014;336:263–264.

406. Swerdlow DL, Ries AA. *Vibrio cholerae* non-01—the eighth pandemic? Lancet 1993;342:382–383.

407. Tacket CO, Brenner F, Blake PA. Clinical features and an epidemiological study of *Vibrio vulnificus* infections. J Infect Dis 1984;149:558–561.

408. Tacket CO, Hickman F, Pierce GV, et al. Diarrhea associated with *Vibrio fluvialis* in the United States. J Clin Microbiol 1982;16:991–992.

409. Tam CC, O'Brien SJ, Adak GK, et al. *Campylobacter coli*—an important foodborne pathogen. J Infect 2003;47:28–32.

410. Taniguchi T, Sekiya A, Higa M, et al. Rapid identification and subtyping of *Helicobacter cinaedi* strains by intact-cell mass spectrometry profiling with the use of matrix-assisted laser desorption ionization-time of flight mass spectrometry. J Clin Microbiol 2014;52:95–102.

411. Tankovic J, Smati M, Lamarque D, et al. First detection of *Helicobacter canis* in chronic duodenal ulcerations from a patient with Crohn's disease. Inflamm Bowel Dis 2011;17:1830–1831.

412. Tanner ACR, Badger S, Lai C-H, et al. *Wolinella* gen. nov., *Wolinella succinogenes* (*Vibrio succinogenes* Wolin et al.) comb. nov., and description of *Bacteroides gracilis* sp. nov., *Wolinella recta* sp. nov., *Campylobacter concisus* sp. nov., and *Eikenella corrodens* from humans with periodontal disease. Int J Syst Bacteriol 1981;31:432–445.

413. Tanner ACR, Listgarten MA, Ebersole JL. *Wolinella curva* sp. nov.: "*Vibrio succinogenes*" of human origin. Int J Syst Bacteriol 1984;34:275–282.

414. Tanner A, Maiden MF, Macuch PJ, et al. Microbiota of health, gingivitis, and initial periodontitis. J Clin Periodontol 1998;25:85–98.

415. Tauxe RV, Patton CM, Edmonds P, et al. Illness associated with *Campylobacter laridis*, a newly recognized *Campylobacter* species. J Clin Microbiol 1985;21:222–225.

416. Taylor DN, Kiehlbauch JA, Tee W, et al. Isolation of group 2 aerotolerant *Campylobacter* species from Thai children with diarrhea. J Infect Dis 1991;163:1062–1067.

417. Tee W, Baird R, Dyall-Smith M, et al. *Campylobacter cryaerophila* isolated from a human. J Clin Microbiol 1988;26:2469–2473.

418. Tee W, Leder K, Karroum E, et al. "*Flexispira rappini*" bacteremia in a child with pneumonia. J Clin Microbiol 1998;36:1679–1682.

419. Tee W, Montgomery J, Dyall-Smith M. Bacteremia caused by a *Helicobacter pullorum*-like organism. Clin Infect Dis 2001;33:1789–1791.

420. Thompson FL, Hoste B, Vandemeulebroecke K, et al. Reclassification of *Vibrio hollisae* as *Grimontia hollisae* gen. nov., comb. nov. Int J Syst Evol Microbiol 2003;53(Pt 5):1615–1617.

421. Thompson LM III, Smibert RM, Johnson JL, et al. Phylogenetic study of the genus *Campylobacter*. Int J Syst Bacteriol 1988;38:190–200.

422. Totten PA, Fennell CL, Tenover FC, et al. *Campylobacter cinaedi* (sp. nov.) and *Campylobacter fennelliae* (sp. nov): two new *Campylobacter* species associated with enteric disease in homosexual men. J Infect Dis 1985;151:131–139.

423. Travis LB, Washington JA II. The clinical significance of stool isolates of *Aeromonas*. Am J Clin Pathol 1986;85:330–336.

424. Turk ML, Cacioppo LD, Ge Z, et al. Persistent *Helicobacter pullorum* colonization in C57BL/6NTac mice: a new mouse model for an emerging zoonosis. J Med Microbiol 2012;61(Pt 5):720–728.

425. Turvey SE, Leo SH, Boos A, et al. Successful approach to treatment of *Helicobacter bilis* infection in X-linked agammaglobulinemia. J Clin Immunol 2012;32:1404–1408.

426. Tuyet DT, Thiem VD, von Seidlein L, et al. Clinical, epidemiological, and socioeconomic analysis of an outbreak of *Vibrio parahaemolyticus* in Khanh Hoa Province, Vietnam. J Infect Dis 2002;186:1615–1620.

427. Valenza G, Ruoff C, Vogel U, et al. Microbiological evaluation of the new VITEK 2 *Neisseria-Haemophilus* identification card. J Clin Microbiol

428. Vandamme P, Daneshvar MI, Dewhirst FE, et al. Chemotaxonomic analyses of *Bacteroides gracilis* and *Bacteroides ureolyticus* and reclassification of *B. gracilis* as *Campylobacter gracilis* comb. nov. Int J Syst Bacteriol 1995;45:145–152.

429. Vandamme P, Debruyne L, De Brandt E, et al. Reclassification of *Bacteroides ureolyticus* as *Campylobacter ureolyticus* comb. nov., and emended description of the genus *Campylobacter*. Int J Syst Evol Microbiol 2010;60(Pt 9):2016–2022.

430. Vandamme P, De Ley J. Proposal for a new family, *Campylobacteraceae*. Int J Syst Bacteriol 1991;41:451–455.

431. Vandamme P, Falsen E, Pot B, et al. Identification of EF group 22 campylobacters from gastroenteritis cases as *Campylobacter concisus*. J Clin Microbiol 1989;27:1775–1781.

432. Vandamme P, Falsen E, Pot B, et al. Identification of *Campylobacter cinaedi* isolated from blood and feces of children and adult females. J Clin Microbiol 1990;28:1016–1020.

433. Vandamme P, Falsen E, Rossau R, et al. Revision of *Campylobacter, Helicobacter*, and *Wolinella* taxonomy: emendation of generic descriptions and proposal of *Arcobacter* gen. nov. Int J Syst Bacteriol 1991;41:88–103.

434. Vandamme P, Pugina P, Benzi G, et al. Outbreak of recurrent abdominal cramps associated with *Arcobacter butzleri* in an Italian school. J Clin Microbiol 1992;30:2335–2337.

435. Vandamme P, Vancanneyt M, Pot B, et al. Polyphasic taxonomic study of the emended genus *Arcobacter* with *Arcobacter butzleri* comb. nov. and *Arcobacter skirrowii* sp. nov., an aerotolerant bacterium isolated from veterinary specimens. Int J Syst Bacteriol 1992;42:344–356.

436. van der Vusse ML, van Son WJ, Ott A, et al. *Helicobacter canis* bacteremia in a renal transplant patient. Transpl Infect Dis 2014;16:125–129.

437. Vanloon FPL, Rahim Z, Chowdhury KA, et al. Case report of *Plesiomonas shigelloides*-associated persistent dysentery and pseudomembranous colitis. J Clin Microbiol 1989;27:1913–1915.

438. Vasoo S, Schwab JJ, Cunningham SA, et al. *Campylobacter* prosthetic joint infection. J Clin Microbiol 2014;52:1771–1774.

439. Vogt RL, Little AA, Patton CM, et al. Serotyping and serology studies of campylobacteriosis associated with consumption of raw milk. J Clin Microbiol 1984;20:998–1000.

440. Von Graevenitz A, Bucher C. Evaluation of differential and selective media for isolation of *Aeromonas* and *Plesiomonas* spp. from human feces. J Clin Microbiol 1983;17:16–21.

441. Walmsley SL, Karmali MA. Direct isolation of atypical thermophilic *Campylobacter* species from human feces on selective agar medium. J Clin Microbiol 1989;27:668–670.

442. Wang W-LL, Luechtefeld NW. Effect of incubation atmosphere and temperature on isolation of *Campylobacter jejuni* from human stools. Can J Microbiol 1983;29:468–470.

443. Ward JM, Fox JG, Anver MR, et al. Chronic active hepatitis and associated liver tumors in mice caused by a persistent bacterial infection with a novel *Helicobacter* species. J Natl Cancer Inst 1994;86:1222–1227.

444. Warren JR, Marshall BJ. Unidentified curved bacilli on gastric epithelium in active gastritis. Lancet 1983;1:1273–1275.

445. Watson IM, Robinson JO, Burke V, et al. Invasiveness of *Aeromonas* spp. in relation to biotype, virulence factors, and clinical features. J Clin Microbiol 1985;22:48–51.

446. Weissman JB, DeWitt WE, Thompson J, et al. A case of cholera in Texas, 1973. Am J Epidemiol 1974;100:487–498.

447. Wexler HM, Reeves D, Summanen PH, et al. *Sutterella wadsworthensis* gen. nov., sp. nov., bile-resistant microaerophilic *Campylobacter gracilis*-like clinical isolates. Int J Syst Bacteriol 1996;46:252–258.

448. Winkler MA, Uher J, Cepa S. Direct analysis and identification of *Helicobacter* and *Campylobacter* species by MALDI-TOF mass spectrometry. Anal Chem 1999;71:3416–3419.

449. Wu CJ, Chen PL, Hsueh PR, et al. Clinical implications of species identification in monomicrobial *Aeromonas* bacteremia. PLoS One 2015;10(2):e0117821.

450. Wu CJ, Tsai PJ, Chen PL, et al. *Aeromonas aquariorum* septicemia and enterocolitis in a cirrhotic patient. Diagn Microbiol Infect Dis 2012;74:406–408.

451. Wu CJ, Wu JJ, Yan JJ, et al. Clinical significance and distribution of putative virulence markers of 116 consecutive clinical *Aeromonas* isolates in southern Taiwan. J Infect 2007;54:151–158.

452. Wu JC, Liu GL, Zhang ZH, et al. 15NH4+ excretion test: a new method for detection of *Helicobacter pylori* infection. J Clin Microbiol 1992;30:181–184.

453. Wüppenhorst N, von Loewenich F, Hobmaier B, et al. Culture of a gastric non-*Helicobacter pylori Helicobacter* from the stomach of a 14-year-old girl. Helicobacter 2013;18:1–5.

454. Wybo I, Breynaert J, Lauwers S, et al. Isolation of *Arcobacter skirrowii* from a patient with chronic diarrhea. J Clin Microbiol 2004;42:1851–1852.

455. Yadava R, Seeler RA, Kalelkar M, et al. Fatal *Aeromonas hydrophila* sepsis and meningitis in a child with sickle cell anemia. Am J Dis Child 1979;133:753–754.

456. Yan JJ, Ko WC, Huang AH, et al. *Arcobacter butzleri* bacteremia in a patient with liver cirrhosis. J Formos Med Assoc 2000;99:166–169.

457. Yang H, Li X, Xu Z, et al. "Helicobacter heilmannii" infection in a patient with gastric cancer. Dig Dis Sci 1995;40:1013–1014.

458. Yang J, Ji S, Zhang Y, et al. *Helicobacter hepaticus* infection in primary hepatocellular carcinoma tissue. Singapore Med J 2013;54:451–457.

459. Yao JDC, Ng HMC, Campbell I. Prosthetic hip joint infection due to *Campylobacter fetus*. J Clin Microbiol 1993;31:3323–3324.

460. Yeomans ND, Kolt SD. *Helicobacter heilmannii* (formerly *Gastrospirillum*): association with pig and human gastric pathology. Gastroenterology 1996;111:244–247.

461. Zhang L, Budiman V, Day AS, et al. Isolation and detection of *Campylobacter concisus* from saliva of healthy individuals and patients with inflammatory bowel disease. J Clin Microbiol 2010;48:2965–2967.

462. Zhang L, Lee H, Grimm MC, et al. *Campylobacter concisus* and inflammatory bowel disease. World J Gastroenterol 2014;20:1259–1267.

463. Zhang L, Man SM, Day AS, et al. Detection and isolation of *Campylobacter* species other than *C. jejuni* from children with Crohn's disease. J Clin Microbiol 2009;47:453–455.

CAPÍTULO **9**

Otros bacilos gramnegativos con requerimientos nutricionales especiales

Introducción a la familia *Pasteurellaceae*

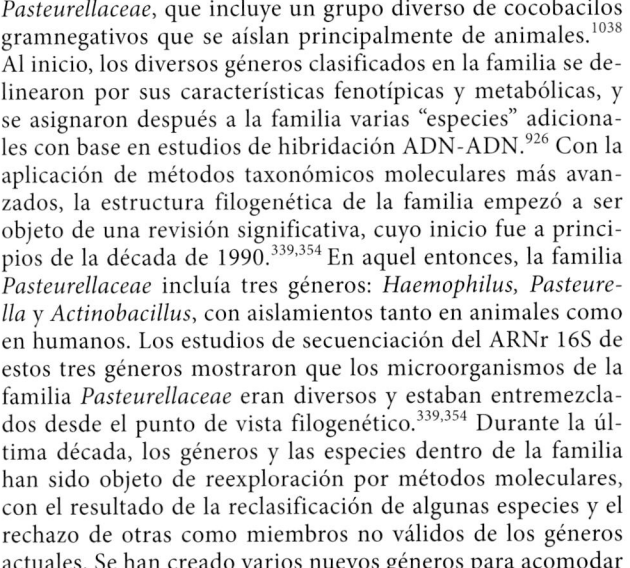

En 1981 se estableció como familia taxonómica definida a *Pasteurellaceae*, que incluye un grupo diverso de cocobacilos gramnegativos que se aíslan principalmente de animales.[1038] Al inicio, los diversos géneros clasificados en la familia se delinearon por sus características fenotípicas y metabólicas, y se asignaron después a la familia varias "especies" adicionales con base en estudios de hibridación ADN-ADN.[926] Con la aplicación de métodos taxonómicos moleculares más avanzados, la estructura filogenética de la familia empezó a ser objeto de una revisión significativa, cuyo inicio fue a principios de la década de 1990.[339,354] En aquel entonces, la familia *Pasteurellaceae* incluía tres géneros: *Haemophilus*, *Pasteurella* y *Actinobacillus*, con aislamientos tanto en animales como en humanos. Los estudios de secuenciación del ARNr 16S de estos tres géneros mostraron que los microorganismos de la familia *Pasteurellaceae* eran diversos y estaban entremezclados desde el punto de vista filogenético.[339,354] Durante la última década, los géneros y las especies dentro de la familia han sido objeto de reexploración por métodos moleculares, con el resultado de la reclasificación de algunas especies y el rechazo de otras como miembros no válidos de los géneros actuales. Se han creado varios nuevos géneros para acomodar tanto a las especies mal clasificadas como a los aislamientos bacterianos de reciente descripción. En consecuencia, la familia *Pasteurellaceae* incluye hoy 15 géneros, la mayor parte de ellos constituida por bacterias que se encuentran en diversos animales (recuadro 9-1). Estos géneros se clasifican en

el orden propuesto de "*Pasteurellales*", en la división γ de *Proteobacteria*.

La familia *Pasteurellaceae* ahora incluye los siguientes géneros: *Haemophilus*, *Pasteurella*, *Actinobacillus*, *Aggregatibacter*, *Mannheimia*, *Bibersteinia*, *Lonepinella*, *Nicoletella*, *Volucribacter*, *Chelonobacter* y *Basfia*. Las especies de *Haemophilus* son parte de la microflora habitual de las vías respiratorias superiores de los humanos, excepto *H. ducreyi*, el agente causal de la infección de transmisión sexual conocida como *chancroide*. Las especies de *Pasteurella* corresponden principalmente a aislamientos en animales, que en ocasiones también se identifican en las infecciones humanas. Con excepción de *Actinobacillus ureae* y *Actinobacillus hominis*, los miembros del género *Actinobacillus* también se aíslan principalmente en animales. El género *Aggregatibacter* incluye a las especies previas de *Haemophilus*, *H. aphrophilus* (*Aggregatibacter aphrophilus*), *H. paraphrophilus* (*Aggregatibacter aphrophilus*), *H. segnis* (*Aggregatibacter segnis*) y *Actinobacillus actinomycetemcomitans* (*Aggregatibacter actinomycetemcomitans*).[956] El género *Mannheimia* se creó en 1999 para incluir al complejo "[*Pasteurella*] *haemolytica*" y *Pasteurella granulomatis* trehalosa negativo.[46] Dicho complejo incluía las biovariedades A y T. Los microorganismos pertenecientes a la biovariedad A se reasignaron después al género *Mannheimia* y se distribuyeron entre las seis especies: *M. haemolytica*, *M. granulomatis*, *M. glucosida*, *M. ruminalis*, *M. varigena* y *M. succiniciproducens*.[46,206,772] Los microorganismos asignados a la biovariedad T se reclasificaron como [*Pasteurella*] *trehalosi*, a pesar de las pruebas de que esta especie no tiene relación estrecha con otros microorganismos del género *Pasteurella*. En el 2009 se ubicó a [*Pasteurella*] *trehalosi* en el nuevo género *Bibersteinia*, como *Bibersteinia trehalosi*.[137]

Miembros de la familia *Pasteurellaceae*

Género	Especies
Haemophilus	H. influenzae, H. parainfluenzae, H. haemolyticus, H. parahaemolyticus, H. paraphrophaemolyticus, H. pittmaniae, H. ducreyi
Pasteurella	P. multocida, subsp. multocida, P. multocida, subsp. gallicida, P. multocida, subsp. septica, P. dagmatis, P. canis, P. stomatis
	Especies de ubicación incierta (incertae sedis): [P.] aerogenes, [P.] pneumotropica, [P.] bettyae, [P.] caballi, [P.] mairii, [P.] testudinis, [P.] skyensis, [P.] langaaensis, [P.] lymphangitidis
Actinobacillus	A. ureae (antes Pasteurella ureae), A. hominis, A. lignieresii, A. pleuropneumoniae, A. equuli subsp. equuli, subsp. haemolyticus, A. suis, A. arthritidis (taxón 11 de Bisgaard), Actinobacillus genoespecie 1, Actinobacillus genoespecie 2 (A. arthritidis sorbitol negativa), taxones 8 y 26 de Bisgaard.
	Especies de ubicación incierta: [A.] muris, [A.] seminis, [A.] succinogenes, [A.] rossii, [A.] porcinus, [A.] capsulatus, [A.] indolicus, [A.] delphinicola, [A.] scotiae, [A.] minor, [A.] porcitonsillarum
Aggregatibacter	A. aphrophilus (antes Haemophilus aphrophilus y Haemophilus paraphrophilus), A. segnis (antes Haemophilus segnis), A. actinomycetemcomitans (antes Actinobacillus actinomycetemcomitans)
Mannheimia	M. haemolytica (antes Pasteurella haemolytica), M. granulomatis (antes Pasteurella granulomatis), M. glucosida, M. ruminalis, M. varigena, "M. succiniciproducens"
Bibersteinia	B. trehalosi (antes [Pasteurella] trehalosi)
Lonepinella	L. koalarum
Phocoenobacter	P. uteri
Histophilus	H. somnus (antes "Haemophilus somnus", "Histophilus ovis" y "Haemophiilus agni")
Avibacterium	A. gallinarum (antes [Pasteurella] gallinarum), A. paragallinarum (antes "Haemophilus paragallinarum"), A. avium (antes [Pasteurella] avium), A. volantium (antes [Pasteurella] volantium), A. endocarditidis
Gallibacterium	G. anatis biovariedad haemolytica, G. anatis biovariedad anatis (antes [Pasteurella] anatis), G. melopsittaci, G. trehalosifermentans, G. salpingitidis, Gallibacterium genoespecies 1, 2 y 3, taxón innominado (grupo 5)
Nicoletella	N. semolina
Volucribacter	V. psittacicida, V. amazonae
Chelonobacter	C. oris
Basfia	B. succiniciproducens

Los géneros más recientes de la familia *Pasteurallaceae* incluyen *Lonepinella, Phocoenobacter, Histophilus, Avibacterium, Gallibacterium, Nicoletella, Volucribacter, Chelonobacter* y *Basfia*. Los géneros *Lonepinella* y *Phocoenobacter* incluyen, cada uno, especies únicas denominadas *Lonepinella koalarum* y *Phocoenobacter uteri,* respectivamente.[437,983] *L. koalarum* es de aislamiento ambiental y también se ha aislado de osos koala. *P. uteri* se aisló del útero de una marsopa portadora muerta que se encontró varada en la costa escocesa. El género *Histophilus* también incluye aislamientos de animales y en la actualidad, una sola especie, *Histophilus somni.*[45] Estas especies recién descritas incluyen tres aislamientos que anteriormente eran de ubicación incierta: "*Haemophilus somnus*", "*Haemophilus agni*" e "*Histophilus ovis*". *Histophilus somnus* causa meningoencefalitis tromboembólica infecciosa en el ganado vacuno, en tanto *Histophilus ovis* e *Histophilus agni* producen mastitis, septicemia, sinovitis, epididimitis y vaginitis en las ovejas. El nuevo género *Avibacterium* infecta especies de aves, dependientes e independientes del factor V, antes clasificadas en los géneros *Haemophilus* y *Pasteurella*. Las cuatro especies del género

Avibacterium forman un grupo monofilético, que muestran más del 96.8% de homología de la secuencia de ADN entre sí, e incluyen *A. gallinarum* (antes *Pasteurella gallinarum*), *A. paragallinarum* (antes *Haemophilus paragallinarumn*), *A. avium* (antes *Pasteurella avium*), *A. volantium* (antes *Pasteurella volantium*) y la nueva especie *A. endocarditidis.*[132,138]

El género *Gallibacterium* incluye a los antiguos miembros del complejo "*[Pasteurella haemolytica]*", "*Actinobacillus salpingitidis*" y *Pasteurella anatis*. El género incluye a *G. anatis*, biovariedad *haemolytica* y *G. anatis*, biovariedad *anatis, G. melopsittaci, G. trehalosifermentans, G. salpingitidis, Gallibacterium* de genoespecies 1, 2 y 3, y un taxón innominado (grupo 5).[134,269] Estos microorganismos se han aislado de especies de aves, incluidos pollos, pavos, pichones, pericos y periquitos. El género *Nicoletella* se describió en el 2004, e incluye una sola especie, *N. semolina*, que se aisló de las vías aéreas de caballos con enfermedad respiratoria.[739] El nuevo género, *Volucribacter*, incluye miembros del antes llamado *taxón 33 de Bisgaard*, y consta de dos especies, *V. psittacicida* y *V. amazonae*[267], que se han aislado de pericos, periquitos ondulados, periquitos y pollos, con enfermedad respiratoria y septicemia. En el año 2009, el análisis genotípico de *[P.] testudinis* y otros aislamientos de tortugas enfermas dio como resultado la descripción del nuevo género *Chelonobacter*, que se mostró era miembro de la familia *Pasteurellaceae*.[515] El género *Chelonobacter* contiene una sola especie, *C. oris*, que es genotípica y fenotípicamente distinta de *[P.] testudinis* y sigue sin clasificarse en este momento. El género *Basfia* es representado por la especie única *B. succiniciproducens,* que se aisló del rumen bovino.[740] En la tabla 9-1 se presentan las características para la diferenciación de los diversos géneros dentro de la familia *Pasteurellaceae*.

Especies de *Haemophilus*

Taxonomía

En la edición del *Bergey's Manual of Systematic Bacteriology* del 2005, que refleja la filogenia bacteriana basada sobre todo en comparaciones de la secuencia del ARNr 16S, se incluyeron 15 especies de *Haemophilus* en la familia *Pasteurellaceae*,[702] que están dispersas en 10 de 21 "racimos" de ARNr.[975] En sentido estricto, las especies de *Haemophilus* se ubican en el racimo 16 de ARNr e incluyen *H. influenzae, H. aegyptius* y *H. haemolyticus*. Estas especies dependientes del factor X (hemina) constituyen un grupo estrechamente relacionado. El racimo "Aphrophilus" (racimo 13 de ARNr) incluye a *H. aphrophilus, H. paraphrophilus, H. segnis* y *A. actinomycetemcomitans. H. parainfluenzae* y *H. ducreyi* abarcan los racimos 2 y 19 de ARNr, respectivamente. El racimo "Parahaemolyticus" incluye *H. parahaemolyticus* y *H. paraphrohaemolyticus*. Mediante la secuenciación del ARNr 16S, *H. parainfluenzae* y los miembros del "racimo Parahaemolyticus" parecen ocupar una posición taxonómica intermedia entre *Haemophilus sensu stricto* y otros géneros incluidos en la familia *Pasteurellaceae*. No obstante, los estudios de hibridación ADN-ADN indican claramente la colocación correcta de *H. parainfluenzae* y el "racimo Parahaemolyticus" dentro del género *Haemophilus*. Para valorar la ubicación taxonómica apropiada de *H. influenzae* y otras "especies" de *Haemophilus*, los taxónomos han empezado a revisar la filogenia de las especies de *Haemophilus sensu stricto*, utilizando secuencias de genes alternos dentro del ARNr 16S. Estos estudios han incluido la secuenciación parcial de varios genes "constitutivos o de mantenimiento", incluyendo *sodA* y *sodC* (genes de la superóxido-dismutasa), *infB* (gen del factor 2 de inicio de la traducción), *fucK* (gen de la fuculocinasa), *hap* (gen de la proteína de penetración), *pgi* (gen de la isomerasa de la glucosa-6-fosfato), *adk* (gen de la adenilato-cinasa) y *recA* (gen de la proteína de recombinación).[207,952,957]

Con base en estos datos, se puede dividir al género *Haemophilus* en cuatro racimos, que se muestran en el recuadro 9-2. Los miembros del racimo 2 fueron reasignados desde entonces al nuevo género *Aggregatibacter*.[956] *H. ducreyi* difiere en varios aspectos de otros miembros del género y originalmente se asignó al de *Haemophilus* por su requerimiento del factor X (hemina). Sin embargo, *H. ducreyi* no tiene relación con *H. influenzae* por estudios de hibridación ADN-ADN y muestra apenas una relación distante con *H. influenzae* y las otras especies de *Haemophilus*, pero la secuenciación del ARNr 16S confirmó su pertenencia a la familia *Pasteurellaceae*.[975] Posiblemente se reclasifique a *H. ducreyi* en el futuro cercano. Aunque tradicionalmente se define por los requerimientos de factores que se encuentran en la sangre (p. ej., factor X [hemina] y factor V [fosfato del dinucleótido de nicotinamida y adenina (NAD)

(NADP)]), estos requerimientos no son características exclusivas de las especies de *Haemophilus*. Las especies aviarias dependientes del factor V (p. ej., *Avibacterium [Pasteurella] avium, Avibacterium [Pasteurella] volantium*) tienen una relación más estrecha con las especies tipo del género *Pasteurella* (*P. multocida*) que con las del género *Haemophilus* (*H. influenzae*).[138] Algunas especies de *Haemophilus* (p. ej., "*Haemophilus agni*", "*Haemophilus somnus*") nunca fueron validadas como tales; estos microorganismos se incluyen hoy en el género *Histophilus*.[45] La secuenciación del gen *infB* (factor 2 de elongación) de las especies de *Haemophilus* indicó que todas las especies que requieren los factores X y V tienen un vínculo estrecho y que *H. parainfluenzae* constituye un grupo heterogéneo dentro del género. Con el empleo de la secuenciación del ARNr 16S, así como los diversos genes "constitutivos o de mantenimiento", los taxónomos han intentado determinar la relación de tipificación (p. ej., encapsulado) de *H. influenzae* con cepas no tipificables, la relación filogenética de las especies del género de los hemófilos con las especies de *Haemophilus sensu stricto*, la relación de las genoespecies crípticas de *H. influenzae* de biotipo IV y *Haemophilus sensu stricto*, el estado de hemófilos en los grupos "Parahaemolyticus" y "Parainfluenzae", y la relación de *H. influenzae* y *H. haemolyticus* con hemófilos que son no hemolíticos, pero genotípicamente simulan *H. haemolyticus*.[569,877,920,953,957] Durante el curso de estas investigaciones taxonómicas, se describió una nueva especie de *Haemophilus*, *H. pittmaniae*,[954] un microorganismo que junto con otras especies del género *Haemophilus*, es parte de la microflora de las vías respiratorias altas de los humanos.

Haemophilus influenzae

Las especies de *Haemophilus* son parte de la microflora bacteriana habitual de la bucofaringe y nasofaringe en más del 85% de los adultos. La mayoría de los aislamientos bucofaríngeos corresponden a *H. influenzae* y *H. parainfluenzae* no encapsulados, aunque *H. influenzae* encapsulado (serotipos capsulares a, b, c, d, e y f) puede encontrarse como parte de la microflora habitual de las vías respiratorias altas tanto de niños como de adultos. Antes de la disponibilidad de vacunas conjugadas contra *H. influenzae* de tipo b, el 2-6% de los niños portaban cepas del serotipo b capsular y hasta el 60% de aquellos en guarderías estaban colonizados en la bucofaringe. El aislamiento de *H. influenzae* de muestras de esputo puede reflejar la presencia de estos microorganismos como parte de la microflora habitual. Sin embargo, en padecimientos respiratorios crónicos (p. ej., bronquitis, enfermedad pulmonar obstructiva crónica [EPOC]), los *H. influenzae* encapsulados (tipificables) y no encapsulados (no tipificables) pueden causar infecciones graves.[919,1171] En el recuadro 9-3 se describen las infecciones causadas por *H. influenzae* y los miembros de su género diferentes a *H. ducreyi*.

Entre los hemófilos, el serotipo b de *H. influenzae* se considera el de máxima patogenicidad de los seis serotipos capsulares (p. ej., tipos a, b, c, d, e y f). El polisacárido de tipo b es el único de tipo capsular que contiene dos pentosas en lugar de hexosas como hidratos de carbono subunitarios. La cápsula natural de tipo b incluye un ácido teicoico lineal que contiene ribosa, ribitol (un alcohol de azúcar de 5 carbonos) y un fosfato enlazado por enlaces fosfodiéster, y se denomina PRP (de *polyribosylribitol phosphate*) (fig. 9-1). Si bien la virulencia de *H. influenzae* de tipo b es multifactorial, la cápsula de PRP es de singular importancia. Los estudios en animales con cepas isógenas transformadas mediante codificación de ADN para la

(*el texto continúa en la p. 481*)

TABLA 9-1 Características fenotípicas para la diferenciación de género de la familia *Pasteurellaceae*

Característica	Haemo-philus	Actino-bacillus	Aggregati-bacter	Pasteu-rella	Mannheimia	Lonipe-nella	Phocoeno-bacter	Avibac-terium	Gallibac-terium	Nicole-tella	Volucri-bacter	Histo-philus	Bibers-teinia	Chelono-bacter	Basfia
HEM SBA	V	V	–	–	V	–	–	–	β	–	–	V	βd	β	–
CAT	V	V	V	V+	+	–	–	V	+	+	V	V	V	+	–
OX	V	V	V	V+	+	–	+	+	+	+	V	+	+	+	+
ALA	V	+	+	+	+	+	+	+	+	+	+	+	+	+	+
Requiere del factor X	V	–	–	–	–	–	–	–	–	–	–	–	–	–	–
Requiere del factor V	+	V	V	V	–	–	–	V	ND	–	–	–	+	–	–
IND	V	–	–	V	V	–	–	–	–	–	–	+	–	V	–
URE	V	+	–	V	–	–	–	+	+	+	–	+	–	–	+
ACET	–	–	–	–	–	+	+	–	–	–	–	–	–	–	–
MOT	–	–	–	–	–	–	–	–	–	–	–	–	–	–	–
ODC	V	V	–	V	V	–	–	V	–	–	–	–	–	–	–
NO₃ RED	+ᵃ	+	+	+	+	+	+	+	+	+	+	+	+	+	+
ONPG	–	V	V	V–	V	ND	+	V	+	V	V	ND	–	+	+
Ácido producido a partir de:															
GLU	+	+	+	+	+	+	+	+	+	+	+	+	+	+	+
MAL	V	V	+	V	V	ND	–	V	V	V	V	–	+	+	–
FRU	V	V	+	V	ND	ND	ND	+	+	+	+	+	+	+	+
SAC	V	V	V	V	ND	ND	–	V	+	+	+	+	+	+	+
LAC	–	V	V	V	V	ND	–	V	ND	+	V	–	+	+	–
XIL	V	V	V	V	V	ND	–	–	+	+	V	–	–	–	–
ARAB	–	V	–	–	V	V	ND	–	–	–	V	–	–	–	+
M-INO	–	V	ND	–	V	–	–	V	V	–	V	–	ND	ND	–
MNTL	–	V	V	V	+	–	–	V	+	–	V	–	+	+	+
MAN	V	V	V	V	–	ND	–	ND	–	–	ND	V	–	+	V
MEL	–	–	–	V	V	V	–	V	V	–	V	–	+	–	–
SBTL	–	V	V	V	V	ND	–	V	V	–	–	–	+	+	–
TREH	–	V	V	V	–	ND	–	V	V	–	–	–	+	+	+

+, reacción positiva; –, reacción negativa; V, reacción variable; ND, no disponible; HEM SBA, hemólisis en agar sangre de carnero; CAT, catalasa; ALA, prueba de porfirina del ácido aminolevulínico; OX, oxidasa; IND, indol; URE, urea; ACET, acetoína (VP); MOT, motilidad; ODC, ornitina descarboxilasa; NO₃ RED, nitrato reducido a nitrito; ONPG, *o*-nitrofenil-β-D-galactopiranósido; GLU, glucosa; MAL, maltosa; FRU, fructosa; SAC, sacarosa; LAC, lactosa; XIL, xilosa; ARAB, arabinosa; M-INO, mioinositol; MNTL, manitol; MAN, manosa; MEL, melibiosa; SBTL, sorbitol; TREH, trehalosa; βd, β-hemólisis débil; V⁺, reacción variable, positiva en la mayoría de las especies.

ᵃ*Véase* la imagen de la lámina 9-1H.

9-2 RECUADRO

Filogenia del género *Haemophilus sensu stricto* aislado de humanos

Racimo 1	Racimo 2	Racimo 3	Racimo 4
Haemophilus influenzae	Aggregatibacter (Haemophilus) aphrophilus	Haemophilus parainfluenzae	Haemophilus parahaemolyticus
Haemophilus aegyptius	Haemophilus paraphrophilus	Haemophilus pittmaniae	Haemophilus paraphrohaemolyticus
Haemophilus haemolyticus	Haemophilus segnis		
	Actinobacillus actinomycetemcomitans		

9-3 RECUADRO

Infecciones causadas por especies de *Haemophilus*

Infecciones	Comentarios
Meningitis	En la era previa a la vacuna, *H. influenzae* era la causa más frecuente de meningitis bacteriana en niños de entre un mes y dos años de edad, con incidencia máxima entre los 6 y 12 meses. En aquellos de 2-6 años de edad, las infecciones por *H. influenzae* y *Neisseria meningitidis* tenían frecuencia equivalente, y la meningitis por *H. influenzae* era rara en los niños mayores. Más del 90% de los aislamientos obtenidos de estos pacientes pertenecían al serotipo capsular b. Las meningitis causadas por este microorganismo ahora ocurren con mayor frecuencia en lactantes no inmunizados o en quienes son aún muy pequeños para haber concluido la serie primaria de inmunización.[215] La colonización nasofaríngea previa de un hospedero sensible lleva a la invasión del torrente sanguíneo y el sembrado subsiguiente de las meninges.[706] Los síntomas de una infección de vías respiratorias altas de etiología vírica y de la otitis media a menudo preceden al desarrollo de una meningitis.[1014] El inicio de los signos y síntomas puede ser abrupto o insidioso, pero este último es el patrón de mayor frecuencia. Los niños presentan fiebre, malestar general y, en ocasiones, vómitos; no suele haber rigidez de la nuca. Algunos niños pueden presentar parálisis de nervios periféricos o craneales, y convulsiones. Son indispensables para el diagnóstico apropiado un alto índice de sospecha, abordajes intensivos de estudio (p. ej., punción lumbar para recolección de líquido cefalorraquídeo [LCR], hemocultivos, administración temprana del tratamiento antimicrobiano adecuado) y la comunicación estrecha con el laboratorio. Aunque son relativamente infrecuentes, las complicaciones de la meningitis por *H. influenzae* de tipo b incluyen abscesos cerebrales y del tronco encefálico, derrame subdural, pericarditis, artritis infecciosa e infecciones localizadas en otros sitios corporales por diseminación hematógena.[231,417,1222] La meningitis por *H. influenzae* es rara en los adultos y suele complicar trastornos subyacentes como la filtración de LCR después de un traumatismo craneoencefálico o una operación neuroquirúrgica. La meningitis también puede ser resultado de la extensión directa de un foco contiguo de infección en los senos paranasales o el oído medio.[188,1143] Las enfermedades debilitantes subyacentes, como diabetes, alcoholismo crónico, neumonía, infección por VIH y otros estados de inmunodeficiencia, también predisponen a los adultos a la meningitis por *H. influenzae*. Aproximadamente la mitad de los pacientes adultos con meningitis por *H. influenzae* presentan enfermedad por cepas no tipificables del microorganismo, en tanto la otra mitad es producto de las de tipo b y otras cepas encapsuladas.[196,381] Se han comunicado casos raros de meningitis por *H. influenzae* de tipo b en niños que concluyeron la serie de inmunización primaria y pacientes con meningitis por *H. influenzae* no tipificable.[607,629] *H. influenzae* se disemina a través de secreciones respiratorias y hay un mayor riesgo de enfermedad secundaria invasora de contactos caseros, no vacunados o vacunados de manera incompleta, de cuatro años de edad y menores. La rifampicina, el fármaco ideal para la quimioprofilaxis erradica el estado de portador bucofaríngeo e interrumpe la transmisión. De acuerdo con la American Academy of Pediatrics (AAP), debería aplicarse la profilaxis a todos los miembros del hogar (incluyendo adultos) cuando abarca a un contacto o varios individuos menores de 48 meses cuyo estado de inmunización es incompleto.[32] En la AAP se define a un *contacto* como un niño que es miembro del hogar inmediato o que ha pasado 4 h o más cada día con el caso índice durante al menos 5 de los 7 días precedentes al inicio de la enfermedad. La dosis de rifampicina para los niños es de 20 mg/kg una vez al día durante cuatro días, y para los adultos de 600 mg cada 12 h por dos días. La rifampicina debe administrarse a los contactos estrechos dentro de los siete días que siguen al inicio de la enfermedad en el caso índice para que sea eficaz. Todos los miembros de un hogar con un niño inmunizado menor de 12 meses de edad (p. ej., que no ha recibido aún el "refuerzo" a los 12-15 meses) deben tomar rifampicina. La quimioprofilaxis no es necesaria cuando todos los contactos caseros menores de 48 meses de edad concluyeron su serie de inmunizaciones. Los niños que acuden a guarderías y son contactos de casos índice deberían recibir profilaxis con rifampicina si no están vacunados o lo están de manera incompleta y se exponen durante 25 h o más en la semana previa al inicio de la enfermedad.

(continúa)

Se ha descrito a la meningitis por *H. influenzae* como complicación de infecciones de derivaciones de LCR,[1364] que ocurrieron principalmente en lactantes y niños con derivaciones ventriculoperitoneales, ventriculoauriculares y lumboperitoneales. Si bien las infecciones de derivaciones causadas por *Staphylococcus epidermidis* o *Staphylococcus aureus* suelen ocurrir por contaminación transoperatoria/perioperatoria y del LCR ventricular, las infecciones de derivaciones por *H. influenzae* son producto del sembrado de la derivación y el LCR durante la bacteriemia. Los pacientes que acuden con síntomas meníngeos a menudo presentan otras infecciones asociadas con *H. influenzae* (p. ej., otitis media). Las bacterias han sido aisladas como encapsuladas de tipo b o no tipificables. Si bien las infecciones de derivación causadas por bacterias grampositivas requieren el retiro/sustitución del cuerpo extraño para su curación, el tratamiento antimicrobiano sistémico sin retiro de la derivación a menudo tiene éxito en la eliminación de las cepas de tipo b, aunque la monoterapia antimicrobiana ha tenido menos éxito en el tratamiento de las infecciones de derivaciones causadas por cepas no tipificables.[1364]

Supraglotitis

Históricamente, se ha asociado a *H. influenzae* de tipo b con la supraglotitis (epiglotitis), una celulitis de tejidos supraglóticos que da como resultado el edema laríngeo obstructivo.[919] La epiglotitis rara vez se presenta en lactantes y, por lo general, ocurre en niños de 2-7 años de edad y en varones adultos de 20-30 años. El cuadro clínico de presentación es agudo con faringitis, disfagia, fiebre y edema de epiglotis por arriba de la laringe en la base de la lengua.[521,1246] En los niños, este inicio abrupto ayuda al médico a diferenciar la epiglotitis de la laringotraqueobronqutis vírica (p. ej., virus sincitial respiratorio [VSR], virus paragripales) y de la tosferina. Conforme avanza la enfermedad, el edema se torna cada vez más complicado, con sialorrea, estridor inspiratorio y dificultad respiratoria incipiente.[521] La intubación nasotraqueal, la administración intensiva de fármacos antimicrobianos y el tratamiento de sostén pueden salvar la vida en casos de obstrucción de la vía aérea. Si bien los cultivos faríngeos posteriores no son útiles por la presencia de otra microflora nasofaríngea, se puede aislar *H. influenzae* de tipo b a partir de hemocultivos. La epiglotitis también se presenta en adultos con signos y síntomas de presentación como fiebre, faringitis, disfagia y dificultad respiratoria.[1363] La introducción de estrategias de vacunación eficaces también ha modificado la incidencia de la epiglotitis. La epiglotitis pediátrica antes de la inmunización amplia tenía una incidencia de 3.47 a 6.0 por cada 100 000 pacientes por año, y en la actualidad, en la era posterior a la vacuna, se calcula de 0.3 a 0.7 por cada 100 000 pacientes por año.[1173] La incidencia de la enfermedad en los adultos se ha mantenido de 1 a 4 casos por cada 100 000 pacientes por año. A pesar de las vacunas eficaces, se ha comunicado epiglotitis por *H. influenzae* de tipo b en niños que recibieron la serie completa de vacunación.[1311]

Otitis media

Se refiere a la inflamación del oído medio y se clasifica clínicamente como no complicada, persistente, recurrente o crónica.[776] La otitis media se presenta más a menudo en los niños de 6 meses a 5 años de edad con la máxima incidencia en los menores de tres años de edad. La alta incidencia en niños pequeños refleja los subdesarrollados mecanismos de protección de la trompa faringotimpánica. La otitis media aguda a menudo se presenta como complicación de infecciones víricas (p. ej., VSR, parainfluenza). Los síntomas incluyen dolor ótico, pérdida de audición y, a veces, secreción del conducto auditivo externo, y los signos incluyen fiebre, irritabilidad, cefalea y, en ocasiones, náuseas y vómitos. La otoscopia revela una membrana timpánica roja protruyente, opacificada, relativamente inmóvil. El diagnóstico etiológico definitivo requiere aspiración con aguja del líquido del oído medio (timpanocentesis), que no se hace de manera sistemática. No obstante, en caso de exudado, debe obtenerse una muestra para cultivo. El cultivo de LCR y el hemocultivo pueden ser necesarios y útiles si hay signos y síntomas sistémicos.

Las causas bacterianas frecuentes de otitis media incluyen *Streptococcus pneumoniae*, *H. influenzae* y *Moraxella catarrhalis*, con 25-33% de las infecciones por *H. influenzae*. El agente causal no puede diferenciarse clínicamente, si bien la fiebre, la otorrea y la inflamación de la membrana timpánica se observan menos a menudo con *H. influenzae* que con *S. pneumoniae*.[777,921,1096] Más del 90% de las cepas de *H. influenzae* aisladas de muestras apropiadas no son tipificables, con el 10% restante de tipo b. Hasta el 25% de los niños con infección ótica por *H. influenzae* de tipo b también presentan bacteriemia o meningitis.[141] Las complicaciones incluyen otitis media recurrente, persistencia de derrames del oído medio que requieren la inserción de tubos de drenaje, alteración auditiva, mastoiditis, meningitis, otitis media aguda, absceso cerebral y septicemia.[786] Se han recomendado el ácido clavulánico combinado con amoxicilina (v.o.), la axetil cefuroxima (v.o.) o la ceftriaxona (i.m.) como antimicrobianos ideales para el tratamiento de la otitis media recurrente y persistente.

Sinusitis

La sinusitis aguda se caracteriza por síntomas persistentes de resfriado, secreción nasal/posnasal purulenta, tos, fiebre, cefalea y, a menudo, dolor facial.[183,878] El cuadro agudo se combina con la sinusitis crónica, que se caracteriza por la persistencia de los síntomas durante más de tres meses, donde la tos y la secreción nasal purulenta son las principales manifestaciones.[1149] Una sensación de plenitud facial o la presencia de edema o discoloración periorbitaria pueden señalar la extensión de la infección desde los senos paranasales hasta los tejidos blandos de la órbita. El diagnóstico de sinusitis se hace con mayor frecuencia por valoración clínica, con técnicas por imagen (p. ej., radiografía, tomografía computarizada [TC], resonancia magnética [RM]) que se utilizan para visualizar los senos etmoidal y esfenoidal, y determinar la afección orbitaria. En estudios donde se obtuvieron muestras mediante cirugía o por aspiración con aguja de los espacios de los senos maxilares, los microorganismos más frecuentemente aislados son *H. influenzae* y *S. pneumoniae*.[1149] Los estudios clínicos y bacteriológicos cuidadosos han demostrado que *H. influenzae* es el agente etiológico en el 20-25% de los adultos y el 36-40% de los niños.[183,1205] Casi todos los aislamientos de *H. influenzae* de estas infecciones son no tipificables. La infección intracraneal grave (p. ej., absceso epidural) puede surgir por extensión directa o infección desde los senos esfenoidal y etmoidal.

Bronquitis y EPOC

La bronquitis crónica es una entidad clínica mal definida que implica la inflamación bronquial, sin afección significativa del parénquima pulmonar, y se caracteriza por una tos persistente no productiva, sibilancias y dificultad respiratoria.[1354] Este trastorno es frecuente, en particular en hombres mayores de 40 años que fuman. Los factores ambientales (p. ej., contaminación del aire) y las infecciones víricas irritan e inflaman aún más la mucosa respiratoria y la hacen cada vez más sensible a la colonización bacteriana y, en un momento dado, llevan a la producción de esputo purulento. En los pacientes con bronquitis crónica estable, las vías respiratorias bajas a menudo son colonizadas por múltiples cepas de *H. influenzae* no tipificables; durante las exacerbaciones agudas, la cantidad de dichos microorganismos aumenta.[86] Se denomina *enfermedad pulmonar obstructiva crónica* a la presencia de tos crónica con producción de esputo durante al menos tres meses consecutivos por más de dos años consecutivos. La clasificación de la EPOC actualmente se encuentra bajo escrutinio con el uso de espirometría, que implica la determinación de las limitaciones al flujo de aire, que son progresivas y se asocian con respuestas anómalas del pulmón ante los gases o partículas tóxicos. Los pacientes con exacerbaciones graves de la bronquitis crónica y EPOC acuden con disnea, hipoxia y, por lo general, febrícula. Durante las exacerbaciones, aumenta la producción de esputo y cambia de consistencia de mucoide a mucopurulento y purulento. Las tinciones de Gram de muestras de esputo apropiadamente obtenidas, en general, muestran muchos polimorfonucleares relacionados con un morfotipo bacteriano particular (p. ej., los cocobacilos de *H. influenzae* con tinción pálida).[918] Los agentes que se aíslan con mayor frecuencia del esputo purulento son cepas de *H. influenzae* no tipificables, seguidas por las de *S. pneumoniae* y *M. catarrhalis*.[1007,1170] En los pacientes con enfermedad relacionada con *H. influenzae*, se pueden aislar cepas no tipificables de las vías respiratorias bajas entre las exacerbaciones de síntomas.[782] Durante las exacerbaciones se prescribe un tratamiento empírico con antimicrobianos por vía oral, junto con broncodilatadores y otras medidas de sostén. En pacientes con obstrucción de vías aéreas que producen esputo purulento, el tratamiento antimicrobiano abrevia la duración de los síntomas. Los fármacos con eficacia demostrada en este contexto han incluido cefalosporinas de amplio espectro, tetraciclinas, quinolonas y los macrólidos más recientes. La bronquitis crónica, las exacerbaciones agudas de la bronquitis purulenta, la EPOC y la neumonía constituyen un continuo de procesos pulmonares patológicos donde las cepas de *H. influenzae* no tipificables son partícipes primarias. Varios factores del hospedero (p. ej., estado inmunitario, predisposición genética, otras afecciones pulmonares) contribuyen a la patogenia de estos trastornos mal definidos. Las opciones terapéuticas incluyen a las cefalosporinas de segunda y tercera generación, amoxicilina-ácido clavulánico, azitromicina y fluoroquinolonas.[632]

Neumonía

La neumonía por *H. influenzae* puede ser manifestación de la infección sistémica por *H. influenzae* o desarrollarse como complicación de la EPOC. Esta neumonía en pacientes con enfermedad sistémica (p. ej., meningitis, epiglotitis, bacteriemia, otitis media) es lobular, segmentaria y purulenta; sus características son similares a las de la neumonía neumocócica. En estas infecciones, el agente etiológico habitual es *H. influenzae* encapsulado de tipo b. Además, *H. influenzae* no tipificable es una causa importante de neumonía, con y sin bacteriemia, en los pacientes de edad avanzada con trastornos respiratorios subyacentes (p. ej., bronquitis crónica, EPOC, bronquiectasias) u otras enfermedades (p. ej., inmunodeficiencia, diabetes, alcoholismo, neoplasias).[655,1143] También se ha informado neumonía bacteriémica por tipos capsulares de *H. influenzae* diferentes al b en pacientes con trastornos subyacentes que alteran los mecanismos de defensa locales o sistémicos del hospedero. El diagnóstico definitivo de neumonía por *H. influenzae* mediante la valoración de muestras respiratorias constituye un reto, pues el microorganismo está presente en las vías respiratorias altas de individuos sanos, así como en aquellos con neumonía. Las muestras de esputo pueden brindar resultados inadecuados o erróneos; tal vez se requieran muestras de lavados bronquiales, broncoscopia o lavado bronquioalveolar (LBA) para el diagnóstico definitivo por cultivo.

Bacteriemia y sus complicaciones infecciosas

La bacteriemia es una manifestación frecuente y temprana de meningitis aguda por *H. influenzae* de tipo b, pero algunos lactantes pueden tener bacteriemia sin meningitis. Los cuadros agudos se observan más a menudo en niños con enfermedad subyacente (p. ej., anemia drepanocítica): fiebre, letargo y concentraciones altas de neutrófilos. La bacteriemia puede causar sembrado en tejidos blandos, articulaciones y huesos, con el resultado de celulitis, artritis infecciosa y osteomielitis, respectivamente.[919] A menudo ocurre celulitis en niños, con edema violáceo o rojo de los carrillos y las regiones periorbitarias. Esta manifestación de la septicemia por *H. influenzae* de tipo b prácticamente desapareció desde la introducción de las vacunas de conjugados del patógeno.[30,1089] La artritis infecciosa se caracteriza por dolor, edema y disminución de la movilidad de la articulación afectada. La osteomielitis hematógena se presenta con edema, dolor óseo y síntomas generales.[1407] Howard y cols. revisaron 851 casos de artritis infecciosa y osteomielitis de 1977 a 1997 en Ontario, y hallaron que la artritis infecciosa y la osteomielitis por *H. influenzae* de tipo b hematógena contribuían con el 30 y 3%, respectivamente, de estas infecciones antes de 1992, pero sólo se observó un paciente con artritis infecciosa de tipo b y ninguno con osteomielitis de 1992 a 1997.[610] La vacunación amplia ha llevado a la virtual desaparición de los microorganismos *H. influenzae* de tipo b como agentes etiológicos de estas complicaciones. También puede haber bacteriemia por *H. influenzae* en neonatos y personas de edad avanzada. En estos casos, la meningitis puede o no presentarse. Casi todos los casos de infección neonatal son producto de transmisión maternofetal o maternoperinatal (*véase* más adelante), y la mayoría de los aislamientos ante la bacteriemia en neonatos y niños de mayor edad corresponden a cepas no tipificables.[978] Si bien la septicemia por *H. influenzae* de tipo b se ha informado en adultos de edad avanzada, la mayor parte de los aislamientos en ellos también corresponden a cepas no tipificables, con el aparato respiratorio como fuente habitual. Se presenta bacteriemia por *H. influenzae* no tipificable en pacientes de edad avanzada con enfermedades subyacentes (p. ej., alcoholismo, lupus, artritis reumatoide, diabetes, cáncer) y se relaciona con varias complicaciones, que incluyen celulitis, artritis infecciosa, osteomielitis, empiema, infecciones intraabdominales, pielonefritis y endocarditis.[1143]

Endocarditis

H. parainfluenzae y *A. aphrophilus* (antes *H. aphrophilus/paraphrophilus*) son especies aisladas con frecuencia de pacientes con endocarditis e infecciones intravasculares, y *H. influenzae*, tipificable y no tipificable, es relativamente raro.[327,482,613,666] La incidencia de endocarditis es mayor en los adultos jóvenes o de edad madura. Los pacientes suelen presentar una evolución clínica subaguda, con febrícula, malestar general, escalofríos y síntomas respiratorios. Se encuentra enfermedad valvular previa o subyacente en sólo la mitad de los pacientes, con la presencia de un soplo cardíaco como único dato sugerente. Los estudios de ecocardiografía han mostrado que la endocarditis por *A. aphrophilus* se relaciona con una elevada incidencia de vegetaciones valvulares y complicaciones infecciosas como consecuencia de la embolización. Los factores de endocarditis por especies de *Haemophilus/Aggregatibacter* incluyen la presencia de lesiones

(*continúa*)

dentales o bucales, antecedentes de manipulaciones odontológicas, intervenciones quirúrgicas bucales, válvulas cardíacas enfermas o dañadas, y prótesis valvulares. También se ha señalado a *H. parainfluenzae* en casos de endocarditis de personas sin factores predisponentes. Los usuarios de drogas intravenosas pueden presentar endocarditis cardíaca derecha, vegetaciones de válvula tricúspide y datos clínicos y radiográficos de embolia infecciosa.[256,275,590,960] También se ha vinculado a *H. parainfluenzae* con la bacteriemia sostenida secundaria a la infección de implantes vasculares, como los cables de marcapasos.[996]

Urogenitales, maternas, perinatales y neonatales

Las especies de *Haemophilus*, en particular *H. influenzae* no tipificable y *H. parainfluenzae*, son causas raras de uretritis, infecciones del aparato genital femenino, vulvovaginitis, infecciones obstétricas y ginecológicas, bacteriemia posparto, aborto séptico, absceso tuboovárico, muerte fetal intrauterina y septicemia neonatal con o sin meningitis.[78,110,202,313,566,609,675,734,1188,1292] En un estudio realizado en Houston entre los años 1976 y 1981, se aisló *H. influenzae* de hemocultivos de 16 mujeres con bacteriemia posparto y 36 neonatos con bacteriemia o meningitis.[1316] Se cultivaron otros 50 microorganismos *H. influenzae* a partir de sitios genitales (vagina, endometrio, cuello uterino, glándula de Bartolino, tubas uterinas, uretra masculina y líquido prostático) y tejidos fetales (líquido amniótico, placenta). De estos aislamientos, el 94% era no tipificable desde el punto de vista serológico. Quentin y cols. aislaron especies de *Haemophilus* de cultivos genitales de 83 mujeres durante un período de 90 meses.[1051] Un total de 42 pacientes presentaban infecciones bacterianas significativas del aparato genital, incluyendo endometritis, salpingitis y abscesos de la glándula de Bartolino. La infección del aparato genital se relacionó con la presencia de dispositivos intrauterinos en el 62% de las pacientes con endometritis y 4 de 6 con salpingitis, lo que sugiere que las especies de *Haemophilus* genitales pueden comportarse como agentes oportunistas en esos sitios. La adquisición prenatal y perinatal de especies de *Haemophilus* a partir del aparato genital materno se ha relacionado con la rotura prematura de membranas, amnionitis, aborto séptico y septicemia neonatal.[246,849,1331]

Se ha mostrado por biotipificación de los aislamientos genitales que los biotipos IV de *H. influenzae* y I y II de *H. parainfluenzae* no tipificables son habitantes del aparato genital y se pueden asociar con infecciones del aparato reproductor, maternas posparto y sistémicas neonatales.[1051] Los estudios de cepas no tipificables serológicamente de *H. influenzae* aislados de estas infecciones determinaron la existencia de una nueva genoespecie críptica de *H. influenzae*,[1049,1050] conocida como *biotipo IV* (p. ej., indol negativa; ureasa y ornitina descarboxilasa positiva), pero diferente de otras por criterios morfológicos, fenotípicos y genéticos (p. ej., fimbrias peritriquinosas, proteínas de membrana externa distintivas, variantes de proteínas de membrana externa, patrones de electroforesis de enzimas únicas de múltiples sitios).[922,1050] Los estudios moleculares indican que estos aislamientos son homogéneos desde los puntos de vista de clonación y genético, comparten menos del 70% de la similitud genómica total con *H. influenzae sensu stricto* y tienen la más estrecha relación con cepas de *H. haemolyticus*.[1050] Esta genoespecie críptica no se puede diferenciar desde el punto de vista fenotípico de otras cepas del biotipo IV de *H. influenzae*.

Oculares

Las infecciones oculares por *H. influenzae* varían ampliamente en intensidad e incluyen conjuntivitis, escleritis, absceso subconjuntival y endoftalmitis. *H. influenzae* causa una conjuntivitis aguda contagiosa, llamada coloquialmente *pink eye* ("ojo rosa"). Los brotes localizados de conjuntivitis aguda se presentan en personas que comparten toallas, pañuelos u otros objetos que entran en contacto directo con la piel de la cara o los ojos. El color rosa difuso de la esclera y la presencia de secreción serosa o purulenta son prácticamente diagnósticos de la conjuntivitis por especies de *Haemophilus*. Puede también ocurrir conjuntivitis hemorrágica como parte de la enfermedad invasora por *H. influenzae* de tipo b.[1012] La endoftalmitis por *H. influenzae* es rara, pero puede presentarse como complicación iatrógena de operaciones quirúrgicas oculares.[22,27,1264,1402] Sykes y cols. informaron tres casos de escleritis por *H. influenzae*[1233] en pacientes de edad avanzada que presentaban agudeza visual notoriamente disminuida, dolor y abscesos nodulares de la esclera, de los que se aisló *H. influenzae* en cultivo. Brooks y cols. informaron el caso de un absceso subconjuntival espontáneo por *H. influenzae* en una mujer inmunocompetente de 27 años sin alteración patológica ocular subyacente o previa.[184] También se puede aislar *H. influenzae* de úlceras corneales herpéticas superinfectadas y de muestras corneales de pacientes con queratoconjuntivitis atópica.[1191]

Históricamente, los aislamientos de infecciones conjuntivales se designaron como especies separadas, llamadas "*H. aegyptius*". Fenotípicamente, estos aislamientos son similares al biotipo III de *H. influenzae*. Se han usado el cuadro clínico distintivo, las características bioquímicas y los estudios serológicos para respaldar el estado de "*H. aegyptius*" como especie separada dentro del género. Sin embargo, los estudios de nucleótidos genómicos han mostrado homología de secuencia significativa entre "*H. aegyptius*" y *H. influenzae*; por lo tanto, este microorganismo se denomina ahora *H. influenzae* del biogrupo *aegyptius*, del que un clon único altamente virulento surgió a principios de la década de 1980 como agente causal de un síndrome clínico llamado *fiebre purpúrica brasileña* (FPB; *véase* a continuación).

Fiebre purpúrica brasileña

Durante la década de 1980, se identificó a un subgrupo de cepas fenotípicamente indistinguibles del biotipo III de *H. influenzae* ("*H. aegyptius*") en relación con brotes de una enfermedad grave llamada FPB,[160-162] comunicada por primera vez en 1984 en Promissão, estado de San Pablo, Brasil, donde 10 niños murieron por una enfermedad aguda caracterizada por fiebre alta, dolor abdominal y vómitos, un exantema petequial/purpúrico, *shock* hipotensivo y colapso vascular. Un brote subsiguiente en 10 niños del pueblo cercano de Serrana dio como resultado cuatro muertes adicionales.[162] Los hemocultivos de estos niños mostraron proliferación de "*H. aegyptius*". Durante los estudios epidemiológicos se encontraron casos de conjuntivitis purulenta reciente o concomitante. Desde los brotes iniciales se han comunicado casos esporádicos en otras zonas de Brasil y en el centro y occidente de Australia.[874,1351]

Las cepas de "*H. aegyptius*" asociadas con los brotes tienen varias características que no se encuentran en "*H. aegyptius*" aislados de casos de conjuntivitis purulenta sin FPB,[562] cepas que no son tipificables, poseen un plásmido único de 24 kDa, una proteína de fimbria distintiva de la membrana externa de 25 kDa, y que son resistentes a los efectos bactericidas del suero humano habitual. La FPB posee un epítopo de superficie celular conservado, de la proteína de membrana externa

P1 de 48 kDa, que no está presente en cepas sin vínculo con la FPB. Los brotes de FPB fueron causados por un clon único de *H. aegyptius* que se designó "*H. influenzae* de biogrupo *aegyptius*". En los estudios *in vivo* con uso de un modelo de rata y aquellos con una línea de células endoteliales microvasculares humanas, también se ha mostrado que el *H. influenzae* del biogrupo *aegyptius* relacionado con FPB es más citotóxico que las cepas de *H. influenzae* no relacionadas con FPB.[1118,1344] Con base en los métodos de electroforesis de enzimas de sitios múltiples, los aislamientos del biogrupo *aegyptius* forman tres linajes distintivos dentro de la especie *H. influenzae*. Los aislamientos de la FPB no tienen relación genética estrecha con las cepas del biogrupo *aegyptius* que no son de FPB, pero muestran una relación genética estrecha con el serotipo c encapsulado de *H. influenzae*.[925]

Otras infecciones por *H. influenzae*

H. influenzae de tipo b puede causar otras infecciones raras; en muchos casos, el aislamiento de especies de *Haemophilus* fue inesperado. Se ha aislado *H. influenzae* de infecciones abdominales (p. ej., peritonitis, abscesos pancreáticos y pélvicos, y apendicitis) y de las vías hepatobiliares (p. ej., colecistitis, absceso hepático piógeno).[31,522,852,964,971,1047,1349]

Si bien ocurrieron infecciones esporádicas por *H. influenzae* encapsulado de tipo no b en los Estados Unidos antes de la vacunación amplia con preparados de tipo b, se detectan cada vez más infecciones graves causadas por serotipos capsulares de tipo no b y no tipificables de *H. influenzae* en la era de la vacunación. En el 2001 se observaron cinco casos de enfermedad invasora causada por un serotipo a de *H. influenzae* durante un período de 10 meses en Utah,[4] en los niños (mediana de edad de 12 años) que presentaban meningitis, bacteriemia y, en uno, púrpura fulminante. El examen de 48 casos de *H. influenzae* de tipo no b invasor por tipificación por endonucleasa de restricción mostró que las cepas de tipo a se segregaban en dos grupos clonales principales, en tanto las cepas de tipos e y f representaban clonas únicas, respectivamente. En otro estudio de Utah, Bender y cols. revisaron todos los casos de enfermedad invasora por *H. influenzae* en niños menores de cinco años de edad de 1998 a 2008 y encontraron que el serotipo a de *H. influenzae* era el más frecuente como agente etiológico, representando el 28% de las infecciones.[109] La mayor incidencia de infección por *H. influenzae* de tipo no b encapsulado refleja el surgimiento de clonas hipervirulentas o la diversidad genética limitada entre las cepas de tipo no b.[976] Se han informado infecciones graves (p. ej., meningitis, neumonía) por serotipos de *H. influenzae* distintos al tipo b.[421,678,703,869]

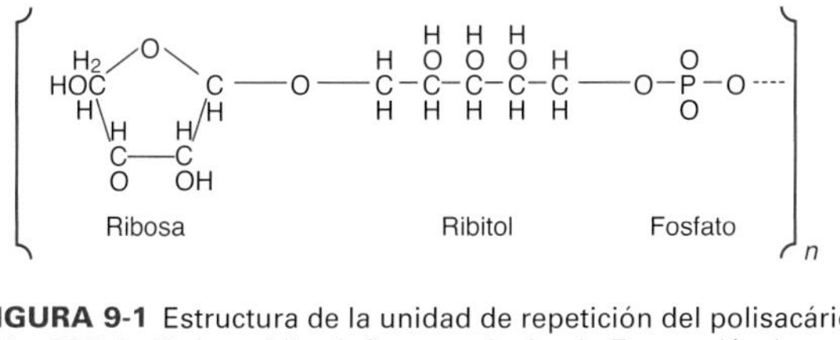

■ **FIGURA 9-1** Estructura de la unidad de repetición del polisacárido capsular PRP de *Haemophilus influenzae* de tipo b. Esta molécula consta del monosacárido de cinco carbonos ribosa, unido mediante un enlace éster al ribitol, y un alcohol de azúcar de cinco carbonos, que a su vez tiene vínculo con un grupo fosfato.

producción de cápsula confirmaron que las cepas de tipo b eran más virulentas que las de otros tipos encapsulados. La cápsula de PRP permite al microorganismo resistir la fagocitosis y la eliminación intracelular por los neutrófilos. Los anticuerpos contra el tipo b promueven la fagocitosis dependiente del complemento y la eliminación (opsonización) de estos microorganismos *in vitro* e *in vivo*. Además de la cápsula de tipo b, *H. influenzae* posee otros factores de virulencia, la mayoría de los cuales se relacionan con la adherencia, colonización e invasión. Algunos de estos factores se encuentran en cepas tanto tipificables como no tipificables, mientras que otros sólo se encuentran en los aislamientos de *H. influenzae* no tipificables.

H. influenzae de tipo b. Vacunas e inmunidad.

Antes de la introducción de vacunas eficaces contra *H. influenzae* de tipo b, este microorganismo era la causa más frecuente de meningitis bacteriana en niños menores de cinco años de edad, con casi 16 000 casos de la forma invasora de la enfermedad cada año. La mayoría de las infecciones sistémicas por *H. influenzae* de tipo b ocurrieron en niños de dos años de edad y menores. Los grados inadecuados de protección por anticuerpos bactericidas contra PRP a esta edad tienen una participación importante

en el desarrollo de la enfermedad. Durante el período neonatal inmediato se adquiere la inmunidad contra *H. influenzae* de tipo b por anticuerpos transplacentarios, pero se pierde en los primeros meses de la vida. Estos anticuerpos reaparecen después de la exposición a *H. influenzae* de tipo b o a otros antígenos microbianos que generan anticuerpos de reacción cruzada. La mayoría de los individuos que presentan enfermedad sistémica por *H. influenzae* de tipo b muestran concentraciones bajas o indetectables de anticuerpos capsulares contra PRP. Las capacidades antigénicas del PRP natural purificado se explotaron en las primeras preparaciones de la vacuna contra *H. influenzae* de tipo b. El PRP purificado originó anticuerpos en los niños de mayor edad, pero no pudo hacerlo en los menores de dos años de edad, el grupo con mayor riesgo de enfermedad grave. El PRP tampoco despertó una respuesta "de refuerzo" predecible ante retos antigénicos subsiguientes. Esta deficiencia se debió a la naturaleza de la respuesta inmunitaria primaria a los antígenos polisacáridos independiente de los linfocitos T. Posteriormente se llevaron a cabo estudios clínicos con cuatro vacunas conjugadas de PRP/proteínas. Dichas vacunas constaban de PRP conjugado de manera covalente con el toxoide tetánico (PRP-T), el toxoide diftérico (PTP-D), un complejo de proteína de membrana externa de *Neisseria meningitidis* (PRP-OMPC) y con CMR197, una toxina "atóxica" de difteria, aislada de una cepa mutante de *Corynebacterium diphtheriae* (PRP-HbOC). Con el empleo de este esquema, la inmunogenicidad del material PRP posiblemente aumentó, ya que la conjugación de fragmentos de hidratos de carbono a las proteínas como haptenos despierta una respuesta inmunitaria dependiente de linfocitos T con generación de células de memoria.

Actualmente están autorizadas dos vacunas conjugadas disponibles en los Estados Unidos: PRP-T (ActHIB *Haemophilus* b Tetanus Conjugate Vaccine® [Vacuna conjugada de *Haemophilus* b y tétanos], Sanofi Pasteur, Swiftwater, PA) y PRP-OMPC (PedvaxHIB *Haemophilus* b Conjugate vaccine® [Conjugado proteínico de la membrana externa de meningococos],

Merck and Company, Inc., West Point, PA). También está disponible el PRP-T como vacuna que contiene las de tosferina acelular, difteria y tétanos combinadas con ActHIB (TriHIBit DTaP/Hib®, Connaught Laboratories, Swiftwater, PA) y la de PRP-OMPC en combinación con la vacuna de la hepatitis B (Recombivax®). Los lactantes deben recibir una dosis de la vacuna conjugada de PRP-T a los 2, 4 y 6 meses de edad, o dos dosis de PRP-OMPC administradas a los 2 y 4 meses de edad. Se recomienda una dosis de refuerzo a los 12-15 meses de edad. La Food and Drug Administration (FDA) de los Estados Unidos también señala que no debería usarse TriHIBit (DTaP/Hib) para la dosificación a los 2, 4 o 6 meses de edad, pero sí para la dosis final en niños de 12 meses o mayores. La vacuna combinada de PRP-OMPC/hepatitis B se puede utilizar para las inmunizaciones a los 2, 4, 12 y 15 meses de edad.

En los Estados Unidos, el uso amplio de estas vacunas conjugadas ha erradicado casi por completo la enfermedad por *H. influenzae* de tipo b invasora en niños de cinco años de edad y menores. En 1987, la incidencia de la infección pediátrica invasora por *H. influenzae* de tipo b fue de 42 casos por cada 100 000 por año y disminuyó a casi 0.11 casos por cada 100 000 por año para el 2007 en la misma población pediátrica.[1225] Se observaron grandes reducciones en la incidencia de la enfermedad en niños menores de 18 meses mucho antes de que las vacunas conjugadas fuesen de uso amplio, y hoy se reconoce que no sólo previenen la enfermedad por inducción de inmunidad activa, sino que también disminuyen el estado de portador bucofaríngeo y, en consecuencia, la exposición a *H. influenzae* de tipo b. En lactantes prematuros o sujetos con enfermedad subyacente (p. ej., infección por VIH), las vacunas pueden no ser tan eficaces como en los lactantes a término con sistemas inmunitarios sanos, ya que las respuestas de anticuerpos son menos sólidas, lo que da como resultado cifras menores de aquellos contra PRP.[833] Las respuestas disminuidas de los anticuerpos a las vacunas en los lactantes infectados por VIH posiblemente se deban al estado de consumo de linfocitos T de los pacientes y la naturaleza de la respuesta inmunitaria dependiente de linfocitos T ante las vacunas conjugadas. Las vacunas conjugadas contra *H. influenzae* de tipo b son inmunógenas en adultos seropositivos para VIH, pero la capacidad de desarrollar cifras protectoras de anticuerpos tiene relación con los valores basales de linfocitos T CD4 y la concentración de inmunoglobulina (Ig) G. En ocasiones puede haber infecciones graves por *H. influenzae* no tipificable, según muestra el informe de un niño de siete años de edad antes sano que desarrolló un absceso intracraneal.[1134]

Otras especies de Haemophilus

H. parainfluenzae, H. haemolyticus, H. parahaemolyticus, H. paraphrophaemolyticus y *H. pittmaniae* son parte de la microflora habitual del aparato respiratorio y rara vez se vinculan con infecciones. Sin embargo, en varios informes de años recientes se documenta que *H. parainfluenzae* es un importante agente causal de endocarditis de válvulas biológicas y protésicas.[256,275,590,960] También se describieron infecciones de cables de marcapasos y un desfibrilador cardioversor implantable por *H. parainfluenzae*.[314,996] Se aisló *H. parainfluenzae* de pacientes con bronquitis, sinusitis, otitis media, absceso cerebral, EPOC/neumonía, celulitis, abscesos, septicemia neonatal e infecciones de articulaciones biológicas/protésicas.[159,200,201,243,481,1032,1170,1278] Se identificó también *H. parainfluenzae* como causa infrecuente de una infección de vías urinarias,[556] que en ocasiones se puede aislar del aparato genital y causa uretritis en hombres, corioamnionitis en embarazadas y septicemia de inicio temprano en el neonato.[408,1008,1079] Rara vez se han comunicado infecciones de las vías hepatobiliares por *H. parainfluenzae*, incluidos los abscesos hepáticos y retroperitoneales, y peritonitis.[29,449,454,863,1008] En estas últimas infecciones se señaló que *H. parainfluenzae* tuvo acceso al árbol hepatobiliar a partir del tubo digestivo más que por vía hematógena.

Haemophilus ducreyi

El *H. ducreyi* es causa del *chancroide*, una infección de transmisión sexual altamente contagiosa caracterizada por úlceras perianales y genitales dolorosas, así como linfadenopatía inguinal hipersensible (lám. 9-2B). El chancroide es una causa importante de enfermedad ulcerosa genital en Latinoamérica, África, Asia oriental y sudoriental y la India. En estas regiones, el chancroide contribuye con el 20-60% de las enfermedades genitales ulceradas.[900] Se han comunicado brotes de chancroide en varias ciudades costeras de los Estados Unidos y Canadá, donde las sexoservidoras han sido el reservorio habitual, con intercambio de sexo por dinero o drogas como el principal factor de riesgo conductual.[148] En estos brotes se han observado cocientes hombre:mujer de 3:1 a 25:1. En los países subdesarrollados, la infección por *H. ducreyi* se vincula con la transmisión de virus de la inmunodeficiencia humana (VIH-1 y VIH-2). Los estudios en África han aportado pruebas de que el chancroide es un factor de riesgo de la transmisión sexual del VIH-1. El chancroide facilita la transmisión del VIH debido a la mayor descamación vírica hacia el aparato genital desde los exudados de la úlcera y su hemorragia durante y después del coito.[426] Las lesiones del chancroide también alteran la integridad de la mucosa, lo que provee una puerta de entrada para el VIH. Además, la respuesta inmunitaria celular contra *H. ducreyi* implica la infiltración de los tejidos de la lesión por grandes cifras de linfocitos T cooperadores CD4 positivos, lo que aumenta el riesgo de transmisión a los contactos sexuales. Los antígenos de *H. ducreyi* también estimulan localmente a los linfocitos T CD4, con el resultado de una regulación ascendente de la replicación del VIH y recuentos aumentados de virus infectantes y células infectadas en el aparato genital.[1295]

Aunque se han identificado varios factores potenciales de virulencia en *H. ducreyi*, su participación en la patogenia no se comprende del todo en la actualidad. Todas las cepas parecen tener fimbrias finas, superficiales, enmarañadas, proteínas de membrana externa únicas, lipooligosacáridos y una citotoxina/hemolisina que contribuye a la invasión de las células epiteliales y la formación de lesiones ulcerativas.[1324] No se ha definido la participación de estas moléculas en la patogenia de la enfermedad. *H. ducreyi* también tiene un requerimiento de proliferación específico para el hierro, y aunque carece de sideróforos, cuenta con un receptor en su superficie que se une a la hemoglobina y es indispensable para la captación del hierro. *In vitro*, *H. ducreyi* puede adherirse, invadir y causar efectos citopáticos en las células en cultivo de la piel del prepucio humano, y se han desarrollado varios modelos animales de chancroide para estudiar su virulencia y patogenicidad, incluyendo conejo, lechón, primate y voluntarios humanos. Los estudios más recientes han ayudado a identificar genes y sus agrupaciones, que son indispensables para la virulencia del microorganismo.[99]

Las lesiones genitales causadas por este microorganismo se denominan "chancros blandos", ya que a diferencia del chancro primario de la sífilis, sus bordes son irregulares y plegables, en lugar de estar bien delineados e indurados. Se requiere el traumatismo o la abrasión local de la piel o la mucosa para el ingreso del microorganismo, y se calcula que una cifra de aproximadamente 10 000 constituye una dosis infectante. Después de un período de incubación de 4-7 días, las lesiones empiezan como pápulas eritematosas hipersensibles que se convierten en pústulas, se erosionan y ulceran en las siguientes 48-72 h. En los hombres, las lesiones de chancroide suelen ser hipersensibles, dolorosas y estar cubiertas por un exudado amarillo grisáceo que cubre una base carnosa sangrante, y suelen presentarse en los genitales externos (prepucio, frenillo, surco coronal, glande y cuerpo del pene). En los hombres no circuncidados, estas lesiones a menudo se encuentran bajo el prepucio. Los sujetos infectados por VIH pueden presentar un mayor número de úlceras genitales que cicatrizan más lentamente y se superinfectan con mayor facilidad.[708] En las mujeres puede haber lesiones múltiples en la horquilla, labios, vulva, pared vaginal, clítoris y región perianal. Las lesiones pueden unirse para formar grandes zonas ulcerativas que pueden superinfectarse. El chancroide extragenital es infrecuente, pero se han descrito lesiones en la piel lampiña de muslos, mamas, mucosa bucal y conjuntivas. En aproximadamente la mitad de los pacientes infectados se presenta linfadenopatía inguinal unilateral dolorosa. Los ganglios linfáticos crecidos pueden, en realidad, supurar a través de la piel suprayacente para formar grandes abscesos inguinales, fístulas y trayectos sinuosos con drenaje. Las úlceras genitales no tratadas pueden persistir durante varios meses, pero el microorganismo no se disemina a través de la sangre ni el sistema linfático.

Diagnóstico de infecciones por especies de Haemophilus *en laboratorio*

Estudio directo de muestras clínicas

Tinción de Gram. Se puede hacer un diagnóstico presuntivo rápido de meningitis por *H. influenzae* mediante el examen directo del LCR con tinción de Gram. Si se obtiene suficiente LCR (p. ej., más de 1-2 mL), la muestra se centrifuga para obtener un sedimento del material para examen y cultivo. La citocentrifugación de muestras de LCR aumenta la detección de pequeñas cifras de microorganismos y, de manera considerable, la sensibilidad de la tinción de Gram, en comparación con las muestras centrifugadas de manera convencional o no centrifugadas.[236] En los preparados con tinción de Gram, las unidades de la especie *Haemophilus* se observan como pequeños cocobacilos gramnegativos de tinción pálida (lám. 9-1A). En ocasiones se pueden observar células filamentosas delgadas. Aunque *H. influenzae* puede ser el posible microorganismo patógeno según el aspecto por tinción de Gram y el cuadro clínico del paciente, no puede identificarse en función de dicha tinción. Es más, una tinción de Gram negativa (p. ej., aquella donde no se observan microorganismos) no descarta la posibilidad de infección por especies de *Haemophilus*, ya que pueden estar presentes muy pocos microorganismos en la muestra. Los frotis con tinción de Gram de otros tipos de muestra también pueden ser útiles para el diagnóstico presuntivo.

Detección del antígeno capsular de tipo b. Para el diagnóstico rápido de infecciones por *H. influenzae* de tipo b se dispone de técnicas para la detección del antígeno capsular PRP del tipo b en LCR, suero y orina. Los métodos disponibles comercialmente incluyen el de aglutinación de látex (p. ej., Directigen Meningitis Combo Test®, Becton-Dickinson and Company, Sparks, MD) y el de coaglutinación de la proteína A estafilocócica (COA) (p. ej., Phadebact CSF test®, Bactus AB, Huddinge, Suecia). Estos equipos contienen reactivos para detectar el antígeno PRP de *H. influenzae* del grupo b junto con reactivos para *S. pneumoniae* y *N. meningitidis* y localizar antígenos de estreptococos del grupo B en los líquidos corporales. A pesar del desempeño de estas pruebas en estudios clínicos que llevaron a la aprobación de su empleo,

en muchos laboratorios se ha discontinuado su utilización de manera sistemática. Además del alto coste de los propios reactivos de látex/COA, su utilidad para el diagnóstico y pronóstico no ha sido confirmada después de años de experiencia. Perkins y cols. revisaron todas las pruebas del látex realizadas durante un período de 10 meses en dos hospitales y encontraron 57 resultados positivos.[1021] La revisión de esos casos reveló que 31 resultados eran falsos positivos, 22 positivos reales y 4 indeterminados. Se encontraron pruebas falsas positivas con mayor frecuencia en las muestras de orina. Los pacientes con resultados falsos positivos mediante la prueba recibieron un tratamiento innecesario, con el resultado de una hospitalización prolongada y complicaciones adicionales. Además, de los 22 pacientes con resultados positivos reales por aglutinación de látex, no hubo alguno donde el tratamiento antimicrobiano o clínico se modificara con base en ellos. Estas pruebas pueden ser de mayor utilidad en casos de sospecha de meningitis cuando la tinción inicial de Gram es negativa o cuando los cultivos de LCR son negativos después de 48 h. El método recomendado para la detección directa óptima de *H. influenzae* en LCR depende de la inspección cuidadosa de un frotis con tinción de Gram preparado a partir de una muestra sometida a citocentrifugación.

Aislamiento de especies de Haemophilus en cultivo.
El aislamiento óptimo de las especies de *Haemophilus* a partir de muestras clínicas depende de su recolección y traslado apropiados, así como de la utilización de medios de cultivo y ambientes de incubación adecuados. Debido a sus necesidades nutricionales especiales, las muestras que las contienen no deberían exponerse al secado o a temperaturas extremas. Las muestras cruciales, como la de LCR, deben trasladarse manualmente al laboratorio clínico lo más pronto posible después de su obtención. El agar sangre de carnero convencional no es adecuado para el aislamiento de especies de *Haemophilus*, que requieren del factor V para su proliferación, por la presencia de enzimas que lo inactivan en la sangre de carnero natural. Las sangres de conejo o caballo no contienen estas enzimas y el medio de cultivo de agar con cualquiera de ellas ayudará a la proliferación de casi todas las especies de *Haemophilus*. El aislamiento de especies de *Haemophilus* requiere incubación a 35-37 °C en un ambiente húmedo con aumento de CO_2 (de 3 a 5%), atmósfera que se obtiene a través del empleo de una incubadora de CO_2 o por extinción con velas en frascos. El aislamiento primario de especies de *Haemophilus* a partir de muestras clínicas se logra mediante el uso de agar chocolate, agar para aislamiento de especies de *Haemophilus* o la técnica de estriado para especies de *Staphylococcus* (lám. 9-1B).

Agar chocolate. Se prepara por adición de sangre de carnero a una base de agar enriquecida cuando la temperatura del medio es suficientemente alta para lisar los eritrocitos sin inactivar el NAD en el lisado sanguíneo (aproximadamente 80 °C). En la mayoría de los laboratorios clínicos, el agar chocolate y otros medios se obtienen comercialmente. El "agar chocolate" preparado comercialmente contiene una mezcla de hemina y factores de proliferación definidos químicamente que se agregan al medio base de agar GC (gonocócico), el cual contiene la proteosa peptona, almidón de maíz, amortiguadores de fosfato, cloruro de sodio y agar. El complemento definido químicamente contiene NAD, vitaminas (B_{12}, clorhidrato de tiamina), minerales (hierro, magnesio), los aminoácidos requeridos para la proliferación de bacterias con requerimientos nutricionales especiales (cisteína, glutamina) y glucosa. Estos complementos están disponibles en el mercado bajo los nombres IsoVitalex® (BD Biosciences) y GCHI Enrichment® (Remel Laboratories, Lenexa, KS). La desventaja del empleo del agar chocolate para el aislamiento de especies de

Haemophilus es que no permite determinar las propiedades hemolíticas de varias especies (*H. haemolyticus, H. parahaemolyticus, H. pittmanniae*). Debido a que las especies de *Haemophilus* son habitantes frecuentes de las vías respiratorias altas (incluyendo especies hemolíticas y no hemolíticas), en muchos laboratorios se ha adoptado el agar para aislamiento de especies de *Haemophilus* para la obtención de estos microorganismos a partir de muestras de laboratorio.

Agar para aislamiento de especies de *Haemophilus*. Este medio, disponible comercialmente, contiene una infusión de corazón bovino, peptonas, extracto de levaduras y sangre equina desfibrinada (al 5%), que incluye ambos factores, X y V. Se agrega bacitracina (300 µg/mL) para inhibir la microflora habitual del aparato respiratorio (p. ej., especies de estafilococos, micrococos, neisserias, estreptococos). Además del aislamiento selectivo de especies de *Haemophilus*, se pueden determinar de manera directa sus propiedades hemolíticas en el aislamiento primario.

Técnica de estriado para especies de *Staphylococcus*. Muchas bacterias y levaduras sintetizan y secretan NAD durante su proliferación en medios bacteriológicos. En cultivos mixtos, las especies de *Haemophilus* que requieren el factor V pueden proliferar como colonias puntiformes alrededor de las de otros microorganismos, fenómeno que se conoce como *satelitismo* (lám. 9-1C) y que proporciona una técnica para detectar estos microorganismos en cultivos mixtos, así como una prueba presuntiva para su identificación a nivel de género. Una colonia de una posible especie de *Haemophilus* se subcultiva en una placa de agar sangre de carnero y se elaboran estrías como al podar césped. Se realiza una sola estría de un microorganismo productor de NAD (p. ej., *S. aureus*) a través del inóculo. Después de la incubación durante la noche en un ambiente enriquecido con CO$_2$ a 35-37 °C, se pueden observar pequeñas colonias húmedas, grises, de especies de *Haemophilus* dentro de la zona hemolítica adyacente a la proliferación de los estafilococos. Las especies de *Haemophilus* dependientes del factor X también proliferan como colonias satélites porque los eritrocitos lisados liberan hemina y hematina. Este método se puede utilizar para la identificación presuntiva de especies de *Haemophilus* cuando no se requiere o es indispensable la identificación a nivel de especie (p. ej., muestras de vías respiratorias altas).

Identificación de especies de *Haemophilus*

Morfología de las colonias y características del cultivo. En medio de agar chocolate, las colonias de *H. influenzae* son lisas y de color azul grisáceo; las cepas muy encapsuladas pueden presentar un aspecto mucoide. La mayoría de las cepas producen colonias lisas convexas, completas y de 1-2 mm después de su proliferación nocturna. Algunas cepas tendrán un olor a "*Escherichia coli*" debido a la producción de indol por algunos biotipos. Las colonias de *H. parainfluenzae* suelen ser más pequeñas, de color gris claro y muestran un aspecto mate en el medio de cultivo. Las reacciones de oxidasa y catalasa de estos microorganismos suelen ser positivas, aunque la primera quizá esté retrasada.

Procedimientos de identificación. Las especies de *Haemophilus* de hallazgo frecuente se identifican por sus reacciones hemolíticas en agar sangre de caballo y los requerimientos de proliferación de los factores X y V. Se utilizan sistemáticamente discos o tiras de papel de filtro impregnados con factores X, V, o ambos, para determinar sus requerimientos (lám. 9-1D). El microorganismo a identificar se extiende en estrías, como al podar césped, en un medio deficiente en factores de proliferación, como el agar tripticasa de soya (soja). Cuando se seleccionan colonias de placas de cultivo primario para esta prueba, es importante que ninguno de los medios de agar chocolate u otros que contienen sangre se transfiera a la placa de determinación del factor. La suspensión del microorganismo en un caldo deficiente en factores antes de la inoculación en placa es una forma de disminuir la portación de factores de proliferación y los resultados falsos positivos subsecuentes. Los discos o las tiras del factor X y V se colocan en la superficie del agar con casi 1-2 cm de separación (protocolo 9-1). Si también se usan discos/tiras que contienen ambos factores, se pueden espaciar más ampliamente en la superficie del agar. Las placas se incuban en CO$_2$ al 5-7% a 35 °C durante 18-24 h y se observan los patrones de proliferación alrededor de los discos/tiras. El agar tripticasa de soya es un medio ideal para realizar el procedimiento de determinación de los factores de proliferación.[361] Aunque la interpretación de las pruebas de requerimiento de factores es directa, en general, se han informado errores en la identificación de *H. influenzae* con *H. parainfluenzae* debido a resultados inconstantes de las determinaciones del factor X. Los motivos de estas imprecisiones incluyen la presencia de cantidades mínimas de hemina en el medio basal usado para la prueba de determinación de factores, la portación de factor X en los inóculos tomados de un medio de cultivo que contiene sangre y la naturaleza de las necesidades nutricionales especiales de algunas cepas de *H. parainfluenzae*, con dificultad subsiguiente en la lectura de las pruebas para el requerimiento de factores. La prueba de porfirina del ácido δ-aminolevulínico (ALA) evita muchos de estos problemas, ya que es una valoración directa de la capacidad de las cepas de *Haemophilus* de sintetizar productos intermediarios de protoporfirina en la vía biosintética de hemina a partir de ALA. Las cepas que requieren el factor X exógeno para proliferar (p. ej., *H. influenzae* y *H. haemolyticus*) no pueden sintetizar protoporfirinas a partir de ALA, por lo que presentan un resultado negativo de esta prueba. Las cepas que no requieren factor X exógeno para su proliferación (*H. parainfluenzae* y *H. parahaemolyticus*) poseen las enzimas que sintetizan compuestos de protoporfirina a partir de ALA y, por lo tanto, tienen un resultado positivo para la prueba de ALA-porfirina. También se pueden utilizar discos impregnados con ALA (BD Biosciences; Remel Laboratories; Hardy Diagnostics, Santa María, CA) o los medios de cultivo que contienen el reactivo ALA (Remel Laboratories) para realizar la prueba de ALA-porfirina (láms. 9-1F y 9-1G). Con el método en disco, aquel impregnado se humidifica con agua y se inocula en las colonias en proliferación. Después de 4 h de incubación, se observa el disco bajo luz ultravioleta (de Wood). La fluorescencia rojo ladrillo en el disco indica un resultado positivo, la de color azulado indica un resultado negativo. Con el medio de agar ALA se inocula el microorganismo al medio y se incuba durante la noche. Al día siguiente se revisa la proliferación bajo lámpara de Wood en busca de fluorescencia rojo ladrillo. En la tabla 9-2 se presentan las características fenotípicas para la identificación de las especies de *Haemophilus*.

Se han incorporado las pruebas de hemólisis en agar sangre de caballo, los requerimientos de factores y la prueba de ALA-porfirina a sistemas de placas sectoriales disponibles comercialmente para la identificación de especies de *Haemophilus*, que incluyen *Haemophilus* ID II Triplate® y *Haemophilus* ID Quad plate® (Remel). El primero es una placa dividida en tres sectores que contienen agar sangre de caballo, agar con factor V y agar con ALA. Después de la inoculación e incubación durante la noche, se lee la placa por inspección del sector de agar sangre en cuanto a hemólisis, en busca de proliferación en el sector de factor V y de proliferación fluorescente rojo ladrillo en el sector ALA, bajo iluminación con lámpara de Wood. El segundo es una placa dividida en cuatro sectores con medio de Mueller-Hinton, complementado por factores con sangre equina, el medio enriquecido con factor X, el medio enriquecido con factor V y el medio que contiene ambos (los factores X y V), respectivamente. Se puede realizar una identificación con base en la hemólisis y el patrón de proliferación en los cuadrantes restantes.

TABLA 9-2 Características fenotípicas para la identificación de las especies de *Haemophilus* aisladas de humanos

Biotipo de especie	Requerimiento de			ALA	IND	URE	ODC	ONPG	Producción de ácido a partir de						
	HEM HBA	Factor X	Factor V						GLU	SAC	LAC	FRUC	RIB	XIL	MAN
Haemophilus influenzae															
Biotipo I	−	+	+	−	+	+	+	−	+	−	−	−	+	+	−
Biotipo II	−	+	+	−	+	+	−	−	+	−	−	−	+	+	−
Biotipo III[a]	−	+	+	−	−	+	−	−	+	−	−	−	+	+	−
Biotipo IV	−	+	+	−	−	+	+	−	+	−	−	−	+	+	−
Biotipo V	−	+	+	−	+	−	+	−	+	−	−	−	+	+	−
Biotipo VI	−	+	+	−	−	−	+	−	+	−	−	−	+	+	−
Biotipo VII	−	+	+	−	+	−	−	−	+	−	−	−	+	+	−
Biotipo VIII	−	+	+	−	−	−	−	−	+	−	−	−	+	+	−
Biogrupo *aegyptius*	−	+	+	−	−	+	−	−	+	−	−	−	+[d]	−	−
Haemophilus parainfluenzae[b]															
Biotipo I	−	−	+	+	−	−	+	V	+	+	−	+	−	−	+
Biotipo II	−	−	+	+	−	+	+	V	+	+	−	+	−	−	+
Biotipo III	−	−	+	+	−	+	−	V	+	+	−	+	−	−	+
Biotipo IV	−	−	+	+	+	+	+	V	+	+	−	+	ND	−	+
Biotipo VI	−	−	+	+	+	−	+	V	+	+	−	+	ND	ND	V
Biotipo VII	−	−	+	+	+	+	−	V	+	+	−	ND	ND	−	ND
Biotipo VIII	−	−	+	+	+	−	−	V	+	+	−	ND	−	−	ND
Haemophilus haemolyticus	+	+	+	−	V	+	−	−	+	+	−	+[d]	+	V	−
Haemophilus parahaemolyticus	+	−	+	+	−	+	V	−	+	+	−	+	−	−	−
H. paraphrohaemolyticus	+	−	+	+	−	+	−	+	+	+	−	+	−	−	−
Haemophilus pittmaniae	+	−	+	+	−	−	−	+	+	+	−	+	ND	−	+
Haemophilus ducreyi	+[d]	+	−	−	−	−	−	−	−	−	−	−	−	−	−

[a]Las reacciones de biotipificación son idénticas a las de *H. influenzae* biogrupo *aegyptius*, pero estas cepas son xilosa negativas.
[b]Las cepas del biotipo V son idénticas a *Aggregatibacter segnis*.

+, positivo; −, negativo; +[d], débilmente positivo; V, variable; ND, no disponible; HEM HBA, hemólisis en agar sangre de caballo; ALA, prueba de porfirina y ácido aminolevulínico; IND, indol; URE, ureasa; ODC, ornitina descarboxilasa; ONPG, *o*-nitrofenil-β-D-galactopiranósido; GLU, glucosa; SAC, sacarosa; LAC, lactosa; FRUC, fructosa; RIB, ribosa; XIL, xilosa; MAN, manosa.

Serotipificación de Haemophilus influenzae. La técnica más sencilla para la serotipificación de aislamientos es la de aglutinación en laminilla. Se prepara una suspensión densa del microorganismo en solución salina, se coloca una gota de ella en cada uno de una serie de círculos en una laminilla de vidrio, que corresponde al número de sueros a estudiar, más un control de solución salina. Se agregan anticuerpos específicos de tipo a cada uno de los círculos de estudio y se hace girar la laminilla. La aglutinación rápida (p. ej., en menos de 1 min) de microorganismos por un antisuero específico y la ausencia de aglutinación en el control de solución salina, identifican al microorganismo aislado como de un serotipo específico. Están disponibles comercialmente los antisueros polivalentes y específicos de los seis tipos de *H. influenzae.* La serotipificación de aislamientos clínicos por aglutinación en laminilla debe hacerse con cuidado empleando reactivos confiables y control de calidad con microorganismos de un serotipo conocido.

Se dispone de una prueba de confirmación de cultivo COA (Phadebact *Haemophilus* Test®, Bactus AB) para la identificación y serotipificación simultáneas de *H. influenzae* de tipo b, a partir de un medio de cultivo primario. El equipo contiene un frasco de células estafilocócicas sensibilizadas para el antisuero de tipo b (reactivo de estudio) y un segundo frasco de estafilococos sensibilizados con antisueros contra los tipos a, c, d, e y f (reactivo de control). Las colonias de los medios de cultivo se mezclan con cada uno de los dos reactivos en una laminilla de cartón. Después de mezclarse, se hace girar la laminilla durante 30-60 s. La aglutinación visible de la mezcla con el reactivo de estudio de tipo b, no así con el de control, identifica el aislamiento como *H. influenzae* de tipo b. Una reacción positiva en el reactivo de control indica que el microorganismo pertenece a los tipos encapsulados a, c, d, e o f.[511]

Biotipificación de Haemophilus influenzae y Haemophilus parainfluenzae. En un estudio taxonómico del género, Kilian presentó pruebas bioquímicas para identificar y caracterizar las especies de *Haemophilus.*[701] Los biotipos se determinan con tres pruebas: producción de indol, ureasa y ornitina descarboxilasa. Las cepas de *H. influenzae* pueden dividirse en siete biotipos independientes del serotipo (p. ej., tipo b, tipo distinto al b o uno no tipificable). También se han descrito siete biotipos de *H. parainfluenzae* con el empleo de estos métodos. En la tabla 9-2 se incluyen las reacciones de biotipificación para especies de *Haemophilus.*

La biotipificación de las especies de *Haemophilus* mostró que los biotipos específicos se relacionan con diferentes infecciones, fuentes, propiedades antigénicas y patrones de resistencia a antimicrobianos. Se aíslan cepas de *H. influenzae* biotipo I principalmente de LCR, sangre y secreciones del aparato respiratorio de los lactantes menores de un año de edad.[913,962] Los biotipos II y III de *H. influenzae* se obtienen de cultivos de conjuntiva y esputo de niños de 1-5 años de edad y adultos mayores de 20 años. Los biotipos II y III también se relacionan con infecciones oculares.[22] El biotipo IV de *H. influenzae* corresponde a los microorganismos patógenos involucrados en infecciones obstétricas, ginecológicas, perinatales y neonatales. La genoespecie críptica asociada con infecciones maternas/neonatales presenta reacciones de biotipificación que son idénticas a las del biotipo IV de *H. influenzae* y recuerda las desventajas de los métodos fenotípicos para la determinación de cepas. La genoespecie críptica sólo puede distinguirse de las cepas del biotipo IV por abordajes genéticos moleculares que no están fácilmente disponibles en los laboratorios clínicos de microbiología.

Métodos bioquímicos y en equipos para la identificación de especies de Haemophilus. Las pruebas de fermentación de hidratos de carbono también pueden ser útiles para la identificación de especies de *Haemophilus.* Estos métodos evitan los problemas técnicos relacionados con las pruebas de requerimiento de factores. Se puede emplear la producción de ácido a partir de varios hidratos de carbono (p. ej., sacarosa, fructosa, ribosa, xilosa y manosa) para distinguir *H. influenzae* de *H. parainfluenzae.* También se requiere un conjunto limitado de pruebas para diferenciar e identificar las antes especies de *Haemophilus,* *A. aphrophilus,* *A. actinomycetemcomitans* y *A. segnis.* La fermentación de lactosa o la hidrólisis del *o*-nitrofenil-β-D-galactopiranósido (ONPG) es útil para la identificación de *A. aphrophilus;* otras especies de *Haemophilus* y *A. actinomycetemcomitans* son negativas para la fermentación de lactosa y la reacción de ONPG. *A. segnis* produce acidificación débil o diferida de sacarosa y fructosa, y es negativa en todas las reacciones de biotipificación. La utilización de hidratos de carbono se determina en agar digerido de cistina semisólida críptica con inoculación cuantiosa, que contiene hidratos de carbono esterilizados por filtrado al 1%. La producción de ácido se hace evidente en 4-18 h. Se pueden emplear los discos de ureasa y ornitina descarboxilasa impregnados de reactivo y la prueba de la mancha de indol para la biotipificación rápida de los aislamientos individuales.

Los sistemas de identificación en equipos que utilizan pruebas convencionales modificadas y sustratos de enzimas cromógenas también se pueden emplear para la identificación y para biotipificar simultáneamente especies de *Haemophilus.* El RapID NH panel® (Remel Laboratories), *Haemophilus-Neisseria Identification* (HNID) panel® (Siemens-MicroScan, West Sacramento, CA), la tira API NH® (bioMerieux, La Balme-les-Grottes, Francia), y la tarjeta Vitek 2® de *Neisseria-Haemophilus* permiten identificar estos microorganismos en las 2-4 h siguientes a la inoculación (láms. 9-2A y 9-2C).[641,916]

Haemophilus ducreyi: *diagnóstico de chancroide por laboratorio*

Recolección y estudio directo de muestras. Se pueden utilizar hisopos de alginato de calcio, dacrón, algodón o rayón para recolectar muestras de úlceras de chancroide, que deben tomarse desde la base y sus bordes socavados. Para un bubón se pueden utilizar una aguja y jeringa con el fin de aspirar el pus a través de tejidos íntegros habituales. Si el bubón ya supuró a través de la piel, se puede usar un hisopo para obtener la muestra. No obstante, el microorganismo a menudo no es aislable del pus del bubón. No se han valorado medios de transporte para el aislamiento de *H. ducreyi;* por lo tanto, debe inocularse directamente en medios de cultivo. Si se utiliza un medio de transporte, deberá corresponder al de Amies o su variedad con carbón vegetal y la muestra deberá llegar al laboratorio en las 4 h siguientes a su recolección. Los frotis del exudado supurativo de las lesiones genitales de chancroide con tinción de Gram no suelen ser de utilidad por su baja sensibilidad (5-63%) y especificidad (51-99%). Cuando se observa en frotis directos, *H. ducreyi* es un cocobacilo gramnegativo de tinción pálida, a menudo dispuesto en racimos ("banco de peces") o laxamente enrollados en cadenas paralelas ("vías de ferrocarril") (fig. 9-2). Los microorganismos pueden encontrarse dentro y fuera de los leucocitos polimorfonucleares (PMN). Puesto que las lesiones genitales y los ganglios supurativos o abscesos pueden superinfectarse por otras bacterias, debe intentarse el cultivo. El diagnóstico de chancroide suele realizarse con medios clínicos y epidemiológicos; sin embargo, deben incluirse en el diagnóstico diferencial sífilis, infección por virus del herpes simple genital y linfogranuloma venéreo.

Cultivo. *H. ducreyi* puede ser difícil de aislar en cultivo y se han valorado varios medios para este propósito. Para alcanzar el

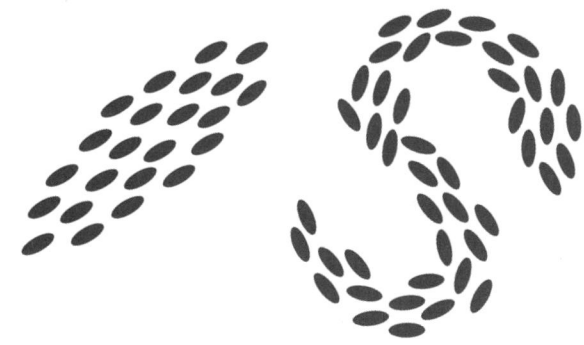

■ **FIGURA 9-2** Morfología de *Haemophilus ducreyi* con tinción de Gram. En los frotis preparados a partir de lesiones de chancroide o de colonias en proliferación, los microorganismos pueden aparecer como bacilos gramnegativos en racimos laxos (p. ej., "banco de peces" [*izquierda*]) o racimos laxamente enrollados alineados en paralelo (p. ej., "vías de ferrocarril" [*derecha*]).

mejor aislamiento, debe inocularse en más de un tipo de medio de cultivo. Se han utilizado la base de agar GC complementada con hemoglobina bovina al 2%, suero bovino fetal al 5% e IsoVitalex al 1%, y agar de Mueller-Hinton complementado con sangre equina con chocolate al 5% más IsoVitalex al 1% para el cultivo de *H. ducreyi*. En algunas fórmulas de medios de cultivo se utiliza carbón vegetal activado (al 0.2%) en lugar del suero fetal bovino como aditivo para absorber los materiales tóxicos de la muestra y el agar. Puede agregarse vancomicina (3 µg/mL en concentración final) para inhibir a las bacterias grampositivas contaminantes. El medio de agar chocolate comercial, por lo general, permite la proliferación de *H. ducreyi*; se pueden colocar discos de vancomicina en diversos cuadrantes de una placa de agar chocolate para ayudar a detectar los microorganismos en cultivos mixtos. La mayoría de las cepas de *H. ducreyi* presentan concentraciones inhibitorias mínimas (CIM) de 32-128 µg/mL de vancomicina, pero en algunas cepas son tan bajas como 4 µg/mL; por lo tanto, puede ser ventajoso inocular medios con y sin vancomicina, y recolectar múltiples muestras apropiadas. Los medios se incuban a 33-35 °C en CO₂ al 5-7% o en un frasco con extinción por vela con elevada humedad; en realidad, la proliferación puede inhibirse a temperaturas de incubación que rebasen 35 °C. Se puede obtener una mejor proliferación utilizando un ambiente microaerófilo, donde los cultivos se colocan en un frasco GasPak® con dos envolturas que generen dióxido de carbono/hidrógeno gaseosos y sin catalizador. Los cultivos se revisan a diario durante 10 días. Casi todos los aislamientos de muestras clínicas dan lugar a una proliferación visible en 2-4 días.

Las colonias de H. ducreyi son pequeñas, no mucoides y de color gris, amarillo o bronceado. De manera característica, las colonias pueden ser "empujadas" a lo largo de la superficie del agar con una asa bacteriológica, son difíciles de recoger y producen una suspensión"grumosa" no homogénea en solución salina. Los microorganismos se observan como cocobacilos gramnegativos, por lo general con estrecho vínculo entre sí. *H. ducreyi* es catalasa negativo y oxidasa positivo; la reacción de oxidasa suele ser diferida y se desarrolla sólo después de 15-20 s con el reactivo diclorhidrato de tetrametil-*p*-fenilendiamina. Por las necesidades nutricionales especiales de *H. ducreyi*, no se pueden demostrar los requerimientos de factores de proliferación con técnicas con disco o tira impregnados. La prueba de ALA-porfirina es negativa, lo que indica que se requiere hemina exógena para la proliferación. *H. ducreyi* es bioquímicamente inerte, excepto por las pruebas positivas para reducción de nitrato y fosfatasa alcalina.

En una valoración de 25 aislamientos de *H. ducreyi*, Shawar y cols. encontraron que todas las cepas producían reacciones enzimáticas únicas y homogéneas en el sistema de identificación RapID ANA® (Remel) de 4 h para las bacterias anaerobias clínicamente importantes.[1178] Las cepas de *H. ducreyi* también son sensibles al polianetolsulfonato de sodio (SPS, *sodium polyanetholsulfonate*), según se determina por un método de sensibilidad en disco. Las características de proliferación, la sensibilidad a SPS y los perfiles de aminopeptidasa, obtenidos con el sistema enzimático RapID ANA, pueden ser útiles para la identificación de *H. ducreyi* en el laboratorio. También se ha descrito un método inmunocromatográfico rápido en tira para la identificación de microorganismos en cultivo.[1009] En este análisis se utilizaron anticuerpos monoclonales dirigidos contra el receptor de hemoglobina de la membrana externa altamente conservado, HgbA, como anticuerpo de captura. Utilizando este análisis, los 26 aislamientos de *H. ducreyi* estudiados se identificaron de manera correcta, en tanto todas las demás bacterias estudiadas resultaron negativas. También se han perfeccionado los métodos moleculares y las técnicas que no dependen de la proliferación bacteriana para la identificación o detección directa de *H. ducreyi*, incluidas las sondas de ácidos nucleicos directas y amplificadas. Suntoke y cols., de los National Health Institues (NIH), desarrollaron un análisis de reacción en cadena de polimerasa (PCR, *polymerase chain reaction*) múltiple, sensible, rápido y reproducible en tiempo real, para la detección directa de *H. ducreyi*, *Treponema pallidum* y virus del herpes simple de tipos 1 y 2, a partir de úlceras genitales.[1231]

Sensibilidad de especies de **Haemophilus** a antimicrobianos

Hasta aproximadamente 1973, fueron innecesarias las pruebas de sensibilidad a los antimicrobianos de *H. influenzae*, ya que los aislamientos clínicamente importantes eran sensibles a la ampicilina, fármaco ideal para tratar la meningitis y la bacteriemia por *H. influenzae* de tipo b. Para 1974, algunas cepas de *H. influenzae* se habían vuelto resistentes a la ampicilina por adquisición de plásmidos que portaban genes que codificaban enzimas β-lactamasas. Se han encontrado β-lactamasas mediadas por plásmidos en *H. influenzae* de tipo b, encapsulados de tipo diferente al b y no tipificables, y en cepas de *H. parainfluenzae*, microorganismos que portan un transposón de 3.0 MDa, que incluye al gen para la enzima TEM-1 de tipo β-lactamasa. Unas cuantas cepas de *H. influenzae* producen un segundo tipo de β-lactamasa, llamada ROB-1.[329] Durante los últimos 25 años, la prevalencia de cepas positivas para la β-lactamasa ha ido aumentando en todo el mundo. En el 2002, en el proyecto de vigilancia LIBRA, el *H. influenzae* β-lactamasa positivo incluyó a 32.2% de los 2 791 aislamientos.[658] En aquella ocasión, más del 99% de las cepas resultaron sensibles a amoxicilina-ácido clavulánico, independientemente de la producción de β-lactamasas. El ácido clavulánico inactiva a la β-lactamasa, lo que hace al microorganismo sensible a la amoxicilina de este producto combinado. Se han aislado cepas de *H. influenzae* resistentes a la ampicilina, pero que no producen β-lactamasas. En estas cepas, la resistencia se debe a alteraciones en las proteínas de unión a la penicilina de la pared celular o en la permeabilidad de la membrana celular al fármaco. Estas cepas también muestran disminución de la sensibilidad a las cefalosporinas de tercera generación y a las combinaciones de fármacos β-lactámicos/inhibidores de β-lactamasas. En un estudio por encuesta de los años 2000 a 2001 de seguimiento de la infección por *H. influenzae* en los Estados Unidos, se detectaron sólo nueve (0.6%) cepas β-lactamasa negativas resistentes a ampicilina en 1 434 aislamientos, lo que sugiere que estas cepas son relativamente infrecuentes.[683] Sin embargo, en un informe del 2009 de Japón, se mostró que el porcentaje de cepas de *H. influenzae* resistentes a ampicilina positivas para β-lactamasas disminuyó del 9.6% en 1999 al 4.8% en el 2003, en tanto el porcentaje de cepas resistentes a ampicilina β-lactamasa negativas aumentó del 15.4% a más del 30% en el mismo período.[505]

En los métodos del Clinical and Laboratory Standards Institute (CLSI) para las pruebas de sensibilidad a antimicrobianos de *H. influenzae* y *H. parainfluenzae*, se recomienda el empleo del medio o el caldo de estudio de especies de *Haemophilus* para la difusión con disco y la dilución en caldo, respectivamente.[285] El medio de estudio de especies de *Haemophilus* contiene hematina, extracto de levaduras y NAD; se incluye el agar de Mueller-Hinton para el método de difusión con disco.[660,661] Hay límites para las categorías sensible, intermedia y resistente a las combinaciones de ampicilina, β-lactámico/inhibidor de β-lactamasa, cefalosporinas de tercera y cuarta generación (incluidos los preparados orales y parenterales), macrólidos y trimetoprima-sulfametoxazol (SXT).[285] Sólo se dispone de puntos de corte de categorías sensibles a aztreonam, carbapenem y fluoroquinolonas, ya que la ausencia de cepas resistentes impide definir categorías intermedias resistentes a estos agentes en la actualidad. Una prueba rápida de detección de β-lactamasas ofrece un método simple para evaluar la sensibilidad a la ampicilina y amoxicilina. Las cepas resistentes a ampicilina/amoxicilina β-lactamasa negativas también se consideran resistentes a los agentes combinados β-lactámico/inhibidor de β-lactamasa (p. ej., amoxicilina-ácido clavulánico, ampicilina sulbactam, piperacilina-tazobactam) y las cefalosporinas por vía oral (p. ej., cefaclor, cefetamet, cefonicida, cefprozil, cefuroxima, loracarbef), aunque los microorganismos aislados pueden ser sensibles a estos agentes *in vitro*. Como las recomendaciones estándar para el tratamiento antimicrobiano de las infecciones por especies de *Haemophilus* están bien definidas, en muchos laboratorios no se realizan pruebas de sensibilidad a antimicrobianos de las especies de *Haemophilus*. Es más, algunas cepas de *H. influenzae* y *H. parainfluenzae* no proliferan bien en un medio de estudio de *Haemophilus*.

En la actualidad, las cefalosporinas de tercera generación (p. ej., cefotaxima, ceftriaxona) constituyen el tratamiento recomendado de las infecciones por *H. influenzae* de tipo b sistémicas, debido a su excelente actividad *in vitro* e *in vivo*.[919] El tratamiento de las infecciones sistémicas suele continuarse durante 7-10 días; aquellos individuos con infecciones complicadas (p. ej., endocarditis, osteomielitis) pueden requerir 3-6 semanas de tratamiento parenteral. Las infecciones relacionadas con *H. influenzae* no tipificable (p. ej., bronquitis crónica, EPOC, otitis media) a menudo se tratan con ampicilina o amoxicilina, si se demostró sensibilidad a tales fármacos. También se recetan macrólidos (p. ej., azitromicina, claritromicina) o fluoroquinolonas por vía oral para estas infecciones. Las fluoroquinolonas tienen excelente actividad contra *H. influenzae*; en un estudio reciente de la sensibilidad de 25 años realizado en Japón, más del 95% de los aislamientos de *H. influenzae* presentaron una CIM de 0.06 µg/mL de fluoroquinolonas o menos.[505] Los microorganismos *H. influenzae* no tipificables son β-lactamasa negativos y también son sensibles a fluoroquinolonas, macrólidos y cefalosporinas de amplio espectro, orales y parenterales. *H. parainfluenzae* y otras especies de *Haemophilus* patógenas de las vías respiratorias son sensibles a cefalosporinas de tercera generación, quinolonas, tetraciclinas y aminoglucósidos. Si bien la mayoría de las cepas son sensibles a penicilina y ampicilina, se

han comunicado cepas resistentes, incluidas algunas productoras de β-lactamasas.

En varias partes del mundo donde el chancroide es endémico, no se dispone de métodos rápidos y precisos para el diagnóstico específico; por lo tanto, se utiliza un abordaje sindrómico, de acuerdo con las recomendaciones de la Organización Mundial de la Salud (OMS) para el tratamiento de las infecciones de transmisión sexual. El chancroide se puede tratar con una variedad de fármacos, que incluyen fluoroquinolonas, macrólidos (p. ej., eritromicina, azitromicina) y cefalosporinas (p. ej., ceftriaxona),[919] que muestran actividad excelente contra *H. ducreyi in vitro*, en tanto muchas cepas son resistentes a las tetraciclinas y trimatoprima-sulfametoxol. Los esquemas terapéuticos recomendados para tratar el chancroide por la OMS, los Centers for Disease Control and Prevention (CDC) y el United Kingdom Clinical Effectiveness Group (CEG), incluyen eritromicina (500 mg por v.o. cada 6 u 8 h, durante siete días,), azitromicina (1 g por v.o. en dosis única), ceftriaxona (250 mg por vía i.m., en dosis única) y ciprofloxacino (500 mg por v.o. cada 12 h durante tres días).[900] Debido a los fracasos del tratamiento en los pacientes infectados por VIH, hay cierta preocupación en cuanto a la eficacia clínica de los esquemas de una sola dosis o de duración breve (p. ej., con ceftriaxona i.m. o azitromicina por v.o.) en individuos con chancroide que también presentan immunodeficiencia.[1274] Los contactos sexuales, sintomáticos o no, de personas con diagnóstico de chancroide deben tratarse si el contacto sexual ocurrió 10 días o menos después del inicio del cuadro clínico en el paciente índice.

Género *Aggregatibacter*

Taxonomía

En el año 2006, se reclasificó a *H. aphrophilus*, *H. paraphrophilus* y *H. segnis* junto con *A. actinomycetmcomitans*, en el género *Aggregatibacter*.[956] Hoy se reconoce a *H. aphrophilus* y *H. paraphrophilus* como la misma especie, *A. aphrophilus*. La dependencia de *H. paraphrophilus* del factor V se considera una característica variable de una sola especie (lám. 9-2F). Las especies de *Aggregatibacter* se clasifican en la familia *Pasteurellaceae*.

Importancia clínica

Aggregatibacter aphrophilus. *A. aphrophilus* es un habitante regular de la cavidad bucal, donde es un componente menor de la microflora periodontal saludable. *A. aphrophilus*, junto con *H. parainfluenzae,* son las especies de este grupo que se relacionan con mayor frecuencia con endocarditis.[10,327,613,666,1018] La mayoría de las personas que desarrollan una endocarditis de válvulas biológicas provocada por este microorganismo presentan alguna anomalía valvular cardíaca con anterioridad, por ejemplo, estenosis aórtica, pero se han comunicado casos de endocarditis en algunos individuos que no tienen estas anomalías cardíacas.[10,613,1018] *A. aphrophilus* también puede vincularse con endocarditis que afecta las válvulas protésicas.[1329] Se han aislado muestras de *A. aphrophilus* de varias infecciones de cuello y cabeza (p. ej., sinusitis, otitis media, epiglotitis, ventriculitis, abscesos epidural y cerebral y meningitis) y de infecciones pleuropulmonares (neumonía, empiema y absceso pulmonar).[6,60,253,592,666,680,967,1273] La diseminación hematógena de *A. aphrophilus* también puede dar lugar a artritis séptica, osteomielitis vertebral, espondilodiscitis, celulitis, endoftalmitis e infecciones intraabdominales.[296,613,700,1005,1371] La neutropenia, el cáncer y su quimioterapia son factores predisponentes a las infecciones por estos microorganismos. *A. aphrophilus* simula en cultivo a otras bacterias gramnegativas con requerimientos nutricionales especiales que son parte del grupo "HACEK", que incluye a especies de *Haemophilus* (H), *Aggregatibacter* (A), *Cardiobacterium* (C), *Eikenella* (E) y *Kingella* (K) (lám. 9-2D).

Aggregatibacter segnis. Se encuentra ocasionalmente en la placa dentobacteriana y en las vías respiratorias altas. Las infecciones por *A. segnis* son infrecuentes e incluyen las periodontales, endocarditis por bacteriemia, colecistitis, apendicitis aguda y absceso pancreático.[89,192,203,762,934,1210] Se necesitan investigaciones adicionales sobre estos microorganismos para comprender mejor su potencial patógeno.

Aggregatibacter actinomycetemcomitans. Es parte de la microflora habitual de la cavidad bucal, en particular de los surcos gingivales y supragingivales. En función de las reacciones de anticuerpos monoclonales específicos con fragmentos de hidratos de carbono de superficie celular expuestos del lipopolisacárido (LPS) de la pared celular, se puede dividir a esta especie en siete serotipos designados de la *a* a la *g*.[1236] Los serotipos a, b y c son los más prevalentes, al abarcar más del 80% de las cepas bucales. En un estudio reciente de *A. actinomycetemcomitans* aislado de la placa subgingival de muestras de 161 pacientes con y sin enfermedad periodontal en Los Ángeles, se encontró que el serotipo c era el predominante al representar el 50% de todas las cepas, seguido por los serotipos a y b.[240] Los serotipos d, e y f se encontraron con menor frecuencia o no se detectaron. En un estudio reciente de pacientes brasileños también se comunicó que los serotipos predominantes eran c y a.[1105] Algunos pacientes pueden ser colonizados por múltiples serotipos. Si bien se ha sugerido que varios serotipos (p. ej., serotipo b) pueden relacionarse con formas específicas de enfermedad periodontal, estudios de sondas genéticas de ARNr y de tipificación han mostrado heterogeneidad considerable del fenotipo genómico entre las cepas pertenecientes al mismo serotipo.[73] En un estudio de 311 cepas de 189 pacientes de periodontología, 216 cepas fueron serotipificables y 95 no. La amplificación de genes específicos de antígeno del serotipo indicó que las cepas no tipificables poseían secuencias genéticas específicas de serotipo, aunque los genes no se expresaron en las cepas no serotipificables.[677] Todos estos serotipos y linajes también se han aislado de pacientes con enfermedad periodontal, lo que indica que todos tienen potencial patogénico.

A. actinomycetemcomitans es bien conocido como causa importante de infección periodontal agresiva.[422,578] El microorganismo tiene relación causal con la periodontitis de inicio temprano y afección periodontal agresiva localizada que se observa en niños mayores y adultos jóvenes, en general del grupo de 12-26 años de edad. Esta enfermedad se caracteriza por una rápida degeneración y destrucción del hueso alveolar que aloja a los primeros molares e incisivos permanentes. La pérdida de hueso subgingival en estas zona da como resultado la aparición de bolsas gingivales profundas que sangran fácilmente cuando se sondean. El avance de la enfermedad puede causar destrucción ósea hasta las superficies radiculares afectadas, con alteración de los dientes adyacentes. Esta periodontitis grave puede llevar a un absceso periodontal agudo y pérdida posterior del diente. La enfermedad periodontal relacionada con *A. actinomycetemcomitans* provoca una respuesta inmunitaria tanto sistémica como localizada y se

producen concentraciones altas de IgG séricos contra antígenos de serotipo de *A. actinomycetemcomitans*, que son oligosacáridos de la cadena lateral O en el LPS de la pared celular. El LPS del microorganismo también induce una inflamación gingival localizada y permite al microbio establecerse en la placa subgingival. Además de LPS, *A. actinomycetemcomitans* produce una leucotoxina potente y varios otros factores de virulencia que contribuyen a su actividad como patógeno periodontal. Ciertas cepas de *A. actinomycetemcomitans* son más patógenas por la producción de más factores de virulencia. Por ejemplo, el clon JP2 de *A. actinomycetemcomitans* tiene una deleción de 530 pares de bases en la región promotora del operón de la leucotoxina, que da como resultado una mayor producción de leucotoxina y aumento de la virulencia.[182,280,564,669] Estos factores actúan en conjunto para causar inflamación, inmunodepresión localizada, inhibición de la actividad fagocítica y resorción ósea. Algunos de estos factores estimulan la producción de anticuerpos séricos y líquido crevicular que pueden ayudar a limitar el proceso periodontal. Además de los factores de virulencia descritos, la ausencia de estimulación de respuestas humoral o mediada por células contra el microorganismo o sus productos puede ser una causa parcial de avance a una enfermedad periodontal generalizada grave. *A. actinomycetemcomitans* también participa en la patogenia del síndrome de Papillon-Lefèvre, una enfermedad hereditaria caracterizada por hiperqueratosis de las palmas de las manos y las plantas de los pies, y destrucción periodontal extensa que lleva a la pérdida de la dentadura primaria y permanente.

Los estudios epidemiológicos indican que la enfermedad periodontal relacionada con *A. actinomycetemcomitans* tiene componentes raciales y genéticos de predisposición a estas infecciones bucales graves causadas por microorganismos endógenos. Por ejemplo, los estudios acerca de la aparición geográfica de la clona JP2 altamente leucotóxica mostró que la colonización por este microorganismo se restringe en gran parte a personas de ascendencia africana, y su ausencia en la mayoría de las poblaciones no africanas del norte de Europa.[564,565] Las investigaciones epidemiológicas han distinguido dos patrones de enfermedad periodontal asociada con *A. actinomycetemcomitans*. La periodontitis agresiva localizada en poblaciones blancas del norte de Europa se relaciona con grupos clonales diferentes a JP2 de *A. actinomycetemcomitans* circulantes como patógenos oportunistas, en tanto la clona JP2 es la causa principal de enfermedad periodontal agresiva de inicio juvenil en adultos de ascendencia del norte u oriente de África.[566] Es más, los individuos infectados por el clon JP2 pueden tener disminución de la respuesta a las intervenciones terapéuticas, que pueden incluir eliminación profunda del sarro y raspado y aplanamiento radiculares, tratamiento antimicrobiano e intervención quirúrgica, si es necesario.[307] En algunos informes esporádicos se ha documentado la colonización de individuos de raza blanca por el clon JP2.[280]

La respuesta inmunitaria a la infección periodontal por *A. actinomycetemcomitans* también puede participar en la patogenia de la enfermedad. Los pacientes con periodontitis agresiva producen concentraciones anormalmente altas de prostaglandina E2 y de la citocina inflamatoria conocida como *factor de necrosis tumoral α* (TNF-α) en los líquidos creviculares que rodean al diente.[537] Estos factores son producidos por monocitos y macrófagos locales en respuesta a los productos bacterianos. Los monocitos y macrófagos de pacientes con periodontitis en cultivo producen de 3-6 veces la cantidad de esas citocinas respecto de las células similares de pacientes no infectados ante la exposición al LPS de *A. actinomycetemcomitans*.[1176]

Estas citocinas inflamatorias inducen resorción ósea por los osteoclastos y llevan a la pérdida de hueso alveolar, así como a la regulación descendente de la quimiotaxia de neutrófilos. La respuesta inmunitaria a los antígenos microbianos puede ayudar a limitar el proceso periodontal y el fracaso de la estimulación de la respuesta humoral o mediada por células contra el microorganismo, o sus productos pueden estar en parte encargados de la progresión a una forma más grave de la enfermedad periodontal generalizada.[1130]

A. actinomycetemcomitans también está asociado con infecciones actinomicóticas, endocarditis, bacteriemia e infecciones de heridas y odontológicas. El nombre del microorganismo se deriva de su conocido aislamiento "concomitante" con especies de *Actinomyces* de abscesos y otras infecciones. *A. actinomycetemcomitans* es una causa de endocarditis bacteriana aguda.[1010,1043,1321,1342] Suele presentarse endocarditis de válvulas biológicas en individuos con antecedentes de daño valvular previo por cardiopatía congénita (p. ej., estenosis aórtica congénita, afección de la válvula aórtica bicúspide, comunicación auriculoventricular, insuficiencia de la válvula mitral por cardiopatía reumática). También se han comunicado endocarditis de válvulas aórtica y mitral protésicas en individuos con válvulas porcinas y mecánicas, y marcapasos. Las complicaciones localizadas han incluido pericarditis y abscesos paravalvulares.[1353] Los factores predisponentes para la aparición de endocarditis por *A. actinomycetemcomitans* incluyen mala dentición o intervenciones odontológicas recientes. La endocarditis por *A. actinomycetemcomitans* suele seguir una evolución indolente. La fiebre, disminución de peso, escalofríos, tos y diaforesis nocturna son frecuentes, junto con un soplo cardíaco. Puede haber de manera variable hepatoesplenomegalia y hemorragias conjuntivales o en astilla. Las complicaciones incluyen émbolos sépticos, hemorragia cerebral, arteritis coronaria, vasculitis, insuficiencia cardíaca congestiva, daño valvular que requiere la colocación o restitución de una válvula protésica, ventriculitis piógena y la muerte.[666,789,1010,1182,1353] Otras infecciones causadas por *A. actinomycetemcomitans* son producto de la diseminación contigua del microorganismo desde su hábitat en la cavidad bucal o por diseminación hematógena durante bacteriemia y endocarditis. Las infecciones de cabeza, cuello y pleuropulmonares han incluido abscesos epidurales y cerebrales, osteomielitis, linfadenitis cervical, celulitis, neumonía, abscesos de pared torácica/subfrénicos y absceso pulmonar.[102,238,545,549,1006,1223,1321] La diseminación hematógena de *A. actinomycetemcomitans* ha dado como resultado osteomielitis, absceso raquídeo, discitis vertebral, endoftalmitis, artritis séptica y abscesos hepáticos e intraabdominales.[125,936,1182,1184,1228] Las puertas de ingreso para diversos tipos de infecciones han incluido lesiones bucales, infecciones pulmonares previas, abrasiones cutáneas, sitios de toracotomía e instrumentación de las vías urinarias.

Características de los cultivos e identificación de especies de Aggregatibacter

Las colonias de *A. aphrophilus* son pequeñas después de la incubación durante 24 h; suele requerirse una incubación de 48-72 h antes de poder discernir la morfología de las colonias y que su proliferación sea suficiente para hacer pruebas de identificación preliminares. En agar chocolate, las colonias son de 0.5-1 mm de diámetro, convexas, granulares y con un pigmento amarillento tenue. Puede detectarse un olor distintivo de "engrudo". Algunas cepas de *A. aphrophilus* requieren del factor V, y proliferan

en agar chocolate, pero no en agar sangre de carnero. *A. aphrophilus* es catalasa y oxidasa negativo, aunque puede observarse una débil reacción de oxidasa positiva débil o tardía en algunos aislamientos. La reacción negativa de la catalasa es útil para diferenciar *A. aphrophilus* de *A. actinomycetemcomitans*, la cual es catalasa positiva. Se produce ácido a partir de glucosa, maltosa, sacarosa, lactosa y trehalosa. El microorganismo hidroliza la ONPG y no produce dihidrolasa de arginina, descarboxilasa de lisina u ornitina, indol o ureasa. Las pruebas fenotípicas para la identificación de especies de *Aggregatibacter* se incluyen en la tabla 9-3 (láms. 9-2H y 9-3C).

TABLA 9-3 Características fenotípicas para la Identificación de *Aggregatibacter aphrophilus*, *A. actinomycetemcomitans* y *A. segnis*

Característica	*A. aphrophilus*	*A. actinomycetemcomitans*	*A. segnis*[a]
HEM SBA	−	−	−
OX	−[b]	−[b]	−[b]
CAT	−	+	V
NO$_3$ RED	+	+	+
Requiere factor X	−	−	−
Requiere factor V	V	−	+
IND	−	−	−
URE	−	−	−
ODC	−	−	−
ONPG	+	−	V
Ácido a partir de:			
GLU	+	+	+[db]
MAL	+	+[c]	+[db]
FRU	+	+	+[db]
SAC	+	−	+
LAC	+	−	−
XIL	−	V	−
MNTL	−	V[d]	−
MAN	+	+	−
GAL	+	V	+[db]
TREH	+	−	−
RAF	+	−	−

[a]Sólo las diferencias cuantitativas en la cantidad de ácido producido a partir de hidratos de carbono pueden discriminar fenotípicamente a *A. segnis* de cepas de *H. parainfluenzae* biotipo V (negativa para indol, ureasa y ODC).
[b]Unas cuantas cepas pueden producir reacciones débiles o diferidas.
[c]Muy pocas cepas pueden ser maltosa negativas.
[d]La mayoría de las cepas son manitol positivas.
+, reacción positiva; −, reacción negativa; V, reacción variable; +[db], positivo débil; HEM SBA, hemólisis en agar sangre de carnero; OX, oxidasa; CAT, catalasa; NO$_3$ RED, reducción de nitrato a nitrito; IND, indol; URE, ureasa; ODC, ornitina descarboxilasa; ONPG, o-nitrofeni-β-ᴅ-galactopiranósido; GLU, glucosa; MAL, maltosa; FRU, fructosa; SAC, sacarosa; LAC, lactosa; XIL, xilosa; MNTL, manitol; MAN, manosa; GAL, galactosa; TREH, trehalosa; RAF, rafinosa.

A. actinomycetemcomitans prolifera lentamente en los agares chocolate y sangre, con aparición de colonias visibles después de 48-72 h (lám. 9-3B). Las colonias son pequeñas, lisas, translúcidas, no hemolíticas y presentan bordes ligeramente irregulares. Los aislamientos clínicos recientes son adherentes al agar y difíciles de emulsionar. Con la incubación prolongada (p. ej., 5-7 días), las colonias pueden desarrollar una densidad central con aspecto de una estrella de 4-6 puntas, una característica que se pierde en los subcultivos repetidos cuando las colonias se tornan menos adherentes. Como con *A. aphrophilus,* la proliferación en caldo es escasa, con adherencia a las paredes del tubo. Con la tinción de Gram, los microorganismos tienen aspecto de cocobacilos con reacción pálida negativa (lám. 9-3A). Pueden observarse células más grandes con los subcultivos repetidos. Las características para la identificación de *A. actinomycetemcomitans* incluyen ausencia de proliferación en agar de MacConkey y otros entéricos, y reacciones positivas para la producción de catalasa y reducción de nitratos. El microorganismo suele ser oxidasa negativo, aunque en ocasiones sus cepas pueden ser débilmente positivas, ureasa negativas, no producen indol y no requieren factores X o V. Las reacciones de descarboxilasa de lisina y ornitina, y de arginina dihidrolasa son negativas (lám. 9-2G). La mayoría de las cepas fermentan intensamente glucosa, fructosa y manosa; la producción de ácido a partir de maltosa, manitol y xilosa es variable. *A. actinomycetemcomitans* se puede diferenciar de *A. aphrophilus* porque la primera es catalasa positiva, ONPG negativa y no produce ácido a partir de lactosa, sacarosa o trehalosa.

A. segnis prolifera en agar chocolate pero no en agar sangre de carnero por su requerimiento del factor V. Este microorganismo es positivo en la prueba de producción de ALA-porfirina y negativo para indol, ureasa y ornitina descarboxilasa. En la prueba de hidratos de carbono, la producción de ácido a partir de glucosa, sacarosa y fructosa es débil o diferida, y no produce ácido a partir de lactosa, ribosa, xilosa o manosa.

Sensibilidad de especies de Aggregatibacter a antimicrobianos

En el 2010, el CLSI publicó y aprobó una guía para las pruebas de sensibilidad a antimicrobianos de los miembros del grupo HACEK con requerimientos nutricionales especiales.[285] En este método se utiliza caldo de Müeller-Hinton ajustado para cationes, complementado con sangre equina lisada al 2.5-5%. El inóculo es una dilución de una suspensión directa de colonias del microorganismo equivalente a 0.5 del estándar de turbidez de McFarland. Se leen los puntos de corte después de 24-48 h de incubación a 35 °C en una atmósfera de CO_2 al 5%. Los antibióticos sugeridos por el CLSI para las pruebas primarias de estos microorganismos incluyen ampicilina, amoxicilina-ácido clavulánico, ceftriaxona o cefotaxima, imipenem, ciprofloxacino o levofloxacino, y SXT. Se dispone de puntos límite para estos antimicrobianos y otros (p. ej., meropenem, azitromicina, claritromicina, tetraciclinas o rifampicina). No se definen categorías intermedias o resistentes a la ceftriaxona y cefotaxima, por la ausencia o la rara aparición de cepas pertenecientes a estas categorías "no sensibles".

Las cepas de *A. aphrophilus* y *A. actinomycetemcomitans* son sensibles a las cefalosporinas de tercera generación, fluoroquinolonas, tetraciclinas y aminoglucósidos.[738] Los antimicrobianos como ceftriaxona, cefotaxima y ciprofloxacino han sido eficaces en pacientes con infecciones graves del sistema nervioso central (SNC), abscesos cerebrales y endocarditis. Aunque la mayoría de las cepas son sensibles a penicilina y ampicilina, hay informes de cepas resistentes, incluyendo algunas raras que producen β-lactamasas.[659] Se considera a las cefalosporinas de tercera y cuarta generación como las ideales para el tratamiento empírico de infecciones graves, como la endocarditis. Los estudios *in vitro* indican que las combinaciones de antimicrobianos para el tratamiento de la endocarditis por *A. actinomycetemcomitans* pueden ser sinérgicas, aditivas o antagonistas; por lo tanto, no se puede predecir la eficacia del tratamiento combinado y debe determinarse para cepas individuales mediante la prueba de dilución en agar o Etest®.

El tratamiento de la enfermedad periodontal asociada con *A. actinomycetemcomitans* incluye desbridación subgingival, eliminación del sarro, raspado y alisado radiculares, y tratamiento antimicrobiano dirigido contra las bacterias relacionadas con la periodontitis. El tratamiento exitoso depende parcialmente de la erradicación y supresión de *A. actinomycetemcomitans* y otras bacterias de las bolsas periodontales profundas. Para la enfermedad periodontal avanzada suele prescribirse metronidazol o doxiciclina sistémicos junto con el desbridamiento mecánico.[798] Por supuesto, está contraindicada la administración sistémica de tetraciclinas en los niños; por lo tanto, en tales casos se emplean esquemas sin estos antimicrobianos. También se dispone de un preparado de doxiciclina de liberación prolongada para uso como agente tópico, y un polvo constituido por microesferas que contienen minociclina tiene la aprobación de la FDA para el tratamiento de la periodontitis establecida,[958,1080] un compuesto que libera cantidades controladas de antibiótico debajo de las encías y se utiliza junto con el raspado y alisado de raíces, así como la eliminación del sarro, para el tratamiento de la enfermedad periodontal refractaria. Aunque la mayoría de las cepas de *A. actinomycetemcomitans* se han mantenido sensibles a las tetraciclinas, ha habido informes de resistencia asociada con plásmidos mediada por *tetB* en *A. actinomycetemcomitans*. Puesto que la mayoría de las cepas de *A. actinomycetemcomitans* son resistentes al metronidazol *in vitro*, el éxito de este antibiótico puede deberse a su amplia actividad contra los microorganismos patógenos periodontales anaerobios concomitantes (p. ej., especies de *Prevotella, Porphyromonas* y *Tannerella forsythensis*).

Especies de *Cardiobacterium*

Taxonomía

Cardiobacterium hominis (antes grupo IID de los CDC), el primer miembro del género *Cardiobacterium*, se describió por primera vez en 1964. Este microorganismo se clasifica en la familia *Cardiobacteriaceae*, que también incluye a los géneros *Suttonella* y *Dichelobacter*.[353] En el año 2004, se describió una segunda especie de *Cardiobacterium, C. valvarum*.[551] Se creó el género *Suttonella* para alojar a *Kingella indologenes*, un microorganismo que ha mostrado una relación más estrecha con *C. hominis* que con otras especies de *Kingella* u otros miembros de la familia *Neisseriaceae*, donde se clasifica a las especies de *Kingella*.[353] Ahora se clasifica a *S. indologenes* con especies de *Cardiobacterium* en la familia *Cardiobacteriaceae*. Una segunda especie de *Suttonella, S. ornithocola*, se describió en el año 2005,[434] un microorganismo aislado de muestras de necropsia de tejidos pulmonares congestionados de aves pertenecientes a las familias de páridos durante la investigación de una mortalidad inexplicada de especies aviarias específicas en Gran Bretaña. La familia *Cardiobacteriaceae* pertenece a la orden *Cardiobacteriales*, en la subdivisión γ y del filo *Proteobacteria*.

Importancia clínica

C. hominis es un microorganismo de baja virulencia con la característica única de causar endocarditis casi de manera exclusiva.[829,1315] Es parte de la microflora habitual del aparato respiratorio, pero debido a su lento crecimiento, rara vez se encuentra en las muestras de vías respiratorias. *C. hominis* ingresa al torrente sanguíneo y suele infectar las válvulas cardíacas antes enfermas o dañadas (p. ej., cardiopatía reumática, comunicaciones interventriculares, aortitis).[781,829] Puede ocurrir también endocarditis por *C. hominis* en individuos sin datos de cardiopatía previa.[244,477] Aproximadamente el 20% de las infecciones comunicadas por *C. hominis* han afectado a diversas válvulas cardíacas protésicas, incluyendo las de tejidos de homoinjerto aórtico, las de genoinjerto porcino, aórtica/mitral, las mecánicas aórtica/mitral y los cables de marcapasos.[50,319,829,1185] Los pacientes suelen ser de edad madura o avanzada, y presentan mala dentición y antecedentes de procedimientos odontológicos recientes. La infección tiene una evolución subaguda con inicio insidioso, febrícula y síntomas difusos que pueden persistir durante varios meses antes de que se establezca el diagnóstico. *C. hominis* tiende a formar vegetaciones grandes friables en las válvulas cardíacas; en consecuencia, sus complicaciones más graves incluyen la embolia de partículas infecciosas, los aneurismas micóticos y la insuficiencia cardíaca congestiva.[312,914] En algunos pacientes puede presentarse trombocitopenia relacionada con septicemia grave.[66] El aislamiento de *C. hominis* de muestras diferentes a hemocultivos es infrecuente. Francioli y cols. diagnosticaron meningitis por cardiobacterias en un paciente como complicación de endocarditis, y Rechtman y Nadler informaron el aislamiento de *C. hominis* junto con *Clostridium bifermentans* de un absceso abdominal en un hombre con adenocarcinoma renal y del ciego, con diabetes.[445,1065] En 1998, Nurnberger y cols. describieron un caso de infección de un cable del marcapasos y osteomielitis vertebral por *C. hominis*,[959] microorganismo que también se ha aislado del líquido peritoneal de un paciente sometido a diálisis peritoneal ambulatoria continua, sin datos de endocarditis, y del líquido pericárdico de una niña de 10 años.[124,742]

Se describió por primera vez a *C. valvarum* como causa de bacteriemia y endocarditis en un hombre de 37 años con afección congénita de la válvula aórtica, bicúspide, complicada por la rotura de un aneurisma micótico.[551] La descripción de este aislamiento único dio lugar a una investigación de otros aislamientos adicionales y se encontraron cuatro más en la Culture Collection of the University of Goteborg (Catálogo de cultivos de la Universidad de Goteborg) en Suecia,[550] que correspondían a aislamientos bucales de bolsas subgingivales y una muestra de placa. Las secuencias del gen del ARNr 16S de estos aislamientos mostraron homología de secuencia en un 99.3-99.6% con el original de *C. valvarum*. Los perfiles electroforéticos de proteínas de células íntegras, los requerimientos nutricionales y de proliferación, y la morfología celular y de colonias fueron también similares. Desde la primera descripción de este microorganismo en el año 2005, se han encontrado en las publicaciones cuatro casos adicionales de endocarditis de válvula biológica[154,241,603,1294] y dos de endocarditis de válvula protésica por *C. valvarum*.[480,594] Un cuarto informe abordó la identificación del microorganismo y no contenía datos del paciente.[1029] De los cuatro pacientes con endocarditis de válvulas biológicas, tres presentaron afección de una válvula aórtica tricúspide o bicúspide, y uno presentó afección de la válvula mitral. Se observaron vegetaciones grandes y destrucción de tejidos cardíacos en todos los casos, y tres de los cuatro pacientes requirieron la colocación de válvulas protésicas. Se informó el caso de endocarditis de una válvula protésica en

un hombre de 71 años, colocada dos años antes por estenosis de la válvula aórtica biológica, y en una mujer de 28 años con un conducto de ventrículo derecho a arteria pulmonar y una válvula pulmonar porcina.[480,594] Aunque se planeaba la restitución del conducto y la válvula protésica después de seis semanas de quimioterapia en la última paciente, el hombre de 71 años presentó embolias infecciosas que se detectaron en el cerebelo por TC y RM, y murió por un *shock* séptico resultante del deterioro cardíaco grave. En otros casos, también se aisló *C. valvarum* de bolsas subgingivales y muestras de placa dental.[551]

Se ha aislado *S. indologenes* de infecciones corneales humanas y se comunicó por primera vez como causa de endocarditis de válvula protésica en 1987.[646] En el 2010, Yang y cols. informaron endocarditis de válvula protésica por *S. indologenes* en un hombre de 28 años de Camboya con cardiopatía congénita compleja complicada por embolia pulmonar infecciosa.[1396] En el 2011, Ozcan y cols. describieron un caso letal de endocarditis de válvula protésica por *S. indologenes* en un hombre de 25 años con complicaciones de infarto esplénico y hemorragia intracraneal mortal.[992]

Características de los cultivos e identificación

Se aíslan *C. hominis* y *C. valvarum* principalmente de hemocultivos, proliferan de manera lenta y no producen un cambio visible en el medio de cultivo sanguíneo (p. ej., turbidez, hemólisis). La tinción de Gram del material de frascos de hemocultivo positivos puede no revelar el microorganismo; la centrifugación a baja velocidad de una alícuota del medio para retirar eritrocitos, con centrifugación subsiguiente a alta velocidad para conjuntar cantidades pequeñas de microorganismos, pueden ayudar a su visualización. Con la tinción de Gram, ambos microorganismos se colorean de manera variable, con una tendencia a retener el colorante cloruro de metilrosanilina en los polos. Las células individuales pueden parecer hinchadas en uno o ambos extremos, con el resultado de microorganismos con forma de gota, mancuerna y paleta. En la tinción de Gram de los materiales de hemocultivo, las células se pueden agregar en racimos similares a rosetas o alinearse en paralelo, con distribución en empalizada (lám. 9-3D). La morfología celular se ve influida por el tipo de medio de cultivo empleado; en aquellos que contienen extracto de levaduras, las células se observan como bacilos gramnegativos uniformes con extremos redondeados.

C. hominis y *C. valvarum* proliferan como colonias muy pequeñas brillantes, opacas en agar sangre o chocolate enriquecido, por lo general después de 48-72 h de incubación a 35°C en CO_2 al 5-7% (lám. 9-3E). *C. valvarum* prolifera más lentamente que *C. hominis* y algunas cepas de ambas especies pueden presentar un aspecto puntiforme en el agar, que es más evidente en agar chocolate que en el de sangre de carnero. Ninguna especie prolifera en agar de MacConkey u otros agares selectivos entéricos o diferenciales. Tanto *C. hominis* como *C. valvarum* son oxidasa positivos, catalasa negativos, nitrato negativos, ureasa negativos e hidrólisis de esculina negativos. *C. hominis* es indol positivo, pero esto tal vez no se observe con el reactivo "mancha de indol" (cinnamaldehído) porque la mayoría de las cepas producen cantidades muy pequeñas de indol. Los aislamientos de *C. valvarum* en informes de pacientes con endocarditis han sido fuertemente indol positivos (incluso con el reactivo de mancha de indol), en tanto las cepas bucales han sido indol negativas.[550] La producción de indol puede detectarse mejor mediante la infusión de corazón o el caldo de triptona, medios con inoculación intensa (con un hisopo) e incubados durante 48 h. La extracción con xileno y el empleo del reactivo de Ehrlich, más que el de

Kovac, permiten la detección de pequeñas cantidades de indol. Tanto *C. hominis* como *C. valvarum* producen H$_2$S por el método de la tira en acetato de plomo. En la tabla 9-4 se presentan las características fenotípicas para la identificación de las especies de *Cardiobacterium*.

C. hominis produce ácido por fermentación de glucosa, fructosa, sacarosa, manosa y sorbitol; dicha producción a partir de maltosa y manitol es variable, con la mayor parte de las cepas con reacción positiva. Como *C. hominis*, *C. valvarum* produce ácido por fermentación de glucosa, fructosa, sorbitol y manosa, pero a diferencia de aquella, no lo hace a partir de maltosa, sacarosa o manitol. Ninguna de esas especies puede fermentar lactosa, galactosa, rafinosa o xilosa. *S. indologenes* produce ácido a partir de glucosa, maltosa y sacarosa, pero no de lactosa, y se distingue por su capacidad para la producción de indol, una característica que debería determinarse en caldo de triptona con extracción de xileno y adición del reactivo de indol de Ehrlich. Se puede diferenciar a *S. indologenes* de *C. hominis*, que en su aspecto es muy similar por la tinción de Gram, la actividad de fosfatasa alcalina positiva y el fracaso en la producción de ácido a partir de manitol y sorbitol. Fenotípicamente, *C. hominis* es muy similar a *S. indologenes*. Se puede diferenciar a *C. hominis* y *C. valvarum* de *S. indologenes*, *E. corrodens* y especies de *Kingella* mediante el análisis de ácidos grasos celulares. Como sucede con otros microorganismos causales de la endocarditis bacteriana, se han utilizado con éxito métodos moleculares, como la PCR de amplio espectro y la secuenciación de ADN, para la detección e identificación directa de *C. hominis* y *C. valvarum* en muestras clínicas.[477,914,946,1029]

Sensibilidad a antimicrobianos

Se puede estudiar la sensibilidad a los antimicrobianos de *C. hominis* utilizando los métodos estándar aprobados por el CLSI (*véase* el cap. 17).[286] A pesar de la disponibilidad de estos métodos, el estudio de la sensibilidad de *C. hominis* y

TABLA 9-4 Características fenotípicas para la identificación de especies de *Cardiobacterium*, *Eikenella corrodens* y especies de *Kingella* y *Suttonella*

Prueba	C. hominis	C. valvarum	E. corrodens	K. kingae	K. denitrificans	K. oralis	K. potus	S. indologenes	S. ornithocola
HEM SBA	−	−	−	β	−	−	−	−	β
OX	+	+	+	+	+	+	+	+	+
CAT	−	−	−	−	−	−	−	−	+
NO$_3$ RED	−	−	+	−	+	−	−	−	ND
NO$_2$ RED	+	−	−	+	+	−	−	V	
IND	+	V	−	−	−	−	−	+	
URE	−	−	−	−	−	−	−	−	−
ODC	−	−	+	−	−	−	−	−	−
ESC	−	−	−	−	−	−	−	−	ND
ONPG	−	−	−	−	−	−	−	−	−
ADNasa	−	−	−	−	−	−	+	−	−
Gas desde GLU	−	−	−	−	−	−	−	−	−
Ácido producido a partir de:									
GLU	+	V	−	+	+	+		+	+
MAL	V$^+$	V$^-$	−	+	−	−	−	+	−
FRU	+	+	−	−	−	−	−	+	+
SAC	+	V$^-$	−	−	−	−	−	+	+
LAC	−	−	−	−	−	−	−	−	−
XIL	−	−	−	−	−	−	−	−	−
MNTL	V$^+$	V$^-$	−	−	−	−	−	−	−
MAN	+	+	−	−	−	−	−	+	+
GAL	−	−	−	−	−	−	ND	−	−
TREH	−	−	−	−	−	−	ND	−	+
RAF	−	−	−	−	−	−	ND	−	−
SBTL	+	V	−	−	−	−	ND		

+, reacción positiva; −, reacción negativa; V, reacción variable; ND, no disponible; HEM SBA, hemólisis en agar sangre de carnero; OX, oxidasa; CAT, catalasa; NO$_3$ RED, reducción de nitrato a nitrito; NO$_2$ RED, reducción de nitrito a nitrógeno gaseoso; IND, indol; URE, ureasa; ODC, ornitina descarboxilasa; ESC, esculina; ONPG, *o*-nitrofenil-β-D-galactopiranósido; ADNasa, desoxirribonucleasa; GLU, glucosa; MAL, maltosa; MAN, manosa: FRU, fructosa; SAC, sacarosa; LAC, lactosa; XIL, xilosa; MNTL, manitol; GAL, galactosa; TREH, trehalosa; RAF, rafinosa; SBTL, sorbitol; V$^+$, reacción variable, la mayoría de las cepas con resultado positivo; V$^-$, reacción variable, la mayoría de las cepas con resultado negativo.

C. valvarum a los antimicrobianos es difícil por sus requerimientos nutricionales especiales y proliferación lenta. Con base en la literatura médica, las cepas de *C. hominis* son sensibles a casi todos los antimicrobianos, incluyendo penicilina, ampicilina, cefazolina, cefalosporinas de tercera generación, carbapenémicos, fluoroquinolonas, aminoglucósidos y tetraciclina; la sensibilidad a los macrólidos y aminoglucósidos es variable.[738] El tratamiento recomendado en la actualidad para la endocarditis de válvulas biológicas por *C. hominis* es con ceftriaxona, ampicilina, sulbactam o ciprofloxacino, durante al menos cuatro semanas.[81] Los pacientes con endocarditis de una válvula biológica por *C. hominis* pueden tratarse exitosamente sólo con antibióticos en algunos casos, pero en otros se requiere la resección parcial de la válvula o su restitución, por el compromiso hemodinámico, fenómenos embólicos o insuficiencia cardíaca progresiva. Los mismos fármacos se pueden emplear para la endocarditis de válvulas protésicas, pero quizá se requiera prolongar el tratamiento más de seis semanas. Aunque son motivo de informe, rara vez se encuentran cepas de *C. hominis* productoras de β-lactamasas resistentes a la penicilina.[808] Se han estudiado las cepas de *C. valvarum* en cuanto a su sensibilidad a los antimicrobianos por métodos de Etest. Los aislamientos tanto en sangre como los bucales de *C. valvarum* son sensibles a penicilina, ampicilina, ticarcilina-ácido clavulánico, cefalosporinas de todas las generaciones, fluoroquinolonas, carbapenémicos, tetraciclinas y SXT.[550,551] Los pacientes que presentan endocarditis por *C. valvarum* también tienen complicaciones similares y los supervivientes han requerido, además, intervención quirúrgica y restitución valvular.

Eikenella corrodens

Taxonomía

Originalmente, el género *Eikenella* (grupo HB-1 de los CDC) definía a los microorganismos aislados considerados como cepas facultativas de *Bacteroides corrodens*, un bacilo gramnegativo anaerobio. Con base en estudios de genotipificación y filogenéticos, el epíteto de la especie, *B. corrodens*, cambió a *Bacteroides ureolyticus* (ureasa positivo) y los aislamientos facultativos se ubicaron en el género *Eikenella* como la especie única, *E. corrodens*. De acuerdo con la secuenciación del ARNr 16S y la hibridación de ARNr-ADN, *E. corrodens* tiene relación con especies de *Neisseria* y se ubica en la familia *Neisseriaceae*, en el subgrupo β de *Proteobacteria*.

Importancia clínica

E. corrodens es parte de la microflora habitual de la boca y de las vías respiratorias altas. En la cavidad bucal, este microorganismo participa en algunos tipos de enfermedad periodontal. Se encuentra una alta prevalencia de *E. corrodens* en muestras de placas subgingivales de individuos con enfermedad periodontal, la cual es es baja en los pacientes que no la padecen.[1227] De las personas con afección periodontal, la máxima prevalencia de *E. corrodens* se encuentra en las personas menores de 20 años con periodontitis progresiva, seguida por aquellas con periodontitis posjuvenil, prepuberal, de progreso rápido y del adulto. Si no se trata, la periodontitis grave puede tornarse resistente al tratamiento.[1227] En las personas saludables, la prevalencia del microorganismo en muestras gingivales profundas disminuye a medida que avanza la edad. *E. corrodens* es parte de una microflora bacteriana mixta aislada de muestras periodontales y gingivales, abscesos periapicales y de infecciones del conducto radicular.

Se ha aislado *E. corrodens* de una amplia variedad de infecciones y muestras clínicas.[1011,1181] Este microorganismo ha sido aislado de diversos tipos de infecciones de cabeza y cuello, incluidas las oculares (p. ej., celulitis periorbitaria, úlceras corneales, endoftalmitis y abscesos de glándulas lagrimales), abscesos mastoideos, submandibulares y tiroideos.[74,251,577,585,662,663,784,1139,1275,1403] Las infecciones pleuropulmonares por *E. corrodens* incluyen abscesos pulmonares y empiemas, que se presentan en contextos de inmunodepresión, propensión a la aspiración pulmonar y enfermedad pulmonar subyacente.[611,704,1366] Por extensión de infecciones periodontales, del oído medio o de los senos paranasales, *E. corrodens* puede tener acceso al SNC, causando meningitis, abscesos cerebrales o pararraquídeos, empiemas subdurales y osteomielitis.[53,70,685] Suelen presentarse bacteriemia y endocarditis en los hospederos inmunodeprimidos, sujetos que abusan de drogas intravenosas e individuos con daño valvular previo y antecedentes de intervenciones odontológicas o quirúrgicas bucales recientes.[572,826,974] Se ha diagnosticado también endocarditis en personas sanas sin factores de riesgo reconocidos.[1328] Hay informes de endocarditis de válvulas protésicas e infecciones de endoprótesis vasculares por *E. corrodens*. También se puede diagnosticar bacteriemia por esta bacteria, con o sin endocarditis, en pacientes con artritis reumatoide y cánceres hemáticos.[409] *E. corrodens* es causa reconocida de abscesos subcutáneos, celulitis de tejidos blandos y bacteriemia en los usuarios de drogas intravenosas,[47,501,974] infecciones que son producto del uso de saliva para limpiar la piel o de disolver los narcóticos en solución salina antes de su inyección. *E. corrodens* puede ocasionar celulitis y osteomielitis de la mano como resultado de "lesiones con el puño" (p. ej., peleas con los puños), mordedura crónica de las uñas y mordiscos de humanos.[150,559,1237] El implante traumático del microorganismo en el tejido subcutáneo puede permitir la extensión de la infección a los huesos y articulaciones, con osteomielitis o artritis séptica.[150,233] Los cultivos obtenidos ante estas infecciones a menudo muestran proliferación de *E. corrodens*, junto con otros microorganismos facultativos (estreptococos α y β hemolíticos [incluyendo el grupo *Streptococcus anginosus/constellatus/intermedius*], *S. aureus*, estafilococos coagulasa negativos y bacilos gramnegativos entéricos), así como de anaerobios obligados. Se han informado casos de osteomielitis de la columna vertebral causada por *E. corrodens* como resultado de la diseminación hematógena desde un sitio infectado (p. ej., enfermedad periodontal grave), o como complicación de operaciones quirúrgicas de la columna vertebral.[41,775,1055,1267] En el 2007, se diagnosticó un caso inusual de absceso epidural de la columna cervical y retrofaríngeo por *E. corrodens* en un hombre de 72 años que había deglutido una espina de pescado,[649] la cual atravesó el esófago y se alojó en el espacio del disco intervertebral de C3 a C4. Además, se informó un caso de osteomielitis por *E. corrodens* de la mandíbula como complicación de la radioterapia de un paciente con carcinoma de células escamosas de las amígdalas.[941] Se puede aislar también *E. corrodens* de cultivos puros o mixtos de diversos tipos de infecciones y abscesos de heridas, incluyendo las de fascitis necrosante.[889,990,1110,1418] La bacteriemia a partir de infecciones de heridas localizadas puede conducir a infecciones hematógenas y abscesos en muchos sitios, que incluyen espacios articulares (p. ej., artritis séptica), vértebras (p. ej., discitis, absceso pararraquídeo) y el aparato genital femenino (p. ej., corioamnionitis).[397,1055] *E. corrodens* puede sobrevivir en el tubo digestivo y se puede aislar de abscesos abdominales, esplénicos, hepáticos y pancreáticos, así como de infecciones peritoneales, junto con la microflora facultativa y de anaerobios entéricos.[67,662,1061,1221] También se ha aislado *E. corrodens* de infecciones ginecológicas, incluidas corioamnionitis, de líquido amniótico, endometritis, abscesos vulvares y cervicitis relacionada con la colonización *in situ* de dispositivos intrauterinos.[39,476,637,730,994] En el 2007, se informó un caso de infección de vías urinarias por *E. corrodens* en una mujer de 83 años de edad con prolapso anal recurrente y leucemia linfocítica crónica.[602]

Características de los cultivos e identificación

E. corrodens prolifera en los agares sangre y chocolate, pero no en el de MacConkey (lám. 9-3G). Sus colonias son pequeñas (0.5-1.0 mm) después de 48 h. Aproximadamente el 50% de los microorganismos aislados pueden "roer" el agar durante su proliferación; se observan variantes tanto de roedura como sin ella en el mismo cultivo. Suele producirse un pigmento amarillo pálido (que se observa mejor sobre un barrido con hisopo blanco a través de una placa de agar chocolate para cultivo), y la mayoría de las cepas tienen un olor a hipoclorito de sodio (p. ej., "blanqueador", o una alberca altamente clorada). Con la tinción de Gram, los microorganismos se observan como bacilos gramnegativos delgados regulares o cocobacilos con extremos redondeados (lám. 9-3F).

Las características bioquímicas de las cepas de *E. corrodens*, tanto las que roen como las que no, son bastante uniformes. El microorganismo es oxidasa positivo y catalasa negativo, aunque unas cuantas cepas pueden ser débilmente catalasa positivas. El microorganismo reduce el nitrato a nitrito y no requiere factores X o V, aunque la hemina es necesaria para su proliferación aerobia. Los microorganismos sin roedura aislados pueden confundirse con los de especies de *Haemophilus,* y cuando son estudiados con discos con factores X y V, muestran proliferación alrededor del X, pero no del V. No producen indol ni ureasa, y la mayoría de las cepas son positivas para las descarboxilasas de lisina y ornitina (lám. 9-3H). A diferencia de otros microorganismos HACEK, *E. corrodens* es asacarolítico. Los sistemas en equipos comerciales que abordan microorganismos gramnegativos con requerimientos nutricionales especiales pueden permitir la identificación correcta de *E. corrodens*. Se han diseñado sondas de ADN específicas del microorganismo, así como las de otros patógenos periodontales por análisis del ARNr 16S, identificación de secuencias de nucleótidos únicos y síntesis química de sondas moleculares, que son complementarias de estas secuencias específicas de especie.[1094,1280] En la tabla 9-4 se muestran las características fenotípicas para la identificación de *E. corrodens*.

Sensibilidad a antimicrobianos

Las pruebas de sensibilidad de *E. corrodens* a los antimicrobianos pueden hacerse con empleo del estándar aprobado por el CLSI para las pruebas de sensibilidad de bacterias con requerimientos nutricionales especiales (*véase* el cap. 17).[286] Las cepas de *E. corrodens* son sensibles a ampicilina, amoxicilina, cefalosporinas de segunda y tercera generación, tetraciclinas y fluoroquinolonas, así como a azitromicina, y resistentes a penicilinas resistentes a la penicilinasa, clindamicina, vancomicina, eritromicina, metronidazol y aminoglucósidos.[814,883] La sensibilidad a la penicilina varía entre cepas. Casi todos los ejemplares aislados son variablemente sensibles a cefalosporinas de primera generación, de las que la cefazolina es la más activa. *E. corrodens* es sensible a cefoxitina, ceftriaxona, cefepima, ciprofloxacino y carbapenémicos.[738,1181] Se han informado raras cepas positivas para β-lactamasas.[744]

Especies de *Kingella*

Taxonomía

Los miembros del género *Kingella* están clasificados en la familia *Neisseriaceae*, subgrupo γ de *Proteobacteria*, y actualmente incluyen cuatro especies: *K. kingae, K. denitrificans, K. oralis* y *K. potus*. Se demostró que la antigua especie, *K. indologenes*, tenía una relación más estrecha con las especies de *Cardiobacterium* que con las otras de *Kingella*; por lo tanto, se cambió el nombre a *Suttonella indologenes* y se transfirió a la familia *Cardiobacteriaceae* en 1990.[353] *K. kingae*, especie tipo del género, anteriormente era miembro del género *Moraxella*, y *K. denitrificans* antes se llamó *grupo "TM-1" de los CDC*. En 1993, Dewhirst y cols. describieron una nueva especie de *Kingella*, la cual se aisló de la placa dentobacteriana de un paciente con periodontitis del adulto,[352] y a la que se nombró *Kingella oralis*, un microorganismo que constituye el 0.4% de la microflora de la placa odontológica de los individuos con periodonto sano, y casi el 4.6% de la microflora de la placa dental de pacientes adultos y jóvenes con periodontitis.[239] La cuarta especie de *Kingella*, *K. potus*, se aisló en el año 2005 de una herida infectada de un cuidador de zoológico que tres días antes fue mordido por un *kinkajú* (*Potos flavus*).[766]

Importancia clínica

Aunque es parte de la microflora habitual de las vías respiratorias altas y el aparato genitourinario de los humanos, cada vez se reconoce más a *K. kingae* como un microorganismo patógeno importante.[373,1390] Desde su descripción inicial, *K. kingae* se consideró una causa rara de infección en los pacientes con endocarditis. No obstante, durante los últimos 10-20 años, *K. kingae* surgió como un microorganismo patógeno de importancia en los pacientes pediátricos, causando principalmente bacteriemia e infecciones óseas.[1378] Este microorganismo coloniza las vías respiratorias altas de los lactantes mayores de seis meses de edad y la tasa de colonización aumenta hasta casi el 10-12% entre los 6 meses y los 2 años de edad, y empieza a disminuir después de este período. La prevalencia del microorganismo en el aparato respiratorio es mayor en los niños de 6 meses a 4 años de edad, período correspondiente a las máximas tasas de ataque de la forma invasora de la enfermedad.[1385] En un gran estudio realizado en Israel, se encontró que la enfermedad invasora por *K. kingae* se presentaba con frecuencia máxima en niños previamente saludables durante los primeros dos años de la vida.[374] Los estudios en poblaciones de guarderías han mostrado que *K. kingae* se puede transmitir de un niño a otro por las vías respiratorias.[699,1199,1383] En un estudio realizado en una guardería durante un período de 11 meses se encontró que, de 48 asistentes, casi el 28% portaba *K. kingae* en las vías respiratorias altas en cualquier momento, y que el 73% de estos niños presentó al menos un cultivo faríngeo positivo durante el período de estudio.[1382] El análisis molecular de los aislamientos de las vías respiratorias de *K. kingae* obtenidos de un gran grupo de portadores mostró agrupamiento geográfico de los aislamientos con genotipos idénticos, lo que indica la diseminación del microorganismo entre hermanos no gemelos, compañeros de juego y de la escuela.[1392] Este estudio también demostró que las cepas invasoras de *K. kingae* se mantenían dentro de una comunidad durante varios años, por su portación respiratoria y transmisión entre contactos cercanos. Es posible que la vía de entrada del microorganismo al torrente sanguíneo sea a través de pérdidas de continuidad de la mucosa bucofaríngea.

Las infecciones óseas y articulares constituyen las manifestaciones clínicas más frecuentes de la infección por *K. kingae* en niños,[224,245,264,769] que se presenta con bacteriemia, artritis séptica, osteomielitis, discitis, tenosinovitis y dactilitis.[126,811,1168] Con la disponibilidad de vacunas eficaces contra *H. influenzae* de tipo b, *K. kingae* ha sustituido a la primera como la bacteria gramnegativa más frecuente que es causa de infecciones osteoarticulares en niños menores de tres años de edad.[912] La mayoría de los lactantes con infecciones sistémicas por *K. kingae* también presentan frecuentemente febrícula, infecciones víricas de vías respiratorias altas y estomatitis.[33] En casi todos los casos, la artritis infecciosa por *K. kingae* constituye una infección aguda en la que los pacientes suelen presentarse al médico en los tres días posteriores a la aparición de los signos y síntomas. Estos niños suelen padecer fiebre y tener articulaciones afectadas por inflamación, hipersensibilidad y disminución de la amplitud de movimiento, y los resultados de sus hemocultivos por lo general son negativos. La artritis infecciosa por *K. kingae* suele ser monoarticular, con las afecciones articulares más frecuentemente ubicadas en la rodilla, la cadera y el tobillo.[373] La osteomielitis por *K. kingae* por lo general es una infección indolente que sigue una evolución subaguda, y los pacientes a menudo acuden al médico 7-10 días después de la aparición de los síntomas. La osteomielitis por *K. kingae* habitualmente afecta al fémur y otros huesos largos, como la tibia, el cúbito, el radio y el calcáneo.[373] Los pacientes con osteomielitis de huesos largos suelen ser incapaces de soportar peso en la extremidad afectada y presentan hipersensibilidad local sobre el hueso involucrado. La siembra hematógena de los espacios discales intervertebrales conduce a la espondilitis y discitis intervertebral.[126] Las infecciones de los espacios discales pueden involucrar a los que se encuentran en las regiones lumbar, torácica, lumbosacra y toracolumbar También se han descrito infecciones osteoarticulares pediátricas de la parte baja del esternón y la unión entre el manubrio y el apéndice o apófisis xifoides.[811] Los niños con infecciones invasivas por *K. kingae* a menudo presentan trastornos subyacentes de importancia, como leucemia linfocítica aguda o cardiopatía congénita. Si bien son infrecuentes, las infecciones óseas y articulares por *K. kingae*, incluidas las discitis intervertebrales y las artritis infecciosas, también se han diagnosticado en los adultos.[395]

K. kingae también es una causa poco frecuente de bacteriemia y endocarditis.[373,374] La endocarditis por *K. kingae* se presenta principalmente en las personas con cardiopatías subyacentes (p. ej., cardiopatía reumática, malformaciones cardíacas) o en individuos con prótesis cardíacas. Sin embargo, se cuenta con informes de endocarditis en pacientes sin cardiopatía previa.[158,373,1114,1168,1409] A diferencia de las infecciones óseas y articulares, la endocarditis por *K kingae* se presenta con mayor frecuencia en los adultos y niños en edad escolar.[1378] Las complicaciones de la endocarditis por *K. kingae* son frecuentes, e incluyen pericarditis, absceso paravalvular, absceso pericárdico, fenómenos embólicos, aneurismas micóticos, infartos cerebrales y pulmonares, *shock* séptico e insuficiencia cardíaca congestiva.[719,855] Se informó un caso de endocarditis por *K. kingae* con meningitis en una mujer con lupus eritematoso sistémico (LES).[1360] Los pacientes pueden tener mala higiene bucal, faringitis o úlceras de las mucosas por el tratamiento de otros trastornos (p. ej., radioterapia y quimioterapia). Hay informes de bacteriemia sin endocarditis por *K. kingae* en adultos con inmunodepresión después de intervenciones odontológicas. Son complicaciones adicionales de la bacteriemia y las infecciones óseas, la meningitis, la celulitis orbitaria hematógena

y la endoftalmitis, la infección de tejidos blandos y el absceso corneal.[199,300,1068,1104] El cuadro clínico de la bacteriemia por *K. kingae* puede simular infecciones sistémicas por especies de *Neisseria* (p. ej., meningococcemia o infección gonocócica diseminada).[1262] Además, se informó que *K. kingae* provocó una úlcera corneal en un niño de 11 meses, una infección de vías urinarias en una mujer de 45 años con disuria y hemorragia posmenopáusica, y peritonitis en un hombre de 55 años con cirrosis hepática avanzada que realizó un procedimiento de paracentesis en sí mismo, con una infección peritoneal como resultado.[144,903,1059] Las otras especies de *Kingella* se aíslan rara vez de procesos infecciosos. Aunque *K. denitrificans* se ha cultivado de las vías respiratorias altas y el aparato genitourinario como parte de la microflora habitual, también se ha demostrado que causa septicemia y endocarditis de válvulas biológicas/protésicas.[563] *K. denitrificans* también se ha aísló del líquido de empiema de un paciente con carcinoma broncogénico, de la médula ósea de un paciente con sida, del líquido amniótico de una mujer joven con corioamnionitis y de una úlcera corneal.[707,818,893,901] Hasta la fecha, no se ha vinculado a *K. oralis* con infecciones. *K. potus* se ha aislado únicamente de un humano por la antes mencionada mordedura de *kinkajú*.[766]

Características de los cultivos e identificación

Las especies de *Kingella* corresponden a bacilos gramnegativos o cocobacilos anchos, que a veces se presentan en pares o cadenas cortas. Son oxidasa positivos, y a diferencia de las especies de *Neisseria* y *Moraxella*, son catalasa negativos. Todas las especies proliferan en agares chocolate y sangre, y no en el de MacConkey u otros medios entéricos (láms. 9-4A y 9-4B). Las especies de *Kingella* y *S. indologenes* son todas oxidasa positivas y catalasa negativas; *S. ornithocola* es positivo tanto para la oxidasa como para la catalasa. Todas las especies de *Kingella* y *Suttonella* son negativas para la arginina dihidrolasa, las descarboxilasas de lisina y ornitina, la ureasa y la hidrólisis de esculina y de ONPG. En la tabla 9-4 (lám. 9-4C) se muestran las características fenotípicas que son útiles para la identificación de especies de *Kingella* y *Suttonella*.

K. kingae es β-hemolítica en agar sangre de carnero; la reacción hemolítica se cataloga como "leve", semejante a la de los estreptococos del grupo B, y posiblemente sólo se observe en zonas de proliferación confluente o después del retiro de la colonia de la superficie del agar. Durante la incubación prolongada, algunas cepas de *K. kingae* y *K. denitrificans* pueden presentar un aspecto puntiforme en el agar, como *E. corrodens*. *K. kingae* produce ácido sólo a partir de glucosa y maltosa; *K. denitrificans* lo hace únicamente a partir de glucosa en medio complementado, pruebas de degradación rápida de hidratos de carbono y diversos sistemas en equipos comerciales. *K. denitrificans* es también prolilaminopeptidasa positivo y puede proliferar en agar de Thayer-Martin. Debido a estas características, se puede identificar erróneamente a *K. denitrificans* como *N. gonorrhoeae,* en particular en muestras de las vías bucofaríngeas y genitourinarias. Este microorganismo, como los de otras especies en el género, reduce el nitrato a nitrito, y la mayoría de las cepas también reducen el nitrito a nitrógeno gaseoso durante la incubación prolongada. *K. oralis* produce ácido sólo a partir de glucosa, pero se puede diferenciar de *K. denitrificans* por su incapacidad para reducir nitrato y nitrito, y la ausencia de actividad de prolilaminopeptidasa. A diferencia de otras especies de *Kingella*, *K. potus* es asacarolítica y ADNasa positiva. Además, las colonias de *K. potus* tienen pigmento amarillo en el agar sangre. *E. corrodens* se puede diferenciar de ambas especies de *Cardiobacterium* y *Kingella* por la morfología con la tinción de Gram, su incapacidad para fermentar los hidratos de carbono y las reacciones positivas de las descarboxilasas de ornitina y lisina.

Aunque la identificación de estos microorganismos es directa, una vez que se aíslan, la obtención inicial de *K. kingae* de muestras clínicas, en particular las de líquido articular, puede conllevar algunas dificultades. La inoculación directa de placas con líquidos de aspirados articulares es mucho menos sensible para el aislamiento de *K. kingae* que la inoculación de medios de hemocultivo. De 100 muestras cultivadas por ambos métodos, en 34 proliferaron microorganismos significativos; 10 de los 11 patógenos *K. kingae* que se obtuvieron proliferaron sólo en el medio de hemocultivo BACTEC y no se aislaron directamente en placas.[1381] La discrepancia en la tasa de aislamiento de *K. kingae* no se observó con otros microorganismos causales de infecciones óseas y articulares. *K. kingae* también se ha detectado en la sangre y el líquido sinovial al utilizar los sistemas BacT/Alert® (bioMérieux, Inc.), BACTEC 660NR®, BACTEC 9240® y el tubo microbiano Isolator 1.5® pediátrico (Wampole Laboratories, Cranbury, NJ).[127,778,1391] En otros estudios recientes, se confirmó que el empleo sistemático de frascos para hemocultivo aumenta considerablemente el aislamiento de *K. kingae* a partir de muestras de líquido articular.[912,1380] El mayor aislamiento de *K. kingae* de muestras de líquido articular inoculadas en medios de hemocultivo puede deberse a la dilución de los factores inhibitorios del líquido sinovial por el medio de cultivo (p. ej., sistemas de hemocultivo basados en caldo) o al retiro de los microorganismos del medio de líquido sinovial (p. ej., cultivos Isolator). En cualquier caso, la inoculación de líquidos osteoarticulares en frascos de hemocultivo es hoy el estándar para el procesamiento de estas muestras en el laboratorio clínico. También se han desarrollado métodos moleculares (p. ej., PCR instantánea) y se usan para la detección directa de *K. kingae* en los líquidos articular y pericárdico.[224,245,264,622,855,1298]

Sensibilidad a antimicrobianos

Las cepas de *K. kingae* son sensibles a penicilina, ampicilina, cefalosporinas de todas las generaciones, aminoglucósidos, SXT y fluoroquinolonas. Algunas cepas pueden ser relativamente resistentes a la eritromicina y la mayoría lo son a clindamicina y vancomicina.[127,738] Los aislamientos de *K. denitrificans* presentan sensibilidades a los antimicrobianos similares a las de *K. kingae*; la proliferación de *K. denitrificans* en agar de Thayer-Martin indica que es resistente a vancomicina y colistina. Se han descrito aislamientos de *K. kingae* que producen β-lactamasas, son resistentes a ampicilina, cefazolina y ticarcilina, pero son sensibles a esquemas combinados que contienen inhibidores de β-lactamasas (ácido clavulánico y sulbactam).[1212] En un informe de Islandia de 1997, de cinco pacientes con infección por *K. kingae*, 3 de los 5 microorganismos aislados producían enzimas β-lactamasas y eran resistentes a penicilina y ampicilina.[127] La sensibilidad de las especies de *Kingella* se puede determinar utilizando el método de dilución en caldo descrito en el documento del CLSI, en la sección de pruebas de sensibilidad de las bacterias con requerimiento nutricionales especiales.[286]

En las pruebas de sensibilidad a los antimicrobianos, el aislamiento único de *K. potus* de la herida por mordedura de kinkajú fue sensible a penicilina, ampicilina, ceftriaxona, cefotaxima, ciprofloxacino, imipenem y meropenem, pero resistente a eritromicina, clindamicina, tetraciclina, gentamicina y trimetoprima. El paciente respondió al tratamiento con ciprofloxacino y metronidazol.

Especies de *Capnocytophaga*

Taxonomía

Prevot describió originalmente las especies de *Capnocytophaga* en 1956 en el Instituto Pasteur, las cuales también se estudiaron en los CDC a principios de la década de 1960. Estos bacilos fusiformes gramnegativos, capnofílicos facultativos se han aislado de la bucofaringe humana y de muestras clínicas, y recibieron el nombre de grupo DF-1 de los CDC. Las siglas DF corresponden a la abreviatura de "*fermentador disgónico* (*dysgonic fermenter*)", que hace referencia a la mala capacidad de fermentación de estos microorganismos en un medio no enriquecido con suero. Varios investigadores de la University of Massachusetts y el Boston's Forsyth Dental Center publicaron una serie de artículos sobre estas bacterias y abordaron su posible participación en la enfermedad periodontal. Se les denominó especies de *Capnocytophaga* por su "consumo" o requerimiento de CO_2 para proliferar.[768] La especie tipo se denominó *Capnocytophaga ochracea*, y los aislamientos de la bucofaringe humana relacionados recibieron los nombres de *C. sputigena* y *C. gingivalis*. En 1994 se identificaron dos nuevas especies humanas de *Capnocytophaga*, *C. granulosa* y *C. haemolytica*, en muestras de la placa dental, y en el año 2008 se describieron dos adicionales, *C. leadbetteri* y *C. genoespecie* AHN8471, en 62 aislamientos bucales de niños.[448,1394]

El grupo DF-2 de los CDC originalmente se aisló en 1976 de los cultivos de sangre y LCR de un paciente que presentó síntomas después de una mordedura de perro.[142] En 1989 se ubicaron los DF-2 y algunos microorganismos "similares a DF-2" en el género *Capnocytophaga*, con base en sus características fenotípicas y estudios de relación de ADN. El grupo DF-2 de los CDC fue posteriormente llamado *Capnocytophaga canimorsus* ("mordida de perro" en latín) y las cepas "similares a DF-2" se llamaron *Capnocytophaga cynodegmi* ("mordida de perro" en griego).[170] Aunque estos microorganismos son fenotípicamente diferentes de las especies de *Capnocytophaga* aisladas de humanos, son parecidos en cuanto a su morfología por tinción de Gram, composición celular de ácidos grasos, motilidad de tipo deslizante y condiciones de cultivo para su proliferación. Se utilizó la quimiotaxonomía para diferenciar especies de *Capnocytophaga* del grupo DF-3 de los CDC (*Dysgonomonas*) y las cepas aerotolerantes de *Leptotrichia*.[118] En función del análisis del ARNr 16S, las especies humanas y animales de *Capnocytophaga* se incluyen en el filo *Bacteroidetes*, clase *Flavobacteria*, familia *Flavobacteriaceae*, junto con los géneros *Flavobacterium*, *Chryseobacterium*, *Elizabethkingia*, *Myroides* y las especies de *Weeksella*.

Importancia clínica

Las especies de *Capnocytophaga* son parte de la microflora bucofaríngea habitual, y bajo las circunstancias apropiadas, pueden comportarse como microorganismos patógenos oportunistas. En la bucofaringe se puede aislar *C. ochracea*, *C. sputigena*, *C. gingivalis*, *C. granulosa* y *C. haemolytica*, y se puede obtener *C. leadbetteri* de hendeduras gingivales, bolsas periodontales y muestras de placas supragingivales y subgingivales, pero su participación en el desarrollo de enfermedad periodontal es motivo de controversia.[278,279,1394] Los estudios sugieren que las especies de *Capnocytophaga* son más prevalentes en los pacientes sin periodontitis o caries dental que en aquellos con caries graves o enfermedad periodontal tratable o refractaria.[293,676,1085] Como sucede con las bacterias del grupo HACEK, las infecciones de cabeza y cuello por especies de *Capnocytophaga* pueden presentarse por extensión desde un foco bucal y afectar los senos paranasales y el SNC. Wang y cols. informaron el caso de un absceso cerebral por *C. ochracea* en un niño de siete años de edad con antecedente de múltiples extracciones dentarias recientes.[1322] La septicemia por especies de *Capnocytophaga* bucales se reconoce como causa de infección en pacientes con inmunodepresión, particularmente en pacientes con cánceres hemáticos (p. ej., leucemia mielógena aguda/crónica, anemia aplásica, linfoma de Hodgkin, leucemia mieloblástica, leucemia linfocítica aguda, adenocarcinoma, mieloma múltiple, enfermedad de Hodgkin) y cáncer de órganos sólidos (p. ej., carcinoma endometrial).[147,834,854,891] Los episodios de bacteriemia en estos pacientes coinciden con períodos de neutropenia intensa (especialmente leucemia mielógena aguda o leucemia linfocítica aguda) y con la administración de quimioterapia citotóxica.[473,479] Son características las mucositis y las úlceras bucales en los pacientes con inmunodepresión intensa, lo que establece así una puerta de entrada eficaz para el microorganismo al torrente sanguíneo.[499] En ocasiones, se pueden aislar especies de *Capnocytophaga* de la sangre de hospederos inmunocompetentes. En el año 2007, Desai informó septicemia grave y púrpura fulminante en un hombre antes sano de 49 años de edad.[348] Hay informes de casos raros de neumonía por especies de *Capnocytophaga* en pacientes afectados por broncoaspiración.[479] En raras ocasiones se pueden aislar especies de *Capnocytophaga* de muestras de las vías respiratorias bajas, abscesos pulmonares, infecciones de heridas, líquido articular, hueso, conjuntiva, córnea y muestras vítreas. Se han aislado especies de *Capnocytophaga* del aparato genital femenino como causa de infecciones intrauterinas, intraamnióticas y perinatales (p. ej., endometritis, amnionitis, corioamnionitis), aborto, parto pretérmino, bacteriemia congénita y septicemia neonatal.[13,367,802] Hay informes de endocarditis, linfadenitis cervical, empiema, absceso pulmonar, sinusitis, osteomielitis vertebral, absceso del psoas ilíaco, pionefrosis, absceso hepático y osteomielitis por especies de *Capnocytophaga* en pacientes con y sin inmunodepresión.[230,379,539,705,1330] En 1995 se documentó el primer caso de peritonitis relacionada con diálisis peritoneal ambulatoria continua por especies de *Capnocytophaga* (*C. sputigena*) en un hombre de 73 años con nefropatía en etapa terminal.[405] En el año 2000 se aisló *C. granulosa* de un absceso en un paciente inmunocompetente.[383]

C. canimorsus es el principal microorganismo patógeno en humanos relacionado con mordeduras de perro y contacto canino estrecho.[464,1285] Los estudios por cultivo y moleculares de perros han mostrado que el 21-86% presenta *C. canimorsus* o *C. cynodegmi* en sus hocicos, pero probablemente se subestiman estas cifras.[358,830,1232,1286] Aunque han ocurrido infecciones más graves como consecuencia de mordeduras de perro, en varios informes de casos se describen aquellas resultantes de abrasiones por lamedura de perros, heridas cutáneas o quemaduras menores.[807,1112] Las manifestaciones clínicas más graves ocurren en individuos con enfermedades subyacentes o trastornos que los predisponen a una infección grave por el microorganismo, e incluyen afección hepática secundaria a alcoholismo (p. ej., cirrosis), esplenectomía previa relacionada con otras circunstancias médicas, linfoma de Hodgkin, leucemia de células vellosas, fibrosis pulmonar, síndrome de absorción intestinal deficiente, nefropatías, diabetes mellitus, EPOC, enfermedad ulceropéptica, macroglobulinemia de Waldenström, otros cánceres y uso de corticoesteroides sistémicos o tópicos. La relación frecuentemente observada de infección sistémica por *C. canimorsus* con asplenia sugiere que el sistema reticuloendotelial (SRE) tiene una participación importante en la contención de la diseminación del microorganismo.[376,1127,1226] Aunque esta infección suele observarse en individuos con enfermedades subyacentes, como ya se mencionó, hasta el 40% de los pacientes no presentan circunstancias predisponentes para ubicarlos en un mayor riesgo de infección. La mortalidad vinculada con la infección grave por *C. canimorsus* puede ser tan alta como del 20-30%.

Las principales manifestaciones clínicas de la infección por *C. canimorsus* incluyen infección de heridas con celulitis, meningitis, bacteriemia con *shock* séptico, insuficiencia renal, lesiones hemorrágicas cutáneas sugerentes de meningococcemia, neumonía con empiema y endocarditis, tanto de válvulas biológicas como protésicas.[226,334,455,567,640,780,981,1112,1137] La septicemia fulminante por *C. canimorsus* puede simular clínicamente una meningococcemia avasalladora, con aparición de coagulación intravascular diseminada (CID), púrpura fulminante, lesiones hemorrágicas cutáneas de rápida evolución, gangrena periférica simétrica y el síndrome de Waterhouse-Friderichsen.[190,350,640,897,1313] El cuadro clínico de la infección por *C. canimorsus* puede simular otros síndromes graves, incluyendo tularemia, peste e infección por hantavirus. La enfermedad puede evolucionar con extrema rapidez; en un informe, un paciente desarrolló CID que causó la muerte en un período de 4 h. Los cuadros clínicos inusuales y las complicaciones de la infección por *C. canimorsus* han incluido el síndrome de dificultad respiratoria del adulto, infarto de miocardio, síntomas abdominales, síndrome urémico hemolítico, mononeuropatía musculocutánea, púrpura trombocitopénica trombótica sin CID, aneurisma micótico abdominal, osteomielitis/discitis vertebral y peritonitis relacionada con diálisis.[424,717,898,942,1255] Hay un informe de meningitis causada por *C. canimorsus* que se diagnosticó de forma retrospectiva en un paciente que había sido objeto de una mielografía guiada por TC. La investigación reveló que el paciente, el radiólogo y el técnico de radiología tenían contacto prolongado con perros en casa, y un incumplimiento con el procedimiento de control de infecciones pudo haber causado una infección iatrógena.[1090] Se aisló *C. canimorsus* de una infección de una prótesis de la articulación de la rodilla en un hombre con macroglobulinemia de Waldenström y resultó causa de tenosinovitis aguda en un paciente con LES, la cual pudiese constituir otro factor de riesgo vinculado con este microorganismo.[751,779] En el año 2008 se comunicó el aislamiento de *C. canimorsus* de un absceso cerebral en un paciente que había sufrido una mordedura de perro reciente.[1277] También hay informes de infecciones oculares, incluida la blefaritis angular, úlceras corneales crónicas, úlcera corneal con perforación y endoftalmitis causada por *C. canimorsus*.[915,999,1030] En un caso, el paciente había sufrido el arañazo de la córnea por su perro, que se trató, entre otras cosas, con prednisona tópica. Es interesante que las infecciones causadas por *C. canimorsus*, incluyendo queratitis e infección con bacteriemia, se presentasen en individuos que sufrieron mordeduras y arañazos de gatos domésticos.[255,875] En un estudio de prevalencia del año 2010, se encontraron *C. canimorsus* y *C. cynodegmi* en el 57 y 84% de las cavidades bucales de gatos, respectivamente.[1232] En el año 2006 se documentó la primera infección por *C. canimorsus* en una especie no humana, un conejo macho saludable de dos años de edad, como mascota, que fue mordido en la cabeza por un perro.[1293]

No se aísla tan frecuentemente *C. cynodegmi* como *C. canimorsus*, y los estudios *in vitro* sugieren que el primer microorganismo pudiese no ser tan virulento como el último. Sin embargo, varios informes de casos en años recientes indican que este microorganismo puede ser tan patógeno como su similar, *C. canimorsus*. En el 2005, Khawari y cols. describieron el primer caso de septicemia mortal y meningitis por *C. cynodegmi* en una mujer esplenectomizada, que había sido mordida en la mano por su mascota canina 24 h antes de acudir al departamento de urgencias.[698] El microorganismo se aisló de la celulitis del tobillo de un paciente con artritis reumatoide que sufrió la mordedura de un gato y estaba bajo tratamiento con corticosteroides a largo plazo y anti-TNF-α.[484] Se aisló *C. cynodegmi* como causa de celulitis, neumonitis y bacteriemia en un hombre con diabetes mellitus insulinodependiente que había sufrido la mordedura de un perro callejero.[1144] Recientemente, se describió a *C. cynodegmi* como causa de peritonitis en un hombre de 67 años con nefropatía en etapa terminal que se encontraba bajo diálisis peritoneal ambulatoria continua.[1023] Su única exposición a animales fue al gato de su vecino. *C. cynodegmi* puede ser también un microorganismo patógeno en los animales. Se aisló *C. cynodegmi* de tejidos pulmonares de un perro Rottweiler con bronquitis y neumonía por la retención de un cuerpo extraño, y de una muestra de lavado bronquioalveolar de un gato de 10 años de edad con carcinoma pulmonar.[429,1369]

Características de los cultivos e identificación

Las especies de *Capnocytophaga* bucales humanas son de lento crecimiento, con colonias visibles después de 48 h de incubación y desarrollo de una morfología característica a continuación. Todas las especies requieren un ambiente enriquecido con CO_2 para proliferar. Las colonias del microorganismo son amarillas, pardas o ligeramente rosadas y presentan proyecciones digitiformes marginales (motilidad deslizante) que se observan como una película que rodea a su zona central (lám. 9-4D), que también presenta un aspecto húmedo moteado. Las especies de *Capnocytophaga* proliferan en agar sangre y chocolate, pero no en el de MacConkey (lám. 9-4F). También se puede observar buena proliferación en agar de Thayer-Martin modificado por la resistencia del microorganismo a vancomicina, colistina y trimetoprima. Estas bacterias son gramnegativas, fusiformes y rectas o ligeramente curvas (láms. 9-4E y 9-4G). Se observa pleomorfismo en cultivos antiguos, con células hinchadas o cocos grandes. Todas las especies son catalasa y oxidasa negativas, y producen ácido a partir de glucosa, maltosa, sacarosa y manosa, pero no de ribosa, xilosa, manitol o sorbitol. No producen indol ni ureasa. El microorganismo es negativo para las descarboxilasas de lisina y ornitina, así como para arginina dihidrolasa. Las especies de *Capnocytophaga* producen cambios uniformes en el análisis de ácidos grasos celulares que permiten la identificación a nivel de género, no así de especie. Las especies se identifican por una combinación ampliada de pruebas (p. ej., reducciones de nitrato y nitrito, hidrólisis de almidón y dextrano, etc.). *C. haemolytica* presenta hemólisis β en sangre de carnero y es la única especie hemolítica en humanos. Las cepas de *C. granulosa* con cuerpos de inclusión granulares intracelulares se tiñen con carbolfucsina cuando se hace proliferar a los microorganismos en el medio anaerobio, caldo de glucosa peptona-levadura, bajo condiciones anaerobias. Estas últimas dos especies también pueden diferenciarse de la antes descrita *Capnocytophaga* humana, por determinación de diversas actividades de aminopeptidasa. En la tabla 9-5 se presentan las características fenotípicas para la identificación de las especies de *Capnocytophaga*.

C. canimorsus suele aislarse de hemocultivos, cultivos de heridas, aspirados de celulitis y LCR. *C. cynodegmi* se ha aislado del hocico de perros y de varios tipos de muestras clínicas humanas,

incluyendo las de heridas locales por mordedura de perro, celulitis, sangre, muestras de LBA y líquido peritoneal. En los casos de bacteriemia de alto grado, el microorganismo puede en realidad observarse en frotis de sangre periférica teñidos con la tinción de Wright-Giemsa.[1313] El microorganismo se ha aislado de varios tipos de medios de hemocultivo, y su proliferación es lenta en general. En la mayoría de los informes, los hemocultivos se tornan positivos 3-7 días después de recolectar de la muestra. El organismo prolifera lentamente en agar sangre y chocolate incubado a 35 °C en un ambiente con CO_2 y aumento de la humedad. La proliferación sistemáticamente deficiente en agar sangre de carnero se ha atribuido al empleo de una base de tripticasa de soya; se observa mejor proliferación si se emplea una base de infusión de corazón. Los microorganismos también proliferan mejor en un medio complementado con cisteína, además de suero de conejo que también la favorece. Son satisfactorios los agares chocolate comerciales complementados de IsoVitalex® (que contiene cisteína) u otros enriquecimientos similares. Aparecen colonias puntiformes después de 2-4 días de incubación, y con un tiempo adicional, las colonias se observan más grandes, circulares, lisas y convexas, no son hemolíticas y presentan un borde de extensión brillante, compatible con la motilidad deslizante del microorganismo. Las colonias pueden tener un tinte de amarillo a rosado. Con la tinción de Gram, las bacterias se observan como bacilos de medianos a largos, ligeramente curvos, con células fusiformes o aplanadas. Como ocurre con las otras bacterias con requerimientos nutricionales especiales hasta ahora analizadas, no se observa proliferación en agar de MacConkey. Tanto *C. canimorsus* como *C. cynodegmi* son catalasa y oxidasa positivos, dos reacciones que los diferencian de las especies de *Capnocytophaga* bucales humanas, que son oxidasa y catalasa negativas. Ambas especies caninas son arginina dihidrolasa positivas, ONPG positivas, y negativas para las descarboxilasas de lisina y ornitina, ureasa, indol y reducción de nitrato. *C. canimorsus* fermenta glucosa, maltosa y lactosa, no así rafinosa e inulina. *C. canimorsus* y *C. cynodegmi* se diferencian por pruebas de utilización de hidratos de carbono, donde el último produce ácido a partir de una variedad más amplia de azúcares. En la tabla 9-5 se muestran las reacciones bioquímicas de *C. canimorsus* y *C. cynodegmi*, junto con las características bioquímicas generales de otras especies de *Capnocytophaga* mencionadas con anterioridad. Se ha utilizado la PCR de rango amplio para el diagnóstico de infecciones osteoarticulares y meníngeas por *C. canimorsus*.[284,506,886,1326]

Sensibilidad a antimicrobianos

Las especies bucales humanas de *Capnocytophaga*, en general, son sensibles a la ampicilina-sulbactam, tetraciclina, linezolid, imipenem y otras combinaciones de inhibidores de β-lactamasas/β-lactámicos, pero son resistentes a polimixina, colistina y trimetoprima. La sensibilidad a las penicilinas, cefalosporinas, aztreonam, eritromicina, fluoroquinolonas, aminoglucósidos y metronidazol varía de una cepa a otra.[479,656,657] Las cepas de *Capnocytophaga* resistentes a β-lactámicos producen nuevas enzimas β-lactamasas, que les confieren resistencia a las cefalosporinas y penicilinas de amplio espectro.[553,854] Estas cepas productoras de β-lactamasas son altamente resistentes a penicilina, amoxicilina y cefazolina; la adición de ácido clavulánico causa una disminución de 64 tantos en la CIM de amoxicilina para más del 90% de las cepas que producen β-lactamasas y que también son menos sensibles a cefuroxima, cefotaxima y ceftazidima que las cepas negativas para β-lactamasas. El imipenem parece activo contra aislamientos de *Capnocytophaga* β-lactamasa positivos y

TABLA 9-5 Características fenotípicas para la identificación de especies de *Capnocytophaga*

Característica	C. ochraceus	C. gingivalis	C. sputigena	C. haemolytica	C. granulosa	C. leadbetteri	Capnocytophaga genoespecie AHN8471	C. canimorsus	C. cynodegmi
HEM SBA	–	–	–	β (pérdida en subcultivo)	–		–	–	–
OX	–	–	–	–	–	–	–	+	+
CAT	–	–	–	–	–	–	–	+	+
Proliferación en agar de MacConkey	–	–	–	–		–	–	–	–
NO$_3$ RED	–	V	–	+	–	–	–	–	V
IND	–	–	–	–	–	+	–	–	–
URE	–	–	–	–	–	–	–	–	–
ADH	–	–	–	–	–	ND	ND	+	+
ESC	V	–	V	+	–		V	V	+
ALM	+	V$^+$	V	+	+	V	+	ND	ND
Ácido producido a partir de:									
GLU	+	+	V	+	V$^+$	V^d	+	+	+
MAL	+	+	+	+	ND	ND	ND	+	+
SAC	+	+	V	+	+	–	+	–	+
LAC	+	V	V	+	+	V	V	+	+
RAF	+	V$^+$	V	+	–	–	V$^+$	–	+
XIL	–	–	–	–	–	–	–	–	–
CEL	V$^+$	V	V		–	–	V	V	V
GAL	+	V	V		V	–	+	+	V
GLUG	+	+	–	+	–	–	+	+	V

+, reacción positiva; –, reacción negativa; V, reacción variable; V$^+$, reacción variable, pero la mayoría de las cepas son positivas; V^d, reacción variable, pero cuando es positiva es débil; ND, datos no disponibles; HEM SBA, hemólisis en agar sangre de carnero; OX, oxidasa; CAT, catalasa; NO$_3$RED, reducción de nitrato a nitrito; IND, indol; URE, ureasa; ADH, arginina dihidrolasa; ESC, esculina; ALM, hidrólisis de almidón; GLU, glucosa; MAL, maltosa; SAC, sacarosa; LAC, lactosa; RAF, rafinosa; XIL, xilosa; CEL, celubiosa; GAL, galactosa; GLUG, glucógeno.

negativos.[656] Las especies de *Capnocytophaga* suelen ser resistentes a los aminoglucósidos (p. ej., gentamicina, tobramicina, amikacina, netilmicina), trimetoprima, colistina y vancomicina, aunque algunas cepas pueden ser sensibles. Gómez-Garcés y cols.[499] informaron el caso de un paciente con bacteriemia mortal causada por una cepa de *C. sputigena* resistente a ciprofloxacino productora de β-lactamasas, resistente a todos los β-lactámicos (excepto cefoxitina) y aminoglucósidos, pero sensible a tetraciclina, eritromicina, clindamicina, aztreonam e imipenem. En general, los pacientes inmunodeprimidos y con granulocitopenia se tratan de manera empírica con la combinación de un antibiótico β-lactámico y un aminoglucósido, y se requieren a menudo concentraciones bactericidas de antimicrobianos para una respuesta terapéutica óptima. Por lo tanto, es importante la detección rápida de las características sobresalientes de este microorganismo por parte del microbiólogo. Debe comunicarse al médico, tan pronto como sea posible, la resistencia intrínseca de las especies de *Capnocytophaga* a los aminoglucósidos y la

producción de enzimas β-lactamasas en algunos aislamientos clínicos que se pueden detectar por la prueba de Nitrocefin®.

La proliferación lenta de *C. canimorsus* en medio de agar y la incapacidad de algunas cepas para proliferar en ciertos tipos de medios en caldo han impedido los estudios de sensibilidad del microorganismo a los antimicrobianos. Los estudios no estandarizados, con el empleo de procedimientos de difusión con disco diseñados para la proliferación más rápida de las bacterias, han señalado que las cepas de *C. canimorsus* son sensibles a casi todos los antimicrobianos, incluyendo penicilinas, cefalosporinas de tercera generación, fluoroquinolonas, tetraciclina, eritromicina e imipenem. El microorganismo muestra resistencia a los aminoglucósidos, aztreonam y SXT, pero los resultados con respecto a estos fármacos pueden depender del método.[1301] Los antibióticos que en general son más activos contra los microorganismos grampositivos, como vancomicina, clindamicina, eritromicina y rifampicina, también lo son contra *C. canimorsus*. Estos datos respaldan la eficacia clínica observada con la penicilina (CIM media de la penicilina = 0.04 µg/mL +/– 0.01 µg/mL, para todas las cepas estudiadas).

Especies de *Dysgonomonas*

Taxonomía

En el año 2000 se creó el género *Dysgonomonas* para incluir al grupo DF-3 de los CDC previo, como *Dysgonomonas capnocytophagoides*, y una segunda especie, *Dysgonomonas gadei*, que se han aislado de la vesícula biliar infectada de humanos.[596] Los miembros del género son cocobacilos gramnegativos anaerobios facultativos, que forman un racimo filogenético con la familia *Porphyromonadaceae* del orden *Bacteroidales*. Desde el punto de vista bioquímico, estos microorganismos simulan ciertas especies de *Capnocytophaga*, pero la secuenciación del ARNr 16S y el análisis quimiotaxonómico indican su relación con especies de *Bacteroides*, *Prevotella* y *Porphyromonas*, en particular *Bacteroides distasonis* y *Bacteroides forsythus*.[1289]

Importancia clínica

En 1988 se publicaron los primeros dos informes de la participación de *D. capnocytophagoides* en la enfermedad en humanos. En un caso, se aisló *D. capnocytophagoides* en un cultivo puro de muestras de heces de una anciana con hipogammaglobulinemia común variable, y en el segundo caso, del hemocultivo de un hombre con granulocitopenia intensa por leucemia linfocítica aguda.[68,1312] En 1991, Gill y cols., del National Cancer Institute, hicieron la detección en muestras de heces de 690 pacientes y encontraron 11 con proliferación moderada a cuantiosa de *D. capnocytophagoides*.[488] De los 11 individuos, 4 tenían antecedente de diarrea prolongada y se trataron; se había documentado diarrea en los otros siete, pero los microorganismos se eliminaron de manera espontánea. Blum y cols. también aislaron *D. capnocytophagoides* de las heces de ocho pacientes durante un período de un año.[140] Todos presentaban inmunodepresión o una enfermedad subyacente grave. Entre ellos, el espectro clínico de *D. capnocytophagoides* varió de una diarrea crónica con respuesta terapéutica clínica a un estado de portador asintomático. Otros investigadores también han observado el vínculo de la infección intestinal por *D. capnocytophagoides* tanto con la infección por VIH como con hipogammaglobulinemia común variable.[570,588] Este microorganismo también se ha aislado de tejidos blandos, hemocultivos, abscesos, úlceras de decúbito y vías urinarias de los pacientes con alguna afección.[88,555,880,1157] En el año 2002 se aisló una tercera especie del género, *Dysgonomonas mossii*, de líquido de drenaje abdominal, y se obtuvieron otros dos aislamientos de muestras clínicas humanas.[765] En el año 2006 también se aisló *D. mossii* de múltiples muestras obtenidas de un tubo de drenaje intestinal colocado quirúrgicamente en un paciente que se recuperaba de la resección de un cáncer pancreático.[853] Se aisló una cuarta especie, *Dysgonomonas hofstadii*, de una herida después de una intervención quirúrgica abdominal en un hombre de 72 años en Helsinki, Finlandia.[763]

Características de los cultivos e identificación

Las especies de *Dysgonomonas* son cocobacilos gramnegativos, anaerobios facultativos, inmóviles. Todos proliferan en agares sangre y chocolate, pero no en el de MacConkey (lám. 9-4H). Las especies de *Dysgonomonas* son oxidasa negativas y catalasa variables. Todas las especies fermentan glucosa sin formación de gas y ninguna reduce el nitrato o produce ureasa, gelatinasa o H_2S; todas son arginina dihidrolasa negativas y no producen descarboxilasas de lisina u ornitina. En la tabla 9-6 se incluyen las características fenotípicas de las especies de *Dysgonomonas*.

D. capnocytophagoides prolifera lentamente, con aparición de colonias puntiformes después de 24 h de incubación. Se ha aislado *D. capnocytophagoides* de muestras de heces con la utilización de agar sangre cefoperazona-vancomicina-anfotericina (CVA) incubadas a 35 °C en un ambiente con CO_2 al 5-7%. En estos casos, también debe inocularse un agar sangre no selectivo, ya que algunas cepas no proliferan en este medio selectivo de *Campylobacter*. El microorganismo también se ha aislado de agar sangre kanamicina-vancomicina después de su incubación en condiciones anaerobias. Pasadas 48-72 h, las colonias son gris blanquecino, lisas y no hemolíticas, y algunas cepas producen un olor dulce durante su proliferación. Sus reacciones de oxidasa y catalasa son negativas, pero producen indol en caldo de triptona e hidrolizan la esculina. Esta bacteria sintetiza ácido por fermentación a partir de glucosa, xilosa y maltosa; la mayoría de las cepas también generan ácido a partir de sacarosa y lactosa, pero no de manitol. Además, se han descrito algunas cepas "similares a DF-3" que son constantemente negativas para sacarosa y ligeramente hemolíticas.[325] *D. gadei* y *D. mossii* pueden diferenciarse fenotípicamente de *D. capnocytophagoides* por la producción de ácido a partir de manitol, inositol, sorbitol, rafinosa y trehalosa (tabla 9-6). La cromatografía en gas-líquido (CGL) también es útil para la identificación, ya que todas las cepas muestran consistentemente 12 y 13-metiltetradecanoato, con cantidades menores de tetradecanoato y hexadecanoato en su pared celular.[325,1312]

Sensibilidad a antimicrobianos

Se determinó la sensibilidad a los antimicrobianos de los aislamientos de *D. capnocytophagoides* por difusión con disco, dilución en caldo y métodos de Etest. Los aislamientos de *D. capnocytophagoides* son resistentes a penicilina, ampicilina, ampicilina-sulbactam, aztreonam, aminoglucósidos, cefalosporinas de todas las generaciones, eritromicina, fluoroquinolonas y vancomicina. La mayoría de los aislamientos son sensibles a SXT y, de manera variable, también a piperacilina, clindamicina, tetraciclinas e imipenem. Los pacientes responden clínicamente al tratamiento con SXT, clindamicina o tetraciclina.

Streptobacillus moniliformis

Taxonomía

El único miembro del género *Streptobacillus* es *S. moniliformis* y su posición taxonómica actual es incierta. Con base en los estudios de secuenciación del ARNr 16S, actualmente se clasifica a *S. moniliformis* en la familia propuesta de "*Fusobacteriaceae*" y la clase "*Fusobacteria*" del filo *Fusobacteria*.

Epidemiología

Los individuos en riesgo de infección por *S. moniliformis* incluyen trabajadores al cuidado de animales de laboratorio y aquellos que viven en zonas urbanas donde las ratas pueden ser prevalentes. Además, otros animales urbanos o rurales domesticados que se alimentan de roedores también pueden adquirir y transmitir la infección a humanos por mordedura, arañazo o contacto con la orina y el excremento. *S. moniliformis* también puede causar infecciones en koalas, pavos y monos.[1284]

TABLA 9-6 Características fenotípicas para la identificación de especies de *Dysgonomonas*

Característica	D. capnocytophagoides	D. gadei	D. mossii
HEM SBA	−	−/α	−
OX	−	−	−
CAT	−	+	V
MOT	−	−	−
Proliferación en agar de MacConkey	−	−	−
NO$_3$ RED	−	−	−
IND	V	V	+
ESC	+	+	+
ADH	−	−	−
ACET	−	−	−
URE	−	−	−
GEL	ND	−	−
FAL	+	+	+
Gas a partir de glucosa	−	−	−
Ácido producido a partir de:			
GLU	+	+	+
MAL	+	ND	+
FRU	ND	+	+
SAC	+	+	+
LAC	+	+	+
MNTL	−	−	+^{d}
MAN	+	+	+
SBTL	−	−	ND
INOS	−	−	+^{d}
ADON	−	−	ND
ARAB	+	+	ND
MEL	+	+	ND
RAF	+	+	V
RAM	ND	+	+^{d}
SAL	ND	+	+
TREH	−	+	+
XIL	+	+	+
β-GUR	−	+	−
NAGA	−	+	+
α-FUC	−	+	+

+, reacción positiva; −, reacción negativa; +^{d}, reacción positiva débil; ND; datos no disponibles; HEM SBA, hemólisis en agar sangre de carnero; OX, oxidasa; CAT, catalasa; MOT, movilidad; NO$_3$ RED, reducción de nitrato a nitrito; IND, indol; ESC, esculina; ADH, arginina dihidrolasa; ACET, acetoína (VP); URE, ureasa; GEL, hidrólisis de gelatina; FAL, fosfatasa alcalina; GLU, glucosa; MAL, maltosa; FRU, fructosa; SAC, sacarosa; LAC, lactosa; MNTL, manitol; MAN, manosa; SBTL, sorbitol; INOS, inositol; ADON, adonitol; ARAB, arabinosa; MEL, melibiosa; RAF, rafinosa; RAM, ramnosa; SAL, salicina; TREH, trehalosa; XIL, xilosa; β-GUR, β-glucuronidasa; NAGA, *N*-acetil-glucosaminidasa; α-FUC, α-fucosidasa.

Importancia clínica

S. moniliformis es un bacilo gramnegativo con requerimientos nutricionales especiales que suele encontrarse en las vías respiratorias altas de ratas silvestres, de laboratorio y ratones, así como en roedores domesticados (p. ej., cobayos, gerbos, hurones), y pueden causarles enfermedad.[463] El microorganismo también puede ser portado por animales que capturan o se alimentan de roedores, como los perros y gatos, reservorios naturales de *S. moniliformis* cuyas mordeduras o la exposición a su orina o heces pueden transmitirlo a los humanos. En consecuencia, la infección de humanos por *S. moniliformis* se denomina *fiebre por mordida de rata*. También se puede transmitir por ingestión y se llama entonces *fiebre de Haverhill*, nombre de una población de Massachusetts donde se aisló este microorganismo de hemocultivos de varios pacientes durante un brote local de la enfermedad que involucró la ingestión de leche contaminada por excremento de rata.[745,1175] Desde entonces, hay informes de brotes de fiebre de Haverhill por ingestión de agua y carne de pavo contaminadas. En la actualidad, la mayoría de los casos implican mordeduras de ratas o exposición a roedores, y muchas de estas infecciones se presentan en niños.[87,664] También se ha documentado la infección después de recibir varios arañazos de un gallo.[375] Después de un período de incubación durante los 7-10 días siguientes a la exposición, hay un inicio abrupto de fiebre alta, escalofríos, cefalea, dolores musculares, vómitos y otros síntomas generales.[391,463] La incidencia y gravedad de la faringitis y los vómitos son mayores cuando la infección se adquiere por la boca.[745] Unos cuantos días después del inicio de la enfermedad, suele aparecer un exantema maculopapular en las extremidades inferiores, con petequias en las plantas de los pies y las palmas de las manos. En algunos casos, el exantema maculopapular puede ser hemorrágico o pustular.[87] Casi el 50% de los pacientes sufren dolor articular intenso, poliartritis migratoria no simétrica o artritis séptica.[345] Se han descrito también abscesos cutáneos y subcutáneos, con edema con fóvea, en relación con esta infección.[1261] La enfermedad puede resolverse espontáneamente sin síntomas residuales o evolucionar a un trastorno febril periódico crónico. Las complicaciones relacionadas con la diseminación sistémica en el torrente sanguíneo incluyen endocarditis de válvulas biológicas y protésicas, miocarditis, pericarditis, neumonía con derrame pleural, septicemia, absceso cerebral, amnionitis, prostatitis, pancreatitis, abscesos cutáneos y del aparato genital, y la muerte.[87,242,357,413,718,1033,1108,1121] Los síntomas de artritis pueden persistir durante años, incluso después de la resolución o el tratamiento de la infección. Sin una clave del origen de la infección, la fiebre por mordedura de rata o de Haverhill puede simular una artritis reumatoide, infecciones estafilocócicas o estreptocócicas, fiebre reumática aguda, infección gonocócica diseminada, meningococcemia, sífilis secundaria, fiebre tifoidea, brucelosis, leptospirosis, infección vírica intestinal aguda, enfermedad de Lyme, erliquiosis, anaplasmosis, fiebre manchada de las Montañas Rocosas y otras infecciones por rickettsias.[391,463] El diagnóstico también puede ser problemático, pues hay informes de casos en pacientes sin antecedente de mordedura de roedores o exposición directa a éstos.[428] Por el contrario, la revisión de 45 casos que se presentaron en California en los últimos 30 años reveló que se sospechó de fiebre por mordedura de rata en el 75% de los casos en los que se emitió un diagnóstico presuntivo.[513] Debido a los requerimientos nutricionales especiales del microorganismo y las dificultades involucradas en su cultivo, en ocasiones se ha hecho el diagnóstico retrospectivo de infección por *S. moniliformis* mediante técnicas serológicas, incluyendo la detección de aglutininas séricas y anticuerpos de fijación del complemento contra la forma bacilar del microorganismo. Sin embargo, las pruebas serológicas para esta infección no están fácilmente disponibles, y la mayoría de los abordajes serológicos se han utilizado para valorar la presencia del microorganismo en colonias de roedores de laboratorio.

Características de los cultivos e identificación

S. moniliformis es un bacilo gramnegativo pleomorfo con requerimientos nutricionales especiales que tiende a presentar formas únicas largas, delgadas y filamentosas de aproximadamente 1 µm de diámetro, pero que pueden ser mayores de 100 µm de largo y plegarse en asas y espirales.[463] En ocasiones, estos microorganismos se tiñen de manera variable con la tinción de Gram. Durante la incubación prolongada pueden aparecer formas de hinchazón en salchicha a lo largo del filamento, lo que causa que el microorganismo simule un collar de cuentas. En un medio enriquecido que contiene suero, los microorganismos se observan como bacterias fusiformes delgadas, variables en cuanto a la tinción de Gram, regulares y con extremos redondeados o puntiformes. El microorganismo también puede perder su pared celular y presentarse como "forma L", que quizás tenga relación con el menor contenido de glucosamina y ácido murámico de la pared celular. De hecho, hay evidencias genéticas, fenotípicas, serológicas y estructurales que sugieren que este microorganismo está relacionado taxonómicamente con especies de *Mycoplasma* y *Ureaplasma*, que también carecen de una pared celular bacteriana habitual.[1373] *S. moniliformis* es microaerófilo y su proliferación en medio líquido requiere que se complemente con suero (al 10-20%), sangre o líquido de ascitis.

El diagnóstico de fiebre por mordedura de rata o de Haverhill se realiza por aislamiento de *S. moniliformis* de hemocultivos, líquido sinovial, LCR, lesiones cutáneas y material de abscesos.[87,391,463] Debido a que el microorganismo es inhibido por el anticoagulante SPS, la sangre (10 mL) debe anticoagularse con citrato (10 mL de citrato de sodio al 2.5%) antes de su procesamiento.[745,1174] El microorganismo también se ha aislado exitosamente de medios de hemocultivo que contienen SPS con resinas (p. ej., BACTEC Peds Plus®, BD Biosciences) y en frascos BACTEC Plus Aerobic Anaerobic/F® (BD Biosciences), que no contienen SPS. Las células sanguíneas citadas se sedimentan mediante centrifugación y los eritrocitos empaquetados se inoculan a un medio de agar (infusión de corazón) que contiene 10-20% de suero de caballo sin complemento y estéril, y levaduras al 0.5%. El inóculo se extiende suavemente sobre la superficie del agar. También se inocula un medio de caldo con ingredientes similares (caldo de infusión de corazón con suero de caballo o conejo al 10-20%, sangre o líquido de ascitis desfibrinados, y extracto de levaduras) con el aglomerado de células. De igual manera, se ha logrado el aislamiento de *S. moniliformis* usando un medio bifásico de caldo de tripticasa de soya que contenga agar tripticasa de soya inclinado. Se pueden cultivar de la misma forma otras muestras (líquido articular citrado, aspirados, material de absceso, etc.). Loridant y cols. informaron el aislamiento exitoso de *S. moniliformis* del material de mediostripticasa de soya de hemocultivo por inoculación de frasco ampolleta (*shell vial*) de centrifugación con monocapas de células endoteliales humanas ECV 304. Los microorganismos mostraron efectos citopáticos en las células cultivadas después de 24 h, con subcultivo exitoso posterior en medio de agar.[806]

En el medio de caldo, el microorganismo prolifera como pequeñas "nubes esféricas" cerca del fondo del tubo o frasco que cubren a los eritrocitos y el estroma. La acumulación en el medio de caldo puede eliminar al microorganismo; por lo tanto, se necesitan subcultivos frecuentes para mantener su viabilidad. Puede aparecer después de 2-3 días en el medio de agar enriquecido con suero, o requerir una semana o más. Las colonias son pequeñas (1-2 mm de diámetro), convexas, blanco grisáceas, lisas y de consistencia mantecosa. Se forman espontáneamente variantes microscópicas de fase L debajo y alrededor de las colonias; se puede observar la morfología típica "en huevo frito", con un centro denso, similar a la de especies de *Mycoplasma*, al observarse con un microscopio de disección. La identificación de *S. moniliformis* se alcanza por observación de la morfología gramnegativa filamentosa típica con la tinción de Gram y la realización de pruebas de identificación bioquímica en medios complementados con suero. Se pueden hacer pruebas de utilización de hidratos de carbono en caldo, con nutrimentos, que contengan 1% de hidratos de carbono esterilizados por filtro y suero equino estéril al 0.5%. Estas pruebas deben someterse a incubación durante tres semanas antes de la interpretación final, si bien se han obtenido resultados reproducibles y confiables cuando se incuban los cultivos durante sólo una semana antes de la interpretación de la prueba. La identificación rápida de los microorganismos también puede lograrse por análisis del perfil de ácidos grasos con uso de CGL, por detección de actividades enzimáticas de diversas aminopeptidasas y glucosidasas utilizando la tira de API-ZYM®, y por los patrones proteínicos obtenidos con gel de poliacrilamida por electroforesis (PAGE, *polyacrylamide gel electrophoresis*).[310,384,1117] Los ésteres metílicos de ácidos grasos detectados por CGL incluyen el ácido hexadecanoico (C16:0), ácido linoleico (C18:2) y ácido octadecanoico (C18:1, C18:0).[384,1117] Las técnicas de PAGE también pueden ser útiles para tipificar cepas de aislamientos clínicos.[310] En la tabla 9-7 se muestran las reacciones de *S. moniliformis* en diversas pruebas de identificación bioquímica.

Se perfeccionó la amplificación basada en la PCR de amplio espectro de una parte del gen del ARNr 16S, seguida por la secuenciación de amplicones, para la detección directa de *S. moniliformis* en colonias de roedores, pavos y muestras clínicas de humanos.[112,151] Este método se utilizó para el diagnóstico de la fiebre por mordedura de rata en un niño de 11 años de edad que presentó fiebre, vómitos, exantema y artritis después de ser mordido por esa mascota. Los cultivos de sangre, LCR y orina resultaron negativos, pero el líquido de una ampolla cutánea fue positivo para el análisis de amplificación/secuenciación.[112] También se ha utilizado la secuenciación de ARN 16S para la detección de *S. moniliformis* en muestras de líquido articular y para confirmar la identidad de los aislamientos obtenidos de cultivos de dicho líquido.[237,930,1319]

Sensibilidad a antimicrobianos

La sensibilidad *in vitro* a los antimicrobianos indica que *S. moniliformis* es sensible a penicilina, ampicilina, penicilinas de amplio espectro y resistentes a penicilinasa, cefalosporinas, eritromicina, clindamicina, tetraciclina, rifampicina, imipenem y vancomicina.[384,1373] El microorganismo es de sensibilidad intermedia a los aminoglucósidos y el ciprofloxacino y, en general, resistente a la colistina y la SXT. Los fármacos ideales para el tratamiento de la enfermedad leve a moderada son penicilina G intravenosa, con tetraciclinas orales como alternativa, en pacientes con alergia a la penicilina. Otros antimicrobianos (p. ej., ceftriaxona, clindamicina, eritromicina) también han mostrado alguna eficacia clínica. El tratamiento parenteral puede

TABLA 9-7 Características fenotípicas para la identificación de *Streptobacillus moniliformis*

Característica	Reacción
Oxidasa	–
Catalasa	–
Reducción de nitrato	–
Indol	–
Ureasa	–
Hidrólisis de esculina	+
Producción de H$_2$S (acetato de plomo)	+
Fosfatasa alcalina	+
Gas a partir de glucosa	–
Ácido a partir de:	
Glucosa	+
Maltosa	+
Fructosa	+
Sacarosa	V
Lactosa	V
Xilosa	–
Manitol	–
Manosa	+

+, reacción positiva; –, reacción negativa; V, reacción variable.

continuarse con un ciclo de tratamiento oral en la enfermedad grave. El tratamiento combinado con penicilina intravenosa más un aminoglucósido puede estar justificado para la endocarditis de válvulas biológicas.

Especies de *Simonsiella*

Las especies de *Simonsiella* son bacilos gramnegativos aerobios con requerimientos nutricionales especiales con la característica morfológica inusual de tener arreglos multicelulares que miden 20-50 μm por 4-8 μm, y que constan de 6-8 células con el eje longitudinal de los bacilos individuales en ángulo recto respecto del grupo celular. El grupo celular muestra motilidad deslizante y forma colonias amarillo pálido en agar sangre después de 18-24 h a 37 °C. El género contiene una sola especie, *Simonsiella muelleri*, que se encuentra en la cavidad bucal humana. Las dos especies previas de *Simonsiella*, *S. crassa* y *S. steedae*, se reclasificaron en el género *Alysiella*, como *A. crassa*, y en el nuevo género *Conchiformibium*, como *C. steedae*, respectivamente.[1376] Estos microorganismos se encuentran en la cavidad bucal de ovejas (*A. crassa*) y de perros o gatos (*C. steedae*). Se aisló *S. muelleri* del aspirado gástrico de un neonato, pero no se ha señalado como microorganismo patógeno humano.[1348] Los géneros *Alysiella*, *Simonsiella* y *Conchiformibium* se clasifican en la familia *Neisseriaceae*.[1113]

Especies de *Pasteurella* y *Mannheimia* ▪

Taxonomía y características del género Pasteurella

La estructura taxonómica del género *Pasteurella* es compleja y los taxonomistas intentan ahora descubrir las relaciones entre los miembros de los géneros descritos y la asignación taxonómica apropiada de varias "especies" al género *Pasteurella* y otros.[273] Antes de mediados de la década de 1980, el género *Pasteurella* incluía a *P. multocida, P. aerogenes, P. ureae* y *P. pneumotropica* en función de sus características fenotípicas. Ocurrieron adiciones subsiguientes al género a mediados de dicha década, cuando se basó la delineación del género *Pasteurella* en estudios de hibridación de ADN, con cepas que mostraban más del 50% de homología incluidas en la misma especie, con poca atención a su origen filogenético y características fenotípicas.[926-928,1148,1202]

Las "especies" de *Pasteurella* descritas por estos investigadores incluyeron *P. dagmatis, P. canis, P. stomatis, P. gallinarum, P. anatis, P. langaaensis, P. bettii, P. lymphangitidis, P. mairii, P. trehalosi, P. testudinis, P. avium* y *P. volantium*. Al mismo tiempo, otros investigadores usaron hibridación de ADN y métodos fenotípicos para demostrar que *P. ureae* no tenía relación estrecha con algunas de estas nuevas especies de "*Pasteurella*".[404] Posteriormente, el examen de la secuencias del ARNr 16S mostró que las más antiguas especies de *Pasteurella*, [*P.*] *pneumotropica*, [*P.*] *aerogenes*, [*P.*] *ureae* y aquellas dentro del grupo [*P.*] *haemolytica*, no tenían relación estrecha con la especie tipo del género *Pasteurella* (*P. multocida*) o entre sí, y probablemente pertenecían al género *Actinobacillus* o uno nuevo.[354] Con la exclusión de estas "especies" del "género" *Pasteurella*, los epítetos específicos para estos microorganismos se escriben con el nombre del género entre corchetes, como se señaló. Las especies de *Pasteurella* sensu stricto, de [*Pasteurella*] de ubicación incierta y los miembros del género *Mannheimia* se presentan en el recuadro 9-4.

RECUADRO 9-4

Especies de *Pasteurella sensu stricto*, de [*Pasteurella*] de ubicación incierta y de *Mannheimia*

Especies/subespecies	Hábitat e importancia clínica en los humanos
Especies de *Pasteurella*	
P. multocida subespecie *multocida*	Aparato respiratorio de mamíferos no humanos; aislamiento clínico de infecciones en humanos
P. multocida subespecie *septica*	Igual que el anterior
P. multocida subespecie *gallicida*	Igual que el anterior; también relacionada con el cólera aviar
P. dagmatis	Aparato respiratorio de perros y gatos; heridas por mordedura de animales e infecciones sistémicas en humanos
P. canis	Aparato respiratorio de perros y becerros; heridas por mordedura de perro en humanos
P. stomatis	Aparato respiratorio de perros; infecciones de heridas por mordedura de perro
Especies de [*Pasteurella*] de ubicación incierta	
[*P.*] *aerogenes*	Flora habitual del tubo digestivo de los cerdos; infección de humanos después de la mordedura de un cerdo
[*P.*] *pneumotropica*	Aparato respiratorio de cobayos, ratas, hámsters, gatos y perros; rara vez aislada de humanos
[*P.*] *bettyae*	Abscesos humanos de glándula de Bartolino y dedos; puede asociarse con enfermedad ulcerosa genital; bacteriemia posparto; neumonía y derrame pleural en un paciente con sida
[*P.*] *caballi*	Aislamiento equino que causa neumonía e infección de heridas; se han informado infecciones de heridas en humanos
[*P.*] *mairii*	Aborto en cerdas; septicemia en lechones
[*P.*] *langaaensis*	Flora del aparato respiratorio de los pollos y otras aves de corral
[*P.*] *lymphangitidis*	Linfangitis bovina
[*P.*] *testudinis*	Microorganismo patógeno en algunas especies de tortugas del desierto
Antiguas especies [*Pasteurella*] de ubicación incierta	
Avibacterium gallinarum	Anteriormente [*Pasteurella*] *gallinarum*; aparato respiratorio de pollos y gallinas; dos casos informados de bacteriemia en humanos
Gallibacterium anatis	Anteriormente [*Pasteurella*] *anatis*; flora del aparato digestivo de los patos
Biberrsteinia trehalosi	Anteriormente [*Pasteurella*] *trehalosi*, septicemia en corderos adolescentes
Especies de *Mannheimia*	
M. haemolytica	Infecciones neumónicas en ganado vacuno; mastitis en ovejas; septicemia en cabras y ovejas; flora de las vías respiratorias altas de rumiantes; informes escasos de infecciones en humanos

(continúa)

Especies/subespecies	Hábitat e importancia clínica en los humanos
M. granulomatis	Enfermedad granulomatosa progresiva (paniculitis) en el ganado vacuno; bronconeumonía y conjuntivitis en especies de conejos, liebres y venados
M. glucosida	Flora de las vías respiratorias altas del ganado vacuno y ovino
M. ruminalis	Flora habitual del rumen de ovejas y el ganado vacuno
M. varigena	Neumonía, mastitis y septicemia en el ganado vacuno; también como parte de las vías respiratorias altas, el rumen y la flora intestinal del ganado vacuno; aparato respiratorio de los cerdos; septicemia, enteritis y neumonía porcinas
M. succiniciproducens	Aislado del rumen bovino

La reestructuración de la familia *Pasteurellaceae* se inició cuando *[P.] ureae* se reasignó formalmente al género *Actinobacillus* como *A. ureae*.[929] En 1999, los miembros del "grupo *Pasteurella haemolytica*" (incluidos *P. haemolytica sensu stricto*, *P. anatis* y *P. granulomatis*) se asignaron en el nuevo género *Mannheimia*, o se reclasificaron como la especie antes descrita, *Pasteurella trehalosi*.[46] Con base en la secuenciación del ARNr 16S, el análisis de ADNr 16S amplificado (ARDRA), la tipificación de la quinona y la secuenciación de los genes *sodA* que codifican a la enzima superóxido-dismutasa dependiente de manganeso y proveen una potencia discriminatoria más alta para la sistematización bacteriana, el género *Pasteurella sensu stricto* consta ahora de *P. multocida* con subespecies (*multocida*, *gallicida* y *septica*), *P. canis*, *P. dagmatis* y *P. stomatis*.[672] Las otras especies de "*Pasteurella*" se designaron como de ubicación incierta. Se necesitará crear nuevos géneros para alojar a estas otras "especies de *Pasteurella*", incluyendo *[P.] aerogenes*, *[P.] pneumotropica*, *[P.] bettyae*, *[P.] caballi*, *[P.] anatis*, *[P.] mairii*, *[P.] testudinis*, *[P.] skyensis*, *[P.] langaaensis*, *[P.] lymphangitidis*, *[P.] trehalosi*, *[P.] avium*, *[P.] volantium* y *[P.] gallinarum*.

Reclasificación de otras especies de [Pasteurella]

Las especies *[P.] anatis*, *[P.] avium*, *[P.] volantium*, *[P.] gallinarum*, *[P.] trehalosi*, *[P.] testudinis*, *[P.] langaaensis*, *[P.] lymphangitidis*, *[P.] mairii*, *[P.] skyensis* y *[P.] lymphangitidis* son de ubicación incierta que no se han aislado de los humanos. En el año 2003, los aislamientos de *[P.] anatis* y *avium* clasificados en el grupo "*[P.] haemolytica*" se reclasificaron en el nuevo género *Gallibacterium*, como *G. anatis*.[269] Los taxones innominados que se habían aislado de otras especies de aves también se analizaron y añadieron al género *Gallibacterium* en el año 2009, como *G. melopsittaci*, *G. trehalosifermentans* y *G. salpingitidis*.[134] En el año 2005, *[P.] avium*, *[P.] volantium* y *[P.] gallinarum* se transfirieron al nuevo género *Avibacterium*, como *A. avium*, *A. volantium* y *A. gallinarum*, respectivamente, junto con "*Haemophilus paragallinarum*" (*Avibacterium paragallinarum*).[138] En el 2007 se aisló una quinta especie de *Avibacterium*, *A. endocarditidis*, de pollos con endocarditis valvular, y se agregó a este nuevo género.[132] También en el 2007 se reclasificó el microorganismo patógeno de ovejas, *[P.] trehalosi*, en el nuevo género *Bibersteinia*, como *B. trehalosi*.[137] En el 2009, el análisis genotípico de *[P.] testudinis* y otros microorganismos de tortugas enfermas dio como resultado la descripción del nuevo género *Chelonobacter*, que se demostró era miembro de

Pasteurellaceae, que contiene una sola especie, *C. oris*, distinta desde el punto de vista genotípico y fenotípico de *[P.] testudinis*, que sigue sin clasificarse en este momento.[515] En el año 2004, otros taxones innominados que se habían aislado de pericos y periquitos se ubicaron en el nuevo género *Volucribacter* como *V. psittacicida* y *V. amazonae*.[267] Los géneros *Lonepinella*, *Phocoenobacter*, *Nicoletella* y *Basfia* incluyen especies únicas que se encuentran en osos koala (*L. koalarum*), marsopas comunes (*P. uteri*), caballos (*N. semolina*) y rumen bovino (*B. succiniciproducens*), que se describieron en 1995 y los años 2000, 2004 y 2010, respectivamente.[437,739,740,983] *[P.] langaaensis*, *[P.] lymphangitidis*, *[P.] mairii*, *[P.] skyensis* y *[P.] lymphangitidis* continúan siendo especies de ubicación incierta y esperan reclasificación.

Los miembros del género *Pasteurella sensu stricto* comparten ciertas características fenotípicas.[366] Las especies de *Pasteurella* son cocobacilos anaerobios facultativos, gramnegativos, no móviles, o bacilos. La mayoría de las especies son oxidasa, catalasa y fosfatasa alcalina positivas, y reducen nitrato a nitrito. Gran parte de las especies también producen ácido a partir de glucosa, fructosa, manosa y sacarosa, pero ninguna hidroliza almidón o salicina. Varias especies también sintetizan ureasa. Todas las especies de *Pasteurella* por lo general son sensibles a penicilinas, cefalosporinas y tetraciclinas.

Especies de Pasteurella: importancia clínica, identificación y sensibilidad a antimicrobianos

Pasteurella multocida. Constituye la especie de *Pasteurella* que se encuentra con mayor frecuencia en las muestras clínicas de humanos, y también se aísla de animales. El microorganismo *P. multocida* puede, por lo general, cultivarse a partir de muestras de cavidades bucales de gatos (70-90%) y perros (40-66%) domésticos sanos, así como de otros animales (p. ej., ganado vacuno, caballos, cerdos, ovejas, aves de corral, roedores, conejos, monos, leones, panteras, linces, aves, renos y búfalos). En algunos animales, este microorganismo puede producir infecciones graves (p. ej., fiebre de embarque y septicemia hemorrágica en el ganado vacuno, cólera de las aves de corral, rinitis atrófica en los cerdos, y pleuritis, neumonía, formación de abscesos, rinitis crónica, otitis media y septicemia en los conejos de laboratorio). La mayoría de las infecciones en humanos corresponden a heridas y celulitis, por lo general como resultado de mordeduras y arañazos de gatos.[966,1341] En ocasiones se puede encontrar *P. multocida* en la nasofaringe de individuos sanos con exposición frecuente a animales. Los pacientes con inmunodepresión, en particular aquellos con enfermedades hepáticas (p. ej., cirrosis), tumores sólidos o cánceres hemáticos, pueden desarrollar bacteriemias a partir de infecciones de heridas localizadas, que a su vez pueden llevar a una neumonía hematógena, meningitis u otras complicaciones.[1057] Este microorganismo también se ha encontrado como causa de celulitis en un paciente con

diabetes mellitus.[1410] Es posible aislar *P. multocida* de una variedad de muestras clínicas, en particular de los hospederos con algún grado inmunodepresión. En el recuadro 9-5 se describen las infecciones relacionadas con *P. multocida*, un pequeño cocobacilo gramnegativo oxidasa y catalasa positivo, ornitina descarboxilasa positivo, indol y manitol positivo, y ureasa negativo (láms. 9-5B y 9-5C). En el año 2004,

---

RECUADRO 9-5

Variedad clínica de las infecciones humanas por *Pasteurella multocida*

Infecciones	Comentarios
De heridas y celulitis	Las infecciones locales de heridas en los humanos se relacionan con mordeduras y arañazos de gato, así como mordeduras de perros. Estas infecciones se caracterizan por la aparición rápida de dolor, eritema, edema, celulitis y secreción purulenta o serosanguinolenta en el sitio de la herida.[1341] Se presenta linfadenopatía regional en el 30-40% de los pacientes y puede haber signos sistémicos de infección. Con mayor frecuencia se presentan complicaciones localizadas graves (p. ej., artritis infecciosa, osteomielitis) después de una mordida de gato cuando la herida es profunda, fuerte y traumática de tejidos subyacentes. Puesto que la mayoría de las heridas por mordedura ocurren en las manos, suelen presentar complicaciones óseas y articulares. También se pueden observar infecciones graves de las heridas, que requieren desbridación excisional amplia (p. ej., fascitis necrosante) en los pacientes con enfermedades subyacentes (p. ej., diabetes) o bajo tratamiento inmunodepresor.[235,1410] En ocasiones, este microorganismo se encuentra en heridas no relacionadas con mordeduras de animales o una exposición evidente. También han ocurrido infecciones de heridas por *P. multocida* como resultado de la lamedura de un perro o gato de heridas abiertas o parcialmente cicatrizadas.[235] Se ha aislado la bacteria de úlceras de decúbito, abscesos perioculares e infecciones de heridas quirúrgicas abdominales y ortopédicas.[301,618]
Óseas y articulares	Se observan infecciones óseas y articulares como resultado de la implantación de *P. multocida* por mordeduras traumáticas y arañazos de perros y gatos, por diseminación continua de una celulitis adyacente y, rara vez, por sembrado hematógeno del espacio articular. Las infecciones incluyen artritis infecciosa, osteomielitis o ambas. La artritis infecciosa por *P. multocida* suele relacionarse con una enfermedad articular previa (p. ej., artritis reumatoide, uso de corticoesteroides, artrosis, prótesis implantadas). Se han presentado infecciones de las restituciones totales de las articulaciones de la rodilla y la cadera después de mordeduras, lameduras y arañazos de perro y gato.[583,584] Estas infecciones pueden requerir el retiro de las prótesis y su posterior reimplante. Se presenta osteomielitis por implantación directa en el momento de la mordedura o por extensión de una celulitis. Las infecciones son más graves en los pacientes con enfermedades subyacentes.[193]
De vías respiratorias	Se puede aislar *P. multocida* de las vías respiratorias altas y bajas, donde quizás se comporte como comensal o sea causa de epiglotitis, neumonía, empiema, absceso pulmonar, síndrome de dificultad respiratoria del adulto, bronquitis, sinusitis, amigdalitis y otitis media.[163,491,793,887,982,1357] Los individuos con colonización del aparato respiratorio a menudo tienen el antecedente de exposición ocupacional o recreativa a animales. Los pacientes con síntomas suelen presentar alguna afección previa de las vías respiratorias (p. ej., EPOC, bronquitis crónica, bronquiectasias, carcinoma pulmonar, infección por VIH). Los síntomas de neumonía por *P. multocida* incluyen un inicio insidioso o abrupto de fiebre, malestar general, dificultad respiratoria y dolor torácico pleurítico. En la radiografía de tórax, la consolidación lobular con afección de casi todo el lóbulo inferior del pulmón es el cuadro clínico más frecuente. Las complicaciones incluyen el desarrollo de bacteriemia, derrames pleurales y empiema.[847] La infección de vías respiratorias altas por *P. multocida* puede presentar un cuadro clínico inhabitual. Se informó un caso de amigdalitis por *P. multocida* en una mujer cuyo gato solía lamer su cepillo de dientes.[1060] Se ha descrito sinusitis invasiva por *P. multocida* en un paciente receptor de trasplante renal cuyo perro le lamió la cara y los oídos.[1151]
Endocarditis	*P. multocida* puede ser una causa infrecuente de endocarditis, tanto de válvulas biológicas como protésicas.[414,461,1296] Los pacientes, en ocasiones, tienen el antecedente de cardiopatía subyacente, aunque es frecuente la exposición a perros o gatos y enfermedad subyacente (p. ej., hepatitis, cirrosis) previas.[461] La infección suele afectar la válvula aórtica y, con menor frecuencia, la válvula mitral.[414] En el 2007 se informó un caso de endocarditis derecha que afectaba a la válvula pulmonar, causada por *P. multocida* en un usuario de drogas i.v. VIH negativo,[508] que requirió restitución del homoinjerto de válvula pulmonar por fiebre persistente y hemocultivos positivos. La endocarditis por *P. multocida* suele presentar un cuadro clínico subagudo, según indica un período de 1 semana a 4 meses desde el inicio de los síntomas hasta el diagnóstico etiológico. El caso informado de endocarditis de válvula protésica ocurrió en una mujer de 72 años con implante de una válvula de Carpentier-Edwards por estenosis aórtica tres años antes del inicio de la enfermedad,[944] el cual respondió a penicilina y ampicilina-sulbactam, sin requerir restitución de la válvula.

(*continúa*)

SNC	Las infecciones del SNC por *P. multocida* han incluido meningitis, empiema subdural y absceso cerebral.[143,514,932] El cuadro clínico es similar al de la meningitis causada por otros microorganismos; el LCR suele ser purulento y se observan cocobacilos gramnegativos con la tinción de Gram. Se han comunicado infecciones del SNC en individuos de la tercera edad con una enfermedad subyacente y en lactantes.[977] La meningitis en lactantes se relacionó frecuentemente con la exposición no traumática a animales por lameduras de perros y gatos, y a fómites (p. ej., chupones) contaminados con saliva de gato.[712,932] La transmisión vertical causa bacteriemia y meningitis neonatales, en cuyo caso los cultivos obtenidos de muestras vaginales, sanguíneas y endometriales de las madres resultaron positivas para *P. multocida*.[932] Los cuidadores o los neonatos y lactantes en contacto con animales también pueden transmitir el microorganismo. Se informó un caso poco frecuente de meningitis y septicemia en gemelos cuyo padre había sacrificado una oveja para una comida de celebración. Los aislamientos de los gemelos fueron idénticos a los de la faringe y las narinas del padre.[525] Recientemente se informó septicemia y meningitis en una mujer de 44 años de edad que reveló su hábito de besar al perro y darle comida de su boca.[692] También ha ocurrido meningitis como complicación de la artritis infecciosa por *P. multocida*.[767]
Oculares	Se aisló *P. multocida* en raros casos de pacientes con conjuntivitis, absceso periocular con celulitis, queratitis y endoftalmitis. Se diagnosticó conjuntivitis purulenta en el propietario de un perro poodle que no recordaba mordeduras o arañazos por el animal.[1251] Suelen ocurrir queratitis y úlceras corneales por *P. multocida* después de laceraciones corneales por arañazos de gato o perro.[1234] Hay informes de endoftalmitis por *P. multocida* después de lesiones penetrantes por arañazo de gato o como complicación postoperatoria inmediata o diferida de las operaciones de cataratas o implante de cristalino,[94,326] infecciones que pueden causar pérdida de la agudeza visual o la necesidad de enucleación ocular.
Bacteriemia y septicemia	Pueden presentarse septicemia y bacteriemia por *P. multocida* a causa de la diseminación del microorganismo desde una herida localizada por mordedura u originarse de un sitio infectado en otro lugar (p. ej., celulitis, artritis, meningitis o peritonitis).[1057] En algunos casos la herida inicial puede ser tan innocua (p. ej., un arañazo menor con la garra de un perro), que se ignora hasta que aparecen los signos y síntomas de septicemia. La bacteriemia se presenta predominantemente en contextos de enfermedad hepática (p. ej., cirrosis) u otros trastornos subyacentes (p. ej., neoplasias sólidas, cánceres hemáticos, lupus eritematoso, infecciones).[84,180,194,1057] Se observó infección profunda por *P. multocida* en individuos sanos después de mordeduras por animales.[1119] En el 2007 se diagnosticó bacteriemia por *P. multocida* en dos pacientes asintomáticos donantes de plaquetas.[189] El primero tuvo una reacción transfusional y se aisló *P. multocida* del cultivo de plaquetas del donante, que cursaba asintomático pero había sufrido una mordedura de perro 100 min antes de la donación. En el segundo caso, se detectó contaminación plaquetaria por cultivo, y el donante, una mujer de 74 años de edad que atendía a varios gatos salvajes, fue objeto del diagnóstico de linfadenitis por *P. multocida* cinco días después.
Intraabdominales	*P. multocida* es una causa infrecuente de infecciones intraabdominales, que incluyen infecciones posquirúrgicas de heridas, peritonitis bacteriana espontánea, apendicitis y abscesos intraabdominales/esplénicos/hepáticos.[500,1058,1240] Los pacientes que presentan estas infecciones padecen enfermedades subyacentes, como cirrosis, tumores de órganos sólidos o cánceres hemáticos. En la clínica, la peritonitis causada por *P. multocida* es similar a la producida por bacterias entéricas, con dolor abdominal, fiebre, hemorragia digestiva e hipotensión. Se aísla *P. multocida* del líquido de paracentesis en cultivo, aunque las tinciones de Gram del líquido no concentrado a menudo son negativas. Como la mayoría de los pacientes con peritonitis suelen presentar bacteriemia concomitante, se considera que hay un sembrado de la cavidad peritoneal por vía hematógena, aunque ha sido motivo de informe la infección peritoneal relacionada con endoscopia alta.[713] Aunque la mayoría de los casos de peritonitis se relacionan con el contacto con animales, algunos pacientes no recuerdan o no tienen exposición importante a perros o gatos.[101] La peritonitis asociada con la diálisis peritoneal ambulatoria continua causada por *P. multocida* es rara, pero se ha informado.[49,923] En algunos casos se introdujo el microorganismo a la cavidad peritoneal por mordeduras o arañazos de gato a los tubos de diálisis peritoneal.
Obstétricas, ginecológicas y urinarias	En ocasiones, *P. multocida* puede colonizar la porción baja del aparato genital femenino y causar infecciones ginecológicas o perinatales graves, incluida la meningitis del recién nacido. Las infecciones del aparato genital femenino y neonatales incluyen a las infecciones difusas, abscesos tuboováricos, abscesos de glándula de Bartolino, endometritis relacionadas con el dispositivo intrauterino, infección intrauterina seguida por aborto infeccioso, corioamnionitis con septicemia neonatal, neumonía y meningitis.[227,799,1088,1314] La mayoría de los pacientes presentan algún tipo de enfermedad subyacente o afección inmunitaria (p. ej., traumatismo craneoencefálico, neurocirugía, cirrosis hepática, infección postoperatoria de heridas, carcinoma cervicouterino o malformaciones congénitas del aparato genitourinario). También se describió septicemia puerperal con aislamiento del microorganismo de la sangre y secreción endocervical en una mujer antes sana con exposición no traumática al gato de la familia.[1308] En este caso, el "estudio genético" por PCR comprobó la identidad genotípica de los aislamientos de la paciente y de la cavidad bucal de su gato. *P. multocida* puede causar infecciones urinarias en raras ocasiones. Con mayor frecuencia, se relacionan con gatos y los pacientes suelen presentar nefropatía subyacente y una anatomía anómala de las vías urinarias, secundaria a intervención quirúrgica.[309,794]

Christensen y cols. mostraron que los aislamientos bovinos de *[P.] avium* (*A. avium*) biovariedad 2 y *[P.] canis* biovariedad 2 en realidad eran cepas de *P. multocida* negativas para ornitina descarboxilasa, indol y manitol.[265]

P. multocida no es difícil de aislar e identificar, aunque el conocimiento del tipo de muestra y el antecedente de exposición a un animal aumentan el índice de sospecha de su posible presencia. *P. multocida* prolifera bien en agar chocolate y sangre de carnero, formando colonias lisas grises de 0.5-2.0 mm después de la incubación durante 24 h en un ambiente con CO_2 (lám. 9-5A). El microorganismo no es hemolítico y no prolifera en agar de MacConkey, agar de eosina con azul de metileno (EMB) u otros medios entéricos selectivos/diferenciales. Los aislamientos de muestras del aparato respiratorio pueden ser mucoides. Con frecuencia, se detecta un olor característico (como el de *E. coli*, pero más acre) durante la formación de indol. *P. multocida* es positivo para oxidasa, catalasa, ornitina descarboxilasa e indol, y negativa para ureasa. El reactivo "mancha de indol" (*p*-aminocinam-aldehído) suele ser fuertemente positivo. *P. multocida* produce ácido, pero no gas, a partir de glucosa, sacarosa y manitol, pero no de maltosa o lactosa. Para los aislamientos habituales obtenidos de fuentes similares, como una mordida o un arañazo de gato, la demostración de bacilos gramnegativos oxidasa positivos, fuertemente positivos para la mancha de indol y que no proliferan en agar de MacConkey, suele ser suficiente para identificar a *P. multocida*, cuya cepa se detecta hasta el nivel de subespecie (p. ej., *multocida, septica* y *gallicida*) con base en su producción de ácido a partir de sorbitol y dulcitol. Es de interés la detección de subespecies, sobre todo en lo que se refiere a aislamientos de veterinaria, y no suele ser parte de la identificación de especie. En la tabla 9-8 se muestran las características fenotípicas para la identificación de especies de *Pasteurella* y las especies y géneros relacionados.

Se han estudiado de forma activa durante años los factores de virulencia de *P. multocida* relacionados con infecciones económicamente importantes por los animales afectados (p. ej., rinitis atrófica en cerdos). Algunas cepas de *P. multocida* son encapsuladas y se han descrito cinco grupos de cápsulas: A, B, D, E y F,[560] que son grupos capsulares que pueden subdividirse por tipificación en relación con el antígeno somático O. Casi todos los aislamientos de *P. multocida* en los humanos pertenecen al grupo capsular A y, en menor grado, al grupo D. Las cepas de *P. multocida* que causan rinitis atrófica producen una toxina dermonecrótica de 145 kDa codificada en el cromosoma, que es un factor de virulencia específico para la aparición y progresión de la enfermedad. Se han desarrollado pruebas moleculares para la detección directa del gen *toxA* de *P. multocida*. No se conoce la función de la toxina dermonecrótica en las enfermedades humanas.

En el 2010 se publicaron en el CLSI las guías para las pruebas de sensibilidad a antimicrobianos de especies de *Pasteurella* por microdilución en caldo y dilución en agar.[286] El método aprobado en microcaldo utiliza el caldo de Müeller-Hinton ajustado para cationes, con sangre equina lisada (2.5-5%), una suspensión directa de colonias equivalente a un estándar de turbidez de 0.5 de McFarland e incubación en aire a 35 °C durante 18-24 h. Los fármacos a considerar para las pruebas incluyen penicilinas, combinaciones de β-lactámicos/inhibidores de β-lactamasas (p. ej., amoxicilina-ácido clavulánico), cefalosporinas (específicamente ceftriaxona), fluoroquinolonas (levofloxacino, moxifloxacino), tetraciclinas (específicamente tetraciclina y doxiciclina), macrólidos (eritromicina, azitromicina) y

SXT. Las pruebas de sensibilidad a los antimicrobianos indican que los aislamientos de *P. multocida* son altamente sensibles a muchos agentes antimicrobianos *in vitro*. El microorganismo es sensible a penicilina, ampicilina, amoxicilina-ácido clavulánico, penicilinas de amplio espectro, cefalosporinas de amplio espectro y tetraciclinas. Se observa menor actividad de la primera generación de cefalosporinas (p. ej., cefalotina, cefazolina) y las penicilinas semisintéticas (p. ej., oxacilina, meticilina, nafcilina). Los aminoglucósidos tienen actividad moderada a mala contra cepas de *P. multocida in vitro*, y el microorganismo es resistente a vancomicina y clindamicina. La azitromicina tiene mayor actividad que la eritromicina contra *P. multocida*. Las cepas de *P. multocida* son muy sensibles a las fluoroquinolonas y oxazolidinonas, pero los datos clínicos acerca de la utilización de agentes de quimioterapia son limitados. Los aislamientos de *P. multocida* de animales a menudo son resistentes a la tetraciclina por la presencia de un determinante de resistencia a la tetraciclina, *tet(H)*, relacionado con un transposón. En la actualidad, la penicilina y las cefalosporinas parenterales de amplio espectro aún son los agentes terapéuticos ideales para las infecciones causadas por *P. multocida*.

Pasteurella dagmatis, Pasteurella canis* y *Pasteurella stomatis. *P. dagmatis, P. canis* y *P. stomatis* son miembros de la microflora bucal de perros, y la primera también se encuentra en la bucofaringe de los felinos. Las infecciones humanas se relacionan con mordeduras y arañazos de estos animales. *P. dagmatis* es una causa rara de bacteriemia y endocarditis; en un caso, la endocarditis se complicó con una osteomielitis vertebral.[349,1111,1211] Esta paciente de 55 años trabajaba en una agencia de bienestar animal y había sufrido múltiples mordeduras y arañazos de gatos callejeros.[1211] También se documentó bacteriemia por *P. dagmatis* en un hombre de 50 años con diabetes que desarrolló celulitis por *P. multocida* del primer dedo y bacteriemia un año antes; en ese momento la infección se rastreó hasta su perro salchicha, que le había lamido una ampolla abierta del pie.[410] Durante una segunda hospitalización, se aisló *P. dagmatis* de hemocultivos; en aquel momento se rastreó el aislamiento hasta su Yorkshire terrier. Se documentó neumonía crónica por *P. dagmatis* y *Neisseria canis* en un hombre de 66 años propietario de un poodle, quien padecía EPOC.[20] También se ha informado peritonitis bacteriana espontánea y peritonitis relacionada con diálisis peritoneal causada por *P. dagmatis*.[72,1318] En el 2009, Guillard y cols. informaron el aislamiento de *P. dagmatis* de la herida por la mordedura de un perro; el microorganismo fue identificado erróneamente como *P. pneumotropica* por el sistema Vitek 2.[524]

Tanto *P. canis* como *P. stomatis* se aislaron de heridas por mordedura de perro infectadas.[557,1044] Las cepas de *P. canis* se dividen en dos biotipos: el biotipo 1 se encuentra en la cavidad bucal de los perros, en tanto el biotipo 2 se ha aislado de terneras.[926] En un estudio realizado por Holst y cols., se identificaron 28 de 159 cepas estudiadas como *P. canis*; todas correspondían a cepas del biotipo 1 de heridas por mordedura de perro.[601] Se identificaron 10 aislamientos como *P. stomatis*, 8 de heridas por mordedura de perro y 2 de abscesos. En las ocho infecciones de herida por *P. stomatis*, se coaislaron *P. multocida* y *P. canis* con *P. stomatis, P. dagmatis. P. canis* y *P. stomatis* son sensibles a las penicilinas, cefalosporinas, aminoglucósidos, tetraciclinas, fluoroquinolonas y SXT.

TABLA 9-8 Características fenotípicas para la identificación de especies de *Pasteurella*, *Gallibacterium* y *Bibersteinia*

Especies	HEM SBA	OX	CAT	Proliferación en agar de MacConkey	NO_3 RED	IND	URE	ODC	FAL	ONPG	Requerimiento del factor V
Pasteurella sensu stricto											
P. multocida subsp. multocida	−	+	+	−	+	+	−	+	ND	−	−
P. multocida subsp. septica	−	+	+	−	+	+	−	+	ND	−	−
P. multocida subsp. gallicida	−	+	+	−	+	+	−	+	ND	−	−
P. dagmatis	−	+	+	−	+	+	+	+	+	−	−
P. canis	−	+	+	−	+	V	−	+	+	−	−
P. stomatis	−	+	+	−	+	+[d]	−	−	+	−	−
Avibacterium gallinarum	−	+	+	−	+	−	−	−	+	−	−
Especies de *Pasteurella* de ubicación incierta											
[*P.*] aerogenes	−	+	+	+	+	−	+	V	ND	−	−
[*P.*] pneumotropica	−	+	+	V	+	+	+	+	ND	−	−
[*P.*] bettyae	−	V	−	V	+	+	−	−	+	−	−
[*P.*] caballi	−	+	−	−	+	−	−	V	+	+	−
[*P.*] skyensis	−/β[d]	+[d]	−	−	−	+	−	+	+	−	+
[*P.*] langaaensis	−	+[d]	−	−	+	−	−	−	+	+	−
[*P.*] lymphangitidis	−	−	+	V	−	−	+	−	+	−	−
[*P.*] mairi	V	+	V+	V	+	−	+	V+	+	V	−
[*P.*] testudinis	+	+	+	V	−	+	−	−	−	V+	
Gallibacterium anatis	−	+[d]	+	+	+	−	−	−	+	+	−
Bibersteinia trehalosi	β[d]	−	V	+[d]	+	−	−	−	+	−	−

Especie	GLU	MAL	SAC	LAC	XIL	MNTL	TREH	MAN	ARAB	SBTL	GAL	INOS	RAF	DULC
Pasteurella sensu stricto														
P. multocida subsp. multocida	+	−	ND	−[a]	V	+	V	ND	−	+	+	ND	ND	−
P. multocida subsp. septica	+	−	ND	−[a]	+	+	+	ND	−	−	+	ND	ND	−
P. multocida subsp. gallicida	+	−	ND	−[a]	+	+	−	ND	V	+	+	ND	ND	+
P. dagmatis	+	+	+	−	−	−	+	+	−	−	+	−	+[d]	ND
P. canis	+	−	+	−	V−	−	V	+	−	−	+	−	−	ND
P. stomatis	+	−	+	−	−	−	+	+	−	−	+	−	−	ND
Avibacterium gallinarum	+	+	+	−	V	−	+	+	−	−	+	−	V+	ND
Especies de *Pasteurella* de ubicación incierta														
[*P.*] aerogenes	+	+	ND	V[b]	+−	−	−	ND	−	−	ND	ND	ND	−
[*P.*] pneumotropica	+	+	ND	V[b]	+	−	+	ND	−	−	+	ND	ND	−

TABLA 9-8 Características fenotípicas para la identificación de especies de *Pasteurella, Gallibacterium* y *Bibersteinia* (*continuación*)

Especie	GLU	MAL	SAC	LAC	XIL	MNTL	TREH	MAN	ARAB	SBTL	GAL	INOS	RAF	DULC
[P.] bettyae	+	V	−	−	−	−	−	V	−	−	−	−	−	−
[P.] caballi	+	+	+	+	+	+	−	+	−	−	+	−	+	ND
[P.] skyensis	+	+	−	+	−	+	+	+	ND	−	−	−	−	−
[P.] langaaensis	+	−	+	+	−	+	+	+	−	−	+	−	−	ND
[P.] lymphangitidis	+	V	V	−	−	+	+	+	+	V	+	−	−	ND
[P.] mairi	+	V	+	V⁻	+	V⁺	V⁻	+	+	V⁺	+	V	−	ND
[P.] testudinis	+	V⁺	+	V⁻	+	V	V	−	V	V	V⁺	+	V	ND
Gallibacterium anatis	+	−	+	+	−	+	+	+	−	−	+	−	+ᵈ	ND
Bibersteinia trehalosi	+	+	+	−	−	+	+	+	−	+	−	V	V	−

ᵃ Muy pocas cepas son lactosa positivas.

ᵇ La mayoría de las reacciones son negativas al microorganismo indicado.

+, reacción positiva; −, reacción negativa; ND, datos no disponibles; V, reacción variable; V⁺, reacción variable, pero la mayoría de las cepas son positivas; V⁻, reacción variable, pero la mayoría de las cepas son negativas; +ᵈ, reacción positiva débil; HEM SBA, hemólisis en agar sangre de carnero; OX, oxidasa; CAT, catalasa; NO₃ RED, reducción de nitrato a nitrito; IND, indol; URE, ureasa; ODC, ornitina descarboxilasa; FAL, fosfatasa alcalina; ONPG, *o*-nitrofenil-β-D-galactopiranósido.

+, reacción positiva; −, reacción negativa; V, reacción variable; V⁺, reacción variable, pero la mayoría de las cepas son positivas; V⁻, reacción variable, pero la mayoría de las cepas son negativas; +ᵈ, reacción positiva débil o diferida; ND, datos no disponibles; GLU, glucosa; MAL, maltosa; SAC, sacarosa; LAC, lactosa; XIL, xilosa; MNTL, manitol; TREH, trehalosa; MAN, manosa; ARAB, arabinosa; SBTL, sorbitol; GAL, galactosa; INOS, inositol; RAF, rafinosa; DULC, dulcitol.

Especies de [Pasteurella] de ubicación incierta: importancia clínica, identificación y sensibilidad a antimicrobianos

[Pasteurella] aerogenes. Se encuentra a [P.] aerogenes entre la microflora bucofaríngea/intestinal de los cerdos. Han ocurrido infecciones humanas raras por mordeduras, colmilladas o secundarias a la exposición ocupacional a cerdos y jabalíes.[386] Este microorganismo representa una causa de aborto y óbito fetal en especies de cerdos, perros y conejos. [P.] aerogenes se aisló de los oídos y la garganta del óbito fetal de una mujer durante la semana 31 del embarazo; también se encontró el microorganismo en los cultivos vaginales después del nacimiento.[1254] Ella trabajaba en una granja porcina en Dinamarca. Quiles y cols. informaron osteomielitis vertebral cervical causada por [P.] aerogenes en un hombre de 62 años de edad antes sano.[1054] También se aisló [P.] aerogenes del líquido de dializado peritoneal de una niña de 14 años de edad, cuyo hámster que tenía como mascota masticó el tubo de diálisis.[452] [P.] aerogenes prolifera formando colonias lisas, convexas, circulares, no hemolíticas, en agar sangre de carnero y también en agar de MacConkey. [P.] aerogenes es indol negativo y ureasa positivo, y casi todos los aislamientos producen ornitina descarboxilasa. Esta especie es "*aerógena*", lo que significa que produce gas a partir de glucosa durante la fermentación. [P.] aerogenes de aislamientos de muestras de humanos ha mostrado sensibilidad a ampicilina, cefalosporinas, aminoglucósidos, ciprofloxacino y tetraciclinas.

[Pasteurella] pneumotropica. [P.] pneumotropica es parte de la microflora del aparato respiratorio de perros, gatos, ratones y ratas. Los humanos se infectan a través de la exposición traumática a mordeduras de perro y gato. Las infecciones humanas atribuidas a [P.] pneumotropica incluyen meningitis, bacteriemia con *shock*, infecciones óseas y articulares, infección de heridas, celulitis e infecciones de vías respiratorias altas.[450,465,895] Se documentó neumonía intersticial bilateral por [P.] pneumotropica en una persona de 27 años de edad con sida que convivía con varios perros.[317] Se comunicó peritonitis por [P.] pneumotropica como contaminación de tubos de diálisis por un hámster en un paciente que se sometía a diálisis peritoneal ambulatoria continua.[195] Rara vez se ha aislado [P.] pneumotropica del exudado de heridas, huesos, líquido articular, muestras de la faringe tomadas con hisopo, de orina, de líquido peritoneal y de sangre. Después de 24 h de incubación, las colonias de [P.] pneumotropica en agar sangre de carnero son de tamaño variable (0.5-1 mm de diámetro), lisas, convexas y no hemolíticas. Son ureasa, indol y ornitina descarboxilasa positivas; las últimas dos pruebas ayudan a diferenciar a [P.] pneumotropica de *Actinobacillus ureae*, que tiene resultados negativos de esas dos reacciones. Algunas cepas de [P.] pneumotropica proliferan en agar de MacConkey. La prueba positiva de ureasa y las reacciones dispares a maltosa y manitol ayudan a diferenciar este microorganismo de *P. multocida*.

[Pasteurella] bettyae. [P.] bettyae (antes grupo HB-5 de los CDC, [P.] bettii) se aisló del aparato genitourinario femenino humano y de muestras relacionadas (p. ej., líquido amniótico). En 1989 se identificó a un grupo de cinco pacientes que presentaron alteraciones como uretritis, enfermedad pélvica inflamatoria o absceso de glándula de Bartolino en Tennessee, Estados Unidos; se logró aislar [P.] bettyae como microorganismo causal.[80] Este brote sugirió que [P.] bettyae podía constituir un patógeno de transmisión sexual. En un estudio realizado en Ruanda, se aisló [P.] bettyae en 25 (3.6%) de 675 pacientes (204 mujeres y 471 hombres) que padecían enfermedad ulcerosa genital, pero de sólo 1 de 983 sin esta enfermedad.[145] De 145 hombres con secreción uretral, pero sin úlceras genitales, se aisló [P.] bettyae de uno de ellos. En 1996 se informó [P.] *bettyae* como causa de bacteriemia periparto en una mujer de 25 años de edad y como origen de una neumonía mortal y derrame pleural en un hombre de 40 años de edad con infección por VIH.[909,1177] [P.] *bettyae* prolifera en agar sangre y chocolate; su proliferación en agar de MacConkey es variable. Después de 24 h de incubación en un ambiente con CO_2, las colonias son puntiformes, no hemolíticas, lisas y blancas. El microorganismo es oxidasa variable o tardío, y su reacción de catalasa es negativa; reduce el nitrato a nitrito, pero no a gas nitrógeno, y no produce ureasa; forma ácido a partir de glucosa y manosa, pero no de maltosa, sacarosa, lactosa, manitol y xilosa. El microorganismo produce indol después de la incubación nocturna en caldo de triptona; la formación de indol puede ser ligera; por lo tanto, puede requerirse extracción de xileno del caldo y utilizar el reactivo de indol de Ehrlich para la detección de indol. Los aislamientos de [P.] *bettyae* son sensibles a penicilinas, cefalosporinas, monobactámicos, carbapenémicos, fluoroquinolonas, aminoglucósidos y SXT. En el estudio de Ruanda, 7 de 24 aislamientos fueron resistentes a ampicilina por la producción de β-lactamasas.[145]

[Pasteurella] caballi. [P.] *caballi* habita en las vías respiratorias altas de los caballos y cerdos, y se ha aislado en cultivos puros y mixtos de muestras de neumonía equina, peritonitis, endocarditis equina y porcina, heridas, abscesos e infecciones del aparato genital.[271,277,1148] Las infecciones por [P.] *caballi* documentadas hasta la fecha en los humanos incluyen una lesión inflamatoria fluctuante de un dedo, que ocurrió sin lesión traumática previa en un veterinario de 28 años de edad que trabajaba con caballos, y a partir de una infección de una herida por mordedura de caballo.[133] Las cepas de [P.] *caballi* son ampliamente sensibles a los agentes antimicrobianos; no obstante, algunas de ellas son resistentes a la penicilina G y las sulfonamidas.

Avibacterium ([[Pasteurella]]) gallinarum. En el 2005 se reclasificó a [P.] *gallinarum* en el nuevo género *Avibacterium* como *A. gallinarum*.[138] Este microorganismo habita el aparato respiratorio de aves domésticas. El primer informe de una infección humana por *A. gallinarum* apareció en 1995, cuando se aisló de hemocultivos de un niño de Arabia Saudita de 12 años de edad que presentó endocarditis 10 años después de la reparación quirúrgica de una comunicación interventricular.[16] Este aislamiento fue sensible a penicilina, ampicilina y cefotaxima; el paciente respondió a seis semanas de tratamiento con los últimos dos fármacos y no informó mordeduras, arañazos o contacto con animal alguno. Un segundo informe de infección humana apareció en 1999, en Japón, cuando se aisló *A. gallinarum* de los hemocultivos de un hombre de 34 años de edad con gastroenteritis aguda. El microorganismo aislado fue sensible a penicilinas, cefalosporinas, macrólidos, carbapenémicos, fluoroquinolonas y aminoglucósidos; el paciente respondió al tratamiento con cefazolina. Había presentado gastroenteritis dos días después de comer pollo asado a la parrilla y los autores sugirieron que esa comida pudo haber sido la fuente de *A. gallinarum*.[54] Se ha cuestionado la identidad de los aislamientos en estos dos informes de casos, pues no se incluyeron datos detallados de las características del fenotipo y los provistos no fueron suficientes para su identificación precisa.[451] En el 2002, se aisló *A. gallinarum* de sangre, orina y LCR de un neonato de cuatro días de edad como resultado de un parto en casa infectado.[7]

Especies de Mannheimia *(antes complejo "Pasteurella haemolytica/Pasteurella granulomatis")*

Se reconoce a las cepas de *P. haemolytica* como microorganismos patógenos importantes en los animales domésticos, que causan enfermedad grave y pérdidas económicas importantes en las industrias del ganado vacuno, ovino, porcino y la avícola. Históricamente, las cepas de *P. haemolytica* se dividieron en tipos biológicos designados A (asociados con el ganado vacuno) y T (asociados con ovejas). Las cepas del biotipo A producían ácido a partir de arabinosa, no de trehalosa, en tanto las del biotipo T producían ácido a partir de trehalosa, pero no de arabinosa. Ambos biotipos se dividieron en 17 serotipos cada uno: 1, 2, 5 a 9, 11 a 14, 16 y 17, pertenecientes al biotipo A; y 3, 4, 10 y 15 incluidos en el biotipo T. En 1985 se excluyó a *P. haemolytica sensu stricto* del género *Pasteurella* con base en la hibridación ADN-ADN, la cual confirmó su separación de los géneros *Pasteurella, Haemophilus* y *Actinobacillus*.[926] Las investigaciones genotípicas de cepas de "*P. haemolytica*" (biotipo T) trehalosa positivas dieron como resultado su reclasificación como *Pasteurella trehalosi*, a pesar de su afinidad genética marginal con el género *Pasteurella*. Los microorganismos clasificados como *Pasteurella trehalosi* se reclasificaron recientemente en el nuevo género *Bibersteinia*, como *Bibersteinia trehalosi*.[137]

Las revisiones de diversas cepas de "*P. haemolytica*" trehalosa negativas (biotipo A) por criterios fenotípicos, electroforesis de enzimas de sitios múltiples, ribotipificación y secuenciación de ARNr 16S dieron como resultado la propuesta de un nuevo género, *Mannheimia*, para alojar a los aislamientos del complejo "*P. haemolytica*" y "*P. granulomatis*" trehalosa negativos.[330,1084] Con base en la secuenciación del ARNr 16S, se delinearon cuatro racimos diferentes relacionados, correspondientes a cinco nuevas especies en el género *Mannheimia*: *M. haemolytica* y *M. glucosida* (racimo I), *M. ruminalis* (racimo II), *M. granulomatis* (racimo III) y *M. varigena* (racimo IV),[46] especies nuevas con relación más estrecha con el género *Actinobacillus* (en particular *A. lignieresii*) y *B. trehalosi* ("*P. trehalosi*"). Las especies de *Mannheimia* se pueden separar del género *Pasteurella* por la incapacidad de las primeras para producir ácido a partir de manosa, y de las especies de *Actinobacillus* relacionadas con animales por ser ureasa negativas. Las especies de *Mannheimia* son manitol positivas, lo que las separa de los miembros del género *Haemophilus*, manitol negativas. Las cepas de *M. haemolytica* causan pasteurelosis neumónica bovina o "enfermedad de embarque", una infección desencadenada por el hacinamiento de las manadas, estrés, inmunodepresión e infección vírica concomitante de las vías respiratorias. Las cepas de *M. haemolytica* que provocan enfermedad en el ganado vacuno producen una leucotoxina específica de especie con actividad citolítica contra linfocitos de rumiantes. La leucotoxina es una proteína de 105-108 kDa que pertenece a la familia de toxinas RTX.[1126,1224] A concentraciones bajas, esta leucotoxina activa los neutrófilos, induce la formación de citocinas inflamatorias y causa cambios citoesqueléticos que lleva a la apoptosis. Las toxinas también producen la formación de poros en las membranas celulares, que llevan a edema y lisis.[1224] *In vitro*, la leucotoxina produce cambios citopáticos en los alvéolos bovinos, donde se relaciona con las membranas de macrófagos y neutrófilos en degeneración. Los mutantes de *M. haemolytica* negativos a la leucotoxina presentan menor virulencia en modelos animales.[1247]

Los miembros del antiguo complejo "*P. haemolytica*" rara vez se aíslan de humanos; ha habido infecciones por exposiciones ocupacionales o recreativas a los animales. Rivera y cols.

informaron la infección de un injerto aórtico por "*P. haemolytica*" biotipo A (*M. haemolytica*) y estreptococos β-hemolíticos del grupo C en un hombre de 50 años de edad.[1091] Yaneza y cols. notificaron el caso de un paciente con endocarditis que no tuvo contacto con ganado vacuno u otros animales de granja.[1395] Los aislamientos de *M. haemolytica* son sensibles a penicilina, ampicilina, amoxicilina, ácido clavulánico, macrólidos, aminoglucósidos y fluoroquinolonas, pero resistentes a la linezolid. Durante el estudio de la sistemática del género *Pasteurella* mediante secuencias del gen *sodA*, se demostró que una cepa de *M. haemolytica* que se aisló de una muestra de esputo de humano era el primer aislamiento humano de *Gallibacterium anatis* (tabla 9-8). Otra especie no descrita antes de *Mannheimia*, *M. succiniciproducens*, se aisló de muestras del rumen bovino en el año 2002[772] por sus características genotípicas, pero no por las fenotípicas, que no estaban disponibles. En la tabla 9-9 se presentan las características fenotípicas útiles para la identificación de especies de *Mannheimia*.

Género *Actinobacillus*

Taxonomía

El género *Actinobacillus* actualmente incluye 22 especies y taxones innominados: 19 de ellos se asocian con los aparatos respiratorio y genital de los animales. *A. pleuropneumoniae*, *A. equuli* subespecie *equuli* y *A. suis* se relacionan con enfermedades graves de animales y sólo dos especies, *A. ureae* y *A. hominis*, se han aislado de infecciones de humanos. Con base en el análisis filogenético del ARNr 16S, los datos de hibridación ADN-ADN y las características fenotípicas, el género *Actinobacillus sensu stricto* incluye *A. lignieresii*, *A. pleuropneumoniae*, *A. equuli* subespecie *equuli*, *A. equuli* subespecie *haemolyticus* (taxón 11 de Bisgaard), *A. suis*, *A. arthritidis* (taxón 9 de Bisgaard positivo para sorbitol), *A. ureae*, *A. hominis*, genoespecie 1 de *Actinobacillus*, genoespecie 2 de *Actinobacillus* (*A. arthriditis* negativo para sorbitol) y los taxones 8 y 26 de Bisgaard.[266] En función de las comparaciones filogenéticas del ARNr 16S, otras "especies" asignadas al género *Actinobacillus* se pueden subclasificar en siete grupos monofiléticos que representan taxones mal nominados y no pertenecen realmente al género *Actinobacillus*. Estos filos incluyen al "grupo de roedores" ([A.] *muris*),[131] el "grupo Succinogenes-Seminis" ([A.] *seminis*, [A.] *succinogenes*), el "grupo Rossii" ([A.] *rossii*, [A.] *porcinus*), el "grupo Capsulatus" ([A.] *capsulatus*), el "grupo Parasuis" ([A.] *indolicus*) y el "grupo Delphinicola" ([A.] *delphinicola*, [A.] *scotiae*). Aunque no tiene afiliación de grupo, [A.] *minor* (de cerdos) sí está muy relacionada con el género medular *Actinobacillus* y otra especie propuesta, "[A.] *porcitonsillarum*".[1260] La taxonomía revisada del género *Actinobacillus sensu stricto*, basada en la secuenciación del ARNr 16S, está respaldada por comparaciones de secuencias génicas alternas (p. ej., secuenciación de un fragmento de 426 pares de bases del gen *infB* que codifica al factor 2 de inicio de la traducción).[955] En el recuadro 9-6 se presentan los miembros del género *Actinobacillus sensu stricto* y de especies de ubicación incierta.

Importancia clínica de especies de Actinobacillus

Actinobacillus ureae. Se trata de un comensal raro del aparato respiratorio humano y aislamiento infrecuente de muestras de infecciones humanas, incluso bacteriemia, endocarditis, meningitis, infecciones de médula ósea, artritis infecciosa, neumonía, conjuntivitis y peritonitis.[77,335,400,674,691,709,950,1350] En la mayoría de los casos hay un trastorno subyacente, como una infección posquirúrgica, diabetes, enfermedad periodontal, enfisema y cirrosis relacionada con alcohol. Los pacientes con meningitis se han relacionado con el antecedente de traumatismo craneoencefálico y enfermedades subyacentes, como la infección por VIH.[674]

Actinobacillus hominis. *A. hominis* es un aislamiento infrecuente en humanos que se ha obtenido de muestras de esputo y líquido de empiema de individuos con enfermedad pulmonar crónica. Wust y cols. informaron el caso de dos pacientes con insuficiencia cardíaca por infección crónica por hepatitis B y cirrosis, respectivamente, donde ocurrió septicemia por *A. hominis* como suceso terminal.[1374] En un estudio realizado en Copenhague de 36 pacientes con *A. hominis*, la infección de vías respiratorias bajas o bacteriemia, alcoholismo, enfermedad cardiovascular, drogadicción, trastornos psiquiátricos y EPOC fueron procesos patológicos relacionados.[456]

Otras especies de Actinobacillus. Las infecciones por especies de animales en humanos por *Actinobacillus* suelen presentarse como resultado de traumatismos relacionados. *A. lignieresii*, *A. equuli* y *A. suis* se han aislado de muestras clínicas de humanos, incluyendo heridas por mordedura de caballos y ovejas, líquido articular, sangre y esputo.[71,108,403,1015] Las especies restantes de *Actinobacillus* no se han aislado de muestras clínicas de humanos.

Características de cultivo de Actinobacillus

Los miembros del género *Actinobacillus* son bacilos gramnegativos anaerobios, microaerófilos o aerófilos facultativos, o cocobacilos, con una temperatura de proliferación óptima de 35-37 °C. Todos los miembros del género son bacilos gramnegativos inmóviles, ureasa positivos, indol negativos, con resultado positivo para la porfirina ALA y fosfatasa positivos. Todas las especies en el género producen ácido a partir de glucosa (no gas), maltosa, sacarosa, fructosa y dextrina, y reducen el nitrato a nitrito y gas nitrógeno; asimismo, son negativas al rojo de metilo y no producen acetoína, por lo que la mayoría son catalasa y oxidasa positivos. En la tabla 9-10 se muestran las características fenotípicas de *A. ureae* y *A. hominis*, en tanto en la tabla 9-11 se incluyen las de las especies de *Actinobacillus* aisladas de animales.

A. ureae es un bacilo gramnegativo pleomorfo; bajo tinción, algunas cepas muestran filamentos distintivos. Después de 24 h de proliferación en agar sangre y una atmósfera enriquecida con CO_2, las colonias son lisas, de 1 mm de diámetro y no hemolíticas. Algunos aislamientos también pueden parecer mucoides. El microorganismo es oxidasa positivo, catalasa positivo, reduce el nitrato a nitrito, no prolifera en agar de MacConkey e hidroliza la urea con rapidez. No producen indol y son negativos a la descarboxilasa de lisina y ornitina, y a la arginina dihidrolasa. Produce ácido a partir de glucosa, maltosa, sacarosa y manitol, no así a partir de lactosa y xilosa. Las otras dos especies de *Actinobacillus* bioquímicamente similares pueden diferenciarse de *A. ureae* por la producción de ácido a partir de hidratos de carbono adicionales y por la capacidad de la primera de proliferar en agar de MacConkey. Se han empleado métodos moleculares para el diagnóstico de meningitis por *A. ureae*.

(*el texto continúa en la p. 516*)

TABLA 9-9 Características fenotípicas para la identificación de especies de *Mannheimia*

Característica	M. haemolytica	M. glucosida[a]	M. granulomatis	M. ruminalis[b]	M. varigena[c]	Especies de Mannheimia
HEM BBA	β	β	–	–	β	V
OX	+	+	+	+	+	+
NO$_3$ RED	+	+	+	+	+	+
FAL	+	+	+	+	+	+
CIT	–	–	–	–	–	–
MOT	–	–	–	–	–	–
URE	–	–	–	–	–	–
IND	–	–	–	–	V	V
ADH	–	–	–	–	–	–
ODC	–	V[d]	–	–	+	V[-]
Gas a partir de GLU	V	V	V	V	V	V
Ácido a partir de:						
GLU	+	+	+	+	+	+
MAL	+	+	V	V	V	+
MNTL	+	+	+	+	+	+
SBTL	+	+	+	V	–	V[-]
ARAB	–	V[e]	–	–	+	V
ADON	–	–	–	–	–	–
AMIG	–	+	V	–	–	–
ARB	–	+	V	–	–	–
CEL	–	+	V	–	–	–
ESC	–	+	V	–	–	–
GENTB	–	V[f]	V	–	–	V[-]
M-INOS	V	+	V	–	V	+
MAN	–	–	–	–	–	–
MEL	–	–	–	–	V	–
SAL	–	+	V	–	–	–
TREH	–	–	–	–	–	–
XIL	+	+	V	V	+	+
β-GAL	V	+	V	+	V	V[+]
β-GLU	–	+	+	–	V	–
β-FUC	+	V	–	–	V	V[-]
β-XIL	V	V	V	–	V	V
Fuente	Ganado vacuno, ovino	Ovejas	Ganado vacuno, venados	Ganado vacuno, ovejas	Ganado vacuno, cerdos	

[a]Dividida en nueve biovariedades: A-I.
[b]Dividida en dos biovariedades: 1, 2.
[c]Dividida en dos biovariedades: 1, 2.
[d]Las biovariedades A-E son positivas; F, G y H son negativas.
[e]Las biovariedades A, C, D, G e I son positivas, en tanto B, E, F y H son negativas.
[f]Las biovariedades A, B, D-H son positivas; las biovariedades C e I son negativas.
+, reacción positiva; –, reacción negativa; V, reacción variable; V[+], reacción variable, casi todas las cepas son positivas, pero hay algunas negativas; V[-], reacción variable, pero la mayoría de las cepas son negativas; HEM BBA, hemólisis en agar sangre de bovino; OX, oxidasa; NO$_3$ RED, reducción de nitrato a nitrito; FAL, fosfatasa alcalina; CIT, proliferación en citrato; MOT, movilidad; URE, ureasa; IND, indol; ADH, arginina dihidrolasa; ODC, ornitina descarboxilasa; GLU, glucosa; MAL, maltosa; MNTL, manitol; SBTL, sorbitol; ARAB, arabinosa; ADON, adonitol; AMIG, amigdalina; ARB, arbutina; CEL, celobiosa; ESC, esculina; GENTB, gentabiosa; M-INOS, mioinositol; MAN, manosa; MEL, melibiosa; SAL, salicina; TREH, trehalosa; XIL, xilosa; β-GAL, β-galactosidasa; β-GLU, β-glucosidasa; β-FUC, β-fucosidasa; β-XIL, β-xilosidasa.

9-6

Miembros del género *Actinobacillus sensu stricto* y de especies de ubicación incierta

Especies de *Actinobacillus sensu stricto*	Hábitats en animales y enfermedades
Actinobacillus lignieresii	*A. lignieresii* es un comensal de la cavidad bucal y la faringe de los rumiantes (ganado vacuno y ovino). La enfermedad es el resultado de la inoculación traumática de los microorganismos a los tejidos de la submucosa, con formación de granulomas en cabeza, cuello, encías y lengua ("lengua leñosa o de madera", enfermedad del ganado vacuno). La diseminación a través de las vías linfáticas produce granulomas en los pulmones. Este microorganismo también causa infecciones neumónicas y cutáneas en ovejas y otros ungulados.
Actinobacillus equuli subespecie *equuli*	*A. equuli* causa una enfermedad equina llamada "enfermedad del potrillo somnoliento" ("enfermedad articular").[270,363] El potrillo adquiere el microorganismo de la yegua, que puede portarlo asintomáticamente en la boca y los aparatos respiratorio y digestivo. En el potrillo, la principal enfermedad relacionada es la nefritis. *A. equuli* puede también causar bacteriemia, endocarditis, peritonitis, infección de vías respiratorias bajas y del aparato genital, que lleva al aborto en los animales adultos.[1] También se ha aislado el microorganismo de los cerdos.
Actinobacillus equuli subespecie *haemolyticus*	Este microorganismo se describió originalmente como variante hemolítica de *A. equuli* y después se enmendó la especie para incluir dos subespecies.[270] Esta subespecie también se relaciona con bacteriemia, peritonitis, nefritis, osteomielitis, endometritis, aborto y artritis en caballos. La toxina RTX, que se ha detectado en la subespecie *haemolyticus* pero no en la *equuli*, es activa contra linfocitos equinos. Como *A. pleuropneumoniae*, esta especie es positiva para la prueba de CAMP.
Actinobacillus pleuropneumoniae	*A. pleuropneumoniae* es un agente importante que causa una neumonía altamente contagiosa y enfermedad pulmonar crónica en los cerdos.[1124] La enfermedad suele presentarse en brotes en los animales que carecen de inmunidad al microorganismo. La infección es una neumonía necrosante relacionada con congestión intensa y hemorragia del parénquima pulmonar. El factor de virulencia más importante de *A. pleuropneumoniae* es la producción de toxinas Apx (ApxI, ApxII, y ApxIII), codificadas por los genes RTX (repetidos en las toxinas). La familia RTX de citolisinas también incluye a la hemolisina de *E. coli* y la leucotoxina de *Mannheimia haemolytica*, y además, se encuentran genes similares en *A. suis* y *A. equuli* subespecie *haemolyticus*. Las toxinas Apx son citotoxinas que pueden lisar macrófagos porcinos *in vitro* e *in vivo*. *A. pleuropneumoniae* requiere del factor V para proliferar y, por lo tanto, no lo hace en el agar sangre de carnero. Se ha descrito un biotipo independiente del factor V de este microorganismo, que no causa enfermedad manifiesta en cerdos. El microorganismo también produce una hemolisina que se encarga de la hemólisis β en agar con sangre complementada con factor V y la reactividad a la prueba CAMP con *S. aureus*.
Actinobacillus artriditis	*A. arthriditis* se aísla de la bucofaringe de caballos sanos y como causa de septicemia y artritis de caballos enfermos.[268]
Actinobacillus suis	Esta especie causa septicemia, neumonía, gastroenteritis y artritis en lechones amamantados y recién destetados.[1124]
Actinobacillus ureae	Esta especie es una causa rara de infecciones de vías respiratorias en humanos (*véase* el texto).
Actinobacillus hominis	Este microorganismo participa como una causa infrecuente de infecciones de vías respiratorias en humanos (*véase* el texto).
"*Actinobacillus porcitonsillarum*"	Este microorganismo recientemente descrito, dependiente del factor V, se ha aislado de la amígdala, el pulmón y los tejidos hepáticos porcinos. Con base en análisis de la secuencia del ARNr 16S, esta "especie" tiene máxima relación con *A. pleuropneumoniae*.[1260] El microorganismo originalmente se consideró no patógeno, pero en el año 2007 se aisló "*A. porcitonsillarum*" de los ganglios linfáticos hiliares y el tejido pulmonar de un individuo dedicado a la matanza de cerdos con linfadenitis granulomatosa y neumonía.[970] Este microorganismo es β-hemolítico y positivo para la prueba de CAMP.
Genoespecie 1 de *Actinobacillus*	Esta genoespecie es causa de estomatitis en caballos.[268]
Genoespecie 2 de *Actinobacillus*	Esta especie innominada causa artritis y septicemia en caballos.[268]
Taxón 8 de Bisgaard	Este taxón se aisló de los aparatos respiratorios de cobayos.[136]
Taxón 26 de Bisgaard	Este taxón es señalado como causa de sinusitis y septicemia en patos.
Especies de *Actinobacillus* de ubicación incierta	
[*Actinobacillus*] *muris*	[*A.*] *muris* se aisló de la bucofaringe de los roedores.[136]

(*continúa*)

Especies de *Actinobacillus* sensu stricto	Hábitats en animales y enfermedades
[*Actinobacillus*] *seminis*	[*A.*] *seminis* se aisló primero de carneros con epididimitis, en los que causa infecundidad.[1202]
[*Actinobacillus*] *succinogenes*	Esta "especie" se aisló de ganado vacuno.[523]
[*Actinobacillus*] *rossii*	Esta "especie" originalmente se aisló de la vagina de cerdas puérperas.[272,1202]
[*Actinobacillus*] *porcinus*	Este microorganismo dependiente del factor V se ha aislado del aparato respiratorio de cerdos.[904]
[*Actinobacillus*] *capsulatus*	Esta especie es causa de artritis granulomatosa y septicemia en conejos, liebres y cobayos.
[*Actinobacillus*] *indolicus*	Esta "especie" indol positiva dependiente del factor V se aisló de vías respiratorias altas de cerdos.[904]
[*Actinobacillus*] *scotiae*	Este microorganismo se aisló originalmente de mamíferos marinos.[438]
[*Actinobacillus*] *delphinicola*	Esta "especie" originalmente se aisló de mamíferos marinos.[436]
[*Actinobacillus*] *minor*	[*A.*] *minor* es un aislamiento dependiente del factor V que se encuentra en el aparato respiratorio de los cerdos.[904]

TABLA 9-10 Características fenotípicas para la identificación de *Actinobacillus ureae* y *Actinobacillus hominis*

Característica	A. ureae	A. hominis
HEM SBA	–	–
OX	+	+
CAT	+	–
NO$_3$ RED	+	+
Requiere del factor X	–	–
Requiere del factor V	–	–
IND	–	–
URE	+	+
ODC	–	–
Hidrólisis de ONPG	–	+
Ácido a partir de:		
GLU	+	+
MAL	+[a]	+
FRU	+	+
SAC	+	+
LAC	–	+
XIL	–	+
MNTL	+	+
MAN	V	V⁻
GAL	–	+
TREH	–	+
RAF	–	+

Véase la nota al pie de la tabla 9-9 para conocer el significado de las abreviaturas que se emplean aquí.

[a] Unas cuantas cepas pueden producir reacciones positivas débiles o tardías.
+, reacción positiva; –, reacción negativa; V, reacción variable; ND, datos no disponibles.

Las cepas de *A. ureae* son sensibles a la mayoría de los antimicrobianos, incluyendo penicilina, ampicilina, cefalotina, cefoxitina, tetraciclina, SXT y aminoglucósidos.

A. hominis forma colonias mucoides y no mucoides, no hemolíticas, en agar sangre de carnero. El microorganismo es positivo para las reacciones de oxidasa, catalasa, ureasa y ONPG, pero negativo para la de indol. Produce ácido a partir de una amplia variedad de hidratos de carbono; estas características son útiles para la diferenciación entre *A. hominis* y *A. ureae*.

Especies de *Brucella*

Introducción

La brucelosis (infección por especies de *Brucella*) es de distribución mundial y se ha conocido históricamente como *fiebre ondulante, enfermedad de Bang, fiebre de Gibraltar, fiebre del Mediterráneo* y *fiebre de Malta*. Sir David Bruce aisló por primera vez el microorganismo en 1887, quien obtuvo un microorganismo de sospecha de cultivos esplénicos de soldados británicos que fallecieron por fiebre de Malta. Más tarde, se encontró que la leche, los quesos y otros alimentos fabricados a partir de la leche de cabra eran fuentes de infección para estos soldados. Se aislaron microorganismos similares de ganado vacuno, porcino y humanos expuestos a estos animales y sus productos. La brucelosis se reconoció como zoonosis de gran importancia económica y un motivo de preocupación para la industria de las aves de corral en muchas partes del mundo. En la actualidad, la brucelosis aún afecta a los humanos y animales en muchas partes del mundo, incluyendo Europa del sur, la región oriental del Mediterráneo, Medio Oriente, la península arábiga, Asia central y el subcontinente indio, México, Centroamérica y Sudamérica.[1002] La brucelosis animal se ha erradicado con éxito de varias partes del mundo, incluyendo los Estados Unidos, Europa del norte y el noreste de Asia. Las infecciones que se presentan en estas regiones por lo general son producto del viaje a zonas endémicas, la exposición a animales infectados o accidentes de laboratorio. La brucelosis se transmite en los animales a través del tubo digestivo, piel

TABLA 9-11 Características fenotípicas para la identificación de especies de *Actinobacillus sensu stricto* y de ubicación incierta

Especie	HEM SBA	OX	CAT	Proliferación en agar de MacConkey	NO₃ RED	IND	URE	ODC	ONPG	Requerimiento del factor V
Actinobacillus sensu stricto										
A. lignieresii	–	+	V+	V	+	–	+	–	+	–
A. equuli subsp. equuli	–	+	V+	V	+	–	+	–	+	–
A. equuli subsp. haemolyticus	β	+	+/+d	V	+	–	+	–	+	–
A. pleuropneumoniae	β	V	V	–	+	–	+	–	+	+
A. porcitonsillarum	β	V	–	–	+	–	+	–	+	+
A. arthritidis	–	+	+	V	+	–	+	–	+	+
A. suis	β	V+	V	V	+	–	+	+	V+	–
Actinobacillus genoespecie 1	–	+	+	V	+	–	+	–	+	–
Actinobacillus genoespecie 2	–	+	+	V	+	–	+	–	+	–
Taxón 8 de Bisgaard	–	+	+	ND	+	–	+	–	+	+
Taxón 26 de Bisgaard	β	+	+	ND	+	–	+	–	–	–
Especies de Actinobacillus de ubicación incierta										
[A.] muris	–	+	+	–	+	–	+	+	–	–
[A.] seminis	–	V	+	–	+	–	–	V	–	–
[A.] succinogenes	–	+	+	ND	+	–	–	ND	ND	–
[A.] rossii	V	V+	V+	V+	+	–	+	–	+	+
[A.] porcinus	–	ND	–	ND	+	–	+	–	+	+
[A.] capsulatus	–	+	+	+	+	–	+	–	+	–
[A.] indolicus	–	ND	+	ND	+	+	–	–	+	+
[A.] scotiae	–	+	–	–	+	–	+	V	+	–
[A.] delphinicola	–	+	–	–	+	–	–	V	–	–
[A.] minor	–	ND	–	ND	+	–	+	–	+	+

TABLA 9-11 Características fenotípicas para la identificación de especies de *Actinobacillus sensu stricto* y de ubicación incierta (*continuación*)

Especie	GLU	MAL	SAC	LAC	XIL	MNTL	TREH	MAN	ARAB	SBTL	GAL	INOS	RAF	MEL	SAL
Actinobacillus sensu stricto															
A. lignieresii	+	+	+	+	+	+	+	+	V	−	+	−	V	−	−
A. equuli subsp. equuli	+	+	+	+	+	+	+	+	V	−	+	−	+	+	−
A. equuli subsp. haemolyticus	+	+	+	+	+	V	+	+	−	V	+	−	+	+	−
A. pleuropneumoniae	+	+	+	+	+	+	−	+	−	−	+	−	V	−	−
A. porcitonsillarum	+	ND	−	ND	ND	−	ND	ND	−	−	+	−	ND	ND	ND
A. arthritidis	+	+	+	+	+	+	−	+	V	+	+	−	+	+	+
A. suis	+	+	+	+	+	−	+	+	V+	−	V+	−	+	+	+
Actinobacillus genoespecie 1	+	+	+	+	+	+	−	+	V	+	+	−	V	V	−
Actinobacillus genoespecie 2	+	V	+	+	+	+	−	+	−	−	+	−	+	+	+
Taxón 8 de Bisgaard	+	+	+	+	+	+	−	+	−	−	+	+	+	+	+
Taxón 26 de Bisgaard	+	+	+	−	−	V	+	+	−	+	−	−	−	−	−
Especies de Actinobacillus de ubicación incierta															
[A.] muris	+	+	+	−	−	+	+	+	−	−	V+	V+	+	+d	+
[A.] seminis	+	V	−	−	−	V	−	−	V	−	V	V	−	−	−
[A.] succinogenes	+	+	+	+	+	+	−	−	+	+	+	−	+	−	+
[A.] rossii	+	V−	−	+	+	+	−	V	+	+	+	+	V−	−	−
[A.] porcinus	+	V	+	V	ND	V	ND	V	V	V	V	V	V	ND	ND
[A.] capsulatus	+	+	+	+	+	+	+	+	V	+	+	−	+	+	+
[A.] indolicus	+	+	+	V	ND	−	ND	+	−	−	+	−	+	ND	ND
[A.] scotiae	+	−	−	+	−	−	−	−	−	−	V	−	−	−	−
[A.] delphinicola	+	−	−	−	ND	−	−	+	−	−	−	−	−	ND	−
[A.] minor	+	+	+	+	ND	ND	ND	+	−	−	+	−	−	ND	ND

+, reacción positiva; −, reacción negativa; V, reacción variable; +d, reacción variable, pero la mayoría de las cepas positivas; V+, reacción positiva débil; V+, reacción variable, pero la mayoría de las cepas positivas; V−, reacción variable, pero la mayoría de las cepas positivas; ND, datos no disponibles; HEM SBA, hemólisis en agar sangre de carnero; OX, oxidasa; CAT, catalasa; ODC, ornitina descarboxilasa; ONPG, o-nitrofenil-β-D-galactopiranósido.

+, reacción positiva; −, reacción negativa; V, reacción variable; ND, datos no disponibles; +, reacción positiva débil; V+, reacción variable, pero la mayoría de las cepas positivas; V−, reacción variable, pero la mayoría de las cepas negativas; +d, reacción positiva débil; GLU, glucosa; MAL, maltosa; SAC, sacarosa; LAC, lactosa; XIL, xilosa; MNTL, manitol; TREH, trehalosa; MAN, manosa; ARAB, arabinosa; SBTL, sorbitol; GAL, galactosa; INOS, inositol; RAF, rafinosa; MEL, melibiosa; SAL, salicina.

y membranas mucosas. Después de la infección, los microorganismos alcanzan los ganglios linfáticos y hay bacteriemia. En algunos animales (p. ej., infección del ganado vacuno por *Brucella abortus*), los microorganismos proliferan en el útero y las glándulas mamarias. La proliferación del microorganismo en las membranas coriónicas del animal preñado conduce al aborto. Muchos animales se recuperan de la infección de forma espontánea, pero continúan eliminando la bacteria durante períodos variables en la orina, las secreciones vaginales y la leche.

Taxonomía y epidemiología

Originalmente, el género *Brucella* incluía seis especies clásicas: *B. melitensis*, *B. abortus*, *B. suis*, *B. canis*, *B. neotomae* y *B. ovis*. En 1985, Verger y cols. encontraron que los aislamientos pertenecientes a las seis especies tenían una homología mayor del 90% entre sí y propusieron que todas las especies pertenecían a una sola (*Brucella melitensis*) y que las reconocidas deberían considerarse biovariedades (p. ej., *B. melitensis* biovariedades *melitensis*, *abortus*, *suis* y *canis*).[1300] Esta propuesta no fue aceptada por el subcomité sobre *Brucella* del Comité Internacional de Bacteriología Sistemática debido a las diferencias bioquímicas y serológicas entre las especies, sus rangos de hospederos divergentes, diferencias reconocidas en la virulencia y la presencia de genes y proteínas específicos de especie. La gravedad de las infecciones por especies de *Brucella*, la importancia de los diversos microorganismos en la agricultura y el potencial del bioterrorismo con diversas especies respaldaron aún más la decisión de conservar el esquema de clasificación tradicional.[986] Los estudios de genética molecular (p. ej., mapeo de endonucleasas de restricción) revelaron después polimorfismos del gen que permitían diferenciar *B. abortus*, *B. melitensis*, *B. suis* y *B. canis* en líneas de especies convencionales, aunque estos métodos no pudieron delinear las biovariedades dentro de las especies. Uno de los genes polimórficos que ayudan a diferenciar especies dentro de la familia *Brucellaceae* es el gen *omp2* de la porina, que codifica una proteína de 36 kDa de la membrana externa, encargada de determinar la sensibilidad a las tinciones empleadas para la identificación convencional de las especies. Las especies de *Brucella* son miembros de la familia *Brucellaceae* en el orden *Rhizobiales*, subdivisión α2 de *Proteobacteria*.[532] El orden *Rhizobiales* también incluye a las familias *Bartonellaceae*, *Rhizobiaceae*, *Phyllobacteriaceae* y *Aurantimonadaceae*. Las especies de *Brucella* tienen relación con especies de *Agrobacterium*, las endosimbióticas *Rhizobium* y *Mesorhizobium*, y las de *Bartonella*, *Ochrobactrum* y *Phyllobacterium*, que son microorganismos patógenos quimioautótrofos de vida libre de las plantas tropicales. Las especies de *Brucella* tienen mayor relación con *O. anthropi* del grupo 2 de hibridación, por lo cual se ha propuesto el nombre de una nueva especie, *O. intermedium*.[1152,1297] La relación genética de estos microorganismos es tan estrecha que *O. anthropi* fue reactivo en un análisis basado en PCR supuestamente "específico" para especies de *Brucella*.[320]

Los estudios de las relaciones genéticas de las especies de *Brucella* han revelado otras características exclusivas del género. Los genomas de las cinco principales especies de *Brucella* ya fueron secuenciados por completo y son similares en tamaño y estructura génica.[1217] El tamaño promedio del genoma dentro del género es de casi 3.29 Mb y consta de dos cromosomas circulares en todas las especies, excepto *B. suis* biovariedad 3, que tiene sólo uno.[665] El cromosoma 1 mide aproximadamente 2.11 Mb, el cromosoma 2, 1.18 Mb.[340,341] Cada cromosoma codifica funciones que son indispensables para la replicación y supervivencia del microorganismo, de ahí su clasificación como

cromosomas, y no como plásmidos. Las especies de *Brucella* no contienen los genes clásicos relacionados con la virulencia, no presentan cápsulas o pilosidades y no producen ninguna exotoxina conocida. No se ha descrito el intercambio genético de plásmidos a través de la transformación o conjugación en las especies de *Brucella*.[1166]

Las especies de *Brucella* se nombran de acuerdo con la especie de su hospedero primario y se subdividen adicionalmente en biovariedades con base en la aglutinación serológica con antígenos M y A "asociados con LPS lisos (S-LPS, de *smooth*)" (*véase* más adelante). *B. melitensis* se encuentra principalmente en cabras y ovejas, pero también se puede localizar en el ganado vacuno por contacto indirecto con rebaños de ovejas y cabras infectadas. Esta especie se divide en tres biovariedades (1 a 3). *B. abortus* es patógeno para el ganado vacuno, pero puede infectar ovejas, cabras, cánidos, caballos y humanos, e incluye ocho biovariedades (1 a 7 y 9). *b. suis* tiene cinco biovariedades: en los cerdos se encuentran las variedades 1, 2 y 3, en tanto la variedad 4 se encuentra en el reno y el caribú en las regiones del ártico de los Estados Unidos y Rusia, y la variedad 5 causa infecciones en pequeños rumiantes. *B. suis* biovariedad 1 se ha establecido también en ganado de Brasil y Colombia. Las cepas de *B. canis* incluyen una sola biovariedad y se presentan en perros (en especial sabuesos) en los Estados Unidos, México, Argentina, España, China, Japón y Túnez.[1417] *B. ovis* y *B. neotomae* tienen una sola biovariedad y se halla en carneros y ratas de bosque, respectivamente. Se ha demostrado la diferencia antigénica entre las biovariedades existentes para toda especie de *Brucella*, estableciendo que las clasificaciones de tales variedades requieren mayor estudio y expansión. *B. melitensis*, *B. abortus* y *B. suis* se relacionan con enfermedades humanas, donde se considera a la primera como la especie más virulenta, seguida por *B. suis* y *B. abortus*. *B. canis* rara vez causa infecciones en los humanos, y aquellas que se informaron a menudo tuvieron relación con un laboratorio. *Brucella microti*, una nueva especie terrestre del género, se describió en el año 2008 con base en dos aislamientos obtenidos de muestras clínicas del ratón campestre común, *Microtus arvalis*, en la República Checa.[1153,1155] Estas cepas contenían el gen *omp2a*, que se encuentra en las especies de *Brucella* marinas (*véase* más adelante), pero el gen *omp2b* fue similar al que se halló en las especies terrestres, que también se han aislado de ganglios linfáticos mandibulares de zorras rojas en Austria y de muestras del suelo.[1154,1155] Más recientemente, se aisló una nueva especie, *Brucella inopinata*, de la herida de un implante de mama de una mujer de 71 años con síntomas de brucelosis,[333,1156] que inicialmente se llamó *cepa BO1*. En el 2010 se aisló BO2 de una muestra de biopsia de pulmón de un hombre australiano de 52 años de edad con neumonía necrosante.[1256] Las características fenotípicas sugirieron una especie de *Brucella* y la secuenciación genética del ARNr 16S fue idéntica a la de *B. inopinata* (cepa BO1). Estas dos cepas de *B. inopinata* forman un racimo filogenético distintivo en el género *Brucella*. Por último, en el 2009 se obtuvo un aislamiento nuevo de especies de *Brucella* de cultivos uterinos de dos babuinas que presentaron óbitos fetales.[1147] La caracterización filogenética de los microorganismos confirmó su inclusión en el género *Brucella*, donde el pariente más cercano fue *B. ovis*.

Durante la década de 1990 se aislaron varias bacterias similares a *Brucella* de los restos mortales de animales marinos, incluyendo focas, marsopas, delfines, nutrias y ballenas.[175,283,432,638] Los aislamientos de estos hospederos marinos mostraron una relación mayor del 77% con el género *Brucella* por hibridación de ADN.[1299] También se encontró El IS*711*, un elemento de inserción genética que se encuentra en todas las especies de *Brucella*, en aislamientos de mamíferos marinos, y en función del mapeo de endonucleasas de restricción y la detección de múltiples copias de IS*711*, se propuso la especie "*Brucella maris*" para los aislamientos de mamíferos marinos.[283,287] Estas cepas también podrían agruparse en biovariedades según sus características fenotípicas y bioquímicas.[638] Otros investigadores examinaron el gen *omp2* de estas cepas e identificaron polimorfismos que respaldaban y correspondían con las designaciones de biovariedad descritas por Jahans y cols.[288] Las especies de *Brucella* reconocidas contienen dos genes *omp2*, constituidos cada uno por una copia de *omp2a* y *omp2b*, o dos de *omp2a*. Las especies de *Brucella* marinas portan dos copias del gen *omp2b* y su secuenciación reveló heterogeneidad significativa entre los aislamientos marinos, que indican que estos microorganismos abarcan más de una sola especie ("*B. maris*"), como se había propuesto.[283,288] De acuerdo con estos datos, y de manera compatible con la inclusión de hospederos preferenciales en la consideración de la clasificación taxonómica, se propusieron al menos dos nuevas especies incluidas en "*Brucella maris*": *Brucella pinnipediae* para aislamientos de focas, y *Brucella cetaceae* para los correspondientes de cetáceos.[288] Los aislamientos que se obtuvieron de fetos de delfín nariz de botella abortados también se caracterizaron y se propuso para ellos el nombre de "*Brucella delphini*".[890] Las secuencias serológicas de especies de focas, marsopas, delfines y ballenas han mostrado que los anticuerpos contra las especies de *Brucella* están ampliamente distribuidos entre los mamíferos marinos y el análisis molecular mostró que los aislamientos de ballenas, focas, marsopas y delfines corresponden a especies de *Brucella*, pero difieren entre sí y de otras especies de *Brucella* existentes en muchos aspectos, incluyendo la estructura del LPS y las proteínas de la membrana externa.[98,175,647] En estudios adicionales que incluyeron características de restricción de los genomas de estas bacterias, se reconocieron tres grupos clonales que correspondieron a hospederos específicos (focas, marsopas y delfines).[157] En el año 2007, Foster y cols. propusieron dos nuevas especies, *B. pinnipedialis* y *B. ceti*, para las cepas de *Brucella* con sus hospederos preferidos, focas y cetáceos, respectivamente.[435] En estos hospederos, las especies mencionadas de *Brucella* causan enfermedad del SNC, hígado, pulmón y genitourinaria, así como abortos.[321,433,638] La caracterización de cepas de mamíferos marinos por abordajes de biotipificación de especies de *Brucella* y técnicas moleculares nuevas señaló que las cepas originadas de cetáceos estaban en dos grupos, con delfines o marsopas como hospederos preferidos.[331] Estos datos fueron compatibles con otros estudios que mostraron subgrupos dentro de las especies propuestas de *B. ceti*.[157,519,636] Las cepas aisladas de focas estuvieron en otro grupo correspondiente a la especie propuesta, *B. pinnipedialis*. En la edición más reciente del *Bergey's Manual of Systematic Bacteriology* se incluyen tres nuevas especies, *Brucella phocae* (focas), *Brucella phocoenae* (marsopas) y *Brucella delphini* (delfines).[306]

Las pruebas también sugieren que estas nuevas especies pueden tener un potencial patógeno ampliado. Rhyan y cols. inocularon a seis especies de vacunos con el aislamiento de *Brucella* de una foca común y encontraron que todos los animales presentaron seroconversión en las pruebas usadas para detectar anticuerpos contra *B. abortus*. Dos de los animales vacunos abortaron y se aislaron especies de *Brucella* de los óbitos fetales, lo que indica que estas cepas son patógenas también para los mamíferos terrestres.[1083] Además, ha habido informes de infecciones en humanos (p. ej., neurobrucelosis) por cepas de mamíferos marinos.[173,873,1204] Un técnico de laboratorio que trabajaba con aislamientos marinos presentó síntomas de brucelosis, que se confirmó por aislamiento e identificación de polimorfismos de restricción de longitud de fragmentos por PCR (RLFP, *restriction fragment length polymorphism*) de especies marinas de *Brucella*, quien también mostró una respuesta serológica al microorganismo.[173] Dos pacientes de Perú fueron objeto del diagnóstico de neurobrucelosis por una especie de *Brucella* de mamífero marino, según se demostró mediante el aislamiento y

confirmación por PCR y secuenciación.[1204] En el 2006, un hombre de Auckland del sur, Nueva Zelanda, fue objeto del diagnóstico de osteomielitis raquídea; el microorganismo aislado inicialmente se identificó como *B. suis*, pero por PCR-RLFP y secuenciación de los genes *bp26*, IS*711* y *omp* se encontró similar a especies de *Brucella* provenientes de delfines nariz de botella.[873] Se requiere trabajo adicional para delinear las relaciones filogenéticas entre estas nuevas especies, para precisar sus relaciones con las de *Brucella* reconocidas actualmente y para determinar los factores de virulencia relacionados con las infecciones en los animales y humanos.

En los Estados Unidos, la incidencia de brucelosis humana ha disminuido constantemente como resultado de las medidas de control implementadas en la industria de las aves de corral, que incluyen la vacunación de animales jóvenes y el sacrificio de los animales enfermos o de edad avanzada que presentan pruebas serológicas de infección. En la época del Programa de Erradicación de la Brucelosis por Cooperación de Estados Federales y el inicio de la pasteurización de los productos lácteos en 1945, se informaron a los CDC casi 6 000 casos en humanos cada año. Durante la década de 1970, la brucelosis en los Estados Unidos se atribuyó a infecciones por *B. suis* en trabajadores de mataderos. En 1981, la incidencia anual comunicada de brucelosis humana doméstica había descendido a 185 casos, y desde entonces se han informado menos de 200 casos anuales. En 2007, por ejemplo, se informaron 131 casos de brucelosis en los Estados Unidos, y los estados con las cifras más altas de casos informados fueron California, Texas y Florida.[222] La brucelosis humana probablemente se subestima y se subinforma, con cálculos de que al menos 25 casos pasan inadvertidos por cada uno que se diagnostica. El consumo humano de leche de oveja o cabra o de carne contaminada que contiene *B. melitensis* es una fuente principal de brucelosis humana en todo el mundo.[342,1239,1317] Las infecciones por especies de *Brucella* adquiridas en aquel país se han diagnosticado en individuos que viven en Texas y California que ingirieron queso mexicano preparado con leche de cabra no pasteurizada.[260] La mayoría de los casos en el norte de los Estados Unidos representan en gran parte la enfermedad adquirida a través de los viajes internacionales o el consumo de alimentos importados contaminados. En los estados occidentales, centrales del sur, de las montañas y el Pacífico de dicha nación, la enfermedad afecta sobre todo a poblaciones latinas en zonas fronterizas con México.[368] Con la disponibilidad y popularidad crecientes de los viajes internacionales, muchos pacientes con brucelosis que son residentes estadounidenses han visitado países donde el microorganismo es endémico en manadas de ovinos/bovinos y, en consecuencia, está presente en productos lácteos crudos, no pasteurizados. La infección refleja parcialmente la participación de aspectos de las culturas extranjeras que son muy atractivas para los viajeros (p. ej., "vivir como los nativos"). En el recuadro 9-7 se incluye una breve discusión de la epidemiología mundial de la brucelosis.

Puede ocurrir exposición ocupacional en trabajadores de mataderos, granjeros, veterinarios, rancheros y empleados de empacadoras de carne; estos individuos adquieren la infección por contacto con animales infectados, sus productos de la concepción o líquidos corporales. La transmisión de un humano a otro es rara, pero hay informes de la transmisión sexual de especies de *Brucella*.[840,1375] En el 2007 se documentó la transmisión de un humano a otro en un obstetra que realizó una cesárea de urgencia a una mujer en su semana 24 de embarazo.[884] Un residente de pediatría y un neonatólogo que proporcionaron atención al lactante prematuro también fueron diagnosticados posteriormente con infección por especies de *Brucella*. El mismo microorganismo se aisló de la madre y su neonato infectado de manera congénita. Se han transmitido infecciones por especies de *Brucella* a través de transfusiones sanguíneas y trasplante de médula ósea y riñón de donadores infectados.[18,402,731,1408] La infección

9-7

Epidemiología global de brucelosis

La brucelosis ocurre en todas las regiones de los hemisferios terrestres, oriental y occidental. En Latinoamérica, México es una región de alta endemicidad en todas sus regiones norteñas limítrofes con los Estados Unidos, así como en los sectores noroeste y central norte.[813] Se han aislado de animales en México *B. melitensis,* biovariedades 1-3, *B. abortus* biovariedades 1, 2 y 4-6, *B. suis,* biovariedad 1, y *B. ovis*. *B. abortus* se encuentra principalmente en el ganado vacuno, aunque la coexistencia de hatos de ganado vacuno y caprino ha dado como resultado algunas infecciones por *B. melitensis* en los primeros. La brucelosis humana en México se asocia con la exposición ocupacional y la infección a través de productos lácteos contaminados, ya que más del 35% de la leche de vaca y el 85% de la de cabra se consumen sin pasteurizar.[813] De las infecciones comunicadas en humanos en México, el 93% son causadas por *B. melitensis* de origen caprino, el 5% por *B. melitensis* de origen bovino, el 1.5% por *B. abortus* y 0.5% por *B. suis* de origen bovino. La brucelosis se encuentra en todos los países de Centroamérica, incluyendo Guatemala, Belice, Honduras, El Salvador, Nicaragua, Costa Rica y Panamá. Las tasas de infección en hatos de reses van del 10 al 25%. Las enfermedades bovinas y porcinas por *B. melitensis* y *B. suis,* respectivamente, se encuentran en todos los países de Centroamérica y se ha observado brucelosis bovina y caprina en Guatemala.[908] Guatemala y Costa Rica tienen la prevalencia más alta de la enfermedad, en tanto El Salvador presenta la más baja. En Sudamérica, la brucelosis no es endémica en esta parte del continente. *B. melitensis* se encuentra predominantemente en Perú y el occidente de Argentina. *B. abortus* se encuentra en el ganado vacuno del oriente de Argentina y otros países de Sudamérica. De 1994 a 2006 emergieron *B. suis* y *B. melitensis* como las especies aisladas con mayor frecuencia en Argentina, con una disminución concomitante de la prevalencia de *B. abortus*.[809] En este país, la prevalencia calculada de la enfermedad caprina es del 20-25%, y la de infección bovina del 11-13%.[1133] En Venezuela, la prevalencia de brucelosis en hatos de reses y búfalos es de casi del 10%, con esfuerzos en proceso para controlar y erradicar la enfermedad.[446] Aunque se dispone de pocos datos debido al subinforme, Brasil sigue en riesgo de la infección, ya que tiene la población comercial de ganado vacuno más grande del mundo.

En la Unión Europea y Europa oriental, muchos países han erradicado exitosamente la brucelosis, como Suecia, Noruega, Dinamarca, Finlandia, Austria, Holanda y Gran Bretaña. Alemania, Bélgica, Luxemburgo y Suiza también se consideran países sin *Brucella*. Francia erradicó exitosamente la brucelosis y las infecciones que ocurren se deben a brotes localizados asociados con el consumo de productos lácteos importados de España. Este país se considera una región endémica con alta incidencia de brucelosis, pero en las regiones de España se ha observado una reducción sustancial y constante del número de infecciones humanas a partir de 1997. Portugal tiene fronteras con regiones de alta endemicidad de España, pero en el resto de su territorio se han atestiguado reducciones de la enfermedad desde 1999. La incidencia de la enfermedad en Italia mostró una disminución constante durante los últimos 30 años, pero desde el 2003 no ha ocurrido de manera uniforme en todo el país. Se informan pocas infecciones en el norte y centro de Italia, mientras que la mayoría ocurren en el sur y Sicilia.[846] La disparidad italiana refleja la distribución de los recursos y el acceso a la atención sanitaria, mejores en el norte en comparación con las regiones sureñas. Grecia, Macedonia y Albania aún son regiones de alta endemicidad, donde las últimas dos naciones presentan la incidencia más alta de la enfermedad en Europa.[1238] Antes de la década de 1990, los aumentos en la prevalencia de la enfermedad en Grecia se debían a la importación ilegal de animales infectados o productos lácteos desde Albania. En Grecia, los hatos de reses están infectados por *B. abortis* y *B. melitensis*.[1238] Para 1995, después de las guerras civiles o disturbios internos que dieron como resultado la formación de nuevos países, se reconoció que la enfermedad tenía alta endemicidad en Turquía, Croacia y la Antigua República Yugoslava de Macedonia. La enfermedad se encuentra en la península de los Balcanes y se han observado aumentos en Kosovo y Bosnia y Herzegovina.[963] Bulgaria estuvo sin brucelosis desde 1958 hasta el 2005, fecha en la cual se documentó un resurgimiento de la enfermedad.[1123]

En Asia, el Medio Oriente es una región de alta endemicidad; 5 de los 10 países con la más alta incidencia de brucelosis humana se encuentran ahí. Las guerras y la hambruna constantes, así como la falta de infraestructura para el seguimiento y traslado no regulado de animales a través de fronteras abiertas en esta parte del mundo, contribuyen a la falta de control de la enfermedad y su diseminación tanto en animales como en humanos.[541] Siria tiene la más alta incidencia anual de la enfermedad en el mundo, y se infectan grandes cantidades de pacientes cada año en Arabia Saudita, Turquía, Irán, Pakistán, Omán y Emiratos Árabes Unidos. En Kuwait se observó una alta incidencia de la enfermedad antes de la década de 1990 por su amplia distribución en el ganado vacuno. Durante la invasión iraquí de 1991, grandes cifras de muertes de aves de corral dieron lugar a disminuciones sustanciales de las infecciones humanas, pero no se han mantenido. El control de la enfermedad en Jordania, Líbano e Israel está mejorando, aunque se ha comunicado una cantidad creciente de casos en Palestina en años recientes. Entre los países de la antigua Unión Soviética, siete (Kirguistán, Tayikistán, Kazajistán, Uzbekistán, Armenia, Georgia y Turkmenistán) se encuentran dentro de las 25 naciones con la incidencia más alta de la enfermedad en el mundo, y la vecina Mongolia tiene el segundo lugar.[1317] La conmoción política y social de esta región dio como resultado la pérdida del control de poblaciones de aves de corral y ha impedido el reconocimiento y detección de la enfermedad, así como la implementación de intervenciones que

(*continúa*)

restablezcan su control. En China, la incidencia de brucelosis humana disminuyó entre 1964 y 1994 como resultado de un gran programa de vacunación. A partir de entonces, la enfermedad en humanos y animales ha aumentado, con *B. melitensis, B. abortus* y *B. suis* como las especies prevalentes en varias provincias.[347] Aunque la prevalencia de brucelosis en China es creciente, se ha instituido una red de seguimiento nacional para poner en cuarentena y eliminar a los animales infectados, así como para vacunar a los animales domésticos.[347] La incidencia de la enfermedad en Corea del Sur también está aumentado. En el subcontinente indio, la brucelosis constituye un problema de salud pública creciente significativo.[833] Los residentes, en particular de áreas rurales, viven en estrecho contacto con poblaciones de animales domésticos y silvestres, y los microorganismos están muy diseminados en vacas, cabras, ovejas, cerdos y cánidos. Ha habido grandes brotes en granjas lecheras, que originó leche infectada, abortos y mortinatos; el personal dedicado a la manipulación de productos lácteos presenta altas tasas de infección, según se determina por estudios serológicos. Aunque *B. abortus* se encuentra en la India, *B. melitensis* es la especie predominante que se aísla de humanos, cabras, ovejas y muestras de leche.

La brucelosis es endémica del norte de África, y Argelia tiene la décima ubicación más alta de incidencia anual en todo el mundo. Existen especies de *Brucella* en la África subsahariana, pero se cuenta con pocos datos acerca de su prevalencia y tampoco hay redes sanitarias, seguimiento constante o programas de vacunación. Se han detectado brotes de brucelosis en Uganda, que incluyen la transmisión del ganado vacuno a los humanos, pero sigue sin control debido a la falta de recursos. Las altas incidencias de paludismo, infección por VIH y tuberculosis eclipsan la importancia y el impacto de la brucelosis en el subcontinente africano.[844] Se ha documentado brucelosis humana en Nigeria, Kenia, Etiopía, Tanzania, Uganda, Camerún, Burkina Faso, Malí, Namibia, Suazilandia, Chad y República del Congo. Se dispone de pocos datos acerca de la incidencia de la enfermedad en Egipto, Marruecos, Túnez y Libia.

neonatal se puede adquirir por vía transplacentaria, durante el parto o por ingestión de leche materna contaminada.[997]

Las especies de *Brucella* también constituyen un riesgo ocupacional para los trabajadores de laboratorio debido a accidentes, derrames y manipulaciones inapropiadas de las muestras o cultivos que las contienen.[220] Han ocurrido infecciones por aspiración de cultivos en placas de Petri, derrame de frascos de hemocultivo, exposición mucocutánea a suspensiones de microorganismos, aerosoles generados por roturas de tubos de centrifugadora y desempeño de labores de cultivo en el laboratorio.[425,1092] En el año 2000 se informaron siete infecciones adquiridas por *B. melitensis* en el laboratorio de un centro médico del sur de Israel[1389] producidas por tres biovariedades diferentes de *B. melitensis*, lo cual indica exposiciones múltiples, y las infecciones se presentaron en un período de tres meses cuando el 10% de 530 hemocultivos positivos mostraron proliferación de especies de *Brucella*. Durante la investigación no se encontraron fuentes o violaciones de la seguridad en el laboratorio. También se diagnosticó *brucelosis* en siete empleados hospitalarios (seis tecnólogos de bacteriología y un patólogo) durante un período de nueve años en un hospital de Riad, Arabia Saudita.[881] Las infecciones se diagnosticaron por serología, junto con signos y síntomas clínicos compatibles. La morbilidad resultante incluyó recaídas en dos pacientes y complicaciones (flebitis infecciosa, prótesis infectadas, epididimitis y espondilitis lumbar) en otros cuatro. Las infecciones en los técnicos se siguieron hasta el manejo de los cultivos de *Brucella*. En un informe de Italia, 12 laboratoristas resultaron infectados después de la rotura accidental de un tubo de centrifugadora.[425] Aunque en los laboratorios involucrados en estos accidentes se utilizaron gabinetes de seguridad biológica de clase II para las manipulaciones de muestras y cultivos, el riesgo de infecciones adquiridas en un laboratorio es significativo, en particular en aquellos ubicados en regiones endémicas. El estricto apego a los protocolos de seguridad y procedimientos en todos los laboratorios, así como en la vigilancia y atención cuando se manipulan muestras/cultivos, es un requerimiento absoluto para la prevención de infecciones de cualquier tipo adquiridas en

el laboratorio. Se recomiendan las prácticas de bioseguridad, equipo de contención e instalaciones de nivel 3 (BSL-3, *biosecurity level 3*) para todas las manipulaciones de cultivos de especies de *Brucella*.[1279]

Virulencia de especies de Brucella

Las especies de *Brucella* son microorganismos intracelulares facultativos y su espectro de enfermedad se explica parcialmente por su capacidad para evadir los mecanismos de defensa del hospedero al adoptar una existencia intracelular. Las especies de *Brucella* no cuentan con los genes clásicos relacionados con la virulencia y no producen factores de virulencia habituales, como cápsulas, pilosidades, fimbrias, exotoxinas, citolisinas o hemolisinas.[447,1147] Estos microbios no portan plásmidos o bacteriófagos lisogénicos, y no muestran mecanismos de intercambio genético. Las especies de *Brucella* presentan variación o "disociación antigénica"; las colonias cambian de una morfología "lisa" a una "rugosa", que resulta en pérdida de virulencia y reactividad disminuida de los anticuerpos específicos en su contra. La variación antigénica es el resultado de una menor expresión de los genes que codifican la glucosilación de los fragmentos de polisacárido del LPS de la pared celular. Los microbios en la fase lisa poseen S-LPS y son resistentes a la eliminación intracelular por macrófagos, monocitos y PMN.[19] El LPS de *B. melitensis, B. abortus* y *B. suis* contiene dos determinantes antigénicos llamados A ("abortus") y M ("melitensis"). Además de proveer marcadores para las determinaciones de las biovariedades, estas moléculas también participan en la virulencia del microorganismo. Los anticuerpos monoclonales contra S-LPS son de protección en modelos animales y los aislamientos en colonias lisas que perdieron S-LPS presentan una patogenicidad atenuada en los ratones. Las cadenas O de S-LPS (antígeno somático) de las cepas *B. melitensis* y *B. abortus* de colonias lisas están constituidas por polímeros de 4,6 didesoxi-4-formamido-D-manosa (p. ej., *N*-formil-D-perosamina). En el S-LPS de *B. abortus*, la cadena O contiene casi 100 fragmentos, y la mayor parte de éstos poseen un enlace α 1,2 y un pequeño porcentaje en enlace α 1,3 (determinantes A). En las cadenas O de *B. melitensis*, ocurren enlaces α, 1,2 y α 1,3 con un cociente de 4 a 1 (determinantes M). El antígeno serodominante tiende a ser de forma bacilar, determinado por cinco enlaces consecutivos α 1,2 y el antígeno serodominante M tiene forma "plegada" porque el cuarto fragmento se une con el quinto mediante un enlace α 1,3. La expresión frecuente de la *N*-formil-D-perosamina α 1,2 no terminal causa la reactividad cruzada que hay entre S-LPS de las cepas de *B. abortus* de colonia lisa y *B. melitensis* de colonia lisa y la reactividad cruzada que se observa con otras especies (p. ej., *Vibrio cholerae* O:1, *Yersinia anterocolitica* O:9, *Escherichia coli* O:157, *Salmonella* O:30 y *Stenotrophomonas maltophilia*). La aglutinación en laminilla de los enzimoinmunoanálisis (EIA) con anticuerpos policlonales o monoclonales específicos de los epítopos A o M se utiliza para determinar la predominancia del antígeno A o M y las asignaciones de variedad serológica de las especies de *Brucella*. *B. abortus*, *B. melitensis* y *B. suis* pueden ser positivas para el antígeno A o M, o ambos. Las determinantes antigénicas A y M no se encuentran en *B. canis* o *B. ovis*, especies característicamente de colonias rugosas, sin mostrar variación de fase y con un rango de hospedero restringido. Su estructura exclusiva hace al LPS de especies de *Brucella* una molécula varios cientos de veces menos tóxica que la presente en los bacilos gramnegativos entéricos.[750]

Las especies de *Brucella* se transmiten a los humanos por tres vías principales: contacto directo con tejidos animales infectados, ingestión de carne o productos lácteos contaminados, e inhalación de los microorganismos por aerosol. Una vez dentro del hospedero, los microbios son fagocitados y empieza su adaptación al ambiente intracelular. Las especies de *Brucella* producen enzimas (p. ej., superóxido-dismutasa, catalasa, peroxidasa) que neutralizan productos intermedios reactivos de oxígeno dentro del macrófago, sintetizados para inhibir la multiplicación bacteriana.[478] El S-LPS también actúa para inhibir la síntesis de mediadores inmunitarios (p. ej., complemento, ácido nítrico, factor de necrosis tumoral) y altera la capacidad de la célula infectada para procesar antígenos extraños, lo cual influye en la respuesta inmunitaria del hospedero a nivel celular. El S-LPS también puede inhibir la muerte celular programada (apoptosis) de las células infectadas.[517] El sistema de percepción quórum de dos componentes (BvsR/BvrS) de las especies de *Brucella* regula la expresión de los genes que codifican las proteínas de la superficie celular que participan en la unión a la célula y la supervivencia en su interior. Las proteínas periplásmaticas específicas, denominadas *glucanos periplasmáticos osmoregulados*, interactúan con los lípidos de la membrana hospedera con la función de interrumpir el ciclo de fusión fagosoma-lisosoma.[55,804] La supervivencia intracelular también es mediada en parte por el locus *virB*, un operón de 12 genes que codifica varias proteínas que constituyen el sistema de secreción de tipo IV, indispensable para la virulencia.[152] Las proteínas del *operón virB* interactúan con el retículo endoplásmatico de la célula y las vesículas interiorizadas que contienen las bacterias, ayudando a la neutralización del pH vesicular y favoreciendo así la replicación bacteriana dentro de las células.[153] Las células infectadas en el SRE en un momento dado degeneran y liberan a los microorganismos intracelulares. Las bacterias, a su vez, son fagocitadas por otros macrófagos y monocitos. El patrón de la fiebre, de aparición y desaparición, que se observa en la brucelosis, tiene relación con la liberación periódica de bacterias y sus componentes desde las células fagocíticas. La bacteriemia intermitente da como resultado el sembrado hematógeno de otros órganos y tejidos, lo que lleva a las manifestaciones clínicas propias de la brucelosis en el humano.

El espectro clínico de la brucelosis depende de muchos factores, incluyendo el estado inmunitario del hospedero, la presencia de otras enfermedades/trastornos subyacentes, y la especie y virulencia del microorganismo infectante. Las recaídas y recidivas de la enfermedad se controlan hasta cierto grado por un equilibrio entre la virulencia del microbio y la presencia de una respuesta inmunitaria celular, íntegra, funcional. Como sucede con otros microorganismos patógenos intracelulares, se producen anticuerpos humorales, pero se requieren los mecanismos de defensa inmunitaria celular para contener a las bacterias intracelulares. La mayor virulencia de *B. melitensis* y *B. suis* se ha visto respaldada por estudios *in vivo* en animales infectados experimentalmente, y por estudios *in vitro* de revisión de la fagocitosis, supervivencia intracelular y respuestas de los linfocitos ante diferentes especies. Las enfermedades causadas por *B. abortus* y *B. canis* son de inicio insidioso, pero tienden a producir síntomas constitucionales más leves y complicaciones menos graves.

Como estos microorganismos son infecciosos a través de aerosoles según lo demuestran las infecciones adquiridas en el laboratorio, las especies de *Brucella* son una de varias bacterias que se consideran agentes potenciales para las actividades de guerra biológica y bioterrorismo. Las especies de *Brucella* podrían transmitirse por dispersión en aerosol y quizás sobrevivan tanto en el suelo como en el agua durante varias semanas, esto permite períodos de infectividad inmediatos o diferidos. En los Estados Unidos se investigó a *B. suis* como una potencial arma durante las décadas de 1940 y 1950, y es posible que otros países hayan hecho esfuerzos similares. Los informes de cuadros clínicos inusuales junto con pruebas serológicas falsas de anticuerpos contra especies de *Brucella* han dado origen a investigaciones que incluyen a los CDC y el FBI en cuanto a la posible actividad bioterrorista con estas especies. No hay vacuna disponible contra las especies de *Brucella*, y la que existe contra *B. abortus* tiene autorización sólo para uso veterinario. El tratamiento profiláctico con doxiciclina y rifampicina después de un suceso infectante ha sido eficaz para la prevención de la enfermedad en los individuos expuestos.

Espectro clínico de brucelosis

Las infecciones por especies de *Brucella* pueden ser difíciles de diagnosticar por el amplio espectro de manifestaciones clínicas relacionadas (recuadro 9-8).[837,1177] Después de un período de incubación de casi 2-3 semanas (rango de 1 semana hasta 2-3 meses), el inicio de los síntomas puede ser abrupto o insidioso, con progresión durante días a semanas. Los síntomas inespecíficos que presentan la mayoría de los pacientes infectados son fiebre, diaforesis nocturna, escalofríos y malestar general, a menudo acompañados por cefalea, mialgias y artralgias intensas. La mayoría de los individuos con bacteriemia acuden con una enfermedad febril aislada, o con fiebre y artritis. También se pueden presentar linfadenopatías, esplenomegalia y hepatomegalia. En algunos pacientes se observan manifestaciones cutáneas y complicaciones vasculares (p. ej., lesiones similares a las de eritema nudoso, exantemas maculopapulares y papulonodulares y trombosis venosa profunda). La "fiebre ondulante" es sinónimo de brucelosis (en especial la causada por *B. melitensis*) a causa de las fiebres que se presentan periódicamente durante lapsos prolongados, sobre todo por la noche, con mantenimiento de temperaturas normales en el día, durante 2-3 semanas. Después, puede haber días en los que el paciente curse afebril y se sienta relativamente bien, sólo para experimentar después otro ciclo de fiebre. Los síntomas aparecen y desaparecen porque los microorganimos están contenidos en granulomas y por su liberación subsiguiente (o de LPS) hacia la circulación. La brucelosis asume características de una enfermedad debilitante y crónica. Los pacientes a menudo son objeto de cultivos múltiples para determinar la causa de una "fiebre de origen desconocido". Las brucelosis agudas y crónicas

Espectro clínico de la brucelosis

Infección(es)	Comentarios
Osteoarticulares	La afección de huesos y articulaciones (p. ej., artritis, bursitis, sacroilitis, espondilitis, osteomielitis) es la complicación descrita de manera más frecuente de la brucelosis, en aproximadamente el 10% de los pacientes. Se observa con mayor frecuencia después de la bacteriemia por *B. melitensis*.[15,1078,1400] La artritis y la sacroilitis se asocian con la enfermedad aguda en pacientes pediátricos, mientras que se observan con mayor frecuencia espondilitis, osteomielitis vertebral osteítis y abscesos epidurales y paravertebrales en las infecciones crónicas de individuos de edad avanzada y en aquellos con enfermedad subyacente (p. ej., infección por VIH).[15,93,469,1400] La artritis suele afectar la cadera y las rodillas, pero también ocurre en articulaciones pequeñas. Los microorganismos se han aislado de líquidos articulares procesados por centrifugación para lisis.[1384] Los pacientes con espondilitis suelen presentar fiebre, malestar general, dolor dorsal bajo y dificultad para deambular.[1239,1400] Suelen ser útiles las gammagrafías óseas, tomografías computarizadas, resonancias magnéticas y métodos más recientes (p. ej., modalidades de recuperación e inversión atenuada por líquido [FLAIR, *fluid-attenuated inversion recovery*]), para detectar invasiones óseas y de tejidos blandos, y las complicaciones, como abscesos pararaquídeos y paravertebrales.[25,92,831] La osteomielitis por brucelosis puede afectar también implantes protésicos, articulares y no articulares.[1249] En 2006 se documentó un caso de osteomielitis y bacteriemia por una especie de *Brucella* de mamífero marino en un hombre de 43 años de Nueva Zelanda.[873]
Del SNC	Se observa neurobrucelosis en menos del 5% de los pacientes y se presenta con mayor frecuencia como meningoencefalitis subaguda o crónica, pero puede hacerlo como encefalitis, meningitis, meningomielitis o ataxia cerebelosa.[9,1248] El LCR suele mostrar pleocitosis, aumento de proteínas y glucosa de baja a normal. Los pacientes pueden parecer aguda o crónicamente enfermos, o en realidad tener un aspecto y una autopercepción relativamente buenos (p. ej., sin fiebre o rigidez de nuca). Algunos pacientes infectados pueden presentar papiledema, síntomas visuales, neuropatías periféricas, parálisis de nervios craneales y afección de los nervios motor ocular externo/óptico.[681] La trombosis de vasos sanguíneos pueden llevar a infarto cerebral/talámico y hemorragia, encefalitis, mielitis y neuropatía periférica.[9,651] Los abscesos raquídeos epidurales, empiemas subdurales, abscesos pararaquídeos, quistes dermoides intramedulares y abscesos cerebrales son raros, pero ocurren ocasionalmente.[280,1020,1141,1186] También se ha documentado infección del SNC que produce colonización de una derivación ventriculoperitoneal y el desarrollo subsiguiente de peritonitis por *B. melitensis*.[35] El cultivo de LCR en cuanto a especies de *Brucella* resulta negativo en más del 75% de los casos, aunque los hemocultivos pueden ser positivos. Los métodos moleculares han sido útiles para detectar especies de *Brucella* en muestras de LCR, y la afección del SNC por éstas se puede diagnosticar mediante pruebas serológicas de LCR.[295,681] El tratamiento suele involucrar a agentes antimicrobianos múltiples, incluyendo aminoglucósidos, doxiciclina y rifampicina, y debe continuarse durante 8-12 semanas. Algunos pacientes han respondido a una cefalosporina de tercera generación (p. ej., ceftriaxona) combinada con doxiciclina y rifampicina.[681]
De vías respiratorias	La afección del aparato respiratorio es un suceso raro en las infecciones por especies de *Brucella*, y puede ser producto de la diseminación hematógena a los pulmones o secundaria a la inhalación directa de microorganismos en aerosol.[1001] Las manifestaciones clínicas de la brucelosis pulmonar incluyen bronquitis, bronconeumonía, absceso pulmonar, nódulos pulmonares, linfadenopatía hiliar, neumonitis intersticial, empiema y derrames pleurales.[3] Los pacientes acuden con cefalea, malestar general, mialgias y, por lo general, una tos no productiva. Las radiografías de tórax muestran una neumonía lobular típica en el 32% de los pacientes e infiltrados intersticiales en casi el 40%, y aproximadamente el 10% presentan derrames pleurales. Aunque las muestras de esputo suelen mostrar fracaso de la proliferación en medio de cultivo, se han obtenido aislamientos de muestras de derrame pleural.[1001] El diagnóstico suele hacerse por serología, a menos que haya manifestaciones clínicas más habituales de brucelosis (p. ej., enfermedad osteoarticular).
Gastrointestinales/de vías hepatobiliares	Ocurre afección gastrointestinal, hepatobiliar y hepatoesplénica como manifestación de la infección sistémica aguda en más del 70% de los pacientes con brucelosis. Los síntomas incluyen dolor abdominal, náuseas, vómitos, anorexia y diarrea o estreñimiento. Las infecciones de larga duración pueden causar alteraciones patológicas gastrointestinales más extensas, incluyendo colitis, enterocolitis, peritonitis bacteriana espontánea, pancreatitis, colecistitis, abscesos e infartos esplénicos.[294,344,619,743,896,1000,1003,1131] La afección hepática se puede reflejar sólo en un incremento de las enzimas hepáticas, pero suele ser más extensa, en particular en las infecciones por *B. melitensis* y *B. suis*,[619] que se relacionan con la formación de granulomas hepáticos caseificantes y microabscesos, en tanto *B. abortus* tiende a producir granulomas no caseificantes en el hígado. El tratamiento de las complicaciones supurativas de la brucelosis hepatoesplénica crónica requiere la combinación de los abordajes quirúrgico y médico para lograr una respuesta clínica óptima.[65,1398] La peritonitis por *B. melitensis* relacionada con la diálisis peritoneal ambulatoria crónica también se ha descrito en varios pacientes de Turquía,[21] quienes suelen tratarse con un ciclo de 10-12 semanas de doxiciclina y rifampicina, y requieren el retiro del catéter hasta alcanzar la curación.
De vías genitourinarias	Las especies de *Brucella* pueden infectar el aparato genitourinario, por lo general, como consecuencia de infección sistémica, y causar epididimitis, prostatitis, orquitis y granulomas renales.[79,212,670] Aunque la afección renal es bastante rara, se han informado glomerulonefritis y pielonefritis. Las especies de *Brucella* causan abortos en los animales infectados al ubicarse en las membranas corioamnióticas de la placenta, pero hay pocas pruebas que demuestren su participación en el aborto espontáneo en humanos.[984] No obstante, estas bacterias rara vez se aíslan del líquido amniótico y de tejidos placentarios de humanos con brucelosis. Malone y cols. describieron una infección materna por brucelosis que dio como resultado un trabajo de parto pretérmino, corioamnionitis, desprendimiento prematuro de placenta normoinserta y el nacimiento del feto a las 25 semanas de edad gestacional.[832] Se aisló *B. abortus* de la sangre materna y el líquido amniótico. En el informe de un caso de 1998 se detalla el primer suceso de transmisión sexual de *B. abortus*.[1250]

Cardio-vasculares	La brucelosis cardiovascular es una rara complicación que ocurre en menos del 2% de los pacientes infectados.[531,1075] De manera interesante, la endocarditis por especies de *Brucella* es la principal causa de muerte relacionada con esta enfermedad.[155,543] Puede ocurrir endocarditis tanto en las válvulas biológicas como en las protésicas; la válvula aórtica se ve afectada con mayor frecuencia.[11,531,531,623] Las complicaciones de la endocarditis por especies de *Brucella* incluyen embolización infecciosa, aneurismas micóticos, miocarditis, pericarditis y necesidad de intervención quirúrgica para la colocación o restitución de una válvula protésica.[11,531,623] También se informó la infección por *B. melitensis* de un marcapasos y las derivaciones relacionadas en un esquilador de ovejas de 45 años que apenas se había tratado durante 45 días por brucelosis.[337] En 1999, Ying y cols. describieron un caso de endocarditis por *B. canis* confirmada serológicamente que se presentó en un hombre de 49 años que regresaba de Kuwait.[1401]
Oculares	Las infecciones oculares son complicaciones tardías infrecuentes de la brucelosis. La uveítis es la infección ocular que se relaciona con mayor frecuencia con este patógeno.[1102,1103] En un estudio de 12 pacientes con uveítis por brucelosis, se realizaron cultivos y pruebas serológicas en muestras de vítreo, humor acuoso y subretinianas. Ocho pacientes (66.7%) tuvieron resultados positivos de serología del líquido del vítreo para anticuerpos contra especies de *Brucella*. Cuatro pacientes (33%) presentaron serologías oculares negativas para especies de *Brucella*, pero resultados positivos en suero.[1103] El líquido ocular de 11 pacientes se sometió a cultivo y sólo uno presentó positividad en el cultivo de líquido subretiniano. Las infecciones oculares por especies de *Brucella* también incluyen neuritis óptica, queratitis, endoftalmitis y dacriocistitis.[17,104,394] La neuritis óptica se relaciona con pérdida de la visión, fiebre, cefalea temporal y dolor retrobulbar. Se presenta endoftalmitis por diseminación hematógena y se han obtenido cultivos positivos de los humores acuoso y vítreo.
Diversas	Se informó un caso de infección por especies de *Brucella* transmitida por trasplante de médula ósea en un niño de ocho años de edad que recibió un trasplante alogénico de su hermano no gemelo, pareado para antígeno leucocitario humano (HLA, *human leucucyte antigen*).[402] El cultivo de la médula inyectada fue positivo tras cuatro días, y después el paciente presentó fiebre y se aisló de *B. abortus* de sus hemocultivos. Se presentó al hermano en el día 32 postrasplante con fiebre, hepatoesplenomegalia, resultados positivos de serología para especies de *Brucella* (títulos de aglutinación de 1:320) y hemocultivos positivos para *B. abortus*. Yousif y Nelson informaron el caso de un paciente que presentó neurobrucelosis 13 años después de recibir un trasplante cadavérico de riñón.[1408] La celulitis y las infecciones de tejidos blandos son manifestaciones raras de la brucelosis. Los tejidos probablemente se siembran con el microorganismo durante los episodios de bacteriemia, lo que lleva a la formación de un absceso. Se han comunicado recientemente abscesos glúteos, mamarios, del psoas, esplénicos y de glándula de Bartolino por especies de *Brucella*.[123,398,527,1003,1016,1081] El tratamiento incluye drenaje de los abscesos y antimicrobianos por tiempo prolongado. Las manifestaciones mucocutáneas (lesiones papulares eritematosas, púrpura, síndrome de Stevens-Johnson) también pueden ser parte del cuadro clínico.

pueden llevar a complicaciones que afectan varios órganos, aparatos y sistemas (recuadro 9-8). En hospederos inmunodeprimidos bajo quimioterapia, la neutropenia febril prolongada que no responde a los antibióticos de amplio espectro sugiere una infección por especies de *Brucella*, en particular en regiones endémicas.

Se presentan también anomalías hemáticas debido a la infección crónica del SRE, incluidos ganglios linfáticos, medula ósea y bazo. Los granulomas y abscesos se forman directamente en estos tejidos, o se manifiestan como discrasias hemáticas periféricas. Se pueden encontrar granulomas no caseificantes, mal definidos y pequeños en la medula ósea de casi el 70% de los pacientes, junto con histiocitos reactivos de manera inespecífica. Se ha observado leucopenia, pancitopenia, anemia hemolítica microangiopática, trombocitopenia grave y coagulación intravascular diseminada en los individuos con brucelosis.[1172,1272,1405] En la etapa temprana de la infección pueden predominar las anomalías hemáticas, que enmascaran la causa infecciosa de la enfermedad y simulan las afecciones hemáticas primarias. Las anomalías hemáticas suelen ser transitorias y se normalizan después del tratamiento antimicrobiano exitoso.

Diagnóstico serológico de infecciones por especies de Brucella

A menudo se utilizan pruebas serológicas para el diagnóstico de brucelosis, y detectan anticuerpos contra la cadena lateral O del LPS bacteriano. La prueba de aglutinación en suero (SAT, *serum agglutination test*) es la más empleada y la piedra angular de la serología de las infecciones por especies de *Brucella*.[1370] En el SAT se utiliza un antígeno estandarizado comercial de *B. bortus*

(BD Biosciences, Sparks, MD), y se realiza como una prueba de dilución en tubo con la que se detectan anticuerpos aglutinantes de clases IgG e IgM.[61,1404] Se hace reaccionar un volumen y una concentración estandarizados de una suspensión de células íntegras de *B. abortus* con un volumen estandarizado de diluciones de suero, que van de 1:20 a 1:1 280. Después de la incubación a 37 °C durante 24 h, se realiza una inspección visual de las células en el fondo de los tubos. Los títulos corresponde a la máxima dilución del suero que da como resultado la aglutinación del 50% de las células bacterianas.[26] La incorporación de 2-mercaptoetanol (0.05 M) al tubo de ensayo inactiva a las IgM por rotura de los enlaces disulfuro de la molécula, lo que brinda títulos de aglutininas específica de IgG.[191] Ante la infección, se producen anticuerpos IgM durante los primeros 7-10 días, seguidos por una reducción en IgM y un cambio en la producción de IgG después de la segunda semana.[668] La sensibilidad y especificidad de la SAT dependen de la afección basal por la enfermedad en la población y el límite usado para determinar resultados positivos. La especificidad y el resultado positivo de una prueba aumentan por la selección de un valor límite más alto en regiones endémicas de las infecciones por especies de *Brucella*. Sin embargo, al seleccionar los títulos límite más altos, la sensibilidad de la prueba disminuye y se pueden pasar por alto las personas con enfermedad persistente o recurrente. Casi todos los pacientes con brucelosis activa presentarán títulos de SAT de 1:160 o mayores, que después descienden con el tratamiento adecuado. En regiones de alta endemicidad, el empleo de títulos límite de 1:320 puede aumentar la especificidad de la prueba. No obstante, se detectan títulos menores o mayores en las formas activa y asintomática de la enfermedad.[812] La sensibilidad de la prueba puede aumentar mediante la evaluación de sueros pareados (recolectados con casi dos semanas de intervalo) y buscando la seroconversión o un aumento cuádruple en los títulos. La SAT con empleo del antígeno de *B. abortus* no se puede utilizar para diagnosticar infecciones causadas por *B. canis* o *B. ovis*, ya que estos microorganismos existen sólo en forma de colonias rugosas y no presentan antígenos de reacción cruzada con otras especies de *Brucella*.[64] Para estos dos agentes infectantes se utilizan los antígenos principales de la proteína de la membrana externa para el diagnóstico serológico. La SAT también se puede realizar como prueba de microaglutinación en pocillos con fondo U o V.

La prueba de la globulina antihumana de Coombs indirecta se emplea como complemento de la SAT estándar y para la detección de anticuerpos bloqueadores o no aglutinantes de IgG, que no se identifican en la SAT.[26] Las diluciones en tubos de ensayo estándar, que son negativas para la aglutinación de células de *B. abortus* o *B. melitensis* íntegras, se centrifugan, y las células bacterianas se resuspenden y se lavan varias veces. Se agrega entonces IgG antihumana a las células resuspendidas, y se incuban los tubos a 37 °C durante 24 h. Se inspecciona la aglutinación de células bacterianas por la antiglobulina humana. La prueba de antiglobulina de Coombs es útil para la detección de enfermedades crónicas o recidivantes, ya que identifica anticuerpos aglutinantes y no aglutinantes, con afinidad alta y baja por el antígeno.[204]

La aglutinación en rosa de bengala es una prueba rápida que originalmente se diseñó para la detección de poblaciones de animales, pero también se utiliza como adyuvante para el diagnóstico rápido de la brucelosis en los humanos. Sus resultados positivos por lo general se confirman por SAT. La prueba se basa en la aglutinación de células íntegras de *B. abortus* de fase lisa con colorante rosa de bengala amortiguado a pH bajo (3.65), que inhibe la aglutinación inespecífica de las células bacterianas. Con esta prueba se detectan anticuerpos aglutinantes y no aglutinantes. En una valoración de la prueba de rosa de bengala, utilizando sueros de 711 pacientes con diagnóstico de brucelosis y 270 controles, la sensibilidad total fue del 92.9%.[1120] Sin embargo, la especificidad del análisis dependió de las características del grupo estudiado. En los pacientes sin exposición regular a la brucelosis o su antecedente, la especificidad fue del 94.3%, pero en los infectados por la especie de *Brucella* que se habían tratado en el año previo, la especificidad de la prueba disminuyó al 76.9%. En las regiones endémicas, se sabe que ocurren infecciones asintomáticas o autolimitantes, y la IgG contra especies de *Brucella* puede persistir durante meses tras concluir el tratamiento. Debido a esta baja especificidad y las cifras consecuentemente altas de falsos positivos, no se recomienda el uso de la prueba de rosa de bengala para la detección en áreas endémicas. El empleo de esta prueba como único determinante de la infección activa llevaría al tratamiento innecesario con fármacos potencialmente tóxicos. Además, el S-LPS muestra reactividad cruzada con otras bacterias gramnegativas, incluyendo *Y. enterocolitica, E. coli* 0157 y *F. tularensis*, que pueden aumentar más la cantidad de resultados falsos positivos y disminuir la especificidad de la prueba.

Un nuevo perfeccionamiento en el diagnóstico serológico de la brucelosis es el análisis de aglutinación de inmunocaptura BrucellaCapt® (Vircell SL, Santa Fe, Granada, España),[61,204,205,979] en el cual se utilizan pocillos de microtitulación cubiertos con anticuerpos dirigidos contra IgG e IgA humanas. Se diluye el suero del paciente de forma seriada y se añade a cada pocillo. Después de la incubación, se agrega antígeno a la placa (una suspensión de bacterias de *B. abortus* teñida y con formol) y se incuba durante 24 h. Los resultados positivos de la prueba muestran aglutinación de la suspensión bacteriana sobre el fondo del pocillo. Los resultados negativos se señalan por la formación de un gránulo condensado de microorganismos en el fondo del pocillo. En un estudio de 321 muestras séricas de 48 pacientes

con brucelosis (incluyendo 20 con afección localizada y 8 pacientes con nueve recaídas en los 18 meses previos), el análisis de BrucellaCapt tuvo una sensibilidad del 100% para el diagnóstico de las infecciones iniciales.[204] En los pacientes tratados con buenos resultados clínicos, las disminuciones de los títulos determinadas por la prueba BrucellaCapt fueron pronunciadas y rápidas. Tras la rápida disminución, el 80% de los pacientes mantuvieron positividad a bajos títulos postratamiento durante 12 meses o más; la mayoría de los decrementos lentos en los títulos se observaron en las personas con una enfermedad crónica o mortal. En otra evaluación, la sensibilidad y especificidad de BrucellaCapt fueron mayores que en la SAT (96% vs. 73%), pero la especificidad de BrucellaCapt fue del 97.5%, en comparación con la especificidad del 100% observada con la SAT.[205] En los pacientes con enfermedad recurrente, los títulos de BrucellaCapt se mantuvieron altos (640 o mayores) incluso cuando la SAT fue alta o baja.[979] Los resultados de BrucellaCapt también tienen influencia de la prevalencia de la enfermedad en la población estudiada. Una evaluación de BrucellaCapt en una región endémica de España arrojó una sensibilidad del 98% en los casos confirmados por cultivo usando un límite de 1:80, y una especificidad del 96% cuando se utilizaron muestras de individuos saludables. No obstante, la especificidad descendió a 63% en el límite de 1:80 cuando se estudiaron las muestras de individuos que viven en una región endémica y que tenían otras afecciones diagnosticadas.[979] En estas circunstancias, la elevación de los títulos límite aumenta la especificidad de la prueba, pero disminuye su sensibilidad. Con BrucellaCapt se detectan anticuerpos principalmente de alta afinidad y es más específica que la prueba de Coombs, pero en los pacientes con la forma crónica o recurrente de la enfermedad, los pequeños cambios que se presentan en anticuerpos de poca afinidad se detectan todavía mejor por la prueba de antiglobulina de Coombs.[204] También se han desarrollado EIA para el diagnóstico serológico de la brucelosis, y estos métodos son las pruebas ideales para las infecciones complicadas y crónicas.[51] Se han descrito EIA para la detección de anticuerpos IgM, IgG e IgA contra especies de *Brucella*, que utilizan células íntegras de *B. abortus,* LPS de colonias lisas, extractos de proteínas y S-LPS de *B. melitensis* como el antígeno en fase sólida.[61,64,841,985]

Ariza y cols. compararon los métodos de SAT y EIA para la detección de IgG, IgM e IgA específicas de especies de *Brucella* en 761 muestras de suero obtenidas de 75 pacientes con brucelosis. En el método de EIA de este estudio, se incorporó el S-LPS de *B. abortus* como antígeno. El EIA fue sensible y más específico que las pruebas de serología estándar para brucelosis. Los títulos iniciales de IgM fueron mayores en los pacientes que acudieron al médico en una etapa más temprana durante la evolución clínica, y todos aquellos que habían estado enfermos durante algún tiempo tendieron a presentar títulos altos de IgG y más bajos de IgM. Con un tratamiento antimicrobiano adecuado, los títulos de IgG sérica disminuyeron de 4-8 veces en los 3-6 meses subsiguientes. Se observaron incrementos posteriores en los títulos de IgG e IgA en el EIA de los pacientes con enfermedad recurrente. La persistencia de concentraciones altas de IgG, o una disminución más lenta en los títulos después del tratamiento en los pacientes sin recaídas, se relacionó con la presencia de infección local. También pueden estar presentes IgM e IgG contra *Brucella* durante los períodos de bacteriemia.[985] En 1993, Goldbaum y cols. caracterizaron en Argentina una proteína citoplasmática de 18 kDa, presente en todas las especies de *Brucella* estudiadas, con colonias lisas y rugosas.[493] Los sueros de pacientes con infecciones activas por estas especies reaccionaron con este antígeno en un análisis basado en EIA, y quienes no tenían brucelosis o presentaban la forma inactiva de la enfermedad tuvieron resultados negativos de la prueba. Este EIA también pudiese diferenciar al ganado vacunado y sano del vacunado infectado por un tipo natural de una cepa patógena. El antígeno se purificó por cromatografía de afinidad y el gen correspondiente se clonó en *E. coli*, con conservación de la reactividad de la molécula recombinante con el suero animal y de humanos que contenía anticuerpos contra especies de *Brucella*. Esta molécula se caracterizó como una sintetasa de lumazina, enzima involucrada en la biosíntesis de la riboflavina.[494] Un EIA disponible comercialmente para la detección de IgG e IgM (PANBIO, Windsor, Brisbane, Australia) se comparó con la SAT estándar y la prueba de Coombs en el diagnóstico de brucelosis en Beirut, Líbano. Las sensibilidades de las pruebas de IgG e IgM por EIA contra especies de *Brucella* fueron del 100 y 91%, respectivamente, en tanto la especificidad fue del 100% para ambos EIA.[52] En fechas recientes, se valoraron dos EIA de flujo lateral para la detección de IgM e IgG contra especies de *Brucella*, respectivamente, para el diagnóstico rápido de brucelosis en regiones endémicas.[552,627] En un estudio, estos análisis de flujo lateral resultaron positivos en el 91 y 97% de los sueros de adultos y niños con brucelosis, respectivamente, y la concordancia de estos análisis con la SAT fue del 92%, empleando títulos límite de 1:160 o mayores.[627]

Al-Shamahy y Wright informaron un análisis de detección de antígenos de especies de *Brucella* por EIA.[23] En la prueba se utilizaron anticuerpos monoclonales contra el LPS de especies de *Brucella*, y se realizó en muestras séricas. Podrían detectarse tan pocos como 100 microorganismos de especies de *Brucella* o 10^5 µg/mL de LPS. Este análisis se evaluó en 1 607 sueros de donadores de sangre aleatorios, 146 pacientes con brucelosis, 20 individuos en riesgo de infección por especies de *Brucella* y 264 de pacientes con infecciones diferentes a la brucelosis. La sensibilidad del análisis fue del 100%, en comparación con los hemocultivos positivos; su especificidad fue del 99.5% en donantes de sangre aleatorios y del 99.2% en los pacientes. Estos datos indicaron que la detección del antígeno con la utilización de este análisis era una alternativa aceptable al hemocultivo para el diagnóstico de infección por especies de *Brucella*. También se han diseñado pruebas rápidas por aglutinación de látex para el diagnóstico serológico. Abdoel y Smits perfeccionaron y evaluaron un análisis de aglutinación de látex con el empleo de cuentas de látex sensibilizadas para LPS de especies de *Brucella*.[2] Se evaluó en 45 muestras de suero de pacientes con brucelosis confirmada por cultivo, 90 muestras de aquellos con cultivo negativo y diagnóstico de infección por especies de *Brucella*, y 281 muestras de suero de quienes padecían enfermedades diferentes a brucelosis. La sensibilidad y especificidad de la prueba para la detección de anticuerpos contra especies de *Brucella* fueron del 89.1 y 98.2%, respectivamente.

Aislamiento y características de cultivo

Debido al riesgo de infecciones por especies de *Brucella* adquiridas en el laboratorio, todo trabajo con muestras que se sospecha que portan dichas especies y las manipulaciones de los cultivos correspondientes deberían realizarse en un gabinete de seguridad biológica de clase II, con las precauciones para microorganismos de BSL-3. Los procedimientos que generan aerosoles (aspiración de líquido con jeringas, uso de una agitadora vorticial, pipeteo vigoroso con perilla de goma, etc.) deben minimizarse. Para cumplir con estas guías, es necesaria la comunicación estrecha entre el director del laboratorio, técnicos y médicos que atienden a pacientes con "posible" brucelosis. El médico debe alertar al personal del laboratorio cuando se considera un diagnóstico de brucelosis, de modo que se puedan tomar las precauciones de seguridad necesarias.

Como que las especies de *Brucella* infectan al SRE, las muestras ideales para el aislamiento de microorganismos en casos de sospecha incluyen principalmente sangre y médula ósea. En un estudio de 50 pacientes con un diagnóstico de brucelosis en un momento dado, los hemocultivos y cultivos de médula ósea fueron positivos en el 70 y 92%, respectivamente.[507] Por el contrario, en un estudio de 106 casos de brucelosis en Amán, Jordania, se encontraron hemocultivos positivos en el 44.4% de los pacientes, en tanto el de médula ósea fue positivo en sólo el 27.7%.[1179] Las tasas de resultados positivos de los cultivos de estas muestras dependen del cuadro clínico y las condiciones de los pacientes individuales (p. ej., enfermedad subaguda, aguda o crónica) y la quimioterapia antimicrobiana previa. En un estudio realizado en Turquía, se recolectaron muestras para hemocultivo y cultivo de médula ósea de 102 pacientes: 61 presentaban infección aguda, 29 infección subaguda y 12 enfermedad crónica.[628] Las muestras de sangre y médula ósea se cultivaron empleando el sistema BACTEC 9050®. La tasa total de resultados positivos de hemocultivos fue del 48%, en tanto la correspondiente de los cultivos de médula ósea fue del 34%. El tiempo transcurrido para la detección con el sistema BACTEC fue de 4.2 días para las muestras de médula ósea y de 5.8 días para las de sangre. Entre los pacientes con enfermedad aguda, los hemocultivos y los cultivos de médula ósea fueron positivos en el 66 y 46%, respectivamente. De los 28 pacientes con enfermedad aguda y cultivos positivos de médula ósea, 23 tuvieron hemocultivos positivos y 5 negativos. De los 29 sujetos que acudieron con enfermedad subaguda, los cultivos de sangre y médula ósea fueron positivos en el 31 y 21%, respectivamente. Es interesante que de los 12 pacientes con brucelosis crónica, ninguno tuviese hemocultivos positivos, y sólo un individuo presentara un cultivo positivo de médula ósea.[628] En otro estudio de Turquía se informó que, de 30 pacientes con brucelosis aguda, el 83.3% presentó cultivos de médula ósea positivos y el 66.6%, hemocultivos positivos. En los 17 pacientes con enfermedad subaguda, los cultivos de médula ósea y los hemocultivos fueron positivos en el 52 y 23.5%, respectivamente; uno de tres pacientes con enfermedad crónica presentó un cultivo de médula ósea positivo y ninguno tuvo hemocultivos positivos para especies de *Brucella*.[993] También se pueden aislar especies de *Brucella* de pus, tejidos, LCR y líquidos pleural, articular y de muestras de ascitis, con las que deberían inocularse frascos de hemocultivo.[1386]

Para el aislamiento de especies de *Brucella*, las muestras de sangre y médula ósea se inoculan en frascos con medios para microorganismos aerobios y anaerobios, y debido a sus tasas de proliferación lentas, los hemocultivos convencionales deberían incubarse a 35 °C durante 4-6 semanas, con subcultivos en agar chocolate y sangre, de forma aleatoria. Los instrumentos para hemocultivo con vigilancia continua detectan resultados positivos de hemocultivos/cultivos de médula ósea por especies de *Brucella* después de 5-7 días de incubación. Yagupsky valoró la capacidad del instrumento BACTEC 9240® para detectar la proliferación de especies de *Brucella* y encontró que se identificaron 21 (78.8%) de 27 cultivos positivos por el instrumento en siete días; el resto se detectó por subcultivo aleatorio después de 2-3 semanas de incubación.[1388] Ozturk y cols.[995] valoraron el sistema BACTEC 9240 por cultivos de sangre y médula ósea de 23 pacientes con brucelosis diagnosticada serológicamente. Los hemocultivos y cultivos de médula ósea fueron positivos en 19 (82.6%) y 13 (81.2%) de los pacientes, respectivamente. Todos los hemocultivos resultaron positivos en siete días y los cultivos de médula ósea lo fueron en cuatro.[995] En una valoración del sistema BACTEC 9120® con vigilancia continua, se encontró que se identificaron 20 muestras de *B. melitensis* con un tiempo promedio de detección de 63.87 h, y 13 (65%) de los 20 aislamientos se señalaron como positivos mediante BACTEC 9120 en las primeras 72 h.[380] El aislamiento de especies de *Brucella* puede tener influencia también del tipo de medio de hemocultivo utilizado. El medio BACTEC MYCO/F

LYTIC® se formuló para aumentar la detección de bacterias intracelulares mediante lisis de las células sanguíneas presentes en el frasco. En una comparación directa del medio BACTEC MYCO/F LYTIC y el frasco habitual BACTEC Peds Plus/F® para hemocultivo de microorganismos aerobios, ambos tuvieron sensibilidad similar para los cultivos positivos, pero el tiempo transcurrido fue considerablemente mayor con el medio MYCO/F LYTIC (104 +/− 46.7 h) que con el Peds Plus/F (65.5 +/− 19.9 h).[1379] Mediante el sistema de hemocultivo controlado con vigilancia continua BacT/ALERT® (bioMérieux, Inc., Durham, NC), Solomon y Jackson detectaron B. melitensis en el hemocultivo de un paciente en 2.8 días, y los investigadores utilizaron los hemocultivos sembrados para mostrar una media de tiempo de detección de 48 h +/− 1 h en frascos inoculados con 100 UFC de B. melitensis por mililitro.[1209] Ozturk y cols.[993] valoraron el instrumento de hemocultivo vigilado continuamente, BacT/ALERT (empleando un período de incubación de siete días), en comparación con el hemocultivo convencional en caldo para especies de Brucella durante cuatro semanas, con subcultivo aleatorio cada 48 h. De los 59 cultivos positivos detectados en 100 muestras (50 de médula ósea y 50 de sangre), todos se detectaron con el cultivo en caldo para especies de Brucella, en tanto que con el BacT/ALERT se identificaron tan sólo 30 (50.8%). Estos investigadores sugirieron que se pasaron por alto cultivos positivos mediante el uso del BacT/ALERT debido al bajo inóculo, el breve período de incubación (siete días), la posible toxicidad del SPS y la lenta producción de CO_2 por el microorganismo, que es el producto metabólico detectado por el sistema BacT/ALERT.[993] Una comparación directa de BACTEC 9240 y BacT/ALERT señaló que se obtuvieron los 17 aislamientos de especies de Brucella con sistemas de hemocultivo; el tiempo promedio para la detección fue de 2.5 días para el BacT/ALERT y de 2.8 días para el BACTEC 9240.[100] El BacT/ALERT estándar para microorganismos aerobios, BacT/ALERT FAN®, y el BacT/ALERT en frascos con sistema para microorganismos aerobios, también respaldan la proliferación rápida de especies de Brucella, según se mostró por estudios de hemocultivo simulados.[1229]

El aislamiento rápido de especies de Brucella de los hemocultivos se ha logrado también mediante el método de lisis-centrifugación de Isolator®.[839,1384,1387,1388] El aislamiento de especies de Brucella con este método requiere 2-4 días y permite una valoración semicuantitativa del grado de bacteriemia. La sensibilidad de la lisis-centrifugación es mayor del 90% para la enfermedad aguda y es de casi el 70% para la enfermedad crónica.[380,939]

También se han valorado sistemas de hemocultivo con vigilancia continua para la detección de especies de Brucella con otros líquidos corporales estériles. En un estudio de 1 072 líquidos sinoviales de pacientes con artritis, se procesaron las muestras por el Isolator 1.5 Microbial Tube® (Wampole Laboratories, Cranbury NJ) y se inocularon en medios de hemocultivo BACTEC 9240. Quince muestras resultaron positivas para B. melitensis por lisis-centrifugación y 14 de ellas también se detectaron por BACTEC 9240 en 3-7 días.[1386] El único cultivo positivo que el instrumento BACTEC pasó por alto contenía 1.3 UFC por mililitro, según se determinó por el Isolator 1.5 Microbial tube. Akcam y cols. compararon el cultivo de varios líquidos corporales con inoculación de frascos de hemocultivo BACTEC para microorganismos aerobios y tuvieron cinco aislamientos de B. melitensis sólo con las muestras procesadas por BACTEC.[8] Cetin y cols. compararon los resultados obtenidos por el cultivo convencional de líquidos corporales estériles con la inoculación de frascos BACTEC Peds Plus, y observaron sólo dos

aislamientos de especies de Brucella en líquido sinovial y pleural por el último método.[225]

Identificación de especies de Brucella

Se puede hacer la identificación presuntiva de una "posible especie de Brucella" cuando se aíslan cocobacilos diminutos con escasa tinción y lenta proliferación, de cultivos de médula ósea o sangre de un paciente "compatible", es decir, uno con antecedentes de una posible exposición ocupacional, el viaje a una región endémica o la ingestión de carnes mal cocidas o productos lácteos sin pasteurizar. Las especies de Brucella proliferan lentamente en agar sangre o agar chocolate, formando colonias visibles en 3-5 días (lám. 9-5D). Las especies de Brucella no proliferan en medios de MacConkey, EMB u otros selectivos "entéricos" o diferenciales. También se puede obtener buena proliferación en el agar de carbón tamponado y extracto de levadura (BCYE), utilizado para el aislamiento de especies de Legionella.[1056]

Todas las especies de Brucella son aerobias y requieren oxígeno para su aislamiento a partir de muestras clínicas. Aunque se puede demostrar la producción de ácido a partir de hidratos de carbono bajo ciertas condiciones, su metabolismo es, en gran medida, oxidativo. Las cepas de Brucella son positivas para oxidasa y catalasa; la mayoría de las especies de Brucella reducen el nitrato a nitrito, y algunas también pueden reducir el nitrito a nitrógeno gaseoso. Todas las especies son indol y VP negativas. Los métodos de identificación convencionales de las especies de Brucella incluyen el requerimiento de CO_2 para proliferar, producción de ureasa y H_2S (a los cuatro días, usando tiras de acetato de plomo), y sensibilidad a las tinciones básicas: fucsina (1:50 000 y 1:100 000), tionina (1:25 000, 1:50 000 y 1:100 000) y azul de tionina. La sensibilidad del colorante se emplea no sólo para ayudar a identificar la especie, sino también, en el caso de B. abortus y B. suis, útil para determinar la biovariedad del microorganismo. B. abortus y B. suis se subdividen en biovariedades en función de sus diferencias bioquímicas y serológicas, en tanto se define a las biovariedades (en realidad variables serológicas) de B. melitensis sólo con base en las diferencias serológicas, ya que por lo general son resistentes a la fuscina, tionina y azul de tionina básicos. La detección confirmada por serología de cepas de B. melitensis sensibles a la tionina sugiere que es necesario modificar el esquema de identificación convencional y que se requieren métodos de identificación nuevos menos problemáticos.[305] B. melitensis, B. suis y B. abortus producen ureasa; con un inóculo cuantioso, las cepas de B. suis tienden a ser ureasa positivas en el medio de urea de Christensen en 5 min. También se ha logrado la identificación de las especies de Brucella por COA y mancha puntiforme de las colonias utilizando un anticuerpo monoclonal específico de género que permite detectar los antígenos A o M de B. melitensis, B. abortus y B. suis.[1306] En la tabla 9-12 se muestran las características fenotípicas útiles para la identificación de las especies de Brucella.

Las especies de Brucella no se incluyen en las bases de datos de ningún sistema comercial disponible para la identificación de microorganismos gramnegativos, excepto la tarjeta Vitek 2 (GN), que incluye a B. melitensis en la base de datos. El empleo inadvertido de estos equipos puede retrasar el diagnóstico y tratamiento. Los microorganismos de las especies de Brucella se han identificado erróneamente como Moraxella fenilpiruvica por el sistema de identificación no entérico API 20NE®, como especies de Moraxella por el sistema MicroScan Negative COMBO® de tipo 5 (Siemens Healthcare, Deerfield IL) y como Haemophilus influenzae biotipo IV por el equipo HNID® (Siemens Healthcare).[90,97] En un caso, el técnico que inoculó una tira de API 20NE con

TABLA 9-12 Características fenotípicas para la identificación de las especies de *Brucella*

Especie	Fuscina	Tionina	Inhibición de safranina	Producción de H_2S	Ureasa	Proliferación en CO_2	Lisis del fago de Tblisi	Lisis del fago de Weybridge	Biotipos	Hospedero reservorio
B. melitensis	+	+	−	−	+, 24 h	−	−	−	1-3	Cabras, ovejas, camellos
B. abortus	+[a]	−[b]	−	+[c]	+, 24 h	+[d]	+	+	1-6, 9	Vacas, camellos, yaks, bisontes
B. suis	−[e]	+	+	+[f]	+, 15 min	−	−	+	1-5	Cerdos (biotipos 1-3), hatos silvestres (biotipo 2), caribúes (biotipo 4), renos (biotipo 4), y roedores de vida silvestre (biotipo 5)
B. canis	+/−	+	−	−	+, 15 min	−	−	−	−	Cánidos
B. ovis	V	+	−	−	−	+	−	−	−	Ovejas
B. neotomae	−	−	−	+	+, 15 min	−	V	+	−	Roedores
B. pinnipedialis	+	+	−	−	+	−	−	+	−	Ballenas de minke, delfines, marsopas
B. cetaceae	+	+	−	+	+	+	−	−	−	Focas

+, reacción positiva, −, reacción negativa; V, reacción variable; h, horas; min, minutos.
[a]Excepto biotipo 2; [b]biotipos 1, 2 y 4; [c]excepto biotipo 5; [d]biotipos 1-4; [e]excepto biotipo 3; [f]biotipo 1.

un aislamiento de *B. melitensis*, posteriormente presentó brucelosis.[97] Con el sistema RapID NF Plus® (Remel, Lenexa, KS) para la identificación de bacterias gramnegativas sin fermentación, se identificó erróneamente como *Ochrobactrum anthropi* a un aislamiento gramnegativo de dos conjuntos de hemocultivos del mismo paciente.[608] En el tercer ingreso hospitalario de este paciente para reparación quirúrgica de una fractura de fémur, el pus obtenido del acetábulo isquiático presentó proliferación del mismo bacilo gramnegativo corto que se aisló de los hemocultivos previos. Con la tarjeta de identificación GN Vitek 2, los microorganismos se identificaron como *B. melitensis* con 97% de probabilidad, mientras la secuenciación del ARNr subsiguiente y la serotipificación en los CDC confirmaron que los aislamientos correspondían a *B. suis*. En un estudio realizado en Macedonia se informó el aislamiento de 16 especies presuntivas de *Brucella* de hemocultivos, que se identificaron como *B. melitensis* mediante la tarjeta Vitek 2 en 8 h; las diferencias en las características del sustrato entre los microorganismos aislados sugirieron que correspondían a cepas diferentes.[208]

Se han valorado otros sistemas nuevos de estudio respecto de su capacidad para identificar especies de *Brucella*. Los estudios preliminares de identificación de especies de *Brucella* y el sistema de identificación con la utilización del sustrato de carbono Biolog® demostraron que todas las especies de *Brucella* oxidaban 3 de los 95 sustratos del conjunto, y que *B. melitensis, B. abortus* y *B. suis* podrían distinguirse entre sí por la oxidación diferencial de siete sustratos adicionales.[1365] Con los resultados de siete pruebas del biotipo 100 (bioMérieux, Marcy-l'Étoile, Francia), una galería de identificación de sustratos de carbono inoculada de forma manual, López-Merino y cols.[805] pudieron identificar el 85.6% de 92 cepas de *Brucella*; la especificidad varió del 97.4 al 100%, según la especie. Estos autores recalcaron que el biotipo 100 debe inocularse dentro de un gabinete de seguridad biológica. Aldahouk y cols. valoraron el Taxa-profile® (Merlin Diagnostics, Bornheim-Hersel, Alemania), un sistema de biotipificación comercial para su empleo potencial en la identificación de especies de *Brucella*,[14] prueba en la que se utilizan tres placas de microtitulación cubiertas con diversos sustratos. En la placa A se detecta la utilización de 191 aminas, amidas, aminoácidos, ácidos orgánicos y compuestos aromáticos heterocíclicos; la placa C contiene 191 mono-, di- y tri-polisacáridos y azúcares diferentes; y la placa E contiene 188 sustratos que detectan diversas peptidasas, proteasas, glucosidasas y esterasas. Las placas se inocularon con 23 cepas de referencia que representan las especies de *Brucella*, y 60 aislamientos de campo. Después del análisis de los resultados con las tres placas (570 sustratos), se seleccionó un conjunto de 96 pruebas para la identificación y tipificación de las especies de *Brucella* (Micronaut®), y esta placa única se expuso a 113 cepas de especies de *Brucella*, microorganismos que mostraron características especiales y permitieron la identificación de aislamientos a nivel de especie, aunque no pudieron resolverse las determinaciones de biovariedad. Finalmente, Ferreira y cols. valoraron la espectrometría de masas de tiempo de vuelo por desorción/ionización láser asistida por matriz MALDI-TOF, *matrix-assisted laser desorption/ ionization time-of-flight*) (Bruker Daltonics, Leipzig, Alemania) en cuanto a su capacidad para la identificación de especies de *Brucella*.[420] Después de crear características del biotipificador MALDI con uso de cepas tipo de especies de *Brucella*, se confrontó el sistema con 131 aislamientos clínicos y también se estudiaron hemocultivos sembrados con estos microorganismos. Todas las cepas, ya sea por placas de agar o hemocultivos sembrados, se identificaron hasta el nivel de género mediante MALDI-TOF, con menor correlación para identificaciones a nivel de especie.

El aislamiento y la identificación de especies de *Brucella* requieren tiempo, considerable destreza en microbiología y se deben realizar en instalaciones con BSL-3. Debido al impacto económico de la brucelosis en aves de corral y animales salvajes, se han desarrollado varios métodos moleculares para la identificación y biotipificación de especies de *Brucella* aisladas de animales o sus productos (p. ej., leche), incluyendo los métodos convencionales de PCR, análisis de PCR múltiple y abordajes de PCR "en tiempo real". Se dirigieron abordajes moleculares previos a la detección de estos microorganismos en animales y sus productos (p. ej., muestras de leche), y después se desarrollaron análisis para su detección en muestras clínicas. El reto para los análisis moleculares en la identificación de especies del género *Brucella* es que tienen más de 90% de homología entre sí. Se ha utilizado toda una gama de objetivos genéticos para diseñar cebadores (*primers*) y sondas para las identificaciones por género, especie y biotipo/biovariedad. Los objetivos de estos análisis incluyen la fracción ARNr 16S, la región del espaciador transcrito interno 16S-23S (ITS, *internal transcribed spacer*), IS711, los genes de proteínas de membrana externa (*omp2, omp2a, omp2b, omp31*), *bcsp31* y *per*.[938,1067,1087,1106]

En 1994, Bricker y Halling, del Departamento de Agricultura de los Estados Unidos, desarrollaron una PCR múltiple con capacidad para identificar y diferenciar varias especies de *Brucella* y sus biovariedades, incluyendo *B. abortus,* biovariedades 1, 2 y 4, las tres biovariedades de *B. melitensis, B. suis* biovariedad 1 y *B. ovis*[177]. En este análisis se explotó la presencia de IS711, una secuencia de inserción exclusiva de especies de *Brucella* que se encuentra en regiones específicas de especie y biovariedad del cromosoma. Las especies y biovariedades identificadas por este análisis constituyen la mayoría de las observadas en aquel país en infecciones de animales y humanos. La identificación y tipificación convencionales de aislamientos de campo se correlacionaron al 100% con los resultados del análisis múltiple. Estos autores aumentaron después su análisis de PCR con cebadores adicionales para permitir la discriminación rápida entre cepas patógenas y las cepas de vacuna de *B. abortus* (S19 y RB51) en aves de corral antes vacunadas y para detectar aislamientos relacionados con aves de corral adicionales.[174,178] Este análisis se llama PCR AMOS porque permite detectar especies de *Brucella* "*abortus, melitensis, ovis* y *suis*", respectivamente. Redkar y cols. diseñaron después pruebas de PCR AMOS "en tiempo real" mediante cebadores retrógrados (sentido) derivados del extremo 3' del elemento de inserción IS711 y cebadores anterógrados (antisentido), y sondas de las secuencias únicas específicas de especies y biovariedades de *Brucella*.[1057] En el análisis se emplearon dos sondas de transferencia de energía de resonancia por fluorescencia adyacentes (FRET, *fluorescence resonance energy transfer*), que se hibridaron con los amplicones conforme se formaron. En el análisis se consumieron 30 min y se identificaron todas las biovariedades de *B. abortus, B. melitensis* y *B. suis* de biovariedad 1. Ewalt y Bricker describieron una versión abreviada de AMOS PCR de especies de *Brucella* para su detección más rápida en el campo.[407] Se han diseñado también análisis convencionales de PCR múltiple para identificar biovariedades específicas de *B. abortus* (p. ej., biovariedades 5, 6, 9, 3 y el subgrupo 3b) aisladas de aves de corral en España y para identificar y tipificar aislamientos de *B. suis* que causaron brucelosis porcina en ese país.[419,465] Rees y cols. describieron un análisis de PCR de un solo tubo, donde se utilizaron análisis de repetición en tándem de número variable (VNTR, *variable-number tandem repeat*) para identificar y tipificar simultáneamente cepas de *B. melitensis, B. abortus* y "especies de *Brucella*" involucradas en infecciones epidemiológicamente asociadas en familias que se infectaron en México y después presentaron la enfermedad en California.[1069] Mitka y cols. evaluaron cuatro análisis de PCR diferentes, cada uno con diferentes pares de cebador y diana génica (incluyendo *bcsp31, omp2, omp28* y *bp26*) empleando muestras de suero, leucocitos o sangre completa, y los cuatro métodos tuvieron más del 95.5% de sensibilidad y 100% de especificidad.[899]

Se han diseñado otros análisis de PCR múltiple que identifican todas las especies descritas de *Brucella*.[616,803,864] En el 2008 se diseñó un sistema de tipificación para la identificación por PCR múltiple y se valoró con aislamientos de siete laboratorios internacionales en los cinco continentes.[803] Esta prueba, llamada *Bruce-ladder* (*escalera de Bruce*), utilizó cebadores seleccionados para detectar secuencias específicas de especies o cepas. Las cepas de *Brucella* (n = 625) estudiadas correspondieron a diferentes localizaciones geográficas del mundo e incluyeron aislamientos clínicos de humanos y animales. La identificación de la escalera de Bruce se basó en el número y tamaño de siete amplicones de PCR analizados por electroforesis en genes de agarosa al 1.5%. Las identificaciones por escalera de Bruce fueron específicas de especie, y todas las cepas y biovariedades de la misma especie de *Brucella* dieron el mismo perfil de amplicón. El análisis de escalera de Bruce permitió identificar las cepas de vacunas de *B. abortus* S19, *B. abortus* RB51 y *B. melitensis* Rev. 1. El análisis de escalera de Bruce también posibilitó la identificación de especies y biovariedades no identificadas por PCR AMOS, incluyendo *B. canis, B. neotomae, B. pinnipedialis, B. ceti, B. abortus* biovariedades 3, 5, 6, 7 y 9 y *B. suis* biovariedades 2, 3, 4 y 5. La escalera de Bruce fue específica para especies de *Brucella*, y el ADN de otras 30 cepas relacionadas no pudo amplificar las secuencias específicas de *Brucella* con los cebadores. Este método fue reproducible en los siete laboratorios y podría efectuarse con varios métodos de extracción de ADN diferentes y termocicladores comerciales. El análisis podría concluirse en menos de 24 h y realizarse con lisados bacterianos de células completas. En el 2010 se describió un análisis similar de PCR múltiple donde se usaban ocho pares de cebadores antes incorporados en el análisis múltiple, pero se agregaron aquellos que son específicos para *B. microti*.[864] Podrían distinguirse *B. ceti* y *B. pinnipedialis* en geles por una diferencia de tamaño de un amplicón de 794 pares de bases y el análisis también mostró un patrón de amplicón único para *B. inopinata*, que produjo un patrón en gel de poliacrilamida similar al de *B. abortus*, pero con un fragmento de 272 pares de bases adicionales.

Algunos análisis de PCR múltiple para la identificación y tipificación de especies de *Brucella* utilizan una técnica llamada *polimorfismo de nucleótido único* o *análisis SNP* (*single nucleotide polymorphism*), que identifican diferencias únicas de nucleótido entre y dentro de diversas especies. Esta técnica tiene numerosas aplicaciones en la microbiología clínica y se ha utilizado para la identificación y tipificación de *M. tuberculosis*, diferenciación de grupos de especies de *Burkholderia* y de cepas de vacuna y naturales del virus varicela zóster, entre otros. Scott y cols. emplearon esta tecnología para desarrollar un análisis múltiple donde se identificaron polimorfismos de secuencia en los genes *glk, trpE* y *omp25* específicos para las especies individuales o los grupos de especies de mamíferos marinos.[1164] La amplificación y secuenciación de amplicones que contienen polimorfismos definidos aporta identificaciones no ambiguas, como una de las seis especies clásicas de *Brucella* o una de las especies asociadas con mamíferos marinos. Varios grupos de investigación utilizaron después esta tecnología para diseñar análisis de PCR en tiempo real con base en la tecnología de SNP que permitieron la autentificación de especies de *Brucella* y la tipificación por biovariedad.[453,502] El análisis SNP en tiempo real informado por Koylass y cols. se comparó con el de "escalera de Bruce" descrito antes, y se encontró que el primero era más preciso para diferenciar aislamientos de *B. canis* y *B. suis* que el último.[13]

Se han desarrollado y publicado numerosos métodos de PCR en tiempo real para lograr la identificación de especies de *Brucella*.[439,876,1053,1067] Las principales ventajas de la técnica incluyen la rapidez de los resultados y evitar la contaminación por amplicón. Se han utilizado sondas FRET, sondas de hidrólisis (p. ej., TaqMАn®) y los métodos de detección de SYBR Green 1®, y los objetivos de amplificación incluyeron los genes IS*711, bcsp31, omp* y *per*, y la región ITS de 16S-23S.[156,687,1053] Redkar y cols. describieron tres análisis diferentes en tiempo real específicos para la identificación de *B. abortus* (siete biovariedades), *B. melitensis* (tres biovariedades) y *B. suis*. Se derivaron cebadores sentido para el análisis a partir del elemento de inserción IS*711*, mientras que los cebadores antisentido y las sondas FRET y se seleccionaron de secuencias cromosómicas específicas de especie o biovariedad.[1053] Winchell y cols.[1356] diseñaron una PCR en tiempo real utilizando siete diferentes conjuntos de cebadores, incluyendo un cebador (Bssp), que identificó específicamente microorganismos del género *Brucella* y seis conjuntos de cebadores que permitieron la detección de todas las especies de *Brucella*, con excepción de *B. inopinatus*. Después de la amplificación, se llevó a cabo la identificación de las especies, se realizó el análisis de la curva de fusión de alta resolución para cada especie con características de fusión distintivas. Las pruebas subsiguientes de las cepas BO1 (*B. inopinatus*) y BO2 confirmaron que estos aislamientos corresponden a especies de *Brucella* (p. ej., positivas con el cebador Bspp), que son diferentes de otras especies de *Brucella*, y que BO2 pudiera en realidad tratarse de una especie diferente a *B. inopinatus* (BO1).

También se han diseñado análisis de PCR en tiempo real con el propósito de detectar especies de *Brucella* en una amplia gama de muestras clínicas humanas, incluyendo hemocultivos, sangre total y suero. Kattar y cols. desarrollaron y valoraron tres análisis de PCR en tiempo real con detección de la sonda de hibridación LightCycler® de 16S-23S ITS y el gen *omp25* u *omp31*, respectivamente.[687] Cada análisis resultó ser 100% sensible y específico; la diana ITS presentó el límite más bajo de detección. El análisis de ITS se puso a prueba con 340 muestras de sangre total (24 de pacientes con brucelosis, 31 con brucelosis tratada y 299 seronegativos por SAT). La sensibilidad y especificidad clínica y los valores predictivos positivo y negativo fueron de 66.7, 99.7, 94.1 y 97.6%, respectivamente. En un análisis en tiempo real con SYBR Green I y LightCycler (Roche Diagnostics, Mannheim, Alemania), Quiepo-Ortuño y cols. describieron la metodología para la detección de especies de *Brucella* en muestras de suero humano.[1052,1053] Este estudio logró amplificar una región de 223 pares de bases de la proteína de membrana inmunogénica de *bcsp31*, y la especificidad del análisis se determinó mediante la prueba de la curva de fusión y secuenciación con el propósito de verificar la especificidad de los productos derivados por PCR. Después de hacer óptimas las condiciones de estudio, se puso a prueba el análisis con 62 muestras de suero de pacientes con brucelosis activa y 65 sueros de control negativo. Este análisis resultó tener una sensibilidad del 91.9% y una especificidad del 95.4% para el diagnóstico de brucelosis activa, fue reproducible y requirió menos de 2 h para su realización. Posteriormente, se modificó para realizar la detección cuantitativa de especies de *Brucella* en muestras de suero y se comparó con los resultados de hemocultivos, SAT y de BrucellaCAPT en 46 pacientes con brucelosis y 64 controles (incluyendo 36 con antecedentes de brucelosis tratada, 17 asintomáticos con riesgo de brucelosis y 11 con otras afecciones).[1052] Entre los pacientes, 44 (95.7%) con brucelosis tuvieron resultados positivos por PCR. Cinco pacientes de control con PCR positivo incluyeron cuatro que apenas habían concluido el tratamiento de la brucelosis y un quinto que era un cirujano veterinario que trabajaba en un programa de control/erradicación de especies de *Brucella*. La sensibilidad y especificidad de los análisis fueron del 95.7 y 92.2%, respectivamente, y los valores predictivos positivos y negativos de la PCR fueron del 89.8 y 96.7%, respectivamente. Los valores correspondientes para los hemocultivos fueron del 69.6, 100, 100 y 78.8%, respectivamente.

También se pueden emplear métodos moleculares no sólo para la identificación de aislamientos, sino también para la tipificación de aquellos que son de *Brucella*. Como se han secuenciado los genomas completos de *B. melitensis* y *B. abortus*, se han encontrado regiones de ADN que son útiles como marcadores exclusivos para la tipificación de la cepa. En los genomas de estos microorganismos se encontraron regiones de ADN que poseen un número variable de repeticiones en tándem (VNTR) que van de 1-10 pares de bases por repetición y forman de 1 a más de 30 repeticiones por sitio. Las localizaciones sin número de estos VNTR dentro de las secuencias del genoma publicadas son conocidas. En uno de los primeros estudios en los que se utilizó esta tecnología, se identificó una secuencia de repetición en tándem de ocho pares de bases en nueve loci de *B. abortus*, y éstos eran hipervariables entre diversas cepas. Mediante PCR, el número de secuencias repetidas por sitio generó "huellas dactilares" específicas de cepa que podían identificar las especie de *Brucella* por tipo y cepa, y diferenciar aislamientos de *B. abortus* no relacionados obtenidos de ganado vacuno y otros animales.[174] LeFlech y cols. utilizaron la tecnología de VNTR para establecer un análisis de dos grupos de 15 marcadores de PCR para especies de *Brucella*.[774] En el primer grupo se emplearon ocho marcadores para establecer una identificación de especie dentro de las líneas de especies clásicas, en tanto un segundo grupo utilizó siete marcadores y pudo diferenciar entre aislamientos de la misma biovariedad. Whatmore y cols. utilizaron la misma tecnología e identificaron 21 VNTR que medían 5-40 pares de bases de largo. Fueron suficientes seis loci para determinar la identificación de especies, en tanto los 15 restantes podían discriminar entre aislamientos de la misma especie/biovariedad obtenidos en diferentes localidades geográficas.[1345] El análisis de VNTR fue rápido, reproducible y aplicable para investigaciones epidemiológicas concernientes a la transmisión de especies de *Brucella*, así como para determinar las relaciones entre y dentro de los aislamientos de *Brucella* de diversas partes del mundo.

Tratamiento de brucelosis

El tratamiento de la brucelosis humana es un área en evolución debido al espectro de la enfermedad, la posibilidad de infección crónica y la propensión a las complicaciones de múltiples órganos, aparatos y sistemas.[867,1206] A pesar de la sensibilidad *in vitro* a muchos antimicrobianos, los resultados de pruebas *in vitro* no necesariamente se traducen en eficacia clínica y buenos resultados para los pacientes. El tratamiento exitoso requiere esquemas antimicrobianos combinados de forma prolongada, y en algunos casos también puede estar indicada la intervención quirúrgica. La administración de fármacos que penetran y tienen actividad dentro de las células fagocíticas es un requisito previo al tratamiento, ya que las especies de *Brucella* son microorganismos patógenos intracelulares facultativos y se regeneran, y es necesario un tratamiento prolongado. El tratamiento a corto plazo no es eficaz; por lo tanto, la mayoría de los pacientes presentan recaídas.[1208] El tratamiento actual se realiza con una combinación de doxiciclina (200 mg/día por v.o. durante seis semanas) más gentamicina (5 mg/kg/día, i.m. por siete días).[1115,1207] El tratamiento recomendado por la OMS incluye doxiciclina (200 mg/día) más rifampicina (600-900 mg/día)

por vía oral durante un mínimo de seis semanas. El esquema de tetraciclina por vía oral (2 g diarios durante seis semanas) o doxiciclina combinada con estreptomicina o gentamicina (1 g diario, i.m. durante 2-3 semanas), se relaciona con menos recaídas que el de la OMS.[63,838] El tratamiento de las brucelosis con una cefalosporina como único antimicrobiano, como la ceftriaxona, ha fracasado y no se recomienda.[748] Las fluoroquinolonas, en general, muestran buena actividad *in vitro* contra especies de *Brucella*, aunque las CIM de estos fármacos tendieron a ser más altas que para otros bacilos gramnegativos.[697] Los estudios indican que estos antimicrobianos no se pueden utilizar como tratamiento de un solo fármaco y se han vinculado con tasas de fracaso terapéutico tan altas como del 25%.[24] En un estudio aleatorizado prospectivo se valoró la eficacia del ciprofloxacino en comparación con rifampicina más doxiciclina para el tratamiento de las brucelosis agudas. Después de 45 días de administración, cinco de los seis pacientes tratados con ciprofloxacino presentaron recaídas a pesar de la sensibilidad *in vitro* y las bajas de CIM de los aislamientos de *B. melitensis*.[749] En un estudio turco, la eficacia clínica de una combinación de ofloxacino más rifampicina durante seis semanas fue comparable a la alcanzada con la combinación de doxiciclina-rifampicina.[12] Las fluoroquinolonas y las cefalosporinas más recientes pueden mostrar mayor eficacia clínica cuando son incorporadas al tratamiento combinado con otros antimicrobiamos. La SXT, cuando se emplea en combinación con rifampicina o un aminoglucósido, es útil para el tratamiento de niños menores de ocho años de edad (en quienes están contraindicadas las tetraciclinas).[1206] Otros niños pueden recibir un esquema modificado con doxiciclina (4 mg/kg/día, por v.o.) y rifampicina (10 mg/kg/día, por v.o.) durante seis semanas. Para las infecciones pediátricas graves, se puede añadir gentamicina (5 mg/kg/día, i.m.) durante los primeros 5-7 días del tratamiento. Para la endocarditis por especies de *Brucella*, suele requerirse una combinación de tratamiento antimicrobiano e intervención quirúrgica (p. ej., reposición valvular), aunque algunos pacientes han respondido a la quimioterapia antimicrobiana sola.[40,543,835,838] El tratamiento de las endocarditis por especies de *Brucella*, como aquella causada por otros agentes bacterianos, requiere de concenetraciones bactericidas de antimicrobianos. Se ha empleado doxiciclina, rifampicina y SXT con éxito para tratar la endocarditis, en conjunto con la restitución valvular. Para la afección del SNC, están contraindicados los esquemas con aminoglucósidos, ya que no alcanzan concentraciones terapéuticas en LCR. Se recomienda el tratamiento combinado con dos o tres fármacos (p. ej., doxiciclina, rifampicina y SXT) que penetren al SNC y sean activos contra un aislamiento infectante.[876] El tratamiento de la enfermedad de órganos, aparatos y sistemas múltiples puede requerir prolongar más el esquema con triple antibiótico, y ciertos tipos de complicaciones (p. ej., espondilitis) responden mejor al esquema con doxiciclina-gentamicina que a la combinación doxiciclina-rifampicina.[62,1194] Durante y después de la onclusión del tratamiento, deberá vigilarse a los pacientes en cuanto a evidencias de enfermedad recurrente por estudios de serología, con el empleo de la modificación de la prueba 2-ME de SAT o por EIA.

Especies de *Francisella*

Epidemiología de tularemia

La *tularemia* es la enfermedad causada por el cocobacilo gramnegativo con requerimientos nutricionales especiales

Francisella tularensis.[393] Los reservorios de la bacteria en la naturaleza incluyen conejos, roedores, ardillas, ratas almizcleras, aves, ratones campestres, venados, leminos y mapaches. Los animales domésticos, así como el ganado vacuno, porcino y caprino, son bastante resistentes a la infección, mientras que las ovejas son relativamente sensibles. El microorganismo se transmite entre los animales por moscas que pican y muerden (*Chrysops callidus*).[1026] También ocurre transmisión transovárica de *F. tularensis* en la garrapata, que provee así una fuente de renovación del microbio en el ambiente. Las infecciones en los humanos ocurren con mayor frecuencia por la mordedura de garrapatas, piquetes de moscas, tábanos y mosquitos infectados, o por el contacto directo con la sangre o los órganos internos de animales infectados.[1169] También son origen de infecciones en humanos las fuentes de agua contaminadas, los aerosoles y las mordeduras de animales. Entre las garrapatas, se conocen al menos 13 especies diferentes con infección natural por *F. tularensis*, donde la del perro (*Dermacentor variabilis*), la de las Montañas Rocosas (*Dermacentor andersoni*) y la de la estrella solitaria (*Amblyomma americanum*) son las más frecuentes en los Estados Unidos. La transmisión de la enfermedad ocurre por exposición a las garrapatas en las regiones de las Montañas Rocosas y del este de aquel país. En California, Wyoming y Nevada, las moscas mordelonas son los principales vectores.[218] En contraste, los mosquitos constituyen el principal vector para la transmisión de la enfermedad en la antigua Unión Soviética, la península escandinava y las regiones circundantes.[387] En los cazadores, se han presentado infecciones después de desollar, marinar y comer animales infectados, como conejos, liebres, castores, ratas almizcleras, aves y ardillas, actividades que pueden generar aerosoles, con el resultado de la transmisión aérea de la bacteria. El agua contaminada es también una fuente importante del microorganismo en el ambiente y han ocurrido infecciones en los humanos después de la contaminación del agua de pozos donde se encontraban restos de animales infectados. Se dio seguimiento a un gran brote de tularemia de los años 1999 a 2000 en Kosovo, hasta llegar a alimentos y agua contaminados, con la identificación de roedores como fuente de los microorganismos.[1076] Se han presentado infecciones adquiridas por vía aérea después de la inhalación de polvo y heno que contienen heces y cadáveres de roedores. Los brotes recientes de tularemia en la isla Martha's Vineyard se han vinculado con el paisajismo, la jardinería y la poda del césped, así como infecciones de animales de la región, como zorrillos y mapaches.[857] Han ocurrido infecciones en humanos adquiridas por la exposición a carnívoros o sus mordeduras, incluyendo los gatos domésticos. En estos casos la contaminación de la boca o las garras del gato después de matar y alimentarse de sus presas es la posible forma de adquisición del microorganismo, aunque estos animales también pueden presentar infecciones sistémicas.[1283,1332] Se ha dado seguimiento a infecciones humanas hasta perros de las praderas infectados, que se vendieron como mascotas.[216] *F. tularensis* es altamente contagioso, pues tan poco como 10-50 microorganismos administrados por vía intradérmica o por aerosol son suficientes para causar infección y el microorganismo penetra fácilmente a través de pérdidas de continuidad en la piel, diminutas e inaparentes.[393] La tularemia también se ha adquirido en accidentes de laboratorio durante el procesamiento de muestras infectadas, aislamiento e identificación del microorganismo, y su manipulación en grandes cantidades en contextos de investigación. No hay transmisión de un humano a otro.

Antes de la Segunda Guerra Mundial, la tularemia era relativamente frecuente en los Estados Unidos, pero su incidencia disminuyó de manera constante durante la década de 1950, y a partir del año 2001, las tasas de la infección son menores de 0.05 casos por 100 000 habitantes.[221] Aunque se informa su aparición en todos los Estados Unidos, el mayor número de casos se presenta ahora en los estados del sur y centro sur (p. ej., Missouri, Kansas, Arkansas, Oklahoma y Texas). En el 2006 ocurrieron más de la mitad de los casos que se informaron en aquel país en Arkansas, Kansas, Missouri, Nebraska y Massachusetts.[221] Las regiones con las cifras más altas de casos se han desviado ligeramente hacia el norte, desde las zonas subcentrales, posiblemente de forma secundaria al cambio climático.[931] La mayoría de los casos suceden durante los meses de verano o a la mitad del invierno, y corresponden a los máximos de la enfermedad relacionada con vectores y los relacionados con la caza, respectivamente.[634] Los hombres se infectan con mayor frecuencia que las mujeres, lo cual señala la relación de esta infección con ciertas ocupaciones (p. ej., granjeros, veterinarios de animales grandes, criadores y esquiladores de ovejas, cazadores y tramperos). Las tasas de incidencia en los Estados Unidos son mayores en niños de 5-10 años y adultos de 75 años o mayores.

Durante la última década han surgido preocupaciones en cuanto al empleo potencial de *F. tularensis* como agente de guerra biológica y bioterrorismo. En consecuencia, en los CDC se clasifica a *F. tularensis* como agente de bioterrorismo de categoría A.[187,346,1093] En los Estados Unidos se investigó a *F. tularensis* como agente de guerra biológica en las décadas de 1950 y 1960, antes de la terminación del programa de bioterrorismo ofensivo de este país, y es posible que otras naciones hayan investigado también al respecto. En Fort Detrick, animales y personas voluntarias, tanto civiles como militares, se expusieron a aerosoles que contenían *F. tularensis* para determinar la infectividad del agente transmitido de esta forma para evaluar la eficacia de las vacunas, los tratamientos profilácticos y las modalidades terapéuticas.[274] Los grupos de trabajo en el ámbito de la defensa biológica concluyeron que la dispersión del microorganismo por aerosol sería el escenario más probable para un suceso bioterrorista que involucrara a *F. tularensis*, ya que la infección por inhalación afectaría a la mayor parte de la población.[346] En este método de dispersión, los cuadros clínicos más probables de la enfermedad serían el neumónico y el tifoideo (*véase* más adelante). Kaufmann y cols., de los CDC, publicaron recientemente una descripción del "mejor y peor" escenario si se liberan microorganismos de *F. tularensis* como una "nube en aerosol" como parte de un episodio de bioterrorismo.[690] Si la dosis infectante en aerosol de *F. tularensis* es de 50-100 microorganismos, asumiendo una tasa de ataque del 82.5%, la exposición de 100 000 personas daría como resultado 82 500 casos de tularemia neumónica. Con una tasa de mortalidad del 6.2%, se esperarían 6 188 muertes con un impacto económico de entre US$465 y US$562 millones de dólares.

Reseña histórica y taxonomía

La tularemia fue descrita por primera vez en 1911 por McCoy como una enfermedad semejante a la peste en ardillas terrestres de California durante la investigación de una posible peste bubónica en poblaciones de roedores del área de la bahía de San Francisco después del terremoto de 1906. McCoy y Chapin aislaron después el agente causal y lo denominaron *Bacterium tularense* por el condado de Tulare, en California, sitio donde se ubicaba su laboratorio.[870] Desde 1912 hasta 1925, Edward Francis estuvo estudiando una enfermedad llamada "fiebre por tábanos" que señaló un vínculo entre esta enfermedad y la "similar a la peste" descrita por McCoy en roedores. Él investigó la forma de transmisión, estudió el agente causal y acuñó el nombre de "tularemia", referente al condado de

Tulare, donde McCoy y Chapin aislaron el microorganismo, y la "bacteriemia" que ocurre como manifestación de la infección. Por su trabajo pionero, el cultivo del microorganismo, el método de diagnóstico serológico, los síndromes clínicos asociados y el reconocimiento de los principales reservorios y vectores, Francis recibió el premio Nobel de 1959 y el nombre del microorganismo cambió de *Bacterium tularense* a *Francisella tularensis* en su honor. Con base en técnicas de taxonomía molecular, se clasifica a *F. tularensis* en el orden *Thiotrichales*, familia *Francisellaceae*, subdivisión γ de *Proteobacteria*.[472,1192] La secuenciación del ARNr 16S y el análisis de la secuencia de todo el genoma de varias cepas de *F. tularensis* indican que sus parientes más cercanos son los endosimbiontes, como *Wolbachia persica*.[693] La familia *Francisellaceae* incluye los géneros *Francisella* y *Fangia*. El género *Fangia* incluye una sola especie, *F. hongkongensis*, un cocobacilo gramnegativo aislado del agua de mar en Hong Kong.[761]

Los miembros del género *Francisella* son cocobacilos intracelulares facultativos, estrictamente aerobios, inmóviles, gramnegativos. En la actualidad, el género *Francisella* incluye cuatro especies: *F. tularensis*, *F. philomiragia*, *F. noatunensis* y *F. hispaniensis*. *F. tularensis* se divide en cuatro subespecies: *F. tularensis* subespecie *tularensis*, subespecie *holarctica*, subespecie *mediasiatica* y subespecie *novicida*.[615,752,988] La última era antes una especie separada (*F. novicida*), pero se reclasificó como subespecie de *F. tularensis* en el 2010.[615] *F. noatunesis* era anteriormente una subespecie de *F. philomiragia* (*F. philomiragia* subsp. *noatunensis*), pero se elevó al estado de especie en el 2009.[888,988] *F. noatunensis* incluye dos subespecies: *F. noatunensis* subespecie *noatunensis* y *F. noatunensis* subespecie *orientalis*.[988] El microorganismo llamado *Francisella piscicida* corresponde a un sinónimo heterotípico posterior de *F. noatunensis* susbespecie *noatunensis* y ya no a un nombre válido de especie.[988] Las cuatro subespecies de *F. tularensis* pueden causar tularemia, aunque difieren en su virulencia para humanos y conejos.[474,652] *F. tularensis* subespecie *tularensis* (también llamada *F. tularensis* subsp. *nearctica* o biovariedad de tipo A) predomina en los Estados Unidos, pero no suele encontrarse en Europa (aunque esta subespecie se detectó en Eslovaquia), tiene relación con garrapatas y conejos, y es virulenta en éstos y en los humanos.[536,654] Este grupo biológico se caracteriza fenotípicamente por la producción de ácido a partir de glicerol y porque posee citrulina ureidasa.[843,1138] Las cepas de tipo A se han dividido en dos subpoblaciones o clados genéticamente diferentes, llamados *A1* y *A2*, mediante una técnica molecular llamada *análisis de VNTR de sitios múltiples* (MLVA, multiple-locus VNTR analysis), y otros métodos de tipificación molecular adicionales delinearon los subtipos dentro de los tipos A1 (A1a, A1b) y A2 (A2a y A2b).[653,693,736,1027] La enfermedad por cepas A1 es más grave en la clínica y se presenta principalmente en la mitad oriental de los Estados Unidos, mientras que la causada por cepas A2 es más leve y se presenta sólo en los estados occidentales de aquel país.[412,1025,1218] No obstante, las infecciones relacionadas con tábanos por los clados A1 y A2 se han detectado en Utah.[1025] *F. tularensis* subespecie *holarctica* (antes llamada *F. tularensis* subsp. *palaearctica* o biovariedad de tipo B) se ha aislado en Europa, Asia, Japón y los Estados Unidos); se relaciona con la infección transmitida por el agua; en vectores roedores, garrapatas y mosquitos; y es de virulencia intermedia en humanos y mínima en conejos.[34,634] La enfermedad por la subespecie *holarctica* puede ser más frecuente en los Estados Unidos de lo que antes se pensó;[1276] es glicerol negativa y no suele producir citrulina ureidasa. Se sugirió nombrar a *F. tularensis* subespecie *mediaasiatica* a las cepas aisladas en la región del Asia central de la antigua Unión Soviética y *F. tularensis* biogrupo *palaearctica japonica* a los aislados de Japón.[1138] Inicialmente, científicos soviéticos propusieron a las cuatro como especies separadas, pero no se aceptaron en general. Se ha demostrado que las cepas de *F. tularensis* del Asia central y japonesa presentan baja virulencia para los conejos (como biogrupo *holartica/palaearctica*), pero claramente tienen una relación más estrecha con el biogrupo en función del análisis del ARNr 16S.[1138] Los datos recientes con empleo de elementos de secuencia de dos inserciones a las cepas tipo por RFLP revelaron que las cepas japonesas de *F. tularensis* subespecie *holarctica* (*palaearctica*) pueden en realidad representar otras subespecies.[1252] *F. novicida*, originalmente aislada de fuentes acuáticas en Utah en 1951, se clasificó antes como especie de *Pasteurella*, y se cambió su nombre a *Francisella novicida* en 1959.[752] Los estudios genéticos determinaron después que *F. novicida* no era una especie separada, sino que constituía otro biogrupo de *F. tularensis* (biogrupo *novicida*), puesto que el grado de similitud del ARNr 16S fue del 99.6%.[430,598] *F. tularensis* subgrupo *novicida* se ascendió al estado de subespecie (*F. tularensis* subespecie *novicida*) en el 2010.[615] *F. tularensis* subespecie *novicida*, que es un microorganismo de virulencia relativamente baja, se ha aislado del agua que contiene ratas almizcleras muertas y de los humanos. Se han aislado microbios similares a los del género *Francisella* de peces y humanos infectados en años recientes, lo que sugiere que el género puede presentar una expansión en el futuro.[961,986,1347]

F. philomiragia incluye cepas bacterianas antes llamadas "bacterias *philomiragia*", que se incluyeron erróneamente con las yersinias como "*Y. philomiragia*", microorganismos que muestran relación genética y antigénica con subespecies de *F. tularensis* y presentan constituyentes similares de ácidos grasos y ubiquinona de la pared celular. El análisis del ARNr 16S de estos microbios corroboró la relación de genotipo de *F. tularensis* y *F. philomiragia*.[430,431,598] *F. philomiragia* es considerablemente menos virulenta que *F. tularensis* y se ha aislado, sobre todo, de animales (p. ej., ratas almizcleras) y del agua. A diferencia de *F. tularensis*, *F. philomiragia* constituye un microorganismo oportunista que causa neumonía e infecciones sistémicas en pacientes con enfermedad granulomatosa crónica, víctimas de casi ahogamiento y aquellos con cáncer hemático.[828,1187,1338] Durante 12 años se enviaron 14 aislamientos humanos de *F. philomiragia* a la rama de Bacteriología Especial de los CDC. De estos 14 aislamientos, 5 provenían de pacientes con enfermedad granulomatosa crónica, 5 de aquellos con casi ahogamiento en agua salina, 2 de fuentes humanas desconocidas y aislamientos únicos de un paciente con linfoma de Hodgkin y 1 con metaplasia mieloide.[598,1165,1338] Estos casos definieron el espectro clínico de *F. philomiragia* como un microorganismo raro causante de neumonía necrosante, bacteriemia y meningitis.[1165,1338] Se informó un caso reciente de adenitis y nódulos pulmonares por *F. philomiragia* en un niño de 10 años con enfermedad granulomatosa crónica, después de ser víctima de una abrasión facial por un cangrejo de agua salada.[828]

F. noatunensis subespecie *noatunensis* y *F. noatunensis* subespecie *orientalis* son microorganismos patógenos bien conocidos de varios peces de agua dulce y salada, incluyendo hemúlidos en Japón, tilapias en los Estados Unidos y Asia, lubinas rayadas de los Estados Unidos, el salmón del Atlántico de Chile y el bacalao del Atlántico de Noruega.[888,987,988] En estas diversas especies de peces, las bacterias causan infecciones granulomatosas crónicas de corazón, riñón, bazo e hígado. Las subespecies de *F. noatunensis* tienen una relación más estrecha con *F. philomiragia*. La nueva especie *F. ispaniensis* correspondió a un aislamiento de hemocultivo de un paciente con bacteriemia secundaria a pielonefritis obstructiva aguda,[615] que inicialmente se pensó era una cepa de *F. tularensis* subespecie *novicida*, pero el análisis de cinco genes constitutivos y dos que codificaban proteínas de la membrana reveló que eran diferentes de las especies y subespecies de *Francisella* reconocidas. En julio del 2008 se obtuvieron dos aislamientos, uno de LCR y otro de sangre, de dos pacientes diferentes.[737] El primero se obtuvo del LCR de una niña de 15 meses de edad con síndrome hemofagocítico y artritis reumatoide juvenil, y el segundo de un hemocultivo de un hombre de 85 años con nefropatía en etapa terminal. Cuando se analizaron las secuencias del ARNr 16S, los dos aislamientos mostraron un 97% de identidad con *F. tularensis* subespecie *tularensis*, *F. tularensis* subespecie *holarctica*, *F. tularensis* subespecie *novicida* y *F. philomiragia,* y eran un 98% similares a las secuencias encontradas en aislamientos del género *Francisella* del suelo. Todas las pruebas específicas de *F. tularensis* (p. ej., aglutinación de portaobjetos con antisueros específicos, pruebas de anticuerpos fluorescentes y análisis de PCR) resultaron negativas. Los investigadores propusieron que estos dos aislamientos, genotípica y fenotípicamente similares, pudieron representar una nueva especie de *Francisella*.[737]

En 1997 se reconoció otra posible especie de *Francisella* en un endosimbionte de tejido ovárico de garrapatas *D. andersoni* hembras, pero no se ha detectado en los machos.[940] La relación de este microorganismo, designado como "simbionte *D. andersoni*", y las especies de *Francisella* se basa en la presencia de un antígeno específico de membrana y secuencias del ARNr 16S similares a las de *F. tularensis*. Estos endosimbiontes se denominan FLE (*Francisella-like endosymbionts*), identificados en garrapatas que pertenecen a los géneros *Dermacentor*, *Amblyomma*, *Rhipicephalus* y *Ornithodoros*.[1162,1230] En la investigación de bacterias endosimbiontes obligadas encontradas en *Paramecium tetraurelia* se observó que una de ellas, *Caedibacter taeniospiralis*, formaba un linaje evolucionado y nuevo con las γ *Proteobacteria* y compartía un 87% de similitud en sus secuencias del ARNr 16S con la familia *Francisellaceae*.[103] En un estudio de FLE de una variedad de especies de garrapatas, Machado-Ferreira y cols. identificaron secuencias del gen *iglC*, islote de patogenicidad de *F. tularensis,* y su gen regulador, *mglA*, en los FLE.[819] El gen *IglC* codifica una proteína en *F. tularensis* que participa en el escape de la bacteria del fagolisosoma y su supervivencia intracelular. En la actualidad, los FLE no parecen ser patógenos en humanos, pero la detección de secuencias genéticas similares en ellas a los genes de *F. tularensis* asociados con la virulencia sugiere un potencial patógeno de estos agentes poco frecuentes. Mediante la utilización de cebadores y sondas para varias regiones del gen *IpnA* de *F. tularensis* que codifica una lipoproteína, se identificó un fragmento de 233 pares de bases que podían discriminar entre las subespecies de *F. tularensis* y FLE.[406] Este método sería útil en estudios de campo de especies de *Francisella* en ambientes donde posiblemente se presenten FLE. Este abordaje molecular fue útil no sólo para la detección y diferenciación de las subespecies de *Francisella* y FLE, sino también para la detección de aislamientos atípicos de *Francisella* relacionados con enfermedades humanas, como la atípica cepa FnSp1 de *F. tularensis*, que ahora corresponde a *F. hispaniensis*.[615]

Espectro clínico de tularemia

Las manifestaciones clínicas de la tularemia dependen de la vía de adquisición del microorganismo, las subespecies bacterianas involucradas, la virulencia innata de la cepa infectante, la inmunocompetencia del hospedero y el grado de afección de órganos, aparatos y sistemas.[580] Después de la infección, hay un período de incubación desde unas cuantas horas hasta 3-5 días, pero puede ampliarse hasta tres semanas. El inicio es agudo, con fiebre, escalofríos, malestar general, cefalea, faringitis y a veces diarrea. Es probable que la fiebre aparezca y desaparezca, pero por lo general se mantiene durante 4-5 semanas en ausencia de tratamiento, período en el que se observa disminución de peso, linfadenopatías y enfermedad crónica. Los pacientes infectados por las cepas menos virulentas pueden presentar una enfermedad leve que se resuelve de manera espontánea, en tanto otros desarrollan infecciones crónicas y debilitantes de múltiples órganos, aparatos y sistemas.

La tularemia se dividió clínicamente en seis síndromes: ulceroglandular, glandular, oculoglandular, bucofaríngeo, tifoideo y neumónico, clasificación que fue sustituida por una de enfermedad binaria en la cual se reconocen las formas ulceroglandular y tifoidea. La diferenciación entre estas dos formas depende de la afección de piel/membranas mucosas, así como de la localización e intensidad de la linfadenopatía asociada. Casi el 75% de los pacientes presentan la forma ulceroglandular, en tanto el 25% la forma tifoidea. La tularemia ulceroglandular, que corresponde al cuadro clínico más frecuente, ahora abarca los síndromes ulceroglandular, glandular y oculoglandular.[1099] El paciente presenta una lesión dolorosa en el sitio de ingreso del microorganismo, que posteriormente se daña formando una úlcera central en sacabocado con periferia elevada. Se han descrito también úlceras vesiculares que simulan a las del herpes simple con cultivos positivos para *F. tularensis*. La localización de la lesión depende de que se adquiera de un vector artrópodo o mamífero. En el 2-12% de los casos la lesión primaria se encuentra en la bucofaringe y es producto de la ingestión de alimentos o agua contaminados. La afección de membranas mucosas se presenta como conjuntivitis granulomatosa, pérdida de la agudeza visual, linfadenopatía periauricular y submandibular y, en algunos pacientes, faringitis no exudativa.[210,470] Otros presentan cefalea intensa, amigdalitis y faringitis exudativa sugerente de una infección de origen estreptocócico, difteria o boca de trinchera. La afección faríngea invariablemente se relaciona con linfadenopatía regional, que puede dar como resultado la formación de abscesos de ganglios linfáticos y retrofaríngeos. Son complicaciones raras la otitis media y su forma infecciosa.[535,816] Los ganglios linfáticos crecidos y abscesos pueden tornarse fluctuantes y supurar a través de la piel suprayacente o hacerse persistentes.[276,576] En algunos casos se presenta linfadenopatía y fiebre, pero sin lesión cutánea evidente,[815,969] que pudiese haber cicatrizado o ser inocua y pasar inadvertida. La tularemia tifoidea se presenta con un inicio abrupto de fiebre, escalofríos, cefalea, faringitis, vómitos y dolor e hipersensibilidad abdominales. No hay una lesión cutánea inicial o linfadenopatía evidente, y la infección probablemente se adquiera por ingestión de agua o alimentos contaminados. La tularemia tifoidea es la única forma en que la diarrea forma parte prominente del cuadro clínico, la cual por lo general es acuosa. Casi la mitad de los pacientes con tularemia tifoidea presentan enfermedad pleuropulmonar secundaria, con infiltrados pulmonares y derrames pleurales. En esta forma, los hemocultivos y los cultivos de esputo pueden ser positivos, y la tasa de mortalidad suele ser elevada. Es probable que se presenten heces sanguinolentas, en particular en los niños. Se observa neumonía en aproximadamente el 80% de los pacientes con tularemia tifoidea y en el 30% de las personas con tularemia ulceroglandular, producto de la inhalación de aerosoles que contienen la bacteria o por diseminación hematógena.[106,415,416] Los estudios radiográficos pueden mostrar afección de uno o más lóbulos pulmonares, con derrames pleurales e infiltrados neumónicos, formación de abscesos, nódulos y linfadenopatía hiliar.[487,937] Los síntomas incluyen fiebre, tos seca con producción mínima de esputo y dolor torácico pleurítico. Clínicamente, la tularemia neumónica simula una tuberculosis, neumonías atípicas por especies de *Legionella, Chlamydophila pneumoniae, Chlamydophila psittaci, Coxiella burnetii* y neumonía micótica. La tularemia neumónica tiende a ser más grave en pacientes con afecciones subyacentes, como desnutrición, alcoholismo, nefropatía, enfermedad granulomatosa crónica e infección por VIH.[842] Las complicaciones, como hepatoesplenomegalia, insuficiencia renal y rabdomiólisis, ocurren con mayor en estos individuos. Suele presentarse tularemia neumónica en los adultos y se asocia con ciertas ocupaciones (p. ej., esquiladores de ovejas, trabajadores de la cría de animales, laboratoristas), actividades de granja (p. ej., trillado) podado del césped y desbrozado, lo que posiblemente se deba a la presencia de heces de roedores o restos de animales infectados en la paja.[1235]

La tularemia puede presentarse como un espectro diverso de cuadros clínicos en cada paciente. Plourde y cols.[1036] comunicaron un caso de tularemia glandular con algunas manifestaciones de la enfermedad tifoidea en un niño que había sufrido un piquete de insecto en la escápula izquierda. Se encontró linfadenopatía inguinal en lugar de linfadenopatía cerca del sitio del piquete, y el paciente presentó distensión abdominal y diarrea acuosa grave, manifestaciones del tipo tifoideo de la enfermedad. En otro ejemplo, se estableció el diagnóstico serológico de tularemia en una mujer de 53 años de edad con un gran derrame pericárdico, quien informó el contacto estrecho con conejos dos semanas antes.[747] Se informó la infección crónica de una prótesis de rodilla en un paciente con enfermedad articular degenerativa, seis meses después de sufrir la mordedura de una garrapata.[304] La meningitis y los abscesos cerebrales son complicaciones raras de la infección por *F. tularensis*.[471,595,1095] Los pacientes con meningitis pueden presentar una enfermedad no meníngea importante (tularemia glandular o tifoidea). Los hallazgos del LCR son compatibles con una meningitis bacteriana (p. ej., glucosa baja y proteínas altas), con predominio de linfocitos en la tinción de Gram. Se informó por primera vez una infección ventriculoperitoneal por *F. tularensis* en 1996 en un niño de cinco años de edad con mielomeningocele,[1034] cuyos signos y síntomas se limitaban al SNC, sin otra afección sistémica. Dos semanas antes del cuadro clínico, el niño había estado con unos amigos que criaron a un conejo. Se logró la cura clínica y bacteriológica con gentamicina intratecal y restitución de la derivación ventriculoperitoneal. LeDoux informó un caso de enfermedad presuntiva del SNC por *F. tularensis* en un hombre de 61 años de edad cuyo cuadro clínico fue predominantemente de ataxia para la marcha.[771] En el año 2000, Tancik y Dilliha emitieron el primer informe publicado de endocarditis de válvula biológica por *F. tularensis* en un hombre de 42 años de edad de Arkansas,[1244] quien respondió a un ciclo de gentamicina durante cuatro semanas. La enfermedad grave también se relaciona con un estado de inmunodepresión del hospedero, según se evidencia por una infección rápidamente mortal en un receptor de trasplante de médula ósea con neutropenia.[1145] *F. tularensis* subespecie *novicida*, es un microorganismo patógeno raro y sólo se han informado unas cuantas infecciones, incluyendo la reciente descripción de la bacteriemia en una mujer sometida a quimioterapia por cáncer de ovario en Tailandia.[773]

Detección, aislamiento y características de cultivo de F. tularensis

Como este microorganismo puede penetrar a través de pequeñas soluciones de continuidad de la piel, es potencialmente peligroso manipular muestras de cultivo de *F. tularensis* en el laboratorio. Como sucede con la brucelosis, tal vez no se sospeche tularemia cuando un paciente acude con el médico; puede transcurrir un tiempo considerable manejando muestras y cultivos antes de que se haga el diagnóstico. En los laboratorios donde se trabaja con materiales clínicos de origen humano y animal, se recomiendan las prácticas, equipo de contención e instalaciones de BSL-2, mientras que se requieren prácticas de BSL-3 para trabajar con cultivos vivos o hacer estudios experimentales en animales.[1279] En el laboratorio de microbiología clínica habituales, todas las muestras y cultivos deben procesarse dentro de un gabinete de seguridad biológica de clase 2, empleando guantes durante todos los procedimientos y evitando cualquier actividad que pudiese generar aerosoles. Con la amenaza del bioterrorismo, deben incorporarse pruebas de detección de *F. tularensis* y otros agentes biológicos a los procedimientos de laboratorio, a fin de permitir la identificación presuntiva rápida de un aislamiento de manera que se pueda derivar a laboratorios de nivel B para su identificación definitiva.[1093] Las personas con exposición confirmada en el laboratorio deben tratarse de manera profiláctica.

Se puede aislar *F. tularensis* de úlceras primarias, aspirados y biopsias de ganglios linfáticos, esputo, médula ósea y biopsias tisulares (p. ej., hígado, bazo). Las muestras deberán mantenerse a 4-8 °C hasta su procesamiento. También se pueden colocar en un medio de transporte Amies® con carbón vegetal o en un medio de Stuart a temperatura ambiente antes de su procesamiento. También se han aislado los microorganismos de muestras de sangre periférica, por lo general, en el contexto de una enfermedad subyacente previa. Ha habido hemocultivos positivos en pacientes con tularemia tifoidea, neumónica y bucofaríngea, y en el informe único de endocarditis por *F. tularensis*.[593,951,1046,1276,1320] En los informes de casos que describen la bacteriemia por *F. tularensis* se encontró proliferación del microorganismo después de 3-7 días de incubación utilizando el sistema radiométrico BACTEC. Sin embargo, en un paciente con endocarditis, se aisló *F. tularensis* después de nueve días con dicho sistema.[1244] También se aisló *F. tularensis* después de 12 días de incubación en un frasco de hemocultivo aerobio no radiométrico BACTEC (BACTEC NR6A®) que se inoculó con un volumen de 10-20 μL de aspirado percutáneo con aguja fina de un ganglio linfático inguinal.[179] Si se sospecha tularemia clínicamente, los hemocultivos en caldo deben incubarse más tiempo que el período estándar de 5-7 días utilizado en muchos laboratorios. El subcultivo ciego del contenido de frascos de hemocultivo puede ser útil para la detección.

F. tularensis es un pequeño cocobacilo gramnegativo de tinción pálida. Por lo general, tiene requerimientos de cisteína u otros compuestos que contengan grupos sulfhidrilo para su proliferación, y el medio preferido de aislamiento fue el agar sangre, cisteína y glucosa. Sin embargo, *F. tularensis* prolifera en el agar chocolate comercialmente disponible y en agar de Thayer-Martin modificado, ya que estos medios que contienen hemina están complementados con un enriquecimiento para la proliferación (p. ej., IsoVitelex®, BD Bioscience) que contenga cisteína, cistina y otros nutrimentos requeridos por las bacterias con requerimientos nutricionales especiales. Como las brucelas, este microorganismo también puede proliferar en agar BCYE, el medio utilizado para aislar especies de *Legionella*.[1340] También se aisló *F. tularensis* de la biopsia de una lesión cutánea por la técnica de centrifugación de frascos ampolla y cultivo sobre una capa única de fibroblastos de pulmón embrionario humano.[440] Aunque el microorganismo no pudo proliferar en medios bacteriológicos en el subcultivo, su identidad se determinó mediante el análisis por PCR del que proliferaba en un frasco. Es probable que las cepas atípicas no tengan el requerimiento de cisteína de las cepas de *F. tularensis* "clásicas", aunque por lo general son débilmente oxidasa positivas, catalasa negativas, aglutinan de manera considerable en el antisuero contra especies de *Francisella* y no son reactivas en otras pruebas fenotípicas, incluyendo la determinación de biogrupos.[122] El análisis de los ácidos grasos celulares de estas cepas reveló la presencia de los ácidos de cadena larga (C18 a C26), saturados e insaturados, y grandes cantidades de 3-hidroxioctadecanoato (3OH-C$_{18:O}$), un ácido graso que es exclusivo de *F. tularensis*.[644] Estos hidroxiácidos poco frecuentes forman parte de la estructura lipídica A en el LPS del microorganismo. En consecuencia, estos microorganismos pueden identificarse fácilmente por análisis de ácidos grasos celulares empleando el sistema Microbial Identification® (MIDI) y el programa computacional Library Generation System (LGS) (MIDI, Newark, NJ). Clarridge y cols. aislaron dos cepas sin requerimientos nutricionales especiales de *F. tularensis* de los hemocultivos de pacientes con neumonía,[282] las cuales proliferaron en agares chocolate y sangre y se identificaron como *F. tularensis* por sus características fenotípicas, secuenciación del ARN 16S e hibridación de la sonda de ADNr; estas cepas tampoco tuvieron éxito en la aglutinación con antisuero de *F. tularensis* comercial. Las cepas de *F. tularensis* subespecie *novicida*, y *E. philomiragia* no presentan el requerimiento de cisteína.

F. tularensis es un aerobio obligado; su proliferación se estimula por aumento del CO$_2$ y puede necesitar una incubación de 2-5 días a 35-37 °C antes de que se hagan visibles las colonias en medio de agar. Las cepas que proliferan en agar chocolate son grises, lisas, mantecosas y miden alrededor de 2 mm de diámetro después de tres días de incubación. *F. tularensis* subespecie *tularensis* prolifera más lentamente que el resto de las subespecies. Las colonias de *F. philomiragia* son más grandes, más blancas y mucoides. Las subespecies de *F. tularensis* son oxidasa negativas, débilmente catalasa positivas, proliferan poco (si acaso) en agar de MacConkey y son inertes desde el punto de vista bioquímico. Los aislamientos de *F. philomiragia* son oxidasa positivos. La identificación de la especie suele confirmarse mediante pruebas de aglutinación utilizando antisueros específicos policlonales de conejo. Los cultivos deben examinarse durante un período de 10-14 días. En la tabla 9-13 se presentan las características fenotípicas de las especies de *Francisella*.

Los estudios de hemocultivos adicionados y ratones infectados experimentalmente sugirieron en un principio la utilidad de la PCR como método de detección e identificación de *F. tularensis* en muestras clínicas de humanos.[362,667,801] Estos análisis permitieron detectar las subespecies *tularensis* y *holarctica*, con sensibilidades equivalentes a 1 UFC/mL de sangre. Posteriormente, se desarrolló de manera exitosa un análisis de PCR múltiple dirigido al ARNr 16S y al gen de una lipoproteína de 17 kDa para la detección directa de *F. tularensis* en hisopos con material de lesiones de tularemia ulceroglandular en Suecia.[654,1193] El gen de la lipoproteína se conserva en las cepas de *F. tularensis* y no muestra similitudes de secuencia con otras de células procarióticas publicadas en los bancos genéticos actuales.[654] La PCR

TABLA 9-13 Características fenotípicas para la identificación de especies y subespecies de *Francisella*

Característica	F. tularensis subsp. tularensis	F. tularensis subsp. holarctica	F. tularensis subsp. novicida	F. tularensis subsp. mediaasiatica	F. philomiragia	F. hispaniensis
Oxidasa	–	–	–	–	+	+
Catalasa	+	+	+^{d}	+	+	+^{d}
Movilidad	–	–	–	–	–	–
Proliferación en agar de Mac-Conkey	V	–	V	ND	V	ND
H$_2$S en agar TSI	–	–	–	–	+^{d}	–
Ureasa	–	–	–	–	–	–
Reducción de nitratos	–	–	–	–	–	–
Ácido a partir de:						
Glucosa	+	+	+	–	+^{d}	ND
Maltosa	+	+	V	–	+^{d}	ND
Sacarosa	–	–	+	+	+^{d}	ND
Glicerol	+	–	+	+	ND	ND
Requerimiento de cisteína/cistina	+	+	–	–	–	–
Ureidasa de citrulina	+$^-$	–$^+$	+	+	ND	ND

+, reacción positiva; –, reacción negativa; V, reacción variable; +^{d}, reacción positiva débil; +$^-$, reacción positiva con raras cepas negativas; –$^+$, reacción negativa con raras cepas positivas; ND, datos no disponibles.

realizada en muestras de heridas permitió brindar un diagnóstico rápido en los pacientes con sospecha de tularemia ulceroglandular con cultivos negativos y que aún no habían presentado seroconversión.[654,682] La investigación subsiguiente de una tularemia ulceroglandular en Suecia confirmó adicionalmente la utilidad clínica y diagnóstica de la PCR.[389] También se ha aplicado la PCR a tejidos y aspirados de ganglios linfáticos para el diagnóstico de la tularemia bucofaríngea. Durante una investigación de un brote de tularemia bucofaríngea en Turquía, la PCR de los aspirados de ganglios linfáticos de siete pacientes fue positiva; aunque todos estaban recibiendo quimioterapia antimicrobiana durante más de dos semanas cuando se hicieron las pruebas.[209] También se ha aplicado la PCR para el diagnóstico de la enfermedad oculoglandular, con obtención de resultados positivos de una muestra conjuntival tomada con hisopo y un nódulo conjuntival en dos pacientes, respectivamente; ambos tuvieron resultados positivos a través de la PCR a partir de hemocultivos para *F. tularensis*.[679] Dos pacientes adicionales en este estudio tuvieron resultados positivos mediante PCR y cultivos de tejidos de ganglios linfáticos. En respuesta a la necesidad de tener herramientas epidemiológicas para investigar brotes de tularemia, también se han perfeccionado abordajes por PCR para detectar la infección directamente en animales de experimentación y en insectos vectores, así como también para ofrecer métodos de tipificación y discriminación de las cepas.[338,411,474,586,1252] Se perfeccionaron los análisis de PCR instantáneos que permiten identificar y distinguir los clados A1 y A2 de *F. tularensis* subespecie *tularensis*.[902]

Se han desarrollado varias técnicas nuevas para la detección/identificación rápida de *F. tularensis*, como resultado directo de las preocupaciones acerca de su empleo como arma biológica en el bioterrorismo. Grunow y cols. desarrollaron un EIA estándar y un análisis de inmunocromatografía manual con la utilización de anticuerpos monoclonales contra el antígeno LPS como el anticuerpo de captura para detectar *F. tularensis* subespecie *tularensis* y *F. tularensis* subespecie *holarctica* directamente en muestras veterinarias.[520] También se perfeccionó el EIA de captura de antígeno con el uso de fluorometría y resolución temporal para la detección de varios microorganismos relacionados con el bioterrorismo, tanto en muestras clínicas como ambientales.[1024] Emanuel y cols. desarrollaron un método fluorógeno de PCR para la detección de *F. tularensis* en ratones infectados, el cual podría realizarse con un termociclador manual diseñado para su utilización en el campo; estos resultados estarían disponibles en 4 h.[396] También se han desarrollado plataformas de PCR múltiple con capacidad para detectar varios microorganismos, en respuesta a la amenaza del bioterrorismo. Estos análisis de amplificación basados en microarreglos o cuentas de ADN en tiempo real se desarrollaron y optimizaron para detectar *F. tularensis*, *Y. pestis*, *B. anthracis* y *B. melitensis* en tejidos animales (p. ej., carbunco de vacas, tularemia de liebres), muestras sanguíneas (p. ej., sangre adicionada con diluciones seriadas de microorganismos patógenos) y muestras del ambiente.[1195,1259,1355]

Como las cepas que pertenecen a diferentes biogrupos de *F. tularensis* son antigénicamente homogéneas, las subespecies se distinguen entre sí con base en los criterios fenotípicos o sondas específicas de subespecie del ARNr 16S.[430] Las cepas de *F. tularensis* subespecie *tularensis* producen ácido en medios que contienen glucosa, maltosa o glicerol como fuente de carbono, y también hibridan con una sonda de oligonucleótidos de secuencias específicas del ARNr 16S de la subespecie *tularensis*. Las cepas de la subespecie *holarctica* producen ácido a partir de glucosa y maltosa, no así de glicerol, e hibridan con una sonda

específica para secuencias del ARNr 16S de la subespecie *holarctica*. Las subespecies *mediaasiatica* y *palaearctica japonica* corresponden a cepas que hibridan con la sonda específica de la subespecie *tularensis*; sin embargo, la subespecie *mediaasiatica* es una cepa que produce ácido a partir de glicerol y sacarosa, en tanto la subespecie *palaearctica japonica* acidifica el medio cuando contiene glucosa o glicerol. Los métodos serológicos pueden permitir distinguir entre las subespecies *tularensis* y *novicida*, pero no entre *tularensis* y *holarctica*. La citrulina ureidasa, una enzima que se correlaciona con la virulencia de *F. tularensis*, se encuentra en cepas virulentas de la subespecie *tularensis* y algunas cepas de *holarctica* y *mediaasiatica*.[843,1138] La enzima no se encuentra en cepas de la subespecie *tularensis* atenuadas y en la mayoría de las subespecies de la cepa *holarctica* con baja virulencia. Las pruebas fenotípicas de estos microorganismos son problemáticas, ya que las reacciones a menudo se retrasan o son variables.

Tratamiento de tularemia

El fármaco ideal para el tratamiento de la tularemia es el aminoglucósido estreptomicina, con la gentamicina como alternativa. También se ha utilizado doxiciclina, pero conlleva tasas mayores de recaídas que el tratamiento con un aminoglucósido, en especial si se administra en una etapa temprana durante la evolución clínica. La respuesta clínica inicial al tratamiento con tetraciclinas es espectacular (p. ej., los pacientes se recuperan rápidamente), pero las tasas de recaídas son mayores del 12%, el doble respecto de aquella con gentamicina. La gentamicina intramuscular o intravenosa, en combinación con doxiciclina, no es útil para el tratamiento de la meningitis por *F. tularensis* por su mala penetración en el SNC, pero los pacientes han respondido a la gentamicina intratecal o las combinaciones de estreptomicina o gentamicina con doxiciclina por la misma vía. Se ha empleado también con éxito el tratamiento intravenoso con eritromicina, pero los datos *in vitro* sugieren que las cepas de *F. tularensis* no son sensibles de manera predecible. Scheel y cols.[1146] encontró que 14 de 24 cepas escandinavas eran resistentes a eritromicina y claritromicina *in vitro*, y que la resistencia a la eritromicina es considerable en las cepas aisladas en Rusia.[1281] Las fluoroquinolonas también son activas contra los aislamientos de *F. tularensis* de tipos A y B. Sin embargo, las respuestas clínicas al tratamiento con fluoroquinolonas en pacientes con la enfermedad por la subespecie *tularensis* son subóptimas, en comparación con las infecciones causadas por la subespecie menos virulenta *holarctica*. En los primeros casos, el tratamiento combinado con gentamicina y una fluoroquinolona puede dar como resultado una mejor respuesta clínica.[387,388]

Con el empleo del método de microdilución en caldo recomendado por el CLSI, Urich y Petersen estudiaron 92 aislamientos de *F. tularensis* subespecie *tularensis* (tipo A) y 77 de *F. tularensis* subespecie *holarctica* (tipo B), y encontraron que todos los microorganismos estudiados eran sensibles a los fármacos que se utilizan para el tratamiento de tularemia, los cuales incluyen estreptomicina, gentamicina, tetraciclina, doxiciclina, ciprofloxacino y levofloxacino.[1281] Todas las cepas se encontraron dentro del rango de sensibilidad a la eritromicina, y las de tipo A tuvieron CIM menores por dos diluciones a las correspondientes de cepas de tipo B. Valade y cols. estudiaron en Francia 71 cepas de *F. tularensis* subespecie *holarctica* y encontraron que no podían obtenerse resultados reproducibles de algunas cepas utilizando el método de microdilución en caldo. Mediante dilución de agar, los 71 aislamientos de la subespecie *holarctica* fueron sensibles a estreptomicina, gentamicina, doxiciclina, ciprofloxacino, ácido nalidíxico y cloranfenicol.[1282] Si bien se han informado en algunos estudios *in vitro*, por el método de dilución en caldo, bajas CIM para β-lactámicos cuando se estudiaron frente a *F. tularensis*, en otros estudios que emplearon la dilución en agar se concluyó que *F. tularensis* es resistente a los antimicrobianos β-lactámicos.[83,1146] En un estudio de 22 aislamientos de *F. tularensis* en animales y humanos empleando el método de dilución en agar y agar sangre cisteína glucosa, todas las cepas fueron resistentes no sólo a penicilina y cefalotina, sino también a cefuroxima, ceftazidima, aztreonam, imipenem y meropenem, con CIM mayor de 32 μg/mL para todos los fármacos. Ikaheimo y cols. emplearon tiras Etest en placas de agar corazón y cisteína para el estudio de 20 aislamientos de humanos y 18 de animales muertos. Todas las cepas fueron sensibles a los fármacos que se habían utilizado para el tratamiento (p. ej., estreptomicina, tetraciclina) y resistentes a β-lactámicos y carbapenémicos, incluyendo ceftriaxona, ceftazidima, cefepima, imipenem, meropenem y piperacilina-tazobactam.[621] En otros estudios se determinó, además, que *F. tularensis* subespecie *tularensis* por lo general es resistente a penicilinas y cefalosporinas, pero sensible a los principales fármacos empleados para el tratamiento.[860,1258] La experiencia clínica con las cefalosporinas de tercera generación para tratar la tularemia indica que no son eficaces. Cross y Jacobs informaron ocho casos de fracasos documentados del uso de ceftriaxona para el tratamiento de tularemia en pacientes ambulatorios.[315]

Los aislamientos de *F. philomiragia* suelen ser sensibles a aminoglucósidos, fluoroquinolonas y tetraciclinas, con sensibilidad variable a amoxicilina-ácido clavulánico, rifampicina y eritromicina. La mayoría de las cepas producen enzimas β-lactamasas y son resistentes a la ampicilina, y algunas pueden ser resistentes a cefazolina, cefotaxima y SXT.

Virulencia de F. tularensis

Los factores encargados de la virulencia de *F. tularensis* se están estudiando de manera intensiva en este momento por el aumento de los fondos disponibles para los programas de bioterrorismo.[991,1013] El microorganismo no produce exotoxinas identificables y su virulencia proviene de su capacidad para proliferar en gran cantidad dentro de los tejidos e inducir una respuesta inflamatoria importante en el hospedero. Con la infección, el microorganismo se multiplica localmente durante 3-7 días y después se disemina a los ganglios linfáticos regionales y a través de la vía linfohematógena, hasta afectar múltiples órganos. Se presenta una respuesta inflamatoria inicial con acumulación de neutrófilos, fibrina y macrófagos. Los linfocitos y macrófagos emigran a los tejidos infectados, fagocitan los microorganismos y forman granulomas en múltiples sitios (p. ej., ganglios linfáticos, médula ósea, bazo, hígado y pulmones). Los microorganismos se mantienen viables dentro de los macrófagos por inhibición de la fusión fagosoma-lisosoma y por la utilización del hierro de las células hospederas. La respuesta de los anticuerpos predominantes en los humanos se dirige al LPS, que en el microorganismo tiene estructura única, induce menos toxicidad celular y no se une a las moléculas del hospedero involucradas en el desencadenamiento de la respuesta inflamatoria. Los estudios en animales han mostrado que la inmunización contra el LPS induce protección contra cepas de *F. tularensis* de baja virulencia, pero no protege contra las más virulentas.[299] La infección natural o la inmunización por medio de la vacuna viva de *F. tularensis* (LVS, *live vaccine strain*) despierta una resistencia a la reinfección mediada por células y humoral a largo plazo; la primera constituye el mecanismo de protección más importante. La inmunidad mediada por células se presenta 7-10 días después de la infección con la formación de anticuerpos aglutinantes IgM, IgG e IgA durante las dos semanas siguientes. La lisis de las células que portan microorganismos por células efectoras inmunitarias en el hígado y otros órganos libera microorganismos de los compartimentos intracelulares, y así permite que se infecten otras células. Sin tratamiento, la supuración de los ganglios linfáticos afectados en diversos tejidos da como resultado manifestaciones adicionales de afección sistémica. Se mostró la persistencia de la inmunidad protectora mediada por células, con una reducción concomitante en la inmunidad humoral, en individuos infectados de manera natural 25 años antes.[401] Los estudios realizados en mutantes de la cepa LVS sugieren que el principal factor de virulencia de *F. tularensis* es su capacidad para invadir los macrófagos, hepatocitos y otras células del SRE, y multiplicarse en su interior. *F. tularensis* puede ingresar a los macrófagos del hospedero y, una vez ahí, desestabiliza al fagosoma y escapa hacia el citosol, donde se multiplica en grandes cantidades.[1140] En un momento determinado, la bacteria se libera por la apoptosis inducida. Los microorganismos del género *Franciscella* también pueden ingresar a los neutrófilos sin desencadenar un estallido oxidativo y de igual forma para multiplicarse dentro de los neutrófilos.[867] Las fosfatasas ácidas exclusivas de *F. tularensis* tienen participación clave en el escape de los microorganismos desde los macrófagos y neutrófilos. *F. tularensis* contiene una isla de patogenicidad constituida por 19 genes esenciales para la virulencia, y sus productos se encuentran en investigación.[935] También se han detectado pilosidades y sistemas de secreción de factores de virulencia.[544]

La vacuna LVS se desarrolló en Rusia a través de múltiples pasos *in vivo* e *in vitro* de una cepa virulenta de *F. tularensis* subespecie *holarctica* y se envió como regalo a los Estados Unidos en 1956, donde se estudió después en poblaciones de voluntarios de la armada estadounidense.[298,299] Si bien la vacuna es eficaz para proteger contra dosis subcutáneas bajas y altas, y el reto a dosis bajas en aerosol de las cepas de tipo A virulentas, no lo es adecuadamente contra la administración en aerosol de *F. tularensis* virulenta a dosis altas. Cuando se administró por vía de aerosol en lugar de escarificación, se observó mayor protección, pero algunos voluntarios desarrollaron enfermedad a partir de esta cepa atenuada. Debido a la falta de respuestas adecuadas en los voluntarios y el grado cuestionable de atenuación observado en aquellos sometidos a inoculación en aerosol, la vacuna no logró su autorización con base en las investigaciones de los Estados Unidos, con vacunas subsiguientes basadas en proteínas inmunorreactivas de la superficie y lipoproteínas del microorganismo que resultaron desalentadoras, ya que el grado de respuesta inmunitaria de protección fue menor del observado después de la administración de LVS.[497] Además de las vacunas atenuadas y subunitarias desarrolladas de LVS y *F. tularensis* subespecie *holarctica*, se han investigado también mutantes de *F. novicida* como microorganismos subrogados para las vacunas vivas atenuadas contra la tularemia. Los microorganismos estudiados han incluido cepas de *F. novicida* con mutaciones en los genes de las islas de patogenicidad, de vías metabólicas y de fosfatasa ácida, así como en aquellos que modifican la biosíntesis de LPS. La inmunización de ratones con estos mutantes diversos ha llevado sólo a mostrar la protección inmunitaria contra la cepa homóloga, y ninguna ha podido conferir inmunidad protectora a los ratones con reto por *F. tularensis* de tipos A o B.[1048,1180] Los mutantes vivos de *F. novicida* que no pueden escapar del fagosoma después de la infección no parecen actuar bien como candidatos para vacunas vivas, lo que sugiere que es necesario que la vacuna simule más estrechamente una infección real y se replique fuera del fagosoma para despertar respuestas inmunitarias humorales o mediadas por células. Los mutantes de la cepa LVS (*F. tularensis* subespecie *holarctica*) confieren inmunidad contra el tipo de cepa LVS natural y grados variables de protección contra algunas cepas de tipos B y A heterólogas.[1013] Como sucede con la LVS natural, los mutantes de LVS no parecen conferir un grado elevado de inmunidad cuando se hace un reto por vía respiratoria con *F. tularensis* de tipos A o B. El uso de cepas o mutantes de *F. tularensis* subespecie *tularensis* también ha sido motivo de estudio. Wu y cols. demostraron que administrar una dosis subletal de una cepa virulenta de tipo A como inoculación de refuerzo después de la vacunación con LVS brindaba mayor protección cuando se comparaba con el empleo de una dosis de refuerzo de la cepa LVS.[1372] Además de las investigaciones sobre los tipos de vacuna (p. ej., de microorganismos muertos, vivos atenuados o sus subunidades) que generan la mejor respuesta inmunitaria, los investigadores de la vacuna también revisaron las vías de su administración (por escarificación, parenteral o inhalación respiratoria), para ver cuál permite la mejor protección contra el reto por cepas virulentas de los tipos A y B de *F. tularensis*.[1372]

Especies de *Afipia, Bosea* y otras *Proteobacteria* α

Las especies de *Afipia* son miembros con requerimientos nutricionales especiales de la clase *Proteobacteria α-2*, orden *Rhizobiales*, familia *Bradyrhizobiaceae*.[171,755] Estos microorganismos viven dentro de amebas de vida libre, pertenecen al género *Acantamoeba* y se pueden aislar de ellas por métodos de enriquecimiento y cocultivo ambiano. El cocultivo es una técnica en la que se usan amebas axénicas como sistemas hospederos para el aislamiento de bacterias intracelulares directamente a partir de muestras clínicas o ambientales. Las bacterias de estas muestras ingresan a la ameba y se multiplican, lo que después lleva a su lisis y la liberación de los microorganismos intracelulares. La caracterización bacteriana se logra por diferentes tinciones, subcultivos y métodos moleculares (p. ej., PCR, secuenciación). Las técnicas de enriquecimiento ambiano implican el cultivo de amebas ambientales en medio de agar no nutritivo, sembrado con bacterias entéricas (p. ej., *E. coli*) como fuente alimentaria. Después de la incubación, se recorre la superficie del agar en busca de amebas móviles, y a continuación se realiza un subcultivo en placas adicionales de agar no nutritivo. Las bacterias intracelulares se pueden aislar mediante cocultivo ambiano, adaptado al cultivo *in vitro* en medios de agar como el agar BCYE, evaluadas para rasgos fenotípicos y caracterizadas por abordajes moleculares, como la secuenciación del ARNr 16S. El cocultivo ambiano y las técnicas de enriquecimiento se han desarrollado específicamente para identificar agentes bacterianos en muestras ambientales y de pacientes.[746] Los microorganismos del género *Afipia* se aislaron por primera vez de aspirados de ganglios linfáticos de pacientes con enfermedad por arañazo del gato (EAG; *Afipia felis*); se aislaron especies adicionales de muestras clínicas de humanos (*A. clevelandensis, A. bromeae,* genoespecies 1 y 2 de *Afipia*) y del agua (genoespecie 3 de *Afipia*).[171] En 1999, LaScola y cols. aislaron *A. felis* del suministro de agua de un hospital francés por cocultivo ambiano, y en un estudio

de cocultivo sistemático subsiguiente de muestras de agua del Centro Hospitalario de Timone de Marsella se obtuvieron 68 especies de *Proteobacteria* α que fueron divisibles en siete racimos por comparaciones de secuencias del ARNr 16S.[753,759] Cinco racimos estaban estrechamente relacionados con *A. felis* y varias genoespecies de *Afipia*; algunas se caracterizaron después como nuevas especies de *Afipia* (*A. birgiae, A. maseliensis* y la genoespecie A de *A. felis*).[755] En otro estudio realizado en muestras de agua de las unidades de cuidados intensivos (UCI) de cuatro hospitales universitarios de Marsella se obtuvieron 64 cepas bacterianas que se identificaron como especies de *Afipia* o estrechamente relacionadas con las *Rhizobiaceae*.[757] En ese mismo estudio se hizo una serovigilancia de 85 pacientes de UCI con neumonía de adquisición hospitalaria en tres hospitales y se encontró que 11 presentaban títulos elevadas de anticuerpos contra la genoespecie 1 de *Afipia* (en dos), *Mesorizobium amorfea* (en tres) y dos bacterias innominadas (en seis), genotípicamente relacionadas con *Rasbobacterium*. Los estudios *in vitro* también han mostrado que las especies de *Afipia* pueden proliferar dentro de células humanas, incluidas las HeLa, endoteliales y macrófagos. En la tabla 9-14 se presentan las características fenotípicas para la identificación de especies de *Afipia* y relacionadas.

El género *Bosea* incluye bacilos gramnegativos, oxidasa positivos, ambientales, móviles, constituidos por varias especies (*B. thiooxidans, B. minatitlanensi, B. massiliensis, B. vestrisii, B. eneae, B. sequanensis, B. lascolae, B. lupini, B. lathyri, B. robiniae*).[328,343,756,989,1253] Se aislaron *B. minatitlanensis* y *B. massiliensis* del suministro de agua hospitalario por cocultivo ambiano, y se caracterizaron, después de su adaptación, por proliferar en agar BCYE y sangre. Los métodos de cocultivo, serología y técnicas moleculares han sugerido una posible participación de esta especie de *Proteobacteria* en las neumonías asociadas con ventiladores. En un estudio del Hospital Sainte-Marguerite de Marsella, Berger y cols. examinaron a 210 pacientes en la UCI con neumonía. Se implicó como causa a los microorganismos relacionados con amebas y a los convencionales en 15 pacientes, e incluyeron a *B. massiliensis, M. amorfeo* y varios patógenos ambianos similares a especies de *Legionella* (LLAP, *Legionella-like amebal pathogens*).[113] En otro estudio en el que se utilizó cocultivo ambiano, LaScola y cols. examinaron semanalmente el agua de la UCI durante seis meses utilizando el cocultivo ambiano, y se adaptaron los aislamientos obtenidos para proliferar en agar BCYE.[754] Los microorganismos aislados de muestras de agua incluyeron *Legionella anisa*, varias LLAP, *A. bromeae, B. massiliensis* y especies de *Bradirizobium*. Al mismo tiempo, se obtuvieron muestras séricas y de lavado bronquioalveolar de 30 pacientes de la UCI para cocultivo ambiano subsiguiente. Los aislamientos ambianos de estas muestras se adaptaron para proliferar en agar BCYE y se caracterizaron por métodos moleculares. Se estudió el suero de los pacientes respecto de anticuerpos contra las bacterias asociadas con amebas obtenidos de pacientes en la UCI utilizando microinmunofluorescencia. Doce de 30 muestras séricas indicaron seroconversión del hospedero para una o más bacterias relacionadas con amebas en las muestras de agua de UCI; la mayoría de las seroconversiones ocurrieron contra *L. anisa* y *B. massiliensis*, que fueron los aislamientos más frecuentes del agua. Los ácidos nucleicos de *L. anisa* y *B. massiliensis* se detectaron una vez cada uno (en dos pacientes) en 66 muestras de LBA obtenidas de 30 individuos. Se observó seroconversión para *L. anisa* y *B. massiliensis* cuatro semanas y dos semanas después de que la muestra de LBA resultó positiva por PCR para estos microorganismos, respectivamente.[754]

Las especies de *Mesorizobium* y *Bradirizobium* son *Proteobacteria* α estrechamente relacionadas con las especies de

TABLA 9-14 Características fenotípicas para la identificación de especies de *Afipia*

Característica	*A. felis*	*A. felis* genospecie A	*A. clevelandensis*	*A. broomeae*	*A. birgiae*	*B. massiliensis*	Genoespecie 1 de *Afipia*	Genoespecie 2 de *Afipia*	Genoespecie 3 de *Afipia*	Relacionadas con genoespecie 3 de *Afipia*
Hemólisis, SBA	–	–	–	–	–	–	–	–	–	–
Oxidasa	+	+	+	+	+	+	+	+	+	+
Catalasa	+^{d}	+^{d}	+^{d}	+^{d}	+^{d}	+^{d}	+^{d}	+^{d}	+^{d}	+^{d}
Motilidad	+	+	+	+	–	+	+	+	+	+
Proliferación en agar BCYE, 30 °C	+	+	+	+	+	+	+	+	+	+
Proliferación en agar BCYE, 35 °C	+	+	+^{d}	+	–	–	+	+	+	–
Proliferación en agar BCYE, 37 °C	+	+	–	+	–	–	+	+	–	–
Proliferación en agar BCYE, 42 °C	–	–	–	–	–	–	–	–	–	–
Reducción de nitratos	+	+	+	+	+	+	+	+	+	+
Citrato	+	–	–	–	–	–	+	–	–	–
Ureasa	+	+	+	+	+	+	+	+	+	+
Hidrólisis de esculina	–	–	–	–	–	–	–	–	–	–
Arginina dihidrolasa	–	–	–	–	–	–	–	–	–	–
Hidrólisis de ONPG	–	–	–	–	–	–	–	–	–	–
Producción de H₂S	–	–	–	–	–	–	–	–	–	–
Ácido a partir de:										
Glucosa	–	–	–	–	–	–	+	+	–	–
Maltosa	–	–	–	–	–	–	–	–	–	–
Fructosa	–	–	–	–	–	–	–	–	–	–
Sacarosa	–	–	–	–	–	–	–	–	–	–
Manitol	–	–	–	–	–	–	+	+	–	–
Manosa	–	–	–	–	–	–	+	+	–	–
Arabinosa	–	–	–	–	–	–	+	+	–	–
N-acetilglucosamina	–	–	–	–	–	–	+	+	–	–

+, reacción positiva; –, reacción negativa; +^{d}, reacción positiva débil; SBA, agar sangre de carnero; BCYE, agar de carbón tamponado y extracto de levadura; ONPG, *o*-nitrofenil-β-D-galactopiranósido.

Afipia y *Bosea*, en tanto las de *Rasbobacterium* forman un subracimo monofilético relacionado con especies de *Afipia* y *Metilobacterium*. Se encuentran especies de *Mesorizobium* y *Bradirizobium* en el agua, pero tienen su nicho ecológico específico en el suelo, donde establecen relaciones simbióticas con plantas leguminosas y fijan el nitrógeno atmosférico en intercambio por hidratos de carbono de las plantas relacionadas. Las especies de *Rasbobacterium* originalmente se aislaron en 1997 de un hombre sueco de 33 años de edad con una enfermedad similar a la gripe con aparición subsiguiente de fiebre, septicemia y pericarditis persistentes.[139] La fiebre del paciente persistió durante varios meses a pesar de ciclos repetidos de antimicrobianos, y experimentó otras recaídas con síntomas similares en los 21 meses siguientes. El microorganismo se aisló repetidamente de la sangre y también del líquido pericárdico. De los tres aislamientos obtenidos del paciente, dos pudieron cultivarse en medios sin células, en tanto el tercero se aisló sólo por cocultivo en células Vero. Fenotípicamente, las especies de *Rasbobacterium* son bacilos gramnegativos móviles que proliferan óptimamente a 25-30 °C, y son oxidasa y ureasa positivas.

Especies de *Bartonella*

Taxonomía

El género *Bartonella* actualmente incluye al menos 25 especies y subespecies de bacterias gramnegativas con requerimientos nutricionales especiales transmitidas por vectores y altamente adaptadas a uno o más mamíferos hospederos y reservorios. Los miembros más antiguos del género *Bartonella* anteriormente se clasificaban en los géneros *Rochalimaea* (*Bartonella quintana, B. vinsonii*) y *Grahamella* (*Bartonella talpae, B. peromysci, B. grahamii, B. taylorii* y *B. doshiae*);[129,172] este último también incluye a los microorganismos causales de EAG, *Bartonella henselae* y *B. clarridgeiae*, y otras especies que tienen una gama de hospederos mamíferos. En el análisis genético por secuenciación del ARNr 16S y las técnicas de hibridación de ADN se confirmó que el género *Bartonella* es el único en la familia *Bartonellaceae* que reside en la orden *Rhizobiales*, y se encuentra en el subgrupo α-2 de las especies de clase α de *Proteobacteria*.

Epidemiología de especies de **Bartonella**

El descubrimiento de *B. henselae* y *B. quintana* como microorganismos patógenos oportunistas humanos, las pruebas de *B. henselae* como causa de EAG y la posibilidad de transmisión de estas bacterias entre animales y humanos a través de vectores dieron origen a estudios extensos de la epidemiología de estos nuevos microorganismos y sus intervenciones como patógenos humanos y veterinarios emergentes.[166,261,533] Con el empleo de los métodos de cultivo serológicos y moleculares, se han descubierto y descrito varias nuevas especies de *Bartonella* durante los últimos años. En 1993 se aisló *B. elizabethae* como microorganismo único de un paciente que presentó endocarditis.[324] En 1995, Clarridge y cols. publicaron una descripción de su abordaje por laboratorio para el diagnóstico de EAG e incluyeron los cuadros clínicos de dos pacientes infectados.[281] Mientras que se aisló *B. henselae* de ambos, también se aisló con una segunda especie de *Bartonella* de un gatito que pertenecía a uno de ellos, aislamiento que recibió el nombre de *B. clarridgeiae* en honor a la Dra. Jill Clarridge, y en 1997 se describió el caso del primer paciente con EAG causado por *B. clarridgeiae*.[721,764] Durante un estudio que tenía el propósito de determinar la prevalencia de la infección por *B. henselae* en gatos en el área de la bahía de San Francisco, se logró aislar otra nueva especie de *Bartonella* de dos gatos.[372] Los dos clados aislados tuvieron una relación del 97-100% por secuenciación de ADN, pero sólo del 68-92% con la cepa tipo de *B. henselae*. Esta nueva especie se denominó *B. koehlerae*. En el año 2000 se aisló una cuarta especie ("*B. weissii*") de felinos en Utah e Illinois; es un microorganismo idéntico a otra especie, "*B. bovis*", que después se encontró en el ganado vacuno de Carolina del Norte.[119,250,1072] Desde 1993 a la actualidad, se han descrito diversas especies de *Bartonella* en muchos hospederos vertebrados, las cuales se transmiten a través de una amplia variedad de insectos vectores, confirmados o putativos. En el recuadro 9-9 se enumeran dichas especies, sus hospederos primarios y los vectores de transmisión conocidos o supuestos.

Hoy está bien establecido que las especies de *Bartonella* constituyen un grupo único de bacterias causales de infecciones poco frecuentes en animales salvajes y domésticos y en los humanos. Los animales infectados pueden cursar asintomáticos o presentar enfermedad grave, incluso bacteriemia crónica, y sirven como reservorios y fuentes potenciales de infecciones adicionales en animales y humanos. En 1995, una nueva especie de *Bartonella* fue descrita por los trabajadores del College of Veterinary Medicine of North Carolina State University como causa de endocarditis canina, cuya caracterización fenotípica y genotípica confirmó su relación con la del "ratón campestre", *B. vinsonii*, por lo que se denominó *B. vinsonii* subespecie *berkoffii*[165,172,723] que representó una causa antes no reconocida de arritmias cardíacas, endocarditis, miocarditis, síncope y muerte súbita en los perros. En el año 2000 se detectó *B. vinsonii* subespecie *berkhoffii* por análisis mediante PCR de tejidos valvulares como causa de la endocarditis en un hombre de 35 años que también tuvo contacto con diversos animales, incluyendo un perro.[1116] En 1999, se aisló otra subespecie de *B. vinsonii*, nombrada *arupensis*, de los hemocultivos de un ranchero de ganado en Wyoming, con una enfermedad febril aguda que tenía un componente neurológico notorio.[1333]

Los estudios serológicos y los hemocultivos de pequeños mamíferos, rumiantes y otros animales silvestres dieron como resultado las descripciones de varias especies de *Bartonella*. Durante un estudio para determinar los reservorios potenciales de especies de *Bartonella* en mamíferos silvestres, se aisló otra nueva especie, nombrada *B. alsatica*, de hemocultivos de conejos silvestres (*Oryctolagus cuniculus*) atrapados en la región de la Alsacia francesa, cerca del río Rin,[574] documentada después como causa de endocarditis y linfadenitis axilar en dos humanos que habían tenido contacto importante con conejos.[43,1064] Las especies *B. schoenbuchii, B. bovis, B. capreoli* y *B. birtlesii* se han aislado de hemocultivos de corzos, ganado lechero, renos y pequeños mamíferos, respectivamente.[119,120,336] El aislamiento de especies de *Bartonella* de roedores y otros mamíferos silvestres originó búsquedas de estas bacterias en poblaciones de garrapatas. Entre los extractos de ADN de 109 garrapatas *Ixodes ricinus* obtenidas de corzos en Holanda, el 70% contenían secuencias génicas del ARNr 16S de especies de *Bartonella* o estrechamente relacionadas.[1158] También se han detectado secuencias génicas de especies de *Bartonella* en extractos preparados a partir de garrapatas de los géneros *Ixodes* y *Dermacentor*, que se recolectaron en California.[232] Se mostró que las garrapatas *I. ricinus*, alimentadas con sangre ovina infectada por *B. henselae* en cultivo, transmiten la bacteria a través de sus etapas de desarrollo larvario. *B. henselae* emigró

9-9

Reservorios y vectores de la transmisión de especies de *Bartonella*

Especies	Principal reservorio	Vector asociado	Referencias
Microorganismos patógenos humanos			
B. bacilliformis	*Homo sapiens*	*Lutzomyia verrucarum* (jejenes o moscas de la arena)	172
B. quintana	*Homo sapiens*	*Pediculus humanus corporis* (piojo del cuerpo humano)	172
B. henselae	*Felis catus* (gatos)	*Ctenocephalides felis* (pulgas de gato), garrapatas	1335
B. clarridgeiae	*Felis catus* (gatos)	*Ctenocephalides felis* (pulgas de gato)	764
Microorganismos patógenos humanos infrecuentes o sospechados			
B. alsatica	*Oryctolagus cuniculus* (conejos)	Pulgas	574
B. elizabethae	*Rattus norvegicus* (rata marrón)	Pulgas	172
B. grahamii	*Clethrionomys glareolus* (topillo rojo)	*Ctenophthalamus nobilis* (pulgas)	129
B. koehlerae	*Felis catus* (gatos)	*Ctenocephalides felis* (pulgas de gato)	75, 168, 372
Candidato *"B. mayotimonensis"*	Se desconoce	Se desconoce	788
Candidato *"B. melophagi"*	Se desconoce	Se desconoce	822
B. vinsonii subsp. *arupensis*	*Peromyscus leucopus* (ratones de patas blancas)	Pulgas, garrapatas	172, 418, 1333
B. vinsonii subsp. *berkhoffii*	*Canis familiaris* (perros), *Canis latrans* (coyotes)	Garrapatas, pulgas	164, 172, 234, 723
B. rochalimae	*Urocyon cinereoargenteus* (zorras grises), *Canis familiaris* (perros), *Rattus norvegicus* (rata marrón)	*Pulex* spp. (pulgas)	399, 579, 791
B. tamiae	Se desconoce	Se desconoce	727
B. washoenesis	*Spermophilus beecheyi* (ardillas de piso de California)	Pulgas	728
Microorganismos no reconocidos como patógenos humanos (todavía)			
Candidato *"B. antechini"*	*Antechinus flavipes* (mardos, antequino o ratón marsupial dentón [marsupial carnívoro pequeño])	Pulgas (*Acanthopsylla jordani*), garrapatas (*Ixodes antechini*)	671
B. australis	*Macropus giganteus* (canguro gris oriental o gigante)		443
B. birtlesii	*Apodemus* spp. (ratones de campo)	Pulgas	120
B. bovis	*Bos taurus* (ganado vacuno doméstico)	Garrapatas, moscas de establo	119
B. capreoli	*Capreolus* (corzo)	Moscas de establo	119
B. chomelii	*Bos taurus* (ganado vacuno doméstico)		827
B. coopersplainsensis			530
B. doshiae	*Microtus agrestis* (topillo agreste)	Pulgas	129
B. japonica	*Apodemus* spp. (ratones de campo)		625
B. peromysci	*Peromyscus* spp. (ratones de bosque)	Pulgas	129
B. phoceensis	*Rattus norvegicus* (rata marrón)	Pulgas	529
B. queenslandensis			630
B. rattaustraliani			530
B. rattimassiliensis	*Rattus norvegicus* (rata marrón)	Pulgas	529
B. schoenbuchensis	*Capreolus* (corzo)	Moscas de establo	336, 1101
B. sylvatica	*Apodemus* spp. (ratones de campo)	Insectos que muerden	625
B. talpae	*Talpa europaea* (topo común o europeo)	Se desconoce	129
B. taylorii	*Apodemus* spp. (ratones de campo)	*Ctenocephalides nobilis* (pulgas)	129
Candidato *"B. thailandensis"*	Roedores		1129
B. tribecorum	*Rattus norvegicus* (rata marrón)	Pulgas	575
B. vinsonii subsp. *vinsonii*	*Microtus pennsylvanicus* (ratón de campo)	Pulgas	172, 723

a las glándulas salivales de la garrapata infectada y se multiplicó y transmitió activamente a la sangre, lo que así dio una prueba experimental de que *I. ricinus* es un vector competente de *B. henselae*.[311]

La infección por especies de *Bartonella* es amplia y altamente prevalente en poblaciones de roedores de diferentes lugares. La especie *B. tribecorum* se aisló de la sangre de dos ratas silvestres (*Rattus norvegicus*) atrapadas en la región de Alsacia en Francia.[575] En un estudio de campo de siete especies de roedores de 12 diferentes zonas geográficas en el sureste de los Estados Unidos, se encontraron especies de *Bartonella* en los hemocultivos del 42.2% de 279 roedores estudiados,[729] aislamientos que representaron 14 variantes fenotípicas conjuntadas en siete grupos filogenéticos; cuatro de los cuales contenían las antes descritas especies de *Bartonella*. Los análisis genéticos de los aislamientos de ratas peruanas y marrones (*R. norvegicus*) capturadas en Louisiana y Maryland revelaron secuencias de genes idénticas a las de *B. elizabethae*, que desde otros puntos de vista se había aislado sólo de un paciente con endocarditis.[324] En un estudio realizado en Japón se encontró que el 26% de 546 mamíferos pequeños importados como mascotas presentaban infecciones del torrente sanguíneo por especies de *Bartonella*[626] e incluían jerbos egipcios, gerbillos, ratones espinosos y jirds gordos. Ellis y cols. sugirieron que las especies del género *Rattus* y tal vez otros roedores son reservorios de *B. elizabethae*, y que la presencia de anticuerpos contra *B. elizabethae* en usuarios de drogas intravenosas del centro de la ciudad reflejaron la infección por esta especie de *Bartonella* o alguna relacionada.[392] En un estudio de 200 sueros de "gente de la calle" que asistía a una clínica gratuita en el centro de Los Ángeles, la seroprevalencia de anticuerpos contra *B. elizabethae*, *B. quintana* y *B. henselae* fue del 13.6, 12.5 y 9.5%, respectivamente.[1200]

La participación de *B. henselae* y *B. clarridgeiae* en la EAG impulsó las investigaciones de la prevalencia y patogenia de estos microorganismos en gatos domésticos, los reservorios de ambos microorganismos. Los estudios de seroprevalencia han documentado altas tasas de infección por especies de *Bartonella* en gatos de diversas partes del mundo. Estos estudios incluyeron la detección de infecciones en el torrente sanguíneo y la seroepidemiología de los felinos. En un estudio realizado en San Francisco, el 41% de las muestras sanguíneas de 61 gatos incautados o mascotas presentaron resultados positivos en cultivos para *B. henselae*.[714] De 205 gatos habitantes de Carolina del Norte, el 39.5% habían presentado bacteriemia por *B. henselae* y el 81% tuvieron un resultado positivo de anticuerpos contra este microorganismo, donde los primeros presentaban títulos de anticuerpos mayores que aquellos sin bacteriemia.[257] En un estudio realizado en Francia de 94 gatos callejeros de 10 diferentes colonias, se comunicó que el 53% de los animales presentaban bacteriemia por una especie de *Bartonella*.[573] De los 50 aislamientos obtenidos, 35 correspondieron a *B. henselae* o una de sus variantes y 15 a *B. clarridgeiae*. En un segundo estudio francés de 436 gatos domésticos, se encontró que cinco (1.1%) estaban coinfectados por *B. henselae* y *B. clarridgeiae*, en tanto dos (0.5%) presentaron coinfección por dos cepas variantes de *B. henselae* que mostraron diferencias en las secuencias génicas del ARNr 16S.[534] En los estudios de seroprevalencia realizados en poblaciones grandes de gatos en Baltimore, Suecia y Dinamarca, se informó una seroprevalencia de *B. henselae* del 14.7, 8.3 y 45.5%, respectivamente.[254,259,490] En otro estudio sueco se mostró que el 25% de 292 gatos presentaban anticuerpos contra *B. elizabethae*, encontrando una prevalencia máxima (46%) en los residentes de Estocolmo.[589] Los autores señalaron que *B. elizabethae* fue el microorganismo

que se encontró con mayor frecuencia en humanos de la misma región geográfica.

Las especies de *Bartonella*, en particular *B. henselae*, también se han encontrado en pulgas de gato (*Ctenocephalides felis*), el supuesto vector encargado de la transmisión de la bartonelosis entre estos animales. En un estudio de 113 gatos de refugios en Holanda, se encontró que el 50% eran seropositivos para especies de *Bartonella* y el 22% presentaban hemocultivos positivos correspondientes.[115] Siete de 27 extractos de pulgas de gato retirados de esos animales contenían ADN de especies de *Bartonella*. Chomel y cols. detectaron ADN de *B. henselae* en el 34% de 132 pulgas retiradas de 47 gatos de refugios, el 89% de los cuales presentaban bacteriemia por *B. henselae*.[262] Las pulgas de gato retiradas de estos animales con bacteriemia pudieron transmitir *B. henselae* a gatos libres de microorganismos patógenos específicos. Sin embargo, estos últimos alojados junto con gatos con bacteriemia, pero sin pulgas, no se infectaron por *B. henselae*. Se ha demostrado que *B. henselae* se puede multiplicar en cifras elevadas en la pulga del gato, y el microorganismo se mantiene viable en las heces del insecto durante al menos tres días.[423]

En los gatos, la bacteriemia por *B. henselae* o *B. clarridegiae* suele ser asintomática, y la presencia de enfermedad manifiesta parece dependiente de la cepa. Kordick y cols. inocularon a 18 gatos libres de microorganismos patógenos específicos con *B. henselae* o *B. clarridgeiae*, y encontraron que, a pesar de la bacteriemia persistente, los signos y síntomas clínicos eran mínimos.[720] Podía detectarse ADN de *Bartonella* por PCR en sangre, cerebro, ganglios linfáticos, miocardio, hígado y riñones de los animales infectados. O'Reilly y cols. inocularon a nueve gatos con una cepa virulenta de *B. henselae* y encontraron que los nueve presentaron bacteriemia en los 14 días postinfección; uno se mantuvo con bacteriemia hasta 18 semanas postinfección.[980] Todos los gatos desarrollaron anticuerpos contra *B. henselae*. En otro estudio, de 19 gatos pertenecientes a 14 pacientes con EAG, 17 tuvieron resultados positivos de hemocultivos y 13 se mantuvieron positivos para el cultivo de especies de *Bartonella* durante los 12 meses siguientes.[724] En un estudio de tres gatos infectados de manera natural durante un período de dos años, se encontraron bacteriemias recurrentes en los tres, con intervalos de 3-19 meses entre las recaídas.[668] Después de las crisis de bacteriemia, se observaron aumentos en los títulos de anticuerpos específicos contra *B. henselae*. Los aislamientos de sangre seriados de *B. henselae* de gatos individuales con bacteriemia mostraron diferentes RFLP con el transcurso del tiempo. La emergencia de microorganismos genéticamente diferentes en diversos puntos máximos de la bacteriemia en estos animales puede contribuir al establecimiento de infecciones bacteriémicas persistentes.

El desarrollo de abordajes polifásicos de cultivo/moleculares para la detección de especies de *Bartonella* reveló que estos microorganismos tienen un impacto en la salud canina que no se apreció antes. Se estableció la participación de *B. vinsonii* subespecie *Berkhoffii* como causa de endocarditis en los perros a mediados de la década de 1990, y se han detectado otras cepas de *Bartonella* en especies relacionadas, como coyotes y zorras.[234] La participación de otras especies de *Bartonella*, incluyendo *B. henselae*, en las enfermedades caninas, ahora está bien establecida. Durante los últimos 10 años, se han señalado al menos ocho especies de *Bartonella*, entre ellas *B. henselae*, *B. vinsonii* subespecie *berkhoffii*, *B. koehlerae*, *B. clarridgeiae*, *B. elizabethae*, *B. washoensis*, *B. quintana* y *B. rochalimae*, en infecciones y síndromes de enfermedad caninos.[166,258,378,533] Aunque se considera que únicamente infecta a los gatos, *B. henselae* se aisló de un perro en Gabón en el año 2004.[528] Después, con la utilización de técnicas de cultivo y moleculares, se detectó *B. henselae* en muestras de tejidos linfáticos y hepáticos de perros con linfadenitis granulomatosa generalizada, hepatitis granulomatosa y peliosis hepática.[377,378]

Las especies de *Bartonella* se relacionaron con infecciones en hospederos con inmunodepresión, en particular en pacientes con infección por VIH-1. Las infecciones por especies de *Bartonella* ahora incluyen diversas afecciones bien descritas, como la fiebre de las trincheras clásica y urbana, la angiomatosis bacilar con afección cutánea o sistémica; la peliosis hepática; la fiebre recurrente con bacteriemia; la endocarditis y la EAG.[1271] La especie tipo del género *Bartonella*, *B. bacilliformis*, ocasiona la fiebre de la Oroya, una enfermedad febril restringida geográficamente. La revelación de la epidemiología de las especies de *Bartonella*, el conocimiento creciente acerca de enfermedades en animales y humanos, y la información concerniente a la diversidad de insectos vectores encargados de la infección zoonótica, se deben en gran parte a excelentes abordajes de laboratorio basados en métodos de cultivo tradicionales y tecnologías moleculares avanzadas.[166,673]

Infecciones humanas relacionadas con especies de *Bartonella*

Fiebre de la Oroya y verruga peruana. Estas dos entidades clínicas son manifestaciones de la infección por *B. bacilliformis*, geográficamente restringida por los reducidos hábitats de los principales vectores, jejenes o moscas de la arena, *Lutzomyia verrucarum* y *Lutzomyia peruensis*. Se desconoce el reservorio del microorganismo, aunque los humanos con bacteriemia asintomática pueden desempeñar dicha función. Se observan las infecciones en los valles y ríos del occidente de los Andes, a altitudes de entre 500 y 3 200 metros sobre el nivel del mar, en los países de Perú, Ecuador y Colombia.[614] Esta enfermedad está emergiendo como problema de salud pública en Perú y los informes recientes han documentado infecciones en humanos por *B. bacilliformis* sobre grandes áreas geográficas, que incluyen Colombia, Ecuador, las tierras altas andinas y el este de la región amazónica de las montañas de la cordillera de los Andes.[726,820,825] En años recientes se observó la máxima incidencia de la enfermedad en los grupos pediátricos.[229] La infección también se conoce como *enfermedad de Carrión*, en honor a Daniel Carrión, un estudiante de Medicina peruano que presentó la enfermedad después de inocularse a sí mismo con material de una lesión infecciosa. Los humanos son el único reservorio/hospedero conocido de *B. bacilliformis*. Después de la picadura por un vector femenino infectado, aparecen los síntomas de la fiebre de la Oroya en las tres semanas a tres meses siguientes, aunque también puede presentarse una infección asintomática. El inicio de la enfermedad puede ser abrupto o insidioso. En este último caso, el paciente se presenta con anorexia, cefalea, malestar general y febrícula de 2-7 días o más de duración. Cuando el inicio es abrupto, el paciente acude con fiebre, cefalea intensa, escalofríos, dolor abdominal, artralgias, náuseas y vómitos. Aparecen palidez y anemia grave a causa de la destrucción de eritrocitos por los microorganismos. Se puede observar ictericia, hepatoesplenomegalia y linfadenopatía generalizada, junto con dolor muscular y articular intensos.[824] Las complicaciones más frecuentes incluyen afectación neurológica y signos meníngeos (p. ej., delirio, convulsiones y coma), así como también síntomas respiratorios (disnea); aproximadamente el 30% de los pacientes desarrollan infecciones oportunistas o reactivación de las infecciones latentes (p. ej., toxoplasmosis, salmonelosis, tuberculosis, histoplasmosis) como consecuencia de la afección inmunitaria celular. Las complicaciones no infecciosas incluyen anemia, hipertensión intracraneal e insuficiencia multiorgánica,

fase durante la cual los microbios se pueden aislar de la sangre y, en realidad, quizá se observen dentro de los eritrocitos en frotis sanguíneos. La infección aguda durante el embarazo puede causar aborto o las muertes materna y fetal. Sin tratamiento, la tasa de mortalidad de la fiebre de la Oroya es del 45-90%; en cambio, con tratamiento, las muertes disminuyen a menos del 10%. Casi todas ocurren en grupos de edad pediátrica. Esta etapa "crítica" dura 2-4 semanas, lapso durante el cual los microorganismos desaparecen de la circulación, se estabiliza la temperatura corporal a rangos no febriles y la anemia se resuelve de manera espontánea.

Después de la resolución de la fiebre, puede persistir el dolor óseo, articular y muscular por la etapa eruptiva del desarrollo de verruga, que se caracteriza por la aparición de lesiones en las partes expuestas del cuerpo, en membranas mucosas o en los órganos internos,[614] las cuales se desarrollan durante 1-2 meses y pueden persistir durante meses o años. Las lesiones que se presentan durante la fase eruptiva pueden ser miliares (pequeñas lesiones de 2-3 mm múltiples, de diseminación amplia), nodulares (pocas erupciones, de 8-10 mm de diámetro), o lesiones únicas o difusas grandes de ubicación profunda.[95] Cuando se localizan grandes lesiones cerca de las articulaciones, pueden impedir la movilidad. También pueden aparecer lesiones mucocutáneas en la boca, conjuntiva y vías nasales. Los síntomas relacionados con la fase eruptiva incluyen fiebre, cefalea, malestar general, artralgias, dolor osteoarticular y hemorragia de las lesiones.[825] El dolor articular y la fiebre, por lo general, desaparecen después del inicio de las lesiones cutáneas. La anemia suele no estar presente durante esta etapa de la enfermedad. El estudio histopatológico de las lesiones muestra dendrocitos dérmicos intercalados con macrófagos, linfocitos y células plasmáticas; estas lesiones se han confundido con neoplasias malignas, linfomas o sarcomas.[56]

Se puede observar *B. bacilliformis* en los tejidos, tanto dentro como fuera de las células, con el colorante de Warthin-Starry o Giemsa, y se puede cultivar a través de muestras de lesiones cutáneas, así como de sangre y médula ósea. En los portaobjetos de los frotis sanguíneos teñidos con la tinción de Giemsa, los microorganismos se observan como bacilos y cocobacilos extraeritrocitario e intraeritrocitario de color azul a púrpura. Las pruebas de sensibilidad de aislamientos humanos de *B. bacilliformis* han mostrado que estas bacterias son sensibles a β-lactámicos, cloranfenicol, tetraciclinas, macrólidos, rifampicina, aminoglucósidos y fluoroquinolonas.[1203] La fiebre de la Oroya se ha tratado con una variedad de fármacos que incluyen penicilina, tetraciclina y estreptomicina, pero se consideró al cloranfenicol como el ideal. No obstante, durante la última década ha surgido resistencia al cloranfenicol en algunos aislamientos de *B. bacilliformis*.[1203] Las infecciones de fase aguda deberían tratarse con ciprofloxacino durante 10 días, con ajuste de dosis dependiendo de la edad.[614] Si aparecen complicaciones, se administra ciprofloxacino junto con ceftriaxona o ceftazidima durante 10 días.[1100] Se ha utilizado amoxicilina-ácido clavulánico para la fiebre de la Oroya sin complicaciones en los pacientes pediátricos, con buenos resultados. Los tratamientos adyuvantes (p. ej., transfusión de paquete eritrocitario) pueden ser necesarios en los pacientes con anemia grave. Las infecciones complicadas en embarazadas se tratan con cloranfenicol en conjunto con penicilina G durante 14 días. El cloranfenicol y las penicilinas no son eficaces en la fase eruptiva de la enfermedad. Se puede administrar rifampicina a niños y adultos durante 7-14 días junto con otro fármaco activo, ya que puede surgir resistencia a la primera rápidamente. El ciprofloxacino, eritromicina y azitromicina son agentes orales eficaces y deben tomarse durante 7-14 días.

Fiebre de las trincheras "clásica" y "urbana".
B. quintana es causa de la fiebre de las trincheras, una enfermedad febril debilitante transmitida por piojos, que afecta a casi 1 millón de personas, incluso al ejército alemán y de los aliados durante la Primera Guerra Mundial. Después de la guerra, la fiebre de las trincheras continuó presentándose en los países de España, Francia, Italia, las zonas de Europa oriental, el norte de África y China. También se ha detectado *B. quintana* en piojos obtenidos de regiones del Perú y Sudamérica, en las cuales la fiebre de las trincheras no se había documentado antes. Las pruebas serológicas indican también la presencia del microorganismo en Bolivia y México, el cual se transmite a través del piojo del cuerpo humano, *Pediculus humanus*, con una prevalencia creciente en todo el mundo durante los últimos 10-15 años, en particular en países con recursos limitados y zonas de gran revuelta social, política y económica, como la antigua Unión Soviética y regiones de la Europa Occidental. La bacteria infecta al piojo del cuerpo cuando muerde a un humano infectado, ya que éste constituye el único reservorio. El piojo del cuerpo transmite la infección cuando muerde a otro humano y siembra heces que contienen los microorganismos y que contaminan la herida.[95] Después de un período de incubación de 5-20 días, la enfermedad puede presentar una evolución clínica prolongada de 4-8 semanas, con fiebres recurrentes, malestar general, escalofríos, diaforesis y dolor intenso de cuello, espalda y piernas. Son característicos la conjuntivitis y el dolor retroorbitario y de las tibias (espinillas). Se ha observado esplenomegalia y exantemas maculares en algunos pacientes. La fiebre puede durar 4-5 días durante cada ciclo de recidiva, o persistir sin abatirse durante semanas. Pueden aparecer también exantemas en grupos, maculares o papulares, en el tronco y las extremidades. La enfermedad generalmente no es grave y se autolimita. Los pacientes pueden tener una respuesta rápida al tratamiento con tetraciclinas o cloranfenicol.

La bacteriemia persistente a causa de *B. quintana* era una manifestación de la fiebre de las trincheras clásica, y es una manifestación frecuente de "fiebre de las trincheras" reemergente o urbana entre quienes carecen de hogar y los residentes alcohólicos de ambientes urbanos.[186,1215] Esta infección se relaciona con fiebre, diaforesis nocturna, bacteriemia prolongada o intermitente, infestación por piojos y títulos altos de anticuerpos contra *B. quintana*. La aparición de la infección por *B. quintana* en individuos sin hogar en zonas urbanas ha llevado a investigaciones sobre la emergencia de la fiebre de las trincheras y otras enfermedades transmitidas por piojos entre personas indigentes de diversas ciudades. La fiebre y la bacteriemia causadas por *B. quintana* se documentaron por primera vez en 10 pacientes sin hogar de zonas del centro de Seattle, con anticuerpos negativos para VIH, pero alcohólicos crónicos como condición subyacente.[1215] Todos estos individuos acudieron con fiebre, dos presentaban esplenomegalia, dos señalaron un arañazo de gato reciente y uno tenía endocarditis (*véase* más adelante).[1214] Brouqui y cols. informaron casos de bacteriemia por *B. quintana* en 10 (14%) de 71 pacientes sin hogar en Francia.[186] Cinco de ellos presentaban bacteriemia crónica, según se confirmó por múltiples hemocultivos positivos durante varias semanas, y ocho de los pacientes con bacteriemia cursaban afebriles. Además, el 30% de los pacientes mostraban títulos altos de anticuerpos contra *B. quintana*, y se detectaron infecciones recientes (p. ej., bacteriemia o seroconversión) en 17 individuos (24%). En ese estudio, los pacientes sin hogar con bacteriemia por *B. quintana* tuvieron más probabilidad de haber sufrido exposición y presentar cefalea, dolor de piernas y trombocitopenia (concentraciones bajas de plaquetas), en comparación con quienes no presentaron bacteriemia o resultaron seronegativos para

los anticuerpos contra *B. quintana*.[185,186] Se detectó ADN de *B. quintana* por PCR en los piojos recolectados de 3 de 15 pacientes. Dos de ellos padecieron bacteriemia y uno era seropositivo. Los estudios serológicos también han mostrado una alta prevalencia de infecciones por *Bartonella* en usuarios de drogas i.v. de zonas céntricas de las ciudades. Comer y cols. informaron que el 37.5% de las muestras séricas recolectadas de 630 usuarios de drogas i.v. en Baltimore mostraron reacción contra al menos un antígeno de las especies de *Bartonella* (p. ej., *B. henselae*, *B. quintana* o *B. elizabethae*) por anticuerpos fluorescentes indirectos (AFI).[297] Se ha confirmado la participación de los piojos del cuerpo en la transmisión de la fiebre de las trincheras urbana por varias investigaciones epidemiológicas y de laboratorio. En un estudio, se recolectaron piojos de 268 personas en el Centro de Desinfección Municipal de Moscú, y se sometieron a análisis de PCR para la detección de la secuencia del gen *gltA* de *B. quintana*. Se detectó ADN de *B. quintana* en el 12.3% de las muestras de piojos estudiadas.[1125] En un estudio de 139 personas sin hogar atendidas en el San Francisco Project Homeless, 33 (23.9%) presentaban piojos del cuerpo y 12 (8.7%) infestaciones por piojos en la cabeza. En este estudio, el 33.3% de las personas con piojos corporales y el 25% con piojos en la cabeza presentaban acúmulos de piojos infectados por *B. quintana*.[149] Estos estudios confirmaron la participación primordial de *P. humanus* en la epidemiología del resurgimiento de la fiebre de las trincheras en el siglo XXI.

Angiomatosis bacilar. La angiomatosis bacilar (AB) es una infección bacteriana causada por *B. henselae* y *B. quintana*, la cual conduce a una proliferación vascular amplia poco frecuente; se observa sobre todo en pacientes con enfermedad avanzada por VIH.[1031,1035,1142] También se ha comunicado AB en pacientes inmunodeprimidos por trasplante, individuos que reciben quimioterapia por cáncer y pacientes bajo tratamiento a largo plazo con corticoesteroides; además, puede presentarse en adultos y niños inmunocompetentes.[121,600,1412] Los pacientes con sida y AB suelen presentar concentraciones menores de 200 linfocitos T CD4/μL cuando aparecen las lesiones. La enfermedad se puede manifestar a través de lesiones cutáneas o como una infección diseminada. Las lesiones cutáneas son maculopapulares, pedunculadas, hiperqueratósicas o induradas, y nodulares con o sin ulceración subsiguiente.[1159,1412] Por lo general, la AB se presenta con lesiones bien definidas que crecen y coalescen para formar nódulos más grandes. Las lesiones del sarcoma de Kaposi (SK) suelen ser de color rosado claro a pardo o negro, y más bien a manera de placas que nódulos, aunque en algunas superficies corporales las lesiones de AB pueden aparecer inicialmente como placas planas, hiperpigmentadas e induradas. La formación de la enfermedad se debe en parte a la capacidad de las bartonelas de inducir angiogénesis y lesiones vasculoproliferativas cuasitumorales[1035] que pueden localizarse en la profundidad de los tejidos subcutáneos (p. ej., hígado, bazo) y afectar al hueso, donde forman zonas osteolíticas grandes.[1109] La afección ósea por AB es dolorosa, suele incluir al radio, peroné y tibia, y se relaciona principalmente con la infección por *B. quintana*. Puede presentarse afectación visceral, como lesiones vasculares diseminadas, o una peliosis hepática bacilar. La AB extracutánea se ha documentado en las vías respiratorias altas y bajas, tubo digestivo, conjuntivas y órbita, corazón, diafragma, vías biliares, músculos, hígado, bazo, ganglios linfáticos, aparato genital y SNC. Las lesiones internas pueden causar compresión u obstrucción de órganos internos, con signos y síntomas constitucionales de fiebre, anorexia, vómitos y disminución de peso. El diagnóstico histopatológico de AB requiere biopsias en sacabocado o excisionales de las lesiones cutáneas y subcutáneas. Suele recurrirse a la exéresis ante las lesiones ubicadas profundamente. También se puede enviar material de biopsia para cultivo y análisis por microscopia electrónica y métodos moleculares.

Histopatológicamente, las lesiones cutáneas de la AB están constituidas por proliferaciones lobulillares de los vasos sanguíneos conformadas por células endoteliales "epitelioides" voluminosas con un estroma de edematoso a fibroso. Por lo general, hay un infiltrado abundante de neutrófilos y agregados de material granular púrpura, que representan cúmulos de bacterias. Cuando los cortes de los tejidos de biopsia se tiñen con la tinción argéntica de Warthin-Starry, se observan cúmulos azul negruzco y masas enmarañadas de bacterias intersticiales.[475,911] Se distinguen patrones histopatológicos similares en otros tejidos afectados, incluyendo lesiones mucocutáneas, de ganglios linfáticos, hígado, bazo, médula ósea, tubo digestivo y peritoneo. El diagnóstico diferencial de AB incluye EAG, angiosarcoma, SK, granuloma piógeno, hemangioma, glomangioma, angioqueratoma y verruga peruana. Las lesiones de AB pueden diferenciarse histopatológicamente de las lesiones de SK por que no hay vasos sanguíneos irregulares, como se observa en el SK, y el infiltrado inflamatorio consta de linfocitos, histiocitos y neutrófilos, en lugar de células plasmáticas.[1368] Aunque la AB y los granulomas piógenos son proliferaciones vasculares, ambos con edema de células endoteliales y del estroma, los últimos tienen un infiltrado menor de neutrófilos y no muestran agregados amorfos de bacterias con la tinción de Warthin-Starry. La SK difiere histopatológicamente de la AB porque muestra espacios vasculares a manera de hendiduras irregulares y células endoteliales fusiformes que no protruyen hacia la luz. Aunque hay características morfológicas útiles para diferenciar la AB del SK, por lo general, se utilizan tinciones histoquímicas e inmunohistoquímicas para establecer el diagnóstico. Las lesiones de SK también se tiñen positivamente para el virus del herpes humano 8 empleando la tinción con inmunoperoxidasa, y tendrán resultado negativo con la tinción de Warthin-Starry. El patrón de proliferación infiltrante, el pleomorfismo nuclear y la ausencia de tinción bacilar con la tinción de Warthin-Starry ayudan a diferenciar el angiosarcoma de la AB. Se aisló *B. henselae* y, en algunos casos, *B. quintana* de sangre, lesiones cutáneas, huesos, órganos viscerales y el cerebro de pacientes con AB.[475,600] En un estudio de casos y testigos de 1997 de 49 pacientes con AB en San Francisco, el 53% estaba infectado por *B. henselae* y el 47% por *B. quintana*. La infección por *B. henselae* se relacionó con la exposición a gatos y sus pulgas, en tanto la infección por *B. quintana* se asoció con la exposición a piojos, bajos ingresos y carencia de hogar.[716] La AB puede ser una manifestación de una EAG peculiar en el hospedero con inmunodepresión. Los microorganismos de *Bartonella* pueden estimular la *angiogénesis*, un proceso fisiológico que da lugar a la formación de nuevos vasos sanguíneos y afecta la migración y proliferación de las células endoteliales. La AB cutánea, por lo general, responde al tratamiento con eritromicina, pero se debe continuar el antimicrobiano durante 4-12 semanas.

También se puede utilizar doxiciclina en los individuos que no pueden tolerar la eritromicina. Es probable que se requieran ciclos más prolongados de antimicrobianos, ya que las lesiones a menudo recidivan después del cese del tratamiento. Las lesiones de AB se confinan a la piel y se pueden extirpar quirúrgicamente. También se ha comunicado buena respuesta clínica a otros antibióticos (ceftriaxona, ciprofloxacino, otros macrólidos, cloranfenicol, SXT y ciprofloxacino con gentamicina),

pero son frecuentes las recaídas al suspender el tratamiento. Los fármacos que inhiben la biosíntesis de la pared celular (p. ej., penicilinas y cefalosporinas) no son útiles para el tratamiento de la AB.

Peliosis. La peliosis hepática se caracteriza por la presencia de lesiones quísticas llenas de sangre, dispersas en el parénquima hepático.[1368] Se han comunicado casos de peliosis que afecta al hígado y el bazo (peliosis esplénica) en relación con la infección por VIH.[1022] La mayoría de los pacientes con peliosis hepática o esplénica también presentan AB y se observan bacterias parecidas a las detectadas en biopsias de la AB teñidas con el colorante de Warthin-Starry dentro de los quistes llenos de sangre presentes en el hígado y el bazo. La mayoría de los pacientes con peliosis bacilar hepática acuden con disminución de peso, dolor abdominal, náuseas intratables, anemia, diarrea, fiebre, hepatoesplenomegalia y linfadenopatía. Suele presentarse un aumento de las enzimas hepáticas, con concentraciones de fosfatasa alcalina tan altas como 5-10 veces lo habitual. Ha sido también motivo de informe la peliosis bacilar parenquimatosa de otros órganos internos (p. ej., corazón, laringe, pulmones, glándulas suprarrenales, cuello uterino, ovarios, glándula pineal y plexos coroides). La peliosis hepática parece asociada exclusivamente con la infección por *B. henselae*, y algunos autores consideran que es otra manifestación de la AB.

Fiebre y bacteriemia. Se ha descrito bacteriemia por *B. hen-selae* en personas con VIH, pacientes con sida, receptores de trasplantes alógenos con inmunodepresión farmacológica y, en ocasiones, en hospederos inmunocompetentes sin factores de riesgo de inmunodepresión conocidos.[1071,1197,1335] Los pacientes inmunodeprimidos acuden con fiebres recurrentes, disminución de peso, malestar general y fatiga. Se ha detectado bacteriemia por *B. henselae* en individuos con AB localizada o peliosis, y sin éstas. En los pacientes infectados por VIH, *B. henselae* también puede aparecer como una enfermedad inflamatoria generalizada del SNC; los microorganismos pueden detectarse mediante histopatología o técnicas moleculares en lesiones inflamatorias necróticas de hígado, bazo, corazón, médula ósea y ganglios linfáticos.[1196] En individuos inmunocompetentes y VIH negativos, se puede presentar bacteriemia por *B. henselae* con un inicio abrupto de fiebre y dolor articular y muscular acompañante, en tanto algunos pacientes pueden manifestar signos y síntomas de afección del SNC (p. ej., cefalea, fotofobia y meningitis). Se ha documentado *B. henselae* serológicamente como causa de "fiebre de origen desconocido" en niños y adultos.[635,823,1268] Estos pacientes acuden con fiebre, anorexia, cefalea y otros síntomas constitucionales. La bacteriemia por *B. henselae* y *B. vinsonii* subespecie *berkhoffii* también se ha relacionado con disfunción neurológica y neurocognitiva, así como enfermedad neurológica.[167,169]

Como se mencionó anteriormente, la fiebre persistente y la bacteriemia son características de la fiebre de las trincheras tanto clásica como urbana.

Los pacientes inmunocompetentes suelen presentar una respuesta rápida a un ciclo breve de tratamiento (10 días o menos) y, por lo general, no recaen; en algunos casos las infecciones pueden resolverse sin tratamiento antimicrobiano. No obstante, Lucey y cols. informaron los casos de dos pacientes inmunocompetentes con enfermedad recurrente y hemocultivos positivos para *B. henselae*.[810] Es interesante que ambos pacientes hayan experimentado mordeduras de garrapata antes de enfermar. Estos dos casos fueron los primeros donde se sugirió desde el punto de vista epidemiológico la transmisión de

B. henselae por insectos. Drancourt, Raoult y cols. informaron los casos de dos pacientes con bacteriemia y adenopatía mediastínica granulomatosa crónica, de quienes se aisló *B. quintana* de la sangre por hemocultivo y cultivo de médula ósea.[370,1062] Estos pacientes eran mujeres de edad madura seronegativas para VIH, con enfermedades subyacentes (tratamiento con corticoesteroides, insuficiencia renal crónica que requería hemodiálisis), que presentaron exposición a gatos, gatitos y pulgas de gato, y se trataron exitosamente con aminoglucósidos parenterales. Es interesante que ninguna paciente desarrollase una respuesta serológica detectable contra *B. quintana*.

Endocarditis. Las especies de *Bartonella*, *B. quintana* en particular, se han aislado de varios pacientes con endocarditis y miocarditis "con cultivo negativo".[371,385,442,540,639,905,1393] La endocarditis por *B. quintana* se informó por primera vez en 1993 en un hombre homosexual de 50 años de edad con infección por VIH-1 que presentaba diaforesis nocturna, disminución de peso y fatiga.[1213] A la exploración física se detectó insuficiencia renal leve, esplenomegalia, anemia y un soplo cardíaco holosistólico. La ecocardiografía reveló vegetaciones en las válvulas mitral y aórtica. Posteriormente, se documentó *B. quintana* como causa de bacteriemia en 10 pacientes alcohólicos febriles y sin hogar de Seattle; uno de ellos presentaba endocarditis valvular aórtica.[1214] También se aisló *B. quintana* como causa de endocarditis de tres hombres alcohólicos sin hogar de Francia.[369] Los últimos cuatro pacientes requirieron restitución de la válvula aórtica, mitral, o ambas. En 1993, Hadfield y cols. describieron el primer caso de endocarditis causada por *B. henselae* en un hombre de 59 años de edad negativo para VIH con antecedentes de abuso de alcohol; después se informó otro caso de endocarditis por *B. henselae* en 1995 en un hombre de 41 años de edad, antes sano.[542,599] Ambos pacientes requirieron intervención quirúrgica para restitución valvular. Desde entonces, se ha identificado a *B. henselae* como causa de endocarditis de válvulas tanto biológicas como protésicas en pacientes inmunodeprimidos e inmunocompetentes.[620,684,1393] Se informó por primera vez a *B. elizabethae* como causa de endocarditis en un hombre inmunocompetente de 31 años de edad,[324] una infección resuelta con la restitución de la válvula y el tratamiento con vancomicina e imipenem. En 1996, Raoult y cols. informaron los casos de 22 pacientes franceses adicionales con endocarditis por especies de *Bartonella*, cuyo diagnóstico se esteeció por serología, cultivo y técnicas moleculares;[1063] de éstos, 11 eran alcohólicos, 9 sin hogar, 13 presentaban lesiones valvulares previas y 4 tenían antecedentes de exposición a gatos. La mayoría mostraban vegetaciones de la válvula aórtica y muchos tuvieron complicaciones embólicas, con todos, excepto dos, que requirieron intervención quirúrgica valvular. Los microorganismos involucrados incluyeron *B. quintana* (5 pacientes), *B. henselae* (4 pacientes) y una especie no determinada de *Bartonella* (13 pacientes). Los últimos 13 sujetos se diagnosticaron mediante pruebas serológicas, con las que no se pudo distinguir entre *B. quintana* y *B. henselae*. En ese estudio, la endocarditis por *B. quintana* se relacionó con la carencia de hogar y el alcoholismo crónico sin daño valvular previo, en tanto la endocarditis por *B. henselae* se presentó sobre todo en pacientes con alteración patológica valvular previa y antecedentes de contacto con gatos. La endocarditis por especies de *Bartonella* se ha tratado exitosamente con combinaciones de amoxicilina y gentamicina parenterales, vancomicina parenteral con ofloxacino y netilmicina, seguidas por ofloxacino, rifampicina y pristinamicina v.o., y con ceftriaxona parenteral seguida por un ciclo prolongado de eritromicina v.o.[369,1036,1214]

Dos pacientes con endocarditis provocada por *B. vinsonii* subespecie *berkhoffii* fueron motivo de informe.[972,1116]

Las especies de *Bartonella* también causan endocarditis y otras enfermedades cardíacas en perros.[263] Breitschwerdt y cols. describieron en Carolina del Norte un caso de endocarditis que afectaba a las válvulas aórtica y mitral de un perro labrador esterilizado de tres años de edad.[165] Se aisló un bacilo gramnegativo con requerimientos nutricionales especiales de la sangre del perro a través de un método de lisis-centrifugación y se extrajo ADN de las válvulas cardíacas afectadas, se amplificó por PCR y se comparó con el de otras especies de *Bartonella*. La hibridación del ADN, la secuenciación del ARNr 16S, el análisis de ácidos grasos celulares y las pruebas fenotípicas del microorganismo aislado lo identificaron como una nueva especie de *Bartonella*, que simulaba al máximo a *B. vinsonii*. Se propuso el nombre de *B. vinsonii* subespecie *berkhoffii* para este nuevo microorganismo[723] patógeno en veterinaria, que causa arritmia cardíaca, miocarditis y endocarditis en los perros; también se ha informado su participación en la endocarditis de un humano.[164,1116] Se detectaron *B. henselae*, *B. elizabethae* y *B. clarridgeiae* por técnicas moleculares en muestras de sangre de perros.[263] Los caninos salvajes y domésticos pueden ser reservorios de todos estos agentes biológicos.

Enfermedad por arañazo del gato. La enfermedad por arañazo del gato es una causa frecuente de linfadenopatías, en particular en niños y adolescentes. La mayoría de las infecciones del hemisferio norte se presentan entre marzo y septiembre en climas cálidos; la incidencia máxima ocurre en julio y agosto. Casi el 90% de los pacientes presentan el antecedente de exposición a los gatos, con un arañazo o una mordida en casi el 75-80% de las personas. Los gatitos parecen estar más frecuentemente involucrados que los animales adultos, y la transmisión parece ocurrir por contacto directo, ya que la enfermedad suele presentarse después de una mordedura, arañazo o lamedura de un gato pequeño. Aproximadamente 3-10 días después del arañazo o mordida se forma una pápula eritematosa primaria o pústula, lesión que persiste durante casi 2-3 semanas, un lapso en el que puede presentarse febrícula en el 33% de los pacientes, con malestar general y fiebre en casi el 25%. Alrededor del 10% presentarán cefalea y dolores musculares, con faringitis y un exantema leve que dura 1-2 semanas. Más del 90% de los pacientes desarrollan linfadenopatía regional, cuya localización depende del sitio de la mordedura o arañazo. Como la mayoría de las lesiones ocurren en las extremidades superiores, la adenopatía suele presentarse en los ganglios linfáticos axilares, cervicales o submandibulares. Son frecuentes la linfadenopatía no contigua o generalizada y la hepatoesplenomegalia, pero cuando están presentes, se pueden confundir con cáncer (linfoma).[485,694] Los ganglios linfáticos afectados suelen mostrar granulomas, granulomas supurativos, microabscesos estelares e hiperplasia folicular. Se observan racimos de microorganismos bacilares en las biopsias de ganglios linfáticos teñidas con tinción de impregnación argéntica de Warthin-Starry. Los ganglios linfáticos crecidos por lo general remiten de manera espontánea en varios meses, aunque hasta el 20% de los pacientes pueden mostrar linfadenopatías durante 12-24 meses. La enfermedad puede ser más grave, complicada o diseminada en hospederos inmunodeprimidos; se han transmitido algunas infecciones por especies de *Bartonella* en trasplantes de órganos sólidos (p. ej., trasplante de hígado).[146,1082,1163]

Los pacientes con EAG pueden presentar cuadros clínicos atípicos y complicaciones; por lo tanto, son importantes las habilidades clínicas y un interrogatorio completo del paciente. Se informó un caso de EAG en un veterinario de 32 años de edad que inicialmente buscó atención médica por presentar fiebre de origen desconocido y dolor dorsal persistente de un mes de duración, síntomas que iniciaron después de una lesión accidental por punción con aguja. La infección se confirmó a través de pruebas serológicas y moleculares.[790] Algunos pacientes, en particular los niños, pueden requerir drenaje quirúrgico de los abscesos o resección de los ganglios linfáticos infectados.[917] Las complicaciones incluyen al síndrome oculoglandular de Parinaud, que se presenta como granuloma ocular o conjuntivitis con linfadenopatía preauricular, osteomielitis, rabdomiosarcoma que simula un tumor epitroclear, microabscesos hepáticos y esplénicos, hepatitis y granulomas.[59,510,1098,1290] El síndrome oculoglandular es producto de un arañazo, lamedura o mordedura de gato en el párpado o las conjuntivas, aunque también puede presentar autoinoculación a partir de una lesión primaria en el ojo. La encefalopatía de la EAG y la meningitis aséptica son complicaciones raras que se presentan 1-6 semanas después de que se hace evidente la linfadenopatía regional; se pueden caracterizar por encefalitis, convulsiones, mielitis, neuropatía y retinitis.[483,949,1367] El paciente puede presentar cefalea, cambios en el estado mental, convulsiones, conducta combativa o coma. La neurorretinitis vinculada con la EAG también ha sido motivo de informe, incluso un paciente con bacteriemia por *B. henselae* que causó pérdida aguda de la visión.[318,800] La EAG sistémica puede producir osteomielitis multifocal en sitios remotos del arañazo o mordedura iniciales. Las manifestaciones pulmonares de la EAG son extremadamente raras.[845]

La EAG suele ser una enfermedad autolimitada que, en general, no responde al tratamiento antimicrobiano dirigido. A pesar de la sensibilidad *in vitro* de *B. henselae* a muchos fármacos, su empleo para el tratamiento de la EAG no ha dado como resultado beneficios claros para el paciente. Sólo los aminoglucósidos, la gentamicina en particular, han mostrado eficacia para el tratamiento de las complicaciones supurativas de la EAG.[924] Los informes de tratamiento exitoso de la EAG con azitromicina pueden relacionarse no sólo con la sensibilidad de las especies de *Bartonella* a este fármaco, sino también con la penetración y acumulación intracelular de azitromicina en neutrófilos y macrófagos, con cocientes resultantes de 40:1 para las concentraciones intracelular:extracelular.[252,872] También se ha utilizado con éxito el ciprofloxacino para el tratamiento de la EAG, nuevamente de manera presuncional, por su acumulación intracelular.[597]

En los estudios de microbiología y serológicos realizados durante los últimos años, se estableció que *B. henselae* es el principal agente bacteriano causal de EAG. En 1992, Regnery y cols. aislaron *B. henselae* de la sangre de un gato asintomático en dos ocasiones y mostraron que el 88% de los pacientes con EAG presentaban títulos altos de anticuerpos contra antígenos de *B. henselae* por AFI.[1073,1074] Posteriormente, varios grupos de investigadores utilizaron técnicas moleculares para demostrar la presencia de ADN de *B. henselae* en el material purulento de los ganglios linfáticos supurativos de los pacientes con EAG.[36,38,503] Mediante AFI, Zangwill y cols. encontraron que el 84% de 45 pacientes con EAG presentaban anticuerpos anti-*B. Henselae*, en comparación con el 3% de 112 individuos del grupo control.[1411] Además, el 81% de los casos pertenecientes a pacientes con EAG también fueron seropositivos, en comparación con el 38% de 29 animales del grupo de control. En este estudio también se informó que el riesgo de EAG era mayor para los individuos con gatitos que para quienes tienen animales adultos, que los individuos con mordeduras o arañazos de gatitos tenían mayor riesgo de EAG que aquellos con heridas por gatos adultos y que el riesgo de EAG también era mayor si el gatito tenía pulgas.

También se han observado bacilos en biopsias de ganglios linfáticos supurados identificados como *B. henselae* por tinción inmunocitoquímica con anticuerpos contra ellos.[892] La participación etiológica de *B. henselae* en la EAG se ha fortalecido por el gran número de estudios epidemiológicos de las infecciones por este microorganismo en gatos domésticos.

En 1997, se describió también una segunda especie de *Bartonella*, *B. clarridgeiae*, en asociación con un caso de EAG,[721] en el que un veterinario presentó la alteración después de una herida por mordedura de un gato de seis semanas de edad. Los cultivos sanguíneos recolectados del paciente y las pruebas serológicas (AFI) para anticuerpos contra *B. henselae*, *B. quintana* y *B. elizabethae* resultaron negativos. Sin embargo, el suero del paciente presentó reacción en una prueba de AFI, con el aislamiento de una especie de *Bartonella* obtenido del hemocultivos del gato. Las pruebas serológicas de la infección por *B. clarridgeiae* también se obtuvieron de un paciente con EAG y síntomas generales, antecedente de exposición a gatos y arañazos, y un gran absceso de la pared torácica.[845] Si bien los cultivos del paciente se mantuvieron negativos, se aisló *B. clarridgeiae* de la sangre de uno de sus gatos.

Infecciones diversas. Desde el descubrimiento de la rela-ción de las especies de *Bartonella* con EAG, AB y peliosis hepática, se han comunicado varias otras manifestaciones de infección por *B. henselae* en hospederos tanto inmunodeprimidos como inmunocompetentes. En la mayoría de estas infecciones, se documentó una asociación con gatos jóvenes, lo que dio mayor credibilidad a la posibilidad de que las manifestaciones clínicas poco habituales de la infección por *B. henselae* representen parte de un continuo en el cuadro clínico de la EAG. Estas manifestaciones han incluido neurorretinitis sin el síndrome oculoglandular de Parinaud, linfadenitis unilateral aislada y difusa, miocarditis intensa y enfermedad neurológica relacionada con una demencia rápidamente progresiva.[871,1161,1367] Meininger y cols. describieron el caso de un hombre sano que presentó miocarditis activa crónica por *B. henselae*, la cual llevó a insuficiencia cardíaca y la necesidad de trasplante de corazón.[879] Se indagó la asociación de especies de *Bartonella* con la demencia relacionada con el sida en un estudio serológico realizado en Los Ángeles por Schwartzman y cols., donde tener un gato y presentar disminución neuropsicológica y demencia se relacionaron de manera significativa con la presencia de anticuerpos IgM contra *B. henselae*.[1160] Caniza y cols. describieron el caso de una infección oportunista pulmonar por *B. henselae* en una mujer de 19 años de edad que recibió un trasplante de riñón.[197] El tejido de nódulos pulmonares de esta paciente resultó negativo en el cultivo, pero en la PCR contenía ARNr 16S específico de *B. henselae*. Los ocho gatos domésticos que vivían con la paciente presentaron hemocultivos positivos para *B. henselae*; el análisis de estos aislamientos por PCR estableció que los correspondientes felinos eran idénticos a los encontrados en el tejido pulmonar de la paciente. La infección por *B. henselae* también ha causado inflamación intraocular y retiniana, así como papiledema, llevando a una pérdida sustancial de la agudeza visual.[1309] Golnick y cols. informaron los casos de cuatro pacientes que acudieron con pérdida de la visión producto de la inflamación intraocular, edema del nervio óptico y desprendimiento de retina.[496] Los sujetos presentaban títulos elevados de anticuerpos contra *B. henselae* y respondieron al tratamiento, con mejoría de la visión. También diagnosticaron neurorretinitis en un paciente con una prueba serológica de infección por *B. elizabethae*.[968] En un cuadro clínico poco frecuente de infección, se diagnosticó neurorretinitis bilateral acompañada por cefalea grave y cambios conductuales en una mujer infectada de 55 años de edad, quien también presentaba diabetes mellitus insulinodependiente e hipotiroidismo. El análisis por PCR del ADN extraído de líquidos intraoculares reveló la presencia de una secuencia génica del ARNr 16S que mostró 100% de homología con *B. grahamii*, una especie que suele encontrarse en roedores de Europa y los Estados Unidos.[695] La paciente era dueña de un perro, pero no tenía antecedente de exposición a gatos, roedores u otros animales. También presentó evidencia serológica de la infección por *B. henselae* por EIA, que posiblemente se debió a la reactividad cruzada con *B. grahamii*. Respondió al tratamiento con doxiciclina y rifampicina por v.o. diariamente durante cuatro semanas. También se han diagnosticado infecciones intraorbitarias y retinianas por *B. henselae* mediante la detección de ADN en muestras intraoculares.[496,1327] Además, hay informes de microabscesos renales y osteomielitis vertebral a causa de la infección diseminada por *B. henselae*.[512,1132]

Microorganismos patógenos emergentes en el género Bartonella

Las especies de *Bartonella* originalmente descritas en animales se detectan cada vez más en los humanos, a menudo en asociación con enfermedades febriles. En el 2006, Raoult y cols. describieron el caso de un hombre de 74 años de edad que presentaba endocarditis. Los tejidos valvulares extirpados y las muestras sanguíneas se inocularon en frascos ampolla de centrifugación con capas de células endoteliales humanas y presentaron proliferación de especies de *Bartonella*, demostrada por inmunofluorescencia después de dos meses. La extracción del ADN de los cultivos, sangre y tejido valvular, seguida por su amplificación y secuenciación, reveló que el aislamiento correspondía a *B. alsatica*, una especie antes descrita en conejos salvajes.[574,1064] En el 2008, Angelakis y cols. describieron el caso de una mujer francesa de 79 años de edad con una gran tumoración axilar que se desarrolló un mes después de que se había raspado el dedo mientras desollaba a un conejo silvestre. Un fragmento del ganglio linfático extirpado y algunos tejidos del conejo se sometieron a extracción de ácidos nucleicos, y se utilizó el ADN obtenido como molde para tres análisis de PCR específicos de *B. alsatica* en la región del espaciador intergénico 16S-23S, el gen *ftsZ* y el ADNr 16S.[43] Todos los resultados obtenidos con el ganglio linfático indicaron infección por *B. alsatica*. En el 2009, se diagnosticó endocarditis por *B. alsatica* en otro paciente de Francia.[645] Se aisló *B. rochalimae*, un agente de la endocarditis infecciosa en perros, roedores, zorras grises y humanos.[399,579,791] Se aisló *B. washowensis*, una especie que se encuentra en las marmotas, o ardillas terrestres, de un hombre de 70 años de edad con fiebre y miocarditis; los estudios moleculares documentaron que la fuente del aislamiento era probablemente la exposición a vectores roedores o artrópodos portadores.[728] Se aisló una especie relativamente nueva, *B. tamiae*, descrita en el 2008, de los hemocultivos de tres pacientes en Tailandia.[727] Se aisló a la candidata *B. melophagi*, una especie nueva propuesta pero aún no validada de *Bartonella* relacionada con ovejas, de los hemocultivos de dos mujeres, donde ambas presentaron enfermedades febriles agudas.[107,822] La identificación se confirmó por análisis molecular del ARNr 16S, citrato sintetasa y secuencias del gen de ARN polimerasa, así como de la valoración de la región del espaciador intergénico 16S-23S. Ambas mujeres vivían y trabajaban con animales, pero sólo una había tenido exposición a ovejas. En el 2010, se aisló una nueva candidata a especie de *Bartonella*, *B. mayotomonensis*, del tejido valvular aórtico natural de un hombre de 59 años de edad con endocarditis.[788] La identidad única de este aislamiento se determinó por amplificación y secuenciación de los genes ARNr 16S, *ftsz*, *rpoB*, *y gltA*, y de la valoración de la región ITS.

Detección, aislamiento e identificación de especies de Bartonella

Tipos de muestra. Las muestras que se pueden enviar al laboratorio para el aislamiento de especies de *Bartonella* incluyen sangre, material de biopsia de lesiones cutáneas o sistémicas de sospecha, angiomatosis bacilar, biopsias y aspirados de ganglios linfáticos. Son preferibles las muestras recolectadas en la etapa temprana de la evolución clínica, en particular las de biopsia de ganglios linfáticos de los pacientes con sospecha de EAG, y deben obtenerse antes de la administración de los agentes antimicrobianos. Los ganglios linfáticos supurativos en etapa tardía posiblemente no proporcionen microorganismos por la intensa respuesta inmunitaria celular local que se produce. Se ha informado que los métodos de lisis-centrifugación que utilizan el sistema sanguíneo Isolator® (Wampole, Cranbury, NJ) aumentan el aislamiento de estas bacterias de requerimiento nutricionales especiales de las muestras sanguíneas. También se puede enviar sangre en tubos estériles de plástico con ácido etilendiamintetraacético (EDTA) o, en su defecto, citrato de sodio. También es posible mejorar los aislamientos con las muestras sanguíneas con EDTA, con congelamiento de la sangre y descongelamiento posterior a temperatura ambiente antes de la preparación directa de placas. Las muestras tisulares se deben homogeneizar antes del cultivo; se puede utilizar el homogenado resultante para cultivo directo y para extracción del ADN, antes de la amplificación/detección moleculares. Como los microorganismos producen poco o ningún CO_2 durante su proliferación, puede ser problemática la detección de especies de *Bartonella* en sistemas de hemocultivo automáticos (p. ej., BACTEC; BacT/Alert, etc.). Se han obtenido aislamientos de frascos PLUS 26 de la resina aerobia de gran volumen BACTEC, aunque los microorganismos no registraron índices de proliferación mayores del umbral positivo. Por lo tanto, los frotis preparados a partir de frascos inoculados con la tinción fluorescente naranja de acridina se tiñen intermitentemente durante la incubación y pueden ser útiles para la detección.[5]

Observación de muestras clínicas al microscopio. Se ha utilizado la tinción argéntica de Warthin-Starry para visualizar especies de *Bartonella* en los tejidos. La tinción es inespecífica y otros microorganismos también pueden mostrar su efecto. Las muestras de ganglios linfáticos de los pacientes en quienes se sospecha EAG pueden revelar tinción positiva si el material de la biopsia no se envía de forma temprana durante el cuadro clínico. Las biopsias de lesiones de AB revelarán, por lo general, grandes recuentos de microbios en las preparaciones teñidas con la tinción de Warthin-Starry.

Cultivo. Se pueden aislar especies de *Bartonella* por inoculación del medio de agar apropiado o por cocultivo celular. La sangre enviada en tubos de Isolator o con EDTA, y las muestras tisulares homogenizadas se pueden inocular directamente en agar chocolate o agar infusión de cerebro y corazón (BHI, *brain-heart infusion*) recién preparados, sangre de conejo o caballo de reciente obtención. Los agares sangre complementados con BHI, tripticasa de soya; los agares de Columbia; y los agares enriquecidos con chocolate también pueden apoyar la proliferación. No se dispone de medios selectivos y no se deben emplear aquellos que contienen antimicrobianos. Las placas inoculadas se incuban en una atmósfera húmeda a 35-37 °C en CO_2 al 5-7% durante al menos 28 días. Suele observarse proliferación en un lapso de

5-15 días, aunque algunas especies de *Bartonella* pueden necesitar hasta 45 días de incubación antes de que se haga evidente.[760,1269] Los subcultivos de los cultivos primarios de lenta proliferación pueden requerir una incubación de 15-20 días antes de obtener un buen crecimiento. La mayoría de las especies de *Bartonella* no proliferan bajo condiciones anaerobias, a temperaturas de 25 o 42 °C, o en ausencia de hemina y CO_2. Una excepción la constituye *B. bacilliformis,* ya que se favorece su proliferación a menor temperatura (p. ej., 25-28 °C) y no requiere CO_2 complementario. Es probable que algunas especies de *Bartonella* (p. ej., *B. koehlerae*) no proliferen en agar sangre fresca de conejo y requieran el empleo de agar chocolate recién preparado para su aislamiento óptimo.

También se ha logrado aislar especies de *Bartonella* a través de métodos de cultivo celular que se realizan en frascos ampolla de centrifugación que contienen una monocapa de células endoteliales humanas (p. ej., línea celular ECV 304), de la línea celular del carcinoma vesical T24 y otros tipos celulares (p. ej., células Vero, HeLa, L292).[42,44,369,715,1062,1413] Las muestras procesadas con esta técnica han incluido las de biopsias de lesiones cutáneas y óseas de la AB, y sangre heparinizada. Koehler y cols. emplearon una línea de células endoteliales bovinas (p. ej., células CPA, línea celular # 207 de ATTC) para aislar *B. henselae* y *B. quintana* del material de biopsias de tejido finamente fraccionado de lesiones de AB. Después de 9-36 días de incubación, se subcultivaron sobrenadantes turbios del cultivo en medios de agar para la proliferación e identificación subsiguientes.[715] Drancourt y cols. usarutilizaron células ECV 304 (una línea continua de células endoteliales humanas) para aislar *B. quintana* de muestras sanguíneas de pacientes indigentes con endocarditis.[369] Con esta técnica se pueden detectar microorganismos en el frasco ampolla de centrifugación con una capa endotelial por inmunofluorescencia, e identificarlos por PCR y otras técnicas moleculares.[42,44] También se han aislado especies de *Bartonella* con un caldo enriquecido en un medio definido que contiene RPMI 1640 (líquido del tipo para cultivo tisular) complementado con hemina, aminoácidos y piruvato,[1362] que se utiliza para el aislamiento exitoso de *B. henselae* a partir de sangre humana y de gato, y del material de biopsia de ganglios linfáticos de pacientes con EAG.

Uno de los perfeccionamientos más útiles en el diagnóstico de las infecciones por especies de *Bartonella* en cultivo es el empleo del preenriquecimiento para la detección subsiguiente de microorganismos por medios moleculares y de cultivo como parte del abordaje polifásico fuente de tres muestras por cultivo/molecular. Se hace preenriquecimiento del medio de cultivo de especies de *Bartonella*-Proteobacteria α (BAPGM, *Bartonella* α-Proteobacteria growth medium), con base en el cultivo celular de insectos optimizado, que puede ayudar la proliferación de siete especies de *Bartonella*.[166,821] En el BAPGM se utiliza una fórmula basal para la proliferación de células de insectos en cultivo.[1086] Este medio basal se complementa con NAD, ATP, piruvato y varios aminoácidos. Después del ajuste a un pH de 7.4, se esteriliza por filtrado y se complementa con sangre de carnero desfibrinada a una concentración final del 5%. El abordaje polifásico implica la extracción del ADN de la muestra del paciente para la detección directa por PCR (primera muestra), un segundo cultivo después del enriquecimiento en BAPGM durante cuatro semanas también por PCR (segunda muestra), y por otra PCR realizada ante cualquier proliferación visible resultante de cuatro semanas o el subcultivo en agar sangre del BAPGM después de un período de incubación de cuatro semanas.[359] Se dispone comercialmente de BAPGM (Galaxy Diagnostics, http://www.galaxydx.com). Este abordaje polifásico se ha empleado para la detección de especies de *Bartonella* en varias muestras veterinarias, de perros y ganado vacuno (sangre, biopsias tisulares, LCR y líquido abdominal, pericárdico, de seroma y acuoso, además del articular).[82,249,359,377,907] La detección polifásica mediante BAPGM ha llevado al aislamiento de diversas especies de *Bartonella* (*B. henselae*, *B. vinsonii* subsp. *berkhoffii*, *B. bovis*, *B. koehlerae*, y similar a *B. volans*) de cánidos y al aislamiento de *B. tamiae* de humanos con fiebre en Tailandia.[727,1019] Riess y cols. describieron otro medio de cultivo con enriquecimiento que utilizaba el medio en polvo de especies de *Drosophila* de Schneider (Serva, Heidelberg, Alemania) complementado con suero bovino fetal al 10% y glutamina.[1086] Este medio permitió una proliferación de *B. henselae* con mayor eficacia que con BAPGM. La fórmula del medio de Schneider/suero fetal bovino no contiene sangre completa o hemina; por lo tanto, se pudo detectar visualmente la proliferación de *B. henselae*. La adición de sacarosa al 5% a este medio dio como resultado una proliferación todavía más rápida de esta bacteria de requerimientos nutricionales especiales, lo que en realidad permitió a estos investigadores calcular un tiempo de generación de cerca de 5.6 h para la cepa Marseille de *B. henselae*.[1086] El medio de Schneider complementado también sostuvo la proliferación de *B. quintana* y *B. vinsonii*. Lynch y cols. compararon varios métodos de cultivo con cepas de *B. henselae*, *B. quintana*, *B. elizabethae* y *B. tamiae*, y observaron que había proliferación óptima de estos microorganismos cuando se utilizaba una combinación de medio de cultivo de células de mamífero e insecto con complementos (suero fetal bovino al 10%, piruvato, sacarosa, amortiguador [*buffer*] HEPES).[817] Esta combinación de medios también mantuvo la proliferación de células Vero E6 (células epiteliales de riñón de primate, ATCC CRL-1586). Aunque el medio libre de células respaldó la proliferación adecuada de las cepas del género *Bartonella* adaptadas al laboratorio, el cocultivo con células Vero E6 puede ser aún más sensible para el aislamiento primario de especies de *Bartonella* de muestras clínicas de humanos.

Tinción de Gram y morfología de las colonias. En el aislamiento primario, las especies de *Bartonella* inicialmente forman colonias blancas pequeñas y adherentes, que varían en tamaño y forma. Algunas cepas de *B. henselae*, *B. quintana* y *B. elizabethae* pueden socavar la superficie del agar durante su proliferación.[1269] De manera característica, las colonias de *B. henselae* son de blancas a pardas, secas, adherentes, "como coliflores", embebidas en el agar y heterogéneas desde el punto de vista morfológico. Las colonias de *B. quintana* son brillantes, planas, lisas y no hacen orificios en el medio de agar. Las colonias de *B. elizabethae* son semejantes a las de *B. henselae*, excepto que se puede observar una hemólisis débil o parcial alrededor de las colonias, que proliferan en un agar infusión de corazón con adición de sangre de conejo al 5%. Los aislamientos de *B. clarridgeiae* forman colonias elevadas, blancas, adherentes al agar. Con múltiples pasos, las colonias de la mayoría de las especies de *Bartonella* se tornan menos secas y adherentes, de mayor tamaño, y tienden a proliferar más rápido. Las colonias de *B. bacilliformis* difieren de las otras especies porque inicialmente son pequeñas, lisas y translúcidas, y se mantienen así durante los cultivos seriados. Bajo tinción de Gram, los microorganismos de la especie *Bartonella* aparecen como bacilos gramnegativos pequeños, ligeramente curvos, pleomorfos, que miden 1-2.5 µm de longitud por 0.5-0.6 µm de diámetro. Las cepas de *B. henselae*, *B. quintana* y otras especies pueden mostrar movilidad "en sacudidas" cuando se montan en solución salina. Las especies de *Bartonella* se visualizan mejor utilizando la tinción de Giménez, ya que su contratinción empleando safranina o carbolfucsina puede ser débil.

Métodos de identificación. Por lo general, las especies de *Bartonella* son no reactivas en las pruebas bioquímica de identificación fenotípica, incluyendo las pruebas de la catalasa, ureasa, indol, descarboxilasa y reducción de nitratos. Una identificación general presuntiva puede fundamentarse en la proliferación lenta (por lo general, mayor de 7-10 días), morfología característica de la colonia en medio a base de agar y pruebas de oxidasa y catalasa negativas. En esta identificación presuntiva también se debe tener en consideración el tipo de muestra y el cuadro clínico del paciente. Se puede determinar, asimismo, la identificación presuntiva de ciertas especies de *Bartonella*, incluyendo *B. henselae*, *B. quintana* y *B. vinsonii*, con los sistemas de identificación comerciales en los que se emplean sustratos de enzimas cromógenas con el fin de detectar las sintetizadas por la bacteria (p. ej., Microscan Rapid Anaerobe Panel®, RapID ANA II®, Rapid ID32A®).[1334] Estos sistemas produjeron patrones de reacción bioquímica exclusivos dentro de sus propias bases de datos, pero sólo las reacciones en el Microscan Rapid Anaerobe Panel pudieron separar *B. henselae* de *B. quintana* a nivel de especie. Con este sistema se distinguieron todas las especies estudiadas, generando códigos únicos de biotipo para cada una (p. ej., código 10077640 para *B. henselae*, 10073640 para *B. quintana* y 10077240 para *B. bacilliformis*) (tabla 9-15).

Se pueden identificar especies de *Bartonella* por análisis cromatográfico de gas-líquido de los ácidos grasos celulares mediante espectrometría de masas.[1335] Todas las especies de *Bartonella* contienen más del 50% de C18:1, 16-25% de C18:0 y 16-22% de C16:0, con cantidades menores de los ácidos grasos C13:1 y C17:03. Los aislamientos de *B. henselae* carecen de los ácidos grasos celulares C15:0 y C12:0, que están presentes en *B. vinsonii* y *B. bacilliformis*, respectivamente. Se puede diferenciar *B. quintana* de la mayoría de los aislamientos de *B. henselae* por la presencia de menos del 20% de C18:0 en *B. quintana* y más del 20% de C18:0 en *B. henselae*. La composición celular de los ácidos grasos de *B. elizabethae* es muy parecida a la de *B. vinsonii*, e incluye C15:0 (que no se encuentra en *B. henselae* o *B. quintana*) y cantidades mayores (21%) de C17:0 que *B. henselae* (3%), *B. quintana* (1%) y *B. vinsonii* (9%). *B. elizabethae* también cuenta con cantidades menores del ácido graso celular C16:0 (13%) que las otras especies, cuyo contenido de este ácido graso es del 17-20%. También se ha utilizado la espectrometría de masas MALDI-TOF para identificar especies de *Bartonella*. Las cepas de referencia que representan a 17 especies de *Bartonella* reconocidas y el espectro de consenso obtenido de cada una de las especies fueron únicos entre los diversos espectros de 2 843 microorganismos bacterianos incluidos en la base de datos Brucker MALDI-TOF, que abarcan a otras 109 especies de *Proteobacteria*. Además, se identificaron correctamente 39 especies de *Bartonella* a nivel de especie de forma ciega.[441]

La identificación definitiva de las especies de *Bartonella* se logra mejor por métodos moleculares con base en la amplificación. Estos métodos se pueden utilizar para la confirmación de los aislamientos de cultivos o se pueden llevar a cabo directamente sobre tejidos, pus o material de biopsia. Para este propósito, se ha utilizado con éxito la amplificación mediante PCR de diversos genes, incluyendo citrato sintasa (*gltA*), proteínas de *shock* térmico, genes de síntesis de riboflavina, genes de división celular o regiones espaciadoras intergénicas del ARNr 16S-23S, y análisis de las endonuceasas de restricción de los amplicones.[79,650,848,851,1416] Matar y cols. utilizaron la PCR junto con cebadores en los genes ARNr 16S y ARNr 23S para amplificar la región espaciadora entre el gen ARNr 16S y una parte del gen ARNr 23S, acción seguida por un corte con una enzima de restricción.[851] Este abordaje dio como resultado perfiles de restricción característicos de *B. bacilliformis*, *B. vinsonii* y *B. quintana*, y dos de *B. henselae*, que sugieren que este método puede ser útil para la identificación de especies de *Bartonella* y la subtipificación de aislamientos de *B. henselae*. Jensen y cols. describieron una amplificación mediada por PCR de un solo paso de la región espaciadora intergénica del ARNr 16S-23S, que dio como resultado amplicones de un tamaño único para cada especie de *Bartonella*.[648] Joblet y cols. encontraron que la amplificación del gen *gltA*, seguida de la digestión por dos enzimas de restricción diferentes, permitió la diferenciación de las especies de *Bartonella*.[650] El análisis de la secuencia del fragmento de 940 pares de bases del gen que codifica la citrato sintetasa (*gtlA*) y el gen de la proteína de *shock* térmico de 60 kDa (*groEL*) también se podría utilizar para construir árboles filogenéticos y determinar las relaciones entre las especies de *Bartonella* válidamente descritas y las no caracterizadas.[130,848] Se han diseñado oligonucleótidos de cebador/sonda con base en las diferencias de secuencias localizadas dentro del gen de la síntesis de riboflavina (*ribC*), y estas secuencias se han utilizado para desarrollar análisis de PCR específicos de especie para la identificación de *B. henselae*, *B. quintana*, *B. bacilliformis* y *B. clarridgeiae*.[111] Rodríguez-Barradas y cols. perfeccionaron un método de identificación mediante PCR similar, de "elemento repetitivo", utilizando cebadores derivados de sus secuencias de consenso repetitivas extragénicas o intergénicas. Como estas secuencias ya existían en múltiples copias discontinuas que dieron como resultado múltiples amplicones discontinuos después de la PCR, no fue necesario el tratamiento con endonucleasas de restricción antes de PAGE.[1097] Handley y Regnery informaron en los CDC un método de identificación dependiente de PCR en función de la amplificación de segmentos fragmentados por endonucleasas de restricción. Las enzimas empleadas en este procedimiento dieron lugar a grandes fragmentos, que podrían alinearse con cebadores correspondientes a secuencias de bases adyacentes a los sitios de restricción por endonucleasas, para una PCR subsiguiente y la resolución por PAGE.[554] También se han utilizado abordajes moleculares para la detección directa de especies de *Bartonella* en las muestras clínicas. Matar y cols. informaron un método de PRC-RFLP para la detección e identificación simultáneas de especies de *Bartonella* directamente en las muestras clínicas, incluyendo biopsias y aspirados de ganglios linfáticos, nódulos subcutáneos y otros tejidos.[851] Este método involucró el uso de cebadores de PCR de regiones conservadas del gen ADNr 16S, seguido por la digestión por una endonucleasa de restricción y el análisis del amplicón. Sander y Penno utilizaron la PCR para generar amplicones biotinilados de la región del gen ARNr 16S e inmovilizaron los amplicones en pocillos de microtitulación recubiertos con estreptavidina.[1136] La hibridación de estos amplicones con sondas de oligonucleótidos de ADNr 16S marcadas con digoxigenina, específicas de especie, y la adición subsiguiente de peroxidasa antidigoxigenina en un formato de EIA modificado, permitieron la identificación rápida de *B. henselae* y *B. quintana*. Este método podría permitir detectar y cuantificar directamente *B. henselae* y *B. quintana* en muestras clínicas a concentraciones tan bajas como 10^3 UFC/mL. Avidor y cols. evaluaron la amplificación del gen ARNr 16S mediada por PCR y seguida por hibridación de la sonda de *B. henselae* con amplificación basada en PCR de *gltA* o *htrA* (genes de proteínas de *shock* térmico), seguida por análisis por RFLP de amplicones para la detección directa de *B. henselae* en muestras clínicas.[76] Se detectó ADN de *B. henselae* en el 100% de 32 muestras de pus y de ganglios linfáticos

TABLA 9-15 Características fenotípicas para la identificación de especies de *Bartonella*

Característica	B. bacilliformis	B. quintana	B. henselae	B. elizabethae	B. clarridgeiae	B. grahamii	B. vinsonii subsp. vinsonii	B. vinsonii subsp. berkhoffii	B. vinsonii subsp. arupensis
Temperatura óptima de proliferación	25-30 °C	35-37 °C	35-37 °C	35-37 °C	35-37 °C	35-37 °C	35-37 °C	35-37 °C	35-37 °C
Hemólisis	–	–	–	+[d]	–	–	–	–	–
Oxidasa	–	V	–	–	–	–	V	–	–
Catalasa	+	V	–	–	–	–	V	V	–
Reducción de nitratos	–	–	–	–	–	–	–	–	–
Ureasa	–	–	–	–	–	–	–	–	–
Indol	–	–	–	–	–	–	–	–	–
Acetoína	–	–	–	–	–	+	–	ND	ND
O/F de glucosa[a]	–/–	–/–	–/–	–/–	–/–	–/–	–/–	–/–	–/–
Flagelos	+	–	–	–	+	–	–	–	–
Motilidad en sacudidas	–	+	+	–	–	–	–	–	–
Principales ácidos grasos de las células	$C_{18:1\omega7C}$, $C_{16:0}$, $C_{16:1\omega7C}$	$C_{18:1\omega7C}$, $C_{16:0}$, $C_{18:0}$	$C_{18:1\omega7C}$, $C_{18:0}$, $C_{16:0}$	$C_{18:1\omega7C}$, $C_{17:0}$, $C_{16:0}$	$C_{18:1\omega7C}$, $C_{16:0}$, $C_{18:0}$	ND	$C_{18:1\omega7C}$, $C_{18:0}$, $C_{17:0}$, $C_{16:0}$	$C_{18:1\omega7C}$, $C_{18:0}$, $C_{16:0}$	$C_{18:1\omega7C}$, $C_{16:0}$, $C_{17:0}$, $C_{18:0}$
Bis-p-nitrofenilfosfato	+	V	+	+	ND	ND	+	+	+
β-naftilamidasa de L-arginina	+	+	+	+	+	ND	+	+	+
β-naftilamidasa de glicina	+	+	+	+	+	ND	+	+	+
β-naftilamidasa de gliciljglicina	+	+	+	+	ND	ND	+	+	+
β-naftilamidasa de L-leucina	+	+	+	+	ND	+	+	+	+
β-naftilamidasa de L-lisina (ácida)	+	+	+	+[d]	ND	ND	–	+	–
β-naftilamidasa de L-lisina (básica)	+	+	+	+	ND	ND	+	+	+
β-naftilamidasa de DL-metionina	+	+	+	+	ND	ND	+	+	+[d]
β-naftilamidasa de L-prolina	–	+	+	–	+	V	V	+	–
β-naftilamidasa de L-pirrolidonilo	–	–	–	–	ND	–	–	–	–
β-naftilamidasa de triptófano	+	+	+	+	ND	ND	+	+	+

[a]Oxidación/fermentación de glucosa.

+, reacción positiva; –, reacción negativa; V, reacción variable; +[d], reacción positiva débil; ND, datos no disponibles.

mediante el método de identificación de PCR ARNr 16S/sonda, y en el 94 y 69% por los métodos *gltA*/RFLP y *htrA*/RFLP, respectivamente. Estos investigadores sugirieron que la prueba directa por *gltA*/RFLP era preferible y más fácil, ya que la hibridación específica de la especie (vía sonda) no era necesaria con este método.[76] El análisis por PCR de un solo paso empleando la región objetivo espaciadora intergénica ARNr 16S-23S desarrollada por Jensen y cols. permitió detectar el ADN de *B. henselae* en muestras de sangre de gatos infectados.[648] Se amplificó el ADN del 100% de las muestras de sangre de gatos que contenían más de 50 UFC de *B. henselae* por mililitro de sangre y del 80% de las muestras de sangre que contenían 10-30 UFC de *B. henselae* por mililitro de sangre. Las pruebas más recientes indican que algunas secuencias génicas encontradas en especies de *Bartonella* tal vez no sean tan específicas como alguna vez se pensó. Por ejemplo, el gen de la sintetasa de citrato (*gltA*) encontrado en las especies de *Bartonella* tiene homología con las secuencias génicas encontradas en algunos genomas de hospederos, incluyendo ratones, ratas, humanos y otros microorganismos patógenos humanos.[291]

También se han descrito el análisis de PCR en tiempo real para la detección y diferenciación de especies de *Bartonella* y sus genotipos. Colborn y cols. hicieron rastreos del genoma completo en aislamientos de *B. henselae, B. quintana* y *B. bacilliformis,* y compararon las secuencias de nucleótidos con las de otras especies de *Bartonella* publicadas en Gene Bank.[291] Además, investigaron secuencias similares en otras bacterias capaces de infectar sangre y tejidos humanos, y en vectores mamíferos y artrópodos potenciales de *Bartonella.* Con este abordaje, se identificó un conjunto de cebadores de PCR instantáneos en los flancos del gen de la subunidad γ de la NADH deshidrogenasa (*nuoA*). La detección del gen *nuoA* se comparó con la detección del gen de la citrato sintetasa (*gltA*) y el gen *fitZ,* utilizando los pares de cebadores necesarios. Estos tres análisis se compararon en cuanto a su capacidad para amplificar el ADN de referencia de varias especies de *Bartonella.* El equipo de cebadores *nuoG* amplificó de manera exitosa el total de 11 especies de *Bartonella* estudiadas. Cuando se examinó el ADN de las muestras recolectadas en campo, incluyendo las de hígado de rata y de garrapatas, el conjunto de cebadores *nuoG* mostró sensibilidad y especificidad considerablemente mayores para *Bartonella* que para otros de estos conjuntos, produciendo consistentemente más resultados positivos de PCR confirmados por las secuencias. De 61 garrapatas de las que se tomó muestra, el conjunto de cebadores *nuoG* aportó siete muestras positivas para *Bartonella,* en comparación con 1 y 0 de los conjuntos de *ftsZ* y *gltA,* respectivamente. De las 24 muestras de hígado estudiadas, se encontró que 18 eran positivas para especies de *Bartonella* por el conjunto de cebadores *nuoG,* en comparación con 10 y 2 de los conjuntos *ftsZ* y *gltA,* respectivamente.[291] Díaz y cols. perfeccionaron un análisis de PCR en tiempo real, específico de gen, dirigido a la región de 301 bases del gen *ssrA,* que codifica una especie de ARN también conocida como *ARN de transferencia-mensajero* (ARNtm).[355] Esta es una molécula de una sola copia involucrada en el procesamiento de los péptidos en su origen durante la traducción. A diferencia de algunos objetivos utilizados para la detección e identificación de especies de *Bartonella* (p. ej., *gltA*), no se han detectado secuencias génicas que sean homólogas de la pretendida de *ssrA* en ningún microorganismo eucariótico a la fecha.[291] Con el empleo de la secuencia de este gen objetivo, se logró la identificación de más de 30 especies, subespecies y cepas únicas del género *Bartonella* en muestras de sangre de alce y ganado vacuno. La identificación de especie se logró por secuenciación del amplicón *ssrA.*

Los métodos de PCR en tiempo real se utilizan cada vez más para el diagnóstico directo de las enfermedades asociadas con especies de *Bartonella.* Se empleó un análisis de RT-PCR en tiempo real específico de la región espaciadora intergénica de *Bartonella* 16S-23S y el gen *pap31* de *B. henselae,* para la detección directa de *B. henselae* en muestras de biopsia cutánea, ganglios linfáticos y las tomadas con hisopo de los pacientes con EAG.[42,44] Se ha utilizado la PCR de ADNr 16S y 18S en tiempo real de amplio espectro para detectar especies de *Bartonella* en muestras de sangre con EDTA y valvulares.[444]

Diagnóstico serológico

El diagnóstico por laboratorio de la EAG se basa principalmente en métodos moleculares y pruebas serológicas de anticuerpos fluorescentes indirectos o EIA. Los AFI son la técnica utilizada con mayor frecuencia, aunque requiere mucho más tiempo que los métodos de EIA para su ejecución. Los métodos serológicos para el diagnóstico de infecciones por especies de *Bartonella* se han empleado en contextos tanto clínicos como veterinarios. Las evaluaciones de las pruebas serológicas señalan un rango de sensibilidad y especificidad dependiente de la población de estudio, la definición de casos de EAG y los materiales y métodos empleados para el procedimiento de análisis. La variabilidad en la sensibilidad de la serología de *B. henselae,* en particular las pruebas de IgM, también se puede deber a la variación regional en la distribución de diferentes genotipos de *B. henselae* (*véase* más adelante). Por ejemplo, en Holanda se encontró el genotipo I de *B. henselae* (serotipo Houston I) y el genotipo II (serotipo Marsella) en los pacientes con EAG. Algunas pruebas serológicas incluyen sólo el genotipo I de *B. henselae,* por lo que puede mejorarse la sensibilidad de la prueba con la inclusión de cepas de genotipo II como fuentes de antígenos.[115,117]

Los métodos de AFI para la detección de anticuerpos contra especies de *Bartonella* no están altamente estandarizados y varían principalmente en la fuente de los antígenos bacterianos que se fijan a los portaobjetos.[1414] En algunos métodos se emplean bacterias que proliferan en medio de agar, en tanto en otros se utilizan aislamientos de *Bartonella* cocultivados con células de cultivo de tejidos, como antígeno fijo en los portaobjetos. Bergmans y cols. valoraron en Holanda la detección de anticuerpos IgM e IgG contra *B. henselae* utilizando AFI y EIA, y encontraron una variedad significativa dependiente de la fuente de los antígenos bacterianos para la preparación en portaobjetos para AFI.[116] Se examinaron los sueros de 21 pacientes con "posible EAG" (que cumplían sólo uno de cuatro criterios clínicos) y 22 con "probable EAG" (que cumplían con dos de cuatro criterios clínicos). Cuando se utilizaron células de *B. henselae* cocultivadas en células Vero como antígenos para AFI, la sensibilidad de la detección de IgG fue de sólo el 31.8% para los sueros de pacientes con "probable EAG" y del 33.3% para aquellos con "posible EAG". Cuando *B. henselae,* que proliferó en medio de agar, se empleó como antígeno para AFI, las sensibilidades correspondientes para el análisis de los dos grupos de pacientes fueron del 40.9% y 14.3%, respectivamente. También se observaron sensibilidades menores del 50% de las determinaciones de IgM hechas por AFI en ambos grupos de pacientes, independientemente de la fuente del antígeno. Las especificidades de IgG e IgM se valoraron mediante sueros de donantes de sangre sanos y variaron del 95 al 100%.[116] Vermeulen y cols. evaluaron una prueba de AFI casera en la que se empleó como antígeno el genotipo I de *B. henselae,* que proliferó en agar.[1302,1303] Este análisis se evaluó con muestras de 61 pacientes que padecían EAG, con base en datos clínicos y un resultado positivo de PCR para *B. henselae,* y 56 muestras de un grupo de pacientes con diferentes diagnósticos clínicos y un resultado negativo de la prueba de PCR para *B. henselae*. La sensibilidad y especificidad de los AFI para la detección de IgM fueron del 53 y 93% respectivamente, en tanto la sensibilidad y especificidad para la detección de IgG fueron del 67 y 82%, respectivamente.

También se han perfeccionado análisis de AFI que utilizan especies de *Bartonella* y se cocultivaron en células Vero, endoteliales ECV u otras monocapas de células en cultivo. En 1995, Dalton y cols., de los CDC, cultivaron *B. henselae*, *B. quintana* y *B. elizabethae* en monocapas de células Vero y emplearon estos microorganismos para preparar portaobjetos para pruebas de AFI. De 91 pacientes, cuya enfermedad cumplía con una definición clínica estricta de EAG, el 95% presentaba títulos de AFI de 64 o mayores contra *B. henselae* o *B. quintana*.[323] Como no se ha relacionado a *B. quintana* con la EAG, se consideró que los títulos positivos contra *B. quintana* representaban reacciones serológicas cruzadas entre las dos especies. Se observaron reacciones cruzadas entre *B. elizabethae* y otras dos especies de *Bartonella* sólo en muestras que tenían títulos extremadamente altos contra *B. henselae* o *B. quintana*. También se utilizaron microbios cocultivados de *B. bacilliformis* en células Vero para perfeccionar un procedimiento de AFI para el diagnóstico de bartonelosis en regiones endémicas de Sudamérica. Se encontró que los AFI tenían una sensibilidad del 82% para la detección de anticuerpos en sueros de fase aguda de 106 pacientes con laminilla positiva (p. ej., observación de microorganismos al interior de los eritrocitos de un frotis delgado teñido con Giemsa), con PCR positiva o bartonelosis confirmada por cultivo.[228] Según la alta prevalencia del 45% que se observó antes y durante el período de estudio, la prueba de AFI tuvo un valor predictivo positivo del 89%. En su informe sobre endocarditis por *B. quintana* en tres hombres sin hogar, Drancourt y cols. encontraron que todos tenían títulos altos de IgG contra *B. quintana* por una técnica de microinmunofluorescencia.[369] Los títulos resultaron mayores cuando las células utilizadas para el procedimiento de *B. quintana* se cocultivaron en la línea de células endoteliales ECV (títulos de 6 400-12 800) que cuando provenían de cultivos en agar sangre de carnero al 5% (títulos de 400-800).

Los portaobjetos para AFI preparados con *B. henselae* o *B. henselae*/*B. quintana*, derivadas de un medio de agar sangre o asociadas con células como antígeno están disponibles comercialmente e incluyen MRL-BA® y MRL-Vero® (MRL Diagnostics, EE. UU., Virion, Institut Virion, Suiza), *Bartonella* IFA® (BION Enterprises, EE. UU.), *Bartonella* IgG IFA® (Focus Diagnostics, Cypress, CA), *B. henselae* IgM/IgG®, *B. quintana* IgM/IgG®, *B. henselae*/*B. quintana* IgM/IgG® (EUROIMMUN Schweiz AG, Hirschmattstrasse, CH-6003 Luzern) y *B. henselae*/*B. Quintana* IFA® (Fuller Laboratories, Fullerton, CA). Zbinden y cols. estudiaron dos equipos de AFI comerciales que utilizan microorganismos derivados de agar sangre (MRL-BA, MRL Diagnostics, EE. UU., Virion, Institut Virion, Suiza) y los asociados con células (MRL-Vero/*Bartonella* IgG Substrate slides®, MRL Diagnostics, EE. UU., *B. henselae* slides®, Bios, Alemania).[1413] Estos equipos comerciales se compararon con el de AFI local, donde se empleó *B. henselae* cocultivada con células Vero como antígeno. En general, los equipos que utilizaron el antígeno de *B. henselae* con proliferación en agar mostraron títulos más altos (menor especificidad) que los que emplearon microbios asociados con células. El equipo de MRL-Vero *B. henselae* se comparó después con el sistema local. Con títulos límite de 256 y sueros de 26 pacientes con EAG y 240 de control, el equipo de AFI MRL-Vero mostró una sensibilidad del 84.5% y especificidad del 93.4%. En una segunda evaluación de la prueba de AFI MRL, se tuvieron resultados similares.[862,1413,1414]

En Focus Diagnostics (Cypress, CA) se vende un equipo de AFI para la detección de IgG contra *B. henselae* y *B. quintana*. Cada pocillo de las laminillas de ocho pocillos individuales contiene dos gotas (*spots*) de antígenos constituidos por células Vero infectadas por *B. henselae* (cepa Houston) o *B. quintana*. Los sueros se detectan con una dilución de 1:64, y los resultados positivos se titulan adicionalmente. De acuerdo con el prospecto del empaque, los títulos menores de 64 se consideran negativos en cuanto a infección actual. Los de 64 o mayores y los menores de 256 se consideran evidencia de infección en un momento indeterminado, con la sugerencia de obtener una segunda muestra de 10-21 días después de la primera y que se estudien juntas para detectar un aumento cuádruple o mayor en los títulos. Los títulos de AFI de 256 o mayores se consideran pruebas presuntivas de infección reciente. Este análisis fue valorado en 154 sueros de donantes de sangre sanos (58 de áreas rurales de Suiza y 96 de los EE. UU.) y con 60 sueros de pacientes con diagnóstico clínico de EAG (incluyendo linfadenopatía y exposición a gatos).[427] La especificidad total para la prueba de AFI fue del 89.5% (75.4% para los donadores de sangre suizos y del 97.9% para los donadores de sangre de los EE. UU.), en tanto la sensibilidad de la prueba fue del 96.7%. En una evaluación en la que se utilizó suero de 50 pacientes de EAG y 55 controles sin EAG, se mostró una sensibilidad total del 98% y una especificidad del 69% en el límite de 1:64 recomendado por el fabricante.[1303] La prueba de AFI de IgG de Focus Diagnostics para *Bartonella* se utiliza sólo para exploración y no se distribuye en los Estados Unidos. Se dispone de un producto de AFI similar proveniente de Fuller Laboratories (Fullerton, CA).

El análisis de BION Enterprises utiliza células del carcinoma de laringe humano infectadas por *B. henselae* Houston-1 (ATCC 49882). En un estudio de este análisis, el 63% de 19 niños con EAG presentó títulos de anticuerpos (≥ 512) al momento de ingresar al hospital; se detectaron incrementos de los títulos en una segunda muestra de suero obtenida 1-3 semanas más tarde, en cuatro pacientes adicionales. Con este análisis, el 13% de 116 niños sin EAG presentó títulos de 64 o mayores de IgG.[1135] EUROIMMUN vende tres análisis de *B. henselae* en Europa. Dos son AFI de IgM, que utiliza *B. henselae* de cepa Houston cocultivada con células de mamífero, o una cepa de *B. henselae* de Marsella cocultivada. También se dispone de un examen de AFI de IgG donde se emplea la cepa Houston cocultivada. Se realizó la detección de AFI de IgM con un límite de 1:100, en tanto el análisis de IgG es objeto de un límite de detección de 1:320. En un estudio de 50 pacientes con EAG y 55 testigos sin EAG, los análisis de las cepas Houston y Marsella mostraron sensibilidades del 54 y 50%, respectivamente, en tanto las especificidades correspondientes de los análisis fueron del 96 y 87%, respectivamente. La detección en los mismos pacientes con el análisis de IgG de la cepa Houston mostró una sensibilidad del 88% y una especificidad del 89%.[1303]

También se ha valorado el EIA como un método serológico para el diagnóstico de la EAG. Como ocurre con los procedimientos de AFI, en los EIA también se han utilizado como antígenos los microorganismos que proliferaron en agar o provenientes de cocultivo. Barka y cols., en lo que entonces era Specialty Laboratories (Santa Mónica, CA), perfeccionaron un EIA para la detección de IgG, IgM e IgA específicas, con empleo de células de *B. henselae* con proliferación en agar como antígeno en fase sólida.[91] De las muestras séricas de 40 casos confirmados de EAG (por historia clínica, cultivo o histopatología), 38 (95%) presentaban altas concentraciones de anticuerpos contra *B. henselae*. Aunque ninguno de los 40 pacientes con EAG en este estudio presentaba IgM o IgA específica de *B. henselae*, en ausencia de IgG; los autores declararon que habían observado a la IgM específica de *B. henselae* como el único marcador en algunos pacientes, y también habían visto la seroconversión de IgG en presencia de IgM, que ocurre en un período de 2-3 semanas. No se observaron resultados positivos de EIA en muestra alguna de las 92 de pacientes con títulos altos documentadas de anticuerpos contra otros microorganismos, incluyendo *Afipia felis, Rickettsia typhi, Rickettsia rickettsii, Borrelia burgdorferi, Yersinia pestis, Chlamydia trachomatis*, virus de rubéola y citomegalovirus (CMV). Con el mismo EIA, Bergmans y cols. compararon los métodos serológicos con PCR para el diagnóstico y encontraron que la concordancia de la prueba para el diagnóstico era máxima entre el EIA y la PCR de IgM.[116] Estos autores sugirieron que la estrategia más apropiada para el diagnóstico de EAG era, en primer término, un EIA de IgM. Si la serología de IgM por EIA es positiva, el paciente padece EAG. Si la IgM de EIA es negativa, debe hacerse una PCR de pus o tejidos para especies de *Bartonella*.

En el 2001, Giladi y cols. describieron un EIA para IgG e IgM en el que se utilizaron antígenos de la membrana externa de *N*-lauroil-sarcosina insoluble de *B. henselae* que proliferó en agar.[486] En este análisis se valoró a un grupo de 84 pacientes con EAG definida por los antecedentes y al menos una una prueba confirmatoria (PCR, cultivo o prueba cutánea). Se comparó este grupo con uno de control de 34 pacientes sin EAG. Se detectó IgG contra *B. henselae* en 63 individuos e IgM en 40 de los 84 pacientes con EAG. Se encontraron ambos anticuerpos en 32 pacientes, IgG sola en 31 e IgM sola en 8. Se calculó la sensibilidad del EIA en un 75% para IgG y un 48% para IgM, respectivamente. Cuando se emplearon uno o ambos resultados para el diagnóstico, la sensibilidad aumentó al 85%.[486] Subsecuentemente, se valoró este mismo análisis con muestras de 98 pacientes y se confirmó la EAG.[885] De ellos, el 53% obtuvieron resultados positivos para IgM frente a *B. henselae*, el 88% presentaban una muestra inicial con resultado positivo, en tanto el 12% restante mostraron seroconversión 1-8 semanas después de la recolección de la primera muestra de suero. Todos los pacientes con EAG y títulos altos de IgG experimentaron el inicio de enfermedad en los 12 meses previos. Las muestras de biopsia para análisis de PCR se obtuvieron de 26 de los 98 pacientes, y de 24 pacientes con PCR positiva, el 83 y 58% fueron positivos para IgG e IgM, respectivamente. En este estudio, la seropositividad para IgM duró alrededor de tres meses; sólo el 4% de la población de estudio permaneció positivo para IgM durante más tiempo. Estos autores concluyeron que la seropositividad para IgM en un paciente con EAG es un indicador de enfermedad aguda. Los títulos de IgG disminuyeron durante un período más prolongado. Vermeulen y cols. también valoraron un EIA desarrollado en el laboratorio para el diagnóstico de EAG que emplea el homogeneizado por ultrasonido de células completas de *B. henselae* con proliferación en agar sangre de carnero de Columbia.[1303] Este análisis se comparó con una prueba de AFI que utilizó microorganismos que proliferaron de la misma manera, pero sin el paso de homogeneización por ultrasonido. La detección de IgM por EIA tuvo sensibilidad y especificidad del 65 y 91%, respectivamente, en comparación con los AFI, con valores del 53 y 93%. Para la detección de IgG contra *B. henselae*, las sensibilidades de AFI y EIA fueron de sólo el 67 y 28%, respectivamente. A partir de estos estudios, es claro que es necesario mejorar las pruebas serológicas para el diagnóstico de EAG y que no se ha descrito ninguna ideal. La detección de anticuerpos IgM contra *B. henselae* por AFI o EIA es altamente indicativa del diagnóstico de EAG en pacientes con tal sospecha, con valores predictivos positivos de casi el 87%, y las pruebas de IgG parecen ser de valor limitado.[1302,1303] Estos investigadores concluyeron que, dada la baja sensibilidad de los estudios serológicos, se deben hacer análisis de *B. henselae* por PCR en los pacientes con sospecha de EAG y pruebas serológicas negativas.

También se han observado reacciones serológicas cruzadas entre especies de *Bartonella* y otros microorganismos, incluyendo *Coxiella burnetii* (el agente causal de la fiebre Q) y especies de *Chlamydophila*.[369,758,858] En los pacientes con endocarditis por *B. quintana*, se observaron títulos mayores de 256 frente a *C. pneumoniae* y mayores de 64 contra *C. psittaci* y *C. trachomatis*.[369,370] Si bien la absorción de las muestras séricas con *C. pneumoniae* no disminuye los títulos de anticuerpos contra *B. quintana*, la adsorción con esta última disminuyó exitosamente la reactividad contra *C. pneumoniae*. En otro estudio, más del 50% de los pacientes con fiebre Q crónica tuvieron títulos de anticuerpos significativos contra *B. henselae*. Los estudios de adsorción cruzada e inmunotransferencia establecieron que la reactividad de *B. henselae* era el resultado de reacciones cruzadas con anticuerpos contra *C. burnetii*; la adsorción del suero con *C. burnetii* eliminó la reactividad con el antígeno de *B. henselae*, en tanto la adsorción con *B. henselae* eliminó sólo la reactividad contra esta misma.[758] La adsorción del suero con *C. pneumoniae* o *B. quintana* eliminó los anticuerpos contra *C. pneumoniae*, en tanto la adsorción con *C. pneumoniae* no cambió los títulos contra *B. quintana*.[858] En el caso de la endocarditis por especies de *Bartonella*, los títulos específicos pueden ser altos, mientras que aquellas contra otros agentes son considerablemente menores, lo que sugiere que no debe establecerse un diagnóstico erróneo considerando que los anticuerpos frente a todos estos agentes se determinan de manera simultánea. Como se mencionó, los sueros con títulos altos de anticuerpos contra *B. henselae* también pueden presentar reacción cruzada con otras especies de *Bartonella*. Por el contrario, los pacientes con endocarditis crónica por fiebre Q pueden desarrollar un conjunto de anticuerpos con reacción cruzada con *B. henselae, B. quintana* y varios otros microorganismos, incluyendo *R. rickettsii, Ehrlichia chaffeensis*, especies de *Legionella* y *Chlamydia*, y *Anaplasma phagocytophilum*.[509] Zbinden y cols. comunicaron una reacción cruzada de IgM de *B. henselae* significativa por AFI en 20 pacientes infectados por el virus de Epstein-Barr (VEB); el 45% fueron seropositivos para el antígeno de *B. henselae* derivado de cultivo en agar y el 95% eran seropositivos para el antígeno de *B. henselae* cocultivado por AFI.[1415] Se han informado casos de reactividad cruzada con *C. burnetii, C. pneumoniae*, VEB, CMV y *T. gondii*, también con varios análisis de AFI disponibles en el mercado.[1303]

La capacidad de las pruebas serológicas para ofrecer un diagnóstico de infección por especies de *Bartonella* se ve alterada por varios factores, no todos claros en la actualidad. En los pacientes infectados por VIH con manifestaciones de la infección por especies de *Bartonella*, tal vez no se observe una respuesta significativa de anticuerpos por la inmunodepresión relacionada con este virus. El fracaso en la presentación de una respuesta de anticuerpos también se ha observado en pacientes inmunocompetentes, según lo demuestra la ausencia de una respuesta de un anticuerpo en un hospedero con linfadenopatía crónica y hemocultivos positivos para *B. quintana*.[1062] La falta de detección de anticuerpos también se puede deber a la heterogeneidad antigénica de los propios microorganismos. Se han aislado cepas antigénicamente diferentes de *B. henselae* de pacientes con endocarditis y gatos; estas cepas no sólo son serológicamente diferentes, sino que también se observó que lo eran por sus proteínas y secuencias de ADNr 16S.[117,369] Mediante tecnología de ADN recombinante, se aisló una proteína de 17 kDa de *B. henselae* que es específicamente reactiva con sueros de pacientes con EAG y que puede tener valor como reactivo serológico de diagnóstico.[37] Con el empleo de un abordaje de inmunoproteómica junto con las pruebas de inmunotransferencia y MALDI-TOF, se han detectado varias proteínas candidatas de *B. henselae* que pudiesen ser útiles para el diagnóstico serológico de EAG y otras infecciones por especies de *Bartonella* en el futuro.[1128] En la actualidad, los AFI son la prueba serológica que se utiliza con mayor frecuencia para la EAG. Con esta técnica, el resultado tiende a ser un aumento de los anticuerpos IgG en los pacientes con EAG (p. ej., 512 o más), mientras que los títulos menores de IgG pueden encontrarse tanto en pacientes de EAG como en testigos saludables. En las muestras con títulos bajos, una segunda muestra sérica recolectada 10-14 días después puede ayudar a confirmar el diagnóstico. La seroconversión, títulos aislados elevados o una cuadruplicación de los títulos en una segunda muestra sérica, es altamente indicativa de CDS.[1135]

Hay productos comercialmente disponibles para realizar pruebas serológicas de especies de *Bartonella*, y muchos laboratorios de referencia también ofrecen pruebas para estos microorganismos. En Focus Diagnostics (Cypress, CA) se vende un equipo de AFI para la detección de IgG contra *B. henselae* y *B. quintana*. Cada pocillo de ocho laminillas individuales contiene dos gotas de antígeno constituidas por células Vero infectadas con *B. henselae* o *B. quintana*. Se realiza la detección en los sueros con una dilución de 1:64, y cuando hay un resultado positivo se vuelve a titular la dilución. A esta dilución, de acuerdo con el prospecto, los títulos menores de 64 se consideran negativas para una infección actual. Los títulos de 64 o mayores y las menores de 256 se consideran evidencia de infección en un momento indeterminado, con la sugerencia de obtener una segunda muestra 10-21 días después de la primera, y que la primera y segunda muestras se estudien juntas para detectar un aumento de cuatro veces o más en los títulos. Los títulos de 256 o mayores de AFI se consideran como prueba indicadora de infección reciente. Se valoró este análisis en 154 sueros de donantes de sangre habituales (58 de áreas rurales de Suiza y 96 de los EE. UU.) y 60 sueros de pacientes con diagnóstico clínico de EAG (incluyendo linfadenopatía y exposición a los gatos).[427] La especificidad total de la prueba de AFI fue del 89.5% (75.4% para los donantes de sangre suizos y 97.9% para los correspondientes estadounidenses), en tanto la sensibilidad de la prueba fue del 96.7%. La prueba *Bartonella* IFA IgG® de Focus Diagnostics es para exportación exclusivamente y no se distribuye en los Estados Unidos. Se dispone de un producto similar de AFI de Fuller Laboratories (Fullerton, CA).

La serología de AFI para la detección de IgG e IgM de *B. henselae* y *B. quintana*, y las pruebas moleculares para la detección de estos microorganismos en sangre total, suero, plasma, tejidos y muestras de LCR, están disponibles en varios laboratorios comerciales de referencia (Associated Regional University Pathologists [ARUP], Salt Lake City, UT; Quest Diagnostics, Santa Mónica, CA; Microbiology Reference Laboratory [MRL], Cypress, CA).

Sensibilidad in vitro *a antimicrobianos*

Cuando se utiliza dilución en agar, *B. henselae*, *B. quintana* y *B. vinsonii* son sensibles a una variedad de antimicrobianos, que incluyen ampicilina, cefalosporinas de tercera generación, tetraciclinas, macrólidos, rifampicina, SXT y aminoglucósidos.[861] Las CIM para oxacilina, cefalotina, clindamicina, cloranfenicol y fluoroquinolonas resultaron similares a las concentraciones máximas del fármaco disponible en suero. En un estudio subsiguiente se utilizó dilución en agar de Columbia complementado con sangre para determinar la sensibilidad *in vitro* de nueve aislamientos de *B. quintana*, tres de *B. henselae* y nueve de *B. elizabethae* y *B. bacilliformis*.[859] Todos los aislamientos resultaron sensibles a β-lactámicos, macrólidos, doxiciclina, aminoglucósidos y rifampicina. Los aislamientos parecieron menos sensibles a penicilinas semisintéticas,

cefalosporinas de primera generación y clindamicina. La sensibilidad de estos 14 aislamientos a las fluoroquinolonas fue variable. Se han realizado pruebas de sensibilidad a los antimicrobianos de las especies de *Bartonella* por métodos Etest.[135,365,1017,1270] En general, los resultados de CIM con la prueba Etest se correlacionaron bien con los de dilución en agar para todas las clases de fármacos antimicrobianos estudiados. Tsuneoka y cols. emplearon la metodología de Etest para estudiar 32 aislamientos de *B. henselae* de gatos y una sola cepa de un humano.[1270] Todos los aislamientos fueron sensibles a minociclina, macrólidos y β-lactámicos, donde la claritromicina fue el macrólido con máxima actividad (CIM de 0.023 μg/mL o menor). La gentamicina fue el fármaco menos activo contra *B. henselae* en este estudio.

Otros estudios de sensibilidad *in vitro* de las especies de *Bartonella* se han dedicado a la capacidad de los antimicrobianos para inhibir la proliferación del microorganismo en un ambiente de cultivo celular. Ives y cols. estudiaron la sensibilidad de las especies de *Bartonella* a varios agentes antimicrobianos macrólidos empleando un método de cocultivo en una monocapa de células Vero.[630,631] La inhibición del microorganismo por diferentes concentraciones de agentes antimicrobianos se valoró por enumeración visual, según se determinó por inmunofluorescencia específica, en comparación con cultivos sin antibióticos, después de la incubación durante 5 días. Con este método, los aislamientos individuales de *B. henselae*, *B. quintana* y *B. elizabethae* individuales fueron sensibles a eritromicina, claritromicina, azitromicina, diritromicina y roxitromicina.[630,631] Estos autores también señalaron que la eritromicina y la doxiciclina se concentran en las células fagocíticas, alcanzando concentraciones que rebasan a las logradas en el suero. Si bien la proliferación de microorganismos fagocitados por neutrófilos y macrófagos posiblemente sería inhibida por las grandes concentraciones de fármacos que se alcanzan en estas células, las diversas especies o cepas de *Bartonella* pueden comportarse de manera diferente dentro de las células endoteliales y de otros tipos. Kordick y cols. encontraron que todas las cepas de *B. henselae* y *B. clarridgeiae* aisladas de gatos con bacteriemia natural y experimental eran sensibles a doxiciclina, enrofloxacino y ciprofloxacino.[721,722] Sin embargo, el tratamiento exitoso (definido por no detectar bacteriemia mediante cultivo o PCR) ocurrió sólo en 9 de 14 gatos que recibieron enrofloxacino, y 2 de 8 que se trataron con doxiciclina. Estos autores concluyeron que las pruebas de sensibilidad estándar en dilución de agar de especies de *Bartonella* no ofrecen información de la eficacia terapéutica de estos fármacos, ya que hay muy poca información sobre el tropismo celular de *B. henselae* y *B. clarridgeiae* en los gatos. Se postuló que las células felinas infectadas por especies de *Bartonella* podrían alterarse desde el punto de vista funcional hasta el grado que no se capten antimicrobianos o se compartamentalicen lejos de los propios microorganismos.[721]

Especies de *Bordetella*

Antecedentes y taxonomía de Bordetella

El género *Bordetella* contiene nueve especies: *B. pertussis*, *B. parapertussis*, *B. bronchiseptica*, *B. avium*, *B. hinzii*, *B. holmesii*, *B. trematum*, *B. petrii* y *B. ansorpii*.[518] Los estudios genéticos han demostrado que estos microorganismos guardan una relación muy estrecha entre sí. De hecho, las técnicas de hibridación de ADN indican que tal vez no sean suficientemente diferentes para justificar la asignación de especies individuales, aunque presentan diferencias genéticas, fenotípicas e inmunitarias definidas. El análisis de la secuenciación del ARNr 16S de las especies descritas de *Bordetella* ha mostrado una filogenia común con el género *Alcaligenes*, y el género *Bordetella* reside ahora en la subdivisión β-2 de *Proteobacteria*, familia *Alcaligenaceae*, orden *Burkholderiales*, junto con los géneros *Achromobacter, Alcaligenes, Pelistega, Sutterella, Oligella* y *Taylorella*. La relación genética de las especies de *Bordetella* con las del género *Alcaligenes* también es respaldada por el hallazgo de que *B. pertussis* y *B. bronchiseptica* producen un sideróforo llamado *alcaligina*, que es casi idéntico al producido por *Alcaligenes denitrificans*.[906] Los miembros de *Bordetella* son cocobacilos gramnegativos pequeños en los aislamientos primarios, y en los subcultivos tienden a tornarse más pleomorfos. Son aerobios obligados que proliferan de manera óptima entre 35 y 37 °C, no utilizan hidratos de carbono y son inactivos en casi todas las pruebas bioquímicas. *B. pertussis, B. parapertussis, B. holmesii* y *B. petrii* son inmóviles, mientras que *B. bronchiseptica, B. avium, B. hinzii* y *B. ansorpii* son móviles mediante flagelos peritricos. Estos microorganismos no requieren hemina o NAD. Sin embargo, el aislamiento primario de *B. pertussis*, en particular, requiere la adición de carbón vegetal, resinas de intercambio iónico o sangre al 15-25% para neutralizar los efectos inhibitorios de la proliferación de los ácidos grasos no saturados, sulfitos, peróxidos y metales pesados. *B. parapertussis* es algo menos exigente en sus requerimientos de proliferación, pero su aislamiento todavía requiere utilizar los mismos medios especiales que para *B. pertussis*. Las especies restantes son menos trofoespecíficas y proliferarán en medios de agar de empleo sistemático, que incluyen los agares sangre, chocolate y de MacConkey.

El género *Bordetella* incluye especies aisladas de humanos y otros animales. Los humanos constituyen el único hospedero reconocido de *B. pertussis*. También se consideraba que *B. parapertussis* estaba restringida a los hospederos humanos, pero se ha aislado también de las vías respiratorias de ovejas con neumonía en Escocia y Nueva Zelanda.[1041] *B. parapertussis* también puede causar una enfermedad similar a la tosferina en los humanos. *B. bronchiseptica* se encuentra en una variedad de animales (p. ej., primates no humanos, perros, gatos, conejos, caballos, pavos, cisnes, focas, zarigüeyas) y ocasionalmente en los humanos, principalmente como agentes oportunistas.[1339] Como el nombre lo indica, *B. avium* se encuentra en las aves y causa rinotraqueítis en los pavos.[696] *B. hinzii* llegó a llamarse "bacteria similar a *B. avium*", "bacteria de tipo II de la coriza de pavo", "*Alcaligenes faecalis* de tipo II" y "cepa C2T2 de especies de *Alcaligenes*"; este microorganismo se asignó formalmente al género *Bordetella* en 1995.[1288] *B. hinzii* originalmente se describió como un microorganismo comensal en las aves de corral y, desde entonces, se ha aislado de una variedad de muestras clínicas de humanos. *B. holmesii*, anteriormente se conocía como *grupo 2 no oxidante de los CDC* (NO-2).[1343] La caracterización de tres aislamientos de hibridación ADN-ADN, la secuenciación del ARNr 16S y el análisis de ácidos grasos/ubiquinona celulares establecieron su relación con el género *Bordetella*. Desde 1995, *B. trematum* se describió como una nueva especie que se encuentra en heridas e infecciones óticas de humanos, y se habían aislado cepas nuevas "similares a *B. holmesii*" de los pacientes con bacteriemia, endocarditis e infecciones del aparato respiratorio.[1245,1287] *B. petrii* se describió por primera vez como un microorganismo ambiental que inicialmente se aisló de un cultivo con biorreacción de anaerobios enriquecido por el sedimento de un río.[1307] Desde su descripción inicial, *B. petrii* también se aisló de varias fuentes clínicas de humanos, incluyendo sangre y esputo. *B. ansorpii* fue caracterizado por primera vez en 2005, cuando se aisló de un quiste epidérmico purulento del cuello de un paciente con rabdomiosarcoma.[711]

Epidemiología de la tosferina

La tosferina continúa siendo una enfermedad endémica de importancia mundial y todavía es una causa importante de muerte en niños menores de un año de edad en todo el mundo, con un cálculo de 10 millones de casos y tantas como 400 000 muertes al año. Los humanos constituyen en único hospedero conocido de *B. pertussis* y su transmisión ocurre por contacto directo con gotitas en aerosol de los individuos infectados que tosen. La tasa de ataque es muy alta, con infección en más del 90% de los individuos sensibles después de una exposición significativa. Por motivos que se desconocen, la enfermedad ocurre más a menudo en niñas que en niños y tiende a presentarse en ciclos epidémicos de 3-5 años. Antes de la disponibilidad de la vacuna de células íntegras muertas en 1947, se informaron casi 200 000 casos de tosferina en los Estados Unidos por año.[1346] En aquel entonces, la mayoría de los casos de tosferina se presentaron en niños de 1-5 años de edad. Después de 1947, cuando se autorizó la vacuna de células íntegras de DPT y fue recomendada por la American Academy of Pediatrics, los casos comunicados de tosferina empezaron a disminuir hasta 1976, cuando sólo se informaron 1 010 casos.[1346] Posteriormente, el número de casos anuales notificados aumentó de manera constante y en el 2004 la incidencia alcanzo 8.9 casos por cada 100 000 habitantes, con casi 19 000 informados en ese año.[247] A pesar de la alta cobertura sostenida mediante la vacunación infantil contra la tosferina, en el año 2009 se informaron 16 858 casos de tosferina y 12 muertes de lactantes en total.[223] También se ha observado una incidencia creciente de tosferina a pesar de la gran cobertura por la vacunación en varios países, incluyendo Canadá, Italia, Japón, Suiza y Holanda.[1242] Debido a que la vacunación con células íntegras ofrece protección con una duración limitada, los individuos inmunizados de forma completa estaban protegidos, pero los adultos presentaban poca o ninguna inmunidad para la transferencia pasiva a lactantes. En consecuencia, durante las décadas de 1980 y 1990, la incidencia más alta de tosferina en esta época de vacunación cambió progresivamente hacia lactantes cada vez más pequeños. En los Estados Unidos, a principios de la década de 1990, entre el 40 y 50% de los casos comunicados se presentaron en niños menores de un año de edad.[213,214] Se han comunicado tasas de incidencia similares en otros países que han mantenido protocolos de vacunación. Por ejemplo, durante el período de 15 meses de julio de 1993 a octubre de 1994, el 65% de los casos iniciales de tosferina en un centro médico francés se presentaron en niños menores de un año de edad.[96] En los países desarrollados y con protocolos de inmunización bien establecidos, la tosferina ha surgido ahora como un problema infeccioso en dos grupos etarios: individuos mayores de 10 años y lactantes menores de 5 meses. En los Estados Unidos, durante la década de 1980, la incidencia media anual de tosferina en lactantes menores de cuatro meses de edad aumentó de 63.4 a 88.7 casos por cada 100 000 en la década de 1990.[1243] Para los datos estadounidenses de los años 2001 a 2003, la máxima incidencia ocurrió en lactantes menores de seis meses de edad (98.2 casos por cada 100 000), en comparación con 12.3 casos por cada 100 000 en los de 6-11 meses de edad.[219] La máxima cifra de mortalidad relacionada con tosferina también ocurre principalmente en los lactantes; los datos de seguimiento recolectados de los años 1992 a 1993 mostraron que los lactantes menores de un año de edad contribuyeron con el 42% de los casos notificados, así como con un 87% de las muertes. En países donde, por lo general, la vacunación no se practica, el grupo de 1-5 años de edad continúa siendo el de máximo riesgo.[214]

La tosferina también se convirtió en un problema importante en niños de mayor edad, adolescentes y adultos. En Europa, las tasas de incidencia entre los años de 1998 y 2002 aumentaron 115% en los mayores de 14 años de edad.[211] En los Estados Unidos, las tasas de incidencia en adolescentes de 10-19 años de edad aumentaron de 5.5 casos por cada 100 000 en el año 2001 a 10.9 casos por cada 100 000 en el 2003.[219] Varios factores han contribuido al cambio en la epidemiología de la tosferina que llevó a tasas crecientes de la enfermedad en lactantes menores de cinco meses de edad y niños mayores de 10 años de edad. La mengua de la inmunidad después de la vacunación durante la infancia en ausencia de refuerzos constituye un factor importante. La duración de la protección después de la inmunización con las vacunas de células íntegras varía de 4 a 14 años, en tanto la consecutiva a la administración de una vacuna celular es de aproximadamente 5-6 años.[1337] Los adolescentes que recibieron vacunas acelulares contra la tosferina en la niñez y los adultos que recibieron la vacuna de células íntegras están en riesgo de tosferina si no recibieron inoculaciones de refuerzo. Los estudios también han mostrado que al menos se requieren dos dosis de la vacuna para adquirir una protección completa y, de acuerdo con los esquemas de inmunización más recientes, los lactantes de cinco meses de edad son muy pequeños para haber recibido dos dosis de la vacuna y continúan en riesgo de padecer tosferina.[973] En un gran estudio multinacional de lactantes hospitalizados por tosferina, el 75% no había recibido la vacuna o sólo recibió una dosis.[732] Por lo tanto, la sensibilidad continua o un estado de inmunización incompleta es otro factor que contribuye a las tasas crecientes de la enfermedad. Los adultos y adolescentes que adquieren el microorganismo por mengua de la vacuna o inmunidad inducida por la enfermedad actúan como reservorios que pueden transmitir la infección a aquellos no vacunados o parcialmente vacunados.[1242] Por los cuadros clínicos atípicos de la tosferina en individuos de mayor edad, la enfermedad a menudo no se detecta y el tratamiento no se administra, se retrasa o es incompleto. Estos individuos infectados son una fuente importante de transmisión de *B. pertussis* a otros sujetos, especialmente a lactantes y niños pequeños que no están inmunizados de forma adecuada. En muchos casos, los parientes de mayor edad, incluyendo padres y abuelos, trabajadores de atención sanitaria y compañeros de clase, son la fuente de infecciones en los lactantes y niños.[390,1004,1323] La disminución de la inmunidad inducida por la vacuna también se puede deber a polimorfismos estructurales de los factores de virulencia entre las cepas de *B. pertussis* circulantes y los componentes de la vacuna, incluyendo pertactina y toxinas de *B. pertussis* (TP).[492,568] Por último, los mejores métodos de diagnóstico, como la PCR, han dado lugar a volúmenes aumentados de pruebas y también contribuyeron a los incrementos notorios en la detección y a una mejor valoración de la incidencia de la enfermedad.

Importancia clínica de Bordetella pertussis

B. pertussis causa el síndrome llamado "tosferina". El microorganismo se adquiere a través de la infección por gotitas y es altamente contagioso, con una tasa de ataque mayor del 90% en los individuos no inmunizados. La inmunización parcial de los niños contra la tosferina puede alterar el cuadro clínico habitual. Son más frecuentes el cuadro clínico y el diagnóstico de tosferina en niños pequeños (menores de un año de edad), que puede complicarse por una infección vírica concomitante del aparato respiratorio, incluyendo la gripe y la infección por el virus sincitial respiratorio en particular. Clásicamente, la tosferina clínica en niños no vacunados se ha dividido en tres etapas. Después de

un período de incubación de 7-10 días (rango de 5-21), inicia la **fase prodrómica** o *etapa catarral*, que está caracterizada por síntomas inespecíficos de "resfriado" o "gripe", como rinorrea, inyección conjuntival, febrícula y malestar general.[582,1263] La enfermedad es altamente contagiosa en esta etapa porque hay presencia y grandes números de microorganismos en las vías respiratorias altas, y los cultivos de las muestras recolectadas en este momento tienen la mayor probabilidad de ser positivos. En esta etapa aparece una tos seca, no productiva que aumenta en persistencia, intensidad y frecuencia, con evolución a una **etapa paroxística** o **espasmódica** después de varios días a una semana, la cual se caracteriza por "tos notoria" con "estridor" inspiratorio prolongado, que se escucha al final de la crisis de tos; esta fase puede durar 2-6 semanas. No todos los niños con tosferina presentan el síntoma característico. Durante esta etapa no hay fiebre u otros signos o síntomas sistémicos. Los esfuerzos inspiratorios son fútiles durante el paroxismo de tos y el "alarido" es causado por la inspiración de aire a través de la glotis hinchada y estenosada. La crisis de tos con frecuencia es seguida de cianosis y vómitos. Esta etapa puede ser tan grave que el paciente puede requerir asistencia ventilatoria intermitente. Las complicaciones que se pueden presentar durante la evolución de la enfermedad incluyen neumonía secundaria a infecciones bacterianas, otitis media, síntomas del SNC (convulsiones, fiebre alta), encefalopatía, ataxia cerebelosa, hernia inguinal y prolapso rectal relacionado con la tos intensa. La fisiopatología de la encefalopatía vinculada con la tosferina complicada se desconoce por la no disponibilidad de un modelo animal adecuado, pero los mecanismos sugeridos incluyen anoxia secundaria a los paroxismos de tos, hipoglucemia secundaria a los efectos tóxicos de TP y hemorragia intracerebral. La **etapa de convalescencia**, en general, se inicia en las cuatro semanas que siguen al inicio de la enfermedad; durante ese período hay una reducción en la frecuencia e intensidad de las crisis de tos. En el recuadro 9-10 se analizan los factores de virulencia de *B. pertussis*.

El cuadro clínico de la tosferina es notoriamente diferente en lactantes, adolescentes y adultos. La tosferina en los lactantes puede conllevar cuadros clínicos graves, alta mortalidad y requiere un diagnóstico y tratamiento rápidos. En un informe del 2007 de lactantes con tosferina ingresados a una unidad de cuidados intensivos de un hospital de tercer nivel de Australia durante un período de 20 años, se describieron los casos de 49 pacientes con edades de 4-8 semanas.[933] Ninguno de los lactantes había recibido inmunización en serie completa y el 94% no recibió ninguna dosis. Los motivos para el ingreso incluyeron apnea, con y sin paroxismos (63%), neumonía (18%) y convulsiones (10%). Los lactantes que se presentaron con anemia, con o sin tos grave, sobrevivieron, pero las siete muertes se presentaron en los pacientes que ingresaron a la UCI con neumonía. Las complicaciones previas al deceso incluyeron afección cardiovascular, encefalopatía grave e insuficiencia de múltiples órganos, aparatos y sistemas.

Se observa tosferina atípica en niños mayores, adolescentes y adultos. Se atribuye a que la mayoría de los adultos fueron inmunizados durante la niñez y que la memoria inmunitaria evanescente da como resultado una enfermedad modificada, menos grave.[787] Los niños mayores y los adultos con tosferina sintomática, pero no detectada, a menudo son fuentes del microorganismo en casos pediátricos. Los estudios de tosferina en adultos se han centrado en individuos con tos persistente y el empleo de métodos de cultivo/moleculares y serología para demostrar la presencia de los microorganismos o aumentos considerables en los títulos de anticuerpos contra antígenos exclusivos de *B. pertussis*, respectivamente. En un estudio del 2006 de niños de 5-16 años de edad que acudieron con el médico por tos

Factores de virulencia de *Bordetella pertussis*

Factor	Comentarios
Toxina pertussis	La toxina de *B. pertussis* (TP) es un factor de virulencia importante. Se trata de una proteína singular con peso molecular de 105-117 kDa y un amplio espectro de actividad biológica, producida sólo por *B. pertussis*.[795,796] Los efectos biológicos de la TP incluyen sensibilización de los ratones a la histamina, linfocitosis, activación de células de los islotes pancreáticos y estimulación de respuestas inmunitarias. Los anticuerpos dirigidos contra la TP protegen a los ratones cuando se inocula el microorganismo por vía intracerebral o respiratoria. Los genes de los péptidos de TP están dispuestos como un operón, el cual está presente en *B. pertussis*, *B. parapertussis* y *B. bronchiseptica*, pero los genes no son transcritos ni traducidos en las últimas dos especies.[58,1220] Los anticuerpos dirigidos contra TP también protegen en modelos animales de tosferina. La TP es la única molécula representada en toda vacuna acelular contra la tosferina hasta ahora producida.
Hemaglutinina filamentosa	La hemaglutinina filamentosa (HAF) es una adhesina de superficie celular con peso molecular de 220 kDa que tiene actividad de hemaglutinación y, junto con la TP, media el acoplamiento de *B. pertussis* a las células eucarióticas *in vitro* y a las células ciliadas de las vías respiratorias altas. La HAF también muestra actividad inmunorreguladora en células mononucleares de sangre periférica humana.[356,795] La HAF tiene múltiples actividades de unión para permitir que *B. pertussis* se adhiera a diferentes tipos celulares y, en ocasiones, los invada, incluyendo macrófagos, en diferentes etapas de la infección y en conjunto con otras adhesinas. La unión de la HAF a los macrófagos lleva a la fagocitosis de los microorganismos sin el estallido oxidativo relacionado con el proceso en otras bacterias. Esta circunstancia poco frecuente puede ser crítica para la supervivencia intracelular de *B. pertussis*. Los anticuerpos contra HAF brindan alguna inmunidad frente a las infecciones respiratorias, pero no contra las causadas en animales como prueba dentro del cerebro, supuestamente por inhibición de la adhesión de los microorganismos.
Pertactina	La pertactina describe a varias proteínas de membrana relacionadas con la superficie celular de tres especies de *Bordetella*. La pertactina P.69 de *B. pertussis* tiene un peso molecular de 69 kDa y se encuentran proteínas homólogas de pesos moleculares ligeramente diferentes en *B. parapertussis* (pertactina P.70) y *B. bronchiseptica* (pertactina P.68).[795] Las pertactinas son codificadas y producidas como proteínas ligeramente mayores que se fragmentan por proteólisis para dar lugar a las moléculas biológicamente activas. La pertactina de *B. parapertussis* fue originalmente llamada P.69 o proteína 69K; el peso molecular real se determinó de alrededor de 60.5 kDa después de que se encontró que derivaba de un procesamiento postraducción de una proteína precursora más grande. La pertactina de *B. pertussis* actúa junto con la HAF para mediar la adhesión de la bacteria a las células de los tejidos de los cultivos ayudando a que la molécula HAF alcance una conformación que lleve al máximo la unión celular de la bacteria.[57] También se requiere la pertactina en las especies de *Bordetella* para resistir la eliminación mediada por neutrófilos.[624] Los anticuerpos contra la pertactina P.69 protegen a los ratones frente a la infección por *B. pertussis* adquirida por aerosoles, pero la protección contra la administración intracerebral requiere anticuerpos contra ambas, P.69 y HAF.
Adenilato-ciclasa hemolisina	*B. parapertussis* produce una adenilato-ciclasa hemolisina (AC-H), proteína de 177 kDa bifuncional, que es secretada al medio y posee actividades tanto de adenilato-ciclasa como hemolíticas.[198,795] La proteína puede unirse a células sensibles y es translocada a su interior, íntegra. Dentro de la célula objetivo, la molécula se fragmenta proteolíticamente. La activación de la adenilato-ciclasa por la proteína eucariótica calmodulina da como resultado la acumulación intracelular de adenosina 3'-5' monofosfato (AMP) cíclico, que puede suprimir la expresión de la respuesta inmunitaria local por inhibición de la quimiotaxis y la fagocitosis por neutrófilos.[581]
Citotoxina traqueal	La citotoxina traqueal (CTT) es una pequeña molécula de aproximadamente 921 Da, constituida por el tetrapéptido disacárido derivado del peptidoglicano de la pared celular. La molécula contiene glucosamina, ácido murámico, alanina, ácido glutámico y ácido diaminopimélico, con un cociente de 1:1:2:1:1, y se libera al sobrenadante del cultivo durante la fase logarítmica de la proliferación.[302] La CTT daña y elimina específicamente a las células epiteliales ciliadas que revisten las vías aéreas, donde el microorganismo se adhiere y puede contribuir a la tosferina clínica característica. También se ha mostrado que la CTT afecta adversamente la función de las células polimorfonucleares a concentraciones bajas, y es tóxica frente a ellas a concentraciones más altas.[795] La CTT también estimula la producción de IL-1 e induce la sintetasa de óxido nítrico, que se piensa media el daño al epitelio del aparato respiratorio. La CTT y otros péptidos muramílicos similares tienen otras actividades biológicas, incluyendo pirogenicidad y capacidad adyuvante.
Toxina termolábil (dermonecrosante)	*B. pertussis* también produce una toxina termolábil (HLT, *heat-labile toxin* o toxina dermonecrosante), que es un polipéptido único de aproximadamente 140 kDa.[795] Las HLT producidas por *B. pertussis*, *B. parapertussis* y *B. bronchiseptica* son similares en sus propiedades biológicas e indistinguibles desde los puntos de vista fisicoquímico y serológico, en tanto la HLT producida por *B. avium* es ligeramente diferente en estos aspectos. La HLT induce la contracción de los vasos sanguíneos por efectos constrictivos específicos sobre el tejido muscular liso vascular y causa necrosis hemorrágica en ratones y caballos. Aunque se desconoce su participación en la patogenia de la tosferina, si acaso, los efectos constrictivos de la HLT sobre los tejidos altamente vascularizados del aparato respiratorio podrían llevar a la inflamación local y explicar algunas de las alteraciones patológicas de las vías respiratorias relacionadas con la tosferina.

| Lipooligosacárido | Como otras bacterias gramnegativas, *B. pertussis* posee un lipopolisacárido (LPS o endotoxina) en la membrana externa de su pared celular. Como otros microorganismos patógenos bacterianos, la endotoxina de *B. pertussis* en realidad es un lipooligosacárido (LOS), el cual contiene el lípido A y una cubierta de oligosacárido con ácido 2-ceto-3-desoxioctulosónico, pero carece de los antígenos polisacáridos "O" de cadena larga que se encuentran en las moléculas de LPS. Se desconoce la participación de estos LOS en la patogenia de la tosferina, aunque tiene las propiedades habitualmente relacionadas con LOS de muchos microorganismos, como pirogenicidad, capacidad adyuvante, inducción de la producción de interferón, mitogenia y activación policlonal de linfocitos B. El LOS de *B. pertussis* puede estar al menos parcialmente encargado de la capacidad de reacción asociada con la vacuna de tosferina de células íntegras. |
| Aglutinógenos "O" termolábiles | Las especies de *Bordetella* también poseen antígenos específicos denominados *aglutinógenos "O"* (AGG) en la superficie de la célula bacteriana. Se han descrito catorce AGG termolábiles en especies de *Bordetella*, que se relacionan con las fimbrias y aparentemente también participan en la mediación de la unión a células objetivo. Las AGG 1 a 6 se encuentran en *B. pertussis*; la AGG 1 es común a todas las cepas de *B. pertussis*, con las AGG 2 a 6 presentes en varias combinaciones de las diferentes cepas. |

durante más de 14 días, el 37% mostraban evidencia serológica de tosferina.[558] En un estudio de 130 estudiantes universitarios que acudieron al servicio sanitario correspondiente con una tos de seis días o´ más de duración, se encontró que el 26% presentaban evidencia serológica de infección reciente por *B. pertussis*.[894] En un estudio subsiguiente de este grupo, se encontró que el 15% de 319 estudiantes con tos de más de cinco días de duración presentaba evidencia serológica de infección por *B. pertussis*; 17 de ellos también mostraban evidencia serológica de infecciones concomitantes por virus, *Chlamydophila pneumoniae* o *Mycoplasma pneumoniae*.[633] En un estudio de reclutas de la marina estadounidense que informaron de siete días o más de tos, se encontró que el 17% presentaban infecciones agudas por *B. pertussis*.[643] En un estudio de 51 trabajadores de atención sanitaria valorados de forma anual de 1984 a 1989 en relación con los aumentos de los títulos de anticuerpos frente a cuatro antígenos específicos de tosferina (TP, hemaglutinina filamentosa [HAF], pertactina y fimbrias), se encontró que el 90% exhibían aumentos significativos en los títulos de anticuerpos contra uno o más antígenos de tosferina en dos años consecutivos durante los cinco que duró el estudio.[351] De 246 adultos alemanes con una enfermedad con tos manifiesta con más de 14 días de duración, se encontró evidencia de infección por *B. pertussis* en 64 (26%), 5 tuvieron cultivos nasofaríngeos positivos y 59 fueron objeto del diagnóstico con base en pruebas de serología o PCR.[1150] En un estudio danés de 201 pacientes con tos persistente durante un promedio de 6.5 semanas, se encontró que 4 sujetos (2%) tenían cultivos positivos para *B. pertussis* y 11 (5.5%) fueron positivos por PCR (incluyendo los 4 con cultivos positivos).[128] También se observaron evidencias serológicas de infección por *B. pertussis* en 100 adultos de 65 años de edad o mayores que se estudiaron durante un período de tres años. Entre el 3.3 y 8% de ese grupo presentaron infecciones de tosferina cada año y entre el 37.5 y 50% tuvieron síntomas como resultado.[591] En un estudio de 178 adultos en Dinamarca, con una duración de la tos de entre 2 semanas y 3 meses, se informó que el 3.4-12.4% resultaron seropositivos para tosferina, lo que indica una infección reciente.[322]

El espectro clínico de la tosferina en los adultos se ha descrito en varios estudios e informes de casos. En un estudio de la University of California Los Angeles (UCLA), los dos diagnósticos clínicos principales de los individuos en quienes se encontró con tosferina fueron infección inespecífica de vías respiratorias altas (39%) y bronquitis (48%).[894,1039] En un estudio realizado en Alemania en 64 adultos con infección documentada por *B. pertussis*, sólo se consideró que el 39% padecía tosferina, y se pensó que el 14% no la padecía en función del cuadro clínico; otros diagnósticos incluyeron infección de vías respiratorias altas, nasofaringitis, faringitis, adenoiditis y sinusitis. Sin embargo, de 64 pacientes, el 70% presentaban tos paroxística; el 38%, sibilancias inspiratorias; y el 17%, vómitos posteriores a la tos.[1150] En otro estudio alemán de 84 adultos con tosferina, se encontró tos persistente (> 21 días) en el 81%, tos espasmódica en el 65% y atragantamiento en el 56%.[1042] Dieciocho pacientes presentaron complicaciones, incluyendo otitis media, neumonía, incontinencia urinaria, linfadenopatía cervical, pérdida auditiva aguda, fracturas costales y hernia inguinal. También se ha documentado encefalopatía relacionada con tosferina del adulto.[548] Aunque son raras, se han descrito infecciones agudas por *B. pertussis* en adultos; en un caso, se diagnosticó tosferina aguda en un hombre de 53 años de edad quien adquirió el microorganismo de su hijo, que había sido inmunizado y presentó un cuadro clínico leve de tosferina.[1201] También se ha aislado *B. pertussis* de adultos con enfermedades subyacentes, como infección por VIH. Ng y cols. aislaron *B. pertussis* de muestras de biopsia de lavado broncoalveolar y transbronquial de tres pacientes con sida.[945] Estos microorganismos se obtuvieron a partir de medios para el aislamiento de *Legionella*. Doebbeling y cols. informaron el aislamiento de *B. pertussis* de las vías respiratorias altas de un paciente de 25 años de edad positivo para VIH con antecedentes de cuatro meses de tos paroxística; se comunicó un caso similar en un paciente de 60 años de edad con sida en Bélgica.[292,360] A pesar de estos informes de casos, se considera que la tosferina es relativamente infrecuente en los individuos con infección por VIH, con una prevalencia calculada de estado de portador nasofaríngeo menor de 6.5 casos por cada 100 000 pacientes.[289] También se ha aislado *B. pertussis* de hemocultivos de hospederos inmunodeprimidos en al menos tres ocasiones. Los tres pacientes presentaban enfermedades subyacentes, incluyendo granulomatosis de Wegener y mieloma múltiple; en dos de ellos la infección fue mortal.[217,642,1266]

Vacunas contra tosferina

La vacuna original contra la tosferina de células íntegras se administró junto con los toxoides de difteria y tétanos, así como adyuvantes con cubierta de aluminio (DTwP). Después de su autorización, el uso amplio de la vacuna de células íntegras condujo a disminuciones de la tosferina en países que empleaban la inmunización obligatoria, y se acumularon evidencias adicionales de su eficacia como resultado de la reducción de los programas de inmunización en algunos países. La ceptación pública de la inmunización en Gran Bretaña empezó a mediados de la década de 1970 y condujo a que la tosferina alcanzara proporciones epidémicas en niños menores de cinco años de edad a finales de esta década. Aunque la experiencia sugirió una eficacia clínica mayor del 80%, las variaciones en el desempeño de los preparados de la vacuna de células íntegras se hicieron más evidentes durante los estudios clínicos prospectivos de eficacia clínica realizados con potenciales vacunas acelulares para la enfermedad. La publicidad que acompañó a los informes de encefalopatía y secuelas neurológicas permanentes temporalmente relacionadas con la recepción de la vacuna DTwP aceleraron los esfuerzos por perfeccionar vacunas acelulares o de "subunidades". Las vacunas acelulares contra la tosferina contienen TP y HAF, y algunas también pertactina (proteína de 69 kDa), o fimbrias y pertactina.[308,526] Las vacunas contra la tosferina se combinan con los toxoides de difteria y tétanos en la vacuna DTaP para niños, y en la Tdap para adolescentes y adultos (*véase* más adelante). En los Estados Unidos hay tres vacunas de DTaP autorizadas:

- Infanrix® (GlaxoSmithKline Pharmaceuticals): contiene TP, HAF y pertactina.
- TriPedia® (Sanofi Pasteur, Inc.): contiene TP y HAF.
- DAPTACEL® (Sanofi Pasteur, Inc.): contiene TP, HAF, pertactina y fimbrias de tipos 2 y 3.

El esquema de inmunización consta de tres dosis de DTaP por inyección intramuscular en intervalos de 4-8 semanas, por lo general a los 2, 4 y 6 meses de edad, con una cuarta dosis a los 15-18 meses. Se recomienda una quinta dosis a los 4-6 años de edad. En general, los estudios han mostrado que las vacunas de componentes múltiples que contienen pertactina y antígenos de pertactina y fimbrias, además de TP y HAF, despiertan una respuesta inmunitaria más robusta que las que contienen sólo TP y HAF.[1040] Estas vacunas también parecen altamente inmunógenas cuando se administran junto con otras vacunas infantiles. La DTaP también está disponible en combinaciones con la vacuna inactivada de poliomielitis (KINRIX®, GlaxoSmithKline Pharmaceuticals), la vacuna contra *H. influenzae* de tipo b (TriHIBit®, Sanofi Pasteur), vacunas de poliomielitis y hepatitis B de virus inactivados (Pediarix®, GlaxoSmithKline Pharmaceuticals), y vacunas de poliomielitis y *H. influenzae* de tipo b inactivadas (Pentacel®, Sanofi Pasteur, Inc.). KINRIX se utiliza sólo para la quinta dosis de DTaP, que se aplica a los 4-6 años de edad, cuando el niño debe recibir el refuerzo de la vacuna inactivada de poliomielitis. La vacuna TriHIBit tiene autorización de uso para la dosis a los 15-18 meses, que se puede aplicar después de las primeras tres de DTaP y la serie de vacunas contra la hepatitis B.

Las vacunas acelulares de tosferina se han investigado en cuanto a su inmunogenia en adultos antes vacunados o no. Los estudios en poblaciones de adultos han mostrado que estas vacunas, aplicadas solas o en combinación con los toxoides de difteria y tétanos, producen efectos adversos mínimos y dan lugar a respuestas bruscas de anticuerpos frente a TP, HAF, pertactina y los antígenos de la fimbria presentes en la vacuna, sin interferencia con las respuestas a cualquiera de los toxoides. Las vacunas combinadas "Tdap" corresponden a la conjunción de toxoide tetánico, toxoide diftérico y componentes acelulares de *B. pertussis*, que incluyen TP, HAF, pertactina y antígenos de la fimbria. Como se indica por la letra "d", la concentración del toxoide diftérico ha disminuido en estas fórmulas para "adulto", a fin de prevenir los efectos adversos, en tanto la "a" en "aP" indica que están presentes los componentes acelulares de *B. pertussis*. Las vacunas de refuerzo acelulares

de tosferina, formuladas específicamente para adolescentes y adultos, no se han autorizado para ser utilizadas en los Estados Unidos, incluyendo Boostrix® (GlaxoSmithKline Biologicals) y ADACEL® (Sanofi Pasteur). La primera contiene TP, HAF y pertactina destoxificados; ADACEL contiene TP, HAF, pertactina y los tipos 2 y 3 de fimbrias como componentes acelulares de *B. pertussis*. Boostrix está autorizada para emplearse en personas de 10-64 años de edad; ADACEL, para su utilización en adolescentes y adultos, desde 11 hasta 64 años de edad.[783] El Advisory Committee on Immunization Practices (ACIP) recomendó que todos los adolescentes programados para un refuerzo de las vacunas de difteria/tétanos (recomendado cada 10 años) y cualquier adulto al que se le aplique un refuerzo del toxoide tetánico, reciban Tdap en su lugar.[181,735] También se puede administrar Tdap como profilaxis para el tétanos en el tratamiento de heridas. El período estándar actual entre dosis de toxoide tetánico solo o en combinación con Tdap es de cinco años, ya que la exposición frecuente a ese toxoide puede causar reacciones locales. Se recomienda a las personas que estarán en contacto con lactantes que se apliquen la Tdap incluso si han pasado menos de cinco años desde el último refuerzo contra el tétanos, para aminorar el riesgo de exposición a *B. pertussis* de los lactantes. El ACIP también recomendó que todos los proveedores de atención sanitaria reciban la Tdap.[783]

Importancia clínica de otras especies de Bordetella

Bordetella parapertussis. Se relaciona también con una enfermedad similar a la tosferina en humanos, pero en general menos grave en el cuadro clínico. Los niños con infección por *B. parapertussis* tuvieron duraciones más breves de tos, broncoespasmo, estridor, vómitos, apnea y cianosis.[114,850] Sin embargo, también se han informado brotes de infección por *B. parapertussis* en los cuales el padecimiento ha sido bastante grave y produjo la muerte, en particular en niños muy pequeños. Wirsing von König y Finger compararon la gravedad de la enfermedad de 33 niños con infección por *B. parapertussis* y 331 pacientes con la causada por *B. pertussis*, y se encontró que las frecuencias de tos paroxística estridente, estridor y vómitos fueron casi idénticas en ambos grupos.[1358] Heininger y cols. también compararon la infección por *B. pertussis* entre 76 pacientes con la infección por *B. parapertussis* y 38 pareados por edad y sexo, y también hallaron que la enfermedad causada por *B. parapertussis* era la habitual de tosferina, pero mucho menos grave y que, a diferencia de la tosferina, la linfocitosis no era una característica de la infección, supuestamente por la ausencia de la actividad promotora de linfocitosis de la TP.[571] En un estudio realizado en Alemania después de la introducción de la vacuna contra tosferina acelular, Liese y cols. documentaron 180 infecciones por especies de *Bordetella* en niños pequeños,[787] de las cuales 116 (64%) fueron causadas por *B. pertussis* y 64 (36%) por *B. parapertussis*. La tos paroxística, el estridor inspiratorio y los vómitos durante 21 días o más se observaron en el 53, 22 y 8% de todos los casos de infección por *B. pertussis*, y en el 22, 5 y 0% de todos aquellos por *B. parapertussis*, respectivamente. De los 116 casos de infección por *B. pertussis*, 81 (70%) niños habían recibido al menos una dosis de vacuna acelular contra tosferina, y de los 64 casos de infección por *B. parapertussis*, 56 (87.5%) niños habían recibido al menos una dosis de la vacuna. Se presentó la tosferina habitual en 29 (83%) de los 35 casos sin vacunación contra *B. pertussis*, en contraste con 33 (41%) de los 81 vacunados contra *B. parapertussis*.

Bordetella bronchiseptica. Este microorganismo es causa de infecciones de las vías respiratorias en diversas especies de animales (traqueobronquitis infecciosa o "tos de la perrera" en los perros, neumonía en los gatos, rinitis atrófica y bronconeumonía en los cerdos y lechones, neumonía y otitis media en los conejos y cobayos) y se puede aislar como comensal de las vías respiratorias altas de humanos, quienes pueden adquirir el microorganismo de animales domésticos, así como también hay casos donde se presenta la transmisión hospitalaria entre un paciente internado y otro.[617,1066] *B. bronchiseptica* representa una causa poco frecuente de infección, principalmente en los hospederos inmunodeprimidos, incluyendo los pacientes con cánceres hemáticos, trasplantes de órganos sólidos, receptores de trasplantes de células madre humanas, fibrosis quística y EPOC.[489,495,498,617,866,943,1339] Desde 1991, se han comunicado varios casos de neumonía, sinusitis e infección pleural por *B. bronchiseptica* en los pacientes con sida.[382,468,866,1304] Se han informado casos de bacteriemia, meningitis postraumatismo craneoencefálico, peritonitis, bronquitis y neumonía causadas por *B. bronchiseptica* en pacientes con enfermedad hepática, alcoholismo, asplenia, cánceres hemáticos, insuficiencia renal crónica, asma, lupus eritematoso sistémico e hipertensión grave subyacentes.[105,1028,1338,1361] *B. bronchiseptica* en ocasiones puede producir infecciones graves, como neumonía con *shock* en pacientes inmunocompetentes.[1241] En las publicaciones también han aparecido informes escasos de endocarditis causada por *B. bronchiseptica*. En uno de ellos, el paciente acudió al médico con fiebre y dermatitis alrededor de una incisión quirúrgica reciente.[1189] El perro del paciente con frecuencia mordisqueaba y lamía la zona de dermatitis que rodeaba la incisión, lo que sugiere un origen canino del microorganismo.

Bordetella avium. *B. avium* causa rinotraqueítis en pavos y otras especies de aves.[696] Se han descrito infecciones por *B. avium* en humanos, como los pacientes con fibrosis quística.[1216] Este microorganismo también se aisló del líquido del lavado bronqueoalveolar de un hombre de 68 años de edad con neumonía y hemoptisis después de un cuadro de 10 días de evolución de dificultad respiratoria creciente y tos, y de un hombre sin hogar de 61 años con EPOC.[561] El microorganismo aislado del último paciente mostró diferencias en 11 pares de bases y 15 pares de bases, en comparación con las cepas tipo de *B. avium* y *B. trematum,* respectivamente; por lo tanto, se le denominó "similar a *B. avium*".

Bordetella hinzii. Se propuso a *B. hinzii* como una nueva especie en 1995, aunque el microorganismo se había descrito de manera informal cuando se aisló del esputo y de múltiples hemocultivos obtenidos de un paciente de 42 años de edad con sida que no presentaba síntomas de vías respiratorias.[303,1288] Este microorganismo similar a *B. avium* se aisló del aparato respiratorio de pollos y pavos, así como de muestras de vías respiratorias de humanos. Se aislaron cepas de *B. hinzii* en ocho ocasiones durante tres años de un adulto con fibrosis quística, en asociación con exacerbaciones agudas de esta enfermedad pulmonar crónica; el microorganismo no pudo erradicarse del aparato respiratorio a pesar de la quimioterapia apropiada.[462] En el año 2000 se informó el caso de una bacteriemia mortal por *B. hinzii* en un hombre de 69 años de edad con colestasis, y se aisló *B. hinzii* junto con microorganismos del complejo *Nocardia asteroides* del líquido de lavado bronqueoalveolar de un paciente con sida.[466,686] Aunque la exposición aviaria del aparato respiratorio podría

descartarse en los pacientes con sida, se sugirió la posible exposición a aves o la colonización gastrointestinal como posibles modos de patogenia del paciente con bacteriemia. Se ha aislado *B. hinzii* de muestras de vías biliares obtenidas de un receptor de trasplante de hígado con colangitis crónica y de hemocultivos obtenidos de un paciente con síndrome mielodisplásico.[69,457] En el 2008, se documentó septicemia por *B. hinzii* en una mujer de 36 años de edad con viremia de VEB, viremia del herpes humano de tipo 6 y un linfoma difuso de linfocitos B grandes. En este caso, también se aisló *B. hinzii* de los cultivos de esputo.[612] Otro microorganismo aislado aún sin nombre "similar a *B. avium*" se obtuvo de un cultivo mixto de un paciente con otitis media crónica y tuvo un patrón de resistencia a los antimicrobianos, una composición de proteínas e ácidos grasos e hibridaciones tanto de ADN:ADN como de ADN:ARNr diferentes.

Bordetella holmesii. Descrita originalmente como grupo 2 no oxidante de los CDC (NO-2), se ha aislado de hemocultivos de pacientes con enfermedad febril aguda, endocarditis, anemia drepanocítica complicada por artritis, diabetes, antecedente de esplenectomía, linfoma de Hodgkin e insuficiencia respiratoria.[1343] De los 15 pacientes descritos en este informe, había una enfermedad subyacente en 7, 3 con asplenia y 1 que había sido mordido por un perro. Las cepas descritas en este informe de 1995 se aislaron en Suiza, Arabia Saudita y los Estados Unidos. En 1996, Lindquist y cols. aislaron *B. holmesii* de múltiples cultivos hemáticos de un niño de 12 años de edad que presentaba fiebre, cefalea y el antecedente importante de esplenectomía cuatro años antes.[792] Aunque se desconoce el hábitat típico de *B. holmesii*, el paciente tuvo contacto frecuente y prolongado con perros de caza y había sufrido recientemente una lesión en el pulgar con un anzuelo. Tang y cols., de la Mayo Clinic, informaron el aislamiento de microorganismos similares a *B. holmesii* de tres pacientes con septicemia, endocarditis e insuficiencia respiratoria.[1245] Los factores de riesgo en estos tres pacientes incluyeron asplenia, linfoma de Hodgkin y miocardiopatía grave subyacente, respectivamente. *B. holmesii* también se aisló de un lactante de 10 meses de edad que fue llevado a la sala de urgencias con fiebre e irritabilidad.[910] Originalmente diagnosticado como con un síndrome vírico, se aisló *B. holmesii* de un hemocultivo único para aerobios en 36 h. En el seguimiento se encontró al lactante afebril y asintomático. También se aisló *B. holmesii* de múltiples hemocultivos de un hombre de 24 años de edad que acudió con tos seca y fiebre, y antecedente notorio de anemia drepanocítica de inicio neonatal, hepatitis C, osteomielitis de la tibia a los seis años de edad y crisis abdominales frecuentes que requirieron múltiples transfusiones hasta los ocho años de edad.[948] Se aisló *B. holmesii* de muestras de sangre, líquido pleural y biopsia pulmonar de una niña antes sana de 14 años de edad con antecedentes de pérdida de peso y disnea de seis meses de evolución.[1122] También se documentó bacteriemia por *B. holmesii* como causa de fiebre en pacientes con asplenia, anemia drepanocítica y síndrome nefrótico.[364,868,998,1183] La bacteriemia causada por *B. holmesii* también puede presentarse como complicación de la hemodiálisis.[516] Se ha aislado, además, de muestras de vías respiratorias de pacientes con sospecha de tosferina. De 10 996 muestras enviadas de enero de 1995 a diciembre de 1998 al Massachusetts State Laboratory Institute en Boston, para cultivo de especies de *Bordetella*, en 32 muestras proliferó *B. holmesii,* en tanto 740 y 96 fueron positivas para *B. pertussis* y *B. parapertussis*, respectivamente.[865,1399] En un estudio realizado en pacientes franceses con sospecha de tosferina, se encontró ADN de *B. holmesii* mediante PCR instantánea en el 20.3% de las muestras.[947] No obstante, en un estudio de 2 804 muestras obtenidas mediante hisopado nasofaríngeo de pacientes finlandeses y 8 515 de pacientes daneses con sospecha de tosferina utilizando un análisis específico de PCR instantánea para *B. holmesii*, no se pudo detectar este microorganismo.[48]

Bordetella trematum. Otra especie de reciente descripción se ha aislado de muestras de heridas de humanos, úlceras de la pierna por diabetes y pacientes con otitis media crónica.[332,1287] Esta especie mostró una relación genética y quimiotaxonómica más estrecha con la cepa tipo del género *Bordetella* (*B. holmesii*) que con la del género *Alcaligenes* (*A. faecalis*).[1287]

Bordetella petrii. Se aisló por primera vez en el año 2001 de un cultivo con biorreacción de microorganismos anaerobios declorantes enriquecido con sedimento de agua de río.[1307] Posteriormente se logró aislar dos cepas de *B. petrii* de un paciente con osteomielitis mandibular y de uno con mastoiditis supurativa crónica.[458,1219] También se han aislado cepas similares de muestras de vías respiratorias de pacientes con EPOC y bronquiectasias. En ellos, el microorganismo puede persistir durante años y aislarse del esputo purulento cada vez que el paciente presenta una exacerbación de los síntomas.[770] El origen ambiental de *B. petrii* también es respaldado por su aislamiento de esponjas marinas y microambientes locales.

Bordetella ansorpii. Es una especie que se describió por primera vez en el año 2005, aislada de un exudado purulento proveniente de un quiste epidérmico del cuello de una mujer coreana de 19 años de edad hospitalizada para quimioterapia por un rabdomiosarcoma.[711] Este mismo microorganismo se aisló en Gran Bretaña en el 2007 de dos grupos de hemocultivos que se habían recolectado a través de un catéter de Hickman colocado seis meses antes.[459] El paciente era un hombre de 88 años de edad que recibía quimioterapia por leucemia mieloide aguda.

Cultivo y aislamiento de Bordetella pertussis

Como *B. pertussis* se adhiere preferentemente al epitelio ciliado de las vías respiratorias altas, la muestra ideal para su estudio consiste en el aspirado nasofaríngeo, que se obtiene de manera óptima con un tubo de alimentación para lactante conectado a una trampa para moco. La punta de la sonda de alimentación se introduce a través de una narina por el piso de la nasofaringe hasta que alcanza su pared posterior. Una vez que el tubo está colocado, se aplica aspiración suave. Después de la aspiración, se irriga solución salina (1 mL) a través del tubo hacia la trampa.[546] Para las muestras tomadas con hisopo, se introduce un tubo con punta pequeña en la nasofaringe hacia atrás a través de cada narina, hasta que alcanza la pared posterior. Cada hisopo se deja en su lugar durante 30 s a 1 min con el propósito de permitir que se absorban los microorganismos. No deberían usarse hisopos con punta de algodón porque dicho material puede inhibir la proliferación de los microorganismos. Además, los análisis de PCR para detección directa de *B. pertussis* pueden resultar inhibidos por las fibras de alginato de calcio y aluminio; las muestras procesadas para la detección de *B. pertussis* por PCR deben recolectarse mediante hisopos de dacrón con eje de plástico.[1310] Las muestras recolectadas por hisopos nasofaríngeos junto con un aspirado pueden ofrecer la máxima cantidad de cultivos positivos. Los cultivos habituales de faringe no son

apropiados para el aislamiento de *B. pertussis*. Las muestras para especies de *Bordetella* también requieren un medio de transporte especial para la obtención óptima de microorganismos. Se puede emplear el medio de transporte de Regan-Lowe (RL) para las muestras de aspirado y las obtenidas con hisopo, y tiene la ventaja de servir como medio de transporte y enriquecimiento (*véase* más adelante).

Se necesita un medio especial para el aislamiento de *B. pertussis*. El medio que se utiliza con frecuencia para este microorganismo es el agar de Bordet-Gengou (BG), que se prepara a partir de papas (patatas) para aportar un contenido rico en almidón, que neutraliza los materiales tóxicos que podrían estar presentes en el agar o en la propia muestra. Se omiten las peptonas del medio, ya que estas proteínas también inhiben la proliferación. El agar de BG también contiene glicerol como agente estabilizante. Aunque la base del agar de BG "casera" es mejor, se dispone comercialmente del medio basal deshidratado (Remel Laboratories; BD Biosciences). La base se prepara con antelación y se conserva en refrigeración. Si se sospecha que un paciente presenta tosferina, se debe notificar al laboratorio antes de recibir la muestra, ya que el medio final debe ser recién preparado. Aunque se considere óptimo, este método es impráctico para la mayoría de los laboratorios. Para preparar el medio, se funde la base de agar de papa/glicerol y se agregan 30 mL de sangre de carnero desfibrinada por 100 mL de medio de agar base (sangre aproximadamente al 23% p/v). Se deberá añadir cefalexina (a concentración final de 40 µg/mL) a parte del medio para inhibir a los microorganismos grampositivos contaminantes que pueden estar presentes en la muestra; en su lugar, se pueden usar meticilina (2.5 µg/mL) u oxacilina (0.625 µg/mL). Ambos medios, el no selectivo y el selectivo, deben inocularse, ya que algunas cepas de *B. pertussis* pueden ser ligeramente inhibidas por la cefalexina.

En 1977, Regan y Lowe describieron un medio que contenía carbón vegetal o sangre de caballo, y que ha mostrado ser superior al agar de BG en varios estudios (láms. 9-5G y H).[1070] Aunque originalmente se describió como medio de transporte/enriquecimiento, se dispone de fórmulas de agar RL tanto como medio de transporte semisólido/enriquecimiento como medio sólido para el aislamiento del microorganismo. La fórmula del medio RL se muestra a continuación (por litro de agua destilada):

Agar carbón vegetal (Oxoid CM 119)	51 g
Sangre de caballo desfibrinada	100 mL
Cefalexina	0.04 g
Anfotericina B (opcional)	0.05 g
pH final	7.4

El medio de transporte/enriquecimiento semisólido es idéntico en la fórmula al medio de aislamiento que se muestra antes, excepto que el agar con carbón vegetal está presente a la mitad de la concentración (es decir, 25.5 g/L) y se surte en tubos estériles de tapa roscada, más que en placas de Petri de 100 mm. Se recomienda también que una parte del medio se prepare sin cefalexina para que se disponga de medios selectivos y no para el aislamiento de los microorganismos. De manera óptima, los medios deben inocularse directamente en el momento de la recolección de la muestra en medios tanto selectivos (que contengan meticilina o cefalexina) como no selectivos. Si se utiliza un sistema de transporte, el medio semisólido RL es óptimo, ya que las fórmulas de los medios de transporte Stuart y Amies no son adecuadas para mantener la viabilidad de *B. pertussis*.

Cuando se reciben las muestras transportadas en medio de RL semisólido, se pueden subcultivar en un medio de aislamiento RL o un medio de BG, con y sin cefalexina (o meticilina). El medio de transporte se incuba entonces junto con la placa primaria y se subcultiva en agar RL después del enriquecimiento durante 48 h a 35 °C en aire atmosférico ambiental. En contra de las creencias y prácticas ampliamente sostenidas, el aire ambiental es superior al ambiente de incubación enriquecido con CO_2. Las placas deberían incubarse durante al menos 7-10 días. No obstante, en un estudio realizado en Canadá se obtuvieron 7 (16%) de 44 aislamientos de *B. pertussis* y 2 (50%) de 4 aislamientos de *B. parapertussis* sólo después de 12 días de incubación.[689] Las especies de *Bordetella* también proliferan en el agar BCYE utilizado para el aislamiento de especies de *Legionella*.[945]

Aunque se considera al cultivo el "diagnóstico de referencia", la disponibilidad de análisis moleculares sensibles ha mostrado que el desempeño diagnóstico de los métodos de cultivo depende mucho de la etapa de la enfermedad en la que se recolectan las muestras, la administración previa de antimicrobianos, el estado respecto de la vacunación, las técnicas para obtener las muestras, las condiciones de transporte y la experiencia del laboratorio para la manipulación de muestras y cultivos de *B. pertussis*.[248] Mientras más temprano se obtengan las muestras durante la evolución clínica, mejor será el resultado obtenido por cultivo. Bajo condiciones óptimas, la sensibilidad del cultivo de *B. pertussis* puede ser del 80-90%, pero en la práctica suele variar del 30-60%.[1406] La producción de *B. pertussis* en cultivo declina después de dos semanas o más de enfermedad con tos, a continuación del tratamiento antimicrobiano, o posterior a la vacuna de tosferina.[1291] Para el momento en que los pacientes han estado con síntomas durante 2-3 semanas, la sensibilidad del cultivo disminuye hasta menos del 5%.[248] Aunque se puede aislar *B. pertussis* en cultivo tan pronto como 72 h después de la inoculación en placa, los cultivos pueden requerir de 10 días a 2 semanas de incubación antes de que se les pueda considerar negativos de manera definitiva. Sin embargo, se requiere del cultivo para obtener aislamientos para pruebas de sensibilidad a antimicrobianos o tipificación molecular.

Pruebas de anticuerpos fluorescentes directos

Las pruebas de anticuerpos fluorescentes directos (AFD) se han utilizado para detectar *B. pertussis* y *B. parapertussis* directamente de frotis preparados a partir de muestras nasofaríngeas (lám. 9-5E). Aunque las pruebas de AFD ofrecen resultados rápidos, el cultivo en un medio apropiado es más sensible que los AFD y mucho menos sensible que los métodos moleculares (PCR). Dependiendo de cuándo se recolecten las muestras en la evolución clínica, la prueba de AFD tal vez no detecte los recuentos pequeños de microorganismos que sí se identifican por cultivo o por PCR. Históricamente, las sensibilidades informadas para los AFD han variado del 11-68%, con especificidades correspondientes del 99.6-100%.[797,1336] Halperin y cols. encontraron que sólo 6 de 20 pacientes positivos por cultivo resultaron positivos para AFD, y que sólo 4 de 12 positivos para AFD con cultivo negativo se confirmaron por pruebas serológicas de muestras de fase aguda y convalecencia.[547] Tilley y cols. valoraron el cultivo, dos análisis de PCR y los AFD para el diagnóstico de tosferina con el envío de 637 hisopados y aspirados nasofaríngeos para el estudio.[1257] Los reactivos de AFD incluyeron los

policlonales contra *B. pertussis* y *B. parapertussis* (BD Difco FA *Pertussis*® y BD Difco FA *Parapertussis*®, BD Biosciences), anticuerpos anti-LPS monoclonales marcados con isotiocianato de fluoresceína y los reactivos de anticuerpos monoclonales de *B. pertussis*/*B. parapertussis* "Accu-MAb Plus®" (Delta Biotech, Inc., British Columbia, Canadá). Las sensibilidades de los reactivos policlonales de AFD, de anticuerpos contra LPS y de anticuerpos monoclonales comerciales fueron del 11.4, 5.2 y 8.3%, respectivamente, en tanto las especificidades correspondientes fueron del 94.6, 98.1 y 98.4%, respectivamente. En contraste, los dos análisis de PCR utilizados en este estudio tuvieron sensibilidades del 95 y 89.2%. Los frotis de AFD a menudo fueron difíciles de interpretar por el tamaño pequeño de las bacterias y la presencia de artificios. Debido a su mal desempeño y la disponibilidad de abordajes de diagnóstico superiores, la prueba de AFD para la detección de *B. pertussis* ya no se debe realizar en los laboratorios clínicos de microbiología.[1336]

Características de cultivo e identificación de especies de Bordetella

En el cultivo se pueden observar las colonias de *B. pertussis* después de 2-4 días. La proliferación por lo general es evidente más rápido en un medio sin antibióticos, pero no siempre ocurre así. Para determinar las características de las colonias, deben examinarse las placas en un microscopio de disección (10×) con luz incidente oblicua. Los aislamientos clínicos recientes de *B. pertussis* en agar de BG se observan como colonias lisas, brillantes, con un perfil cupuliforme alto. Clásicamente, las colonias se describen como parecidas a pequeñas gotitas de mercurio. Las colonias en agar de BG pueden ser ligeramente β-hemolíticas, en particular en las zonas de proliferación más confluente o después de la incubación prolongada. En el medio de agar RL, las colonias son pequeñas, cupuliformes, brillantes y tienen una opalescencia blanca de madreperla. Las colonias de *B. parapertussis* proliferan más rápidamente, son más β-hemolíticas en agar de BG y se observan de color gris o ligeramente pardo. Las colonias de *B. bronchiseptica* se hacen aparentes en 24 h, son grandes, más planas y tienen un aspecto mate, más que brillante. Estas últimas especies simulan un bacilo gramnegativo no fermentativo (como *Alcaligenes* spp.) en el aspecto de sus colonias y producen un olor distintivo a "no fermentador". La morfología de estos microorganismos con tinción de Gram también difiere. *B. pertussis* se observa como pequeños cocobacilos de tinción pálida, mientras que *B. parapertussis* y *B. bronchiseptica* tienen una forma más definida de bacilo (lám. 9-5F). Debido a la tinción pálida de los microorganismos, debe dejarse la contratinción con safranina en el portaobjetos durante al menos 2 min.

Una vez aislado, *B. pertussis* se puede identificar por la prueba de anticuerpos fluorescentes o aglutinación en portaobjetos, ya que la bacteria es bastante inerte en las pruebas de identificación bioquímica (tabla 9-16). Para la prueba de anticuerpos fluorescentes, los microbios de las placas deben suspenderse en solución salina amortiguada con fosfato (PBS, *phosphate-buffered saline*), y se emplearán como controles cultivos conocidos tanto de *B. pertussis* como de *B. parapertussis*. Para la aglutinación en portaobjetos, se debe preparar una suspensión del microorganismo equivalente a una turbidez estándar número 3 de McFarland en PBS, e incluir controles positivos y negativos. Se pueden utilizar métodos serológicos para identificar también *B. parapertussis*, pero los métodos bioquímicos ofrecen una identificación presuncional. *B. pertussis*, *B. bronchiseptica*, *B. hinzii* y

TABLA 9-16 Características fenotípicas para la identificación de especies de *Bordetella*

Característica	B. pertussis	B. parapertussis	B. bronchiseptica	B. avium	B. hinzii	B. holmesii	B. trematum	B. petrii	B. ansorpii
Oxidasa	+	–	+	+	+	–	–	+	–
Catalasa	+	+	+	+	+	+[a]	+	ND	ND
Motilidad	–	–	+	+	+	–	+	–	+
Reducción de nitrato	–	–	+	–	–	–	V	–	–
Desnitrificación	–	–	–	–	–	–	V	+	–
Ureasa	–	+ (24 h)	+ (4 h)	–	V	–	–	–	–
Citrato	–	V	+	V	+	–	–	ND	ND
Pigmento pardo en el agar infusión de corazón y L-tirosina (1 g/L)	–	+	–	–	–	+	–	–	ND
Proliferación en:									
Agar BG	2-6 días	1-3 días	1-2 días	2 días	2 días	2 días	2 días	+	+
Agar RL	3-6 días	2-3 días	1-2 días	1-2 días	2 días	2 días	2 días	+	+
Agar sangre	Sin proliferación	1-3 días	1-2 días	2 días	2 días	2 días	2 días	+	+
Agar chocolate	Sin proliferación	1-3 días	+	2 días	2 días	2 días	2 días	+	+
Agar de MacConkey	Sin proliferación	+	+	+	+	Sin proliferación	+	+	+
Principales ácidos grasos celulares	C16:1ω7c	C16:0, C17:0cyc	C16:0, C16:1ω7c, C17:0cyc	C16:0, C17:0cyc	C16:0, C17:0cyc	C16:0, C17:0cyc	C16:0, C17:0cyc	ND	ND

[a] Reacción débil/diferida.

+, reacción positiva; –, reacción negativa; V, reacción variable.

B. avium son oxidasa positivos con el reactivo de oxidasa de Kovac, mientras que *B. parapertussis*, *B. holmesii* y *B. trematum* son oxidasa negativos. *B. parapertussis*, *B. bronchiseptica*, *B. hinzii* y *B. holmesii* son positivos para la catalasa, en tanto *B. pertussis* es variable para la producción de esta enzima. *B. parapertussis* y *B. bronchiseptica* son ureasa positivas, donde la última produce un resultado positivo en menos de 4 h. *B. bronchiseptica* se puede identificar erróneamente como *Oligella ureolytica* o *Ralstonia paucula*, pero reduce nitratos a nitritos (*R. paucula* es negativo), no reduce nitritos a nitrógeno gaseoso y es sensible a la penicilina (*O. ureolytica* reduce nitritos a nitrógeno gaseoso y es resistente a la penicilina). *B. hinzii* tiene producción variable de ureasa, pero *B. pertussis*, *B. holmesii*, *B. avium* y *B. trematum* son ureasa negativas. Tanto *B. parapertussis* como *B. holmesii* producen un pigmento pardo soluble en el medio de agar; *B. pertussis*, *B. bronchiseptica*, *B. hinzii*, *B. trematum* y *B. avium* no lo realizan. En la tabla 9-16 se muestran otras características para la identificación de las especies de *Bordetella*.

Métodos moleculares para detección e identificación de especies de Bordetella

Con la caracterización genética de *B. pertussis* y otras especies de *Bordetella*, se han desarrollado análisis moleculares para la detección directa de estos microorganismos en muestras nasofaríngeas y para la identificación de aquellos aislamientos en cultivo. De hecho, los análisis basados en la PCR se han convertido en los ideales para el diagnóstico de tosferina por su notable sensibilidad y especificidad. Las secuencias objetivo de ácidos nucleicos específicas de *B. pertussis* y otras especies se identificaron y secuenciaron, y se han diseñado cebadores y sondas para la detección de estas dianas por PCR. Las dianas identificadas para empleo potencial en la detección directa incluyen la región promotora del gen *PT* (*ptxA*), los genes de la porina de membrana externa (*PO*), el gen de la adenilato-ciclasa, el gen *recA* y las secuencias que se determinaron específicas de especie con base en las secuencias genómicas de *B. pertussis* completas.[1045,1305]

La mayoría de las técnicas moleculares descritas para especies de *Bordetella* implican la detección de secuencias de inserción, como IS*481*, IS*1001* e IS*1002*. *B. pertussis* porta hasta 80-100 copias de IS*481* y esta secuencia se encuentra en *B. pertussis*, *B. holmesii* y, ocasionalmente, *B. bronchiseptica*. Se encuentra IS*1001* en *B. parapertussis* y en ocasiones en *B. bronchiseptica* y *B. holmesii*. Reischl y cols. diseñaron un análisis de PCR en tiempo real con diana en IS*481* y encontraron que la especificidad se veía comprometida por el hallazgo de secuencias similares a IS*481* en *B. holmesii*.[1077] Sloan y cols. también diseñaron un análisis de PCR múltiple en tiempo real para detectar IS*481* e IS*1001* de *B. pertussis* y *B. parapertussis*, respectivamente, y también notaron que pueden ocurrir resultados falsos positivos con *B. holmesii*.[1198] Otros investigadores utilizaron este abordaje y también observaron la presencia de IS*1001* en *B. holmesii*. La diferenciación de *B. parapertussis* y *B. holmesii* se logró por la secuenciación del producto de amplificación. Poddar diseñó un análisis LightCycler® para *B. pertussis* y *B. holmesii* con objetivo IS*481*, y se logró la diferenciación de las dos especies por análisis del perfil de fusión objetivo de la sonda de PCR que pudo detectar la diferencia de un solo nucleótido en las secuencias de IS*481* de los dos microorganismos.[1037] Menard y cols. describieron un análisis similar de *B. pertussis* y *B. parapertussis* en función de la amplificación de IS*481* e IS*1001* de *B. pertussis* y *B. parapertussis*, respectivamente, con la identificación de especie confirmada de nuevo mediante el análisis de la curva de fusión.[882] En este estudio, en una muestra proliferó *B. bronchiseptica*, mientras que el análisis de PCR fue positivo para *B. pertussis*. La cepa de

B. bronchiseptica portaba la secuencia de inserción IS*481*, que se encuentra en menos del 1% de los aislamientos del microorganismo. Rooda y cols. diseñaron un análisis de PCR en tiempo real para la detección y diferenciación de todas las especies clínicamente importantes de *Bordetella*.[1107] Con este análisis se detectaron IS*481*, IS*1001* e IS*1002*. La amplificación de IS*481* e IS*1002* confirmó la detección de *B. pertussis*, y la amplificación de IS*1001* aislada sólo confirmó la detección de *B. bronchiseptica*. La amplificación de IS*481* sola detectó *B. holmesii* y el extraño aislamiento de *B. bronchiseptica* portador del elemento IS*481*. Knorr y cols. diseñaron dos análisis de PCR de Light-Cycler en tiempo real para *B. pertussis*, cuyas muestras se estudiaron para la detección de IS*481* y, de resultar positivos, para la presencia de IS*1001*.[710] Las muestras positivas para IS*481* y negativas para IS*1001* se confirmaron como de *B. pertussis*. No se detectaron cepas de *B. holmesii* (donde están presentes IS*481* e IS*100*) en este estudio. Xu y cols. diseñaron un análisis de PCR en tiempo real "triple" en un solo tubo, donde se usaron tres objetivos para amplificación: *ptxP* (región promotora de TP) e IS*481* para *B. pertussis*, y la secuencia de inserción IS*1001* para *B. parapertussis*.[1377] Los límites inferiores de detección en este análisis fueron de 1-5 UFC para *B. pertussis* y 1 UFC para *B. parapertussis*. Aunque también se encuentra IS*1001* en algunas cepas de *B. holmesii*, los cebadores y sondas utilizados en este análisis triple fueron específicos para *B. parapertussis*. La detección específica de *B. holmesii* directamente en muestras clínicas se logró por el diseño de análisis de PCR en tiempo real con objetivo en un segmento de 50 pares de bases del gen constitutivo *recA* que es polimórfico en *B. holmesii* y todas las otras especies de *Bordetella*.[538]

Pruebas serológicas para el diagnóstico de tosferina

Antes de los estudios de eficacia de la vacuna, se hacían pruebas serológicas de tosferina con células íntegras inactivadas, homogeneizados de células íntegras y extractos acelulares crudos de *B. pertussis* como antígenos, y su interpretación solía ser difícil. Para los estudios con vacunas realizados por la OMS, se desarrolló la serología de *B. pertussis* como un procedimiento de EIA semiestandarizado utilizando antígenos purificados, y se incluyeron en la definición de caso de tosferina.[1359] Estos análisis de anticuerpos utilizaron antígenos purificados (p. ej., TP, HAF, pertactina, antígenos de fimbrias) y un formato de EIA. Los anticuerpos dirigidos contra TP son específicos de *B. pertussis*, en tanto los anti-HAF también se producen después de la infección por *B. parapertussis*. Otros microorganismos también pueden generar anticuerpos con reacción cruzada con la HAF de *B. pertussis* (p. ej., *H. influenzae* no tipificable). Después de la infección natural, los anticuerpos suelen aparecer de 10 días a 2 semanas después del inicio de los síntomas, con detección de anticuerpos anti-TP y anti-HAF de tipo IgG en más del 90% de los pacientes y de IgA en el 20-40% de los individuos infectados. Las respuestas inmunitarias a otros antígenos (p. ej., pertactina, antígenos de fimbrias) son por lo general más variables y se pueden encontrar en el 20-60% de las personas infectadas. Por lo tanto, el análisis serológico más específico es el de IgG contra TP, ya que es exclusivo de *B. pertussis* y los títulos disminuyen rápidamente más allá de los valores límite cuatro o cinco meses después de la infección y en el 82% de los pacientes al año.[85,316,1325]

La respuesta inmunitaria a *B. pertussis* también tiene influencia del estado de vacunación y la edad del hospedero. En la definición de caso desarrollada por la OMS, la confirmación requería sueros pareados (que mostraban seroconversión de negativo a positivo, o un incremento cuádruple de los títulos), junto con criterios clínicos (p. ej., una tos espasmódica durante más de 21 días).[1359] Trollfors y cols. realizaron estudios de serología de *B. pertussis* en un grupo de niños suecos no vacunados con evidencia clínica (tos durante 21 días o más, y por un período menor) y no serológica de infección por *B. pertussis* (cultivo positivo, PCR).[1265] Entre aquellos con tos durante 21 días o más, las concentraciones de anticuerpos contra TP y HAF aumentaron 400 y 68 veces, respectivamente. Más del 90% de los niños presentaban incrementos significativos de los títulos de ambos antígenos si la muestra aguda se obtenía en los 14 días que seguían al inicio de la enfermedad. La serología tal vez no sea de utilidad en pacientes muy pequeños con afección aguda, ya que algunos individuos con cultivo positivo, en particular lactantes menores de tres meses de edad, no desarrollan anticuerpos medibles.[248] La sensibilidad y especificidad más altas para el diagnóstico serológico de tosferina corresponden a la demostración de al menos un incremento al doble de los títulos de anticuerpos contra TP entre una muestra del proceso agudo y una de convalescencia.[856] En niños vacunados, la respuesta inmunitaria secundaria da lugar a incrementos rápidos de los títulos de anticuerpos; por lo tanto, tal vez no se observe un cambio significativo de títulos entre muestras secuenciales. Las pruebas serológicas en una población vacunada de mayor edad pueden ser de utilidad diagnóstica, ya que los títulos altos de la respuesta inmunitaria secundaria en una sola muestra de suero puede indicar una infección actual.[856] Este abordaje puede ser útil para el diagnóstico de tosferina en adolescentes y adultos, ya que a menudo no se incluye en el diagnóstico diferencial de las infecciones respiratorias no pediátricas; en consecuencia, se hacen intentos de cultivo o PCR de manera tardía durante la evolución clínica, cuando estos dos análisis pueden resultar negativos.[248]

Tratamiento de tosferina

La tosferina en los niños, por lo general, se trata con eritromicina (estolato, 40-50 mg/kg/día) en cuatro dosis al día durante 14 días para prevenir las recaídas. Para adultos y adolescentes, se administran 2 g/día durante 14 días. Es probable que los ciclos más breves (p. ej., de 7-10 días) no eliminen al microorganismo de las vías respiratorias altas. La administración de un tratamiento antimicrobiano, incluso durante la etapa paroxística, aminora la intensidad y duración de la enfermedad. Con CIM que van de 0.02 a 0.12 µg/mL, las cepas de *B. pertussis* son sensibles a la eritromicina in vitro. No se observó resistencia a la eritromicina de *B. pertussis* hasta 1995, cuando se informó el primer caso de tosferina por una cepa resistente en un lactante de dos meses de edad, en Yuma, Arizona.[785] Después de que el lactante no mejoró clínicamente con un ciclo de 12 días de eritromicina, las pruebas en disco del microorganismo aislado mostraron que no había zonas de inhibición alrededor de eritromicina, claritromicina y clindamicina. Las pruebas de dilución en agar revelaron una CIM mayor de 64 µg/mL de la eritromicina. Las cepas de *B. pertussis* resistentes a eritromicina aún son relativamente infrecuentes, pero su prevalencia tal vez se subestime. En un estudio de 47 aislamientos de niños, obtenidos en la región oriental intermontañosa de los Estados Unidos, de enero de 1985 a junio de 1997, sólo una cepa fue resistente a eritromicina (CIM = 32 µg/mL) en las pruebas de dilución en agar.[725] La detección de 1 030 aislamientos de *B. pertussis* en los CDC con el método de difusión con disco reveló cinco cepas que mostraron un fenotipo de resistencia heterogéneo, donde las colonias aisladas proliferaron dentro de zonas de inhibición alrededor de un disco de eritromicina después de 5-7 días de incubación.[1352] Cuando se subcultivaron estas colonias y

se volvieron a estudiar, sólo proliferó el fenotipo resistente y la sensibilidad a eritromicina de estos aislamientos resultó de más de 256 µg/mL por Etest. La repetición del estudio de aislamientos mostró sensibilidad heterogénea a la eritromicina y produjo reiteradamente colonias resistentes después de 5-7 días, que no eran evidentes después de la incubación duarnte 3-5 días. La resistencia a la eritromicina en estas cepas aparentemente se debe a una mutación que altera el sitio de unión del antibiótico en el ARNr 23S.[92] Se han utilizado otros fármacos en estudios abiertos no comparativos, los cuales eliminaron exitosamente al microorganismo de las vías respiratorias. La azitromicina durante 3-5 días o la claritromicina durante 7 días permiten eliminar *B. pertussis* de la nasofaringe y no causan los efectos secundarios gastrointestinales de la eritromicina.[28] La SXT administrada durante siete días puede erradicar a *B. pertussis* de la nasofaringe y se ha utilizado para tratar exitosamente a pacientes con aislamientos resistentes a eritromicina. Aunque SXT pueden considerarse como una alternativa útil a la eritromicina, no se han precisado la dosis y duración del tratamiento. Las fluoroquinolonas también presentan, en general, buena actividad contra *B. pertussis*, pero no se han realizado estudios clínicos porque su empleo está contraindicado en los niños. Estos fármacos pueden ser útiles para el tratamiento de los adultos con tosferina.[504]

Pruebas de sensibilidad de especies de Bordetella *a antimicrobianos*

Aunque no se dispone de procedimientos estandarizados aprobados por el CLSI, se han valorado varios métodos para las pruebas in vitro de sensibilidad a antimicrobianos de las especies de *Bordetella*. Se realizaron pruebas de sensibilidad por dilución en agar con varios medios, incluyendo el agar de Müeller-Hinton con sangre de caballo al 5%, agar de BG con sangre equina al 5 o 20% y agar RL, sin cefalexina.[587,605] Hoppe y Paulus valoraron el agar de BG con sangre de caballo al 5%, el agar de carbón vegetal Oxoid con sangre equina al 5% y el agar de Müeller-Hinton con sangre equina al 5% para pruebas in vitro de dilución en agar, y encontraron que el medio de Müeller-Hinton con sangre equina ofrecía los resultados más consistentes.[605] Las CIM determinadas en medios que contenían carbón vegetal fueron de 1-5 veces mayores para aislamientos clínicos, cepas de control y *S. aureus* ATCC 29213, a causa de la inactivación de algunos agentes antimicrobianos por el carbón. Utilizando el método de dilución en agar, *B. pertussis* fue sensible a los β-lactámicos (ampicilina/amoxicilina), macrólidos (azitromicina, claritromicina, eritromicina, roxitromicina), sulfonamidas (SXT), rifampicina y fluoroquinolonas (ciprofloxacino, ofloxacino, temafloxacino, trovafloxacino).[604,606,725] Entre las fluoroquinolonas, el levofloxacino fue más activo contra *B. pertussis* (CIM = 1 µg/mL) que frente a cepas de *B. parapertussis* (CIM > 2 µg/mL).[606] La mayoría de las cepas de *B. pertussis* fueron resistentes a la tetraciclina. Hill y cols. estudiaron un procedimiento de difusión con disco utilizando agar RL con un inóculo estandarizado (estándar de McFarland 0.5) y encontraron que el método detectaba con precisión la resistencia a la eritromicina. Las cepas resistentes (CIM > 256 µg/mL) no produjeron zonas alrededor del disco de eritromicina estándar, en tanto las sensibles (CIM ≤ 0.06 µg/mL) mostraron zonas de al menos 42 mm.[587] También se han valorado las tiras Etest (bioMérieux, Inc.) y los métodos de difusión con disco modificados para las pruebas de sensibilidad a antimicrobianos de *B. pertussis*. Korgenski y Daly encontraron concordancia esencial entre las CIM de dilución en agar y las CIM de Etest para el 89.1% de 46 aislamientos (la CIM de Etest resultó entre +/− 1 dilución doble de la CIM del agar, mientras que el 10.9% restante tuvo CIM de Etest que eran > 1 dilución doble de la CIM por la dilución de agar).[725]

Hill y cols. también valoraron el Etest utilizando tanto agar de BG con sangre de caballo al 20% como agar RL, y hallaron que el método de Etest producía resultados similares a los del procedimiento de dilución en agar "de referencia" (con empleo de agar de BG con sangre equina al 20%) para eritromicina, rifampicina y cloranfenicol; las CIM para SXT utilizando la prueba Etest fueron menores de las obtenidas con la dilución en agar.[587] Se empleó Etest en una prueba de sensibilidad a la eritromicina de 99 aislamientos de *B. pertussis* recolectados de 1971 al 2006 en Australia.[1190] Todos los aislamientos de *B. pertussis* fueron sensibles a la eritromicina, con una CIM menor de 0.12 μg/mL. Galanakis y Englund utilizaron Etest y agar de Müeller-Hinton con sangre de carnero al 5% para estudiar la sensibilidad de 100 aislamientos de *B. pertussis* de un laboratorio regional en el estado de Washington con respecto a su sensibilidad a macrólidos (eritromicina, azitromicina), β-lactámicos (amoxicilina, meropenem), fluoroquinolonas (ciprofloxacino, moxifloxacino), clindamicina, SXT y tigeciclina.[467] Todos los microorganismos aislados fueron sensibles a la totalidad de los fármacos. Se observaron CIM altas para clindamicina (tres cepas) y amoxicilina (una cepa); las CIM de azitromicina fueron ligeramente menores que las de eritromicina. Todos los demás antimicrobianos, incluyendo la tigeciclina, fueron muy activos contra todas las cepas estudiadas. En un estudio de 27 aislamientos de *B. pertussis* en Taiwán, también se encontró que todas las cepas fueron sensibles a los macrólidos y SXT utilizando Etest con agar de Müeller-Hinton con sangre de caballo al 5%.[1397] Gordon y cols. estudiaron en Iowa 45 aislamientos de *B. pertussis* empleando Etest con agar de Müeller-Hinton con sangre de carnero al 5%, y encontraron que todos eran sensibles a los fármacos estudiados, incluyendo macrólidos (eritromicina, azitromicina, claritromicina), clindamicina, fluoroquinolonas (ciprofloxacino, gatifloxacino, trovafloxacino) y SXT.[504] Fry y cols. informaron resultados similares mediante Etest y agar de Müeller-Hinton con sangre de caballo al 5% para el estudio de 583 aislamientos de *B. pertussis* recolectados de los años 2001 al 2009.[460] Se necesita estandarizar las pruebas de sensibilidad de estas bacterias para la investigación de nuevos agentes antimicrobianos contra especies de *Bordetella*, y puede adquirir importancia clínica adicional si la resistencia a la eritromicina se vuelve más amplia.

Las otras especies de *Bordetella* tienden a ser más resistentes a los agentes antimicrobianos que *B. pertussis*. Como parte del Proyecto de vigilancia multicéntrico de la tosferina (Multicenter Pertussis Surveillance Project), se recolectaron datos de sensibilidad a antimicrobianos por dilución en agar de 46 aislamientos de *B. parapertussis* y de 11 de *B. bronchiseptica*.[741] Aunque las cepas de *B. parapertussis* fueron sensibles a eritromicina, SXT y ciprofloxacino, la mayoría fueron resistentes a la amoxicilina y todas lo fueron a la rifampicina y tetraciclina. El levofloxacino, ciprofloxacino y cefpiroma (una cefalosporina de amplio espectro) tuvieron una mayor actividad contra *B. pertussis* que contra *B. parapertussis*.[606] Entre los macrólidos, la eritromicina y la azitromicina son activas contra *B. parapertussis,* con el 90% de las cepas con CIM para eritromicina y azitromicina de 0.5 μg/mL y 0.06 μg/mL o menos, respectivamente.[604] En el proyecto de vigilancia multicéntrico, el 82% de los aislamientos de *B. bronchiseptica* fueron sensibles a SXT, el 27% a ciprofloxacino y todas las cepas de *B. bronchiseptica* fueron resistentes a amoxicilina, eritromicina, rifampicina y tetraciclina.[741] Los aislamientos de *B. hinzii* son resistentes a ampicilina, ampicilina-sulbactam, cefazolina, ceftriaxona, cefotaxima, cefuroxima, cefotetán, aztreonam, ciprofloxacino y tobramicina, y sensibles a cefalotina, ceftazidima, cefepima, imipenem, tetraciclina, SXT, levofloxacino, gentamicina y amikacina.[462,686] Los aislamientos de *B. holmesii* son sensibles a amoxicilina, amoxicilina-ácido clavulánico, cefalosporinas (cefazolina, cefotaxima, ceftazidima), aminoglucósidos (gentamicina, tobramicina, amikacina), imipenem, tetraciclina, eritromicina, rifampicina, ciprofloxacino y SXT, pero resistentes a la penicilina.[792,948,1245]

REFERENCIAS

1. Aalbaek B, Ostergaard S, Buhl R, et al. *Actinobacillus equuli* subsp. *equuli* associated with equine valvular endocarditis. APMIS 2007;115:1437–1442.
2. Abdoel TH, Smits HL. Rapid latex agglutination test for the serodiagnosis of human brucellosis. Diagn Microbiol Infect Dis 2007;57:123–128.
3. Abu-Ekteish F, Kakish K. Pneumonia as the sole presentation of brucellosis. Respir Med 2001;95:766–767.
4. Adderson EE, Byington CL, Spencer L, et al. Invasive serotype a *Haemophilus influenzae* infections with a virulence genotype resembling *Haemophilus influenzae* type b: emerging pathogen in the vaccine era. Pediatrics 2001;108:E18.
5. Agan BK, Dolan MJ. Laboratory diagnosis of *Bartonella* infection. Clin Lab Med 2002;22:937–962.
6. Ahamed AP, Lath S, DeGabriele GJ, et al. Cerebral abscess caused by *Aggregatibacter aphrophilus*. Neurosciences 2010;15:40–42.
7. Ahmed K, Sein PP, Shahnawaz M, et al. *Pasteurella gallinarum* neonatal meningitis. Clin Microbiol Infect 2002;8:55–57.
8. Akcam FZ, Yayli G, Uskun E, et al. Evaluation of BACTEC microbial detection system for culturing miscellaneous sterile body fluids. Res Microbiol 2006;157:433–436.
9. Akdeniz H, Irmak H, Anlar O, et al. Central nervous system brucellosis: presentation, diagnosis, and treatment. J Infect 1998;36:297–301.
10. Akhondi H, Rahimi AR. *Haemophilus aphrophilus* endocarditis after tongue piercing. Emerg Infect Dis 2002;8:850–851.
11. Akinci E, Gol MK, Balbay Y. A case of prosthetic mitral valve endocarditis caused by *Brucella abortus*. Scand J Infect Dis 2001;33:71–72.
12. Akova M, Uzun O, Akalin HE, et al. Quinolones in treatment of human brucellosis: comparative trial of ofloxacin-rifampin versus doxycycline-rifampin. Antimicrob Agents Chemother 1993;37:1831–1834.
13. Alanen A, Laurikanien E. Second-trimester abortion caused by *Capnocytophaga sputigena*: case report. Am J Perinatol 1999;16:181–183.
14. Al Dahouk S, Scholz HC, Tomaso H, et al. Differential phenotyping of *Brucella* species using a newly developed semi-automated metabolic system. BMC Microbiol 2010;10:269–280.
15. Al-Eissa YA, Kambal AM, Alrabeeah AA, et al. Osteoarticular brucellosis in children. Ann Rheum Dis 1990;49:896–900.
16. Al Fadel Saleh M, Al Madan MS, Erwa HH, et al. First case of human infection caused by *Pasteurella gallinarum* causing infection endocarditis in an adolescent 10 years after surgical correction for truncus arteriosus. Pediatrics 1995;95:944–948.
17. Al-Faran MF. *Brucella melitensis* endogenous endophthalmitis. Opthalmologica 1990;201:19–22.
18. Al-Kharfy TM. Neonatal brucellosis and blood transfusion: case report and review of the literature. Ann Trop Paediatr 2001;21:349–352.
19. Allen CA, Adams G, Ficht TA. Transposon-derived *Brucella abortus* rough mutants are attenuated and exhibit reduced intracellular survival. Infect Immun 1998;66:1008–1016.
20. Allison K, Clarridge JE III. Long-term respiratory tract infection with canine-associated *Pasteurella dagmatis* and *Neisseria canis* in a patient with chronic bronchiectasis. J Clin Microbiol 2005;43:4272–4274.
21. Alothman A, Al Khurmi A, Al Sadoon S, et al. *Brucella* peritonitis in a patient on peritoneal dialysis. Saudi J Kidney Dis Transpl 2008;19:428–430.
22. Alrawli AM, Chern KC, Cevallos V, et al. Biotypes and serotypes of *Haemophilus influenzae* ocular isolates. Br J Ophthalmol 2002;86:276–277.
23. Al-Shamahy HA, Wright SG. Enzyme-linked immunosorbent assay for brucella antigen detection in human sera. J Med Microbiol 1998;47:169–172.
24. Al-Sibai M, Halim M, El Shaker MM, et al. Efficacy of ciprofloxacin for treatment of *Brucella melitensis* infections. Antimicrob Agents Chemother 1992;36:150–152.
25. Al-Sous MW, Bohlega S, Al-Kawi MZ, et al. Neurobrucellosis: clinical and neuroimaging correlation. AJNR Am J Neuroradiol 2004;25:395–401.

26. Alton GG, Jones LM, Angus RD, et al. Techniques for the brucellosis laboratory. Paris, France: Institut National de la Recherche Agronomique, 1988.

27. Al-Torbak AA, Al-Shahwan S, Al-Jadaan I, et al. Endophthalmitis associated with the Ahmed glaucoma valve implant. Br J Ophthalmol 2005;89:454–458.

28. Altunaiji S, Kukuruzovic R, Curtis N. Antibiotics for whooping cough (pertussis). Cochrane Database Syst Rev 2007;3:CD004404.

29. Alvarez M, Potel C, Rey L, et al. Biliary tree infection caused by *Haemophilus parainfluenzae*. Scand J Infect Dis 1999;31:212–213.

30. Ambati BK, Ambati J, Azar N, et al. Periorbital and orbital cellulitis before and after the advent of *Haemophilus influenzae* type b vaccination. Ophthalmology 2000;107:1450–1453.

31. Ambler DR, Diamond MP, Malone J. *Haemophilus influenzae* abscess: inclusion in the differential diagnosis of a large pelvic mass? J Minim Invasive Gynecol 2010;17:104–106.

32. American Academy of Pediatrics. *Haemophilus influenzae* infections. In Pickering LK, ed. 2000 Red Book: Report of the Committee on Infectious Diseases. 25th Ed. Elk Grove Village, IL: American Academy of Pediatrics, 2000:262–272.

33. Amir J, Yagupsky P. Invasive *Kingella kingae* infection associated with stomatitis in children. Pediatr Infect Dis J 1998;17:757–758.

34. Anda P, Segura del Pozo J, Diaz Garcia JM, et al. Waterborne outbreak of tularemia associated with crayfish fishing. Emerg Infect Dis 2001;7(3, Suppl):575–582.

35. Andersen HK, Mortensen A. Unrecognized neurobrucellosis giving rise to *Brucella melitensis* peritonitis via a ventriculoperitoneal shunt. Eur J Clin Microbiol Infect Dis 1992;11:953–954.

36. Anderson B, Kelly C, Threlkel R, et al. Detection of *Rochalimaea henselae* in cat-scratch disease skin test antigens. J Infect Dis 1993;168:1034–1036.

37. Anderson B, Lu E, Jones D, et al. Characterization of a 17-kilodalton antigen of *Bartonella henselae* reactive with sera from patients with cat scratch disease. J Clin Microbiol 1995;33:2358–2365.

38. Anderson B, Sims K, Regnery R, et al. Detection of *Rochalimaea henselae* DNA in specimens from cat scratch disease patients by PCR. J Clin Microbiol 1994;32:942–948.

39. Andres MT, Martin MC, Fierro JF, et al. Chorioamnionitis and neonatal septicaemia caused by *Eikenella corrodens*. J Infect 2002;44:133–134.

40. Andres-Morist A, Burzako-Sanchez A, Montero-Gato V, et al. *Brucella* endocarditis: two cases with medical treatment and successful outcome. Med Clin (Barc) 2003;120:477.

41. Ang MS, Ngan CC. *Eikenella corrodens* discitis after spinal surgery: case report and literature review. J Infect 2002;45:272–274.

42. Angelakis E, Edouard S, LaScola B, et al. *Bartonella henselae* in skin biopsy specimens of patients with cat scratch disease. Emerg Infect Dis 2010;16:1963–1965.

43. Angelakis E, Lepidi H, Canel A, et al. Human case of *Bartonella alsatica* lymphadenitis. Emerg Infect Dis 2008;14:1951–1953.

44. Angelakis E, Roux V, Raoult D, et al. Real-time PCR strategy and detection of bacterial agents of lymphadenitis. Eur J Clin Microbiol Infect Dis 2009;50:549–551.

45. Angen O, Ahrens P, Kuhnert P, et al. Proposal of *Histophilus somni* gen. nov., sp. nov. for the three species incertae sedis 'Haemophilus somnus', 'Haemophilus agni', and 'Histophilus ovis'. Int J Syst Evol Microbiol 2003;53:1449–1456.

46. Angen O, Mutters R, Caugant DA, et al. Taxonomic relationships of the [*Pasteurella*] *haemolytica* complex as evaluated by DNA-DNA hybridizations and 16S rRNA sequencing with proposal of *Mannheimia haemolytica* gen. nov., comb. nov., *Mannheimia granulomatis* comb. nov., *Mannheimia glucosida* sp. nov., *Mannheimia ruminalis* sp. nov., and *Mannheimia varigena* sp. nov. Int J Syst Bacteriol 1999;49:67–86.

47. Angus BJ, Green ST, McKinley JJ, et al. *Eikenella corrodens* septicaemia among drug injectors: a possible association with "licking wounds". J Infect 1994;28:102–103.

48. Antila M, He Q, deJong C, et al. *Bordetella holmesii* DNA is not detected in nasopharyngeal swabs from Finnish and Dutch patients with suspected pertussis. J Med Microbiol 2006;55:1043–1051.

49. Antony SJ, Oglesby KA. Peritonitis associated with *Pasteurella multocida* in peritoneal dialysis – case report and review of the literature. Clin Nephrol 2007;68:52–56.

50. Apisarnthanarak A, Johnson RM, Braverman AC, et al. *Cardiobacterium hominis* bioprosthetic valve endocarditis presenting as septic arthritis. Diagn Microbiol Infect Dis 2002;42:79–81.

51. Araj GF. Enzyme-linked immunosorbent assay, not agglutination, is the test of choice for the diagnosis of neurobrucellosis. Clin Infect Dis 1997;25:942.

52. Araj GF, Kattar MM, Fattouh LG, et al. Evaluation of the PANBIO *Brucella* immunoglobulin G (IgG) and IgM enzyme-linked immunosorbent

53. Arana E, Vallcanera A, Santamaria JA, et al. *Eikenella corrodens* skull infection: a case report with review of the literature. Surg Neurol 1997;47:389–391.

54. Arashima Y, Kato K, Kakuta R, et al. First case of *Pasteurella gallinarum* isolation from blood of a patient with symptoms of acute gastroenteritis in Japan. Clin Infect Dis 1999;29:698–699.

55. Arellano-Reynoso B, Lapaque N, Salcedo S, et al. Cyclic β-1,2-glucan is a *Brucella* virulence factor required for intracellular survival. Nat Immunol 2005;6:618–625.

56. Arias-Stella J, Lieberman PH, Erlandson RA, et al. Histology, immunochemistry and ultrastructure of the verruga in Carrion's disease. Am J Surg Pathol 1986;10:595–610.

57. Arico B, Nuti S, Scarlato V, et al. Adhesion of *Bordetella pertussis* to eucaryotic cells requires a time-dependent export and maturation of filamentous hemagglutinin. Proc Natl Acad Sci U S A 1993;90:9204–9208.

58. Arico B, Rappuoli R. *Bordetella parapertussis* and *Bordetella bronchiseptica* contain transcriptionally silent pertussis toxin genes. J Bacteriol 1987;169:2847–2853.

59. Arisoy ES, Correa AG, Wagner ML, et al. Hepatosplenic cat-scratch disease in children: selected clinical features and treatment. Clin Infect Dis 1999;28:778–784.

60. Ariyaratnam S, Gajendragadkar P, Dickinson RJ, et al. Liver and brain abscess caused by *Aggregatibacter paraphrophilus* in association with a large patent foramen ovale: a case report. J Med Case Rep 2010;4:69–72.

61. Ariza GF. Update on laboratory diagnosis of human brucellosis. Int J Antimicrob Agents 2010;36(Suppl 1):S12–S17.

62. Ariza J, Bosilkovski M, Cascio A, et al. Perspective for the treatment of brucellosis in the 21st century: the Ioannina recommendations. PLoS Med 2007;4:e317.

63. Ariza J, Gudiol F, Pallares R, et al. Comparative trial of rifampin-doxycycline versus tetracycline–streptomycin in the therapy of human brucellosis. Antimicrob Agents Chemother 1985;28:548–551.

64. Ariza J, Pellicer T, Pallares R, et al. Specific antibody profile in human brucellosis. Clin Infect Dis 1992;14:131–140.

65. Ariza J, Pigrau C, Canas C, et al. Current understanding and mangement of chronic hepatosplenic suppurative brucellosis. Clin Infect Dis 2001;32:1024–1033.

66. Arnold DM, Smaill F, Warkentin TE, et al. *Cardiobacterium hominis* endocarditis associated with very severe thrombocytopenia and platelet autoantibodies. Am J Hematol 2004;76:373–377.

67. Arnon R, Ruzal-Shapiro C, Salen E, et al. *Eikenella corrodens*: a rare pathogen in a polymicrobial hepatic abscess in an adolescent. Clin Pediatr (Phila) 1999;38:429–432.

68. Aronson NE, Zbick CJ. Dysgonic fermenter 3 bacteremia in a neutropenic patient with acute lymphocytic leukemia. J Clin Microbiol 1988;26:2213–2215.

69. Arvand M, Feldhues R, Mieth M, et al. Chronic cholangitis caused by *Bordetella hinzii* in a liver transplant recipient. J Clin Microbiol 2004;42:2335–2337.

70. Asensi V, Alvarez M, Carton JA, et al. *Eikenella corrodens* brain abscess after repeated periodontal manipulations cured with imipenem and neurosurgery. J Infect 2002;30:240–242.

71. Ashhurst-Smith C, Norton R, Thoreau W, et al. *Actinobacillus equuli* septicemia: an unusual zoonotic infection. J Clin Microbiol 1998;36:2789–2790.

72. Ashley BD, Noone M, Dwarakanath D, et al. Fatal *Pasteurella dagmatis* peritonitis and septicaemia in a patient with cirrhosis: a case report and review of the literature. J Clin Pathol 2003;57:210–212.

73. Asikainen S, Chen C, Slots J. *Actinobacillus actinomycetemcomitans* genotypes in relation to serotypes and periodontal status. Oral Microbiol Immunol 1995;10:65–68.

74. Assefa D, Dalitz E, Handrick W, et al. Septic cavernous sinus thrombosis following infection of ethmoidal and maxillary sinuses: a case report. Int J Pediatr Otorhinolaryngol 1994;29:249–255.

75. Avidor B, Graidy M, Efrat G, et al. *Bartonella koehlerae*, a new cat-associated agent of culture-negative human endocarditis. J Clin Microbiol 2004;42:3462–3468.

76. Avidor B, Kletter Y, Abulafia S, et al. Molecular diagnosis of cat scratch disease: a two-step approach. J Clin Microbiol 1997;35:1924–1930.

77. Avlami A, Papalambrou C, Tzivra M, et al. Bone marrow infection caused by *Actinobacillus ureae* in a rheumatoid arthritis patient. J Infect 1997;35:298–299.

78. Aydin MD, Agacfidan A, Guvener Z, et al. Bacterial pathogens in male patients with urethritis in Istanbul. Sex Transm Dis 1998;25:448–449.

79. Aygen B, Sumerkan B, Dogany M, et al. Prostatitis and hepatitis due to *Brucella melitensis*: a case report. J Infect 1998;36:111–112.

80. Baddour LM, Gelfand MS, Weaver RE, et al. CDC group HB-5 as a cause of genitourinary tract infection in adults. J Clin Microbiol 1989;27:801–805.

81. Baddour LM, Wilson WR, Bayer AS, et al. Infective endocarditis: diagnosis, antimicrobial therapy, and management of complications. Circulation 2005;111:3167–3170.

82. Bai Y, Kosoy MY, Boonmar S, et al. Enrichment culture and molecular identification of diverse Bartonella species in stray dogs. Vet Microbiol 2010;146:314–319.

83. Baker CN, Hollis DG, Thornsberry C. Antimicrobial susceptibility testing of Francisella tularensis with a modified Mueller-Hinton broth. J Clin Microbiol 1985;22:212–215.

84. Baker D, Stahlman GC. Pasteurella multocida infection in a patient with AIDS. J Tenn Med Assoc 1991;84:325–326.

85. Bamberger ES, Srugo I. What is new in pertussis? Eur J Pediatr 2008;167:133–139.

86. Bandi V, Apicella MA, Mason E, et al. Nontypeable Haemophilus influenzae in the lower respiratory tract of patients with chronic bronchitis. Am J Respir Crit Care Med 2001;164:2114–2119.

87. Banerjee P, Zabiullah A, Fowler DR. Rate bite fever, a fatal case of Streptobacillus moniliformis infection in a 14-month-old boy. J Forensic Sci 2011;56:531–533.

88. Bangsborg JM, Frederiksen W, Bruun B. Dysgonic fermenter 3-associated abscess in a diabetic patient. J Infect 1990;20:237–240.

89. Bangsborg JM, Tvede M, Skinhoj P. Haemophilus segnis endocarditis. J Infect 1988;16:81–85.

90. Barham WB, Church P, Brown JE, et al. Misidentification of Brucella species with use of rapid bacterial identification systems. Clin Infect Dis 1993;17;1068–1069.

91. Barka NE, Hadfield T, Patnaik M, et al. EIA for detection of Rochalimaea henselae-reactive IgG, IgM, and IgA antibodies in patients with suspected cat scratch disease. J Infect Dis 1993;167:1503–1504.

92. Bartkus JM, Juni BA, Ehresmann K, et al. Identification of a mutation associated with erythromycin resistance in Bordetella pertussis: implications for surveillance of antimicrobial resistance. J Clin Microbiol 2003;41:1167–1172.

93. Basaranoglu M, Mert A, Tabak F, et al. A case of cervical Brucella spondylitis with paravertebral abscess and neurological deficits. Scand J Infect Dis 1999;31:214–215.

94. Baskar B, Desai SP, Parsons MA. Postoperative endophthalmitis due to Pasteurella multocida. Br J Ophthalmol 1997;81:172–173.

95. Bass JW, Vincent JM, Person DA. The expanding spectrum of Bartonella infections: bartonellosis and trench fever. Pediatr Infect Dis J 1997;16:2–10.

96. Bass JW, Wittler RR. Return of epidemic pertussis in the United States. Pediatr Infect Dis J 1994;13:343–345.

97. Batchelor BI, Brindle RJ, Gilks GF, et al. Biochemical misidentification of Brucella melitensis and subsequent laboratory-acquired infections. J Hosp Infect 1992;22:159–162.

98. Baucheron S, Grayon M, Zygmunt MS, et al. Lipopolysaccharide heterogeneity in Brucella strains isolated from marine mammals. Res Microbiol 2002;153:277–280.

99. Bauer ME, Fortney KR, Harrison A, et al. Identification of Haemophilus ducreyi genes expressed during human infection. Microbiology 2008;154:1152–1160.

100. Baysallar M, Aydogan H, Kilic A, et al. Evaluation of the BacT/ALERT and BACTEC 9240 automated blood culture systems for growth time of Brucella species in a Turkish tertiary hospital. Med Sci Monit 2006;12:BR235–BR238.

101. Beales IL. Spontaneous bacterial peritonitis due to Pasteurella multocida without animal exposure. Am J Gastroenterol 1999;94:1110–1111.

102. Beena A, Thomas S, Chandrashekar S, et al. Osteomyelitis of the mandible due to Aggregatibacter (Actinobacillus) actinomycetemcomitans. Indian J Pathol Microbiol 2011;52:115–119.

103. Beier CL, Horn M, Michel R, et al. The genus Caedibacter comprises endosymbionts of Paramecium spp. related to the Rickettsiales (α-proteobacteria) and to Francisella tularensis (γ-proteobacteria). Appl Environ Microbiol 2002;68:6043–6050.

104. Bekir NA, Gungor K, Namiduru M. Brucella melitensis dacryoadenitis: a case report. Eur J Ophthalmol 2000;10:259–261.

105. Belen O, Campos JM, Cogen PH, et al. Postsurgical meningitis caused by Bordetella bronchiseptica. Pediatr Infect Dis J 2003;22:380–381.

106. Bellido-Casado J, Perez-Castrillon JL, Bachuller-Luque P, et al. Report on five cases of tularemic pneumonia in a tularaemia outbreak in Spain. Eur J Clin Microbiol Infect Dis 2000;19:218–220.

107. Bemis DA, Kania SA. Isolation of Bartonella sp. from sheep blood. Emerg Infect Dis 2007;13:1565–1567.

108. Benaoudia F, Escande F, Simonet M. Infection due to Actinobacillus lignieresii after a horse bite. Eur J Clin Microbiol Infect Dis 1994;13:439–440.

109. Bender JM, Cox CM, Mottice S, et al. Invasive Haemophilus influenzae disease in Utah children: an 11-year population-based study in the era of conjugate vaccine. Clin Infect Dis 2010;50:e41–e46.

110. Bendig JWA, Barker KF, O'Driscoll JC. Purulent salpingitis and intra-uterine contraceptive device-related infection due to Haemophilus influenzae. J Infect 1991;22:111–112.

111. Bereswill S, Hinkelmann S, Kist M, et al. Molecular analysis of riboflavin synthesis genes in Bartonella henselae and use of the ribC gene for differentiation of Bartonella species by PCR. J Clin Microbiol 1999;37:3159–3166.

112. Berger C, Altwegg M, Meyer A, et al. Broad range polymerase chain reaction for diagnosis of rate-bite fever caused by Streptobacillus moniliformis. Pediatr Infect Dis J 2001;20:1181–1182.

113. Berger P, Papazian L, Drancourt M, et al. Amoeba-associated microorganisms and diagnosis of nosocomial pneumonia. Emerg Infect Dis 2006;12:248–255.

114. Bergfors E, Trollfors B, Taranger J, et al. Parapertussis and pertussis: differences and similarities in incidence, clinical course, and antibody responses. Int J Infect Dis 1999;3:140–146.

115. Bergmans AM, DeJong CM, Van Amerongen G, et al. Prevalence of Bartonella species in domestic cats in the Netherlands. J Clin Microbiol 1997;35:2256–2261.

116. Bergmans AM, Peeters MF, Schellekens JF, et al. Pitfalls and fallacies of cat scratch disease serology: evaluation of Bartonella henselae-based indirect immunofluorescence assay and enzyme-linked immunoassay. J Clin Microbiol 1997;35:1931–1937.

117. Bergmans AM, Shellekens JF, van Embden JD, et al. Predominance of two Bartonella henselae variants among cat scratch disease patients in the Netherlands. J Clin Microbiol 1996;34:254–260.

118. Bernard K, Cooper C, Tessier S, et al. Use of chemotaxonomy as an aid to differentiate among Capnocytophaga species, CDC group DF-3, and aerotolerant strains in Leptotrichia buccalis. J Clin Microbiol 1991;29:2263–2265.

119. Bermond D, Boulouis HJ, Heller R, et al. Bartonella bovis Bermond et al sp. nov. and Bartonella capreoli sp. nov., isolated from European ruminants. Int J Syst Evol Microbiol 2002;52:383–390.

120. Bermond D, Heller R, Barrat F, et al. Bartonella birtlesii sp. nov., isolated from small mammals (Apodemus spp.). Int J Syst Evol Microbiol 2000;50:1973–1979.

121. Bernabeu-Wittel J, Luque R, Corbi R, et al. Bacillary angiomatosis with atypical clinical presentation in an immunocompetent patient. Indian J Dermatol Venereol Leprol 2010;76:682–685.

122. Bernard K, Tessier S, Winstanley J, et al. Early recognition of atypical Francisella tularensis strains lacking a cysteine requirement. J Clin Microbiol 1994;32:551–553.

123. Beyan E, Pamukcuoglu M, Tura C, et al. Gluteal abscess caused by Brucella species. Intern Med 2008;47:171–172. doi:10.2169/internalmedicine.47.0604.

124. Bhan I, Chen EJ, Bazari H. Isolation of Cardiobacterium hominis from the peritoneal fluid of a patient on continuous ambulatory peritoneal dialysis. Scand J Infect Dis 2006;38:301–303.

125. Binder MI, Chua J, Kaiser PK, et al. Actinobacillus actinomycetemcomitans endogenous endophthalmitis: report of two cases and review of the literature. Scand J Infect Dis 2003;35:133–136.

126. Bining HJ, Saigal G, Chankowsky J, et al. Kingella kingae spondylodiscitis in a child. Br J Radiol 2006;79:e181–e183.

127. Birgisson H, Steingrimsson O, Gudnason T. Kingella kingae infections in pediatric patients: 5 cases of septic arthritis, osteomyelitis, and bacteremia. Scand J Infect Dis 1997;29:495–498.

128. Birkebaek NH, Kristiansen M, Seefeldt T, et al. Bordetella pertussis and chronic cough in adults. Clin Infect Dis 1999;29:1239–1242.

129. Birtles RJ, Harrison TG, Saunders NA, et al. Proposals to unify the genera Grahamella and Bartonella, with descriptions of Bartonella talpae comb. nov., Bartonella peromysci comb. nov., and three new species, Bartonella grahamii sp. nov., Bartonella taylori sp. nov., and Bartonella doshiae sp. nov. Int J Syst Bacteriol 1995;45:1–8.

130. Birtles RJ, Raoult D. Comparison of partial citrate synthase gene (gltA) sequences for phylogenetic analysis of Bartonella species. Int J Syst Bacteriol 1996;46:891–897.

131. Bisgaard M. Actinobacillus muris sp. nov. isolated from mice. Acta Pathol Microbiol Immunol Scand B 1986;94:1–18.

132. Bisgaard M, Christensen JP, Bojesen AM, et al. Avibacterium endocarditidis sp. nov., isolated from valvular endocarditis in chickens. Int J Syst Evol Microbiol 2007;57:1729–1734.

133. Bisgaard M, Heltberg O, Frederiksen W. Isolation of Pasteurella caballi from an infected wound on a veterinary surgeon. APMIS 1991;99:291–294.

134. Bisgaard M, Korczak BM, Busse HJ, et al. Classification of the taxon 2 and taxon 3 complex of Bisgaard with Gallibacterium and description of Gallibacterium melopsittaci sp. nov., Gallibacterium trehalosifermentans sp. nov. and Gallibacterium salpingitidis. Int J Syst Evol Microbiol 2009;59:735–744.

135. Biswas S, Maggi RG, Papich MG, et al. Comparative activity of pradofloxacin, enrofloxacin, and azithromycin against *Bartonella henselae* isolates collected from cats and a human. J Clin Microbiol 2010;48:617–618.

136. Bisgaard M, Mutters R, Mannheim W. Characterization of some previously unreported taxa isolated from guinea pigs (*Cavia procellus*) and provisionally classed with the "HPA-group". Les Colloques de l'INSERM 1983;114:227–244.

137. Blackall PJ, Bojesen AM, Christensen H, et al. Reclassification of [*Pasteurella*] *trehalosi* as *Bibersteinia trehalosi* gen. nov., comb. nov. Int J Syst Evol Microbiol 2007;57:666–674.

138. Blackall PJ, Christensen H, Beckenham T, et al. Reclassification of *Pasteurella gallinarum*, [*Haemophilus*] *paragallinarum*, *Pasteurella avium*, and *Pasteurella volantium* as *Avibacterium gallinarum* gen. nov., comb. nov., *Avibacterium paragallinarum* comb. nov., *Avibacterium avium* comb. nov., and *Avibacterium volantium* comb. nov. Int J Syst Evol Microbiol 2005;55:353–362.

139. Blomqvist G, Wesslen L, Pahlson C, et al. Phylogenetic placement and characterization of a new α-2 proteobacterium isolated from a patient with sepsis. J Clin Microbiol 1997;35:1988–1995.

140. Blum RN, Berry CD, Phillips MG. Clinical illnesses associated with isolation of dysgonic fermenter 3 from stool samples. J Clin Microbiol 1992;30:396–400.

141. Blumer J. Clinical perspectives on sinusitis and otitis media. Pediatr Infect Dis J 1998;17:S68–S72.

142. Bobo RA, Newton EJ. A previously undescribed gram-negative bacillus causing septicemia and meningitis. Am J Clin Pathol 1976;65:564–569.

143. Boerlin P, Siegrist HH, Burnens AP, et al. Molecular identification and epidemiological tracing of *Pasteurella multocida* meningitis in a baby. J Clin Microbiol 2000;38:1235–1237.

144. Bofinger JJ, Fekete T, Samuel R. Bacterial peritonitis caused by *Kingella kingae*. J Clin Microbiol 2007;45:3118–3120.

145. Bogaerts J, Verhaegen J, Tello WM, et al. Characterization, in vitro susceptibility and clinical significance of CDC group HB-5 from Rwanda. J Clin Microbiol 1990;28:2196–2199.

146. Bonatti H, Mendez J, Guerro I, et al. Disseminated *Bartonella* infection following liver transplantation. Transpl Int 2006;19:683–687.

147. Bonatti H, Rossboth DW, Nachbaur D, et al. A series of infections due to *Capnocytophaga* spp. in immunosuppressed and immunocompetent patients. Clin Microbiol Infect 2003;9:380–387.

148. Bong CTH, Bauer ME, Spinola SM. *Haemophilus ducreyi*: clinical features, epidemiology, and prospects for disease control. Microbes Infect 2002;4:1141–1148.

149. Bonilla DL, Kabeya H, Henn J, et al. *Bartonella quintana* in body lice and head lice from homeless persons, San Francisco, California, USA. Emerg Infect Dis 2009;15:912–915.

150. Bonnet M, Bonnet E, Alric L, et al. Severe knee arthritis due to *Eikenella corrodens* following a human bite. Clin Infect Dis 1997;24:80–81.

151. Boot E, Oosterhuis A, Thuis HC. PCR for the detection of *Streptobacillus moniliformis*. Lab Anim 2002;36:200–208.

152. Boschiroli MI, Ouahrani-Bettache A, Foulongne V, et al. Type IV secretion and brucella virulence. Vet Microbiol 2002;90:341–348.

153. Boschiroli MI, Ouahrani-Bettaches A, Foulonge V, et al. The *Brucella suis virB* operon is induced intracellularly in macrophages. Proc Natl Acad Sci U S A 2002;99:1544–1549.

154. Bothelo E, Gouriet F, Edouard PE, et al. Endocarditis caused by *Cardiobacterium valvarum*. J Clin Microbiol 2006;44:657–658.

155. Botta L, Bechan R, Yilmaz A, et al. Prosthetic valve endocarditis due to *Brucella*: successful outcome with a combined strategy. J Cardiovasc Med 2009;10:257–258.

156. Bounaadja L, Albert D, Chenais B, et al. Real-time PCR for identification of *Brucella* spp.: a comparative study of IS711, bcsp31, and per target genes. Vet Microbiol 2009;137:156–164.

157. Bourg G, O'Callaghan, Boschiroli ML. The genomic structure of *Brucella* strains isolated from marine mammals gives clues to evolutionary history within the genus. Vet Microbiol 2007;125:375–380.

158. Brachlow A, Chatterjee A, Stamoto T. Endocarditis due to *Kingella kingae*: a patient report. Clin Pediatr 2004;43:283–286.

159. Brautbar A, Esyag Y, Breuer GS, et al. Spontaneous bacterial peritonitis caused by *Haemophilus parainfluenzae*. Isr Med Assoc J 2007;9:175–176.

160. Brazilian Purpuric Fever Study Group. Brazilian purpuric fever: epidemic purpura fulminans associated with antecedent purulent conjunctivitis. Lancet 1987;2:757–761.

161. Brazilian Purpuric Fever Study Group. *Haemophilus aegyptius* bacteremia in Brazilian purpuric fever. Lancet 1987;2:761–763.

162. Brazilian Purpuric Fever Study Group. Brazilian purpuric fever identified in a new region of Brazil. J Infect Dis 1992;165(Suppl 1):S16–S19.

163. Breen D, Schonell A, Au T, et al. *Pasteurella multocida*: a case report of bacteremic pneumonia and a 10-year laboratory review. Pathology 2000;32:152–153.

164. Breitschwerdt EB, Atkins CE, Brown TT, et al. *Bartonella vinsonii* subsp. *berkhoffii* and related members of the α-subdivision of the *Proteobacteria* in dogs with cardiac arrhythmias, endocarditis, or myocarditis. J Clin Microbiol 1999;37:3618–3626.

165. Breitschwerdt EB, Kordick DL, Malarkey DE, et al. Endocarditis in a dog due to infection with a novel *Bartonella* subspecies. J Clin Microbiol 1995;33:154–160.

166. Breitschwerdt EB, Maggi RG, Chomel BB, et al. Bartonellosis: an emerging infectious disease of zoonotic importance to animals and human beings. J Vet Emerg Crit Care 2010;20:8–30.

167. Breitschwerdt EB, Maggi RG, Lantos PM, et al. *Bartonella vinsonii* subsp. *berkhoffii* and *Bartonella henselae* bacteremia in a father and daughter with neurological disease. Parasit Vectors 2010;3(1):29–37.

168. Breitschwerdt EB, Maggi RG, Mozayeni BR, et al. PCR amplification of *Bartonella koehlerae* from human blood and enrichment blood cultures. Parasit Vectors 2010;3:76.

169. Breitschwerdt EB, Maggi RG, Nicholson WL, et al. *Bartonella* sp. bacteremia in patients with neurological and neurocognitive dysfunction. J Clin Microbiol 2008;46:2856–2861.

170. Brenner DJ, Hollis DG, Fanning GR, et al. *Capnocytophaga canimorsus* sp. nov. (formerly CDC group DF-2), a cause of septicemia following dog bite, and *C. cynodegmi* sp. nov., a cause of localized wound infection following dog bite. J Clin Microbiol 1989;27:231–235.

171. Brenner DJ, Hollis DG, Moss CW, et al. Proposal of *Afipia* gen. nov., with *Afipia felis* (formerly the cat scratch disease bacillus), *Afipia clevlandensis*, sp. nov. (formerly the Cleveland Clinic Foundation strain), *Afipia broomeae* sp. nov., and three unnamed genospecies. J Clin Microbiol 1991;29:2450–2460.

172. Brenner DJ, O'Connor SP, Winkler HH, et al. Proposals to unify the genera *Bartonella* and *Rochalimaea*, with descriptions of *Bartonella quintana* comb. nov., *Bartonella vinsonii* comb. nov., *Bartonella henselae* comb. nov., and *Bartonella elizabethae* comb. nov., and to remove the family *Bartonellaceae* from the order *Rickettsiales*. Int J Syst Bacteriol 1993;43:777–786.

173. Brew SD, Perrett LL, Stack JA, et al. Human exposure to *Brucella* recovered from a sea mammal. Vet Rec 1999;144:483.

174. Bricker BJ, Ewalt DR, Halling SM. *Brucella* "HOOF-Prints": strain typing by multi-locus analysis of variable number tandem repeats (VNTRs). BMC Microbiol 2003;3:15.

175. Bricker BJ, Ewalt DR, MacMillan AP, et al. Molecular characterization of *Brucella* strains isolated from marine mammals. J Clin Microbiol 2000;38:1258–1262.

176. Bricker BJ, Ewalt D, Olsen SC, et al. Evaluation of the *Brucella abortus* species-specific polymerase chain reaction assay, an improved version of the *Brucella* AMOS polymerase chain reaction assay for cattle. J Vet Diagn Invest 2003;15:374–378.

177. Bricker BJ, Halling SM. Differentiation of *Brucella abortus* bv. 1, 2, and 4, *Brucella melitensis*, *Brucella ovis*, and *Brucella suis* bv. 1 by PCR. J Clin Microbiol 1994;32:2660–2666.

178. Bricker BL, Halling SM. Enhancement of the *Brucella* AMOS PCR assay for differentiation of *Brucella abortus* vaccine strains S19 and RB 51. J Clin Microbiol 1995;33:1640–1642.

179. Brion JP, Recule C, Croize J, et al. Isolation of *Francisella tularensis* from lymph node aspirate inoculated into a non-radiometric blood culture system. Eur J Clin Microbiol Infect Dis 1996;15:180–181.

180. Brivet F, Guibert M, Barthelemy P, et al. *Pasteurella multocida* sepsis after hemorrhagic shock in a cirrhotic patient: possible role of endoscopic procedures and gastrointestinal translocation. Clin Infect Dis 1994;18:842–843.

181. Broder KR, Cortese MM, Iskander JK, et al. Preventing tetanus, diphtheria, and pertussis among adolescents: use of tetanus toxoid, reduced diphtheria toxoid and acellular pertussis vaccines recommendations of the Advisory Committee on Immunization Practices. MMWR Recomm Rep 2006;55:1–34.

182. Brogan JM, Lally ET, Poulsen K, et al. Regulation of *Actinobacillus actinomycetemcomitans* leukotoxin expression: analysis of the promoter regions of leukotoxic and minimally leukotoxic strains. Infect Immun 1994;62:501–508.

183. Brook I. Bacteriology of acute and chronic frontal sinusitis. Arch Otolaryngol Head Neck Surg 2002;128:583–585.

184. Brooks CW, DeMartelaere SL, Johnson AJ. Spontaneous subconjunctival abscess because of *Haemophilus influenzae*. Cornea 2010;29:833–835.

185. Brouqui P, Houpikian P, DuPont HT, et al. Survey of the seroprevalence of *Bartonella quintana* in homeless people. Clin Infect Dis 1996;23:756–759.

186. Brouqui P, LaScola B, Roux V, et al. Chronic *Bartonella quintana* bacteremia in homeless patients. N Engl J Med 1999;340:184–189.

187. Broussard LA. Biological agents: weapons of warfare and bioterrorism. Mol Diagn 2001;6:323–333.

188. Brouwer MC, van de Beek D, Heckenberg SG, et al. Community-acquired *Haemophilus influenzae* meningitis in adults. Clin Microbiol Infect 2007;13:439–442.

189. Bryant BJ, Contry-Cantilena, Ahlgren A, et al. *Pasteurella multocida* bacteremia in asymptomatic plateletpheresis donors: a tale of two cats. Transfusion 2007;47:1984–1989.

190. Bryson MS, Neilly I, Rodger S, et al. Purpura fulminans associated with *Capnocytophaga canimorsus* infection. Br J Haematol 2003;121:1.

191. Buchanan TM, Faber LC. 2-Mercaptoethanol *Brucella* agglutination test: usefulness for predicting recovery from brucellosis. J Clin Microbiol 1980;11:691–693.

192. Bullock DW, Devitt PG. Pancreatic abscess and septicaemia caused by *Haemophilus segnis*. J Infect 1981;3:82–85.

193. Butt TS, Khan A, Ahmad A, et al. *Pasteurella multocida* infectious arthritis with acute gout after a cat bite. J Rheumatol 1997;24:1649–1652.

194. Caldeira L, Dutschmann L, Carmo G, et al. Fatal *Pasteurella multocida* infection in a systemic lupus erythematosus patient. Infection 1993;21:254–255.

195. Campos A, Taylor JH, Campbell M. Hamster bite peritonitis: *Pasteurella pneumotropica* peritonitis in a dialysis patient. Pediatr Nephrol 2000;15:31–32.

196. Campos J, Hernando M, Roman F, et al. Analysis of invasive *Haemophilus influenzae* infections after extensive vaccination against *H. influenzae* type b. J Clin Microbiol 2005;42:524–529.

197. Caniza MA, Granger DL, Wilson KH, et al. *Bartonella henselae*: etiology of pulmonary nodules in a patient with depressed cell-mediated immunity. Clin Infect Dis 1995;20:1505–1511.

198. Carbonetti NH. Pertussis toxin and adenylate cyclase toxin: key virulence factors of *Bordetella pertussis* and cell biology tools. Future Microbiol 2010;5:455–469.

199. Carden SM, Colville DJ, Gonis G, et al. *Kingella kingae* endophthalmitis in an infant. Aust N Z J Ophthalmol 1991;19:217–220.

200. Cardines R, Giufre M, Degli Atti ML, et al. *Haemophilus parainfluenzae* meningitis in an adult with acute otitis media. New Microbiol 2009;32:213–215.

201. Carey TW, Jackson K, Roure R, et al. Acromioclavicular septic arthritis: a case report of a novel pathogen. Am J Orthop 2010;39:134–136.

202. Carmeci C, Gregg D. *Haemophilus influenzae* salpingitis and septicemia in an adult. Obstet Gynecol 1997;89:863.

203. Carson HJ, Rezmer S, Belli J. *Haemophilus segnis* cholecystitis: a case report and literature review. J Infect 1997;35:85–86.

204. Casanova A, Ariza J, Rubio M, et al. BrucellaCapt versus classical tests in the serological diagnosis and management of human brucellosis. Clin Vaccine Immunol 2009;16:844–851.

205. Casao MA, Navvaro E, Solera J. Evaluation of the BrucellaCapt for the diagnosis of human brucellosis. J Infect 2004;49:102–108.

206. Catry B, Baele M, Opsomer G, et al. tRNA-intergenic spacer PCR for the identification of *Pasteurella* and *Mannheimia* spp. Vet Microbiol 2004;98:251–260.

207. Cattoir V, Lemenand O, Avril JL, et al. The *sodA* gene as a target for phylogenetic dissection of the genus *Haemophilus* and accurate identification of human clinical isolates. Int J Med Microbiol 2006;296:531–540.

208. Cekovska Z, Petrovska M, Jankoska G, et al. Isolation, identification, and antimicrobial susceptibility of *Brucella* blood culture isolates. Prilozi 2010;31:117–132.

209. Celebi G, Baruonu F, Ayoglu F, et al. Tularemia, a re-emerging disease in northwest Turkey: epidemiological investigation and evaluation of treatment responses. Jpn J Infect Dis 2006;59:229–234.

210. Celebi S, Hacimustafaoglu M, Gedikoglu S. Tularemia in children. Indian J Pediatr 2008;75:1129–1132.

211. Celentano L, Massari M, Parmatti D, et al. Resurgence of pertussis in Europe. Pediatr Infect Dis J 2005;24:761–765.

212. Cem Gul H, Akyol I, Sen B, et al. Epididymoorchitis due to *Brucella melitensis*: review of 19 patients. Urol Int 2009;82:158–161.

213. Centers for Disease Control and Prevention. Recommendations of the Immunization Practices Advisory Committee (ACIP): recommendations for use of *Haemophilus* b conjugate vaccines and a combined diphtheria-tetanus-pertussis and *Haemophilus* b vaccine. MMWR Recomm Rep 1993;42(RR-13):1–15.

214. Centers for Disease Control and Prevention. Summary of notifiable diseases, United States, 1993. MMWR Morb Mortal Wkly Rep 1993;42:952–960.

215. Centers for Disease Control and Prevention. Progress toward elimination of *Haemophilus influenzae* type b invasive disease among infants and children – United States, 1998–2000. MMWR Morb Mortal Wkly Rep 2002;51:234–237.

216. Centers for Disease Control and Prevention. Outbreak of tularemia among commercially distributed prairie dogs. MMWR Morb Mortal Wkly Rep 2002;51:688–699.

217. Centers for Disease Control and Prevention. Fatal case of unsuspected pertussis diagnosed from a blood culture. MMWR Morb Mortal Wkly Rep 2004;53:131–132.

218. Centers for Disease Control and Prevention. Tularemia transmitted by insect bites – Wyoming, 2001–2003. MMWR Morb Mortal Wkly Rep 2005;54:170–173.

219. Centers for Disease Control and Prevention. Pertussis – United States, 2001–2003. MMWR Morb Mortal Wkly Rep 2005;54:1283–1286.

220. Centers for Disease Control and Prevention. Laboratory-acquired brucellosis – Indiana and Minnesota, 2006. MMWR Morb Mortal Wkly Rep 2008;57:39–42.

221. Centers for Disease Control and Prevention. Summary of notifiable diseases – United States, 2006. MMWR Morb Mortal Wkly Rep 2008;55:1–92.

222. Centers for Disease Control and Prevention. Summary of notifiable diseases – United States, 2007. MMWR Morb Mortal Wkly Rep 2009;56:1–94.

223. Centers for Disease Control and Prevention. Final 2009 reports of nationally notifiable diseases. MMWR Morb Mortal Wkly Rep 2010;59:1025; 1027–1029.

224. Ceroni D, Cherkaoui A, Ferey S, et al. *Kingella kingae* osteoarticular infections in young children: clinical features and contribution of a new specific real-time PCR assay to the diagnosis. J Pediatr Orthop 2010;30:301–304.

225. Cetin ES, Kaya S, Demirci M, et al. Comparison of the BACTEC blood culture system versus conventional methods for culture of normally sterile body fluids. Adv Ther 2007;24:1271–1277.

226. Chadha V, Warady BA. *Capnocytophaga canimorsus* peritonitis in a pediatric peritoneal dialysis patient. Pediatr Nephrol 1999;13:646–648.

227. Challapalli M, Covert RF. Infectious diseases casebook: *Pasteurella multocida* early onset septicemia in newborns. J Perinatol 1997;17:248–249.

228. Chamberlin J, Laughlin L, Gordon S, et al. Serodiagnosis of *Bartonella bacilliformis* infection by indirect immunofluorescence antibody assay: test development and application in an area of bartonellosis endemicity. J Clin Microbiol 2000;38:4269–4271.

229. Chamberlin J, Laughlin LW, Romero S, et al. Epidemiology of endemic *Bartonella bacilliformis*: a prospective cohort study in a Peruvian mountain valley community. J Infect Dis 2002;186:983–990.

230. Chan JF, Wong SS, Leung SS, et al. *Capnocytophaga sputigena* primary iliopsoas abscess. J Med Microbiol 2010;59:1368–1370.

231. Chan PC, Lu CY, Lee PI, et al. *Haemophilus influenzae* type b meningitis with subdural effusion: a case report. J Microbiol Immunol Infect 2002;35:61–64.

232. Chang CC, Hayashidani H, Pusterla N, et al. Investigation of *Bartonella* infection in ixodid ticks from California. Comp Immunol Microbiol Infect Dis 2002;25:229–236.

233. Chang CC, Huang SY. *Eikenella corrodens* arthritis of the knee after a toothpick injury: report of one case. Acta Paediatr Taiwan 2005;46:318–320.

234. Chang CC, Kasten RW, Chomel BB, et al. Coyotes (*Canis lutrans*) as the reservoir for the human pathogenic *Bartonella* sp.: molecular epidemiology of *Bartonella vinsonii* subsp. *berkhoffii* infection in coyotes from central coast California. J Clin Microbiol 2000;38:4193–4200.

235. Chang K, Siu LK, Chen YH, et al. Fatal *Pasteurella multocida* septicemia and necrotizing fasciitis related with wound licked by a domestic dog. Scand J Infect Dis 2007;39:167–170.

236. Chapin-Robertson K, Dahlberg SE, Edberg SC. Clinical and laboratory analyses of cytospin-prepared gram stains for recovery and diagnosis of bacteria from sterile body fluids. J Clin Microbiol 1992;30:377–380.

237. Chean R, Stefanski DA, Woolley IJ, et al. Rat bite fever as a presenting illness in a patient with AIDS. Infection 2012;40(3):319–321. doi:10.1007/sl5010-011-0181-x.

238. Chen AC, Liu CC, Yao WJ, et al. *Actinobacillus actinomycetemcomitans* pneumonia with chest wall and subphrenic abscess. Scand J Infect Dis 1995;27:289–290.

239. Chen C. Distribution of a newly described species, *Kingella oralis*, in the human oral cavity. Oral Microbiol Immunol 1996;11:425–427.

240. Chen C, Wang T, Chen W. Occurrence of *Aggregatibacter actinomycetemcomitans* serotypes in subgingival plaque from United States subjects. Mol Oral Microbiol 2010;25:207–214.

241. Chen M, Kemp M, Bruun NE, et al. *Cardiobacterium valvarum*: a case of infective endocarditis and phenotypic/molecular characterization of eleven *Cardiobacterium* species strains. J Med Microbiol 2011;60:522–528.

242. Chen PL, Lee NY, Van JJ, et al. Prosthetic valve endocarditis caused by *Streptobacillus moniliformis*: a case of rat bite fever. J Clin Microbiol 2007;45:3125–3126.

243. Chen RV, Bradley JS. *Haemophilus parainfluenzae* sepsis in a very low birth weight premature infant: a case report and review of the literature. J Perinatol 1999;19:315–317.

244. Chentanez T, Khawcharoenporm T, Chokrungvaranon N, et al. *Cardiobacterium hominis* endocarditis presenting as acute embolic stroke : a case report and review of the literature. Heat Lung 2011;40(3):262–269.

245. Cherkaoui A, Ceroni D, Emonet S, et al. Molecular diagnosis of *Kingella kingae* osteoarticular infections by specific real-time PCR assay. J Med Microbiol 2009;58:65–68

246. Cherpes TL, Kusne S, Hillier SL. *Haemophilus influenzae* septic abortion. Infect Dis Obstet Gynecol 2002;10:161–164.

247. Cherry JD. Epidemiology of pertussis. Pediatr Infect Dis J 2006;25:361–362.

248. Cherry JD, Grimprel E, Guiso N, et al. Defining pertussis epidemiology: clinical, microbiologic and serologic perspectives. Pediatr Infect Dis J 2005;24:S25–S34.

249. Cherry NA, Diniz PPVP, Maggi RG, et al. Isolation or molecular detection of *Bartonella henselae* and *Bartonella vinsonii* subsp. *berkoffii* from dogs with idiopathic cavitary effusions. J Vet Intern Med 2009;23:186–189.

250. Cherry NA, Maggi RG, Cannedy AL, et al. PCR detection of *Bartonella bovis* and *Bartonella henselae* in the blood of beef cattle. Vet Microbiol 2009;135:308–312.

251. Chhabra MS, Motley WW, Mortensen JE. *Eikenella corrodens* as a causative agent for neonatal conjunctivitis. J AAPOS 2008;12:524–525.

252. Chia JK, Nakata MN, Lami JL, et al. Azithromycin for the treatment of cat-scratch disease. Clin Infect Dis 1998;26:193–194.

253. Chien JT, Lin CH, Chen, YC, et al. Epidural abscess caused by *Haemophilus aphrophilus* misidentified as *Pasteurella* species. Intern Med 2009;48:853–858.

254. Childs JE, Rooney JA, Cooper JL, et al. Epidemiologic observations on infection with *Rochalimaea* species among cats living in Baltimore, MD. J Am Vet Med Assoc 1994;204:1775–1778.

255. Chodosh J. Cat's tooth keratitis: human corneal infection with *Capnocytophaga canimorsus*. Cornea 2001;20:661–663.

256. Choi D, Thermidor M, Cunha BA. *Haemophilus parainfluenzae* mitral prosthetic valve endocarditis in an intravenous drug abuser. Heart Lung 2005;34:152–154.

257. Chomel BB, Abbott RC, Kasten RW, et al. *Bartonella henselae* in domestic cats in California: risk factors and association between bacteremia and antibody titers. J Clin Microbiol 1995;33:2445–2450.

258. Chomel BB, Boulouis HJ, Maruyama S, et al. *Bartonella* species in pets and the effect on human health. Emerg Infect Dis 2006;12:389–394.

259. Chomel BB, Boulouis HJ, Petersen H, et al. Prevalence of *Bartonella* infection in domestic cats in Denmark. Vet Res 2002;33:205–213.

260. Chomel BB, DeBess EE, Mangiamele DM, et al. Changing trends in the epidemiology of human brucellosis in California from 1973–1992: a shift toward foodborne transmission. J Infect Dis 1994;170:1216–1223.

261. Chomel BB, Kasten RW. Bartonellosis, an increasingly recognized zoonosis. J Appl Microbiol 2010;109:743–750.

262. Chomel BB, Kasten RW, Floyd-Hawkins K, et al. Experimental transmission of *Bartonella henselae* by the cat flea. J Clin Microbiol 1996;34:1952–1956.

263. Chomel BB, Kasten RW, Williams C, et al. *Bartonella* endocarditis: a pathology shared by animal reservoirs and patients. Ann N Y Acad Sci 2009;1166:120–126.

264. Chometon S, Benito Y, Chaker M, et al. Specific real-time polymerase chain reaction places *Kingella kingae* as the most common cause of osteoarticular infections in young children. Pediatr Infect Dis J 2007;26:377–381.

265. Christensen H, Angen O, Olsen JE, et al. Revised description and classification of atypical isolates of *Pasteurella multocida* from bovine lungs based on genotypic characterization to include variants previously classified as biovar 2 of *Pasteurella canis* and *Pasteurella avium*. Microbiology 2004;150:1757–1767.

266. Christensen H, Bisgaard M. Revised definition of *Actinobacillus sensu stricto* isolated from animals: a review with special emphasis on diagnosis. Vet Microbiol 2004;99:13–30.

267. Christensen H, Bisgaard M, Aalbaek B, et al. Reclassification of Bisgaard taxon 33, with proposal of *Volucribacter psittacicida* gen. nov., sp. nov. and *Volucribacter amazonae* sp. nov. as new members of the *Pasteurellaceae*. Int J Syst Evol Microbiol 2004;54:813–818.

268. Christensen H, Bisgaard M, Angen O, et al. Final classification of Bisgaard taxon 9 as *Actinobacillus arthriditis* sp. nov. and recognition of a novel genomospecies for equine strains of *Actinobacillus lignieresii*. Int J Syst Evol Microbiol 2002;52:1239–1246

269. Christensen H, Bisgaard M, Bojensen AM, et al. Genetic relationships among avian isolates classified as *Pasteurella haemolytica*, 'Actinobacillus salpingitidis' or *Pasteurella anatis* with proposal of *Gallibacterium anatis* gen. nov., comb. nov. and description of additional genomospecies within *Gallibacterium* gen. nov. Int J Syst Evol Microbiol 2003;53:275–287.

270. Christensen H, Bisgaard M, Olsen JE. Reclassification of equine isolates previously reported as *Actinobacillus equuli*, variants of *A. equuli*, *Actinobacillus suis* or Bisgaard taxon 11 and proposal of *A. equuli* subsp. *equuli* subsp. nov. and *A. equuli* subsp. *haemolyticus* subsp. nov. Int J Syst Evol Microbiol 2002;52:1569–1576

271. Christensen H, Hommez J, Olsen JE, et al. [*Pasteurella*] *caballi* infection not limited to horses – a closer look at taxon 42 of Bisgaard. Lett Appl Microbiol 2006;43:424–429.

272. Christensen H, Kuhnert P, Bisgaard M, et al. Emended description of porcine [*Pasteurella*] *aerogenes*, [*Pasteurella*] *mairi*, and [*Actinobacillus*] *rossii*. Int J Syst Evol Microbiol 2005;55:209–223.

273. Christensen H, Kuhnert P, Busse HJ, et al. Proposed minimal standards for the description of genera, species and subspecies for the *Pasteurellaceae*. Int J Syst Evol Microbiol 2007;57:166–178.

274. Christopher GW, Cieslak TJ, Pavlin JA, et al. Biological warefare: a historical perspective. JAMA 1997;78:412–417.

275. Christou L, Economou G, Zikou AK, et al. Acute *Haemophilus parainfluenzae* endocarditis: a case report. J Med Case Rep 2009;3:7494.

276. Christova I, Velinov T, Kantardjiev T, et al. Tularemia outbreak in Bulgaria. Scand J Infect Dis 2004;36:785–789.

277. Church S, Harrigan KE, Irving AE, et al. Endocarditis caused by *Pasteurella caballi* in a horse. Aust Vet J 1998;76:528–530.

278. Ciantar M, Gilthorpe MS, Hurel SJ, et al. *Capnocytophaga* spp. in periodontitis patients manifesting diabetes mellitus. J Periodontal 2005;76:194–203.

279. Ciantar M, Spratt DA, Newman HN, et al. *Capnocytophaga granulosa* and *Capnocytophaga haemolytica*: novel species in subgingival plaque. J Clin Periodontol 2001;28:701–705.

280. Claesson R, Lagervall M, Hoglund-Aberg C, et al. Detection of the highly leucotoxic JP2 clone of *Aggregatibacter actinomycetemcomitans* in members of a Caucasian family living in Sweden. J Clin Periodontol 2010;38(2):115–121. doi:10.1111/j.1600-951X.2010.01643.x.

281. Clarridge JE 3rd, Raich TJ, Pirwani D, et al. Strategy to detect and identify *Bartonella* species in routine clinical laboratory yields *Bartonella henselae* from human immunodeficiency virus-positive patient and unique *Bartonella* strain from his cat. J Clin Microbiol 1995;33:2107–2113.

282. Clarridge JE 3rd, Raich TJ, Sjostedt A, et al. Characterization of two unusual clinically significant *Francisella* strains. J Clin Microbiol 1996;34: 1995–2000.

283. Clavareau C, Wellemans V, Walravens K, et al. Phenotypic and molecular characterization of a *Brucella* strain isolated from a minke whale (*Balenoptera acutorostrata*). Microbiology 1998;144:3267–3273.

284. Cleuziou C, Binard A, Devauchelle-Pensec V, et al. Beware man's best friend. Spine 2010;35:E1520–E1521.

285. Clinical Laboratory Standards Institute. Performance Standards for Antimicrobial Susceptibility Testing; Twenty-Second Informational Supplement. CLSI document M100-S22. Wayne, PA: Clinical and Laboratory Standards Institute, 2012.

286. Clinical Laboratory Standards Institute. Methods for Antimicrobial Dilution and Disk Susceptibility Testing of Infrequently Isolated or Fastidious Bacteria; Approved Guideline. 2nd Ed. CLSI document M45-A2. Wayne, PA: Clinical and Laboratory Standards Institute, 2010.

287. Cloeckaert A, Grayon M, Grepinet O. An IS711 element downstream of the *bp26* gene is a specific marker for *Brucella* spp. isolated from marine mammals. Clin Diagn Lab Immunol 2000;7:835–839.

288. Cloeckaert A, Verger JM, Grayon M, et al. Classification of *Brucella* spp. isolated from marine mammals by DNA polymorphism at the *omp2* locus. Microbes Infect 2001;3:729–738.

289. Cohn SE, Knorr KL, Gilligan PH, et al. Pertussis is rare in human immunodeficiency virus disease. Am Rev Respir Dis 1993;147:411–413.

290. Cokca F, Meco O, Arasil E, et al. An intramedullary dermoid cyst abscess due to *Brucella abortus* biotype 3 at T11-L2 spinal levels. Infection 1994;22: 359–360.

291. Colborn JM, Kosoy MY, Motin VL, et al. Improved detection of *Bartonella* DNA in mammalian hosts and arthropod vectors by real-time PCR using the NADH dehydrogenase gamma subunit (*nuoG*). J Clin Microbiol 2010;48:4630–4633.

292. Colebunders R, Vael C, Blot K, et al. *Bordetella pertussis* as a cause of chronic respiratory infection in an AIDS patient. Eur J Clin Microbiol Infect Dis 1994;13:313–315.

293. Colombo APV, Boches SK, Cotton CL, et al. Comparisons of subgingival microbial profiles of refractory periodontitis, severe periodontitis, and periodontal health using the human oral microbe identification microarray. J Periodontol 2009;80:1421–1432. doi:10.1902/jop.2009.090185.

294. Colmenero JD, Queipo-Ortuno MI, Reguera JM, et al. Chronic hepatosplenic abscesses in brucellosis. Clinicotherapeutic features and molecular diagnostic approach. Diagn Microbiol Infect Dis 2002;42:159–167.

295. Colmenaro JD, Queipo-Ortuno M, Reguera JM, et al. Real time polymerase chain reaction: a new powerful tool for the diagnosis of neurobrucellosis. J Neurol Neurosurg Psychiatry 2005;76:1025–1027.

296. Colson P, LaScola B, Champsaur P. Vertebral infections caused by *Haemophilus aphrophilus*: case report and review. Clin Microbiol Infect 2001;7:107–113.

297. Comer JA, Flynn C, Regnery RL, et al. Antibodies to *Bartonella* species in inner-city intravenous drug users in Baltimore, MD. Arch Intern Med 1996;156:2491–2495.

298. Conlan JW, Oyston PC. Vaccines against *Francisella tularensis*. Ann N Y Acad Sci 2007;1105:325–350.

299. Conlan JW, Shen H, Webb A, et al. Mice vaccinated with the O-antigen of *Francisella tularensis* LVS lipopolysaccharide conjugated to bovine serum albumin develop varying degrees of protective immunity against systemic or aerosol challenge with virulent type A and type B strains of the pathogen. Vaccine 2002;20:3465–3471.

300. Connell PP, Carey B, Kollpiara D, et al. *Kingella kingae* orbital cellulitis in a 3-year-old. Eye 2006;20:1086–1088.

301. Cook PP. Persistent postoperative wound infection with *Pasteurella multocida*: case report and literature review. Infection 1995;23:252.

302. Cookson BT, Cho HL, Herwaldt LA, et al. Biological activities and chemical composition of purified tracheal cytotoxin of *Bordetella pertussis*. Infect Immun 1989;57:2223–2229.

303. Cookson BT, Vandamme P, Carlson LC, et al. Bacteremia caused by a novel *Bordetella* species, 'B. hinzii'. J Clin Microbiol 1994;32:2569–2571.

304. Cooper CL, Van Caeseele P, Canvin J, et al. Chronic prosthetic device infection with *Francisella tularensis*. Clin Infect Dis 1999;29:1589–1591.

305. Corbel MJ. Identification of dye-sensitive strains of *Brucella melitensis*. J Clin Microbiol 1991;29:1066–1068.

306. Corbel MJ, Banai M. Genus I. *Brucella* Mayer and Shaw 1920, 173AL. In Brenner DJ, Krieg NR, Staley JT, eds. Bergey's Manual of Systematic Bacteriology. Vol 2. Heidelberg, Berlin: Springer, 2005:370–386.

307. Cortelli SC, Costa FO, Kawai T, et al. Diminished treatment response of periodontally diseased patients infected with the JP2 clone of *Aggregatibacter* (*Actinobacillus*) *actinomycetemcomitans*. J Clin Microbiol 2009;47: 2018–2025.

308. Cortese MM, Baughman AL, Brown K, et al. A "new age" in pertussis prevention: new opportunities through adult vaccination. Am J Prev Med 2007;32:177–185.

309. Cortez JMC, Imam AA, Ang JY. *Pasteurella multocida* urinary tract infection in a pediatric patient with end-stage renal disease. Pediatr Infect Dis J 2007;26:183–185.

310. Costas M, Owen RJ. Numerical analysis of electrophoretic protein patterns of *Streptobacillus moniliformis* strains from human, murine, and avian infections. J Med Microbiol 1987;23:393–311.

311. Cotte V, Bonnet S, Le Rhun D, et al. Transmission of *Bartonella henselae* by *Ixodes ricinus* ticks. Emerg Infect Dis 2008;14:1074–1080.

312. Courand PY, Mouly-Bertin C, Thomson V, et al. Acute coronary syndrome revealed *Cardiobacterium hominis* endocarditis. J Cardiovasc Med 2012;13(3):216–221.

313. Cox RA, Slack MP. Clinical and microbiological features of *Haemophilus influenzae* vulvovaginitis in young girls. J Clin Pathol 2002;55:961–964.

314. Crawley PJ, Ravindrin BK, Poole JE. Not the usual cardiac rhythm device infection: a fastidious pathogen with several teaching points. J Hosp Med 2008;3:173–175.

315. Cross JT, Jacobs RF. Tularemia: treatment failures with outpatient use of ceftriaxone. Clin Infect Dis 1993;17:976–980.

316. Crowcroft NS, Pebody R. Recent developments in pertussis. Lancet 2006 367:1926–1936.

317. Cuadadro-Gomez LM, Arranz-Caso JA, Cuadro-Gonzalez J, et al. *Pasteurella pneumotropica* pneumonia in a patient with AIDS. Clin Infect Dis 1995;21:445–446.

318. Curi ALL, Machado D, Heringer G, et al. Cat-scratch disease: ocular manifestations and visual outcome. Int Ophthalmol 2010;30:553–558.

319. Currie PF, Codispoti M, Mankad PS, et al. Late aortic homograft valve endocarditis caused by *Cardiobacterium hominis*: a case report and review of the literature. Heart 2000;83:579–581.

320. DaCosta M, Guillou JP, Garin-Bastuji B, et al. Specificity of six genes sequences for the detection of the genus *Brucella* by DNA amplification. J Appl Bacteriol 1996;81:267–275.

321. Dagleish MP, Barley J, Finlayson J, et al. *Brucella ceti* associated pathology in the testicle of a harbor porpoise (*Phocoena phocoena*). J Comp Pathol 2008;139;54–59.

322. Dalby T, Harboe ZB, Krogfelt KA. Seroprevalence of pertussis among Danish patients with cough of unknown etiology. Clin Vaccine Immunol 2010;17:2023.

323. Dalton MJ, Robinson LE, Cooper J, et al. Use of *Bartonella* antigens for serologic diagnosis of cat-scratch disease at a national referral center. Arch Intern Med 1995;155:1670–1676.

324. Daly JS, Worthington MG, Brenner DJ, et al. *Rochalimaea elizabethae* sp. nov., isolated from a patient with endocarditis. J Clin Microbiol 1993;31:872–881.

325. Daneshvar MI, Hollis DG, Moss CW. Chemical characterization of clinical isolates which are similar to CDC group DF-3 bacteria. J Clin Microbiol 1991;29:2351–2353.

326. Dang Burgener NP, Baglivo E, Harbarth S. *Pasteurella multocida* endophthalmitis: case report and review of the literature. Klin Monbl Augenheilkd 2005;222:231–233.

327. Darras-Joly C, Lortholary O, Mainardi JL, et al. *Haemophilus* endocarditis: report of 42 cases in adults and review. Haemophilus Endocarditis Study Group. Clin Infect Dis 1997;24:1087–1094.

328. Das SK, Mishra AK, Tindall BJ, et al. Oxidation of thiosulfate by a new bacterium, *Bosea thiooxidans* (strain BI-42) gen. nov., sp. nov.: analysis of phylogeny based on chemotaxonomy and 16S ribosomal DNA sequencing. Int J Syst Bacteriol 1996;46:981–987.

329. Daum RS, Murphey-Corb M, Shapira E, et al. Epidemiology of ROB-1 β-lactamase among ampicillin-resistant *Haemophilus influenzae* isolates in the United States. J Infect Dis 1988;157:450–455.

330. Davies RL, Paster BJ, Dewhirst FE. Phylogenetic relationships and diversity within the *Pasteurella haemolytica* complex based on 16S rRNA sequence comparison and outer membrane protein and lipopolysaccharide analysis. Int J Syst Bacteriol 1996;46:736–744.

331. Dawson CE, Stubberfield EJ, Perrett LL, et al. Phenotypic and molecular characterization of *Brucella* isolates from marine animals. BMC Microbiol 2008;8:224–232.

332. Daxboeck F, Goerzer E, Apfalter P, et al. Isolation of *Bordetella trematum* from a diabetic leg ulcer. Diabet Med 2004;21:1247–1248.

333. De BK, Stauffer L, Koylass MS, et al. Novel *Brucella* strain (BO1) associated with a prosthetic breast implant infection. J Clin Microbiol 2008;46:43–49.

334. DeBoer MG, Lambregts PC, van Dam AP, et al. Meningitis caused by *Capnocytophaga canimorsus*: when to expect the unexpected. Clin Neurol Neurosurg 2007;109:393–398.

335. DeCastro N, Pavie J, LaGrange-Xelot M, et al. Severe *Actinobacillus ureae* meningitis in an immunocompromised patient: report of one case and review of the literature. Scand J Infect Dis 2007;39:1076–1079.

336. Dehio C, Lanz C, Pohl R, et al. *Bartonella schoenbuchii* sp. nov., isolated from the blood of wild roe deer. Int J Syst Evol Microbiol 2001;51:1557–1565.

337. De La Fuente A, Sanchez JR, Uriz J, et al. Infection of a pacemaker by *Brucella melitensis*. Tex Heart Inst J 1997;24:129–130.

338. De La Puente-Redondo VA, del Blanco NG, Gutierrez-Martin CB, et al. Comparison of different PCR approaches for typing of *Francisella tularensis* strains. J Clin Microbiol 2000;38:1016–1022.

339. DeLey JW, Mannheim W, Mutters R, et al. Inter- and intrafamilial similarities of rRNA cistrons of the *Pasteurellaceae*. Int J Syst Bacteriol 1990;40:126–137.

340. Del Vecchio VG, Kapatral V, Elzer P, et al. The genome of *Brucella melitensis*. Vet Microbiol 2002;90:587–592.

341. Del Vecchio VG, Kapatral V, Redkar RJ, et al. The genome sequence of the facultative intracellular pathogen *Brucella melitensis*. Proc Natl Acad Sci U S A 2002;99:443–448.

342. DeMassis F, DiGirolami A, Petrini A, et al. Correlation between animal and human brucellosisin Italy during the period 1997–2002. Clin Microbiol Infect 2005;11:632–636.

343. DeMeyer SE, Willems A. Multilocus sequence analysis of *Bosea* species and the description of *Bosea lupini* sp. nov., *Bosea lathyri* sp. nov., and *Bosea robiniae* sp. nov., isolated from legumes in Flanders (Belgium). Int J Syst Evol Microbiol 2011;62(Pt 10):2505–2510.

344. Demirkan F, Akalin HE, Simsek H, et al. Spontaneous peritonitis due to *Brucella melitensis* in a patient with cirrhosis. Eur J Clin Microbiol Infect Dis 1993;12:66–67.

345. Dendle C, Woodley IJ, Korman TM. Rat-bite fever septic arthritis: illustrative case and literature review. Eur J Clin Microbiol Infect Dis 2006;25:791–797.

346. Dennis DT, Inglesby TV, Henderson DA, et al. Tularemia as a biological weapon: medical and public health management. JAMA 2001;285:2763–2773.

347. Dequi S, Donglou X, Jiming Y. Epidemiology and control of brucellosis in China. Vet Microbiol 2002;90:165–182.

348. Desai SS, Harrison RA, Murphy MD. *Capnocytophaga ochracea* causing severe sepsis and purpura fulminans in an immunocompetent patient. J Infect 2007;54:e107–e109.

349. Deschilder I, Gordts B, Van Landuyt H, et al. *Pasteurella dagmatis* septicemia in an immunocompromised patient without a history of dog or cat bites. Acta Clin Belg 2000;55:225–226.

350. Deshmukh PM, Camp CJ, Rose FB, et al. *Capnocytophaga canimorsus* sepsis with purpura fulminans and symmetrical gangrene following a dog bite in a shelter employee. Am J Med Sci 2004;327:369–372.

351. Deville JG, Cherry JD, Christenson PD, et al. Frequency of unrecognized *Bordetella pertussis* infections in adults. Clin Infect Dis 1995;21:639–642.

352. Dewhirst FE, Chen CK, Paster BJ, et al. Phylogeny of species in the Family *Neisseriaceae* isolated from human dental plaque and description of *Kingella orale* sp. nov. Int J Syst Bacteriol 1993;43:490–499.

353. Dewhirst FE, Paster BJ, La Fontaine S, et al. Transfer of *Kingella indologenes* comb. nov. (Snell and LaPage 1976) to the genus *Suttonella* gen. nov. as *Suttonella indologenes* comb. nov.; transfer of *Bacteroides nodosus* (Beveridge 1941) to the genus *Dichelobacter* gen. nov., as *Dichelobacter nodosus* comb. nov.; and assignment of the genera *Cardiobacterium*, *Dichelobacter*, and *Suttonella* to *Cardiobacteriaceae* fam. nov. in the γ-division of *Proteobacteria* on the basis of 16S rRNA sequence comparisons. Int J Syst Bacteriol 1990;40:426–433.

354. Dewhirst FE, Paster BJ, Olsen I, et al. Phylogeny of 54 representative strains of species in the family *Pasteurellaceae* as determined by comparison of 16S rRNA sequences. J Bacteriol 1992;174:2002–2013.

355. Diaz MH, Bai Y, Malania L, et al. Development of a novel genus-specific real-time PCR assay for detection and differentiation of *Bartonella* species and genotypes. J Clin Microbiol 2012;50(5):1645–1649. doi:10.1128/JCM.06621-11.

356. Dieterich C, Relman DA. Modulation of the host interferon response and ISGylation pathway by *B. pertussis* filamentous hemagglutinin. PLoS One 2011;6:e27535.

357. Dijkmans BA, Thomeer RT, Vielvoye GJ, et al. Brain abscess due to *Streptobacillus moniliformis* and *Actinobacterium meyeri*. Infection 1984;12:262–264.

358. Dilegge SK, Edgcomb VP, Leadbetter ER. Presence of the oral bacterium *Capnocyophaga canimorsus* in the tooth plaque of canines. Vet Microbiol 2011;149(3/4):437–445. doi:10.1016/j.vetmic.2010.12.010.

359. Diniz PP, Wood M, Maggi RG, et al. Co-isolation of *Bartonella henselae* and *Bartonella vinsonii* subsp. *berkhoffii* from blood, joint, and subcutaneous seroma fluids from two naturally infected dogs. Vet Microbiol 2009;138:368–372.

360. Doebbeling BN, Feilmeier ML, Herwaldt LA. Pertussis in an adult man infected with the human immunodeficiency virus. J Infect Dis 1990;161:1296–1298.

361. Doern GV, Chapin KC. Laboratory identification of *Haemophilus influenzae*: effects of basal media on the results of the satellitism test and evaluation of the RapID NH system. J Clin Microbiol 1984;20:599–601.

362. Dolan SA, Dommaraju CB, DeGuzman GB. Detection of *Francisella tularensis* in clinical specimens by use of polymerase chain reaction. Clin Infect Dis 1998;26:764–765.

363. Donahue JM, Sells AF, Bolin DC. Classification of *Actinobacillus* spp. isolates from horses involved in mare reproductive loss syndrome. Am J Vet Res 2006;67:1426–1432.

364. Dorbecker C, Licht C, Korber F, et al. Community-acquired pneumonia due to *Bordetella holmesii* in a patient with frequently relapsing nephrotic syndrome. J Infect 2007;54:e203–e205.

365. Dorbecker C, Sander A, Oberle K, et al. *In vitro* susceptibilities of *Bartonella* species to 17 antimicrobial compounds: comparison of Etest and agar dilution. J Antimicrob Chemother 2006;58:784–788.

366. Douse F, Thomann A, Brodard I, et al. Routine phenotypic identification of bacterial species of the family *Pasteurellaceae* isolated from animals. J Vet Diagn Invest 2008;20:716–724.

367. Douvier S, Neuwirth C, Filipuzzi L, et al. Chorioamnionitis with intact membranes caused by *Capnocytophaga sputigena*. Eur J Obstet Gynecol Reprod Biol 1999;83:109–112.

368. Doyle TJ, Bryan RT. Infectious disease morbidity in the US region bordering Mexico, 1990–1998. J Infect Dis 2000;182:1503–1510.

369. Drancourt M, Mainardi JL, Brouqui P, et al. *Bartonella* (*Rochalimaea*) *henselae* endocarditis in three homeless men. N Engl J Med 1995;332:419–423.

370. Drancourt M, Moal V, Brunet P, et al. *Bartonella* (*Rochalimaea*) *quintana* infection in a seronegative hemodialyzed patient. J Clin Microbiol 1996;34:1158–1160.

371. Dreier J, Vollmer T, Freytag C, et al. Culture-negative infectious endocarditis caused by *Bartonella* spp.: 2 case reports and a review of the literature. Diagn Microbiol Infect Dis 2008;61:476–483.

372. Droz S, Chi B, Horn E, et al. *Bartonella koehlerae* sp. nov., isolated from cats. J Clin Microbiol 1999;37:1117–1122.

373. Dubov-Raz G, Ephros M, Gart BZ, et al. Invasive pediatric *Kingella kingae* infections: a nationwide collaborative study. Pediatr Infect Dis J 2010;29:639–643.

374. Dubnov-Raz G, Scheuerman O, Chodick G, et al. Invasive *Kingella kingae* infections in children: clinical and laboratory characteristics. Pediatrics 2009;122:1305–1309.

375. Dubois D, Robin F, Bouvier D, et al. *Streptobacillus moniliformis* as the causative agent in spondylodiscitis and psoas muscle abscess after rooster scratches. J Clin Microbiol 2008;46:2820–2821.

376. Dudley MH, Czarnecki LA, Wells MA. Fatal *Capnocytophaga* infection associated with splenectomy. J Forensic Sci 2006;51:664–666.

377. Duncan AW, Maggi RG, Breitschwerdt EB. A combined approach for the enhanced detection and isolation of *Bartonella* species in dog blood samples: pre-enrichment liquid culture followed by PCR and subculture onto agar plates. J Microbiol Methods 2007;69:273–281.

378. Duncan AW, Marr HS, Birkenheuer AJ, et al. *Bartonella* DNA in the blood and lymph nodes of Golder Retrievers with lymphoma and in healthy controls. J Vet Intern Med 2008;22:89–95.

379. Duong M, Besancenot JF, Neuwirth C, et al. Vertebral osteomyelitis due to *Capnocytophaga* species in immunocompetent patients: report of two cases and review. Clin Infect Dis 1996;22:1099–1101.

380. Durmaz G, Us T, Aydinli A, et al. Optimum detection times for bacteria and yeast species with the BACTEC 9120 aerobic blood culture system: evaluation for a 5-year period in a Turkish university hospital. J Clin Microbiol 2003;41(2):819–821.

381. Dworkin MS, Parl L, Borchardt SM. The changing epidemiology of invasive *Haemophilus influenzae* disease, especially in persons ≥65 years old. Clin Infect Dis 2007;44:810–816.

382. Dworkin MS, Sullivan PS, Buskin SE, et al. *Bordetella bronchiseptica* infection in human immunodeficiency virus-infected patients. Clin Infect Dis 1999;28:1095–1099.

383. Ebinger M, Nichterlein T, Schumacher UK, et al. Isolation of *Capnocytophaga granulosa* from an abscess in an immunocompetent adolescent. Clin Infect Dis 2000;30:606–607.

384. Edwards R, Finch RG. Characterization and antibiotic susceptibilities of *Streptobacillus moniliformis*. J Med Microbiol 1986;21:39–42.

385. Ehrenborg C, Harberg S, Alden J, et al. First known case of *Bartonella quintana* endocarditis in Sweden. Scand J Infect Dis 2009;41:73–75.

386. Ejlertsen T, Gahrn-Hansen B, Sogaard P, et al. *Pasteurella aerogenes* isolated from ulcers or wounds in humans with occupational exposure to pigs: a report of 7 Danish cases. Scand J infect Dis 1996;28:567–570.

387. Eliasson H, Back E. Tularemia in an emergent area in Sweden: an analysis of 234 cases in five years. Scand J Infect Dis 2007;39:880–889.

388. Eliason H, Broman T, Forsman M, et al. Tularemia: current epidemiology and disease management. Infect Dis Clin North Am 2006;20:289–311.

389. Eliasson H, Sjostedt A, Back E. Clinical use of PCR for *Francisella tularensis* in patients with suspected ulceroglandular tularemia. Scand J Infect Dis 2005;37:833–837.

390. Elliot E, MacIntyre P, Ridley G, et al. National study of infants hospitalized with pertussis in the acellular pertussis vaccine era. Pediatr Infect Dis J 2004;23:246–252.

391. Elliott SP. Rat bite fever and *Streptobacillus moniliformis*. Clin Microbiol Rev 2007;20:13–22.

392. Ellis BA, Regnery RL, Beati L, et al. Rats of the genus *Rattus* are reservoir hosts for pathogenic *Bartonella* species: an old world origin for a new world disease? J Infect Dis 1999;180:220–224.

393. Ellis J, Oyston PC, Green M, et al. Tularemia. Clin Microbiol Rev 2002;15:631–646.

394. Elrazek MA. Brucella optic neuritis. Arch Intern Med 1991;151:776–778.

395. Elyes B, Mehdi G, Kamel BHS, et al. *Kingella kingae* septic arthritis in an adult. Joint Bone Spine 2006;73:472–473.

396. Emanuel PA, Bell R, Dang JL, et al. Detection of *Francisella tularensis* within infected mouse tissues by using a hand-held PCR thermocycler. J Clin Microbiol 2003;41:689–693.

397. Emmett L, Allman KC. *Eikenella corrodens* vertebral osteomyelitis. Clin Nucl Med 2000;25:1059–1069.

398. Erdem G, Karakas HM, Yetkin F, et al. Brucellar breast abscess. Breast 2006;15:554–557.

399. Ereemeva ME, Gerns HL, Lydy SL, et al. Bacteremia, fever, and splenomegaly caused by a newly recognized *Bartonella* species. N Engl J Med 2007;356:2381–2387.

400. Ergin C, Kaleli I, Kilic I. Acute conjunctivitis caused by *Actinobacillus ureae*. Pediatr Int 2007;49:412–413.

401. Ericsson M, Sandstrom G, Sjostedt A, et al. Persistence of cell-mediated immunity and decline of humoral immunity to the intracellular bacterium *Francisella tularensis* 25 years after natural infection. J Infect Dis 1994;170:110–114.

402. Ertem M, Kurekci AE, Aysev D, et al. Brucellosis transmitted by bone marrow transplantation. Bone Marrow Transplant 2000;26:225–226.

403. Escande F, Bailly A, Bone S, et al. *Actinobacillus suis* infection after a pig bite. Lancet 1996;348:888.

404. Escande F, Grimont F, Grimont PAD, et al. Deoxyribonucleic acid relatedness among strains of *Actinobacillus* spp. and *Pasteurella ureae*. Int J Syst Bacteriol 1984;34:309–315.

405. Esteban J, Albalate M, Caramelo C, et al. Peritonitis involving a *Capnocytophaga* species in a patient undergoing continuous ambulatory peritoneal dialysis. J Clin Microbiol 1995;33:2471–2472.

406. Escudero R, Toledo A, Gil H, et al. Molecular method for discrimination between *Francisella tularensis* and *Francisella*-like endosymbionts. J Clin Microbiol 2008;46:3139–3143.

407. Ewalt DR, Bricker BJ. Validation of the abbreviated *Brucella* AMOS PCR as a rapid screening method for differentiation of *Brucella abortus* field strain isolates and the vaccine strains, 19 and RB51. J Clin Microbiol 2000;38:3085–3086.

408. Facinelli B, Montanari MP, Varaldo PE. *Haemophilus parainfluenzae* causing sexually transmitted urethritis. Report of a case and evidence for a β-lactamase plasmid mobilization to *Escherichia coli* by an Inc-W plasmid. Sex Transm Dis 1991;18:166–169.

409. Fainstein V, Luna MA, Bodey GP. Endocarditis due to *Eikenella corrodens* in a patient with acute lymphocytic leukemia. Cancer 1981;48:40–42.

410. Fajfar-Whetstone CJ, Coleman L, Biggs DR, et al. *Pasteurella multocida* septicemia and subsequent *Pasteurella dagmatis* septicemia in a diabetic patient. J Clin Microbiol 1995;33:202–204.

411. Farlow J, Smith KL, Wong J, et al. *Francisella tularensis* strain typing using multiple-locus, variable-number tandem repeat analysis. J Clin Microbiol 2001;39:3186–3192.

412. Farlow J, Wagner DM, Dukerich M, et al. *Francisella tularensis* in the United States. Emerg Infect Dis 2005;11:1935–1841.

413. Faro S, Walker C, Pierson RL. Amnionitis with intact amniotic membranes involving *Streptobacillus moniliformis*. Obstet Gynecol 1980;55(Suppl):9S–11S.

414. Fayad G, Modine T, Mokhtari S, et al. *Pasteurella multocida* aortic valve endocarditis: case report and literature review. J Heart Valve Dis 2003;12:261–263.

415. Feldman KA, Enscore RE, Lathrop SL, et al. An outbreak of primary pneumonic tularemia on Martha's Vineyard. N Engl J Med 2001;345:1601–1606.

416. Feldman KA, Stiles-Enos D, Julian K, et al. Tularemia on Martha's Vineyard: seroprevalence and occupational risk. Emerg Infect Dis 2003;9:350–354.

417. Feldman WE, Schwartz J. *Haemophilus influenzae* type b brain abscess complicating meningitis: a case report. Pediatrics 1983;72:473–475.

418. Fenollar F, Sire S, Raoult D. *Bartonella vinsonii* subsp. *arupensis* as an agent of blood culture–negative endocarditis in a human. J Clin Miicrobiol 2005;43:945–947.

419. Ferrao-Beck L, Cardoso R, Munoz PM, et al. Development of a multiplex PCR assay for polymorphism of *Brucella suis* biovars causing brucellosis in swine. Vet Microbiol 2006;115:269–277.

420. Ferreira L, Castano AV, Sanchez-Juanes F, et al. Identification of *Brucella* by MALDI-TOF mass spectrometry. Fast and reliable identification from agar plates and blood cultures. PLoS One 2010;12:e14235–e14242.

421. Fickweiler K, Borte M, Fasshauer M, et al. Meningitis due to *Haemophilus influenzae* type f in an 8-year-old girl with congenital immunodeficiency. Infection 2003;32:112–115.

422. Fine DH, Markowitz K, Furgang D, et al. *Aggregatibacter actinomycetemcomitans* and its relationship to initiation of localized aggressive periodontitis: longitudinal cohort study of initially healthy adolescents. J Clin Microbiol 2007;45:3859–3869.

423. Finkelstein JL, Brown TP, O'Reilly KL, et al. Studies on the growth of *Bartonella henselae* in the cat flea (*Siphonaptera: Pulicidae*). J Med Entomol 2002;39:915–919.

424. Finn M, Dale B, Isles C. Beware of the dog! A syndrome resembling thrombotic thrombocytopenic purpura associated with *Capnocytophaga canimorsus* septicaemia. Nephrol Dial Transplant 1996;11:1839–1840.

425. Fiori PL, Mastrandrea S, Rappelli P, et al. *Brucella abortus* infection acquired in microbiology laboratories. J Clin Microbiol 2000;38:2005–2006.

426. Fleming DT, Wasserheit JN. From epidemiological synergy to public health policy and practice: the contribution of sexually transmitted disease to sexual transmission of HIV infection. Sex Transm Dis 1999;75:3–17.

427. Focus Diagnostics. *Bartonella* IFA IgG Performance characteristics, PC.IF1300G, Rev. F. Cypress, CA: Focus Diagnostics, 2011.

428. Fordham JN, McKay-Ferguson E, Davies A, et al. Rat bite fever without the bite. Ann Rheum Dis 1992;51:411–412.

429. Forman MA, Johnson LR, Jang S, et al. Lower respiratory tract infection due to *Capnocytophaga cynodegmi* in a cat with pulmonary carcinoma. J Feline Med Surg 2005;7:227–231.

430. Forsman M, Sandstrom G, Jaurin B. Identification of *Francisella* species and discrimination of type A and type B strains of *F. tularensis* by 16S rRNA analysis. Appl Environ Microbiol 1990;56:949–955.

431. Forsman M, Sandstrom G, Sjostedt A. Analysis of 16S DNA sequence of *Francisella* strains and utilization for determination of the phylogeny of the genus and for identification of strains by PCR. Int J Syst Bacteriol 1994;44:38–46.

432. Foster G, Jahans KL, Reid RJ, et al. Isolation of *Brucella* species from cetaceans, seals, and an otter. Vet Rec 1996;138:583–586.

433. Foster G, MacMillan AP, Godfroid J, et al. A review of *Brucella* sp. infection of sea mammals with particular emphasis on isolates from Scotland. Vet Microbiol 2002;90:563–580.

434. Foster G, Malnick H, Lawson PA, et al. *Suttonella ornithocola* sp. nov., from birds of the tit families, and emended description of the genus *Suttonella*. Int J Syst Evol Microbiol 2005;55:2269–2272.

435. Foster G, Osterman B, Godfroid J, et al. *Brucella ceti* sp. nov. and *Brucella pinnipedialis* sp. nov. for *Brucella* strains with cetaceans and seals as their preferred hosts. Int J Syst Evol Microbiol 2007;57:2688–2693.

436. Foster G, Ross HM, Malnick H, et al. *Actinobacillus delphinicola* sp. nov., a new member of the family *Pasteurellaceae* Pohl (1979) 1981 isolated from sea mammals. Int J Syst Bacteriol 1996;46:648–652.

437. Foster G, Ross HM, Malnick H, et al. *Phocoenobacter uteri* gen. nov., sp. nov., a new member of the family *Pasteurellaceae* Pohl (1979) 1981 isolated from a harbor porpoise (*Phocoena phocoena*). Int J Syst Evol Microbiol 2000;50:135–139.

438. Foster G, Ross HM, Patterson IAP, et al. *Actinobacillus scotiae* sp. nov., a new member of the family *Pasteurellaceae* Pohl (1979) 1981 isolated from porpoises (*Phocoena phocoena*). Int J Syst Bacteriol 1998;48:929–933.

439. Foster JT, Okinaka RT, Svensson R, et al. Real-time PCR assays of single-nucleotide polymorphisms defining the major *Brucella* clades. J Clin Microbiol 2008;46:296–301

440. Fournier PE, Bernabeu L, Schubert B, et al. Isolation of *Francisella tularensis* by centrifugation of shell vial cell culture from an inoculation eschar. J Clin Microbiol 1998;36:2782–2783.

441. Fournier PE, Couderc C, Buffet S, et al. Rapid and cost-effective identification of *Bartonella* species using mass spectrometry. J Med Microbiol 2009;58:1154–1159.

442. Fournier PE, Lelievre H, Eykyn SJ, et al. Epidemiologic and clinical characteristics of *Bartonella quintana* and *Bartonella henselae* endocarditis: a study of 48 patients. Medicine (Baltimore) 2001;80:245–251.

443. Fournier PE, Taylor C, Rolain JM, et al. *Bartonella australis* sp. nov. from kangaroos, Australia. Emerg Infect Dis 2007;13:1961–1962.

444. Fournier PE, Thuny F, Richet H, et al. Comprehensive diagnostic strategy for blood culture-negative endocarditis: a prospective study of 819 new cases. Clin Infect Dis 2010;51:130–140.

445. Francioli PB, Roussianos D, Glauser MP. *Cardiobacterium hominis* endocarditis manifesting as bacterial meningitis. Arch Intern Med 1983;143:1483–1484.

446. Francisco J, Vargas O. Brucellosis in Venezuela. Vet Microbiol 2002;90:39–44.

447. Franco MP, Mulder M, Gilman RH, et al. Human brucellosis. Lancet Infect Dis 2007;7:775–786.

448. Frandsen EV, Poulsen K, Kononen E, et al. Diversity of *Capnocytophaga* species in children and description of *Capnocytophaga leadbetteri* sp. nov. and *Capnocytophaga* genospecies AHN8471. Int J Syst Evol Microbiol 2008;58:324–336.

449. Frankard J, Rodriguez-Villalobos H, Struelens MJ, et al. *Haemophilus parainfluenzae*: an underdiagnosed pathogen of biliary tract infections? Eur J Clin Microbiol Infect Dis 2004;23:46–48.

450. Frebourg NB, Berthelot G, Hocq R, et al. Septicemia due to *Pasteurella pneumotropica*: 16S rRNA sequencing for diagnosis confirmation. J Clin Microbiol 2002;40:687–689.

451. Frederiksen W, Tonning B. Possible misidentification of *Haemophilus aphrophilus* as *Pasteurella gallinarum*. Clin Infect Dis 2001;32:987–988.

452. Freeman AF, Zheng XT, Lane JC, et al. *Pasteurella aerogenes* hamster bite peritonitis. Pediatr Infect Dis J 2004;23:368–370.

453. Fretin D, Whatmore AM, Al Dahouk S, et al. *Brucella suis* identification and biovar typing by real-time PCR. Vet Microbiol 2008;131:376–385.

454. Friedl J, Stift A, Berlakovitch GA, et al. *Haemophilus parainfluenzae* liver abscess after successful liver transplantation. J Clin Microbiol 1998;36:818–819.

455. Frigiola A, Badia T, Lovato R, et al. Infective endocarditis due to *Capnocytophaga canimorsus*. Ital Heart J 2003;4:725–727.

456. Friis-Moller A, Christensen JJ, Fussing V, et al. Clinical significance and taxonomy of *Actinobacillus hominis*. J Clin Microbiol 2001;39:930–935.

457. Fry NK, Duncan J, Edwards MT, et al. A UK clinical isolate of *Bordetella hinzii* from a patient with myelodysplastic syndrome. J Med Microbiol 2007;56:1700–1703.

458. Fry NK, Duncan J, Malnick H, et al. *Bordetella petrii* clinical isolate. Emerg Infect Dis 2005;11:1131–1133.

459. Fry NK, Duncan J, Malnick H, et al. The first UK isolate of '*Bordetella ansorpi*' from an immunocompromised patient. J Med Microbiol 2007;56:993–995.

460. Fry NK, Duncan J, Vaghji L, et al. Antimicrobial susceptibility testing of historical and recent clinical isolates of *Bordetella pertussis* in the United Kingdom using the Etest method. Eur J Clin Microbiol Infect Dis 2010;29:1183–1185.

461. Fukumoto Y, Moriyama Y, Iguro Y, et al. *Pasteurella multocida* endocarditis: report of a case. Surg Today 2002;32:513–515.

462. Funk G, Hess T, von Graevenitz A, et al. Characteristics of *Bordetella hinzii* strains isolated from a cystic fibrosis patient over a 3-year period. J Clin Microbiol 1996;34:966–969.

463. Gaastra W, Boot R, Hoa TK, et al. Rat bite fever. Vet Microbiol 2009;133:211–228.

464. Gaastra W, Lipman LJ. *Capnocytophaga canimorsus*. Vet Microbiol 2010;140(3/4):339–346. doi:10.1016/j.vetmic.2009.01.040.

465. Gadberry JL, Zipper R, Taylor JA, et al. *Pasteurella pneumotropica* isolated from bone and joint infections. J Clin Microbiol 1984;19:926–927.

466. Gadea I, Cuenca-Estrella M, Benito N, et al. *Bordetella hinzii*, a "new" opportunistic pathogen to think about. J Infect 2000;40:298–299.

467. Galanakis E, Englund JA. Antimicrobial susceptibility of *Bordetella pertussis* in the state of Washington. Int J Antimicrob Agents 2007;29:597–611.

468. Galeziok M, Roberts I, Passalacqua JA. *Bordetella bronchoseptica* pneumonia in a man with acquired immunodeficiency syndrome. J Med Case Rep 2009;3:76–79.

469. Galle C, Streulens M, Liesnard C, et al. *Brucella melitensis* osteitis following craniotomy in a patient with AIDS. Clin Infect Dis 1997;24:1012.

470. Gallego L, Junquera L, Palacios JJ, et al. Cervical tularemia in a non-endemic area. Med Oral Patol Oral Cir Bucal 2009;14:E180–E182.

471. Gangat N. Cerebral abscesses complicating tularemia meningitis. Scand J Infect Dis 2007;39:258–261.

472. Gao B, Mohan R, Gupta RS. Phylogenomics and protein signatures elucidating the evolutionary relationships among the *gammaproteobacteria*. Int J Syst Evol Microbiol 2009;59:234–247.

473. Garcia-Cia JI, Esteban J, Santos-O'Connor F, et al. Mixed bacteremia with *Capnocytophaga sputigena* and *Escherichia coli* following bone marrow transplantation: case report and review. Eur J Clin Microbiol Infect Dis 2004;23:139–141.

474. Garcia del Blanco N, Dobson ME, Vela AI, et al. Genotyping of *Francisella tularensis* strains by pulsed-field gel electrophoresis, amplified fragment length polymorphism fingerprinting, and 16S rRNA sequencing. J Clin Microbiol 2002;40:2964–2972.

475. Gasquet S, Maurin M, Brouqui P, et al. Bacillary angiomatosis in immunocompromised patients. AIDS 1998;12:1793–1803.

476. Garnier F, Masson G, Bedu A, et al. Maternofetal infections due to *Eikenella corrodens*. J Med Microbiol 2009;58:273–275.

477. Gatselis N, Malli E, Papadamou G, et al. Direct detection of *Cardiobacterium hominis* in serum from a patient with infective endocarditis by broad-range bacterial PCR. J Clin Microbiol 2006;44:669–672.

478. Gee JM, Valderas MW, Kovatch ME, et al. The *Brucella abortus* CuZn superoxide dismutase is required for optimal resistance to oxidative killing by murine macrophages and wild-type virulence in experimentally infected mice. Infect Immun 2005;73:2873–2880.

479. Geisler WM, Malhotra U, Stamm WE. Pneumonia and sepsis due to fluoroquinolone-resistant *Capnocytophaga gingivalis* after autologous stem cell transplantation. Bone Marrow Transplant 2001;28:1171–1173.

480. Geissdorfer W, Tandler R, Schlundt C, et al. Fatal bioprosthetic aortic valve endocarditis due to *Cardiobacterium valvarum*. J Clin Microbiol 2007;45:2324–2326.

481. Georgescu G, Tleyjeh IM, Baddour LM. Esophageal lesions: risk factors for the development of brain abscess? Scand J Infect Dis 2005;37:538–539.

482. Georgilis K, Kontoyannis S, Prifti H, et al. *Haemophilus influenzae* type b endocarditis in a woman with mitral valve prolapse. Clin Microbiol Infect 1998;4:115–116.

483. Gerber JE, Johnson JE, Scott MA, et al. Fatal meningitis and encephalitis due to *Bartonella henselae* bacteria. J Forensic Sci 2002;47:640–644.

484. Gerster JC, Dudler J. Cellulitis caused by *Capnocytophaga cynodegmi* associated with etanercept treatment in a patient with rheumatoid arthritis. Clin Rheumatol 2004;23:570–571.

485. Ghez D, Bernard L, Bayou E, et al. *Bartonella henselae* infection mimicking a splenic lymphoma. Scand J Infect Dis 2001;33:935–936.

486. Giladi M, Kletter Y, Avidor B, et al. Enzyme immunoassay for the diagnosis of cat-scratch disease defined by polymerase chain reaction. Clin Infect Dis 2001;33:1852–1858.

487. Gill V, Cunha BA. Tularemia pneumonia. Semin Respir Infect 1997;12:61–67.

488. Gill VJ, Travis LB, Williams DY. Clinical and microbiological observations on CDC group DF-3, a gram-negative coccobacillus. J Clin Microbiol 1991;29:1589–1592.

489. Gisel JJ, Brumble LM, Johnson MM. *Bordetella bronchiseptica* pneumonia in a kidney-pancreas transplant patient after exposure to recently vaccinated dogs. Transpl Infect Dis 2010;12:73–76.

490. Glaus T, Greene R, Hofmann-Lehmann C, et al. Seroprevalence of *Bartonella henselae* infection and correlation with disease status in cats in Switzerland. J Clin Microbiol 2007;35:2883–2885.

491. Glickman M, Klein RS. Acute epiglottitis due to *Pasteurella multocida* in an adult without animal exposure. Emerg Infect Dis 1997;3:408–409.

492. Godfroid F, Denoel P, Pooman J. Are vaccination programs and isolate polymorphism linked to pertussis re-emergence? Expert Rev Vaccines 2005;4:757–778.

493. Goldbaum FA, Leoni J, Wallach JC, et al. Characterization of an 18-kilodalton *Brucella* cytoplasmic protein which appears to be a serological marker of active infection in both human and bovine brucellosis. J Clin Microbiol 1993;31:2141–2145.

494. Goldbaum FA, Velikovsky CA, Baldi P, et al. The 18-kDa cytoplasmic protein of *Brucella* species- an antigen useful in diagnosis – is a lumazine synthase. J Med Microbiol 1999;48:833–839.

495. Goldberg JD, Kamboj M, Ford R, et al. "Kennel cough" in a patient following allogeneic hematopoietic stem cell transplant. Bone Marrow Transplant 2009;44:381–382.

496. Golnik KC, Marotto ME, Fanous MM, et al. Ophthalmic manifestations of *Rochalimaea* species. Am J Ophthalmol 1994;118:145–151.

497. Golovliov I, Ericsson M, Akerblom L, et al. Adjuvanticity of ISCOMS incorporating a T cell-reactive lipoprotein of the facultative intracellular pathogen *Francisella tularensis*. Vaccine 1995;13:261–267.

498. Gomez L, Grazziutti M, Sumoza D, et al. Bacterial pneumonia due to *Bordetella bronchiseptica* in a patient with acute leukemia. Clin Infect Dis 1998;26:1002–1003.

499. Gomez-Garces JL, Alos JI, Sanchez J, et al. Bacteremia by multidrug-resistant *Capnocytophaga sputigena*. J Clin Microbiol 1994;2:1067–1069.

500. Goncalves Da Costa PS, Gomes CA, Pinheiro Cangussu I, et al. *Pasteurella multocida* splenic abscess causing fever of unknown origin: report of one case. Braz J Infect Dis 1999;3:238–242.

501. Gonzalez MH, Garst J, Nourbash P, et al. Abscesses of the upper extremity from drug abuse by injection. J Hand Surg Am 1993;18:868–870.

502. Gopaul KK, Koylass MS, Smith CJ, et al. Rapid identification of *Brucella* isolates to the species level by real-time PCR based single nucleotide polymorphism (SNP) analysis. BMC Microbiol 2008;8:86.

503. Goral S, Anderson B, Hager C, et al. Detection of *Rochalimaea henselae* DNA by polymerase chain reaction from supperative nodes of children with cat-scratch disease. Pediatr Infect Dis J 1994;13:994–997.

504. Gordon KA, Fusco J, Biedenbach DJ, et al. Antimicrobial susceptibility testing of clinical isolates of *Bordetella pertussis* from Northern California: report from the SENTRY Antimicrobial Surveillance Program. Antimicrob Agents Chemother 2011;45:3599–3600.

505. Goto H, Shimada K, Ikemoto H, et al. Antimicrobial susceptibility of pathogens isolated from more than 10,000 patients with infectious respiratory diseases: a 25-year longitudinal study. J Infect Chemother 2009;15:347–360.

506. Gottwein J, Zbinden R, Maibach RC, et al. Etiologic diagnosis of *Capnocytophaga canimorsus* meningitis by broad-range PCR. Eur J Clin Microbiol Infect Dis 2006;25:132–134.

507. Gotuzzo E, Carrillo C, Guerra J, et al. An evaluation of diagnostic methods for brucellosis: the value of bone marrow culture. J Infect Dis 1986;153:122–125.

508. Graf S, Binder T, Heger M, et al. Isolated endocarditis of the pulmonary valve caused by *Pasteurella multocida*. Infection 2007;35:43–45.

509. Graham JV, Baden L, Tsiodras S, et al. Q fever endocarditis with extensive serological cross-reactivity. Clin Infect Dis 2000;30:609–610.

510. Grando D, Sullivan LJ, Flexman JP, et al. *Bartonella henselae* associated with Parinaud's oculoglandular syndrome. Clin Infect Dis 1999;28:1156–1158.

511. Grasso RJ, West LA, Holbrook NJ, et al. Increased sensitivity of a new coagglutination test for rapid identification of *Haemophilus influenzae* type b. J Clin Microbiol 1981;13:1122–1124.

512. Graveleau J, Grossi O, Lefebvre M, et al. Vertebral osteomyelitis: an unusual presentation of *Bartonella henselae* infection. Semin Arthritis Rheum 2011;41:511–516.

513. Graves MH, Janda JM. Rat-bite fever (*Streptobacillus moniliformis*): a potential emerging disease. Int J Infect Dis 2001;5:151–155.

514. Greene BT, Ramsey KM, Nolan PE. Pasteurella multocida meningitis: case report and review of the last 11 years. Scand J Infect Dis 2002;34:213–217.

515. Gregersen RH, Neubauer C, Christensen H, et al. Comparative studies on [*Pasteurella*] *testudinis* and [*P.*] *testudinis*-like bacteria and proposal of *Chelonobacter oris* gen. nov., sp. nov. as a new member of the family *Pasteurellaceae*. Int J Syst Evol Microbiol 2009;59:1583–1588.

516. Greig JR, Gunda SS, Kwan JTC. *Bordetella holmesii* bacteremia in an individual on haemodialysis. Scand J Infect Dis 2001;33:716–717.

517. Gross A, Terraza A, Ouahrani-Bettache A, et al. In vitro *Brucella suis* infection prevents the programmed cell death of human monocytic cells. Infect Immun 2000;8:342–351.

518. Gross R, Keidel K, Schmitt K. Resemblance and divergence: the new members of the genus *Bordetella*. Med Microbiol Immunol 2010;199:155–163.

519. Groussard P, Shankster S, Koylass MS, et al. Molecular typing divides marine mammal strains of *Brucella* into at least three groups with distinct host preferences. J Med Microbiol 2007;56:1512–1518.

520. Grunow R, Splettstoesser W, McDonald S, et al. Detection of *Francisella tularensis* in biological specimens using a capture enzyme-linked immunosorbent assay, an immunochromatographic handheld assay, and a PCR. Clin Diagn Lab Immunol 2000;7:86–90.

521. Guardiani E, Bliss M, Harley E. Supraglottitis in the era following widespread immunization against *Haemophilus influenzae* type b: evolving principles in diagnosis and management. Laryngoscope 2010;12:2183–2188.

522. Guerrier G, Morisse L, Perrin D. Pelvic abscess associated with *Haemophilus influenzae* bacteremia. Int J Gynaecol Obstet 2009;107:152–153.

523. Guettler MV, Rumler D, Jain MK. *Actinobacillus succinogenes* sp. nov., a novel succinic acid-producing strain from the bovine rumen. Int J Syst Bacteriol 1999;49:207–216.

524. Guillard T, Duval V, Jobart R, et al. Dog bite wound infection by *Pasteurella dagmatis* misidentified as *Pasteurella pneumotropica* by automated system Vitek 2. Diagn Microbiol Infect Dis 2009;65:347–348.

525. Guillet C, Join-Lambert O, Carbonnelle E, et al. *Pasteurella multocida* sepsis and meningitis in a 2-month-old twin infants after household exposure to a slaughtered sheep. Clin Infect Dis 2007;45:e80–e81.

526. Guiso N. *Bordetella pertussis* and pertussis vaccines. Clin Infect Dis 2009;49:1565–1569.

527. Gundes SG, Gundes H, Sarlak A, et al. Primary brucellar psoas abscess: presentation of a rare case of psoas abscess caused by *Brucella* melitensis without any osetoarticular involvement. Int J Clin Pract Suppl 2005;147:67–68.

528. Gundi VA, Bourry O, Davoust B, et al. *Bartonella clarridegiae* and *Bartonella henselae* in dogs, Gabon. Emerg Infect Dis 2004;10:2261–2262.

529. Gundi VA, Davoust B, Khamis A, et al. Isolation of *Bartonella rattimassiliensis* sp. nov., and *Bartonella phoceensis* sp. nov., from European Rattus norvegicus. J Clin Microbiol 2004;42:3816–3818.

530. Gundi VA, Taylor C, Raoult D, et al. *Bartonella rattaustraliani* sp. nov., *Bartonella queenslandensis* sp. nov., and *Bartonella coopersplainsensis* sp. nov., identified in Australian rats. Int J Syst Evol Microbiol 2009;59:2956–2961.

531. Gunes Y, Tuncer M, Guntekin U, et al. Clinical characteristics and outcome of *Brucella* endocarditis. Trop Doct 2009;39:85–88.

532. Gupta RS, Mok A. Phylogenomics and signature proteins for the α-*Proteobacteria* and its main groups. BMC Microbiol 2007;7:106–126.

533. Guptill L. Bartonellosis. Vet Microbiol 2010;140:347–359.

534. Gurfield AN, Boulouis HJ, Chomel BB, et al. Coinfection with *Bartonella clarridgeiae* and *Bartonella henselae* and with different *Bartonella henselae* strains in domestic cats. J Clin Microbiol 1997;35:2120–2123.

535. Gurkov R, Kisser U, Splettstosser E, et al. Tularemia of middle ear with suppurative lymphadenopathy and retropharyngeal abscess. J Laryngol Otol 2009;129(11):1252–1257. doi:10.1017/S0022215109004757.

536. Gurycova D. First isolation of *Francisella tularensis* subsp. *tularensis* in Europe. Eur J Epidemiol 1998;14:797–802.

537. Gustke CJ. A review of localized juvenile periodontitis (LJP), Part I: Clinical features, epidemiology, etiology, and pathogenesis. Gen Dent 1998;46: 491–497.

538. Guthrie JL, Robertson AV, Tang P, et al. Novel duplex real-time PCR assay detects *Bordetella holmesii* in specimens from patients with pertussis-like symptoms in Ontario, Canada. J Clin Microbiol 2010;48:1435–1437.

539. Gutierrez-Martin MA, Araji OA, Barquero JM, et al. Aortic valve endocarditis by *Capnocytophaga haemolytica*. Ann Thorac Surg 2007;84:1008–1010.

540. Guyot A, Bakhai A, Fry N, et al. Culture-positive *Bartonella quintana* endocarditis. Eur J Clin Microbiol Infect Dis 1999;18:145–147.

541. Gwida M, Al Dahouk S, Melzer F, et al. Brucellosis – regionally emerging zoonotic disease? Croat Med J 2010;51:289–295.

542. Hadfield TL, Warren R, Kass M, et al. Endocarditis caused by *Rochalimaea henselae*. Hum Pathol 1993;24:1140–1141.

543. Hadjinikolaou L, Triposkiadis F, Zairis M, et al. Successful management of *Brucella melitensis* endocarditis with combined medical and surgical approach. Eur J Cardiothorac Surg 2001;19:806–810.

544. Hager AJ, Bolton DL, Pelletier MR, et al. Type IV pili-mediated secretion modulates *Francisella* virulence. Mol Microbiol 2006;62:227–237.

545. Hagiwara SI, Fujimaru T, Ogino A, et al. Lung abscess cause by infection of *Actinobacillus actinomycetemcomitans*. Pediatr Int 2009;51:749–751.

546. Hallander HO, Reizenstein E, Renemar B, et al. Comparison of nasopharyngeal aspirates with swabs for culture of *Bordetella pertussis*. J Clin Microbiol 1993;31:50–52.

547. Halperin SA, Bortolussi R, Wort J. Evaluation of culture, immunofluorescence, and serology for the diagnosis of pertussis. J Clin Microbiol 1989;27: 752–757.

548. Halperin SA, Marrie TJ. Pertussis encephalopathy in an adult: case report and review. Rev Infect Dis 1991;13:1043–1047.

549. Hammerberg O, Gregson DB, Gopaul D, et al. Recurrent cervical and submandibular lymphadenitis due to *Actinobacillus actinomycetemcomitams*. Clin Infect Dis 1993;17:1077–1078.

550. Han X, Falsen E. Characterization of oral strains of *Cardiobacterium valvarum* and emended description of the organism. J Clin Microbiol 2005;43:2370–2374.

551. Han XY, Meltzer MC, Woods JT, et al. Endocarditis with ruptured cerebral aneurysm caused by *Cardiobacterium valvarum* sp. nov. J Clin Microbiol 2004;42:1590–1595.

552. Hananjani Roushan MR, Soleimani Amin MJ, Abdoel TH, et al. Application of a user-friendly *Brucella*-specific IgM and IgG antibody assay for the rapid confirmation of Rose Bengal-positive patients in a hospital in Iran. Trans R Soc Trop Med Hyg 2005;99:744–750.

553. Handal T, Giraud-Morin C, Caugant DA, et al. Chromosome- and plasmid-encoded β-lactamases in *Capnocytophaga* spp. Antimicrob Agents Chemother 2005;49:3940–3943.

554. Handley SA, Regnery RL. Differentiation of pathogenic *Bartonella* species by infrequent restriction site PCR. J Clin Microbiol 2000;38:3010–3015.

555. Hansen PS, Jensen TG, Gahrn-Hansen B. *Dysgonomonas capnocytophagoides* bacteraemia in a neutropenic patient treated for acute myeloid leukaemia. APMIS 2005;113:229–231.

556. Hansson S, Svedhem A, Wennerstrom M, et al. Urinary tract infection caused by *Haemophilus influenzae* and *Haemophilus parainfluenzae* in children. Pediatr Nephrol 2007;22:1321–1325.

557. Hara H, Ochiai T, Morishima T, et al. *Pasteurella canis* osteomyelitis and cutaneous abscess after a domestic dog bite. J Am Acad Dermatol 2002;46(Suppl 5):S151–S152.

558. Harnden A, Grant C, Harrison T, et al. Whooping cough in school age children with persistent cough: prospective cohort study in primary care. BMJ 2006;333:174–177.

559. Harness N, Blazar PE. Causative microorgansims in surgically treated pediatric hand infections. J Hand Surg Am 2005;30:1294–1297.

560. Harper M, Boyce JD, Adler B. *Pasteurella multocida* pathogenesis: 125 years after Pasteur. FEMS Microbiol Lett 2006;265:1–10.

561. Harrington AT, Castellanos JA, Ziedalski TM, et al. Isolation of *Bordetella avium* and novel *Bordetella* strain from patients with respiratory disease. Emerg Infect Dis 2009;15:72–74.

562. Harrison LH, Simonsen V, Waldman EA. Emergence and disappearance of a virulent clone of *Haemophilus influenzae* biogroup *aegyptius*, cause of Brazilian purpuric fever. Clin Microbiol Rev 2008;21:594–605.

563. Hassan IJ, Hayek L. Endocarditis caused by *Kingella denitrificans*. J Infect 1993;27:291–295.

564. Haubek D. The highly leukotoxic JP2 clone of *Aggregatibacter actinomycetemcomitans*: evolutionary aspects, epidemiology, and etiologic role in aggressive periodontitis. APMIS Suppl 2010;130:1–53.

565. Haubek D, Dirienzo JM, Tinoco E, et al. Racial tropisms of a highly toxic clone of *Actinobacillus actinomycetemcomitans* associated to juvenile periodontitis. J Clin Microbiol 1997;35:3037–3042.

566. Haubek D, Poulsen K, Westergaard J, et al. Highly toxic clone of *Actinobacillus actinomycetemcomitans* in geographically widespread cases of juvenile periodonitis in adolescents of African origin. J Clin Microbiol 1996;34:1576–1578.

567. Hayani O, Higginson LA, Toye B, et al. Man's best friend? Infective endocarditis due to *Capnocytophaga canimorsus*. Can J Cardiol 2009;25:e130–e132.

568. He Q, Makinen J, Berbers G, et al. *Bordetella pertussis* protein pertactin induces type-specific antibodies: one possible explanation for the emergence of antigenic variants? J Infect Dis 2003;187:1200–1205.

569. Hedegaard J, Okkels H, Bruun B, et al. Phylogeny of the genus *Haemophilus* as determined by partial *infB* sequences. Microbiology 2001;147: 2599–2609.

570. Heiner AM, DiSario JA, Carroll K, et al. Dysgonic fermenter-3: a bacterium associated with diarrhea in immunocompromised host. Am J Gastroenterol 1992;87:1629–1630.

571. Heininger U, Stehr K, Schmitt-Grohe S, et al. Clinical characteristics of illness caused by *Bordetella parapertussis* compared with illness caused by *Bordetella pertussis*. Pediatr Infect Dis J 1994;13:306–309.

572. Heiro M, Nikoskelainen J, Engblom E, et al. *Eikenella corrodens* prosthetic valve endocarditis in a patient with ulcerative colitis. Scand J Infect Dis 2000;32:324–325.

573. Heller R, Artois M, Xemar V, et al. Prevalence of *Bartonella henselae* and *Bartonella clarridgeiae* in stray cats. J Clin Microbiol 1997;35:1327–1331.

574. Heller R, Kubina M, Mariet P, et al. *Bartonella alsatica* sp. nov., a new *Bartonella* species isolated from the blood of wild rabbits. Int J Syst Bacteriol 1999;49:283–288.

575. Heller R, Riegel P, Hansmann Y, et al. *Bartonella tribocorum* sp. nov., a new *Bartonella* species isolated from the blood of wild rats. Int J Syst Bacteriol 1998;48:1333–1339.

576. Helvaci S, Gedikoglu S, Akalin H, et al. Tularemia in Bursa, Turkey: 205 cases in 10 years. Eur J Epidemiol 2000;16:271–276.

577. Hemady R, Zimmerman A, Katzen BW, et al. Orbital cellulitis caused by *Eikenella corrodens*. Am J Ophthalmol 1992;114:584–588.

578. Henderson B, Ward JM, Ready D. *Aggregatibacter* (*Actinobacillus*) *actinomycetemcomitans*: a triple A* periodontopathogen? Periodontol 2000 2010;54:78–105.

579. Henn JB, Gabriel MW, Kasten RW, et al. Infective endocarditis in a dog and the phylogenetic relationship of the associated "*Bartonella rochalimae*" strain with isolates from dogs, gray foxes, and a human. J Clin Microbiol 2009;47:787–790.

580. Hepburn MJ, Simpson AJH. Tularemia: current diagnosis and treatment options. Expert Rev Anti Infect Ther 2008;6:231–240.

581. Hewlett EL. A commentary on the pathogenesis of pertussis. Clin Infect Dis 1999;28(Suppl 2):S94–S98.

582. Hewlett EL, Edwards KM. Pertussis: not just for kids. N Engl J Med 2005;352:1215–1222.

583. Heydemann J, Heydemann JS, Antony S. Acute infection of a total knee arthroplasty caused by *Pasteurella multocida*: a case report and comprehensive review of the literature in the last 10 years. Int J Infect Dis 2010;145:e242–e245.

584. Heym B, Jouve F, Lemoal M, et al. *Pasteurella multocida* infection of a total knee arthroplasty after a "dog lick". Knee Surg Sports Traumatol Arthrosc 2006;14:993–997.

585. Heymann WR, Drezner D. Submandibular abscess caused by *Eikenella corrodens*. Cutis 1997;60:101–102.

586. Higgins JA, Hubalek Z, Halouzka J, et al. Detection of *Francisella tularensis* in infected mammals and vectors using a probe-based polymerase chain reaction. Am J Trop Med Hyg 2000;62:310–318.

587. Hill BC, Baker CN, Tenover FC. A simplified method for testing *Bordetella pertussis* for resistance to erythromycin and other antimicrobial agents. J Clin Microbiol 2000;38:1151–1155.

588. Hironaga M, Yamane K, Inaba M, et al. Characterization and antimicrobial susceptibility of *Dysgonomonas capnocytophagoides* isolated from a human blood sample. Jpn J Infect Dis 2008;61:212–213.

589. Hjelm E, McGill S, Blomqvist G. Prevalence of antibodies to *Bartonella henselae*, *B. elizabethae*, and *B. quintana* in Swedish domestic cats. Scand J Infect Dis 2002;34:192–196.

590. Ho HH, Cheung CW, Yeung CK. Septic peripheral embolization from *Haemophilus parainfluenzae* endocarditis. Eur Heart J 2006;27:1009.

591. Hodder SL, Cherry JD, Mortimer EA Jr, et al. Antibody responses to *Bordetella pertussis* antigens and clinical correlations in elderly community residents. Clin Infect Dis 2000;31:7–14.

592. Hoefele J, Kroener C, Berweck S, et al. *Haemophilus paraphrophilus*, a rare cause of intracerebral abscess in children. Eur J Pediatr 2008;167(6):629–632.

593. Hoel T, Scheel O, Nordahl SH, et al. Water- and airborne *Francisella tularensis* biovar *palaearctica* isolated from human blood. Infection 1991;19:348–350.

594. Hoffman MJ, Macrie BD, Taiwo BO, et al. Prosthetic valve/conduit infection caused by *Cardiobacterium valvarum*. Infection 2010;38:245–246.

595. Hofinger DM, Cardona L, Mertz GJ, et al. Tularemic meningitis in the United States. Arch Neurol 2009;66:523–527.

596. Hofstad T, Olsen I, Eribe ER, et al. *Dysgonomonas* gen. nov. to accommodate *Dysgonomonas gadei* sp. nov., an organism isolated from a human gall bladder, and *Dysgonomonas capnocytophagoides* (formerly CDC group DF-3). Int J Syst Evol Microbiol 2000;50:2189–2195.

597. Holley HP. Successful treatment of cat-scratch disease with ciprofloxacin. JAMA 1991;265:1563–1565.

598. Hollis DG, Weaver RE, Steigerwalt AG, et al. *Francisella philomiragia* comb. nov. (formerly *Yersinia philomiragia*) and *Francisella tularensis* biogroup Novicida (formerly *Francisella novicida*) associated with human disease. J Clin Microbiol 1989;27:1601–1608.

599. Holmes AH, Greenough TC, Balady GJ, et al. *Bartonella henselae* endocarditis in an immunocompetent adult. Clin Infect Dis 1995;21:1004–1007.

600. Holmes NE, Opat S, Kelman A, et al. Refractory *Bartonella quintana* bacillary angiomatosis following chemotherapy for chronic lymphocytic leukaemia. J Med Microbiol 2011;60:142–146.

601. Holst E, Rollof J, Larsson L, et al. Characterization and distribution of *Pasteurella* species recovered from infected humans. J Clin Microbiol 1992;30:2984–2987.

602. Hombach M, Frey HR, Pfyffer GE. Urinary tract infection caused by *Eikenella corrodens*. J Clin Microbiol 2007;45:675.

603. Hoover SE, Fischer SH. Endocarditis due to a novel *Cardiobacterium* species. Ann Intern Med 2005;142:229–230.

604. Hoppe JE, Bryskier A. In vitro susceptibilities of *Bordetella pertussis* and *Bordetella parapertussis* to two ketolides (HMR 3004 and HMR 3647) four macrolides (azithromycin, clarithromycin, erythromycin A and roxithromycin), and two ansamycins (rifampin and rifapentine). Antimicrob Agents Chemother 1998;42:965–966.

605. Hoppe JE, Paulus T. Comparison of three media for agar dilution testing of *Bordetella pertussis* using six antibiotics. Eur J Clin Microbiol Infect Dis 1998;17:391–393.

606. Hoppe JE, Rahimi-Galougahi E, Seibert G. *In vitro* susceptibilities of *Bordetella pertussis* and *Bordetella parapertussis* to four fluoroquinolones (levofloxacin, d-ofloxacin, ofloxacin, and ciprofloxacin), cefpirome, and meropenem. Antimicrob Agents Chemother 1996;40:807–808.

607. Horowitz IN, Baorto E, Davis J, et al. *Haemophilus influenzae* type b meningitis in a previously healthy child. Pediatr Emerg Care 2010;26:759–762.

608. Horvat RT, El Atrouni W, Hammoud K, et al. Ribosomal RNA sequence analysis of *Brucella* infection misidentified as *Ochrobactrum anthropi* infection. J Clin Microbiol 2011;49:1165–1168.

609. Horvath B, Yang M, Manning FA. Intrauterine fetal death caused by *Haemophilus influenzae* infection: a case report. J Reprod Med 2008;53:55–56.

610. Howard AW, Viskontas D, Sabbagh C. Reduction in osteomyelitis and septic arthritis related to *Haemophilus influenzae* type b vaccination. J Pediatr Orthop 1999;19:705–709.

611. Hoyler SL, Antony S. *Eikenella corrodens*: an unusual cause of severe parapneumonic infection and empyema in immunocompetent patients. J Natl Med Assoc 2001;93:224–229.

612. Hristov AC, Auwaerter PG, Romagnoli M, et al. *Bordetella hinzii* septicemia in association with Epstein-Barr virus viremia and an Epstein-Barr virus-associated diffuse large B-cell lymphoma. Diagn Microbiol Infect Dis 2008;61:484–486.

613. Huang ST, Lee HC, Lee NY, et al. Clinical characteristics of invasive *Haemophilus aphrophilus* infections. J Microbiol Immunol Infect 2005;38:271–276.

614. Huarcaya E, Maguina C, Torres R, et al. Bartonellosis (Carrion's disease) in the pediatric population of Peru: an overview and update. Braz J Infect Dis 2004;8:331–339.

615. Huber B, Escudero R, Busse HJ, et al. Description of *Francisella hispaniensis* sp. nov., isolated from human blood, reclassification of *Francisella novicida* (Larson et al. 1955) Olsufiev et al. 1959 as *Francisella tularensis* subsp. *novicida* comb. nov. and emended description of the genus *Francisella*. Int J Syst Evol Microbiol 2010;60:1887–1896.

616. Huber B, Scholz HC, Lucero N, et al. Development of a PCR assay for typing and subtyping of *Brucella* species. Int J Med Microbiol 2009;299: 563–573.

617. Huebner ES, Christman B, Dummer S, et al. Hospital-acquired *Bordetella bronchiseptica* infection following hemaopoietic stem cell transplantation. J Clin Microbiol 2006;44:2581–2583.

618. Hutcheson KA, Magbalon M. Periocular abscess and cellulitis from *Pasteurella multocida* in a healthy child. Am J Ophthalmol 1999;128:514–515.

619. Ibis C, Sezer A, Batman AK, et al. Acute abdomen caused by brucellar hepatic abscess. Asian J Surg 2007;30:283–285.

620. Idrees J, Albacker TB, Gordon SM, et al. *Bartonella* infective endocarditis of a prosthetic aortic valve and a subvalvular abscess. J Card Surg 2011;26: 483–485.

621. Ikaheimo I, Syrjala H, Karhukorpi J, et al. In vitro antibiotic susceptibility of *Francisella tularensis* isolated from humans and animals. J Antimicrob Chemother 2000;46:287–290.

622. Ilharreborde B, Bidet P, Lorrot M, et al. New real-time PCR-based method for *Kingella kingae* DNA detection: application to samples collected from 89 children with acute arthritis. J Clin Microbiol 2009;47:1837–1841.

623. Inan MB, Eyileten ZB, Ozcinar E, et al. Native valve *Brucella* endocarditis. Clin Cardiol 2010;33:E20–E26.

624. Inatsuka CS, Xu Q, Vujkovic-Cvijin I, et alet al. Pertactin is required for *Bordetella* species to resist neutrophil-mediated clearance. Infect Immun 2010;78:2901–2909.

625. Inoue K, Kabeya H, Shiratori H, et al. *Bartonella japonica* sp. nov. and *Bartonella silvatica* sp. nov., isolated from *Apodemus* mice. Int J Syst Evol Microbiol 2010;60:759–763.

626. Inoue K, Maruyama S, Kabeya H, et al. Exotic small mammals as potential reservoirs of zoonotic *Bartonella* spp. Emerg Infect Dis 2009;15:526–532.

627. Irmak H, Buzgan T, Evirgen O, et al. Use of the *Brucella* IgM and IgG flow assays in the serodiagnosis of human brucellosis in an area endemic for brucellosis. Am J Trop Med Hyg 2004;70:688–694.

628. Iseri S, Bulut C, Yetkin MA, et al. Comparison of the diagnostic value of blood and bone marrow cultures in brucellosis. Mikrobiyol Bul 2006;40:201–206.

629. Ito T, Shibata H, Nakazawa M, et al. Meningitis and septicemia caused by nontypeable *Haemophilus influenzae* in a previously healthy 2-year-old girl. J Infect Chemother 2011;17(4):559–562. doi:10.1007/s10156-011-0213-6.

630. Ives TJ, Manzewitsch P, Regnery RL, et al. In vitro susceptibilities of *Bartonella henselae*, *B. quintana*, *B. elizabethae*, *Rickettsia rickettsii*, *R. conorii*, *R. akari*, and *R. prowazekii* to macrolide antibiotics as determined by immunofluorescent-antibody analysis of infected Vero cell monolayers. Antimicrob Agents Chemother 1997;41:578–582.

631. Ives TJ, Marston EL, Regnery RL, et al. *In vitro* susceptibilities of *Rickettsia* and *Bartonella* spp. to 14-hydroxy-clarithromycin as determined by immunofluorescent antibody analysis of infected Vero cell monolayers. J Antimicrob Chemother 2000;45:305–310.

632. Iyer P, Murphy TF. Chronic obstructive pulmonary disease: role of bacteria and updated guide to antibacterial selection in the older patient. Drugs Aging 2009;26:985–995.

633. Jackson LA, Cherry JD, Wang SP, et al. Frequency of serological evidence of *Bordetella* infections and mixed infections with other respiratory pathogens in university students with cough illness. Clin Infect Dis 2000;31:3–6.

634. Jacobs RF, Condrey YM, Yamauchi T. Tularemia in adults and children: a changing presentation. Pediatrics 1985;76:818–822.

635. Jacobs RF, Schutze GE. *Bartonella henselae* as a cause of prolonged fever and fever of unknown origin in children. Clin Infect Dis 1998;26:80–84.

636. Jacques I, Grayon M, Verger JM. Oxidative metabolic profiles of *Brucella* strains isolated from marine mammals: contribution to their species classification. FEMS Microbiol Lett 2007;270:245–249.

637. Jadhav AR, Belfort MA, Dildy GA. *Eikenella corrodens* chorioamnionitis: modes of infection? Am J Obstet Gynecol 2008;10:e1–e2.

638. Jahans KL, Foster G, Broughton ES. The characteristics of *Brucella* strains isolated from marine mammals. Vet Microbiol 1997;57:373–382.

639. James EA, Hill J, Uppal R, et al. *Bartonella* infection: a significant cause of native valve endocarditis necessitating surgical management. J Thorac Cardiovasc Surg 2000;119:171–172.

640. Janda JM, Graves MH, Lindquist D, et al. Diagnosing *Capnocytophaga canimorsus* infections. Emerg Infect Dis 2006;12:340–342.

641. Janda WM, Bradna JJ, Ruther P. Identification of *Neisseria* spp., *Haemophilus* spp, and other fastidious gram-negative bacteria with the MicroScan *Haemophilus-Neisseria* identification panel. J Clin Microbiol 1989;27:869–873.

642. Janda WM, Santos E, Stevens J, et al. Unexpected isolation of *Bordetella pertussis* from a blood culture. J Clin Microbiol 1994;32:2851–2853.

643. Jansen DL, Gray GC, Putnam SD, et al. Evaluation of pertussis infection among U.S. Marine Corps trainees. Clin Infect Dis 1997;25:1099–1107.

644. Jantzen E, Berdal BP, Omland T. Cellular fatty acid composition of *Francisella tularensis*. J Clin Microbiol 1979;10:928–930.

645. Jeanclaude D, Godmer P, Leveiller D, et al. *Bartonella alsatica* endocarditis in a French patient in close contact with rabbits. Clin Microbiol Infect 2009;15(Suppl 2):110–111.

646. Jenny DB, LeTendre PW, Iverson G. Endocarditis caused by *Kingella indologenes*. Rev Infect Dis 1987;9:787–788.

647. Jensen AE, Cheville NF, Thoen CO, et al. Genomic fingerprinting and development of a dendrogram for *Brucella* spp. isolated from seals, porpoises, and dolphins. J Vet Diagn Invest 1999;11:152–157.

648. Jensen WA, Fall MZ, Rooney J, et al. Rapid identification and differentiation of *Bartonella* species using a single-step PCR assay. J Clin Microbiol 2000;38:1717–1722.

649. Jeon SH, Dong-Chui H, Sang-Gu L, et al. *Eikenella corrodens* cervical spinal epidural abscess induced by a fish bone. J Korean Med Sci 2007;22: 380–382.

650. Joblet C, Roux V, Drancourt M, et al. Identification of *Bartonella* (*Rochalimaea*) species among fastidious gram-negative bacteria on the basis of the partial sequence of the citrate-synthase gene. J Clin Microbiol 1995;33:1879–1883.

651. Jochum T, Kliesch U, Both R, et al. Neurobrucellosis with thalamic infarction: a case report. Neurol Sci 2008;29:481–483.

652. Johansson A, Berglund L, Eriksson U, et al. Comparative analysis of PCR versus culture for diagnosis of ulceroglandular tularemia. J Clin Microbiol 2000;38:22–26.

653. Johansson A, Farlow J, Larsson P, et al. Worldwide genetic relationships among *Francisella tularensis* isolates determined by multiple-locus variable-number tandem repeat analysis. J Bacteriol 2004;186:5808–5818.

654. Johansson A, Ibrahim A, Goransson I, et al. Evaluation of PCR-based methods for discrimination of *Francisella* species and subspecies and development of specific PCR that distinguishes the two major subspecies of *Francisella tularensis*. J Clin Microbiol 2000;38:4180–4185.

655. Johansson N, Kalin M, Tiveljung-Lindell A, et al. Etiology of community-acquired pneumonia: increased microbiological yield with new diagnostic methods. Clin Infect Dis 2010;50:202–209.

656. Jolivert-Gougeon A, Buffet A, Dupuy C, et al. *In vitro* susceptibilities of *Capnocytophaga* isolates to β-lactam antibiotics and β-lactamase inhibitors. Antimicrob Agents Chemother 2000;44:3186–3188.

657. Jolivet-Gougeon A, Sixou JL, Tamanai-Shacoori Z, et al. Antimicrobial treatment of *Capnocytophaga* infections. Int J Antimicrob Agents 2007;29: 367–373.

658. Jones ME, Karlowsky JA, Blosser-Middleton R, et al. Apparent plateau in β-lactamase production among clinical isolates of *Haemophilus influenzae* and *Moraxella catarrhalis* in the United States: results from the LIBRA surveillance initiative. Int J Antimicrob Agents 2002;19:119–123.

659. Jones RN, Slepack J, Bigelow J. Ampicillin-resistant *Haemophilus paraphrophilus* laryngo-epiglottitis. J Clin Microbiol 1976;4:405–407.

660. Jorgensen JH, Howell AW, Maher LA. Antimicrobial susceptibility testing of less commonly isolated *Haemophilus* species using *Haemophilus* test medium. J Clin Microbiol 1990;28:985–988.

661. Jorgensen JH, Redding JD, Maher LA, et al. Improved medium for antimicrobial susceptibility testing of *Haemophilus influenzae*. J Clin Microbiol 1987;25:2105–2113.

662. Joseph A, Lobo DN, Gardner ID, et al. *Eikenella corrodens* liver abscess complicated by endophthalmitis. Eur J Gastroenterol Hepatol 1998;10:709–711.

663. Joshi N, O'Bryan T, Appelbaum PC. Pleuropulmonary infections caused by *Eikenella corrodens*. Rev Infect Dis 1991;13:1207–1212.

664. Joshi RM, Al Sweih N, Bin Nakhi HA, et al. *Streptobacillus moniliformis* bacteremia in a child: case report. Med Princ Pract 2010;19:409–411.

665. Jumas-Bilak E, Michaus-Charachon, Bourg G, et al. Differences in chromosome number and genome rearrangements in the genus *Brucella*. Mol Microbiol 1998;27:99–106.

666. Jung GW, Parkins MD, Church D. Pyogenic ventriculitis complicating *Aggregatibacter aphrophilus* infective endocarditis: a case report and literature review. Can J Infect Dis Med Microbiol 2009;20:e107–e109.

667. Junhui Z, Ruifu Y, Jianchun L, et al. Detection of *Francisella tularensis* by the polymerase chain reaction. J Med Microbiol 1996;45:477–482.

668. Kabeya H, Maruyama S, Irei M, et al. Genomic variation among *Bartonella henselae* isolates derived from naturally infected cats. Vet Microbiol 2002;89:211–221.

669. Kachlany SC. *Aggregatibacter actinomycetemcomitans* leukotoxin: from threat to therapy. J Dent Res 2010;89:561–570.

670. Kadikoylu G, Tuncer G, Bolaman Z, et al. Brucellar orchitis in Innerwest Anatolia region of Turkey. A report of 12 cases. Urol Int 2002;69:33–35.

671. Kaewmongkol G, Kaewmongkol S, Owen H, et al. Candidatus *Bartonella antechini*: a novel *Bartonella* species detected in fleas and ticks from the yellow-footed antechinus (*Antechinus flavipes*). Vet Microbiol 2011;149:517–521.

672. Kainz A, Lubitz W, Busse HJ. Genomic fingerprints, ARDRA profiles and quinone systems for classification of *Pasteurella* species *sensu stricto*. Syst Appl Microbiol 2000;23:494–503.

673. Kaiser PO, Riess T, O'Rourke F, et al. *Bartonella* spp.: throwing light on uncommon human infections. Int J Med Microbiol 2011;301:7–15.

674. Kaka S, Lunz R, Klugman KP. *Actinobacillus* (*Pasteurella*) *ureae* meningitis in a HIV-positive patient. Diagn Microbiol Infect Dis 1994;20:105–107.

675. Kakisi OK, Periklis K, Vajos S. Non-typeable *Haemophilus influenzae* and tubo-ovarian abscesses: case report and brief review. Eur J Obstet Gynecol Reprod Biol 2010;152:225–229.

676. Kanasi E, Dewhirst FE, Chalmrs NI, et al. Clonal analysis of the microflora of severe early childhood caries. Caries Res 2010;44:485–497.

677. Kanasi E, Dogan B, Karched M, et al. Lack of serotype antigen in *A. actinomycetemcomitans*. J Dent Res 2010;89:292–296.

678. Kannikeswaran N, Sethuraman U, Kamat D. *Haemophilus influenzae* type f sepsis in an immunocompetent child. Pediatr Emerg Dis J 2007;23:244–246.

679. Kantardjiev T, Padeshki P, Ivanov IN. Diagnostic approaches for oculoglandular tularemia: advantages of PCR. Br J Ophthalmol 2007;91:1206–1208.

680. Kao PT, Tseng HK, Su SC, et al. *Haemophilus aphrophilus* brain abscess: a case report. J Microbiol Inmunol Infect 2002;35:184–185.

681. Karakurum-Goksel B, Yerdelin D, Karatas M, et al. Abducens nerve palsy and optic neuritis as initial manifestations of brucellosis. Scand J Infect Dis 2006;38:721–728.

682. Karhukorpi EK, Karhukorpi J. Rapid laboratory diagnosis of ulceroglandular tularemia with polymerase chain reaction. Scand J Infect Dis 2001;33: 383–385.

683. Karlowsky JA, Critchley IA, Blosser-Middleton RS, et al. Antimicrobial surveillance of *Haemophilus influenzae* in the United States during 2000–2001

leads to detection of clonal dissemination of a β-lactamase-negative and ampicillin-resistant strain. J Clin Microbiol 2002;40:1063–1066.

684. Karris MY, Litwin CM, Dong HS, et al. *Bartonella henselae* infection of prosthetic valve associated with colitis. Vector Borne Zoonotic Dis 2011;11:1503–1505.

685. Karunakaran R, Marret MJ, Hassan H, et al. *Eikenella corrodens* from a brain abscess. Malays J Pathol 2004;26:49–52.

686. Kattar MM, Chavez JF, Limaye AP, et al. Application of 16S rRNA gene sequencing to identify *Bordetella hinzii* as the causative agent of fatal septicemia. J Clin Microbiol 2000;38:789–794.

687. Kattar MM, Zalloua PA, Araj GF, et al. Development and evaluation of real-time polymerase chain reaction assays on whole blood and paraffin-embedded tissues for rapid diagnosis of human brucellosis. Diagn Microbiol Infect Dis 2007;59:23–32.

688. Katti MK, Sarada C, Sivasankaran S, et al. Serological diagnosis of human brucellosis: analysis of seven cases with neurological and cardiological manifestations. J Commun Dis 2001;33:36–43.

689. Katzko G, Hofmeister M, Church D. Extended incubation of culture plates improves recovery of *Bordetella* spp. J Clin Microbiol 1996;34:1563–1564.

690. Kaufmann AF, Meltzer MI, Schmid GP. The economic impact of a bioterrorist attack: are prevention and post-attack intervention programs justifiable? Emerg Infect Dis 1997;3:83–94.

691. Kaur PP, Derk CT, Chatterji M, et al. Septic arthritis caused by *Actinobacillus ureae* in a patient with rheumatoid arthritis receiving anti-tumor necrosis factor-α therapy. J Rheumatol 2004;31:1663–1665.

692. Kawashima S, Matsukawa N, Ueki Y, et al. *Pasteurella multocida* meningitis caused by kissing animals: a case report and review of the literature. J Neurol 2010;257:653–654.

693. Keim P, Johansson A, Wagner DM. Molecular epidemiology, evolution, and ecology of *Francisella*. Ann N Y Acad Sci 2007;1105:30–66.

694. Kempf VA, Petzold H, Autenrieth IB. Cat scratch disease due to *Bartonella henselae* infection mimicking parotid malignancy. Eur J Clin Microbiol Infect Dis 2001;20:732–733.

695. Kerkhoff FT, Bergmans AM, van Der Zee A, et al. Demonstration of *Bartonella grahamii* DNA in ocular fluids of a patient with neuroretinitis. J Clin Microbiol 1999;37:4034–4038.

696. Kersters K, Hinz KH, Hertle A, et al. *Bordetella avium* sp. nov., isolated from the respiratory tracts of turkeys and other birds. Int J Syst Bacteriol 1984;34:56–70.

697. Khan MY, Sizon M, Kiel FW. Comparative in vitro activities of ofloxacin, difloxacin, ciprofloxacin, and other selected antimicrobial agents against *Brucella melitensis*. Antimicrob Agents Chemother 1989;33:1409–1410.

698. Khawari AA, Myers JW, Ferguson DA Jr, et al. Sepsis and meningitis due to *Capnocytophaga cynodegmi* after splenectomy. Clin Infect Dis 2005;40:1709–1710.

699. Kiang KM, Ogunmodede F, Juni BA, et al. Outbreak of osteomyelitis/septic arthritis caused by *Kingella kingae* among child care center attendees. Pediatrics 2005;116:e206–e213.

700. Kiddy K, Webberley J. *Haemophilus aphrophilus* as a cause of chronic suppurative pulmonary infection and intra-abdominal abscesses. J Infect 1987;15:161–163.

701. Kilian M. A taxonomic study of the genus *Haemophilus* with the proposal of a new species. J Gen Microbiol 1976;93:9–62.

702. Kilian M. Genus *Haemophilus* Winslow, Broadhurst, Buchanen, Rogers and Smith 1917, 561[AL] In Brenner DJ, Kreig NR, Staley JT, Garrity GM, eds. Bergey's Manual of Systematic Bacteriology. Vol 2. New York, NY: Springer, 2005:883–904.

703. Kilic AU, Altay FA, Gurbuz Y, et al. *Haemophilus influenzae* serotype e meningitis in an adult. J Infect Dev Ctries 2010;4:253–255.

704. Killen JW, Swift GL, White RJ. Pleuropulmonary infection with chest wall infiltration by *Eikenella corrodens*. Thorax 1996;51:871–872.

705. Kim JO, Ginsberg J, McGowan KL. *Capnocytophaga* meningitis in a cancer patient. Pediatr Infect Dis J 1996;15:636–637.

706. Kim KS. Acute bacterial meningitis in infants and children. Lancet Infect Dis 2010;10:32–42.

707. Kim YH, Panday V, Reilly C. Isolation of *Kingella denitrificans* from a corneal ulcer. Cornea 2011;30(4):472–473.

708. King R, Choudhri SH, Nasio J, et al. Clinical and in situ cellular responses to *Haemophilus ducreyi* in the presence and absence of HIV infection. Int J STD AIDS 1998;9:531–536.

709. Kingsland RC, Guss DA. *Actinobacillus ureae* meningitis: case report and review of the literature. J Emerg Med 1995;13:623–627.

710. Knorr L, Fox JD, Tilley PAG, et al. Evaluation of real-time PCR for diagnosis of *Bordetella pertussis* infection. BMC Infect Dis 2006;6:62.

711. Ko KS, Peck KR, Oh WS, et al. New species of *Bordetella*, *Bordetella ansorpii* sp. nov., isolated from the purulent exudate of an epidermal cyst. J Clin Microbiol 2005;43:2516–2519.

712. Kobayaa H, Souki RR, Trust S, et al. *Pasteurella multocida* meningitis in newborns after incidental animal exposure. Pediatr Infect Dis J 2009;28:928–929.

713. Koch CA, Mabee CL, Robyn JA, et al. Exposure to domestic cats: risk factor for *Pasteurella multocida* peritonitis in liver cirrhosis? Am J Gastroenterol 1996;91:1447–1449.

714. Koehler JE, Glaser CA, Tappero JW. *Rochalimaea henselae* infection: a new zoonosis with the domestic cat as reservoir. JAMA 1994;271:531–535.

715. Koehler JE, Quinn FD, Berger TG, et al. Isolation of *Rochalimaea* species from cutaneous and osseus lesions of bacillary angiomatosis. N Engl J Med 1992;325:1625–1631.

716. Koehler JE, Sanchez MA, Garrido CS, et al. Molecular epidemiology of *Bartonella* infections in patients with bacillary angiomatosis-peliosis. N Engl J Med 1997;337:1876–1883.

717. Kok RH, Wolfhagen MJ, Mooi BM, et al. A patient with thrombotic thrombocytopenic purpura caused by *Capnocytophaga canimorsus* septicemia. Clin Microbiol Infect 1999;5:297–298.

718. Kondruweit M, Weyand M, Mahmoud FA, et al. Fulminant endocarditis caused by *Streptobacillus moniliformis* in a young man. J Thorac Cardiovasc Surg 2007;134:1579–1580.

719. Korach A, Olshtain-Pops K, Schwartz D, et al. *Kingella kingae* prosthetic valve endocarditis complicated by a paravalvular abscess. Isr Med Assoc J 2009;11:251–253.

720. Kordick DL, Brown TT, Shin K, et al. Clinical and pathologic evaluation of chronic *Bartonella henselae* and *Bartonella clarridgeiae* infection in cats. J Clin Microbiol 1999;37:1536–1547.

721. Kordick DL, Hilyard EJ, Hadfield TL, et al. *Bartonella clarridgeiae*, a newly recognized zoonotic pathogen causing inoculation papules, fever, and lymphadenopathy (cat scratch disease). J Clin Microbiol 1997;35:1813–1818.

722. Kordick DL, Papich MG, Breitschwerdt EB. Efficacy of enrofloxacin and doxycycline for treatment of *Bartonella henselae* and *Bartonella clarridgeiae* infection in cats. Antimicrob Agents Chemother 2007;41:2448–2455.

723. Kordick DL, Swaminathan B, Greene CE, et al. *Bartonella vinsonii* subsp. *berkhoffii* subsp. nov., isolated from dogs; *Bartonella vinsonii* subsp. *vinsonii*; and emended description of *Bartonella vinsonii*. Int J Syst Bacteriol 1996;46:704–709.

724. Kordick DL, Wilson KH, Sexton DJ, et al. Prolonged *Bartonella* bacteremia in cats associated with cat-scratch disease patients. J Clin Microbiol 1995;33:3245–3251.

725. Korgenski EK, Daly JA. Surveillance and detection of erythromycin resistance in *Bordetella pertussis* isolates recovered from a pediatric population in the intermountain west region of the United States. J Clin Microbiol 1997;35:2989–2991.

726. Kosek M, Lavarello R, Gilman RH, et al. Natural history of infection with *Bartonella bacilliformis* in a nonendemic population. J Infect Dis 2000;182:865–872.

727. Kosoy M, Morway C, Sheff KW, et al. *Bartonella tamiae* sp. nov., a newly recognized pathogen isolated from three human patients in Thailand. J Clin Microbiol 2008;46:772–775.

728. Kosoy M, Murray M, Gilmore RD, et al. *Bartonella* strains from ground squirrels are identical to *Bartonella washoensis* isolated from a human patient. J Clin Microbiol 2003;41:645–650.

729. Kosoy MY, Regnery RL, Tzianabos T, et al. Distribution, diversity, and host specificity of *Bartonella* in rodents from the Southeastern United States. Am J Trop Med Hyg 1997;57:578–588.

730. Kostadinov S, Pinar H. Amniotic fluid infection syndrome and neonatal mortality caused by *Eikenella corrodens*. Pediatr Dev Pathol 2005;8:489–492.

731. Kotton CN. Zoonoses in solid-organ and hematopoietic stem cell transplant recipients. Clin Infect Dis 2007;44:857–866.

732. Kowalzik F, Barbosa A, Fernandes V, et al. Prospective, multinational study of pertussis infection in hospitalized infants and their household contacts. Pediatr Infect Dis J 2007;26:238–242.

733. Koylass MS, King AC, Edwards-Smallbone J, et al. Compaative performance of SNP typing and the "Bruce-ladder" in the discrimination of *Brucella suis* and *Brucella canis*. Vet Microbiol 2010;149:450–454.

734. Kragsbjerg P, Nilsson K, Persson L, et al. Deep obstetrical and gynecologic infections caused by non-typeable *Haemophilus influenzae*. Scand J Infect Dis 1993;25:341–346.

735. Kretsinger K, Broder KR, Cortese MM, et al. Preventing tetanus, diphtheria, and pertussis among adults: use of tetanus toxoid, reduced diphtheriaia toxoid, and acellular pertussis vaccine recommendations for the Advisory Committee on Immunization Practices (ACIP) and recommendations of ACIP,

supported by the Healthcare Infection Control Practices Advisory Committee (HICPAC), for use of Tdap among health-care personnel. MMWR Recomm Rep 2006;55:1–37.

736. Kugeler KJ, Mead PS, Janusz AM, et al. Molecular epidemiology of *Francisella tularensis* in the United States. Clin Infect Dis 2009;48:863–870.

737. Kugeler KJ, Mead PS, McGowan KL, et al. Isolation an characterization of a novel *Francisella* sp. from human cerebrospinal fluid and blood. J Clin Microbiol 2008;46:2428–2431.

738. Kugler KC, Biedenbach DJ, Jones RN. Determination of the antimicrobial activity of 29 clinically important compounds tested against fastidious HACEK group organisms. Diagn Microbiol Infect Dis 1999;34:73–76.

739. Kuhnert P, Korczak B, Falsen E, et al. *Nicoletella semolina* gen. nov. sp. nov., a new member of *Pasteurellaceae* isolated from horses with airway disease. J Clin Microbiol 2004;42:5542–5548.

740. Kuhnert P, Scholten E, Haefner S, et al. *Basfia succiniciproducens* gen. nov., sp. nov., a new member of the family *Pasteurellaceae* isolated from bovine rumen. Int J Syst Evol Microbiol 2010;60:44–50.

741. Kurzynski TA, Boehm DM, Rott-Petri JA, et al. Antimicrobial susceptibilities of *Bordetella* species isolated in a multicenter pertussis surveillance project. Antimicrob Agents Chemother 1988;32:137–140.

742. Kuzucu C, Yetkin G, Kocak G, et al. An unusual case of pericarditis caused by *Cardiobacterium hominis*. J Infect 2005;50:346–347.

743. Labrune P, Jabir B, Magny JF, et al. Recurrent enterocolitis-like symptoms as the possible presenting manifestations of neonatal *Brucella melitensis* infection. Acta Paediatr Scand 1990;79:707–709.

744. Lacroix JM, Walker C. Characterization of a β-lactamase found in *Eikenella corrodens*. Antimicrob Agents Chemother 1991;35:886–891.

745. Lambe DW. *Streptobacillus moniliformis* isolated from a case of Haverhill fever: biochemical characterization and inhibitory effect of sodium polyanethol sulfonate. Am J Clin Pathol 1973;60:854–860.

746. Lamoth F, Greub G. Amoebal pathogens as emerging causal agents of pneumonia. FEMS Microbiol Rev 2010;34(3):260–280. doi:10.:1111/j.1574-6976.2009.00207.

747. Landais C, Levy PY, Habib G, et al. Pericardial effusion as the only manifestation of infection with *Francisella tularensis*: a case report. J Med Case Rep 2008;2:206–208.

748. Lang R, Dagan R, Potasman I, et al. Failure of ceftriaxone in the treatment of acute brucellosis. Clin Infect Dis 1992;14:506–509.

749. Lang R, Raz R, Sacks T, et al. Failure of prolonged treatment with ciprofloxacin in acute infections due to *Brucella melitensis*. J Antimicrob Chemother 1990;26:841–846.

750. Lapaque N, Moriyon I, Moreno E, et al. *Brucella* lipopolysaccharide acts as a virulence factor. Curr Opin Microbiol 2005;8:60–66.

751. Larson AN, Razonable TT, Hanssen AD. *Capnocytophaga canimorsus*: a novel pathogen for joint arthroplasty. Clin Orthop Relat Res 2009;467(6):1634–1638. doi:10.1007/s11999-008-0658-9.

752. Larson CL, Wicht W, Jellison WL. A new organism resembling *P. tularensis* isolated from water. Public Health Rep 1955;70:253–258.

753. LaScola B, Barrassi L, Raoult D. Isolation of new fastidious α-*Proteobacteria* and *Afipia felis* from hospital water supplies by direct plating and amoebal coculture procedures. FEMS Microbiol Ecol 2000;34:129–137.

754. LaScola B, Boyadjiev I, Greub G, et al. Amoeba-resisting bacteria and ventilator-associated pneumonia. Emerg Infect Dis 2003;9:815–821.

755. LaScola G, Mallet MN, Grimont PA, et al. Description of *Afipia birgiae* sp. nov., and *Afipia masiliensis* sp. nov., and recognition of *Afipia felis* genospecies A. Int J Syst Evol Microbiol 2002;52:1773–1782.

756. La Scola B, Mallet MN, Grimont PA, et al. *Bosea eneae* sp. nov., *Bosea massiliensis* sp. nov., and *Bosea vestrisii* sp. nov., isolated from hospital water supplies, and emendation of the genus *Bosea* (Das et al 1996). Int J Syst Evol Microbiol 2003;53:15–20.

757. LaScola B, Mezi L, Auffray JP, et al. Patients in the intensive care units are exposed to amoeba-associated pathogens. Infect Control Hosp Epidemiol 2002;23:462–465.

758. LaScola B, Raoult D. Serological cross-reactions between *Bartonella quintana*, *Bartonella henselae*, and *Coxiella burnetii*. J Clin Microbiol 1996;34:2270–2274.

759. LaScola B, Raoult D. *Afipia felis* in hospital water supply in association with free-living amoebae. Lancet 1999;353:1330.

760. LaScola B, Raoult D. Culture of *Bartonella quintana* and *Bartonella henselae* from human samples: a 5-year experience (1993 to 1998). J Clin Microbiol 1999;37:1899–1905.

761. Lau KW, Ren J, Fung MC, et al. *Fangia hongkongensis* gen. nov., sp. nov., a novel gammaproteobacterium isolated from coastal seawater of Hong King. Int J Syst Evol Microbiol 2007;57:2665–2669.

762. Lau SK, Woo PC, Mok MY, et al. Characterization of *Haemophilus segnis*, an important cause of bacteremia, by 16S rRNA gene sequencing. J Clin Microbiol 2004;42:877–880.

763. Lawson PA, Carlson P, Wernersson S, et al. *Dysgonomonas hofstadii* sp. nov., isolated from a human clinical source. Anaerobe 2010;16(2):161–164. doi:10:1016/j.anaerobe. 2009.06.005.

764. Lawson PA, Collins MD. Description of *Bartonella clarridgeiae* sp. nov., isolated from the cat of a patient with *Bartonella henselae* septicemia. Med Microbiol Lett 1996;5:64–73.

765. Lawson PA, Falsen E, Inganas E, et al. *Dysgonomonas mossii* sp. nov., from human sources. Syst Appl Microbiol 2002;25:194–197.

766. Lawson PA, Malnick H, Collins MD, et al. Description of *Kingella potus* sp. nov., an organism isolated from a wound caused by an animal bite. J Clin Microbiol 2005;43:3526–3529.

767. Layton CT. *Pasteurella multocida* meningitis and septic arthritis secondary to a cat bite. J Emerg Med 1999;17:445–448.

768. Leadbetter ER, Holt SC, Socransky SS. *Capnocytophaga*: a new genus of gram-negative gliding bacteria. I. General characteristics, taxonomic considerations, and significance. Arch Microbiol 1979;122:9–16.

769. Lebel E, Rudensky B, Karasik M, et al. *Kingella kingae* infections in children. J Pediatr Orthop B 2006;15:289–292.

770. LeCoustumier A, Njamkepo E, Cattoir V, et al. *Bordetella petrii* infection with long-lasting persistence in human. Emerg Infect Dis 2011;17:612–618.

771. LeDoux MS. Tularemia presenting with ataxia. Clin Infect Dis 2000;30:211–212.

772. Lee PC, Lee SY Hong SH, et al. Isolation and characterization of a new succinic acid-producing bacterium, *Mannheimia succiniciproducens* MBEL55E, from bovine rumen. Appl Microbiol Biotechnol 2002;58:663–668.

773. Leelaporn A, Yongyod S, Limsrivanichakorn S, et al. Emergence of *Francisella novicida* bacteremia, Thailand. Emerg Infect Dis 2008;14:1935–1937.

774. LeFleche P, Jacques I, Grayon M, et al. Evaluation and selection of tandem repeat loci for a *Brucella* MLVA typing assay. BMC Microbiol 2006;6:9.

775. Lehman CR, Deckley JE, Hu SS. *Eikenella corrodens* vertebral osteomyelitis secondary to direct inoculation: a case report. Spine 2000;25:1185–1187.

776. Leibovitz E, Broides A, Greenberg D, et al. Current management of pediatric acute otitis media. Expert Rev Anti Infect Ther 2010;8:151–161.

777. Leibovitz E, Satran R, Piglansky L, et al. Can acute otitis media caused by *Haemophilus influenzae* be distinguished from that caused by *Streptococcus pneumoniae*? Pediatr Infect Dis J 2003;22:509–515.

778. Lejbkowicz F, Cohn L, Hashman N, et al. Recovery of *Kingella kingae* from blood and synovial fluid of two pediatric patients by using the BacT/Alert system. J Clin Microbiol 1999;37:878.

779. LeMeur A, Albert JD, Gautier P, et al. Acute tenosynovitis of the ankle due to *Capnocytophaga cynodegmi/canimorsus* as identified by 16S rRNA gene sequencing. Joint Bone Spine 2008;75:749–751.

780. LeMoal G, Landron C, Grollier G, et al. Meningitis due to *Capnocytophaga canimorsus* after receipt of a dog bite: case report and review of the literature. Clin Infect Dis 2003;36:e42–e46.

781. Lena TS, De Meulemeester C. A case of infective endocarditis caused by *C. hominis* in a patient with HLAB27 aortitis. Can J Neurol Sci 2009;36:385–387.

782. Leonard A, Williams C. *Haemophilus influenzae* in acute exacerbations of chronic obstructive pulmonary disease. Int J Antimicrob Agents 2002;19:371–375.

783. Leung AK, Robson WL, Davies HD. Pertussis in adolescents. Adv Ther 2007;24:353–361.

784. Leung DY, Kwong YY, Ma CH, et al. Canaliculitis associated with a combined infection of *Lactococcus lactis* and *Eikenella corrodens*. Jpn J Ophthalmol 2006;50:284–285.

785. Lewis K, Saubolle MA, Tenover FC, et al. Pertussis caused by an erythromycin-resistant strain of *Bordetella pertussis*. Pediatr Infect Dis J 1995;14:388–391.

786. Li WC, Chiu NC, Hsu CH, et al. Pathogens in the middle ear effusion of children with persistent otitis media: implications of drug resistance and complications. J Microbiol Immunol 2001;34:190–194.

787. Liese JG, Renner C, Stojanov S, et al. Clinical and epidemiological picture of *B. pertussis* and *B. parapertussis* infection after introduction of acellular pertussis vaccines. Arch Dis Child 2003;88:684–687.

788. Lin EY, Tsigrelis C, Baddour LM, et al. *Candidatus Bartonella mayotimonensis* and endocarditis. Emerg Infect Dis 2010;16:500–503.

789. Lin GM, Chu KM, Juan CJ, et al. Cerebral hemorrhage in infective endocarditis caused by *Actinobacillus actinomycetemcomitans*. Am J Med Sci 2007;334:389–392.

790. Lin JL, Chen CM, Chang CC. Unknown fever and back pain caused by *Bartonella henselae* in a veterinarian after a needle puncture: a case report and literature review. Vector Borne Zoonotic Dis 2011;11(5):589–591. doi:10.1089/vbz.2009.0217.

791. Lin JW, Chen CY, Chen WC, et al. Isolation of *Bartonella* species from rodents in Taiwan including a strain closely related to "*Bartonella rochalimae*" from *Rattus norvegicus*. J Med Microbiol 2008;57:1496–1501.

792. Lindquist SW, Weber DJ, Magnum ME, et al. *Bordetella holmesii* sepsis in an asplenic adolescent. Pediatr Infect Dis J 1995;14:813–815.

793. Lion C, Lozniewski A, Rosner V, et al. Lung abscess due to β-lactamase-producing *Pasteurella multocida*. Clin Infect Dis 1999;29:1345–1346.

794. Liu W, Chemaly RF, Tuohy MJ, et al. *Pasteurella multocida* urinary tract infection with molecular evidence of zoonotic transmission. Clin Infect Dis 2003;36:E58–E60.

795. Locht C. Molecular aspects of *Bordetella pertussis* pathogenesis. Int Microbiol 1999;2:137–144.

796. Locht C, Cloutte L, Mielcarek N. The ins and outs of pertussis toxin. FEBS J 2011;278(23):4668–4682.

797. Loeffelholz MJ, Thompson CJ, Long KS, et al. Comparison of PCR, culture, and direct fluorescent- antibody testing for detection of *Bordetella pertussis*. J Clin Microbiol 1999;37:2872–2876.

798. Loesche WJ, Giordano J, Soehren S, et al. Nonsurgical treatment of patients with periodontal disease. Oral Surg Oral Med Oral Pathol Oral Radiol Endod 1996;81:533–543.

799. Loiez C, Wallet F, Husson MO, et al. *Pasteurella multocida* and intrauterine device: a woman and her pets. Scand J Infect Dis 2002;34:473.

800. Lombardo J. Cat-scratch neuroretinitis. J Am Optom Assoc 1999;70:525–530.

801. Long GW, Oprandy JJ, Narayanan RB, et al. Detection of *Francisella tularensis* in blood by polymerase chain reaction. J Clin Microbiol 1993;31:152–154.

802. Lopez E, Raymond J, Patkai J, et al. *Capnocytophaga* species and preterm birth. Clin Microbiol Infect 2010;16(10):1539–1543. doi:10.1111/j.1469-0691.2009.03151.x.

803. Lopez-Goni I, Garcia-Yoldi D, Marin CM, et al. Evaluation of a multiplex PCR assay (Bruce-ladder) for molecular typing of all *Brucella* species, including the vaccine strains. J Clin Microbiol 2008;46:3484–3487.

804. Lopez-Goni I, Guzman-Verri C, Manterola L, et al. Regulation of *Brucella* virulence by the two-component system BvrR/BvrS. Vet Microbiol 2002;90:329–339.

805. Lopez-Merino A, Monnet SL, Hernandez I, et al. Identification of *Brucella abortus*, *B. canis*, *B. melitensis*, and *B. suis* by carbon substrate assimilation tests. Vet Microbiol 2001;80:359–363.

806. Loridant S, Janffar-Bandjee MC, LaScola B. Case report: shell vial cell culture as a tool for *Streptobacillus moniliformis* "resuscitation". Am J Trop Med Hyg 2011;84:306–307.

807. Low SC, Greenwood JE. *Capnocytophaga canimorsus*: infection, septicaemia, recovery, and reconstruction. J Med Microbiol 2008;57:901–903.

808. Lu PL, Hsueh PR, Hung CC, et al. Infective endocarditis complicated with progressive heart failure due to β-lactamase-producing *Cardiobacterium hominis*. J Clin Microbiol 2000;38:2015–2017.

809. Lucero NE, Ayala SM, Escobar GI, et al. *Brucella* isolated in humans and animals in Latin America from 1968 to 2006. Epidemiol Infect 2008;136:496–503.

810. Lucey D, Dolan MJ, Moss CW, et al. Relapsing illness due to *Rochalimaea henselae* in immunocompetent hosts; implications for therapy and new epidemiological associations. Clin Infect Dis 1992;14:683–688.

811. Luegmair M, Chaker M, Ploton C, et al. *Kingella kingae*: osteoarticular infections of the sternum in children: report of six cases. J Child Orthop 2008;2:443–447.

812. Lulu AR, Araj GF, Khateeb MI, et al. Human brucellosis in Kuwait: a prospective study of 400 cases. Q J Med 1988;66:39–54.

813. Luna-Martinez JE, Majia-Teran C. Brucellosis in Mexico: current stautus and trends. Vet Microbiol 2002;90:19–30.

814. Luong N, Tsai J, Chen C. Susceptibilities of *Eikenella corrodens*, *Prevotella intermedia*, and *Prevotella nigrescens* clinical isolates to amoxicillin and tetracycline. Antimicrob Agents Chemother 2001;45:3253–3255.

815. Luotonen J, Syrjala H, Jokinen K, et al. Tularemia in otolaryngologic practice: an analysis of 127 cases. Arch Otolaryngol Head Neck Surg 1986;112:77–80.

816. Luotonen L, Taipiainen T, Kallioinen M, et al. Tularemia of the middle ear. Pediatr Infect Dis J 2002;21:264–265.

817. Lynch T, Everson J, Kosoy M. Combining culture techniques for *Bartonella*: the best of both worlds. J Clin Microbiol 2011;49:1363–1368.

818. Maccato M, McLean W, Riddle G, et al. Isolation of *Kingella denitrificans* from amniotic fluid in a woman with chorioamnionitis: a case report. J Reprod Med 1991;36:685–687.

819. Machado-Ferreira E, Piesman J, Zeidner NS, et al. *Francisella*-like endosymbiont DNA and *Francisella tularensis* virulence-realted genes in Brazilian ticks (Acari: Ixodidae). J Med Entomol 2009;46:369–374.

820. Maco V, Maguinas C, Tirado A, et al. Carrion's disease (*Bartonella bacilliformis*) confirmed by histopathology in the High Forest of Peru. Rev Inst Med Trop Sao Paulo 2004;46:171–174.

821. Maggi RG, Duncan AW, Breitschwerdt EB. Novel chemically modified liquid medium that will support the growth of seven *Bartonella* species. J Clin Microbiol 2005;43:2651–2655.

822. Maggi RG, Kosoy M, Mintzer M, et al. Isolation of Candidatus *Bartonella melophagi* from human blood. Emerg Infect Dis 2009;15:66–68.

823. Maggi RG, Mascarelli PE, Pultorak EL, et al. *Bartonella* spp. bacteremia in high-risk immunocompetent patients. Diagn Microbiol Infect Dis 2011;71:430–437.

824. Maguina C, Garcia PJ, Gotuzzo E, et al. Bartonellosis (Carrion's disease) in the modern era. Clin Infect Dis 2001;33:772–779.

825. Maguina C, Gotuzzo E. Bartonellosis: new and old. Infect Dis Clin North Am 2000;14:1–22.

826. Mahapatra A, Mishra S, Pattnaik D, et al. Bacterial endocarditis due to *Eikenella corrodens*. Indian J Med Microbiol 2003;21:135–136.

827. Maillard R, Riegel P, Barrat F, et al. *Bartonella chomelii* sp. nov., isolated from French domestic cattle. Int J Syst Evol Microbiol 2004;54:215–220.

828. Mailman TL, Schmidt MH. *Francisella philomiragia* adenitis and pulmonary nodules in a child with chronic granulomatous disease. Can J Infect Dis Med Microbiol 2005;16:245–248.

829. Malani AN, Aronoff DM, Bradley SF, et al. *Cardiobacterium hominis* endocarditis: two cases and a review of the literature. Eur J Clin Microbiol Infect Dis 2006;25:587–595.

830. Mally M, Paroz C, Shin H, et al. Prevalence of *Capnocytophaga canimorsus* in dogs and occurrence of potential virulence factors. Microbes Infect 2009;11:509–514.

831. Malavolta N, Frigato M, Zanardi M, et al. *Brucella* spondylitis with paravertebral abscess due to *Brucella melitensis* infection: a case report. Drugs Exp Clin Res 2002;28:95–98.

832. Malone FD, Athanassiou A, Nores LA, et al. Poor perinatal outcome associated with maternal *Brucella abortus* infection. Obstet Gynecol 1997;90:674–676.

833. Mangtani P, Mulholland K, Madhi SA, et al. *Haemophilus influenzae* type b disease in HIV-infected children: a review of the disease epidemiology and effectiveness of Hib conjugate vaccines. Vaccine 2010;28:1677–1683.

834. Mantadakis E, Danilatou V, Christidou A, et al. *Capnocytophaga gingivalis* bacteremia detected only on quantitative blood cultures in a child with leukemia. Pediatr Infect Dis J 2003;22:202–204.

835. Mantur BG, Akki AS, Mangagli SS, et al. Childhood bruellosis: a microbiological, epidemiological, and clinical study. J Trop Paediatr 2004;50:153–157.

836. Mantur BG, Amarnath SK. Brucellosis in India – a review. J Biosci 2008;33:539–547.

837. Mantur BG, Amarnath SK, Shinde RS. Review of clinical and laboratory features of human brucellosis. Indian J Med Microbiol 2007;25:188–202.

838. Mantur BG, Biradar MS, Bibri RC, et al. Protean clinical manifestations and diagnostic challenges of human brucellosis in adults: 16 years' experience in an endemic area. J Med Microbiol 2006;55:897–903.

839. Mantur BG, Mangalgi SS. Evaluation of conventional Castenada and lysis centrifugation blood culture techniques for diagnosis of human brucellosis. J Clin Microbiol 2004;42:4327–4328.

840. Mantur BG, Mangalgi SS, Mulimani MS. *Brucella melitensis* – a sexually transmissible agent? Lancet 1996;347:1763.

841. Mantur BG, Parande A, Amarnath S, et al. ELISA versus conventional methods of diagnosing endemic brucellosis. Am J Trop Med Hyg 2010;83:314–318.

842. Maranan RC, Schiff D, Johnson DC, et al. Pneumonic tularemia in a patient with chronic granulomatous disease. Clin Infect Dis 1997;25:630–633.

843. Marchette NJ, Nicholes PS. Virulence and citrulline ureidase activity of *Pasteurella tularensis*. J Bacteriol 1961;82:26–32.

844. Marcotty T, Matthys F, Godfroid J, et al. Zoonotic tuberculosis and brucellosis in Africa: neglected zoonoses or minor public health issues? The outcomes of a multidisciplinary workshop. Ann Trop Med Parasitol 2009;103:401–411.

845. Margileth AM, Baehren DF. Chest-wall abscess due to cat-scratch disease (EAG) in an adult with antibodies to *Bartonella clarridgeiae*: case report and review of the thoracopulmonary manifestations of EAG. Clin Infect Dis 1998;27:353–357.

846. Marianelli C, Graziani C, Santangelo C, et al. Molecular epidemiological and antibiotic susceptibility characterization of *Brucella* isolates from humans in Sicily, Italy. J Clin Microbiol 2007;45:2923–2928.

847. Marinella MA. Community-acquired pneumonia due to *Pasteurella multocida*. Respir Care 2004;49:1528–1529.

848. Marston EL, Sumner JW, Regnery RL. Evaluation of intraspecies genetic variation within the 60 kDa heat-shock protein gene (*groEL*) of *Bartonella* species. Int J Syst Bacteriol 1999;49:1015–1023.

849. Martinez MA, Ovalle A, Ulloa MT, et al. Role of *Haemophilus influenzae* in intra-amniotic infection in patients with preterm rupture of membranes. Eur J Clin Microbiol Infect Dis 1999;18:890–892.

850. Mastrantonio P, Stefanelli P, Giuliano M, et al. *Bordetella parapertussis* infection in children: epidemiology, clinical symptoms, and molecular characterization of isolates. J Clin Microbiol 1998;36:999–1002.

851. Matar GM, Koehler JE, Malcolm G, et al. Identification of *Bartonella* species directly in clinical specimens by PCR-restriction fragment length polymorphism analysis of a 16S rRNA gene fragment. J Clin Microbiol 1999;37:4045–4047.

852. Matsubayashi T, Tobayama S, Machida H. Acute cholecystitis caused by *Haemophilus influenzae* in a child. J Infect Chemother 2009;15:325–327.

853. Matsumoto T, Kawakami Y, Oana K, et al. First isolation of *Dysgonomonas mossii* from intestinal juice of a patient with pancreatic cancer. Arch Med Res 2006;37:914–916.

854. Matsumoto T, Matsubara M, Oana K, et al. First case of bacteremia due to chromosome-encoded CfxA3-β-lactamase-producing *Capnocytophaga sputigena* in a pediatric patient with acute erythroblastic leukemia. Eur J Med Res 2008;13:133–135.

855. Matta M, Wermert D, Podglajen I, et al. Molecular diagnosis of *Kingella kingae* pericarditis by amplification and sequencing of the 16S rRNA gene. J Clin Microbiol 2007;45:3133–3134.

856. Mattoo S, Cherry JD. Molecular pathogenesis, epidemiology, and clinical manifestations of respiratory infections due to *Bordetella pertussis* and other *Bordetella* subspecies. Clin Microbiol Rev 2005;18:326–382.

857. Matyas BT, Nieder HS, Telford SR. Pneumonic tularemia on Martha's Vineyard: clinical epidemiologic, and ecological characteristics. Ann N Y Acad Sci 2007;1105:351–377.

858. Maurin M, Eb F, Etienne J, et al. Serological cross-reactions between *Bartonella* and *Chlamydia* species: implications for diagnosis. J Clin Microbiol 1997;35:2283–2287.

859. Maurin M, Gasquet S, Ducco C, et al. MICs of 28 antibiotic compounds for 14 *Bartonella* (formerly *Rochalimaea*) isolates. Antimicrob Agents Chemother 1995;39:2387–2391.

860. Maurin M, Mersali NF, Raoult D. Bactericidal acitivities of antibiotics against intracellular *Francisella tularensis*. Antimicrob Agents Chemother 2000;44:3428–3431.

861. Maurin M, Raoult D. Antimicrobial susceptibility of *Rochalimaea quintana*, *Rochalimaea vinsonii*, and the newly recognized *Rochalimaea henselae*. J Antimicrob Chemother 1993;32:587–594.

862. Maurin M, Rolain JM, Raoult D. Comparison of in-house and commercial slides for detection by immunofluorescence of immunoglobulins G and M against *Bartonella henselae* and *Bartonella quintana*. Clin Diagn Lab Immunol 2002;9:1004–1009.

863. Mayer MP, Schweizer P. Primary peritonitis in a child caused by *Haemophilus parainfluenzae*. Pediatr Surg Int 2002;18:728–729.

864. Mayer-Scholl A, Draeger A, Gollner C, et al. Advancement of a multiplex PCR for the differentiation of all currently described *Brucella* species. J Microbiol Methods 2010;80:112–114.

865. Mazengia E, Silva EA, Peppe JA, et al. Recovery of *Bordetell holmesii* from patients with pertussis-like symptoms: use for pulsed field gel electrophoresis to characterize circulating strains. J Clin Microbiol 2000;38:2330–2333.

866. Mazumder SA, Cleveland KO. *Bordetella bronchiseptica* bacteremia in a patient with AIDS. South Med J 2010;103:934–935.

867. McCaffrey RL, Allen LAH. Pivotal advance: *Francisella tularensis* LVS evades killing by human neurtophils via inhibition of the respiratory burst and phagosome escape. J Leukoc Biol 2006;80:1224–1230.

868. McCavit TL, Grube S, Revell P, et al. *Bordetella holmesii* bacteremia in sickle cell disease. Pediatr Blood Cancer 2008;51:814–816.

869. McConnell A, Tan B, Scheigele D, et al. Invasive infections caused by *Haemophilus influenzae* serotypes in twelve Canadian IMPACT centers, 1996–2001. Pediatr Infect Dis J 2007;26:1025–1031.

870. McCoy GW, Chapin CW. Further observations on a plague-like disease of rodents with a preliminary note on the causative agent Bacterium tularense. J Infect Dis 1912;10:61–72.

871. McCrary B, Cockerham W, Pierce P. Neuroretinitis in cat-scratch disease associated with the macular star. Pediatr Infect Dis J 1994;13:838–839.

872. McDonald PJ, Pruul H. Phagocyte uptake and transport of azithromycin. Eur J Clin Microbiol Infect Dis 1991;10:828–833.

873. McDonald WL, Jamaludin R, Mackereth G, et al. Characterization of a *Brucella* strain as a marine-mammal type despite isolation from a patient with spinal osteomyelitis in New Zealand. J Clin Microbiol 2006;44:4363–4370.

874. McIntyre P, Wheaton G, Erlich J, et al. Brazilian purpuric fever in Central Australia. Lancet 1987;2:112.

875. McLean CR, Hargrove R, Behn E. Case study: the first fatal case of *Capnocytophaga canimorsus* sepsis caused by a cat scratch. J R Nav Med Serv 2004;90:13–15.

876. McLean DR, Russell N, Khan MY. Neurobrucellosis: clinical and therapeutic features. Clin Infect Dis 1992;15:148–151.

877. Meats E, Feil EJ, Stringer S, et al. Characterization of encapsulated and non-capsulated *Haemophilus influenzae* and determination of phylogenetic relationships by multilocus sequence typing. J Clin Microbiol 2003;41:1623–1636.

878. Mehrtens JM, Spigarelli MG. Acute sinusitis. Adolesc Med State Art Rev. 2010;21:187–201.

879. Meininger GR, Nadasdy T, Hruban RH, et al. Chronic active myocarditis following acute *Bartonella henselae* infection (cat scratch disease). Am J Surg Pathol 2001;25:1211–1214.

880. Melhus A. Isolation of dysgenic fermenter 3, a rare isolate associated with diarrhoea in immunocompromised patients. Scand J Infect Dis 1997;29:195–196.

881. Memish ZA, Mah MW. Brucellosis in laboratory workers at a Saudi Arabian hospital. Am J Infect Control 2001;29:48–52.

882. Menard A, Lehours P, Sarlangue J, et al. Development of a real-time PCR for the identification of *Bordetella pertussis* and *Bordetella parapertussis*. Clin Microbiol Infect 2007;13:419–423.

883. Merriam CV, Citron DM, Tyrell KL, et al. In vitro activity of azithromycin and nine comparator agents against 296 strains of oral anaerobes and 31 strains of *Eikenella corrodens*. Int J Antimicrob Agents 2006;28:244–248.

884. Mesner O, Riesenberg K, Biliar N, et al. The many faces of human-to-human transmission of brucellosis: congenital infection and outbreak of nosocomial disease related to unrecognized clinical case. Clin Infect Dis 2007;45:e135–e140.

885. Metzkor-Cotter E, Kletter Y, Avidor B, et al. Long-term serological analysis and clinical follow-up of patients with cat scratch disease. Clin Infect Dis 2003;37:1149–1154.

886. Meybeck A, Aoun N, Granados D, et al. Meningitis due to *Capnocytophaga canimorsus*: contribution of 16S RNA ribosomal sequencing for species identification. Scand J Infect Dis 2006;38:375–377.

887. Michel F, Allaouchiche B, Chassard D. Postoperative adult respiratory distress syndrome (ARDS) due to *Pasteurella multocida*. J Infect 1999;38:133–134.

888. Mikalsen L, Olsen AB, Tengs T, et al. *Francisella philomiragia* sibsp. *noatunensis* subsp. nov., isolated from farmed Atlantic cod (*Gadus morhua*). Int J Syst Evol Microbiol 2007;57(Pt 9)1960–1965.

889. Miller AT, Byrn JC, Divino CM, et al. *Eikenella corrodens* causing necrotizing fasciitis after an elective inguinal hernia repair in an adult: a case report and literature review. Am Surg 2007;73:876–879.

890. Miller WG, Adams LG, Ficht TA, et al. *Brucella*-induced abortions and infection in bottlenose dolphins (*Tursiops truncatus*). J Zoo Wildl Med 1999;30:100–110.

891. Mills JM, Lofthouse E, Roberts P, et al. A patient with bacteremia and possible endocarditis caused by a recently discovered genomospecies of *Capnocytophaga*: *Capnocytophaga* genomospecies AHN8471: a case report. J Med Case Rep 2008;2:369–371.

892. Min KW, Reed JA, Welch DF, et al. Morphologically variable bacilli of cat scratch disease are identified by immunocytochemical labeling with antibodies to *Rochalimaea henselae*. Am J Clin Pathol 1994;101:607–610.

893. Minamoto GY, Sordillo EM. *Kingella denitrificans* as a cause of granulomatous disease in a patient with AIDS. Clin Infect Dis 1992;15:1052–1053.

894. Mink CM, Cherry JD, Christenson P, et al. A search for *Bordetella pertussis* infection in university students. Clin Infect Dis 1992;14:464–471.

895. Minton EJ. *Pasteurella pneumotropica* meningitis following a dog bite. Postgrad Med J 1990;66:125–126.

896. Miranda RT, Gimeno AE, Rodriguez TF, et al. Acute cholecystitis caused by *Brucella melitensis*: case report and review. J Infect 2001;42:77–78.

897. Mirza I, Wolk J, Toth L, et al. Waterhouse-Friderichsen syndrome secondary to *Capnocytophaga canimorsus* septicemia and demonstration of bacteremia by peripheral blood smear. Arch Pathol Lab Med 2000;124:859–863.

898. Mitchell I, McNeillis N, Bowde FJ, et al. Electrocardiographic myocardial infarction pattern in overwhelming post-splenectomy sepsis due to *Capnocytophaga canimorsus*. Intern Med J 2002;32:415–418.

899. Mitka S, Anetakis C, Souliou E, et al. Evaluation of different PCR assays for early detection of acute and relapsing brucellosis in humans in comparison with conventional methods. J Clin Microbiol 2007;45:1211–1218.

900. Mohammed TT, Olumide YM. Chancroid and human immunodeficiency virus infection – a review. Int J Dermatol 2008;47:1–8.

901. Molina R, Baro T, Torne J, et al. Empyema caused by *Kingella denitrificans* and *Peptostreptococcus* spp. in a patients with bronchogenic carcinoma. Eur Respir J 1988;1:870–871.

902. Molins CR, Carlson JK, Coombs J, et al. Identification of *Francisella tularensis* subsp. tularensis A1 and A2 infections by real-time polymerase chain reaction. Diagn Microbiol Infect Dis 2009;64:6–12.

903. Mollee T, Kelly P, Tilse M. Isolation of *Kingella kingae* from a corneal ulcer. J Clin Microbiol 1992;30:2516–2517.

904. Moller K, Fussing V, Grimont PAD, et al. *Actinobacillus minor* sp. nov., *Actinobacillus porcinus* sp. nov., and *Actinobacillus indolicus* sp. nov., three new V factor-dependent species from the respiratory tract of pigs. Int J Syst Bacteriol 1996;46:951–956.

905. Montcriol A, Benard F, Fenollar F, et al. Fatal myocarditis-associated *Bartonella quintana* endocarditis: a case report. J Med Case Rep 2009;3: 7325–7328.

906. Moore CH, Foster LA, Gerbig DG, et al. Identification of alcaligin as the siderophore produced by *Bordetella pertussis* and *B. bronchiseptica*. J Bacteriol 1995;177:1116–1118.

907. Morales SC, Breitschwerdt EB, Washabau RJ, et al. Detection of *Bartonella henselae* DNA in two dogs with pyogranulomatous lymphadenitis. J Am Vet Med Assoc 2007;230:681–685.

908. Moreno E. Brucellosis in Central America. Vet Microbiol 2002;90:31–38.

909. Moritz F, Martin E, Lemeland JF, et al. Fatal *Pasteurella bettyae* pleuropneumonia in a patient infected with human immunodeficiency virus. Clin Infect Dis 1996;22:591–592.

910. Morris JT, Myers M. Bacteremia due to *Bordetella holmesii*. Clin Infect Dis 1998;27:912–913.

911. Moulin C, Kanitakis J, Ranchin B, et al. Cutaneous bacillary angiomatosis in renal transplant recipients; report of three new cases and literature review. Transpl Infect Dis 2012;14(4):1–7.

912. Moumile K, Merckx J, Glorion C, et al. 2005. Bacterial etiology of acute osteoarticular infections in children. Acta Paediatr 2005;94:419–422.

913. Moustaoui N, Aitmhand N, Elmdaghri N, et al. Serotypes, biotypes, and antimicrobial susceptibilities of *Haemophilus influenzae* isolated from invasive disease in children in Casablanca. Clin Microbiol Infect 2000;6(1):48–49.

914. Mueller NJ, Kaplan V, Zbinden R, et al. Diagnosis of *Cardiobacterium hominis* endocarditis by broad-range PCR from arterio-embolic tissue. Infection 1999;27:278–279.

915. Muen WJ, Bal AM, Wheelan S, et al. Bilateral endophthalmitis due to dog bite. Ophthalmology 2009;116:1420–1421.

916. Munson EL, Doern GV. Comparison of three commercial test systems for biotyping *Haemophilus influenzae* and *Haemophilus parainfluenzae*. J Clin Microbiol 2007;45:4051–4053.

917. Munson PD, Boyce TG, Salomao DR, et al. Cat-scratch disease of the head and neck in a pediatric population. Otolaryngol Head Neck Surg 2008;139:358–363.

918. Murphy TF. The role of bacteria in airway inflammation in exacerbations of chronic obstructive pulmonary disease. Curr Opin Infect Dis 2006;19:225–230.

919. Murphy TF. *Haemophilus* species (including *H. influenzae* and chancroid). In Mandell GL, Bennett, Dolin R, eds. Mandell, Douglas, and Bennett's Principles and Practice of Infectious Diseases, 7th Ed. Philadelphia, PA: Churchill Livingstone Elsevier, 2010:2911–2919.

920. Murphy TF, Brauer AL, Sethi S, et al. *Haemophilus haemolyticus*: a human respiratory tract commensal to be distinguished from *Haemophilus influenzae*. J Infect Dis 2007;195:81–89.

921. Murphy TF, Faden H, Bakaletz LO, et al. Nontypeable *Haemophilus influenzae* as a pathogen in children. Pediatr Infect Dis J 2009;28:43–48.

922. Murphy TF, Kirkham C, Sikkema DJ. Neonatal, urogenital isolates of biotype 4 nontypeable *Haemophilus influenzae* express a variant P6 outer membrane protein molecule. Infect Immun 1992;60:2016–2022.

923. Musio F, Tiu A. *Pasteurella multocida* peritonitis in peritoneal dialysis. Clin Nephrol 1998;49:258–261.

924. Musso D, Drancourt M, Raoult D. Lack of bactericidal effect of antibiotics except aminoglycosides on *Bartonella* (*Rochalimaea*) *henselae*. J Antimicrob Chemother 1995;36:101–108.

925. Musser JM, Selander RK. Brazilian purpuric fever: evolutionary genetic relationships of the case clone of *Haemophilus influenzae* biogroup *aegyptius* to encapsulated strains of *Haemophilus influenzae*. J Infect Dis 1990;161:130–133.

926. Mutters R, Ihm P, Pohl S, et al. Reclassification of the genus *Pasteurella* Trevisan 1887 on the basis of deoxyribonucleic acid homology, with proposals for the new species *Pasteurella dagmatis*, *Pasteurella canis*, *Pasteurella stomatis*, *Pasteurella anatis*, and *Pasteurella langaa*. Int J Syst Bacteriol 1985;35:309–322.

927. Mutters R, Peichulla K, Hinz KH, et al. *Pasteurella avium* (Hinz and Kunjara) comb. nov. and *Pasteurella volantium* sp. nov. Int J Syst Bacteriol 1985;35:5–9.

928. Mutters R, Peichulla K, Mannheim W. Phenotypic differentiation of *Pasteurella sensu stricto* and *Actinobacillus* group. Eur J Clin Microbiol 1984;2:225–229.

929. Mutters R, Pohl S, Mannheim W. Transfer of *Pasteurella ureae* Jones 1962 to the genus *Actinobacillus* Brumpt 1910: *Actinobacillus ureae* comb. nov. Int J Syst Bacteriol 1986;36:343–344.

930. Nakagomi D, Degeuchi N, Yagasaki A, et al. Rat-bite fever identified by polymerase chain reaction detection of *Streptobacillus moniliformis*. J Dermatol 2008;35:667–670.

931. Nakawaza Y, Williams R, Peterson AT, et al. Climate change effects on plague and tularemia in the United States. Vector Borne Zoonotic Dis 2007;7:529–540.

932. Nakwan N, Nakwan N, Atta T, et al. Neonatal pasteurellosis: a review of reported cases. Arch Dis Child Fetal Neonatal Ed 2009;94:F373–F376.

933. Namachivayam P, Shimizu K, Butt W. Pertussis: severe clinical presentation in pediatric intensive care and its relation to outcome. Pediatr Crit Care Med 2007;8:207–211.

934. Namnyak SS, Martin DH, Ferguson JDM, et al. *Haemophilus segnis* appendicitis. J Infect 1991;23:339–341.

935. Nano FE, Zhang N, Cowley DC, et al. A *Francisella tularensis* pathogenicity island required for intra-macrophage growth. J Bacteriol 2004;186:6430–6436.

936. Nashi M, Venkatachalam AK, Unsworth PF, et al. Diskitis caused by *Actinobacillus actinomycetemcomitans*. Orthopedics 1998;21:714–716.

937. Naughton M, Brown R, Adkins D, et al. Tularmia – an unusual cause of a solitary pulmonary nodule in the post-transplant setting. Bone Marrow Transplant 1999;24:197–199.

938. Navarro E, Escribano J, Fernandez J, et al. Comparison of three different PCR methods for detection of *Brucella* spp. in human blood samples. FEMS Immunol Med Microbiol 2002;34:147–151.

939. Navas E, Guerrero A, Cobo J, et al. Faster isolation of *Brucella* spp. from blood by isolator compared with BACTEC NR. Diagn Microbiol Infect Dis 1993;16:79–81.

940. Neibylski ML, Peacock MG, Fischer ER, et al. Characterization of an endosymbiont infecting wood ticks, *Dermacentor andersoni*, as a member of the genus *Francisella*. Appl Environ Microbiol 1997;63:3933–3940.

941. Nelson MH, Aziz H. Direct inoculation osteomyelitis due to *Eikenella corrodens* following oral radiation therapy. Clin Lab Sci 2007;20:24–28.

942. Nelson MJ, Westfal RE. Case report: vertebral osteomyelitis/discitis as a complication of *Capnocytophaga canimorsus* bacteremia. J Emerg Med 2008;35:269–271.

943. Ner Z, Ross LA, Horn MV, et al. *Bordetella bronchiseptica* infection in pediatric lung transplant recipients. Pediatr Transplant 2003;7:413–417.

944. Nettles RE, Sexton DJ. *Pasteurella multocida* prosthetic valve endocarditis: case report and review. Clin Infect Dis 1997;25:920–921.

945. Ng VL, York M, Hadley WK. Unexpected isolation of *Bordetella pertussis* from patients with acquired immunodeficiency syndrome. J Clin Microbiol 1989;27:337–338.

946. Nikkari S, Gottoff R, Bourbeau PP, et al. Identification of *Cardiobacterium hominis* by broad-range bacterial polymerase chain reaction analysis in a case of culture-negative endocarditis. Arch Intern Med 2002;162:477–479.

947. Njamkepo E, Bonacorsi S, Debruyne M, et al. Significant finding of *Bordetella holmesii* DNA in nasopharyngeal samples from French patients with suspected pertussis. J Clin Microbiol 2011;49:4347–4348.

948. Njamkepo E, Delisle F, Hagege I, et al. *Bordetella holmesii* isolated from a patient with sickle cell anemia: analysis and comparison with other *Bordetella holmesii* isolates. Clin Microbiol Infect 2000;6:131–136.

949. Noah DL, Bresee JS, Gorensek MJ, et al. Cluster of five children with acute encephalitis associated with cat-scratch disease in south Florida. Pediatr Infect Dis J 1995;14:866.

950. Noble RC, Marek BJ, Overman SB. Spontaneous bacterial peritonitis caused by *Pasteurella ureae*. J Clin Microbiol 1987;25:442–444.

951. Nordahl SH, Hoel T, Scheel O, et al. Tularemia: a differential diagnosis in oto-rhino-laryngology. J Laryngol Otol 1993;107:127–129.

952. Norskov-Lauritsen N. Detection of cryptic genospecies misidentified as *Haemophilus influenzae* in routine clinical samples by assessment of marker genes *fucK*, *hap*, and *sodC*. J Clin Microbiol 2009;47:2590–2592.

953. Norskov-Lauritsen N. Increased level of intragenomic 16S rRNA gene heterogeneity in commensal strains closely related to *Haemophilus influenzae*. Microbiology 2011;157(Pt 4):1050–1055.

954. Norskov-Lauritsen N, Bruun B, Kilian M. Multilocus sequence phylogenetic study of the genus *Haemophilus* with description of *Haemophilus pittmaniae* sp. nov. Int J Syst Evol Microbiol 2005;55:449–456.

955. Norskov-Lauritsen N, Christensen H, Okkels H, et al. Delineation of the genus *Actinobacillus* by comparison of partial *infB* sequences. Int J Syst Evol Microbiol 2004; 54:635–644.

956. Norskov-Lauritsen N, Kilian M. Reclassification of *Actinobacillus actinomycetemcomitans*, *Haemophilus aphrophilus*, *Haemophilus paraphrophilus*, and *Haemophilus segnis* as *Aggregatibacter actinomycetemcomitans*, gen. nov., comb. nov., *Aggregatibacter aphrophilus* comb. nov., and *Aggregatibacter segnis* comb. nov., and emended description of *Aggregatibacter aphrophilus* to include V factor-dependent and V factor-independent isolates. Int J Syst Evol Microbiol 2006;56:2135–2156.

957. Norskov-Lauritsen N, Overballe MD, Kilian M. Delineation of the species *Haemophilus influenzae* by phenotype, multilocus sequence phylogeny, and detection of marker genes. J Bacteriol 2009;191:822–831.

958. Novak MJ, Dawson DR, Magnuson I, et al. Combining host modulation and topical antimicrobial therapy in the management of moderate to severe periodontitis: a randomized multicenter trial. J Periodontol 2008;79:33–41.

959. Nurnberger M, Treadwell T, Lin B, et al. Pacemaker lead infection and vertebral osteomyelitis presumed due to *Cardiobacterium hominis*. Clin Infect Dis 1998;27:891–891.

960. Nwaohiri N, Urban C, Gluck J, et al. Tricuspid valve endocarditis caused by *Haemophilus parainfluenzae*: a case report and review of the literature. Diagn Microbiol Infect Dis 2009;64:216–219.

961. Nylund Ottem KF, Watanabe K, et al. *Francisella* sp. (family *Francisellaceae*) causing mortality in Norwegian cod (*Gadus morhua*) farming. Arch Microbiol 2006;185:383–392.

962. Oberhofer TR, Back AE. Biotypes of *Haemophilus influenzae* encountered in clinical laboratories. J Clin Microbiol 1979;10:168–174.

963. Obradovic Z, Velic R. Epidemiological characteristics of brucellosis in federation of Bosnia and Herzegovina. Croat Med J 2010;51:345–350.

964. O'Bryan TA, Whitener CJ, Katzman M, et al Hepatobiliary infections caused by *Haemophilus* species. Clin Infect Dis 1992;15:716–719.

965. Ocampo-Sosa AA, Aguero-Balbin J, Garcia-Lobo JM. Development of a new PCR assay to identify *Brucella abortus* biovars 5, 6, and 9 and the new subgroup 3b of biovar 3. Vet Microbiol 2005;110:41–51.

966. Oehler RL, Velez AP, Mizrachi M, et al. Bite-related and septic syndromes caused by cats and dogs. Lancet Infect Dis 2009;9:439–447.

967. O'Grady G, Barnett T, Thomson N. Intraparotid lymphadenitis caused by *Haemophilus aphrophilus*. Otolaryngol Head Neck Surg 2007;136:S54–S55.

968. O'Halloran HS, Draud K, Minix M, et al. Leber's neuroretinitis in a patient with serologic evidence of *Bartonella elizabethae*. Retina 1998;18:276–278.

969. Ohara Y, Sato T, Fujita H, et al. Clinical manifestations of tularemia in Japan – analysis of 1,355 cases observed between 1924 and 1987. Infection 1991;19:14–17.

970. Ohba T, Shibahara T, Kobayashi H, et al. Granulomatous lymphadenitis and pneumonia associated with *Actinobacillus porcitonsillarum* in a slaughter pig. J Comp Pathol 2007;137:82–86.

971. Oksuz S, Ozturk E, Sahin I, et al. Biliary infection and bacteremia caused by β-lactamase-positive, ampicillin-resistant *Haemophilus influenzae* in a diabetic patient. Jpn J Infect Dis 2005;58:34–35.

972. Olarte L, Ampofo K, Thorell EA, et al. *Bartonella vinsonii* endocarditis in an adolescent with congenital heart disease. Pediatr Infect Dis J 2012;31(5):531–534.doi:10.1097/INF.0b013e31824ba95a.

973. Olin P, Gustafsson L, Barreto L, et al. Declining pertussis incidence in Sweden following the introduction of acellular pertussis vaccine. Vaccine 2003;21:2015–2021.

974. Olopoenia LA, Mody V, Reynolds M. *Eikenella corrodens* endocarditis in an intravenous drug user: case report and literature review. J Natl Med Assoc 1994;86:313–315.

975. Olsen I, Dewhirst FE, Paster BJ, et al. Family *Pasteurellaceae* Pohl 1981, 382^VP. In Brenner DJ, Kreig NR, Staley JT, et al, eds. Bergey's Manual of Systematic Bacteriology. Vol 2. New York: Springer, 2005:851–856.

976. Omikunle A, Takahashi S, Ogilvie CL, et al. Limited genetic diversity of recent invasive isolates of non-serotype b encapsulated *Haemophilus influenzae*. J Clin Microbiol 2002;40:1264–1270.

977. O'Neill E, Maloney A, Hickey M. *Pasteurella multocida* meningitis: case report and review of the literature. J Infect 2005;50:344–345.

978. O'Neill JM, St Geme JW III, Cutter D, et al. Invasive disease due to nontypeable *Haemophilus influenzae* among children in Arkansas. J Clin Microbiol 2003;41:3064–3069.

979. Orduna A, Almaraz A, Prado A, et al. Evaluation of an immunocapture-agglutination test (BrucellaCapt) for serodiagnosis of human brucellosis. J Clin Microbiol 2000;38:4000–4005.

980. O'Reilly KL, Bauer RW, Freeland RL, et al. Acute clinical disease in cats following infection with a pathogenic strain of *Bartonella henselae* (LSU16). Infect Immun 1999;67:3066–3072.

981. O'Rourke GA, Rothwell R. *Capnocytophaga canimorsus* a cause of septicemia following a dog bite: a case review. Aust Crit Care 2011;24(2):93–99. doi:10.1016/j.aucc.2010.12.022.

982. Ory JM, Chuard C, Regamey C. *Pasteurella multocida* pneumonia with empyema. Scand J Infect Dis 1998;30:313–314.

983. Osawa R, Rainey F, Fujisawa T, et al. *Lonepinella koalarum* gen. nov., sp. nov., a new tannin-protein complex degrading bacterium. Syst Appl Microbiol 1995;18:368–373.

984. Oscherwitz SL. Brucellar bacteremia in pregnancy. Clin Infect Dis 1995;21:714–715.

985. Osoba AO, Balkhy H, Memish Z, et al. Diagnostic value of Brucella ELISA IgG and IgM in bacteremic and non-bacteremic patients with brucellosis. J Chemother 2001;13(Suppl 1):54–59.

986. Osterman B, Moriyon I. International Committee on Systematics of Prokaryotes; Subcommittee on the taxonomy of *Brucella*: Minutes of the meeting, 17 September 2003, Pamploma, Spain. Int J Syst Evol Microbiol 2006;56:1173–1175.

987. Ostland VE, Stannard JA, Creek JJ, et al. Aquatic *Francisella*-like bacterium associated with mortality of intensively cultured hybrid striped bass *Morone chrysops* X *M. saxatilis*. Dis Aquat Organ 2006;72:135–145.

988. Ottem KF, Nylund A, Karlsbakk E, et al. Elevation of *Francisella philomiragia* subsp. *noatunensis* Mikalsen et al (2007) to *Francisella noatunensis* comb. nov. [syn. *Francisella piscicida* Ottem et al (2008) syn. nov.] and characterization of *Francisella noatunensis* subsp. *orientalis* subsp. nov., two important fish pathogens. J Appl Microbiol 2009;106:1231–1243.

989. Ouattara AS, Assih EA, Thierry S, et al. *Bosea miniatitlanensis* sp. nov., a strictly aerobic bacterium isolated from an anaerobic digester. Int J Syst Evol Microbiol 2003;53:1247–1251.

990. Ovadia S, Lysyy L, Zubkov T. *Eikenella corrodens* wound infection in a diabetic foot: a brief report. Int Wound J 2005;2:322–324.

991. Oyston PCF. *Francisella tularensis*: unraveling the secrets of an intracellular pathogen. J Med Microbiol 2008;921–930.

992. Ozcan F, Yildiz A, Ozlu MF, et al. A case of fatal endocarditis due to *Suttonella indologenes*. Anatol J Cardiol 2011;1:81–87.

993. Ozkurt Z, Erol S, Tasyaran MA, et al. Detection of *Brucella melitensis* by the BacT/Alert automated system and *Brucella* broth culture. Clin Microbiol Infect 2002;8(11):749–752.

994. Oztoprak N, Bayar U, Celebi G, et al. *Eikenella corrodens*, cause of a vulvar abscess in a diabetic adult. Infec Dis Obstet Gynecol 2007;10:1–2.

995. Ozturk R, Mert A, Kocak F, et al. The diagnosis of brucellosis by use of the BACTEC 9240 blood culture system. Diagn Microbiol Infect Dis 2002;44:133–135.

996. Pai RK, Pergam SA, Kedia A, et al. Pacemaker lead infection secondary to *Haemophilus parainfluenzae*. Pacing Clin Electrophysiol 2004;27:1008–1010.

997. Palanduz A, Palanduz S, Guler K, et al. Brucellosis in a mother and her young infant; probable transmission by breast milk. Int J Infect Dis 2000;4:55–56.

998. Panagopoulos MI, Saint Jean M, Brun D, et al. *Bordetella holmesii* bacteremia in asplenic children: report of four cases initially misidentified as *Acinetobacter lwoffii*. J Clin Microbiol 2010;48:3762–3764.

999. Papadaki TG, el Moussaoui R, van Ketel RJ, et al. *Capnocytophaga canimorsus* endogenous endophthalmitis in an immunocompetent host. Br J Ophthalmol 2008;92:1566–1567.

1000. Pappaioannides D, Korantzoupoulos P, Sinapedis D, et al. Acute pancreatitis associated with brucllosis. JOP 2006;7:62–65.

1001. Pappas G, Bosilkovski M, Akritidis N, et al. Brucellosis and the respiratory system. Clin Infect Dis 2003;37:e95–e99.

1002. Pappas G, Papadimitriou P, Akritidis N, et al. The new global map of human brucellosis. Lancet Infect Dis 2006;6:91–99.

1003. Park SH, Choi YS, Choi YJ, et al. *Brucella* endocarditis with splenic abscess: a report of the first cased diagnosed in Korea. Yonsei Med J 2009;50:142–146.

1004. Pascual F, McCall C, McMurtray A, et al. Outbreak of pertussis among healthcare workers in a hospital surgical unit. Infect Control Hosp Epidemiol 2006;27:546–552.

1005. Pasqualini L, Mencacci A, Scarponi AM, et al. Cervical spondylodiscitis with spinal epidural abscess caused by *Aggregatibacter aphrophilus*. J Med Microbiol 2008;57:652–655.

1006. Patel AM, Mo JH, Walker MT, et al. Epidural abscess and osteomyelitis due to *Actinobacillus actinomycetemcomitans*. Diagn Microbiol Infect Dis 2004;50:283–285.

1007. Patel IS, Seemungal TA, Wilks M, et al. Relationship between bacterial colonization and the frequency, character, and severity of COPD exacerbations. Thorax 2002;57:759–764.

1008. Patel SB, Hashmi ZA, Marx RJ. A retroperitoneal abscess caused by *Haemophilus parainfluenzae* after endoscopic retrograde cholangiopancreatography and open cholecystectomy with a common bile duct exploration: a case report. J Med Case Rep 2010;4:170–172.

1009. Patterson K, Olsen B, Thomas C, et al. Development of a rapid immunochromatographic test for *Haemophilus ducreyi*. J Clin Microbiol 2002;40:3694–3702.

1010. Paturel L, Casalta JP, Habib G, et al. *Actinobacillus actinomycetemcomitans* endocarditis. Clin Microbiol Infect 2004;10:98–118.

1011. Paul K, Patel SS. *Eikenella corrodens* infections in children and adolescents: case reports and review of the literature. Clin Infect Dis 2001;33:54–61.

1012. Peake JE, Slaughter BD. Hemorrhagic conjunctivitis and invasive *Haemophilus influenzae* type b infection. Pediatr Infect Dis J 1994;13:230–231.

1013. Pechous RD, McCarthy TR, Zahrt TC. Working toward the future: insights into *Francisella tularensis* pathogenicity and vaccine development. Microbiol Mol Biol Rev 2009;73:684–711.

1014. Pedersen TI, Howitz M, Ostergaard C. Clinical characteristics of *Haemophilus influenzae* in Denmark in the post-vaccination era. Clin Microbiol Infect 2010;16:439–446.

1015. Peel MM, Hornidge KA, Luppino M. *Actinobacillus* spp. and related bacteria in infected wounds of humans bitten by horses and sheep. J Clin Microbiol 1991;29:2535–2538.

1016. Peled N, David Y, Yagupsky P. Bartholin's gland abscess caused by *Brucella melitensis*. J Clin Microbiol 2004;42:917–918.

1017. Pendle S, Ginn A, Iredell J. Antimicrobial susceptibility of *Bartonella henselae* using Etest methodology. J Antimicrob Chemother 2006;57:761–763.

1018. Pereria RM, Bucaretchi F, Tresoldi AT. Infective endocarditis due to *Haemophilus aphrophilus*: a case report. J Pediatr (Rio J) 2008;84:178–190.

1019. Perez C, Maggi RG, Diniz PP, et al. Molecular and serological diagnosis of *Bartonella* infection in 61 dogs from the United States. J Vet Intern Med 2011;25:805–810.

1020. Perez-Calvo J, Matamala C, Sanjoaquin I, et al. Epidural abscess due to acute *Brucella melitensis* infection. Arch Intern Med 1994;154:1410–1411.

1021. Perkins MD, Mirrett S, Reller LB. Rapid bacterial antigen detection is not clinically useful. J Clin Microbiol 1995;33:1486–1491.

1022. Perkocha LA, Geaghan SM, Benedict TS, et al. Clinical and pathological features of bacillary peliosis hepatis in association with human immunodeficiency virus infection. N Engl J Med 1990;323:1581–1586.

1023. Pers C, Tvedegaard E, Christensen JJ, et al. *Capnocytophaga cynodegmi* peritonitis in a peritoneal dialysis patient. J Clin Microbiol 2007;45:3844–3846.

1024. Peruski AH, Johnson LH 3rd, Peruski LF Jr. Rapid and sensitive detection of biological warfare agents using time-resolved fluorescence assays. J Immunol Methods 2002;263:35–41.

1025. Petersen JM, Carlson JK, Dietrich G, et al. Multiple *Francisella tularensis* subspecies and clades, tularemia outbreak, Utah. Emerg Infect Dis 2008;14:1928–1930.

1026. Petersen JM, Mead PS, Schriefer ME. *Francisella tularensis*: an arthropod-borne pathogen. Vet Res 2009;40:7. doi:10.1051/vetres:2008045.

1027. Petersen JM, Molins CR. Subpopulations of *Francisella tularensis* ssp. *tularensis* and *holarctica*: identification and associated epidemiology. Future Microbiol 2010;5:649–661.

1028. Petrocheilou-Pashou, Georgilis K, Kostis E, et al. Bronchitis caused by *Bordetella bronchiseptica* in an elderly woman. Clin Microbiol Infect 2000;6:147–148.

1029. Petti CA, Polage CR, Schreckenberger P. The role of 16S rRNA gene sequencing in identification of microorganisms misidentified by conventional methods. J Clin Microbiol 2005;43:6123–6125.

1030. Phipps SE, Tamblyn DM, Badenoch PR. *Capnocytophaga canimorsus* endophthalmitis following cataract surgery. Clin Exp Ophthalmol 2002;30:375–377.

1031. Pierard-Franchimont C, Quatresooz P, Pierard GE. Skin diseases associated with *Bartonella* infection: facts and controversies. Clin Dermatol 2010;28:483–488.

1032. Pillai A, Mitchell JL, Hill SL, et al. A case of *Haemophilus parainfluenzae* pneumonia. Thorax 2000;55:623–624.

1033. Pins MR, Holden JM, Yang JM, et al. Isolation of presumptive *Streptobacillus moniliformis* from abscesses associated with the female genital tract. Clin Infect Dis 1996;22:471–476.

1034. Pittman T, Williams D, Friedman AD. A shunt infection caused by *Francisella tularensis*. Pediatr Neurosurg 1996;24:50–51.

1035. Plettenberg A, Lorenzen T, Burtsche BT, et al. Bacillary angiomatosis in HIV-infected patients – an epidemiological and clinical study. Dermatology 2000;201:326–331.

1036. Plourde PJ, Embree J, Friesen F, et al. Glandular tularemia with typhoidal features in a Manitoba child. CMAJ 1992;146:1953–1955.

1037. Poddar SK. Detection and discrimination of *B. pertussis* and *B. holmesii* by real-time PCR targeting IS*481* using a beacon probe and probe-target melting analysis. Mol Cell Probes 2003;17:91–98.

1038. Pohl S. DNA relatedness among members of *Haemophilus*, *Pasteurella*, and *Actinobacillus*. In Kilian M, Frederiksen W, Biberstein EL, eds. *Haemophilus*, *Pasteurella*, and *Actinobacillus*. London, UK: Academic Press, 1981:245–253.

1039. Poirrier AL, Gillard-Tromme N, Lefebvre PP, et al. Pertussis in adulthood: report of two cases and review of the literature. Laryngoscope 2009;119:1720–1722.

1040. Poolman JT, Hammander HO. Acellular pertussis vaccines and the role of pertactin and fimbriae. Expert Rev Vaccines 2007;6(1):47–56.

1041. Porter JF, Connor K, Donachie W. Isolation and characterization of *Bordetella parapertussis*-like bacteria from ovine lungs. Microbiology 1994;140:255–261.

1042. Postels-Multani S, Schmitt HJ, Wirsing von Konig CH, et al. Symptoms and complications of pertussis in adults. Infection 1995;23:139–142.

1043. Potron A, Mainardi JL, Podglajen I, et al. Recurrent infective endocarditis due to *Aggregatibacter actinomycetemcomitans*: reinfection or relapse. J Med Microbiol 2010;59:1524–1526.

1044. Pouedras P, Donnio PY, Le Tulzo Y, et al. *Pasteurella stomatis* infection following a dog bite. Eur J Clin Microbiol Infect Dis 1993;12:65.

1045. Probert WS, Ely J, Schrader K, et al. Identification and evaluation of new target sequences for specific detection of *Bordetella pertussis* by real-time PCR. J Clin Microbiol 2008;46:3228–3231.

1046. Provenza JM, Klotz SA, Penn RL. Isolation of *Francisella tularensis* from blood. J Clin Microbiol 1986;24:453–455.

1047. Purdy D, Khardori N, Abbas F, et al. Postoperative pancreatic abscess due to *Haemophilus influenzae*. Clin Infect Dis 1993;17:49–51.

1048. Quarry JE, Isherwood KE, Mitchell SL, et al. A *Francisella tularensis* subspecies *novicida* purF mutant, but not a purA mutant, induces protective immunity to tularemia in mice. Vaccine 2007;25:2011–2018.

1049. Quentin R, Goudeau A, Wallace RJ Jr, et al. Urogenital, maternal, and neonatal isolates of *Haemophilus influenzae*: identification of unusually virulent serologically non-typeable clone families and evidence for a new *Haemophilus* species. J Gen Microbiol 1990;136:1203–1209.

1050. Quentin R, Martin C, Musser JM, et al. Genetic characterization of a cryptic genospecies of *Haemophilus* causing urogenital and neonatal infections. J Clin Microbiol 1993;31:1111–1116.

1051. Quentin R, Musser JM, Mellouett M, et al. Typing of urogenital, maternal, and neonatal isolates of *Haemophilus influenzae* and *Haemophilus parainfluenzae* in correlation with clinical course of isolation and evidence for a genital specificity of *Haemophilus influenzae* biotype IV. J Clin Microbiol 1989;27:2286–2294.

1052. Quiepo-Ortuno MI, Colmenero JD, Bravo MJ, et al. Usefulness of a quantitative real-time PCR assay using serum samples to discriminate between inactive, serologically positive and active human brucellosis. Clin Microbiol Infect 2008;14:1128–1134.

1053. Quiepo-Ortuno MI, Colmenero JD, Regeura JM, et al. Rapid diagnosis of human brucellosis by SYBR Green I-based real-time PCR assay and melting curve analysis in serum samples. Clin Microbiol Infect 2005;11:713–718.

1054. Quiles I, Blazquez JC, de Teresa L, et al. Vertebral osteomyelitis due to *Pasteurella aerogenes*. Scand J Infect Dis 2000;32:566–567.

1055. Raab MG, Lutz RA, Stauffer ES. *Eikenella corrodens* vertebral osteomyelitis: a case report and literature review. Clin Orthop Relat Res 1993;293:144–147.

1056. Raad I, Rand K, Gaskins D. Buffered charcoal yeast extract medium for the isolation of brucellae. J Clin Microbiol 1990;28:1671–1672.

1057. Raffi F, Barner J, Baron D, et al. *Pasteurella multocida* bacteremia: report of 13 cases over 12 years and review of the literature. Scand J Infect Dis 1987;19:385–393

1058. Raffi F, David A, Mouzard A, et al. *Pasteurella multocida* appendiceal peritonitis: report of three cases and review of the literature. Pediatr Infect Dis J 1986;5:695–698.

1059. Ramana KV, Mohanty SK. An adult case of urinary tract infection with *Kingella kingae*: a case report. J Med Case Rep 2009;3:7236. doi:10.1186/1752-1947-3-7236.

1060. Ramdeen GD, Smith RJ, Smith EA, et al. *Pasteurella multocida* tonsillitis: case report and review. Clin Infect Dis 1995;20:1055–1057.

1061. Ramos JM, Pacho E, Garcia-Valle B, et al. Splenic abscess due to *Eikenella corrodens*. Postgrad Med J 1994;70:848–849.

1062. Raoult D, Drancourt M, Carta A, et al. *Bartonella (Rochalimaea) quintana* isolation in a patient with chronic lymphadenopathy, lymphopenia, and a cat. Lancet 1994;343:977.

1063. Raoult D, Fournier PE, Drancourt M, et al. Diagnosis of 22 new cases of *Bartonella* endocarditis. Ann Intern Med 1996;125:646–652.

1064. Raoult D, Roblot F, Rolain JM, et al. First isolation of *Bartonella alsatica* from a valve of a patient with endocarditis. J Clin Microbiol 2006;44:278–279.

1065. Rechtman DJ, Nadler JP. Abdominal abscess due to *Cardiobacterium hominis* and *Clostridium bifermentans*. Rev Infect Dis 1991;13:418–419.

1066. Redelman-Sidi G, Grommes C, Papanicolaou G. Kitten-transmitted *Bordetella bronchiseptica* infection in a patient receiving temozolomide for glioblastoma. J Neurooncol 2011;102:335–339.

1067. Redkar R, Rose S, Bricker B, et al. Real-time detection of *Brucella abortus*, *Brucella melitensis*, and *Brucella suis*. Mol Cell Probes 2001;15:43–52.

1068. Reekmans A, Noppen M, Naessens A, et al. A rare manifestation of *Kingella kingae* infection. Eur J Intern Med 2000;11:343–344.

1069. Rees RK, Graves M, Caton N, et al. Single tube identification and strain typing of *Brucella melitensis* by multiplex PCR. J Microbiol Methods 2009;78:66–70.

1070. Regan J, Lowe F. Enrichment medium for the isolation of *Bordetella pertussis*. J Clin Microbiol 1977;6:303–309.

1071. Regnery RL, Anderson BE, Clarridge JE, et al. Characterization of a novel *Rochalimaea* species, *R. henselae* sp. nov., isolated from blood of a febrile, human immunodeficiency virus-positive patient. J Clin Microbiol 1992;30:265–274.

1072. Regnery RL, Marano N, Jameson P, et al. A fourth *Bartonella* species, *Bartonella weissii*, species nov, isolated from domestic cats. Proceedings of the 15th Meeting of the American Society for Rickettsiology. April 30–May 3, 2000, p. 16.

1073. Regnery RL, Martin M, Olson J. Naturally occurring "*Rochalimaea henselae*" infection in domestic cats. Lancet 1992;340:557–558.

1074. Regnery RL, Olson JG, Perkins BA, et al. Serological response to "*Rochalimaea henselae*" antigen in suspected cat-scratch disease. Lancet 1992;339:1443–1445.

1075. Reguera JM, Alarcon A, Miralles F, et al. *Brucella* endocarditis: clinical, diagnostic, and therapeutic approach. Eur J Clin Microbiol Infect Dis 2003;22:647–650.

1076. Reintjes R, Dedushaj I, Gjini A, et al. Tularemia outbreak investigation in Kosovo: case control and environmental studies. Emerg Infect Dis 2002;8:69–73.

1077. Reischl U, Lehn N, Sanden GN, et al. Real-time PCR assay targeting IS*481* of *Bordetella pertussis* and molecular basis for detecting *Bordetella holmesii*. J Clin Microbiol 2001;39:1963–1966.

1078. Reitman CA, Watters WC 3rd. Spinal brucellosis: case report in the United States. Spine 2002;27:E250–E252.

1079. Rele M, Giles M, Daley AJ. Invasive *Haemophilus parainfluenzae* maternal-infant infections: an Australian perspective and case report. Aust N Z J Obstet Gynaecol 2006;46:254–260.

1080. Renvert S, Lessem J, Dahlen G, et al. Topical minocycline microspheres versus topical chlorhexidine gel an as adjunct to mechanical debridement of incipient periimplant infections: a randomized clinical trial. J Clin Periodontol 2006;33:362–369.

1081. Resendiz-Sanchez J, Contreras-Rodriguez A, Lopez-Merino A, et al. Isolation of *Brucella melitensis* from an abscess on the left foot of a 3-year-old infant. J Med Microbiol 2009;58:267–269.

1082. Rheault MN, van Burick JA, Ingulli E, et al. Cat-scratch disease relapse in a kidney transplant patient. Pediatr Transplant 2007;11:105–109.

1083. Rhyan JC, Gidlewski T, Ewalt DR, et al. Seroconversion and abortion in cattle experimentally infected with *Brucella* sp. isolate from a Pacific harbor seal (*Phoca vitulina richardsi*). J Vet Diagn Invest 2001;13:379–382.

1084. Ribeiro GA, Carter GR, Frederiksen W, et al. *Pasteurella haemolytica*-like bacterium from a progressive granuloma of cattle in Brazil. J Clin Microbiol 1989;27:1401–1402.

1085. Riep B, Edesi-Neu L, Claessen F, et al. Are putative periodontal pathogens reliable diagnostic markers? J Clin Microbiol 2009;47:1705–1711.

1086. Riess T, Dietrich F, Schmidt KV, et al. Analysis of a novel insect cell culture medium-based growth medium for *Bartonella* species. Appl Environ Microbiol 2008;74:5224–5227.

1087. Rijpens NP, Jannes G, Van Asbroeck M, et al. Direct detection of *Brucella* spp. I raw milk by PCR and reverse hybridization with 16S-23S rRNA spacer probes. Appl Environ Microbiol 1996;62:1683–1688.

1088. Riley UB, De P. *Pasteurella multocida* – an uncommon cause of obstetric and gynaecological sepsis. J Infect 1995;31:51–53.

1089. Rimon A, Hoffer V, Prais D, et al. Periorbital cellulitis in the era of *Haemophilus influenzae* type b vaccine: predisposing factors and etiologic agents in hospitalized children. J Pediatr Ophthalmol Strabismus 2008;45:300–304.

1090. Risi GF Jr, Spangler CA. *Capnocytoophaga canimorsus* meningitis after routine myelography: a sentinel event identifies multiple opportunities for improvement of standard practices in radiology. Am J Infect Control 2006;34:540–542.

1091. Rivera G, Hunter GC, Brooker J, et al. Aortic graft infection due to *Pasteurella haemolytica* and group C β-hemolytic streptococcus. Clin Infect Dis 1994;19:941–943.

1092. Robichaud S, Libman M, Behr M, et al. Prevention of laboratory-acquired brucellosis. Clin Infect Dis 2004;38:e119–e122.

1093. Robinson-Dunne B. The microbiology laboratory's role in response to bioterrorism. Arch Pathol Lab Med 2002;126:291–294.

1094. Rocas IN, Siqueira JF. Culture-independent detection of *Eikenella corrodens* and *Veillonella parvula* in primary endodontic infections. J Endod 2006;32:509–512.

1095. Rodgers BL, Duffield RP, Taylor T, et al. Tularemic meningitis. Pediatr Infect Dis J 1998;17:439–441.

1096. Rodriguez WJ, Schwartz RH. *Streptococcus pneumoniae* causes otitis media with higher fever and more redness of tympanic membranes than *Haemophilus influenzae* or *Moraxella catarrahlis*. Pediatr Infect Dis J 1999;18:942–944.

1097. Rodriguez-Barradas MC, Hamill RJ, Houston ED, et al. Genomic fingerprinting of *Bartonella* species by repetitive element PCR for distinguishing species and isolates. J Clin Microbiol 1995;33:1089–1093.

1098. Roe RH, Jumper JM, Fu AD, et al. Ocular *Bartonella* infections. Int Ophthalmol Clin 2008;48:93–105.

1099. Rohrbach BW, Westerman E, Istre GR. Epidemiology and clinical characteristics of tularemia in Oklahoma, 1979–1985. South Med J 1991;84:1091–1096.

1100. Rolain JM, Brouqui P, Koehler JE, et al. Recommendations for treatment of human infections caused by *Bartonella* species. Antimicrob Agents Chemother 2004;48:1921–1923.

1101. Rolain JM, Rousset E, LaScola B, et al. *Bartonella schoenbuchensis* isolated from the blood of a French cow. Ann N Y Acad Sci 2003;990:236–238.

1102. Rolando I, Olarte L, Vilchez G, et al. Ocular manifestations associated with brucellosis: a 26-year experience in Peru. Clin Infect Dis 2008;46:1338–1345.

1103. Rolando I, Vilchez G, Olarte L, et al. Brucellar uveitis: intraocular fluids and biopsy studies. Int J Infect Dis 2009;13(5):e206–e211. doi:10.1016/j.ijid.2008.12.004.

1104. Rolle U, Schille R, Hormann D, et al. Soft tissue infection caused by *Kingella kingae* in a child. J Pediatr Surg 2001;36:946–947.

1105. Roman-Torres CV, Aquino DR, Cortelli SC, et al. Prevalence and distribution of serotype-specific genotypes of *Aggregatibacter actinomycetemcomitans* in chronic periodontitis Brazilian subjects. Arch Oral Biol 2010;55:242–248.

1106. Romero C, Gamazo C, Pardo M, et al. Specific detection of *Brucella* DNA by PCR. J Clin Microbiol 1995;33:615–617.

1107. Roorda L, Buitenwerf J, Ossewaarde JM, et al. A real-time PCR assay with improved specificity for detection and discrimination of all clinically relevant *Bordetella* species by the presence and distribution of three insertion elements. BMC Res Notes 2011;4:11.

1108. Rordorf T, Zuger C, Zbinden R, et al. *Streptobacillus moniliformis* endocarditis in an HIV-positive patient. Infection 2002;28:393–394.

1109. Rosales CM, McLaughlin MD, Sata T, et al. AIDS presenting with cutaneous Kaposi's sarcoma and bacillary angiomatosis in the bone marrow mimicking Kaposi's sarcoma. AIDS Patient Care STDS 2002;17:573–577.

1110. Rosen T. Penile ulcer from traumatic orogenital contact. Dermatol Online J 2005;11:18.

1111. Rosenbach KA, Poblete J, Larkin J. Prosthetic valve endocarditis caused by *Pasteurella dagmatis*. South Med J 2001;94:1033–1035.

1112. Rosenman JR, Reynolds JK, Kleinman MB. *Capnocytophaga canimorsus* meningitis in a newborn: an avoidable infection. Pediatr Infect Dis J 2003;22:204–205.

1113. Rossau R, Vandenbussche G, Thielemans S, et al. Ribosomal ribonucleic acid cistron similarities and deoxyribonucleic acid homologies of *Neisseria*, *Kingella*, *Eikenella*, *Simonsiella*, *Alysiella*, and Centers for Disease Control Groups EF-4 and M-5 in the emended family *Neisseriaceae*. Int J Syst Bacteriol 1989;39:185–198.

1114. Rotsein A, Konstantinov IE, Penny DJ. *Kingella*-infective endocarditis resulting in a perforated aortic root abscess and fistulous connection between the sinus of Valsalva and the left atrium in a child. Cardiol Young 2010;20:332–333.

1115. Roushan NRH, Mohraz M, Hajiahmadi M, et al. Efficacy of gentamicin plus doxycycline versus streptomycin plus doxycycline for the treatment of brucellosis in humans. Clin Infect Dis 2006;42:1075–1080.

1116. Roux V, Eykyn SJ, Wyllie S, et al. *Bartonella vinsonii* subsp. *berkhoffii* as an agent of afebrile blood culture-negative endocarditis in a human. J Clin Microbiol 2000;38:1698–1700.

1117. Rowbotham TJ. Rapid identification of *Streptobacillus moniliformis*. Lancet 1983;2:567.

1118. Rubin LG, Gloster ES, Carlone GM, et al. An infant rat model of bacteremia with Brazilian purpuric fever isolates of *Haemophilus influenzae* biogroup aegyptius. J Infect Dis 1989;160:476–482.

1119. Ruiz-Irastorza G, Garea C, Alonso JJ, et al. Septic shock due to *Pasteurella multocida* subspecies *multocida* in a previously healthy woman. Clin Infect Dis 1995;21:232–234.

1120. Ruiz-Mesa JD, Sanchez-Gonzalez J, Reguera JM, et al. Rose Bengal test: diagnostic yield and use for the rapid diagnosis of human brucellosis in emergency departments in endemic areas. Clin Microbiol Infect 2005;11:221–225.

1121. Rupp ME. *Streptobacillus moniliformis* endocarditis: case report and review. Clin Infect Dis 1992;14:769–772.

1122. Russell FM, Davis JM, Whipp MJ, et al. Severe *Bordetella holmseii* infection in a previously healthy adolescent confirmed by gene sequence analysis. Clin Infect Dis 2001;33:129–130.

1123. Russo G, Pasquali P, Nenova R, et al. Reemergence of human and animal brucellosis, Bulgaria. Emerg Infect Dis 2009;15:314–216.

1124. Rycroft AN, Garside LH. *Actinobacillus* species and their role in animal disease. Vet J 2000;159:18–36.

1125. Rydkina EB, Roux V, Gagua EM, et al. *Bartonella quintana* in body lice collected from homeless persons in Russia. Emerg Infect Dis 1999;5:176–178.

1126. Saadati M, Gibbs HA, Parton R, et al. Characterisation of the leukotoxin produced by different strains of *Pasteurella haemolytica*. J Med Microbiol 1997;46:276–284.

1127. Sacks R, Kerr K. A 42-year-old woman with septic shock: an unexpected source. J Emerg Med 2012;42(3):275–278. doi:10.1016/j.jemermed.2008.09.010.

1128. Saisongkorh W, Kowalczewska M, Azza S, et al. Identification of candidate proteins for the diagnosis of *Bartonella henselae* infections using an immunoproteomic approach. FEMS Microbiol Lett 2010;310:158–167.

1129. Saisongkorh W, Wootta W, Sawanpanyalert P, et al. "*Candidatus Bartonella thailandensis*": a new genotype of *Bartonella* identified from rodents. Vet Microbiol 2009;139:197–291.

1130. Saito A, Hosaka Y, Nakagawa T, et al. Significance of serum antibody against surface antigens of *Actinobacillus actinomycetemcomitans* in patients with adult periodontitis. Oral Microbiol Immunol 1993;8:146–153.

1131. Salgado F, Grana M, Ferrer V, et al. Splenic infarction associated with acute *Brucella melitensis* infection. Eur J Clin Microbiol Infect Dis 2002;21:63–64.

1132. Salehi N, Custodio H, Rathore MH. Renal microabscesses due to *Bartonella* infection. Pediatr Infect Dis J 2010;29:472–473.

1133. Samartino LE. Brucellosis in Argentina. Vet Microbiol 2002;90:71–80.

1134. Sandqvist A, Kalies H, Siedler A, et al. Invasive nontypeable *Haemophilus influenzae* infections in Germany: a case report of a previously healthy 7-year-old boy with an intracranial abscess, and epidemiological data from 2001 to 2005. Eur J Pediatr 2006;165:658–659.

1135. Sander A, Berner R, Ruess M. Serodiagnosis of cat scratch disease: response to *Bartonella henselae* in children and a review of diagnostic methods. Eur J Clin Microbiol Infect Dis 2001;20:392–401.

1136. Sander A, Penno S. Semiquantitative species-specific detection of *Bartonella henselae* and *Bartonella quintana* by PCR-enzyme immunoassay. J Clin Microbiol 1999;37:3097–3101.

1137. Sandoe JA. *Capnocytophaga canimorsus* endocarditis. J Med Microbiol 2004;53:245–248.

1138. Sandstrom G, Sjostedt A, Forsman M, et al. Characterization and classification of strains of *Francisella tularensis* isolated in the central Asian focus of the Soviet Union and Japan. J Clin Microbiol 1992;30:172–175.

1139. Sane SM, Faerber RN, Belani KK. Respiratory foreign bodies and *Eikenella corrodens* brain abscess in two children. Pediatr Radiol 1999;29:327–330.

1140. Santic M, Molmeret M, Barker JR, et al. A *Francisella tularensis* pathogenicity island protein essential for bacterial proliferation within the host cell cytosol. Cell Microbiol 2007;9:2391–2403.

1141. Santini C, Baiocchi P, Berardelli A, et al. A case of brain abscess due to *Brucella melitensis*. Clin Infect Dis 1994;19:977–978.

1142. Santos R, Cardoso O, Rodrigues P, et al. Bacillary angiomatosis by *Bartonella quintana* in an HIV-infected patient. J Am Acad Dermatol 2000;42:299–301.

1143. Sarangi J, Cartwright K, Stuart J, et al. Invasive *Haemophilus influenzae* disease in adults. Epidemiol Infect 2000;124:441–447.

1144. Sarma PS, Mohanty S. *Capnocytophaga cynodegmi* cellulitis, bacteremia, and pneumonitis in a diabetic man. J Clin Microbiol 2001;39:2028–2029.

1145. Sarria C, Vidal M, Kimbrough C 3rd, et al. Fatal infection caused by *Francisella tularensis* in a neutropenic bone marrow transplant recipient. Ann Hematol 2003;82:41–43.

1146. Scheel O, Hoel T, Sandvik T, et al. Susceptibility patterns of Scandinavian *Francisella tularensis* isolates with regard to oral and parenteral antimicrobial agents. APMIS 1993;101:33–36.

1147. Schlabritz-Loutsevitch NE, Whatmore AM, Quance CR, et al. A novel *Brucella* isolate in association with two cases of stillbirth in non-human primates. J Med Primatol 2009;38:70–73.

1148. Schlater LK, Brenner DJ, Steigerwalt AG, et al. *Pasteurella caballi*, a new species from equine clinical specimens. J Clin Microbiol 1989;27:2169–2174.

1149. Schlosser RJ, London SD, Gwaltney JM Jr, et al. Microbiology of chronic frontal sinusitis. Laryngoscope 2001;111:1330–1332.

1150. Schmitt-Grohe S, Cherry JD, Heininger U, et al. Pertussis in German adults. Clin Infect Dis 1995;21:860–866.

1151. Schmulewitz L, Chandesris MO, Mainardi JL, et al. Invasive *Pasteurella multocida* sinusitis in a renal transplant patient. Transpl Infect Dis 2008;10:206–208.

1152. Scholz HC, Al Dahouk S, Tomaso H, et al. Genetic diversity and phylogenetic relationships of bacteria belonging to the *Ochrobactrum-Brucella* group by recA and 16S rRNA-based comparative sequence analysis. Syst Appl Microbiol 2008;31:1–16.

1153. Scholz HC, Hofer E, Vergnaud G, et al. Isolation of *Brucella microti* from mandibular lymph nodes of red foxes, *Vulpes vulpes*, in lower Austria. Vector Borne Zoonotic Dis 2008;9:153–155.

1154. Scholz HC, Hubalek Z, Sedlacek I, et al. *Brucella microti* sp. nov., isolated from the common vole *Microtus arvalis*. Int J Syst Evol Microbiol 2008;58:375–382.

1155. Scholz HC, Hubelek Z, Nesvadbova J, et al. Isolation of *Brucella microti* from soil. Emerg Infect Dis 2008;14:1316–1317.

1156. Scholz HC, Nockler K, Gollner C, et al. *Brucella inopinata* sp. nov., isolated from a breast implant infection. Int J Syst Evol Microbiol 2010;60:801–808.

1157. Schonheyder H, Ejlertson T, Frederiksen W. Isolation of a dysgonic fermenter (DF-3) from urine of a patient. Eur J Clin Microbiol Infect Dis 1991;10:530–531.

1158. Schouls LM, van de Pol I, Rijpkema SG, et al. Detection and identification of *Ehrlichia*, *Borrelia burgdorferi* sensu lato, and *Bartonella* species in Dutch *Ixodes ricinus* ticks. J Clin Microbiol 1999;37:2215–2222.

1159. Schwartz RA, Nychay S, Janniger SG, et al. Bacillary angiomatosis presentation of six patients, some with unusual features. Br J Dermatol 1997;136:60–65.

1160. Schwartzman WA, Patnaik M, Angulo FJ, et al. *Bartonella* (*Rochalimaea*) antibodies, dementia, and cat ownership among men infected with human immunodeficiency virus. Clin Infect Dis 1995;21:954–959.

1161. Schwartzman WA, Patnaik M, Barka NE, et al. *Rochalimaea* antibodies in HIV-associated neurologic disease. Neurology 1994;44:1312–1316.

1162. Scoles GA. Phylogenetic analysis of the *Francisella*-like endosymbiont of *Dermacentor* ticks. J Med Entomol 2004;41:277–286.

1163. Scolfaro C, Mignone F, Genneri F, et al. Possible donor-recipient bartonellosis transmission in a pediatric liver transplant. Tranpl Infect Dis 2008;10:431–433.

1164. Scott JC, Koylass MS, Stubberfield MR, et al. Multiplex assay base on single-nucleotide polymorphisms for rapid identification of *Brucella* isolates to species level. Appl Environ Microbiol 2007;73:7331–7337.

1165. Seger RA, Hollis DG, Weaver RE, et al. Chronic granulomatous disease: fatal septicemia caused by an unnamed gram-negative bacterium. J Clin Microbiol 1982;16:821–825.

1166. Seleem MN, Boyle SM, Sriranganathan N. *Brucella*: a pathogen without classic virulence genes. Vet Microbiol 2008;129(1/2):1–14.

1167. Seleem MN, Boyle SM, Sriranganathan N. Brucellosis: a re-emerging zoonosis. Vet Microbiol 2010;140(3/4):392–398.

1168. Sena AC, Seed P, Nicholson B, et al. *Kingella kingae* endocarditis and a cluster investigation among daycare attendees. Pediatr Infect Dis J 2010;29:86–88.

1169. Senol M, Ozcan A, Karincaoglu Y, et al. Tularemia: a case transmitted from a sheep. Cutis 1999;63:49–51.

1170. Sethi S, Murphy TF. Bacterial infection in chronic obstructive pulmonary disease in 2000: a state-of-the-art review. Clin Microbiol Rev 2001;14:336–363.

1171. Sethi S, Muscarella K, Evans N, et al. Airway inflammation and etiology of acute exacerbations of chronic bronchitis. Chest 2000;118:1557–1565.

1172. Sevinc A, Kutlu NO, Kuku I, et al. Severe epistaxis in brucellosis-induced isolated thrombocytopenia: a report of two cases. Clin Lab Haematol 2000;22:373–375.

1173. Shah RK, Roberson DW, Jones DT. Epiglottitis in the *Haemophilus influenzae* type b vaccine era: changing trends. Laryngoscope 2004;114:557–560.

1174. Shanson DC, Pratt J, Greene P. Comparison of media with and without "Panemede" for the isolation of *Streptobacillus moniliformis* from blood cultures and observations on the inhibitory effect of sodium polyanethol sulfonate. J Med Microbiol 1985;19:181–186.

1175. Shanson DC, Gazzard BG, Midgley J, et al. *Streptobacillus moniliformis* isolated from blood in four cases of Haverhill fever. First outbreak in Britain. Lancet 1983;2:92–94.

1176. Shapira L, Soskolne WA, Sela MN, et al The secretion of PGE2, IL-1β, IL-6 and TNF-α by adherent mononuclear cells from early onset periodontitis patients. J Periodontal 1994;65:139–146.

1177. Shapiro DS, Brooks PE, Coffey DM, et al. Peripartum bacteremia with CDC group HB-5 (*Pasteurella bettyae*). Clin Infect Dis 1996;22:1125–1126.

1178. Shawar R, Sepulveda J, Clarridge JE. Use of the RapID-ANA system and sodium polyanetholsulfonate disk susceptibility testing in identifying *Haemophilus ducreyi*. J Clin Microbiol 1990;28:108–111.

1179. Shehabi A, Shakir K, El-Khateeb M. Diagnosis and treatment of 106 cases of human brucellosis. J Infect 1990;20:5–10.

1180. Shen H, Chen W, Conlan JW. Mice sublethally infected with *Francisella novicida* U112 develop only marginal protective immunity against systemic or aerosol challenge with virulent type A or B strains of *F. tularensis*. Microb Pathog 2004;37:107–110.

1181. Sheng WS, Hsueh PR, Hung CC, et al. Clinical features of patients with invasive *Eikenella corrodens* infections and microbiological characteristics of the causative isolates. Eur J Clin Microbiol Infect Dis 2001;20:231–236.

1182. Shenoy S, Kavitha R, Laxmi V, et al. Septic arthritis due to *Actinobacillus actinomycetemcomitans*. Indian J Pediatr 1996;63:569–570.

1183. Shepard CW, Daneshvar MI, Kaiser RM, et al. *Bordetella holmesii* bacteremia: a newly recognized clinical entity among asplenic patients. Clin Infect Dis 2004;38:799–804.

1184. Sherlock M, Roche M, Agha A, et al. A case of *Haemophilus aphrophilus* and *Mobiluncus mulieris* hepatic abscess. J Infect 2005;51:e19–e22.

1185. Shivaprakasha S, Radhakrishnan K, Kamath P, et al. Late prosthetic valve endocarditis due to *Cardiobacterium hominis*, an unusual complication. Indian J Med Microbiol 2007;25:64–66.

1186. Shoshan Y, Maayan S, Gomori MJ, et al. Chronic subdural empyema: a new presentation of neurobrucellosis. Clin Infect Dis 1996;23:400–401.

1187. Sicherer SH, Asturias EJ, Winkelstein JA, et al. *Francisella philomiragia* sepsis in chronic granulomatous disease. Pediatr Infect Dis J 1997;16:420–422.

1188. Sikanic-Dugic N, Pustisek N, Hirsl-Hecej V, et al. Microbiological findings in prepubertal girls with vulvovaginitis. Acta Dermatovenerol Croat 2009;17:267–272.

1189. Sinnott JT, Blazejowski C, Bazzini MD. *Bordetella bronchiseptica* endocarditis: a tale of a boy and his dog. Clin Microbiol Newslett 1989;11:111–112.

1190. SintchenkoV, Brown M, Gilbert GL. Is *Bordetella pertussis* susceptibility to erythromycin changing? CIM trends among Australian isolates 1971–2006. J Antimicrob Chemother 2007;60:1178–1179.

1191. Siverio CD Jr, Whitcher JP. *Haemophilus influenzae* corneal ulcer associated with atopic keratoconjunctivitis and herpes simplex keratitis (letter). Br J Ophthalmol 2002;86:478–479.

1192. Sjostedt AB. Family III. *Francisellaceae* fam. Nov. In Brenner DJ, Krieg NR, Staley JT, eds. Bergey's Manual of Systematic Bacteriology, 2nd Ed. Vol. II, Part B. The γ-Proteobacteria. New York, USA: Springer:199–210.

1193. Sjostedt AB, Eriksson U, Berglund L, et al. Detection of *Francisella tularensis* in ulcers of patients with tularemia by PCR. J Clin Microbiol 1997;35:1045–1048.

1194. Skalsky K, Yahav D, Bishara J, et al. Treatment of human brucellosis: review and meta-analysis of randomized controlled trials. BMJ 2008;336:701–704.

1195. Skottman T, Piiparinen H, Hyytiainen H, et al. Simultaneous real-time PCR detection of *Bacillus anthacis, Francisella tularensis,* and *Yersinia pestis.* Eur J Clin Microbiol Infect Dis 2006;26:207–211.

1196. Slater LN, Pitha JV, Herrera L, et al. *Rochalimaea henselae* infection in acquired immunodeficiency syndrome causing inflammatory disease without angiomatosis or peliosis. Arch Pathol Lab Med 1994;118:33–38.

1197. Slater LN, Welch DF, Hensel D, et al. A newly recognized fastidious gram-negative pathogen as a cause of fever and bacteremia. N Engl J Med 1990;323:1587–1593.

1198. Sloan LM, Hopklins MK, Mitchell PS, et al. Multiplex LightCycler PCR assay for differentiation of *Bordetella pertussis* and *Bordetella parapertussis* in nasopharyngeal specimens. J Clin Microbiol 2002;40:96–100.

1199. Slonim A, Walker ES, Mishori E, et al. Person-to-person transmission of *Kingella kingae* among day-care center attendees. J Infect Dis 1998;178:1843–1846.

1200. Smith HM, Reporter R, Rood MP, et al. Prevalence study of antibody to rat-borne pathogens and other agents among patients using a free clinic in downtown Los Angeles. J Infect 2002;186:1673–1676.

1201. Smith S, Tilton RC. Acute *Bordetella pertussis* infection in an adult. J Clin Microbiol 1996;34:429–430.

1202. Sneath PHA, Stevens M. *Actinobacillus rossii* sp. nov., *Actinobacillus seminis* sp. nov., nom. rev., *Pasteurella bettii* sp. nov., *Pasteurella lymphangitidis* sp. nov., *Pasteurella mairi* sp. nov., and *Pasteurella trehalosi* sp. nov. Int J Syst Bacteriol 1990;40:148–153.

1203. Sobraques M, Maurin M, Birtles R, et al. *In vitro* susceptibilities of four *Bartonella bacilliformis* strains to 30 antibiotic compounds. Antimicrob Agents Chemother 1999;43:2090–2092.

1204. Sohn AH, Probert WS, Glaser CA, et al. Human neurobrucellosis with intracerebral granuloma caused by a marine mammal *Brucella* spp. Emerg Infect Dis 2003;9:485–488.

1205. Sokol W. Epidemiology of sinusitis in the primary care setting: results from the 1999–2000 respiratory surveillance program. Am J Med 2001;111(Suppl 9A):19S–24S.

1206. Solera J. Update on brucellosis: therapeutic challenges. Int J Antimicrob Agents 2010;36:S18–S20.

1207. Solera J, Geijo P, Largo J, et al. A randomized, double-blind study to assess the optimal duration of doxycycline treatment for human brucellosis. Clin Infect Dis 2004;39:1776–1782.

1208. Solera J, Martinez-Alfaro E, Espinosa A, et al. Multivariate model for predicting relapse in human brucellosis. J Infect 1998;36:85–92.

1209. Solomon HM, Jackson D. Rapid diagnosis of *Brucella melitensis* in blood: some operational characteristics of the BacT/ALERT. J Clin Microbiol 1992;30:222–224.

1210. Somers CJ, Millar BC, Xu J, et al. *Haemophilus segnis:* a rare cause of endocarditis. Clin Microbiol Infect 2003;9:1048–1050.

1211. Sorbello AF, O'Donnell J, Kaiser-Smith J, et al. Infective endocarditis due to *Pasteurella dagmatis:* case report and review. Clin Infect Dis 1994;18:336–338.

1212. Sordillo EM, Rendel M, Sood R, et al. Septicemia due to β-lactamase-positive *Kingella kingae.* Clin Infect Dis 1993;17:818–819.

1213. Spach DH, Callis KP, Paauw DS, et al. Endocarditis caused by *Rochalimaea quintana* in a patient infected with human immunodeficiency virus. J Clin Microbiol 1993;31:692–694.

1214. Spach DH, Kanter AS, Daniels NA, et al. *Bartonella (Rochalimaea)* species as a cause of apparent "culture-negative" endocarditis. Clin Infect Dis 1995;20(4)1044–1047.

1215. Spach DH, Kanter AS, Doughertry MJ, et al. *Bartonella (Rochalimaea) quintana* bacteremia in inner-city patients with chronic alcoholism. N Engl J Med 1995;332:424–428.

1216. Spilker T, Liwienski AA, LiPuma JJ. Identification of *Bordetella* spp. in respiratory specimens from individuals with cystic fibrosis. Clin Microbiol Infect 2008;14:504–506.

1217. Sriranganathan N, Seleem MN, Olsen SC, et al. *Brucella.* In Nene V, Kole C, eds. Genome Mapping and Genomics in Animal-Associated Microbes. Berlin, Germany: Springer, 2009: Chapter 1.

1218. Staples JE, Kubota KA, Chalcraft LG, et al. Epidemiologic and molecular analysis of human tularemia, United States, 1964–2004. Emerg Infect Dis 2006;12:1113–1118.

1219. Stark D, Riley LA, Harkness J, et al. *Bordetella petrii* from a clinical sample in Australia: isolation and molecular identification. J Med Microbiol 2007;56:435–437.

1220. Stefanelli P, Mastrantonio P, Hausman SZ, et al. Molecular characterization of two *Bordetella bronchiseptica* strains isolated from children with coughs. J Clin Microbiol 1997;35:1550–1555.

1221. Stein A, Teysseire N, Capobianco C, et al. *Eikenella corrodens,* a rare cause of pancreatic abscess: two case reports and review. Clin Infect Dis 1993;17:273–275.

1222. Stein M, Schirotzek I, Preuss M, et al. Brainstem abscess caused by *Haemophilus influenzae* and *Peptostreptococcus* species. J Clin Neurosci 2011;18:425–428.

1223. Stepanovic S, Tosic T, Savic B, et al. Brain abscess due to *Actinobacillus actinomycetemcomitans.* APMIS 2005;113:225–228.

1224. Stevens PK, Czuprynski CJ. *Pasteurella haemolytica* leukotoxin induces bovine leukocytes to undergo morphologic changes consistent with apoptosis *in vitro.* Infect Immun 1996;64:2687–2694.

1225. St Geme JW III. In Long MD, et al, ed. Principles and Practice of Pediatric Infectious Diseases. 3rd Ed. Philadelphia: Churchill Livingstone Elsevier, 2008:892–898.

1226. Stiegler D, Gilbert JD, Warner MS, et al. Fatal dog bite in the absence of significant trauma. Am J Forensic Med Pathol 2010;31:198–199.

1227. Suda R, Lai CH, Yang HW, et al. *Eikenella corrodens* in subgingival plaque: relationship to age and periodontal condition. J Periodontol 2002;73:886–891.

1228. Sullivan P, Clark WL, Kaiser PK, et al. Bilateral endogenous endophthalmitis caused by HACEK microorganism. Am J Opthalmol 2002;133:144–145.

1229. Sumerkan B, Gokahmetoglu S, Esel D. *Brucella* detection in blood: comparison of the BacT/Alert standard aerobic bottle, BacT/Alect FAN aerobic bottle and BacT/Alert enhanced FAN aerobic bottle in simulated blood culture. Clin Microbiol Infect 2001;7:369–372.

1230. Sun LV, Scoles GA, Fish D, et al. *Francisella*-like endosymbionts of ticks. J Invertebr Pathol 2000;76:301–303.

1231. Suntoke TR, Hardick A, Tobian AAR, et al. Evaluation of a multiplex real-time PCR for detection of *Haemophilus ducreyi, Treponema pallidum,* herpes simplex type 1 and 2 in the diagnosis of genital ulcer disease in the Rakai District, Uganda. Sex Transm Infect 2009;85:97–101.

1232. Suzuki M, Kimura M, Imaoka K, et al. Prevalence of *Capnocytophaga canimorsus* and *Capnocytophaga cynodegmi* in dogs and cats determined by using a newly established species-specific PCR. Vet Microbiol 2010;144:172–176.

1233. Sykes SO, Riemann C, Santos CI, et al. *Haemophilus influenzae* associated scleritis. Br J Ophthalmol 1999;83:410–413.

1234. Sylvester DA, Burnstine RA, Bower JR. Cat-inflicted corneal laceration: presentation of two cases and a discussion of infection-related management. J Pediatr Ophthalmol Strabismus 2002;39:114–117.

1235. Syrjala H, Kujala P, Myllyla V, et al. Airborne transmission of tularemia in farmers. Scand J Infect Dis 1985;17:371–375.

1236. Takada K, Saito M, Tsuzukibashi O, et al. Characterization of a new serotype g isolate of *Aggregatibacter actinomycetemcomitans.* Mol Oral Microbiol 2010;25:200–206.

1237. Talan DA, Abrahamian FM, Moran GJ, et al. Clinical presentation and bacteriologic analysis of infected human bites in patients presenting to emergency departments. Clin Infect Dis 2003;37:1481–1489.

1238. Taleski V, Zerva L, Kantardjiev Z, et al. An overview of the epidemiology and epizootology of brucellosis in selected countries of Central and Southeast Europe. Vet Microbiol 2002;90:147–155.

1239. Taliani G, Bartoloni A, Tozzi A, et al. Lumbar pain in a married couple who like cheese: *Brucella* strikes again! Clin Exp Rheumatol 2004;22:477–480.

1240. Tamaskar I, Ravakhah K. Spontaneous bacterial peritonitis with *Pasteurella multocida* in cirrhosis: case report and review of the literature. South Med J 2004;97:1113–1115.

1241. Tamion F, Girault C, Chevron V, et al. *Bordetella bronchiseptica* pneumonia with shock in an immunocompetent patient. Scand J Infect Dis 1996;28:197–198.

1242. Tan T, Trindale E, Skowronski D. Epidemiology of pertussis. Pediatr Infect Dis J 2005;24:S10–S18.

1243. Tanaka M, Vitek C, Pascual F, et al. Trends in pertussis among infants in the United States, 1980–1999. JAMA 2003;290(22):2968–2975.

1244. Tancik CA, Dillaha JA. *Francisella tularensis* endocarditis. Clin Infect Dis 2000;30:399–400.

1245. Tang YW, Hopkins MK, Kolbert CP, et al. *Bordetella holmesii*-like organisms associated with septicemia, endocarditis, and respiratory failure. Clin Infect Dis 1998;26:389–392.

1246. Tanner K, Fitzsimmons G, Carrol ED, et al. *Haemophilus influenzae* type b epiglottitis as a cause of acute airway obstruction in children. BMJ 2002;325:1099–1100.

1247. Tatum FM, Briggs RE, Sreevatsan SS, et al. Construction of an isogenic leukotoxin mutant of *Pasteurella haemolytica* serotype 1: characterization and virulence. Microb Pathog 1998;24:37–46.

1248. Tena D, Gonzalez-Praetorius A, Lopez-Alonso A, et al. Acute meningitis due to *Brucella* spp. Eur J Pediatr 2006;165:726–727.

1249. Tena D, Romanillos O, Rodriguez-Zapata M. Prosthetic hip infection due to *Brucella melitensis*: case report and literature review. Diagn Microbiol Infect Dis 2007;58:481–485.

1250. Thalhammer F, Ebert G, Kopetzki-Kogler U. Unusual route of transmission for *Brucella abortus*. Clin Infect Dis 1998;26:763–764.

1251. Tharmaseelan K, Morgan MS. *Pasteurella multocida* conjunctivitis. Br J Ophthalmol 1993;77:815.

1252. Thomas R, Johansson A, Neeson B, et al. Discrimination of human pathogenic subspecies of *Francisella tularensis* by using restriction fragment length polymorphism. J Clin Microbiol 2003;41:50–57.

1253. Thomas VN, Casson N, Greub G. New *Afipia* and *Bosea* strains isolated from various water sources by amoebal co-culture. Syst Appl Microbiol 2007;30:572–579.

1254. Thorsen P, Moller BR, Arpi M, et al. *Pasteurella aerogenes* isolated from stillbirth and mother. Lancet 1994;343:485–486.

1255. Tierney DM, Strauss LP, Sanchez JL. *Capnocytophaga canimorsus* mycotic abdominal aortic aneurysm: why the mailman is afraid of dogs. J Clin Microbiol 2006;44:649–651.

1256. Tiller RV, Gee JE, Lonsway DR, et al. Identification of an unusual *Brucella* strain (BO2) from a lung biopsy in a 52 year-old patient with chronic obstructive pneumonia. BMC Microbiol 2010;10:23–33.

1257. Tilley PA, Kanchana MV, Knight I, et al. Detection of *Bordetella pertussis* in a clinical laboratory by culture, polymerase chain reaction, and direct fluorescent antibody staining; accuracy and cost. Diagn Microbiol Infect Dis 2000;37:17–23.

1258. Tomaso H, Al Dahouk S, Hofer E, et al. Antimicrobial susceptibilities of Austrian *Francisella tularensis holarctica* biovar II strains. Int J Antimicrob Agents 2005;26:279–284.

1259. Tomioka K, Peredelchuk M, Zhu X, et al. A multiplex polymerase chain reaction microarray assay to detect bioterror pathogens in blood. J Mol Diagn 2005;7:486–494.

1260. Tonpitak W, Rohde J, Gerlach GF. Prevalence of "*Actinobacillus porcitonsillarum*" in porcine tonsils and development of a diagnosis duplex PCR differentiating between "*Actinobacillus porcitonsillarum*" and *Actinobacillus pleuropneumoniae*. Vet Microbiol 2007;122:157–165.

1261. Torres A, Cuende E, De Pablos M, et al. Remitting seronegative symmetrical synovitis with pitting edema associated with subcutaneous *Streptobacillus moniliformis* abscess. J Rheumatol 2001;28:1696–1698.

1262. Toshniwal R, Draghi TC, Kocka FE, et al. Manifestations of *Kingella kingae* infections in adults: resemblance to neisserial infections. Diagn Microbiol Infect Dis 1986;5:81–85.

1263. Tozzi AE, Celentano LP, Ciofi degli Atti ML, et al. Diagnosis and management of pertussis. CMAJ 2005;172:509–515.

1264. Trzcinka A, Soans FP, Archer SM, et al. Late-onset *Haemophilus influenzae* endophthalmitis in an immunized child after Baerveldt implant. J AAPOS 2008;12:412–414.

1265. Trollfors B, Taranger GJ, Lagergard T, et al. Serum IgG antibody responses to pertussis toxin and filamentous hemagglutinin in nonvaccinated and vaccinated children and adults with pertussis. Clin Infect Dis 1999;28:552–559.

1266. Troseid M, Jonassen TO, Steinbakk M. Isolation of *Bordetella pertussis* in blood culture from a patient with multiple myeloma. J Infect 2006;52:e11–e13.

1267. Tsai J, Huang TJ, Huang CC, et al. *Eikenella corrodens* discitis in a habitual betal quid chewer. Spine 2009;34:E333–E336.

1268. Tsukahara M, Tsuneoka H, Iino H, et al. *Bartonella henselae* infection as a cause of fever of unknown origin. J Clin Microbiol 2000;38:1990–1991.

1269. Tsuneoka H, Ranagihara M, Otani S, et al. A first Japanese case of *Bartonella henselae*- induced endocarditis diagnosed by prolonged culture of a specimen from the exercise valve. Diagn Microbiol Infect Dis 2010;68:74–176.

1270. Tsuneoka H, Yanagihara M, Nojima J, et al. Antimicrobial susceptibility by Etest of *Bartonella henselae* isolates from cats and human in Japan. J Infect Chemother 2010;16:446–448.

1271. Tsuneoka H, Yanagihara M, Otani S, et al. A first Japanese case of *Bartonella henselae*-induced endocarditis diagnosed by prolonged culture of a specimen from a heart valve. Diagn Microbiol Infect Dis 2010;68:174–176.

1272. Turunc T, Demiroglu YZ, Kizilkilic E, et al. A case of disseminated intravascular coagulation caused by *Brucella melitensis*. J Thomb Thrombolysis 2008;26:71–73.

1273. Tutuncu EE, Sencan I, Altay AF, et al. Brain abscess due to *Haemophilus aphrophilus*. Neurosciences (Riyadh) 2010;15:53–54.

1274. Tyndall M, Malisa M, Plummer FA, et al. Ceftriaxone no longer predictably cures chancroid in Kenya. J Infect Dis 1993;167:469–471.

1275. Udaka T, Hiraki N, Shiomori T, et al. *Eikenella corrodens* in head and neck infections. J Infect 2007;54:343–348.

1276. Uhari M, Syrjala H, Salminen A. Tularemia in children caused by *Francisella tularensis* biovar *palaearctica*. Pediatr Infect Dis J 1990;9:80–83.

1277. Ulivieri S, Olivieri G, Filosomi G. A case of *Capnocytophaga canimorsus* brain abscess secondary to dog's bite. G Chir 2008;29:79–80.

1278. Ungkanont K, Yellon RF, Weissman JL, et al. Head and neck space infections in infants and children. Otolaryngol Head Neck Surg 1995;112:375–382.

1279. United States Department of Health and Human Services, Centers for Disease Control and Prevention, National Institutes of Health. Appendix. 1. Biosafety in microbiological and biomedical laboratories (BMBL). In Fleming DO, Hunt DL, eds. Biological Safety: Principals and Practices, 3rd Ed. Washington, DC: ASM Press, 2000:609–700.

1280. Urban E, Terhes G, Radnai M, et al. Detection of periodontopathogenic bacteria in pregnant women by traditional anaerobic culture methods and by a commercial molecular genetic method. Anaerobe 2010;16:283–288.

1281. Urich SK, Petersen JM. *In vitro* susceptibility of isolates of *Francisella tularensis* types A and B from North America. Antimicrob Agents Chemother 2008;52:2276–2278.

1282. Valade E, Vaissaire J, Merens A, et al. Susceptibility of 71 French isolates of *Francisella tularensis* subp. *holarctica* to eight antibiotics and accuracy of the Etest method. J Antimicrob Chemother 2008;62(1):208–210. doi:10.1093/jac/dkn146.

1283. Valentine BA, DeBey BM, Sonn RJ, et al. Localized cutaneous infection with *Francisella tularensis* resembling ulceroglandular tularemia in a cat. J Vet Diagn Invest 2004;16:83–85.

1284. Valverde CR, Lowenstein LJ, Young CE, et al. Spontaneous rat bite fever in non-human primates: a review of two cases. J Med Primatol 2002;31:345–349.

1285. VanDam AP, Jansz A. *Capnocytophaga canimorsus* infections in the Netherlands: a nationwide survey. Clin Microbiol Infect 2011;17:312–315.

1286. VanDam AP, van Weert A, Harmanus C, et al. Molecular characterization of *Capnocytophaga canimorsus* and other canine *Capnocytophaga* spp. and assessment by PCR of their frequencies in dogs. J Clin Microbiol 2009;47:3218–3225.

1287. Vandamme P, Heyndrickx M, Vancanneyt M, et al. *Bordetella trematum* sp. nov., isolated from wounds and ear infections in humans, and reassessment of *Alcaligenes denitrificans* Ruger and Tan 1983. Int J Syst Bacteriol 1996;46:849–858.

1288. Vandamme P, Hommez J, Vancanneyt M, et al. *Bordetella hinzii* sp. nov., isolated from poultry and humans. Int J Syst Bacteriol 1995;45:37–45.

1289. Vandamme P, Vancanneyt M, Van Belkum A, et al. Polyphasic analysis of strains of the genus *Capnocytophaga* and Centers for Disease Control group DF-3. Int J Syst Bacteriol 1996;46:782–791.

1290. Vanderheyden TR, Yong SL, Breitschwerdt EB, et al. Granulomatous hepatitis due to *Bartonella henselae* in a immunocompetent patient. BMC Infect Dis 2012;12:17–23.

1291. Van der Zee A, Agterberg C, Peeters M, et al. A clinical validation of *Bordetella pertussis* and *Bordetella parapertussis* polymerase chain reaction: comparison with culture and serology using samples from patients with suspected whooping cough from a highly immunized population. J Infect Dis 1996;174:89–96.

1292. Van Deynse E, Vermijlen P, Van Noyen G, et al. Neonatal sepsis due to nonencapsulated *Haemophilus influenzae* biotype IV. Acta Clin Belg 1997;52:204–206.

1293. Van Duijkeren E, van Mourik C, Broekhuizen M, et al. First documented *Capnocytophaga canimorsus* infection in a species other than humans. Vet Microbiol 2006;118:148–150.

1294. Vanerkova M, Zalloudikova B, Nemcova E, et al. Detection of *Cardiobacterium valvarum* in a patient with aortic valve infective endocarditis by broad-range PCR. J Med Microbiol 2010;59:231–234.

1295. Van Laer L, Vingerhoets J, Vamham G, et al. *In vitro* stimulation of peripheral blood mononuclear cells (PBMC) from HIV-negative and HIV-positive chancroid patients by *Haemophilus ducreyi* antigen. Clin Exp Immunol 1995;102:234–250.

1296. Vasquez JE, Ferguson SA Jr, Bin-Sagheer S, et al. *Pasteurella multocida* endocarditis: a molecular epidemiological study. Clin Infect Dis 1998;26:518–520.

1297. Velasco J, Romero C, Lopez-Goni I, et al. Evaluation of the relatedness of *Brucella* spp. and *Ochrobactrum anthropi* and description of *Ochrobactrum intermedium* sp. nov., a new species with a closer relationship to *Brucella* spp. Int J Syst Bacteriol 1998;48:759–768.

1298. Verdier I, Gayet-Ageron A, Ploton C, et al. Contribution of broad-range polymerase chain reaction to the diagnosis of osteooarticular infections caused by *Kingella kingae*. Pediatr Infect Dis J 2005;24:692–696.

1299. Verger JM, Grayon M, Cloeckaert A, et al. Classification of *Brucella* strains isolated from marine mammals using DNA hybridization and ribotyping. Res Microbiol 2000;151:797–799.

1300. Verger JM, Grimont F, Grimont PAD, et al. *Brucella*, a monospecific genus as shown by deoxyribonucleic acid hybridization. Int J Syst Bacteriol 1985;35:292–295.

1301. Verghese A, Hamati F, Berk S, et al. Susceptibility of dysgonic fermenter 2 to antimicrobial agents in vitro. Antimicrob Agents Chemother 1988;32:78–80.

1302. Vermeulen MJ, Herremans M, Verbakel H, et al. Serological testing for *Bartonella henselae* infections in the Netherlands: clinical evaluation of immunofluorescence assay and ELISA. Clin Microbiol Infect 2007;13:627–634.

1303. Vermeulen MJ, Verbakel H, Notermans DW, et al. Evaluation of sensitivity and specificity and cross-reactivity in *Bartonella henselae* serology. J Med Micobiol 2010;59:743–745.

1304. Viejo G, De La Iglesia P, Otero L, et al. *Bordetella bronchiseptica* pleural infection in a patient with AIDS. Scand J Infect Dis 2002;34:628–629.

1305. Vielemayer O, Crouch JY, Edberg SC, et al. Identification of *Bordetella pertussis* in a critically ill human immunodeficiency virus-infected patient by direct genotypical analysis of Gram-stained material and discrimination from *B. holmesii* by using a unique *recA* gene restriction enzyme site. J Clin Microbiol 2004;42:847–849.

1306. Vizcaino N, Fernandez-Lago L. A rapid and sensitive method for the identification of *Brucella* species with a monoclonal antibody. Res Microbiol 1992;143:513–518.

1307. Von Wintzingerode F, Schattke A, Siddiqui RA, et al. *Bordetella petri* sp. nov., isolated from an anaerobic bioreactor, and emended description of the genus *Bordetella*. Int J Syst Evol Microbiol 2001;51:1257–1265.

1308. Voss A, van Zwam YH, Meis JF, et al. Sepsis puerperalis caused by a genotypically proven cat-derived *Pasteurella multocida* strain. Eur J Obstet Gynecol Reprod Biol 1998;76:71–73.

1309. Wade NK, Levy L, Jones MR, et al. Optic disk edema associated with peripapillary serous retinal detachment: an early sign of systemic *Bartonella henselae* infection. Am J Ophthalmol 2000;130:327–334.

1310. Wadowsky RM, Laus S, Libert T, et al. Inhibition of PCR-based assay for *Bordetella pertussis* by using calcium alginate fiber and aluminum shaft components of a nasopharyngeal swab. J Clin Microbiol 1994;32:1054–1057.

1311. Wagle A, Jones RM. Acute epiglottitis despite vaccination with *Haemophilus influenzae* type b vaccine. Paediatr Anaesth 1999;9:549–550.

1312. Wagner DK, Wright JJ, Ansher AF, et al. Dysgonic fermenter 3-associated gastrointestinal disease in a patient with common variable hypogammaglobulinemia. Am J Med 1988;84:315–318.

1313. Wald K, Martinez, Moll S. *Capnocytophaga canimorsus* infection with fulminant sepsis in an asplenic patient: diagnosis by review of peripheral blood smear. Am J Hematol 2007;83:879.

1314. Waldor M, Roberts D, Kazanjian P. In utero infection due to *Pasteurella multocida* in the first trimester of pregnancy: case report and review. Clin Infect Dis 1992;14:497–500.

1315. Walkty A. *Cardiobacterium hominis* endocarditis: a case report and review of the literature. Can J Infect Dis Med Microbiol 2005;16:293–297.

1316. Wallace RJ, Baker CJ, Quinones F, et al. Nontypeable *Haemophilus influenzae* (biotype IV) as a neonatal, maternal, and genital pathogen. Rev Infect Dis 1983;5:123–136.

1317. Wallach JC, Samartino LE, Efron A, et al. Human infection by *Brucella melitensis*: an outbreak attributed to contact with infected goats. FEMS Immunol Med Microbiol 1997;19:315–321.

1318. Wallet F, Toure F, Devalckenaere A, et al. Molecular identification of *Pasteurella dagmatis* peritonitis in a patient undergoing peritoneal dialysis. J Clin Microbiol 2000;38:4681–4682.

1319. Wallet F, Savage C, Loiez C, et al. Molecular diagnosis of arthritis due to *Streptobacillus moniliformis*. Diagn Microbiol Infect Dis 2003;47:623–624.

1320. Wanager RA. Primary pneumonic tularemia with positive blood cultures. Clin Microbiol Newslett 1984;6:120–122.

1321. Wang CY, Wang HC, Li JM, et al. Invasive infections of *Aggregatibacter* (*Actinobacillus*) *actinomycetemcomitans*. J Microbiol Immunol Infect 2010;43:491–497.

1322. Wang HK, Chen YC, Teng LJ, et al. Brain abscess associated with multidrug-resistant *Capnocytophaga ochracea* infection. J Clin Microbiol 2007;45:645–647.

1323. Ward A, Caro J, Bassinet L. Health and economic consequences of an outbreak of pertussis among healthcare workers in a hospital in France. Infect Control Hosp Epidemiol 2005:26:288–292.

1324. Ward CK, Lumbley SR, Latimer JL, et al. *Haemophilus ducreyi* secretes a filamentous hemagglutinin-like protein. J Bacteriol 1998;180:6013–6022.

1325. Ward J, Cherry J, Chang S, et al. *Bordetella pertussis* infections in vaccinated and unvaccinated adolescents and adults, as assessed in a national prospective randomized acellular pertussis vaccine trial. Clin Infect Dis 2006;43:151–157.

1326. Wareham DW, Michael JS, Warwick S, et al. The dangers of dog bites. J Clin Pathol 2007;60:328–329.

1327. Warren K, Golstein E, Hung VS, et al. Use of retinal biopsy to diagnose *Bartonella henselae* retinitis in an HIV-infected patient. Arch Ophthalmol 1998;116:937–940.

1328. Watkin RW, Baker N, Lang S, et al. *Eikenella corrodens* infective endocarditis in a previously healthy non-drug user. Eur J Clin Microbiol Infect Dis 2002;21:890–891.

1329. Watkin RW, Lang S, Littler WA, et al. *Haemophilus paraphrophilus* prosthetic valve endocarditis. J Infect 2003;46:191–194.

1330. Weber G, Abu-Shakra M, Hertzanu Y, et al. Liver abscess caused by *Capnocytophaga* species. Clin Infect Dis 1997;25:152–153.

1331. Webster PB, Maher CF, Farrell DJ. Neonatal infection due to *Haemophilus influenzae* type IV. Aust N Z J Obstet Gynaecol 1995;35:102–103.

1332. Weinberg AM, Branda JA. Case 31-2010: a 29-year-old woman with fever after a cat bite. N Engl J Med 2010;363:1560–1568.

1333. Welch DF, Carroll KC, Hofmeister EK, et al. Isolation of a new subspecies, *Bartonella vinsonii* subsp. *arupensis*, from a cattle rancher: identity with isolates found in conjunction with *Borrelia burgdorferi* and *Babesia microti* among naturally infected mice. J Clin Microbiol 1999;37:2598–2601.

1334. Welch DF, Hensel DM, Pickett DA, et al. Bacteremia due to *Rochalimaea henselae* in a child: practical identification of isolates in the clinical laboratory. J Clin Microbiol 1993;31:2381–2386.

1335. Welch DF, Pickett DA, Slater LN, et al. *Rochalimaea henselae* sp. nov., a cause of septicemia, bacillary angiomatosis, and parenchymal bacillary peliosis. J Clin Microbiol 1992;30:275–280.

1336. Wendelboe AM, VanRie A. Diagnosis of pertussis: a historical review and recent developments. Expert Rev Mol Diagn 2006;6(6):857–864.

1337. Wendelboe A, van Rie A, Salmaso S, et al. Duration of immunity against pertussis after natural infection or vaccination. Pediatr Infect Dis J 2005;24:558–561.

1338. Wenger JD, Hollis DG, Weaver RE, et al. Infection caused by *Francisella philomiragia* (formerly *Yersinia philomiragia*), a newly recognized human pathogen. Ann Intern Med 1989;110:888–892.

1339. Wernli S, Emonet S, Schrenzel J, et al. Evaluation of eight cases of confirmed *Bordetella bronchiseptica* infection and colonization over a 15-year period. Clin Microbiol Infect 2011;17:201–203.

1340. Westerman EL, McDonald J. Tularemia pneumonia mimicking legionnaires' disease: isolation of organism on CYE agar and successful treatment with erythromycin. South Med J 1983;76:1169–1170.

1341. Westling K, Bygdeman S, Engkvist O, et al. *Pasteurella multocida* infection following cat bites in humans. J Infect 2000;40:97–98.

1342. Westling K, Vondracek M. *Actinobacillus* (*Aggregatibacter*) *actinomycetemcomitans* (HACEK) identified by PCR/16S rRNA sequence analysis from the heart valve in a patient with blood culture negative endocarditis. Scand J Infect Dis 2008;40:981–996.

1343. Weyant RS, Hollis DG, Weaver RE, et al. *Bordetella holmesii* sp. nov., a new gram-negative species associated with septicemia. J Clin Microbiol 1995;33:1–7.

1344. Weyant RS, Quinn FD, Utt EA, et al. Human microvascular endothelial cell toxicity caused by Brazilian purpuric fever-associated strains of *Haemophilus influenzae* biogroup *aegyptius*. J Infect Dis 1994;169:430–433.

1345. Whatmore AM, Shankster SJ, Perrett LL, et al. Identification and characterization of variable-number tandem-repeat markers for typing of *Brucella* spp. J Clin Microbiol 2006;44:1982–1993.

1346. Wheeler JG, Simmons AL. Pertussis update. Pediatr Infect Dis J 2005;24:829–430.

1347. Whipp MJ, Davis JM, Lum G, et al. Characterization of a *novicida*-like subspecies of *Francisella tularensis* isolated in Australia. J Med Microbiol 2003;52:839–842.

1348. Whitehouse RL, Jackson H, Jackson MC, et al. Isolation of *Simonsiella* sp. from a neonate. J Clin Microbiol 1987;25:522–525.

1349. Whitfield CG, Lonsdale RJ, Rahbour G, et al. Infective abdominal aortic aneurysm due to *Haemophilus influenzae* identified by the polymerase chain reaction. Eur J Vasc Endovasc Surg 2008;36;28–30.

1350. Whitelaw AC, Shankland IM, Elisha BG. Use of 16S rRNA sequencing for identification of *Actinobacillus ureae* isolated from a cerebrospinal fluid sample. J Clin Microbiol 2002;40:666–668.

1351. Wild BE, Pearman JW, Campbell PB, et al. Brazilian purpuric fever in Western Australia. Med J Aust 1989;150:344–346.

1352. Wilson KE, Cassiday PK, Popovic T, et al. *Bordetella pertussis* isolates with a heterogeneous phenotype for erythromycin resistance. J Clin Microbiol 2002;40:2942–2944.

1353. Wilson ME. Prosthetic valve endocarditis and paravalvular abscess caused by *Actinobacillus actinomycetemcomitans*. Rev Infect Dis 1989;11:L665–L667.

1354. Wilson R. Evidence of bacterial infection in acute exacerbations of chronic bronchitis. Semin Respir Infect 2002;15:208–215.

1355. Wilson WJ, Erler AM, Nasarabadi L, et al. A multiplexed PCR-coupled liquid bead array for the simultaneous detection of four biothreat agents. Mol Cell Probes 2005;19:137–144.

1356. Winchell JM, Wolff BJ, Tiller R, et al. Rapid identification and discrimination of *Brucella* isolates by use of real-time PCR and high-resolution melt analysis. J Clin Microbiol 2010;48:697–702.

1357. Wine N, Lim Y, Fierer J. *Pasteurella multocida* epiglottitis. Arch Otolaryngol Head Neck Surg 1997;123:759–761.

1358. Wirsing von Konig CH, Finger H. Role of pertussis toxin in causing symptoms of *Bordetella parapertussis* infection. Eur J Clin Microbiol Infect Dis 1999;13:455–458.

1359. Wirsing von Konig CH, Gounis D, Laukamp S, et al. Evaluation of a single-sample serological technique for diagnosing pertussis in unvaccinated children. Eur J Clin Microbiol Infect Dis 1999;18:341–345.

1360. Wolak T, Abu-Shakra M, Flusser D, et al. *Kingella* endocarditis and meningitis in a patient with SLE and associated antiphospholipid syndrome. Lupus 2000;9:393–396.

1361. Won KB, Ha GY, Kim JS, et al. Relapsing peritonitis caused by *Bordetella bronchiseptica* in continuous ambulatory peritoneal dialysis patient: a case report. J Korean Med Sci 2009;24(Suppl 1):S215–S218.

1362. Wong DT, Thornton DC, Kennedy RC, et al. A chemically-defined liquid medium that supports primary isolation of *Rochalimaea* (*Bartonella*) *henselae* from blood and tissue specimens. J Clin Microbiol 1995;33:742–744.

1363. Wong EY, Berkowitz RG. Acute epiglottitis in adults: the Royal Melbourne Hospital experience. ANZ J Surg 2001;71:740–743.

1364. Wong GWK, Oppenheimer SJ, Vaudry W. CSF shunt infection by unencapsulated *Haemophilus influenzae*. Clin Infect Dis 1993;17:519–520.

1365. Wong JD, Janda JM, Duffey PS. Preliminary studies on the use of carbon substrate utilization patterns for identification of *Brucella* species. Diagn Microbiol Infect Dis 1992;15:109–113.

1366. Wong KS, Huang YC. Bronchopleural cutaneous fistula due to *Eikenella corrodens*. J Pediatr (Rio J) 2005;81:265–267.

1367. Wong MT, Dolan MJ, Lattuada CP Jr, et al. Neuroretinitis, aseptic meningitis, and lymphadenitis associated with *Bartonella* (*Rochalimaea*) *henselae* infection in immunocompetent patients and patients infected with human immunodeficiency type 1. Clin Infect Dis 1995;21:352–360.

1368. Wong R, Tappero J, Cockerell CJ. Bacillary angiomatosis and other *Bartonella* species infections. Semin Cutan Med Surg 1997;16:188–199.

1369. Workman HC, Bailiff NL, Jang SS, et al. *Capnocytophaga cynodegmi* in a Rottweiler dog with severe bronchitis and foreign-body pneumonia. J Clin Microbiol 2008;46:4099–4103.

1370. Wright AE, Smith F. On the application of the serum test to the differential diagnosis of typhoid fever and Malta fever. Lancet 1897;1:656–659.

1371. Wu D, Giri B. *Haemophilus paraphrophilus* peritonitis followed by tuberculous peritonitis and Pott's disease. Am J Med Sci 2010;340:511–513.

1372. Wu TH, Hutt JA, Garrison KA, et al. Intranasal vaccination induces protective immunity against intranasal infection. With virulent *Francisella tularensis* biovar A. Infect Immun 2005;73:2644–2654.

1373. Wullenweber M. *Streptobacillus moniliformis* – a zoonotic pathogen. Taxonomic considerations, host species, diagnosis, therapy, geographical distribution. Lab Anim 1995;29:1–15.

1374. Wust J, Gubler J, Mannheim W, et al. *Actinobacillus hominis* as a causative agent of septicemia in hepatic failure. Eur J Clin Microbiol Infect Dis 1991;10:693–694.

1375. Wyatt HV. *Brucella melitensis* can be transmitted sexually. Lancet 1996;348:615.

1376. Xie HX, Yokota A. Phylogenetic analysis of *Alysiella* and related genera of *Neisseriaceae*: proposal of *Alysiella crassa* comb. nov., *Conchiformibium steedae* gen. nov. comb. nov., *Conchiformibium kuhniae* sp. nov., and *Bergeriella denitrificans* gen. nov., comb. nov. J Gen Appl Microbiol 2005;51:1–10.

1377. Xu Y, Xu, Y, Hou Q, et al. Triplex real-time PCR assay for detection and differentiation of *Bordetella pertussis* and *Bordetella parapertussis*. APMIS 2010;118:685–691.

1378. Yagupsky P. *Kingella kingae*: from medical rarity to an emerging pediatric pathogen. Lancet Infect Dis 2004;4(6):358–367.

1379. Yagupsky P. Use of the BACTEC MYCO/LYTIC medium for detection of *Brucella melitensis* bacteremia. J Clin Microbiol 2004;42:2207–2208.

1380. Yagupsky P, Bar-Ziv Y, Howard CB, et al. Epidemiology, etiology, and clinical features of septic arthritis in children younger than 24 months. Arch Pediatr Adolesc Med 1995;149:537–540.

1381. Yagupsky P, Dagan R, Howard CW, et al. High prevalence of Kingella kingae in joint fluid from children with septic arthritis revealed by the BACTEC blood culture system. J Clin Microbiol 1992;30:1278–1281.

1382. Yagupsky P, Dagan R, Prajgrod F, et al. Respiratory carriage of *Kingella kingae* among healthy children. Pediatr Infect Dis J 1995;14:673–678.

1383. Yagupsky, P, Erlich Y, Ariela S, et al. Outbreak of *Kingella kingae* skeletal system infections in children in daycare. Pediatr Infect Dis J 2006;25:526–532.

1384. Yagupsky P, Peled N. Use of the Isolater 1.5 microbial tube for detection of *Brucella melitensis* in joint fluid. J Clin Micobiol 2002;40:3878.

1385. Yagupsky P, Peled N, Katz O. Epidemiological features of invasive *Kingella kingae* infections and respiratory carriage of the organism. J Clin Microbiol 2002;40:4180–4184.

1386. Yagupsky P, Peled N, Press J. Use of BACTEC 9240 blood culture system for detection of *Brucella melitensis* in synovial fluid. J Clin Microbiol 2001;39:738–739.

1387. Yagupsky P, Peled N, Press J, et al. Rapid detection of *Brucella melitensis* from blood cultures by a commercial system. Eur J Clin Microbiol Infect Dis 1997;16:605–607.

1388. Yagupsky P, Peled N, Press J, et al. Comparison of BACTEC 9240 Peds Plus medium and Isolator 1.5 microbial tube for detection of *Brucella melitensis* from blood cultures. J Clin Microbiol 1997;35:1382–1384.

1389. Yagupsky P, Peled N, Riesenberg K, et al. Exposure of hospital personnel to *Brucella melitensis* and occurrence of laboratory-acquired disease in an endemic area. Scand J Infect Dis 2000;32:31–35.

1390. Yagupsky P, Porsch E, St Geme JW. *Kingella kingae*: an emerging pathogen in young children. Pediatrics 2011;127:557–565.

1391. Yagupsky P, Press J. Use of the Isolator 1.5 microbial tube for culture of synovial fluid from patients with septic arthritis. J Clin Microbiol 1997;35:2410–2412.

1392. Yagupsky P, Weiss-Salz I, Fluss R, et al. Dissemination of *Kingella kingae* in the community and long-term persistence of invasive clones. Pediatr Infect Dis J 2009;28:707–710.

1393. Yamada Y, Ohkusu K, Yanagihara M, et al. Prosthetic valve endocarditis caused by *Bartonella quintana* in a patient during immunosuppressive therapies for collagen vascular diseases. Diagn Microbiol Infect Dis 2011; 70:395–398.

1394. Yamamoto T, Kajiura S, Hirai Y, et al. *Capnocytophaga haemolytica* sp. nov. and *Capnocytophaga granulosa* sp. nov., from human dental plaque. Int J Syst Bacteriol 1994;44:324–329.

1395. Yaneza AL, Jivan H, Kumari P, et al. *Pasteurella haemolytica* endocarditis. J Infect 1991;23:65–67.

1396. Yang EH, Poon K, Pillutla P, et al. Pulmonary embolus caused by *Suttonella indologenes* prosthetic endocarditis in a pulmonary homograft. J Am Soc Echocardiogr 2011;24(5):592.

1397. Yao SM, Liaw GJ, Chen YY, et al. Antimicrobial susceptibility testing of *Bordetella pertussis* in Taiwan prompted by a case of pertussis in a paediatric patient. J Med Microbiol 2008;57:1577–1580.

1398. Yayli G, Isler M, Oyar O. Medically treated splenic abscess due to *Brucella melitensis*. Scand J Infect Dis 2002;34:133–135.

1399. Yih WK, Silva EA, Ida J, et al. *Bordetella holmesii*-like organisms isolated from Massachusetts patients with pertussis-like symptoms. Emerg Infect Dis 1999;5:441–443.

1400. Yilmaz E, Parlak M, Akalin H, et al. Brucellar spondylitis: review of 25 cases. J Clin Rheumatol 2004;10:300–307.

1401. Ying W, Nguyen MQ, Jahre JA. *Brucella canis* endocarditis: case report. Clin Infect Dis 1999;29:1593–1594.

1402. Yoder DM, Scott IU, Flynn HW, et al. Endophthalmitis caused by *Haemophilus influenzae*. Ophthalmology 2004;111:2023–2026.

1403. Yoshino Y, Inamo Y, Fuchigami T, et al. A pediatric patient with acute suppurative thyroiditis caused by *Eikenella corrodens*. J Infect Chemother 2010;16:353–355.

1404. Young EJ. Serologic diagnosis of human brucellosis: analysis of 214 cases by agglutination tests and review of the literature. Rev Infect Dis 1991;13:359–372.

1405. Young EJ, Tarry A, Genta RM, et al. Thrombocytopenic purpura associated with brucellosis: report of 2 cases and literature review. Clin Infect Dis 2000;31:904–909.

1406. Young S, Anderson G, Mitchell P. Laboratory observations during an outbreak of pertussis. Clin Microbiol Newslett 1987;9:176–179.

1407. Young TP, Maas L, Thorp AW, et al. Etiology of septic arthritis in children: an update for the new millennium. Am J Emerg Med 2011;29(8):899–902.

1408. Yousif B, Nelson J. Neurobrucellosis – a rare complication of renal transplantation. Am J Nephrol 2001;21:66–68.

1409. Youssef D, Henaine R, DiFilippo S. Subtle bacterial endocarditis due to *Kingella kingae* in an infant: a case report. Cardiol Young 2010;20:448–450.

1410. Yu GV, Boike AM, Hladik JR. An unusual case of diabetic cellulitis due to *Pasteurella multocida*. J Foot Ankle Surg 1995;34:91–95.

1411. Zangwill KM, Hamilton DH, Perkins BA, et al. Cat scratch disease in Connecticut: epidemiology, risk factors, and evaluation of a new diagnostic test. N Engl J Med 1993;329:8–13.

1412. Zarraga M, Rosen L, Herschthal D. Bacillary angiomatosis in an immuncompetent child: a case report and review of the literature. Am J Dermatopathol 2011;33:513–515.

1413. Zbinden R, Hochli M, Nadal D. Intracellular location of *Bartonella henselae* cocultivated with Vero cells and used in an indirect fluorescent antibody test. Clin Diagn Lab Immunol 1995;2:693–695.

1414. Zbinden R, Michael N, Sekulovski A, et al. Evaluation of commercial slides for detection of immunoglobulin G against *Bartonella henselae* by indirect immunofluorescence. Eur J Clin Microbiol Infect Dis 1997;16:648–652.

1415. Zbinden R, Strohle A, Nadal D. IgM to *Bartonella henselae* in cat-scratch disease and during acute Epstein-Barr virus infection. Med Microbiol Immunol 1998;186:167–170.

1416. Zeaiter Z, Liang Z, Raoult D. Genetic classification and differentiation of *Bartonella* species based on comparison of partial *ftsZ* gene sequences. J Clin Microbiol 2002;40:3641–3647.

1417. Zhang WY, Guo WD, Sun SH, et al. Human brucellosis, Inner Mongolia, China. Emerg Infect Dis 2010;12:2001–2001.

1418. Zhiyong Z, Xiufang L, Jiajie L. Thigh abscess caused by *Eikenella corrodens* and *Streptococcus intermedius*: a case report. J Infect 2007;54:e17–e19.

Legionella

Introducción

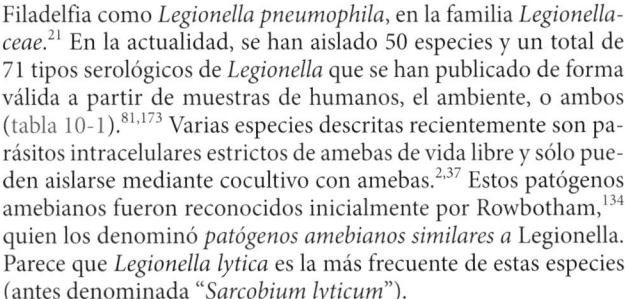

Durante el verano de 1976, se presentó un brote explosivo de neumonía de etiología desconocida entre los asistentes a una convención de la Legión Estadounidense en Filadelfia.[66] Se dijo que aquellos que padecieron enfermedad multisistémica (que incluía neumonía) tenían la enfermedad de los legionarios.[24] Se documentó un total de 182 pacientes infectados, de los cuales fallecieron 29. Para inicios de enero de 1977, el Dr. Joseph McDade, de los Centers for Disease Control (CDC), había aislado el agente etiológico.[110] Así, en seis meses se resolvió un misterio médico importante y se descubrió una nueva familia de bacterias, *Legionellaceae*. La historia del género *Legionella* y la enfermedad de los legionarios se ha analizado de forma exhaustiva.[61,113,149,171] La información también está disponible a través de los CDC (http://www.cdc.gov/legionella/index.html) y otros sitios web.[11]

Taxonomía y características del género *Legionella*

En 1979, Brenner, Steigerwalt y McDade clasificaron la bacteria que causó el brote de la enfermedad de los legionarios en Filadelfia como *Legionella pneumophila*, en la familia *Legionellaceae*.[21] En la actualidad, se han aislado 50 especies y un total de 71 tipos serológicos de *Legionella* que se han publicado de forma válida a partir de muestras de humanos, el ambiente, o ambos (tabla 10-1).[81,173] Varias especies descritas recientemente son parásitos intracelulares estrictos de amebas de vida libre y sólo pueden aislarse mediante cocultivo con amebas.[2,37] Estos patógenos amebianos fueron reconocidos inicialmente por Rowbotham,[134] quien los denominó *patógenos amebianos similares a* Legionella. Parece que *Legionella lytica* es la más frecuente de estas especies (antes denominada "*Sarcobium lyticum*").

Las especies de *Legionella* son bacilos gramnegativos no esporulados, estrechos, de 0.3-0.9 μm de ancho. Su longitud varía desde formas cortas de 1.5 μm de longitud hasta formas filamentosas más largas. Generalmente son cortos y delgados, o cocobacilos cuando se les observa en frotis directos de muestras clínicas, pero su longitud es más variable después del crecimiento en medios de cultivo subóptimos, en donde las formas más largas de 20 μm no son infrecuentes. Las legionelas se tiñen con mayor facilidad con las tinciones de Diff-Quik, Giemsa o Gram-Weigert que con la tinción tradicional de Gram en los preparados de impronta de tejido fresco o frotis de líquido de lavado broncoalveolar o de esputo. Sin embargo, la adición de fucsina básica al 0.05% a la contratinción con safranina en

TABLA 10-1   Especies del género *Legionella* (cantidad de serogrupos)

Especies aisladas de humanos y del ambiente	Especies aisladas únicamente del ambiente
L. anisa	L. adelaidensis
L. bozemanii (2)	L. beliardensis
L. birminghamensis	L. brunensis
L. cincinnatiensis	L. busanensis
L. dumoffii	L. cherrii
L. erythra (2)	L. drancourtii
L. feelei (2)	L. drozanskii
L. gormanii	L. fairfieldensis
L. hackeliae (2)	L. fallonii
L. jordanis	L. geestiana
L. lansingensis	L. gratiana
L. longbeachae (2)	L. gresilensis
L. londiniensis	L. israelensis
L. lytica	L. jamestowniensis
L. maceachernii	L. moravica
L. micdadei	L. nautarum
L. oakridgensis	L. pittsburghensis[a]
L. parisiensis	L. quateirensis
L. pneumophila-pneumophila (15)	L. quinlivanii (2)
L. pneumophila-fraseri	L. rowbothamii
L. pneumophila-pascullei	L. rubrilucensa
L. santicrucis	L. shakespearei
L. sainthelensi (2)	L. spiritensis
L. tucsonensis	L. steigerwaltii
L. wadsworthii	L. taurinensis
	L. waltersii[a]
	L. worsleiensis

[a] La patogenia de este microorganismo en humanos no es clara.

el procedimiento de Gram da lugar a una mejor tinción de las especies de *Legionella* y de otros numerosos bacilos gramnegativos que se tiñen poco.

A excepción de tres especies que son inmóviles (*L. oakridgensis*, *L. nautarum* y *L. londinensis*), el resto de las especies de *Legionella* se mueven mediante uno o más flagelos polares o subpolares.[173] Las legionelas son aerobias y tienen requerimientos nutricionales especiales. Necesitan L-cisteína y sales de hierro para crecer. R. E. Weaver cultivó por primera vez *L. pneumophila* en agar de Müeller-Hinton complementado con IsoVitalex® al 1% y hemoglobina al 1%. Las cepas pueden crecer de forma muy lenta en agar chocolate, el cual también se utiliza para el aislamiento de gonococos.[38] El medio de crecimiento óptimo es una variación de agar carbón y extracto de levadura que desarrolló el difunto James Feeley.[58] El extracto de levadura en

el medio aporta los nutrientes necesarios. El carbón activado elimina los radicales de oxígeno producidos por la exposición a muchos medios a la luz.[80] El amortiguador (*buffer*) de ácido *N*-(2-acetamido)-aminoetanesulfónico (ACES) tiene un p*K* de 6.9, óptimo para el crecimiento de las especies de *Legionella*. La adición del amortiguador ACES y α-cetoglutarato produce un agar amortiguado con carbón y extracto de levadura (BCYE, *buffered charcoal yeast extract*).[41]

El crecimiento en agar BCYE sin desarrollo en agar sangre es uno de los indicios presuntivos más útiles de que una cepa podría ser una especie de *Legionella*. *Francisella tularensis* es otro microorganismo gramnegativo que también crece en BCYE, pero no así en agar sangre. A diferencia de las especies de *Francisella*, las cuales producen ácido a partir de hidratos de carbono, las de *Legionella* no fermentan ni oxidan estos compuestos. Ciertos bacilos esporulados termófilos y *Bordetella pertussis* también pueden crecer en agar BCYE; las diferencias en morfología, características serológicas y ácidos grasos celulares ayudan a diferenciarlos. Las especies de *Legionella* sintetizan ácidos grasos ramificados en sus paredes celulares.[173] La mayoría de las especies son catalasa positivas y peroxidasa positivas débiles. La prueba de hidrólisis de hipurato de sodio, la cual es positiva para *L. pneumophila* y negativa para la mayoría de las otras especies de *Legionella* aisladas a partir de muestras clínicas, ofrece un procedimiento presuntivo útil para la diferenciación entre *L. pneumophila* y otras especies de *Legionella*. La caracterización fenotípica de las cepas de *Legionella* utilizando pruebas bioquímicas tiene un valor limitado para la identificación presuntiva de especies. Sin embargo, la serotipificación de cepas mediante pruebas de anticuerpos inmunofluorescentes es un método práctico para diferenciar presuntivamente las especies de *Legionella*. La identificación definitiva de estas especies puede requerir estudios de ácidos nucleicos y otros procedimientos quimiotaxonómicos de referencia.[49,147]

Espectro clínico y patológico de la legionelosis

La enfermedad de los legionarios puede presentarse tanto de manera esporádica en forma de neumonía adquirida en la comunidad, como de manera epidémica.[23,57,56] Además de la enfermedad de los legionarios, hay una variante leve denominada *fiebre de Pontiac*.[72] La enfermedad también puede involucrar regiones anatómicas extratorácicas. Por lo tanto, en este capítulo se utiliza el término *legionelosis*, que incluye la enfermedad de los legionarios, la fiebre de Pontiac y la afectación extrapulmonar de las especies de *Legionella*, para referirse a cualquier infección causada por bacterias de la familia *Legionellaceae*. Alrededor del 85% de los casos documentados de legionelosis fueron causados por *L. pneumophila*. Los serogrupos 1 y 6 de *L. pneumophila* representan el 75% de los casos informados de legionelosis.[127] Además de *L. pneumophila*, se han aislado muchas otras especies a partir de muestras clínicas obtenidas de humanos (tabla 10-1). Un estudio de vigilancia internacional de casos de infección confirmados con cultivo reveló que las especies más frecuentes distintas a *L. pneumophila* fueron *L. longbeachae* y *L. boemanii*.[174] *L. micdadei*[92,36] y *L. dumoffii*[156,85] también han sido responsables de casos de enfermedad esporádica y epidémica en algunos lugares. Existen numerosas especies o serogrupos en sistemas acuáticos, ya sea ambientales o

TABLA 10-2 Manifestaciones clínicas en dos tipos de legionelosis

	Enfermedad de los legionarios	Fiebre de Pontiac
Mortalidad	15-30%.	0%.
Período de incubación	2-10 días.	1-2 días.
Síntomas	Fiebre, escalofríos, tos, mialgia, cefalea, dolor torácico, esputo y diarrea. En algunos casos se ha presentado confusión y otros cambios en el estado mental.	Similar a influenza: fiebre, escalofríos y mialgia. Se ha notificado tos, dolor torácico y confusión en algunos casos.
Pulmón	Neumonía y derrame pleural. La enfermedad pulmonar evoluciona a absceso pulmonar en algunos casos.	Dolor pleurítico; no hay neumonía ni absceso pulmonar.
Riñón	Insuficiencia renal (proteinuria, azoemia y hematuria en algunos casos).	Sin manifestaciones renales.
Hígado	Anomalías leves en la función hepática.	Sin anomalías en la función hepática.
Aparato digestivo	Diarrea acuosa, dolor abdominal, náuseas y vómitos.	Sin anomalías.
Sistema nervioso central	Somnolencia, confusión y obnubilación. En raras ocasiones se documentan convulsiones.	Sin manifestaciones en el sistema nervioso central.

de agua potable, y el mismo paciente puede estar infectado por más de un serogrupo o especie al mismo tiempo.[101]

La legionelosis ha sido reconocida en general como una forma de neumonía. Los síntomas más tempranos suelen incluir fatiga, dolor muscular y cefalea leve. Durante el primer día, los pacientes por lo general comienzan de forma súbita con tos seca y temperatura alta (p. ej., 38.9-40°C o más) acompañada de escalofríos. Muchos pacientes experimentan dolor abdominal y síntomas gastrointestinales. En la tabla 10-2 se presenta un resumen de las manifestaciones clínicas. En repetidas ocasiones, los investigadores han enfrentado dificultades para distinguir entre las diversas etiologías de la neumonía en función de los antecedentes clínicos, la exploración física o las pruebas tradicionales de laboratorio.[131] Sin embargo, la introducción de la prueba de antígeno urinario de *Legionella* y las pruebas de amplificación de ácidos nucleicos ha mejorado nuestra capacidad para diagnosticar de forma definitiva a los pacientes con legionelosis.

En un principio, las radiografías de tórax suelen mostrar infiltrados en parche, los cuales pueden progresar a una consolidación de los cinco lóbulos.[152,54,112] La figura 10-1 ilustra la radiografía de tórax de un paciente con legionelosis. Los infiltrados son bilaterales en dos terceras partes de los pacientes y pueden presentarse cavidades abscedadas, en particular en pacientes inmunodeprimidos. Los hallazgos de laboratorio por lo general incluyen, en distintas combinaciones, leucocitosis moderada con desviación a la izquierda, proteinuria, hiponatremia, azoemia, concentraciones elevadas de aspartato-aminotransferasa y velocidad de sedimentación globular alta. Como se menciona anteriormente, la legionelosis también puede adoptar una forma leve, autolimitada y de breve duración conocida como *fiebre de Pontiac*. Esta enfermedad ocasiona temperatura alta, mialgias, malestar general y cefalea, pero con pocos o ningún hallazgo respiratorio y sin neumonía.[59,63] En la tabla 10-2 se presenta una comparación de los aspectos clínicos de la enfermedad de los legionarios y la fiebre de Pontiac. Tanto la enfermedad neumónica como la no neumónica pueden ser resultado de la exposición a la misma fuente ambiental.[71]

El espectro clínico de la legionelosis ha crecido desde su definición original. La enfermedad puede afectar a cualquier aparato del cuerpo, con o sin neumonía. A continuación, se presentan ejemplos de algunas manifestaciones extrapulmonares. Se ha documentado bacteriemia, pero la información relacionada con su frecuencia es escasa.[43,98,130] Casi la mitad de los pacientes con enfermedad de los legionarios padecen manifestaciones en el

sistema nervioso central, tales como cefalea, letargia, confusión y estupor, y otras menos frecuentes como ataxia, coma y convulsiones.[84] Se ha informado exantema macular, doloroso y no pruriginoso, limitado a las superficies pretibiales de las piernas; no obstante, las manifestaciones cutáneas son infrecuentes.[78] Se ha demostrado la presencia del serogrupo 1 de *L. pneumophila* en ganglios linfáticos, bazo, hígado y médula ósea, y se ha documentado en casos de miocarditis aguda,[166,172] endocarditis de válvula protésica,[109] pericarditis[108] e infecciones de fístulas para hemodiálisis.[89] Arrow y cols.[7] informaron el aislamiento del serogrupo 3 de *L. pneumophila*, mezclado con numerosas especies de bacterias anaerobias, en un absceso perirrectal. Se demostró la presencia del serogrupo 4 de *L. pneumophila*, mediante inmunofluorescencia directa, en lesiones de pielonefritis aguda en un paciente que tenía tanto neumonía como pielonefritis relacionadas con este microorganismo.[35] La legionelosis cutánea causada por el serogrupo 8 de *L. pneumophila* fue descrita en una mujer de 27 años de edad con inmunodepresión secundaria a trasplante alógeno de células madre.[122] Sin embargo, las manifestaciones extrapulmonares se han informado con mayor frecuencia en relación con *L. pneumophila* que con otras especies. Por ejemplo, *L. micdadei* fue el único microorganismo aislado de un absceso cutáneo de la pierna de una mujer de 62 años de edad que había sido tratada con prednisona y ciclofosfamida por una glomerulonefritis rápidamente progresiva.[4] Además, se describió que este microorganismo causó una masa en el cuello en una niña de nueve años de edad.[124] Si el lector desea obtener más información, hay numerosas y excelentes revisiones de las manifestaciones de la enfermedad ocasionada por especies de *Legionella* distintas a *L. pneumophila*.[56,57,112–114]

La alta seroprevalencia de anticuerpos contra legionelas en algunas poblaciones sugiere que la infección asintomática o subclínica puede ser frecuente. Esta presunción se refuerza por la documentación de infecciones no reconocidas (definidas por seroconversión) que ocurrieron en un grupo de pacientes sometidos a trasplante renal.

Factores predisponentes

Se necesitan tres factores para aumentar la probabilidad de padecer una infección asintomática:

1. La presencia de legionelas virulentas en una fuente del ambiente.

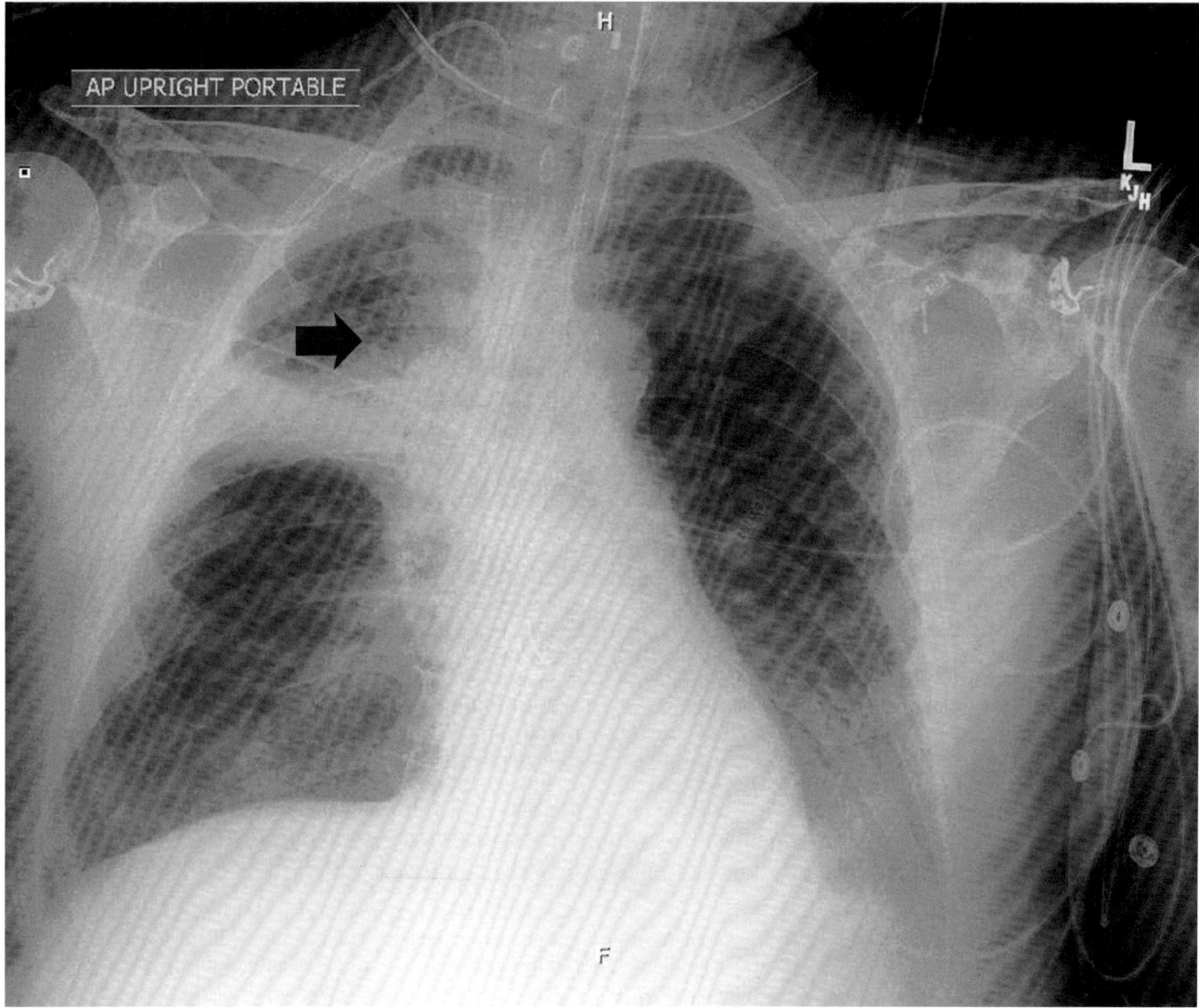

■ **FIGURA 10-1** Radiografía de tórax de un paciente con legionelosis. Se interpretó como un infiltrado en el lóbulo superior derecho (*flecha*), así como un derrame pleural pequeño en el lado izquierdo.

2. Un mecanismo eficiente para la propagación de bacterias desde el ambiente hacia los seres humanos.

3. La disminución de los mecanismos de defensa del hospedero que son eficaces contra este microorganismo.

En general, las personas que padecen enfermedad de los legionarios son de mediana edad o mayores (edad promedio de 55 años); sin embargo, la enfermedad puede presentarse en personas de cualquier edad, incluso en niños.

La legionelosis debe incluirse en el diagnóstico diferencial de los pacientes inmunodeprimidos que presentan fiebre y desarrollan infiltrados pulmonares. Debe considerarse en los pacientes en quienes la neumonía no responde a penicilinas, cefalosporinas ni aminoglucósidos, o en cualquier paciente con neumonía grave, especialmente cuando no hay ningún otro diagnóstico alternativo que sea muy evidente. En las personas que reciben hemodiálisis, receptores de trasplantes renales y otros pacientes

quirúrgicos, por ejemplo, la enfermedad de los legionarios ha sido una causa importante de morbilidad y mortalidad.[123,96]

Otros factores predisponentes potenciales son diabetes mellitus, alcoholismo, enfermedad pulmonar obstructiva crónica y enfermedad cardiovascular. Se sugirió el hábito tabáquico como factor predisponente en el brote de Filadelfia y en algunos otros brotes subsecuentes. Un prerrequisito es la exposición a altas concentraciones de microorganismos virulentos de *Legionella* en el ambiente. Por lo tanto, la legionelosis se ha presentado con mayor frecuencia entre los viajeros a un sitio con hiperendemia, el cual a menudo no se reconoce.[12] También se han presentado infecciones en barcos cruceros, generalmente asociadas con el uso de tinas de hidromasajes o bañeras.[83]

Como resultado de los prerrequisitos mencionados, es más probable que los problemas relacionados con esta bacteria se presenten en los sitios donde se congregan personas ancianas o debilitadas. Sin duda alguna, los centros de atención médica constituyen un problema importante, en parte debido a la colaboración incauta de los ingenieros que colocan las torres de enfriamiento en las proximidades de las tomas de aire de respiraderos.[34]

Patología y patogenia

Las características patológicas de la infección en humanos por varias especies de *Legionella* distintas a *L. pneumophila* son similares a aquellas halladas en las infecciones por dicha especie. Una neumonía lobulillar multifocal muchas veces se vuelve confluente y puede adoptar un aspecto lobular. Los abscesos pequeños son habituales y, con menor frecuencia, se pueden observar abscesos grandes en la radiografía.

En estudios histológicos se han observado neutrófilos, macrófagos y grandes cantidades de espacios aéreos llenos de fibrina, así como vasculitis séptica de vasos pequeños. Puede presentarse fibrosis y disminución de la función pulmonar como secuelas a largo plazo.[27] Las legionelas no se tiñen bien con hematoxilina y eosina en cortes con parafina fijados con formol, pero pueden observarse si se presentan en gran cantidad. Los métodos de impregnación argéntica, como los de Dieterle, Steiner o Warthin-Starry, tiñen confiablemente los microorganismos.[159] Las técnicas de impregnación argéntica son inespecíficas y tiñen a casi todos los microorganismos, además de *Legionella*. La tinción de Gram tisular de Brown-Hopps también muestra las bacterias, pero es esencial tener una atención cuidadosa a los detalles, así como controles apropiados.

Siempre que sea posible, se deben preparar improntas frescas de material de biopsia pulmonar, ya que la visualización y el análisis de todas las bacterias son más fáciles en los frotis que en los cortes histológicos. Las legionelas pueden demostrarse con los procedimientos de Giemsa, Gram-Weigert y Gram, particularmente si se agrega fucsina básica al 0.05% a la contratinción tradicional con safranina en el procedimiento de Gram (lám. 10-1). Los microorganismos son patógenos intracelulares facultativos y pueden encontrarse dentro de los macrófagos y neutrófilos, o fuera de la célula.

Una característica distintiva de *L. micdadei* es la ácido alcohol resistencia del material clínico, propiedad que se pierde después de llevar a cabo el cultivo en agar. Puede necesitarse una decoloración modificada (tinción de Fite) como se utiliza para las especies de *Nocardia*. Se han informado algunos casos en los cuales se aisló *L. pneumophila* de una muestra en la que se habían demostrado bacilos ácido alcohol resistentes.[13] Sin embargo, es difícil asegurar que no hubiese una coinfección por *L. micdadei*, ya que es más complicado aislar esta especie que *L. pneumophila*.

El conocimiento de la patogenia de la legionelosis ha progresado de manera considerable.[67,151,52,60,82] Las bacterias son patógenos intracelulares facultativos y, por lo general, se reproducen dentro de las células del sistema de monocitos y macrófagos, el cual incluye principalmente a los macrófagos alveolares. Diversas amebas de vida libre colaboran con el crecimiento de las legionelas en el ambiente natural. Estos microorganismos con frecuencia son fagocitados por neutrófilos polimorfonucleares, pero no parecen reproducirse en estas células. Dentro de los macrófagos, las legionelas inhiben la fusión de fagolisosomas y la acidificación del fagosoma; continúan multiplicándose hasta que la célula del hospedero se rompe y libera los microorganismos, los cuales posteriormente pueden infectar otras células fagocíticas. La patogenia detallada es un tema de investigación continua e intensa. La inmunidad celular, y no así la humoral, parece desempeñar un papel central en la defensa del hospedero contra las legionelas.

Aspectos epidemiológicos y ecológicos de la legionelosis

Las especies de *Legionella* se encuentran en el ambiente tanto natural como en el creado por el hombre. La enfermedad de los legionarios y la fiebre de Pontiac pueden contraerse por la exposición a una amplia variedad de fuentes ambientales, aunque no hay evidencia convincente de un estado de portador en humanos ni de la transmisión de persona a persona. Por lo tanto, no hay evidencia de que los pacientes que padecen o han padecido la enfermedad de los legionarios sean "contagiosos". Además, no se ha comprobado que las especies de *Legionella*, una vez aisladas en el laboratorio, sean más peligrosas para el personal que las bacterias aisladas de forma rutinaria en el laboratorio de microbiología clínica. Las fuentes más probables de diseminación son la inhalación de microorganismos aerosolizados a partir de fuentes ambientales o probablemente la aspiración de microorganismos presentes en el agua o en el contenido bucofaríngeo. La revisión temprana efectuada por Broome aún es relevante.[23]

Incidencia

Aunque la legionelosis se ha documentado en todo el mundo, la morbilidad y mortalidad relacionadas con casos tanto epidémicos como esporádicos están subinformadas en las estadísticas de salud pública. La mayoría de los países carecen de un sistema de vigilancia orientado a rastrear la enfermedad. Además, los médicos y los laboratorios de microbiología pueden pasar por alto la infección por la falta de conocimiento de los médicos o porque los laboratorios no utilizan los métodos diagnósticos adecuados.[73]

En general, se ha estimado que menos del 1-5% de los casos de neumonía son causados por especies de *Legionella*, un número que ha aumentado desde la introducción de mejores técnicas diagnósticas.[39] En los brotes de la enfermedad de los legionarios (caso contrario a la fiebre de Pontiac), las tasas de ataque para la población de alto riesgo expuesta suelen ser bajas, pero se ha notificado que pueden ser tan altas como del 30%.[6] En una revisión, las especies de *Legionella* (6.7% de los agentes causales) se ubicaron como el tercer agente etiológico (después de *Streptococcus pneumoniae* [15.3%] y *Haemophilus influenzae* [10.9%]) de la neumonía adquirida en la comunidad en 359 pacientes internados en hospitales universitarios, comunitarios y aquellos destinados a veteranos de guerra de los Estados Unidos, evaluados en un estudio multicéntrico de ese país.[56] En otros países, la frecuencia de casos esporádicos de neumonía adquirida en la comunidad ocasionados por especies de *Legionella* varió del 2% en el Reino Unido al 3-4% en Alemania y el 10% en Francia.[135] Se desconoce la incidencia de fiebre de Pontiac en la población general. Fuera del contexto de brote, es probable que los casos esporádicos de fiebre de Pontiac casi nunca se reconozcan. De cualquier forma, la definición de fiebre de Pontiac es parcialmente epidemiológica; la diferenciación de los casos no neumónicos esporádicos de "enfermedad de los legionarios" y de fiebre de Pontiac es clínicamente imposible. Se han informado casos de las formas neumónica y no neumónica (p. ej., fiebre de Pontiac) a partir de la misma exposición a bacterias ambientales, lo que puede reflejar las diferencias en las defensas del hospedero o en la cantidad de bacterias inhaladas.

Al evaluar los estudios de incidencia, es importante reconocer el sesgo intrínseco introducido por los métodos elegidos por los investigadores, dada la factibilidad de diagnosticar algunas causas de neumonía y probablemente también por los intereses intrínsecos de quienes recopilan los datos. En un estudio extenso reciente de neumonía adquirida de forma ambulatoria, las especies de *Legionella* se encontraron muy abajo en la lista de agentes etiológicos.[17] En todos los estudios, el agente causal más frecuente fue "desconocido".

Legionelas en el ambiente

Como se mencionó anteriormente, las especies del género *Legionella* están presentes en diversos hábitats naturales y creados por humanos. Numerosos estudios se han centrado en la ecología de las especies que habitan en los espacios creados por humanos, como las torres de enfriamiento que utilizan vapor de agua y los sistemas de agua potable dentro de los edificios. Es probable que los hábitats creados artificialmente sirvan como "amplificadores" o propagadores de legionelas originadas en ambientes naturales.

Hábitats naturales. Se han encontrado especies de *Legionella* en fuentes naturales de agua en todo el mundo.[129] Estas especies se distribuyen en lagos, estanques, arroyos y manantiales tanto de agua fría como caliente. Se han aislado a partir de hábitats acuáticos con temperaturas que varían de 5.7 a 63 °C[64] y en aguas termales utilizadas para hidroterapia.[18] Parece que existe una mayor concentración de especies de *Legionella* en aguas más calientes (30-45 °C) que en agua con temperaturas más frías.[162] En Puerto Rico, se obtuvieron legionelas de aguas marinas y de epífitas en los árboles.[121]

Aunque se afirmó que el suelo (p. ej., el polvo esparcido por el viento desde una excavación) tuvo una participación epidemiológica (pero que no se estudió desde el punto de vista microbiológico) como fuente de *Legionella* en uno de los primeros brotes de enfermedad de los legionarios, existen pocos informes de intentos por aislar especies de *Legionella* del suelo. *L. pneumophila* y *L. bozemanii* se aislaron en muestras de suelos húmedos poco después del reconocimiento del microorganismo.[111] Steele y cols.[146] aislaron *L. pneumophila*, el serogrupo 1 de *L. longbeachae* y *L. micdadei* en tierras abonadas en Australia. Además, se aisló el serogrupo 1 de *L. longbeachae* en suelos naturales y en aserrín de pino. Algunos estudios epidemiológicos y microbiológicos del sur de Australia relacionados con un brote de legionelosis debido al serogrupo 1 de *L. longbeachae* sugirieron que el suelo, y no el agua, podría ser el hábitat natural del serogrupo 1 de *L. longbeachae*, y que el suelo podría ser la fuente de este microorganismo en la enfermedad en humanos. En este estudio, los trabajos de jardinería en el suelo, antes que la exposición a agua contaminada con *L. longbeachae*, parecieron ser el principal factor de riesgo ambiental relacionado con la legionelosis.[145] Se necesitan muchas más investigaciones sobre la ecología de las especies de *Legionella* en los hábitats acuáticos y terrestres.

Hábitats acuáticos creados por humanos (artificiales). Numerosos informes relacionaron la presencia de *L. pneumophila* en el agua potable caliente de edificaciones con la aparición de legionelosis. Parece que las legionelas sobreviven a los procedimientos habituales de cloración de los centros de tratamiento de aguas municipales y, por lo tanto, pueden encontrarse en el agua potable provista a hogares, complejos de departamentos, hoteles, hospitales y otros edificios.[3,150] En algunos casos, se han encontrado grandes concentraciones de *Legionella* en el agua potable caliente, sobre todo cuando no excedía 55 °C. Además de la temperatura del agua, la construcción de los sistemas de plomería parece desempeñar un papel importante, por ejemplo, ciertos tipos de resinas en las uniones, extremos muertos o fondos de saco en los cuales se genera estasis, obstrucción o estancamiento del flujo de agua y las biopelículas o capas de limo sobre la superficie de tuberías que contienen otras bacterias comensales, protozoos y algas, pueden favorecer la presencia de legionelas.[99,144] Muchos de estos estudios se realizaron antes de reconocerse la importancia de los protozoos ambientales y no es claro si alguna de las asociaciones pudo ser fortuita en lugar de causal. Se han definido algunos factores relacionados con una mayor replicación de las bacterias en los hogares,[30] pero abordar el problema a nivel residencial es prácticamente imposible. Cabe señalar que la infección adquirida aparentemente de forma intrahospitalaria, en realidad pudo haberse adquirido en el hogar del paciente.[138]

En la sociedad moderna, son muchos los mecanismos por los cuales las bacterias del agua pueden diseminarse como aerosoles y transmitirse a las vías respiratorias. En 1990, los CDC notificaron un brote de enfermedad de los legionarios adquirida en la comunidad que afectó a 33 personas, el cual se relacionó con un atomizador ubicado en el depósito de un almacén.[103] La máquina generadora de niebla producía un aerosol de agua de grifo (se cree que contenía *L. pneumophila*) en gotitas inhalables (2-5 μm) sobre el mostrador de los productos. El sistema utilizaba transductores ultrasónicos ubicados en el reservorio de agua de grifo del humidificador para crear la niebla.

Otras sitios públicos donde se producen infecciones son las fuentes ornamentales.[79] Los baños con hidromasajes se han relacionado de forma frecuente con casos de legionelosis.[55,74] Increíblemente, se encontró que un brote grande vinculado con una exposición de flores en los Países Bajos se propagó hasta las tinas de hidromasaje que se utilizaron en las exhibiciones.[32] Además, se recuperó una cepa de *L. pneumophila* de un rociador utilizado en las exhibiciones, aunque el genotipo de esta cepa era diferente de aquel de las dos tinas de hidromasaje y de los pacientes infectados. Estas experiencias destacan la importancia del cultivo bacteriano y el análisis molecular de cepas clínicas y ambientales durante la investigación de una epidemia.

Aunque en varias ocasiones se han aislado legionelas en cabezales y el agua de las duchas, la evidencia epidemiológica de que las duchas o su agua causen legionelosis no ha sido concluyente.[65,114] La evidencia que sustenta esto, informada por Breiman y cols. a partir de una investigación de un brote de enfermedad de los legionarios en un hospital en Dakota del Sur, fortaleció la hipótesis de que el agua de ducha vaporizada puede servir como vehículo para la diseminación de *L. pneumophila* a los pacientes.[20] Probablemente el caso más extraño de enfermedad de los legionarios relacionada con agua pueda ser una infección neonatal que se adquirió durante un nacimiento ocurrido en una tina de hidromasaje doméstica.[118]

Se conoce poco acerca de los factores que favorecen el crecimiento de legionelas en los sistemas y equipos de plomería, a pesar de las numerosas publicaciones al respecto. Las legionelas son microorganismos con requerimientos nutricionales especiales que necesitan medios enriquecidos para crecer en el laboratorio, y es poco probable que el agua potable aporte todos sus requerimientos energéticos y de crecimiento. Rowbotham fue la primera persona en informar que las especies de *Legionella* se multiplican en íntima asociación con amebas acuáticas y terrestres de vida libre de los géneros *Acanthamoeba* y *Naegleria* (*véase* el cap. 22).[133] Otros autores han confirmado y ampliado estas observaciones, no sólo con estos dos géneros, sino también con otras amebas como *Hartmannella* y los ciliados *Tetrahymena*.[62,119,161] Por lo tanto, las amebas o los ciliados fagocitan a las legionelas, como lo hacen otras bacterias en la naturaleza, y posteriormente las legionelas sobreviven y se multiplican en hábitats nutricionalmente deficientes mediante una vida parasitaria dentro de los protozoos. Además, se ha sugerido que las amebas que forman quistes podrían ofrecer una nueva protección a las legionelas dentro de los quistes contra los efectos del cloro.[90,143] Los científicos han aprovechado esta asociación para aumentar la obtención de legionelas del ambiente, además de que las cepas de una especie, *L. lytica*, sólo crecen dentro de las células de las amebas.

Legionelosis en viajeros

Desde el brote de la enfermedad de los legionarios de 1976, el cual ocurrió en personas que viajaron a Filadelfia, se han reconocido casos epidémicos y esporádicos de la enfermedad relacionados con viajes en muchos países de todos los continentes.[88,132] La verdadera incidencia de la enfermedad relacionada con los viajes no es clara. Es probable que los casos estén subinformados no sólo debido al subdiagnóstico y a la falta de conocimiento de su importancia epidemiológica, sino también es probable que influyan las preocupaciones por el efecto adverso de la publicidad en el turismo. Todos los años ocurren casos en grupos y esporádicos relacionados con los sistemas de agua de los hoteles contaminados con legionelas. No es sorprendente que los brotes puedan ser recurrentes y persistentes hasta que se detecte y se corrija la naturaleza del problema. También se han observado casos agrupados en los viajeros que han estado a bordo de cruceros.

Los casos aislados o en grupo de infecciones por *Legionella* relacionados con viajes deben notificarse a las oficinas de salud pública estatales y federales, lo que debe conducir a investigaciones sobre la fuente y la magnitud del brote, a fin de evitar una mayor diseminación entre los viajeros. Como se demostró por primera vez en la epidemia de Filadelfia de 1976 y se confirmó en repetidas ocasiones, sólo la recolección de múltiples informes individuales de enfermedad en un sitio común, como una institución de salud pública, puede llevar al reconocimiento del problema.

Parece que la enfermedad esporádica no asociada con viajes puede relacionarse también con un foco epidémico no reconocido.[15] Bhopal sugirió estrategias que pueden ser útiles para que las autoridades de salud pública detecten problemas en las áreas de captación que les correspondan.[14]

Un cambio reciente al tema de la infección relacionada con viajes ha sido el reconocimiento de que quienes viajan en cruceros de vacaciones se encuentran en riesgo de contraer esta y otras infecciones.[26] Como ha sucedido con los complejos turísticos en "tierra firme", estas infecciones se han originado en los sistemas de agua contaminados, como las tinas de hidromasaje.

Brotes intrahospitalarios de legionelosis

En las poblaciones hospitalizadas, hay pacientes que pueden estar inmunodeprimidos y ser muy vulnerables a las infecciones en general. Estos pacientes están en riesgo de adquirir legionelosis si se les expone a microorganismos virulentos.

La fuente habitual de *Legionella* en los pacientes hospitalizados es el agua (sobre todo el sistema de agua caliente),[140] en particular en duchas y bañeras.[53] Además, los pacientes pueden infectarse a partir de las torres de enfriamiento que forman parte del complejo de atención médica o que están adyacentes a él.[1,70] Otras fuentes documentadas son las sondas nasogástricas (con microaspiración de legionelas en agua contaminada), los humificadores, el equipo de terapia respiratoria (p. ej.,

máscaras y nebulizadores manuales lavados con agua de grifo contaminada), las tinas de hidromasaje y otras fuentes menos frecuentes. El diagnóstico temprano de legionelosis y la vigilancia epidemiológica de casos dentro del hospital son necesarios no sólo para un tratamiento rápido y eficaz, sino también para ayudar a instituir medidas de control para evitar infecciones subsecuentes. Debido a la alta mortalidad de la enfermedad de los legionarios intrahospitalaria (30-50%), es conveniente esforzarse por evitar la diseminación de las especies de *Legionella* del ambiente hospitalario a los pacientes con mayor susceptibilidad a adquirir la infección.

La enfermedad de los legionarios intrahospitalaria también se ha vinculado específicamente al uso de agua de grifo que se emplea para limpiar los nebulizadores utilizados para la administración de medicamentos y a otros equipos de terapia respiratoria. En un informe de Mastro y cols.,[107] el agua de grifo contaminada con *L. pneumophila* empleada para lavar nebulizadores fue una fuente de contaminación importante que ocasionó un brote intrahospitalario de enfermedad de los legionarios en pacientes con enfermedad pulmonar obstructiva crónica. En un grupo de casos particularmente ilustrativos, se observó que la enfermedad fue más frecuente en pacientes que recibían corticoesteroides y a su vez estaban expuestos a nebulizadores o humidificadores ambientales que utilizaban agua de grifo.[8]

Algunos casos de enfermedad de los legionarios intrahospitalaria se han asociado con la microaspiración de agua contaminada con especies de *Legionella* en pacientes con sondas nasogástricas.[16,44,106,105] Se observó un problema diferente en el Stanford University Medical Center, en el cual algunos pacientes sometidos a cirugía que habían sido bañados con agua de grifo desarrollaron infecciones por legionelas en las heridas. Las bacterias ingresaron directamente a las heridas,[100] en vez de ingresar a las vías respiratorias, con una diseminación secundaria, una secuencia de eventos que también ha sido documentada.

Debido a estos sucesos y a la relativa facilidad con la cual se puede utilizar agua estéril en los pacientes de alto riesgo, es difícil justificar o defender el uso de agua de grifo en estos casos.[5]

Diagnóstico de laboratorio

De manera tradicional, la base para el diagnóstico ha sido el cultivo, el cual es absolutamente específico y permite el aislamiento para el estudio epidemiológico y la tipificación molecular. La detección del antígeno urinario es una técnica auxiliar útil, sobre todo en los pacientes que no producen suficiente esputo para el cultivo. Es altamente sensible, pero las muestras de orina son positivas durante un período prolongado después de la resolución de la enfermedad. La detección de ácidos nucleicos todavía no ha alcanzado una comercialización amplia ni practicidad, pero probablemente se vuelva un recurso diagnóstico importante en el futuro.[116] Tradicionalmente, el diagnóstico serológico requiere seroconversión, por lo que sólo brinda información retrospectiva; es particularmente útil para la investigación de epidemias. Los avances en las pruebas serológicas abordan la diferenciación entre los anticuerpos de inmunoglobulina (Ig) M y G específicos para *Legionella*, útil para confirmar el diagnóstico de legionelosis. Aunque esto representa un avance, otras pruebas, como el antígeno urinario de *Legionella*, la reacción en cadena de la polimerasa (PCR, *polymerase chain reaction*) y el cultivo, serían positivas en una fase aguda de la enfermedad, antes de la seroconversión. Se han realizado revisiones de las limitaciones de ciertas pruebas diagnósticas. El empleo de herramientas diagnósticas introducidas recientemente, tales como la PCR y las pruebas de antígenos urinarios, ha mejorado en gran medida la habilidad del laboratorista.[10,104]

Selección, recolección y transporte de muestras clínicas

El amplio espectro clínico y la grave morbilidad y mortalidad de la enfermedad de los legionarios enfatizan la necesidad de realizar un diagnóstico de laboratorio rápido y preciso. Cuando se sospecha legionelosis clínicamente, se deben recoger muestras de las vías respiratorias bajas, tanto para cultivo como para pruebas de anticuerpos fluorescentes directos (AFD). Las muestras apropiadas incluyen esputo obtenido por expectoración, materiales obtenidos por broncoscopia (p. ej., cepillado bronquial, biopsia, lavado [broncoalveolar]), aspirado transtraqueal, biopsias pulmonares, aspirados de pulmón con aguja fina y líquido pleural. En la mayoría de los casos, es apropiado tomar cultivos para especies de *Legionella* sólo ante una solicitud específica. Sin embargo, es conveniente incluir las legionelas en el espectro de patógenos que se investigan cuando se cultiva tejido pulmonar y en aquellos obtenidos *post mortem* si no se determinó la causa de la muerte. Este cultivo de rutina puede servir como parte del sistema de advertencia de que estos patógenos asociados con el agua constituyen un problema en una institución particular.

El aislamiento primario de las especies de *Legionella* en medios sólidos ha sido exitoso a partir de biopsias pulmonares a tórax cerrado y a tórax abierto, líquido pleural, aspirados transtraqueales, muestras de lavado broncoalveolar y esputo. Se cuenta con un medio selectivo razonablemente semieficaz para el aislamiento primario de *L. pneumophila* en esputo y muestras bronquiales contaminadas.[40,42,167]

Las muestras deben recolectarse de forma cuidadosa para evitar aerosoles y deben transportarse al laboratorio a temperatura ambiente en recipientes estériles herméticos, preferiblemente dentro de las primeras 2 h desde su recolección. Las muestras que deben enviarse al laboratorio de referencia deben refrigerarse o conservarse en hielo húmedo si se prevé una demora menor de dos días. Las muestras que se planeen almacenar durante días o semanas deberán mantenerse a una temperatura de $-70\,°C$ o menor, las cuales pueden enviarse en hielo seco. Las muestras que deban remitirse a un laboratorio de referencia deben empaquetarse y enviarse de conformidad con las regulaciones federales (*véase* el cap. 1). Si se remitirán sólo para estudio de patología y se fijan en formol neutro con amortiguador (*buffer*) antes de su envío, no es necesario refrigerarlas ni congelarlas durante el transporte. Las muestras que se remitan para análisis mediante PCR deben manipularse de forma similar que para cultivo.

En algunas ocasiones se ha aislado *L. pneumophila* de hemocultivos utilizando medios convencionales con suplemento de L-cisteína y pirofosfato férrico; en el pasado, esto se hacía utilizando medios aerobios y anaerobios radiométricos BACTEC® (Becton Dickinson Instrument Systems, Sparks, MD) sin suplementos especiales.[48] El subcultivo a ciegas de los frascos para aerobios y anaerobios de BACTEC en BCYE parece ser necesario para el aislamiento de legionelas. Como se mencionó anteriormente, también se pueden encontrar legionelas (pocas veces) en sitios extrapulmonares. El valor práctico de buscar especies de *Legionella* en hemocultivos o sitios extrapulmonares de forma rutinaria es bajo. Sin embargo, se debe conservar la posibilidad de realizar cultivos de sitios no respiratorios, en caso necesario.

Además de las muestras ya mencionadas, se debe recolectar una muestra de orina (preferentemente la primera de la mañana) para enviarse a estudios serológicos. Se debe obtener una muestra sérica inicial de fase aguda como auxiliar de otras pruebas que hagan posible un diagnóstico más rápido. En esta muestra se deberán buscar anticuerpos de IgM e IgG específicos para *Legionella*. La presencia de IgM específico para *Legionella*, con o sin IgG, orienta a una enfermedad aguda. Es probable que los anticuerpos no sean detectables en una etapa muy temprana de la enfermedad, por lo cual se debe realizar un estudio de convalecencia si no se determinó la causa de infección. Los estudios serológicos son particularmente útiles en los pacientes que producen una cantidad mínima de esputo.[167] Desafortunadamente, el desarrollo de valores diagnósticos de anticuerpos puede ser lento y no presentarse en el 75-80% de los pacientes en quienes se termina confirmando la enfermedad de los legionarios.[167] Además, algunos pacientes que presentan seroconversión se mantienen asintomáticos; es probable que tuviesen una infección subclínica.

Estudio directo de muestras clínicas

Estudio macroscópico. El estudio macroscópico de las muestras de pulmón puede ayudar al patólogo a seleccionar las mejores áreas para el cultivo o estudio histológico. Se deben preparar frotis directos de exudados o preparados de improntas de material fresco de biopsia pulmonar. Los cortes por congelación de las muestras pulmonares también son útiles para el diagnóstico. Los cortes por congelación y los preparados de improntas deben colocarse en metanol para su fijación si se desea emplear tinción de Gram, hematoxilina y eosina, tinción de Giemsa, "Diff-Quik" o tinción ácido alcohol resistente modificada de Kinyoun. La tinción de Giemsa es útil para observar legionelas y otras bacterias en preparados frescos de improntas de material pulmonar o broncoscópico. Sin embargo, también debe realizarse una tinción de Gram por su utilidad para el diagnóstico diferencial.

Estudio microscópico. La tinción de Gram puede utilizarse con distintas muestras (p. ej., aspirados transtraqueales, líquido pleural, aspirados de empiema torácico, punción pulmonar con aguja fina y preparados por improntas de material pulmonar). La fijación con metanol es mejor que la fijación con calor; asimismo, se puede mejorar la intensidad de la tinción aumentando el tiempo de tinción con safranina a 10 min o más. Como alternativa, la adición de carbolfucsina al 0.05% a la safranina mejora la intensidad de la tinción con la contratinción. La tinción de Gram-Weigert, "Diff-Quik" o Giemsa puede poner de manifiesto más microorganismos de los que se pueden ver con la tinción de Gram habitual. En los cortes histológicos embebidos en parafina y fijados con formol, no es posible ver fácilmente los microorganismos de *Legionella* en los preparados teñidos con hematoxilina y eosina, Gram, Brown-Brenn, Brown y Hopps o MacCallum-Goodpasture. La tinción de plata metenamina de Gomori y la tinción del ácido peryódico de Schiff no son útiles para observar legionelas. Una tinción ácido alcohol resistente modificada, como la realizada para las especies de *Nocardia*, es útil para demostrar *L. micdadei*.[117] Todas estas tinciones pueden realizarse tanto en frotis por impronta como en cortes tisulares, pero son más eficaces en frotis de gota fina. Un método histoquímico muy sensible para demostrar bacterias de todos los tipos es una de las tinciones de impregnación argéntica creada originalmente para espiroquetas. Al principio se utilizó una tinción de Dieterle modificada con la cual los microorganismos se tiñen de negro a café oscuro. Otras técnicas de impregnación argéntica, como los métodos de Steiner y Warthin-Starry, también funcionan y tiñen a los microorganismos de forma similar. Estas tinciones argénticas suelen realizarse en cortes histológicos. Aunque son sensibles, los granos de plata depositados en estas tinciones oscurecen la morfología bacteriana y, por supuesto, no se puede determinar la reacción de Gram. En las láminas 10-1 A, B y D se presenta la morfología de *L. pneumophila*.

PCR de Legionella *y otros métodos moleculares*

Al igual que con muchos otros microorganismos con requerimientos nutricionales especiales, la PCR y otras pruebas de amplificación de ácidos nucleicos han mostrado tener una mayor sensibilidad que el cultivo para la detección de *Legionella*. Aunque algunas pruebas se encuentran comercialmente disponibles, muchas otras son desarrolladas por los laboratorios.[76,125,128,158,165] La figura 10-2 muestra las curvas de amplificación de una PCR específica para *L. pneumophila*. Además, estas pruebas están disponibles a través de laboratorios de referencia de alta calidad.

Los estudios de Hayden y cols.[76] archivaron muestras de lavados broncoalveolares de pacientes con legionelosis confirmada mediante cultivo, tanto con PCR como con AFD. La sensibilidad y especificidad de la PCR fue del 100%, mientras que para la prueba de AFD fue del 44 y 100%, respectivamente. Se revisaron las 22 345 pruebas para *Legionella* realizadas en la Cleveland Clinic durante un período de 4 años, las cuales incluyeron los resultados de una PCR específica para *L. pneumophila*, la prueba de antígeno urinario de *Legionella* y el cultivo de *Legionella*. Durante este lapso, hubo 20 pacientes con legionelosis confirmada por laboratorio, lo cual se concluyó en función de cuando menos dos de estas tres pruebas positivas. De estos pacientes, el 50% (10/20) resultaron positivos en todas las pruebas; el 45% fueron

negativos en el cultivo, aunque positivos en la PCR y el antígeno urinario de *Legionella*; y el 5% (1/20) resultaron positivos sólo en la PCR y el cultivo.[28] En este contexto, la PCR fue la prueba más sensible, seguida de cerca por el antígeno urinario de *Legionella*; el cultivo únicamente detectó un decepcionante 55% de los pacientes infectados. No se detectaron especies de *Legionella* distintas a *L. pneumophila* en este período.

Pruebas de anticuerpos fluorescentes directos. Las pruebas de inmunofluorescencia directa, desarrolladas originalmente por Cherry y cols.[29] en los CDC, se han utilizado para la detección rápida de especies de *Legionella* en muestras clínicas de las vías respiratorias. En comparación con los cultivos, la prueba de AFD tiene baja sensibilidad (25-70%).[173] La especificidad ha sido elevada, pero en aquellos casos en los que existe una baja prevalencia de infección por *Legionella*, los resultados falsos positivos son inaceptablemente frecuentes. La prueba de AFD para *L. pneumophila* ha sido positiva en algunas personas saludables.[22] Además de las potenciales reacciones cruzadas inmunitarias, la contaminación con bacterias ambientales parece haber causado algunos resultados falsos positivos, incluso cuando se ejerce un cuidado escrupuloso al realizar la prueba. Por lo tanto, no se puede recomendar el uso de inmunofluorescencia para el diagnóstico directamente en muestras de pacientes.

Aunque la inmunofluorescencia es un método útil, sólo lo es para la identificación de bacterias aisladas. Muchos proveedores comercializan antisueros polivalentes conjugados con isotiocianato de fluoresceína (FITC, de *fluorescein isothiocyanate*), así como sueros de control y otros reactivos para pruebas de AFD para *Legionella*.[46] Como nota de precaución, algunos conjugados monoclonales para AFD no pudieron detectar *L. pneumophila* en los tanques de almacenamiento de agua caliente o fría, ni en muestras de frotis de duchas y de un grifo de

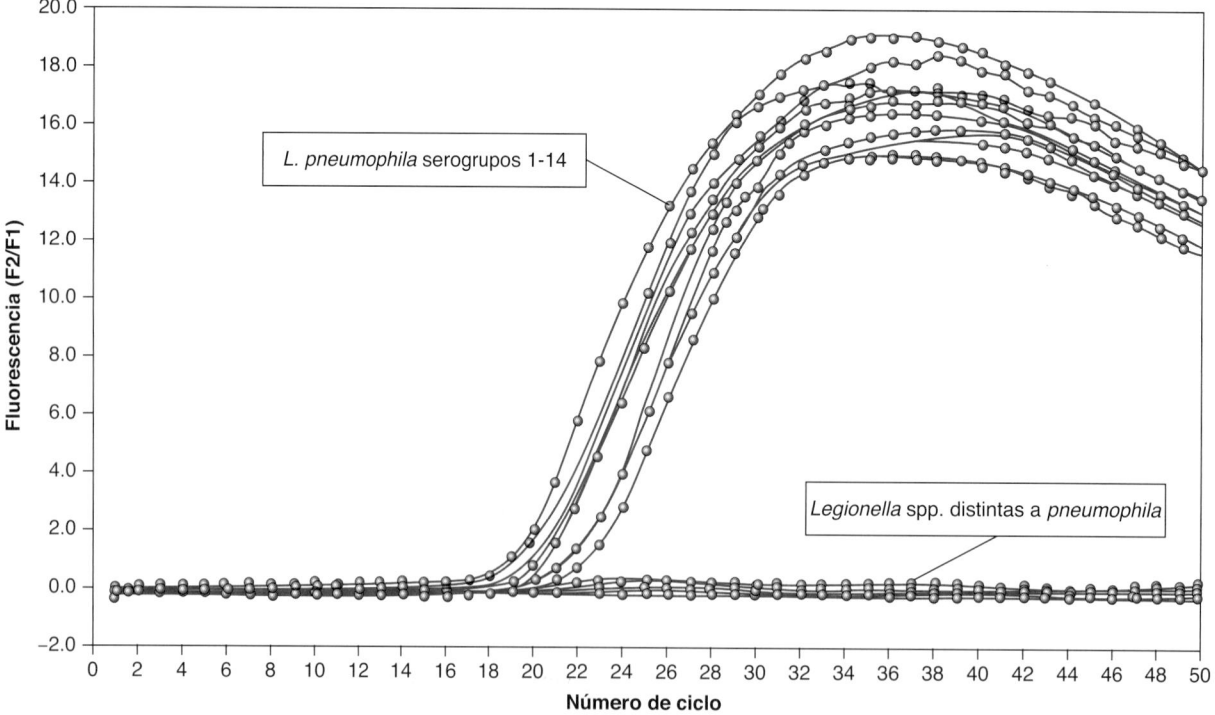

■ **FIGURA 10-2** Esta curva de amplificación de PCR en tiempo real de una PCR específica para *L. pneumophila* demuestra que se detectan los 14 serotipos de *L. pneumophila*, mientras las especies distintas a *L. pneumophila* no se detectan en este análisis.

agua;[160] por lo tanto, no se puede recomendar para los estudios de AFD de agua potable u otras muestras de sistemas de agua artificiales. Los métodos de PCR son superiores para las pruebas ambientales.

Al realizar la prueba de AFD, los anticuerpos específicos en forma de antisuero polivalente marcado con isotiocianato de fluoresceína (conjugado) dirigido contra el/los antígeno(s) a ser detectados se adquieren de forma comercial. Se deben seguir las instrucciones del fabricante del reactivo de manera precisa. El antígeno (presente en la superficie de los microorganismos de *Legionella* o dentro de ellos) se fija sobre un portaobjetos y posteriormente se recubre con anticuerpos marcados con FITC. El antígeno se une al anticuerpo marcado con FITC y forma un complejo antígeno-anticuerpo. Este complejo no se elimina cuando se enjuaga suavemente con amortiguador. Cuando el/los antígeno(s) de una especie de *Legionella* reaccionan con los anticuerpos conjugados con FITC, la exposición a la luz ultravioleta hace que el FITC emita longitudes de onda de luz más largas en la región amarillo-verde del espectro de colores, y las bacterias se pueden observar (utilizando un microscopio de fluorescencia) como bacilos amarillo verdosos con fluorescencia brillante.

Detección de antígenos de *Legionella*.

Los procedimientos con el fin de detectar antígenos de *Legionella* en orina, desarrollados por Kohler y colegas[95] en el Indiana University Medical Center, incluyen el radioinmunoanálisis, el análisis de inmunoadsorción enzimática y la aglutinación de látex. Los inmunoanálisis comercialmente disponibles para la detección de antigenuria causada por el serogrupo 1 de *L. pneumophila* tienen una especificidad muy alta, cercana al 100%. Hay numerosos análisis de alta calidad en el mercado para la detección del antígeno de *Legionella* en la orina. Esta prueba es muy útil, particularmente para pacientes que no producen una cantidad suficiente de esputo. Se debe realizar en conjunto con la PCR o el cultivo para *Legionella* en todos los pacientes en quienes se sospeche legionelosis. La limitación más importante del análisis es la restricción a un único serogrupo, si bien es el patógeno humano más frecuente en el género. Otra limitación potencial es la excreción prolongada del antígeno en algunos pacientes, lo cual puede durar hasta un año. En particular, los pacientes inmunodeprimidos que tienen una resolución tardía de la fiebre probablemente excreten el antígeno durante más de 60 días.[142] Por lo tanto, la detección de antígeno urinario debe correlacionarse cuidadosamente con la historia clínica y otros hallazgos de laboratorio y radiológicos antes de señalar que la infección actual es causada por *Legionella*.[94] También se han descrito reacciones cruzadas ocasionales entre los serogrupos de *L. pneumophila*.[93]

Detección de *Legionella* en muestras clínicas

Aislamiento de especies de Legionella en muestras clínicas

El cultivo bacteriológico de *Legionella* es un método utilizado en muchos laboratorios para diagnosticar legionelosis.[176] Aunque el cultivo es 1.5-3 veces más sensible que la prueba de AFD, es menos sensible que los métodos de PCR y las pruebas de antígeno urinario de *Legionella*.

Por lo general, el cultivo de las especies de *Legionella* es clínicamente importante debido a que estas bacterias no se aíslan de forma rutinaria a partir de la microflora normal de las vías respiratorias superiores.

El medio sólido no selectivo que se recomienda para el aislamiento de legionelas es el BCYE, el cual contiene L-cisteína, pirofosfato férrico, amortiguador ACES, ácido α-cetoglutárico y carbón activado. Está comercialmente disponible con varios fabricantes. Además del agar BCYE, se debe considerar el uso de uno o más medios selectivos para evitar el sobrecrecimiento de microflora habitual. Se han agregado antibióticos a la base del agar BCYE, lo que lleva a medios selectivos razonablemente eficaces. Un medio selectivo útil contiene una base de BCYE complementada con cefamandol, polimixina B y anisomicina, al cual se le conoce como *BMPA*. Otra opción contiene glicina, vancomicina, polimixina B y anisomicina, a la cual se le denomina *medio de Wadowsky-Yee modificado* o *medio de MWY*. El cefamandol en la modificación anterior puede inhibir las especies de *Legionella* que no producen β-lactamasa, mientras el medio de MWY no es tan selectivo como el agar de BMPA. Los medios selectivos con base de BCYE se encuentran ampliamente disponibles. Como los medios selectivos pueden inhibir algunas legionelas, se les debe utilizar junto con agar BCYE no selectivo.

Muestras tisulares.

Para inocular los medios BCYE o BMPA, el tejido fresco de pulmón debe aplicarse suavemente (con un toque) en el primer cuadrante, con un asa de inoculación estéril para transferir este inóculo a los otros cuadrantes para su aislamiento primario. Como alternativa, se puede utilizar un molinillo tisular estéril para homogeneizar trozos de 1-2 mm de tejido picado en 0.5-1 mL de un caldo estéril, como el caldo tripticasa de soya (soja) o un medio de tioglicolato enriquecido. Después de la homogeneización, se inocula el medio de siembra con alrededor de 0.1 mL del homogeneizado y se siembra en estría para su aislamiento. Además, se deben preparar portaobjetos para tinción de Gram de la misma muestra.

Líquido pleural y aspirados transtraqueales.

El líquido pleural y los aspirados transtraqueales se siembran de forma directa en medios selectivos y no selectivos, como se hace para los homogeneizados tisulares. Las placas de BCYE o BMPA se incuban en una incubadora con CO_2 al 5-10% a 35 °C, y se les observa diariamente durante cinco días; se les puede seguir observando cada 2-3 días hasta durante dos semanas. Se inoculan otros medios para las muestras de las vías respiratorias bajas (p. ej., agar sangre de carnero, agar chocolate y agar de MacConkey) y se incuban de la forma convencional. Posteriormente, se procesa la misma muestra utilizada para el cultivo mediante un frotis para la tinción de Gram.

Procedimiento de descontaminación mediante lavado ácido.

Los medios selectivos que actualmente están disponibles para el aislamiento primario de legionelas no son del todo selectivos, por lo que permiten el crecimiento concomitante de algunas otras bacterias (p. ej., especies de *Bacillus* o de *Pseudomonas*). Además, el crecimiento de legionelas en BCYE puede inhibirse por acción de otras bacterias en las muestras clínicas, incluso cuando se incorporan antibióticos a los medios selectivos. Se ha informado que el aislamiento de *Legionella* puede mejorarse mediante el tratamiento de las muestras respiratorias contaminadas, como esputo, lavados bronquiales, lavados broncoalveolares y aspirados traqueales, con una solución de lavado ácido antes de la inoculación en placas de BCYE y BMPA.[25] Se puede utilizar el procedimiento explicado en el protocolo 10-1 para el procesamiento de las muestras que contienen microflora habitual. El uso del procedimiento de descontaminación mediante lavado ácido no se ha vuelto una práctica habitual en el laboratorio clínico. Sin embargo, ha mostrado una mejoría en el aislamiento de legionelas a partir de muestras ambientales en comparación con la inoculación directa de medios selectivos o no selectivos, con y sin la inclusión de métodos de concentración.[97] El tratamiento de las muestras con calor mejoró de forma mínima el aislamiento de *Legionella* y no se recomendó para su uso rutinario.[51]

Hemocultivos. La recolección de sangre para el cultivo de *Legionella* a veces es útil en ciertas circunstancias clínicas. Se han utilizado métodos tanto de cultivo en caldo como de lisis-centrifugación. Se debe realizar un subcultivo a ciegas de los cultivos en caldo o la tinción con un método sensible como naranja de acridina, ya que las legionelas no suelen desencadenar indicadores de crecimiento en los sistemas comerciales. Los pacientes con hemocultivos positivos tuvieron concentraciones mucho más altas de legionelas en las muestras respiratorias que aquellos con hemocultivos negativos. La utilidad de realizar hemocultivos de rutina no está clara en los pacientes que no están tan gravemente enfermos.

Identificación de especies de **Legionella**

Las colonias de *Legionella* generalmente aparecen en el agar BCYE después de 2-3 días de incubación en las áreas que se inocularon de forma considerable. Sin embargo, si sólo se presentan algunos microorganismos y si las placas fueron inoculadas de forma ligera, las colonias aisladas pueden requerir varios días más para desarrollarse. Las colonias tienen un tamaño variable (desde puntiformes hasta 3-4 mm), son brillantes, convexas, circulares, ligeramente irregulares y tienen un margen completo (*véase* la lám. 10-1C). Cuando se les observa a través de un microscopio de disección (7-15×), parecen tener estructuras internas cristalinas o un aspecto moteado opalescente similar al de *Fusobacterium nucleatum* (*véanse* el cap. 16 y las láminas 10-1C y D). Algunas especies muestran una fluorescencia blanco azulada bajo luz ultravioleta de onda larga (366 nm) (*véase* la lám. 10-IE); otras muestran fluorescencia roja (tabla 10-3). Las colonias de las cuales se sospeche *Legionella* deben subcultivarse en una placa de agar sangre de carnero al 5% habitual, sin suplementos, en un medio de BCYE sin L-cisteína y en un medio BCYE que contenga L-cisteína. Es probable que los microorganismos que crezcan en agar sangre de carnero al 5%, en BCYE sin L-cisteína o en otros medios habituales (como agar de MacConkey) no sean *Legionella*. Ocasionalmente se pueden aislar cepas de especies de *Legionella* en agar chocolate enriquecido. Se deben caracterizar las cepas de bacilos gramnegativos con características típicas de las colonias de *Legionella* que crecen en medios BCYE o BMPA después de 48 h o más de incubación, pero que no crecen en BCYE sin L-cisteína o en agar sangre de carnero. La mayoría de estas cepas pertenecen al serogrupo 1 de *L. pneumophila*, pero hay una variación geográfica en las especies y los serogrupos recuperados. La prueba de AFD es la prueba de laboratorio más conveniente para confirmar la sospecha de una cepa de *Legionella*. Las colonias pueden evaluarse con los conjugados de anticuerpos fluorescentes mencionados anteriormente para realizar el seroagrupamiento de la cepa aislada. En ocasiones, se encuentran microorganismos que se asemejan a *Legionella*, pero que no reaccionan con los reactivos serológicos utilizados en la prueba de AFD. Desafortunadamente, todas las pruebas bioquímicas tienen un uso limitado (tabla 10-3); la caracterización de los ácidos grasos celulares es útil si el laboratorio está preparado para realizar este

análisis (tabla 10-4). Sin embargo, la conducta adecuada para la mayoría de los laboratorios consiste en enviar la cepa a un laboratorio de referencia para determinar si representa un serogrupo para el cual no se disponen reactivos o incluso una especie o un serogrupo que no ha sido reconocido antes. Cabe señalar que existen especies distintas a *Legionella* que requieren L-cisteína, no crecen en agar sangre y pueden parecerse a *Legionella* en la morfología microscópica y de las colonias.[173] Las pruebas utilizadas para la caracterización definitiva de las especies de *Legionella* en algunos laboratorios de referencia o de investigación comprenden pruebas serológicas, cromatografía gas-líquido de ácidos grasos celulares y estudios genéticos de ácidos nucleicos. También se puede utilizar la secuenciación del gen *mip* para identificar a *Legionella* a nivel de especie.[47,147] En la lámina 10-1 se muestran algunas características para el reconocimiento de laboratorio de las especies de *Legionella*.

Sensibilidad a antibióticos y tratamiento

La tasa de mortalidad de los pacientes con legionelosis causada por *L. pneumophila* varía del 0 al 30% dependiendo de la circunstancia clínica y la población de pacientes. La eritromicina ha sido eficaz para reducir la tasa de mortalidad e históricamente ha sido el fármaco de elección para la legionelosis. La mortalidad de la infección por *Legionella* se correlacionó tanto con la demora en el inicio del tratamiento con eritromicina después de la hospitalización como con la demora total para administrar el antibiótico.[77] Otras opciones incluyen otros fármacos que han alcanzado concentraciones intracelulares altas, como otros macrólidos, quinolonas, tetraciclinas y cetólidos. A pesar de que los β-lactámicos y los aminoglucósidos demuestran eficacia *in vitro*, no son tan útiles clínicamente. Aunque se han realizado estudios no aleatorizados para el tratamiento de los pacientes con legionelosis, los nuevos macrólidos y quinolonas se escogen con frecuencia como primera línea de tratamiento.

Como las especies de *Legionella* son patógenos intracelulares facultativos que se reproducen dentro de los monocitos y macrófagos, es muy probable que los antibióticos que se concentran dentro de las células sean un tratamiento exitoso. Los macrólidos más nuevos (p. ej., azitromicina y claritromicina) y las fluoroquinolonas (p. ej., ciprofloxacino y pefloxacino) son más activos *in vitro* y en modelos experimentales que la eritromicina, aunque la experiencia clínica con estos fármacos aún es limitada. Se sabe que la rifampicina es muy activa *in vitro*[155] y se podría administrar junto con eritromicina a algunos pacientes gravemente enfermos o que no responden a la eritromicina sola; sin embargo, no debe administrarse sola. Como alternativa, se ha recomendado el uso de doxiciclina combinada con rifampicina para los pacientes moderada o gravemente enfermos. Otra posible opción es trimetoprima-sulfametoxazol con o sin rifampicina. Las penicilinas (p. ej., penicilina, carbenicilina, oxacilina), las cefalosporinas de primera (p. ej., cefalotina, cefazolina), segunda (p. ej., cefamandol, cefoxitina) y presumiblemente de tercera generación, los aminoglucósidos (p. ej., gentamicina, tobramicina, amikacina) y la vancomicina no son eficaces para el tratamiento. La prueba de sensibilidad a los antibióticos *in vitro* de las cepas aisladas de *Legionella* no ha sido estandarizada y no se correlaciona con la respuesta clínica al tratamiento antibiótico en los pacientes. Por lo tanto, no se recomienda realizar pruebas de sensibilidad a antibióticos *in vitro* en cepas de *Legionella* en el laboratorio diagnóstico del hospital, ya que los resultados no son interpretables con facilidad por el microbiólogo o el médico.

TABLA 10-3 Algunas características de las especies patógenas de *Legionella*[a]

Especie de *Legionella*	Ácido alcohol resistencia	Coloración parda en los medios que contienen tirosina	Hidrólisis de hipurato	Licuefacción de gelatina	Producción de β-lactamasa	Oxidasa	Motilidad	Autofluorescencia
L. anisa	−	+	−	+	+	+	+	BA
L. birminghamensis	−	−	−	+	+	±	+	−
L. bozemanii	−	+	−	+	±	±	+	BA
L. cincinnatiensis	−	−	−	+	+	−	+	−
L. dumoffii	−	+[b]	−	+	+	−	+	BA
L. feelei	−	+(d)	±	±	−	−	+	−
L. gormanii	−	+	−	+	+	−	+	BA
L. hackelii	−	+	−	+	+	+	+	−
L. jordanis	−	+	−	−	+	+	+	−
L. lansingensis	−	−	−	−	−	+	+	−
L. longbeachae	−	+	−	+	±	+	+	−
L. maceachernii	−	+	−	+	+	+	+	−
L. micdadei	+	−[c]	−	−	−	+	+	−
L. oakridgensis	−	+	−	+	+(d)	±	−	−
L. parisiensis	−	+	−	+	+	+	+	BA
L. pneumophila subsp. *pneumophila*	−[d]	+	+[e]	+	+	+/±	+	−
L. pneumophila subsp. *fraseri*	−	+	±	+	+	+/±	+	−
L. pneumophila subsp. *pascullei*	−	+	+	+	+	+/±	+	−
L. sainthelensi	−	+	−	+	+	+	+	−
L. tuconsensis	−	−	−	+	+	−	+	BA
L. wadsworthii	−	−	−	+	+	−	−	−

[a]Todas las especies son gramnegativas, muestran falta de crecimiento en agar sangre sin complementos y necesitan L-cisteína (presente en el agar BCYE) para el aislamiento primario (excepto para cepas adaptadas en laboratorio de *L. oakridgensis*, las cuales dejan de necesitar L-cisteína). Estos microorganismos son catalasa o peroxidasa positivos. Ninguno reduce nitrato a nitrito ni produce ácido a partir de D-glucosa o ureasa.
[b]Una cepa negativa.
[c]Negativo en el aislamiento inicial; puede ser positivo después de transferirla a agar BCYE.
[d]Se han aislado cepas raras en muestras clínicas de pacientes con bacilos ácido alcohol resistentes modificados.
[e]Algunas cepas negativas.
+, positivo; −, negativo; +(d), reacción débil; d, débil; BA, autofluorescencia blanco azulada.
Adaptado de la referencia 173.

TABLA 10-4 Principales ácidos grasos celulares de algunas especies patógenas de *Legionella*[a]

Especie	Ácidos grasos celulares[b]
L. anisa	a-$C_1$5:0
L. birminghamensis	a-$C_1$5:0, i-C_{14h}
L. bozemanii	a-$C_1$5:0
L. cincinnatiensis	i-$C_1$6:0, i-C_{16h}
L. dumoffii	a-$C_1$5:0
L. feeleii	a-$C_1$5:0, n-$C_1$6:1
L. gormanii	a-$C_1$5:0
L. hackeliae	a-$C_1$5:0
L. jordanis	a-$C_1$5:0
L. lansingensis	a-$C_1$7:0, a-C_{15h}
L. longbeachae	i-$C_1$6:0
L. maceachernii	a-$C_1$5:0
L. micdadei	a-$C_1$5:0
L. oakridgensis	i-$C_1$6:0
L. pneumophila	i-$C_1$6:0
L. sainthelensi	i-$C_1$6:0
L. tucsonensis	a-$C_1$5:0, n-C_{14h}
L. wadsworthii	a-$C_1$5:0

[a]Se enumeran los principales ácidos grasos celulares (determinados mediante cromatografía gas-líquido) de algunas especies patógenas de *Legionella*. Estas bacterias son infrecuentes en comparación con las otras gramnegativas debido a sus cantidades relativamente altas de ácidos celulares de cadena ramificada. El ácido más abundante de *L. pneumophila* y algunas cepas de *L. longbeachae* es i-$C_1$6:0. Sin embargo, las cepas de *L. longbeachae* pueden tener i-$C_1$6:0 o $C_1$6:1 como ácido principal, o los dos ácidos pueden estar presentes en cantidades aproximadamente iguales como los dos ácidos más abundantes. Por otra parte, el principal ácido graso de *L. bonzemanii*, *L. micdadei*, *L. dumoffii*, *L. gormanii*, *L. jordanis* y algunas otras especies es un ácido saturado de 15 carbonos y cadena ramificada (a-$C_1$5:0).
[b]Los números antes de los dos puntos representan la cantidad de átomos de carbono contenidos en cada uno de los diferentes ácidos grasos; los números después de los dos puntos hacen referencia a la cantidad de enlaces dobles; *i* indica una rama metilo (-CH_3) en el átomo de carbono iso (p. ej., próximo al último átomo de carbono); *a* indica una rama metilo en el átomo de carbono anteiso (p. ej., segundo desde el último átomo de carbono).
Adaptado de la referencia 173.

Estudios serológicos para Legionella

La prueba de anticuerpos fluorescentes indirectos (AFI) se recomienda como auxiliar para el diagnóstico de legionelosis, sobre todo para pacientes que no pueden proporcionar muestras respiratorias suficientes (como esputo) para cultivo. La sensibilidad de la prueba de AFI es del 75-80% y la especificidad del 100%.[154,168,170] Sin embargo, los médicos deben esperar 2-6 semanas para que se genere una elevación de cuatro veces en los valores de anticuerpos de los pacientes. Los reactivos para las pruebas de serodiagnóstico para *Legionella* deben detectar anticuerpos de las clases IgG, IgM e IgA. Algunos pacientes pueden presentar una elevación en los valores de IgM sin un aumento detectable en los de IgG o IgA, el cual también puede ocurrir antes en el curso de la enfermedad que un incremento en los valores de IgG.[175] Los anticuerpos IgM pueden persistir hasta

durante 1 año, de tal forma que su presencia no puede utilizarse para el diagnóstico de infección reciente.

Como lo documentaron Wilkinson y cols.,[168,170] la prueba de AFI en suero mediante antígenos contra *Legionella* puede causar reacciones cruzadas con el suero de pacientes que tienen algunas otras infecciones. Los sueros de pacientes con infecciones por *Mycoplasma pneumoniae* relacionadas con brotes y de pacientes con fiebre Q generan reacciones cruzadas con el serogrupo 2 de *L. longbeachae* y con *L. jordanis*. Además, se observaron reacciones cruzadas entre sueros de pacientes con tularemia relacionada con brotes (*F. tularensis*) y el antígeno para *L. jordanis*. También se han observado reacciones falsas positivas en pacientes con *Bacteroides fragilis*, *Proteus vulgaris* y especies de *Rickettsia* y de *Citrobacter*.[75] Se pueden eliminar algunas reacciones cruzadas mediante absorción de antisueros con *Escherichia coli*, aunque con cierta disminución en los valores de anti-*Legionella*.[169] Se pueden eliminar las reacciones cruzadas con las especies de *Campylobacter* por medio de la absorción de sueros con esa bacteria.[19]

El serodiagnóstico de una infección reciente por *Legionella* requiere la seroconversión (aumento de cuatro veces de los valores de anticuerpos) hasta valores recíprocos de 1:128 o mayores. Los valores recíprocos altos de forma aislada de 256 o mayores pueden sugerir infección por *Legionella* durante un brote. Sin embargo, en los casos esporádicos, los valores de 1:256 o mayores no siempre indican una infección reciente, ya que estas cifras altas pueden persistir en personas sanas sin ninguna evidencia clínica simultánea de legionelosis. Como cuestión práctica, es poco probable que el seguimiento necesario para demostrar seroconversión ocurra en la mayoría de los casos esporádicos.

Estudios de microbiología ambiental

Detección molecular de Legionella en muestras ambientales

Por lo inadecuado de los métodos tradicionales para obtener legionelas, no es sorprendente que se hayan empleado tanto los métodos moleculares. Se han utilizado con éxito para detectar legionelas en diversas muestras ambientales. Lund y cols.[102] utilizaron tanto el cultivo como la PCR cuantitativa para detectar especies de *Legionella* en aguas residuales biológicas. El cultivo reveló una tasa de positividad del 16% (21 de 130 cultivos) para legionelas; en general, el 9% (12 de 130 cultivos) correspondió a *L. pneumophila*. En cambio, el 99% (433 de 437 análisis) resultó positivo para algunos tipos de legionelas; en general, el 46% (218 de 470 análisis) correspondió a *L. pneumophila*. Otras personas han cuestionado la utilidad de los métodos de amplificación molecular porque también se pueden detectar ácidos nucleicos a partir de microorganismos muertos.[33]

Aislamiento o detección de Legionella en muestras ambientales

Se ha observado en repetidas ocasiones la presencia cada vez mayor de especies de *Legionella* en aguas naturales y artificiales en ausencia de pacientes con enfermedad clínica, lo cual argumenta en contra del cultivo microbiológico rutinario del agua. Por otra parte, se ha acumulado una gran cantidad de evidencia que cita al agua potable como fuente del microorganismo en numerosos pacientes que han tenido una infección por *L. pneumophila*. La provisión de agua caliente de las instituciones ha sido frecuentemente implicada en la legionelosis; sin embargo, se necesitan más estudios respecto de la magnitud de la contaminación por *Legionella* en los sistemas de agua potable doméstica y de agua caliente, así como la frecuencia de la asociación con legionelosis.[45] Por ejemplo, se definieron los factores que aumentan la probabilidad de que las especies de *Legionella* colonicen los sistemas de agua domésticos, pero estos factores no parecían aumentar la incidencia de legionelosis adquirida en la comunidad. Dada la alta probabilidad de que gran cantidad de personas sanas estén expuestas a menudo a estos microorganismos en la naturaleza, el hogar, el lugar de trabajo y en edificios privados y públicos de todo tipo, al parecer muchas legionelas aisladas en fuentes naturales y artificiales de agua no son tan virulentas; la exposición al microorganismo es de poca magnitud y la mayoría de las personas no son hospederas susceptibles; o tal vez todas las aseveraciones sean ciertas. Por lo tanto, la enumeración microbiológica de las especies de *Legionella* en el agua potable o de otro tipo (como en torres de enfriamiento) no tiene relevancia clínica ni epidemiológica para la enfermedad en humanos, a menos que se documenten casos clínicos. Por desgracia no existen marcadores de virulencia adecuados para distinguir las cepas ambientales "patógenas" de aquellas que es poco probable que lo sean, ni hay pruebas apropiadas que predigan en qué hospederos humanos se desarrollará la legionelosis ni quiénes serán resistentes cuando estén expuestos a *Legionella* en el ambiente. Además, no se puede medir con exactitud el grado ni la extensión de la exposición al microorganismo. En consecuencia, la vigilancia microbiológica de las aguas ambientales es en particular difícil de interpretar en ausencia de casos de infecciones relacionadas (incluso en presencia de casos documentados). En cambio, se recomienda la vigilancia clínica y epidemiológica de los pacientes (por parte de personal de enfermería de control de infecciones hospitalarias) como parte de un programa para evitar la legionelosis intrahospitalaria.

En los brotes de legionelosis intrahospitalaria, la hipercloración del agua del hospital hasta un nivel de 2-6 mg/L de cloro residual libre y el aumento de la temperatura del agua caliente hasta más de 70 °C, o una combinación de hipercloración y lavado con calor, son métodos cuya eficacia para suprimir el crecimiento de *Legionella* ha sido comprobada.[115,141,143] Para conseguir el lavado por calor o la erradicación por medios térmicos, se hace circular el agua caliente en todo el sistema de agua del edificio a una temperatura de 70-75 °C. Se lavan con agua caliente todas las cabezas de duchas y los grifos con el objetivo de destruir los microorganismos de *Legionella* en estos sitios. En otros sitios se han publicado protocolos de hipercloración y erradicación por medios térmicos.[115,141,143] Por desgracia, existe el riesgo de sufrir escaldaduras por el agua caliente y se deben tomar las precauciones necesarias para minimizar esta posibilidad (p. ej., colocar señales de advertencia, calentar el agua durante períodos relativamente breves cuando la mayoría de los pacientes estén dormidos). Esto se complica debido a que las regulaciones de algunos estados en los Estados Unidos exigen que la temperatura del agua en los hospitales sea inferior a 48.9 °C para evitar la escaldadura de los pacientes. La cloración continua (hasta lograr concentraciones de cloro de 1.5 partes por millón de cloro residual libre) puede ser excesivamente corrosiva y destructiva para algunos sistemas y equipos de plomería; además, existe el riesgo de exposición tóxica a trihalometano. Si el tratamiento con calor, cloración, o ambos, no se realizan de forma continua, el tratamiento debe ser recurrente porque la recolonización del agua es altamente probable y tiende a recurrir después de suspender el calor o la cloración. Se están investigando otros métodos, como esterilización con luz ultravioleta, ozonización, adición de amebicidas y de iones metálicos

en pequeñas cantidades (p. ej., plata, cobre), como tratamientos alternativos de los sistemas de agua.

Si se documentan casos intrahospitalarios de infección por *Legionella*, se puede realizar una investigación microbiológica centrada especialmente en la toma de muestras ambientales para ayudar a determinar la fuente más probable del microorganismo. Se pueden implementar medidas de control por calor o cloración para eliminar o suprimir el microorganismo, y los cultivos ambientales de seguimiento pueden ayudar a determinar la eficacia de estas medidas. En los hospitales que presentan un brote o un problema hiperendémico de *Legionella*, se debe considerar la vigilancia microbiológica periódica del ambiente en combinación con medidas de control continuas o repetidas, a menos que se pueda demostrar que no se han producido nuevos casos de legionelosis.

Se recomiendan los métodos señalados en el protocolo de Barbaree y cols.[9] para las personas que deseen aislar e identificar especies de *Legionella* a partir del agua ambiental. En este protocolo, se recogen muestras de agua (1-2 L) y se concentran utilizando filtros de policarbonato de 0.2 mm (tamaño de los poros). Se realizan recuentos viables con o sin tratamiento ácido previo en BCYE y el medio que contiene base de BCYE con complemento de glicina, polimixina B, vancomicina y anisomicina.

Tipificación de cepas de Legionella

Debido a la amplia distribución del serogrupo 1 de *L. pneumophila* en el ambiente, el seroagrupamiento con los reactivos de AFI descritos anteriormente sólo ha tenido utilidad epidemiológica limitada en la investigación de la fuente de diferentes cepas. Algunos investigadores han creado métodos para tipificar o subagrupar las cepas del serogrupo 1 de *L. pneumophila*. Se han investigado los análisis de subtipos dentro del serogrupo 1 de *L. pneumophila* utilizando pruebas de anticuerpos monoclonales,[87,86] análisis estructural genético de *L. pneumophila* empleando una técnica de electroforesis de enzimas multilocus[50,139] y determinación del contenido de plásmidos[120] de diferentes cepas de distintas fuentes. Otras técnicas incluyen electroforesis de proteínas de la membrana externa de *L. pneumophila* 1[48] y un método de tipificación en función del uso de sondas de ADN biotiniladas clonadas para el análisis de polimorfismos de longitud de fragmentos de restricción (RFLP, *restriction-fragment-length polymorphisms*).[137] Uno de los métodos de tipificación más prometedores es la determinación de perfiles de ADN polimorfo amplificado aleatorio (RAPD, *random amplified polymorphic DNA*) de *L. pneumophila* mediante PCR; este método parece ser más rápido y menos costoso que la tipificación mediante RFLP. Se ha informado que la determinación de perfiles de ADN polimorfo amplificado aleatorio es más discriminatoria que la tipificación mediante RFLP de algunas cepas de *Legionella*, y puede detectar diferencias entre cepas con tipos de RFLP idénticos.[136] La investigación de una epidemia o el análisis de casos aparentemente no relacionados puede reforzarse por medio de la comparación del patrón molecular de las cepas aisladas de pacientes y el ambiente. Aunque la secuenciación directa del ácido nucleico de las muestras puede ser factible para estudios epidemiológicos, se necesitan cepas aisladas, lo que destaca nuevamente la importancia del cultivo para el diagnóstico de estas infecciones. Es importante recordar que la demostración de cepas "idénticas" de los pacientes y de un sitio ambiental significa que el sitio ambiental está "en discusión" como fuente de la infección, pero no comprueba la asociación. Es esencial un análisis epidemiológico minucioso y la consideración de todas las posibilidades. Por desgracia, en ocasiones nadie percibe algunas de estas posibles fuentes. Un ejemplo clásico de este fenómeno fue el reconocimiento de que el agua potable era la fuente de

TABLA 10-5 Correlación de los patrones de anticuerpos monoclonales con el análisis epidemiológico

Patrón de anticuerpos monoclonales	Cepas clínicas	Cepas ambientales
A	Infecciones epidémicas	Torre de enfriamiento
B	Infecciones intrahospitalarias esporádicas	Agua potable del hospital
C	Infecciones comunitarias esporádicas	—

Adaptado de la referencia 85.

infecciones en un hospital para veteranos de guerra de los Estados Unidos después de que las presunciones iniciales que apuntaban a las torres de refrigeración resultaron infundadas.

En general, la caracterización de los ácidos nucleicos es más discriminatoria que el análisis de la estructura antigénica utilizando anticuerpos monoclonales. Es interesante señalar que los tipos antigénicos y las variantes genómicas no siempre concuerdan.[31] La prueba final para cualquier técnica de tipificación es discriminar las cepas en grupos que brinden un sentido epidemiológico. Los patrones deben mostrar suficientes diferencias como para separar las cepas en grupos relacionados, pero no tantas para se tenga una discriminación excesiva (demostración de variaciones que no tengan sentido). Por una parte, las cepas aparentemente similares podrían parecer diferentes si se utiliza otra herramienta de tipificación. Por otra, puede necesitarse un consenso para decidir cuántas y qué tipo de diferencias definen realmente las diferencias del mundo real con una técnica particular. Cuando sea posible, la situación óptima sería analizar las cepas con más de una técnica.

En el mejor de los casos, la tipificación molecular o antigénica puede racionalizar un problema epidémico o endémico. El análisis de un grupo de cepas clínicas y ambientales de un lugar durante un período de años produjo tres agrupamientos de cepas, como se resume en la tabla 10-5. Estas cepas se caracterizaron con pruebas de anticuerpos monoclonales, reactivos relativamente no discriminatorios. Un grupo de investigadores europeos utilizó con éxito el análisis de polimorfismos de longitud de fragmentos amplificados.[69] Se han definido y validado los tipos de polimorfismos del serogrupo 1 de *L. pneumophila* mediante pruebas de eficacia.[68] Otro grupo utilizó la ribotipificación automatizada empleando cepas de referencia y concluyó que el procedimiento era útil para el análisis genómico, pero no lo suficientemente discriminatorio para su uso como análisis epidémico. La promesa más clara implica la llamada *secuenciación de nueva generación*. Esta tecnología, la cual puede utilizarse de forma rápida y eficiente ya sea mediante la secuenciación de genoma bacteriano entero o la determinación de secuencias de numerosos genes taxonómicamente importantes, se ha empleado en la investigación de diversos brotes. Aún está por determinarse el papel preciso que esta tecnología tendrá en el futuro, pero se sabe que desempeñará un papel en esta área.[153]

REFERENCIAS

1. Addiss DG, et al. Community-acquired Legionnaires' disease associated with a cooling tower: evidence for longer-distance transport of *Legionella pneumophila*. Am J Epidemiol 1989;130:557–568.
2. Adeleke AA, et al. *Legionella drozanskii* sp. nov., *Legionella rowbothamii* sp. nov. and *Legionella fallonii* sp. nov.: three unusual new *Legionella* species. Int J Syst Evol Microbiol 2001;51:1151–1160.
3. Alary M, Joly JR. Factors contributing to the contamination of hospital water distribution systems by legionellae. J Infect Dis 1992;165:565–569.
4. Ampel NM, et al. Cutaneous abscess caused by *Legionella micdadei* in an immunosuppressed patient. Ann Intern Med 1985;102:630–632.
5. Anaissie EJ, et al. The hospital water supply as a source of nosocomial infections: a plea for action. Arch Intern Med 2002;162:1483–1492.
6. Anonymous. Epidemiology, prevention and control of legionellosis: memorandum from a WHO meeting. Bull WHO Health Organ 1990;68:155–164.
7. Arnow PM, et al. Perirectal abscess caused by *Legionella pneumophila* and mixed anaerobic bacteria. Ann Intern Med 1983;98:184–185.
8. Arnow PM, et al. Nosocomial Legionnaires' disease caused by aerosolized tap water from respiratory devices. J Infect Dis 1982;146:460–467.
9. Barbaree JM, et al. Protocol for sampling environmental sites for legionellae. Appl Environ Microbiol 1987;53:1454–1458.
10. Basnayake TL, Waterer GW. Rapid diagnostic tests for defining the cause of community-acquired pneumonia. Curr Opin Infect Dis 2015;28:185–192.
11. Bassetti S, Widmer AF. *Legionella* resources on the world wide web. Clin Infect Dis 2002;34:1633–1640.
12. Benin AL, et al. An outbreak of travel-associated Legionnaires disease and Pontiac fever: the need for enhanced surveillance of travel-associated legionellosis in the United States. J Infect Dis 2002;185:237–243.
13. Bentz JS, et al. Acid-fast-positive *Legionella pneumophila*: a possible pitfall in the cytologic diagnosis of mycobacterial infection in pulmonary specimens. Diagn Cytopathol 2000;22:45–48.
14. Bhopal RS. A framework for investigating geographical variation in diseases, based on a study of Legionnaires' disease. J Public Health Med 1991;13:281–289.
15. Bhopal RS, et al. Pinpointing clusters of apparently sporadic cases of Legionnaires' disease. BMJ 1992;304:1022–1027.
16. Blatt SP, et al. Nosocomial Legionnaires' disease: aspiration as a primary mode of disease acquisition. Am J Med 1993;95:16–22.
17. Bochud PY, et al. Community-acquired pneumonia: a prospective outpatient study. Medicine (Baltimore) 2001;80:75–87.
18. Bornstein N, et al. Exposure to Legionellaceae at a hot spring spa: a prospective clinical and serological study. Epidemiol Infect 1989;102:31–36.
19. Boswell TC, Kudesia G. Serological cross-reaction between *Legionella pneumophila* and campylobacter in the indirect fluorescent antibody test. Epidemiol Infect 1992;109:291–295.
20. Breiman RF, et al. Association of shower use with Legionnaires' disease: possible role of amoebae. JAMA 1990;263:2924–2926.
21. Brenner DJ, et al. Classification of the Legionnaires' disease bacterium: *Legionella pneumophila*, genus novum, species nova, of the family Legionellaceae, familia nova. Ann Intern Med 1979;90:656–658.
22. Bridge JA, Edelstein PH. Oropharyngeal colonization with *Legionella pneumophila*. J Clin Microbiol 1983;18:1108–1112.
23. Broome CV. Epidemiologic assessment of methods of transmission of legionellosis. Zentralbl Bakteriol Mikrobiol Hyg A 1983;255:52–57.
24. Broome CV, Fraser DW. Epidemiologic aspects of legionellosis. Epidemiol Rev 1979;1:1–16.
25. Buesching WJ, et al. Enhanced primary isolation of *Legionella pneumophila* from clinical specimens by low-pH treatment. J Clin Microbiol 1983;17:1153–1155.
26. Castellani PM, et al. Legionnaires' disease on a cruise ship linked to the water supply system: clinical and public health implications. Clin Infect Dis 1999;28:33–38.
27. Chastre J, et al. Pulmonary fibrosis following pneumonia due to acute Legionnaires' disease: clinical, ultrastructural, and immunofluorescent study. Chest 1987;91:57–62.
28. Chen DJ, Procop GW, Richter SS. Evaluation of *Legionella* diagnostic testing by urinary antigen, culture and PCR (Poster Number:1408), in ID Week 2014, Philadelphia, PA, October 8–12, 2014.
29. Cherry WB, et al. Detection of Legionnaires disease bacteria by direct immunofluorescent staining. J Clin Microbiol 1978;8:329–338.
30. Codony F, et al. Factors promoting colonization by legionellae in residential water distribution systems: an environmental case-control survey. Eur J Clin Microbiol Infect Dis 2002;21:717–721.
31. Cordevant C, et al. Characterization of members of the legionellaceae family by automated ribotyping. J Clin Microbiol 2003;41:34–43.
32. Den Boer JW, et al. A large outbreak of Legionnaires' disease at a flower show, the Netherlands, 1999. Emerg Infect Dis 2002;8:37–43.

33. Ditommaso S, Ricciardi E, Giacomuzzi M, et al. *Legionella* in water samples: how can you interpret the results obtained by quantitative PCR. Mol Cell Probes 2015;29:7–12.

34. Dondero TJ, Jr., et al. An outbreak of Legionnaires' disease associated with a contaminated air-conditioning cooling tower. N Engl J Med 1980;302:365–370.

35. Dorman SA, et al. Pyelonephritis associated with *Legionella pneumophila*, serogroup 4. Ann Intern Med 1980;93:835–837.

36. Dowling JN, et al. Infections caused by *Legionella micdadei* and *Legionella pneumophila* among renal transplant recipients. J Infect Dis 1984;149:703–713.

37. Drozanski W. *Sarcobium lyticum* gen. nov., sp. nov., an obligate intracellular bacterial parasite of small, free-living amoebae. Int J Syst Bacteriol 1991;41:82–87.

38. Dumoff M. Direct in-vitro isolation of the Legionnaires' disease bacterium in two fatal cases: cultural and staining characteristics. Ann Intern Med 1979;90:694–696.

39. Edelstein PH. Legionnaires' disease. Arthritis Rheum 1979;22:806–806.

40. Edelstein PH. Improved semiselective medium for isolation of *Legionella pneumophila* from contaminated clinical and environmental specimens. J Clin Microbiol 1981;14:298–303.

41. Edelstein PH. Comparative study of selective media for isolation of *Legionella pneumophila* from potable water. J Clin Microbiol 1982;16:697–699.

42. Edelstein PH. Laboratory diagnosis of infections caused by legionellae. Eur J Clin Microbiol 1987;6:4–10.

43. Edelstein PH. The laboratory diagnosis of Legionnaires' disease. Semin Respir Infect 1987;2:235–241.

44. Edelstein PH. Legionnaires' disease. Clin Infect Dis 1993;16:741–747.

45. Edelstein PH. Legionnaires' disease. N Engl J Med 1998;338:200–201.

46. Edelstein PH, et al. Clinical utility of a monoclonal direct fluorescent reagent specific for *Legionella pneumophila*: comparative study with other reagents. J Clin Microbiol 1985;22:419–421.

47. Edelstein PH, et al. Retrospective study of gen-probe rapid diagnostic system for detection of legionellae in frozen clinical respiratory tract samples. J Clin Microbiol 1987;25:1022–1026.

48. Edelstein PH, et al. Isolation of *Legionella pneumophila* from blood. Lancet 1979;1:750–751.

49. Edelstein PH, et al. Laboratory diagnosis of Legionnaires disease. Am Rev Respir Dis 1980;121:317–327.

50. Edelstein PH, et al. Paleoepidemiologic investigation of Legionnaires' disease at Wadsworth Veterans Administration Hospital by using three typing methods for comparison of legionellae from clinical and environmental sources. J Clin Microbiol 1986;23:1121–1126.

51. Edelstein PH, et al. Enhancement of recovery of *Legionella pneumophila* from contaminated respiratory tract specimens by heat. J Clin Microbiol 1982;16:1061–1065.

52. Engleberg NC. Genetic studies of *Legionella* pathogenesis. In Barbaree JM, Breiman RF, Dufour AP, eds. *Legionella:* Current Status and Emerging Perspectives. Washington, DC: American Society for Microbiology, 1993:63–68.

53. Ezzeddine H, et al. *Legionella* spp. in a hospital hot water system: effect of control measures. J Hosp Infect 1989;13:121–131.

54. Fairbank JT, et al. Legionnaires' disease. J Thorac Imaging 1991;6:6–13.

55. Fallon RJ, Rowbotham TJ. Microbiological investigations into an outbreak of Pontiac fever due to *Legionella micdadei* associated with use of a whirlpool. J Clin Pathol 1990;43:479–483.

56. Fang GD, et al. New and emerging etiologies for community-acquired pneumonia with implications for therapy: a prospective multicenter study of 359 cases. Medicine (Baltimore) 1990;69:307–316.

57. Fang GD, et al. Disease due to the *Legionellaceae* (other than *Legionella pneumophila*): historical, microbiological, clinical, and epidemiological review. Medicine (Baltimore) 1989;68:116–132.

58. Feeley JC, et al. Charcoal-yeast extract agar: primary isolation medium for *Legionella pneumophila*. J Clin Microbiol 1979;10:437–441.

59. Fenstersheib MD, et al. Outbreak of Pontiac fever due to *Legionella anisa*. Lancet 1990;336:35–37.

60. Fields BS. *Legionella* and protozoa: interaction of a pathogen and its natural host. In Barbaree JM, Breiman RF, Dufour AP, eds. *Legionella:* Current Status and Emerging Perspectives. Washington, DC: American Society for Microbiology, 1993:129–136.

61. Fields BS, et al. *Legionella* and Legionnaires' disease: 25 years of investigation. Clin Microbiol Rev 2002;15:506–526.

62. Fields BS, et al. Attachment and entry of *Legionella pneumophila* in *Hartmannella vermiformis*. J Infect Dis 1993;167:1146–1150.

63. Fields BS, et al. Pontiac fever due to *Legionella micdadei* from a whirlpool spa: possible role of bacterial endotoxin. J Infect Dis 2001;184:1289–1292.

64. Fliermans CB, et al. Ecological distribution of *Legionella pneumophila*. Appl Environ Microbiol 1981;41:9–16.

65. Fraser DW, Mcdade JE. Legionellosis. Sci Am 1979;241:82–99.

66. Fraser DW, et al. Legionnaires' disease: description of an epidemic of pneumonia. N Engl J Med 1977;297:1189–1197.

67. Friedman H, et al. *Legionella pneumophila* pathogenesis and immunity. Semin Pediatr Infect Dis 2002;13:273–279.

68. Fry NK, et al. Designation of the European Working Group on *Legionella* Infection (EWGLI) amplified fragment length polymorphism types of *Legionella pneumophila* serogroup 1 and results of intercentre proficiency testing using a standard protocol. Eur J Clin Microbiol Infect Dis 2002;21:722–728.

69. Fry NK, et al. Assessment of intercentre reproducibility and epidemiological concordance of *Legionella pneumophila* serogroup 1 genotyping by amplified fragment length polymorphism analysis. Eur J Clin Microbiol Infect Dis 2000;19:773–780.

70. Garbe PL, et al. Nosocomial Legionnaires' disease: epidemiologic demonstration of cooling towers as a source. JAMA 1985;254:521–524.

71. Girod JC, et al. Pneumonic and nonpneumonic forms of legionellosis: the result of a common-source exposure to *Legionella pneumophila*. Arch Intern Med 1982;142:545–547.

72. Glick TH, et al. Pontiac fever. An epidemic of unknown etiology in a health department. I. Clinical and epidemiologic aspects. Am J Epidemiol 1978;107:149–160.

73. Goetz AM, et al. Nosocomial Legionnaires' disease discovered in community hospitals following cultures of the water system: seek and ye shall find. Am J Infect Control 1998;26:8–11.

74. Goldberg DJ, et al. Lochgoilhead fever: outbreak of non-pneumonic legionellosis due to *Legionella micdadei*. Lancet 1989;1:316–318.

75. Gray JJ, et al. Serological cross-reaction between *Legionella pneumophila* and *Citrobacter freundii* in indirect immunofluorescence and rapid microagglutination tests. J Clin Microbiol 1991;29:200–201.

76. Hayden RT, et al. Direct detection of *Legionella* species from bronchoalveolar lavage and open lung biopsy specimens: comparison of LightCycler PCR, in situ hybridization, direct fluorescence antigen detection, and culture. J Clin Microbiol 2001;39:2618–2626.

77. Heath CH, et al. Delay in appropriate therapy of *Legionella pneumonia* associated with increased mortality. Eur J Clin Microbiol Infect Dis 1996;15:286–290.

78. Helms CM, et al. Pretibial rash in *Legionella pneumophila* pneumonia. JAMA 1981;245:1758–1759.

79. Hlady WG, et al. Outbreak of Legionnaire's disease linked to a decorative fountain by molecular epidemiology. Am J Epidemiol 1993;138:555–562.

80. Hoffman PS, et al. Production of superoxide and hydrogen peroxide in medium used to culture *Legionella pneumophila*: catalytic decomposition by charcoal. Appl Environ Microbiol 1983;45:784–791.

81. Hookey JV, et al. Phylogeny of *Legionellaceae* based on small-subunit ribosomal DNA sequences and proposal of *Legionella lytica* comb. nov. for *Legionella*-like amoebal pathogens. Int J Syst Bacteriol 1996;46:526–531.

82. Horwitz MA. Toward an understanding of host and bacterial molecules mediating *Legionella pneumophila* pathogenesis. In Barbaree JM, Breiman RF, Dufour AP, eds. *Legionella:* Current Status and Emerging Perspectives. Washington, DC: American Society for Microbiology, 1993:55–62.

83. Jernigan DB, et al. Outbreak of Legionnaires' disease among cruise ship passengers exposed to a contaminated whirlpool spa. Lancet 1996;347:494–499.

84. Johnson JD, et al. Neurologic manifestations of Legionnaires' disease. Medicine (Baltimore) 1984;63:303–310.

85. Joly JR, et al. Legionnaires' disease caused by *Legionella dumoffii* in distilled water. Can Med Assoc J 1986;135:1274–1277.

86. Joly JR, et al. Development of a standardized subgrouping scheme for *Legionella pneumophila* serogroup 1 using monoclonal antibodies. J Clin Microbiol 1986;23:768–771.

87. Joly JR, Winn WR. Correlation of subtypes of *Legionella pneumophila* defined by monoclonal antibodies with epidemiological classification of cases and environmental sources. J Infect Dis 1984;150:667–671.

88. Joseph C, et al. An international investigation of an outbreak of Legionnaires disease among UK and French tourists. Eur J Epidemiol 1996;12:215–219.

89. Kalweit WH, et al. Hemodialysis fistula infections caused by *Legionella pneumophila*. Ann Intern Med 1982;96:173–175.

90. King CH, et al. Survival of coliforms and bacterial pathogens within protozoa during chlorination. Appl Environ Microbiol 1988;54:3023–3033.

91. Kirby BD, et al. Legionnaires' disease: report of sixty-five nosocomially acquired cases of review of the literature. Medicine (Baltimore) 1980;59:188–205.

92. Knirsch CA, et al. An outbreak of *Legionella micdadei* pneumonia in transplant patients: evaluation, molecular epidemiology, and control. Am J Med 2000;108:290–295.

93. Kohler RB, et al. Cross-reactive urinary antigens among patients infected with *Legionella pneumophila* serogroups 1 and 4 and the Leiden 1 strain. J Infect Dis 1985;152:1007–1012.

94. Kohler RB, et al. Onset and duration of urinary antigen excretion in Legionnaires disease. J Clin Microbiol 1984;20:605–607.

95. Kohler RB, et al. Rapid radioimmunoassay diagnosis of Legionnaires' disease: detection and partial characterization of urinary antigen. Ann Intern Med 1981;94:601–605.

96. Korvick JA, Yu VL. Legionnaires' disease: an emerging surgical problem. Ann Thorac Surg 1987;43:341–347.

97. Kusnetsov JM, Jousimies-Somer HR, Nevalainen AI, et al. Isolation of *Legionella* from water samples using various culture methods. J Appl Bacteriol 1994;76:155–162.

98. Lai CC, Tan CK, Chou CH, et al. Hospital-acquired pneumonia and bacteremia caused by *Legionella pneumophila* in an immunocompromised patient. Infection 2010;38:135–137.

99. Lee TC, et al. Factors predisposing to *Legionella pneumophila* colonization in residential water systems. Arch Environ Health 1988;43:59–62.

100. Lowry PW, et al. A cluster of *Legionella* sternal-wound infections due to postoperative topical exposure to contaminated tap water. N Engl J Med 1991;324:109–113.

101. Luck PC, et al. Nosocomial pneumonia caused by three genetically different strains of *Legionella pneumophila* and detection of these strains in the hospital water supply. J Clin Microbiol 1998;36:1160–1163.

102. Lund V, Fonahw W, Pettersen JE, et al. Detection of *Legionella* by cultivation and quantitative real-time polymerase chain reaction in biological waste water treatment plants in Norway. J Water Health 2014;12:543–554.

103. Mahoney FJ, et al. Communitywide outbreak of Legionnaires' disease associated with a grocery store mist machine. J Infect Dis 1992;165:736–739.

104. Marrie TJ. Diagnosis of legionellaceae as a cause of community-acquired pneumonia- ".. continue to treat first and not bother to ask questions later"—not a good idea. Am J Med 2001;110:73–75.

105. Marrie TJ, et al. Colonisation of the respiratory tract with *Legionella pneumophila* for 63 days before the onset of pneumonia. J Infect 1992;24:81–86.

106. Marrie TJ, et al. Control of endemic nosocomial Legionnaires' disease by using sterile potable water for high risk patients. Epidemiol Infect 1991;107:591–605.

107. Mastro TD, et al. Nosocomial Legionnaires' disease and use of medication nebulizers. J Infect Dis 1991;163:667–671.

108. Mayock R, et al. *Legionella pneumophila* pericarditis proved by culture of pericardial fluid. Am J Med 1983;75:534–536.

109. McCabe RE, et al. Prosthetic valve endocarditis caused by *Legionella pneumophila*. Ann Intern Med 1984;100:525–527.

110. McDade JE, et al. Legionnaires' disease: isolation of a bacterium and demonstration of its role in other respiratory disease. N Engl J Med 1977;297:1197–1203.

111. Morris GK, et al. Isolation of the Legionnaires' disease bacterium from environmental samples. Ann Intern Med 1979;90:664–666.

112. Muder RR, et al. Pneumonia caused by Pittsburgh pneumonia agent: radiologic manifestations. Radiology 1984;150:633–637.

113. Muder RR, Yu VL. Infection due to *Legionella* species other than *L. pneumophila*. Clin Infect Dis 2002;35:990–998.

114. Muder RR, et al. Mode of transmission of *Legionella pneumophila*: a critical review. Arch Intern Med 1986;146:1607–1612.

115. Muraca PW, et al. Disinfection of water distribution systems for *Legionella*: a review of application procedures and methodologies. Infect Control Hosp Epidemiol 1990;11:79–88.

116. Murdoch DR. Diagnosis of *Legionella* infection. Clin Infect Dis 2003;36:64–69.

117. Myerowitz RL, et al. Opportunistic lung infection due to "Pittsburgh Pneumonia Agent." N Engl J Med 1979;301:953–958.

118. Nagai T, et al. Neonatal sudden death due to *Legionella* pneumonia associated with water birth in a domestic spa bath. J Clin Microbiol 2003;41:2227–2229.

119. Newsome AL, et al. Interactions between *Naegleria fowleri* and *Legionella pneumophila*. Infect Immun 1985;50:449–452.

120. Nolte FS, et al. Plasmids as epidemiological markers in nosocomial Legionnaires' disease. J Infect Dis 1984;149:251–256.

121. Ortiz-Roque CM, Hazen TC. Abundance and distribution of Legionellaceae in Puerto Rican waters. Appl Environ Microbiol 1987;53:2231–2236.

122. Padmos LJ, Blair JE, Kusne S, et al. Cutaneous legionellosis: case report and review of the medical literature. Transpl Infect Dis 2014;16:307–314.

123. Patel R, Paya CV. Infections in solid-organ transplant recipients. Clin Microbiol Rev 1997;10:86–124.

124. Qin X, Abe PM, Weissman SJ, et al. Extrapulmonary *Legionella micdadei* infection in a previously healthy child. Pediatr Infect Dis 2002;21:1174–1176.

125. Raggam RB, et al. Qualitative detection of *Legionella* species in bronchoalveolar lavages and induced sputa by automated DNA extraction and real-time polymerase chain reaction. Med Microbiol Immunol (Berl) 2002;191:119–125.

126. Ratcliff RM, Lanser JA, Manning PA, et al. Sequence-based classification scheme for the genus *Legionella* targeting the *mip* gene. J Clin Microbiol 1998;36:1560–1567.

127. Reingold AL, et al. *Legionella* pneumonia in the United States: the distribution of serogroups and species causing human illness. J Infect Dis 1984;149:819–819.

128. Reischl U, et al. Direct detection and differentiation of *Legionella* spp. and *Legionella pneumophila* in clinical specimens by dual-color real-time PCR and melting curve analysis. J Clin Microbiol 2002;40:3814–3817.

129. Riffard S, et al. Occurrence of *Legionella* in groundwater: an ecological study. Water Sci Technol 2001;43:99–102.

130. Rihs JD, et al. Isolation of *Legionella pneumophila* from blood with the BACTEC system: a prospective study yielding positive results. J Clin Microbiol 1985;22:422–424.

131. Roig J, et al. Comparative study of *Legionella pneumophila* and other nosocomial- acquired pneumonias. Chest 1991;99:344–350.

132. Rosmini F, et al. Febrile illness in successive cohorts of tourists at a hotel on the Italian Adriatic coast: evidence for a persistent focus of *Legionella* infection. Am J Epidemiol 1984;119:124–134.

133. Rowbotham TJ. Preliminary report on the pathogenicity of *Legionella pneumophila* for freshwater and soil amoebae. J Clin Pathol 1980;33:1179–1183.

134. Rowbotham TJ. Isolation of *Legionella pneumophila* from clinical specimens via amoebae, and the interaction of those and other isolates with amoebae. J Clin Pathol 1983;36:978–986.

135. Ruf B, et al. Prevalence and diagnosis of *Legionella* pneumonia: a 3-year prospective study with emphasis on application of urinary antigen detection. J Infect Dis 1990;162:1341–1348.

136. Sandery M, et al. Random amplified polymorphic DNA (RAPD) profiling of *Legionella pneumophila*. Lett Appl Microbiol 1994;19:184–187.

137. Saunders NA, et al. A method for typing strains of *Legionella pneumophila* serogroup 1 by analysis of restriction fragment length polymorphisms. J Med Microbiol 1990;31:45–55.

138. Sax H, et al. Legionnaires' disease in a renal transplant recipient: nosocomial or home-grown? Transplantation 2002;74:890–892.

139. Selander RK, et al. Genetic structure of populations of *Legionella pneumophila*. J Bacteriol 1985;163:1021–1037.

140. Shands KN, et al. Potable water as a source of Legionnaires' disease. JAMA 1985;253:1412–1416.

141. Snyder MB, et al. Reduction in *Legionella pneumophila* through heat flushing followed by continuous supplemental chlorination of hospital hot water. J Infect Dis 1990;162:127–132.

142. Sopena N, et al. Factors related to persistence of *Legionella* urinary antigen excretion in patients with Legionnaires' disease. Eur J Clin Microbiol Infect Dis 2002;21:845–848.

143. States SJ, et al. Chlorine, pH, and control of *Legionella* in hospital plumbing systems. JAMA 1989;261:1882–1883.

144. States SJ, et al. Survival and multiplication of *Legionella pneumophila* in municipal drinking water systems. Appl Environ Microbiol 1987;53:979–986.

145. Steele TW, et al. Isolation of *Legionella longbeachae* serogroup 1 from potting mixes. Appl Environ Microbiol 1990;56:49–53.

146. Steele TW, et al. Distribution of *Legionella longbeachae* serogroup 1 and other legionellae in potting soils in Australia. Appl Environ Microbiol 1990;56:2984–2988.

147. Stølhaug A, Bergh K. Identification and differentiation of *Legionella pneumophila* and *Legionella* spp. with real-time PCR targeting the 16S rRNA gene and species identification by *mip* sequencing. Appl Environ Microbiol 2006;72:6394–6398.

148. Stout JE, et al. Comparison of molecular methods for subtyping patients and epidemiologically linked environmental isolates of *Legionella pneumophila*. J Infect Dis 1988;157:486–495.

149. Stout JE, Yu VL. Legionellosis. N Engl J Med 1997;337:682–687.

150. Stout JE, et al. Potable water as a cause of sporadic cases of community-acquired Legionnaires' disease. N Engl J Med 1992;326:151–155.

151. Swanson MS, Hammer BK. *Legionella pneumophila* pathogenesis: a fateful journey from amoebae to macrophages. Annu Rev Microbiol 2000;54:567–613.

152. Tan MJ, et al. The radiologic manifestations of Legionnaire's disease: the Ohio community-based Pneumonia Incidence Study Group. Chest 2000;117:398–403.

153. Tang P, Gardy JL. Stopping outbreaks with real-time genomic epidemiology. Genome Med 2014;20:104.

154. Thacker WL, et al. Comparison of slide agglutination test and direct immunofluorescence assay for identification of *Legionella* isolates. J Clin Microbiol 1983;18:1113–1118.

155. Thornsberry C, et al. *In vitro* activity of antimicrobial agents on Legionnaires disease bacterium. Antimicrob Agents Chemother 1978;13:78–80.

156. Tompkins LS, et al. *Legionella* prosthetic-valve endocarditis. N Engl J Med 1988;318:530–535.

157. Tsai TF, et al. Legionnaires' disease: clinical features of the epidemic in Philadelphia. Ann Intern Med 1979;90:509–517.

158. van Der ZA, et al. Qiagen DNA extraction kits for sample preparation for legionella PCR are not suitable for diagnostic purposes. J Clin Microbiol 2002;40:1126.

159. Van Orden AE, Greer PW. Modification of the Dieterle Spirochete stain. Histotechnology 1977;1:51–53.

160. Vickers RM, et al. Failure of a diagnostic monoclonal immunofluorescent reagent to detect *Legionella pneumophila* in environmental samples. Appl Environ Microbiol 1990;56:2912–2914.

161. Wadowsky RM, et al. Growth-supporting activity for *Legionella pneumophila* in tap water cultures and implication of hartmannellid amoebae as growth factors. Appl Environ Microbiol 1988;54:2677–2682.

162. Wadowsky RM, et al. Effect of temperature, pH, and oxygen level on the multiplication of naturally occurring *Legionella pneumophila* in potable water. Appl Environ Microbiol 1985;49:1197–1205.

163. Wadowsky RM, et al. Hot water systems as sources of *Legionella pneumophila* in hospital and nonhospital plumbing fixtures. Appl Environ Microbiol 1982;43:1104–1110.

164. Waterer GW, et al. *Legionella* and community-acquired pneumonia: a review of current diagnostic tests from a clinician's viewpoint. Am J Med 2001;110:41–48.

165. Weir SC, et al. Detection of *Legionella* by PCR in respiratory specimens using a commercially available kit. Am J Clin Pathol 1998;110:295–300.

166. White HJ, et al. Extrapulmonary histopathologic manifestations of Legionnaires' disease: evidence for myocarditis and bacteremia. Arch Pathol Lab Med 1980;104:287–289.

167. Wilkinson HW. Hospital-Laboratory Diagnosis of *Legionella* Infections. 2nd Ed. Atlanta, GA: Centers for Disease Control, 1988.

168. Wilkinson HW, et al. Validation of *Legionella pneumophila* indirect immunofluorescence assay with epidemic sera. J Clin Microbiol 1981;13:139–146.

169. Wilkinson HW, et al. Measure of immunoglobulin G-, M-, and A-specific titers against *Legionella pneumophila* and inhibition of titers against nonspecific, gram-negative bacterial antigens in the indirect immunofluorescence test for legionellosis. J Clin Microbiol 1979;10:685–689.

170. Wilkinson HW, et al. Reactivity of serum from patients with suspected legionellosis against 29 antigens of *Legionellaceae* and *Legionella*-like organisms by indirect immunofluorescence assay. J Infect Dis 1983;147:23–31.

171. Winn WC, Jr. Legionnaires disease: historical perspective. Clin Microbiol Rev 1988;1:60–81.

172. Winn WC, Jr., Myerowitz RL. The pathology of the *Legionella* pneumonias: a review of 74 cases and the literature. Hum Pathol 1981;12:401–422.

173. Winn WC, Jr. *Legionella*. In Garrity GM, ed. Bergey's Manual of Systematic Bacteriology. 2nd Ed. Baltimore, MD: Williams & Wilkins, 2005.

174. Yu VL, et al. Distribution of *Legionella* species and serogroups isolated by culture in patients with sporadic community-acquired legionellosis: an international collaborative survey. J Infect Dis 2002;186:127–128.

175. Zimmerman SE, et al. Immunoglobulin M antibody titers in the diagnosis of Legionnaires disease. J Clin Microbiol 1982;16:1007–1011.

176. Zuravleff JJ, et al. Diagnosis of Legionnaires' disease. An update of laboratory methods with new emphasis on isolation by culture. JAMA 1983;250:1981–1985.

Especies de *Neisseria* y *Moraxella catarrhalis*

Introducción

La gonorrea ya era reconocida en tiempos de Galeno (siglo II a. C.), quien la denominó con las palabras griegas *gonor* ("semen") y *rhoia* ("flujo") para sugerir que la enfermedad estaba relacionada con el flujo de semen. También se encontraron referencias a esta infección en el Antiguo Testamento y en historias escritas de varias culturas. Aunque bien reconocida como una enfermedad de transmisión sexual en el siglo XIII, la gonorrea no se distinguió de la sífilis hasta mediados del siglo XIX. En 1897, Albert Neisser, de la Universidad de Breslau, Alemania, observó por primera vez a *Neisseria gonorrhoeae*, el agente etiológico de la gonorrea, en exudados purulentos del aparato genital y de la conjuntiva. El aislamiento posterior del microorganismo, la inoculación en voluntarios humanos y su reaislamiento por Bumm en 1885 permitieron establecer la relación causal entre el patógeno y la enfermedad (*véanse* los postulados de Koch, cap. 5).

La meningitis cefalorraquídea epidémica se conoció a principios del siglo XIX, pero el agente causal no se describió hasta 1884, cuando Marchiofava y Celli lo observaron en exudados meníngeos. En 1887, Weichselbaum aisló el microorganismo, ahora llamado *Neisseria meningitidis*, en un cultivo puro, y describió por primera vez sus características y papel etiológico en seis pacientes con meningitis aguda. Otros trabajos realizados por Kiefer en 1896 y por Albretch en 1901 establecieron la existencia del estado portador meningocócico en individuos sanos. Durante el período transcurrido desde 1929 hasta finales de 1943, grandes brotes de enfermedad meningocócica en Chile y ciudades de los Estados Unidos (p. ej., Detroit y Milwaukee) centraron la atención científica en este microorganismo. Con los brotes ulteriores entre los reclutas militares en los Estados Unidos y otros países se comenzó a adquirir un mejor conocimiento de la epidemiología, patogenia, quimioprofilaxis y perspectivas para el desarrollo de vacunas. A finales de la década de 1930, se encontró que las sulfonamidas servían para erradicar el estado de portador meningocócico, lo que proporcionó una forma de evitar la diseminación de la enfermedad. Al inicio de la década de 1960 comenzó a aparecer resistencia de los meningococos a las sulfonamidas, junto con la enfermedad epidémica en dos instalaciones militares en California. Estos brotes estimularon la creación de vacunas de polisacáridos eficaces contra meningococos de los serogrupos A y C. En la actualidad, la meningitis epidémica por *N. meningitidis* serogrupo A se presenta como un problema grave en regiones de África, y la enfermedad meningocócica todavía se observa en poblaciones militares semicerradas.[482] Tanto en los Estados Unidos como en Europa, la enfermedad meningocócica por el serogrupo C ha aumentado en la comunidad y en las universidades y colegios, lo que se tradujo en un incremento importante de su incidencia en adolescentes y adultos jóvenes. Las técnicas moleculares han permitido a los investigadores analizar los factores de virulencia meningocócicos y entender la "epidemiología molecular" de los serogrupos, serotipos, subserotipos y virulencia clonal meningocócicos.

N. gonorrhoeae y *N. meningitidis* aún son patógenos temibles y versátiles que constituyen una preocupación tanto para los médicos como para los profesionales del laboratorio clínico. Aunque los métodos para el aislamiento y la identificación de las especies de *Neisseria* a partir de muestras clínicas no han cambiado demasiado, las técnicas nuevas para la detección directa de *N. gonorrhoeae* basadas en la amplificación de ácidos nucleicos y en sondas de ácidos nucleicos han modificado bastante el acceso del laboratorio al diagnóstico de la enfermedad gonocócica. El desarrollo de resistencia a los agentes antimicrobianos es todavía una preocupación importante en el nuevo milenio, en particular con la aparición de gonococos y meningococos resistentes a fluoroquinolonas y el surgimiento de cepas de gonococos resistentes a ceftriaxona. El reconocimiento, tratamiento y control de la enfermedad meningocócica en una comunidad requieren de la cooperación de médicos, profesionales de laboratorios clínicos y epidemiólogos para concertar las intervenciones más convenientes. A veces, el aislamiento de especies de *Neisseria* recién reconocidas y "no patógenas" de pacientes inmunodeprimidos también debe ser considerada por los microbiólogos para acceder a la detección e identificación de especies de *Neisseria* y bacterias "tipo *Neisseria*" en muestras clínicas.

Taxonomía de las familias *Neisseriaceae* y *Moraxellaceae*

Los miembros del género *Neisseria* se clasifican en la familia *Neisseriaceae*, orden *Neisseriales*, subgrupo β, filo *Proteobacteria*. Las β-proteobacterias también incluyen varias familias de bacterias gramnegativas no fermentadoras (p. ej., *Alcaligenaceae*, *Burkholderiaceae*, *Comamonadaceae* y *Spirillaceae*). La familia *Neisseriaceae* también comprende los géneros *Allysiella*, *Aquaspirillum*, *Chromobacterium*, *Eikenella*, *Kingella*, *Simonsiella* y *Vitreoscilla*. *Moraxella catarrhalis* es un miembro del género *Moraxella*, orden *Pseudomonadales*, subgrupo γ, filo *Proteobacteria*. El género *Moraxella* incluye más de 20 especies; *M. catarrhalis* es la especie de mayor importancia clínica aislada de muestras humanas. Esta bacteria tiene una morfología de diplococo gramnegativo similar a la de la mayoría de las especies de *Neisseria*; sin embargo, los otros miembros del género *Moraxella* son microorganismos gramnegativos cocobacilares. Las otras especies de *Moraxella* se explican en el capítulo 7.

Características generales del género *Neisseria*

Los miembros del género *Neisseria* son microorganismos gramnegativos baciliformes o con forma de cocos que por lo general se encuentran en pares y cadenas cortas. Las especies de diplococos tienen caras adyacentes aplanadas, que les dan un aspecto de "grano de café". Todas las especies del género *Neisseria* habitan en la superficie de las mucosas de hospederos de sangre caliente. Estos microorganismos son inmóviles, no forman esporas y la mayoría de las especies crecen de modo óptimo a una temperatura de 35-37 °C. Son capnófilos y se desarrollan mejor en ambientes húmedos. Las especies de *Neisseria* producen ácido a partir de hidratos de carbono de forma oxidativa y esta característica constituye parte de la identificación de referencia de estas especies. La mayoría de las especies de *Neisseria* crecen como diplococos gramnegativos, excepto las tres subespecies de *N. elongata* y *N. weaveri*, que son bacilos gruesos medianos a grandes, que a veces se encuentran en pares o en cadenas cortas, y *N. bacilliformis*, *N. animaloris* y *N. zoodegmatis*, que son bacilos cortos o cocobacilos.[26,293,309] Todas las especies del género son oxidasa positivas y (excepto *N. elongata* subsp. *elongata* y *N. elongata* subsp. *nitroreducens*, y algunas cepas de *N. bacilliformis*) son catalasa positivas.[89,281] Los miembros del género que se encuentran en los humanos son *N. gonorrhoeae*, *N. meningitidis*, *N. lactamica*, *N. sicca*, *N. subflava* (que incluye las biovariedades *subflava*, *flava* y *perflava*), *N. mucosa*, *N. flavescens*, *N. cinerea*, *N. polysaccharea*, *N. bacilliformis* y subespecies de *N. elongata*. Entre las especies animales se encontraron *N. canis* y *N. weaveri* como parte de la flora habitual del aparato respiratorio de perros, y *N. macacae*, *N. dentiae* y *N. iguanae* se hallaron en la boca de macacos de la India, vacas y lagartos iguánidos, respectivamente.[26,56,309] *N. denitrificans* está presente en las vías respiratorias altas de cobayos y fue reclasificado en el género *Bergeriella* como *B. denitrificans* en 2005.[710] *N. animaloris* y *N. zoodegmatis* fueron denominados anteriormente fermentador eugónico (EF)-4a y EF-4b de los Centers for Disease Control and Prevention (CDC), respectivamente.[660] Estas especies se encuentran en las bocas de los perros y se han aislado de las mordeduras de éstos. *N. wadsworthii* y *N. shayeganii* son nuevas especies que se aislaron de muestras de referencia clínica archivadas.[702] La importancia clínica, características de cultivo y procedimientos para diferenciar estos microorganismos se tratan más adelante en este capítulo.

La mayoría de las especies de *Neisseria* humanas son habitantes habituales de las vías respiratorias altas y no se consideran patógenas, aunque a veces se las puede aislar en procesos infecciosos, en particular durante el curso de una enfermedad subyacente y en la inmunodepresión. *N. gonorrhoeae* siempre se considera patógeno, sin tener en cuenta el lugar del aislamiento. *N. meningitidis* causa enfermedad importante y a menudo grave, pero también puede colonizar la nasofaringe humana sin producir enfermedad. Aunque la mayoría de las especies de *Neisseria* no tienen requerimientos nutricionales especiales, las especies patógenas, y *N. gonorrhoeae* en particular, son más exigentes desde el punto de vista nutricional. *N. gonorrhoeae* no crece en ausencia del aminoácido cisteína y de una fuente de energía utilizable (glucosa, piruvato o lactato). Algunas cepas muestran requerimientos de aminoácidos, pirimidinas y purinas como resultado de vías biosintéticas alteradas o defectuosas. Las neisserias son aerobias, pero crecen en condiciones anaerobias si está presente un aceptor de electrones alternativo (p. ej., nitritos) en bajas concentraciones.[368,369] Aunque las especies saprófitas de *Neisseria* pueden utilizar aminoácidos para el crecimiento, las neisserias patógenas requieren glucosa u otra fuente de energía para el metabolismo mediante el ciclo de Krebs (*véase* el cap. 5). El desarrollo de especies de *Neisseria* también se estimula con CO_2 y humedad. El CO_2 atmosférico acorta la fase de retraso porque se asimila rápidamente para la biosíntesis inicial de proteínas y ácidos nucleicos. En el laboratorio clínico, el uso de medios enriquecidos e incubación de los cultivos en una atmósfera con CO_2 al 5-7% cumple con los requerimientos necesarios para que estos microorganismos presentes en las muestras clínicas se desarrollen en cultivo.

Las especies patógenas de *Neisseria* tienen varios factores y características que contribuyen a la virulencia. Las cepas de *N. meningitidis* aisladas a partir de infecciones graves suelen tener cápsulas de polisacáridos por fuera de la membrana externa de la superficie celular bacteriana; se describieron 13 serogrupos capsulares diferentes (*véase* más adelante). Las cápsulas vuelven a los microorganismos resistentes a la fagocitosis, en particular en ausencia de anticuerpos opsonizantes.[35] Varios

antígenos proteicos de la membrana externa encontrados tanto en *N. gonorrhoeae* como en *N. meningitidis* también tienen funciones relacionadas con la virulencia. Los gonococos y meningococos producen, además, una proteasa de inmunoglobulina A (IgA_1) capaz de hidrolizar la IgA_1 secretora y humoral en los fragmentos Fab y Fc, que neutralizan los efectos de la IgA secretora y anulan la resistencia de la mucosa a la infección.[468] Las condiciones atmosféricas y nutricionales también contribuyen a la virulencia de los gonococos y meningococos. La colonización y la infección ulterior de las superficies mucosas por estos microorganismos requieren hierro y ambos tienen métodos enzimáticos regulados genéticamente para liberarlo a partir de transferrina y lactoferrina, haciendo accesible el hierro libre para el metabolismo bacteriano. Los requerimientos de las diferentes cepas gonocócicas y meningocócicas de ciertos aminoácidos específicos u otros nutrientes también pueden limitar su capacidad para causar determinados síndromes clínicos. Las cepas de *N. gonorrhoeae* también pueden crecer en anaerobiosis en presencia de nitrito como aceptor de electrones. Esta propiedad puede contribuir a la virulencia gonocócica porque permite la proliferación del microorganismo en ambientes anaerobios, como endocérvix, recto, aparato genital y faringe, y también explicaría su papel fundamental en la enfermedad inflamatoria pélvica; en este caso se puede aislar en cultivos junto con bacterias anaerobias estrictas.[369]

Importancia clínica de las especies de *Neisseria*

Neisseria gonorrhoeae

Epidemiología. *N. gonorrhoeae* es el agente causal de la gonorrea, una infección bacteriana de gran importancia para la salud pública. En los Estados Unidos, la incidencia de gonorrea aumentó de manera constante durante la década de 1960 y al inicio de la década de 1970, con la incidencia más elevada (más de 460 casos por cada 100 000 habitantes) en 1975.[132] La gonorrea "endémica" que sucedió durante aquellos años se atribuyó a varios factores, entre ellos, el incremento de la población de adultos jóvenes en riesgo, la importación de variedades gonocócicas menos sensibles que acompañó el regreso de los soldados que prestaron el servicio militar en la Guerra de Vietnam, el aumento del empleo de métodos anticonceptivos sin barrera (píldora anticonceptiva y dispositivos intrauterinos), el mejoramiento de los métodos de detección y el seguimiento de contactos. En las décadas de 1980 y 1990, la incidencia de gonorrea disminuyó de modo constante. Esta declinación se debió en gran parte a los cambios en las conductas sexuales, en particular entre hombres homosexuales o bisexuales, en respuesta al sida y a la detección más eficaz de casos y contactos entre las mujeres. Las tasas de incidencia durante mediados de la década de 1990 y hasta comienzos del nuevo milenio continuaron disminuyendo, con 128 casos por cada 100 000 habitantes documentados de 1998-2006, y 119 casos por cada 100 000 habitantes documentados en 2007.[135] Sin embargo, la gonorrea es todavía la segunda enfermedad informable más frecuente en los Estados Unidos.[138] La incidencia de gonorrea todavía es alta en los adolescentes sexualmente activos (10-19 años de edad) y adultos jóvenes (20-24 años de edad) de todas las razas, y los índices más altos están entre las mujeres de 15-19 años de edad.[132] Los índices desproporcionadamente altos de infección gonocócica y por clamidia se encuentran en la población afroamericana urbana, en particular en las mujeres de 15-19 años de edad.[485] En los últimos años, la incidencia de gonorrea ha aumentado drásticamente entre hombres que tienen sexo con hombres (HSH) en los Estados Unidos y en el extranjero. Las razones para ello incluyen las respuestas de comportamiento relacionadas con la disponibilidad del tratamiento antirretroviral de gran actividad (HAART, *highly active antirretroviral therapy*) y el tratamiento de la infección por el virus de la inmudeficiencia humana (VIH) como una enfermedad crónica.[606] Un estudio en Seattle demostró que la incidencia de infección gonocócica en HSH aumentó a más del triple en 1995-2003, mientras la incidencia en la población de Seattle cambió de forma mínima.[355] Entre los individuos heterosexuales, la infección gonocócica se observa desproporcionadamente entre los afroamericanos y refleja otras dinámicas sociales que van más allá del nivel socioeconómico, incluyendo la estabilidad de las relaciones de pareja, la participación en comportamientos sexuales de alto riesgo, el consumo de drogas y alcohol, la marginación social y el encarcelamiento.[235] Se han identificado factores de riesgo sociales (residencia urbana, falta de educación, acceso a la atención médica, estado civil soltero, raza/etnicidad, homosexualidad masculina, prostitución, antecedente de otras infecciones de transmisión sexual) y conductuales (relaciones sexuales sin protección, múltiples parejas, otras parejas de alto riesgo, uso de drogas) como un objetivo de los programas de educación, intervención y control de infecciones de transmisión sexual (ITS). La transmisión de la gonorrea y el mantenimiento de la infección en una población se relacionan con un subconjunto social de un "núcleo" o "transmisores de alta frecuencia" que sirven como reservorios de la infección. Estos individuos tienen contactos sexuales frecuentes y desprotegidos con múltiples parejas durante los períodos de incubación posteriores a la adquisición del microorganismo y antes del reconocimiento de la infección y el tratamiento, manteniendo así un grupo de infección y transmisión dentro de una población.[100,593] Desde el punto vista global, la mayor incidencia de gonorrea y sus complicaciones se encuentran en países en vías de desarrollo, como los de África y Latinoamérica.

El riesgo de adquirir gonorrea es multifactorial y se relaciona con la frecuencia y sitios de exposición. Para los hombres heterosexuales, el riesgo de adquirir infección uretral de una mujer infectada es casi del 20% con una única exposición, y de más del 80% con cuatro exposiciones.[313] Debido a consideraciones anatómicas, el riesgo de infección del aparato genital femenino con una única exposición a un hombre infectado es mucho mayor, del 50-70% por exposición.[408] La transmisión de la infección rectal también es bastante eficaz y estudios recientes entre hombres homosexuales y bisexuales han demostrado que la infección uretral después del sexo oral con una pareja infectada puede representar hasta el 26% de las infecciones uretrales diagnosticadas en esta población.[385] En las mujeres, el uso de métodos anticonceptivos hormonales está relacionado con un mayor riesgo de infección gonocócica, mientras que los métodos de barrera, como condones o diafragmas usados con geles y espumas espermicidas (p. ej., nonoxinol-9), ejercen un efecto protector contra la infección.[418,419]

Infecciones causadas por *N. gonorrhoeae*. En los hombres, *N. gonorrhoeae* causa uretritis aguda con disuria y secreción uretral (fig. 11-1).[435,454] El período de incubación entre la adquisición del microorganismo y la aparición de los síntomas oscila entre 1 y 14 días o más, con un promedio de 2-7 días. Estas infecciones son asintomáticas durante el estadio prodrómico

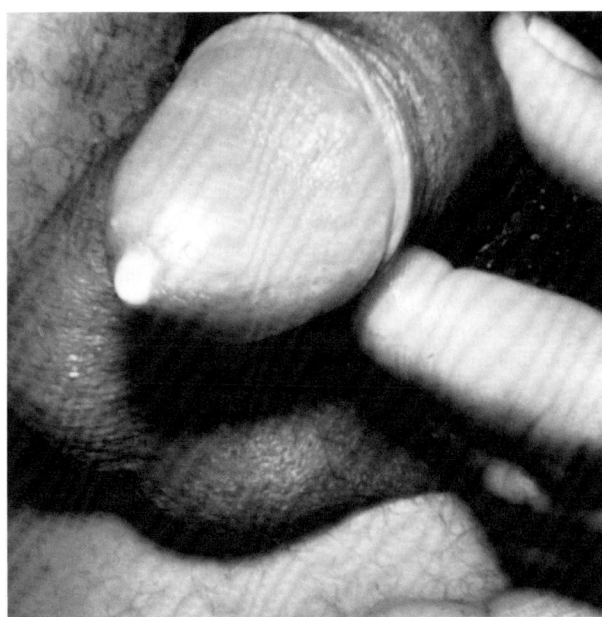

■ **FIGURA 11-1** Hombre con secreción uretral purulenta característica de la infección por *Neisseria gonorrhoeae*.

y, a la inversa, el 95-99% de los hombres con infección gonocócica uretral experimentarán una secreción alguna vez. La secreción es purulenta en el 75% de los casos, turbia en el 20% y mucoide en aproximadamente el 5%; la consistencia de la secreción en la presentación está afectada por el tiempo de incubación y si el paciente ha orinado recientemente. Casi el 2.5% de los hombres que consultan a centros de infecciones de transmisión sexual son totalmente asintomáticos, y se estima que la prevalencia de la gonorrea urogenital asintomática en la población masculina general puede ser hasta del 5%. Este patrón de enfermedad a menudo se relaciona con infecciones por ciertas serovariedades gonocócicas Por IA y con las cepas arginina-hipoxantina-uracilo (AHU) y algunos otros auxotipos de *N. gonorrhoeae* (*véase* más adelante).[102,370,373,464] Si no se tratan, la mayoría de los casos de gonorrea resuelven espontáneamente, pero en menos del 10% de los pacientes la infección ascendente puede derivar en epididimitis gonocócica, epididimoorquitis, prostatitis, abscesos periuretrales y estenosis uretral.[641] Estas complicaciones se observan rara vez en la práctica clínica en los Estados Unidos.

En las mujeres, la infección gonocócica primaria está presente en el endocérvix y la infección uretral simultánea ocurre en el 70-90% de los casos. Después de un período de incubación de 8-10 días, las pacientes pueden presentar secreción cervicovaginal anómala o sangrado intermenstrual y dolor abdominal o pélvico; esto último sugiere la presencia de enfermedad de los genitales internos. La presencia de disuria indica compromiso uretral importante.[101] La infección gonocócica del epitelio escamoso vaginal de mujeres pospuberales no es frecuente y en las que han tenido histerectomías, la uretra es el sitio primario más frecuente de infección. Aunque a menudo se ha establecido que la mayoría de las mujeres con infección gonocócica genital son asintomáticas, esto no es verdad. Esta aseveración se basaba en que muchas mujeres infectadas fueron detectadas durante exámenes de diagnóstico precoz masivos en lugares como clínicas de planificación familiar, y no se tenía en cuenta que muchas consultaban a los médicos o a los servicios de emergencia por diversos síntomas del aparato genital (p. ej., secreción vaginal, dispareunia, menorragia) o pélvicos.[435] Los síntomas de infección endocervical no complicada a veces se asemejan a los de otras afecciones, como cistitis o infecciones vaginales, y la sintomatología de endocervicitis gonocócica suele estar enmascarada por la coinfección por *Chlamydia trachomatis, Trichomonas vaginalis* o *Candida albicans*. Aunque el aparato genital puede parecer inalterado, un examen endocervical minucioso revela áreas de mucosa cervical friables que sangran al limpiarlas.[101] Sin embargo, sólo el 10-20% de las mujeres infectadas tienen secreción endocervical mucopurulenta. La infección de las glándulas parauretrales femeninas (Skene) y de Bartolino puede observarse en casi un tercio de las mujeres con infección genital. La manipulación cuidadosa de estas áreas a veces puede permitir la obtención de material purulento para examen directo y cultivo. La gonorrea endocervical también puede complicar el embarazo y es un cofactor reconocido para aborto espontáneo, corioamnionitis, rotura prematura de membranas y parto prematuro.[341,435] Los recién nacidos de madres con infecciones genitales están expuestos a padecer conjuntivitis gonocócica ("conjuntivitis neonatal") o infección gonocócica faríngea.

La infección gonocócica ascendente puede presentarse en el 10-20% de las mujeres infectadas y derivar en enfermedad inflamatoria pélvica (EIP) aguda que se manifiesta con salpingitis (infección de tubas uterinas), endometritis y abscesos tuboováricos que pueden causar cicatrices en las tubas uterinas, embarazos ectópicos, esterilidad y dolor pélvico crónico.[341,389,435] Los síntomas de la EIP gonocócica son dolor pélvico bilateral, secreción cervical anómala y sangrado, dolor durante el movimiento, fiebre y leucocitosis periférica. La EIP causada por *N. gonorrhoeae* por lo general sucede temprano, más que tardíamente, en la infección, y a menudo poco después del comienzo o durante la menstruación. Se observa fiebre, leucocitosis, eritrosedimentación elevada y proteína C-reactiva (CRP, *C-reactive protein*) en casi dos tercios de las pacientes, mientras que los escalofríos, náuseas y vómitos son variables en la EIP. En las mujeres con salpingitis, también se puede presentar una perihepatitis llamada *síndrome de Fitz-Hugh-Curtis*, caracterizada por la propagación directa de los microorganismos desde las tubas uterinas hasta el hígado y el peritoneo, lo que provoca dolor en el hipocondrio derecho y el hallazgo laparoscópico de adherencias entre el hígado y la pared abdominal anterior. La aparición de EIP está influida por diversos factores, entre ellos el diagnóstico y tratamiento de otras infecciones genitales (p. ej., infección por *C. trachomatis*, vaginosis bacteriana), EIP previa, empleo de anticonceptivos orales, dispositivos intrauterinos, duchas vaginales, las características de las cepas infectantes y el estado inmunitario del hospedero.[477,478] La obstrucción de las tubas uterinas que conduce a la esterilidad sucede en el 10-20% de las mujeres después de un episodio único de EIP gonocócica aguda, y en el 50-80% de aquellas con tres o más episodios.[693] Entre las mujeres con embarazos ectópicos, más del 80% tienen antecedentes de EIP.[211] En las mujeres embarazadas, la infección gonocócica está asociada con un aumento del riesgo de complicaciones, como parto prematuro, rotura prematura de membranas fetales, aborto espontáneo y mortalidad infantil. Las complicaciones debidas a las infecciones gonocócicas son menos frecuentes después del primer trimestre del embarazo.

N. gonorrhoeae también puede causar infecciones anorrectales y faríngeas.[596] La infección gonocócica bucofaríngea se observa en hombres homosexuales y bisexuales, y en mujeres heterosexuales, que adquieren la infección por contacto sexual orogenital con una pareja infectada. La gonorrea faríngea también se observa en ocasiones en hombres heterosexuales, como resultado de la práctica de sexo oral con una pareja infectada. La prevalencia de la infección gonocócica bucofaríngea es especialmente alta entre los pacientes homosexuales y bisexuales tratados en centros de ITS e individuos VIH positivos.[335,385,513] Los pacientes con infección gonocócica bucofaríngea a menudo tienen también infecciones genitales o rectales.[265,431] Entre los hombres homosexuales y bisexuales, la bucofaringe puede ser la fuente principal de transmisión a los contactos sexuales.[385] Más del 90% de las infecciones gonocócicas bucofaríngeas son asintomáticas y se diagnostican mediante el cultivo del microorganismo de la garganta.[54,501] En muchos casos, las infecciones gonocócicas de la faringe se resuelven sin tratamiento antimicrobiano. Las infecciones anorrectales se observan principalmente en hombres homosexuales y bisexuales que practican relaciones sexuales anales receptivas sin protección. Kent y cols. examinaron 174 muestras rectales de hombres homosexuales y bisexuales haciendo pruebas de VIH y encontraron una prevalencia de gonorrea rectal del 2.9%.[354] Un segundo estudio realizado en Seattle encontró una prevalencia de infección gonocócica rectal del 2.2% entre 500 hombres homosexuales y bisexuales.[412] La infección gonocócica rectal se relaciona con frecuencia con la infección por VIH. En un estudio de 564 hombres homosexuales y bisexuales, la prevalencia de gonorrea rectal fue del 7.1%. En este estudio, la prevalencia de gonorrea rectal entre los hombres homosexuales y bisexuales positivos al VIH fue del 15.2%, 3.5 veces la prevalencia observada en aquellos negativos.[361] Entre los hombres homosexuales y bisexuales, la infección gonocócica del recto puede ser el único sitio anatómico afectado.[288] Las mujeres también adquieren infecciones rectales por coito anal receptivo, pero la mayoría de las infecciones rectales en las mujeres se deben a contaminación perianal con secreciones cervicovaginales infectadas. Las infecciones gonocócicas rectales son a menudo asintomáticas, pero algunos individuos pueden experimentar proctitis aguda con dolor anorrectal moderado y prurito, secreción mucopurulenta, sangrado, tenesmo y estreñimiento 5-7 días después de la infección.[365,541] El examen anoscópico del conducto anal por lo general revela una mucosa rectal edematosa y eritematosa, y secreción purulenta en las criptas anales.[700] La infección por *Chlamydia*, la infección por el virus del herpes simple y otras infecciones de transmisión sexual se incluyen en el diagnóstico diferencial de la infección gonocócica anorrectal.

En un pequeño porcentaje (aproximadamente el 0.5-3%) de individuos infectados, los gonococos pueden invadir el torrente sanguíneo, lo cual conduce a una infección gonocócica diseminada (IGD).[167,450,596] Esta infección se caracteriza por la aparición de fiebre poco elevada (rara vez por encima de 39 °C), lesiones cutáneas hemorrágicas, tenosinovitis, poliartralgias migratorias y artritis séptica. Los hemocultivos son positivos de manera intermitente, por lo que se deben obtener al menos tres conjuntos de hemocultivos cuando se sospecha un diagnóstico de IGD. Las mujeres parecen tener un riesgo mayor para IGD, en particular durante la menstruación y durante el segundo y tercer trimestre de embarazo. Las lesiones cutáneas suelen ser muy dolorosas y aparecen como una pápula que evoluciona hacia una pústula necrótica sobre una base eritematosa (fig. 11-2, lám. 11-1B). Puede haber tan pocas como cinco, hasta más de 30 lesiones, y la mayoría de ellas se localizan en los miembros (dedos de los pies y de las manos).[168,450] Los cultivos de las lesiones cutáneas y de los líquidos sinoviales de los pacientes con IGD pueden ser negativos, lo que sugiere que los procesos inmunitarios (p. ej., depósito de complejos antígeno-anticuerpo) contribuyen a la patogenia de la IGD. A veces aparecen erupciones petequiales, papulares o maculares extendidas, y vasculitis.[334,427] En el 30-40% de los casos, los microorganismos del torrente sanguíneo pueden localizarse en una articulación o más y causar una artritis gonocócica purulenta y destructiva.[530]

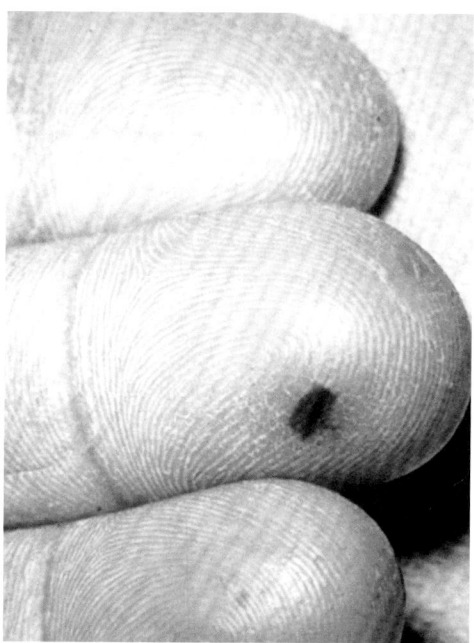

■ **FIGURA 11-2** Lesión cutánea característica de la IGD en un dedo de la mano. Estas lesiones suelen ubicarse en las extremidades.

El compromiso de la articulación es casi siempre asimétrico e involucra las articulaciones de la rodilla, codo, muñeca, dedos de la mano y el tobillo.[530] El líquido sinovial infectado contiene entre 40 000 y 60 000 células/mm³, más del 80% de ellas son neutrófilos polimorfonucleares.[258,530] La tinción de Gram y el cultivo de los aspirados de la articulación son positivos sólo en el 10-30% de los casos. Los métodos moleculares (reacción en cadena de la polimerasa [PCR, *polymerase chain reaction*], amplificación por desplazamiento de hebra) también se han podido aplicar con éxito en la detección de gonococos en el líquido sinovial y las muestras de frotis obtenidos de las lesiones cutáneas.[362,525]

Las complicaciones de la IGD son daño articular permanente, endocarditis y, rara vez, meningitis. La endocarditis gonocócica se desarrolla en alrededor del 1-2% de los pacientes con infección diseminada y sigue un curso destructivo y rápido.[577] La válvula aórtica se ve afectada en el 50% de los casos, y en el 30% existe compromiso de la válvula mitral; también se han informado cuatro casos de infección gonocócica de la válvula tricúspide.[11] Thompson y Brantley informaron un caso de endocarditis gonocócica en un hombre de 23 años que necesitó utilizar prótesis valvular como resultado de una insuficiencia aórtica grave y prolapso de las valvas aórticas.[633] En 1997 se diagnosticó el primer caso de endocarditis gonocócica relacionada con lupus eritematoso sistémico (LES) en una mujer de 24 años de edad con síntomas inespecíficos de tos, dolor de pecho, fiebre y malestar sin signos ni síntomas de IGD.[637] Los electrocardiogramas transesofágicos y transtorácicos mostraron una gran vegetación en la válvula pulmonar, y los hemocultivos fueron positivos para *N. gonorrhoeae*. Nielsen y cols. utilizaron la prueba de amplificación mediada por transcripción (AMT) Gen-Probe APTIMA® en tejido valvular extirpado quirúrgicamente para diagnosticar con éxito endocarditis gonocócica en un hombre de 45 años de edad.[484] La pericarditis y los derrames pericárdicos también son complicaciones de la IGD, y el síndrome de dificultad respiratoria del adulto, el *shock* séptico y la falla orgánica multisistémica se informaron en relación con la bacteriemia gonocócica.[386] La

meningitis gonocócica es una complicación infrecuente de la infección diseminada que tiene los rasgos típicos de la meningitis causada por otros microorganismos.[442] Otras características relacionadas con la IGD (p. ej., artritis, tenosinovitis y lesiones cutáneas) también se observan en estos pacientes. Los abordajes moleculares han sido útiles en el diagnóstico de la meningitis gonocócica, ya que los cultivos de líquido cefalorraquídeo (LCR) pueden ser negativos debido a los requerimientos nutricionales especiales del microorganismo.[104,106,442] Dentro de las entidades clínicas que se asemejan a la IGD, se encuentran el síndrome de Reiter, la artritis inducida por cristales y la piógena, la artritis sifilítica y la tuberculosa, la artritis reumatoide, la enfermedad de Lyme y la fiebre reumática. Se han observado ataques repetidos de IGD en individuos con ciertas deficiencias del complemento.[222] La enfermedad diseminada puede aparecer después de la infección en sitios genitales o extragenitales. Los estudios de cepas aisladas de casos de IGD han mostrado que esas cepas más invasivas tienen características atípicas, como requerimientos nutricionales especiales (p. ej., requerimientos de arginina, hipoxantina y uracilo para crecer [variedades AHU]), la categorización definida de la serovariedad Por IA y la resistencia a la acción bactericida del suero humano normal.[218,464] Con la reducción en la prevalencia de las serovariedades AHU/Por IA en los últimos años, el incremento del número de IGD se ha relacionado con otras clases de auxotipos/serovariedades.[628]

En los últimos años han aparecido en la literatura médica informes de presentaciones o infecciones gonocócicas inusuales. Las infecciones gonocócicas oculares, vistas por primera vez en recién nacidos que adquirían el microorganismo durante el pasaje por el canal del parto infectado (conjuntivitis neonatal), se han informado en adultos que se infectan mediante secreciones genitales.[22,242] El personal de laboratorio que trabaja con cultivos también puede infectarse accidentalmente si no toma los recaudos para protegerse los ojos.[429] La infección de la conjuntiva por *N. gonorrhoeae* habitualmente es dolorosa y se acompaña de fotofobia, disminución considerable de la agudeza visual, edema palpebral, celulitis periorbitaria y secreción purulenta profusa.[523] Esta infección puede ser unilateral o bilateral y puede complicarse con queratitis del estroma y epitelial, queratitis ulcerativa, perforación corneal, prolapso del iris y endoftalmitis.[173] En estos casos se requiere tratamiento antimicrobiano inmediato. La presencia de enfermedades subyacentes (p. ej., infección por VIH, LES, infección por hepatitis B con cirrosis) puede relacionarse con presentaciones atípicas de la infección gonocócica (p. ej., endoftalmitis, bacteriemia).[233,524,703] Se han informado abscesos gonocócicos en el cuero cabelludo de recién nacidos como una complicación de la vigilancia fetal intrauterina.[674] Se han informado abscesos gonocócicos cutáneos y periuretrales tanto en individuos positivos como negativos al VIH.[352,595]

Históricamente, las infecciones gonocócicas en los niños sólo incluían conjuntivitis neonatal, que se describió anteriormente. Casi todos los casos de gonorrea en niños durante el período neonatal son el resultado de la contaminación ocular, aunque se han documentado infecciones más graves por gonococos en recién nacidos.[226] La transmisión de la gonorrea desde los adultos hacia los niños por fómites (p. ej.. toallas compartidas) se propuso como un modelo de transmisión en los niños mayores. Sin embargo, ahora se reconoce que las infecciones gonocócicas, incluyendo la conjuntivitis y otras infecciones de transmisión sexual en los niños más allá del período neonatal inmediato (definido como el tiempo desde el nacimiento hasta el primer mes de vida), son indicadores de abuso sexual.[58,292,423] Con un acercamiento multidisciplinario cuidadoso, es posible obtener los antecedentes de contactos sexuales de los niños mayores. Cuando se identifica a un niño con gonorrea, la investigación de ambos adultos tutores y de los otros hermanos suele revelar la infección en adultos y otros niños. Las infecciones gonocócicas infantiles se asemejan a las de los adultos, pero con algunas diferencias notables. *N. gonorrhoeae* causa vaginitis, con secreción vaginal, más que cervicitis, en las niñas prepúberes. El epitelio de la vagina prepuberal está compuesto por células epiteliales cilíndricas, el tipo de células que *N. gonorrhoeae* infecta de preferencia. Con la aparición de la pubertad, estas células son reemplazadas por un epitelio escamoso estratificado que no es vulnerable a la infección gonocócica. La infección uretral en los niños hombres, si se presenta, se asemeja a la observada en los adultos. Las infecciones gonocócicas faríngeas y rectales, como en los adultos, por lo general son asintomáticas en los niños.

Neisseria meningitidis

Epidemiología meningocócica: serogrupos, serotipos y subserotipos. *N. meningitidis* es un patógeno primario que causa un conjunto de procesos infecciosos, que van desde la sepsis oculta con rápida recuperación hasta la enfermedad mortal fulminante.[35,707] En ciertos pacientes, sólo se

manifiestan algunos aspectos de este espectro clínico, mientras que en otros puede progresar a través del espectro con rapidez alarmante. Un factor de virulencia importante de todos los aislamientos de *N. meningitidis* relacionados con enfermedad es la cápsula de polisacáridos. Se han reconocido 13 serogrupos de polisacáridos capsulares meningocócicos (A, B, C, D, H, I, K, L, X, Y, Z, W-135 y 29E), pero la mayoría de las infecciones son causadas por microorganismos pertenecientes a los serogrupos A, B, C, X, Y y W-135. Las cepas de *N. meningitidis* serogrupo B causan una proporción sustancial de la enfermedad endémica en muchas partes del mundo, incluyendo los Estados Unidos. Las cepas de los serogrupos C y Y se han relacionado con brotes de la enfermedad en los Estados Unidos y otros países. Las cepas del serogrupo A se encuentran principalmente en el "cinturón de meningitis" del África subsahariana y son responsables de las mayores epidemias meningocócicas, con los serogrupos C, X y W-135 también como responsables de la enfermedad en áreas de África (p. ej., Kenia, Togo, Níger), China, Argentina y en los peregrinos a la Meca.[217,536,544,615,616,632,698,699,722] Debido a la disponibilidad y el uso diseminado de las vacunas de polisacáridos y conjugadas contra los serogrupos A, C, Y y W-135 de *N. meningitidis*, ahora el serogrupo B es responsable de hasta el 90% de los casos de enfermedad en algunos países, particularmente

---

11-1

RECUADRO

Epidemiología global de *N. meningitidis* y de la enfermedad meningocócica: un resumen

Entre los países latinoamericanos, se dispone de datos escasos debido al subregistro reconocido, pero un estudio de 2008 de casi 7 000 aislamientos recolectados de los años 2000-2005 en 19 países latinoamericanos (especialmente Brasil y Chile) informó que el 69% de los meningococos aislados pertenecían al serogrupo B, el 26% al serogrupo C, y los serogrupos Y y W-135 comprendieron cerca del 2% de los aislamientos cada uno.[255] Brasil experimentó epidemias de enfermedad por el serogrupo A en la década de 1920 hasta la década de 1940, con la superposición posterior de las epidemias de meningococos de los serogrupos A y C que ocurrieron a comienzos de 1970.[185] Durante el final de la década de 1990 y en el 2002, la incidencia anual de la enfermedad meningocócica en São Paulo fue de 6 casos por cada 100 000 habitantes y los serogrupos implicados fueron el serogrupo B (59%) y el serogrupo C (36%)[183]. Durante los años 2003-2005, la incidencia anual de la enfermedad en São Paulo fue de 3.9 casos por cada 100 000, con casi dos tercios de los aislamientos pertenecientes al serogrupo C. En el sur de Brasil, se han observado tasas de incidencia similares desde finales de la década de 1990 y mediados de la década de 2000; sin embargo, la distribución de los serogrupos en las regiones del sur de Brasil incluyó una preponderancia de aislamientos del serogrupo B (78.9%), junto con los serogrupos C (14.1%) y W-135 (6.2%).[48] La prevalencia de los aislamientos que pertenecen al serogrupo W-135 en el sur de Brasil ahora exceden el 17%, siendo todos parte del complejo ST-11.[691] En Chile, las tasas de incidencia de la enfermedad meningocócica se han mantenido estables durante muchos años en 0.6 por cada 100 000, con los aislamientos pertenecientes a los serogrupos B (71%), C (12%) y Y (10%). Argentina informó una disminución de las tasas de enfermedad meningocócica durante el período de 1993-2005, en el que predominaron los aislamientos de los serogrupos B y C.[152] Durante el 2008 empezó a aparecer la enfermedad debida al serogrupo W-135, identificándose este serogrupo en el 28% de los casos.[217] Cuba experimentó un brote nacional de enfermedad meningocócica del serogrupo B al inicio de la década de 1980, pero la incidencia de la enfermedad ha seguido disminuyendo desde aquel momento hasta 0.6-0.7 casos por cada 100 000 entre los años 1998-2000, con una disminución adicional a 0.3 casos por cada 100 000 en 2003.[193] En Colombia no se dispone de información sobre la incidencia de la enfermedad, pero un estudio de 434 aislamientos recolectados en este país entre 1994 y 2006 reveló que predominaron los aislamientos del serogrupo B (78%), seguidos del serogrupo C (10%), serogrupo Y (9%) y serogrupo W-135 (2%); los aislamientos del serogrupo Y no incluyeron ninguno de los aislamientos de 1994, pero sí al 50% de aquellos obtenidos en el 2006.[324]

En ciertas regiones del África subsahariana que se denominan "el cinturón de la meningitis", se produce de manera anual la enfermedad meningocócica causada principalmente por cepas del serogrupo A, con una incidencia de hasta 1 000 casos por cada 100 000 habitantes.[536,632] Esta región se extiende desde Senegal en el oeste hasta Etiopía en el este. Las epidemias de la enfermedad meningocócica ocurren en ciclos de 5-12 años, comenzando durante las estaciones secas en la región y terminando con el inicio de la estación lluviosa. Durante la estación seca, las temperaturas bajan por debajo de los 10 °C por la noche, lo que provoca que las poblaciones se congreguen en áreas cerradas, originando una eficiente transmisión de persona a persona. Además, los efectos secantes de los vientos fuertes del desierto del Sahara sobre la mucosa bucofaríngea aumentan aún más el riesgo de enfermedad meningocócica invasora.[457] La última gran epidemia causada por N. meningitidis del serogrupo A ocurrió entre 1996 y 1997, con más de 250 000 casos clínicos y más de 25 000 muertes. Esta cepa del serogrupo A perteneció al complejo ST-5 y causó epidemias en Etiopía, Sudán, Kenia, Tanzania y Chad, de 1988 a 1998. En 1995, un nuevo clon del serogrupo A (ST-7) apareció en Argelia y se extendió a lo largo del cinturón de la meningitis causando un brote de enfermedad meningocócica en Sudán en 1999.[483] La extensión del cinturón de la meningitis a las regiones meridionales de África fue anunciada por los brotes de la enfermedad ST-7 en los campos de refugiados de Ruanda, Burundi y la República de Tanzania. Hasta el año 2000, otros serogrupos meningocócicos eran agentes poco frecuentes de la enfermedad en África, con brotes raros debidos a cepas del serogrupo C y pequeñas epidemias debidas a aislamientos del serogrupo X en Chad, Níger, Ghana y Kenia.[120,202] Desde el 2002 han surgido cepas W-135 en la región que originalmente estaban vinculadas con cepas que infectaron a los individuos que participaron en la peregrinación del Hajj del 2000 a La Meca, Arabia Saudita.[517,615,616] Estos individuos habían sido vacunados con vacunas de polisacáridos de los serogrupos A y C, preparando el escenario para la aparición del serogrupo W-135 perteneciente al complejo ST-11. Aparentemente, esta cepa surgió debido a un cambio capsular del serogrupo C al serogrupo W-135. En 2002, más de 200 casos de enfermedad causados por esta cepa se produjeron en Burkina Faso y se realizaron aislamientos de este clon en individuos dentro y fuera del cinturón de meningitis.[32] La administración de una vacuna trivalente de los serogrupos A/C/W-135 causó una disminución abrupta de la enfermedad debida a esta cepa y la aparición de una nueva cepa del serogrupo A perteneciente al complejo ST-2859 en 2003.

En el Medio Oriente, la mayor parte de la enfermedad meningocócica se ha relacionado con el peregrinaje Hajj a La Meca, Arabia Saudita. Durante la peregrinación de 1987, se produjo un brote de enfermedad meningocócica del serogrupo A y los viajeros que regresaban a los Estados Unidos desde Arabia Saudita mostraron índices elevados de portación nasofaríngea de meningococos del grupo A.[462] Después de la peregrinación de 1987, la vacunación con polisacáridos meningocócicos A y C fue obligatoria para que los peregrinos entraran en Arabia Saudita.[120] Esto condujo a la desaparición virtual de esta cepa del serogrupo A. A partir del 2000, surgieron cepas del serogrupo W-135 durante el peregrinaje Hajj, causando más de 400 casos de enfermedad meningocócica.[615] Cuando los participantes del Hajj regresaron a sus países de origen, se registraron casos provocados por el mismo clon del serogrupo W-135 en Inglaterra, Francia, Israel, los Estados Unidos y otros países.[697,698] La cepa de la enfermedad pertenecía a ST-11 y tenía un serotipo/subserotipo único que era similar a las cepas observadas en Inglaterra en años anteriores; sólo las cepas del Reino Unido pertenecieron al serogrupo C y no al W-135. Se postuló que la vacunación obligatoria de los participantes del Hajj con la vacuna del serogrupo C había ejercido presión selectiva para que el mismo clon ST-11 sufriera un cambio capsular al serogrupo W-135, manteniéndose sin cambios los marcadores de serotipo y subserotipo.[8,445] La introducción posterior de la vacuna meningocócica tetravalente en Arabia Saudita como requisito de visado para los participantes del Hajj ha eliminado los brotes de enfermedad meningocócica en la región.[697]

En Europa, la enfermedad meningocócica se relaciona con aislamientos de los serogrupos B y C, y las tasas de incidencia han disminuido de 1.67 casos por cada 100 000 en 1999, a 1.01 por cada 100 000 en el 2006.[229] Como en los Estados Unidos, la mayor incidencia de la enfermedad ha sido entre niños menores de 1 año y adolescentes de 15-19 años de edad. A finales de la década de 1990 y principios de la década de 2000, varios países, entre ellos el Reino Unido, Irlanda, España, Bélgica, Portugal y los Países Bajos, experimentaron aumentos de la enfermedad debido a una cepa hipervirulenta del serogrupo C perteneciente al complejo clonal ST-11. En estos países se aplicaron programas de vacunación meningocócica intensiva contra el serogrupo C de 1999 a 2006, y tuvieron un gran éxito en el control de la propagación de esta cepa, que había sido responsable de hasta el 40% de los casos tan sólo en el Reino Unido.[426,643] Al mismo tiempo que la reducción de las infecciones por el serogrupo C, la proporción de enfermedades confirmadas por laboratorio debidas a cepas del serogrupo B aumentó al 87% en 2007-2008, de entre el 46-69% en años anteriores. Estas cepas del serogrupo B pertenecen a los complejos clonales ST-40 y ST-44 y son ahora responsables de la mayoría de las enfermedades meningocócicas en Europa y el Reino Unido.[93] Un segundo clon del serogrupo B (ST-269), que se describió por primera vez en los Países Bajos durante la década de 1970, surgió como causa de enfermedad invasora en el Reino Unido y Escocia a finales de los años noventa; este mismo clon del serogrupo B también se ha identificado en Quebec, Canadá.[196,393] En el año 2000 surgieron en Francia aislamientos pertenecientes al serogrupo W-135, que ahora son el tercer serogrupo meningocócico más frecuente tanto en Francia como en el Reino Unido.[698] La afluencia de W-135 en estas regiones reflejaba el regreso de los peregrinos del Hajj a sus países de origen después del brote de la enfermedad por W-135 en Arabia Saudita.[283] Debido a la contribución de las cepas W-135 al surgimiento del trastorno en las zonas a las que volvían los peregrinos, el Reino Unido hizo una recomendación oficial de que los peregrinos que asisten al Hajj reciban la vacuna de polisacáridos meningocócicos tetravalente para los serogrupos A, C, Y y W-135. Los requisitos de visado establecidos en el 2002 hicieron obligatorio recibir la vacuna tetravalente. Durante el siglo xx, la mayor parte de la enfermedad meningocócica en China se debió a cepas del serogrupo A, produciéndose cuatro epidemias en 1959, 1967, 1977 y 1984. Durante estas epidemias, la incidencia

(*continúa*)

de la enfermedad fue tan alta como 500 casos por cada 100 000.[722] Todas estas epidemias se debieron al clon ST-5, que existe en la región desde hace más de 60 años, aunque variaron los serotipos y subserotipos de estos aislamientos clonales ST-5 del serogrupo A. Durante los períodos epidémicos, este grupo clonal se extendió de China a Rusia, Escandinavia, Nepal y Arabia Saudita. La institución de un esfuerzo nacional de vacunación con vacunas monovalentes del serogrupo A o bivalentes de polisacáridos de los serogrupos A y C a comienzos de la década de 1980, redujo la incidencia de la enfermedad en la región hasta 0.2-1.0 casos por cada 100 000 habitantes.[722] La última epidemia en China relacionada con ST-5 comenzó en 1993, con propagación posterior a Moscú y Mongolia en 1996.[632] A partir del año 2000, las cepas de *N. meningitidis* pertenecientes a los serogrupos B y C provocaron brotes esporádicos de enfermedad en China, y en el 2003 se produjo la aparición de otra cepa hiperinvasiva del serogrupo C perteneciente al complejo ST-4821.[574] Las cepas del serogrupo A aún son causas importantes de brotes en la India y Filipinas.[471,707] La enfermedad meningocócica es bastante rara en Japón, con menos de 30 casos notificados cada año, la mayor parte de ellos causados por el clon ST-32 del serogrupo B de *N. meningitidis*.[314] La enfermedad meningocócica grave parece ser infrecuente en el Lejano Oriente (Taiwán, Malasia, Tailandia), con una incidencia de enfermedad de menos de 0.2 por cada 100 000 habitantes.[153,508,522]

en Europa (recuadro 11-1).[643] Algunos datos sugieren que el serogrupo C puede relacionarse con clones más hipervirulentos y tiende a causar enfermedad más grave que los otros serogrupos.[196,691] Este aumento de la virulencia se manifiesta como efectos residuales más graves (p. ej., lesiones cutáneas con cicatrices, pérdida de extremidades, insuficiencia renal) y una mayor letalidad que con otros serogrupos.[227,543,587] En Francia, un clon del serogrupo C (ST-11) tuvo una proporción caso-mortalidad del 22% en comparación con el 15% para otros aislamientos franceses del serogrupo C. En el 2007, este clon causó cinco de los nueve grupos de enfermedad con mayor virulencia, como lo demuestran las extensas erupciones hemorrágicas de los pacientes infectados.[177]

Los aislamientos meningocócicos pueden caracterizarse además por proteínas de la membrana externa (OMP, *outer membrane proteins*) expresadas en la superficie celular denominadas *PorA* y *PorB*. PorB (antes OMP de clase 2 y 3) son proteínas inmunógenas que determinan el serotipo meningocócico, mientras que las proteínas PorA (antes OMP de clase 1) determinan el subserotipo.[253,448,657] La determinación del genotipo PorB se puede realizar secuenciando el gen *porB*, mientras que la genotipificación de *porA* se realiza a través de la secuenciación de dos regiones variables (VR1 y VR2) del gen *porA*. La genotipificación de *porA* ha sustituido en gran medida a los métodos serológicos de subserotipificación de PorA porque el gen puede expresarse de forma variable y las mutaciones puntuales únicas en *porA* pueden tener un impacto considerable sobre la virulencia. Los aislamientos de *N. meningitidis* pueden dividirse adicionalmente en 1 de 13 inmunotipos en función de los determinantes antigénicos de lipooligosacárido (LOS). Aunque estos métodos serológicos son útiles para determinar el parentesco de las cepas de forma local y definir el entorno clínico, ninguno de ellos permite discriminar y delimitar el parentesco genético de variedades meningocócicas para propósitos epidemiológicos globales. *N. meningitidis* es capaz de sufrir variación antigénica a través de transferencia horizontal de genes con otros meningococos o neisserias saprófitas, por recombinación autóloga dentro de su propio genoma y por expresión génica variable debido a la presencia/ausencia de secuencias de inserción, repetición de nucleótidos en tándem y cambio de fragmentos en la transcripción de ácidos nucleicos.[31,411,562] La transferencia génica horizontal puede llevar al **cambio capsular**, donde una cepa cambia de un serogrupo capsular a otro. Los aislamientos que han sufrido este proceso tendrán el mismo subserotipo e inmunotipo genéticos, pero expresarán diferentes serogrupos capsulares. La secuenciación del gen del antígeno de serogrupo meningocócico por PCR del gen de sialiltransferasa puede emplearse para confirmar los métodos de agrupamiento serológico y determinar el agrupamiento genético de cepas "no agrupables" desde el punto de vista serológico que contienen genes capsulares "inactivos".[83,239,305] El cambio capsular permite el "escape inmunológico" de la inmunidad al serogrupo original expresado por una cepa dada, permitiendo así que se inicien y mantengan brotes de enfermedad meningocócica durante períodos considerables.[610] El cambio capsular con frecuencia da como resultado cepas que expresan el antígeno capsular del serogrupo C. En un estudio de 1 160 aislamientos invasores recolectados de 2000 a 2005 en los Estados Unidos, los aislamientos del serogrupo C fueron el resultado del 12.9% de los episodios de cambio, en comparación con el 1.5% resultante en el serogrupo B y el 0.9% en el serogrupo Y. Cuando se determinaron los tipos de secuencia (*véase* más adelante) de estas cepas del serogrupo C, el 97.2% solían relacionarse con el serogrupo B, lo que sugiere que estas cepas habían sufrido un cambio capsular de "B" a "C".[183,299] Los cambios capsulares de serogrupo C a B, y de C a W-135, se han documentado en aislamientos de Portugal y Nueva Zelanda, respectivamente.[59,581] Debido a la alta frecuencia de variación antigénica en las OMP y al fenómeno de cambio capsular, se han desarrollado otros métodos para definir, identificar y rastrear genéticamente cepas patógenas de *N. meningitidis* en todo el mundo.[238,610] Se han utilizado técnicas como la electroforesis de enzimas multilocus (MLEE, *multilocus enzyme electrophoresis*) para la caracterización de cepas, pero este método ha sido reemplazado en gran medida por la tipificación de secuencia multilocus (MLST, *multilocus sequence typing*). La MLST se realiza por secuenciación de porciones de siete genes constitutivos y determina el linaje genético de los aislamientos meningocócicos en la comunidad.[239,428] Un complejo clonal está compuesto por un grupo de tipos de secuencia que comparten al menos cuatro de los siete loci en común con un "genotipo ancestral".[657] Al usarse junto con genotipificación de *porA* y *porB* e inmunotipificación de LOS, la MLST ha ayudado a científicos y epidemiólogos a identificar una serie de grupos clonales genéticamente definidos que son responsables de la enfermedad meningocócica tanto epidémica como endémica esporádica.[120] Aunque la MLST ha reemplazado a la MLEE como método principal para la caracterización de cepas, los aislamientos meningocócicos en la literatura epidemiológica son con frecuencia referidos tanto por su tipo de enzima (designación ET, *enzyme type*) como por su tipo de secuencia (designación ST, *sequence type*). También se han desarrollado otros métodos genéticos moleculares (p. ej., huella genética de ADN, polimorfismos de longitud de fragmentos de restricción, electroforesis en gel de campo pulsado, ribotipificación, análisis por PCR repetitiva basado en elementos, PCR amplificada al azar, secuenciación del gen *porA* y análisis de endonucleasas mediante PCR de amplicón) para la vigilancia de la epidemiología de las cepas patógenas a nivel mundial, pero su uso no está tan diseminado como el de la MLST.

El análisis clonal de *N. meningitidis* reveló muchas características interesantes relacionadas con la virulencia y la enfermedad. Los clones virulentos se distinguen por sus velocidades de transmisión elevadas y por causar altas tasas de enfermedad por introducción en una población predispuesta. Se encuentran clones avirulentos en portadores asintomáticos y rara vez causan enfermedad, incluso cuando se transmiten con una velocidad similar a la de los clones virulentos.[300] La presencia de clones virulentos acoplados con altas tasas de transmisión, una población sensible, ciertos factores del hospedero (p. ej., tabaquismo, estado inmunitario de las mucosas, coinfecciones víricas, deficiencias del complemento adquiridas o congénitas) y factores de la conducta y medio ambiente (hacinamiento, contactos cercanos, exposición al humo del cigarrillo) conducen a tasas altas de transmisión y a menudo a la aparición explosiva de la enfermedad.[120,243,716] Finalmente, los grupos clonales virulentos circulantes sufren diversificación genética mediante transformación y varias presiones ambientales selectivas; estos clones pueden entonces desaparecer o resurgir más tarde.[120] Los clones invasores dentro de un complejo ST pueden expresar diferentes serogrupos. Por ejemplo, el tipo de secuencia ST-11 que expresa el serogrupo C es responsable de brotes de enfermedad meningocócica en los Estados Unidos, Europa y Canadá, mientras que el mismo complejo clonal ST-11 que expresa el antígeno capsular del serogrupo W-135 ha causado enfermedad en África y Arabia Saudita.[8,93,483,457] Mayer y cols.[445] demostraron que un brote de W-135 se debió a la expansión clonal de una cepa, en lugar de la aparición de una nueva cepa. Por el contrario, Shao y cols.[574] informaron un nuevo clon del serogrupo C en la provincia de Anhui en China.

Varios clones patógenos mundiales de *N. meningitidis* conformados por diferentes serogrupos, serotipos, subserotipos e inmunotipos causan tanto la enfermedad endémica como la epidémica.[185,193,299] La enfermedad meningocócica endémica sucede en tasas de 1-3 casos por cada 100 000 personas en los Estados Unidos y en 10-25 casos por cada 100 000 personas en países en vías de desarrollo. En aquel país, la incidencia anual de enfermedad meningocócica alcanzó su máximo en la década de 1990, con una incidencia de 1.7 por cada 100 000 habitantes, y después disminuyó a 0.35 por cada 100 000 en 2007 debido a la disminución de los tres serogrupos más frecuentes en esa nación (serogrupos B, C y Y).[299] Las tasas de ataque son más altas entre los niños de 3 meses a 1 año de edad y entre los adolescentes mayores y adultos jóvenes. Los principales cambios en la epidemiología meningocócica durante la década de 1990 incluyeron un aumento de la incidencia de infecciones con serogrupos C adquiridas en la comunidad, y un aumento de la enfermedad entre adolescentes y adultos jóvenes tanto durante la escuela secundaria como en la universidad.[124,300,426,543] Durante la década de 1990 se produjeron brotes de enfermedad meningocócica invasora y se han relacionado con la concurrencia a bares y discos, el consumo de alcohol y cigarrillos, y la residencia en albergues estudiantiles.[164,322,323] Una cantidad importante de los casos se han observado entre estudiantes estadounidenses de primer año de la universidad que residían en albergues universitarios.[296,298] A mediados de la década de 1990 y hasta el 2002, se identificaron 76 brotes de enfermedad meningocócica en los Estados Unidos, los cuales ocurrieron en universidades, escuelas primarias y secundarias, asilos y en la comunidad.[246,327] Como se mencionó anteriormente, la mayoría de estos brotes fueron causados por cepas del serogrupo C, pero el serogrupo Y de *N. meningitidis* perteneciente al complejo ST-23

surgió durante comienzos de la década de 1990 y hacia mediados de ésta representaba más del 25% de la enfermedad meningocócica, siendo los niños, ancianos y personas inmunodeprimidas los de mayor riesgo. En Oregón, los brotes de enfermedad meningocócica se produjeron a mediados de la década de 1990 debido a cepas del serogrupo B pertenecientes al complejo clonal ST-32.[195] En la actualidad, las cepas del serogrupo C y del serogrupo Y representan aproximadamente el 31% y el 35%, respectivamente, seguido del serogrupo B (23%) y el serogrupo W-135 (11%).[301] En Canadá, la incidencia actual de enfermedad meningocócica es de 0.56-1.2 por cada 100 000 personas, mientras los serogrupos C y Y representan el 25.1% y el 21.9% de los aislamientos, respectivamente.[300] Las cepas del serogrupo B pertenecientes al complejo ST-269 surgieron en Canadá recientemente, y las cepas del serogrupo B representan ahora más del 43% de los aislamientos.[393] Se revisó la epidemiología del brote de enfermedad meningocócica alrededor de Nueva Delhi, India.[471] El recuadro 11-1 contiene un breve análisis de la epidemiología global de *N. meningitidis* y la enfermedad meningocócica.

Estado de portador de *N. meningitidis*. *N. meningitidis* puede ser portado asintomáticamente en la bucofaringe y nasofaringe de un porcentaje variable de individuos, y la tasa de portación se asocia con varios factores, como edad, clase socioeconómica y presencia de enfermedad actual en una comunidad.[35,711] En general, las tasas de portación tienden a ser inferiores al 3% en los niños menores de 4 años y aumentan al 24-38% en el grupo de 15-24 años.[121,155] La duración de la portación también puede variar con el individuo y el serogrupo de la cepa colonizadora, y la portación de meningococos en la nasofaringe puede ser transitoria, intermitente o persistente.[12] Durante los períodos en que la enfermedad está presente en una comunidad, las tasas de portación pueden no ser muy diferentes de las observadas cuando no se han informado casos de enfermedad clínica, pero se ha observado que aumenta la proporción de individuos portadores de cepas más virulentas.[35] La prevalencia de portación entre los contactos domiciliarios de los pacientes con enfermedad meningocócica suele ser mayor que en la población en general, y al menos la mitad de los portadores domiciliarios serán colonizados con la misma cepa que el paciente con quien tienen contacto.[109,579] Al contrario de lo que se ha afirmado durante años, la tasa de portación meningocócica no parece ser estacional, aunque la mayoría de las enfermedades meningocócicas en los países desarrollados tiende a ocurrir a finales del invierno y principios de la primavera. Las condiciones de vida aglomeradas facilitan la propagación respiratoria de los meningococos, y este hacinamiento afecta tanto la transmisión del microorganismo como la aparición de enfermedad manifiesta. Esto ha sido ampliamente demostrado por los grandes brotes que han ocurrido en las bases militares a lo largo de los años, donde un gran número de adultos jóvenes susceptibles viven juntos en lugares cerrados durante períodos prolongados. Además, entre los estudiantes universitarios, la portación meningocócica se eleva rápidamente durante las primeras semanas del ciclo académico, en gran parte por la residencia en cuartos cercanos y la socialización en aulas y lugares de reunión.[474] De la misma manera, las personas con infecciones bacterianas o de las vías respiratorias también suelen tener mayores tasas de portación de meningococos.[604] Otros factores que se relacionan con el aumento de la portación de meningococos incluyen sexo masculino, hábito tabáquico o exposición secundaria al humo, y bajo nivel socioeconómico.[122] Las cepas portadas pueden ser encapsuladas (agrupables) o no encapsuladas (no agrupables). La colonización meningocócica de las vías respiratorias altas conduce a una respuesta inmunitaria humoral, con formación de anticuerpos bactericidas específicos a los serogrupos y de reactividad cruzada frente a otros antígenos de la membrana externa dentro de 7-10 días.[35,711] Incluso los individuos colonizados con cepas no agrupables desarrollan títulos altos de anticuerpos frente a cepas agrupables, probablemente por la presencia de determinantes antigénicos compartidos. En un estudio de 38 individuos portadores de cepas no agrupables en nasofaringe, el 2-52% de los hombres desarrollaron anticuerpos específicos de grupo, según el serogrupo examinado.[527] Esta respuesta no elimina el estado de portador, pero puede proteger al hospedero de la enfermedad manifiesta. El mejor método de detección de la portación de meningococos basado en cultivo se realiza mediante el hisopado de la pared posterior de la bucofaringe, seguido por la inoculación e incubación inmediatas del medio selectivo (p. ej., medio modificado de Thayer-Martin [MTM]).[535]

Infecciones causadas por *N. meningitidis*. En algunos individuos, la cepa meningocócica que se establece en las vías respiratorias altas entra en el torrente sanguíneo e inicia la enfermedad sistémica. Un nivel bajo de anticuerpos bactericidas séricos es un factor principal del hospedero que se relaciona con un mayor riesgo de infección y que la enfermedad invasora de *N. meningitidis* ocurre en aquellas personas que están recién infectadas con una cepa contra la cual el individuo carece de anticuerpos bactericidas específicos para ese serogrupo meningocócico.[229] En un estudio realizado entre personal militar, Edwards y cols.[216] encontraron que el 86% de los 31 pacientes tenían cultivos nasofaríngeos negativos durante las dos semanas anteriores al comienzo de la enfermedad y que cuatro pacientes tuvieron cultivos negativos el día anterior al inicio de la enfermedad.[216] Sin embargo, en un informe reciente, se documentó un intervalo de siete semanas ocurrido entre el contagio nasofaríngeo del microorganismo y el inicio de la enfermedad meníngea.[475] La infección vírica o micoplásmica simultánea de las vías respiratorias altas también puede facilitar la invasión sistémica por el microorganismo, ya que tanto los brotes esporádicos como los epidémicos de enfermedad meningocócica se han relacionado con brotes de infecciones respiratorias por virus y micoplasmas.[463] El bajo nivel socioeconómico y el estatus minoritario están asociados con un mayor riesgo de enfermedad meningocócica, el cual también es mayor entre los portadores con deficiencias en los componentes finales del complemento (p. ej., C5, C6, C7, C8, C9) o el sistema de la properdina.[244,538] Otras enfermedades subyacentes, como insuficiencia hepática, LES, mieloma múltiple, infección por VIH y asplenia, pueden predisponer a una enfermedad meningocócica grave.[35,223] Los factores conductuales de riesgo más nuevos relacionados con la adquisición del microorganismo y el surgimiento de la enfermedad meningocócica se convirtieron en el centro de atención con los brotes en las universidades, e incluyen hábito tabáquico (activo y pasivo), besos, residencia en colegios/universidades, acudir a establecimientos donde sirven bebidas (bares, discotecas) y compartir vasos y botellas.[164,249,322,323,424]

La patogenia de la enfermedad meningocócica no se conoce bien, y aunque se ha informado mucho acerca de la epidemiología descriptiva del microorganismo y sus estados de enfermedad, se sabe muy poco sobre la dinámica de la producción de la enfermedad.[508,605,648] Los humanos son el único hospedero natural de *N. meningitidis*, y el microorganismo se disemina por las gotitas del aparato respiratorio. Los meningococos colonizan la mucosa de las vías respiratorias altas y después pueden invadir el torrente sanguíneo. La fijación inicial a la mucosa nasofaríngea está mediada aparentemente por la interacción de las adhesinas de la

superficie celular con el dominio I de las cadenas de α-integrina o proteína cofactor de membrana (CD46).[344] Los meningococos presentan diversas adhesinas de superficie celular e incluyen las proteínas de los pili (PilC, PilQ), OMP (Opa, Opc, PorA, PorB) y LOS.[451] La variación antigénica a nivel de la adhesina y el pilus regula la elusión de factores inespecíficos del hospedero durante la adherencia inicial a la mucosa epitelial. Los factores ambientales, como el hábito tabáquico, y las infecciones víricas concurrentes de las vías respiratorias altas aumentan el riesgo de colonización debido a alteraciones en la mucosa o la anulación de la inmunidad local.[600] Inicialmente, la cápsula de polisacáridos bloquea las adhesinas distintas a las de los pili, pero después, las OMP se unen al receptor CD46 y las proteínas Opa se unen a los receptores de proteoglucano heparansulfato sobre las células endoteliales y fagocíticas, respectivamente. Ello estimula la liberación de citocinas por estas células, con la endocitosis ulterior de los patógenos por las células epiteliales.[210,605,648] Más tarde, las proteínas PorB se insertan en la membrana del fagosoma e impiden la fusión con los lisosomas.[453] Así, los meningococos pueden evitar los mecanismos inmunitarios humorales y sobrevivir en los leucocitos mononucleares. La supervivencia intracelular de los meningococos está determinada por muchos factores, incluyendo la proteasa de IgA$_1$, que degrada las proteínas de membrana asociadas con los lisosomas, impidiendo la maduración del fagosoma y estimulando la regulación positiva de la expresión de la cápsula. Además, la replicación intracelular se aumenta por la capacidad de los meningococos de obtener hierro a través de sistemas de transporte de hierro especializados (p. ej., receptor de unión a hemoglobina [HmbR, *hemoglobin-binding receptor*], proteína de unión a transferrina [TbpAB, *transferring-binding protein*], proteína de unión a lactoferrina [LbpAB, *lactoferrin-binding protein*]).[511] El principal factor de virulencia meningocócica asociado con la invasión del torrente sanguíneo es la cápsula de polisacáridos. La resistencia a la bacteriólisis mediada por complemento y la fagocitosis es determinada por la expresión de la cápsula y el LOS presente en la membrana externa.[343] Además, ciertos tipos de OMP de clase 1 de *N. meningitidis* pueden reducir la expresión de varios receptores de complemento en los neutrófilos, con lo que se inhibe la ingestión de los microorganismos.[73] La invasión del torrente sanguíneo por los meningococos también se correlaciona con la liberación sistémica de diversas citocinas inflamatorias (p. ej., interleucina-1, interleucina-6, factor de necrosis tumoral-α) que contribuyen a la patogenia de la meningococemia y del *shock* séptico meningocócico.[665] Algunas de estas citocinas pueden aumentar la permeabilidad de la barrera hematoencefálica y permitir la entrada de los meningococos en el LCR. También la invasión meningocócica de las células endoteliales con edema e inducción de apoptosis puede liberar bacterias hacia el interior del LCR y otros espacios cerrados.

En la actualidad, *N. meningitidis* es la segunda causa más frecuente de meningitis adquirida en la comunidad en los Estados Unidos, debido en gran medida a la amplia disponibilidad y uso generalizado de las vacunas conjugadas altamente eficaces contra *Haemophilus influenzae* y *Streptococcus pneumoniae*.[115,215] *N. meningitidis* es la causa más frecuente de meningitis y sepsis en adultos jóvenes en todos el mundo.[283,605] Las presentaciones clínicas de la enfermedad pueden ser bastante variadas e incluyen meningoencefalitis, meningitis con meningococemia o sin ella, meningococemia sin meningitis y bacteriemia sin complicaciones sépticas.[35,115] Los síntomas iniciales habitualmente son inespecíficos y la enfermedad grave puede sobrevenir en 6-8 h, de manera que el reconocimiento de los síndromes meningocócicos por parte del clínico es clave para el tratamiento exitoso del paciente. El inicio de la meningitis meningocócica aguda es repentino, con fiebre y escalofríos, mialgias y artralgias.[115] Los signos clásicos de meningitis, como confusión, cefalea, fiebre y rigidez de nuca, pueden observarse sólo en aproximadamente el 27-50% de los pacientes con un diagnóstico final de meningitis meningocócica.[35,301] Las náuseas y los vómitos también pueden ser una parte de la presentación clínica, en particular en los niños. La meningococemia y la diseminación de los microorganismos se anuncian por la aparición rápida de exantema que se observa en alrededor del 50-60% de los pacientes, y comienza como una erupción maculopapular rosada que después se vuelve petequial. Al principio, las petequias aparecen en las mucosas (p. ej., la conjuntiva, paladar duro) y después se extienden hacia el tronco y los miembros inferiores. Las lesiones en el tronco pueden aglomerarse cerca de la línea de la cintura, donde el cuerpo está sometido a presión. Estas lesiones son indicadores de complicaciones hemorrágicas y coagulopatías causadas por el microorganismo. La enfermedad rápidamente progresiva fulminante puede derivar en la formación de máculas y pápulas que progresan para formar áreas purpúreas o equimóticas con hemorragia y necrosis cutánea. La púrpura fulminante se desarrolla en cerca del 10% de los pacientes con meningococemia y causa áreas extensas de destrucción tisular secundaria a la coagulopatía; el control intensivo de los parámetros de la coagulación y el reemplazo de los factores de la coagulación (p. ej., plasma fresco congelado, transfusiones de plaquetas) pueden beneficiar a algunos pacientes.[4] La progresión de las lesiones puede llevar a gangrena periférica de los dedos de las manos y en ocasiones requiere amputación. El compromiso neurológico difuso, más que los signos y los síntomas focales, y el compromiso cardíaco se observan con mayor frecuencia en la meningitis meningocócica que en otros tipos de meningitis bacterianas. Las anomalías cardíacas, en especial la miocarditis y la disfunción miocárdica, se observan en más de la mitad de los pacientes que sucumben a una infección meningocócica. Clínicamente, estas anomalías se manifiestan por insuficiencia cardíaca congestiva, edema pulmonar y elevación de la presión venosa central.[35] El derrame pericárdico purulento con y sin taponamiento son complicaciones de la enfermedad meningocócica en niños y adultos que suelen aparecer durante la convalecencia.[57,190,290,295,318,720] En un informe de un caso, la sepsis por un meningococo del grupo B desencadenó un infarto agudo de miocardio en un hombre de 42 años de edad con arterias coronarias sanas.[245]

El *shock* meningocócico fulminante a menudo domina el cuadro clínico de meningitis meningocócica y sepsis meningocócica aguda.[35] El paciente se torna insensible, con ausencia de reflejos tendinosos superficiales y profundos, y sensorio deprimido. La presencia de *shock*, recuento bajo de leucocitos, exantema y estado mental alterado se relacionan con una mala evolución. La mortalidad del *shock* séptico meningocócico también se relaciona con concentraciones bajas de potasio sérico y un exceso de bases negativo, lo que refleja anomalías metabólicas generalizadas. Los valores bajos de plaquetas y de CRP se relacionan con la duración de las petequias y la púrpura, y pronostican coagulación intravascular diseminada (CID) inminente.[380] En estos casos, la necropsia revela miocarditis terminal o lesiones de la CID, con microtrombos y trombosis en muchos órganos. Se ha documentado necrosis avascular del hueso debida a trombosis en los vasos sanguíneos intraóseos secundaria a CID en casos de enfermedad meningocócica grave en niños y adultos.[107,571] El hallazgo clásico de necrosis hemorrágica aguda de las glándulas suprarrenales representa el rasgo característico del síndrome de Waterhouse-Friderichsen.[6,585] A pesar de contar con excelentes agentes terapéuticos, la meningitis con sepsis causada por

N. meningitidis todavía puede tener una mortalidad superior al 30%. Casi el 23.9% de los sobrevivientes de la infección padecerán sordera neurosensorial.[383]

N. meningitidis también puede causar infección en el torrente sanguíneo (meningococemia) sin meningitis.[35] Esta presentación ocurre en el 5-20% de los pacientes con enfermedad meningocócica. Los pacientes con bacteriemia meningocócica sin sepsis por lo general presentan fiebre, cefalea, malestar general y leucocitosis periférica. También puede haber síntomas de infección respiratoria, pero no síntomas y signos meníngeos. Algunos pacientes pueden presentar lesiones cutáneas, incluyendo púrpura.[314,358] Se aíslan meningococos de los hemocultivos, pero el paciente puede estar clínicamente bien en ese momento y no se administra terapia ni un curso breve de fármacos. Con la meningococemia crónica, el paciente suele ser sintomático, presentar febrícula, erupción cutánea o púrpura, y ocasionalmente artritis. Esta presentación de la enfermedad es clínicamente muy similar al síndrome de artritis-dermatitis gonocócica.[542] Se ha observado que esta forma de enfermedad meningocócica, con o sin meningitis, recidiva en algunos pacientes que han heredado deficiencias subyacentes en C3, properdina, C5, C8 y otros componentes finales del complemento.[244] Los individuos con afecciones subyacentes que se relacionan con estados hipocomplementarios, como el LES, están en riesgo de padecer una enfermedad meningocócica grave, y también se ha documentado meningococemia crónica en pacientes infectados por VIH.[7,41,240]

N. meningitidis también puede causar otras infecciones, algunas de las cuales son el resultado de la diseminación hematógena. La diseminación sanguínea del microorganismo puede llevar la infección a otros órganos internos, generando complicaciones como artritis séptica, osteomielitis, celulitis, endoftalmitis y peritonitis bacteriana espontánea.[264,396,430] Se puede presentar artritis séptica junto con meningitis o meningococemia; sin embargo, la artritis séptica primaria con aislamiento del microorganismo del líquido articular puede producirse sin evidencia de meningitis o meningococemia.[34,79,446,449,680] La artritis habitualmente afecta las rodillas y tobillos, pero puede dañar cualquier articulación. Algunos síntomas articulares también pueden estar relacionados con la inmunidad y puede ocurrir artritis séptica y mediada por el sistema inmunitario en el mismo paciente.[70] La osteomielitis es una manifestación rara de la infección meningocócica, con sólo ocho casos informados en la literatura médica.[103] En estos casos, la invasión ósea se detectó por estudios radiográficos e involucró con mayor frecuencia los huesos largos (p. ej., fémur, húmero, tibia). En casos de osteomielitis meningocócica, los hemocultivos habitualmente son positivos. La celulitis también es una presentación clínica infrecuente de la diseminación meningocócica hematógena y puede observarse en hospederos normales o pacientes con enfermedades subyacentes, incluyendo diabetes, obesidad, hipertensión pulmonar, insuficiencia cardíaca congestiva y mala circulación en los miembros.[289,353,518] Esta complicación a menudo involucra a la región periorbitaria, pero también puede afectar el cuello y los miembros. Las áreas comprometidas están eritematosas, inflamadas, calientes y sensibles, y los hemocultivos habitualmente son positivos. Los pacientes con esta manifestación clínica variaron en edad de 4 meses a 83 años.[145,518] La endoftalmitis endógena también es una complicación infrecuente de la meningitis meningocócica y la meningococemia.[51,143,713] Los pacientes pueden presentar inicialmente visión borrosa o pérdida de la agudeza visual y tener signos sistémicos de sepsis cuando presentan problemas de la vista. Las muestras del vítreo con frecuencia son positivas en los cultivos, al igual que los hemocultivos o los cultivos de LCR, y está indicado el tratamiento intravítreo o sistémico con cefalosporinas de tercera generación. Las complicaciones pueden incluir uveítis anterior y desprendimiento de retina.[5,151] Ocasionalmente, *N. meningitidis* puede aislarse de sitios distantes del cuerpo sin otra evidencia clínica de meningitis, meningococemia u otros focos de infección meningocócica. La endocarditis meningocócica es infrecuente, con sólo 12 casos informados desde 1960. Por lo general, los pacientes son ancianos y tienen enfermedades subyacentes (p. ej., diabetes, deficiencias del complemento) y valvulopatías o prótesis valvulares preexistentes, aunque se describió endocarditis en un paciente de 13 años de edad sin anomalías cardíacas.[19,38,62] Por último, *N. meningitidis* es uno de los microorganismos de la larga lista que se ha aislado de pacientes con peritonitis y bacteriemia como complicaciones de la diálisis peritoneal ambulatoria continua.[162]

La conjuntivitis meningocócica aguda también ha sido reconocida como una entidad clínica distinta. Esta infección puede surgir como una infección primaria o exógena, o como una infección endógena secundaria.[30,225,297] La infección primaria puede ser invasora o no invasora. En la infección primaria invasora, se produce primero la infección conjuntival, seguida del desarrollo de enfermedad sistémica. En la enfermedad primaria no invasora sólo se desarrolla infección conjuntival. La infección endógena secundaria se produce como una complicación subsecuente de la enfermedad meningocócica sistémica.[28,515] La mayoría de los casos de conjuntivitis meningocócica se generan como parte de una infección sistémica por *N. meningitidis*, y la enfermedad meningocócica sistémica relacionada con infección conjuntival se desarrolla en el 10-18% de los pacientes.[55,221] Se ha informado conjuntivitis primaria causada por *N. meningitidis* en neonatos, niños de mayor edad y adultos.[248,494] En dos tercios de los casos, la infección se limita a un solo ojo. En una revisión de 84 casos de conjuntivitis meningocócica primaria, la enfermedad meningocócica sistémica (p. ej., meningitis o meningococemia) se desarrolló en el 17.8%; entre estos pacientes, la mortalidad fue del 13.3%.[55] La infección sistémica ocurrió con más frecuencia entre los pacientes que recibieron tratamiento antimicrobiano tópico en lugar de sistémico; de hecho, el riesgo de desarrollar enfermedad sistémica fue casi 20 veces mayor para los pacientes que recibieron tratamiento tópico frente a aquellos con terapia sistémica. Las complicaciones de la infección que se limitaron al ojo incluyeron úlceras corneales, hipopión, queratitis, hemorragia subconjuntival e iritis.[713] En un informe de tres casos de conjuntivitis meningocócica primaria en el Reino Unido, un hermano menor del caso índice desarrolló meningitis meningocócica, lo cual llevó a los autores del informe a sugerir que la profilaxis de los contactos cercanos de casos de conjuntivitis meningocócica primaria es obligatoria.[599] Saperstein y cols. también informaron un caso de endoftalmitis meningocócica exógena en el cual el microorganismo entró al ojo a través de una ampolla de filtración fistulizada tras una cirugía de catarata, en lugar de la diseminación a través del torrente sanguíneo.[558] En los casos documentados de endoftalmitis meningocócica, esta infección localizada a menudo se presenta sin signos o síntomas de meningitis.[356,717]

La neumonía meningocócica se observa de manera infrecuente; sin embargo, se presenta sobre todo como una neumonía adquirida en la comunidad que es indistinguible clínicamente de otras neumonías bacterianas agudas.[35,270,701] La patogenia de la neumonía puede involucrar la diseminación hematógena o aspiración seguida por invasión directa del parénquima pulmonar. Esta infección ocurre principalmente en personas de edad media a ancianos con enfermedades preexistentes, incluyendo infecciones víricas de las vías respiratorias altas, enfermedad pulmonar obstructiva crónica, arteriopatía coronaria,

diabetes, infección por VIH y LES.[526,680,701] Por lo general, los pacientes presentan signos y síntomas clásicos, incluyendo fiebre, disnea, tos y hallazgos radiográficos congruentes.[701] En un estudio de 68 reclutas militares con neumonía meningocócica demostrada por cultivo de aspirados transtraqueales, la fiebre, los estertores y los infiltrados lobulares fueron hallazgos comunes.[379] Los pacientes tuvieron enfermedad moderada, pero no hubo casos mortales. En una revisión de 58 casos de neumonía meningocócica adquirida en la comunidad durante los últimos 25 años, se encontraron hemocultivos positivos en el 79.3%, aunque no se desarrollaron síntomas ni secuelas relacionadas con la meningococemia en estos pacientes.[701] Los cultivos del esputo fueron positivos en 15 (83.3%) de 18 casos en los que se recolectaron muestras de esputo y 5 de los 58 pacientes murieron por la infección. El diagnóstico de la neumonía meningocócica es complicado por la presencia del microorganismo en la nasofaringe, lo que conduce a la contaminación bucofaríngea de las muestras de esputo expectoradas. Además de neumonía, se ha informado supraglotitis bacteriémica fulminante relacionada con infecciones meningocócicas de los serogrupos B, C y Y.[382,476,532,568,586] Estas infecciones se caracterizaron por dolor de garganta, disfagia, inflamación de los tejidos supraglóticos y celulitis cervical. Cinco de seis pacientes descritos con este padecimiento requirieron intubación o traqueostomía de emergencia, indicando que la supraglotitis meningocócica es una infección fulminante, potencialmente mortal.

N. meningitidis puede aislarse en ocasiones de la uretra masculina, las vías genitourinarias femeninas y el conducto anal. En estos sitios puede causar infecciones que son clínicamente indistinguibles de las infecciones gonocócicas, como uretritis purulenta aguda, cervicitis, salpingitis y proctitis.[147,348,417,495,540] Se cree que las prácticas sexuales orogenital, anogenital y oroanal son responsables de la presencia de meningococos en estos sitios anogenitales.[655] La conjuntivitis neonatal primaria debida a *N. meningitidis* se describió en un recién nacido de una madre con infección meningocócica endocervical.[248] Los aislamientos meningocócicos obtenidos de los cultivos de la conjuntiva del neonato, un cultivo endocervical de la madre y un aislamiento bucofaríngeo del padre del bebé, fueron idénticos por análisis electroforético de campo pulsado.

Profilaxis meningocócica y vacunas meningocócicas. El riesgo de enfermedad meningocócica secundaria en los contactos cercanos en el hogar de un caso primario de meningitis o meningococemia es 500-800 veces mayor que el de la población general. Los contactos cercanos incluyen miembros que viven en la misma casa, contactos de guarderías y cualquier persona expuesta directamente a las secreciones bucofaríngeas del paciente a través de besos, resucitación boca a boca, o colocación y manejo de un tubo endotraqueal. Los contactos cercanos también pueden incluir individuos que duermen o comen frecuentemente en la misma zona que un caso índice. Los individuos con contacto íntimo dentro de poblaciones cerradas, como dormitorios de colegios, cuarteles militares e instalaciones de cuidados crónicos, también son candidatos a quimioprofilaxis meningocócica. La práctica médica estándar es proveer tratamiento antimicrobiano quimioprofiláctico para esos contactos lo antes posible después de la exposición. De manera ideal, la profilaxis antimicrobiana debe administrarse menos de 24 h después de la identificación del caso índice. Los casos secundarios de enfermedad meningocócica entre los contactos cercanos al caso índice habitualmente ocurren dentro de 10 días de la exposición. La profilaxis administrada dos semanas o más después de la exposición no es eficaz para prevenir los casos secundarios. Durante las décadas de 1940 y 1950, las sulfonamidas fueron eficaces para erradicar el estado de portador meningocócico y prevenir la enfermedad. Sin embargo, durante la década de 1960 se desarrolló resistencia a las sulfonamidas en ciertas cepas de *N. meningitidis*. Las dosis altas de penicilina eliminan transitoriamente los meningococos de la nasofaringe, pero los microorganismos se reestablecen rápidamente después de retirar el tratamiento. En la actualidad, la rifampicina oral (adultos, 600 mg c/12h por dos días; niños menores de un mes de edad, 5 mg/kg por dos días; niños mayores de un mes de edad, 10 mg/kg por dos días) se administra para erradicar la portación, aunque este fármaco puede fallar en eliminar los microorganismos en el 10-20% de los portadores. También se ha encontrado el surgimiento rápido de resistencia a rifampicina entre los meningococos, incluso durante el tiempo de administración del fármaco. La ceftriaxona, administrada como una dosis intramuscular única (niños, 125 mg; adultos, 250 mg), también erradicará la portación meningocócica por aproximadamente dos semanas.[578] Asimismo, la azitromicina (dosis única de 500 mg) ha mostrado erradicar la portación de meningococos en los adultos, pero no es uno de los fármacos recomendados para la quimioprofilaxis en este momento.[268] El ciprofloxacino (adultos, dosis única de 500 mg) y el ofloxacino (dosis única de 400 mg) también han mostrado una eficacia del 95% en la eliminación de la portación meningocócica nasofaríngea en cualquier momento de 2-5 semanas.[260,266,521] En el 2008 se informaron tres casos de enfermedad meningocócica debida a cepas del serogrupo B resistentes a ciprofloxacino entre residentes de Dakota del Norte y Minnesota durante 2007 y 2008.[136,708] El primer caso se vinculó epidemiológicamente con otro que ocurrió en la misma región en el 2006, excepto que la cepa particular careció de la mutación *gyrA* que confiere resistencia a las fluoroquinolonas. En consecuencia, no se debe utilizar ciprofloxacino para la quimioprofilaxis meningocócica en las regiones de los Estados Unidos donde se han aislado e identificado cepas resistentes, y se deben utilizar fármacos alternativos para tales propósitos. También se documentó un caso de meningitis causada por una cepa del serogrupo A resistente a ciprofloxacino en un viajero de Italia que adquirió la infección en Nueva Delhi, India.[388]

Debido a que la virulencia de *N. meningitidis* se relaciona estrechamente con los polisacáridos capsulares específicos del grupo del microorganismo, ha sido posible desarrollar vacunas que brindan protección contra la enfermedad meningocócica. La vacuna univalente del grupo A, las vacunas de polisacáridos del grupo C y una vacuna tetravalente que incorpora el material de los polisacáridos capsulares A, C, Y y W-135 están disponibles. La última vacuna de polisacáridos tetravalente se denomina *MPSV4* (Menomune-A, C, Y, W-135®, vacuna de polisacáridos meningocócicos, cuatro serogrupos, Sanofi Pasteur, Inc., Swiftwater, PA).[273,398] Los polisacáridos en MPSV4 son antígenos independientes de linfocitos T, lo que significa que estimulan a los linfocitos B maduros y no a los linfocitos T. Debido a esto, los polisacáridos del serogrupo A, C y MPSV4 no producen una memoria inmunológica, de manera que la respuesta inmunitaria no es perdurable y no genera una respuesta de memoria con la reexposición subsecuente con el mismo antígeno de polisacárido. Las vacunas de polisacárido monovalentes y MPSV4 generan respuestas inmunitarias en niños de mayor edad y adultos, pero son poco inmunógenas en niños menores de 2-3 años de edad. Aunque el polisacárido del serogrupo A induce una respuesta inmunitaria modesta en niños de hasta 3 años, el polisacárido

del serogrupo C es poco inmunógeno, principalmente en niños menores de 2 años de edad.[274,279] Los polisacáridos de los serogrupos Y y W-135 son inmunógenos en niños mayores de 2 años de edad y en adultos.[284] Además de la variabilidad de la respuesta inmunitaria, la duración de la respuesta a estas vacunas de polisacáridos nativos es de corta duración y los títulos de anticuerpos disminuyen rápidamente en el tiempo tras la vacunación.[398] Entre los lactantes menores de 12 meses de edad vacunados con el polisacárido del grupo A, se mantuvo una respuesta de anticuerpos detectable sólo por 12 meses, y entre los niños vacunados a las edades de 12-17 meses, los títulos fueron detectables durante 2 años.[349] En un estudio de 1998 de Montana, sólo el 18% de los niños de 1 año, el 32% de los de 2 años de edad y el 50-60% de los de 4 y 5 años de edad produjeron títulos de anticuerpos bactericidas en respuesta a la vacuna de polisacárido del grupo C.[443] Además, las vacunas de polisacáridos de los serogrupos A y C nativos pueden inducir una baja respuesta inmunitaria (tolerancia) tanto en niños como en adultos cuando se administran dos dosis durante los primeros seis meses de vida.[86,278,425] MPSV4, en especial, se ha utilizado ampliamente en los programas de vacunación, es segura y bien tolerada, y las reacciones adversas son relativamente poco frecuentes.

En enero del 2005, MCV4, una vacuna conjugada de polisacáridos meningocócicos tetravalente fue autorizada para su uso en los Estados Unidos (Menactra®, Sanofi Pasteur, Inc.) y en enero del 2010 se autorizó una segunda vacuna MCV4 (Menveo®, Novartis).[176,514] Ambas vacunas constan de polisacáridos capsulares meningocócicos A, C, Y y W-135 conjugados con toxoide diftérico. La conjugación con esta proteína acarreadora permite que el antígeno genere una respuesta inmunitaria dependiente de linfocitos T en vez de una independiente. En consecuencia, la respuesta inmunitaria inicial al antígeno es más sustancial y se produce una fuerte respuesta anamnésica de "memoria inmunológica" en la reexposición al antígeno. En enero del 2005, el Advisory Committee on Immunization Practices (ACIP) autorizó el uso de MCV4 en personas de 11-55 años de edad, y en mayo del 2005 recomendó la vacunación rutinaria con una dosis de MCV4 para personas de 11-12 años de edad y en aquellos que van a ingresar al bachillerato (15 años de edad) si no habían sido vacunados anteriormente.[131] Las recomendaciones del ACIP se revisaron nuevamente en junio del 2007 para incluir la vacunación rutinaria de todos los individuos de 11-18 años de edad con una dosis única de MCV4, con las personas de 11-12 años de edad recibiendo la vacuna como se recomendó anteriormente.[134] El ACIP, junto con la American Medical Association (AMA), la American Academy of Family Physicians y la Society for Adolescent Medicine, resaltaron que el tiempo ideal para la recepción de la vacuna en adolescentes sería durante la consulta de atención médica recomendada para niños de 11-12 años de edad. La vacunación también se recomendó en personas de 19-55 años de edad que tienen un mayor riesgo de enfermedad meningocócica, incluidos los estudiantes universitarios de nuevo ingreso residentes de dormitorios, los microbiólogos que trabajan en laboratorios clínicos, reclutas militares, viajeros o residentes de países con enfermedad meningocócica endémica y los individuos con asplenia anatómica/funcional o deficiencias de los componentes finales del complemento. Los estudiantes universitarios de nuevo ingreso deben ser vacunados con MCV4 antes de ingresar a la universidad si no han sido vacunados anteriormente.[131] La factibilidad de dirigir la vacunación a las instalaciones universitarias ha llevado a que algunas escuelas recomienden que todos los estudiantes de nuevo ingreso sean vacunados. Los CDC publicaron otra actualización en septiembre del 2009, que recomienda que las personas previamente vacunadas ya sea con MSPV4 o MCV4 que están en riesgo de enfermedad deben ser revacunadas con MCV4.[137] Si se vacunan a los 7 años de edad o después, la revacunación debe ocurrir 5 años más tarde, y si son vacunados a las edades de 2-6 años, la revacunación debe ocurrir después de 3 años. Después de la revisión de los datos sobre la inmunogenia de la vacuna en grupos de alto riesgo, la persistencia de anticuerpos bactericidas tras la vacunación, la ficacia de la vacuna, y la coste-efectividad de varias estrategias de vacunación, el ACIP publicó otra actualización en el 2010 recomendando la vacunación rutinaria de adolescentes de 11-12 años de edad, más una dosis de refuerzo a los 16 años.[141] Esta actualización también recomendó una serie primaria de dos dosis de MCV4 administradas con dos meses de diferencia para los individuos de 2-55 años de edad con deficiencias de componentes del complemento, asplenia anatómica/funcional y adolescentes con infección por VIH.

Con la disponibilidad de vacunas conjugadas eficaces para los serogrupos meningocócicos A, C, Y y W-135, y la vacuna conjugada contra *H. influenzae* de tipo b, el serogrupo B de *N. meningitidis* se ha convertido en la causa principal de meningitis bacteriana en todo el mundo. La cápsula de polisacáridos del serogrupo B meningocócico está compuesta por un polímero lineal de ácido α2-8 *N*-acetilneuramínico (ácido siálico).[622] Esta estructura química y las propiedades antigénicas únicas lo hacen poco inmunógeno en los humanos. Esta falta de respuesta de anticuerpos se ha atribuido a las homologías del polisacárido del grupo B con la forma polisialilada de las moléculas de adhesión de las células nerviosas que se encuentran en el tejido cerebral fetal.[247] Las vacunas de polisacáridos preparadas a partir de cepas del grupo B son poco inmunógenas tanto en niños como en adultos. Los esfuerzos por desarrollar vacunas del grupo B se han enfocado en los antígenos de OMP del microorganismo. La inmunidad a las OMP del grupo B es específica para el tipo, más que específica del grupo, de manera que cualquier vacuna potencial tendría que incluir las OMP de varios serotipos del grupo B y subserotipos involucrados en la producción de enfermedad. Otro abordaje que se ha investigado es la modificación de la estructura de polisacáridos a través del reemplazo de los grupos de *N*-acetilo de los residuos de ácido siálico con grupos de *N*-propionil, y luego conjugar esta molécula con toxoide tetánico.[336] Un estudio clínico corto que evaluó la seguridad e inmunogenia de esta vacuna candidata encontró que se produjeron anticuerpos tanto de inmunoglobulina M (IgM) como de inmunoglobulina G (IgG) específicos para el polisacárido capsular B *N*-propionilado y que no se detectaron anticuerpos que fueran reactivos con ácido siálico.[97] Sin embargo, los anticuerpos parecieron carecer de funcionalidad (p. ej., actividad de opsonización) en estudios bactericidas. Un enfoque similar que se ha utilizado en otros estudios es la síntesis de péptidos que imitan a epítopos hiperinmunógenos que son únicos del polisacárido del serogrupo B meningocócico. La eliminación de los grupos *N*-acetilo de los residuos de ácido siálico de los polisacáridos capsulares aún tuvieron los epítopos inmunodominantes del polisacárido del serogrupo B, y los anticuerpos contra este material no tuvieron reactividad cruzada con glicoproteínas en líneas celulares cultivadas.[278,456] Con todos estos abordajes, todavía continúa la preocupación de que las similitudes entre la molécula nativa del serogrupo B y los residuos de ácido neuramínico en el sistema nervioso central (SNC) pueden engendrar autoinmunidad o interferir con el desarrollo neuronal del feto.[247]

Gran parte del trabajo con la vacuna del serogrupo B se ha concentrado en el uso de preparados de vesículas de la membrana externa (OMV, *outer membrane vesicle*). Las OMV se preparan a partir de vesículas de la membrana externa meningocócica que son liberadas durante el crecimiento. Se extraen con detergentes para liberar los LOS y la endotoxicidad. Los preparados de OMV hechos a partir de cepas meningocócicas circulantes, no mutadas, se han utilizado para el control de epidemias en brotes localizados que involucran clones específicos del serogrupo B meningocócico.[257,310,311,351] Estas OMV generalmente produjeron respuestas potentes de anticuerpos, en especial si la vacuna y las cepas de la enfermedad fueron similares antigénicamente. La respuesta inmunitaria a las preparaciones de OMV meningocócicas es predominantemente contra el antígeno PorA de la membrana externa de la pared celular que se sabe es altamente variable. Con el objetivo de ampliar la protección conferida por las vacunas OMV, puede incluirse más de una cepa del serogrupo B o prepararse OMP a partir de cepas mutantes que expresan más de un antígeno PorA para la preparación de OMV.[114,156,555] La caracterización de estos antígenos por el Netherlands Vaccine Institute dio lugar a formulaciones de OMV recombinantes de varias preparaciones de PorA y la producción de vacunas 6-valentes ("Hexa-Men") y 9-valentes ("Nona-Men") del serogrupo meningocócico B.[155,310,661] Se estimó que estas vacunas conducen a la producción de anticuerpos anti-PorA para más del 70% de las cepas meningocócicas del serogrupo B circulantes. Sin embargo, la principal desventaja con el uso de los antígenos PorA de *N. meningitidis* es la hipervariabilidad de este antígeno en el tiempo. Las OMV también se han preparado a partir de *N. lactamica* para su posible uso en vacunas del serogrupo B meningocócico.[276,277] La cepa de *N. lactamica* carece de la proteína PorA, pero tiene varios antígenos en común con *N. meningitidis*. La seguridad e inmunogenia de una vacuna de *N. lactamica* OMV fue evaluada en un estudio clínico de fase 1, controlado con placebo, doble ciego.[278] Esta vacuna OMV fue inmunógena y produjo elevación de los títulos de IgG contra la vacuna de las cepas de *N. lactamica*. También se produjo una reactividad cruzada modesta de la vacuna contra seis cepas distintas del serogrupo B de *N. meningitidis*. Esta IgG reaccionó con las OMV meningocócicas, produjo anticuerpos bactericidas en el suero y actividad opsonofagocítica. También se ha investigado manipulación genética de *N. meningitidis* a través de la inserción de genes de moléculas para vacunas candidatas en el microorganismo. Los genes insertados son hiperexpresados en la cepa meningocócica y las vacunas OMV se preparan a partir de la cepa meningocócica modificada que expresa los antígenos seleccionados. Koeberling y cols. insertaron el gen para la proteína de unión al cofactor H, lipoproteína, en una cepa meningocócica, y las preparaciones de OMV que contuvieron la proteína expresada produjeron una respuesta inmunitaria funcional en animales, mientras que el antígeno recombinante purificado no lo hizo.[377] Se han investigado varios antígenos meningocócicos del serogrupo B como candidatos de vacuna y, por lo general, la mayoría de ellos han mostrado resultados decepcionantes. En la mayoría de los casos, los antígenos no son altamente inmunógenos y los anticuerpos que se producen no funcionan bien en los estudios bactericidas. La evaluación de la eficacia de la vacuna se dificulta por la falta de un modelo animal de la enfermedad meningocócica humana. Aunque la medición *in vitro* de las correlaciones de protección de anticuerpos (p. ej., el estudio de actividad bactericida en suero) se utiliza como sustituto de la inmunidad protectora, varios mecanismos protectores están involucrados en la respuesta inmunitaria a la infección meningocócica y el desarrollo de enfermedad meningocócica evidente.

Otras especies de Neisseria

Neisseria lactamica es un microorganismo de interés especial porque puede crecer en medios selectivos para gonococos y meningococos y debe diferenciarse de ellos. Se encuentra con más frecuencia en la bucofaringe de los niños que en la de los adultos.[49,116] Puede aislarse de cultivos faríngeos de niños en el curso de un presunto abuso sexual, y el laboratorio clínico debe diferenciar a *N. lactamica* de *N. gonorrhoeae*. *N. lactamica* se ha aislado como una causa infrecuente de meningitis y sepsis tanto en adultos como en niños; el caso en el adulto se relacionó con una fractura de la lámina cribosa.[186,390] Este microorganismo se asoció con otitis media recurrente y septicemia en un niño de siete años de edad sometido a terapia inmunodepresora por una leucemia linfocítica aguda.[493,565] *N. lactamica* también se ha aislado del aparato genital femenino en relación con secreción vaginal persistente.[631] Los informes de caso recientes han descrito a *N. lactamica* como una causa de enfermedad pulmonar cavitaria en un receptor de trasplante de órgano, septicemia y artritis en un paciente con mieloma en tratamiento inmunodepresor, y neumonía bacteriémica en un paciente con cirrosis.[231,688,719] En el último caso, el aislamiento tuvo sensibilidad reducida a la penicilina (concentración inhibitoria mínima [CIM] 0.75 μg/mL) y el ciprofloxacino (CIM ≥ 0.5 μg/mL). *N. lactamica* puede actuar como inmunógeno natural contra *N. meningitidis* debido a la presencia de antígenos que tienen reacción cruzada con las cepas meningocócicas. Los títulos de anticuerpos bactericidas antimeningocócicos aumentan de forma continua en los lactantes a pesar de las tasas bajas de portación meningocócica en la misma población.[116] Esto ha proporcionado apoyo indirecto a la idea de que la portación de *N. lactamica* en la infancia puede en consecuencia conferir cierta protección contra la enfermedad meningocócica. *N. lactamica* puede ser útil para inducir anticuerpos protectores contra la infección meningocócica a través de vacunas de células completas lisadas, vacunas OMV o vacunas OMP purificadas.[64]

Se ha informado que *Neisseria subflava* (biovariedades *flava*, *subflava* y *perflava*), *N. mucosa*, *N. sicca*, *N. polysaccharea* y *N. flavescens* son causas poco frecuentes de endocarditis de las válvulas nativas y protésicas.[21,29,302,407,415,582] Con la endocarditis de las válvulas nativas a menudo se encuentran anomalías estructurales cardíacas causadas por infecciones anteriores (p. ej., fiebre reumática) o cirugía previa. En algunos informes, el empleo de drogas intravenosas fue un factor de riesgo importante de endocarditis, debido a que pueden usarse secreciones bucales para disolver las drogas o para limpiar la piel antes de la inyección. La endocarditis de válvula nativa por *N. mucosa* se describió en una mujer sana de 20 años de edad después de haberse perforado la lengua un mes antes del inicio de los síntomas.[642] Además de la endocarditis, estos microorganismos habitualmente saprófitos se han aislado de otras infecciones importantes. *N. subflava* se ha aislado del líquido articular de un niño con artritis séptica y como causa de bacteriemia, meningitis, discitis y osteomielitis vertebral.[14,42,52,342,486,685] En la Universidad de Illinois, una cepa de *N. subflava* biovariedad *perflava* se aisló repetidamente de los urocultivos de un niño de 10 años de edad con anomalías estructurales congénitas de la vejiga urinaria.[331] También se ha informado peritonitis por *N. subflava* biovariedad *perflava* como una complicación de diálisis peritoneal ambulatoria continua (DPAC).[678] *N. mucosa* se

ha aislado como una causa poco habitual de meningitis, abscesos pulmonares, infecciones oculares, artritis séptica/bursitis, celulitis crepitante, bacteriemia relacionada con diálisis y peritonitis relacionada con diálisis peritoneal.[113,267,320,410,575,576,607] *N. sicca* se ha aislado como una causa infrecuente de neumonía, bronquiectasia, meningitis en hospederos comprometidos, infección de fístula de LCR, sinusitis, osteomielitis, artritis séptica, absceso de la glándula de Bartolino, endocarditis y peritonitis en pacientes mantenidos en diálisis peritoneal a largo plazo.[66,220,263,285,315,461,479,559,659] *N. subflava* biovariedad *perflava* y *N. sicca* también se han aislado de hemocultivos de pacientes con enfermedad terminal por VIH.[465] *N. polysaccharea* se halla en las vías respiratorias altas de cerca del 0.5% de los individuos y no se ha descrito como parte de un proceso patológico.[88,533] Estas especies saprófitas de *Neisseria* pueden presentar dilemas terapéuticos debido a que algunos aislamientos pueden ser resistentes a la penicilina debido a la presencia de proteínas de unión a la penicilina alteradas.[254] En estos casos, se deben identificar los aislamientos a nivel de especie y realizarse pruebas de sensibilidad a los antimicrobianos. Además, la recombinación intergénica entre los genes *penA* de estas especies comensales de *Neisseria* y *N. gonorrhoeae* puede ser responsable del surgimiento de genes mosaico de *penA* en *N. gonorrhoeae* que codifican la proteína de unión a penicilina 2 (PBP 2) alterada. Las cepas gonocócicas con PBP 2 alterada tienen menor sensibilidad a las cefalosporinas administradas por vía intramuscular y oral utilizadas para el tratamiento (*véase* más adelante).

Neisseria cinerea es una especie saprófita de las vías respiratorias altas que es de interés especial debido a su similitud en el cultivo a *N. gonorrhoeae*, su aislamiento ocasional de los genitales, y su relación con síndromes similares a aquellos causados por los gonococos, como conjuntivitis y proctitis purulentas.[91,207,209,371,374] *N. cinerea* también se aisló como causa de neumonía intrahospitalaria en un paciente con sida y de enfermedad pulmonar cavitaria en un paciente con trasplante renal.[92,346] La bacteriemia por *N. cinerea* se documentó en un niño con neumonía y otitis media, en un hombre alcohólico con enfermedad intraabdominal, en un hombre sometido a hemodiálisis y en un hombre de 17 años de edad tras una pelea en la que recibió un traumatismo facial importante.[339,363,591] En el último caso, el microorganismo también se aisló de LCR. *N. cinerea* se describió como la causa de endocarditis de la válvula tricúspide en un usuario de drogas i.v. y peritonitis asociada con DPAC.[63,613]

Los miembros en forma bacilar del género *Neisseria* incluyen las tres subespecies de *N. elongata* (subsp. *elongata*, subsp. *glycolytica*, subsp. *nitroreducens*), *N. weaveri* y *N. bacilliformis*.[26,27,89,281,293,309] Hasta 1990, *N. elongata* incluía sólo dos subespecies: *elongata* y *glycolytica*. Estos microorganismos se encuentran por lo general en las vías respiratorias altas del humano. Ninguna de estas subespecies había sido implicada en infecciones humanas hasta 1995, cuando *N. elongata* subespecie *glycolytica* se aisló de muestras de heridas de tres pacientes y de hemocultivos de un hombre de 57 años de edad con endocarditis bacteriana subaguda e insuficiencia aórtica.[27] Hombrouck-Alet y colegas utilizaron secuenciación del ADNr 16S para identificar la bacteriemia por *N. elongata* subespecie *glycolytica* en un paciente neutropénico con carcinoma espinocelular.[312] En 1996, Nawaz y cols. informaron endocarditis causada por *N. elongata* subespecie *elongata* que se complicó por un aneurisma micótico roto de la arteria braquial derecha, y este patógeno se documentó después como una causa de endocarditis en una mujer de 65 años de edad con diabetes de tipo II.[36,473] *N. elongata* subespecie *nitroreducens* se denominó anteriormente *grupo M-6 de los CDC*.[281] Se mostró que esta bacteria "tipo *Moraxella*" está relacionada con las especies de *Neisseria* en general, y con las subespecies de *N. elongata*, en particular, en función de los estudios genéticos, composición de ácidos grasos celulares y propiedades fenotípicas. *N. elongata* subespecie *nitroreducens* suele encontrarse en la bucofaringe de los humanos y se ha informado como un agente oportunista de bacteriemia, endocarditis de válvula nativa y protésica, y como una causa de osteomielitis después de una cirugía bucal.[208,230,307,316,317,452,704] Este microorganismo también se ha aislado de la orina y el tejido apendicular.[281] *N. weaveri*, un microorganismo con forma de bacilo que anteriormente fue denominado *grupo M-5 de los CDC*, es parte de la flora de las vías respiratorias altas de los perros y gatos, y puede aislarse de heridas humanas y hemocultivos relacionados con mordeduras de animales.[26,111,309] En el 2002, se aisló de los lavados bronquiales y el esputo de un hombre de 60 años de edad con bronquiectasia, y de la infección de una herida de una niña de siete años de edad tras una mordedura de tigre.[108,507] En el 2010, *N. weaveri* se identificó como causa de peritonitis relacionada con diálisis peritoneal.[376] *N. bacilliformis* se describió por primera vez en el 2006;[293] se aisló de una herida submandibular de un paciente sometido a mandibulectomía, muestras de esputo de dos pacientes con linfoma cerebral y cáncer de pulmón, respectivamente, y de un absceso pulmonar en un paciente con linfoma. Luego se aisló *N. bacilliformis* de los hemocultivos de un hombre de 47 años de edad con endocarditis de una válvula aórtica bicúspide.[444]

N. animaloris y *N. zoodegmatis* son las nuevas designaciones de las especies de los anteriores grupos EF-4a y EF-4b de los CDC, respectivamente.[660] Estos microorganismos se encuentran en la cavidad bucal de perros y gatos y rara vez se aíslan de heridas por mordedura de estos animales. *N. canis, N iguanae* y *N. dentiae* son cepas animales aisladas de la cavidad bucal y las vías respiratorias altas de gatos, cobayos, iguanas y vacas, respectivamente.[56,589] *N. canis* se aisló de heridas humanas producidas por mordeduras de gato.[287,552] *N. wadsworthii* y *N. shayeganii* son nuevas especies que se aislaron de muestras clínicas humanas archivadas.[702] Estos microorganismos se relacionan más estrechamente con *N. bacilliformis, N. canis* y *N. dentiae*.

Importancia clínica de *Moraxella catarrhalis*

M. catarrhalis ha recibido mucha atención como un patógeno humano emergente durante las últimas dos décadas.[347] Por muchos años, se creyó que era parte de la flora habitual de las vías respiratorias altas del humano, pero los estudios de Vaneechouette y cols. y Knapp y Hook mostraron que este microorganismo se encuentra en las vías respiratorias altas sólo en el 1.5-5.4% de los adultos sanos y es más frecuente en las vías respiratorias de niños sanos (50.8%) y ancianos (26.5%).[370,670] Un estudio danés también encontró que *M. catarrhalis* no fue un miembro importante de la flora nasofaríngea de los adultos y estuvo presente de forma infrecuente en niños menores de un mes de edad.[219] Sin embargo, el 36% de los niños de 1-48 meses tuvieron *M. catarrhalis* como parte de la flora de las vías respiratorias, y, en este mismo grupo de edad, la prevalencia de *M. catarrhalis* en niños con infecciones de vías respiratorias fue del 68%. Un estudio de la colonización nasofaríngea por *M. catarrhalis* durante los primeros dos años de vida mostró que el 66% de 120 niños con cultivos en serie se colonizaron durante el primer año y que el 77.5% fueron colonizados

hacia el final del segundo año.[232] Un estudio realizado entre recién nacidos y lactantes en Gambia, al oeste de África, encontró una prevalencia del 70% de portación de *M. catarrhalis*; la portación fue cercana al 57% durante la primera semana de vida y aumentó gradualmente a más del 80% a las 21 semanas de vida.[384] Entre los adultos sanos, la tasa de colonización por *M. catarrhalis* es de alrededor del 4%, que se correlaciona con las tasas de infección más bajas que se observan en los adultos comparados con los niños. Cuando se aislaron de adultos con enfermedad de las vías respiratorias, el microorganismo se encuentra con mayor frecuencia en muestras que representan secreciones de las vías respiratorias bajas que en muestras con contaminación bucofaríngea. El aumento de las tasas de colonización de las vías respiratorias altas en los adultos se relaciona con bronquitis crónica, bronquiectasias y enfermedad pulmonar obstructiva crónica (EPOC).[469] Entre los adultos con enfermedad crónica de las vías respiratorias que fueron seguidos durante un período de 27 meses, Klingman y cols. encontraron que el 42.9% estaban colonizados por *M. catarrhalis* y que cada paciente está colonizado con 1-4 cepas diferentes, persistiendo cada cepa durante alrededor de 2-3 meses.[367] El aislamiento más frecuente de este microorganismo de las vías respiratorias en niños y ancianos con enfermedad respiratoria crónica apoya su papel en ciertas infecciones de la infancia y en infecciones de las vías respiratorias bajas en ancianos.

Las infecciones de las vías respiratorias y sitios anatómicos adyacentes contribuyen a la mayor parte de las alteraciones clínicas que involucran a *M. catarrhalis* como el agente etiológico. Estas infecciones incluyen otitis media, sinusitis, bronquitis y neumonía.[347,469,672] Aunque la otitis media causada por este microorganismo puede producirse en cualquier grupo de edad, la mayoría de los estudios se han centrado en el papel de este patógeno en la infección pediátrica. *M. catarrhalis* causa cerca del 15-20% de los casos de otitis media aguda, en función de estudios moleculares y realizados en cultivo de muestras de secreción del oído medio recolectadas minuciosamente.[360,547] En un estudio de Van Hare y cols., *M. catarrhalis* fue la única bacteria aislada de la secreción del oído medio de 40 (11%) de 355 niños con otitis media aguda, y se aisló de manera conjunta ya sea con *H. influenzae* o *S. pneumoniae* en 21 (6%) de los pacientes. En los niños proclives a otitis con derrame (presencia de secreción en el oído medio sin signos clínicos de otitis media aguda), *M. catarrhalis* se detectó por cultivo y técnicas moleculares en hasta el 6% de las muestras de aspirado del derrame del oído medio.[303,304] Los estudios de cultivos en serie de niños proclives a la otitis durante los primeros dos años de vida también han mostrado que estos niños tienen tasas consistentemente más altas de colonización por *M. catarrhalis* que otros niños. Los hallazgos bacteriológicos de la otitis media se replicaron en estudios de sinusitis aguda en los mismos grupos de edad. En aspirados del seno maxilar recolectados minuciosamente de niños con sinusitis aguda, puede aislarse *M. catarrhalis* en cultivos puros o mixtos en el 2-16% de los pacientes.[94] Las sinusitis agudas en los adultos también se han relacionado con este microorganismo, pero con menor frecuencia que en los niños. A pesar de su participación en la otitis media y la sinusitis en niños, *M. catarrhalis* es una causa poco frecuente de infección de las vías respiratorias bajas adquirida en la comunidad en este grupo de edad.[611] En niños con neumonía, *M. catarrhalis* puede comportarse como un patógeno primario o como un patógeno secundario superpuesto con una infección vírica subyacente (p. ej., virus sincitial respiratorio). Se ha informado neumonía por *M. catarrhalis* en niños inmunodeprimidos y con enfermedad pulmonar crónica subyacente.[381] En raras ocasiones, *M. catarrhalis* puede causar traqueítis fulminante y enfermedad de las vías respiratorias bajas en niños aparentemente sanos.[580]

Las infecciones de las vías respiratorias bajas debidas a *M. catarrhalis* en adultos ocurren predominantemente en los pacientes ancianos e inmunodeprimidos, particularmente con EPOC, bronquiectasias, insuficiencia cardíaca congestiva y predisposición a la aspiración.[447,469] Las anomalías inmunitarias relacionadas con enfermedades subyacentes (p. ej., diabetes, alcoholismo, VIH, trasplante) también son factores contribuyentes importantes.[13,432,570] Las exacerbaciones de la EPOC debida a *M. catarrhalis* se relacionan con disnea, aumento de la producción de esputo purulento, síntomas constitucionales y fiebre. El papel de *M. catarrhalis* en estas exacerbaciones se sustenta por la presencia de *M. catarrhalis* en cultivos de las vías respiratorias distales (broncoscopia, aspiración traqueal) y la demostración de la adquisición de nuevas cepas de *M. catarrhalis* coincidente con el aumento agudo de los síntomas respiratorios.[460,573,590] Estos pacientes también desarrollan una respuesta de anticuerpos contra la cepa recién adquirida de *M. catarrhalis* en las vías respiratorias bajas y tendrán marcadores de inflamación altos de las vías respiratorias, relacionados con la adquisición de la nueva cepa.[50] En pacientes pediátricos, la bacteriemia por *M. catarrhalis* puede producirse de forma secundaria a otitis media, sinusitis o neumonía, y habitualmente se observan en lactantes con anemia drepanocítica, leucopenia e infección por VIH.[3,611,635] En una revisión de 17 niños con bacteriemia por *M. catarrhalis*, la mayoría de los niños fueron menores de dos años de edad, el 82.3% no mostraban enfermedad subyacente y el 76.5% tenían infecciones concomitantes de las vías respiratorias bajas.[9] En los niños, la bacteriemia por *M. catarrhalis* también puede ser el resultado de celulitis periorbitaria y preseptal, una presentación asociada desde hace mucho tiempo con la sepsis por *H. influenzae* de tipo b.[635] En pacientes adultos, la bacteriemia por *M. catarrhalis* por lo general ocurre como una complicación de la infección de las vías respiratorias en quienes están comprometidos a causa de leucemia linfoblástica aguda y leucemia mieloide aguda, sida, hipogammaglobulinemia, anemia drepanocítica y anomalías neurológicas congénitas.[78,325,447,609,635] En el año 2010 se informó un caso de bacteriemia por *M. catarrhalis* relacionada con infección de un injerto vascular protésico en un hombre de 53 años de edad con diagnóstico de disección aórtica e hipertensión.[556] En una revisión de 53 casos de bacteriemia por *M. catarrhalis*, se encontró neutropenia o neoplasias malignas en el 30.2% de los pacientes, y el 24.5% tenían enfermedad subyacente de las vías respiratorias.[325] Sin embargo, el 28.3% de los casos ocurrieron en individuos inmunocompetentes. La bacteriemia en adultos puede ser el resultado de un foco primario, como la sinusitis o la neumonía, pero en los pacientes inmunodeprimidos el portal de entrada puede no ser evidente.[635] La neumonía nosocomial debida a *M. catarrhalis* puede ocurrir en unidades respiratorias hospitalarias y en las unidades de cuidados intensivos pediátricos.[531]

M. catarrhalis ha sido involucrado en otros tipos de infecciones, incluyendo endocarditis, meningitis, infecciones oculares, infecciones de las vías urogenitales, infecciones de heridas, artritis sépticas y peritonitis asociada con diálisis peritoneal ambulatoria continua. Los casos de endocarditis debida a *M. catarrhalis* son infrecuentes, con sólo cinco casos informados hasta el año 2000. La endocarditis se ha documentado en individuos con y sin valvulopatía previa, y ocurrió como una complicación de procedimientos invasivos (p. ej., angioplastia con balón).[557,603] Han ocurrido espontáneamente casos raros de meningitis y ventriculitis por *M. catarrhalis* en pacientes que se encontraban

bien, después de procedimientos quirúrgicos que involucraron cabeza y cuello, o de forma secundaria a la infección de derivaciones ventrículo-peritoneales o drenajes ventriculares externos.[337,472,546] Viagappan y cols. informaron un caso raro de absceso cerebral por *M. catarrhalis* en un hombre de 36 años después de una lesión orbitaria penetrante con un taco de billar, y se describió meningitis neonatal mortal en un lactante de 26 días de edad dos semanas después de ser sometido a cirugía abdominal.[171,679] Se han documentado infecciones conjuntivales causadas por *M. catarrhalis* durante el período neonatal y más tarde en la infancia, y también se ha descrito endoftalmitis secundaria a cirugía de cataratas o glaucoma, y celulitis periorbitaria con sepsis.[67,225,640] La conjuntivitis neonatal causada por *M. catarrhalis* resulta ya sea de la adquisición del microorganismo al nacimiento a partir del tracto genital colonizado de la madre o de las secreciones de las vías respiratorias de los cuidadores del niño. El aislamiento de este microorganismo del tracto genital masculino o femenino es raro, pero se ha informado *M. catarrhalis* como una causa de uretritis de tipo gonorrea después de contacto sexual orogenital en algunos casos.[2] La artritis séptica de articulaciones nativas y protésicas causada por *M. catarrhalis* se ha informado en pacientes con artritis reumatoide tratados con fármacos inmunosupresores, incluyendo esteroides inyectados y orales, metotrexato e infliximab.[397,492] La peritonitis debida a *M. catarrhalis* también se ha descrito en pacientes sometidos a diálisis peritoneal ambulatoria continua.[163,677]

Aislamiento de especies de *Neisseria* ▪

Neisseria gonorrhoeae

Frotis teñidos con Gram directo. En las clínicas de infecciones de transmisión sexual, el diagnóstico de uretritis gonocócica en hombres adultos frecuentemente se hace a través de la observación de diplococos gramnegativos dentro o estrechamente asociados con leucocitos polimorfonucleares (PMN) en un frotis preparado con la secreción uretral (lám. 11-1A). Cuando se realiza en forma adecuada, la tinción de Gram tiene una sensibilidad del 90-95% y una especificidad del 95-100% para diagnosticar gonorrea genital en hombres sintomáticos.[366] En las mujeres, la tinción de Gram de las muestras endocervicales recolectadas bajo visualización directa del cuello uterino (con un espéculo) también puede ser muy útil para el diagnóstico (*véase* el apartado sobre recolección de la muestra). Los frotis teñidos con Gram de esas muestras tienen una sensibilidad del 50-70%, dependiendo de la idoneidad de la muestra y la población de pacientes. Un frotis endocervical que muestra diplococos intracelulares gramnegativos, en particular de una mujer con otros signos y síntomas de infección gonocócica, es altamente predictivo. Sin embargo, en una mujer asintomática, el valor predictivo de la tinción de Gram es mucho menor. En pacientes con proctitis sintomática, los frotis de muestras recolectadas bajo visualización directa mediante un anoscopio pueden proporcionar un diagnóstico en el 70-80% de estos pacientes, al contrario de lo que sucede con el aislamiento a ciegas, donde los frotis teñidos con Gram tienen una sensibilidad tan sólo del 40-60%.[700] Dada la presencia de otros cocobacilos gramnegativos y bacilos con tinción bipolar en las muestras rectales y endocervicales contaminadas con secreciones vaginales, se debe tener cuidado de no interpretar erróneamente los frotis obtenidos de estos sitios. Los frotis teñidos con Gram no tienen valor en el diagnóstico de la infección gonocócica de la faringe. No se debería confiar el diagnóstico de gonorrea a estos frotis y se deben usar junto con pruebas más específicas.

Los frotis directos para la tinción de Gram deben prepararse de sitios endocervicales y uretrales, y recolectarse con distintos hisopos. Para la preparación del frotis, el hisopo se hace rodar con cuidado sobre la superficie de un portaobjetos en una sola dirección. Esta técnica reduce la deformación y la rotura de los PMN, y preserva el aspecto de los microorganismos (lám. 11-1A). Los frotis preparados con muestras sometidas a medios de transporte pueden ser más difíciles de interpretar a causa de la deformación de los PMN o a la presencia de sustancias que provocan interferencias (p. ej., carbono). También deben obtenerse frotis de lugares habitualmente estériles o muy poco contaminados (p. ej., líquido articular, lesiones cutáneas).

Recolección y transporte de muestras. Al igual que con otros patógenos, el éxito del aislamiento depende de la recolección de muestras adecuadas, lo cual es particularmente importante para la detección de *N. gonorrhoeae.* Debido a que este microorganismo puede causar infección en diversos sitios del cuerpo, la recolección de muestras adecuadas para el cultivo y el diagnóstico depende del sexo, de las prácticas sexuales del paciente y de la presentación clínica. En todos los casos se deben recolectar muestras de sitios genitales (uretra masculina, endocérvix femenino). Si el paciente tiene antecedentes de contactos sexuales anogenitales u orogenitales, también es adecuada la recolección de muestras del conducto anal o bucofaríngeas. En los casos sospechosos de IGD, deben obtenerse muestras para hemocultivo y de sitios genitales y extragenitales. Los lugares que son apropiados para tomar cultivos se resumen en el recuadro 11-2.

Las muestras deben recolectarse con hisopos de dacrón o rayón. El alginato de calcio que se utiliza para preparar algunos lotes de hisopos puede ser tóxico para los gonococos.[391] También se pueden usar hisopos de algodón; sin embargo, algunas marcas de este material contienen ácidos grasos que pueden ser inhibitorios para el desarrollo de los gonococos. Por lo tanto, los hisopos de alginato de calcio y algodón sólo deberán utilizarse si las muestras se inoculan directamente en el medio de cultivo o se transportan en un medio de transporte no nutritivo. Algunas formulaciones de medios de transporte contienen carbón para inactivar los materiales tóxicos presentes en el hisopo o en la muestra en sí. Los instrumentos empleados para ayudar en la recolección adecuada de las muestras (p. ej., espéculo vaginal) deben estar lubricados con agua tibia o solución fisiológica, ya que varios lubricantes con base de agua y aceite también pueden inhibir el crecimiento del microorganismo. El recuadro 11-3 describe los procedimientos de recolección de *N. gonorrhoeae* de diferentes sitios anatómicos.

La función del laboratorio de microbiología clínica en el diagnóstico de infecciones gonocócicas en niños es crucial e involucra la manipulación adecuada de las muestras recolectadas de forma apropiada y la identificación exacta de los microorganismos aislados.[58,291,292,423] El cultivo es el método recomendado para la detección de *N. gonorrhoeae* en muestras urogenitales, faríngeas o rectales. Las pruebas no basadas en el cultivo (p. ej., métodos de detección directa basados en sondas, pruebas de amplificación de ácidos nucleicos) no se recomiendan en víctimas o presuntos responsables de abuso sexual.[126,128] En las mujeres prepúberes, las muestras deben obtenerse de vagina, bucofaringe y recto, e inocularse en medios como se describe más adelante. Las muestras cervicales no se recomiendan en niñas prepúberes. Las muestras vaginales se recolectan por hisopado de la pared vaginal durante 10-15 s para absorber cualquier secreción o, si el himen está intacto, la muestra se recolecta del introito vaginal. En los niños con secreción uretral, una muestra de la secreción del meato es un sustituto adecuado de una muestra de frotis intrauretral. Las muestras para el diagnóstico de infecciones gonocócicas rectales, uretrales o bucofaríngeas en niños se recolectan igual que en los adultos. Debido a las implicaciones legales de un diagnóstico de infección por *N. gonorrhoeae* en un niño, sólo se deben realizar los procedimientos de cultivo estándar.[140] Las tinciones de Gram son inadecuadas para evaluar niños prepúberes en busca de gonorrea, y no se deben usar para diagnosticarla o excluirla. Las muestras de vagina, uretra, faringe o recto deben inocularse en medios selectivos para el aislamiento de *N. gonorrhoeae,* como se describe más adelante.

Aunque el aislamiento máximo de gonococos se obtiene cuando las muestras se siembran directamente en medios de crecimiento después de la recolección, esta técnica podría no ser siempre posible o práctica, particularmente en clínicas o salas de urgencias con alta demanda.[414] En estos casos, están disponibles varios sistemas de transporte:

Sistemas no nutritivos de transporte de hisopos. Los medios amortiguados semisólidos de Stuart o Amie se utilizan para el transporte de muestras de hisopado de *N. gonorrhoeae.* Algunos sistemas de transporte de hisopos utilizan esponjas embebidas con medio de transporte, mientras otros emplean un medio semisólido con o sin carbón activado. Los medios de transporte semisólidos son superiores a los dispositivos que usan esponjas embebidas en medio. El material de la esponja en algunos de los sistemas de transporte de hisopos puede contener sustancias (p. ej., sulfuro o compuestos cuaternarios de amonio) que pueden inhibir o lesionar a las bacterias con requerimientos nutricionales especiales, como los gonococos. Algunos sistemas de transporte de hisopos, como Copan Diagnostics M40 Transystem®, han superado constantemente a otros sistemas de transporte (p. ej., Medical Wire® y Starplex Scientific®) en estudios que abordan la supervivencia de los gonococos en el tiempo.[212,282] Los estudios de estos dispositivos más nuevos de recolección con hisopo (Copan Transystems®, Copan Diagnostics, Inc., Corona, CA, actualmente comercializado como BBL CultureSwab Plus®, BD Diagnostics) sugieren que el medio semisólido de transporte de Amie con o sin carbono puede conservar la viabilidad de los gonococos hasta 48 h,

11-2

RECUADRO

Sitios del cuerpo para el cultivo de *Neisseria gonorrhoeae*

Paciente	Sitio(s) primario(s)	Sitio(s) secundario(s)
Mujer	Endocérvix	Recto, uretra, faringe
Hombre, heterosexual	Uretra	Faringe
Hombre, homosexual o bisexual	Uretra, recto, faringe	
Mujer con infección diseminada	Sangre, endocérvix, recto	Faringe, lesiones cutáneas[a], líquido articular[b]
Hombre con infección diseminada	Sangre, uretra	Faringe, recto, lesiones cutáneas, líquido articular[a]

[a]Si está presente.
[b]Cultivar si hay presencia de artritis.

Procedimientos de recolección de muestra para el diagnóstico de infecciones gonocócicas

Muestra	Procedimiento de recolección
Uretra masculina	La secreción purulenta se puede extraer presionando la parte anterior del pene y recolectando el material con un hisopo. Las muestras de hombres asintomáticos se obtienen insertando un hisopo nasofaríngeo de alginato de calcio a 2-4 cm en el interior de la uretra. El hisopo se rota con cuidado mientras se retira. Para muestras no destinadas al cultivo, se debe usar el hisopo suministrado o especificado por el fabricante.
Endocérvix	Después de que el espéculo está colocado, se debe usar una esponja, hisopo o gasa para eliminar el moco o secreción cervical. Insertar el hisopo de 1-2 cm en el conducto cervical y rotar contra la pared del conducto cervical dos o más veces con un movimiento suave de lado a lado. Dar tiempo para que los microorganismos se absorban en el hisopo. Tomar una muestra de cualquier secreción cervical presente. El hisopo debe retirarse sin tocar ninguna de las superficies vaginales y colocarse en el medio de transporte adecuado. Las muestras no destinadas al cultivo deben obtenerse como se indica por el fabricante en el instructivo.
Recto	Insertar el hisopo hasta 4-5 cm en el conducto anal y moverlo con suavidad de un lado a otro para tomar la muestra de las criptas anales. Dar algunos segundos para que los microorganismos se absorban en el hisopo y rotar despacio mientras se retira. Si se observa una densa contaminación fecal en el hisopo, recoger otra muestra con un hisopo nuevo.
Bucofaringe	Con la ayuda de un depresor lingual, hisopar con firmeza las áreas de las amígdalas y la faringe posterior.
Sangre	Después de la punción venosa, inocular un medio de hemocultivo adecuado (caldo tripticasa de soya (soja), caldo de Columbia) que contenga SPS. Si se usan los tubos Vacutainer SPS® para la recolección de la muestra, transferir la muestra de sangre del tubo al medio de cultivo lo más rápido posible, ya que la exposición a concentraciones altas de SPS puede inhibir a los gonococos.
Líquido articular	El líquido articular puede aspirarse con una aguja y jeringa; inocular en un frasco para hemocultivo aerobio.
Lesiones cutáneas	Las muestras de biopsia por punción se recogen y colocan en un recipiente estéril con una pequeña cantidad de caldo o solución fisiológica estéril y se llevan personalmente al laboratorio.
Conjuntiva	La secreción conjuntival se recoge de la cara interna del párpado inferior con un pequeño hisopo nasofaríngeo. Preparar frotis para tinciones de Gram como se describe en el texto.

aunque la viabilidad de muchos de los aislamientos gonocócicos puede disminuir notablemente después de 24 h. El nuevo sistema Eswab® de Copan, con medio de transporte líquido de Amie (Copan Diagnostics, Inc., Corona, CA), ha mostrado un rendimiento equivalente o superior al de otros sistemas de transporte con hisopos (p. ej., CultureSwab MaxV® [Becton-Dickinson], Remel BactiSwab® [Remel]), conservando la supervivencia de *N. gonorrhoeae* durante el transporte. Estos hisopos flocados de nailon proporcionan un aislamiento aceptable de *N. gonorrhoeae* después de 24 h de almacenamiento a temperatura ambiente y cumplen los criterios de aceptación descritos en el método de elución cuantitativa M40-A del Clinical Laboratory Standards Institute (CLSI).[158,673] El sistema de transporte Eswab también ha mostrado mejorar la detección de *N. gonorrhoeae* y *C. trachomatis* a través de estudios de amplificación de ácidos nucleicos.[148] Mientras que algunos estudios han mostrado que los gonococos pueden sobrevivir en refrigeración en algunos sistemas de transporte de hisopos hasta 48 h, otros estudios han demostrado que la refrigeración más allá de 6 h puede dar lugar a reducciones significativas de los microorganismos viables, sin importar el sistema de transporte utilizado.[37,212,319] Con el objeto de prevenir la pérdida de viabilidad del microorganismo, las muestras de hisopados enviadas en medio de transporte no deben refrigerarse y deberán inocularse en medio de crecimiento dentro de las 6 h después de obtenerlas.

Sistemas de transporte en medios de cultivo. El transporte de muestras en medios de cultivo presenta ciertas ventajas y se comercializan varios sistemas para este propósito. Estos incluyen las placas JEMBEC® (cámara de ambiente biológico de James E. Martin) que contienen varias formulaciones de medios selectivos (Remel; BD Diagnostic Systems, Sparks, MD), el sistema

Gono-Pak® (BD Diagnostic Systems) y el sistema InTray GC® (BioMed Diagnostics, Inc., White City, OR).[24,69,191,441] Los sistemas JEMBEC y Gono-Pak están disponibles con medio selectivo MTM o de Martin-Lewis de BD Diagnostic Systems y Remel Laboratories. Mientras los sistemas JEMBEC y Gono-Pak requieren almacenamiento refrigerado antes de usarlos, el sistema InTray permite el almacenamiento del medio a temperatura ambiente durante más de un año. Con estos sistemas, los medios se inoculan con la muestra y se colocan en una bolsa plástica impermeable con un gránulo de bicarbonato-ácido cítrico. El contacto del gránulo con la humedad (mediante la evaporación del medio [JEMBEC] o por la rotura de una ampolleta de agua adyacente al gránulo [Gono-Pak]) genera un ambiente enriquecido con CO_2 dentro de la bolsa. La incubación durante al menos 18-24 h a 35 °C antes de transportarlo a un laboratorio de referencia permite el crecimiento inicial de los microorganismos y reduce la pérdida de viabilidad que puede ocurrir con la utilización de sistemas de transporte de hisopos.

Medios de cultivo selectivos: inoculación e incubación. Se dispone de una variedad de medios selectivos enriquecidos para el cultivo de *N. gonorrhoeae*, entre ellos, medio MTM, medio ML, medio GC-Lect (BD Diagnostic Systems) y medio New York City (NYC). MTM, ML y GC-Lect son medios con base de agar chocolate complementados con factores de crecimiento para microorganismos con requerimientos nutricionales especiales, mientras que el NYC es un medio con base de agar peptona-almidón de maíz purificado que contiene levadura dializada, plasma equino citratado y eritrocitos lisados de caballo.[237] Estos medios contienen antibióticos que inhiben a otros microorganismos y permiten el aislamiento selectivo de

TABLA 11-1 Fármacos antimicrobianos en medios selectivos para *Neisseria*

Antibiótico	Fórmula del medio (µg/mL)			
	MTM	ML	NYC	GC-LECT
Vancomicina	3	4	2	2
Lincomicina	—	—	—	1
Colistina	7.5	7.5	5.5	7.5
Nistatina	12.5	—	—	—
Anisomicina	—	20	—	—
Anfotericina B	—	—	1.2	1.5
Trimetroprima	5	5	5	5

N. gonorrhoeae, *N. meningitidis* y *N. lactamica* (tabla 11-1). La vancomicina y la colistina, antibióticos presentes en las cuatro formulaciones, inhiben el desarrollo de bacterias grampositivas y gramnegativas (incluyendo las especies saprófitas de *Neisseria*), respectivamente. El agar GC-Lect (BD Diagnostic Systems) también contiene lincomicina. Se agrega trimetoprima para inhibir las especies de *Proteus* presentes en las muestras rectales y, en ocasiones, cervicovaginales. Se agrega nistatina, anfotericina B o anisomicina para inhibir levaduras y hongos filamentosos. Estos medios permiten el aislamiento selectivo de *N. gonorrhoeae* de sitios del cuerpo que hospedan una gran cantidad de flora bacteriana endógena. El medio NYC también permitirá el crecimiento de micoplasmas y ureaplasmas genitales. Estos medios se comercializan en placas de Petri o de JEMBEC.

Las formulaciones de estos medios están disponibles en las referencias generales de medios. Los medios selectivos disponibles en el mercado varían en su capacidad para permitir el crecimiento de las especies patógenas de *Neisseria* y en la inhibición del crecimiento de neisserias no patógenas y otros contaminantes. El fracaso de estos diversos medios en permitir el crecimiento gonocócico también puede deberse a la sensibilidad de algunas cepas de *N. gonorrhoeae* a la vancomicina. Estas cepas constituyen un porcentaje variable de los aislamientos dependiendo del área geográfica. Debido a esto, es prudente inocular las muestras de los genitales masculinos y femeninos en medios selectivos (MTM) y no selectivos (agar chocolate). La inoculación de medios no selectivos permite el aislamiento de otros posibles patógenos del aparato genital, como las especies de *Haemophilus* o *Pasteurella bettyae* (*véase* el cap. 9).

Los medios de cultivo para el aislamiento de *Neisseria* deben estar a temperatura ambiente antes de la inoculación y no deben estar húmedos o secos en exceso. Si la humedad es excesiva en la tapa de las placas, se coloca la parte de arriba de éstas hacia abajo y se entreabren levemente en una estufa de incubación aireada a 35 °C durante 20-30 min. El "apilador de placas" (BD Diagnostic Systems) tiende a sellarse si la humedad es excesiva y el crecimiento de los microorganismos se retrasa. Las muestras recolectadas en los hisopos se hacen rodar firmemente en forma de "Z" sobre el medio selectivo y se siembran en estría con un asa bacteriológica. Si también se inocula en medios no selectivos, estas placas se siembran en estría para el aislamiento. Las placas se incuban en una estufa de CO_2 o en una jarra de anaerobiosis por extinción con vela a una temperatura de 35-37 °C. El nivel de CO_2 de la estufa debe ser del 3-7%; las concentraciones más altas de CO_2 pueden inhibir el crecimiento de algunas cepas. Las jarras de anaerobiosis por extinción con vela proporcionan un valor de CO_2 del 3-4%. La atmósfera debe ser húmeda, y para las jarras de anaerobiosis la humedad de evaporación del medio de cultivo durante la incubación es suficiente para el crecimiento del microorganismo. Las estufas de CO_2 que no están equipadas con humidificadores pueden mantener la humedad mediante la colocación de un recipiente con agua sobre el estante inferior. Si se utilizan jarras de anaerobiosis con vela, las velas deben estar fabricadas con cera blanca o cera de abejas; las velas con esencias o colorantes liberan productos volátiles mientras están encendidas, los cuales pueden inhibir el desarrollo de microorganismos. Las placas se inspeccionan a las 24, 48 y 72 h antes de la emisión del informe final de "sin desarrollo". Las colonias sospechosas se subcultivan en agar chocolate, se incuban y se usan como inóculo para los procedimientos de identificación.

Neisseria meningitidis

Recolección y transporte de muestras. Las muestras útiles en el diagnóstico de enfermedad meningocócica incluyen LCR, sangre, muestras de aspirados y biopsia, e hisopados nasofaríngeos y bucofaríngeos.[491] Ocasionalmente, pueden buscarse meningococos en el esputo y los aspirados traqueales. Los procedimientos para la recolección y procesamiento de las muestras que pueden desarrollar *N. meningitidis* se presentan en el recuadro 11-3. Los aislamientos genitales, rectales y bucofaríngeos de *N. meningitidis* pueden aislarse utilizando los procedimientos de recolección e inoculación descritos para *N. gonorrhoeae* en el recuadro 11-2. Las condiciones de incubación para los medios inoculados con las muestras son las mismas que las descritas anteriormente para *N. gonorrhoeae*. Los meningococos crecen bien en todos los medios selectivos para cepas patógenas de *Neisseriae* y no se han descrito cepas sensibles a la vancomicina. A diferencia de lo que se cree, la mayoría de las cepas de *N. gonorrhoeae* crecen en los medios de agar sangre de carnero disponibles en el mercado, aunque no tan bien como en el agar chocolate. El aislamiento de gonococos y meningococos de los hemocultivos puede ser afectado de forma adversa por el anticoagulante polianetol sulfonato de sodio que se encuentra en los medios de hemocultivo.[224] Este efecto puede neutralizarse por la adición de gelatina estéril (concentración final de 1%) al medio por el procesamiento de la muestra de sangre por lisis-centrifugación (Isolator®).[502,569] El líquido articular de los pacientes con sospecha de artritis meningocócica debe inocularse en frascos de hemocultivo aerobio y, si se cuenta con volumen suficiente, una alícuota del líquido articular debe citocentrifugarse y examinarse por tinción de Gram.[491]

Seguridad en el laboratorio. Usando publicaciones en grupos de discusión seleccionados de microbiología clínica por correo electrónico, Sejvar y cols. obtuvieron datos sobre informes de infecciones meningocócicas adquiridas en el laboratorio de 1985 a 2001, e identificaron 16 casos (9 casos debidos al serogrupo B y 7 debidos al serogrupo C de *N. meningitidis*).[572] Con base en estos datos, se calculó una tasa de ataque de 13 casos por cada 100 000 microbiólogos, en comparación con una tasa de ataque de 0.3 casos por cada 100 000 en la población general. Esto representa un aumento del riesgo de enfermedad de más de 40 veces entre el personal de microbiología clínica. *N. meningitidis* se clasifica como un microorganismo de nivel 2 de bioseguridad, lo que significa que se debe usar un gabinete de seguridad biológica para la manipulación de las muestras que tienen un riesgo considerable de generación de aerosoles (p. ej., pulverización, centrifugación, mezclado con agitadora, agitador de vórtice).[653] Estas manipulaciones incluyen la preparación de las suspensiones concentradas de microorganismos para la inoculación de los sistemas de identificación y para el seroagrupamiento de los aislamientos meningocócicos mediante aglutinación en portaobjetos.[25] Los informes de infecciones meningocócicas adquiridas en el laboratorio sugieren que la manipulación de los cultivos, más que la de las muestras, aumenta el riesgo de infección para los técnicos y profesionales del laboratorio microbiológico.[44,359,583] El uso de un gabinete de seguridad biológica cuando se manipulan cultivos podría garantizar la protección del personal del laboratorio con respecto a los microorganismos aerosolizados. Las medidas alternativas de protección (p. ej., lentes de seguridad, protectores contra salpicaduras, máscaras) pueden proporcionar protección adicional. La capacitación y la adherencia a las precauciones de seguridad de laboratorio establecidas deben minimizar el riesgo de infecciones meningocócicas para el personal del laboratorio de microbiología clínica. Asimismo, se deben desarrollar políticas de laboratorio para situaciones que puedan requerir la administración de profilaxis a los empleados que están expuestos a meningococos. Los administradores de laboratorio actualmente ofrecen la vacuna meningocócica tetravalente al personal de laboratorio microbiológico, ya que esta medida podría disminuir, aunque no eliminar, el riesgo de presentar infecciones meningocócicas adquiridas en el laboratorio.[127,131,141]

Frotis teñidos con Gram directo y pruebas directas para antígenos capsulares.

Se puede lograr un diagnóstico presuntivo rápido de meningitis meningocócica por medio de la observación directa de LCR utilizando la tinción de Gram. Si se recibe suficiente (más de 1-2 mL) LCR, la muestra debe centrifugarse para obtener un gránulo del material para su examen y cultivo. La citocentrifugación de las muestras de LCR refuerza la detección de un pequeño número de microorganismos y aumenta la sensibilidad de la tinción de Gram en comparación con las muestras centrifugadas de manera convencional o no centrifugadas. En los frotis teñidos con Gram preparados a partir de muestras clínicas, los meningococos aparecen como diplococos gramnegativos tanto en el interior como fuera de las células polimorfonucleares. Los microorganismos pueden mostrar una variación considerable de tamaño y la tendencia a resistir la decoloración. Las cepas fuertemente encapsuladas pueden tener un halo distintivo de color rosado alrededor de las células. Debido a que la presencia de células inflamatorias tiene valor pronóstico (p. ej., en la enfermedad fulminante, rápidamente mortal, se observan numerosos microorganismos y pocas células inflamatorias), el informe de tinción de Gram para el médico debe incluir la cuantificación tanto de los microorganismos como de los PMN.

Las pruebas directas para la detección de polisacáridos capsulares meningocócicos en LCR, suero y orina también están disponibles. Estas pruebas utilizan aglutinación de látex sensibilizada a anticuerpos (Directogen *N. meningitidis* grupos A, C, Y y W-135® y Directogen *N. meningitidis* grupo B/*E. coli* K1®, BD Diagnostic Systems, Sparks, MD) o coaglutinación (Phadebact CSF Test®, MLK Diagnostics AB, Sollentuna, Suecia) para detectar antígenos capsulares de los serogrupos meningocócicos A, B, C, Y y W-135. El reactivo del serogrupo B también detecta el antígeno con reactividad cruzada K1 de *Escherichia coli*. Estos reactivos todavía están disponibles en el mercado a través de varios proveedores (pruebas de látex, pruebas de coaglutinación, MLK Diagnostics AB, Sollentuna, Suecia). Una prueba negativa no descarta la meningitis causada por cualquiera de los patógenos que la producen habitualmente. Además, también pueden producirse pruebas de aglutinación de látex con un resultado falso positivo, de manera particular con las muestras de orina, conduciendo

a tratamiento innecesario y hospitalización prolongada. Estas pruebas siempre deben realizarse junto con una tinción de Gram citocentrifugada y cultivo en medio de agar enriquecido. Debido a la sensibilidad mejorada de la tinción de Gram proporcionada por la citocentrifugación de la muestra y los problemas con la especificidad de los estudios de detección de antígenos, la mayoría de los laboratorios en los Estados Unidos ya no realizan estas pruebas de manera rutinaria y no se recomiendan.

Aislamiento e incubación.

Para el aislamiento de *N. meningitidis*, las muestras de LCR deben cultivarse en agar chocolate no selectivo y agar sangre de carnero como se describe en el recuadro 11-4, mientras las muestras que pueden portar otros microorganismos (p. ej., muestras de frotis bucofaríngeo y nasofaríngeo) deben inocularse tanto en medios selectivos (p. ej., agar MTM, ML, NYC o GC–Lect) como no selectivos. Las placas se incuban en CO_2 al 5-7% a 35 °C (estufa de CO_2 o jarra por extinción con vela) y se inspeccionan después de 24, 48 y 72 h antes de emitir un informe final de "sin desarrollo". Las colonias sospechosas se subcultivan en agar sangre chocolate para su identificación adicional.

Identificación de especies de *Neisseria*
Morfología de las colonias

Los gonococos producen varios tipos de colonias en los cultivos. En el esquema de Kellogg, estos tipos se denominan desde *T1* hasta *T5* y se describen en función del tamaño de la colonia y de otras características (coloración, topografía de las colonias, reflexión de la luz, etc.). A nivel celular individual, los microorganismos que constan de colonias tipo P^+ y P^{++} (antes T1 y T2, respectivamente) tienen pili sobre la superficie celular, mientras que las células de las colonias de tipo P^- (T3, T4 y T5) carecen de ellos. Los aislamientos obtenidos de cultivos primarios son en su mayoría colonias del tipo P^+ y P^{++}. Estas colonias tienden a ser pequeñas, brillantes y elevadas (láms. 11-1C y 11-1D). Con el subcultivo de las colonias individuales con pili, puede mantenerse el cultivo con este tipo de colonia. Las suspensiones de microorganismos preparadas a partir de cultivos de 18-24 h que contienen principalmente colonias de los tipos P^+ y P^{++} tienden a ser lisas y homogéneas. Con los subcultivos en medios no selectivos (un "barrido" de desarrollo), los otros tipos de colonias se harán más evidentes, con todas las colonias, por último, convertidas en variedades sin pili. Estos tipos de colonias son más grandes, más aplanadas y no tienen el brillo característico de las colonias con pili. Los cultivos en los que predominan los tipos de colonias grandes con frecuencia no forman suspensiones uniformes porque las colonias se vuelven gomosas debido a la autólisis y la liberación de ADN celular. La presencia de todos estos tipos de colonias en un subcultivo de una placa primaria a menudo puede presentar el aspecto de un cultivo mixto. La observación cuidadosa y el subcultivo con el uso de un microscopio de disección (10×) permiten familiarizarse con estos tipos de colonias. La variación del tipo de colonia se observa invariablemente en los aislamientos frescos de *N. gonorrhoeae*. Los gonococos atípicos (aquellos con múltiples requerimientos nutricionales, como las cepas con requerimiento de AHU) también producen varios tipos de colonias, pero se desarrollan más lentamente y requieren el empleo de un microscopio de disección para la detección y caracterización del tipo de colonia.

Las colonias de *N. meningitidis* son más grandes que las colonias de gonococos, alcanzando habitualmente un diámetro de aproximadamente 1 mm o más después de 18-24 h de

Procedimientos de recolección de muestras para el aislamiento de *Neisseria meningitidis*

Muestra	Procedimiento de recolección
LCR	En los casos de sospecha de meningitis meningocócica, se debe enviar al laboratorio tanto LCR como sea posible (al menos 1 mL) para cultivo, ya que pueden estar presentes escasos microorganismos. La muestra de LCR se debe transportar manualmente al laboratorio después de su recolección y no debe refrigerarse. Una alícuota del LCR debe centrifugarse para la tinción de Gram. Si hay cantidad suficiente de LCR, la muestra debe centrifugarse y el "botón" aglutinado debe ser inoculado en medio de agar sangre y agar chocolate.
Sangre	La sangre debe cultivarse como se describe en el recuadro 11-3. Se prefiere la inoculación directa de la sangre en los frascos de hemocultivo más que en los tubos Vacutainer con SPS debido a los reconocidos efectos inhibitorios del SPS sobre los meningococos. Esta inhibición puede superarse por el agregado de gelatina estéril al 1% (volumen final) al medio del hemocultivo. El uso del sistema Isolator para hemocultivos evita el problema de la inhibición del SPS.
Petequias	Las muestras de lesiones cutáneas petequiales pueden recolectarse por inyección y aspiración de pequeñas cantidades de solución salina estéril en el borde de la lesión, usando una jeringa de tuberculina. Los aspirados se cultivan directamente en agar sangre y agar chocolate. Debido a que algunas lesiones son el resultado del fenómeno inmunitario, el cultivo de lesiones cutáneas puede no contribuir al diagnóstico.
Hisopados nasofaríngeos	Los hisopados nasofaríngeos son importantes, en particular, para detectar la colonización de individuos que son contactos cercanos de los casos de infección meningocócica y para el reconocimiento de portadores. Para estas muestras, se pasa un hisopo fino en un hilo de metal flexible (p. ej., un hisopo nasofaríngeo de alginato de calcio) a través de la bucofaringe y detrás de la úvula, donde se toma la muestra de la nasofaringe. Por lo general, los hisopados de la garganta recolectados con cuidado proveerán la misma información. Estas muestras se inoculan en un medio selectivo, como MTM.
Biopsias	Las muestras para biopsia deben enviarse al laboratorio en recipientes estériles. Deben humedecerse con solución salina o caldo estériles y no deben refrigerarse. En el laboratorio, las muestras deben separarse con técnica aséptica y cultivarse en agar sangre y agar chocolate.
Aspirados	Los aspirados de espacios cerrados se recolectan con aguja y jeringa. En el laboratorio, estas muestras se inoculan en agar sangre y agar chocolate.

incubación. Las colonias son bajas y convexas, con un borde húmedo, entero, definido, y una superficie brillante. En agar sangre de carnero, las colonias son habitualmente grises, y las cepas fuertemente encapsuladas pueden ser mucoides (lám. 11-1F). El medio debajo y adyacente a las colonias pueden mostrar un cilindro grisáceo verdoso, particularmente en áreas de crecimiento confluente. Los cultivos jóvenes tienen una consistencia suave, mientras que los cultivos más viejos se hacen gomosos debido a la autólisis.

Tinción de Gram y prueba de oxidasa

Las placas primarias para el aislamiento de *N. gonorrhoeae* deben examinarse después de 24, 48 y 72 h de incubación utilizando una lupa o preferiblemente un microscopio de disección. Los frotis preparados a partir de colonias sospechosas deben examinarse con la tinción de Gram y debe realizarse una prueba de oxidasa. La tinción de Gram de la colonia debe mostrar uniformemente diplococos gramnegativos característicos. Algunos de los microorganismos pueden presentar un aspecto en tétradas, particularmente en los frotis preparados a partir de colonias jóvenes. Los microorganismos en los frotis preparados a partir de cultivos más viejos pueden tener un aspecto hinchado y mostrar una variación amplia en la intensidad de la contratinción. Los frotis preparados a partir de colonias con autólisis parcial pueden no ser interpretables. La observación por medio de la tinción de Gram es esencial para la identificación presuntiva debido a que estos microorganismos en ocasiones pueden crecer en medios selectivos, en particular a partir de muestras de la bucofaringe (tratado anteriormente).

Los resultados de las pruebas de oxidasa se obtienen con el derivado de tetrametilo del reactivo de oxidasa (*N,N,N,N*-tetrametil-1,4-fenilendiamina, solución acuosa al 1%). Esta solución se coloca en una pieza de papel de filtro y una porción del crecimiento de la colonia se frota en el reactivo con un asa de platino, un hisopo de algodón o un aplicador de madera. En los cultivos frescos aparecerá un color púrpura oscuro dentro de 10 s. Se obtienen resultados excelentes con los reactivos de oxidasa que están envasados en ampolletas de vidrio triturable (p. ej., BACTIDROP Oxidasa®, Remel Laboratories).

Prueba de superoxol

El superoxol es otra prueba útil para la identificación presuntiva rápida de *N. gonorrhoeae*.[553] El superoxol es peróxido de hidrógeno al 30% (no la solución al 3% utilizada rutinariamente para la prueba de catalasa). Las cepas de *N. gonorrhoeae* producen un burbujeo inmediato e intenso cuando parte del material de las colonias es emulsificado con el reactivo en un portaobjetos de vidrio. Tanto *N. meningitidis* como *N. lactamica*, la otra especie que se desarrolla en medios selectivos, producen burbujas de forma débil y retardada. En un estudio que utilizó esta prueba en bacterias aisladas en medios selectivos, los 201 gonococos evaluados produjeron burbujeo inmediato y vigoroso en superoxol, mientras que 241 de 242 meningococos y 1 de 2 cepas de *N. lactamica* mostraron reacciones negativas o débilmente positivas retardadas.[553] Cuando se examinan los aislamientos desarrollados en medio MTM, Pérez y cols. encontraron que los valores predictivos positivos y negativos de las pruebas de superoxol para la identificación de *N. gonorrhoeae* fueron del 96.7% y del 100%, respectivamente.[509]

Diferenciación de otros microorganismos en medios de cultivo selectivos

Tanto la identificación presuntiva como la confirmatoria de las especies de *Neisseria* dependen de la capacidad de diferenciar estos microorganismos de otros que también pueden crecer en medios selectivos. Estos patógenos incluyen a *Kingella denitrificans* y especies de *Moraxella* (distintas a *M. catarrhalis*), *Acinetobacter* y *Capnocytophaga*. *K. denitrificans* crece bien en medio MTM y produce tipos de colonias que se asemejan a las de *N. gonorrhoeae*. La prueba que es útil en la identificación presuntiva de gonococos y en su diferenciación de *K. denitrificans* es la **prueba de la catalasa**. Los gonococos producirán un burbujeo vigoroso cuando el crecimiento de la placa se sumerge en peróxido de hidrógeno (H_2O_2) al 3%; *K. denitrificans* produce una reacción de catalasa negativa. *M. catarrhalis* y otras especies de *Moraxella*, como los gonococos, son oxidasa y catalasa positivos. Estos microorganismos pueden diferenciarse de *Neisseria* mediante la prueba de **disco de penicilina**.[119] El patógeno se cultiva en una placa de agar sangre y tripticasa de soya (soja) y se estrían como un césped para obtener un crecimiento confluente. Luego se coloca un disco de sensibilidad a la penicilina (10 unidades) en el inóculo. Después de incubarse durante toda la noche en CO_2, se prepara una tinción de Gram a partir del crecimiento en el borde de la zona de inhibición. *M. catarrhalis* y las especies de *Neisseria* conservan su morfología de diplococos, aunque las células tienen un aspecto hinchado. Las especies cocobacilares de *Moraxella* forman filamentos largos o células ahusadas bajo la influencia de concentraciones subinhibidoras de penicilina. Las especies de *Acinetobacter* pueden diferenciarse por su reacción negativa a oxidasa. Las especies de *Capnocytophaga* aparecen como bacterias fusiformes, ligeramente curvadas, gramnegativas, con tinción pálida y negativas a catalasa. Durante la incubación prolongada (más de 48 h), estos microorganismos tienden a diseminarse debido a su motilidad por deslizamiento y pueden impedir el aislamiento de gonococos de las muestras bucofaríngeas.

Criterios presuntivos para la identificación de N. gonorrhoeae

Todos los aislamientos de diplococos gramnegativos, oxidasa positivos, que se aíslan de los sitios urogenitales y que crecen en medios selectivos, pueden identificarse de manera presuntiva como *N. gonorrhoeae*. La prueba de superoxol descrita previamente proporciona una prueba presuntiva adicional para identificar estos aislamientos. Sin embargo, se recomienda aplicar pruebas de identificación confirmatorias para todos los aislamientos; se requieren para la identificación de aislamientos de sitios extragenitales (garganta, recto, sangre, líquido articular, LCR) y deben identificarse definitivamente mediante al menos dos pruebas. Además, los aislamientos presuntivos de *N. gonorrhoeae* tomados de niños también deben ser confirmados por al menos dos pruebas que involucren diferentes principios, las cuales pueden incluir pruebas de utilización de hidratos de carbono, métodos inmunológicos (p. ej., pruebas de coaglutinación de anticuerpos monoclonales), procedimientos enzimáticos (p. ej., detección cromógena de actividades enzimáticas específicas) o la prueba de confirmación de cultivo con sonda de ADN.[404] Los aislamientos deben conservarse para permitir la realización de pruebas adicionales o repetidas.[128,140,392,696] Esto es extremadamente importante, ya que surgen ciertos problemas sociales y médico-legales después de la liberación de los resultados. Actualmente no se recomiendan las pruebas de amplificación de ácidos nucleicos para hacer pruebas en muestras de niños (*véase* más adelante).

Pruebas de identificación para especies de Neisseria

Las pruebas confirmatorias para gonococos, meningococos y otras especies de *Neisseria* incluyen pruebas de utilización de hidratos de carbono, pruebas de sustrato enzimático cromógeno, pruebas inmunológicas (coaglutinación y otras pruebas), sistemas de identificación con pruebas múltiples y pruebas de sondas de ADN. Las pruebas de utilización de hidratos de carbono y los sistemas de identificación con pruebas múltiples pueden utilizarse para identificar *N. gonorrhoeae*, *N. meningitidis* y otras especies de *Neisseria*. Los procedimientos de identificación de sustrato cromógeno se limitan a la identificación de aquellos aislamientos que pueden crecer en medios selectivos (*N. gonorrhoeae, N. meningitidis, N. lactamica* y algunas cepas de *M. catarrhalis*). La coaglutinación, otras pruebas inmunológicas y la prueba de confirmación de cultivo por sondas de ADN están disponibles para la identificación únicamente de *N. gonorrhoeae*. Los procedimientos más nuevos de hibridación de ácidos nucleicos y amplificación de ácidos nucleicos están aprobados únicamente para la detección directa de *N. gonorrhoeae* en el aparato genital y muestras de orina. La tabla 11-2 muestra las características fenotípicas para la identificación de referencia de las especies de *Neisseria* y *M. catarrhalis*.

Pruebas de utilización de hidratos de carbono

Medio CTA convencional con hidratos de carbono. La técnica convencional para la identificación de especies de *Neisseria* utiliza un medio semisólido de agar cistina-tripticasa (CTA) que contiene 1% de hidratos de carbono y un indicador de pH rojo de fenol (lám. 11-1E). La serie de pruebas más frecuente incluye CTA-glucosa, CTA-maltosa, CTA-sacarosa y CTA-lactosa, más un control de CTA sin hidratos de carbono. El análogo estructural de la lactosa, el *o*-nitrofenil-β-D-galactopiranósido (ONPG), puede ser sustituido por el tubo de lactosa, y añadir fructosa a la serie de pruebas es útil para la identificación de diversas biovariedades de *N. subflava*. Algunas formulaciones comerciales de CTA pueden complementarse con líquido ascítico para permtir el desarrollo de microorganismos con requerimientos nutricionales especiales. Los medios CTA se inoculan con una suspensión densa de los microorganismos a ser identificados a partir de un cultivo puro de 18-24 h en agar chocolate. El inóculo se prepara en 0.5 mL de solución fisiológica y se divide entre los tubos, o cada tubo se inocula de forma individual con un asa del microorganismo. El inóculo está limitado a los 1.25 cm superiores de los tubos profundos de agar. Los tubos se colocan en una estufa sin CO_2 a 35 °C con las tapas bien cerradas. Con un inóculo pesado, la mayoría de los aislamientos producen un cambio de color detectable en el indicador rojo de fenol dentro de 24 h. Si el inóculo es lo suficientemente pesado, muchas cepas cambiarán el indicador dentro de 4 h. Sin embargo, algunas cepas gonocócicas con requerimientos nutricionales especiales pueden necesitar 24-72 h para producir ácido suficiente para cambiar el indicador. Como el medio CTA que contiene 1% de hidratos de carbono se utiliza principalmente para la detección del ácido producido por los microorganismos fermentadores, no puede detectarse la escasa cantidad de ácido producido de forma oxidativa por algunas cepas de especies de *Neisseria*.

TABLA 11-2 Características fenotípicas para la identificación de especies de *Neisseria* y *Moraxella catarrhalis*

Especie	OX	CAT	Crecimiento			Ácido producido a partir de:					Polisacáridos de sacarosa	Reducción de:		ADNasa	Hidrólisis de tributirina	Hábitat
			Medios selectivos, 35°C	Agar chocolate, 22°C	Agar nutritivo, 35°C	GLU	MAL	FRU	SAC	LAC		NO$_3$	NO$_2$[1]			
N. gonorrhoeae	+	+	+	–	–	+	–	–	–	–	–	–	–	–	–	Humanos
N. meningitidis	+	+	+	–	–	+	+	–	–	–	–	–	V	–	–	Humanos
N. lactamica	+	+	+	–	–	+	+	–	–	+	–	–	V	–	–	Humanos
N. cinerea	+	+	–[2]	–	–	–	–	–	–	–	–	–	V	–	–	Humanos
N. polysaccharea	+	+	V	–	+	+	+	–	–	–	+	–	V	–	–	Humanos
N. sicca	+	+	–	+	+	+	+	+	+	–	+	–	+	–	–	Humanos
N. subflava																Humanos
Bv. *subflava*	+	+	–	+	+	+	+	–	–	–	–	–	+	–	–	Humanos
Bv. *flava*	+	+	–	+	+	+	+	+	–	–	–	–	+	–	–	Humanos
Bv. *perflava*	+	+	–[3]	+	+	+	+	+	+	–	+	–	+	–	–	Humanos
N. mucosa	+	+	–	+	+	+	+	+	+	–	+	+	+	–	–	Humanos
N. flavescens	+	+	–	–	+	–	–	–	–	–	+	–	+	–	–	Humanos
N. elongata																Humanos
Subsp. *elongata*	+	–	–	+	+	–[d]	–	–	–	–	–	–	+	–	–	Humanos
Subsp. *glycolytica*	+	+	–	+	+	+[d]	–	–	–	–	–	–	+	–	–	Humanos
Subsp. *nitroreducens*	+	–	–	+	+	–/+[d]	–	–	+	–	–	+	+	–	–	Humanos
N. bacilliformis	+	V	–	–	–	–	–	–	–	–	–	V	ND	ND	V	Humanos
N. weaveri	+	+	–	+	+	–	–	–	–	–	–	–	+	–	–	Perros

														Hospedador
N. animaloris[4]	+	+	-	+	+	-	-	-	-	+	-	-	ND	Perros
N. zoodegmatis[4]	+	+	-	+	+	-	-	-	-	+	-	-	ND	Perros
N. wadsworthii[5]	+	-	-	+	+	-	-	-	ND	+	ND	-	ND	Humanos
N. shayeganii[5]	+	-	ND	+	+	-	-	-	ND	+	ND	-	ND	Humanos
N. canis	+	ND	-	ND	-	-	-	-	-	+	-	ND	-	Perros
N. macacae	+	-	ND	ND	+	+	+	+	+	-	+	ND	ND	Primates no humanos
N. iguanae	+	ND	ND	ND	V	+	V	+	+	V	+	ND	ND	Iguanas
Moraxella catarrhalis	+	V	+	+	-	-	-	-	-	+	+	+	+	Humanos

+, reacción positiva; −, reacción negativa; V, reacción variable; +^{d}, reacción positiva débil; −^{d}, reacción negativa o positiva débil; ND, datos no disponibles; OX, oxidasa; CAT, catalasa; GLU, glucosa; MAL, maltosa ; FRU, fructosa; SAC, sacarosa; LAC, lactosa.

[1]Las reacciones ministradas son para medios con nitrito al 0.1%; *N. gonorrhoeae* reduce el nitrito al 0.01%.

[2]Algunas cepas aisladas en medios selectivos.

[3]Algunas cepas con crecimiento en medios selectivos.

[4]*N. animaloris* es arginina dihidrolasa (ADH)-positiva, mientras que *N. zoodegmatis* es ADH-negativa.

[5]Las reacciones de hidratos de carbono mostradas son del sistema API NH.

Prueba rápida de utilización de hidratos de carbono.
Esta prueba es un método que no depende del crecimiento para
la detección de la producción de ácido a partir de hidratos de
carbono. En este método se dividen pequeños volúmenes de
una solución salina equilibrada (BSS, *balanced salts solution*;
pH 7.0) con indicador rojo de fenol en tubos no estériles a los
cuales se les agregan unas gotas de hidratos de carbono al 20%
esterilizados y filtrados (lám. 11-1G). Se prepara una suspensión
densa del microorganismo en BSS con un asa bacteriológica;
esta suspensión puede mezclarse en un agitador de vórtice para
dispersar las aglutinaciones. Se agrega una gota de suspensión a
cada tubo que contiene hidratos de carbono. Los tubos se incuban
durante 4 h a 35 °C en una estufa sin CO_2 o en un baño de agua.
Este método es muy económico, los reactivos son fáciles de
preparar e inocular, y los resultados son bien definidos. Los detalles
de este método se presentan en el protocolo 11-1. La clave de esta
técnica es el uso de hidratos de carbono de "grado reactivo". La
maltosa obtenida de algunas compañías de medios bacteriológicos
genera resultados positivos o ambiguos para *N. gonorrhoeae* en
la prueba de degradación rápida de hidratos de carbono, debido
tal vez a la presencia de glucosa contaminante. Los inóculos para
este procedimiento pueden obtenerse del cultivo primario si hay
suficientes colonias y si el desarrollo tiene un tiempo menor de
24 h. Como el crecimiento bacteriano no se presenta en el ambiente
de prueba, los escasos contaminantes que puedan estar presentes
no interfieren en los resultados. Sin embargo, la incubación no
puede continuarse durante toda la noche.

Prueba CarboFerm para *Neisseria*. El kit para *Neisseria*
CarboFerm® (Hardy Diagnostics, Santa Maria, CA) consta de
una cubeta de reactivo de ocho pocillos que viene empacada
como 12 tiras encajadas en un marco de plástico (lám. 11-
1H). El marco está etiquetado con designaciones de las filas
A a la H. Los pocillos de la cubeta se sellan con una tapa de
plástico en forma de tira, que se retira antes de la inoculación.
Los pocillos de la fila A contienen medio base de peptona
deshidratada con indicador rojo de fenol y no tienen hidratos de
carbono añadidos (pocillos de control). Los pocillos en las filas
C-F contienen el mismo medio base con hidratos de carbono
añadidos; estos pocillos contienen glucosa (pocillos en la fila C),
maltosa (fila D), lactosa (fila E) y sacarosa (fila F) junto con el
medio de peptona deshidratado y el indicador rojo de fenol. Los
pocillos de la fila H contienen butirato de bromo-cloro-indoilo
(sustrato de butirato esterasa) impregnado en un disco de papel
de filtro en la parte inferior. Los pocillos en las filas B y G están
vacíos. El kit también incluye tubos de estudio con tapa de rosca
que contienen líquido de inoculación. El kit está diseñado para
identificar los diplococos gramnegativos oxidasa positivos que
pertenecen al género *Neisseria* y a *M. catarrhalis*.

Para inocular el CarboFerm *Neisseria*, se prepara una suspensión de microorganismos con una turbidez igual o mayor al número 4 del estándar de McFarland en el amortiguador (*buffer*)
de inoculación. Este inóculo se prepara a partir de un cultivo de
18-24 h del microorganismo en medio de agar chocolate, sangre o
selectivo (p. ej., medio MTM). Se colocan cinco gotas del inóculo
en los pocillos A (control), C (glucosa), D (maltosa), E (lactosa), F
(sacarosa) y H (sustrato de butirato esterasa). La cubeta se coloca
en un estufa a aire ambiente a 35 °C. Después de 15 min, el pocillo
H (sustrato de butirato esterasa) se observa en busca de un color
azul. Si el disco del papel de filtro tiene un color verdoso azulado,
el microorganismo se identifica como *M. catarrhalis* y la prueba
está completa. Si el disco en el pocillo H es incoloro (blanco), la
reacción de butirato esterasa se registra como negativa y la cubeta

se incuba de nuevo durante un total de 4 h. En este momento, el
control sin hidratos de carbono y cada uno de los pocillos con hidratos de carbono se inspeccionan en busca de cambios de color.
Un color rojo o rojo naranja se registra como negativo, mientras
que naranja, amarillo naranja y amarillo se registran como positivos. En este estudio, los pocillos de control y los que contienen
hidratos de carbono para cada uno de los aislamientos de prueba
se leyeron después de 2 y 4 h de incubación a 35 °C.

Carbo-Ferm *Neisseria* fue evaluado con 192 cepas de especies
de *Neisseria* y 40 de *M. catarrhalis*, y se comparó con los procedimientos convencionales.[330] Todas las cepas de *M. catarrhalis*
se identificaron por medio del Carbo-Ferm *Neisseria* después de
15 min. Carbo-Ferm identificó el 100% de las 64 cepas de gonococos y el 96% de las 48 de meningococos.

**Otros métodos de utilización de hidratos de car-
bono.** El equipo de la prueba *Neisseria*-Kwik® (Micro-Biologics,
St. Cloud, MN) y el Gonobio-Test® (I.A.F. Production Inc., Laval,
Quebec, Canadá) también son modificaciones comerciales del
procedimiento de la prueba rápida de hidratos de carbono.
Neisseria-Kwik® utiliza una cubeta que contiene hidratos de
carbono deshidratados en pocillos separados. Se inocula cada
pocillo con una suspensión cargada del microorganismo
preparada en amortiguador y los resultados se leen después de
3-4 h registrando los cambios en el color de los indicadores.
Gonobio-Test es un método de 2 h que requiere una inoculación
cargada de microtubos que contienen sustratos de hidratos
de carbono. Estos dos sistemas se evaluaron y compararon con
los métodos convencionales.[198]

Pruebas cromógenas de enzima-sustrato

Los sistemas de identificación enzimáticos utilizan sustratos
bioquímicos específicos que, después de la hidrólisis por enzimas bacterianas, producen un producto final con color que se
detecta directamente (p. ej., amarillo de nitrofenol o producto de
nitroanilina) o después de la adición de un diazorreactivo acoplador de color (reactivo de cinamaldehído para la detección
de β-naftilamida). El empleo de estos sistemas está limitado a
especies capaces de crecer en medios selectivos: *N. gonorrhoeae*,
N. meningitidis y *N. lactamica*. Debido a que algunas cepas de
M. catarrhalis se desarrollan en medios selectivos, estos sistemas también brindarán una identificación presuntiva de este
microorganismo. Las pruebas de identificación con sustratos
cromógenos no deben utilizarse para identificar meningococos sospechosos que crecen en agar sangre o agar chocolate sin
antes subcultivarlos en medios selectivos. Las actividades enzimáticas que se detectan en estos sistemas son β-galactosidasa
(BGAL), γ-glutamil aminopeptidasa (GGT) y prolil aminopeptidasa (PIP) (tabla 11-3). La β-galactosidasa y la γ-glutamil
aminopeptidasa son específicas para *N. lactamica* y *N. meningitidis*, respectivamente. En ocasiones, las cepas de *N. meningitidis* pueden carecer de actividad γ-glutamil aminopeptidasa; se
encontró una cepa meningocócica aislada de un portador que
carecía de esta enzima debido a la presencia de una mutación
de la secuencia de inserción en el gen *ggt*.[619] La repetición del
examen de la actividad de GGT de las 245 cepas de *N. meningitidis* identificó la presencia de otras dos cepas deficientes en
GGT.[618] La ausencia de GGT y la presencia de PIP identifican a
un microorganismo como *N. gonorrhoeae*. *M. catarrhalis* carece
de las tres actividades enzimáticas. Los sistemas comerciales
que utilizan este abordaje son Gonochek II®, BactiCard® *Neisseria* y Neisstrip®.

TABLA 11-3 Actividades enzimáticas utilizadas para la identificación de especies patógenas de *Neisseria*

Especie	β-galactosidasa	γ-glutamil aminopeptidasa	Prolil aminopeptidasa	Butirato esterasa
N. lactamica	+	–	+	–
N. meningitidis	–	+	V	–
N. gonorrhoeae	–	–	+	–
M. catarrhalis	–	–	–	+

+, reacción positiva; –, reacción negativa; V, reacción variable.

La utilidad de las pruebas enzimáticas realizadas para la identificación de *N. gonorrhoeae* puede ser limitada en el futuro debido al reconocimiento y diseminación de cepas gonocócicas que carecen de actividad de PIP. Esta enzima es codificada por el gen *pip*, y la traducción de este gen da origen a la proteína funcional de 310 aminoácidos PIP. Se determinó que el fracaso para producir PIP funcional es el resultado de una de dos mutaciones en el gen *pip*, una mutación de deleción de timidina que produce un cambio en el marco de lectura de la secuencia del codón y una proteína trunca no funcional de 123 aminoácidos, o una inserción de timidina que da lugar a una proteína trunca no funcional de 55 aminoácidos.[75] En el período 2000-2002, un clon de *N. gonorrhoeae* que carecía de esta actividad enzimática se diseminó ampliamente a lo largo del Reino Unido.[505] Esta cepa se tipificó como serovariedad *IB-4* por serología de coaglutinación. La caracterización fenotípica y genotípica de los aislamientos gonocócicos en Dinamarca durante el 2002 y el 2003 identificó el mismo clon gonocócico negativo para PIP en ese país.[250] Tanto en el Reino Unido como en Dinamarca, estos aislamientos se tomaron principalmente de hombres homosexuales y bisexuales. Los estudios subsecuentes de Alexander y cols. determinaron que la prevalencia global de cepas de *N. gonorrhoeae* PIP negativas en Inglaterra y Gales era del 4.33%, y que la variación en la prevalencia de estas cepas en varias clínicas de Londres reflejaba una frecuencia más alta de estos aislamientos entre los hombres homosexuales y bisexuales.[17,18] Un estudio del 2006 realizado en Sídney, Australia, documentó la aparición, diseminación y disminución subsecuente de los subtipos de gonococos PIP negativos entre 3926 cepas recolectadas desde julio del 2002 hasta septiembre del 2005.[43] Durante el tercer trimestre del 2002, *N. gonorrhoeae* PIP negativa comprendió sólo el 3% de los aislamientos, y hacia el tercer trimestre del 2003, estas cepas comprendieron el 22% de todos los aislamientos. La prevalencia de estas cepas disminuyó posteriormente hacia el tercer trimestre del 2005; el 6% de los aislamientos referidos mostraron el genotipo PIP negativo. Otro examen de las cepas gonocócicas aisladas durante 2001-2004 en Australia, Nueva Zelanda y Escocia identificaron 41 cepas PIP negativas, la mayoría de las cuales también fueron de la serovariedad *IB-4*.[652] Una encuesta llevada a cabo en Suecia de 2002 a 2007 identificó 15 (1.2%) cepas PIP negativas de *N. gonorrhoeae* entre 1230 aislamientos y 13 (87%) de estos 15 aislamientos fueron indistinguibles de la cepa transmitida en todo el mundo de la serovariedad *IB-4* descrita anteriormente.[338] Un estudio de vigilancia realizado en Ontario, Canadá, en aislamientos gonocócicos recolectados durante el 2006 no pudo detectar ninguna cepa gonocócica PIP negativa, aunque en el 2007 se detectó una cepa PIP negativa entre 250 aislamientos en el Quebec Public Health Laboratory.[96] Un estudio subsecuente en Canadá que estudió 5675 aislamientos gonocócicos enviados a los laboratorios de salud pública reveló 19 cepas PIP negativas distribuidas entre varias provincias canadienses, incluyendo Columbia Británica, Saskatchewan, Manitoba, Quebec y la isla del príncipe Eduardo.[438] Otro estudio realizado en España encontró 10 (6.9%) cepas de *N. gonorrhoeae* serovariedad *IB-4* PIP negativas entre 143 aislamientos recibidos por el laboratorio regional de gonococos en Oviedo, España, en el período 2003-2006.[500]

Debido a la creciente prevalencia de estos aislamientos PIP negativos a lo largo del mundo, el rendimiento de los sistemas de prueba (BactiCard® *Neisseria*, Gonochek II®, RapID NH®, *Neisseria* PET® y API NH®), que se basan en la actividad de esta enzima para ayudar a identificar los aislamientos gonocócicos y para diferenciarlos de otras neisserias, pueden estar comprometidos. Los aislamientos de *N. gonorrhoeae* PIP negativos pueden generar identificaciones ambiguas, incluyendo "*N. gonorrhoeae* dudosa" y "probable *Kingella kingae*," y estos tipos de identificación espuria deben conducir a la realización de abordajes de identificación adicionales.[17] La PIP es una enzima hidrolasa que elimina selectivamente el residuo de prolina *N*-terminal de los péptidos y el nombre de la enzima varía dependiendo del fabricante del sistema de prueba que se utiliza (p. ej., PIP, prolina aminopeptidasa, hidroxiprolina aminopeptidasa, prolil arilamidasa). Los fabricantes de estos sistemas comerciales necesitan estandarizar el formato y los nombres de estas pruebas para evitar la confusión en los usuarios finales e incluir advertencias en los prospectos acerca del uso e interpretación adecuados de las pruebas a la luz de la prevalencia cada vez mayor de las cepas PIP negativas. El surgimiento de estas cepas gonocócicas ha hecho necesario e imperativo el uso de al menos dos métodos de identificación diferentes basados en distintos criterios (bioquímico, inmunológico, molecular) para la confirmación de *N. gonorrhoeae*.[438,652]

Gonochek II. Gonochek II (EY Laboratories, San Mateo, CA) es un tubo individual que contiene tres sustratos cromógenos deshidratados (lám. 11-2A). Después de la rehidratación con gotas de solución salina amortiguador-fosfato (pH 7.4), se emulsionan con un palillo aplicador de madera en el tubo 5-10 colonias de diplococos gramnegativos oxidasa positivos de un cultivo puro desarrollado en un medio selectivo o un subcultivo disponible. Se tapa el tubo y se incuba a 35 °C durante 30 min.

Las reacciones de color específicas en la suspensión bacteriana confirman el aislamiento como *N. meningitidis* (hidrólisis de γ-glutamil-*p*-nitroanilida; amarillo) o *N. lactamica* (hidrólisis de 5-bromo-4-cloro-3-indoil-β-D-galactopiranósido; azul). Si la suspensión es incolora al final del período de incubación, el tapón se separa y su parte superior se inserta en el tubo. El tubo se invierte de manera que la suspensión bacteriana se ponga en contacto con el diazorreactivo acoplador de color (sal de *o*-aminoazotolueno diazonio [Fast Garnet®]) presente en el tapón. La detección de la β-naftilamina liberada por la actividad de la hidroxiprolil aminopeptidasa bacteriana (rojo) identifica al aislamiento como *N. gonorrhoeae*. La ausencia de un producto de color al concluir la prueba y los pasos de lectura proporcionan una identificación presuntiva de *M. catarrhalis*. En una evaluación grande de este sistema, Gonochek II identificó el 99% de 176 gonococos, el 97% de 173 meningococos y el 100% de 48 *N. lactamica* y 10 *M. catarrhalis*.[332] Otros investigadores también han evaluado la prueba Gonochek II y han encontrado que es confiable para la identificación de estos microorganismos.[198] Los aislamientos que carecen de las enzimas PIP o GGT no serán identificados de forma correcta por el Gonochek II.[17]

BactiCard *Neisseria*. BactiCard® *Neisseria* (Remel Laboratories, Lenexa, KA) emplea cuatro sustratos cromógenos que están impregnados con cuatro círculos de prueba individuales con un soporte de cartón (lám. 11-2B). Después de humedecer los cuatro círculos con una sola gota de líquido rehidratante, se frotan varias colonias del microorganismo tomadas de medios selectivos (o de un subcultivo de medios selectivos) en cada una de las cuatro áreas de prueba. Después de la incubación en la mesa de trabajo por 2 min, se inspecciona el círculo del sustrato de indoxil butirato esterasa (5-bromo-4-cloro-3-indolil butirato) en busca de la aparición de un color azul a azul verdoso. Si esta prueba es positiva, el microorganismo puede identificarse como *M. catarrhalis* y no se necesitan más pruebas. Si la prueba de indoxil butirato es negativa, la tarjeta se incuba en la mesa de trabajo durante 13 min adicionales (tiempo total de la prueba: 15 min). Después de este tiempo, se inspecciona el círculo del sustrato de β-galactosidasa en busca de la presencia de un color azul verdoso. Si esta prueba es positiva, el organismo puede identificarse como *N. lactamica* y no se necesitan más pruebas. Si la prueba de BGAL es negativa, se aplica una sola gota de reactivo desarrollador de color en los círculos de prueba de PIP (PRO; l-prolina-β-naftilamida) y GGT (GLUT; γ-glutamil-β-naftilamida). Estas dos pruebas se interpretan como positivas y se desarrolla un color rosa o rojo definido dentro de 30 s de la adición del reactivo. Una reacción PRO positiva identifica al aislamiento como *N. gonorrhoeae*, mientras que la reacción GLUT positiva identifica el microorganismo como *N. meningitidis*. La reacción PRO también puede ser positiva para algunas cepas de *N. meningitidis*. En la Universidad de Illinois, la prueba BactiCard *Neisseria* fue comparada con procedimientos de identificación convencionales en 558 aislamientos. BactiCard *Neisseria* identificó el 100% de 254 cepas de *N. gonorrhoeae*, el 100% de 125 de *N. meningitidis*, el 98.2% de 54 de *N. lactamica* y el 98.4% de 125 de *M. catarrhalis*.[329] Otro producto, Neisstrip® (Lab M Ltd., Bury, Reino Unido), es muy similar a la prueba BactiCard *Neisseria*, pero no tiene el reactivo de indoxil butirato para la identificación de *M. catarrhalis*. Dealler y cols. informaron que Neisstrip identificó 93 de 95 cepas gonocócicas; 2 de 400 cepas no gonocócicas fueron identificadas erróneamente con la prueba Neisstrip.[175]

Métodos inmunológicos para la confirmación del cultivo de N. gonorrhoeae

Pruebas de coaglutinación. Las pruebas de coaglutinación utilizan la capacidad de la proteína A en las células de *Staphylococcus aureus* para unirse a las moléculas de IgG mediante su región Fc. La unión de los anticuerpos antigonocócicos a las células lisadas de *S. aureus*, y su mezcla subsecuente con una suspensión de gonococos, causa una aglutinación visible de la suspensión.[25] En la actualidad existen dos pruebas de coaglutinación disponibles para la identificación de *N. gonorrhoeae*: Phadebact Monoclonal GC® y GonoGen I®. La prueba de coaglutinación Phadebact Monoclonal GC (MKL Diagnostics AB, Sollentuna, Suecia; Remel [distribuidor en los EE. UU.]) utiliza anticuerpos monoclonales contra Por gonocócica (proteína I). A diferencia de la prueba GC OMNI®, comercializada anteriormente por Phadebact, la prueba GC Monoclonal contiene un reactivo que reacciona con las cepas del serogrupo *WI* de *N. gonorrhoeae*, y un segundo reactivo que reacciona con las cepas del serogrupo *WII/WIII*. Debido a que no se incluye un reactivo de control negativo, los aislamientos gonocócicos reaccionarán con cualquiera de los reactivos WI o WII/WIII, dependiendo de la composición de antígenos Por del aislamiento individual. El fracaso de la aglutinación en cualquiera de los reactivos constituye una prueba negativa. Para llevar a cabo la prueba, se prepara una suspensión (estándar de turbidez de McFarland de 0.5) en solución fisiológica amortiguada (pH de 7.2-7.4) y se lleva a ebullición durante 5 min. Después de enfriarse, la suspensión se mezcla con los reactivos de prueba y de control en un portaobjetos de cartón. La aglutinación dentro de 1 min constituye una prueba positiva. Se incorpora un colorante azul en los reactivos para ayudar a visualizar la aglutinación contra el fondo blanco de la tarjeta. Se necesita atención cuidadosa a los detalles del procedimiento para prevenir resultados falsos positivos y falsos negativos. Las evaluaciones de la prueba GC OMNI previamente disponible informaron sensibilidades del 98-100% y especificidades del 99-100%.[198,206,332] Sin embargo, las suspensiones del microorganismo con mayor densidad que la especificada mediante el estándar de McFarland pueden conducir a resultados falsos positivos. Además, también se informó que el empleo de solución fisiológica con un pH menor o mayor de 7.4 genera resultados falsos positivos con algunas cepas de *N. lactamica*, *N. cinerea* y *M. catarrhalis*.[332,333] La prueba de confirmación de cultivo por coaglutinación GonoGen I® para *N. gonorrhoeae* (New Horizons Diagnostics, Columbia, MD) ya no está disponible en el mercado.[350,394] Además, la prueba directa de confirmación de cultivo por anticuerpos fluorescentes, como se describió antes,[588,687,692] comercializada originalmente por Syva y posteriormente por otros proveedores (finalmente por Trinity Biotech, Wicklow, Irlanda), también fue retirada.

Prueba GonoGen II. La prueba GonoGen II® (New Horizons Diagnostics, Columbia, MD) utiliza anticuerpos monoclonales antiPor que se encuentran conjugados con oro coloidal como el reactivo de detección. Se prepara una suspensión (McFarland No. 1) en 0.5 mL de una solución para lisado de microorganismos y se añade una gota del reactivo de anticuerpos. Después de 5 min, se pasan dos gotas de la suspensión a través de un filtro de membrana que retiene los complejos antígeno-anticuerpo. La retención y la concentración del complejo en el filtro lo vuelven de color rojo, identificando el microorganismo como *N. gonorrhoeae*. Los aislamientos no gonocócicos hacen que el filtro se mantenga de color blanco o rosa pálido. Janda y cols.[333] encontraron que GonoGen II identificó el 91.8% de 194 cepas de

N. gonorrhoeae; 5 cepas fueron negativas y 11 cepas produjeron reacciones de color erróneas en la membrana. Además, una cepa meningocócica y dos aislamientos de *N. lactamica* produjeron repetidamente resultados falsos positivos. Kellogg y Orwig encontraron que GonoGen II identificó el 99.6% de 248 cepas gonocócicas, pero 7 de 22 cepas de *N. meningitidis* generaron resultados falsos positivos, llevando a estos investigadores a sugerir que los resultados positivos de la prueba GonoGen II necesitan confirmarse por otro método.[350]

Sistemas de identificación multiprueba

Hay cinco sistemas disponibles que pueden utilizarse no sólo para identificar especies de *Neisseria,* sino también para otros microorganismos gramnegativos con requerimientos nutricionales especiales. Estos sistemas son el RapID NH® (*Neisseria-Haemophilus*) (Remel Laboratories, lám. 11-2C), el panel *Haemophilus-Neisseria* identification® (HNID) (Dade/American Microscan, Sacramento, CA; lám. 11-2D), el sistema API NH (bioMérieux, Inc., La Balme-les-Grottes, Francia; láms. 11-2E, 11-2F, 11-2H), el kit BD Crystal *Neisseria-Haemophilus* ID® (BD Diagnostic Systems, Sparks, MD) y la tarjeta de identificación Vitek 2® *Neisseria-Haemophilus* (NH) (bioMérieux, Inc., Hazelwood, MO).[53,206,328,529,658] Todos estos sistemas utilizan pruebas convencionales modificadas (p. ej., producción de ácido a partir de hidratos de carbono, ureasa, indol, ornitina descarboxilasa) y sustratos cromógenos para proporcionar identificaciones en 2-6 h de *Neisseria, Haemophilus* y otras bacterias gramnegativas con requerimientos nutricionales especiales encontradas en muestras clínicas. El panel MicroScan HNID no incluye a *N. cinerea* en su base de datos y estos microorganismos se identifican erróneamente como *N. gonorrhoeae* o *M. catarrhalis* cuando se aprueban en este sistema.[328] Además, algunas cepas de *N. meningitidis* no producen reacciones definidas con pruebas clave de identificación en el panel (producción de ácido a partir de maltosa o actividad de γ-glutamilaminopeptidasa), lo que da lugar a identificaciones erróneas.[512,548] El RapID NH contiene pruebas (p. ej., reducción de nitrito y un sustrato de esterasa) que presumiblemente permitirán la identificación confiable de *N. cinerea* y *M. catarrhalis*. Una sola evaluación de este sistema indicó que el RapID NH fue confiable para identificar especies de *Neisseria*, pero que algunas reacciones fueron difíciles de interpretar.[198] En el estudio de Barbe y cols.,[53] el sistema API NH pudo identificar gonococos, meningococos, *N. lactamica* y *M. catarrhalis* dentro de 2 h, mientras que otras especies de *Neisseria* requirieron pruebas adicionales para la identificación correcta a nivel de especie.[53] El kit Crystal *Neisseria-Haemophilus* ID utiliza sustratos fluorescentes junto con pruebas convencionales rápidas para identificar *Neisseria* y otros microorganismos. La tarjeta Vitek 2 NH proporciona la identificación automatizada de especies de *Haemophilus* y *Neisseria*, junto con varias otras bacterias gramnegativas con requerimientos nutricionales especiales. Las evaluaciones han mostrado que la tarjeta NH puede identificar las especies patógenas de *Neisseria* y *M. catarrhalis* dentro de 6 h.[529,658]

Pruebas de sondas de ADN para la confirmación del cultivo de N. gonorrhoeae

La prueba de confirmación de cultivos de *N. gonorrhoeae* Accuprobe® (GenProbe) identifica *N. gonorrhoeae* por la detección de secuencias ARNr específicas de especie. En la prueba, se lisan los microorganismos que crecieron en un medio con agar y se mezclan con una sonda de ADN monocatenario marcada con quimioluminiscencia complementaria específicamente al ARNr gonocócico. Después de la hibridación, el complejo sonda de ADN/ARNr bicatenario se selecciona por un proceso químico, y la presencia de la sonda en el material bicatenario se detecta por el agregado de reactivos de detección que hidrolizan la marca quimioluminiscente en la sonda, con lo que se libera energía lumínica. Esta energía se detecta en un instrumento llamado *quimioluminómetro*, y el resultado se informa como negativo o positivo. En una evaluación llevada a cabo en la Universidad de Illinois que examinó los procedimientos de coaglutinación con anticuerpos monoclonales, la inmunofluorescencia directa y AccuProbe para la identificación de *N. gonorrhoeae*, la última prueba fue el único procedimiento que tuvo el 100% de exactitud en la identificación de *N. gonorrhoeae*.[333] Otros investigadores han informado resultados similares para la prueba AccuProbe.[386-731] Esta prueba puede ser particularmente útil para determinar cepas que no se identifican con facilidad por medio de otros procedimientos confirmatorios.

Pruebas de hibridación de ácidos nucleicos para N. gonorrhoeae

La tecnología de hibridación con sondas también se utiliza en las pruebas de detección actualmente disponibles para la detección directa de *N. gonorrhoeae* en muestras urogenitales. Uno de los dos análisis de hibridación directa, PACE 2® (Hologics, San Diego, CA), fue retirado. El otro estudio de hibridación de ácidos nucleicos para empleo directo en muestras clínicas es el Digene Hybrid Capture 2® CT/GC (Qiagen Gaithersburg, MD).

El análisis Digene Hybrid Capture 2 usa amplificación de señales en lugar de amplificación de la diana para aumentar su sensibilidad de detección. En este estudio, el ADN diana se hibrida con sondas de ARN con una secuencia específica proporcionadas con el análisis. Los productos hibridados son transferidas a pocillos de una bandeja de microtitulación, donde son inmovilizados por anticuerpos. Luego se añade un reactivo de detección, que consta de un conjugado de anticuerpo que es específico para los híbridos ARN/ADN a cada uno de los micropocillos. Varias enzimas se conjugan con cada una de estas moléculas de anticuerpo y muchas se unen a cada híbrido de ARN/ADN, produciendo una amplificación marcada de la señal tras la adición del sustrato de enzima quimioluminiscente. En un estudio realizado con muestras de frotis endocervicales de 1 370 mujeres, el estudio Digene demostró una sensibilidad del 92.6% y una especificidad del 98.5% comparado con el cultivo.[563] En un examen de 669 muestras endocervicales, la prueba Digene se realizó con una sensibilidad del 92.2% y una especificidad de más del 99% para la detección de *N. gonorrhoeae* cuando se comparó con el cultivo.[172] Van Der Pol y cols. encontraron que el estudio Digene tuvo una sensibilidad del 100% y una especificidad del 99% para la detección de *N. gonorrhoeae* en muestras de frotis endocervicales.[664]

Pruebas de amplificación de ácidos nucleicos para N. gonorrhoeae

Se dispone de muchas pruebas de amplificación de ácidos nucleicos (PAAN) para la detección directa de *N. gonorrhoeae* en muestras clínicas (recuadro 11-5).[695] Las pruebas aprobadas por la FDA utilizan varios métodos de amplificación, incluyendo PCR (PCR para *Neisseria gonorrhoeae* AMPLICOR®, PCR para *Neisseria gonorrhoeae* COBAS AMPLICOR®, prueba COBAS 4800® CT/NG, Roche Molecular Diagnostics, Indianápolis, IN), amplificación de desplazamiento de cadena (SDA) (BD

RECUADRO 11-5

Pruebas de amplificación de ácidos nucleicos (PAAN) para *N. gonorrhoeae*

Parámetro	Estudio COBAS	Roche COBAS 4800	Gen-Probe APTIMA 2 COMBO (AC2) Assay	Gen-Probe APTIMA GC Assay	BD ProbeTec Assay	Abbott RealTime CT/NG Assay
Fabricante	Roche Molecular Systems, Branchburg, NJ	Roche Molecular Systems, Branchburg, NJ	Gen-Probe, Inc., San Diego, CA	Gen-Probe, Inc., San Diego, CA	Becton-Dickinson, Sparks, MD	Abbott Molecular Diagnostics, Des Plaines, IL
Método de amplificación	PCR	PCR en tiempo real	TMA	TMA	SDA	PCR en tiempo real
Diana de amplificación	Gen de ADN citosina metiltransferasa (una copia)	DR9 (región de repetición directa multicopia)	Subunidad 16S del gen de ARN ribosómico (multicopia)	Gen de la subunidad 16S del ARN ribosómico (multicopia); diana diferente a AC2	Homólogo de la proteína inversora del gen *pilin* (multicopia)	Gen *opa* (multicopia)
Sensibilidad informada	65-100%	92.9-100%	91.3-98.5%	98.7-100%	85-100%	96.8-96.9%
Especificidad informada	93.8-100%	100%	98.7-99.3%	100%	98.4-100%	99.7-100%
Reactividad cruzada con otras especies de *Neisseria*	*N. meningitidis, N. lactamica, N. subflava/ sicca, N. cinerea, N. flavescens, N. polysaccharea, M. catarrhalis*	Ninguna informada	Ninguna informada	*N. meningitidis*	*N. meningitidis, N. lactamica, N. cinerea, N. mucosa, N. flavescens*	Bajo nivel de reactividad con algunas *N. meningitidis, N. mucosa*

ProbeTecET®, BD Diagnostics, Sparks, MD), AMT (APTIMA Combo 2®, Gen-Probe, San Diego, CA), y PCR en tiempo real (Abbott RealTime® CT/NG, Abbott Molecular Diagnostics, Des-Plaines, IL). Todos estos PAAN detectan *N. gonorrhoeae* y *C. trachomatis*. Ninguno de los PAAN actualmente disponibles está aprobado por la FDA para su empleo en muestras extragenitales (bucofaríngeas, rectales), pediátricas u oculares, aunque se han realizado estudios para abordar algunos de estos tipos de muestras (*véase* más adelante).

El estudio AMPLICOR de PCR para *N. gonorrhoeae* y los sistemas automatizados COBAS AMPLICOR utilizan amplificación convencional basada en PCR. Para ambos estudios AMPLICOR, la secuencia diana de amplificación de *N. gonorrhoeae* es un fragmento de 201 pares de bases del gen de la citosina ADN metiltransferasa. El estudio no automatizado original utiliza el ciclador térmico Perkin-Elmer 9600® con detección subsecuente de amplicones por EIA utilizando placas de microtitulación que están cubiertas con un oligonucleótido para capturar los productos de amplicón biotinilados. COBAS AMPLICOR es un sistema automatizado avanzado en el que el ADN diana se amplifica mediante una reacción PCR convencional utilizando ciclos térmicos incorporados. Los productos de amplificación biotinilados se capturan con partículas magnéticas que se recubren con sondas de oligonucleótidos específicos del amplicón, y los productos se detectan colorimétricamente empleando un conjugado de avidina-peroxidasa de rábano.

Varios estudios han examinado el rendimiento del estudio AMPLICOR para gonorrea y la mayoría de ellos han documentado sensibilidades superiores al 90%.[144,399] Aunque este estudio ha demostrado una sensibilidad superior al 90% para la detección de *N. gonorrhoeae* en muestras endocervicales, los datos de los estudios clínicos mostraron que la prueba fue menos sensible con muestras de orina de mujeres (64.8%).[504] Esto también se ha observado en otras evaluaciones de este sistema.[144,666] En un estudio de 344 muestras de orina y exudado uretral en hombres y 192 muestras de orina y exudados endocervicales, Crotchfeldt y cols. encontraron que la sensibilidad del estudio AMPLICOR PCR fue del 94.4% para las muestras de orina y del 97.3% para las muestras de exudado uretral en hombres, mientras que la sensibilidad del estudio para las muestras de orina y exudado endocervical de las mujeres fue del 90 y del 100%, respectivamente.[168] Las especificidades del estudio varían en general del 95.9 al 98.5% para las muestras de orina y del 97.0 al 99.4% para las muestras de exudado. Una gran evaluación multicéntrica tanto del estudio de microtitulación semiautomatizado AMPLICOR como del estudio automatizado COBAS AMPLICOR examinó 2 192 muestras de exudado endocervical y orina de mujeres y 1 981 muestras de orina y exudado uretral de hombres.[437] El estudio de microtitulación AMPLICOR y el COBAS AMPLICOR dieron resultados concordantes en el 98.8% de las muestras y exhibieron sensibilidades prácticamente idénticas del 99.5% y el 99.8% para las muestras de exudado endocervical y de orina en mujeres, respectivamente, y del 98.9 y el 99.9% para las muestras de exudado uretral y orina en hombres, respectivamente. Se ha informado que este estudio tiene falsos positivos causados por especies no patógenas de *Neisseria*.[504] En un estudio que examinó la especificidad del estudio de microtitulación AMPLICOR, Farrell encontró que 6 de 15 cepas de *N. subflava* produjeron resultados positivos, incluyendo una cepa que se aisló de una muestra vaginal.[236] Otros estudios, al igual que el fabricante, también han reconocido que las neisserias saprófitas (p. ej., *N. cinerea, N. subflava/sicca* y *N. flavescens*) pueden causar resultados positivos por reactividad cruzada en el estudio AMPLICOR *N. gonorrhoeae* PCR.[504,538,663] Esta reactividad cruzada puede contribuir a los valores predictivos positivos más bajos de este estudio con muestras urogenitales de ciertas poblaciones. Debido a estos problemas de especificidad, los CDC publicaron directrices que sugieren que se lleven a cabo pruebas adicionales en caso de infección gonocócica en situaciones donde se espere que el valor predictivo de una prueba sea menor del 90%.[128] Las pruebas confirmatorias con un método más específico, como PCR de ARNr 16S, deben considerarse en poblaciones con baja prevalencia.[194]

Roche Molecular Systems comercializa la prueba COBAS 4800® CT/ NG. Se trata de un estudio de PCR múltiple automatizado que detecta plásmidos de *C. trachomatis* y la secuencia de repetición directa DR-9 que es específica de *N. gonorrhoeae*. Se añade una secuencia diana interna aleatorizada de ácido nucleico a cada muestra como un control interno para minimizar los resultados falsos negativos debido a la inhibición de la amplificación. Una evaluación realizada en Australia evaluó 419 muestras (318 de orina y 180 de exudado) en el sistema COBAS 4800 y comparó los resultados con aquellos obtenidos con el estudio Roche AMPLICOR PCR.[539] Las muestras que fueron positivas para *N. gonorrhoeae* se confirmaron con un estudio interno de PCR en tiempo real. Para las muestras de orina, la sensibilidad, especificidad y valores predictivos negativo y positivo para *N. gonorrhoeae* fueron del 92.9, 100, 99.7 y 100%, respectivamente. Para las muestras de exudado, los valores correspondientes fueron del 100, 99.4, 100 y 90%, respectivamente. Se llevó a cabo una evaluación de la especificidad de la prueba utilizando un panel de otros 223 aislamientos de *Neisseria*, y ninguna cepa no gonocócica fue positiva con el estudio 4800. Un segundo estudio que evaluó la especificidad de las pruebas de PAAN tampoco encontró reacciones falsas positivas con otras especies de *Neisseria* para el estudio COBAS 4800.[612]

El sistema BD ProbeTec ET utiliza SDA en lugar de PCR para la amplificación, de manera que todas las pruebas se realizan de forma isotérmica sin la necesidad de un ciclador térmico.[413] El sistema tiene un rendimiento mayor que otros métodos de amplificación, con capacidad para realizar 300 estudios en un turno de 8 h. El sistema también tiene opciones para el rendimiento y la interpretación de la prueba con o sin control de amplificación, y utiliza reactivos que pueden almacenarse a temperatura ambiente. En este estudio, la diana de amplificación se encuentra en el homólogo de inversión del gen cromosómico *pilin*, que ya está presente con varias copias en la célula gonocócica.[112] ProbeTec® ET está aprobado para la detección de *N. gonorrhoeae* en muestras endocervicales femeninas, de la uretra masculina y de orina de mujeres y hombres. Los estudios han documentado sensibilidades mayores del 96% para las muestras endocervicales, uretrales masculinas y orina de hombres, pero sensibilidad más baja para las muestras de orina de mujeres. Van Der Pol y cols.[662] evaluaron la prueba ProbeTec ET con muestras de exudado y orina de hombres y mujeres. Para las muestras de exudado y orina de mujeres, las sensibilidades del sistema ProbeTec ET fueron del 96.6% y el 84.9%, respectivamente. Para las muestras de exudado y orina de los hombres, las sensibilidades del ProbeTec ET fueron del 98.5% y el 97.9%, respectivamente. Las especificidades variaron del 94.4 al 100% para las muestras de orina y del 94.8 al 99.6% para las muestras de exudado. En otra evaluación del

sistema ProbeTec ET con 733 muestras de exudado endocervical de trabajadoras sexuales en Bélgica, el procedimiento SDA se desempeñó con una sensibilidad del 90% y una especificidad del 100% en comparación con el cultivo.[667] En un estudio de 3 544 muestras de orina enviadas para análisis de *N. gonorrhoeae*, Akduman y cols. encontraron que la sensibilidad y especificidad del sistema ProbeTec ET fueron del 99.2% y el 99.3%, respectivamente, en una población con una prevalencia del 3.6% por cultivo.[10] Otra evaluación realizada en Canadá con muestras de orina de 825 hombres y 399 mujeres comparó el ProbeTec ET con el COBAS AMPLICOR PCR de Roche, y encontró que el procedimiento de SDA fue 100% sensible y 99.7% específico, mientras que el estudio de PCR fue 96.7% sensible y 98.9% específico.[144] Al igual que los estudios AMPLICOR para *N. gonorrhoeae*, el BD ProbeTec ET también puede producir reacciones falsas positivas con varias especies no gonocócicas de *Neisseria*.[504] Posteriormente, BD Diagnostics comercializó el sistema BD Viper®, que automatiza los pasos que anteriormente eran manuales o semiautomatizados de los estudios BD ProbeTec ET para *N. gonorrhoeae* y *C. trachomatis*.[516,630] Con este abordaje automatizado, la incubación, amplificación y detección se producen en el sistema BD Viper con el trabajo repetitivo de pipeteado relegado a un sistema robótico.

El estudio APTIMA Combo 2® utiliza TMA isotérmica para la detección de gonococos y clamidia en muestras de exudado endocervical y de la uretra masculina, y muestras de la primera orina en hombres y en mujeres. Este PAAN amplifica el ARNr 16S gonocócico y utiliza una sonda de ADN monocatenario quimioluminiscente para la detección del producto amplificado. Esta prueba es tal vez el PAAN más sensible para la detección de *N. gonorrhoeae,* con sensibilidades superiores al 97% para las muestras endocervicales, de la uretra masculina y de orina en hombres, y de más del 91% para las muestras de orina de mujeres. Gaydos y cols. evaluaron este sistema de estudio con muestras de exudado endocervical y muestras de orina enviadas para detección de *N. gonorrhoeae*.[262] La sensibilidad y especificidad del sistema APTIMA fueron del 99.2% y el 98.7%, respectivamente, para las muestras de exudado endocervical, y del 91.3% y el 99.3%, respectivamente, para las muestras de la primera orina. Este estudio se ha sometido a varias evaluaciones, incluyendo el uso para la detección de organismos en exudados vaginales recolectados por el médico y el paciente.[149,150] La prueba APTIMA también parece ser menos susceptible que otras pruebas de amplificación a los inhibidores de amplificación que habitualmente se encuentran en las muestras de orina. Además, no se han observado reacciones falsas positivas con las especies de *Neisseria* saprófitas con el estudio APTIMA.[275] Gen-Probe también comercializa un PAAN sólo para *N. gonorrhoeae* (Gen-Probe AG®) que detecta una diana génica ligeramente diferente de ARNr 16S; este estudio puede utilizarse para confirmar los resultados de gonorrea positivos obtenidos con el estudio mixto.[275] El estudio AG ha demostrado una sensibilidad del 99.4-100% para muestras de exudado uretral de hombres sintomáticos y asintomáticos, con especificidades correspondientes del 97.1-97.5%. La sensibilidades y especificidades del estudio AG con muestras de la primera orina fueron del 90.9-99.4% y del 99.0-99.5%, respectivanmente.[150]

El Abbott RealTime® CT/GC es un estudio de PCR para la detección cualitativa directa del gen de opacidad (*opa*) de *N. gonorrhoeae* y el ADN del plásmido de *C. trachomatis*. El Abbott CT/NG emplea una plataforma automatizada de preparación de muestras (m2000sp) que permite la captura/extracción magnética de micropartículas de ADN. Se añade un control interno a cada muestra y, después de la extracción, la plantilla de ADN y la mezcla maestra se colocan en una placa de reacción óptica. Esta placa se transfiere a un instrumento de PCR (m2000rt) para su amplificación. La prueba está aprobada para muestras de exudado endocervical, exudado vaginal recolectado por el médico y exudado vaginal recolectado por el paciente, exudado ureteral de hombres y muestras de orina de pacientes asintomáticos hombres y mujeres. Esta prueba también ha sido aprobada para analizar las muestras de exudado vaginal recolectadas por el médico y la paciente, y para muestras de orina de pacientes sintomáticos hombres. En una evaluación de comparación directa de los estudios Abbott RealTime PCR, Gen- Probe TMA y BD ProbeTec ET SDA en 500 muestras de la primera orina, la sensibilidad del estudio RealTime fue del 96.9%, en comparación con el 99% para TMA y el 98% para SDA. RealTime PCR y TMA demostraron especificidad del 100%, mientras que SDA demostró un especificidad del 99.5%.[400] En un gran estudio multicéntrico, se evaluó la PCR en tiempo real y se comparó con TMA, SDA y cultivo como estudios de referencia para determinar el estado de infección del paciente.[261] La evaluación incluyó todos los tipos de muestras aprobadas. La sensibilidad y especificidad globales del estudio Abbott RealTime PCR para *N. gonorrhoeae* fueron del 96.9% y el 99.7%, respectivamente. En comparación, la sensibilidad y especificidad del estudio TMA fueron del 96.1% y el 99.5%, respectivamente, mientras que aquellas del estudio SDA fueron del 92% y el 97.3%, respectivamente. La comparación de este sistema en tiempo real con un estudio interno en tiempo real del seudogén *porA* mostró una concordancia del 100% para las muestras de orina de hombres con las muestras de exudado uretral correspondientes, así como algunas muestras rectales de hombres.[686] Cheng y cols. compararon el estudio Abbott RealTime con la prueba COBAS AMPLICOR PCR con muestras de exudado endocervical, uretral de hombres y de orina de hombres y mujeres de 1 384 pacientes.[146] En este estudio, todas las pruebas AMPLICOR PCR positivas fueron confirmadas mediante un estudio interno de PCR en tiempo real para el seudogén *porA*. Después de la resolución de los resultados obtenidos con la prueba de Roche, hubo concordancia completa entre los resultados positivos y negativos de la prueba. Estos investigadores también señalaron una capacidad mejorada del estudio RealTime CT/NG para detectar las infecciones dobles. Los estudios de especificidad del estudio Abbott RealTime mostraron un bajo nivel de reactividad cruzada con cepas individuales de *N. meningitidis* y *N. mucosa*.[612]

Uno de los PAAN más nuevos para la detección de *N. gonorrhoeae* y *C. trachomatis* es el estudio Versant® CT/GC ADN 1.0 (Siemens Healthcare Diagnostics, Berkeley, CA). Se trata de un sistema de "PCR cinética" que consta de un módulo de preparación de la muestra para la preparación y procesamiento automatizados de la misma, y un módulo de amplificación/detección por PCR en tiempo real. El estudio se lleva a cabo en el sistema Versant kPCR. Este estudio se comparó con el estudio APTIMA Combo 2 TMA usando muestras de 1 129 pacientes (589 muestras de orina y 540 de exudado).[357] Para la detección de *N. gonorrhoeae*, la concordancia entre el estudio Versant y TMA fue del 100% para las muestras de orina y exudado positivas, y la concordancia para las muestras negativas fue del 99.6% para las de orina y del 99.0% para las de exudado. El estudio Versant no presentó reactividad cruzada con especies no gonocócicas de *Neisseria*, otras bacterias o levaduras. Este estudio todavía no está aprobado por la FDA para su uso en los Estados Unidos.

Aunque los PAAN no están aprobados actualmente por la FDA para el diagnóstico de las infecciones de gonorrea y clamidia en áreas extragenitales, se han realizado varios estudios para evaluar la utilidad de los PAAN en el diagnóstico de las infecciones gonocócicas rectales y faríngeas, particularmente

en poblaciones de HSH.[54,528] En muchos estudios, los PAAN se compararon con el cultivo y se encontró que son equivalentes o más sensibles que los métodos de cultivo. Algunos estudios realizaron cultivo más los tres sistemas de PAAN disponibles en el mercado (PCR, SDA y TMA) y definieron un "verdadero positivo" utilizando un estándar de rotación donde 3 de 4 pruebas comparadoras fueron positivas. Bachmann y cols. evaluaron el cultivo y los PAAN para el diagnóstico de gonorrea bucofaríngea con 961 muestras evaluables de pacientes con antecedentes de sexo orogenital en los dos meses previos.[46] Utilizando el estándar descrito arriba, la sensibilidad del cultivo, PCR, SDA y TMA fue del 65.4%, 91.9%, 97.1% y 100%, respectivamente. La especificidad del cultivo fue del 99%, y las especificidades de SDA y TMA fueron del 94.2% y el 96.2%, respectivamente. La especificidad de la AMPLICOR PCR fue sólo del 71.8%, lo cual puede relacionarse con la detección de especies saprófitas de *Neisseria* en la bucofaringe descrita previamente para el estudio AMPLICOR. Bachmann y cols.[47] también evaluaron los PAAN para el diagnóstico de la infección gonocócica rectal y utilizaron el mismo estándar rotativo para evaluar los resultados. Para las muestras rectales (n = 441), la sensibilidad del cultivo, PCR, SDA y TMA fueron del 71.9%, 95.8%, 100% y 100%, respectivamente. La especificidad del cultivo fue del 99.7% y varió del 95.5 al 96% para los tres PAAN. Estos investigadores concluyeron que los PAAN disponibles actualmente fueron más sensibles para la detección de infecciones gonocócicas que el cultivo de los sitios rectal y bucofaríngeo, que PCR, TMA o SDA podrían ser valiosos para el diagnóstico de infecciones gonocócicas rectales, y que TMA y SDA (pero no PCR) podrían detectar confiablemente las infecciones gonocócicas bucofaríngeas. Otros estudios han encontrado resultados similares.[399,499,501] Debido a su alta especificidad, TMA parece particularmente útil para la detección de infecciones gonocócicas bucofaríngeas y rectales. La PCR, por otra parte, parece tener una sensibilidad más baja que TMA o SDA para la detección de infecciones gonocócicas extragenitales. Debido a que estos sistemas no están aprobados por la FDA para el análisis de muestras bucofaríngeas o rectales, este uso se considera "no autorizado" y se requiere la verificación del rendimiento de CLIA para PAAN antes de su empleo para el diagnóstico de infecciones gonocócicas en sitios extragenitales. Muchos investigadores en el campo de las ITS consideran que los PAAN pueden desempeñar un papel importante en el diagnóstico de las infecciones gonocócicas extragenitales que pueden pasarse por alto mediante métodos tradicionales, y que estas pruebas pueden ser muy importantes para la intervención eficaz de salud pública en las poblaciones sexualmente activas.[455,528,564]

El uso de métodos basados en ácidos nucleicos para la detección de *N. gonorrhoeae* en muestras clínicas tiene ventajas y desventajas. Las ventajas incluyen la sensibilidad superior demostrada de estos métodos en comparación con el cultivo, la capacidad para evaluar fácilmente las muestras recolectadas (orina, exudados vaginales recolectados por la paciente) y tiempos de respuesta más rápidos. Mientras que los cultivos gonocócicos tienen una sensibilidad entre el 85 y el 95%, la sensibilidad cada vez mayor de los abordajes de PAAN los hace cada vez más idóneos para el diagnóstico precoz de pacientes.[259] Las pruebas de orina en lugar de muestras de exudados endocervicales uretrales hace que la recolección sea más fácil y no requiera de equipo especializado o instrucciones de recolección. Por último, no es necesario que los microorganismos sean viables para detectar ácidos nucleicos, de manera que se pueden utilizar condiciones menos estrictas de recolección y transporte en comparación con las pruebas basadas en cultivo. Las desventajas incluyen el coste de los estudios (incluyendo equipo y consumibles), la necesidad de un espacio separado dedicado para el procesamiento/realización de las pruebas y modificaciones del flujo de trabajo del laboratorio para prevenir la contaminación por amplicones de los instrumentos y el ambiente. Un "lado negativo" muy real del uso diseminado de estos estudios no basados en cultivo es la baja disponibilidad de aislamientos gonocócicos para vigilar el surgimiento de resistencia a los antimicrobianos. Por último, las diferentes cepas de gonococos pueden tener secuencias génicas diana alteradas, o las especies no gonocócicas de *Neisseria* pueden tener genes que también están presentes en ciertas cepas gonocócicas, llevando a resultados falsos negativos y falsos positivos. A pesar de las elevadas especificidades de estos estudios, su rendimiento en poblaciones con baja prevalencia requiere de estudios adicionales. Como se mencionó previamente, los CDC han sugerido que los resultados positivos de PAAN deben confirmarse en poblaciones donde la prueba tiene un valor predictivo positivo menor del 90%.[128] La confirmación puede involucrar repetir el PAAN original en la misma muestra, repetir la prueba original en la muestra original con extinción mediante una sonda competitiva, analizar la muestra original con un PAAN que detecta una diana genética gonocócica diferente, o analizar una segunda muestra con un segundo PAAN que es diferente del PAAN inicial y que detecta una secuencia génica gonocócica diferente.[128] Algunos investigadores han recomendado la realización de pruebas confirmatorias con métodos moleculares más específicos dirigidos al ARNr 16S gonocócico o genes que son "específicos" de *N. gonorrhoeae* (p. ej., el gen *cppB*, el seudogén *porA*, los genes *opa* con copias múltiples) para los resultados positivos de las pruebas amplificadas obtenidos en poblaciones con una prevalencia baja de gonorrea.[194,271,306] Sin embargo, incluso algunas de estas dianas génicas, como el gen *cppB*, muestran diferencias considerables de prevalencia en las cepas gonocócicas en diferentes partes del mundo.[98,422] Los estudios moleculares con dianas dobles dirigidos más a genes gonocócicos individuales (p. ej., el seudogén *porA* y los genes *opa* conservados con copias múltiples) pueden disminuir el potencial de resultados falsos negativos relacionados con las secuencias y pueden proporcionar mayor poder confirmatorio.[271,306,433] Una evaluación de los abordajes confirmatorios de los CDC realizada en San Francisco encontró que el 89-96% de las muestras positivas por SDA, PCR y TMA fueron confirmadas por pruebas repetidas de la misma muestra, y que el 85-98% de los resultados de SDA, PCR y TMA fueron confirmados utilizando diferentes PAAN en la muestra original. Para las muestras de la primera orina de hombres, se puede utilizar cualquier PAAN para la confirmación, pero en el caso de otros tipos de muestras, no se pueden usar algunos PAAN para confirmar los resultados positivos con otros PAAN.[459] Otros investigadores han encontrado que algunos PAAN no se pueden emplear para confirmar los resultados de otros PAAN debido a los diferentes pasos de extracción de la muestra y otros detalles de los procedimientos.[16,294] Debido a problemas de especificidad con los PAAN en poblaciones con baja prevalencia, ninguno de estos estudios puede usarse para documentar infecciones gonocócicas o por clamidia en niños, ya que un resultado falso positivo de una infección de transmisión sexual puede conducir a informes erróneos de abuso sexual, con consecuencias legales importantes.[291,292] Sin embargo, un estudio multicéntrico del 2009 encontró que el PAAN de muestras de orina de niños prepúberes sometidos a evaluación por abuso sexual tuvo alta sensibilidad y especificidad, y que un PAAN positivo confirmado con un PAAN con una diana génica alterna puede ser el mejor método y abordaje para la detección de *N. gonorrhoeae* en niños con sospecha de abuso sexual.[74]

Identificación de especies de Neisseria mediante MALDI-TOF

La espectrometría de masas de tiempo de vuelo por desorción/ionización láser asistida por matriz (MALDI-TOF, *matrix-assisted laser desorption/ionization time-of-flight*) es un método nuevo para la identificación de bacterias y se ha aplicado a una amplia variedad de microorganismos, incluyendo especies de *Neisseria*.[470] Ilina y cols. examinaron 29 aislamientos de *N. gonorrhoeae*, 13 de *N. meningitidis* y 15 especies saprófitas de *Neisseria* utilizando MALDI-TOF.[321] Los perfiles de los espectros de masas de *N. gonorrhoeae* y *N. meningitidis* mostraron una variabilidad limitada intraespecie y las comparaciones de los espectros entre especies revelaron numerosas diferencias significativas. La alineación de los espectros principales separó claramente a los aislamientos de *N. gonorrhoeae*, *N. meningitidis* y las especies no patógenas que fueron analizadas (*N. lactamica*, *N. mucosa*, biovariedades de *N. subflava*, *N. elongata*, *N. polysaccharea* y *N. sicca*). La MALDI-TOF también se ha empleado para caracterizar y diferenciar los aislamientos meningocócicos que pertenecen a los complejos de enzimas específicas y tipos de secuencias.[420] La MALDI-TOF es promisoria como un método rápido y de bajo coste para la identificación de especies de *Neisseria*.

Abuso/agresión sexual y N. gonorrhoeae

Debido a los problemas médico-legales que surgen tras el aislamiento de *N. gonorrhoeae* de un niño, y el aislamiento de gonococos de sitios del cuerpo tanto genitales como no genitales, la identificación adecuada de los aislamientos es imperativa. Whittington y cols.[696] informaron 40 aislamientos bacterianos de niños menores de 15 años de edad que habían sido identificados como *N. gonorrhoeae* y que fueron referidos a los CDC para confirmación. Catorce (35%) de estas cepas fueron identificadas erróneamente por el laboratorio de origen, incluyendo 4 de *N. cinerea*, 3 de *N. lactamica*, 2 de *N. meningitidis*, 3 de *M. catarrhalis*, 1 de *K. denitrificans* y una especie no meningocócica no identificada de *Neisseria*. En 10 de los 14 casos, los patógenos se aislaron de niños en quienes no hubo evidencia que sustentara el abuso sexual. En muchos casos, los laboratorios que informaron estos aislamientos estaban utilizando los equipos comerciales para la identificación de *N. gonorrhoeae* descritos anteriormente. Como se mencionó previamente, algunos sistemas comerciales de prueba basados en la utilización de hidratos de carbono pueden generar resultados falsos positivos de reacciones con la glucosa para *N. cinerea*, lo cual podría conducir a la identificación errónea de esta especie como *N. gonorrhoeae*.[91] Las pruebas de coaglutinación, aunque son bastante fiables en general, pueden generar resultados falsos negativos con algunas cepas gonocócicas y también pueden mostrar resultados falsos positivos con algunos aislamientos de otras especies de *Neisseria* u otras especies relacionadas, incluyendo *N. lactamica*, *N. cinerea* y *M. catarrhalis*. Los detalles de los procedimientos para estos análisis difieren entre los fabricantes y las instrucciones deben seguirse minuciosamente. Las pruebas enzimáticas para la detección de la PIP gonocócica deben emplearse sólo para los aislamientos de neisserias que pueden crecer adecuadamente en medios selectivos. Algunas cepas de *N. cinerea* y aislamientos ocasionales de *N. subflava* biovariedad *perflava* pueden aislarse en medios selectivos y también pueden ser positivos para PIP en sistemas comerciales.[329] Los aislamientos tomados de la bucofaringe pueden ser particularmente problemáticos. *N. lactamica*, una especie que crece bien en medios selectivos y que puede identificarse erróneamente como *N. gonorrhoeae*, coloniza la bucofaringe de casi el 60% de los niños entre las edades de 1 y 4 años.[272]

Como se mencionó anteriormente, los CDC recomiendan que los aislamientos presuntivos de *N. gonorrhoeae* obtenidos de niños, sin importar el sitio de aislamiento, deben confirmarse por al menos dos pruebas que involucren principios diferentes. Estas pueden incluir pruebas de utilización de hidratos de carbono, métodos inmunológicos (p. ej., pruebas de coaglutinación con anticuerpos monoclonales), procedimientos enzimáticos (p. ej., detección cromógena de actividades enzimáticas específicas) o pruebas de confirmación de cultivo por sondas de ADN (Accu-Probe *Neisseria gonorrhoeae*, Gen-Probe). Las técnicas no basadas en el cultivo, como la hibridación de ácidos nucleicos y los PAAN, son pruebas que todavía están en investigación en niños, de manera que los resultados positivos con estos estudios deben confirmarse con un cultivo. Si un laboratorio no puede establecer una identificación definitiva, el aislamiento debe enviarse a un laboratorio de referencia para pruebas adicionales. De ser posible, el aislamiento también debe conservarse en caso de que se necesiten pruebas adicionales. Esto puede llevarse a cabo retirando el crecimiento de algunas placas de agar chocolate y suspendiéndolo en 1-2 mL de suero de caballo descomplementado: caldo de infusión cerebro corazón (1:1), y almacenándolo a −70 °C.

Métodos de tipificación de N. gonorrhoeae

Aunque los sistemas de identificación analizados en la sección previa de este capítulo y las características bioquímicas en la tabla 11-2 son confiables para la identificación rutinaria de *N. gonorrhoeae* en el laboratorio clínico, otras técnicas han contribuido en gran medida a nuestra comprensión de la biología y la epidemiología de los gonococos. Uno de los primeros métodos utilizados para la tipificación de las cepas gonocócicas fue la auxotipificación. La auxotipificación de *N. gonorrhoeae* se basa en los diferentes requerimientos nutricionales de las distintas cepas de *N. gonorrhoeae*, como aminoácidos, purinas, pirimidinas y vitaminas.[110,118] Este método utiliza un medio definido de manera completamente química. La comparación del crecimiento en el medio completo comparado con los medios que tienen deleciones individuales de estos constituyentes del crecimiento definen el auxotipo. Por ejemplo, si una cepa no logra crecer en el medio definido sin prolina, esa cepa se define como un auxotipo con requerimiento de prolina. La auxotipificación todavía se empleaba regularmente cuando se estaban describiendo los métodos de tipificación de la serovariedad. La tipificación de la serovariedad se basa en las diferencias antigénicas OMP de PorB (también denominado "PorI") codificadas por el gen *porB* de *N. gonorrhoeae*.[373,656] Las serovariedades se determinan por coaglutinación mediante un panel de anticuerpos monoclonales. Con la tipificación de la serovariedad utilizada en el laboratorio de referencia de *Neisseria* de los CDC, dos reactivos de coaglutinación dividieron inicialmente todas las cepas gonocócicas en dos grupos que expresaban el epítopo PorIA o PorIB. Las cepas que expresaron PorIA se dividieron en 18 serovariedades, mientras las cepas que expresaron PorIB se subdividieron en 28 serovariedades.[373] La determinación de las serovariedades por coaglutinación tiene mayor poder discriminatorio que la auxotipificación, y ambos métodos se utilizaban juntos con frecuencia (A/S, auxotipo/tipificación de serovariedad) para aumentar los datos de la auxotipificación y proporcionar aún más poder discriminatorio. La tipificación de la serovariedad fue rápida y fácil de realizar, pero su reproducibilidad, subjetividad y lectura de las reacciones de coaglutinación, y la prevalencia cada vez mayor de cepas notificables debido a los cambios en el tiempo de las proteínas PorB representaron distintas desventajas de la tipificación de la serovariedad. Además, los reactivos para la tipificación de la serovariedad actualmente son difíciles de conseguir o muy costosos. Tanto la

auxotipificación como la serotipificación han sido sustituidas en gran medida por los abordajes moleculares de tipificación.

Los métodos moleculares de tipificación de *N. gonorrhoeae* son generalmente más reproducibles y proporcionan mejor discriminación entre y dentro de las cepas gonocócicas que la auxotipificación o la serotipificación. Se ha aplicado la adaptación de varios métodos basados en el análisis en gel utilizados para caracterizar otros microorganismos para la tipificación de aislamientos gonocócicos. Estas técnicas incluyeron el análisis del contenido de plásmidos y la determinación de la huella genética de los polimorfismos de longitud de fragmentos de restricción (RFLP) empleando electroforesis en gel de campo pulsado (PFGE), ribotipificación y tipificación de Opa. El análisis de plásmidos inicialmente definió la caracterización de algunas cepas e incluyó la determinación del peso molecular y el análisis de la secuencia de los plásmidos. Esta técnica llevó al descubrimiento de plásmidos crípticos, plásmidos acarreadores de genes para la producción de β-lactamasas y resistencia a las tetraciclinas, y plásmidos gonocócicos que contenían información genética que permite la transferencia de genes entre cepas (plásmidos de conjugación).[199,200,467] Sin embargo, la capacidad de este método para diferenciar cepas gonocócicas fue insuficiente debido a la adquisición y pérdida de plásmidos en el tiempo. Los métodos de RFLP/PFGE involucran la digestión del ADN celular con enzimas de restricción de corte raro y la separación subsecuente del fragmento de ADN por electroforesis en gel. Este método es altamente discriminativo y puede utilizarse para definir poblaciones de gonococos, identificar conglomerados en áreas geográficas definidas y en evaluaciones forenses.[184,649,709] Las desventajas de los abordajes con RFLP/PFGE incluyen el coste, los tiempos de respuesta prolongados y la necesidad de experiencia considerable para su realización y para la interpretación de los resultados. La *ribotipificación* es una técnica de tipificación en la cual se emplean sondas de ácidos nucleicos de ARNr para detectar las secuencias de ADNr en el ADN cromosómico de los gonococos tras la digestión con endonucleasas de restricción y la separación del fragmento de ADN mediante RFLP. Este método tiene su mayor utilidad cuando se acopla con otros métodos de tipificación; sin embargo, es costoso y muy laborioso.[405,480] La tipificación de Opa conlleva la amplificación de los once genes *Opa* seguida de la digestión con endonucleasas de restricción y electroforesis en gel.[496] Este método, como los de RFLP/PFGE, es muy laborioso, tiene un tiempo de respuesta prolongado y no está altamente estandarizado. No obstante, la tipificación de *Opa* se ha utilizado para definir poblaciones y grupos gonocócicos, para rastrear la transmisión de microorganismos y para discriminar la reinfección de los fracasos del tratamiento.[378,503] La tipificación de *Opa* puede proporcionar mayor capacidad discriminatoria cuando se acopla con otros métodos de tipificación basados en secuencias.[466,682] La tipificación del gen *lip* se ha utilizado de modo similar a la de *Opa*.[639] Este método involucra la amplificación y secuenciación de los genes *lip* que codifican una lipoproteína de la membrana externa con un peso molecular de 18-30 kDa que se encuentra en todos los gonococos. Se han identificado y secuenciado tres genes *lip*. Las secuencias de nucleótidos de estos genes predicen la aparición de péptidos conformados por un pentámero de aminoácidos que se repite 13-19 veces. Las variaciones en el número de repeticiones de *lip* en una secuencia y la naturaleza de las secuencias en sí mismas pueden emplearse junto con el auxotipo, serovariedad, sensibilidades a los antimicrobianos y otras características, a fin de construir un sistema altamente discriminativo para la tipificación de aislamientos individuales. La tipificación de *lip* se ha empleado junto con PFGE en investigaciones de abuso sexual a menores.[184]

Muchos métodos de tipificación de gonococos se basan en el análisis de la secuencia de genes específicos e incluyen la secuenciación de *porB*, NGMAST y MLST. El análisis de la secuencia completa o parcial del gen *porB* proporciona un método reproducible y altamente discriminativo para la tipificación de cepas. La secuenciación de *porB* se ha utilizado para definir cepas regionales de gonococos, identificar los contactos del caso y para el estudio de la genética poblacional gonocócica.[409,651] La secuenciación del gen *porB* puede lograrse mediante una variedad de métodos, incluyendo la instrumentación de secuenciación de ADN y pirosecuenciación. El tipo de secuencia de *porB*, en función de la secuenciación de una región específica de 490 pares de bases del gen *porB*, también es una parte de otro método de tipificación denominado *tipificación de secuencia multiantígenos de N. gonorrhoeae* (NG-MAST, N. gonorrhoeae *multiantigen sequence typing*).[440] El abordaje de NG-MAST utiliza el análisis de secuencia de los fragmentos internos variables del gen *porB* (490 pares de bases) y el gen *thpB* (390 pares de bases), que codifican la subunidad B de la proteína de unión a transferrina. La NG-MAST es reproducible y proporciona una discriminación sólida entre las cepas gonocócicas, brindando así datos no ambiguos que pueden estandarizarse para realizar comparaciones globales de la cepas gonocócicas. Debido a la reproducibilidad de este método y la facilidad de realización, está disponible para los investigadores una base de datos en línea de los tipos de secuencias numeradas (http://www.ng-mast.net). Las cepas con tipos idénticos de secuencias o NG-MAST pueden diferenciarse más a través de cualquiera de los métodos que se han descrito (p. ej., tipificación Opa, PFGE, etc.).[406,466] La NG-MAST se ha utilizado para la definición e identificación de poblaciones y aglomerados de *N. gonorrhoeae*, el rastreo de contactos, la investigación de fracasos de tratamiento y en investigaciones forenses.[72,182,406] La MLST involucra la secuenciación de siete o más genes constitutivos conservados.[510,681] Es un método de tipificación reproducible, aunque puede ser necesario utilizar más de siete loci genéticos para proporcionar mayor poder discriminatorio cuando se examina una gran cantidad de cepas. La MLST también se ha empleado para estudiar la evolución del gonococo como una especie a través del tiempo.[65]

Métodos moleculares para la detección de N. meningitidis

También se han descrito métodos moleculares para la detección directa de *N. meningitidis* en muestras clínicas, pero ninguno está disponible comercialmente.[197] Lansac y cols. escribieron estudios de identificación por PCR específicos a nivel de género y especie mediante pares de cebadores derivados del gen de aspartato β-semialdehído (*asd*) de las especies de *Neisseria* y un gen OMP conservado (*ctrA*) de *N. meningitidis*, respectivamente.[387] El primer estudio fue 100% específico para la identificación de 321 de 322 cepas que representaban 13 especies de *Neisseria*, mientras que el segundo estudio amplificó el ADN de 256 aislamientos de *N. meningitidis* pertenecientes a nueve diferentes serogrupos. Es importante que los estudios moleculares detecten los serotipos conocidos, ya que éstos no son predecibles por localización, como lo demostraron Ibarz-Pavón y el grupo de trabajo SIREVA, lo cual reveló que la distribución de los serogrupos es altamente variable entre los países de Latinoamérica y el Caribe.[255] También se han descrito muchos estudios de PCR para la detección directa de meningococos en muestras clínicas. Durante el curso de una epidemia de enfermedad por el serogrupo B que comenzó en Chile en 1987, Saunders y cols. desarrollaron un estudio de PCR con cebadores internos (*nested*) que amplificó el gen *porA* que codifica la proteína específica del subserotipo.[561] El empleo de esta prueba en muestras de LCR durante la epidemia dio lugar a una sensibilidad de la prueba del 96.7% y una especificidad del 100%.[560] Se han diseñado análisis

moleculares que detectan el elemento meningocócico de inserción *IS1106*, aunque debido a la movilidad de estas secuencias y la posibilidad de transferencia a otras neisserias, la detección molecular de *IS1106* puede producir pruebas falsas positivas.[85] También se han descrito métodos de PCR que amplifican varios genes de polisacáridos capsulares (p. ej., estudio de PCR para *ctrA*) o que amplifican genes específicos de los serogrupos (p. ej., estudio de PCR para *siaD*).[83,84,401,402,519] Taha describió un estudio de PCR realizado directamente en LCR para la detección y seroagrupamiento simultáneos de meningococos. El estudio de detección amplificó un gen conservado involucrado en la regulación de la adherencia meningocócica a las células diana (*crgA*), mientras se realizó un estudio simultáneo de PCR múltiple con oligonucleótidos en los genes *siaD* para la detección de los serogrupos B, C, Y y W-135, y en casete del gen *orf-2* que se requiere para la biosíntesis capsular del serogrupo A, a fin de detectar el serogrupo A.[614] Orvelid y cols. describieron un método basado en PCR para la detección de meningococos del serogrupo A en el LCR.[497] Este estudio empleó cebadores y sondas específicos para el casete del gen que codifica la *N*-acetil-D-manosamina ligada (α1-6) que comprende el polisacárido capsular del serogrupo A. También se han descrito estudios de PCR basados en LightCycler® que son capaces de detectar, identificar y realizar la subserotipificación del gen *porA* de *N. meningitidis* directamente de muestras clínicas.[458]

Seroagrupamiento y tipificación de N. meningitidis

Los procedimientos de identificación de meningococos (y gonococos) generan los mejores resultados cuando se inoculan de subcultivos frescos de 18-24 h en agar chocolate o agar sangre. En las pruebas confirmatorias de utilización de hidratos de carbono, la reacción ácida en el tubo con maltosa será por lo general más fuerte que la del tubo con glucosa, ya que la maltosa es degradada por el microorganismo como dos moléculas de glucosa, que luego son metabolizadas. También pueden aislarse ocasionalmente cepas de *N. meningitidis* negativas a glucosa, negativas a maltosa y asacarolíticas. También se ha aislado una cepa poco habitual de *N. meningitidis* positiva a maltosa y negativa a glucosa, en un paciente con septicemia.[690] En caso de aislamiento de estas cepas bioquímicamente anómalas, se deben realizar pruebas confirmatorias de sustrato cromógeno o el seroagrupamiento de los aislamientos.

La aglutinación en portaobjetos es la técnica que se utiliza con mayor frecuencia para el seroagrupamiento de meningococos. Se prepara una suspensión densa del microorganismo en 0.5-1.0 mL de solución salina de amortiguador de fosfato (PBS, *phosphate-buffered saline*), con pH de 7.2, de un subcultivo de 12-18 h en agar sangre tripticasa de soya. Se mezcla una gota de esta suspensión con una gota de antisuero meningocócico en un portaobjetos sectorizado y se rota durante 2-4 min. Las cepas agrupables por lo general se aglutinan firmemente en este lapso. Aunque las cepas de infecciones sistémicas se aglutinan enseguida, las de portadores pueden no hacerlo (cepas no agrupables), o pueden autoaglutinarse en PBS. El empleo de cultivos de agar sangre más jóvenes (6-8 h) o de medios enriquecidos con suero, como el agar tripticasa de soya que contiene 10% de suero equino descomplementado, puede resolver estos problemas. Se dispone de antisueros de BD Diagnostic Systems para los principales serogrupos meningocócicos. Algunas de estas cepas no agrupables pueden ser *N. polysaccharea*; las pruebas de producción de polisacáridos a partir de sacarosa ayudan a identificar esta especie (*véase* más adelante).[88] Las cepas infrecuentes de *N. meningitidis* también pueden producir polisacáridos a partir de sacarosa debido a la adquisición del gen para la producción de amilopectina de *N. polysaccharea* por intercambio horizontal.[723]

Además de la determinación del serogrupo, los aislamientos de *N. meningitidis* también pueden serotipificarse y subserotipificarse en función de sus antígenos de OMP y LOS. Estas técnicas se utilizan principalmente para la investigación de epidemias y brotes esporádicos de enfermedad, y no son accesibles para su uso rutinario en los laboratorios de microbiología clínica. Además de las técnicas serológicas, se han aplicado varias técnicas moleculares a las investigaciones de la enfermedad meningocócica y a la epidemiología de las cepas de *N. meningitidis*. Estas técnicas se describieron en una sección anterior de este capítulo (*véase* Epidemiología meningocócica: serogrupos, serotipos y subserotipos).

Características de cultivo de otras especies de *Neisseria*

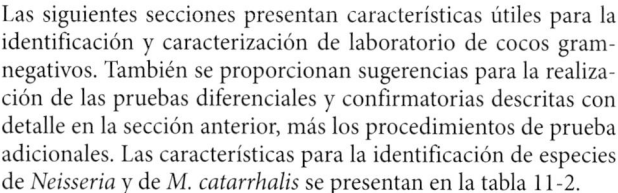

Las siguientes secciones presentan características útiles para la identificación y caracterización de laboratorio de cocos gramnegativos. También se proporcionan sugerencias para la realización de las pruebas diferenciales y confirmatorias descritas con detalle en la sección anterior, más los procedimientos de prueba adicionales. Las características para la identificación de especies de *Neisseria* y de *M. catarrhalis* se presentan en la tabla 11-2.

Neisseria lactamica

N. lactamica reside en las vías respiratorias altas y se encuentra con más frecuencia en niños y adolescentes que en adultos.[49] Esta bacteria crece en medios selectivos y produce ácido a partir de glucosa, maltosa y lactosa. El ONPG también es hidrolizado y se puede utilizar como sustituto de la lactosa en el conjunto de pruebas. Se ha informado que algunas cepas de este microorganismo pueden causar reacciones falsas positivas con algunas pruebas comerciales de coaglutinación.[334,335] Las cepas resistentes a penicilina de *N. lactamica* contienen un PBP 2 alterado que es similar al que se encuentra en cepas relativamente resistentes a penicilina de *N. meningitidis*, lo cual sugiere que las especies comensales, como *N. lactamica* (y *N. polysaccharea*) son la fuente de los determinantes de resistencia genética que se encuentran actualmente en los meningococos y gonococos.[421,551] Un estudio del 2002 de 286 aislamientos de *N. lactamica* encontró que todas las cepas se consideraron con sensibilidad intermedia a penicilina (CIM 0.25 μg/mL), que el 1.7% fueron resistentes a la ampicilina y el 2.1% tuvieron sensibilidad disminuida a ciprofloxacino.[39] Todos los aislamientos fueron sensibles a cefotaxima y ceftriaxona.

Neisseria cinerea

Las colonias de *N. cinerea* se asemejan a los tipos de colonias grandes de *N. gonorrhoeae* y muchas producen resultados compatibles con *N. gonorrhoeae* en algunos sistemas de identificación comerciales.[91] *N. cinerea* crece en agar sangre y agar chocolate. En agar chocolate, después de 24 h de incubación, las colonias miden aproximadamente 1 mm de diámetro y son lisas y con bordes definidos. El microorganismo no produce ácido a partir de hidratos de carbono en medios basados en CTA o en la prueba rápida de degradación de hidratos de carbono. Se han informado reacciones positivas débiles con la glucosa después de incubación durante la noche en algunos sistemas de identificación, y la reacción de hidroxiprolil aminopeptidasa positiva también conduce a la identificación errónea de *N. cinerea* como *N. gonorrhoeae*. Sin embargo, la mayoría de los aislamientos de *N. cinerea* no crecen bien en MTM u otros medios selectivos, lo cual impide realizar pruebas de sustrato cromógeno para este microorganismo, como Gonochek y BactiCard *Neisseria*. *N. cinerea* puede diferenciarse de la especie asacarolítica *N. flavescens* por su incapacidad para producir polisacáridos a partir de sacarosa (*véase* más adelante) y la falta de un pigmento amarillo discernible. Esta especie también puede separarse de *M. catarrhalis*, otra especie asacarolítica, por sus reacciones negativas para la reducción de nitratos, ADNasa e hidrólisis de tributirina (tabla 11-2). Una prueba útil para diferenciar *N. cinerea* de *N. gonorrhoeae* es la **prueba de sensibilidad a colistina**. Se prepara una suspensión del microorganismo (estándar de turbidez 0.5 de McFarland) en caldo y se siembra con un hisopo en una placa con agar chocolate o agar sangre como para una prueba de sensibilidad por difusión en disco. Se coloca un disco de colistina de 10 mg en el inóculo y la placa se incuba en CO_2 durante 18-24 h. *N. cinerea* es sensible a la colistina y tendrá una zona sin crecimiento mayor o igual a 10 mm alrededor del disco. En general, *N. gonorrhoeae* crecerá hasta el borde del disco.

Biovariedades de Neisseria subflava, Neisseria mucosa *y* Neisseria sicca

La identificación de las especies "no patógenas" de *Neisseria* no suele ser necesaria, a menos que se determine que el microorganismo es de importancia clínica o si se aísla de un sitio sistémico (p. ej., sangre, LCR) o en cultivo puro. La identificación se basa en la morfología de las colonias, el crecimiento en medio con nutrientes simples, la incapacidad para crecer en medios selectivos, la producción de ácido a partir de hidratos de carbono, la reducción de nitratos y nitritos, y la síntesis de un polisacárido con tinción con yoduro parecida a la del almidón a partir de la sacarosa. La **reducción de nitrato** y la **reducción de nitrito** se determinan en medio (soya tríptica o caldo de infusión de corazón) con KNO_3 al 0.1% (p/v) y KNO_2 al 0.01% (p/v), respectivamente. La **síntesis de polisacáridos** se determina inoculando el microorganismo en agar infusión de cerebro y corazón con sacarosa al 5%. Se inocula medio sin sacarosa como un control negativo. Después de la incubación a 35 °C por 48 h, las placas se llenan con yoduro de Gram o yoduro de Lugol (dilución 1:4). Una prueba positiva está indicada por el desarrollo de un color azul profundo dentro y alrededor de las colonias que sintetizan el polisacárido. También se han obtenido excelentes resultados añadiendo yoduro de Gram regular (1-2 gotas) en el tubo que contiene sacarosa en la técnica rápida de degradación de hidratos de carbono después de 4 h de incubación. Si es positiva, aparece un color azul profundo en el tubo. Éste se compara con el color marrón que se observa en los otros tubos con hidratos de carbono (p. ej., el tubo con maltosa) después de la adición del yoduro de Gram.

Las cepas de *N. subflava* pueden subdividirse en tres biovariedades (*subflava*, *flava* y *perflava*) con base en la producción de ácido a partir de fructosa y sacarosa, y en la síntesis de polisacárido positivo a yoduro a partir de sacarosa (tabla 11-2). Las tres biovariedades reducen el nitrito, pero no el nitrato. *N. mucosa* tiene un patrón de utilización de hidratos de carbono similar a *N. subflava* biovariedad *perflava* y también produce el polisacárido positivo a yoduro, pero *N. mucosa* puede reducir tanto el nitrato como el nitrito a gas de nitrógeno (N_2). Todos estos microorganismos también muestran grados variables de pigmentación amarilla. Las cepas de *N. sicca* son bioquímicamente idénticas a las de *N. subflava* biovariedad *perflava*, pero forman colonias características con aspecto de cuero, adherentes, secas (desecadas), en medios de agar que no pueden emulsificarse fácilmente.

Neisseria polysaccharea

N. polysaccharea se encuentra en la bucofaringe humana. Este microorganismo es un diplococo gramnegativo oxidasa positivo, catalasa positivo, que forma colonias amarillas lisas.[520] En la descripción original de este microorganismo, la capacidad para crecer en medios selectivos (p. ej., agar MTM) fue una característica clave. Sin embargo, los estudios posteriores indican que el crecimiento en medios selectivos para neisserias patógenas es una característica variable de *N. polysaccharea* debido a la sensibilidad a la colistina de algunas cepas.[23] Las cepas que pueden crecer en medios selectivos tienen una CIM de colistina de 64 µg/mL o más, mientras que las cepas que son inhibidas tienen una CIM de colistina de 1 µg/mL o menos. Después del crecimiento durante 24 h, *N. polysaccharea* forma colonias de aproximadamente 2 mm de diámetro en agar chocolate o agar sangre. Se produce ácido a partir de glucosa y maltosa, pero no a partir de fructosa o lactosa. La producción de ácido a partir de sacarosa es variable y parece depender de los tipos de medios utilizados para determinar esta característica. *N. polysaccharea* también posee una amilosacarasa que sintetiza un polisacárido ácido extracelular a partir de la sacarosa.[105,520] El polímero se compone principalmente de residuos de D-glucopiranosilo con enlaces α1,4 junto con aproximadamente 6% de elementos de ramificación de α4,6 D-glucopiranosilo con sustitución de O.[539] La producción de diferentes cantidades de material por distintas cepas puede explicar la naturaleza variable de la reacción de la sacarosa.[533,534] No reduce nitrato, mientras que el nitrito se reduce con frecuencia. *N. polysaccharea* puede diferenciarse de *N. meningitidis* por la síntesis de polisacáridos y las pruebas de γ-glutamilaminopeptidasa. *N. polysaccharea* da origen a un polisacárido positivo al yoduro a partir de sacarosa y es γ-glutamilaminopeptidasa negativa, mientras que *N. meningitidis* no produce un polisacárido positivo al yoduro a partir de la sacarosa y es γ-glutamilaminopeptidasa positiva.[23,88] Como *N. gonorrhoeae*, *N. lactamica* y algunas cepas de *N. meningitidis*, *N. polysaccharea* es prolil aminopeptidasa positiva. El microorganismo requiere cisteína para desarrollarse y no crece en agar nutritivo o agar chocolate a 22 °C.

Neisseria flavescens

N. flavescens se encuentra en las vías respiratorias y rara vez se relaciona con procesos infecciosos. Este microorganismo crece como colonias amarillentas, lisas, tanto en agar sangre como en agar chocolate. Además de crecer en agar nutritivo a 35 °C, la mayoría de las cepas también crecerán a temperatura ambiente en agar chocolate o agar sangre. Este patógeno puede sintetizar polisacáridos positivos al yoduro a partir de sacarosa (*véase* más adelante) y puede diferenciarse de *M. catarrhalis* por su incapacidad para reducir los nitratos y porque es negativo a las reacciones con ADNasa e hidrólisis de tributirina.

Subespecies de Neisseria elongata

N. elongata subespecies *elongata*, *glycolytica* y *nitroreducens* son miembros más baciliformes del género *Neisseria*.[89,282,704] Todas las subespecies son miembros de la flora de las vías respiratorias altas del humano y todas se han aislado de procesos infecciosos.[473,704] Estas subespecies pueden diferenciarse en función de su reactividad a la catalasa, la producción de ácido a partir de glucosa y la reducción de nitrato (tabla 11-2).

Neisseria weaveri

N. weaveri es un bacilo oxidasa y catalasa positivo que se encuentra en la cavidad bucal de perros. No produce ácido a partir de carbohidratos y no reduce los nitratos, pero sí los nitritos en gas de nitrógeno. No produce ADNasa y la hidrólisis de tributirina es negativa.

Neisseria bacilliformis

N. bacilliformis es una especie baciliforme de *Neisseria* que es oxidasa positiva y catalasa variable.[293] El microorganismo crece en agar sangre y agar chocolate, formando colonias lisas, con pigmentación amarilla clara. No se observa crecimiento en medios selectivos, tales como el medio MTM. *N. bacilliformis* es asacariolítica en las pruebas de utilización de hidratos de carbono y es variable en las reacciones de nitrato reductasa y tributirina. Este microorganismo puede identificarse erróneamente como una especie de *Moraxella* con el sistema API 20NE.

Neisseria animaloris *y* Neisseria zoodegmatis

N. animaloris y *N. zoodegmatis* se denominaron anteriormente *EF-4a* y *EF-4b de los CDC*, respectivamente.[660] Estos cocobacilos gramnegativos se encuentran en la boca de perros y se han aislado de heridas por mordedura de estos animals. Ambos son cocobacilos gramnegativos y son débilmente hemolíticos en agar sangre, son oxidasa y catalasa positivos, y producen ácido únicamente a partir de glucosa. Ambas especies crecen en agar de MacConkey y ninguna produce indol, acetoína (prueba VP), ureasa, ornitina descarboxilasa, lisina descarboxilasa o β-galactosidasa. Ambas especies reducen el nitrato a nitrito, pero sólo *N. animaloris* reduce el nitrito a nitrógeno gaseoso. Además, *N. animaloris* es arginina dihidrolasa (ADH) positiva, mientras que *N. zoodegmatis* es ADH negativa. Genotípicamente, estas especies son las que se relacionan de manera más cercana a *N. canis* y *N. dentiae*.

Neisseria wadsworthii

Esta especie fue descrita en el 2011 y se basa en dos aislamientos obtenidos de una herida de mano y una muestra de líquido peritoneal en el 2005 en Nueva York.[702] Es gramnegativa, cocoide, oxidasa y catalasa positiva, y reduce el nitrato a nitrito. En la tinción de Gram, se pueden observar pares y cadenas cortas. Las colonias son pequeñas, no son hemolíticas y tienen un pigmento amarillo anaranjado. En el sistema API NH, *N. wadsworthii* produce ácido a partir de glucosa, pero no de fructosa, maltosa o sacarosa. Las reacciones de ornitina descarboxilasa, ureasa, fosfatasa alcalina, indol, lipasa y β-galactosidasa son negativas. En este sistema de identificación, la prolina arilamidasa (prolil iminopeptidasa) es positiva y la γ-glutamilaminopeptidasa es variable.

Neisseria shayeganii

Esta especie se basa en dos aislamientos obtenidos de una muestra de esputo y una herida de brazo.[702] Este patógeno baciliforme forma colonias pequeñas, no hemolíticas, de color amarillo a gris en medios de agar. Como *N. wadsworthii*, el microorganismo es oxidasa y catalasa positivo, y reduce nitrato a nitrito. En el API NH produce ácido a partir de glucosa y es γ-glutamilaminopeptidasa positivo. No sintetiza ácido a partir de maltosa, fructosa o sacarosa, y las reacciones para ornitina descarboxilasa, β-galactosidasa, fosfatasa alcalina, lipasa y producción de indol son negativas. La reacción de prolil iminopeptidasa es variable y depende de la cepa.

Características de cultivo e identificación de *M. catarrhalis*

M. catarrhalis crece bien tanto en agar sangre como en agar chocolate, y algunas cepas también crecerán bien en MTM y otros medios selectivos. Las colonias generalmente son de color gris a blanco, opacas y lisas. El microorganismo es asacarolítico en las pruebas de degradación de hidratos de carbono e incluso puede hacer alcalinos los medios de identificación basados en peptona. La mayoría de las cepas reducen el nitrato y el nitrito, y producen ADNasa. La actividad de ADNasa se detecta por la inoculación concentrada en una placa de medio para la prueba de ADNasa con azul de toluidina O en un área del tamaño de una moneda. Después de incubarse durante toda la noche, la hidrólisis del ADN se detecta por un cambio en el color de los medios de azul a rosa alrededor y debajo del inóculo. Las cepas de *S. aureus* y *S. epidermidis* también se inoculan en la placa como controles de prueba positivos y negativos, respectivamente.

M. catarrhalis también puede distinguirse de las especies de *Neisseria* por su capacidad para hidrolizar el enlace éster de los grupos butirato (butirato esterasas).[594] Esta actividad enzimática se detecta con un sustrato llamado *tributirina*. Una prueba rápida de hidrólisis de tributirina fluorescente que utiliza 4-metilumbeliferil butirato como sustrato fue informada por Vaneechoutte y cols.[669] En este estudio, las 62 cepas de *M. catarrhalis* fueron positivas con esta prueba dentro de 5 min, mientras que todas las otras especies de *Neisseria* evaluadas fueron negativas. También se ha descrito una prueba muy rápida (2.5 min) y confiable de hidrólisis de indoxilo butirato y está disponible en el mercado (Remel Laboratories; Carr-Scarborough, Stone Mountain, GA; lám. 11-2G).[174,416] Esta misma prueba también se incluye en el BactiCard *Neisseria* junto con los otros tres sustratos cromógenos para la identificación de *Neisseria* (*véase* la lám. 11-2B).[329] El sistema RapID NH también contiene una prueba de hidrólisis de ésteres de ácidos grasos para ayudar en la identificación de *M. catarrhalis* (lám. 11-2C). El indoxil acetato, que se utiliza para identificar especies de *Campylobacter*, también puede emplearse como sustrato para la enzima esterasa de *M. catarrhalis*.[329,594] Además, las cepas de mayor importancia clínica de *M. catarrhalis* también producen una β-lactamasa inducible asociada con células (*véase* más adelante).[205] Debido a su naturaleza inducible, las pruebas acidométricas rápidas para β-lactamasa (aquellas que se basan en la conversión de hidrólisis de penicilina en ácido peniciloico) pueden arrojar resultados falsos negativos. Los mejores resultados se obtienen con el método yodométrico o con la prueba cromógena con cefalosporina.

Sensibilidad de las especies de *Neisseria* a los antibióticos

Neisseria gonorrhoeae

Antes de mediados de la década de 1970, la penicilina era el fármaco de elección para el tratamiento de las infecciones gonocócicas, con la tetraciclina y los macrólidos reservados para el tratamiento de los pacientes con alergia a la penicilina.[403,706]

El aumento cada vez mayor de las CIM de penicilina para los aislamientos de *N. gonorrhoeae* llevó a varias modificaciones de los esquemas de tratamiento del Servicio de Salud Pública de los Estados Unidos a través de los años. En 1976, se importaron en aquel país cepas de *N. gonorrhoeae* con un alto nivel de resistencia a la penicilina desde África y el Lejano Oriente. Estos aislamientos contenían plásmidos portadores de genes de una enzima β-lactamasa y se les denominó "*N. gonorrhoeae* productora de penicilinasa" (PPNG, *penicillinase producing* N. gonorrhoeae). De mediados a finales de la década de 1970 y en la de 1980, el número de casos de gonorrea causados por cepas PPNG aumentó 15 veces, con grandes brotes en las ciudades de Nueva York, Los Ángeles y Miami, y estas cepas se volvieron endémicas en varias áreas metropolitanas de los Estados Unidos. La resistencia a tetraciclina mediada por plásmidos también apareció en este momento.[706] En ese tiempo, se recomendaba la espectinomicina para el tratamiento de estas infecciones. Sin embargo, hacia 1981 se habían informado varios aislamientos de *N. gonorrhoeae* resistentes a la espectinomicina y subsecuentemente también aparecieron aislamientos de PPNG resistentes a ésta.[40,721] Al mismo tiempo, también se documentaron cepas de *N. gonorrhoeae* que eran resistentes a penicilina pero negativas a β-lactamasa. Debido a la resistencia cada vez mayor de *N. gonorrhoeae* a los antibióticos recomendados anteriormente, y con base en muchos estudios de eficacia clínica, el Servicio de Salud Pública estadounidense recomendó que todos los pacientes con infección gonocócica no complicada recibieran 1 de 5 regímenes de tratamiento de dosis única,[126] los cuales incluyen ceftriaxona (125 mg i.m.), cefixima (400 mg v.o.), ciprofloxacino (500 mg v.o.), ofloxacino (400 mg v.o.) o levofloxacino (250 mg v.o.). Cada uno de estos tratamientos también incluía azitromicina (1 g v.o.) o doxiciclina (100 mg v.o., dos veces al día durante siete días) para el tratamiento de la coinfección por *C. trachomatis*.

En Europa, las fluoroquinolonas se utilizaron para el tratamiento de las infecciones gonocócicas desde mediados de la década de 1980, y a comienzos de 1986 se informaron fracasos del tratamiento con enoxacino y ciprofloxacino en los Países Bajos y el Reino Unido.[280,684] En Japón, los fracasos del tratamiento con fluoroquinolonas se informaron por primera vez en 1994, y hacia finales de la década de 1990, más del 80% de los aislamientos gonocócicos en Japón eran resistentes o tenían sensibilidad intermedia a las fluoroquinolonas.[181] Posteriormente, se documentaron otros fracasos de tratamiento en pacientes tratados con fluoroquinolonas en el Lejano Oriente, Canadá y Australia.[178,345,625,627] En los Estados Unidos, la resistencia a las fluoroquinolonas se encontró por primera vez en Hawái entre cepas de *N. gonorrhoeae* de individuos heterosexuales, probablemente a causa de la importación desde Asia. Durante los años siguientes aparecieron cepas de *N. gonorrhoeae* resistentes a las fluoroquinolonas en California entre HSH, lo que hizo necesaria la revisión de las recomendaciones de tratamiento para esta población.[123,125,129,130,372] Actualmente, se han documentado cepas gonocócicas que tienen menor sensibilidad o que son resistentes a las fluoroquinolonas en todo el mundo.[157,375,620,627] Las cepas de *N. gonorrhoeae* resistentes a las fluoroquinolonas también fueron resistentes a la penicilina y muchas también lo eran a las tetraciclinas; todas las cepas fueron sensibles a ceftriaxona y cefixima.[180] Los aislamientos resistentes a las fluoroquinolonas tienen mutaciones génicas que dan lugar a sustituciones de aminoácidos en la subunidades A y B (*GyrA* y *GyrB*, respectivamente) de la ADN girasa, y en la subunidad de la topoisomerasa IV codificada por *parC*.[61,179] En los Estados Unidos, la prevalencia de gonococos resistentes a fluoroquinolonas era menor del 1% antes del 2001, pero aumentó al 2.2% en 2002, al 4.1% en 2003, al 6.8% en 2004 y al 9.4% en 2005.[132] En una recolección de más de 3 000 cepas aisladas entre enero y junio del 2006, el 13.35% eran resistentes a fluoroquinolonas. En consecuencia, en el 2007, los CDC retiraron la recomendación de regímenes de fluoroquinolonas para el tratamiento de la gonorrea.[133] En las directrices del 2010 de los CDC, el tratamiento de la infección gonocócica no complicada del aparato genital incluía ceftriaxona (250 mg dosis única, i.m.), cefixima (400 mg dosis única, v.o.) o una cefalosporina inyectable en dosis única más azitromicina (1 g dosis única, v.o.) o doxiciclina (100 mg dos veces al día durante siete días).[140] También se ha informado IGD debida a cepas gonocócicas resistentes a ciprofloxacino.[170] El aislamiento en este caso fue sensible a ceftriaxona (CIM 0.002 µg/mL), pero resistente a penicilina (CIM > 32 µg/mL) y tetraciclina (CIM 24 µg/mL).[170]

Durante el período 2000-2010, el Gonococcal Isolates Surveillance Project (GISP) documentó el surgimiento de cepas gonocócicas con CIM elevadas a ceftriaxona (CIM ≥ 0.125 µg/mL) y cefixima (CIM ≥ 0.25 µg/mL). Las cepas con CIM elevadas para ceftriaxona comprendieron sólo el 0.1% de los aislamientos en el 2000 y el 0.3% de los aislamientos en el 2010. Para la cefixima, estas cepas comprendieron sólo el 0.2% de los aislamientos en el 2000 y el 1.4% de los aislamientos en el 2010.[142] Durante el mismo período de 2000-2010 se produjo el surgimiento de cepas similares en Canadá.[439] Como un corolario a la resistencia *in vitro* cada vez mayor a estos fármacos, se informaron fracasos de tratamiento en pacientes tratados ya sea con cefixima o ceftriaxona en Asia, Noruega y Japón.[489,624,626,650] De manera inicial, los informes de Japón describieron fracasos de tratamiento en varios hombres que fueron tratados con cefixima, una cefalosporina oral.[181,714] Los aislamientos de estos pacientes tenían CIM elevadas de cefixima (0.5-1.0 µg/mL) y ceftriaxona (0.125-0.5 µg/mL) por los métodos Etest. En Japón, la proporción de aislamientos gonocócicos con CIM elevadas de cefixima (≥ 0.5 µg/mL) aumentó del 0% en 1999/2000 al 30% en el 2002.[326] En China, la proporción de cepas de *N. gonorrhoeae* con CIM elevadas de ceftriaxona era del 18% en 1999 y se duplicó al 38% en el 2006.[608] En Australia, estas cepas comprendieron el 2% de los aislamientos obtenidos en el 2008.[45] El aumento de las CIM de las cefalosporinas no ha sido tan drástico en Europa como en otros lugares. En los Países Bajos, aproximadamente el 6% de los aislamientos obtenidos de pacientes de la clínica de ITS entre 2006 y 2008 tuvieron una CIM elevada de cefotaxima (de 0.125 a < 0.5 µg/mL) por Etest.[192] Estos investigadores también encontraron que los HSH tenían más probabilidad de estar infectados con cepas gonocócicas con CIM elevadas a las cefalosporinas que los hombres heterosexuales. Se han documentado fracasos de tratamiento confirmados con cefixima tanto en hombres heterosexuales como en HSH en Noruega.[650] Estos casos fueron los primeros fracasos de tratamiento con cefalosporinas orales confirmados fuera de Japón. Se recuperaron aislamientos gonocócicos con resistencia a múltiples fármacos con disminución de la sensibilidad a cefixima en el 2001 de tres pacientes en Hawái.[689] De acuerdo con datos de GISP, los aislamientos de los Estados Unidos con CIM elevadas de ceftriaxona (CIM ≥ 0.06 µg/mL) aumentaron del 0.6% en el 2006 al 2% en el 2008.[139] Actualmente, el CLSI define la disminución de la sensibilidad a cefixima y ceftriaxona como los aislamientos con CIM ≥ 0.5 µg/mL.[140]

Las cepas de *N. gonorrhoeae* que tienen sensibilidad reducida a las cefalosporinas generalmente poseen mutaciones en el gen *penA* que afectan a PBP 2. Las mutaciones del gen *penA* se denominan mutaciones en *mosaico* debido a que las múltiples mutaciones que ocurren en este sitio genético afectan de forma creciente la unión de las moléculas de cefalosporina. Los aislamientos de *N. gonorrhoeae* que tienen mutaciones de *penA* con mutaciones en mosaico muestran disminución de la sensibilidad a cefalosporinas parenterales y orales.[20,364,487,498] Las mutaciones en otros genes cromosómicos (p. ej., el gen *ponA* que codifica PBP 1, el gen *mtr* que codifica una bomba de salida gonocócica, y *penB* que codifica las proteínas en la porina de la membrana externa PorB1b) también pueden conducir a la reducción de la sensibilidad a cefalosporinas o contribuir considerablemente a ésta.[395,409,621,694] Las mutaciones en el gen *ponA* dan lugar a la disminución de la unión de las cefalosporinas a PBP 1, mientras que las mutaciones en el gen *mtrR* reducen las concentraciones intracelulares de antimicrobianos a través del aumento de la expresión y la actividad de los mecanismos antimicrobianos de expulsión. Las mutaciones de *penB* generan una estructura alterada de la porina PorB1b y la reducción de la permeabilidad de las células a los antimicrobianos, incluyendo las cefalosporinas. Los aislamientos con mutaciones en mosaico de *penA* pueden mostrar una variedad de sensibilidad a las cefalosporinas y las mutaciones de otros genes producen CIM cada vez mayores.[490] Los genes *penA* que expresan mutaciones en mosaico también se encuentran en ciertas especies comensales de *Neisseria* que residen en la bucofaringe, incluyendo *N. cinerea, N. subflava* biovariedad *perflava, N. polysaccharea* y algunas cepas de *N. meningitidis*. Es posible que los determinantes de resistencia presentes en *N. gonorrhoeae* fueran adquiridos de estas especies comensales por transformación genética.

En enero del 2009, se aisló la primera cepa gonocócica con alto nivel de resistencia a la ceftriaxona de la faringe de una trabajadora sexual en Kioto, Japón.[488,489] Este aislamiento tuvo una CIM de ceftriaxona de 2 µg/mL. Antes de esto, sólo se había informado un aislamiento con una CIM para ceftriaxona de 0.5 µg/mL.[621] El examen adicional de este aislamiento reveló resistencia a todos los antimicrobianos β-lactámicos (excepto para los carbapenémicos [meropenem, ertapenem] y piperacilina-tazobactam, que no son tratamientos recomendados) y fue negativo para β-lactamasa.[488] Las CIM de la ceftriaxona fueron de 2-4 µg/mL (por los métodos Etest, CLSI y de la OMS), y para la cefixima fue de 8 µg/mL. Esta cepa resistente poseía un determinante de resistencia único (*penA*$_{H041}$ para la cepa H041), junto con varias mutaciones de resistencia descritas previamente. El locus *penA*$_{H041}$ era similar en secuencia a los loci de los aislamientos resistentes a la cefixima obtenidos en Japón de fracasos de tratamiento con cefixima que sólo tenían aumentos modestos en la CIM de ceftriaxona (0.064-0.125 µg/mL).[488,489] Las pruebas de transformación confirmaron que la transferencia de este alelo único llevó a la transferencia de un alto nivel de resistencia a ceftriaxona y otras cefalosporinas de amplio espectro a los aislamientos previamente sensibles. La presencia de los determinantes de resistencia adicionales proporcionó alteraciones suficientes de las proteínas de unión a la penicilina para aumentar las CIM para ceftriaxona de 16 a 500 veces. Esta cepa también era resistente a tetraciclinas, macrólidos, fluoroquinolonas, trimetoprima-sulfametoxazol y cloranfenicol, y fue sensible a espectinomicina y rifampicina.[488] El potencial de desarrollo de resistencia a estos fármacos constituye una gran preocupación, ya que no están disponibles otras opciones de tratamiento antimicrobiano o tratamientos de combinación eficaces y bien estudiados en este momento. Los CDC y PHS han señalado que los médicos que traten pacientes con infecciones gonocócicas deben estar atentos a los posibles fracasos de tratamiento entre sus pacientes tratados con los regímenes recomendados por los CDC/PHS.

Las muestras clínicas de estos pacientes deben cultivarse y los aislamientos gonocócicos obtenidos de estas muestras deben enviarse a un laboratorio de referencia de forma que puedan realizarse pruebas de sensibilidad a los antibióticos. El surgimiento continuo de cepas de *N. gonorrhoeae* resistentes a los fármacos más nuevos es un desafío increíble para la comunidad de profesionales sanitarios y el mundo.[403] Se necesitan estrategias nuevas y multifacéticas para la prevención y el control de la gonorrea que incluyan la vigilancia de la resistencia a los antibióticos, el reforzamiento de la detección primaria (mujeres sexualmente activas, HSH, cultivo de sitios genitales/no genitales) y secundaria (p. ej., pruebas de rutina entre grupos de alto riesgo, notificación expedita/tratamiento de la pareja) y desarrollo de nuevos abordajes/agentes de tratamiento (p. ej., terapias combinadas, sociedades y colaboraciones proveedor/público/empresas, incentivos legislativos/regulatorios para la industria de desarrollo de fármacos).[403,623,624,626,706]

La azitromicina también es eficaz para el tratamiento de infecciones gonocócicas no complicadas, pero el surgimiento de resistencia a macrólidos en *N. gonorrhoeae* es una preocupación real.[71,406,629] En el pasado, una dosis oral de azitromicina de 2 g se había utilizado para tratar las infecciones gonocócicas y actualmente se da una dosis oral de 1 g para tratar las infecciones por clamidia después del tratamiento de la gonorrea. Se han documentado fracasos clínicos de tratamiento usando un régimen de tratamiento de una dosis única de azitromicina de 1 g en pacientes infectados con cepas gonocócicas con CIM para azitromicina de 0.125-0.5 µg/mL.[634] Estas cepas con disminución de la sensibilidad a la azitromicina se documentaron en los Estados Unidos y otros países desde mediados de la década de 1990.[706] De acuerdo con los datos de GISP del 2007, el 0.4% de los aislamientos recolectados en los Estados Unidos tuvieron una CIM para azitromicina ≥ 2 µg/mL, y el 30% de los aislamientos tuvo una CIM para azitromicina ≥ 0.5 µg/mL.[135] En Japón, más del 60% de las cepas de *N. gonorrhoeae* aisladas en 2007-2008 tuvieron una CIM para azitromicina ≥ 0.5 µg/mL. En el 2004 se aislaron cepas gonocócicas con un alto nivel de resistencia a la azitromicina (CIM ≥ 256 µg/mL) en Escocia, y durante los siguientes 3-4 años, las mismas cepas aparecieron en Inglaterra, Gales e Italia.[154,506,601] En Escocia, el porcentaje de aislamientos con un nivel elevado de resistencia a la azitromicina aumentó del 0.3% en el 2004 al 3.9% en el 2007. Dada la prevalencia creciente de gonococos con una CIM alta para azitromicina y el surgimiento de cepas con elevado nivel de resistencia a este fármaco, es dudoso que una dosis única de 2 g sea eficaz para el tratamiento de infecciones gonocócicas causadas por estos aislamientos particulares, y el uso generalizado de la azitromicina puede llevar al desarrollo de resistencia adicional.[706] Las cepas con disminución de la sensibilidad a la azitromicina y otros macrólidos suelen tener mutaciones, deleciones o inserciones en genes que codifican mecanismos de bombeo de expulsión, mutaciones en uno o más de los genes *erm* del ARNr metilasa 23S o mutaciones ribosómicas del ARNr 23S.[481,537,718] El CLSI no ha establecido puntos de corte para las pruebas de sensibilidad de *N. gonorrhoeae*, aunque propone que los aislamientos con CIM para azitromicina ≥ 2 µg/mL tienen una disminución de la sensibilidad a este fármaco.[135]

El CLSI actualmente recomienda ya sea la dilución en agar o la difusión en disco para las pruebas de sensibilidad a los antimicrobianos de *N. gonorrhoeae*.[160] El medio recomendado es agar base GC más 1% de complementos de crecimiento definidos (p. ej., Isovitalex®). El medio de crecimiento libre de cisteína puede utilizarse para las pruebas de carbapenémicos o fármacos que contienen ácido clavulánico. El inóculo, equivalente a un estándar de turbidez de 0.5 de McFarland, se prepara en un caldo de Müeller-Hinton o PBS al 0.9%, pH 7.0, a partir de una suspensión directa de una colonia utilizando el crecimiento de una placa de agar chocolate de 20-24 h incubado en CO_2 al 5%. Las placas de dilución de agar se incuban a 36 °C ± 1 °C en CO_2 al 5% durante 20-24 h. El procedimiento de difusión en disco emplea agar GC con 1% de complementos de crecimiento definidos (no se requiere medio libre de cisteína para la prueba de carbapenémicos y fármacos que contienen clavulanato por el método de difusión en disco). Se dispone de puntos de interrupción para la interpretación de la dilución de agar y procedimientos de difusión con disco. Los aislamientos gonocócicos con una CIM para ceftriaxona ≤ 0.25 µg/mL se consideran sensibles. Además de los procedimientos del CLSI para la difusión en disco y la dilución de agar, también se han publicado métodos de Etest (bioMérieux, Inc.) para pruebas de sensibilidad a los antimicrobianos de *N. gonorrhoeae*.[668,712]

Neisseria meningitidis

A pesar del aislamiento ocasional de cepas de *N. meningitidis* con sensibilidad disminuida a la penicilina, la penicilina G aún es el fármaco de elección en los Estados Unidos para el tratamiento de la meningitis meningocócica debido a que la gran mayoría de las cepas son sensibles a penicilina y ampicilina. Para el tratamiento de las infecciones meningocócicas graves, se administra penicilina G (300 000 unidades/kg/día) parenteral durante 10-14 días. El cloranfenicol (100/mg/kg/día hasta 4 g/día) es una alternativa en los pacientes alérgicos a la penicilina. Las cefalosporinas de tercera generación (ceftriaxona, cefotaxima y ceftazidima) alcanzan concentraciones en LCR de varias órdenes de magnitud mayores que la sensibilidad de los meningococos a estos fármacos. La duración de la antibioticoterapia puede variar ligeramente con la manifestación de la enfermedad y la respuesta del paciente. En la actualidad, cuando el meningococo es sensible a los fármacos antes mencionados, habitualmente son suficientes 10-14 días de tratamiento. La ceftriaxona es actualmente la cefalosporinas de tercera generación de elección para el tratamiento de la enfermedad meningocócica. En niños, la ceftriaxona se administra en una dosis de 25 mg/kg cada 12 h por vía i.v., hasta 1 g. En adultos se administra 1 g de ceftriaxona por vía i.v. cada 12 h. Además del tratamiento antimicrobiano, los pacientes con enfermedad meningocócica grave necesitan cuidados intensivos de sostén, incluyendo el control del estado de *shock* y la vigilancia cuidadosa de signos vitales para la detección de complicaciones (p. ej., síndrome de dificultad respiratoria aguda [SDRA], secuelas neurológicas, pericarditis) y de la progresión de la enfermedad (p. ej., estudios de coagulación para CID).[665] Los nuevos tratamientos adyuvantes, como la proteína humana recombinante bactericida/reforzadora de permeabilidad, son promisorios en la prevención de la falla multiorgánica sistémica secundaria a endotoxemia.[269] Otros agentes biológicos, como los anticuerpos monoclonales dirigidos contra endotoxinas o contra las citocinas involucradas en el *shock* séptico meningocócico (p. ej., IL-1, IL-6, TNF-α), también pueden desempeñar un papel como intervenciones terapéuticas adyuvantes.[187,665,683]

A pesar de que la gran mayoría de las cepas, particularmente en los Estados Unidos, áun son sensibles a la penicilina, cada vez hay más evidencia de que los perfiles de sensibilidad a los antibióticos contra *N. meningitidis* están evolucionando. Históricamente, las cepas de *N. meningitidis* sensibles a penicilina tienen una CIM ≤ 0.06 µg/mL. En 1983, en Canadá, Dillon y cols.[199] aislaron la primera cepa meningocócica productora de β-lactamasa de una muestra urogenital. Este aislamiento era portador del plásmido de β-lactamasa 4.5 Mdal y el plásmido de conjugación 24.5 MDa. Posteriormente, sólo se han informado de tres aislamientos adicionales de *N. meningitidis* productores de β-lactamasa en la literatura médica: dos cepas se aislaron en 1988 de dos pacientes con meningitis en Sudáfrica, y el cuarto aislamiento se obtuvo en 1989 de un paciente en España.[87,252] La cepas positivas a β-lactamasa tienen una CIM para penicilina > 256 µg/mL. En 1987 se obtuvo un aislamiento de *N. meningitidis* en España que tuvo sensibilidad disminuida a penicilina (CIM > 0.06 µg/mL), pero era β-lactamasa negativo.[549] Estas cepas son clasificadas como relativamente resistentes, moderadamente sensibles o con sensibilidad disminuida a penicilina. La mayoría de los meningococos relativamente resistentes que se han informado han pertenecido a los serogrupos B o C. Desde entonces, se han informado aislamientos con características similares en Canadá, el Reino Unido, Europa, Grecia, Sudáfrica, Bélgica y los Estados Unidos.[68,76,95,99,214,647,654,671,705] En 1997, la vigilancia activa por los CDC acumuló 90 aislamientos de 121 casos de enfermedad meningocócica informados. De éstos, tres aislamientos (< 3%) fueron moderadamente sensibles a penicilina, con una CIM de 0.12 µg/mL.[545] De las 87 cepas restantes sensibles a penicilina, 49 tuvieron una CIM de 0.06 µg/mL. Aunque las cepas sensibles a penicilina tienen una CIM ≤ 0.06 µg/mL, las cepas con sensibilidad disminuida tienen una CIM para penicilina que varía de 0.10 a 1.0 µg/mL.[545,550] En estudios que han evaluado la prevalencia de estas cepas, la disminución de la sensibilidad a penicilina se ha definido como aquellas cepas con una CIM ≥ 0.125 µg/mL. Actualmente, *N. meningitidis* con disminución de la sensibilidad a la penicilina se encuentra en todo el mundo.

La disminución de la sensibilidad a penicilina en cepas de *N. meningitidis* moderadamente resistentes se debe aparentemente a la disminución de la unión de la penicilina por PBP 2 alterada de la pared celular meningocócica, la cual es codificada por el gen meningocócico *penA*.[33,364,617,636] Se encuentran formas similares con baja afinidad a PBP 2 en cepas resistentes a penicilina de otras especies de *Neisseria*, incluyendo *N. lactamica*, *N. flavescens*, *N. polysaccharea* y *N. gonorrhoeae*. Las formas alteradas, con baja afinidad a PBP 2 en las cepas de *N. meningitidis* surgen aparentemente de eventos de recombinación que dan como resultado el reemplazo de secuencias en el gen meningocócico nativo *penA* con material genético correspondiente de las especies comensales de *Neisseria*.[90,551,598] Estas alteraciones de la secuencia del gen meningocócico nativo *penA* dan lugar a genes *penA* con estructuras en mosaico que contienen secuencias genéticas de *Neisseria* comensales. Sólo se necesitan pocos cambios de aminoácidos en el gen *penA* para disminuir la afinidad de PBP 2 por la penicilina.[597] En este momento, la importancia clínica de la disminución de la sensibilidad a la penicilina en *N. meningitidis* no es clara. Aunque se han observado tanto fracasos de tratamiento como mayores tasas de complicaciones en pacientes infectados con cepas relativamente resistentes, la administración de dosis más altas de penicilina ha sido clínicamente eficaz.[646] Las cefalosporinas de tercera generación (ceftriaxona, cefotaxima) son activas contra las cepas de *N. meningitidis* sensibles a penicilina y moderadamente resistentes a penicilina, pero las CIM de algunos fármacos para las cepas moderadamente sensibles (en particular cefuroxima, aztreonam e imipenem) pueden ser considerablemente más altas que las de cepas sensibles. En el 2001 se informó una cepa del serogrupo B con una CIM para penicilina de 2 µg/mL en Polonia, y en el 2005 se aisló una cepa meningocócica del serogrupo C con una CIM para penicilina de 1.5 µg/mL por Etest de un caso de meningitis en Bélgica.[234,286] Con la prevalencia creciente de cepas de *N. meningitidis* con disminución de la sensibilidad a la penicilina y la aparición de cepas resistentes con CIM elevadas de este fármaco, el papel de la penicilina en el tratamiento de la enfermedad meningocócica definitivamente sufrirá cambios drásticos en los próximos años.

Recientemente, se presentaron informes que documentan la resistencia a las fluoroquinolonas entre aislamientos de *N. meningitidis*. En el año 2000 se aisló una cepa de esta bacteria con disminución de la sensibilidad a ciprofloxacino (CIM de 0.25 µg/mL) de una mujer de 19 años con enfermedad meningocócica invasora en Australia.[567] Las cepas sensibles habitualmente tienen una CIM para ciprofloxacino ≤ 0.03 µg/mL. La amplificación por PCR y la secuenciación del gen *gyrA* de este aislamiento revelaron una diferencia de tres nucleótidos con respecto a las cepas sensibles a ciprofloxacino del tipo no mutado. La disminución de la sensibilidad a fluoroquinolonas, en particular a ciprofloxacino, se ha informado en el serogrupo B de *N. meningitidis* en Francia y España, del serogrupo C en Australia, del serogrupo Y en Argentina y del serogrupo A en la India.[15,152,166,324,567,584] También se informó un caso de meningitis causada por una cepa del serogrupo A resistente a ciprofloxacino en un viajero de Italia que adquirió la infección en Nueva Delhi, India.[388] Como se mencionó, se informaron tres casos de enfermedad meningocócica inducidos por cepas del serogrupo B resistentes a ciprofloxacino entre residentes de Dakota del Norte y Minnesota durante 2007 y 2008.[136,708] El primer caso se vinculó epidemiológicamente con un caso que ocurrió en la misma región en el 2006, excepto que la cepa particular careció de la mutación *gyrA* que confiere resistencia a las fluoroquinolonas. Las mutaciones de *gyrA* parecen ser los eventos genéticos que conducen a la resistencia a fluoroquinolonas, ya que los mecanismos de bombeo de expulsión en estas cepas parecen estar intactos.[117] En consecuencia, el ciprofloxacino ya no se recomienda para la quimioprofilaxis meningocócica en regiones de los Estados Unidos donde se han aislado cepas resistentes. Las cepas de *N. meningitidis* también han demostrado resistencia a otros fármacos antimicrobianos. Se ha informado un nivel alto de resistencia al cloranfenicol en aislamientos en Francia y Vietnam.[256] El temor de la diseminación de la resistencia al cloranfenicol está justificado, ya que el fármaco es un pilar del tratamiento de la meningitis en el África subsahariana.[592] El alto nivel de resistencia a las sulfonamidas, el fármaco utilizado anteriormente como profilaxis, está ahora diseminado y puede encontrarse con frecuencia entre ciertos clones epidémicos del serogrupo A de *N. meningitidis*.[592] En un estudio realizado en España, el 43.6% de 55 cepas de casos y portadores fueron resistentes a trimetoprima-sulfametoxazol.[251] También se ha observado el surgimiento de resistencia a la rifampicina, incluso durante la administración de profilaxis.[165] La resistencia a este fármaco surge ya sea debido a alteraciones en la permeabilidad de la membrana celular o a mutaciones en el gen *rpoB* que codifica la subunidad β de la ARN polimerasa meningocócica.[1,602] La resistencia a la tetraciclina entre los meningococos se debe a la adquisición del determinante de resistencia a la tetraciclina, *tetM*.[645]

El CLSI ha publicado procedimientos de microdilución en caldo, dilución de agar y difusión en disco para pruebas estandarizadas de sensibilidad de *N. meningitidis* a los antibióticos.[161,675] El método de microdilución en caldo utiliza el caldo de Müeller-Hinton complementado con cationes con sangre de caballo lisada (2.5-5%, v/v), mientras los métodos de dilución de agar y difusión en disco emplean agar de Müeller-Hinton complementado con sangre de carnero al 5%. El inóculo para los tres procedimientos se prepara a partir de una suspensión directa de una colonia ajustada hasta un estándar de turbidez de 0.5 de McFarland a partir de un subcultivo de agar chocolate incubado a 35 °C en CO_2 al 5%. Las pruebas se incuban durante 20-24 h a 35 °C ± 2 °C en una atmósfera de CO_2 al 5%. Se dispone de puntos de interrupción de CIM y de correlaciones de CIM para el procedimiento de difusión en disco para penicilina, ampicilina, cefotaxima, ceftriaxona, meropenem, azitromicina, minociclina, fluoro-quinolonas (levofloxacino, ciprofloxacino), trimetoprima-sulfametoxazol, sulfisoxazol, cloranfenicol y rifampicina. Etest también puede ser útil para la determinación de la sensibilidad a los antimicrobianos de aislamientos meningocócicos individuales.[169,436,676]

Sensibilidad de *M. catarrhalis* a los antibióticos

La aparición y diseminación de la resistencia a los antibióticos entre las neisserias patógenas también se refleja en la sensibilidad a los antimicrobianos de los aislamientos de *M. catarrhalis*. Antes de mediados de la década de 1970, este microorganismo era ampliamente sensible a los antibióticos. *M. catarrhalis* positiva a β-lactamasa se aisló por primera vez en 1976; hacia el final de la década, aproximadamente el 75% de las cepas producían enzimas β-lactamasas. En todo el mundo, el porcentaje de cepas de *M. catarrhalis* β-lactamasa positivas varía del 80 al 100%.[60] Un estudio de Doern y Tubert demostró que las pruebas de disco y tubo cromógenos con cefalosporina (nitrocefina) tuvieron una sensibilidad superior para la detección de β-lactamasas, y muchos laboratorios adoptaron la prueba de cefalosporina con discos cromógenos de nitrocefina.[205] Los estudios de las enzimas β-lactamasas de *M. catarrhalis* han mostrado que se encuentran tres tipos de enzimas en las cepas de este microorganismo. Estas enzimas se denominan *BRO-1* (o tipo Ravisio), *BRO-2* (o tipo 1908) y *BRO-3*.[81,228,566] BRO-3 es un precursor unido a membrana de las otras dos enzimas BRO. El acrónimo "BRO" es una contracción de "*BR*anhamella" y "*mO*raxella", ya que que también se encuentran β-lactamasas similares en las moraxelas baciliformes. Las cepas de *M. catarrhalis* producen BRO-1 o BRO-2, y estas enzimas pueden diferenciarse por enfoque isoeléctrico. Las cepas que producen enzimas BRO-1 constituyen aproximadamente el 90% de las cepas de *M. catarrhalis* productoras de β-lactamasa aisladas de muestras clínicas, mientras que las cepas productoras de BRO-2 constituyen el 10% restante.[213] El análisis molecular de la producción de β-lactamasa indica que la enzima BRO-1 es codificada por un solo gen cromosómico (*bla*) que codifica un polipéptido de 314 aminoácidos.[82] El análisis de secuencia de los genes *bla* de los aislamientos productores de BRO-1 y BRO-2 difiere en cinco bases de nucleótidos, lo que ocasiona la diferencia de un solo residuo de aminoácido en la secuencia de aminoácidos de las enzimas BRO-1 y BRO-2. Sin embargo, se encontró una deleción de 21 pares de bases en la región promotora del gen para BRO-2. Las diferencias en las CIM de las cepas de *M. catarrhalis* productoras de BRO-1 y BRO-2 pueden explicarse por las concentraciones más bajas de producción de BRO-2 causadas por la deleción en la región promotora, aunque la estructura y las actividades enzimáticas de las dos enzimas son similares.[82] Los pacientes infectados por cepas de *M. catarrhalis* productoras de β-lactamasa BRO-2 también respondieron clínicamente a la ampicilina y la penicilina. BRO-1 tiene un peso molecular de aproximadamente 32.5 kDa. Las variaciones en el peso molecular documentado de esta enzima, que varía de 28 a 41 kDa, se explican por la presencia de formas de BRO-1 libres y relacionadas con lípidos.[80] El gen *bla* puede relacionarse con un trasposón y ser transferible ya sea por un mecanismo transformacional o de conjugación.[80] Los estudios *in vitro* indican que las β-lactamasas de *M. catarrhalis* pueden tener una función indirecta en la virulencia al inactivar la penicilina o ampicilina que

se administran para otras infecciones de las vías respiratorias, como la neumonía neumocócica.[308]

Estudios publicados durante comienzos de la década de 1990 sobre aislamientos de los Estados Unidos y otros sitios indicaron que las cepas de *M. catarrhalis* por lo general son resistentes a la penicilina, ampicilina y amoxicilina, y sensibles a la amoxicilina-ácido clavulánico, cefalosporinas de segunda y tercera generación parenterales y orales (cefixima y cefaclor), macrólidos, tetraciclinas y rifampicina.[77,204,241,554,634] Este patrón de sensibilidad se ha mantenido estable, como se demuestra en los estudios más recientes de *M. catarrhalis* del Sentry Antimicrobial Surveillance Program de los Estados Unidos y de otros países (p. ej., Italia, Turquía).[189,228,340,434] Aunque la mayoría de los aislamientos son sensibles a las fluoroquinolonas, ha surgido resistencia en aislamientos obtenidos de pacientes que estuvieron en tratamiento a largo plazo con tales fármacos.[188,201] No se han encontrado otras variaciones en la producción de β-lactamasa ni diferencias notables en la sensibilidad a los antimicrobianos de las cepas de *M. catarrhalis* aisladas de varios países.[188,189,228] Hay cepas infrecuentes de *M. catarrhalis* que pueden ser resistentes a tetraciclinas, macrólidos o trimetoprima-sulfametoxazol.[227]

En el 2010, el CLSI publicó directrices para las pruebas de sensibilidad a los antimicrobianos de *M. catarrhalis*.[159] La prueba de microdilución en caldo se lleva a cabo con caldo de Mueller-Hinton ajustado con cationes con una suspensión directa de un inóculo de una colonia que es equivalente al estándar de turbidez de 0.5 de McFarland. Las pruebas se incuban a 35 °C en aire ambiental durante 20-24 h. Se dispone de puntos de interrupción para amoxicilina-ácido clavulánico, cefalosporinas de tercera generación parenterales (cefuroxima, cefotaxima, ceftazidima, ceftriaxona) y orales (cefaclor), macrólidos (azitromicina, claritromicina, eritromicina), quinolonas (ciprofloxacino, levofloxacino), tetraciclinas, clindamicina, trimetoprima-sulfametoxazol, cloranfenicol y rifampicina. La ausencia de cepas resistentes de *M. catarrhalis* a varios de los fármacos impide definir cualquier categoría de resultado distinta a "sensible". Antes de contar con un método estandarizado de prueba para la sensibilidad a los antimicrobianos de este microorganismo, se debe tomar en cuenta que las pruebas de dilución en caldo para ampicilina, penicilina G, cefalotina, cefamandol, cefuroxima y cefaclor fueron altamente dependientes del inóculo debido a la producción de cantidades variables de β-lactamasas.

En el capítulo 17 se presenta información más detallada sobre las pruebas de sensibilidad a los antimicrobianos de estos microorganismos.

REFERENCIAS

1. Abadi FJ, Carter PE, Cash P, et al. Rifampin resistance in *Neisseria meningitidis* due to alterations in membrane permeability. Antimicrob Agents Chemother 1996;40:646–651.
2. Abdolrasouli A, Amin A, Baharsefat M, et al. *Moraxella catarrhalis* associated with acute urethritis imitating gonorrhea acquired by oral-genital contact. Int J STD AIDS 2007;18:579–580.
3. Abuhammour WM, Abdel-Haq NM, Asmar BI, et al. *Moraxella catarrhalis* bacteremia: a 10-year experience. South Med J 1999;92:1071–1074.
4. Agarwal MP. Purpura fulminans caused by meningococemia. CMAJ 2010;182:E18.
5. Agarwal P, Yellachich D, Kirkpatrick N. Retinal detachment following meningococcal enophthalmitis. Eye 2007;21:450–451.
6. Agraharkar M, Fahlen M, Siddiqui M, et al. Waterhouse-Friderichsen syndrome and bilateral cortical necrosis in meningococcal sepsis. Am J Kidney Dis 2000;36:396–400.

7. Aguado JM, Vada J, Zuniga M. Meningococemia: an undescribed cause of community-acquired bacteremia in patients with acquired immunodeficiency syndrome (AIDS) and AIDS-related complex. Am J Med 1990;88:314.

8. Aguilera JF, Perrocheau A, Meffre A, et al. Outbreak of serogroup W-135 meningococcal disease after the Hajj pilgrimage, Europe, 2000. Emerg Infect Dis 2002;8:761–767.

9. Ahmed A, Broides A, Givon-Lavi N, et al. Clinical and laboratory aspects of *Moraxella catarrhalis* bacteremia in children. Pediatr Infect Dis J 2008;27:459–461.

10. Akduman D, Ehret JM, Messina K, et al. Evaluation of the strand displacement amplification assay (BD ProbeTec-SDA) for detection of *Neisseria gonorrhoeae* in urine specimens. J Clin Microbiol 2002;40:281–283.

11. Akkinepally S, Douglass E, Moreno A. Tricuspid valve gonococcal endocarditis: fourth case report. Int J Infect Dis 2010;14(Suppl 3):e196–e197.

12. Ala'aldeen DA, Neal KR, Ait-Tahar K, et al. Dynamics of meningococcal long-term carriage among university students and their implications for mass vaccination. J Clin Microbiol 2000;38:2311–2316.

13. Al-Anazi KA, Al-Fraih FA, Chaudhri NA, et al. Pneumonia caused by *Moraxella catarrhalis* in haematopoietic stem cell transplant patients: report of two cases and review of the literature. Libyan J Med 2007;2:144–147.

14. Albert C, Brocq O, Gerard D, et al. Septic knee arthritis after intra-articular hyaluronate injection: two case reports. Joint Bone Spine 2006;73:205–207.

15. Alcala B, Salcedo C, de la Fuente L, et al. *Neisseria meningitidis* showing decreased susceptibility to ciprofloxacin: first report in Spain. J Antimicrob Chemother 204;53:409.

16. Alexander S, Coelho da Silva F, Manuel R, et al. Evaluation of strategies for confirming *Neisseria gonorrhoeae* nucleic acid amplification tests. J Med Microbiol 2011;60:909–912.

17. Alexander S, Ison C. Evaluation of commercial kits for the identification of *Neisseria gonorrhoeae*. J Med Microbiol 2005;54:827–831.

18. Alexander S, Martin IM, Fenton K, et al. The prevalence of proline iminopeptidase negative *Neisseria gonorrhoeae* throughout England and Wales. Sex Transm Infect 2006;82:280–282.

19. Ali M, McAdam B. *Neisseria meningitidis* endocarditis: a case report and review of the literature. Scand J Infect Dis 2011;43:747–749.

20. Ameyama S, Onodera S, Takahata M, et al. Mosaic-like structure of penicillin binding protein 2 gene (*penA*) in clinical isolates of *Neisseria gonorrhoae* with reduced susceptibility to cefixime. Antimicrob Agents Chemother 2002;46:3744–3749.

21. Amsel BJ, Moulijn AC. Nonfebrile mitral valve endocarditis due to *Neisseria subflava*. Chest 1996;109:280–282.

22. Anan NT, Boag FC. Outpatient management of severe gonococcal ophthalmia without genital infection. Int J STD AIDS 2008;19:573–574.

23. Anand CM, Ashton F, Shaw H, et al. Variability in growth of *Neisseria polysaccharea* on colistin-containing selective media for *Neisseria* spp. J Clin Microbiol 1991;29:2434–2437.

24. Anand CM, Gubash SM. Evaluation of the GO slide (Roche) growth transport system for isolation of *Neisseria gonorrhoeae* from clinical specimens. J Clin Microbiol 1986;24:96–98.

25. Anand CM, Gubash SM, Shaw H. Serologic confirmation of *Neisseria gonorrhoeae* by monoclonal antibody-based coagglutination reagents. J Clin Microbiol 1988;26:2283–2286.

26. Andersen BM, Steigerwalt AG, O'Connor SP, et al. *Neisseria weaveri* sp. nov., formerly CDC group M-5, a gram-negative bacterium associated with dog bite wounds. J Clin Microbiol 1993;31:2456–2466.

27. Andersen BM, Weyant RS, Steigerwalt AG, et al. Characterization of *Neisseria elongata* subsp. *glycolytica* isolates obtained from human wound specimens and blood cultures. J Clin Microbiol 1995;33:76–78.

28. Andersen J, Lind I. Characterization of *Neisseria meningitidis* isolates and clinical features of meningococcal conjunctivitis in ten patients. Eur J Clin Microbiol Infect Dis 1994;13:388–393.

29. Anderson MD, Miller LK. Endocarditis due to *Neisseria mucosa*. Clin Infect Dis 1993;16:184.

30. Andreoli CM, Wiley HE, Durand ML, et al. Primary meningococcal conjunctivitis in an adult. Cornea 2004;23:738–739.

31. Andrews TD, Gojobori T. Strong positive selection and recombination drive the antigenic variation of the PilE protein of the human pathogen *Neisseria meningitidis*. Genetics 2004;37:1146–1158.

32. Anonymous. Meningococcal disease, serogroup W-135, Burkina Faso. Preliminary report, 2002. Weekly Epidemiol Rec 2002;77:152–155.

33. Antignac A, Kriz P, Tzanakaki J, et al. Polymorphism of *Neisseria meningitidis penA* gene associated with reduced susceptibility to penicillin. J Antimicrob Chemother 2001;47:285–296.

34. Apfalter P, Horler R, Nehrer S. *Neisseria meningitidis* serogroup W-135 primary monoarthritis of the hip in an immunocompetent child. Eur J Clin Microbiol Infect Dis 2000;19:475–476.

35. Apicella MA. *Neisseria meningitidis*. In Mandell GL, Bennett JE, Dolin R, eds. Mandell, Douglas, and Bennett's Principles and Practice of Infectious Diseases. 7th Ed. New York, NY: Churchill Livingstone, 2010:2737–2752.

36. Apisarnthanarak A, Dunagan WC, Dunne WN Jr. *Neisseria elongata* subsp. *elongata*, as a cause of human endocarditis. Diagn Microbiol Infect Dis 2001;39:265–266.

37. Arbique JC, Forward KR, LeBlanc J. Evaluation of four commercial transport media for the survival of *Neisseria gonorrhoeae*. Diagn Microbiol Infect Dis 2000;36:163–168.

38. Arias IM, Henning TD, Alba LM, et al. A meningococcal endocarditis in a patient with Sweet's syndrome. Int J Cardiol 2007;117:e51–e52.

39. Arreaza L, Salcedo C, Alcala B, et al. What about antibiotic resistance in *Neisseria lactamica*. J Antimicrob Chemother 2002;49:545–547.

40. Ashford WA, Potts DW, Adams HJ, et al. Spectinomycin-resistant penicillinase-producing *Neisseria gonorrhoeae*. Lancet 1981;2:1035–1037.

41. Assier H, Chosidow O, Rekacewicz I, et al. Chronic meningococemia in acquired immunodeficiency infection. J Am Acad Dermatol 1993;29:793–794.

42. Assimacopoulos AP. Epidural abscess, discitis and vertebral osteomyelitis caused by *Neisseria subflava*. S D Med 2007;60:265–269.

43. Athena-Limnios E, Nguyen NL, Ray S, et al. Dynamics of appearance and expansion of a prolyliminopeptidase-negative subtype among *Neisseria gonorrhoeae* isolates collected in Sydney, Australia, from 2002 to 2005. J Clin Microbiol 2006;44:1400–1404.

44. Athlin S, Vikerfors T, Fredlund H, et al. Atypical clinical presentation of laboratory-acquired meningococcal disease. Scand J Infect Dis 2007;39:911–921.

45. Australian Gonococcal Surveillance Programme (AGSP). Annual report of the Australian Gonococcal Surveillance Program, 2009. Comm Dis Intell Q Rep 2010;34:89–95.

46. Bachmann LH, Johnson RE, Cheng H, et al. Nucleic acid amplification tests for diagnosis of *Neisseria gonorrhoeae* oropharyngeal infections. J Clin Microbiol 2009;42:902–907.

47. Bachmann LH, Johnson RE, Cheng H, et al. Nucleic acid amplification tests for diagnosis of *Neisseria gonorrhoeae* and *Chlamydia trachomatis* rectal infections. J Clin Microbiol 2010;48:1827–1832.

48. Baethgen LF, Weidlich L, Moraes C, et al. Epidemiology of meningococcal disease in southern Brazil from 1995 to 2003, and molecular characterization of *Neisseria meningitidis* using multilocus sequence typing. Trop Med Int Health 2008;13:31–40.

49. Bakir M, Yagci A, Ulger N, et al. Asymptomatic carriage of *Neisseria meningitidis* and *Neisseria lactamica* in relation to *Streptococcus pneumoniae* and *Haemophilus influenzae* colonization in healthy children: apropos of 1400 children sampled. Eur J Epidemiol 2001;17:1015–1018.

50. Bakri F, Brauer AL, Sethi S, et al. Systemic and mucosal antibody response to *Moraxella catarrhalis* following exacerbations of chronic obstructive pulmonary disease. J Infect Dis 2002;185:632–640.

51. Balaskas K, Potamitou D. Endogenous endophthalmitis secondary to bacterial meningitis from *Neisseria meningitidis*: a case report and review of the literature. Cases J 2010;2:149–152.

52. Baraldes MA, Domingo P, Barrio JL, et al. Meningitis due to *Neisseria subflava*: case report and review. Clin Infect Dis 2000;30:615–617.

53. Barbe G, Babolat M, Boeufgras JM, et al. Evaluation of API NH, a new 2-hour system for identification of *Neisseria* and *Haemophilus* species and *Moraxella catarrhalis* in a routine clinical laboratory. J Clin Microbiol 1994;32:187–189.

54. Barlow D. The diagnosis of oropharyngeal gonorrhoea. Genitourin Med 1997;73:16–17.

55. Barquet N, Gasser I, Domingo P, et al. Primary meningococcal conjunctivitis: report of 21 patients and review. Rev Infect Dis 1990;12:838–847.

56. Barrett SJ, Schlater LK, Montali RJ, et al. A new species of *Neisseria* from iguanid lizards, *Neisseria iguanae* sp. nov. Lett Appl Microbiol 1994;18:200–202.

57. Baselier MR, van Keulen PH, van Wijngaarden P, et al. Meningococcal pericarditis and tamponade. Neth J Med 2004;62:134–136.

58. Bechtel K. Sexual abuse and sexually transmitted infections in children and adolescents. Curr Opin Pediatr 2010;22:94–99.

59. Beddek AJ, Li MS, Kroll JS, et al. Evidence for capsular switching between carried and disease-causing *Neisseria meningitidis* strains. Infect Immun 2009;77:2989–2294.

60. Beekmann SE, Heilmann KP, Richter SS, et al. Antimicrobial resistance in *Streptococcus pneumoniae*, *Haemophilus influenzae*, *Moraxella catarrhalis* and group A β-hemolytic streptococci in 2002–2003. Results of the multinational GRASP Surveillance Program. Int J Antimicrob Agents 2005;25:148–156.

61. Belland RJ, Morrison SG, Ison C, et al. *Neisseria gonorrhoeae* acquires mutations in analogous regions of *gryA* and *ParC* in fluoroquinolone-resistant isolates. Mol Microbiol 1994;14:371–380.

62. Benes J, Dzupova O, Kabelkova M, et al. Infective endocarditis due to *Neisseria meningitidis*: two case reports. Clin Microbiol Infect 2003;9:1062–1064.

63. Benes J, Dzupova O, Krizova P, et al. Tricuspid valve endocarditis due to *Neisseria cinerea*. Eur J Clin Microbiol Infect Dis 2003;22:106–107.

64. Bennett JS, Griffiths DT, McCarthy ND, et al. Genetic diversity and carriage dynamics of *Neisseria lactamica* in infants. Infect Immun 2005;73:2424–2432.

65. Bennett JS, Jolley KA, Sparling PF, et al. Species status of *Neisseria gonorrhoeae*: evolutionary and epidemiological inferences from multilocus sequence typing. BMC Biol 2007;5:35.

66. Berger SA, Gorea A, Peysser MR, et al. Bartholin's gland abscess caused by *Neisseria sicca*. J Clin Microbiol 1988;26:1589.

67. Berrocal AM, Scott IU, Miller D, et al. Endophthalmitis caused by *Moraxella* species. Am J Ophthalmol 2001;132:788–790.

68. Bertrand S, Carion F, Wintjens R, et al. Evolutionary changes in antimicrobial resistance of invasive *Neisseria meningitidis* isolates in Belgium during the period 2000–2010: increasing prevalence of penicillin-non-susceptibility. Antimicrob Agents Chemother 2012;56:2268–2272.

69. Beverly A, Bailey-Griffin JR, Schwebke JR. InTray GC medium versus modified Thayer-Martin agar plates for diagnosis of gonorrhea from endocervical specimens. J Clin Microbiol 2000;38:3825–3826.

70. Bhavnagri S, Steele N, Massasso D, et al. Meningococcal-associated arthritis: infection versus immune-mediated. Intern Med J 2008;38:71–73.

71. Bignell C, Garley J. Azithromycin in the treatment of infection with *Neisseria gonorrhoeae*. Sex Transm Infect 2010;86:422–426.

72. Bilek N, Martin IM, Bell G, et al. Concordance between *Neisseria gonorrhoeae* genotypes recovered from known sexual contacts. J Clin Microbiol 2007;45:3564–3567.

73. Bjerknes R, Guttormsen HK, Solberg CO, et al. Neisserial porins inhibit human neutrophil actin polymerization, degranulation, opsonin receptor expression, and phagocytosis, but prime the neutrophils to increase their oxidative burst. Infect Immun 1995;63:160–167.

74. Black CM, Driebe EM, Howard LA, et al. Multicenter study of nucleic acid amplification tests for detection of *Chlamydia trachomatis* and *Neisseria gonorrhoeae* in children being evaluated for sexual abuse. Pediatr Infect Dis J 2009;28:608–613.

75. Blackmore T, Hererra G, Shi S, et al. Characterization of prolyl iminopeptidase-deficient *Neisseria gonorrhoeae*. J Clin Microbiol 2005;43:4189–4190.

76. Blondeau JM, Ashton FE, Isaccson M, et al. *Neisseria meningitidis* with decreased susceptibility to penicillin in Saskatchewan, Canada. J Clin Microbiol 1995;33:1784–1786.

77. Blondeau JM, Suter M, Borsos S. Determination of the antimicrobial susceptibilities of Canadian isolates of *Haemophilus influenzae*, *Streptococcus pneumoniae*, and *Moraxella catarrhalis*. Canadian Antimicrobial Study Group. J Antimicrob Chemother 1999;43(Suppl A):25–30.

78. Bodasing N, Kennedy D. *Moraxella catarrhalis* bacteremia associated with *Mycoplasma pneumoniae* infection and pneumonia. Scand J Infect Dis 2002;34:851–852.

79. Bookstaver PD, Rudisill CN. Primary meningococcal arthritis as initial presentation in a previously undiagnosed HIV-infected patient. South Med J 2009;102:438–439.

80. Bootsma HJ, Aerts PC, Posthuma G, et al. *Moraxella (Branhamella) catarrhalis* BRO β-lactamase: a lipoprotein of gram-positive origin? J Bacteriol 1999;181:5090–5093.

81. Bootsma HJ, van Dijk H, Vauterin P, et al. Genesis of β-lactamase producing *Moraxella catarrhalis*: evidence for transformation-mediated horizontal transfer. Mol Microbiol 2000;36:93–104.

82. Bootsma HJ, Van Dijk H, Verhoef J, et al. Molecular characterization of the BRO β-lactamase of *Moraxella (Branhamella) catarrhlis*. Antimicrob Agents Chemother 1996;40:966–972.

83. Borrow R, Claus H, Chaudhry U, et al. *siaD* PCR ELISA for the confirmation and identification of serogroup Y and W-135 meningococcal infections. FEMS Microbiol Lett 1998;159:209–214.

84. Borrow R, Claus H, Guiver M, et al. Non-culture diagnosis and serogroup determination of meningococcal B and C infection by a sialytransferase (*siaD*) PCR ELISA. Epidemiol Infect 1997;118:111–117.

85. Borrow R, Guiver M, Sadler F, et al. False-positive diagnosis of meningococcal infection by the IS*1106* PCR ELISA. FEMS Microbiol Lett 1998;162:215–218.

86. Borrow R, Joseh H, Andrews N, et al. Reduced antibody response to revaccination with meningococcal serogroup A polysaccharide vaccine in adults. Vaccine 2000;19:1129–1132.

87. Botha P. Penicillin-resistant *Neisseria meningitidis* in Southern Africa. Lancet 1988;1:54.

88. Bouquete MT, Marcos C, Saez-Nieto JA. Characterization of *Neisseria polysaccharea* sp. nov. (Riou, 1983) in previously identified noncapsulated strains of *Neisseria meningitidis*. J Clin Microbiol 1986;23:973–975.

89. Bovre K, Holten E. *Neisseria elongata* sp. nov., a rod-shaped member of the genus *Neisseria*. Re-evaluation of cell shape as a criterion for classification. J Gen Microbiol 1970;60:67–75.

90. Bowler LD, Zhang QY, Riou JY, et al. Interspecies recombination between the *penA* genes of *Neisseria meningitidis* and commensal *Neisseria* species during the emergence of penicillin resistance in *N. meningitidis*: natural events and laboratory simulation. J Bacteriol 1994;176:333–337.

91. Boyce JM, Mitchell EB. Difficulties in differentiating *Neisseria cinerea* from *Neisseria gonorrhoeae* in rapid systems used for identifying pathogenic *Neisseria* species. J Clin Microbiol 1985;22:731–734.

92. Boyce JM, Taylor MR, Mitchell EB, et al. Nosocomial pneumonia caused by a glucose-metabolizing strain of *Neisseria cinerea*. J Clin Microbiol 1985;21:1–3.

93. Brehony C, Jolley KA, Maiden MC. Multilocus sequence typing for global surveillance of meningococcal disease. FEMS Microbiol Rev 2007;31:15–26.

94. Brook I. Microbiology of sinusitis. Proc Am Thorac Soc 2011;8:90–100.

95. Brown EM, Fisman DN, Drews SJ, et al. Epidemiology of invasive meningococcal disease with decreased susceptibility to penicillin in Ontario, Canada, 2000–2006. Antimicrob Agents chemother 2010;54:1016–1021.

96. Brown S, Rawte P, Towns L, et al. Absence of prolyliminopeptidase-negative *Neisseria gonorrhoeae* strains in Ontario, Canada. Can Comm Dis Rep 2008;34:1–4.

97. Bruge J, Bouveret-LeCam N, Danve B, et al. Clinical evaluation of a group B. meningococcal N-propionylated polysaccharide conjugate vaccine in adult, male volunteers. Vaccine 2004;22:1087–1096.

98. Bruisten SM, Noordhoek GT, van den Brule AJ, et al. Multicenter validation of the *cppB* gene as a PCR target for detection of *Neisseria gonorrhoeae*. J Clin Microbiol 2004;42:4332–4334.

99. Brunen A, Peetermans W, Verhagen J, et al. Meningitis due to *Neisseria meningitidis* with intermediate susceptibility to penicillin. Eur J Clin Microbiol Infect Dis 1993;12:969–970.

100. Brunham RC. The concept of core and its relevance to the epidemiology and control of sexually transmitted diseases. Sex Transm Dis 2000;18:67–68.

101. Brunham RC, Pavonen J, Stevens CE, et al. Mucopurulent cervicitis—the ignored counterpart in women of urethritis in men. N Engl J Med 1984;311:1–6.

102. Brunham RC, Plummer F, Slaney L, et al. Correlation of auxotype and protein I type with expression of disease due to *Neisseria gonorrhoeae*. J Infect Dis 1985;152:339–343.

103. Buijze G, Snoep AW, Brevoord J. Serogroup C meningococcal osteomyelitis: a case report and review of the literature. Pediatr Infect Dis J 2009;28:929–930.

104. Burgis JT, Nawaz H III. Disseminated gonococcal infection in pregnancy presenting as meningitis and dermatitis. Obstet Gynecol 2006;108:798–801.

105. Buttcher V, Welsh T, Willmitzer L, et al. Cloning and characterization of the gene for amylosucrase from *Neisseria polysaccharea*: production of a linear α-1,4-glucan. J Bacteriol 1997;179:3324–3330.

106. Cachay E, Mathews WC, Reed SL, et al. Gonococcal meningitis diagnosed by DNA amplification: case report and review of the literature. AIDS Patient Care STDS 2007;21:4–8.

107. Campbell WN, Joshi M, Sileo D. Osteonecrosis following meningococcemia and disseminated intravascular coagulation in an adult: case report and review. Clin Infect Dis 1997;24:452–455.

108. Capitini CM, Herrero IA, Patel R, et al. Wound infection with *Neisseria weaveri* and a novel subspecies of *Pasteurella multocida* in a child who sustained a tiger bite. Clin Infect Dis 2002;34:E74–E76.

109. Cardenosa N, Dominguez A, Orcau A, et al. Carriers of *Neisseria meningitidis* in household contacts of meningococcal disease cases in Catalonia (Spain). Eur J Epidemiol 2001;17:877–884.

110. Carifo K, Catlin BW. *Neisseria gonorrhoeae* auxotyping: differentiation of clinical isolates based on growth responses on chemically defined media. Appl Microbiol 1973;26:223–230.

111. Carlson P, Kontiainen S, Anttila P, et al. Septicemia caused by *Neisseria weaveri*. Clin Infect Dis 1997;24:739.

112. Carrick CS, Fyfer JA, Davies JK. *Neisseria gonorrhoeae* contains multiple copies of a gene that may encode a site-speific recombinase and is associated with DNA rearrangements. Gene 1998;220:21–29.

113. Carter KD, Morgan CM, Otto MH. *Neisseria mucosa* endophthalmitis. Am J Ophthalmol 1987;104:663–664.

114. Cartwright K, Morris R, Rumke H, et al. Immunogenicity and reactogenicity in UK infants of a novel meningococcal vesicle vaccine containing multiple class 1 (PorA) outer membrane proteins. Vaccine 1999;17:2612–2619.

115. Cartwright KA, Ala'aldeen DA. *Neisseria meningitidis*: clinical aspects. J Infect 1997;34:15–19.

116. Cartwright KA, Stuart JM, Jones DM, et al. The stonehouse survey: nasopharyngeal carriage of meningococci and *Neisseria lactamica*. Epidemiol Infect 1987;99:591–601.

117. Castanheira M, Deshpande LM, Jones RN, et al. Evaluation of quinolone resistance-determining region mutations and efflux pump expression in *Neisseria meningitidis* resistant to the fluoroquinolones. Diagn Microbiol Infect Dis 2012;72:263–266.

118. Catlin BW. Nutritional profiles of *Neisseria gonorrhoeae, Neisseria meningitidis,* and *Neisseria lactamica* in chemically defined media and the use of growth requirements for gonococcal typing. J Infect Dis 1973;128:178–194.

119. Catlin BW. Cellular elongation under the influence of antibacterial agents: way to differentiate coccobacilli from cocci. J Clin Microbiol 1975;1:102–105.

120. Caugant DA. Population genetics and molecular epidemiology of *Neisseria meningitidis.* APMIS 1998;106:505–525.

121. Caugant DA, Hoiby EA, Magnus P, et al. Asymptomatic carriage of *Neisseria meningitidis* in a randomly sampled population. J Clin Microbiol 1994;32:323–330.

122. Caugant DA, Maiden MC. Meningococcal carriage and disease—population biology and evolution. Vaccine 2009;27(Suppl 2):B64–B70.

123. Centers for Disease Control and Prevention. Decreased susceptibility of *Neisseria gonorrhoeae* to fluoroquinolones—Ohio and Hawaii, 1992–1994. Morb Mortal Wkly Rep 1994;43:325–327.

124. Centers for Disease Control and Prevention. Meningococcal disease—New England, 1993–1998. Morb Mortal Wkly Rep 1999;48:629–633.

125. Centers for Disease Control and Prevention. Fluoroquinolone resistance in *Neisseria gonorrhoeae,* Hawaii, 1999, and decreased susceptibility to azithromycin in *N. gonorrhoeae,* Missouri, 1999. Morb Mortal Wkly Rep 2000;49:844.

126. Centers for Disease Control and Prevention. Sexually transmitted diseases treatment guidelines 2002. MMWR 2002;51:RR-6.

127. Centers for Disease Control and Prevention. Laboratory-acquired meningococcal disease—United States, 2000. Morb Mortal Wkly Rep 2002;71:141–144.

128. Centers for Disease Control and Prevention. Screening tests to detect *Chlamydia trachomatis* and *Neisseria gonorrhoeae* infections—2002. Morb Mortal Wkly Rep Recomm Rep 2002;51:1–38.

129. Centers for Disease Control and Prevention. Increases in fluoroquinolone-resistant *Neisseria gonorrhoeae*—Hawaii and California, 2001. Morb Mortal Wkly Rep 2002;51:1041–1044.

130. Centers for Disease Control and Prevention. Increases in fluoroquinolone-resistant *Neisseria gonorrheae* among men who have sex with men—United States, 2003, and revised recommendations for gonorrhea treatment, 2004. Morb Mortal Wkly Rep 2004;53:335–338.

131. Centers for Disease Control and Prevention. Prevention and control of meningococcal disease: recommendations of the Advisory Committee on Immunization Practices (ACIP). Morb Mortal Wkly Rep 2005;54:1–21.

132. Centers for Disease Control and Prevention. Sexually Transmitted Disease Surveillance, 2006. Atlanta, GA: U.S. Department of Health and Human Services, 2007.

133. Centers for Disease Control and Prevention. Update to CDC's sexually transmitted diseases guidelines, 2006: fluoroquinolones no longer recommended for treatment of gonococcal infections. Morb Mortal Wkly Rep 2007;56:332–336.

134. Centers for Disease Control and Prevention. Revised recommendations of the Advisory Committee on Immunization Practices to vaccinate all persons aged 11–18 years with meningococcal conjugate vaccine. Morb Mortal Wkly Rep 2007;56:794–795.

135. Centers for Disease Control and Prevention. Sexually transmitted disease surveillance 2007 supplement: Gonococcal Isolate Surveillance Project (GISP) annual report 2007. Atlanta, GA: U.S. Department of Health and Human Services, 2009.

136. Centers of Disease Control and Prevention. Emergence of fluoroquinolone-resistant *Neisseria meningitidis*—Minnesota and North Dakota, 2007–2008. Morb Mortal Wkly Rep 2008;57:173–175.

137. Centers for Disease Control and Prevention. Updated recommendation from the Advisory Committee on Immunization Practices (ACIP) for revaccination of persons at prolonged increased risk for meningococcal disease. Morb Mortal Wkly Rep 2009;58:1042–1043.

138. Centers for Disease Control and Prevention. Sexually transmitted diseases surveillance, 2008. Atlanta, GA: U.S. Department of Health and Human Services, 2009.

139. Centers for Disease Control and Prevention. Sexually transmitted disease surveillance 2007 supplements: Gonococcal Isolates Surveillance Project (GISP) annual report 2007. Atlanta, GA: U.S. Department of Health and Human Services. 2009.

140. Centers for Disease Control and Prevention. Sexually transmitted diseases treatment guidelines, 2010. Morb Mortal Wkly Rep 2010;59:1–116.

141. Centers for Disease Control and Prevention. Updated recommendations for use of meningococcal conjugate vaccines—Advisory Committee on Immunization Practices (ACIP), 2010. Morb Mortal Wkly Rep 2011;60:72–76.

142. Centers for Disease Control and Prevention. Cephalosporin susceptibility among *Neisseria gonorrhoeae* isolates—United States, 2000–2010. Morb Mortal Wkly Rep 2011;60:873–877.

143. Chacko E, Filtcroft I, Condon PI. Meningococcal septicemia presenting as bilateral endophthalmitis. J Cataract Refract Surg 2005;31:432–434.

144. Chan EL, Brandt K, Olienus K, et al. Performance characteristics of the Becton-Dickinson ProbeTec system for direct detection of *Chlamydia trachomatis* and *Neisseria gonorrhoeae* in male and female urine specimens in comparison with the Roche COBAS system. Arch Pathol Lab Med 2000;124:1649–1652.

145. Chand DV, Hoyen CK, Leonard EG, et al. First reported case of *Neisseria meningitidis* periorbital cellulitis associated with meningitis. Pediatrics 2005;116:e874–e875.

146. Cheng A, Qian Q, Kirby JE. Evaluation of the Abbott RealTime CT/NG assay in comparison to the Roche COBSA AMPLICOR CT/NG assay. J Clin Microbiol 2011;49:1294–1300.

147. Cher DJ, Maxwell WJ, Frusztajer N, et al. A case of pelvic inflammatory disease associated with *Neisseria meningitidis* bacteremia. Clin Infect Dis 1993;17:134–135.

148. Chernesky M, Castriciano S, Jang D, et al. Use of flocked swabs and a universal transport medium to enhance molecular detection of *Chlamydia trachomatis* and *Neisseria gonorrhoeae.* J Clin Microbiol 2006;44:1084–1086.

149. Chernesky MA, Hook EW III, Martin DH, et al. Women find it easier and prefer to collect their own vaginal swabs to diagnose *Chlamydia trachomatis* or *Neisseria gonorrhoeae* infections. Sex Transm Dis 2005;32:729–733.

150. Chernesky MA, Martin DH, Hook EW, et al. Ability of new AMPTIMA CT and APTIMA GC assays to detect *Chlamydia trachomatis* and *Neisseria gonorrhoeae* in male urine and urethral swabs. J Clin Microbiol 2005;43:127–131.

151. Chhabra MS, Noble AG, Kumar AV, et al. *Neisseria meningitidis* endogenous endophthalmitis presenting as anterior uveitis. J Pediatr Ophthalmol Stabismus 2007;44:309–310.

152. Chiavetta L, Chavez E, Ruzic A, et al. Surveillance of *Neisseria meningitidis* in Argentina, 1993–2005: distribution of serogroups, serotypes, and serosubtypes isolated from invasive disease. Rev Argent Microbiol 2007;39:21–27.

153. Chiou CS, Liao JC, Liao TL, et al. Molecular epidemiology and emergence of worldwide epidemic clones of *Neisseria meningitidis* in Taiwan. BMC Infect Dis 2006;6:25.

154. Chisholm SA, Neal TJ, Alawattegama AB, et al. Emergence of high-level azithromycin resistance in *Neisseria gonorrhoeae* in England and Wales. J Antimicrob Chemother 2009;64:353.

155. Christensen H, May M, Bowen L, et al. Meningococcal carriage by age: a systematic review and meta-analysis. Lancet Infect Dis 2010;10:853–861.

156. Claassen I, Meylis J, van der Ley P, et al. Production, characterization, and control of a *Neisseria meningitidis* hexavalent class I outer membrane protein containing vesicle vaccine. Vaccine 1996;14:1001–1008.

157. Clendenning TE, Echeverria P, Saenguer S, et al. Antibiotic susceptibility survey of *Neisseria gonorrhoeae* in Thailand. Antimicrob Agents Chemother 1992;36:1682–1687.

158. Clinical Laboratory Standards Institute. Quality Control of Microbiological Transport Systems. Approved Standard M40-A. Wayne, PA: CLSI, 2003.

159. Clinical Laboratory Standards Institute. Methods for Antimicrobial Dilution and Disk Susceptibility Testing of Infrequently Isolated or Fastidious Bacteria; Approved Guideline. CLSI document M45-A. Wayne, PA: Clinical and Laboratory Standards Institute, 2006.

160. Clinical Laboratory Standards Institute. Performance Standards for Antimicrobial Susceptibility Testing; Twenty-Second Informational Supplement. CLSI document M100-S22. Wayne, PA: Clinical and Laboratory Standards Institute, 2012.

161. Coe MD, Hamer DH, Levy CS, et al. Gonococcal pericarditis with tamponade in a patient with systemic lupus erythematosus. Arthritis Rheum 1990;33:1438–1441.

162. Conrads G, Haase G, Schnitzler N, et al. *Neisseria meningitidis* serogroup B peritonitis associated with continuous ambulatory peritoneal dialysis. Eur J Clin Microbiol Infect Dis 1998;17:341–343.

163. Contreras MR, Ash SR, Swick SD, et al. Peritonitis due to *Moraxella (Branhamella) catarrhalis* is a diabetic patient receiving peritoneal dialysis. South Med J 1993;86:589–590.

164. Cookson ST, Corrales JL, Lotero JO, et al. Disco fever: epidemic meningococcal disease in northeastern Argentina associataed with disco patronage. J Infect Dis 1998;178:266–269.

165. Cooper ER, Ellison RT, Smith GS, et al. Rifampin-resistant meningococcal disease in a contact patient given prophylactic rifampin. J Pediatr 1985;107:93.

166. Corso A, Faccone D, Miranda M, et al. Emergence of *Neisseria meningitidis* with decreased susceptibility to ciprofloxacin in Argentina. J Antimicrob Chemother 2005;55:596–597.

167. Coulson R, Rao N, Freeman M. Disseminated GC infection without urogenital symptoms. JAAPA 2007;20:29–31.

168. Crotchfelt KA, Welsh LE, DeBonville D, et al. Detection of *Neisseria gonorrhoeae* and *Chlamydia trachomatis* in genitourinary specimens from men and women by a coamplification PCR assay. J Clin Microbiol 1997;35:1536–1540.

169. Daher O, Lopardo HA, Rubeglio EA. Use of Etest penicillin V and penicillin G strips for penicillin susceptibility testing of *Neisseria meningitidis*. Diagn Microbiol Infect Dis 2002;43:119–121.

170. Dal Conte L, Starnino S, DiPerri G, et al. Disseminated gonococcal infection in an immunocompetent patient caused by an imported *Neisseria gonorrhoeae* multidrug-resistant strain. J Clin Microbiol 2006;44:3833–3834.

171. Daoud A, Abuekteish F, Masaadeh H. Neonatal meningitis due to *Moraxella catarrhalis* and review of the literature. Ann Trop Paediatr 1996;16:199–201.

172. Darwin LH, Cullen AP, Arthur PM, et al. Comparision of the digene hybrid capture 2 and conventional culture for detection of *Chlamydia trachomatis* and *Neisseria gonorrhoeae* in cervical specimens. J Clin Microbiol 2002;40:641–644.

173. Day AC, Ramkissoon YD, George S, et al. Don't forget gonococcus! Eye 2006;20:1400–1402.

174. Dealler SF, Abbott M, Croughan MJ, et al. Identification of *Branhamella catarrhalis* in 2.5 min with an indoxyl butyrate strip test. J Clin Microbiol 1989;27:1390–1391.

175. Dealler SF, Gough KR, Campbell L, et al. Identification of *Neisseria gonorrhoeae* using the neisstrip rapid enzyme detection test. J Clin Pathol 1991;44:376–379.

176. Deeks ED. Meningococcal quadrivalent (serogroups A, C, W-135 and Y) conjugate vaccine (Menveo [R]): in adolescents and adults. Biodrugs 2010;24:287–297.

177. Deghmane AE, Parent du Chatelet I, Szatanik M, et al. Emergence of new virulent *Neisseria meningitidis* serogroup C sequence type 11 isolates in France. J Infect Dis 2010;202:247–250.

178. Deguchi T, Nakane K, Yasuda M, et al. Emergence and spread of drug-resistant *Neisseria gonorrhoeae*. J Urol 2010;184:851–858.

179. Deguchi T, Yasuda M, Nakano M, et al. Quinolone-resistant *Neisseria gonorrhoeae*: correlation of alterations in the GyrA subunit of DNA gyrase and the ParC subunit of topoisomerase IV with antimicrobial susceptibility profiles. Antimicrob Agents Chemother 1996;40:1020–1023.

180. Deguchi T, Yasuda M, Saito S, et al. Quinolone-resistant *Neisseria gonorrhoeae*. J Infect Chemother 1997;3:73.

181. Deguchi T, Yasuda M, Yokoi T, et al. Treatment of uncomplicated gonococcal urethritis by double-dosing of 200 mg cefixime at a 6-hour interval. J Infect Chemother 2003;9:35–39.

182. De Jongh M, Dangor Y, Ison CA, et al. *Neisseria gonorrhoeae* multi-antigen sequence typing (NG-MAST) of ciprofloxacin-resistant isolates of Pretoria, South Africa. J Clin Pathol 2008;61:686–687.

183. DeLemos AP, Yara TY, Gorla MC, et al. Clonal distribution of invasive *Neisseria meningitidis* serogroup C strains circulating from 1976 to 2005 in greater Sao Paolo, Brazil. J Clin Microbiol 2007;45:1266–1273.

184. DeMattia A, Kornblum JS, Hoffman-Rosenfeld J, et al. The use of combination subtyping in the forensic evaluation of a three-year-old girl with gonorrhea. Pediatr Infect Dis J 2006;25:461–463.

185. DeMoraes JC, Barata RB. Meningococcal disease in Sao Paolo, Brazil, in the 29th century: epidemiological characteristics. Cad Saude Publica 2005;21:1458–1471.

186. Denning DW, Gill SS. *Neisseria lactamica* meningitis following skull trauma. Rev Infect Dis 1991;13:216–218.

187. Derkx B, Wittes J, McCloskey R, et al. Randomized, placebo-controlled trial of HA-1A, a human monoclonal antibody to endotoxin, in children with meningococcal septic shock. Clin Infect Dis 1999;28:770–777.

188. Deshpande LM, Jones RN. Antimicrobial activity of advanced-spectrum fluoroquinolones tested against more than 2000 contemporary bacterial isolates of species causing community-acquired respiratory tract infections in the United States (1999). Diagn Microbiol Infect Dis 2000;37:139–142.

189. Deshpande LM, Sader HS, Fritsche TR, et al. Contemporary prevalence of BRO β- lactamases in *Moraxella catarrhalis*: report from the Sentry Antimicrobial Surveillance Program (North America, 1997 to 2004). J Clin Microbiol 2006;44:3775–3777.

190. De Souza A, Salgardo MM, Alkmin MD, et al. Purulent pericarditis caused by *Neisseria meningitidis* serogroup C and confirmed through polymerase chain reaction. Scand J Infect Dis 2006;38:143–145.

191. DeVaux DL, Evans GL, Arndt CW, et al. Comparison of the Gono-Pak system with the candle extinction jar for recovery of *Neisseria gonorrhoeae*. J Clin Microbiol 1987;25:571–572.

192. DeVries HJ, van der Helm JJ, van der Loeff MF, et al. Multidrug resistant *Neisseria gonorrhoeae* with reduced cefotaxime susceptibility is increasingly common in men who have sex with men, Amsterdam, the Netherlands. Euro Surveill 2009;14:1–6.

193. Dickinson FO, Perez AE. Bacterial meningitis in children and adolescents: an observational study based on the national surveillance system. BMC Infect Dis 2005;5:103.

194. Diemert DJ, Libman MD, Lebel P. Confirmation by 16S rRNA PCR of the COBAS AMPLICOR CT/NG test for diagnosis of *Neisseria gonorrhoeae* infection in a low prevalence population. J Clin Microbiol 2002;40:4056–4059.

195. Diermayer M, Hedberg K, Hoesly F, et al. Epidemic serogroup B meningococcal disease in Oregon: the evolving epidemiology of the ET-5 strain. JAMA 1999;281:1493–1497.

196. Diggle MA, Clarke SC. Increased genetic diversity of *Neisseria meningitidis* isolates after the introduction of meningococcal serogroup C polysaccharide conjugate vaccines. J Clin Microbiol 2005;43:4649–4653.

197. Diggle MA, Clarke SC. Molecular methods for the detection and characterization of *Neisseria meningitidis*. Expert Rev Mol Diagn 2006;6:79–87.

198. Dillon JR, Carballo M, Pauze M. Evaluation of eight methods for identification of pathogenic *Neisseria* species: Neisseria-Kwik, RIM-N, Gonobio Test, Minitek, Gonochek II, GonoGen, Phadebact Monoclonal GC OMNI test, and Syva MicroTrak test. J Clin Microbiol 1988;26:493–497.

199. Dillon JR, Pauze M, Yeung KH. Spread of penicillinase-producing and transfer plasmids from the gonococcus to *Neisseria meningitidis*. Lancet 1983;1:779–781.

200. Dillon JR, Pauze RM, Yeung KH. Molecular and epidemiological analysis of penicillinase-producing strains of *Neisseria gonorrhoeae* isolated in Canada 1976–1984: evolution of new auxotypes and β-lactamase encoding plasmids. Genitourin Med 1986;62:151–157.

201. DiPersio JR, Jones RN, Barrett T, et al. Fluoroquinolone-resistant *Moraxella catarrhalis* in a patient with pneumonia: report from the SENTRY antimicrobial surveillance program (1998). Diagn Microbiol Infect Dis 1998;32:131–135.

202. Djibo S, Nicolas P, Alonso JM, et al. Outbreaks of serogroup X meningococcal meningitis in Niger 1995–2000. Trop Med Int Health 2003;8:1118–1123.

203. Doern GV. *Branhamella catarrhalis*: phenotypic characteristics. Am J Med 1990;88(Suppl 5A):33S–35S.

204. Doern GV, Jones RN, Pfaller MA, et al. *Haemophilus influenzae* and *Moraxella catarrhalis* from patients with community-acquired respiratory tract infections: antimicrobial susceptibility patterns from the SENTRY antimicrobial surveillance program (United States and Canada, 1997). Antimicrob Agents Chemother 1999;43:385–389.

205. Doern GV, Tubert TA. Detection of β-lactamase activity among clinical isolates of *Branhamella catarrhalis* with six different β-lactamase assays. J Clin Microbiol 1987;25:1380–1383.

206. Dolter J, Bryant L, Janda JM. Evaluation of five rapid systems for the identification of *Neisseria gonorrhoeae*. Diagn Microbiol Infect Dis 1990;13:265–267.

207. Dolter J, Wong J, Janda JM. Association of *Neisseria cinerea* with ocular infections in paediatric patients. J Infect 1998;36:49–52.

208. Dominguez EA, Smith TL. Endocarditis due to *Neisseria elongata* subspecies *nitroreducens*: case report and review. Clin Infect Dis 1998;26:1471–1473.

209. Dossett JH, Applebaum PC, Knapp JS, et al. Proctitis associated with *Neisseria cinerea* misidentified as *Neisseria gonorrhoeae* in a child. J Clin Microbiol 1985;21:575–577.

210. Doulet N, Donnadieu E, Laran-Chich MP, et al. *Neisseria meningitidis* infection of human endothelial cells interferes with leukocyte transmigration by preventing the formation of endothelial docking structures. J Cell Biol 2006;173:627–637.

211. Doyle MB, DeCherney AH, Diamond MP. Epidemiology and etiology of ectopic pregnancy. Obstet Gynecol Clin North Am 1991;18:1–17.

212. Drake C, Barenfanger J, Lawhorn J, et al. Comparison of easy-flow copan liquid stuart's and starplex swab transport systems for recovery of fastidious aerobic bacteria. J Clin Microbiol 2005;43:1301–1303.

213. Du Plessis M. Rapid discrimination between BRO β-lactamases from clinical isolates of *Moraxella catarrhalis* using restriction endonuclease analysis. Diag Microbiol Infect Dis 2001;39:65–67.

214. DuPlessis M, von Gottberg, Cohen C, et al. *Neisseria meningitidis* intermediately resistant to penicillin and causing invasive disease in South Africa in 2001–2005. J Clin Microbiol 2008;46:3208–3214.

215. Durand ML, Calderwood SB, Weber DJ, et al. Acute bacterial meningitis in adults. N Engl J Med 1993;328:21–28.

216. Edwards EA, Devine LF, Sengbusch CH, et al. Immunological investigations of meningococcal disease. III. Brevity of group C acquisition prior to disease occurrence. Scand J Infect Dis 1977;9:105–110.

217. Efron AM, Sorhouet C, Salcedo C, et al. Significant increase of serogroup W-135 invasive *Neisseria meningitidis* strains in Argentina: a new epidemiological feature of the region. In Proceedings from International Pathogenic *Neisseria* Conference, 2008.

218. Eisenstein BI, Lee TJ, Sparling PF. Penicillin sensitivity and serum resistance are independent attributes of strains of *Neisseria gonorrhoeae* causing disseminated gonococcal infections. Infect Immun 1977;15:834–841.

219. Ejlertsen T, Thisted E, Eddeson F, et al. *Branhamella catarrhalis* in children and adults. A study of prevalence, time of colonisation, and association with upper and lower respiratory tract infection. J Infect 1994;29:23–31.

220. Elliot Carter J, Mizell KN, Evans TN. *Neisseria sicca* meningitis following intracranial hemorrhage and ventriculostomy tube placement. Clin Neurol Neurosurg 2007;109:918–921.

221. Ellis M, Weindling AM, Davidson DC, et al. Neonatal meningococcal conjunctivitis associated with meningococcal meningitis. Arch Dis Child 1992;67:1219–1220.

222. Ellison RT III, Curd JG, Kohler PF, et al. Underlying complement deficiency in patients with disseminated gonococcal infection. Sex Transm Dis 1988;14:201–204.

223. Emonts M, Hazelzet JA, deGroot R, et al. Host genetic determinants of *Neisseria meningitidis* infection. Lancet Infect Dis 2003;3:565–567.

224. Eng J, Holten E. Gelatin neutralization of the inhibitory effect of sodium polyanethol sulfonate on *Neisseria meningitidis* in blood culture media. J Clin Microbiol 1977;6:1–3.

225. Epling J. Bacterial conjunctivitis. BMJ Clin Evid (Online) 2010;15:pii 0704.

226. Erdem G, Schleiss G. Gonococcal bacteremia in a neonate. Clin Pediatr 2000;39:43–44.

227. Erickson L, De Wals P. Complications and sequelae of meningococcal disease in Quebec, Canada, 1990–1994. Clin Infect Dis 1998;26:1159–1164.

228. Esel D, Ay-Altintop Y, Gagmur G, et al. Evaluation of susceptibility patterns and BRO β-lactamase types among clinical isolates of *Moraxella catarrhalis*. Clin Microbiol Infect 2007;13:1023–1025.

229. European Union-Invasive Bacterial Infection Surveillance Network. Invasive *Neisseria Meningitidis* in Europe—London 2006. London: Health Protection Agency, 2007.

230. Evans M, Yazdani F, Malnick H, et al. Prosthetic valve endocarditis due to *Neisseria elongata* subspecies *elongata* in a patient with Klinefelter's syndrome. J Med Microbiol 2007;56:860–862.

231. Everts RJ, Speers D, George ST, et al. *Neisseria lactamica* arthritis and septicemia complicating myeloma. J Clin Microbiol 2010;48:2318.

232. Faden H, Harabuchi Y, Hong JJ, et al. Epidemiology of *Moraxella catarrhalis* in children during the first two years of life: relationship to otitis media. J Infect Dis 1994;169:1312–1317.

233. Faggian F, Azzini A, Lanzafame M, et al. Hyperacute unilateral gonococcal endophthalmitis in an HIV-infected man without genital infection. Eur J Ophthalmol 2006;16:346–348.

234. Fangio P, Desbouchages L, Lacherade JC, et al. *Neisseria meningitidis* C:2bP1.2,5 with decreased susceptibility to penicillin isolated from a patient with meningitis and purpura fulminans. Eur J Clin Microbiol Infect Dis 2005;24:140–141.

235. Farley TA. Sexually transmitted diseases in the Southeastern United States: location, race, an social context. Sex Transm Dis 2006;33(Suppl):S58–S64.

236. Farrell DJ. Evaluation of AMPLICOR *Neisseria gonorrhoeae* PCR using *cppB* nested PCR and 16S rRNA PCR. J Clin Microbiol 1999;37:386–399.

237. Faur YC, Weisburd MH, Wilson ME, et al. A new medium for the isolation of pathogenic *Neisseria* (NYC medium). Health Lab Sci 1973;10:44–54.

238. Feavers IM, Fox AJ, Gray S, et al. Antigenic diversity of meningococcal outer membrane protein Por A has implications for epidemiological analysis and vaccine design. Clin Diagn Lab Immunol 1996;3:444–450.

239. Feavers IM, Gray SJ, Urwin R, et al. Multilocus sequence typing and antigen gene sequencing in the investigation of a meningococcal disease outbreak. J Clin Microbiol 1999;37:3883–3887.

240. Feliciano R, Swedler W, Varga J. Infection with uncommon subgroup Y *Neisseria meningitidis* in patients with systemic lupus erythematosus. Clin Exp Rheumatol 1999;17:737–740.

241. Felmingham D, Gruneberg RN. The Alexander project 1996–1997: latest susceptibility data from this international study of bacterial pathogens from community-acquired lower respiratory tract infections. J Antimicrob Chemother 2000;45:191–203.

242. Fernandez Guerrero ML, Jimenez Alfaro I, Garcia Sandoval B, et al. "Opthalmia venereal": a dreadful complication of fluoroquinolone-resistant *Neisseria gonorrhoeae*. Sex Transm Dis 2010;37:340–341.

243. Figuroa J, Andreoni J, Densen P. Complement deficiency states and meningococcal disease. Immunol Res 1993;12:295–311.

244. Fijen CA, Kuijper EJ, Te Bulte MT, et al. Assessment of complement deficiency in patients with meningococcal disease in the Netherlands. Clin Infect Dis 1999;28:98–105.

245. Filippatos GS, Kardera D, Paramithiotou E, et al. Acute myocardial infarction with normal coronary arteries during septic shock from *Neisseria meningitidis*. Intensive Care Med 2000;26:252.

246. Finn R, Groves C, Coe M, et al. Cluster of serogroup C meningococcal disease associated with attendance at a party. South Med J 2001;94:1192–1194.

247. Finne J, Leinonen M, Makela PH. Antigenic similarities between brain components and bacteria causing meningitis: implications for vaccine development and pathogenesis. Lancet 1983;2:355–357.

248. Fiorito SM, Galarza PG, Sparo M, et al. An unusual transmission of *Neisseria meningitidis*: neonatal conjunctivitis acquired at delivery from the mother's endocervical infection. Sex Transm Dis 2001;28:29–32.

249. Fischer M, Hedberg K, Cardosi P, et al. Tobacco smoke as a risk factor for meningococcal disease. Pediatr Infect Dis J 1997;16:979–983.

250. Fjeldsoe-Nielsen H, Unemo M, Fredlund H, et al. Phenotypic and genotypic characterization of prolyliminopeptidase-negative *Neisseria gonorrhoeae* isolates in Denmark. Eur J Clin Microbiol Infect Dis 2005;24:280–283.

251. Florez C, Garcia-Lopez JL, Martin-Mazuelos E. Susceptibilities of 55 strains of *Neisseria meningitidis* isolated in Spain in 1993 and 1994. Chemotherapy 1997;43:168–170.

252. Fontanals D, Pineda V, Pons I, et al. Penicillin-resistant β-lactamase-producing *Neisseria meningitidis* in Spain. Eur J Clin Microbiol Infect Dis 1989;8:90–91.

253. Frasch CE, Zollinger WD, Poolman JT. Serotype antigens of *Neisseria meningitidis* and a proposed scheme for designation of serotypes. Rev Infect Dis 1985;7:504–510.

254. Furuya R, Onoye Y, Kanayama A, et al. Antimicrobial resistance in clinical isolate of *Neisseria subflava* from the oral cavities of a Japanese population. J Infect Chemother 2007;13:302–304.

255. Gabastou JM, Agudelo CI, Brandileone MC, et al. Characterization of invasive isolates of *S. pneumoniae*, *H. influenzae*, and *N. meningitidis* in Latin America and the Caribbean: SIREVA II, 2000–2005. Rev Panam Salud Publica 2008;24:1–15.

256. Galimand M, Gerbaud G, Guibourdenche M, et al. High-level chloramphenicol resistance in *Neisseria meningitidis*. N Engl J Med 1998;339:868–874.

257. Galloway Y, Stehr-Green P, McNicholas A, et al. Use of an observational cohort study to estimate the effectiveness of the New Zealand group B meningococcal vaccine in children aged under five years. Int J Epidemiol 2009;38:413–418.

258. Garcia–De LaTorre I, Nava-Zavala A. Gonococcal and non-gonococcal arthritis. Rheum Dis Clin N Am 2009;35:63–73.

259. Garrow SC, Smith DW, Harnett GB. The diagnosis of chlamydia, gonorrhea, and trichomonas infections by self-obtained low vaginal swabs in remote northern Autralian clinical practice. Sex Transm Infect 2002;78:278–281.

260. Gaunt PN, Lambert PE. Single-dose ciprofloxacin for the eradication of pharyngeal carriage of *Neisseria meningitidis*. J Antimicrob Chemother 1988;21:489–496.

261. Gaydos CA, Cartwright CP, Colaninno P, et al. Performance of the Abbott Realtime CT/NG for detection of *Chlamydia trachomatis* and *Neisseria gonorrhoeae*. J Clin Microbiol 2010;48:3236–3243.

262. Gaydos CA, Quinn TC, Willis D, et al. Performance of the APTIMA Combo 2 assay for detection of *Chlamydia trachomatis* and *Neisseria gonorrhoeae* in female urine and endocervical swab specimens. J Clin Microbiol 2003;41:304–309.

263. Geisler WM, Markovitz DM. Septic arthritis caused by *Neisseria sicca*. J Rheumatol 1998;25:826–828.

264. Gelfand MS, Cleveland KO, Campagna C, et al. Meningococcal cellulitis and sialadenitis. South Med J 1998;91:287–288.

265. Giannini CM, Kim HK, Mortensen J, et al. Culture of non-genital sites in women increases detection of gonorrhea in women. J Pediatr Adolesc Gynecol 2010;23:246–252.

266. Gilja OH, Halstensen A, Digranes A, et al. Use of single-dose ofloxacin to eradicate tonsillopharyngeal carriage of *Neisseria meningitidis*. Antimicrob Agents Chemother 1993;37:2024–2026.

267. Gini GA. Ocular infection in a newborn caused by *Neisseria mucosa*. J Clin Microbiol 1987;25:1574–1575.

268. Girgis N, Sultan Y, Frenck RW Jr, et al. Azithromycin compared with rifampin for eradication of nasopharyngeal colonization by *Neisseria meningitidis*. Pediatr Infect Dis J 1998;17:816–819.

269. Giroir BP, Scannon PJ, Levin M. Bactericidal/permeability-increasing protein: lessons learned from the phase III, randomized, clinical trial of rBPI21 for adjunctive treatment of children with severe meningococemia. Crit Care Med 2001;29(7, Suppl):S130–S135.

270. Glikman D, Matushek SM, Kahana MD, et al. Pneumonia and empyema caused by penicillin-resistant *Neisseria meningitidis*: a case report and literature review. Pediatrics 2006;117:e1061–e1066.

271. Goire N, Nissen MD, LeCornec GM, et al. A duplex *Neisseria gonorrhoeae* real-time polymerase chain reaction assay targeting the gonococcal *porA* pseudogene and multicopy *opa* genes. Diagn Microbiol Infect Dis 2008;61:6–12.

272. Gold R, Goldschneider I, Lepow ML, et al. Carriage of *Neisseria meningitidis* and *Neisseria lactamica* in infants and children. J Infect Dis 1978;137:112–121.

273. Gold R, Lepow ML, Goldschneider I, et al. Immune response of human infants to polysaccharide vaccines of group A and group C *Neisseria meningitidis*. J Infect Dis 1977;136(Suppl):S31–S35.

274. Gold R, Lepow ML, Goldschneider I, et al. Kinetics of antibody production to group A and group C meningococcal polysaccharide vaccines administered during the first six years of life: prospects for routine immunization of infants and children. J Infect Dis 1979;140:690–697.

275. Golden MR, Hughes JP, Cles LE, et al. Positive predictive value of Gen-Probe APTIMA Combo 2 testing for *Neisseria gonorrhoeae* in a population of women with low prevalence of *N. gonorrhoeae* infection. Clin Infect Dis 2004;39:1387–1390.

276. Gorringe K, Morris R, Rumke H, et al. The development of a meningococcal disease vaccine based on *Neisseria lactamica* outer membrane vesicles. Vaccine 2005;23:2210–2213.

277. Gorringe AR, Taylor S, Brookes C, et al. Phase 1 safety and immunogenicity study of a candidate meningococcal disease vaccine based on *Neisseria lactamica* outer membrane vesicles. Clin Vaccine Immunol 2009;16:1113–1120.

278. Granoff DM, Bartoloni A, Ricci S, et al. Bactericidal monoclonal antibodies that define unique meningococcal B polysaccharide epitopes that do not cross-react with human poly-sialic acid. J Immunol 1998;160:5028–5036.

279. Granoff DM, Gupta RK, Belshe RB, et al. Induction of immunologic refractoriness in adults by meningococcal C polysaccharide vaccination. J Infect Dis 1998;178:870–874.

280. Gransden WR, Warren C, Phillips I. 4-Quinolone-resistant *Neisseria gonorrhoeae* in the United Kingdom. J Med Microbiol 1991;34:23–27.

281. Grant PE, Brenner DJ, Steigerwalt AG, et al. *Neisseria elongata* subsp. *nitroreducens* subsp. nov., formerly CDC group M-6, a gram-negative bacterium associated with endocarditis. J Clin Microbiol 1990;28:2591–2596.

282. Graver MA, Wade JJ. Survival of *Neisseria gonorrhoeae* isolates of different auxotypes in six commercial transport systems. J Clin Microbiol 2004;42:4803–4804.

283. Gray SJ, Trotter CL, Ramsay ME, et al. Epidemiology of meningococcal disease in England and Wales 19993/94 to 2003/04: contribution and experiences of the Meningococcal Reference Unit. J Med Microbiol 2006;55:887–896.

284. Griffiss JM, Brandt BL, Broud DD. Human immune response to various doses of group Y and W-135 meningococcal polysaccharide vaccines. Infect Immun 1982;37:205–208.

285. Gris P, Vincke G, Delmez JP, et al. *Neisseria sicca* pneumonia and bronchiectasis. Eur Respir J 1989;2:685–687.

286. Grzybowska W, Tyski S, Berthelsen L, et al. Cluster analysis of *Neisseria meningitidis* type 22 stains isolated in Poland. Eur J Clin Microbiol Infect Dis 2001;20:243–247.

287. Guibourdenche M, Lambert T, Riou JY. Isolation of *Neisseria canis* in mixed culture from a patient after a cat bite. J Clin Microbiol 1989;27:1673–1674.

288. Gunn RA, O'Brien CJ, Le MA, et al. Gonorrhea screening among men who have sex with men: value of multiple anatomic site testing, San Diego, California, 1997–2003. Sex Transm Dis 2008;35:845–848.

289. Gupta R, Levent F, Healy M, et al. Unusual soft tissue manifestations of *Neisseria meningitidis* infections. Clin Pediatr 2008;47:400–403.

290. Gupta S, Rudolph G. Cardiac tamponade as a delayed complication of *Neisseria meningitidis* infection in a 5-month-old infant. Pediatr Emerg Care 2007;23:163–165.

291. Hammerschlag MR. Appropriate use of nonculture tests for the detection of sexually transmitted diseases in children and adolescents. Sem Pediatr Infect Dis 2003;14:54–59.

292. Hammerschlag MR, Guillen CD. Medical and legal implications of testing for sexually transmitted infections in children. Clin Microbiol Rev 2010;23:493–506.

293. Han XY, Hong T, Falsen E. *Neisseria bacilliformis* sp. nov. isolated from human infections. J Clin Microbiol 2006;44:474–479.

294. Hardwick R, Rao GG, Mallinson H. Confirmation of BD ProbeTec *Neisseria gonorrhoeae* reactive samples by Gen-Probe APTIMA assays and culture. Sex Transm Infect 2009;85:24–26.

295. Harjola VP, Carlsson P, Valtonen M. Two cases of pericarditis associated with blood culture positive meningococcal septicemia. Eur J Clin Microbiol Infect Dis 2005;24:569–570.

296. Harrison LH. Preventing meningococcal infection in college students. Clin Infect Dis 2000;30:648–651.

297. Harrison LH. Epidemiological profile of meningococcal disease in the United States. Clin Infect Dis 2010;50(Suppl 2):S37–S44.

298. Harrison LH, Dwyer DM, Maples CT, et al. The risk of meningococcal infection in college students. JAMA 1999;281:1906–1910.

299. Harrison LH, Shutt KA, Schmink SE, et al. Population structure and capsular switching of invasive *Neisseria meningitidis* isolates in the pre-meningococcal conjugate vaccine era—United States, 2000–2005. J Infect Dis 2010;201:1208–1224.

300. Harrison LH, Trotter CL, Ramsay ME. Global epidemiology of meningococcal disease. Vaccine 2009;27(Suppl 2):B51–B63.

301. Heckenberg SG, De Gans J, Spanjaard L, et al. Clinical features, outcome, and meningococcal genotype in 258 adults with meningococcal meningitis: a prospective cohort study. Medicine (Baltimore) 2008;87:185.

302. Heiddal S, Sverrisson JT, Yngvason FE, et al. Native valve endocarditis due to *Neisseria sicca*: case report and review. Clin Infect Dis 1993;16:667–670.

303. Hendolin PH, Markkanen A, Ylikoski J, et al. Use of multiplex PCR for simultaneous detection of four bacterial species in middle ear effusions. J Clin Microbiol 1997;35:2854–2858.

304. Hendolin PH, Paulin L, Ylikoski J. Clinically applicable multiplex PCR for four middle ear pathogens. J Clin Microbiol 2000;38:125–132.

305. Hershey JH, Hitchcock W. Epidemiology and meningococcal serogroup distribution in the United States. Clin Pediatr 2010;49:519–524.

306. Hjelmevoll SO, Olsen ME, Sollid JU, et al. Clinical validation of a real-time polymerase chain reaction detection of *Neisseria gonorrhoeae porA* pseudogene versus culture techniques. Sex Transm Dis 2008;35:517–520.

307. Hofstad T, Hope O, Falsen E. Septicemia with *Neisseria elongata* ssp. *nitroreducens* in a patient with hypertrophic obstructive cardiomyopathy. Scand J Infect Dis 1998;30:200–201.

308. Hol C, Van Dijke EE, Verduin CM, et al. Experimental evidence for *Moraxella*-induced penicillin neutralization in pneumococcal pneumonia. J Infect Dis 1994;170:1613–1616.

309. Holmes B, Costas M, On SL, et al. *Neisseria weaveri* sp. nov. (formerly CDC group M-5), from dog bite wounds of humans. Int J Syst Bacteriol 1993;43:687–693.

310. Holst J. Strategies for development of universal vaccines against meningococcal serogrup B disease. Human Vaccines 2007;3:290–294.

311. Holst J, Feiring B, Nacess LM, et al. The concept of tailor-made protein-based outer membrane vesicle vaccines against meningococcal disease. Vaccine 2005;23:2202–2205.

312. Hombrouck-Alet C, Poilane I, Janior-Jouveshomme C, et al. Utilization of 16S ribosomal DNA sequencing for diagnosis of septicemia due to *Neisseria elongata* subsp. *glycolytica* in a neutropenic patient. J Clin Microbiol 2003;41:3436–3437.

313. Hooper RR, Reynolds GH, Jones OG, et al. Cohort study of veneral disease. I. The risk of gonorrhea transmission from infected women to men. Am J Epidemiol 1978;108:126–144.

314. Horino T, Kato T, Sato F, et al. Meningococemia without meningitis in Japan. Intern Med 2008;47:1543–1547.

315. Hornyik G, Piatt JH Jr. Cerebrospinal fluid shunt infection by *Neisseria sicca*. Pediatr Neurosurg 1994;21:189–191.

316. Hoshino T, Ohkusu K, Sudo F, et al. *Neisseria elongata* subsp. *nitroreducens* endocarditis in a seven-year-old boy. Pediatr Infect Dis J 2005;24:391–392.

317. Hsiao JF, Lee MH, Chia JH, et al. *Neisseria elongata* endocarditis complicated by brain embolism and abscess. J Med Microbiol 2008;57:376–381.

318. Hughes J, Goldsmith C, Shields MD, et al. Primary meningococcal pericarditis with tamponade in an infant. J Infect 1994;29:339–341.

319. Human RP, Jones GA. Evaluation of swab transport systems against a published standard. J Clin Pathol 2006;57:762–763.

320. Hussain Z, Lannigan R, Austin TW. Pulmonary cavitation due to *Neisseria mucosa* in a child with chronic neutropenia. Eur J Clin Microbiol Infect Dis 1988;7:175–176.

321. Ilina EN, Borovskaya AD, Malakhova MM, et al. Direct bacterial profiling by matrix-assisted laser desorption-ionization time-of-flight mass spectrometry for identification of pathogenic *Neisseria*. J Mol Diagn 2009;11:75–86.

322. Imrey PB, Jackson LA, Ludwinski PH, et al. Meningococcal carriage, alcohol consumption, and campus bar patronage in a serogroup C meningococcal disease outbreak. J Clin Microbiol 1995;33:3133–3137.

323. Imrey PB, Jackson LA, Ludwinski PH, et al. Outbreak of serogroup C meningococcal disease associated with campus bar patronage. Am J Epidemiol 1996;143:624–630.

324. Ines Agudelo C, Sanabria OM, Ovalle MV. Serogroup Y meningococcal disease, Colombia. Emerg Infect Dis 2008;14:990–991.

325. Ioannidis JP, Worthington M, Griffiths JK, et al. Spectrum and significance of bacteremia due to *Moraxella catarrhalis*. Clin Infect Dis 1995;21:390–397.

326. Ito M, Yasuda M, Yokoi S, et al. Remarkable increase in Central Japan in 2001–2002 of *Neisseria gonorrhoeae* isolates with decreased susceptibility to penicillin, tetracycline, oral cephalosporins, and fluoroquinolones. Antimicrob Agents Chemother 2004;48:3185–3187.

327. Jackson LA, Schuchat A, Reeves MW, et al. Serogroup C meningococcal outbreaks in the United States. An emerging threat. JAMA 1995;273:383–389.

328. Janda WM, Bradna JJ, Ruther P. Identification of *Neisseria* spp., *Haemophilus* spp., and other fastidious gram-negative bacteria with the MicroScan *Haemophilus-Neisseria* identification panel. J Clin Microbiol 1989;27:869–873.

329. Janda WM, Montero M, Wilcoski LM. Evaluation of the BactiCard *Neisseria* for identification of pathogenic *Neisseria* species and *Moraxella catarrhalis*. Eur J Clin Microbiol Infect Dis 2002;21:875–879.

330. Janda WM, Ristow K. CarboFerm¨ *Neisseria*: a new test system for identification of *Neisseria* spp. and *Moraxella catarrhalis*. Abstracts of the 108th General Meeting of the American Society for Microbiology. 2008, abstract C-064.

331. Janda WM, Sensung C, Todd KM, et al. Asymptomatic *Neisseria subflava* biovar. *perflava* bacteriuria in a child with obstructive uropathy. Eur J Clin Microbiol Infect Dis 1993;12:540–542.

332. Janda WM, Ulanday MG, Bohnhoff M, et al. Evaluation of the RIM-N, Gono-chek II, and Phadebact systems for the identification of pathogenic *Neisseria* spp. and *Branhamella catarrhalis*. J Clin Microbiol 1985;21:734–737.

333. Janda WM, Wilcoski LM, Mandel KL, et al. Comparison of monoclonal antibody-based methods and a ribosomal ribonucleic acid probe test for *Neisseria gonorrhoeae* culture confirmation. Eur J Clin Microbiol Infect Dis 1993;12:177–184.

334. Jain S, Win HN, Yee L. Disseminated gonococcal infection presenting as vasculitis: a case report. J Clin Pathol 2007;60:90–91.

335. Janier M. Pharyngeal gonorrhea: the forgotten reservoir. Sex Transm Infect 2003;79:345.

336. Jennings HJ, Roy G, Gamian A. Induction of meningococcal group B polysaccharide specific IgG antibodies in mice by using an N-propionylated B polysaccharide-tetanus toxoid conjugate vaccine. J Immunol 1986;137:1708–1713.

337. Jin Y. *Moraxella catarrhalis* meningitis: a case report. Chin Med J 2000;113:381–382.

338. Johansson E, Fredlund H, Unemo M. Prevalence, phenotypic and genotypic characteristics of prolyliminopeptidase-negative *Neisseria gonorrhoeae* isolates in Sweden during 2000–2007. APMIS 2009;117:900–904.

339. Johnson DH, Febre E, Schoch PE, et al. *Neisseria cinerea* bacteremia in a patient receiving hemodialysis. Clin Infect Dis 1994;19:990–991.

340. Jones RN, Sader HS, Fritsche TR, et al. Comparisons of parenteral broad-spectrum cephalosporins tested against bacterial isolates from pediatric patients: report from the Sentry Antimicrobial Surveillance Program (1998–2004). Diagn Microbiol Infect Dis 2007;57:109–116.

341. Judlin P. Current concepts in managing pelvic inflammatory disease. Curr Opin Infect Dis 2010;23:83–87.

342. Jung JJ, Vu DM, Clark B, et al. *Neisseria sicca/subflava* bacteremia presenting as cutaneous nodules in an immunocompromised host. Pediatr Infect Dis J 2009;28:661–663.

343. Kahler CM, Martin LE, Shih G, et al. The (α2→8)-linked polysialic acid capsule and lipooligosaccharide structure both contribute to the ability of serogroup B *Neisseria meningitidis* to resist the bactericidal activity of normal human serum. Infect Immun 1998;66:5939–5947.

344. Kallstrom H, Liszewski MK, Atkinson JP, et al. Membrane cofactor protein (MCP or CD46) is a cellular pilus receptor for pathogenic *Neisseria*. Mol Microbiol 1997;25:639–647.

345. Kam KM, Wong PW, Cheung MM, et al. Detection of fluoroquinolone-resistant *Neisseria gonorrhoeae*. J Clin Microbiol 1996;34:1462–1464.

346. Kamar N, Chabbert V, Ribes D, et al. *Neisseria cinerea*-induced pulmonary cavitation in a renal transplant patient. Nephrol Dial Transplant 2007;22:2099–2100.

347. Karalus R, Campagnari A. *Moraxella catarrhalis*: a review of an important human mucosal pathogen. Microbes Infect 2000;2:547–559.

348. Katz AR, Chasnoff R, Komeya A, et al. *Neisseria meningitidis* urethritis: a case report highlighting clinical similarities to and epidemiological differences from gonococcal urethritis. Sex Transm Dis 2011;38:439–441.

349. Kayhty H, Karenko V, Peltola H, et al. Serum antibodies to capsular polysaccharide vaccine of group A *Neisseria meningitidis* followed for three years in infants and children. J Infect Dis 1980;142:861–868.

350. Kellogg JA, Orwig LK. Comparison of GonoGen, GonoGen II, and Micro-Trak direct fluorescent antibody test with carbohydrate fermentation for confirmation of culture isolates of *Neisseria gonorrhoeae*. J Clin Microbiol 1995;33:474–476.

351. Kelly C, Arnold R, Galloway Y, et al. A prospective study of the effectiveness of the New Zealand meningococcal B vaccine. Am J Epidemiol 2007;166:817–823.

352. Kenfak-Foguena A, Zarkik Y, Wisard M, et al. Periurethral abscess complicating gonococcal urethritis: case report and literature review. Infection 2010;38:497–500.

353. Kennedy KJ, Roy J, Lamberth P. Invasive meningococcal disease presenting with cellulitis. Med J Aust 2006;184:421.

354. Kent CK, Dilley J, Adler B, et al. Self-collected rectal swabs—a novel method for detecting rectal chlamydia and gonorrhea among men who have sex with men seeking HIV testing services. Abstracts of the Infectious Diseases Society of America, 2005, Abstract #861.

355. Kerani RP, Handcock MS, Handsfield HH, et al. Comparative geographic concentrations of four sexually transmitted infections. Am J Public Health 2005;95:324–330.

356. Kerkhoff FT, van der Zee A, Bergmans AM, et al. Polymerase chain reaction detection of *Neisseria meningitidis* in the intraocular fluid of a patient with endogenous endophthalmitis but without associated meningitis. Ophthalmology 2003;110:2134–2136.

357. Kerndt PR, Ferrero DV, Aynalem G, et al. First report of performance of the Versant CT/GC DNA 1.0 assay (kPCR) for detection of *Chlamydia trachomatis* and *Neisseria gonorrhoeae*. J Clin Microbiol 2011;49:1347–1353.

358. Kerneis S, Mahe E, Heym B, et al. Chronic meningococcemia in a 16-year-old boy: a case report. Cases J 2009;2:7130–7132.

359. Kessler AT, Stephens DS, Somani J. Laboratory-acquired serogroup A meningococcal meningitis. J Occup Health 2007;49:399–401.

360. Kilpi T, Herva E, Kaijalainen T, et al. Bacteriology of acute otitis media in a cohort of Finnish children followed for the first two years of life. Pediatr Infect Dis J 2001;20:654–662.

361. Kim AA, Kent CK, Klausner JD. Risk factors for rectal gonococcal infection amidst resurgence in HIV transmission. Sex Transm Dis 2003;30:813–817.

362. Kimmitt PT, Kirby A, Perera N, et al. Identification of *Neisseria gonorrhoeae* as the causative agent in a case of culture-negative dermatitis-arthritis syndrome using real-time PCR. J Travel Med 2008;15:369–371.

363. Kirchgesner V, Plesiat P, DuPont MJ, et al. Meningitis and septicemia due to *Neisseria cinerea*. Clin Infect Dis 1995;21:1351.

364. Kirkcaldy RD, Ballard RC, Dowell D. Gonococcal resistance: are cephalosporins next? Curr Infect Dis Rep 2011;13:196–204.

365. Klausner JD, Kohn R, Kent C. Etiology of clinical proctitis among men who have sex with men. Clin Infect Dis 2004;38:300–302.

366. Kleris GS, Arnold AJ. Differential diagnosis of urethritis: predictive value and therapeutic implications of the urethral smear. Sex Transm Dis 1981;8:810–816.

367. Klingman KL, Pye A, Murphy TF, et al. Dynamics of respiratory tract colonization by *Branhamella catarrhalis* in bronchiectasis. Am J Respir Crit Care Med 1995;152:1072–1078.

368. Knapp JS. Reduction of nitrite by *Neisseria gonorrhoeae*. Int J Syst Bacteriol 1984;34:376–377.

369. Knapp JS, Clark VL. Anaerobic growth of *Neisseria gonorrhoeae* coupled to nitrite reduction. Infect Immun 1984;46:176–181.

370. Knapp JS, Holmes KK. Disseminated gonococcal infections caused by *Neisseria gonorrhoeae* strains with unique nutritional requirements. J Infect Dis 1975;132:204–208.

371. Knapp JS, Hook EW. Prevalence and persistence of *Neisseria cinerea* and other *Neisseria* spp. in adults. J Clin Microbiol 1988;26:896–900.

372. Knapp JS, Ohye R, Neal SW, et al. Emerging in vitro resistance to quinolones in penicillinase-producing *Neisseria gonorrhoeae* strains in Hawaii. Antimicrob Agents Chemother 1994;38:2200–2203.

373. Knapp JS, Tam MR, Nowinski RC, et al. Serological classification of *Neisseria gonorrhoeae* with use of monoclonal antibodies to gonococcal outer membrane protein I. J Infect Dis 1984;150:44–48.

374. Knapp JS, Totten PA, Mulks MH, et al. Characterization of *Neisseria cinerea*, a non-pathogenic species isolated on Martin-Lewis medium selective for pathogenic *Neisseria* spp. J Clin Microbiol 1984;19:63–67.

375. Knapp JS, Washington JA, Doyle LJ, et al. Persistence of *Neisseria gonorrhoeae* strains with decreased susceptibilities to ciprofloxacin and ofloxacin in Cleveland, Ohio, from 1992 through 1993. Antimicrob Agents Chemother 1994;38:2194–2196.

376. Kocyigit I, Unal A. Peritoneal dialysis-related peritonitis due to *Neisseria weaveri*: the first case report. Perit Dial Int 2010;30:116.

377. Koeberling O, Welsch JA, Granoff DM. Improved immunogenicity of a H44/76 group B outer membrane vesicle vaccine with over-expressed genome-derived Neisserial antigen 1870. Vaccine 2007;25:1912–1920.

378. Komolafe AJ, Sugunendran H, Corkill JE. Gonorrhea: test of cure for sensitive bacteria? Use of genotyping to disprove treatment failure. Int J STD AIDS 2004;15:212.

379. Koppes GM, Ellenbogen C, Gebhart RJ. Group Y meningococcal disease in United States air force recruits. Am J Med 1977;62:661–666.

380. Kornelisse RF, Hazelzet JA, Hop WC, et al. Meningococcal septic shock in children: clinical and laboratory features, outcome, and development of a prognostic score. Clin Infect Dis 1997;35:640–646.

381. Korppi M, Katila ML, Jaaskelainen J, et al. Role of *Moraxella (Branhamella) catarrhalis* as a respiratory pathogen in children. Acta Paediatr 1992;81:993–996.

382. Kortepeter MG, Adams BF, Zollinger WD, et al. Fulminant supraglottitis from *Neisseria meningitidis*. Emerg Infect Dis 2007;13:502–503.

383. Kutz JW, Simon LM, Chennupati SK, et al. Clinical predictors for hearing loss in children with bacterial meningitis. Arch Otolaryngol Head Neck Surg 2006;132:941–945.

384. Kwambana BA, Barer MR, Bottomly C, et al. Early acquisition and high nasopharyngeal co-colonization by *Streptococcus pneumoniae* and three respiratory pathogens amongst Gambian newborns and infants. BMC Infect Dis 2011;11:175–182.

385. Lafferty W, Hughes JP, Handsfield HH. Sexually transmitted diseases among men who have sex with men: acquisition of gonorrhea and non-gonococcal urethritis by fellatio and implications for STD/HIV prevention. Sex Transm Dis 1997;24:272–278.

386. Landy J, Djogovic D, Sligl W. Gonococcal septic shock, acute respiratory distress syndrome, and multisystem organ failure: a case report. Int J Infect Dis 2010;14(Suppl 2):e239–e241.

387. Lansac N, Picard FJ, Menard C, et al. Novel genus-specific PCR-based assays for rapid identification of *Neisseria* species and *Neisseria meningitidis*. Eur J Clin Microbiol Infect Dis 2000;19:443–451.

388. Lapadula G, Vigano F, Fortuna P, et al. Imported ciprofloxacin-resistant *Neisseria meningitidis*. Emerg Infect Dis 2009;15:1852–1854.

389. Lareau SM, Beigi RH. Pelvic infalammatory disease and tubo-ovarian abscess. Infect Dis Clin North Am 2008;22:693–708.

390. Lauer BA, Fisher E. *Neisseria lactamica* meningitis. Am J Dis Child 1976;130:198–199.

391. Lauer BA, Masters HB. Toxic effect of calcium alginate swabs on *Neisseria gonorrhoeae*. J Clin Microbiol 1988;26:54–56.

392. Laughon BE, Ehret JM, Tanino TT, et al. Fluorescent monoclonal antibody for confirmation of *Neisseria gonorrhoeae* cultures. J Clin Microbiol 1987;25:2388–2390.

393. Law DK, Lorange M, Ringuette L, et al. Invasive meningococcal disease in Quebec, Canada, due to an emerging clone of ST-269 serogroup B meningococci with serotype antigen 17 and serosubtype antigen P1.19 (B:17:p1.19) J Clin Microbiol 2006;44:2743–2749.

394. Lawton WD, Battaglioli GJ. GonoGen coagglutination test for *Neisseria gonorrhoeae*. J Clin Microbiol 1983;18:1264–265.

395. Lee SG, Lee H, Jeong SH, et al. Various *penA* mutations together with *mtrR*, *porB*, and *ponA* mutations in *Neisseria gonorrhoeae* isolates with reduced susceptibility to cefixime or ceftriaxone. J Antimicrob Chemother 2010;65:669–675.

396. Leggiadro RJ, Lazar LF. Spontaneous bacterial peritonitis due to *Neisseria meningitidis* serogroup Z in an infant with liver failure. Clin Pediatr (Phila) 1991;30:350–352.

397. Leonardou A, Giali S, Daoussis D, et al. *Moraxella catarrhalis*-induced septic arthritis of a prosthetic knee joint in a patient with rheumatoid arthritis treated with anakinra: comment on the article by Schiff et al. Arthritis Rheum 2005;52:1337.

398. Lepow ML, Beeler J, Randolph M, et al. Reactogenicity and immunogenicity of a quadrivalent combined meningococcal polysaccharide vaccine in children. J Infect Dis 1986;154:1033–1036.

399. Leslie DE, Azzato F, Ryan N, et al. An assessment of the Roche Amplicor *Chlamydia trachomatis/Neisseria gonorrhoeae* multiplex PCR assay in routine diagnostic use on a variety of specimen types. Commun Dis Intell 2003;27:373–379.

400. Levett PN, Brandt K, Olenius K, et al. Evaluation of three automated nucleic acid amplification systems for detection of *Chlamydia trachomatis* and *Neisseria gonorrhoeae* in first void urine specimens. J Clin Microbiol 2008;46:2109–2111.

401. Lewis C, Clarke SC. Identification of *Neisseria meningitidis* serogroups Y and W-135 by *siaD* nucleotide sequence analysis. J Clin Microbiol 2003;41:2697–2699.

402. Lewis C, Diggle MA, Clarke SC. Nucleotide sequence analysis of the sialyltransferase genes of meningococcal serogroups B, C, Y, and W-135. J Mol Microbiol Biotechnol 2003;5:82–86.

403. Lewis DA. The gonococcus fights back: is this time a knock out? Sex Transm Infect 2010;86:415–421.

404. Lewis JS, Kranig-Brown D, Trainor DA. DNA probe confirmatory test for *Neisseria gonorrhoeae*. J Clin Microbiol 1990;28:2349–2350.

405. Li H, Dillon JR. Utility of ribotyping, restriction endonuclease analysis, and pulsed-field gel electrophoresis, to discriminate between isolates of *Neisseria gonorrhoeae* of serovar 1A-2 which requires arginine, hypoxanthine, and uracil for growth. J Med Microbiol 1995;43:208–215.

406. Liao M, Helgeson S, Gu WM, et al. Comparison of *Neisseria gonorrhoeae* multiantigen sequence typing and *porB* sequence analysis for identification of clusters of *N. gonorrhoeae* isolates. J Clin Microbiol 2009;47:489–491.

407. Lim YT, Lim MC, Choo MH, et al. Severe aortic regurgitation due to *Neisseria mucosa* endocarditis. Singapore Med J 1994;35:650–652.

408. Lin JS, Donegan SP, Heeren TC, et al. Transmission of *Chlamydia trachomatis* and *Neisseria gonorrhoeae* among men with urethritis and their female sex partners. J Infect Dis 1998;178:1707–1712.

409. Lindberg AR, Fredlund H, Nicholas R, et al. *Neisseria gonorrhoeae* isolates with reduced susceptibility to cefixime and ceftriaxone: associated with genetic polymorphisms in *penA*, *mtrR*, *porB1b*, and *ponA*. Antimicrob Agents Chemother 2007;51:2117–2122.

410. Linquist PR, Linquist JA. *Neisseria mucosa* bursitis: a rare case of gas in soft tissue. Clin Orthop 1988;231:222–224.

411. Linz B, Schenker M, Zhu P, et al. Frequent interspecific genetic exchange between commensal *Neisseriae* and *Neisseria meningitidis*. Mol Microbiol 2000;36:1049–1058.

412. Lister NA, Smith A, Tabrizi S, et al. Screening for *Neisseria gonorrhoeae* and *Chlamydia trachomatis* in men who have sex with men at male-only saunas. Sex Transm Dis 2003;30:886–889.

413. Little MC, Andrews J, Moore R, et al. Strand displacement amplification and homogeneous real-time detection incorporated into a second-generation DNA probe system, BD DNA ProbeTec ET. Clin Chem 2000;45:777–784.

414. Littman H, Lazebnik R, Hall GS, et al. Isolation of *Neisseria gonorrhoeae*: directly plated cultures versus transport cultures. Clin Pediatr 1996;35:329–330.

415. Lopez-Velez R, Fortun J, de Pablo C, et al. Native valve endocarditis due to *Neisseria sicca*. Clin Infect Dis 1994;18:660–661.

416. Louie M, Ongsansoy EG, Forward KR. Rapid identification of *Branhamella catarrhalis*: a comparison of five rapid methods. Diagn Microbiol Infect Dis 1990;13:205–208.

417. Lourenco MC, Reis RS, Andrade AC, et al. Subclinical infection of the genital tract with *Neisseria meningitidis*. Braz J Infect Dis 2006;10:154–155.

418. Louv WC, Austin H, Alexander WJ, et al. A clinical trial of nonoxynol-9 for preventing gonococcal and chlamydial infections. J Infect Dis 1988;158:518–523.

419. Louv WC, Austin H, Perlman J, et al. Oral contraceptive use and the risk of chlamydial and gonococcal infections. Am J Obstet Gynecol 1989;160:396–402.

420. Lowe CA, Diggle MA, Clarke SC. A single nucleotide polymorphism identification assay for the genotypic characterization of *Neisseria meningitidis* using MALDI-TOF mass spectrometry. Br J Biomed Sci 2004;61:8–10.

421. Lujan R, Zhang QY, Saez-Nieto JA, et al. Penicillin-resistant isolates of *Neisseria lactamica* produce altered forms of penicillin-binding protein 2 that arose by interspecies horizontal gene transfer. Antimicrob Agents Chemother 1991;35:300–304.

422. Lum G, Freeman K, Nguyen NL, et al. A cluster of culture-positive gonococcal infections but with false-negative *cppB* gene-based PCR. Sex Transm Infect 2005;81:400–402.

423. MacDonald N, Mailman T, Desai S. Gonococcal infections in newborns and in adolescents. Adv Exp Med Biol 2008;609:108–130.

424. MacLennan J, Kafatos G, Neal K, et al. Social behavior and meningococcal carriage in British teenagers. Emerg Infect Dis 2006;12:950–957.

425. MacLennan J, Obara S, Deeks J, et al. Immune response to revaccination with meningococcal A and C polysaccharides in Gambian children following repeated immunization during early childhood. Vaccine 1999;17:3086–3093.

426. MacNeil JR, Thomas JD, Cohn AC. Meningococcal disease: shifting epidemiology and genetic mechanisms that may contribute to serogroup C virulence. Curr Infect Dis Rep 2011;13:374–379.

427. Mahendran SM. Disseminated gonococcal infection presenting as cutaneous lesions in pregnancy. J Obstet Gynaecol 2007;27:617–618.

428. Maiden MC. Multilocus sequence typing of bacteria. Annu Rev Microbiol 2006;60:561–588.

429. Malhotra R, Karim QN, Acheson JF. Hospital-acquired adult gonococcal conjunctivitis. J Infect 1998;37:305–312.

430. Malhotra A, Krilov LR. Isolated *Neisseria meningitidis* endophthalmitis. Pediatr Infect Dis 1999;18:839–840.

431. Manavi K, Zafar F, Shahid H. Oropharyngeal gonorrhea: rate of co-infection with sexually-transmitted infection, antibiotic susceptibility, and treatment outcome. Int J STD AIDS 2010;21:138–140.

432. Manfredi R, Nanetti A, Valentini R, et al. *Moraxella catarrhalis* pneumonia during HIV disease. J Chemother 2000;12:406–411.

433. Mangold KA, Regner M, Tajuddin M, et al. *Neisseria* species identification assay for the confirmation of *Neisseria gonorrhoeae*-positive results of the COBAS AMPLICOR PCR. J Clin Microbiol 2007;45:1403–1409.

434. Marchese A, Gualco L, Schito M, et al. In vitro activity of ertapenem against selected respiratory pathogens. J Antimicrob Chemother 2004;54:944–951.

435. Marrazzo JM, Handsfield HH, Sparling PF. *Neisseria gonorrhoeae*. In Mandell GL, Bennett JE, Dolin R, eds. Mandell, Douglas, and Bennett's Principles and Practice of Infectious Diseases. 7th Ed. Philadelphia, PA: Churchill-Livingstone, 2010:2753–2770.

436. Marshall SA, Rhomberg PR, Jones RN. Comparative value of Etest for susceptibility testing *Neisseria meningitidis* with eight antimicrobial agents. An investigation using U.S. Food and Drug Administration regulatory criteria. Diagn Microbiol Infect Dis 1997;27:93–97.

437. Martin DH, Cammarata C, Van Der Pol B, et al. Multicenter evaluation of AMPLICOR and automated COBAS AMPLICOR CT/NG tests for *Neisseria gonorrhoeae*. J Clin Microbiol 2000;38:3544–3549.

438. Martin IE, Lefebvre B, Sawatzky P, et al. Identification of prolyliminopeptidase-negative *Neisseria gonorrhoeae* strains in Canada. Sex Transm Dis 2011;38:40–42.

439. Martin IE, Sawatzky P, Allen V, et al. Emergence and characterization of *Neisseria gonorrhoeae* isolates with decreased susceptibilities to ceftriaxone and cefixime in Canada: 2001–2010. Sex Transm Dis 2012;39:316–323.

440. Martin IM, Ison CA, Aanensen DM, et al. Rapid sequence-based identification of gonococcal transmission clusters in a large metropolitan area. J Infect Dis 2004;189:1497–1505.

441. Martin JE, Jackson RL. A biological environmental chamber for the culture of *Neisseria gonorrhoeae*. J Am Vener Dis Assoc 1975;2:28–30.

442. Martin MC, Perez F, Moreno A, et al. *Neisseria gonorrhoeae* meningitis in pregnant adolescent. Emerg Infect Dis 2008;14:1672–1674.

443. Maslanka SE, Tappero JW, Plikaytis BD, et al. Age-dependent *Neisseria meningitidis* serogroup C class-specific antibody concentrations and bactericidal titers in sera from young children from Montana immunized with a licensed poysaccharide vaccine. Infect Immun 1998;66:2453–2459.

444. Masliah-Planchon J, Breton G, Jarlier V, et al. Endocarditis due to *Neisseria bacilliformis* in a patient with a bicuspid aortic valve. J Clin Microbiol 2009;47:1973–1975.

445. Mayer LW, Reeves MW, Al-Hamdan N, et al. Outbreak of W-135 meningococcal disease in 2000: not emergence of a new W-135 strain, but clonal expansion within the electrophoretic type-37 complex. J infect Dis 2002;185:1596–1605.

446. McCulloch M, Brooks H, Kalantarinia K. Isolated polyarticular septic arthritis: an atypical presentation of meningococcal infection. Am J Med Sci 2008;335:323–326.

447. McGregor K, Chang BJ, Mee BJ, et al. *Moraxella catarrhalis*: clinical significance, antimicrobial susceptibility, and BRO β-lactamases. Eur J Clin Microbiol Infect Dis 1998;17:219–234.

448. McGuinness BT, Lambden PR, Heckels JE. Class 1 outer membrane protein of *Neisseria meningitidis*: epitope analysis of the antigenic diversity between strains, implications for subtype definition and molecular epidemiology. Mol Microbiol 1993;7:505–514.

449. McMullan B. An infant with meningococcal arthritis of the hip. J Pediatr Child Health 2009;45:762–763.

450. Mehrany K, Kist JM, O'Connor WJ, et al. Disseminated gonococcemia. Int J Dermatol 2003;42:208–209.

451. Merz AJ, So M. Interactions of pathogenic *Neisseriae* with epithelial cell membranes. Annu Rev Cell Dev Biol 2000;16:423–457.

452. Meuleman P, Erard K, Herregods MC, et al. Bioprosthetic valve endocarditis caused by *Neisseria elongata* subspecies *nitroreducens*. Infection 1996;24:258–260.

453. Meyer TF. Pathogenic neisseriae: complexity of pathogen-host cell interplay. Clin Infect Dis 1999;28:433–441.

454. Miller KE. Diagnosis and treatment of *Neisseria gonorrhoeae* infection. Am Fam Physician 2006;73:1779–1784.

455. Mimiaga MJ, Mayer KH, Reisner SL, et al. Asymptomatic gonorrhea and chlamydia infections detected by nucleic acid amplification tests among Boston area men who have sex with men. Sex Transm Dis 2008;35:496–498.

456. Moe GR, Dave A, Granoff DM. Epitopes recognized by a non-autoreactive murine anti-N-propionyl meningoocal group B polysaccharide monoclonal antibody. Infect Immun 2005;73:2123–2128.

457. Molesworth AM, Cuevas LE, Connor SJ, et al. Environmental risk and meningitis epidemics in Africa. Emerg Infect Dis 2003;9:1287–1293.

458. Molling P, Jacobsson S, Backman A, et al. Direct and rapid identification and genogrouping of meningococci and *porA* amplification by lightcycler PCR. J Clin Microbiol 2002;40:4531–4535.

459. Moncada J, Donegan E, Schachter J. Evaluation of CDC-recommended approaches for confirmatory testing of positive *Neisseria gonorrhoeae* a nucleic acid amplification test results. J Clin Microbiol 2008;46:1614–1619.

460. Monso E, Ruiz J, Rosell A, et al. Bacterial infection in chronic obstructive pulmonary disease: a study of stable and exacerbated outpatients using the protected specimen brush. Am J Respir Crit Care Med 1995;152:1316–1320.

461. Moon T, Lin RY, Jahn AF. Fatal frontal sinusitis due to *Neisseria sicca* and *Eubacterium lentum*. J Otolaryngol 1986;15:193–195.

462. Moore PS, Harrison LH, Telzak EE, et al. Group A meningococcal carriage in travelers returning from Saudi Arabia. JAMA 1988;260:2686–2689.

463. Moore PS, Hierholzer J, DeWitt W, et al. Respiratory viruses and mycoplasma as cofactors for epidemic group A meningococcal meningitis. JAMA 1990;264:1271–1275.

464. Morello JA, Lerner SA, Bohnhoff M. Characteristics of atypical *Neisseria gonorrhoeae* from disseminated and localized infections. Infect Immun 1976;13:1510–1516.

465. Morla N, Guibourdenche M, Riou JY. *Neisseria* spp. and AIDS. J Clin Microbiol 1992;30:2290–2294.

466. Morris AK, Palmer HM, Young H. Opa-typing can identify epidemiologically distinct subgroups within *Neisseria gonorrhoeae* multi-antigen sequence type (NG-MAST) clusters. Epidemiol Infect 2008;136:417–420.

467. Morse SA, Johnson SR, Biddle JW, et al. High-level tetracycline resistance in *Neisseria gonorrhoeae* is result of acquisition of streptococcal *tetM* determinant. Antimicrob Agents Chemother 1986;30:664–670.

468. Mulks MH, Plaut AG. IgA protease production as a characteristic distinguishing pathogenic from harmless *Neisseriaceae*. N Engl J Med 1978;299:973–976.

469. Murphy TF, Parameswaran GI. *Moraxella catarrhalis*, a human respiratory tract pathogen. Clin Infect Dis 2009;49:124–131.

470. Murray PR. Matrix-assisted laser desorption ionization time-of-flight mas spectrometry: usefulness for taxonomy and epidemiology. Clin Microbiol Infect 2010;16:1626–1630.

471. Nair D, Dawar R, Deb M, et al. Outbreak of meningococcal disease in and around New Delhi, India, 2005–2006: a report from a tertiary care hospital. Epidemiol Infect 2009;137:570–576.

472. Naqvi SH, Kilpatrick B, Bouhasin J. *Branhamella catarrhalis* meningitis following otolaryngologic surgery. APMIS 1988;3:74–75.

473. Nawaz T, Hardy DJ, Bonnez W. *Neisseria elongata* subsp. *elongata*, a case of human endocarditis complicatd by pseudoaneurysm. J Clin Microbiol 1996;34:756–758.

474. Neal KR, Nguyen-Van-Tam JS, Jeffrey N, et al. Changing carriage rate of *Neisseria meningitidis* among university students during the first week of term:cross-sectional study. BMJ 2000;320:846–849.

475. Neal KR, Nguyen-Van-Tam JS, Slack RC, et al. Seven-week interval between acquisition of a meningococcus and the onset of invasive disease: a case report. Epidemiol Infect 1999;123:507–509.

476. Nelson K, Watkins DA, Watanakunakorn C. Acute epiglottitis due to serogroup Y *Neisseria meningitidis* in an adult. Clin Infect Dis 1996;23:1192–1193.

477. Ness RB, Hillier SL, Kip KE, et al. Douching, pelvic inflammatory disease, and incident gonococcal and chlamydial infection in a cohort of high-risk women. Am J Epidemiol 2005;161:186–195.

478. Ness RB, Kip KE, Hillier SL, et al. A cluster analysis of bacterial vaginosis-associated microflora and pelvic inflammatory disease and pelvic inflammatory disease. Am J Epidemiol 2005;162:585–590.

479. Neu AM, Case B, Lederman HM, et al. *Neisseria sicca* peritonitis in a patient maintained on chronic peritoneal dialysis. Pediatr Nephrol 1994;8:601–602.

480. Ng LK, Dillon JR. Typing by serovar, antibiogram, plasmid content, riboprobing, and isoenzyme typing to determine whether *Neisseria gonorrhoeae* isolates requiring proline, citrulline, and uracil for growth are clonal. J Clin Microbiol 1993;31:1555–1561.

481. Ng LK, Martin I, Liu G, et al. Mutations in 23S rRNA associated with macrolide resistance in *Neisseria gonorrhoeae*. Antimicrob Agents Chemother 2002;46:3020–3025.

482. Nicolas P, Decousset L, Riglet V, et al. Expansion of sequence type (ST)-5 and emergence of ST-7 in serogroup A meningococci, Africa. Emerg Infect Dis 2001;7:849–854.

483. Nicolas P, Norheim G, Garnotel E, et al. Molecular epidemiology of *Neisseria meningitidis* isolated in the African Meningitis Belt between 1988 and 2003 shows dominance of sequence type 5 (ST-5) and ST-11 complexes. J Clin Microbiol 2005;43:5129–5135.

484. Nielsen US, Knudsen JB, Pedersen LN, et al. *Neisseria gonorrhoeae* endocarditis confirmed by nucleic acid amplification assays performed on aortic valve tissue. J Clin Microbiol 2009;47:865–867.

485. Nsuami M, Cammarata CL, Brooks BN, et al. Chlamydia and gonorrhea co-occurrence in a high-school population. Sex Transm Dis 2004;31:424–427.

486. Obeid EM. *Neisseria subflava* causing septic arthritis of the ankle of a child. J Infect 1993;27:100–101.

487. Ochai S, Sekiguchi S, Hayashi A, et al. Decreased affinity of mosaic-structure recombinant penicillin binding protein 2 for oral cephalosporins in *Neisseria gonorrhoeae*. J Antimicrob Chemother 2007;60:54–60.

488. Ohnishi M, Golparian D, Shimuta K, et al. Is *Neisseria gonorrhoeae* initiating a future era of untreatable gonorrhea?: detailed characterization of the first strain with high-level resistance to ceftriaxone. Antimicrob Agents Chemother 2011;55:3538–3545.

489. Ohnishi M, Saika T, Hoshina S, et al. Ceftriaxone-resistant *Neisseria gonorrhoeae*, Japan. Emerg Infect Dis 2011;17:148–149.

490. Ohnishi M, Watanabe Y, One E, et al. Spread of a chromosomal cefixime-resistant *penA* gene among different *Neisseria gonorrhoeae* lineages. Antimicrob Agents Chemother 2010;54:1060–1067.

491. Olcen P, Fredlund H. Isolation and characterization of *Neisseria meningitidis* in the vaccine era. Who needs what and when? Scand J Infect Dis 2010;42:4–11.

492. Olivieri I, Padula A, Armignacco L, et al. Septic arthritis caused by *Moraxella catarrhalis* associated with infliximab treatment in a patient with undifferentiated spondyloarthritis. Ann Rheum Dis 2004;63:105–106.

493. Orden B, Amerigo MA. Acute otitis media caused by *Neisseria lactamica*. Eur J Clin Microbiol Infect Dis 1991;10:986–987.

494. Orden B, Martinez R, Millan R, et al. Primary meningococcal conjunctivitis. Clin Microbiol Infect 2003;9:1245–1247.

495. Orden B, Martinez-Ruiz R, Gonzalez-Manjavacas C, et al. Meningococcal urethritis in a heterosexual man. Eur J Clin Microbiol Infect Dis 2004;23:646–647.

496. O'Rourke M, Ison CA, Renton AM, et al. Opa typing: a high-resolution tool for studying the epidemiology of gonorrhea. Mol Microbiol 1995;17:865–875.

497. Orvelid P, Backman A, Olcen P. PCR identification of the group A *Neisseria meningitidis* gene in cerebrospinal fluid. Scand J Infect Dis 1999;31:481–483.

498. Osaka K, Takakura T, Narukawa K, et al. Analysis of amino acid sequences of penicillin binding protein 2 in clinical isolates of *Neisseria gonorrhoeae* with reduced susceptibility to cefixime and ceftriaxone. J Infect Chemother 2008;14:195–203.

499. Ota KV, Tamari IE, Smieja M, et al. Detection of *Neisseria gonorrhoeae* and *Chlamydia trachomatis* in pharyngeal and rectal specimens using the BD ProbeTec ET system, the Gen-Probe APTIMA Combo 2 assay and culture. Sex Transm Infect 2009;85:182–186.

500. Otero L, Alvarez-Arguelles M, Villar H. The prevalence of *Neisseria gonorrhoeae* negative for proline iminopeptidase in Asturias, Spain. Sex Transm Infect 2007;83:76.

501. Page-Shafer K, Graves A, Kent C, et al. Increased sensitivity of DNA amplification testing for the detection of pharyngeal gonorrhea in men who have sex with men. Clin Infect Dis 2002;34:173–176.

502. Pai CH, Sorger S. Enhancement of recovery of *Neisseria meningitidis* by gelatin in blood culture media. J Clin Microbiol 1981;14:20–23.

503. Palmer HM, Leeming JP, Turner A. Investigation of an outbreak of ciprofloxacin-resistant *Neisseria gonorrhoeae* using a simplified *opa*-typing method. Epidemiol Infect 2001;126:219–224.

504. Palmer HM, Mallinson H, Wood RL, et al. Evaluation of the specificities of five DNA amplification methods for the detection of *Neisseria gonorrhoeae*. J Clin Microbiol 2003;41:835–837.

505. Palmer HM, Wu S, Gough KR, et al. An increase in prolyliminopeptidase-negative isolates of *Neisseria gonorrhoeae* in the United Kingdom is associated with the spread of a single clonal strain. Abstracts of the 13th International Pathogenic *Neisseria* Conference, p. 387.

506. Palmer HM, Young H, Winter A, et al. Emergence and spread of azithromycin-resistant *Neisseria gonorrhoeae* in Scotland. J Antimicrob Chemother 2008;62:490.

507. Panagea S, Biboux R, Corkill JE, et al. A case of lower respiratory tract infection caused by *Neisseria weaveri* and review of the literature. J Infect 2002;44:96–98.

508. Pancheroen C, Hongsiriwon S, Swasdichai K, et al. Epidemiology of invasive meningococcal disease in 13 government hospitals in Thailand, 1994–1999. Southeast Asian J Trop Med Public Health 2000;31:708–711.

509. Perez JL, Pulido A, Gomez E, et al. Superoxol and aminopeptidase tests for identification of pathogenic *Neisseria* species and *Moraxella catarrhalis*. Eur J Clin Microbiol Infect Dis 1990;9:421–424.

510. Perez-Losada M, Viscidi RP, Demma JC, et al. Population genetics of *Neisseria gonorrhoeae* in a high-prevalence community using hypervariable outer membrane *porB* and 13 slowly-evolving housekeeping genes. Mol Biol Evol 2005;22:1887–1902.

511. Perkins-Balding D, Ratliff-Griffin M, Stojiljkovic I. Iron transport systems in *Neisseria meningitidis*. Microbiol Mol Biol Rev 2004;68:154–171.

512. Phillips EA, Schultz TR, Tapsall JW, et al. Maltose-negative *Neisseria meningitidis* isolated from a case of male urethritis. J Clin Microbiol 1989;27:2851–2852.

513. Phipps W. Syphilis, chlamydia, and gonorrhea screening in HIV-infected patients in primary care, San Francisco, California, 2003. AIDS Patient Care STDS 2005;19:495–498.

514. Poland GA. Prevention of meningococcal disease: current use of polysaccharide and conjugate vaccines. Clin Infect Dis 2010;50:S45–S53.

515. Pomeranz HD, Storch GA, Lueder GT. Pediatric meningococcal conjunctivitis. J Pediatr Ophthalmol Strabismus 1999;36:161–163.

516. Pope CF, Hay P, Alexander S, et al. Positive predictive value of the Becton Dickinson Viper system and the ProbeTec GC Qx assay, in extract mode, for detection of *Neisseria gonorrhoeae*. Sex Transm Dis 2010;86:465–469.

517. Popovic T, Sacchi CT, Reeves MW, et al. *Neisseria meningitis* serogroup W-135 isolates associated with the ET-37 complex. Emerg Infect Dis 2000;6:428–429.

518. Porras MC, Martinez VC, Ruiz IM, et al. Acute cellulitis: an unusual manifestation of meningococcal disease. Scand J Infect Dis 2001;33:56–59.

519. Porritt RJ, Mercer JL, Munro R. Detection and serogroup determination of *Neisseria meningitidis* in CSF by polymerase chain reaction. Pathology 2000;32:42–45.

520. Potocki de Montalk G, Remaud-Simeon M, Willemot RM, et al. Amylosucrase from *Neisseria polysaccharea*: novel catalytic properties. FEBS Lett 2000;471:219–223.

521. Pugsley PM, Dworzack DL, Horowitz EA, et al. Efficacy of ciprofloxacin in the treatment of nasopharyngeal carriers of *Neisseria meningitidis*. J Infect Dis 1987;156:211–213.

522. Raja NS, Parasakthi N, Puthucheary SD, et al. Invasive meningococcal disease in the University of Malaya Medical Centre, Kuala Lumpur, Malaysia. J Postgrad Med 2006;52:23–29.

523. Raja NS, Singh NN. Bilateral orbital cellulitis due to *Neisseria gonorrhoeae* and *Staphylococcus aureus*: a previously unreported case. J Med Microbiol 2005;54:609–611.

524. Raychaudhuri M, Peall A, Page C, et al. A case of duplicitous diplococci. Sex Transm Infect 2009;85:441–442.

525. Read P, Abbott R, Pantelidis P, et al. Disseminated gonococcal infection in a homosexual man diagnosed by nucleic acid amplification testing from a skin lesion swab. Sex Transm Infect 2008;84:328–349.

526. Reddy TS, Smith D, Roy TM. Primary meningococcal pneumonia in elderly patients. Am J Med Sci 2000;319:255–257.

527. Reller BL, MacGregor RR, Beaty HN. Bactericidal antibody after colonization with *Neisseria meningitidis*. J Infect Dis 1973;127:56–62.

528. Renault CA, Hall C, Kent CK, et al. Use of NAATs for STD diagnosis of GC and CT in non-FDA cleared anatomic specimens. MLO Med Lab Obs 2006;38:10,12–16,21–22.

529. Rennie RP, Brosnikoff C, Shokoples S, et al. Multicenter evaluation of the new Vitek 2 *Neisseria-Haemophilus* identification card. J Clin Microbiol 2008;46:2681–2685.

530. Rice PA. Gonococcal arthritis (disseminated gonococcal infection). Infect Dis Clin North Am 2005;19:853–861.

531. Richards SJ, Greening AP, Enright MC, et al. Outbreak of *Moraxella catarrhalis* in a respiratory unit. Thorax 1993;48:91–92.

532. Richardson DK, Helderman T, Lovett P. Meningococcal epiglottitis in a diabetic adult patient. J Emerg Med 2012;43:634–636.

533. Riou JY, Guibourdenche M. *Neisseria polysaccharea* sp. nov. Int J Syst Bacteriol 1987;37:163–165.

534. Riou JY, Guibourdenche M, Perry MB, et al. Structure of the extracellular d-glucan produced by *Neisseria polysaccharea*. Can J Microbiol 1986;32:909–911.

535. Roberts J, Greenwood B, Stuart J. Sampling methods to detect carriage of *Neisseria meningitidis*; literature review. J Infect 2009;58:103–107.

536. Roberts L. Hitting early, epidemic meningitis ravages Nigeria and Niger. Science 2009;324:20–21.

537. Roberts MC, Chung WO, Roe D, et al. Erythromycin-resistant *Neisseria gonorrhoeae* and oral commensal *Neisseria* spp. carry known rRNA methylase genes. Antimicrob Agents Chemother 1999;43:1367–1372.

538. Roche Diagnostic Systems Inc. AMPLICOR™ *Chlamydia trachomatis/Neisseria gonorrhoeae* (CT/NG) test package insert. Branchburg, NJ: Roche Diagnostic Systems Inc; 1999.

539. Rockett R, Goire N, Limnios A, et al. Evaluation of the COBAS 4800 CT/NG test for detecting *Chlamydia trachomatis* and *Neisseria gonorrhoeae*. Sex Transm Dis 2010;86:470–473.

540. Rodriguez CN, Rodriguez-Morales AJ, Garcia A, et al. Quinolone and azithromycin-resistant *Neisseria meningitidis* serogroup C causing urethritis in a heterosexual man. Int J STD AIDS 2005;16:649–650.

541. Rompalo AM. Diagnosis and treatment of sexually acquired proctitis and proctocolitis: an update. Clin Infect Dis 1999;28(Suppl):S84–S90.

542. Rompalo AM, Hood EW, Roberts PL, et al. The acute arthritis-dermatitis syndrome. The changing importance of *Neisseria gonorrhoeae* and *Neisseria meningitidis*. Arch Intern Med 1987;147:281–283.

543. Rosenstein N, Perkins BA, Stephens DS, et al. The changing epidemiology of meningococcal disease in the United States, 1992–1996. J Infect Dis 1999;180:1894–1901.

544. Rosenstein NE, Perkins BA, Stephens DS, et al. Meningococcal disease. N Engl J Med 2001;344:1378–1388.

545. Rosenstein NE, Stocker SA, Popovic T, et al. Antimicrobial resistance of *Neisseria meningitidis* in the United States, 1997. Clin Infect Dis 2000;30:212–213.

546. Rotta AT, Asmar BI, Ballal N, et al. *Moraxella catarrhalis* ventriculitis in a child with hydrocephalus and an external ventricular drain. Pediatr Infect Dis J 1995;14:397–398.

547. Ruohala A, Meurman O, Nikkari S, et al. Microbiology of acute otitis media in children with typanostomy tubes: prevalence of bacteria and viruses. Clin Infect Dis 2006;113:1417–1422.

548. Saez-Nieto JA, Bisquert J, Dominguez J, et al. Meningitis due to a glucose-negative, maltose-negative strain of *Neisseria meningitidis*. J Infect 1986;12:85–86.

549. Saez-Nieto JA, Fontanals D, Garcia De Jalon J, et al. Isolation of *Neisseria meningitidis* strains with increase of penicillin minimal inhibitory concentrations. Epidemiol Infect 1987;99:463–469.

550. Saez-Nieto JA, Lujan R, Berron S, et al. Epidemiology and molecular basis of penicillin-resistant *Neisseria meningitidis* in Spain: a 5-year history (1985–1989). Clin Infect Dis 1992;14:394–402.

551. Saez Nieto JA, Lujan R, Martinez-Suarez JV, et al. *Neisseria lactamica* and *Neisseria polysaccharea* as possible sources of meningococcal β-lactam resistance by genetic transformation. Antimicrob Agents Chemother 1990;34:2269–2272.

552. Safton S, Cooper G, Harrison M, et al. *Neisseria canis* infection: a case report. Commun Dis Intell 1999;23:221.

553. Saginur R, Clecner B, Portnoy J, et al. Superoxol (catalase) test for identification of *Neisseria gonorrhoeae.* J Clin Microbiol 1982;15:475–477.

554. Sahm DF, Jones ME, Hickey ML, et al. Resistance surveillance of *Streptococcus pneumoniae, Haemophilus influenzae,* and *Moraxella catarrhalis* isolated in Asia and Europe, 1997–1998. J Antimicrob Chemother 2000;45:457–466.

555. Sandhu S, Feiring B, Pster P, et al. Immunogenicity and safety of a combination of two serogroup B meningococcal outer membrane vesicle vaccines. Clin Vaccine Immunol 2007;14:1062–1069.

556. Sano N, Matsunaga S, Akiyama T, et al. *Moraxella catarrhalis* bacteremia associated with vascular graft infection. J Med Microbiol 2010;59:245–250.

557. Sanyal SK, Wilson N, Twum-Danso K, et al. *Moraxella* endocarditis following balloon angioplasty of aortic coarctation. Am Heart J 1991;119:1421–1423.

558. Saperstein DA, Bennett MD, Steinberg JP, et al. Exogenous *Neisseria meningitidis* endophthalmitis. Am J Ophthalmol 1997;123:135–136.

559. Sartin JS. *Neisseria sicca* meningitis in a woman with nascent pernicious anemia. Am J Med 2000;109:175–176.

560. Saunders NB, Shoemaker DR, Brandt BL, et al. Confirmation of suspicious cases of meningococcal meningitis by PCR and enzyme-linked immunosorbent assay. J Clin Microbiol 1997;35:3215–3219.

561. Saunders NB, Zollinger WD, Rao VB. A rapid and sensitive PCR strategy employed for amplification and sequencing of *porA* from a single colony forming unit of *Neisseria meningitidis.* Gene 1993;137:153–162.

562. Saunders NJ, Jeffries AC, Peden JF, et al. Repeat-associated phase variable genes in the complete genome sequence of *Neisseria meningitidis* strain MC58. Mol Microbiol 2000;37:207–215.

563. Schachter J, Hook EW III, McCormack WM, et al. Ability of the Digene hybrid capture II assay to identify *Chlamydia trachomatis* and *Neisseria gonorrhoeae* in cervical specimens. J Clin Microbiol 1999;37:3668–3672.

564. Schachter J, Moncada J, Liska S, et al. Nucleic acid amplification tests in the diagnosis of chlamydial and gonococcal infections of the oropharynx and rectum in men who have sex with men. Sex Transm Dis 2008;35:637–642.

565. Schifman RB, Ryan KJ. *Neisseria lactamica* septicemia in an immunocompromised patient. J Clin Microbiol 1983;17:935–937.

566. Schmitz FJ, Beeck A, Perdikouli M, et al. Production of BRO β-lactamases and resistance to complement in European *Moraxella catarrhalis* isolates. J Clin Microbiol 2002;40:1546–1548.

567. Schultz TR, Tapsall JW, White PA, et al. An invasive isolate of *Neisseria meningitidis* showing decreased susceptibility to the quinolones. Antimicrob Agents Chemother 2000;45:909–911.

568. Schwam E, Cox J. Fulminant meningococcal supraglottitis: an emerging infectious syndrome. Emerg Infect Dis 1999;5:464–467.

569. Scribner RK. Neutralization of the inhibitory effect of sodium polyanethol sulfonate on *Neisseria meningitidis* in blood cultures processed with the DuPont Isolator system. J Clin Microbiol 1984;20:40–42.

570. Seidemann K, Lauten M, Gappa M, et al. Obstructive airway disease cause by *Moraxella catarrhalis* after renal transplantation. Pediatr Nephrol 2000;14:707–709.

571. Seipolt B, Dinger J, Rupprecht E, et al. Osteonecrosis after meningococcemia and disseminated intravascular coagulation. Pediatr Infect Dis J 2003;22:1021–1022.

572. Sejvar JJ, Johnson D, Popovic T, et al. Assessing the risk of laboratory-acquired meningococcal disease. J Clin Microbiol 2005;43:4811–4814.

573. Sethi S, Evans N, Grant BJ, et al. New strains of bacteria and exacerbations of chronic obstructive pulmonary disease. N Engl J Med 2002;347:465–471.

574. Shao Z, Li W, Ren J, et al. Identification of a new *Neisseria meningitidis* serogroup C clone from Anhui province, China. Lancet 2006;367:419–423.

575. Sharma S, Saffra NA, Chapnick EK. Post-traumatic polymicrobial endophthalmitis, including *Neisseria subflava.* Am J Ophthalmol 2003;136:554–555.

576. Shetty A, Nagaraj SK, Lorentz WB, et al. Peritonitis due to *Neisseria mucosa* in an adolescent receiving peritoneal dialysis. Infection 2005;33:390–392.

577. Shetty A, Ribeiro D, Evans A, et al. Gonococcal endocarditis: a rare complication of a common disease. J Clin Pathol 2004;57:780–781.

578. Simmons G, Jones N, Calder L. Equivalence of ceftriaxone and rifampicin in eliminating nasopharyngeal carriage of serogroup B *Neisseria meningitidis.* J Antimicrob Chemother 2000;45:909–911.

579. Simmons G, Martin D, Stewart J, et al. Carriage of *Neisseria meningitidis* among household contacts of patients with meningococcal disease. Eur J Clin Microbiol Infect Dis 2001;20:237–242.

580. Simmons WP. *Moraxella catarrhalis* pneumonia and bacteremia in an otherwise healthy child. Clin Pediatr 1999;38:560–561.

581. Simoes MJ, Cunha M, Almeida F, et al. Molecular surveillance of *Neisseria meningitidis* capsular switching in Portugal, 2002–2006. Epidemiol Infect 2009;137:161–165.

582. Sinave CP, Ratzan KR. Infective endocarditis caused by *Neisseria flavescens.* Am J Med 1987;82:163–164.

583. Singh K. Laboratory-acquired infections. Clin Infect Dis 2010;49:142–147.

584. Singhal S, Purnapatre KP, Kalia V, et al. Ciprofloxacin-resistant *Neisseria meningitidis,* Delhi, India. Emerg Infect Dis 2007;13:1614–1615.

585. Sinha R, Kanabar D. Meningococcal septic shock with adrenal apoplexy—Waterhouse-Friderichsen syndrome. N Z Med J 2006;119:U2096.

586. Sivalingam P, Tully AM. Acute meningococcal epiglottitis and septicaemia in a 65-year-old man. Scand J Infect Dis 1998;30:196–198.

587. Smith I, Caugant DA, Hoiby EA, et al. High case-fatality rates of meningococcal disease in Western Norway caused by serogroup C strains belonging to both sequence type (ST)-32 and ST-11 complexes, 1985–2002. Epidemiol Infect 2006;134:1195–1202.

588. Smith KR, Fisher HC III, Hook EW III. Prevalence of fluorescent monoclonal antibody-nonreactive *Neisseria gonorrhoeae* in five North American sexually transmitted disease clinics. J Clin Microbiol 1996;34:1551–1552.

589. Sneath PH, Barrett SJ. A new species of *Neisseria* from the dental plaque of the domestic cow, *Neisseria dentiae* sp. nov. Lett Appl Microbiol 1996;23:355–358.

590. Soler N, Torres A, Ewig S, et al. Bronchial microbial patterns in severe exacerbations of chronic obstructive pulmonary disease (COPD) requiring mechanical ventilation. Am J Respir Crit Care Med 1998;157:1498–1505.

591. Southern PM, Kutscher AE. Bacteremia due to *Neisseria cinerea:* report of two cases. Diagn Microbiol Infect Dis 1987;7:143–147.

592. Sow AI, Caugant DA, Cisse MF, et al. Molecular characteristics and susceptibility to antibiotics of serogroup A *Neisseria meningitidis* strains isolated in Senegal in 1999. Scand J Infect Dis 2000;32:185–187.

593. Spaargaren J, Stoof J, Fenema R, et al. Amplified fragment length polymorphism fingerprinting for identification of a core group of *Neisseria gonorrhoeae* transmitters in the population attending a clinic for sexually transmitted diseases in Amsterdam, the Netherlands. J Clin Microbiol 2001;39:2335–2337.

594. Speeleveld E, Fossepre JM, Gordts B, et al. Comparison of three rapid methods, tributyrine, 4-methylumbelliferyl butyrate, and indoxyl acetate, for rapid identification of *Moraxella catarrhalis.* J Clin Microbiol 1994;32:1362–1363.

595. Speer KP, Fitch RD. *Neisseria gonorrhoeae* foot abscess: a case report. Clin Orthop Relat Res 1988;234:209–210.

596. Spencer SE, Bash MC. Extragenital manifestations of *Neisseria gonorrhoeae.* Curr Infect Dis Rep 2006;8:132–138.

597. Spratt BG, Bowler LD, Shang QY, et al. Role of interspecies transfer of chromosomal genes in the evolution of penicillin resistance in pathogenic and commensal *Neisseria* species. J Mol Evol 1992;34:115–125.

598. Spratt BG, Zhang QY, Jones DM, et al. Recruitment of a penicillin-binding protein gene from *Neisseria flavescens* during the emergence of penicillin resistance in *Neisseria meningitidis.* Proc Natl Acad Sci U S A 1989;86:8988–8992.

599. Stansfield RE, Masterson RG, Dale BA, et al. Primary meningococcal conjunctivitis and the need for prophylaxis in close contacts. J Infect 1994;29:211–214.

600. Stanwell-Smith RE, Stuart JM, Hughes AO, et al. Smoking, the environment, and meningococcal disease: a case-control study. Epidemiol Infect 1994;112:315.

601. Starnino S, Stefanelli P, *Neisseria gonorrhoeae* Italian Study Group. Azithromycin-resistant *Neisseria gonorrhoeae* strains recently isolated in Italy. J Antimicrobi Chemother 2009;63:1200.

602. Stefanelli P, Neri A, Carattoli A, et al. Detection of resistance to rifampicin and decreased susceptibility to penicillin in *Neisseria meningitidis* by real-time multiplex polymerase chain reaction. Diagn Microbiol Infect Dis 2007;58:241–244.

603. Stefanou J, Agelopoulou AV, Sipsas NV, et al. *Moraxella catarrhalis* endocarditis: case report and review of the literature. Scand J Infect Dis 2000;32:218–219.

604. Stephens DS. Uncloaking the meningococcus: dynamics of carriage and disease. Lancet 1999;353:941–942.

605. Stephens DS. Biology and pathogenesis of the evolutionarily successful, obligate human bacterium *Neisseria meningitidis.* Vaccine 2009;27(Suppl 2):B71–B77.

606. Stolte IG, Dukers NH, de Wit JB, et al. Increases in sexually transmitted infections among homosexual men in Amsterdam in relation to HAART. Sex Transm Infect 2001;77:184–186.

607. Stotka JL, Rupp ME, Meier FA, et al. Meningitis due to *Neisseria mucosa:* case report and review. Rev Infect Dis 1991;13:837–841.

608. Su X, Jiang F, Quimuge S, et al. Surveillance of antimicrobial susceptibilities in *Neisseria gonorrhoeae* in Nanjing, China, 1999–2006. Sex Transm Dis 2007;34:1–7.

609. Sugiyama H, Ogata E, Shimamoto Y, et al. Bacteremic *Moraxella catarrhalis* pneumonia in a patient with immunoglobulin deficiency. J Infect Chemother 2000;6:61–62.

610. Swartley JS, Marfin AA, Edupuganti S, et al. Capsule switching of *Neisseria meningitidis*. Proc Natl Acad Sci 1997;94:271–276.

611. Sy MG, Roninson JL. Community-acquired *Moraxella catarrhalis* pneumonia in previously healthy children. Pediatr Pulmonol 2010;45:674–678.

612. Tabrizi SN, Unemo M, Limnios AE, et al. Evaluation of six commercial nucleic acid amplification tests for detection of *Neisseria gonorrhoeae* and other *Neisseria* species. J Clin Microbiol 2011;49:3610–3615.

613. Taegtmeyer M, Saxena R, Corkill JE, et al. Ciprofloxacin treatment of bacterial peritonitis associated with chronic ambulatory peritoneal dialysis caused by *Neisseria cinerea*. J Clin Microbiol 2006;44:3040–3041.

614. Taha MK. Simultaneous approach for nonculture PCR-based identification and serogroup prediction of *Neisseria meningitidis*. J Clin Microbiol 2000;38:855–857.

615. Taha MK, Achtman M, Alonso JM, et al. Serogroup W-135 meningococcal disease in Hajj pilgrims. Lancet 2000;356:2159.

616. Taha MK, Parent DC, Schlumberger M, et al. *Neisseria meningitidis* serogroups W-135 and A were equally prevalent among meningitis cases occurring at the end of the 2001 epidemics in Burkina Faso and Niger. J Clin Microbiol 2002;40:1083–1084.

617. Taha MK, Vazquez JA, Hong E, et al. Target gene sequencing to characterize the penicillin G susceptibility of *Neisseria meningitidis*. Antimicrob Agents Chemother 2007;51:2784–2792.

618. Takahashi H, Kuroki T, Wantanabe Y, et al. Reliability of the detection of meningococcal γ-glutamyl transpeptidase as an identification marker for *Neisseria meningitidis*. Microbiol Immunol 2004;48:485–487.

619. Takahashi H, Tanaka H, Inouye H, et al. Isolation from a healthy carrier and characterization of a *Neiseria meningitidis* strain that is deficient in γ-glutamyl aminopeptidase activity. J Clin Microbiol 2002;40:3035–3037.

620. Tanaka M, Matsumoto T, Kobayashi T, et al. Emergence of in vitro resistance to fluoroquinolones in *Neisseria gonorrhoeae* isolated in Japan. Antimicrob Agents Chemother 1995;39:2367–2370.

621. Tanaka M, Nakayama H, Huruya K, et al. Analysis of mutations within mutliple genes associated with resistance in a clinical isolate of *Neisseria gonorrhoeae* with reduced ceftriaxone susceptibility that shows a multidrug-resistant phenotype. Int J Antimicrob Agents 2006;27:20–26.

622. Tappero JW, Lagos B, Ballesteros AM, et al. Immunogenicity of two serogroup B outer membrane protein meningococcal vaccines: a randomized controlled trial in Chile. JAMA 1999;281:1520–1527.

623. Tapsall J. Antibiotic resistance in *Neisseria gonorrhoeae*. Clin Infect Dis 2005;41:S263–S268.

624. Tapsall J. *Neisseria gonorrhoeae* and emerging resistance to extended spectrum cephalosporins. Curr Opin Infect Dis 2009;22:87–91.

625. Tapsall JW, Lovett R, Munro R. Failure of 500 mg ciprofloxacin therapy in male urethral gonorrhea. Med J Aust 1992;156:143.

626. Tapsall JW, Ndowa F, Lewis DA, et al. Meeting the public health challenge of multidrug–and extensively multidrug-resistant *Neisseria gonorrhoeae*. Expert Rev Anti Infect Ther 2009;7:821–834.

627. Tapsall JW, Phillips EA, Schultz TR, et al. Quinolone-resistant *Neisseria gonorrhoeae* isolated in Sydney, Australia, 1991 to 1995. Sex Transm Dis 1996;23:425–428.

628. Tapsall JW, Phillips EA, Schultz TR, et al. Strain characteristics and antibiotic susceptibility of isolates of *Neisseria gonorrhoeae* causing disseminated gonococcal infection in Australia. Int J STD AIDS 1992;3:273–277.

629. Tapsall JW, Schutze TR, Limnios EA, et al. Failure of azithromycin therapy in gonorrhea and discorrelation with laboratory test parameters. Sex Transm Dis 1998;25:505.

630. Taylor SN, Van Der Pol B, Lillis R, et al. Clinical evaluation of the BD ProbeTec™ Chlamydia trachomatis Qx amplified DNA assay on the BD Viper™ system with XTR⁻ technology. Sex Transm Dis 2011;38:603–609.

631. Telfer Brunton WA, Young H, Fraser DR. Isolation of *Neisseria lactamica* from the female genital tract: a case report. Br J Vener Dis 1980;56:325–326.

632. Teyssou R, Muros-Le Rouzic E. Meningitis epidemics in Africa: a brief overview. Vaccine 2007;25(Suppl 1):A3–A7.

633. Thompson EC, Brantley D. Gonococcal endocarditis. J Natl Med Assoc 1996;88:353–356.

634. Thornsberry C, Jones ME, Hickey ML, et al. Resistance surveillance of *Streptococcus pneumoniae*, *Haemophilus influenzae*, and *Moraxella catarrhalis* isolated in the United States. J Antimicrob Chemother 1999;44:749–759.

635. Thorsson B, Haraldsdottir V, Kristjansson M. *Moraxella catarrhalis* bacteremia: a report on three cases and review of the literature. Scand J Infect Dis 1998;30:105–109.

636. Thulin S, Olcen P, Fredlund H, et al. Total variation in the *penA* gene of *Neisseria meningitidis*: correlation between susceptibility to β-lactam antibiotics and *penA* gene heterogeneity. Antimicrob Agents Chemother 2006;50:3317–3324.

637. Tikly M, Diese M, Zannettou N, et al. Gonococcal endocarditis in a patient with systemic lupus erythematosus. Br J Rheumatol 1997;36:270–272.

638. Tipple C, Smith A, Bakowska E, et al. Corneal perforation requiring corneal grafting: a rare complication of gonococcal eye infection. Sex Transm Infect 2010;86:447–448.

639. Trees DL, Schultz AJ, Knapp JS. Use of the neisserial lipoprotein (Lip) for subtyping *Neisseria gonorrhoeae*. J Clin Microbiol 2000;38:2914–2916.

640. Tritton D, Watts T, Sieratzki JS. Peri-orbital cellulitis and sepsis by *Branhamella catarrhalis*. Eur J Pediatr 1998;157:611–612.

641. Trojian TH, Lishnak TS, Heiman D. Epididymitis and orchitis: an overview. Am Fam Physician 2009;79:583–587.

642. Tronel H, Chaudemanche H, Pechier N, et al. Endocarditis due to *Neisseria mucosa* after tongue piercing. Clin Microbiol Infect 2001;7:275–276.

643. Trotter CL, Ramsay ME. Vaccination against meningococcal disease in Europe: review and recommendations for the use of conjugate vaccines. FEMS Microbiol Rev 2007;31:101–107.

644. Tsai CM, Boykins R, Frasch CE. Heterogeneity and variation of among *Neisseria meningitidis* lipopolysaccharides. J Bacterial 1983;155:498–504.

645. Turner A, Jephcott AE, Gough KR. Tetracycline-resistant meningococci. Lancet 1988;1:1454.

646. Turner PC, Southern KW, Spencer NJ, et al. Treatment failure in meningococcal meningitis. Lancet 1990;335:732–733.

647. Tzanakaki G, Blackwell CC, Kremastinou J, et al. Antibiotic sensitivities of *Neisseria meningitidis* isolates from patients and carriers in Greece. Epidemiol Infect 1992;108:449–455.

648. Tzeng YL, Stephens DS. Epidemiology and pathogenesis of *Neisseria meningitidis*. Microbes Infect 2000;2:687–700.

649. Unemo M, Berglund T, Olcen P, et al. Pulsed-field gel electrophoresis as an epidemiological tool for *Neisseria gonorrhoeae*: identification of clusters within serovars. Sex Transm Dis 2002;29:25–31.

650. Unemo M, Golparian D, Syversen G, et al. Two cases of verified clinical failures using internationally recommended first-line cefixime for gonorrhoeae treatment, Norway, 2010. Eurosurveillance 2010;15:19721–19723.

651. Unemo M, Olcen P, Berglund J, et al. Molecular epidemiology of *Neisseria gonorrhoeae*: sequence analysis of the *porB* gene confirms presence of two circulating strains. J Clin Microbiol 2002;40:3741–3749.

652. Unemo M, Palmer HM, Blackmore T, et al. Global transmission of prolyliminopeptidase-negative *Neisseria gonorrhoeae* strains: implications for changes in diagnostic strategies. Sex Transm Infect 2007;83:47–51.

653. United States Department of Health and Human Services, Centers for Disease Control and Prevention, National Institutes of Health. Appendix 1. Biosafety in microbiological and biomedical laboratories (BM BL). In Fleming DO, Hunt DL, eds. Biological Safety: Principles and Practices. 3rd Ed. Washington, DC: ASM Press, 2000:609–700.

654. Uriz S, Pineda V, Grau M, et al. *Neisseria meningitidis* with reduced sensitivity to penicillin: observation in 10 children. Scand J Infect Dis 1991;23:171–174.

655. Urra E, Alkorta M, Sota M, et al. Orogenital transmission of *Neisseria meningitidis* sergroup C confirmed by genotyping techniques. Eur J Clin Microbiol Infect Dis 2005;24:51–53.

656. Urwin R, Kaczmarski EB, Guiver M, et al. Amplification of the meningococcal *porB* gene for non-culture serotype characterization. Epidemiol Infect 1998;120:257–262.

657. Urwin R, Maiden MC. Multi-locus sequence typing: a tool for global epidemiology. Trends Microbiol 2003;11:479–487.

658. Valenza G, Ruoff C, Vogel U, et al. Microbiological evaluation of the new vitek 2 *Neisseria-Haemophilus* identification card. J Clin Microbiol 2007;45:3493–3497.

659. Valenzuela GA, Davis TD, Pizzani E, et al. Infective endocarditis due to *Neisseria sicca* and associated with intravenous drug abuse. South Med J 1992;85:929.

660. Vandamme P, Holmes B, Bercovier H, et al. Classification of Centers for Disease Control group eugenic fermenter (EF)-4a and EF-4b and *Neisseria animaloris* and *Neisseria zoodegmatis* sp. nov., respectively. Int J Syst Evol Microbiol 2006;56:1801–1805.

661. van den Dobbelsteen GP, van Dijken HH, Pillai S, et al. Immunogenicity of a combination vaccine containing pneumococcal conjugates and meningococcal PorA OMVs. Vaccine 2007;25:2491–2496.

662. Van Der Pol B, Ferrero DV, Buck-Barrington L, et al. Multicenter evaluation of the BD ProbeTec ET system for detection of *Chlamydia trachomatis* and *Neisseria gonorrhoeae* in urine specimens, female endocervical swabs, and male urethral swabs. J Clin Microbiol 2001;39:1008–1016.

663. Van Der Pol B, Martin DH, Schachter J, et al. Enhancing the specificity of the COBAS AMPLICOR CT/NG test for *Neisseria gonorrhoeae* by retesting specimens with equivocal results. J Clin Microbiol 2001;39:3092–3098.

664. Van Der Pol B, Williams JA, Smith NJ, et al. Evaluation of the digene hybrid capture II assay with the rapid capture system for detection of *Chlamydia trachomatis* and *Neisseria gonorrhoeae*. J Clin Microbiol 2002;40:3558–3564.

665. Van Deuren M, Brandtzaeg P, van der Meer JW. Update on meningococcal disease with emphasis on pathogenesis and clinical management. Clin Microbiol Rev 2000;12:144–166.

666. Van Doornum GJ, Schouls LM, Piji A, et al. Comparison between the LCx probe system and the COBAS AMPLICOR system for detection of *Chlamydia trachomatis* and *Neisseria gonorrhoeae* infections in patients attending a clinic for treatment of sexually transmitted diseases in Amsterdam, The Netherlands. J Clin Microbiol 2001;39:829–835.

667. Van Dyck E, Ieven M, Pattyn S, et al. Detection of *Chlamydia trachomatis* and *Neisseria gonorrhoeae* by enzyme immunoassay, culture, and three nucleic acid amplification tests. J Clin Microbiol 2001;39:1751–1756.

668. Van Dyck E, Smet H, Piot P. Comparison of Etest with agar dilution for antimicrobial susceptibility testing of *Neisseria gonorrhoeae*. J Clin Microbiol 1994;32:1586–1588.

669. Vaneechoutte M, Verschraegen G, Claeys G, et al. Rapid identification of *Branhamella catarrhalis* with 4-methylumbelliferyl butyrate. J Clin Microbiol 1988;26:1227–1228.

670. Vaneechoutte M, Verschraegen G, Claeys G, et al. Respiratory tract carrier rates of *Moraxella* (*Branhamella*) *catarrhalis* in adults and children and interpretation of the isolation of *M. catarrhalis* from sputum. J Clin Microbiol 1990;28:2674–2680.

671. Van Esso D, Fontanels D, Uriz S, et al. *Neisseria meningitidis* strains with decreased susceptibiliy to penicillin. Pediatr Infect Dis 1987;6:438–439.

672. Van Hare GF, Shurin PA, Marchant CD, et al. Acute otitis media caused by *Branhamella catarrhalis*: biology and therapy. Rev Infect Dis 1987;9:16–27.

673. Van Horn KG, Audette CD, Sebeck D, et al. Comparison of the Copan ESwab System with two amies agar swab transport systems for maintenance of microorganism viability. J Clin Microbiol 2008;46:1655–1658.

674. Varady F, Nsanze H, Slattery T. Gonococcal scalp abscess in a neonate delivered by caesarean section. Sex Transm Infect 1998;74:451.

675. Vazquez JA. Resistance testing of meningococci: the recommendations of the European Monitoring Group on Meningococci. FEMS Microbiol Rev 2007;31:97–100.

676. Vazquez JA, Arreaza L, Block C, et al. Interlaboratory comparison of agar dilution and etest methods for determining the MICs of antibiotics used in management of *Neisseria meningitidis* infections. Antimicrob Agents Chemother 2003;47:3430–3434.

677. Velusamy L, Mohanty MJ. *Moraxella* and *Kluyvera* peritonitis in a CAPD patient with human immunodeficiency virus. Perit Dial Int 2003;23:611–612.

678. Vermeij CG, van Dam SW, Oosterkamp HM, et al. *Neisseria subflava* biovar *perflava* peritonitis in a continuous cyclic peritoneal dialysis patient. Nephrol Dial Transplant 1999;14:1608.

679. Viagappan GM, Cudlip S, Lee PY, et al. Brain abscess caused by infection with *Moraxella catarrhalis* following a penetrating injury. J Infect 1998;36:130–131.

680. Vienne P, Ducos-Galand M, Guiyoule A, et al. The role of particular strains of *Neisseria meningitidis* in meningococcal arthritis, pericarditis, and pneumonia. Clin Infect Dis 2003;37:1639–1642.

681. Viscidi RP, Demma JC. Genetic diversity of *Neisseria gonorrhoeae* housekeeping genes. J Clin Microbiol 2003;41:197–204.

682. Viscidi RP, Demma JC, Gu J, et al. Comparsion of sequencing of the *porA* gene and typing of the *opa* gene for discrimination of *Neisseria gonorrhoeae* strains from sexual contacts. J Clin Microbiol 2000;38:4430–4438.

683. Waage A, Brandtzaeg P, Halstensen A, et al. The complex pattern of cytokines in serum from patients with meningococcal septic shock. J Exp Med 1989;169:333–338.

684. Wagenvoort JH, Van der Willigen AH, Van Vliet HJ, et al. Resistance of *Neisseria gonorrhoeae* to enoxacin. J Antimicrob Chemother 1986;18:429–430.

685. Wakui D, Nagashima G, Otsuka Y, et al. A case of meningitis due to *Neisseria subflava* after ventriculostomy. J Infect Chemother 2012;18:115–118.

686. Walsh A, O'Rourke FO, Crowley B. Molecular detection and confirmation of *Neisseria gonorrhoeae* in urogenital and extragenital specimens using the Abbott the CT/NG RealTime assay in an in-house assay targeting the *porA* pseudogene. Eur J Clin Microbiol Infect Dis 2011;30:561–567.

687. Walton DT. Fluorescent antibody-negative penicillinase-producing *Neisseria gonorrhoeae*. J Clin Microbiol 1989;27:1885–1886.

688. Wang CY, Chuang YM, Teng LJ, et al. Bacteremic pneumonia caused by *Neisseria lactamica* with reduced susceptibility to penicillin and ciprofloxacin in an adult with liver cirrhosis. J Med Microbiol 2006;55:1151–1152.

689. Wang SA, Lee MV, O'Connor N, et al. Multidrug resistant *Neisseria gonorrhoeae* with decreased susceptibility to cefixime—Hawaii, 2001. Clin Infect Dis 2003;37:849–852.

690. Watanakunakorn C, Thomson RB. Septicemia due to a maltose-positive, glucose-negative strain of group C *Neisseria meningitidis*. J Clin Microbiol 1983;18:436–437.

691. Weidlich L, Baethgen LF, Mayer LW, et al. High prevalence of *Neisseria meningitidis* hypervirulent lineages and the emergence of W-135:P1.5,2:ST-11 clone in Southern Brazil. J Infect 2008;57:324–331.

692. Welch WD, Cartwright G. Fluorescent monoclonal antibody compared with carbohydrate utilization for rapid identification of *Neisseria gonorrhoeae*. J Clin Microbiol 1988;26:293–296.

693. Westrom I, Joesoef R, Reynolds G, et al. Pelvic inflammatory disease and infertility: a cohort study of 1844 women with laparoscopically verified disease and 657 control women wih normal laparoscopic results. Sex Transm Dis 1992;19:185–192.

694. Whiley DM, Athena-Limnios E, Ray S, et al. Diversity of *penA* alterations and subtypes in *Neisseria gonorrhoeae* strains from Sydney, Australia, that are less susceptible to ceftriaxone. Antimicrob Agents Chemother 2007;51:3111–3116.

695. Whiley DM, Tapsall JW, Sloots TP. Nucleic acid amplification testing for *Neisseria gonorrhoeae*: an ongoing challenge. J Mol Diagn 2006;8:3–15.

696. Whittington WL, Rice RJ, Biddle JW, et al. Incorrect identification of *Neisseria gonorrhoeae* from infants and children. Pediatr Infect Dis J 1988;7:3–10.

697. Wilder-Smith A. Meningococcal vaccine for travelers. Curr Opin Infect Dis 2007;20:454–460.

698. Wilder-Smith A, Barkham T, Chew SK, et al. Absence of *Neisseria meningitidis* serogroup W-135 electrophoretic type 37 during the Hajj, 2002. Emerg Infect Dis 2003;9:734–737.

699. Wilder-Smith A, Goh KT, Barkham T, et al. Hajj-associated outbreak strain of *Neisseria meningitidis* serogroup W-135: estimates of the attack rate in a defined population and the risk of invasive disease developing in carriers. Clin Infect Dis 2003;36:679–683.

700. William DC, Felman YM, Riccardi NB, et al. The utility of anoscopy in the rapid diagnosis of symptomatic anorectal gonorrhea in men. Sex Transm Dis 1981;8:16–17.

701. Winstead JM, McKinsey DS, Tasker S, et al. Meningococcal pneumonia: characterization and review of cases seen over the past 25 years. Clin Infect Dis 2000;30:87–94.

702. Wolfgang WJ, Carpenter AN, Cole JA, et al. *Neisseria wadsworthii* sp. nov. and *Neisseria shayeganii* sp. nov., isolated from clinical specimens. Int J Syst Evol Microbiol 2011;61:91–98.

703. Won D, Dongheui A, Kim MN, et al. A case of bacteremia by *Neisseria gonorrhoeae* coincident with massive hemorrhage of esophageal varices. Korean J Lab Med 2011;31:118–121.

704. Wong JD, Janda JM. Association of an important *Neisseria* species, *Neisseria elongata* subsp. *nitroreducens*, with bacteremia, endocarditis, and osteomyelitis. J Clin Microbiol 1992;30:719–720.

705. Woods CR, Smith AL, Wasilauskas BL, et al. Invasive disease caused by *Neisseria meningitidis* relatively resistant to penicillin in North Carolina. J Infect Dis 1994;170:453–456.

706. Workowski KA, Berman SM, Douglas JM Jr. Emerging antimicrobial resistance in *Neisseria gonorrhoeae*: urgent need to strengthen prevention strategies. Ann Intern Med 2008;148:606–613.

707. World Health Organization. Meningococcal disease in the Philippines—Update. http://www.who.int/csr/don/2005_01_19a/en. Accessed January 19, 2005.

708. Wu HM, Harcourt BH, Hatcher CP, et al. Emergence of ciprofloxacin-resistant *Neisseria meningitidis* in North America. N Eng J Med 2009;360:886–892.

709. Xia M, Whittington WL, Holmes KK, et al. Pulsed-field gel electrophoresis for genomic analysis of *Neisseria gonorrhoeae*. J Infect Dis 1995;171:455–458.

710. Xie HX, Yokota A. Phylogenetic analysis of *Alysiella* and related genera of *Neisseriaceae*: proposal of *Alysiella crassa* comb. nov., *Conchiformibium steedae* gen. nov. comb. nov., *Conchiformibium kuhniae* sp. nov., and *Bergeriella denitrificans* gen. nov., comb. nov. J Gen Appl Microbiol 2005;51:1–10.

711. Yazdankhah SP, Caugant DA. *Neisseria meningitidis*: an overview of the carriage state. J Med Microbiol 2004;53:821–832.

712. Yeung KH, Ng LK, Dillon JR. Evaluation of Etest for testing antimicrobial susceptibilities of *Neisseria gonorrhoeae* isolates with different growth media. J Clin Microbiol 1993;31:3053–3055.

713. Yeung WL, Yam KL, Chan WM, et al. Red eyes as the initial presentation of systemic meningococcal infection. J Pediatr Child Health 2003;39:390–391.

714. Yokoi S, Deguchi T, Ozawa T, et al. Threat to cefixime treatment for gonorrhea. Emerg Infect Dis 2007;13:1275–1277.

715. Young LS, Moyes A. Comparative evaluation of accuprobe culture identification test for *Neisseria gonorrhoeae* and other rapid methods. J Clin Microbiol 1993;31:1996–1999.

716. Yusuf HR, Rochat RW, Baughman WS, et al. Maternal cigarette smoking and invasive meningococcal disease: a cohort study among children in metropolitan Atlanta, 1989–1996. Am J Public Health 1999;89:712–717.

717. Zacks DN. *Neisseria meningitidis* endophthalmitis. Ophthalmology 2004;111:1432–1433.

718. Zarontonelli L, Borthagaray G, Lee EH, et al. Decreased susceptibility to azithromycin and erythromycin mediated by a novel *mtr(R)* promoter mutation in *Neisseria gonorrhoeae*. J Antimicrob Chemother 2001;47:651–654.

719. Zavascki AP, Fritscher L, Superti S, et al. First case report of *Neisseria lactamica* causing cavitary lung disease in an adult organ transplant recipient. J Clin Microbiol 2006;44(7):2666–2668.

720. Zeidan A, Tariq S, Faltas B, et al. A case of primary meningococcal pericarditis caused by *Neisseria meningitidis* serotype Y with rapid evolution into cardiac tamponade. J Gen Intern Med 2008;23:1532–1535.

721. Zenilman JM, Nims LJ, Menegus MA, et al. Spectinomycin-resistant gonococcal infections in the United States. J Infect Dis 1987;156:1002–1004.

722. Zhang X, Shao Z, Zhu Y, et al. Genetic characteristics of serogroup A meningococci circulating in China, 1956–2005. Clin Microbiol Infect 2008;14:555–561.

723. Zhu P, Tsang RS, Tsai CM. Nonencapsulated Neisseria meningitidis strain produces amylopectin from sucrose: altering the concept for differentiation between N. meningitidis and N. polysaccharea. J Clin Microbiol 2003;41:273–278.

CAPÍTULO 12

Cocos grampositivos

Parte I. Estafilococos y cocos grampositivos relacionados

Con la excepción de *Enterobacteriaceae*, las bacterias grampositivas, particularmente los cocos, son los microorganismos aislados con mayor frecuencia de muestras clínicas. Estas bacterias se encuentran ampliamente distribuidas en la naturaleza y pueden aislarse del ambiente o como habitantes comensales de la piel, las membranas mucosas y otras zonas en humanos y animales. A veces, la ubicuidad de estas bacterias grampositivas en la naturaleza dificulta la interpretación de su aislamiento de muestras de pacientes, a menos que las manifestaciones clínicas de un proceso de enfermedad infecciosa sean evidentes. El aislamiento de estos microorganismos de muestras siempre debe correlacionarse con el estado clínico del paciente antes de que pueda establecerse su repercusión en un proceso infeccioso.

Aunque las bacterias grampositivas pueden causar infección por multiplicación por vía local y sistémica, algunos microorganismos pueden multiplicarse en una zona localizada y ejercer sus efectos patógenos mediante la producción de exotoxinas o enzimas que actúan en zonas distantes. Las toxinas estafilocócicas son responsables de intoxicación alimentaria, síndrome estafilocócico de la piel escaldada (SEPE) y síndrome del *shock* tóxico (SST).[303,304] Este último (*véase* el cap. 13) es una entidad clínica cuyos signos y síntomas de infección y características patológicas se deben en gran parte a los efectos de las exotoxinas. Por otro lado, las bacterias gramnegativas poseen endotoxinas, que es la porción de lípidos lipopolisacáridos en la membrana externa. Las infecciones sistémicas con bacterias gramnegativas pueden causar *shock* endotóxico, el cual se caracteriza por hipotensión, colapso vascular y, a veces, la muerte. Esto ocurre con mayor frecuencia cuando los microorganismos gramnegativos ingresan al torrente sanguíneo.

Como cada vez se reconocen más especies estafilocócicas en infecciones humanas y el hallazgo de multirresistencia a antibióticos en aislamientos frecuentes y poco frecuentes, es imprescindible que el microbiólogo clínico conozca los métodos actuales para caracterizar estos microorganismos. Este capítulo abordará la importancia clínica y los procedimientos de laboratorio para aislar e identificar estafilococos y microorganismos relacionados. El capítulo 13 tratará acerca de los estreptococos y bacterias similares, mientras que las pruebas de sensibilidad a antibióticos de estos grupos bacterianos se abordarán en el capítulo 17.

Taxonomía de estafilococos y cocos grampositivos relacionados

La taxonomía de los estafilococos y cocos grampositivos relacionados ha tenido importantes modificaciones con la aplicación de métodos moleculares y quimiotaxonómicos, los cuales han documentado la diversidad de microorganismos en los géneros *Staphylococcus*, *Micrococcus*, *Macrococcus* y *Rothia*. En el volumen 3 de la versión revisada del *Manual de Microbiología Sistemática de Bergey*, los géneros *Staphylococcus* y *Macrococcus* se clasifican en la familia *Staphylococcaceae*, orden *Bacillales*, filo *Firmicutes*, mientras que los géneros *Micrococcus*, *Rothia* y cocos relacionados están distribuidos entre las familias *Dermacoccaceae* y *Micrococcaceae* del filo *Actinobacteria* (recuadro 12-1). Todos los miembros anteriores del género *Stomatococcus* ahora pertenecen al género *Rothia*.[47,109]

El género *Micrococcus* ha experimentado una amplia disección taxonómica basada en la secuencia de ADNr 16S.[512] Originalmente, el género *Micrococcus* incluyó nueve especies: *M. luteus*, *M. lylae*, *M. varians*, *M. roseus*, *M. agilis*, *M. kristinae*, *M. nishinomiyaensis*, *M. sedentarius* y *M. halobius*. En 1995, *M. roseus*, *M. varians* y *M. kristinae* se transfirieron al género *Kocuria* como *K. rosea*, *K. varians* y *K. kristinae*, respectivamente, mientras que *M. halobius*, *M. nishinomiyaensis* y *M. sedentarius* se colocaron en tres géneros diferentes, como *Nesterenkonia halobia*, *Kytococcus sedentarius* y *Dermacoccus nishinomiyaensis*, respectivamente. *M. agilis* se reclasificó en el género *Arthrobacter* como *A. agilis*. Desde la disección del género *Micrococcus* en estos géneros que comenzó en 1995, se han descrito varias otras especies de los géneros *Micrococcus*, *Dermacoccus*, *Kocuria*, *Kytococcus* y *Nesterenkonia*. La mayoría de las especies que pertenecen a estos géneros se han aislado del aire, suelo, diversos ambientes extremos (p. ej., sedimentos y barro marinos, y lodo activado) y alimentos (por lo general, mariscos fermentados). Inicialmente, los diversos géneros se delimitaron entre sí en función de un análisis quimiotaxonómico (menaquinonas, ácidos grasos, caracterización de lípidos polares y composición de peptidoglicanos) y datos filogenéticos (secuenciación del ADNr 16S). Las especies dentro de los géneros han seguido caracterizándose mediante otros análisis genotípicos y resultados de pruebas fenotípicas (asimilación de hidratos de carbono y acidificación, ureasa, producción de acetoína y actividades enzimáticas). En general, estas bacterias "similares a *Micrococcus*" son cocos en diversos órdenes celulares o bacilos cortos. Los micrococos y especies afines son cocos grampositivos ligeramente más grandes que las células estafilocócicas. Los micrococos miden 1-1.8 μm de diámetro, mientras que los estafilococos 0.5-1.5 μm. Las células se organizan principalmente como pares, tétradas y racimos irregulares. Estos microorganismos se denominarán *micrococos y especies afines* en el resto de este capítulo. Las colonias de la mayoría de las especies son pigmentadas y todas son catalasa positivas; los resultados de la prueba de la oxidasa varían entre las especies.

Rothia mucilaginosa, un miembro anterior del género *Stomatococcus*, es un coco grampositivo encapsulado que forma parte de la flora microbiana respiratoria humana habitual.[47] En función de la secuenciación de ADNr 16S y los datos quimiotaxonómicos, este microorganismo está más directamente relacionado con microbios del género *Rothia*, que también incluye *R. dentocariosa*, *R. nasimurium* (un microorganismo que se encontró en las narinas de ratones), *R. aeria*, *R. amarae* y *R. terrae*.[109] Mientras que *R. mucilaginosa* y *R. nasimurium* son cocos grampositivos, las otras especies de *Rothia* son bacilos corineformes grampositivos que a veces muestran ramificación rudimentaria. Debido a su morfología cócica, en este capítulo se describirá a *R. mucilaginosa*, mientras que las otras especies de *Rothia* se describirán en el capítulo 14.

Los miembros del género *Macrococcus* son aislados de animales que aparecen como cocos grampositivos grandes, cuyas células individuales miden 1.0-2.5 μm de diámetro. Los macrococos tienen menos secuencias de ARNr 16S en común con los estafilococos, poseen un mayor contenido de G + C en su ADN, carecen de ácidos teicoicos en la pared celular y generan patrones de ribotipos únicos. Los miembros del género *Macrococcus* están relacionados con el "grupo *S. sciuri*" de los estafilococos, que son las únicas especies estafilocócicas oxidasa positivas. El género *Macrococcus*

Clasificación de los estafilococos y bacterias similares

Clase	Orden	Suborden	Familia	Géneros
"Bacilos"	Bacillales		Staphylococcaceae	Gemella, Jeotgalicoccus, Macrococcus, Nosocomiicoccus, Salinicoccus, Staphylococcus
Actinobacteria	Actinomycetales	Micrococcineae	Dermacoccaceae	Demetria, Dermacoccus, Kytococcus, Yamilla
			Micrococcaceae	Arthrobacter, Kocuria, Micrococcus, Nesterenkonia, Renibacterium, Rothia (incluye especies anteriores de Stomatococcus)

incluye siete especies animales: *M. equipercicus* y *M. caroselicus* (caballos), *M. bovicus* (ganado), *M. caseolyticus* (anteriormente *Staphylococcus caseolyticus*, productos lácteos, carnes y ballenas piloto), así como *M. brunensis, M. hajekii* y *M. lamae* (piel de llamas).[281,344] Estos microorganismos no se han relacionado con infecciones humanas.

Importancia clínica de estafilococos y cocos grampositivos relacionados

Actualmente, el género *Staphylococcus* se compone de varias especies, muchas de las cuales pueden encontrarse en muestras clínicas humanas (recuadro 12-2). Los estafilococos son cocos grampositivos inmóviles, no formadores de esporas y catalasa positivos. Estos microorganismos están dispuestos en células individuales, pares, tétradas y cadenas cortas, pero aparecen predominantemente como racimos similares a uvas. La mayoría de las especies son anaerobias facultativas, salvo *S. aureus* subespecie *anaerobius* y *S. saccharolyticus*. Ambas especies crecen por vía anaerobia y, a diferencia de las especies facultativas, suelen ser catalasa negativas. En general, los estafilococos se encuentran en la piel y las membranas mucosas de humanos y otros animales. En algunos casos, esta asociación es muy específica. Por ejemplo, *S. capitis* subespecie *capitis* es una parte del microbioma habitual de la piel humana y las glándulas sebáceas del cuero cabelludo, la frente y el cuello, mientras que *S. auricularis* se encuentra principalmente en el canal auditivo externo.[285,286] Algunas especies sólo se observan en animales y se reconocen como patógenos veterinarios. Por ejemplo, *S. hyicus* provoca dermatitis infecciosa en cerdos, y *S. intermedius* se ha aislado de varios tipos de infecciones en perros, como infecciones cutáneas y del sistema reproductivo, mastitis y heridas.[134,204,205] Esta última especie también se aisló de mordeduras de perros en humanos.[529] *S. delphini, S. felis, S. schleiferi* subespecie *coagulans* y *S. lutrae* provocan procesos infecciosos en delfines, gatos domesticados, perros y nutrias marinas, respectivamente.[162,241,242,569] Las personas pueden colonizarse o infectarse con estos microorganismos con el contacto frecuente o directo con animales (p. ej., veterinarios, trabajadores de zoológicos y agricultores). Algunos de los estafilococos patógenos en humanos y animales producen una enzima llamada *coagulasa*, cuya detección se utiliza en el laboratorio para identificar estos microbios.[204,569] Entre los estafilococos, se observan con mayor frecuencia la especie coagulasa positiva *S. aureus* y dos especies coagulasa negativas, *S. epidermidis* y *S. saprophyticus*, en infecciones humanas.

Staphylococcus aureus *subespecie* aureus

S. aureus es, por mucho, el patógeno humano más importante de los estafilococos. Se encuentra en el entorno exterior y en las narinas del 20-40% de los adultos. Otros sitios de colonización incluyen pliegues cutáneos intertriginosos, perineo, axilas y vagina. Aunque este microorganismo suele ser una parte de la microflora humana habitual, puede provocar infecciones oportunistas importantes en las condiciones adecuadas. Algunos de los factores que pueden predisponer a una persona a graves infecciones por *S. aureus* son:

- Anomalías en la quimiotaxis de leucocitos, ya sean congénitas (p. ej., síndromes de Wiskott-Aldrich, Down, Job y Chediak-Higashi) o adquiridas (p. ej., diabetes mellitus y artritis reumatoide).
- Anomalías en la opsonización por anticuerpos secundarias a hipogammaglobulinemias congénitas o adquiridas, o deficiencia del factor de complemento (en especial C3 y C5).
- Anomalías en la destrucción intracelular de bacterias tras la fagocitosis, debido a su incapacidad para activar el sistema de la oxidasa fija a la membrana, que deriva en la ausencia de peróxidos y superóxido de las vacuolas fagocíticas (p. ej., enfermedad granulomatosa crónica, leucemia linfoblástica y leucemia mielógena aguda y crónica).
- Lesiones cutáneas (p. ej., quemaduras, incisiones quirúrgicas y eccema).
- Presencia de cuerpos extraños (p. ej., suturas, catéteres intravenosos y prótesis).[393]
- Infección con otros agentes, en particular virus (p. ej., influenza).
- Enfermedades crónicas subyacentes, como cáncer, alcoholismo y cardiopatías.
- Administración terapéutica y profiláctica de antibióticos.

En estas circunstancias, *S. aureus* puede causar diversos procesos infecciosos, que van de infecciones cutáneas relativamente benignas a enfermedades sistémicas potencialmente mortales (recuadro 12-3). Las infecciones cutáneas incluyen foliculitis simple e impétigo, así como celulitis, furúnculos y ántrax, que afectan los tejidos subcutáneos y causan síntomas sistémicos, como fiebre (láms. 12-1A y 12-1B). *S. aureus* suele aislarse de heridas infectadas postoperatorias, que pueden servir como nido de infecciones sistémicas. Por lo general, se observa bronconeumonía estafilocócica extrahospitalaria en ancianos y se ha relacionado con la neumonía vírica como un factor predisponente. La neumonía intrahospitalaria por *S. aureus* ocurre en ámbitos clínicos

(*el texto continúa en la p. 681*)

12-2

RECUADRO

Especies de *Staphylococcus* en humanos, animales y ambientales

Especie	Comentarios
Estafilococos encontrados en humanos y otros primates	
S. aureus	*Véase* el texto.
S. epidermidis	*Véase* el texto.
S. saprophyticus	*Véase* el texto.
S. auricularis[286]	Esta especie se encuentra en el canal auditivo externo humano y casi nunca se relaciona con infecciones. *S. capitis* se aisló de hemocultivos durante un episodio de sepsis en un bebé con bajo peso al nacer y del líquido peritoneal de un paciente con diálisis peritoneal.[233,322]
S. capitis[285]	*S. capitis* es parte de la flora humana habitual y se encuentra alrededor de las glándulas sebáceas del cuero cabelludo y la frente. En 1991, esta especie se dividió en dos subespecies, *capitis* y *ureolyticus*. La subespecie *ureolyticus* se diferencia de *capitis* por su actividad ureasa positiva, la capacidad para producir ácido a partir de maltosa en condiciones aerobias y perfiles de ácidos grasos celulares. Esta especie se notificó como causa de endocarditis de válvula biológica y protésica, endocarditis relacionada con endoscopia superior e implante de marcapasos.[110,127,258,379,384,528] *S. capitis* se documentó como causa de sepsis en recién nacidos prematuros gravemente enfermos, como uno con meningitis.[442,589] En el año 2010 se informó un caso de meningitis extrahospitalaria por *S. capitis* en una mujer de 65 años.[402] En estos casos, todos los aislamientos fueron resistentes a oxacilina, eritromicina y clindamicina. Las cepas de *S. capitis* también han demostrado heterorresistencia a vancomicina.[140] Se rastreó un brote de colonización e infección por *S. capitis* en una unidad de cuidados intensivos hasta el aceite de almendras utilizado para el cuidado de la piel en recién nacidos.[196]
S. caprae[135,265]	Al inicio, se pensó que *S. caprae* era exclusivamente una especie animal aislada de cabras y su leche. En 1991, *S. caprae* se cultivó de un exudado de un paciente con dermatitis y de la orina de otro paciente.[259] En un estudio de la distribución de especies de estafilococos entre muestras clínicas humanas, *S. caprae* comprendió el 10.7% de las 1 230 cepas examinadas.[265] *S. caprae* fue la causa de un brote de bacteriemia en una unidad de cuidados intensivos neonatales, en donde se aisló de las narinas de 6 de 32 recién nacidos durante un estudio de vigilancia de *Staphylococcus aureus* resistente a la meticilina (SARM).[460] En este brote, todas las cepas de *S. caprae* fueron resistentes a la meticilina y positivas para el gen *mecA*. *S. caprae* se informó como aislamiento de un empiema intraarticular tras una cirugía artroscópica de rodilla y como causa de osteomielitis iatrógena tras un implante quirúrgico de material ortopédico.[7,151,494] *S. caprae* se ha relacionado con casos de endocarditis, bacteriemia por catéter, infección urinaria, sepsis en un recién nacido con cardiopatía congénita y meningitis iatrógena.[42,262,280,509] *S. caprae* tiene una relación más directa con las subespecies de *S. epidermidis* y *S. capitis*.[177]
S. cohnii[288,480]	*S. cohnii* se describió por primera vez en 1975 y en 1991 se dividió en dos subespecies: *cohnii* y *urealyticum*.[288] La primera sólo se ha aislado de humanos, mientras que la segunda subespecie ureasa positiva se ha aislado de humanos y otros primates. Ambas se encuentran en la flora habitual de la piel. *S. cohnii* es un agente oportunista emergente informado como una causa de neumonía extrahospitalaria, artritis séptica primaria, infección de materiales de fijación vertebral, abscesos cerebrales y sepsis por catéter en pacientes inmunodeprimidos.[33,152,160,352,353,612] También se informó corioamnionitis y sepsis neonatal con meningitis por *S. cohnii*.[266,506] Se describió la resistencia de linezolid en esta especie, y las cepas resistentes a meticilina de *S. cohnii* parecen similares a los aislamientos de SARM de ciertas marcas de agar cromógeno para la detección de SARM.[420,428,578]
S. haemolyticus[480]	*S. haemolyticus* es parte de la microflora habitual de la piel humana y también se encuentra en primates no humanos. Este microorganismo se documentó como una causa de bacteriemia primaria e intrahospitalaria, heridas infectadas e infecciones de tejidos blandos, émbolos pulmonares sépticos por catéter venoso central, peritonitis, endocarditis, infecciones urinarias e infecciones neonatales o pediátricas intrahospitalarias.[45,154,156,200,297,422,473,527] Se han informado cepas de *S. haemolyticus* que tienen concentraciones inhibitorias mínimas (CIM) relativamente altas (de 2 a ≥ 8 µg/mL) para vancomicina en ámbitos clínicos de administración prolongada de este antibiótico, lo cual indica la selección de clones resistentes con el tiempo.[228,484,572] En este sentido, se han descrito cepas de *S. haemolyticus* resistentes a ambos glicopéptidos (vancomicina y teicoplanina) o sensibles a vancomicina y resistentes a teicoplanina.[52,98,297] La resistencia a glicopéptidos en *S. haemolyticus* y otros estafilococos coagulasa negativos suele expresarse de forma heterogénea, ya que existen subpoblaciones sensibles y resistentes dentro de un mismo cultivo.[52] La resistencia a glicopéptidos de *S. haemolyticus* ha destacado la importancia de una correcta prueba de identificación y sensibilidad de estos aislamientos, así como la supervisión de su propagación dentro del ámbito hospitalario. Las causas de resistencia a glicopéptidos son multifactoriales y se relacionan principalmente con alteraciones en los vínculos dentro del peptidoglicano de la pared celular y, por lo tanto, con la interacción exitosa del antibiótico con su objetivo.[54]

(*continúa*)

	Las cepas de *S. haemolyticus* resistentes a vancomicina demuestran una disminución en la tasa de crecimiento y en las actividades de peptidoglicano hidrolasa, y poseen paredes celulares más gruesas que las cepas sensibles a vancomicina.[277] También se informaron aislamientos de *S. haemolyticus* resistentes a meticilina, fluoroquinolona y linezolid.[30,355,453,527,615] Se documentó la presencia de *S. haemolyticus* multirresistente a antibióticos en el ámbito hospitalario y la transmisión de clones resistentes a través de las manos de los trabajadores de la salud mediante diversos métodos quimiotaxonómicos y moleculares (p. ej., immunotransferencia de polipéptidos estafilocócicos, análisis de plásmidos, polimorfismos de longitud de fragmentos, restricción de ADN cromosómico y PFGE de ADN total).[527]
S. hominis[283,285]	*S. hominis* se encuentra en la piel humana y se ha aislado de infecciones como patógeno de bajo grado causante de sepsis por catéter en hospederos inmunodeprimidos. *S. hominis* también se informó como una causa de endocarditis y endoftalmitis.[247,274,523] En 1998, la especie se dividió en dos subespecies: *hominis* y *novobiosepticus*.[283] La primera se relaciona principalmente con la piel y es un aislamiento poco frecuente de infecciones, mientras que *novobiosepticus* se aisló con mayor frecuencia de hemocultivos e infecciones genuinas.[94,123,406] Además, es resistente a novobiocina y no produce ácido a partir de D-trehalosa o *N*-acetil-d-glucosamina, mientras que *hominis* es sensible a novobiocina y produce ácido por vía aerobia a partir de ambos hidratos de carbono. En el año 2010, un aislamiento de *hominis* en una unidad de cuidados intensivos demostró poseer mutaciones derivadas de CIM altas tanto en teicoplanina como en linezolid.[507]
S. lugdunensis[170]	Esta especie, descrita por primera vez en 1988, se estableció rápidamente como un importante patógeno humano.[167] *S. lugdunensis* coloniza la zona inguinal humana, tal como lo determinan las muestras para cultivo del pliegue inguinal y el predominio de aislamientos de *S. lugdunensis* obtenidos de abscesos en la cintura pélvica.[39,560] En los últimos años, varios informes han descrito a *S. lugdunensis* como una causa importante de endocarditis de válvula biológica y protésica, así como por marcapasos. Estas infecciones se han complicado con el desarrollo de embolias y mixomas.[51,91,105,327,405] Algunas de las infecciones del SNC son meningitis, absceso cerebral e infecciones de derivación ventriculoperitoneal.[148,183,256,472] Las infecciones osteoarticulares por *S. lugdunensis* incluyen prótesis infectadas de cadera, osteomielitis, discitis vertebral y artritis séptica después de procedimientos de cirugía artroscópica.[72,296,359,361,487] Este patógeno también puede estar implicado en bacteriemias, infecciones de catéter vascular, urinarias, cutáneas y de tejidos blandos, endoftalmitis y peritonitis.[23,99,101,203,289,410,417,481,619] El *shock* séptico similar al observado con bacterias gramnegativas también se relacionó con bacteriemia por *S. lugdunensis*.[81] También se caracterizaron las cepas de *S. lugdunensis* resistentes a oxacilina portadoras del gen *mecA*.[538] Según el Clinical and Laboratory Standards Institute (CLSI), la sensibilidad a antibióticos de *S. lugdunensis* se interpreta con los valores críticos de *S. aureus* en lugar de aquellos utilizados para otros estafilococos coagulasa negativos.[107] *S. lugdunensis* y *S. pseudolugdunensis* son positivos para ornitina descarboxilasa y pirrolidonil arilamidasa (PIR).
S. massiliensis[8]	Esta especie, descrita en el 2010, se aisló de un absceso cerebral de un hombre de 52 años.[8] La información más reciente indica que probablemente *S. massiliensis* es parte de la flora habitual de piel humana.[620]
S. pasteuri[96]	*S. pasteuri* es una especie descrita recientemente que se encuentra en muestras clínicas humanas y animales, y en alimentos. Se aisló de hemocultivos de un paciente con leucemia y unidades de plaquetoféresis contaminadas.[474,475]
S. petrasii[409]	Esta nueva especie, descrita en el 2013, se aisló de sangre, pus de heridas, exudados nasales y varios exudados de oído de pacientes con otitis externa aguda. Esta especie coagulasa negativa era distinta a la especie conocida *Staphylococcus* mediante secuenciación de ARNr 16S y los genes *hsp60, rpoB, dnaj, tuf* y *gap*. Las dos subespecies, *petrasii* y *croceilyticus*, pueden diferenciarse con técnicas fenotípicas y genotípicas.[409]
S. pettenkoferi[547,548]	*S. pettenkoferi* es una nueva especie estafilocócica humana aislada de infecciones sanguíneas, heridas infectadas y un caso de osteomielitis en pie diabético infectado.[13,329,505,547,548] Esta especie también demostró resistencia a linezolid.[365]
S. pseudolugdunensis[532]	Esta nueva especie positiva para PIR y ornitina descarboxilasa se aisló de hemocultivos, donde se identificó erróneamente como *S. lugdunensis*.[532] Esta especie no se reconoció con un cebador o conjunto de sondas específico de *S. lugdunensis* dirigido al gen *tuf* (factor de elongación *Tu*) y no puede diferenciarse de otros estafilococos aislados con frecuencia en función de las reacciones fenotípicas.
S. saccharolyticus[276]	Esta especie anaerobia anteriormente conocida como *Peptococcus saccharolyticus* se transfirió al género *Staphylococcus* con base en el análisis de secuencia de ADN ribosómico de ARN 16S. El microorganismo se encuentra en las membranas mucosas humanas. Se informaron dos casos de endocarditis (uno de válvula biológica y otro de válvula protésica), un caso de espondilodiscitis y un paciente con neumonía mortal por *S. saccharolyticus*.[189,299,599,610] Durante un período de seis meses, *S. saccharolyticus* se aisló de hemocultivos de 16 pacientes diferentes en 12 salas de un hospital en Alemania. A pesar de las minuciosas investigaciones, no pudieron establecerse vínculos entre los pacientes y la fuente del "brote".[517]

S. schleiferi[170]	*S. schleiferi* se describió por primera vez en 1988 y se aisló de diversas infecciones humanas, como empiema cerebral, heridas infectadas, osteítis vertebral complicada por bacteriemia, prótesis de cadera infectada, infección por catéter permanente, infecciones intrahospitalarias urinarias y por marcapasos, endocarditis de válvula protésica y osteomielitis.[71,82,227,290,301,403,542] En el año 1990, la especie se dividió en dos subespecies; los aislamientos humanos y caninos (relacionados con pioderma) se designaron *S. schleiferi* subespecie *schleiferi*, mientras que los aislamientos que causan otitis externa en perros se denominaron *S. schleiferi* subespecie *coagulans*.[243,354] Cuando las subespecies se describieron por primera vez, se pensó que los aislamientos de *schleiferi* eran positivos para el factor de aglutinación y negativos para la prueba de la coagulasa en tubo, mientras que sucedió lo contrario con los aislamientos de la subespecie *coagulans*.[243] Posteriormente, Vande-nesch y cols.[556] aislaron tres cepas de *schleiferi* positivas en ambos casos.
S. simulans[285]	*S. simulans* se encuentra en la piel y uretra de mujeres sanas. Se aisló como una causa de septicemia, osteomie-litis, endocarditis de válvula biológica, artritis séptica tras una reducción abierta de fractura de peroné, osteo-mielitis vertebral e infección de prótesis articular.[133,339,343,445,554] Como con ciertos otros estafilococos coagulasa negativos (*S. epidermidis*, *S. haemolyticus* y *S. hominis*), las cepas multirresistentes a meticilina de *S. simulans* poseen un PBP2a adicional (PBP2') que presenta una baja afinidad por meticilina, cefalotina y cefamandol, y tienen secuencias de aminoácidos similares al PBP2a (PBP2') que se encuentra en cepas de SARM.[431]
S. warneri[285]	Esta especie representa alrededor del 1% de los estafilococos que suelen encontrarse en la piel humana. Hoy en día, es una causa reconocida de bacteriemia por catéter, endocarditis de válvulas biológicas y protésicas, os-teomielitis vertebral hemática, discitis y meningitis por derivación ventriculoperitoneal.[18,26,66,70,279,350,520] Incani y cols.[244] describieron un paciente con meningitis por *S. warneri* que también presentó linfoma y síndrome de hi-perinfección por *S. sterccoralis*. Los aislamientos de humanos actualmente se llaman *S. warneri* subespecie 1, mientras que los aislamientos de primates no humanos se conocen como *S. warneri* subespecie 2.
S. xylosus[480]	*S. xylosus* se encuentra en humanos y otros primates, y se notificó como una causa de infecciones de vías uri-narias altas y bajas, septicemia y endocarditis por drogas intravenosas.[113] Este microorganismo se aisló de un seudoquiste pancreático en un paciente infectado por VIH, un absceso cerebral otogénico en una adolescente y una infección del conducto radicular.[5,351,497] *S. xylosus* también se aisló de leche y queso de cabra.[363]

Estafilococos encontrados en otros animales

S. agnetis[536]	Esta especie descrita recientemente se aisló de muestras de leche de vacas con mastitis clínica y subclínica leve.
S. arlettae[479]	Esta especie se encuentra en mamíferos y aves, aunque no se ha determinado su importancia clínica ni estado taxonómico.
S. chromogenes[134,205]	Esta especie, anteriormente una subespecie de *S. hyicus*, ocasiona infecciones cutáneas en ganado vacuno, porcino y caprino.
S. delphini[569]	Esta especie coagulasa positiva provoca lesiones cutáneas purulentas en los delfines.
S. devriesei[524]	Esta nueva especie se aisló de leche de vacas lecheras.
S. equorum[479]	*S. equorum* es una especie poco frecuente de importancia patógena indeterminada. Se aisló principalmente de caballos, leche y queso de cabra, y de muestras clínicas humanas.[363,391] *S. equorum* subespecie *linens* sirve como un componente de cultivo de inicio para varios quesos madurados en la superficie.[434]
S. felis[241,242]	*S. felis* es la especie de *Staphylococcus* que se aísla con mayor frecuencia en gatos, y provoca otitis, cistitis, abscesos, heridas y otras infecciones cutáneas.
S. gallinarum[135]	Esta especie se encuentra en aves de corral y no es patógena.
S. hyicus[134]	*S. hyicus* se encuentra en el ganado vacuno y en la leche de vaca, y se relaciona con epidermitis exudativa ("síndrome del cerdo graso"), una enfermedad aguda en lechones y cerdos destetados. Las cepas de *S. hyicus* que causan esta infección cutánea producen tres tipos de toxinas exfoliativas y una enzima extracelular de lipasa y fosfolipasa dependiente de calcio que contribuye a la patología de este síndrome.[14,459] Aunque no se considera un patógeno humano, se notificó un caso de heridas infectadas por *S. sciuri* tras una mordedura de burro en 1997.[399]
S. intermedius[204]	*S. intermedius* es parte de la flora de perros, visones, caballos y gatos, y puede causar infecciones cutáneas, urinarias, óseas y del SNC en varias especies animales. Es el estafilococo coagulasa positivo predominante aislado de piel canina sana e infectada, y de infecciones caninas graves.[187] *S. intermedius* es poco frecuente en personas, incluso en aquellas con exposición habitual a animales.[336] Este microorganismo se aisló de humanos con heridas infectadas por mordeduras de perros y también de individuos con lesiones de origen no canino,

(continúa)

como infecciones de úlceras de venas varicosas e incisiones por sutura.[529,530] También pueden ocurrir infecciones menores (p. ej., otitis externa) por este microorganismo como consecuencia del contacto no traumático directo con caninos.[534] También se informó sepsis por *S. intermedius* relacionada con catéter en un paciente de 63 años con cáncer y neumonía por *S. intermedius* después de una cirugía de derivación de la arteria coronaria.[180,555] *S. intermedius* también puede causar infecciones cutáneas en personas sin exposición a perros u otros animales.[270] Además, se caracteriza por ser positiva para la prueba de la coagulasa en tubo, pero variable para el factor de aglutinación.

S. kloosii[479]	Esta especie se encuentra en mamíferos, aunque no se ha determinado su importancia clínica ni estado taxonómico. En el 2011, *S. kloosii* se aisló de varios hemocultivos de un paciente de 60 años de edad después de una hemorragia intracraneal.[420]
S. lentus[478]	*S. lentus*, anteriormente una subespecie de *S. sciuri* (*S. sciuri* subespecie *lentus*), forma parte de la flora cutánea habitual de ovejas y cabras.
S. lutrae[162]	Esta especie, descrita en 1997, se aisló durante la autopsia de tres nutrias marinas (*Lutra lutra*) de las Islas Hébridas Interiores. Los aislamientos se obtuvieron de tejido hepático y esplénico, así como de una glándula mamaria y ganglio linfático supramamario. *S. lutrae* es coagulasa libre positiva, y negativa para el factor de aglutinación, y tiene una relación más directa con *S. delphini, S. felis, S. intermedius, S. schleiferi* y *S. muscae*.
S. microti[389]	Esta especie, descrita en el 2010, se aisló de las vísceras de ratones de campo.[389]
S. muscae[206]	Esta especie se encuentra como parte transitoria de la flora corporal superficial de moscas que habitan en graneros de vacas, pero no en las que habitan en viviendas humanas.[206]
S. nepalensis[511]	Esta especie descrita recientemente se aisló de exudados de narinas y tejido pulmonar de cabras con síntomas respiratorios en zonas de Nepal.[511] También se aisló de frotis rectales de monos ardilla sanos de Sudamérica, una muestra de orina de una persona con cistitis, piel de cerdo y el ambiente.[390]
S. pseudintermedius[136]	Esta especie coagulasa positiva se aisló de muestras clínicas y autopsias de gato, perro, caballo y loro, y se determinó que constituye un taxón distinto relacionado con *S. intermedius* y *S. delphini*.[136] Este microorganismo se aisló de infecciones en perros, como fascitis necrosante e infección después de implante de prótesis articular.[364,594] También se aisló de muestras de narinas de humanos con exposición frecuente a perros y gatos (p. ej., los dueños de estos animales y personal veterinario).[503,561]
S. rostri[450]	Este especie, descrita relativamente hace poco tiempo, se aisló de muestras de narinas de cerdos en Suiza.[450,516]
S. sciuri[287]	*S. sciuri* está ampliamente distribuida en la naturaleza y se ha aislado de alimentos, animales de granja, roedores, marsupiales, mamíferos marinos y, en ocasiones, humanos y sus mascotas. En la actualidad se reconocen tres subespecies.[282,346] *S. sciuri* subespecie *sciuri* es parte de la flora cutánea transitoria en diversas especies de mamíferos y aves; rara vez se encuentra en humanos y otros primates. *S. sciuri* subespecie *carnaticus* se encuentra principalmente en hospederos bovinos y productos de carne de res. *S. sciuri* subespecie *rodentium* se encuentra principalmente en roedores. Se aislaron cepas humanas de heridas infectadas, infecciones cutáneas y tejidos blandos; en 1998 se informó un caso de endocarditis por *S. sciuri*.[218,346,519] *S. sciuri* también se aisló como una causa de peritonitis en un paciente con diálisis. Un análisis de 30 aislamientos clínicos humanos de *S. sciuri* reveló que el 70, 23 y 7% eran subespecies *sciuri, rodentium* y *carnaticus*, respectivamente. Se determinó que todas las subespecies de *S. sciuri* alojaban un homólogo del gen *mecA* resistente a meticilina de *S. aureus*, que se encuentra en cepas de SARM.[114,608] Ambos homólogos de *mecA* tienen una similitud de pares de bases de casi un 80%. Las cepas de *S. sciuri* portadoras de su homólogo nativo *mecA* tienen una resistencia límite a meticilina, mientras que aquellas que portan el gen *mecA* tienen resistencia heterogénea a meticilina.
S. simiae[408]	Esta especie se aisló de muestras de frotis rectales obtenidas de monos ardilla.
S. stepanovicii[216]	*S. stepanovicii* es una especie estafilocócica resistente a novobiocina aislada de la piel, pelaje y tubo digestivo de pequeños mamíferos salvajes, como roedores, topos, ratones de campo y musarañas.
S. vitulinus[593]	Esta especie se describió en 1994 y se encuentra como parte de la flora de caballos, topos y ballenas piloto. También se aisló de productos de carne, como cordero, pollo, carne molida y ternera. Los estudios de hibridación de ADN demuestran que esta especie está más directamente relacionada con *S. lentus* y *S. sciuri*.
Otros estafilococos (principalmente ambientales)	
S. carnosus[477]	Esta especie se utiliza como un cultivo de inicio en el procesamiento de carnes, como salami y salchicha. En la actualidad se reconocen dos subespecies: *carnosus* y *utilis*.[438]
S. condimenti[438]	Esta especie se encuentra en salsa de soya (soja) macerada (tal como *S. piscifermentans*) y está directamente relacionada con la subespecie *carnosus*.
S. fleurettii[577]	Esta especie se aisló de quesos elaborados de leche de cabra.

S. piscifermentans[531]	Esta especie se encuentra en pescado, productos de pescado fermentado y macerado de soya, y está directamente relacionada con *S. carnosus* y *S. condomenti*.[407]
S. succinus[310]	Esta especie, descrita por primera vez en 1998, se aisló de un fragmento de ámbar dominicano de 25 a 35 millones de años.[310] Se asemeja a nivel fenotípico a *S. xylosus* y está directamente relacionada con *S. xylosus, S. saprophyticus, S. equorum* y otros estafilococos resistentes a novobiocina. Se propuso una subespecie de *S. succinus, casei*, para aislados de queso suizo de superficie madurada.[434] En el 2006, varios aislamientos de muestras clínicas humanas se identificaron como *S. succinus*.[391]

RECUADRO 12-3

Infecciones relacionadas con *Staphylococcus aureus*

Infección	Comentarios
Foliculitis	La *foliculitis* es una infección benigna de la dermis superficial limitada a los orificios de los folículos pilosos y se caracteriza por la presencia de lesiones pequeñas rojizas y dolorosas, y ausencia de síntomas sistémicos.
Impétigo	El *impétigo* es una infección estafilocócica superficial de la dermis que se observa principalmente en niños; suele presentarse en zonas expuestas, especialmente la cara, de dos formas: no bulloso y bulloso.[179] El primero comienza como una sola mácula o pápula roja que rápidamente se convierte en una vesícula, la cual se rompe para formar una erosión, mientras que la lesión y su contenido se secan para formar costras características color miel con bordes eritematosos que pueden ser pruriginosos. El impétigo puede propagarse a las zonas circundantes por autoinoculación. El impétigo bulloso es una forma localizada del síndrome estafilocócico de la piel escaldada que afecta más a recién nacidos, pero también puede ocurrir en niños mayores y adultos. Las vesículas superficiales progresan a ampollas grandes con bordes agudos sin eritema circundante. Cuando las ampollas se revientan, aparecen costras amarillas con supuración. Por lo general, este tipo de impétigo aparece en zonas húmedas intertriginosas (área del pañal, axilas y pliegues del cuello). No son frecuentes los síntomas sistémicos, pero pueden incluir fiebre, a veces, gastroenteritis. La mayoría de los casos son de resolución espontánea después de varias semanas y no dejan cicatrices. *S. aureus* representa el 80-90% de los casos de impétigo; el resto se relaciona con estreptococos β-hemolíticos del grupo A. Los tipos de impétigo causados por ambos microorganismos no se distinguen clínicamente.
Furúnculos y ántrax	Los *furúnculos* son infecciones profundas de los folículos pilosos en las cuales la supuración se extiende a través de la dermis hacia los tejidos subcutáneos. Estas lesiones se presentan como lesiones dolorosas, firmes y protuberantes con centros necróticos que contienen material purulento. Por lo general, no se presentan síntomas sistémicos generalizados. El *ántrax* se refiere a lesiones aún más profundas que afectan los tejidos subcutáneos y varios folículos pilosos adyacentes. Pueden presentarse varias lesiones que pueden unirse mediante la formación de conductos sinusales subcutáneos. El ántrax tiende a ocurrir en la parte posterior del cuello y se relaciona a menudo con signos sistémicos de escalofríos y fiebre. Requiere un drenaje quirúrgico inmediato y el tratamiento consiste en la administración parenteral de antibióticos.
Hidradenitis supurativa	La *hidradenitis supurativa* es una enfermedad inflamatoria cutánea crónica o recurrente que afecta las zonas con glándulas apocrinas, como axilas, ingle, perineo y perianal. Esta afección se caracteriza por la presencia de varias lesiones similares a furúnculos relacionadas con glándulas sudoríparas apocrinas obstruidas e infectadas. Aunque se presentan dolor local, inflamación y eritema, no hay síntomas sistémicos, como fiebre.
Mastitis	La *mastitis* se refiere a infecciones mamarias relacionadas con el parto y la lactancia, y se caracteriza por edema, inflamación, dureza y, ocasionalmente, eritema de los tejidos mamarios. Los abscesos superficiales pueden drenarse por aspiración con aguja, mientras las lesiones más profundas y persistentes requieren incisión y drenaje para curarse, a menudo en conjunto con antibioticoterapia.
Heridas infectadas	La mayoría de las heridas infectadas estafilocócicas ocurren después de cirugías y se reconocen por el enrojecimiento, inflamación y dolor en la zona de la cirugía, así como la presencia de drenaje serohemático turbio. El abordaje para la atención de este tipo de heridas depende de la profundidad de la infección, el estado del hospedero, la presencia o gravedad de los signos y síntomas clínicos y la presencia o ausencia de cuerpos extraños dentro de la herida. Estos factores determinan el grado de desbridamiento requerido y la necesidad de quimioterapia antimicrobiana parenteral. Estas infecciones suelen producirse por la misma cepa de *S. aureus* que se porta en las narinas del paciente infectado.[579]
Celulitis e infecciones complicadas de tejidos blandos	La *celulitis* se refiere a una inflamación que se propaga rápido y la infección de los tejidos blandos subcutáneos, y puede llegar a afectar la fascia superficial y la grasa subcutánea. Aunque los estreptococos β-hemolíticos del grupo A son las causas más frecuentes de esta infección, *S. aureus* es responsable en algunas ocasiones, especialmente en caso de absceso o úlcera cutánea. La celulitis puede implicar *S. aureus*, otros microorganismos grampositivos

(continúa)

y también bacterias gramnegativas, así que la recolección de muestras debe incluir el material aspirado desde el borde principal de la celulitis propagada y la recolección de hemocultivos, mientras que debe iniciarse un tratamiento provisional de amplio espectro. La *erisipela* es un tipo de celulitis con un borde elevado bien delimitado que suele deberse a estreptococos β-hemolíticos del grupo A, aunque en algunas ocasiones se debe a *S. aureus*. Esta infección es dolorosa, mientras que la afectación linfática es prominente. Como ocurre con la celulitis, es útil la recolección de muestras localizadas y hemocultivos, mientras que los antibióticos deben ser de amplio espectro y se deben administrar inmediatamente. Se puede producir fascitis necrosante por la diseminación localizada o hemática de la infección por estafilococos. Esta infección evoluciona rápido, de manera que el diagnóstico precoz, el desbridamiento quirúrgico y la fasciotomía son absolutamente necesarios para lograr buenos resultados clínicos. La fascitis necrosante puede implicar *S. aureus*, estreptococos β-hemolíticos y bacterias gramnegativas (p. ej., *P. aeruginosa*), por lo que se justifica la administración de antibióticos de amplio espectro en dosis altas.

Infecciones sanguíneas	*S. aureus* es responsable de 20-30 episodios de infecciones sanguíneas por cada 100 000 personas al año en todo el mundo y se relaciona con una tasa de mortalidad del 20-30%.[43,454] En el ámbito quirúrgico, son infecciones intrahospitalarias o extrahospitalarias. Por lo general, las primeras ocurren dos o más días después de la hospitalización, mientras que las segundas surgen dos o más días antes. La bacteriemia extrahospitalaria puede asociarse con exposición previa o actual en los centros de salud o encuentros ambulatorios; en consecuencia, las infecciones sanguíneas extrahospitalarias se denominan con mayor precisión *infecciones sanguíneas de aparición extrahospitalaria relacionadas con atención médica* o *infecciones sanguíneas comunitarias o de aparición extrahospitalaria*.[440] Las infecciones sanguíneas intrahospitalarias que surgen en la comunidad suelen ocurrir en pacientes con catéteres permanentes y otros dispositivos de acceso, así como en individuos con diálisis o sometidos a protocolos de tratamiento ambulatorio. Las infecciones sanguíneas extrahospitalarias o comunitarias surgen en personas previamente sanas y se contraen a partir de una infección localizada en otra zona (p. ej., infecciones cutáneas y de tejidos blandos, abscesos, úlceras, infecciones óseas y quemaduras). Las infecciones sanguíneas por atención médica que surgen en el hospital o en la comunidad suelen tener cepas de *S. aureus* más resistentes que las infecciones que aparecen fuera del ámbito hospitalario o ambulatorio. Los pacientes con bacteriemia por estafilococos suelen presentar escalofríos moderados e intensos y fiebre. Pueden presentarse pequeñas lesiones cutáneas hemorrágicas que evolucionan para formar grandes úlceras necróticas. La endocarditis después de la bacteriemia por *S. aureus* ocurre en aproximadamente el 10% de los pacientes y puede presentarse de manera sutil o con varios signos y síntomas.[86] En caso de infección de la válvula cardíaca, pueden ser evidentes manifestaciones hemorrágicas más sutiles (p. ej., lesiones de Janeway, manchas de Roth y hemorragia lineal subungueal). Puede presentarse soplo cardíaco, así como roce y derrame pericárdicos, y, dependiendo del tipo de soplo, suele indicar la probable ubicación de la afectación bacteriana e insuficiencia valvular. Los ecocardiogramas transtorácico y transesofágico ayudan a diferenciar el grado de afectación cardíaca, así como a determinar la necesidad y urgencia de las intervenciones quirúrgicas. La trombocitopenia es frecuente, mientras que la coagulación intravascular diseminada representa una complicación rara, aunque mortal, que ocurre al inicio. Se pueden presentar focos de infección metastásica multiorgánica, mientras que la diseminación hemática renal puede causar insuficiencia renal de leve a grave, abscesos y pielonefritis. Si la infección sanguínea se relaciona con dispositivos de acceso infectados, la extracción de estos materiales es esencial para depurar al microorganismo.[111] Durante y después de la extracción, se recomienda un tratamiento con antibióticos parenterales durante 8-10 días con seguimiento que incluya la recolección de hemocultivos adicionales y la exclusión de endocarditis infecciosa. Otras complicaciones de infecciones sanguíneas por *S. aureus* pueden requerir tratamientos más prolongados con antibióticos, de 10-14 días después de las infecciones cutáneas, hasta 4-6 semanas en caso de infecciones profundas (p. ej., abscesos o infecciones óseas).[111] Antes de contar con la información sobre sensibilidad a antibióticos, se debe iniciar tratamiento dirigido contra SARM.
Endocarditis	*S. aureus* es una causa de endocarditis de válvula biológica y también es un agente etiológico importante de endocarditis de válvula protésica.[161,381,378,586] Por lo general, la endocarditis infecciosa por *S. aureus* se presenta como un síndrome séptico agudo con fiebre, síntomas inespecíficos (artralgia, mialgia o dolor pleurítico) y un nuevo soplo cardíaco. Es posible que se presenten petequias y lesiones de Janeway, que indican émbolos sépticos. Se pueden formar grandes vegetaciones en las válvulas, que se desprenden y causan embolia multiorgánica y en arterias coronarias y periféricas. Los émbolos sépticos y los aneurismas micóticos pueden transportarse al SNC, donde pueden causar infartos cerebrales, abscesos y hemorragias intracerebrales o subaracnoideas. El diagnóstico se facilita con un ecocardiograma transesofágico, ya que permite detectar aneurismas micóticos. La endocarditis derecha se observa principalmente en consumidores de drogas intravenosas. En caso de endocarditis de válvula biológica por *S. aureus sensible a la meticilina* (SASM), se suele utilizar penicilina resistente a penicilinasa (oxacilina y nafcilina) o una cefalosporina de primera generación (cefazolina) con o sin un aminoglucósido.[440] Se recomienda la vancomicina en pacientes alérgicos a los β-lactámicos y en aquellos con endocarditis por SARM. El tratamiento debe continuar durante 4-6 semanas. En el caso de endocarditis de válvula protésica por SASM, se administra penicilina resistente a penicilinasa junto con rifampicina y gentamicina. Se recomienda la vancomicina con rifampicina y gentamicina en individuos alérgicos a β-lactámicos y aquellos con endocarditis por SARM. El tratamiento de endocarditis de válvula protésica debe prolongarse al menos seis semanas.

Meningitis	La meningitis por *S. aureus* puede ocurrir como una complicación de bacteriemia o traumatismo local por intervenciones neuroquirúrgicas, derivaciones, cirugía o lesión (p. ej., traumatismo craneal grave).[44,432] La bacteriemia por *S. aureus* complicada por meningitis suele verse en pacientes inmunodeprimidos con un foco de infección en otras zonas (absceso, osteomielitis o neumonía).[419] A pesar de que los signos y síntomas son similares a los de otras infecciones meníngeas, se presentan comorbilidades con mayor frecuencia (p. ej., inmunodeficiencia o enfermedad subyacente). La meningitis por *S. aureus* es poco frecuente (2-8% de todos los casos de meningitis), pero la tasa de mortalidad es alta.
Pericarditis	La pericarditis (infección de las membranas que rodean el corazón) por *S. aureus* puede surgir por vía hemática o secundaria a una infección local por traumatismo torácico penetrante, cirugía o émbolo séptico.[463] También puede ocurrir como una complicación de endocarditis por estafilococos. Los pacientes presentan dolor torácico, roce, insuficiencia cardíaca generalizada o mediastinitis.
Infecciones pulmonares	Las infecciones pulmonares por *S. aureus* pueden ocurrir por aspiración o diseminación hemática de otra zona. Por lo general, se observa neumonía extrahospitalaria por aspiración en ancianos como una complicación de la neumonía por influenza, mientras que la intrahospitalaria suele ser secundaria a intubación y ventilación asistida.[332] *S. aureus* se perfila como la causa más frecuente de neumonía intrahospitalaria, y más de la mitad de estos casos son por SARM.[385] La neumonía por *S. aureus* avanza rápidamente, con necrosis de los tejidos y cavidades, mientras que las complicaciones de ambos tipos de infecciones pulmonares incluyen bacteriemia, abscesos pulmonares y empiema pleural.[192] La radiografía de tórax puede mostrar infiltrados irregulares dispersos, abscesos o nódulos definidos, consolidación o cavidades. En los niños pequeños pueden observarse neumatoceles de paredes delgadas con niveles hidroaéreos. La neumonía por SARM extrahospitalaria se presenta con graves síntomas respiratorios, fiebre, hipotensión y secreciones respiratorias purulentas con sangre.[185,375] En estos casos, la radiografía de tórax suele mostrar varios infiltrados cavitantes y abscesos. Esta presentación clínica suele observarse en adultos jóvenes con SARM extrahospitalaria después de un síndrome seudogripal al inicio. La infección pulmonar hemática ocurre como una complicación de endocarditis derecha y es secundaria a la embolización de lesiones valvulares, que causa infartos pulmonares. Las complicaciones de la neumonía por *S. aureus* incluyen empiema pleural y formación de fístulas broncopleurales.[67] Suelen ser el resultado de la propagación directa de la infección desde un sitio contiguo en el tejido pulmonar, mientras que diversos procedimientos de exploración (ecografía y tomografía computarizada) pueden ser útiles para el diagnóstico.
Infecciones óseas y articulares	*S. aureus* es el patógeno más frecuentemente relacionado con infecciones óseas y articulares, mientras que la frecuencia relativa de SARM ha aumentado en infecciones intrahospitalarias y extrahospitalarias.[3] La osteomielitis por *S. aureus* ocurre casi siempre como complicación de una infección local por propagación directa o diseminación hemática. Por lo general, se observa osteomielitis hematógena en niños y suele afectar los huesos grandes, aunque también puede dañar las costillas y la columna lumbar. Diversos tipos de exploraciones, como resonancia magnética (RM) y tomografía computarizada (TC), sirven para determinar el grado de afectación y, en caso de lesión en la columna, la presencia de abscesos paravertebrales. Los abscesos y lesiones osteolíticas deben aspirarse y cultivarse para proporcionar un diagnóstico definitivo. Los pacientes suelen presentar síntomas inespecíficos de fiebre, pérdida de peso y dolor de huesos. La osteomielitis por *S. aureus* puede simular tumores malignos, como osteosarcoma en estudios radiológicos, mientras que es fundamental una biopsia por punción para identificar la causa microbiana.[137] La artritis séptica por *S. aureus* ocurre principalmente en preadolescentes y suele ser una complicación de la bacteriemia en niños y adultos.[404] En estos casos, el paciente presenta inflamación y calor en articulaciones (casi siempre afecta rodillas, caderas, codos, hombros o articulaciones interfalángicas) que causan dolor con el movimiento. Es necesario aspirar la articulación, utilizar tinción de Gram y cultivo del exudado purulento para el tratamiento. La osteomielitis y artritis séptica por SARM y SASM extrahospitalarias se observan principalmente en niños y son poco frecuentes en adultos.[137,570] En la mayoría de los casos, no se presenta enfermedad subyacente. En el caso de SARM extrahospitalaria, las infecciones cutáneas y de tejidos blandos suelen ser la fuente del microorganismo. Por lo general, el tratamiento de estas infecciones consiste en vancomicina, mientras que la clindamicina también ha sido eficaz cuando se demostró que los aislamientos no tenían resistencia inducible a este fármaco.[24,349,559] También se informaron infecciones por SASM y SARM de articulaciones protésicas.[295] Por lo general se presentan poco después de la cirugía de reemplazo de cadera y requieren antibióticos y el reemplazo de la prótesis para lograr la cura.
Piomiositis	La piomiositis es una infección de los músculos esqueléticos secundaria a un traumatismo, a menudo alrededor de un foco de infección actual (p. ej., un furúnculo).[413] Los pacientes suelen presentar fiebre y dolor muscular, mientras que la aspiración y el cultivo dan lugar a *S. aureus*. Para lograr la resolución, se realiza una incisión y drenaje, junto con la administración del antibiótico apropiado.
Intoxicación alimentaria estafilocócica	La intoxicación alimentaria estafilocócica se produce por consumir alimentos contaminados con cepas de *S. aureus* que producen enterotoxinas termoestables. La contaminación se produce por la manipulación de los alimentos, con el consiguiente crecimiento de microorganismos y la producción de toxinas. Algunos de estos alimentos pueden ser ensalada de papa (patata), helado, natillas, repostería, alimentos enlatados y carnes procesadas. Los síntomas, como náuseas, vómitos, cólicos y diarrea, aparecen 2-6 h después del consumo y desaparecen a las 8-10 h. Por lo general, no se presentan signos neurológicos ni fiebre. El tratamiento consiste en reponer los líquidos perdidos por el vómito y la diarrea hasta lograr la recuperación total.

(*continúa*)

Síndrome estafilocócico de la piel escaldada	El síndrome estafilocócico de la piel escaldada (SEPE) es causado por cepas de *S. aureus* que producen toxinas exfoliativas y generalmente se observa en recién nacidos y menores de 5 años de edad.[304] En casos de SEPE, las infecciones por *S. aureus* pueden afectar conjuntivas, narinas, ombligo y perineo. Este síndrome también puede derivarse de infecciones estafilocócicas extracutáneas, como infección urinaria, neumonía, artritis séptica y endocarditis.[500] En infecciones localizadas, puede aparecer como lesiones ampollosas parecidas al impétigo bulloso. Cuando las toxinas se absorben por vía sistémica a través de la sangre, se produce SEPE sistémico con eritema generalizado y lesiones ampollosas en amplias zonas del cuerpo, con el consiguiente desprendimiento de las capas superficiales de la piel. Esto da como resultado la exposición de grandes zonas de piel desnuda y a carne viva. En la mayoría de los casos se produce descamación y los síntomas disminuyen en 5-7 días. Las toxinas responsables son antigénicas y los anticuerpos son protectores (recuadro 12-4). Se han producido brotes de SEPE en unidades de cuidados intensivos neonatales y guarderías.[147] Es posible que el cultivo de las lesiones no sea un factor contribuyente, así que deben tomarse muestras de otras posibles zonas de infección (narinas, conjuntiva, ombligo y nasofaringe).[305] El SEPE por SASM requiere terapia con penicilina resistente a penicilinasa o clindamicina, dependiendo de la sensibilidad de la cepa. Es necesario un tratamiento auxiliar diligente (aislamiento de contacto, control del dolor y limpieza suave de la piel) para evitar sobreinfecciones secundarias.
Síndrome del *shock* tóxico estafilocócico	El "síndrome de *shock* tóxico" (SST) es una enfermedad multiorgánica caracterizada por un síndrome clínico de fiebre, hipotensión, mareo ortostático, eritrodermia (sarpullido) y diversos grados de vómito, diarrea, insuficiencia renal, cefalea, escalofríos, dolor de garganta y conjuntivitis.[97,446,489] Inicialmente, la enfermedad se observó con mayor frecuencia en mujeres y ocurre principalmente durante la menstruación. Las investigaciones de casos iniciales indicaron una asociación entre la aparición de la enfermedad y el uso de tampones de alta absorción durante la menstruación (SST menstrual).[489] La fibra del material del tampón crea el ambiente ideal para la producción de toxinas cuando se introduce en la vagina. Las concentraciones altas de oxígeno atrapadas dentro del material absorbente junto con el ambiente de pH neutro rico en proteínas y CO_2 de la sangre estimulan la producción de la toxina del SST (TSST-1) por parte de *S. aureus*. La toxina se produce localmente y pasa a través de las membranas mucosas al torrente sanguíneo; por lo general, no se observan hemocultivos positivos en pacientes con SST. Posteriormente, se notificó SST no menstrual en hombres y mujeres como complicación por abscesos estafilocócicos, osteomielitis, heridas infectadas postoperatorias, quemaduras, taponamiento nasal y neumonía posterior a influenza.[446] Aproximadamente el 20% de los aislamientos de *S. aureus* de portadores y muestras clínicas producen TSST-1.[35] Aunque la TSST-1 está implicada en la mayoría de los casos de SST menstrual, el de tipo no menstrual también puede derivarse de las enterotoxinas SEB y SEC.[357] La incidencia de TSST-1, SEB, SEC y otros superantígenos (SAg) en la enfermedad se demuestra con los síntomas agudos y la congestión vascular en un lapso de 1-2 días. Dado el aumento en la fuga capilar y la disminución de la resistencia vascular en todo el cuerpo, se pierde líquido intravascular en los espacios intersticiales. Esta pérdida también se ve agravada por la diarrea en algunos pacientes. La pérdida de volumen intravascular causa hipotensión e hipoxia tisular. El síndrome de dificultad respiratoria aguda y la coagulación intravascular diseminada son complicaciones frecuentes y potencialmente mortales del SST. La TSST-1 también parece tener algunos efectos tóxicos directos en miocardio, músculo esquelético, hígado y tejido renal. Curiosamente, los pacientes con SST tienen concentraciones de anticuerpos nulas o bajas contra TSST-1 y otros SAg implicados antes y durante la fase aguda de la enfermedad, y más de la mitad de los pacientes continúan siendo sensibles a SST, ya que no se producen niveles protectores de anticuerpos.[521] Otros padecimientos que pueden incluirse en el diagnóstico diferencial del SST comprenden otras infecciones mediadas por toxinas (p. ej., síndrome de la piel escaldada, gastroenteritis y escarlatina), infecciones locales con *shock* o dolor abdominal agudo (gastroenteritis infecciosa, salpingitis, aborto séptico e infecciones urinarias agudas) y enfermedades multisistémicas infecciosas (p. ej., *shock* séptico asociado con neumococos, meningococos o *Haemophilis influenzae* de tipo b, rubéola, fiebre manchada de las Montañas Rocosas, tifus transmitido por garrapatas, leptospirosis, infección por *Legionella*, toxoplasmosis y síndromes por enterovirus o adenovirus) y no infecciosas (enfermedad de Kawasaki, lupus eritematoso sistémico, fiebre reumática aguda, artritis reumatoide y reacciones a fármacos). Por lo general, el diagnóstico de SST se basa en los síntomas y signos clínicos de acuerdo con la definición del caso (recuadro 12-3). El tratamiento consiste en antibióticos, tratamiento complementario y, en algunos casos, cirugía. En ocasiones pueden recomendarse antibióticos que inhiban la síntesis de toxinas (clindamicina, fluoroquinolonas y rifampicina). La globulina sérica inmune puede ser útil en casos graves. La prevención del SST consiste en la atención inmediata de las heridas infectadas e infecciones de tejidos blandos por *S. aureus*, así como la suspensión definitiva del uso de tampones superabsorbentes. El transporte nasal puede evitarse con la administración de mupirocina. La mortalidad relacionada con el SST estafilocócico es cercana al 3%.
Bacteriuria e infecciones urinarias	El aislamiento de *S. aureus* de orina puede relacionarse con bacteriemia y enfermedad invasiva, con las vías urinarias como fuente del microorganismo.[9] Por el contrario, la presencia del microbio en las vías urinarias puede derivarse de la diseminación hemática al riñón a partir de otra fuente. La resistencia a la meticilina se relacionó con un aumento concomitante en la frecuencia de SARM en cultivos de orina. La mayoría de los pacientes con *S. aureus* en orina son asintomáticos, pero hasta un tercio pueden presentar síntomas indicativos de infección urinaria (fiebre, disuria, hematuria y piuria).[377] Algunos factores de riesgo de bacteriuria por *S. aureus* son edad avanzada, sondaje o instrumental en vías urinarias, residencia en centros médicos de estancias prolongadas, cirugía, obstrucción o tumor en vías urinarias.

de enfermedad pulmonar obstructiva, intubación y aspiración. Las enfermedades malignas subyacentes se reconocen como factores de riesgo importantes para el desarrollo de bacteriemia por *S. aureus*. La bacteriemia también se puede "diseminar" a sitios distantes en todo el cuerpo y provocar endocarditis, osteomielitis, artritis piógena y formación de abscesos metastásicos, especialmente en piel, tejidos subcutáneos, pulmones, hígado, riñones y cerebro.[311,347] La meningitis por *S. aureus* ocurre en pacientes con anomalías del SNC relacionadas con traumatismos, cirugías, cáncer e hidrocefalia. *S. aureus* también es uno

de diversos microorganismos relacionados con peritonitis en pacientes que reciben diálisis peritoneal continua ambulatoria (DPCA). Las toxinas producidas por *S. aureus* causan necrólisis epidérmica tóxica (síndrome estafilocócico de la piel escaldada) y SST (recuadros 12-3, 12-4 y 12-5) (lám. 12-1C).[168] Las cepas de *S. aureus* también pueden causar intoxicación alimentaria por medio de la producción de exotoxinas durante el crecimiento en alimentos contaminados. *S. aureus* posee varias propiedades que en teoría contribuyen a su capacidad para causar la enfermedad (recuadro 12-4). Sin embargo, estos factores de virulencia no

---

RECUADRO 12-4

Factores de virulencia de *Staphylococcus aureus*

Factor de virulencia	Comentarios
Polisacáridos capsulares y formación de biopelícula	Más del 90% de las cepas de *S. aureus* producen exopolisacáridos que actúan para fomentar la adherencia de los microorganismos a las células del hospedero y prótesis, y evitar que las células polimorfonucleares los ingieran.[261,316,380,541] Los polisacáridos capsulares de *S. aureus* también son capaces de alterar la fijación y funcionalidad del complemento. Estos exopolisacáridos se observaron mediante un análisis microscópico electrónico de derivaciones de marcapasos infectados por *S. aureus* y de catéteres peritoneales e intravenosos, y se han demostrado *in vitro* a nivel inmunológico. A la fecha, se han descrito 13 tipos de polisacáridos capsulares en *S. aureus*; aproximadamente el 70-80% de los aislamientos clínicos importantes pertenecen a los serotipos capsulares 5 u 8.[456,582] Los demás serotipos capsulares son muy poco frecuentes entre los aislamientos clínicos. Estos tipos capsulares se encuentran en aislamientos de SARM y SASM. En un estudio, el 64% de los SARM eran tipos capsulares 5, mientras que el 60% de las cepas de SASM eran del tipo 8.[575] Alrededor del 10-20% de los aislamientos clínicos no pudieron tipificarse con los métodos utilizados para caracterizar estos polisacáridos capsulares, mientras que las cepas no tipificables suelen poseer los genes de tipos capsulares 5 u 8, pero éstos no se expresan.[108] Algunos aislamientos no tipificables expresan un polisacárido de superficie celular llamado *336PS* que tiene una estructura similar a la polirribitol-fosfato *N*-acetilglucosamina y ácidos teicoicos de *S. aureus*.[334,394] Los polisacáridos capsulares son componentes importantes de las biopelículas, las cuales son agrupaciones de microorganismos unidas a la superficie, encapsuladas en una matriz polimérica extracelular compuesta por exopolisacáridos, ácidos teicoicos, material proteínico y ADN extracelular. El ADN encontrado en las biopelículas de *S. aureus* proviene de la degradación de la termonucleasa del ADN celular. Los microorganismos integrados en la matriz presentan menor metabolismo y son resistentes a la penetración y actividad de los antibióticos. La iniciación del proceso de formación de la biopelícula implica la fijación a través de catéteres con recubrimiento de proteínas séricas (p. ej., fibrinógeno, fibronectina y vitronectina) u otros dispositivos permanentes, o mediante la fijación directa al material plástico permanente por sí mismo. Esta fijación se facilita gracias a un grupo de moléculas de superficie pertenecientes a la familia de las adhesinas de componentes microbianos superficiales reconocedores de moléculas de adhesión de la matriz (MSCRAMM, *microbial surface components recognizing adhesive matrix molecules*). Después de las interacciones iniciales en la superficie, se presenta un entrecruzamiento celular por adhesina intercelular de polisacáridos (PIA, *polysaccharide intercellular adhesin*). La actividad de la nucleasa de las células estafilocócicas lisadas degrada el ADN extracelular de la biopelícula y ayuda a dispersar su superficie. Estos polisacáridos capsulares han suscitado mayor interés, ya que son factores esenciales para la virulencia y los anticuerpos parecen ser protectores. En consecuencia, se creó una vacuna basada en antígenos capsulares para los serotipos 5 y 8 que contiene estos polisacáridos específicos conjugados a nivel químico en un portador de proteínas de hapteno (StaphVAX®, Mabi Biopharmaceuticals, Rockville, MD).[159,491,492] También está en fase de desarrollo una vacuna conjugada contra *S. aureus* 336PS.
Adhesinas	La familia de adhesinas MSCRAMM incluye más de 20 proteínas pequeñas enlazadas con el peptidoglicano de la pared celular de *S. aureus*.[415] Los genes de estas moléculas se encuentran en el cromosoma y están presentes en todas las cepas de *S. aureus*. Estas proteínas median la adhesión a proteínas de la matriz de los hospederos (p. ej., fibronectina, fibrinógeno, elastina y otros lípidos celulares) y dispositivos plásticos implantados. Otras adhesinas funcionan en la fijación de hemoglobina, hemina, transferrina y haptoglobina. Algunas adhesinas son factores de virulencia correlacionados con la ecología estafilocócica y enfermedades específicas. Por ejemplo, el factor B de aglutinación (Clf B), las proteínas fijadoras A y B de fibronectina (FnPBA y FnBPB) y la proteína fijadora de colágeno (Cna) se relacionan con la colonización nasal de *S. aureus*, infecciones por dispositivo de asistencia ventricular y osteomielitis, respectivamente.[25,433,598] Se informó que otras proteínas (proteínas superficiales B, C, D, F, G, H y K de *S. aureus*) tienen objetivos aún por determinar y se han descrito las especificidades de los ligandos.
Peptidoglicano y ácidos teicoico y lipoteicoico	Las paredes celulares de *S. aureus* contienen peptidoglicanos (polímeros entrecruzados de *N*-acetilglucosamina y ácido *N*-acetilmurámico), similares a los encontrados en otras bacterias grampositivas y ácidos teicoicos, que son polímeros únicos de ribitol (monosacárido de cinco carbonos)-fosfato (*véase* el cap. 5). Los ácidos teicoicos funcionan promoviendo la adhesión a las superficies mucosas y fijación de enzimas relacionadas con la pared celular. Los ácidos lipoteicoicos se encuentran en la membrana plasmática y mantienen la unión del peptidoglicano

(continúa)

con la membrana celular. Además de proporcionar rigidez y resistencia a la pared celular estafilocócica, los componentes del peptidoglicano y los ácidos teicoico y lipoteicoico también tienen actividades biológicas que pueden contribuir a la virulencia. Estas propiedades incluyen la capacidad para activar el complemento, aumentar la quimiotaxis de células polimorfonucleares, producir interleucina 1 mediante monocitos humanos y estimular la producción de anticuerpos opsónicos. Se han investigado las pruebas serológicas de anticuerpos de estas moléculas con respecto a su posible valor diagnóstico o pronóstico; los resultados han sido decepcionantes a causa de la considerable superposición de valores de anticuerpos entre los individuos infectados y no infectados, el amplio espectro de la infección y la enfermedad causada por *S. aureus*, así como la variabilidad de la respuesta inmunitaria dependiente del hospedero, debido a la edad, otras infecciones e inmunocompetencia general. Otras proteínas, como las adhesinas MSCRAMM, están incorporadas de manera covalente a la estructura del peptidoglicano de *S. aureus*.[415]

Proteína A	La proteína A es una adhesina MSCRAMMS de 42 000 Da que se encuentra tanto en la superficie celular como en el medio durante el crecimiento. Esta proteína muy particular se une a la región Fc de todas las subclases de IgG humana, excepto IgG$_3$. La proteína A interfiere con la opsonización e ingestión de los microorganismos por parte de células polimorfonucleares, activa el complemento y puede provocar reacciones inmediatas y tardías de hipersensibilidad. La proteína A también es un "superantígeno de linfocitos B" porque puede unirse a determinados receptores de linfocitos B y, por lo tanto, limita su capacidad para sintetizar anticuerpos específicos.[194] También se une al factor de von Willebrand y a la proteína C3 del complemento, promoviendo la adhesión de bacterias a las plaquetas, y es capaz de catalizar la conversión de C3 a C3b.[106] La molécula de la proteína A también se une al receptor de TNF-α y, al hacerlo, reduce la señalización de citocinas proinflamatorias.[191] Esta proteína A es codificada por el gen cromosómico *spa*. La presencia de la proteína A en *S. aureus* proporciona la base para los procedimientos de prueba de coaglutinación utilizados en muchos laboratorios clínicos para la identificación de microorganismos y la detección de antígenos bacterianos en líquidos corporales.
Enzimas	*S. aureus* produce varias enzimas que contribuyen a su virulencia. La producción de **catalasa** de estos microorganismos puede actuar para inactivar el peróxido de hidrógeno tóxico y los radicales libres formados por el sistema de mieloperoxidasa dentro de las células fagocíticas después de la ingestión de los microorganismos. El **factor de aglutinación**, un material fijado a las células capaz de unir fibrinógeno, es responsable de la unión de *S. aureus* a fibrina y fibrinógeno. La **coagulasa**, que puede existir libre en el medio o unida a células, se une a la protrombina y la activa, y promueve la conversión de fibrinógeno en fibrina. Esta actividad enzimática puede actuar para recubrir las células bacterianas con fibrina, haciéndolas más resistentes a la opsonización y fagocitosis.[356] Las **fibrinolisinas** rompen coágulos de fibrina y facilitan la diseminación de la infección a los tejidos contiguos. Asimismo, la **hialuronidasa** hidroliza la matriz intercelular de mucopolisacáridos ácidos en los tejidos y, por lo tanto, puede actuar para diseminar los microorganismos a las zonas adyacentes.[212] Las cepas de *S. aureus* causantes de furunculosis crónica han demostrado ser productoras de **lipasas** potentes que pueden contribuir a la propagación de los microorganismos en los tejidos cutáneos y subcutáneos.[459,469] También se informó que la **fosfolipasa C específica de fosfatidilinositol** se relaciona con cepas aisladas de pacientes con síndrome de dificultad respiratoria aguda y coagulación intravascular diseminada. Los tejidos afectados por esta enzima se vuelven más sensibles al daño y destrucción por componentes y productos del complemento bioactivos durante la activación del complemento. *S. aureus* también produce una **nucleasa** o **fosfodiesterasa** con actividad de exonucleasa y endonucleasa. Los estudios inmunológicos y de especificidad del sustrato indican que *S. aureus* produce varios tipos diferentes de **β-lactamasas**. La producción de estas enzimas puede ser inducible (se producen sólo en presencia de β-lactámicos) o constitutiva (se producen continuamente) y hacen que estos microorganismos sean resistentes a penicilina y ampicilina. Los genes que codifican estas enzimas residen habitualmente en plásmidos (ADN extracromosómico) que también portan genes de resistencia a varios antibióticos, como eritromicina y tetraciclina, los cuales pueden transferirse a otras bacterias por transformación y transducción.
Hemolisinas y leucocidinas	Las hemolisinas de *S. aureus* tienen varias actividades biológicas.[557] La α-hemolisina es mortal para diversos tipos de células *in vitro* y lisa eritrocitos de varias especies de animales, pero los eritrocitos humanos son mucho menos sensibles. Los monocitos, macrófagos y linfocitos humanos son sensibles a la lisis por α-hemolisina, pero los granulocitos son muy resistentes. Esta toxina es una proteína con un peso molecular de 33 000 Da y se secreta en el medio durante la última fase de crecimiento logarítmico. Los racimos de fosfatidilcolina, diversos lípidos relacionados con la membrana y otras proteínas asociadas con células actúan en conjunto para la unión específica de α-hemolisina a células diana sensibles.[552,553] Los monómeros individuales interactúan y se acumulan en la membrana celular diana, formando homoheptámeros cilíndricos con un poro central acuoso. Estos poros permiten la rápida salida de iones de potasio y otras moléculas pequeñas, y de iones de sodio y calcio, causando inflamación osmótica y rotura de la célula. Esta toxina también es activa contra las plaquetas y puede contribuir a eventos trombóticos sépticos durante las bacteriemias por *S. aureus*.[483] La α-hemolisina es dermonecrótica con inyección subcutánea, y mortal para los animales cuando se administra por vía intravenosa. Además, es responsable de la zona de eritrocitos hemolizada alrededor de las colonias de algunas cepas de *S. aureus* que crecen en agar sangre de carnero (SBA, *sheep blood agar*). La **β-hemolisina** es una esfingomielinasa neutra (hidroliza la esfingomielina de lipocarbohidrato) que está activa en una amplia variedad de tipos de células. Además, es una exotoxina con un peso molecular de 35 000 Da secretada en el medio hacia el final de la fase de crecimiento logarítmico.[237] La actividad hemolítica requiere iones de magnesio y la especificidad del sustrato está restringida a la esfingomielina, que se hidroliza para formar ceramida y fosforilcolina. La β-hemolisina de *S. aureus* es citotóxica para los monocitos humanos y es inactiva contra granulocitos, linfocitos y fibroblastos.[584]

Las distintas sensibilidades de los eritrocitos de diferentes especies animales a la lisis mediada por β-hemolisina probablemente se deben a diferencias en el contenido de esfingomielina de la membrana. La β-hemolisina es una hemolisina "cálida-fría", es decir, sus propiedades hemolíticas mejoran con la exposición consiguiente de los eritrocitos a bajas temperaturas. Esta propiedad puede derivarse de la alteración inicial de fuerzas cohesivas dentro de la membrana y la posterior fase de separación dentro de la membrana a medida que baja la temperatura. Es probable que la muerte celular se deba a la alteración de la fluidez de la membrana plasmática celular del hospedero.[246] La β-hemolisina, junto con el factor CAMP producido por estreptococos del grupo B, es responsable de la hemólisis sinérgica positiva observada en una prueba CAMP para la identificación presuntiva de estreptococos del grupo B. La **δ-hemolisina** y **γ-hemolisina** se encuentran en algunas cepas de *S. aureus*, además de provocar la lisis de diversos tipos de células. La δ-hemolisina es un pequeño péptido anfipático con un peso molecular de 3 000 Da secretado en el medio hacia el final de la fase de crecimiento exponencial. Esta hemolisina se produce en más del 97% de las cepas de *S. aureus* y también se encuentra en el 50-70% de los estafilococos coagulasa negativos. La δ-hemolisina actúa principalmente como tensoactivo o molécula similar al detergente que interactúa con las membranas celulares y forma canales que desestabilizan la membrana y aumentan de tamaño con el tiempo, lo cual provoca una filtración lenta de contenido celular.[576] La γ-hemolisina y **PVL** son toxinas bicomponentes formadoras de poros, polipéptidos compuestos diferenciados en el laboratorio mediante la tasa de migración en electroforesis en gel en componentes "lentos" (S) o "rápidos" (F).[199] La γ-hemolisina se compone de combinaciones de polipéptidos HlgA o HlgC (componentes S) con HlgB (componente F). La **PVL** se transmite entre cepas estafilocócicas a través de bacteriófagos lisógenos (fago φSLT) y se conforma de una combinación de LukS y LukF. LukED y LukGH (también llamado *LukAB*) son toxinas bicomponentes adicionales formadoras de poros. Los monómeros de estas toxinas se unen en secuencia a membranas celulares sensibles y se oligomerizan en poros compuestos por cuatro componentes "S" y cuatro "F". Las células afectadas se someten a desgranulación del citoplasma, hinchazón y lisis.[397,418] Los componentes de PVL, proteínas extracelulares, se secretan, aunque LukGH se encuentra como una proteína de superficie celular predominante durante la última fase de crecimiento exponencial.[574] La PVL es lítica para una diversidad de tipos celulares, como neutrófilos humanos, macrófagos alveolares murinos y neutrófilos de conejos, pero su importancia en la patogenia de infecciones humanas no está clara.[328] Algunos modelos animales (ratones, conejos y monos) y estudios con tipos de células humanas utilizados en investigaciones de PVL obtuvieron resultados conflictivos y plantearon inquietudes acerca de la aplicabilidad de estos modelos en enfermedades humanas. Se propuso una función de la PVL en la patogenia de infecciones por SARM extrahospitalaria, especialmente cutáneas y de tejidos blandos, neumonía hemorrágica y osteomielitis, y varios estudios han analizado esta asociación.[121] Los grandes estudios centrados en pacientes no han documentado una función específica de la PVL en relación con desenlaces clínicos adversos en infecciones cutáneas y de tejidos blandos o neumonía intrahospitalaria.[27,490] Los genes de la PVL están bien conservados y presentes en casi todos los casos de SARM extrahospitalarios, como la cepa USA300, que causa la mayoría de las infecciones por SARM extrahospitalarias en los Estados Unidos.[49,373,540] Los aislamientos de SARM y SASM intrahospitalarios tienen una baja prevalencia de transporte de genes de PVL.[558,580] Las cepas de SARM extrahospitalarias productoras de PVL suelen tener SCC*mec* de tipo IV. Como los genes estructurales de PVL en la SARM extrahospitalaria se encuentran en fagos lisógenos, los linajes de tipos de PVL reflejan el fagotipo, la ubicación de la inserción de genes de PVL en el cromosoma, los estafilococos y los grados de expresión génica de PVL.[58] Se describió un grupo de pequeños péptidos citotóxicos llamados *PSM* en *S. aureus, S. epidermidis* y otros estafilococos coagulasa negativos.[588] Los PSM son péptidos α-helicoidales secretados que se relacionan con la δ-hemolisina que también actúan desestabilizando las membranas y causando filtración celular. La importancia de los PSM en infecciones estafilocócicas humanas es incierta, pero un gen PSM, *psm-mec*, se encuentra dentro del elemento genético móvil SCC*mec* en los tipos SCC-*mec* II, III y VIII.[90] También se han descrito varias moléculas similares a superantígenos en *S. aureus* capaces de inhibir la migración de los neutrófilos.[617]

Toxinas

Las **exfoliatinas** o **toxinas epidermolíticas** se producen en el 1-2% de las cepas de *S. aureus* y consisten en dos proteínas denominadas *ET-A* y *ET-B*, cuyo peso molecular es de 24 000 Da. El gen de ET-A (*eta*) se transporta en un bacteriófago integrado en el cromosoma, mientras que el gen ET-B (*etb*) está en un plásmido.[303] Estas moléculas son distintas desde el punto de vista bioquímico e inmunológico, tienen una actividad biológica similar, así como actividad en superantígeno. Tanto ET-A como ET-B tienen actividad de serina proteasa y se dirigen a la desmogleína 1 (o tienen como diana a la desmogleína 1 [Dsg1]), una de las cuatro glicoproteínas de adhesión que se encuentran dentro de los desmosomas en la epidermis.[387,611] La disolución de la matriz de mucopolisacáridos de la capa granular en la epidermis se traduce en la división intraepitelial de enlaces celulares en dicha capa.[305] Las exfoliatinas son responsables de la presentación clínica del SEPE. Ambas exfoliatinas también pueden actuar como superantígenos. Asimismo, se identificaron otras isoformas de toxinas epidermolíticas (EF-C y EF-D). Las **enterotoxinas A-E, H** e **I** son moléculas termoestables responsables de las características clínicas de la intoxicación alimentaria estafilocócica, la causa más frecuente de intoxicación alimentaria en los Estados Unidos. Se desconoce el modo exacto de acción de estas enterotoxinas, pero se ha demostrado que aumentan el peristaltismo intestinal. El consumo de enterotoxinas preformadas en alimentos que favorecen el crecimiento de estafilococos (p. ej., productos de repostería, natillas, ensalada de papas, carnes procesadas y helado) provoca vómitos con o sin diarrea después de 2-8 h. Estas condiciones tóxicas son de resolución espontánea (24-48 h) y sólo requieren tratamiento complementario. Se observan cambios inflamatorios (p. ej., mucosa hiperémica, infiltrados neutrófilos, exudado duodenal mucopurulento o alteración del borde en cepillo) a lo largo del tubo gastrointestinal; las lesiones más graves y extensas se encuentran en el estómago y el intestino delgado superior.

(continúa)

Superantígenos	Las **enterotoxinas estafilocócicas** (SE, *staphylococcal enterotoxins*) pertenecen a un grupo de al menos 15 toxinas conocidas en conjunto como *exotoxinas pirógenas*, que también incluyen a la toxina del síndrome de *shock* tóxico (TSST-1, *véase* a continuación). Las SE abarcan A, B, C_n, D, E, G, H, I, J, K, L, M, N y O. Todas estas moléculas se comportan como SAg y, en consecuencia, tienen designaciones paralelas en letras mayúsculas como SAg. Estas toxinas comparten tres características biológicas: priogenia, superantigenicidad y capacidad de potenciar los efectos mortales de cantidades diminutas de endotoxina en conejos en hasta 100 000 veces. La mayoría de los SAg son proteínas pequeñas (20-28 kDa) secretadas y casi todas están codificadas en elementos genéticos móviles.[398] La **superantigenicidad** se refiere a la capacidad de estas toxinas para estimular la proliferación de linfocitos T sin importar sus especificidades antigénicas. Todas estas toxinas inducen la proliferación de linfocitos T policlonales mediante la coligadura entre moléculas clase II del complejo mayor de histocompatibilidad en las células presentadoras de antígeno y la porción variable de la cadena β del receptor de antígenos de linfocitos T.[169] Tras la activación por parte de los SAg, una gran ráfaga de liberación de citocinas causa una exagerada respuesta inflamatoria y síndrome de *shock*. En el síndrome de *shock* tóxico, TSST-1, una proteína pequeña con un peso molecular de 22 000 Da, es capaz de cruzar las membranas mucosas adyacentes e ingresar en la circulación después de que las cepas de *S. aureus* la producen localmente. La liberación sistémica de citocinas y sus amplios efectos fisiológicos producen un rápido desarrollo de enfermedades multiorgánicas con SST.

RECUADRO 12-5

Definición de casos de síndrome de *shock* tóxico

Característica	Comentario
Fiebre	Temperatura ≥ 38.9 °C (102.0 °F).
Erupción cutánea	Eritrodermia macular difusa.
Descamación	1-2 semanas (por lo general, 10-14 días) después de la aparición de la enfermedad; particularmente en palmas, plantas y dedos de las manos y los pies.
Hipotensión	Presión arterial sistólica ≤ 90 mm Hg en adultos o menos del quinto percentil por edad en menores de 16 años. Caída ortostática de presión diastólica ≥ 15 mm Hg de posición recostada a sentado; síncope o mareo ortostático.
Afectación de tres o más sistemas:	
Digestivo	Vómito o diarrea al inicio de la enfermedad.
Muscular	Mialgia grave o creatina-fosfocinasa mayor al doble del límite superior de normalidad.
Membranas mucosas	Hiperemia vaginal, bucofaríngea o conjuntival.
Renal	Nitrógeno ureico en sangre o creatinina sérica mayor al doble del límite superior de normalidad en pruebas de laboratorio o sedimento urinario con piuria (≥ 5 leucocitos por campo de gran aumento) en ausencia de infección urinaria.
Hepático	Concentraciones de bilirrubina total, alanina aminotransferasa o aspartato aminotransferasa de al menos el doble del límite superior de lo normal en pruebas de laboratorio.
Hematológico	Recuento de plaquetas < 100 000/mm³.
SNC	Desorientación o alteraciones en la consciencia sin signos neurológicos localizados cuando no hay fiebre ni hipotensión.
Criterios de laboratorio	**Resultados negativos en las siguientes pruebas:**
Cultivos en sangre, garganta y líquido cefalorraquídeo (los hemocultivos pueden ser positivos para *S. aureus*).	
Pruebas serológicas para fiebre manchada de las Montañas Rocosas, leptospirosis y sarampión.	
Clasificación de casos	
Confirmado	Un caso que contiene seis de los hallazgos clínicos descritos anteriormente.
Probable	Un caso que contiene cinco de los seis hallazgos clínicos descritos anteriormente.

Otros hallazgos patognomónicos de laboratorio de SST, pero no incluidos actualmente en la definición de casos:

- Aislamiento de *S. aureus* de una zona mucosa o corporal habitualmente estéril.
- Producción por parte de un aislamiento estafilocócico incriminado de TSST-1 o una toxina alterna conocida por causar SST.
- Sensibilidad serológica a la toxina pertinente durante la fase aguda de la enfermedad.
- Desarrollo de anticuerpos contra la toxina pertinente durante la convalecencia.

se encuentran en todas las cepas de *S. aureus* y este microorganismo aún es una fuente constante de sorpresa, ya que cada vez se descubren más propiedades patógenas diferentes.[592] En el recuadro 12-3 se presenta información adicional acerca de las infecciones por *S. aureus*. La definición de caso de SST puede verse en el recuadro 12-5.

La penicilina fue el primer fármaco de elección para el tratamiento de infecciones graves por *S. aureus*, mientras que la resistencia se debió a la adquisición de elementos genéticos transmitidos por plásmidos que codifican β-lactamasas. Se crearon penicilinas semisintéticas resistentes a la penicilinasa (oxacilina, meticilina y nafcilina) para el tratamiento y comenzaron a usarse en el ámbito clínico en 1959. Durante la década de 1980, también surgió resistencia a estos antibióticos. La resistencia a meticilina se debe a la presencia de una proteína fijadora de penicilina alterada denominada *PBP2a* (o *PBP2'*) que resulta de la adquisición de un gen cromosómico llamado *mecA*, ubicado dentro del gran elemento cromosómico móvil de estafilococos conocido como *SCCmec* (casete cromosómico estafilocócico). Se han identificado muchos tipos y subtipos de *SCCmec* desde que estos elementos genéticos se describieron por primera vez (*véase* la sección posterior de tipificación).[195] Curiosamente, se cree que *S. aureus* adquirió el transposón SCC de *S. sciuri*, una especie estafilocócica coagulasa negativa encontrada en animales y el medio ambiente.[609] La proteína PBP2a tiene baja afinidad por todos los β-lactámicos, como las cefalosporinas. Una vez que un β-lactámico inactiva las PBP que generalmente se encuentran presentes, PBP2a sigue funcionando y admite la síntesis de una estructura estable de peptidoglicano, permitiendo que el microorganismo crezca y se divida. Las cepas de *S. aureus* que contienen SCC*mec* se denominan *S. aureus* resistentes a meticilina (SARM), a fin de distinguirlas de las que carecen de este elemento y, por lo tanto, son sensibles a dicho fármaco (*S. aureus* sensible a meticilina, SASM).

A fin de seguir caracterizando estos microorganismos, se analizaron SARM de hospitales de los Estados Unidos mediante electroforesis en gel de campo pulsado (PFGE, *pulsed-field gel electrophoresis*) y se delimitaron ocho grupos: USA100-USA800.[358] Todos, salvo dos tipos de PFGE (USA300 y USA400), eran de infecciones relacionadas con centros médicos e intrahospitalarias. Posteriormente, USA300 surgió como el clon predominante que provocó infecciones por SARM extrahospitalaria, cuya presentación clínica incluyó casi siempre graves infecciones cutáneas y de tejidos blandos.[401,540,558] En la actualidad, se reconocen dos tipos de infecciones por SARM: intrahospitalarias y extrahospitalarias.[34] Las infecciones intrahospitalarias ocurren principalmente en ancianos, a saber, infecciones sanguíneas, neumonía y coinfecciones con otros agentes intrahospitalarios. Las personas con riesgo de padecer estas infecciones suelen tener antecedentes de hospitalización reciente, viven en un centro médico a largo plazo, tienen un catéter permanente o se sometieron hace poco a una cirugía. Los aislamientos de SARM intrahospitalarios también tienden a ser multirresistentes. Las infecciones extrahospitalarias por SARM ocurren en aquellas personas sin factores de riesgo relacionados con atención médica. Algunas afectan los tejidos blandos (fascitis necrosante) y otras causan neumonía necrosante grave, sepsis e infecciones óseas y articulares.[34,68,87,121,149,267,269,571] Se han presentado brotes de SARM extrahospitalarios en diversas poblaciones de la comunidad, tales como presos, niños en guarderías, participantes de deportes de contacto y soldados, y

están representados de manera desproporcionada en las poblaciones sin atención médica en zonas urbanas.[34,68,87,121,149,267,269] Los aumentos observados en la incidencia de infecciones cutáneas y de tejidos blandos pediátricas causados por SARM se deben en gran medida a su forma extrahospitalaria.[178] El clon USA300 de SARM extrahospitalario se ha propagado desde la comunidad y regresado a los centros médicos, donde pasó a ser una causa importante de infecciones sanguíneas relacionadas con atención médica y hospitales.[485] Un estudio acerca de infecciones sanguíneas y cutáneas o de tejidos blandos por SARM de 2000 a 2008 determinó que USA300 representó el 55% de las bacteriemias y fue la cepa predominante que provocó infecciones sanguíneas relacionadas con la comunidad y la atención médica, así como de origen extrahospitalario e intrahospitalario.[537] El clon USA300 de SARM se notificó en cinco continentes y en más de 36 países.[324,386] Las infecciones por SARM intrahospitalaria y extrahospitalaria también difieren en sus tipos de SCC*mec*. Los tipos I, II y III se encuentran en cepas de SARM intrahospitalario, mientras que los tipos IV, V y VII predominan en SARM extrahospitalario. El subtipo predominante del clon USA300 de SARM extrahospitalario en los Estados Unidos, USA300-0114, posee SCC*mec* de tipos IV y 4a. Recientemente, se describieron varios tipos y subtipos nuevos de SCCmec (IIA-IIE, IVa-IVg, IX, X, V [5C2 y 5], subtipo C).[174,323] Los tipos SCC*mec* observados en cepas de SARM extrahospitalarias no portan genes multirresistentes a antibióticos como se observó en las cepas de SARM intrahospitalarias, mientras que los de SARM extrahospitalario son más propensos a portar genes para la leucocidina de Panton-Valentine (PVL, de *Panton-Valentine leukocidin*) relacionada con el fago.[558] Se notificaron los subtipos del tipo clonal USA300 en otros países (p. ej., USA300-LV y USA300-P), los cuales parecen causar enfermedades similares al subtipo predominante USA300 en los Estados Unidos, con énfasis en las infecciones cutáneas y de tejidos blandos (p. ej., furunculosis).[12,184,268,571]

En los individuos colonizados, *S. aureus* se sitúa principalmente en las narinas, pero también puede aislarse de otras zonas, como las ingles, las axilas y el canal auditivo externo. Los bebés sanos se colonizan durante el segundo o tercer mes de vida con cepas que suelen adquirir de la madre o el ambiente. En este momento, la tasa de estado de portador puede ser tan elevada como del 60%. Con el desarrollo del microbioma habitual de la bucofaringe y la maduración del sistema inmunitario, la tasa del estado de portador suele disminuir varias veces después de este lapso. Los niños y adolescentes tienen mayores tasas de estado de portador que los adultos, mientras que las tasas del último grupo dependen de diversos factores (edad, estado de salud general, comorbilidades y enfermedades crónicas). En la actualidad, las tasas de prevalencia de colonización nasal por *S. aureus* en los adultos sanos oscilan entre el 25 y 35%, dependiendo de la población estudiada. Los individuos pueden ser portadores continuos de la misma cepa durante largos períodos, mientras que otros portan una sola cepa por unos cuantos meses, la cual termina siendo sustituida por otra.[291] El transporte nasal de *S. aureus* también puede tener graves implicaciones clínicas. Los portadores presentan tasas más altas de infecciones estafilocócicas que los no portadores, y las infecciones intrahospitalarias por *S. aureus* suelen deberse a la cepa que se porta en las narinas. La reducción o erradicación del transporte nasal puede tener efectos importantes en la tasa de infecciones intrahospitalarias. El transporte de SARM, en particular, surgió a comienzos de la década pasada y presenta ciertos problemas en los centros médicos, ya que los individuos colonizados son los reservorios más importantes de SARM tanto en estos centros como en la comunidad una vez que los portadores reciben el alta de hospitales o centros médicos de estancias a largo plazo.[291]

Como SARM provoca infecciones graves con una morbilidad y mortalidad considerables, prevenir la propagación de SARM se ha vuelto una prioridad en los últimos 10-12 años. Tal como con SASM, los portadores de SARM o aquellos con infecciones por SARM son los reservorios más importantes del microorganismo en hospitales y otros centros médicos.[471] En el 2001, el Veterans' Administration Hospital en Pittsburgh, Pennsylvania, implementó un programa multifacético de vigilancia de SARM que consistió en la supervisión activa de la colonización nasal por SARM, aislamiento y precauciones de contacto para los pacientes colonizados, así como atención a la higiene de las manos. Este método logró disminuir el 75% de las infecciones intrahospitalarias por SARM en la unidad de cuidados intensivos.[251] En el años 2003, la Society for Healthcare Epidemiologists (SHEA) y los Centers for Disease Control and Prevention (CDC) propusieron una estrategia preventiva para SARM y enterococos resistentes a vancomicina (ERV), pero no se documentó un método proactivo en aquel momento. En el 2004, Davis y cols.,[122] en el Brooke Army Medical Center, demostraron que el 19% de los pacientes colonizados por SARM en las narinas durante su ingreso al hospital y el 25% colonizado por SARM durante la hospitalización presentaron infección por SARM, en comparación con el 1.5 y 2% de los pacientes colonizados con SASM, respectivamente, al momento del ingreso. Durante el 2007, la Administración de Veteranos se convirtió en el primer sistema de salud en exigir pruebas de vigilancia de SARM y, posteriormente, en Illinois se aprobó la legislación que exige la detección y notificación de SARM en pacientes en riesgo. Después, esta legislación fue aprobada en Pennsylvania, Nueva Jersey, Minnesota, Maine y California. El punto de estas estrategias de prevención proactiva es detectar rápidamente individuos colonizados por SARM, mientras que varios estudios han documentado que la vigilancia de este patógeno en pacientes ingresados al hospital se relaciona con una reducción en infecciones y enfermedades por SARM.[120,210,426,452,522,591] En algunas instituciones se realizan pruebas de detección a todos los pacientes admitidos en centros médicos, mientras que otros programas sólo revisan a aquellos pacientes considerados de alto riesgo para la colonización por SARM. Estos pacientes son los transferidos de un centro de atención a largo plazo u otra institución médica, quienes han sido hospitalizados en los últimos seis meses, y aquellos con antecedentes documentados de colonización o infección por SARM. Algunas instituciones médicas también hacen pruebas en personas procedentes de países con altas tasas de prevalencia de SARM o que viajaron a éstos.[452] Los métodos para detectar la colonización por SARM incluyen técnicas de cultivo y moleculares (véanse a continuación las secciones que abarcan dichos métodos). Los métodos moleculares para la detección de SARM ofrecen varias ventajas con respecto a los de cultivo, tales como los menores límites de detección y las pruebas de diagnóstico con mayor rendimiento y menor tiempo para la detección. Se demostró una menor transmisión de SARM en pruebas de vigilancia realizadas con PCR en tiempo real, pero no se observó un impacto significativo en la transmisión cuando se realizó una prueba de cultivo.[210] La detección de SARM se traduce en el aislamiento del paciente y, en algunos casos, en protocolos de descolonización para reducir la carga de prevalencia de SARM y disminuir la transmisión. Por lo general, estos protocolos consisten en un tratamiento con pomada de mupirocina nasal y baños con clorhexidina.

Con la aparición de la resistencia a penicilinas resistentes a penicilinasa, el antibiótico glicopéptido vancomicina fue el tratamiento de elección para las infecciones por SARM.[563] S. aureus sensible a vancomicina (SASV) tiene una concentración inhibitoria mínima (CIM) de vancomicina de 2 μg/mL o menor.[107] Sin embargo, en mayo de 1996 se informó del primer caso documentado de infección por una cepa de S. aureus con resistencia intermedia a la vancomicina en Japón.[229] Estas cepas recibieron el código nemotécnico SAGI por "S. aureus glicopéptido-intermedio", dado que estas cepas han disminuido la sensibilidad a los antibióticos glicopéptidos vancomicina y teicoplanina; SAIV (S. aureus intermedio a vancomicina) es el nombre que se utiliza en los Estados Unidos.[374] Estas cepas tienen una CIM de vancomicina de 4-8 μg/mL y presentan un fenotipo homogéneo. Las cepas de SAIV tienen paredes celulares engrosadas, que supuestamente impiden a la vancomicina alcanzar su sitio de acción en la división del tabique de la pared celular bacteriana.[236] El Clinical and Laboratory Standards Institute (CLSI) define a los aislamientos de S. aureus que requieren concentraciones de vancomicina de 2 μg/mL o menos para la inhibición del crecimiento como "sensibles", aquellos que requieren 4-8 μg/mL como "intermedios" y aquellos que requieren 16 μg/mL o más como "resistentes".[19,107,202] Entre las cepas de SAIV también se reconoció un fenotipo heterogéneo. Al parecer, estos aislamientos son sensibles a glicopéptidos (CIM de vancomicina ≤ 4 μg/mL), pero contienen subpoblaciones de células menos sensibles a vancomicina (CIM de vancomicina de 8-16 μg/mL) que se producen en frecuencias bajas. Estas cepas se denominan *hSAIV*. Se informaron aislamientos poco frecuentes de *S. aureus* resistentes a vancomicina (SARV), que tendrán CIM de vancomicina de 16 μg/mL o mayores. Las cepas resistentes a vancomicina contienen la determinante de resistencia *vanA* encontrada en enterococos resistentes a vancomicina. La difusión en disco no es un método confiable para detectar la menor sensibilidad a vancomicina; no puede diferenciar las cepas intermedias ni sensibles a vancomicina y los diámetros de zonas no se correlacionan con la CIM estafilocócica de vancomicina. La prueba de difusión en disco sólo detectará SARV con la determinante *vanA* y no mostrará ninguna zona alrededor del disco de 30 μg. Las cepas de SARV pueden detectarse de manera confiable con los métodos de referencia y comerciales actuales, tal como la microdilución en caldo de referencia, dilución en agar, paneles Trek Sensititre MIC®, paneles Microscan Overnight® y Synergies-Plus®, tiras de Etest® y agar de detección con vancomicina.[202] Las pruebas de BD Phoenix y SARV en Vitek® 2 también detectarán estas cepas. Las cepas de SAIV pueden detectarse más fácilmente con una microdilución en caldo de referencia, Etest con un inóculo estandarizado de 0.5, según el patrón de McFarland, y dilución en agar. Los métodos automatizados pueden detectar cepas de SAIV con CIM de 8 μg/mL, pero podrían no detectar aquellas de 4 μg/mL. El uso de agar BHI con 6 μg/mL de vancomicina es una prueba coadyuvante útil para la detección de cepas de SAIV y SARV. De hecho, los CDC recomiendan que los laboratorios incorporen la placa de detección en agar con vancomicina para todos los aislamientos de S. aureus.[202] El agar BHI con 6 μg/mL de vancomicina se sembró en un punto con 10 μL de inóculo de una suspensión equivalente a 0.5, según el patrón de turbidez de McFarland, y se observó su crecimiento después de 24 h de incubación. Todos los aislamientos con CIM de vancomicina de 8 μg/mL y algunos con 4 μg/mL crecen en estas placas de detección. Por lo tanto, deben evaluarse con un método de microdilución en caldo para confirmar la resistencia. La prueba Etest realizada en agar Müeller-Hinton con un inóculo preparado a partir de una suspensión equivalente a 0.5, según el patrón de McFarland, e incubada durante 24 h, también es un método muy sensible y específico para la detección de estas cepas; con Etest, las cepas de SAIV tienen una CIM de 4 μg/mL o mayor, mientras que la de SARV es de 16 μg/mL o más. Según los CDC, deben cumplirse tres criterios para verificar que una determinada cepa sea SAIV: CIM de vancomicina de microdilución en caldo de 8-16 μg/mL, CIM de vancomicina de Etest ≥ 6 μg/mL y crecimiento en 24 h en una placa de agar BHI con 6 μg/mL de vancomicina (tabla 12-1).[202] Es necesario e imprescindible detectar y confirmar de manera inmediata y precisa estas cepas con el objetivo de lograr un tratamiento óptimo de cada paciente y prevenir su transmisión a otros individuos. Jacob y cols.[249] realizaron y revisaron un metanálisis de los desenlaces clínicos de adultos con infecciones por SARM cuyas cepas presentaron una alta CIM de vancomicina.

Staphylococcus aureus *subespecie* anaerobius

S. aureus subespecie *anaerobius* causa la enfermedad de Morel en ovejas, que se caracteriza por la formación de abscesos subcutáneos en los ganglios linfáticos superficiales y alrededor de ellos.[525] Esta bacteria no se aisló de infecciones humanas o muestras clínicas. Sin embargo, en el 2006 se obtuvo un aislamiento estafilocócico y anaerobio obligado de un granjero de 45 años, quien presentó septicemia, artritis séptica y múltiples abscesos pulmonares.[416] Aunque los aislamientos genuinos de *S. aureus* subespecie *anaerobius* son catalasa negativos, el de este paciente fue débilmente catalasa positivo y fue distinto de *anaerobius* y *S. saccharolyticus* (la otra especie anaerobia obligada de estafilococos) en diversas características fenotípicas. Los métodos genotípicos no pudieron diferenciar este microorganismo de *S. aureus* subespecie *aureus* y *anaerobius* o *S. saccharolyticus*; los autores supusieron que este aislamiento era una variante de *anaerobius* o una subespecie no descrita de *S. aureus*.

Estafilococos coagulasa negativos

En el pasado, los estafilococos coagulasa negativos se consideraban contaminantes de poca importancia clínica, algunos de los cuales son relevantes en la industria de los quesos.[434,435] Sin embargo, durante las últimas cuatro décadas, estos microorganismos se reconocieron como importantes agentes de enfermedades en humanos.[33,186,585] Aunque se han descrito varias especies diferentes de estafilococos coagulasa negativos (recuadro 12-2), relativamente pocas causan infecciones en humanos. No obstante, dado que más laboratorios han intentado identificar estos estafilococos, cada vez se reconocen más infecciones causadas por otras especies. Los tipos de infecciones relacionadas con estafilococos coagulasa negativos se describen en el recuadro 12-6.

Staphylococcus epidermidis. Cuando los hallazgos clínicos se correlacionan con el aislamiento de estafilococos coagulasa negativos, *S. epidermidis* resulta, con mucho, el microorganismo más aislado al representar el 50-80% de los aislamientos. Casi todas las infecciones por *S. epidermidis* son intrahospitalarias, salvo la endocarditis de válvula biológica y las infecciones por dispositivos semipermanentes de acceso venoso. Además de endocarditis de válvula biológica y protésica, *S. epidermidis* se ha aislado y documentado como un patógeno en infecciones urinarias, heridas infectadas postoperatorias, infecciones de diversas prótesis, infecciones de derivaciones de LCR, infecciones relacionadas con diálisis peritoneal e infecciones oftálmicas (recuadro 12-6).[103] Se han descrito diversos factores de virulencia en *S. epidermidis*.[400,601] Un análisis de microscopia electrónica de detección y transmisión, así como estudios inmunológicos de cepas de *S. epidermidis* aisladas de infecciones por dispositivos médicos permanentes, demostraron que estas bacterias producen macromoléculas de superficie celular y extracelulares que inician y, posteriormente, aumentan la adherencia bacteriana a cuerpos extraños, y finalmente forman una biopelícula.[469] Cuando se implantan prótesis de plástico, se recubren rápidamente con proteínas de suero, mientras que *S. epidermidis* es capaz de unirse específicamente a fibronectina, fibrinógeno, colágeno y vitronectina, así como al propio material plástico del catéter. En la superficie celular de *S. epidermidis* hay un amplio espectro

---

TABLA 12-1   Prueba confirmatoria de los CDC para la detección de SAIV y SARV[202]

Método	Resultados de SARV	Resultados de SAIV	Comentarios
Microdilución en caldo de referencia	CIM de vancomicina ≥ 16 μg/mL en caldo Müeller-Hinton	CIM de vancomicina 4-8 μg/mL en caldo Müeller-Hinton	Incubar durante 24 h
Agar infusión de cerebro y corazón con 6 μg/mL de vancomicina (fuente comercial)	Crecimiento de > 1 colonia en 24 h	Crecimiento de > 1 colonia en 24 h	Dos o más colonias es una prueba positiva[a]
Etest	CIM de vancomicina ≥ 16 μg/mL en agar Müeller-Hinton	CIM de vancomicina ≥ 4 μg/mL en agar Müeller-Hinton	Utilizar un patrón de McFarland de 0.5 para preparar la suspensión del inóculo e incubar durante 24 h

[a]Para QC, utilizar *Enterococcus faecalis* ATCC 29212 como control sensible y *Enterococcus faecium* ATCC 51299 como control resistente.

Infecciones relacionadas con *Staphylococcus epidermidis* y otros estafilococos coagulasa negativos

Infección	Comentarios
Infecciones urinarias	Entre los estafilococos coagulasa negativos, *S. saprophyticus* causa infecciones de vías urinarias superiores e inferiores principalmente en mujeres jóvenes sexualmente activas. Este microorganismo es la segunda causa más frecuente de infecciones urinarias después de *E. coli*, y se encuentra en el 3-9% de los casos de cistitis aguda no complicada.[219,444] Algunas complicaciones de infecciones urinarias por *S. saprophyticus* son pielonefritis, sepsis, cálculos renales y, en raras ocasiones, endocarditis.[100,165,219,496] *S. saprophyticus* también puede causar infecciones urinarias con o sin complicaciones concomitantes en niños y hombres.[163,544] En muestras de orina limpia a media micción o muestras con sondaje, el recuento de colonias de *S. saprophyticus* puede ser inferior a 100 000 UFC/mL y, en consecuencia, el microorganismo puede descartarse como contaminante. Otros estafilococos coagulasa negativos son causas poco frecuentes de infecciones urinarias, y aproximadamente el 80-90% de estas infecciones son provocadas por *S. epidermidis*. Las infecciones urinarias por *S. epidermidis* y otros estafilococos coagulasa negativos suelen ser intrahospitalarias y se relacionan con el uso de sondas urinarias permanentes. Estas infecciones ocurren en ancianos con uso previo de instrumental en las vías urinarias, trasplante renal, urolitiasis o anomalías urológicas de otro tipo. Por lo general, se observa piuria y enfermedades significativas de vías superiores sólo en aproximadamente el 10% de este último grupo de pacientes. Los aislamientos coagulasa negativos de estos individuos suelen ser multirresistentes.
Infecciones por prótesis implantadas	Las infecciones por dispositivos en esta categoría incluyen diversos tipos de prótesis (p. ej., reemplazos de rodilla y cadera). Los estafilococos coagulasa negativos, especialmente *S. epidermidis*, son la causa más frecuente de infecciones de prótesis implantadas.[126,581] Pueden introducirse pequeñas cantidades de estos microorganismos durante la colocación o manipulación del dispositivo, lo cual provoca que se suelte y falle, habitualmente en un período de dos meses a dos años después de la implantación. Los pacientes también pueden tener antecedentes de enfermedades subyacentes, como cáncer, uso de corticoesteroides, anemia drepanocítica, trasplante de vísceras macizas e infección por VIH. Otros padecimientos, como la obesidad, también pueden contribuir. Los pacientes suelen presentar dolor recurrente sordo en la zona afectada. Las infecciones por prótesis se diagnostican mediante exploración directa y cultivo de aspirados por punción de la zona afectada, biopsia de huesos o extracción y cultivo del material implantado. Se demostró que la homogeneización ultrasónica del dispositivo explantado antes del cultivo puede aumentar la producción de microorganismos.[545] Tras la extracción del dispositivo y el desbridamiento de tejido, los pacientes reciben antibióticos (por lo general, vancomicina sola o combinada con rifampicina), y el dispositivo es reimplantado. Puede presentarse osteomielitis por estafilococos coagulasa negativos como una complicación de la implantación de prótesis. Puede producirse osteomielitis hematógena a causa de bacteriemia por estafilococos coagulasa negativos a raíz de infecciones por derivaciones o prótesis de otro tipo.
Endocarditis de válvula biológica	Los estafilococos coagulasa negativos son causas poco frecuentes de endocarditis de válvula biológica, representando el 7-11% de todos los casos, salvo aquellos relacionados con consumo de drogas intravenosas.[10,102,104,128,378,381,430] La patogenia involucra la diseminación a las válvulas cardíacas dañadas previamente o endocardio durante una bacteriemia transitoria, aunque igualmente pueden presentarse casos poco frecuentes de infección de la válvula biológica sin cardiopatía subyacente.[10] *S. epidermidis* causa aproximadamente el 85% de los casos de endocarditis de válvula biológica, mientras que el resto los producen *S. hominis* (~6%), *S. lugdunensis* (~5%), *S. haemolyticus*, *S. capitis*, *S. caprae* y *S. simulans*.[116,156,258,495,520] *S. lugdunensis* es la causa del 3-8% de las endocarditis de válvula biológica, a menudo en caso de cardiopatía y valvulopatía preexistentes (p. ej., prolapso de la válvula mitral). La endocarditis infecciosa por *S. lugdunensis* puede ser excepcionalmente grave, con destrucción valvular masiva.[167,417,495] Suelen ocurrir complicaciones (p. ej., embolia, defectos de conducción e insuficiencia cardíaca congestiva) y, en última instancia, más del 50% de los pacientes requieren la sustitución de la válvula.[73,102,417] La mortalidad relacionada con esta afección puede ser tan alta como del 36-40%.[104] Pueden ocurrir infecciones por marcapasos al momento de colocarlo o por diseminación hemática del dispositivo desde una zona lejana.
Endocarditis de válvula protésica	A diferencia de la endocarditis de válvula biológica, los estafilococos coagulasa negativos son agentes etiológicos frecuentes de las endocarditis de válvula protésica y producen el 20-40% de los casos, mientras que *S. epidermidis* es la especie que se aísla con mayor frecuencia, prácticamente descartando todas las demás.[104,308,586] En esta infección, los microorganismos infectan el anillo de las suturas manteniendo la válvula en su lugar y formando microabscesos relativamente protegidos de los antibióticos. Estos microorganismos suelen inocularse en la zona durante la cirugía y los síntomas son cada vez más evidentes a los 8-12 meses. Los pacientes presentan fiebre y signos de valvulopatía. El diagnóstico se realiza con hemocultivos, que serán reiteradamente positivos con el mismo microorganismo, y con un ecocardiograma transesofágico. Las complicaciones son frecuentes e incluyen dehiscencia de la válvula, abscesos intracavitarios, obstrucción de la válvula debido a la formación de vegetaciones voluminosas y, ocasionalmente, arritmia.[104,308,586] Como la mayoría de estas infecciones son secundarias a la inoculación de una pequeña cantidad de microorganismos en el sitio al colocar la válvula, los síntomas de endocarditis aparecen lentamente en el transcurso de varios meses. Además de las prótesis valvulares, los estafilococos también pueden infectar cables de marcapasos, desfibriladores implantados e injertos vasculares. Estas infecciones también tienen una presentación indolora y el ecocardiograma transesofágico es muy útil para delimitar su grado. Los hemocultivos secuenciales casi siempre son positivos. El tratamiento consiste en extraer el dispositivo y administrar antibióticos, así como reemplazar el dispositivo al poco tiempo.

Infecciones por catéter intravenoso	Los estafilococos coagulasa negativos son responsables del 50-70% de las infecciones sanguíneas intra-hospitalarias por catéteres intravasculares, como venoso central e intravenoso periférico.[209] También se incluyen otros tipos de catéter, como de hiperalimentación central, de hemodiálisis de vena subclavia, centrales de Hickman y Broviac, y de Swan-Ganz. En el caso de los catéteres periféricos, se producen infecciones por microorganismos cutáneos que entran a través de la superficie de la piel a lo largo del catéter, por lo que ingresan al torrente sanguíneo. En los casos de los catéteres a largo plazo y tuneliza-dos, el eje se coloniza con bacterias cutáneas o ambientales. Los microorganismos ingresan al torrente sanguíneo a través de la luz del catéter mismo.[146] Los catéteres infectados pueden ser el origen de las bacteriemias, que pueden diseminarse a lugares distantes para causar otras infecciones. Por lo general, los catéteres infectados y los sitios de inserción no parecen infectados (p. ej., es posible que no haya eri-tema o purulencia), mientras que la bacteriemia relacionada con catéter puede causar síntomas mínimos. Aunque el cuidado minucioso del catéter puede reducir la incidencia de bacteriemia, otras innovaciones, como los catéteres con antibióticos (p. ej., rifampicina o minociclina) disminuirían significativamente la incidencia de infecciones por catéter.[118] El tratamiento consiste en extraer el catéter, si es posible, junto con antibióticos sistémicos. La documentación de infecciones por catéter intravenoso y bacteriemia implica un hemocultivo periférico mediante punción venosa, un hemocultivo extraído del catéter y, a menudo, un cultivo de la punta del catéter. Se han propuesto varios protocolos para la documentación de infecciones por catéter. El tiempo de incubación para la positividad de menos de 25 h se consideró como un indicador de bacteriemia por catéter en pacientes pediátricos inmunodeprimidos, ya que la sangre obtenida a través del catéter tendría una mayor carga microbiana que la recolección de sangre periférica.[337,348,614] También se determinó una diferencia en el tiempo de detección de 2 h o más entre los hemocultivos recolectados a través del catéter y un hemocultivo periférico como un método sensible y específico para diagnosticar bacteriemia por catéter.[176,441]
Infecciones por derivación de líquido cefalorraquídeo	*S. epidermidis* y otros estafilococos coagulasa negativos son causas frecuentes de infección por derivaciones ventriculares, catéteres permanentes de LCR, bombas de infusión intratecal y zonas de ventriculostomía.[439,587] Estas infecciones suelen ocurrir entre dos semanas y dos meses después de la derivación, pero también pue-den presentarse en otras manipulaciones de la derivación. Los pacientes con infecciones por derivación del LCR pueden ser asintomáticos, aunque algunos muestran síntomas leves como febrícula, náuseas, vómitos y dolor de cabeza. Un análisis del LCR aspirado de la derivación puede mostrar pleocitosis leve con glucosa normal o ligeramente baja. El diagnóstico se hace con un cultivo de LCR de la derivación o de los ventrículos cerebrales. Los antibióticos profilácticos tras la derivación pueden reducir la infección hasta en el 50% de los pacientes.[443] Es necesario retirar la derivación y colocar otro reemplazo para lograr la cura, aunque algunas in-fecciones estafilocócicas por derivación se trataron eficazmente sólo con antibióticos.[482] Algunos antibióticos son vancomicina, rifampicina y un aminoglucósido administrado por vía intraventricular, ya que estas infeccio-nes intrahospitalarias suelen deberse a estafilococos resistentes a la meticilina.
Infecciones por catéter de diálisis peritoneal	Los estafilococos coagulasa negativos son los microorganismos más aislados de pacientes con peritonitis por DPCA.[155,526] La presentación clínica consiste en dolor abdominal, náuseas, vómitos, fiebre y líquido turbio después de la diálisis, aunque muchos pacientes pueden tener unos cuantos síntomas o éstos ser muy leves. El líquido peritoneal puede verse turbio y contener más de 100 leucocitos/mL. La tinción de Gram del líquido no concentrado puede ser negativa; por lo tanto, es necesario centrifugar o filtrar para aislar pocos microorganismos. Los antibióticos para peritonitis estafilocócica por DPCA pueden administrarse por vía parenteral, oral o intraperitoneal, y suelen ser oxacilina, meticilina, vancomicina y cefalosporinas o trimetoprima-sulfametoxazol.
Infecciones por injerto vascular	Las infecciones por injerto vascular son producidas por cocos coagulasa negativos, en especial *S. epidermi-dis*.[84,320] La incidencia de infecciones por injerto vascular es del 0.6-3% y depende de la localización del injerto, mientras que los injertos vasculares de la aorta representan la mayor tasa de morbilidad y mortali-dad, y los injertos inguinales presentan la tasa de infección más grande. Las infecciones por injerto vascular que ocurren poco después de colocarlo tienen una presentación clínica más aguda e involucran bacterias gramnegativas (p. ej., *Enterobacteriaceae* y *P. aeruginosa*) y *S. aureus*, mientras que las infecciones que ocurren meses después involucran estafilococos coagulasa negativos. Los aislamientos estafilocócicos de estas infecciones son multirresistentes, lo cual indica que las infecciones se deben a la presencia de microbios contaminantes en los injertos. Puede considerarse una infección por injerto vascular definitiva si hay signos clínicos de infección (p. ej., fiebre, escalofríos, *shock*, dolor o eritema en la zona de la prótesis), signos biológicos de infección (recuento alto de leucocitos, proteína C reactiva elevada, absceso, así como aire o líquido alrededor del injerto en la TC) y hemocultivos positivos o muestras intraoperatorias positivas del propio injerto.[319] Además de los hemocultivos, la mayoría de las muestras adecuadas para el diagnós-tico microbiológico de infecciones por injerto vascular incluyen injerto tisular explantado, líquido alrededor del injerto obtenido con aspiración guiada por TC o muestras del injerto obtenido durante la cirugía.[320] A menudo, es necesario extraer el injerto vascular y administrar antibióticos para prevenir la morbilidad y mortalidad adicionales.[470]

(continúa)

Infecciones sanguíneas	En algunos centros médicos, los estafilococos coagulasa negativos (particularmente, *S. epidermidis*) son los agentes más frecuentes de infecciones sanguíneas al ser responsables del 30-40% de estos casos.[602] Estos microorganismos llegan al torrente sanguíneo a través de dispositivos de acceso vascular infectados.[362] Los pacientes que presentan bacteriemia estafilocócica por catéter tienen varios dispositivos de acceso para el tratamiento de neoplasias hemáticas o la administración de quimioterapéuticos para trasplante de médula ósea. En general, presentan signos y síntomas de bacteriemia con fiebre, hipotensión y leucocitosis, pero no siempre hay signos y síntomas clínicos evidentes.[595] Esto se complica por el hecho de que los estafilococos coagulasa negativos son los hemocultivos contaminantes más frecuentes y los catéteres intravenosos suelen contaminarse con ellos.[38] Los hemocultivos recolectados mediante catéteres deben realizarse junto con cultivos periféricos obtenidos por punción venosa para evaluar si son la posible fuente de infección sanguínea.[362] Los cultivos semicuantitativos de las puntas de los catéteres intravenosos se realizan habitualmente en laboratorios. La técnica de enrollar catéteres descrita por Maki y cols.[337] indica que los recuentos de colonias de 15 UFC o más sugieren un posible diagnóstico de bacteriemia por catéter. Los cultivos semicuantitativos positivos con hemocultivos periféricos negativos indican la colonización del catéter.[468] Debe administrarse un tratamiento provisional contra estafilococos coagulasa negativos resistentes a meticilina, pero también es necesario extraer el catéter si es posible.
Infecciones neonatales y pediátricas	La mayoría de las infecciones pediátricas son bacteriemias estafilocócicas intrahospitalarias que ocurren en las unidades de cuidados intensivos neonatales.[264,573] Estas infecciones están relacionadas con prematuridad, bajo peso al nacer, dispositivos periféricos o centrales permanentes, ventilación asistida y nutrición parenteral total.[169,581] Aunque la mayoría de los agentes estafilocócicos en dichas infecciones son *S. epidermidis*, también se han implicado otras especies (*S. haemolyticus, S. hominis, S. warneri, S. cohnii* y *S. capitis*). En algunos casos, los estafilococos coagulasa negativos que provocan infecciones en unidades de cuidados intensivos neonatales se originan del personal de enfermería y otros cuidadores, o del propio ambiente hospitalario. Los recién nacidos con bacteriemia por estafilococos coagulasa negativos pueden presentar neutropenia, trombocitopenia, acidosis metabólica y apnea. Además de bacteriemia, los estafilococos coagulasa negativos también pueden causar neumonía, meningitis, infecciones urinarias y manifestaciones cutáneas.
Infecciones oculares	Los estafilococos coagulasa negativos representan el patógeno causante de endoftalmitis postoperatoria implicado con mayor frecuencia. Algunos procedimientos quirúrgicos relacionados con estas infecciones son la implantación de lentes y las cirugías de catarata.[1,46,119,309] El diagnóstico se realiza mediante la aspiración y el cultivo de humor vítreo. El tratamiento de endoftalmitis estafilocócica coagulasa negativa requiere administración tanto parenteral como intraventricular de antibióticos, por ejemplo, linezolid, rifampicina o vancomicina. Los estafilococos coagulasa negativos también han provocado conjuntivitis intrahospitalaria en unidades de cuidados intensivos neonatales, infecciones de córnea por sutura después de queratoplastia penetrante, blefaroqueratoconjuntivitis y conjuntivitis purulenta.[59,235,607] También pueden causar queratitis bacteriana, sobre todo en los casos de enfermedad previa en la superficie corneal y traumatismo ocular.[197] Son los microorganismos predominantes que causan dacriocistitis crónica (inflamación del saco lagrimal). En un estudio realizado en la India, el 44.2% de los aislamientos de pacientes con infecciones crónicas fueron estafilococos coagulasa negativos, mientras que *S. aureus* y *S. pneumoniae* representaron el 10.8 y 10% de los aislamientos, respectivamente.[29] Los estafilococos coagulasa negativos también son una causa importante de conjuntivitis en recién nacidos.[583] Un estudio de sensibilidad de 117 aislamientos de córnea estafilocócicos coagulasa negativos determinó que todos fueron sensibles a vancomicina, linezolid y rifampicina, mientras que la sensibilidad a gentamicina, tetraciclina y fluoroquinolonas varió considerablemente.[150] Los estudios de vigilancia ocular ARMOR indicaron que se deberá supervisar la resistencia de estafilococos coagulasa negativos a fluoroquinolonas oftálmicas (p. ej., ofloxacino, gatifloxacino y moxifloxacino) de forma prospectiva para evitar tratamientos fallidos y ser una guía para el tratamiento provisional de infecciones oculares.[201]
Infecciones cutáneas	Los estafilococos coagulasa negativos pueden aislarse de diversas lesiones cutáneas (quistes, ántrax o furúnculos), ya sea solos o junto con otras bacterias piógenas, como *S. aureus* y estreptococos β-hemolíticos. Los estafilococos coagulasa negativos también son frecuentes en las infecciones polimicrobianas de la zona quirúrgica, especialmente después de una cirugía cardiotorácica.[502] Algunas de las especies más implicadas fueron *S. epidermidis, S. haemolyticus, S. lugdunensis* y *S. hominis*. Las infecciones cutáneas inusuales por *S. epidermidis* incluyen otitis externa maligna.[504]

de moléculas de adhesina capaces de unirse a estas proteínas séricas, las cuales comprenden AaE y AltE (adhesinas de autolisina), Ebp (proteína fijadora de elastina), Empb (proteína fijadora de matriz extracelular), Fbe (proteína fijadora de fibrinógeno) y GehD (glicerol éster hidrolasa).[60,213,223] También se han descubierto varias proteínas de superficie estafilocócica (p. ej., SsP) que se unen directamente al poliestireno. Después de la adhesión inicial, los microorganismos sintetizan una adhesina intercelular de polisacáridos (PIA, *polysaccharide intercellular adhesin*) que entrecruza las células dentro de la biopelícula en desarrollo. La PIA es un polisacárido lineal compuesto por residuos β-1,6-enlazado 2-desoxi-2-amino-D-glucopiranosil, de los cuales entre el 80 y 85% son *N*-acetilados, mientras que el resto no lo son y tienen una carga positiva, o están modificados con residuos de fosfato o succinato y poseen una carga negativa.[335,465,466] Los genes estructurales de la PIA residen en un operón cromosómico de cuatro genes llamado *ica*, designados *icaA*, *icaB*, *icaC* e *icaD*. *S. epidermidis* también produce modulinas solubles en fenol (PSM, *phenol-soluble modulins*), como *S. aureus*, que actúan para dispersar las biopelículas exteriores e interactúan con neutrófilos para causar desgranulación y lisis celular.[400] *S. epidermidis* también produce diversas bacteriocinas que se unen a otras bacterias y las lisan, lo cual permite que el microorganismo compita mejor con otras bacterias y colonice bien las superficies cutáneas. Una vez que se establecen en las superficies cutáneas, algunas cepas de *S. epidermidis* producen proteasas, lipasas y enzimas modificadoras de ácidos grasos que contribuyen a las infecciones estafilocócicas cutáneas y polimicrobianas.[469] La resistencia a meticilina también es muy prevalente en las cepas de *S. epidermidis*, cuyas tasas van del 75 al 90%, mientras que se han detectado tipos SCC*mec* I, IIa, IIb, III, IV, IVa-IVd, V y diversas variantes en aislamientos de *S. epidermidis* de humanos.[174,239,372,467,621] Los tipos SCC*mec* que confieren resistencia a meticilina también se encuentran en otras especies estafilocócicas coagulasa negativas humanas y animales, como *S. haemolyticus* (tipos I-V, variante III), *S. warneri* (tipo IVE), *S. saprophyticus* (tipo III), *S. hominis* (tipo III), *S. capitis* (tipos I, IA, II-V), *S. sciuri* (tipo III), *S. xylosus* (tipo III) y *S. lentus* (tipo III).[174,342,467,618,621]

Staphylococcus saprophyticus subespecie *saprophyticus.*

Las especies coagulasa negativas de *S. saprophyticus* merecen una mención especial, ya que son una causa documentada de infecciones urinarias. En 1996, se caracterizó una nueva subespecie de *S. saprophyticus* en cepas coagulasa negativas resistentes a novobiocina aisladas del 7% de los cultivos de fosas nasales de vacas sanas.[207] Un análisis de las características fenotípicas, la pared celular y los ácidos grasos, así como los estudios de relación genética, demuestran que estos aislamientos fueron similares entre ellos, aunque diferentes a los de *S. saprophyticus* de humanos. Desde entonces, estas cepas bovinas se han denominado *S. saprophyticus* subespecie *bovis*, mientras que los aislamientos de humanos se llaman actualmente *S. saprophyticus* subespecie *saprophyticus* (de aquí en adelante llamados *S. saprophyticus*).

S. saprophyticus causa infecciones de vías urinarias superiores e inferiores, sobre todo en las mujeres jóvenes sexualmente activas en edad fértil. Este microorganismo es la segunda causa más frecuente de infecciones urinarias después de *Escherichia coli* y se encuentra en el 3-9% de los casos de cistitis aguda no complicada.[221,444,601] En las muestras de orina de estos pacientes, el microorganismo suele presentarse en cantidades iguales o menores de 100 000 UFC/mL, pero se detectará en muestras secuenciales. Los pacientes suelen presentar disuria, piuria y hematuria. Pueden presentarse infecciones en vías urinarias superiores (pielonefritis) en el 41-86% de los pacientes y, en ocasiones, bacteriemia por *S. saprophyticus* como una complicación de infecciones en vías urinarias superiores,[100,188] por ejemplo, pielonefritis, sepsis y cálculos renales.[100,165,219,496] *S. saprophyticus* puede ser una causa de infecciones urinarias agudas sintomáticas en niños y adolescentes de ambos sexos sin anomalías estructurales de las vías urinarias.[4,263,544] Este microorganismo también causó infecciones urinarias agudas normales y por catéter, uretritis, prostatitis en ancianos y, en raras ocasiones, bacteriemia, sepsis y endocarditis.[50,188,263,382,496] En 1999, Hell y cols.[24] notificaron el aislamiento de *S. saprophyticus* como causa de neumonía intrahospitalaria. Es probable que el conducto rectal sirva como reservorio para el microorganismo y el alimento puede ser la última fuente del microbio, ya que se aisló de animales de granja, carne cruda de res y cerdo, pastizales y forraje.[220,221] Los estudios moleculares de aislamientos de infecciones urinarias indican que varios tipos clonales de *S. saprophyticus* son capaces de causar enfermedades, y estos clones patógenos están ampliamente diseminados y persisten en la población por varios años.[601]

Otros estafilococos coagulasa negativos. Otras especies estafilocócicas se encuentran en humanos y animales como parte del microbioma habitual y como causa de varios tipos de infecciones (recuadro 12-2). Algunas especies son ambientales y se han utilizado en diversas industrias, como la de procesamiento de alimentos. Aunque las especies coagulasa negativas, además de *S. epidermidis* y *S. saprophyticus*, suelen encontrarse como contaminantes en las muestras clínicas, los avances en la medicina han determinado que muchos otros estafilococos coagulasa negativos son importantes en las infecciones y enfermedades humanas. Varias especies se han notificado como causas de infecciones humanas, principalmente en heridas; infecciones urinarias, sanguíneas y por derivaciones ventriculoperitoneales; osteomielitis, sepsis por catéter; y endocarditis de válvula biológica y protésica (recuadros 12-2 y 12-6). Son importantes patógenos oportunistas en pacientes inmunodeprimidos, como recién nacidos prematuros, pacientes neutropénicos con cáncer, ancianos con enfermedades subyacentes graves y pacientes hospitalizados después de procedimientos invasivos y con dispositivos plásticos permanentes. Las infecciones por muchas de estas otras especies son intrahospitalarias. Las especies frecuentemente implicadas son *S. haemolyticus, S. lugdunensis, S. schleiferi, S. warneri, S. hominis, S. simulans, S. capitis, S. cohnii, S. xylosus* y *S. saccharolyticus*.[455] Algunos de estos agentes patógenos, como *S. schleiferi* y *S. warneri*, sintetizan diversos productos extracelulares (glucocáliz, ADNasa, lipasa, esterasa, proteasa y α-hemolisinas y β-hemolisinas) que contribuyen a la virulencia. *S. haemolyticus* ha generado mayor interés por la resistencia a los glicopéptidos en esta especie. *S. lugdunensis* surgió como un patógeno importante que causa principalmente endocarditis e infecciones cutáneas y de tejidos blandos. Los nichos ecológicos y la importancia clínica de los estafilococos, además de *S. aureus, S. epidermidis* y *S. saprophyticus*, se describen en el recuadro 12-2, mientras que los procesos infecciosos relacionados con *S. epidermidis* y otros estafilococos coagulasa negativos se describen en el recuadro 12-6.

Especies de Micrococcus *y géneros relacionados*

Se han aislado diversas especies micrococáceas de muestras clínicas de humanos, en especial *Kocuria, Kytococcus* y *Micrococcus*. *Kocuria kristinae* se aisló como una causa de bacteriemia por catéter, endocarditis infecciosa e infecciones por diálisis peritoneal y colecistitis.[11,32,307,333] *K. kristinae, Kocuria marina* y *Kocuria rosea* se han descrito como causas de peritonitis en pacientes con DPCA.[75,141,317] *Kocuria rhizophila* también provocó bacteriemia persistente por un catéter central dañado y, en otro caso, este microorganismo colonizó el dispositivo Port-A-Cath® de un paciente pediátrico, que provocó sepsis en un período de 2 años cuando el catéter y los hemocultivos periféricos fueron positivos.[36,371] *Kocuria varians* se aisló como el único agente en un absceso cerebral de un paciente con diabetes.[549] Las especies de *Kytococcus*, particularmente *Kytococcus schroeteri*, han surgido como agentes inusuales en diversas infecciones humanas. Se han presentado varios casos de endocarditis de válvula protésica y bioprotésica aórtica y mitral por *K. schroeteri* desde el año 2002.[37,314,370,447,616] El tratamiento suele consistir en la intervención quirúrgica, aunque se han informado resultados positivos con el tratamiento mediante vancomicina/gentamicina más rifampicina y daptomicina.[326] Se documentó neumonía bacteriémica por *K. schroeteri* en tres pacientes con leucemia mielógena aguda. En general, estos aislamientos fueron sensibles a linezolid, trimetoprima-sulfametoxazol, rifampicina, gentamicina, imipenem, meropenem y vancomicina.[57,231,321] *K. schroeteri* también se aisló de casos de artritis crónica por implante, osteomielitis y espondilodiscitis postoperatoria.[85,250] En el último caso, el paciente fue sometido a discectomía para el tratamiento de ciática crónica.[250] *K. schroeteri* se aisló de muestras de líquido ventriculoperitoneal relacionadas con derivaciones, y tanto *K. schroeteri* como *Kytococcus sedentarius* se aislaron de líquido peritoneal de pacientes tratados con DPCA.[93,255,476] Se han aislado especies de *Micrococcus* de casos de bacteriemia, peritonitis por diálisis peritoneal, artritis séptica, meningitis y endocarditis de válvula biológica y protésica.[260,367,551]

Rothia mucilaginosa

Desde 1978, *R. mucilaginosa* se informó como un agente oportunista en diversos ámbitos clínicos. Se han notificado varios casos de endocarditis de válvula biológica y protésica por *R. mucilaginosa* en la literatura médica; en algunos casos, la infección cardíaca se asoció con el consumo de drogas intravenosas.[112] Se notificó sepsis por *R. mucilaginosa* relacionada con traumatismo maxilofacial, dispositivos de acceso central y periférico, quimioterapia por cáncer, cateterismo después de un infarto de miocardio, DPCA y prematuridad extrema.[232,369,436,464] *R. mucilaginosa* también surgió como un patógeno importante en adultos y niños con tumores subyacentes (leucemia, linfoma, cáncer de mama, linfoma de Hodgkin, carcinoma espinocelular, osteosarcoma, rabdomiosarcoma y sida) y en receptores de trasplante de médula ósea.[2,17,190,294,315,546,550] Algunas infecciones han implicado bacteriemias pasajeras y continuas, sepsis por vía periférica y central, neumonía, meningitis, osteomielitis vertebral y colangitis.[2,17,158,190,315] El aislamiento de *R. mucilaginosa* de estos pacientes se relacionó con neutropenia grave por enfermedad subyacente, inmunodepresión o quimioterapia citotóxica. En algunos pacientes, los dispositivos de acceso permanente colonizados (vías intravenosa o intraarterial, y catéteres Brouviac y Hickman) fueron la fuente del microorganismo, mientras que supuestamente las úlceras mucosas o esofágicas secundarias a quimioterapia citotóxica, enfermedades periodontales o infecciones o procedimientos dentales fueron las posibles fuentes en otros. *R. mucilaginosa* puede causar (aunque es poco frecuente) infecciones óseas y articulares, como artritis séptica, osteomielitis vertebral y espondilodiscitis postoperatoria.[69,257] En raras ocasiones, también puede causar enfermedades graves (p. ej., meningitis) en personas sanas.[451]

Aislamiento y diferenciación preliminar de estafilococos y cocos grampositivos relacionados

Frotis directos teñidos con Gram

En los frotis directos teñidos con Gram de muestras clínicas, los estafilococos aparecen como cocos grampositivos o gram-variables que miden 0.5-1.5 μm de diámetro (láms. 12-1D y 12-1F). Se observan células más grandes en miembros del género *Macrococcus*, pero estas especies no causan infecciones humanas.[281] Los microorganismos pueden aparecer individualmente, en pares, en cadenas cortas o en racimos, tanto dentro como fuera de las células polimorfonucleares. Es probable que las variaciones en el tamaño celular y la reacción de Gram se deban a la acción de las células inflamatorias y sus enzimas hidrolíticas en las células bacterianas. En los frotis directos, los pares y las cadenas cortas de microorganismos no pueden diferenciarse de estreptococos, micrococos o peptoestreptococos, aunque los estreptococos suelen aparecer como cadenas de diplococos en vez de cadenas de células discretas individuales. Los informes de frotis directos deben incluir la cuantificación de tipos celulares y microbios (p. ej., "muchos polimorfonucleares y cocos grampositivos moderados"). Si el aspecto de la tinción de Gram es más típico, puede emitirse un informe de "cocos grampositivos similares a estafilococos" y después confirmarse el cultivo. No se puede utilizar la morfología de la tinción de Gram para diferenciar los estafilococos de micrococos y géneros afines, o de planococos.

Aislamiento de muestras clínicas

Para aislar estafilococos y microorganismos afines, las muestras clínicas deben inocularse en agar sangre de carnero (SBA, *sheep blood agar*) y otros medios bacteriológicos. Para aislar microorganismos de muestras muy contaminadas, también deben inocularse en medios de colistina-ácido nalidíxico Columbia (CNA, *Columbia colistin-nalidixic acid*) o agar feniletil alcohol (PEA, *phenylethyl alcohol agar*), que inhiben el crecimiento de las bacterias gramnegativas y fomentan el de microorganismos grampositivos. El agar sal y manitol es un buen medio selectivo para evaluar la presencia de *S. aureus* en las muestras, como los cultivos nasales. En SBA, la mayoría de los estafilococos producen buen crecimiento en un período de 24 h, aunque los micrococos pueden requerir 48 h para el crecimiento de colonias de tamaño considerable. Algunas especies de estafilococos también pueden necesitar una incubación mayor de 24-48 h para distinguir si una muestra contiene un cultivo puro o mixto. Puede ser necesaria una incubación más prolongada (hasta 72 h) para garantizar que se realicen las pruebas de identificación y sensibilidad en un cultivo puro, en especial si se tomarán muestras de varias colonias para obtener un inóculo representativo.

Morfología de las colonias

Las especies de *Micrococcus* y *Staphylococcus* forman colonias características en SBA. Las colonias de la mayoría de las especies estafilocócicas crecen más rápido que los micrococos y miden 1-3 mm de diámetro después de 24 h de incubación, aunque algunas (*S. warneri*, *S. simulans*, *S. auricularis*, *S. vitulinus* y *S. lentus*) pueden formar colonias más pequeñas en ese momento. Las cepas de algunas especies estafilocócicas presentarán una variación considerable en el tamaño de las colonias en la misma placa de cultivo, lo cual da el aspecto de un cultivo mixto. Las colonias estafilocócicas suelen ser lisas y butirílicas, y tienen un perfil convexo bajo con bordes completos. Las colonias de algunas cepas de *S. aureus* suelen ser grandes (4-6 mm de diámetro), lisas, completas y de consistencia butirílica, aunque algunas cepas pueden verse húmedas o "pegajosas". Algunas cepas pueden estar pigmentadas de amarillo o amarillo anaranjado (de allí el nombre "*aureus*," que significa "dorado"), mientras que otras pueden producir colonias blanquecinas o grises. Las últimas cepas pueden ser similares a estreptococos y enterococos del grupo D (catalasa negativos). La producción de pigmento tanto en *S. aureus* como en estafilococos coagulasa negativos suele volverse más notoria después de incubarse a temperatura ambiente durante 2-3 días. Algunas especies de *S. aureus* y otras coagulasa negativas pueden tener una zona perceptible o difusa de β-hemólisis alrededor de las colonias (lám. 12-1E); esta propiedad hemolítica puede volverse evidente sólo después de una incubación prolongada.

Los aislamientos de *S. aureus* de pacientes tratados con antibióticos durante períodos prolongados o con determinadas enfermedades subyacentes persistentes, como fibrosis quística, pueden crecer como pequeñas colonias atípicas, conocidas como *variantes de colonias pequeñas*. Estas colonias suelen ser muy pequeñas y no pigmentadas, y crecen mejor en CO_2. Debido al poco crecimiento, puede ser difícil evaluar la sensibilidad a antibióticos de estos aislamientos. El caldo utilizado en la prueba de sensibilidad en microdilución de estos aislamientos puede requerir complementos, mientras que los métodos de sensibilidad de dilución en agar, difusión en disco y Etest deben realizarse en agar Müeller-Hinton con sangre de carnero al 5%.

En general, los micrococos y las especies afines crecen más lento y requieren 48 h de incubación antes de poder distinguir una morfología de colonia típica. Después de este tiempo, las colonias de micrococos miden 1-2 mm de diámetro, tienen un aspecto de textura opaca o mate, además de un perfil convexo alto con bordes completos. Las colonias de especies de *Micrococcus*, *Nesterenkonia*, *Dermacoccus*, *Kocuria* y *A. agilis* pueden tener un aspecto liso o mate. Algunas especies no tienen pigmento (*M. lylae*, *N. halobia*) o pueden producir colonias amarillas (*M. luteus*, *K. sedentarius*, *K. varians*, *K. palustris*, *K. rhizophila*), naranjas (*D. nishinomiyaensis*, *K. kristinae*) o rosas rojizas (*K. rosea*, *A. agilis*) en medios de agar (lám. 12-1H). La pigmentación suele volverse más notoria o intensa si las placas se incuban a temperatura ambiente durante varios días. Las colonias de *R. mucilaginosa* son blancas grisáceas y pueden tener aspecto mucoide; además, tienden a adherirse al agar y, cuando se sacan de los medios, tienen una consistencia chiclosa, así que es difícil emulsionarlas.

Prueba de la catalasa

Los estafilococos y micrococos se diferencian de los estreptococos, enterococos y bacterias "similares a estreptococos" con la prueba de la catalasa, la cual detecta la presencia de enzimas de la citocromo-c-oxidasa (*véase* el protocolo 1-1). Esta prueba se realiza con peróxido de hidrógeno al 3% (H_2O_2) en un portaobjetos de vidrio. Si se forman burbujas activamente y de inmediato, indica la conversión de H_2O_2 en agua y gas oxígeno (lám. 12-1G). Idealmente, la prueba de la catalasa debe realizarse en un medio sin sangre, ya que los mismos eritrocitos pueden producir una reacción de la catalasa débilmente positiva. Sin embargo, como la mayoría de los laboratorios clínicos aíslan estafilococos en medios no selectivos o selectivos con sangre

(SBA y CNA, respectivamente), se debe tener la precaución de sólo tomar muestras de las partes superiores de las colonias para evitar que la prueba de la catalasa acumule sangre y posibles reacciones falsas positivas. Para hacerlo más rápido, puede utilizarse un aplicador de madera. Es poco frecuente que las cepas de estafilococos sean catalasa negativas, mientras que algunos enterococos producen una "seudocatalasa" y son débilmente reactivos con H_2O_2. *R. mucilaginosa* suele ser negativa o débilmente positiva para catalasa.

Métodos para diferenciar micrococos de estafilococos

Existen diversos métodos para diferenciar especies de *Micrococcus* y otras afines, y especies de *Staphylococcus*, los dos géneros catalasa positivos más observados en el laboratorio clínico, de otros cocos grampositivos catalasa positivos. Algunos requieren medios especiales e incubación prolongada, mientras que otros están comercialmente disponibles, cuyos resultados se obtienen en 18-24 h o menos. La tabla 12-2 indica las pruebas fenotípicas para la diferenciación de especies de *Micrococcus*, *Macrococcus* y *Staphylococcus*. Aunque las especies de *Macrococcus* son principalmente aislamientos equinos, sus reacciones se incluyen en el reconocimiento principal de aislamientos macroscópicos obtenidos en laboratorios que brindan servicios a consultas veterinarias.

Fermentación de glucosa. Esta prueba es similar a las de oxidación-fermentación (OF) para bacilos grampositivos no fermentadores. El medio de OF de estafilococos contiene nutrientes adicionales, como extracto de levadura, para cumplir los requisitos más exigentes de crecimiento. Este método, considerado el procedimiento de referencia para la diferenciación de *Micrococcaceae*, requiere incubación prolongada y no se adapta tan fácilmente al uso habitual en el laboratorio.

Sensibilidad a lisostafina. La lisostafina es una endopeptidasa que divide las transferencias de pentapéptido rico en glicina en el peptidoglicano de la pared celular estafilocócica. Esta actividad representa las células sensibles a lisis osmótica. Ciertas especies estafilocócicas (*S. aureus*, *S. simulans*, *S. cohnii*, *S. xylosus*) son más sensibles a la lisostafina que otras (*S. hominis*, *S. saprophyticus*, *S. haemolyticus*); por lo tanto, a veces es difícil uniformar e interpretar esta prueba. Remel (Remel Inc., Lenexa, KA) vende una prueba de tubo para detectar la sensibilidad a lisostafina. Se prepara una suspensión abundante del microorganismo en 0.2 mL de solución salina estéril, a la cual se añaden 0.2 mL de la solución de lisostafina de Remel. La suspensión se incuba a 35 °C durante 2 h. La depuración de la suspensión indica sensibilidad a lisostafina, la cual también puede determinarse con un método de difusión en disco de papel de filtro. Se inocula una placa de agar Müeller-Hinton con el microorganismo por evaluar (0.5 según el patrón de turbidez de McFarland) y se coloca un disco impregnado con 10 μg de solución de lisostafina esterilizada con filtro, 287 unidades/mL. La placa se incuba durante 24 h a 35 °C. Por lo general, las especies de *Staphylococcus* mostrarán zonas de inhibición de 10-16 mm de diámetro, mientras que las especies de *Micrococcus* y afines no. Con el objetivo de obtener buenos resultados con la prueba de sensibilidad a lisostafina, el microorganismo debe cultivarse en un medio de carne de res con base en peptona en vez de uno con base en peptona de caseína o de soya. El contenido de glicina del medio es crucial, ya que es

TABLA 12-2 Características fenotípicas para la diferenciación de *Staphylococcus*, *Micrococcus* y especies afines, así como *Macrococcus*

Característica	Reacción/descripción de:		
	Staphylococcus	*Micrococcus* y especies afines[a]	*Macrococcus*
Tamaño del microorganismo	0.6-1.6 μm	1-1.8 μm	1.3-2.5 μm
Perfil de la colonia	Elevado y convexo bajo	Convexo	Convexo bajo y en forma de cúpula
Tasa de crecimiento	De lento a rápido	Muy lento	Lento
Fermentación de glucosa	+	−	−
Sensibilidad a furazolidona (disco de 100 μg de furazolidona)	S	R	S
Sensibilidad a bacitracina (disco Taxo A de 0.04 unidades)	R	S	R
Prueba modificada de la oxidasa	−[b]	+	+
Sensibilidad a lisostafina	S	R	S
Crecimiento facultativo en un cubreobjetos en agar sangre	1+ a 4+	−/1+	ND
Producción anaerobia de ácido a partir de glicerol en presencia de 0.4 μg/mL de eritromicina	+	−	ND

[a]Incluye los géneros *Micrococcus*, *Kytococcus*, *Dermacoccus*, *Nesterenkonia* y *Kocuria*.
[b]Todas las especies de *Staphylococcus* son oxidasa negativas modificadas, salvo *S. vitulinus*, *S. sciuri* y *S. lentus*.
+, reacción positiva; −, reacción negativa; S, sensible; R, resistente; ND, no hay datos disponibles.

una parte importante de la pared celular estafilocócica y esencial para la acción de la lisostafina.

Producción de ácido a partir de glicerol en presencia de eritromicina. En esta prueba, se prepara un medio con glicerol (1%) y eritromicina (0.4 μg/mL) con una base de agar enriquecido con indicador de púrpura de bromocresol y se vierte en placas de Petri. Varias colonias del aislamiento se siembran en estría como una sola línea en el medio y la placa se incuba por hasta tres días a 35 °C. Los estafilococos producirán ácido, pero no los micrococos ni las especies afines.

Sensibilidad a furazolidona. Esta prueba se realiza como un procedimiento de sensibilidad en discos comercialmente disponibles (discos FX®, 100 μg, BD Biosciences, Sparks, MD), cuyo procedimiento se detalla en el protocolo 12-1. Los estafilococos se inhiben con furazolidona y pueden mostrar zonas de 15 mm o más, mientras que los micrococos y las especies afines son resistentes y muestran zonas de 6 mm (no hay zona) a 9 mm (láms. 12-2A y 12-2B).[28] Sin embargo, en ocasiones pueden observarse estafilococos coagulasa negativos resistentes a furazolidona.

Prueba de oxidasa modificada.[28,157] Remel también vende esta prueba (Microdase Test Disks®, Remel, Inc.). Se utilizan discos de papel de filtro impregnados con tetrametil-*p*-fenilenediamina diclorhidrato (reactivo de la oxidasa) en dimetilsulfóxido (DMSO), el cual hace a las células permeables al reactivo. Se saca una colonia del medio de crecimiento con un aplicador y se frota en el disco. Si aparece un color púrpura azulado después de 30 s, la prueba es positiva; de lo contrario, es

negativa (lám. 12-2C). Las especies de *Micrococcus*, *N. halobia*, *D. nishinomiyaensis*, *A. agilis*, *K. kristinae* y *Macrococcus* son cepas modificadas oxidasa positivas, mientras que *K. sedentarius*, *K. rosea*, *K. varians*, *K. palustris* y *K. rhizophila* son negativas.[281,292,512] Todas las especies de *Staphylococcus* son negativas, excepto las cepas de *S. sciuri*, *S. lentus* y *S. vitulinus*.[282]

Sensibilidad a bacitracina. Este procedimiento emplea el mismo disco de bacitracina utilizado para la identificación presuntiva de estreptococos β-hemolíticos del grupo A. Se prepara un césped de crecimiento en agar Müeller-Hinton o placa de agar sangre, como se describió con anterioridad para la prueba de disco FX, y se coloca en el inóculo un disco diferencial de bacitracina (Taxo A®, 0.04 unidades, BD Biosciences). Después de incubarse toda la noche, se miden las zonas. Los estafilococos son resistentes y crecen en el borde del disco, mientras que los micrococos y especies afines son sensibles, ya que producen zonas de 10 mm o más.[28]

Método de crecimiento en cubreobjetos. Este método aprovecha la naturaleza aerobia estricta de los micrococos y especies afines, y el metabolismo facultativo de los estafilococos.[360] Para realizar la prueba, el microorganismo se siembra en estría para aislarse en una placa de agar sangre y se coloca un cubreobjetos estéril en una zona bien inoculada de la placa (el segundo cuadrante de una inoculación de cuatro cuadrantes). Después de incubarse toda la noche a 35-37 °C, se verifica el crecimiento de la placa debajo del cubreobjetos. En la descripción original de esta prueba, se evaluaron 15 cepas de *S. aureus*, 20 aislamientos estafilocócicos coagulasa negativos, 18 aislamientos de *M. luteus* y aislamientos individuales de otros microbios similares a *Micrococcus* (*K. rosea, D. nishinomiyaensis, K. sedentarius, K. kristinae, K. varians*). Ninguno de los micrococos y especies afines pudo crecer debajo del cubreobjetos, mientras que todos los estafilococos, salvo pocos aislados de animales (p. ej., *S. equorum, S. intermedius, S. kloosii, S. lentus, S. sciuri*), demostraron un crecimiento de al menos 1+. La prueba se correlacionó bien con pruebas de sensibilidad a furazolidona y bacitracina.

La elección del método utilizado en un laboratorio determinado depende del tipo de trabajo realizado (p. ej., laboratorio de referencia, microbiología ambiental y laboratorio clínico). En la mayoría de laboratorios clínicos de microbiología, es probable que las pruebas de oxidasa modificada, de disco de furazolidona y de disco de bacitracina Taxo A, sean las opciones más lógicas, ya que son rápidas, confiables, económicas y están comercialmente disponibles.

Métodos de detección directa de SARM en muestras clínicas

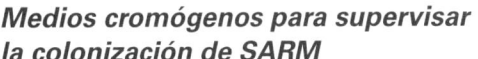

Medios cromógenos para supervisar la colonización de SARM

Existen varios medios cromógenos para la detección de SARM en muestras de narinas y otras zonas para determinar su colonización con este microorganismo (p. ej., axila o ingle). Estos medios contienen cefoxitina para la detección de resistencia a meticilina y sustratos cromógenos que, al hidrolizarse con enzimas bacterianas específicas, producen colonias de colores. Actualmente, algunos de los medios cromógenos disponibles son Spectra MRSA® (Remel, Lenexa, KA), BBL CHROMagar MRSA II® (Becton-Dickinson, Sparks, MD), MRSA*Select*® (Bio-Rad, Hercules, CA), chromID MRSA® (bioMérieux, Durham, NC), Brilliance MRSA® (Oxoid/Remel), CHROMagar® (CHROMagar Microbiology, Francia) y agar de detección de resistencia a oxacilina Oxoid® (ORSA, *Oxacillin-Resistance Screening Agar*, sólo forma deshidratada). Brilliance MRSA obtuvo autorización de la FDA al igual que Spectra MRSA® (Remel) en los Estados Unidos, así que ambos medios son los mismos. Los medios cromógenos se inoculan e incuban durante períodos específicos, tal como lo recomienda el fabricante. Por ejemplo, Spectra MRSA, chromID MRSA y Brilliance MRSA se leen después de 24 h de incubación a 35-37 °C, mientras que MRSA*Select* puede leerse después de 18 h e incubarse por hasta 28 h antes de considerarse negativo para SARM. En la mayoría de las evaluaciones de estos medios, los períodos de incubación han sido de hasta 48 h, cuya primera lectura se realiza después de 18-24 h dependiendo del producto utilizado. La sensibilidad de estos medios cromógenos para la detección de SARM es de cuando menos el 78-80%, hasta el 97-99%, en comparación con métodos convencionales (tabla 12-3).[79,129,214,217,298,340,376,424,448,564,566,597,604] La especificidad de estos medios de SARM se encuentra en un intervalo del 92-99%. En algunos casos, al prolongar la incubación de estos cultivos se produce un leve aumento en la sensibilidad y, al mismo tiempo, una disminución en la especificidad. Por ejemplo, en un estudio de agar MRSA*Select*, la especificidad del medio para la detección de SARM disminuyó del 97.2% después de 24 h de incubación al 92.1% después de 48 h, mientras que la sensibilidad aumentó del 80.7 al 92.6% durante este período.[340] En el mismo estudio, la sensibilidad de chromID MRSA aumentó del 82.8% a las 24 h al 93.5% después de 48 h, con una disminución en la

especificidad del 96.3% después de 24 h hasta el 89.7% después de 48 h. También se demostró que los medios cromógenos para la detección de SARM aumentan la producción de este patógeno con respecto a los métodos convencionales (agar sangre y CNA) en muestras de heridas polimicrobianas y pulmonares seleccionadas, utilizados para la detección sencilla de SARM en hemocultivos.[211,425] En algunas instituciones, se inoculan muestras de narinas y otras muestras de supervisión en caldo de enriquecimiento (por lo general, TSB con NaCl al 6.5%) y se incuban durante 18-24 h antes de pasarlas a una placa con medios cromógenos. Aunque esto puede aumentar la producción de muestras positivas, se pierde la ventaja de un tiempo de entrega rápido, sobre todo si las placas cromógenas se incuban durante 48 h antes de la lectura final.

Métodos moleculares para supervisar la colonización de SARM

También existen métodos moleculares, así como programas de supervisión y control de infecciones para la detección de SARM autorizados por la FDA. Estos análisis son pruebas de PCR en tiempo real con tiempos breves de entrega en comparación con los métodos con base en cultivo. Algunas de las pruebas disponibles actualmente son BD GeneOhm® (Becton-Dickinson Diagnostics, San Diego, CA), BD Max® (Becton-Dickinson), GeneXpert® (Cepheid, Sunnyvale, CA) y Roche LightCycler MRSA Advanced®. BD GeneOhm primero se comercializó como IDI-MRSA®.[462] Estas pruebas están autorizadas por la FDA sólo para muestras de narinas, aunque se ha analizado su uso con muestras de ingle, axila o garganta, o muestras mixtas de narinas e ingle.[56,215,234,272] Tanto el análisis BD GeneOhm como el GeneXpert® de Cepheid coamplifican el extremo de SCCmec y parte del gen *orfX* adyacente específico de *S. aureus* en el sitio de inserción de SCC*mec*; estas pruebas no están dirigidas específicamente contra el gen *mecA*. La prueba BD GeneOhm se realiza con el instrumento SmartCycler® (Cepheid), mientras que GeneXpert se efectúa con su plataforma de PCR en tiempo real. En esta prueba, la muestra se coloca en un cartucho desechable de un solo uso que contiene microesferas liofilizadas con todos los reactivos necesarios para la extracción, amplificación y detección del ADN de muestra. Esta prueba requiere un tiempo mínimo y puede realizarse en menos de 90 min. La tasa de inhibición de la muestra con la prueba BD GeneOhm es del 1.3-1.7%, mientras que la de GeneXpert es del 1.6-1.8%. La prueba LightCycler MRSA Advanced es un sistema de termociclador de carrusel que puede analizar hasta 32 muestras (30 pruebas y 2 controles) a la vez y se realiza con el instrumento LightCycler.[22] Esta prueba consiste en la extracción de frotis y lisis mecánica para preparación de la muestra, amplificación de ADN de SARM con PCR en tiempo real y sondas de hibridación fluorogénicas específicas de un objetivo para la detección de ADN amplificado. Cada mezcla de reacción contiene un control interno para detectar la inhibición de la muestra. Estas pruebas moleculares se evaluaron individualmente y en varias comparaciones directas (tabla 12-4).[22,56,61,95,117,139, 215,234,248,272,312,341,392,412,427,457,461,518,590,591,605] Estos estudios difieren en las poblaciones evaluadas (prevalencia baja y alta), métodos de comparación utilizados (cultivo directo en medio cromógeno o cultivo de enriquecimiento seguido de un subcultivo en medio cromógeno) y métodos para análisis de discrepancia en los resultados. En general, estas pruebas moleculares tienen una gran sensibilidad y especificidad, cuyos valores predictivos negativos son del 93-100%.

(*el texto continúa en la p. 701*)

TABLA 12-3 Medios cromógenos para el aislamiento de SARM[a]

Medio	Fabricante	Incubación[b] (h)	SARM	No SARM	Sensibilidad (%)		Especificidad (%)	
					24 h	48 h	24 h	48 h
MRSA*Select*	Bio-Rad	18-28	Pequeñas colonias color rosa/malva	Blancas o incoloras	81-98.2	92.6-98.7	91.4-100	88-90.6
Spectra MRSA	Remel	24	Colonias de pequeñas a medianas de color azul mezclilla contra un fondo blanco opaco	Colonias inhibidas o blancas	83.6-96	99	92.1-99.7	98.5-99.2
BBL CHROMagar MRSA II	BD	20-26	Colonias de color malva	No hay crecimiento; las colonias no son de color malva	84.6-87.7	92.4-96.8	99.2-99.8	97.8-100
ChromID MRSA	bioMérieux	24	Colonias verdes	Colonias no verdes	81.4-97.4	88.6-98	96.3-100	89-99
ChromID MRSA nuevo	bioMérieux	18 y 24	Verdes, verdes azuladas y verdes oscuras (24)	Otras	94.3	ND	95.4	ND
HardyCHROM MRSA	Hardy Diagnostics	24	Colonias de color rosa a magenta	Película púrpura	93.3	97	99.7	99.7
Brilliance MRSA	Oxoid	24	Colonias de pequeñas a medianas de color azul mezclilla contra un fondo blanco opaco	Colonias inhibidas o blancas	90	96.4	86.9	69
CHROMagar	CHROMagar Microbiology	24	Colonias de color malva	Azules, incoloras o inhibidas	81.9	93.1	99.1	97.4
Agar de detección de resistencia a oxacilina	Oxoid	24-48	Azul oscuro	Sin crecimiento; colonias de color paja	96.1	99.3	96	76
Denim-Blue MRSA	Oxoid	24	Azul	Blancas	96	ND	98	ND

[a]De referencias 79, 129, 214, 217, 298, 340, 376, 424, 425, 448, 566, 597 y 606.
[b]Tiempo de incubación recomendado por el fabricante.

TABLA 12-4 Rendimiento de pruebas moleculares para la detección de SARM en muestras de supervisión

Refe-rencia	Método de cultivo	Lugar de cultivo				BD GeneOhm MRSA (%)				GeneXpert MRSA (%)				LightCycler MRSA Advanced (%)				Comentarios
		Narinas	Axilas	Ingles	Garganta	SENS	ESP	VPP	VPN	SENS	ESP	VPP	VPN	SENS	ESP	VPP	VPN	
95	• 498 frotis nasales en pares cultivados en agar sangre. • Baja prevalencia de SARM (2.28%).	X				92.9	95.7	38.2	99.8									
117	• Baja prevalencia de SARM (4.1%).	X				93.9	99.2	83.8	99.7									• Plataforma BDMax totalmente automatizada. • Menos resultados pendientes que GeneOhm.
412	• Se evaluaron los procedimientos de lisis de acromopeptidasa en comparación con el método del kit de lisis de SARM. • Se evaluaron 1 216 frotis nasales (pacientes hospitalizados, ambulatorios y de asilos de ancianos). • Cultivo directo en CHROMagar y leído a las 24 y 48 h. • Enriquecimiento en TSB con NaCl al 6.5%, incubado durante 24 h, subcultivo en CHROMagar, incubado durante 24 y 48 h.	X				92	94.6	75.4	98.5									• El procedimiento ACP reduce el tiempo, ya que se omiten tres pasos (dos de centrifugación y uno de lavado). • La mediana de tiempo para la positividad fue de 69.3 h para el cultivo y de 2.83 h para BD.
215	• Se recolectaron 728 frotis nasales y 1 539 de ingles. • Cultivo directo en agar sangre, sal y manitol, y MH con NaCl al 4%. • Prevalencia de 4.8%.	X				97.2	99.4	89.7	99.9									• La secuenciación de muestras discordantes confirmó SARM en el 40% de las muestras negativas para cultivo y positivas para PCR con ambos métodos.
				X		100	98.7	61.5	100									
234	• Enriquecimiento en TSB con NaCl al 7.5% durante 24 h. • Subcultivo en medio cromógeno chromID incubado durante 24 h.	X				100	99.5	93.8	100	100	99.4	91.7	100					• Los datos se indican después de resolver las discrepancias de los resultados con PCR mediante la positividad del cultivo en cualquier lugar. • La recolección de frotis de la nariz y la ingle derivó en una mayor tasa de detección de portadores de SARM. • El TAT en BD, Xpert y Culture fue de 5 h 40 min, 2 h 20 min, y 54 h y 30 min, respectivamente.
				X		100	99.5	93.3	100	100	99.4	88.9	100					

(continúa)

TABLA 12-4 Rendimiento de pruebas moleculares para la detección de SARM en muestras de supervisión *(continuación)*

Refe-rencia	Método de cultivo	Lugar de cultivo				BD GeneOhm MRSA (%)				GeneXpert MRSA (%)				LightCycler MRSA Advanced (%)				Comentarios
		Narinas	Axilas	Ingles	Garganta	SENS	ESP	VPP	VPN	SENS	ESP	VPP	VPN	SENS	ESP	VPP	VPN	
272	• Muestras de 43 pacientes. • Alta tasa conocida de colonización de SARM (12-15%). • Recolección de frotis de narinas, ingles y combinados. • Cultivado directamente en agar SARM cromógeno e incubado durante 24-48 h. • Se colocan los frotis en TSB con NaCl al 6.5%, se incuban durante 48 h y se subcultivan en agar SARM cromógeno.				X	84.8/73.2	92.7/93.5	76.5/80.4	95.6/90.6	87.0/75.0	93.8/94.7	80.0/84.0	96.2/91.1					• Se indican los datos de muestras combinadas. • Datos: rendimiento comparado con cultivo de enriquecimiento durante 48 h. • Niveles similares de precisión con el método de muestras combinadas, las cuales mejoran la detección de colonización de SARM.
392	• Estudio belga. • 500 muestras de narinas. • Prevalencia del 1.6%. • Cultivo enriquecido en TSB con NaCl al 3.5% e incubado toda la noche. • Subcultivado en MRSASelect e incubado durante 48 h.	X				62.5	99.0	50.0	99.4	62.5	97.7	31.3	99.4					• Se observó que la sensibilidad es menor en la población de baja prevalencia evaluada.
590	• Estudio realizado en los Países Bajos. • 1 764 pacientes en riesgo. • Prevalencia del 3.3%. • Caldo enriquecido durante 24 h y subcultivado en agar cromógeno MRSA-ID e incubado durante 24 h.	X				82.5	96.5	44.2	99.5	75.0	94.5	33.3	99.1					• La sensibilidad, especificidad, VPP y VPN del cultivo se notificaron como 85.7, 96.6, 46.2 y 99.5%, respectivamente.
312	• Estudio belga. • 246 muestras de pacientes de alto riesgo. • Las tasas de prevalencias aumentaron del 4.7 al 19%, de 2002 a 2005. • Cultivo directo en MRSASelect incubado durante 24 h. • Frotis en TSB con NaCl al 6.5% incubado durante 24 h. • Caldo subcultivado en MRSASelect e incubado durante 24 h.	X								78.3/69.2	97.7/97.7	78.3/78.3	97.7/96.3					• Datos: rendimiento con cultivo directo o enriquecido. • Los datos *in vitro* indicaron que Xpert MRSA detectó 39/40 cepas representativas de SARM pertenecientes a los tipos SCCmec I, II, IV y V. • De los siete aislamientos omitidos por Xpert, cuatro fueron variante SCCmec tipo IV no dirigida con la prueba actual GeneXpert MRSA.

	Descripción						Observaciones
605	• Evaluación multicéntrica de Xpert MRSA. • 1 077 muestras de narinas de siete lugares de los Estados Unidos. • Prevalencia: 5.2-44%. • Cultivo directo en CHROMagar incubado durante 18-24 h. • Enriquecimiento en TSB con NaCl al 6.5% y subcultivo en CHROMagar con incubación durante 24 y 48 h.	X		94.3/ 86.3	93.2/ 94.9	73.0/ 80.5	98.8/ 96.6	• Datos: Rendimiento con cultivo directo o enriquecido.
139	• Estudio realizado en los Países Bajos. • Baja prevalencia del 3.9% (política nacional de "búsqueda y destrucción"). • Enriquecimiento en caldo de fenol manitol con ceftizoxima y aztreonam. • Subcultivo en medio cromógeno confirmado a las 24 y 48 h.	X	X	91.6	97.0	54.3	99.7	• Datos combinados del rendimiento de tres zonas corporales. • Sólo 4 de 12 positivos detectados después del cultivo de enriquecimiento.
461	• Estudio realizado en Irlanda. • Muestras de frotis de cuatro zonas de 204 pacientes. • Cultivos directos en agar MRSASelect. • Enriquecimiento con subcultivo en MRSASelect.	X X	X X	88/ 79 84 92 63	92/ 94 92 94 98	53/ 71 67 69 83	99/ 96 97 99 93	• Datos: rendimiento con cultivo directo o enriquecido. • Datos del rendimiento de zonas corporales individuales sólo comparados con cultivo enriquecido. • Se evaluó Xpert con 114 tipos IVa, IVb, IVc, IVd, Vt y Vi SCCmec que representan SARM, y se detectaron los 114 aislamientos de SARM, así como siete cepas de control. • El nivel de detección fue de 610 UFC/mL (equivalente a 58 UFC/frotis).
56	• Líquido Eswab utilizado para PCR y cultivo enriquecido. • Caldo de estafilocos incubado durante la noche y subcultivado en MRSASelect. • 50 portadores conocidos de SARM.	X	X	89 68 78	99 98 98			• Los resultados conjuntos de análisis diferentes de las tres zonas aumentaron la sensibilidad al 92%. • La prueba de muestras conjuntas en más de 12 meses tuvo un VPP del 77% y VPN del 99%.

(continúa)

TABLA 12-4 Rendimiento de pruebas moleculares para la detección de SARM en muestras de supervisión (continuación)

Referencia	Método de cultivo	Lugar de cultivo				BD GeneOhm MRSA (%)				GeneXpert MRSA (%)				LightCycler MRSA Advanced (%)				Comentarios
		Narinas	Axilas	Ingles	Garganta	SENS	ESP	VPP	VPN	SENS	ESP	VPP	VPN	SENS	ESP	VPP	VPN	
341	• Estudio belga. • 52 muestras nasales e inguinales de portadores de SARM previamente identificados. • Cultivo directo y después de enriquecimiento durante la noche en CHROMagar.	X		X		90.9/71.4 100/90.5				100/57.1 88.2/76.1								• Datos: rendimiento con cultivo directo o enriquecido. • El crecimiento durante la noche aumentó drásticamente la cantidad de muestras de detección con estado SARM verdadero positivo. • En 14 muestras que no indicaron SARM en cultivo directo, Xpert detectó 2 y BD detectó 7. • Se compararon las sensibilidades diagnósticas de las pruebas BD y Xpert, que fueron altas en concentraciones de 10^3 UFC/mL de SARM (92.3% para BD y 96.3% para Xpert).
457	• 1 891 frotis nasales recolectados. • Cultivo directo en chromID MRSA (bioMérieux) incubado durante 48 h.									60.7	97.3							• De 24 SARM aisladas de SCCmec mixto albergadas en la muestra, 3 negativas con Xpert. • Entre 61 muestras negativas para cultivo y positivas con Xpert, 15 SASM evaluadas fueron positivas con colonias puras en Xpert. • SASM incluyeron cepas con deleciones de SCCmec que abarcan los complejos clonales mecA y MLST.
22	• 1 202 frotis dobles recolectados para cultivo de PCR. • Cultivo directo en agar MRSASelect. • Cultivos incubados por 18-28 h. • No hay enriquecimiento. • Prevalencia no determinada.	X								99	95.5			95.2	95.5			• La secuenciación de muestras discordantes confirmaron SARM en el 40% de las muestras negativas para cultivo y positivas para PCR con ambos métodos.
427	• Estudio multicéntrico comparativo de LightCycler Advanced con BD GeneOhm. • 1 402 muestras de narinas de cinco centros. • Cultivo directo en CHROMagar y leído a las 24 y 48 h. • Enriquecimiento en TSB con NaCl al 6.5% y subcultivo en CHROMagar con incubación durante 24 y 48 h.					95.7/88.8	91.7/91.8							95.2/89.9	96.4/96.8	37.8	99.9	• Datos: rendimiento con cultivo directo o enriquecido. • Después del análisis de discrepancias, la sensibilidad relativa de LightCycler y GeneOhm fue del 92.2% y 93.2%, respectivamente. • La especificidad fue significativamente mejor con LightCycler Advanced. • La sensibilidad del cultivo directo fue del 80.4%.

A medida que se acumula experiencia con estas pruebas, también aumenta el reconocimiento de aislamientos estafilocócicos que han perdido SCC*mec* total o parcialmente. Estos aislamientos se denominan *mecA* "abandonados" (*dropouts*), pues carecen de un gen funcional *mecA*, aunque contienen la secuencia de unión SCC*mec*. Esta secuencia también puede variar y los estafilococos coagulasa negativos pueden contener secuencias similares que derivarían en identificaciones falsas de estafilococos coagulasa negativos como SARM.[31,55,312,421,514] Los aislamientos de SASM pueden derivarse de SARM después de la eliminación parcial o completa de SCC*mec* y, por el contrario, los de SARM pueden derivar de SASM por integración específica del sitio de SCC*mec* en el sitio cromosómico *orfX*. Como las pruebas BD GeneOhm y GeneXpert MRSA están dirigidas a la unión SCC*mec-orfX* y no específicamente al gen *mecA*, las cepas de SARM que carecen de un gen funcional *mecA* pueden detectarse como *mecA* positivas ("SARM falsas positivas").[20] Shore y cols.[493] investigaron 25 aislamientos de SASM multirresistentes de hospitales en Irlanda para detectar la presencia de SCC*mec* y se realizaron secuencias multilocus y de tipificación *spa*. Varios de estos aislamientos contenían restos de SCC*mec*, y tres de los aislamientos de SASM se detectaron como SARM con las pruebas GeneXpert y BD GeneOhm. La sensibilidad clínica de estas pruebas moleculares directas de SARM depende de la prevalencia de estos aislamientos aberrantes. En un informe de Bélgica, la prueba GeneXpert MRSA de Cepheid tuvo una sensibilidad de tan sólo el 60.7% debido a la presencia de nuevas variantes de SCC*mec* y algunos aislamientos de SASM que transportaron secuencias genéticas de reacción cruzada similares a SCC*mec*.[457] Con base en dichos informes, es posible que estas pruebas moleculares directas puedan prolongar su utilidad, a menos que se supervisen las cepas de SARM y SASM para detectar la pérdida o ganancia de secuencias SCC*mec*, similares y vecinas (p. ej., *orfX*) que puedan afectar la sensibilidad y especificidad de estas pruebas específicas dirigidas a los genes.

Métodos moleculares para la detección de SARM y SASM en hemocultivos e infecciones cutáneas y de tejidos blandos

También existen pruebas comercialmente disponibles y autorizadas por la FDA para la detección de SASM y SARM en hemocultivos positivos, así como muestras de infecciones cutáneas y de tejidos blandos. Las pruebas incluyen GeneXpert® MRSA/SA BC y GeneXpert® MRSA/SA SSTI (Cepheid), además de BD GeneOhm StaphSR® (Becton-Dickinson). El análisis GeneXpert contiene cebadores y sondas que detectan simultáneamente tres objetivos-secuencias dentro del gen *spa* (proteína A), el casete SCC*mec* y el gen de resistencia a meticilina mediada por PBP2a (*mecA*). Wolk y cols.[606] evaluaron las pruebas GeneXpert y determinaron que la prueba BC tuvo una sensibilidad del 100% para SASM y del 98.3% para SARM, con una especificidad del 98.6 y 99.4%, respectivamente. En los casos de muestras de heridas, se detectó una sensibilidad en SASM y SARM del 100 y 97.1%, respectivamente, con una especificidad superior al 96%. Spencer y cols.[510] evaluaron GeneXpert MRSA/SA al observar cocos grampositivos en racimos en tinciones de Gram de hemocultivos positivos. La prueba tuvo una sensibilidad y especificidad del 100% para la detección de SARM, y sensibilidad del 100% y especificidad del 99.5% para SASM. Otro estudio del sistema GeneXpert MRSA/SA determinó una concordancia fenotípica y genotípica de los

resultados en el 94.6% de los casos.[53] En una evaluación de Kelley y cols.,[271] 21 de 102 muestras de hemocultivos fueron positivas para *S. aureus*; 17 fueron de SASM y 4 de SARM. A la fecha, GeneXpert ha identificado 20 (95.4%) de 21 SASM y 3 (75%) de 4 SARM. Se identificó una sola cepa de SARM como SASM. Estos investigadores también desafiaron el sistema de hemocultivos enriquecidos con 28 cepas heterogéneas de *S. aureus* intermedias para vancomicina (SAIV y hSAIV). La prueba GeneXpert identificó el 84.6% de los aislamientos de SAIV y el 80% de los de hSAIV como SARM. También se evaluó la prueba Xpert MRSA/SA SSTI y se comparó con el cultivo para el diagnóstico de infecciones osteoarticulares estafilocócicas.[144] Se obtuvo una sensibilidad del 100% y una especificidad del 95.3-100% para la detección de SASM, SARM y estafilococos coagulasa negativos resistentes a meticilina. La rapidez de la prueba (72 min) frente al cultivo (tardó 1-4 días en realizarse) permite iniciar un tratamiento dirigido mucho antes en caso de infecciones óseas estafilocócicas.

BD GeneOhm StaphSR también fue evaluada por varios grupos. Utilizando medios de hemocultivos enriquecidos, Grobner y cols.[198] determinaron que la prueba tuvo una sensibilidad y especificidad del 100% para detectar *S. aureus*. Para la detección de SARM, la prueba tuvo una sensibilidad y especificidad del 95.6 y 95.3%, respectivamente. De las cinco cepas discrepantes de SARM, tres fueron revertientes y sensibles a meticilina y dos no se detectaron.[198] Una evaluación clínica del 2007 con hemocultivos consecutivos positivos para cocos grampositivos en racimos determinó que la prueba BD tiene una sensibilidad y especificidad del 98.9 y 96.7%, respectivamente, para la detección de SASM, y del 100 y 98.4% para la de SARM.[513] En un estudio del 2009 de 100 hemocultivos con cocos grampositivos en racimos, 23 detectaron SASM, 36 detectaron SARM, y 41 ningún aislamiento de *S. aureus*. La prueba BD GeneOhm StaphSR identificó erróneamente 3 (8.3%) de 36 SARM como SASM y 1 (4.3%) de 23 hemocultivos que detectaron SASM resultaron negativos.[501] Los tres SARM identificados erróneamente como SASM fueron variantes de SCC*mec* que carecían de una parte del sitio de integración de SCC*mec*, el objetivo molecular utilizado en la prueba BD. Frey y cols.[172] utilizaron la prueba BD GeneOhm StaphSR para detectar y diferenciar estafilococos en 24 muestras de tejido valvular (12 recientes y 12 embebidas con parafina fijadas con formol) de pacientes con endocarditis por *S. aureus*.[172] La prueba tuvo una sensibilidad y especificidad del 100% para detectar *S. aureus* en tejidos valvulares, como muestras de bloques de tejido desparafinizados. De aquellas muestras valvulares sin endocarditis estafilocócica, 22 (11 frescas y 11 embebidas) fueron negativas de manera uniforme. En este estudio, hubo una correlación del 87.5% entre la presencia del gen *mecA* y el resultado de oxacilina con BD GeneOhm MRSA/SA BC.

Identificación de *Staphylococcus aureus*

El método más confiable y característico para identificar *S. aureus* es la prueba de la coagulasa; la de tipo convencional puede realizarse con portaobjetos o tubo. El medio para ambos procedimientos es el plasma de conejo con EDTA. No se debe utilizar plasma citratado, dado que los microorganismos capaces de emplear citrato (p. ej., *Enterococcus* spp.) producirán resultados positivos si se confunden con estafilococos; siempre debe realizarse una prueba de la catalasa primero. El plasma humano (p. ej., material obsoleto de sangre de banco) puede contener anticuerpos estafilocócicos y no se debe emplear para una prueba de la coagulasa.

Prueba de la coagulasa en portaobjetos

La mayoría de las cepas de *S. aureus* tienen una coagulasa unida o "factor de aglutinación" en la superficie de la pared celular, la cual reacciona directamente con el fibrinógeno en plasma, causando una aglutinación celular rápida (lám. 12-2D). Esta prueba se detalla en el protocolo 1-3. La prueba puede realizarse con crecimiento en agar sangre o CNA, o en un medio de nutrientes no selectivo de otro tipo, pero no en medios con alto contenido de sal (p. ej., sal y manitol), ya que algunas cepas de *S. aureus* pueden autoaglutinarse. Las cepas negativas con la prueba de la coagulasa en portaobjetos deben confirmarse con una prueba en tubo; por lo general, las cepas sin factor de aglutinación producirán coagulasa libre. Algunas especies humanas coagulasa negativas (p. ej., *S. lugdunensis* y *S. schleiferi* subespecie *schleiferi*) sintetizan factor de aglutinación y pueden ser coagulasa positivas en portaobjetos. En el caso de los medios cromógenos para la detección de SARM, debe consultarse el instructivo para saber si puede realizarse la prueba de la coagulasa directamente del medio o si es necesario un subcultivo.

Prueba de la coagulasa en tubo

La coagulasa detectada con este método se secreta a nivel extracelular y reacciona con una sustancia en el plasma llamada *factor de reacción de la coagulasa* (CRF, *coagulase-reacting factor*) con el propósito de formar un complejo que, a su vez, reacciona con fibrinógeno para formar fibrina (formación de coágulos) (lám. 12-2E). Las pruebas negativas después de 4 h de incubación a 35 °C deben mantenerse a temperatura ambiente y leerse otra vez después de 18-24 h, ya que algunas cepas producirán fibrinolisina con una incubación prolongada a 35 °C, lo cual causa la disolución del coágulo durante este período. Es poco frecuente que las cepas de *S. aureus* sean coagulasa negativas, y algunos aislados animales (*S. intermedius, S. hyicus, S. delphini* y *S. schleiferi* subespecie *coagulans*) pueden ser coagulasa positivos en tubo.[134,204,205,556,569] Las cepas de *S. schleiferi* subespecie *schleiferi* con factor de coagulación y coagulasa positivas en tubo y que también producen endonucleasa termoestable se aislaron de infecciones humanas y pueden confundirse con *S. aureus*. Estas cepas pueden diferenciarse por su incapacidad para producir ácido a partir de maltosa, lactosa, manitol y sacarosa. *S. schleiferi* subespecie *coagulans*, una causa de otitis externa canina, se aisló de humanos y puede confundirse con *S. aureus* negativa para el factor de coagulación. Estas cepas pueden distinguirse con pruebas fenotípicas.

Procedimientos alternativos a la prueba de la coagulasa

Prueba de aglutinación. Varios productos que utilizan este método se encuentran comercialmente disponibles e incluyen Staphaurex® y Staphaurex Plus® (Remel, Lenexa. KA), Slidex Staph-Kit® (bioMérieux), prueba de látex BBL Staphyloslide® (BD), Pastorex Staph Plus® (Bio-Rad) (lám. 12-2F), Dryspot Staphytect Plus®, Staphytect Plus® y Staphylase® (Oxoid, Basingstoke, Inglaterra). Estos procedimientos consisten en microesferas de látex cubiertas con plasma, salvo la

prueba Staphylase, que utiliza eritrocitos como las partículas portadoras, y Slidex Staph-Kit, que emplea las microesferas y los eritrocitos. El fibrinógeno unido a los portadores detecta el factor de aglutinación y las moléculas de IgG también presentes en los portadores localizan la proteína A, la proteína de la pared celular estafilocócica capaz de fijar moléculas de IgG mediante la región Fc.[16] La combinación de estos reactivos de látex con material de colonias de los medios de agar y la aglutinación rápida constituyen una prueba positiva e identifican el aislamiento como *S. aureus*. Estos reactivos también pueden identificar medios de agar inoculados con sedimentos obtenidos de hemocultivos positivos para cocos grampositivos en racimos e incubados durante 4-6 h.[273] Las evaluaciones comparativas anteriores de kits de aglutinación de látex con pruebas de coagulasa en tubo de 4 y 24 h indicaron que pueden obtenerse resultados de aglutinación de látex falsos negativos al evaluar SARM. Entre el SARM, el tipo capsular predominante es el serotipo 5, y la mayoría de los demás son del serotipo 8.[163,164] Por lo tanto, algunos fabricantes han agregado un anticuerpo al polisacárido capsular de serotipo 5 como una de las moléculas de detección unidas al látex o eritrocitos estabilizados. Por lo tanto, Dryspot Staphytect Plus, Staphytect Plus y Pastorex Staph Plus también poseen anticuerpos contra el polisacárido capsular estafilocócico de tipo 5 y 8 unido a las microesferas de látex, mientras que Staphaurex Plus tiene anticuerpos contra el tipo capsular 5 y el antígeno glucopolisacárido estafilocócico 18 unido a las microesferas de látex. Slidex-Kit Staph consiste en una mezcla de partículas de látex sensibilizadas con anticuerpos monoclonales IgG y anticuerpos contra las proteínas de la superficie celular, así como eritrocitos estabilizados y sensibilizados con fibrinógeno para detectar el factor de coagulación. Las pruebas Staphaurex y Pastorex Staph Plus constan de un solo reactivo, mientras que Staphaurex Plus, BBL Staphyloslide, Slidex Staph-Kit, Staphytect Plus, Dryspot Staphytect Plus y Staphylase incluyen un reactivo de control negativo con partículas de látex no sensibilizadas o eritrocitos estabilizados. La mezcla del reactivo de la prueba con crecimiento en una placa de agar deriva en la rápida aglutinación de la suspensión del microorganismo portador, mientras que no ocurre la aglutinación con el látex no sensibilizado y reactivos control de eritrocitos. Las evaluaciones comparativas de estas pruebas han demostrado una sensibilidad del 93-100% para la identificación de SASM, y del 82-100% para los aislamientos de SARM.[14,596] Las pruebas Staphaurex Plus y Staphylase presentan una sensibilidad notoriamente inferior para identificar estos últimos. En general, la especificidad de estas pruebas es del 96-99%, mientras que otras tienen una menor (91-92%) en algunas evaluaciones. Dependiendo del kit utilizado, algunas cepas de *S. intermedius, S. lugdunensis, S. schleiferi, S. saprophyticus, S. hyicus* y *S. delphini* pueden tener resultados falsos positivos.

Pruebas confirmatorias y de identificación adicionales de Staphylococcus aureus

Prueba de desoxirribonucleasa. Algunas de las cepas de *S. aureus* pueden producir reacciones débiles o ambiguas en la prueba de la coagulasa en tubo; de hecho, los aislamientos son coagulasa negativos en raras ocasiones. Por fortuna, otras pruebas tienen una gran correlación con la producción de coagulasa. *S. aureus* produce tanto desoxirribonucleasa (ADNasa) como una nucleasa termostable con actividad endonucleolítica y exonucleolítica (lám. 12-2G). La ADNasa se puede detectar mediante la inoculación abundante en un punto del microorganismo en el medio de prueba que contiene O de azul de toluidina metacrómico (comercialmente disponible con diversos proveedores). Después de 24 h de incubación a 35 °C, el medio debajo y alrededor del inóculo pasa de color azul celeste a rosa, lo que indica hidrólisis de ADN. El contenido de O de azul de toluidina en el medio no debe superar el 0.005%; una concentración más elevada puede ocultar la detección de actividad de la ADNasa. Es necesaria la inoculación en un punto, ya que las cepas de *S. aureus* no crecen bien en los medios y no es necesario su crecimiento para detectar enzimas. Aunque esta prueba es un complemento útil para identificar *S. aureus*, otros estafilococos también pueden producir ADNasa.

Prueba de endonucleasa termoestable. Se utiliza el mismo medio de la prueba de ADNasa, se cortan orificios de tan sólo 3 mm en el agar con un sacacorchos estéril y los pocillos se llenan con un cultivo en caldo de 24 h del microorganismo de la prueba hervido en baño María durante 15 min. La placa se incuba toda la noche a 35 °C. Las cepas de *S. aureus* tendrán una zona rosa alrededor del pocillo que contiene la suspensión hervida. Ciertos aislamientos de animales (*S. caprae, S. schleiferi, S. intermedius, S. hyicus*) también producen termonucleasa, mientras que algunos de los estafilococos coagulasa negativos (*S. epidermidis, S. simulans, S. capitis, S. carnosus*) pueden producir reacciones positivas débiles. La especificidad de este análisis de endonucleasa termoestable de *S. aureus* puede confirmarse con la seroinhibición de la reacción mediante anticuerpos policlonales o monoclonales dirigidos contra la enzima de *S. aureus* o mediante amplificación con PCR y secuenciación del gen *nuc* que codifica la endonucleasa termoestable de *S. aureus* (*véase a continuación*).[63] Una modificación de este método fue superior a la prueba de la coagulasa en tubo para la identificación directa de *S. aureus* en hemocultivos.[306] Los cebadores y las sondas para la amplificación y detección del gen *nuc* de *S. aureus* también se sintetizaron y se analizó su utilidad en la confirmación y detección directa de cultivos.[62] En el caso de la identificación, el límite inferior de sensibilidad de la prueba de PCR fue de 5-20 UFC del microbio. Utilizando muestras clínicas libres de estafilococos sembradas con diluciones en serie de *S. aureus*, el límite inferior de detección directa de *S. aureus* con la prueba de PCR fue de 10-20 hasta 1 000 UFC, dependiendo del tipo de muestra clínica. La prueba de PCR tuvo una especificidad del 100% para *S. aureus*.[62]

Fermentación de manitol. *S. aureus*, a diferencia de *S. epidermidis* y otras especies coagulasa negativas, produce ácido a partir de manitol, propiedad que se aprovecha en estudios epidemiológicos para detectar *S. aureus* en suelo y heces, así como para el diagnóstico precoz de portadores nasales de *S. aureus*. El **agar sal y manitol** contiene manitol (1%), NaCl al 7.5%, rojo de fenol y peptonas. La elevada concentración de sal impide el crecimiento de otros microorganismos (excepto enterococos) y aísla selectivamente estafilococos. Las colonias de *S. aureus* pueden detectarse por una zona amarilla alrededor de las colonias aisladas. Otras especies estafilocócicas aisladas con poca frecuencia también pueden fermentar manitol, así que los aislamientos obtenidos en este medio deben confirmarse con otras pruebas.

AccuProbe para identificación de *Staphylococcus aureus*. La prueba AccuProbe®, utilizada para la identificación de *S. aureus* (Gen-Probe, San Diego, CA), consiste en una sonda quimioluminescente dirigida contra genes de ARNr para identificar colonias en medios de agar.[88] La prueba utiliza una sonda de ADN marcada con éster de acridinio quimioluminiscente de una sola hebra que es complementaria a secuencias específicas del ADN ribosómico de *S. aureus*. Las células del crecimiento de colonias se lisan y se añade la sonda, la cual se une a la secuencia de ARNr de manera específica y la sonda no hibridada se saca mediante un paso protector de hibridación patentado. Después, se utiliza un luminómetro Leader 50i® (Gen-Probe) para detectar la hidrólisis del éster de acridinio presente en la secuencia de ácidos nucleicos que se hibrida en el ARNr del microorganismo. Se observa un destello de luz de la sonda de hidrólisis en unidades relativas de luz (URL), cuyo resultado de 50 000 URL o mayor se considera positivo. La prueba tiene un buen desempeño para la identificación de *S. aureus* en medios de agar, pero uno menor con sedimentos obtenidos de hemocultivos positivos con cocos grampositivos en racimos. En el caso de la prueba de sedimentos de hemocultivos, se informó una sensibilidad y especificidad del 72.4-95% y 99.1-99.8%, respectivamente.[325,499] Esta prueba también tiene un buen desempeño cuando se utiliza como método de detección directa de *S. aureus* en otros tipos de muestras (p. ej., líquido de lavado broncoalveolar).[6]

Pruebas rápidas para la detección de resistencia a meticilina

Aunque no es un método de identificación, la detección rápida de resistencia a meticilina en *S. aureus* es tan importante como la identificación de la especie. *mecA* es el gen estructural para una proteína de fijación de penicilina de baja afinidad (PBP2' o PBP2a) encontrada en cepas de *S. aureus* resistente a meticilina y oxacilina. Inicialmente, los kits para la detección de *mecA* utilizaron una amplificación de reciclado de sonda (prueba de identificación Velogene Rapid MRSA®, ID Biomedical Corp., Vancouver, BC, Canadá) o tecnología de fluorescencia (sistema Crystal MRSA-ID®, BD Biosciences) para detectar la resistencia a meticilina. En la prueba Velogene, fue necesaria la experiencia de PCR y los métodos de detección con sondas conjugadas con fluoresceína.[21,331] El sistema Crystal MRSA-ID dependió de la detección de fluorescencia durante el crecimiento de un supuesto aislamiento de SARM en caldo. Estas pruebas tuvieron un buen desempeño y proporcionaron resultados exactos en 2 (Velogene) a 4 h (Crystal MRSA). Estos kits se comercializaron a fines de la década de 1990, pero ya no están disponibles en los Estados Unidos. Los métodos comerciales hoy disponibles utilizan aglutinación de látex (MRSA-Screen®, Denka-Seiken Co., Niigata, Japón, comercializado en los Estados Unidos por Hardy Diagnostics, Santa Maria, CA; prueba de aglutinación con látex con proteína fijadora de penicilina, Oxoid, Ltd., Inglaterra, comercializada en los Estados Unidos por Remel; Slidex MRSA Detection, bioMérieux) o métodos con tira inmunocromatográfica para la detección de PBP2a (Clearview Exact PBP2a®, Inverness Medical Innovations, Scarborough, MA; prueba BinaxNOW PBP2a®, Alere Healthcare). Los resultados de estas pruebas se presentan en 15-30 min; el producto Oxoid es el más utilizado en la actualidad.

Tanto MRSA-Screen como Oxoid PBP2' utilizan microesferas de látex recubiertas con anticuerpos monoclonales contra PBP2' y las pruebas se realizan de manera similar. Se suspende crecimiento colonial suficiente en cuatro gotas de reactivo de extracción #1 (0.1 mol/L NaOH) en un tubo de microfuga, y la suspensión se hierve durante 3 min. Después de enfriarse, se agrega una sola gota del reactivo de extracción #2 (0.5 mol/L KH2PO4). El tubo se centrifuga a 1 500×g durante 5 min y se saca el sobrenadante. Se colocan alícuotas (50 μL) del sobrenadante en los círculos de "control" y "prueba" de una tarjeta de reacción. Se coloca una sola gota del reactivo de látex de prueba (microesferas de látex recubiertas de anticuerpos monoclonales contra PBP2a) en el círculo de "prueba" y una sola gota de reactivo de látex de control (sin anticuerpos anti-PBP2a) en el círculo de "control". Cada área de reacción se mezcla con un asa y la tarjeta se sacude por 3 min y se observa la aglutinación visible. La aglutinación con el reactivo de látex de la prueba, no del control, es una prueba positiva para PBP2a (SARM); si no hay aglutinación en las áreas de prueba o de control en la tarjeta, es una prueba negativa (SASM). Estas pruebas no sustituyen las pruebas de identificación específicas de *S. aureus*, ya que los aislamientos de SASM serán negativos a la aglutinación de látex para *mecA*, mientras que los estafilococos coagulasa negativos resistentes a meticilina que también portan el gen *mecA* también serán positivos. Las evaluaciones de MRSA-Screen han informado una sensibilidad y especificidad del 97-100% y del 99-100%, respectivamente, para la detección de *mecA* en *S. aureus*, así como una sensibilidad y especificidad del 100% para la detección de *mecA* en estafilococos coagulasa negativos.[21,330,331,565,613] Un estudio del producto Oxoid de los Países Bajos informó una sensibilidad del 97% y una especificidad del 100% en la evaluación de 90 aislamientos de SARM y 106 de SASM diversos a nivel genético. Los 10 aislamientos de *S. epidermidis* resistentes a meticilina también fueron positivos con la prueba en látex de PBP2a.[565] Una prueba en Canadá del análisis de aglutinación de látex MRSA-Screen evaluó 71 aislamientos de SASM, 213 de SARM y 25 de BORSA (*borderline oxacillin-resistant* S. aureus), y detectó una sensibilidad y especificidad del 99% y 100%, respectivamente.[21] Se obtuvieron resultados similares con la prueba de aglutinación de látex de Oxoid en PBP2'.[64,74,138,345] El producto de Oxoid se evaluó con un crecimiento de subcultivos de agar sangre de frascos con hemocultivos positivos que presentan cocos grampositivos en racimos incubados durante sólo 3 h. Los resultados de la prueba en látex de PBP2' se correlacionaron al 100% con la resistencia a oxacilina determinada por la microdilución en caldo.[345] Se observaron discrepancias entre ambos kits de aglutinación al evaluarse directamente de los hemocultivos.[89,138] Chapin y Musgnug evaluaron la prueba en látex de Oxoid con sedimento bacteriano obtenido de hemocultivos positivos que presentan cocos grampositivos en racimos. De los cultivos, 70 fueron positivos para *S. aureus*, entre los cuales 44 correspondieron a SARM y 26 a SASM. La prueba de PBP2a realizada en este sedimento tuvo una especificidad del 100%, aunque una sensibilidad de tan sólo el 18%, así que el valor predictivo de una prueba negativa fue muy bajo (42%).[89] Diab y cols.[138] analizaron 56 hemocultivos positivos para cocos grampositivos en racimos, realizaron pruebas directas de la coagulasa en tubo y pruebas en látex Oxoid en sedimento de estos hemocultivos positivos; además, compararon los resultados con los del crecimiento de la colonia al día siguiente. De los 56 aislamientos, 25 correspondían a *S. aureus* y 31 eran estafilococos coagulasa negativos. Al compararse con la detección de *mecA* mediante PCR, la prueba directa de aglutinación de látex Oxoid tuvo una sensibilidad del 100% para la detección de *mecA* en *S. aureus* y estafilococos coagulasa negativos, mientras que la especificidad fue del 100 y 75%, respectivamente. La prueba Oxoid se utilizó para la detección de resistencia a meticilina en aislamientos veterinarios (subspecies de *S. intermedius* y *S. schleiferi*), y se encontró una gran correlación con el "criterio de referencia" de PCR para *mecA*.[40] La prueba en látex Slidex MRSA Detection de bioMérieux es similar en cuanto a formato y procedimiento a las pruebas Denka-Seiken y Oxoid, pero actualmente no está disponible en los Estados Unidos. En el

capítulo 15 acerca de pruebas de sensibilidad a antibióticos, hay más información sobre la resistencia a la meticilina en estafilococos y los métodos para su detección.

Las pruebas con tira inmunocromatográfica Clearview Exact PBP2a® y BinaxNOW PBP2a® son rápidas y cualitativas para la detección de PBP2a (PBP2'), y ambas se realizan de manera similar. Se colocan dos gotas del reactivo 1 en un tubo pequeño, mientras que las colonias aisladas en tres pocillos se emulsionan en el líquido. Se agregan dos o tres gotas de un segundo reactivo y se agitan en vórtex por un período breve. La tira inmunocromatográfica se coloca en el tubo y se incuba a temperatura ambiente durante 5 min. Después de que transcurre este lapso, aparece una línea de control positiva junto con una línea para la presencia de PBP2a si el aislamiento es positivo para *mecA*, mientras que aparece una sola línea de control si el aislamiento es PBP2a negativo. La prueba es inválida si no hay líneas en la tira o una línea de control. Las evaluaciones de la prueba Clearview notificaron una sensibilidad del 96.6-100% y especificidad del 100%, en comparación con las pruebas de aglutinación de látex Denka-Seiken y bioMérieux y de sensibilidad en disco de cefoxitina.[83,388,567] En una evaluación realizada en España de la prueba BinaxNOW PBP2a, 20 (sensibilidad del 95%) de 21 aislamientos de SARM fueron positivos, mientras que ninguno de los 27 aislamientos de SASM fue positivo (especificidad del 100%).[458] En la actualidad, ninguno de estos kits está disponible en los Estados Unidos.

Genotipo SARM. Genotype MRSA® (Hain Life Science, Alemania) es una tira inmunocromatográfica que detecta la presencia del gen *mecA* y también identifica al microorganismo, por ejemplo, *S. aureus* o *S. epidermidis*. Después de la lisis celular, se localiza extracción y amplificación de ADN mediante cebadores biotinilados, se detectan amplicones mediante hibridación en sondas unidas a la membrana en la tira inmunocromatográfica mediante un conjugado de estreptavidina y fosfatasa alcalina, y se lleva a cabo un paso de detección mediado con fosfatasa alcalina. Cada tira inmunocromatográfica tiene líneas de un control conjugado (CC), un control universal (CU) y líneas específicas para *mecA*, *S. aureus* y *S. epidermidis*, respectivamente. Las cepas de SASM producen tres líneas en la tira (CC, CU y una línea de *S. aureus*), mientras que los SARM dan origen a estas líneas, más una cuarta para el gen *mecA*. Se obtienen resultados similares para *S. epidermidis* sensibles y resistentes a meticilina, y sólo la línea de identificación en la tira corresponde a la sonda específica para *S. epidermidis* inmovilizada en la tira. Los aislamientos que no producen *S. aureus* ni *S. epidermidis* (p. ej., *S. warneri*, *S. hominis* y *S. haemolyticus*) darán lugar a líneas de control (CU y CC), más una línea de *mecA* si el aislamiento posee el gen. Una evaluación de la prueba Genotype MRSA determinó una correlación del 100% con un método interno de PCR para la detección de *mecA*.[437] No es necesario contar con un equipo, salvo un termociclador en los pasos de amplificación, cuyos resultados aparecen en 2 h.

Identificación de estafilococos coagulasa negativos

Dada la importancia de *S. epidermidis* como agente de varios procesos infecciosos y la importancia clínica reconocida de *S. saprophyticus* en infecciones urinarias, los laboratorios deben emplear métodos para identificar ambas especies (lám. 12-3A). Hay sistemas de kit confiables para la identificación de *S. epidermidis*, *S. saprophyticus* y varias especies estafilocócicas. Hoy en día, se observan relativamente pocas especies con regularidad. Un análisis del año 1996 de 415 estafilococos coagulasa negativos importantes aislados de hemocultivos en Dinamarca determinó que el 68.7% fueron *S. epidermidis*, seguidos en frecuencia por *S. hominis* (14.7%), *S. haemolyticus* (10.4%), *S. warneri* (2.9%) y *S. cohnii* (1.7%), además de *S. saprophyticus*, *S. capitis* y *S. lugdunensis*, cada uno de los cuales representa el 1% o menos del total.[253] En general, la distribución de especies clínicamente importantes que se informó en estos estudios refleja la literatura médica acumulada con respecto a la importancia clínica de las especies individuales.

Métodos convencionales de identificación

En 1975, Kloos y Schleifer publicaron un esquema para la identificación fenotípica de especies estafilocócicas coagulasa negativas.[284] Con la prueba de la coagulasa para identificar *S. aureus*, este esquema utilizó varias pruebas fisiológicas y bioquímicas con el propósito de diferenciar aislamientos coagulasa negativos. Las actualizaciones y ampliaciones del esquema derivaron en una publicación de 1999 del Subcommittee on the Taxonomy of Staphylococci and Streptococci del International Committee on Systematic Bacteriology que estipula los criterios mínimos del género *Staphylococcus* y las descripciones de nuevas especies de este género.[171] Se publicaron esquemas convencionales modificados de identificación que incorporaron otras pruebas (p. ej., PIR y sensibilidad a desferrioxima), mientras que los esquemas más recientes han demostrado mejorías en la exactitud y los tiempos de entrega. Los procedimientos convencionales modificados utilizan pruebas bioquímicas (PIR, fosfatasa alcalina, ureasa, ornitina descarboxilasa, arginina dihidrolasa, reducción de nitrato y síntesis de acetoína), producción de ácido a partir de hidratos de carbono (D-celobiosa, lactosa, maltosa, D-manitol, D-manosa, D-ribosa, sacarosa, D-trehalosa y D-xilosa) y pruebas de sensibilidad (sensibilidad a desferroxamina, 100 μg; novobiocina, 5 μg; y polimixina B, 300 UI) para la identificación de especies. Estas pruebas se inoculan con suspensiones abundantes de microorganismos (p. ej., patrón de turbidez de McFarland de 2). Los discos se leen después de 24 h y se interpretan otras pruebas después de realizar una incubación de 72 h. Iorio y cols.[245] crearon un esquema de identificación de nueve pruebas y compararon las identificaciones obtenidas con el procedimiento convencional modificado. Las pruebas incluidas en este esquema simplificado fueron el factor de aglutinación, la sensibilidad a novobiocina y desferroxamina, y las pruebas de PIR, ureasa, fosfatasa alcalina y producción de ácido a partir de manosa, trehalosa y xilosa. Este esquema simplificado de nueve pruebas tuvo una exactitud del 98.5% en comparación con el método de referencia al provocarse con 198 aislamientos de estafilococos clínicos y 11 cepas de control. De Paulis y cols.[130] evaluaron un esquema de identificación convencional de cinco pruebas (sensibilidad a novobiocina, ureasa, PIR, ornitina descarboxilasa y producción de ácido aerobio a partir de manosa) y lo compararon con el método de referencia de Kloos y Schleifer. Se necesitaron una o dos pruebas adicionales para identificar ciertas especies y sus grupos. Este esquema tuvo una excelente correlación con el método fenotípico de referencia, especialmente para identificar *S. epidermidis*, *S. saprophyticus* y *S. haemolyticus*. Por lo demás, la identificación convencional lleva mucho tiempo y trabajo para los laboratorios clínicos. Por fortuna, una cantidad

relativamente baja de especies se aísla de infecciones humanas importantes, y los kits comerciales con mayor disponibilidad que se resumen a continuación pueden servir para este fin. La tabla 12-5 presenta las características fenotípicas que permiten la identificación de los estafilococos aislados con mayor frecuencia de muestras clínicas humanas. La tabla 12-6 enumera los criterios fenotípicos para la identificación de especies humanas, animales y ambientales del género *Staphylococcus*. La figura 12-1 muestra una clave dicotómica para la identificación convencional de varios estafilococos coagulasa negativos clínicamente importantes.

Actividad de pirrolidonil arilamidasa. La prueba de PIR también sirve como prueba fenotípica que permite identificar estafilococos coagulasa negativos. Como ocurre en el caso de los enterococos, la arilamidasa divide L-pirrolidonil-β-naftilamida en L-pirrolidona-β-naftilamida libre, que se combina con el reactivo PIR (*p*-dimetilamino cinamaldehído) para producir el color rojo. La prueba se realiza con caldo de PIR inoculado para aproximarse a un patrón de turbidez de McFarland de 2. Después de 2 h de incubación a 35 °C, se añade el reactivo de PIR. Si a los 2 min aparece un color rojo, es una prueba positiva; si aparece uno amarillo, naranja o rosa, es negativa. Por otro lado, se puede utilizar cualquiera de las pruebas comerciales rápidas en disco de PIR. También hay hidrólisis de PIR en algunos sistemas de kits disponibles para identificar estafilococos. Tanto *S. aureus* como *S. epidermidis* son negativos para PIR, y *S. haemolyticus*, *S. intermedius*, *S. lugdunensis* y *S. schleiferi* subespecie *schleiferi* son positivos.

Sensibilidad a polimixina B. La prueba de difusión en disco de sensibilidad a polimixina B también sirve para identificar estafilococos coagulasa negativos. Esta prueba se puede realizar en SBA junto con la de sensibilidad a novobiocina (*véase* a continuación). Se prepara una suspensión del microorganismo equivalente a 0.5, según el patrón de turbidez de McFarland, en solución salina y se toma una muestra con hisopo en una placa como para una prueba de difusión en disco con el método de Kirby-Bauer. Se aplica un disco de polimixina B (300 unidades, BD Biosciences) en el inóculo y la placa se incuba toda la noche. La resistencia se indica con la presencia de una zona menor de 10 mm. Las cepas sensibles tienen zonas de esta medida o más. *S. aureus*, *S. epidermidis*, *S. hyicus* y algunas cepas de *S. lugdunensis* son resistentes a la polimixina.

Prueba de ornitina descarboxilasa. La prueba de ornitina descarboxilasa (ODC) es la más útil para confirmar la identidad de *S. lugdunensis*, ya que esta especie es la única continuamente ODC positiva. Se inocula un tubo con base de descarboxilasa y con base de ornitina añadida (Remel) de manera abundante y se recubre con aceite mineral estéril. Al incubar a 35 °C, ambos tubos cambiarán de gris claro a amarillo a medida que se fermenta la glucosa. Después, se descarboxilará la ornitina en el tubo de la prueba; así, el caldo pasará a tener un color violeta. El tubo base cambiará a amarillo y se mantendrá de este color, mientras que el tubo con ornitina se mantiene amarillo si no se produce ODC. Aunque la mayoría de las pruebas positivas pueden detectarse después de 6-8 h, la prueba se lee después de 24 h de incubación. La prueba de ODC no se incluye en algunos de los sistemas de kits para identificar estafilococos y debe realizarse como una prueba adicional. Esta prueba es buen indicador de *S. lugdunensis*, ya que esta especie es el único estafilococo coagulasa negativo positivo para ODC.

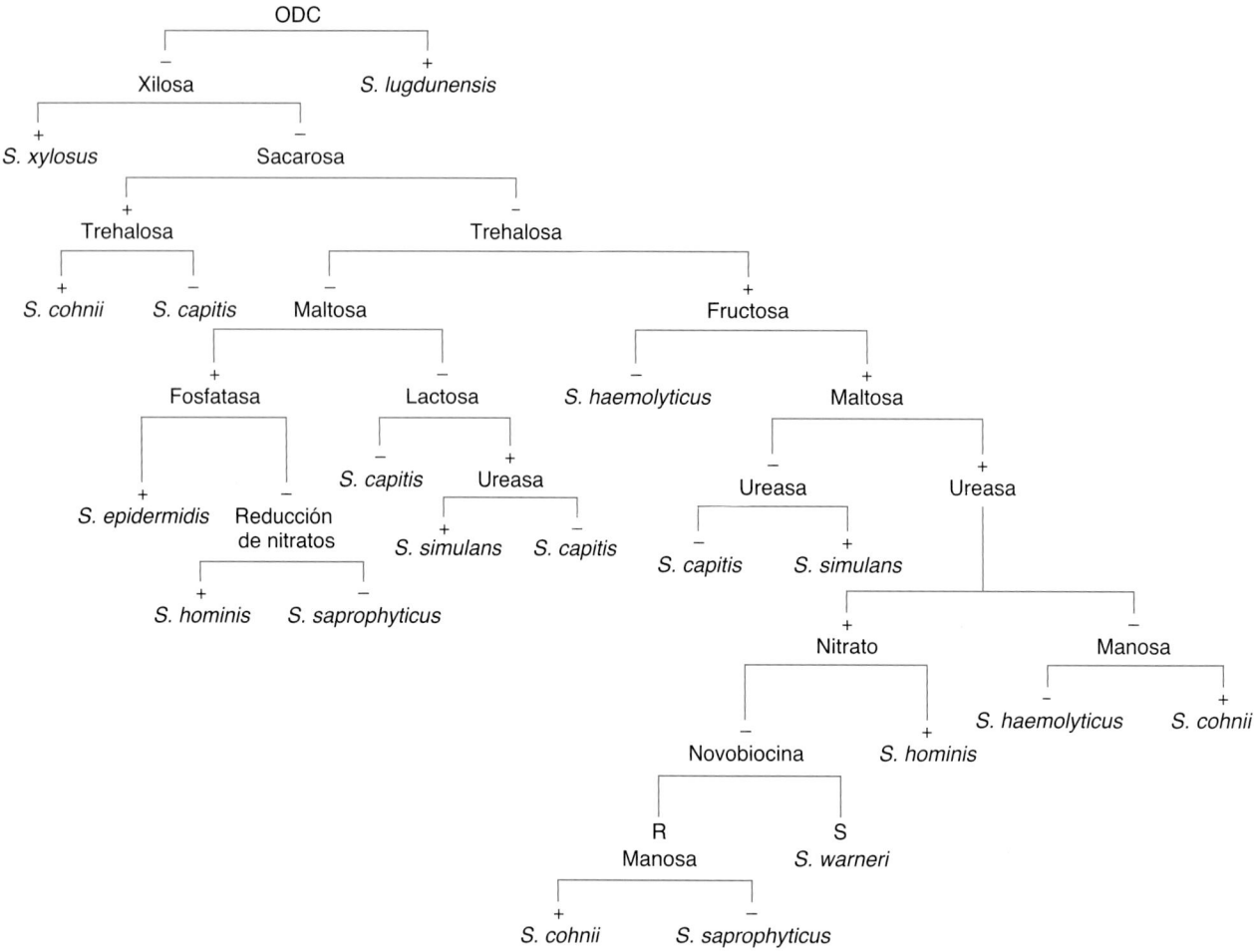

■ FIGURA 12-1 Clave dicotómica para la identificación de los estafilococos coagulasa negativos más frecuentes.

Producción de ureasa. Algunos estafilococos son ureasa positivos, como *S. epidermidis, S. intermedius* y la mayoría de los aislamientos de *S. saprophyticus.* Para esta prueba, se puede utilizar caldo de ureasa habitual o agares inclinados (pico de flauta) de urea. El agar inclinado o caldo se inocula e incuba a 35 °C durante 18-24 h. Un cambio en el indicador de rojo de fenol de amarillo a rosa o rojo es una prueba positiva.

Producción de acetoína. La producción de acetoína (prueba de Voges-Proskauer) sirve para distinguir *S. aureus,* que es positivo para la acetoína, de otras especies coagulasa positivas (*S. intermedius* y *S. hyicus*), que son acetoína negativas. Se puede emplear una prueba convencional de producción de acetoína entérica (caldo MR-VP) o el método de disco rápido con resultados comparables.

Sensibilidad a novobiocina para la identificación presuntiva de Staphylococcus saprophyticus

Algunas especies estafilocócicas humanas (p. ej., *S. saprophyticus,* subespecies de *S. cohnii, S. hominis* subespecie *novobiosepticus, S. xylosus* y algunas de *S. pseudolugdunensis*), varias especies animales (subespecies de *S. sciuri, S. lentus, S. gallinarum, S. kloosii, S. equorum, S. arlettae, S. vitulinus, S. nepalensis* y *S. stepanovicii*) y una especie ambiental (*S. succinus*) son resistentes a novobiocina, con una CIM de 1.6 μg/mL o mayor (lám. 12-3B). Dado que

las especies resistentes a novobiocina, además de *S. saprophyticus,* casi no se encuentran en las muestras clínicas humanas, la prueba de sensibilidad a novobiocina resulta ser un método útil para la identificación presuntiva de *S. saprophyticus.* La prueba de novobiocina se realiza como una prueba de sensibilidad en disco de novobiocina (5 μg) descrita en el protocolo 12-2. Las cepas resistentes a novobiocina presentarán zonas que miden entre 6 mm (no hay zonas) y 12 mm; las cepas sensibles tendrán zonas de 16-27 mm. Originalmente, esta prueba se describió con un medio llamado *agar P,* que no está comercialmente disponible. Sin embargo, algunos estudios con los medios convencionales (p. ej., SBA) han demostrado resultados comparables.

Sistemas comerciales de identificación

Todos los kits disponibles para identificar estafilococos coagulasa negativos utilizan pruebas modificadas de fermentación de hidratos de carbono, pruebas estándar de identificación (p. ej., reducción de nitrato, ureasa y acetoína) y sustratos de enzimas cromógenas para la identificación de microorganismos. Los sistemas de las pruebas están adaptados a los formatos específicos del fabricante.

Sistemas automatizados de identificación

Tarjeta de identificación para grampositivos (GP) Vitek 2. La tarjeta de identificación para GP Vitek 2 (bioMérieux,

(*el texto continúa en la p. 712*)

TABLA 12-5 Características fenotípicas para la identificación de estafilococos aislados con frecuencia de muestras clínicas humanas

Prueba	S. aureus	S. epidermidis	S. saprophyticus	S. haemolyticus	S. warneri	S. hominis subespecie hominis	S. hominis subespecie novobiosepticus	S. lugdunensis	S. schleiferi subespecie schleiferi
Factor de aglutinación	+	−	−	−	−	−	−	+^{L}	+
Coagulasa	+	−	−	−	−	−	−	−	−
Novobiocina	S	S	R	S	S	S	R	S	S
Polimixina B	R	R	S	S	S	S	ND	S/R	S
PIR	−	−	−	+	−	−	−	+	+
ODC	−	V−	−	−	−	−	−	+	−
URE	V	+	+	−	+	+	+	V	−
ACET	+	+	+	+	+	V	V	+	+
FAL	+	+	−	−	+	−	−	−	+
Nucleasa termoestable	+	−	−	−	−	−	−	−	+
β-GAL	−	−	+	−	−	−	−	−	+^{L}
Producción aerobia de ácido a partir de:									
GLU	+	+	+	+	+	+	+	+	+
MAL	+	+	+	+	+^{L}	+	+	+	−
SAC	+	+	+	+	+	+^{L}	+^{L}	+	−
MNTL	+	−	V	V	V	−	−	−	−
MAN	+	+^{L}	−	−	−	−	−	+	+
TREH	+	−	+	+	+	V	−	+	V

+, reacción positiva; −, reacción negativa; +^{L}, reacción positiva lenta o tardía; V, reacción variable; V−, reacción variable, mayoría de cepas negativas; S, sensible; R, resistente; ND, no hay datos disponibles; PIR, pirrolidonil arilamidasa; ODC, ornitina descarboxilasa; URE, ureasa; FAL, fosfatasa alcalina; ACET, acetoína (VP); β-GAL, β-galactosidasa; GLU, glucosa; MAL, maltosa; SAC, sacarosa; MNTL, manitol; MAN, manosa; TREH, trehalosa.

TABLA 12-6 Características fenotípicas para la identificación de especies de *Staphylococcus*

Especie	Factor de coagulación	Coagulasa	NB	POLI B	Oxidasa modificada	PIR	Endonucleasa termoestable	RED NO₃	ACET	URE	ADH	ODC	FAL	β-GAL	β-GLU	β-GUR
Estafilococos encontrados en humanos y otros primates																
S. aureus subsp. aureus	+	+	S	R	−	−	+	+	+	V	+	−	+	−	+	−
S. aureus subsp. anaerobius	−	+	S	ND	−	ND	+	−	−	ND	ND	ND	+	−	−	−
S. epidermidis	−	−	S	R	−	−	−	+	+	+	V	V	V+	−	V	−
S. saprophyticus subsp. saprophyticus	−	−	R	S	−	−	−	−	+	+	−	−	−	+	V	−
S. saprophyticus subsp. bovis	−	−	R	ND	−	+	−	+	V	+	−	−	−	V	V	−
S. auricularis	−	−	S	S	−	V	−	V^L	−	−	V	−	−	V^d	−	−
S. capitis subsp. capitis	−	−	S	S	−	−	−	V	V	−	V	−	−	−	−	−
S. capitis subsp. urealyticus	−	−	S	ND	−	V	−	+	V	+	+	−	+^L	−	−	+
S. caprae	−	−	S	S	−	V	−	+	+	+	+	−	−	−	V	V
S. cohnii subsp. cohnii	−	−	R	S	−	−	−	−	V	−	−	−	−	−	−	−
S. cohnii subsp. urealyticum	−	−	R	S	−	V	−	−	V	+	−	−	+	+	−	+
S. haemolyticus	−	−	S	S	−	+	−	+	+	−	+	−	−	−	V	V
S. hominis subsp. hominis	−	−	S	S	−	−	−	V	V	+	V	−	−	−	−	−
S. hominis subsp. novobiosepticus	−	−	R	ND	−	−	−	V	V	−	−	+	−	−	+	+
S. lugdunensis	+^L	−	S	S/R	−	+	−	+	+	V	−	−	−	+	+	−
S. massiliensis	−	−	S	ND	−	−	−	+	−	+	−	+	−	−	+	−
S. pasteuri	−	−	S	ND	−	−	−	V	V	+	V	−	−	−	−	+
S. petrasii subsp. petrasii	−	−	S	ND	−	+	ND	+	+	+	+	−	−	−	+	+
S. petrasii subsp. croceilyticus	−	−	S	ND	−	+	ND	+	+	+	+	−	−	−	+	+
S. pettenkoferi	−	−	S	ND	−	+	−	+	+	+	−	−	+	−	ND	−
S. pseudolugdunensis	−	−	R/I	S/I	−	+	ND	V	V	V+	−	+	V	ND	ND	ND
S. saccharolyticus	−	−	S	ND	−	ND	−	+	ND	ND	+	ND	V	ND	ND	ND
S. schleiferi subsp. schleiferi	+	V	S	S	−	+	−	+	+	+	+	−	+	+	−	−
S. schleiferi subsp. coagulans	V	+	S	ND	−	ND	+	+	+	+	+	ND	+^L	ND	ND	ND
S. simulans	−	−	S	S	−	+	−	+	V	+	+	−	V^L	+	−	V
S. warneri	−	−	S	S	−	−	−	V	+	+	V	−	−	−	+	V
S. xylosus	−	−	R	S	−	V	−	V	+	+	−	−	V	+	+	+

Estafilococos encontrados en otros animales

Especie																
S. arlettae	+	ND	V	+[L]	–	–	–	–	–	ND	R	–	–	–	–	–	–
S. chromogenes	–	V	–	+	–	–	–	–	+	R	S	+	–	–	–	–	–
S. delphini	ND	ND	ND	+	ND	+	+	+	+	ND	S	+	+	ND	+	+	+
S. equorum subsp. *equorum*	+	ND	V	+[L]	–	+	+	+	+	ND	R	–	–	–	–	–	–
S. felis	–	–	+	+	ND	+	+	–	+	ND	S	+	ND	–	ND	–	–
S. gallinarum	V	+	V	+[L]	–	+	+	+	+	S	R	–	–	–	–	–	–
S. hyicus	+	V	–	+	–	+	+	+	V	R	S	V	–	+	–	V	–
S. intermedius	–	V	+	+	–	V	+	V	+	S	S	+	+	+	+	+	V
S. kloosii	V	V	V	V	–	V	V	–	V	S	R	–	–	–	–	–	–
S. lentus	–	+	–	V	+	+	+	+	V	S	R	–	–	–	+	–	–
S. lutrae	ND	ND	+	+	ND	+	+	+	+	ND	S	+	ND	+	+	+	–
S. microti	–	–	+	+	–	–	+	+[d]	+	ND	S	+	–	–	–	+	–
S. muscae	ND	ND	–	+	–	ND	+	ND	+	ND	R	–	–	–	–	–	–
S. nepalensis	+	ND	+	+	–	+	+	+	+	S	S	+	+	+	+	+	–
S. pseudintermedius	–	+	+	ND	ND	+	+	+	+	ND	S	+	+	ND	+	–	–
S. rostri	–	ND	V	+	–	V	+	V	+	ND	ND	+	+	V	+	–	–
S. sciuri subsp. *carnaticus*	–	+	–	V	–	–	+	–	+	S	R	+	–	–	–	V	V
S. sciuri subsp. *sciuri*	–	+	+	+	–	–	+	–	+	S	R	+	–	–	–	+	–
S. sciuri subsp. *rodentium*	–	+	+	V	–	–	+	–	+	S	R	+	–	–	–	V	+
S. simiae	ND	V	+[d]	+	–	+	+	+	+	R	S	+	–	–	+	V	–
S. stepanovicii	–	ND	ND	–	–	+	+	+	+	S	R	+	–	–	–	ND	–
S. vitulinus	–	V	–	–	–	+	+	+	+	ND	R	–	–	–	–	V	–
Otros estafilococos (principalmente ambientales)																
S. carnosus subsp. *carnosus*	–	+	+	+	–	+	+	+	+	S	S	+	–	–	+	–	–
S. carnosus subsp. *utilis*	–	–	ND	–	ND	V	V	+	V	ND	ND	–	–	–	+	–	–
S. condimenti	–	+	+	+	ND	+	+	+	+	ND	ND	+	–	–	+	–	–
S. equorum subsp. *linens*	+	ND	–	V	–	+	+	–	+	–	ND	–	–	–	–	–	–
S. fleurettii	–	ND	–	V	–	+	+	–	+	ND	R	+	+	–	–	–	–
S. piscifermentans	–	+	+	+	ND	+	+	+	+	ND	ND	+	–	–	+	–	+
S. succinus	ND	ND	ND	+	ND	–	+	–	–	ND	ND	–	–	–	+	–	–

(*continúa*)

TABLA 12-6 Características fenotípicas para la identificación de especies de *Staphylococcus* (continuación)

Especie	Producción de ácido a partir de:											
	GLU	SAC	LAC	MAL	MNTL	ARAB	MAN	XIL	TREH	CEL	RAF	NAG
Estafilococos encontrados en humanos y otros primates												
S. aureus subsp. *aureus*	+	+	+	+	+	–	+	–	+	–	–	+
S. aureus subsp. *anaerobius*	+	+	–	+	ND	–	ND	–	–	–	–	–
S. epidermidis	+	+	V	+	–	–	+^{L}	–	–	–	–	–
S. saprophyticus subsp. *saprophyticus*	+	+	V	+	V	–	–	–	+	–	–	V
S. saprophyticus subsp. *bovis*	+	+	–	+^{L}	+	–	–	–	+	–	–	+
S. auricularis	+	V	–	+^{L}	–	–	–	–	+^{L}	–	–	–
S. capitis subsp. *capitis*	+	+^{L}	–	–	+	–	+	–	–	–	–	–
S. capitis subsp. *urealyticus*	+	+	V^{d}	+	+	–	+	–	+	–	–	–
S. caprae	+	–	+	V^{d}	V	–	+	–	+^{L}	–	–	–
S. cohnii subsp. *cohnii*	+	–	–	V^{d}	V	–	V^{d}	–	+	–	–	V
S. cohnii subsp. *urealyticum*	+	–	+	V^{d}	+	–	+	–	+	–	–	–
S. haemolyticus	+	+	V	+	V	–	–	–	+	–	–	V
S. hominis subsp. *hominis*	+	+^{L}	V	+	–	–	–	V	V	–	–	–
S. hominis subsp. *novobiosepticus*	+	+^{L}	V	+	–	–	+	–	–	–	–	+
S. lugdunensis	+	+	+	+	–	–	+	–	+	–	–	+
S. massiliensis	–	–	–	–	–	–	–	–	–	–	–	ND
S. pasteuri	+	+	V	V^{d}	V	–	–	–	+	–	–	–
S. petrasii subsp. *petrasii*	+	+	V	+	V	–	+	–	+	–	–	–
S. petrasii subsp. *croceilyticus*	+	+	V	+	V	+^{d}	–	–	+	–	–	–
S. pettenkoferi	+	+	–	–	–	–	–	–	+	–	–	–
S. pseudolugdunensis	+	+	V	–	V	ND	–	V	+	ND	–	–
S. saccharolyticus	+	–	–	–	–	–	+^{L}	–	–	–	–	ND
S. schleiferi subsp. *schleiferi*	+	–	–	–	–	–	+	–	V	–	–	+^{L}
S. schleiferi subsp. *coagulans*	V	V	V	–	V	–	+	–	–	–	–	ND
S. simulans	+	+	+	V^{L}	+	–	V	V	V	–	–	+
S. warneri	+	+	V	+^{L}	V	–	–	+	+	–	–	–
S. xylosus	+	+	V	+	+	V	+	+	+	–	–	+

Estafilococos encontrados en otros animales

Especie
S. arlettae
S. chromogenes
S. delphini
S. equorum subsp. *equorum*
S. felis
S. gallinarum
S. hyicus
S. intermedius
S. kloosii
S. lentus
S. lutrae
S. microti
S. muscae
S. nepalensis
S. pseudintermedius
S. rostri
S. sciuri subsp. *sciuri*
S. sciuri subsp. *carnaticus*
S. sciuri subsp. *rodentium*
S. simiae
S. stepanovicii
S. vitulinus

Otros estafilococos (la mayoría ambientales)

Especie
S. carnosus subsp. *carnosus*
S. carnosus subsp. *utilis*
S. condimenti
S. equorum subsp. *linens*
S. fleurettii
S. piscifermentans
S. succinus

+, reacción positiva; −, reacción negativa; V, reacción variable; V+, reacción variable, mayoría de cepas positivas; V^L, reacción variable lenta; ND, no hay datos disponibles; $+^L$, reacción positiva lenta; $+^d$, reacción positiva débil; NB, novobiocina; POLI B, polimixina B; PIR, pirrolidonil arilamidasa; RED NO_3, nitrato reducido a nitrito; ACET, acetoína (VP); URE, ureasa; ADH, arginina dihidrolasa; ODC, ornitina descarboxilasa; FAL, fosfatasa alcalina; β-GAL, β-galactosidasa; β-GLU, β-glucosidasa; β-GUR, β-glucuronidasa; GLU, glucosa; SAC, sacarosa; LAC, lactosa; MAL, maltosa; MNTL, manitol; ARAB, arabinosa; MAN, manosa; TREH, trehalosa; XIL, xilosa; RAF, rafinosa; NAG, N-acetil-glucosamina.

Marcy l'Etoile, Francia) es una tarjeta de identificación de microorganismos grampositivos diseñada para utilizarse con el sistema automatizado de prueba de identificación y sensibilidad bacteriana Vitek 2. La tarjeta de 64 pocillos contiene 43 sustratos colorimétricos para la identificación fenotípica de especies de *Staphylococcus* y *Streptococcus*, y varias especies bacilares grampositivas (p. ej., especies de *Corynebacterium, Erysipelothrix rhusiopathiae* y *Listeria monocytogenes*). Se prepara una suspensión del microorganismo (NaCl al 0.45-0.50%) en un tubo de poliestireno en una densidad equivalente a 0.50-0.63, según el patrón de turbidez de McFarland, tal como se determinó con el espectrofotómetro DensiChek Vitek 2®. El tubo y la tarjeta se insertan en el casete Vitek 2 y la tarjeta se inocula automáticamente con el método de liberación de vacío en el instrumento Vitek 2. Los pocillos en la tarjeta se someten a un análisis óptico y se leen cada 15 min, con un tiempo total de incubación de aproximadamente 8 h.

Diversas evaluaciones de la tarjeta de identificación de GP Vitek 2 indican que el sistema sirve para determinar la presencia de estafilococos. Funke y Funke-Kissling realizaron una evaluación de dicha tarjeta y compararon los resultados con los métodos de referencia.[173] La tarjeta identificó el 100% de 45 cepas de *S. aureus*, 32 de 33 de *S. epidermidis*, 25 de 29 de *S. haemolyticus*, 13 de 13 de *S. hominis* y los cinco aislamientos de *S. lugdunensis*. Además, se identificaron correctamente las cepas individuales de otras especies y los tres aislamientos de *R. mucilaginosa*. Layer y cols.[313] compararon la tarjeta de identificación de GP con el sistema Phoenix utilizando 27 cepas de referencia y del cultivo tipo, así como métodos moleculares para la identificación de referencias. La tarjeta logró identificar el 70.1% de las cepas de referencia a nivel de especie. Delmas y cols.[125] compararon la tarjeta de identificación de GP Vitek 2 con un método de identificación molecular basado en arreglos de oligonucleótidos utilizando 190 cepas de estafilococos: 38 cepas tipo que representan 35 especies y 152 aislamientos antes caracterizados de fuentes clínicas, alimentarias y ambientales. Esta tarjeta también identificó el 93.3% de 60 aislamientos clínicos y el 73% de 92 aislamientos estafilocócicos ambientales. Un estudio comparativo de la tarjeta de identificación de GP con secuenciación de ARNr 16S y MicroSeq 500® llevado a cabo en Corea determinó que la tarjeta identificó correctamente el 87.5% de 120 aislamientos clínicos, incluyendo el 88.7% de 53 de *S. epidermidis*, el 88% de 25 de *S. hominis*, el 100% de 16 de *S. capitis* y el 83.3% de 6 de *S. lugdunensis*.[278] Una evaluación efectuada en Grecia con 147 aislados estafilocócicos clínicos por métodos de identificación de referencia molecular (PCR del gen *tuf*-polimorfismo de longitud de fragmentos de restricción [RFLP, *restriction fragment length polymorphism*]) determinó que la tarjeta identificó de manera correcta el 98% de las 147 cepas, incluyendo el 100% de 52 especies de *S. aureus* y el 96.8% de los estafilococos coagulasa negativos.[92] Los 50 aislamientos de *S. epidermidis*, 13 de *S. haemolyticus*, 8 de *S. cohnii* y 6 de *S. lugdunensis* se identificaron correctamente. Esta tarjeta también se analizó en un estudio en conjunto de 20 laboratorios que tuvo el propósito de determinar su capacidad para identificar cepas estafilocócicas de referencia encontradas en alimentos.[115] La tarjeta identificó correctamente 117 de 120 aislamientos de *S. aureus* y el 100% de 60 aislamientos de *S. epidermidis*, 60 de *S. hyicus* y 60 de *S. intermedius*. Por último, Lee y cols.[318] informaron que la tarjeta identificó el 86.6% de 34 presuntos aislamientos de *S. saprophyticus* confirmados como tales mediante el instrumento biotipificador MALDI-TOF MS de Bruker.

Phoenix (Becton-Dickinson Diagnostic Systems, Sparks, MD). BD Phoenix es un sistema automatizado de pruebas de identificación y sensibilidad que utiliza un panel ID llamado *PMIC/ID-13* para la identificación de cocos grampositivos. El panel contiene 45 pocillos con 20 sustratos enzimáticos, 16 pruebas de utilización de hidratos de carbono y 7 fuentes de asimilación de carbono, y sensibilidad a colistina y polimixina B. Se prepara una suspensión estandarizada del aislamiento bacteriano en caldo y se vierte en el panel a los 30 min de haberse preparado. Luego, el panel se carga en el instrumento donde se incuba y se lee mediante la óptica del instrumento. El tiempo de identificación es de 3-4 h.

Este panel se evaluó y comparó con otros métodos de identificación. En un estudio realizado en la Johns Hopkins University, se evaluó el sistema Phoenix con un análisis de ácidos grasos de pared celular (sistema de identificación Sherlock Microbial® [MIDI, v 3.1]) y los métodos convencionales para la identificación de referencia.[78] Este sistema identificó el 100% de 218 aislamientos de *S. aureus* y el 99% de 102 aislamientos estafilocócicos coagulasa negativos. La única identificación errónea se produjo en 12 cepas de *S. hominis*. En una evaluación realizada en Alemania, el sistema identificó el 76.2% de 42 aislamientos de *S. epidermidis*, el 90% de 30 de *S. hemolyticus*, el 100% de 6 de *S. capitis* y el 75% de 4 de *S. hominis*.[313] También se identificaron aislamientos individuales de *S. lugdunensis* y *S. warneri*. En este estudio, se realizó una evaluación directa de BD Phoenix con respecto a la tarjeta de identificación de GP Vitek 2. La primera identificó correctamente 80 de 86 aislamientos estafilocócicos clínicos e identificó mal 6, mientras que BD Phoenix identificó correctamente 70 de los 86 aislamientos, pero identificó mal 12.[313] Un estudio de 2008 realizado en Grecia comparó el sistema Phoenix con API ID32 Staph, cuyas discrepancias se resolvieron con el análisis de secuencia de ARNr 16S y el gen *tuf*.[65] El sistema Phoenix identificó correctamente al 90.5% de 200 aislamientos estafilocócicos coagulasa negativos e identificó mal el 6%, mientras que no se informó una identificación en el 3.5%. Otro estudio de 2012 también realizado en Grecia analizó la prueba BD Phoenix en comparación con Vitek 2.[92] El primero identificó correctamente las 52 cepas de *S. aureus* y el 84.2% de 95 estafilococos coagulasa negativos, mientras que Vitek 2 tuvo el mismo desempeño con *S. aureus*, pero identificó correctamente el 96.8% de los 95 estafilococos coagulasa negativos. BD Phoenix identificó el 86.7% de los aislamientos de *S. saprophyticus* en comparación con la espectrometría de masas MALDI-TOF.[318]

Paneles MicroScan. Siemens HealthCare Diagnostics (Deerfield, IL), fabricantes del sistema automatizado Microscan Walk-Away-96® para la prueba de identificación y sensibilidad a antibióticos con un formato de microvaloración, posee varios paneles para la identificación de cocos grampositivos, como los de microvaloración convencionales de identificación y sensibilidad a antibióticos durante toda la noche (Microscan Pos Combo ID/AST®), paneles rápidos (identificaciones en 2-2.5 h) y paneles "Synergies-Plus", que permiten una rápida identificación con ciertos resultados de sensibilidad a antibióticos en 4.5 h. En los Estados Unidos sólo existen los paneles convencionales (Microscan Pos Combo) y "Synergies-Plus" (Microscan "Synergies-Plus" Pos Combo 2). La base de datos para la identificación incluye otros microorganismos grampositivos, como micrococos, estreptococos, enterococos y listerias. Microscan Pos Combo está conformado por paneles ID/AST de combinación en formato de placa de microvaloración con 26 pruebas fenotípicas convencionales y cromógenas, además de diversos antibióticos para la prueba de microdilución simultánea en caldo (hay seis paneles diferentes). También está disponible el panel Microscan Pos Breakpoint Combo ID/AST® y ofrece las mismas pruebas fenotípicas de identificación, pero menos diluciones de antibióticos. Después de la inoculación manual y la colocación de las placas en el instrumento WalkAway-96, éstas se incuban durante 16-24 h a 35 °C, y después se leen los paneles con la óptica WalkAway. El perfil bioquímico de un aislamiento se compara con la base de datos y se genera una identificación.

La evaluación de los paneles Microscan Pos Combo indica que son comparables con otros sistemas comercialmente disponibles. Este tipo de panel se utilizó como parte de la identificación de referencia en un estudio de un método de identificación convencional modificado informado por Iorio y cols.[245] en Brasil. El panel identificó 59 de 69 cepas de *S. epidermidis*, 32 de 44 de *S. haemolyticus*, 10 de 16 de *S. hominis* subespecie *hominis*, 8 de 9 de *S. hominis* subespecie *novobiosepticus* y 5 de 6 de *S. lugdunensis*. En general, se identificaron correctamente 157 (79.3%) de los 198 aislamientos. Patteet y cols.[414] realizaron una evaluación de este panel en Bélgica con 428 aislamientos estafilocócicos coagulasa negativos de diversas muestras clínicas, los cuales se identificaron con métodos convencionales y otros comerciales en estudios anteriores. El panel identificó correctamente 405 (94.5%) de los 428 aislamientos: las identificaciones de bajo nivel (< 85%) y erróneas se produjeron en 11 (2.6%) y 12 (2.8%) aislamientos, respectivamente. En el caso de *S. epidermidis*, se identificaron correctamente el 97.3%, así como el 96% de 50 cepas de *S. haemolyticus* y el 80% de 5 cepas de *S. lugdunensis*.

Sistema de identificación microbiana Sherlock. El sistema de identificación microbiana Sherlock® (MIDI, Microbial ID Inc., Newark, DE) consiste en una cromatografía gas-líquido (CGL) de alta resolución de derivados de ácidos grasos celulares para la identificación de bacterias. La base de datos del sistema está conformada por colecciones de análisis de perfiles de éster metílico de ácidos grasos celulares de diversas bacterias y compara la composición de los aislamientos individuales con aquellos de la base de datos mediante un software de reconocimiento de covarianza de matriz o patrones. Se utiliza un índice de similitud para expresar el grado de relación de un perfil de un microorganismo desconocido con perfiles representativos de microbios conocidos. Aunque no están disponibles las evaluaciones recientes del sistema MIDI como método independiente para la identificación de estafilococos, al combinarse con algunas pruebas fenotípicas, el sistema parece tener buen rendimiento en la identificación habitual de estafilococos coagulasa negativos.[78]

Sistema de identificación con microplaca Biolog. El sistema de identificación con microplaca de Biolog (Biolog, Inc., Hayward, CA) identifica microorganismos con base en la oxidación de diversos sustratos. Su configuración puede ser manual, semiautomatizada y automatizada. Las versiones automatizadas incluyen el software de recolección y administración de datos Gen III OmniLog®, lector e incubadora, sistema de cómputo, impresora, pipeta y turbidímetro. El sistema GEN III OmniLog sólo permite identificar bacterias aerobias, mientras que GEN III OmniLog-Plus también incluye bases de datos para la identificación de bacterias anaerobias, levaduras y hongos filamentosos. También está disponible otro software para el análisis de arreglos fenotípicos. La base de datos de estafilococos incluye especies humanas, animales y ambientales. El sistema utiliza microplacas de 96 pocillos con 95 sustratos, además de un sustrato control sin pocillos. Están disponibles placas Combo y placas separadas para la identificación de bacterias grampositivas o gramnegativas. Las placas se inoculan con una suspensión del microorganismo y se incuban durante 4-24 h. Si el microorganismo oxida un sustrato en un pocillo individual, su respiración durante la asimilación del sustrato oxidativo causa la reducción del indicador de tinción de tetrazolio, y el pocillo pasa de un color transparente a púrpura. Este sistema no está aprobado actualmente para investigaciones diagnósticas humanas *in vitro* y tampoco existen evaluaciones recientes de este sistema. Los resultados de una evaluación de 1993 notificaron una exactitud del 69-73%, que indica que el sistema Biolog no es aceptable como un método de identificación de estos microorganismos.[366]

Placa Sensititre GPID (Trek Diagnostic Systems, Inc., Cleveland, OH). La placa Sensititre GPID® es un sistema de identificación configurado para localizar las ocho especies estafilocócicas más frecuentes en muestras clínicas (*S. aureus*, *S. epidermidis*, *S. capitis* subespecie *capitis*, *S. haemolyticus*, *S. hominis* subespecie *hominis*, *S. lugdunensis*, *S. saprophyticus* subespecie *saprophyticus* y *S. warneri*). Garza-González y cols.[175] compararon este sistema con API Staph, cuyas discrepancias se resolvieron con pruebas fenotípicas manuales y secuenciación parcial del gen ARNr 16S. Aunque API Staph (lám. 12-2H) identificó el 91% de 155 aislamientos evaluados, la placa Sensititre GPID identificó el 68%. El sistema de la placa identificó correctamente el 73% de 86 aislamientos de *S. epidermidis*, el 86% de 35 de *S. haemolyticus*, el 54% de 13 de *S. hominis*, uno de dos aislamientos de *S. saprophyticus* y uno de cuatro de *S. capitis*. No se identificó ninguna de las 8 cepas de *S. warneri*. No se evaluaron los aislamientos pertenecientes a otras especies incluidos en la base de datos Sensititre GPID.

Sistemas manuales de identificación

API Staph-Ident. API Staph-Ident® (bioMérieux, Inc.) es una galería de 10 pruebas inoculada con una abundante suspensión de microorganismos, y la identificación se determina con la generación de un código octal de cuatro dígitos derivado de las pruebas positivas en la tira y se interpretan con una base de datos en línea (APIweb) (láms. 12-3C y 12-3D). Se realizó una evaluación extensa de API Staph-Ident, cuya concordancia con los procedimientos convencionales fue del 43-95%, dependiendo de las especies evaluadas. Rhoden y Miller publicaron un estudio prospectivo comparativo de 4 años de API Staph-Ident con métodos de referencia en 1 106 aislamientos y determinaron una concordancia general del 81.1%.[449] La concordancia de los cinco aislados más frecuentes fue del 97.1% para *S. epidermidis*, el 82.5% para *S. hominis*, el 77.2% para *S. aureus*, el 75.8% para *S. haemolyticus* y el 64.1% para *S. warneri*. Los investigadores concluyeron que la base de datos del sistema Staph-Ident actual es inadecuada para identificar especies estafilocócicas frecuentes y poco frecuentes.[449]

API Staph. API Staph® (bioMérieux, Marcy l'Etoile, Francia) consiste en un sistema de identificación de 18-24 h para micrococos y estafilococos. Este sistema contiene 19 pruebas dispuestas en un formato de tiras y se inocula con una suspensión del microorganismo (0.5 según el patrón de turbidez de McFarland) preparada en un medio en caldo con extracto de levadura y peptona proporcionado con el kit. Después de leer las reacciones bioquímicas, se genera un código octal de siete dígitos y se obtiene la identificación del microorganismo con la base de datos asistida por software APIweb, la cual consiste en 25 taxones e incluye estafilococos de origen humano y animal, especies de *Micrococcus* y *R. mucilaginosa*. Aunque la base de datos de este sistema es amplia, no se ha evaluado de manera extensa. Un estudio de Perl y cols.[423] determinó que el sistema API Staph identificó correctamente el 73% de 277 estafilococos coagulasa negativos (aunque el 94% de 94 aislamientos de *S. epidermidis* se identificó correctamente, el sistema tuvo un mal desempeño con aislamientos menos frecuentes, como *S. haemolyticus* [85% correctos], *S. hominis* [75% correctos], *S. simulans* [67% correctos] y *S. warneri* [22% correctos]). API Staph se utilizó como un método de identificación para caracterizar 33 estafilococos coagulasa negativos no *S. epidermidis* de infecciones oculares y se comparó con la genotipificación microbiana en relación con la identificación.[338] API Staph y la genotipificación sólo correspondieron en el 48.4% de los aislamientos. Aunque la mayoría de las cepas de *S. haemolyticus* se identificaron correctamente, se determinaron aislamientos de *S. warneri, S. hominis, S. capitis* y *S. lugdunensis* con una probabilidad del 40-75%. Las evaluaciones más recientes de este kit han implicado aislamientos de animales (p. ej., aislados de leche de cabra y de mastitis bovina); en estos estudios, la concordancia general de API Staph ID con métodos moleculares sólo fue del 72-76%.[293,411,535]

API ID32 Staph. ID32 Staph® (bioMérieux, Marcy l'Etoile, Francia) es un sistema de galerías de 24 h para identificar estafilococos y especies afines. El sistema puede leerse manualmente para generar un número de perfil interpretado por la base de datos en línea APIweb o puede utilizarse el panel de prueba con un sistema automatizado ATB bioMérieux, el cual contiene un densitómetro, inoculador, lector, microcomputadora e impresora. ID32 Staph tiene la base de datos más amplia de los sistemas manuales e incluye muchas especies estafilocócicas humanas y varias especies animales y ambientales. El sistema también identifica seis especies micrococócicas y *R. mucilaginosa*. En un estudio de 440 aislamientos consecutivos estafilocócicos coagulasa negativos, Ieven y cols.[240] informaron que el panel ID32 Staph identificó el 95.2% de las cepas de *S. epidermidis, S. haemolyticus, S. lugdunensis, S. schleiferi* y *S. capitis* con una precisión del 98-100% (láms. 12-3E, 12-3F, 12-3G y 12-3H). Layer y cols.[313] utilizaron la prueba ID32 Staph como método de referencia en una evaluación de los sistemas BD Phoenix y Vitek 2, cuyas identificaciones discrepantes se mediaron con dos métodos moleculares, y determinaron que ID32 Staph identificó correctamente el 89.4% de los aislamientos de referencia y clínicos evaluados. ID32 Staph tuvo resultados de identificación más correctos que cualquiera de los dos sistemas automatizados. En una evaluación de los sistemas de identificación automatizados Phoenix y Vitek 2, ID32 Staph se utilizó como sistema de referencia. Los aislamientos también se analizaron con secuenciación de ARNr 16S y el gen *tuf*. El sistema ID32 Staph identificó el 96.5% de los 200 aislamientos evaluados y tuvo una concordancia del 93-100% con las identificaciones moleculares.[65]

RapID Staph Plus (Remel). RapID Staph Plus® utiliza pruebas fenotípicas convencionales modificadas y sustratos de enzimas cromógenas para identificar especies clínicamente importantes de *Staphylococcus*. Se prepara una suspensión del microorganismo en líquido de inoculación para coincidir con un patrón de turbidez de McFarland de 3 y se vierte en el puerto de inoculación de la cubeta. La manipulación manual de la cubeta hidrata simultáneamente e inocula los sustratos en los pocillos. Después de la incubación durante 3-6 h a 35-37 °C, se registran las reacciones de los diversos sustratos; 12 de las pruebas fenotípicas se leen directamente, mientras que las pruebas 13-17 requieren la incorporación del reactivo

dimetilaminocinamaldehído RapID Staph Plus, mientras que la prueba 18 requiere reactivos de nitrato A y B. Las reacciones se utilizan para derivar un código octal de seis dígitos ingresado en la base de datos asistida por computadora, Electronic RapID Compendium (ERIC®), la cual identifica el microorganismo. La base de datos incluye 33 especies y subespecies de estafilococos, así como especies de *Kocuria, Kytococcus sedentarius, Micrococcus* y *R. mucilaginosa*. Las evaluaciones de este sistema no están disponibles.

Kit de identificación para GP BBL Crystal. El kit de identificación para GP BBL Crystal® (BD Biosciences) es un panel de identificación en miniatura que consiste en 29 pruebas fluorógenas y cromógenas, así como modificadas convencionales, más un control negativo para la identificación de aislamientos grampositivos perteneciente a varios géneros, como *Staphylococcus, Micrococcus, Stomatococcus, Streptococcus, Enterococcus, Aerococcus* y *Lactococcus*. El sistema se inocula con una suspensión de microorganismos (patrón de turbidez de McFarland de 2), se incuba durante 4 h de 35-37 °C en una atmósfera ambiente y se lee con un visualizador especial del panel del sistema Crystal. El kit se evaluó junto con los sistemas Vitek 2 y MicroScan, y se comparó con identificaciones obtenidas mediante secuenciación de ARNr 16S y un método molecular interno con MicroSeq 500®.[278] El kit identificó correctamente al 92.5% de 16 aislamientos de *S. epidermidis*, todos los de *S. warneri* (6), *S. simulans* (2), *S. cohnii* (3) y *S. haemolyticus* (4), y un solo aislamiento de *S. saprophyticus*. Sólo se determinaron correctamente 2 de 6 aislamientos de *S. lugdunensis* y 1 de 25 aislamientos de *S. hominis*; algunas cepas de *S. capitis* y todas las de *S. caprae* se identificaron mal.

Sistema de identificación Microbact Staphylococcal 12S (Oxoid). Microbact Staphylococcal 12S® (Oxoid) es un sistema de identificación de 12 pruebas basado en la utilización de seis hidratos de carbono, arginina dihidrolasa, ureasa y cuatro sustratos de enzimas cromógenas. En la base de datos sólo se incluyen 20 de las especies estafilocócicas más frecuentes. Los pocillos de la tira se inoculan con una suspensión del microorganismo y la tira se incuba durante 18-24 h a 35-37 °C. Además, se necesitan los resultados de una prueba de aglutinación de la coagulasa y de látex, prueba de ADNasa y la observación de producción de pigmento. Después de agregar el reactivo de desarrollo de color a las pruebas enzimáticas, se registran las reacciones en el formulario del informe junto con los resultados de las tres pruebas adicionales. El código octal de cinco dígitos resultante se ingresa en el software de identificación computarizado Microbact®, que después identifica las especies. No existen evaluaciones de este sistema, el cual no está disponible en el mercado estadounidense.

RapiDEC Staph. RapiDEC Staph® (bioMérieux) es un kit manual para identificar *S. aureus, S. epidermidis* y *S. saprophyticus* en 2 h. Se distribuye una suspensión del microorganismo en cuatro cúpulas, que incluyen un control negativo, un sustrato de coagulasa fluorescente, así como un sustrato de FAL y β-GAL, respectivamente. La "aureasa" es una enzima proteolítica que reacciona con protrombina para formar estafilotrombina que, a su vez, divide un péptido fluorescente en la cúpula y se libera un radical fluorescente. Después de 2 h de incubación, una mayor fluorescencia ultravioleta (UV) en la cúpula de "coagulasa" relativa al control identifica *S. aureus*. Las otras dos cúpulas se leen directamente o después de agregar un reactivo. Una prueba positiva para FAL o β-GAL identifica *S. epidermidis* y *S. saprophyticus*, respectivamente. El sistema tiene un buen desempeño en relación con la identificación de *S. aureus*, pero los aislamientos de *S. epidermidis* que producen bajas concentraciones de FAL o son negativos para ésta o no se identifican con RapiDEC Staph.[252] Asimismo, algunos aislamientos de *S. saprophyticus* no se identifican porque carecen de actividad de β-GAL o se identificaron erróneamente, ya que la enzima se encuentra en estafilococos sensibles y resistente a novobiocina (p. ej., *S. cohnii*, *S. hominis* y *S. simulans*). Las cúpulas de control y "aureasa" se utilizan para la identificación de *S. aureus* directamente en hemocultivos positivos con una alícuota centrifugada del hemocultivo positivo. Con un protocolo ligeramente modificado con respecto al procedimiento sugerido, van Griethuysen y cols.[562] identificaron el 100% de 42 aislamientos de *S. aureus* directamente en frascos de hemocultivo con una especificidad del 96.6%. Un estudio similar de Chapin y Musgnug[88] determinó que la prueba de "aureasa" tuvo una sensibilidad y especificidad del 96% y 99%, respectivamente, cuando se utilizó directamente de hemocultivos en los que crecen cocos grampositivos en racimos.

Kit de confirmación de cultivo PNA FISH de *Staphylococcus aureus*/estafilococos coagulasa negativos (AdvanDx, Woburn, MA)

La tecnología PNA FISH combina hibridación fluorescente *in situ* (FISH, *fluorescence in situ hybridization*) con moléculas únicas de ácido nucleico peptídico (PNA, *peptide nucleic acid*), donde las fracciones de hidratos de carbono-fosfato con carga negativa que abarcan el esqueleto de ADN y ARN se reemplazan con sondas de PNA sin carga que contienen las mismas bases de nucleótidos del ADN, lo cual les permite hibridarse con secuencias complementarias de ácidos nucleicos. El esqueleto hidrófobo sin carga de sondas de PNA permite que penetren en las paredes celulares hidrófobas de bacterias, además de una hibridación más ajustada y específica en objetivos de secuencias de ácidos nucleicos.[603] Las sondas de PNA se hibridan con las secuencias de ARNr específicas de *S. aureus* o secuencias de ARNr de especies selectas de estafilococos coagulasa negativos. Estas sondas de PNA están marcadas con etiquetas que son fluorescentes con luz UV. La tecnología PNA FISH tiene su mayor utilidad en la identificación directa de bacterias patógenas en hemocultivos positivos. El reactivo de la prueba con *S. aureus* y CNS PNA FISH contiene sondas de PNA específicas de *S. aureus* marcadas con fluoresceína, mientras que las sondas PNA marcadas con Texas Red® están dirigidas a secuencias en otros estafilococos coagulasa negativos. Se mezcla una gota de sangre o caldo de un hemocultivo positivo que tenga cocos grampositivos en racimos con un fijador en el pocillo de un portaobjetos de un solo pocillo que se encuentra en el kit, y se fija con calor o metanol. Se agrega una gota de *S. aureus*/CNS PNA al pocillo del frotis y se coloca un cubreobjetos. El portaobjetos se incuba durante 30 min a 55 °C. Se coloca en la solución de lavado, se saca el cubreobjetos y el portaobjetos se incuba en ésta durante 30 min a 55 °C en el portaobjetos más caliente de la estación de trabajo PNA FISH. Después del paso de lavado, el portaobjetos se seca con el aire, se agrega una gota del medio de montaje en el frotis y se coloca un cubreobjetos. El portaobjetos se analiza bajo microscopio de fluorescencia. *S. aureus* aparece como racimos de cocos brillantes y fluorescentes de color verde manzana, mientras que los estafilococos coagulasa negativos aparecen como varios cocos fluorescentes de color rojo

brillante. Otras células microbianas no estafilocócicas no son fluorescentes. La prueba dura aproximadamente 2.5 h, con un tiempo de manipulación menor de 30 min.

Recientemente, se aprobó el uso de *Staphylococcus* Quick-FISH BC®. Esta prueba identifica *S. aureus* y estafilococos coagulasa negativos de hemocultivos en menos de 30 min al eliminarse un paso de lavado.[124] Esta modificación consiste en una gota de un hemocultivo positivo preparado en portaobjetos FISH, que ya contienen controles positivos y negativos. El portaobjetos se fija con calor a 55 °C por hasta 5 min. Se mezclan gotas individuales de dos soluciones de PNA (azul y amarillo de *Staphylococcus*) en un cubreobjetos que se coloca dentro de una plantilla. La mezcla de ambos reactivos en la ventana ovalada de la plantilla dará como resultado un color verde uniforme. Después, el cubreobjetos se voltea y se aplica en la gota del hemocultivo seco o fijo en el portaobjetos de la muestra en los límites de la zona de visualización. El portaobjetos se incuba a 55 °C durante 15-20 min en la estación de trabajo. El portaobjetos se lee en un microscopio de fluorescencia al inspeccionar primero los controles y después moverlos sobre el pocillo de la muestra en el mismo plano de enfoque. Como ocurre con el procedimiento más largo, *S. aureus* aparece en forma de racimos de cocos brillantes y fluorescentes de color verde manzana, y los estafilococos coagulasa negativos aparecen como varios cocos fluorescentes de color rojo brillante. Esta prueba se realiza en menos de 30 min y el tiempo de manipulación dura menos de 5 min.

Durante varios años, las evaluaciones publicadas de *S. aureus* PNA FISH han demostrado gran sensibilidad, especificidad y valores predictivos positivo y negativo.[226,396] Se realizó un estudio comparativo multicéntrico con enmascaramiento de *S. aureus* PNA FISH en ocho laboratorios diferentes con una diversidad de medios de hemocultivos de tres fabricantes (ESP®, Trek Diagnostics, Inc. Westlake, OH; BACTEC®, Becton-Dickinson; BacT/Alert®, bioMérieux). La sensibilidad de la prueba PNA FISH para la detección de *S. aureus* fue del 98.5-100%, con una especificidad del 98.5-99.2% independientemente del medio de hemocultivo utilizado.[395] Un estudio realizado en España evaluó 285 hemocultivos que contienen cocos grampositivos en racimos con tinción de Gram. El análisis *S. aureus* PNA FISH demostró una sensibilidad del 100% y una especificidad del 99.4% con valores predictivos positivo y negativo para la detección de bacteriemia por *S. aureus* del 99.2 y 100%, respectivamente.[193] Un estudio de cinco centros evaluó 722 frascos de hemocultivos positivos con cocos grampositivos en racimos. Para la detección de *S. aureus*, la sensibilidad de la prueba QuickFISH fue del 99.5%, con una especificidad del 98.8%.[124] Al inicio, un aislamiento individual de micrococos adquirió un color verde fluorescente (*S. aureus*), pero no así cuando se repitió. Este estudio también abordó la especificidad de la prueba con los hemocultivos enriquecidos con cepas de referencia. De las 34 cepas estafilocócicas coagulasa negativas que representaban 31 especies, todas produjeron aislamientos positivos (fluorescencia roja), salvo los aislamientos individuales de *S. simulans* y *S. felis*. Otros microorganismos (bacterias cócicas y bacilares grampositivas y gramnegativas) produjeron resultados negativos de manera uniforme. Una evaluación de una prueba realizada en Italia de *Staphylococcus* QuickFISH BC en 173 hemocultivos determinó que se identificó correctamente el 100% de 35 cepas de *S. aureus* con la prueba rápida PNA FISH, con una especificidad del 100%. La prueba también identificó el 98.6% de los estafilococos coagulasa negativos, nuevamente con una especificidad del 100%.[77]

Identificación molecular y métodos de tipificación para estafilococos

Se han descrito varios métodos moleculares con ADN como base para la identificación a nivel de especie y la tipificación de cepas de especies de *Staphylococcus* para estudios epidemiológicos y en investigaciones sobre brotes. Los métodos consistieron en secuenciación de genes de ARNr 16S, análisis de polimorfismos de longitud de fragmento amplificado (AFLP, *amplified fragment length polymorphism*) de plásmido y ácidos ribosómico y nucleico cromosómico, procedimientos de PCR o hibridación de sonda de ácido nucleico, análisis de PCR de elementos de inserción y regiones espaciadoras intergénicas de ARNr 16S-23S, polimorfismos de longitud de espaciador IS256 y ribotipificación.[76,131,132,222,230,486] Es posible que las especies directamente relacionadas del género *Staphylococcus* no se determinen de forma adecuada con métodos basados en secuencias de ARNr 16S; además, estos problemas limitan la utilidad de este método para la identificación de especies estafilocócicas.[76] Se ha evaluado la capacidad de otras secuencias de genes para discriminar de manera confiable especies individuales e incluir el gen de la proteína de *shock* térmico 60 (*hsp60*) y 40 (*dnaJ*), de la β-subunidad de ARN polimerasa (*rpoB*), el gen de la endonucleasa termostable (*nuc*), el gen del superóxido dismutasa (*sodA*), el gen que codifica gliceraldehído-3-fosfato deshidrogenasa (*gap*) y el gen que codifica el factor de elongación Tu (*tuf*).[142,181,182,222,275,302,486,498] En particular, la secuenciación del gen *tuf* es más discriminatoria para la identificación de especies que el análisis de la secuencia de ARNr 16S para la identificación de estafilococos.[238,429] La disponibilidad de diversas bases de datos primarias y secundarias (GenBank, BIBI, EzTaxon y MicroSeq) que contienen secuencias publicadas de genes estafilocócicos complica la identificación, y las diferentes bases de datos pueden producir resultados un poco diferentes. Hwang y cols.[238] compararon las secuencias de ARNr 16S y *tuf* de 97 aislamientos de estafilocócicos coagulasa negativos y encontraron resultados un poco diferentes con respecto a las bases de datos publicadas y en línea. Ghebremedhin y cols.[181] determinaron que la amplificación mediante PCR del gen *gap*, la secuenciación directa del amplicón y la comparación con la base de datos GenBank permitieron una identificación confiable de especies. La normalización de las bases de datos, la adopción de un acuerdo de referencia o equivalencia y los criterios específicos para designaciones de especies aumentarán la confiabilidad.

También existe un sistema molecular comercial para la identificación simultánea y detección del gen *mecA* llamado Templex StaphPlex I® (Genaco Biomedical Products, Inc., Huntsville AL).[533] Este sistema múltiple utiliza cebadores de amplificación con PCR específicos para secuencias del gen *tuf* conservadas para todos los estafilococos coagulasa negativos; cebadores para genes específicos de *S. epidermidis*, *S. haemolyticus*, *S. hominis*, *S. lugdunensis* y *S. simulans*; y cebadores para SCC*mec* tipos I, II, III y IV. Además, se incluyen cebadores para la detección de *aac*, *ermA* y *ermC*, *tetM* y *tetK*, a fin de detectar resistencia a gentamicina, eritromicina, clindamicina y tetraciclina, respectivamente. Después de la extracción y amplificación mediante PCR, se obtienen identificaciones mediante la detección de amplicones específicos utilizando un arreglo de suspensión de microesferas marcadas que están etiquetadas con secuencias de genes unidas específicamente a los amplicones. La detección de amplicones marcados se obtiene con el instrumento Luminex 100® (Luminex, Austin, TX). En una evaluación de este sistema con caldos de hemocultivo que tienen cocos grampositivos en

racimos, el sistema StaphPlex I identificó correctamente 186 de 203 cepas de *S. epidermidis*, 10 de 12 de *S. haemolyticus*, 25 de 34 de *S. hominis* y 1 de 1 de *S. lugdunensis*. *S. capitis* (10 aislamientos), *S. warneri* (2), *S. pasteuri* (2) y *S. pettenkoferi* (9 aislados) se identificaron como "otros estafilococos coagulasa negativos".[533] StaphPlex I también detectó SCC*mec* tipo II (la mayoría, SARM intrahospitalaria) y tipo IV (la mayoría, SARM extrahospitalaria) con una sensibilidad del 100% y una especificidad superior al 95%. StaphPlex también contiene cebadores y sondas para la detección de los genes PVL.

En el caso de la tipificación de cepas de estafilococos, los métodos genotípicos y moleculares han reemplazado en gran medida a los métodos fenotípicos anteriores, como tipificación de fagos, perfiles de plásmidos y análisis de proteínas. Los métodos genotípicos de tipificación se basan en patrones de bandeo de ADN, como se detecta con electroforesis o métodos de secuenciación de ADN. Al inicio, se utilizó PFGE para delimitar los ocho tipos de clones de SARM USA100-USA800.[358] Los métodos de tipificación utilizados actualmente para *S. aureus* incluyen: tipificación de la secuencia de *spa*, tipificación de *spa-clfb* de doble locus, tipificación multilocus de secuencias (MLST, *multilocus sequence typing*) y tipificación de SCC*mec*.[515] El gen *spa* codifica la proteína A que se encuentra en la superficie de *S. aureus*, y el método de tipificación implica la secuenciación de la región X variable de *spa* de 24 nucleótidos.[208] La tipificación de doble locus de *spa-clfb* implica la secuenciación de *spa* y el gen B del factor de aglutinación (*clfB*), el cual contiene números variables de unidades de repetición de serina-aspartato dependiendo de la ganancia o pérdida de segmentos de genes completos o parciales. La MLST aborda la variabilidad de la secuencia de diversos genes constitutivos de núcleo variable (por lo general, 7-10 genes) para determinar un tipo. La tipificación de SCC*mec* implica la secuenciación del gen *mecA*. En el caso de estos tres métodos de tipificación, existen bases de datos en línea que contienen análisis de miles de aislamientos de varios países (p. ej., www.SeqNet.org, www.mlst.net y www.saureusmlst.net). Estos recursos han permitido métodos más estandarizados en caso de problemas con los procedimientos en pruebas y nomenclatura. La estandarización y las bases de datos de referencia son fundamentales para la comunicación a nivel mundial con respecto a *S. aureus*, y son invaluables para los funcionarios de salud pública, laboratorios de investigación y comunicaciones científicas publicadas. Los marcadores adicionales (tipificación de PVL, secuenciación de los genes PVL *lukS-PV* y lukF-PV y tipificación de *arcA* [que codifica el elemento catabólico móvil de arginina]) también pueden servir para delimitar el tipo, especialmente en investigaciones de brotes y para la epidemiología a nivel nacional y mundial.[386] Shallcross y cols.[488] analizaron la importancia de la PVL en enfermedades estafilocócicas. El análisis de variable multilocus-número de repeticiones en tándem (MLVA-VNTR, *multilocus variable-number tandem repeat*) y PFGE se utiliza con menos frecuencia para *S. aureus*, aunque varios investigadores han analizado este método. En el caso de MLVA, el procedimiento y la nomenclatura no se encuentran estandarizados.

PFGE es el método más discriminatorio para la tipificación molecular de *S. epidermidis* y otros estafilococos coagulasa negativos.[368] Las cepas se identifican con base en RFLP de todo el cromosoma utilizando enzimas de restricción que producen cortes de ADN poco frecuentes y derivan en fragmentos grandes de ADN que pueden resolverse con electroforesis en gel. Para realizar el análisis de PFGE, es necesario tener capacitación y un excelente nivel técnico. Diferentes laboratorios pueden obtener resultados un poco distintos, incluso con el mismo grupo de cepas. Aunque existen normas para la interpretación, las pequeñas variaciones en el procedimiento pueden derivar en resultados levemente distintos que presenten dificultades al momento de interpretar.[539] Además de PFGE, se han descrito otros métodos para la genotipificación de estafilococos coagulasa negativos, como análisis de RFLP, amplificación aleatoria de ADN polimórfico (RAPD, *random amplified polymorphic DNA*), AFLP, PCR de secuencias repetidas (rep-PCR) y VNTR.[76,80,131,166,254,290,383] El método de tipificación basado en la secuenciación de ADN elegido es MLST. Este método consiste en la secuenciación de un conjunto de genes constitutivos que evolucionan lentamente. En el caso de *S. epidermidis*, siete de estos genes se secuencian y comparan con secuencias publicadas en una base de datos de MLST en línea.[153,543] Como estos genes se conservan muy bien, con tasas de mutación muy bajas con el tiempo, este método puede utilizarse para establecer linajes y relaciones entre diferentes aislamientos de *S. epidermidis* en un período de meses a años. Por el contrario, PFGE se presta más fácilmente para un análisis de brotes hospitalarios a corto plazo (p. ej., investigaciones de un brote de *S. haemolyticus* en la unidad de cuidados intensivos neonatal). En la actualidad, MLST sólo está disponible para *S. epidermidis*, mientras que PFGE puede utilizarse para otros estafilococos coagulasa negativos.[225,507,600]

Espectrometría de masas de tiempo de vuelo por desorción/ionización láser asistida por matriz (MALDI-TOF MS)

La espectrometría de masas de tiempo de vuelo por desorción/ionización láser asistida por matriz (MALDI-TOF MS) actualmente se presenta como un método para la identificación bacteriana en laboratorios clínicos. En este momento existen dos sistemas: biotipificador MALDI® (Bruker Daltronics, Bremen, Alemania) y espectrómetro de masas AXIMA/Shimadzu® (comercializado en los Estados Unidos por bioMérieux). Este último utiliza SARAMIS® (Spectral ARchiving And Microbial Identification System, AnagnosTec, Am Muehlenberg 11, 14476 Potsdam/Golm, Alemania) como su base de datos de referencia. Un subgrupo de SARAMIS, denominado *Superspectra*®, representa el sistema automatizado disponible para la identificación bacteriana. Actualmente, la base de datos de Bruker contiene 28 especies estafilocócicas, mientras que la base de datos de referencia de SARAMIS contiene 38 especies y subespecies de estafilococos. En Francia, DuPont y cols.[145] evaluaron el espectrómetro de masas de Bruker para la identificación de 234 aislamientos clínicos de estafilococos coagulasa negativos que representan 20 especies identificadas con la secuenciación del gen *sodA*. Los resultados también se compararon con aquellos de los sistemas Vitek 2 y Phoenix. Cuando se eliminan las especies no frecuentes de las bases de datos, MALDI-TOF MS identificó correctamente el 97.4% de los aislamientos, mientras que Vitek 2 y Phoenix identificaron el 78.6% y 79%, respectivamente. Dubois y cols.[143] también analizaron el espectrómetro de masas de Bruker para la identificación de 152 cepas estafilocócicas pertenecientes a 22 especies diferentes. Estos aislamientos se caracterizaron con un arreglo de oligonucleótidos basados en el gen *sodA* para la identificación de referencia. De estos 152 aislamientos, se identificó correctamente al 99.3% a nivel de especie, mientras se identificó una cepa a nivel de género. Una evaluación del sistema Bruker realizada en los Países Bajos determinó que permitió identificar el 94.3% de 261 cocos grampositivos que representan dos géneros y nueve especies, mientras que los métodos fenotípicos (Vitek 2 y tiras API) sólo identificaron el 63.2%.[568] Una evaluación realizada en Italia utilizó la MS de Bruker para la identificación de 450 aislamientos sanguíneos cuya secuenciación del gen *rpoB* es el método de referencia.[508] La espectrometría identificó correctamente 447 (99.3%) de los aislamientos con sólo tres identificaciones erróneas. Bergeron y otros autores evaluaron el sistema AXIMA/Shimadzu y la base de datos SARAMIS con 186 aislamientos clínicos (incluidas 35 especies y subespecies) y 47 cepas tipo de especies de *Staphylococcus*.[48] Los aislamientos clínicos también se identificaron con la secuenciación del gen *tuf* como el método de referencia. Aunque esta secuenciación identificó todos los aislamientos excepto uno, MALDI-TOF MS identificó correctamente tan sólo 138 (74.2%) de los aislamientos. Es probable que el mal desempeño de la espectrometría en esta evaluación se haya debido a la ausencia en Superspectra de muchas de las especies estafilocócicas animales y ambientales incluidas en esta evaluación en particular. MALDI-TOF MS es un método de identificación bacteriana confiable y relativamente económico, más rápido y superior que la mayoría de los paneles fenotípicos, cuya exactitud se aproxima a la de los métodos moleculares. Como la mayoría de los aislamientos se analizan con técnicas de MS, las bases de datos de instrumentos de MALDI-MS y las aplicaciones de diversas bases de datos espectrales revolucionarán la identificación, caracterización y sistemática microbianas.

Identificación de Micrococcus y especies relacionadas

Por lo general, los micrococos y las especies relacionadas no se identifican a nivel de especie en laboratorios clínicos porque casi nunca tienen importancia clínica. Mediante las pruebas antes descritas y la tabla 12-2, los laboratorios pueden emitir informes de "especies de *Micrococcus*" sin necesidad de otras pruebas. Sin embargo, con el reconocimiento de estos agentes como patógenos oportunistas, puede ser necesario identificarlos a nivel de especie en ciertas ocasiones. Los criterios de identificación de los miembros recientemente clasificados del género *Micrococcus* anterior se presentan en la tabla 12-7. En la tinción de Gram, estos microorganismos suelen estar dispuestos en pares, tétradas y racimos. Todos los miembros de las especies micrococicas son aerobios, catalasa positivos, resistentes a furazolidona y sensibles a bacitracina. Las especies micrococicas aisladas de muestras clínicas humanas e infecciones incluyen *Kytococcus* (*K. schroeteri* y *K. sedentarius*), especies de *Kocuria* (*K. kristinae*, *K. rhizophila*, *K. varians*, *K. rosea* y *K. marina*) y *M. luteus*. Las colonias de *K. schroeteri* pueden ser lisas y brillantes, o ásperas, secas y "similares a volcanes" con bordes irregulares. Las colonias también pueden variar en la pigmentación de un color amarillo oscuro sucio a blanco cremoso. Las colonias de *K. sedentarius* varían en pigmentación de un color blanco cremoso a amarillo oscuro de ranúnculo. Las colonias de *K. kristinae* son lisas o ásperas, cuya pigmentación varía de color crema tenue a naranja pálido que se vuelve más intensa con el tiempo. *K. rhizophila* y *K. varians* forman colonias amarillas, lisas y brillantes, aunque también se han descrito variantes ásperas de *K. varians*. Las colonias de *K. marina* son lisas y de color naranja, mientras que aquellas de *K. rosea* son de color crema a rosa pálido. Algunas especies se incluyen en las bases de datos de sistemas de identificación comerciales automatizados y manuales utilizados en laboratorios, y pueden identificarse erróneamente como especies de *Staphylococcus* y viceversa. Por ejemplo, el sistema Vitek 2 identificó erróneamente 20 aislamientos como especies de *Kocuria* confirmadas como estafilococos coagulasa negativos mediante la secuenciación del gen de ARNr 16S.[41]

TABLA 12-7 Características fenotípicas para la identificación de *Micrococcus* y géneros relacionados

Especie	PIGM	OX	Orden celular	MOT	URE	ADH	RED NO₃	Hidrólisis de:			Producción aerobia de ácido a partir de:					
								ESC	GEL	ALM	GLU	GLIC	MNTL	MAN	LAC	XIL
A. agilis	Rojo rosáceo	+	Pares, tétradas y racimos	+	−	−	−	+	+	+	−	−	−	−	−	−
D. nishinomiyaensis	Naranja	+	Pares, tétradas y racimos	−	V+	−	V	−	+	V	V	−	−	−	−	−
K. kristanae	Crema-naranja claro	+	Tétradas y racimos	−	V	−	−	+	+	−	+	+	−	+	−	−
K. marina		−	ND		+	−	+	−	+	−	−	−	−	ND	−	−
K. polaris	Naranja	+	Pares, tétradas y cubos	−	−	−	−	−	−	+	+	ND	+	−	ND	+
K. palustris	Amarillo claro	−	Pares, tétradas y cubos	−	+	−	+	−	−	−	+	−	−	−	−	−
K. rhizophila	Amarillo	−	Pares, tétradas y cubos	−	−	−	−	−	+	−	+	−	−	+	+	−
K. rosea	Naranja, rosa y rojo	V−	Pares, tétradas y racimos	−	ND	−	+	−	−	+	+	−	+	−	−	−
K. schroeteri	Amarillo opaco	−	Pares y tétradas	−	−	+	−	−	+	−	−	−	−	−	−	−
K. sedentarius	Crema-amarillo oscuro	−	Tétradas y cubos	−	−	+	V	−	+	−	−	−	−	−	−	−
K. varians	Amarillo oscuro	−	Tétradas y racimos	−	+	−	+	−	+L	−	+	−	−	−	+	−
M. antarcticus	Amarillo y mucoide	+	Pares, cubos y racimos	−	−	−	+	−	+	+	−	−	−	−	−	−
M. endophyticus	Amarillo y viscoso	+		−		−	+	ND	+	−	+	−	−	+	−	−
M. luteus	Amarillo y verde amarillento	+	Pares, tétradas, cubos y racimos	−	−	−	−	−	+	−	−	−	−	−	−	−
M. lylae	Blanco	+	Pares, tétradas, cubos y racimos	−	−	−	−	−	+	−	−	−	−	−	−	−
N. halobia	Ninguno	+	Pares y racimos	−	−	−	−	ND	ND	+	+	+	+	+	+	+
N. halotolerans	Naranja oscuro-amarillo	−	Células individuales	+	+	ND	−	−	+	−	ND	ND	−	ND	+	+
N. lacusekhoensis	Amarillo	−	Pares y racimos	−	−	ND	−	ND	ND	−	−	ND	−	ND	−	−
N. xinjiang	Amarillo claro	−	Bastones difteroidales irregulares	−	+	ND	−	ND	+	−	−	ND	−	ND	−	−

+, reacción positiva; −, reacción negativa; V, reacción variable; V+, reacción variable, mayoría de cepas positivas; V−, reacción variable, mayoría de cepas negativas; +L, reacción positiva lenta o tardía; ND, no hay datos disponibles; OX, oxidasa modificada; MOT, motilidad; URE, ureasa; ADH, arginina dihidrolasa; RED NO₃, nitrato reducido a nitrito; ESC, esculina; GEL, gelatina; ALM, almidón; GLU, glucosa; GLIC, glicerol; MNTL, manitol; MAN, manosa; LAC, lactosa; XIL, xilosa.

Identificación de Rothia mucilaginosa

Las colonias de *R. mucilaginosa* son pegajosas o mucoides, de color claro a blanco grisáceo y adherentes a la superficie del agar. Aparecen en frotis teñidos con Gram como grandes cocos grampositivos dispuestos en pares o racimos; son débilmente catalasa positivas, aunque algunas cepas son negativas. *R. mucilaginosa* puede diferenciarse de especies de *Micrococcus* y *Staphylococcus* por su incapacidad para crecer en medio de agar nutritivo con NaCl al 5% y la presencia de una cápsula. Estos microorganismos también se incluyen en la base de datos de los sistemas API Staph-Ident, API Staph e ID32 Staph. Otras características bioquímicas se presentan en la tabla 12-8.

Abordaje de laboratorio para la identificación de estafilococos

Puesto que los estafilococos se encuentran entre los microorganismos aislados con mayor frecuencia en el laboratorio clínico, se deben tomar decisiones sobre "qué tan lejos llegar" con su identificación, lo cual es especialmente cierto en los microbios coagulasa negativos. Muchos laboratorios han adoptado procedimientos rápidos de coagulasa (pruebas de látex), así que estas pruebas pueden realizarse rápidamente en colonias que parecen

representar estafilococos y son catalasa positivas. Si es el caso, el microorganismo se identifica como *S. aureus*. En el caso de aislamientos coagulasa negativos, se puede realizar una prueba en disco con furazolidona o bacitracina, o una prueba modificada de la oxidasa para diferenciar estafilococos coagulasa negativos de *Micrococcus* y especies afines. Además, es necesario evaluar la sensibilidad de los aislamientos estafilocócicos importantes de cultivos de orina a novobiocina para la identificación presuntiva de *S. saprophyticus*. La identificación completa de especies con un procedimiento de referencia, un kit o un método molecular debe reservarse para aislamientos clínicamente importantes, como aquellos de varios grupos de hemocultivos, catéteres intravenosos infectados (el paciente puede tener el mismo aislamiento en varios hemocultivos) o zonas generalmente estériles donde se aisló reiteradamente la misma especie de *Staphylococcus* coagulasa negativa. Las decisiones con respecto a otras identificaciones de estos microorganismos dependen de cada caso y deben tomarse en cuenta las opiniones tanto del director del laboratorio como de los médicos tratantes.

TABLA 12-8 Identificación de *Rothia mucilaginosa*

Prueba	Reacción
CAT	V
Crecimiento, condiciones anaerobias	+
Coagulasa	−
Crecimiento, agar nutritivo con NaCl al 5%	−
GEL	+
FAL	−
ACET	+
Producción de ácido a partir de:	
GLU	+
FRU	+
SAC	+
MNTL	−
MAN	V
SBTL	−
SAL	+
TREH	V

+, reacción positiva; −, reacción negativa; V, reacción variable; CAT, catalasa; GEL, hidrólisis de gelatina; FAL, fosfatasa alcalina; ACET, acetoína (VP); GLU, glucosa; FRU, fructosa; SAC, sacarosa; MNTL, manitol; MAN, manosa; SBTL, sorbitol; SAL, salicina; TREH, trehalosa.

REFERENCIAS

1. Aaberg TM Jr, Flunn HW Jr, Schiffman J, et al. Nosocomial acute-onset postoperative endophthalmitis survey: a 10-year review of incidence and outcomes. Ophthalmology 1998;105:1004–1010.
2. Abraham J, Bilgrami S, Dorsky D, et al. *Stomatococcus mucilaginosus* meningitis in a patient with multiple myeloma following autologous stem cell transplantation. Bone Marrow Transplant 1997;19:639–641.
3. Abrahamian FM, Snyder EW. Community-associated methicillin-resistant *Staphylococcus aureus*: incidence, clinical presentation, and treatment decisions. Curr Infect Dis Rep 2007;9:391–397.
4. Abrahamsson K, Hansson S, Jodal U, et al. *Staphylococcus saprophyticus* urinary tract infections in children. Eur J Pediatr 1993;152:69–71.
5. Akhaddar A, Elouennass M, Naama O, et al. *Staphylococcus xylosus* isolated from an otogenic brain abscess in an adolescent. Surg Infect (Larchmt) 2010;11:559–561.
6. Allaouchiche B, Meugnier H, Freney J, et al. Rapid identification of *Staphylococcus aureus* in bronchoalveolar lavage fluid using a DNA probe (AccuProbe). Intensive Care Med 1996;22:683–687.
7. Allignet J, Galdbart JO, Morvan A, et al. Tracking adhesion factors in *Staphylococcus caprae* strains responsible for human bone infections following implantation of orthopaedic material. Microbiology 1999;145:2033–2042.
8. Al Masalma M, Raoult D, Roux V. *Staphylococcus massiliensis* sp. nov., isolated from a human brain abscess. Int J Syst Evol Microbiol 2010;60:1066–1072.
9. Al Mohajer M, Darouiche RO. *Staphylococcus aureus* bacteriuria: source, clinical relevance, and management. Curr Infect Dis Rep 2012;14:601–606.
10. Al-Tamtami N, Al-Lawati J, Al-Abri S. Native valve endocarditis caused by coagulase-negative staphylococci; an appeal to start outpatient antimicrobial therapy: an unusual case report. Oman Med J 2011;4:269–270.
11. Altuntas F, Yildiz O, Eser B, et al. Catheter-related bacteremia due to *Kocuria rosea* in a patient undergoing peripheral blood stem cell transplantation. BMC Infect Dis 2004;4:62. doi: 10.1186/1471-2334-4-62.
12. Alvarez CA, Yomayusa N, Leal AL, et al. Nosocomial infections caused by community-associated methicillin-resistant *Staphylococcus aureus* in Columbia. Am J Infect Control 2010;38:315–318.
13. Alves d'Azevedo P, Comin G, Cantarelli V. Characterization of a new coagulase-negative *Staphylococcus* species (*Staphylococcus pettenkoferi*) isolated from blood cultures from a hospitalized patient in Porto Alegre, Brazil. Rev Soc Bras Med Trop 2010;43:331–332.
14. Andresen LO. Differentiation and distribution of three types of exfoliative toxin produced by *Staphylococcus hyicus* from pigs with exudative epidermitis. FEMS Immunol Med Microbiol 1998;20:301–310.
15. Andrews AH, Lamport A. Isolation of *Staphylococcus chromogenes* from an unusual case of impetigo in a goat. Vet Rec 1997;140:584.
16. Andriesse GI, Elberts S, Vrolijk A, et al. Evaluation of a fourth generation latex agglutination test for the identification of *Staphylococcus aureus*. Eur J Clin Microbiol Infect Dis 2011;30:259–264.
17. Andstrom E, Bygdeman S, Ahlen S, et al. *Stomatococcus mucilaginosus* septicemia in two bone marrow transplant patients. Scand J Infect Dis 1995;26:209–214.

18. Announ N, Mattei JP, Jaoua S, et al. Multifocal discitis caused by *Staphylococcus warneri*. Joint Bone Spine 2004;71:240–242.

19. Appelbaum PC. Reduced glycopeptide susceptibility in methicillin-resistant *Staphylococcus aureus* (SARM). Int J Antimicrob Agents 2007;30:398–408.

20. Arbefeville SS, Zhang K, Kroeger JS, et al. Prevalence of genetic relatedness of methicillin-susceptible *Staphylococcus aureus* isolates detected by the Xpert SARM nasal assay. J Clin Microbiol 2011;49:2996–2999.

21. Arbique J, Forward K, Haldane D, et al. Comparison of Velogene Rapid SARM identification assay, Denka SARM-Screen assay, and BBL Crystal SARM ID system for rapid identification of methicillin-resistant *Staphylococcus aureus*. Diagn Microbiol Infect Dis 2001;40:5–10.

22. Arcenas RC, Spadoni S, Mohammad A, et al. Multicenter evaluation of the LightCycler SARM advanced test, the Xpert SARM assay, and SARM*Select* directly plated culture with simulated workflow comparison for the detection of methicillin-resistant *Staphylococcus aureus* in nasal swabs. J Mol Diagn 2012;14:367–375.

23. Arias M, Tena D, Apellaniz M, et al. Skin and soft tissue infections caused by *Staphylococcus lugdunensis*: report of 20 cases. Scand J Infect Dis 2010;42:879–884.

24. Arnold SR, Elias D, Buckingham SC, et al. Changing patterns of acute hematogenous osteomyelitis and septic arthritis: emergence of community-associated methicillin-resistant *Staphylococcus aureus*. J Pediatr Orthop 2006;26:703–708.

25. Arrecubieta C, Asai T, Bayern M, et al. The role of *Staphylococcus aureus* adhesins in the pathogenesis of ventricular assist device-related infections. J Infect Dis 2006;193:1109–1119.

26. Arslan F, Saltoglu N, Mette B, et al. Recurrent *Staphylococcus warnerii* prosthetic valve endocarditis: a case report and review. Ann Clin Microbiol Antimicrob 2011;10:14. doi: 10.1186/1476-0711-10-14.

27. Bae IG, Tonthat GT, Stryjewski ME, et al. Presence of genes encoding the Panton-Valentine leukocidin exotoxin is not the primary determinant of outcome in patients with complicated skin and skin structure infections due to methicillin-resistant *Staphylococcus aureus*: a multinational trial. J Clin Microbiol 2009;47:3952–3957.

28. Baker JS. Comparison of various methods for differentiation of staphylococci and micrococci. J Clin Microbiol 1984;19:875–879.

29. Barathi MJ, Ramakrishnan R, Maneksha V, et al. Comparative bacteriology of acute and chronic dacryocystitis. Eye 2008;22:953–960.

30. Barros EM, Ceotto H, Bastos MC, et al. *Staphylococcus haemolyticus* as an important hospital pathogen and carrier of methicillin resistance genes. J Clin Microbiol 2012;50:166–168.

31. Bartels MD, Boye K, Rohde SM, et al. A common variant of staphylococcal cassette chromosome *mec* type IVa in isolates from Copenhagen, Denmark, is not detected by the BD GeneOhm methicillin-resistant *Staphylococcus aureus* assay. J Clin Microbiol 2009;47:1524–1527.

32. Basaglia G, Carretto E, Barbarini D, et al. Catheter-related bacteremia due to *Kocuria kristinae* in a patient with ovarian cancer. J Clin Microbiol 2002;40:311–313.

33. Basaglia G, Loras L, Bearz A, et al. *Staphylococcus cohnii* septicaemia in a patient with colon cancer. J Med Microbiol 2003;52:101–102.

34. Bassetti M, Trecarichi EM, Mesini A, et al. Risk factors and mortality of healthcare-associated and community-acquired *Staphylococcus aureus* bacteremia. Clin Microbiol Infect 2012;18:862–869.

35. Becker K, Friedrich AW, Lubritz G, et al. Prevalence of genes encoding pyrogenic toxin superantigens and exfoliative toxins among strains of *Staphylococcus aureus* isolated from blood and nasal specimens. J Clin Microbiol 2003;41:1434–1439.

36. Becker K, Rutsch F, Uekotter A, et al. *Kocuria rhizophila* adds to the emerging spectrum of micrococcal species involved in human infections. J Clin Microbiol 2008;46:3537–3539.

37. Becker K, Schumann P, Wullenweber J, et al. *Kytococcus schroeteri* sp. nov., a novel Gram-positive actinobacterium isolated from a human clinical source. Int J Syst Evol Microbiol 2002;52:1609–1614.

38. Beekmann SE, Diekema DJ, Doern GV. Determining the clinical significance of coagulase-negative staphylococci isolated from blood cultures. Infect Control Hosp Epidemiol 2005;26:559–566.

39. Bellamy R, Barkham T. *Staphylococcus lugdunensis* infection sites: predominance of abscesses in the pelvic girdle region. Clin Infect Dis 2002;35:E32–E34.

40. Bemis DA, Jones RD, Hiatt LE, et al. Comparison of tests to detect oxacillin resistance in *Staphylococcus intermedius*, *Staphylococcus schleiferi*, and *Staphylococcus aureus* isolates from canine hosts. J Clin Microbiol 2006;44:3374–3376.

41. Ben-Ami R, Navon-Venezia S, Schwartz D, et al. Erroneous reporting of coagulase-negative staphylococci as *Kocuria* spp. by the Vitek 2 system. J Clin Microbiol 2005;43:1448–1450.

42. Benedetti P, Pellizzer G, Furlan F, et al. *Staphylococcus caprae* meningitis following intraspinal device infection. J Med Microbiol 2008;57:904–906

43. Benfield T, Espersen F, Frimodt-Moller N, et al. Increasing incidence but decreasing in-hospital mortality of adult *Staphylococcus aureus* bacteremia between 1981 and 2000. Clin Microbiol Infect 2007;13:257–263.

44. Bennett MI, Tai YM, Symonds JM. Staphylococcal meningitis following synchromed intrathecal pump implant: a case report. Pain 1994;56:243–244.

45. Ben Saida N, Marzouk M, Ferjeni A, et al. A 3-year surveillance of nosocomial infections by methicillin-resistant *Staphylococcus haemolyticus* in newborns reveals the disinfectant as a possible reservoir. Pathol Biol 2009;57:e29–e35.

46. Benz MS, Scott IU, Flynn HW Jr, et al. Endophthalmitis isolates and antibiotic sensitivities: a 6-year review of culture-proven cases. Am J Ophthalmol 2004;137:38–42.

47. Bergen T, Kocur M. *Stomatococcus mucilaginosus* gen. nov., sp. nov., emend. rev., a member of the family *Micrococcaceae*. Int J Syst Bacteriol 1982;32:374–377.

48. Bergeron M, Dauwalder O, Gouy M, et al. Species identification of staphylococci by amplification and sequencing of the tuf gene compared to the gap gene and by matrix-assisted laser desorption/ionization time of flight mass spectrometry. Eur J Clin Microbiol Infect Dis 2011;30:343–354.

49. Berglund C, Prevost G, Laventie BJ, et al. The genes for Panton-Valentine Leukocidin (PVL) are conserved in diverse lines of methicillin-resistant and methicillin-susceptible *Staphylococcus aureus*. Microbes Infect 2008;10:878–884.

50. Bergman B, Wedren H, Holm SE. *Staphylococcus saprophyticus* in males with symptoms of chronic prostatitis. Urology 1989;34:241–245.

51. Bhanot N, Sahud AG, Bhat S, et al. Fever of unknown origin: a case of cardiac myxoma infected with *Staphylococcus lugdunensis*. South Med J 2010;103:697–700.

52. Biavasco F, Vignaroli C, Lazzarini R, et al. Glycopeptide susceptibility profiles of *Staphylococcus haemolyticus* blood stream isolates. Antimicrob Agents Chemother 2000;44:3122–3126.

53. Biendo M, Mammeri H, Pluquet E, et al. Value of Xpert SARM/SA blood culture assay on the GeneXpert Dx system for rapid detection of *Staphylococcus aureus* and coagulase-negative staphylococci in patients with staphylococcal bacteremia. Diagn Microbiol Infect Dis 2013;75:139–143.

54. Billot-Klein D, Gutmann L, Bryant D, et al. Peptidoglycan synthesis and structure in *Staphylococcus haemolyticus* expressing increasing levels of resistance to glycopeptide antibiotics. J Bacteriol 1996;178:4696–4703.

55. Blanc DS, Basset P, Nahimana-Tessemo I, et al. High proportion of wrongly identified methicillin-resistant *Staphylococcus aureus* carriers by use of a rapid commercial PCR assay due to presence of staphylococcal cassette chromosome element lacking the *mecA* gene. J Clin Microbiol 2011;49:722–724.

56. Blanc DS, Nahimana I, Zanetti G, et al. SARM screening by the Xpert SARM assay: pooling samples of the nose, throat, and groin increases the sensitivity of detection without increasing the laboratory cost. Eur J Clin Microbiol Infect Dis 2013;32(4):565–568. doi: 10.1007/s10096-012-1775-7.

57. Blennow O, Westling K, Froding I, et al. Pneumonia and bacteremia due to *Kytococcus schroeteri*. J Clin Microbiol 2012;50:622–524.

58. Boakes E, Kearns AM, Ganner M, et al. Distinct bacteriophages encoding Panton-Valentine Leukocidin (PVL) among international methicillin-resistant *Staphylococcus aureus* clones harboring PVL. J Clin Microbiol 2011;49:684–692.

59. Borer A, Livshiz-Riven I, Golan A, et al. Hospital-acquired conjunctivitis in a neonatal intensive care unit: bacterial etiology and susceptibility patterns. Am J Infect Control 2010;38:650–652.

60. Bowden MG, Visai L, Longshaw CM, et al. Is the GehD lipase from *Staphylococcus epidermidis* a collagen binding adhesin? J Biol Chem 2002;277:43017–43023.

61. Boyle-Vavra S, Daum RS. Reliability of the BD GeneOhm methicillin-resistant *Staphylococcus aureus* (SARM) assay in detecting SARM isolates with a variety of genotypes from the United States and Taiwan. J Clin Microbiol 2010;48:4546–4551.

62. Brakstad OG, Aasbakk K, Maeland JA. Detection of *Staphylococcus aureus* by polymerase chain reaction amplification of the *nuc* gene. J Clin Microbiol 1992;30:1654–1660.

63. Brakstad OG, Maeland JA, Chesneau O. Comparison of tests designed to identify *Staphylococcus aureus* thermostable nuclease. APMIS 1995;103:219–224.

64. Bressler AM, Williams T, Culler EE, et al. Correlation of penicillin binding protein 2a detection with oxacillin resistance in *Staphylococcus aureus* and discovery of a novel penicillin binding protein 2a mutation. J Clin Microbiol 2005;43:4541–4544.

65. Brigante G, Menozzi MG, Pini B, et al. Identification of coagulase-negative staphylococci by using the BD Phoenix system in the low-inoculum mode. J Clin Microbiol 2008;46:3826–3828.

66. Bryan CS, Parisi JT, Strike DG. Vertebral osteomyelitis due to *Staphylococcus warneri* attributed to a Hickman catheter. Diagn Microbiol Infect Dis 1987;8:57–59.

67. Bryant RE, Salmon CJ. Pleural empyema. Clin Infect Dis 1996;22:747–762.

68. Burdette SD, Watkins RR, Wong KK, et al. *Staphylococcus aureus* pyomyositis compared with non-*Staphylococcus aureus* pyomyositis. J Infect 2012;64:507–512.

69. Bureau-Chalot F, Piednoir E, Bazin A, et al. Postoperative spondylodiskitis due to *Stomatococcus mucilaginosus* in an immunocompetent patient. Scand J Infect Dis 2003;35:146–147.

70. Buttery JP, Easton MN, Pearson SR, et al. Pediatric bacteremia due to *Staphylococcus warneri*: microbiological, epidemiological, and clinical features. J Clin Microbiol 1997;35:2174–2177.

71. Calvo J, Hernandez JL, Farinas MC, et al. Osteomyelitis caused by *Staphylococcus schleiferi* and evidence of misidentification by an automated bacterial identification system. J Clin Microbiol 2000;38:3887–3889.

72. Camacho M, Guis S, Mattei JP, et al. Three-year outcome in a patient with *Staphylococcus lugdunensis* discitis. Joint Bone Spine 2002;69:85 87.

73. Caputo G, Archer G, Calderwood S, et al. Native valve endocarditis due to coagulase-negative staphylococci: clinical and microbiologic features. Am J Med 1987;83:619–625.

74. Carey BE, Nicol L. The combined oxacillin resistance and coagulase (CORC) test for rapid identification and prediction of oxacillin resistance in *Staphylococcus* species directly from blood culture. J Clin Pathol 2008;61: 866–868.

75. Carlini A, Mattei R, Lucarotti I, et al. *Kocuria kristinae*: an unusual cause of acute peritoneal dialysis-related infection. Perit Dial Int 2011;31:105–107.

76. Carretto E, Barbarini D, Couto I, et al. Identification of coagulase-negative staphylococci other than *Staphylococcus epidermidis* by automated ribotyping. Clin Microbiol Infect 2005;11:177–184.

77. Carretto E, Bardaro M, Russello G, et al. Comparison of the *Staphylococcus* QuickFISH BC test with the tube coagulase test performed on positive blood cultures for evaluation and application in a clinical routine setting. J Clin Microbiol 2013;51:131–135.

78. Carroll KC, Borek AP, Burger C, et al. Evaluation of the BD phoenix automated microbiology system for identification and antimicrobial susceptibility testing of staphylococci and enterococci. J Clin Microbiol 2006;44: 2072–2077.

79. Carson J, Lui B, Rosmus L, et al. Interpretation of SARM*Select* screening agar at 24 hours of incubation. J Clin Microbiol 2009;47:566–568.

80. Casey AL, Worthington T, Caddick JM, et al. RAPD for the typing of coagulase-negative staphylococci implicated in catheter-related bloodstream infection. J Infect 2006;52:282–289.

81. Castro JG, Dowdy L. Septic shock caused by *Staphylococcus lugdunensis*. Clin Infect Dis 1999;28:681–682.

82. Celard M, Vandenesch F, Darbas H, et al. Pacemaker infection caused by *Staphylococcus schleiferi*, a member of the human preaxillary flora: four case reports. Clin Infect Dis 1997;24:1014–1015.

83. Chambers L, Arokianathan C. Clearview PBP2a Exact test evaluation. Inverness Medical Innovations, Scarborough, MA, 2011.

84. Chambers ST. Diagnosis and management of staphylococcal infections of vascular grafts and stents. Intern Med J 2005;35:S72–S78.

85. Chan JF, Wong SS, Leung SS, et al. First report of chronic implant-related septic arthritis and osteomyelitis due to *Kytococcus schroeteri* and a review of human *K. schroeteri* infections. Infection 2012;40:567–573.

86. Chang FY, MacDonald BB, Peacock JE Jr, et al. A prospective multicenter study of *Staphylococcus aureus* bacteremia: incidence of endocarditis, risk factors for mortality, and clinical impact of methicillin-resistance. Medicine (Baltimore) 2003;82:322–332.

87. Changchien CH, Chen YY, Chen SW, et al. Retrospective study of necrotizing fasciitis and characterization of its associated methicillin-resistant *Staphylococcus aureus* in Taiwan. BMC Infect Dis 2011;11:297.

88. Chapin K, Musgnug M. Evaluation of three rapid methods for the direct identification of *Staphylococcus aureus* from positive blood cultures. J Clin Microbiol 2003;41:4324–4327.

89. Chapin KC, Musgnug MC. Evaluation of penicillin binding protein 2a latex agglutination assay for identification of methicillin-resistant *Staphylococcus aureus* from blood cultures. J Clin Microbiol 2004;42:1283–1284.

90. Chatterjee SS, Chen L, Joo HS, et al. Distribution and regulation of the mobile genetic element-encoded phenol-soluble modulin PSM-mec in methicillin-resistant *Staphylococcus aureus*. PLoS One 2011;6:e28781.

91. Chatzigeorgiou KS, Ikonomopoulou C, Kalogeropoulou S, et al. Two successfully treated cases of *Staphylococcus lugdunensis* endocarditis. Diagn Microbiol Infect Dis 2010;68:445–448.

92. Chatzigeorgiou KS, Siafakas N, Petinaki E, et al. Identification of staphylococci by Phoenix: validation of a new protocol and comparison with Vitek 2. Diagn Microbiol Infect Dis 2010;68:375–381.

93. Chaudhary D, Finkle SN. Peritoneal dialysis-associated peritonitis due to *Kytococcus sedentarius*. Perit Dial Int 2010;30:252–253.

94. Chavez F, Garcia-Alvarez M, Sanz F, et al. Nosocomial spread of a *Staphylococcus hominis* subsp. *novobiosepticus* strain causing sepsis in a neonatal intensive care unit. J Clin Microbiol 2005;43:4877–4879.

95. Chen WT, Wang JT, Lee WS, et al. Performance of the BD GeneOhm methicillin-resistant *Staphylococcus aureus* (SARM) PCR assay for detecting SARM nasal colonization in Taiwanese adults. J Microbiol Immunol Infect 2010;43:372–377.

96. Chesneau O, Morvan A, Grimont F, et al. *Staphylococcus pasteuri* sp. nov. isolated from human, animal, and food specimens. Int J Syst Bacteriol 1993;43:237–244.

97. Chesney PJ, Davis JP, Purdy WK, et al. Clinical manifestations of toxic shock syndrome. JAMA 1981;246:741–748.

98. Chiew YF, Charles M, Johnstone MC, et al. Detection of vancomycin heteroresistant *Staphylococcus haemolyticus* and vancomycin intermediate *Staphylococcus epidermidis* by means of vancomycin screening agar. Pathology 2007;39:375–377.

99. Chiquet C, Pechinot A, Creuzot-Garcher C, et al. Acute postoperative endophthalmitis caused by *Staphylococcus lugdunensis*. J Clin Microbiol 2007;45:1673–1678.

100. Choi AH, Woo JH, Jeong JY, et al. Clinical significance of *Staphylococcus saprophyticus* identified on blood culture in a tertiary care hospital. Diagn Microbiol Infect Dis 2006;56:337–339.

101. Choi SH, Chung JW, Lee EJ, et al. Incidence, characteristics and outcomes of *Staphylococcus lugdunensis* bacteremia. J Clin Microbiol 2010;48:3346–3349.

102. Chu VH, Cabell CH, Abrutyn E, et al. Native valve endocarditis due to coagulase-negative staphylococcu: report of 99 episodes from the International Collaboration on Endocarditis Merged Database. Clin Infect Dis 2004;39:1527–1530.

103. Chu VH, Miro JM, Hoen B, et al. Coagulase-negative staphylococcal prosthetic valve endocarditis – a contemporary update based on the International Collaboration on Endocarditis: a prospective cohort study. Heart 2009;95:570–576.

104. Chu VH, Woods CW, Miro JM, et al. Emergence of coagulase-negative staphylococci as a cause of native valve endocarditis. Clin Infect Dis 2008;46:232–242.

105. Chung KP, Chang HT, Liao CH, et al. *Staphylococcus lugdunensis* endocarditis with isolated tricuspid valve involvement. J Clin Microbiol Immunol Infect 2011. doi: 10.1016/j.jmii.2011.09.011.

106. Clarke SR, Foster SJ. Surface adhesins of *Staphylococcus aureus*. Adv Microbiol Physiol 2006;5:187–224.

107. Clinical Laboratory Standards Institute. Performance Standard for Antimicrobial Susceptibility Testing; 23rd Informational Supplement. CLSI Document M100-S23. Clinical and Laboratory Standards Institute, Wayne, PA, 2013.

108. Cocchiaro JL, Gomez MI, Risley A, et al. Molecular characterization of the capsule locus from non-typeable *Staphylococcus aureus*. Mol Microbiol 2006;59:948–960.

109. Collins MD, Hutson RA, Baverud V, et al. Characterization of a *Rothia*-like organism from a mouse: description of *Rothia nasimurium* sp. nov. and reclassification of *Stomatococcus mucilaginosus* as *Rothia mucilaginosa* comb. nov. Int J Syst Evol Microbiol 2000;50:1247–1251.

110. Cone LA, Sontz EM, Wilson JW, et al. *Staphylococcus capitis* endocarditis due to a transvenous endocardial pacemaker infection: case report and review of *Staphylococcus capitis* endocardits. Int J Infect Dis 2005;9:335–339.

111. Cosgrove SE, Fowler VG Jr. Management of methicillin-resistant *Staphylococcus aureus* bacteremia. Clin Infect Dis 2008;46:S386–S393.

112. Coudron PE, Markowitz SM, Mohanty LB, et al. Isolation of *Stomatococcus mucilaginosus* from drug user with endocarditis. J Clin Microbiol 1987;25:1359–1363.

113. Coural SA, West BC. Endocarditis caused by *Staphylococcus xylosus* associated with intravenous drug abuse. J Infect Dis 1984;149:826–827.

114. Couto I, Sanches IS, Sa-Leao R, et al. Molecular characterization of *Staphylococcus sciuri* strains isolated from humans. J Clin Microbiol 2000;38:1136–1143.

115. Crowley E, Bird P, Fisher K, et al. Evaluation of the Vitek 2 Gram Positive (GP) microbial identification test card: a collaborative study. JOAC Int 2012;95:1425–1432.

116. Cunha BA, Esrick MD, LaRusso M. *Staphylococcus hominis* native mitral valve bacterial endocarditis (SBE) in a patient with hypertrophic obstructive cardiomyopathy. Heart Lung 2007;36:380–382.

117. Dalpke AH, Hofko M, Zimmermann S. Comparison of the BD Max methicillin-resistant *Staphylococcus aureus* (SARM) and the BD GeneOhm SARM

achromopeptidase assay with direct- and enriched-culture techniques using clinical specimens for detection of SARM. J Clin Microiol 2012;50: 3365–3367.

118. Darouche RO, Raad II, Heard SO, et al. A comparison of two antimicrobial-impregnated central venous catheters. N Engl J Med 1999;320:1–8.
119. Das MK, Pathengay A, Shah CY, et al. Vancomycin-resistant coagulase-negative staphylococcus endophthalmitis following cataract surgery. J Cataract Refract Surg 2011;37:1908–1909.
120. Datta R, Huang SS. Risk of infection and death due to methicillin-resistant *Staphylococcus aureus* in long-term carriers. Clin Infect Dis 2008;47:176–181.
121. David MZ, Daum RS. Community-associated methicillin-resistant *Staphylococcus aureus*: epidemiology and clinical consequences of an emerging epidemic. Clin Microbiol Rev 2010;23:616–687.
122. Davis KA, Stewart JJ, Crouch HK, et al. Methicillin-resistant *Staphylococcus aureus* (SARM) nares colonization at hospital admission and its effect on subsequent SARM infection. Clin Infect Dis 2004;39:776–782.
123. D'Azevedo PA, Trancesi R, Sales T, et al. Outbreak of *Staphylococcus hominis* subsp. *novobiosepticus* bloodstream infections in Sao Paulo City, Brazil. J Antimicrob Chemother 2008;62:1222–1226.
124. Deck MK, Anderson ES, Buckner RJ, et al. Multicenter evaluation of the *Staphylococcus* QuickFISH method for simultaneous identification of *Staphylococcus aureus* and coagulase-negative staphylococci directly from blood cultures in less than 30 minutes. J Clin Microbiol 2012;50:1994–1998
125. Delmas J, Chacornac JP, Robin F, et al. Evaluation of the Vitek 2 system with a variety of *Staphylococcus* species. J Clin Microbiol 2008;46:311–313.
126. Del Pozo H, Patel R. Clinical practice: infection associated with prosthetic joints. N Engl J Med 2009;361:787–794.
127. Demarie D, De Vivo E, Cecchi E, et al. Acute endocarditis of the patch caused by *Staphylococcus capitis* in treated tetrology of Fallot. An unusual location by an unusual bacterium. Heart Lung Circ 2012;21:189–192.
128. Demitrovicova A, Hricak V, Karvay M, et al. Endocarditis due to coagulase-negative staphylococci: data from a 22-year national survey. Scand J Infect Dis 2007;39:655–656.
129. Denys GA, Renzi PB, Koch KM, et al. Three way comparison of BBL CHROMagar SARM II, SARMSelect, and spectra SARM detection of methicillin-resistant *Staphylococcus aureus* isolates in nasal surveillance cultures. J Clin Microbiol 2013;51:202–205.
130. Depaulis AN, Predari SC, Chazarreta CD, et al. Five-test simple scheme for species-level identification of clinically significant coagulase-negative staphylococci. J Clin Microbiol 2003;41:1219–1224.
131. Deplano A, Schuermans A, VanEldere J, et al. Multicenter evaluation of epidemiological typing of methicillin-resistant *Staphylococcus aureus* strains by repetitive-element PCR analysis. The European Study Group on Epidemiological Markers of the ESCMID. J Clin Microbiol 2000;38:3527–3533.
132. Deplano A, Vaneechoutte M, Verschraegen G, et al. Typing of *Staphylococcus aureus* and *Staphylococcus epidermidis* strains by PCR analysis of inter-*IS256* spacer length polymorphisms. J Clin Microbiol 1997;35:2580–2587.
133. Desideri-Vaillant C, Nedelec Y, Guichon JM, et al. *Staphylococcus simulans* osteitis in a diabetic patient. Diabetes Metabolism 2011;37:560–562.
134. Devriese LA, Hajek V, Oeding P, et al. *Staphylococcus hyicus* (Sompolinsky 1953) comb. nov. and *Staphylococcus hyicus* subsp. *chromogenes* subsp. nov. Int J Syst Bacteriol 1978;28:482–490.
135. Devriese LA, Poutrel B, Kilpper-Balz R, et al. *Staphylococcus gallinarum* and *Staphylococcus caprae*, two new species from animals. Int J Syst Bacteriol 1983;33:480–486.
136. Devriese LA, Vancanneyt M, Baele M, et al. *Staphylococcus pseudintermedius* sp. nov., a coagulase-positive species from animals. Int J Syst Evol Microbiol 2005;55:1569–1573.
137. Dhanoa A, Singh VA, Mansor A, et al. Acute haematogenous community-acquired methicillin-resistant *Staphylococcus aureus* osteomyelitis: case report and review of literature. BMC Infect Dis 2012;12:270.
138. Diab M, El-Damarawy M, Shemis M. Rapid identification of methicillin-resistant staphylococci bacteremia among intensive care unit patients. Medscape J Med 2010;10:126–142.
139. Diederen BM. Comparison of the Cepheid Xpert SARM assay with culture in a low prevalence setting in The Netherlands. J Infect 2010;61:509–510.
140. D'mello D, Daley AJ, Rahman MS, et al. Vancomycin heteroresistance in bloodstream isolates of *Staphylococcus capitis*. J Clin Microbiol 2008;46:3124–3126.
141. Dotis J, Printza N, Papachristou F. Peritonitis attributable to *Kocuria rosea* in a pediatric peritoneal dialysis patient. Perit Dial Int 2012;32:577–578.
142. Drancourt M, Raoult D. *rpoB* gene sequence-based identification of *Staphylococcus* species. J Clin Microbiol 2002;40:1333–1338.
143. Dubois D, Leyssene D, Chacornac JP, et al. Identification of a variety of *Staphylococcus* species by matrix-assisted laser desorption/ionization time of flight mass spectrometry. J Clin Microbiol 2010;48:941–945.

144. Dubouix-Bourandy A, de Ladoucette A, Pietri V, et al. Direct detection of *Staphylococcus* osteoarticular infections by use of Xpert SARM/SA SSTI real-time PCR. J Clin Microbiol 2011;49:4225–4230.
145. DuPont C, Sivadon-Tardy V, Bille E, et al. Identification of clinical coagulase negative staphylococci, isolated in microbiology laboratories, by matrix-assisted laser desorption/ionization-time of flight mass spectrometry and two automated systems. Clin Microbiol Infect 2010;16:998–1004.
146. Eggimann P, Sax H, Pittet D. Catheter-related infections. Microbes Infect 2004;6:1033–1042.
147. El Halali N, Carbonne A, Naas T, et al. Nosocomial outbreak of staphylococcal scalded skin syndrome in neonates: epidemiological investigation and control. J Hosp Infect 2005;61:130–138.
148. Elliott SP, Yogev R, Schulman ST. *Staphylococcus lugdunensis*: an emerging cause of ventriculoperitoneal shunt infections. Pediatr Neurosurg 2001;35:128–130.
149. Ellis MW, Griffith ME, Jorgensen JH, et al. Presence and molecular epidemiology of virulence factors in methicillin-resistant *Staphylococcus aureus* strains colonizing and infecting soldiers. J Clin Microbiol 2009;47:940–945.
150. Elsahn AF, Yildiz EH, Jungkind DL, et al. In vitro susceptibility patterns of methicillin-resistant *Staphylococcus aureus* and coagulase-negative *Staphylococcus* corneal isolates to antibiotics. Cornea 2010;29:1131–135.
151. Elsner HA, Dahmen GP, Laufs R, et al. Intra-articular empyema due to *Staphylococcus caprae* following arthroscopic cruciate ligament repair. J Infect 1998;37:66–67.
152. Ene N, Serratrice J, Amri AB. Prolonged inflammatory syndrome revealing asymptomatic *Staphylococcus cohnii* infection of spinal fixation material. Joint Bone Spine 2008;75:98–99.
153. Enright MC, Day NP, Davies CE, et al. Multilocus sequence typing for characterization of methicillin-resistant and methicillin-susceptible clones of *Staphylococcus aureus*. J Clin Microbiol 2000;38:1008–1015.
154. Ertem GT, Sari T, Ataman Hatipoglu C, et al. Peritonitis due to teicoplanin-resistant *Staphylococcus haemolyticus*. Perit Dial Int 2010;30:117–118.
155. Fahim M, Hawley CM, McDonald SP, et al. Coagulase-negative staphylococcal peritonitis in Australian peritoneal dialysis patients: predictors, treatment and outcomes in 936 cases. Nephrol Dial Transplant 2010;25:3386–3392.
156. Falcone M, Campanile F, Giannella M, et al. *Staphylococcus haemolyticus* endocarditis: clinical and microbiologic analysis of 4 cases. Diagn Microbiol Infect Dis 2007;57:325–331.
157. Faller A, Schleifer KH. Modified oxidase and benzidine tests for separation of staphylococci and micrococci. J Clin Microbiol 1981;13:1031–1035.
158. Fanourgiakis P, Georgala A, Vekemans M, et al. Bacteremia due to *Stomatococcus mucilaginosus* in neutropenic patients in the setting of a cancer institute. Clin Microbiol Infect 2003;9:1068–1072.
159. Fattom AI, Horwith G, Fuller S, et al. Development of StaphVAX, a polysaccharide conjugate vaccine against *Staphylococcus aureus* infection: from the lab bench to phase III clinical trials. Vaccine 2004;22:880–887.
160. Fernandes AP, Perl TM, Herwaldt LA. *Staphylococcus cohnii*: a case report on an unusual pathogen. Clin Perform Qual Health Care 1996;4:107–109.
161. Fernandez-Guerrero ML, Gonzalez-Lopez JJ, Goyenechea A, et al. Endocarditis caused by *Staphylococcus aureus*: a reappraisal of the epidemiologic, clinical, and pathologic manifestations with analysis of factors determining outcome. Medicine 2009;88:1–22.
162. Foster G, Ross HM, Hutson RA, et al. *Staphylococcus lutrae* sp. nov., a new coagulase-positive species isolated from otters. Int J Syst Bacteriol 1997;47:724–726.
163. Fournier JM, Boutonnier A, Bouvet A. *Staphylococcus aureus* strains which are not identified by rapid agglutination procedures are of capsular serotype 5. J Clin Microbiol 1989;27:1372–1374.
164. Fournier JM, Bouvet A, Boutonnier A, et al. Predominance of capsular type 5 among oxacillin-resistant *Staphylococcus aureus*. J Clin Microbiol 1987;25:1932–1933.
165. Fowler JE. *Staphylococcus saprophyticus* as a cause of infected urinary calculus. Ann Intern Med 1985;102:342–343.
166. Francois P, Hochmann A, Huyghe A, et al. Rapid and high-throughput genotyping of *Staphylococcus epidermidis* isolates by automated multilocus variable number of tandem repeats: a tool for real-time epidemiology. J Microbiol Methods 2008;72:296–305.
167. Frank KL, Luis del Pozo J, Patel R. From clinical microbiology to infection pathogenesis: how daring to be different works for *Staphylococcus lugdunensis*. Clin Microbiol Rev 2008;21:111–133.
168. Fraser JD, Proft T. The bacterial superantigen and superantigen-like proteins. Immunol Rev 2008;225:226–243.
169. Freeman J, Goldmann DA, Smith NE, et al. Association of intravenous lipid emulsion and coagulase-negative staphylococcal bacteremia in neonatal intensive care units. N Engl J Med 1990;323:301–308.

170. Freney J, Brun Y, Bes M, et al. *Staphylococcus lugdunensis* sp. nov. and *Staphylococcus schleiferi* sp. nov., two species from human clinical specimens. Int J Syst Bacteriol 1988;38:168–172.

171. Freney J, Kloos WE, Hajek V, et al. Recommended minimal standards for description of new staphylococcal species. Int J Syst Bacteriol 1999;49:489–501.

172. Frey AB, Wilson DA, LaSalvia MM, et al. The detection and differentiation of methicillin-resistant and methicillin-susceptible *Staphylococcus aureus* by using the BD GeneOhm Staph SR assay. Am J Clin Pathol 2011;136:686–689.

173. Funke G, Funke-Kissling P. Performance of the new Vitek 2 GP card for identification of medically relevant Gram-positive cocci in a routine clinical laboratory. J Clin Microbiol 2005;43:84–88.

174. Garza-Gonzalez E, Morfin-Otero R, Llaca-Diaz JM, et al. Staphylococcal cassette chromosome *mec* (SCC*mec*) in methicillin-resistant coagulase-negative staphylococci. A review and experience in a tertiary care setting. Epidemiol Infect 2010;138:645–654.

175. Garza-Gonzalez E, Morfin-Otero R, Macedo P, et al. Evaluation of Sensititre plates for identification of clinically relevant coagulase-negative staphylococci. J Clin Microbiol 2010;48:963–965.

176. Gaur AH, Flynn PM, Giannini MA, et al. Difference in time to detection: a simple method to differentiate catheter-related from non-catheter-related bloodstream infection in immunocompromised pediatric patients. Clin Infect Dis 2003;37:469–475.

177. George CG, Kloos WE. Comparison of the *Sma*I-digested chromosomes of *Staphylococcus epidermidis* and the closely related species *Staphylococcus capitis* and *Staphylococcus caprae*. Int J Syst Bacteriol 1994;44:404–409.

178. Gerber JS, Coffin SE, Smathers SA, et al. Trends in the incidence of methicillin-resistant *Staphylococcus aureus* infection in children's hospitals in the United States. Clin Infet Dis 2009;49:65–71.

179. Geria AN, Schwartz RA. Impetigo update: new challenges in the era of methicillin resistance. Cutis 2010;85:65–70.

180. Gerstadt K, Daly JS, Mitchell M, et al. Methicillin-resistant *Staphylococcus intermedius* pneumonia following coronary artery bypass grafting. Clin Infect Dis 1999;29:218–219.

181. Ghebremedhin B, Layer F, Konig W, et al. Genetic classification and distinguishing of *Staphylococcus* species based on different partial *gap*, 16S rRNA, *hsp60*, *rpoB*, *sodA*, and *tuf* gene sequences. J Clin Microbiol 2008;46:1019–1025.

182. Giammarinaro P, Leroy S, Chacornac JP, et al. Development of a new oligonucleotide array to identify staphylococcal strains at species level. J Clin Microbiol 2005;43:3673–3680.

183. Gianella S, Ulrich S, Huttner B, et al. Conservative management of a brain abscess in a patient with *Staphylococcus lugdunensis* endocarditis. Eur J Clin Microbiol Infect Dis 2006;25:476–478.

184. Gilbert M, MacDonald J, Gregson D, et al. Outbreak Alberta of community-acquired (USA 300) methicillin-resistant *Staphylococcus aureus* in people with a history of drug use, homelessness or incarceration. Can Med J 2006;175:149–154.

185. Gillett Y, Vanhems P, Lina G, et al. Factors predicting mortality in necrotic community-acquired pneumonia caused by *Staphylococcus aureus* containing Panton-Valentine leukocidin. Clin Infect Dis 2007;45:315–321.

186. Giordano N, Corallo C, Miracco C, et al. Erythema nodosum associated with *Staphylococcus xylosus* septicemia. J Microbiol Immunol Infect 2012;xx:1–4.

187. Girard C, Higgins R. *Staphylococcus intermedius* cellulitis and toxic shock in a dog. Can Vet J 1999;40:501–502.

188. Glimaker M, Granert C, Krook A. Septicemia caused by *Staphylococcus saprophyticus*. Scand J Infect Dis 1988;20:347–348.

189. Godreuil S, Jean-Pierre H, Morel J, et al. Unusual case of sponylodiscitis due to *Staphylococcus saccharolyticus*. Joint Bone Spine 2005;72:91–93.

190. Goldman M, Chaudhary UB, Greist A, et al. Central nervous system infections due to *Stomatococcus mucilaginosus* in immunocompromised hosts. Clin Infect Dis 1998;27:1241–1246.

191. Gomez MI, O'Seaghdha M, Magargee M, et al. *Staphylococcus aureus* protein A activates TNFR1 signaling through conserved IgG binding domains. J Biol Chem 2006;281:20190–20196.

192. Gonzalez C, Rubio M, Romero-Vivas J, et al. Bacteremic pneumonia due to *Staphylococcus aureus*: a comparison of disease caused by methicillin-resistant and methicillin-susceptible organisms. Clin Infect Dis 1999;29:1171–1177.

193. Gonzalez V, Padilla E, Gimenez M, et al. Rapid diagnosis of *Staphylococcus aureus* bacteremia using *S. aureus* PNA FISH. Eur J Clin Microbiol Infect Dis 2004;23:396–398.

194. Goodyear CS, Silverman GJ. B cell superantigens: a microbe's answer to innate-like B cells and natural antibodies. Springer Sem Immun 2005;26:463–484.

195. Gould IM, David MZ, Esposito S, et al. New insights into methicillin-resistant *Staphylococcus aureus* (SARM): pathogenesis, treatment and resistance. Int J Antimicrob Agents 2012:39:96–104.

196. Gras-LeGuen C, Fournier S, Andre-Richet B, et al. Almond oil implicated in a *Staphylcoccus capitis* outbreak in a neonatal intensive care unit. J Perinatol 2007;27:713–717.

197. Green M, Apel A, Stapleton F. Risk factors and causative organisms in microbial keratitis. Cornea 2008;27:22–27.

198. Grobner S, Dion M, Plante M, et al. Evaluation of the BD GeneOhm Staph S/R assay for detection of methicillin-resistant and methicillin-susceptible *Staphylococcus aureus* isolates from spiked positive blood culture bottles. J Clin Microbiol 2009;47:1689–1694.

199. Guillet V, Roblin P, Werner S, et al. Crystal structure of leukotoxin S component: new insight into the staphylococcal β-barrel pore-forming toxins. J Biol Chem 2004;279:41028–41037.

200. Gunn BA, Davis CE Jr. *Staphylococcus haemolyticus* urinary tract infection in a male patient. J Clin Microbiol 1988;26:1055–1057.

201. Haas W, Pillar CM, Torres M, et al. Monitoring antibiotic resistance in ocular microorganisms: results from the Antibiotic Resistance Monitoring in Ocular MicRorganisms (ARMOR) 2009 surveillance study. Am J Ophthalmol 2011;152:567–594.

202. Hageman JC, Patel JB, Carey RC, et al. Investigation and control of vancomycin-intermediate and resistant *Staphylococcus aureus*: a guide for health departments and infection control personnel. Atlanta, GA: Centers for Disease Control and Prevention, 2006.

203. Haile DT, Hughes J, Vetter E, et al. Frequency of isolation of *Staphylococcus lugdunensis* in consecutive urine cultures and relationship to urinary tract infection. J Clin Microbiol 2002;40:654–656.

204. Hajek V. *Staphylococcus intermedius*, a new species isolated from animals. Int J Syst Bacteriol 1976;26:401–408.

205. Hajek V, Devreise LA, Mordarski M, et al. Elevation of *Staphylococcus hyicus* subsp. *chromogenes* (Devreise et al, 1978) to species status: *Staphylococcus chromogenes* (Devreise et al, 1978) comb. nov. Syst Appl Microbiol 1986;8:169–173.

206. Hajek V, Ludwig W, Schleifer KH, et al. *Staphylococcus muscae*, a new species isolated from flies. Int J Syst Bacteriol 1992;42:97–101.

207. Hajek V, Meugnier H, Bes M, et al. *Staphylococcus saprophyticus* subsp. *bovis* subsp. nov., isolated from bovine nostrils. Int J Syst Bacteriol 1996;46:792–796.

208. Hallin M, Friedrich AW, Struelens MJ. *spa* typing for epidemiological surveillance of *Staphylococcus aureus*. Methods Mol Biol 2009;551:189–202.

209. Hanna R, Raad II. Diagnosis of catheter-related bloodstream infections. Curr Infect Dis Rep 2005;7:413–419.

210. Hardy K, Price C, Szczepura A, et al. Reduction in the rate of methicillin-resistant *Staphylococcus aureus* acquisition in surgical wards by rapid screening for colonization: a prospective crossover study. Clin Microbiol Infect 2010;17:146–154.

211. Harrington AT, Mahlen SD, Clarridge JE III. Significantly larger numbers of methicillin-resistant *Staphylococcus aureus* bacteria are recovered from polymicrobial respiratory and wound sites by use of chromogenic primary media than by use of conventional culture. J Clin Microbiol 2010;48:1350–1353.

212. Hart ME, Hart MJ, Roop AJ. Genotypic and phenotypic assessment of hyaluronidase among type strains of a select group of staphylococcal species. Int J Microbiol 2009. doi: 10.1155/2009/614371.

213. Hartford O, O'Brien I, Schofield K, et al. The Fbe (SdrG) protein of *Staphylococcus epidermidis* HB promotes bacterial adherence to fibrinogen. Microbiology 2001;147:2545–2552.

214. Hasan MR, Brunstein JD, Al-Rawahi G, et al. Optimal use of SARM*Select* and PCR to maximize sensitivity and specificity of SARM detection. Curr Microbiol 2013;66:61–63.

215. Hassan H, Shorman M. Evaluation of the BD GeneOhn SARM and VanR assays as a rapid screening tool for detection of methicillin-resistant *Staphylococcus aureus* and vancomycin-resistant enterococci in a tertiary hospital in Saudi Arabia. Int J Microbiol 2011. doi: 10.1155/2011/861514.

216. Hauschild T, Stepanovic S, Zakrzewska-Czerwinska J. *Staphylococcus stepanovicii* sp. nov., a novel novobiocin-resistant oxidase-positive staphylococcal species isolated from wild small mammals. Syst Appl Microbiol 2010;33:183–187.

217. Havill NL, Boyce JM. Evaluation of a new selective medium, BD BBL CHROMagar and SARM II, for detection of methicillin-resistant *Staphylococcus aureus* in stool specimens. J Clin Microbiol 2010;48:2228–2230.

218. Hedin G, Wilderstrom M. Endocarditis due to *Staphylococcus sciuri*. Eur J Clin Microbiol Infect Dis 1998;17:673–675.

219. Hedman P, Ringertz O. Urinary tract infections caused by *Staphylococcus saprophyticus*. A matched case-control study. J Infect 1991;23:145–153.

220. Hedman P, Ringertz O, Lindstrom M, et al. The origin of *Staphylococcus saprophyticus* from cattle and pigs. Scand J Infect Dis 1993;25:57–60.

221. Hedman P, Ringertz O, Olsson K, et al. Plasmid-identified *Staphylococcus saprophyticus* isolated from the rectum of patients with urinary tract infections. Scand J Infect Dis 1991;23:569–572.

222. Heikens E, Fleer A, Paauw A, et al. Comparison of genotypic and phenotypic methods for species-level identification of clinical isolate of coagulase negative staphylococci. J Clin Microbiol 2005;43:2286–2290.

223. Heilmann C, Thuman G, Chhatwal GS, et al. Identification and characterization of a novel autolysin (Aae) with adhesive properties from *Staphylococcus epidermidis*. Microbiology 2003;149:2769–2778.

224. Hell W, Kern T, Klouche M. *Staphylococcus saprophyticus* as an unusual cause of nosocomial pneumonia. Clin Infect Dis 1999;29:685–686.

225. Hellbacher C, Tornquist E, Soderquist B. *Staphylococcus lugdunensis*: clinical spectrum, antibiotic susceptibility, and phenotypic and genotypic patterns of 39 isolates. Clin Microbiol Infect 2006;12:43–49.

226. Hensley DM, Tapia R, Encina Y. An evaluation of the AdvanDx *Staphylococcus aureus*/CNS PNA FISH assay. Clin Lab Sci 2009;22:30–33.

227. Hernandez JL, Calvo J, Sota R, et al. Clinical and microbiological characteristics of 28 patients with *Staphylococcus schleiferi* infection. Eur J Clin Microbiol Infect Dis 2001;20:153–158.

228. Herwaldt L, Boyken L, Pfaller M. *In vitro* selection of resistance to vancomycin in bloodstream isolates of *Staphylococcus haemolyticus* and *Staphylococcus epidermidis*. Eur J Clin Microbiol Infect Dis 1991;10:1007–1012.

229. Hiramatsu K, Aritaka N, Hanaki H, et al. Dissemination in Japanese hospitals of strains of *Staphylococcus aureus* heterogeneously resistant to vancomycin. Lancet 1997;350:1670–1673.

230. Hirotaki S, Sasaki T, Kuwahara-Arai K, et al. Rapid and accurate identification of human-associated staphylococci by use of multiplex PCR. J Clin Microbiol 2011;49:3627–3631.

231. Hodiamont CJ, Huisman C, Spanjaard L, et al. *Kytococcus schroeteri* pneumonia in two patients with a hematological malignancy. Infection 2010;38:138–140.

232. Hodzic E, Snyder S. A case of peritonitis due to *Rothia mucilaginosa*. Perit Dial Int 2010;30:379–380.

233. Hoffman DJ, Brown GD, Lombardo FA. Early-onset sepsis with *Staphylococcus auricularis* in an extremely low-birth weight infant – an uncommon pathogen. J Perinatol 2007;27:519–520.

234. Hombach M, Pfyffer GB, Roos M, et al. Detection of methicillin-resistant *Staophylococcus aureus* (SARM) in specimens from various body sites: performance characteristics of the BD Gene-Ohm SARM assay, the Xpert SARM assay, and broth-enriched culture in an area with a low prevalence of SARM infection. J Clin Microbiol 2010;48:3882–3887.

235. Hood CT, Lee BJ, Jeng BH. Incidence, occurrence rate, and characteristics of suture-related corneal infections after penetrating keratoplasty. Cornea 2011;30:624–628.

236. Howden BP, Davies JK, Johnson PD, et al. Reduced vancomycin susceptibility in *Staphylococcus aureus*, including vancomycin-intermediate and heterogenous vancomycin-intermediate strains: resistance mechanisms, laboratory detection, and clinical implications. Clin Microbiol Rev 2010;23:99–139.

237. Huseby M, Shi K, Digre J, et al. Structure and biological activities of β-toxin from *Staphylococcus aureus*. J Bacteriol 2007;189:8719–8726.

238. Hwang SM, Kim MS, Park KU, et al. *tuf* gene sequence analysis has greater discriminatory power than 16S rRNA sequence analysis in identification of clinical isolates of coagulase-negative staphylococci. J Bacteriol 2011;49:4142–4149.

239. Ibrahem S, Salmenlinna S, Virolainen A, et al. Carriage of methicillin-resistant staphylococci and their SCC*mec* types in a long-term-care facility. J Clin Microbiol 2009;47:32–37.

240. Ieven M, Verhoeven J, Pattyn SR, et al. Rapid and economical method for species identification of clinically significant coagulase-negative staphylococci. J Clin Microbiol 1995;33:1060–1063.

241. Igimi S, Atobe H, Tohya Y, et al. Characterization of the most frequently encountered *Staphylococcus* sp. in cats. Vet Microbiol 1994;39:255–260.

242. Igimi S, Kawamura S, Takahashi E, et al. *Staphylococcus felis*, a new species from clinical specimens from cats. Int J Syst Bacteriol 1989;39:373–377.

243. Igimi S, Takahashi E, Mitsuoka T. *Staphylococcus schleiferi* subsp. *coagulans* subsp. nov., isolated from the external auditory meatus of dogs with external ear otitis. Int J Syst Bacteriol 1990;40:409–411.

244. Incani RN, Hernandez M, Cortez J, et al. *Staphylococcus warneri* meningitis in a patient with *Strongyloides stercoralis* hyperinfection and lymphoma: first report of a case. Rev Inst Med Trop Sao Paulo 2010;52:169–170.

245. Iorio NL, Ferreira RB, Schuenck RP, et al. Simplified and reliable scheme for species-level identification of *Staphylococcus* clinical isolates. J Clin Microbiol 2007;45:2564–2569.

246. Ira J, Johnston LJ. Sphingomyelinase generation of ceramide promotes clustering of nanoscale domains in supported bilayer membranes. Biochim Biophys Acta 2008;1778:185–197.

247. Iyer MN, Wirostko WJ, Kim SH, et al. *Staphylococcus hominis* endophthalmitis associated with a capsular hypopyon. Am J Ophthalmol 2005;139:930–932.

248. Izumikawa K, Yamamoto Y, Yanagihara K, et al. Active surveillance of methicillin-resistant *Staphylococcus aureus* with the BD GeneOhm SARM assay in a respiratory ward in Nagasaki, Japan. Jpn J Infect Dis 2012;65:33–36.

249. Jacob JT, DiazGranados CA. High vancomycin minimum inhibitory concentration and clinical outcomes in adults with methicillin-resistant *Staphylococcus aureus* infections: a meta-analysis. Int J Infect Dis 2013;17:e93–e100.

250. Jacquier H, Allard A, Richette P, et al. Postoperative spondylodiscitis due to *Kytococcus schroeteri* in a diabetic woman. J Med Microbiol 2010;59:127–129.

251. Jain R, Kralovic SM, Evans ME, et al. Veterans affairs initiative to prevent methicillin-resistant *Staphylococcus aureus* infections. N Engl J Med 2006;364:1419–1430.

252. Janda WM, Ristow K, Novak D. Evaluation of RapiDEC Staph for identification of *Staphylococcus aureus*, *Staphylococcus epidermidis*, and *Staphylococcus saprophyticus*. J Clin Microbiol 1994;32:2056–2059.

253. Jarlov JO, Hojbjerg T, Busch-Sorensen C, et al. Coagulase-negative staphylococci in Danish blood cultures: species distribution and antibiotic susceptibility. J Hosp Infect 1996;32:217–227.

254. Johansson A, Koskiniemi S, Gottfridsson P, et al. Multiple-locus variable-number tandem repeat analysis for typing of *Staphylococcus epidermidis*. J Clin Microbiol 2006;44:260–265.

255. Jourdain S, Deyi VV, Musampa K, et al. *Kytococcus schroeteri* infection of a ventriculoperitoneal shunt in a child. Int J Infect Dis 2009;13:e153–e155.

256. Kaabia N, Scauarda D, Lena G, et al. Molecular identification of *Staphylococcus lugdunensis* in a patient with meningitis. J Clin Microbiol 2002;40:1824–1825.

257. Kaasch AJ, Saxler G, Seifert H. Septic arthritis due to *Rothia mucilaginosa*. Infection 2011;39:81–82.

258. Kamalesh M, Aslam S. Aortic valve endocarditis due to *Staphylococcus capitis*. Echocardiography 2000;17:685–687.

259. Kanda K, Suzuki E, Hiramatsu K, et al. Identification of a methicillin-resistant strain of *Staphylococcus caprae* from a human clinical specimen. Antimicrob Agents Chemother 1991;35:174–176.

260. Kao CC, Chiang CK, Huang JW. *Micrococcus* species-related peritonitis in patients receiving peritoneal dialysis. Int Urol Nephrol 2012. doi: 10.1007/s11255-012-0302-1.

261. Karakawa WW, Sutton A, Schneerson R, et al. Capsular antibodies induce type-specific phagocytosis of capsulated *Staphylococcus aureus* by human polymorphonuclear leukocytes. Infect Immun 1988;56:1090–1095.

262. Kato J, Mori T, Sugita K, et al. Central line-associated bacteremia caused by drug-resistant *Staphylococcus caprae* after chemotherapy for acute myelogenous leukemia. Int J Hematol 2010;91:912–913.

263. Kauffman CA, Hertz CS, Sheagren JN. *Staphylococcus saprophyticus*: role in urinary tract infections in men. J Urol 1983;130:493–494.

264. Kaufman D, Fairchild KD. Clinical microbiology of bacterial and fungal sepsis in very low birth weight infants. Clin Microbiol Rev 2004;17:638–680.

265. Kawamura Y, Hou XG, Sultana F, et al. Distribution of *Staphylococcus* species among human clinical isolates and emended description of *Staphylococcus caprae*. J Clin Microbiol 1998;36:2038–2042.

266. Kaya IS, Gamberzade S, Toppare MF, et al. Neontal sepsis and meningitis due to *Staphylococcus cohnii*. JPMA J Pak Med Assoc 1996;46:43–44.

267. Kazakova SV, Hageman JC, Matava M, et al. A clone of methicillin-resistant *Staphylococcus aureus* among professional football players. N Engl J Med 2005;352:468–475.

268. Kearns AM, Ganner M, Hill RL, et al. Community-associated SARM ST8-SCC*mec*4a (USA-300): experience in England and Wales. Int J Antimicrob Agents 2007;29(Suppl 2):S27.

269. Kechrid A, Perez-Vasquez M, Smaoui H, et al. Molecular analysis of community-acquired methicillin-susceptible and resistant *Staphylococcus aureus* isolates recovered from bacteremic and osteomyelitis infections in children from Tunisia. Clin Microbiol Infect 2011;17:1020–1026.

270. Kelesidis T, Tsiodras S. *Staphylococcus intermedius* is not only a zoonotic pathogen, but may also cause skin abscesses in humans after exposure to saliva. Int J Infect Dis 2010;14:e838–e841.

271. Kelley PG, Grabsch EA, Farrell J, et al. Evaluation of the Xpert™ SARM/SA blood culture assay for the detection of *Staphylococcus aureus* including strains with reduced vancomycin susceptibility from blood culture specimens. Diagn Microbiol Infect Dis 2011;70:404–407.

272. Kelley PG, Grabsch EA, Howden BP, et al. Comparison of the Xpert methicillin-resistant *Staphylococcus aureus* (SARM) assay, BD GeneOhm SARM assay, and culture for detection of nasal and cutaneous groin colonization by SARM. J Clin Microbiol 2009;47:3769–3772.

273. Kerremans JJ, Goessens WH, Verbrugh HA, et al. Rapid identification of *Staphylococcus aureus* in positive-testing blood cultures by Slidex Staph Plus agglutination test. J Clin Microbiol 2008;46:395.

274. Kessler RB, Kimbrough RC, Jones SR. Infective endocarditis caused by *Staphylococcus hominis* after vasectomy. Clin Infect Dis 1998;27:216–217.

275. Kilic A, Basustaoglu AC. Double triplex real-time PCR assay for simultaneous detection of *Staphylococcus aureus*, *Staphylococcus epidermidis*, *Staphylococcus hominis*, and *Staphylococcus haemolyticus* and determination of their methicillin resistance directly from positive blood culture bottles. Res Microbiol 2011;162:1060–1066.

276. Kilpper-Balz R, Schleifer KH. Transfer of *Peptococcus saccharolyticus* (Foubert and Douglas) to the genus *Staphylococcus*: *Staphylococcus saccharolyticus* (Foubert and Douglas) comb. nov. Zentralbl Bakteriol Parasitenkd Infektionskr Hyg Abt 1 Orig 1981;2:324–331.

277. Kim JW, Chung GT, Yoo JS, et al. Autolytic activity and molecular characteristics of *Staphylococcus haemolyticus* strains with induced vancomycin resistance. J Med Microbiol 2012;61:1428–1434.

278. Kim M, Heo SR, Choi SH, et al. Comparison of the MicroScan, Vitek 2, and Crystal GP with 16S rRNA sequencing and MicroSeq 500 v2.0 analysis for coagulase-negative staphylococci. BMC Microbiology 2008;8:233. doi: 10.1186./1471-2180-8-233.

279. Kini GD, Patel K, Parris AR, et al. An unusual presentation of endocarditis caused by *Staphylococcus warneri*. Open Microbiology J 2010;4:103–105.

280. Kini GD, Rarris AR, Tang JS. A rare presentation of sepsis from *Staphylococcus caprae*. Open Microbiol J 2009;3:67–68.

281. Kloos WE, Ballard DN, George CG, et al. Delimiting the genus *Staphylococcus* through description of *Macrococcus caseolyticus* gen. nov., comb. nov., and *Macrococcus equipercicus* sp. nov., and *Macrococcus bovicus*, and *Macrococcus carouselicus* sp. nov. Int J Syst Bacteriol 1998;48:859–877.

282. Kloos WE, Ballard DN, Webster JA, et al. Ribotype delineation and description of *Staphylococcus sciuri* subspecies and their potential as reservoirs of methicillin resistance and staphylolytic enzyme genes. Int J Syst Bacteriol 1997;47:313–323.

283. Kloos WE, George CG, Oligiate JS, et al. *Staphylococcus hominis* subsp. *novobiosepticus* subsp. nov., a novel trehalose- and N-acetyl-D-glucosamine-negative, novobiocin- and multiple-antibiotic-resistant subspecies isolated from human blood cultures. Int J Syst Bacteriol 1998;48:799–812.

284. Kloos WE, Schleifer KH. Simplified scheme for routine identification of human *Staphylococcus* species. J Clin Micobiol 1975;1:82–87.

285. Kloos WE, Schleifer KH. Isolation and characterization of staphylococci from human skin. II. Description of four new species: *Staphylococcus warneri*, *Staphylococcus capitis*, *Staphylococcus hominis*, and *Staphylococcus simulans*. Int J Syst Bacteriol 1975;25:62-79.

286. Kloos WE, Schleifer KH. *Staphylococcus auricularis* sp. nov.: an inhabitant of the human external ear. Int J Syst Bacteriol 1983;33:9–14.

287. Kloos WE, Schleifer KH, Smith RF. Characterization of *Staphylococcus sciuri* sp. nov. and its subspecies. Int J Syst Bacteriol 1976;26:22–37.

288. Kloos WE, Wolfsohl JF. *Staphylococcus cohnii* subspecies: *Staphylococcus cohnii* subsp. *cohnii* subsp. nov. and *Staphylococcus cohnii* subsp. *urealyticum* subsp. nov. Int J Syst Bacteriol 1991;41:284–289.

289. Klotchko A, Wallace MR, Licitra C, et al. *Staphylococcus lugdunensis*: an emerging pathogen. South Med J 2011;104:509–514.

290. Kluytmans J, Berg H, Steegh P, et al. Outbreak of *Staphylococcus schleiferi* wound infections: strain characterization by randomly amplified polymorphic DNA analysis, PCR ribotyping, conventional ribotyping, and pulsed-field gel electrophoresis. J Clin Microbiol 1998;36:2214–2219.

291. Kluytmans J, van Belkum A, Verbrugh H. Nasal carriage of *Staphylococcus aureus*: epidemiology, underlying mechanisms, and associated risks. Clin Microbiol Rev 1997;10:505–520.

292. Koch C, Schumann P, Stackebrandt E. Reclassification of *Micrococcis agilis* (Ali-Cohen 1889) to the genus *Arthrobacter* as *Arthrobacter agilis* comb. nov. and emendation of the genus *Arthrobacter*. Int J Syst Bacteriol 1995;45:837–839.

293. Koop G, DeVisscher A, Collar CA, et al. Identification of coagulase-negative staphylococcus species from goat milk with the API Staph identification test and with transfer RNA-intergenic spacer PCR combined with capillary electrophoresis. J Dairy Sci 2012;95:7200–7205.

294. Korsholm TL, Haahr V, Prag J. Eight cases of lower respiratory tract infection caused by *Stomatococcus mucilaginosus*. Scand J Infect Dis 2007;39:913–917.

295. Kourbatova EV, Halvosa JS, King MD, et al. Emergence of community-associated methicillin-resistant *Staphylococcus aureus* USA300 clone as a cause of health-care associated infections among patients with prosthetic joint infections. Am J Infect Control 2005;33:385–391.

296. Kragsbjerg P, Bomfim-Loogna J, Tornqvist E, et al. Development of antimicrobial resistance in *Staphylococcus lugdunensis* during treatment: report of a case of bacterial arthritis, vertebral osteomyelitis, and infective endocarditis. Clin Microbiol Infect 2000;6:496–499.

297. Kremery V Jr, Trupl J, Spanik S. Bacteremia due to teicoplanin-resistant and vancomycin-susceptible *Staphylococcus haemolyticus* in seven patients with acute leukemia and neutropenia receiving prophylaxis with ofloxacin (letter). Infection 1997;25:51–52.

298. Krishna BV, Smith M, McIndeor A, et al. Evaluation of chromogenic SARM medium, SARM *Select* and oxacillin resistance screening agar for the detection of methicillin-resistant *Staphylococcus aureus*. J Clin Pathol 2008;61:841–843.

299. Krishnan S, Haglund L, Ashfaq A, et al. Prosthetic valve endocarditis due to *Staphylococcus saccharolyticus*. Clin Infect Dis 1996;22:722–723.

300. Kuhn G, Franciola P, Blanc DS. Double locus sequence typing using *clfB* and *spa*, a fast and simple method for epidemiological typing of methicillin-resistant *Staphylococcus aureus*. J Clin Microbiol 2007;45:54–62.

301. Kumar D, Cawley JJ, Irizarry-Alvarado JM, et al. Case of *Staphylococcus schleiferi* subspecies *coagulans* endocarditis and metastatic infection in an immune compromised host. Transpl Infect Dis 2007;9:336–338.

302. Kwok AY, Su SC, Reynolds RP, et al. Species identification and phylogenetic relationships based on partial HSP60 gene sequences within the genus *Staphylococcus*. Int J Syst Bacteriol 1999;49:1181–1192.

303. Ladhani S. Understanding the mechanism of action of the exfoliative toxins of *Staphylococcus aureus*. FEMS Immunol Med Microbiol 2003;39:181–189.

304. Ladhani S, Evans RW. Staphylococcal scalded skin syndrome. Arch Dis Child 1998;78:85–88.

305. Ladhani S, Joannou CL. Difficulties in diagnosis and management of the staphylococcal scalded skin syndrome. Pediatr Infect Dis J 2000;19:819–822.

306. Lagace-Wiens PR, Alfa MJ, Manickam K, et al. Thermostable DNase is superior to tube coagulase for the direct detection of *Staphylococcus aureus* in blood cultures. J Clin Microbiol 2007;45:3478–3479.

307. Lai CC, Wang JY, Lin SH, et al. Catheter-related bacteremia and infective endocarditis caused by *Kocuria* species. Clin Microbiol Infect 2011;17:191–192.

308. Lalani T, Kanafani ZA, Chu VH, et al. Prosthetic valve endocarditis due to coagulase-negative staphylococci: findings from the International Collaboration on Endocarditis Merged Database. Eur J Clin Microbiol Infect Dis 2006;25:365–368.

309. Lalwani GA, Flynn HW Jr, Scott IU, et al. Acute-onset endophthalmitis after clear corneal cataract surgery (1996–2005) clinical features, causative organisms, and visual acuity outcomes after treatment. Am J Ophthalmol 2005;139:983–987.

310. Lambert LH, Cox T, Mitchell K, et al. *Staphylococcus succinus* sp. nov., isolated from Dominican amber. Int J Syst Bacteriol 1998;48:511–518.

311. Laupland KB, Ross T, Gregson DB. *Staphylococcus aureus* bloodstream infections: risk factors, outcomes, and the influence of methicillin-resistance in Calgary, Canada, 2000–2006. Infect Dis 2008;198:336–343.

312. Laurent C, Bogaerts P, Schoevaerdts D, et al. Evaluation of the Xpert SARM assay for rapid detection of methicillin-resistant *Staphylococcus aureus* from nares swabs of geriatric hospitalized patients and failure to detect a specific SCC*mec* type IV variant. Eur J Clin Microbiol Infect Dis 2010;29:995–1002.

313. Layer F, Ghebremedhin B, Moder KA, et al. Comparative study using various methods for identification of *Staphylococcus* species in clinical specimens. J Clin Microbiol 2006;44:2824–2830.

314. LeBrun C, Bouet J, Gautier P, et al. *Kytococcus schroeteri* endocarditis. Emerg Infect Dis 2005;11:179–180.

315. Lee AB, Harker-Murray P, Ferrieri P, et al. Bacterial meningitis from *Rothia mucilaginosa* in patients with malignancy or undergoing hematopoietic stem cell transplantation. Pediatr Blood Cancer 2008;50:673–676.

316. Lee JC, Park JS, Shepherd SE, et al. Protective efficacy of antibodies to the *Staphylococcus aureus* type 5 capsular polysaccharide in a modified model of endocarditis in rats. Infect Immun 1997;65:4146–4151.

317. Lee JY, Kim SH, Jeong HS, et al. Two cases of peritonitis caused by *Kocuria marina* in patients undergoing continuous ambulatory peritoneal dialysis. J Clin Microbiol 2009;47:3376–3378.

318. Lee TF, Lee H, Chen CM, et al. Comparison of the accuracy of matrix-assisted laser desorption ionization-time of flight mass spectrometry system with that of other commercial identification systems at identifying *Staphylococcus saprophyticus* in urine. J Clin Microbiol 2013. doi: 10.1128/JCM.00261-13.

319. Legout L, Sarraz-Bournet B, D'Elia PV, et al. Characteristics and prognosis in patients with prosthetic vascular graft infection: a prospective observational cohort study. Clin Microbiol Infect 2012;18:352–358.

320. Leroy O, Meybeck A, Sarraz-Bournet B, et al. Vascular graft infections. Curr Opin Infect Dis 2012;25:154–158.

321. Levenga H, Donnelly P, Blijlevens N, et al. Fatal hemorrhagic pneumonia caused by infection due to *Kytococcus sedentarius* – a pathogen or a passenger? Ann Hematol 2004;83:447–449.

322. Lew SQ, Saez J, Whyte R, et al. Peritoneal dialysis-associated peritonitis caused by *Staphylococcus auricularis*. Perit Dial Int 2004;24:195–196.

323. Li S, Skov RL, Han X, et al. Novel types of staphylococcal cassette chromosome *mec* elements idenified in clonal complex 398 methicillin-resistant *Staphylococcus aureus*. Antimicrob Agents Chemother 2011;55:3026–3050.

324. Lim S, Chung DR, Baek JY, et al. A third case of USA300 community-associated methicillin-resistant *Staphylococcus aureus* infection in Korea. Korean J Intern Med 2013;28:258–260.

325. Lindholm L, Sarkkinen H. Direct identification of Gram-positive cocci from routine blood cultures by using AccuProbe tests. J Clin Microbiol 2004;42:5609–5613.

326. Liu JC, Jenkins DR, Malnick H, et al. *Kytococcus schroeteri* endocarditis successfully managed with daptomycin: a case report and review of the literature. J Med Microbiol 2012;61:750–753.

327. Liu PY, Huang YF, Tang CW, et al. *Staphylococcus lugdunensis* infective endocarditis: a literature review and analysis of risk factors. J Microbiol Immunol Infect 2010;43:478–484.

328. Loffler B, Hussain M, Grundmeier M, et al. *Staphylococcus aureus* Panton-Valentine leukocidin is a very potent cytotoxic factor for human neutrophils. PLoS Pathog 2010;6:e1000715.

329. Loiez C, Wallet F, Picshedda P, et al. First case of osteomyelitis caused by "*Staphylococcus pettenkoferi*". J Clin Microbiol 2007;45:1069–1071.

330. Louie L, Majury A, Goodfellow J, et al. Evaluation of a latex agglutination test (SARM Screen) for detection of oxacillin-resistance in coagulase-negative staphylococci. J Clin Microbiol 2001;39:4149–4151.

331. Louie L, Matsumura SO, Choi E, et al. Evaluation of three rapid methods for detection of methicillin resistance in *Staphylococcus aureus*. J Clin Microbiol 2000;38:2170–2173.

332. Lynch IP III. Hospital acquired pneumonia: risk factors, microbiology, and treatment. Chest 2001;119:373S–384S.

333. Ma ES, Wong CL, Lai KT, et al. *Kocuria kristinae* infection associated with acute cholecystitis. BMC Infect Dis 2005;5:60. doi: 10.1186/1471-2334-5-60.

334. Ma J, Cocchiaro J, Lee JC. Evaluation of serotypes of *Staphylococcus aureus* strains used in the production of bovine mastitis bacterin. J Dairy Sci 2004;87:178–182.

335. Mack D, Fischer W, Krotkotsch A, et al. The intercellular adhesin involved in biofilm accumulation of *Staphylococcus epidermidis* is a linear, β-1,6-linked glucosaminoglycan: purification and structural analysis. J Bacteriol 1996;178:175–183.

336. Mahoudeau I, Delabranche X, Prevost G, et al. Frequency of isolation of *Staphylococcus intermedius* from humans. J Clin Microbiol 1997;35:2153–2154.

337. Maki DG, Weise CE, Sarafin HW. A semiquantitative culture method for identifying intravenous-catheter-related infection. N Engl J Med 1977;296:1305–1309.

338. Makki AR, Sharma S, Duggirala A, et al. Phenotypic and genotypic characterization of coagulase-negative staphylococci (CONS) other than *Staphylococcus epidermidis* isolated from ocular infections. Invest Opthalmol Vis Sci 2011;52:9018–9022.

339. Males BM, Bartholomew WR, Amsterdam D. *Staphylococcus simulans* septicemia in a patient with chronic osteomyelitis and pyoarthritis. J Clin Microbiol 1985;21:255–257.

340. Malhotra-Kumar S, Abrahantes JC, Sabiiti W, et al. Evaluation of chromogenic media for detection of methicillin-resistant *Staphylococcus aureus*. J Clin Microbiol 2010;48:1040–1046.

341. Malhotra-Kumar S, Van Heirstraeten L, Lee A, et al. Evaluation of molecular assays for rapid detection of methicillin-resistant *Staphylococcus aureus*. J Clin Microbiol 2010;48:4598–4601.

342. Malik S, Coombs GW, O'Brien F, et al. Molecular typing of methicillin-resistant staphylococci isolated from cats and dogs. J Antimicrob Chemother 2006;58:428–431.

343. Mallet M, Loiez C, Melliez H, et al. *Staphylococcus simulans* as an authentic pathogenic agent of osteoarticular infections. Infection 2011;39:473–476.

344. Mannerova S, Pantucek R, Doskar J, et al. *Macrococcus brunensis* sp. nov., *Macrococcus hajekii* sp. nov., and *Macrococcus lamae* sp. nov., from the skin of llamas. Int J Syst Evol Microbiol 2003;53:1647–1654.

345. Marlowe EM, Linscott AJ, Kanatani M, et al. Practical therapeutic application of the Oxoid PBP2' latex agglutination test for the rapid identification of methicillin-resistant *Staphylococcus aureus* in blood cultures. Am J Clin Pathol 2002;118:287–291.

346. Marsou R, Bes M, Boudouma M, et al. Distribution of *Staphylococcus sciuri* subspecies among human clinical specimens, and profile of antibiotic resistance. Res Microbiol 1999;150:531–541.

347. Martin E, Cevik C, Nugent K. The role of hypervirulent *Staphylococcus aureus* infections in the development of deep vein thrombosis. Thrombosis Res 2012;130:302–308.

348. Martinez JA, Pozo L, Almela M, et al. Microbial and clinical determinants of time-to-positivity in patients with bacteremia. Clin Microbiol Infect 2007;13:709–716.

349. Martinez-Aquilar G, Hammerman WA, Mason EO Jr, et al. Clindamycin treatment of invasive infections caused by community-acquired, methicillin-resistant and methicillin-susceptible *Staphylococcus aureus* in children. Pediatr Infect Dis J 2003;22:593–598.

350. Martinez-Lage JF, Azorin LM, Almagro MJ. *Staphylococcus warneri* ventriculoperitoneal shunt infection: failure of diagnosis by ventricular CSF sampling. Childs Nerv Syst 2010;26:1795–1798.

351. Mastroianni A, Coronado O, Nanetti A, et al. *Staphylococcus xylosus* isolated from a pancreatic pseudocyst in a patient infected with human immunodeficiency virus. Clin Infect Dis 1994;19:1173–1174.

352. Mastroianni A, Coronado O, Nanetti A, et al. Community-acquired pneumonia due to *Staphylococcus cohnii* in an HIV-infected patient: case report and review. Eur J Clin Microbiol Infect Dis 1995;14:904–908.

353. Mastroianni A, Coronado O, Nanetti A, et al. *Staphylococcus cohnii*: an unusual cause of primary septic arthritis in a patient with AIDS. Clin Infect Dis 1996;23:1312–1313.

354. May ER, Hnilica KA, Frank LA, et al. Isolation of *Staphylococcus schleiferi* from healthy dogs and dogs with otitis, pyoderma, or both. J Am Vet Med Assoc 2005;227:928–931.

355. Mazzariol A, Lo Cascio G, Kocsis E, et al. Outbreak of linezolid-resistant *Staphylococcus haemolyticus* in an Italian intensive care unit. Eur J Clin Microbiol Infect Dis 2012;31:523–527.

356. McAdow M, Missiakas DM, Schneewind O. *Staphylococcus aureus* secretes coagulase and von Willebrand factor binding protein to modify the coagulation cascade and establish host infections. J Innate Immun 2012;4:141–148.

357. McCormick JK, Yarwood JM, Schlievert PM. Toxic shock syndrome and bacterial superantigens: an update. Annu Rev Microbiol 2001;55:77–104.

358. McDougal LK, Steward CD, Killgore GE, et al. Pulsed-field gel electrophoresis typing of oxacillin-resistant *Staphylococcus aureus* from the United States: establishing a national database. J Clin Microbiol 2003;41:5113–5120.

359. Mei-Dan O, Mann G, Steinbacher G, et al. Septic arthritis with *Staphylococcus lugdunensis* following arthroscopic ACL revision with BPTB allograft. Knee Surg Sports Traumatol Arthrosc 2008;16:15–18.

360. Melter O, Thadlec J, Sedlacek I. A simple and cost-effective cover-glass test for the differentiation between staphylococci and micrococci in clinical laboratory. J Microbiol Methods 2012;89:213–215.

361. Merino P, Arribi A, Gestoso I, et al. Linezolid treatment of a prosthetic joint infection with *Staphylococcus lugdunensis* in a patient with multiple myeloma. Int J Antimicrob Agents 2010;35:200–209.

362. Mermel LA, Allon M, Bouza E, et al. Clinical practice guidelines for the diagnosis and management of intravascular catheter-related infection: 2009 update by the Infectious Diseases Society of America. Clin Infect Dis 2009;49:1–45.

363. Meugnier H, Bes M, Vernozy-Rozand C, et al. Identification and ribotyping of *Staphylococcus xylosus* and *Staphylococcus equorum* strains isolated from goat milk and cheese. Int J Food Microbiol 1996;31:325–331.

364. Miedzobrodzki J, Kasprowicz A, Bialecka A, et al. The first case of a *Staphylococcus pseudintermedius* infection after joint prosthesis implantation in a dog. Polish J Microbiol 2010;59:133–135.

365. Mihaila L, Defrance G, Levesque E, et al. A dual outbreak of bloodstream infections with linezolid-resistant *Staphylococcus epidermidis* and *Staphylococcus pettenkoferi* in a liver intensive care unit. Int J Antimicrob Agents 2012;40:472–478.

366. Miller JM, Biddle JW, Quenzer VK, et al. Evaluation of the Biolog for identification of members of the Family *Micrococcaceae*. J Clin Microbiol 1993;31:3170–3173.

367. Miltiadous G, Elisaf M. Native valve endocarditis due to *Micrococcus luteus*: a case report and review of the literature. J Med Case Rep 2011;5:251–253.

368. Miragaia M, Carrico JA, Thomas JC, et al. Comparison of molecular typing methods for characterization of *Staphylococcus epidermidis*: proposal for clone definition. J Clin Microbiol 2008;46:118–129.

369. Mitchell PS, Huston BJ, Jones RN, et al. *Stomatococcus mucilaginosus* bacteremias – typical case presentations, simplified diagnostic criteria, and a literature review. Diagn Microbiol Infect Dis 1990;13:521–525.

370. Mnif B, Boujelbene I, Mahjoubi F, et al. Endocarditis due to *Kytococcus schroeteri*: case report and review of the literature. J Clin Microbiol 2006;44:1187–1189.

371. Moissenet D, Becker K, Merens A, et al. Persistent bloodstream infection with *Kocuria rhizophila* related to a damaged central catheter. J Clin Microbiol 2012;50:14951408.

372. Mombach Pinheiro Machado AB, Reiter KC, Paiva RM, et al. Distribution of staphylococcal *mec* (SCC*mec*) types I, II, III, and IV in coagulase-negative staphylococci from patients attending a tertiary hospital in southern Brazil. J Med Microbiol 2007;56:1328–1333.

373. Monecke S, Coombs G, Shore AC, et al. A field guide to pandemic, epidemic and sporadic clones of methicillin-resistant *Staphylococcus aureus*. PLoS One 2011;6:e17936.

374. Moore CL, Osaki-Kiyan P, Haque NZ, et al. Daptomycin versus vancomycin for bloodstream infections due to methicillin-resistant *Staphylococcus aureus* with a high vancomycin minimal inhibitory concentration: a case-control study. Clin Infect Dis 2012;54:51–58.

375. Morgan MS. Diagnosis and treatment of Panton-Valentine Leukocidin (PVL)-associated staphylococcal pneumonia. Int J Animicrob Agents 2007;30:289–296.

376. Morris K, Wilson C, Wilcox MH. Evaluation of chromogenic methicillin-resistant *Staphylococcus aureus* media: sensitivity versus turnaround time. J Hosp Infect 2012;81:20–24.

377. Muder RR, Brennan C, Rihs JD, et al. Isolation of *Staphylococcus aureus* from the urinary tract: association of isolation with symptomatic urinary tract infection and subsequent staphylococcal bacteremia. Clin Infect Dis 2006;42:46–50.

378. Murdoch DR, Corey GR, Hoen B, et al. Clinical presentation, etiology, and outcome of infective endocarditis in the 21st century. Arch Intern Med 2009;169:463–473.

379. Nalmas S, Bishburg E, Meurillio J, et al. *Staphylococcus capitis* prosthetic valve endocarditis: report of two rare cases and review of the literature. Heart Lung 2008;37:380–384.

380. Nanra JS, Buitrago SM, Crawford S, et al. Capsular polysaccharides are an important immune evasion mechanism for *Staphylococcus aureus*. Human Vaccin Immunother 2013;9:1–8.

381. Nataloni M, Pergolini M, Rescigno G, et al. Prosthetic valve endocarditis. J Cardiovasc Med 2010;11:869–883.

382. Nataro JP, St Geme JW. Septicemia caused by *Staphylococcus saprophyticus* without associated urinary tract infection. Pediatr Infect Dis J 1988;7:601–602.

383. Natoli S, Fontana C, Favaro M, et al. Characterization of coagulase-negative staphylococcal isolates from blood with reduced susceptibility to glycopeptides and therapeutic options. BMC Infect Dis 2009;9:83.

384. Ng PC, Chow VCY, Lee CH, et al. Persistent *Staphylococcus capitis* septicemia in a preterm infant. Pediatr Infect Dis J 2006;25:652–654.

385. NHSN Annual Update. Antimicrobial-resistant pathogens associated with healthcare associated infections: annual summary of data reported to the National Healthcare Safety Network at the Centers for Disease Control and Prevention, 2006–2007. 2008.

386. Nimmo GR. USA 300 abroad: global spread of a virulent strain of community-associated methicillin-resistant *Staphylococcus aureus*. Clin Microbiol Infect 2012;18:725–734.

387. Nishifuji K, Sugai M, Amagai M. Staphylococcal exfoliative toxins: "molecular scissors" of bacteria that attack the cutaneous defense barrier in mammals. J Dermatol Sci 2008;49:21–31.

388. Nonhoff C, Roisin S, Hallin N, et al. Evaluation of the BinaxNOW PBP2a PBP2a assay for the direct detection of methicillin resistance in *Staphylococcus aureus* from positive blood culture bottles. Diagn Microbiol Infect Dis 2012;72:282–284.

389. Novakova D, Pantucek R, Hubalek Z, et al. *Staphylococcus microti* sp. nov., isolated from the common vole (*Microtus arvalis*). Int J Syst Evol Microbiol 2010;60:566–573.

390. Novakova D, Pantucek R, Petras P, et al. Occurrence of *Staphylococcus nepalensis* strains from different sources including human clinical material. FEMS Microbiol Lett 2006;263:163–168.

391. Novakova D, Sedlacek I, Pantucek R, et al. *Staphylococcus equorum* and *Staphylococcus succinus* isolated from human clinical specimens. J Med Microbiol 2006;55:523–528.

392. Nulens E, Descheemaeker P, Deurenberg RH, et al. Contribution of two molecular assays as compared to selective culture for SARM screening in a low SARM prevalence population. Infection 2010;38:98–101.

393. Obeid KM, Szpunar S, Khatib R. Long-term outcomes of cardiovascular implantable electronic devices in patients with *Staphylococcus aureus* bacteremia. Pacing Clin Electrophysiol 2012;35:961–965.

394. O'Brien CN, Guidry AJ, Fattom A, et al. Production of antibodies to *Staphylococcus aureus* serotype 5, 8, and 336 using poly (DL-lactide-co-glycolide) microspheres. J Dairy Sci 2000;83:1758–1766.

395. Oliveira K, Brecher SM, Durbin A, et al. Direct identification of *Staphylococcus aureus* directly from positive blood culture bottles. J Clin Microbiol 2003;41:889–891.

396. Oliveira K, Procop GW, Wilson D, et al. Rapid identification of *Staphylococcus aureus* directly from blood cultures by fluorescence in situ hybridization with peptide nucleic acid probes. J Clin Microbiol 2002;40:247–251.

397. Olson R, Nariya H, Yokota K, et al. Crystal structure of staphylococcal LukF delineates conformational changes accompanying formation of a transmembrane channel. Nat Struct Biol 1999;6:134–140.

398. Ono HK, Omoe K, Imanishi K, et al. Identification and characterization of two novel staphylococcal enterotoxins, types S and T. Infect Immun 2008;76:4999–5005.

399. Osterlund A, Nordlund E. Wound infection caused by *Staphylococcus hyicus* subspecies *hyicus* after a donkey bite. Scand J Infect Dis 1997;29:95.

400. Otto M. *Staphylococcus epidermidis* – the "accidental" pathogen. Nat Rev Microbiol 2009;7:555–567.

401. Otto M. Basis of virulence in community-associated methicillin-resistant *Staphylococcus aureus*. Annu Rev Microbiol 2010;64:143–162.

402. Oud L. Community-acquired meningitis due to *Staphylococcus capitis* in the absence of neurologic trauma, surgery, or implants. Heart Lung 2011;40(5):467–471.

403. Ozturkeri H, Kocabeyoglu O, Yergok YZ, et al. Distribution of coagulase-negative staphylococci, including the newly described species *Staphylococcus schleiferi*, in nosocomial and community acquired urinary tract infections. Eur J Clin Microbiol Infect Dis 1994;13:1076–1079.

404. Paakkonen M, Peltola H. Bone and joint infections. Pediatr Clin North Am 2013;60:425–436.

405. Pada S, Lye DC, Leo YS, et al. Utility of 16S ribosomal DNA sequencing in the diagnosis of *Staphylococcus lugdunensis* native valve endocarditis: case report and literature review. Int J Infect Dis 2009;13:e511–e513.

406. Palazzo ICV, d'Azevedo PA, Secchi C, et al. *Staphylococcus hominis* subsp. *novobiosepticus* strains causing nosocomial bloodstream infection in Brazil. J Antimicrob Chemother 2008;62:1222–1226.

407. Pantucek R, Sedlacek I, Doskar J, et al. Complex genomic and phenotypic characterization of the related species *Staphylococcus carnosus* and *Staphylococcus piscifermentans*. Int J Syst Bacteriol 1999;49:941–951.

408. Pantucek R, Sedlacek I, Petras P, et al. *Staphylococcus simiae* sp. nov., isolated from South American squirrel monkeys. Int J Syst Evol Microbiol 2005;55:1953–1958.

409. Pantucek R, Svec P, Jajcs JJ, et al. *Staphylococcus petrasii* sp. nov., including *S. petrasii* subsp. *petrasii* subp. nov. and *S. petrasii* subsp. *croceilyticus* subsp. nov., isolated from human clinical specimens and human ear infections. Syst Appl Microbiol 2013;36(2):90–95.

410. Papapetropoulos N, Papapetropoulos M, Vantarakis A. Abscess and wound infections due to *Staphylococcus lugdunensis*: report of 16 cases. Infection 2013;41(2):525–528. doi: 10.1007/sl5010-012-0381-z.

411. Park JY, Fox LK, Seo KS, et al. Comparison of phenotypic and genotypic methods for the species identification of coagulase-negative staphylococcal isolates from bovine intramammary infections. Vet Microbiol 2011;147:142–148.

412. Patel PA, Ledeboer NA, Ginocchio CC, et al. Performance of the BD GeneOhm SARM achromopeptidase assay for real-time PCR detection of methicillin-resistant *Staphylococcus aureus* in nasal specimens. J Clin Microbiol 2011;49:2266–2268.

413. Patel SR, Olenginski TP, Perrquet JL, et al. Pyomyositis: clinical features and predisposing conditions. J Rheumatol 1997;24:1734–1738.

414. Patteet L, Goossens H, Ieven M. Validation of the MicroScan-96 for the species identification and methicillin susceptibility testing of clinically significant coagulase-negative staphylococci. Eur J Clin Microbiol Infect Dis 2012;31:747–751.

415. Patti IM, Allen BL, McGavin MJ, et al. MSCRAMM mediated adherence of microorganisms to host tissues. Annu Rev Microbiol 1994;48:585–617.

416. Peake SL, Peter JV, Chan L, et al. First report of septicemia caused by an obligately anaerobic *Staphylococcus aureus* infection in a human. J Clin Microbiol 2006;44:2311–2313.

417. Pecoraro R, Tuttolomondo A, Parrinello G, et al. *Staphylococcus lugdunensis* endocarditis complicated by embolism in an 18-year-old woman with mitral valve prolapse. Case Rep Infect Dis 2013;2013:730924. ArticleID730924. http://dx.doi.org/10.1155/2013/730924.

418. Pedelacq JD, Maveyraud L, Prevost G, et al. The structure of a *Staphylococcus aureus* leukocidin component (Luk-PV) reveals the fold of the water-insoluble species of a family of transmembrane pore-forming toxins. Structure 1999;7:277–287.

419. Pedersen M, Benfield TL, Skinhoej P, et al. Hematogenous *Staphylococcus aureus* meningitis. A 10-year nationwide study of 96 consecutive cases. BMC Infect Dis 2006;6:49.

420. Peer MA, Nasir RA, Kakru DK, et al. Sepsis due to linezolid resistant *Staphylococcus cohnii* and *Staphylococcus kloosii*: first reports of linezolid resistance in coagulase-negative staphylococci from India. Indian J Med Microbiol 2011;29:60–62.

421. Pereira EM, Schuenck RP, Nouer SA, et al. Methicillin-resistant *Staphylococcus lugdunensis* carrying SCC*mec* type V misidentified as SARM. Braz J Infect Dis 2011;15:293–295.

422. Perl TM, Kruger WA, Houston A, et al. Investigation of suspected nosocomial clusters of *Staphylococcus haemolyticus* infections. Infect Contr Hosp Epidemiol 1999;20:128–131.

423. Perl TM, Rhomberg PR, Bale MJ, et al. Comparison of identification systems for *Staphylococcus epidermidis* and other coagulase-negative *Staphylococcus* species. Diagn Microbiol Infect Dis 1994;18:151–155.

424. Peterson JF, Dionisio AA, Riebe KM, et al. Alternative use for Spectra SARM chromogenic agar in detection of methicillin-resistant *Staphylococcus aureus* from positive blood cultures. J Clin Microbiol 2010;48:2265–2267.

425. Peterson JF, Riebe KM, Hall GS, et al. Spectra SARM, a new chromogenic agar medium to screen for methicillin-resistant *Staphylococcus aureus*. J Clin Microbiol 2010;48:215–219.

426. Peterson LR, Hacek DM, Robicsek A. 5 million live campaign. Case study: an SARM intervention at Evanston Northwestern Healthcare. Jt Comm J Qual Patient Saf 2007;33:732–738.

427. Peterson LR, Liesenfeld O, Woods CW, et al. Multicenter evaluation of the LightCycler methicillin-resistant *Staphylococcus aureus* (SARM) Advanced test as a rapid method for detection of SARM in nasal surveillance swabs. J Clin Microbiol 2010;48:1661–1666.

428. Petinaki E, Kanellopoulou M, Damani A, et al. Linezolid-resistant *Staphylococcus cohnii*, Greece. Emerg Infect Dis 2009;15:116–117.

429. Petti C, Bosshard P, Brandt E, et al. Interpretive criteria for identification of bacteria and fungi by DNA target sequencing: approved guideline. CLSI document MM18-A. Clinical and Laboratory Standards Institute, Wayne, PA.

430. Pierce D, Calkins BC, Thornton K. Infectious endocarditis: diagnosis and treatment. Am Fam Physician 2012;85:981–986.

431. Pierre J, Williamson R, Bornet M, et al. Presence of an additional penicillin-binding protein in methicillin-resistant *Staphylococcus epidermidis*, *Staphylococcus haemolyticus*, *Staphylococcus hominis*, and *Staphylococcus simulans* with a low affinity for methicillin, cephalothin, and cefamandole. Antimicrob Agents Chemother 1990;34:1691–1694.

432. Pintado V, Meseguer MA, Fortun J, et al. Clinical study of 44 cases of *Staphylococcus aureus* meningitis. Eur J Clin Microbiol Infect Dis 2002;21:864–868.

433. Piroth L, Que YA, Widmer E, et al. The fibrinogen and fibronectin binding domains of *Staphylococcus aureus* fibronectin binding protein A synergistically promote endothelial invasion and experimental endocarditis. Infect Immun 2008;76:3824–3831.

434. Place RB, Hiestand D, Burri S, et al. *Staphylococcus succinus* subsp. *casei* subsp. nov., a dominant isolate from surface-ripened cheese. Syst Appl Microbiol 2002;25:353–359.

435. Place RB, Hiestand D, Gallmann HR, et al. *Staphylococcus equorum* subsp. *linens*, subsp. nov., a starter culture component for surface ripened semi-hard cheeses. Syst Appl Microbiol 2003;26:30–37.

436. Poirier LP, Gaudreau CL. *Stomatococcus mucilaginosus* catheter-associated infection with septicemia. J Clin Microbiol 1989;27:1125–1126.

437. Prere MF, Baron O, Cohen-Bakri S, et al. Genotype SARM: a new genetic test for the rapid identification of staphylococci and detection of *mecA* gene. Pathol Biol 2006:502–605.

438. Probst AJ, Hertel C, Richter L, et al. *Staphylococcus condimenti* sp. nov., from soy sauce mash, and *Staphylococcus carnosus* (Schleifer and Fischer 1982) subsp. *utilis* subsp. nov. Int J Syst Bacteriol 1998;48:651–658.

439. Prusseit J, Simon M, von der Brelie C, et al. Epidemiology, prevention, and management of ventriculoperitoneal shunt infections in children. Pediatr Neurosurg 2009;45:325–336.

440. Que YA, Moreillon R. Chapter 195. *Staphylococcus aureus* (including staphylococcal toxic shock syndrome. In Mandell GL, Bennett JE, Dolin R, eds. Mandell, Douglas, and Bennett's Principles and Practice of Infectious Diseases, 7th Ed. Philadelphia, PA: Churchill-Livingstone-Elsevier, 2010:2543–2578.

441. Raad I, Hanna HA, Alakech B, et al. Differential time to positivity: a useful method for diagnosing catheter-related bloodstream infections. Ann Intern Med 2004;140:18–25.

442. Rasigade JP, Raulin O, Picaud JC, et al. Methicillin-resistant *Staphylococcus capitis* with reduced vancomycin susceptibility causes late-onset sepsis in intensive care neonates. PLoS One 2012;7:e31548. doi: 10.1371/journal.pone.0031548.

443. Ratilal B, Costa J, Sampaio C. Antibiotic prophylaxis for surgical introduction of intracranial vascular shunts: a systematic review. J Neurosurg Pediatr 2008;1:48–56.

444. Raz R, Colodner R, Kunin CM. Who are you – *Staphylcoccus saprophyticus*? Clin Infect Dis 2005;40:896–898.

445. Razonable RR, Lewallen DG, Patel R, et al. Vertebral osteomyelitis and prosthetic joint infection due to *Staphylococcus simulans*. Mayo Clin Proc 2001;76:1067–1070.

446. Reingold AL, Hargren NT, Dann BB, et al. Non-menstrual toxic shock syndrome: a reveiw of 130 cases. Ann Intern Med 1982;96:871–874.

447. Renvoise A, Roux V, Casalta JP, et al. *Kytococcus schroeteri*, a rare agent of endocarditis. Int J Infect Dis 2008;12:223–227.

448. Reyes RC, Stoakes L, Milburn S, et al. Evaluation of a new chromogenic medium for the detection of methicillin-resistant *Staphylococcus aureus* carriage on nasal and perianal specimen. Diagn Microbiol Infect Dis 2008;60:225–227.

449. Rhoden DL, Miller JM. Four-year prospective study of Staph-Ident system and conventional method for reference identification of *Staphylococcus*, *Stomatococcus*, and *Micrococcus* spp. J Clin Microbiol 1995;33:96–98.

450. Riesen A, Perreten V. *Staphylococcus rostri* sp. nov., a haemolytic bacterium isolated from the noses of healthy pigs. Int J Syst Evol Microbiol 2010;60:2042–2047.

451. Rivzi M, Fatima N, Shukla I, et al. *Stomatococcus mucilaginosus* meningitis in a healthy 2-month-old child. J Med Microbiol 2008;57:382–383.

452. Robicsek A, Beaumont JL, Paule SM, et al. Universal surveillance for methicillin-resistant *S. aureus* in 3 affiliated hospitals. Ann Intern Med 2008;148:409–418.

453. Rodriguez-Aranda A, Daskalaki M, Villar J, et al. Nosocomial spread of linezolid-resistant *Staphylococcus haemolyticus* infections in an intensive care unit. Diagn Microbiol Infect Dis 2009;63:398–402.

454. Rodriguez-Creixems M, Alcala L, Munoz P, et al. Bloodstream infections: evolution and trends in the microbiology workload, incidence, and etiology, 1985–2006. Medicine (Baltimore) 2008;87:234–249.

455. Rogers KL, Fey PD, Rupp ME. Coagulase-negative staphylococcal infections. Infect Dis Clin North Am 2009;23:73–98.

456. Roghmann M, Taylor KL, Gupte A, et al. Epidemiology of capsular and surface polysaccharides in *Staphylococcus aureus* infections complicated by bacteremia. J Hosp Infect 2005;59:27–32.

457. Roisin S, Laurent C, Nonhoff C, et al. Positive predictive value of the Xpert SARM assay diagnostic for universal patient screening at hospital admission: influence of the local ecology. Eur J Clin Microbiol Infect Dis 2012;31:873–880.

458. Romero-Gomez MP, Quiles-Meleri I, Navarro C, et al. Evaluation of the BinaxNOW PBP2a assay for the direct detection of methicillin resistance in *Staphylococcus aureus* from positive blood culture bottles. Diagn Microbiol Infect Dis 2012;72:282–284.

459. Rosenstein R, Gotz F. Staphylococcal lipases: biochemical and molecular characterization. Biochimie 2000;82:1005–1014.

460. Ross TL, Fuss EP, Harrington SM, et al. Methicillin-resistant *Staphylococcus caprae* in a neonatal intensive care unit. J Clin Microbiol 2005;43:363–367.

461. Rossney AS, Herra CM, Brennan GI, et al. Evaluation of the Xpert methicillin-resistant *Staphylococcus aureus* (SARM) assay using the GeneXpert real-time PCR platform for rapid detection of SARM from screening specimens. J Clin Microbiol 2008;46:3285–3290.

462. Rossney AS, Herra CM, Fitzgibbon MM, et al. Evaluation of the IDI-SARM assay on the SmartCycler real-time PCR platform for rapid detection of SARM from screening specimens. Eur J Clin Microbiol Infect Dis 2007;26:459–466.

463. Rubin RH, Moellering RC Jr. Clinical, microbiologic, and therapeutic aspects of purulent pericarditis. Am J Med 1975;59:68–71.

464. Rubin SJ, Lyons RW, Murcia AJ. Endocarditis associated with cardiac catheterization due to Gram-positive coccus designated *Micrococcus mucilaginosus incertae sedis*. J Clin Microbiol 1978;7:546–549.

465. Rupp ME, Ulphani JS, Fey PD, et al. Characterization of the importance of polysaccharide intercellular adhesin/hemagglutinin of *Staphylococcus epidermidis* in the pathogenesis of biomaterial-based infection in a mouse foreign body model. Infect Immun 1999;67:2627–2632.

466. Rupp ME, Ulphani JS, Fey PD, et al. Characterization of *Staphylococcus epidermidis* polysaccharide intercellular adhesin/hemagglutinin in the pathogenesis of intravascular catheter-associated infection in a rat model. Infect Immun 1999;67:2656–2659.

467. Ruppe E, Barbier F, Mesli Y, et al. Diversity of staphylococcal cassette chromosome *mec* structures in methicillin-resistant *Staphylococcus epidermidis* and *Staphylococcus haemolyticus* strains from outpatients in four countries. Antimicrob Agents Chemother 2009;53:442–449.

468. Safdar N, Fine JP, Maki DG. Meta-analysis: methods for diagnosing intravascular device-related bloodstream infection. Ann Intern Med 2005;142:451–466.

469. Saising J, Singdam S, Ongsakul M, et al. Lipase, protease, and biofilm as the major virulence factors in staphylococci isolated from acne lesions. BioScience Trends 2012;6:160–164.

470. Saleem BR, Meerwaldt T, Tielliu IF, et al. Conservative treatment of vascular prosthetic graft infection is associated with high mortality. Am J Surg 2010;200:47–52.

471. Salgado CD, Farr BM, Dalfee DP. Community-acquired methicillin-resistant *Staphylococcus aureus*: a meta-analysis of prevalence and risk factors. Clin Infect Dis 2003;36:131–139.

472. Sandoe JA, Longshaw CM. Ventriculoperitoneal shunt infection caused by *Staphylococcus lugdunensis*. Clin Microbiol Infect 2001;7:385–387.

473. Sato E, Ikeda K, Yoshida H, et al. Septic pulmonary embolism from *Staphylococcus haemolyticus* during neutropenia. Pediatr Int 2010;52:e121–e124.

474. Savini V, Bianco A, Catavitello C, et al. Methicillin-heteroresistant *Staphylococcus pasteuri* from an apheresis platelet product. J Med Microbiol 2009;58:1527–1528.

475. Savini V, Catavitello C, Carlino D, et al. *Staphylococcus pasteuri* bacteremia in a patient with leukemia. J Clin Pathol 2009;62:957–958.

476. Schaumberg F, Schmalstieg C, Fiedler B, et al. A bumpy road to the diagnosis of a *Kytococcus schroeteri* shunt infection. J Med Microbiol 2013;62:165–168.

477. Schleifer KH, Fischer U. Description of a new species in the genus *Staphylococcus: Staphylococcus carnosus*. Int J Syst Bacteriol 1982;32:153–156.

478. Schleifer KH, Geyer U, Kilpper-Balz R, et al. Elevation of *Staphylococcus sciuri* subsp. *lentus* (Kloos et al) to species status: *Staphylococcus lentus* (Kloos et al) comb. nov. Syst Appl Microbiol 1983;4:382–387.

479. Schleifer KH, Kilpper-Balz R, Devriese LA. *Staphylococcus arlettae* sp. nov., *S. equorum* sp. nov., and *S. kloosii* sp. nov.: three new coagulase-negative, novobiocin-resistant species from animals. Syst Appl Microbiol 1984;5:501–509.

480. Schleifer KH, Kloos WE. Isolation and characterization of staphylococci from human skin. I. Amended descriptions of *Staphylococcus epidermidis* and *Staphylococcus saprophyticus* and descriptions of three new species: *Staphylococcus cohnii, Staphylococcus haemolyticus*, and *Staphylococcus xylosus*. Int J Syst Bacteriol 1975;25:50–61.

481. Schnitzler N, Meilicke R, Conrads G, et al. *Staphylococcus lugdunensis*: report of a case of peritonitis and an easy-to-perform screening strategy. J Clin Microbiol 1998;36:812–813.

482. Schreffler RT, Schreffler AJ, Wittler RR. Treatment of cerebrospinal fluid shunt infections: a decision analysis. Pediatr Infect Dis J 2002;21:632–636.

483. Schubert S, Schwertz H, Weyrich AS, et al. *Staphylococcus aureus* α-toxin triggers the synthesis of B-cell lymphoma 3 by human platelets. Toxins (Basel) 2011;3:120–133.

484. Schwalbe RS, Ritz WJ, Verma PR, et al. Selection for vancomycin resistance in clinical isolates of *Staphylocccus haemolyticus*. J Infect Dis 1990;161:45–561.

485. Seybold U, Kourbatova V, Johnson JG, et al. Emergence of community-associated methicillin-resistant *Staphylococcus aureus* USA300 genotype as a major cause of health care-associated bloodstream infections. Clin Infect Dis 2006;42:647–656.

486. Shah MM, Iihara H, Noda M, et al. *dnaJ* gene sequence-based assay for species identification and phylogenetic grouping in the genus *Staphylococcus*. Int J Syst Evol Microbiol 2007;57:25–30.

487. Shah NB, Fadel H, Patel R, et al. Laboratory and clinical characteristics of *Staphylococcus lugdunensis* prosthetic joint infections. J Clin Microbiol 2010;48:1600–1603.

488. Shallcross LJ, Fragaszy E, Johnson AM, et al. The role of Panton-Valentine leukocidin in staphylococcal disease: a systematic review and meta-analysis. Lancet Infect Dis 2013;13:43–54.

489. Shands KN, Schmid GP Dan BB, et al. Toxic shock syndrome in menstruating women: association with tampon use and *Staphylococcus aureus* and clinical features in 52 cases. N Engl J Med 1980;303:1436–1442.

490. Sharma-Kuinkel BK, Ahn SH, Rude TH, et al. Presence of genes encoding Panton-Valentine leukocidin is not the primary determinant of outcome in patients with hospital-acquired pneumonia due to *Staphylococcus aureus*. J Clin Microbiol 2012;50:848–856.

491. Shinefield HR, Black S. Prevention of *Staphylococcus aureus* infections: advances in vaccine development. Expert Rev Vaccines 2005;4:669–676.

492. Shinefield HR, Black S, Fattom A, et al. Use of a *Staphylococcus aureus* conjugate vaccine in patients receiving hemodialysis. N Engl J Med 2002;346:491–496.

493. Shore AC, Rossney AS, O'Connell B, et al. Detection of staphylococcal cassette chromosome *mec*-associated DNA segments in multiresistant methicillin-susceptible *Staphylococcus aureus* (MSSA) and identification of *Staphylococcus epidermidis ccrAB4* in both methicillin-resistant *S. aureus* and MSSA. Antimicrob Agents Chemother 2008;52:4407–4419.

494. Shuttleworth R, Behme RJ, McNabb A, et al. Human isolates of *Staphylococcus caprae*: association with bone and joint infections. J Clin Microbiol 1997;35:2537–2541.

495. Sibal AK, Lin Z, Jogia D. Coagulase-negative staphylococcus endocarditis: *Staphylococcus lugdunensis*. Asian Cardiovasc Thorac Ann 2011;19:414–415.

496. Singh VR, Raad I. Fatal *Staphylococcus saprophyticus* native-valve endocarditis in an intravenous drug addict. J Infect Dis 1990;162:783–784.

497. Siqueira JF, Lima KC. *Staphylococcus epidermidis* and *Staphylococcus xylosus* in a secondary root canal infection with persistent symptoms. Aust Endodont J 2002;28:61–63.

498. Sivadon V, Rottman M, Quincampoix JC, et al. Use of *sodA* sequencing for the identification of clinical isolates of coagulase-negative staphylococci. Clin Microbiol Infect 2004;10:939–942.

499. Skulnick M, Simor AE, Patel MP, et al. Evaluation of three methods for the rapid identification of *Staphylococcus aureus* in blood cultures. Diagn Microbiol Infect Dis 1994;19:5–8.

500. Sladden MJ, Mortimer NJ, Elston G, et al. Staphylococcal scalded skin syndrome as a complication of septic arthritis. Clin Exp Dermatol 2007;32:754–755.

501. Snyder JW, Munier GK, Heckman SA, et al. Failure of the BD GeneOhm Staph SR assay for direct detection of methicillin-resistant and methicillin-susceptible *Staphylococcus aureus* isolates in positive blood cultures collected in the United States. J Clin Microbiol 2009;47:3747–3748.

502. Soderquist B. Surgical site infection in cardiac surgery: microbiology. APMIS 2007;115:1008–1011.

503. Soedarmanto I, Kanbar T, Ulbegi-Mohyla H, et al. Genetic relatedness of methicillin-resistant *Staphylococcus pseudintermedius* (MRSP) isolated from a dog and the dog owner. Res Vet Sci 2011;91(3):e25–e27. doi: 10.1016/j.rvsc.2011.01.027.

504. Soldati D, Mudry A, Monnier P. Necrotizing otitis externa caused by *Staphylococcus epidermidis*. Eur Arch Otorhinolaryngol 1999;256:439–441.

505. Song SH, Park JS, Kwon HR, et al. Human bloodstream infection caused by *Staphylococcus pettenkoferi*. J Med Microbiol 2009;58:270–272.

506. Sorlin P, Maes N, Deplano A, et al. Chorioamnionitis as an apparent source of vertical transmission of *Staphylococcus cohnii* and *Ureaplasma urealyticum* to a neonate. Eur J Clin Microbiol Infect Dis 1998;17:807–808.

507. Sorlozano A Gutierrez J, Martinez T, et al. Detection of new mutations conferring resistance to linezolid in glycopeptide-intermediate susceptibility *Staphylococcus hominis* subspecies *hominis* circulating in the intensive care unit. Eur J Clin Microbiol Infect Dis 2010;29:73–80.

508. Spanu T, DeCarolis E, Fiori B, et al. Evaluation of matrix-assisted laser desorption/ionization time of flight mass spectrometry in comparison *rpoB* gene sequencing for species identification of bloodstream infection staphylococcal isolates. Clin Microbiol Infect 2011;17:44–49.

509. Spellerberg B, Steidel K, Lutticken R, et al. Isolation of *Staphylococcus caprae* from blood cultures of a neonate with congenital heart disease. Eur J Clin Microbiol Infect Dis 1998;17:61–62.

510. Spencer DH, Sellenriek P, Burnham CD. Validation and implementation of the GeneXpert SARM/SA blood culture assay in a pediatric setting. Am J Clin Pathol 2011;690–694.

511. Spergser J, Wieser M, Taubel M, et al. *Staphylococcus nepalensis* sp nov., isolated from goats of the Himalayan region. Int J Syst Evol Microbiol 2003;53:2007–2011.

512. Stackebrandt E, Koch C, Gvozdiak O, et al. Taxonomic dissection of the genus *Micrococcus: Kocuria* gen. nov., *Nesterenkonia* gen. nov., *Kytococcus* gen. nov., *Dermacoccus* gen. nov., and *Micrococcus* Cohn 1872 gen. amend. Int J Syst Bacteriol 1995;45:682–692.

513. Stamper PD, Cul M, Howard T, et al. Clinical validation of the molecular BD GeneOhm StaphSR assay for direct detection of *Staphylococcus aureus* and methicillin-resistant *Staphylococcus aureus* in positive blood cultures. J Clin Microbiol 2007;45:2191–2196.

514. Stamper PD, Louie L, Wong H, et al. Genotypic and phenotypic characterization of methicillin-susceptible *Staphylococcus aureus* isolates misidentified as methicillin-resistant *Staphylococcus aureus* by the BD GeneOhm SARM assay. J Clin Microbiol 2011;49:1240–1244.

515. Stefani S, Chung DR, Lindsay JA, et al. Methicillin-resistant *Staphylococcus aureus* (SARM) global epidemiology and harmonization of typing methods. Int J Antimicrob Agents 2012;39:273–282.

516. Stegman R, Perreten V. Antibiotic resistance profile of *Staphylococcus rostri*, a new species isolated from healthy pigs. Vet Microbiol 2010;145:165–171.

517. Steinbrueckner B, Singh B, Freney J, et al. Facing a mysterious hospital outbreak of bacteremia due to *Staphylococcus saccharolyticus*. J Hosp Infect 2001;49:305–307.

518. Stenehjem E, Rimland D, Crispell EK, et al. Cepheid Xpert SARM cycle threshold in discordant colonization results and as a quantitative measure of nasal colonization burden. J Clin Microbiol 2012;50:2079–2081.

519. Stepanovic S, Dakic I, Djukic S, et al. Surgical wound infection associated with *Staphylococcus sciuri*. Scand J Infect Dis 2002;34:685–686.

520. Stollberger C, Wechsler-Fordos A, Geppart F, et al. *Staphylococcus warneri* endocarditis after implantation of a lumbar disc prosthesis in an immunocompetent patient. J Infect 2006;52:e15–e18.

521. Stolz SJ, Davis JB, Vergeront JM, et al. Development of serum antibody to toxic shock toxin among individuals with toxic shock syndrome in Wisconsin. J Infect Dis 1985;151:883–889.

522. Struelens MJ, Hawkey PM, French GL, et al. Laboratory tools and strategies for methicillin-resistant *Staphylococcus aureus* screening, surveillance and typing: state of the art and unmet needs. Clin Microbiol Infect 2009;15:112–119.

523. Sunbul M, Demirag MK, Yilmaz O, et al. Pacemaker lead endocarditis caused by *Staphylococcus hominis*. Pacing Clin Electrophysiol 2008;29:543–545.

524. Supre K, De Vliegher S, Cleenwerck I, et al. *Staphylococcus devriesei* sp. nov., isolated from teat apices and milk of dairy cows. Int J Syst Evol Microbiol 2010;60:2739–2744.

525. Szalus-Jordanow O, Chrobak D, Pyrgiel M, et al. PFGE and AFLP genotyping of *Staphylococcus aureus* subsp. *anaerobius* isolated from goats with Morel's disease. Arch Microbiol 2013;195:37–41.

526. Szeto CC, Kwan BH, Chow KM, et al. Coagulase-negative staphylococcal peritonitis in peritoneal dialysis patients: review of 232 consecutive cases. Clin J Am Soc Nephrol 2008;3:91–97.

527. Tabe Y, Nakamura A, Oguri T, et al. Molecular characterization of epidemic multiresistant *Staphylococcus haemolyticus* isolates. Diagn Microbiol Infect Dis 1998;32:177–183.

528. Takano T, Ohtsu Y, Terasaki T, et al. Prosthetic valve endocarditis caused by *Staphylococcus capitis*: report of 4 cases. J Cardiothorac Surg 2011;6:131–136.

529. Talen DA, Goldstein EJ, Staatz D, et al. *Staphylococcus intermedius*: clinical presentation of a new human dog bite pathogen. Ann Emerg Med 1989;18:410–413.

530. Talen DA, Staatz D, Staatz A, et al. *Staphylococcus intermedius* in canine gingiva and canine-inflicted wound infections: a newly recognized zoonotic pathogen. J Clin Microbiol 1989;27:78–81.

531. Tanasupawat S, Hashimoto Y, Ezaki T, et al. *Staphylococcus piscifermentans* sp. nov. from fermented fish in Thailand. Int J Syst Bacteriol 1992;42:577–581.

532. Tang YW, Han J, McCormac MA, et al. *Staphylococcus pseudolugdunensis* sp. nov., a pyrrolidonyl arylamidase/ornithine decarboxylase-positive bacterium isolated from blood cultures. Diagn Microbiol Infect Dis 2008;60:351–359.

533. Tang YW, Kilic A, Yang Q, et al. StaphPlex system for rapid and simultaneous identification of antibiotic resistance determinants and Panton-Valentine leukocidin detection of staphylococci from positive blood cultures. J Clin Microbiol 2007;45:1867–1873.

534. Tanner MA, Everett CL, Youvan DC. Molecular phylogenetic evidence for noninvasive zoonotic transmission of *Staphylococcus intermedius* from a canine pet to a human. J Clin Microbiol 2000;38:1628–1631.

535. Taponen S, Simojoki H, Haveri M, et al. Clinical characteristics and persistence of bovine mastitis caused by different species of coagulase-negative staphylococci identified with API or AFLP. Vet Microbiol 2006;115:199–207.

536. Taponen S, Supre K, Piessens V, et al. *Staphylococcus agnetis* sp. nov., a coagulase-variable species from bovine subclinical and mild clinical mastitis. Int J Syst Evol Microbiol 2012;62(Pt 1):61–65.

537. Tattevin P, Schwartz BS, Grabber CJ, et al. Concurrent epidemics of skin and soft tissue infection and bloodstream infection due to community-associated methicillin-resistant *Staphylococcus aureus*. Clin Infect Dis 2012;55:788.

538. Tee WS, Soh SY, Lin R, et al. *Staphylococcus lugdunensis* carrying the *mecA* gene causes catheter-associated bloodstream infection in premature neonate. J Clin Microbiol 2003;41:519–520.

539. Tenover FC, Arbeit RD, Goering RV, et al. Interpreting chromosomal DNA restriction patterns produced by pulsed-field electrophoresis: criteria for bacterial strain typing. J Clin Microbiol 1995;33:2233–2239.

540. Tenover FC, Goering RV. Methicillin-resistant *Staphylococcus aureus* strain USA-300: origin and epidemiology. J Antimicrob Chemother 2009;64:441–446.

541. Thakker M, Park JS, Carey V, et al. *Staphylococcus aureus* capsular serotype 5 capsular polysaccharide is antiphagocytic and enhances bacterial virulence in a murine bacteremia model. Infect Immun 1998;66:5183–5189.

542. Thibodeau E, Boucher H, DeNofrio D, et al. First report of a left ventricular assist device infection caused by *Staphylococcus schleiferi* subspecies *coagulans*: a coagulase-positive organism. Diagn Microbiol Infect Dis 2012;74:68–69.

543. Thomas JC, Vargas MR, Miragaia M, et al. Improved multilocus sequence typing scheme for *Staphylococcus epidermidis*. J Clin Microbiol 2007;45:616–619.

544. Tolaymat A, Al-Jayousi Z. *Staphylococcus saprophyticus* urinary tract infection in male children. Child Nephrol Urol 1991;11:100–102.

545. Trampuz A, Piper KE, Jacobso MJ, et al. Sonication of removed hip and knee prostheses for diagnosis of infection. N Engl J Med 2007;357:754–663.

546. Trevino M, Garcia-Zabarte A, Quintas A, et al. *Stomatococcus mucilaginosus* septicemia in a patient with acute lymphoblastic leukaemia. Eur J Clin Microbiol Infect Dis 1998;17:505–507.

547. Trulzsch K, Grabein B, Schumann P, et al. *Staphylococcus pettenkoferi* sp. nov., a novel coagulase-negative staphylococcal species isolated from human clinical specimens. Int J Syst Evol Microbiol 2007;57:1543–1548.

548. Trulzsch K, Rinder H, Trcek J, et al. "*Staphylococcus pettenkoferi*", a novel staphylococcal species isolated from clinical specimens. Diagn Microbiol Infect Dis 2002;43:175–182.

549. Tsai CY, Su SH, Cheng YH, et al. *Kocuria varians* infection associated with brain abscess. BMC Infect Dis 2010;10:102–105.

550. Vaccher S, Cordiali R, Osimani P, et al. Bacteremia caused by *Rothia mucilaginosa* in a patient with Shwachman-Diamond syndrome. Infection 2007;35:209–210.

551. Valdivia-Arenas MA. Bloodstream infection due to *Micrococcus* spp. and intravenous epoprostenol. Infect Control Hosp Epidemiol 2009;30:1237.

552. Valeva A, Hellmann N, Walev I, et al. Evidence that clustered phosphocholine head groups serve as sites for binding and assembly or an oligomeric protein pore. J Biol Chem 2006;281:26014–26021.

553. Valeva A, Walev I, Pinkernell M, et al. Transmembrane β-barrel of staphylococcal α-toxin forms in sensitive but not in resistant cells. Proc Natl Acad Sci U S A 1997;94:11607–11611.

554. Vallianou N, Evangelopoulos A, Makri P, et al. Vertebral osteomyelitis and native valve endocarditis due to *Staphylococcus simulans*: a case report. J Med Case Rep 2008;2:183–185.

555. Vandenesch F, Celard M, Arpin D, et al. Catheter-related bacteremia associated with coagulase-positive *Staphylococcus intermedius*. J Clin Microbiol 1995;33:2508–2510.

556. Vandenesch F, LeBeau C, Bes M, et al. Clotting activity in *Staphylococcus schleiferi* subspecies from human patients. J Clin Microbiol 1994;32:388–392.

557. Vandenesch F, Lina G, Henry T. *Staphylococcus aureus* hemolysins, bicomponent leukocidins, and cytolytic peptides: a redundant arsenal of membrane-damaging factors. Front Cell Infect Microbiol 2012. doi: 10.3389/fcimb.2012.00012.

558. Vandenesch F, Naimi T, Enright MC, et al. Community-acquired methicillin resistant *Staphylococcus aureus* carrying Panton-Valentine leukocidin genes: worldwide emergence. Emerg Infect Dis 2003;9:978–984.

559. Vander Have KL, Karmazyn B, Verma M, et al. Community-associated methicillin-resistant *Staphylococcus aureus* in acute musculoskeletal infection in children: a game changer. J Pediatr Orthop 2009;29:927–931.

560. Van Der Mee-Marquet N, Achard A, Mereghetti L, et al. *Staphylococcus lugdunensis* infections: high frequency of inguinal area carriage. J Clin Microbiol 2003;41:1404–1409.

561. Van Duijkeren E, Kamphuis M, van der Mije IC, et al. Transmission of methicillin-resistant *Staphylococcus pseudintermedius* between infected dogs and cats and contact pets, humans, and the environment in household and veterinary clinics. Vet Microbiol 2011. doi: 10.1016/j.vetmic.2011.02.012.

562. Van Griethuysen A, Buiting A, Goessens W, et al. Multicenter evaluation of a modified protocol for the RapiDEC Staph system for direct identification of *Staphylococcus aureus* in blood cultures. J Clin Microbiol 1998;36: 3707–3709.

563. Van Hal SJ, Lodise TP, Paterson DL. The clinical significance of vancomycin minimal inhibitory concentration in *Staphylococcus aureus* infections: a systemic review and meta-analysis. Clin Infect Dis 2012;54:755–771.

564. Van Hoecke F, Deloof N, Claeys G. Performance evaluation of a modified chromogenic medium, ChromID SARM New, for the detection of methicillin-resistant *Staphylococcus aureus* from clinical specimens. Eur J Clin Microbiol Infect Dis 2011;30:1595–1598.

565. Van Leeuwen WB, van Pelt C, Luijendijk A, et al. Rapid detection of methicillin resistance in *Staphylococcus aureus* by the SARM-Screen latex agglutination test. J Clin Microbiol 1999;37:3029–3030.

566. Van Loo IH, van Dijk S, Verbakel-Schelle I, et al. Evaluation of a chromogenic agar (SARM*Select*) for the detection of methicillin-resistant *Staphylococcus aureus* clinical samples in the Netherlands. J Med Microbiol 2007;56:491–494.

567. Van Meensel B, Frans J, Laffut, et al. Multicenter validation of the Clearview Exact PBP2a test. Abstracts of the 21st European Congress of Clinical Microbiology and Infectious Diseases, Milan, Italy, 2011.

568. Van Veen SQ, Claas EC, Kuijper EJ. High throughput identification of bacteria and yeast by matrix-assisted laser desorption/ionization time of flight mass spectrometry in conventional medical microbiology laboratories. J Clin Microbiol 2010;48:900–907.

569. Varaldo PE, Kilpper-Balz R, Biavasco F, et al. Staphylococcus delphini sp. nov., a coagulase-positive species isolated from dolphins. Int J Syst Bacteriol 1988;38:436–439.

570. Vardakas KZ, Kontopidis I, Gkegkes ID, et al. Incidence, characteristics, and outcomes of patients with bone and joint infections due to community-associated methicillin-resistant Staphylococcus aureus: a systematic review. Eur J Clin Microbiol Infect Dis 2013;32(6):711–721. doi: 10.1007/s10096-012-1807-3.

571. Vayalumkal J, Suth K, Toye B, et al. Necrotizing pneumonia and septic shock: suspecting CA-SARM in patients presenting to Canadian emergency departments. Can J Emerg Med 2007;9:300–303.

572. Veach LA, Pfaller MA, Barrett M, et al. Vancomycin resistance in Staphylococcus haemolyticus causing colonization and bloodstream infection. J Clin Microbiol 1990;28:2064–2068.

573. Venkatesh MP, Placencia F, Weisman LE. Coagulase negative staphylococcal infections in the neonate and child: an update. Semin Pediatr Infect Dis 2006;17:120–127.

574. Ventura CL, Malachowa N, Hammer CH, et al. Identification of a novel Staphylococcus aureus two-component leukotoxin using cell surface proteomics. PLoS One 2010;5:e11634. doi: 101371/journal.pone.0011634.

575. Verdier I, Durand G, Bes M, et al. Identification of the capsular polysaccharides in Staphylococcus aureus clinical isolates by PCR and agglutination tests. J Clin Microbiol 2007;45:725–729.

576. Verdon J, Girardin N, Lacombe C, et al. δ-hemolysin, an update on a membrane-interacting peptide. Peptides 2009;30:817–823.

577. Vernozy-Rozand C, Mazuy C, Meugnier H, et al. Staphylococcus fleurettii sp. nov., isolated from goat's milk cheeses. Int J Syst Evol Microbiol 2000;50:1521–1527.

578. Vinh DC, Nichol KA, Rand F, et al. Not so pretty in pink: Staphylococcus cohnii masquerading as methicillin-resistant Staphylococcus aureus on chromogenic media. J Clin Microbiol 2006;44:4623–4624.

579. Von Eiff C, Becker K, Machka K, et al. Nasal carriage as a source of Staphylcoccus aureus bacteremia. N Engl J Med 2001;344:11–16.

580. VonEiff C, Friedrich AW, Peters G, et al. Prevalence of genes encoding for members of the staphylococcal leukotoxin family among clinical isolates of Staphylococcus aureus. Diagn Microbiol Infect Dis 2004;49:157–162.

581. Von Eiff C, Jansen B, Kohnene W, et al. Infections associated with medical devices, pathogenesis, management, and prophylaxis. Drugs 2005;65:179–214.

582. Von Eiff C, Taylor KL, Mellmann A, et al. Distribution of capsular and surface polysaccharide serotypes of Staphylococcus aureus. Diagn Microbiol Infect Dis 2007;58:297–302.

583. Wadhwani M, D'souza P, Jain R, et al. Conjunctivitis in the newborn: a comparative study. Indian J Pathol Microbiol 2011;54:254–257.

584. Walev I, Weller U, Strauch S, et al. Selective killing of human monocytes and cytokine release provoked by sphingomyelinase (β-toxin) of Staphylococcus aureus. Infect Immun 1996;64:2974–2979.

585. Wallet F, Stuit L, Boulanger E, et al. Peritonitis due to Staphylococcus sciuri in a patient on continuous ambulatory peritoneal dialysis. Scand J Infect Dis 2000;32:697–698.

586. Wang A, Athan E, Pappas PA, et al. Contemporary clinical profile and outcome of prosthetic valve endocarditis. JAMA 2007;297:1354–1361.

587. Wang KW, Chang WN, Shih TY, et al. Infection of cerebrospinal fluid shunts: causative pathogens, clinical features, and outcomes. Jpn J Infect Dis 2004;57:44–48.

588. Wang R, Braughton KR, Kretschmer D, et al. Identification of novel cytolytic peptides as key virulence determinants for community associated SARM. Nat Med 2007;13:1510–1514.

589. Wang SM, Liu CC, Tseng HW, et al. Staphylococcus capitis bacteremia of very low birth weight premature infants at neonatal intensive care units: clinical significance and antimicrobial susceptibility. J Microbiol Immunol Infect 1999;32:26–32.

590. Wassenberg MW, Kluytmans JA, Box AT, et al. Rapid screening of methicillin-resistant Staphylococcus aureus using PCR and chromogenic agar: a prespective study to evaluate costs and effects. Clin Microbiol Infect 2010;16:1754–1761.

591. Wassenberg M, Kluytmans J, Erdkamp E, et al. Costs and benefits of rapid screening of methicillin-resistant Staphylococcus aureus carriage in intensive care units: a prospective multicenter study. Crit Care 2012;16:R22.

592. Watkins RR, David MZ, Salata RA. Current concepts of the virulence mechanisms of methicillin-resistant Staphylococcus aureus. J Med Microbiol 2012;61:1179–1193.

593. Webster JA, Bannerman TL, Hubner RJ, et al. Identification of the Staphylococcus sciuri species group with EcoR1 fragments containing rRNA sequences and description of Staphylococcus vitulus sp. nov. Int J Syst Bacteriol 1994;44:454–460.

594. Weese JS, Poma R, James F, et al. Staphylococcus pseudintermedius necrotizing fasciitis in a dog. Can Vet J 2009;50:655–656.

595. Weinstein MP, Towns ML, Quartey SM, et al. The clinical significance of positive blood cultures in the 1990s: a prospective comprehensive evaluation of the microbiology, epidemiology, and outcome of bacteremia and fungemia in adults. Clin Infect Dis 1997;24:584–602.

596. Weist K, Cimbal AK, Lecke C, et al. Evaluation of six agglutination tests for Staphylococcus aureus identification depending upon local prevalence of methicillin-resistant S. aureus (SARM). J Med Microbiol 2006;55:283–290.

597. Wendt C, Havill NL, Chapin KC, et al. Evaluation of a new selective medium, BD BBL. CHROMagar SARM II, detection of methicillin-resistant Staphylococcus aureus in different specimens. J Clin Microbiol 2010;48:2223–2227.

598. Wertheim HF, Walsh E, Choudhurry R, et al. Key role for clumping factor B in Staphylococcus aureus nasal colonization of human. PLoS Med 2008;5:e17.

599. Westblom TU, Gorse GJ, Milligan TW, et al. Anaerobic endocarditis caused by Staphylococcus saccharolyticus. J Clin Microbiol 1990;28:2818–2819.

600. Widerstrom M, Wistrom J, Ferry S, et al. Molecular epidemiology of Staphylococcus saprophyticus isolated from women with uncomplicated community-acquired urinary tract infection. J Clin Microbiol 2007;45:1561–1564.

601. Widerstrom M, Wistrom J, Sjostedt A, et al. Coagulase-negative staphylococci: update on the molecular epidemiology and clinical presentation, with a focus on Staphylococcus epidermidis and Staphylococcus saprophyticus. Eur J Clin Microbiol Infect Dis 2012;31:7–20.

602. Wisplinghoff H, Bischoff T, Tallent SM, et al. Nosocomial bloodstream infections in U.S. hospitals: analysis of 24,179 cases from a prospective nationwide surveillance study. Clin Infect Dis 2004;39:309–317.

603. Wolk DM, Hilbert LD. Bloodstream pathogens: rapid identification using PNA FISH. Clin Lab News 2011;37:1–10.

604. Wolk DM, Marx JL, Dominquez L, et al. Comparison of SARMSelect agar, CHROMagar methicillin-resistant Staphylococcus aureus (SARM) medium, and Xpert SARM PCR for detection of SARM in Nares: diagnostic accuracy for surveillance samples with various bacterial densities. J Clin Microbiol 2009;47:3933–3936.

605. Wolk DM, Picton E, Johnson D, et al. Multicenter evaluation of the Cepheid Xpert Methicillin-Resistant Staphylococcus aureus (SARM) test as a rapid screening method for detection of SARM in nares. J Clin Microbiol 2009;47:756–764.

606. Wolk DM, Struelens MJ, Panchioli P, et al. Rapid detection of Staphylococcus aureus and methicillin-resistant S. aureus (SARM) in wound specimens and blood cultures: multicenter preclinical evaluation of the Cepheid Xpert SARM/SA skin and soft tissue and blood culture assays. J Clin Microbiol 2009;47:823–826.

607. Wong VW, Lai TY, Chi AC, et al. Pediatric ocular surface infections: a 5-year review of demographics, clinical features, risk factors, and microbiological results. Cornea 2011;30:995–1002.

608. Wu S, de Lencastre H, Tomasz A. Genetic organization of the mecA region in methicillin-susceptible and methicillin-resistant strains of Staphylococcus sciuri. J Bacteriol 1998;180:236–242.

609. Wu S, Piscitelli C, de Lencastre H, et al. Tracking the evolutionary origin of the methicillin resistance gene: cloning and sequencing of a homologue of mecA from a methicillin susceptible strain of Staphylococcus sciuri. Microb Drug Resist 1996;2:435–441.

610. Wu X, Yu C, Wang X. A case of Staphylococcus saccharolyticus pneumonia. Int J Infect Dis 2009;13:e43–e46.

611. Yamasaki O, Yamaguchi T, Sugai M, et al. Clinical manifestations of staphylococcal scalded skin syndrome depend on serotypes of exfoliative toxins. J Clin Microbiol 2005;43:1890–1893.

612. Yamashita S, Yonemura K, Sugimoto R, et al. Staphylococcus cohnii as a cause of multiple brain abscesses in Weber-Christian disease. J Neurol Sci 2005;238:97–100.

613. Yamazumi T, Furuta I, Diekema DJ, et al. Comparison of the Vitek gram-positive susceptibility 106 card, the SARM Screen latex agglutination test, and mecA analysis for detecting oxacillin resistance in a geographically diverse collection of clinical isolates of coagulase-negative staphylococci. J Clin Microbiol 2001;39:3633–3636.

614. Yebenes JC, Serra-Prat M, Miro G, et al. Differences in time to positivity can affect the negative predictive value of blood cultures drawn through a central venous catheter. Intensive Care Med 2006;32:1442–1443.

615. Yonezawa M, Takahata M, Banzawa-Futakuchi N, et al. DNA gyrase *gryA* mutations in quinolone-resistant clinical isolates of *Staphylococcus haemolyticus*. Antimicrob Agents Chemother 1996;40:1065–1066.

616. Yousri T, Hawari M, Saad R, et al. *Kytococcus schroeteri* prosthetic valve endocarditis. BMJ Case Rep 2010. doi: 10.1136/bcr.06.2010.3064.

617. Zecconi A, Scali F. *Staphylococcus aureus* virulence factors in evasion from innate immune defenses in human and animal disease. Immunol Lett 2013. http://dx.doi.org/10.1016/j.imlet.2013.01.004.

618. Zhang Y, Agida S, LeJeune JT. Diversity of staphylococcal cassette chromosome in coagulase-negative staphylococci from animal sources. J Appl Microbiol 2009;107:1375–1383.

619. Zinkernagel AS, Zinkernagel MS, Elzi MV, et al. Significance of *Staphylococcus lugdunensis* bacteremia: report of 28 cases and review of the literature. Infection 2008;36:314–321.

620. Zong Z. The newly recognized species *Staphylococcus massiliensis* is likely to be part of the human skin microflora. Antonie Van Leeuwenhoek 2012;101:449–451.

621. Zong Z, Peng C, Lu X. Diversity of SCC*mec* elements in methicillin-resistant coagulase-negative staphylococci clinical isolates. PLoS One 2011;6:e20191. doi: 10.1371/journal.pone.0020191

## CAPÍTULO 13

Cocos grampositivos

Parte II. Estreptococos, enterococos y bacterias "similares a estreptococos"

Detección de enterococos
  resistentes a vancomicina
Identificación de especies
  de *Enterococcus*
Identificación de especies
  de *Abiotrophia* y *Granulicatella*
Identificación de especies
  de *Aerococcus* y *Helcococcus*
Identificación de especies
  de *Leuconostoc, Pediococcus*
  y *Tetragenococcu*s

Identificación de especies
  de *Gemella*
Identificación de especies
  de *Vagococcus*
Identificación de especies
  de *Alloiococcus, Globicatella,
  Facklamia, Dolosigranulum,
  Ignavigranum* y *Dolosicoccus*
Identificación de especies
  de *Lactococcus*

**Sistemas comerciales de identificación
de estreptococos, enterococos
y bacterias "similares
a *Streptococcus*"**
Vitek 2
Phoenix (Becton-Dickinson
  Diagnostic Systems, Sparks, MD)

Los estreptococos, enterococos y bacterias similares a *Strepto-coccus* son bacilos grampositivos catalasa negativos que tienden a crecer en pares y cadenas (lám. 13-1B). La detección de enzimas del citocromo con la prueba de la catalasa distingue a los miembros de los diferentes grupos de especies de micrococos y estafilococos (catalasa positivos) de los estreptococos, enterococos y bacterias "similares a *Streptococcus*", que son catalasa negativas. Como sucede con otros grupos microbianos, la clasificación y taxonomía de los estreptococos y bacterias similares han cambiado radicalmente con las descripciones de varios nuevos géneros de cocos catalasa negativos. Estos cambios tienen más que importancia académica para los microbiólogos clínicos en el siglo XXI, ya que se están aislando de infecciones humanas con mayor regularidad microorganismos antes poco frecuentes pertenecientes a estos grupos, aunque aún no se comprende el potencial patógeno de especies anteriores y descritas recientemente, y se investigan de manera activa.

La aplicación de los métodos de taxonomía molecular y la descripción de varios nuevos géneros de cocos grampositivos catalasa negativos han dado lugar a una reorganización completa de la taxonomía de los estreptococos en comparación con lo publicado en la edición de 1984 del *Manual de bacteriología sistemática de Bergey*. Inicialmente se utilizaron métodos moleculares, como hibridación de ADN-ADN, hibridación de ADN-ARNr (ARN ribosómico) y secuenciación de la subunidad pequeña de ARNr (16S) para validar la división de la familia *Streptococcaceae* en los géneros *Streptococcus, Enterococcus* y *Lactococcus*, que actualmente se aplica a estreptococos viridans, enterococos y otros aislamientos catalasa negativos descritos recientemente, a fin de determinar sus relaciones con estos tres géneros.[71] En la nueva edición del *Manual de Bergey*, los cocos grampositivos catalasa negativos de origen humano se clasifican entre las seis familias en el orden propuesto "*Lactobacillales*" y una familia en el orden *Bacillales*, ambos en la clase propuesta "Bacilos" del filo *Firmicutes* (recuadro 13-1). El género *Streptococcus*, que contiene los patógenos humanos más importantes, puede dividirse a nivel operativo en siete grupos, como se muestra en el recuadro 13-2.

RECUADRO 13-1

Clasificación actual de estreptococos, enterococos y bacterias "*similares a estreptococos*"

Orden	Familia	Género
Lactobacillales	*Streptococcaceae*	*Streptococcus, Lactococcus*
	Enterococcaceae	*Atopobacter, Bavaricoccus, Catellicoccus, Enterococcus, Melissococcus, Pilibacter, Tetragenococcus, Vagococcus*
	Aerococcaceae	*Abiotrophia, Aerococcus, Dolosicoccus, Eremococcus, Facklamia, Globicatella, Ignavigranum*
	Leuconostocaceae	*Leuconostoc, Oenococcus, Weissella*
	Lactobacillaceae	*Pediococcus*
	Carnobacteriaceae	*Alloiococcus, Dolosigranulum, Granulicatella*
Bacillales	*Staphylococcaceae*	*Gemella, Macrococcus*

Los microorganismos indicados en esta tabla pertenecen al dominio *Bacteria*, filo *Firmicutes*, clase "Bacilos".

13-2

RECUADRO

Clasificación de grupos de especies de *Streptococcus* en función del análisis de secuencias de la subunidad pequeña de ARNr[71]

Miembros del grupo	Hábitat y comentarios
Grupo I. Grupo piógeno	
S. pyogenes (estreptococos β-hemolíticos del grupo A)	Esta especie es un patógeno humano conocido (*véase* el texto).
S. agalactiae (estreptococos β-hemolíticos del grupo B)	*S. agalactiae* es un conocido agente de enfermedades neonatales en particular (*véase* el texto).
S. dysgalactiae subsp. *dysgalactiae* (estreptococos β-hemolíticos de los grupos C y L)	Esta especie estreptocócica causa infecciones en varias especies animales, como cerdos, vacas y humanos (*véase* el texto).
S. dysgalactiae subsp. *equisimilis* (estreptococos β-hemolíticos de los grupos C y L)	Esta especie estreptocócica causa infecciones en varias especies animales, como cerdos, vacas y humanos (*véase* el texto).
S. equi subsp. *equi* (estreptococos β-hemolíticos del grupo C)	Esta especie causa enfermedades principalmente en animales y, en ocasiones, en humanos (*véase* el texto).
S. equi subsp. *ruminatorum*[336]	Esta subespecie descrita recientemente causa mastitis en ovinos y caprinos (*véase* el texto).
S. equi subsp. *zooepidemicus* (estreptococos β-hemolíticos del grupo C)	Muchas especies animales (*véase* el texto).
S. canis (estreptococos de los grupos G, L y M)[284]	Esta especie β-hemolítica se aisló de diversas especies animales, especialmente perros (*véase* el texto).
S. castoreus (reacciona con antisueros del grupo A de Lancefield)[616]	*S. castoreus* se aisló de muestras de heridas, hígado y bazo de un cadáver de castor europeo.
S. didelphis (no del grupo Lancefield)[877]	*S. didelphis* son estreptococos β-hemolíticos aislados de lesiones cutáneas y tejido esplénico, hepático y pulmonar de zarigüeyas que presentaron moretones en la piel y, después, muerte súbita.
S. halichoeri (reacciona con antisueros del grupo B de Lancefield)[615]	Esta especie se describió en muestras de cadáveres y clínicas de varias focas grises en el Reino Unido.
S. hongkongensis[599]	Esta especie descrita recientemente se aisló de peces planos y de una herida en el pulgar de un pescador de 44 años de edad tras una lesión perforante por una aleta de pescado. Esta nueva especie está más directamente relacionada con *S. iniae*, *S. pseudoporcinus*, *S. uberis* y *S. paruberis*.
S. ictaluri (no del grupo Lancefield)[919]	Esta especie se aisló durante una investigación de presunta enfermedad bacteriana en reproductores de bagre de canal (*Ictaluris punctatus*). Los aislamientos se relacionaron con meningitis, miositis, osteólisis y artritis en peces.
S. iniae (la designación no corresponde al grupo Lancefield)[830]	Este patógeno emergente provoca enfermedades en muchas especies de peces y también es patógeno para los humanos (*véase* el texto).
S. phocae (estreptococos de los grupos C y F o no agrupables)[942]	Originalmente, *S. phocae* se describió como una causa de neumonía en focas y, después, de infecciones respiratorias en marsopas. *S. phocae* también causa infecciones septicémicas en el salmón del Atlántico.[871]
S. porcinus (estreptococos de los grupos E, P, U y V)[216]	Especie estreptocócica β-hemolítica encontrada tanto en cerdos como en humanos (los últimos aislamientos ahora se llaman *S. pseudoporcinus*; *véase* el texto).
S. pseudoporcinus (no del grupo Lancefield)[67]	Esta nueva especie de *Streptococcus* fue descrita en 2006. Se encuentra en las vías genitourinarias femeninas y se ha aislado de infecciones sanguíneas y placentarias, así como de heridas infectadas (*véase* el texto).[923] Los métodos fenotípicos no diferencian adecuadamente *S. pseudoporcinus* de *S. porcinus* y es necesaria la secuenciación de ARNr 16S o el gen *rpoB* para la identificación definitiva.[371,923] Es probable que el aislamiento de un microorganismo de las vías genitourinarias femeninas similar a nivel fenotípico a *S. porcinus* sea *S. pseudoporcinus*. Algunos datos indican que la presencia de *S. pseudoporcinus* en las vías genitourinarias de mujeres en edad reproductiva puede contribuir a la patogenia de la rotura prematura de membranas fetales e insuficiencia endocervical.[820] Shewmaker y cols.[923] propusieron que *S. pseudoporcinus* puede dividirse en dos subespecies. *S. pseudoporcinus* subsp. *hominis* crece en NaCl al 6.5%, hidroliza hipurato, utiliza piruvato y es lactosa negativo, mientras que *S. pseudoporcinus* subsp. *lactis* no crece en NaCl al 6.5%, es negativo para

(*continúa*)

	hidrólisis de hipurato y acidificación de piruvato, y produce ácido a partir de lactosa. Los aislamientos humanos pertenecen a la subespecie anterior, mientras que los aislamientos de lácteos y animales constituyen la última subespecie.
S. urinalis (no del grupo de Lancefield)[223]	Esta nueva especie de *Streptococcus* se aisló por primera vez de un cultivo de orina de un paciente con cistitis y dolor abdominal inferior y, posteriormente, de un hemocultivo de un hombre de 60 años de edad con antecedentes de estenosis uretral.[817] Aunque *S. urinalis* es un estreptococo α-hemolítico, se considera miembro del grupo de estreptococos piógenos: *S. pyogenes* y *S. canis* son sus parientes filogénicos más cercanos.

Grupo II. Grupo Mitis/Sanguinis

S. australis[1131]	Primero, *S. australis* se aisló de la saliva de niños que asistieron a un hospital dental en Sídney, Australia. Inicialmente se pensó que se trataba de *S. mitis*, aunque estudios bioquímicos y de hibridación adicionales demostraron que estos aislamientos eran una especie diferente. En el 2011, este microorganismo fue la causa de meningitis bacteriana en un hombre de 77 años de edad.[449]
S. cristatus[422]	*S. cristatus* es un estreptococo bucal inusual, ya que posee mechones de fibrillas cortas ubicados en una posición lateral en la superficie celular que ayuda al microorganismo a coagruparse con otros microorganismos en la placa bacteriana. *S. cristatus* es una causa poco frecuente de endocarditis.[694]
S. danieliae[202]	Esta especie se aisló del ciego de un ratón. El microorganismo tiene una relación genotípica con *S. alactolyticus*, *S. gordonii*, *S. sanguinis* y *S. intermedius*. No reacciona con ningún antisuero de Lancefield y es β-hemolítico.
S. gordonii[556]	Esta especie de estreptococo viridans se encuentra en la cavidad bucal humana y se aisló de infecciones sanguíneas en pacientes con cáncer y endocarditis, líquido sinovial en dos casos de artritis séptica y líquido peritoneal de un paciente con diálisis peritoneal continua ambulatoria (DPCA).[183,421,1158]
S. infantis[545]	*S. infantis* es un miembro del grupo Mitis y se encuentra en dientes y nasofaringe humana.
S. lactarius[681]	Esta especie descrita recientemente se aisló de leche materna de mujeres sanas.
S. massiliensis[383]	Esta especie se basa en un único aislamiento de un hemocultivo. En la secuenciación del gen ARNr 16S, este aislamiento se agrupó con los estreptococos del grupo Mutans, pero las comparaciones de la secuencia del gen *rpoB* y *sodA* situaron al microorganismo en el grupo Mitis/Sanguinis de estreptococos.
S. mitis[556]	*S. mitis* es un estreptococo α-hemolítico que se encuentra en cavidad bucal, tubo digestivo, aparato genital femenino y piel (láms. 13-4F, 13-4G y 13-4H). *S. mitis* es una causa de endocarditis infecciosa y meningitis, especialmente en pacientes con factores de riesgo que incluyen daño valvular previo, dentadura o higiene bucal deficiente, tumores, trasplante de hemocitoblastos, otra enfermedad subyacente (p. ej., anemia hemolítica, alcoholismo, hipertensión o diabetes), tratamientos inmunodepresores (p. ej., corticoesteroides o quimioterápicos), infecciones maxilofaciales (p. ej., sinusitis maxilar) y procedimientos neuroquirúrgicos.[290,585,659,691] Las complicaciones de endocarditis y bacteriemia incluyen fenómenos embólicos, endoftalmitis y osteomielitis.[290,771] *S. mitis* también es una causa de *shock* por estreptococos viridans e insuficiencia respiratoria en pacientes muy inmunodeprimidos con cáncer y receptores de trasplante de hemocitoblastos durante 1-28 días después del trasplante.[179,666] *S. mitis* es una de las especies más aisladas de hemocultivos, mientras aumenta la prevalencia de cepas con menor sensibilidad o resistencia franca a β-lactámicos.[507,577,691] Matsui y cols.[691] informaron de un caso de endocarditis infecciosa por *S. mitis* en el cual el aislamiento fue resistente a todas las penicilinas, cefalosporinas (todas las generaciones), carbapenémicos y eritromicina, mientras que sólo fue sensible a vancomicina, levofloxacino y clindamicina. Se documentó resistencia a levofloxacino en una cepa pansensible de *S. mitis* aislada de sangre y cultivos vítreos en un paciente con endocarditis y endoftalmitis endógena.[290] Se utilizó linezolid con éxito para el tratamiento de endocarditis por *S. mitis*.[759] También se notificó peritonitis fulminante por *S. mitis* en un receptor de DPCA.[720] Algunos aislamientos de *S. mitis* pueden ser sensibles a optoquina, pero no son solubles en bilis o desoxicolato.[259]
S. oligofermentans[1033]	*S. oligofermentans* se describió por primera vez en el 2003 cuando se aisló de placa bacteriana y saliva de pacientes con carcinoma nasofaríngeo. En el 2009, se documentó como causa de un absceso en el antebrazo izquierdo complicado por endocarditis en una mujer de 43 años de edad.[693]

S. oralis[556]	*S. oralis* se aisló de casos de endocarditis de válvula biológica y protésica.[860,1057] *S. oralis* es similar a nivel fenotípico a *S. mitis* y puede diferenciarse con ciertas pruebas enzimáticas (p. ej., β-GLU y NAGA).
S. parasanguinis[1125]	Esta especie se aisló de muestras de vías respiratorias, sangre y orina de humanos, y también se ha relacionado con mastitis asintomática en ovejas.[337] Se notificó endocarditis por *S. parasanguinis* resistente a penicilina en el 2008 y peritonitis por diálisis peritoneal debido a *S. parasanguinis*.[2011.361,882]
S. peroris[545]	*S. peroris* es un miembro más reciente del grupo Mitis y se encuentra en dientes y nasofaringe humana.
S. pneumoniae	*Véase* el texto.
S. pseudopneumoniae	*Véase* el texto.
S. sanguinis[556]	Esta especie se encuentra en la cavidad bucal humana y se aisló de pacientes con endocarditis y como causa de aneurisma micótico.[61,175,539] Algunas de las complicaciones de la diseminación hemática durante las infecciones endocárdicas y sanguíneas son absceso cerebral y artritis séptica.[539,800] Este microorganismo también causó meningitis purulenta en un paciente con cirrosis sometido a ligadura endoscópica de várices esofágicas hemorrágicas.[653] Se han diseñado métodos moleculares (p. ej., sondas de ADN específicas de especies generadas con PCR) para facilitar el estudio de la interacción de *S. sanguinis* y otros estreptococos bucales con la especie cariógena, *S. mutans*.[639] Se ha observado resistencia a β-lactámicos tanto en *S. mitis* como en *S. sanguinis*.[61]
S. sinensis[1142]	Esta especie es parte de la flora bacteriana de la cavidad bucal humana; se aisló por primera vez de hemocultivos de pacientes con endocarditis.[326,1060,1142-1144] Este microorganismo puede portar el antígeno del grupo F de Lancefield.[1143]
S. tigurinus[1169]	Esta especie estreptocócica se describió en el 2012 y se aisló de hemocultivos de pacientes con endocarditis, meningitis y espondilodiscitis.[1169] Está más directamente relacionada con *S. mitis*, *S. pneumoniae*, *S. pseudopneumoniae*, *S. oralis* y *S. infantis*.[1168]
S. troglodytidis[1173]	Esta especie se aisló de un absceso del pie de un chimpancé (*Pan troglodytes*).
Grupo III. Grupo Mutans	
S. cricetus	Esta especie se encuentra en la cavidad bucal de hámsteres, ratas y, en raras ocasiones, humanos.
S. dentapri[992]	Esta especie, descrita en el 2010, se aisló de la cavidad bucal de jabalíes.[389]
S. dentirousetti[994]	Esta especie se aisló de la microflora bucal de murciélagos.
S. devriesei	Esta especie se encuentra en la cavidad bucal de caballos y vacas.
S. downei	Esta especie se encuentra en la cavidad bucal de monos.
S. ferus	Esta especie se encuentra en la cavidad bucal de ratas.
S. macacae	Esta especie se encuentra en la cavidad bucal de monos.
S. mutans[1124]	Esta especie es la causa principal de caries dental en humanos. Los aislamientos de *S. mutans* producen enzimas de glucosiltransferasa que sintetizan los polisacáridos que forman la matriz de la placa dentobacteriana de sacarosa en la dieta (*véase* el texto).
S. orisratti[1176]	Esta especie se encuentra en la cavidad bucal de ratas Sprague-Dawley. Estudios filogénicos de los 35 serotipos de *S. suis* dieron a conocer que los tipos 32 y 34 eran lejanos a otros y, cuando se realizaron otros estudios de secuenciación, estos dos serotipos de *S. suis* en realidad eran de *S. orisratti*.[455]
S. orisuis[993]	Esta especie estreptocócica se aisló de la cavidad bucal de cerdos.
S. ratti	Esta especie se encuentra en la cavidad bucal de ratas (y, en ocasiones, humanos).
S. sobrinus	Esta especie constituye una parte de los estreptococos cariógenos encontrados en la cavidad bucal humana.
S. ursoris[926]	Esta especie estreptocócica se cultivó de la cavidad bucal de osos.
Grupo IV. Grupo Salivarius	
S. hyointestinalis[285]	Esta especie se aisló del intestino de cerdos y se describió en 1988.
S. infantarius[901]	*S. infantarius* se aisló de humanos y alimentos. Las cepas de *S. infantarius* también se incluyen en el grupo Bovis, porque algunas son positivas para bilis esculina.

(*continúa*)

S. salivarius[1124]	Esta especie se encuentra en la cavidad bucal y saliva de humanos. *S. thermophilus* se relaciona con *S. salivarius*, y puede ser una subespecie de *S. salivarius* o una especie distinta.
S. thermophilus	Esta especie se encuentra en productos lácteos.
S. trolodytae[781]	Esta especie se aisló de la cavidad bucal de un chimpancé. Se demostró que *S. mutans* es la especie más directamente relacionada.
S. vestibularis[1128]	Esta especie se aisló por primera vez de la mucosa vestibular de la cavidad bucal humana. En el 2010 se aisló de una mujer de 65 años como causa de endocarditis de válvula aórtica biológica y espondilodiscitis.[1050]

Grupo V. Grupo Anginosus

S. anginosus	Humanos (*véase* el texto).
Subespecies de *S. constellatus*	Humanos (*véase* el texto).
S. intermedius	Humanos (*véase* el texto).

Grupo VI. Grupo Bovis

S. bovis/S. equinus	Estos aislamientos se encuentran en el aparato genitourinario y tubo digestivo de ganado y caballos.
S. caballi[714]	Esta especie y *S. henryii* se aislaron de caballos con laminitis inducida de manera experimental, una grave enfermedad del pie equino asociada con el consumo excesivo de hidratos de carbono.
S. gallolyticus subsp. *gallolyticus* (*S. bovis I*)	*Véase* el texto.
S. gallolyticus subsp. *macedonicus*[675,1048] (antes *S. macedonicus"* y *S. waius*)	*S. gallolyticus* subsp. *macedonicus* se encuentra en quesos y otros productos lácteos. Originalmente, *S. macedonicus* se llamó *S. waius* y después *S. macedonicus*, antes de incorporarse como una subespecie de *S. gallolyticus* en el grupo Bovis (*véase* el texto).
S. gallolyticus subsp. *pasteurianus* (*S. bovis II.2*)	*Véase* el texto.
S. henryi[714]	*S. henryii* y *S. caballi* se aislaron de caballos con laminitis inducida de manera experimental, una grave enfermedad del pie equino asociada con consumo excesivo de hidratos de carbono. Esta especie reacciona con antisueros del grupo D de Lancefield.[714]
S. infantarius subsp. *coli*	Cerdos, perros y pollos.
S. infantarius subsp. *infantarius* (*S. bovis II.1*)	Humanos y ganado.

Grupo VII. Otros estreptococos

S. acidominimus	Las cepas de *S. acidominimus* se caracterizaron mal desde la descripción de la especie original en 1922. Un nuevo análisis de cepas de *S. acidominimus* aisladas de humanos determinó la verdadera identidad de estos aislamientos como *Facklamia sourekii*.[220] Este microorganismo se aisló de ganado, aves y humanos. Las infecciones por *S. acidominimus* en humanos han incluido neumonía con empiema, pericarditis, meningitis, endocarditis, otitis media y absceso cerebral.[48,115,236,342,991]
S. entericus[1088]	Esta especie α-hemolítica se aisló de muestras intestinales obtenidas de una vaca con enteritis catarral, un implacable síndrome diarreico grave en terneros.
S. gallinaceus[222]	Esta especie se aisló por primera vez de hemocultivos de pollos de engorda con sepsis y posteriormente se documentó como causa importante de sepsis y endocarditis en parvadas en Dinamarca.[164,222] En el 2006, *S. gallinaceus* se aisló del hemocultivo del trabajador de un matadero con síndrome febril en Nueva Zelanda.[50]
S. hyointestinalis	Esta especie se aisló del intestino de cerdos.
S. hyovaginalis[286]	Esta especie se aisló de muestras vaginales de cerdas.
S. marimammalium[614]	Esta especie se aisló de muestras respiratorias obtenidas de focas grises y focas comunes.
S. merionis[1010]	Esta especie se aisló de vesículas parasitarias inoculadas en la cavidad peritoneal de jerbos de Mongolia para estudiar la fase larvaria de *E. multilocularis*.
S. minor[1072]	Esta especie α-hemolítica se aisló de amígdalas, frotis anales y heces de perros, y de tejidos de las amígdalas de un gato y un becerro.

S. ovis[224]	Esta especie se basa en siete aislamientos de muestras de pared torácica, ombligo, abscesos abdominales y pulmonares, y líquido sinovial de ovejas.
S. pluranimalium[287]	Esta especie es inusual en cuanto a que las cepas se aislaron de varios animales, como ganado (aparato genital, mastitis y pulmón), pulmones y buches de canarios, así como tejidos de amígdalas de ganado, una cabra y un gato. Esta especie fue la causa de un brote de endocarditis y septicemia en gallinas.[438]
S. plurextorum[1087]	Esta especie se aisló de tejidos pulmonar y renal de cerdos que murieron de neumonía y septicemia.
S. porci[1091]	Este microorganismo se aisló de muestras de tejidos pericárdicos y ganglios linfáticos bronquiales de cerdos con pericarditis y neumonía, respectivamente. Esta especie reacciona con antisueros del grupo D de Lancefield.
S. porcorum[1092]	Esta especie, descrita en el 2011, se aisló de cerdos salvajes y domésticos.[389] Está más directamente relacionada con *S. suis*.
S. rupicaprae[1090]	Esta especie estreptocócica se aisló de muestras clínicas de un rebeco pirenaico.
S. suis (grupos R, S y T de Lancefield)	Esta nueva especie es causa de enfermedad en lechones y ganado, y está surgiendo como un agente en enfermedades humanas (*véase* el texto).
S. thoraltensis[286]	Esta especie se aisló del contenido intestinal de un cerdo.
S. uberis/S. paruberis[761]	*S. uberis* y *S. paruberis* son causas de mastitis bovina y no se han aislado de humanos. Estas especies no pueden distinguirse entre sí con criterios fenotípicos, y se crearon sondas moleculares específicas de especies para ambos microorganismos. Los aislamientos humanos identificados a nivel fenotípico como *S. uberis* se identificaron de nuevo como *G. sanguinis*.[761] *S. paruberis* es una causa de estreptococosis en platijas de oliva. Algunos aislamientos portan el antígeno del grupo E de Lancefield, mientras otros no son agrupables.

Características generales de los estreptococos

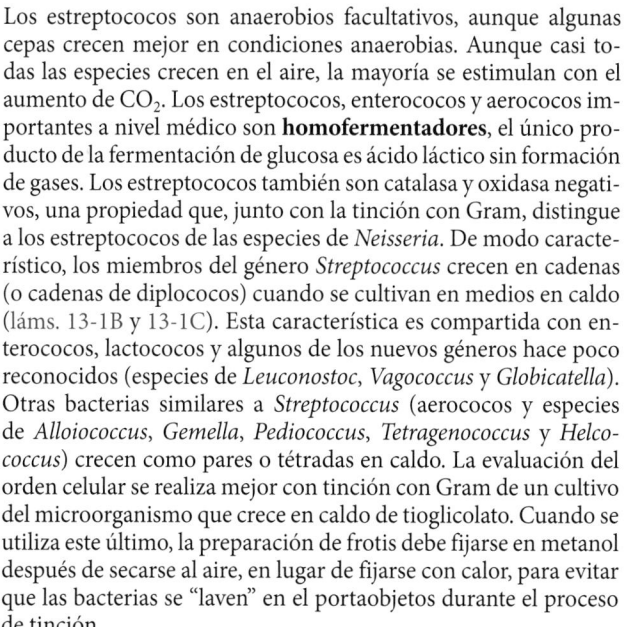

Los estreptococos son anaerobios facultativos, aunque algunas cepas crecen mejor en condiciones anaerobias. Aunque casi todas las especies crecen en el aire, la mayoría se estimulan con el aumento de CO_2. Los estreptococos, enterococos y aerococos importantes a nivel médico son **homofermentadores**, el único producto de la fermentación de glucosa es ácido láctico sin formación de gases. Los estreptococos también son catalasa y oxidasa negativos, una propiedad que, junto con la tinción con Gram, distingue a los estreptococos de las especies de *Neisseria*. De modo característico, los miembros del género *Streptococcus* crecen en cadenas (o cadenas de diplococos) cuando se cultivan en medios en caldo (láms. 13-1B y 13-1C). Esta característica es compartida con enterococos, lactococos y algunos de los nuevos géneros hace poco reconocidos (especies de *Leuconostoc*, *Vagococcus* y *Globicatella*). Otras bacterias similares a *Streptococcus* (aerococos y especies de *Alloiococcus*, *Gemella*, *Pediococcus*, *Tetragenococcus* y *Helcococcus*) crecen como pares o tétradas en caldo. La evaluación del orden celular se realiza mejor con tinción con Gram de un cultivo del microorganismo que crece en caldo de tioglicolato. Cuando se utiliza este último, la preparación de frotis debe fijarse en metanol después de secarse al aire, en lugar de fijarse con calor, para evitar que las bacterias se "laven" en el portaobjetos durante el proceso de tinción.

La composición de la pared celular de los estreptococos es similar a la de otras bacterias grampositivas al tener principalmente peptidoglicano, en el que se embeben varios hidratos de carbono, ácidos teicoicos, lipoproteínas y antígenos de proteína de superficie (*véase* el cap. 5). Algunas especies estreptocócicas pueden clasificarse a nivel serológico en función de antígenos de hidratos de carbono de la superficie celular. La investigación pionera de Rebecca Lancefield estableció el sistema de agrupamiento de Lancefield de estreptococos β-hemolíticos (lám. 13-3A). Los antígenos detectados en el sistema de agrupamiento de Lancefield son polisacáridos de la pared celular (como en los estreptococos humanos de los grupos A, B, C, F y G) o ácidos lipoteicoicos de la pared celular (estreptococos y especies de *Enterococcus* del grupo D). Originalmente, estos antígenos de agrupación de la pared celular se extrajeron con ácido clorhídrico diluido o ácido nitroso, formamida o autoclave, y los grupos se determinaron con reacciones de precipitina capilar. Los kits de agrupación de estreptococos comercialmente disponibles utilizan técnicas de extracción enzimática, coaglutinación o aglutinación de partículas de látex para la detección de antígenos (lám. 13-1G). Otros estreptococos, en particular los miembros de los grupos de estreptococos viridans, no poseen ninguno de los antígenos reconocidos de agrupación de pared celular de Lancefield, aunque algunas cepas pueden poseer antígenos similares que reaccionen de forma cruzada con antisueros específicos del grupo de estreptococos β-hemolíticos. Los estreptococos viridans bien estudiados, como el microorganismo cariógeno *S. mutans*, se han dividido en serotipos con base en sus propios antígenos de hidratos de carbono de la pared celular. Posteriormente, los diversos serotipos de *S. mutans* pasaron al estatus de especie y ahora comprenden el "grupo Mutans" de estreptococos bucales.

Estreptococos β-hemolíticos del grupo A (*Streptococcus pyogenes*)

Los estreptococos patógenos tienen varias características que contribuyen a su virulencia. En particular, los mecanismos de virulencia de los estreptococos β-hemolíticos del grupo A (*S. pyogenes*) se han estudiado más a fondo. Este microorganismo todavía es un patógeno humano sumamente importante, y los únicos reservorios conocidos de estreptococos del grupo A en la naturaleza son la piel y las membranas mucosas de humanos. De acuerdo con la Organización Mundial de la Salud (OMS), más de 500 000 personas mueren cada año a causa de graves infecciones por estreptococos del grupo A, en particular enfermedades invasoras, secuelas de fiebre reumática aguda y la consiguiente cardiopatía reumática.[135,276] En los Estados Unidos, cada año se producen 25-35 millones de casos de faringitis por estreptococos del grupo A.[739] También se presentan infecciones por dichos estreptococos con una tasa anual de alrededor de 3.5 casos por cada 100 000 habitantes, lo que se traduce en más de 9 600 casos y 1 100-1 300 muertes al año.[775] Además de infecciones agudas, estos estreptococos se relacionan con dos secuelas no supurativas, fiebre reumática aguda y glomerulonefritis postestreptocócica aguda, que siguen ocurriendo sobre todo en países en vías de desarrollo. Más del 95% de los casi 294 000 casos mortales de cardiopatía reumática en todo el mundo ocurren en países en vías de desarrollo, que también conllevan la abrumadora cifra de otras enfermedades invasoras por estreptococos del grupo A.[135, 964]

Factores de virulencia

La pared celular de los estreptococos β-hemolíticos del grupo A está conformada por un peptidoglicano grueso, junto con **ácidos lipoteicoicos (ALT)** integrales y otras moléculas de superficie relacionadas, como se describe en el capítulo 5. Se considera que los ALT son fundamentales para promover la adhesión inicial de los estreptococos del grupo A a células epiteliales faríngeas, otros tipos de células y proteínas del hospedero, como fibronectina.[247] Además de los ALT, se han descrito varias otras adhesinas de los estreptococos del grupo A, como diversas proteínas fijadoras de fibronectina (p. ej., proteína F1 [proteína fijadora de fibronectina estreptocócica (SfbI, *streptococcal fibronectin-binding protein*)], proteína F2 [SbfII], FPB54 y PFBP).[247,424,504,866] Estas proteínas fijadoras de superficie promueven la adhesión a tipos de células cutáneas y faríngeas. Las proteínas M son importantes en la adhesión a los queratinocitos en la piel a través de la interacción con el cofactor de membrana de los queratinocitos CD46.[780] El antígeno de pared celular del grupo A principal es un polisacárido complejo compuesto de L-ramnosa y *N-acetil*-D-glucosamina en una proporción de 2:1.[90] El antígeno está unido de manera covalente al peptidoglicano. Se desconoce la importancia del antígeno de agrupación de la pared celular como factor de virulencia, aunque el material mismo del peptidoglicano tiene actividad biológica, por ejemplo, inducción de fiebre, necrosis dérmica y cardíaca en animales, lisis de eritrocitos y plaquetas, así como mayor resistencia inespecífica.

Algunas cepas del grupo A poseen una **cápsula** compuesta por ácido hialurónico, un polímero lineal de alto peso molecular conformado por unidades repetitivas de β(1-4)-disacárido enlazado de D-ácido glucurónico y (1-3)-β-D-*N*-acetilglucosamina.[970,1119] Este material es el producto de las enzimas codificadas por un grupo de tres genes, *hasA, B* y *C*, los cuales codifican una sintasa de ácido hialurónico, UDP-glucosa deshidrogenasa y glucosa pirofosforilasa, respectivamente.[19] Estos genes están bien conservados entre cepas de estreptococos del grupo A, y las variaciones en el grado de expresión génica capsular probablemente reflejan las diferencias en la regulación de la transcripción de un gen. Las cepas que expresan al máximo estos genes se observan como mucoides cuando se cultivan en agar sangre de carnero (SBA, *sheep blood agar*).[1121] Al parecer, dos productos génicos, **CrsS** y **CrsR**, funcionan como un sistema regulador de dos componentes capaz de aumentar o disminuir el grado de encapsulación mediante la regulación por incremento o reducción de la expresión del gen *has*.[634] Desde el punto de vista químico, este material de hialuronato capsular es indistinguible de la sustancia fundamental de tejido conectivo, lo que puede explicar la falta de inmunogenicidad de esta sustancia en el hospedero infectado. Cuando se realiza *in vitro*, la producción capsular es máxima durante el crecimiento logarítmico, y los microorganismos mudan sus cápsulas a medida que entran en la fase estacionaria de crecimiento; esta pérdida probablemente se deba a la elaboración de **hialuronidasa** durante las últimas etapas de la fase de crecimiento logarítmico. La cápsula de ácido hialurónico funciona para ayudar a los microorganismos a resistir la destrucción dependiente de complemento por parte de las células fagocíticas. En modelos con animales, se demostró que la cápsula de ácido hialurónico contribuye a la capacidad de los estreptococos del grupo A para producir infecciones invasoras de tejidos blandos.[38] La cápsula también influye en la capacidad de los estreptococos del grupo A para adherirse a las células epiteliales al modular la interacción de la proteína M y otras moléculas superficiales y servir como ligando para enlazarse al receptor CD44 en la superficie de la célula epitelial.[907,1119]

El principal factor de virulencia de los estreptococos del grupo A es un antígeno de superficie celular designado **proteína M**,[90, 709,777] la cual es de tipo fibrilar, ácida, termoestable y lábil a tripsina, y se relaciona con la superficie exterior de la pared celular. Las proteínas M se componen de dos cadenas polipeptídicas complejas unidas en una configuración en espiral-espiral α-helicoidal.[343] Están unidas a la membrana celular, se extienden a través de la capa de peptidoglicano y se proyectan desde la superficie de las células bacterianas (fig. 13-1). La secuencia de aminoácidos y la estructura del extremo carboxilo terminal de la molécula se encuentra dentro de la membrana y la pared celulares del microorganismo, y se conserva bien entre las cepas del grupo A. El extremo *N*-terminal se extiende más allá de la superficie celular y termina con una secuencia de aproximadamente 11 residuos de aminoácidos. Esta secuencia terminal varía entre aislamientos clínicos y constituye la base para la clasificación serológica de Lancefield de estreptococos del grupo A. Las cepas ricas en proteína M son resistentes a fagocitosis y destrucción intracelular por parte de células polimorfonucleares, lo cual permite que los microorganismos persistan en tejidos infectados; las células que carecen de proteína M demostrable se fagocitan y destruyen fácilmente.[90] Al parecer, la proteína M ejerce sus efectos antifagocíticos al interferir con la opsonización de las células bacterianas mediante la inhibición de las vías de complemento clásicas y alternas. Esta proteína también es capaz de formar complejos con fibrinógeno que, por lo tanto, se unen a las integrinas β2 de los neutrófilos. Esta unión activa la liberación de mediadores inflamatorios que inducen exudación vascular, un componente patológico del síndrome de *shock* estafilocócico.[447] Algunas proteínas M pueden actuar como superantígenos con la consiguiente proliferación de linfocitos T y la liberación de citocinas, mientras que otras tradicionalmente "reumatógenas" inducen la formación de anticuerpos con una reacción cruzada a varias proteínas de células de hospederos mamíferos, como miosina, laminina y queratina.[709] Finalmente,

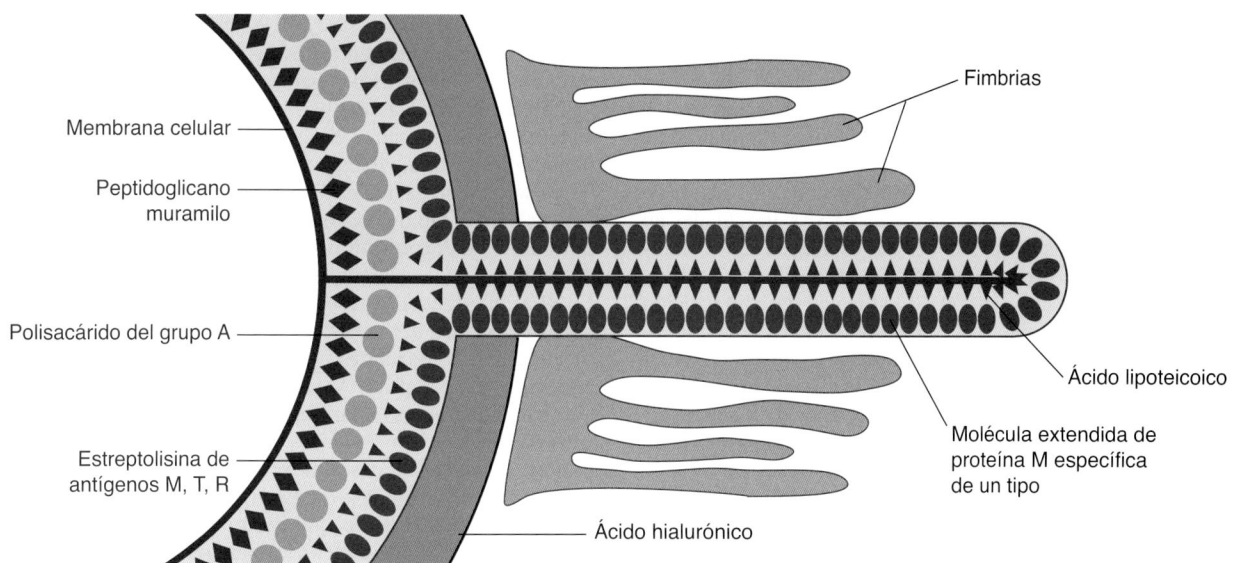

■ **FIGURA 13-1** Principales determinantes antigénicos conocidos en la superficie de los estreptococos virulentos encapsulados del grupo A.

emergen los anticuerpos contra los tipos M más prevalentes y, con el desarrollo de la inmunidad colectiva, estos tipos desaparecen y surgen otros que se expanden mediante una mayor transmisión. La tipificación serológica M suele realizarse en extractos de ácido caliente de estreptococos del grupo A mediante técnicas de inmunodifusión en precipitinas capilares o gel de agarosa. Las cepas del grupo A sólo expresan un único tipo de antígeno M y se identificaron 93 serotipos M diferentes con estos métodos.[318] La clonación del gen de la proteína M, llamado *emm*, derivó en la ampliación y normalización de la tipificación *emm* para remplazar el método serológico convencional. En consecuencia, actualmente existen más de 200 tipos conocidos de *emm*. El sistema de tipificación de *emm* se realiza mediante un análisis de secuencia de los residuos de nucleótidos NH2-terminales y ha permitido la identificación de más de 124 genotipos reconocidos de *emm*.[323] La definición de una nueva secuencia de tipo *emm* se basa en la identificación de más de 160 bases de nucleótidos en el extremo 5' de la región hipervariable. Los diferentes tipos de *emm* tendrán una homología de secuencia inferior al 80% con respecto a otros.

Desde su introducción, la tipificación de *emm* se ha utilizado en varios estudios poblacionales amplios en los Estados Unidos, Canadá y otros países. Estos análisis han demostrado diferencias en la distribución del tipo *emm* a nivel mundial. Se observaron similitudes en los tipos *emm* en países de mayores ingresos (Europa, Norteamérica, zona urbana de Australia, Nueva Zelanda y Japón), mientras la mayor diversidad en el tipo *emm* ocurrió en África, poblaciones indígenas de Australia y la región de las islas del Pacífico.[963,964] El análisis de secuencias de aminoácidos de proteínas M de muchos tipos también identificó porciones de la molécula de estas proteínas que son frecuentes entre varios tipos, es decir, esta secuencia de aminoácidos se conserva bien. El suero de personas de diferentes áreas geográficas con altas tasas de infecciones estreptocócicas reaccionó con este péptido M conservado en un análisis de inmunoadsorción enzimática (ELISA, *enzyme-linked immunosorbent assay*).[963] Además, los anticuerpos dirigidos contra este péptido fueron capaces de opsonizar estreptococos pertenecientes a varios tipos M. Esta parte muy conservada de la molécula de proteínas M actualmente se encuentra en fase de investigación como un posible antígeno de vacuna contra infecciones estreptocócicas del

grupo A y fiebre reumática.[963,964] El empleo de estas proteínas M se ve cuestionado por el hecho de que, incluso dentro de los tipos establecidos de *emm*, también existen varios subtipos. Por ejemplo, un análisis de más de 300 cepas de *emm3* de tres epidemias por estreptococos del grupo A en Canadá indicó que fueron causadas por subtipos diferentes de *emm3* en poblaciones anteriormente inmunes.[74]

Además de la proteína M, se han identificado varias otras proteínas de superficie celular relacionadas en estreptococos del grupo A, y los genes que codifican estas moléculas (p. ej., *enn, mrp, arp, fcrA* y *protH*) se agruparon como miembros de la "superfamilia del gen *emm*".[517] Además de la proteína M, algunos estreptococos tienen otras proteínas "similares a M" (p. ej., la proteína Spa de 18 estreptococos del grupo A tipo M) y han demostrado contribuir a la virulencia de éstos y a aumentarla.[704] Al parecer, estas moléculas actúan en conjunto con proteínas M para ayudar a los microorganismos a resistir la fagocitosis. Las moléculas similares a la proteína M también son capaces de unirse a varias proteínas del hospedero, como plasminógeno y fibrinógeno, y mediante esta interacción también ejercen efectos antiopsónicos. Las secuencias de los tipos reconocidos de *emm* pueden encontrarse en el sitio web http://www.cdc.gov/nci-dod/biotech/infotech_hp.html.

El **factor de opacidad** es otro antígeno de superficie celular relacionado con la proteína M de estreptococos del grupo A, que es un factor de virulencia. El factor de opacidad es una α-lipoproteinasa capaz de opacificar medios con suero de mamíferos. Los anticuerpos dirigidos contra el factor de opacidad son específicos al inhibir la reacción de opacidad del tipo M que la produce, de forma que la tipificación del factor de opacidad puede utilizarse como una reacción complementaria de tipificación. El factor de opacidad se observa con cepas pertenecientes a 29 tipos M distintos y puede detectarse en aquellos tipos incluso si la reactividad específica de tipo M se pierde o no puede detectarse (p. ej., la presencia del factor de opacidad sólo se relaciona con tipos M específicos). Por lo tanto, las reacciones factor de opacidad positivas y negativas se asocian de manera constante con tipos M específicos. El factor de opacidad se relaciona principalmente con cepas de estreptococos del grupo A aisladas de infecciones cutáneas.[79]

Estos estreptococos producen dos hemolisinas: estreptolisina O y estreptolisina S. La **estreptolisina O** (SLO, *Streptolysin O*) es lábil al oxígeno, antigénica, se inhibe por colesterol y es tóxica para diversos tipos de células, como leucocitos, monocitos y células cultivadas. Por su labilidad al oxígeno, principalmente es responsable de la β-hemólisis observada alrededor de colonias subsuperficiales de estreptococos del grupo A en placas de vertido o zonas con puntos de las placas de SBA inoculadas en la superficie. Algunos estreptococos de los grupos C y G también producen SLO, misma que existiría en dos formas activas con pesos moleculares de 50 000-70 000 Da; la descomposición de estas moléculas durante la secreción redunda en la forma totalmente activa de SLO con un peso molecular de alrededor de 57 000 Da. La SLO causa la formación de poros en la membrana de células sensibles mediante la unión inicial de monómeros de SLO al colesterol en la membrana celular. Esta unión deriva en un cambio de conformación en la molécula que causa la coagrupación de monómeros adicionales de SLO en la membrana. Al inicio, esta coagrupación forma estructuras con forma de arco en la membrana que terminan volviéndose poros totalmente formados, lo cual provoca la lisis osmótica de la célula afectada. La SLO también induce la desgranulación y lisis de células polimorfonucleares (PMN), inhibe la fagocitosis de macrófagos, afecta la respuesta de los linfocitos a los mitógenos y puede estimular la producción de citocinas. La medición de anticuerpos contra la SLO (títulos de antiestreptolisina O [ASO]) en suero sirve para el diagnóstico retrospectivo de infecciones faríngeas recientes por estreptococos. La respuesta de la ASO tras infecciones cutáneas es deficiente, supuestamente por la inactivación del antígeno por parte del colesterol presente en la piel. En estos casos, los valores anti-ADNasa B son más confiables (*véanse* más detalles posteriormente).

La **estreptolisina S** (SLS, *Streptolysin S*) es estable para el oxígeno, no antigénica y, tal como la SLO, tóxica para diversos tipos de células. Existe en formas intracelulares y unida a la superficie celular, y suele relacionarse con cierto tipo de moléculas portadoras, como albúmina sérica, ARN (ácido ribonucleico) o α-lipoproteína. La SLS, una molécula pequeña que pesa casi 1 800 Da, se produce a su máxima expresión durante el final de la fase logarítmica y al comienzo de las fases estacionarias de crecimiento, y necesita hierro para una producción máxima. En teoría interactúa con fosfolípidos de membrana al ejercer sus efectos tóxicos. Los eritrocitos expuestos a SLS se inflaman y después se someten a lisis debido a la alteración de la barrera osmótica y extravasación de iones de la célula. A diferencia de la SLO, no se observan hendiduras o poros en las membranas celulares afectadas de eritrocitos mediante microscopia electrónica. La SLS es activa en la hemólisis de superficie y subsuperficie cuando los microorganismos se cultivan en SBA. La actividad hemolítica de SLS se inhibe con lipoproteínas séricas y otros fosfolípidos simples. Al igual que la SLO, la SLS es capaz de dañar las membranas de PMN, plaquetas y orgánulos subcelulares internos.

Los estreptococos del grupo A también forman varios productos extracelulares, muchos de los cuales tienen una importancia real o teórica en la virulencia de dichos estreptococos. Las **toxinas pirógenas estreptocócicas** (**TPE**) (particularmente, A y B) son responsables del exantema de la escarlatina y también son los principales determinantes de virulencia en la patogenia del síndrome similar al *shock* tóxico estreptocócico. Se describieron bien tres TPE distintas a nivel inmunológico, designadas *tipos A, B y C*, y también se identificaron y caracterizaron los genes que las codifican. Los genes de TPE A y C (*speA* y *speC*) se codifican en un bacteriófago lisógeno estreptocócico, mientras

el gen de la exotoxina de tipo B (*speB*) es cromosómico. El gen *speB* se encuentra en todos los estreptococos del grupo A, mientras que los otros dos genes pueden o no estar presentes. La TPE B, el producto del gen *speB*, es en realidad una enzima **cisteína proteasa** capaz de escindir la inmunoglobulina humana, fibronectina, vitronectina y otras proteínas de células de hospederos, que deriva en la formación de pequeños péptidos activos a nivel biológico, como interleucina (IL) 1, histamina y quinina.[1109] La expresión de la cisteína proteasa TPE B y otros determinantes de virulencia es regulada por el **sistema del gen CovR/S**, que media la respuesta a la agresión de los estreptococos del grupo A y activa la regulación positiva de factores de virulencia importantes.[87,200] Después de la colonización por estreptococos del grupo A, las mutaciones en los genes *CovR/S* aumentan diferentes factores de virulencia, como la producción capsular y secreción de varios de estos factores, por ejemplo, la proteasa de serina descrita recientemente, *SpyCEP*.[1054] El último factor de virulencia media la escisión de varias citocinas (p. ej., interleucina 8), lo que permite la diseminación de los microorganismos en los tejidos blandos y el aparato respiratorio *in vivo*.[584] Las exotoxinas pirógenas, como TPE A y TPE C, no sólo inducen fiebre como implica su nombre, sino que también actúan como superantígenos. Los **superantígenos** son moléculas capaces de inducir proliferación de linfocitos T del hospedero, independientemente de su especificidad antigénica, al unirse a moléculas del complejo principal de histocompatibilidad (CPH) de clase II.[357] La activación de linfocitos T mediante superantígenos causa que los monocitos y linfocitos humanos liberen citocinas de forma masiva (p. ej., factor de necrosis tumoral α [TNFα, *tumor necrosis factor-α*], interleucina 1β, interleucina 2 e interferón γ).[357,414,415] Estas citocinas activan el complemento, la coagulación y las cascadas fibrinolíticas, y causan extravasación capilar con la consiguiente hipotensión y *shock*, las manifestaciones más graves del síndrome de *shock* tóxico por estreptococos. Los superantígenos también potencian la respuesta del hospedero a cantidades mínimas de endotoxinas gramnegativas en un factor mayor de 100 000 veces, y tienen efectos tóxicos directos en las células endoteliales que revisten los capilares. La TPE tiene un peso molecular de aproximadamente 25-28 kDa y contiene sitios de unión al receptor de linfocitos T y del CPH de clase II, más uno de unión de cinc que actúa al mediar la unión de las moléculas de clase II a la exotoxina. Con la secuenciación completa de varios genomas de estreptococos del grupo A, se han descrito al menos 11 superantígenos estreptocócicos, como TPE A, TPE C, TPE G, TPE H, TPE I, TPE J, TPE K, TPE L, TPE M, superantígeno estreptocócico (SSA, *streptococcal superantigen*) y SMEZ polimorfo.[357] La producción de superantígenos varía entre cepas estreptocócicas pertenecientes a diferentes tipos M o *emm*. Además de los estreptococos del grupo A, también se encuentran varios genes de superantígenos estreptocócicos (p. ej., *ssa*, *speM* y *smeZ*) en algunos estreptococos β-hemolíticos de los grupos C y G (*S. dysgalactiae* subsp. *equisimilis* y *S. canis*).[489]

Los estreptococos β-hemolíticos del grupo A también sintetizan otros productos que contribuyen a la virulencia. Como se mencionó, la TPE B en realidad es una **peptidasa de C5a** unida a la superficie celular. Esta molécula contribuye a las enfermedades por su actividad de peptidasa y no como un superantígeno. La peptidasa de C5a inactiva a C5a, el componente del complemento quimiotáctico, lo que deriva en la limitación del reclutamiento y quimiotaxis de leucocitos polimorfonucleares. Esta peptidasa también descompone inmunoglobulinas, fibronectina, vitronectina y otras proteínas al generar péptidos activos a nivel biológico (p. ej., histamina y quininas).[1109] Estos microorganismos, a su vez, producen cuatro **desoxirribonucleasas** distintas a nivel inmunológico y electroforético, designadas *ADNasa A, B, C* y *D*. Los anticuerpos contra ADNasa B (anti-ADNasa B) sirven, junto con los títulos de ASO, para la documentación serológica de infecciones faríngeas o cutáneas por estreptococos del grupo A. La **hialuronidasa** producida por estreptococos del grupo A despolimeriza la sustancia fundamental de tejido conectivo, que provoca la propagación contigua del microorganismo. Las **estreptoquinasas** producidas por estos estreptococos hidrolizan coágulos de fibrina y pueden participar en la virulencia al impedir la formación de barreras de fibrina alrededor de lesiones estreptocócicas que se propagan. Es incierta la contribución de estas enzimas y toxinas a la infección. Otros estreptococos β-hemolíticos también producen muchos de estos factores.

Espectro clínico de enfermedades por estreptococos del grupo A

Los humanos son el reservorio natural para los estreptococos β-hemolíticos del grupo A, y el microorganismo se transmite de persona a persona por las vías respiratorias. La infección más frecuente por estos estreptococos es la **faringitis estreptocócica**.[929,1120] Estos estreptococos son responsables del 5-15% de los casos de faringitis en adultos y del 20-30% de los casos en niños, la mayoría de los cuales se presentan en niños en edad escolar (5-15 años de edad) durante el invierno o primavera. Después de un período de incubación inicial de 2-4 días, se presenta de forma abrupta con fiebre, dolor de garganta, cabeza y abdomen, así como malestar general. La faringe posterior suele inflamarse, mientras que las amígdalas pueden presentar un exudado blanco grisáceo. Los ganglios linfáticos cervicales anteriores tienden a ser sensibles y encontrarse inflamados. La presencia de rinorrea, ronquera, tos o diarrea indica infección por estreptococos del grupo A y no una etiología vírica o micoplásmica. La infección por cepas que producen endotoxinas pirógenas A, B o C también puede causar exantema escarlatiniforme (la clásica escarlatina). Las complicaciones de este tipo de faringitis pueden ser supurativas (abscesos periamigdalinos y retrofaríngeos, adenitis cervical supurativa, otitis media, sinusitis, mastoiditis y bacteriemia), no supurativas (fiebre reumática aguda y crónica o glomerulonefritis) o mediadas por toxinas (similar al síndrome de *shock* tóxico estreptocócico). Si no hay complicaciones, es de resolución espontánea. La fiebre suele desaparecer en 3-5 días y el dolor de garganta en 7-10 días sin terapia. No obstante, suele buscarse tratamiento (idealmente se realiza un cultivo y después se administran antibióticos). Alrededor del 10-15% de los pacientes con faringitis estreptocócica pueden volverse portadores asintomáticos de los microorganismos después del tratamiento.[90] La publicación de las directrices del tratamiento está a cargo en los Estados Unidos de la Food and Drug Administration (FDA), el American College of Physicians, los Centers for Disease Control (CDC), la American Heart Association y la Infectious Diseases Society of America.[88,374,929,1120] Las recomendaciones actuales para el tratamiento de este tipo de faringitis consisten en penicilina V oral (niños < 27 kg, 250 mg 2-3 veces al día; adolescentes y adultos ≥ 27 kg, 500 mg 2-3 veces al día por 10 días) o penicilina G benzatínica intramuscular (niños < 27 kg, 600 000 unidades por vía intramuscular (i.m.); peso ≥ 27 kg, 1.2 millones de unidades i.m.).[90,374] También se puede emplear amoxicilina (50 mg/kg una vez al día, 1 g como máximo) en lugar de los otros fármacos. La eritromicina fue el antibiótico alternativo estándar para los pacientes alérgicos a la penicilina; sin embargo, en gran medida por los efectos secundarios gastrointestinales de algunos pacientes, se aprobaron otros (p. ej., clindamicina, azitromicina, cefalexina y cefadroxilo). La clindamicina (7 mg/kg/dosis por vía oral, dos veces al día con una dosis máxima de 300 mg por dosis por 10 días) es un fármaco alternativo autorizado, mientras que la FDA también aprobó un tratamiento con azitromicina por cinco días (12 mg/kg por vía oral una vez al día con una dosis máxima de 500 mg por cinco días).[1120] Los estreptococos β-hemolíticos del grupo A aún son muy sensibles a la penicilina G.

Las complicaciones "no supurativas" de estas infecciones incluyen fiebre reumática aguda y glomerulonefritis. La **fiebre reumática aguda (FRA)** se relaciona con faringitis previa por estafilococos del grupo A, mientras que la glomerulonefritis suele presentarse después de infecciones faríngeas o cutáneas previas. La FRA es una enfermedad multiorgánica caracterizada por manifestaciones importantes de carditis, poliartritis, nódulos subcutáneos, eritema marginado y corea.[86,87, 374,1148] Suele aparecer 2-5 semanas después de la faringitis estreptocócica y casi nunca inicia con infecciones por estreptococos del grupo A. La cardiopatía afecta el endocardio, miocardio, pericardio y, a veces, las válvulas mitrales. Desde el punto de vista clínico, se presentan soplos cardíacos característicos, cardiomegalia, insuficiencia cardíaca congestiva o paro cardíaco incoercible y muerte.[668] La artritis por FRA es migratoria, afecta varias articulaciones y, por lo general, es de resolución espontánea. De manera simultánea, aparecen nódulos subcutáneos indoloros firmes junto con carditis alrededor de los huesos de las manos y los pies. El eritema marginado se presenta como erupciones inflamadas con bordes elevados y serpiginosos, y zonas centrales de aclaramiento que con frecuencia aparecen en tronco, brazos y piernas. La *corea* es una afección neurológica caracterizada por espasmos musculares, descoordinación y debilidad que se presenta simultáneamente con la FRA o varios meses después. Por lo general, las crisis de FRA duran de 3-6 meses. Por las manifestaciones clínicas proteicas de la FRA, el diagnóstico diferencial es diverso e incluye artritis reumatoide, lupus eritematoso sistémico, anemia drepanocítica, rubéola, artritis séptica, infección gonocócica diseminada, enfermedad de Lyme, endocarditis bacteriana y miocarditis. Los datos de laboratorio de la FRA incluyen tasas altas de sedimentación y proteína C-reactiva, e indicios de infección estreptocócica previa, tal como se determina con un cultivo de garganta positivo, una prueba positiva directa de antígeno para estreptococos del grupo A o ASO alta, anti-ADNasa B y valores de antihialuronidasa. En caso de presunta FRA, deben realizarse estas tres pruebas de anticuerpos. El tratamiento de la FRA está conformado por analgésicos, salicilatos y corticoesteroides para la fiebre e inflamación, además de tratamiento complementario para prevenir la insuficiencia cardíaca.

La **glomerulonefritis aguda (GNA)** se relaciona con lesiones glomerulares, hipertensión, hematuria y proteinuria. Las lesiones glomerulares contienen depósitos del componente del complemento C3, properdina e inmunoglobulina, que pueden demostrarse con técnicas de inmunofluorescencia. La glomerulonefritis puede ocurrir en tan sólo 10 días después de la faringitis o 3-6 semanas después de las infecciones cutáneas. Algunas manifestaciones incluyen malestar general, debilidad, anorexia, dolor de cabeza, edema y congestión circulatoria, evidenciadas por hipertensión y encefalopatía. Otros datos de laboratorio pertinentes son anemia, tasa de sedimentación alta, menor complemento C3 y total, hematuria y proteinuria. El análisis de orina suele revelar eritrocitos, leucocitos y cilindros. La infección estreptocócica previa se demuestra con el aislamiento de los microorganismos de la garganta o de lesiones cutáneas, o por el aumento de anticuerpos antiestreptocócicos. Deben realizarse pruebas de anti-ADNasa B y antihialuronidasa, ya que los títulos de anticuerpos ASO no aumentan de forma confiable después de las infecciones cutáneas.

Se desconoce el mecanismo mediante el cual los estreptococos del grupo A inducen FRA y GNA, pero las teorías predominantes afirman que las infecciones estreptocócicas derivan en la producción de anticuerpos contra varios componentes estreptocócicos (p. ej., materiales capsulares, hidratos de carbono de pared celular y antígenos de proteínas y de membrana celular) que tienen reacciones cruzadas con epítopos antigénicos de tejidos cardíacos, como tejido miocárdico, endocárdico y valvular, sarcolema miocárdico, músculo esquelético y articulaciones.[405] Algunos estudios con anticuerpos monoclonales demostraron que ciertos antígenos de proteína M y de hidratos de carbono de estreptococos del grupo A (p. ej., *N*-acetil-β-D-glucosamina) tuvieron una reacción cruzada con miosina cardíaca y varias otras proteínas (p. ej., tropomiosina y vimentina) que se encuentran en el tejido muscular y de las válvulas cardíacas.[253,334,405,663] En este modelo, los anticuerpos desarrollados durante la faringitis aguda por estreptococos se unen posteriormente a estos epítopos de reacción cruzada, activando la cascada de complemento y causando un daño mediado a nivel inmunitario en tejidos del músculo cardíaco y adyacentes, así como FRA.[668] Los estreptococos β-hemolíticos del grupo A responsables de la FRA por lo generael son ricos en proteína M, y se sabe que los tipos M1, M3, M5, M16, M18, M19 y M24, y algunos otros, son "reumatógenos"; tienen, asimismo, una mayor capacidad paraa desencadenar secuelas no supurativas. Los aislamientos de estos tipos M tienen una morfología de colonia mucoide, por lo general son factor de opacidad negativos, se relacionan con faringitis y evocan una fuerte respuesta inmunitaria específica de tipo. Estos tipos M comparten determinantes antigénicos con músculo cardíaco, proteínas de membrana de sarcolema y membranas sinoviales. Se considera que un mecanismo similar opera en la patogenia de la glomerulonefritis posestreptocócica. Los anticuerpos provocaron varios antígenos diferentes a la proteína M de exotoxina B pirógena por estreptococos "nefritógenos" del grupo A (p. ej., endoestreptosina citoplasmática, "proteína relacionada con cepas de nefritis extracelular [NSAP, *nephritis strain-associated protein*]") y pueden reaccionar con tejidos renales para producir lesiones glomerulares.[305,868] De la misma manera, algunas cepas de estreptococos del grupo A se han considerado "nefritógenas" (tipos M-2, M-49, M-55, M-57, M-59, M-60 y M-61) y se relacionaron de manera desproporcionada con glomerulonefritis después de infecciones cutáneas, mientras que otras (M-1, M-4, M-12 y M-25) se asociaron con glomerulonefritis después de infecciones faríngeas. Una patología glomerular puede derivarse de la deposición de complejos inmunitarios preformados que contienen antígenos estreptocócicos y anticuerpos del hospedero, o bien, de la unión de productos estreptocócicos al glomérulo, con la consiguiente unión de anticuerpos para crear complejos inmunitarios. Datos recientes indican que la faringitis por estreptococos del grupo A no siempre antecede la FRA, mientras que las infecciones cutáneas (pioderma e impétigo, *véase* a continuación) también pueden tener un papel antecedente.[699,808] Las zonas con mayor tasa de prevalencia de FRA (además de GNA e impétigo por estreptococos del grupo A) son las regiones tropicales (Australia y las islas del Pacífico Fiji y Samoa), además de presentar bajas tasas de faringitis. Del 2001 al 2005, cuando la prevalencia de la FRA en indígenas

australianos era de 254 por cada 100 000 habitantes, el 80% de los casos de impétigo y pioderma se debieron a estreptococos del grupo A, mientras que las infecciones faríngeas se mantuvieron bajas (3.7%) durante el mismo período.[136,700]

Además de la faringitis, los estreptococos β-hemolíticos del grupo A causan diversas infecciones cutáneas, sepsis puerperal e infecciones posparto. El **impétigo** suele presentarse en niños y representa la infección cutánea más frecuente en este grupo etario a nivel mundial, especialmente en los países en vías de desarrollo con climas tropicales.[76,89] El **pioderma** suele ocurrir en niños de 2-15 años de edad, y su incidencia máxima se produce en el grupo de 2-5 años de edad. Esta infección cutánea se caracteriza por pápulas que se convierten en lesiones vesiculares que evolucionan a pústulas, las cuales se revientan después de 5-7 días para formar costras gruesas. Por lo general, estas lesiones se presentan en las extremidades inferiores y también pueden implicar otros patógenos, como *Staphylococcus aureus*. Curiosamente, los tipos *emm* de cepas que causan pioderma son distintos a las cepas de faringitis. Como se indicó, las infecciones cutáneas por cepas de estreptococos nefritógenos del grupo A pueden dar lugar a glomerulonefritis postestreptocócica. En pacientes con pioderma, es posible que los títulos de ASO no sean altos, pero el de la ADNasa sí.[89] La *erisipela* es una infección aguda relacionada con afección de los tejidos blandos y el sistema linfático cutáneo, que deriva en indicios sistémicos de infección (fiebre) (lám. 13-1A).[149] Las lesiones se presentan como zonas de edema y eritema que se propagan rápidamente y tienen un borde elevado bien delimitado. Las lesiones por erisipela suelen aparecer en el rostro, al mismo tiempo que se presenta faringitis estreptocócica.[101] También pueden aparecer en otras zonas y comenzar con enrojecimiento e inflamación, con un borde elevado y bien delimitado que se propaga rápido. Algunas complicaciones de la erisipela son fascitis necrosante, formación de abscesos y septicemia.[149] La **celulitis** casi siempre se produce por infecciones estreptocócicas de lesiones anteriores, por ejemplo, heridas, quemaduras o incisiones quirúrgicas. Esta infección se presenta como un proceso inflamatorio que se propaga y puede afectar zonas amplias de tejidos cutáneos y subcutáneos, además de causar fiebre, escalofríos, linfangitis y, en ocasiones, bacteriemia. Los usuarios de drogas intravenosas suelen presentar celulitis, que puede complicarse por bacteriemia y otras secuelas (p. ej., osteomielitis, infección de tejidos profundos y endocarditis).[304] La **sepsis puerperal** se observa después del parto (vaginal o quirúrgico) o aborto.[73,669] Los microorganismos que colonizan el aparato genital o del personal obstétrico invaden el aparato genital superior, causando endometritis, linfangitis, bacteriemia, fascitis necrosante y síndrome de *shock* tóxico estreptocócico.[55,124,388] Las infecciones del aparato genital pueden complicarse por celulitis pélvica, peritonitis y formación de abscesos. También se observó contagio durante el parto por estreptococos del grupo A, que derivó en enfermedades graves y a menudo mortales en recién nacidos. Algunas manifestaciones fueron muerte fetal, septicemia, ictericia y celulitis. La ***fascitis necrosante*** se refiere a una infección de los tejidos subcutáneos profundos que causa desvitalización progresiva y destrucción de la fascia.[508,884] Esta infección algunas veces se presenta con eritema en una zona de traumatismo localizado o cirugía previa, o mediante diseminación hematógena a músculos subcutáneos y tejidos blandos. La infección se propaga muy rápido y causa lesiones ampollosas cutáneas que contienen líquido serohemático. Los tejidos se gangrenan, se desprenden los que se encuentran desvitalizados y se produce necrosis generalizada en los tejidos subcutáneos. La diseminación por los planos de la fascia afecta el tejido blando adyacente y los múscules. Los estudios de imagenología, como la resonancia magnética (RM), pueden ayudar a definir el alcance de la afectación tisular antes de la necrosis evidente a nivel clínico. Pese al alcance adecuado de los antibióticos y al desbridamiento quirúrgico de tejidos desvitalizados, la tasa de mortalidad puede ser del 30-60% y puede producirse la muerte tan rápido como 48 h después de la aparición de los signos y síntomas. Los pacientes con afectación muscular generalizada pueden tener una tasa de mortalidad tan alta como del 80-100%. En muchos casos, puede ser necesario recurrir a intervenciones médicas y quirúrgicas radicales para salvar la vida.

El síndrome de *shock* tóxico estreptocócico (SSTE) apareció por primera vez en los Estados Unidos a fines de la década de 1980 y actualmente es una entidad clínica reconocida relacionada con estreptococos β-hemolíticos del grupo A.[967-969] La tasa de ataque se estimó en aproximadamente 3.5 casos por cada 100 000 habitantes de aquel país, mientras que las mayores tasas se presentaron en jóvenes (5.3 casos por cada 100 000 habitantes) y ancianos (9.4 casos por cada 100 000 habitantes).[785,968] Los pacientes con infecciones invasoras por estreptococos del grupo A suelen tener comorbilidades, en especial diabetes mellitus, insuficiencia cardíaca congestiva, tumores e inmunodepresión.[68] Algunos pacientes presentan un pródromo similar a un virus, con fiebre, escalofríos y malestar general; también pueden mostrar síntomas prominentes, como vómitos y diarrea. La infección de tejidos blandos, manifestada por inflamación, sensibilidad, eritema o dolor, puede ser evidente si la infección primaria es cutánea. No obstante, es posible que no sea evidente en hasta el 50% de los casos y puede haber avanzado a celulitis grave o fascitis necrosante para cuando el paciente busque atención de emergencia.[969] También pueden presentarse diversas complicaciones graves y manifestaciones de la enfermedad, como miocarditis, hepatitis, peritonitis, artritis séptica, endoftalmitis, sepsis puerperal, meningitis y toxemia generalizada.[148,567,785,1029] Algunos síntomas pulmonares son cianosis, taquipnea e insuficiencia respiratoria. Más del 80% de los pacientes tienen afectación renal, que suele persistir pese al tratamiento radical con antibióticos y líquidos intravenosos. La enfermedad se caracteriza por la aparición repentina de *shock* generalizado y disfunción orgánica. Los pacientes presentan hipotensión con una respuesta deficiente o nula a la administración de albúmina y electrolitos. Más de la mitad de los pacientes presentan síndrome de dificultad respiratoria aguda, que requiere intubación y ventilación mecánica. En infecciones fulminantes y, en última instancia, mortales, puede presentarse el síndrome de Waterhouse-Friderichsen y coagulación intravascular diseminada.[535] Casi el 80% de estos pacientes tienen bacteriemia por estreptococos del grupo A, y el microorganismo también puede aislarse de muestras quirúrgicas, tejido, líquidos peritoneal y pleural y, casi nunca, de líquido cefalorraquídeo (LCR). Si hay infección de tejidos blandos, pueden ser necesarios procedimientos quirúrgicos para extirpar tejidos infectados, desvitalizados y necróticos. Este síndrome por lo general causa *shock* e insuficiencia multiorgánica poco después de que aparecen los síntomas, y puede tener una tasa de mortalidad del 30-80%.[62] El tratamiento requiere quimioterapia antimicrobiana radical, reposición de volumen y cuidados intensivos de apoyo. Incluso con estas intervenciones, la tasa de mortalidad es del 36 y 24% en caso de SSTE y fascitis necrosante, respectivamente.[785]

Las TPE parecen tener una función importante en la patogenia del SSTE. En un estudio de 34 aislamientos de estreptococos del grupo A de SSTE, el 74% fue de tipo M1 o M3, el 53%

produjo TPE A, el 85% contenía el gen *speA*, el 100% contenía el gen que codifica TPE B (*speB*) y el 21% incluía el gen TPE C (*speC*).[433] En un estudio de aislamientos de TSLS de nueve estados, más de la mitad de los aislamientos pertenecientes a los tipos M1 o M3 contenían el gen de TPE A. Se demostró que TPE A y otras exotoxinas pirógenas son superantígenos capaces de inducir la liberación de varias citocinas y linfocinas, que activan y median los eventos que favorecen la diseminación estreptocócica y precipitan la profunda afectación multiorgánica característica del síndrome.[845] Se recomienda una politerapia con penicilina y clindamicina. La clindamicina es más eficaz que la penicilina y suele utilizarse como tratamiento conjunto con una dosis alta de penicilina.[53] Además, inhibe la síntesis de proteínas a nivel ribosómico, por lo cual también inhibe la síntesis de exotoxinas pirógenas con más eficacia que los antibióticos activos de la pared celular, como penicilina y otros β-lactámicos. La inhibición de la síntesis de proteínas también inhibe la expresión de proteínas M, así como la síntesis y exportación de toxinas, que incluyen TPE A, TPE B y enzimas (p. ej., ADNasa, SLO y SLS).[121,685,958]

Los estreptococos β-hemolíticos del grupo A causan varias otras infecciones, como neumonía, meningitis, osteomielitis, endocarditis, peritonitis e infecciones intrahospitalarias. Suele presentarse neumonía por estreptococos del grupo A en hospederos debilitados por otras enfermedades, como influenza o infecciones intercurrentes por virus respiratorios, enfermedad pulmonar obstructiva crónica (EPOC), alcoholismo y neoplasia.[56] También puede ser parte de la presentación clínica de enfermedades invasoras por estreptococos del grupo A, como SSTE. La neumonía estreptocócica suele presentarse con la aparición abrupta de síntomas como fiebre, escalofríos, malestar general, disnea y dolor torácico. Por lo general, las radiografías de tórax muestran infiltrados basales con derrame pleural. El diagnóstico se realiza mediante un cultivo de esputo, derrame pleural, empiema o sangre.[731,874] El esputo por lo general es purulento y contiene sangre. Las complicaciones de las infecciones pulmonares por estreptococos del grupo A incluyen sepsis, derrame pleural, empiema, neumotórax, pericarditis, mediastinitis, *shock*, cavitación pulmonar, bronquiectasia, abscesos metastásicos y osteomielitis.[56] La mortalidad puede ser tan alta como del 38%.[731] La osteomielitis por estreptococos del grupo A se observa como una complicación de infecciones por varicela en niños; en adultos, se presenta osteomielitis estreptocócica como una complicación de bacteriemia.[17] La meningitis por dichos estreptococos ocurre en aproximadamente el 2% de todos los pacientes con infecciones sistémicas por estreptococos del grupo A y representa en cualquier parte el 0.2-1% de todos los casos de meningitis.[327,814] Esta infección se presenta de forma similar a otras meningitis bacterianas agudas con dolor de cabeza, fiebre, rigidez de nuca y deficiencias neurológicas focalizadas. Los pacientes con meningitis suelen tener un foco de infección (p. ej., otitis media) que causa bacteriemia, con la posterior invasión de las meninges.[327] En una revisión de 41 pacientes adultos con esta infección, el 60% tenía antecedentes de otitis media, sinusitis, neumonía, traumatismo craneoencefálico, neurocirugía reciente o la presencia de un dispositivo neuroquirúrgico.[1077] La endocarditis por estreptococos del grupo A es una infección poco frecuente que se presenta en bebés, niños y adultos. La endocarditis infantil puede relacionarse con bacteriemia e infección por varicela.[721,1134] En los adultos, se presenta en pacientes sin antecedentes de anomalías cardíacas y se asocia con una alta tasa de complicaciones, como émbolos cerebrales o sistémicos de otro tipo, artritis, discitis y osteomielitis. Los estreptococos del grupo A también han pasado a formar parte de la creciente lista de otros microorganismos implicados en la peritonitis por diálisis peritoneal continua ambulatoria.[148]

Estreptococos β-hemolíticos del grupo B (*Streptococcus agalactiae*)

Factores de virulencia

Los estreptococos β-hemolíticos del grupo B (*S. agalactiae*) (SGB) contienen un antígeno del grupo de Lancefield, un polisacárido de superficie celular específico de un tipo y antígenos de proteínas. El antígeno del grupo B se compone de un polímero de ramnosa-glucosamina unido a la capa del peptidoglicano. La especificidad del tipo se indica con los antígenos polisacáridos capsulares y de proteínas. Los estreptococos del grupo B están invariablemente encapsulados y pertenecen a 1 de 10 serotipos capsulares reconocidos. Los tipos capsulares se componen de glucosa, galactosa, *N*-acetilglucosamina y ácido *N*-acetilneuramínico (siálico); la especificidad del serotipo se determina difiriendo los arreglos de estos cuatro componentes en cada uno de los nueve tipos capsulares. Los **antígenos capsulares de polisacáridos** se designan Ia, Ib y II-IX; en los Estados Unidos, predominan los serotipos Ia, Ib, III y V.[495,946] Alrededor del 4-7% de los aislamientos pueden ser no tipificables. Los serotipos de baja numeración se detectaron con los métodos de extracción de Lancefield, pero los serotipos capsulares más recientes se determinaron con la detección de genes específicos del serotipo en la región capsular del genoma de estreptococos del grupo B.[201, 576,852] Kong y cols.[576] crearon cebadores y análisis de secuenciación basados en la reacción en cadena de la polimerasa (PCR, *polymeras chain reaction*) para los genes capsulares *cps* de todos los serotipos correlacionados al 100% con métodos serológicos. El **antígeno de proteína** se designa sólo con la letra "c", que existe en dos formas: cα y cβ. Este antígeno c se encuentra en todas las cepas Ib (las cepas de tipo Ia carecen de la proteína c), en el 60% de las cepas de tipo II y casi nunca en las de tipo III (no se han analizado suficientes cepas de los serotipos IV-VIII para detectar la presencia del antígeno c). Por lo tanto, las designaciones de serotipo para las cepas que contienen el antígeno c se expresan como Ib/c y II/c. También se llevó a cabo la amplificación y secuenciación de los genes para las proteínas de superficie celular cα (*bca*), similar a cα (*alp2, alp3* y *alp4*), Rib (*rib*) y cβ (*bac*) en aislamientos de un subtipo adicional de estreptococos del grupo B.[576] La importancia de los componentes capsulares de estreptococos del grupo B como factores de virulencia se demuestra con datos *in vivo* e *in vitro*. La opsonización de anticuerpos contra estreptococos del grupo B es específica del serotipo, como se demuestra con estudios que utilizan PMN y macrófagos, mientras que la falta de anticuerpos maternos en estos antígenos específicos del tipo es un factor de riesgo reconocido de enfermedades por estreptococos del grupo B en recién nacidos.

La prevalencia de los diversos serotipos capsulares de SGB varía con el tiempo y puede diferir de un lugar a otro. Antes de 1990, la mayoría de estas enfermedades se debían a los serotipos Ia, Ib, II y III; los serotipos IV-VIII eran relativamente infrecuentes y los aislamientos del serotipo IX probablemente se encontraban entre las cepas designadas como no tipificables. De comienzos a mediados de la década de 1990, comenzaron a surgir cepas de serotipo V, cuyos aislamientos de este grupo aumentaron de un 2.6% en 1992 a un 20% en 1994.[306] Estudios

más recientes en los Estados Unidos indican que la prevalencia del serotipo continúa variando ampliamente de un lugar a otro, aunque en la mayoría de las regiones predomina el serotipo Ia (26.8% de aislamientos), seguido de los serotipos III (24.8%), V (14.97%), II (10.86%) y Ib (8.12%).[495] En algunas regiones del país (p. ej., Ohio) surgió el serotipo V entre 2001 y 2002, para en el año 2003 volverse predominante y representar el 27% de los 349 aislamientos.[250,701] En la mayor parte de Europa, los serotipos III, Ia, V y II representan el 85-100% de los aislamientos. Durante la década de 1990, los serotipos VI y VIII surgieron como los serotipos predominantes en Japón, y también se informaron enfermedades neonatales de aparición temprana debido al serotipo VIII en ese país.[588, 688] Aunque el serotipo VIII aún representa el 3.16% de los aislamientos en Asia, en otras partes del mundo esta cifra sólo es del 0.0-0.56%. En la actualidad, los serotipos III, V, Ia y Ib son los serotipos más prevalentes en Asia.[495] En Europa oriental y Medio Oriente predominan los serotipos II, III, Ia y V, mientras que los datos de Emiratos Árabes Unidos indican que, al menos durante fines de la década de 1990, los serotipos IV y Ia representaron el 26 y 21% de los aislamientos, respectivamente.[28] Los datos de África indican que los serotipos II y V representan el 42-62% y el 24-43% de los aislamientos de estreptococos del grupo B, respectivamente.[495]

Las cepas de tipo III de estreptococos del grupo B representan el 60% de los aislamientos de casos de sepsis neonatal y más del 80% de aquellos de bebés con meningitis, lo cual indica que el serotipo de estos estreptococos posee mayor virulencia. El polisacárido capsular de tipo III se compone de un esqueleto estructural repetitivo conformado por galactosa, glucosa y *N*-acetilglucosamina con cadenas laterales compuestas por galactosa y porción terminal de ácido *N*-acetilneuramínico. El componente estructural de la cápsula de tipo III que parece estar relacionado con mayor virulencia es el ácido *N*-acetilneuramínico (siálico). La presencia de esta molécula en la superficie del microorganismo inhibe la activación de la cascada del complemento alterno y evita la fagocitosis. La eliminación de residuos de ácido siálico con neuraminidasa deriva en la activación del complemento, fagocitosis y destrucción intracelular de los microorganismos, y una menor virulencia en una prueba de provocación intravenosa en un modelo con ratas.[303] Tal como los grupos de estreptococos del grupo A, los del grupo B también producen **peptidasa de C5a**. C5a es un producto del corte del componente del complemento elaborado por células epiteliales alveolares; actúa como un atractor de células inflamatorias y participa en el proceso de inflamación pulmonar. La peptidasa de C5a producida por los estreptococos descompone esta molécula y, por lo tanto, interfiere con la quimiotaxis de neutrófilos mediada por C5a.[97] Esta peptidasa también se une a la fibronectina y sirve como una adhesina bacteriana e invasina.[65,182] Esta enzima existe en una forma relacionada con la célula que también requiere la cápsula del grupo B para una actividad máxima. La opsonización de los estreptococos del grupo B pertenecientes a serotipos Ia, Ib, II, III y V con anticuerpos de peptidasa anti-C5a causa una mayor destrucción por parte de macrófagos y células polimorfonucleares.[181] Los estreptococos β-hemolíticos del grupo A y B también producen peptidasa de C5a, mientras que los genes que la codifican en la cepa del grupo B (*scpB*) y A (*scpA*) demuestran una homología de secuencia del 98% entre sí. La **β-hemolisina/citolisina** de los estreptococos del grupo B es una hemolisina formadora de poros capaz de lisar células pulmonares epiteliales y endoteliales alveolares *in vitro*, y aumenta la capacidad del microorganismo para invadir células endoteliales, lo cual indica que la hemolisina influye en el factor de virulencia en infecciones pulmonares en recién nacidos y la posterior sepsis.[768,769] El **ácido lipoteicoico** también se encuentra en los estreptococos del grupo B y puede facilitar la adherencia como un primer paso en la infección. Varias **proteínas de superficie celular** (p. ej., antígenos c, R, BPS y Rib) también se encuentran en diversas combinaciones en diferentes serotipos de estreptococos del grupo B.[312] En particular, el **antígeno c** puede actuar para mediar la internalización de microorganismos con células cervicales epiteliales humanas después de la unión y proteger a los microorganismos de la destrucción intracelular después de la fagocitosis.[98] Jones y cols.[523] identificaron una **proteína fijadora de penicilina de superficie celular** (PUP1a) que permitió a las células estreptocócicas resistir la destrucción intracelular por parte de las células fagocíticas. Los estreptococos del grupo B también producen una **liasa de ácido hialurónico** que puede actuar para diseminar la infección mediante la descomposición de ácido hialurónico en la matriz extracelular, y también en el ácido hialurónico presente en concentraciones altas en tejidos placentarios, tejidos fetales y líquido amniótico. También se identificó la presencia del factor CAMP, enzimas de proteasa y varias nucleasas en algunos estreptococos del grupo B, pero es incierta la participación de estas moléculas en la patogenia de la enfermedad.

Espectro clínico de enfermedades por estreptococos del grupo B

Los estreptococos β-hemolíticos del grupo B son una causa importante de enfermedades en los períodos neonatal y perinatal.[707] Las mujeres se colonizan en el tubo digestivo, que es la fuente de colonización vaginal. En mujeres embarazadas, se presenta colonización rectovaginal en el 10-37% de los casos; hasta el 60% de las mujeres colonizadas portarán el microorganismo de forma intermitente.[423,855,1093] La colonización vaginal por estreptococos del grupo B por lo general es asintomática, aunque han surgido informes que documentan vaginitis relacionada con colonización abundante y resolución de síntomas vaginales con tratamiento.[467,468] La colonización vaginal puede ser pasajera, intermitente o persistente. La colonización genera una respuesta inmunitaria específica al serotipo, con un aumento acumulativo de anticuerpos a mayor edad; las bajas concentraciones de anticuerpos en niñas adolescentes pueden traducirse en un mayor riesgo de enfermedades por estreptococos del grupo B en sus hijos.[130] La presencia de estos microorganismos en el aparato genital femenino durante el nacimiento puede provocar una infección neonatal. De los recién nacidos de mujeres colonizadas por estreptococos del grupo B, el 30-70% se coloniza transitoriamente en las superficies de la piel o mucosa mediante la transmisión vertical de la madre colonizada en el útero o durante el parto; el 1-4% de estos bebés pueden presentar enfermedades sistémicas. En los bebés colonizados, pueden presentarse enfermedades en 1-4 por cada 1 000 nacidos vivos.[303,1093] Además, los recién nacidos pueden colonizarse con la exposición intrahospitalaria al microorganismo después del nacimiento. Las enfermedades neonatales por estreptococos del grupo B siguen dos patrones: **aparición temprana** y **aparición tardía.**

En los Estados Unidos, las enfermedades por estreptococos del grupo B de aparición temprana ocurren con una incidencia de 0.7:1 000-3.7:1 000 nacidos vivos y se relacionan con la adquisición de microorganismos intrauterina o perinatal.[303] Es probable que la incidencia se haya subestimado; un estudio realizado en el Reino Unido sobre enfermedades de aparición

temprana informó una incidencia de 3-4 infecciones por cada 1 000 nacidos vivos en función de la cantidad de recién nacidos que necesitan un diagnóstico precoz para detectar posible sepsis durante las primeras 72 h de vida.[661] La incidencia de este tipo de enfermedades varía entre países y probablemente refleja diferencias en las tasas de transporte de estreptococos del grupo B, la sensibilidad étnica o racial a infecciones, las variaciones en criterios diagnósticos, las diferencias en la virulencia entre cepas estreptocócicas y el tipo y disponibilidad de atención prenatal, natal y posnatal.[707] El microorganismo se adquiere a través de una infección ascendente antes del parto, mediante las membranas fetales rotas o durante el paso a través de un canal de parto colonizado por estreptococos del grupo B. Aunque una proporción considerable de estos bebés (aproximadamente el 50%) se colonizarán por estreptococos del grupo B, sólo el 1-2% se infectarán.[303] Con la colonización de la membrana mucosa y la aspiración de líquido amniótico infectado, los estreptococos ingresan en los alvéolos pulmonares del recién nacido, donde se adhieren, multiplican y producen varios factores de virulencia (p. ej., polisacáridos capsulares y β-hemolisina). Luego, las bacterias invaden las células pulmonares endoteliales y epiteliales y, por ende, ingresan en la sangre.[766-769] La enfermedad aparece los primeros 5-6 días de vida; en más de la mitad de los casos, los lactantes se contagiarán a las 12-20 h del nacimiento. El espectro de la enfermedad consiste en bacteriemia, neumonía, meningitis, *shock* séptico y neutropenia. Aunque más del 50% de los casos ocurren en bebés de término, los prematuros poseen una tasa más alta de ataque y mayor morbilidad. Los prematuros tienen un riesgo mayor de 3-30 veces de contraer enfermedades de aparición temprana que aquellos nacidos de término, lo cual puede guardar relación con la inmadurez inmunitaria relativa y la recepción deficiente de anticuerpos de la madre a través de la placenta contra el polisacárido capsular de la cepa infectante del grupo B. La mortalidad por enfermedades de aparición temprana en bebés de término varía del 2 al 8%, mientras que en prematuros es mayor e inversamente proporcional al peso al nacer.[1153] Algunos de los factores maternos que aumentan el riesgo de contraer infecciones de aparición temprana son parto antes de las 37 semanas, rotura de membranas fetales más de 18 h antes del parto, corioamnionitis materna, colonización vaginal abundante con estreptococos del grupo B, bacteriuria por tales estreptococos y bacteriemia después del parto.[156,303,707] Durante la década de 1970, alrededor de la mitad de los lactantes con enfermedades de aparición temprana murieron por la infección. De aquellos que sobreviven a la meningitis por estreptococos del grupo B, casi la mitad tendrán alguna deficiencia neurológica y hasta el 30% tendrán secuelas neurológicas graves.[1093]

Las **enfermedades de aparición tardía** ocurren con una incidencia de 0.5:1 000-1.8:1 000 nacidos vivos.[303] Se vuelven clínicamente notorias de 7 días a 3 meses (3-4 semanas en promedio) después del parto. Aunque casi la mitad de estas infecciones se adquieren por el canal de parto de madres colonizadas, los casos restantes se derivan de la adquisición posnatal de microorganismos de la madre, otros cuidadores o por vía intrahospitalaria; la leche materna también se relacionó como una fuente del microorganismo.[386] La presentación clínica predominante es la bacteriemia y casi el 25% de estos bebés también padecen meningitis por estreptococos del grupo B.[351,842] En un informe de caso infantil se describió este tipo de enfermedades que se presentaron como fascitis necrosante en rostro y muslo en un prematuro de cinco meses.[596] La mortalidad por estas enfermedades es de casi el 10-15%. Hasta el 50% de los niños con meningitis de aparición tardía presentan complicaciones y secuelas neurológicas permanentes.[1093] La distribución de serotipos de estreptococos del grupo B varía con las enfermedades de aparición temprana frente a tardía.[303] En recién nacidos con enfermedad de aparición temprana sin meningitis, la distribución de serotipos se divide de manera equitativa en los tipos Ic, II y III. En aquellos infectados de forma similar con meningitis, predominan las cepas del serotipo III. Por otro lado, la meningitis por estreptococos del grupo B en adultos se relaciona principalmente con microorganismos del serotipo II.

Prevención de enfermedades por estreptococos del grupo B

A mediados de la década de 1980, el mayor conocimiento acerca de infecciones por estreptococos del grupo B y el reconocimiento de síntomas en pacientes en riesgo permitieron mejorar la atención neonatal, lo cual disminuyó la tasa de mortalidad en casi un 15%. Como los bebés nacidos de madres muy colonizadas son más propensos a contraer enfermedades de aparición temprana y como aquellos que adquieren un gran inóculo bacteriano durante el nacimiento son más propensos a contraer enfermedades de aparición temprana y tardía, la identificación de madres colonizadas se volvió fundamental para las estrategias de prevención. Algunos investigadores analizaron varias intervenciones para evitar enfermedades por estreptococos del grupo B, mientras que estudios clínicos demostraron que la administración de antibióticos durante el parto interrumpió la transmisión de estreptococos del grupo B de la madre al recién nacido y redujo la incidencia de infecciones de aparición temprana.[114,707] Este método previno alrededor del 70-75% de las enfermedades de aparición temprana, pero no tuvo efecto en el desarrollo de las afecciones de aparición tardía. Los proveedores comerciales comenzaron a crear productos para la detección directa rápida de estreptococos del grupo B en muestras de frotis vaginal similares a los utilizados para detectar estreptococos del grupo A en muestras de exudado faríngeo. Teóricamente, estas pruebas podrían realizarse en el período inmediatamente anterior al parto para determinar el estado de colonización y podría administrarse quimioprofilaxis antimicrobiana antes y durante el parto si las pruebas eran positivas. Las pruebas comerciales rápidas para la detección directa de estreptococos del grupo B variaron de forma significativa en la sensibilidad (11-88%) al compararse con las técnicas de cultivo en caldo durante la noche y sólo identificaron a las mujeres muy colonizadas. La validez del supuesto de que el riesgo de infecciones neonatales es mayor en bebés de madres muy colonizadas se desechó con estudios clínicos. En una evaluación de un kit de prueba rápida de enzimoinmunoanálisis (EIA), Towers y cols.[1037] informaron los casos de 2 de 9 bebés nacidos de madres con colonización leve y resultados negativos para la prueba de EIA rápida que contrajeron enfermedades de aparición temprana mortales. En otro estudio de un método rápido para la detección de colonización por estreptococos del grupo B, Morales y Lim notificaron que, de 37 mujeres con colonización leve y pruebas de detección rápidas negativas, 6 tuvieron bebés con sepsis de aparición temprana.[726] El momento oportuno para realizar la prueba de colonización de estreptococos del grupo B antes del parto también fue un problema, ya que el 60-70% de las mujeres con cultivos vaginales positivos en el segundo trimestre se colonizarán al final del embarazo, mientras que hasta el 30% de aquellas con cultivos negativos durante el segundo trimestre tendrán cultivos positivos al momento de dar a luz. Por lo tanto, la creación de métodos para la detección rápida, sensible y específica de colonización de estreptococos del grupo B en mujeres

durante el parto o una fecha cercana se volvió objetivo de investigaciones clínicas y microbiológicas.

En 1996, los CDC, junto con la American Academy of Pediatrics (AAP) y el American College of Obstetrics and Gynecology (ACOG), emitieron recomendaciones consensuadas sobre una estrategia de prevención para enfermedades por estreptococos del grupo B.[151, 1093] Según estas directrices, los obstetras deben adoptar una estrategia basada en cultivos o riesgos para la prevención de enfermedades de aparición temprana por estreptococos del grupo B. La implementación posterior y el cumplimiento de estas directrices dio como resultado una reducción considerable en la incidencia de dichas enfermedades en recién nacidos. Según estas directrices, es fundamental la utilización de profilaxis con antibióticos durante el trabajo de parto y el alumbramiento. Surgieron inquietudes con respecto a los efectos adversos del mayor empleo de antibióticos y el mayor riesgo de reacciones anafilácticas a penicilina, el antibiótico de elección para la quimioprofilaxis. Otra inquietud ha sido la posible resistencia a antibióticos en estreptococos del grupo B. A la fecha, no se han aislado cepas de dichos estreptococos resistentes a penicilina, aunque se volvió relativamente frecuente la resistencia a clindamicina y eritromicina. Otra inquietud radicó en que la mayor utilización de penicilina en el período de nacimiento puede provocar suficiente presión selectiva y causar infecciones neonatales por microorganismos resistentes a penicilina, como *Escherichia coli*, el segundo agente más frecuente de sepsis durante el nacimiento. Aunque esta situación aún no se ha presentado, será necesaria una vigilancia continua para detectar y reducir esta posibilidad. En el 2002, el Committee on Obstetrical Practice emitió una declaración a favor del empleo de estrategias de prevención basadas en cultivos a partir de los datos de la red Active Bacterial Core Surveillance/Emerging, lo cual indica que el método basado en cultivos fue superior al basado en riesgos.[26] Los CDC emitieron nuevas directrices en el 2002 que sustituyen las de 1996 y recomiendan un diagnóstico precoz universal prenatal basado en cultivos para la colonización vaginal y rectal de todas las mujeres embarazadas a las 35-37 semanas de gestación.[156] El protocolo de cultivo recomendado por los CDC, ACOG y FDA consistió en la recolección de muestras de frotis vaginal y rectal durante la semana 35-37 de gestación y después un cultivo enriquecido durante 18-24 h, un subcultivo en SBA y la identificación de estreptococos del grupo B con métodos fenotípicos (p. ej., prueba de CAMP, hidrólisis de hipurato y API Rapid Strep®), serológicos (seroagrupación con coaglutinación o aglutinación de látex) o hibridación quimioluminiscente (Gen-Probe Accuprobe®). Todo el procedimiento de detección podría durar 2-3 días.

En el 2010, los CDC actualizaron y revisaron las directrices para la prevención de enfermedades por estreptococos del grupo B (recuadro 13-3).[27,157] El diagnóstico precoz de la infección por estos microorganismos aún se recomienda en las semanas 35-37 de gestación. Se recolectan frotis de la región rectovaginal, del tercio inferior de la vagina y el conducto anal (un solo frotis de la vagina y del conducto anal, o uno recolectado de cada zona). El frotis se coloca en caldo LIM de Trans-Vag® (caldo de Todd-Hewitt con 10 µg/mL de ácido nalidíxico, 15 µg/mL de colistina y 10 mg/mL de extracto de levadura) o caldo cromógeno (p. ej., Carrot Broth®, Hardy Diagnostics, Santa María, CA) incubado duante 18-24 h. En el documento del 2010, las opciones de identificación de estreptococos del grupo B aumentaron para incluir el empleo de medios y pruebas de amplificación de ácidos nucleicos (PAAN) realizadas en el caldo de enriquecimiento Lim o Trans-Vag

13-3

RECUADRO

Procedimientos de recolección y procesamiento de muestras rectovaginales para la detección perinatal de estreptococos del grupo B[26,27,156,157]

Procedimiento para recolectar muestras clínicas de cultivo de estreptococos del grupo B (EGB) a las 35-37 semanas de gestación

- Introducir un hisopo en la parte inferior de la vagina (orificio vaginal) y luego del recto (a través del esfínter anal) con el mismo hisopo u otro. La recolección del cultivo debe realizarse fuera del hospital y puede realizarla el médico o el paciente después de recibir instrucciones adecuadas. No se recomiendan cultivos cervicales ni el empleo de un espéculo para la recolección.

- Colocar el hisopo en un medio de transporte no nutritivo. Existen en el comercio sistemas de transporte adecuados (p. ej., Amies de Stuart sin carbón). Si los frotis de vagina y recto se recolectan por separado, deben colocarse en el mismo recipiente del medio. Los medios de transporte mantendrán la viabilidad de los EBS por hasta cuatro días a temperatura ambiente o en refrigeración.

- Las etiquetas de las muestras deben identificar claramente que son para cultivos de EGB. Si se solicita una prueba de sensibilidad para mujeres alérgicas a penicilina, las etiquetas de las muestras también deben identificar a las pacientes como alérgicas a penicilina y especificar que debe realizarse la prueba de sensibilidad a clindamicina si se aíslan EGB. Debe evaluarse la resistencia inducible a clindamicina de los aislamientos (p. ej., prueba de la zona D; *véase* a continuación).

Procedimiento para procesar muestras clínicas de cultivo de EGB

- Sacar el hisopo del medio de transporte. Inocular el hisopo en un medio de caldo selectivo recomendado, como caldo Todd-Hewitt complementado con gentamicina (8 μg/mL) y ácido nalidíxico (15 μg/mL) o colistina (10 μg/mL) y el mismo ácido (15 μg/mL). Algunas opciones adecuadas comercialmente disponibles son el caldo Trans-Vag o LIM. La incorporación de sangre de carnero al 5% a estos medios puede aumentar el aislamiento de EGB. El caldo de enriquecimiento selectivo también puede contener sustratos cromógenos que provocan un cambio de color en la preparación de EGB β-hemolíticos (Carrot Broth®, Hardy Diagnostics, Santa María, CA); sin embargo, en este medio no se detectarán aislamientos no hemolíticos, así que es necesario un subcultivo del caldo en caso de que no cambie el color.[94]

- Incubar caldo selectivo inoculado durante 18-24 h, a 35-37 °C en aire ambiente o CO_2 al 5%. Subcultivar el caldo en una placa de SBA (p. ej., agar tripticasa de soya [soja] con sangre de carnero desfibrinada al 5%).

- Inspeccionar e identificar microorganismos indicativos de EGB (zona angosta de β-hemólisis y cocos grampositivos catalasa negativos). Cabe mencionar que puede ser difícil observar la hemólisis, así que también deben evaluarse las colonias típicas sin hemólisis. Si no se identifican EGB después de la incubación por 18-24 h, incubar de nuevo e inspeccionar a las 48 h para identificar presuntos microorganismos.

- Pueden utilizarse diversas pruebas de látex de agrupamiento de estreptococos o pruebas de detección de antígenos de EGB de otro tipo (p. ej., sonda genética o PAAN) para la identificación específica, o puede emplearse la prueba de CAMP para la identificación presuntiva. La sensibilidad de las PAAN para EGB aumenta al 92.5-100% mediante un paso de enriquecimiento antes de evaluar la muestra.[94,391,911] Los datos sobre las PAAN actualmente disponibles no avalan su empleo como sustituto de cultivos prenatales. El tiempo adicional necesario para el enriquecimiento de muestras no lo hace viable para la prueba durante el parto, y la sensibilidad de las PAAN en ausencia de enriquecimiento no es adecuada en comparación con el cultivo. Dichas pruebas pueden servir en caso de mujeres con parto a término con un estado de colonización desconocido y sin otros factores de riesgo. Se han creado otras pruebas rápidas (p. ej., EIA) para detectar rápidamente EGB de muestras no enriquecidas; sin embargo, ninguna es lo suficientemente sensible cuando se utiliza directamente en una muestra para la detección confiable de colonización por EGB durante el parto (*véase* el texto).

Procedimiento para la prueba de sensibilidad en disco a clindamicina y eritromicina de aislamientos cuando se solicita a pacientes alérgicos a penicilina

- El CLSI recomienda la prueba de difusión en disco o de microdilución en caldo para la prueba de sensibilidad a antibióticos de EGB.

- También pueden utilizarse sistemas comerciales autorizados o aprobados para la prueba de estreptococos distintos de *S. pneumoniae*.

- Para garantizar resultados precisos, los laboratorios deben incluir una prueba para la detección de resistencia inducible a clindamicina. Se recomienda el método de difusión en disco doble (prueba de la zona D) para evaluar EGB resistentes a eritromicina y sensibles a clindamicina. Pueden utilizarse otras pruebas validadas para detectar la resistencia inducible a clindamicina en vez de la prueba de la zona D.[861,1004]

- Procedimiento de prueba de difusión en disco/prueba de la zona D según el CLSI[203]
  - Utilizar un hisopo de algodón para elaborar una suspensión de crecimiento de 18-24 h del microorganismo en solución salina o caldo Mueller-Hinton para corresponder con un patrón de turbidez de McFarland de 0.5.

(*continúa*)

- A los 15 min de ajustar la turbidez, sumergir un hisopo de algodón estéril en la suspensión ajustada, el cual debe girarse varias veces y presionarse firmemente en la pared lateral del tubo sobre el nivel de líquido. Utilizar el hisopo para inocular toda la superficie de una placa de SBA en caldo Mueller-Hinton. Una vez que la placa esté seca, utilizar pinzas estériles para colocar un disco de clindamicina (2 µg) en la mitad de la placa y uno de eritromicina (15 µg) a 12 mm de distancia para la prueba de la zona D.

  - Incubar a 35 °C en CO_2 al 5% durante 20-24 h.

  - Medir el diámetro de la zona de inhibición con una regla o compás calibrador. Interpretar de acuerdo con las directrices del CLSI sobre el grupo de especies de *Streptococcus* β-hemolíticos.[203]

- Para difusión en disco

  - Clindamicina: ≥ 19 mm = sensible, 16-18 mm = intermedio y ≤ 15 mm = resistente

  - Eritromicina: ≥ 21 mm = sensible, 16-20 mm = intermedio y ≤ 15 mm = resistente

- Para microdilución en caldo

  - Clindamicina: ≤ 0.25 µg/mL = sensible, 0.5 µg/mL = intermedio y ≥ 1.0 µg/mL = resistente

  - Eritromicina: ≤ 0.25 µg/mL = sensible, 0.5 µg/mL = intermedio y ≥ 1.0 µg/mL = resistente

  - Debe considerarse que los aislamientos con mitigación de la zona de inhibición alrededor del disco de clindamicina adyacente al disco de eritromicina (positivo para la zona D) tienen una resistencia inducible a clindamicina y asumirse que son resistentes (pueden utilizarse otras pruebas validadas para detectar EGB con resistencia inducible a clindamicina).

- En caso de aislamientos con resistencia inducible a clindamicina, debe incluirse el siguiente comentario en los informes de los pacientes:

  - "Se considera que este aislamiento es resistente en función de la detección de resistencia inducible a clindamicina, la cual aún puede ser eficaz en algunos casos".

para la detección de estreptococos del grupo B, además de la sonda de ácido desoxirribonucleico (ADN) o aglutinación de látex como en el documento anterior. La directriz anterior también recomienda que los laboratorios identifiquen y notifiquen dichos estreptococos en muestras de orina de cualquier concentración, mientras que las directrices del 2010 aclararon esto para que los laboratorios los identificaran y notificaran en recuentos de colonias de 104 UFC/mL o mayores de orina.[27,157] No se recomienda el empleo directo de PAAN en muestras rectovaginales aunque, cuando esté disponible dicha prueba, puede realizarse durante el parto si se desconoce el estado de colonización, si no hay factores de riesgo durante el parto y si es un parto de término.[157] En las directrices del 2010, la penicilina continúa siendo el antibiótico de elección y la ampicilina es una alternativa, mientras que la cefazolina continúa siendo el antibiótico de elección en pacientes supuestamente alérgicas a penicilina (p. ej., no presentan urticaria, angioedema o dificultad respiratoria). Debe evaluarse la sensibilidad de los aislamientos de estreptococos del grupo B de mujeres en alto riesgo de anafilaxia por penicilina a clindamicina, eritromicina y vancomicina. Ya no se recomienda eritromicina para el tratamiento, y se realizan evaluaciones junto con una prueba de la zona D para determinar la resistencia inducible a clindamicina en aislamientos resistentes a eritromicina. Se notificaron infecciones de aparición temprana por estreptococos del grupo B en recién nacidos debido a aislamientos resistentes a clindamicina.[93] Incluso con el diagnóstico precoz realizado en las semanas 35-37 de gestación, hasta el 6% de las mujeres colonizadas por dichos estreptococos no son diagnosticadas en ese momento (valor predictivo del 94% de una prueba negativa).[1070] La prevención de enfermedades por estreptococos del grupo B en recién nacidos es una realidad. A nivel mundial, sólo cinco serotipos del grupo B (Ia, Ib, II, III y V) causan más del 85% de las enfermedades en bebés menores de tres meses, y es posible que una vacuna conjugada dirigida contra estos serotipos pueda prevenir la infección.[302,495,906] Dicha vacuna se administraría a embarazadas y también podría reducir otras enfermedades relacionadas con estreptococos del grupo B (trastornos de aparición tardía, prematuridad, infecciones amnióticas, sepsis puerperal y bacteriemia durante y después del parto).[437] En la actualidad, varias vacunas contra dichos estreptococos son materia de estudio en ensayos clínicos y, quizá pronto, estas enfermedades en recién nacidos terminarán siendo como *Haemophilus influenzae* de tipo b.[278,906]

Otras infecciones causadas por estreptococos del grupo B

Los estreptococos del grupo B se relacionan con casi el 20% de los casos de endometritis después del parto, el 25% de las bacteriemias después de una cesárea, el 25-30% de los casos de bacteriuria asintomática durante y después del embarazo, así como diversas otras infecciones en adultas no embarazadas.[168,458,687,689] Con la disminución de enfermedades neonatales por estos estreptococos, más de dos tercios de las infecciones ocurren en adultas y no se asocian con el embarazo. Las adultas con infecciones por estreptococos del grupo B suelen tener enfermedades subyacentes importantes, como diabetes, cirrosis hepática, apoplejía, neoplasias o anomalías en vías urinarias.[536,979] Las infecciones cutáneas y de tejidos blandos son las entidades clínicas más frecuentes relacionadas con estreptococos del grupo B invasores e incluyen celulitis, erisipela, absceso, úlcera infectada de decúbito y heridas infectadas invasoras después de procedimientos quirúrgicos.[45,718,914] La celulitis y otras infecciones cutáneas suelen ser manifestaciones de bacteriemia en niños y adultos.[718,952] Los estreptococos del grupo B también pueden causar fascitis necrosante y SSTE con una presentación clínica similar a las enfermedades por estreptococos del grupo A. Hasta 1998, se informaron sólo cuatro casos de fascitis necrosante por estreptococos del grupo B, aunque Gardam y cols.[369] notificaron tres casos en adultos de Quebec y Ontario en un período de 10 meses. En este informe, los tres pacientes estaban inmunodeprimidos (leucemia linfocítica crónica, diabetes mellitus 2 y alcoholismo). Recibieron tratamiento con varios antibióticos y debieron someterse a un desbridamiento amplio de tejido desvitalizado (como una amputación debajo de la pierna) y un caso derivó en la muerte. Posteriormente, surgieron varios informes sobre fascitis necrosante y síndrome de *shock* tóxico debido a estreptococos del grupo B en niños y adultos, como tres casos mortales de fascitis necrosante invasora de serotipo VI y *shock* tóxico en Japón.[251,570,596,689] También se presentó un caso de fascitis necrosante en un prematuro de cinco meses como una manifestación de enfermedad de aparición tardía.[596] Se informaron casos de síndrome de *shock* tóxico similar al causado por *S. aureus* y estreptococos del grupo A, sobre todo en adultos inmunodeprimidos. Los pacientes por lo general son mujeres mayores de 50 años que presentan diabetes, neoplasias hemáticas, hepatopatía, cardiopatía o esplenectomía como alteraciones subyacentes; también se informaron casos de síndrome de *shock* tóxico en pacientes inmunocompetentes.[66,171,914,935] En Japón, los aislamientos causantes de este síndrome pertenecían a diversos serotipos (Ib, III, V y VII) y tuvieron diferentes patrones por electroforesis en gel de campo pulsado (EGCP).[171] Las cepas que causan este síndrome presentan mayor resistencia a la depuración fagocítica por la mayor producción de material capsular, e inducen una mayor concentración de interleucina 8 que las cepas naturales.[914] Esto es importante porque existe una relación conocida entre la concentración sérica de interleucina 8 y la gravedad de la sepsis.[1136]

También se han informado diversos tipos de infecciones osteoarticulares por estreptococos del grupo B, como artritis séptica, osteomielitis, espondilodiscitis e infecciones de prótesis de cadera y espacio articular.[199,244,466,625,751,770,1041] La mayoría de las infecciones óseas, articulares y protésicas se presentan en mujeres mayores no embarazadas con enfermedades subyacentes o padecimientos crónicos predisponentes (p. ej., diabetes, tumores y hepatopatía crónica).[244,625,1171] La artritis piógena suele afectar las rodillas o los hombros y es monoarticular en el 68% de los casos, mientras que puede documentarse bacteriemia en dos terceras partes.[770] La artritis séptica por estos estreptococos suele presentarse con fiebre y dolor articular después de bacteriemia o al mismo tiempo. Para lograr la cura, es necesario un tratamiento antibiótico con aspiración o drenaje abierto de las articulaciones infectadas y retirar la prótesis en caso de tenerla. La osteomielitis puede presentarse como una complicación de celulitis por diseminación contigua, particularmente en relación con úlcera de decúbito o como consecuencia de diseminación hemática de otra zona de infección o tubo digestivo. Los estreptococos del grupo B también son una causa de osteomielitis en recién nacidos, cuya fuente del microorganismo es la diseminación hematógena a huesos; la osteomielitis puede presentarse como una manifestación poco frecuente de enfermedad de aparición tardía por estos estreptococos.[466] La espondilodiscitis y osteomielitis vertebral son complicaciones de bacteriemia y suelen ocurrir en adultos.[199,751]

Las infecciones orbitarias y la endoftalmitis por estreptococos del grupo B son muy infrecuentes, aunque ocurren tanto en bebés como en adultos. En bebés, la endoftalmitis endógena suele ser una complicación de la bacteriemia de aparición tardía y se presenta con meningitis.[697,956,1151] La endoftalmitis en adultos se presenta en pacientes con enfermedades subyacentes y algunas complicaciones pueden ser formación de cataratas, perforación de la esclerótica y neovascularización de la cámara anterior.[408,1151] La infección puede ser tan grave que podría requerirse una enucleación ocular.[697] La endoftalmitis en adultos también se ha informado como complicación de endocarditis.[187]

La bacteriemia por estreptococos del grupo B puede complicarse por endocarditis y meningitis. La endocarditis es una manifestación poco frecuente de infección por estos estreptococos; ocurre en hombres y mujeres, puede tener una presentación aguda o subaguda y representa el 2-18% de las enfermedades invasoras de este tipo en adultos.[46] Los pacientes suelen tener padecimientos subyacentes predisponentes (diabetes, inmunodepresión y trasplante renal), y la infección puede afectar válvulas biológicas o protésicas.[46,813,886] Suelen presentarse anomalías cardíacas preexistentes antes de la aparición de la enfermedad y, una vez establecidas, las válvulas presentan vegetaciones; la más afectada es la válvula mitral. Las vegetaciones de las válvulas cardíacas suelen ser grandes, y se presentan eventos embólicos en aproximadamente el 50% de los pacientes.[886] En caso de complicaciones causadas por estos eventos o destrucción rápida de tejido valvular, puede ser necesario cambiar la válvula. La tasa de mortalidad relacionada con endocarditis por estreptococos del grupo B puede ser de hasta un 40%, aunque disminuye a casi un 20% si se practica una intervención médica y quirúrgica. Puede observarse una tasa de mortalidad de casi el 90% en los casos de infección de válvula protésica.[813,886] La endocarditis en recién nacidos y bebés es poco frecuente, pero se presenta de forma similar a los adultos, con destrucción valvular generalizada y eventos embólicos. Se diagnosticó endocarditis por estreptococos del grupo B en una niña de 15 años después de un aborto provocado.[129] La meningitis es poco frecuente, representa casi el 4% de los casos de meningitis bacteriana en adultos y ocurre casi siempre en mujeres después del parto y adultos mayores con enfermedades crónicas subyacentes, como diabetes, cirrosis, deficiencia neurológica, neoplasias, insuficiencia renal, enfermedad cardiovascular o pulmonar, e infección por el virus de la inmunodeficiencia humana (VIH).[404] También se informó meningitis por estreptococos del grupo B después de un traumatismo craneoencefálico grave o relacionada con rinorrea de LCR.[1083]

Estos estreptococos también son una causa de infecciones urinarias. El espectro clínico de infección urinaria incluye bacteriuria asintomática, cistitis, pielonefritis, uretritis y urosepsis.[1063] La infección urinaria suele ocurrir en mujeres mayores de 50 años sin enfermedades subyacentes, pero con antecedentes de infecciones urinarias. La bacteriuria por estos estreptococos también se relacionó con un desenlace adverso del embarazo, una mayor tasa de parto prematuro y rotura prematura de membranas fetales.[29] Además de ser una causa reconocida de infección urinaria en embarazadas, este microorganismo también es causa de cistitis y pielonefritis en no embazadas, hombres y niños. En cualquier lugar, del 5 a más del 20% de no embarazadas con bacteriemia tendrán infección urinaria por estreptococos del grupo B.[733] Los factores de riesgo son edad avanzada, enfermedades subyacentes (especialmente diabetes), sonda urinaria permanente, infecciones urinarias previas, anomalías estructurales de las vías urinarias y otras comorbilidades (p. ej., enfermedades de la próstata). La pielonefritis y los abscesos renales son posibles complicaciones de infecciones ascendentes y diseminación hematógena de estreptococos del grupo B.[450,537]

Sensibilidad a antibióticos de estreptococos del grupo B

Tal como los estreptococos del grupo A, los aislamientos de los del grupo B aún son sensibles a penicilina G, el antibiótico de elección para el tratamiento de infecciones y quimioprofilaxis perinatal.[157,826] La ampicilina, cefotaxima, ceftriaxona, cefazolina, quinupristina-dalfopristina y meropenem también son muy activos, y la mayoría de las cepas tienen una concentración inhibitoria mínima (CIM) de 0.06 µg/mL o mayor.[103,145,189] Algunos aislamientos muy poco frecuentes de Japón y los Estados Unidos redujeron la sensibilidad a penicilina debido a la mutación puntual en el gen *pbp2x* de estreptococos del grupo B.[255,564,798] Estos aislamientos tienen una CIM para penicilina que se encuentra en el umbral de sensibilidad (≤ 0.12 µg/mL para penicilina y ≤ 0.25 µg/mL para ampicilina), así como una CIM elevada para cefazolina (1 µg/mL). Durante los últimos 15-20 años, ha aumentado la resistencia a macrólidos y clindamicina en estreptococos del grupo B de menos del 5% al 20-30%, dependiendo del lugar.[157,377] Gran parte de la resistencia a eritromicina se debe a la modificación ribosómica por acción de la metilasa ribosómica de eritromicina, codificada por el gen *erm*, que también confiere resistencia inducible o constitutiva a clindamicina (fenotipo MLSB). Los genotipos de resistencia a lincosamida y macrólidos detectados en estreptococos del grupo B incluyen *ermA* (resistente a eritromicina y sensible a clindamicina), *ermB* (resistente a eritromicina y resistente a clindamicina) y *mef* (resistente a eritromicina y sensible a clindamicina).[289] Todas las cepas de estos estreptococos evaluadas a la fecha han sido sensibles a vancomicina.

Estreptococos β-hemolíticos de los grupos C y G

Actualmente, los estreptococos β-hemolíticos del grupo C son *S. dysgalactiae* subespecie *equisimilis*, *S. dysgalactiae* subespecie *dysgalactiae*, *S. equi* subespecie *equi*, *S. equi* subespecie *zooepidemicus* y *S. equi* subespecie *ruminatorum*. Se ha demostrado que las cepas anteriores de *S. equisimilis* aisladas de humanos portan antígenos del grupo C o G de Lancefield (y, casi nunca, del grupo A) y que son lo suficientemente similares a nivel genético a cepas animales del grupo C (subespecie *dysgalactiae*) para colocarse en la misma especie, aunque son subespecies diferentes.[1076,1095] *S. dysgalactiae* subespecie *equisimilis* crece como grandes colonias en SBA y suele ser β-hemolítica. En la actualidad, las cepas relacionadas que portan el antígeno del grupo C o L aisladas principalmente de animales se denominan *S. dysgalactiae* subespecie *dysgalactiae*.[1076] Los aislamientos de esta subespecie pueden ser α y β-hemolíticos o no hemolíticos. Estudios moleculares genéticos han demostrado grandes similitudes entre las especies anteriores *S. equi* y *S. zooepidemicus*, que ahora se denominan *S. equi* subespecie *equi* y *S. equi* subespecie *zooepidemicus*. Estas subespecies portan el antígeno de la pared celular de hidratos de carbono del grupo C de Lancefield y producen hemolisinas similares a las de los estreptococos del grupo A. Las subespecies *S. equi* y *S. dysgalactiae* forman

grandes colonias en SBA, que las diferencian de los estreptococos "diminutos" o de "pequeñas colonias" α o β hemolíticas o no hemolíticas del grupo Anginosus de estreptococos viridans, que también pueden portar el antígeno de polisacárido del grupo C. Los microorganismos del grupo Anginosus también difieren de los estreptococos de "grandes colonias" del grupo C a nivel genético y fenotípico.[139]

S. dysgalactiae subespecie *equisimilis*, el aislamiento humano más frecuente, puede colonizar las vías respiratorias altas, el tubo digestivo y el aparato genital femenino; la colonización sirve como posible reservorio de infecciones para otras personas.[118,995,996] Esta subespecie se aisló de las faringes de portadores y de casos de faringitis exudativa y amigdalitis.[118,1055] En poblaciones de adultos jóvenes, la faringitis por estreptococos β-hemolíticos del grupo C se relacionó con el mismo cuadro clínico que los estreptococos del grupo A, como dolor de cabeza, fiebre, exudados y linfadenopatía cervical.[1027] *S. dysgalactiae* subespecie *equisimilis* podría causar infecciones graves en adultos y niños, y suele presentarse como sepsis aguda sin una fuente definida.[118,853] Las infecciones de tejidos blandos y celulitis, la otra presentación más frecuente, pueden servir como nido de infección sanguínea y causar complicaciones hemáticas, como endocarditis, endoftalmitis, meningitis y artritis séptica.[118,640,665,810,853,937,1130] *S. dysgalactiae* subespecie *equisimilis* portadora de antígenos del grupo C o G también se relacionó con SSTE, fascitis necrosante e insuficiencia renal aguda.[432,500,568] Los pacientes con enfermedades invasoras suelen ser adultos y al menos tres cuartas partes tienen enfermedades subyacentes.[123,995,996]

S. dysgalactiae subespecie *equisimilis* es una de las especies estreptocócicas consideradas actualmente como patógeno emergente. Se ha observado una prevalencia cada vez mayor de enfermedades invasoras por *S. dysgalactiae* subespecie *equisimilis* en Japón, Europa, Asia y América.[116,123,568, 640,996] En Japón, la prevalencia de síndrome de *shock* tóxico y enfermedades invasoras (definidas como aislamiento de una zona habitualmente estéril) causadas por *S. dysgalactiae* subespecie *equisimilis* ha aumentado gradualmente desde el 2003. Un estudio realizado allí demostró que la mayoría de los pacientes con infecciones por *S. dysgalactiae* subespecie *equisimilis* eran ancianos con enfermedades subyacentes, como diabetes, neoplasias o apoplejía.[995,996] Cabe destacar un informe de Francia, donde un paciente presentó una reacción séptica casi mortal después de una transfusión de plaquetas.[63] *S. dysgalactiae* subespecie *equisimilis* se aisló del hemocultivo del receptor y del contenedor con componentes residuales de sangre. En Japón, las cepas virulentas de *S. dysgalactiae* subespecie *equisimilis* causaron heridas infectadas invasoras, síndrome de *shock* tóxico, peritonitis, neumonía y gangrena gaseosa que requirió amputación.[469,470,690,1061] Estos aislamientos invasores poseen factores de virulencia similares a *S. pyogenes*, como proteínas M (codificadas por el gen *emm*) y producción de toxinas celulares y hemolisinas (p. ej., estreptoquinasa A, peptidasa de C5a, hialuronidasa, estreptolisina S y O, y hemolisina).[14,996] Se han identificado varios genes de superantígenos (*speA, speC, speM, ssa* y *smeZ*) en *S. dysgalactiae* subespecie *equisimilis*.[118,844] Igwe y cols.[489] analizaron 21 aislamientos estreptocócicos β-hemolíticos de los grupos C y G y determinaron que 11 cepas fueron PCR positivas para al menos uno de los genes *speM, ssa* o *smeZ*, que son miembros de la familia de superantígenos de estreptococos del grupo A. En un estudio que utilizó un microarreglo de ADN con 216 genes de virulencia de estreptococos del grupo A (como aquellos para adhesinas, proteínas fijadoras de fibronectina, toxinas, proteínas extracelulares y superantígenos) evaluados con 58 aislamientos de *S. dysgalactiae* subespecie *equisimilis*, cada uno poseía en promedio el 34% de los genes en el microarreglo, y se encontraron 44 de estos genes de virulencia en cada aislamiento.[263]

S. equi subespecie *zooepidemicus* es un microorganismo comensal encontrado en las vías respiratorias altas y el aparato genitourinario de caballos y otras especies animales, que actúa como patógeno oportunista que causa infecciones respiratorias o cutáneas. Algunas infecciones en animales son mastitis bovina, infecciones respiratorias en equinos, artritis purulenta en corderos y cabras, así como infecciones del aparato genital en aves de corral. *S. equi* subespecie *zooepidemicus* es una causa poco frecuente de infecciones en perros, aunque se han infromado heridas infectadas y bacteriemia, sobre todo en criaderos de perros.[595,819] El primer brote de infecciones respiratorias por *S. equi* subespecie *zooepidemicus* descrito en gatos se presentó en una residencia de dichos animales en Israel en el 2010.[95] Esta subespecie casi nunca se ha relacionado con infecciones humanas, mientras que quienes han padecido infecciones han tenido una exposición considerable a animales (especialmente caballos) o consumido productos lácteos sin pasteurizar. Los brotes de faringitis y bacteriemia por *zooepidemicus* se han atribuido al consumo de leche de vaca y queso de cabra fresco, ambos sin pasteurizar.[356, 587] Se informó la transmisión de *zooepidemicus* de un perro con infección respiratoria a su adiestrador en el 2010,[2] quien presentó signos de sepsis y tuvo cultivos de nariz y garganta positivos para el microorganismo. Algunas infecciones humanas fueron neumonía, bacteriemia, endocarditis, meningitis, artritis séptica, aneurisma aórtico abdominal, trombosis venosa profunda, nefritis y linfadenitis cervical.[208,317,840,850] En algunos de estos individuos, se observó glomerulonefritis postestreptocócica.[356,1025] *S. equi* subespecie *equi* causa una infección respiratoria en caballos conocida como *adenitis*. Esta enfermedad se caracteriza por fiebre alta, secreción nasal mucopurulenta y abscesos en los ganglios linfáticos submandibular y retrofaríngeo que finalmente se revientan y drenan en las vías respiratorias del animal infectado.[1031] Este microorganismo prácticamente no existe en personas y se ha aislado de casos de bacteriemia y meningitis.[307,838] *S. equi* subespecie *ruminatorum* es una especie descrita hace poco relacionada con mastitis en cabras y ovejas.[336]

Los estreptococos β-hemolíticos del grupo G constituyen una parte de la flora gastrointestinal, vaginal y cutánea humana habitual. Los aislamientos humanos que portan el antígeno del grupo G también se conocen como *S. dysgalactiae* subespecie *equisimilis*, mientras que los aislamientos animales corresponden a *S. canis*.[284] Las infecciones causadas por cepas del grupo G relacionadas con humanos incluyen faringitis, otitis media, infecciones pleuropulmonares, celulitis, tromboflebitis séptica, bacteriemia, endocarditis y meningitis.[665,1140,1145,1167] Se notificaron casos de celulitis por estreptococos del grupo G y artritis séptica en zonas de inyección parenteral o cercanas, con bacteriemia y complicaciones hemáticas consiguientes en consumidores de drogas intravenosas.[249] La bacteriemia también ocurre en ámbitos clínicos de neoplasias subyacentes, sepsis puerperal, aborto séptico, enfermedad pulmonar crónica e infección por VIH.

S. canis es una especie propuesta originalmente en 1986 para estreptococos β-hemolíticos aislados de perros y vacas[284] que causa infecciones respiratorias, cutáneas, del aparato genital, así como infección urinaria en diversos animales, como perros y gatos.[980] Esta bacteria también se aisló de muestras de leche de

vacas lecheras con mastitis subclínica. *S. canis* se aisló por primera vez de una persona son sepsis y úlceras en las piernas en 1997.[78] Posteriormente, se aisló de hemocultivos de un hombre de 76 años con leucemia y el cultivo de herida del oído de una mujer de 50 años.[1123] También se informó sepsis con celulitis por *S. canis* en una mujer de 75 años que sufrió una mordedura de perro en una mano.[998] El análisis mediante polimorfismos de longitud de fragmentos de restricción demostró que el aislamiento de la sangre y la herida por mordedura fueron idénticos al de la cavidad bucal de su perro. Una revisión retrospectiva de cinco años de infecciones por *S. canis* en 54 pacientes de Burdeos, Francia, informó que los aislamientos de *S. canis* se obtuvieron de infecciones cutáneas, hemocultivos, muestras de garganta, nariz y oídos, muestras vaginales, orina, biopsias articulares y muestras de lavado broncoalveolar (LBA).[364] *S. canis* se aisló e identificó en úlceras no cicatrizantes o gangrenosas de pacientes inmunodeprimidos que vivían muy de cerca de perros.[594] En un caso, el microorganismo se aisló de hemocultivos de un paciente parapléjico con varias lesiones cutáneas abiertas y supurativas, y osteomielitis crónica. Los autores de este informe indicaron que se desconoce la incidencia real de las infecciones por *S. canis*, ya que la mayoría de los laboratorios no preparan pruebas de identificación fenotípica en estreptococos β-hemolíticos que poseen el antígeno del grupo G de Lancefield.[594]

En general, los estreptococos β-hemolíticos de los grupos C y G son sensibles a penicilina, ampicilina y cefalosporinas de tercera generación, como ceftriaxona.[52] En ocasiones, los aislamientos pueden presentar sensibilidad intermedia a penicilina G, aunque son sensibles a cefalosporinas de tercera y cuarta generación. Algunas cepas pueden ser resistentes a eritromicina y otros macrólidos (p. ej., clindamicina, claritromicina y azitromicina). El análisis de la sensibilidad de los estreptococos β-hemolíticos del grupo B a fluoroquinolonas en el programa de vigilancia a antibióticos SENTRY, de 1997-2004, identificó 14 estreptococos de los grupos C y G entre 47 estreptococos β-hemolíticos con menor sensibilidad a fluoroquinolonas.[83] Un estudio realizado en Portugal determinó que el 12% de 314 cepas de *S. dysgalactiae* subespecie *equisimilis* fueron resistentes a levofloxacino.[833] Además, encontró que bastaba con mutaciones únicas en *parC* o *gyrA* para elevar la CIM del levofloxacino, mientras hubo más resistencia en cepas con mutaciones en *parC* y gyrA. Este estudio también encontró indicios importantes de transferencia genética horizontal frecuente de secuencias de genes *parC* entre *S. dysgalactiae* subespecie *equisimilis* y *S. pyogenes*.[833] Todas las cepas evaluadas a la fecha han sido sensibles a vancomicina.

Estreptococos β-hemolíticos del grupo F

Los microorganismos de este grupo se han denominado *S. milleri* en el esquema taxonómico británico y **grupo Anginosus** (*S. anginosus*, *S. constellatus* y *S. intermedius*) en el estadounidense. Pueden ser α o β-hemolíticos, o no hemolíticos, y poseer el antígeno de los grupos F, C y G, o pueden no ser agrupables. Por lo general estos estreptococos crecen como diminutas colonias en medios de agar. Las colonias son puntiformes después de 24 h y, si son β-hemolíticas, tienen una gran zona de hemólisis que se extiende mucho más allá de su borde. Los estreptococos β-hemolíticos del grupo F son causa reconocida de infecciones supurativas graves, como celulitis, abscesos de tejidos profundos, bacteriemia, osteomielitis y endocarditis (*véase* la sección sobre el grupo Anginosus de estreptococos viridans). El grupo Anginosus se describirá dentro de los estreptococos viridans.

Patógenos emergentes entre los estreptococos

Streptococcus suis

S. suis merece una mención especial por sus consecuencias económicas como un importante patógeno porcino y un patógeno zoonótico ocasional en humanos.[794,1046,1117] También es un aislamiento poco frecuente de perros, gatos, ciervos y caballos. *S. suis* se reconoció oficialmente como una especie de *Streptococcus* en 1987.[557] Las cepas pueden agruparse por antisueros de Lancefield en los grupos R, S, RS y T, o pueden no agruparse. Algunas cepas también reaccionan con antisuero de estreptococos del grupo D, lo cual indica que cuentan con el antígeno lipoteicoico del grupo D, aunque esta reactividad se debe a seudorreacciones cruzadas entre los grupos D y R. Pueden encontrarse otros serotipos con reactividad RS (reacciona con los antisueros R y S) y T de los grupos de Lancefield en cerdos asintomáticos y enfermos. Las cepas de *S. suis* están encapsuladas y se reconocieron 33 serotipos capsulares diferentes, designados del 1 al 31, 33 y 1/2; los serotipos 32 y 34 demostraron ser realmente *Streptococcus orisratti*.[455] Datos recientes de la secuenciación de ARNr 16S demostraron que los serotipos de *S. suis* 20, 22, 26 y 33 compartían un grado de relación de sólo el 94.08-97.4% con la cepa tipo de *S. suis* y que pueden representar diferentes especies.[959,960,1028] El análisis de la secuencia del gen superóxido dismutasa (*sodA*) y el gen de proteína recombinante/de reparación (*recN*) confirmó que los serotipos 20, 22, 26 y 33 deben eliminarse del taxón de *S. suis*.[1028] Se utilizó la tipificación multilocus de secuencia (MLST, *multilocus sequence typing*) para dividir las cepas de *S. suis* de serotipo 2 en al menos 16 tipos de secuencias, cuyas tipificaciones de secuencias directamente relacionadas se agruparon en complejos ST (*sequence typing*). Los complejos ST 1, 27 y 87 se encuentran con mayor frecuencia en Japón, China y Tailandia.[565] Los miembros del complejo ST 1 causan las enfermedades más invasoras. En Norteamérica, la mayoría de las cepas de *S. suis* pertenecen a ST28 (51%), ST25 (44%) y ST1 (5%).[345] El serotipo 1 de *S. suis* se encuentra en lechones menores de seis semanas e incluye cepas portadoras del antígeno del grupo S de Lancefield.

S. suis causa un amplio espectro de enfermedades graves en lechones y cerdos, como neumonía, meningitis, septicemia y artritis purulenta.[664] Los cerdos sanos se colonizan en las amígdalas, narinas, vías respiratorias y tubo digestivo entre las 5 y 10 semanas de edad; la tasa de portadores en animales sanos puede ser tan alta como del 80%. El serotipo 2 de *S. suis* causa enfermedades sistémicas en lechones de 3-20 semanas y también es el serotipo predominante aislado de infecciones humanas. En animales infectados, *S. suis* inicialmente causa fiebre, anorexia y otros síntomas generales, cuya afectación en las meninges se manifiesta con la rápida aparición de apoplejía, parálisis y muerte.[664] Las infecciones humanas se deben principalmente al contacto directo con cerdos enfermos, portadores o carne de cerdo cruda o mal cocida contaminada con *S. suis*. Por lo tanto, las infecciones por esta especie ocurren principalmente en personas en contacto directo con cerdos (p. ej., trabajadores de mataderos, criadores de cerdos, inspectores de carnes y

veterinarios) o involucradas en el procesamiento y fabricación industriales de productos de cerdo.[354,671] El sacrificio de animales, el corte de cadáveres y la manipulación de cerdos enfermos o muertos se identificaron como factores de riesgo para infecciones por *S. suis*.[1163] Un estudio en Alemania determinó que el 5.3% de 132 personas expuestas a cerdos (como carniceros o trabajadores de mataderos) se colonizaron por *S. suis* en la nasofaringe, mientras que no se colonizó ninguno de los 130 sujetos control sin contacto con cerdos o productos derivados.[972] Algunos casos en personas informados en Hong Kong y Vietnam indican que el procesamiento, preparación y consumo de cerdo mal o parcialmente cocido también pueden ser un factor de riesgo de enfermedades.[494,671] Los primeros casos en personas con infecciones por *S. suis* se notificaron en 1968 en Dinamarca, y la cantidad total de casos informados en todo el mundo en la actualidad es superior a 700.[662] La mayoría de los informes provienen de Asia (China, Japón, Vietnam y Tailandia), Europa (Reino Unido, Países Bajos, Francia, Dinamarca, Noruega, Alemania, España y Bélgica), así como de Norteamérica (Estados Unidos y Canadá) y Sudamérica (Brasil).[662,1132] China, Tailandia y los Países Bajos representan el 69, 11 y 8% de la cantidad total de casos informados a nivel mundial, respectivamente. Muchos de los casos notificados ocurrieron durante brotes de enfermedades por *S. suis*. Se presentaron dos grandes brotes de infecciones humanas ocurridas en la provincia rural de Jiangsu en 1998-1999, con 25 casos y 14 muertes. En el verano de 2005, ocurrió el mayor brote de infección por *S. suis* en humanos en la provincia de Sichuan en China, cuando se documentaron 204 infecciones y 38 muertes por *shock* séptico y meningitis.[392, 1162,1163] Al momento del brote, se presentó un gran brote porcino del serotipo 2 de *S. suis* y casi todos los pacientes tuvieron antecedentes de contacto con cerdos o productos derivados. Además, se informaron más de 100 casos en Vietnam en la última década.[671]

Se considera que *S. suis* infecta a las personas por vía percutánea a través de cortes, rasguños o abrasiones. También se documentó el ingreso por la nasofaringe y el tubo digestivo, mientras que la gastroenteritis aguda puede ser una manifestación importante de sepsis. Después de la infección y un período de incubación de 2-3 y hasta 14 días, la enfermedad inicia con un pródromo "seudogripal" seguido de la rápida aparición de meningitis y bacteriemia.[295,344,1117,1166] Los primeros síntomas son fiebre, dolor de cabeza, náuseas, vómitos y rigidez de nuca. También puede presentarse bacteriemia generalizada sin meningitis purulenta, así como insuficiencia multiorgánica, neumonía, peritonitis y artritis.[559] Con el tiempo, puede sobrevenir el síndrome de *shock* tóxico con insuficiencia hepática, coagulación intravascular diseminada, insuficiencia renal aguda y síndrome de dificultad respiratoria aguda. Una característica frecuente de la meningitis por *S. suis* es la sordera con afectación coclear y vestibular que provoca ataxia y mareos en la presentación o después de unos días.[192,295] Suele observarse afectación del octavo par craneal, que causa sordera unilateral o bilateral[481] de leve a grave en el 4-66% de los casos.[671] Los pacientes también pueden presentar petequias que evolucionan a púrpura generalizada y hematomas semejantes a los de enfermedades meningocócicas.[671] Pueden producirse lesiones ampollosas hemorrágicas, necrosis cutánea y gangrena de los dedos de manos, pies y extremidades a causa de la afectación subcutánea y cutánea generalizada. También se informó con gran frecuencia síndrome de sepsis grave con erupciones que desaparecen al presionarlas, similares a las del *shock* tóxico, además de una alta mortalidad.[1003,1162,1163] Se informó un caso de muerte súbita por sepsis debida a *S. suis* en un hombre tailandés de 49 años que comió carne cruda de cerdo 10 días antes de morir.[425] Las complicaciones hemáticas de *S. suis* consisten en artritis, espondilodiscitis, endoftalmitis, peritonitis, neumonía y endocarditis.[559,790,1086,1097,1101] De hecho, el primer caso de infección en humanos notificado en Norteamérica fue uno de endocarditis por *S. suis* en Canadá.[1045] Aunque en los Estados Unidos no son frecuentes las enfermedades en cerdos, *S. suis* se aisló de manadas en estados como Minnesota y Nebraska. Antes del 2011, sólo se describieron tres casos de infecciones humanas por *S. suis* en dicho país.[345] Estos pacientes fueron diagnosticados en Nueva York y Hawái, mientras que el tercer paciente la adquirió en Filipinas y fue diagnosticado en California. En el 2013, se describió un caso de meningitis y bacteriemia por *S. suis* en un camionero de 60 años que transportaba cerdo en el medio oeste.[354] Había estado en una granja con cerdos, donde informó infecciones pulmonares en algunos. También se aisló una cepa de *S. suis*, confirmada mediante análisis genéticos, de la orina de un labrador retriever esterilizado enfermo alimentado con premios comerciales de "oreja de cerdo".[730] El animal respondió al tratamiento con cefalexina.

Las cepas de *S. suis* son sensibles a penicilina, amoxicilina, cefazolina, ceftriaxona, ofloxacino, trimetoprima-sulfametoxazol y vancomicina. Por otra parte, algunas son resistentes a tetraciclinas, eritromicina y clindamicina; en poblaciones porcinas, la resistencia a tetraciclinas y macrólidos es superior al 90 y 70%, respectivamente.[459,540,671,676,794] Algunos estudios de secuenciación identificaron determinantes de resistencia en el caso de tetraciclinas, macrólidos y aminoglucósidos, mientras que los elementos genéticos portadores de estos genes de resistencia incluyen algunos elementos integradores y de conjugación, transposones, isla de patogenicidad genómica y bacteriófagos.[794] Se recomienda el empleo de ceftriaxona como tratamiento provisional con o sin vancomicina hasta identificar la bacteria. La penicilina también es eficaz como antibiótico de primera línea, pero debe administrarse por al menos 10 días, ya que han ocurrido recidivas de meningitis por *S. suis* después del tratamiento de 14 días que respondió a ciclos más prolongados de 4-6 semanas.

Streptococcus porcinus y Streptococcus pseudoporcinus

Las cepas de *S. porcinus* pertenecen a los grupos de Lancefield E, P, U y V, o bien, no pueden agruparse con antisueros de Lancefield y causan infecciones porcinas. En infecciones humanas, *S. porcinus* se aisló del aparato genital femenino (aislamientos vaginal y cervical), tejidos placentarios, sangre, piel, orina y heridas infectadas. En el 2004, *S. porcinus* se identificó como una causa de mortinato espontáneo en humanos. El microorganismo se aisló de líquido amniótico, frotis endocervicales y líquido gástrico del feto.[680] El análisis histopatológico de los tejidos placentarios expulsados y la víscera fetal indicó microabcesos correspondientes a corioamnionitis bacteriana. También se demostró que los aislamientos de *S. porcinus* tuvieron una reacción cruzada con estreptococos del grupo B mediante reactivos comerciales de 12 fabricantes diferentes.[371,1024] Un análisis de 25 aislamientos humanos y 16 no humanos identificados a nivel fenotípico como *S. porcinus* con amplificación aleatoria de ADN polimorfo-PCR y análisis mediante EGCP dio a conocer dos grupos, a uno de los cuales pertenecían aislamientos humanos, y todos los aislamientos no humanos pertenecían al segundo grupo.[298] Bekal y cols.,[67] en Quebec, realizaron una

secuenciación del gen de ARNr 16S en nueve cepas de *S. porcinus* humanas y siete de animales, y encontraron el mismo tipo de agrupamiento, con una disparidad superior al 2.1% entre ambos tipos de aislamientos. Estos investigadores propusieron que los aislamientos se nombraran mejor como *Streptococcus pseudoporcinus*. Tal como *S. porcinus*, *S. pseudoporcinus* produce pequeñas colonias lisas en agar sangre rodeadas de zonas muy grandes de β-hemólisis. Un estudio de 663 mujeres no embarazadas en Pittsburgh inscritas en un ensayo clínico de vacuna conjugada contra estreptococos del grupo B determinó una prevalencia poblacional de *S. pseudoporcinus* del 5.4%.[971] La mayor tasa de colonización rectovaginal se relacionó con el número de parejas sexuales e infecciones de transmisión sexual. Pereira y cols.[820] informaron los casos de dos pacientes con cultivos rectovaginales positivos para *S. pseudoporcinus*. Una paciente perdió su embarazo de gemelos por la rotura previable de las membranas fetales. Al año siguiente, durante un segundo embarazo, estos cultivos nuevamente fueron positivos para *S. pseudoporcinus*, mientras que el acortamiento cervical derivó en cerclaje y tratamiento con antibióticos. Sin embargo, la paciente dio a luz sin complicaciones dos semanas después. La segunda paciente dio a luz antes de tiempo tras la rotura prematura de membranas y corioamnionitis, pero el neonato mejoró posteriormente. Los aislamientos de *S. pseudoporcinus* son sensibles a penicilina, clindamicina, eritromicina, trimetoprima-sulfametoxazol y vancomicina; también se observó resistencia a tetraciclina en diversos aislamientos[371, 680] y se determinó una sensibilidad a antibióticos similar en aislamientos de *S. porcinus*.[320] *S. pseudoporcinus* también se aisló de una herida postraumática en el pulgar.[670]

Streptococcus iniae

S. iniae es un patógeno de pescados y se aisló de humanos como causa de bacteriemia, meningitis y endocarditis en personas que manipulan pescado contaminado. *S. iniae* infecta al menos 27 especies diferentes de pescados, como tilapia, trucha arcoíris, mero jorobado, salmón del pacífico, falso halibut de Japón y huachinango.[10] Las infecciones pueden ser graves y dependen de la virulencia del aislamiento, especie del hospedero, vía y ubicación de la infección, y calidad del agua. *S. iniae* se ha vuelto un importante patógeno de pescados, con un impacto anual estimado en la industria de acuicultura estadounidense superior a 10 millones de dólares.[10] El primer caso informado de infección humana por *S. iniae* fue en 1997, cuando Weinstein y cols.,[1113] de la Public Health Agency en Canadá, notificaron nueve casos de 1995-1996 de infecciones invasoras por *S. iniae*. Los nueve individuos tuvieron hemocultivos positivos, de los cuales ocho presentaron celulitis en las manos y uno mostró meningitis, artritis y endocarditis. Todos los pacientes habían manipulado recientemente pescado vivo o muerto; por lo general, la infección derivó de lesiones penetrantes de huesos o espinas del pescado durante el proceso de limpieza y retiro de espinas. El pescado más relacionado con estos casos fue la tilapia (*Oreochromis* spp.) criada en granjas acuícolas. Estos investigadores revisaron sus historias clínicas y encontraron a cuatro pacientes más con infección por *S. iniae*. Los CDC notificaron dos casos adicionales retrospectivos: uno, de un paciente en Texas con celulitis bacteriémica de 1991 y otro con artritis de la rodilla en Ottawa, Canadá, de 1994.[152] En el 2003, dos adultos mayores (79 y 81 años de edad) de Hong Kong fueron diagnosticados con celulitis y osteomielitis bacteriémicas por *S. iniae*, respectivamente.[602] Se diagnosticó discitis lumbar mediante un cultivo de material de abscesos paravertebrales en una mujer china de 73 años de edad que limpiaba pescado con frecuencia y tenía cortes en los dedos.[573] Ambos pacientes informaron la manipulación reciente de pescado fresco, pero no tenían lesiones penetrantes. Los CDC también caracterizaron los aislamientos de *S. iniae*. Facklam y cols.[321] analizaron siete aislamientos clínicos, seis de los cuales se aislaron de hemocultivos y uno de un quiste de la glándula tiroides. De estos pacientes, tres presentaron sepsis con celulitis, mientras que los otros mostraron una lesión de masa infectada, *shock* tóxico, neumonía y celulitis. Tal como en informes anteriores, todos los pacientes eran de origen asiático, presentaron una distribución equitativa entre ambos sexos y tenían edades similares (60-88 años) a los pacientes de informes anteriores. Se han informado infecciones invasoras por *S. iniae* en pacientes con enfermedades subyacentes, como diabetes mellitus, artritis séptica, gota y cirrosis hepática por hepatitis C.[601,978] El origen asiático puede tener importancia principalmente por los métodos relacionados con la manipulación y limpieza de pescado para preparar varios platillos de esa zona.[601] Los aislamientos de *S. iniae* producen diversos factores de virulencia (p. ej., proteínas SiM similares a las M, peptidasa de C5a, proteasa de interleucina 8, estreptolisina S y polisacáridos capsulares) que son homólogos a los encontrados en *S. pyogenes* y que probablemente son importantes en la patogenia de infecciones graves por *S. iniae*.[47] *S. iniae* se incluye en la base de datos del sistema Biolog®; en un estudio comparativo de este sistema con amplificación de regiones espaciadoras 16S-23S específicas de *S. iniae* utilizando los dos conjuntos de cebadores, Biolog identificó el 70% de 25 aislamientos de *S. iniae* en los Estados Unidos y Canadá.[864] Por lo general, los aislamientos de *S. iniae* son sensibles a β-lactámicos, macrólidos, quinolonas y vancomicina.

Streptococcus pneumoniae

S. pneumoniae es la principal causa de neumonía bacteriana extrahospitalaria, y se transmite de persona a persona por contacto directo. El microorganismo puede alojarse en las vías respiratorias altas en el 5-10% de los adultos, aunque se han informado tasas de portadores superiores al 60% en poblaciones cerradas.[738,774] Los bebés suelen colonizarse alrededor de los 3-4 meses y permanecen así casi durante cuatro meses con un serotipo determinado; la incidencia máxima de colonización neumocócica se produce a los 1-3 años, cuando la tasa puede ser del 40-60%.[96,486] En adultos, la colonización y el estado de portador persisten durante 2-4 semanas, aunque puede ser mucho más tiempo, y la tasa de portadores en adultos puede ser del 5-10%. La duración del estado de portador disminuye con la edad y, por lo tanto, tiende a ser mayor en poblaciones infantiles que en las de adultos. La colonización de bebés por neumococos se relaciona con la ausencia de un anticuerpo anticapsular específico, mientras que los serotipos débilmente inmunógenos son frecuentes en este grupo etario.[774] La sensibilidad de ancianos a enfermedades neumocócicas refleja el envejecimiento del sistema inmunitario y la consiguiente disminución en la producción de anticuerpos, junto con cambios generales en los niveles de actividad, mecanismos de desobstrucción mucociliar afectados, desnutrición o debilidad por otras enfermedades crónicas subyacentes, como diabetes y alcoholismo. Antes de la existencia de vacunas conjugadas altamente eficaces, la tasa general de enfermedades por *S. pneumoniae* era de aproximadamente 15 casos

por cada 100 000 personas al año. Típicamente, el microorganismo causa enfermedades en recién nacidos y niños de hasta tres años, así como en adultos mayores de 65 años de edad.[712,738] Las tasas de ataque son cuatro a cinco veces superiores en la población negra que en la población blanca; esta diferencia parece ser real, aunque muchos otros factores (p. ej., acceso a atención médica y otras condiciones subyacentes biológicas o ambientales) también pueden influir en estas tasas. Las tasas de ataque también son mayores en nativos de Alaska y nativos de América, así como aborígenes australianos.[260,431,1036,1111] Los pacientes con disminuciones subyacentes de diversos mecanismos de defensa del hospedero, como hipogammaglobulinemia, deficiencias de componentes del complemento y anemia drepanocítica también están en mayor riesgo de padecer enfermedades neumocócicas invasoras. Los individuos con asplenia funcional o sometidos a esplenectomía están en un riesgo particularmente elevado de padecer bacteriemia neumocócica invasora, la cual casi siempre es mortal.

Factores de virulencia

La virulencia de *S. pneumoniae* se relaciona principalmente con su capacidad para resistir la opsonización, fagocitosis y destrucción intracelular mediante células fagocíticas.[717] Esta resistencia casi siempre está relacionada con la **cápsula de polisacáridos** del microorganismo. Existen al menos 91 tipos capsulares de *S. pneumoniae*, 23 de los cuales representan más del 88% de los casos de bacteriemia neumocócica y meningitis.[738] Los polisacáridos capsulares en *S. pneumoniae* abarcan polímeros largos de unidades repetitivas que están conformados por 2-7 monosacáridos, algunos de los cuales pueden encontrarse en cadenas largas o de forma ramificada. Estos polímeros se sintetizan con la incorporación de fracciones de hidratos de carbono al extremo proximal de la cadena, y la mayoría de los tipos se unen al peptidoglicano y el polisacárido C de la pared celular. Ciertos tipos capsulares de neumococos (p. ej., tipo 3) tienen propiedades biológicas que vuelven a estos microorganismos más virulentos que otros, y los neumococos que pertenecen a diferentes serotipos capsulares varían en su capacidad para provocar respuestas humorales de anticuerpos. Estas características pueden representar la mayor virulencia relacionada con algunos tipos capsulares. La cápsula de estos microorganismos es antifagocítica y evita que las moléculas de inmunoglobulina de las regiones C3b y Fc interactúen con sus receptores en la superficie de células bacterianas. Al aparecer, el material capsular no media la adherencia inicial de neumococos a la mucosa nasofaríngea, pero está relacionado con adhesinas bacterianas que interactúan con receptores sobre la superficie de células epiteliales faríngeas. La interacción puede ocurrir con ácido siálico mucoso mediante neuraminidasa neumocócica o ligandos de superficie de células neumocócicas que se unen a residuos de disacárido y *N*-acetil-D-galactosamina-galactosa en superficies celulares de las vías respiratorias. Los neumococos también poseen ácidos teicoicos y ALT. Los **ácidos teicoicos** tienen un enlace covalente con el peptidoglicano de la pared celular mediante enlaces de fosfodiéster, mientras que los **ALT** están enlazados a la membrana celular. Estas moléculas tienen una estructura similar y se componen de unidades repetitivas que contienen glucosa, 2-acetamido-4-amino-2,4,6-tridesoxi-D-galactosa, *N*-acetilglucosamina, fosfocolina y ribitol-5-fosfato. Estas unidades están vinculadas entre sí con otros enlaces de fosfodiéster. Los ácidos teicoicos y ALT de *S. pneumoniae* también se llaman *polisacárido C* y *antígeno F*, respectivamente, mientras que todos los serotipos neumocócicos poseen ambos antígenos.

Otros productos celulares de *S. pneumoniae*, como neumolisina, autolisina y moléculas de superficie celular, también son importantes en la virulencia neumocócica.[717] Los genes mutantes defectuosos en la producción de estos diversos componentes tienen menor virulencia en modelos animales, mientras que la vacunación con productos purificados deriva en la producción de anticuerpos específicos que confieren resistencia parcial a la infección. La **neumolisina** es una proteína citotoxina de 53 kDa activada por tiol que se acumula dentro de las células durante el crecimiento y se libera en la lisis celular a través de la autolisina.[875] La neumolisina interactúa con colesterol en las membranas celulares de diversas células de hospederos y forma oligómeros sobre la membrana y dentro de ella, los cuales evolucionan a poros y, finalmente, lisa las células. Además, inhibe la actividad bactericida de células fagocíticas, detiene la movilidad ciliar, estimula la producción de citocinas mediante macrófagos (especialmente IL-1, IL-8 y TNF) y activa la vía clásica del complemento.[205,875] En modelos animales, la neumolisina demostró desempeñar un papel en la patogenia de la bacteriemia neumocócica, neumonía y aspectos de inflamación y sordera relacionadas con otitis media y secuelas de meningitis.[72,1114,1133] La **autolisina** es una *N*-acetilmuramil-L-alanina amidasa que, junto con una enzima glucosidasa, actúa durante la división celular para separar células hijas y, al final del crecimiento exponencial, dividir los microorganismos, causando dispersión lítica de neumolisina y α-hemolisina.[77] Los mutantes autolisina negativos tienen una menor virulencia en comparación con cepas naturales. Es probable que la menor virulencia se deba a la incapacidad para liberar componentes tóxicos de la pared celular y neumolisina y, en consecuencia, la generación de una respuesta inflamatoria muy reducida. Los neumococos también tienen varias proteínas de superficie denominadas *proteínas unidas a LPXTG*. Estas proteínas están unidas por enlaces covalentes al peptidoglicano de la pared celular e incluyen a la hialuronidasa, la neuraminidasa y la serina proteasa PrtA. Las cepas de *S. pneumoniae* producen dos **enzimas neuraminidasa** diferentes (**NanA y NanB**), que descomponen el ácido siálico terminal de la superficie celular para exponer las fracciones de *N*-acetil-glucosamina-galactosa que median la adherencia de células bacterianas.[128] La enzima NanA desempeña un papel importante en la formación de la biopelícula por parte del microorganismo, y el ácido siálico liberado por la actividad de neuraminidasa implicada en la señalización intracelular, que aumenta la colonización e invasión.[809,1040] La actividad de neuraminidasa también es importante en la patogenia de la otitis media en modelos animales.[1034] La **hialuronidasa** hidroliza ácido hialurónico en el tejido conectivo y facilita la diseminación de microorganismos. Todos los aislamientos de *S. pneumoniae* producen la **serina proteasa PrtA** y se encuentran anticuerpos contra ésta en pacientes con infecciones neumocócicas y en personas sanas.[1178] Se desconoce la función exacta de esta enzima en la patogenia de la enfermedad, pero los modelos animales han mostrado su papel en dicha patogenia, ya que los mutantes que carecen de PrtA son menos virulentos y la vacuna en animales con la enzima genera anticuerpos protectores.[80] La *proteína de superficie neumocócica A* (**PspA**, *pneumococcal surface protein A*) es una proteína de superficie que se encuentra presente en todos los neumococos y abarca la proteína antigénica inmunodominante de neumococos. PspA inhibe la fagocitosis al bloquear la precipitación del complemento en la superficie de las células bacterianas.[738] Los anticuerpos dirigidos contra PspA de una cepa neumocócica determinada protegen a los animales de laboratorio frente a pruebas de provocación con cepas tanto alógenas como heterógenas, mientras que las cepas mutantes neumocócicas defectuosas en la producción de PspA son avirulentas. La inoculación intranasal en ratones con PspA previene la colonización de las vías respiratorias y enfermedades invasoras. Por lo tanto, PspA tiene potencial para utilizarse como antígeno candidato a vacuna.[120]

Vacunas antineumocócicas

Actualmente existen dos tipos de vacunas para prevenir enfermedades por *S. pneumoniae*: vacunas de polisacáridos puros y vacunas conjugadas polisacárido-proteína. La **vacuna antineumocócica de polisacáridos** (PPSV23®; Pneumovax 23®, Merck Sharpe y Dohme) se compone de una mezcla de 23 polisacáridos capsulares neumocócicos. Los 23 serotipos capsulares de estas vacunas son 1, 2, 3, 4, 5, 6B, 7F, 8, 9N, 9V, 10A, 11A, 12F, 14, 15B, 17F, 18C, 19A, 19F, 20, 22F, 23F y 33F. El Advisory Committee on Immunization Practices de los CDC recomienda la vacunación de (1) personas mayores de 65 años; (2) personas de 19-64 años con enfermedades crónicas (p. ej., enfermedad cardiovascular crónica y miocardiopatía), enfermedad pulmonar crónica (p. ej., EPOC o enfisema, pero no pacientes con asma o fumadores), diabetes mellitus, alcoholismo, hepatopatía (p. ej., cirrosis) o fuga de LCR; (3) pacientes con asplenia funcional o anatómica (p. ej., anemia drepanocítica y esplenectomía); (4) personas de 19-64 años de edad que viven en ambientes en riesgo de contraer enfermedades neumocócicas invasoras (nativos de Alaska, ciertas poblaciones de indígenas americanos, residentes de asilos y otras instituciones de cuidados crónicos); (5) mayores de 2 años de edad inmunodeprimidos (p. ej., personas con infección por VIH, leucemia, linfoma, enfermedad de Hodgkin, mieloma múltiple, tumores, insuficiencia renal crónica, síndrome nefrótico, otras afecciones relacionadas con inmunodepresión [p. ej., trasplante de médula ósea]); y (6) personas bajo tratamiento con quimioterapia inmunodepresora.[153,158,161] Se recomienda una segunda dosis de PPSV23 cinco años después de la primera en pacientes inmunodeprimidos de 19-64 años o con asplenia funcional o anatómica. El esquema completo de vacunación de PPSV23 se encuentra en el recuadro 13-4. Se ha demostrado que PPSV23 es una vacuna segura, eficaz y relativamente económica. Estas vacunas de polisacáridos puros provocan una respuesta de anticuerpos en los linfocitos B, pero los antígenos son independientes de dichos linfocitos, de modo que no se observa una respuesta inmunitaria protectora en niños menores de dos años de edad. Otras desventajas de las vacunas de polisacárido antineumocócicas son su incapacidad para afectar el estado de portador nasofaríngeo de neumococos y, en consecuencia, la propagación de microorganismos de una persona a otra, así como su eficacia limitada en pacientes con neoplasias hemáticas o estados de inmunodeficiencia subyacentes.

En febrero del 2000, se autorizó el empleo de PCV7® (*Pneumoccocal Conjugate Vaccine*), una nueva vacuna conjugada antineumocócica heptavalente (Prevnar®; Wyeth Lederle Vaccines, Peral River, NY) en lactantes y niños.[155] PCV7 se compone de una proteína portadora de toxina diftérica inerte (CRM197) unida por un enlace covalente a los antígenos polisacáridos capsulares de siete serotipos de *S. pneumoniae*. Los serotipos capsulares incluidos en PCV7 eran 4, 6B, 9V, 14, 18C, 19F y 23F. En ese momento, estaban relacionados con casi el 80% de las enfermedades neumocócicas en niños menores de cinco años de edad.[155,824,832] La vacuna conjugada PCV7 provoca una respuesta rápida de anticuerpos dependientes de linfocitos

T, necesaria para la producción óptima de anticuerpos y la capacidad para incrementar una respuesta anamnésica a través de la memoria inmunitaria. Algunos estudios amplios han demostrado que la vacuna conjugada antineumocócica heptavalente es eficaz para evitar enfermedades invasoras en niños pequeños debidas a los serotipos de *S. pneumoniae* de la vacuna.[531,859] Después del empleo generalizado de PCV7, la disminución en infecciones neumocócicas invasoras por los serotipos incluidos en la vacuna fue del 100% en niños menores de cinco años y del 94% al considerar todas las edades. Curiosamente, no se observaron aumentos en las infecciones secundarias a serotipos distintos a la vacuna durante los estudios de eficacia clínica, mientras que las tasas de portadores nasofaríngeos de *S. pneumoniae* disminuyeron en los niños vacunados, un fenómeno no observado en los que recibieron la vacuna de polisacáridos. En un pequeño estudio sobre la eficacia se determinó que la PCV7 también provoca respuestas protectoras de anticuerpos en niños con anemia drepanocítica.[776] A fines del 2007, sólo alrededor del 2% de las enfermedades neumocócicas invasoras en niños menores de cinco años de edad se debió a serotipos incluidos en la PCV7. Durante este período posterior a la vacuna PCV7, en algunas comunidades se observó un aumento en las enfermedades (p. ej., meningitis) provocadas por serotipos no correspondientes a la vacuna (p. ej., 7F) en niños menores de un mes.[783] Una revisión de la literatura médica acerca del impacto global de la vacuna conjugada heptavalente determinó que, entre los niños elegibles en el período posterior a la vacuna, se documentó una reducción en las enfermedades neumocócicas invasoras que varió del 39.9% en España al 99.1% en los Estados Unidos.[740] Desde la introducción de la vacuna conjugada antineumocócica PCV7 en el año 2000, han disminuido las hospitalizaciones por neumonía infantil, situación que se ha mantenido durante los siguientes 12 años. Durante el mismo período, también se observó una disminución menos drástica, pero medible, en adultos mayores con neumonía extrahospitalaria.[400]

En el 2010, la FDA autorizó una nueva vacuna antineumocócica de polisacáridos conjugados, PCV 13®, y los CDC y ACIP la recomendaron para aplicarse en niños.[25,158] Esta vacuna incluye los serotipos encontrados en PCV7 y otros seis: 1, 3, 5, 6A, 7F y 19A. Los serotipos adicionales incluidos en PCV13 representaron el 64% de 4 600 casos de enfermedades neumocócicas invasoras en el 2007 en niños menores de cinco años.[159] Se recomienda PCV13 en niños de 2-59 meses y de 60-71 meses con padecimientos subyacentes que aumentan su riesgo de dichas enfermedades. El esquema de vacunación completo de PCV13 incluye recomendaciones para niños que pudieron recibir vacunas PCV7 anteriormente.[160,161] A fines del 2011, se aprobó PCV13 para adultos mayores de 50 años para la prevención de enfermedades invasoras por *S. pneumoniae*.[162] El recuadro 13-4 brinda información adicional sobre PPSV23 y PCV13 con respecto a los grupos objetivo para la recepción de vacunas y los esquemas de vacunación.

Espectro clínico de S. pneumoniae

En el hospedero apropiado, *S. pneumoniae* ingresa en los espacios alveolares mediante aspiración o inhalación, y finalmente puede producir neumonía lobular, con consolidación y bacteriemia.[490,738] Los trastornos que se reconocen por predisponer a los adultos a enfermedades neumocócicas incluyen la enfermedad broncopulmonar subyacente y la afectación en la inmunidad humoral.[140] Es probable que los trastornos que deterioran la respuesta inmunitaria humoral (p. ej., mieloma, linfoma, leucemia linfocítica crónica, cirrosis hepática y deficiencias de los componentes del complemento) tengan la mayor influencia en la sensibilidad individual a infecciones neumocócicas. La incidencia y la gravedad de las enfermedades neumocócicas también son mayores en individuos con defectos en los mecanismos de depuración de las vías respiratorias altas, como fumadores y pacientes con asma, bronquitis crónica, EPOC o carcinoma broncopulmonar y epidermoide de pulmón. Las infecciones respiratorias víricas también predisponen a infecciones neumocócicas del aparato respiratorio, ya que estos agentes también dañan los mecanismos de depuración bronquial. La neumonía neumocócica casi siempre se presenta de forma abrupta, incluso en pacientes en los cuales una infección vírica respiratoria previa es el principal factor predisponente. En niños mayores y adultos jóvenes, los síntomas incluyen escalofríos, y posteriormente fiebre continua, tos y producción de esputo purulento a menudo hemoptoico. En pacientes de la tercera edad, la infección puede presentarse de manera gradual durante varios días.[655] Los síntomas pueden variar desde una tos mínima, con disminución real de la temperatura, hasta una presentación fulminante, que produce rápidamente *shock* y la muerte. Los hemocultivos son positivos en el 20-30% de los pacientes con neumonía neumocócica. En general, los adultos mayores tienen otros trastornos que los colocan en mayor riesgo de padecer enfermedades graves, como neoplasias, alcoholismo, cardiopatía, EPOC y diabetes. Las radiografías de tórax de los pacientes con neumonía neumocócica demuestran consolidación lobular en el 40-50% de los casos, y el resto muestra un patrón bronconeumónico en parche. Los infiltrados debidos a enfermedades neumocócicas tienden a ser unilaterales y afectan más a los alvéolos que a los bronquiolos y tejidos intersticiales. Las complicaciones de la neumonía neumocócica comprenden absceso pulmonar, infecciones pericárdicas, empiema, derrames pleurales y endocarditis.[315,402,465,645,729,746,1005] Los derrames pleurales y empiemas pueden visualizarse en las radiografías de tórax, pero se delimitan mejor con una tomografía computarizada y ecografía. Si estas recolecciones de líquido son lo suficientemente grandes, puede ser necesario un drenaje a través de una sonda pleural para lograr la curación, junto con antibioticoterapia. La tomografía computarizada y la ecografía son útiles para el diagnóstico de neumonías necrosantes y abscesos pulmonares profundos por *S. pneumoniae*. También puede presentarse síndrome urémico hemolítico (SUH) como una complicación de infecciones pediátricas por *S. pneumoniae*, y representa el 4.6-15% de todos los casos de SUH en niños.[180,240,957,1085] La incidencia es del 0.04-0.6% y se presenta principalmente en niños menores de dos años. De los casos descritos de SUH, el 72% se relacionaron con neumonía con o sin derrame y empiema, el 29% con meningitis neumocócica y en el 5% se observaron pacientes con ambos padecimientos.[240] Hace poco, se notificó SUH asociado con neumonía neumocócica también en adultos.[22] El índice de mortalidad de esta enfermedad es aproximadamente del 5%, pero puede llegar al 20-30% cuando se presenta con bacteriemia. La bacteriemia neumocócica sin afectación pulmonar es una entidad que ocurre en hospederos inmunodeprimidos. Las enfermedades o trastornos subyacentes que predisponen a los pacientes a bacteriemia neumocócica recurrente o recidivante son esplenectomía, leucemia mielógena aguda, trasplante de

Vacunas antineumocócicas y calendarios de vacunación para bebés y niños (*véase también* el texto)[25,153,155,158-162]

PPSV23: vacuna antineumocócica de polisacáridos 23 valente	PCV13: vacuna de polisacáridos conjugados 13 valente
Pneumovax 23 (Merck, Sharpe y Dohme) y Pnu-Immune 23® (Lederle).	Prevnar 13 (Wyeth Pharmaceuticals, una subsidiaria de Pfizer, Inc.).
Compuesta de una mezcla de 23 polisacáridos capsulares neumocócicos, incluidos los tipos 1, 2, 3, 4, 5, 6B, 7F, 8, 9N, 9V, 10A, 11A, 12F, 14, 15B, 17F, 18C, 19A, 19F, 20, 22F, 23F y 33F.	Compuesta de una proteína portadora de toxina diftérica inerte (CRM197) ligada con un enlace covalente a los antígenos polisacáridos capsulares de 13 serotipos neumocócicos, incluidos los tipos 1, 3, 4, 5, 6A, 6B, 7F, 9V, 14, 18C, 19A, 19F y 23F.

Recomendada para (a) personas de 65 años de edad o mayores; (b) personas de 2-64 años de edad con enfermedades crónicas, enfermedad cardiovascular avanzada, enfermedades pulmonares crónicas (p. ej., EPOC, enfisema y asma), diabetes mellitus, alcoholismo, hepatopatía, insuficiencia renal crónica o pérdidas de LCR; (c) pacientes con asplenia funcional o anatómica (p. ej., anemia drepanocítica y esplenectomía); (d) niños de dos años o más inmunodeprimidos (p.ej., infección por VIH, leucemia, linfoma, enfermedad de Hodgkin, mieloma múltiple, neoplasias, insuficiencia renal crónica, síndrome nefrótico, trasplante de médula ósea y personas que reciben quimioterapia); (e) personas de 2-64 años que viven en ambientes o circunstancias que los colocan en riesgo de enfermedades neumocócicas invasoras (p. ej., nativos de Alaska, nativos americanos, residentes de asilos y otras instituciones de cuidados crónicos).

Los niños menores de dos años con padecimientos subyacentes deben recibir PPSV23 después de todas las dosis recomendadas de PCV13. Debe administrarse una dosis a los dos años o más y al menos ocho semanas después de la última dosis de PSV13. Estos niños que recibieron PPSV23 deben recibir las dosis recomendadas de PSV13 (inmediatamente).

Los niños de 24-71 meses de edad con padecimientos subyacentes que recibieron menos de tres dosis de PCV7 antes de cumplir dos años de edad, deben recibir dos dosis de PCV13 seguida de una dosis de PPSV23 ocho o más semanas después.

Los niños de 24-71 meses de edad con padecimientos subyacentes que recibieron tres dosis incompletas de PCV7 antes de cumplir dos años de edad deben recibir una dosis de PCV13 seguida de una dosis de PPSV23 ocho o más semanas después.

Se recomienda una segunda dosis de PPSV23 cinco años después de la primera en niños con enfermedades subyacentes (p. ej., hemoglobinopatía drepanocítica; asplenia congénita, adquirida y funcional; inmunodeficiencias congénitas o adquiridas; tratamientos inmunodepresores; enfermedades crónicas, implantes cocleares; o pérdida de LCR).

Se recomienda PCV13 en niños de 2-59 meses que no han recibido PCV7. PCV13 se administra como una serie de cuatro dosis que comienza a los 2 (puede administrarse tan pronto como a los seis meses de edad), 4, 6 y 12-15 meses. En bebés de 2-6 meses, los niños que reciben la primera dosis a los seis meses de edad deben recibir tres dosis posteriores en intervalos de 4-8 semanas. Se recomienda una cuarta dosis de refuerzo a los 12-15 meses de edad y al menos ocho semanas después de la tercera dosis.

Los niños sanos de 7-59 meses de edad que no se vacunaron anteriormente con PCV7 o PCV13 deben recibir 1-3 dosis de PCV13 dependiendo de cuándo comience la vacunación y si existen enfermedades subyacentes.

Los niños de 24-71 meses de edad con enfermedades subyacentes deben recibir dos dosis de PCV13. Se recomiendan tres dosis de PCV13 en niños de 7-11 meses, con un intervalo de cuatro semanas entre dosis, y la tercera dosis se administra a los 12-15 meses.

Se recomiendan dos dosis de PCV13 en niños de 1-23 meses de edad, con un intervalo de ocho semanas. Los niños sanos no vacunados de 24-59 meses de edad deben recibir una dosis de PCV13, pero aquellos con enfermedades subyacentes deben recibir dos dosis con un intervalo de ocho semanas.

En niños menores de dos años que recibieron una o más dosis de PCV7, se debe completar la serie con PCV13. Los niños de 12-23 meses que recibieron tres dosis de PCV7 deben recibir una sola dosis de PCV13 al menos ocho semanas después de la última dosis de PSV7 (cuarta y última dosis de PCV). No se necesitan más dosis de PCV13 en niños de 12-23 meses que recibieron 2-3 dosis de PCV7 antes del año de edad y al menos una dosis de PCV13 después del año de edad.

En niños mayores de dos años, se recomienda una sola dosis de PCV13 en aquellos de 24-59 meses de edad con un calendario de vacunación incompleto. En niños de 24-71 meses de edad con enfermedades subyacentes que recibieron un calendario incompleto inferior a tres dosis de PCV7 o PCV13 antes de los dos años, se recomiendan dos dosis de PCV13. En niños con enfermedades subyacentes que recibieron tres dosis de PC7 o PCV13, se recomienda una sola dosis de PCV13 hasta los 71 meses.

Se recomienda una sola dosis de PSV13 en todos los niños de 14-59 meses de edad que recibieron cuatro dosis de PCV7. En niños con enfermedades subyacentes, se recomienda una sola dosis de PCV13 hasta los 71 meses de edad.

En niños de 6-18 años de edad con ciertas enfermedades "en riesgo" (p. ej., hemoglobinopatía drepanocítica; asplenia congénita, adquirida y funcional; inmunodeficiencias congénitas o adquiridas; tratamientos inmunodepresores; enfermedades crónicas; implantes cocleares; o pérdida de LCR) que no han recibido PCV13, debe administrarse una sola dosis de PCV13.

(*continúa*)

Las vacunas de polisacáridos puros provocan una respuesta de anticuerpos de linfocitos B, pero son antígenos independientes de linfocitos T. No se observan respuestas inmunitarias protectoras en niños menores de dos años. También tienen efectos mínimos en el transporte nasofaríngeo de neumococos, pero una eficacia limitada en pacientes con neoplasias hemáticas subyacentes o estados de inmunodeficiencia.

Provoca una respuesta de anticuerpos dependiente de linfocitos T necesaria para una producción óptima de anticuerpos y la capacidad de provocar una respuesta anamnésica. Algunos estudios han demostrado su eficacia para prevenir enfermedades invasoras en niños pequeños debido a los serotipos de la vacuna en más del 90% de las enfermedades neumocócicas invasoras por estos serotipos. La tasa de portadores nasofaríngeos de *S. pneumoniae* también disminuyó en niños vacunados.

médula ósea, anemia drepanocítica, infección por VIH y síndrome del intestino corto.[186]

S. pneumoniae también es la causa más frecuente de meningitis bacteriana en adultos mayores, seguida de *N. meningitidis*, *S. aureus* y otros microorganismos grampositivos diversos (p. ej., *L. monocytogenes*).[462] Por el uso cada vez mayor de vacunas conjugadas para *H. influenzae* de tipo b, un estudio multicéntrico del 2001-2004 indicó que el neumococo era el tercer agente más frecuente en los niños de 1-3 meses de edad (14%), mientras que los estreptococos del grupo B y *Neisseria meningitidis* son los primeros y segundos (39% y 32%, respectivamente).[765] *S. pneumoniae* fue el agente más frecuente en niños de 3 meses a 3 años de edad (45%), seguido de *N. meningitidis* (34%) y estreptococos del grupo B (11%). En el grupo de 3-10 años de edad, *S. pneumoniae* (47%) y *N. meningitidis* (32%) fueron los agentes etiológicos más frecuentes; *N. meningitidis* superó a *S. pneumoniae* en el grupo de 10-19 años de edad.[765] Un informe del 2011 determinó que, aunque los estreptococos del grupo B continuaron siendo el agente más frecuente de meningitis en niños menores de dos meses (86%) y el meningococo fue la causa de meningitis en el grupo de 11-17 años de edad, el neumococo prevaleció en todos los demás grupos de niños.[1021] La introducción de la vacuna PCV7 en el año 2000 disminuyó considerablemente la incidencia de meningitis neumocócica en los países donde es parte del esquema de vacunación nacional. Esta disminución fue más notoria en niños menores de dos años de edad, pero hubo un aumento importante en la meningitis por serotipos neumocócicos no incluidos en la vacuna PCV7 (p. ej., 19A).[580] Este serotipo es parte de la formulación de la vacuna PVC13. En adultos, *S. pneumoniae* representa alrededor de una tercera parte de los casos de meningitis extrahospitalaria en los Estados Unidos y tiene una mortalidad relacionada del 20-25%. En general, la meningitis por *S. pneumoniae* ocurre a causa de la diseminación a las meninges durante la bacteriemia, y los microorganismos probablemente ingresan a través del plexo coroideo. En los adultos, casi el 60-70% de los síntomas son fiebre, rigidez de nuca y cambios en el estado mental. En lactantes, el cuadro clínico suele presentarse con llanto, irritabilidad, malestar general, alimentación insuficiente, vómitos y convulsiones; sólo una tercera parte de ellos presentan abombamiento de la fontanela. En ancianos o adultos inmunodeprimidos, los síntomas pueden presentarse gradualmente y los principales son somnolencia, obnubilación o febrícula.[462] Sin embargo, puede ocurrir meningitis, junto con *shock* séptico mortal, en pacientes muy inmunodeprimidos (p. ej., pacientes sometidos a trasplante de médula ósea).[416] La endocarditis neumocócica es una complicación poco frecuente de meningitis neumocócica y se relaciona con un desenlace clínico desfavorable.[660] *S. pneumoniae* también es la causa principal de meningitis tras fracturas

de cráneo. El traumatismo craneoencefálico que produce una fractura de la base con pérdida de LCR afecta la integridad de la duramadre y puede permitir la entrada directa de microorganismos al sistema nervioso central (SNC) desde una zona adyacente de infección (p. ej., sinusitis, mastoiditis y otitis media).[738] Las complicaciones poco frecuentes de meningitis neumocócica incluyen absceso epidural raquídeo, osteomielitis vertebral y absceso paravertebral.[81]

En la población infantil, *S. pneumoniae* representa el 40-50% de los casos de otitis media aguda y se ha relacionado con sinusitis y mastoiditis.[829,953] Debido a las vacunas antineumocócicas conjugadas, la etiología de la otitis media aguda sigue cambiando con el tiempo. En los pacientes con otitis media, la membrana timpánica se ve inflamada, inmóvil y abombada en la observación con un otoscopio. La mayoría de los niños con otitis media también padecen rinorrea y congestión nasal, y casi dos terceras partes tendrán fiebre. Algunas de las complicaciones son perforación de la membrana timpánica, mastoiditis, parálisis del nervio facial, bacteriemia y artritis séptica.[579] Es mejor obtener muestras para el diagnóstico a través de una miringotomía o timpanocentesis. Los neumococos, junto con *H. influenzae* no tipificable, también son responsables del 70% de las infecciones sinusales agudas y subagudas.

S. pneumoniae es una causa poco frecuente de endocarditis, pericarditis, osteomielitis, artritis séptica, peritonitis, infecciones pélvicas en mujeres, infecciones neonatales e infecciones cutáneas y de tejidos blandos. La mayoría de los pacientes tienen enfermedades subyacentes, como diabetes, neoplasias, alcoholismo, lupus eritematoso sistémico o infección por HIV, y otros focos de enfermedades neumocócicas, como meningitis o neumonía. Los neumococos representan menos del 3% de los casos de endocarditis bacteriana y el 3-7% de todos los casos de endocarditis infantil.[382] La endocarditis neumocócica tiene un curso agudo, se relaciona con destrucción valvular y formación de abscesos perivalvulares aórticos, y tiene una tasa de mortalidad desde el 24% hasta más del 50%.[529,621,931,1005] El tratamiento de la endocarditis neumocócica únicamente con tratamiento farmacológico se asocia con desenlaces negativos. Aunque la mayoría de los pacientes no tienen problemas en la válvula cardíaca, en un estudio de endocarditis neumocócica en niños, el único factor de riesgo identificable fue la cardiopatía congénita.[190] La peritonitis primaria por neumococos fue alguna vez una entidad clínica frecuente en niños en relación con síndrome nefrótico, pero hoy en día ocurre principalmente en adultos con cirrosis y otras enfermedades hepáticas. El medio de propagación de la peritonitis neumocócica es por vía hemática o inoculación local.[300] Las infecciones osteoarticulares, osteomielitis y artritis séptica por *S. pneumoniae* suelen ocurrir en niños con anemia drepanocítica.[188,772,789,1160] También se informó una tasa más alta de artritis séptica por neumococos en los niños con infección por VIH.[865] En adultos, suele presentarse artritis séptica por neumococos en aquellos pacientes con un foco de infección en otra zona (p. ej., infecciones sanguíneas, meningitis y sinusitis), y afecta a más de una articulación en casi una tercera o cuarta parte de los pacientes.[413,848] La artritis séptica por neumococos ocurre más a menudo en pacientes con enfermedades articulares subyacentes (p. ej., artritis reumatoide) y suele afectar las articulaciones nativas, aunque también se describió afectación de prótesis articulares.[848] En Japón, se diagnosticó artritis séptica poliarticular por neumococos en un hombre de 28 años de edad después de una infusión única de infliximab para la artritis reumatoide.[435] El paciente no tenía signos de enfermedades neumocócicas en otras zonas, excepto líquido sinovial positivo y hemocultivos. La mayoría de los casos pueden tratarse con la cobertura antibiótica adecuada y artrocentesis. En algunas mujeres, *S. pneumoniae* puede ser una parte transitoria de la flora vaginal, y pueden ocurrir infecciones pélvicas, obstétricas y ginecológicas (p. ej., bartolinitis y enfermedad inflamatoria pélvica), sobre todo con afecciones predisponentes, como un dispositivo intrauterino o cirugía ginecológica reciente.[632,811] Los abscesos ováricos por *S. pneumoniae* también pueden ser una fuente de infecciones peritoneales neumocócicas.[835] Se han informado infecciones neumocócicas neonatales que representan el 1-11% de los casos de sepsis neonatal.[461,698] Estos niños pueden presentar meningitis, bacteriemia o neumonía, artritis y osteomielitis u otitis media, y al momento de la presentación casi siempre tienen de 2-3 semanas de vida y nacieron a término. La probable fuente de infección es el aparato genital de la madre.[390,698] *S. pneumoniae* también se ha reconocido como causa poco frecuente, aunque importante, de infecciones de los tejidos blandos, como celulitis facial y periorbitaria, fascitis necrosante, rabdomiólisis, piomiositis y abscesos.[58,92,367,373,498,553,806,1137,1154,1165] La celulitis facial y periorbitaria se presenta principalmente en niños como una complicación de infecciones en vías respiratorias altas, sinusitis neumocócica o traumatismo que afecta los párpados.[373,818] En un informe de 56 pacientes con infecciones de tejidos blandos por *S. pneumoniae*, las heridas infectadas por cirugía fueron las más frecuentes, seguidas de heridas infectadas por quemadura, piomiositis, celulitis y abscesos en el perineo o escroto.[367] La mayoría de los pacientes presentaron enfermedades o padecimientos subyacentes, como quemaduras, diabetes, neoplasias, psoriasis o infección por VIH. La fascitis necrosante por *S. pneumoniae* ocurre en ancianos con varios factores de riesgo, como traumatismo menor, inmunodepresión secundaria a medicamentos, alcoholismo, enfermedades subyacentes (p. ej., diabetes y lupus eritematoso sistémico) y cirrosis.[264,498,806,1154] La rabdomiólisis neumocócica es una enfermedad poco frecuente que se presenta en adultos de la tercera edad con neumonía neumocócica, aunque puede ocurrir infección en otras zonas (meningitis, celulitis o artritis).[58,92,924] La enfermedad suele presentarse al inicio de infecciones neumocócicas y consiste en debilidad en las extremidades, así como dolor muscular generalizado o localizado. La biopsia muscular puede parecer sin alteraciones o indicar degeneración localizada de fibras, descomposición de tejido muscular y necrosis, además de que puede presentarse leucocitosis periférica, creatina cinasa alta y mioglobinuria.

Sensibilidad a antibióticos de S. pneumoniae

Una inquietud importante con respecto a *S. pneumoniae* es la aparición de resistencia a los antibióticos, sobre todo a la penicilina.[241,503,909,1129] El primer caso de neumococos con menor resistencia a la penicilina se informó en la década de 1960. Durante las décadas de 1970 y 1980, la resistencia a la penicilina entre las cepas de *S. pneumoniae* era poco frecuente en los Estados Unidos y sólo el 0.2% era resistente. A mediados de la década de 1990, el 35% de todos los aislamientos neumocócicos en los Estados Unidos demostraron una menor sensibilidad a la penicilina.[49,909] Un estudio publicado en 1998 sobre 845 aislamientos neumocócicos de centros médicos de dicho país determinó que la cifra de cepas con resistencia de intermedia a alta a penicilina era del 21.8 y 16%, respectivamente.[294] Algunos estudios publicados al comienzo del nuevo milenio en poblaciones del sistema de vigilancia nacional de los Estados Unidos indicaron que la menor sensibilidad a la penicilina en aislamientos de *S. pneumoniae* fue del 14.7-35.1%, dependiendo de la zona geográfica, y se observó con más frecuencia en niños menores de cinco años de edad.[1129] Los serotipos neumocócicos incluidos en PCV7 y PSV23 representaron el 78 y 88% de las cepas resistentes a penicilina, respectivamente. Un estudio de 1 531 aislamientos clínicos de *S. pneumoniae* recolectados de 33 centros médicos de aquel país durante el invierno boreal de 1999-2000 determinó que el 34.2% de los aislamientos eran resistentes a penicilina (CIM ≥ 0.12 μg/mL) y el 21.5% demostró resistencia alta (CIM ≥ 2 μg/mL).[293] En 10 103 aislamientos extrahospitalarios de vías respiratorias de *S. pneumoniae* recolectados de 2000 a 2001 de 206 centros en 154 regiones del país, un 38.9% tuvo menor sensibilidad a penicilina.[292] Durante el mismo período, también se documentó menor sensibilidad a penicilina en aislamientos extraños de *S. pneumoniae*. En un estudio del 2003, la cantidad de cepas con menor sensibilidad a penicilina fue del 6.5% en el Reino Unido, 9.1% en Alemania, 12.4% en Italia, 36.4% en Grecia, 54.5% en España y 56.7% en Francia.[524] Los datos internacionales obtenidos de 3 778 aislamientos de *S. pneumoniae* de 1999 a 2000 indicaron que la resistencia a penicilina era muy alta en países de Medio Oriente (65.5%), África (64%) y Asia (60.4%), pero menor en Norteamérica (40.3%), Europa (36.9%) y el Pacífico sur (31.8%).[106] Los datos del estudio de vigilancia longitudinal PROTEKT US en 39 495 aislamientos de *S. pneumoniae* recolectados en los Estados Unidos de 2004 a 2008 indicaron que la cifra de aislamientos resistentes a penicilina aumentó de un 12.5% en el 2004 a un 20% en el 2008.[513] Nuevamente, se observaron diferencias regionales notorias en la sensibilidad a penicilina. Los aislamientos de *S. pneumoniae* que presentaron una sensibilidad menor o resistencia total a penicilina G también fueron menos sensibles a penicilina y cefalosporinas de todas las generaciones, y la CIM de todos los β-lactámicos aumentó conforme también se incrementó la de la penicilina.[293] Como corolario de esta observación y tendencia, se informaron tratamientos fallidos de infecciones neumocócicas graves con antibióticos anteriormente eficaces, como cefotaxima, cefuroxima y ceftriaxona.[134,146,503,520] La resistencia a penicilina en *S. pneumoniae* se relaciona con una alteración de las proteínas de unión a penicilina (PUP) que tienen menor afinidad para fijar la penicilina a la pared de células bacterianas.[477] En realidad, las PUP son enzimas transpeptidasas que participan en la síntesis de peptidoglicanos, y se han identificado seis PUP, designadas *1a, 1b, 2a, 2b, 2x* y *3* en *S. pneumoniae*. Las cepas resistentes muestran disposiciones en mosaico en los genes *1a, 2b* y *2x* que codifican PUP.[858] Cuando se describieron por primera vez los determinantes de resistencia a penicilina en *S. pneumoniae*, se informaron alteraciones en PUP1 esenciales para la resistencia alta a penicilina, pero otras investigaciones han demostrado que los cambios en PUP1a junto con mutaciones simultáneas en PUP 2b y 2x se asocian con resistencia alta a penicilina y ceftriaxona, y dichos aislamientos tienen una CIM mayor de 4 µg/mL.[394,395,478,734,856] Se observan mutaciones en estos genes que causan resistencia alta a penicilina y ceftriaxona en varios serotipos neumocócicos, como 14, 19F y 23F. Las mutaciones acumuladas en los genes *pbp* (*penicillin-binding proteins*) se relacionan con el aumento simultáneo en la CIM de penicilina y cefalosporinas de tercera generación. Otros determinantes de resistencia a β-lactámicos no mediada por PUP también se asocian con la resistencia a penicilina y cefalosporina en *S. pneumoniae*.[125] Los valores críticos de neumococos difieren dependiendo de la zona de aislamiento. Los aislamientos del LCR (p. ej., meningitis) con una CIM de penicilina menor o igual a 0.06 µg/mL son sensibles y aquellos con una CIM de 12 µg/mL o mayor se consideran resistentes. En infecciones no meníngeas (p. ej., aislamientos de zonas además del LCR), los aislamientos con una CIM de penicilina de 2.0 µg/mL o menos se consideran sensibles, aquellos con una CIM de 4.0 µg/mL son intermedios y aquellos con una CIM de 8 µg/mL o mayores se consideran resistentes.[204]

Además de la penicilina y las cefalosporinas, se informó resistencia neumocócica a diversos otros antibióticos, como macrólidos, sulfonamidas, tetraciclinas y fluoroquinolonas.[241,293,294,525,526,1129] En un estudio internacional publicado en el año 2004, la resistencia a macrólidos en aislamientos de *S. pneumoniae* fue mayor en Asia (51.7%), seguido de Europa (26%), Norteamérica (21.6%), Medio Oriente (13.7%), Pacífico sur (10.6%) y África (10%).[106] Antes de 1998, la cifra de cepas de *S. pneumoniae* en los Estados Unidos resistentes a eritromicina, claritromicina y azitromicina era del 14.3, 12.7 y 11.7%, respectivamente.[294] Durante el período de 1994-2000, la resistencia neumocócica a eritromicina aumentó del 23.6% a un máximo del 34%.[293] Los datos del estudio de vigilancia longitudinal PROTEKT realizado entre 2000 y 2004 indicaron que el índice de resistencia a macrólidos (eritromicina, claritromicina y azitromicina) se mantuvo estable durante este período, que es del 27.5-31%.[513] En el estudio de vigilancia LEADER del 2010, el 38.5% de 803 aislamientos neumocócicos fueron resistentes a la eritromicina y el 20.4% a la clindamicina.[347] La resistencia a macrólidos en *S. pneumoniae* está mediada por los genes *erm(B)* o *mef(A)*.[619,990,1177] El primero codifica una enzima metilasa que deriva en la resistencia a macrólidos-lincosamidas-estreptograminas B, mientras el segundo codifica una bomba de expulsión de los antibióticos. El gen *erm(A)* no suele encontrarse en los neumococos, pero otros mecanismos de resistencia a macrólidos pueden consistir en la mutación de genes que codifican proteínas ribosómicas (p. ej., L4 y L22) o en la de ARNr (p. ej., ARNr 23S).[857] La resistencia a sulfonamidas, especialmente a sulfametoxazol (SXT), también aumentó de forma considerable. El proyecto de vigilancia SENTRY de 1997 indicó que el 19.8% de 845 aislamientos neumocócicos en los Estados Unidos y el 15.8% de 202 en Canadá eran resistentes a SXT.[294] De 1 531 cepas de *S. pneumoniae* recolectadas entre 1999 y 2000, el 30.3% fue resistente a SXT.[293] Los datos del estudio PROTEKT US de 2000-2004 indicó que la resistencia a SXT disminuyó levemente en entre 2000 (33.9%) y 2004 (24.1%).[513] Los datos del estudio de vigilancia LEADER del año 2010 indicaron una resistencia neumocócica a SXT del 23.8%.[347] La resistencia a tetraciclina en Norteamérica se mantuvo bastante estable, que fue del 9.0-10.9% a mediados de la década de 1990 al 14.6-15.9% entre 2000 y 2004. Sin embargo, se observó resistencia a tetraciclina en el 22.6% de 803 cepas

de *S. pneumoniae* evaluadas en el estudio del 2010.[347] Curiosamente, la resistencia a las fluoroquinolonas se comenzó a presentar gradualmente en *S. pneumoniae*.[106] Esta misma resistencia en los neumococos se debe a mutaciones cromosómicas relacionadas con el gen *parC* de la topoisomerasa IV y el gen *gyrA* de la ADN girasa.[503] En el período de 1994-2000, el índice de resistencia a ciprofloxacino varió del 1.4 al 1.8% en los Estados Unidos.[293] Un estudio de vigilancia internacional indicó que sólo el 0.4% de 1 870 aislamientos neumocócicos fueron resistentes a levofloxacino, moxifloxacino o gatifloxacino.[524] En el estudio SENTRY del 2003, ninguna de las más de 6 000 cepas de *S. pneumoniae* fue resistente a levofloxacino y menos del 1%, a ciprofloxacino. Los datos de PROTECKT US de 2000-2004 indicaron una resistencia a levofloxacino del 0.8-1.1%.[513] La baja tasa de resistencia a fluoroquinolonas en *S. pneumoniae* se corroboró en diversos estudios de vigilancia.[106,347] En un estudio de 803 aislamientos de *S. pneumoniae* evaluados como parte del programa de vigilancia LEADER, el 99.9 y el 99.6% fueron sensibles a linezolid y tigeciclina, respectivamente.[347] La ceftarolina, una cefalosporina parenteral de amplio espectro con actividad contra *S. aureus* resistente a meticilina (SARM), también demuestra una buena actividad contra *S. pneumoniae*. En estudios multicéntricos, inhibió el 98.7% de los aislamientos en el valor crítico sensible según la FDA de ≤ 0.25 µg/mL, y fue 16 veces más activa que la ceftriaxona. Este antibiótico también demostró buena actividad contra *S. pneumoniae* multirresistente, ya que el 90% de los aislamientos tuvieron una CIM de 0.25 µg/mL o menor. Los 44 aislamientos resistentes de este grupo tuvieron una CIM para ceftarolina que sólo fue una dilución mayor (0.50 µg/mL).[331] *S. pneumoniae* aún es sensible a la vancomicina. En el capítulo 17 se indica más información con respecto a la sensibilidad a antibióticos de *S. pneumoniae*, así como métodos para realizar pruebas de sensibilidad a antibióticos.

En el 2004, Arbique y cols.[36] aislaron una cepa α-hemolítica poco frecuente de estreptococos semejante a *S. pneumoniae*. Debido a ciertas características fenotípicas, este microorganismo se denominó *Streptococcus pseudopneumoniae*. Un estudio posterior de Keith y cols.[550] en Nueva Zelanda evaluó los datos clínicos, de laboratorio y del tratamiento de 33 pacientes de cuyas muestras de vías respiratorias se cultivó *S. pseudopneumoniae*. Los pacientes tenían 15-89 años de edad y todos presentaron síntomas en las vías respiratorias bajas con tos, mientras que más del 75% se presentó con exacerbaciones de EPOC. Un estudio de casos y controles indicó que la EPOC fue considerablemente más frecuente en aquellos pacientes con *S. pseudopneumoniae* que los pacientes control que no tenían el microorganismo en muestras de vías respiratorias.[550] Estos investigadores enfatizaron que eran necesarios otros estudios para determinar el hábitat natural de *S. pseudopneumoniae* y la importancia de este microorganismo recién descrito en otras infecciones, como la neumonía. Un estudio posterior de Harf-Monteil y cols.[428] en Francia determinó que el microorganismo fue poco frecuente, ya que sólo se aisló una cepa en un período de siete meses, durante el cual se aislaron 120 cepas de *S. pneumoniae*. Estos investigadores también demostraron que la cepa tipo de *S. pseudopneumoniae* tuvo potencial patógeno en un modelo de sepsis por peritonitis en ratones, mientras que el único aislamiento clínico del paciente no fue virulento. Un estudio realizado en India indicó que los seis aislamientos de

S. pseudopneumoniae predominaban o eran el único tipo en muestras de esputo purulento, mientras que los seis pacientes tuvieron síntomas de infecciones en las vías respiratorias bajas.[892] En un estudio del perfil de sensibilidad a antibióticos de 95 aislamientos de esputo de *S. pseudopneumoniae*, el 32% tuvo menor sensibilidad a penicilina y ampicilina.[549] En estos aislamientos, se observó resistencia a eritromicina, azitromicina, clindamicina y tetraciclina en el 35, 32, 16 y 45%, respectivamente. Todos los aislamientos fueron sensibles a cefotaxima, ceftriaxona, cefepima, meropenem, levofloxacino y vancomicina. Laurens y cols.[603] también analizaron la sensibilidad de 140 aislamientos de *S. pseudopneumoniae* y determinaron que el 21% tuvo menor sensibilidad a penicilina, mientras que el 57 y 43% fue resistente a eritromicina y tetraciclina, respectivamente. Todos los aislamientos fueron sensibles a vancomicina, levofloxacino y gentamicina. En un estudio de Sariya Mohammadi y Dhanashree, los seis aislamientos de *S. pseudopneumoniae* fueron resistentes a eritromicina y STX, y cuatro tuvieron menor sensibilidad a penicilina, tres fueron resistentes a tetraciclina y dos a ciprofloxacino.[892] Tanto *S. pneumoniae* como *S. pseudopneumoniae* pertenecen el grupo Mitis de los estreptococos viridans. Los estudios de genética molecular de *S. mitis* y *S. pseudopneumoniae* identificaron homólogos de genes de virulencia encontrados en *S. pneumoniae*. En cinco aislamientos de *S. mitis*, Johnston y cols.[522] identificaron una homología de secuencia del 67-82% con los genes neumolisina (*ply*) y neuraminidasa A (*nanA*) de *S. pneumoniae*, y que los genes *nanA* identificados en estos microorganismos compartían el 99.4-99.75% de homología de secuencia con los genes correspondientes de *S. pneumoniae*.

Estreptococos viridans

Los estreptococos viridans incluyen varias especies de estreptococos α-hemolíticos y no hemolíticos, la mayoría de los cuales forman parte de la microbiota normal de las vías respiratorias altas y del aparato urogenital. Antes de la década de 1980, las especies de estreptococos viridans se describieron en su totalidad por sus características fenotípicas y se colocaron en grupos con base en algunas de estas características. Como se indica en el recuadro 13-2, estos microorganismos se dividen en los grupos Mitis/Sanguinis, Mutans, Anginosus y Bovis. Esta sección se aboca principalmente a los grupos Mitis/Sanguinis, Mutans y Salivarius, y a su importancia clínica. Debido a ciertas características únicas y sus manifestaciones clínicas, los grupos Anginosus y Bovis se describirán en secciones posteriores. El análisis de los estreptococos viridans mediante técnicas moleculares y genéticas y baterías ampliadas de pruebas fenotípicas ha alterado considerablemente su taxonomía.[1017] Durante varios años, se han publicado descripciones corregidas de especies reconocidas (p. ej., *S. mitis* y *S. sanguinis*) y han surgido varias especies nuevas gracias a las técnicas moleculares disponibles, como secuenciación de ARNr 16S. La frecuencia de aislamiento y las funciones de estas especies más recientes en enfermedades infecciosas aún no es clara, dado que cada vez hay más información e informes de casos en la literatura médica.

Los estreptococos viridans en los grupos Mitis/Sanguinis y Salivarius están implicados en casi el 20% de los casos de endocarditis bacteriana subaguda y, en este ámbito, causan

bacteriemia continua que deriva en el aislamiento de varios conjuntos de hemocultivos. La endocarditis por estreptococos viridans ocurre casi siempre en individuos con enfermedades de válvula biológica por cardiopatía reumática o congénita en particular, o también puede afectar las válvulas protésicas. Las fuentes de microorganismos que causan endocarditis infecciosa suelen ser la bucofaringe, el aparato genitourinario y el tubo digestivo. Los pacientes con esta enfermedad suelen tener una higiene bucal deficiente o enfermedad periodontal. La cirugía bucal y otros procedimientos invasivos (p. ej., sigmoidoscopia con fibra óptica y endoscopia del tubo digestivo alto) pueden causar bacteriemia transitoria que puede formar vegetaciones en válvulas cardíacas ya dañadas. Este tipo de endocarditis se presenta poco a poco con fiebre, fatiga y pérdida de peso, que son los hallazgos más frecuentes. Suele presentarse soplo cardíaco, estigmas periféricos de endocarditis (p. ej., hemorragias en astilla subungueales y conjuntivales, y petequias), así como vegetaciones en la válvula cardíaca. Las complicaciones de este tipo de endocarditis son enfermedad multivalvular, aneurisma de la válvula mitral, abscesos paravalvulares y glomerulonefritis relacionada con complejos inmunitarios circulantes. Las identificaciones de referencia de especies de estreptococos viridans asociadas con endocarditis bacteriana subaguda determinaron que *S. mitis*, *S. sanguinis*, *S. parasanguinus*, *S. oralis*, *S. gordonii*, *S. mutans*, *S. salivarius*, *S. vestibularis* y *S. sinensis* son los estreptococos viridans más frecuentes en la endocarditis. La nueva especie de estreptococos viridans, *Streptococcus tigurinus*, se describió por primera vez en un hombre de 74 años de edad con endocarditis complicada por meningitis y espondilodiscitis.[1169]

Aunque las bacteriemias transitorias suelen desaparecer sin efectos adversos, la bacteriemia prolongada por estreptococos viridans en pacientes neutropénicos sometidos a quimioterapia o trasplante de hemocitoblastos es una entidad clínica reconocida que ocurre tanto en niños como en adultos.[15,144,257,420,677,792,1052] En este contexto, la bacteriemia se relaciona con quimioterapia citotóxica radical para el tratamiento de leucemias (particularmente, leucemia mielógena aguda), linfomas, tumores sólidos y trasplante de médula ósea. Por lo general, la bacteriemia por estreptococos viridans ocurre 8-21 días después de la quimioterapia con una mediana de 6-7 días después de la neutropenia. Los factores de riesgo incluyen la administración de dosis altas de citotóxicos (p. ej., citarabina), mucositis bucal secundaria a quimioterapia citotóxica o radiación, catéteres permanentes (p. ej., Hickman) y neutropenia profunda.[15,420,792] La mucositis bucal, las lesiones en la mucosa del tubo digestivo y los catéteres permanentes sirven como portales de ingreso a la sangre.[35,257] En relación con ello, la mala salud dental subyacente y la enfermedad periodontal son factores de riesgo de bacteriemia por estreptococos viridans en hospederos neutropénicos.[393] En estos pacientes, la bacteriemia por estreptococos viridans puede complicarse por el síndrome de dificultad respiratoria aguda (SDRA), hipotensión, *shock* y endocarditis bacteriana.[15,782] Las especies de estreptococos relacionadas con bacteriemia neutropénica son *S. mitis*, *S. oralis*, *S. salivarius*, *S. sanguinis*, *S. gordonae*, *S. parasanguinis* y *S. vestibularis*. *S. mitis* es la especie que se aísla de manera predominante de hemocultivos de pacientes con neoplasias (recuadro 13-2).[35,421] Anteriormente, este síndrome se asoció con complicaciones graves en el 15-40% de los pacientes y una alta tasa de mortalidad, de hasta el 20%. Sin embargo, estudios recientes han documentado menos complicaciones (casi 7%), cuya mortalidad se atribuye a infecciones sanguíneas por estreptococos viridans en menos del 2%.[15,485,677,792] Es probable que los mejores resultados en estos pacientes se deban a las mejores capacidades de diagnóstico y tratamiento auxiliar para los pacientes neutropénicos en cuidados intensivos. También se han informado infecciones bacteriémicas por estreptococos viridans en recién nacidos de término y prematuros con bajo peso al nacer. Las madres suelen tener varios factores de riesgo que afectan negativamente el pronóstico del embarazo, como corioamnionitis, rotura prematura de membranas fetales, inicio prematuro del trabajo de parto e infección urinaria al momento del parto.

Los estreptococos viridans también pueden aislarse en raras ocasiones de otras infecciones graves, como meningitis y neumonía, así como otras infecciones diversas, sobre todo en hospederos inmunodeprimidos. La meningitis causada por estreptococos viridans puede ocurrir tanto en adultos como en niños, y la presentación clínica difiere poco de la de otras meningitis piógenas (p. ej., rigidez de nuca, convulsiones, inflamación meníngea y alteración del estado mental).[362,659,1169] En general, el origen del microorganismo es endógeno y se relaciona con anomalías estructurales congénitas e infecciones maxilofaciales (p. ej., sinusitis maxilar odontógena y mastoiditis), endocarditis o infecciones extracraneales.[539,843,1169] El traumatismo craneoencefálico o los procedimientos neuroquirúrgicos previos (p. ej., craneotomía) son factores de riesgo y se han relacionado con meningitis por estreptococos viridans.[173,659] Las complicaciones incluyen supuración intracraneal y vasculitis cerebral.[659] Otras infecciones del SNC, como absceso encefálico, pueden ocurrir después de un traumatismo o cirugía de cráneo, o ser secundarias a un foco primario de infección en otra zona a través de la extensión directa desde un sitio contiguo o por vía hemática.[539] Puede ocurrir una extensión directa a partir de infecciones odontológicas, infecciones de los senos paranasales o fuentes óticas. En general, los abscesos cerebrales son únicos, se localizan en los lóbulos frontales o temporales y pueden ser polimicrobianos. Los trastornos predisponentes de absceso encefálico por estreptococos viridans son insuficiencia cardíaca congestiva, otitis media crónica, infecciones otógenas, traumatismos craneoencefálicos con rinorrea de LCR, sinusectomía, inmunodepresión y craneotomía, seguidos de una derivación ventriculoperitoneal.[843,1094] Se informó neumonía por estreptococos viridans bacteriémicos, aunque es poco frecuente. Esta enfermedad ocurre en adultos mayores en caso de aspiración bucofaríngea.[1018] Estos pacientes suelen tener mala dentadura, lesiones de caries, EPOC y enfermedades subyacentes, como diabetes. Las complicaciones (como empiema y abscesos pulmonares) relacionadas con neumonía por estreptococos viridans son poco frecuentes. Sin embargo, en una serie que describe neumonía organizada semejante al cáncer de pulmón, se identificaron estreptococos viridans y especies saprófitas de *Neisseria* como los únicos agentes etiológicos en el 55.6% de 27 casos.[1150] La mayoría de los pacientes eran hombres entre 41 y 80 años de edad. Los tumores extirpados eran de tamaño variable (1.5-8.5 cm), muy delimitados, presentaban inflamación con organización y algunas veces se asociaron con necrosis bronquial. Algunas de las infecciones causadas por diversas especies de estreptococos viridans son artritis séptica, osteomielitis vertebral secundaria a bacteriemia y endocarditis, pericarditis, síndrome de Lemierre y queratitis cristalina infecciosa.[626,800,1047,1049,1066,1158]

Algunos estreptococos viridans que habitan en la cavidad bucal se relacionan con el inicio y la patogenia de las caries dentales. *S. mutans*, *S. sobrinus* y otros miembros del grupo Mutans de estreptococos bucales producen enzimas denominadas **glucosiltransferasas** que hidrolizan la sacarosa de la dieta (un disacárido de glucosa y fructosa) y conectan las porciones de glucosa entre sí en uniones α1,6 y α1,4 glucosídicas para formar glucanos insolubles.[51,472,582] Estos glucanos permiten a las bacterias adherirse a las superficies de los dientes y forman la matriz de la placa dentobacteriana. La fijación de *S. mutans* y otros microorganismos a los glucanos adherentes insolubles y la consiguiente formación de ácidos causa la desmineralización del esmalte dental y el inicio de las lesiones de caries.[51] Otros estreptococos bucales, como *S. sanguinis*, *S. salivarius* y posiblemente *S. gordonii*, también pueden sintetizar polisacáridos similares, pero sólo los estreptococos del grupo Mutans presentan un aumento en la colonización bucal inducido por sacarosa. Se han creado métodos moleculares para la detección directa de *S. mutans* en muestras de placa y encía, mientras que algunos investigadores de microbiología dental han utilizado anticuerpos monoclonales contra *S. mutans* para la identificación y el recuento de estos microorganismos en muestras de saliva y placa dentobacteriana.[51,561] Actualmente, se identifican regiones epitópicas de estas enzimas glucosiltransferasa en un intento por crear una vacuna basada en componentes contra la caries.[473]

Anteriormente, los estreptococos viridans por lo general eran sensibles a penicilina, ampicilina y la mayoría de los otros antibióticos. Sin embargo, algunos estudios de sensibilidad a antibióticos de estreptococos viridans han demostrado claramente que la resistencia a varias clases de antibióticos va en aumento.[651] En el 2001, Levy y cols.[635] informaron casos de dos pacientes con endocarditis por cepas de *S. mitis* y *S. sanguinis*, respectivamente, resistentes a penicilina. De 50 aislamientos hemáticos del Memorial Sloan-Kettering Cancer Center, el 44% fue resistente a penicilina.[1052] En el estudio de vigilancia LEADER del 2010, el 29.9% de 411 estreptococos del grupo viridans tuvieron una CIM para penicilina de 0.12 μg/mL o mayor, mientras que el 53.5 y 9.7% fueron resistentes a eritromicina y clindamicina, respectivamente.[347] En el mismo estudio, la resistencia a levofloxacino aumentó del 5.9% al 8.5% en el período de 2006-2010. Un estudio del 2011 de Turquía documentó tasas de resistencia a penicilina y eritromicina en 50 aislamientos de hemocultivos del 30 y 36%, respectivamente.[313] También se informó resistencia a cefalosporinas de tercera y cuarta generación (p. ej., cefotaxima y cefepima), con tasas tan altas como del 30-41%.[420] En los estreptococos del grupo viridans, las cepas de *S. mitis* presentan los mayores niveles de resistencia a antibióticos. Un estudio publicado en el 2004 de Finlandia indicó que *S. mitis* representaba el 82% de los estreptococos viridans aislados en pacientes con neutropenia y que el 5 y 4% de estas cepas fueron muy resistentes a penicilina (CIM ≥ 4 μg/mL) y cefotaxima (CIM ≥ 4 μg/mL), respectivamente.[666] En un estudio del 2006 de aislamientos de hemocultivos de pacientes con cáncer, el 28% de 25 aislamientos de *S. mitis* fueron resistentes a penicilina y la CIM fue de 4-12 μg/mL, mientras que ninguno de los 15 aislamientos que no eran *S. mitis* fue resistente a penicilina.[421] Los aislamientos de *S. mitis* también presentaron mayores tasas de resistencia a fluoroquinolonas que aquellas cepas que no *S. mitis*, aunque los 50 aislamientos evaluados en el estudio tuvieron tasas de resistencia a fluoroquinolonas del 44-64%, dependiendo del agente. El mecanismo de resistencia a penicilina afecta las PUP alteradas por las mutaciones en los genes *pbp2b* y *pbp2x*, los cuales probablemente se transfirieron a *S. pneumoniae* de estreptococos viridans.[1177] Los fenotipos intermedios y resistentes a eritromicina son mediados por mutaciones en los genes *ermB*, *mefA* y *mefB*, solos y en conjunto, y la prevalencia de cepas portadoras de estas mutaciones varía de un lugar a otro.[313,651,1177] Linezolid, daptomicina, tigeciclina y vancomicina se mantuvieron muy activos frente a los estreptococos viridans, con tasas de sensibilidad del 99.8-100%.[347,527,870]

Grupo Anginosus: *S. anginosus, S. constellatus* y *S. intermedius*

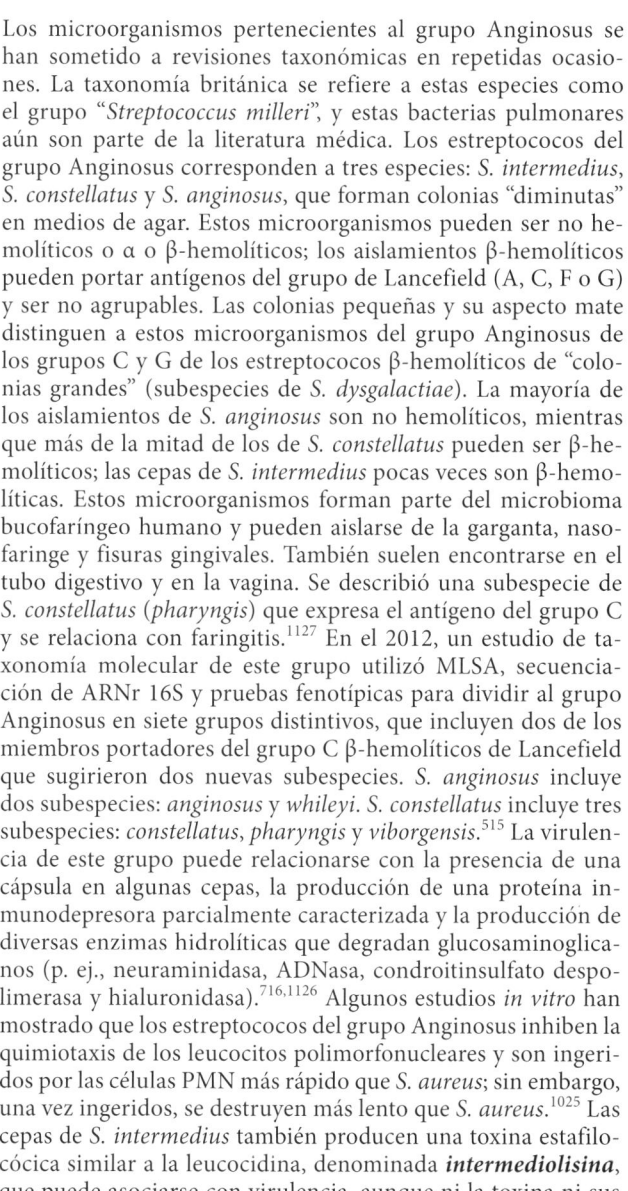

Los microorganismos pertenecientes al grupo Anginosus se han sometido a revisiones taxonómicas en repetidas ocasiones. La taxonomía británica se refiere a estas especies como el grupo "*Streptococcus milleri*", y estas bacterias pulmonares aún son parte de la literatura médica. Los estreptococos del grupo Anginosus corresponden a tres especies: *S. intermedius, S. constellatus* y *S. anginosus*, que forman colonias "diminutas" en medios de agar. Estos microorganismos pueden ser no hemolíticos o α o β-hemolíticos; los aislamientos β-hemolíticos pueden portar antígenos del grupo de Lancefield (A, C, F o G) y ser no agrupables. Las colonias pequeñas y su aspecto mate distinguen a estos microorganismos del grupo Anginosus de los grupos C y G de los estreptococos β-hemolíticos de "colonias grandes" (subspecies de *S. dysgalactiae*). La mayoría de los aislamientos de *S. anginosus* son no hemolíticos, mientras que más de la mitad de los de *S. constellatus* pueden ser β-hemolíticos; las cepas de *S. intermedius* pocas veces son β-hemolíticas. Estos microorganismos forman parte del microbioma bucofaríngeo humano y pueden aislarse de la garganta, nasofaringe y fisuras gingivales. También suelen encontrarse en el tubo digestivo y en la vagina. Se describió una subspecie de *S. constellatus* (*pharyngis*) que expresa el antígeno del grupo C y se relaciona con faringitis.[1127] En el 2012, un estudio de taxonomía molecular de este grupo utilizó MLSA, secuenciación de ARNr 16S y pruebas fenotípicas para dividir al grupo Anginosus en siete grupos distintivos, que incluyen dos de los miembros portadores del grupo C β-hemolíticos de Lancefield que sugirieron dos nuevas subespecies. *S. anginosus* incluye dos subspecies: *anginosus* y *whileyi*. *S. constellatus* incluye tres subspecies: *constellatus, pharyngis* y *viborgensis*.[515] La virulencia de este grupo puede relacionarse con la presencia de una cápsula en algunas cepas, la producción de una proteína inmunodepresora parcialmente caracterizada y la producción de diversas enzimas hidrolíticas que degradan glucosaminoglicanos (p. ej., neuraminidasa, ADNasa, condroitinsulfato despolimerasa y hialuronidasa).[716,1126] Algunos estudios *in vitro* han mostrado que los estreptococos del grupo Anginosus inhiben la quimiotaxis de los leucocitos polimorfonucleares y son ingeridos por las células PMN más rápido que *S. aureus*; sin embargo, una vez ingeridos, se destruyen más lento que *S. aureus*.[1025] Las cepas de *S. intermedius* también producen una toxina estafilocócica similar a la leucocidina, denominada **intermediolisina**, que puede asociarse con virulencia, aunque ni la toxina ni sus genes se encuentran en *S. constellatus* o *S. anginosus*.[401,667,743]

S. intermedius, S. constellatus y *S. anginosus* se reconocen por su tendencia a producir abscesos purulentos en tejidos;

infecciones intraabdominales, pulmonares, del SNC y bucales, bacteriemia y endocarditis. La bacteriemia suele atribuirse a un foco de infección en el tubo digestivo o las vías respiratorias altas. Los abscesos metastásicos supurados representan una complicación importante de la bacteriemia; las cepas de *S. intermedius* y *S. constellatus* se relacionan más a menudo con formación de abscesos que *S. anginosus*.[174] *S. anginosus* se relaciona con infecciones mixtas de origen gastrointestinal o genitourinario. Hasta el 40% de las infecciones causadas por estreptococos del grupo Anginosus son de tipo intraabdominal que surgen después de una cirugía gastrointestinal o por perforación en el colon causada por traumatismo o lesiones digestivas de otro tipo (p. ej., cáncer de colon). Las complicaciones incluyen formación de abscesos apendiculares, subfrénicos, pancreáticos y hepáticos piógenos, así como peritonitis.[150,296,427,673,702,735,756,891] Al parecer, el traumatismo e inflamación de la mucosa intestinal facilitan la invasión al torrente sanguíneo. Se presentaron bacteriemias por *S. anginosus* y *S. constellatus* en pacientes con infecciones de injerto vascular secundarias a fístulas digestivas vasculares, diverticulitis sigmoidea, heridas infectadas posquirúrgicas graves, peritonitis y corioamnionitis tras cirugías ginecológicas (p. ej., cesárea).[100,606,735,1042] Las bacterias del grupo Anginosus son patógenos importantes en receptores de trasplante de vísceras sólidas, especialmente de hígado, riñón, la combinación de riñón e hígado, páncreas y trasplantes de intestino delgado, que causan abscesos intraabdominales, empiema pleural y colangitis recurrente por estenosis biliar e inflamación.[932,965] Las complicaciones potencialmente mortales por bacteriemia son *shock* séptico, infecciones pulmonares y del SNC, y endocarditis. Estos microorganismos son agentes causales en el 8% a más del 30% de las infecciones cutáneas y subcutáneas, y pueden causar infecciones graves de tejidos blandos en pacientes con enfermedades subyacentes, como infección por VIH, diabetes no controlada y consumo de drogas intravenosas.[1157] La osteomielitis por el grupo Anginosus puede derivarse de diseminación hemática, aunque casi siempre ocurre por una zona infectada contigua (p. ej., úlcera de decúbito).[399,562] Se han informado lesiones osteolíticas por estas bacterias en heridas infectadas en pies, infecciones mandibulares, craneales y vertebrales, y requirieron tratamiento radical. Como otros estreptococos viridans, los del grupo Anginosus causan bacteriemia en pacientes neutropénicos con enfermedades subyacentes tratados con terapia citotóxica, aunque también puede ocurrir bacteriemia fulminante en individuos sin antecedentes médicos. Estos patógenos también comienzan a surgir en el ámbito veterinario. En el 2012, surgió el primer informe acerca de *S. constellatus* como causa de piodermia crónica profunda en un perro de caza de cuatro años de edad.[271]

Los microorganismos del grupo Anginosus que habitan en la cavidad bucal pueden causar diversas infecciones periodontales supurativas y maxilofaciales, como absceso periapical y cerebral, linfadenitis y endoftalmitis.[131,185,453,716,773,802,1149] Las pleuropulmonares y maxilofaciales suelen ocurrir como infecciones de flora mixta que pueden propagarse de forma contigua hacia los tejidos blandos a través de los planos faciales y que pueden servir como fuente de diseminación hemática y sus complicaciones. Los microorganismos de zonas dentales infectadas, senos paranasales, tejidos blandos y regiones periamigdalinas pueden diseminarse por extensión directa y afectar cráneo, órbita, espacios de tejido profundo en el cuello y SNC. Una revisión de casos en Japón del 2002 al 2003 describió 17 pacientes con infecciones maxilares por el grupo Anginosus.[453] Las infecciones bucofaciales consistieron en sinusitis maxilar, así como infecciones periamigdalinas, subcutáneas, submandibulares y retrofaríngeas, con afectación profunda en cuello, mediastino, parótidas, amígdalas y músculos maseterinos.[453] Las bacterias anaerobias se coaislaron de un tercio de las lesiones. Un receptor de trasplante de hígado presentó infección profunda descendente mortal en el cuello por *S. anginosus*[131] con una masa crepitante en el cuello que afectó las amígdalas y se extendió por debajo del mediastino. Park y cols.[802] describieron un caso de fascitis necrosante por especies de *S. anginosus* y *Bacteroides* en un paciente debido a abscesos periapicales alrededor de varios molares y piomiositis de los músculos maseterinos. *S. constellatus* se aisló de un hombre que presentó *shock* séptico inmediatamente después de la extracción de un molar inferior infectado.[760] La evolución clínica se complicó por émbolos sépticos en el cerebro. Se informaron casos de tiroiditis con bacteriemia por *S. anginosus* y formación de abscesos en dos pacientes que presentaron lesiones de cuello que ocuparon espacio evidentes mediante tomografía computarizada (TC) y RM, junto con cambios en pruebas de la función tiroidea.[1149] Se describió un caso de enfermedad de Lemierre relacionado con bacteriemia por *S. intermedius* en una mujer de mediana edad que presentó faringitis después de una limpieza dental.[407] Los exámenes mostraron una masa en el cuello con un trombo en la yugular izquierda que se extendió hacia el seno sigmoideo, mientras que las radiografías de tórax mostraron infiltrados bilaterales y derrame pleural. Pueden producirse infecciones pulmonares por la aspiración de contenido bucofaríngeo (que causa neumonía), que pueden complicarse por empiema y abscesos pulmonares. También se aislaron bacterias del grupo Anginosus de muestras de esputo de pacientes con fibrosis quística relacionadas con exacerbaciones de la enfermedad y deterioro clínico.[401,807,930] Se describieron abscesos cerebrales causados por los tres miembros de este grupo en niños previamente sanos, adultos de mediana edad y ancianos.[110,185,316,566,716,843,883] Para el diagnóstico y tratamiento, casi siempre fue necesaria una biopsia cerebral y drenaje. En un caso, un joven antes sano presentó al inicio dolor abdominal por abscesos esplénicos; *S. intermedius* se aisló de sangre y pus drenada de los abscesos.[673] Dos semanas después, el paciente regresó por un absceso esplénico recurrente más tres abscesos en los lóbulos frontal y occipital. Aunque los aspirados del absceso esplénico y las lesiones cerebrales no hicieron crecer al microorganismo, las lesiones desaparecieron con tratamiento con ertapenem. *S. constellatus*, junto con *Actinomyces viscosus*, se aisló de líquido de empiema subdural de una niña de siete años de edad con mala higiene bucal y varias caries. Después, se formaron varios abscesos cerebrales a pesar del tratamiento, lo que le causó la muerte.[110] Se diagnosticaron varios abscesos cerebrales por *S. constellatus* en un hombre de mediana edad que inicialmente presentó endoftalmitis endógena.[185]

S. constellatus, *S. intermedius* y *S. anginosus* son causas de endocarditis grave, aunque poco frecuente, y *shock* séptico.[235,252,793,1039,1146] Tran y cols.[1039] describieron un caso de endocarditis de válvula mitral, donde el microorganismo se originó de varios abscesos hepáticos que requirieron quimioterapia y diversos procedimientos de drenaje percutáneo para eliminar la bacteriemia. Se describió un caso en Italia de endocarditis por *S. constellatus* que afectó la válvula bicúspide aórtica y la válvula mitral que requirió el reemplazo de ambas. El aislamiento fue muy sensible, aunque resistente a penicilina G. Woo y cols.

informaron seis casos de endocarditis del grupo Anginosus de 377 casos de endocarditis en Hong Kong en un período mayor de cinco años. Cinco pacientes tenían enfermedades subyacentes (cardiopatías reumática e isquémica, EPOC y taquicardia supraventricular) y uno consumía drogas intravenosas. Todos los aislamientos de estos pacientes se identificaron como *S. anginosus*. Un paciente de 60 años presentó endocarditis por *S. anginosus* complicada por endoftalmitis endógena; es probable que el aislamiento se originara en la cavidad bucal y el paciente debió someterse a una extracción dental total para eliminar la bacteriemia.[499]

En general, los aislamientos del grupo Anginosus son sensibles a distintos antibióticos, pero comienzan a ser resistentes a algunos otros. En un examen realizado en 1999 de 180 aislamientos del grupo Anginosus, el 94.4, 92.8, 87.1, 97.3 y 97.3% fueron sensibles a penicilina, ampicilina, cefuroxima, cefazolina y cefotaxima, respectivamente.[646] Informes de casos individuales han citado la resistencia a la penicilina en aislados de otro modo susceptibles.[235,453] En un estudio de 44 cepas caracterizadas a nivel genotípico, no se indicó ningún caso de resistencia a penicilina en 12 cepas de *S. intermedius*, 16 de *S. constellatus* y 16 de *S. anginosus*, aunque cuatro tuvieron menos sensibilidad a penicilina y cuatro tuvieron una sensibilidad intermedia a ampicilina; todos los aislamientos fueron sensibles a ceftriaxona.[1038] Un estudio de 22 aislamientos β-hemolíticos del grupo C de *S. anginosus* y 5 de *S. constellatus* determinó que todos fueron sensibles a penicilina, cefotaxima y vancomicina; una cepa de *S. constellatus* fue resistente a levofloxacino y el 10-20% de todos los aislamientos fueron resistentes a eritromicina y clindamicina.[174] Otros estudios e informes de casos han documentado la aparición de resistencia a macrólidos-lincosamida-estreptograminas (MLE).[646,1039] Un estudio de 1999 determinó que el 17.7 y 18.3% de 180 cepas evaluadas fueron resistentes a eritromicina y clindamicina, respectivamente.[646] Algunos estudios de vigilancia indican que el 3.2-17.7% de los aislamientos pueden ser resistentes a eritromicina, dependiendo de la zona geográfica, mientras que sólo se observaron diferencias leves en la resistencia a MLE en las tres especies del grupo Anginosus.[502,1038] Un análisis genético de algunas cepas resistentes a MLE documentó la presencia de genes *erm*(B), *erm*(TR) y *mef*(A)-*mef*(E) que derivan en la resistencia constitutiva a eritromicina, resistencia inducible a macrólidos y resistencia a macrólidos mediada por expulsión, respectivamente.[174] La mayoría de los aislamientos del grupo Anginosus son resistentes a aminoglucósidos y casi el 30% pueden ser resistentes a fluoroquinolonas.[756,965] Un aislamiento resistente a daptomicina de *S. anginosus* (CIM, 4 µg/mL) causó bacteriemia en un hombre de 47 años de edad después de un tratamiento de daptomicina de 21 días.[793] De otro modo, el aislamiento fue sensible a todos los antibióticos, como los macrólidos.

Estreptococos del grupo D: grupo "*Streptococcus bovis*"

Los estreptococos del grupo D se encuentran en la flora intestinal de vertebrados y tienen el antígeno ácido lipoteicoico del grupo D en sus paredes celulares. Anteriormente, algunas especies del grupo D que eran habitantes habituales predominantes del tubo digestivo humano se denominaban *enterococos del grupo D* en función de un crecimiento en agar bilis esculina y en caldo de NaCl al 6.5%, mientras que otros estreptococos que poseían el antígeno del grupo D y crecieron en este agar, pero no en caldo de sal, se denominaron *estreptococos del grupo D no enterocócicos*. La consideración práctica tras la división era que los enterococos eran más resistentes a penicilinas, cefalosporinas y aminoglucósidos que los estreptococos del grupo D no enterocócicos. A mediados de la década de 1980, los estreptococos del grupo D enterocócicos se reclasificaron en el nuevo género *Enterococcus*, mientras que las especies no enterocócicas del grupo D permanecieron en el género *Streptococcus*. Los estreptococos no enterocócicos del grupo D se designaron *S. bovis* o *S. equinus*. Las cepas de *S. bovis* se dividieron en dos biotipos con base en la fermentación de manitol: las cepas de *S. bovis* de biotipo I eran manitol positivas, mientras que las del biotipo II (o variante de *S. bovis*) eran manitol negativas. El biotipo II de *S. bovis* se dividió, a su vez, en β-glucuronidasa (β-GUR): las cepas de *S. bovis* II.1 eran β-GUR negativas, mientras que las del biotipo II.2 eran positivas.

A comienzos de 1984, se propusieron grandes cambios en la taxonomía de los microorganismos del grupo *S. bovis*, mientras que se propusieron y rechazaron varias otras designaciones de especies durante los próximos 20 años. Dado que el nombre *Streptococcus gallolyticus* tuvo precedencia taxonómica con respecto a *S. bovis* y microorganismos afines antes de la reorganización de las especies, este nombre ha sido adecuado para los miembros del grupo anterior *S. bovis*.[902,947] Las especies clínicamente importantes de los estreptococos del grupo D son *S. gallolyticus* subespecie *gallolyticus* (anteriormente *S. bovis* I), *S. gallolyticus* subespecie *pasteurianus* (anteriormente *S. bovis* II.2) y *S. infantarius* (anteriormente *S. bovis* II.1), que incluye dos subespecies, *coli* e *infantarius*.[64,900] Las especies de *S. gallolyticus* también se encuentran en varios animales como habitantes del tubo digestivo, y las cepas de *S. gallolyticus* subespecie *gallolyticus* se aislaron de heces de vacas, caballos, cerdos, perros, cobayos y rumen de ovejas.[64] La cepa tipo de *S. bovis* se aisló originalmente de excrementos de vaca y difiere a nivel fenotípico de los aislamientos humanos. Algunas cepas también pueden causar septicemia y meningitis en pichones, patos, parvadas de pollos de engorda y otros animales.[165,636] La secuenciación del genoma de *S. gallolyticus* subespecie *gallolyticus* ha revelado varias características únicas que pueden permitir que este microorganismo se adapte al ambiente colónico de una amplia gama de animales, como humanos.[878] Estas características incluyen su capacidad para sintetizar los 20 aminoácidos y varias vitaminas, su habilidad para degradar diversos hidratos de carbono de origen vegetal y la producción de varias enzimas (p. ej., tanasa, descarboxilasas fenólicas e hidrolasas de ácido biliar). Las cepas similares a *S. bovis* aisladas del tubo digestivo de cerdos y pollos se han identificado como *S. alactolyticus*. *S. equinus* corresponde a determinadas cepas de *S. bovis* y los aislamientos humanos de *S. equinus* eran en realidad de *S. bovis*. Estos estudios confirmaron que *S. alactolyticus* y *S. intestinalis* también son idénticos. En el 2008, se aislaron dos nuevas especies estreptocócicas animales, *S. henryi* y *S. caballi*, del intestino posterior de caballos con laminitis equina.[714] Aunque estas dos especies están más directamente relacionadas a nivel genotípico con *S. suis*, ciertas características fenotípicas son similares a *S. gallolyticus* (p. ej., bilis esculina positivas, sin crecimiento en NaCl al 6.5% y reacción positiva con antisueros del grupo D [sólo *S. henryi*]).

S. gallolyticus (*S. bovis*) causa bacteriemia, meningitis y endocarditis de válvula biológica y protésica.[444,575,617,1084] Una correlación clínica importante de bacteriemia por *S. gallolyticus* es su vínculo con cáncer colorrectal.[99,243,563] En un estudio de casos y controles en España, se realizó una colonoscopia en 98 de 109 pacientes con bacteriemia por *S. gallolyticus* subespecie *gallolyticus*. Se detectaron 69 casos de cáncer colorrectal, que incluyeron 12 carcinomas invasores y 57 adenomas (entre ellos 39 lesiones avanzadas).[243] La prevalencia de bacteriemia por este microorganismo en 196 pacientes control compatibles con otras enfermedades subyacentes o tumores (32%) fue menor que en aquellos pacientes con cáncer colorrectal (70%). También puede ocurrir endocarditis por *S. gallolyticus* como una complicación de bacteriemia.[563,575] En algunos casos, el aislamiento de este microorganismo en relación con endocarditis suele derivar en una búsqueda de cáncer colorrectal. En un informe de casos del 2012, un hombre de 76 años presentó una infección articular en prótesis de rodilla por *S. gallolyticus*. El paciente se sometió a colonoscopia y se le detectó un adenocarcinoma del colon ascendente.[642] *S. gallolyticus* se halla con una frecuencia más considerable en las heces de pacientes con cáncer colorrectal que en aquellas de controles sanos. Se ha observado una relación entre bacteriemia por *S. gallolyticus*, hepatopatía, enfermedad intestinal inflamatoria, colitis ulcerosa idiopática y enterocolitis crónica por radiación.[3] Las enfermedades subyacentes del colon pueden afectar la microbiota, lo cual produce la acumulación de diferentes materiales nuevos (p. ej., hidratos de carbono y fibras de origen vegetal) cerca de la displasia colónica y crea un ambiente para la proliferación de *S. gallolyticus*.[878] Los cambios en la secreción hepática de bilis o inmunoglobulinas en la luz intestinal pueden propiciar el crecimiento excesivo de *S. gallolyticus*, así como el movimiento de los microorganismos del intestino a la circulación de la vena porta.[3] Algunos estudios *in vitro* también determinaron que *S. gallolyticus* es capaz de adherirse a las células endoteliales humanas e invadirlas.[1099] Como el sistema reticuloendotelial hepático no contiene los microorganismos, se produce bacteriemia y endocarditis. Los pacientes con bacteriemia, endocarditis o meningitis por *S. gallolyticus* deben someterse a una colonoscopia para detectar lesiones digestivas ocultas. La meningitis y bacteriemia por *S. gallolyticus* también pueden ocurrir en pacientes sin tumores subyacentes. Algunos datos indican que la subespecie *S. infantarius* puede relacionarse con otros tipos de cáncer, además del de colon.[242] En un estudio retrospectivo de todos los casos de bacteriemia del grupo *S. bovis* en España de 1988-2007, *S. gallolyticus* se aisló del 48.5% de 105 casos de bacteriemia asociados con cáncer de colon, mientras que *S. infantarius* se aisló del 11%.[242] En los 28 casos de bacteriemia en pacientes sin cáncer de colon, *S. infantarius* se aisló del 57%, mientras que *S. gallolyticus* sólo del 6%. Los 16 casos de pacientes sin cáncer de colon relacionados con bacteriemia por *S. infantarius* incluyeron cáncer de vías biliares y de páncreas (12 pacientes) y colangitis. Los laboratorios no sólo deben informar el aislamiento de las subespecies de *S. gallolyticus* a los médicos, sino también los nombres de las especies anteriores (p. ej., *S. bovis* I, *S. bovis* II.1 y *S. bovis* II.2) en el mismo informe para evitar confusiones y la omisión de pasos diagnósticos (p. ej., colonoscopia) que pueden salvar vidas.[1081]

También están surgiendo otras subespecies de *S. gallolyticus* como causa de infecciones humanas graves. Cada vez se notifica con mayor frecuencia a *S. gallolyticus* subespecie *pasteurianus* como un agente de bacteriemia y meningitis en niños y adultos.[350,569,742,787,846,1019]

El grupo de pacientes con meningitis por este microorganismo estuvo conformado por bebés prematuros y recién nacidos de 5-13 días de edad. En un informe de caso, se señaló que uno de los bebés nació en casa y que su madre tenía antecedentes de exposición a animales de granja (pollos, caballos, perros, gatos y vacas lecheras), y una semana antes de nacer, 70 pollos murieron por una enfermedad desconocida.[569] *S. gallolyticus* subespecie *pasteurianus* también fue la causa de un conjunto de infecciones sanguíneas en cinco bebés en una unidad de cuidados intensivos neonatal.[350] Aunque no se identificó una fuente del microorganismo, se supuso que uno de los primeros tres casos neonatales fue el caso inicial y que los cuidadores probablemente infectaron a los otros bebés mediante transporte transitorio en manos. El primer caso de meningitis y bacteriemia en un adulto por *S. gallolyticus* subespecie *pasteurianus* se describió en un hombre de 75 años de edad con antecedentes de cáncer de próstata tratado con radiación; posteriormente, el paciente presentó proctitis por radiación, que supuestamente fue el portal de ingreso para el microorganismo.[973] También se describió un caso de meningitis por *S. gallolyticus* subespecie *pasteurianus* en un paciente de 61 años sin antecedentes de lesiones o tumores de otro tipo en el colon, pero que había tenido hemorroides dolorosas las dos semanas anteriores relacionadas con hemorragia rectal intermitente en niveles bajos al defecar.[948] En el 2008, se detectó a *S. gallolyticus* subespecie *macedonicus* como el agente etiológico de endocarditis multivalvular infecciosa en un hombre de 61 años de edad.[674] Un análisis retrospectivo de aislamientos de endocarditis en la Mayo Clinic dio a conocer un caso de endocarditis de válvula mitral por *S. gallolyticus* subespecie *macedonicus* en un nombre de 70 años de edad en 1978,[446] quien también presentó una patología gastrointestinal corroborada (pólipo cecal). *S. gallolyticus* subespecie *macedonicus* (anteriormente, *S. macedonicus* y *S. waius*) es una especie α-hemolítica aislada originalmente de queso griego y de biopelículas de leche descremada.[675,900,1048] La bacteriemia y la diseminación hemática de subespecies de *S. gallolyticus* pueden causar otros tipos de presentaciones clínicas. *S. gallolyticus* subespecie *pasteurianus* se aisló de infecciones intrauterinas y bacteriemia posparto, peritonitis bacteriana espontánea, absceso cerebral, discitis séptica y peritonitis por DPCA.[85,309,471,1138,1156] Se informó artritis séptica en pacientes con endocarditis infecciosa y cirrosis hepática, y como el síntoma en pacientes con cáncer de colon "silencioso".[256,368,745] La penicilina aún es muy activa contra la mayoría de las cepas de *S. gallolyticus*, aunque en algunas ocasiones los aislamientos pueden tener menor sensibilidad a este fármaco.

Especies de *Enterococcus*

Taxonomía

El género *Enterococcus* incluye a los miembros enterocócicos ya clasificados con los estreptococos del grupo D.[903,904] Los enterococos son parte de la microbiota de personas y animales. Son residentes habituales del tubo digestivo y las vías biliares y, en menor cantidad, de la vagina y la uretra masculina. Los enterococos producen colonias lisas grises no hemolíticas o α-hemolíticas (lám. 13-3E). La taxonomía de las especies de *Enterococcus* ha sufrido un cambio considerable desde mediados de la década de 1980. Antes del empleo generalizado de las técnicas genéticas para el análisis taxonómico, los enterococos se distinguían de los estreptococos y de taxones relacionados por su capacidad

para crecer a 10 y 45 °C, en presencia de NaCl al 6.5% y en un pH de 9.6, su capacidad para hidrolizar esculina en presencia de bilis al 40% y la producción de pirrolidonil arilamidasa (PIR). Más del 90% de las cepas también tenían el antígeno lipoteicoico del grupo D de Lancefield en las paredes celulares. Algunos estudios moleculares dieron a conocer varias especies que son miembros del género *Enterococcus* mediante criterios genéticos, pero que carecen de muchas de las características fenotípicas habituales del género (recuadro 13-5). La mayoría de estas especies no son frecuentes en muestras clínicas humanas. Los enterococos han surgido como agentes importantes de enfermedades humanas, principalmente por su resistencia a antibióticos a los cuales otros estreptococos suelen ser sensibles. *In vitro*, los enterococos tienen una CIM de penicilina de 10-100 veces mayor que otros estreptococos, son resistentes a la mayoría de las cefalosporinas y poco sensibles a los aminoglucósidos. Los enterococos son agentes importantes de infecciones intrahospitalarias en los Estados Unidos, y ocupan el segundo lugar en cuanto a microorganismos más frecuentes que causan infecciones sanguíneas, urinarias, cutáneas y de tejidos blandos.[37] *Enterococcus faecalis* es la cepa más frecuente y está relacionada con casi el 70% de las infecciones humanas. Sin embargo, los enterococos con resistencia adquirida a vancomicina (ERV) actualmente representan más del 30% de las infecciones por enterococos, y más del 90% de los aislamientos de ERV corresponden a *Enterococcus faecium*. Sólo alrededor del 5-10% de los aislamientos de *E. faecalis* son resistentes a vancomicina.[451] El surgimiento de ERV como patógenos intrahospitalarios se relaciona con el mayor empleo de vancomicina y antibióticos de amplio espectro, como cefalosporinas de tercera generación. Por su resistencia a las penicilinas y cefalosporinas de varias generaciones, la adquisición de resistencia alta a aminoglucósidos, la resistencia a clindamicina y el surgimiento de resistencia a vancomicina, estas bacterias suelen estar implicadas en sobreinfecciones graves en pacientes que reciben quimioterapia de antibióticos de amplio espectro.

Factores de virulencia

A diferencia de otras especies de estreptococos explicadas hasta ahora, no se conocen bien los factores que determinan la virulencia de los enterococos, pero investigaciones y estudios en curso de estos microorganismos han dado a conocer varios factores de virulencia microbianos putativos en los enterococos.[895] Casi el 30% de las cepas de *E. faecalis* producen una **citolisina/hemolisina** extracelular que actúa en los eritrocitos humanos, de conejos y equinos, pero no ovinos ni bovinos, y tiene una toxicidad demostrada en los modelos de endoftalmitis y endocarditis en conejos.[37,102,194,516] Esta citolisina/hemolisina tiene un efecto letal en diversos tipos de células eucarióticas, como macrófagos y neutrófilos polimorfonucleares. Otros factores secretados de virulencia de enterococos incluyen dos proteasas: gelatinasa extracelular (GelE) y serina proteasa extracelular (SprE). La proteasa GelE degrada las proteínas del tejido del hospedero y también participa en la activación de autolisinas enterocócicas y la formación de biopelículas.[791,1023] También puede estar involucrada en la traslocación de enterococos a lo largo de las barreras de las células intestinales e infecciones peritoneales.[1172] Además, hay datos que sugieren que estas moléculas pueden modular la respuesta inmunitaria mediante la inactivación de proteínas del complemento.[805] La **sustancia de agregación** es una proteína de unión de superficie codificada por plásmidos que promueve el agrupamiento de los microorganismos para facilitar el intercambio de los plásmidos.[194]

13-5

Miembros del género *Enterococcus*

Grupo/especie	Comentarios
Grupo 1	
E. avium[225]	Esta especie se encuentra en el tubo digestivo de aves, perros y personas; puede portar los antígenos de los grupos D y Q de Lancefield y producir H_2S. *E. avium* se ha aislado de humanos como causa de bacteriemia, osteomielitis, endocarditis, meningoencefalitis, infección de prótesis mamaria y abscesos cerebrales.[8,246,277,314,528,715,722,741,816,986,1000] La bacteriemia por *E. avium* por lo general es de origen gastrointestinal o biliar, así como polimicrobiana.[741]
E. gilvus[1058]	Esta especie descrita en el 2002 se aisló originalmente de una muestra de bilis de un paciente con colecistitis.
E. malodoratus[225]	Especie aislada de queso Gouda y productos lácteos no pasteurizados. Es la única especie de *Enterococcus* que produce H_2S.
E. pallens[1058]	Especie originalmente aislada de una muestra de líquido de diálisis peritoneal de un paciente con peritonitis.
E. seudoavium[211]	Esta especie se aisló por primera vez de un caso de mastitis bovina y es un aislamiento poco frecuente de humanos.
E. raffinosus[211]	Se denomina así por su capacidad para producir ácido a partir de rafinosa. *E. raffinosus* se aisló de hemocultivos como causa de endocarditis y también de heridas, abscesos, úlceras de decúbito, líquido peritoneal, bilis, orina, sinusitis, endoftalmitis traumática y osteomielitis vertebral.[178,543,686,889,1000] Las cepas multirresistentes y resistentes a vancomicina de *E. raffinosus* han sido una causa de brotes intrahospitalarios en hospederos inmunodeprimidos (p. ej., unidades de hematología y oncología).[359,888,896,898,1006] Una cepa de *E. raffinosus* resistente a vancomicina fue la causa de endocarditis de válvula mitral en un adulto mayor; el tratamiento con linezolid fue eficaz para combatir la enfermedad.[511]
E. saccharolyticus[867]	Este microorganismo similar a *S. bovis* se aisló originalmente de vacas. Tiene ciertas características fenotípicas similares a las especies de *Enterococcus* (p. ej., crecimiento a 10 y 45 °C, y en NaCl al 6.5%), pero no reacciona con antisueros del grupo D.
E. hawaiiensis[142]	*E. hawaiiensis* es el nombre que reciben las "nuevas especies propuestas (NEP) E3" de los CDC. Este microorganismo se aisló de tejido cerebral de un paciente de 11 meses.
E. devriesei[983]	Esta nueva especie "similar a *E. raffinosus*" se aisló de fuentes bovinas, del aire de una planta de procedimiento de subproductos en un matadero de aves de corral y de lampreas de río a las brasas envasadas al vacío.
E. viikkiensis[849]	Esta nueva especie se basa en cinco aislamientos de productos de pollos para asar y de una planta de procesamiento de dichos animales.
Grupo 2	
E. faecalis	Es el aislamiento más frecuente de muestras humanas y el tubo digestivo humano, también se encuentra en el tubo digestivo de aves de corral, ganado, cerdos, perros, caballos, ovejas y cabras. Es una causa importante de infecciones humanas (*véase* el texto).
E. faecium	Se encuentra en muestras clínicas humanas y en el tubo digestivo de distintas especies de animales; es una causa importante de infecciones humanas y es más resistente a los antibióticos que *E. faecalis* (*véase* el texto).
E. casseliflavus[225]	Se aisló de plantas, suelo y heces de pollos; originalmente se clasificó como una subespecie de *E. faecium*. El microorganismo produce un pigmento amarillo y es móvil. *E. casseliflavus* es un agente oportunista poco frecuente de infecciones humanas, como bacteriemia, meningitis y endoftalmitis.[191,277,487,801,876,885,1000] Naser y cols.[753] informaron que *E. flavescens* (descrito en 1992) es un sinónimo posterior de *E. casseliflavus*, descrito en 1979 y corregido en el 2004. Se han encontrado cepas de *E. casseliflavus* que expresan el fenotipo VanA y VanB, además del genotipo *vanA-vanC* en ganado.[417]
E. gallinarum[225]	Originalmente, este microorganismo se aisló de heces de pollos y es una de las especies móviles de *Enterococcus*. Este inhabitual enterococo se aisló de casos de bacteriemia relacionados con las vías biliares y el tubo digestivo, infecciones por hemodiálisis y artroplastia, endocarditis de válvula biológica, endoftalmitis postraumática y meningitis.[34,54,191,239,258,456,552,788,987,997,1000] Las cepas de *E. gallinarum* pueden alojar los genes *vanA*, *vanB* y *vanC*, que derivan en una resistencia alta a glucopéptidos.[237,641,708,757,927]
E. mundtii[217]	Especie aislada de plantas, suelo y tubo digestivo de ganado, cerdos y caballos; llamada así por el microbiólogo estadounidense J. O. Mundt. Esta especie tiene pigmento amarillo y es móvil, y se aisló en humanos de un absceso en el muslo, de mucosa sinusal, bacteriemia y endoftalmitis.[277,452,541]

(continúa)

E.. haemoperoxidus[981]	Especie enterocócica del ambiente encontrada en aguas superficiales, piscinas y agua potable en la región del norte de Moravia en la República Checa.
"E. sanguinicola"[143]	"NEP" E2 de los CDC aislada de hemocultivos de un paciente en Los Ángeles. La hibridación y secuenciación posteriores del ARNr 16S y los genes *rpo* confirmaron que *E. sanguinicola* es idéntico a *E. thailandicus*, publicado oficialmente.[921]
E. silesiacus[984]	Esta nueva especie se aisló de aguas superficiales. Los parientes filogénicos más directos de estas especies son *E. haemoperoxidus* (grupo 2) y *E. moraviensis* (grupo 5).
E. termitis[984]	*E. termitis* se aisló del intestino de una termita. Esta nueva especie presentó la mayor similitud de secuencia de ARNr 16S con *E. haemoperoxidus* (grupo 2) y *E. moraviensis* (grupo 5).
E. camelliae[976]	Descrito en el 2007, este microorganismo se aisló de hojas de té fermentadas en Tailandia.
E. thailandicus[143,1001]	Esta especie de enterococos se aisló de salchicha fermentada en Tailandia. Los aislamientos de la NEP *E. sanguinicola* obtenidos de hemocultivos son idénticos a los de *E. thailandicus*, publicados formalmente.[921]
E. ureasiticus[941]	Esta nueva especie se aisló de muestras de agua en Quebec.
E. quebecensis[941]	Esta nueva especie se aisló de muestras de agua en Quebec.
E. plantarum[985]	Esta especie, descrita en el 2011, se aisló de plantas.

Grupo 3

E. dispar[233]	*E. dispar* se aisló de heces humanas y líquido sinovial.
E. durans[225]	Se aisló de leche y otros productos lácteos. Es un aislamiento clínico poco frecuente en casos de bacteriemia, endocarditis e infecciones de derivación ventriculoperitoneal.[277,403,966,1000,1032,1096] Green y cols.[397] informaron un caso de bacteriemia en un receptor de trasplante de médula ósea por una cepa de *E. durans* resistente a vancomicina que se volvió resistente a daptomicina durante el tratamiento.
E. hirae[332]	Se aisló por primera vez de buches de pollos y sus heces, así como del tubo digestivo de ganado, cerdos, perros, caballos, ovejas, cabras y conejos. Las cepas tipo de esta especie se utilizan en la industria alimentaria como un microorganismo para el bioanálisis de aminoácidos y vitaminas. En humanos, *E. hirae* se relacionó con bacteriemia en pacientes en hemodiálisis y nefropatía terminal, endocarditis de válvula biológica y protésica, espondilodiscitis bacteriémica, pielonefritis, colangitis y peritonitis bacteriana espontánea.[132,170,380,841,934,999,1000]
E. ratti[1011]	*E. ratti* se aisló de los intestinos y heces de ratas con diarrea.
E. villorum[267,1073]	Especie aislada del tubo digestivo de perros y cerdos. *E. porcinus* se considera un sinónimo menor de *E. villorum*.
E. canintestini[752]	Especie aislada de muestras fecales de perros sanos. Las secuencias de genes de ARNr 16S tuvieron la mayor similitud con *E. dispar* (grupo 3) y *E. asini* (grupos 4 y 5). Esta especie se aisló de un caso de bacteriemia por catéter en una mujer de 72 años en Taiwán que recibió quimioterapia por cáncer cervical.[1000]

Grupo 4

E. asini[279]	Esta especie se aisló por primera vez del ciego de burros.
E. cecorum[281,283]	*E. cecorum* se encuentra en el tubo digestivo de pollos. Esta especie carece del antígeno del grupo D, es PIR negativa y es incapaz de crecer en caldo de NaCl al 6.5%. *E. cecorum* se aisló de personas como causa de peritonitis relacionada con diálisis peritoneal, peritonitis recurrente y peritonitis bacteriana espontánea con empiema, bacteriemia por catéter y endocarditis de válvula aórtica.[16,266,398,478,1000,1141]
E. sulfureus[683]	Especie aislada de plantas; no se ha observado en personas.
E. phoeniculicola[605]	Este microorganismo aviar se aisló de las glándulas uropígeas de abubillas arbóreas silvestres de pico rojo. No crece en agar BE ni en caldo de NaCl al 6.5%.
E. caccae[141]	Especie aislada de muestras de heces humanas.
E. aquamarinus[982]	Especie aislada de agua de mar. Desde el punto de vista fenotípico, esta especie se asemeja a otras del grupo 4 de enterococos (p. ej., manitol, sorbitol, arabinosa y arginina dihidrolasa negativa), pero tiene una relación más directa a nivel genotípico con *E. saccharolyticus* (grupo 1), *E. sulfureus* (grupo 4) y *E. italicus* (grupo 5).

Grupo 5	
E. columbae[282]	Especie aislada del tubo digestivo de pichones relacionada con *E. cecorum* y *E. avium*. Es PIR negativa y es incapaz de crecer en caldo de NaCl al 6.5%.
E. canis[267]	Esta especie se aisló de un perro con otitis externa y habita el intestino de perros. *E. canis* crece en agar BE y caldo de NaCl al 6.5%, y es PIR positivo.
E. moraviensis[981]	Especie enterocócica del ambiente encontrada en aguas superficiales y potable en el norte de Moravia, República Checa.
E. hermanniensis[578]	Nueva especie aislada de la población de desperdicios microbianos de patas de pollos para asar y también de tejidos de amígdalas caninas.
E. italicus[142,143]	Esta especie se aisló de la sangre de un paciente en 1991. *E. saccharominimus* se estableció como un sinónimo posterior de *E. italicus*.[753,1074]
Especies de *Enterococcus* descritas recientemente	
E. alcedinis[360]	Esta especie se aisló de las cloacas de martines pescadores comunes (*Alcedo atthis*) durante un estudio del microbioma microbiano de aves silvestres.
E. lemanii[245]	Esta especie (junto con *E. eurekensis*) se aisló de silos de estiércol de cerdos.
E. eurekensis[245]	Esta especie también se aisló de silos de estiércol de cerdos.
E. lactis[727]	Especie aislada de quesos italianos basados en leche cruda (queso Bitto).
E. ureilyticus[912]	Esta especie recientemente descrita con pigmento amarillo y ureasa positiva se aisló junto con *E. rotai* de fuentes ambientales (agua potable, plantas e insectos).
E. rotai[912]	Esta especie recientemente descrita, con pigmento amarillo y ureasa positiva, se aisló junto con *E. ureilyticus* de fuentes ambientales (agua potable, plantas e insectos).
E. rivorum[764]	Esta nueva especie se aisló de masas "prístinas" de agua en Finlandia. En este contexto, "prístino" significa que no hay humanos, agricultura o industrias en las cuencas circundantes a las corrientes que fluyen.

Esta sustancia también facilita la adherencia de los enterococos a células intestinales y epiteliales renales cultivadas y promueve el crecimiento agregativo de vegetaciones cardíacas en modelos de endocarditis en animales.[905,1110] Otros estudios indican que la sustancia de agregación puede estar implicada en la fijación de *E. faecalis* a neutrófilos y células epiteliales intestinales cultivadas y en la internalización posterior y la supervivencia intracelular de estos microorganismos.[784,851,1080] Los plásmidos que codifican las proteínas de la sustancia de agregación también portan genes de resistencia a antibióticos. *E. faecalis* y *E. faecium* producen una proteína de superficie singular denominada *proteína de superficie celular* (**Esp, *extracelular surface protein***) y **Esp**$_{fm}$ que ayuda a los microorganismos a evadir los anticuerpos mediante su capacidad para alejarse de la superficie celular. Estas moléculas están implicadas en la formación de biopelículas y tienen una función en la patogenia de endocarditis e infecciones urinarias en modelos animales.[439,440,628,791,916] **Ace** y **Acm**, encontrados en *E. faecalis* y *E. faecium*, respectivamente, son miembros del grupo de las moléculas adhesivas de matriz que reconocen componentes de superficie microbiana (MSCRAMM, *microbial surface components recognizing adhesive matrix molecules*), se unen específicamente a colágeno y laminina, y tienen una función como factores de virulencia en modelos de endocarditis en animales.[519,652,748,939] La superficie de células de enterococos también tiene pili, los cuales están implicados en la unión, formación de biopelículas y patogenia de infección urinaria y endocarditis en animales.[749,938] En *E. faecalis*, los polisacáridos relacionados con la superficie celular codificados por el **locus del *cps* (polisacárido capsular), ALT y Epa (antígeno de polisacáridos enterocócicos)** permiten que estos microorganismos resistan la opsonización mediada por el complemento y la fagocitosis, facilitan la traslocación de microorganismos en las membranas celulares y son fundamentales en la patogenia de infecciones urinarias y peritoneales por enterococos.[1016,1020,1026] La mayoría de las cepas de *E. faecalis* y algunas de *E. faecium* de bacteriemias producen gran cantidad de superóxido dismutasa extracelular que puede aumentar la virulencia de los enterococos en abscesos de flora mixta. También se encontró una correlación entre la posesión de varios factores de virulencia antes descritos y la presencia de resistencia a antibióticos en cepas clínicas y ambientales de *E. faecalis* y *E. faecium*.[854]

Espectro clínico de infecciones enterocócicas

Las especies de *Enterococcus* causan infecciones urinarias complicadas, bacteriemia, endocarditis, infecciones intraabdominales y pélvicas, heridas infectadas, infecciones de tejidos blandos, sepsis neonatal y, en raras ocasiones, meningitis. Aunque las infecciones urinarias extrahospitalarias por enterococos son poco frecuentes en ausencia de factores anatómicos predisponentes o instrumentación previa, los enterococos son los terceros agentes más frecuentes de infecciones urinarias intrahospitalarias.[451] Aunque muchos pacientes con infección urinaria enterocócica por catéter están colonizados, pero no infectados, el retiro del catéter lo más pronto posible suele ser eficaz para lograr la cura y no es necesario un tratamiento. La presencia de enterococos en la orina suele ser asintomática y, de acuerdo con las directrices de la Infectious Diseases Society of America (IDSA) basadas en evidencia, no debe tratarse con antibióticos excepto en ciertos casos (embarazo, manipulación urológica y enfermedades o comorbilidades subyacentes importantes).[649,762] En un estudio de 289 episodios de bacteriuria por enterococos, se presentó piuria en el 70% de 140 infecciones urinarias de este tipo (definida como bacteriuria *significativa* con uno o más signos o síntomas adicionales, como fiebre, incontinencia urinaria, disuria, dolor suprapúbico o lumbar, y hematuria macroscópica), pero en sólo el 42% de 149 casos de bacteriuria asintomática (bacteriuria sin otros signos o síntomas).[647] De los 339 casos de bacteriuria por enterococos, sólo ocurrieron siete complicaciones infecciosas (seis casos de bacteriemia y uno de peritonitis) a los 30 días de la bacteriuria. Los investigadores de este estudio recalcaron la necesidad de cumplir con los criterios de diagnóstico establecidos y recomendados para evitar un sobretratamiento y empleo erróneo de quimioterapia antienterocócica. Sin embargo, los enterococos pueden causar cistitis, pielonefritis, prostatitis, abscesos perirrenales y bacteriemia en adultos mayores. La mayoría de las infecciones son intrahospitalarias o se relacionan con anomalías estructurales o instrumentación de las vías urinarias.

Las bacteriemias enterocócicas pueden tener su origen en infecciones enterocócicas en otras zonas, además de las vías urinarias (p. ej., infecciones intravenosas por catéter, en vías biliares y gastrointestinales o genitourinarias), y la mayoría son intrahospitalarias. Los microorganismos también pueden ingresar a la sangre a través de abscesos intraabdominales o pélvicos, heridas, úlceras de decúbito o dispositivos de acceso intravenoso. Los factores de riesgo para el desarrollo de bacteriemia por enterococos son edad avanzada, inmunodepresión, enfermedades y padecimientos subyacentes (p. ej., prematuridad, diabetes, tumores, insuficiencia cardíaca congestiva, insuficiencia renal, infecciones profundas; instrumental previo en tubo digestivo, aparato genitourinario o vías respiratorias, hospitalización prolongada, dispositivos permanentes y empleo de antibióticos de amplio espectro con poca o nula actividad antienterocócica [p. ej., cefalosporinas]).[434] Las bacteriemias por *E. faecium* se relacionan con un peor pronóstico que aquellas por *E. faecalis*, principalmente por la mayor resistencia a antibióticos en las especies anteriores y las dificultades inherentes de tratar de forma adecuada aislamientos más resistentes.[376,696] Los enterococos también causan el 5-20% de todos los casos de endocarditis y representan la segunda o tercera causa más frecuente de esta infección, dependiendo de la población de pacientes en consideración. Los enterococos, especialmente *E. faecalis*, también son una causa frecuente de endocarditis de válvula protésica.[338] La endocarditis suele ocurrir en pacientes mayores con enfermedad valvular subyacente o con válvulas protésicas y, en general, tiene una presentación clínica subaguda de fiebre, pérdida de peso, malestar general y otros síntomas inespecíficos. En estos pacientes, la endocarditis suele presentarse después de la realización de procedimientos que afectaron el tubo digestivo (p. ej., biopsia de próstata transrectal, colonoscopia y sigmoidoscopia con fibra óptica) o el aparato genitourinario (p. ej., cistoscopia y prostatectomía). Las complicaciones de esta infección son eventos de embolia que afectan el SNC. En hasta la mitad de los pacientes, la endocarditis enterocócica provoca insuficiencia cardíaca aguda que requiere el reemplazo de la válvula.

En infecciones intraabdominales y pélvicas, los enterococos suelen encontrarse mezclados con otros microorganismos endógenos aerobios y anaerobios; también se notificó peritonitis espontánea pura por enterococos y peritonitis enterocócica relacionada con DPCA. Aunque muchas infecciones invasoras por enterococos se originan en zonas intraabdominales, existe una controversia relacionada con la función de los microorganismos en la patogenia de infecciones intraabdominales y peritonitis. Algunos estudios han demostrado que el tratamiento

provisional con antibióticos antienterocócicos es eficaz para los pacientes inmunodeprimidos con peritonitis posquirúrgica intrahospitalaria, personas con sepsis intraabdominal que han recibido antibióticos que no cubren a los enterococos y sujetos con peritonitis y cardiopatía coexistente o prótesis en riesgo de endocarditis por enterococos.[426] Los enterococos con frecuencia se encuentran en heridas infectadas e infecciones de tejidos blandos (p. ej., quemaduras y úlceras de decúbito) con otras bacterias facultativas y anaerobias, mientras las complicaciones relacionadas con estas infecciones (p. ej., osteomielitis enterocócica) son poco frecuentes. Las infecciones y sepsis neonatales por enterococos de aparición temprana suelen producirse por microorganismos adquiridos de la madre durante el parto vaginal y pueden causar infecciones sanguíneas, pulmonares, en heridas o el sitio quirúrgico y urinarias. Los recién nacidos prematuros también corren mayor riesgo de infecciones intrahospitalarias graves de aparición tardía por enterococos, sobre todo después de procedimientos invasivos, colocación de dispositivos de acceso periféricos o sondas de alimentación, así como antibióticos de amplio espectro. La meningitis por enterococos es una infección enterocócica poco frecuente que puede observarse tanto en adultos como en niños,[834] y puede contraerse de forma espontánea o como una infección posquirúrgica. Los individuos con meningitis espontánea por enterococos suelen tener una infección enterocócica en otras zonas, presentan una enfermedad subyacente grave y tienen bacteriemia enterocócica concomitante más a menudo que aquellos con infecciones posquirúrgicas.[571] Las enfermedades subyacentes en individuos con meningitis espontánea incluyen neoplasias, diabetes, insuficiencia renal y tratamiento con inmunodepresores. Los pacientes con meningitis posquirúrgica por enterococos suelen tener antecedentes de hemorragia intracerebral, neoplasia del SNC, traumatismo craneoencefálico e hidrocefalia.[403] Los pacientes con este padecimiento suelen tener catéteres intraventriculares, pérdida de LCR en el sitio quirúrgico o derivaciones ventriculoperitoneales antes del diagnóstico. En estos casos, suele presentarse fiebre, obnubilación y meningismo, y los índices de LCR incluyen un alto recuento de leucocitos y proteínas, y glucosa baja o normal. La meningitis enterocócica posquirúrgica puede estar relacionada con infecciones enterocócicas en otras zonas.[403] En una revisión de meningitis por enterococos, *E. faecalis* representó el 76% de las cepas, y 15 de los 25 casos por *E. faecium* fueron causados por cepas resistentes a vancomicina.[834] Aunque las infecciones respiratorias causadas por enterococos son poco frecuentes, estos microorganismos se han establecido como agentes etiológicos de casos de neumonía intrahospitalaria por aspiración y ventilación mecánica, y extrahospitalarias, absceso pulmonar, empiema pleural, sinusitis y bronquitis. Estas infecciones ocurrieron en pacientes debilitados con diversas comorbilidades (p. ej., tumores, fístulas esofágicas y pleurales después de neumonectomía, endocarditis, infección por VIH, cirrosis hepática y síndrome mielodisplásico) y factores de riesgo (edad avanzada, hábito tabáquico y alcoholismo).[897] Los agentes causales fueron *E. faecalis, E. faecium* y *E. raffinosus*.

Sensibilidad a antibióticos de enterococos

La resistencia de los enterococos a distintos antibióticos contribuye considerablemente a su patogenia.[464] Los genes de resistencia se adquieren a través de mecanismos de transferencia conjugativos que involucran plásmidos y transposones portadores de varios genes de resistencia a antibióticos. Los enterococos presentan baja resistencia intrínseca a aminoglucósidos y lincosamidas, tienen una CIM relativamente alta para penicilinas y cefalosporinas, y son resistentes a la acción de sulfonamidas *in vivo*. La resistencia alta a aminoglucósidos suele derivar de la adquisición de un transposón que codifica una enzima modificadora de aminoglucósidos que otorga resistencia a todos los aminoglucósidos, excepto estreptomicina; la resistencia alta a estreptomicina suele derivar de una mutación ribosómica que implica una proteína ribosómica específica o de la adquisición de aminoglucósido nucleotidiltransferasas, como ANT(3")-Ia o ANT(6')-Ia.[193] Estas enzimas alteran la estructura de la molécula de aminoglucósido y disminuyen la unión del fármaco a su objetivo ribosómico. La resistencia intrínseca de *E. faecium* a tobramicina, en particular, deriva de la presencia de una enzima modificadora de AAC(6') encontrada en todas las cepas de *E. faecium*.[193] La resistencia alta a los aminoglucósidos se ha diseminado entre varias especies de enterococos, además de *E. faecalis* y *E. faecium*, y se ha documentado en cepas de *E. avium*, *E. casseliflavus*, *E. gallinarum*, *E. raffinosus* y *E. mundtii*. La CIM elevada para β-lactámicos se debe a la menor afinidad de las PUP de la pared celular por estos agentes. Aunque la resistencia a ampicilina en *E. faecalis* es poco frecuente, se observa en más del 90% de los aislamientos de *E. faecium* y se debe a la presencia de PUP5, que tiene una menor afinidad de unión por penicilina y ampicilina.[352] En general, las infecciones graves por enterococos se tratan con una combinación de penicilina o ampicilina y un aminoglucósido. La resistencia alta a aminoglucósidos (CIM para estreptomicina > 2 000 μg/mL y CIM para gentamicina > 500 μg/mL) en los enterococos afecta considerablemente el abordaje terapéutico y la respuesta clínica de los pacientes con bacteriemia, endocarditis y otras infecciones graves, ya que las cepas con resistencia alta a aminoglucósidos no se destruyen con la actividad sinérgica del β-lactámico junto con un aminoglucósido. La sinergia bactericida entre penicilina y aminoglucósidos requiere que el microorganismo no sólo tenga aminoglucósidos con una CIM inferior a los valores antes indicados, sino también que la concentración en suero de penicilina y ampicilina supere la CIM; la resistencia cada vez mayor a los β-lactámicos en enterococos junto con aminoglucósidos de CIM alta también anula la sinergia. Debido a la falta de sinergia confiable entre penicilina y aminoglucósidos contra enterococos muy resistentes a aminoglucósidos y el surgimiento de *S. aureus* resistente a meticilina, la vancomicina pasó a ser un antibiótico de primera línea eficaz tanto contra estafilococos como contra enterococos.[799] Hasta inicios de la década de 1980, la sensibilidad de los enterococos a glucopéptidos (p. ej., vancomicina y teicoplanina) todavía era bastante previsible; sin embargo, en 1986 surgió una resistencia alta a glucopéptidos. El surgimiento de resistencia a vancomicina en *E. faecium* y algunas cepas de *E. faecalis* anunció un cambio importante en la sensibilidad de los enterococos.[620,1068]

Los glucopéptidos vancomicina y teicoplanina actúan uniéndose al extremo "D-alanil-D-alanina" de los intermediarios del peptidoglicano de la pared celular e inhibiendo el entrecruzamiento de ésta.[248] La resistencia adquirida a los glucopéptidos es el resultado de la síntesis de diferentes precursores de peptidoglicanos que quedan incorporados en la pared celular y poseen menor afinidad de unión a vancomicina, teicoplanina o ambas.[37,975] Por lo general, las cepas sensibles a vancomicina tienen cadenas laterales de peptidoglicanos que terminan con el depsipéptido "D-alanil-D-alanina" y el antibiótico glucopéptido

se une a este depsipéptido. En las cepas resistentes a glucopéptidos, el depsipéptido es reemplazado por "D-alanil-D-lactato" o "D-alanil-D-serina". La resistencia adquirida a los glucopéptidos en las especies de *Enterococcus* corresponde a 11 diferentes complejos génicos *van* basados en las secuencias y la organización de ADN. Estos complejos codifican una enzima ligasa D-alanil-D-lactato (*vanA*, *vanB*, *vanD* y *vanM*) o D-alanil-D-serina (*vanC1*, *vanC2*, *vanC3*, *vanE*, *vanG*, *vanL* y *vanN*) para la síntesis de precursores de peptidoglicanos con baja afinidad por glucopéptidos. Estos 11 genotipos tienen fenotipos de resistencia correlacionados (VanA, VanB, VanC1, VanC2, VanC3, VanD, VanE, VanG, VanL, VanM y VanN), siendo VanA y VanB los más prevalentes y de mayor importancia clínica.[111-113,341] Los complejos génicos *vanA*, *vanB* y *vanD* pueden diferenciarse con base en el nivel de resistencia expresada, inducibilidad y ubicación del complejo génico.[378,387,1147] Los genes que codifican los fenotipos VanA y VanB son los más frecuentes y se portan en transposones que pueden insertarse en el cromosoma o en plásmidos. Las cepas de *E. faecium* y *E. faecalis* que tienen el genotipo *vanA* y el fenotipo VanA muestran una resistencia inducible alta mediada por transposones tanto a vancomicina (CIM de 64-1 000 μg/mL) como a teicoplanina (CIM de 16-512 μg/mL).[1147] Las cepas con el genotipo *vanB* (fenotipo VanB) tienen una resistencia inducible adquirida a distintas concentraciones de vancomicina (CIM 4-1 000 μg/mL), pero aún son sensibles a teicoplanina (CIM 0.5-1 μg/mL), aunque algunas cepas *vanB* también pueden ser resistentes a este último antibiótico.[378,1147] Las cepas que expresan el fenotipo VanB también incluyen las de *E. faecalis* y *E. faecium*. Los aislamientos que tienen el genotipo *vanC* muestran una resistencia intrínseca, constitutiva y baja a vancomicina (CIM 2-32 μg/mL) y son sensibles a teicoplamina (CIM 0.5-1 μg/mL). El genotipo *vanC* corresponde a la resistencia intrínseca a glucopéptidos observada en *E. gallinarum*, *E. casseliflavus* y *E. flavescens*. Este complejo del gen *vanC* no se transfiere mediante conjugación a otros microorganismos, suele expresarse de forma constitutiva y tiene origen cromosómico.[621,755] Algunas cepas de *E. faecium* y *E. faecalis* expresan el fenotipo VanD (genotipo *vanD*); estas cepas tienen una resistencia intermedia y constitutiva tanto a vancomicina (CIM 64-128 μg/mL) como a teicoplanina (CIM 4-64 μg/mL) y la resistencia no es transferible a otros enterococos, dado que el complejo génico *vanD* es cromosómico.[275,822] Algunos aislamientos de *E. avium* también muestran resistencia a vancomicina de tipo VanD.[274] Pocas cepas de *E. faecalis* que expresan el genotipo *vanE* expresan una resistencia inducible baja a vancomicina (CIM 16 μg/mL), aunque aún son sensibles a teicoplanina (CIM 0.5 μg/mL).[1,111,341] El fenotipo VanG se relaciona con resistencia baja a vancomicina (CIM 16 μg/mL), pero con sensibilidad a teicoplanina (CIM 0.5 μg/mL) e inicialmente se encontró en cepas de *E. faecalis* provenientes de Australia y Canadá.[112,703] El genotipo *vanF* se refiere al complejo génico de resistencia a glucopéptidos encontrado en la especie anterior de *Bacillus*, *Paenibacillus popillae*.[812] El fenotipo VanL (genotipo *vanL*) se caracteriza por una resistencia baja a vancomicina (CIM 8 μg/mL) codificada por un complejo génico cromosómico no transferible (*vanL*) y se detectó en un aislamiento de *E. faecalis* desde un medio de diagnóstico precoz de ERV.[113] El genotipo *vanM* se encontró por primera vez en aislamientos de *E. faecium* resistentes a glucopéptidos que carecían de los complejos génicos *vanA*, *vanB* y *vanD*.[1152] El complejo génico responsable se secuenció, se determinó que era único y distinto a otros aislamientos, y se denominó *vanM*. El gen *vanM* codificó una enzima ligasa "D-alanil-D-lactato" relacionada con *vanA, vanB* y *vanD*, y pudo transferirse mediante conjugación. Se identificó el operón *vanN* en *E. faecium* aislado de sangre y tuvo una baja resistencia constitutiva a vancomicina (CIM 16 µg/mL) y sensibilidad a teicoplanina (CIM 0.50 µg/mL).[618] Su resistencia se encuentra en un plásmido y es transferible. Los genotipos, fenotipos y sus características se resumen en la tabla 13-1.

Otro fenómeno de los enterococos es la dependencia de vancomicina, que se refiere a las cepas de enterococos que crecen sólo en presencia de este antibiótico. Los enterococos dependientes de vancomicina (EDV) se describieron por primera vez en 1994, cuando estos microorganismos se cultivaron en la orina de un paciente que recibía un tratamiento prolongado con vancomicina.[330,355] Desde ese entonces, se han informado otros aislamientos de EDV.[280,396] Los pacientes expuestos a vancomicina y otros antibióticos (p. ej., cefalosporinas de amplio espectro) corren riesgo de colonización por ERV y esta exposición también los expone a la colonización por EDV. Los ERV y EDV pueden utilizar las ligasas de la pared celular para elaborar un depsipéptido alternativo de la pared celular ("D-alanina-D-lactato"), que reemplaza a la "D-alanina-D-alanina" que se encuentra habitualmente. En ausencia de vancomicina en el entorno, los ERV conservan su capacidad para elaborar el depsipéptido "D-alanina-D-alanina" y siguen creciendo de forma habitual. Debido a mutaciones en los genes de la ligasa que producen deleciones/sustituciones de aminoácidos en la enzima ligasa, las cepas de EDV no pueden elaborar el depsipéptido "D-alanina-D-alanina" original.[1071] La presencia de vancomicina permite que estas cepas utilicen el "D-alanina-D-lactato" como un componente de la pared celular, así que su crecimiento en realidad depende de vancomicina. Estas cepas de EDV son relativamente infrecuentes y se describieron las derivadas de *E. faecalis* y *E. faecium*.[280,330,355,396]

La identificación de las especies de *Enterococcus* se explica más adelante en este capítulo. Los antibióticos, como linezolid y daptomicina, suelen emplearse para tratar infecciones por ERV.[1030] En el capítulo 17 hay más información sobre resistencia a antibióticos y métodos para evaluar la sensibilidad a ellos.

Géneros Melissococcus y Catellicoccus

El género *Melissococcus* contiene una única especie, *Melissococcus plutonius*. Este microorganismo causa una enfermedad en abejas denominada "*loque europea*". Utilizando datos de la secuencia de ARNr 16S, Cai y Collins demostraron que *M. plutonius* estaba más directamente relacionado con el género *Enterococcus*.[126] *Catellicoccus* representa un nuevo género relacionado con *M. plutonius*, enterococos, vagococos y tetragenococos. La especie *Catellicoccus marimammalium* se aisló de muestras clínicas obtenidas de una marsopa y foca gris.[608]

Bacterias "similares a *Streptococcus*"

Especies de Abiotrophia y Granulicatella

En un principio, se pensaba que las "variantes nutricionales de estreptococos" eran estreptococos viridans que requerían compuestos del tiol (p. ej., cisteína) o la forma activa de vitamina B (piridoxal o piridoxamina) para el crecimiento, y también han sido denominados *estreptococos con deficiencias nutricionales*,

que requieren tiol y piridoxal, y *satélites*. Los estudios de relación de ADN de estos microorganismos identificaron dos grupos de hibridación de ADN que correspondían a dos especies denominadas *Streptococcus defectivus* y *Streptococcus adjacens*.[109] En 1995, en Japón, Kawamura y cols. realizaron análisis de la secuencia de ARNr 16S de estas especies y determinaron que no estaban relacionadas con ninguna otra especie del género *Streptococcus*. Se propuso el género *Abiotrophia* para incluir estas bacterias, así como dos nuevas especies, *Abiotrophia adiacens* y *Abiotrophia defectiva*.[544] En 1998 y 1999, se caracterizaron otros dos miembros de este género: *Abiotrophia elegans* (de un paciente con endocarditis) y *Abiotrophia balaenopterae* (aislamiento de un rorcual aliblanco, *Balaenoptera acutorostratai*).[612,869] En 2000, Kanamoto y cols. identificaron y caracterizaron otra nueva especie de *Abiotrophia* directamente relacionada con *A. adiacens*, utilizando criterios genéticos y fenotípicos, y propusieron el nombre *Abiotrophia para-adiacens* para este nuevo aislamiento. Posteriormente, se demostró que estas nuevas especies tienen una afinidad filogénica más directa con *A. adiacens* que con *A. defectiva*. La última especie se encuentra más relacionada desde el punto de vista filogénico con especies "similares a *Streptococcus*" que no producen *Abiotrophia*, como especies de *Globicatella sanguinis*, *Facklamia*, *Eremococcus* e *Ignavigranum*. La naturaleza polifilética del género *Abiotrophia* y la afinidad cercana con *A. adiacens, A. elegans, A. para-adiacens* y *A. balaenopterae* derivaron en la reclasificación de estas cuatro especies en el género *Granulicatella* como *G. adiacens, G. elegans, G. para-adiacens* y *G. balaenopterae*.[230] *A. defectiva* se mantiene como la única especie del género *Abiotrophia*.

A. defectiva, *G. adiacens* y *G. elegans* forman parte de la flora habitual de las vías respiratorias altas, el aparato urogenital y el tubo digestivo.[713,894] Las especies de *Abiotrophia* y *Granulicatella* causan sepsis y bacteriemia, y son la causa del 4-6% de los casos de endocarditis infecciosa y complicaciones bacteriémicas relacionadas con endocarditis.[122] La endocarditis por *G. adiacens* es más frecuente que aquella por *A. defectiva*, mientras que la endocarditis por *G. elegans* es poco frecuente en comparación.[195] Desde 1997, se han informado más de 17 casos de endocarditis por *Granulicatella*, la mayoría relacionados con cepas de *G. adiacens*, y fueron infecciones de válvula biológica y protésica, así como de electrodos de marcapasos.[23,137,172,512,779,873,1078] Se postuló que la capacidad de *G. adiacens* para unirse a fibronectina es parcialmente responsable de la mayor prevalencia de este microorganismo en endocarditis que *A. defectiva* o *G. elegans*.[915] Las endocarditis causadas por las tres especies se relacionan con eventos embólicos, destrucción valvular y tratamiento fallido.[172,574,1078] Las especies de *A. defectiva* y *Granulicatella* también se relacionaron con otras infecciones sanguíneas y endovasculares, como bacteriemia sin endocarditis, sepsis neonatal de aparición temprana, ateroma aórtico infectado con disección aórtica, infecciones por catéter venoso central en hospederos inmunodeprimidos y el síndrome de Lemierre.[6,91,827,1082] *A. defectiva* y *G. adiacens* se documentaron como causas de infecciones del SNC, como meningitis y absceso cerebral y epidural.[163,711,1015] En casi todos los casos, las infecciones se relacionaron con procedimientos neuroquirúrgicos previos, como craneotomía, derivación ventriculoperitoneal, mielografía guiada por TC y extirpación de tumores. Estos microorganismos también se han aislado de infecciones oculares importantes, como conjuntivitis, endoftalmitis

TABLA 13-1   Genotipos y fenotipos de enterococos resistentes a vancomicina

| Genotipo (complejo génico) | Fenotipo | Tipo de resistencia | Resistencia a vancomicina | | Resistencia a teicoplanina | | Expresión de resistencia | Ubicación | Transferencia conjugativa | Especies con este tipo de resistencia |
			Nivel	CIM (µg/mL)	Nivel	CIM (µg/mL)				
vanA	VanA	Adquirida	Alta	64 a ≥ 1 000	Alta	16-512	Inducible	Plásmido, transposón en cromosoma	Sí	*E. faecium, E. faecalis, E. avium, E. casseliflavus, E. durans, E. gallinarum, E. hirae, E. mundtii, E. raffinosus*
vanB	VanB	Adquirida	Alta-variable	4-512	Sensible	≤ 0.5	Inducible	Plásmido, cromosoma, transposón y elemento conjugativo integrador	Sí	*E. faecium, E. faecalis, E. casseliflavis, E. durans, E. gallinarum, E. hirae*
vanC1, vanC2, vanC3	VanC	Adquirida	Baja	2-32	Sensible	≤ 0.5	Constitutiva	Cromosoma	No	*E. casseliflavus (vanC2, vanC3), E. gallinarum (vanC1), E. flavescens (vanC3)*
vanD	VanD	Adquirida	Moderada-alta	64-256	Baja	4-32	Inducible/constitutiva	Cromosoma	No	*E. faecium, E. faecalis, E. avium, E. gallinarum, E. raffinosus*
vanE	VanE	Adquirida	Baja	16	Sensible	≤ 0.5	Inducible	Cromosoma	No	*E. faecalis*
vanG	VanG	Adquirida	Baja-moderada	≤ 16	Sensible	≤ 0.5	Inducible	Cromosoma o elemento conjugativo integrador	Sí	*E. faecalis*
vanL	VanL	Adquirida	Baja	8	Sensible	≤ 0.5	Inducible	Desconocida; posiblemente cromosómica	No	*E. faecalis*
vanM	VanM	Adquirida	Alta	≥ 256	Sensible-resistente	0.75-≥ 256	Inducible	Desconocida	Sí	*E. faecalis*
vanN	VanN	Adquirida	Baja	16	Sensible	≤ 0.5	Constitutiva	Plásmido	Sí	*E. faecium*

posterior a cirugía de cataratas, queratopatía cristalina infecciosa, úlcera corneal tras queratoplastia penetrante y queratitis relacionada con lentes de contacto de hidrogel de empleo prolongado.[548,750,815] Otras infecciones por especies de *Abiotrophia* y *Granulicatella* producen neumonía, absceso escrotal, sinusitis, impétigo ampolloso, artritis séptica, osteomielitis vertebral, infecciones de artroplastia e implantes mamarios, así como peritonitis por DPCA.[24,30,195,270,445,492] Estos microorganismos producen factores extracelulares, como neuraminidasa y aminopeptidasas que pueden contribuir a su virulencia. Dada su importancia clínica y sus requerimientos exigentes de cultivo, el microbiólogo clínico debe conocer las circunstancias clínicas y los métodos de laboratorio necesarios para su aislamiento de muestras de pacientes.

Las especies de *Abiotrophia* y *Granulicatella* son más resistentes a los antibióticos que los estreptococos viridans. Para la prueba de sensibilidad a antibióticos, el CLSI recomienda una microdilución en caldo Mueller-Hinton con ajuste de cationes con una CIM y sangre lisada equina al 2.5-5% complementada con piridoxina clorhidrato al 0.001%. Incluso con estas modificaciones, algunos aislamientos dejan de crecer en este medio. Los aislamientos de estos géneros son menos sensibles a penicilina, cefotaxima y cefuroxima, y tienen una sensibilidad variable a otras cefalosporinas y aminoglucósidos. *G. adiacens* (sensibilidad del 55%) es más sensible a penicilina que *A. defectiva* (sensibilidad del 8%), y hasta el 60 y 47% de los aislamientos pueden ser resistentes a ceftriaxona y cefipima, respectivamente.[137,1053,1175] Se informó resistencia a clindamicina, tetraciclina, eritromicina y ciprofloxacino, pero no a rifampicina o vancomicina.[137,1053,1175]

Especies de Aerococcus *y* Helcococcus

Los aerococos son microorganismos similares a estreptococos que se encuentran en el medioambiente, como aire, polvo, suelo, vegetación, productos cárnicos y el medio ambiente hospitalario. *Aerococcus viridans* causa una enfermedad en langostas denominada *gafkemia*, pero en personas es un patógeno principalmente oportunista.[60] *A. viridans* es una causa poco frecuente de endocarditis, bacteriemia, infección urinaria, meningitis y heridas infectadas.[630,754,837,988] Los aerococos pueden confundirse fácilmente con estreptococos viridans y enterococos, tienden a formar tétradas cuando crecen en caldos de cultivo y son microaerófilos; se observa escaso o nulo crecimiento en condiciones anaerobias. Las cepas de *A. viridans* suelen ser sensibles a penicilina, macrólidos, sulfonamidas y trimetoprima; sin embargo, en un informe de caso, el aislamiento de hemocultivos de un paciente con endocarditis fue resistente a penicilina, ampicilina, cefotaxima y gentamicina.

Una segunda especie de *Aerococcus*, *Aerococcus urinae*, se describió en 1989 y se nombró en 1992.[11,196,197] La inclusión de *A. urinae* en el género *Aerococcus* se sustenta en la secuenciación de ARNr 16S, y estos datos también avalan la inclusión de los biotipos positivos y negativos para esculina dentro de la misma especie.[198] Desde su reconocimiento, este microorganismo se aisló en cultivos puros y en varios pacientes mayores de 50 años de edad; más de la mitad padecía alteraciones localizadas o sistémicas predisponentes para infecciones por microorganismos oportunistas, como diabetes, tumores en vías urinarias y no urinarias (p. ej., enfermedad prostática subyacente) y urolitiasis. Estos resultados se han confirmado con estudios posteriores.[917,933] Los pacientes pueden colonizarse

en las vías urinarias o tener síntomas evidentes; aquellos con catéter tienden a padecer infecciones reales y enfermedades subyacentes más debilitantes. *A. urinae* también puede causar infecciones sanguíneas graves y mortales. DeJong y cols.[268] describieron a cuatro pacientes mayores con varias enfermedades subyacentes (p. ej., hiperplasia prostática benigna, cardiopatía isquémica con carcinomas amicrocíticos de pulmón estadio IV, carcinoma basocelular, glaucoma, urolitiasis y diabetes mellitus) que presentaron bacteriemia por *A. urinae*. Todos estos pacientes también tuvieron padecimientos urológicos subyacentes, pero todos los urocultivos fueron negativos. En los últimos años, *A. urinae* ha surgido como una causa significativa de endocarditis.[538,944,1013] Nuevamente, los pacientes eran mayores y estaban debilitados por enfermedades subyacentes (p. ej., infarto de miocardio, cáncer de próstata y diabetes). *A. urinae* se ha aislado de infecciones de tejidos blandos y como una causa de pielonefritis aguda, espondilodiscitis, linfadenitis y peritonitis bacteriana espontánea.[41,207,737,890] *A. urinae* también puede causar peritonitis en pacientes con DPCA,[744] y suele ser sensible a penicilina, amoxicilina y fluoroquinolonas, mientras que algunos aislamientos tienen una CIM elevada de cefalosporinas.[207,268] La sensibilidad a clindamicina, eritromicina y tetraciclinas es variable, y la mayoría de los aislamientos son resistentes a aminoglucósidos y trimetoprima-sulfametoxazol.[910,943] En un estudio de 66 aislamientos de *A. urinae*, todos fueron sensibles a penicilina, vancomicina y ceftriaxona, pero el 17% tuvo una CIM elevada de eritromicina ($\geq$ 0.5 µg/mL) y el 23% de levofloxacino (> 4 µg/mL).[917] La penicilina o vancomicina combinada con un aminoglucósido (gentamicina) presenta una sinergia bactericida, una señal de que la politerapia es el tratamiento elegido para la endocarditis y otras infecciones graves por *A. urinae*.

Desde 1989, se describieron cinco nuevas especies de *Aerococcus*: *A. christensenii*, *A. urinaeequi*, *A. urinaehominis*, *A. sanguinicola* y *A. suis*.[227,333,610,611,1089] *A. christensenii* se aisló de muestras vaginales y se identificó en un principio como *Streptococcus acidominimus*. Este microorganismo no se asoció con infecciones o patologías desde que se describió en 1999. *A. urinaeequi* se transfirió del género *Pediococcus* en el año 2005, y es una especie más directamente relacionada con *A. viridans*.[333] La descripción de *A. sanguinicola* se basa en un solo aislamiento de un hemocultivo en el 2001, y desde entonces este microorganismo se aisló de cultivos de orina y sangre.[488,917] Algunos pacientes con bacteriemia por *A. sanguinicola* tuvieron endocarditis por este microorganismo.[488] Como sucede con *A. urinae*, los pacientes con infecciones por *A. sanguinicola* suelen ser mayores y tienen enfermedades urológicas subyacentes o que los predisponen, como cáncer de próstata e hipertrofia prostática benigna.[147,917] En un estudio de 66 aislamientos de *A. sanguinicola*, todos fueron sensibles a penicilina, vancomicina y ceftriaxona, pero el 41% tuvo una CIM elevada de eritromicina ($\geq$ 0.5 µg/mL) y el 78% de levofloxacino (> 4 µg/mL).[917] La especie *A. urinaehominis* se basa en un solo aislamiento de orina y no se ha asociado con otras patologías a la fecha. Los aislamientos de *A. sanguinicola* son sensibles a penicilina, amoxicilina, cefotaxima, cefuroxima, eritromicina, vancomicina, quinupristina-dalfopristina, rifampicina, linezolid y tetraciclinas, y tienen una sensibilidad variable a quinolonas; algunas cepas son resistentes a clindamicina, meropenem y trimetoprima-sulfametoxazol.[322] La información sobre sensibilidad a antibióticos de *A. urinaehominis* y *A. christensenii* no está disponible.

Se describieron por primera vez otros aislamientos similares a *Aerococcus* entre varios obtenidos de cultivos de heridas en los pies y piernas, así como de abscesos mamarios.[127,212] Estas cepas en particular eran cocos facultativos, grampositivos y catalasa negativos semejantes a aerococos, pero tuvieron un crecimiento variable en caldo de NaCl al 6.5%. Estos aislamientos fueron lipofílicos en ese crecimiento en medios de agar, y en caldo fue aumentando con la presencia de suero o Tween 80®. Se demostró que estos microorganismos pertenecían a un nuevo género y especie mediante criterios genéticos y fenotípicos, y se asignaron al nuevo género *Helcococcus* como *H. kunzii*.[212] Otros estudios sobre la ecología de este microorganismo indican que es parte de la flora bacteriana cutánea de las extremidades inferiores y que tiene relación con celulitis o heridas infectadas, junto con otros microorganismos más virulentos, como *S. aureus*.[412] *H. kunzii* se aisló de heridas, quistes sebáceos infectados, abscesos mamarios, un absceso posquirúrgico del pie, así como una infección de prótesis total de rodilla.[167,631,821,862] *H. kunzii* se aisló de infecciones en dos pacientes como causa de infección sanguínea primaria y empiema torácico, respectivamente, y se obtuvo un aislamiento similar a *Helcococcus* de hemocultivos de un paciente con endocarditis.[346,1139] La infección por *H. kunzii* del tejido circundante al dispositivo de ritmo cardíaco implantable se trató con eficacia sin necesidad de retirar el dispositivo, ya que no hubo signos de endocarditis.[706] Los aislamientos de *H. kunzii* son sensibles a penicilina, ampicilina, ciprofloxacino, trimetoprima-sulfametoxazol y vancomicina, pero la sensibilidad a clindamicina y eritromicina es variable.[167,821,1139] En 1999, una segunda especie de *Helcococcus*, *Helcococcus ovis*, se aisló de ovejas, caballos y ganado; este microorganismo causó bronconeumonía purulenta en ovejas y cabras y endocarditis en ganado.[214,366,586] En el 2004, una nueva especie de *Helcococcus*, *H. sueciensis*, se aisló de un cultivo de herida, y otra especie nueva, *H.pyogenes*, se aisló de una infección de una prótesis articular de rodilla.[213,796,797] Este último microorganismo se asemeja más al género *Pediococcus* a nivel fenotípico, pero algunos estudios moleculares confirmaron su asociación con los helcococos. Este aislamiento también fue relativamente resistente a vancomicina, con una CIM de 8 μg/mL.[796,797]

Especies de Leuconostoc

Las especies de *Leuconostoc* son cocos facultativos, heterofermentadores, grampositivos, inmóviles, no esporulados que se encuentran en el medio ambiente (plantas y suelo). Estos microorganismos tienen importancia económica debido a su empleo en las industrias láctea y de conservas y en la elaboración de vinos.[778] También se encuentran en salchichas fermentadas, productos cárnicos envasados al vacío, cereales y lácteos (mantequilla, crema, leche fresca o cruda y queso). Desde el punto de vista fenotípico, estos microorganismos son cocobacilos o cocos catalasa negativos que producen gas a partir de glucosa, junto con la formación de ácido D(-)-láctico, y no hidrolizan arginina. Todas las especies de *Leuconostoc* tienen resistencia intrínseca a vancomicina. Se han descrito más de 27 especies y subespecies de *Leuconostoc*, pero la mayoría pueden dividirse en tres subgrupos basados en las secuencias de genes de ARNr 16S: *L. mesenteroides*, *L. fructosum* y *L. fallax* (sólo incluye *L. fallax*).[310] Las cuatro especies del subgrupo *L. fructosum* se reclasificaron recientemente en el género *Fructobacillus*, mientras que *L. fallax*

sigue siendo el único miembro del subgrupo *L. fallax*. El subgrupo *L. mesenteroides* incluye varias especies, como las aisladas de muestras clínicas humanas.

Se han documentado casos de bacteriemia por *Leuconostoc* principalmente en pacientes con neoplasias subyacentes (leucemia mielógena aguda, linfoma no hodgkiniano y carcinoma hepatocelular) y como complicación de trasplantes de vísceras sólidas (p. ej., hígado) y de células madre.[273,497,627,925,1022,1155] Estos microorganismos cócicos también colonizan catéteres intravenosos permanentes, que causan bacteriemia de este tipo.[349,479] Otros factores de riesgo asociados con la bacteriemia por *Leuconostoc* son tratamiento previo o actual con vancomicina, enfermedad gastrointestinal y posiblemente enfermedad vascular del colágeno y artritis reumatoide.[925] Se han notificado infecciones por *Leuconostoc* en recién nacidos con bajísimo peso al nacer y prematuros con varias afecciones intestinales subyacentes, como síndrome del intestino corto.[349,510,1159] En algunos casos, estos bebés fueron tratados con vancomicina cuando presentaron bacteriemia.[510] Se han presentado infecciones intrahospitalarias en poblaciones pediátricas por fórmula contaminada con *Leuconostoc*, así como suplementos nutritivos enterales y parenterales.[105] También pueden producirse infecciones urinarias intrahospitalarias, nuevamente, en aquellos pacientes con tratamiento prolongado de vancomicina.[133,1002] Se han aislado especies de *Leuconostoc* como agentes oportunistas de abscesos cerebrales y hepáticos, osteomielitis e infecciones pulmonares en pacientes inmunodeprimidos y debilitados (p. ej., pacientes de gastroenterología, pacientes quemados y aquellos con sida) y como agentes de peritonitis bacteriana espontánea y peritonitis en pacientes con DPCA.[18,339,381,518,572,1069] Aunque se informó endocarditis por especies de *Leuconostoc* sensibles a vancomicina, no hubo datos acerca de la identificación microbiana y sensibilidad a antibióticos.[962] Aunque tienen resistencia intrínseca a vancomicina, las especies de *Leuconostoc* suelen ser sensibles a azitromicina, daptomicina, tigeciclina, linezolid, clindamicina y SXT; en algunos informes de casos, se describió una sensibilidad variable, tolerancia y resistencia total a β-lactámicos (penicilina y ampicilina).[105,349,497,627] Las especies de *Leuconostoc* pueden identificarse erróneamente como neumococos, estreptococos viridans, aerococos o lactobacilos. Los sistemas de identificación manual (ID32 Strep®) y automática (Vitek 2®, Phoenix® y Biolog®) tienen dificultades para la identificación en comparación con los métodos genotípicos (secuenciación de ARNr 16S); sin embargo, estos sistemas proporcionan identificaciones correctas a nivel de género en la mayoría de los casos, lo cual, junto con las pruebas de sensibilidad, suele ser adecuado para el tratamiento.[105,273,627,925] Las características de las especies de *Leuconostoc* que las diferencian de otras bacterias similares a *Streptococcus* son su resistencia a vancomicina y la formación de gas a partir de glucosa durante su crecimiento en caldo MRS (señalado más adelante).

Especies de Pediococcus y Tetragenococcus

Las especies de *Pediococcus* son cocos grampositivos que, como los estreptococos, producen ácido láctico como único producto de la fermentación de glucosa. Estos microorganismos se encuentran de manera natural en las plantas y son importantes en las industrias cervecera y alimentaria. Pueden encontrarse en cervezas normales y de bajas calorías y también se utilizan en alimentos para su procesamiento y conservación. Se agregan a las verduras procesadas y a los productos de soya (soja) como potenciadores de sabor, y se utilizan en biotecnología como cepas indicadoras para bioensayos vitamínicos. A partir del 2013, el género *Pediococcus* contiene 14 especies: *P. acidilactici, P. argentinicus, P. cellicola, P. claussenii, P. damnosus, P. dextrinicus, P. ethanolidurans, P. inopinatus, P. lolii, P. parvulus, P. pentosaceus, P. siamensis, P. solitarius* y *P. stilesii. P. halophilus* representa una línea de descendencia separada tanto de pediococos como de aerococos, así que esta especie se colocó en el género *Tetragenococcus*, cuya especie tipo es *Tetragenococcus halophilus*.[234] La especie anterior *P. urinaeequi* se transfirió al género *Aerococcus* como *A. urinaeequi*.[333] La especie *P. solitarius* se transfirió al género *Pediococcus* del género *Enterococcus*.[311]

Los pediococos se aislaron de varios tipos de muestras clínicas humanas, como heces, orina, heridas, abscesos y hemocultivos. Los pacientes infectados con estos microorganismos padecen trastornos subyacentes, como neoplasias hemáticas, enfermedad cardiovascular, enfermedad pulmonar crónica, gastrosquisis (anomalía congénita que consiste en una separación de la pared abdominal con una protrusión de un asa intestinal a través de esta abertura), pancreatitis y diabetes.[59,441,893,940] Muchos pacientes con estas infecciones habían tenido una cirugía abdominal previa o sondas nasogástricas o catéteres venosos centrales para alimentación parenteral total durante períodos prolongados. Un hombre de 32 años presentó endocarditis por *P. acidilactici* después de un trasplante de intestino delgado y respondió a la terapia con daptomicina.[501] La bacteriemia persistente por pediococos en una mujer de 67 años con una evolución clínica complicada después de adenocarcinoma metastásico también se trató de manera eficaz con daptomicina.[974] Una mujer de 27 años presentó abscesos hepáticos por especies de *Pediococcus* después de una exacerbación de la enfermedad de Crohn.[75] Los hemocultivos y muestras de celulitis por fascitis necrosante mortal tras la rotura de un tumor retroperitoneal desarrollaron *P. pentosaceus*.[710] Tal como las especies de *Leuconostoc*, los pediococos tienen una resistencia intrínseca a vancomicina, y muchos pacientes primero manifiestan síntomas de infección mientras reciben tratamiento con este antibiótico. Los aislamientos de pediococos de muestras clínicas se identificaron como *P. acidilactici* o *P. pentosaceus*.[57] En general, los pediococos son sensibles a penicilina G, eritromicina, clindamicina, gentamicina e imipenem.

Especies de Gemella

El género *Gemella* incluye siete especies: *G. asaccharolytica, G. bergeriae, G. cuniculi, G. haemolysans, G. morbillorum, G. palaticanis* y *G. sanguinis*.[218,219,226,475,558] *G. haemolysans*, la especie tipo del género, es un coco grampositivo de fácil decoloración que aparece de modo característico como diplococos con los lados adyacentes aplanados. Por este motivo, se incluyó con los cocos gramnegativos en el género *Neisseria*. El análisis de la pared celular demostró que el organismo tenía una pared celular más delgada que otros organismos grampositivos, pero que era grampositivo. Algunos estudios de hibridación de ácidos nucleicos no demostraron ninguna relación con la familia *Neisseriaceae*. Al inicio, la reacción catalasa negativa relegó a esta especie a la familia *Streptococcaceae*. Sin embargo, al contrario de los estreptococos, el crecimiento es mínimo en condiciones anaerobias. Anteriormente, *G. morbillorum* se clasificó con los estreptococos como *Streptococcus morbillorum* y en un principio

se incluyó en los estreptococos viridans. Los estudios genotípicos de *S. morbillorum* demostraron que tiene una relación más directa con *G. haemolysans* que con otros estreptococos y peptoestreptococos.[558] Una cromatografía demostró que estos microbios produjeron ácidos acético, fórmico, succínico y pirúvico, más cantidades pequeñas de etanol y ácido láctico, datos que avalaron la transferencia de *S. morbillorum* al género *Gemella* como *Gemella morbillorum*. En 1998, se caracterizaron y describieron dos especies nuevas de *Gemella*: *G. bergeriae* y *G. sanguinis*.[218,219] Se aislaron seis cepas de cada especie en sangre y eran distintas de las especies de *Gemella* antes descritas mediante caracterización bioquímica y molecular. Posteriormente, se describieron dos especies animales: *G. palaticanis* y *G. cuniculi*.[226,475] *G. palaticanis* se aisló de una vesícula bucal de un labrador *retriever* y *G. cuniculi* de un absceso submandibular de un conejo de orejas caídas. Se desconoce el microbioma normal de *G. bergeriae* y *G. sanguinis* en personas y, además del aislamiento de hemocultivos, no se asocia con infecciones específicas. El miembro más nuevo, *G. asaccharolytica*, se aisló de una herida de brazo en un consumidor de drogas intravenosas, una herida en un dedo y un absceso labial de un paciente con cáncer.[1064] A diferencia de otras especies de *Gemella*, *G. asaccharolytica* no fermenta hidratos de carbono.

Las especies de *Gemella* se aíslan pocas veces de muestras clínicas. Probablemente, su similitud de cultivo con los estreptococos viridans derivó en errores de identificación. *G. haemolysans* forma parte de la flora de las vías respiratorias altas, mientras que *G. morbillorum* puede encontrarse en el aparato respiratorio y el tubo digestivo. Ambos microorganismos se han aislado como causas ocasionales de bacteriemia y endocarditis de válvulas biológicas y protésicas en niños y adultos.[20,329,482,597,989,1174] Curiosamente, las especies de *Gemella* también causaron endocarditis después de una perforación en la lengua.[1161] Tal como los patógenos oftálmicos, *G. haemolysans* puede causar queratopatía cristalina infecciosa, mientras que *G. haemolysans* y *G. morbillorum* produjeron endoftalmitis posquirúrgica y asociada con catarata y glaucoma.[530,732,747,863] Ambas especies también se aislaron como causas de peritonitis por DPCA y absceso hepático.[406,672,1065] Tal como con *S. gallolyticus* (anteriormente *S. bovis*), se estableció una relación entre bacteriemia, endocarditis y la presencia de pólipos adenomatosos y posible cáncer de colon por *G. haemolysans* y *G. morbilloru*.[443,657] Los métodos de cultivo y moleculares han demostrado que *G. morbillorum* es un patógeno continuamente presente y persistente en infecciones endodónticas primarias y secundarias (abscesos en el conducto radicular y perirradiculares).[389] *G. haemolysans* se aisló de LCR de derivación en un joven de 16 años de edad, y el aislamiento requirió tratamiento con antibióticos y el retiro y reemplazo de la derivación.[654] *G. morbillorum*, la especie más aislada, es una causa poco frecuente de infecciones en el sistema nervioso central, osteomielitis e infecciones en el espacio articular, así como abscesos pulmonares.[70,1079,1098]

A fines de la década de 1990 y 2000, se descubrieron varias especies de *Gemella*. Los primeros seis aislamientos de *G. bergeriae* eran de hemocultivos; tres pacientes presentaron endocarditis clínica.[218] Surgieron dos informes posteriores de endocarditis por *G. bergeriae*, como un caso en un joven de 15 años de edad con tetralogía de Fallot y atresia pulmonar.[308,656] *G. sanguinis* se aisló de hemocultivos de pacientes con endocarditis presunta o confirmada, cuyos aislamientos iniciales eran de Virginia, Nueva York, Georgia, California y Suecia.[219] Al principio, todos se identificaron como especies de *G. morbillorum, G. haemolysans* o *Gemella*. Se describió otro caso de endocarditis por *G. sanguinis* en un hombre de 69 años con mala dentadura y vegetaciones en ambas valvas mitrales, y fue necesario reemplazar la válvula.[928] En este caso, el microorganismo se identificó mediante amplificación del ARNr 16S con PCR y secuenciación del producto de PCR. Se informó un tercer caso de endocarditis por *G. sanguinis* en el 2013.[166] *G. asaccharolytica* se aisló de muestras de heridas (herida en un brazo de un consumidor de drogas intravenosas, una herida en un dedo y un absceso labial) de tres pacientes.[1064] En general, las especies de *Gemella* resultan sensibles a una amplia variedad de antibióticos, como penicilina, ampicilina, rifampicina y vancomicina, pero se puede observar baja resistencia a aminoglucósidos y trimetoprima en algunas cepas.

Especies de Vagococcus

El género *Vagococcus* se propuso en 1989 para clasificar a cocos grampositivos móviles y catalasa negativos aislados de heces de pollo y agua de río. A nivel fenotípico, aunque se asemejaban a los lactococos, la secuenciación de ARNr 16S indicó que estas cepas móviles formaban una línea distinta de ascendencia dentro de las bacterias productoras de ácido láctico y que eran diferentes a los estreptococos, enterococos y especies de *Lactococcus sensu stricto*. Estos aislamientos también eran diferentes a nivel fenotípico. Collins y cols.[210] colocaron a estos microorganismos en el nuevo género *Vagococcus* ("coco errante"). Las cepas similares a *Lactococcus* móviles del grupo N del género *Vagococcus* se denominan actualmente *Vagococcus fluvialis* ("propias de un río"). También se han aislado cepas de *V. fluvialis* de lesiones cutáneas y amígdalas de cerdos, ganado, caballos y gatos domésticos.[839] Los CDC informaron la recepción de dos cepas de *V. fluvialis*, una de un hemocultivo y la otra del líquido peritoneal de un paciente en diálisis renal.[319] Se han aislado otras cepas de *V. fluvialis* de muestras clínicas humanas (hemocultivos, líquido peritoneal, heridas y lesiones infectadas del conducto radicular), animales (cerdos) y el medioambiente (agua de pozo).[21,1012]

Durante un estudio genético de lactobacilos atípicos aislados de distintos productos cárnicos (miembros del género *Carnobacterium*), se describieron dos cepas de truchas arcoíris adultas, distintas de las aisladas de aves de corral.[1103] Ambas cepas mostraron el máximo grado de homología de secuencia de ARNr 16S con cepas de *V. fluvialis*, con las que forman un complejo genético parecido a carnobacterias, estreptococos, lactococos y enterococos. Estos aislamientos provenientes de salmónidos se asignaron al género *Vagococcus* como *V. salmoninarum*. Después, se demostró que este microorganismo causa infecciones peritoneales en el salmón y la trucha marrón. En 1999, se aisló una tercera especie de *Vagococcus, V. lutrae,* de muestras de sangre, hígado, pulmón y bazo de una nutria común (*Lutra lutra*).[613] Se aisló una cuarta especie de *Vagococcus* de muestras de autopsia de focas y marsopas. Este microorganismo, llamado *V. fessus*, se aisló en un cultivo puro de tejidos hepáticos, pulmonares, renales, cerebrales, intestinales y placentarios.[476] *Vagococcus carniphilus* se caracterizó en el 2004, y se describió otra especie, *Vagococcus elongatus*, en el 2007.[609,920] *V. carniphilus* se aisló de carne molida, mientras que *V. elongatus* se aisló de estiércol de cerdo. Recientemente, se aislaron dos

especies de *Vagococcus* de un biorreactor utilizado para tratar aguas residuales de alimentos (*Vagococcus acidifermentans*) y de la "microbiota de desperdicio" de camarón cocido en Francia (*Vagococcus penai*).[505,1107] Sólo se aisló *V. fluvialis* de muestras clínicas humanas.

Especies de Alloiococcus

En 1989, Faden y Dryja informaron sobre el aislamiento de un coco grampositivo grande y de lento crecimiento en 10 niños con otitis media crónica con derrame.[343] Tenían de 10 meses a casi 3 años y antecedentes de 2-5 episodios de otitis media. Los aspirados del oído medio consistieron en secreciones serosas, mucoides o francamente purulentas; se observaron células inflamatorias en todas las muestras. En la mayoría de los casos, también se pudieron observar grandes cocos grampositivos en los frotis teñidos con Gram de estos líquidos. Se aisló un nuevo microorganismo en cultivo puro de 11 aspirados óticos y cultivo mixto con *H. influenzae* no tipificable, difteroides, micrococos o estafilococos coagulasa negativos en cinco muestras. En uno de los niños examinados en el estudio se aisló el mismo microorganismo de tres muestras distintas del oído medio obtenidas en un período de ocho meses. En cultivo, los microorganismos crecieron con extrema lentitud, lo cual derivó en que los autores indicaran que tal vez se habían omitido en el pasado, porque las placas de cultivo no se incubaron el tiempo suficiente. Dada la asociación de este coco grampositivo de lento crecimiento con otitis media crónica, Faden y Dryjia recomendaron que los aspirados del oído medio enviados para cultivo debían incubar por lo menos durante cinco días con el propósito de facilitar la detección de estas bacterias.[324] Después, Aguirre y Collins caracterizaron este coco inusual y lo llamaron *Alloiococcus otitis*.[12] Luego, se sugirió y aprobó una revisión del nombre de este microorganismo de *A. otitis* a *A. otitidis*, de acuerdo con las reglas de la nomenclatura binomial. Además de los aislamientos del oído medio, los CDC han recibido cepas de *A. otitidis* de hemocultivos y esputo.[319] Con muestras de timpanocentesis recolectadas de forma adecuada, la tinción con Gram y los cultivos del material son positivos si las places se incuban en condiciones microaerófilas o en presencia de más CO_2 (7.5%) por siete días y si se realiza un subcultivo en el caldo de enriquecimiento BHI (*brain-heart infusion*).[40,272] Debido a su lento crecimiento, varios investigadores han creado métodos de amplificación molecular para la detección de este microorganismo en derrames del oído medio.[39,44,410,542,633] Estos métodos moleculares también demostraron que la otitis media con derrame suele ser más polmicrobiana que la otitis media aguda y que el transporte de *A. otitidis* en la nasofaringe de niños en riesgo es poco frecuente.[463,509] Estas técnicas muy sensibles también han permitido la detección del microorganismo en el conducto auditivo externo, lo cual indica que este sitio es el hábitat natural y reservorio de *A. otitidis*.[301,678,1007] Los aislamientos de *A. otitidis* son sensibles o tienen una resistencia intermedia a penicilina, ampicilina y cefalosporinas de espectro ampliado (cefixima y ceftriaxona), y son resistentes a eritromicina y trimetoprima-sulfametoxazol.[104] Algunos de estos antibióticos (β-lactámicos y eritromicina) se utilizan con frecuencia para tratar la otitis media en niños. La persistencia del microorganismo en secreciones del oído medio en niños que recibieron estos antibióticos se demostró con métodos de cultivo y moleculares.[429] Las técnicas de Western blot demostraron la presencia de inmunoglobulina (Ig) G_2, IgA e IgM contra *A. otitidis* en muestras de secreción del oído medio.[430] La tipificación de aislamientos de *A. otitidis* de niños mediante PFGE dio a conocer al menos 13 tipos diferentes de PFGE.[554]

Especies de Globicatella

En 1992, Collins y cols.[209] describieron nueve aislamientos clínicos humanos únicos (cinco de hemocultivos, tres de urocultivos y uno de LCR). Los rasgos fenotípicos excluyeron a estas cepas de los grupos *Streptococcus*, *Lactococcus*, *Enterococcus* o *Aerococcus*, mientras que las investigaciones genéticas mostraron una línea de ascendencia distinta para estas cepas dentro de las bacterias "productoras de ácido láctico". Estas cepas se asignaron al nuevo género *Globicatella* (que significa cadena corta compuesta de células esféricas). Todas las cepas eran similares a nivel fenotípico y recibieron el nombre de especie *Globicatella sanguinis* (anteriormente *G. sanguis*). Los aislamientos de *G. sanguinis* enviados a los CDC provenían de hemocultivos, urocultivos, cultivos de heridas y una muestra de LCR obtenida durante una necropsia.[319] En el 2001, Shewmaker y cols.[922] informaron 28 cepas de *G. sanguinis* aisladas de urocultivos y hemocultivos de pacientes con diagnóstico de endocarditis, sepsis y bacteriemia. Desde su descripción inicial, *G. sanguinis* se asoció especialmente con bacteriemia y meningitis, que incluyó un caso de meningitis por derivación ventriculoperitoneal y otro de meningitis después de un traumatismo craneoencefálico.[4,506,600,913] En un caso, se encontró que el aislamiento de *G. sanguinis* del LCR de una mujer de 56 años con signos y síntomas de meningitis colonizó el recto y la zona inguinal.[448] En Japón, *G. sanguinis* se aisló junto con *Corynebacterium riegelii* de hemocultivos y urocultivos de un adulto mayor con urolitiasis.[695] Vandamme y cols.,[1075] en Bélgica, caracterizaron una segunda especie de *Globicatella* aislada de infecciones respiratorias y articulares sépticas en terneros, ovejas y cerdos. Esta cepa fue denominada *Globicatella sulfidifaciens* por su capacidad para producir H_2S.

Especies de Facklamia

En 1997, Collins y cols.[215] caracterizaron cinco cepas humanas de cocos grampositivos catalasa negativos de muestras de orina, vagina, sangre y abscesos. Una secuenciación comparativa de genes de ARNr 16S demostró que estas cepas eran homogéneas a nivel genotípico y que constituían una nueva línea filogénica directamente relacionada con el género *Globicatella*. Estos aislamientos también diferían de *G. sanguinis* en su estructura del peptidoglicano mureína. Desde el punto de vista fenotípico, eran muy diferentes. *G. sanguinis* producía ácido a partir de varios hidratos de carbono, mientras que los nuevos aislamientos eran totalmente asacarolíticos. Algunas características se asemejaban a las de microorganismos similares a *Gemella* tolerantes a la sal (como *Dolosigranulum pigrum*, a continuación), los cuales se colocaron en el género *Facklamia* como *F. hominis*.[215] Desde su descripción, *F. hominis* se asoció con un caso de corioamnionitis, cuando se aisló de muestras de sangre y placenta de una mujer de 34 años de edad tras la rotura espontánea de membranas y el parto a las 31 semanas de gestación.[436] El mismo microorganismo se aisló de un aspirado gástrico del recién nacido prematuro.

Durante los años posteriores, se describieron varias otras especies de *Facklamia* en la literatura taxonómica y microbiológica. Collins y cols.[221,231] caracterizaron dos cepas de sangre humana como una segunda especie asacarolítica, *Facklamia ignava*, y el año siguiente el mismo grupo describió a *Facklamia sourekii* en su caracterización de otras dos cepas aisladas de hemocultivos humanos. Estas especies diferían de *F. hominis* y *F. ignava* por ser fermentadoras activas. *Facklamia languida* se propuso como nueva especie de *Facklamia* para describir tres cepas humanas en muestras de sangre y LCR.[607] Esta especie es asacarolítica, pero difiere a nivel fenotípico de la otra especie en varias reacciones enzimáticas. *Facklamia tabacinalis* también se describió en 1999 y fue designada para describir una cepa aislada como un contaminante del rapé.[221] Su secuencia genética de ARNr 16S se asemejó más a *F. ignava*. *Facklamia miroungae* se describió en el 2001 y se aisló del frotis nasal de un elefante marino joven (*Mirounga leonina*).[474]

Las especies de *Facklamia* parecen tener perfiles de sensibilidad a antibióticos un poco diferentes. LaClaire y Facklam determinaron la sensibilidad de *F. hominis* (cuatro cepas), *F. ignava* (cinco cepas), *F. languida* (seis cepas), *F. sourekii* (tres cepas) y *F. tabacinalis* (una cepa), y descubrieron que una cepa de *F. hominis* y dos cepas de *F. ignata* tenían una CIM para penicilina de categoría intermedia, mientras que todas las otras cepas eran sensibles a penicilina.[590] Una cepa de *F. ignava*, una de *F. sourekii* y las seis cepas de *F. languida* fueron resistentes a cefotaxima, cinco de las cuales también lo fueron a cefuroxima. Aunque la mayoría de los aislamientos fueron sensibles a eritromicina, tres cepas de *F. ignava* y dos de *F. languida* fueron resistentes. Cinco de las seis cepas de *F. languida* y una de las cinco de *F. ignava* fueron resistentes a clindamicina. Todos los aislamientos tenían una sensibilidad intermedia o eran resistentes a trimetoprima-sulfametoxazol, y ninguno fue resistente a levofloxacino o vancomicina.

Especies de Dolosigranulum, Ignavigranum, Dolosicoccus y Eremococcus

Los géneros *Dolosigranulum* e *Ignavigranum*, similares a *Gemella*, son capaces de crecer en NaCl al 6.5%. *Dolosigranulum pigrum*, la única especie del género, se describió en 1993, y el *Streptococcus* Laboratory de los CDC ha caracterizado varias cepas de hemocultivos, muestras oculares, frotis nasofaríngeos, esputo, orina, aspirados gástricos y de senos paranasales, y muestras medulares de necropsia.[13] *D. pigrum* se aisló de hemocultivos de un hombre de 64 años con sinovitis y una mujer de 76 años con colecistitis aguda.[418,648] Este microorganismo se aisló de secreciones respiratorias de un paciente con neumonía por ventilación mecánica y líquido de lavado broncoalveolar y hemocultivos de un hombre de 73 años con EPOC e insuficiencia respiratoria crónica.[460,622] También se aisló de hemocultivos de un paciente con artritis reumatoide que presentó sinovitis en varias articulaciones asociada con un reemplazo de cadera infectada. El microorganismo se observó en una tinción con Gram de líquido sinovial, pero no se aisló porque las muestras se enviaron después de iniciar el tratamiento.[521] LaClaire y Facklam realizaron pruebas de sensibilidad en 27 aislamientos clínicos de *D. pigrum* y encontraron que todas eran sensibles a penicilina, amoxicilina, cefalosporinas (cefotaxima y cefuroxima), clindamicina, levofloxacino, meropenem, rifampicina, tetraciclina y vancomicina; 15 fueron resistentes a eritromicina.[589]

Ignavigranum ruoffiae es el nombre que reciben dos cepas de cocos grampositivos catalasa negativos aislados de una herida y un absceso ótico.[232] Estas cepas tolerantes a la sal tenían una relación filogénica con especies de *Globicatella* y *Facklamia* y, a nivel fenotípico, se asemejan a las especies de *Facklamia* asacarolíticas. Los datos de sensibilidad a antibióticos de estas cepas no se encuentran disponibles.

El género *Dolosicoccus* se creó para clasificar a otro coco grampositivo catalasa negativo proveniente de un único aislamiento de un hemocultivo.[228] Esta cepa tenía una relación filogénica con *G. sanguinis* y el grupo de especies de *Facklamia* y, a nivel fenotípico, se asemeja a *F. hominis* y *F. ignava*. La única especie del género es *Dolosicoccus paucivorans*.

El género *Eremococcus* se creó para clasificar dos cocos únicos a nivel filogénico y fenotípico aislados del aparato genital de yeguas pura sangre.[229] La secuenciación comparativa de ARNr 16S demostró que estas cepas estaban relacionadas con *A. defectiva* y *G. sanguinis* y que tenían una relación más lejana con especies de *Facklamia* e *I. ruoffiae*. La única especie del género es *Eremococcus coleocola*.

Especies de Lactococcus

El género *Lactococcus* consiste en estreptococos de "ácido láctico" o "lácteos". Casi el 80% de los aislamientos portan el antígeno del grupo N de Lancefield. Los lactococos son importantes en la industria de lácteos, ya que se utilizan como cultivos de inicio para la producción de diversos lácteos (como varios tipos de quesos) a partir de más de 100 millones de toneladas métricas de leche cada año.[335] Las cepas se cultivan por sus diferentes capacidades de fermentación y para mejorar los sabores. A partir del 2012, se describieron 11 especies y subespecies de *Lactococcus*, pero aquellas especies aisladas de muestras clínicas humanas (y también las especies y subespecies utilizadas principalmente en lácteos) son *L. garvieae*, *L. lactis* subespecie *lactis* y *L. lactis* subespecie *cremoris*. Las últimas dos subespecies se dividen por criterios fenotípicos descritos como variación a cepas y genotípica (fenotipo de subespecies *cremoris* con un genotipo *lactis* y viceversa). *L. garvieae*, *L. lactis* subespecie *lactis* y *L. lactis* subespecie *cremoris* se han relacionado principalmente con endocarditis de válvulas biológica y protésica.[348,454,637,644,879,1170] Los padecimientos de tipo biológico casi siempre afectan las válvulas mitrales. La mayoría de los casos de endocarditis se presentaron en ancianos con válvula protésica. Las complicaciones más frecuentes fueron la formación de vegetaciones abundantes y la tendencia a causar infarto cerebral.[637,644] En un caso de endocarditis de válvula biológica por *L. garvieae* en una mujer de 55 años, la evolución clínica se complicó por infarto cerebral y renal y un aneurisma micótico.[1108] También se presentó endocarditis por *L. garvieae* en un paciente de 63 años de edad que había padecido dos crisis de endocarditis por enterococos.[879] El ecocardiograma transesofágico reveló que la lesión cardíaca se encontraba en la válvula biológica y que se diseminó a la válvula protésica. *L. garvieae* también se aisló de una infección por artroplastia total de cadera y articular y de muestras de biopsia ósea de la columna lumbar de un paciente con espondilodiscitis.[43,169] *L. lactis* subespecies *lactis* y *cremoris* son causas poco frecuentes de bacteriemia por catéter y bacteriemia de aparición tardía,

mientras que se observó meningitis por *L. lactis* en recién nacidos.[385,1059] Un niño turco de 19 meses presentó un absceso temporal en el cerebro de 2 cm por *L. lactis* subespecie *cremoris* que desapareció después de un drenaje y tratamiento con ceftriaxona y meropenem.[1035] La bacteriemia por lactococos también causó absceso hepático con empiema y colangitis ascendente en dos individuos sin antecedentes médicos.[262,560] Un hombre de 63 años de edad presentó peritonitis asociada con diálisis peritoneal por *L. lactis* subespecie *cremoris* tras elaborar y comer yogurt en su hogar mientras hacía sus intercambios de diálisis.[592]

Aislamiento e identificación de estreptococos y bacterias "similares a *Streptococcus*"

Frotis directos teñidos con Gram

Por lo general, los frotis teñidos con Gram de muestras clínicas que producen estreptococos mostrarán cocos grampositivos o gramvariables dispuestos en pares y cadenas. Las cadenas de células de ambas muestras y cultivos en caldo tienden a aparecer como cadenas de pares de células en vez de cadenas de células individuales. Las formas de las células individuales varían desde las que se asemejan a diplococos hasta las que parecen cocobacilares o corineformes. Esta morfología suele observarse en frotis de cultivos en caldo y también en medios sólidos. En particular, los estreptococos viridans tienden a tener células que parecen más estiradas. *S. pneumoniae* casi siempre se presentará como pares de células lanceoladas. En frotis de muestras que producen cepas mucoides muy encapsuladas, la cápsula puede aparecer como un halo rosa o como un área sin tinción alrededor de las células en relieve contra un fondo rosa alrededor del microorganismo. Si la morfología celular coincide con la de *S. pneumoniae*, esto debe reflejarse en el informe de la tinción con Gram como "diplococos grampositivos similares a *S. pneumoniae* (o neumococos)."

Se puede realizar un diagnóstico rápido de meningitis por estreptococos del grupo B y por neumococos mediante el análisis de un frotis de LCR teñido con Gram. Si se produce el LCR suficiente (más de 1-2 mL), la muestra debe centrifugarse a fin de obtener un gránulo para su análisis y cultivo. La citocentrifugación de muestras de LCR aumenta la detección de pequeñas cantidades de microorganismos e incrementa la sensibilidad de la tinción con Gram en comparación con las muestras con centrifugación convencional o sin centrifugar. El empleo de citocentrifugación evita pruebas del látex o coaglutinación para la detección de antígenos capsulares de estreptococos del grupo B o de neumococos (*véase* la sección sobre detección directa, más adelante).

Medios de cultivo

Las muestras deben inocularse en un medio adecuado con sangre y una base de peptona. El medio base debe ser un medio de infusión en peptona sin hidratos de carbono añadidos, como tripticasa de soya, proteosa peptona o Todd-Hewitt. Se agrega sangre bovina al medio basal en una concentración del 5% como células indicadoras de hemólisis. Las concentraciones más bajas de sangre en los medios dificultan el reconocimiento de la reacción hemolítica, mientras que las concentraciones más altas pueden ocultar por completo la hemólisis. En general, aunque las colonias serán más grandes en medio basal de glucosa, como agar Columbia después de 24 h, el empleo de glucosa en el medio inactiva el SLS de los estreptococos β-hemolíticos del grupo A, por lo que la interpretación de reacciones hemolíticas es menos clara. Los estreptococos pertenecientes a los grupos A, B, C, F y G son β-hemolíticos (se describirán más adelante), mientras que la mayoría de las especies de *Enterococcus* y los estreptococos del grupo D son α-hemolíticos o no hemolíticos. *Arcanobacterium haemolyticum*, otra causa de faringitis, también crece bien en SBA, es catalasa negativa, pero es claramente un bacilo grampositivo y no un microorganismo cócico.

El agar selectivo también puede aumentar el aislamiento de estreptococos del grupo A de cultivos de faringe. Las fórmulas que más se utilizan y que están comercialmente disponibles emplean una base de agar tripticasa de soya que contiene sangre bovina al 5% y sulfametoxazol (23.75 μg/mL)-trimetoprima (1.25 μg/mL). Gran parte de la flora bucofaríngea habitual (p. ej., estreptococos viridans, micrococos, estafilococos y neisserias) se inhibirá con este medio. El uso de este medio selectivo aumenta el aislamiento de estreptococos de los grupos A y B y permite observar la β-hemólisis sin el "trasfondo" del crecimiento de otros microorganismos. Los medios selectivos comerciales incluyen Group A Selective Strep A® con sangre bovina al 5% (ssA; BD Diagnostics Systems, Sparks, MD) y Strep A Isolation Agar® (Remel Laboratories, Lenexa KS). La mayoría de los laboratorios incuban medios para el aislamiento de estreptococos β-hemolíticos del grupo A durante 48 h en un medio ambiente enriquecido con CO$_2$, suponiendo que sólo los cultivos de pacientes con pequeñas cantidades de microorganismos o de aquellos que son portadores de estreptococos del grupo A crecen en condiciones anaerobias. Sin embargo, incluso los pacientes con pocos microorganismos pueden tener una respuesta inmunitaria, lo cual indica que están infectados y no son simplemente portadores del microorganismo. La escasa cantidad de microorganismos en una placa de cultivo en un paciente con faringitis estreptocócica clínica también puede reflejar la recolección insuficiente de muestras.

Los estreptococos aislados de muestras clínicas humanas se identifican con base en sus cualidades hemolíticas, pruebas serológicas para la detección de antígenos de la pared celular o capsular, y pruebas fisiológicas y bioquímicas. Algunas de las pruebas realizadas en el laboratorio para la identificación de estos microorganismos proporcionan resultados presuntivos, mientras que otras brindan resultados definitivos. Sin embargo,

antes de proseguir con las pruebas de identificación, es necesario verificar que los cocos grampositivos en consideración sean **catalasa negativos** utilizando H$_2$O$_2$ al 3%, lo que los ubica en los grupos bacterianos de *Streptococcus* y similares. La prueba de la catalasa se explica a detalle en el capítulo 12.

Hemólisis en agar sangre

Los estreptococos pueden producir cuatro tipos de hemólisis en SBA (recuadro 13-6) (láms. 13-1D, 13-1E y 13-1F). La observación e interpretación correcta de las propiedades hemolíticas de los estreptococos es muy importante, porque la realización de pruebas posteriores se basa en esta evaluación inicial. Es mejor observar la hemólisis analizando las colonias que crecen en condiciones anaerobias o inspeccionando las colonias de subsuperficies en cuatro placas o en placas con siembra en estría y punción porque, en los estreptococos del grupo A, la máxima actividad de las hemolisinas lábiles al oxígeno (SLO) y estables al oxígeno (SLS) sólo se observa en condiciones anaerobias. Las cepas del grupo C y algunas del grupo G también producen hemolisinas lábiles al oxígeno, así que la detección de hemolisinas con estos microorganismos también mejora con la incubación anaerobia. Aunque no se recomienda la incubación anaerobia habitual de muestras que se espera que produzcan estreptococos, se pueden adoptar medidas para aumentar al máximo la detección de hemólisis bajo incubación aerobia o capnófila. Esta es la finalidad de la técnica de "estría y punción" utilizada para inocular muestras de exudado faríngeo en agar sangre para el diagnóstico de faringitis estreptocócica (fig. 13-2). Esta técnica introduce parte del inóculo debajo del agar, creando así un medio ambiente relativamente anaerobio. También se deben punzar las áreas de la placa no inoculadas con la muestra. Las placas deben incubarse a 35 °C en aire o en CO$_2$ al 5-7%. En general, aunque algunos laboratorios recomiendan un ambiente de incubación sobre otros para los cultivos faríngeos, el aislamiento de estreptococos β-hemolíticos de pacientes con faringitis estreptocócica no se compromete en ninguna condición ambiental.

Técnicas de detección directa sin cultivo de estreptococos β-hemolíticos del grupo A en muestras faríngeas

Las técnicas sin cultivo para la detección directa de estreptococos del grupo A en muestras de exudado faríngeo han tenido

13-6 RECUADRO

Reacciones hemolíticas de estreptococos y bacterias similares a *Streptococcus*

Tipo de hemólisis	Descripción
α	Lisis parcial de los eritrocitos alrededor de una colonia que produce una decoloración gris verdosa o pardusca en los medios.
β	Lisis completa de eritrocitos que depura la sangre del medio debajo de las colonias y a su alrededor.
γ	Sin hemólisis y, en consecuencia, sin cambio en el medio debajo de las colonias y a su alrededor. Los microorganismos que no muestran hemólisis son γ-hemolíticos o "no hemolíticos".
Cebador α o "zona amplia α"	Una zona pequeña de eritrocitos intactos inmediatamente adyacente a la colonia, con una zona más amplia de hemólisis completa alrededor de la zona de eritrocitos intactos; puede confundirse con β-hemólisis.

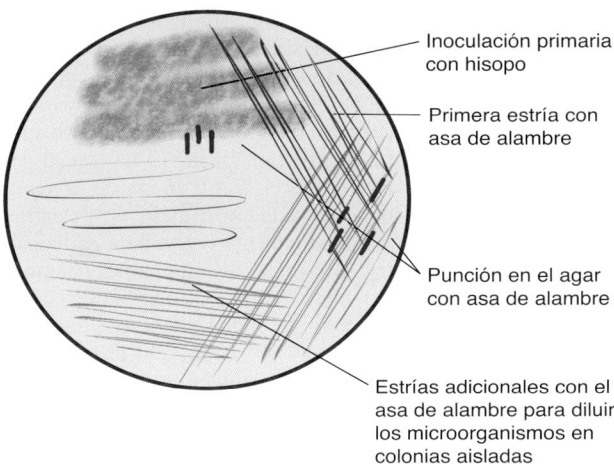

Inoculación primaria con hisopo

Primera estría con asa de alambre

Punción en el agar con asa de alambre

Estrías adicionales con el asa de alambre para diluir los microorganismos en colonias aisladas

■ **FIGURA 13-2** Técnica de estría y punción para el aislamiento de estreptococos β-hemolíticos.

una utilización amplia en los laboratorios clínicos desde comienzos de la década de 1980. En estas pruebas de detección rápidas de antígeno (RADT, *rapid antigen detection tests*), el antígeno de estreptococos del grupo A se extrae del hisopo con ácido nitroso o mediante un paso de extracción enzimática, seguido de la detección del antígeno extraído. Los primeros kits comerciales utilizaron formatos de aglutinación del látex o de enzimoinmunoanálisis para la detección, pero la mayoría de las RADT utilizan actualmente inmunoanálisis de flujo lateral (p. ej., casete Clearview Strep Exact II®, Remel) o métodos rápidos de tiras reactivas inmunocromatográficas (Clearview Strep A Exact II Dipstick®, Remel; BD Chek Group A Strep®, Becton-Dickinson, Sparks, MD; ImmunoCard STAT Strep A®, Meridian Bioscience, Inc., Cincinnati, OH) para la detección (lám. 13-1H). La sensibilidad de estos análisis para detectar antígenos de estreptococos del grupo A en muestras de exudado faríngeo varía entre el 62 y hasta el 96%; en la mayoría de los casos, la especificidad excede el 97%.[375,598,1008] Aunque los cultivos y algunas RADT se consideran pruebas de complejidad moderada según el CLIA, otras RADT más sencillas se clasifican como avaladas por el CLIA y pueden realizarse sin certificación.[1008] También se han utilizado tecnologías de sondas directas de ADN (prueba GASDirect® de estreptococos del grupo A, Gen-Probe, San Diego, CA) y de sondas amplificadas de ADN (p. ej., Illumigene®, Meridian Bioscience, Cincinnati, OH) para la detección directa de estreptococos del grupo A en muestras de exudado faríngeo. La prueba directa de estreptococos del grupo A (Gen-Probe) es un método quimioluminiscente no isotópico que utiliza una sonda de ADN para detectar las secuencias complementarias de ARNr de los estreptococos del grupo A directamente en un extracto de un exudado faríngeo. La sensibilidad de la prueba varía del 88.6% a más del 95%, con una especificidad superior al 98%.[107,108,176,442,836] La prueba de amplificación de ADN de estreptococos del grupo A Illumigene (Meridian Bioscience) utiliza una novedosa tecnología de amplificación mediada por asa (LAMP, *loop-mediated amplification*) para dirigirse a una región bien conservada de 206 pares de bases del gen de exotoxina B pirógena de estreptococos del grupo A (*speB*). En un estudio clínico multicéntrico de 2013 de la prueba de estreptococos del grupo A, Illumigene informó una sensibilidad y especificidad después de un análisis de discrepancia del 99.0 y 99.6%, respectivamente.[31] También se crearon

otras pruebas de PCR en tiempo real (p. ej., LightCycler Strep A®, Roche Applied Sciences, Indianápolis, IN) dirigidas a otros genes de estreptococos del grupo A (p. ej., *dnasaB*) y demostraron gran sensibilidad y especificidad.[945,1062]

Aunque la especificidad de las RADT es bastante elevada, la de los diversos kits de detección de antígenos de estreptococos del grupo A puede variar bastante (62-95%). Tal como con la mayoría de las pruebas, el tamaño del inóculo en el exudado faríngeo depende de si la muestra se recolectó de forma adecuada, mientras que los hisopos con un inóculo más ligero son más proclives a producir resultados negativos.[206,583] Aunque el American College of Physicians y la *American Society of Internal Medicine* propusieron hace poco pautas de práctica para el tratamiento de adultos con faringitis basadas sólo en criterios clínicos (sin utilizar las pruebas rápidas de antígenos o cultivos) para el diagnóstico, otras sociedades médicas consideran polémico este abordaje, como la Infectious Diseases Society of America, la American Heart Association y la APP.[88,238,379,650] Una estrategia de diagnóstico que empleó la recolección de dos exudados (después de una RADT negativa se realizaron otras pruebas y la propia RADT con la segunda muestra de exudado) no tuvo tanta sensibilidad como si se hubiera realizado un cultivo después de una RADT negativa (91.4% frente a 95.7%).[379] La American Heart Association, los prospectos de los envases de muchos sistemas de pruebas rápidas de antígenos y la mayoría de los microbiólogos clínicos recomiendan que todas las muestras que den resultados negativos de antígenos rápidos se confirmen con un cultivo. Independientemente del método utilizado o las afirmaciones del fabricante para un kit de prueba o una técnica determinados, se recomienda obtener dos exudados faríngeos. Se debe realizar un cultivo faríngeo estándar con el segundo exudado en las muestras que dan resultados negativos en la detección rápida de antígenos con el primero. Algunos laboratorios han sustituido el cultivo por la prueba Gen-Probe Group A Strep Direct para la confirmación de los resultados negativos del antígeno directo.

Técnicas de detección directa sin cultivo de estreptococos β-hemolíticos del grupo B

El diagnóstico de enfermedades sistémicas por estreptococos del grupo B es más eficaz cultivando los microorganismos de muestras recolectadas de forma adecuada. También existen métodos para la detección directa de antígeno capsular de estreptococos del grupo B en LCR, suero y orina. Muchos laboratorios han utilizado pruebas de aglutinación de látex y coaglutinación (COA) para el diagnóstico rápido de infecciones sistémicas por estreptococos del grupo B, sobre todo meningitis durante el período neonatal. Las pruebas de aglutinación de látex actualmente disponibles incluyen los kits Directogen Meningitis Combo Test® (BD Biosciences Microbiology Products, Sparks, MD) y Wellcogen Bacterial Antigen® (Murex Diagnostics Limited, Central Road, Temple Hill, Dartford, Inglaterra; Research Triangle Park NC). El kit de prueba comercial COA es la prueba de LCR Phadebact® (Boule Diagnostics AB, Huddinge, Suecia). La sensibilidad de los productos de aglutinación de látex para la detección de antígenos de estreptococos del grupo B varía entre el 85 y el 100%, aunque algunos estudios han notificado una sensibilidad de tan sólo el 27-54%. Muchos laboratorios dejaron de realizar estas pruebas de forma habitual. Además del coste relativamente alto, no se ha confirmado su utilidad diagnóstica y pronóstica después de años de experiencia. Estas pruebas pueden ser más útiles en casos de presunta meningitis en los cuales la tinción con Gram es negativa o cuando los cultivos de LCR son negativos después de 48 h, sobre todo si el paciente recibió antibióticos antes de obtenerse la muestra. El método recomendado para la detección óptima directa de estreptococos del grupo B en LCR depende de la inspección cuidadosa de un frotis teñido con Gram de una muestra citocentrifugada. Los métodos de detección directa de estreptococos del grupo B en muestras rectovaginales son poco sensibles en comparación con los métodos de amplificación en caldo recomendados por los CDC (recuadro 13-3). Se describieron técnicas de PCR en tiempo real dirigidas a varios genes de estreptococos del grupo B, como *cylb* (hemolisina), *cfb* (gen del factor CAMP) y *ssr* (gen del antígeno de serotipo) para la detección de estreptococos del grupo B en muestras rectovaginales, de sangre y clínicas de otro tipo.[288,547,1115] Las pruebas rápidas en formato de aglutinación de látex o EIA no deben utilizarse para el diagnóstico precoz de muestras de frotis rectovaginales para estreptococos β-hemolíticos del grupo B (*véase* en la sección sobre importancia clínica de estreptococos β-hemolíticos del grupo B la descripción de los métodos de detección precoz).

Técnicas de detección directa sin cultivo de Streptococcus pneumoniae

Como adyuvante del diagnóstico por cultivos de infecciones respiratorias y del SNC por *S. pneumoniae*, actualmente existen métodos para la detección del antígeno neumocócico en orina de pacientes con neumonía neumocócica y en LCR de pacientes con meningitis neumocócica. La tarjeta de antígeno de *Streptococcus pneumoniae* Binax NOW® (Alere, Inc., Waltham, MA) es una prueba inmunocromatográfica rápida que permite realizar un diagnóstico presuntivo de neumonía y meningitis neumocócicas mediante la detección de antígenos capsulares solubles específicos en muestras de orina y LCR, respectivamente.[490] Los antígenos neumocócicos detectados con esta prueba representan más del 90% de las enfermedades invasoras en los Estados Unidos y en todo el mundo. En un estudio realizado en el Reino Unido, la prueba NOW fue positiva en el 82% de 107 muestras de orina de pacientes con neumonía neumocócica bacteriémica; 3 de 106 pacientes con neumonía y bacteriemia por otros microorganismos también fueron positivos para la prueba NOW, lo que dio una especificidad del 97%.[950] Un estudio posterior del mismo grupo clínico determinó que Binax NOW fue positivo en el 88% de 58 casos de bacteriemia neumocócica, mientras que una prueba doble de PCR dirigida a genes de neumolisina y autolisina de *S. pneumoniae* sólo tuvo una sensibilidad del 53.5%.[951] En un estudio poblacional prospectivo de adultos con neumonía en España, la prueba fue positiva en el 70.4% de 27 pacientes con neumonía neumocócica documentada por cultivo; la especificidad correspondiente de la prueba en este estudio fue del 89.7%.[409] En otro estudio, se detectó antígeno urinario en el 80% de 20 pacientes con bacteriemia neumocócica y en el 52% de 54 pacientes con *S. pneumoniae* aislada de esputo.[736] Un estudio prospectivo de 3 años de la prueba NOW realizado en Japón determinó que la prueba detectó el 75.9% de 83 pacientes con neumonía neumocócica confirmada con métodos habituales (biopsia por punción transtorácica o hemocultivos positivos).[496] Los valores predictivos para pruebas de antígeno urinario positivas y negativas fueron del 91.3 y 82.6%, respectivamente. Cabe mencionar que el rendimiento diagnóstico de neumonía neumocócica aumentó en un 38.9% cuando la prueba de antígeno se realizó con otras medidas diagnósticas. En un estudio de 474 casos de neumonía extrahospitalaria en España, Sorde y cols.[955] determinaron que la prueba NOW fue positiva en el 43.8% de 171 casos por *S. pneumoniae* y que

tuvo una especificidad del 96%. En un estudio realizado en Italia se observó que tanto una prueba de antígeno urinario positiva como el aislamiento de *S. pneumoniae* de esputo fueron positivos en sólo el 8.7% de 46 de pacientes de los cuales se disponía de ambos resultados.[724] Las pruebas de antígeno urinario positivas y negativas y los cultivos negativos y positivos de esputo para *S. pneumoniae* se observaron en el 17.4 y 28.3% de pacientes, respectivamente. La prueba del antígeno urinario NOW también demostró ser una prueba complementaria útil para el diagnóstico de empiema neumocócico en niños, infecciones neumocócicas exacerbadas en pacientes con EPOC y como indicador de complicaciones asociadas con infecciones neumocócicas (p. ej., osteomielitis vertebral y absceso en el músculo psoas) en pacientes inmunodeprimidos.[32,684,692] También se determinó que el tiempo de desarrollo y la intensidad de las bandas positivas en la tira inmunocromatográfica NOW estaban correlacionados con la gravedad de la neumonía neumocócica en un estudio de 119 niños con neumonía por *S. pneumoniae*.[918] Otros investigadores demostraron que la prueba NOW puede servir para detectar *S. pneumoniae* en muestras nasales y nasofaríngeas para el diagnóstico y tratamiento de otitis media aguda, así como neumonía neumocócica extrahospitalaria.[42,1102] La prueba también fue positiva con líquido pericárdico obtenido de un paciente con pericarditis neumocócica purulenta.[746] Un metanálisis de 27 evaluaciones de la prueba de antígenos urinarios neumocócicos NOW determinó que tiene una sensibilidad y especificidad del 74 y el 97.2%, respectivamente.[936]

Samra y cols.[887] evaluaron la prueba NOW con muestras de LCR y orina de 22 pacientes con meningitis neumocócica documentada por cultivo. En las muestras de LCR, 21 de 22 fueron positivas (sensibilidad del 95.4%) con la prueba rápida; sólo 12 de 21 muestras de orina fueron positivas (sensibilidad del 57.1%). El análisis de las muestras de LCR que eran negativas por cultivo para *S. pneumoniae* o positivas para otros microorganismos fueron negativas para una especificidad del 100% en las muestras de LCR. Sin embargo, 5 (18.5%) de 27 muestras de orina de pacientes con cultivos de LCR positivos para otras bacterias y 63 (13.4%) de 470 muestras de orina de pacientes con cultivos de LCR negativos fueron positivas con la prueba NOW. Un estudio multicéntrico sobre vigilancia de meningitis bacteriana realizado en cinco países de África y Asia determinó que el 99% de 69 casos confirmados con cultivo de meningitis neumocócica se detectaron con la prueba de antígeno urinario NOW, y que el 99% de 125 casos de meningitis por otros agentes bacterianos fueron negativos con dicha prueba.[723] Los resultados positivos del antígeno de LCR pueden persistir por algún tiempo después de un tratamiento adecuado y podrían complicar el diagnóstico de enfermedades recurrentes frente a un síndrome de meningitis aséptica estéril observado en pacientes con un tratamiento adecuado.[33]

Un posible inconveniente de la prueba NOW de orina es que los portadores nasofaríngeos sanos de *S. pneumoniae* también pueden tener pruebas positivas. Un estudio realizado en Gambia, donde la tasa de transporte de los niños evaluados fue del 87%, indicó que el 55% de las muestras de orina de los niños sanos que eran portadores neumocócicos eran positivas para la prueba Binax NOW.[9] En otro estudio realizado en Ecuador se observó que el 21.7% de los niños que eran portadores nasofaríngeos de *S. pneumoniae* eran positivos para la prueba NOW y el 4.2% de los no portadores tenían pruebas falsas positivas de antígeno urinario.[419] Estos investigadores postularon que la prueba Binax NOW en orina puede ser más útil para el diagnóstico de neumonía neumocócica y bacteriemia en poblaciones con bajas tasas de transporte nasofaríngeo de neumococos. Sin embargo, en otro estudio de 98 mujeres de las cuales 24 (25%) portaron *S. pneumoniae* nasofaríngea, sólo el 3% tuvieron pruebas positivas para el antígeno urinario.[1056] También se documentaron resultados falsos positivos con la prueba NOW. En un estudio retrospectivo de cohorte realizado en la Universidad Northwestern, 5 (9.6%) de 42 resultados del antígeno urinario se consideraron falsos positivos; curiosamente, 2 de las 5 pruebas falsas positivas ocurrieron en pacientes que recibieron la vacuna antineumocócica 23 valente.[881] Por lo tanto, estas pruebas se relacionan con transporte de neumococos nasofaríngeos, enfermedades neumocócicas invasoras en el pasado y vacuna antineumocócica.

Técnicas de detección sin cultivo de enterococos en hemocultivos

La tecnología PNA FISH combina hibridación fluorescente *in situ* (FISH, *fluorescence in situ hybridization*) con moléculas únicas de ácido nucleico peptídico (PNA, *peptide nucleic acid*) donde las fracciones de hidratos de carbono-fosfato con carga negativa que abarcan el esqueleto de ADN y ARN se reemplazan con sondas de PNA sin carga que contienen las mismas bases de nucleótidos como ADN, lo cual les permite hibridarse con secuencias complementarias de ácido nucleico. El esqueleto hidrófobo sin carga de sondas de PNA permite que éstas penetren en las paredes celulares hidrófobas de bacterias, así como una hibridación más ajustada y específica a objetivos de secuencia de ácidos nucleicos. Las sondas de PNA se hibridan con secuencias de ARNr de especies de enterococos específicas. Estas sondas de PNA están marcadas con moléculas que son fluorescentes (fluoróforos) con luz UV. La tecnología PNA FISH tiene su mayor utilidad en la identificación directa de bacterias patógenas en hemocultivos positivos. La prueba PNA FISH de *E. faecalis*/otros enterococos utiliza una combinación de sonda de PNA específica de *E. faecalis* marcada con fluoresceína y una específica marcada con rodamina para otros enterococos. Este reactivo se aplica en un frotis preparado a partir de un hemocultivo positivo. La hibridación se realiza a 55 °C por 30 min y luego se lleva a cabo un lavado por 30 min a 55 °C con una solución astringente. El frotis se coloca con un medio de montaje proporcionado con el kit, y posteriormente se analiza con un microscopio de fluorescencia. *E. faecalis* se identifica como varios cocos verdes fluorescentes, mientras que los otros enterococos aparecen como varios cocos rojos fluorescentes. Los microorganismos no enterocócicos no son fluorescentes. Se realizó una evaluación multicéntrica de la prueba PNA FISH para *E. faecalis*/otros enterococos en 152 hemocultivos positivos con cocos grampositivos en pares y cadenas en tinción con Gram.[728] De ellos, se identificó correctamente el 100% de 41 y 33 cultivos positivos para *E. faecalis* y otros enterococos, respectivamente. Todos los cultivos que crecieron como cocos grampositivos no enterocócicos se identificaron de manera adecuada. En otro estudio, el empleo de PNA FISH para *Enterococcus*/otros enterococos derivó en la administración anticipada de tratamiento provisional con antibióticos por el reconocimiento temprano de bacteriemia de ERV por *E. faecium*.[353]

Recientemente se aprobó el empleo de *Enterococcus* Quick-FISH BC®. Esta prueba identifica *E. faecalis* y otros enterococos de hemocultivos en menos de 30 min al eliminar un paso de lavado. Esta modificación consiste en una gota de hemocultivo positivo preparado en portaobjetos FISH que contiene controles positivos y negativos. El portaobjetos se fija con calor a 55 °C por hasta 5 min. Se mezclan gotas individuales de dos soluciones de PNA (azul y amarillo de *Enterococcus*) en un cubreobjetos que se coloca dentro de una plantilla. La mezcla de ambos reactivos en la ventana ovalada de la plantilla dará como resultado un color verde uniforme. Después, el cubreobjetos se voltea y aplica en la gota del hemocultivo seco o fijo en el portaobjetos de la muestra en los límites de la zona de visualización. El portaobjetos se incuba a 55 °C durante 15-20 min en la estación de trabajo. El portaobjetos se lee en un microscopio de fluorescencia al inspeccionar primero los controles y moverlos sobre el pocillo de la muestra en el mismo plano de enfoque. Tal como con el procedimiento, *E. faecalis* aparece como racimos de cocos brillantes y fluorescentes de color verde manzana, mientras que los otros enterococos aparecen como varios cocos fluorescentes de color rojo brillante. Esta prueba se realiza en menos de 30 min y el tiempo de práctica es menor de 5 min.

Morfología de la colonia y prueba de la catalasa

Después de 18-24 h de incubación en agar sangre, las colonias de estreptococos β-hemolíticos del grupo A tienen aproximadamente 0.5 mm de diámetro, son translúcidas o transparentes y tienen una superficie lisa o mate. En general, la zona de β-hemólisis tiene de dos a cuatro veces el diámetro de la colonia (lám. 13-1D). Las colonias tienen forma de cúpula y un borde entero. Algunas cepas de estreptococos del grupo A serán mucoides debido a la presencia de gran cantidad de material capsular. Los grupos C y G también tienen un aspecto similar, aunque las colonias de algunas cepas del grupo G pueden tener un tono dorado al inspeccionarse de forma meticulosa y las zonas hemolíticas suelen ser muy grandes. Los estreptococos β-hemolíticos del grupo B forman colonias más grandes en medio de agar, el margen de hemólisis alrededor de la colonia es comparativamente más pequeño en los estreptococos del grupo B que los otros estreptococos β-hemolíticos y, en general, la hemólisis es "más tenue" y menos evidente. Una proporción importante de estreptococos del grupo B (hasta el 11%) puede ser no hemolítica. Las colonias de estreptococos del grupo D tienden a ser más grandes que aquellas del grupo A: de 0.5 a 1 mm después de la incubación durante toda la noche. Los aislamientos del grupo D son α-hemolíticos o no hemolíticos en SBA. En general, las colonias suelen ser grises y lisas y tienen un borde íntegro. Los estreptococos del grupo F forman colonias muy pequeñas y puntiformes con una zona grande de β-hemólisis. Estas colonias extremadamente pequeñas se denominan "colonias diminutas" y son características del grupo Anginosus de estreptococos, *S. anginosus*, *S. constellatus* y *S. intermedius*. En general, las colonias β-hemolíticas diminutas son puntiformes después de 24 h de incubación, aunque tienen una zona algo grande y florida de β-hemólisis. Los microorganismos del grupo Anginosus que crecen en medios sólidos también tienen un olor característico dulce y acaramelado (*butterscotch*) o a madreselva debido a la producción de diacetilo. Esta característica se puede percibir con los miembros α-hemolíticos, β-hemolíticos y no hemolíticos de este grupo.

S. pneumoniae muestra un espectro de tipos de colonias cuyo aspecto depende del grado de encapsulación. En general, estas colonias están rodeadas por una amplia zona de α-hemólisis verde intensa. Las colonias de las cepas muy encapsuladas pueden tener varios milímetros de diámetro, son muy mucoides, parecen grises y pueden semejar gotas de aceite en la superficie del agar.

Las colonias de las cepas menos encapsuladas son más pequeñas. Con la incubación prolongada, la porción central de la colonia puede colapsar, lo que le da el aspecto característico de "pieza de damas". Algunas colonias pueden colapsar juntas, lo que da el aspecto de la cabeza plana de un clavo sobre la superficie del agar.

Otras especies de estreptococos viridans forman colonias de diversos tamaños y texturas. Algunas pueden ser lisas y tienen un borde entero, mientras que otras pueden parecer rugosas, con la formación de bordes festoneados con la incubación prolongada. Las colonias de *Aerococcus*, *Pediococcus*, *Gemella*, *Leuconostoc*, *Tetragenococcus*, *Vagococcus*, *Globicatella*, *Helcococcus*, *Facklamia*, *Dolosicoccus*, *Dolosigranulum*, *Ignavigranum* y las especies facultativas de *Lactobacillus* se asemejan bastante a los estreptococos viridans o estreptococos del grupo D en su aspecto, y son α-hemolíticas o no hemolíticas.

Los miembros de los estreptococos y grupos de bacterias similares son catalasa negativos, excepto *A. otitidis*. Este microorganismo es similar a *Streptococcus* en la morfología de sus colonias, pero es catalasa positivo. Algunas cepas de enterococos (sobre todo las de *E. faecalis*) producen una "seudocatalasa" responsable de la reacción de catalasa positiva débil que se observa en algunas cepas, especialmente en aislamiento principal. La fuerza de esta reacción puede disminuir después de algunos subcultivos en serie.

Reconocimiento y caracterización preliminar de estreptococos y bacterias "similares a Streptococcus"

Alguna vez, la determinación de hemólisis y la prueba de catalasa fueron las únicas pruebas requeridas para caracterizar preliminarmente a los estreptococos. Sin embargo, con el reconocimiento de varios grupos de bacterias similares a *Streptococcus* en infecciones humanas, también son necesarias otras pruebas, sobre todo en cepas aisladas de líquidos corporales estériles. Algunos de estos microorganismos (especies de *Leuconostoc* y *Pediococcus*) son intrínsecamente resistentes a vancomicina y los antibióticos glucopéptidos cíclicos relacionados (p. ej., ristocetina, aricidina y teicoplanina). El aumento aparente en el reconocimiento y aislamiento de estos microorganismos puede estar parcialmente relacionado con el surgimiento de *S. aureus* resistente a meticilina y el empleo consiguiente de vancomicina como antibiótico de primera línea, sobre todo en hospederos muy debilitados. Estos microorganismos y otros de aspecto "similar" pueden diferenciarse preliminarmente de especies de *Streptococcus* y *Enterococcus* y entre sí con las pruebas indicadas en la tabla 13-2.

En SBA, estos microorganismos se asemejan a estreptococos viridans o enterococos, los cuales son α-hemolíticos o no hemolíticos. Se observa una morfología estreptocócica característica (cadenas de cocos) con los estreptococos, enterococos, lactococos, especies de *Leuconostoc/Weissella*, *Vagococcus*, *Abiotrophia/Granulicatella*, *Dolosicoccus*, *Ignavigranum*, *Globicatella* y *Lactococcus* en los frotis teñidos con Gram preparados con cultivos de caldo de tioglicolato. Los cocos grampositivos dispuestos principalmente en pares, tétradas o racimos son más característicos de los aerococos y especies de *Alloiococcus*, *Gemella*, *Pediococcus*, *Helcococcus* y *Tetragenococcus*. Algunas de las bacterias similares a *Streptococcus* descritas hace poco (p. ej., especies de *Facklamia*

y *Tetragenococcus*) suelen formar pares o cadenas cortas. En general, los lactobacilos facultativos muestran la morfología baciliforme típica, mientras que otras especies se asemejan a cocos. La observación de cocos grampositivos en cadenas cortas en medios de hemocultivos y el crecimiento de microorganismos en subcultivo de agar chocolate sin crecimiento en el subcultivo de SBA correspondiente indican especies de *Abiotrophia/Granulicatella*. En medios que contienen sangre, algunas cepas pueden producir una reacción de catalasa débil con H_2O_2 al 3%; por lo tanto, las cepas que muestran esta reacción deben subcultivarse en medio sin sangre y reevaluarse su actividad de catalasa.

Puede realizarse un diagnóstico precoz en los estreptococos viridans o no hemolíticos de líquidos corporales estériles para detectar su sensibilidad a vancomicina con un disco normal de 30 mg en una placa de SBA incubada a 35 °C por 18-24 h. Algunas cepas pueden requerir una incubación prolongada (hasta 72 h) para interpretar la prueba. Los microorganismos resistentes a vancomicina (especies de *Pediococcus* y *Leuconostoc*) suelen tener una CIM mayor de 250 µg/mL y crecen justo en el borde del disco. La presencia de cualquier zona alrededor del disco indica sensibilidad a vancomicina. La producción de gas a partir de glucosa, una prueba útil para la diferenciación de especies de *Leuconostoc* de los otros microorganismos, se determina mejor en caldo de Mann, Rogosa y Sharpe (MRS) de *Lactobacillus* (Difco Laboratories, Detroit, MI) cubierto con vaselina (Deman-Rogosa-Sharpe, 1960). La formación de burbujas bajo el sello de vaselina indica producción de gas y la naturaleza heterofermentadora de su metabolismo. El caldo MRS se incuba hasta por siete días. Otras pruebas útiles para la caracterización preliminar de los microorganismos similares a *Streptococcus* son pirrolidonil arilamidasa, leucina aminopeptidasa (LAP) y pruebas de tolerancia a la sal. Esta última se realiza en caldo con infusión de corazón que contiene NaCl al 6.5%. El criterio es la presencia de crecimiento, como en la prueba de tolerancia a la sal para la identificación de enterococos. Las pruebas PIR y LAP están disponibles como métodos rápidos en disco de varios fabricantes (p. ej., Remel; Carr-Scarborough) y también en algunos de los sistemas comerciales (p. ej., API Rapid Strep). La prueba para estreptococos BactiCard (Remel) incluye PIR, LAP y una prueba de hidrólisis de esculina. Esta tarjeta, cuando se utiliza con resultados de sensibilidad a vancomicina, puede proporcionar una caracterización preliminar de especies de *Enterococcus*, *Lactococcus*, *Aerococcus*, *Gemella*, *Leuconostoc*, *Pediococcus* y *Globicatella*.

En ocasiones, son útiles pruebas menos frecuentes para mejorar las pruebas tradicionales o confirmar las identificaciones obtenidas con sistemas comerciales. Para las pruebas de temperatura de crecimiento, se recomienda baño María regulado a 45 °C y refrigeración a 10 °C. Si existe crecimiento, se observa después de 24-48 h de incubación. La motilidad se determina en un medio de agar semisólido regular para movilidad, con o sin tetrazolio. Esta prueba debe incubarse hasta por 48 h a temperatura ambiente. La prueba de Voges-Proskauer para acetilmetilcarbinol que se utiliza para los estreptococos se realiza en caldo Voges-Proskauer con bastante inóculo incubado durante toda la noche. Después de añadir α-naftol y reactivos de hidróxido de sodio, el tubo se agita o sacude en vórtex y se incuba a temperatura ambiente durante 30 min. En este momento, las reacciones rojas, rosas e incoloras corresponden a reacciones positivas, débilmente positivas y negativas, respectivamente.

TABLA 13-2   Características fenotípicas para la identificación presuntiva de cocos grampositivos catalasa negativos

Género	Morfología de la tinción con Gram en caldo de tioglicolato	Hemólisis, SBA	Catalasa	Crecimiento a 10°C	Crecimiento a 45°C	Motilidad	LAP	PIR	Crecimiento en caldo de NaCl al 6.5%	Gas en caldo MRS	Vancomicina
Streptococcus	Cadenas	α, β, γ	–	–	V	–	+	–	V	–	S
Enterococcus	Pares, cadenas	α, γ	–	+	+	V	+	+	+	–	S/R
Abiotrophia	Cadenas	α, γ	–	–	V	–	+	+	–	–	S
Granulicatella	Cadenas	α, γ	–	–	V	–	+	+	–	–	S
Aerococcus	Tétradas, racimos	α	–	–	–	–	V	V	+	–	S
Helcococcus	Tétradas, racimos	γ	–	–	–	–	–	+	+	–	S
Leuconostoc	Cadenas	α, γ	–	+	+	–	–	–	V	+	R
Weissella	Cadenas	α, γ	–	V	V	–	–	–	+	+	R
Pediococcus	Tétradas, racimos	α	–	–	+	–	+	–	V	–	R
Tetragenococcus	Tétradas, racimos	α	–	–	+	–	+	–	+	–	S
Gemella	Tétradas, racimos, cadenas	α, γ	–	–	–	–	V	+	–	–	S
Vagococcus	Cadenas	α, γ	–	+	–	+	+	+	+	–	S
Alloiococcus	Racimos, tétradas	α	+	–	–	–	+	+	+	–	S
Globicatella	Cadenas	α	–	–	–	–	+	+	+	–	S
Facklamia	Racimos, cadenas	α	–	–	–	–	+	+	+	–	S
Dolosigranulum	Racimos, cadenas	α	–	–	–	–	+	+	+	–	S
Ignavigranum	Racimos, cadenas	α	–	–	–	–	+	+	+	–	S
Dolosicoccus	Cadenas	α	–	–	–	–	–	+	–	–	S
Eremococcus	Cadenas	α	–	–	+	–	–	ND	+^{d}	–	S
Catellicoccus	Pares, cadenas cortas	γ	–	–	ND	–	+	–	ND	–	S
Lactococcus	Cadenas	α, γ	–	+	V	–	+	+	V	–	S

+, reacción positiva; –, reacción negativa; V, reacción variable; +^{d}, reacción positiva débil; S, sensible; R, resistente; ND, datos no disponibles; LAP, leucina aminopeptidasa; PIR, pirrolidonil arilamidasa; caldo MRS, caldo de Mann-Rugosa-Sharpe.

Identificación presuntiva de estreptococos y enterococos

Los estreptococos β-hemolíticos, los neumococos, los estrepto-cocos del grupo D y los enterococos se identifican definitiva-mente utilizando procedimientos serológicos (que se explican más adelante) que detectan los antígenos de grupos de Lancefield (A, B, C, D, F y G) o los antígenos de polisacáridos capsulares (*S. pneumoniae*) de los microorganismos. La identificación de especies de estreptococos del grupo D, especies de *Enterococcus* y estreptococos viridans se logra fundamentalmente mediante pruebas bioquímicas, fisiológicas y enzimáticas. Los laboratorios utilizan algunas pruebas presuntivas que se correlacionan bas-tante con los métodos serológicos, aunque son menos costosas. En la tabla 13-3 se resumen los resultados de las pruebas presun-tivas de los principales grupos de estreptococos. En los protoco-los 13-1 a 13-4 se describen los procedimientos detallados para realizar e interpretar las pruebas presuntivas más frecuentes.

Sensibilidad a bacitracina. La prueba de sensibilidad a bacitracina se utiliza para la identificación presuntiva de los estreptococos β-hemolíticos del grupo A (lám. 13-2B). La prueba se realiza en un medio de agar sangre con un disco diferencial de bacitracina (p. ej., TAXO A®, 0.04 unidades, BD Microbiology Systems, Cockeysville, MD; discos Bacitracin Diferenciación®, 0.04 unidades, Remel). El procedimiento se detalla en el protocolo 13-1. Cualquier zona de inhibición alrededor del disco se considera una prueba positiva. Aunque es una prueba simple, económica y bastante precisa para la identificación presuntiva de estreptococos del grupo A, no es muy específica. Más del 10% de las cepas de estreptococos de los grupos C y G también son sensibles a bacitracina, como lo son alrededor del 5% de las cepas del grupo B. En consecuencia, esta prueba se realiza a menudo junto con la prueba de sensibilidad a STX, porque los estreptococos de los grupos C y G suelen ser sensibles a este antibiótico, mientras que los estreptococos de los grupos A y B son resistentes. Algunos investigadores han recomendado el empleo de discos de bacitracina directamente en el agar sangre primario no selectivo para la detección rápida e identificación de estreptococos del grupo A en cultivos faríngeos. Sin embargo, este método sólo identifica el 50-60% de las cepas. La colocación de discos de bacitracina en placas primarias que contienen medios selectivos es considerablemente más sensible. El informe de laboratorio debe reflejar la utilización de un método presuntivo: "estreptococos β-hemolíticos, presuntamente (no) del grupo A por bacitracina".

Sensibilidad a trimetoprima-sulfametoxazol. La prueba de sensibilidad a STX presuntamente distingue los estreptoco-cos de los grupos A y B de otros estreptococos β-hemolíticos (lám. 13-2C). Cuando se utiliza en conjunto con la prueba de bacitracina, ayuda a filtrar los estreptococos no A y no B que pueden ser sensibles a bacitracina, porque las cepas de los grupos A y B son resistentes a STX, mientras que los grupos C, F y G son sensibles. La prueba se realiza de la misma forma que la de bacitracina, exepto en que se utiliza un disco comercial que contiene 1.25 μg de trimetoprima y 23.75 μg de sulfametoxazol. Cualquier zona de inhibición indica la sensibilidad a SXT (protocolo 13-1).

Prueba de CAMP y producción de pigmento. La prueba de CAMP (denominada así por Christie, Atkins y Munch-Petersen) se utiliza con el fin de identificar presuntos estreptococos del grupo B (protocolo 8-1) y se realiza con una cepa de *S. aureus* productora de β-hemolisina (ATCC 25923).

Los estreptococos del grupo B secretan una proteína llamada *factor CAMP* que interactúa con la β-hemolisina producida y secretada por *S. aureus* para producir una hemólisis mayor o sinérgica (lám. 13-2D), la cual aparece como un área con forma de punta de flecha de mayor hemólisis en la zona donde las dos líneas de crecimiento están más próximas. Esta prueba es muy sensible, e incluso las cepas del grupo B no hemolíticas serán CAMP positivas. Un pequeño porcentaje de estreptococos del grupo A también serán CAMP positivos, al igual que *Listeria monocytogenes*; sin embargo, la forma de la reacción de CAMP con *L. monocytogenes* es rectangular en vez de la forma de punta de flecha producida por los estreptococos del grupo B. Esta prueba suele utilizarse en conjunto con pruebas de bacitracina y SXT en la misma placa de agar sangre para la identificación presuntiva de estos microorganismos (tabla 13-3). Los informes deben indicar "estreptococos β-hemolíticos presuntivos del grupo B con prueba de CAMP".

Hidrólisis de hipurato de sodio. Los estreptococos del grupo B pueden hidrolizar hipurato en sus componentes glicina y ácido benzoico. Para realizar la prueba, se inocula el microorganismo en caldo con hipurato de sodio y se incuba durante la noche a 35 °C. Las células se centrifugan y se extrae el sobrenadante. Se agrega un reactivo con cloruro de hierro (0.2 mL; $FeCl_3.6H_2O$, 12 g, en 100 mL de solución acuosa de HCl al 2%) en el sobrenadante (0.8 mL), con formación de un precipitado pesado. Si el precipitado se mantiene después de 10 min, hay ácido benzoico y la prueba es positiva para hidrólisis de hipurato. Como alternativa, puede agregarse reactivo de ninhidrina al sobrenadante para detectar glicina libre. Con este método, la formación de un color azul intenso es positiva. Los estreptococos β-hemolíticos hipurato positivos se informan como "presuntos estreptococos del grupo B con hidrólisis de hipurato".

Prueba de bilis esculina. Esta prueba se utiliza para la iden-tificación presuntiva de especies de *Enterococcus* y estreptococos del grupo D (lám. 13-2F). En general, se realiza en agar inclinado o en una placa (protocolo 13-2). Los microorganismos que son bilis esculina positivos pueden crecer en presencia de bilis al 40% e hidrolizar la esculina. La mayoría de las especies de *Enterococcus* y los estreptococos del grupo D oscurecen el medio de bilis esculina a las 24 h; algunas cepas pueden requerir una incubación de 48 h antes de que la hidrólisis se vuelva evidente. Se deben tomar precauciones al utilizar fórmulas de agar bilis esculina que contengan el requisito de bilis al 40%; los productos de algunos fabricantes contienen menos bilis que esta cantidad, lo que lleva a la identificación errónea de algunos estreptococos viridans como estreptococos del grupo D o enterococos.

Prueba de tolerancia a la sal (caldo con NaCl al 6.5%). La prueba de tolerancia a la sal (caldo de NaCl al 6.5%) separa las especies de *Enterococcus* de los estreptococos no enterocócicos del grupo D (subespecies de *S. gallolyticus*) (protocolo 13-4). El microorganismo por identificar se inocula en un agar o caldo con base de infusión que contiene NaCl al 6.5%. Después de una incubación durante toda la noche, se observa el medio para detectar la presencia de crecimiento, lo cual indica una tolerancia a la sal del 6.5%. Las especies de *Enterococcus* serán tolerantes a la sal. Las subespecies de *S. gallolyticus* no crecerán en caldo de NaCl al 6.5%.

Prueba de leucina aminopeptidasa (LAP). La producción de LAP, junto con PIR, es útil para identificar estreptococos,

TABLA 13-3   Criterios fenotípicos para la identificación presuntiva de estreptococos y enterococos clínicamente importantes

Microorganismo	Hemólisis, SBA	LAP	Bacitracina	SXT	Prueba de CAMP	HIP	Crecimiento en agar BE	PIR	Crecimiento en caldo de NaCl al 6.5%	Optoquina	Solubilidad en bilis
Estreptococos del grupo A	β	+	S	R	−	−	−	+	−	R	−
Estreptococos del grupo B	β, γ	+	R	R	+	+	−	−	V	R	−
Estreptococos de los grupos C, F y G	β, γ	+	V	S	−	−	−	−	−	R	−
Enterococos del grupo D	α, β, γ	+	R	R	−	V	+	+	+	R	−
Estreptococos del grupo D	α, γ	+	R	S	−	−	+	−	−	R	−
Estreptococos viridans	α, γ	+	V	S	−	V	V	−	−	R	−
Neumococos	α	+	V	S	−	−	−	−	−	S	+

+, reacción positiva; −, reacción negativa; V, reacción variable; S, sensible; R, resistente; LAP, leucina aminopeptidasa; SXT, trimetoprima-sulfametoxazol; HIP, hidrólisis de hipurato; agar BE, agar bilis esculina; PIR, pirrolidonil arilamidasa.

enterococos y algunos microorganismos similares a estreptococos. Esta prueba se encuentra disponible como un análisis de gotas en disco (Remel; Carr-Scarbourough Microbiologicals, Decatur, GA), como parte de un sistema de identificación presuntivo de tres pruebas (Remel BactiCard Strep®) o en paneles de 4 h o de toda la noche para la identificación de estreptococos (API Rapid Strep). Los discos se humedecen y se coloca abundante inóculo del material de las colonias de una placa de agar (esto puede requerir que las placas con aislamientos de crecimiento muy lento se incuben durante 2-3 días antes de contar con un inóculo suficiente para la prueba). Después de 10 min, se agrega al disco una gota de reactivo para la detección. Si el disco se torna rojo después de 3 min, indica una reacción LAP positiva; un color amarillo indica una prueba negativa y un color rosa se codifica como una prueba débilmente positiva. La prueba LAP es positiva para todos los estreptococos y enterococos, y estos últimos son PIR positivos.

Prueba de la pirrolidonil arilamidasa.

La prueba de hidrólisis de PIR (protocolo 1-6) es una prueba presuntiva para estreptococos de los grupos A y D (lám. 13-2G). Reemplaza a la prueba de la bacitracina y la prueba de tolerancia a la sal para estreptococos del grupo A y especies de *Enterococcus*, respectivamente. La enzima detectada se denomina *pirrolidonil arilamidasa*. Se inocula caldo que contiene PIR (L-pirrolidonil-β-naftilamida) con el microorganismo y se incuba a 35 °C durante 4 h. En este lapso, se hidroliza la PIR. Luego, se detecta β-naftilamida libre mediante la incorporación del acoplador de colorante diazo, *N,N*-dimetilaminocinnamaldehído. Se produce un color rojo si se hidrolizó PIR. Esta prueba es muy sensible y específica para los estreptococos del grupo A y la mayoría de las especies de *Enterococcus*. En el mercado hay varias adaptaciones de la prueba de hidrólisis de PIR que proporcionan resultados rápidos (15 min o menos). Otros microorganismos (p. ej., la mayoría de lactococos, *A. viridans*, *G. haemolysans*, estreptococos con variantes nutricionales y algunos estafilococos) también son PIR positivos. Esta prueba está incluida con la hidrólisis de esculina y la LAP en el sistema BactiCard Strep (Remel).

Pruebas comerciales de identificación presuntiva.

Existen placas triples comercialmente disponibles para lograr la identificación presuntiva de estreptococos β-hemolíticos de los grupos A y B, los estreptococos del grupo D y especies de *Enterococcus* (lám. 13-2H). La placa Strep-ID Tri-Plate® (Remel) contiene tres compartimentos: un cuadrante con SBA para la evaluación de hemólisis y la realización de las pruebas de CAMP y STX, otro con agar bilis esculina y uno con medio de PIR. La placa Strep-ID II QUAD® tiene cuatro cuadrantes para la prueba de sensibilidad a bacitracina, prueba de CAMP, crecimiento en agar bilis esculina y crecimiento en presencia de NaCl al 6.5%, respectivamente. Después de la inoculación y la incubación durante toda la noche, las pruebas se interpretan como se muestra en la tabla 13-3.

Identificación serológica de estreptococos β-hemolíticos

La investigación pionera de Rebecca Lancefield estableció las bases para la clasificación serológica de los estreptococos humanos. Esta clasificación se basa en la detección de antígenos de hidratos de carbono específicos de grupo de la pared celular del microorganismo. Los estreptococos agrupables que producen enfermedades en personas pertenecen a los grupos de Lancefield A, B, C, D, F y G. Con este esquema, sólo se pueden clasificar los estreptococos β-hemolíticos y microorganismos α-hemolíticos o no hemolíticos del grupo D. Para detectar los antígenos de la pared celular de estos microbios, primero deben extraerse y luego solubilizarse. Esto se puede lograr mediante extracción con ácido (p. ej., ácido nitroso), extracción en autoclave (método de Rantz-Randall) o extracción enzimática. Una vez extraídos, los antígenos pueden detectarse con varios métodos.

Prueba de precipitina capilar.

En este método utilizado por Lancefield, el antígeno extraído se deposita en capas sobre los antisueros específicos de grupo en un tubo capilar. La formación de una reacción de precipitina en la interfaz extracto-antisuero proporciona la designación de grupo del microorganismo.

Coaglutinación.

En esta técnica, se hace reaccionar el extracto de antígeno con células de *S. aureus* sensibilizadas con anticuerpos específicos de grupo. La aglutinación visible de las células de estafilococos cubiertas por el antisuero específico designa el grupo de los microorganismos. Existen kits comerciales de pruebas de coaglutinación (Phadebact Streptococcus®, MLK Diagnostics AB, Sollentuna, Suecia).

Aglutinación de látex.

Las pruebas de aglutinación de látex utilizan microesferas de látex de poliestireno como portadores de antisueros específicos de grupo que se hacen reaccionar con el extracto del microorganismo. Los kits comerciales de este método también se utilizan ampliamente (Streptex®, Remel; Patho-DX Strep Grouping Kit®, Diagnostic Products Corporation, Los Ángeles, CA; Slidex Plus Strep®, bioMérieux, Inc., Hazelwood, MO). Los procedimientos de aglutinación de látex han reemplazado la técnica de extracción-precipitina capilar como método de referencia para la seroagrupación de los estreptococos β-hemolíticos. La evaluación correcta de la hemólisis es esencial para la fiabilidad de la prueba y se han notificado reacciones cruzadas con otros microorganismos. Este error puede ocurrir cuando los microorganismos se evalúan directamente en los frascos de hemocultivo sin determinar primero el carácter hemolítico del aislamiento. Thompson y Facklam también notificaron que el reactivo de aglutinación de látex del grupo B de varios fabricantes tenía reacciones cruzadas con cepas de *S. porcinus* y *S. pseudoporcinus*.[1024] Aunque estas cepas reaccionan con los reactivos de látex del grupo B, los microorganismos forman colonias pequeñas con zonas muy grandes y claras de β-hemólisis, que es muy diferente a la β-hemólisis tenue y marginal relacionada con estreptococos del grupo B.

Características fenotípicas para la identificación de estreptococos agrupables

Los estreptococos agrupables pueden identificarse a nivel de especie con base en las características fisiológicas. Se utilizan varias de estas reacciones en los distintos sistemas comerciales para identificar estreptococos β-hemolíticos. Los métodos de identificación bioquímica también pueden permitir la detección de cepas aberrantes de dichos estreptococos. Por ejemplo, Brand y cols.[117] aislaron tres cepas de estreptococos β-hemolíticos de hemocultivos que poseían el antígeno grupo A, pero se identificaron como *S. dysgalactiae* subespecie *equisimilis* mediante pruebas fenotípicas y secuenciación de ADNr 16S. Estas cepas eran acetoína negativas y PIR negativas, a diferencia de los estreptococos del grupo A. Aunque la mayoría de los laboratorios clínicos que manipulan muestras de personas utilizan métodos serológicos para la identificación de estos microorganismos, los investigadores de microbiología veterinaria pueden considerar útiles estas pruebas, porque no se consiguen fácilmente antisueros de Lancefield para grupos distintos a A, B, C, F y G. Las características fenotípicas para la identificación de estreptococos agrupables se indican en la tabla 13-4. También se identificaron marcadores moleculares para distinguir a *S. pyogenes* de otros miembros del grupo de cocos piógenos (p. ej., *S. dysgalactiae* subespecie *equisimilis*).[705]

Identificación de Streptococcus pneumoniae*: sensibilidad a optoquina, prueba de solubilidad en bilis y prueba AccuProbe* Pneumococcus

La morfología de las colonias α-hemolíticas con surcos y las características de la tinción con Gram suelen ser los primeros indicios para reconocer a los neumococos (láms. 13-1C y 13-2A). La sensibilidad a optoquina (clorhidrato de etilhidrocupreína) se utiliza para diferenciar a *S. pneumoniae* de los otros estreptococos viridans (protocolo 13-3). Como con las pruebas de bacitracina y SXT, la prueba de sensibilidad a optoquina se realiza en medios de agar sangre. Sin embargo, a diferencia de las pruebas anteriores, se deben medir las zonas de inhibición antes de interpretarse. Una zona de 14 mm o más ancha alrededor del disco de 6 mm indica sensibilidad a optoquina e identifica al microorganismo como neumococo (lám. 13-2E). Si la zona mide menos de 14 mm, se debe realizar una prueba de identificación alternativa (p. ej., serología o solubilidad en bilis), porque algunos estreptococos viridans no neumocócicos y aerococos pueden mostrar pequeñas zonas de inhibición. En general, los estreptococos viridans y los enterococos del grupo D son resistentes a optoquina. La prueba de solubilidad en bilis es otro método para la identificación de *S. pneumoniae*. Puede realizarse en una suspensión del microorganismo en caldo o en solución salina o directamente en una placa. Ambos procedimientos se describen en el protocolo 13-5. El desoxicolato, el reactivo de "bilis" utilizado en estos procedimientos, activa las enzimas autolíticas del microorganismo. Se notificaron aislamientos de *S. pneumoniae* sensibles y resistentes a optoquina e insolubles en bilis y de estreptococos viridans resistentes a optoquina y solubles en bilis.[36,493] Las pruebas moleculares para la detección de *ply* (neumolisina) y *psa* (antígeno de superficie neumocócica) sirven para distinguir aislamientos inusuales o atípicos de *S. pneumoniae* de otros estreptococos viridans que a veces presentan solubilidad en bilis o sensibilidad a optoquina.[493]

Una evaluación de la prueba de optoquina con 99 cepas clínicas de *S. pneumoniae* y 101 estreptococos viridans indicó una sensibilidad y especificidad del 99 y 98%, respectivamente.[551] La caracterización de las cepas de *S. mitis* sensibles a optoquina puso en evidencia la adquisición de genes de *S. pneumoniae* que codifican subunidades de H+ ATPasa, que es la diana de la optoquina.[682] Las cepas de *S. pneumoniae* resistentes a optoquina tienen mutaciones puntuales en la subunidad a- o c- de la H+ ATPasa y presentan una CIM de optoquina 4-30 veces más alta que la de las cepas sensibles.[831] La prueba de hibridación de ADN AccuProbe (Gen-Probe) identifica de manera confiable neumococos típicos encapsulados sensibles a optoquina, pero no aquellos sin cápsula.[529] La especie anteriormente descrita *S. pseudopneumoniae*, que se considera un miembro del "grupo Mitis" de estreptococos viridans (*véase* a continuación), demostrará resistencia (zona de 6 mm) o sensibilidad intermedia (zonas de 8-13 mm) a optoquina cuando los cultivos se incuben

en CO_2 al 5% a 35-37 °C, pero los mismos aislamientos pueden ser sensibles a optoquina (zona ≥ 14 mm) cuando los cultivos se incuban a esta misma temperatura en el aire ambiente.[36] Aunque la prueba de hibridación Accuprobe puede diferenciar de manera confiable las cepas de *S. pneumoniae* sensibles a optoquina y solubles en bilis de estreptococos viridans resistentes, puede producir resultados ambiguos o positivos con los aislamientos de sensibilidad variable y negativos para la solubilidad en bilis que corresponden a *S. pseudopneumoniae*.[36] Wessels y cols.[1118] analizaron 23 aislamientos de *S. pneumoniae*, 3 de *S. pseudopneumoniae* y otros 29 del grupo Mitis y determinaron que la prueba de sensibilidad a optoquina con incubación en el aire ambiente, solubilidad en bilis, espectrofotometría de masas de tiempo de vuelo por desorción/ionización láser asistida por matriz (MALDI-TOF, *matrix-assisted laser desorption/ionization time-of-flight*) y secuenciación de los genes *tuf* y *rpoB* dieron resultados falsos positivos, falsos negativos, o no concluyentes. La detección y secuenciación del gen *cpsA* (una región parcial del gen polisacárido capsular) y el gen *rpoA* (subunidad α de polimerasa ARN) han demostrado que distinguen específicamente *S. pneumoniae* de otros estreptococos viridans.[803,804] La detección con PCR de los genes del antígeno polisacárido neumocócico (*psa*) y neumolisina (*ply*) también demostraron servir para la identificación de neumococos atípicos no tipificables o resistentes a optoquina.[493] Un método molecular muy confiable para la diferenciación de estas especies consistió en una prueba de PCR múltiple en tiempo real dirigida a los genes *Spn9802* y *lytA*. La prueba Spn9802 detectó *S. pneumoniae* y *S. pseudopneumoniae*, pero no *S. mitis* o *S. oralis*, y la prueba de PCR de *lytA* sólo detectó *S. pneumoniae*, así que podría utilizarse una combinación de ambas pruebas de PCR para la rápida detección y diferenciación de estos microorganismos.[1118] El sistema MALDI-TOF MS demostró una gran sensibilidad y especificidad para identificar aislamientos atípicos de *S. pneumoniae* y reconocer cepas de *S. pseudopneumoniae*.[299]

Identificación serológica de Streptococcus pneumoniae

La identificación definitiva de *S. pneumoniae* implica la detección serológica de polisacáridos capsulares neumocócicos utilizando antisueros específicos. Esto es complicado, porque existen más de 92 serotipos capsulares diferentes, antisueros para los serotipos menos frecuentes y no tan disponibles, y la calidad de los antisueros puede variar entre lotes. El omnisuero, un producto escandinavo, es capaz de detectar todos los serotipos neumocócicos. Dicho conjunto de antisueros se utilizó para crear pruebas comerciales de coaglutinación (Phadebact Pneumococcus®, MLK Diagnostics AB, Sollentuna, Suecia) y de aglutinación de látex (Pneumoslide®, BD Microbiology Systems; Slidex Pneumo®, BioMérieux, Inc.) (lám. 13-3C) para una rápida identificación serológica de *S. pneumoniae*. La identificación específica y la asignación a un serotipo capsular individual se logra con la prueba de Quellung (lám. 13-3B). Los aislamientos no tipificables pueden reaccionar si se utiliza un panel expandido de antisueros de alta calidad.[493] Los aislamientos no encapsulados de *S. pneumoniae* no pueden tipificarse o identificarse con la prueba de Quellung.

La prueba de Quellung puede utilizar un conjunto de sueros, así como antisueros específicos de tipo (Pneumotest®, Statens Serum Institut, Copenhague, Dinamarca). Se prepara una suspensión diluida del microorganismo en solución salina y se mezcla un asa de la suspensión con un asa de antisuero y otra de azul de metileno sobre un portaobjetos de vidrio. Se aplica el cubreobjetos de vidrio y el portaobjetos se incuba a temperatura

TABLA 13-4 Características fenotípicas para la identificación de los estreptococos β-hemolíticos y otros miembros de estreptococos piógenos

Especie	Grupo	HEM, SBA	BAC	SXT	LAP	PIR	Prueba de CAMP	ESC	ADH	VP	HIP	FAL	β-GUR
S. pyogenes	A	β	S	R	+	+	–	V+	+	–	+	+	–
S. agalactiae	B	β	R	R/S	+	–	+	–	+	–	+	+	+
S. dysgalactiae subsp. *dysgalactiae*	C	β	R	S	+	–	–	V–	+	–	–	+	ND
S. dysgalactiae subsp. *equisimilis*	A, C, G, L	β	R	S	+	–	–	+	+	–	–	+	ND
S. equi subsp. *equi*	C	β	R	S	+	–	–	V	+	–	–	+	+
S. equi subsp. *ruminatorum*	C	β	ND	ND	+	–	+	–	+	–	+	+	+
S. equi subsp. *zooepidemicus*	C	β	R	S	+	–	–	V	+	–	–	+	+
S. canis	G	β	R	S	+	–	+	+	+	–	–	–	–
S. castoreus	A	β	ND	ND	+	–	ND	+	+	–	–	+	+
S. didelphis	Ninguno	β	R	S	+	–	–	–	+	–	+	+	+
S. halichoeri	B	Ninguno	ND	ND	ND	ND	ND	–	+	+	–	ND	–
S. ictaluri	Ninguno	Ninguno	ND	ND	+	+	ND	–	ND	–	ND	ND	–
S. iniae	Ninguno	β	R/S	S	+	+	+	+	V	–	–	+	+
S. phocae	C, F, Ninguno	β	S	S	+	–	–	–	–	–	–	+	–
S. porcinus	E, P, U, V Ninguno	β	R	S	+	+	+	+	+	+	V	+	+
S. pseudoporcinus	Ninguno	β	ND	ND	+	V	ND	+	+	V	–	ND	ND
S. urinalis	Ninguno	Ninguno	R	S	+	+	–	+	+	+	–	+	–

Especie	Producción de ácido a partir de:									
	GLU	MAL	SUC	LAC	MNTL	SORB	RIB	TRE	SAL	GLUC
S. pyogenes	+	+	+	+	–	–	–	+	+	V
S. agalactiae	+	ND	+	V	–	–	+	V	V	–
S. dysgalactiae subsp. *dysgalactiae*	+	+	+	+	–	V	+	+	V	–
S. dysgalactiae subsp. *equisimilis*	+	ND	+	V	–	–	+	+	V	V
S. equi subsp. *equi*	+	ND	+	–	–	–	–	–	+	+
S. equi subsp. *ruminatorum*	+	+	–	+	–	+	+	–	ND	+
S. equi subsp. *zooepidemicus*	+	ND	+	V	–	+	–	V	+	+
S. canis	+	+	+	+	–	–	+	V	ND	–
S. castoreus	+	+	+	–	–	–	ND	–	ND	–
S. didelphis	+	ND	+	V	–	–	+	+	–	–
S. halichoeri	+	+	–	V	+	–	+	–	ND	–
S. ictaluri	+	–	–	–	–	–	–	–	ND	–
S. iniae	+	+	+	–	+	–	+	+	+	–
S. phocae	+	ND	–	–	–	–	V	–	–	V
S. porcinus	+	+	+	V	+	+	+	+	+	–
S. pseudoporcinus	+	+	+	–	+	+	+	+	+	ND
S. urinalis	+	–	+	+	–	–	+	+	ND	–

+, reacción positiva;–, reacción negativa; V, reacción variable; ND, datos no disponibles; S, sensible; R, resistente; HEM, SBA, hemólisis en agar sangre de carnero; BAC, bacitracina, disco de 0.04 unidades; SXT, trimetoprima-sulfametoxasol; LAP, leucina aminopeptidasa; PIR, pirrolidonil arilamidasa; ADH, arginina dihidrolasa; VP, acetoína (Voges-Proskauer); HIP, hidrólisis de hipurato; FAL, fosfatasa alcalina; ESC, hidrólisis de esculina; β-GUR, β-glucuronidasa; GLU, glucosa; MAL, maltosa; LAC, lactosa; MNTL: manitol; SORB, sorbitol; RIB, ribosa; TRE, trehalosa; SAL, salicina; GLUC, glucógeno.

ambiente durante 10 min. Además, se examina con el objetivo seco de gran aumento y con el de inmersión en aceite con poca luz. Debido a una reacción de microprecipitinas sobre la superficie del microorganismo, cambia el índice de refracción de la cápsula y adopta un aspecto "hinchado" más visible como un halo alrededor de las células bacterianas teñidas de azul. También se puede observar una aglutinación microscópica de microorganismos, sobre todo con cepas muy encapsuladas. Los resultados de la prueba de Quellung se deben comparar a nivel microscópico con una preparación similar elaborada con solución salina en vez de antisueros.

Identificación de estreptococos viridans

Los estreptococos viridans, además de *S. pneumoniae*, incluyen varias especies α-hemolíticas y no hemolíticas (tablas 13-5 y 13-6, y recuadro 13-2). A diferencia de los estreptococos β-hemolíticos humanos, estos microorganismos, excepto los miembros del "grupo *bovis*", carecen de antígenos específicos del grupo serológico de Lancefield, aunque algunos pueden portar antígenos que tienen reacciones cruzadas con estos antisueros. A diferencia de los neumococos, son resistentes a optoquina e insolubles en bilis. En casos de endocarditis y bacteriemia en pacientes con neutropenia, puede ser clínicamente útil identificar a estos microorganismos. Los individuos con daño valvular previo pueden tener episodios recurrentes de endocarditis o recaídas después de un tratamiento inadecuado. El conocimiento de la identidad y la sensibilidad a antibióticos de estos aislamientos ayuda a diferenciar fallas en el tratamiento y reinfecciones.

Al principio, se utilizaron pruebas fenotípicas para agrupar los estreptococos viridans con base en sus características frecuentes. En 1998, Whiley y cols.[1124] del Department of Oral Microbiology en el London Hospital Medical College publicaron esquemas integrales para la identificación fenotípica de estreptococos viridans reconocidos en ese momento. Este método "convencional" utilizó pruebas de fermentación de hidratos de carbono de 24 h y un panel de sustratos unidos a 4-metilumbeliferil para la determinación de 3 h de varias enzimas. La clave dicotómica de la figura 13-3 incorpora pruebas

de "agrupación" de la tabla 13-4 y pruebas adicionales de la tabla 13-5 para identificar especies individuales "típicas" de un grupo. Los grupos de estreptococos viridans incluyen **Mitis/Sanguinis, Mutans, Salivarius, Anginosus** y **Bovis**.[291] Los microorganismos pueden asignarse a estos grupos con base en la producción de arginina dihidrolasa, hidrólisis de esculina, acetoína (Voges-Proskauer), ureasa y ácido a partir de manitol y sorbitol (tabla 13-5). El recuadro 13-2 indica la importancia clínica de estas especies.

Los sistemas comerciales manuales y automáticos no identifican correctamente a este difícil grupo de microorganismos, y las bases de datos de estos sistemas no se actualizan con la suficiente frecuencia como para obtener una identificación confiable a nivel de especie. La mayoría de los laboratorios que tratan de identificar estos microorganismos emplean uno o más kits comerciales con este fin. A menudo, deben incorporarse otras pruebas fenotípicas. Los productos comerciales utilizan una prueba convencional modificada y sustratos fluorógenos o cromógenos para la detección de enzimas preformadas; estos métodos pasaron a ser parte habitual de las baterías de pruebas utilizadas para la identificación de estreptococos. La aplicación de técnicas moleculares y quimiotaxonómicas ha derivado en modificaciones importantes en la taxonomía de los estreptococos viridans y los abordajes de la identificación. Los métodos moleculares propuestos para identificar estreptococos a nivel de especie deben tener la variabilidad suficiente entre diferentes especies, pero una variabilidad mínima de secuencia dentro de una especie. Las técnicas moleculares para identificar estreptococos viridans y enterococos son la amplificación y la detección mediada por PCR de ARNr y ADNr 16S, y las regiones de espacio entre genes 16S-23S. En su mayoría, la secuenciación del gen ARNr 16S no identifica correctamente algunos estreptococos viridans (p. ej., los estreptococos del grupo Mitis), porque los microorganismos de estos grupos (*S. pneumoniae*, *S. pseudopneumoniae* y *S. mitis*) comparten una homología de secuencia mayor del 99% entre sí en el locus de ARNr. Por lo tanto, la detección y secuenciación de genes específicos encontrados en estos microorganismos se han utilizado para determinar la identificación de especies.[593,679,763] Estos genes son *ddl* (D-alanina:D-alanina ligasa), *lytA* (autolisina), *dex* (dextranasa), *groEL* (genes que codifican proteínas de

TABLA 13-5 Características fenotípicas para la diferenciación de grupos de estreptococos viridans en humanos

Grupo	ADH	ESC	VP	MNTL	SORB	URE	Especies
				Ácido a partir de:			
Grupo Mitis	V	V	–	–	–	–	*S. mitis, S. oralis, S. sanguinis, S. parasanguinis, S. gordonii, S. cristatus, S. peroris, S. infantis, S. australis, S. oligofermentans, S. sinensis* (VP+)
Grupo Mutans	–	+	+	+	+	–	*S. mutans, S. sobrinus*
Grupo Salivarius	–	V	+	–	–	V	*S. salivarius, S. vestibularis, S. infantarius, S. alactolyticus*
Grupo Anginosus	+	+	+	–	–	–	*S. anginosus, S. constellatus, S. intermedius*
Grupo Bovis	–	+	+	V	–	–	*S. bovis/S. equinus*, subespecies de *S. gallolyticus*, subespecies de *S. infantarius*

+, reacción positiva; –, reacción negativa; V, reacción variable; ADH, arginina dihidrolasa; ESC, hidrólisis de esculina; VP, Voges-Proskauer (acetoína); MNTL, manitol; SORB, sorbitol; URE, ureasa.

TABLA 13-6 Características fenotípicas para la identificación de especies de estreptococos viridans aisladas de humanos

Grupo/especie	Hem. SBA	ESC	ADH	VP	URE	α-GAL	β-GAL	α-GLU	β-GLU	β-GUR	NAGA	α-FUC	β-FUC	α-ARAB	NAGALA	FAL
Grupo Mitis/Sanguinis																
S. australis	α	ND	+	+	–	–	V	ND	–	–	–	ND	ND	ND	ND	+
S. cristatus	α	–	+	–	–	–	V	–	–	–	+	+	–	–	+	–
S. danieliae	β	–	–	–	–	–	–	–	–	–	–	–	–	–	ND	V
S. gordonii	α	+	+	–	–	V	V	V	+	–	–	+	–	–	V+	+
S. infantis	α	–	–	–	–	–	+	ND	–	–	V+	V	V	ND	ND	–
S. lactarius	α	+	+	–	–	–	+	ND	+	–	–	ND	ND	ND	ND	+
S. massiliensis	γ	ND	+	–	–	–	–	–	–	–	–	ND	ND	ND	ND	+
S. mitis	α	–	V–	–	–	V+	V	+	V+	–	V	–	+	–	–	V+
S. oligofermentans	α	–	–	–	–	V–	–	ND	ND	ND	ND	ND	ND	ND	ND	–
S. oralis	α	–	–	–	–	V–	+	+	–	–	+	–	V	–	+	+
S. parasanguinis	α, γ	V	+	–	–	+	+	+	V–	–	+	V–	V–	V–	+	V+
S. peroris	α	–	–	–	–	–	+	ND	–	–	–	ND	–	ND	ND	V
S. pseudopneumoniae[a]	α	V	–	–	ND	–	–	ND	V	–	ND	ND	ND	ND	ND	+
S. sanguinis bio. 1	α	+	+	–	–	V+	V	–	V+	–	–	+	+	–	–	–
S. sanguinis bio. 2	α	+	+	–	–	+	V–	–	+	–	V–	–	+	–	+	–
S. sanguinis bio. 3	α	–	+	–	–	–	+	–	V–	–	+	–	V+	–	+	–
S. sinensis	α	+	+	+	–	–	+	ND	+	–	–	ND	ND	ND	ND	–
Grupo Mutans																
S. mutans	α, γ	+	–	+	–	–	+	+	+	–	–	–	–	–	–	+
S. sobrinus	γ, α	V	–	+	+	–	–	+	–	–	–	–	–	–	–	–
Grupo Salivarius																
S. salivarius	γ, α	+	–	V+	V	V–	+	V+	V+	ND	–	–	V+	+	–	+
S. vestibularis	α	V+	–	+	+	–	+	V+	–	ND	–	–	–	+	–	–

(*continúa*)

TABLA 13-6 Características fenotípicas para la identificación de especies de estreptococos viridans aisladas de humanos (*continuación*)

Grupo/especie	GLU	MAL	SAC	LAC	MNTL	SORB	ARAB	INU	MEL	RAF	RIB	SAL	TRE	ALM	GLUG	AMIG
Grupo Mitis/Sanguinis																
S. australis	+	+	+	+	–	–	–	ND	–	–	–	ND	–	ND	ND	ND
S. cristatus	+	+	ND	V+	–	–	–	–	–	–	–	ND	+	ND	–	–
S. danieliae	+	ND	ND	–	–	–	ND	–	ND	V	–		+	+	–	ND
S. gordonii	+	+	ND	+	–	–	ND	V+	V–	V–	–	+	+	–	ND	+
S. infantis	+	+	+	+	–	–	–	V–	–	–	–	ND	–	ND	–	–
S. lactarius	+	+	+	+	–	–	–	ND	–	–	–	ND	–	ND	–	ND
S. massiliensis	+	+	–	–	–	–	–	–	–	–	–	ND	–	–	–	–
S. mitis	+	+	ND	V+	–	–	ND	V–	V+	V+	V–	V–	V–	ND	ND	–
S. oligofermentans	+	+	+	V	–	–	ND	–	–	V	V+	–	V–	–	–	–
S. oralis	+	+	ND	+	–	V–	ND	–	+	V+	V+	V	V–	ND	ND	V–
S. parasanguinis	+	+	ND	+	–	–	ND	–	V+	V+	ND	V	V+	ND	–	–
S. peroris	+	+	+	+	–	–	–	–	–	–	–	ND	–	ND	–	V
S. pseudopneumoniae[a]	ND	ND	ND	+	–	–	–	–	ND	–	V	ND	–	ND	–	–
S. sanguinis bio. 1	+	+	ND	+	–	V–	ND	V–	+	+	–	+	+	ND	ND	+
S. sanguinis bio. 2	+	+	ND	+	–	V+	ND	–	V+	+	–	+	+	ND	ND	+
S. sanguinis bio. 3	+	+	ND	+	–	–	ND	+	–	–	–	+	+	ND	ND	–
S. sinensis	+	+	+	+	–	–	ND	–	–	–	–	+	+	+	–	ND
Grupo Mutans																
S. mutans	+	+	+	+	+	+	ND	+	+	+	–	+	+	–	–	+
S. sobrinus	+	+	+	+	+	V–	ND	+	–	–	–	–	+	–	–	–
Grupo Salivarius																
S. salivarius	+	ND	ND	+	–	–	–	V+	V	V+	ND	+	V	ND	ND	V
S. vestibularis	+	+	ND	V+	–	–	ND	–	–	–	–	+	V	ND	ND	V+

[a] Las reacciones de *S. pseudopneumoniae* son aquellas del sistema API 20 Strep.

[a] Las reacciones indicadas para *S. pseudopneumoniae* son aquellas del sistema API 20 Strep.

GLU, glucosa; MAL, maltosa; SAC, sacarosa; LAC, lactosa; MNTL, manitol; SORB, sorbitol; ARAB, arabinosa; INU, inulina; MEL, melibiosa; RAF, rafinosa; RIB, ribosa; SAL, salicina; TRE, trehalosa; ALM, almidón; GLUG, glucógeno; AMIG, amigdalina.

+, reacción positiva; –, reacción negativa; V, reacción variable; V+: reacción variable, la mayoría de las cepas son positivas; V–, reacción variable, la mayoría de las cepas son negativas; ND, datos no disponibles; HEM, SBA, hemólisis en agar sangre de carnero; ESC, hidrólisis de esculina; ADH, arginina dihidrolasa; VP, producción de acetoína (Voges-Proskauer); URE, ureasa; α-GAL, α-galactosidasa; β-GAL, β-galactosidasa; α-GLU, α-glucosidasa; β-GAL, β-glucosidasa; β-GUR, β-glucuronidasa; NAGA, *N*-acetil-β-D-glucosaminidasa; α-FUC, α-fucosidasa; β-FUC, β-fucosidasa; α-ARAB, α-arabinosidasa; NAGALA, *N*-acetil-β-D-galactosaminidasa; FAL, fosfatasa alcalina.

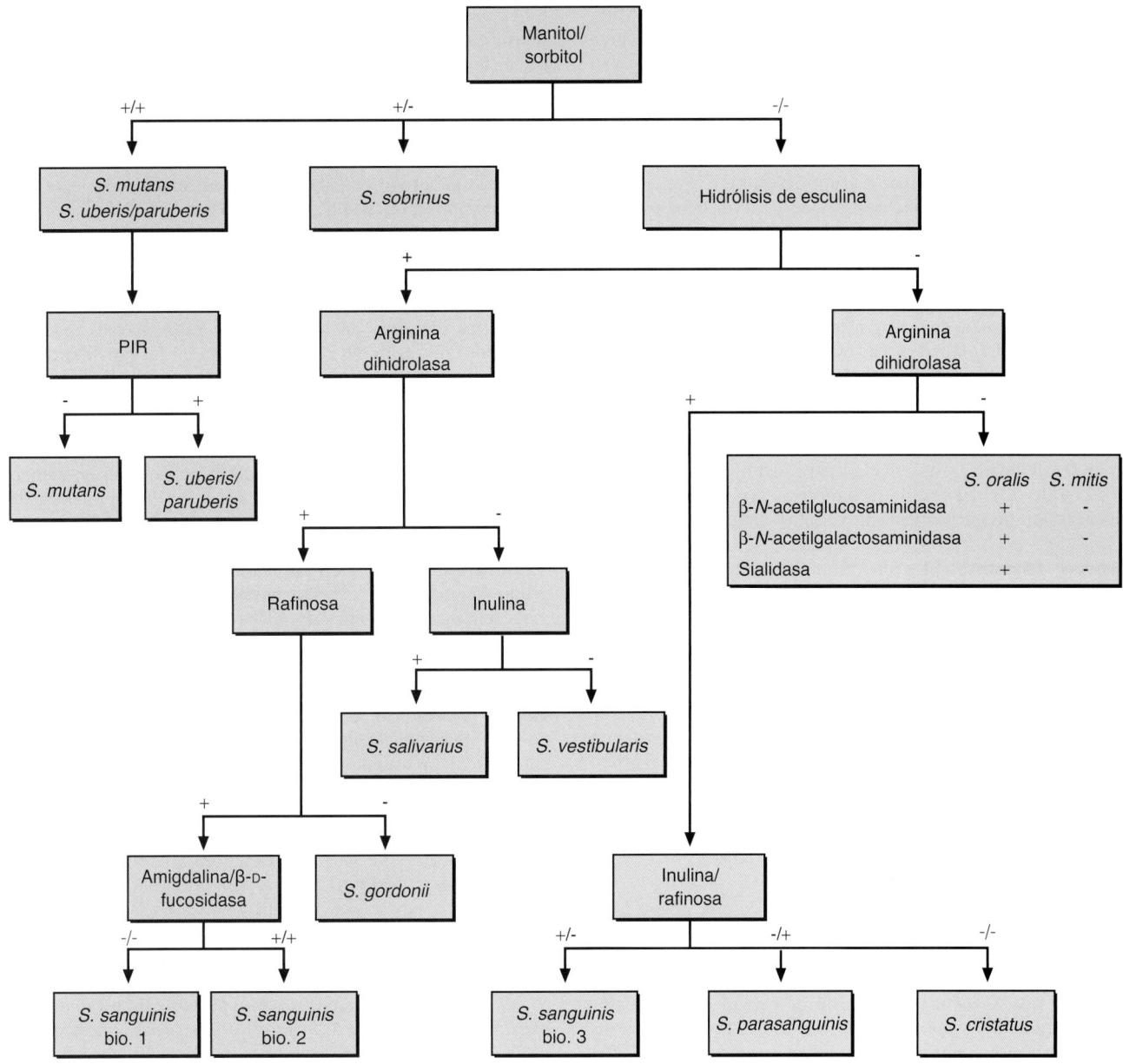

FIGURA 13-3 Diagrama de flujo para la identificación de estreptococos viridans.

shock térmico de 10 kDa y 60 kDa), *rnpB* (gen que codifica la subunidad de ARN de endoribonucleasa O), *sodA* (superóxido dismutasa), *tuf* (gen que codifica el factor de elongación Tu), *gyrA* (gen que codifica las regiones determinantes de resistencia a quinolona de ADN girasa), *rpoB* (gen que codifica ARNasa P), *parC* (gen de la subunidad C de la topoisomerasa y *recN* (gen de recombinación/proteína de reparación).[370,384,483,546,828,1009,1122] El sistema MALDI-TOF es un método prometedor, ya que es rápido y exacto para la identificación de especies de estreptococos viridans. La identificación con espectrometría de masas depende de contar con una base de datos exacta que refleje los microarreglos espectrales encontrados en estas bacterias. Las plataformas Bruker Daltronics y MALDI-TOF de bioMérieux contienen una vasta gama de microarreglos espectrales basados en pruebas de PCR específicas de especies y la secuenciación de genes de ARNr 16S. Las aplicaciones específicas de estos métodos para

la detección directa en muestras clínicas y para la identificación de aislamientos de cultivos se describen a continuación y en las secciones sobre kits y métodos de identificación específicos.

Grupo Mitis/Sanguinis. El grupo Mitis contiene varias especies directamente relacionadas, como *S. mitis*, *S. pneumoniae* y *S. pseudopneumoniae*. Los miembros de este grupo se aíslan con más frecuencia de hemocultivos y tienen cierta importancia, debido a la emergente resistencia a penicilina y otros β-lactámicos en este grupo. Los miembros originales del grupo Mitis no hidrolizan esculina, no producen ADH o acetoína y tampoco fermentan manitol o sorbitol. Algunos esquemas taxonómicos incluyen miembros del grupo Sanguinis de estreptococos viridans (*S. sanguinis*, *S. parasanguinis* y *S. gordonii*) dentro del grupo Mitis con base en la secuenciación de ARNr 16S. Los aislamientos del grupo Sanguinis son ADH y esculina positivos y, tal como los miembros del grupo Mitis, son negativos para la producción de acetoína y no fermentan manitol ni sorbitol. El análisis de cepas similares a *S. sanguinis* derivó en las descripciones de otros miembros de los grupos Mitis y Sanguinis (*S. gordonii* y *S. oralis*) y, a nivel genotípico, los miembros del grupo Mitis (habitualmente en función de la secuenciación de ARNr 16S) tuvieron características fenotípicas en común con los miembros del grupo Sanguinis.[795] Por ejemplo, *S. cristatus* comparte características de *S. mitis*, pero es ADH positiva. *S. parasanguinis* y *S. cristatus* se aislaron de las vías respiratorias altas, placa bacteriana, orina, abscesos periodontales y hemocultivos.[422,694,882,1125] *S. peroris* y *S. infantis* se encuentran en los dientes y en la nasofaringe.[545] *S. sinensis* es un estreptococo α-hemolítico aislado de la sangre de un paciente con endocarditis en el 2002.[1142] Las especies más nuevas del grupo Mitis aisladas de muestras clínicas humanas (*S. australis, S. lactarius, S. massiliensis, S. oligofermentans* y *S. tigurinus*) se describen en el recuadro 13-2. *S. pneumoniae* y *S. pseudopneumoniae* se describen más adelante. El sistema MALDI-TOF MS demostró gran sensibilidad y especificidad para identificar aislamientos atípicos de *S. pneumoniae*, reconocer *S. pseudopneumoniae* y diferenciar estos microorganismos de otros del grupo Mitis.[299,1117]

Grupo Mutans. El grupo Mutans incluye estreptococos bucales de personas y varias especies animales (recuadro 13-2). Originalmente, las especies del grupo Mutans eran serotipos de *S. mutans* que después fueron elevados a la condición de especie. *S. mutans* y *S. sobrinus* son especies aisladas de humanos. *S. hyovaginalis* también se incluye en el grupo Mutans por su semejanza bioquímica con otros estreptococos de este grupo, pero esta especie forma parte de la flora normal del aparato genital de cerdos. Se han aislado varias nuevas especies del grupo Mutans de murciélagos, ratas, cerdos, osos y jabalíes. *S. mutans* y *S. sobrinus* hidrolizan esculina, producen acetoína y fermentan sorbitol y manitol, no producen ADH y pueden diferenciarse con pruebas enzimáticas y de fermentación (tabla 13-6).

Grupo Salivarius. Entre las especies de este grupo, sólo *S. salivarius, S. vestibularis* y *S. infantarius* fueron aislados de muestras clínicas humanas. *S. salivarius* y *S. vestibularis* se encuentran en la cavidad bucal de los seres humanos, mientras que *S. infantarius* se aisló de personas y productos alimenticios.[901,1128] Los microorganismos del grupo Salivarius producen acetoína e hidrolizan esculina; sin embargo, son ADH negativos y no fermentan ni manitol ni sorbitol. Las cepas de *S. infantarius* también se incluyen en el grupo Salivarius, porque algunas cepas son negativas para bilis esculina e hidrólisis de esculina. *S. hyointestinalis* es una especie del grupo Salivarius que se encuentra en el intestino de cerdos, y *S. thermophilus* se aísla de productos lácteos. Las cepas de *S. vestibularis* y algunas de *S. salivarius* producen ureasa.

Grupo Anginosus. Los microorganismos que forman parte del grupo Anginosus de estreptococos (*S. anginosus* subsp. *anginosus*, *S. anginosus* subsp. *whileyi*, *S. constellatus* subsp. *constellatus*, *S. constellatus* subsp. *pharyngis*, *S. constellatus* subsp. *viborgensis* y *S. intermedius*) producen colonias "puntiformes" en agar sangre y pueden ser β-hemolíticas, α-hemolíticas o no hemolíticas dependiendo de la especie o subespecie. Una proporción mayor de cepas de *S. intermedius* son no hemolíticas, y las cepas de *S. constellatus* suelen ser β-hemolíticas. En las cepas

β-hemolíticas, el tamaño de la zona hemolítica suele ser bastante mayor que el diámetro de las colonias puntiformes. Otro indicio de crecimiento de una especie del grupo Anginosus es la presencia de un olor dulce descrito como "acaramelado" o a "madreselva". Este aroma se debe a la producción del metabolito diacetilo.[184] Las cepas pueden portar los antígenos A, C, F o G o pueden ser no agrupables. Las cepas de *S. intermedius* casi nunca portan antígenos del grupo de Lancefield. El crecimiento aumenta con la incubación en un medio enriquecido con CO_2, y algunas cepas pueden requerir incubación en condiciones anaerobias para un crecimiento óptimo. Los miembros del grupo Anginosus son positivos para hidrólisis de esculina, ADH, VP y reacciones de sorbitol. La especie individual puede diferenciarse con las pruebas fenotípicas señaladas en la tabla 13-6. Estos y otros métodos señalados en la tabla 13-7 se encuentran en los sistemas de kit comercialmente disponibles (API Rapid Strep, RapID STR y API RapidID32; *véase* a continuación).[174] Por lo general, estos kits tienen dificultad para separar las especies de este grupo de otras, aunque ciertas pruebas enzimáticas en Rapid ID32 pueden ser útiles con este fin.[977] Se crearon pruebas moleculares en tiempo real dirigidas a los genes ARNr 16S, cpn10/60 (proteínas de *shock* térmico groES y groEL), *tuf* (factor de elongación 2), *rnp* (ARN de ARNasa P) y regiones espaciadoras entre genes de ARNr para la identificación y diferenciación de los miembros del grupo Anginosus.[786,977,1117] Los métodos moleculares (detección y secuenciación de genes de ARNr de 16S) demostraron ser útiles para la detección de *S. intermedius* con muestras clínicas negativas para cultivo (p. ej., aspirado de absceso cerebral).[883]

Grupo Bovis. Como ya se explicó, el grupo Bovis fue objeto de una revisión taxonómica importante. Al igual que los enterococos, los estreptococos del grupo D tienen el antígeno del grupo D, hidrolizan esculina en presencia de bilis al 40% y crecen a 45 °C (láms. 13-4C, 13-4D y 13-4E). No crecen en caldo de NaCl al 6.5%, no hidrolizan PIR y no crecen a 10 °C. La mayoría de las cepas son LAP positivas, producen acetoína, no generan ADH ni ureasa y acidifican lactosa, pero no sorbitol. Las cepas de *S. gallolyticus* subespecie *gallolyticus* (*S. bovis* I) son positivas para manitol, rafinosa, glucógeno, amigdalina y α-GAL, pero negativas para β-GUR; la mayoría de las cepas también fermentan inulina.[64] *S. infantarius* subespecie *infantarius* (*S. bovis* II.1) y *S. gallolyticus* subespecie *pasteurianus* (*S. bovis* II.2) son manitol negativas, mientras que *S. infantarius* subespecie *infantarius* es β-GUR negativa y *S. gallolyticus* subespecie *pasteurianus* es β-GUR positiva. Estas características fenotípicas se presentan en la tabla 13-8. *S. gallolyticus* y sus subespecies se incluyen en las bases de datos de sistemas de identificación automáticos (Vitek 2) y manuales (API20 Strep; ID32 Strep) que proporcionan identificaciones fenotípicas confiables.[569,617,787,973] Por lo general, el método de identificación molecular utilizó la secuenciación de ARNr 16S y *sodA* (gen superóxido dismutasa), y la secuenciación parcial del gen *sodA* fue la más exacta.[350,742,787] Las técnicas moleculares (PCR de ARNr 16S) realizadas en tejido valvular extirpado ayudaron al diagnóstico de infecciones graves, como endocarditis infecciosa multivalvular por *S. gallolyticus* subespecie *macedonicus* y bacteriemia por *S. gallolyticus* subespecie *gallolyticus*.[563,674] El sistema MALDI-TOF con biotipificador de Bruker identificó los 27 aislamientos de *S. gallolyticus*, pero no designó subespecies.[872] Dada la relación conocida de la cepa anterior de *S. bovis* II.1 con endocarditis y cáncer de colon, el surgimiento de *S. gallolyticus* subespecie *pasteurianus* como posibles causa de bacteriemia

TABLA 13-7   Características fenotípicas para la identificación del grupo Anginosus: *S. anginosus*, *S. constellatus* y *S. intermedius*

Especie	HEM.SBA	Grupos de Lancefield	Producción de ácido a partir de:						Producción de:								
			GLU	LAC	AMIG	SAL	RAF	SORB	α-GAL	β-GAL	α-GLU	β-GLU	β-GUR	β-FUC	NAGA	NEUR	HIAL
S. anginosus subsp. *anginosus*	α, γ	A, C, F, G, ninguno	+	+	+	V	V	–	V	V	V	+	ND	–	V	–	V
S. anginosus subsp. *whileyi*	β	C	+	+	V	V	–	–	–	–	V	+	–	–	–	–	+
S. constellatus subsp. *constellatus*	α, β, ninguna	F, ninguno	+	V	V	V	–	–	–	–	+	–	+	V	–	+	+
S. constellatus subsp. *pharyngis*	β	C	+	+	+	V	–	–	–	+	+	+	+	V+	+	–	+
S. constellatus subsp. *viborgensis*	β	C	+	+	V	V	–	–	–	–	–	+	+	V	–	–	+
S. intermedius	α, β, ninguna	Ninguno	+	+	V	V	–	–	–	+	V	V	ND	–	+	+	+

+, reacción positiva; –, reacción negativa; V, reacción variable; SBA, agar sangre de carnero; GLU, glucosa; LAC, lactosa; AMIG, amigdalina; SAL, salicina; RAF, rafinosa; SORB, sorbitol; α-GAL, α-galactosidasa; β-GAL, β-galactosidasa; α-GLU, α-glucosidasa; β-GLU, β-glucosidasa; β-GUR, β-glucuronidasa; β-FUC, β-fucosidasa; NAGA, N-acetil-β-D-glucosaminidasa; NEUR, neuraminidasa; HIAL, hialuronidasa.

TABLA 13-8 Características fenotípicas para la identificación del grupo Bovis

Especie	Producción de ácido a partir de:										Producción de:				Comentarios (nombres anteriores, otros calificativos, etc.)
	ESC	GAL	GLU	LAC	MNTL	RAF	TRE	INU	ALM	GLUG	α-GAL	β-GAL	α-GLU	β-GLU	
S. bovis/S. equinus	+/+	−/−	+/+	−/+	−/−	−/+	V/V	−/+	−/+	−/+	−/+	−/−	+/+	−/−	Cepas/aislamientos de tipo S. bovis de S. equinus (homología de secuencia del 91-100%); las cepas representadas son principalmente de origen bovino y equino.
S. gallolyticus subsp. gallolyticus	+	+	+	+	+	+	+	+	+	+	+	−	+	−	S. bovis I; incluye cepas aisladas de humanos y varios tipos de animales.
S. gallolyticus subsp. pasteurianus	+	−	+	+	−	V	V	−	−	−	V	+	+	+	S. bovis II.2; S. pasteurianus; incluye cepas humanas.
S. gallolyticus subsp. macedonicus	−	−	+	+	−	−	−	−	+	−	V	V+	−	−	S. macedonicus; S. waius.
S. infantarius subsp. infantarius	V	−	+	+	−	+	−	−	+	+	+	−	V	−	S. bovis II.1; incluye cepas humanas y bovinas.
S. infantarius subsp. coli	V	−	+	+	−	−	V	−	+	V	+	−	+	−	S. lutetiensis; también negativa para ADH, PIR y NAGA.
S. caballi	+	−	+	−	−	+	+	+	+	+	+	−	+	−	Nueva especie de caballos, no posee el antígeno del grupo D, capaz de crecer en presencia de bilis al 40%, negativa para NaCl al 6.5%, ADH negativa, hipurato negativa y acetoína positiva.
S. henryi	+	−	+	+	+	−	+	+	+	+	+	+	+	−	Nueva especie de caballos, posee el antígeno del grupo D, capaz de crecer en presencia de NaCl al 40%, negativa para NaCl al 6.5%, NaCl negativa, ADH negativa, hipurato negativa y acetoína negativa.
S. alactolyticus	+	−	+	−	−	−	−	−	−	−	+	−	+	−	S. intestinalis.

+, reacción positiva; −, reacción negativa; V, reacción variable; V+, reacción variable, pero la mayoría de las cepas son positivas; ESC, hidrólisis de esculina; GAL, hidrólisis de galato; GLU, glucosa; LAC, lactosa; MNTL, manitol; RAF, rafinosa; TRE, trehalosa; INU, inulina; ALM, almidón; GLUG, glucógeno; α-GAL, α-galactosidasa; β-GAL, β-galactosidasa; β-GLU, β-glucosidasa; β-GUR, β-glucuronidasa.

y meningitis, así como los confusos cambios ocurridos en la taxonomía del grupo Bovis, es imprescindible que los médicos del laboratorio los conozcan. Los informes deben incluir tanto el nombre reciente como el anterior, o los microorganismos para diagnosticar enfermedades graves relacionadas con este grupo de microorganismos.[1081]

Identificación de Streptococcus suis *y otros estreptococos aislados de animales*

Se debe sospechar de *S. suis* en pacientes con signos sistémicos de sepsis y meningitis que estuvieron en contacto con cerdos o productos porcinos. El microorganismo es un coco grampositivo, catalasa negativo e inmóvil que se presenta solo, en pares o en cadenas cortas. *S. suis* es α-hemolítico en SBA (β-hemolítico en agar sangre de caballo), resistente a optoquina y no crece en caldo de NaCl al 6.5%. Algunas cepas crecerán en presencia de bilis al 40% y todas pueden hidrolizar esculina. A nivel fenotípico, *S. suis* se asemeja a ciertos estreptococos viridans, sobre todo *S. gordonii*, *S. sanguinis* y *S. parasanguinis*. *S. suis* se encuentra en las bases de datos de API 20 Strep (bioMérieux) y Vitek 2; las identificaciones obtenidas con estos sistemas suelen tener una probabilidad superior al 99.7%.[481,559,1028] Las cepas humanas suelen ser del serotipo capsular 2 que reaccionan con antisueros del grupo R de Lancefield (Statens Serum Institute, Copenhague, Dinamarca). Los métodos moleculares para la identificación consisten en la secuenciación de ARNr 16S y genes constitutivos (*tuf* y *sodA*).[481,1028] La detección directa de *S. suis* serotipo 2 en muestras clínicas (LCR) y la tipificación capsular también pueden obtenerse con métodos moleculares mediante un análisis de secuencia de ARNr 16S y genes *cps* capsulares (especialmente *csp2j*) como dianas.[671,949] Estos genes codifican parte del operón del polisacárido capsular de *S. suis* serotipo 2. También se crearon varias pruebas de PCR para la detección de otros serotipos y genes asociados con virulencia que son patógenos en cerdos.[1135] En la tabla 13-9 se indican más características que sirven para identificar *S. suis*. Además, presenta las características fenotípicas de estreptococos α-hemolíticos y no hemolíticos aislados de varias especies animales.

Detección de enterococos resistentes a vancomicina

Las especies de *Enterococcus* crecen bien en la mayoría de los medios bacteriológicos, como agar sangre de carnero al 5% de CNA y agar chocolate. En SBA, la mayoría de las cepas son no hemolíticas o α-hemolíticas; pueden crecer a 35-37 °C en aire ambiente, aunque la incubación en un medio enriquecido con CO_2 estimula el crecimiento de casi todas. Las muestras que contienen enterococos muy contaminados con bacilos gramnegativos pueden aislarse fácilmente en medios que contienen azida de sodio (p. ej., agar selectivo para enterococos de Pfizer y agar bilis esculina azida). La identificación de enterococos a nivel de especie suele ser útil y a veces es fundamental para un tratamiento correcto y con fines epidemiológicos y de control de infecciones. Los aislamientos de *E. faecium* tienden a ser más resistentes a penicilina y ampicilina que los de *E. faecalis* y la gran mayoría de los ERV son cepas de *E. faecium*. Por lo general, la colonización asintomática del tubo digestivo mediante ERV precede la infección, mientras que la colonización puede persistir y servir como reservorio para la colonización e infección de otros pacientes.[725]

Los pacientes colonizados con ERV se convierten en vectores eficaces para la distribución ambiental y propagación de ERV en trabajadores de la salud. Los pacientes colonizados con ERV en el tubo digestivo pueden seguir siendo portadores por meses o años. En los Estados Unidos y varios otros países se notificaron muchos brotes intrahospitalarios de ERV. Las principales consecuencias de infecciones por ERV son mayor morbilidad y mortalidad, aumento en la estancia hospitalaria y el respectivo aumento de costes en ella.[82,138,365,604,847,954,1112] La detección temprana de ERV en pacientes en riesgo permite iniciar de forma oportuna las prácticas de control de infecciones conocidas por limitar la propagación de estos agentes oportunistas. El Hospital Infection Control Practices Advisory Committee de los CDC promulgó directrices para evitar la propagación de ERV y recomendó la implementación de precauciones de aislamiento por contacto en pacientes con colonización gastrointestinal por ERV.[154] El valor crítico de resistencia a vancomicina es de 32 µg/mL o mayor, con una sensibilidad intermedia de 8-16 µg/mL. Por lo general, los brotes intrahospitalarios por ERV (CLSI) tienen una CIM de vancomicina de 32 µg/mL o mayor.

Se han utilizado varias formulaciones de agar y medios en caldo para la detección de ERV en zonas anatómicas que alojan los enterococos (muestras fecales y frotis rectales) (lám. 13-3H). El caldo de enriquecimiento de ERV es semiselectivo mediante la incorporación de vancomicina a los medios; también pueden añadirse otros antibióticos selectivos (clindamicina y aztreonam). Dado que algunas cepas de ERV pueden inhibirse con estas combinaciones de antibióticos, se sugiere un subcultivo de medio en caldo en agar selectivo y no selectivo para mejorar el aislamiento de ERV. Por ejemplo, el caldo de ERV (Hardy Diagnostics, Santa María, CA) es un medio diferencial/selectivo para el aislamiento de ERV de muestras muy contaminadas. El medio contiene esculina y citrato de hierro para detectar microorganismos que hidrolizan esculina, sales de bilis para inhibir bacterias grampositivas además de enterococos y azida de sodio para inhibir las gramnegativas. El caldo de ERV también contiene 8 µg/mL de vancomicina para la detección selectiva de cepas resistentes a vancomicina. Deben realizarse más pruebas en medios, como BHI con vancomicina según el CLSI. El agar BEAV (agar bilis esculina con azida y vancomicina, Remel, Lenexa, KA) es un medio en agar para el aislamiento de ERV de muestras contaminadas. Al igual que el medio en caldo anterior, hay esculina, citrato de hierro, sales biliares y azida para inhibir otras bacterias grampositivas y gramnegativas, respectivamente. La tolerancia a la bilis e hidrólisis de esculina brindan identificación presuntiva de estreptococos del grupo D, y la presencia de vancomicina en agar BEAV (8 µg/mL) específicos para ERV. Con 8 µg/mL de vancomicina, BEAV no propicia el crecimiento de *E. casseliflavus* y *E. gallinarium* (bajo nivel de resistencia). Los ERV deben confirmarse utilizando BHI con vancomicina de acuerdo con las recomendaciones del CLSI.

Varias formulaciones de medios cromógenos están disponibles para la detección de colonización gastrointestinal por ERV, como Spectra VRE® (Remel), BBL CHROMagar VanRE® (Becton-Dickinson), VRE-BMX® (bioMérieux, Marcy l'Etoile, Francia), chromID VRE® (bioMérieux) y agar Brilliance VRE® (Oxoid). Estos medios contienen sustratos cromógenos con la sensibilidad y especificidad suficientes para identificar ERV. Spectra VRE está diseñado para detectar ERV en muestras fecales o frotis rectales después de 24 h de incubación. Estos medios contienen aditivos antibióticos patentados. En agar Spectra

TABLA 13-9 Características fenotípicas para la identificación de estreptococos α-hemolíticos y no hemolíticos aislados de animales

Especie	Hem, SBA	Crecimiento a 10°C	Crecimiento a 45°C	LAP	PIR	Crecimiento en agar BE	Crecimiento en NaCl al 6.5%	ESC	ADH	HIP	URE	VP	Producción de:						
													α-GAL	β-GAL	α-GLU	β-GLU	β-GUR	NAGA	FAL
S. acidominimus	α	ND	ND	+	ND	–	–	–	–	+	–	ND	–	+	ND	+	V	–	ND
S. caballi	α	ND	ND	+	–	+	–	+	–	–	–	+	+	–	ND	+	–	–	–
S. entericus	α	–	–	+	ND	ND	–	+	–	–	–	–	–	+	ND	+	–	–	–
S. gallinaceus	α	ND	ND	ND	ND	ND	ND	+	+	–	–	–	+	+	+	+	–	V	–
S. henryi	α	ND	ND	+	–	+	–	+	–	–	–	–	+	+	ND	+	–	–	V
S. hyointestinalis	α	ND	ND	+	–	–	–	+	–	+	–	+	+	–	+	+	+	+	+
S. hyovaginalis	α	–	–	+^d	–	–	–	ND	–	–	–	+	–	+	+	V	–	–	+
S. marimammalium	Ninguna, β (3 días)	ND	ND	+	ND	ND	ND	–	V	–	V	–	–	+	ND	–	–	–	+
S. merionis	Ninguna	–	–	+	–	–	–	+	+	+	–	–	V+^d	+	ND	+	+	ND	–
S. minor	α	ND	ND	+	–	+	ND	+	+	–	–	ND	–	–	ND	ND	–	ND	–
S. ovis	α	ND	ND	+	ND	ND	ND	+	V+	–	–	–	V	–	+	+	–	–	V+
S. pluranimalium	α	–	+	+	–	+	V	+	+	+	–	–	ND	ND	ND	V	V+	ND	V+
S. plurextorum	α	–	–	+	ND	ND	ND	+	–	–	–	–	+	+	–	+	+	ND	–
S. porci	α	–	–	+	ND	ND	–	+	–	–	–	+	+	+	+	+	–	–	–
S. suis	α	–	–	+	ND	V	–	+	+	+	–	+	+	V	ND	ND	+	–	ND
S. thoraltensis	α	–	–	+	–	+	+	+	+	+	–	+	V	–	ND	+	+	–	+^d
S. uberis/parauberis	α, Ninguna	ND	ND	+	+	–/+^d	+^d	+	+	+	–	V	ND	ND	ND	ND	+	–	ND
E. coleocola	α	–	+	–	ND	–	–	–	+	+	V	–	–	–	ND	–	–	–	ND
C. marimammalium	Ninguna	–	ND	+	–	ND	ND	–	+	–	V	–	–	–	–	–	–	–	ND

Producción de ácido a partir de:

Especie	GLU	MAL	SAC	LAC	MNTL	MEL	INU	ARAB	SORB	ALM	RAF	RIB	TRE	GLUG	Hábitat
S. acidominimus	+	ND	+	–	V	–	–	–	–	–	–	–	V	–	Metritis en ganado; aves de corral
S. caballi	+	+	+	–	–	+	+	–	–	+	+	–	+	+	Caballos; relacionado con laminitis
S. entericus	+	+	+	+	–	–	–	–	–	+	–	–	+	+	Tubo digestivo de ganado
S. gallinaceus	+	+	+	+	+	+	ND	–	–	ND	+	+	+	–	Pollos
S. henryi	+	+	+	+	+	+	+	–	–	+	–	–	+	+	Caballos; relacionado con laminitis
S. hyointestinalis	+	+	V	V	–	+	–	–	–	+	–	–	–	–	Cerdos (tubo digestivo)
S. hyovaginalis	+	+	+	+	+	–	–	–	+	–	–	V+	+	–	Cerdas (aparato genital)
S. marimammalium	+	V	–	+	–	–	–	–	–	–	–	–	–	–	Focas grises y focas comunes
S. merionis	+	+	ND	+	–	–	+	–	–	+	+	–	+	–	Gerbiles de Mongolia
S. minor	+	+	+	+	+^{d}	–	V	–	V	V	V	–	+	+	Perros (amígdalas y heces); ganado, gatos (amígdalas)
S. ovis	+	+	+	+	+	–	ND	–	+	ND	+	–	+	+	Ovejas (muestras clínicas)
S. pluranimalium	+	ND	ND	ND	V+	ND	–	–	V	–	ND	V	+	–	Ganado (mastitis, aparato genital y amígdalas), cabras (amígdalas), gatos (amígdalas), canarios (buche, vías respiratorias)
S. pluextorum	+	+	+	+	–	–	–	–	–	–	+	–	+	–	Cerdos (tejido pulmonar y renal)
S. porci	+	+	+	+	–	+	–	–	–	+	+	–	+	+	Cerdos
S. suis	+	+	+	+	–	V	+	–	–	ND	V	–	ND	ND	Infecciones en lechones; meningitis en humanos
S. thoraltensis	+	+	+	+	+	V	+	+	V	+	V	+	+	–	Cerdas (aparato genital y tubo digestivo)
S. uberis/parauberis	+	+	+	+	+	ND	V	–	+	ND	–	+	+	ND	Ganado (mastitis)
E. coleocola	+	–	–	–	–	ND	ND	–	–	ND	ND	ND	–	–	Caballos
C. marimammalium	+	–	–	–	–	ND	–	–	–	–	–	–	+	–	Marsopas (*Phocoena phocoena*)

+, reacción positiva; –, reacción negativa; V, reacción variable; +^{d}, reacción débil positiva; ND, datos no disponibles; Hem, SBA, hemólisis en agar sangre de carnero; ESC, hidrólisis de esculina; ADH, arginina dihidrolasa; HIP, hidrólisis de hipurato; URE, ureasa; VP, producción de acetoína (Voges-Proskauer); α-GAL, α-galactosidasa; β-GAL, β-galactosidasa; α-GLU, α-glucosidasa; β-GLU, β-glucosidasa; β-GUR, β-glucuronidasa; NAGA, N-acetil-β-D-glucosaminidasa; FAL, fosfatasa alcalina.
GLU, glucosa; MAL, maltosa; SAC, sacarosa; LAC, lactosa; MNTL, manitol; MEL, melibiosa; INU, inulina; ARAB, arabinosa; SORB, sorbitol; ALM, almidón; RAF, rafinosa; RIB, ribosa; TRE, trehalosa; GLUG, glucógeno.

VRE, *E. faecium* resistente a vancomicina crece como colonias rosas, púrpuras o azul oscuro, mientras que *E. faecalis* resistente a vancomicina aparece como colonias azul claro. Una evaluación del 2010 de Spectra VRE en comparación con el agar BEAV determinó que la sensibilidad, especificidad y valores predictivos positivos y negativos para el medio Spectra VRE fueron del 98.2, 99.3, 98.2 y 99.3%, en comparación con el 87.6, 87.1, 72.8 y 94.7% para el agar BEAV.[825] Otros investigadores informaron resultados similares para el medio Spectra VRE.[514] En BBL CHROMagar VanRE®, *E. faecium* y *E. faecalis* resistentes a vancomicina aparecen como colonias malva y verdes después de una incubación de 24 h, respectivamente. En una evaluación de este medio de Kallstrom y cols.,[532] la sensibilidad, especificidad y valores predictivos positivos y negativos para CHROMagar VanRE fueron del 98.6, 99.1, 95.9 y 99.7%, respectivamente. En los agares VRE-BMX® y chromID VRE® (bioMérieux), las colonias de *E. faecium* y *E. faecalis* aparecen como púrpuras o verdes, respectivamente. Ledeboer y cols.[269,623,624] compararon agar VRE-BMX con agar BEAV para la detección de ERV en muestras de heces y determinaron que la capacidad de detección de VRE-BMX fue del 94.4% en 54 cepas de *E. faecium* resistentes a vancomicina y del 100% en 12 cepas de *E. faecalis* resistentes a vancomicina después de 24 h de incubación. Las evaluaciones del agar chromID notificaron una sensibilidad del 80-100% para la detección de *E. faecium* y *E. faecalis* resistentes a vancomicina con una especificidad superior al 99% cuando se utilizaron métodos directos de inoculación de muestra.[624] El enriquecimiento previo de muestras en medio de caldo que contiene vancomicina o incubación de agar chromID® durante 24 h adicionales derivó en una sensibilidad del 93-100%.[254,289,581,624]

También están disponibles métodos moleculares para la detección de ERV en muestras fecales y frotis rectales. Las pruebas más utilizadas son BD GeneOhm VanR® (Becton-Dickinson) y Gene Xpert *vanA/vanB*® (Cepheid), que detectan los genes *vanA* y *vanB* responsables de la resistencia a vancomicina de moderada a alta. La sensibilidad y especificidad de estas pruebas varían dependiendo de la prevalencia de enterococos que portan los determinantes de resistencia *vanA* o *vanB*. En un estudio, el análisis GeneXpert demostró una sensibilidad para la detección de *vanA* y *vanB* del 73.9 y 87.5%, respectivamente, mientras que la sensibilidad correspondiente para el análisis GeneOhm fue del 43.5% y el 100%, respectivamente.[372] Ambas pruebas demostraron una baja especificidad que varió del 14.7-20.6% para la detección de estos determinantes de resistencia, mientras que se notificó una menor especificidad para la detección de vanB en el análisis BD GeneOhm en otros estudios.[961,1067] Una evaluación del análisis GeneXpert *vanA/vanB* durante un brote por *E. faecium* con VanA demostró una sensibilidad, especificidad y valores predictivos de resultados positivos y negativos del 61.5, 79.2, 61.5 y 79.2%, respectivamente.[1164] Los autores de este estudio concluyeron que, aunque una prueba rápida positiva (menos de una hora) permitió reconocer algunos de los pacientes colonizados, fue necesario un cultivo en medio de agar cromógeno (en este caso, chromID VRE) para detectar y confirmar la colonización de ERV en otros pacientes. Un estudio realizado en Johns Hopkins determinó que el análisis GeneOhm VanR detectó el 96.6% de 147 aislamientos de ERV en comparación con los medios de cultivo cromógenos, con una especificidad del 87.0%.[961] La menor especificidad se debió a los resultados falsos positivos con la porción *vanB* de la prueba.

Aunque estos análisis detectaron principalmente *E. faecium* y *E. faecalis* que portaban genes resistentes a vancomicina, pueden obtenerse resultados positivos con otras especies enterocócicas (*E. raffinosus*, *E. durans* y *E. gallinarum*) que portan genes *vanA* o *vanB*.[961] Ambas pruebas moleculares son considerablemente más rápidas que el cultivo. También se describieron análisis de PCR cuantitativos sensibles y específicos en tiempo real para la detección de ERV.[1043]

Identificación de especies de *Enterococcus*

La identificación de especies de *Enterococcus* se logra mediante pruebas bioquímicas y fisiológicas (tabla 13-10). La mayoría (casi el 80%) de las especies de *Enterococcus* reaccionan con antisuero contra el grupo D de Lancefield mediante precipitina capilar o aglutinación de látex; no se puede demostrar el antígeno del grupo D en cepas de *E. pseudoavium*, *E. dispar*, *E. cecorum*, *E. sulfureus*, *E. columbae* y *E. saccharolyticus*. La mayoría de los enterococos pueden crecer a las 48 h en caldo de BHI tanto a 10 °C como a 45 °C; sin embargo, *E. cecorum* y *E. columbae* no crecen a 10 °C y *E. sulfureus*, *E. malodoratus* y *E. dispar* no crecen a 45 °C. La mayoría de las especies de *Enterococcus* hidrolizan esculina en presencia de bilis al 40% (prueba BE), crecen en caldo que contiene NaCl al 6.5% y son PIR positivas, aunque algunas especies también son negativas para estas pruebas (tabla 13-10). A pesar de que *E. faecalis* y *E. faecium* son las especies más aisladas en muestras clínicas, se desconoce la incidencia de las otras especies y su participación en procesos patológicos específicos. Las cepas que se ajustan a los criterios mencionados antes se inoculan en varios medios de prueba fenotípica y se identifican con base en estas reacciones. Para la identificación de enterococos mediante procedimientos convencionales, se determinan las pruebas de fermentación de hidratos de carbono y de utilización de piruvato en medios con base de caldo de infusión de corazón que contienen púrpura de bromcresol e hidratos de carbono al 1% esterilizados o piruvato al 1%. La desaminación de arginina se determina utilizando caldo con descarboxilasa de Moeller y la movilidad se determina en medios semisólidos para movilidad. La detección del pigmento amarillo producido por *E. casseliflavus*, *E. gallinarum* y *E. mundtii* se logra recogiendo parte del crecimiento en un hisopo de dacrón blanco y observando el material de las colonias en el hisopo para detectar un color amarillo o naranja-amarillo (lám. 13-4A). *E. casseliflavus* y *E. gallinarum* también son móviles (lám. 13-4B). La producción de ácido en metil-α-D-glucopiranósido (MGP) es una prueba útil para diferenciar *E. faecalis*, *E. faecium*, *E. gallinarum* y *E. casseliflavus*. Las dos primeras especies no acidifican caldo de MGP, mientras que las últimas dos sí. Pueden utilizarse algunas pruebas fenotípicas, como motilidad, pigmentación, arginina dihidrolasa y producción de ácido a partir de MGP, arabinosa y rafinosa para la identificación fenotípica de *E. faecalis*, *E. faecium*, *E. casseliflavius*, *E. gallinarum* y *E. raffinosus*. En la figura 13-4 se presenta un diagrama de flujo para identificar las especies de *Enterococcus* clínicamente importantes. Además, muchos laboratorios se basan en los sistemas manuales (p. ej., API Strep) y automáticos (p. ej., Vitek 2, Phoenix y Microscan) para la identificación de enterococos. Estos sistemas y su rendimiento para identificar enterococos se describen más adelante en este capítulo. Los métodos moleculares basados en PCR de secuenciación de genes específicos (p. ej.,

(el texto continúa en la p. 808)

TABLA 13-10 Características fenotípicas para la identificación de especies de *Enterococcus* y afines

Grupo/especie	Antígeno del grupo D	Crecimiento en agar BE	Crecimiento en NaCl al 6.5%	Crecimiento a 10°C	Crecimiento a 45°C	LAP	PIR	MOT	PIGM AMARILLO	ADH	HIP	GLU	MNTL	SOR	ARAB	SORB	RAF	SAC	PIRV	MGP
Grupo I																				
E. avium	+	+	+	ND	+	+	+	−	−	−	V	+	+	+	+	+	+	+	+	V
E. gilvus	+	+	+	+	+	+	+	−	+	−	−	+	+	+	+	+	−	+	+	−
E. malodoratus	+	+	+	ND	−	+	+	−	−	−	V	+	+	+	+	+	+	+	+	V
E. pallens	+	+	+	+	+	+	−	−	+	−	+	+	+	+	+	+	+	+	+	−
E. pseudoavium	−	+	−	+	+	+	+	−	−	−	+	+	+	+	−	+	−	+	+	+
E. raffinosus	+	+	+	+	+	+	+	−	−	−	+	+	+	+	+	+	+	+	+	V
E. saccharolyticus	−	ND	+	ND	ND	+	−	−	−	−	−	+	+	+	−	+	+	+	−	+
E. hawaiiensis	−	−	+	+	−	+[d]	−	−	−	−	−	+	+	+	−	+	−	+	+	−
E. devriesei	ND	+	+[d]	+	−	V	V	−	−	−	ND	+	+	V	V	V	+[d]	+	ND	−
Grupo II																				
E. faecalis	+	+	+	+	+	+	+	−	−	+	+	+	+	−	−	+	−	+	+	−
E. faecium	+	+	+	+	+	+	+	−	−	+	+	+	+	−	+	V	V	+	−	−
E. casseliflavus	+	+	+	ND	+	+	−	+	+	+	−	+	+	−	+	V	+	+	V	+
E. gallinarum	+	+	+	+	+	+	+	+	−	+	+	+	+	−	+	−	+	+	−	+
E. mundtii	+	+	+	+	+	+	+	−	+[d]	+	+	+	+	−	+	V	+	+	−	−
E. haemoperoxidus	+	+	+[d]	+	−	+	+	−	−	+	+	+	+	−	−	−	−	+	+	+
E. silesiacus	ND	+	+	+	−	+	+	−	−	+	−	+	+	−	−	−	+[d]	−	ND	−
E. termitis	ND	+	+	+	+	+	−	−	−	−	−	+	+	−	−	−	−	−	ND	+
E. camelliae	ND	ND	−	+	+	ND	ND	+	+	−	ND	+	+	−	+	−	−	+	ND	+
E. thailandicus	ND	ND	+	+	+	ND	ND	−	+	+	ND	+	+	−	+	+	+	+	ND	−
Lactococcus spp.	−				−	+	V	−	−	+	V	+	+	−	−	−	−	V	−	−
Grupo III																				
E. dispar	−	+	+	+	−	+	+	−	−	+	V	+	+	−	−	−	+	+	+	+
E. durans	+	+	+	ND	+	+	+	−	−	+	V	+	−	−	−	−	−	−	−	−
E. hirae	+[d]	+	+	+	+	+	+	−	−	+	−	+	+	−	−	−	+	+	−	−
E. ratti	+[d]	+	+	+	+	+	+	−	−	+	V	+	+	−	−	−	+	+	−	−
E. villorum	−	+	+	+	+	V	V	−	−	+	−	+	+	−	−	−	−	V	−	−
E. canintestini	−	+	+	−	+	+	V	−	−	+	−	+	−	−	−	−	−	−	ND	+

(continúa)

TABLA 13-10 Características fenotípicas para la identificación de especies de *Enterococcus* y afines (*continuación*)

Grupo/especie	Antígeno del grupo D	Crecimiento en agar BE	Crecimiento en NaCl al 6.5%	Crecimiento a 10°C	Crecimiento a 45°C	LAP	PIR	MOT	PIGM AMARILLO	ADH	HIP	GLU	MNTL	SOR	ARAB	SORB	RAF	SAC	PIRV	MGP
Grupo IV																				
E. asini	+	+	–	V	V	+	+	–	–	–	+	+	+	–	–	–	–	–	–	V
E. cecorum	–	ND	–	–	+	+	+	–	–	–	–	+	–	–	–	–	+	+	+	–
E. sulfureus	–	+	+	+	–	+	–	–	+	–	–	+	–	–	–	+	+	+	–	+
E. phoeniculicola	ND	–	–	–	–	ND	ND	–	–	–	–	+	–	–	–	–	–	+	+	+
E. caccae	+	+	+	+	+	+	+	–	–	–	–	+	+	–	–	–	–	+	+	+
E. aquamarinus	ND	+	+	+	+	ND	+	–	–	–	–	+	–	–	+	–	+	+	ND	–
Grupo V																				
E. columbae	–	+	–	–	ND	+	–	–	–	–	–	+	+	–	+	+	+	+	+	+
E. canis	ND	+	+	ND	ND	+	+	–	–	–	–	+	+	–	+	–	–	V	+	+
E. moraviensis	+	+	+	+	–	+	V	–	+	–	+	+	+	–	+	–	–	–	+	+
E. hermanniensis	–	+	V	+	–	+	+	–	–	–	–	+	+	–	–	–	–	–	ND	ND
E. italicus	+	+	+	+	+	+	+	–	–	V–	+	+	–	–	–	–	+	+	+	+
Vagococcus spp.	–	ND	+	+	–	+	+	+	–	–	+	+	+	–	+	+	–	+	–	+
Nuevas especies																				
E. rivorum	V	+	–	+d	–	ND	ND	–	–	V	–	+	+	–	–	+	–	+	ND	+
E. ureilyticus (ureasa +)	+	+	+	+	–	+	+	–	+	+	+	+	–	+	–	–	–	+	ND	–
E. rotai (ureasa +)	+	+	+	+	–	+	+	–	+	–	+	+	–	–	–	–	–	+	ND	–
E. ureasiticus (ureasa +)	ND	+	–	ND	+	+	+	–	+	–	+	+	V	ND	–	–	–	+	ND	+
E. quebecensis	ND	+	–	ND	–	+	+	–	–	–	+	+	+	ND	–	–	–	+	ND	+
E. plantarum (catalasa +, ureasa +)	+	+	+	+	+	+	+	–	+	–	+	+	–	–	–	–	–	+	ND	–
E. lactis	ND	+	+	+	+	+	+	–	–	+	–	+	+	–	V	–	–	+	ND	–
E. lemanii	–	+	+	+	+	+	+	–	–	–	+	+	+	ND	+	–	+	+	ND	+
E. eurekensis	–	+	+	+d	+	+	+	–	–	–	–	+	–	ND	–	–	+	+	ND	ND
E. alcedinis	–	+	–	–	–	+	+	–	–	–	+	+	+	–	–	–	–	+	ND	–

+, reacción positiva; –, reacción negativa; V, reacción variable; +d, reacción débil positiva; ND, datos no disponibles; agar BE, agar bilis esculina; LAP, leucina aminopeptidasa; PIR, pirrolidonil arilamidasa; MOT, motilidad; PIGM, pigmento; ADH, arginina dihidrolasa; HIP, hidrólisis de hipurato; GLU, glucosa; MNTL, manitol; SOR, sorbosa; ARAB, arabinosa; SORB, sorbitol; RAF, rafinosa; SAC, sacarosa; PIRV, piruvato; MGP, metill-α-glucopiranósido.

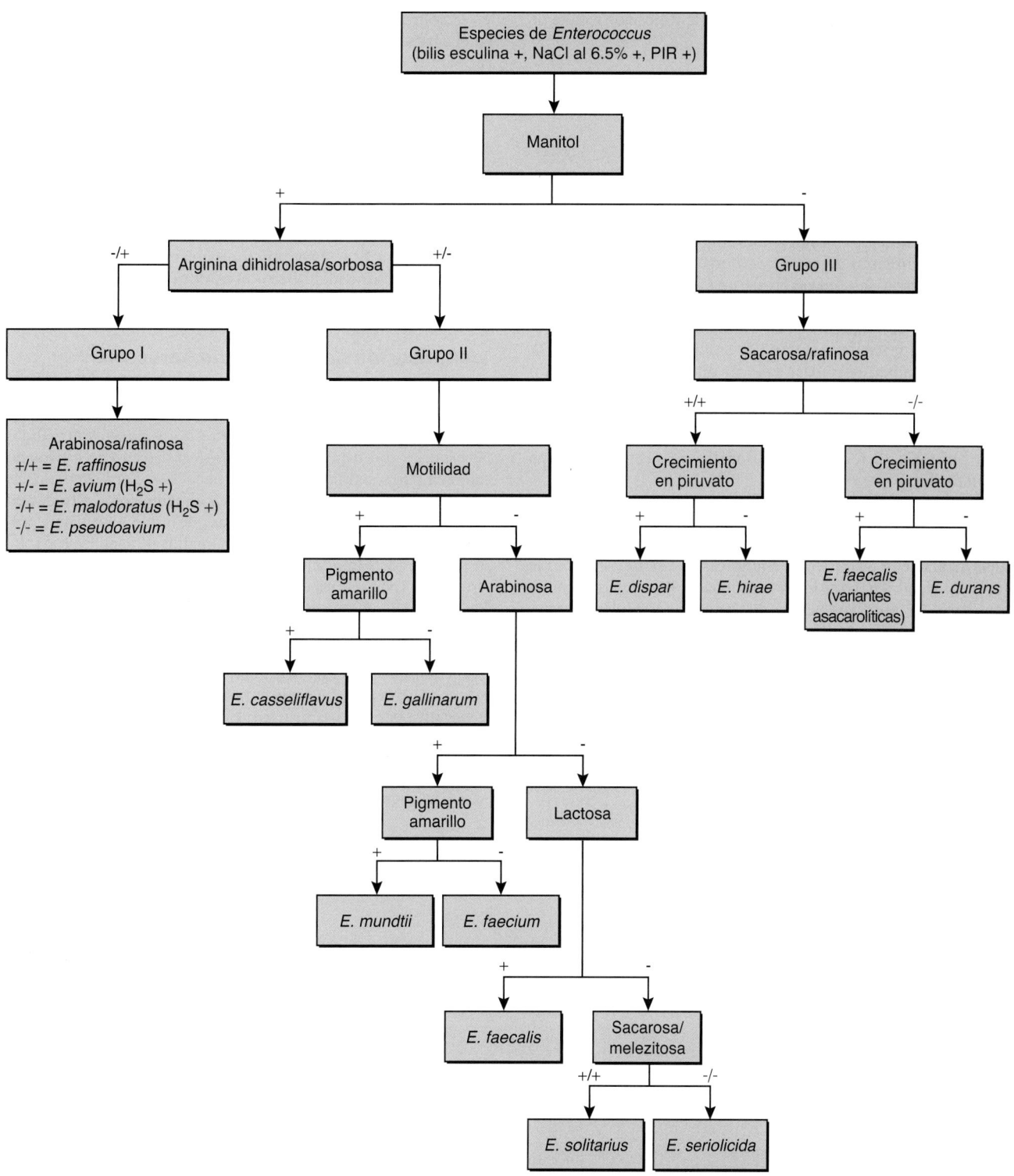

■ **FIGURA 13-4** Diagrama de flujo para la identificación de especies de *Enterococcus* (adaptado de la referencia 334).

tuf y *rpoB*) también fueron útiles para la identificación exacta de especies de *Enterococcus*.[638]

Identificación de especies de Abiotrophia y Granulicatella

Se debe sospechar de *A. defectiva* y de especies de *Granulicatella* cuando las tinciones directas con Gram de muestras o hemocultivos positivos presentan microorganismos estreptocócicos que no crecen en cultivo o subcultivo posterior. Los medios de hemocultivo comerciales contienen piridoxal y favorecen el crecimiento de estos microorganismos. El subcultivo en agar sangre y la colocación de una estría de estafilococos como se hace en la prueba satélite de especies de *Haemophilus* garantizan el crecimiento de las variantes nutricionales de estreptococos adyacentes a la estría de estafilococos (lám. 13-3D). Como alternativa, se pueden colocar discos impregnados con piridoxal en la placa de subcultivo, con el consiguiente crecimiento de los microorganismos que aparecen como colonias satélites alrededor del disco. El agar chocolate comercial contiene piridoxal, de modo que estos microorganismos crecen en dicho medio.

Cuando crecen en medios con suplemento de piridoxal (10 mg de clorhidrato de piridoxal por litro), cisteína (100 mg de L-cisteína/L) o agar chocolate, estos microorganismos pueden identificarse con las pruebas fenotípicas que se muestran en la tabla 13-11. Al igual que los estreptococos, estos microorganismos son LAP positivos pero, a diferencia de éstos, las especies de *A. defectiva* y *Granulicatella* son PIR positivas. La identificación puede realizarse con métodos automáticos (p. ej., Vitek 2) o manuales (p. ej., API 20 Strep) o métodos combinados de otro tipo.[6,23,24,270,823,873] La prueba fenotípica por sí misma puede derivar en identificaciones incorrectas. Por ejemplo, *G. elegans* se identificó erróneamente como *S. acidominimus*, *G. morbillorum*

y *G. adiacens*, aunque las dos especies anteriores crecen bien en el agar sangre sin suplemento.[6,23,137] Los métodos moleculares para la identificación de especies son ARNr 16S, gen *rpoB*, genes de proteínas de *shock* térmico *groES* y *groEL*, ARN 16S y 23S, y secuenciación en la región espaciadora entre genes ribosómicos 16S-23S realizada en aislamientos o directamente en tejidos valvulares extirpados.[84,297,484,779,1051] Las especies de *Abiotrophia* y *Granulicatella* son homofermentadoras (el ácido láctico es el producto final de la fermentación de glucosa), resistentes a optoquina y sensibles a vancomicina. El sistema de espectrofotometría de masas MALDI-TOF es prometedor para identificar estos microorganismos y, en un estudio, *G. adiacens* sólo se identificó a nivel de género en el 33% de los aislamientos evaluados.[758]

Identificación de especies de Aerococcus y Helcococcus

El género *Aerococcus* contiene cinco especies: *A. viridans*, *A. urinae*, *A. sanguinicola*, *A. christensenii* y *A. urinaehominis*. Todas las especies son α-hemolíticas en SBA y crecen en cultivos en caldo en pares, tétradas y cúmulos pequeños. Por lo general, las cepas de *A. viridans* aparecen principalmente como tétradas en los frotis teñidos con Gram, mientras que las de *A. urinae* se presentan casi siempre en cúmulos. En medios de agar, las cepas de *A. viridans* forman grandes colonias semejantes a las de los enterococos. Todas las especies, excepto *A. christensenii*, crecen en NaCl al 6.5%; *A. sanguinicola* y algunas cepas de *A. viridans* crecen como colonias negras en agar BE. Las cepas de *A. viridans* son PIR positivas y LAP negativas, pero las de *A. urinae* y *A. christensenii* son PIR negativas y LAP positivas. *A. sanguinicola* es positiva para LAP y PIR, mientras que *A. urinaehominises* es negativa para ambas pruebas. En la tabla 13-12 se proporcionan otras características fenotípicas de estas especies.

TABLA 13-11 Características fenotípicas para la identificación de especies de *Abiotrophia defectiva* y *Granulicatella*

Característica	A. defectiva	G. adiacens	G. para-adiacens	G. elegans	G. balaenopterae
Requerimiento de piridoxal	+	+	+	+	+
ADH	−	−	−	+	+
HIP	−	−	−	+	−
Producción de:					
α-GAL	+	−	−	−	−
β-GAL	+	−	−	−	−
β-GLU	−	+	−	−	−
Producción de ácido a partir de:					
GLU	+	+	+	+	+
SAC	+	+	+	+	−
TRE	+	−	−	−	+
Hábitat	Humanos	Humanos	Humanos	Humanos	Cetáceos

+, reacción positiva; −, reacción negativa; ADH, arginina dihidrolasa; HIP, hidrólisis de hipurato; α-GAL, α-galactosidasa; β-GAL, β-galactosidasa; β-GLU, β-glucosidasa; GLU, glucosa; SAC, sacarosa; TRE, trehalosa.

TABLA 13-12 Características fenotípicas para la identificación de especies de *Aerococcus* y *Helcococcus*

Característica	A. viridans	A. urinae	A. sanguinicola	A. christensenii	A. urinaehominis	A. urinaeequi	A. suis	H. kunzii	H. ovis	H. sueciensis
Distribución celular	Pares, tétradas y racimos	Pares, tétradas y racimos	Pares, tétradas y racimos	Pares, tétradas y racimos	Pares, tétradas y racimos	Tétradas	Células individuales, pares, tétradas, racimos pequeños	Pares y racimos	Pares y racimos	Pares, cadenas cortas
Hemólisis, SBA	α	α	α	α	α	α	α	Ninguna, α	Ninguna	Ninguna
LAP	−	+	+	+	−	ND	ND	−	+	+
PIR	+	−	+	−	−	ND	ND	+	ND	ND
Crecimiento en agar BE	V	−	+	−	−	ND	ND	−	ND	ND
Crecimiento en NaCl al 6.5%	+	+	+	−	+	ND	+	V	ND	ND
ESC	+	V	+	−	+	ND	−	+	−	−
ADH	−	−	+	−	−	−	+	ND	ND	−
HIP	V	+	+	+	+	ND	−	−	−	−
FAL	ND	−	ND	−	+[d]	ND	+[d]	−	+	+
Producción de:										
α-GAL	ND	−	−	−	−	ND	−	−	ND	−
β-GAL	+	−	−	−	−	ND	+	−	V	+
α-GLU	ND	ND	−	ND	−	ND	−	ND	ND	−
β-GLU	ND	−	−	−	V	ND	−	+	−	−
β-GUR	V	+	+	−	+	−	−	+	+	+
NAGA	ND	ND	−	−	−	ND	ND	+	−	+
Producción de ácido a partir de:										
GLU	+	+	+	+	+	+	−	+	+	+
MAL	V	−	+	−	+	+	−	+	V	+
SAC	+	+	+	−	+	+	−	−	−	−
LAC	V+	−	V−	−	−	ND	−	+	−	+
MNTL	V	+	−	−	V	V	−	−	−	−
RIB	V	V+	V	−	+	+	+(7 días)	−	−	−
TRE	+	−	+	−	−	ND	ND	+	−	+
ARAB	ND	−	−	−	−	ND	ND	−	−	−
RAF	ND	ND	−	−	−	ND	ND	−	−	−
SORB	−	+	−	−	−	ND	ND	−	−	+
GLUG	+	−	−	−	−	ND	ND	V	V	−

[a]El microorganismo no se caracterizó a nivel fenotípico.

+, reacción positiva; −, reacción negativa; V, reacción variable; V+, reacción variable, pero la mayoría de las cepas son positivas; V−, reacción variable, pero la mayoría de las cepas son negativas; +[d], reacción débil positiva; ND, datos no disponibles; SBA, agar sangre de carnero; LAP, leucina aminopeptidasa; PIR, pirrolidonil arilamidasa; agar BE, agar bilis esculina; ESC, hidrólisis de esculina; HIP, hidrólisis de hipurato; FAL, fosfatasa alcalina; α-GAL, α-galactosidasa; β-GAL, β-galactosidasa; α-GLU, α-glucosidasa; β-GLU, β-glucosidasa; β-GUR, β-glucuronidasa; NAGA, N-acetil-β-D-glucosaminidasa; GLU, glucosa; MAL, maltosa; SAC, sacarosa; LAC, lactosa; MNTL, manitol; RIB, ribosa; TRE, trehalosa; ARAB, arabinosa; RAF, rafinosa; SORB, sorbitol; GLUG, glucógeno.

H. kunzii, a diferencia de la mayoría de los aerococos, produce crecimiento variable en NaCl al 6.5%, y el crecimiento es estimulado por suero o Tween 80. En el sistema API Rapid Strep, *H. kunzii* produce un perfil que se corresponde con una identificación "dudosa" de *A. viridans* (perfil API 4100413). Los aislamientos de *H. kunzii* son no hemolíticos y no crecen ni a 10 ni a 45 °C. El microorganismo es esculina y PIR positivo, y LAP negativo, produce ácido a partir de glucosa, maltosa, lactosa, trehalosa y glucógeno, y no sintetiza β-galactosidasa o β-glucuronidasa. Estos microorganismos suelen ser sensibles a penicilina, ampicilina y vancomicina. *H. kunzii* y otros aislamientos humanos, *H. sueciensis* y *H. pyogenes*, se diferencian fácilmente de la especie ovina *H. ovis* mediante pruebas fenotípicas (tabla 13-12).

Identificación de especies de Leuconostoc, Pediococcus y Tetragenococcus

Las especies de *Leuconostoc* son cocos grampositivos, catalasa negativos y productores de ácido láctico resistentes a vancomicina y producen gas CO_2 a partir de glucosa. Estas bacterias pueden diferenciarse de los lactobacilos productores de gas mediante un examen cuidadoso de los frotis teñidos con Gram de caldo de tioglicolato. Las especies de *Leuconostoc* no crecen a 45 °C y son arginina dihidrolasa, PIR y LAP negativas. Es mejor determinar la producción de gas a partir de glucosa en caldo para *Lactobacillus* MRS (Difco Laboratories, Detroit, MI) recubierto con vaselina estéril. La formación de burbujas bajo el sello de vaselina indica producción de gas y confirma su metabolismo heterofermentador. Las especies de *Leuconostoc* se identifican, a su vez, con diversas pruebas bioquímicas. En la tabla 13-13 se muestran las características fenotípicas de *L. mesenteroides* subespecie *mesenteroides*, *L. mesenteroides* subespecie *dextranicum*, *L. mesenteroides* subespecie *cremoris*, *L. pseudomesenteroides*, *L. citreum*, *L. lactis* y *Weissella paramesenteroides* (antes *L. paramesenteroides*), que son especies de *Leuconostoc/Weissella* aisladas de muestras clínicas humanas.

Las especies de *Pediococcus* también son cocos grampositivos intrínsecamente resistentes a vancomicina. Sin embargo, suelen ser homofermentadores y similares a los estreptococos y, a diferencia de las especies de *Leuconostoc*, no producen gas a partir de glucosa en caldo MRS. Los microorganismos aparecen como cocos grampositivos en pares, grupos y tétradas y son catalasa negativos. El crecimiento ocurre a 25-50 °C. En placas, se asemejan a estreptococos viridans en la morfología de sus colonias. Pueden confundirse con estreptococos del grupo D o enterococos, porque son bilis esculina positivos, poseen el antígeno del grupo D de Lancefield y algunas cepas crecen en presencia de NaCl al 6.5%. Los pediococos son PIR negativos y LAP positivos. Las especies aisladas de infecciones humanas incluyen *P. acidilactici* y *P. pentosaceus*. Puede ser difícil diferenciar estos microorganismos entre sí y la fermentación de maltosa (positiva para *P. pentosaceus* y negativa para *P. acidilactici*) es la prueba más confiable para separarlos. Ambas especies son sensibles a β-lactámicos, clindamicina, rifampicina, eritromicina, gentamicina e imipenem, y son resistentes a vancomicina, teicoplanina y fluoroquinolonas. Como ya se mencionó, *P. halophilus* es más similar a nivel filogénico a los enterococos y se reclasificó en el género *Tetragenococcus* como *T. halophilus*. Según los datos que se mencionan en la descripción original de esta especie, *T. halophilus* suele crecer como pares o tétradas

(de ahí el nombre) y, en ocasiones, como racimos, no crece a 10 ni a 45 °C, es inmóvil, crece en NaCl al 6.5% (en realidad, crecerá hasta en NaCl al 10%) y en agar BE, y es arginina dihidrolasa negativa. La mayoría de las cepas producen ácido a partir de arabinosa, glucosa, glicerol, maltosa, ribosa, sacarosa y trehalosa, pero no a partir de lactosa, manosa, manitol y sorbitol (tabla 13-4). Al contrario de otros pediococos, *T. halophilus* es sensible a vancomicina.

Identificación de especies de Gemella

De las siete especies de *Gemella* descritas, cinco (*G. haemolysans*, *G. morbillorum*, *G. bergeriae*, *G sanguinis* y *G. asaccharolytica)* se aislaron de muestras clínicas humanas. Las dos especies restantes (*G. palaticanis* y *G. cuniculi)* se encuentran en perros y conejos, respectivamente. Las especies de *Gemella* son cocos grampositivos catalasa negativos que suelen crecer como colonias puntiformes en SBA y que a menudo requieren 48 h o más para el crecimiento de distintas colonias. La incubación en una atmósfera enriquecida con CO_2 estimula el crecimiento. Son α-hemolíticas o no hemolíticas, exepto la especie animal *G. cuniculi*, que es β-hemolítica. En los frotis teñidos con Gram de cultivos en caldo, los microorganismos aparecen como células individuales, pares o cadenas cortas. Todas las especies de *Gemella* son PIR y LAP positivas e inmóviles y no crecen ni a 10 ni a 45 °C. No crecen en agar BE, no hidrolizan esculina, urea, almidón ni gelatina y no crecen en caldo con NaCl al 6.5%. Las especies de *Gemella* pueden diferenciarse con base en la formación de ácido a partir de maltosa, sacarosa, lactosa, manitol, sorbitol y trehalosa. *G. haemolysans* y *G. morbillorum*, los aislamientos clínicos más frecuentes, también pueden diferenciarse mediante la reducción de nitrito. Debido a sus paredes celulares delgadas, *G. haemolysans* y *G. morbillorum* se decoloran fácilmente en la tinción con Gram y pueden aparecer como cocos gramnegativos en pares, racimos y cadenas cortas. El crecimiento de algunas cepas aumenta con la presencia de hidratos de carbono fermentables y con la incorporación de Tween 80 a los medios de crecimiento. Debido a la cantidad limitada de aislamientos clínicos, el rendimiento de los sistemas para la identificación de estas bacterias no puede evaluarse de manera crítica. Sólo se incluyen *G. haemolysans* y *G. morbillorum* en las bases de datos de los distintos sistemas en este momento. Las características fenotípicas para la identificación de especies de *Gemella* se indican en la tabla 13-15.

Identificación de especies de Vagococcus

De las siete especies del género *Vagococcus*, sólo *V. fluvialis* se encontró en muestras clínicas humanas. *V. fluvialis* es similar a *Streptococcus* en la morfología de sus colonias y es α-hemolítica o no hemolítica, facultativa y homofermentadora en su metabolismo, y catalasa negativa. En las tinciones de Gram, los microorganismos aparecen como células de esféricas a ovoides dispuestas en pares o cadenas. Según la descripción original de Collins y cols., *V. fluvialis* son cocos móviles que producen flagelos peritricos.[210] La movilidad puede demostrarse con la incubación en un medio de movilidad a temperatura ambiente. *V. fluvialis* es PIR y LAP positiva e hidroliza esculina en presencia de bilis al 40% (tabla 13-16).[1012] La mayoría de las cepas crecen a 10 °C, pero el crecimiento a 45 °C es variable. Muchas también crecen en NaCl al 6.5% y algunas producen acetoína.[319,1012]

TABLA 13-13 Características fenotípicas para la identificación de especies de *Leuconostoc* aisladas de muestras clínicas humanas

Característica	L. mesenteroides subsp. mesenteroides	L. mesenteroides subsp. dextranicum	L. mesenteroides subsp. cremoris	L. pseudomesenteroides	L. citreum	L. lactis	Weissella paramesenteroides
Pigmento amarillo	–	–	–	–	+	–	–
Hemólisis, SBA	–	–	–	–	–	–	–
Crecimiento a 10 °C	ND	ND	ND	+	+	ND	ND
Crecimiento a 37 °C	V+	+	+	+	–	+	+
Crecimiento a 45 °C	–	–	–	–	–	–	–
Hidrólisis de esculina	+	V+	–	+	+	V–	V+
LAP	–	–	–	–	–	–	–
PIR	–	–	–	–	–	–	–
Producción de ácido a partir de:							
GLU	+	+	+	+	+	+	+
MAL	+	+	V–	+	+	+	+
SAC	+	+	V	V+	+	+	+
LAC	V	+	V	V	–	+	–
MNTL	+	V	–	V–	V	–	+
MAN	+	V	V	+	+	–	+
RAF	V+	V	V–	V+	–	V+	V–
TRE	+	+	V	+	+	V	+
RIB	V+	ND	V–	+	+	–	+
SAL	+	V	–	V	+	–	V–
ALM	–	–	–	+	–	–	–
MEL	+	V	V–	V+	–	V+	+
CEL	V+	V	–	V+	+	–	V
GAL	V+	V	+	V+	V–	+	+
ARAB	V+	–	–	V+	+	–	+
AMIG	V	V	–	V–	V+	–	–

+, reacción positiva; –, reacción negativa; V, reacción variable; V+, reacción variable, pero la mayoría de las cepas son positivas; V–, reacción variable, pero la mayoría de las cepas son negativas; ND, datos no disponibles; SBA, agar sangre de carnero; LAP, leucina aminopeptidasa; PIR, pirrolidonil arilamidasa; GLU, glucosa; MAL, maltosa; SAC, sacarosa; LAC, lactosa; MNTL, manitol; MAN, manosa; RAF, rafinosa; TRE, trehalosa; RIB, ribosa; SAL, salicina; ALM, almidón; MEL, melibiosa; CEL, celibiosa; GAL, galactosa; ARAB, arabinosa; AMIG, amigdalina.

TABLA 13-14 Características fenotípicas para la identificación de especies de *Pediococcus* y *Tetragenococcus* aisladas de muestras clínicas humanas

Característica	P. acidilactici	P. pentosaceus	T. halophilus
Crecimiento a 45 °C	+	V	–
Novobiocina	S	R	ND
Producción de ácido a partir de:			
GLU	+	+	+
MAL	–	+	+
ARAB	V	+	+
ALM	–	–	–
GLIC	–	–	+
MELZ	–	–	+
DEX	–	–	–
XIL	+	V	–

+, reacción positiva; –, reacción negativa; V, reacción variable; S, sensible; R, resistente; ND, datos no disponibles; GLU, glucosa; MAL, maltosa; ARAB, arabinosa; ALM, almidón; GLIC, glicerol; MELZ, melezitosa; DEX, dextrina; XIL, xilosa.

V. fluvialis produce ácido a partir de glucosa, maltosa, manitol, sorbitol, ribosa y trehalosa, pero no de arabinosa, inulina, melibiosa o rafinosa (tabla 13-16).[1012] Se han aislado cepas de *V. fluvialis* en cerdos, gatos y caballos; estas cepas fueron VP, fosfatasa alcalina y LAP positivas, y algunas fueron inmóviles.[839] Los miembros del género *Vagococcus* no se incluyen en las bases de datos de ninguno de los sistemas comerciales de identificación. *V. fluvialis* produce reacciones positivas con la prueba AccuProbe de *Enterococcus* (Gen-Probe, Inc.). Los aislamientos de *V. fluvialis* de muestras clínicas humanas son sensibles a ampicilina, cefotaxima, trimetoprima-sulfametoxazol y vancomicina, y son resistentes a clindamicina y ofloxacino.[1012] Dado que las otras especies de *Vagococcus* son aislamientos ambientales o animales, es poco probable su aislamiento de muestras clínicas.

Identificación de especies de Alloiococcus, Globicatella, Facklamia, Dolosigranulum, Ignavigranum y Dolosicoccus

Los microorganismos incluidos en el género *Alloiococcus* y los géneros *Globicatella*, *Facklamia*, *Dolosigranulum* e *Ignavigranum* son especies similares a *Gemella* que pueden crecer en NaCl al 6.5% (tabla 13-17). *A. otitidis*, el único miembro del género *Alloiococcus*, se aisló de muestras de timpanocentesis obtenidas del oído medio de niños con otitis media crónica, hemocultivos y esputo.[12,633] El microorganismo crece lentamente en medios de agar, las colonias sólo son visibles después de 2-3 días y no crece en caldo de tioglicolato. Los frotis teñidos con Gram de medios de agar muestran cocos dispuestos en pares, tétradas y a veces racimos. El crecimiento óptimo ocurre a 35-37 °C y no hay crecimiento a 10 ni a 45 °C. Las colonias aparecen de color hueso, puntiformes y no hemolíticas, aunque se puede observar α-hemólisis y una pigmentación ligeramente

amarilla después de varios días de incubación. Los aislamientos clínicos frescos de *A. otitidis* crecen en agar sangre, pero es posible que no en agar chocolate. El crecimiento exuberante en caldo que contiene Tween al 0.5% o lecitina al 0.07% indica que el microorganismo puede requerir lípidos para un crecimiento óptimo. A diferencia de los otros microorganismos considerados en este capítulo, *A. otitidis* es catalasa positivo; esta reacción puede ser muy débil o tardía. El microorganismo es aerobio más que facultativo y no produce ácido a partir de ningún hidrato de carbono. *A. otitidis* crece en agar bilis esculina, pero no hidroliza esculina y crece lentamente en caldo de NaCl al 6.5%. Se producen PIR, LAP y β-galactosidasa y algunos aislamientos hidrolizan hipurato. Bosley y cols.[104] realizaron estudios de sensibilidad a antibióticos en 19 cepas de *A. otitidis* y determinaron que todas eran resistentes a trimetoprima-sulfametoxazol, y 18 eran resistentes a eritromicina. La CIM de penicilina y ampicilina varió de sensible a tener una resistencia intermedia (penicilina, 0.06-0.12 µg/mL; ampicilina, 0.12-0.5 µg/mL), y se observó el mismo grado de resistencia relativa a ceftriaxona y cefixima. Ninguna de las cepas que examinaron produjo enzimas β-lactamasas.[104]

G. sanguinis se aisló de muestras humanas, como sangre, LCR y orina. En frotis teñidos con Gram de cultivos en caldo, estos microorganismos aparecen como cocos grampositivos en pares y cadenas cortas. Las colonias en SBA resultan similares a *Streptococcus* y son α-hemolíticas. Al igual que los enterococos, *G. sanguinis* es bilis esculina positivo, crece en NaCl al 6.5% y produce PIR; a diferencia de los enterococos y estreptococos, no se produce LAP. *G. sanguinis* crece a 45 °C, pero no a 10 °C.[922] Estas reacciones también diferencian a *G. sanguinis* de otros estreptococos viridans en que las últimas especies son PIR negativas y LAP positivas y no crecen en caldo de NaCl al 6.5%. Para estas determinaciones, se puede utilizar BactiCard Strep (Remel), que incluye las pruebas rápidas de PIR, LAP e hidrólisis de esculina en formato de tarjeta. A diferencia de los

TABLA 13-15 Características fenotípicas para la identificación de especies de *Gemella*

Característica	G. haemolysans	G. morbillorum	G. bergeri	G. asaccharolytica	G. sanguinis	G. palaticanis	G. cuniculi
Hábitat	Humanos	Humanos	Humanos	Humanos	Humanos	Perros	Conejos
Hemólisis, SBA	Ninguna, α	Ninguna, α	Ninguna, α	α	Ninguna, β	ND	ND
LAP	+	+	+	+	+	ND	ND
PIR	+	+	+	−	+	−	−
ESC	−	−	−	−	−	−	−
HIP	−	−	−	+	−	−	ND
ADH	−	−	−	+	−	−	−
URE	−	−	−	−	−	−	−
FAL	+	−	−	−	+	−	+
VP (acetoína)	−	−	−	−	V	−	−
Reducción de NO$_3$	−	−	ND	ND	−	ND	ND
Reducción de NO$_2$	+	−	ND	ND	ND	ND	ND
Producción de ácido a partir de:							
GLU	+	+	+	−	+	+	+
MAL	+	+	−/+^{d}	−	+	+	−
SAC	V	+	+	−	+	+	−
LAC	−	−	−	−	−	+	−
MNTL	−	V+	V	−	+	−	+
SORB	−	V+	−	−	+	−	+
TRE	−	−	−	−	−	+	−
Producción de:							
α-GAL	−	−	−	ND	−	ND	−
β-GAL	−	−	−	ND	−	ND	−
β-GLU	−	−	ND	ND	ND	ND	−
β-GUR	−	−	−	ND	−	ND	−
NAGA	ND	−	−	ND	−	ND	−

+, reacción positiva; −, reacción negativa; V, reacción variable; +^{d}, reacción positiva débil; −/+^{d}, reacción positiva negativa o débil; V+, reacción variable, pero la mayoría de las cepas son positivas; V−, reacción variable, pero la mayoría de las cepas son negativas; ND, datos no disponibles; SBA, agar sangre de carnero; LAP, leucina aminopeptidasa; PIR, pirrolidonil arilamidasa; HIP, hidrólisis de hipurato; ESC, hidrólisis de esculina; ADH, arginina dihidrolasa; URE, ureasa; FAL, fosfatasa alcalina; VP, Voges-Proskauer (acetoína); GLU, glucosa; MAL, maltosa; SAC, sacarosa; LAC, lactosa; MNTL, manitol; SORB, sorbitol; TRE, trehalosa; α-GAL, α-galactosidasa; β-GAL, β-galactosidasa; β-GLU, β-glucosidasa; β-GUR, β-glucuronidasa; NAGA, *N*-acetil-β-D-glucosaminidasa.

TABLA 13-16 Características fenotípicas para la identificación de especies de *Vagococcus*

Característica	V. fluvialis	V. salmoninarum	V. lutre	V. fessus
Distribución celular	Células individuales, pares, cadenas cortas	Células individuales, pares, cadenas cortas	Células individuales, pares, cadenas cortas	Células individuales, pares, cadenas cortas
Hemólisis, SBA	α, γ	α, γ	ND	α
Motilidad	+	−	+	
LAP	+	ND	ND	+
PIR	+	ND	ND	ND
ESC	+	+	+	ND
Crecimiento en NaCl al 6.5%	+	+	ND	ND
ADH	V	−	−	−
H₂S en KIA	−	+	ND	ND
VP (acetoína)	V	−	−	−
Producción de:				
α-GAL	−	ND	+	−
β-GAL	V	ND	V	V
β-GUR	−	ND	−	−
Producción de ácido a partir de:				
GLU	+	+	+	+
MAL	+	+	+	−
SAC	V	+	+	−
LAC	−	−	−	−
MNTL	+	−	−	−
SORB	+	−	+	−
RIB	+	+	+	−
TRE	+	+	+	−
Hábitat	Agua, muestras clínicas humanas	Salmónidos	Nutrias	Focas, marsopas comunes

+, reacción positiva; −, reacción negativa; V, reacción variable; ND, datos no disponibles; SBA, agar sangre de carnero; LAP, leucina aminopeptidasa; PIR, pirrolidonil arilamidasa; ESC, hidrólisis de esculina; ADH, arginina dihidrolasa; KIA, agar hierro de Kligler; VP, Voges-Proskauer (acetoína); α-GAL, α-galactosidasa; β-GAL, β-galactosidasa; β-GUR, β-glucuronidasa; GLU, glucosa; MAL, maltosa; SAC, sacarosa; LAC, lactosa; MNTL, manitol; SORB, sorbitol; RIB, ribosa; TRE, trehalosa.

aerococos, *G. sanguinis* produce cadenas distintivas en medios de caldo en lugar de tétradas. Se debe determinar esta característica de crecimiento para diferenciar a *G. sanguinis* de *A. viridans* que, como *G. sanguinis*, es LAP negativa, y PIR e hidrólisis de hipurato positiva. *G. sanguinis* produce ácido a partir de varios hidratos de carbono, como glucosa, maltosa, sacarosa, lactosa, manitol, rafinosa y trehalosa; la producción de ácido a partir de arabinosa, ribosa y sorbitol es variable (tabla 13-17). *G. sanguinis* se encuentra en la base de datos del kit BBL Crystal Gram-Positive ID®, pero no en la de API Rapid Strep®, RapID STR® o los sistemas de identificación ID32.[922] Utilizando los valores críticos de NCCLS para especies de *Streptococcus*, además de *S. pneumoniae*, Shewmaker y cols.[922] determinaron la sensibilidad a antibióticos de 28 cepas de *G. sanguinis* y encontraron que todas eran sensibles a amoxicilina y vancomicina y algunas tenían una

CIM de penicilina clasificada en el intervalo intermedio. Se observó una sensibilidad variable a otros antibióticos, como cefotaxima (52%), cefuroxima (26%), meropenem (63%), eritromicina (52%), trimetoprima-sulfametoxazol (48%), clindamicina (70%) y tetraciclina (48%). El patógeno bovino/ovino *G. sulfidifaciens* puede diferenciarse fácilmente de *G. sanguinis*.[1075] *G. sulfidifaciens* produce H₂S y β-glucuronidasa, mientras que *G. sanguinis* no. *G. sanguinis* también produce β-galactosidasa, fermenta manitol e hidroliza hipurato; *g. sulfidifaciens* produce resultados negativos con estas pruebas.

Los miembros del género *Facklamia* son cocos grampositivos catalasa negativos relacionados con las especies de *Globicatella*, pero diferentes a nivel filogénico. Las especies aisladas de muestras clínicas humanas son *F. hominis*, *F. sourekii* y *F. ignava*. *F. languida*. *F. miroungae* y *F. tabacinalis* se aislaron de elefantes

TABLA 13-17 Características fenotípicas para la identificación de especies de *Globicatella, Alloiococcus, Facklamia, Ignavigranum, Dolosigranulum* y *Dolosicoccus*

Característica	G. sanguinis	G. sulfidifaciens	A. otitidis	F. hominis	F. ignava	F. sourekii	F. languida	F. tabacinalis	F. mirounge	I. ruoffiae	D. pigrum	D. paucivorans
Distribución celular	Pares, cadenas cortas	Células individuales, pares, cadenas cortas	Pares, tétradas y racimos	Pares y racimos	Células individuales, pares, cadenas cortas	Células individuales, pares, cadenas cortas	Células individuales, pares, cadenas cortas	Células individuales, pares, cadenas cortas	Pares, cadenas cortas	Células individuales, pares, racimos	Pares, tétradas y racimos	Células individuales, pares, cadenas cortas
Hemólisis, SBA	α	α	γ	α^{d}	γ	α	γ	α	α	γ	α	α
Catalasa	−	−	+	−	−	−	−	−	−	−	−	−
LAP	−	V	+	+	+	+	+	+	+	+	+	−
PIR	V+	−	+	V+	+	+	+	+	+	+	+	+
ESC	+	ND	−	−	−	−	−	−	−	−	+	−
Crecimiento en NaCl al 6.5%	+	+	+	+	+	+	+	+	+	+	+	−
ADH	−	−	−	+	−	−	−	+	+	+	−	−
URE	−	−	V	V	−	−	−	+	+	+	−	−
VP (acetoína)	−	−	ND	−	−	−	−	−	−	−	−	−
HIP	+	−	V	+	+	+	+	−	−	−	−	−
FAL	−	−	ND	−	−	V	−	−	V	−	−	−
Producción de:												
α-GAL	ND	+	−	V+	−	−	−	+	+	−	−	−
β-GAL	+	−	+	+	−	−	−	−	−	−	V	−
Producción de ácido a partir de:												
GLU	+	+	−	−	+^{d}	+	+	+	+	+^{d}	+	+
MAL	+	+	−	−	−	+	−	−	+	+	+	+^{d}
SAC	+	+	−	−	−	+	−	+	+	V	−	+
LAC	V+	−	−	−	−	−	−	−	−	−	−	+^{d}
MNTL	+	−	−	−	−	+	−	−	−	V	V	+^{d}
SORB	V+	−	−	−	−	+	−	V−	−	−	−	−
RAF	+	+	−	−	−	−	−	−	−	−	−	+
RIB	V+	−	−	−	−	−	−	−	−	−	ND	+
TRE	+	+	−	−	−	+	+	+	+	+	ND	−
GLUG	+	+	−	−	−	−	−	−	−	−	ND	−

+, reacción positiva; −, reacción negativa; V, reacción variable; V+, reacción variable, pero la mayoría de las cepas son positivas; V−, reacción variable, pero la mayoría de las cepas son negativas; +^{d}, reacción positiva débil; ND, datos no disponibles; SBA, agar sangre de carnero; LAP, leucina aminopeptidasa; PIR, pirrolidonil arilamidasa; ESC, hidrólisis de esculina; ADH, arginina dihidrolasa; URE, ureasa; VP, Voges-Proskauer (acetoína); HIP, hidrólisis de hipurato; FAL, fosfatasa alcalina; α-GAL, α-galactosidasa; β-GAL, β-galactosidasa; GLU, glucosa; MAL, maltosa; SAC, sacarosa; LAC, lactosa; MNTL, manitol; SORB, sorbitol; RAF, rafinosa; RIB, ribosa; TRE, trehalosa; GLUG, glucógeno.

marinos y tabaco en polvo, respectivamente. En los frotis de caldo de tioglicolato teñidos con Gram, las especies de *Facklamia* aparecen como cocos grampositivos dispuestos en racimos, excepto *F. languida*, que suele formar pares y cadenas cortas. En SBA, las colonias suelen ser α-hemolíticas y similares a estreptococos viridans. Las especies de *Facklamia* no crecen en medios de bilis esculina, pero sí en NaCl al 6.5%. Las especies de *Facklamia* no crecen a 10 ni a 45 °C y son LAP y PIR positivas (tabla 13-17).

El género *Ignavigranum*, con su única especie, *I. ruoffiae*, se describió por primera vez en 1999. Esta especie crece principalmente como cadenas en caldo de tioglicolato y está directamente relacionada desde el punto de vista filogénico tanto con *F. hominis* como con *G. sanguinis*. *I. ruoffiae* es PIR y LAP positiva, crece en caldo de NaCl al 6.5% y no hidroliza esculina. Algunas cepas son argina dihidrolasa positivas. Aunque la mayoría de las cepas de *F. hominis* también son arginina dihidrolasa positivas, esta especie es positiva para hidrólisis de hipurato, mientras que *I. ruoffiae* es hipurato negativa (tabla 13-17). Un rasgo característico de *I. ruoffiae* es el olor a "chucrut" producido por el microorganismo cuando crece en SBA.

El género *Dolosigranulum* contiene una única especie, *D. pigrum*. En SBA, este microorganismo crece como pequeñas colonias α-hemolíticas blancas grisáceas. En las tinciones de Gram de caldo (tioglicolato y, en un informe de un caso, medio para hemocultivo Organon-Teknika BacT/Alert FAN®), este microorganismo aparece en pares, tétradas similares a *Gemella* y racimos. Al igual que las especies de *Facklamia, D. pigrum* es PIR y LAP positiva y crece en sal al 6.5%. Este microorganismo es positivo para hidrólisis de esculina, pero esta reacción puede tardar varios días. No se observa crecimiento a 10 ni a 45 °C o en agar BE (tabla 13-17).

El género *Dolosicoccus*, con su único miembro, *D. paucivorans*, es un grupo nuevo que se basa en dos cepas aisladas de hemocultivos humanos.[228] Este microorganismo es distinto a los géneros *Facklamia* y *Globicatella*, pero está relacionado a nivel filogénico. Tal como el microorganismo antes descrito, *D. paucivorans* es PIR positivo, pero al contrario de estos otros, es LAP negativo, no crece en caldo de NaCl al 6.5% y aparece en los frotis de caldo teñidos de Gram como células individuales, pares y cadenas cortas. Al igual que *D. pigrum, D. paucivorans* no crece en medio BE ni tampoco a 10 ni a 45 °C (tabla 13-17).

Identificación de especies de Lactococcus

Debido a la semejanza superficial con enterococos o estreptococos viridans, estos microorganismos se identificaron erróneamente como estreptococos o enterococos atípicos en el laboratorio clínico. Los lactococos muestran muchas de las características de los estreptococos y enterococos; muchas cepas son positivas para PIR, LAP, bilis esculina y reacciones de NaCl al 6.5%, y pueden crecer a 10 °C. Los lactococos, a diferencia de los enterococos, no crecen a 45 °C. Un "aviso" sobre la posibilidad de que una cepa sea una especie de *Lactococcus* es la generación de una lista de características que no corresponden ni a los estreptococos ni a los enterococos.[319] La mayoría de las cepas clínicas de lactococos enviadas a los CDC han sido *L. lactis* subespecie *lactis*, *L. lactis* subespecie *cremoris*, o *L. garvieae*. Estas tres especies pueden diferenciarse de las especies frecuentes de *Enterococcus* en que ambas producen ácido a partir de manitol, pero no a partir de rafinosa, sorbitol o arabinosa. *L. garvieae, L. actis*

subespecie *cremoris*, y *L. lactis* subespecie *lactis* se incluyen en la base de datos de los sistemas de identificación ID32 Strep, (tabla 13-18), API Rapid Strep y BBL Crystal, respectivamente (*véase* la sección siguiente). También se publicaron métodos de PCR específicos de un género para separar enterococos y lactococos.[265] En la mayoría de los informes, se utilizaron ambos métodos fenotípicos y la secuenciación de ARNr 16S o el gen *sodA* para identificar especies.[43,169,340] Las pruebas fenotípicas para la diferenciación de enterococos, lactococos y microorganismos similares se indican en la tabla 13-19.

Sistemas comerciales de identificación de estreptococos, enterococos y bacterias "similares a *Streptococcus*"

Los sistemas comerciales que incorporan pruebas fisiológicas y enzimáticas para la identificación de estreptococos han sido de gran ayuda para determinar la presencia de estreptococos viridans, enterococos y estreptococos del grupo D. Se utiliza la prueba bioquímica incluida en los sistemas para generar un número biotipo de microorganismo que corresponde a la identidad del microorganismo. Aunque estos sistemas incluyen los estreptococos β-hemolíticos en sus bases de datos, es mejor manejar estos microorganismos utilizando otros métodos, como las pruebas presuntivas ya descritas o los kits rápidos de agrupación de estreptococos. Sin embargo, también hay que tener precaución con los sistemas de identificación comerciales. Por ejemplo, API Rapid Strep identifica erróneamente los microorganismos *Leuconostoc* como especies de estreptococos viridans, de modo que se debe considerar la resistencia a vancomicina y otros resultados de pruebas preliminares junto con las reacciones bioquímicas que se observan en la tira. Los sistemas comerciales para la identificación de estreptococos incluyen los siguientes.

Vitek 2

El sistema automático de prueba de identificación/sensibilidad Vitex 2 (BioMérieux) utiliza una tarjeta de identificación grampositiva que contiene sustratos colorimétricos para la identificación de microorganismos. La tarjeta GP contiene 64 pocillos con 43 pruebas bioquímicas y la base de datos incluye los miembros de *Streptococcaceae* (estreptococos y enterococos) y *Micrococcaceae* (estafilococos y micrococos). La tarjeta se coloca en un casete del instrumento Vitek 2 y se inocula con un método de liberación al vacío, se sella automáticamente y se incuba en línea a 35.5 °C. Los pocillos de la tarjeta se someten a una exploración colorimétrica cada 15 min para un período de incubación total de 8 h, aunque algunos aislamientos proporcionan datos suficientes para la identificación después de 180 min de incubación. Los algoritmos dentro de la máquina analizan los biopatrones de pruebas interpretables y no interpretadas y verifican si se acumularon datos suficientes para obtener una identificación adecuada. Ligozzi y cols.[643] determinaron que Vitek 2 identificó el 96.5% de 29 *S. agalactiae*, el 96.9% de 66 *S. pneumoniae* y el 83.1% de enterococos (*E. faecalis, E. faecium, E. durans* y *E. gallinarum*). En una evaluación del 2005, la tarjeta de identificación GP identificó el 92% de 153 especies estreptocócicas (que incluyen los

TABLA 13-18 Características fenotípicas para la identificación de especies de *Lactococcus*

Característica	*L. lactis* subsp. *lactis*	*L. lactis* subsp. *cremoris*	*L. lactis* subsp. *hordniae*	*L. garveiae*	*L. plantarum*	*L. raffinolactis*	*L. xyloses*
PIR	V	–	–	+	–	–	–
HIP	–	+	–	–	–	–	–
ADH	+	–	+	+	–	–	+
Producción de ácido a partir de:							
GLU	+	+	+	+	+	+	+
MAL	+	–	–	+	+	+	+
SAC	+	–	+	V	+	–	+
LAC	+	+	–	V	–	+	–
MNTL	+	–	–	+	+	V	+
SORB	–	–	–	–	+	–	–
RAF	–	–	–	–	–	+	–
TRE	+	–	+	+	+	–	+

+, reacción positiva; –, reacción negativa; V, reacción variable; PIR, pirrolidonil arilamidasa; HIP, hidrólisis de hipurato; ADH, arginina dihidrolasa; GLU, glucosa; MAL, maltosa; SAC, sacarosa; LAC, lactosa; MNTL, manitol; SORB, sorbitol; RAF, rafinosa; TRE, trehalosa.

TABLA 13-19 Diferenciación de lactococos, enterococos y microorganismos similares

Característica	Especies de *Lactococcus*			Especies de *Enterococcus*		*Vagococcus*	*Globicatella*	*Leuconostoc*
	L. garvieae	*L. lactis* subsp. *lactis*	*L. lactis* subsp. *cremoris*	*E. faecalis*	*E. faecium*			
Agar BE	+	+	+	+	+	+	V	V
PIR	+	V	−	+	+	+	+	−
LAP	+	+	+	+	+	+	−	−
Crecimiento a 10 °C	+	+	+	+	+	+	V	V
Crecimiento a 45 °C	V	V	V	+	+	−	V	V
Motilidad	−	−	−	−	−	+	−	−
Producción de ácido a partir de:								
MNTL	+	+	−	+	+	+	+	V
SORB	−	−	−	+	V	+	V	V
ARAB	−	−	−	−	+	−	V	V
Vancomicina	S	S	S	Habitualmente S	Habitualmente S	S	S	R

+, reacción positiva; −, reacción negativa; V, reacción variable; S, sensible; R, resistente; agar BE, agar bilis esculina; PIR, pirrolidonil arilamidasa; LAP, leucina aminopeptidasa; MNTL, manitol; SORB, sorbitol; ARAB, arabinosa.

38 aislamientos de *S. pyogenes* y 39 de *S. pneumoniae*) y el 97% de 64 especies de *Enterococcus*. Los 13 aislamientos del grupo de estreptococos viridans se identificaron correctamente. Las identificaciones se obtuvieron a las 7 h de incubación en más del 90% de las cepas evaluadas.[363] En otra evaluación de Wallet y cols., la tarjeta colorimétrica GP identificó correctamente el 84.8% de 132 aislamientos de estreptococos y enterococos. Este último estudio incluyó varias cepas de estreptococos y enterococos del grupo viridans y aislamientos "similares a *Streptococcus*" (p. ej., especies de *Gemella*, *Helcococcus* y *Pediococcus*).[1104] Un estudio del sistema Vitek 2 de Abele-Horne y cols.[7] notificó que se identificó correctamente el 94.2% de 121 especies de *Enterococcus*. En comparación con la identificación de enterococos con los instrumentos MALDI-TOF MS de Bruker y bioMérieux, la tarjeta GP Vitek 2 identificó 131 de 132 enterococos, que incluyen 31 de 32 *E. faecalis*, 63 *E. faecium*, 16 *E. casseliflavus* y 21 *E. gallinarum*.[328] Haanpera y cols.[411] identificaron un grupo de estreptococos α-hemolíticos (102 aislamientos de hemocultivos, 39 aislamientos de cultivos bucofaríngeos y 17 aislamientos invasores de *S. pneumoniae*) con métodos genotípicos y Vitek 2 y determinaron que el 75% de los aislamientos se asignaron a las mismas especies estreptocócicas con ambos métodos; el 46% logró resultados coherentes a nivel de especie. Diez cepas permanecieron sin identificar con Vitek 2 y cuatro aislamientos no pudieron asignarse a ningún grupo estreptocócico.[411] En comparación con los métodos de identificación genotípicos y moleculares, el sistema Vitek 2 no puede identificar correctamente algunos estreptococos viridans. Entre 251 estreptococos viridans aislados de hemocultivos, 220 (87.6%) se asignaron al mismo grupo de especies con dos métodos, y sólo 67 de las 150 cepas del grupo Mitis derivaron en la misma identificación de especies con ambos métodos. Ambos métodos identificaron correctamente 15 cocos piógenos y 54 cepas de *E. faecalis*.[5] Teles y cols.[1014] determinaron que el sistema Vitek 2 sólo identificó el 55% de 42 aislamientos de estreptococos viridans en comparación con métodos de identificación genotípicos (secuenciación del gen *sodA*, polimorfismo de longitud de fragmentos de restricción de los genes de ARNr 16S y análisis de secuencia multilocus de siete genes constitutivos). Un estudio de Mittman y cols.[719] con 311 aislamientos de *S. neumoniae* determinó que los sistemas Vitek 2 y Phoenix (*véase* la siguiente subsección) fueron comparables en la capacidad para identificar *S. pneumoniae* y fueron los preferidos para pruebas fenotípicas de rutina en cuanto a exactitud y ahorro de tiempo. Un metaanálisis de estudios acerca de Vitek 2 determinó que la tasa general de identificaciones correctas del instrumento fue del 96.1% para estreptococos y del 99.70% para enterococos.[177]

Phoenix (Becton-Dickinson Diagnostic Systems, Sparks, MD)

El BD Phoenix es un sistema de identificación automático y de prueba de sensibilidad que utiliza un panel ID llamado *PMIC/ID-13* para la identificación de cocos grampositivos.[325] El panel contiene 45 pocillos con 20 sustratos enzimáticos, 16 pruebas de utilización de hidratos de carbono y 7 fuentes de asimilación de carbono, y sensibilidad a colistina y polimixina B. Se prepara una solución estandarizada del aislamiento bacteriano en caldo y se vierte en el panel a los 30 min de haberse preparado. Luego, el panel se carga en el instrumento donde se incuba y se lee mediante la óptica del instrumento. El tiempo de identificación es

de 3-4 h. En un estudio de 179 aislamientos enterocócicos y 15 estreptocócicos, el sistema Phoenix identificó el 98.9% de enterococos y el 100% de los 15 estreptococos. Con respecto a los cocos piógenos, Kanemitsu y cols.[534] determinaron que este sistema identificó correctamente el 85.9% de 92 cepas de *S. pneumoniae*, el 95.8% de 24 de *S. pyogenes* y el 90% de 10 de *S. agalactiae*. Una segunda evaluación de BD Phoenix también realizada en Japón indicó resultados similares a los de Kanemitsu y cols. en especies piógenas, pero determinó que el sistema sólo identificó el 58% de 12 microorganismos del grupo *S. mitis* y el 82% de 22 aislamientos del grupo *S. anginosus*.[457] Brigante y cols.[119] compararon las identificaciones obtenidas con un kit de identificación manual (API Strep) y la secuenciación de ARNr 16S y tres genes constitutivos con éstos obtenidos con el sistema Phoenix, el cual identificó correctamente el 93.8% de 129 estreptococos, el 90% de 70 enterococos, el 100% de 45 *S. pneumoniae* y 49 de 50 estreptococos β-hemolíticos. En el caso de los estreptococos viridans, Phoenix identificó el 83.9%, con una identificación exacta de los grupos *S. sanguinis* y *S. anginosus*, e identificaciones menos exactas de aislamientos del grupo *S. mitis*. Carroll y cols.[140] determinaron que Phoenix identificó el 100% de 90 especies de *Enterococcus*, como *E. faecalis*, *E. faecium*, *E. casseliflavus*, *E. gallinarum* y *E. raffinosus*. El metanálisis de estos sistemas automáticos informó que la exactitud general del sistema Phoenix para la identificación de estreptococos y enterococos fue del 96.70 y 98.27%, respectivamente.[177]

API Rapid Strep. Este sistema con formato en tira (BioMérieux) consta de 20 pruebas, que incluyen pruebas fisiológicas, pruebas de sustratos de enzimas cromógenas y pruebas de utilización de hidratos de carbono. Lo único diferente de este sistema es que la tira se puede leer dos veces. Si no se obtiene una identificación después de 4 h de incubación utilizando los sustratos fisiológicos y cromógenos, la tira puede volverse a incubar y leerse después de la incubación durante toda la noche para incluir la producción de ácido a partir de 10 hidratos de carbono. La base de datos incluye estreptococos β-hemolíticos agrupables, estreptococos viridans, cepas de *S. gallolyticus*, especies de *Enterococcus* (*E. faecalis*, *E. faecium*, *E. gallinarum*, *E. avium* y *E. durans*), estreptococos viridans, lactococos, aerococos, especies de *Gemella* y *L. monocytogenes* (lám. 13-3F y 13-3G). La identificación de las cepas que se han caracterizado completamente mediante pruebas bioquímicas convencionales y análisis genéticos (p. ej., relación de ADN y secuenciación de ARNr 16S) indica que el sistema API Rapid Strep es reproducible y complementa los estudios genéticos actuales. Las reacciones fenotípicas de muchos microorganismos que se muestran en las tablas de este capítulo reflejan los estudios recientes durante los cuales se realizaron análisis genéticos y se describieron nuevas especies junto con la caracterización de API Rapid Strep. En una evaluación del 2011 de ID32 Strep en comparación con los métodos Vitek 2 y genotípicos, ID32 identificó el 79% de 23 cepas clínicas y 19 cepas tipo de estreptococos viridans sin necesidad de otras pruebas.[1014] En un estudio del 2013 de 27 aislamientos del grupo *S. anginosus*, API Rapid Strep identificó correctamente sólo el 40.7%.[174] Un estudio del 2012 que comparó API 20 Strep con métodos genotípicos y MALDI-TOF MS determinó que el sistema manual sólo identificó el 60.5% de los aislamientos de estreptococos viridans.[658] Los porcentajes de identificaciones correctas variaron de sólo el 36.5% para el grupo Anginosus al 75% para los grupos Salivarium y Bovis de estreptococos. Davies y cols.[261] compararon el sistema API 20 Strep con Bruker MS y determinaron que sólo el 26% de los aislamientos de 49 estreptococos viridans se identificaron correctamente a nivel de especie con API 20 Strep. En la actualidad, la base de datos de este sistema no se encuentra actualizada ni se ha ampliado para incluir especies más nuevas de estreptococos y enterococos.

Rapid ID 32 Strep. Este sistema (BioMérieux, La Balme-les-Grottes, Francia) es un sistema de identificación en formato de tira de 32 pruebas para estreptococos y bacterias similares. Su base de datos es extensa e incluye estreptococos agrupables, varias especies de *Enterococcus* y estreptococos viridans (que incluyen las especies recién descritas, como estreptococos bucales del "grupo Mutans", *S. oralis*, *S. gordonii* y *S. vestibularis*). Se prepara una suspensión del microorganismo en agua estéril hasta una turbidez equivalente a 4, según el patrón de McFarland, y se colocan 55 µL de la suspensión en cada una de las 32 cúpulas. La tira se incuba a 35-37 °C durante 4 h y se lee manualmente utilizando un libro de códigos o con el lector automático (ATB 1520 Reader® conectado a un sistema informático ATB 1545, BioMérieux). En una evaluación del sistema Rapid ID 32 Strep con 433 cepas pertenecientes a los géneros *Streptococcus*, *Enterococcus*, *Lactococcus*, *Aerococcus*, *Gemella*, *Leuconostoc*, *Erysipelothrix*, *Gardnerella* y *Listeria*, el 95.3% de las cepas se identificaron correctamente.[358] Se necesitaron pruebas adicionales para la identificación del 25.1% de las cepas. No se identificaron 16 cepas (3.7%) y sólo 4 (1%) se identificaron mal. Otra evaluación de Kikuchi y cols.[555] indicó que el sistema ID32 Strep identificó el 87% de 156 cepas de estreptococos viridans y que la mayoría de las identificaciones incorrectas correspondieron a cepas de *S. oralis*, *S. mitis* y *S. gordonii*. Chang y Lo determinaron que Rapid ID 32 Strep identificó el 77.8% de 27 aislamientos pertenecientes al grupo Anginosus, por lo cual superó a los sistemas API Strep y la tarjeta GP Vitek 2.[173] El sistema Rapid ID 32 Strep no incluye varios géneros de bacterias similares a *Streptococcus* en su base de datos y produce correctamente "identificaciones inaceptables" una vez evaluadas las cepas pertenecientes a estas especies.[591]

Sistema de identificación para grampositivos BBL Crystal. El sistema de identificación para grampositivos Crystal contiene 29 sustratos bioquímicos y enzimáticos secos más un control negativo para fluorescencia. El inóculo se prepara suspendiendo colonias de la cepa pura en el líquido proporcionado con el equipo hasta una turbidez equivalente a 0.5 según el patrón de McFarland. Después, la suspensión se vierte en un área específica de la base del panel, el cual se manipula hasta distribuir el inóculo. Luego, se golpea en la base la tapa del panel, que contiene los sustratos de prueba para que se hidraten con el inóculo. Después de la incubación, se leen las pruebas para detectar fluorescencia o cambios en los colores de los indicadores de pH utilizando un visor especial del panel. El patrón resultante de las 29 reacciones se convierte en un número de perfil de 10 dígitos que se correlaciona con una identificación incluida en el libro de códigos electrónicos Crystal. El panel puede interpretarse utilizando una base de datos de 4 h o de 18-24 h de incubación. En una evaluación de este sistema de 1998, el sistema Crystal identificó todas las cepas de estreptococos β-hemolíticos agrupables y *S. pneumoniae*, pero sólo 25 de 37 cepas de estreptococos viridans a nivel de especie. El sistema identificó correctamente los 23 aislamientos de *E. faecalis*, los 2 de *E. avium* y los 14 de *E. faecium*.[1100] Hudson y cols.[480] probaron el sistema con cepas veterinarias de enterococos definidas por genotipo y determinaron que las pruebas repetidas de las mismas cepas derivaban en números de perfil distintos, algunos de los cuales dieron como

resultado identificaciones diferentes. De hecho, 19 de las 50 cepas evaluadas fueron identificadas en diferentes momentos como *E. faecalis* y *E. faecium*. Este sistema no puede identificar, o identifica mal, aislamientos pertenecientes a los géneros de bacterias "similares a *Streptococcus*".[591]

RapID STR El sistema RapID STR (Remel Laboratories) utiliza una cubeta pequeña que contiene 10 pocillos, cuatro de los cuales son bifuncionales, lo que deriva en un total de 14 pruebas bioquímicas (utilizadas junto con la reacción hemolítica del aislamiento). Las pruebas incluyen determinaciones fisiológicas (arginina dihidrolasa e hidrólisis de esculina), pruebas de utilización de hidratos de carbono e hidrólisis de sustratos de enzimas cromógenas. El sistema se inocula con una suspensión del microorganismo (patrón de turbidez de McFarland de 1) preparada en un líquido adquirido con el kit y las pruebas se leen después de una incubación de 4 h a 35 °C en una incubadora sin CO_2. La base de datos de este sistema incluye los estreptococos β-hemolíticos de los grupos A, B y C/G, estreptococos del grupo D, el grupo Anginosus, especies de *Enterococcus* (*E. faecalis*, *E. faecium*, *E. avium*, *E. cassiliflavus/mundtii*, *E. durans/hirae*, *E. gallinarum*, *E. raffinosus* y *E. malodoratus*), especies de estreptococos viridans (*S. mitis*, *S. mutans*, *S. salivarius/vestibularis*, *S. sanguinis/gordonii*), *S. pneumoniae*, especies de *Aerococcus*, *Gemella morbillorum*, *Leuconostoc*, *Lactococcus* (grupo *L. lactis* y *L. mesenteroides*) y *Pediococcus* (*P. acidilactici* y *P. pentosaceus*). Los estreptococos viridans, enterococos y bacterias similares a *Streptococcus* descritos más recientemente no se incluyen en la base de datos. En un estudio de Shewmaker y cols.[922] sobre la caracterización fenotípica de 28 cepas de *G. sanguinis*, RapID STR identificó erróneamente siete cepas como *S. mutans* (cinco cepas), *E. casseliflavus* (una cepa) o *E. malodoratus* (una cepa), mientras que las cepas restantes dieron perfiles inadecuados de identificación. Otra evaluación determinó que este sistema fue incapaz de identificar aislamientos pertenecientes a los géneros de bacterias "similares a *Streptococcus*" (especies de *D. pigrum*, *I. ruoffia* y *Facklamia*), lo cual indica la necesidad de revisión y actualización de la base de datos.[591]

Panel combinado de valor crítico para grampositivos de Microscan. Este sistema de 18 h proporciona resultados simultáneos de identificación y sensibilidad a antibióticos en un formato de microvaloración. Tritz y cols.[1044] evaluaron la capacidad de este sistema para identificar enterococos y determinaron que tanto *E. faecalis* como *E. faecium* se identificaron de manera confiable, pero las especies de enterococos menos frecuentes se identificaron mal.

Espectrometría de masas de tiempo de vuelo por desorción/ionización láser asistida por matriz. Se evaluó la espectrofotometría de masas MALDI-TOF en varios estudios para la identificación de estreptococos, enterococos y bacterias similares a *Streptococcus*. El instrumento Bruker Biotyper MS identificó correctamente 61 de 65 aislamientos de *S. pyogenes* al compararse con métodos fenotípicos (API 20 Strep).[1106] En un estudio de 76 aislamientos de estreptococos y 50 de enterococos del laboratorio de microbiología habitual, MALDI-TOF identificó correctamente el 88 y 79% de los aislamientos.[69] Un estudio del 2012 comparó las identificaciones obtenidas con el biotipificador MALDI (Bruker Daltronics, Bruker Daltronics GmbH, Bremen, Alemania), el sistema BD Phoenix y el API 20 Strep para 56 aislamientos de estreptococos α-hemolíticos.[261] Con un análisis de secuencia de genes de ARNr 16S como patrón de referencia, MALDI-TOF, BD Phoenix y API 20 Strep identificaron el 46, 35 y 26% de los aislamientos, respectivamente. Fang y cols.,[328] en Suecia, compararon las identificaciones obtenidas con Bruker y Vitek MS, Vitek 2 y PCR múltiple y determinaron que se identificó correctamente el 100% de 132 enterocococos con instrumentos de espectrometría de masas, mientras que 121 de los 132 se identificaron correctamente a nivel de especies con Vitek 2. Se estudió la capacidad de MALDI-TOF para diferenciar *S. pneumoniae* de estreptococos no neumocócicos.[1116] Los primeros estudios de *S. pneumoniae* y otros estreptococos del grupo *S. mitis* (*S. mitis, S. oralis* y *S. pseudopneumoniae*) indicaron que la discriminación de estas especies fue difícil por el alto grado de similitudes en los espectros generados con MALDI-TOF. El análisis de picos menores con espectrometría de masas utilizando el instrumento Bruker MS y definiendo estos picos en la base de datos espectral derivó en una sensibilidad y especificidad discriminatorias de estas especies de casi un 100%.[491] Un estudio realizado en España comparó las identificaciones de MALDI-TOF con aquellas obtenidas con API 20 Strep para 124 aislamientos de estreptococos α-hemolíticos obtenidos de hemocultivos.[658] Mediante una secuenciación del gen *sodA* como método de referencia, API 20 Strep y MALDI-TOF identificaron correctamente a nivel de especie el 60.5 y 73.4% de los aislamientos, respectivamente. Los tiempos de respuesta de las identificaciones obtenidas con la secuenciación de *sodA*, API 20S y MALDI-TOF fueron de 12-24 h, 24-48 h y 15 min, respectivamente. En un gran estudio realizado en Francia, el instrumento Vitek MS MALDI-TOF se evaluó para la identificación de 334 aislamientos de *S. pneumoniae*, otras 166 cepas del grupo *S. mitis*, 184 estreptococos diferentes al grupo *S. mitis* y otras 19 bacterias α-hemolíticas y no hemolíticas similares a *Streptococcus*.[299] Los métodos de identificación de referencia consisten en sensibilidad a optoquina, solubilidad en bilis, serotipificación y el kit Rapid ID32 Strep. Los resultados discordantes se resolvieron con métodos genotípicos (secuenciación de ARNr 16S y del gen *recA*). El sistema Vitek MS identificó el 99.1% de los neumococos; sólo tres de los aislamientos insolubles en bilis se identificaron erróneamente como *S. mitis/oralis*. De los aislamientos no neumocócicos, el 90.8% se identificó correctamente a nivel de especie o subespecie. Curiosamente, el sistema Vitek identificó tres aislamientos de *S. pseudopneumoniae*. Un estudio colaborativo multicéntrico realizado en los Estados Unidos comparó la Vitek MS con identificaciones a base de secuencias de ácido nucleico para 1 146 aislamientos que representaban 13 géneros y 42 especies de cocos aerobios y facultativos grampositivos, que incluyeron 134 enterocococos y 218 estreptococos.[880] Vitek MS identificó el 97% de los aislamientos de enterocococos y el 82% de los estreptococos a nivel de especie. Entre los estreptococos, el 2 y el 5% de los 218 aislamientos se identificaron mal o no se identificaron con Vitek MS, respectivamente. En un estudio, sólo el 51% de 47 aislamientos de *S. dysgalactiae* se identificó correctamente a nivel de especie. En otros estudios se observó la limitación de una identificación correcta de *S. dysgalactiae*.[908]

REFERENCIAS

1. Abadia-Patino L, Christiansen K, Bell J, et al. VanE-type vancomycin-resistant *Enterococcus faecalis* clinical isolates from Australia. Antimicrob Agents Chemother 2004;48:4882–4885.

2. Abbott Y, Acke E, Khan S, et al. Zoonotic transmission of *Streptococcus equi* subsp. *zooepidemicus* from a dog to a handler. J Med Microbiol 2010;59:120–123.

3. Abdulamir AS, Hafidh RR, Bakar FA. The association of *Streptococcus bovins/gallolyticus* with colorectal tumors: the nature of the underlying mechanisms of its etiological role. J Exp Clin Cancer Res 2011;30:11.

4. Abdul-Redha R, Balslew U, Christensen JJ, et al. *Globicatella sanguinis* bacteremia identified by partial 16S rRNA gene sequencing. Scand J Infect Dis 2007;39:745–748.

5. Abdul-Redha RJ, Kemp M, Bangsborg JM, et al. Infective endocarditis: identification of catalase-negative, Gram-positive cocci from blood cultures by partial 16S rRNA analysis and by Vitek 2 examination. Open Microbiol J 2010;4:116–122.

6. Abdul-Redha RJ, Prag J, Soksen UW, et al. *Granulicatella elegans* bacteremia in patients with abdominal infections. Scand J Infect Dis 2007;39:830–833.

7. Abele-Horn M, Hommers L, Trabold R, et al. Validation of the Vitek 2 version 4.01 software for detection, identification, and classification of glycopeptide-resistant enterococci. J Clin Microbiol 2006;44:71–76.

8. Ablaza V, LaTrenta G. Late infection of a breast prosthesis with *Enterococcus avium*. Plast Reconstr Surg 1998;102:227–230.

9. Adegbola RA, Obaro SK, Biney E, et al. Evaluation of Binax NOW *Streptococcus pneumoniae* urinary antigen test in children in a community with a high carriage rate of pneumococcus. Pediatr Infect Dis J 2001;20:718–719.

10. Agnew W, Barnes AC. *Streptococcus iniae*: an aquatic pathogen of global veterinary significance and a challenging candidate for reliable vaccination. Vet Microbiol 2007;122:1–15.

11. Aguirre M, Collins MD. Phylogenetic analysis of some *Aerococcus*-like organisms from urinary tract infections: description of *Aerococcus urinae* sp. nov. J Gen Microbiol 1992;138:401–405.

12. Aguirre M, Collins MD. Phylogenetic analysis of *Alloiococcus otitis* gen. nov. sp. nov., an organism from human middle ear fluid. Int J Syst Bacteriol 1992;42:79–83.

13. Aguirre M, Morrison D, Cookson BD, et al. Phenotypic and phylogenetic characterization of some *Gemella*-like organisms from human infections: description of *Dolosigranulum pigrum* gen. nov., sp. nov. J Appl Microbiol 1993;75:608–612.

14. Ahmad Y, Gertz RE, Li Z, et al. Genetic relationships deduced from *emm* and multilocus sequence typing of invasive *Streptococcus dysgalactiae* subsp. *equisimilis* and *S. canis* recovered from isolates collected in the United States. J Clin Microbiol 2009;47:2046–2054.

15. Ahmed R, Hassall T, Morland B, et al. Viridans streptococcus bacteremia in children on chemotherapy for cancer: an underestimated problem. Pediatr Hematol Oncol 2003;20:439–444.

16. Ahmed FZ, Baig MW, Gascoyne-Binzi D, et al. *Enterococcus cecorum* aortic valve endocarditis. Diagn Microbiol Infect Dis 2011;70:525–527.

17. Akesson P, Linder A, Cronqvist J, et al. Group A streptococcus bacteraemia complicated by osteomyelitis in an immunocompetent adult. Scand J Infect Dis 2004;36:63–65.

18. Albanese A, Spanu T, Sali M, et al. Molecular identification of *Leuconostoc mesenteroides* as a cause of brain abscess in an immunocompromised patient. J Clin Microbiol 2006;44:3044–3045.

19. Alberti S, Ashbaugh CD, Wessels M. Structure of the *has* operon promoter and regulation of hyaluronic acid capsule expression in group A streptococci. Mol Microbiol 1998;28:343–353.

20. Al Chekaki MO, Heroux A, Montpetit M, et al. *Gemella morbillorum* prosthetic valve endocarditis. Congest Heart Fail 2009;15:291–292.

21. Ali-Ahmad A, Pelz K, Schirrmeister JF, et al. Characterization of the first oral *Vagococcus* isolate froma root-filled tooth with periradicular lesions. Curr Microbiol 2008;57:235–238.

22. Allen JC, McCulloch T, Kohle NV. Adult hemolytic uremic syndrome associated with *Streptococcus pneumoniae*. Clin Nephrol 2014;82(2):144–148.

23. Al-Tawfiq JA, Kiwan G, Murrar H. *Granulicatella elegans* native valve infective endocarditis: case report and review. Diagn Microbiol Infect Dis 2007;57:439–441.

24. Altay M, Akay H, Yildiz E, et al. A novel agent of peritoneal dialysis-related peritonitis: *Granulicatella adiacens*. Perit Dial Int 2008;28:96–97.

25. American Academy of Pediatrics Committee on Infectious Diseases. Policy statement – recommendations for prevention of *Streptococcus pneumoniae* infections in infants and children: use of 13-valent pneumococcal conjugate vaccine (PCV13) and pneumococcal polysaccharide vaccine (PPSV23). Pediatrics 2010;126:186–190.

26. American College of Obstetricians and Gynecologists. ACOG committee opinion: number 279, December 2002. Prevention of early-onset group B streptococcal disease in newborns. Obstet Gynecol 2002;100:1405–1412.

27. American College of Obstetricians and Gynecologists. Committee on Obstetric Practice. ACOG Committee Opinion No. 485: prevention of early onset group B streptococcal disease in newborns. Obstet Gynecol 2011;117:1019–1027.

28. Amin A, Abdulrazzaq YM, Uduman S. Group B streptococcal serotype distribution of isolates from colonized pregnant women at the time of delivery in the United Arab Emirates. J Infect 2002;45:42–46.

29. Anderson BL, Simhan HN, Simons KM, et al. Untreated asymptomatic group B streptococcal bacteriuria early in pregnancy and chorioamnionitis at delivery. Am J Obstet Gynecol 2007;196:524e1–524e5.

30. Anderson HM, Miller C, Kemp E, et al. Bullous impetigo associated with *Abiotrophia defectiva* in an immunocompetent adult. J Med Microbiol 2012;61:1029–1031.

31. Anderson NW, Nuchan BW, Mayne D, et al. Multicenter clinical evaluation of the Illumigene Group A *Streptococcus* DNA amplification assay for detection of group A *Streptococcus* from pharyngeal swabs. J Clin Microbiol 2013;51:1474–1477.

32. Andreo F, Ruiz-Manzano J, Prat C, et al. Utility of pneumococcal urinary antigen detection in diagnosing exacerbations in COPD patients. Resp Med 2010;104:397–403.

33. Angoulvant F, Lachenaud J, Mariani-Kurkdjian P, et al. Report of two cases of aseptic meningitis with persistence of pneumococcal cell wall components in cerebrospinal fluid after pneumococcal meningitis. J Clin Microbiol 2006;44:4285–4287.

34. Antonello VS, Zenkner FD, Franca J, et al. *Enterococcus gallinarum* meningitis in an immunocompetent host: a case report. Rev Inst Med Trop Sao Paulo 2010;52:111–112.

35. Antunes HS, de Sa Ferreira EM, deFaria LM, et al. Streptococcal bacteremia in patients submitted to hematopoietic stem cell transplantation: the role of tooth brushing and use of chlorhexidine. Med Oral Pathol Oral Cir Bucal 2010;15:e303–e209.

36. Arbique JC, Poyart C, Trieu-Cuot P, et al. Accuracy of phenotypic and genotypic testing for identification of *Streptococcus pneumoniae* and description of *Streptococcus pseudopneumoniae* sp. nov. J Clin Microbiol 2004;42: 4686–4696.

37. Arias CA, Murray BE. The rise of the *Enterococcus*: beyond vancomycin resistance. Nat Rev 2012;10:266–274.

38. Ashbaugh CD, Warren HB, Carey VJ, et al. Molecular analysis of the role of the group A streptococcal cysteine protease, hyaluronic acid capsule, and M protein in a murine model of human invasive soft-tissue infection. J Clin Invest 1998;102:550–560.

39. Ashhurst-Smith C, Hall ST, Stuart J, et al. *Alloiococcus otitidis*: an emerging pathogen in otitis media. J Infect 2012;64:233–235.

40. Ashhurst-Smith C, Hall ST, Walker P, et al. Isolation of *Alloiococcus otitidis* from indigenous and non-indigenous children with chronic otitis media with effusion. FEMS Immunol Med Microbiol 2007;51:163–170.

41. Astudillo L, Sailler L, Porte L, et al. Spondylodiscitis due to *Aerococcus urinae*: a first report. Scand J Infect Dis 2003;35:890–891.

42. Athlin S, Stralin K. The Binax NOW *Streptococcus pneumoniae* test applied on nasopharyngeal aspirates to support pneumococcal etiology in community-acquired pneumonia. Scand J Infect Dis 2013;45:425–431.

43. Aubin GG, Bemer P, Guillouzouic A, et al. First report of a hip prosthetic and joint infection caused by *Lactococcus garvieae* in a woman fishmonger. J Clin Microbiol 2011;49:2074–2076.

44. Aydin E, Tastan E, Yucel M, et al. Concurrent assay for four bacterial species including *Alloiococcus otitidis* in middle ear, nasopharynx and tonsils of children with otitis media with effusion: a preliminary report. Clin Exp Otorhinolaryngol 2012;5:81–85.

45. Bachmeyer C, Begon E, Martres P, et al. Relapsing erysipelas of the buttock due to *Streptococcus agalactiae* in an immunocompetent woman. Clin Exp Dermatol 2009;34:267–268.

46. Baddour LM. Infective endocarditis caused by β-hemolytic streptococci. The infectious diseases society of America's emerging infections network. Clin Infect Dis 1998;26:66–71.

47. Baiano JC, Barnes AC. Towards control of *Streptococcus iniae*. Emerg Infect Dis 2009;15:1891–1896.

48. Baker L, Carlson R. *Streptococcus acidominimus* isolated from a multiloculated empyema in a critically ill adult man with pneumonia: case report and review of literature. Heart Lung 2008;37:308–310.

49. Ballow CH, Jones RN, Johnson DM, et al. Comparative in vitro assessment of sparflaxacin activity and spectrum using results from over 14,000 pathogens isolated at 190 medical centers in the USA. Diagn Microbiol Infect Dis 1997;29:173–186.

50. Balm MN, Truong HT, Choudhary AS, et al. *Streptococcus gallinaceus* bacteremia in an abottoir worker presenting with a febrile illness. J Med Microbiol 2007;55:957–959.

51. Banas JA, Vickerman MM. Glucan-binding proteins of the oral streptococci. Crit Rev Oral Biol Med 2003;14:89–99.

52. Banquero F, Garcia-Rodriguez JA, DeLomas JG, et al. Antimicrobial susceptibility of 914 β-hemolytic streptococci isolated from pharyngeal swabs in Spain: results of a 1-year (1996–1997) multicenter surveillance study. Antimicrob Agents Chemother 1999;43:178–180.

53. Baraco GJ, Bisno AL. Therapeutic approaches to streptococcal toxic *shock* syndrome. Curr Infect Dis Rep 1999;1:230–237.

54. Barber GR, Lauretta J, Saez R. A febrile neutropenic patient with *Enterococcus gallinarum* sepsis treated with daptomycin and gentamicin. Pharmacotherapy 2007;27:927–932.

55. Barnham MR, Weightman NC. Bacteraemic *Streptococcus pyogenes* infection in the peri-partum period: now a rare disease and prior carriage by the patient may be important. J Infect 2001;43:173–176.

56. Barnham MR, Weightman N, Anderson A, et al. Review of 17 cases of pneumonia caused by *Streptococcus pyogenes*. Eur J Clin Microbiol Infect Dis 1999;18:506–509.

57. Barros RR, Carvalho MD, Peralta JM, et al. Phenotypic and genotypic characterization of *Pediococcus* strains isolated from human clinical specimens. J Clin Microbiol 2001;39:1241–146.

58. Bartalesi F, Borchi B, Grilli E, et al. Late-onset rhabdomyolysis in pneumococcal meningitis: a case report. Intern Emerg Med 2007;2:233–235.

59. Barton LL, Rider ED, Coen RW. Bacteremic infection with *Pediococcus*: vancomycin-resistant opportunists. Pediatrics 2001;107:775–776.

60. Battison A, Cawthorn R, Horney B. Classification of *Homarus americanus* hemocytes and the use of differential hemocyte counts in lobsters infected with *Aerococcus viridans var. homari* (gaffemia). J Invertebr Pathol 2003;84:177–197.

61. Bavunoglu I, Sahin S, Yilmaz M, et al. Native triple-valve endocarditis caused by penicillin resistant *Streptococcus sanguis*. Nat Clin Pract Cardiovasc Med 2007;4:340–343.

62. Baxter F, McChesney J. Severe group A streptococcal infection and streptococcal toxic *shock* syndrome. Can J Anaesth 2000;47:1129–1140.

63. Bay JO, Tournilhac O, Ducher E, et al. A near mortal septic transfusión reaction due to *Streptococcus dysgalactiae* subspecies *equisimilis* calls for novel safety measures. Vox Sang 2009;96:271.

64. Beck M, Frodl R, Funke G. Comprehensive study of strains previously designated *Streptococcus bovis* consecutively isolated from human blood cultures and emended description of *Streptococcus gallolyticus* and *Streptococcus infantarius* subsp. *coli*. J Clin Microbiol 2008;46:2966–2972.

65. Beckmann C, Waggoner JD, Harris TO, et al. Identification of novel adhesins from group B streptococci by use of phage display reveals the C5a peptidase mediates fibronectin binding. Infect Immun 2002;70:2869–2876.

66. Begley JS, Barnes RC. Group B streptococcus toxic *shock*-like syndrome in a healthy woman: a case report. J Reprod Med 2007;52:323–325.

67. Bekal S, Gaudreau C, Laurence RA, et al. *Streptococcus pseudoporcinus* sp. nov., a novel species isolated from the genitourinary tract of women. J Clin Microbiol 2006;44:2584–2586.

68. Ben-Abraham R, Keller N, Vered R, et al. Invasive group A streptococcal infections in a large tertiary center: epidemiology, characteristics, and outcome. Infection 2002;30:81–85.

69. Benaglia C, Rossi V, Dolina M, et al. Matrix-assisted laser-desorption ionization time-of-flight mass spectrometry for the identification of clinically relevant bacteria. PLoS One 2011;6:e16424.

70. Benedetti P, Rassu M, Branscombe M, et al. *Gemella morbillorum*: an underestimated etiology of central nervous system infection? J Med Microbiol 2009;58:1652–1656.

71. Bentley RW, Leigh JA, Collins MD. Intrageneric structure of *Streptococcus* based on comparative analysis of small-subunit rRNA sequences. Int J Syst Bacteriol 1991;41:487–494.

72. Benton K, Everson M, Briles D. A pneumolysin-negative mutant of *Streptococcus pneumoniae* causes chronic bacteremia rather than acute sepsis in mice. Infect Immun 1995;63:448–455.

73. Ben Zakour NL, Venturini C, Beatson SA, et al. Analysis of a *Streptococcus pyogenes* puerperal sepsis cluster by use of whole-genome sequencing. J Clin Microbiol 2012;50:2224–2228.

74. Beres SB, Carroll RK, Shea PR, et al. Molecular complexity of successive bacterial epidemics deconvoluted by comparative pathogenomics. Proc Natl Acad Sci U S A 2010;107:4371–4376.

75. Bernabeu JL, Leo E, Trigo C, et al. Crohn's disease and liver abscess due to *Pediococcus* sp. Inflamm Bowel Dis 2011;17:2207–2208.

76. Bernard P. Management of common bacterial infections of the skin. Curr Opin Infect Dis 2008;21:122–128.

77. Berry AM, Lock RA, Hansman D, et al. Contribution of autolysin to virulence of *Streptococcus pneumoniae*. Infect Immun 1989;57:2324–2330.

78. Bert F, Lambert-Zechovsky N. Septicemia caused by *Streptococcus canis* in a human. J Clin Microbiol 1997;35:777–779.

79. Bessen DE, Sotir CM, Readdy T, et al. Genetic correlates of throat and skin isolates of group A streptococci. J Infect Dis 1996;173:896–900.

80. Bethe G, Nau R, Wellmer A, et al. The cell wall-associated serine protease PrtA: a highly conserved virulence factor of *Streptococcus pneumoniae*. FEMS Microbiol Lett 2001;205:99–104.

81. Bhattacharya M, Joshi N. Spinal epidural abscess with myelitis and meningitis caused by *Streptococcus pneumoniae* in a young child. J Spinal Cord Med 2011;340–343.

82. Bhavnani SM, Drake JA, Forrest A, et al. A nationwide, multicenter, case-control study comparing risk factors, treatment, and outcomes for vancomycin-resistant and susceptible enterococcal bacteremia. Diagn Microbiol Infect Dis 2000;36:145–158.

83. Biedenbach DJ, Toleman MA, Walsh TR, et al. Characterization of fluoroquinolone-resistant β-hemolytic *Streptococcus* spp. isolated in North America and Europe including the first report of fluoroquinolone-resistant *Streptococcus dysgalactiae* subspecies *equisimilis*: report from the SENTRY antimicrobial surveillance program (1997–2004). Diagn Microbiol Infect Dis 2006;55:119–127.

84. Biermann C, Fries G, Jehnichen P, et al. Isolation of *Abiotrophia adiacens* from a brain abscess which developed in a patient after neurosurgery. J Clin Microbiol 1999;37:769–771.

85. Binghuai L, Wenjun S, Xinxin L. Intrauterine infection and post-partum bacteremia due to *Streptococcus gallolyticus* subsp. *pasteurianus*. J Med Microbiol 2013;62(Pt 10):1617–1619.

86. Bisno A. Nonsuppurative poststreptococcal sequelae: rheumatic fever and glomerulonephritis. In Mandell GL, Bennett JE, Dolin R, eds. Mandell, Doudlas, and Bennett's Principles and Practice of Infectious Diseases. 7th Ed. Philadelphia, PA: Churchill Livingstone-Elsevier, 2010.

87. Bisno AL, Brito MO, Collins CM. Molecular basis of group A streptococcal virulence. Lancet Infect Dis 2003;3:191–200.

88. Bisno AL, Gerber MA, Gwaltney JM Jr, et al. Practice guidelines for the diagnosis and management of group A streptococcal pharyngitis. Infectious Diseases Society of America. Clin Infect Dis 2002;35:113–125.

89. Bisno A, Stevens D. Streptococcal infections of skin and soft tissue. N Engl J Med 2005;334:240–246.

90. Bisno AL, Stevens DL. *Streptococcus pyogenes*. In Mandell GL, Bennett JE, Dolin R, eds. Mandell, Doudlas, and Bennett's Principles and Practice of Infectious Diseases. 7th Ed. Chapter 198. Philadelphia, PA: Churchill Livingstone-Elsevier, 2010:2593–2610.

91. Bizzarro MJ, Callan DA, Ferrel PA, et al. *Granulicatella adiacens* and early-onset sepsis in neonate. Emerg Infect Dis 2011;17:1971–1973.

92. Blanco JR, Zabalza M, Salcedo J, et al. Rhabdomyolysis as a result of *Streptococcus* pneumoniae: report of a case and review. Clin Microbiol Infect 2003;9:944–948.

93. Blaschke AJ, Pulver LS, Korgenski EK, et al. Clindamycin-resistant group B *Streptococcus* and failure of intrapartum prophylaxis to prevent early-onset disease. J Pediatr 2012;156:501–503.

94. Block T, Munson E, Culver A, et al. Comparison of carrot broth and selective Todd-Hewitt broth-enhanced PCR protocols for real-time detection of *Streptococcus agalactiae* in prenatal vaginal/anorectal specimens. J Clin Microbiol 2008;46:3615–3620.

95. Blum S, Elad D, Zukin N, et al. Outbreak of *Streptococcus equi* subsp. *zooepidemicus* infection in cats. Vet Microbiol 2010;144:236–239.

96. Bogaerts D, de Groot R, Hermans PW. *Streptococcus pneumoniae* colonization: the key to pneumococcal disease. Lancet 2004;4:144–154.

97. Bohnsack JF, Mollison KW, Buko AM, et al. Group B streptococci inactivate complement component C5a by enzymatic cleavage at the C-terminus. Biochem J 1991;273:635–640.

98. Bolduc GR, Baron MJ, Gravekamp C, et al. The αC protein mediates internalization of group B streptococcus within human cervical epithelial cells. Cell Microbiol 2002;4:751–758.

99. Boleij A, van Gelder MM, Swinkels DW, et al. Clinical importance of *Streptococcus gallolyticus* infection among colorectal cancer patients: systemic review and meta-analysis. Clin Infect Dis 2011;53:870–878.

100. Bonnet EP, Arista S, Archambaud M, et al. *Streptococcus milleri* group infection associated with digestive fistula in patients with vascular graft: report of seven cases and review. Infection 2007;35:182–185.

101. Bonnetblanc JM, Bedane C. Erysipelas: recognition and management. Am J Clin Dermatol 2003;4:157–163.

102. Booth MC, Bogie CP, Sahl HG, et al. Structural analysis and proteolytic activation of *Enterococcus faecalis* cytolysin, a novel lantibiotic. Mol Microbiol 1996;21:1175–1184.

103. Borchardt SM, DeBusscher JH, Tallman PA, et al. Frequency of antimicrobial resistance among invasive and colonizing group B streptococcal isolates. BMC Infect Dis 2006;6:57.

104. Bosley GS, Whitney AM, Pruckler JM, et al. Characterization of ear fluid isolates of *Alloiococcus otitidis* from patients with recurrent otitis media. J Clin Microbiol 1995;33:2876–2880.

105. Bou G, Saleta JL, Saez Nieto JA, et al. Nosocomial outbreaks caused by *Leuconostoc mesenteroides* subsp. *mesenteroides*. Emerg Infect Dis 2008;14:968–971.

106. Bouchillon SK, Hoban DJ, Johnson JL, et al. *In vitro* activity of gemifloxacin and contemporary oral antimicrobial agents against 27.247 gram-positive and gram-negative aerobic isolates: a global surveillance study. Int J Antimicrobial Agents 2004;23:181–196.

107. Bourbeau PP, Heiter BJ. Evaluation of Copan swabs with liquid transport media for use in the Gen-Probe Group A Strep Direct Test. J Clin Microbiol 2003;41:2686–2689.

108. Bourbeau PP, Heiter BJ. Use of swabs without transport media for the Gen-Probe group A strep direct test. J Clin Microbiol 2004;42:3207–3211.

109. Bouvet A, Grimont F, Grimont PA. *Streptococcus defectivus* sp. nov. and *Streptococcus adjacens* sp. nov., nutritionally variant streptococci from human clinical specimens. Int J Syst Bacteriol 1989;39:290–294.

110. Bouziri A, Khaldi A, Smaoui H, et al. Mortal subdural empyema caused by *Streptococcus constellatus* and *Actinomyces viscosus* in a child – Case report. J Microbiol Immunol Infect 2011;44:394–396.

111. Boyd DA, Cabral T, Van Caeseele P, et al. Molecular characterization of the *vanE* gene cluster in vancomycin-resistant *Enterococcus faecalis* N00-410 isolated in Canada. Antimicrob Agents Chemother 2002;46:1977–1979.

112. Boyd DA, Du T, Hizon R, et al. VanG-type vancomycin-resistant *Enterococcus faecalis* strains isolated in Canada. Antimicrob Agents Chemother 2006;50:2217–2221.

113. Boyd DA, Willey BM, Fawcett D, et al. Molecular characterization of *Enterococcus faecalis* NO6-0364 with low-level vancomycin resistance harboring a novel D-ala-D-ser gene cluster, *vanL*. Antimicrob Agents Chemother 2008;52:2667–2672.

114. Boyer KM, Gotoff SP. Prevention of early-onset neonatal group B streptococcal disease with selective intrapartum chemoprophylaxis. N Engl J Med 1986;314:1665–1669.

115. Brachlow A, Awadallah S, Chatterjee A. Endocarditis due to *Streptococcus acidominimus*. Pediatr Cardiol 2003;24:161–163.

116. Bramhachari PV, Kaul SY, McMillan DJ, et al. Disease burden due to *Streptococcus dysgalactiae* subsp *equisimilis* (group G and C streptococcus) is higher than that due to *Streptococcus pyogenes* among Mumbai school children. J Med Microbiol 2010;59:220–223.

117. Brandt CM, Haase G, Schnitzler N, et al. Characterization of blood culture isolates of *Streptococcus dysgalactiae* subsp. *equisimilis* possessing Lancefield's group A antigen. J Clin Microbiol 1999;37:4194–4197.

118. Brandt CM, Spellerberg B. Human infections due to *Streptococcus dysgalactiae* subspecies *equisimilis*. Clin Infect Dis 2009;49:766–772.

119. Brigante G, Luzzaro F, Bettaccini A, et al. Use of the Phoenix automated system for identification of *Streptococcus* and *Enterococcus* sp. J Clin Microbiol 2006;44:3263–3267.

120. Briles DE, Hollingshead SK, Swiatlo E, et al. PspA and PspC: their potential for use as pneumococcal vaccines. Microb Drug Resist 1997;3:401–408.

121. Brook I, Gober AE, Leyva F. *In vivo* and *in vitro* effects of penicillin and clindamycin on expression of group A β-hemolytic streptococcal capsule. Antimicrob Agents Chemother 1995;39:1565–1568.

122. Brouqui P, Raoult D. Endocarditis due to rare and fastidious bacteria. Clin Microbiol Rev 2001;14:177–207.

123. Broyles LN, Van Beneden C, Beali B, et al. Population-based study of invasive disease due to β-hemolytic streptococci of groups other than A and B. Clin Infect Dis 2009;48:706–712.

124. Burke Sosa ME. Streptococcal A infection: re-emerging and virulent. J Perinat Neonat Nurs 2009;23:141–147.

125. Cafino F, del Campo R, Alou L, et al. Alterations of the penicillin-binding proteins and *murM* alleles of clinical *Streptococcus pneumoniae* isolates with high-level resistance to amoxicillin in Spain. J Antimicrob Chemother 2006;57:224–229.

126. Cai J, Collins MD. Evidence for a close phylogenetic relationship between *Melissococcus pluton*, the causative agent of European foulbrood disease, and the genus *Enterococcus*. Int J Syst Bacteriol 1994;44:365–367.

127. Caliendo AM, Jordan CD, Ruoff KL. *Helcococcus*, a new genus of catalase-negative, gram-positive cocci isolated from clinical specimens. J Clin Microbiol 1995;33:1638–1639.

128. Camara M, Mitchell TJ, Andrew PW, et al. *Streptococcus pneumoniae* produces at least two distinct enzymes with neuraminidase activity: cloning and expression of a second neuraminidase gene in *Escherichia coli*. Infect Immun 1991;59:2856–2858.

129. Camarillo D, Banerjee R, Greenhow TL, et al. Group B streptococcal endocarditis after elective abortion in an adolescent. Pediatr Infect Dis J 2009;28:67–69.

130. Campbell JR, Hillier SL, Krohn MA, et al. Group B streptococcal colonization and serotype-specific immunity in pregnant women at delivery. Obstet Gynecol 2000;96:498–503.

131. Campos J, Otero E, Moldes L, et al. Descending deep neck infection in a liver transplant patient. Transpl Infect Dis 2010;12:265–268.

132. Canalejo E, Ballesteros R, Cabezudo J, et al. Bacteremic spondylodiscitis caused by *Enterococcus hirae*. Eur J Clin Microbiol Infect Dis 2008;27:613–615.

133. Cappelli EA, Barros RR, Camello TC, et al. *Leuconostoc pseudomesenteroides* as a cause of nosocomial urinary tract infections. J Clin Microbiol 1999;37:4124–4126.

134. Caputo GM, Appelbaum PC, Liu HH. Infections due to penicillin-resistant pneumococci. Clinical, epidemiologic, and microbiologic features. Arch Intern Med 1993;153:1301–1310.

135. Carapetis JR, Steer AC, Mulholland EK, et al. The global burden of group A streptococcal disease. Lancet Infect Dis 2005;5:685–694.

136. Carapetis JR, Wolff DR, Currie BJ. Acute rheumatic fever and rheumatic heart disease in the top end of Australia's Northern Territory, 1996. Med J Austral 1996;164:146–149.

137. Cargill JS, Scott KS, Gascoyne-Binzi D, et al. *Granulicatella* infection: diagnosis and management. J Med Microbiol 2012;61:755–761.

138. Carmeli Y, Eliopoulos G, Mozaffari E, et al. Health and economic outcomes of vancomycin-resistant enterococci. Arch Intern Med 2002;28:2223–2228.

139. Carmeli Y, Ruoff KL. Report of cases of and taxonomic considerations for large-colony-forming Lancefield group C streptococcal bacteremia. J Clin Microbiol 1995;33:2114–2117.

140. Carroll KC, Borek AP, Burger C, et al. Evaluation of the BD Phoenix automated microbiology system for identification and antimicrobial susceptibility testing of staphylococci and enterococci. J Clin Microbiol 2006;44:2072–2077.

141. Carvalho MS, Shewmaker PL, Steigerwalt AG, et al. *Enterococcus caccae* sp. nov., isolated from human stools. Int J Syst Evol Microbiol 2006;56:1505–1508.

142. Carvalho MS, Steigerwalt AG, Morey RE, et al. Characterization of three new enterococcal species, *Enterococcus* sp. nov. CDC-NEP-E1, *Enterococcus* sp. nov. CDC-NEP-E2, and *Enterococcus* sp. nov. CDC NEP-E3, isolated from human clinical specimens. J Clin Microbiol 2004;42:1192–1198.

143. Carvalho MS, Steigerwalt AG, Morey RE, et al. Designation of the provisional new *Enterococcus* species CDC-NEP-E2 as *Enterococcus sanguinicola* sp. nov., isolated from human blood, and identification of a strain previously named *Enterococcus* CDC-NEP-E1 as *Enterococcus italicus* Fortini Ricci. Mora and Manachini 2004. J Clin Microbiol 2008;46:3473–3476.

144. Castagnola E, Fontana V, Caviglia I, et al. A prospective study on the epidemiology of febrile episodes during chemotherapy-induced neutropenia in children with cancer or after hematopoietic stem cell transplantation. Clin Infect Dis 2007;45:1296–1304.

145. Castor ML, Whitney CG, Como-Sabetti K. Antibiotic resistance patterns in invasive group B streptococcal isolates. Infect Dis Obstet Gynecol 2008;727505.

146. Catalan MJ, Fernendez JM, Vazquez A, et al. Failure of cefotaxime in the treatment of meningitis due to relatively resistant *Streptococcus pneumoniae*. Clin Infect Dis 1994;18:766–769.

147. Cattoir V, Kobal A, Legrand P. *Aerococcus urinae* and *Aerococcus sanguinicola*, two frequently misidentified uropathogens. Scand J Infect Dis 2010;42:775–780.

148. Cavalieri SJ, Allais JM, Schlievert PM, et al. Group A streptococcal peritonitis in a patient undergoing continuous ambulatory peritoneal dialysis. Am J Med 1989;86:249–250.

149. Celestin R, Brown J, Kihiczak G, et al. Erysipelas: a common potentially dangerous infection. Acta Dermatovenerol Alp Pannonica Adriat 2007;16:123–127.

150. Cellucci M, Simon E, Eppes S. Microbiology and management of pediatric liver abscess: two cases caused by *Streptococcus anginosus* group. Case Rep Infect Dis 2012. doi: 10.1155/2012/685953.

151. Centers for Disease Control and Prevention. Prevention of perinatal group B streptococcal disease: a public health perspective. Morbid Mortal Weekly Rep 1996;45:1–24.

152. Centers for Disease Control and Prevention. Invasive infection with *Streptococcus iniae* – Ontario, 1995–1996. Morbid Mortal Weekly Rep 1996;45:650–653.

153. Centers for Disease Control and Prevention. Prevention of pneumococcal disease: recommendations of the Advisory Committee on Immunization Practices (ACIP). Morbid Mortal Weekly Rep 1997;46(RR-8):1–24.

154. Centers for Disease Control. Recommendations for preventing the spread of vancomycin resistance: recommendations of the Hospital Infection Control Practices Advisory Committee (HICPAC). Am J Infect Control 1999;27:520–532.

155. Centers for Disease Control and Prevention. Preventing pneumococcal disease among infants and young children: recommendations of the Advisory Committee on Immunization Practices (ACIP). Morbid Mortal Weekly Rep 2000;49(RR-9):1–35.

156. Centers for Disease Control and Prevention. Prevention of perinatal group B streptococcal disease. Morbid Mortal Weekly Rep 2002;51:1–22.

157. Centers for Disease Control and Prevention. Prevention of perinatal group B streptococcal disease: revised guidelines from CDC, 2010. Morbid Mortal Weekly Rep 2010;59:1–32.

158. Centers for Disease Control and Prevention. Prevention of pneumococcal disease among infants and children – use of the 13-valent pneumococcal conjugate vaccine and 23-valent pneumococcal polysaccharide vaccine: recommendations of the Advisory Committee on Immunization Practices (ACIP). Morbid Mortal Weekly Rep 2010;59(RR-11):1–19.

159. Centers for Disease Control and Prevention. Invasive pneumococcal disease in young children before the licensure of 13-valent pneumococcal conjugate vaccine – United States, 2007. Morbid Mortal Weekly Rep 2010;59:253–257.

160. Centers for Disease Control and Prevention. Licensure of a 13-valent pneumococcal conjugate vaccine (PCV13) and recommendations for use among children – Advisory Committee on Immunization Practices (ACIP), 2010. Morbid Mortal Weekly Rep 2010;59:258–261.

161. Centers for Disease Control and Prevention. Updated recommendations for prevention of invasive pneumococcal disease among adults using the 23-valent pneumococcal polysaccharide vaccine (PPSV23). Morbid Mortal Weekly Rep 2010;59:1102–1106.

162. Centers for Disease Control and Prevention. Licensure of 13-valent pneumococcal conjugate vaccine for adults aged 50 years and older. Morbid Mortal Weekly Rep 2012;61:394–395.

163. Cerceo E, Christie JD, Nachamkin I, et al. Central nervous system infections due to *Abiotrophia* and *Granulicatella* species: an emerging challenge? Diagn Microbiol Infect Dis 2004;48:161–165.

164. Chadfield MS, Christensen JP, Christensen H, et al. Characterization of streptococci and enterococci associated with sepsis in broiler parents with a high prevalence of endocarditis. Avian Pathol 2004;33:610–617.

165. Chadfield MS, Christensen JP, Decostere A, et al. Geno- and phenotypic diversity of avian isolates of *Streptococcus gallolyticus* subsp. *gallolyticus* (*Streptococcus bovis*) and associated diagnostic problems. J Clin Microbiol 2007;45:822–827.

166. Chadha S, Chen O, Shetty V, et al. "Kissing" vegetation in a rare case of infective endocarditis by *Gemella sanguinis*. Am J Med Sci 2013;345:507–508.

167. Chagla AH, Borczyk AA, Facklam RR, et al. Breast abscess associated with *Helcococcus kunzii*. J Clin Microbiol 1998;36:2377–2379.

168. Chaiwarith R, Jullaket W, Bunchoo M, et al. *Streptococcus agalactiae* in adults at Chiang Mai University Hospital: a retrospective study. BMC Infect Dis 2011;11:149.

169. Chan JF, Woo PC, Teng JL, et al. Primary infective spondylodiscitis caused by *Lactococcus garvieae* and a review of human *L. garvieae* infections. Infection 2011;39:259–264.

170. Chan TS, Wu MS, Suk FM, et al. *Enterococcus hirae*-related acute pyelonephritis and cholangitis with bacteremia: an unusual infection in humans. Kaohsiung J Med Sci 2012;28:111–114.

171. Chang B Ikebe T, Wada A, et al. Surveillance of group B streptococcal toxic *shock*-like syndrome in nonpregnant adults and characterization of the strains in Japan. Jpn J Infect Dis 2006;59:182–185.

172. Chang SH, Lee CC, Chen SY, et al. Infectious intracranial aneurysms caused by *Granulicatella adiacens*. Diagn Microbiol Infect Dis 2008;60:201–204.

173. Chang WN, Wu JJ, Wang CR, et al. Identification of viridans streptococcal species causing bacterial meningitis in adults in Taiwan. Eur J Clin Microbiol Infect Dis 2002;21:393–396.

174. Chang YC, Lo HH. Identification, clinical aspects, susceptibility patterns, and molecular epidemiology of β-hemolytic group G *Streptococcus anginosus* group isolates from central Taiwan. Diagn Mirobiol Infect Dis 2013;76:262–265.

175. Chang YT, Lu CH, Lui CC, et al. Antibiotic treated *Streptococcus sanguinis* intracranial mycotic aneurysm. Kaohsiung J Med Sci 2012;28:178–181.

176. Chapin KC, Blake P, Wilson CD. Performance characteristics and utilization of rapid antigen test, DNA probe, and culture for detection of group A streptococci in an acute care clinic. J Clin Microbiol 2002;40:4207–4210.

177. Chatzigeorgiou KS, Sergentanis TN, Tsiodras S, et al. Phoenix 100 versus Vitek 2 in the identification of gram-positive and gram-negative bacteria: a comprehensive meta-analysis. J Clin Microbiol 2011;49:3284–3291.

178. Chen KJ, Yang KJ, Sun CC, et al. Traumatic endophthalmitis caused by *Enterococcus raffinosus* and *Enterobacter gergoviae*. J Med Microbiol 2009;58:526–528.

179. Chen SH, Yang CP, Chiu CH, et al. Fulminent septicemia caused by multidrug-resistant *Streptococcus mitis* following unrelated cord blood transplantation. Ann Trop Paediatr 2006;26:247–249.

180. Chen SY, Wu CY, Tsaui IJ, et al. Nonenteropathic hemolytic uremic syndrome: the experience of a medical center. Pediatr Neonatol 2011;52:73–77.

181. Cheng Q, Carlson B, Pillai S, et al. Antibody against surface-bound C5a peptidase is opsonic and initiates macrophage killing of group B streptococci. Infect Immun 2001;69:2302–2308.

182. Cheng Q, Stafslien D, Purushothamen SS, et al. The group B streptococcal C5a peptidase is both a specific protease and an invasin. Infect Immun 2002;70:2408–2413.

183. Cheung CY, Cheng NH, Chau KF, et al. *Streptococcus gordonii* peritonitis in a patient on CAPD. Ren Fail 2011;33:242–243.

184. Chew TA, Smith JM. Detection of diacetyl (caramel odor) in presumptive identification of the "*Streptococcus milleri*" group. J Clin Microbiol 1992;30:3028–3029.

185. Chheda LV, Sobol WM, Buerk BM, et al. Endogenous endophthalmitis with brain abscesses caused by *Streptococcus constellatus*. Arch Ophthalmol 2011;129:517–518.

186. Chidiac C. Pneumococcal infections and adults with risk factors. Med Mal Infect 2012;42:517–524.

187. Chihara S, Siccion E. Group B streptococcus endocarditis with endophthalmitis. Mayo Clin Proc 2005;80:74.

188. Childs JW. Sickle cell disease: the clinical manifestations. J Am Osteopath Assoc 1995;95:593–598.

189. Chohan L, Hollier LM, Bishop K, et al. Patterns of antibiotic resistance among group B *Streptococcus* isolates: 2001–2004. Infect Dis Obstet Gynecol 2006;57:592.

190. Choi M, Mailman TL. Pneumococcal endocarditis in infants and children. Pediatr Infect Dis J 2004;23:166–171.

191. Choi SH, Lee SO, Kim TH, et al. Clinical features and outcomes of bacteremia caused by *Enterococcus casseliflavus* and *Enterococcus gallinarum*: analysis of 56 cases. Clin Infect Dis 2004;38:53–61.

192. Choi SM, Cho BH, Choi KH, et al. Meningitis caused by *Streptococcus suis*: case report and review of the literature. J Clin Neurol 2012;8:79–82.

193. Chow JW. Aminoglycoside resistance in enterococci. Clin Infect Dis 2000;31:586–589.

194. Chow JW, Thal LA, Perri MB, et al. Plasmid-associated hemolysin and aggregation substance production contributes to virulence in experimental enterococcal endocarditis. Antimicrob Agents Chemother 1993;37:2472–2477.

195. Christensen JJ, Facklam RR. *Granulicatella* and *Abiotrophia* species from human clinical specimens. J Clin Microbiol 2001;39:3520–3523.

196. Christensen JJ, Korner B, Kjaergaard H. *Aerococcus*-like organism – an unnoticed urinary tract pathogen. APMIS 1989;97:539–546.

197. Christensen JJ, Vibits H, Ursing J, et al. *Aerococcus*-like organism, a newly recognized urinary tract pathogen. J Clin Microbiol 1991;29:1049–1053.

198. Christensen JJ, Whitney AM, Teixeira LM, et al. *Aerococcus urinae*: intraspecies genetic and phenotypic relatedness. Int J Syst Bacteriol 1997;47:28–32.

199. Chung SY, Chen CH, Yu WL. Spinal epidural abscess caused by group B *Streptococcus* in a diabetic woman presenting with febrile low back pain. Jpn J Infect Dis 2005;458:177–179.

200. Churchward G. The two faces of Janus: virulence gene regulation by *CovR/S* in group A streptococci. Mol Microbiol 2007;64:34–41.

201. Cieslewicz MJ, Chaffin D, Glusman G, et al. Structural and genetic diversity of group B streptococcus capsular polysaccharides. Infec Immun 2005;73:3096–3103.

202. Clavel T, Charrier C, Haller D. *Streptococcus danieliae* sp. nov., a novel bacterium isolated from the caecum of a mouse. Arch Microbiol 2013;195:43–49.

203. Clinical and Laboratory Standards Institute. Methods for Antimicrobial Dilution and Disk Susceptibility Testing of Infrequently Isolated or Fastidious Bacteria; Approved Guideline – 2nd Ed. Approved Standard M45-A2. Wayne, PA: Clinical and Laboratory Standards Institute, 2010.

204. Clinical Laboratory Standards Institute. Performance Standard for Antimicrobial Susceptibility Testing. 23rd Informational Supplement. Approved Standard M-100-S23. Wayne, PA: Clinical and Laboratory Standards Institute, 2013.

205. Cockeran R, Durandt C, Feldman C, et al. Pneumolysin activates the synthesis and release of interleukin-8 by human neutrophils in vitro. J Infect Dis 2002;186:562–565.

206. Cohen JF, Chalumeau M, Levy C, et al. Spectrum and inoculum size effect of a rapid antigen detection test for group A streptococcus in children with pharyngitis. PLoS One 2012;7:e39085.

207. Colakoglu S, Turunc T, Taskoparan M, et al. Three cases of serious infection caused by *Aerococcus urinae*: a patient with spontaneous bacterial peritonitis and two patients with bacteremia. Infection 2008;36:288–290.

208. Collazos J, Echevarria MJ, Ayarza R, et al. *Streptococcus zooepidemicus* septic arthritis: case report and review of group C streptococcal arthritis. Clin Infect Dis 1992;15:744–746.

209. Collins MD, Aguirre M, Facklam RR, et al. *Globicatella sanguis* gen. nov., sp. nov., a new gram-positive, catalase-negative bacterium from human sources. J Appl Microbiol 1992;73:433–437.

210. Collins MD, Ash C, Farrow JA, et al. 16S ribosomal ribonucleic acid sequence analysis of lactococci and related taxa: description of *Vagococcus fluvialis* gen. nov. sp. nov. J Appl Microbiol 1989;67:453–460.

211. Collins MD, Facklam RR, Farrow JA, et al. *Enterococcus raffinosus* sp. nov., *Enterococcus solitarius* sp. nov., and *Enterococcus pseudoavium* sp. nov. FEMS Microbiol Lett 1989;57:283–288.

212. Collins MD, Facklam RR, Rodrigues UM, et al. Phylogenetic analysis of some *Aerococcus*-like organisms from clinical sources: description of *Helcococcus kunzii* gen. nov. sp. nov. Int J Syst Bacteriol 1993;43:425–429.

213. Collins MD, Falsen E, Brownlee K, et al. *Helcococcus sueciensis* sp. nov., isolated from a human wound. Int J Syst Evol Microbiol 2004;54:1557–1560.

214. Collins MD, Falsen E, Foster G, et al. *Helcococcus ovis* sp. nov., a gram-positive organism from sheep. Int J Syst Bacteriol 1999;49:1429–1432.

215. Collins MD, Falsen E, Lemozy J, et al. Phenotypic and phylogenetic characterization of some *Globicatella*-like organisms from human sources: description of *Facklamia hominis* gen. nov., sp. nov. Int J Syst Bacteriol 1997;47:880–882.

216. Collins MD, Farrow LA, Catic V, et al. Taxonomic studies on streptococci of serological groups E, P, U, and V: description of *Streptococcus porcinus* sp. nov. Syst Appl Microbiol 1984;5:402–413.

217. Collins MD, Farrow JA, Jones D. *Enterococcus mundtii* sp. nov. Int J Syst Bacteriol 1986;36:8–12.

218. Collins MD, Hutson RA, Falsen E, et al. *Gemella bergeriae* sp. nov., isolated from human clinical specimens. J Clin Microbiol 1998;36:1290–1293.

219. Collins MD, Hutson RA, Falsen E, et al. Description of *Gemella sanguinis* sp. nov., isolated from human clinical specimens. J Clin Microbiol 1998;36:3090–3093.

220. Collins MD, Hutson RA, Falsen E, et al. *Facklamia sourekii* sp. nov., isolated from human sources. Int J Syst Bacteriol 1999;49:635–638.

221. Collins MD, Hutson RA, Falsen E, et al. *Facklamia tabacinalis* sp. nov., from powdered tobacco. Int J Syst Bacteriol 1999;49:1247–1250.

222. Collins MD, Hutson RA, Falsen E, et al. *Streptococcus gallinaceus* sp. nov., from chickens. Int J Syst Evol Microbiol 2002;52:1161–1164.

223. Collins MD, Hutson RA, Hoyles L, et al. *Streptococcus urinalis* sp. nov. An unusual *Streptococcus* from human urine, *Streptococcus urinalis* sp. nov. Int J Syst Evol Microbiol 2000;50:1173–1178.

224. Collins MD, Hutson RA, Hoyles L, et al. *Streptococcus ovis* sp. nov., isolated from sheep. Int J Syst Evol Microbiol 2001;51:1147–1150.

225. Collins MD, Jones D, Farrow FA, et al. *Enterococcus avium* nom. rev., comb. nov.; *E. casseliflavus* nom. rev. comb. nov., *E. durans* nom. rev., comb. nov.; *E. gallinarum* nom. rev., comb. nov., and *E. malodoratus* sp. nov. Int J Syst Bacteriol 1984;34:220–223.

226. Collins MD, Jovita MR, Foster G, et al. Characterization of a *Gemella*-like organism from the oral cavity of a dog: description of *Gemella palaticanis* sp. nov. Int J Syst Bacteriol 1999;49:1523–1526.

227. Collins MD, Jovita MR, Hutson RA, et al. *Aerococcus christensenii* sp. nov., from the human vagina. Int J Syst Bacteriol 1999;49:1125–1128.

228. Collins MD, Jovita MR, Hutson RA, et al. *Dolosicoccus paucivorans* gen. nov. sp. nov, isolated from human blood. Int J Syst Bacteriol 1999;49:1439–1442.

229. Collins MD, Jovita MR, Lawson PA, et al. Characterization of a novel catalase-negative coccus from horses: description of *Eremococcus coleocola* gen. nov., sp. nov. Int J Syst Bacteriol 1999;49:1381–1385.

230. Collins MD, Lawson PA. The genus *Abiotrophia* (Kawamura et al) is not monophyletic: proposal of *Granulicatella* gen. nov., *Granulicatella adiacens* comb. nov., *Granulicatella elegans* comb. nov., and *Granulicatella balaenopterae* comb. nov. Int J Syst Evol Microbiol 2000;50:365–369.

231. Collins MD, Lawson PA, Monasterio R, et al. *Facklamia ignava* sp. nov., isolated from human clinical specimens. J Clin Microbiol 1998;36:2146–2148.

232. Collins MD, Lawson PA, Monasterio R, et al. *Ignavigranum ruoffiae* sp. nov., isolated from human clinical specimens. Int J Syst Bacteriol 1999;49:97–101.

233. Collins MD, Rodrigues UM, Piggott NE, et al. *Enterococcus dispar* sp. nov., a new *Enterococcus* species from human sources. Lett Appl Microbiol 1991;12:95–98.

234. Collins MD, Williams AM, Wallbanks S. The phylogeny of *Aerococcus* and *Pediococcus* as determined by 16S rRNA sequence analysis: description of *Tetragenococcus* gen. nov. FEMS Microbiol Lett 1990;70:255–262.

235. Concistre G, Chiaramonti F, Miceli A, et al. Mitral and aortic valve endocarditis caused by a rare pathogen: *Streptococcus constellatus*. Interact Cardiovasc Thorac Surg 2012;14:889–891.

236. Cone LA, Etebar S, Waterbor RB. Brain abscess due to *Streptococcus acidominimus*: first case report. Surg Neurol 2007;67:296–297.

237. Contreras GA, DiazGranados CA, Cortes L, et al. Nosocomial outbreak of *Enterococcus gallinarum*: untaming of a rare species of enterococci. J Hosp Infect 2008;70:346–352.

238. Cooper JR, Hoffman JR, Bartlett JG, et al; American Academy of Family Physicians; American College of Physicians-American Society of Internal Medicine; Centers for Disease Control. Principles of appropriate antibiotic use for acute pharyngitis in adults: background. Ann Intern Med 2001;134:509–517.

239. Cooper MP, Lessa F, Brems B, et al. Outbreak of *Enterococcus gallinarum* infections after total knee arthroplasty. Infect Control Hosp Epidemiol 2008;29:1–4.

240. Copelovitch L, Kaplan BS. *Streptococcus pneumoniae*-associated hemolytic uremic syndrome. Pediatric Nephrol 2008;23:1951–1956.

241. Cornick JE, Bentley SD. *Streptococcus pneumoniae*: the evolution of antimicrobial resistance to β-lactams, fluoroquinolones, and macrolides. Microbes Infect 2012;14:573–583.

242. Corredoira J, Alonso MP, Coira A, et al. Association between *Streptococcus infantarius* (formerly *S. bovis* II.1) bacteremia and noncolonic cancer. J Clin Microbiol 2008;46:1570.

243. Corredoira-Sanchez J, Garcia-Garrote F, Rabunal R, et al. Association between bacteremia due to *Streptococcus gallolyticus* subsp. *gallolyticus* (*Streptococcus bovis* I) and colorectal neoplasia: a case control study. Clin Infect Dis. 2012;55:491–496.

244. Corvec S, Illiaquer M, Touchais S, et al. Clinical features of group B *Streptococcus* prosthetic joint infections and molecular characterization of isolates. J Clin Microbiol 2011;49:380–382.

245. Cotta MA, Whitehead TR, Falsen E, et al. Two novel species *Enterococcus lemanii* sp. nov. and *Enterococcus eurekensis* sp. nov., isolated from a swine-manure storage pit [Erratum 2013;103:1409–1418]. Antonie Van Leeuenhoek 2013;103:89–98.

246. Cottagnoud P, Rossi M. *Enterococcus avium* osteomyelitis. Clin Microbiol Infect 1998;4:290.

247. Courtney HS, Hasty DL, Dale JB. Molecular mechanisms of adhesion, colonization, and invasion of group A streptococci. Ann Med 2002;34:33–87.

248. Courvalin P. Vancomycin resistance in gram-positive cocci. Clin Infect Dis 2006;42(Suppl):S25–S34.

249. Craven DE, Rixinger AI, Bisno AL, et al. Bacteremia caused by group G streptococci in parenteral drug abusers: epidemiological and clinical aspects. J Infect Dis 1986;153:988–992.

250. Croak A, Abate G, Goodrum K, et al. Predominance of serotype V and frequency of erythromycin resistance in *Streptococcus agalactiae* in Ohio. Am J Obstet Gynecol 2003;188:1148–1150.

251. Crum NF, Wallace MR. Group B streptococcal necrotizing fasciitis and toxic *shock*-like syndrome: a case report and literature review. Scand J Infect Dis 2003;35:878–881.

252. Cunha BA, D'Elia AA, Pawar N, et al. Viridans streptococcal (*Streptococcus intermedius*) mitral valve subacute bacterial endocarditis (SBE) in a patient with mitral valve prolapse after a dental procedure: the importance of antibiotic prophylaxis. Heart Lung 2010;39:64–72.

253. Cunningham MW. Streptococcus and rheumatic fever. Curr Opin Rheumatol 2012;24:408–416.

254. Cuzon G, Naas T, Fortineau N, et al. Novel chromogenic medium for detection of vancomycin-resistant *Enterococcus faecium* and *Enterococcus faecalis*. J Clin Microbiol 2008;46:2442–2444.

255. Dahesh S, Hensler ME, Van Sorge NM, et al. Point mutation in the group B streptococcal *pbp2x* gene conferring decreased susceptibility to β-lactam antibiotics. Antimicrob Agents Chemother 2008;52:2915–2918.

256. Dallaverde Neto E. Septic arthritis due to *Streptococcus bovis* in a patient with liver cirrhosis due to hepatitis C virus: case report and literature review. Rev Bras Rheumatol 2011;51:520–523.

257. Danilitou V, Mantadakis E, Galanakis E, et al. Three cases of viridans group streptococcal bacteremia in children with febrile neutropenia and literature review. Scand J Infect Dis 2003;35:873–876.

258. Dargere S, Vergnaud M, Verdon R, et al. *Enterococcus gallinarum* endocarditis occurring on native heart valves. J Clin Microbiol 2002;40:2308–2310.

259. Das A, Behera B, Madan M, et al. Empyema caused by optochin-sensitive *Streptococcus mitis* in the course of varicella. Indian J Pediatr 2010; 77:646.

260. Davidson M, Parkinson AJ, Bulkow LR, et al. The epidemiology of invasive pneumococcal disease in Alaska, 1986–1990 – ethnic differences and opportunities for prevention. J Infect Dis 1994;170:368–376.

261. Davies AP, Reid M, Hadfield SJ, et al. Identification of clinical isolates of α-hemolytic streptococci by 16S rRNA gene sequencing, matrix-assisted laser desorption ionization – time of flight mass spectrometry using MALDI Biotyper, and conventional phenotypic methods: a comparison. J Clin Microbiol 1221;50:4087–4090.

262. Davies J, Burkitt MD, Watson A. Ascending cholangtis presenting with *Lactococcus lactis cremoris* bacteremia: a case report. J Med Case Rep 2009;3:1–4.

263. Davies MR, McMillan DJ, Beiko RG, et al. Virulence profiling of *Streptococcus dysgalactiae* subsp *equisimilis* isolated from infected humans reveals 2 distinct lineages that do not segregate with their phenotypes or propensity to cause disease. Clin Infect Dis 2007;44:1442–1454.

264. Dawar M, Russell B, McClean K, et al. A case of necrotizing fasciitis due to *Streptococcus pneumoniae* serotype 5 in Saskatchewan. Can J Infect Dis Med Microbiol 2008;19:69–71.

265. Deasy BM, Rea MC, Fitzgerald GF, et al. A rapid PCR based method to distinguish between *Lactococcus* and *Enterococcus*. Syst Appl Microbiol 2000;23:510–522.

266. DeBaere T, Claeys G, Verschraegen G, et al. Continuous ambulatory peritoneal dialysis peritonitis due to *Enterococcus cecorum*. J Clin Microbiol 2000;38:3511–3512.

267. DeGraef EM, Devriese LA, Vancanneyt M, et al. Description of *Enterococcus canis* sp. nov. from dogs and reclassification of *Enterococcus porcinus* Teixeira et al 2001 as a junior synonym of *Enterococcus villorum* Vancanneyt et al 2001. Int J Syst Evol Microbiol 2003;53:1069–1074.

268. deJong MF, Soetekouw R, ten Kate RW, et al. *Aerococcus urinae*: severe and mortal bloodstream infections and endocarditis. J Clin Microbiol 2010;48:3445–3447.

269. Delmas J, Robin F, Schweitzer C, et al. Evaluation of a new chromogenic medium, chomID VRE, for detection of vancomycin-resistant enterococci in stool samples and rectal swabs. J Clin Microbiol 2007;45:2731–2733.

270. del Pozo JL, Garcia-Quetglas E, Hernaez S, et al. *Granulicatella adiacens* breast implant-associated infection. Diagn Microbiol Infect Dis 2008;61:58–60.

271. DeMartino L, Nizza S, deMartins C, et al. *Streptococcus constellatus*-associated pyoderma in a dog. J Med Microbiol 2012;61:438–442.

272. de Miguel-Martinez I, Ramos Macias A. Serous otitis media in children: implication of *Alloiococcus otitidis*. Otol Neurotol 2008;29:526–530.

273. Deng Y, Zhang Z, Xie Y, et al. A mixed infection of *Leuconostoc lactis* and vancomycin-resistant *Enterococcus* in a liver transplant recipient. J Med Microbiol 2012;61:1621–1624.

274. Depardieu F, Foucault ML, Bell J, et al. New combinations of mutations in VanD-type vancomycin resistant *Enterococcus faecium*, *Enterococcus faecalis*, and *Enterococcus avium* strains. Antimicrob Agents Chemother 2009;53:1952–1963.

275. Depardieu F, Kolbert M, Pruul H, et al. VanD-type vancomycin resistant *Enterococcus faecium* and *Enterococcus faecalis*. Antimicrob Agents Chemother 2004;48:3892–2904.

276. Department of Child and Adolescent Health and Development, Department of Immunization Vaccines and Biologicals. The current evidence for the burden of group A streptococcal diseases. Geneva, Switzerland: World Health Organization, 2005.

277. DePerio MA, Yarnold PR, Warren J, et al. Risk factors and outcomes associated with non-*Enterococcuis faecalis*, non-*Enterococcus faecium* enterococcal bacteremia. Infect Control Hosp Epidemiol 2006;27:28–33.

278. DEVANI. Vaccine against neonatal infections: design of a vaccine to immunize neonates against SGB infection through a durable maternal immune response. http://www.devaniproject.org. Accessed October 26, 2010.

279. De Vaux A, Leguerre G, Divies C, et al. *Enterococcus asini* sp. nov., isolated from the caecum of donkeys (*Equus asinus*). Int J Syst Evol Microbiol 1998;28:282–287.

280. Dever LL, Smith SM, Handwerger S, et al. Vancomycin-dependent *Enterococcus faecium* isolated from stool following oral vancomycin therapy. J Clin Microbiol 1995;33:2770–2773.

281. Devriese LA, Ceyssens K, Haesebrouck F. Characteristics of *Enterococcus cecorum* strains from the intestines of different animal species. Lett Appl Microbiol 1991;12:137–139.

282. Devriese LA, Ceyssens K, Rodrigues UM, et al. *Enterococcus columbae*, a new species from pigeon intestines. FEMS Microbiol Lett 1990;71:247–252.

283. Devriese LA, Dutta GN, Farrow JA, et al. *Streptococcus cecorum*, a species from chickens. Int J Syst Bacteriol 1983;33:772–776.

284. Devriese LA, Hommez J, Kilpper-Balz R, et al. *Streptococcus canis* sp. nov.: a species of group G streptococci from animals. Int J Syst Bacteriol 1986;36:422–425.

285. Devriese LA, Kilpper-Balz R, Schleifer KH. *Streptococcus hyointestinalis* sp. nov. from the gut of swine. Int J Syst Bacteriol 1988;38:440–441.

286. Devriese LA, Pot B, Vandamme P, et al. *Streptococcus hyovaginalis* sp. nov., and *Streptococcus thoraltensis* sp. nov. from the genital tract of sows. Int J Syst Bacteriol 1997;47:1073–1077.

287. Devriese LA, Vandamme P, Collins MD, et al. *Streptococcus pluranimalium* sp. nov., from cattle and other animals. Int J Syst Bacteriol 1999;49: 1221–1226.

288. deZoysa A, Edwards K, Gharbia S, et al. Non-culture detection of *Streptococcus agalactiae* (Lancefield group B streptococci) in clinical samples by real-time PCR. J Med Microbiol 2012;61:1086–1090.

289. Diekema DJ, Andrews JI, Huynh H, et al. Molecular epidemiology of macrolide resistance in neonatal bloodstream isolates of group B streptococci. J Clin Microbiol 2003;41:2659–2661.

290. Dinani A, Ktaich N, Urban C, et al. Levofloxacin-resistant *Streptococcus mitis* endophthalmitis: a unique presentation of bacterial endocarditis. J Med Microbiol 2009;58:1385–1387.

291. Doern CD, Burnham CD. It's not easy being green: the viridans group streptococci with a focus on pediatric clinical manifestations. J Clin Microbiol 2010;48:3829–3835.

292. Doern GV, Brown SD. Antimicrobial susceptibility among community-acquired respiratory tract pathogens in the USA: data from PROTEKT US 2000-01. J Infect 2004;48:56–65.

293. Doern GV, Heilman KP, Huynh HK. Antimicrobial resistance among clinical isolates of *Streptococcus pneumoniae* in the United States during 1999–2000, including a comparison of resistance rates since 1994–1995. Antimicrob Agents Chemother 2001;45:1721–1729.

294. Doern GV, Pfaller MA, Kugler K, et al. Prevalence of antimicrobial resistance among respiratory tract isolates of *Streptococcus pneumoniae* in North America: 1997 results from the SENTRY antimicrobial surveillance program. Clin Infect Dis 1998;27:764–777.

295. Donsakul K, Dejthevaporn C, Witoonpanich R. *Streptococccus suis* infection: clinical features and diagnostic pitfalls. Southeast Asian J Trop Med Public Health 2003;34:154–158.

296. Dorvilus P, Edoo-Sowah R. *Streptococcus milleri*: a cause of pyogenic liver abscess. J Natl Med Assoc 2001;93:276–277.

297. Drancourt M, Roux V, Fournier PE, et al. *rpoB* gene sequence-based identification of aerobic Gram-positive cocci of the genera *Streptococcus*, *Enterococcus*, *Gemella*, *Abiotrophia*, and *Granulicatella*. J Clin Microbiol 2004;42:497–504.

298. Duarte RS, Barros RR, Facklam RR, et al. Phenotypic and genotypic characteristics of *Streptococcus porcinus* isolated from humans sources. J Clin Microbiol 2005;43:4592–4601.

299. Dubois D, Segonds S, Prere MF, et al. Identification of clinical *Streptococcus pneumoniae* isolates among other α- and nonhemolytic streptococci by use of the Vitek MS matrix-assisted laser desorption ionization-time of flight mass spectrometry system. J Clin Microbiol 2013;51:1861–1867.

300. Dugi DD III, Musher DM, Clarridge JE III, et al. Intraabdominal infection due to *Streptococcus pneumoniae*. Medicine (Baltimore) 2001;80:236–244.

301. Durmaz R, Ozerol IH, Kalcioglu MT, et al. Detection of *Alloiococcus otitidis* in the nasopharynx and in the outer ear canal. New Microbiol 2002;25:265–268.

302. Edmond KM, Kortsalioudaki C, Scott S, et al. Group B streptococcal disease in infants aged younger than 3 months: systematic review and meta-analysis. Lancet 2012;379:547–556.

303. Edwards MS, Baker CJ. *Streptococcus agalactiae* (group B streptococcus). In Mandell GL, Bennett JE, Dolin R, eds. Mandell, Douglas, and Bennett's Principles and Practice of Infectious Diseases. Vol 2. Chapter 202. 7th Ed. New York, NY: Churchill Livingstone, 2010:2655–2666.

304. Efstratiou A, Emery M, Lamagni TL, et al. Increasing incidence of group A streptococcal infections amongst injecting drug users in England and Wales. J Med Microbiol 2003;52:525–526.

305. Eison TM, Ault BH, Jones DP, et al. Post-streptococcal acute glomerulonephritis in children: clinical features and pathogenesis. Pediatr Nephrol 2011;26:165–180.

306. Elliott JA, Farmer KD, Facklam RR. Sudden increase in isolation of group B streptococci, serotype V, is not due to emergence of a new pulsed-field gel electrophoresis type. J Clin Microbiol 1998;36:2115–2116.

307. Elsayed S, Hammerberg O, Massey V, et al. *Streptococcus equi* subspecies *equi* (Lancefield group C) meningitis in a child. Clin Microbiol Infect 2003;9:869–872.

308. Elsayed S, Zhang K. *Gemella bergeriae* endocarditis diagnosed by sequencing of rRNA genes in heart valve tissue. J Clin Microbiol 2004;42:4897–4900.

309. Emiliani VJ, Chodos JE, Comer G, et al. *Streptococcus bovis* brain abscess associated with an occult villous adenoma. Am J Gastroenterol 1990;85:78–80.

310. Endo A, Okada S. Reclassification of the genus *Leuconostoc* and proposals of *Fructobacillus fructosus* gen. nov., comb. nov., *Fructobacillus durionis* comb. nov., *Fructobacillus ficulneus* comb nov., and *Fructobacillus pseudoficulneus* comb. nov. Int J Syst Evol Microbiol 2008;58:2195–2205.

311. Ennahar S, Cai Y. Biochemical and genetic evidence for the transfer of *Enterococcus solitarius* Collins et al 1989 to the genus *Tetragenococcus* as *Tetragenococcus solitarius* comb. nov. Int J Syst Evol Microbiol 2005;55:589–592.

312. Erdogan S, Fagan PK, Talay SR, et al. Molecular analysis of group B protective surface protein, a new cell surface protective antigen of group B streptococci. Infect Immun 2002;70:803–811.

313. Ergin A, Eser OK, Hascelik G. Erythromycin and penicillin resistance mechanisms among viridans group streptococci isolated from blood culture of adult patients with underlying diseases. New Microbiol 2011;34:187–193.

314. Escribano JA, Solivera J, Vidal E, et al. Otogenic cerebellar abscess by *Enterococcus avium*, a very rare infectious agent. J Neurol Surg A Cent Eur Neurosurg 2013;74(Suppl 1):e155–e158.

315. Esmadi M, Lone N, Ahmad DS, et al. Multiloculated pleural effusion detected by ultrasound only in a critically-ill patient. Am J Case Rep 2013;14:63–66.

316. Esposito S, Bosis S, Dusi E, et al. Brain abscess due to *Streptococcus intermedius* in a 3-year-old child. Pediatr Int 2011;1104–1105.

317. Eyre DW, Kenkre JS, Bowler IC, et al. *Streptococcus equi* subspecies *zooepidemicus* meningitis – a case report and review of the literature. Eur J Clin Microbiol Infect Dis 2010;29(12):1459–1463. doi: 10.1007/s10096-010-1037-5.

318. Facklam R, Beall B, Efstratiou A, et al. *emm* typing and validation of provisional M types for group A streptococci. Emerg Infect Dis 1999;5:247–253.

319. Facklam R, Elliott JA. Identification, classification, and clinical relevance of catalase-negative, gram-positive cocci, excluding streptococci and enterococci. Clin Microbiol Rev 1995;8:479–495.

320. Facklam R, Elliott J, Pigott N, et al. Identification of *Streptococcus porcinus* from human sources. J Clin Microbiol 1995;33:385–388.

321. Facklam R, Elliott J, Shewmaker L, et al. Identification characterization of sporadic isolates of *Streptococcus iniae* isolated from humans. J Clin Microbiol 2005;43:933–937.

322. Facklam R, Lovgren M, Shewmaker PL, et al. Phenotypic description and antimicrobial susceptibilities of *Aerococcus sanguinicola* isolates from human clinical samples. J Clin Microbiol 2003;2587–2592.

323. Facklam RR, Martin DR, Lovgren M, et al. Extension of the Lancefield classification for group A streptococci by addition of 22 new M protein gene sequence types from clinical isolates: *emm*103 to *emm*124. Clin Infect Dis 2002;34:28–38.

324. Faden H, Dryja D. Recovery of a unique bacterial organism in human middle ear fluid and its possible role in chronic otitis media. J Clin Microbiol 1989;27:2488–2491.

325. Fahr AM, Eigner U, Armbrust M, et al. Two-center collaborative evaluation of the BD Phoenix automated microbiology system for identification and antimicrobial susceptibility testing of *Enterococcus* spp. and *Staphylococcus* spp. J Clin Microbiol 2003;41:1135–1142.

326. Faibis F, Mihaila L, Perna S, et al. *Streptococcus sinensis*: an emerging agent of infective endocarditis. J Med Microbiol 2008;57:528–531.

327. Fanella A, Embree J. Group A streptococcal meningitis in a pediatric patient. Can J Infect Dis Med Microbiol 2008;19:306–308.

328. Fang H, Ohlsson AK, Ullberg M, et al. Evaluation of species-specific PCR, Bruker MS, Vitek MS, and the Vitek 2 system for the identification of clinical *Enterococcus* isolates. Eur J Clin Microbiol Infect Dis 2012;31:3073–3077.

329. Farmaki E, Roilides E, Darilis E, et al. *Gemella morbillorum* endocarditis in a child. Pediatr Infect Dis J 2000;19:751–753.

330. Farrag N, Eltringham I, Liddy H. Vancomycin-dependent *Enterococcus faecalis*. Lancet 1996;348:1581–1582.

331. Farrell DJ, Castanheira M, Mendes RE, et al. In vitro activity of ceftaroline against multidrug-resistant *Staphylococcus aureus* and *Streptococcus pneumoniae*: a review of published studies and the AWARE Surveillance Program (2008–2010). Clin Infect Dis 2012;55(Suppl 3):S206–S214.

332. Farrow JA, Collins MD. *Enterococcus hirae*, a new species that includes amino acid assay strain NCDO 1258 and strains causing growth depression in young chickens. Int J Syst Bacteriol 1985;35:73–75.

333. Felis GE, Torriani S, Dellaglio F. Reclassification of *Pediococcus urinaeequi* (ex Mees 1934) Garvie 1988 as *Aerococcus urinaeequi* comb. nov. Int J Syst Evol Microbiol 2005;55:1325–1327.

334. Fenderson PG, Fischetti VA, Cunningham MW. Tropomyosin shares immunologic epitopes with group A streptococcal M proteins. J Immunol 1989;142:2475–2481.

335. Fernandez E, Alegria A, DelGado S, et al. Comparative phenotypic and molecular genetic profiling of wild *Lactococcus lactis* subsp. *lactis* strains of the *L. lactis* subsp *lactis* and *L. lactis* subsp *cremoris* genotypes, isolated from starter-free cheeses made of raw milk. Appl Environ Microbiol 2011;77:5324–5335.

336. Fernandez E, Blume V, Garrido P, et al. *Streptococcus equi* subsp. *ruminatorum* subp. nov., isolated from mastitis in small ruminants. Int J Syst Evol Microbiol 2004;54:2291–2296.

337. Fernandez-Garayzabal JF, Fernandez E, Las Heras A, et al. *Streptococcus parasanguinis*: a new pathogen associated with asymptomatic mastitis in sheep. Emerg Infect Dis 1998;4:645–647.

338. Fernandez-Guerrero ML, Goyenechea A, Verdejo C, et al. Enterococcal endocarditis on native and prosthetic valves: a review of clinical and prognostic factors with emphasis on hospital-acquired infections as a major determinant of outcome. Medicine (Baltimore) 2007;86:363–377.

339. Ferrer S, deMiguel G, Domingo P, et al. Pulmonary infection due to *Leuconostoc* species in a patient with AIDS. Clin Infect Dis 1995;21:225–226.

340. Fihman V, Raskine L, Barrou Z, et al. *Lactococcus garvieae* endocarditis: identification by 16S rRNA and *sodA* sequence analysis. J Infect 2006;52:e3–e6.

341. Fines M, Perichon B, Reynolds PE, et al. VanE, a new type of acquired glycopeptide resistance in *Enterococcus faecalis* BM4405. Antimicrob Agents Chemother 1999;43:2161–2164.

342. Finkelstein Y, Marcus N, Mosseri R, et al. *Streptococcus acidominimus* infection in a child causing Gradenigo syndrome. Int J Pediatr Otorhinolaryngol 2003;67:815–817.

343. Fischetti VA. Streptococcal M protein: molecular design and biological behavior. Clin Microbiol Rev 1989;2:285–314.

344. Fittipaldi N, Collins T, Prothero B, et al. *Streptococcus suis* meningitis, Hawaii. Emerg Infect Dis 2009;15:2067–2069.

345. Fittipaldi N, Xu J, Lacouture S, et al. Lineage and virulence of *Streptococcus suis* serotype 2 isolates from North America. Emerg Infect Dis 2011;17:2239–2244.

346. Fitzgerald SF, Crowe MJ, Cassidy B, et al. A novel *Helcococcus*-like organism causing endocarditis in an injecting drug user. J Heart Valve Dis 2005;14:693–694.

347. Flamm RK, Farrell DJ, Mendes RE, et al. LEADER Surveillance program results for 2010: an activity and spectrum analysis of linezolid using 6801 clinical isolates from the United States (61 medical centers). Diagn Microbiol Infect Dis 2012;74:54–61.

348. Fleming H, Fowler SV, Nguyen L, et al. *Lactococcus garvieae* multi-valve infective endocarditis in a traveler returning from South Korea. Travel Med Infect Dis 2012;10:101–104.

349. Florescu D, Hill L, Sudan D, et al. *Leuconostoc* bacteremia in pediatric patients with short bowel syndrome. Pediatr Infect Dis J 2008;27:1013–1019.

350. Floret N, Bailly P, Thouverez M, et al. A cluster of bloodstream infections caused by *Streptococcus gallolyticus* subspecies *pasteurianus* that involved 5 preterm neonates in a university hospital during a 2-month period. Infect Control Hosp Epidemiol 2010;31:194–196.

351. Fluegge K, Siedler A, Henrich B, et al. Incidence and clinical presentation of invasive group B streptococcal infections in Germany. Pediatric 2006;117:e1139–e1145.

352. Fontana R, Ligozzi M, Pittaluga F, et al. Intrinsic penicillin resistance in enterococci. Microb Drug Resist 1996;2:209–213.

353. Forrest GN, Roghmann MC, Toombs LS, et al. Peptide nucleic acid fluorescent in situ hybridization for hospital-acquired enterococcal bacteremia: delivering earlier effective antimicrobial therapy. Antimicrob Agents Chemother 2008;52:3558–3563.

354. Fowler HN, Brown P, Rovira A, et al. *Streptococcus suis* meningitis in swine worker, Minnesota, USA. Emerg Infect Dis 2013;19:220–221.

355. Fraimow HS, Jungkind DL, Lander DW, et al. Urinary tract infection with an *Enterococcus faecalis* isolate that requires vancomycin for growth. Ann Intern Med 1994;121:22–26.

356. Francis AJ, Nimmo GR, Efstratiou A, et al. Investigation of milk-borne *Streptococcus zooepidemicus* infection associated with glomerulonephritis in Australia. J Infect 1993;27:317–323.

357. Fraser JD, Proft T. The bacterial superantigen and superantigen-like proteins. Immunological Rev 2008;225:226–243.

358. Freney J, Bland S, Etienne J, et al. Description and evaluation of the semi-automated 4-hour rapid ID 32 Strep method for identification of streptococci and members of related genera. J Clin Microbiol 1992;30:2657–2661.

359. Freyaldenhoven BS, Schlieper G, Lutticken R, et al. *Enterococcus raffinosus* infection in an immunosuppressed patient. J Infect 2005;51:e121–e124.

360. Frolkova P, Svec P, Sedlacek I, et al. *Enterococcus alcedinis* sp. nov., isolated from the common kingfisher (*Alcedo atthis*). Int J Syst Evol Microbiol 2013;63:3069–3074.

361. Fujitani S, Rowlinson MC, Lance George W. Penicillin-resistant viridans group streptococcal endocarditis and interpretation of the American Heart Association's guidelines for the treatment of infective endocarditis. Clin Infect Dis 2008;46:1064–1066.

362. Fukushima K, Noda M, Saito Y, et al. *Streptococcus sanguis* meningitis: report of a case and review of the literature. Intern Med 2012;51:3073–3076.

363. Funk G, Funke-Kissling P. Performance off the new Vitek 2 GP card for identification of medically relevant gram-positive cocci in a routine clinical laboratory. J Clin Microbiol 2005;43:84–88.

364. Galperine T, Cazorla C, Blanchard E, et al. *Streptococcus canis* infections in humans: retrospective study of 54 patients. J Infect 2007;55:23–26.

365. Garbutt JM, Ventrapragada M, Littenberg B, et al. Association between resistance to vancomycin and death in cases of *Enterococcus faecium* bacteremia. Clin Infect Dis 2000;30:466–472.

366. Garcia A, Risco D, Benitez JM, et al. *Helcococcus ovis* isolated from a goat with purulent bronchopneumonia and pulmonary abscesses. J Vet Diagn Invest 2012;24:235–237.

367. Garcia-Lechuz JM, Cuevas O, Castellares C, et al. *Streptococcus pneumoniae* skin and soft tissue infections: characterization of causative strains and clinical illness. Eur J Clin Microbiol Infect Dis 2007;26:247–253.

368. Garcia-Porrua C, Gonzalez-Gay MA, Monterroso JR, et al. Septic arthritis due to *Streptococcus bovis* as presenting sign of "silent" colonic carcinoma. Rheumatol (Oxford) 2000;39:338–339.

369. Gardam MA, Low DE, Saguinur R, et al. Group B streptococcal necrotizing fasciitis and streptococcal toxic *shock*-like syndrome in adults. Arch Intern Med 1998;158:1704–1708.

370. Garnier F, Gerbaud G, Courvalin P, et al. Identification of clinically relevant viridans group streptococci to the species level by PCR. J Clin Microbiol 1997;35:2337–2341.

371. Gaudreau C, Simoneau E, Labrecque O, et al. Epidemiological, biochemical, and antimicrobial susceptibility characteristics of *Streptococcus pseudoporcinus* isolated in Quebec, Canada, from 1997 to 2006. J Med Microbiol 2007;56:1620–1624.

372. Gazin M, Lammens C, Goossens H, et al. Evaluation of GeneOhm VanR and Xpert vanA/vanB molecular assays for the rapid detection of vancomycin-resistant enterococci. Eur J Clin Microbiol Infect Dis 2012;31:272–276.

373. Georgakopoulos CD, Eliopoulou MI, Stasinos S, et al. Periorbital and orbital cellulitis: a 10-year review of hospitalized children. Eur J Ophthalmol 2010;20:1066–1072.

374. Gerber MA, Baltimore RS, Eaton CB, et al. Prevention of rheumatic fever and diagnosis and treatment of acute streptococcal pharyngitis. Circulation 2009;119:1541–1551.

375. Gerber MA, Schulman ST. Rapid diagnosis of pharyngitis caused by group A streptococci. Clin Microbiol Rev 2004;17:571–580.

376. Ghanem G, Hachem R, Jiang Y, et al. Outcomes for and risk factors associated with vancomycin-resistant *Enterococcus faecalis* and vancomycin-resistant *Enterococcus faecium* bacteremia in cancer patients. Infect Control Hosp Epidemiol 2007;28:1054–1059.

377. Gherardy G, Imperi M, Baldassari L, et al. Molecular epidemiology and distribution of serotypes, surface proteins, and antibiotic resistance among group B streptococci in Italy. J Clin Microbiol 2007;45:2909–2916.

378. Gholizadeh Y, Courvalin P. Acquired and intrinsic glycopeptide resistance in enterococci. Int J Antimicrob Agents 2000;16:S11–S17.

379. Gieseker KE, Roe MH, MacKenzie T, et al. Evaluating the American Academy of Pediatrics diagnostic standard for *Streptococcus pyogenes* pharyngitis: backup culture versus repeat rapid antigen testing. Pediatrics 2003;111:e666–e670.

380. Gilad J, Borer A, Riesenberg K, et al. *Enterococcus hirae* septicemia in a patient with end-stage renal disease undergoing hemodialysis. Eur J Clin Microbiol Infect Dis 1998;17:576–577.

381. Gillespie RS, Symons JM, McDonald RA. Peritonitis due to *Leuconostoc* species in a child receiving peritoneal dialysis. Pediatr Nephrol 2002;17:966–968.

382. Givner LB, Mason EO Jr, Tan TQ, et al. Pneumococcal endocarditis in children. Clin Infect Dis 2004;38:1273–1278.

383. Glazunova OO, Raoult D, Roux V. *Streptococcus massiliensis* sp. nov., isolated from a patient blood culture. Int J Syst Evol Microbiol 2006;56:1127–1131.

384. Glazunova OO, Raoult D, Roux V. Partial *recN* gene sequencing: a new tool for identification and phylogeny within the genus *Streptococcus*. Int J Syst Evol Microbiol 2010;60:2140–2148.

385. Glikman D, Sprecher H, Chernkozinsky A, et al. *Lactococcus lactis* catheter-related bacteremia in an infant. Infection 2010;38:145–146.

386. Godambe S, Shah PS, Shah V. Breast milk as a source of late-onset neonatal sepsis. Pediatr Infect Dis J 2005;24:381–382.

387. Gold HS. Vancomycin-resistant enterococci: mechanisms and clinical observations. Clin Infect Dis 2001;33:210–219.

388. Golden S. Group A streptococcus and streptococcal toxic *shock* syndrome: a post-partum case report. J Midwifery Womens Health 2003;48:357–359.

389. Gomes BP, Montagner F, Jacinto RC, et al. *Gemella morbillorum* in primary and secondary/persistent endodontic infections. Oral Pathol Oral Radiol Endod 2008;105:519–525.

390. Gomez M, Alter S, Kumar ML, et al. Neonatal *Streptococcus pneumoniae* infection: case report and review of the literature. Pediatr Infect Dis J 1999;18:1014–1018.

391. Goodrich JS, Miller MB. Comparison of culture and 2 real-time polymerase chain reaction assays to detect group B streptococcus during antepartum screening. Diagn Microbiol Infect Dis 2007;59:17–22.

392. Gottschalk M, Xu J, Calzas C, et al. *Streptococcus suis*: a new emerging or an old neglected zoonotic pathogen? Future Microbiol 2010;5:371–391.

393. Graber CJ, DeAlmeida KN, Atkinson JC, et al. Dental health and viridans streptococcal bacteremia in allogeneic hematopoietic stem cell transplant recipients. Bone Marrow Transplant 2001;27:537–542.

394. Granger D, Boily-Larouche G, Turgeon P, et al. Genetic analysis of *pbp2x* in clinical *Streptococcus pneumoniae* isolates in Quebec, Canada. J Antimicrob Chemother 2005;55:832–839.

395. Granger D, Boily-Larouche G, Turgeon P, et al. Genetic characteristics of *pbp1a* and *pbp2b* in clinical *Streptococcus pneumoniae* isolates in Quebec, Canada. J Antimicrob Chemother 2006;57:61–70.

396. Green M, Shlaes JH, Barbadora K, et al. Bacteremia due to vancomycin-dependent *Enterococcus faecium*. Clin Infect Dis 1995;20:712–714.

397. Green MR, Anasetti C, Sandin RL, et al. Development of daptomycin resistance in a bone marrow transplant patient with vancomycin-resistant *Enterococcus durans*. J Oncol Pharm Pract 2006;12:179–181.

398. Greub G, Devriese LA, Pot B, et al. *Enterococcus cecorum* septicemia in a malnourished adult patient. Eur J Clin Microbiol Infect Dis 1997;16:594–598.

399. Griffin AT, Timbrook T, Harting J, et al. *Streptococcus anginosus* group and osteomyelitis: a single center clinical experience. Postgrad Med 2013;89:262–265.

400. Griffin MR, Zhu Y, Moore MR, et al. U.S. hospitalizations for pneumonia after a decade of pneumococcal vaccination. N Engl J Med 2013;369:155–163.

401. Grinwis ME, Sibley CD, Parkins MD, et al. Characterization of *Streptococcus milleri* group isolates from expectorated sputum of adult patients with cystic fibrosis. J Clin Microbiol 2010;48:395–401.

402. Grisaru-Soen G, Eisenstadt M, Paret G, et al. Pediatric parapneumonic empyema: risk factors, clinical characteristics, microbiology, and management. Pediatr Emerg Care 2013;29:425–429.

403. Guardado R, Asensi V, Torres JM, et al. Post-surgical enterococcal meningitis: clinical and epidemiological study of 20 cases. Scand J Infect Dis 2006;38:584–588.

404. Guerin JM, Mofredj A, Leibinger F, et al. Group B streptococcus meningitis in an HIV-positive adult: case report and review. Scand J Infect Dis 2000;32:215–217.

405. Guilherme L, Kalil J, Cunningham M. Molecular mimicry in the autoimmune pathogenesis of rheumatic heart disease. Autoimmunity 2006;39:31–39.

406. Guney I, Isik A, Altintepe L, et al. *Gemella morbillorum* peritonitis in a CAPD patient. Perit Dial Int 2009;29:674–675.

407. Gupta S, Merchant SS. Lemierre's syndrome: rare, but life-threatening – a case report with *Streptococcus intermedius*. Case Rep Med 2012;2012:624065.

408. Gupta SR, Agnani S, Tehrani MD, et al. Endogenous *Streptococcus agalactiae* (group B streptococcus) endophthalmitis as a presenting sign of precursor T-cell lymphoblastic leukemia. Arch Ophthalmol 2010;128:384–385.

409. Gutierrez F, Masia M, Rodriguez C, et al. Evaluation of the immunochromatographic Binax NOW assay for detection of *Streptococcus pneumoniae* urinary antigen in a prospective study of community-acquired pneumonia in Spain. Clin Infect Dis 2003;36:286–292.

410. Guvenc MG, Midilli K, Inci E, et al. Lack of *Chlamydophila pneumoniae* and predominance of *Alloiococcus otitidis* in middle ear fluids of children with otitis media with effusion. Auris Nasus Larynx 2010;37:269–273.

411. Haanpera M, Jalava J, Huovinen P, et al. Identification of α-hemolytic streptococci by pyrosequencing the 16S rRNA gene and by use of Vitek 2. J Clin Microbiol 2007;45:762–770.

412. Haas J, Jernick SL, Scardina RJ, et al. Colonization of skin by *Helcococcus kunzii*. J Clin Microbiol 1997;35:2759–2761.

413. Habelt S, Schwaller A, Hollinger A, et al. Septic polyarthritis caused by *Streptococcus pneumoniae*: primary pneumococcal pneumonia as a risk factor in older patients? A case report. BMJ Case Rep 2009. doi: 10.1136.bcr. 02 2009 1604.

414. Hackett SP, Stevens DL. Streptococcal toxic *shock* syndrome: synthesis of tumor necrosis factor and interleukin-1 by monocytes stimulated with pyrogenic exotoxin A and streptolysin O. J Infect Dis 1992;165:879–885.

415. Hackett SP, Stevens DL. Superantigens associated with staphylococcal and streptococcal toxic *shock* syndrome are potent inducers of tumor necrosis factor-β synthesis. J Infect Dis 1993;168:232–235.

416. Haddad PA, Repka TL, Weisdorf D. Penicillin-resistant *Streptococcus pneumoniae* septic *shock* and meningitis complicating chronic graft versus host disease: a case report and review of the literature. Am J Med 2002;113: 152–155.

417. Haenni M, Saras E, Chatre P, et al. *vanA* in *Enterococcus faecium*, *Enterococcus faecalis*, and *Enterococcus casseliflavus* detected in French cattle. Foodborne Pathog Dis 2009;6:1107–1111.

418. Hall GS, Gordon S, Schroeder S, et al. Case of synovitis potentially caused by *Dolosigranulum pigrum*. J Clin Microbiol 2001;39:1202–1203.

419. Hamer DH, Egas J, Estrella B, et al. Assessment of the Binax NOW *Streptococcus pneumoniae* urinary antigen test in children with nasopharyngeal pneumococcal carriage. Clin Infect Dis 2002;34:1025–1028.

420. Han SB, Bae EY, Lee JW, et al. Clinical characteristics and antibiotic susceptibility of viridans streptococcal bacteremia in children with febrile neutropenia. Infection 2013;41(5):917–924. doi: 10.1007/s15010-013-0470-7.

421. Han XY, Kamana M, Rolston KV. Viridans streptococci isolated by culture from blood of cancer patients: clinical and microbiological analysis of 50 cases. J Clin Microbiol 2006;44:160–165.

422. Handley P, Coykendall A, Beighton D, et al. *Streptococcus crista* sp. nov., a viridans streptococcus with tufted fibrils, isolated from the human oral cavity and throat. Int J Syst Bacteriol 1991;41:543–547.

423. Hansen SM, Uldbjerg N, Kilian M, et al. Dynamics of *Streptococcus agalactiae* colonization in women during and after pregnancy and in their infants. J Clin Microbiol 2004;42:83–89.

424. Hanski E, Caparon M. Protein F, a fibronectin-binding protein, is an adhesin of the group A streptococcus, *Streptococcus pyogenes*. Proc Natl Acad Sci U S A 1992;89:6172–6176.

425. Hanterdsith B, Tharavichitkul P, Mahanupab P, et al. Postmortem diagnosis of sudden unexpected death from *Streptococcus suis* type 2 infection: a case report. J Forensic Legal Med 2013;20:347–349.

426. Harbarth S, Uckay I. Are there patients with peritonitis who require empiric therapy for enterococcus? Eur J Clin Microbiol Infect Dis 2004;23:73–77.

427. Hardwick RH, Taylor A, Thompson MH, et al. Association between *Streptococcus milleri* and abscess formation after appendicitis. Ann R Coll Surg Engl 2000;82:24–26.

428. Harf-Monteil C, Granello C, LeBrun C, et al. Incidence and pathogenic effect of *Streptococcus pseudopneumoniae*. J Clin Microbiol 2006;44:2240–2241.

429. Harimaya A, Takada R, Hendolin PH, et al. High incidence of *Alloiococcus otitidis* in children with otitis media, despite treatment with antibiotics. J Clin Microbiol 2006;44:946–949.

430. Harimaya A, Takada R, Himi T, et al. Evidence of local antibody response against *Alloiococcus otitidis* in the middle ear cavity of children with otitis media. FEMS Immunol Med Microbiol 2007;49:41–45.

431. Harrison LH, Dwyer DM, Billmann L, et al. Invasive pneumococcal infection in Baltimore, MD: implications for immunization policy. Arch Intern Med 2000;160:89–94.

432. Hashikawa S, Iinuma Y, Furushita M, et al. Characterization of group C and group G streptococcal strains that cause streptococcal toxic *shock* syndrome. J Clin Microbiol 2004;42:186–192.

433. Hauser AR, Stevens DL, Kaplan EL, et al. Molecular analysis of pyrogenic exotoxins from *Streptococcus pyogenes* isolates associated with toxic *shock*-like syndrome. J Clin Microbiol 1991;29:1562–1567.

434. Hayakawa K, Marchaim D, Palla M, et al. Epidemiology of vancomycin-resistant *Enterococcus faecalis*: a case-control study. Antimicrob Agents Chemother 2013;57:49–55.

435. Hayashi M, Kojima T, Funahashi K, et al. Pneumococcal polyarticular septic arthritis after a single infusion of infliximab in a rheumatoid arthritis patient: a case report. J Med Case Rep 2012;6:81.

436. Healy B, Beukenholt RW, Tithill D, et al. *Facklamia hominis* causing chorioamnionitis and puerperal bacteremia. J Infect 2005;353–355.

437. Heath PT. An update on vaccination against group B streptococcus. Expert Rev Vaccines 2011;10:685–694.

438. Hedegaard L, Christensen H, Chadfield MS, et al. Association of *Streptococcus pluranimalium* with valvular endocarditis and septicemia in adult broiler parents. Avian Pathol 2009;38:155–160.

439. Heikens E, Bonten MJ, Willems RJ. Enterococcal surface protein Esp is important for biofilm formation of *Enterococcus faecium* E1162. J Bacteriol 2007;189:8233–8240.

440. Heikens E, Singh KV, Jacques-Palaz KD, et al. Contribution of the enterococcal surface protein Esp to pathogenesis of *Enterococcus faecium* endocarditis. Microbes Infect 2011;13:1185–1190.

441. Heinz M, von Wintzingerode F, Moter A, et al. A case of septicemia with *Pediococcus acidilactici* after long-term antibiotic treatment. Eur J Clin Microbiol Infect Dis 2000;19:946–948.

442. Heiter BJ, Bourbeau PP. Comparison of the Gen-Probe Group A Streptococcus Direct Test with culture and a rapid streptococcal antigen detection assay for diagnosis of streptococcal pharyngitis. J Clin Microbiol 1993;31: 2070–2073.

443. Helft G, Tabone X, Metzger JP, et al. *Gemella haemolysans* endocarditis with colonic carcinoma. Eur J Med 1993;2:369–370.

444. Hensler ME. *Streptococcus gallolyticus*, infective endocarditis, and colon carcinoma: new light on an intriguing coincidence. J Infect Dis 2011;203: 1040–1042.

445. Hepburn MJ, Fraser SL, Rennie TA, et al. Septic arthritis caused by *Granulicatella adiacens*: diagnosis by inoculation of synovial fluid into blood culture bottles. Rheumatol Int 2003;23:255–257.

446. Herrero IA, Rouse MS, Piper KE, et al. Reevaluation of *Streptococcus bovis* endocarditis cases from 1975 to 1985 by 16S ribosomal DNA sequence analysis. J Clin Microbiol 2002;40:3848–3850.

447. Herwald H, Cramer H, Morgelin M, et al. M protein, a classical bacterial virulence determinant, forms complexes with fibrinogen that induce vascular leakage. Cell 2004;116:367–379.

448. Hery-Arnaud G, Doloy A, Ansart S, et al. *Globicatella sanguinis* meningitis associated with human carriage. J Clin Microbiol 2010;48:1491–1493.

449. Hery-Arnaud G, Rouzic N, Doloy A, et al. *Streptococcus australis* meningitis. J Med Microbiol 2011;60:1701–1704.

450. Heyman SN, Brezis M. Asymptomatic group B streptococcal pyelonephritis: an unusual cause of acute renal failure. Nephron 1997;75:243–244.

451. Hidron AI, Edwards JR, Patel J, et al. NHSN annual update: antimicrobial-resistant pathogens associated with healthcare-associated infections: annual summary of data reported to the National Healthcare Safety Network at the Centers for Disease Control and Prevention, 2006–2007. Infect Control Hosp Epidemiol 2008;29:996–1011.

452. Higashide T, Takahashi M, Kobayashi A, et al. Endophthalmitis caused by *Enterococcus mundtii*. J Clin Microbiol 2005;43:1475–1476.

453. Hirai T, Kimura S, Mori N. Head and neck infections caused by *Streptococcus milleri* group: an analysis of 17 cases. Auris Nasus Larynx 2005;32:55–58.

454. Hirakawa TF, Alves de Costa FA, Vilela MC, et al. *Lactococcus garvieae* endocarditis: first case report in Latin America. Arq Bras Cardiol 2011;97:e108–e110.

455. Hill JE, Gottschalk M, Boudreau M, et al. Biochemical analysis, *cpn60* and 16S rDNA sequence data indicate that *Streptococcus suis* serotypes 32 and 34 isolated from pigs are *Streptococcus orisratti*. Vet Microbiol 2005;107:63–69.

456. Hillier RJ, Arjmand P, Revick G, et al. Post-traumatic vancomycin-resistant enterococcal endophthalmitis. J Ophthal Inflamm Infect 2013;2:42.

457. Hirakata Y, Matsuda J, Nakano M, et al. Evaluation of the BD Phoenix automated microbiology system SMIC/ID panel for identification and antimicrobial susceptibility testing of *Streptococcus* spp. Diagn Microbiol Infect Dis 2005;53:169–173.

458. Ho CM, Chi CY, Ho MW, et al. Clinical characteristics of group B streptococcus bacteremia in non-pregnant adults. J Microbiol Immunol Infect 2006;39:396–401.

459. Hoa NT, Chieu TT, Nghia HD, et al. The antimicrobial resistance patterns and associated determinants in *Streptococcus suis* isolated from humans in southern Vietnam, 1997–2008. BMC Infect Dis 2011;11:6.

460. Hoedemaekers A, Schulin T, Tonk B, et al. Ventilator-associated pneumonia caused by *Dolosigranulum pigrum*. J Clin Microbiol 2006;44:3461–3462.

461. Hoffman JA, Mason OE, Schutze GE, et al. *Streptococcus pneumoniae* infections in the neonate. Pediatrics 2003;112:1095–1102.

462. Hofinger D, Davis LE. Bacterial meningitis in older adults. Curr Treat Options Neurol 2013;15(4):477–491.

463. Holder RC, Kirse DJ, Evans AK, et al. One third of middle ear effusion from children undergoing tympanostomy tube placement had multiple bacterial pathogens. BMC Pediatr 2012;12:87.

464. Hollenbeck BL, Rice LB. Intrinsic and acquired resistance mechanisms in enterococci. Virulence 2012;3:421–433.

465. Holston AM, Miller JR. Primary lung abscess caused by multidrug-nonsusceptible *Streptococcus pneumoniae* in a child. Pediatr Infect Dis J 2006;25:182–183.

466. Honeybul S, Land DA, Howard D. Group B streptococcal cervical osteomyelitis in a neonate. J Clin Neurosci 2006;13:607–612.

467. Honig E, Mouton JW, van der Meijden WI. Can group B streptococci cause symptomatic vaginitis? Infect Dis Obstet Gynecol 1999;7:206–209.

468. Honig E, Mouton JW, van der Meijden WI. The epidemiology of vaginal colonization with group B streptococci in a sexually transmitted disease clinic. Eur J Obstet Gynecol 2002;105:177–180.

469. Horibe M, Sano Y, Mimeno T, et al. Case of gas gangrene in both legs due to *Streptococcus dysgalactiae* subsp *equisimilas*, resulting in amputation of right leg. Nihon Naika Gakkai Zasshi 2008;97:1879–1881.

470. Horii T, Izumida S, Takeurchi K, et al. Acute peritonitis and salpingitis associated with streptococcal toxic *shock* syndrome caused by Lancefield group G α-hemolytic *Streptococcus dysgalactiae* subsp *equisimilis*. J Med Microbiol 2006;55:953–956.

471. Horner A, Salla A, Oliveira LO, et al. Spontaneous bacterial peritonitis caused by *Streptococcus bovis*: case report and review of the literature. Braz J Infect Dis 2010;14:294–296.

472. Hoshino T, Fujiwara T, Kawabata S. Evolution of cariogenic character in *Streptococcus mutans*: horizontal transmission of glycosyl hydrolase family 70 genes. Sci Rep 2012;2:518.

473. Hoshino T, Kondo Y, Saito K, et al. Novel epitopic region of glucosyltransferase B from *Streptococcus mutans*. Clin Vacc Immunol 2011;18:1552–1561.

474. Hoyles L, Foster G, Falsen E, et al. *Facklamia miroungae* sp. nov., from a juvenile southern elephant seal (*Mirounga leonina*). Int J Syst Evol Microbiol 2001;51:1401–1403.

475. Hoyles L, Foster G, Falsen E, et al. Characterization of a *Gemella*-like organism isolates from an abscess of a rabbit: description of *Gemella cuniculi* sp. nov. Int J Syst Evol Microbiol 2000;50:2037–2041.

476. Hoyles L, Lawson PA, Foster G, et al. *Vagococcus fessus* sp. nov., isolated from a seal and a harbor porpoise. Int J Syst Evol Microbiol 2000;50:1151–1154.

477. Hsieh YC, Su LH, Hsu MH, et al. Alterations of penicillin-binding protein in pneumococci with stepwise increase in β-lactam resistance. Pathog Dis 2013;67:84–88.

478. Hsueh PR, Teng LJ, Chen YC, et al. Recurrent bacteremic peritonitis caused by *Enterococcus cecorum* in a patient with liver cirrhosis. J Clin Microbiol 2000;38:2450–2452.

479. Huber M, Rumetshofer R, Stradal KH, et al. Catheter-related *Leuconostoc* bacteremia secondary to pulmonary *Mycobacterium xenopi* infection. Wien Klin Wochenschr 2007;119:674–677.

480. Hudson CR, Fedorka-Cray PJ, Jackson-Hall MC, et al. Anomalies in species identification of enterococci from veterinary sources using a commercial biochemical identification system. Lett Appl Microbiol 2003;36:245–250.

481. Huh HJ, Park KJ, Jang JH, et al. *Streptococcus suis* meningitis with bilateral sensorineural hearing loss. Korean J Lab Med 2011;31:205–211.

482. Hull JE. Multisystem organ failure due to *Gemella morbillorum* native valve endocarditis. Milit Med 2010;175:923–925.

483. Hung WC, Tsai JC, Hsueh PR, et al. Identification of mutans streptococcal species by *groESL* gene sequence. J Med Microbiol 2005;54:857–862.

484. Hung WC, Tseng SP, Chen HJ, et al. Use of *groESL* as a target for identification of *Abiotrophia*, *Granulicatella*, and *Gemella* species. J Clin Microbiol 2010;48:3532–3538.

485. Husain E, Whitehead S, Castell A, et al. Viridans streptococci bacteremia in children with malignancy: relevance of species identification and penicillin susceptibility. Pediatr Infect Dis J 2005;24:563–566.

486. Hussain M, Melegaro A, Pebody RG, et al. A longitudinal household study of *Streptococcus pneumoniae* nasopharyngeal carriage in a U.K. setting. Epidemiol Infect 2005;133:891–898.

487. Iaria C, Stassi G, Costa GB, et al. Enterococcal meningitis caused by *Enterococcus casseliflavus*. First case report. BMC Infect Dis 2005;5:3.

488. Ibler K, Jensen KT, Ostergaard C, et al. Six cases of *Aerococcus sanguinicola* infection: clinical relevance and bacterial identification. Scand J Infect Dis 2008;40:761–765.

489. Igwe EI, Shewmaker PL, Facklam RR, et al. Identification of superantigen genes *speM*, *ssa*, and *smeZ* in invasive strains of β-hemolytic group C and G streptococci recovered from humans. FEMS Microbiol Lett 2003;229:259–264.

490. Ikegame S, Wakamatsu K, Kimazoe H, et al. A retrospective analysis of 111 cases of pneumococcal pneumonia: clinical features and prognostic factors. Intern Med 2012;51:37–43.

491. Ikryannikova LN, Filimonova AV, Malakhova MV, et al. Discrimination between *Streptococcus pneumoniae* and *Streptococcus mitis* based on sorting of their MALDI mass spectra. Clin Microbiol Infect 2013;19(11):1066–1071.

492. Ince A, Tiemer B, Gille J, et al. Total knee arthroplasty infection due to *Abiotrophia defectiva*. J Med Microbiol 2002;51:899–902.

493. Ing J, Mason EO, Kaplan SL, et al. Characterization of nontypeable and atypical *Streptococcus pneumoniae* pediatric isolates from 1994 to 2010. J Clin Microbiol 2012;50:1326–1320.

494. Ip M, Fung KS, Chi F, et al. *Streptococcus suis* in Hong Kong. Diagn Microbiol Infect Dis 2007;57:15–20.

495. Ippolito DL, James WA, Tinnemore D, et al. Group B streptococcus serotype prevalence in reproductive-age women at a tertiary care military medical center relative to global serotype distribution. BMC Infect Dis 2010;10:336.

496. Ishida T, Hashimoto T, Arita M, et al. A 3-year prospective study of urinary antigen-detection test for *Streptococcus pneumoniae* in community-acquired pneumonia: utility and clinical impact on the reported etiology. J Infect Chemother 2004;10:359–363.

497. Ishiyama K, Ramazaki H, Senda Y, et al. *Leuconostoc* bacteremia in three patients with malignancies. J Infect Chemother 2011;17:412–418.

498. Isik A, Koca SS. Necrotizing fasciitis resulting from *Streptococcus pneumoniae* in recently diagnosed systemic lupus erythematosus case: a case report. Clin Rheumatol 2007;26:999–1001.

499. Itoh M, Ikewaki J, Kimoto K, et al. Two cases of endogenous endophthalmitis caused by gram-positive bacteria with a good visual outcome. Case Rep Ophthalmol 2010;1:56–62.

500. Iwata K, Arinuma Y, Nakayama H, et al. An autopsy case of necrotizing fasciitis with rapidly progressive purpura caused by hemolytic streptococcal infection in a patient with rheumatoid arthritis. Mod Rheumatol 2011;21(6):669–672. doi: 10.1007/s10165-011-0454-3.

501. Iwen P, Mindru C, Kalil AC, et al. *Pediococcus acidilactici* endocarditis successfully treated with daptomycin. J Clin Microbiol 2012;50:1106–1108.

502. Jacobs JA, van Baar G, London NH, et al. Prevalence of macrolide resistance genes in clinical isolates of the *Streptococcus anginosus* ("*S. milleri*") group. Antimicrob Agents Chemother 2001;45:2375–2377.

503. Jacobs MR. Antimicrobial-resistant *Streptococcus pneumoniae*: trends and management. Expert Rev Anti Infect Ther 2008;6:619–635.

504. Jaffe J, Natanson-Yaron S, Caparon MG, et al. Protein F2, a novel fibronectin-binding protein from *Streptococcus pyogenes*, possesses two binding domains. Mol Microbiol 1996;21:373–384.

505. Jaffres E, Prevost H, Rossero A, et al. *Vagococcus penaei* sp. nov., isolated from spoilage microbiota of cooked shrimp (*Penaeus vannamei*). Int J Syst Evol Microbiol 2010;60:2159–2164.

506. Jain N, Mathur P, Misra MC. *Globicatella sanguinis* meningitis in a post-head trauma patient: first case report from Asia. J Infect Dev Ctries 2012;6:592–594.

507. Jaing TH, Chiu CH, Hung IJ. Successful treatment of meningitis caused by highly-penicillin-resistant *Streptococcus mitis* in a leukemic child. Chang Gung Med J 2002;25:190–193.

508. Jamal N, Teach SJ. Necrotizing fasciitis. Pediatr Emerg Care 2011;27:1195–1202.

509. Janapatla RP, Chang HJ, Hsu MH, et al. Nasopharyngeal carriage of *Streptococcus pneumoniae, Haemophilus influenzae, Moraxella catarrhalis,* and *Alloiococcus otitidis* in young children in the era of pneumococcal immunization, Taiwan. Scand J Infect Dis 2011;43:937–942.

510. Janow G, Lambert B, Scheiner M, et al. *Leuconostoc* septicemia in a preterm neonate on vancomycin therapy: case report and literature review. Am J Perinatol 2009;26:89–91.

511. Jasovich A, Ganaha MC, Ebi C, et al. Endocarditis due to vancomycin-resistant *Enterococcus raffinosus* successfully treated with linezolid: case report and review of the literature. Rev Argent Microbiol 2008;40:204–207.

512. Jeng A, Chen J, Katsivas T. Prosthetic valve endocarditis from *Granulicatella adiacens* (nutritionally variant streptococci) J Infect 2005;51:e125–e129.

513. Jenkins SG, Brown SD, Farrell DJ. Trends in antibacterial resistance among *Streptococcus pneumoniae* isolated in the USA: update from PROTEKT US year 1–4. Ann Microbiol Antimicrob 2008;1:1.

514. Jenkins SG, Raskoshina L, Schuetz AN. Comparison of performance of the novel chromogenic Spectra VRE agar to that of bile esculin azide and *Campylobacter* agars for detection of vancomycin-resistant enterococci in fecal samples. J Clin Microbiol 2011;49:394–3949.

515. Jensen A, Hoshino T, Killian M. Taxonomy of the anginosus group of the genus *Streptococcus* and description of *Streptococcus anginosus* subsp. *whileyi* sbsp. nov. and *Streptococcus constellatus* subsp. *viborgensis* subsp. nov. Int J Syst Evol Microbiol 2013;63(Pt 7):2506–2519. doi:10.1099/ijs.0.043232-0.

516. Jett BD, Jensen HG, Atkuri V, et al. Evaluation of therapeutic measures for treating endophthalmitis caused by isogenic toxin-producing and toxin-nonproducing *Enterococcus faecalis* strains. Invest Ophthalmol Vis Sci 1995;36:9–16.

517. Ji Y, Schnitzler N, DeMaster E, et al. Impact of M49, Mrp, Enn, and C5a peptidase proteins on colonization of the mouse oral mucosa by *Streptococcus pyogenes*. Infect Immun 1998;66:5399–5405.

518. Jimenez-Mejias ME, Becerril B, Gomez-Cia T, et al. Bacteremia caused by *Leuconostoc cremoris* in a patient with severe burn injuries. Eur J Clin Microbiol Infect Dis 1997;16:533–535.

519. Johansson D, Rasmussen M. Virulence factors in isolates of *Enterococcus faecalis* from infective endocarditis and from the normal flora. Microb Pathog 2013;55:28–31.

520. John CC. Treatment failure with use of a third-generation cephalosporin for penicillin-resistant pneumococcal meningitis: case report and review. Clin Infect Dis 1994;18:188–193.

521. Johnson BO, Ronning EJ, Onken A, et al. *Dolosigranulum pigrum* causing biomaterial-associated arthritis. APMIS 2011;119:85–87.

522. Johnston C, Hinds J, Smith A, et al. Detection of large numbers of pneumococcal virulence genes in streptococci of the *Mitis* group. J Clin Microbiol 2010;48:2762–2769.

523. Jones AL, Needham RH, Clancy A, et al. Penicillin binding proteins in *Streptococcus agalactiae*: a novel mechanism for evasion of immune clearance. Mol Microbiol 2003;47:247–256.

524. Jones ME, Blosser-Middleton RS, Critchley IA, et al. In vitro susceptibility of *Streptococcus pneumoniae, Haemophilus influenzae,* and *Moraxella catarrhalis*: a European multicenter study during 2000–2001. Clin Microbiol Infect 2003;9:590–599.

525. Jones RN, Pfaller MA. Macrolide and fluoroquinolone (levofloxacin) resistances among *Streptococcus pneumoniae* strains: significant trends from the SENTRY antimicrobial surveillance program (North America, 1997–1999). J Clin Microbiol 2000;38:4298–4299.

526. Jones RN, Pfaller MA. *In vitro* activity of newer fluoroquinolones for respiratory tract infections and emerging antimicrobial resistance: data from the SENTRY antimicrobial surveillance program. Clin Infect Dis 2000;31 (Suppl 2):S16–S23.

527. Jones RN, Sader HS, Flamm RK. Update of dalbavancin spectrum and potency in the USA: report from the SENTRY Antimicrobial Surveillance Program (2011). Diagn Microbiol Infect Dis 2013;75:304–307.

528. Jones S, England R, Evans M, et al. Microbiologically confirmed meningoencephalitis due to *Enterococcus avium*. J Infect 2007;54:e129–e131.

529. Kaijalainen T, Rintamaki S, Herva E, et al. Evaluation of gene-technological and conventional methods in the identification of *Streptococcus pneumoniae*. J Microbiol Methods 2002;51:111–118.

530. Kailasanathan A, Anderson DF. Infectious crystalline keratopathy caused by *Gemella haemolysans*. Cornea 2007;26:643–644.

531. Kaiser Permanente Vaccine Study Center Group. Efficacy, safety, and immunogenicity of heptavalent pneumococcal conjugate vaccine in children. Pediatr Infect Dis J 2000;19:187–195.

532. Kallstrom G, Doern CD, Dunne WM Jr. Evaluation of a chromogenic agar under development to screen for VRE colonization. J Clin Microbiol 2010;48:999–1001.

533. Kanamoto T, Sato S, Inoue M. Genetic heterogeneities and phenotypic characteristics of strains of the genus *Abiotrophia* and proposal of *Abiotrophia para-adiacens* sp. nov. J Clin Microbiol 2000;38:492–498.

534. Kanemitsu K, Kunishima H, Inden K, et al. Evaluation of the BD Phoenix SMC/ID, a new streptococci identification and antimicrobial susceptibility panel, for potential routine use in a university-based clinical microbiology laboratory. Diagn Microbiol Infect Dis 2005;101–105.

535. Karakousis PC, Page KR, Varello MA, et al. Waterhouse-Friderichsen syndrome after infection with group A streptococcus. Mayo Clin Proc 2001;76:1167–1170.

536. Karaunakaran R, Raja NS, Hafeez A, et al. Group B streptococcus infection: epidemiology, serotypes, and antimicrobial susceptibility of selected isolates in the population beyond infancy (excluding females with genital tract- and pregnancy-related isolates) at the University Malaya Medical Centre, Kuala Lumpur. Jpn J Infect Dis 2009;62:192–194.

537. Kashimada K, Omori T, Takizawa F, et al. Two cases of transient pseudohypoaldosteronism due to group B streptococcus pyelonephritis. Pediatr Nephrol 2008;23:1569–1570.

538. Kass M, Toye B, Veinot JP. Mortal infective endocarditis due to *Aerococcus urinae* – case report and review of the literature. Cardiovasc Pathol 2008;17:410–412.

539. Kassis H, Marenjon T, Gemmel D, et al. *Streptococcus sanguinis* brain abscess as a complication of subclinical endocarditis: emphasizing the importance of prompt diagnosis. South Med J 2010;103:559–562.

540. Kataoka Y, Yoshida T, Sawada T. A 10-year survey of antimicrobial susceptibility of *Streptococcus suis* isolates from swine in Japan. J Vet Med Sci 2000;62:1053–1057.

541. Kaufhold A, Ferrieri P. Isolation of *Enterococcus mundtii* from normally sterile body sites in two patients. J Clin Microbiol 1991;29:1075–1077.

542. Kaur R, Adlowitz DG, Casey JR, et al. Simultaneous assay for four bacterial species including *Alloiococcus otitidis* using multiplex PCR in children with culture-negative acute otitis media. Pediatr Infect Dis J 2010;29:741–745.

543. Kawalec M, Kedzierska J, Gajda A, et al. Hospital outbreak of vancomycin-resistant enterococci caused by a single clone of *Enterococcus raffinosus* and several clones of *Enterococcus faecium*. Clin Microbiol Infect 2007;13:893–901.

544. Kawamura Y, Hou XG, Sultana F, et al. Transfer of *Streptococcus adjacens* and *Streptococcus defectivus* to *Abiotrophia* gen. nov. and *Abiotrophia adiacens* comb. nov. and *Abiotrophia defectiva* comb. nov. Int J Syst Bacteriol 1995;45:798–803.

545. Kawamura Y, Hou XG, Todome Y, et al. *Streptococcus peroris* sp. nov. and *Streptococcus infantis* sp. nov., new members of the *Streptococcus mitis* group, isolated from human clinical specimens. Int J Syst Bacteriol 1998;48:921–927.

546. Kawamura Y, Whiley RA, Shu RA, et al. Genetic approaches to the identification of the *mitis* group within the genus *Streptococcus*. Microbiology 1999;145:2605–2613.

547. Ke D, Menard C, Picard FJ, et al. Development of conventional and real-time PCR assays for the rapid detection of group B streptococci. Clin Chem 2000;46:324–331.

548. Keay L, Harmis N, Corrigan K, et al. Infiltrative keratitis associated with extended wear of hydrogel lenses and *Abiotrophia defectiva*. Cornea 2000;19:864–869.

549. Keith ER, Murdoch DR. Antimicrobial susceptibility profile of *Streptococcus pseudopneumoniae* isolated from sputum. Antimicrob Agents Chemother 2008;52:2998.

550. Keith ER, Podmore RG, Anderson TP, et al. Characteristic of *Streptococcus pseudopneumoniae* isolated from purulent sputum samples. J Clin Microbiol 2006;44:923–927.

551. Kellogg JA, Bankert DA, Elder CJ, et al. Identification of *Streptococcus pneumoniae* revisited. J Clin Microbiol 2001;39:3373–3375.

552. Khan FY, Elshafi SS. *Enterococcus gallinarum* meningitis: a case report and review. J Infect Dev Ctries 2011;5:231–234.

553. Khan T, Martin DH. *Streptococcus pneumoniae* soft tissue infections in human immunodeficiency virus. Am J Med Sci 2011;342:235–238.

554. Khoramrooz SS, Mirsalehian A, Imoneini H, et al. Characterization of *Alloiococcus otitidis* strains isolated from children with otitis media with effusion by pulsed-field gel electrophoresis. Int J Pediatr Otorhinolaryngol 2012;76:1658–1660.

555. Kikuchi K, Enari T, Totsuka KI, et al. Comparison of phenotypic characteristics, DNA-DNA hybridization results, and results with a commercial rapid biochemical and enzymatic reaction system for identification of viridans group streptococci. J Clin Microbiol 1995;33:1215–1222.

556. Kilian M, Mikkelson L, Henrichsen J. Taxonomic study of viridans streptococci: description of *Streptococcus gordonii* sp. nov. and emended descriptions of *Streptococcus sanguis* (White and Niven 1946), *Streptococcus oralis* (Bridge and Sneath 1982), and *Streptococcus mitis* (Andrewes and Horder 1906). Int J Syst Bacteriol 1989;39:471–484.

557. Kilpper-Balz R, Schleifer KH. *Streptococcus suis* sp. nov. nom. rev. Int J Syst Bacteriol 1987;37:160–162.

558. Kilpper-Balz R, Schleifer KH. Transfer of *Streptococcus morbillorum* to the genus *Gemella* as *Gemella morbillorum* comb. nov. Int J Syst Bacteriol 1988;38:442–443.

559. Kim H, Lee SH, Moon HW, et al. *Streptococcus suis* causes septic arthritis and bacteremia: phenotypic characterization and molecular confirmation. Korean J Lab Med 2011;31:115–117.

560. Kim HS, Park DW, Youn YK, et al. Liver abscess and empyema due to *Lactococcus lactis cremoris*. J Korean Med Sci 2010;25:1669–1671.

561. Kim MA, Yang YM, So YR, et al. Development of a monoclonal antibody against glucosyltransferase D of *Streptococcus mutans* GS-5. Hybridoma 2011;30:375–380.

562. Kim SH, Park MS, Somg SH, et al. Hematogenous osteomyelitis caused by *Streptococcus anginosus* group in a previously healthy child. Pediatr Int 2010;52:e209–e211.

563. Kim SY, Jpp SI, Yi J, et al. A case of *Streptococcus gallolyticus* subsp. *gallolyticus* infective endocarditis with colon cancer: identification by 16S ribosomal DNA sequencing. Korean J Lab Med 2010;30:160–165.

564. Kimura B, Suzuki S, Wachino J, et al. First molecular characterization of group B streptococci with reduced penicillin susceptibility. Antimicrob Agents Chemother 2008;52:2890–2897.

565. King SJ, Leigh JA, Heath PJ, et al. Development of a multilocus sequence typing scheme for the pig pathogen *Streptococcus suis*: identification of virulent clones and potential capsular serotype exchange. J Clin Microbiol 2002;40:3671–3680.

566. Kirkman MA, Donaldson H, O'Neill K. Multiple intracranial abscesses due to *Streptococcus anginosus* in a previously well individual. J Neurol Neurosurg Psychiatry 2012;83:1231–1232.

567. Kiska DL, Thiede B, Caracciolo J, et al. Invasive group A streptococcal infections in North Carolina: epidemiology, clinical features, and genetic and serotype analysis of causative organisms. J Infect Dis 1997;176:992–1000.

568. Kittang BR, Langeland N, Skrede S, et al. Two unusual cases of soft tissue infection caused by *Streptococcus dysgalactiae* subsp. *equisimilis*. J Clin Microbiol 2010;48:1484–1487.

569. Klatte JM, Clarridge JE III, Bratcher D, et al. A longitudinal case series description of meningitis due to *Streptococcus pasteurianus* in infants. J Clin Microbiol 2012;50:57–60.

570. Kloss BT, Broton CE, Rodriguez E. Group B streptococcal necrotizing fasciitis from a decubitus ulcer. Int J Emerg Med 2010;3:519–520.

571. Knoll BM, Hellman M, Kotton CN. Vanomycin-resistant *Enterococcus faecium* meningitis in adults: case series and review of the literature. Scand J Infect Dis 2013;45:131–139.

572. Kocak F, Yurtseven N, Aydemir N, et al. A case of osteomyelitis due to *Leuconostoc lactis*. Scand J Infect Dis 2007;37:278–280.

573. Koh TH, Kurup A, Chen J. *Streptococcus iniae* discitis in Singapore. Emerg Infect Dis 2004;10:1694–1696.

574. Kohok DD, Parashar A, Punnam V, et al. Subarachnoid hemorrhage in a patient with *Abiotrophia defectiva* endocarditis. Am J Med Sci 2011;341:157–159.

575. Kok H, Jureen R, Soon CY, et al. Colon cancer presenting as *Streptococcus gallolyticus* infective endocarditis. Singapore Med J 2007;48:e43–e45.

576. Kong F, Gowan S, Martin D, et al. Serotype identification of group B streptococci by PCR and sequencing. J Clin Microbiol 2002;40:216–226.

577. Konig A, Reinert RR, Hakenbeck R. *Streptococcus mitis* with unusually high-level resistance to β-lactam antibiotics. Microb Drug Resist 1998;4:45–49.

578. Koort J, Coenye T, Vandamme P, et al. *Enterococcus hermanniensis* sp. nov., from modified-atmosphere-packaged broiler meat and canine tonsils. Int J Syst Evol Microbiol 2004;54:1823–1827.

579. Kouppari G, Zaphiropoulou A, Stamos G, et al. Pneumococcal acute otitis media in children. Clin Microbiol Infect 2000;6:69–73.

580. Kowalsky RH, Jaffe DM. Bacterial meningitis post-PCV7. Pediatr Emerg Care 2013;29:758–766.

581. Kuch A, Stefaniuk E, Ozorowski T, et al. New selective and differential agar medium, chromID VRE, for screening for vancomycin-resistant *Enterococcus* species. J Microbiol Methods 2009;77:124–126.

582. Kuramitsu HK. Virulence factors of mutans streptococci: role of molecular genetics. Crit Rev Oral Biol Med 2000;4:159–176.

583. Kurtz B, Kurtz M, Roe M, et al. Importance of inoculum size and sampling effect in rapid antigen detection for diagnosis of Streptococcus pyogenes pharyngitis. J Clin Microbiol 2000;38:279–281.

584. Kurupati P, Turner CE, Tziona I, et al. Chemokine-cleaving *Streptococcus pyogenes* protease SpyCEP is necessary and sufficient for bacterial dissemination with soft tissues and the respiratory tract. Mol Microbiol 2010;76:1387–1397.

585. Kutlu SS, Sacar S, Cevahir N, et al. Community-acquired *Streptococcus mitis* meningitis: a case report. Int J Infect Dis 2008;12:e107–e109.

586. Kutzer P, Schulze C, Engelhardt A, et al. *Helcococcus ovis*, an emerging pathogen in bovine valvular endocarditis. J Clin Microbiol 2008;46:3291–3295.

587. Kuusi M, Lahti E, Virolainen A, et al. An outbreak of *Streptococcus equi* subspecies *zooepidemicus* associated with consumption of fresh goat cheese. BMC Infect Dis 2006;6:36. doi:10.1186/1471-2334-6-36.

588. Lachnauer CS, Kasper DL, Shimada J, et al. Serotypes VI and VIII predominate among group B streptococci isolated from pregnant Japanese women. J Infect Dis 1999;179:1030–1033.

589. LaClaire L, Facklam R. Antimicrobial susceptibility and clinical sources of *Dolosigranulum pigrum* cultures. Antimicrob Agents Chemother 2000;44:2001–2003.

590. LaClaire L, Facklam R. Antimicrobial susceptibilities and clinical sources of *Facklamia* species. Antimicrob Agents Chemother 2000;44:2130–2132.

591. LaClaire LL, Facklam RR. Comparison of three commercial rapid identification systems for the unusual gram-positive cocci *Dolosigranulum pigrum*, *Ignavigranum ruoffiae*, and *Facklamia* species. J Clin Microbiol 2000;38:2037–2042.

592. LaFrance JP, Madore F, Querin S. *Lactococcus cremoris* peritonitis in a CAPD patient. Perit Dial Int 2006;26:716–717.

593. Lal D, Verma M, Lal R. Exploring internal features of 16S rRNA gene for identification of clinically relevant species of the genus *Streptococcus*. Ann Clin Microbiol Antimicrob 2011;10:28.

594. Lam MM, Clarridge JE III, Young EJ, et al. The other group G streptococcus: increased detection of *Streptococcus canis* ulcer infections in dog owners. J Clin Microbiol 2007;45:2327–2329.

595. Lamm CG, Ferguson AC, Lehenbauer TW, et al. Streptococcal infection in dogs: a retrospective study of 393 cases. Vet Pathol 2010;47:387–395.

596. Lang ME, Vaudry W, Robinson JL. Case report and literature review on late onset group B streptococcal disease manifesting as necrotizing fasciitis in preterm infants: is this a new syndrome? Clin Infect Dis 2003;37:e132–e135.

597. LaScola B, Raoult D. Molecular identification of *Gemella* species from three patients with endocarditis. J Clin Microbiol 1998;36:866–871.

598. Lasseter GM, McNulty CA, Hobbs FD, et al. In vitro evaluation of five rapid antigen detection tests for group A β-hemolytic streptococcal sore throat infections. Fam Pract 2009;26(6):437–444.

599. Lau SK, Curreem SO, Lin CC, et al. *Streptococcus hongkongensis* sp. nov. isolated from a patient with infected puncture wound and marine flatfish. Int J Syst Evol Microbiol 2013;63(Pt 7):2570–2576. doi: 10.1099/ijs.0.045120-0.

600. Lau SK, Woo PC, Li NK, et al. *Globicatella* bacteremia identified by 16S ribosomal RNA gene sequencing. J Clin Pathol 2006;59:303–307.

601. Lau SK, Woo PC, Luk WK, et al. Clinical isolates of *Streptococcus iniae* from Asia are more mucoid and β-hemolytic than those from North America. Diagn Microbiol Infect Dis 2006;54:177–181.

602. Lau SK, Woo PC, Tse H, et al. Invasive *Streptococcus iniae* infections outside North America. J Clin Microbiol 2003;41:1004–1009.

603. Laurens C, Michon AL, Marchandin H, et al. Clinical and antimicrobial susceptibility data of 140 *Streptococcus pseudopneumoniae* isolates, France. Antimicrob Agents Chemother 2012;56(8):4504–4507. doi: 10.1128/AAC.06374-11.

604. Lautenbach E, Bilker WB, Brennan PJ. Enterococcal bacteremia: risk factors for vancomycin resistance and predictors of mortality. Infect Control Hosp Epidemiol 1999;20:318–323.

605. Law-Brown J, Meyers PR. *Enterococcus phoeniculicola* sp. nov., a novel member of the enterococci isolated from the uropigyial gland of the

red-billed woodpoopoe, *Phoeniculus purpureus*. Int J Syst Evol Microbiol 2003;53:683–685.

606. Lawson GA III, Castaido ET, Miller RS. Primary omental abscess caused by *Streptococcus constellatus*: a case report. Surg Infect 2010;11:339–334.

607. Lawson PA, Collins MD, Falsen E, et al. *Facklamia languida* sp. nov., isolated from human clinical specimens. J Clin Microbiol 1999;37:1161–1164.

608. Lawson PA, Collins MD, Falsen E, et al. *Catellicoccus marimammalium* gen. nov., sp. nov., a novel Gram-positive, catalase-negative bacterium from porpoise and grey seal. Int J Syst Evol Microbiol 2006;56:429–432.

609. Lawson PA, Falsen E, Cotta MA, et al. *Vagococcus elongatus* sp. nov., isolated from a swine-manure storage pit. Int J Syst Evol Microbiol 2007;57:751–754.

610. Lawson PA, Falsen E, Ohlen M, et al. *Aerococcus urinaehominis* sp. nov., isolated from human urine. Int J Syst Evol Microbiol 2001;51:683–686.

611. Lawson PA, Falsen E, Truberg-Jensen K, et al. *Aerococcus sanguicola* sp. nov., isolated from a human clinical source. Int J Syst Evol Microbiol 2001;51:475–479.

612. Lawson PA, Foster G, Falsen E, et al. *Abiotrophia balaenopterae* sp. nov., isolated from the minke whale (*Balenoptera acutorostrata*). Int J Syst Bacteriol 1999;49:503–506.

613. Lawson PA, Foster G, Falsen E, et al. *Vagococcus lutrae* sp. nov., isolated from the common otter (*Lutra lutra*). Int J Syst Bacteriol 1999;49:1251–1254.

614. Lawson PA, Foster G, Falsen E, et al. *Streptococcus marimammalium* sp. nov., isolated from seals. Int J Syst Evol Microbiol 2005;55:271–274.

615. Lawson PA, Foster G, Falsen E, et al. *Streptococcus halichoeri* sp. nov., isolated from grey seals (*Halochoerus grypus*). Int J Syst Evol Microbiol 2004;54:1753–1756.

616. Lawson PA, Foster G, Falsen E, et al. *Streptococcus castoreus* sp. nov., isolated from a beaver (*Castor fiber*). Int J Syst Evol Microbiol 2005;55:843–846.

617. Lazarovitch T, Shango M, Levine M, et al. The relationship between the new taxonomy of *Streptococcus bovis* and its clonality to colon cancer, endocarditis, and biliary disease. Infection 2013;41:329–337.

618. Lebreton F, Depardieu F, Bourdon N, et al. D-ala-D-ser VanN type transferable vancomycin resistance in *Enterococcus faecium*. Antimicrob Agents Chemother 2011;55:4606–4612.

619. Leclercq R, Courvalin P. Resistance to macrolides and related antibiotics in *Streptococcus pneumoniae*. Antimicrob Agents Chemother 2002;46:2727–2734.

620. Leclercq R, Derlot E, Duval J, et al. Plasmid-mediated resistance to vancomycin and teicoplanin in *Enterococcus faecium*. N Engl J Med 1988;319:157–161.

621. Leclercq R, Dutka-Malen S, Duval J, et al. Vancomycin resistance gene *vanC* is specific to *Enterococcus gallinarum*. Antimicrob Agents Chemother 1992;36:2005–2008.

622. Lecuyer H, Audibert J, Bobigny A, et al. *Dolosigranulum pigrum* causing nosocomial pneumonia and septicemia. J Clin Microbiol 2007;45:3474–3475.

623. Ledeboer NA, Das K, Eveland M, et al. Evaluation of a novel chromogenic agar medium for isolation and differentiation of vancomycin-resistant *Enterococcus faecium* and Enterococcus faecalis isolates. J Clin Microbiol 2007;45:1556–1560.

624. Ledeboer NA, Tibbetts RJ, Dunne WM. A new chromogenic agar medium, chromID VRE, to screen for vancomycin-resistant *Enterococcus* faecium and *Enterococcus faecalis*. Diagn Microbiol Infect Dis 2007;59:477–479.

625. Lee HC, Chong YY, Cheng YK. Invasive *Streptococcus agalactiae* septic arthritis as an initial presentation of tonsillar carcinoma. Singapore Med J 2007;48:678–681.

626. Lee KC, Tsai YT, Lin CY, et al. Vertebral osteomyelitis combined streptococcal viridans endocarditis. Eur J Cardiothorac Surg 2003;23:125–127.

627. Lee MR, Huang YT, Lee PI, et al. Healthcare-associated bacteremia caused by *Leuconostoc* species at a university hospital in Taiwan between 1995 and 2008. J Hosp Infect 2011;78:45–49.

628. Leendertse M, Heikens E, Wijnands LM, et al. Enterococcal surface protein transiently aggravates *Enterococcus faecium*-induced urinary tract infection in mice. J Infect Dis 2009;200:1162–1165.

629. Lefort A, Mainardi JL, Selton-Suty C, et al. *Streptococcus pneumoniae* endocarditis in adults. A multicenter study in France in the era of penicillin resistance (1991–1998). The Pneumococcal Endocarditis Study Group. Medicine (Baltimore) 2000;79:327–337.

630. Leite A, Vinhas-da-Silva A, Felicio L, et al. *Aerococcus viridans* urinary tract infection in a pediatric patient with secondary pseudohypoaldosteronism. Revista Argentina de Microbiologica 2010;42:269–270.

631. Lemaitre N, Huvent D, Loiex, et al. Isolation of *Helcococcus kunzii* from plantar phlegmon in a vascular patient. J Med Microbiol 2008;57:907–908.

632. Lemoyne S, Van Leeemput J, Smet D, et al. Pelvic inflammatory disease due to *Streptococcus pneumoniae*: a usual pathogen at an unusual place. Acta Clin Belg 2008;63:398–401.

633. Leskinen K, Hendolin P, Virolainen-Julkunen A, et al. *Alloiococcus otiditis* in acute otitis media. Int J Pediatr Otorhinolaryngol 2004;68:51–56.

634. Levin JC, Wessels MR. Identification of *csrR/csrS*, a genetic locus that regulates hyaluronic acid capsule synthesis in group A streptococcus. Mol Microbiol 1998;30:209–219.

635. Levy CS, Kogulan P, Gill VJ, et al. Endocarditis caused by penicillin-resistant viridans streptococci: two cases and controversies in therapy. Clin Infec Dis 2001;33:577–579.

636. Li M, Gu C, Zhang W, et al. Isolation and characterization of *Streptococcus gallolyticus* subsp. *pasteurianus* causing meningitis in ducklings. Vet Microbiol 2013;162:930–936.

637. Li WK, Chen YS, Wann SR, et al. *Lactococcus garvieae* endocarditis with initial presentation of acute cerebral infarction in a healthy immunocompetent man. Intern Med 2008;47:1143–1146.

638. Li X, Xing J, Li B, et al. Use of *tuf* as a target for sequence-based identification of gram-positive cocci of the genus *Enterococcus*, *Streptococcus*, coagulase-negative *Staphylococcus*, and *Lactococcus*. Ann Clin Microbiol Antimicrobials 2012;11:31.

639. Li Y, Pan Y, Qi F, et al. Identification of *Streptococcus sanguinis* with a PCR-generated species-specific DNA probe. J Clin Microbiol 2003;41:3481–3496.

640. Liao CH, Liu LC, Huang YT, et al. Bacteremia caused by group G streptococci, Taiwan. Emerg Infect Dis 2008;14:837–839.

641. Liassine N, Frel R, Jan I, et al. Characterization of glycopeptide-resistant enterococci from a Swiss hospital. J Clin Microbiol 1998;36:1853–1858.

642. Liddle AD, Abram S, Iyer S, et al. *Streptococcus gallolyticus* prosthetic joint infection associated with undiagnosed colonic malignancy. Knee Surg Sports Traumatol Arthrosc 2012;20:1069–1070.

643. Ligozzi M, Bernini C, Bonora MG, et al. Evaluation of the Vitek 2 system for identification and antimicrobial susceptibility testing of medically relevant Gram positive cocci. J Clin Microbiol 2002;40:1681–1686.

644. Lim KH, Sy CL, Chen CS, et al. Infective endocarditis complicated by intracerebral hemorrhage due to *Lactococcus lactis* subsp. *cremoris*. Infection 2010;38:147–140.

645. Lim FF, Chang HM, Lue KH, et al. Pneumococcal pneumonia complicating purulent pericarditis in a previously healthy girl. Pediatr Emerg Care 2011;27:751–753.

646. Limia A, Jimenez ML, Alarcon T, et al. Five-year analysis of antimicrobial susceptibility of the *Streptococcus milleri* group. Eur J Clin Microbiol Infect Dis 1999;18:440–444.

647. Lin E, Bhusel Y, Horwitz D, et al. Overtreatment of enterococcal bacteriuria. Arch Intern Med 2012;172:33–38.

648. Lin JC, Hou SJ, Huang LU, et al. Acute cholecystitis accompanied by acute pancreatitis potentially caused by *Dolosigranulum pigrum*. J Clin Microbiol 2006;44:2298–2299.

649. Lin K, Fajardo K; U.S. Preventive Services Task Force. Screening for asymptomatic bacteriuria in adults: evidence for the U.S. Preventive Services Task Force reaffirmation recommendation statement. Ann Intern Med 2008;149:W20–W24.

650. Linder JA, Chan JC, Bates DW. Evaluation and treatment of pharyngitis in primary care practice: the difference between guidelines is largely academic. Arch Intern Med 2006;166:1374–1379.

651. Lindgren M, Jalava J, Rantakikko-Jalava K, et al. In vitro susceptibility of viridans group streptococci from blood in southwest Finland in 1993–2004. Scand J Infect Dis 2007;39:508–513.

652. Liu Q, Ponnuraj K, Xu Y, et al. The *Enterococcus faecalis* MSCRAMM Ace binds its ligand by the collagen hug model. J Biol Chem 2007;282:19629–19637.

653. Liu YT, Lin CF, Lee YL. *Streptococcus sanguinis* meningitis following endoscopic ligation of esophageal variceal hemorrhage. J Med Microbiol 2013;62:794–796.

654. Lo WB, Patel M, Solanki GA, et al. Cerebrospinal fluid shunt infection due to *Gemella haemolysans*. J Neurosurg Pediatr 2013;11:205–209.

655. Loeb M. Pneumonia in older persons. Clin Infect Dis 2003;37:1335–1339.

656. Logan LK, Zheng X, Shulman ST. *Gemella bergeriae* endocarditis in a boy. Pediatr Infect Dis J 2008;27:184–186.

657. Lopez-Dupla M, Creus M, Navarro O, et al. Association of *Gemella morbillorum* endocarditis with adenomatous polyps and carcinoma of the colon: case report and review. Clin Infect Dis 1996;22:379–380.

658. Lopez-Roa P, Carrillo CS, Marin M, et al. Value of matrix-assisted laser desorption ionization-time of flight for routine identification of viridans group streptococci causing bloodstream infections. Clin Microbiol Infect 2013;19:438–444.

659. Lu CH, Chang WN, Chang HW. Adults with meningitis caused by viridans streptococci. Infection 2001;29:305–309.

660. Lucas MJ, Brouwer MC, van der Ende A, et al. Endocarditis in adults with bacterial meningitis. Circulation 2013;127:2056–2062.

661. Luck S, Torny M, d'Agapeyeff K, et al. Estimated early-onset group B streptococcal neonatal disease. Lancet 2003;361:1953–1954.

662. Lun ZR, Wang QP, Chen XG, et al. *Streptococcus suis*: an emerging zoonotic pathogen. Lancet Infect Dis 2007;7:201–209.

663. Luo YH, Chuang WJ, Wu JJ, et al. Molecular mimicry between streptococcal pyrogenic exotoxin B and endothelial cells. Lab Invest 2010;90:1492–1506.

664. Luque L, Tarradas C, Arenas A, et al. *Streptococcus suis* serotypes associated with different disease conditions in pigs. Vet Rec 1998;142:726–727.

665. Luyx C, Vanpee D, Glupczynski Y, et al. Delayed diagnosis of meningitis caused by β-hemolytic group G streptococcus in an older woman. J Emerg Med 2001;21:393–396.

666. Lyytikainen O, Rautio M, Carlson P, et al. Nosocomial bloodstream infections due to viridans streptococci in haematological and non-haematological patients: species distribution and antimicrobial resistance. J Antimicrob Chemother 2004;53:631–634.

667. Macy MG, Whiley RA, Miller L, et al. Effect on polymorphonuclear cell function of a specific cytotoxin, intermedilysin, expressed by *Streptococcus intermedius*. Infect Immun 2001;69:6102–6109.

668. Madden S, Kelly L. Update on acute rheumatic fever: it still exists in remote communities. Can Fam Physician 2009;55:475–478.

669. Maharaj D. Puerperal pyrexia: a review, part I. Obstet Gynecol Surv 2007;62:393–399.

670. Mahlen SD, Clarridge JE III. Thumb infection caused by *Streptococcus pseudoporcinus*. J Clin Microbiol 2009;47:3041–3042.

671. Mai NT, Hoa NT, Nga TV, et al. *Streptococcus suis* meningitis in adults in Vietnam. Clin Infect Dis 2008;46:659–667.

672. Malik I, Ghosh S, Nutt C, et al. *Gemella haemolysans* bacteremia in a patient with a solitary liver abscess. J Microbiol Immunol Infect 2010;43:438–441.

673. Maliyil J, Caire W, Nair R, et al. Splenic abscess and multiple brain abscesss caused by *Streptococcus intermedius* in a young health man. Proc (Bayl Univ Med Cent) 2011;24:195–199.

674. Malkin J, Kimmitt PT, Ou HY, et al. Identification of *Streptococcus gallolyticus* subsp. *macedonicus* as the etiologic agent in a case of culture-negative multivalve infective endocarditis by 16S rDNA PCR analysis of resected heart tissue. J Heart Valve Dis 2008;17:589–592.

675. Manachini PL, Flint SH, Ward LJ, et al. Comparison between *Streptococcus macedonicus* and *Streptococcus waius* strains and reclassification of *Streptococcus waius* (Flint et al. 1999) as *Streptococcus macedonicus*. (Tsakalidou et al 1998). Int J Syst Evol Microbiol 2002;52:945–951.

676. Marie J, Morvan H, Berthelot-Herault F, et al. Antimicrobial susceptibility of *Streptococcus suis* isolated from swine in France and from humans in different countries between 1996 and 2000. J Antimicrob Chemother 2002;50:201–209.

677. Marron A, Carratala J, Gonzalez-Barca E, et al. Serious complications of bacteremia caused by viridans streptococci in neutropenic patients with cancer. Clin Infect Dis 2000;31:1126–1140.

678. Marsh RL, Binks MJ, Beissbarth J, et al. Quantitative PCR of ear discharge from indigenous Australian children with acute otitis media with perforation supports a role for *Alloiococcus otitidis* as a secondary pathogen. BMC Ear Nose Throat Disord 2012;12:11.

679. Martin B, Garriga M, Aymerich T. Identification of *Enterococcus* species by melting curve analysis of restriction fragments. J Microbiol Methods 2008;75:145–147.

680. Martin C, Fermeaux V, Eyraud JL, et al. *Streptococcus porcinus* as a cause of spontaneous preterm human stillbirth. J Clin Microbiol 2004;42:4396–4398.

681. Martin V, Manes-Lazaro R, Rodriguez JM, et al. *Streptococcus lactarius* sp. nov., isolated from breast milk of healthy women. Int J Syst Evol Microbiol 2011;61:1048–1052.

682. Martin-Galiano AJ, Balsalobre L, Fenoll A, et al. Genetic characterization of optochin-susceptible viridans group streptococci. Antimicrob Agents Chemother 2003;47:3187–3194.

683. Martinez-Murcia AJ, Collins MD. *Enterococcus sulfureus*, a new yellow-pigmented *Enterococcus* species. FEMS Microbiol Lett 1991;80:69–74.

684. Martinon-Torres F, Dosiul-Gallardo S, del Molino-Bernal ML, et al. Pleural antigen assay in the diagnosis of pediatric pneumococcal empyema. J Crit Care 2012;27:321e1–321e4.

685. Mascini EM, Jansze M, Schouls LM, et al. Penicillin and clindamycin differentially inhibit the production of pyrogenic exotoxins A and B by group A streptococci. Int J Antimicrob Agents 2001;18:395–398.

686. Mastroianni A. *Enterococcus raffinosus* endocarditis. First case and literature review. Infez Med 2009;17:14–20.

687. Matsubara K, Mikamo H, Numa M, et al. Three mortal cases of invasive serotype VI group B streptococcal infection. J Infect 2006;53:e139–e142.

688. Matsubara K, Sugiyama M, Hoshina K, et al. Early onset neonatal sepsis caused by serotype VIII group B streptococci. Pediatr Infect Dis J 2000;19:359–360.

689. Matsubara K, Yamamoto G. Invasive group B streptococcal infections in a tertiary care hospital between 1998 and 2007 in Japan. Int J Infect Dis 2009;13:679–684.

690. Matsui D, Kitasato Y, Honda S, et al. A case of bacterial pneumonia caused by *Streptococcus dysgalactiae* subsp. *equisimilis* showing patchy consolidations resembling organizing pneumonia. Nihon Kokyuki Gakkai Zasshi 2007;45:36–42.

691. Matsui N, Ito M, Kuramae H, et al. Infective endocarditis caused by multidrug-resistant *Streptococcus mitis* in a combined immunocompromised patient: an autopsy case report. J Infect Chemother 2013;19:321–325.

692. Matsumura M, Ito K, Kawamura R, et al. Pneumococcal vertebral osteomyelitis and psoas muscle abscess in a patient with systemic lupus erythematosus disclosing positivity of pneumococcal urinary antigen assay. Intern Med 2011;50:2357–2360.

693. Matta M, Gousseff M, Monsel F, et al. First case of *Streptococcus oligofermentans* endocarditis determined on *sodA* gene sequences after amplification directly from valvular samples. J Clin Microbiol 2009;47:855–956.

694. Matthys C, Claeys C, Verschraegen G, et al. *Streptococcus cristatus* isolated from a resected heart valve and blood cultures: case reports and application of phenotypic and genotypic techniques for identification. Acta Clin Belg 2006;61:196–200.

695. Matusnami M, Otsuka Y, Ohkusu K, et al. Urosepsis caused by *Globicatella sanguinis* and *Corynebacterium riegelii* in an adult: case report and review. J Infect Chemother 2012;18:552–554.

696. McBride SJ, Upton A, Roberts SA. Clinical characteristics and outcomes of patients with vancomycin-susceptible *Enterococcus faecalis* and *Enterococcus faecium* bacteremia: a five-year retrospective review. Eur J Clin Microbiol Infect Dis 2010;29:107–114.

697. McCourt EA, Hink EM, Durairaj VD, et al. Isolated group B streptococcal endogenous endophthalmitis simulating retinoblastoma or persistent vasculature in a healthy full-term infant. J AAPOS 2010;14:352–355.

698. McDonald LC, Bryant K, Snyder J. Peripartum transmission of pencillin-resistant *Streptococcus pneumoniae*. J Clin Microbiol 2003;41:2258–2260.

699. McDonald M, Currie BJ, Carapetis JR. Acute rheumatic fever: a chink in the chain that links the heart to the throat. Lancet Infect Dis 2004;4:240–245.

700. McDonald M, Towers RJ, Andrews RM, et al. Low rates of streptococcal pharyngitis and high rates of pyoderma in Australian Aboriginal communities where acute rheumatic fever is hyperendemic. Clin Infect Dis 2006;43:683–689.

701. McKenna DS, Matson S, Northern I. Maternal group B streptococcal (SGB) genital tract colonization at term in women who have asymptomatic SGB bacteriuria. Infect Dis Obstet Gynecol 2003;11:203–207.

702. McKenzie TJ, Lillegard JB, Grotz TE, et al. Pyogenic liver abscess secondary to *Streptococcus anginosus* in an adolescent. J Pediatr Surg 2010;45: E15–E17.

703. McKessar SJ, Berry AM, Bell JM, et al. Genetic characterization of vanG, a novel vancomycin resistance locus in *Enterococcus faecalis*. Antimicrob Agents Chemother 2000;44:3224–3228.

704. McLellan DG, Chiang EY, Courtney HS, et al. Spa contributes to the virulence of type 18 group A streptococci. Infect Immun 2001;69:2943–2949.

705. McMillan DJ, Vu T, Bramhachari PV, et al. Molecular markers for discriminating *Streptococcus pyogenes* and *S. dysgalactiae* subspecies *equisimilis*. Eur J Clin Microbiol Infect Dis 2010;29:585–589.

706. McNicholas S, McAdam B, Flynn M, et al. The challenges of implantable cardiac device infections due to *Helcococcus kunzii*. J Hosp Infect 2011;78:337–338.

707. Melin P. Neonatal group B streptococcal disease: from pathogenesis to preventive strategies. Clin Microbiol Infect 2011;17:1294–1303.

708. Merquior VL, Neves FP, Ribeiro RL, et al. Bacteremia associated with a vancomycin-resistant *Enterococcus gallinarum* strain harboring both the *vanA* and *vanC1* genes. J Med Microbiol 2008;57:244–245.

709. Metzgar D, Zampolli A. The M protein of group A *Streptococcus* is a key virulence factor and a clinically relevant strain identification marker. Virulence 2011;2:402–412.

710. Michalopoulos M, Arampatzi S, Papavramidis TS, et al. Necrotizing cellulitis of the abdominal wall, caused by *Pediococcus* sp., due to rupture of a retroperitoneal stromal cell tumor. Int J Surg Case Rep 2013;4:286–289.

711. Michelow IC, McCracken G, Luckett PM, et al. *Abiotrophia* spp. brain abscess in a child with Down's syndrome. Pediatr Infect Dis J 2000;19:760–762.

712. Michelow IC, Olsen K, Lozano J, et al. Epidemiology and clinical characteristics of community-acquired pneumonia in hospitalized children. Pediatrics 2004;113:701–707.

713. Mikkelsen L, Theilade E, Poulson K. *Abiotrophia* species in early dental plaque. Oral Microbiol Immunol 2000;15:760–763.

714. Milinovich GJ, Burrell PC, Pollitt CC, et al. *Streptococcus henryi* sp. nov. and *Streptococcus caballi* sp. nov., isolated from the hindgut of horses with oligofructose-induced laminitis. Int J Syst Evol Microbiol 2008;58:262–266.

715. Mirzoyev Z, Anavekar N, Wilson F, et al. *Enterococcus avium* endocarditis. Scand J Infect Dis 2004;36:876–888.

716. Mishra AK, Fournier PE. The role of *Streptococcus intermedius* in brain abscess. Eur J Clin Microbiol Infect Dis 2013;32:477–483.

717. Mitchell AM, Mitchell TJ. *Streptococcus pneumoniae*: virulence factors and variation. Clin Microbiol Infect 2010;16:411–418.

718. Mittal MK, Shah SS, Friedlaender EY. Group B streptococcal cellulitis in infancy. Pediatr Emerg Care 2007;23:324–325.

719. Mittman SA, Huard RC, Della-Latta P, et al. Comparison of the automated Phoenix and the Vitek 2 for the identification of *Streptococcus pneumoniae*. Can J Microbiol 2010;56:326–332.

720. Mizuno M, Ito Y, Masuda T, et al. A case of fulminent peritonitis caused by *Streptococcus mitis* in a patient on peritoneal dialysis. Intern Med 2011;50:471–474.

721. Mohan UR, Walters S, Kroll JS. Endocarditis due to group A β-hemolytic streptococcus in children with potentially lethal sequelae: two cases and review. Clin Infect Dis 2000;30:624–625.

722. Mohanty S, Dhawan B, Kapil A, et al. Brain abscess due to *Enterococcus avium*. Am J Med Sci 2005;329:161–162.

723. Moisi JC, Saha SK, Falade AG, et al. Enhanced diagnosis of pneumococcal meningitis using the Binax NOW™ *S. penumoniae* immunochromatographic test: a multi-site study. Clin Infect Dis 2009;48(Suppl 2):S49–S56.

724. Monno R, Fumarola L, Mercadante G, et al. Evaluation of a rapid test for the diagnosis of pneumococcal pneumonia. J Microbiol Methods 2013;92:127–131.

725. Montecalvo MA, de Lencastre H, Carraher M, et al. Natural history of colonization with vancomycin-resistant *Enterococcus faecium*. Infect Control Hosp Epidemiol 1995;16:680–685.

726. Morales WJ, Lim DV. Reduction in group B streptococcal maternal and neonatal infections in preterm pregnancies with premature rupture of membranes through a rapid identification test. Am J Obstet Gynecol 1087;157:13–16.

727. Morandi S, Cremonesi P, Povolo M, et al. *Enterococcus lactis* sp. nov., from Italian raw milk cheese. Int J Syst Evol Microbiol 2012;62:1992–1996.

728. Morgan MA, Marlowe E, Novak-Weekly S, et al. A 1.5 hour procedure for identification of *Enterococcus* species directly from blood cultures. J Vis Exp 2011. doi:pii: 2616.10.3791/2616.

729. Morris L, Groner A, Geiger M, et al. *Streptococcus pneumoniae* purulent pericarditis in a neonate. Cardiol Young 2013;23:146–148.

730. Muckle A, Giles J, Lund L, et al. Isolation of *Streptococcus suis* from the urine of a clinically ill dog. Can Vet J 2010;51:773–774.

731. Muller MB, Low DE, Green KA, et al. Clinical and epidemiological features of group A streptococcal pneumonia in Ontario, Canada. Arch Intern Med 2003;163:467–472.

732. Munir WM, ElMallah MK, Janda WM, et al. *Gemella haemolysans* infectious crystalline keratopathy. Cornea 2006;25:1245–1247.

733. Munoz P, Coque T, Creixems MR, et al. Group B *Streptococcus*: a cause of urinary tract infection in non-pregnant adults. Clin Infect Dis 1992;14:492–496.

734. Munoz R, Dowson CG, Daniels M, et al. Genetics of resistance to third-generation cephalosporins in clinical isolates of *Streptococcus pneumoniae*. Mol Microbiol 1992;6:2461–2465.

735. Murarka S, Pranay F, Dandavats V. Pyogenic liver abscess secondary to disseminated *Streptococcus anginosus* from sigmoid diverticultis. J Glob Infect Dis 2011;3:79–81.

736. Murdoch DR, Laing RT, Mills GD, et al. Evaluation of a rapid immunochromatographic test for detection of *Streptococcus pneumoniae* antigen in urine samples from adults with community-acquired pneumonia. J Clin Microbiol 2001;39:3495–3498.

737. Murray TS, Muldrew KL, Finkelstein R, et al. Acute pyelonephritis caused by *Aerococcus urinae* in a 12-year-old boy. Pediatr Infect Dis J 2008;27:760–762.

738. Musher DM. *Streptococcus pneumoniae*. In Mandell GL, Bennett JE, Dolin R, eds. Mandell, Douglas, and Bennett's Principles and Practice of Infectious Diseases. 7th Ed. Chapter 200. New York, NY: Churchill Livingstone, 2010:2623–2622.

739. Musser JM, Shelburne SA III. A decade of molecular pathogenomic analysis of group A streptococcus. J Clin Invest 2009;119:2455–2463.

740. Myint TT, Madhava H, Balmer P, et al. The impact of 7-valent pneumococcal conjugate vaccine on invasive pneumococcal disease: a literature review. Adv Ther 2013;30:127–151.

741. Na S, Park NJ, Park KH, et al. *Enterococcus avium* bacteremia: a 12-year clinical experience with 53 patients. Eur J Clin Microbiol Infect Dis 2012;31:303–310.

742. Nagamatsu M, Takagi T, Ohyanagi T, et al. Neonatal meningitis caused by *Streptococcus gallolyticus* subsp. *pasteurianus*. J Infect Chemother 2012;18:265–268.

743. Nagamune H, Ohnishi C, Katsuura A, et al. Intermedilysin, a novel cytotoxin specific for human cells secreted by *Streptococcus intermedius* UNS46 isolated from a human liver abscess. Infect Immun 1996;64:3093–3100.

744. Naghibi M, Javaid MM, Holt SG. Case study: *Aerococcus urinae* as pathogen in peritoneal dialysis peritonitis – a first report. Perit Dial Int 2007;27:715–716.

745. Nagy MT, Hla SM, Keys GW. Late *Streptococcus bovis* infection of total knee replacement complicated by infective endocarditis and associated with colonic ulcers. BMJ Case Rep 2013. doi: 10.1136/bcr-2013-008709.

746. Nakagawa C, Kasahara K, Yonekawa S, et al. Purulent pericarditis due to *Streptococcus pneumoniae* diagnosed by pneumococcal urinary antigen assay and 16S rDNA sequence of the pericardial fluid. Intern Med 2010;49:1653–1656.

747. Nalamada S, Jalili S, Reddy AK. Acute post-operative endophthalmitis by *Gemella haemolysans*. Indian J Ophthalmol 2010;58:252–253.

748. Nallapareddy SR, Weinstock GM, Murray BE. Clinical isolates of *Enterococcus faecium* exhibit strain-specific collagen binding mediated by Acm, a new member of the MSCRAMM family. Mol Microbiol 2003;47:1733–1747.

749. Nallapareddy SR, Singh KV, Sillanpää J, et al. Endocarditis and biofilm-associated pili of *Enterococcus faecalis*. J Clin Invest 2006;116:2799–2807.

750. Namdari H, Kintner K, Jackson BA, et al. *Abiotrophia* species as a cause of endophthalmitis following cataract extraction. J Clin Microbiol 1999;37:1564–1566.

751. Narvaez J, Perez-Vega C, Castro-Bohorquez FJ, et al. Group B streptococcal sponylodiscitis in adults: two case reports. Join Bone Spine 2004;71:338–343.

752. Naser SM, Vancanneyt M, DeGraef E, et al. *Enterococcus canintestini* sp. nov., from fecal samples of healthy dogs. Int J Syst Evol Microbiol 2005;55:2177–2182.

753. Naser AM, Vancanneyt M, Hoste B, et al. Reclassification of *Enterococcus flavescens* Pompei et al 1992 as a later synonym of *Enterococcus casseliflavus* (ex Vaughan et al 1979) Collins et al 1984 and *Enterococcus saccharominimus* Vancanneyt et al 2004 as a later synonym of *Enterococcus italicus* Fortina et al 2004. Int J Syst Evol Microbiol 2006;56:413–416.

754. Nathavitharana KA, Arseculeratne SN, Aponso HA, et al. Acute meningitis in early childhood caused by *Aerococcus viridans*. Br Med J 1983;286:1248.

755. Navarro F, Courvalin P. Analyis of genes encoding D-alanine: D-alanine ligase-related enzymes in *Enterococcus casseliflavus* and *Enterococcus flavescens*. Antimicrob Agents Chemother 1995;38:1788–1793.

756. Neumayr A, Kubitz R, Bode JG, et al. Multiple liver abscesses with isolation of *Streptococcus intermedius* related to a pyogenic dental infection in an immuncompetent patient. Eur J Med Res 2010;15:319–322.

757. Neves FP, Ribeiro RL, Duarte RS, et al. Emergence of the *vanA* genotype among *Enterococcus gallinarum* isolates colonizing the intestinal tracts of patients in a university hospital in Rio de Janeiro, Brazil. Int J Antimicrob Agents 2009;33:211–215.

758. Neville SA, Lecordier A, Ziochos H, et al. Utility of matrix-assisted laser desorption ionization-time of flight mass spectrometry following introduction for routine laboratory bacterial identification. J Clin Microbiol 2011;49:2980–2984.

759. Ng KH, Lee S, Yip SF, et al. A case of *Streptococcus mitis* endocarditis successfully treated by linezolid. Hong Kong Med J 2005;11:411–413.

760. Ng KW, Mukhopadhyay A. *Streptococcus constellatus* bacteremia causing septic *shock* following tooth extraction: a case report. Cases J 2009;2:6493.

761. Nho SW, Shin GW, Park SB, et al. Phenotypic characteristics of *Streptococcus iniae* and *Streptococcus paruberis* isolated from olive flounder (*Paralichthys olivaceus*). FEMS Microbiol Lett 2009;293:20–27.

762. Nicole E, Bradley S, Colgan R, et al. Infectious Disease Society of America guidelines for the diagnosis and treatment of asymptomatic bacteriuria in adults. Clin Infect Dis 2005;40:643–654.

763. Nielsen XC, Justesen US, Dargis R, et al. Identification of clinically relevant non-hemolytic streptococci on the basis of sequence analysis of 16S–23S intergenic spacer region and partial *ghd* gene. J Clin Microbiol 2009;47:932–939.

764. Niemi RM, Ollinkangas T, Paulin L, et al. *Enterococcus rivorum* sp. nov., from water of pristine brooks. Int J Syst Evol Microbiol 2012;62:2169–2173.

765. Nigrovic L, Kupperman N, Malley R, et al. Children with bacterial meningitis presenting to the emergency department during the pneumococcal conjugate vaccine era. Acad Emerg Med 2008;15:522–528.

766. Nizet V, Ferrieri P, Rubens CE. Molecular pathogenesis of group B streptococcal disease in newborns. In Stevens DL, Kaplan EI, eds. Streptococcal Infections. New York, NY: Oxford University Press, 2000:180–221.

767. Nizet V, Gibson RL, Chi EY, et al. Group B streptococcal β-hemolysin expression is associated with injury of lung epithelial cells. Infect Immun 1996;64:3818–3826.

768. Nizet V, Gibson RL, Rubens CE. The role of group B streptococci β-hemolysin expression in newborn lung injury. Adv Exp Med Biol 1997;418:627–630.

769. Nizet V, Kims KS, Stins M, et al. Invasion of brain microvascular endothelial cells by group B streptococci. Infect Immun 1997;65:5074–7081.

770. Nolla JM, Gomez-Vaquero C, Corbella X, et al. Group B streptococcus (*Streptococcus agalactiae*) pyogenic arthritis in nonpregnant adults. Medicine 2003;82:119–128.

771. Nomura R, Nakano K, Makela K, et al. Isolation and characterization of *Streptococcus mitis* from blood of child with osteomyelitis. Int J Paediatr 2011;21:192–199.

772. Norris CF, Smith-Whitley K, McGowan KL. Positive blood cultures in sickle cell disease: time to positivity and clinical outcome. J Pediatr Hematol Oncol 2003;25:390–395.

773. Nourani M, Challapalli M. *Streptococcus constellatus* lymphadenitis in chronic granulomatous disease. J Clin Immunol 2013;33:309.

774. Obaro S, Adegbola R. The pneumococcus: carriage, disease, and conjugate vaccines. J Med Microbiol 2002;51:98–104.

775. O'Brien KL, Beall B, Barrett NL, et al. Epidemiology of invasive group A streptococcus disease in the United States, 1995–1999. Clin Infect Dis 2002;35:268–276.

776. O'Brien KL, Swift AJ, Winkelstea JA. Safety and immunogenicity of heptavalent pneumococcal vaccine conjugated to CRM$_{197}$ among infants with sickle cell disease. Pediatrics 2000;106:965–972.

777. Oehmcke S, Shannon O, Morgelin M, et al. Streptococcal M proteins and their role as virulence determinants. Clin Chim Acta 2010;411:1172–1180.

778. Ogier JC, Casalta E, Farrokh C, et al. Safety assessment of dairy microorganisms: the *Leuconostoc* genus. Int J Food Microbiol 2008;126:286–290.

779. Ohara-Nemoto Y, Kichi K, Satho M, et al. Infective endocarditis caused by *Granulicatella elegans* originating in the oral cavity. J Clin Microbiol 2005;43:1405–1407.

780. Okada N, Liszewski MK, Atkinson JP, et al. Membrane cofactor protein (CD46) is a keratinocyte receptor for the M protein of the group A streptococcus. Proc Natl Acad Sci U S A 1995;92:2489–2493.

781. Okamoto M, Imai S, Miyanohara M, et al. *Streptococcus troglodytae* sp. nov., from the chimpanzee oral cavity. Int J Syst Evol Microbiol 2013;63:418–422.

782. Okamoto Y, Ribierio RC, Srivastava DK, et al. Viridans streptococcal sepsis: clinical features and complications in childhood acute myeloid leukemia. J Pediatr Hematol Oncol 2003;25:696–703.

783. Olarte L, Ampofo K, Stockman C, et al. Invasive pneumococcal disease in infants younger than 90 days before and after introduction of PCV7. Pediatrics 2013;132:e17–e24.

784. Olmested S, Dunny G, Erlandsen S, et al. A plasmid-encoded surface protein on *Enterococcus faecalis* augments its internalization by cultured intestinal epithelial cells. J Infect Dis 1994;170:1549–1556.

785. O'Loughlin RE, Roberson A, Cieslak PR, et al. The epidemiology of invasive group A streptococcal infection and potential vaccine implications. Clin Infect Dis 2007;45:853–862.

786. Olson AB, Sibley CD, Schmidt L, et al. Development of real-time PCR assays for detection of the *Streptococcus milleri* group from cystic fibrosis clinical specimens by targeting the *cpn60* and 16S rRNA genes. J Clin Microbiol 2010;48:1150–1160.

787. Onoyama S, Ogata R, Wada A, et al. Neonatal bacterial meningitis caused by *Streptococcus gallolyticus* subsp. *pasteurianus*. J Med Microbiol 2009;58:1252–1254.

788. Ortu M, Gabrielli E, Caramma I, et al. *Enterococcus gallinarum* endocarditis in a diabetic patient. Diabetes Res Clin Prac 2008;81:e18–e20.

789. Overturf GD. Infections and immunizations of children with sickle cell disease. Adv Pediatr Infect Dis 1999;14:191–218.

790. Pachirat O, Taksinachanekit S, Mootsikapun P, et al. Human *Streptococcus suis* endocarditis: echocardiographic features and outcome. Clin Med Insights Cardiol 2012;6:119–123.

791. Paganelli FL, Willems RJ, Leavis HL. Optimizing future treatment of enterococcal infections: attacking the biofilm? Trends Microbiol 2012;20:40–49.

792. Paganini H, Staffolani V, Zubizarreta P, et al. Viridans streptococci bacteraemia in children with fever and neutropenia: a case-control study of predisposing factors. Eur J Cancer 2003;39:1284–1289.

793. Palacio F, Lewis JS II, Sadkowski L, et al. Breakthrough bacteremia and septic *shock* due to *Streptococcus anginosus* resistant to daptomycin in a patient receiving daptomycin therapy. Antimicrob Agents Chemother 2011;55:3639–3640.

794. Palmieri C, Varaldo PE, Facinelli B. *Streptococcus suis*, an emerging drug-resistant animal and human pathogen. Front Microbiol 2011;2:235.

795. Pan YP, Li Y, Caulfield PW. Phenotypic and genotypic diversity of *Streptococcus sanguis* in infants. Oral Microbiol Immunol 2001;16:235–242.

796. Panackal AA, Houze YB, Prentice J, et al. Prosthetic joint infection due to "*Helcoccus pyogenica*." J Clin Microbiol 2004;42:2872–2874.

797. Panackal AA, Houze YB, Prentice J, et al. Author's correction: prosthetic joint infection due to *Helcoccus pyogenes*. J Clin Microbiol 2004;42:5966.

798. Panda B, Iruretagoyena I, Stiller R, et al. Antibiotic resistance and penicillin tolerance in ano-vaginal group B streptococci. J Matern Fetal Neonatal Med 2009;22:111–114.

799. Panililio A, Culver DH, Gaines RP. Methicillin-resistant *Staphylococcus aureus* in U.S. hospitals 1975–1991. Infect Control Hosp Epidemiol 1992;13:582–586.

800. Pappaioannides D, Boniatsi L, Korantzopoulos P, et al. Acute septic arthritis due to *Streptococcus sanguinis*. Med Princ Prac 2006;15:77–79.

801. Pappas G, Liberopoulos E, Tsianos E, et al. *Enterococcus casseliflavus* bacteremia. Case report and review. J Infect 2004;48:206–208.

802. Park E, Hirsch EM, Steinberg Olsson AB. Ascending necrotizing fasciitis of the face following odontogenic infection. J Craniofac Surg 2012;23:e211–e214.

803. Park HK, Lee SJ, Yoon JW, et al. Identification of the *cpsA* gene as a specific marker for the discrimination of *Streptococcus pneumoniae* from viridans group streptococci. J Med Microbiol 2010;59:1146–1152.

804. Park HK, Yoon JW, Shin JW, et al. *rpoA* is a useful gene for identification and classification of *Streptococcus pneumoniae* from the closely related viridans group streptococci. FEMS Microbiol Lett 2010;305:58–64.

805. Park SY, Shin YP, Kim CH, et al. Immune evasion of *Enterococcus faecalis* by an extracellular gelatinase that cleaves C3 and iC3b. J Immunol 2008;181:6328–6336.

806. Park SY, Park SY, Mon SY, et al. Mortal necrotizing fasciitis due to *Streptococcus pneumoniae*: a case report. J Korean Med Sci 2011;26:131–134.

807. Parkins MD, Sibley CD, Surette MG, et al. The *Streptococcus milleri* group-an unrecognized cause of disease in cystic fibrosis: a case series and literature review. Pediatr Pulmonol 2008;43:490–497.

808. Parks T, Smeesters PR, Steer AC. Streptococcal skin infection and rheumatic heart disease. Curr Opin Infect Dis 2012;25:145–153.

809. Parker D, Soong G, Planet P, et al. The NanA neuraminidase of *Streptococcus pneumoniae* is involved in biofilm formation. Infect Immun 2009;77:3722–3730.

810. Parola P, Brouqui P, Maurin M, et al. A new case of *Streptococcus equisimilis* septic arthritis. Clin Rheumatol 1998;17:71–72.

811. Parvathi S, Imara AS, Thoduka TG. Bartholinitis caused by *Streptococcus pneumoniae*: case report and review of the literature. Indian J Pathol Microbiol 2009;52:265–266.

812. Patel R, Piper K, Cockerill JM III, et al. The biopesticide *Paenobacillus poppiliae* has a vancomycin resistance gene cluster homologous to the enterococcal *VanA* vancomycin resistance gene cluster. Antimicrob Agents Chemother 2000;44:705–709.

813. Patil N, Martin RE. Native aortic valve infective endocarditis caused by *Streptococcus agalactiae* in a renal transplant patient. Am J Med Sci 2010;340:518–520.

814. Paul SP, Jerwood S. Group A streptococcal septicemia, meningitis, and cerebral abscess: case report and literature review. Turk J Pediatr 2012;54:180–183.

815. Paulus YM, Cockerham GC. *Abiotrophia defectiva* causing infectious crystalline keratopathy and corneal ulcer after penetrating keratoplasty: a case report. J Ophthalmic Inflamm Infect 2013;3:20.

816. Pehlivan Y, Toy MA, Karaoglan I, et al. *Enterococcus avium* cerebral abscess. Intern Med 2007;46:1280.

817. Peltroche-Llacsahuanga H, Frye B, Haase G. Isolation of *Streptococcus urinalis* from a human blood culture. J Med Microbiol 2012;61:740–742.

818. Pena MT, Preciado D, Orestes M, et al. Orbital complications of acute sinusitis. JAMA Otolaryngol Head Neck Surg 2013;139:223–227.

819. Pesavento PA, Hurley KF, Bannasch MJ, et al. A clonal outbreak of acute mortal hemorrhagic pneumonia in intensively housed (shelter) dogs caused by *Streptococcus equi* subsp. *zooepidemicus*. Vet Pathol 2008;45:51–53.

820. Pereira N, Powell AM, Nyirjesy P, et al. Vaginorectal *Streptococcus porcinus* in pregnancy: an emerging pathogen? J Low Genit Tract Dis 2013;17(4):e18–e21.

821. Perez-Jorge C, Cordero J, Martin M, et al. Prosthetic joint infection caused by *Helcoccus kunzii*. J Clin Microbiol 2012;50:528–530.

822. Perichon B, Reynolds P, Courvalin F. VanD-type glycopeptide-resistant *Enterococcus faecium* BM4339. Antimicrob Agents Chemother 1997;43:2161–2164.

823. Perkins A, Osorio S, Serrano M, et al. A case of endocarditis due to *Granulicatella adiacens*. Clin Microbiol Infect 2003;9:576–577.

824. Peters TR, Edwards KM. The pneumococcal protein conjugate vaccines. J Pediatr 2000;137:416–420.

825. Peterson JF, Doern CD, Kallstrom G, et al. Evaluation of Spectra VRE, a new chromogenic agar medium designed to screen for vancomycin-resistant *Enterococcus faecalis* and *Enterococcus faecium*. J Clin Microbiol 2010;48:4627–4629.

826. Phares CR, Lynfield R, Farley MM, et al. Epidemiology of invasive group B streptococcal disease in the United States, 1999–2005. JAMA 2008;299:2056–2065.

827. Phulpin-Weibel A, Gaspar N, Emirian A, et al. Intravascular catheter-related bloodstream infection caused by *Abiotropia defectiva* in a neutropenic child. J Med Microbiol 2013;62:789–791.

828. Picard FJ, Ke D, Boudreau DK, et al. Use of *tuf* sequences for genus-specific PCR detection and phylogenetic analysis of 28 streptococcal species. J Clin Microbiol 2004;42:3686–3695.

829. Pichichero ME. Otitis media. Pediatr Clin N Am 2013;60:391–407.

830. Pier GB, Madin SH. *Streptococcus iniae* sp. nov., a β-hemolytic streptococcus isolated from an Amazon freshwater dolphin, *Inia geoffrensis*. Int J Syst Bacteriol 1976;26:545–553.

831. Pikis A, Campos JM, Rodriguez WJ, et al. Optochin resistance in *Streptococcus pneumoniae*: mechanism, significance, and clinical implications. J Infect Dis 2001;184:582–590.

832. Pilishvili T, Lexau C, Farley MM, et al. Active Bacterial Core Surveillance/ Emerging Infections Program Network. Sustained reductions in invasive pneumococcal disease in the era of conjugate vaccine. J Infect Dis 2010; 201:32–41.

833. Pinho MD, Melo-Cristano J, Ramirez M, et al. Fluoroquinolone resistance in *Streptococcus dysgalactiae* subsp. *equisimilis* and evidence for a shared global gene pool with *Streptococcus pyogenes*. Antimicrob Agents Chemother 2010;54:1769–1777.

834. Pintado V, Cabellos C, Moreno S, et al. Enterococcal meningitis: a clinical study of 39 cases and review of the literature. Medicine (Baltimore) 2003;82:346–364.

835. Pistacci MB, Donnini A, Mancacci A, et al. A diagnosis of pneumococcal peritonitis secondary to pyo-salpinx in a young healthy female by culturing pus. New Microbiol 2008;31:295–298.

836. Pokorski SJ, Vetter FA, Wollan PC, et al. Comparison of the Gen-Probe Group A Streptococcus Direct Test with culture for diagnosing streptococcal pharyngitis. J Clin Microbiol 1994;32:1440–1443.

837. Popescu GA, Benea E, Mitache E, et al. *Aerococcus viridans* and four cases of infective endocarditis. J Heart Valve Dis 2005;14:317–319.

838. Popescu GA, Fuerea R, Benea E. Meningitis due to an unusual human pathogen: *Streptococcus equi* subsp. *equi*. South Med J 2006;99:190–191.

839. Pot B, Devriese LA, Hommez J, et al. Characterization and identification of *Vagococcus fluvialis* strains isolated from domestic animals. J Appl Bacteriol 1994;77:362–369.

840. Poulin MF, Boivin G. A case of disseminated infection caused by *Streptococcus equi* subspecies *zooepidemicus*. Can J Infect Dis Med Microbiol 2009; 20:59–61.

841. Poyart C, Lambert T, Morand P, et al. Native valve endocarditis due to *Enterococcus hirae*. J Clin Microbiol 2002;40:2689–2690.

842. Poyart C, Reglier-Poupet H, Tazi A, et al. Invasive group B streptococcal infections in infants, France. Emerg Infect Dis 2008;14:1647–1649.

843. Prasad KN, Mishra AM, Gupta D, et al. Analysis of microbial etiology and mortality in patients with brain abscess. J Infect 2006;53:221–227.

844. Proft T, Moffatt SL, Weller KD, et al. The streptococcal superantigen SMEZ exhibits wide allelic variation, mosaic structure, and significant antigenic variation. J Exp Med 2000;191:1765–1776.

845. Proft T, Sriskandan S, Yang L, et al. Superantigens and streptococcal toxic *shock* syndrome. Emerg Infect Dis 2003;9:1211–1218.

846. Punpanich W, Munsrichoom A, Dejsirilert S. *Streptococcus gallolyticus* subspecies *pasteurianus* meningitis in an infant: a case report and literature review. J Med Assoc Thai 2012;95:1606–1612.

847. Pusch T, Kemp D, Trevino S, et al. Controlling outbreak of vancomycin-resistant *Enterococcus faecium* among infants caused by an endemic strain in adult inpatients. Am J Infect Control 2013;41:51–56.

848. Raad J, Peacock JE Jr. Septic arthritis in the adult caused by *Streptococcus pneumoniae*: a report of 4 cases and review of the literature. Semin Arthritis Rheum 2004;34:559–569.

849. Rahkila R, Johannson P, Sade E, et al. Identification of enterococci from broiler products and a broiler processing plant and description of *Enterococcus viikkiensis* sp. nov. Appl Environ Microbiol 2011;77:1196–1203.

850. Rajasekhar A, Clancy CJ. Meningitis due to group C streptococcus: a case report and review of the literature. Scand J Infect Dis 2010;42:571–578.

851. Rakita RM, Vanek NN, Jacques-Palaz K, et al. *Enterococcus faecalis* bearing aggregation substance is resistant to killing by human neutrophils despite phagocytosis and neutrophil activation. Infect Immun 1999;67:6067–6075.

852. Ramaswamy SV, Ferrieri P, Madoff LC, et al. Identification of novel *cps* locus polymorphisms in nontypeable group B *Streptococcus*. J Med Microbiol 2006;55:775–783.

853. Rantala S, Vahakuopus S, Vuopio-Varkila J, et al. *Streptococcus dysgalactiae* subsp. *equisimilis* bacteremia, Finland, 1995–2004. Emerg Infect Dis 2010;16:843–846.

854. Rathnayake Infección urinaria, Hargreaves M, Huygens F. Antibiotic resistance and virulence traits in clinical and environmental *Enterococcus faecalis* and *Enterococcus faecium* isolates. Syst Appl Microbiol 2012;35:326–333.

855. Regan JA, Klebanoff MA, Nugent RP. The epidemiology of group B streptococci in pregnancy. Vaginal Infections and Prematurity Study Group. Obstet Gynecol 1991;77:604–610.

856. Reichmann P, Konig A, Marton A, et al. Penicillin-binding proteins as resistance determinants in clinical isolates of *Streptococcus pneumoniae*. Microb Drug Resist 1996;2:177–181.

857. Reinert RR, Wild A, Appelbaum P, et al. Ribosomal mutations conferring resistance to macrolides in *Streptococcus pneumoniae* clinical strains isolated in Germany. Antimicrob Agents Chemother 2003;47:2319–2322.

858. Reinert RR. The antimicrobial resistance profile of *Streptococcus pneumoniae*. Clin Microbiol Infect 2009;15:7–11.

859. Rennels MB, Edwards KM, Keyserling HL, et al. Safety and immunogenicity of heptavalent pneumococcal vaccine conjugated to CRM_{197} in United States infants. Pediatrics 1998;101:604–611.

860. Renton BJ, Clague JE, Cooke RP. *Streptococcus oralis* endocarditis presenting as infective discitis in an edentulous patient. Int J Cardiol 2009;137: e13–e14.

861. Richter SS, Howard WJ, Weinstein MP, et al. Multicenter evaluation of the BD Phoenix automated microbiology system for antimicrobial susceptibility testing of *Streptococcus* species. J Clin Microbiol 2008;45:2863–2871.

862. Riegel P, Lepargneur JP. Isolation of *Helcococcus kunzii* from a post-surgical foot abscess. Int J Med Microbiol 2003;293:437–439.

863. Ritterband D, Shah M, Kresloff ML, et al. *Gemella hemolysans* keratitis and consecutive endophthalmitis. Am J Ophthalmol 2002;133:268–269.

864. Roach JC, Levett PN, Lavoie MC. Identification of *Streptococcus iniae* by commercial bacterial identification systems. J Microbiol Methods 2006;67:20–26.

865. Robertson AJ, Firth GB, Truda C, et al. Epidemiology of acute osteoarticular sepsis in a setting with a high prevalence of HIV infection. J Pediatr Orthop 2012;32:215–219.

866. Rocha CL, Fischetti VA. Identification and characterization of a novel fibronectin-binding protein on the surface of group A streptococci. Infect Immun 1999;67:2720–2728.

867. Rodrigues U, Collins MD. Phylogenetic analysis of *Streptococcus saccharolyticus* based on 16S rRNA sequencing. FEMS Microbiol Lett 1990;71:231–234.

868. Rodriguez-Iturbe B, Musser JM. The current state of poststreptococcal glomerulonephritis. J Am Soc Nephrol 2008;19:1855–1864.

869. Roggenkamp A, Abele-Horn M, Trebesius KH, et al. *Abiotrophia elegans* sp. nov., a possible pathogen in patients with culture-negative endocarditis. J Clin Microbiol 1998;36:100–104.

870. Rolston KV, Kapadia M, Tarrand J, et al. Spectrum of gram-positive bacteremia and *in vitro* activities of daptomycin, linezolid, and vancomycin against organisms isolated from cancer patients. Int J Antimicrob Agents 2013;41:516–520.

871. Romalde JL, Ravelo C, Valdes I, et al. *Streptococcus phocae*, an emerging pathogen for salmonid culture. Vet Microbiol 2008;130:198–207.

872. Romero B, Morosini MI, Loza E, et al. Reidentification of *Streptococcus bovis* isolates causing bacteremia according to the new taxonomy criteria: still an issue? J Clin Microbiol 2011;49:3228–3233.

873. Rosenthal O, Woywodt A, Kirschner P, et al. Vertebral osteomyelitis and endocarditis of a pacemaker lead due to *Granulicatella (Abiotrophia) adiacens*. Infection 2002;30:317–319.

874. Roy S, Kaplan EL, Rodriguez B, et al. A family cluster of five cases of group A streptococcal pneumonia. Pediatrics 2003;112:e61–e65.

875. Rubins JR, Jannoff EN. Pneumolysin: a multifunctional pneumococcal virulence factor. J Lab Clin Med 1998;131:21–27.

876. Ruess M, Sander A, Hentschel R, et al. *Enterococcus casseliflavus* septicaemia in a preterm neonate. Scand J Infect Dis 2002;34:471–472.

877. Rurangirwa FR, Teitzel CA, Cui J, et al. *Streptococcus didelphis* sp. nov., a streptococcus with marked catalase activity isolated from opossums (*Didelphis virginiana*) with suppurative dermatitis and liver fibrosis. Int J Syst Evol Microbiol 2000;50:759–765.

878. Rusniok C, Couve E, DaCunha V, et al. Genome sequence of *Streptococcus gallolyticus*: insights into its adaptation to the bovine rumen and its ability to cause endocarditis. J Bacteriol 2010;192:2266–2276.

879. Russo G, Iannetta M, D'Abrano A, et al. *Lactococcus garvieae* endocarditis in a patient with colonic diverticulosis: first case report in Italy and review of the literature. New Microbiol 2012;35:495–501.

880. Rychert J, Burnham CD, Bythrow M, et al. Multicenter evaluation of the Vitek MS matrix-assisted laser desorption ionization-time of flight mass

spectrometry system for identification of gram-positive aerobic bacteria. J Clin Microbiol 2013;51:2225–2231.

881. Ryscavage PA, Noskin GA, Bobb A, et al. Incidence and impact of false-positive urine pneumococcal antigen testing in hospitalized patients. South Med J 2011;104:593–597.

882. Sadjadi SA, Ali H. *Streptococcus parasanguis* peritonitis: report of a case and review of the literature. Perit Dial Int 2011;31:603–604.

883. Saito N, Hida A, Koide Y, et al. Culture-negative brain abscess with *Streptococcus intermedius* infection with diagnosis established by direct nucleotide sequence analysis of the 16S ribosomal RNA gene. Intern Med 2011;51:211–216.

884. Salcido RS. Necrotizing fasciitis: reviewing the causes and treatment strategies. Adv Skin Wound Care 2007;20:288–293.

885. Sambhav K, Mathai A, Reddy AK, et al. Endogenous endophthalmitis caused by *Enterococcus casseliflavus*. J Med Microbiol 2011;60:670–672.

886. Sambola A, Miro JM, Tornos MP, et al. *Streptococcus agalactiae* infective endocarditis: analysis of 30 cases and review of the literature, 1962–1998. Clin Infect Dis 2002;34:1576–1584.

887. Samra Z, Shmuely H, Nahum E, et al. Use of the NOW *Streptococcus pneumoniae* urinary antigen test in cerebrospinal fluid for rapid diagnosis of pneumococcal meningitis. Diagn Microbiol Infect Dis 2003;45:237–240.

888. Samuel J, Coutinho H, Galloway A, et al. Glycopeptide-resistant *Enterococcus raffinosus* in a haematology unit: an unusual cause of a nosocomial outbreak. J Hosp Infect 2008;70:294–296.

889. Sandoe JA, Witherden IR, Settle C. Vertebral osteomyelitis caused by *Enterococcus raffinosus*. J Clin Microbiol 2001;39:1678–1679.

890. Santos R, Santos E, Goncalves S, et al. Lymphadenitis caused by *Aerococcus urinae* infection. Scand J Infect Dis 2003;35:353–354.

891. Santos-Rodriguez AL, Soares MC, Ramos FL, et al. Multiple pyogenic liver abscesses caused by *Streptococcus constellatus* in the Amazon region. Case report. Ann Hepatol 2009;8:255–257.

892. Sariya Mohammadi J, Dhanashree B. *Streptococcus pseudopneumoniae*: an emerging respiratory tract pathogen. Indian J Med Res 2012;136:877–880.

893. Sarma PS, Mohanty S. *Pediococcus acidilactici* pneumonitis and bacteremia in a pregnant woman. J Clin Microbiol 1998;36:2392–2393.

894. Sato S, Kanamoto T, Inoue M. *Abiotrophia elegans* strains comprise 8% of the nutritionally variant streptococci isolated from the human mouth. J Clin Microbiol 1999;37:2553–2556.

895. Sava IG, Heikens E, Huebner J. Pathogenesis and immunity in enterococcal infections. Clin Microbiol Infect 2010;16:533–540.

896. Savini V, Catavitello C, Favaro M, et al. *Enterococcus raffinosus* sinusitis post-*Aspergillus flavus* paranasal infection, in a patient with myelodysplastic syndrome: report of a case and concise review of pertinent literature. J Clin Pathol 2010;63:264–265.

897. Savini V, Gherardi G, Astolfi D, et al. Insights into airway infections by enterococci: a review. Recent Pat Antiinfect Drug Discov 2012;7:36–44.

898. Savini V, Manna A, Di Bonaventura G, et al. Multidrug-resistant *Enterococcus raffinosus* from a decubitus ulcer: a case report. Int J Low Extrem Wounds 2008;7:36–37.

899. Sawada A, Mochizuki K, Katada T, et al. *Gemella* species-associated late-onset endophthalmitis after trabeculectomy with adjunctive mitomycin C. J Glaucoma 2009;18:496–497.

900. Schlegel L, Grimont F, Ageron E, et al. Reappraisal of the taxonomy of the *Streptococcus bovis/Streptococcus equinus* complex and related species: description of *Streptococcus gallolyticus* subsp. *gallolyticus* subsp. nov., *S. gallolyticus* subsp. *macedonicus* subsp. nov. and *S. gallolyticus* subsp. *pasteurianus* subsp. nov. Int J Syst Evol Microbiol 2003;53:631–645.

901. Schlegel L, Grimont F, Collins MD, et al. *Streptococcus infantarius* sp. nov., *Streptococcus infantarius* subsp. *infantarius* subsp. nov., and *Streptococcus infantarius* subsp. *coli* subsp. nov., isolated from humans and food. Int J Syst Evol Microbiol 2000;50:1425–1434.

902. Schlegel L, Grimont F, Grimont PA, et al. New group D streptococcal species. Indian J Med Res 2004;119:252–256.

903. Schleifer KH, Kilpper-Balz R. Transfer of *Streptococcus faecalis* and *Streptococcus faecium* to the genus *Enterococcus* nom. rev. as *Enterococcus faecalis* comb. nov. and *Enterococcus faecium* comb. nov. Int J Syst Bacteriol 1984;34:31–34.

904. Schleifer KH, Kilpper-Balz R. Molecular and chemotaxonomic approaches to the classification of streptococci, enterococci, and lactococci: a review. Syst Appl Microbiol 1987;10:1–9.

905. Schlievert PM, Gahr PJ, Assimacopoulos AP, et al. Aggregation and binding substances enhance pathogenicity in rabbit models of *Enterococcus faecalis* endocarditis. Infect Immune 1998;66:218–223.

906. Schrag SJ. Group B streptococcal vaccine for resource-poor countries. Lancet 2011;378:11–12.

907. Schrager HM, Alberti S, Cywes C, et al. Hyaluronic acid capsule modulates M protein-mediated adherence and acts as a ligand for attachment of group A *Streptococcus* to CD44 on human keratinocytes. J Clin Invest 1998;101:1708–1716.

908. Schulthess B, Brodner K, Bloemberg GV, et al. Identification of gram-positive cocci using MALDI-TOF MS: comparison of different preparation methods and implementation of a practical algorithm for routine diagnostics. J Clin Microbiol 2013;51:1834–1840.

909. Schutze GE, Kaplan SL, Jacobs RF. Resistant pneumococcus: a worldwide problem. Infection 1994;22:233–237.

910. Schuur PM, Kasteren ME, Sabbe L, et al. Urinary tract infections with *Aerococcus urinae* in the south of the Netherlands. Eur J Clin Microbiol Infect Dis 1997;16:871–875.

911. Scicchitano L, Bourbeau P. Comparative evaluation of the AccuProbe group B *Streptococcus* culture test, the BD GeneOhm Strep B assay, and culture for detection of group B streptococci in pregnant women. J Clin Microbiol 2009;47:3021–3023.

912. Sedlacek I, Holochova P, Maslanova I, et al. *Enterococcus ureilyticus* sp. nov. and *Enterococcus rotai* sp. nov., two urease-producing enterococci from the environment. Int J Syst Evol Microbiol 2013;63:502–510.

913. Seegmuller I, van der Linden M, Heeg C, et al. *Globicatella sanguinis* is an etiological agent of ventriculoperitoneal shunt-associated meningitis. J Clin Microbiol 2007;45:666–667.

914. Sendi P, Johansson L, Norrby-Teglund A. Invasive group B streptococcal disease in non-pregnant adults: a review with emphasis on skin and soft tissue infections. Infection 2008;36:100–111.

915. Senn L, Entenza JM, Prod'hom G. Adherence of *Abiotrophia defectiva* and *Granulicatella* species to fibronectin: is there a link with endovascular infections? FEMS Immunol Med Microbiol 2006;48:215–217.

916. Shankar N, Lockatell CV, Baghdayan AS, et al. Role of *Enterococcus faecalis* surface protein Esp in the pathogenesis of ascending urinary tract infection. Infect Immun 2001;69:4566–4572.

917. Shelton-Dodge K, Vetter EA, Kohner PC, et al. Clinical significance and antimicrobial susceptibilities of *Aerococcus sanguinicola* and *Aerococcus urinae*. Diagn Microbiol Infect Dis 2011;70:448–451.

918. Shen CF, Wang SM, Liu CC. A new urinary antigen test score correlates with severity of pneumococcal pneumonia in children. J Formos Med Assoc 2011;110:613–618.

919. Shewmaker PL, Camus AC, Bailiff T, et al. *Streptococcus ictaluri* sp. nov., isolated from channel catfish *Ictalurus punctatus* broodstock. Int J Syst Evol Microbiol 2007;57:1603–1606.

920. Shewmaker PL, Steigerwalt AG, Morey RE, et al. *Vagococcus carniphilus* sp. nov., isolated from ground beef. Int J Syst Evol Microbiol 2004;54:1505–1510.

921. Shewmaker PL, Steigerwalt AG, Nicholson AC, et al. Reevaluation of the taxonomic status of recently described species of *Enterococcus*: evidence that *E. thailandicus* is a senior subjective synonym of "*E. sanginicola*" and confirmation of *E. caccae* as a species distinct from *E. silesiacus*. J Clin Microbiol 2011;49:2676–2679.

922. Shewmaker PL, Steigerwalt AG, Shealey L, et al. DNA relatedness, phenotypic characteristics, and antimicrobial susceptibilities of *Globicatella sanguinis* strains. J Clin Microbiol 2001;39:4052–4057.

923. Shewmaker PL, Steigerwalt AG, Whitney AM, et al. Evaluation of methods for identification and determination of taxonomic status of strains belonging to the *Streptococcus porcinus-Streptococcus pseudoporcinus* complex isolated from animal, human, and dairy sources. J Clin Microbiol 2012;50: 3591–3597.

924. Shih KY, Chu TS, Hung CC, et al. Rhabdomyolysis associated with *Streptococcus pneumoniae* bacteremia in a splenectomized patient. J Formos Med Assoc 2002;101:429–431.

925. Shin J, Her M, Moon C, et al. *Leuconostoc* bacteremia in a patient with amylodosis secondary to rheumatoid arthritis and tuberculous arthritis. Mod Rheumatol 2011;21:691–695.

926. Shinozaki-Kuwahara N, Takada K, Hirasawa M. *Streptococcus ursoris* sp. nov., isolated from oral cavities of bears. Int J Syst Evol Microbiol 2011;61(Pt 1):40–44. doi: 10:1099/ijs.0.019638-0.

927. Shirano M, Takakura S, Yamamoto M, et al. Regional spread of *vanA*- or *vanB*-positive *Enterococcus gallinarum* in hospitals and long-term care facilities in Kyoto prefecture, Japan. Epidemiol Infect 2011;139:430–436.

928. Shukla SK, Tak T, Haselby RY, et al. Second case of infective endocarditis caused by *Gemella sanguinis*. Wisc Med J 2002;101:37–39.

929. Shulman ST, Bisno AL, Clegg HW, et al. Clinical practice guideline for the diagnosis and management of group A streptococcal pharyngitis: 2012 update by the Infectious Diseases Society of America. Clin Infect Dis 2012;55:1279–1282.

930. Sibley CD, Parkins MD, Duan K, et al. A polymicrobial perspective of pulmonary exacerbations exposes an enigmatic pathogen in cystic fibrosis patients. Proc Natl Acad Sci U S A 2008;105:15070–15075.

931. Siegel M, Timpone J. Penicillin-resistant *Streptococcus pneumoniae* endocarditis: a case report and review. Clin Infect Dis 2001;15:972–974.

932. Siegman-Igra Y, Azmon Y, Schwartz D. Milleri group streptococci – a stepchild in the viridans family. Eur J Clin Microbiol Infect Dis 2012;31:2453–2459.

933. Sierra-Hoffman M, Watkins K, Jinadatha C, et al. Clinical significance of *Aerococcus urinae*: a retrospective review. Diagn Microbiol Infect Dis 2005;53:289–292.

934. Sim JS, Kim HS, Oh KJ, et al. Spontaneous bacterial peritonitis with sepsis caused by *Enterococcus hirae*. J Korean Med Sci 2012;27:1598–1600.

935. Sims KD, Barton TD. Group B streptococcal toxic *shock* syndrome in an asplenic patient: case report and review. Eur J Clin Microbiol Infect Dis 2006;25:208–210.

936. Sinclair A, Xiew X, Teltscher M, et al. Systematic review and meta-analysis of a urine-based pneumococcal antigen test for diagnosis of community-acquired pneumonia caused by *Streptococcus pneumoniae*. J Clin Microbiol 2013;51:2303–2310.

937. Sing A, Trebesius K, Heesemann J. Diagnosis of *Streptococcus dysgalactiae* subspecies *equisimilis* (group C streptococci) associated with deep soft tissue infection using fluorescent *in situ* hybridization. Eur J Clin Microbiol Infect Dis 2001;20:146–149.

938. Singh KV, Nallapareddy RS, Murray BE. Importance of the *ebp* (endocarditis and biofilm-associated pilus) locus in the pathogenesis of *Enterococcus faecalis* ascending urinary tract infection. J Infect Dis 2007;195:1671–1677.

939. Singh KV, Nallapareddy SR, Silianpaa J, et al. Importance of the collagen adhesin Ace in pathogenesis and protection against *Enterococcus faecalis* experimental endocarditis. PLoS Pathog 2010;6:e1000716.

940. Sire JM, Donnio PY, Mesnard R, et al. Septicemia and hepatic abscess caused by *Pediococcus acidilactici*. Eur J Clin Microbiol Infect Dis 1992;11:623–625.

941. Sistek V, Maheux AF, Boissinot M, et al. *Enterococcus ureasiticus* sp. nov. and *Enterococcus quebecensis* sp. nov., isolated from water. Int J Syst Evol Microbiol 2012;62:1314–1320.

942. Skaar I, Gaustad P, Tonjum T, et al. *Streptococcus phocae* sp. nov., a new species isolated from clinical specimens from seals. Int J Syst Bacteriol 1994;44:646–650.

943. Skov R, Christensen JJ, Korner B, et al. *In vitro* antimicrobial susceptibility of *Aerococcus urinae* to 14 antibiotics, and time-kill curves for penicillin, gentamicin, and vancomycin. J Antimicrob Chemother 2001;48:653–658.

944. Slany M, Freiberger T, Pavlik P, et al. Culture-negative infective endocarditis caused by *Aerococcus urinae*. J Heart Valve Dis 2007;16:203–205.

945. Slinger R, Goldfarb D, Moldovan I, et al. Rapid PCR detection of group A streptococcus from flocked throat swabs: a retrospective clinical study. Ann Clin Microbiol Antimicrob 2011;10:33.

946. Slotved HC, Kong F, Lambertsen L, et al. Serotype IX, a proposed new *Streptococcus agalactiae* serotype. J Clin Microbiol 2007;45:2929–2936.

947. Sly LI, Cahill MM, Osawa R, et al. The tannin-degrading species *Streptococcus gallolyticus* and *Streptococcus caprinus* are subjective synonyms. Int J Syst Bacteriol 1997;47:893–894.

948. Smith AH, Sra HK, Bawa S, et al. *Streptococcus bovis* meningitis and hemorrhoids. J Clin Microbiol 2010;48:2654–2655.

949. Smith HE, de Vries R, van't Slot R, et al. The *cps* locus of *Streptococcus suis* serotype 2: genetic determinant for the synthesis of sialic acid. Microb Pathog 2000;29:137–134.

950. Smith MD, Derrington P, Evans R, et al. Rapid diagnosis of bacteremic pneumococcal infections in adults by using the Binax NOW *Streptococcus pneumoniae* urinary antigen test: a prospective, controlled clinical evaluation. J Clin Microbiol 2003;41:2810–2813.

951. Smith MD, Sheppard CL, Hogan A, et al. Diagnosis of *Streptococcus pneumoniae* infections in adults with bacteremia and community-acquired pneumonia: clinical comparison of pneumococcal PCR and urinary antigen detection. J Clin Microbiol 2009;47:1046–1049.

952. Solis DP, Martin JJ, Menendez ES. Neonatal retroauricular cellulitis as an indicator of group B streptococcal bacteremia: a case report. J Med Case Rep 2009;3:9334.

953. Sommerfleck P, Macchi ME, Pellegrini S, et al. Acute otitis media in infants younger than three months not vaccinated against *Streptococcus pneumoniae*. Int J Pediatr Otolaryngol 2013;77:976–980.

954. Song X, Srinivasan A, Plaut D, et al. Effect of nosocomial vancomycin-resistant enterococcal bacteremia on mortality, length of stay, and costs. Infect Control Hosp Epidemiol 2003;24:251–256.

955. Sorde R, Falco V, Lowak M, et al. Current and potential usefulness of pneumococcal urinary antigen detection in hospitalized patients with community-acquired pneumonia to guide antimicrobial therapy. Arch Intern Med 2011;171:166–172.

956. Sparks JR, Recchia FM, Weitkamp JH. Endogenous group B streptococcal endophthalmitis in a preterm infant. J Perinatol 2007;27:392–394.

957. Spinale JM, Ruebner RL, Kaplan BS, et al. Update on *Streptococcus pneumoniae* hemolytic uremic syndrome. Curr Opin Pediatr 2013;25:203–208.

958. Sriskandan S, McKee A, Hall L, et al. Comparative effects of clindamycin and ampicillin on superantigenic activity of *Streptococcus pyogenes*. J Antimicrob Chemother 1997;40:275–277.

959. Stackbrandt E, Ebers J. Taxonomic parameters revisted: tarnished gold standards. Microbiol Today 2006;33:152–155.

960. Stackbrandt E, Frederiksen W, Garrity GM, et al. Report of the ad hoc committee for the re-evaluation of the species definition in bacteriology. Int J Syst Evol Microbiol 2002;52:1043–1047.

961. Stamper PD, Cai M, Lema C, et al. Comparison of the BD GeneOhm VanR assay to culture for identification of vancomycin-resistant enterococci in rectal and stool specimens. J Clin Microbiol 2007;45:3360–3365.

962. Starr JA. *Leuconostoc* species-associated endocarditis. Pharmacotherapy 2007;27:766–770.

963. Steer AC, Batzloff MR, Mulholland K, et al. Group A streptococcal vaccines: facts versus fantasy. Curr Opin Infect Dis 2009;22:544–552.

964. Steer AC, Law I, Matatolu L, et al. Global *emm* type distribution of group A streptococci: systematic review and implications for vaccine development. Lancet Infect Dis 2009;9:611–616.

965. Stelzmueller I, Berger N, Siesmayr S, et al. Group milleri streptococci: significant pathogens in solid organ recipients. Transpl Int 2007;20:51–56.

966. Stepanovic S, Jovanovic M, Lavadinovic L, et al. *Enterococcus durans* endocarditis in a patient with transposition of the great vessels. J Med Microbiol 2004;53:259–261.

967. Stevens DL. Streptococcal toxic *shock* syndrome: spectrum of disease, pathogenesis, and new concepts in treatment. Emerg Infect Dis 1995;1:69–78.

968. Stevens DL. Streptococcal toxic *shock* syndrome associated with necrotizing fasciitis. Ann Rev Med 2000;51:271–288.

969. Stevens DL, Tanner MH, Winship J, et al. Severe group A streptococcal infections associated with a toxic *shock*-like syndrome and scarlet fever toxin A. N Engl J Med 1989;321:1–7.

970. Stollerman GH, Dale JB. The importance of the group A *Streptococcus* capsule in the pathogenesis of human infections: a historical perspective. Clin Infect Dis 2008;46:1038–1045.

971. Stoner KA, Rabe LK, Austin MN, et al. Incidence and epidemiology of *Streptococcus pseudoporcinus* in the genital tract. J Clin Microbiol 2011;49:883–886.

972. Strangmann E, Froleke H, Kohse KP. Septic *shock* caused by *Strepococcus suis*: case report and investigation of a risk group. Int J Hyg Environ Health 2002;205:385–392.

973. Sturt AS, Yang L, Sandhu K. *Streptococcus gallolyticus* subspecies *pasteurianus* (biotype II/2), a newly reported cause of adult meningitis. J Clin Microbiol 2010;48:2247–2249.

974. Suh B. Resolution of persistent *Pediococcus* bacteremia with daptomycin treatment: case report and review of the literature. Diagn Microbiol Infect Dis 2010;66:111–115.

975. Sujatha S, Praharaj I. Glycopeptide resistance in gram-positive cocci: a review. Interdiscip Perspect Infect Dis 2012;2012:781679.

976. Sukontasing S, Tanasupawat S, Moonmangmee S, et al. *Enterococcus camelliae*, sp. nov., isolated from fermented tea leaves in Thailand. Int J Syst Evol Microbiol 2007;57:2151–2154.

977. Summanen PH, Rowlinson MC, Wooton J, et al. Evaluation of genotypic and phenotypic methods for differentiation of the members of the Anginosus group streptococci. Eur J Clin Microbiol Infect Dis 2009;28:1123–1128.

978. Sun JR, Yan JC, Yeh CY, et al. Invasive infection with *Streptococcus iniae* in Taiwan. J Med Microbiol 2007;56:1246–1249.

979. Sunkara B, Bheemreddy S, Lorber B, et al. Group B streptococcus infections in non-pregnant adults: the role of immunosuppression. Int J Infect Dis 2012;16:e182–e186.

980. Sura R, Hinckley LS, Risatti GR, et al. Mortal necrotizing fasciitis and myositis in a cat associated with *Streptococcus canis*. Vet Rec 2008;162:450–453.

981. Svec P, Devriese LA, Sedlacek I, et al. *Enterococcus haemoperoxidans* sp. nov. and *Enterococcus moraviensis* sp. nov., isolated from water. Int J Syst Evol Microbiol 2001;5167–1574.

982. Svec P, Vanacanneyt M, Devriese LA, et al. *Enterococcus aquimarinus* sp. nov. isolated from sea water. Int J Syst Evol Microbiol 2005;55:2183–2187.

983. Svec P, Vancanneyt M, Koort J, et al. *Enterococcus devriesei* sp. nov., associated with animal sources. Int J Syst Evol Microbiol 2005;55:2479–2484.

984. Svec P, Vancanneyt M, Sedlacek I, et al. *Enterococcus silesiacus* sp. nov. and *Enterococcus termitis* sp. nov. Int J Syst Evol Microbiol 2006;56:577–581.

985. Svec P, Vandamme PA, Bryndova H, et al. *Enterococcus plantarum* sp. nov., isolated from plants. Int J Syst Evol Microbiol 2012;62(Pt 7):1499–1505.

986. Swaminathan S, Ritter SB. *Enterococcus avium* endocarditis in an infant with tetralogy of Fallot. Pediatr Cardiol 1999;20:227–228.

987. Swampillai J, Liang M, Fisher R, et al. *Enterococcus gallinarum* causing native-valve endocarditis and aorto-atrial fistula: a case report and literature review. Echocardiography 2012;29(7):873–875. doi: 10.1111/j.1540-8175 .2012.01685.x.

988. Swanson H, Cutts E, Lepow M. Penicillin-resistant *Aerococcus viridans* bacteremia in a child receiving prophylaxis for sickle-cell disease. Clin Infect Dis 1996;22:387–388.

989. Taimur S, Madiha R, Samar F, et al. *Gemella morbillorum* endocarditis in a patient with a bicuspid aortic valve. Hellenic J Cardiol 2010;51:183–186.

990. Tait-Kamradt A, Davies T, Appelbaum PC, et al. Two new mechanisms of macrolide resistance in clinical strains of *Streptococcus pneumoniae* from Eastern Europe and North America. Antimicrob Agents Chemother 2000;44:3395–3401.

991. Takaaki A, Moritaka S, Massayuki A, et al. *Streptococcus acidominimus* infections in a human. Jpn J Med 1998;27:317–320.

992. Takada K, Hayashi K, Sato Y, et al. *Streptococcus dentapri* sp. nov., isolated from the wild boar oral cavity. Int J Syst Evol Microbiol 2010;60:820–823.

993. Takada K, Hirasawa M. *Streptococcus orisuis* sp. nov., isolated from the pig oral cavity. Int J Syst Evol Microbiol 2007;57:1272–1275.

994. Takada K, Hirasawa M. *Streptococcus dentirousetti* sp. nov., isolated from the oral cavities of bats. Int J Syst Evol Microbiol 2008;58:160–163.

995. Takahashi T, Sunaoshi K, Sunakawa K, et al. Clinical aspects of invasive infections with *Streptococcus dysgalactiae* ssp. *equisimilis* in Japan: differences with respect to *Streptococcus pyogenes* and *Streptococcus agalactiae*. Clin Microbiol Infect 2010;16:1097–1103.

996. Takahashi T, Ubukata K, Watanabe H. Invasive infection caused by *Streptococcus dysgalactiae* subsp. *equisimilis*: characteristics of strains and clinical features. J Infect Chemother 2011;17(1):1–10. doi: 10.1007/s10156-010-0084-2.

997. Takayama Y, Sunakawa K, Akahoshi T. Meningitis caused by *Enterococcus gallinarum* in patients with ventriculoperitoneal shunts. J Infect Chemother 2003;9:348–350.

998. Takeda N, Kikuchi K, Asano R, et al. Recurrent septicemia caused by *Streptococcus canis* after a dog bite. Scand J Infect Dis 2001;33:927–928.

999. Talarmin JP, Pineau S, Guillouzouic A, et al. Relapse of *Enterococcus hirae* prosthetic valve endocarditis. J Clin Microbiol 2011;49:1182–1184.

1000. Tan CK, Lai CC, Wang JY, et al. Bacteremia caused by non-*faecalis* and non-*faecium Enterococcus* species at a medical center in Taiwan, 2000–2008. J Infect 2010;61:34–43.

1001. Tanasupawat S, Sukontasing S, Lee JS. *Enterococcus thailandicus* sp. nov., isolated from fermented sausage ("mum") in Thailand. Int J Syst Evol Microbiol 2008;58:1630–1634.

1002. Taneja N, Rani P, Emmanuel R, et al. Nosocomial urinary tract infection due to *Leuconostoc mesenteroides* at a tertiary care center in north India. Indian J Med Res 2005;122:178–179.

1003. Tang J, Wang C, Feng Y, et al. Streptococcal toxic *shock* syndrome caused by *Streptococcus suis* serotype 2. PLoS Med 2006;3:e151.

1004. Tang P, Ng P, Lum M, et al. Use of the Vitek-1 and Vitek-2 systems for detection of constitutive and inducible macrolide resistance in group B streptococci. J Clin Microbiol 2004;42:2282–2284.

1005. Tang M, Perera S, Lonn E, et al. Pneumococcal endocarditis causing valve destruction in the absence of vegetations on transesophageal echocardiography: a series of three consecutive cases. Can J Cardiol 2013;29: 519e7–519e9.

1006. Tanimoto K, Nomura T, Maruyama H, et al. First *vanD*-type vancomycin resistant *Enterococcus raffinosus* isolate. Antimicrob Agents Chemother 2006;50:3966–3967.

1007. Tano K, Von Essen R, Eriksson PO, et al. *Alloiococcus otitidis* – otitis media pathogen or normal bacterial flora? APMIS 2008;116:785–790.

1008. Tanz RR, Gerber MA, Kabat W, et al. Performance of a rapid antigen-detection test and throat cultures in community pediatric offices: implications for management of pharyngitis. Pediatrics 2009;123:437–444.

1009. Tapp J, Thollesson M, Herman B. Phylogenetic relationships and genotyping of the genus *Streptococcus* by sequence determination of the RNase P RNA gene, *rpoB*. Int J Syst Evol Microbiol 2003;53:1861–1871.

1010. Tappe D, Pukall R, Schumann P, et al. *Streptococcus merionis* sp. nov., isolated from Mongolian jirds (*Meriones unguiculatus*). Int J Syst Evol Microbiol 2009;59:766–770.

1011. Teixeira LM, Carvalho MG, Espinola MM, et al. *Enterococcus porcinus* sp. nov., and *Enterococcus ratti* sp. nov. associated with enteric disorders in animals. Int J Syst Evol Microbiol 2001;51:1737–1743.

1012. Teixeira LM, Carvalho MG, Merquior VL, et al. Phenotypic and genotypic characterization of *Vagococcus fluvialis*, including strains isolated from human sources. J Clin Microbiol 1997;35:2778–2781.

1013. Tekin A, Tekin G, Turunc T, et al. Infective endocarditis and spondylodiscitis in a patient due to *Aerococcus urinae*. Int J Cardiol 2007;115:402–403.

1014. Teles C, Smith A, Ramage G, et al. Identification of clinically relevant viridans group streptococci by phenotypic and genotypic analysis. Eur J Clin Microbiol Infect Dis 2011;30:243–250.

1015. Tena D, Solis S, Lainez S, et al. Meningitis caused by *Abiotrophia defectiva*: case report and literature review. Infection 2013;41:571–574.

1016. Teng F, Jacques-Palaz KD, Weinstock GM, et al. Evidence that the enterococcal polysaccharide antigen gene (*epa*) cluster is widespread in *Enterococcus faecalis* and influences resistance to phagocytic killing of *E. faecalis*. Infect Immun 2002;70:2010–2015.

1017. Teng LJ, Hsuch PR, Tsai JC, et al. *groESL* sequence determination, phylogenetic analysis, and species determination for viridans group streptococci. J Clin Microbiol 2002;40:3172–3178.

1018. Terpenning MS, Taylor GW, Lopatin DE, et al. Aspiration pneumonia: dental and oral risk factors in an older veteran population. J Am Geriatr Soc 2001;49:557–563.

1019. Thatrimontrichai A, Chanvitan P, Janjindamai W, et al. Case report: early onset bacterial meningitis caused by *Streptococcus gallolyticus* subsp. *pasteurianus*. Southeast Asian J Trop Med Public Health 2012;43:146–151.

1020. Theilacker C, Kaczynski Z, Kropec A, et al. Opsonic antibodies to *Enterococcus faecalis* strain 10230 are directed against lipoteichoic acid. Infect Immune 2006;74:5703–5712.

1021. Thigpen M, Whitney C, Messonnier N, et al. Bacterial meningitis in the United States, 1998–2007. N Engl J Med 2011;364:2016–2025.

1022. Tholpody SS, Sifri CD, Sawyer RG, et al. *Leuconostoc pseudomesenteroides* blood stream infection following liver transplantation. Ann Transplant 2010;15:61–66.

1023. Thomas VC, Hiromasa Y, Harms N, et al. A fratricidal mechanism is responsible for eDNA release and contributes to biofilm development of *Enterococcus faecalis*. Mol Microbiol 2009;72:1022–1036.

1024. Thompson T, Facklam R. Cross reactions of reagents from streptococcal grouping kits with *Streptococcus porcinus*. J Clin Microbiol 1997;35:1885–1886.

1025. Thorley AM, Campbell D, Moghai NE, et al. Post streptococcal acute glomerulonephritis secondary to sporadic *Streptococcus equi* infection. Pediatr Nephrol 2007;22:597–599.

1026. Thurlow LR, Thomas VC, Fleming SD, et al. *Enterococcus faecalis* capsular polysaccharide serotypes C and D and their contributions to host innate immune evasion. Infect Immun 2009;77:5551–5557.

1027. Tiemstra J, Miranda RL. Role of non-group A streptococci in acute pharyngitis. J Am Board Fam Med 2009;22:663–669.

1028. Tien LH, Nishibori T, Nishitani Y, et al. Reappraisal of the taxonomy of *Streptococcus suis* serotypes 20, 22, 26, and 33 based on DNA–DNA homology and *sodA* and *recN* phylogenies. Vet Microbiol 2013;162;842–849.

1029. Tilanus AM, deGeus HR, Rijnders BJ, et al. Severe group A streptococcal toxic *shock* syndrome presenting as primary peritonitis: a case report and brief review of the literature. Int J Infect Dis 2010;14(Suppl 3):e208–e212.

1030. Till M, Mixson RI, Pertel PE. Linezolid treatment for osteomyelitis due to vancomycin-resistant *Enterococcus faecium*. Clin Infect Dis 2002;34:1412–1414.

1031. Timoney JF. Strangles. Vet Clin North Am Equine Pract 1993;9(2): 365–374.

1032. Todeschini G, Tecchio C, Borghero C, et al. Association between *Enterococcus* bacteremia and death in neutropenic patients with haematological malignancies. J Infect 2006;53:266–273.

1033. Tong H, Gao X, Dong X. *Streptococcus oligofermentans* sp. nov., a novel oral isolate from caries-free humans. Int J Syst Evol Microbiol 2003;53:1101–1104.

1034. Tong HH, Blue LE, James MA, et al. Evaluation of the virulence of a *Streptococcus pneumoniae* neuraminidase-deficient mutant in nasopharyngeal colonization and development of otitis media in the chinchilla model. Infect Immun 2000;68:921–924.

1035. Topcu Y, Akinci G, Bayram E, et al. Brain abscess caused by *Lactococcus lactis cremoris* in a child. Eur J Pediatr 2011;170:1603–1605.

1036. Torzillo PJ, Hanna JN, Morey F, et al. Invasive pneumococcal disease in central Australia. Med J Aust 1995;162:182–186.

1037. Towers CV, Garite TJ, Friedman WW, et al. Comparison of a rapid enzyme-linked immunosorbent assay test and the Gram stain for detection of group B *Streptococcus* in high-risk antepartum patients. Am J Obstet Gynecol 1990;163:965–967.

1038. Tracy M, Wanahita A, Shuhatovich Y, et al. Antibiotic susceptibilities of genetically characterized *Streptococcus milleri* group strains. Antimicrob Agents Chemother 2001;45:1511–1514.

1039. Tran MP, Caldwell-McMillan M, Khalife W, et al. *Streptococcus intermedius* causing infective endocarditis and abscesses: a report of three cases and a review of the literature. BMC Infect Dis 2008;8:154.

1040. Trappetti C, Kadioglu A, Carter M, et al. Sialic acid: a preventable signal for pneumococcal biofilm formation, colonization, and invasion of the host. J Infect Dis 2009;199:1497–1505.

1041. Trehan I, Fritz SA. Group B *Streptococcus* vertebral osteomyelitis-discitis in an immunocompetent adolescent. Pediatr Infect Dis J 2009;28:552–553.

1042. Treszezamsky AD, Feldman D, Sarabanchong VO. Concurrent postpartum uterine and abdominal wall dehiscence and *Streptococcus anginosus* infection. Obstet Gynecol 2011;118:449–451.

1043. Tripathi A, Shukla SK, Singh A, et al. A new approach of real-time polymerase chain reaction in detection of vancomycin-resistant enterococci and its comparison with other methods. Indian J Med Microbiol 2013;31:47–52.

1044. Tritz DM, Iwen PC, Woods GL. Evaluation of MicroScan for identification of *Enterococcus* species. J Clin Microbiol 1990;28:1477–1478.

1045. Trottier S, Higgins R, Brochu G, et al. A case of human endocarditis due to *Streptococcus suis* in North America. Rev Infect Dis 1991;13:1251–1252.

1046. Tsai HY, Liao CH, Liu CY, et al. *Streptococcus suis* infection in Taiwan, 2000–2011. Diagn Microbiol Infect Dis 2012;74:75–77.

1047. Tsai MS, Huang TC, Liu JW. Lemierre's syndrome caused by viridans streptococci: a case report. J Microbiol Immunol Infect 1999;32:126–128.

1048. Tsakalidou E, Zoidou E, Pots B, et al. Identification of streptococci from Greek Kasseri cheese and description of *Streptococcus macedonicus* sp. nov. Int J Syst Bacteriol 1998;48:519–527.

1049. Tu EY, Jain S. Topical linezolid 0.2% for the treatment of vancomycin-resistant or vancomycin-intolerant gram-positive bacterial keratitis. Am J Ophthalmol 2013;155:1095–1098.

1050. Tufan MA, Hamide KK, Duygu EB, et al. Spondylodiscitis and endocarditis caused by *S. vestibularis*. Braz J Infect Dis 2010;14:3770–379.

1051. Tung SK, Teng LJ, Vaneechoutte M, et al. Identification of species of *Abiotrophia*, *Enterococcus*, *Granulicatella*, and *Streptococcus* by sequence analysis of the ribosomal 16S–23S intergenic spacer region. J Med Microbiol 2007;56:504–513.

1052. Tunkel AP, Sepkowitz KA. Infections caused by viridans streptococci in patients with neutropenia. Clin Infect Dis 2002;34:1524–1529.

1053. Tuohy MJ, Procop GW, Washington JA. Antimicrobial susceptibility of *Abiotrophia adiacens* and *Abiotrophia defectiva*. Diagn Microbiol Infect Dis 2000;38:189–191.

1054. Turner CE, Kurupati P, Jones MD, et al. Emerging role of the interleukin-8-cleaving enzyme SpyCEP in clinical *Streptococcus pyogenes* infection. J Infect Dis 2009;200:555–563.

1055. Turner JC, Hayden FG, Lobo MC, et al. Epidemiologic evidence for Lancefield group C β-hemolytic streptococci as a cause of exudative pharyngitis in college students. J Clin Microbiol 1997;35:1–4.

1056. Turner P, Turner C, Kaewcharernnet N, et al. A prospective study of urinary pneumococcal antigen detection in healthy Karen mothers with high rates of pneumococcal nasopharyngeal carriage. BMC Infect Dis 2011;11:108.

1057. Turnier L, Nausheen S, Cunha BA. Mortal streptococcus viridans (*S. oralis*) aortic prosthetic valve endocarditis (PVE) with paravalvular abscess related to steroids. Heart Lung 2009;38:167–171.

1058. Tyrrell GJ, Turnbull L, Teixeira LM, et al. *Enterococcus gilvus* sp. nov. and *Enterococcus pallens* sp. nov. isolated from human clinical specimens. J Clin Microbiol 2002;40:1140–1145.

1059. Uchida Y, Morita H, Adachi S, et al. Bacterial meningitis and septicemia of neonate due to *Lactococcus lactis*. Pediatr Int 2011;53:119–120.

1060. Uckay I, Rohner P, Bolivar I, et al. *Streptococcus sinensis* endocarditis outside Hong Kong. Emerg Infect Dis 2007;13:1250–1252.

1061. Ueno K, Kawayama T, Edakuni N, et al. A case of thoracic empyema with gas formation associated with *Streptococcus dysgalactiae* subsp. *equisimilis*. Kansenshogaku Zasshi 2006;80:527–530.

1062. Uhl JR, Adamson SC, Vetter EA, et al. Comparison of the LightCycler PCR, rapid antigen immunoassay, and culture for detection of group A streptococci from throat swabs. J Clin Microbiol 2003;41:242–249.

1063. Ulett KB, Benjamin Jr WH, Zhuo F, et al. Diversity of group B streptococcal serotypes causing urinary tract infections in adults. J Clin Microbiol 2009;47:2055–2660.

1064. Ulger-Toprak N, Summanen PH, Liu C, et al. *Gemella asaccharolytica* sp. nov., isolated from human clinical specimens. Int J Syst Evol Microbiol 2010;60:1023–1026.

1065. Unal A, Sipahioglu MH, Kavuncuoglu F, et al. A rare cause of peritoneal dialysis-related peritonitis: *Gemella haemolysans*. Perit Dial Int 2009;29:482.

1066. Uno K, Kasahara K, Komatsu Y, et al. Rupture of renal mycotic aneurysm that developed during the treatment of streptococcal infective endocarditis and vertebral osteomyelitis. Intern Med 2012;51:1255–1258.

1067. Usacheva EA, Ginocchio CC, Morgan M, et al. Prospective, multicenter evaluation of the BD GeneOhm VanR assay for direct, rapid detection of vancomycin-resistant *Enterococcus* species in perianal and rectal specimens. Am J Clin Pathol 2010;134:219–226.

1068. Uttley AH, Collins CH, Naidoo J, et al. Vancomycin-resistant enterococci. Lancet 1988;1:57–58.

1069. Vagiakou-Voudris E, Mylona-Petropoulou D, Kalogeropoulou E, et al. Multiple liver abscesses associated with bacteremia due to *Leuconostoc lactis*. Scand J Infect Dis 2002;34:766–767.

1070. Valkenburg-van den Berg AW, Houtman-Roelofsen RL, Oostvogel PM, et al. Timing of group B streptococcus screening in pregnancy: a systematic review. Gynecol Obstet Invest 2010;69:174–183.

1071. VanBambeke F, Chauvel M, Reynold PE, et al. Vancomycin-dependent *Enterococcus faecalis* clinical isolates and revertant mutants. Antimicrob Agents Chemother 1999;43:41–47.

1072. Vancanneyt M, Devriese LA, DeGraf EM, et al. *Streptococcus minor* sp. nov., from faecal samples and tonsils of domestic animals. Int J Syst Evol Microbiol 2004;54:449–452.

1073. Vancanneyt M, Snauwaert C, Cleenwerck L, et al. *Enterococcus villorum* sp. nov., an enteroadherent bacterium associated with diarrhea in piglets. Int J Syst Evol Microbiol 2001;51:393–400.

1074. Vancanneyt M, Zamfir M, Devriese LA, et al. *Enterococcus saccharominimus* sp. nov., from dairy products. Int J Syst Evol Microbiol 2004;54:2175–2179.

1075. Vandamme P, Hommez J, Snauwaert C, et al. *Globicatella sulfidifaciens* sp. nov., isolated from purulent infections in domestic animals. Int J Syst Evol Microbiol 2001;51:1745–1749.

1076. Vandamme P, Pot B, Falsen E, et al. Taxonomic study of Lancefield streptococcal groups C, G, and L (*Streptococcus dysgalactiae*) and proposal of *S. dysgalactiae* subsp. *equisimilis* subsp. nov. Int J Syst Bacteriol 1996;46:774–781.

1077. Van de Beek D, de Gans J, Spanjaard L, et al. Group A streptococcal meningitis in adults: report of 41 cases and a review of the literature. Clin Infect Dis 2004;34:e32–e36.

1078. Vandana KE, Mukhopadhyay C, Rau NR, et al. Native-valve endocarditis and femoral embolism due to *Granulicatella adiacens*: a rare case report. Braz J Infect Dis 2010;14:634–636.

1079. van Dijk M, van Toyen BJ, Wuisman PI, et al. Trochanter osteomyelitis and ipsilateral arthritis due to *Gemella morbillorum*. Eur J Clin Microbiol Infect Dis 1999;18:600–602.

1080. Vanek NN, Simon SI, Jacques-Palaz K, et al. *Enterococcus faecalis* aggregation substance promotes opsonin-independent binding to human neutrophils via a complement receptor type 3-mediated mechanism. FEMS Immunol Med Microbiol 1999;26:49–60.

1081. van't Wout JW, Bijlmer HA. Bacteremia due to *Streptococcus gallolyticus*, or the perils of revised nomenclature in bacteriology. Clin Infect Dis 2005;40:1070–1071.

1082. Vargiami EG, Farmaki E, Tasiopoulou D, et al. A patient with Lemierre syndrome. Eur J Pediatr 2010;169:491–493.

1083. Vartian CV, Septimus EJ. Meningitis caused by group B *Streptococcus* in association with cerebrospinal rhinorrhea. Clin Infect Dis 1992;14:1261–1262.

1084. Vaska VL, Faoagli JL. *Streptococcus bovis* bacteremia: identification within organism complex and association with endocarditis and colonic malignancy. Pathology 2009;41:183–186.

1085. Veesenmeyer AF, Edmonson MB. Trands in U.S. hospital stays for *Streptococcus pneumoniae*-associated hemolytic-uremic syndrome. Pediatr Infect Dis J 2013;32:731–735.

1086. Vela AI, Aspiroz C, Fortuno B, et al. Meningitis caused by an unusual genotype (ST3) of *Streptococcus suis*. Infection 2013;41(3):701–703. doi: 10.1007/s15010-012-00382-y.

1087. Vela AI, Casamayor A, Sanchez del Rey V, et al. *Streptococcus pluextorum* sp. nov., isolated from pigs. Int J Syst Evol Microbiol 2009;59:504–508.

1088. Vela AI, Fernandez E, Lawson PA, et al. *Streptococcus entericus* sp. nov., isolated from cattle intestines. Int J Syst Evol Microbiol 2002;52:665–669.

1089. Vela AI, Garcia N, Latre MV, et al. *Aerococcus suis* sp. nov., isolated from clinical specimens from swine. Int J Syst Evol Microbiol 2007;57:1291–1294.

1090. Vela AI, Mentaberre G, Marco I, et al. *Streptococcus rupicaprae* sp. nov., isolated from a Pyrenean chamois (*Rupicapra pyenaica*). Int J Syst Evol Microbiol 2011;61:1989–1993.

1091. Vela AI, Perez M, Zamora L, et al. *Streptococcus porci* sp. nov., isolated from swine sources. Int J Syst Evol Microbiol 2010;60:104–108.

1092. Vela AI, Sanchez V, Mentaberre G, et al. *Streptococcus porcorum* sp. nov., isolated from domestic and wild pigs. Int J Syst Evol Microbiol 2011;61:1585–1589.

1093. Verani JR, Schrag SJ. Group B streptococcal disease in infants: progress in prevention and continued challenges. Clin Perinatol 2010;37:375–392.

1094. Vidal JE, Tuon FF. Brain abscess due to viridans streptococci in a severely immunosuppressed HIV-infected patient. Int J STD AIDS 2009;20:654–656.

1095. Vieira VV, Teixeira LM, Zahner V, et al. Genetic relationships among the different phenotypes of *Streptococcus dysgalactiae* strains. Int J Syst Bacteriol 1998;48:1231–1243.

1096. Vijayakrishnan R, Rapose A. Mortal *Enterococcus durans* aortic valve endocarditis: a case report and review of the literature. BMJ Case Rep 2012. doi: 10.1136/bcr-02-201205855.

1097. Vilaichone RK, Mahachai V, Nunthapisud P. *Streptococcus suis* peritonitis: case report. J Med Assoc Thai 2000;83:1274–1277.

1098. Villegas E, Valldeoriola F, de Otero J, et al. Meningitis caused by *Gemella morbillorum* with associated pituitary apoplexy: a case report. Eur J Intern Med 2008;19:e101–e102.

1099. Vollmer T, Hinse D, Kleesiek K, et al. Interactions between endocarditis-derived *Streptococcus gallolyticus* subsp. *gallolyticus* isolates and human endothelial cells. BMC Microbiol 2010;10:78.

1100. Von Baum H, Klemme FR, Geiss HK, et al. Comparative evaluation of a commercial system for identification of Gram-positive cocci. Eur J Clin Microbiol Infect Dis 1998;17:849–852.

1101. Voutsadakis JA. *Streptococcus suis* endocarditis and colon carcinoma: a case report. Clin Colorectal Cancer 2006;6:226–228.

1102. Vuorenoja K, Jaleva J, Lindholm L, et al. Detection of *Streptococcus pneumoniae* carriage by the Binax NOW test with nasal and nasopharyngeal swabs in young children. Eur J Clin Microbiol Infect Dis 2012;31:703–706.

1103. Wallbanks S, Martinez-Murcia AJ, Fryer JL, et al. 16S rRNA sequence determination for members of the genus *Carnobacterium* and related lactic acid bacteria and description of *Vagococcus salmoninarum*. Int J Syst Bacteriol 1990;40:224–230.

1104. Wallet F, Loiez C, Renaux E, et al. Performances of Vitek 2 colorimetric cards for identification of gram-positive and gram-negative bacteria. J Clin Microbiol 2006;43:4402–4406.

1105. Wanahita A, Goldsmith EA, Musher DM, et al. Interaction between human polymorphonuclear leukocytes and *Streptococcus milleri* group bacteria. J Infect Dis 2002;185:85–90.

1106. Wang J, Zhou N, Xu B, et al. Identification and cluster analysis of *Streptococcus pyogenes* by MALDI-TOF mass spectrometry. PLoS One 2012;7:e47152.

1107. Wang L, Cui YS, Kwon CS, et al. *Vagococcus acidifermentans* sp. nov., isolated from an acidogenic fermentation bioreactor. Int J Syst Evol Microbiol 2011;61:1123–1126.

1108. Watanabe Y, Naito T, Kikuchi K, et al. Infective endocarditis with *Lactococcus garvieae* in Japan: case report. J Med Case Rep 2011;356.

1109. Watanabe Y, Todome Y, Ohkuni H, et al. Cysteine protease activity and histamine release from the human mast cell line HMC-1 stimulated by recombinant streptococcal pyrogenic exotoxin B/streptococcal cysteine protease. Infect Immun 2002;70:3944–3947.

1110. Waters CM, Hirt H, McCormick JK, et al. An amino terminal domain of *Enterococcus faecalis* aggregation substance is required for aggregation, bacterial internalization by epithelial cells, and binding to lipoteichoic acid. Mol Microbiol 2004;52:1159–1171.

1111. Watt JP, O'Brien KL, Benin AL, et al. Risk factors for invasive pneumococcal disease among Navajo adults. Am J Epidemiol 2007;166:1080–1087.

1112. Webb M, Riley LW, Roberts RB. Cost of hospitalization for and risk factors associated with vancomycin-resistant *Enterococcus faecium* infection and colonization. Clin Infect Dis 2001;33:445–452.

1113. Weinstein MR, Litt M, Kertesz DA, et al. Invasive infections due to a fish pathogen, *Streptococcus iniae*. N Engl J Med 1997;337:589–594.

1114. Wellmer A, Zysk G, Gerber J, et al. Decreased virulence of a pneumolysin-deficient strain of *Streptococcus pneumoniae* in murine meningitis. Infect Immun 2002;70:6504–6508.

1115. Wernecke M, Mullen C, Sharma V, et al. Evaluation of a novel real-time PCR test based on the *ssr* gene for the identification of group B streptococci in vaginal swabs. BMC Infect Dis 2009;9:148.

1116. Werno AM, Christner M, Anderson TP, et al. Differentiation of *Streptococcus pneumoniae* from non-pneumococcal streptococci of the *Streptococcus mitis* group by matrix-assisted laser desorption ionization-time of flight mass spectrometry. J Clin Microbiol 2012;50:2863–2867.

1117. Wertheim HF, Nghia HD, Taylor W, et al. *Streptococcus suis*: an emerging human pathogen. Clin Infect Dis 2009;48:617–625.

1118. Wessels EI, Schelfaut JJ, Bernards AT, et al. Evaluation of several biochemical and molecular techniques for identification of *Streptococcus pneumoniae* and *Streptococcus pseudopneumoniae* and their detection in respiratory samples. J Clin Microbiol 2012;50:1171–1177.

1119. Wessels MR. Capsular polysaccharide of group A *Streptococcus*. In Fischetti VA, Novick RP, Ferretti JJ, et al, eds. Gram-Positive Pathogens. Chapter 4. Washington, DC: ASM Press, 2000: 34–42.

1120. Wessels MR. Streptococcal pharyngitis. N Engl J Med 2011;364:648–655.

1121. Wessels MR, Moses AE, Goldberg JB, et al. Hyaluronic acid capsule is a virulence factor for mucoid group A streptococci. Proc Natl Acad Sci U S A 1991;88:8317–8321.

1122. Westling K, Julander I, Ljungman P, et al. Identification of species of viridans group streptococci in clinical blood culture isolates by sequence analysis of the RNase P RNA gene, *rnpB*. J Infect 2008;56:204–210.

1123. Whatmore AM, Engler KH, Gudmundsdottir G, et al. Identification of isolates of *Streptococcus canis* infecting humans. J Clin Microbiol 2001;39:4196–4199.

1124. Whiley RA, Beighton D. Current classification of the oral streptococci. Oral Microbiol Immunol 1998;13:195–216.

1125. Whiley RA, Fraser HY, Douglas CW, et al. *Streptococcus parasanguinis* sp. nov., an atypical viridans *Streptococcus* from human clinical specimens. FEMS Microbiol Lett 1990;68:115–122.

1126. Whiley RA, Fraser H, Hardies JM, et al. Phenotypic differentiation of *Streptococcus intermedius*, *Streptococcus constellatus*, and *Streptococcus anginosus* strains within the "*Streptococcus milleri*" group. J Clin Microbiol 1990;28:1497–1501.

1127. Whiley RA, Hall LM, Hardie JM, et al. A study of small colony β-hemolytic, lancefield group C streptococci within the anginosus group: description of *Streptococcus constellatus* subsp. *pharyngis* subsp. nov., associated with the human throat and pharyngitis. Int J Syst Bacteriol 1999;49:1443–1449.

1128. Whiley RA, Hardie JM. *Streptococcus vestibularis* sp. nov. from the human oral cavity. Int J Syst Bacteriol 1988;38:335–339.

1129. Whitney CG, Farley MM, Hadler J, et al. Increasing prevalence of multidrug-resistant *Streptococcus pneumoniae* in the United States. N Engl J Med 2000;343;1917–1924.

1130. Wickramasinghe N, Harris K. Bilateral endophthamitis as a primary manifestation of *Streptococcus dysgalactiae* endocarditis and the role of 16S rDNA polymerase chain reaction. Diag Microbiol Infect Dis 2010;67:185–187.

1131. Willcox MD, Zhu H, Knox KW. *Streptococcus australis* sp. nov., a novel oral streptococcus. Int J Syst Evol Microbiol 2001;51:1277–1281.

1132. Willenburg KS, Sentochnik DE, Zadoks RN. Human *Streptococcus suis* meningitis in the United States. N Engl J Med 2006;354:1325.

1133. Winter AJ, Comis SD, Osborne MP, et al. A role for pneumolycin but not neuraminidase in the hearing loss and cochlear damage induced by pneumococcal meningitis in guinea pigs. Infect Immun 1997;65:4411–4418.

1134. Winterbotham A, Riley S, Kavanaugh-McHugh A, et al. Endocarditis caused by group A β-hemolytic streptococci in an infant: case report and review. Clin Infect Dis 1999;29:196–198.

1135. Wisselink HJ, Joosten JJ, Smith HE. Multiplex PCR assays for simultaneous detection of six major serotypes and two virulence-associated phenotypes of *Streptococcus suis* in tonsillar specimens from pigs. J Clin Microbio 2002;40:2922–2929.

1136. Wong HR, Cvijanovich N, Wheeler DS, et al. Interleukin-8 as a stratification tool for interventional trials involving pediatric septic *shock*. Am J Respir Crit Care Med 2008;178:276–282.

1137. Wong SL, Anthony EY, Shetty AK. Pyomyositis due to *Streptococcus pneumoniae*. Am J Emerg Med 2009;27:633e1–633e3.

1138. Wong SS, Woo PC, Ho PL, et al. Continuous ambulatory peritoneal dialysis-related peritonitis caused by *Streptococcus bovis*. Eur J Clin Microbiol Infect Dis 2003;22:424–426.

1139. Woo PC, Tse H, Tse CW, et al. Life-threatening invasive *Helcococcus kunzii* infection in intravenous drug users and *ermA*-mediated erythromycin resistance. J Clin Micro 2005;43:6205–6208.

1140. Woo PC, Fung AM, Lau SK, et al. Group G β-hemolytic streptococcal bacteremia characterized by 16S ribosomal RNA gene sequencing. J Clin Microbiol 2001;39:3147–3155.

1141. Woo PC, Tam DM, Lau SK, et al. *Enterococcus cecorum* empyema thoracis successfully treated with cefotaxime. J Clin Microbiol 2004;42:919–922.

1142. Woo PC, Tam DM, Leung KW, et al. *Streptococcus sinensis* sp. nov., a novel species isolated from a patient with endocarditis. J Clin Microbiol 2002;40:805–810.

1143. Woo PC, Teng JL, Leung KW, et al. *Streptococcus sinensis* may react with Lancefield group F antiserum. J Med Microbiol 2004;53:1083–1088.

1144. Woo PC, Teng JL, Tsang SN, et al. The oral cavity as a natural reservoir for *Streptococcus sinensis*. Clin Microbiol Infect 2008;14:1075–1079.

1145. Woo PC, To AP, Tse H, et al. Clinical and molecular epidemiology of erythromycin-resistant β-hemolytic lancefield group G streptococci causing bacteremia. J Clin Microbiol 2003;41:5188–5191.

1146. Woo PC, Tse H, Chan K, et al. "*Streptococcus milleri*" endocarditis caused by *Streptococcus anginosus*. Diagn Microbiol Infect Dis 2004;48:81–88.

1147. Woodford N. Epidemiology of genetic elements responsible for acquired glycopeptide resistance in enterococci. Microb Drug Resist 2001; 7:229–236.

1148. World Health Organization. Rheumatic fever and rheumatic heart disease. Tech Rep Ser 2004;923:1–122.

1149. Wu C, Zhang Y, Gong Y, et al. Two cases of bacterial supperative thyroiditis caused by *Streptococcus anginosus*. Endocr Pathol 2013;24:49–53.

1150. Wu CT, Chang YL, Chen WC, et al. Surgical treatment of organizing pneumonia mimicking lung cancer: experience of 27 patients. Eur J Cardiothorac Surg 2010;37:797–801.

1151. Wu Z, Uzcategui N, Chung M, et al. Group B streptococcal endogenous endophthalmitis in a neonate. Retina 2006;26:472–473.

1152. Xu X, Lin D, Yan G, et al. *vanM*, a new glycopeptide resistance gene cluster found in *Enterococcus faecium*. Antimicrob Agents Chemother 2010;54:4643–4647.

1153. Yagupsky P, Menegus MA, Powell KR. The changing spectrum of group B streptococcal disease in infants: an eleven-year experience in a tertiary care hospital. Pediatr Infect Dis J 1991;10:801–808.

1154. Yamashiro E, Asato Y, Taira K, et al. Necrotizing fasciitis caused by *Streptococcus pneumoniae*. J Dermatol 2009;36:298–305.

1155. Yamazaki R, Mori T, Sugita K, et al. *Leuconostoc* septicemia in a neutropenic patient with acute myelogenous leukemia relapsed after allogeneic peripheral blood stem cell transplantation. Transpl Infect Dis 2009;11:94–95.

1156. Yang DH, Chang MH, Chang WC. Isolated septic discitis associated with *Streptococcus bovis* bacteremia. South Med J 2011;104:375–377.

1157. Yassin M, Yadavalli GK, Alvarado N, et al. *Streptococcus anginosus* (*Streptococcus milleri* group) pyomyositis in a 50-year-old man with acquired immunodeficiency syndrome: case report and review of literature. Infection 2010;38:65–68.

1158. Yombi JC, Belkhir L, Jonckheere S, et al. *Streptococcus gordonii* septic arthritis: two cases and review of the literature. BMC Infect Dis 2012;12:215.

1159. Yossuck P, Miller-Canfield P, Moffett K, et al. *Leuconostoc* spp. sepsis in an extremely low-birth-weight infant: a case report and review of the literature. W Virginia Med J 2009;105:24–27.

1160. Young TP, Laas L, Thorp AW, et al. Etiology of septic arthritis in children: an update for the new millennium. Am J Emerg Med 2011;29:899–902.

1161. Yu CH, Minnema BJ, Gold WL. Bacterial infections complicating tongue piercing. Can J Infect Dis Med Microbiol 2010;21:e70–e74.

1162. Yu H, Jing H, Chen Z, et al. Human *Streptococcus suis* outbreak, Sichuan, China. Emerg Infect Dis 2006;12:914–920.

1163. Yu H, Liu XC, Wang SW, et al. Matched case-control study for risk factors of human *Streptococcus suis* infection in Sichuan Province, China. Zhonghua Liu Xing Bing Xue Za Chi 2005;26:636–639.

1164. Zabicka D, Strzelecki J, Wozbniak A, et al. Efficiency of the Cepheid Xpert *vanA/vanB* assay for screening of colonization with vancomycin-resistant enterococci during hospital outbreak. Antonie Van Leeuwenhoek 2012;101:671–675.

1165. Zadroga RJ, Zylla D, Cawcutt K, et al. Pneumococcal pyomyositis: report of 2 cases and review of the literature. Clin Infect Dis 2012;55:e12–e17.

1166. Zalas-Wiecek P, Michalska A, Grabczewska E, et al. Human meningitis caused by *Streptococcus suis*. J Med Microbiol 2013;62:483–485.

1167. Zaoutis T, Attia M, Gross R, et al. The role of group C and group G streptococci in acute pharyngitis in children. Clin Microbiol Infect 2004;10:37–40.

1168. Zbinden A, Mueller NJ, Tarr PE, et al. *Streptococcus tigurinus*, a novel member of the *Streptococcus mitis* group, causes invasive infections. J Clin Microbiol 2012;50:2969–2973.

1169. Zbinden A, Mueller NJ, Tarr PE, et al. *Streptococcus tigurinus* sp. nov., isolated from the blood of a patient with endocarditis, meningitis, and spondylodiscitis. Int J Syst Evol Microbiol 2012;62:2941–2945.

1170. Zechini B, Cipriani P, Papadopouplu S, et al. Endocarditis caused by *Lactococcus lactis* in a patient with atrial myxoma: a case report. Diagn Microbiol Infect Dis 2006;56:325–328.

1171. Zeller V, Lavigne M, Leclerc P, et al. Group B streptococcal prosthetic joint infections: a retrospective study of 30 cases. Presse Med 2009;1577–1584.

1172. Zeng J, Teng F, Murray BE. Gelatinase is important for translocation of *Enterococcus faecalis* across polarized human enterocyte-like T84 cells. Infect Immun 2005;73:1606–1612.

1173. Zhang M, Yan L, Zhu G, et al. Isolation and characterization of *Streptococcus troglodytidis* sp. nov., from a foot abscess of a chimpanzee (Pan troglodytes). Int J Syst Evol Microbiol 2013;63:449–453.

1174. Zheng M, Ng OT, Teo BW. Aortic and mitral valve endocarditis caused by *Gemella morbillorum* in a haemodialysis patient. Singapore Med J 2008;49:e385–e387.

1175. Zheng X, Freeman AF, Villafranca J, et al. Antimicrobial susceptibilities of invasive pediatric *Abiotrophia* and *Granulicatella* isolates. J Clin Microbiol 2004;42:4323–4326.

1176. Zhu H, Willcox MD, Knox KW. A new species of oral *Streptococcus* isolated from Sprague-Dawley rats, *Streptococcus oristratti* sp. nov. Int J Syst Evol Microbiol 2000;50:55–61.

1177. Zolezzi PC, Laplana LM, Calvo R, et al. Molecular basis of resistance to macrolides and other antibiotics in commensal viridans group streptococci and *Gemella* spp, and transfer of resistance genes to *Streptococcus pneumoniae*. Antimicrob Agents Chemother 2004;48:3462–3467.

1178. Zysk G, Bongaerts RJ, Ten Thoren E, et al. Detection of 23 immunogenic pneumococcal proteins using convalescent phase serum. Infect Immun 2000;68:3740–3743.

CAPÍTULO **14**

Bacilos grampositivos aerobios y facultativos

Los bacilos grampositivos aerobios y facultativos incluyen una amplia variedad de microorganismos responsables de enfermedades "clásicas", como listeriosis, carbunco y difteria, y también síndromes más recientes, sobre todo en hospederos inmunodeprimidos. Además, incluyen varios géneros recientemente reconocidos que son microorganismos del ambiente o de animales, no asociados previamente con humanos o infecciones humanas. La utilización de técnicas moleculares para la caracterización de muchas especies nuevas también ha requerido un nuevo análisis de los patógenos clásicos. Por ejemplo, el reconocimiento de varias especies facultativas nuevas del género *Actinomyces* ha permitido distinguir la naturaleza facultativa de patógenos clásicos, tales como *A. israelii*, que antes eran considerados anaerobios obligados. Estas nuevas técnicas también han permitido la clasificación de bacterias anteriormente sin nombre, como los grupos corineformes de los Centers for Disease Control and Prevention (CDC), en géneros nuevos o actuales, y han dado lugar a la disección taxonómica de géneros conocidos por abarcar muchas

especies independientes (p. ej., el género *Bacillus*). El esquema de clasificación presentado en la nueva edición del *Manual de bacteriología sistemática de Bergey* ahora refleja las relaciones genotípicas en lugar de las similitudes fenotípicas entre estos microorganismos. El recuadro 14-1 presenta la clasificación de las bacterias descritas en este capítulo.

Especies de *Listeria* y *Listeria monocytogenes*

Taxonomía del género Listeria

El género *Listeria* consta de bacterias grampositivas, no formadoras de esporas, facultativas y anaerobias con forma de bacilos (lám. 14-1A). Se define con un contenido de GC en el ADN del 36-38%, una típica pared celular grampositiva con una capa de

RECUADRO 14-1

Clasificación de los bacilos grampositivos aerobios y facultativos en las bacterias del dominio

Filo	Clase/subclase	Orden/suborden	Familia	Género
Firmicutes	Mollicutes	Incertae sedis	Erysipelotrichaceae	Erysipelothrix
	"Bacilos"	Bacillales	Bacillaceae	Bacillus, Alkalibacillus, Amphibacillus, Anoxybacillus, Cerasibacillus, Filobacillus, Geobacillus, Gracilibacillus, Halobacillus, Halolactibacillus, Lentibacillus, Marinococcus, Oceanobacillus, Paraliobacillus, Pontibacillus, Saccharococcus, Tenuibacillus, Thalassobacillus, Virgibacillus
			Listeriaceae	Listeria, Brochothrix
			Sporolactobacillaceae	Sporolactobacillus, Sinobaca, Tuberibacillus
			Paenibacillaceae	Paenibacillus, Ammoniphilus, Aneurinibacillus, Brevibacillus, Cohnella, Oxalophagus, Thermobacillus
			Alicyclobacillaceae	Alicyclobacillus, Sulfobacillus
		Lactobacillales	Lactobacillaceae	Lactobacillus, Paralactobacillus, Pediococcus
			Incertae sedis	Exiguobacterium
Actinobacterias	Actinobacterias/ Actinobacteridae	Actinomycetales/ Actinomycineae	Actinomycetaceae	Actinomyces, Actinobaculum, Arcanobacterium, Trueperella, Mobiluncus
		Actinomycetales/ Micrococcineae	Micrococcaceae	Rothia
			Brevibacteriaceae	Brevibacterium
			Cellulomonadaceae	Cellulomonas, Cellulosimicrobium, Oerskovia
			Dermabacteriaceae	Dermabacter, Helcobacillus
			Intrasporangiaceae	Sanguibacter
			Jonesiaceae	Jonesia
			Microbacteriaceae	Microbacterium (Aureobacterium), Leifsonia
		Actinomycetales/ Corynebacterineae	Corynebacteriaceae	Corynebacterium
		Bifidobacteriales	Bifidobacteriaceae	Gardnerella
			"Afiliación desconocida"	Turicella

peptidoglicano o mureína que contiene ácido mesodiaminopi-mélico (*meso*-DAP) fijado a la membrana celular por el ácido lipoteicoico, así como los ácidos polirribitol y teicoicos asociados con la membrana. Algunos estudios genéticos indican que las especies de *Listeria* presentan la relación filogénica más cercana con el género *Brochothrix* (un microorganismo ambiental) y una más distante con microorganismos del género *Bacillus* formadores de esporas y *Lactobacillus*, en vez de los del género *Streptococcus*, *Enterococcus* y *Lactococcus*. La relación entre *Listeria* y algunas especies de *Brochothrix* también está avalada por datos quimiotaxonómicos. Aunque algunos taxónomos han favorecido la inclusión de especies de *Listeria* en la familia *Lactobacillaceae*, Collins y cols. consideran que merece incluirse en una nueva familia. En la edición actual del *Manual de bacteriología sistemática de Bergey*, algunas especies de *Listeria* y *Brochothrix* se incluyen en la familia propuesta "*Listeriaceae*" en el orden *Bacillales*, clase *Bacilli* en el filo *Firmicutes*.[695] El género *Erysipelothrix* se incluye en el filo *Firmicutes* junto con especies de *Listeria*, pero actualmente se clasifica como *incertae sedis* (recuadro 14-1). La tabla 14-1 presenta las principales características que diferencian a *Listeria*, *Erysipelothrix*, *Lactobacillus* y *Brochothrix* entre sí.

El género *Listeria* incluye *L. monocytogenes*, *L. ivanovii* subespecie *ivanovii*, *L. ivanovii* subespecie *londoniensis*, *L. seeligeri*, *L. innocua*, *L. grayi*, *L. welshimeri*, *L. marthii*, *L. rocourtiae*, *L. fleischmannii* y *L. weihenstephanensis*.[99,122,433,633,648,996] En un inicio, *L. rocourtiae* se aisló de lechuga cortada previamente en Salzburgo, Austria, en el 2002.[648] *L. marthii* originalmente se aisló de muestras de agua de río, suelo, charcos y escorrentía recolectadas en el Finger Lakes National Forest y Connecticut Hill Wildlife Management Area en el estado de Nueva York.[433] Las especies más nuevas del género, *L. fleischmannii* y *L. weihenstephanensis*, se aislaron de queso suizo y una planta acuática (*Lemna trisulca*) en un estanque de agua dulce en Baviera, Alemania.[99,633] *L. monocytogenes* puede dividirse en 13 serotipos con base en antígenos somáticos (S) y flagelares (H). Entre los 13 serotipos (1/2a, 1/2b, 1/2c, 3a, 3b, 3c, 4a, 4ab, 4b/4bX, 4c, 4d, 4e y 7), la mayoría de las enfermedades se deben a los tipos 4b, 1/2a y 1/2b. *L. monocytogenes* y *L. ivanovii* son especies patógenas directamente relacionadas, mientras que *L. innocua*, *L. welshimeri*, *L. seeligeri* y *L. marthii* se consideran no patógenas. *L. grayi* tiene una relación distante con las demás especies de *Listeria*, y en 1974 se propuso un nuevo género, *Murraya*, para incluir a *L. grayi*, pero nunca se

aprobó.[1063] *L. monocytogenes* puede infectar a una amplia variedad de hospederos, mientras que *L. ivanovii* es principalmente un patógeno de ovejas.

Virulencia de L. monocytogenes

L. monocytogenes es un patógeno facultativo intracelular capaz de adherirse a células de mamíferos, así como de invadirlas y sobrevivir en ellas, tales como macrófagos y varias líneas celulares de cultivos de tejido humano.[782] Este microorganismo emplea varias proteínas celulares pertenecientes a la familia conocida como **internalinas**.[108] Estas proteínas son miembros de la superfamilia de proteínas LRR (*leucin-rich repeat*). Las dos proteínas principales que *L. monocytogenes* emplea son internalina A y B. El receptor de internalina A en células epiteliales humanas es la **cadherina E**, mientras que el receptor de internalina B es la porción globular del componente C1q del complemento. Estas interacciones derivan en la inducción de fagocitosis de microorganismos mediante células que habitualmente no son fagocíticas.[741] Las cadherinas son glicoproteínas transmembranarias de 110 kDa estructuralmente relacionadas y específicas de tejidos. Los experimentos que utilizan diferentes líneas celulares determinaron que la interacción internalina A/cadherina E promueve la fijación específica e ingreso de *L. monocytogenes* en las células epiteliales.[741] Un estudio reciente determinó que otras proteínas celulares, como clatrinas (que funcionan en la endocitosis de macromoléculas) y septinas (proteínas fijadoras de trifosfato de guanosina [GTP, *guanosine triphosphate*] que participan en la división celular), también participan en la internalización de *L. monocytogenes*.[1151] Una vez secuestradas dentro de los fagosomas, los microorganismos producen **listeriolisina O** y varias fosfolipasas que permiten que escape del fagosoma antes de la fusión del lisosoma, lo cual evita la destrucción intracelular. La listeriolisina O se codifica con el gen *hly* y es una hemolisina formadora de poros similar a la estreptolisina O de los estreptococos del grupo A.[987] La listeriolisina O actúa al fijarse al colesterol de la membrana e insertarse en la membrana diana, lo cual deriva en la formación de poros transmembranarios que inhiben la fusión del lisosoma al alterar los niveles de pH y calcio intracelular.[1005] Una vez dentro del citoplasma, otra proteína de superficie de la listeria, **ActA**, promueve la polimerización de actina para formar "colas" que permiten al microorganismo estar activamente móvil y propagarse directamente de célula a

TABLA 14-1 Características fenotípicas para la diferenciación de *Listeria*, *Brochothrix*, *Erysipelothrix* y *Lactobacillus*

Género	Crecimiento a 35-37 °C	Catalasa	H₂S en KIA	Motilidad	Ácido a partir de glucosa	Ácido diamino peptidoglicano
Listeria	+	+	−	+[a]	+	*Meso*-DAP
Brochothrix	−	+	−	−	+	*Meso*-DAP
Erysipelothrix	+	−	+	−[b]	+	L-lisina
Lactobacillus	+	−	−	−	+	L-lisina, *meso*-DAP o L-ornitina

[a]Todas las cepas móviles a 20-25 °C, con poca movilidad o inmóviles a 35-37 °C.
[b]La mayoría de las especies son inmóviles, aunque se describieron algunas móviles.
+, reacción positiva; −, reacción negativa; KIA, agar hierro de Kligler.

célula.[424] En este punto también participan otros mecanismos que promueven la supervivencia intracelular, los cuales incluyen la producción de enzimas modificadoras de peptidoglicano por parte del microorganismo que desacetila residuos de D-glucosamina en la pared celular bacteriana, volviéndolos resistentes a la lisis mediante una lisozima intracelular y la inhibición mediada por ActA de las enzimas autófagas habituales implicadas en el recambio habitual de componentes celulares.[126,783,1236] Estos mecanismos permiten que el microorganismo se mueva directamente de una célula a otra sin exponerse a factores solubles de la inmunidad, como anticuerpos y complemento.

Epidemiología de L. monocytogenes

Aunque todas las especies de *Listeria* pueden aislarse del medio ambiente y de una amplia variedad de animales, tanto patógenos como comensales, sólo *L. monocytogenes* es un patógeno humano y animal reconocido. Este microorganismo puede aislarse del suelo, el agua, el alcantarillado y la vegetación, y como parte de la microflora fecal de una amplia variedad de animales, como roedores, conejos, ovejas y rumiantes.[1074] Las afecciones en estos animales incluyen sepsis, romboencefalitis, prematuridad y aborto. Muchos alimentos están contaminados con *L. monocytogenes* y el microorganismo puede aislarse en un 15-70% en muestras de leche y vegetales crudos, queso y carnes, incluidas las de pollo procesado y productos de res de tipo *delicatessen*. *L. monocytogenes* tiene la capacidad de crecer en biopelículas de la superficie de varios alimentos, mientras que la refrigeración realmente aumenta la proliferación de microorganismos, ya que pueden crecer a 4°C. Debido a su presencia generalizada en los alimentos, las personas probablemente tienen contacto con estos microorganismos todos los días y, en consecuencia, algunas se vuelven portadoras fecales de *L. monocytogenes*. La bacteria es un componente transitorio de la microflora intestinal humana y el 3.5-5% de las personas sanas pueden excretarla en las heces.[438,1074] La listeriosis en humanos se produce principalmente en los meses de primavera y verano, mientras cada año aparecen casos esporádicos (sin contar los brotes transmitidos por alimentos) en una proporción menor a 1 caso por cada 100 000 personas. En el año 2000, la listeriosis se volvió una enfermedad de notificación obligatoria a nivel nacional en los Estados Unidos. Con el desarrollo y la aplicación de normas en la industria de alimentos formuladas para reducir al mínimo los riesgos de contraer enfermedades transmitidas por los alimentos, las tasas de incidencia en este país disminuyeron de 7.4 por millón de habitantes a mediados de la década de 1980 a 4.4 casos por millón en 1993.[207,1093]

Importancia clínica de L. monocytogenes

L. monocytogenes se relaciona con un espectro de síndromes clínicos.[24,736,788,789,879] El resultado más frecuente de la adquisición del microorganismo es un estado portador gastrointestinal asintomático transitorio, que generalmente se produce por el consumo de alimentos contaminados. Durante este lapso, la bacteria puede ser excretada en las heces. Es frecuente que se produzca una infección sintomática aguda por este patógeno durante el embarazo. La infección por listeria es 18 veces más frecuente en las embarazadas que en las no embarazadas, mientras que el 16-27% de todas las infecciones por *L. monocytogenes* ocurren en embarazadas.[541,543] La infección suele presentarse en el tercer trimestre, aunque han ocurrido casos en etapas anteriores.[631] Aproximadamente dos terceras partes de las pacientes presentan síntomas seudogripales leves de fiebre, malestar, dolor de garganta, mialgia y dolor en la parte baja del abdomen y la espalda.[788] De vez en cuando, se presenta secreción vaginal, diarrea y síntomas urinarios. También puede haber leucocitosis periférica, mientras que los hemocultivos obtenidos durante la fase aguda de esta enfermedad pasajera pueden ser positivos. Durante la infección materna, puede ocurrir bacteriemia oculta y transmisión transplacentaria del microorganismo, lo cual deriva en la infección intrauterina del feto y en la inducción del parto, dando como resultado un aborto espontáneo en el 10-20% de los casos. Más del 50% de los bebés infectados en el útero son prematuros, mientras que puede haber muerte fetal en el 11%.[736] Los síntomas de la madre suelen disminuir después de dar a luz y cuando se desprende la placenta infectada. La supervivencia del feto depende en gran medida de la duración de la gestación: el aborto espontáneo ocurre cuando la infección se adquiere al comienzo del embarazo, mientras que la infección neonatal se produce cuando se adquiere después.[788]

El recién nacido puede infectarse por la inhalación y consumo de líquido amniótico infectado en el útero, a través de una placenta infectada o la circulación, o una infección ascendente desde la vagina. Es probable que la vía hematógena sea la más frecuente para la infección neonatal, que ocurre en aproximadamente 8.6 casos por cada 100 000 nacidos vivos.[186] En más de la mitad de los casos, es probable que la madre haya tenido el síndrome seudogripal precedente, mientras que en el 44-89% de los casos, *L. monocytogenes* puede aislarse de la sangre o cultivos cervicovaginales.[631,677,736] Tal como los estreptococos del grupo B, la enfermedad se presenta de dos formas en los recién nacidos infectados y se clasifica como de "aparición temprana" o "aparición tardía". Por lo general, los síntomas de aparición temprana se observan 36-48 h después del nacimiento. Los recién nacidos infectados en el útero presentan sepsis aguda con hemocultivos positivos en el 80-90% de los casos, dificultad respiratoria con neumonía en aproximadamente el 38% y meningitis en casi el 24%.[788,789] Pueden aparecer lesiones cutáneas pustuladas y granulomas inflamatorios que contengan *L. monocytogenes* en cerebro, hígado, riñones, pulmones y bazo ("granulomatosis infantiséptica"). El tejido placentario de estas infecciones suele presentar signos de corioamnionitis aguda y microabscesos.[1112] La tasa de letalidad de la listeriosis de aparición temprana puede ser tan alta como del 20-60%, pero las infecciones neonatales mortales son más frecuentes entre niños inmunodeprimidos.[726,736,788] La listeriosis en bebés también puede presentarse como infecciones "de aparición tardía", las cuales se vuelven clínicamente notorias entre 5 días y 2 semanas o más después del parto, y los bebés con esta afección suelen nacer a término. La listeriosis de aparición tardía se presenta como meningitis neonatal, con signos y síntomas de fiebre e irritabilidad.[879] La tinción de Gram del líquido cefalorraquídeo (LCR) muestra leucocitos polimorfonucleares junto con alto contenido de proteínas y bajos índices de glucosa; en más del 50% de los casos se observan bacilos grampositivos de *L. monocytogenes*. Los hemocultivos neonatales son positivos en el 17-90% o más de los casos de enfermedad de aparición tardía. Se presume que la transmisión posparto o adquisición intrahospitalaria ocurre en bebés con dicha enfermedad. Por lo general, la madre tuvo un embarazo sin complicaciones ni signos de infección (fiebre) o sepsis (hemocultivos positivos).

Las mujeres adultas no embarazadas también pueden infectarse por *L. monocytogenes*, mientras que los individuos inmunodeprimidos están en mayor riesgo de padecer listeriosis grave y potencialmente mortal. Los adultos con sepsis aguda por listeria suelen ser mayores de 60 años con tumores malignos subyacentes o estar inmunodeprimidos (p. ej., linfoma, trasplante de órganos, diabetes, enfermedad hepática o renal crónica, colagenopatías, trastornos vasculares, alcoholismo, infección por VIH y sida).[407,849] Los pacientes que reciben tratamiento con inmunodepresores, como los inhibidores del factor de necrosis tumoral y corticoesteroides, también están en mayor riesgo.[467] Los pacientes inmunodeprimidos suelen presentar sepsis aguda, meningitis subaguda, meningoencefalitis o, aunque muy rara vez, romboencefalitis.[736] Por lo general, se observan hemocultivos positivos y hallazgos clínicos similares a la sepsis relacionada con bacteriemia gramnegativa. En algunos pacientes, los microorganismos cruzan la barrera hematoencefálica, lo que deriva en una infección de las meninges, los ventrículos y el cerebro.[88,788] La meningitis suele presentarse en recién nacidos, ancianos y pacientes inmunodeprimidos. A menudo, la infección en el sistema nervioso central (SNC) es subaguda, se desarrolla en el transcurso de varios días y se caracteriza por febrícula, dolor de cabeza y rigidez de nuca. La tinción de Gram del LCR es positiva en menos del 40% de los pacientes. En general, la cifra de leucocitos del LCR es baja, mientras que en el 60% de los casos las concentraciones de glucosa son normales en LCR. Los valores de proteínas del LCR suelen ser elevados, mientras que las concentraciones más altas se correlacionan con un peor pronóstico.[879] La meningoencefalitis causada por *L. monocytogenes* está relacionada con varias características únicas. La rigidez de nuca es menos frecuente y se presenta en el 80-85% de los adultos. Los trastornos motores, como ataxia, temblores, parálisis de nervios craneales y actividad convulsiva, son más habituales con las infecciones por listeria que con otros agentes etiológicos de meningoencefalitis.[736,788,999] El desarrollo de ventriculitis puede requerir la inserción de drenajes extraventriculares para tratar la hidrocefalia aguda y el edema cerebral.[88] El estado mental fluctuante es otra característica clínica en estos pacientes. En algunos casos, la infección por listeria en el SNC puede progresar e incluir el tronco del encéfalo (romboencefalitis), mientras que los estudios de diagnóstico por imagen pueden revelar microabscesos en el diencéfalo y cerebelo.[999] Por lo general, la romboencefalitis ocurre en personas sanas sin factores predisponentes ni enfermedades subyacentes, y se presenta con un pródromo de síntomas inespecíficos en el SNC (p. ej., náuseas, vómitos y fiebre) durante 5-10 días, y luego se produce afectación en el tronco del encéfalo evidenciada por parálisis asimétrica de nervios craneales, deficiencias sensoriales, depresión respiratoria, alteración de la consciencia y actividad convulsiva.[811,1131] Pueden presentarse abscesos cerebrales, solitarios y múltiples, como complicaciones de la meningoencefalitis y romboencefalitis por listeria.[260,1161] Por lo general, los abscesos se encuentran en regiones subcorticales del parénquima cerebral (tálamo, protuberancia y bulbo raquídeo), mientras que los abscesos en la médula son poco frecuentes.[788] La osteomielitis vertebral por *L. monocytogenes* puede desarrollarse como una secuela de abscesos en la médula.[590] El diagnóstico de meningoencefalitis y romboencefalitis se determina con un cultivo del LCR y muestras de sangre. La meningoencefalitis por listeria es poco frecuente en pacientes inmunocompetentes, aunque sí se ha manifestado.[652]

La diseminación hematógena de *L. monocytogenes* puede provocar diversas infecciones localizadas, como infecciones cutáneas, abscesos, artritis, peritonitis, abscesos intraabdominales, hepáticos y esplénicos, endoftalmitis, infecciones protésicas conjuntas o en injerto vascular, osteomielitis, pericarditis, miocarditis y endocarditis.[983] En general, se observan infecciones en sitios distintos al SNC y el torrente sanguíneo en pacientes con enfermedades y padecimientos agudos o crónicos subyacentes (p. ej., tumores malignos, lupus eritematoso sistémico, artritis

reumatoide, trasplante de órganos, colitis ulcerosa, diabetes, enfermedad renal, cirrosis alcohólica e infección por VIH) o en pacientes tratados con terapias inmunomoduladoras o inmunodepresoras (p. ej., corticoesteroides, quimioterapia citotóxica e inhibidores del factor de necrosis tumoral [TNF-α, *tumor necrosis factor α*]). Se han observado infecciones cutáneas en personas sanas (veterinarios, cuidadores de animales y trabajadores de laboratorio) con antecedentes de contacto ocupacional con animales o tejidos animales infectados (líquido amniótico y tejido placentario).[738] Las lesiones cutáneas también pueden ser manifestaciones de enfermedades de aparición temprana en los recién nacidos.[1037] Un cultivo positivo de *L. monocytogenes* de una biopsia de una lesión en el muslo proporcionó el diagnóstico en un paciente con trasplante de médula ósea con cerebritis, ya que todos los demás cultivos fueron negativos.[630] Las lesiones cutáneas pueden ser papulosas o pustulosas, mientras que se diseminaron infecciones tras la inoculación primaria cutánea.[151,1037] Las infecciones intraabdominales por *L. monocytogenes* son poco frecuentes e incluyen abscesos hepáticos solitarios y múltiples, hepatitis difusa o granulomatosa, rotura esplénica y peritonitis bacteriana espontánea.[682,691,989,1017,1077] Los pacientes con complicaciones intraabdominales suelen tener diabetes, enfermedad renal, cirrosis hepática, hepatitis o carcinoma subyacente. *L. monocytogenes* también puede causar infecciones en pacientes con diálisis peritoneal continua ambulatoria (DPCA) y en aquellos con derivaciones ventriculoperitoneales.[107,1120,1199] Han surgido varios informes que describen a *L. monocytogenes* como causa de artritis séptica en pacientes que reciben inhibidores de TNF-α (p. ej., metotrexato, etanercept o infliximab) para el tratamiento de la artritis reumatoide.[545,587,791] Durante la bacteriemia, los microorganismos de *Listeria* pueden diseminarse en prótesis implantadas, como articulaciones de rodilla y artroplastias de cadera, lo cual causa infección subaguda y, en última instancia, el fracaso del dispositivo implantado. La mayoría de los pacientes con estas infecciones son ancianos y, dependiendo de la gravedad, será necesario cambiar el dispositivo defectuoso.[194,235,603,731] Se notificó que 18 pacientes con artroplastias infectadas de cadera sometidos al reemplazo se curaron, pero 5 de los 13 pacientes en los cuales no se retiró la prótesis tuvieron infección prolongada a pesar de la quimioterapia.[194] La artritis séptica se ha descrito en articulaciones nativas, mientras que ocurrió un inusual caso de artritis séptica por *L. monocytogenes* en Taiwán tras una acupuntura con agujas mal esterilizadas, las cuales fueron el presunto vehículo de transmisión.[744,1107] *L. monocytogenes* es una causa poco habitual de infecciones oculares en humanos, aunque también se ha descrito en ovejas, ganado y caballos. Se han publicado informes de casos que documentan a *L. monocytogenes* como una causa poco frecuente de queratitis, uveítis, hipopión y endoftalmitis endógena en humanos.[529,740,1096]

La endocarditis por *L. monocytogenes* se deriva de una bacteriemia y suele afectar a las válvulas biológicas aórticas, válvulas mitrales dañadas o válvulas protésicas. Un estudio de todos los casos notificados de endocarditis por *L. monocytogenes* reveló que el 60% de los pacientes tenían algún tipo de afectación valvular, mientras que el 23% presentaban algún tipo de prótesis cardíaca. El resto de los casos se produjeron en pacientes con enfermedad valvular reumática, prolapso de la válvula mitral y miocardiopatía hipertrófica.[39] Los pacientes con endocarditis que afecta la válvula biológica tienen una tasa de letalidad menor (alrededor del 31%) que aquellos con infección de válvula protésica (aproximadamente el 41%).[1052] La embolización séptica en sitios distantes es relativamente infrecuente con endocarditis por *L. monocytogenes*.[266,876,1068] La endocarditis de válvula protésica se relaciona con grandes vegetaciones, filtración perivalvular, dehiscencia de la prótesis, formación de fístulas y pericarditis.[334,570,876] También se informó pericarditis por listeria con derrame pericárdico sin lesiones valvulares o afectación cardíaca.[277] La endocarditis de válvula protésica por *L. monocytogenes* puede complicarse por abscesos paravalvulares y de la raíz aórtica.[707] La infección por listeria en marcapasos prácticamente no ocurre, y en el único informe de caso disponible, se documentaron infecciones y vegetaciones en marcapasos, además de la muerte de un paciente debido a inestabilidad hemodinámica, *shock* (que requiere la colocación de sonda pleural debido a un derrame pleural) y el desarrollo de insuficiencia renal que requiere diálisis.[1068] También se notificó una endocarditis por *L. monocytogenes* en un paciente con artritis psoriásica tratado con infliximab.[578] Se documentaron infecciones en el líquido pleural por *L. monocytogenes* en pacientes con tumores malignos, que ocurrieron por la diseminación hematógena de derrames pleurales malignos y no secundarios a un proceso paraneumónico.

L. monocytogenes está presente como contaminante en numerosos tipos de alimentos, como leche y vegetales crudos, pescados, aves y carnes frescas y procesadas. El microorganismo puede aislarse en el 15-70% de los casos en vegetales y leche crudas, carne y queso.[320] En 1983, una epidemia generalizada de *L. monocytogenes* se relacionó con una ensalada de col contaminada y, desde entonces, se documentaron varios brotes por el consumo de queso fresco, carnes *delicatessen* procesadas listas para comer (como cerdo y pavo), paté, mantequilla, leche y productos de la pesca.[1074] Como consecuencia del reconocimiento de brotes de origen alimenticio de listeriosis, también se describió un síndrome de gastroenteritis febril causado por *L. monocytogenes*.[966] Sus síntomas incluyen diarrea sin sangre no invasiva, náuseas y vómitos acompañados de fiebre, fatiga, escalofríos y mialgias.[249,927,1074] El análisis serológico retrospectivo de pacientes con gastroenteritis febril pudo demostrar las respuestas inmunitarias a la listeriolisina, un factor de virulencia putativa de *L. monocytogenes*.[249] Esta enfermedad aguda se presenta de 6 h a unos pocos días después de consumir alimentos con alta carga de listeria y dura 2-7 días. Las personas con este síndrome presentan fiebre, diarrea acuosa, náuseas, así como dolor de cabeza y en las articulaciones. La gastroenteritis febril por *L. monocytogenes* es de resolución espontánea, pero puede presentarse como una enfermedad invasora en los pacientes inmunodeprimidos y aquellos con otras infecciones gastrointestinales bacterianas o víricas subyacentes.

Con el reconocimiento y la documentación de brotes de origen alimenticio debidos a *L. monocytogenes*, los CDC han promulgado directrices para la prevención de la listeriosis por esta causa.[179] Las directrices aplicables en general incluyen cocinar por completo alimentos crudos de origen animal; lavar bien los vegetales crudos antes de comerlos; mantener separadas las carnes crudas de los vegetales, alimentos cocinados y "alimentos listos para comer"; y evitar el consumo de leche cruda (sin pasteurizar) o alimentos elaborados a partir de ésta. Después de manipular alimentos crudos, deben lavarse bien las manos, así como los cuchillos y tablas para cortar. En el caso de personas con alto riesgo de contraer listeriosis (personas inmunodeprimidas, mujeres embarazadas y ancianos), debe evitarse el consumo de queso fresco (tipo mexicano, feta, Brie, Camembert y azul), aunque sí puede comerse queso duro (suizo y Colby), queso crema, requesón y yogurt. Los alimentos sobrantes o "listos para comer" (como salchichas) deben recalentarse hasta cocerse al vapor. Debe evitarse completamente la comida *delicatessen* (carnes frías y embutidos), o bien, debe calentarse antes de comer. A mediados de la década de 1990, la industria alimentaria presentó una iniciativa denominada *Análisis de peligros y puntos críticos de control* (APPCC) para mejorar la vigilancia y el control de *L. monocytogenes* y otros patógenos transmitidos por los alimentos en el entorno de plantas de procesamiento de alimentos. Por otro lado, la FDA de los EE. UU. ha establecido una política de "tolerancia cero" con respecto al control de la listeriosis, con aumentos en el número tanto de inspecciones de la FDA en centros de procesamiento de alimentos como de presuntos alimentos con patógenos retirados del mercado.

Aislamiento de L. monocytogenes *de muestras clínicas*

L. monocytogenes puede aislarse de sangre, LCR, muestras del aparato genital, líquido amniótico y muestras para biopsia procedentes de tejidos maternos y fetales. Habitualmente, la inoculación directa tanto del agar como del medio en caldo incubado durante la noche descubrirá al microorganismo. En las tinciones de Gram de muestras clínicas y de hemocultivos, la bacteria puede aparecer como bacilos grampositivos habituales o cocobacilos cortos y rellenos. Si hay células polimorfonucleares o mononucleares, los patógenos se encuentran a nivel tanto intracelular como extracelular. Debido a las variaciones en la morfología de este microorganismo observadas con la tinción de Gram, los morfotipos de *L. monocytogenes* pueden confundirse con difteroides o ciertos estreptococos, especialmente *Streptococcus pneumoniae*, enterococos y algunos estreptococos viridans.

Los métodos para el aislamiento de *L. monocytogenes* y otras especies de *Listeria* en alimentos y muestras ambientales difieren considerablemente de los utilizados para las muestras clínicas humanas. En las referencias indicadas puede encontrarse información adicional acerca de los métodos utilizados para la detección y aislamiento de *L. monocytogenes* en alimentos y muestras ambientales.[25,26,165]

Identificación de especies de Listeria

L. monocytogenes crece bien en agar sangre de carnero (SBA, *sheep blood agar*), ya que produce colonias de color blanco y gris que se asemejan a las de los estreptococos β-hemolíticos del grupo B. Después de 18-24 h de incubación, las colonias pueden mostrar una zona angosta de β-hemólisis que no se extiende mucho más allá del borde de éstas (láms. 14-1B y 14-1C). Antes de esto, dicha hemólisis sólo puede observarse directamente en la colonia después de eliminar el crecimiento de la colonia de la superficie del agar con un hisopo. Con una incubación más prolongada o en áreas de la placa con inoculación por punción, la β-hemólisis del microorganismo se hace más evidente. Entre las otras especies, la subespecie *L. ivanovii* produce amplias zonas o incluso varias zonas de β-hemólisis en medios con sangre de carnero o equina, mientras *L. seeligeri* produce zonas hemolíticas más estrechas que las de *L. monocytogenes*. Debido a la semejanza de las colonias de *L. monocytogenes* con las de los enterococos y estreptococos β-hemolíticos del grupo B, no se recomienda recurrir a atajos en la identificación en el laboratorio. Siempre deben realizarse pruebas de tinción de Gram y de catalasa.

L. monocytogenes es un bacilo grampositivo, facultativo y positivo para catalasa (tabla 14-2). El microorganismo es móvil y demuestra "movilidad en volteretas", especialmente en los procedimientos de gota colgante preparados con cultivos de caldo durante la noche incubados a 25 °C. Esta mayor movilidad después de la incubación a temperatura ambiente también es evidente en un medio semisólido para motilidad, donde el microorganismo

TABLA 14-2 Características fenotípicas para la identificación de especies de *Listeria*

Prueba	*L. monocytogenes*	*L. ivanovii* subsp. *ivanovii*	*L. ivanovii* subsp. *londoniensis*	*L. innocua*	*L. grayi*	*L. seeligeri*	*L. welshimeri*	*L. rocourtiae*	*L. marthii*
Hemólisis, SBA	β	β[a]	β	Ninguna	Ninguna	β	Ninguna	Ninguna	Ninguna
Hidrólisis de hipurato	+	+	+	+	−	ND	ND	ND	ND
Prueba de CAMP con *S. aureus*	+	−	−	−	−	+	−	−	ND
Prueba de CAMP con *R. equi*	V	+	+	−	−	−	−	−	ND
Producción de ácido a partir de:									
Manitol	−	−	−	−	+	−	−	+	−
D-arabitol	+	+	+	+	+	+	+	−	ND
α-metilo-D-manosido	+	−	−	+	+	−	+		ND
L-ramnosa	+	−	−	V	−	−	V	+	−
D-xilosa	−	+	+	−	−	+	+	+	−
Ribosa	−	+	−	−	+	−	−	+	−
N-acetil-β-D-manosamina	ND	V	+	ND	ND	ND	ND	+	ND
Almidón soluble	−	−	−	−	+	ND	ND		ND

[a] Zonas amplias o zonas múltipes de β-hemólisis.

+, reacción positiva; −, reacción negativa; V, reacción variable; ND, sin datos disponibles.

presenta un "paraguas" característico de movilidad cerca de la superficie de dicho medio que contiene agar al 0.2-0.4% después de incubarse a 25 °C (lám. 14-1E). La bacteria también crece en presencia de bilis al 40% e hidroliza esculina; por lo tanto, los agares inclinados de bilis esculina utilizados para la presunta identificación de estreptococos del grupo D (por ejemplo, *Streptococcus gallolyticus*) y enterococos pueden utilizarse para demostrar la hidrólisis de esculina (lám. 14-1D). El microorganismo es fermentador, ya que forma ácido a partir de glucosa y produce acetoína, que deriva en una reacción Voges-Proskauer positiva. Todas las cepas de *L. monocytogenes* fermentan α-metilo-D-manósido, pero no D-xilosa. La reacción β-hemolítica, la prueba positiva para catalasa, la falta de producción de H_2S en agar hierro triple azúcar (TSI, *triple sugar iron*), la motilidad a temperatura ambiente y la hidrólisis de esculina diferencian a *L. monocytogenes* de *Erysipelothrix rhusiopathiae*. La motilidad distingue a este microorganismo de todas las especies de *Corynebacterium*. *Leifsonia aquatica*, antes conocida como *Corynebacterium aquaticum*, también es un bacilo grampositivo móvil positivo para catalasa, pero es una bacteria no hemolítica, crece en colonias con pigmento amarillo y es negativa para la prueba Voges-Proskauer (*véase* la sección sobre especies de *Leifsonia*). Aunque las características bioquímicas de *L. monocytogenes* suelen ser uniformes e inequívocas, se aislaron cepas aberrantes sin actividad de catalasa de pacientes con sepsis y meningitis típicas por listeria.[146,306] Las características fenotípicas para la identificación de especies de *Listeria* se presentan en la tabla 14-2.

También se utilizó la prueba de CAMP para identificar *L. monocytogenes*.[23] Con las especies de *Listeria*, ésta se realiza con una cepa de *Staphylococcus aureus* que produce β-lisina y con una cepa de *Rhodococcus equi*. Se observó una hemólisis sinérgica entre *S. aureus* y las cepas putativas de *L. monocytogenes* y *L. seeligeri*, mientras que se presentó una mayor hemólisis entre *R. equi* y las cepas putativas de *L. ivanovii*. Otras especies de *Listeria* (*L. innocua*, *L. welshimeri* y *L. grayi*) son negativas para la prueba de CAMP con *S. aureus* y *R. equi*. Con *L. monocytogenes*, la mayor hemólisis indica un resultado positivo en la prueba de CAMP con *S. aureus* en la región entre las siembras en estría, que no se intersectan, de crecimiento en ángulo recto una con otra, mientras lo observado entre *R. equi* y *L. ivanovii* aparece como una zona de hemólisis mejorada en forma de pala. La prueba de CAMP para especies de *Listeria* puede ser difícil de interpretar, ya que algunos investigadores han informado reacciones hemolíticas sinérgicas entre *L. monocytogenes* y *R. equi*.[23] El rendimiento de la prueba depende en cierto grado de los medios iniciales utilizados para realizarla y la experiencia del usuario en su interpretación.[737]

También están disponibles sistemas en kits para identificar especies de *Listeria*. Los sistemas API Coryne® (bioMérieux, Inc., Marcy l'Étoile, Francia) y RapID CB-Plus® (Remel, Inc., Lenexa, KA) contienen especies de *Listeria* en sus bases de datos y han demostrado que pueden identificar de manera confiable estos microorganismos al menos a nivel de género. En una evaluación de este sistema para la identificación de especies de *Listeria*, API Coryne identificó las 72 cepas de *L. monocytogenes* evaluadas como *L. monocytogenes/innocua*, cuya identificación definitiva de especie depende de la presencia de β-hemólisis y una reacción positiva a la prueba de CAMP (lám. 14-1F).[584] Otros investigadores informaron resultados similares en API Coryne y RapID CB Plus.[379,384,528] Los sistemas de identificación API *Listeria*® (bioMérieux, Inc.) y Micro-ID *Listeria*® (Organon-Teknika, Durham, NC) están diseñados específicamente para especies de *Listeria*. API *Listeria* es un

sistema de 10 pruebas de sustrato cromógeno de enzimas que ha demostrado su confiabilidad al identificar varias especies del género, como *L. monocytogenes*, dentro de un período de 24 h.[737,853] Este panel de identificación incluye una prueba de glicil arilamidasa (prueba DIM) que diferencia a *L. monocytogenes* (prueba DIM negativa) de *L. innocua* (prueba DIM positiva) sin necesidad de evaluar la actividad hemolítica en el SBA. Las demás pruebas de API *Listeria* incluyen hidrólisis de esculina, detección de α-manosidasa, producción de ácido a partir de D-arabitol, D-xilosa, L-ramnosa, α-metilo-D-glucósido, D-ribosa, glucosa-1-fosfato y D-tagatosa. También pueden utilizarse pruebas independientes para la detección de alanila arilamidasa utilizando DL-alanina-β-naftilamida o DL-alanina-p-nitroanilida para identificar especies de *Listeria*.[210] *L. monocytogenes* no hidroliza estos compuestos debido a la ausencia de arilamidasas específicas, mientras que todas las demás especies, como *L. innocua*, son positivas para alanila o glicil arilamidasa. Esta prueba es especialmente útil para identificar cepas de *L. monocytogenes* poco o no hemolíticas. Algunas cepas de *L. ivanovii* también pueden ser negativas para alanila o glicil arilamidasa.[737] El sistema Micro-ID *Listeria*® de 15 pruebas también identifica correctamente estos microorganismos, pero, tal como API *Coryne*, requiere una evaluación de la hemólisis para diferenciar *L. monocytogenes* de *L. innocua*.[68] Las pruebas sobre Micro-ID *Listeria* incluyen MR/VP, reducción de nitrato, fenilalanina desaminasa, producción de H_2S, lisina y ornitina descarboxilasa, utilización de malonato, hidrólisis de urea y esculina, β-galactosidasa y fermentación de xilosa, ramnosa, manitol y sorbitol.[101] En una evaluación de Micro-ID *Listeria*, este método de identificación correspondió con la identificación bioquímica convencional de cepas evaluadas de *L. monocytogenes* al 98%, *L. seeligeri* al 77.1%, *L. ivanovii* al 90%, *L. grayi* al 96%, *L. welshimeri* al 73.9% y *L. innocua* al 100%.[492] En una evaluación comparativa con 207 aislamientos de especies de *Listeria*, API *Listeria* mostró una correspondencia del 95.2%, mientras Micro-ID mostró una del 93.2% con pruebas bioquímicas convencionales.[101] También se utilizaron ciertos sustratos en el panel de asimilación de hidratos de carbono API 50CH® (bioMérieux, Inc.) para la identificación de especies de *Listeria*.[585]

Se crearon métodos moleculares con este mismo fin. También existe un estudio por quimioluminiscencia con sonda de ADN altamente sensible y específica, el kit para identificación de cultivos AccuPROBE *Listeria monocytogenes*® (Gen-Probe, San Diego, CA), y un estudio por espectrofotometría con sonda de ácido desoxirribonucleico (ADN), GeneTrak DLP *Listeria*® (GeneTrak Systems, Framingham, MA), para la identificación rápida de *L. monocytogenes* a partir de colonias cultivadas en medios de aislamiento principal.[804,818] Asimismo, se evaluó el estudio de hibridación AccuPROBE *Listeria* utilizando los medios en caldo sembrados con *L. monocytogenes* y mostró resultados variables. Tres medios en caldo no selectivos (infusión de cerebro y corazón [BHI, *brain-heart infusion*], tripticasa de soya [soja] y Todd-Hewitt) dieron resultados positivos en AccuPROBE, pero los medios selectivos para *L. monocytogenes* dieron reacciones negativas, incluso con cargas bacterianas tan altas como 10^8-10^9 unidades formadoras de colonias (UFC)/mL.[804] Otros colaboradores también observaron resultados falsos negativos con AccuPROBE *Listeria* cuando la prueba se realiza con ciertos caldos de enriquecimiento de *L. monocytogenes*.[842] Por su parte, se creó GeneTrak DLP *Listeria*® (sonda marcada directa), que se utiliza principalmente para la detección de *L. monocytogenes* en alimentos y muestras ambientales tras enriquecer el caldo. El estudio consiste en sondas específicas de *L. monocytogenes* directamente marcadas con peroxidasa de rábano (HRP, *horse radish peroxidase*) y un sistema de detección colorimétrica. La prueba dura 2 h después de enriquecer el caldo durante 40-48 h. En una evaluación paralela de las pruebas AccuPROBE y Gene-Trak para identificar *L. monocytogenes* de medios en placa, se identificaron correctamente las 86 cepas, mientras 121 aislamientos de otras especies de *Listeria* fueron negativos con ambos estudios de hibridación.[101]

También hay kits disponibles para la detección rápida de *L. monocytogenes* en alimentos y muestras ambientales. Estas pruebas se realizan en alícuotas de caldo de enriquecimiento inoculado o materiales ambientales e incubados durante 24-48 h. Reveal *Listeria*® (Neogen, Lansing, MI) es un análisis de flujo lateral capaz de detectar 10^6 UFC/mL de microorganismos de *Listeria* tras incubarse toda la noche. Una evaluación del estudio Reveal en relación con los métodos de referencia determinó que la prueba tiene una sensibilidad del 85.9 y 97.1% después de 27 y 30 h de enriquecimiento, respectivamente.[26] Este estudio tuvo un mejor rendimiento respecto de los métodos de cultivo de referencia para la detección de especies de *Listeria* en superficies como acero inoxidable, plástico y hierro fundido, y fue equivalente a los procedimientos del cultivo de referencia en los azulejos de cerámica y las superficies selladas de concreto. Neogen también fabrica GeneSequence®, que utiliza tecnología molecular en un formato de microtitulación para la detección de *Listeria* y otros patógenos presentes en los alimentos. En este estudio, se coloca una alícuota del cultivo de enriquecimiento en un tubo de ensayo, se añade un reactivo de lisis y se transfiere una parte de la muestra lisada a un micropocillo, además de agregar los reactivos de la sonda, los cuales consisten en una sonda de captura de oligonucleótidos específica para secuencias de ARNr (ácido ribonucleico ribosómico) del microorganismo diana y marcada en el extremo 3' con ácido polidesoxiadenílico (poli dA) y una sonda detectora de oligonucleótidos, también específica para secuencias de ARNr del microorganismo diana, que está marcado en el extremo 5' con HRP. Después, la placa se incuba durante 1 h. Si la muestra contiene ARNr diana, ambas sondas se hibridan en sus secuencias complementarias en la molécula diana y el complejo resultante se captura en la fase sólida recubierta con ácido polidesoxitimidílico (poli dT) (complementario a la parte de poli dA de la sonda de captura). La sonda no unida se lava y se agrega un sustrato de HRP. Después de otra incubación, se agrega la solución de cese y los resultados se determinan mediante espectrofotometría. La sensibilidad de este estudio en comparación con los procedimientos de referencia del US Department of Agriculture-Food Safety and Inspection Service (USDA-FSIS) es superior al 90%, con una especificidad mayor al 99%.[25]

Sensibilidad a antibióticos y tratamiento de infecciones por Listeria

Salvo las mujeres que tienen bebés con enfermedades de aparición temprana, la infección por *L. monocytogenes* suele ser mortal si no se trata. Por lo general, *L. monocytogenes* es sensible a penicilina, ampicilina, aminoglucósidos, eritromicina, tetraciclina, trimetoprima-sulfametoxazol e imipenem.[721] Las cefalosporinas (de primera, segunda y tercera generación) y fluoroquinolonas no son activas frente a *L. monocytogenes*.[317,506] La ampicilina se considera el tratamiento de elección, pero el tratamiento de referencia consiste en agregarle gentamicina en caso de bacteriemia, endocarditis, meningitis o inmunodepresión.[506,692] En el caso de pacientes alérgicos a la

penicilina, se piensa que la trimetoprima-sulfametoxazol con o sin rifampicina es la mejor alternativa para tratar infecciones por *L. monocytogenes*.[747] También se determinó en un estudio retrospectivo que la amoxicilina con trimetoprima-sulfametoxazol es tan eficaz como la ampicilina con gentamicina.[747] Los pacientes deben recibir tratamiento durante al menos tres semanas, dependiendo de su estado inmunitario y respuesta clínica. Los pacientes con infección por VIH avanzada pueden requerir tratamiento de por vida para evitar recaídas. Curiosamente, trimetoprima-sulfametoxazol como profiláctico para la infección por *Pneumocystis jirovecii* en pacientes VIH positivos puede ser parcialmente eficaz para proteger de infecciones por *Listeria*, aunque los criterios alimenticios ampliamente promulgados también pueden tener algún impacto en la incidencia de la enfermedad. Las cefalosporinas, la eritromicina y las tetraciclinas no tienen utilidad en el tratamiento de las infecciones por *L. monocytogenes*, mientras que se informaron altas tasas de resistencia a clindamicina en un gran centro oncológico.[968] La vancomicina es un tratamiento apropiado para la bacteriemia primaria por *L. monocytogenes*, pero no cruza la barrera hematoencefálica lo suficientemente bien como para ser útil en el tratamiento de la meningitis. Naturalmente, nunca se ha informado un alto nivel de resistencia a vancomicina entre las listerias, pero los genes *vanA* que codifican la resistencia a vancomicina en *Enterococcus faecium* fueron transferidos a *L. monocytogenes* y otras cuatro especies de *Listeria* en el laboratorio de investigación.[106]

El Clinical and Laboratory Standards Institute (CLSI) publicó una norma para pruebas de sensibilidad a antibióticos de microdilución en caldo de *L. monocytogenes*.[214] El medio utilizado para la prueba es el caldo Müeller-Hinton con cationes ajustados y sangre equina lisada (v/v al 2.5-5%). El inóculo es una suspensión de colonia directa equivalente a un estándar de turbidez de McFarland de 0.5. La incubación es a 35 °C en aire ambiente durante 20-24 h. Los valores críticos únicamente están disponibles para penicilina, ampicilina y trimetoprima-sulfametoxazol. En el caso de la penicilina y ampicilina, sólo se define una categoría sensible, ya que no se ha descrito la resistencia de *L. monocytogenes* a estos agentes, pero están disponibles valores críticos que definen categorías sensibles, intermedias y resistentes para trimetoprima-sulfametoxazol. En el caso de penicilina y ampicilina, los aislamientos de *L. monocytogenes* tendrán una concentración inhibitoria mínima (CIM) de 2 µg/mL o menor. Los aislamientos sensibles a trimetoprima-sulfametoxazol tienen una CIM de 0.5/9.5 µg/mL o menor, mientras los aislamientos resistentes tendrán una de 4/76 µg/mL o mayor. Las cepas con una CIM de 1/19-2/38 µg/mL se consideran intermedias en cuanto a su sensibilidad a trimetoprima-sulfametoxazol.

Patogenia de otras especies de Listeria

En modelos tanto de ratones como de cultivo de tejidos, sólo *L. monocytogenes* y *L. ivanovii* muestran propiedades patógenas, mientras que las otras especies del género se consideran no patógenas. Gouin y cols.[423] demostraron que el complejo génico relacionado con la virulencia de *L. monocytogenes* también se encuentra en *L. ivanovii* y *L. seeligeri*. Aunque tanto *L. monocytogenes* como *L. ivanovii* son capaces de invadir células de mamíferos en un cultivo de tejidos y diseminarse de una célula a otra, esta última especie carece de la citotoxina relacionada con *L. monocytogenes*, lo cual indica que la falta de la citotoxina puede explicar la menor virulencia de

L. ivanovii.[571] En 1994, Cummins y cols.[245] aislaron *L. ivanovii* de hemocultivos de un paciente con sida complicado por linfoma no hodgkiniano. Lessing y cols.[669] también aislaron *L. ivanovii* de un hemocultivo de un consumidor de alcohol y drogas por vía intravenosa de 26 años. En el 2010, *L. ivanovii* se aisló de la sangre de un hombre de 55 años con antecedentes de trasplante renal y hepatitis C, así como de la muestra de heces diarreicas del paciente.[450] En el 2003, se informó por primera vez a *L. innocua* como una causa de bacteriemia mortal en un paciente inmunocompetente de 62 años con colangitis y *shock* séptico.[863] El microorganismo se identificó con métodos convencionales y se confirmó mediante API *Listeria* y secuenciación de ADNr 16S. *L. grayi* también se aisló de muestras clínicas humanas en dos casos. En el primero, se aisló de dos grupos de hemocultivos de una mujer de 20 años con leucemia de linfocitos T recidivante que estaba condicionada para recibir un alotrasplante de hemocitoblastos periféricos.[970] El aislamiento fue resistente a vancomicina (CIM > 32 μg/mL) y sensible a ampicilina (CIM 0.5 μg/mL). En el segundo caso, se aisló de uno de dos grupos de hemocultivos de un hombre de 57 años que recibió un trasplante de corazón.[899]

Especies de *Erysipelothrix*

Taxonomía del género Erysipelothrix

El género *Erysipelothrix* incluye tres especies de bacilos grampositivos negativos para catalasa, y se clasifica en el filo *Firmicutes* clase *Mollicutes* (recuadro 14-1). Dentro de esta clase, los órdenes I a IV incluyen los micoplasmas y microorganismos relacionados, mientras que el orden V (*incertae sedis*) incluye los géneros *Erysipelothrix* y *Holdemania* dentro de la familia propuesta, *Erysipelotrichaceae*.[1155] Las cepas de *Erysipelothrix* pueden subdividirse en serotipos (el 26 fue descrito recientemente). También existen algunas cepas, denominadas "*cepas N*", que no producen precipitinas frente a extractos homólogos y heterólogos termoestables en conejos. Los estudios de hibridación ADN-ADN realizados con estos diversos serotipos indicaron que el género *Erysipelothrix* contenía dos especies: *E. rhusiopathiae* (conformada por los serotipos 1, 2, 4-6, 8, 9, 11, 12, 15-17, 19, 21 y tipo N) y *E. tonsillarum* (conformada por los serotipos 3, 7, 10, 14, 20, 22 y 23).[1079,1080] Las cepas que representan el primer grupo de serotipos tuvieron una hibridación superior al 73% con el tipo de cepa *E. rhusiopathiae*, pero inferior al 24% con el tipo de cepa *E. tonsillarum*.[1080] Por el contrario, las cepas pertenecientes al segundo grupo de serotipos presentaron una hibridación superior al 66% con el tipo de cepa *E. tonsillarum* e inferior al 27% con *E. rhusiopathiae*.[1080] Los aislamientos de *E. tonsillarum* tienen un fenotipo idéntico a *E. rhusiopathiae*, salvo que la primera especie tiene la capacidad de fermentar sacarosa, mientras que las cepas de *E. tonsillarum* no son patógenas para el cerdo (tabla 14-3).[1081] En algunos estudios de los genes ARNr 16S de *E. rhusiopathiae* y *E. tonsillarum*, se demostró que las secuencias de nucleótidos tienen una concordancia del 99.8%, ya que sólo existe una diferencia de tres nucleótidos.[599] Dos serotipos (13 y 18) se distinguen de los demás mediante la hibridación de ADN y pueden representar especies genómicas independientes sin nombre. *E. tonsillarum* se aisló de tejido de amígdalas porcinas y de sangre de perros con endocarditis, pero no de infecciones humanas.[1079,1080,1082] Las cepas pertenecientes al mismo serotipo son diversas a nivel genético, tal como lo demuestra un análisis de amplificación aleatoria de ADN polimórfico (RAPD, *randomly amplified polymorphic*

DNA) de ribotipado, análisis de polimorfismos en la longitud de fragmentos amplificados (AFLP, *amplified fragment-length polymorphism*), electroforesis en gel de campo pulsado (PFGE, *pulsed-field gel electrophoresis*) y secuenciación de nucleótidos de una región hipervariable del gen *spaA*.[17,241,242,792,815,816,826] Al parecer, la PFGE es más sensible y discriminatoria que el RAPD o el ribotipado, y se considera el método de elección para los estudios epidemiológicos.[826] En el 2004, se aisló una tercera especie de *Erysipelothrix* como contaminante de un medio en caldo de vegetales filtrado y "estéril" preparado por la fabricación de productos farmacéuticos. Esta nueva especie se denominó *E. inopinata*.[1155]

Importancia clínica de E. rhusiopathiae

E. rhusiopathiae se encuentra ampliamente distribuido en la naturaleza al existir en diversas especies de animales, principalmente cerdos. También se encuentra en peces, aves, mariscos y otros mamíferos silvestres y domésticos.[345,1081] Es parte de la materia orgánica en descomposición y puede aislarse del suelo. En cerdos, el microorganismo causa **erisipela** (con importantes consecuencias a nivel económico), aunque igualmente puede provocar enfermedades graves en otras especies de animales silvestres y domésticos. La erisipela porcina se produce por el consumo de alimentos y agua contaminados. Los microorganismos se multiplican en las amígdalas y tejidos linfoides del intestino y llegan al torrente sanguíneo. Esta enfermedad puede presentarse de forma aguda, subaguda o crónica. La fase aguda se presenta con septicemia generalizada a las 24 h de la infección y también puede haber lesiones cutáneas (eritema, lesiones vesiculares o necrosis). La infección subaguda se presenta como lesiones cutáneas que se desarrollan en un par de días. La inflamación de tejidos deriva en lesiones cutáneas de rosas a rojizas que se superponen y afectan gran parte de la superficie de la piel; pueden cicatrizar y descamarse o convertirse en lesiones septicémicas que finalmente causan la muerte. Está disponible una vacuna atenuada de *E. rhusiopathiae* para inmunización en cerdos (Suvaxyn E-Oral®, Fort Dodge Animal Health, Nueva Zelanda),[799] la cual parece ser segura para proporcionar protección contra la enfermedad. *E. rhusiopathiae* también es patógena en ovejas, corderos, muchas especies de aves silvestres y domésticas y, aunque muy poco frecuente, en ganado. En el caso de corderos, ovejas y ganado, este microorganismo causa poliartritis, pero casi nunca la muerte. Las infecciones en aves ocurren casi siempre en pavos, aunque también en pollos, patos, gansos, gallinas, palomas, loros y codornices. Además, causa lesiones hemorrágicas en el tejido muscular y la consiguiente enfermedad diarreica mortal. Por lo general, las personas adquieren el microorganismo a través del contacto con tejidos de animales infectados o productos animales, y la mayoría de las infecciones se producen a través de rasguños o heridas punzantes. Habitualmente, la infección se limita, aunque no siempre, a personas con ciertas ocupaciones, como carniceros, veterinarios, trabajadores de mataderos, granjeros y pescadores.[1179]

En humanos, *E. rhusiopathiae* puede causar infección cutánea leve localizada, infección cutánea generalizada o infección septicémica relacionada con endocarditis.[944] El **erisipeloide**, la forma más frecuente de infección, se desarrolla después de la inoculación cutánea del microorganismo, y suele encontrarse en dedos o manos.[1154] Las lesiones aparecen 2-7 días después de adquirirlo y se caracterizan por un borde que avanza, violáceo y eritematoso, y un área central descolorida. Puede presentarse dolor punzante localizado, comezón, inflamación y eritema violáceo, que puede propagarse a la muñeca y el antebrazo.

TABLA 14-3 Características fenotípicas para la identificación de especies de *Erysipelothrix*

Prueba	E. rhusiopathiae	E. tonsillarum	E. inopinata
HEM SBA	Ninguna, α	Ninguna, α	Ninguna, α
CAT	−	−	−
H₂S KIA	+	−	−
NO₃	+	+	ND
VP	+	+	−
FAL	−	+	
β-GLU	−	+	+
β-GUR	−	−	−
Producción de ácido a partir de:			
GLU	+	+	+
MAL	−	−	−
SAC	−	+	−
LAC	+		
MNTL	−	−	−
SBTL	−	−	
TRE	−	−	+
Hidrólisis de:			
ALM	−	−	−
GEL	−	−	−
CAS	−	−	
Serotipos incluidos[a]	1a, 1b, 2a, 2b, 4-6, 8, 9, 11, 12, 15-17, 19, 21, tipo N	3, 7, 10, 14, 20, 22, 23	

[a]Los serotipos 13 y 18 se distinguen de los demás mediante la hibridación de ADN y pueden representar otras especies genómicas.
HEM SBA, hemólisis en SBA; CAT, catalasa; H₂S KIA, producción de sulfuro de hidrógeno en agar hierro de Kligler; NO₃, reducción de nitrato a nitrito; VP, Voges-Proskauer (producción de acetoína); FAL, fosfatasa alcalina; β-GLU, β-glucosidasa; β-GUR, β-glucuronidasa; GLU, glucosa; MAL, maltosa; SAC, sacarosa; LAC, lactosa; TRE, trehalosa; MNTL, manitol; SBTL, sorbitol; ALM, almidón; GEL, gelatina; CAS, caseína.

Es posible que también se presente linfadenopatía, fiebre y dolor articular. El erisipeloide suele curarse en un par de semanas sin necesidad de un tratamiento sistémico, aunque puede progresar a una infección cutánea más generalizada con la aparición de lesiones muy lejanas al sitio inicial de inoculación. Esta infección también puede presentarse con fiebre, dolor articular, artritis franca y lesiones ampullosas, junto con linfadenitis o linfangitis regional. Como el microorganismo se encuentra en las regiones perivasculares de la dermis, se necesitan muestras para biopsia del borde en avance de la lesión para aislarlo de infecciones localizadas.

Las infecciones sistémicas son poco frecuentes y se caracterizan por sepsis y bacteriemia.[10,471,1179] En estos pacientes, es frecuente la endocarditis por *E. rhusiopathiae* (particularmente del lado izquierdo), la cual causa gran daño a las válvulas y tejidos cardíacos sanos y tiene una alta tasa de mortalidad.[1133] Se informó endocarditis de válvulas biológicas y protésicas (que incluyen las válvulas protésicas Starr-Edwards y válvulas de injerto porcino) causada por *E. rhusiopathiae*.[481] Por lo general, la endocarditis de válvula biológica por *E. rhusiopathiae* requiere el reemplazo de ésta, además de quimioterapia antimicrobiana. Las personas con infecciones sistémicas no tienen antecedentes de infección cutánea primaria.[1133] Los pacientes con afectación sistémica suelen estar debilitados por alguna terapia inmunodepresora (p. ej., administración de corticoesteroides) o padecimientos subyacentes que causan estados de inmunodeficiencia, como cáncer, diabetes, alcoholismo o lupus eritematoso sistémico.[1007] También se informaron enfermedades multiorgánicas manifestadas por *shock* e insuficiencia renal, especialmente en aquellos con endocarditis.[408] Entre las complicaciones y manifestaciones infrecuentes de bacteriemia y endocarditis por *E. rhusiopathiae* se encuentran hipertensión prolongada, abscesos paravalvulares y miocárdicos, artritis séptica, endoftalmitis endógena, fascitis necrosante e infartos cerebrales.[47,307,502,611,954,1019,1070] Recientemente, *E. rhusiopathiae* se aisló de infecciones en artroplastias totales de cadera y rodilla que necesitaron la revisión total de ambos implantes.[1114,1117] Un paciente que trabajaba en una fábrica de curtidos con cueros de cerdos, vacas y venados tuvo cortes y rozaduras frecuentes en las manos.[1114] La segunda paciente no se expuso directamente a animales silvestres, pero tenía un perro de caza que casi siempre llevaba animales en el hocico.[1117] En el 2010, se informó que *E. rhusiopathiae* fue la causa de un absceso abdominal en un paciente con duodenocefalopancreatectomía por adenocarcinoma de la vía biliar distal.[326] Este microorganismo rara vez se aísla del SNC, pero dos informes, uno del 2007 y el otro del 2011, documentaron meningitis en dos pacientes, ninguno de los cuales tuvo exposiciones manifiestas a animales.[558,595] En un caso, el paciente presentó cefalea crónica que duró dos meses y, posteriormente, hidrocefalia que requirió derivación ventriculoperitoneal; *E. rhusiopathiae* se aisló del LCR.[595] En el segundo caso, se presentaron signos y síntomas agudos meníngeos.[558] Aunque el LCR no hizo crecer al microorganismo, la celularidad del LCR y la resonancia magnética mostraron isquemia crónica en la sustancia blanca, sin indicios de infartos o hemorragia. La ecocardiografía reveló insuficiencia mitral grave compatible con endocarditis infecciosa, mientras que *E. rhusiopathiae* se aisló de hemocultivos. En el 2012, se diagnosticó neumonía por *E. rhusiopathiae* en un trabajador inmunocompetente de un corral que pasó gran parte del tiempo alimentando ganado.[746] *E. rhusiopathiae* también se documentó como una causa poco frecuente de peritonitis en pacientes con DPCA.[160,472,1012]

Aislamiento e identificación de E. rhusiopathiae

E. rhusiopathiae puede aislarse de lesiones erisipeloides y de hemocultivos. La muestra elegida para aislar al microorganismo de lesiones cutáneas es un aspirado obtenido mediante inyección y aspiración de solución salina estéril del borde principal de la celulitis o biopsia en sacabocados de la misma zona. El microorganismo crece bien en medios de hemocultivos disponibles en el mercado. En SBA, *E. rhusiopathiae* forma colonias pequeñas (0.1-0.5 mm de diámetro), circulares, convexas y lisas. Puede observarse una reacción α-hemolítica débil en los medios, especialmente en zonas donde el crecimiento es más confluente (lám. 14-1H). En frotis teñidos con Gram, los microorganismos aparecen como bacilos delgados; además, pueden observarse cadenas de bacilos no ramificados, mientras que las células bacterianas individuales pueden ser rectas o un poco curvas (lám. 14-1G). *E. rhusiopathiae* es negativa para catalasa e inmóvil (tabla 14-3). La propiedad más útil para identificar a este microorganismo es la producción de H_2S en el fondo del agar TSI o en agar hierro de Kligler (KIA, *Kligler iron agar*) inclinado (lám. 14-2A). Si no se busca la producción de H_2S mediante presuntos aislamientos, no se identificarán correctamente estos microorganismos, como las especies de *Lactobacillus*.[297] Un agar KIA inclinado sembrado en estría e inoculado de forma adecuada por punción mostrará un ácido inclinado o en la punta, debido a la producción de ácido a partir de glucosa y lactosa; puede observarse H_2S por toda la punta o sólo a lo largo de la línea en estría en la punta. Esta reacción

ayuda a diferenciar *E. rhusiopathiae* de otros bacilos negativos para catalasa, como *Arcanobacterium haemolyticum*, especie que también es β-hemolítica en SBA. La reacción negativa para catalasa, la ausencia de hemólisis o α-hemólisis débil en SBA y la producción de H_2S en agar KIA o TSI también ayudan a diferenciar a *E. rhusiopathiae* de *L. monocytogenes*. La inoculación por punción de un tubo de agar gelatina y una incubación a 22 °C da lugar a un crecimiento en "escobilla" o "limpiapipetas", donde los microorganismos crecen en líneas rectas perpendiculares a la inoculación por punción, que da el aspecto de "cerdas".

E. rhusiopathiae es un fermentador de ácido débil que se produce a partir de glucosa, galactosa, fructosa, lactosa, maltosa y *N*-acetilglucosamina. No genera ácido a partir de glicerol, arabinosa, xilosa, adonitol, inositol, manitol, sorbitol, amigdalina, malibiosa, trehalosa, celobiosa, inulina, melezitosa, rafinosa y glucógeno. No se produce ni acetoína ni indol y el nitrato tampoco se reduce a nitrito. *E. rhusiopathiae* se incluye en las bases de datos de los sistemas de identificación de API Coryne y RapID CB-Plus. Los aislamientos de *E. tonsillarum* tienen un fenotipo idéntico a *E. rhusiopathiae*, salvo que la primera especie también produce ácido a partir de sacarosa. Las características bioquímicas para la identificación de especies de *Erysipelothrix* se indican en la tabla 14-3. Se han creado métodos moleculares rápidos, como la reacción en cadena de la polimerasa (PCR, *polymerase chain reaction*) en tiempo real para la detección de *E. rhusiopathiae* y la diferenciación de *E. rhusiopathiae* y *E. tonsillarum* en muestras animales.[837,1221]

Sensibilidad a antibióticos de E. rhusiopathiae

Por lo general, las cepas de *E. rhusiopathiae* son sensibles a penicilina, cefalosporinas, imipenem, piperacilina y ciprofloxacino.[343,345] De importancia terapéutica considerable es el hecho de que las cepas de *E. rhusiopathiae* son intrínsecamente resistentes a vancomicina, teicoplanina y otros antibióticos glucopéptidos.[343] En general, la CIM de la vancomicina es mayor de 64 µg/mL.[343] Se determinó que los fármacos penicilina, amoxicilina-clavulanato, imipenem y fluoroquinolonas son los agentes más activos contra este microorganismo.[746] En un estudio de 60 aislamientos de infecciones animales y humanas, las CIM_{50} y CIM_{90} fueron 0.03 µg/mL en penicilina, 0.06 µg/mL en ciprofloxacino y 0.06 µg/mL y 0.125 µg/mL, respectivamente, en ceftriaxona.[343] Algunos aislamientos pueden tener una CIM alta o ser resistentes a clindamicina, eritromicina, tetraciclina, trimetoprima-sulfametoxazol, fluoroquinolonas y gentamicina. En un estudio de sensibilidad a antibióticos de 149 cepas de *E. rhusiopathiae* aisladas de tejidos porcinos en Japón, el 37.6% fueron resistentes a eritromicina, el 2.7% a lincomicina, el 12.1% a ofloxacino y el 12.8% a enrofloxacino (una fluoroquinolona utilizada en medicina veterinaria).[206] La daptomicina y el linezolid tienen una excelente actividad frente a este microorganismo.[826,871] Incluso con una terapia antimicrobiana adecuada, la mortalidad por enfermedad diseminada puede ser tan alta como del 35-40%. Esta gran tasa de mortalidad se atribuye principalmente a las complicaciones por endocarditis. Los casos de infecciones cutáneas humanas pueden tratarse eficazmente con penicilina oral, pero una enfermedad grave requiere penicilina G a razón de 12-20 millones de unidades al día durante 10-14 días.

En el 2010, el CLSI publicó una norma autorizada para la prueba de sensibilidad a antibióticos con microdilución en caldo de *E. rhusiopathiae*.[214] Los criterios de interpretación se basan en una síntesis de normas publicadas anteriormente o en la actualidad sobre pruebas de sensibilidad en estafilococos y estreptococos. El medio utilizado es caldo Müeller-Hinton complementado con cationes y sangre equina lisada (v/v al 2.5-5%), cuyo inóculo proviene de una suspensión directa de colonias equivalente a 0.5 según el patrón de turbidez de McFarland. La incubación de las pruebas es a 35 °C en aire ambiente por 20-24 h. Sólo los valores críticos sensibles están disponibles para penicilinas, cefalosporinas, carbapenémicos y fluoroquinolonas, mientras que están publicados los valores críticos sensibles y resistentes de clindamicina y eritromicina. Dada su resistencia intrínseca, no es necesario hacer una prueba de vancomicina. En el documento, el CLSI señala la importancia de la identificación correcta y rápida del microorganismo por su relación con la endocarditis complicada y su resistencia a vancomicina, que se utiliza a menudo como fármaco de primera línea para el tratamiento antimicrobiano provisional.

Especies de *Bacillus* y géneros relacionados

Taxonomía y disección taxonómica del género *Bacillus*

El género *Bacillus* está conformado por un gran de bacilos grampositivos aerobios y facultativos positivos para catalasa que se caracterizan por su capacidad para formar esporas en condiciones aerobias (lám. 14-2B). Como la descripción del género *Bacillus* colocó particular énfasis en la formación de endosporas como criterio taxonómico, se asignó una colección sumamente diversa de especies a este género durante varias décadas. Dentro de este criterio, también se utilizaron la forma de las endosporas (esférica, ovalada, elipsoidal o cilíndrica), la ubicación de las esporas en la célula (central, subterminal o terminal) y los cambios en la forma de la célula inducidos por las esporas (células hinchadas o no por las esporas intracelulares) como descriptores taxonómicos. Hasta hace poco, los miembros del género *Bacillus* incluían microorganismos aerobios y facultativos que también eran acidófilos, alcalófilos, sicrófilos, mesófilos y termófilos, que reflejan el crecimiento y metabolismo en intervalos amplios de temperatura y pH. Algunas especies tienen la capacidad de metabolizar una amplia variedad de fuentes de carbono, como metanol, celulosa y quitina. También hay una variación considerable en los aminoácidos que abarcan los entrecruzamientos dentro del peptidoglicano de la pared celular. A nivel genético, la diversidad dentro del género se ejemplifica con el contenido de G+C, que varía entre 33 mol% y 69 mol%. Dicha heterogeneidad genética es incompatible con la inclusión en un único género, como se define con los métodos taxonómicos bacterianos actuales. Como era de esperarse, los estudios de secuenciación de ARNr 16S demostraron la heterogeneidad filogénica del género existente *Bacillus*, ya que al menos se representaron ocho líneas filéticas muy divergentes. Los bacilos aerobios y facultativos formadores de esporas actualmente se incluyen en tres familias: *Bacillaceae*, *Paenibacillaceae* y *Alicyclobacillaceae*, todas las cuales se encuentran en el orden *Bacillales*, clase *Bacilli* del filo *Firmicutes*.[695] La familia *Bacillaceae* incluye *Bacillus* y al menos otros 18 géneros, la mayoría de los cuales son especies ambientales.

La familia *Paenibacillaceae* incluye *Paenibacillus* y al menos otros 6 géneros. Los miembros del género *Paenibacillus* son bacilos formadores de esporas anaerobios y facultativos que producen esporangios hinchados, cuyo contenido de G+C varía entre 45 mol% y 54 mol%.[51,1008] Actualmente, hay más de 60 especies en el género *Paenibacillus*, algunas de las cuales se aislaron de muestras clínicas humanas. La familia *Alicyclobacillaceae* incluye especies termófilas y acidófilas que contienen ácidos grasos en la única membrana celular de cicloheptano/ciclohexano. La familia *Sporolactobacillaceae* se compone de tres géneros de bacilos anaerobios móviles, formadores de esporas y productores de ácido láctico (*Sporolactobacillus*, *Sinobaca* y *Tuberibacillus*), y también se clasifica en el filo *Firmicutes*.

El género *Bacillus sensu stricto* se compone de bacilos aerobios grampositivos que produjeron endosporas en condiciones aerobias. En la actualidad, el género incluye más de 269 especies. Salvo algunas excepciones, todas las especies del género son mesófilas y aerobias o facultativas. El patógeno principal de este grupo es *Bacillus anthracis*, causante del carbunco. Estos microorganismos son positivos para catalasa y, salvo *B. anthracis* y *B. mycoides*, muchas otras especies pueden moverse a través de flagelos peritricos (antígenos H). La mayoría de las especies no pertenecientes a *B. anthracis* están presentes de forma generalizada en el ambiente (polvo, suelo, agua y materiales de origen vegetal y animal), y algunas especies son patógenos reconocidos en animales e insectos. Las especies de *Bacillus* se utilizan en la fabricación y producción de antibióticos y vitaminas, en bioanálisis y como microorganismos indicadores para supervisar la eficacia de desinfectantes y esterilizantes (p. ej., esterilización en autoclave, térmica y con radiación). Diversas especies de este grupo, especialmente *B. cereus*, cada vez son más reconocidas por su potencial de causar infecciones humanas graves, sobre todo en hospederos inmunodeprimidos. *B. anthracis* pertenece al grupo *B. cereus*, que incluye ocho especies directamente relacionadas: *B. anthracis*, *B. cereus*, *B. thuringiensis*, *B. mycoides*, *B. pseudomycoides*, *B. weihenstephanensis*, *B. gaemokensis* y *B. maliponensis*.[563,564,647,793] El grupo *B. cereus* puede dividirse en tres clados distintos.[279] *B. anthracis* se limita al clado 1 junto con cepas virulentas de *B. cereus* productoras de toxinas eméticas.[1056] Otras cepas patógenas de *B. cereus* pertenecen al clado 2 junto con la mayor parte de *B. thuringiensis*, mientras que el clado 3 incluye *B. mycoides*, *B. pseudomycoides* y *B. weihenstephanensis*. *B. anthracis*, *B. cereus*, *B. thuringiensis* y *B. mycoides* comparten un alto grado de similitud genética mediante la hibridación ADN-ADN y comparaciones del ARNr y ADNr en la región espaciadora 16S, 23S y 16S-23S.[48-50] Algunos investigadores han sugerido que estos microorganismos deben considerarse especies únicas en un análisis de secuencia de genes y estudios de electroforesis de enzimas multilocus.[647] *B. cereus* es un microorganismo mesófilo ubicuo en el ambiente, como saprobios de suelo en alimentos de origen vegetal y animal. También es una causa de intoxicación alimentaria y, como tal, es un grave problema para la industria de alimentos comerciales. Este microorganismo también puede causar infecciones oportunistas localizadas y sistémicas en hospederos inmunodeprimidos, consumidores de drogas intravenosas y recién nacidos, así como queratitis (*véase* la sección sobre *B. cereus* a continuación). Los análisis genotípicos de las cepas de *B. cereus* y *B. thuringiensis* del ambiente, animales y humanos han demostrado bastante diversidad dentro de las especies y entre éstas.[161] *B. thuringiensis* es un patógeno de insectos y una causa poco frecuente de infecciones oportunistas e intoxicación alimentaria en animales y humanos. Durante la esporulación, este microorganismo forma cristales parasporales compuestos de proteínas insecticidas llamadas *Cry*. Estas proteínas tienen un peso molecular de 40-140 kDa y son tóxicas para varios órdenes de insectos, entre los cuales se incluyen los miembros de los coleópteros (escarabajos), dípteros (mosquitos) y lepidópteros (mariposas y larvas de polilla). Los genes de estas toxinas se encuentran en plásmidos transmisibles grandes. Varios otros productos extracelulares de *B. thuringiensis*, como proteínas Vip y β-exotoxina, también son potentes insecticidas. Todos estos insecticidas se purifican, fabrican y evalúan con motivos de seguridad y se investiga su impacto ambiental antes de poder autorizarlos y comercializarlos. Los productos de *B. thuringiensis* representan aproximadamente el 90% del mercado de agentes microbianos de control de plagas. *B. mycoides* es una especie inmóvil que forma colonias rizoides en agar. Durante muchos años, se consideró una variante de *B. cereus*, aunque es un taxón distinto a nivel genético.[794] Los estudios de ADN y análisis quimiotaxonómicos de ácidos grasos de células completas describieron una nueva especie dentro de *B. mycoides*, que da lugar a la especie *B. pseudomycoides*.[793] *B. weihenstephanensis* está directamente relacionado con *B. cereus* e incluye cepas principalmente psicrotolerantes que crecen a 4-7 °C, pero no a 43 °C.[647] *B. gaemokensis* y *B. manliponensis* son miembros nuevos del grupo *B. cereus* que se aislaron de sedimento formado por la planicie de marea en el puerto de Gaemok y la playa Manlipo, ubicados en la región costera del mar Amarillo en la República de Corea.[563,564]

Bacillus anthracis

Epidemiología del carbunco. El carbunco, la clásica enfermedad causada por *B. anthracis* (de hecho, en inglés se conoce como *anthrax*), afecta sobre todo a mamíferos herbívoros silvestres y domésticos, como ganado, ovejas, cabras, bisontes, antílopes y venados. El microorganismo existe como espora y como un gran bacilo grampositivo vegetativo de replicación activa. Las esporas son formas inactivas que se encuentran en el suelo, particularmente en climas más cálidos y húmedos.[294] Los animales consumen las esporas mientras pastan vegetación contaminada y tardan 3-7 días en enfermarse. Por lo general, contraen enfermedades sistémicas fulminantes con edema, sangrado, hemorragia nasal y necrosis.[531] En animales infectados, las bacterias ingresan en la sangre y otros líquidos corporales; posteriormente, los microorganismos esporulan y contaminan el suelo y el agua, donde permanecen viables durante décadas. Debido a esta capacidad de persistir, los presuntos animales con carbunco deben ser incinerados después de morir para evitar la propagación de esporas. En Norteamérica, los brotes de carbunco suelen ocurrir en los meses cálidos y secos de verano. La alteración del suelo por vientos o construcciones en zonas donde han muerto animales puede propagar las esporas y aumentar el número de casos de la enfermedad. Otros animales que se alimentan en cadáveres pueden ayudar a propagar los bacilos vegetativos y esporas, y los insectos que pican pueden actuar como vectores mecánicos al propagar las esporas a la vegetación después de alimentarse en cadáveres infectados.[1124] El carbunco es más frecuente en Sudamérica, Centroamérica, África subsahariana, Asia central y occidental, así como Europa del sur y del este.[530,1127] En los Estados Unidos, esta enfermedad fue erradicada con el empleo masivo de eficaces vacunas humanas y animales desde fines de la década de 1930, mejores procedimientos higiénicos

en fábricas que procesan productos animales y mayor uso de fibras sintéticas como alternativas a piel, cuero y pelo de animal. Sin embargo, dado que las esporas de *B. anthracis* son muy resistentes a las condiciones ambientales adversas y a que es sumamente difícil tener la certeza de la erradicación total del microorganismo de regiones antes endémicas, debe mantenerse un alto índice de sospecha si surge repentinamente una enfermedad clínicamente compatible. Históricamente, el carbunco se define con respecto a su forma de adquisición. El **carbunco industrial** se refiere a la inoculación o inhalación cutánea de esporas de carbunco en el ámbito de limpieza y procesamiento industrial de cuero, lana, pelo o hueso contaminado de diversos animales.[63] El **carbunco no industrial** hace referencia a la adquisición de microorganismos por contacto directo con animales infectados o sus cadáveres y tejidos.[63,182] Las personas en riesgo en esta categoría incluyen trabajadores de mataderos, veterinarios, carniceros y ganaderos, y el carbunco es la presentación clínica más frecuente.

B. anthracis se ha aprovechado y desarrollado como agente de guerra microbiológica en varios países, como Japón, la antigua Unión Soviética, el Reino Unido, Irak y los Estados Unidos.[926] En 1992, los soviéticos reconocieron sus continuos intentos por convertir al carbunco en un arma en las últimas décadas y dieron a conocer que, en 1979, una liberación accidental de esporas de carbunco de un laboratorio militar soviético en Sverdlovsk dio lugar a más de 77 casos de carbunco inhalatorio que produjo más de 66 muertes.[183,184,748] El potencial del bioterrorismo relacionado con *B. anthracis* fue tema de debate en los Estados Unidos durante el último cuatrimestre del 2001, cuando se enviaron esporas de *B. anthracis* en cartas y paquetes a través del servicio postal a lugares de los Estados Unidos continentales.[183,184] Como consecuencia de estas exposiciones, 22 personas contrajeron carbunco: 11 presentaron enfermedades cutáneas y las otras 11, carbunco inhalatorio; se produjeron cinco muertes por enfermedades pulmonares. Desde que ocurrieron estos incidentes poco después del atentado del 11 de septiembre en el World Trade Center, el Pentágono y el vuelo 93 de United Airlines, el congreso aprobó varias leyes para limitar el acceso a ciertos patógenos, así como su posesión, sancionados por los CDC y la USDA, que supuestamente son los más peligrosos. También se pusieron a disposición fondos adicionales para investigaciones sobre estos agentes. Estos incidentes también derivaron en la aprobación de una ley antiterrorista en el país y en el desarrollo de la iniciativa de preparación ante el bioterrorismo. Mediante esta iniciativa, los CDC, junto con la Association of Public Health Laboratories (APHL), varios organismos federales (como el Federal Bureau of Investigation [FBI] y el Departamento de Defensa) y los diversos laboratorios de salud pública estatales, establecieron la Laboratory Response Network (LRN),[177,178] que integra los laboratorios de microbiología clínica a lo largo del país en una red de cuatro niveles. Los laboratorios de vigilancia incluyen laboratorios de microbiología clínica en hospitales; los de nivel avanzado deben contar con cabinas de seguridad biológica clase II, así como establecer y mantener el cumplimiento de las prácticas de bioseguridad de nivel 2. A través de la LRN, los tecnólogos realizan pruebas básicas para descartar potenciales amenazas biológicas y enviar los posibles agentes a los laboratorios de referencia del siguiente nivel.[31,1168] Estos laboratorios casi siempre son los de salud pública estatal, donde pueden realizarse las pruebas de confirmación de estos aislamientos de manera oportuna. Los envíos de este nivel se realizan a laboratorios nacionales que tienen instalaciones de bioseguridad nivel 4: los CDC y el US Army Medical Research Institute for Infectious Diseases (USAMRID). La mayoría de los laboratorios de microbiología clínica en hospitales son miembros de vigilancia de la LRN. Las pruebas de los laboratorios de vigilancia para la detección de posible *B. anthracis* se indican en la tabla 14-4 y se abordarán en la sección sobre aislamiento e identificación.

Factores de virulencia de *B. anthracis*. *B. anthracis* es altamente monomórfico, presenta poca variación genética y produce toxinas compuestas por tres proteínas distintas: PA (antígeno protector), EF (factor edematoso) y LF (factor letal).[614,866] Las cepas virulentas también se encapsulan. *B. anthracis* aloja dos grandes plásmidos conocidos como *pX01* (182 kb) y *pX02* (95 kb).[765] Los genes estructurales de PA, EF y LF (*pagA*, *cya* y *lef*, respectivamente) se encuentran en el plásmido pX01. Estos genes residen de manera no contigua en un área de 30 kb en el plásmido pX01 dentro de una "isla de patogenia" de 44.8 kb.[817] Otro gen de esta región, *atxA*, codifica el regulador transcripcional de transactivación AtxA y el represor PagR, que regula la expresión de los genes de toxinas.[614] pX02 contiene un operón de cinco genes que consiste en *capB*, *capC*, *capA*, *capD* y *capE*; estos genes funcionan en la síntesis de la cápsula de ácido poli-γ-D-glutámico, que permite que las células vegetativas de *B. anthracis* eviten la fagocitosis y destrucción por parte de los macrófagos. Los cinco genes capsulares y los genes de los reguladores transcripcionales capsulares AcpA (*acpA*) y AcpB (*acpB*) se encuentran en una "isla de patogenia" de 35 kb en pX02. La expresión de los reguladores transcripcionales también está bajo el control de AtxA desde pX01.[860] El microorganismo sintetiza y secreta PA y se fija a sitios del TEM8 (marcador 8 de tumor endotelial) y CMG 2 (proteína de morfogénesis capilar 2) en las células diana, donde se somete a corte proteolítico.[134] Se libera un fragmento aminoterminal de 20 kDa, mientras el fragmento restante de PA de 63 kDa se polimeriza con otros fragmentos similares para formar un heptámero en anillo, que crea un poro a través de la membrana celular.[321,1194] Cada monómero de PA de 63 kDa en el heptámero actúa como una "subunidad de adhesión" y fija una molécula de EF o LF, y los complejos de PA-EF y PA-LF ingresan a la célula diana por endocitosis. La acidificación del fagosoma permite liberar estos complejos del fagosoma, los cuales se disocian para liberar LF y EF. El LF es una cinc metaloproteinasa y EF es una adelinato ciclasa dependiente de la calmodulina. El EF aumenta la concentración intracelular de AMPc (monofosfato de adenosina cíclico), que inhibe la fagocitosis y desregula la producción de citocinas.[1092] En los macrófagos, el LF inhibe la síntesis macromolecular, promueve la apoptosis e hidroliza las proteínas cinasas implicadas en la transducción de señales intracelulares. La interrupción en las vías de señalización da lugar a la inactivación de factores transcripcionales en el núcleo celular y a la inducción de citocinas proinflamatorias.[764] Durante la infección, el LF y EF son capaces de inhibir la respuesta celular inmunitaria mediante todos estos mecanismos. La expresión de genes de toxinas y producción de toxinas aumentan específicamente a nivel genético mediante el CO_2 y crecen a 35-37 °C.[613] El crecimiento de microorganismos en estas condiciones aumenta entre el cuádruple y séxtuple la transcripción de genes y síntesis de toxinas.[765]

Curiosamente, varias cepas del grupo *B. cereus* portan plásmidos que tienen una relación genotípica con pX01 y pX02, pero no portan genes de toxinas de carbunco, genes capsulares, las islas de patogenia o los genes reguladores encontrados en los plásmidos de *B. anthracis*.[614,850,851] Además, ciertas propiedades fenotípicas importantes de *B. anthracis* (inmovilidad, β-hemólisis, sensibilidad a γ-bacteriófagos e incapacidad para producir fosfolipasa C) se derivan de una mutación directa en un gen cromosómico llamado *plcR*, que codifica una proteína reguladora transcripcional global llamada "PlcR".[11,1033] Este gen es funcional en *B. cereus* y *B. thuringiensis*, pero la mutación puntual en el gen *plcR* de *B. anthracis* representa el producto no funcional del gen. En *B. cereus*, PlcR interactúa con una segunda molécula en un sistema de percepción de quórum (quorum sensing) que controla la expresión de genes que codifican fosfolipasas, proteasas, hemolisinas y colagenasas.[412] En la mayoría de los casos, *B. anthracis* puede distinguirse fácilmente de *B. cereus* y *B. thuringiensis*, pero algunas cepas de *B. cereus* contienen los genes de virulencia de toxinas y capsulares y también tienen la mutación *plcR*, que puede expresar un fenotipo como *B. anthracis*. De hecho, se aislaron tres cepas clínicas recientes de *B. cereus* de herreros en Texas y Luisiana con neumonía similar al carbunco inhalatorio.[507,508] Estos aislamientos contenían todo el plásmido pX01 de *B. anthracis* con el complemento completo de genes de virulencia y reguladores. Además, dos cepas del grupo *B. cereus* aisladas de 10 grandes simios en Costa de Marfil y Camerún contenían plásmidos pX01 y pX02, con todos los genes reguladores necesarios y genes de biosíntesis capsular.[602,658,659,1164] Otros análisis genotípicos y fenotípicos, así como estudios taxonómicos filogenéticos basados en tipificación multilocus de secuencias (MLST, *multilocus sequence typing*), establecieron que estos aislamientos en realidad **no** eran *B. anthracis* en el sentido clásico. Los nueve chimpancés y un gorila murieron por enfermedades similares al carbunco. En la actualidad, se están realizando diversos estudios para seguir caracterizando a estos y otros aislamientos entre los microorganismos del grupo "*B. cereus* que no produce carbunco".

Presentaciones clínicas del carbunco. El carbunco en humanos puede dividirse en cuatro formas clínicas según la forma de adquisición del microorganismo: cutáneo, bucofaríngeo/gastrointestinal, inhalatorio y por drogas intravenosas.[1075] El **carbunco cutáneo** representa el 95-99% de los casos a nivel mundial, la mayoría de los cuales ocurren en África, Asia y Europa oriental, donde no existen tantas vacunas para el ganado y los trabajadores que están en contacto con animales. La infección se deriva del contacto mucoso directo con animales infectados, productos animales (pelo o piel), suelo que contenga el microorganismo o exposición a esporas,[288] las cuales ingresan a través de pequeños cortes o rozaduras y germinan por vía subcutánea dentro de macrófagos locales y en los ganglios linfáticos regionales.[1212] Las lesiones del carbunco cutáneo suelen presentarse en zonas expuestas (manos, brazos, cuello, muñeca y rostro). Después de un período de incubación de 2-7 días (intervalo de 1-19 días), se produce una pápula inicial indolora o pruriginosa en el lugar de la inoculación.[287] Por lo general, sólo se presenta una lesión, aunque también pueden ocurrir dos o más. Alrededor de la lesión hay edema y eritema debido al crecimiento del microorganismo y toxina edematosa localmente. La lesión evoluciona rápidamente a una de tipo vesicular o ampollosa que mide menos de 4 cm de diámetro, mientras que el color del líquido

TABLA 14-4 Características fenotípicas para la identificación de miembros del grupo *Bacillus cereus*

Característica	B. anthracis	B. cereus	B. thuringiensis	B. mycoides	B. pseudomycoides	B. weihens-tephanensis	B. gaemokensis	B. manliponensis
CAT	+	+	+	+	+	+	+	+
OX	–	V	–	–	–	–	–	–
MOT	–	+	+	–	–	ND	+	+
CADENAS	+	+	+	+	+	ND	–	+
Forma de las ESPORAS	Ovalada	Ovalada	Ovalada	Ovalada	Ovalada	ND	Ovalada	Ovalada
UBIC. ESPORAS	ST	ST, C	ST	ST	ST, C	ND	T	T
RED. de NO$_3$	–	+	+	–	+	+	+	+
TEMP. CREC. (°C)	ND	10-50	10-43	7-30	15-40	5-43	15-40	15-40
ANAER	+	+	+	+	+	–	+	+
ADH	–	+	+	–	+	–	+	–
VP	–	+	+	+	+	+	+	–
CIT	+	+	+	–	–	–	–	–
LEC	+	+	+	+	+	ND	ND	ND
Producción de ácido a partir de:								
GLU	–	+	+	+	+	+	+	+
MAL	–	+	+	+	+	+	+	+
FRU	–	+	+	+	+	+	+	
SAC	–	+	+	+	–	–	+	
RIB	–	+^{d}	+	–	+	–	+	+
TRE	–	+	+	+	+	+	+	
MNA	–	–	+	–	–	–	+	–
SAL	–	+	+			+		
CEL	–	+	–		–			–
ALM	–	+	–	–	+	–	+	
GLUC	+	+	+	–	+	–		
TUR	–	–	+	–	–		+	
NAG	–	+	+	–	+	+	+	+
Hidrólisis de:								
GEL	+	+	+	+	+	+	+	+
ALM	+	+	+	+	–	+	+	–
CAS	+	+	+	+	+	+	–	–

CAT, catalasa; OX, oxidasa; MOT, motilidad; CADENAS, células en cadenas; UBIC. ESPORAS, ubicación de las esporas en la célula; T, terminal; ST, subterminal; C, central; RED. de NO$_3$, reducción de nitrato a nitrito; TEMP. CREC., intervalo de temperatura de crecimiento; ANAER, crecimiento en condiciones anaerobias; ADH, arginina dihidrolasa; VP, Voges-Proskauer (producción de acetoína); CIT, utilización de citrato; LEC, lecitinasa; GLU, glucosa; MAL, maltosa; FRU, fructosa; SAC, sacarosa; RIB, ribosa; TRE, trehalosa; MNA, manosa; SAL, salicina; CEL, celobiosa; ALM, almidón; GLU, glucógeno; TUR, turanosa; NAG, *N*-acetilglucosamina; CAS, caseína; GEL, gelatina.

dentro de la vesícula cambia a negro por la hemorragia producida en la lesión. Finalmente, esta lesión forma úlceras y se produce una escara central de color negro en la parte inferior y edema alrededor. Con frecuencia, pueden aparecer pequeñas lesiones satélite similares a una perla. Por lo general, la escara por carbunco cutáneo es indolora, aunque el edema que la rodea sí puede causar dolor. La escara se seca y se desprende en el transcurso de 10-14 días. En una biopsia, suele presentar edema masivo con necrosis e infiltrados linfocíticos con hemorragia localizada sin formación de abscesos.[710] Puede ser necesario extirpar una escara grande y profunda con el consiguiente injerto de piel una vez que la inflamación localizada y el edema disminuyan 4-6 semanas después.[288] Puede observarse linfadenopatía localizada o generalizada, dependiendo del grado e intensidad de la infección inicial, así como presentarse síntomas generales (fiebre, malestar o dolor de cabeza). En casos graves, puede presentarse un *shock* toxémico con hipotermia, inflamación cutánea con edema extenso, leucocitosis con predominancia de leucocitos polimorfonucleares, hipoalbuminemia y alta concentración de enzimas hepáticas.[288] Las complicaciones poco frecuentes del carbunco cutáneo incluyen obstrucción de las vías respiratorias debido a edema masivo en el cuello, bacteriemia, meningitis y necrosis de tejido profundo con formación de tejido cicatricial.[286,574,1036,1095] El carbunco cutáneo puede desaparecer espontáneamente en algunos casos, pero la mortalidad relacionada con esta enfermedad no tratada puede ser tan alta como del 10-20%. Con tratamiento, la mortalidad es inferior al 1%.[1193]

El **carbunco bucofaríngeo** y el **carbunco gastrointestinal** se adquieren por el consumo de alimentos mal cocinados (por lo general, carnes) que contienen esporas o bacilos vegetativos.[77,998,1075] Ambas formas de infección pueden volverse sistémicas y, como la forma pulmonar, tienen una alta tasa de mortalidad si no se tratan. El período de incubación del carbunco gastrointestinal es de 2-7 días; en un gran brote, la infección se relacionó con consumo de carne de res contaminada y el período de incubación fue de 42 h.[1027] El carbunco bucofaríngeo suele presentarse como una úlcera bucal o esofágica con linfadenopatía regional y edema.[1028] Pueden observarse escaras en la faringe posterior, las amígdalas o el paladar duro. El avance de la infección causa disfagia y fuerte dolor de garganta. El carbunco gastrointestinal afecta principalmente el íleon terminal y el ciego (lám. 14-2C). Los síntomas comienzan con fiebre, náuseas, malestar general y vómitos, y progresan rápidamente a abdomen agudo, sepsis y diarrea sanguinolenta. Algunos días después, puede presentarse ascitis purulenta turbia o franca que pulula con bacilos de carbunco.[22] Las superficies mucosas del tubo digestivo presentan necrosis extensa, edema y linfadenitis mesentérica, mientras pueden cultivarse bacilos del carbunco de tejidos gastrointestinales e infiltrados inflamatorios. También pueden presentarse enfermedades profundas por la pérdida de sangre, desequilibrio hidroelectrolítico y *shock* tóxico.[569] La mortalidad puede ser tan alta como del 60-100% si no se trata de manera radical. Por lo general, se produce la muerte por sepsis fulminante, así como obstrucción y perforación intestinal.[1028] Se informó el caso de carbunco gastrointestinal en los Estados Unidos en un paciente que presentó cólicos, náuseas, vómitos e hipotensión. Después, desarrolló ascitis masiva, lesiones mesentéricas nodulares hemorrágicas, necrosis en el intestino delgado, así como abscesos y hematomas retroperitoneales. Desafortunadamente, luego se presentó insuficiencia respiratoria que requirió cuidados intensivos, además de quimioterapia antimicrobiana y administración de inmunoglobulina contra el carbunco.[187,605]

El **carbunco pulmonar** o **inhalatorio** se produce por la inhalación de endosporas de *B. anthracis*.[998] En el pasado, esta infección afectaba a personas cuyas ocupaciones consistían en manipular piel animal contaminada con esporas de carbunco.

Aunque actualmente esto ya no sucede gracias a las directrices para el control animal y vacunas, de vez en cuando se informan casos de esta enfermedad en regiones endémicas. Después de inhalarse, las esporas llegan a los pulmones, donde los macrófagos del sistema reticuloendotelial las fagocitan y eliminan. Los macrófagos migran a los ganglios linfáticos hiliares y mediastínicos, donde las esporas germinan y maduran en bacilos vegetativos.[514] Los microorganismos se multiplican y producen toxinas, lo que causa edema y necrosis hemorrágica del mediastino, evidente en radiografías de tórax como ensanchamiento mediastínico notorio. Desde la zona subesternal, los microorganismos invaden el espacio pleural, lo cual produce derrames pleurales hemorrágicos.[514,1210] Los macrófagos que alojan los microorganismos son destruidos y las bacterias vegetativas escapan hacia la circulación general, donde siguen multiplicándose. La diseminación hematógena se extiende a zonas distantes, lo cual origina lesiones metastásicas por todo el cuerpo, como el tubo digestivo y el SNC. La meningitis por carbunco es una complicación fulminante que puede presentarse después del carbunco cutáneo, gastrointestinal o inhalatorio. Esta enfermedad puede ocurrir en el 30-40% de los pacientes con carbunco inhalatorio y la mortalidad es del 100%.[514,634] La mayoría de los pacientes no sobreviven lo suficiente como para manifestar signos y síntomas de meningitis; suelen estar lúcidos hasta que sobreviene el *shock* sistémico, el coma y la muerte. El período de incubación del carbunco inhalatorio es de 1-4 días y después se presentan repentinamente síntomas seudogripales, como fiebre, escalofríos, mialgia, dolor subesternal, tos seca, náuseas y vómitos. Después de 3-4 días de esta enfermedad prodrómica, se presenta un padecimiento fulminante con disnea, hipotensión y hematocrito elevado, así como alteración del estado mental que refleja toxemia fulminante que suele llevar al coma y la muerte después de 24-48 h. En la radiografía de tórax, pueden observarse infiltrados, derrames pleurales y ensanchamiento del mediastino; un estudio histológico de tejidos pulmonares en la autopsia suele revelar neumonitis localizada necrosante y hemorrágica, y necrosis de ganglios linfáticos peribronquiales y mediastínicos sin formación o consolidación de abscesos. La afectación gastrointestinal deriva en dolor abdominal, hematemesis y melena. La mortalidad relacionada con esta forma de la enfermedad es superior al 80-90% si no se trata.

Carbunco por drogas intravenosas. La presentación clínica hace poco descrita de infección por carbunco se reconoció por primera vez en un consumidor de drogas en Noruega que se inyectó heroína subcutánea en la nalga derecha.[941] Después de cuatro días, toda la zona presentó inflamación extensa y eritema. El paciente recibió terapia antiestafilocócica y fue dado de alta hasta que regresó cuatro días después con meningitis y *shock*, inflamación, edema y eritema en los glúteos, los muslos y la parte baja del abdomen. A diferencia del carbunco cutáneo por inoculación, no se observaron pápulas, vesículas ni las clásicas escaras. La cirugía no reveló abscesos, pero se presentó edema extenso en los tejidos, mientras que las muestras de LCR y heridas intraoperatorias demostraron *B. anthracis*. El paciente murió a los tres días de su ingreso mientras recibió una alta dosis de penicilina más cloranfenicol. Este caso supuestamente aislado no se volvió a informar hasta diciembre del 2009, cuando dos consumidores de drogas intravenosas fueron internados en el Reino Unido por *B. anthracis* aislado de sus hemocultivos. Para fines del 2010, se confirmaron 47 casos con 13 muertes en Escocia, 5 casos con 4 muertes en el Reino Unido y 2 casos con 1 muerte en Alemania.[78,127,893,898] La presentación clínica de este tipo de carbunco es bastante variable. En la mayoría de los pacientes, la infección de tejidos blandos se manifiesta con inflamación en la zona de la droga inyectada después de 1-10 días. Los estudios previos a la cirugía de tejidos infectados muestran edema, necrosis de tejido graso y hemorragia difusa; en algunos casos, los pacientes presentaron heridas profundas que necesitaron un amplio desbridamiento o escisión o, en el caso de infección en las ingles, se practicó una fasciectomía debido a fascitis y peritonitis. Algunos pacientes también presentaron síntomas generales, como escalofríos, fiebre y náuseas. El carbunco por drogas inyectadas tiene una mortalidad tan alta como del 34%; en parte, se debe a la mayor probabilidad de *shock* recurrente y al hecho de no considerar este diagnóstico poco frecuente. Supuestamente, la heroína involucrada en estos brotes estaba contaminada por entrar como contrabando a Europa desde regiones enzoóticas de carbunco en Afganistán, Irán y Turquía.

Sensibilidad a antibióticos y tratamiento de infecciones por *B. anthracis*.

B. anthracis es sensible a varios antibióticos, entre ellos, tetraciclinas, macrólidos, clindamicina, aminoglucósidos, fluoroquinolonas, carbapenémicos, rifampicina y cefalosporinas de primera generación (p. ej., cefalotina y cefazolina). *B. anthracis* es resistente a las cefalosporinas de segunda y tercera generación (cefotaxima, ceftriaxona y ceftazidima), los monobactámicos (aztreonam) y trimetoprima-sulfametoxazol.[174,216,766,1128] En Francia, se detectó resistencia a penicilina, ampicilina y cefalosporinas de segunda generación en el 11.5% de 96 aislamientos de *B. anthracis* de animales y el ambiente de 1994 a 2000.[174]

El tratamiento para el carbunco depende de la presentación clínica y la gravedad del padecimiento.[183,184,1057] En infecciones cutáneas adquiridas de forma natural (p. ej., ocupacionales), la penicilina oral es el medicamento de elección. El fármaco recomendado es amoxicilina (adultos, 500 mg cada 8 h; niños, 80 mg/kg al día cada 8 h). A menos que existan indicios claros de que la infección se contrajo de forma natural, debe considerarse la posibilidad de contagio por la liberación intencional de esporas. El uso de penicilina y ampicilina es tema de debate y estos medicamentos no deben utilizarse solos debido a la producción constitutiva o inducible de β-lactamasas por parte de algunas cepas de *B. anthracis*. El tratamiento recomendado para el carbunco gastrointestinal e inhalatorio es ciprofloxacino intravenoso (i.v.) (400 mg cada 12 h) o doxiciclina i.v. (100 mg cada 12 h), más otro fármaco i.v. (ampicilina, imipenem, clindamicina, claritromicina, rifampicina o vancomicina). Según la indicación clínica, puede sustituirse el tratamiento oral (ciprofloxacino, 500 mg dos veces al día; doxiciclina 100 mg dos veces al día). El tratamiento en niños consiste en los mismos fármacos, cuyas dosis se ajustan dependiendo de la edad y el peso. En caso de meningitis, debe administrarse una fluoroquinolona en vez de doxiciclina debido a la penetración superior en el SNC; en tales casos, cuando se administra el segundo fármaco i.v., también debe ser capaz de penetrar en el SNC.[72] En la mayoría de los casos, basta con una quimioterapia antimicrobiana i.v. de 10-14 días y luego un tratamiento por vía oral. Desde los correos con carbunco en el 2001, se recomendó continuar el tratamiento por hasta 60 días en caso de que haya esporas alojadas que puedan germinar en células vegetativas.[189]

Los pacientes tratados por carbunco también necesitan cuidados intensivos, mientras que existen tratamientos complementarios más novedosos para tratar estos problemas. Aquellos con carbunco inhalatorio y por drogas intravenosas suelen presentar derrame pleural recurrente que contiene gran cantidad de bacilos de carbunco. Se recomienda realizar toracocentesis frecuentes y drenaje del líquido pleural acumulado, que han demostrado aumentar la supervivencia.[514,546] La inmunoglobulina contra el carbunco (AIG, *anthrax immune globulin*) también está disponible como tratamiento complementario. Este material consiste en plasmaféresis de personas vacunadas contra el carbunco (*véase* a continuación) y está disponible a través de Cangene Corporation, Canadá. La AIG contiene en su mayoría anticuerpos contra el PA y debe utilizarse junto con quimioterapia antimicrobiana para el tratamiento de enfermedades graves (principalmente carbunco inhalatorio).[1175] Los anticuerpos monoclonales humanos contra el PA de *B. anthracis* también están disponibles previa consulta con los CDC. Estos novedosos antibióticos se crearon después de la aprobación del Proyecto Bioshield en el 2004, que permitió a la FDA (Food and Drug Administration) de los Estados Unidos aprobar agentes y fármacos contra amenazas biológicas con eficacia demostrada sólo en modelos animales. Con base en estos datos, tendrían un beneficio razonable en personas.[327] Esta medida legislativa también estableció la Strategic National Stockpile, que almacena materiales médicos y medicamentos como medida de protección en caso de ataques. Estos agentes pueden ser útiles como profilaxis previa a la exposición y como tratamiento posterior para el carbunco inhalatorio.[732] Se crearon y evaluaron tres anticuerpos monoclonales anti-PA que demostraron eficacia contra esta enfermedad en modelos animales, los cuales incluyen raxibacumab (anticuerpo monoclonal IgG recombinante humano [Human Genome Sciences]), obiltoxaximab (anticuerpo monoclonal de afinidad mejorada [Elusys Therapeutics]) y Valortim® (anticuerpo monoclonal humano [PharmAthene/Medarex]).

Prevención del carbunco.

La vacuna humana de primera generación autorizada para utilizarse en los Estados Unidos es BioThrax® (antes vacuna de adsorción contra el carbunco o AVA [*Anthrax Vaccine Adsorbed*], Bioport, Lansing, MI), una formulación libre de células preparada a partir de un filtrado de cultivo de un cepa avirulenta toxígena no encapsulada de *B. anthracis* (V770-NP-1-R) adsorbida en sales de aluminio como adyuvante.[112,127] Este filtrado de cultivo contiene PA (el componente principal), LF y EF. Después de la primera inyección, se aplican cinco dosis más en los próximos 18 meses para completar un tratamiento de seis dosis. Después de las seis inyecciones, cada año se administran vacunas de refuerzo para mantener un nivel protector de anticuerpos.[874] Se recomienda la AVA en aquellos que trabajan directamente con *B. anthracis* en el laboratorio y con productos animales (piel y cuero) importados desde zonas endémicas de carbunco, quienes trabajan con animales y productos derivados en zonas endémicas, así como personal militar desplegado en zonas de alto riesgo. Además, la vacuna contra el carbunco puede utilizarse como tratamiento preventivo en aquellas personas con riesgo cuantificable de exposición al carbunco y, en conjunto con los CDC, puede administrarse con antibióticos para el tratamiento posterior a la exposición de carbunco inhalatorio. La vacuna tiene buena tolerancia y, al parecer, es segura.[231,429] Se están efectuando estudios acerca del desarrollo de nuevas vacunas, cuyo antígeno experimental más prometedor es PA recombinante (rPA) altamente purificado.[487,577] En los Estados Unidos y en el Reino Unido se fabricaron dos vacunas con rPA. En el primer país, se evaluó el producto y se determinó que es inmunógeno y seguro, pero su inestabilidad en almacenamiento descartó su capacidad de reservarse para uso futuro. También se están realizado estudios acerca de vacunas de rPA de tercera generación en los cuales se analizan los diferentes adyuvantes, estrategias novedosas de inoculación y administración, así como el uso de antígenos experimentales de vacunas, además de rPA.[60,137,548,581,1059]

Bacillus cereus

Factores de virulencia de *B. cereus.* *B. cereus* produce varios factores potenciales de virulencia además de las toxinas relacionadas con infecciones gastrointestinales (*véase* a continuación), los cuales supuestamente tienen incidencia en infecciones no gastrointestinales.[130] Los factores de virulencia incluyen tres hemolisinas y tres fosfolipasas. Las hemolisinas son cereolisina, hemolisina II y hemolisina III, respectivamente. La cereolisina es similar a la estreptolisina O (SLO, *streptolysin O*), al ser una proteína termolábil activada por tioles e inhibida por el colesterol. La hemolisina II es una toxina hemolítica que también es una toxina letal en ratones, mientras que la hemolisina III causa lisis osmótica de eritrocitos mediante la formación de poros transmembranarios. Las fosfolipasas incluyen fosfatidilinositol hidrolasa, fosfatidilcolina hidrolasa y una esfingomielinasa. Las fosfolipasas dividen porciones lipídicas que sirven para fijar proteínas de la superficie celular, afectan la integridad de la membrana celular y perjudican la capacidad regenerativa de las células dañadas. Las cepas de *B. cereus* también producen al menos tres β-lactamasas diferentes, colagenasas extracelulares y proteasas unidas a la membrana.

Gastroenteritis por *B. cereus.* *B. cereus* se encuentra en el suelo y contamina muchos productos agrícolas. Varios alimentos pueden contaminarse por células vegetativas o esporas de *B. cereus*, como pasta, arroz, lácteos, granos, especias, vegetales, carne, pollo y mariscos.[988] Algunas cepas de *B. cereus* pueden crecer a baja temperatura, por lo cual incluso los alimentos refrigerados están propensos a descomponerse.[395] La presencia de esporas en los alimentos es otro problema, ya que germinan a 65-75 °C, similar al intervalo utilizado en los métodos de pasteurización de corta duración a alta temperatura en productos lácteos. Las esporas altamente resistentes también pueden soportar la exposición a radiación γ. Como algunas cepas de *B. cereus* forman una biopelícula, es difícil erradicar a estos y otros microorganismos de tuberías, tinas y otros recipientes utilizados para procesar y fabricar alimentos.[858] Los alimentos, lácteos y suplementos contaminados, así como fórmulas infantiles preparadas en hospitales o farmacias, representan posibles riesgos para pacientes hospitalizados, especialmente niños y pacientes inmunodeprimidos. Como las enfermedades transmitidas por alimentos debidas a este microorganismo no son de notificación obligatoria, en la mayoría de los países no existe una cifra exacta de la incidencia y prevalencia. Entre 1973 y 1985, *B. cereus* fue responsable del 17.8% de los brotes por alimentos en Finlandia, el 11.5% en los Países Bajos, el 2.2% en Canadá, el 0.8% en Escocia, el 0.7% en Inglaterra y Gales, y el 0.7% en Japón. La incidencia en los Estados Unidos también es bastante baja: sólo el 1.3% de los casos de intoxicación alimentaria por bacterias se debieron a *B. cereus* entre 1972 y 1982. Se estima que más de 27 000 casos

de las enfermedades transmitidas por alimentos en aquel país fueron por *B. cereus*.[739,823]

Las cepas de *B. cereus* productoras de enterotoxinas son conocidas por causar gastroenteritis aguda de resolución espontánea en personas, generalmente después de consumir alimentos contaminados. Este síndrome se presenta con dos formas clínicas, dependiendo del tipo de toxina producida por los microorganismos de dichos alimentos. Una enfermedad de incubación corta (o intoxicación alimentaria emética) se caracteriza por síntomas como náuseas, vómitos y cólico abdominal, que aparecen 1-6 h después de consumir alimentos contaminados y desaparecen a las 10-24 h. Los alimentos relacionados con la enfermedad de tipo emético incluyen platillos orientales de arroz frito, crema y lácteos, pastas y fórmulas infantiles preparadas. La exotoxina termoestable responsable producida por estas cepas de *B. cereus* es un dodecadepsipéptido cíclico conocido como **cereulida**, que tiene un peso molecular de aproximadamente 1 165 Da y es muy termoestable.[12,13] En el caso del arroz, suele cocinarse, enfriarse y mantenerse a temperatura ambiente, tiempo durante el cual las células vegetativas crecen y producen cereulida, que no muere ni siquiera al recalentar el alimento. Esta molécula también es estable en presencia de ácidos, álcalis y proteasas, y es no antigénica. La cereulida causa degeneración en las mitocondrias y desacoplamiento de la fosforilación oxidativa.[755] En ratones provoca hepatopatías; en cultivos celulares, degeneración mitocondrial y posterior apoptosis.[834] En 1997, se notificó una muerte derivada de intoxicación por cereulida que causó insuficiencia hepática fulminante.[706] Se encontró una alta concentración de cereulida en hígado, bilis, intestino delgado y sangre, así como en utensilios de cocina y sartenes para recalentar el alimento contaminado. Se identificó el gen de cereulida y se diseñó una prueba de reacción en cadena de la polimerasa para detectarlo.[303]

La intoxicación alimentaria por *B. cereus* de incubación prolongada ocurre 8-16 h después de comer. Los principales síntomas son diarrea líquida, náuseas, tenesmo y cólicos en la parte baja del abdomen,[694] que suelen disminuir a las 12-14 h. Los alimentos relacionados con esta enfermedad incluyen carne y vegetales, pasteles, salsas y lácteos. Esta presentación clínica se asocia con cuatro enterotoxinas termolábiles distintas, como dos proteínas complejas (hemolisina BL [HBL] y enterotoxina no hemolítica [NHE]) y dos proteínas enterotóxicas (enterotoxina T y citotoxina K).[988] La HBL y la NHE se componen de tres proteínas y los locus que las codifican están organizados en operones discretos y distintos ubicados en el cromosoma de *B. cereus* (y, de vez en cuando, *B. thuringiensis*).[162] La HBL es una exotoxina con actividad hemolítica ("H") y se compone de tres proteínas: un componente de fijación de 37.8 kDa ("B") y dos proteínas (L1 de 38.5 kDa y L2 de 43.2 kDa) con propiedades citolíticas y dermonecróticas.[81] Los genes que codifican el componente B (*hblA*), L1 (*hblD*) y L2 (*hblC*) están dispuestos en un operón en tándem, adyacentes unos a otros.[957] Los tres componentes de HBL son necesarios para la actividad biológica. La HBL causa hemólisis de los eritrocitos en diversas especies de mamíferos, como cobayos, cerdos, ovejas, conejos, caballos y humanos; se fija a la membrana de células eucarióticas, formando poros que provocan la filtración del contenido celular. Además, es dermonecrótica, aumenta la permeabilidad vascular y causa acumulación de líquido, necrosis vellosa, edema submucoso e infiltración linfocítica en la prueba de asa ileal de conejos.[82] La HBL de diferentes cepas de *B. cereus* demuestra un alto grado de heterogeneidad molecular, difiere en el grado y la gama de hospederos de las especies en cuanto a la hemólisis y suele tener actividades biológicas similares.[83] La NHE es una proteína antigénica de 41 kDa relacionada con proteínas de 39.8 y 36.5 kDa codificadas por un operón de tres genes.[432] Esta toxina tripartita es dermonecrótica y citotóxica, y altera la permeabilidad de la membrana.[697] Otros investigadores han descrito e informado otras enterotoxinas de varias cepas de *B. cereus*, pero HBL y NHE se consideran las toxinas responsables de enfermedades diarreicas por *B. cereus* por intoxicación alimentaria. Algunos aislamientos de esta bacteria pueden producir tanto la toxina emética como los complejos de enterotoxinas. La intoxicación asociada con *B. cereus* y sus toxinas puede evitarse con una cocción adecuada de alimentos, especialmente carnes, y un almacenamiento correcto en el refrigerador. *B. thuringiensis* también se aisló en relación con brotes de gastroenteritis y demostró una citotoxicidad similar a la provocada por *B. cereus* enterotoxigénica.[542] En raras ocasiones, otras especies de *Bacillus* (p. ej., *B. subtilis* y *B. licheniformis*) también pueden provocar gastroenteritis e intoxicación alimentaria.

Infecciones oportunistas causadas por B. cereus, *otras especies de* Bacillus *y* Paenibacillus

Dada su ubicuidad en el ambiente, el aislamiento de especies de *Bacillus* de muestras clínicas casi siempre se ha considerado un tipo de contaminación importante. Sin embargo, la frecuencia cada vez mayor de informes en la literatura médica de especies de *Bacillus* como agentes de enfermedades en hospederos inmunodeprimidos indica que estos microorganismos no deben descartarse como contaminantes en todos los casos. Las infecciones graves por especies de *Bacillus* y *Paenibacillus* se han relacionado con intervenciones quirúrgicas, inmunodepresión, heridas por traumatismo, quemaduras, hemodiálisis y abuso de medicamentos parenterales. Las cepas aisladas de infecciones no gastrointestinales producen diversos y presuntos factores de virulencia, como hemolisinas, exotoxinas necrosantes y fosfolipasas. Los análisis de grandes series de casos que implican infecciones graves por *Bacillus* indican su participación en los síndromes clínicos anteriormente descritos. *B. cereus* se reconoce como un agente de gastroenteritis y es la especie de *Bacillus* que se aísla con mayor frecuencia como agente oportunista de hospederos inmunodeprimidos. En el recuadro 14-2 se describen las infecciones causadas por especies de *Bacillus* no causantes de carbunco, además de las infecciones por *B. cereus* más las causadas por especies de *Paenibacillus*.

Bacteriemia y endocarditis por *B. cereus*. La bacteriemia y endocarditis por *B. cereus* suelen aparecer en consumidores de drogas intravenosas, pacientes con valvulopatías, válvulas protésicas o implantes cardíacos (p. ej., marcapasos) o pacientes inmunodeprimidos por cáncer o quimioterapia.[2,171,233,409,498] Existen casos poco frecuentes de endocarditis, pero en el ámbito del abuso de drogas parenterales (por lo general, heroína) es una complicación reconocida. En estos casos, los microorganismos probablemente se originan de una inyección contaminada o heroína. Por lo general, una infección endocárdica afecta la válvula tricúspide, mientras que la radiografía de tórax revela émbolos sépticos en los pulmones. Los consumidores con endocarditis por *B. cereus* tendrán hallazgos clínicos compatibles y varios hemocultivos positivos poco después de la administración de un medicamento parenteral. La bacteriemia por *Bacillus* también

puede indicar contaminación intrahospitalaria de los catéteres intravasculares implantados. En estos casos, una vez retirado el equipo de catéteres, desaparecerán los microorganismos de la sangre. A veces, no puede precisarse una fuente de bacteriemia por *B. cereus*, mientras que se han documentado casos de bacteriemia polimicrobiana por *B. cereus* y *Streptococcus epidermidis*, miembros de *Enterobacteriaceae* o *Pseudomonas aeruginosa*.[65] Los bebés prematuros y con bajo peso al nacer también están en riesgo de padecer infecciones graves por *B. cereus*; en estos casos, los microorganismos suelen aislarse de sangre y cultivos de LCR o de aspirados endotraqueales.[498,668] *B. cereus* también ha sido una causa de sepsis por catéter en niños con diversas enfermedades neoplásicas que reciben quimioterapia parenteral.[170]

Infecciones por *B. cereus* en hospederos inmunodeprimidos. Las infecciones por *B. cereus* en pacientes inmunodeprimidos incluyen bacteriemia y sepsis fulminante, infecciones del SNC (meningitis, meningoencefalitis y absceso cerebral), infecciones en las vías respiratorias bajas con empiema, heridas infectadas penetrantes e infecciones posquirúrgicas, así como heridas infectadas por quemaduras.[45,65,402,646,712,833,964] Las infecciones del SNC pueden ocurrir a causa de anestesia raquídea, reparación de fístula, propagación de un foco de infección contiguo o derivaciones ventriculoperitoneales contaminadas.[204,402,716] Las infecciones por *B. cereus* en bebés prematuros y con bajo peso al nacer afectan la circulación sanguínea y el SNC, y los desenlaces suelen ser negativos.[498,668,712] Las infecciones de los pulmones, por ejemplo, neumonitis necrosante, traqueobronquitis seudomembranosa, neumonía e insuficiencia respiratoria aguda, han ocurrido principalmente en pacientes con leucemia, carcinoma hepatocelular y recién nacidos prematuros.[353,757,1062] Los motivos de inmunodepresión en estos pacientes fueron alcoholismo, leucemia, linfoma, quimioterapia de inducción, meningioma, artritis reumatoide, lupus eritematoso sistémico, quemaduras graves, diabetes, enfermedad de inmunodeficiencia combinada grave y sida. Lee y cols.[656] informaron un caso mortal de bacteriemia, peritonitis bacteriana espontánea y fascitis necrosante por *B. cereus* en un hombre de 47 años, cuyas enfermedades subyacentes eran cirrosis por hepatitis B crónica y varices esofágicas. Los desenlaces mortales en muchos de estos pacientes reflejan una inmunodepresión generalizada a causa de enfermedades inmunitarias, quimioterapias citotóxicas como tratamiento y el uso de dispositivos permanentes para apoyo vital (p. ej., alimentación parenteral total) y terapias.

Infecciones oculares por *B. cereus*. La endoftalmitis y otras infecciones oculares por *B. cereus* suelen ocurrir después de lesiones oculares penetrantes (infecciones exógenas) o por la diseminación bacteriana del segmento posterior del ojo durante episodios bacteriémicos derivados de dispositivos permanentes, transfusiones e inyecciones o drogas contaminadas (infecciones endógenas).[258,728,756,1003,1121] Las lesiones oculares penetrantes por *B. cereus* suelen presentarse en determinadas profesiones (herreros y obreros) y ambientes (accidentes en zonas rurales o agrícolas).[258,720] En este tipo de lesiones o cuerpos extraños retenidos dentro de la órbita, el edema periorbitario e inflamación de la córnea provocaron una infección vítrea que se propagó a la retina y derivó en la pérdida de agudeza visual en un período de 12-24 h después de la lesión. El diagnóstico se realiza con una

Miembros del género *Bacillus* (además de *B. anthracis* y *B. cereus*) y *Paenibacillus* aislados de infecciones humanas

Especie	Infecciones	Referencias
B. circulans	*B. circulans* se aisló de hemocultivos como una causa de endocarditis, pericarditis, bacteriemia por catéter y sepsis mortal en pacientes inmunodeprimidos (p. ej., aquellos que reciben quimioterapia antineoplásica, así como trasplantes de médula ósea y vísceras sólidas). Este microorganismo también se aisló por ser causa de peritonitis en un paciente sometido a diálisis peritoneal crónica ambulatoria (DPCA), así como de endoftalmitis endógena y heridas infectadas.	21, 65, 98, 170, 422, 452, 618, 1090
B. coagulans	Este microorganismo es una causa poco frecuente de bacteriemia en pacientes con cáncer.	65
B. hackensackii	Esta nueva especie se aisló de un solo hemocultivo de una mujer de 22 años con dolor abdominal y dolor a la palpación.	516
B. licheniformis	*B. licheniformis* se aisló como una causa de bacteriemias por catéter tipo Hickman, Broviac y venoso central. Este microorganismo también se aisló de un grupo de infecciones sanguíneas en pacientes con tumores hemáticos malignos; se dio seguimiento a la fuente del microorganismo en algodón contaminado utilizado para desinfectar la piel. *B. licheniformis* también se relacionó con endoftalmitis y absceso cerebral tras lesiones orbitarias penetrantes, además de aislarse de líquido peritoneal en pacientes que reciben DPCA. *B. licheniformis* también es una causa poco frecuente de endocarditis de válvula protésica y se aisló de un absceso en una glándula parótida.	120, 469, 480, 556, 665, 689, 730, 833, 841, 1105
B. megaterium	Esta especie de *Bacillus* se aisló de una lesión en el tobillo, similar a una por carbunco, y como una causa de queratitis laminar de aparición tardía en un paciente dos semanas después de una cirugía LASIK.	298, 897
B. pantothenticus	*B. pantothenticus* se aisló de la sangre y un absceso hepático de un hombre inmunocompetente de 44 años.	790
B. pumilis	*B. pumilis* se aisló de hemocultivos de recién nacidos con sepsis, como una causa de sepsis por catéter venoso central en un niño con alimentación parenteral total y a partir de infecciones cutáneas primarias, semejantes al carbunco cutáneo, en tres pastores.	65, 89, 596, 1101
B. sphaericus	*B. sphaericus* se aisló de un paciente con cáncer y bacteriemia.	65
B. subtilis	*B. subtilis* es una causa poco frecuente de bacteriemia en pacientes con cáncer, traumatismo craneal y pielonefritis. En algunos casos, la bacteriemia se debió a una cepa de *B. subtilis* administrada a los pacientes como probiótico. Este microorganismo también se relacionó con dos casos de hepatotoxicidad grave tras consumir productos Herbalife contaminados con *B. subtilis*.	65, 812, 923, 1058
B. thuringiensis	Este miembro del grupo *B. cereus* tiene aplicaciones industriales y comerciales debido a la producción de proteínas insecticidas. Tal como *B. cereus*, este microorganismo también produce hemolisinas, proteasas y, de vez en cuando, enterotoxinas. *B. thuringiensis* se aisló de hemocultivos, infecciones en tejidos blandos (celulitis periorbitaria), heridas por quemaduras e infecciones periodontales y pulmonares.	250, 403, 482, 622, 856
P. alvei	Este microorganismo se aisló de hemocultivos y de una artroplastia de cadera infectada de una mujer de 26 años con anemia drepanocítica.	902
P. cineris	Esta especie, originalmente aislada del suelo en la Antártica, se aisló de una muestra de esputo de un hombre de 25 años durante una exacerbación aguda de fibrosis quística.	645, 685
P. hongkongensis	Este microorganismo se aisló de uno de cuatro hemocultivos de un niño de nueve años con fiebre neutropénica sometido a cirugía, radiación y varios ciclos de quimioterapia para el tratamiento de un meduloblastoma.	1102
P. konsidensis	Este microorganismo se aisló de dos hemocultivos obtenidos de un hombre de 75 años con fiebre persistente, hematemesis e hipotensión.	609
P. larvae	*P. larvae* se conoce como una causa de loque americana, una grave enfermedad que afecta a las larvas de abejas, y puede cultivarse de la miel. Cinco usuarios de drogas intravenosas presentaron bacteriemia por este microorganismo, quienes se inyectaron el opiáceo metadona combinado con miel para utilizarlo como medicamento oral. La evolución clínica de bacteriemia por *P. larvae* fue benigna en tres pacientes, pero uno presentó peritonitis bacteriana espontánea y otro, émbolos pulmonares.	928

P. macerans	*P. macerans* se aisló de hemocultivos de ocho recién nacidos en la unidad de cuidados intensivos. Ninguno resultó infectado, lo cual se demostró con la ausencia de fiebre y leucocitosis. El control de la infección identificó que la seudobacteriemia se produjo por los tapones de goma contaminados de los frascos de hemocultivos.	809
P. massiliensis	Esta especie se aisló de un hemocultivo de un adolescente de 13 años con leucemia linfoblástica aguda (LLA) sometido a quimioterapia y, posteriormente, a un trasplante de células madre. Al momento de recolectar el hemocultivo, el paciente presentaba neutropenia y enfermedad cutánea y hepática de injerto contra hospedero.	950
P. polymyxa	Esta especie se aisló de un hemocultivo de una mujer de 93 años que sufrió un infarto cerebral.	797
P. provencensis	Aislado como contaminante del LCR de un hombre de 54 años con la enfermedad de Whipple.	949
P. sanguinis	Esta especie se aisló de un hemocultivo de un hombre de 49 años sometido a quimioterapia y radiación por un carcinoma epidermoide bucofaríngeo.	950
P. sputi	Aislado del esputo de una mujer de 60 años sometida a pruebas para detectar una infección por tuberculosis.	594
P. thiaminolyticus	*P. thiaminolyticus* se aisló de hemocultivos de un hombre de 80 años con antecedentes de colectomía subtotal con ileostomía por cáncer de colon. El paciente también presentó hipertensión, insuficiencia cardíaca congestiva, enfermedad de Parkinson e insuficiencia renal en etapa terminal que requiere hemodiálisis. Además, tenía un catéter Permacath® permanente, que supuestamente provocó la bacteriemia.	832
P. timonenesis	Este microorganismo se aisló de un hemocultivo recolectado de una mujer de 75 años que presentó nefropatía intersticial crónica que requirió hemodiálisis.	950
P. urinalis	Este microorganismo se aisló como un contaminante de una muestra de orina de una mujer de 36 años con presunta tuberculosis.	949

paracentesis inmediata de cámara anterior y recolección de hemocultivos.[728,756] Es normal presentar fiebre y leucocitosis. La endoftalmitis puede complicarse por la propagación de los microorganismos a los sitios anatómicos contiguos, como el cerebro y el SNC. También se informaron casos poco frecuentes de queratitis y endoftalmitis por *B. cereus* relacionados con la manipulación de lentes de contacto contaminados y después de una cirugía de catarata y procedimientos LASIK.[293,953] Este síndrome tiene una evolución clínica rápida y puede derivar en ceguera y requerir enucleación.[258] Como estas infecciones son rápidamente destructivas, es necesario un elevado índice de sospecha y un tratamiento radical (p. ej., vancomicina, ceftazidima y aminoglucósidos) administrado por vía sistémica e intraocular.[756] En el laboratorio clínico, las tinciones con Gram de material aspirado de muestras de humor acuoso y vítreo deben interpretarse con cautela, mientras que el aislamiento de especies de *Bacillus* debe notificarse al médico y no descartarse como contaminante. La evolución rápidamente destructiva de infecciones intraoculares por *B. cereus* se ha atribuido a la producción de toxinas y enzimas destructivas del microorganismo causal.

Infecciones en piel, huesos y tejidos blandos por B. cereus. *B. cereus* puede causar infecciones cutáneas y subcutáneas postraumáticas, fascitis necrosante, celulitis, mionecrosis, así como osteomielitis aguda y crónica.[442,743,990] Hasta que los resultados del cultivo demuestren lo contrario, se presume que estas infecciones se deben a clostridios. Se han documentado heridas infectadas postraumáticas, infecciones de tejido blando, fascitis necrosante y osteomielitis por *B. cereus* en personas con traumatismos graves prolongados, como por accidentes automovilísticos y heridas por arma de fuego.[552,779,1206] El consumo de drogas intravenosas, los tumores hemáticos malignos subyacentes o un tratamiento inmunodepresor son factores de riesgo para contraer estas infecciones.[442,960] La presencia de enfermedades subyacentes (p. ej., leucemia, anemia drepanocítica y síndrome mielodisplásico) en personas con traumatismo también las predispone a infecciones y sobreinfecciones más complicadas por *B. cereus*, como fascitis y mionecrosis.[960] Las heridas infectadas por *B. cereus* pueden ser muy destructivas para los tejidos y requerir desbridamiento o amputación de las extremidades afectadas para evitar que la infección se propague.[743] En usuarios de drogas intravenosas, la infección del tejido blando por *B. cereus* puede causar bacteriemia diseminada en sitios distantes, mientras que se informaron infecciones inusuales, como osteomielitis vertebral aguda, a causa de la propagación hematógena. Las especies de *Bacillus* también pueden causar infecciones importantes en pacientes con quemaduras. La destrucción de tejidos que se observa en heridas infectadas graves causadas por especies de *Bacillus* se relaciona con la producción de enzimas extracelulares con propiedades histolíticas e histotóxicas (p. ej., hemolisinas, fosfolipasas y proteasas).

Infecciones intrahospitalarias. Se informaron brotes de gastroenteritis por *Bacillus* en centros de salud y otros ámbitos institucionales. En estos casos, los alimentos causantes fueron guisados de carne, arroz frito, pollo y pavo procesado. Otros brotes intrahospitalarios de infecciones por *Bacillus* han implicado la propagación de una misma fuente de reservorios contaminados en el ambiente.[730] Estas fuentes incluyeron hemodializadores, broncoscopios, reservorios de Ommaya, globos de ventilación manual, diversas unidades inyectables, así como pañales, guantes y vendas quirúrgicas contaminados.[166,489,924,1143,1235] En el 2001, se rastreó una seudobacteriemia en una unidad de cuidados intensivos (UCI) pediátrica causada por *Paenibacillus macerans* en frascos de hemocultivos contaminados.[809] Se aislaron especies de *Bacillus* de líquido peritoneal en un caso de peritonitis relacionada con diálisis peritoneal intrahospitalaria. También se rastrearon seudobacteriemias por especies de *Bacillus* en tapones contaminados de frascos de hemocultivos y se relacionaron temporalmente con la alteración en el ambiente, como la construcción de hospitales.[683]

Seguridad, recolección de muestras y procesamiento en el laboratorio

En caso de un presunto brote de carbunco, debe notificarse inmediatamente al laboratorio de salud pública estatal y a los CDC de los Estados Unidos. Las muestras que pueden recolectarse incluyen material de lesiones cutáneas, hemocultivos y otros tejidos posiblemente infectados. La seguridad en el laboratorio es de vital importancia al trabajar con materiales que supuestamente contienen *B. anthracis*. Todas las muestras y cultivos deben analizarse y procesarse de manera minuciosa en una cabina de seguridad biológica de clase II. Deben tomarse todas las precauciones para reducir al mínimo la generación de aerosoles del material posiblemente infectado. El personal del laboratorio debe utilizar batas, máscaras y guantes protectores al manipular muestras. Esta vestimenta debe desecharse o someterse a esterilización en autoclave antes de volver a utilizarse. Después del procesamiento de muestras e inoculación de medios en placas y tubos, todas las superficies en la cabina de seguridad biológica y superficies abiertas de las mesas de trabajo deben desinfectarse con hipoclorito de sodio al 5%. Todos los instrumentos empleados para el procesamiento de muestras deben esterilizarse en autoclave. Además, el personal del laboratorio que trabaja con suspensiones de esporas o cadáveres y tejidos animales contaminados debe tener las vacunas correspondientes.

Las muestras de aislamiento de *B. anthracis* deben reflejar el modo de adquisición y la patología consiguiente de la infección. En el caso del diagnóstico de carbunco cutáneo, se recolectan, junto con hemocultivos, muestras de líquido seroso o una biopsia obtenida desde debajo de la superficie de la escara. Para realizar el diagnóstico de presunto carbunco inhalatorio, es necesario recolectar muestras de esputo y hemocultivos. Pueden enviarse aspirados gástricos y muestras fecales para ayudar en el diagnóstico de carbunco gastrointestinal, junto con hemocultivos. En caso de presunta gastroenteritis por *B. cereus*, deben recolectarse los alimentos vinculados a nivel epidemiológico con la enfermedad. Como *B. cereus* puede estar presente en las heces de personas sanas y no existe a la mano un sistema de determinación de este microorganismo en laboratorios clínicos, su aislamiento de heces de pacientes enfermos no brinda suficientes datos para atribuir una función etiológica a los aislamientos. Sin embargo, puede valer la pena aislarlo de las heces en un caso de brote, ya que las muestras similares de controles con las mismas características demostraron no contener el microorganismo.

Los aislamientos de alimentos implicados y de las heces pueden enviarse al laboratorio de referencia (p. ej., el laboratorio del departamento de salud estatal o los CDC) para confirmar la identificación y la determinación de la cepa. Debe recolectarse una muestra de heces de suficiente volumen (25-50 g) en un recipiente estéril hermético. El alimento, las muestras de heces o los aislamientos deben enviarse al departamento de salud estatal o los CDC antes de notificarles el brote y debatir al respecto.

Aislamiento e identificación del grupo Bacillus cereus

Los miembros del género *Bacillus* que se aíslan de muestras clínicas suelen crecer bastante y esporular en sangre de carnero y agares chocolate incubados a 37 °C en condiciones aerobias. La esporulación puede estimularse con un subcultivo en agar nutritivo complementado con $MnSO_4$ (5 µg/mL de la concentración final) y la posterior incubación. En tinciones con Gram de hemocultivos, otros medios en caldo, y a veces medios sólidos, *Bacillus* y otras especies relacionadas pueden aparecer como bacilos gramnegativos, lo cual deriva en la percepción errónea de que el microorganismo es un bacilo gramnegativo no fermentador. La inoculación de medios en caldo y la preparación de un frotis teñido con Gram después de unas horas de crecimiento pueden revelar la naturaleza grampositiva de los microorganismos. Las esporas intracelulares y libres de células no se tiñen con la técnica de Gram, pero pueden visualizarse con la tinción verde de malaquita. Se crea un frotis del microorganismo en un portaobjetos fijado con calor y teñido con verde de malaquita al 10% durante 45 min. El frotis se lava, se contratiñe con safranina durante 30 s y se observa bajo aceite de inmersión. Las esporas se observarán verdes, mientras que las células vegetativas se tiñen de color rosa o rojo. Las esporas no teñidas se ven como estructuras ligeramente refringentes, claras y de redondas a ovaladas dentro y fuera de las células vegetativas (lám. 14-2D).

En SBA, las colonias de *B. cereus* y *B. thuringiensis* tienden a ser grandes con una textura de vidrio áspero o esmerilado, y la mayoría de las cepas son β-hemolíticas (lám. 14-2H). Estas colonias tienen una consistencia mantecosa con bordes íntegros, crenados o fimbriados. Por el contrario, las colonias de *B. anthracis* por lo general son más pequeñas, blancas grisáceas, de superficie áspera y no hemolíticas, y tienen una consistencia tan firme que, cuando se tocan con un asa de inoculación, forman picos rectos semejantes a claras de huevo batidas (láms. 14-2E, F y G). Bajo el microscopio de disección, varios crecimientos ondulantes en forma de coma conformados de cadenas filamentosas de bacilos rodean la colonia de *B. anthracis*, que dan el aspecto de una "cabeza de Medusa" de la mitología griega (lám. 14-2F). Las colonias de *B. mycoides* son planas y no hemolíticas, y tienen aspecto sinuoso o rizoide, similar a algunos clostridios. En los frotis teñidos con Gram, las células del grupo *B. cereus* (incluido *B. anthracis*) son bacilos grampositivos de 3-8 µm de largo y 1.2-1.4 µm de ancho que se encuentran individuales o en cadenas. Las células individuales tienen extremos cuadrados o cóncavos. Pueden observarse esporas ovaladas a nivel central o subterminal y las células no se hinchan en las zonas donde se encuentran las esporas. El microscopio de contraste de fases con un frotis de *B. thuringiensis* puede mostrar cristales adyacentes a las esporas (parasporales), los cuales son la toxina insecticida producida naturalmente, y también pueden observarse al teñir un frotis del microorganismo con verde de malaquita.

Todos los miembros del grupo *B. cereus* producen lecitinasa en agar yema de huevo e hidroliza caseína, almidón y gelatina. *B. thuringiensis* y algunas cepas de *B. cereus* y *B. mycoides* son positivas para arginina dihidrolasa, mientras que *B. anthracis* es negativa. Ningún grupo de *B. cereus* produce indol y la mayoría de las cepas reducen nitratos a nitritos. *B. anthracis* también es inmóvil en preparaciones de gota colgante o en un medio semisólido de motilidad, mientras que *B. cereus*, *B. thuringiensis* y *B. mycoides* son móviles. Además, las cepas de *B. anthracis* se encapsulan en tejidos infectados, como se demuestra con una preparación en fresco de tinta china o con la tinción de la cápsula de M'Fadyean.[1051] La formación de material capsular puede estimularse con el subcultivo del microorganismo en el agar nutritivo que contiene $NaHCO_3$ al 0.7% e incubación a 37 °C durante la noche. La cápsula de *B. anthracis* se compone de ácido poli-D-γ-glutámico y funciona para evitar la fagocitosis. *B. anthracis* también puede identificarse y diferenciarse definitivamente de las otras especies de *Bacillus* mediante un análisis de ácidos grasos de células completas de cromatografía de gases o sensibilidad al bacteriófago γ. Las características bioquímicas para identificar *B. anthracis*, *B. cereus*, *B. thuringiensis* y los otros miembros del grupo *B. cereus* se presentan en la tabla 14-4.

B. anthracis es uno de varios posibles agentes de bioterrorismo. Los CDC y miembros del LRN determinaron que todas las especies de *Bacillus* aisladas en el laboratorio clínico deben estudiarse para la detección de *B. anthracis*. Los agentes que corresponden a los criterios de detección se envían a los laboratorios de salud pública estatal para su identificación definitiva. En general, estas características incluyen la tinción de Gram y morfología de la colonia, presencia o ausencia de hemólisis, producción de catalasa y determinación de motilidad. En los laboratorios de referencia, la identidad de las presuntas cepas de *B. anthracis* se confirma mediante un análisis de ácidos grasos de células completas, sensibilidad al bacteriófago γ o métodos de PCR en tiempo real. Las características del laboratorio de vigilancia para la detección de aislamientos de *Bacillus* para posible *B. anthracis* se presentan en el recuadro 14-3. Otras características que pueden ayudar son la tinción de la cápsula (directamente en material clínico) y una prueba de β-lactamasa. La mayoría de las especies de *Bacillus* que no producen carbunco no están encapsuladas y son resistentes a la penicilina debido a la producción de enzimas de β-lactamasas. En este caso, puede utilizarse la prueba de disco de cefalosporina cromógena (Nitrocefin®, BD Microbiology Systems).

Las especies de *Bacillus*, y otras especies relacionadas, pueden identificarse por medio de la observación de la morfología celular, forma, posición y aspecto de las endosporas, así como la determinación de características bioquímicas con pruebas convencionales.[920] Las formas y ubicaciones de las esporas suelen determinarse con la tinción de Gram o la tinción de una espora, mientras que la motilidad celular se determina con la inoculación por punción de un medio semisólido de motilidad. La acidificación de hidratos de carbono puede evaluarse con un medio semisólido de agar cistina tripticasa (CTA, *cystine tryptic agar*) que contiene hidratos de carbono al 1%. La reducción de nitrato y producción de indol se detectan mediante la inoculación del caldo de nitrato-indol y el desarrollo de reactivos adecuados, respectivamente. La hidrólisis de gelatina, caseína y almidón se determina mediante la inoculación de medios convencionales en tubo o placa. Los sistemas de kits en miniatura, como API 20E® (incluye cúpulas para arginina dihidrolasa [ADH], indol, reducción de nitrato e hidrólisis de gelatina) y API 50 Carbohydrate® (API 50CH), también pueden servir para diferenciar *B. anthracis* de otros microorganismos del grupo *B. cereus* e identificar otras especies de *Bacillus* y especies relacionadas.[684] El sistema Vitek® (bioMérieux, Inc.) tiene una tarjeta de identificación autónoma de *Bacillus* y el sistema Biolog® (Biolog, Inc., Hayward, CA) también tiene una base de datos fidedigna de las especies de *Bacillus*.[61] También existe un análisis de metilésteres de ácidos grasos que utiliza el sistema de identificación microbiano (MIDI®, *Microbial Identification System*)

RECUADRO 14-3

Pruebas de detección del laboratorio de vigilancia para la presunta identificación de *Bacillus anthracis*

Categoría	Características
Seguridad	Bioseguridad de nivel 2 para el procesamiento de muestras clínicas; bioseguridad de nivel 3 para prácticas de laboratorio de todas las manipulaciones de cultivo que pueden producir aerosoles (picado, cortado y agitación en vórtex); realizar todo el trabajo en un cabina de seguridad biológica.
Características de las colonias	Colonias de crecimiento rápido, 2-5 mm de diámetro después de incubarse por 18-24 h a 35-37 °C. Superficie no pigmentada, seca y en "vidrio esmerilado", plana o ligeramente convexa; bordes irregulares con proyecciones "en forma de coma" (colonia con "cabeza de Medusa"); consistencia pegajosa y tan firme que, cuando las colonias se tocan con un asa, el crecimiento tiene aspecto de claras de huevo batidas. No hay hemólisis en SBA.
Características microscópicas	Bacilos grampositivos grandes, únicos o en cadenas. Pueden volverse gramvariables después de 72 h, así como encapsularse en material clínico y en medios de hemocultivos. Las esporas terminales/subterminales no expanden la célula vegetativa. No hay esporas en el material clínico a menos que estén expuestas a una baja concentración de CO_2, como el encontrado en el aire del ambiente; la mayor concentración de CO_2 inhibe la formación de esporas.
Características clave	No hemolítico, inmóvil, catalasa positivo; hay esporas cuando se cultiva de forma anaerobia sin CO_2; β-lactamasa negativa.

(Microbial Identification, Inc., Newark, DE) para identificar estos microorganismos. La colección de bacterias del sistema MIDI incluye algunos miembros del grupo *B. cereus* (*B. cereus*, *B. thuringiensis* y *B. mycoides*), varias otras especies ambientales de *Bacillus* y algunos miembros del género *Paenibacillus*. MIDI también cuenta con una colección de biodefensas que incluye *B. anthracis* y otros posibles agentes de bioterrorismo. Las especies de *Bacillus* también se identificaron con una gama de métodos quimiotaxónomicos, como pirólisis y espectrometría de masas, espectroscopia infrarroja transformada de Fourier y electroforesis en gel de poliacrilamida. Además, se utilizó la espectrofotometría de masas de tiempo de vuelo por desorción/ionización láser asistida por matriz (MALDI-TOF, *matrix-assisted laser desorption ionization time of flight*) para identificar *B. anthracis* y otros miembros del grupo *B. cereus*.[589,640]

Por el posible papel de *B. anthracis* en el bioterrorismo, se han hecho grandes esfuerzos por desarrollar métodos de detección directa del microorganismo en muestras ambientales y clínicas. Aunque los métodos de cultivo son bastante confiables, el aislamiento e identificación de *B. anthracis* son tardados. Se han creado varios métodos basados en la afinidad, como enzimoinmunoanálisis (EIA) basados en anticuerpos dirigidos contra la glicoproteína de superficie BclA, la cápsula de ácido poli-D-glutámico, la capa S de *B. anthracis* o el antígeno-1 extracelular (EA-1).[620,1086,1087,1177] Además de los antígenos de superficie de *B. anthracis*, también se han aprovechado pruebas para la detección de los tres antígenos de toxinas (PA, EF y LF) con anticuerpos contra estos antígenos como ligandos.[977] Por desgracia, estas pruebas carecen de sensibilidad y especificidad. Los EIA para detectar esporas de *B. anthracis* tienen un límite de detección de 10^5-10^6 esporas, con una sensibilidad 100-1 000 veces menor que la indicada por el fabricante.[598] También se han propuesto métodos moleculares para la detección directa, como PCR, pero debe tenerse precaución al momento de seleccionar las inserciones dirigidas de un gen y diseñar los pares de cebadores y sondas específicos para *B. anthracis*. Las inserciones dirigidas de un gen para pruebas moleculares incluyeron los plásmidos pXO1 y pXO2 de *B. anthracis*, pero en diversas cepas no virulentas de *B. cereus* se encuentran plásmidos similares a pXO2 y, por lo tanto, afectan la especificidad de las pruebas de PCR en tiempo real. Las cepas de *B. cereus* que causan enfermedades similares al carbunco también se detectan con pruebas de identificación de PCR específicas de plásmidos.[507,508,600,601] Varios investigadores han analizado los genes cromosómicos de *B. anthracis* para diseñar pruebas moleculares específicas, aunque una vez más, estos esfuerzos se vieron afectados por la presencia de genes con secuencias de nucleótidos similares en otros microorganismos del grupo *B. cereus*.[118] Inicialmente, se pensó que ciertos genes cromosómicos y secuencias de nucleótidos "distintivas", como las secuencias BA-813 y BA-5449 y el gen *rpoB*, representaban marcadores genotípicos específicos de *B. anthracis* y, por lo tanto, son útiles para detección e identificación.[608] Sin embargo, estudios posteriores han detectado genes homólogos con secuencias de nucleótidos similares en cepas de *B. cereus*. También se encontró que algunas cepas de *B. thuringiensis* comparten polimorfismos del gen *rpoB* con *B. anthracis*.[1244] En el 2008, Antwerpen y cols.[42] identificaron un marcador genómico que aún no se ha encontrado en *B. cereus* y otras especies de *Bacillus* que no producen carbunco. En la actualidad, se evalúa la sensibilidad y especificidad de esta secuencia para la detección e identificación de *B. anthracis*.

También se han utilizado métodos moleculares para la determinación de cepas y la epidemiología molecular de los aislamientos del grupo *B. cereus* relacionados con brotes de origen alimentario y grupos de infecciones intrahospitalarias evidentes.[680,729,920,1099] PFGE, AFLP y MLST no han demostrado el suficiente grado de discriminación para determinar *B. anthracis* de diversos orígenes.[483,575] Se utilizaron las repeticiones en tándem de número variable (VNTR, *variable number tandem repeats*) encontradas en marcos de lectura abiertos de genes de *B. anthracis* y áreas intergénicas en el cromosoma de *B. anthracis* y en los plásmidos pXO1 y pXO2 para concebir un método de determinación con VNTR (llamado *análisis de locus múltiples de VNTR* o MLVA).[576,1137] Pueden utilizarse entre 8 y 25 locus para discriminar entre aislamientos de *B. anthracis* con este método.[678,1145]

Prueba de sensibilidad a antibióticos de especies de *Bacillus*

La directriz autorizada CLSI M45-A2 para pruebas de sensibilidad de bacterias que se aíslan con poca frecuencia o con requerimientos nutricionales especiales aborda un procedimiento para las pruebas de sensibilidad a antibióticos de microdilución en caldo de especies de *Bacillus* no *B. anthracis*.[214] El método consiste en el uso de caldo Müeller-Hinton con ajuste de cationes e inóculo preparado de una suspensión directa de colonias equivalente a 0.5, según el patrón de turbidez de McFarland. La incubación de las pruebas es a 35 °C en aire ambiente por 16-20 h. Para la prueba primaria, se sugiere el uso de clindamicina, fluoroquinolonas y vancomicina. Existen valores críticos para la penicilina, ampicilina, cefalosporinas de primera y segunda generación, imipenem, gentamicina, amikacina, eritromicina, tetraciclina, ciprofloxacino, levofloxacino, trimetoprima-sulfametoxazol, rifampicina y vancomicina.[214] La mayoría de las especies de *Bacillus* son resistentes a penicilina y cefalosporina debido a la producción de enzimas β-lactamasas de amplio espectro.

Especies de *Corynebacterium*

Introducción y taxonomía

El género *Corynebacterium* contiene muchas especies e incluye el patógeno clásico *C. diphtheriae*, causante de la difteria. Aunque esta enfermedad es relativamente infrecuente en países desarrollados debido a la vacunación masiva, es causa de morbilidad y mortalidad significativas en países de pocos recursos, mientras que en los Estados Unidos se notifican brotes esporádicos. Muchos de los microorganismos del género *Corynebacterium* son parte de la flora habitual de la piel y las vías respiratorias altas.[1166] Estas mismas especies, así como otras de *Corynebacterium* y bacterias corineformes relacionadas, se han reconocido como agentes importantes de enfermedades en humanos, particularmente en hospederos inmunodeprimidos y pacientes con dispositivos médicos permanentes. La aplicación de métodos moleculares (secuenciación de ARNr 16S y ADNr, e hibridación de ácidos nucleicos), quimiotaxónomicos (análisis de peptidoglicanos, estudios de ácidos grasos celulares y caracterización de menaquinonas) y fenotípicos ampliados (sistemas de kits de identificación, pruebas de asimilación de compuestos orgánicos y detección de enzimas preformadas de glucosidasa o aminopeptidasa) en la caracterización de bacilos grampositivos derivó en la descripción de muchas especies nuevas de *Corynebacterium* aisladas de muestras clínicas humanas, de animales y el ambiente. El análisis de aislamientos corineformes sin nombre ha derivado en su asignación a los géneros antes descritos (*Corynebacterium*, *Arcanobacterium* y

Actinomyces) y a nuevos géneros (*Turicella*, *Cellulosimicrobium* y *Dermabacter*). Algunos aislamientos del grupo corineforme de los CDC pertenecen a géneros no relacionados anteriormente con infecciones humanas (*Arthrobacter*, *Brevibacterium*, *Cellulomonas* y *Microbacterium*). Los géneros relacionados con especies de *Corynebacterium* incluyen microorganismos nocardioformes (*Nocardia*, *Streptomyces*, *Oerskovia*, *Rhodococcus*, *Gordona*, *Dietzia* y *Tsukamurella*), actinomicetos facultativos y anaerobios (*Actinobaculum*, *Actinotignum* y *Actinomyces*), "difteroides" anaerobios (*Propionibacterium* y *Propioniferax*) y bacilos ácido alcohol resistentes (*Mycobacterium*). Las descripciones de quimiotaxonomía y fenotipo del género *Corynebacterium* y géneros corineformes relacionados que se encuentran en muestras clínicas humanas se presentan en la tabla 14-5. Algunos de estos géneros se describen en este capítulo, mientras que otros (p. ej., especies de *Propionibacterium*) se explican en capítulos posteriores.

El género *Corynebacterium* incluye bacilos grampositivos pleomorfos en forma de bastón, positivos para catalasa, inmóviles y no formadores de esporas ni ácido alcohol resistentes. La mayoría de las especies de *Corynebacterium* contienen ácidos micólicos, arabinosa y galactosa en sus paredes celulares.[1220] El peptidoglicano de dichas especies contiene **ácido diaminopimélico** (*meso*-DAP) como el constituyente de ácidos diamino. En las membranas celulares de estos microorganismos también hay ácidos grasos celulares distintivos y menaquinonas (tabla 14-5). Las descripciones clásicas de este género incluyen su tendencia a formar disposiciones en forma de "cerca" y "letras chinas" en frotis teñidos con Gram (lám. 14-3A). La mayoría de las especies son facultativas y fermentadoras en su metabolismo de hidratos de carbono, aunque algunas no son fermentadoras o utilizan hidratos de carbono por medio de la oxidación. Algunas especies también necesitan lípidos para un crecimiento óptimo (lipofilia). Este requerimiento lo indica el crecimiento en medios que contienen lípidos (p. ej., SBA) y el crecimiento deficiente o nulo en agar chocolate comercial, que contiene hemina en polvo en vez de eritrocitos lisados. El lipofilismo se demuestra mejor con un mayor crecimiento de estas especies en un medio que contiene Tween 80® al 0.1-1% en comparación con el mismo medio que no lo contiene (lám. 14-3B).

La aplicación de técnicas de "investigación" en la caracterización de microorganismos corineformes también generó problemas para el laboratorio clínico, donde los recursos para los métodos de identificación genéticos y quimiotaxonómicos son limitados y la identificación fenotípica es la norma. Dos aislamientos clínicos pueden producir resultados idénticos en las pruebas fenotípicas (p. ej., API Coryne); no obstante, cuando se aplican métodos genéticos y quimiotaxonómicos, estos aislamientos pueden ser diferentes (diferentes ácidos grasos celulares o diferentes ácidos diamino en el peptidoglicano). Debido a la caracterización fenotípica limitada de muchos géneros ambientales (p. ej., especies de *Microbacterium*), la asignación de aislamientos clínicos en estos géneros es más difícil y, por desgracia, menos precisa. Como resultado de los avances científicos, la interpretación de informes de casos clínicos con respecto a especies individuales de *Corynebacterium* o especies corineformes se ha vuelto problemática, ya que es posible que los aislamientos descritos no se hayan caracterizado de forma rigurosa.

Identificación de especies de Corynebacterium y bacterias corineformes

Originalmente, la identificación de especies de *Corynebacterium* y otras bacterias corineformes se realizó con pruebas fenotípicas, como otros microorganismos en el laboratorio clínico.

Con la aplicación de métodos moleculares, la cantidad de especies del género *Corynebacterium* y otros géneros relacionados se amplió tan rápido que, por necesidad, también aumentó la cantidad de pruebas fenotípicas necesarias para la identificación. En los demás microorganismos (p. ej., bacilos gramnegativos entéricos) se realizan las pruebas convencionales con algunas modificaciones. Las necesidades de lípidos se determinan mediante la inoculación del microorganismo, como un césped en un medio sin lípidos (p. ej., agar Müeller-Hinton, BHI y tripticasa de soya), colocando una gota de Tween 80 al 0.1% en el inóculo. Después de la incubación, las cepas lipófilas presentarán mayor crecimiento en la zona de deposición de Tween y crecimiento deficiente o nulo en las zonas alejadas de los lípidos (lám. 14-3B). Las cepas no lipófilas crecerán sobre toda la superficie de agar. Los medios de identificación convencionales (pruebas con hidratos de carbono) también pueden requerir 3-4 gotas de Tween 80 al 0.1-1% (por 5 mL de medio en caldo) para identificar las células lipófilas. También es útil la cromatografía gas-líquido para detectar productos volátiles y no volátiles de fermentación de glucosa. Todos los taxones producen una cantidad leve a moderada de ácidos acético, láctico y succínico a partir de glucosa, pero otros pueden producir ácido propiónico. Esta característica suele ser útil al separar cepas con perfiles bioquímicos muy similares (p. ej., separación de *C. amycolatum* [positivo para propionato] de *C. striatum* [negativo para propionato]).[723] En el recuadro 14-4 se indican las especies de *Corynebacterium* descritas en la actualidad y su importancia clínica, mientras que en la tabla 14-6 (a partir de la pág. 885) se presentan las características fenotípicas para la identificación de especies de *Corynebacterium*.

Los productos comerciales para identificar los bacilos grampositivos corineformes son **API Coryne**® (bioMérieux, Inc.), **RapID CB-Plus**® (Remel Laboratories) y la **tarjeta para identificación de anaerobios/*Corynebacterium* Vitek 2**® (bioMérieux, Inc.).

API Coryne. API Coryne es un kit de identificación de galerías de microcúpulas conformado por 11 pruebas enzimáticas, 8 pruebas de fermentación de hidratos de carbono y una cúpula de control de fermentación. Se prepara una suspensión concentrada de microorganismos (#6 o superior según el patrón de McFarland) en agua y se coloca en las cúpulas de la prueba enzimática (NIT a través de GEL). Después, se coloca una alícuota de 0.5 mL de esta suspensión en el medio GP (enriquecido con indicador de rojo de fenol) proporcionado; se utiliza para llenar el control de hidratos de carbono y las cúpulas de la prueba (O-GLUG). Cada una de las últimas cúpulas se cubre con aceite mineral estéril. La tira se incuba por 24-48 h en una incubadora sin CO_2. Se agregan los reactivos A y B a la cúpula de nitrato (NIT), así como los reactivos ZYM A y ZYM B a las cúpulas de enzimas (de PIZ a β-NAG); estas reacciones se leen después de 10 min. Las pruebas de esculina, ureasa, gelatina e hidratos de carbono se leen directamente sin incorporar reactivos. A partir del patrón de reacciones en la tira, se genera un biocódigo que se interpreta consultando la base de datos en línea. La base de datos de API Coryne se actualizó para incorporar algunos taxones descritos hace poco y reflejar cambios en la taxonomía, pero la nomenclatura continúa cambiando. Funke y cols.[384] evaluaron la versión 2.0 con 390 cepas que representan 49 taxones incluidos en la nueva base de datos, más 17 cepas pertenecientes a los taxones no incluidos. Con el kit, se identificó el 90.5% de las cepas pertenecientes a los taxones incluidos, y se necesitan pruebas adicionales para la identificación correcta del 55.1% de todas las cepas estudiadas.

(*el texto continúa en la p. 884*)

TABLA 14-5 Características del género *Corynebacterium* y otros bacilos grampositivos corineformes

Género	Morfología celular	Catalasa	Motilidad	Pigmento	Crecimiento	Metabolismo de CHO	Ácidos micólicos	Ácido diamino peptidoglicano	Menaquinonas	Ácidos grasos celulares	Comentarios
Actinobaculum	Bacilos delgados rectos a levemente curvos; pueden presentar cierta ramificación	–	–	Ninguno	Fac./Ana.	Ferm.	Ausentes	L-lisina, L-ornitina	MK-10(H₄)	C16:0, C18:1|9C, cycl), C18:0	Cuatro especies, que incluyen la anterior *A. suis*.
Actinomyces	Bacilos, filamentosa, ramificación	V	–	Ninguno; en ocasiones, rosa o rojo	Fac.	Ferm.	Ausentes	L-lisina, L-ornitina	MK-10(H₄)	C16:0, C18:1|9C, cycl), C18:0	Cepas del grupo 1 y 2, "similares al grupo 1" y grupo E de los CDC, más otras especies de *Actinomyces* anteriormente descritas.
Arcanobacterium	Bacilos cortos e irregulares	V	–	Ninguno	Fac.	Ferm.	Ausentes	L-lisina	MK-9(H₄)	C16:0, C18:1|9C, cycl), C18:0	Cinco especies, que incluyen la anterior *Actinomyces bernardiae*.
Arthrobacter	Ciclo bacilo-coco	+	V	Variable	Aer.	Oxid.	Ausentes	L-lisina	MK-8, MK-9, MK-9(H₂)	C15:0ai, C17:0ai, C15:0i	Algunas cepas de los grupos B-1 y B-3 de los CDC.
Brevibacterium	Ciclo bacilo-coco	+	–	Blanco grisáceo, amarillo, naranja, púrpura	Aer.	Oxid. (inerte)	Ausentes	*Meso*-DAP	MK-8(H₂), MK-7(H₂)	C15:0ai, C17:0ai, C16:0i	Algunas cepas de los grupos B-1 y B-3 de los CDC.
Cellulomonas	Bacilos irregulares; formas cócicas	+	V	Amarillo	Fac.	Ferm./Oxid.	Ausentes	L-ornitina	MK-9(H₄)	C15:0ai, C16:0	Grupo A-3 de los CDC (*C. hominis*).
Cellulosimicrobium	Bacilos irregulares; ciclo bacilo-coco	+	–	Blanco amarillento	Fac.	Ferm.	Ausentes	L-lisina	MK-9(H₄)	C15:0ai, C16:0i, C16:0, C16:0i	Incluye *C. cellulans* (antes *O. xanthineolytica*) y *C. funkei* (antes *O. turbata*).
Corynebacterium	Bacilos en forma de bastón	+	–	Ninguno, gris/blanco	Fac.	Ferm./inert.	V (C22-C38)	*Meso*-DAP	MK-9(H₂), MK-8(H₂)	C18:1, C16:0, C18:0	*Corynebacterium* spp.
Dermabacter	Bacilos cortos o cocobacilos	+	–	Ninguna	Fac.	Ferm.	Ausentes	*Meso*-DAP	MK-9, MK-8, MK-7	C17:0ai, C15:0ai, C16:0i	Grupos 3 y 5 de los CDC.
Exiguobacterium	Bacilos cortos e irregulares con ciclo bacilo-coco	+	+	Naranja claro, amarillo	Fac.	Ferm.	Ausentes	L-lisina	MK-7	C17:0i, C15:0i, C16:0	Incluye *E. acetylicum* semejante a algunas cepas del grupo A-4 de los CDC.

Género	Morfología celular			Pigmento	Relación con O₂	Oxid./ferm. (CHO)	Ácidos micólicos	Aminoácido diamino de la pared	Menaquinonas	Ácidos grasos celulares	Comentarios
Leifsonia	Bacilos pleomorfos que se fragmentan en bacilos más cortos y cocos; móviles a través de flagelos peritricos	+	+	Amarillento y amarillo oscuro con la edad	Aer.	Oxid., ferm.	Ausentes	Ácido DL-diaminobutírico	MK-11, MK-10	C15:0,ai, C17:0,ai, C16:0i	Incluye *L. aquatica* (anteriormente *C. aquaticum* y otras bacterias ambientales).
Microbacterium	Bacilos irregulares y delgados; algunas formas cócicas	+	V	Ninguno-amarillo	Aer.	Oxid./débilmente ferm.	Ausentes	L-lisina	MK-12, MK-11, MK-10	C15:0ai, C17:0ai, C16:0i	Algunas cepas de los grupos A-4 y A-5 de los CDC y anteriormente especies de *Aureobacterium*.
Oerskovia	Filamentos cocoides rudimentarios; vegetativos, pero sin "hifas" aéreas	+	V	Amarillo	Fac./Aer.	Ferm.	Ausentes	L-lisina	MK-9(H$_4$)	C15:0, C16:0, C15:0i, C17:0ai	Incluye *O. jenensis* (de insectos) y *O. paurometabola* (del suelo).
Propionibacterium	Bacilos irregulares con ramificación o extremos "bífidos"; algunas formas cocoides	V	V	Blanco/blanco grisáceo	Ana./Fac.	Ferm.	Ausentes	LL-DAP	MK-9(H$_4$)	C15:0, C15:0ai, C17:0ai	Suele crecer mejor en condiciones anaerobias, especialmente en aislamiento principal; produce una cantidad importante de ácido láctico a partir de glucosa.
Propioniferax	Bacilos irregulares	+	–	Ninguno	Aer.	Ferm.	Ausentes	LL-A$_2$pm	MK-9(H$_4$)	C15:0ai, C16:0i	Incluye una sola especie: *P. innocua* (anteriormente *Propionibacterium innocuum*).
Rothia	Bacilos irregulares con ramificación rudimentaria	+	–	Blanco, blanco grisáceo	Fac.	Ferm.	Ausentes	L-lisina	MK-7	C15:0ai, C17:0ai, C16:0	Incluye variantes de colonias blancas y negras, y grupo 4 corineforme fermentador de los CDC "similar a *Rothia*"; otro aislamiento humano del género es *R. mucilaginosa*.
Turicella	Bacilos irregulares	+	–	Ninguno	Aer.	Inerte	Ausentes	*Meso*-DAP	MK-10(H$_2$), MK-11(H$_2$)	C18:1, C16:0, C18:0	Especie única (*T. otitidis*); fenotipo similar a *C. auris* y *C. afermentans*.

Fac., facultativo; Ana., anaerobio; Aer., aerobio.

Miembros del género *Corynebacterium* aislados de muestras clínicas humanas

Especie	Importancia clínica e identificación
Corynebacterium accolens	*C. accolens* se aisló de muestras clínicas humanas, tales como drenaje de heridas, muestras endocervicales, esputo y exudados faríngeos.[798] Se han notificado casos de endocarditis de válvula mitral biológica y aórtica, absceso mamario y osteomielitis pélvica por *C. accolens*.[37,209,1204] *C. accolens* es una especie lipófila que forma colonias no hemolíticas pequeñas (menos de 0.5 mm de diámetro), grises, lisas y transparentes en SBA después de 48 h de incubación. Reduce el nitrato, pero no hidroliza esculina ni produce ureasa. Tal como la mayoría de las otras corinebacterias, gran parte de las cepas de *C. accolens* son positivas para pirazinamidasa (PIZ); sin embargo, no se produce fosfatasa alcalina (FAL). Se fermenta glucosa y ribosa, y algunas cepas también producirán ácido a partir de sacarosa o manitol. Los aislamientos de esta especie son sensibles a penicilina, cefalosporinas, eritromicina, clindamicina, tetraciclina y aminoglucósidos, y son resistentes a sulfametoxazol.[209,798]
Corynebacterium afermentans subespecies *afermentans* y *lipophilum*	Los microorganismos pertenecientes al grupo ANF-1 de los CDC son bacilos grampositivos pleomorfos que no producen ácido a partir de hidratos de carbono; por lo tanto, ANF (*absolute nonfermenter*) significa "no fermentador absoluto". Riegel y cols.[931] investigaron las características genéticas y bioquímicas de 11 cepas ANF-1 y propusieron una nueva especie, *Corynebacterium afermentans*, que contiene dos subespecies, *afermentans* y *lipophilum*.[931] La primera especie crece igualmente bien en ausencia o presencia de Tween 80 al 1%, aunque las colonias adquieren una pigmentación beige en medios que contienen Tween. La segunda subespecie forma colonias muy pequeñas en SBA después de 24 h, pero produce colonias beige grandes en SBA con Tween 80. A nivel bioquímico, estos microorganismos son inertes, salvo en las reacciones positivas para pirazinamidasa y fosfatasa alcalina. A nivel fenotípico, la subespecie *afermentans* se asemeja a *C. auris* y *T. otitidis*, ambas asociadas con la otitis media, y producen el mismo biocódigo API Coryne (2100004). Estos tres microorganismos se diferencian con base en la morfología de las colonias, la prueba de CAMP, así como las actividades de ADNasa y leucina arilamidasa (LAP). *Lipophilum* también produce el mismo biocódigo API y es la única especie lipófila positiva para la prueba de CAMP. El aislamiento fue sensible a ampicilina, vancomicina, cefazolina, ceftriaxona, gentamicina, eritromicina, ciprofloxacino e imipenem, y resistente a clindamicina y trimetoprima-sulfametoxazol. Esta subespecie también se describió como la causa de un absceso cerebral y hepático en un hombre de 39 años sin antecedentes médicos y absceso pulmonar con empiema en un paciente con sida.[299,762] La subespecie *afermentans* también se documentó como una causa de sepsis después de una neurocirugía.[621]
Corynebacterium amycolatum	En 1988, Collins y cols.[218] informaron de una nueva especie de *Corynebacterium* aislada de piel humana. Aunque la pared celular contenía *meso*-DAP, arabinosa y galactosa, no hubo ácidos corinemicólicos, los cuales se encuentran en la mayoría de las especies de *Corynebacterium*. A pesar de esta desviación de una importante característica de géneros quimiotaxónomicos, la secuenciación de ARNr 16S respaldó la inclusión de este microorganismo en el género *Corynebacterium*. Éste recibió el nombre de *Corynebacterium amycolatum* ("sin ácidos micólicos") y se aceptó como una especie válida de *Corynebacterium* en 1988.

C. amycolatum se considera un patógeno emergente en pacientes inmunodeprimidos. Este microorganismo se documentó como un agente de sepsis en pacientes con tumores hemáticos malignos subyacentes y fiebre neutropénica.[8,264] Se presentó endocarditis de válvula biológica por *C. amycolatum* en pacientes con valvulopatía preexistente o como complicación intrahospitalaria por dispositivos de acceso periférico contaminados (p. ej., catéteres de hemodiálisis en la subclavia izquierda y catéteres i.v.).[85,248,254,264,607,1234] Oteo y cols.[829] describieron bacteriemia por *C. amycolatum* en tres pacientes. Todos tenían enfermedades subyacentes (p. ej., cáncer de laringe, bronquitis crónica, diabetes, síndrome venoso profundo y adenocarcinoma del estómago) y bacteriemia contraídas como complicación de neumonía, infección de una fractura de cadera después de una reducción abierta o fijación interna, empiema y hemotórax. *C. amycolatum* se relacionó con heridas infectadas por catéter y cirugía, mastitis, infección por electrodos de plomo de cardioversor y artritis séptica después de sepsis de injertos vasculares.[211,852,1144] *C. amycolatum* se notificó como causa de sepsis letal en un bebé prematuro y peritonitis recurrente asociada con DPCA.[97,200,1234]

Los aislamientos de *C. amycolatum* presentan diversas CIM para β-lactámicos, macrólidos, clindamicina, aminoglucósidos, quinolonas y rifampicina. Las cepas de *C. amycolatum* son sensibles a tigeciclina, vancomicina, tetraciclina, linezolid y quinupristina-dalfopristina, pero los macrólidos y la clindamicina suelen demostrar una actividad escasa contra este microorganismo.[338,418,967] Aproximadamente el 40% de 101 cepas de *C. amycolatum* evaluadas en un estudio de 1996 fueron resistentes a antibióticos β-lactámicos (CIM > 64 μg/mL).[380] Además, las CIM de ciprofloxacino, cloranfenicol, clindamicina y eritromicina, |

en las cuales se inhibieron la mitad de los aislamientos, fueron superiores a los valores críticos de sensi-bilidad de los estafilococos. También se observó resistencia a la gentamicina en algunos aislamientos. Las cepas de *C. amycolatum* que presentan una resistencia de alto nivel a fluoroquinolonas tienen mutaciones únicas o múltiples en el gen *gyrA*, que da lugar a una CIM > 32 µg/mL en estos agentes.[418,1016,1234] La resis-tencia a macrólidos en *C. amycolatum* se asocia con enzimas de metilasa codificadas por el gen *erm(X)*.[828]

Habitualmente, *C. amycolatum* produce colonias planas, secas, blancas grisáceas, mate o cerosas en SBA. Las zonas confluentes de crecimiento en medios de agar pueden volverse de "aspecto arrugado" en incuba-ción prolongada (lám. 14-3C). Esta morfología de colonias se diferencia fácilmente de aquellas de *C. minutis-simum* o *C. striatum*, que crecen como colonias húmedas blancas grisáceas. *C. amycolatum* es no lipófila y positiva para pirazinamidasa y fosfatasa alcalina, y la mayoría de las cepas también reducen nitrato a nitrito. Se produce ácido a partir de glucosa y ribosa, y buena parte de las cepas también fermentan maltosa y saca-rosa. Algunos aislamientos pueden ser positivos para ureasa y pirrolidonil arilamidasa. Las cepas de *C. amy-colatum* producen ácido propiónico como el producto final principal del metabolismo de glucosa. Es probable que, durante muchos años, los laboratorios clínicos hayan identificado erróneamente *C. amycolatum* como *C. striatum*, *C. xerosis*, *C. minutissimum* y grupo I-1 de los CDC.[372,1185,1247] La tabla 14-6 muestra las pruebas adicionales que pueden utilizarse para diferenciar *C. amycolatum* de estas otras corinebacterias.[912,1185,1188,1247] Los números de perfil frecuentes de API Coryne para *C. amycolatum* (3100325, 3100125, 7100125, 3100365, 4100325 y 3040121) suelen tener un entrecruzamiento de *C. amycolatum/C. striatum*, que necesitan otras pruebas para la identificación definitiva (láms. 14-3D y 14-3E). Letek y cols. describieron una prueba de PCR en tiempo real basada en el uso de varios pares de cebadores para la amplificación génica de división celular, *divIVA*, capaz de diferenciar específicamente *C. amycolatum de C. striatum, C. minutissimum* y *C. xerosis*.[670]

Corynebacterium appendicis	*C. appendicis* es una especie descrita recientemente que se aisló de una herida posquirúrgica en un pa-ciente con apendicitis.[1230] A nivel genotípico, esta nueva especie está más directamente relacionada con *C. afermentans, C. coyleae* y *C. lipophiloflavum. C. appendicis* es una especie lipófila positiva para PIZ, FAL y ureasa y produce ácido a partir de glucosa y maltosa sólo en siete días (reacciones de API Coryne). El ácido láctico es el producto principal de la fermentación de glucosa.
Corynebacterium argentoratense	*C. argentoratense* es el nombre asignado a cuatro aislamientos recuperados de cultivos de exudado faríngeo de pacientes con amigdalitis, aunque se desconoce el papel de estas bacterias en la enfermedad. *C. ar-gentoratense* está directamente relacionado con los miembros del "grupo *C. diphtheriae*" (*C. diphtheriae, C. pseudotuberculosis* y *C. ulcerans*) y *C. kutscheri*. Dada la similitud genética con el "grupo *C. diphtheriae*", estas cepas se evaluaron para detectar la presencia del gen *tox* del corinefago β, pero no fue posible. *C. argentoratense* es no lipófila, forma colonias no hemolíticas cremosas de color blanco grisáceo en SBA y produce rápidamente ácido a partir de glucosa, fructosa y, de vez en cuando, ribosa.[937] El nitrato no se reduce y no hay hidrólisis de ureasa, esculina y gelatina. Se produce PIZ, pero la mayoría de las cepas son negativas para fosfatasa alcalina. Este microorganismo se asemeja a *C. coyleae*, salvo que esta última es muy positiva para la prueba de CAMP y acidifica ribosa, mientras que *C. argentoratense* es negativa y varia-ble para la fermentación de ribosa. Tal como *C. amycolatum*, *C. argentoratense* produce ácido propiónico a partir de la fermentación de glucosa.
Corynebacterium atypicum	La descripción de *C. atypicum* corresponde a un solo aislado obtenido de una fuente humana no revelada.[461] El aislado era no lipófilo y no hemolítico y no hidrolizó esculina, gelatina o almidón, además de ser positivo para LAP. A diferencia de la mayoría de las especies de *Corynebacterium*, las pruebas tanto de pirazinami-dasa como de fosfatasa alcalina son negativas. Se produce ácido a partir de glucosa, maltosa, sacarosa y ribosa. Estas nuevas especies, como *C. amycolatum* y *C. kroppenstedtii*, carecen de ácidos micólicos en la pared celular. Tal como *C. glucuronolyticum*, esta especie produce β-glucuronidasa, mientras que otras prue-bas enzimáticas en API Coryne resultaron negativas. El único código API de esta especie atípica es 0200365.
Corynebacterium aurimucosum	*C. aurimucosum* se aisló de muestras clínicas humanas, como hemocultivos de un paciente con bronquitis, in-fecciones en huesos y articulaciones, y heridas por pie diabético.[414,948,1229] El microorganismo crece como co-lonias no lipófilas, pegajosas y levemente amarillas en SBA. Con API Coryne, las pruebas de pirazinamidasa y fosfatasa alcalina son positivas y se produce ácido a partir de glucosa, maltosa y sacarosa, que da lugar al biocódigo API Coryne 2100125. El ácido láctico es el producto principal de la fermentación de glucosa. Desde el punto de vista genotípico y fenotípico, *C. aurimucosum* es muy similar a *C. minutissimum*. El perfil de API Coryne, 2100125, es el mismo para ambas especies, salvo que *C. aurimucosum* produce colonias amarillas y es positiva para hidrólisis de hipurato, mientras que *C. minutissimum* crece como colonias húmedas blancas grisáceas y es negativa para hipurato. En el 2004, Daneshvar y cols.[253] informaron de varios aislamientos pig-mentados de color negro carbón de muestras del aparato genital femenino, designados provisoriamente como grupo 4 corineforme fermentador de los CDC. Estos aislamientos estaban relacionados a nivel de especie

(continúa)

con *C. aurimucosum* y *C. nigricans*, obtenidos originalmente de muestras del aparato genital femenino. Las variantes pigmentadas de negro de *C. aurimucosum* parecen ser específicas de la parte inferior del aparato genital femenino y están asociadas con complicaciones durante el embarazo (p. ej., aborto espontáneo).[1118] Dada la relación directa de estos aislamientos con *C. aurimucosum*, se corrigió la descripción de este microorganismo para incluir no sólo los tipos de colonias originales ("pegajosas y ligeramente amarillas"), sino también estas variantes color negro carbón. *C. nigricans* es un sinónimo posterior de *C. aurimucosum*.

Corynebacterium auris

En 1995, Funke y cols.[373] notificaron un aislamiento de 10 cepas identificadas como "grupo similar a ANF-1" de los CDC, pero eran diferentes a las subespecies de *C. afermentans* y *T. otitidis* por la morfología celular y aspecto de las colonias. Las colonias de estos aislamientos eran secas y con poca adherencia al agar, y se volvieron levemente amarillas con el tiempo, mientras que las colonias de *C. afermentans* y *T. otitidis* eran lisas, cremosas y blancas grisáceas. Estas cepas también tenían un fenotipo similar a las subespecies *afermentans* y *T. otitidis*, pero pudieron diferenciarse con sustratos del sistema de identificación Biolog. Un análisis genético confirmó que las 10 cepas eran una nueva especie de *Corynebacterium* y se propuso el nombre *Corynebacterium auris* ("*auris*" se refiere a la oreja). *C. auris* crece como colonias amarillentas no lipófilas, no hemolíticas, secas y adherentes en SBA y, como se mencionó, produce reacciones en pruebas fenotípicas frecuentes idénticas a las subespecies *afermentans* y *T. otitidis*. Sin embargo, tanto *C. auris* como *T. otitidis* son altamente positivos para la prueba de CAMP, mientras que *C. afermentans* es variable. Además, las subespecies *C. afermentans* y *C. auris* son negativas para ADNasa, mientras que *T. otitidis* es positiva. Puede detectarse actividad de LAP en *T. otitidis* y *C. auris*, mientras que *afermentans* es negativa para LAP.[913] Con API Coryne, el biocódigo de *C. auris* es 2100004.

Corynebacterium bovis

Esta especie lipófila está relacionada principalmente con ganado, aunque se han documentado casos poco frecuentes en personas.[4,95,247] *C. bovis* es negativo para pirazinamidasa y positiva para fosfatasa alcalina y ureasa, y produce ácido sólo a partir de glucosa. También hay pocas cepas que son ligeramente positivas para maltosa, aunque esta reacción es negativa con API Coryne. El perfil de API Coryne de *C. bovis* es 0101104.

Corynebacterium canis

Tal como *C. freiburgense*, este microorganismo se aisló de una herida por mordedura de perro junto con especies de *Bacteroides* y *Prevotella*, así que es probable que se encuentre en el hocico de dicho animal.[363] Esta especie forma colonias adherentes secas de beige a blancas con bordes irregulares y enroscados en SBA. El microorganismo produce una gran variedad de enzimas, como pirazinamidasa, fosfatasa alcalina y α- y β-glucosidasa. No se genera ureasa, pirrolidonil arilamidasa, α- y β-galactosidasa, β-glucuronidasa, ni *N*-acetil-β-D-glucosaminidasa. *C. canis* produce un ácido a partir de glucosa, maltosa, fructosa, sacarosa, trehalosa, almidón y glucógeno, pero no de lactosa, ribosa, xilosa, manitol, sorbitol o amigdalina. El aislamiento fue sensible a todos los antibióticos.

Corynebacterium confusum

C. confusum se aisló de un absceso plantar, de osteomielitis de calcáneo y de sangre.[377] El hemocultivo se aisló de un paciente inmunocompetente durante un episodio febril después de una cirugía de espalda. Este microorganismo es no lipófilo y produce una reacción ácida tardía a partir de glucosa (es decir, la cúpula de GLU con API Coryne sólo fue positiva después de 48-72 h de incubación). Dado que no se prolongó la incubación de la tira con API Coryne después de 24 h, estas cepas se identificaron como *C. propinquum* (*véase* más adelante), aunque no hidrolizan tirosina (*C. propinquum* es positiva para hidrólisis de tirosina). *C. confusum* reduce nitrato a nitrito, produce pirazinamidasa y fosfatasa alcalina, no hidroliza esculina o urea y es negativa para la prueba de CAMP. Todas las pruebas enzimáticas de API son negativas. Con API Coryne, el código generado por este microorganismo es 3100304 o 3100104, lo cual indica que algunas cepas también son positivas para ribosa. En el informe original, las cepas de *C. confusum* fueron sensibles a penicilinas, cefalosporinas, aminoglucósidos, tetraciclinas, quinolonas y glucopéptidos, y variablemente sensibles a rifampicina y macrólidos.[377] Todas las cepas fueron resistentes a aztreonam.

Corynebacterium coyleae

C. coyleae se aisló de líquido pleural, abscesos pancreáticos y mamarios, muestras del aparato genitourinario y hemocultivos de pacientes con fiebre de origen desconocido, secundaria a padecimientos o condiciones subyacentes (sida, cirugía, diabetes o linfoma no hodgkiniano).[336,382,1078] Las colonias de *C. coyleae* son no lipófilas y no hemolíticas en SBA, de consistencia cremosa o pegajosa y de casi 1 mm de diámetro después de 24 h de incubación. El microorganismo es positivo para pirazinamidasa, fosfatasa alcalina y la prueba de CAMP, y produce ácido a partir de glucosa, ribosa, fructosa y manosa. La mayoría de las cepas producen el biocódigo API Coryne 2100304 o 6100304. El último código es el mismo que el de *C. jeikeium*, pero *C. coyleae* no es ni lipófilo ni multirresistente a antibióticos. Las cepas de *C. coyleae* son sensibles a β-lactámicos, gentamicina, imipenem, rifampicina, tetraciclina, vancomicina y linezolid. La mayoría de las cepas son resistentes a clindamicina, eritromicina y fluoroquinolonas.

Corynebacterium diphtheriae	*Véase* el texto.
Corynebacterium durum	*C. durum* se aisló de cultivos de exudado faríngeo de personas sanas y de muestras de esputo y lavado de hospederos inmunodeprimidos (neoplasia, leucemia e insuficiencia renal).[932,1166] En cultivo, este microorganismo no lipófilo produce colonias beige pequeñas que se adhieren al agar, aunque no todos los aislamientos tienen este aspecto. En la tinción de Gram, las células son grandes, pleomorfas y, a veces, filamentosas, un poco semejantes a la morfología celular de *C. matruchotii*, pero no tienen la característica forma de "látigo" de la última especie. La mayoría de las cepas de *C. durum* son negativas para fosfatasa alcalina y pirrolidonil arilamidasa. La hidrólisis de esculina es débil, mientras que la de urea es levemente positiva o negativa. *C. durum* también es una de las pocas especies de *Corynebacterium* que fermenta en gran medida manitol y galactosa, lo cual ayuda a diferenciar estos microorganismos de *C. matruchotii*, que no fermenta estos hidratos de carbono. En la tira de API Coryne, *C. durum* produce perfiles numéricos únicos (3000135, 3001135, 3040135, 3400115, 3400135, 3400305, 3400325, 3400335, 3040325, 3040335, 3440335, 3441335), aunque este microorganismo no se incluye en la base de datos de ese sistema.[71] No existen datos acerca de la sensibilidad a antibióticos de esta especie.
Corynebacterium falsenii	Sjoden y cols.[1031] describieron *C. falsenii* en 1998 en la Universidad de Gotemburgo, Suecia.[1031] Se obtuvieron aislamientos de sangre y cultivos de LCR. Dos de los aislamientos de hemocultivos pertenecían a pacientes con linfoma maligno y leucemia linfocítica, respectivamente. Estos aislamientos eran no lipófilos y su pigmentación cambió a un distintivo color amarillo después de 72 h; al incubarse por más tiempo, la pigmentación se intensificó y no redujeron nitrato ni hidrolizaron esculina. Las cuatro cepas fermentaron glucosa lentamente, mientras que una sola también produjo una reacción ácida lenta con maltosa. La urea convencional se hidrolizó después de incubarse toda la noche, mientras que la cúpula de ureasa en API Coryne se volvió positiva sólo después de 48 h de incubación. Estas cepas fermentadoras no lipófilas eran diferentes desde un punto de vista genético y quimiotaxonómico, y se propuso el nombre *C. falsenii*. Desde la descripción de *C. falsenii* de muestras clínicas humanas, también se aislaron cepas similares del pico de águilas, además de un segundo aislamiento no lipófilo (*C. aquilae*).[331] Con API Coryne, los biocódigos de *C. falsenii* son 2101104 y 2101304. Algunos biocódigos de este microorganismo son idénticos a aquellos de *C. jeikeium* (2100304, 2100324), aunque las cepas de *C. falsenii* serán amarillentas y no lipófilas. Los aislamientos de *C. falsenii* son sensibles a cefalotina, ciprofloxacino, eritromicina, gentamicina, imipenem, rifampicina, tetraciclina, cefetamet y ceftibuteno, y resistentes a aztreonam. La CIM de la penicilina varía entre 0.25 y 0.50 µg/mL. En el 2010, *C. falsenii* se aisló de la sangre de un bebé de 13 meses.[1085] Este aislado fue sensible a penicilina, clindamicina, doxiciclina, gentamicina, linezolid, meropenem, rifampicina y vancomicina y resistente a ceftriaxona, eritromicina y trimetoprima-sulfametoxazol.
Corynebacterium freiburgense	Es probable que esta especie se encuentre en la cavidad oral de perros, ya que el único aislamiento se obtuvo de una herida por mordedura de este animal en el antebrazo de una mujer de 57 años. Esta bacteria se aisló junto con las especies *Pasteurella multocida* y *Prevotella*, y estreptococos α-hemolíticos.[367] Las colonias son beige y blancas, secas, enrolladas con bordes irregulares y adherentes a la superficie del agar. Después de 5 días, adoptan una morfología de "rueda de rayos". No producen pirazinamidasa, ureasa, pirrolidonil arilamidasa, gelatinasa y α-glucosidasa, aunque sí sintetizan β-glucosidasa y β-galactosidasa. Generan ácido a partir de glucosa, maltosa, sacarosa, lactosa y ribosa, pero no de manitol, sorbitol, xilosa, rafinosa, trehalosa o almidón. La producción de ácido a partir de lactosa y la reacción positiva para β-galactosidasa son poco frecuentes en las especies de *Corynebacterium*. Este aislamiento fue sensible a penicilina, cefotaxima, ciprofloxacino, doxiciclina, eritromicina, gentamicina, linezolid, meropenem, rifampicina y vancomicina.
Corynebacterium freneyi	*C. freneyi* se aisló de sangre, heridas, abscesos y una muestra de semen.[55,911] En 2008, Funke y Frodl revisaron 18 aislamientos adicionales de *C. freneyi*, 13 aislamientos de muestras de frotis vaginal, mientras que el resto fue de otorrea, piel humana, un cultivo nasal y de herida, y una úlcera varicosa.[365] *C. freneyi* tiene una relación genotípica con *C. xerosis* y *C. amycolatum* y puede diferenciarse de éstas a nivel fenotípico con las asimilaciones de fuente de carbono y ciertas características bioquímicas. Las colonias de este microorganismo son blancas grisáceas o amarillentas, secas, arrugadas, de 0.5-1 mm de diámetro después de 24 h de crecimiento, no hemolíticas y no lipófilas. Tal como *C. xerosis*, los aislamientos de *C. freneyi* son positivos para α-glucosidasa. Se produce pirazinamidasa y fosfatasa alcalina, mientras que la reducción de nitrato a nitrito es variable. *C. freneyi* es capaz de crecer a 20 °C, fermenta glucosa a 42 °C y no acidifica etilenglicol, mientras que las cepas de *C. xerosis* no crecen a 20 °C ni fermentan glucosa a 42 °C; algunas cepas sí acidifican etilenglicol. La capacidad de *C. freneyi* para crecer a 20 °C también ayuda a diferenciarla de *C. amycolatum*, que no puede crecer a esta temperatura. *C. striatum* y *C. minutissimum* pueden parecerse a *C. freneyi*, pero *C. striatum* crece a 20 °C, fermenta glucosa a 42 °C y acidifica etilenglicol. *C. minutissimum* fermenta glucosa a 42 °C, pero no crece a 20 °C ni acidifica etilenglicol.

(*continúa*)

Con API Coryne, *C. freneyi* produce un biocódigo de 3110325, que corresponde a un entrecruzamiento de *C. striatum/C. amycolatum*; estas especies pueden separarse con las pruebas antes descritas. *C. freneyi* es sensible a doxiciclina, linezolid, gentamicina, meropenem, rifampicina, vancomicina y penicilina.[365]

Corynebacterium glucuronolyticum ("Corynebacterium seminale")

C. glucuronolyticum es un corineforme no lipófilo aislado de un hombre con infecciones en el aparato genitourinario y de muestras de pacientes con prostatitis.[359,39] En el 2001, este microorganismo se aisló como una causa de uretritis en un hombre de 18 años.[393] Este microorganismo también se encontró en el semen de jabalíes y en secreciones uterinas y vaginales de cerdas.[271] Además, produce colonias no hemolíticas blancas grisáceas y levemente amarillas en SBA (láms. 14-4G y 14-4H). Aunque los resultados de algunas pruebas fenotípicas son variables (reducción de nitrato, hidrólisis de esculina y ureasa), la mayoría de los aislamientos son muy positivos para la prueba de CAMP y β-glucuronidasa (β-GUR) (láms. 14-5A y 14-5B). En la GLC de medios de cultivo gastado, esta especie también produce ácidos propiónico, láctico y succínico a partir de glucosa. Las cepas de este microorganismo suelen ser sensibles a β-lactámicos, aminoglucósidos, rifampicina y vancomicina; algunas cepas son resistentes a tetraciclina, doxiciclina, eritromicina, clindamicina y ciertas quinolonas (p. ej., ciprofloxacino o norfloxacino). Otro grupo de investigadores también describió este microorganismo y lo nombró *Corynebacterium seminale*, aunque se dio prioridad al nombre *C. glucuronolyticum*.[935]

Corynebacterium hansenii

La descripción de *C. hansenii* se basa en una sola cepa aislada de un cultivo aerobio de pus por desbridamiento quirúrgico de un liposarcoma.[914] Desde el punto de vista fenotípico, esta especie se asemeja mucho a *C. freneyi* y *C. xerosis*. Esta especie es no lipófila y forma colonias pequeñas, secas y ásperas con pigmento amarillo en medios de agar. Es positiva para pirazinamidasa y negativa para fosfatasa alcalina y no hidroliza urea, gelatina o esculina. Se produce ácido a partir de glucosa, maltosa, sacarosa y ribosa. El perfil de API Coryne de esta especie fue 2000325. A diferencia de *C. freneyi* y *C. xerosis*, la reacción de α-glucosidasa es negativa. El aislado fue sensible a todos los antibióticos, salvo tetraciclina.

Corynebacterium imitans

C. imitans se aisló de cultivos de exudados faríngeos de pacientes con presunta difteria en Polonia.[361] Además del caso inicial, un bebé de cinco meses, después se notificaron siete casos más, todos los cuales estuvieron en contacto con el caso inicial. Se aisló un microorganismo "similar a *C. diphtheriae*" del paciente inicial y tres de los demás pacientes. Todas las cepas fueron negativas para la toxina diftérica mediante pruebas toxicológicas en animales y el método Elek. Dos métodos independientes de PCR tampoco demostraron la presencia de alguna porción del gen *tox* en ninguno de los aislamientos. Debido a que los aislamientos no produjeron la toxina diftérica, los autores consideraron que no fueron la causa de enfermedad en los pacientes y que fueron mal diagnosticados, aunque es probable que los microorganismos se hayan contagiado de persona a persona.[361] *C. imitans* es una especie no lipófila que puede distinguirse fácilmente de *C. diphtheriae*. A diferencia de esta última, es poco positiva para pirazinamidasa, negativa para α-glucosidasa y positiva para la prueba de CAMP, mientras que las cepas de *C. diphtheriae* son negativas para pirazinamidasa, positivas para α-glucosidasa y negativas para la prueba de CAMP. Los cuatro aislamientos del informe inicial produjeron números de perfil idénticos con API Coryne (2100324). *C. imitans* pudo diferenciarse de *C. striatum* y *C. minutissimum/C. amycolatum* mediante la fermentación de maltosa y la prueba de CAMP, respectivamente. El lactato y succinato son los únicos productos de la fermentación de glucosa de *C. imitans*, mientras que *C. amycolatum* y *C. diphtheriae* producen principalmente ácido propiónico. Las cuatro especies descritas en el informe original fueron sensibles a antibióticos, salvo aztreonam, clindamicina, eritromicina y azitromicina.[361]

Corynebacterium jeikeium

C. jeikeium (anteriormente grupo JK) es una de las especies de *Corynebacterium* más aisladas de infecciones humanas.[540] Estas especies lipófilas colonizan las axilas, las ingles, el recto y el perineo de pacientes hospitalizados, y también pueden aislarse del hospital.[822,1048,1100] Las infecciones por *C. jeikeium* se observan principalmente en hospederos inmunodeprimidos con tumores hemáticos malignos y vísceras sólidas, otras enfermedades subyacentes (como sida), dispositivos médicos permanentes, rotura de barrera tegumentaria, neutropenia y terpina con antibióticos de amplio espectro.[282,1046,1050,1142,1176] *C. jeikeium* es una causa bien documentada de bacteriemia y sepsis extrahospitalaria e intrahospitalaria, así como endocarditis de válvula biológica y protésica.[85,771,947] Otras presentaciones clínicas menos frecuentes de *C. jeikeium* incluyen meningitis/ventriculitis, infecciones cardiovasculares relacionadas con dispositivos, neumonía, pielonefritis, osteomielitis, peritonitis, otitis media, e infecciones cutáneas y del tejido blando.[79,121,265,434,550,827,1191,1231]

Después de 24 h de incubación, las colonias de *C. jeikeium* en SBA son pequeñas (0.5-1 mm de diámetro), no hemolíticas y blancas grisáceas (lám. 14-4D). El crecimiento en agar chocolate comercial es escaso debido a la ausencia de lípidos en las formulaciones actuales. A diferencia de varias otras especies, este microorganismo es estrictamente aerobio. En ausencia de suplementos de medios de crecimiento con Tween 80, la acidificación de las cúpulas de pruebas de glucosa y ribosa en API Coryne suele ser débil después de 24 h. Este microorganismo es positivo para pirazinamidasa y fosfatasa alcalina, y acidifica glucosa, ribosa y galactosa, y algunas cepas también acidifican maltosa. Todas las pruebas enzimáticas con API Coryne son negativas para *C. jeikeium* (láms. 14-4E y 14-4F).

C. jeikeium fue la primera especie de *Corynebacterium* documentada como resistente a varios antibióticos. Los aislamientos de esta especie suelen ser resistentes a β-lactámicos (penicilinas, cefalosporinas e imipenem) y aminoglucósidos, así como tener sensibilidad variable a macrólidos, tetraciclinas, rifampicina y fluoroquinolonas.[551,722,773,974] *C. jeikeium* es sensible a vancomicina, tigeciclina, daptomicina, linezolid y quinupristina-dalfopristina.[282,338,418,635] Se presume que la resistencia a varios antibióticos de *C. jeikeium* es cromosómica en vez de estar asociada con plásmidos. Sin embargo, se demostró que *C. jeikeium* tiene una resistencia inducible a macrólidos-lincosamidas-estreptograminas (MLS, *macrolide-lincosamide-streptogramin*) asociada con transposones.[828,946]

Corynebacterium kroppenstedtii	La descripción de *C. kroppenstedtii* se basa en un aislamiento humano único del esputo de una mujer de 82 años con enfermedad pulmonar.[219] El análisis de la pared celular reveló la presencia de *meso*-DAP y arabinogalactano, mientras que el análisis de secuencia de ARNr 16S avaló la inclusión de este microorganismo en el género *Corynebacterium*. Estudios recientes indican que este microorganismo está implicado en la patogenia de mastitis granulomatosa en mujeres.[91,852,933,1097] *C. kroppenstedtii* es una especie lipófila que produce colonias grises, no pigmentadas y levemente secas o lisas en agar sangre. Por lo general, miden menos de 0.5 mm de diámetro después de 24 h de incubación. Este microorganismo es positivo para esculina y negativo para ureasa y nitrato reductasa, así como negativo para la prueba de CAMP. Se produce ácido a partir de glucosa, sacarosa y maltosa (reacción débil). Los biocódigos de API Coryne de esta cepa son 2040105 o 2040125, dependiendo de cómo se interprete la reacción de maltosa. *C. kroppenstedtii* no crece a 42 °C. Las pruebas *in vitro* del único aislamiento demostraron sensibilidad a penicilina, cefuroxima, clindamicina, eritromicina y vancomicina.[219]
Corynebacterium lipophiloflavum	Durante una búsqueda de microorganismos involucrados en la patogenia de vaginosis bacteriana, Funke y cols.[371] aislaron un microorganismo corineforme no descrito anteriormente de la vagina de una mujer de 32 años con este diagnóstico clínico. Este aislado cumplió con los criterios iniciales de ser un miembro del género *Corynebacterium*, cuyo pigmento era amarillo oscuro, que mostró una necesidad de lípidos para crecer. Este microorganismo tenía un metabolismo oxidativo, no produjo ácido a partir de hidratos de carbono y fue positivo para ureasa después de 24 h en caldo de ureasa. API Coryne produjo el mismo número de perfil que *C. urealyticum* (2101004). Sin embargo, *C. urealyticum* es rápidamente positivo para ureasa (los agares inclinados de urea de Christianson se volvieron notoriamente positivos en minutos) y no tiene pigmento. Además, este nuevo aislado fue muy sensible a β-lactámicos, macrólidos, clindamicina y aminoglucósidos, mientras que *C. urealyticum* suele ser resistente a muchos de estos agentes.
Corynebacterium macginleyi	Esta especie se propuso después de una prueba genética de 51 aislamientos corineformes lipófilos (13 cepas de referencia y 38 aislamientos clínicos) que presentaron patrones bioquímicos heterogéneos.[936] Los aislamientos de *C. macginleyi* se obtuvieron principalmente de muestras oculares de pacientes con conjuntivitis, úlcera corneal o endoftalmitis posquirúrgica.[29,341,405,555,1072,1158] *C. macginleyi* también se aisló de un sitio con traqueotomía de un paciente con cáncer de laringe, la orina de un paciente con catéter permanente y los hemocultivos de pacientes con sepsis por catéter.[276,285,781,1159] *C. macginleyi* también es una causa poco frecuente de endocarditis.[884] En SBA, el microorganismo forma colonias puntiformes después de 48 h; en SBA con Tween 80 al 0.1%, se producen grandes colonias beige rojizas. Una mayor concentración de Tween 80 (1% vs. 0.1%) puede inhibir un poco el crecimiento de algunas cepas. *C. macginleyi* es positiva para FAL, pero negativa para PIZ. Se produce ácido a partir de glucosa, sacarosa y manitol, mientras que no se produce ácido propiónico a partir de la fermentación de glucosa. Los aislamientos de *C. macginleyi* suelen ser sensibles a una amplia variedad de antibióticos, aunque algunos pueden ser resistentes a fluoroquinolonas, clindamicina, eritromicina o aminoglucósidos.[1158] Algunos aislamientos de *C. macginleyi* demostraron un alto nivel de resistencia a las fluoroquinolonas debido a la mutación puntual del gen *gyrA*.[302]
Corynebacterium massiliense	Esta nueva especie de *Corynebacterium* se aisló de líquido de la articulación de la cadera de un hombre de 84 años sometido a artroplastia.[745] Después de un crecimiento de 48 h en SBA, las colonias son grisáceas y brillantes y miden 0.5-1 mm de diámetro (lipófilas). No se hidroliza ni urea, ni esculina, ni gelatina y el nitrato tampoco se reduce a nitrito. Esta especie es poco positiva para PIZ y no forma ácido a partir de glucosa, maltosa, sacarosa, xilosa o ribosa con API Coryne. Este aislado fue sensible a amoxicilina, doxiciclina, gentamicina, ofloxacino, clindamicina, trimetoprima-sulfametoxazol, eritromicina y rifampicina.
Corynebacterium matruchotii	*C. matruchotii* es parte de la flora bucal de humanos y animales y se aisló en raras ocasiones de casos de endoftalmitis y úlcera corneal en pacientes inmunodeprimidos. Este microorganismo también es un patógeno veterinario documentado.[979] Aunque puede aparecer en la tinción de Gram como una típica bacteria corineforme, también puede verse como una forma de "látigo y manija" y presentar ramificación

(*continúa*)

rudimentaria. Las colonias de *C. matruchotii* también son atípicas en comparación con otras corineformes, al ser pequeñas y planas. *C. matruchotii* es no lipófila, produce pirazinamidasa (pero no fosfatasa alcalina), reduce nitrato a nitrito y suele ser positiva para esculina. Se produce ácido a partir de glucosa, maltosa, sacarosa y ribosa. Un análisis reciente de varias cepas ATCC de *C. matruchotii* reveló que algunas en realidad eran miembros de la especie descrita recientemente *C. durum*.[71] Aunque no se incluyen en la base de datos de API Coryne, las cepas auténticas de *C. matruchotii* producen biocódigos 7000325, 7010325 o 7050325. También se determinó que la cepa ATCC original de *C. matruchotii* (ATCC #43833) es distinta a las cepas auténticas *C. matruchotii* mediante un análisis de secuencia de 16S ADNr. Actualmente, se llama "cepa similar a *C. matruchotii*" y produce el biocódigo 2140325 con API Coryne.[71]

Corynebacterium minutissimum

C. minutissimum es una especie no lipófila de importancia clínica incierta, porque la mayoría de los informes de casos no tienen suficientes datos fenotípicos para descartar otras especies, particularmente *C. amycolatum*.[1185] Históricamente, *C. minutissimum* se asocia con eritrasma, una infección cutánea superficial caracterizada por manchas pequeñas maculosas parduzcas rojizas, generalmente en zonas intertriginosas. Los informes de casos relacionados con *C. minutissimum* como agente etiológico incluyen endocarditis, meningitis, abscesos mamarios recurrentes, absceso costocondral, bacteriemia, heridas infectadas posteriores a discectomía o fusión vertebral, pielonefritis con bacteriemia, sepsis por catéter y peritonitis por DPCA.[15,43,64,175,246,333,955] Van-Bosterhaut y cols.[1139] notificaron el aislamiento de cepas multirresistentes de *C. minutissimum* de un hombre de 60 años sometido a tratamiento por leucemia linfocítica, un paciente en hemodiálisis de 50 años y una mujer de 77 años con diálisis peritoneal por insuficiencia renal crónica. Probablemente, estos aislamientos fueron de *C. amycolatum*, ya que se produjo ácido propiónico a partir de fermentación de glucosa, mientras que este microorganismo fue multirresistente. Las cepas auténticas de *C. minutissimum* crecen como colonias no hemolíticas lisas, húmedas y blancas grisáceas en SBA, a diferencia de la colonias serosas de *C. amycolatum*.[1247] Desde el punto de vista fenotípico, este microorganismo se asemeja bastante a *C. aurimucosum*. Se produce ácido a partir de glucosa y maltosa, y la mayoría de las cepas también acidifican sacarosa. No se produce ácido a partir de glucógeno, inulina, lactosa, manosa, ribosa, sorbitol, trehalosa o xilosa. La pirazinamidasa, fosfatasa alcalina y leucina arilamidasa son positivas. Las cepas de *C. minutissimum* también producen acetoína, son negativas para PIR y casi nunca son positivas para la prueba de CAMP; son positivas para ADNasa y producen ácido láctico y succínico a partir de glucosa, mientras que las cepas de *C. amycolatum* son negativas para ADNasa y producen ácido láctico y propiónico a partir de glucosa.[1185,1247] Los aislamientos de *C. minutissimum* pueden ser multirresistentes a antibióticos, como β-lactámicos, macrólidos y fluroquinolonas.[1125]

Corynebacterium mucifaciens

C. mucifaciens se aisló de sangre humana, heridas y muestras auditivas, nasales y de líquido sinovial.[157,375,775] Este microorganismo también se aisló de hemocultivos de un hombre de 50 años con neumonía cavitaria.[284] Las colonias de esta especie son inusuales, ya que son no lipófilas, brillantes, levemente amarillentas y muy mucoides, una característica poco frecuente de las corinebacterias. Con API Coryne, este microorganismo produce perfiles que corresponden a varias especies lipófilas (*C. jeikeium, C. bovis* y grupo G de los CDC) o las especies no lipófilas fermentadoras de *C. striatum* (tabla 14-10). *C. mucifaciens* produce pirazinamidasa y fosfatasa alcalina y no hidroliza esculina, urea o gelatina. Es probable que el metabolismo oxidativo que presenta esta especie sea responsable de la incapacidad para acidificar rápido hidratos de carbono presentes en la galería de API Coryne. *C. mucifaciens* produce ácido por oxidación a partir de glucosa y, ocasionalmente, de sacarosa; la producción de ácido a partir de fructosa, manosa y glicerol sirve para diferenciar esta especie de *R. equi*. También se analizó la sensibilidad a antibióticos de ocho cepas de *C. mucifaciens* descritas en el informe original; siete fueron sensibles a β-lactámicos (cefazolina y penicilina) y todas fueron sensibles a glucopéptidos y aminoglucósidos. La sensibilidad de estas cepas a tetraciclinas, macrólidos (eritromicina, azitromicina y claritromicina), clindamicina y quinolonas fue variable. Las ocho cepas fueron resistentes a aztreonam, cefetamet, ceftibuteno y fosfomicina.

"Corynebacterium nigricans" (*C. aurimucosum*)

C. nigricans es una especie de *Corynebacterium* con una inusual pigmentación negra aislada del aparato genital de una mujer. Estos aislamientos estuvieron asociados con complicaciones en el embarazo, como aborto espontáneo y parto prematuro.[1014,1015] Desde el punto de vista morfológico, las colonias de *C. nigricans* son negras y adherentes y tienden a "hurgar" en el agar. Este microorganismo debe diferenciarse de cepas pigmentadas grises y negras del grupo 4 de los CDC, que se asemejan más a especies de *Rothia* que a corinebacterias. Las colonias de *C. nigricans* miden aproximadamente 2-3 mm de diámetro después de 48 h de incubación y son no lipófilas. Esta especie fermenta glucosa, maltosa y sacarosa, mientras que algunas cepas fermentan glucógeno y ribosa. Aunque las reacciones de pirazinamidasa y fosfatasa alcalina son variables, la reducción de nitrato e hidrólisis de esculina, urea y gelatina son negativas. Con API Coryne, *C. nigricans* produce los biocódigos 0000125, 2000125 y 2100327. Éstos corresponden a identificaciones de baja confianza de *C. striatum, C. amycolatum, C. minutissimum* y grupos G y F-1 de los CDC, pero la morfología de la colonia de *C. nigricans* es tan característica que es fácil su identificación. Las cepas de bacterias del grupo 4 de los CDC reducen nitrato e hidrolizan tanto esculina como gelatina.[996] *C. nigricans* también está relacionada a nivel de especie con las variantes pigmentadas negras de *C. aurimucosum*.[253]

Corynebacterium pilbarense	Esta especie no lipófila se basa en un solo aislado obtenido de un frasco BACTEC anaerobio inoculado con un aspirado de tobillo de un hombre con gota en Pilbara, al oeste de Australia (de ahí el nombre del microorganismo).[44] Este microorganismo es negativo para ureasa y reducción de nitrato, y no hidroliza esculina, hipurato o gelatina. Se produce ácido a partir de glucosa, sacarosa y ribosa, pero no de maltosa, lactosa, manitol, sorbitol, xilosa, rafinosa, trehalosa o glucógeno. Las reacciones de pirazinamidasa y fosfatasa alcalina son positivas.
Corynebacterium propinquum	*C. propinquum* incluye cepas antes pertenecientes al grupo ANF-3 de los CDC.[930] Esta especie no lipófila se aisló de vías respiratorias, una herida traumática en el codo y hemocultivos asociados con endocarditis de válvula aórtica biológica.[864,963] Las colonias en SBA miden 1-2 mm de diámetro después de 24 h de incubación y son de color blanquecino y secas con bordes íntegros. No se hidrolizan esculina y urea, y las cepas producen variablemente pirazinamidasa y fosfatasa alcalina. Tal como *c. pseudodiphtheriticum*, *C. propinquum* es asacarolítica, pero ambas pueden diferenciarse por la producción de ureasa con *C. pseudodiphtheriticum*. *C. propinquum* puede diferenciarse de la subespecie *afermentans* mediante la capacidad de la primera para reducir nitrato, así como de *lipophilum* mediante la reducción de nitrato y que no son necesarios lípidos.
Corynebacterium pseudodiphtheriticum	Una cifra en aumento de informes de casos indica que *C. pseudodiphtheriticum* es un importante patógeno emergente, sobre todo entre hospederos inmunodeprimidos. Aunque se considera un miembro de la flora bucofaríngea humana normal, las infecciones respiratorias asociadas con este microorganismo incluyen faringitis exudativa, bronquitis, bronquiolitis, traqueítis necrosante, traqueobronquitis, neumonía y absceso pulmonar.[16,148,199,354,454,717] En hospederos inmunodeprimidos con estas infecciones, algunas de las enfermedades subyacentes o factores predisponentes son traqueotomía permanente secundaria a cáncer de laringe, enfermedad pulmonar obstructiva crónica (EPOC), diabetes mellitus, coronariopatía, intubación y ventilación mecánica secundaria a un accidente de tránsito, nefropatía terminal, cirrosis, tuberculosis e infección por VIH.[153] En algunos casos, la infección respiratoria por *C. pseudodiphtheriticum* puede simular una difteria respiratoria.[539] En el 2010, se documentó un brote de infección por *C. pseudodiphtheriticum* en 13 niños con fibrosis quística (FQ) en dos centros de tratamiento en Francia.[114] Los niños presentaron tos, rinitis y exacerbación de su enfermedad crónica. Las técnicas moleculares demostraron que aproximadamente el 20% de los pacientes con FQ en los centros fueron colonizados con *C. pseudodiphtheriticum*. También se notificó endocarditis de válvula biológica y protésica causada por *C. pseudodiphtheriticum*, y la mayoría de las infecciones de la válvula biológica se han producido en caso de daño valvular preexistente.[777,1197] También se notificaron casos de linfadenitis supurativa cervical, discitis vertebral nasal tras una cirugía del cornete nasal, artritis posterior a artroscopia e infecciones cutáneas, por heridas y oculares por *C. pseudodiphtheriticum*.[314,484,637,672,1213] *C. pseudodiphtheriticum* es no lipófila y crece como colonias lisas blancas en SBA (lám. 14-5C). Las reacciones de pirazinamidasa y nitrato reductasa son positivas, mientras que la de fosfatasa alcalina es variable. Este microorganismo es positivo para la ureasa después de 24 h y no fermenta ni oxida hidratos de carbono (lám. 14-5D). Tal como las subespecies de *C. afermentans* y *C. auris*, *C. pseudodiphtheriticum* no produce ácido a partir de hidratos de carbono, pero puede diferenciarse fácilmente de estas especies con sus reacciones positivas para ureasa y nitrato reductasa. Por lo general, los aislamientos de *C. pseudodiphtheriticum* son sensibles a β-lactámicos, vancomicina, agentes y aminoglucósidos, pero se encontraron cepas resistentes a clindamicina, eritromicina, tetraciclina y quinolonas. En un estudio de 58 cepas de *C. pseudodiphtheriticum*, 52 fueron resistentes a eritromicina y 6 fueron sensibles. Se encontró un fenotipo de resistencia constitutiva a macrólidos-lincosamidas-estreptograminas B (MLSB) en el 89.7% de las cepas. La presencia del gen *erm(X)*, que se asocia con el fenotipo de resistencia MLSB, se confirmó con PCR.[820]
Corynebacterium pseudotuberculosis	*C. pseudotuberculosis* provoca linfadenitis caseosa (LAC o "glándula de queso") en ovinos, bovinos y otros pequeños rumiantes.[1198] La mayoría de las infecciones humanas asociadas con *C. pseudotuberculosis* se han notificado entre pastores rurales en Australia o en carnicerías, quienes han presentado linfadenitis crónica o aguda.[136,855] En infecciones humanas, fue necesario un drenaje quirúrgico y extirpación de los ganglios linfáticos afectados, y la mayoría de los pacientes presentaron drenaje persistente o recurrente en la zona de la herida durante períodos prolongados. *C. pseudotuberculosis* es un miembro del "grupo *C. diphtheriae*" y, mediante un experimento, puede transformarse en una especie productora de la toxina diftérica por infección y lisogenización con el β-corinefago, pero no se aislaron las cepas lisogenizadas naturales. *C. pseudotuberculosis* es negativa para pirazinamidasa y sintetiza cistinasa, como se demuestra con la producción de halos café alrededor de las colonias en medio modificado de Tinsdale. *C. pseudotuberculosis* es positivo

(continúa)

para ureasa y variable para nitrato reductasa y fosfatasa alcalina y difiere de *C. ulcerans* en que no produce ácido a partir de glucógeno o trehalosa y no hidroliza gelatina. Tal como *C. ulcerans* y *A. haemolyticum*, *C. pseudotuberculosis* es positivo para la prueba de CAMP inversa. En el informe sobre 10 pacientes con linfadenitis por *C. pseudotuberculosis* publicado por Peel y cols.,[855] todos los aislamientos produjeron un perfil 0111324 con API Coryne, lo cual indica reacciones positivas para fosfatasa alcalina, α-glucosidasa, ureasa, glucosa, maltosa y ribosa. Por lo general, *C. pseudotuberculosis* es sensible a penicilinas, macrólidos, tetraciclinas, cefalosporinas, quinolonas y rifampicina; la mayoría de las cepas son resistentes a aminoglucósidos, nitrofuranos y polimixina.[561]

Corynebacterium resistens

C. resistans se describió en el 2005 con base en cinco aislamientos de muestras de sangre, abscesos y aspirado bronquial.[830] El nombre del microorganismo se deriva de su patrón de sensibilidad a antibióticos. Todos los aislamientos tuvieron CIM superiores al nivel clínicamente alcanzable en penicilina (> 64 µg/mL), cefazolina (> 64 µg/mL), cefepima (> 64 µg/mL), imipenem (> 32 µg/mL para todos los aislamientos, salvo uno de ≤ 0.13 µg/mL), amikacina (≥ 32 µg/mL), clindamicina (> 16 µg/mL), ciprofloxacino (> 16 µg/mL) y minociclina (dos aislamientos, 16 µg/mL; dos aislamientos, 8 µg/mL; un aislamiento, 0.25 µg/mL). La CIM de vancomicina y teicoplanina fue de 2 y ≤ 0.5 µg/mL, respectivamente, en los cinco aislamientos. Con API Coryne, sólo las reacciones de PIR y fosfatasa alcalina son positivas, mientras que se producen reacciones negativas para la reducción de nitrato, pirazinamidasa, esculina, ureasa, gelatina, glucosa, ribosa, xilosa, manitol, maltosa, lactosa, sacarosa y glucógeno (número de perfil API Coryne 4100004).

Corynebacterium riegelii

C. riegelii se aisló de muestras de orina de mujeres con síntomas de infección urinaria y de hemocultivos.[374] Se obtuvieron aislamientos de orina de mujeres de entre 21 y 62 años sin enfermedades subyacentes. Los microorganismos estaban presentes en cantidades importantes (> 100 000 UFC/mL). Los aislamientos de *C. riegelii* son no lipófilos y producen colonias blancas brillantes y pegajosas en SBA (lám. 14-5E). Además, son muy positivos para ureasa (como *C. urealyticum*), y se observaron reacciones positivas para agares urea inclinados de Christensen 5 min después de la inoculación (lám. 14-5F). Una característica inusual de esta especie es que las cepas producen ácido lentamente a partir de maltosa, pero no de glucosa. Se observan reacciones atípicas con medios convencionales (p. ej., hidratos de carbono basados en CTA) y con la tira de API Coryne (láms. 14-5G y 14-5H). Los números de perfil de *C. riegelii* son 0101224, 2001224 y 2101224. Las cepas de *C. riegelii* son sensibles a penicilina, cefalotina, cloranfenicol, ciprofloxacino, gentamicina, rifampicina, tetraciclina y vancomicina, y resistentes a cefetamet, ceftibuteno y fosfomicina.[374]

Coynebacterium sanguinis

C. sanguinis hasta la fecha sólo se aisló de hemocultivos.[369] Las colonias de este microorganismo en SBA miden 1-2 mm de diámetro tras 48 h de incubación, y son lisas, secas y amarillentas. Las pruebas de pirazinamidasa, fosfatasa alcalina y pirrolidonil arilamidasa son positivas, y la prueba de CAMP es negativa. El microorganismo fermenta lentamente glucosa y ribosa (con API Coryne), pero no otros hidratos de carbono. *C. sanguinis* es negativa para nitrato, ureasa, esculina y la prueba de CAMP. Con API Coryne, todos los aislamientos produjeron el biocódigo 6100304.

Corynebacterium simulans

C. simulans se aisló de un absceso en el pie, una biopsia de ganglio linfático, un furúnculo y una infección articular protésica.[176,1181] Este microorganismo es una especie fermentadora no lipófila similar desde el punto de vista fenotípico a *C. minutissimum* y *C. striatum*, pero distinta desde el punto de vista filogénico con base en secuencias de ARNr 16S. Las cepas de *C. simulans* crecen como colonias no lipófilas, blancas grisáceas, brillantes y cremosas que miden 1-2 mm de diámetro después de 48 h. *C. simulans* es positivo para nitrato y negativo para maltosa (*C. minutissimum* es negativo para nitrato y positivo para maltosa) y no fermenta etilenglicol ni crece a 20 °C (*C. striatum* fermenta etilenglicol y crece a 20 °C). Esta es la única especie de *Corynebacterium* capaz de reducir nitrato a nitrito y éste a nitrógeno gaseoso, por lo que debe realizarse una prueba de provocación de nitrato negativa con cinc para confirmar esta reacción. Además, algunas cepas pueden ser negativas para catalasa. Con API Coryne, *C. simulans* produce varios biocódigos. Los datos sobre la sensibilidad a antibióticos de *C. simulans* no están disponibles.

Corynebacterium singulare

La descripción de *C. singulare* se basa en dos aislamientos humanos (uno de semen y otro de sangre).[939] Éstos poseían todas las características quimiotaxonómicas clave del género *Corynebacterium* y se asemejaban a *C. minutissimum* por sus características morfológicas y bioquímicas. Las colonias son convexas, enteras, cremosas y blancas grisáceas. Sin embargo, a diferencia de *C. minutissimum*, ambos aislamientos fueron positivos para ureasa. Un análisis de otros taxones positivos para ureasa dentro del género confirmó que ambos aislamientos eran distintos por varias características, como una mayor capacidad fermentadora, incapacidad para reducir nitrato y ausencia de β-glucuronidasa. El microorganismo puede diferenciarse de *C. amycolatum* por su incapacidad para producir ácido propiónico a partir de glucosa. Con API Coryne, el microorganismo genera un único biocódigo octal (6101125).

Corynebacterium sputi	Esta especie abarca un solo aislamiento del esputo de un paciente con neumonía.[1228] Este microorganismo es lipófilo y tiene una relación más directa a nivel genotípico con *C. hansenii. C. sputi* es positivo para ureasa, pero no hidroliza hipurato, esculina ni gelatina, y tampoco reduce nitrato. Se produce ácido a partir de glucosa, pero no de maltosa, sacarosa, lactosa, manitol, sorbitol, ribosa, trehalosa, xilosa o almidón. El biocódigo de API Coryne de este microorganismo es 2011104.
Corynebacterium striatum	*C. striatum* se encontró en ganado, como parte de la flora normal de los conductos nasales humanos y en piel humana. En 1980, se documentó el primer caso de infección pleuropulmonar humana por *C. striatum* en un hombre de 79 años con leucemia linfocítica crónica.[133] El microorganismo se aisló del esputo, dos grupos de hemocultivos y un cultivo de líquido pleural. Desde entonces, *C. striatum* se ha asociado con varias infecciones humanas y se ha aislado de varios tipos de muestras clínicas. En 1994, Wolde Rufael y Cohn notificaron el primer caso de endocarditis de válvula biológica por *C. striatum.*[1202] Desde entonces, se ha documentado como un agente significativo de endocarditis de válvula tanto biológica como protésica y endocarditis por marcapasos.[103,125,259,725,727,821,1001,1106,1115] *C. striatum* es un importante agente de sepsis y bacteriemia en pacientes inmunodeprimidos, como aquellos con linfoma linfoblástico con autotrasplante de médula ósea, mielodisplasia con alotrasplante de médula ósea, esclerosis lateral amiotrófica, insuficiencia renal crónica, cáncer colorrectal, diabetes e infección por VIH.[197,719,831,1123] *C. striatum* también es una causa importante de infecciones respiratorias, como neumonía extrahospitalaria e intrahospitalaria, bronquitis y empiema, especialmente en aquellos con EPOC.[916,1094,1205] Los aislamientos de *C. striatum* se obtuvieron de pacientes con osteomielitis vertebral, artritis séptica y sinovitis, absceso mamario, meningitis, infecciones de derivación del LCR, absceso pancreático, infección en el sitio de salida del catéter de diálisis peritoneal y peritonitis asociada con DPCA.[75,102,105,125,232,243,1060,1189] Algunos datos de estudios realizados en las unidades de cuidados intensivos indican que *C. striatum* puede adquirirse por vía intrahospitalaria en algunas ocasiones.[534,663,831,916]

Los aislamientos de *C. striatum* son no lipófilos y crecen como colonias blancas grisáceas, húmedas y lisas con bordes enteros en SBA (lám. 14-6A), que miden menos de 1-2 mm de diámetro después de 24 h de incubación. Se produce pirazinamidasa y fosfatasa alcalina, y no se hidroliza urea, esculina ni gelatina.[723] La mayoría de las cepas reducen nitrato y generan ácido a partir de glucosa, sacarosa, fructosa y galactosa (lám. 14-6B). Las cepas de *C. striatum* sintetizan ácido láctico y succínico a partir de glucosa, que sirve en la diferenciación de aislamientos de *C. amycolatum*. En un análisis realizado en el año 1995 en 31 aislamientos clínicos, se determinó que todas las cepas fueron sensibles tanto a imipenem como a vancomicina; la mayoría de las cepas fueron sensibles a ampicilina, cefalosporinas y aminoglucósidos, así como resistentes a clindamicina, eritromicina y tetraciclina. Sin embargo, este microorganismo ha demostrado cada vez mayor resistencia a antibióticos a partir de ese momento. Se han descrito varios informes de casos de aislamientos de *C. striatum* multirresistentes a β-lactámicos (penicilina, ampicilina, ceftriaxona, cefotaxima y cefepima), macrólidos, tetraciclinas y fluoroquinolonas,[105,197,534,725,821,916,1094,1106] mientras que la sensibilidad a carbapenémicos (imipenem y meropenem) es variable.[831] El aislamiento de *C. striatum* del paciente con endocarditis descrito por Mashavi y cols. fue sensible únicamente a vancomicina.[727] Por lo general, los aislamientos de *C. striatum* son sensibles a vancomicina, rifampicina, linezolid, tigeciclina y daptomicina.[725,967,1001,1094] Un aislado de *C. striatum* de un hombre de 56 años con endocarditis, complicada por diabetes mellitus y nefropatía terminal, demostró la presencia de una población mixta sensible y resistente a daptomicina mediante Etest®.[1095] La subpoblación sensible tuvo una CIM de daptomicina menor de 0.094 µg/mL, mientras que la subpoblación resistente tuvo una mayor de 256 µg/mL mediante pruebas de microdilución en caldo. La subpoblación resistente surgió después de que el paciente recibió daptomicina para dos tratamientos de seis semanas. |
| *Corynebacterium sundsvallense* | *C. sundsvallense* se aisló de hemocultivos, una muestra vaginal y un cultivo de herida en la ingle.[217] El aspecto de la tinción de Gram de este microorganismo es único en cuanto a que pueden observarse nudos o "protuberancias" en los extremos de algunos de los bacilos. El microorganismo es no lipófilo y produce colonias beige y amarillas, pegajosas y adherentes en SBA. Además, fermenta lentamente glucosa, maltosa y sacarosa, pero no lactosa, manitol, ribosa, xilosa o amigdalina. No se reduce nitrato ni se hidroliza esculina, pero se produce ureasa y la reacción de α-glucosidasa es positiva. Los ácidos láctico y succínico son el producto alcalino principal de la fermentación de glucosa. Los datos de sensibilidad a antibióticos de este microorganismo no están disponibles. |
| *Corynebacterium thomssenii* | La descripción de la especie de este microorganismo se basa en dos aislamientos obtenidos de muestras de líquido pleural de un hombre de 56 años con insuficiencia renal crónica, ictus y neumonía.[1246] *C. thomssenii* constituye un microorganismo de crecimiento lento y no lipófilo que produce colonias pegajosas y adherentes que miden menos de 0.5 mm de diámetro después de 48 h de incubación. El microorganismo resulta positivo para ureasa y ADNasa y negativo tanto para nitrato como para hidrólisis de esculina. |

(continúa)

Se produce ácido lentamente a partir de glucosa, maltosa y sacarosa. A diferencia de las demás especies de *Corynebacterium*, las cepas de esta especie son muy positivas para *N*-acetil-β-glucosaminidasa, que producen un perfil 2121125 con API Coryne. Los aislamientos de *C. thomssenii* son sensibles a ampicilina, cefazolina, gentamicina, eritromicina, clindamicina, tetraciclina, ciprofloxacino, rifampicina y vancomicina; y son resistentes a aztreonam, cefetamet, ceftibuteno y fosfomicina.

Corynebacterium timonense

Esta especie se aisló de cinco de seis grupos de hemocultivos de un paciente con endocarditis por marcapasos.[745] Esta especie es no lipófila y forma colonias de color amarillo brillante de 1-2 mm de diámetro después de 24 h de incubación. La hidrólisis de esculina es débil, mientras que la gelatina y urea no se hidrolizan. Con API Coryne, pirazinamidasa y fosfatasa alcalina son positivas, y se produce ácido a partir de glucosa y ribosa, pero no de maltosa, sacarosa, lactosa, manitol, xilosa o glucógeno. Este aislamiento fue sensible a amoxicilina, doxiciclina, gentamicina, ofloxacino, clindamicina, trimetoprima-sulfametoxazol y rifampicina, y resistente a eritromicina. El microorganismo recibe su nombre por el Hospital de la Timone de Marsella, Francia, donde se aisló y caracterizó la cepa.

Corynebacterium tuberculostearicum

C. tuberculostearicum es una especie descrita hace años, pero nunca se indicó en una publicación válida. Este microorganismo se propuso formalmente como una nueva especie en el 2004 con base en aislamientos de muestras clínicas (p. ej., médula ósea, ganglios linfáticos, sangre, muestras uretrales, piel y líquido peritoneal), alimentos (atún en conserva) y el medio ambiente.[342] Esta especie lipófila es negativa para hidrólisis de ureasa, esculina y gelatina. Se produce ácido a partir de glucosa y ribosa, pero no de manitol, sorbitol, lactosa, xilosa, glucógeno, almidón o inulina. La producción de ácido a partir de maltosa, sacarosa, trehalosa y *N*-acetilglucosamina es variable. Los biocódigos de API Coryne (6100324, 6100325, 7100325, 6100305, 2100325) corresponden al grupo G *Corynebacterium* de los CDC en el índice del perfil API.

Corynebacterium tuscaniae

Esta especie se basa en un único aislamiento obtenido de seis grupos de hemocultivos de una mujer de 85 años con cáncer gástrico y endocarditis.[929] Esta especie posee ácido micólico en sus paredes celulares y es positiva para pirazinamidasa y fosfatasa alcalina. No se produce ureasa, y no se hidrolizan esculina, gelatina e hipurato. Se sintetiza ácido a partir de glucosa y maltosa, pero no de ribosa, lactosa, xilosa, manitol, sacarosa o glucógeno. El perfil de API Coryne de esta especie fue 2100124. El nombre del microorganismo se deriva de la región italiana de la Toscana, donde se aisló la cepa.

Corynebacterium ulcerans

C. ulcerans es un miembro no lipófilo del "grupo *C. diphtheriae*", junto con *C. diphtheriae* y *C. pseudotuberculosis*.[938] La mayoría de los aislamientos de *C. ulcerans* (y algunos de *C. pseudotuberculosis*) producen la toxina diftérica. En un estudio, 25 de 37 cepas de *C. ulcerans* y 1 de 14 cepas de *C. pseudotuberculosis* produjeron pruebas de Elek positivas para la toxina diftérica.[441] Además, todas las cepas positivas para la prueba de Elek y dos negativas produjeron señales positivas cuando se hibridaron con una sonda de ADN del gen estructural *tox* para la toxina diftérica. Algunos análisis de fragmentos de endonucleasa de restricción han demostrado que las cepas de *C. diphtheriae* y *C. ulcerans* comparten una homología considerable en el análisis de Southern blot; estos fragmentos homólogos incluyen el sitio de integración para la familia de corinefagos β. Wong y Groman también demostraron que las toxinas diftéricas producidas por cepas de *C. ulcerans* y *C. pseudotuberculosis* eran similares en peso molecular y estructura inmunológica, actividad enzimática de ribosilación de ADP y regulación de su síntesis con hierro.[1207] En el Reino Unido, se realizó un estudio de 102 pacientes con infecciones causadas por corinebacterias toxígenas, 59 de las cuales se debieron a *C. ulcerans* toxígena.[1172] *C. ulcerans* produce mastitis en ganado, primates y otros animales, y se aisló de leche de vaca sin pasteurizar y otros productos lácteos.[128] También se aisló de perros y gatos, mientras que los ribotipos de aislamientos felinos y caninos sugieren que estos animales pueden ser reservorios de infecciones humanas.[93,239,275,639] Por lo general, éstas se produjeron en zonas rurales en individuos con antecedentes de exposición a animales o consumo de productos lácteos crudos. *C. ulcerans* se aisló de pacientes con enfermedades indistinguibles de difteria clásica, con y sin secuelas neurológicas y cardíacas.[477,572,889,1109] Se notificaron infecciones pulmonares graves por *C. ulcerans* en hospederos inmunodeprimidos e inmuncompetentes.[1098] En 1996, se notificó un caso de difteria respiratoria debido a *C. ulcerans* toxígena en una mujer de 54 años de Terre Haute, Indiana.[181] La paciente, que nunca se vacunó contra la difteria, fue tratada con ceftriaxona, eritromicina y 40 000 unidades internacionales (UI) de antitoxina diftérica equina con una rápida respuesta clínica. El cultivo de muestras clínicas (exudado faríngeo y fragmentos de seudomembrana diftérica) confirmó la presencia de *C. ulcerans* y la toxigenicidad de este aislamiento, tanto con el análisis de inmunoprecipitación de Elek como con una prueba de PCR para la toxina diftérica. Las cepas productoras de toxinas de *C. ulcerans* también han provocado casos de "difteria" cutánea.[1171,1172] En el 2002, Wellinghausen y cols.[1192] describieron un caso mortal de sinusitis necrosante en un anciano por *C. ulcerans* toxígena. *C. ulcerans* también se ha documentado como una causa de peritonitis relacionada con DPCA.[597] Las colonias de *C. ulcerans* son blancas grisáceas, secas y cerosas, que aparecen con un área β-hemolítica ligeramente difusa debajo y alrededor de colonias individuales. El microorganismo es no lipófilo y las colonias miden 1-2 mm de diámetro después de 24 h de incubación. *C. ulcerans* es negativa para pirazinamidasa y positiva para fosfatasa alcalina y producción de ureasa. Se produce ácido a partir de glucosa, maltosa, manosa, arabinosa, ribosa y glucógeno. Tal como *C. pseudotuberculosis*, *C. ulcerans* es positivo para la prueba de CAMP inversa y produce ácido propiónico como producto de la fermentación de glucosa. Los aislamientos de *C. ulcerans* son sensibles a penicilina, ampicilina, cefalotina, eritromicina, clindamicina, tetraciclina y gentamicina.

Corynebacterium urealyticum	*C. urealyticum* antes se llamaba grupo D-2 corineforme de los CDC; en 1992, se propuso y adoptó oficialmente el nombre *Corynebacterium urealyticum*.[872] Por lo general, este microorganismo saprófito se encuentra en la piel y se ha asociado con infecciones urinarias agudas y crónicas, urolitiasis, quistes renales y estenosis ureteral.[291,1021,1049] Este microorganismo también causa infecciones similares en perros y gatos.[59,138] *C. urealyticum* tiene una relación directa con un padecimiento clínico denominado *cistitis alcalina incrustante*. Ésta es una enfermedad crónica observada en hospederos inmunodeprimidos con lesiones vesicales preexistentes, donde la inflamación ulcerativa se produce por la deposición de fosfato de amonio y magnesio (cristales de estruvita y apatita) en la pared vesical.[261,554] Esta enfermedad es causada por microorganismos capaces de dividir rápidamente la urea, tales como especies de *Proteus*. Se observan infecciones urinarias complicadas y pielonefritis por *C. urealyticum* principalmente en pacientes inmunodeprimidos y en aquellos con trasplante renal y complicaciones posquirúrgicas.[14,291,349,690,835] Además de su participación como patógeno de las vías urinarias, *C. urealyticum* también se ha aislado ocasionalmente de hemocultivos como causa de bacteriemia y endocarditis de válvula protésica y biológica.[308,1049] Otras infecciones asociadas con *C. urealyticum* incluyen pericarditis, osteomielitis, heridas infectadas, así como infecciones de tejidos blandos e intrahospitalarias.[201,318,335,814,958,1046,1047] *C. urealyticum* es un corineforme lipófilo que crece lentamente en SBA, produciendo colonias pequeñas (< 0.5 mm de diámetro tras 24 h de incubación) grises no hemolíticas. Es positiva para pirazinamidasa y fosfatasa alcalina, asacarolítica y rápidamente positiva para ureasa. Los agares urea inclinados comienzan a volverse positivos al momento de la inoculación. También se han descrito métodos moleculares para la detección e identificación de *C. urealyticum*.[1021] Por lo general, las cepas de *C. urealyticum* son multirresistentes a β-lactámicos, aminoglucósidos y macrólidos; en ocasiones, podrían ser sensibles a los primeros.[337,418,974,1242] Las fluoroquinolonas muestran una actividad irregular contra *C. urealyticum*. Los aislamientos resistentes a quinolonas y rifampicina pueden seleccionarse durante el tratamiento con estos medicamentos. En general, las cepas de *C. urealyticum* son sensibles a tigeciclina, linezolid, rifampicina, quinupristina-dalfopristina y vancomicina.[337] Esta bacteria es conocida por producir biopelículas, y estudios sobre la sensibilidad a antibióticos de *C. urealyticum* han demostrado que los microorganismos cultivados en biopelículas tienen una mayor CIM y concentración bactericida mínima (CBM) en fluoroquinolonas y vancomicina que los microorganismos planctónicos (flotantes).[1045] La CIM de eritromicina en microorganismos atrapados en biopelículas fue superior más de 8000 veces a las de los microorganismos planctónicos. Esta capacidad puede contribuir a las dificultades encontradas en la erradicación del microorganismo en pacientes con afectación urinaria crónica por *C. urealyticum*.
Corynebacterium ureicelerivorans	La descripción de la especie de este microorganismo se basa en un solo aislamiento obtenido de un hemocultivo.[1224] Posteriormente, se aisló de hemocultivos de cinco pacientes con enfermedades subyacentes (p. ej., cáncer de colon, diabetes, abdomen agudo, leucemia y diverticulitis) y de líquido de ascitis en un paciente con cirrosis.[337] *C. ureicelerivorans* es una especie lipófila rápida y fuertemente positiva para ureasa (reacción positiva en 60 s) y positiva para hipurato. No hidroliza esculina ni gelatina, y tampoco se reduce el nitrato. Se forma ácido a partir de glucosa en API Coryne después de 72 h, en el cual se observa una débil reacción ácida para ribosa y xilosa. En la mayoría de los aislamientos, el biocódigo es 6101104 después de 72 h, que corresponde al perfil de *C. bovis*. *C. ureicelerivorans* es sensible a β-lactámicos, gentamicina, rifampicina, tetraciclina, linezolid y vancomicina, y suele ser resistente a fluoroquinolonas, eritromicina, claritromicina, azitromicina y clindamicina.
Corynebacterium xerosis	Datos importantes indican que hoy en día gran parte de los aislamientos clínicos de *C. xerosis* son realmente *C. amycolatum* (*véase* arriba la descripción de este microorganismo).[372] La auténtica *C. xerosis* produce colonias granulares de color amarillento con ácidos micólicos en sus paredes celulares, positivas para LAP y α-glucosidasa. Produce ácido láctico a partir de fermentación de glucosa, mientras que las cepas de *C. amycolatum* producen colonias secas cerosas y blancas grisáceas sin ácidos micólicos, negativas o débilmente positivas para LAP y negativas para α-glucosidasa; también producen ácido propiónico a partir de fermentación de glucosa.[372,1185] A diferencia de *C. striatum*, los aislamientos auténticos de *C. xerosis* no hidrolizan tirosina ni fermentan azúcares lentamente (72-96 h). La literatura médica contiene varios informes de casos sobre *C. xerosis* como agente etiológico en diversos tipos de infecciones humanas. En estos informes, a menudo se determinó que los aislamientos fueron multirresistentes a antibióticos. Estas cepas en realidad eran *C. amycolatum* y no *C. xerosis*, ya que las auténticas cepas de esta última especie son bastante raras y conocidas por su gran sensibilidad. Debido a su aislamiento poco frecuente en el laboratorio clínico, *C. xerosis* se

(*continúa*)

	eliminó de la versión 2 de la base de datos API Coryne. Sin embargo, ciertos biocódigos (2110325 y 3110325) no corresponden a los auténticos aislamientos de *C. xerosis*.[838] Son poco frecuentes las auténticas infecciones humanas por *C. xerosis* y el microorganismo se aisló de muestras clínicas obtenidas de animales.[838,1152] Las cepas de *C. xerosis* son sensibles a la mayoría de los antibióticos.
Grupo F1 de *Corynebacterium*	El grupo F1 corineforme de los CDC corresponde a bacterias corineformes lipófilas fermentadoras que pueden dividirse en dos grupos con homología de ADN indistinguible a nivel fenotípico. Al ser positivo para ureasa y necesitar lípidos, este grupo se asemeja bastante a las especies recientemente nombradas que requieren lípidos (*C. macginleyi*).[936] Sin embargo, las cepas son positivas para pirazinamidasa y negativas para fosfatasa alcalina, y fermentan glucosa, maltosa y sacarosa, mientras que las cepas de *C. macginleyi* son negativas para pirazinamidasa y positivas para fosfatasa alcalina, y fermentan glucosa y sacarosa, pero no maltosa. Casi siempre, este grupo se aisló del aparato genitourinario. En 1992, se informó de un aislamiento de este grupo en un hombre de 40 años con cálculos de estruvita.[281] El microorganismo se encontró en la orina en una cantidad significativa (> 10[8] UFC/mL) y fue sensible a tetraciclina. Una vez tratado con doxiciclina, se curó la infección y dejaron de formarse los cálculos.
Grupo G de *Corynebacterium*	El grupo G corineforme de los CDC se aisló de muestras de humor vítreo, sangre, LCR y aparato genitourinario.[936] Los aislamientos de este grupo son lipófilos, cuyo crecimiento se estimula con Tween 80 (láms. 14-6C y 14-6D). En 1983, Austin y Hill informaron de un hombre de 40 años con endocarditis de válvula protésica, que lamentablemente fue mortal, causada por un microorganismo de este grupo.[54] El aislado fue sensible a ampicilina, cefalotina, cefamandol, cefoxitina, gentamicina y vancomicina. Las bacterias corineformes de este grupo también se aislaron de hemocultivos de un hombre de 74 años sometido a hemodiálisis de mantenimiento por insuficiencia renal crónica.[583] La sensibilidad de este aislado a antibióticos fue uniforme.
Grupos F1 y I de *Corynebacterium*	Los grupos F2 de los CDC han demostrado que corresponden a cepas de *C. amycolatum*.[323,708,1185]

Sólo el 5.6% de los aislamientos no se identificaron, mientras el 3.8% se identificó erróneamente. La base de datos actual de API Coryne se encuentra en apiweb.biomerieux.com y es la versión 3. API Coryne requiere un inóculo concentrado para evitar reacciones falsas negativas, mientras que puede ser necesaria una incubación más prolongada para detectar reacciones de fermentación de hidratos de carbono.[378] Los informes sobre nuevas especies de *Corynebacterium* a menudo incluyen pruebas API Coryne como parte de la descripción de la especie. Los biocódigos de siete dígitos sólo proporcionan identificaciones para especies en la base de datos y es posible que puedan identificarse erróneamente nuevas especies a menos que se realicen pruebas adicionales. Sin embargo, algunas especies más nuevas generan biocódigos únicos.

RapID CB-Plus. RapID CB-Plus emplea el formato de cubeta similar a otros kits de identificación de Remel e incluye 18 pocillos de una sola prueba. Para inocular el sistema, se prepara una suspensión del microorganismo cultivado en SBA al 5% (tripticasa de soya, Columbia o base de infusión cerebro y corazón [BHI]) equivalente a 4, según el patrón de turbidez de McFarland, en 2 mL de líquido de inoculación RapID®. La suspensión se vierte o coloca con una pipeta en la cubeta y los 18 pocillos se inoculan simultáneamente manipulando la cubeta de forma manual. La tira se incuba durante 4-6 h a 35-37 °C en una incubadora sin CO$_2$. Se añaden los reactivos de nitrato A y B al pocillo NIT y se agrega un segundo reactivo (RapID CB-Plus) a los pocillos de prueba de arilamidasa. Transcurridos 30 s a 1 min después de agregar los reactivos, se leen las reacciones de colores en los pocillos y se genera un código numérico. Para identificarlo, se consulta el compendio de códigos de RapID CB-Plus. Según las evaluaciones de RapID, el kit identifica

correctamente el 88.5-95% de las especies de *Corynebacterium*, en especial aquellas que se encuentran con frecuencia en el laboratorio clínico (*C. amycolatum*, *C. jeikeium*, *C. striatum*, *C. urealyticum*, *C. minutissimum*, *C. pseudodiphtheriticum* y grupo G de los CDC).[379,528] Los aislamientos de algunos taxones descritos recientemente (*Dermabacter hominis*, especies de *Microbacterium*, *Turicella otitidis*, especies de *Cellulomonas*, *Brevibacterium casei* y *Arthrobacter cumminsii*) también se identificaron correctamente. Las dificultades con este sistema se relacionaron con la interpretación de algunas reacciones de la acidificación de hidratos de carbono y aminopeptidasa.

Tarjeta para identificación de anaerobios/*Corynebacterium* Vitek 2. La tarjeta ANC es una tarjeta de prueba bioquímica de 64 pocillos utilizada con Vitek 2. La tarjeta se inocula con el instrumento Vitek 2 y la incubación se realiza dentro de la máquina. Las identificaciones suelen estar disponibles 6 h después de la inoculación de la tarjeta. La base de datos de la tarjeta ANC incluye corinebacterias (*C. amycolatum*, *C. diphtheriae*, *C. jeikeium*, *C. pseudodiphtheriticum*, *C. striatum*, *C. ulcerans* y *C. urealyticum*), algunas especies de *Actinomyces* (*A. israelii* y *A. meyeri*) y de *Arcanobacterium* (*A. haemolyticum* y *A. pyogenes*), además de bacterias anaerobias grampositivas y gramnegativas clínicamente importantes. Las evaluaciones indican que la tarjeta ANC Vitek 2 puede identificar adecuadamente estas corinebacterias incluidas en la base de datos.[915]

Espectrometría de masas MALDI-TOF. También se ha utilizado el espectrómetro de masas MALDI-TOF para identificar especies de *Corynebacterium*, como *C. diphtheriae*. Alatoom y cols.[20] evaluaron el sistema MALDI-TOF MS Biotyper® de Bruker para identificar 92 aislamientos clínicos de especies

(*el texto continúa en la p. 890*)

TABLA 14-6 Características fenotípicas para la identificación de especies de *Corynebacterium* aisladas de humanos

Especie	LIP	HEM SBA	NO₃	PIZ	FAL	ESC	URE	GEL	CAMP	LAP	PIR	α-GAL	β-GAL	α-GLU	β-GLU	β-GUR	NAGA
C. accolens	+	–	+	V+	–	–	–	–	–	ND	V	ND	–	–	–	–	–
C. afermentans subsp. *afermentans*	–	–	–	+	+	–	–	–	V	–	–	–	–	–	–	–	–
C. afermentans subsp. *lipophilum*	+	–	–	+	+	–	–	–	V	–	–	–	–	–	–	–	–
C. amycolatum	–	–	V+	+	+	–	V–	–	–	ND	V–	–	–	–	–	–	–
C. appendicis	+	–	–	+	+	–	+	–	ND	–	–	–	–	–	–	–	–
C. argentoratense	–	–	–	+	V–	–	–	–	ND	V	–	ND	–	–	–	–	–
C. atypicum	–	–	–	–	–	–	–	–	ND	+	–	–	–	–	–	+	–
C. aurimucosum	–	–	–	+	+	–	–	–	ND	+	–	–	–	–	–	–	–
C. auris	–	–	+	+	+	–	–	ND	+	ND	–	ND	–	+	–	–	–
C. canis	–	–	+	+	+	–	–	–	–	+	–	–	–	+	+	–	–
C. confusum	–	–	+	+	+	–	–	–	+	V	–	–	–	–	–	–	–
C. coyleae	–	–	–	+	+	–	–	ND	+	+	V	–	–	–	–	–	–
C. diphtheriae gravis	–	–	+	+	–	–	–	V–	–	ND	–	–	–	+	–	–	–
C. diphtheriae intermedius	+	–	+	–	–	–	–	V–	–	ND	–	–	–	+	–	–	–
C. diphtheriae mitis	–	–	+	–	–	–	–	V–	–	ND	–	–	–	+	–	–	–
C. diphtheriae belfanti	–	–	–	–	–	–	–	V–	–	ND	–	–	–	+	–	–	–
C. durum	–	–	+	+	–	+	V+ᵈ	–	ND	ND	–	ND	V	–	ND	–	–
C. falsenii	–	–	+	+ᵈ	+	–	+ⁱ	–	–	V	–	–	–	–	–	–	–
C. freiburgense	–	–	+	–	–	–	–	–	–	+	–	–	–	+	+	–	–
C. freneyi	–	–	V	+	+	–	–	–	ND	ND	–	ND	–	+	–	–	–
C. glucuronolyticum	–	–	V	+	V–	V	V+	–	+	+	–	–	–	–	–	+	–
C. hansenii	–	–	–	+	–	–	–	–	ND	ND	–	ND	–	–	ND	–	–
C. imitans	–	–	–	+ᵈ	+	–	–	–	+	–	–	–	–	–	–	–	–
C. jeikeium	+	–	–	+	+	–	–	–	–	ND	–	ND	–	–	–	–	–
C. kroppenstedtii	+	–	+	+	–	+	–	–	ND	+	–	–	–	–	–	–	–

(continúa)

TABLA 14-6 Características fenotípicas para la identificación de especies de *Corynebacterium* aisladas de humanos (*continuación*)

Especie	LIP	HEM SBA	NO₃	PIZ	FAL	ESC	URE	GEL	CAMP	LAP	PIR	α-GAL	β-GAL	α-GLU	β-GLU	β-GUR	NAGA
C. lipophiloflavum	+	−	−	+	+	−	+24 h	ND	ND	+	−	−	−	−	−	−	−
C. macginleyi	+	−	+	+	+	−	−	−	ND	ND	−	ND	−	−	−	−	−
C. massiliense	−	−	+	+ᵈ	+	−	−	−	ND	+	+	ND	−	>	−	−	−
C. matruchotii	−	−	+	+	−	−	−	−	−	ND	+	ND	−	>	−	−	−
C. minutissimum	−	−	−	+	+	−	−	−	−	+	−	−	−	−	−	−	−
C. mucifaciens	−	−	−	+	+	−	−	−	−	−	>	−	−	−	−	−	−
C. nigricans	−	−	−	>	>	−	−	−	ND	ND	−	ND	−	−	−	−	−
C. pilbarense	−	−	−	+	+	−	−	−	ND	+	+	−	−	−	−	−	−
C. propinquum	−	−	>	>	>	−	+	−	−	ND	>	ND	−	−	−	−	−
C. pseudodiphtheriticum	−	−	+	+	>	−	−	−	−	ND	>	ND	−	−	−	−	−
C. pseudotuberculosis	−	β	−	−	>	−	+	−	−	ND	>	ND	−	>	−	−	−
C. resistens	+	−	−	−	+	−	−	−	−	+	+	−	−	−	−	−	−
C. riegelii	−	−	−	>	>	−	+rápido	−	−	+	+	−	−	−	−	−	−
C. sanguinis	−	−	−	+	+	−	−	−	−	ND	+	−	−	−	−	−	−
C. simulans	−	−	+	>	+	−	−	−	−	+	−	−	−	−	−	−	−
C. singulare	−	−	−	+	+	−	+	−	ND	ND	+	ND	−	−	−	−	−
C. sputi	+	−	−	+	−	−	+	−	ND	+	−	−	−	−	−	−	−
C. striatum	−	−	+	+	>	−	−	−	V	ND	−	−	−	−	−	−	−
C. sundvallense	−	−	−	>	>	−	+	−	V	V	−	−	−	+	−	−	ND
C. thomssenii	−	−	−	+	+	−	+	−	−	+	+	−	−	−	−	−	+
C. timonense	−	−	−	+	+	+ᵈ	−	−	ND	+	−	−	−	−	−	−	−
C. tuberculostearicum	+	−	>	+	>	−	−	−	ND	V	ND	−	−	−	−	ND	ND
C. tuscaniae	−	−	−	+	+	−	−	−	−	ND	−	ND	−	−	−	−	−
C. ulcerans	−	β	−	−	+	−	+	+	Inv+	ND	−	ND	−	+	−	−	−
C. urealyticum	+	−	−	+	>	−	+rápido	−	−	ND	+	−	−	−	−	−	−
C. ureicelerivorans	+	−	−	+	+	−	−	−	ND	+	+	−	−	+	−	−	−
C. xerosis	−	−	>	+	+	−	−	−	−	ND	−	ND	−	+	−	−	−
Grupo F1 de los CDC	+	−	V+	+		−	+	−	−	ND	−	ND	−	−	−	−	−
Grupo G de los CDC	+	−	>	+		−	−	−	−	ND	>	ND	−	−	−	−	−

Especie	GLU	MAL	SAC	LAC	MNTL	MAN	XIL	ARAB	SBTL	RIB	GLUG	AMIG
C. accolens	+	–	V	–	–	+	–	–	–	+	–	ND
C. afermentans subsp. afermentans	–	–	–	–	–	–	–	ND	–	–	–	ND
C. afermentans subsp. lipophilum	–	–	–	–	–	–	–	ND	–	–	–	ND
C. amycolatum	+	V+	V+	–	–	ND	–	ND	ND	+	–	ND
C. appendicis	+ⁱ	+ⁱ	–	–	–	ND	–	–	–	–	ND	–
C. argentoratense	+	–	–	–	–	ND	–	ND	ND	V	–	ND
C. atypicum	+	+	+	–	–	ND	–	ND	ND	+	–	ND
C. aurimucosum	+	+	+	–	–	–	–	–	–	–	–	–
C. auris	–	–	–	–	–	ND	–	ND	ND	–	–	ND
C. canis	+	+	+	–	–	+	–	–	–	–	+	ND
C. confusum	+	–	–	–	–	ND	–	–	–	+	–	–
C. coyleae	+	–	–	–	–	+	–	–	ND	+	+	–
C. diphtheriae gravis	+	+	–	–	–	ND	–	ND	ND	+	–	ND
C. diphtheriae intermedius	+	+	–	–	–	ND	–	ND	ND	+	+	ND
C. diphtheriae mitis	+	+	–	–	–	ND	–	ND	ND	+	–	ND
C. diphtheriae belfanti	+	+	–	–	–	ND	–	ND	ND	+	–	ND
C. durum	+	+	+	–	V+	ND	–	ND	ND	+	–	–
C. falsenii	+ⁱ	V+ⁱ	–	V	–	ND	–	–	–	+	–	–
C. freibugense	+	+	+	+	–	+	–	–	–	+	–	–
C. freneyi	+	+	+	–	–	ND	–	ND	ND	+ⁱ	–	ND
C. glucuronolyticum	+	V	+	ND	–	ND	V	ND	ND	+	–	–
C. hansenii	+	+	+	ND	ND	ND	ND	ND	ND	+	ND	ND
C. imitans	+	+	+ᵈ	–	–	+	–	+	–	+	–	–
C. jeikeium	+	V	–	–	–	ND	–	ND	ND	V+	–	–

(continúa)

TABLA 14-6 Características fenotípicas para la identificación de especies de *Corynebacterium* aisladas de humanos (*continuación*)

Especie	GLU	MAL	SAC	LAC	MNTL	MAN	XIL	ARAB	SBTL	RIB	GLUG	AMIG
C. kroppenstedtii	+	+^d	+	−	−	ND	−	ND	ND	−	−	ND
C. lipophiloflavum	−	−	−	−	−	ND	−	ND	ND	−	−	ND
C. macginleyi	+	−	+	−	>	ND	−	ND	ND	+	−	ND
C. massiliense	+	+	+	−	−	ND	−	ND	ND	−	−	ND
C. matruchotii	+	+	+	−	−	ND	−	ND	ND	+	−	ND
C. minutissimum	+	+	+	−	−	−	−	−	−	>	−	−
C. mucifaciens	+	−	>	−	−	+	−	−	−	>	−	−
C. nigricans	+	+	+^d	−	ND	+	−	ND	ND	>	>	+
C. pilbarense	+	−	+	−	−	−	−	−	−	+	−	−
C. propinquum	+	−	−	−	−	ND	−	ND	ND	−	−	+
C. pseudodiphtheriticum	−	−	−	−	−	ND	−	ND	ND	−	−	ND
C. pseudotuberculosis	+	+	−	−	−	+	−	ND	ND	+	−	+
C. resistens	−	−	−	−	−	ND	−	ND	ND	−	−	ND
C. riegelii	−	+^l	−	−	−	−	−	−	−	+	−	−
C. sanguinis	+^−	−	+	−	−	ND	−	ND	ND	+	−	+
C. simulans	+	−	+	−	−	+	−	−	−	>	−	−
C. singulare	+	+	+	−	−	ND	−	ND	ND	−	−	ND
C. sputi	+	−	−	−	−	−	−	ND	−	−	−	ND
C. striatum	+	−	V+	−	−	ND	−	ND	ND	+	−	ND
C. sundvallense	+	+	+	−	−	+	−	ND	ND	+	−	−
C. thomssenii	+^−	+^−	+^−	−	−	+	−	−	−	−	−	−
C. timonense	+	−	−	−	−	ND	−	ND	ND	+	+	ND
C. tuberculostearicum	+	>	>	−	−	+	−	ND	−	+	−	ND
C. tuscaniae	+	+	−	−	−	ND	−	ND	ND	−	−	ND

C. ulcerans	+	+	−	−	+	−	+	ND	+	+	ND
C. urealyticum	−	−	−	−	ND	−	ND	ND	−	−	ND
C. ureicelerivorans	+	−	−	−	−	+^{d}	−	−	+^{d}	−	ND
C. xerosis	+	+	−	−	ND	−	ND	ND	+	−	ND
Grupo F1 de los CDC	+	+	−	−	ND	−	ND	ND	V−	−	ND
Grupo G de los CDC	+	V	−	−	ND	−	ND	ND	+	−	ND

+, reacción positiva; −, reacción negativa; V, reacción variable; +^{l}, reacción positiva lenta; V+, reacción variable; +^{d}, reacción variable, la mayoría de las cepas son débilmente positivas; Inv+, positivo para la prueba de CAMP inversa; V−, reacción variable, la mayoría de las cepas son positivas; V−, reacción variable, la mayoría de las cepas son negativas; V+^{d}, reacción variable, la mayoría de las cepas son negativas; LIP, necesidad de lípidos; HEM SBA, hemólisis en agar sangre de carnero; NO_3, reducción de nitrato; PIZ, pirazinamidasa; FAL, fosfatasa alcalina; ESC, hidrólisis de esculina; URE, ureasa; GEL hidrólisis de gelatina; LAP, leucina aminopeptidasa; PIR, pirrolidonil arilamidasa; α-GAL, α-galactosidasa; β-GAL, β-galactosidasa; α-GLU, α-glucosidasa; β-GLU, β-glucosidasa; β-GUR, β-glucoronidasa; NAGA, N-acetil-β-D-glucosaminidasa; GLU, glucosa; MAL, maltosa; SAC, sacarosa; LAC, lactosa; MNTL, manitol; MAN, manosa; XIL, xilosa; ARAB, arabinosa; SBTL, sorbitol; RIB, ribosa; GLUG, glucógeno; AMIG, amigdalina.

de *Corynebacterium* en comparación con la secuenciación de ARNr 16S y el gen *rpoB*. De estos 92 aislamientos, 80 (87%) se identificaron correctamente a nivel de especie, salvo las cepas de *C. aurimucosum*, que se identificaron erróneamente como la especie directamente relacionada *C. minutissimum*. En otro estudio, la MALDI-TOF MS fue capaz de identificar rápidamente las 90 cepas de *C. diphtheriae* evaluadas; estos investigadores propusieron un algoritmo de prueba con MALDI-TOF para una identificación rápida, seguido de una prueba de PCR en tiempo real y prueba de Elek para detectar el gen *tox* y la producción de la toxina diftérica, respectivamente.[616] La espectrometría de masas MALDI-TOF también se utilizó en informes de casos individuales para confirmar la identidad de los aislamientos proporcionados con pruebas bioquímicas convencionales o el kit de identificación de API Coryne.[1201]

Prueba de sensibilidad a antibióticos de especies de Corynebacterium y bacterias corineformes

El CLSI abordó por primera vez la prueba de sensibilidad a antibióticos de bacterias corineformes en su norma del 2005 para la prueba de bacterias aisladas con poca frecuencia o con requerimientos nutricionales especiales, cuya segunda edición fue publicada en el 2010.[214] La norma aprobada es un procedimiento de microdilución en caldo Müeller-Hinton con ajuste de cationes y sangre equina lisada (v/v al 2.5-5%). Para las pruebas de daptomicina, el medio debe estar complementado con calcio (50 μg/mL). El inóculo se prepara a partir de una suspensión de colonia directa equivalente a un estándar de turbidez de McFarland de 0.5. Los paneles de microdilución en caldo se incuban a 35 °C en el aire ambiente por 24-48 h. Los resultados de los antibióticos que demuestran resistencia pueden notificarse después de 24 h, mientras que los aislamientos que demuestran resultados sensibles para β-lactámicos deben incubarse durante 24 h más antes de notificarlos. Los antibióticos recomendados para pruebas primarias incluyen penicilina, eritromicina, gentamicina y vancomicina, aunque existen valores críticos que definen categorías sensibles, intermedias y resistentes para determinados antibióticos, como cefalosporinas, carbapenémicos, gentamicina, eritromicina, ciprofloxacino, tetraciclina, doxiciclina, clindamicina, trimetoprima-sulfametoxazol, rifampicina, quinupristina-dalfopristina y linezolid. Los aislamientos que deben evaluarse incluyen aquellos de zonas corporales estériles, muestras de tejidos profundos e infecciones de prótesis.

Miembros del género Corynebacterium *aislados de humanos*

El género *Corynebacterium* contiene especies aisladas de muestras clínicas humanas, animales y del medio ambiente. *C. diphtheriae*, un patógeno clásico, es la causa de difteria. Otras especies, como *C. jeikeium*, *C. striatum*, *C. pseudodiphtheriticum* y *C. urealyticum* se aíslan con mayor frecuencia que las otras especies de *Corynebacterium* y actúan principalmente como agentes oportunistas en pacientes inmunodeprimidos o debilitados.[318] *C. amycolatum* es la especie que se aísla con mayor frecuencia en el laboratorio clínico y puede representar un contaminante cutáneo o un agente importante de infección (lám. 14-3C).[263,284,579] El recuadro 14-4 describe la importancia clínica de especies de *Corynebacterium*

aisladas de muestras clínicas humanas e incluye información adicional sobre las características de cultivo de estos microorganismos. La tabla 14-6 presenta las características bioquímicas y fenotípicas de las especies de *Corynebacterium* aisladas de muestras clínicas humanas.

Corynebacterium diphtheriae

Epidemiología. *C. diphtheriae* es la causa de la enfermedad clásica difteria. Esta infección es relativamente infrecuente en los Estados Unidos, aunque todavía se presenta en países en vías de desarrollo. La frecuencia de la infección en dicho país ha disminuido considerablemente desde la introducción y el uso generalizado de las vacunas toxoides diftéricas eficaces y la introducción de vacunas universales en niños a fines de la década de 1940. Durante fines de la década de 1960 y en la de 1970, la difteria aún era endémica en la región del Pacífico noroccidental y en el suroeste de los Estados Unidos: el último gran brote de difteria ocurrió en el área de Seattle, Washington, en 1970.[198] Desde principios de la década de 1980 hasta el 2010, sólo se notificaron 55 casos de difteria a los CDC.[113] La importación de *C. diphtheriae* toxígena de determinadas regiones de países en desarrollo, donde la difteria sigue siendo endémica, representa una amenaza constante y la mayoría de los casos de difteria en los países industrializados en los últimos años. En países en vías de desarrollo, la aplicación del Programa Ampliado de Inmunizaciones de la Organización Mundial de la Salud para niños durante la década de 1970 fue un éxito al lograr altos niveles de vacunación. Sin embargo, con el paso del tiempo, gran parte de las poblaciones a las cuales se dirigieron esfuerzos de vacunación se volvieron sensibles a la infección, debido a la menor inmunidad. Durante las décadas de 1980 y 1990, se presentaron brotes esporádicos de difteria en Alemania, Suecia, China, Tailandia, Sudán, Jordania y Ecuador. Se presentó otra epidemia de difteria en los Nuevos Estados Independientes (NEI) de la antigua Unión Soviética a partir de 1990 en Rusia.[1162] Este evento ocurrió, en parte, por las contraindicaciones innecesarias de vacunación en las regiones de los NEI que derivaron en la cobertura insuficiente de vacunas para niños. Los grandes movimientos de la población durante la disolución de la antigua Unión Soviética se tradujeron en las interrupciones de los servicios de salud y la insuficiencia de recursos para mantener los suministros de vacuna y antitoxina fue la antesala de la aparición y propagación de la difteria.[180] En 1994, todas las regiones de los NEI se vieron afectadas por la epidemia emergente, y más del 90% de todos los casos de difteria entre 1990 y 1995 fueron de esta parte del mundo.[181] En 1998, los NEI de la antigua Unión Soviética notificaron más de 150 000 casos de difteria a la OMS en Ginebra.[283,410,592,805] Las intensas medidas de control, como campañas de vacunación masiva dirigidas a mayores de 23 años, además de los esfuerzos por administrar una serie de cuatro dosis de vacuna Tdap a los 2 años de edad a más del 95% de la población elegible, han logrado controlar la epidemia en la mayoría de las regiones.[1173,1240] Hace poco se presentaron brotes de difteria en Haití y República Dominicana, y los casos diagnosticados recientemente en los Estados Unidos se produjeron en los turistas que regresaron de Haití.[185] A pesar de la eficacia de la vacuna generalizada, la difteria continúa siendo un agente infeccioso letal que resurge en muchas partes del mundo, como África (Angola, Argelia, Egipto, Etiopía, Guinea, Níger, Nigeria, Sudán, Zambia y otros países de África subsahariana),

América Central y América del Sur (Bolivia, Brasil, Colombia, República Dominicana, Ecuador, Haití y Paraguay), Europa (Albania, Armenia, Azerbaiyán, Bielorrusia, Estonia, Georgia, Kazajistán, Kirguistán, Letonia, Lituania, Moldavia, Rusia, Tayikistán, Turkmenistán, Ucrania y Uzbekistán), Asia Pacífico Sur (Bangladesh, Bután, Birmania, Camboya, China, India, Indonesia, Laos, Malasia, Mongolia, Nepal, Pakistán, Papúa Nueva Guinea, Filipinas, Tailandia y Vietnam) y el Medio Oriente (Afganistán, Irán, Iraq, Arabia Saudita, Siria, Turquía y Yemen).

Aunque los datos históricos sugieren que los humanos constituyen el único reservorio de *C. diphtheriae*, investigaciones recientes han identificado a *C. diphtheriae* no toxígena como causa de infecciones en animales. *C. diphtheriae* se aisló de las orejas de un gato con otitis bilateral, ataxia y anorexia.[457] Una investigación en el hogar del animal y del personal veterinario a su cuidado encontró otro aislamiento de la oreja de un segundo gato. Todas las cepas produjeron colonias negras con halos café en agar Tinsdale y el mismo código de identificación en API Coryne; pertenecieron al biotipo *belfanti*, fueron negativas para la fermentación de sacarosa y no produjeron la toxina diftérica. La prueba de PCR demostró la presencia del gen de la subunidad A de la toxina, pero no el de la subunidad B. Los aislamientos fueron sensibles a todos los antibióticos, como ampicilina, cefalosporinas, fluoroquinolonas, carbapenémicos, eritromicina, clindamicina, gentamicina, daptomicina, linezolid y vancomicina. La secuenciación del gen *rpoB* indicó que estas cepas felinas pueden representar una nueva subespecie de *C. diphtheriae*.[457] *C. diphtheriae* biotipo *belfanti* se aisló de una lesión de piel bovina, mientras que el biotipo *gravis* se aisló de la herida de un caballo.[238,485]

Vacunas contra la difteria. Actualmente, el Immunization Practices Advisory Committee del Public Health Service recomienda la vacuna con Tdap (vacuna acelular contra la difteria, tétanos y tosferina) a todas las personas de al menos seis semanas de edad, pero menores de siete años. La serie de vacunación consiste en tres dosis administrada a los 2, 4 y 6 meses de edad, con un intervalo mínimo de cuatro semanas entre las dosis. La primera dosis de refuerzo se aplica entre los 15 y 18 meses de edad, y debe administrarse al menos tres meses después de la tercera dosis de Tdap. Se recomienda una segunda dosis de refuerzo en niños de 4-6 años, mientras que los adolescentes de 11-18 años deben recibir una dosis única de refuerzo de Tdap si recibieron la serie de vacunación primaria. Después de esto, los refuerzos deben administrarse cada 10 años.[188] Quienes viajan a zonas endémicas de difteria deben estar al día con todas las vacunas; la información sobre las vacunas necesarias antes de viajar puede encontrarse en http://www.cdc.gov/travel. Además, las personas convalecientes de difteria clínica también deben recibir la vacuna con toxoides, ya que una infección clínica no induce necesariamente concentraciones protectoras de la antitoxina. Debido a que la mayoría de los adultos no reciben vacunas de refuerzo, actualmente existe una población adulta sensible: el 10-60% de los individuos mayores de 30 años tienen niveles inadecuados de anticuerpos circulantes contra la toxina diftérica. Por tal motivo, aún se informan brotes de difteria.

Difteria: patogenia y presentación clínica. *C. diphtheriae* es el prototipo clásico del microorganismo toxígeno. Su virulencia se debe casi exclusivamente a la producción de la toxina diftérica, la cual es un polipéptido de 58 342 Da con 535 residuos de aminoácidos. La toxina se compone de dos fragmentos, A (21 500 Da) y B (37 200 Da). El fragmento B, que contiene los dominios de enlace/translocación del receptor, permite el paso de la molécula de toxinas a través de la membrana celular de las células diana. El fragmento A, la parte biológicamente activa de la molécula, cataliza la transferencia de la fracción de adenosina difosfato ribosa (ADPR) de dinucleótido de nicotinamida y adenina (NAD, *nicotinamide adenine dinucleotide*) al factor 2 de elongación (EF-2), una proteína soluble necesaria para la translocación de peptidil-ARN de transferencia desde el aceptor hasta el sitio donante en el ribosoma eucariótico. Esta adenorribosilación inactiva el EF-2 e inhibe la síntesis de proteínas en la célula afectada. El gen estructural (*tox*) que codifica la toxina diftérica se encuentra en el ADN de un corinefago (bacteriófago) denominado β-corinefago.[512] Tras la infección por una cepa de *C. diphtheriae* con el corinefago *tox*+, el ácido nucleico que contiene el gen *tox* se integra al cromosoma bacteriano (lisogenia) y se duplica con replicación cromosómica. La mayoría de las cepas no toxígenas de *C. diphtheriae* y corinefagos *tox* no contienen secuencias detectables de ADN relacionadas con *tox*. Sólo las cepas de *C. diphtheriae* lisogenizadas por un β-fago que contiene el gen *tox* son capaces de producir la toxina diftérica. *C. ulcerans* y *C. pseudotuberculosis* (microorganismos del grupo *C. diphtheriae*) también son capaces de portar el β-corinefago y producir la toxina diftérica.

La difteria de vías respiratorias se transmite entre los humanos principalmente a través del contacto directo o al estornudar o toser. El transporte del microorganismo sobre la piel y el transporte asintomático de los microorganismos en las vías respiratorias altas son fuentes frecuentes de transmisión a otros individuos sensibles. La aparición de la enfermedad es gradual, y durante un período de incubación de 2-7 días, el microorganismo se multiplica localmente en la nasofaringe posterior y bucofaringe. Los síntomas iniciales consisten en dolor de garganta, dificultad para deglutir, malestar general y febrícula. A medida que la infección avanza, hay una acumulación de microorganismos, fibrina y células inflamatorias para producir la característica **seudomembrana diftérica** de color blanco grisáceo, que finalmente puede afectar amígdalas, faringe, laringe y fosas nasales posteriores (lám. 14-3F).[455] La extensión anterior de la seudomembrana puede afectar al paladar blando y la úvula. En casos graves, la seudomembrana puede extenderse hacia la tráquea y los bronquios y causar obstrucción de las vías respiratorias. La seudomembrana está firmemente adherida a la mucosa bucofaríngea, y los intentos por eliminar fragmentos suelen provocar hemorragia. También suele presentarse linfadenopatía cervical y submandibular. La extensión adicional de la seudomembrana en la nasofaringe posterior y las fosas nasales causa secreción nasal serohemática o purulenta muy infecciosa. La afectación del oído medio puede derivarse de la extensión contigua del proceso infeccioso. De vez en cuando, las infecciones respiratorias también se propagan a la piel de la cara (nariz, orejas y mejillas) y el cuello. La inoculación de los microorganismos en los ojos puede provocar conjuntivitis con o sin afectación de la córnea. También pueden ocurrir lesiones satélite en el esófago, estómago o vías respiratorias bajas.

Las bacterias que se multiplican localmente sintetizan y liberan la toxina diftérica, la cual se absorbe por vía sistémica. La toxina tiene efectos tóxicos directos en el corazón, el sistema nervioso central y periférico, el hígado y los riñones. Puede presentarse miocardiopatía difusa en el 20-70% de los pacientes. Estos síntomas pueden aparecer gradualmente o de forma aguda, lo cual provoca un colapso circulatorio e insuficiencia cardíaca congestiva aguda. Pueden aparecer complicaciones neurológicas y neuropatías en el 20-75% de los pacientes y generalmente se correlacionan con la gravedad de la enfermedad. Al inicio, estas complicaciones pueden incluir parálisis del paladar blando y la pared faríngea posterior, y luego parálisis oculomotora y ciliar, la cual contribuye al riesgo de aspiración bucofaríngea y neumonía. Los cambios degenerativos en ácidos grasos y necrosis localizada en riñones, hígado y glándulas suprarrenales también pueden complicar las infecciones graves. En general, la miocardiopatía y neuropatía ocurren después y son infecciones diftéricas cutáneas menos graves que las posteriores a las infecciones respiratorias. La insuficiencia cardíaca o parálisis del diafragma puede llevar a la muerte.

C. diphtheriae también puede causar una infección cutánea primaria, donde la toxina también se absorbe por vía sistémica. Las lesiones cutáneas pueden simular otros padecimientos de la piel, como foliculitis, impétigo, pioderma, absceso o dermatitis seborreica. Otros microorganismos piógenos, como *Streptococcus pyogenes*, pueden coaislarse con *C. diphtheriae*. También se ha informado difteria cutánea después de mordeduras de insectos, como arañas, y heridas infectadas preexistentes (p. ej., heridas quirúrgicas, pioderma, eccema, impétigo y dermatitis), así como después de un tatuaje.[455,760,995] La primera lesión ulcerosa se conoce como **ectima diftérico**, el cual comienza como una vesícula o pústula con un líquido de color amarillo claro o serohemático. Después de drenarse este material, la lesión se convierte en una úlcera perforada de unos cuantos milímetros a centímetros. Los márgenes de la lesión son elevados y socavados. Por lo general, las lesiones cutáneas por difteria son dolorosas y posteriormente aparece sobre ellas una escara o costra seudomembranosa oscura y adherente. Finalmente, la costra se cae y deja una base encarnada hemorrágica que supura líquido serohemático. A medida que se desarrolla la lesión inicial, la piel circundante se pone roja y edematosa, y se forman ampollas satélite alrededor de la lesión por el ectima diftérico. La mayoría de las lesiones cutáneas se producen en las manos, los brazos, los pies o la parte inferior de las piernas. Aunque es mucho menos probable que las lesiones cutáneas causen toxicidad sistémica grave, representan un riesgo importante de diseminación al medio ambiente y a otras personas. A menudo, las lesiones se coinfectan por otros patógenos (p. ej., *S. aureus* y estreptococos β-hemolíticos).

Los informes de infecciones graves causadas por *C. diphtheriae* no toxígena han aumentado considerablemente desde finales de la década de 1980 hasta el presente. Este aumento se ha observado en Canadá, Europa (Inglaterra, Gales, Polonia, Francia, Italia, Alemania y Suiza) y Australia.[357,448,693,848,901,945] Los aislamientos implicados en estas infecciones suelen ser clónicos (con el mismo tipo de secuencia MLST). Las infecciones pueden ser cutáneas, de heridas, bacteriemia y endocarditis. Las infecciones cutáneas por *C. diphtheriae* no toxígena se presentan sobre todo en vagabundos de zonas urbanas y están relacionadas con la falta de vivienda, consumo de drogas intravenosas y alcoholismo.[448,693,848]

Las lesiones cutáneas se caracterizan por úlceras crónicas exudativas que no sanan y que suelen coinfectarse por otros patógenos de la piel y tejido blando. En un estudio de infecciones cutáneas realizado en Australia, crecieron cultivos de más del 50% de los pacientes, de *S. aureus* y estreptococos

β-hemolíticos junto con *C. diphtheriae*.[421] Los aislamientos sanguíneos no toxígenos suelen ser del biotipo *gravis* o *mitis* y, en las regiones donde se han generado brotes, la ribotipificación y MLST han demostrado que residen diferentes clones invasivos en cada una (p. ej., ST130 en Francia, ST82 en Nueva Caledonia y MLST8 en Polonia).[322,1243] Se notificó una infección sanguínea por *C. diphtheriae* no toxígena en un hombre de 23 años de Ohio con leucemia mielógena aguda (LMA).[1201] Pese a que no se documentó la fuente, el paciente presentó faringitis y también tenía un catéter Hickman de triple luz para quimioterapia. Aunque la endocarditis por *C. diphtheriae* es poco frecuente, los informes de casos que documentan endocarditis por aislamientos no toxígenos han aumentado considerablemente desde 1980. La endocarditis por *C. diphtheriae* ocurre en personas con enfermedades cardíacas preexistentes o subyacentes (cardiopatía congénita, insuficiencia mitral o fiebre reumática) o con válvula protésica o equipo de otro tipo (p. ej., aloinjerto aórtico).[742,787,986] En el 2011, Muttaiyah y cols.[787] informaron 10 casos de endocarditis por cepas no toxígenas en Auckland, Nueva Zelanda, durante un período de 14 años. Los pacientes tenían entre 4 y 62 años, 8 de 10 tenían anomalías cardíacas preexistentes y sólo 3 necesitaron intervención quirúrgica por la manipulación de la válvula. Se describió un caso de endocarditis destructiva de válvula pulmonar biológica con derrame pericárdico en un niño de dos años en la Guyana Francesa, en el cual el microorganismo se detectó con la secuenciación de ARNr 16S de la válvula extirpada; no se encontró la secuencia del gen *tox*.[986] El paciente presentó inicialmente una enfermedad con un pródromo febril y posiblemente faringitis exudativa. El ecocardiograma suele revelar grandes vegetaciones valvulares propensas a causar embolia en los pequeños vasos sanguíneos del cerebro, el bazo y los riñones. Puede desarrollarse aneurisma micótico y artritis séptica en el transcurso de la infección en la válvula cardíaca e infección sanguínea. En algunos casos, puede ser necesaria una intervención quirúrgica, así como colocar o cambiar la válvula para lograr la cura. También se vinculó el consumo de drogas intravenosas y endocarditis por *C. diphtheriae*.[448] En estos casos, la colonización cutánea o infección por *C. diphtheriae* no toxígena puede servir como nido para ingresar al torrente sanguíneo. La patogenia de infecciones graves por *C. diphtheriae* no toxígena no se comprende en la actualidad. El microorganismo es capaz de invadir activamente los distintos tipos celulares, causando una enfermedad fulminante que afecta los tejidos cardíaco, endotelial y sinovial.

La capacidad de *C. diphtheriae* para infectar una amplia variedad de tipos de células puede ser responsable de algunas de las presentaciones infrecuentes de la difteria. Havaldar y Shanthala informaron el caso de una niña de 11 años que presentó dolor abdominal durante dos semanas.[479] Posteriormente, desarrolló seudomembranas conjuntivales y bilaterales positivas para el cultivo de *C. diphtheriae*. La afectación intestinal se volvió evidente con heces sanguinolentas y cilindros de tejido intestinal desprendido. Las infecciones poco frecuentes por *C. diphtheriae* no toxígena han incluido pericarditis purulenta e infección en el sitio de inserción del catéter de nefrostomía percutánea en un paciente anciano con cáncer de vejiga.[415,617] En el último caso, se demostró que el aislamiento forma biopelículas adherentes en superficies de poliestireno, poliuretano y vidrio. Se han informado otras infecciones por *C. diphtheriae* (p. ej., artritis séptica y osteomielitis), pero son poco frecuentes.[69,877]

Tratamiento de la difteria. El tratamiento de la difteria implica la administración de antitoxina diftérica equina con el objetivo de neutralizar la toxina todavía no fijada a las células diana. La antitoxina debe administrarse tan pronto como se realice un presunto diagnóstico de difteria, ya que solamente la antitoxina puede inactivar a la toxina extracelular. La cantidad de antitoxina intravenosa que se va a administrardepende de la duración y el grado de la enfermedad. La hipersensibilidad a la proteína equina debe evaluarse mediante pruebas cutáneas y, si se produce una reacción inmediata de hipersensibilidad, se justifica la desensibilización con dosis cada vez mayores de la antitoxina. Como ya no está autorizada la producción de la antitoxina diftérica en los Estados Unidos, debe notificarse a los CDC para adquirir el producto en el extranjero. No se dispone de un tratamiento eficaz para combatir los problemas cardíacos o neurológicos que pudieron haber ocurrido antes del diagnóstico específico. Es necesario y de suma importancia realizar un tratamiento paliativo (traqueotomía o intubación, desobstrucción de las vías respiratorias y vigilancia de la función cardíaca). También puede administrarse penicilina o eritromicina para acelerar la erradicación de los microorganismos de las vías respiratorias con el fin de disminuir la carga de toxinas y evitar la propagación a otros pacientes.[606] Se administra penicilina G procaína (< 9 kg, 300 000 unidades; > 600 000 unidades) por vía intramuscular cada 12 h hasta que el paciente pueda deglutir. Después, el tratamiento cambia a penicilina o eritromicina oral para completar un curso de 14 días. Tanto la rifampicina como la eritromicina se han utilizado para erradicar el transporte de *C. diphtheriae* de los individuos expuestos.

Aislamiento e identificación de *C. diphtheriae*. Para el aislamiento de *C. diphtheriae*, se obtienen muestras de exudados de la bucofaringe y la nasofaringe o de lesiones cutáneas. Los hisopos deben ser de dacrón y utilizarse para la toma de muestra de varias áreas inflamadas de la nasofaringe. Si hay una seudomembrana, deben recolectarse muestras hisopadas desde la parte inferior de la membrana. Estas muestras pueden enviarse al laboratorio en un medio de transporte semisólido habitual, como Amies. Las muestras se inoculan en SBA o placa Columbia CNA y un medio de agar que contiene cistina y telurito de potasio. Para el medio de cistina-telurito, los laboratorios deberán emplear agar cistina-telurito-sangre o agar Tinsdale modificado para el aislamiento de *C. diphtheriae* (lám. 14-3G).[1041] Aunque no se realiza con frecuencia, algunos laboratorios también deberán inocular un medio inclinado de Loeffler, que contiene suero de vacuno coagulado y huevo. La tinción de azul de metileno de frotis preparados a partir de un crecimiento de 8-18 h en un medio de Loeffler puede proporcionar un diagnóstico preliminar de difteria, ya que estos microorganismos crecen rápidamente en este medio y producen células distintivas difteroides en forma de bastón que contienen gránulos metacrómicos (lám. 14-3H) (protocolos 14-1 y 14-2). Sin embargo, como otras bacterias corineformes también pueden tener este aspecto en medio de Loeffler, los resultados sólo deben notificarse como presuntos y correlacionarse con la presentación clínica del paciente. Se utiliza SBA y CNA para detectar estreptococos β-hemolíticos, *S. aureus* y *A. haemolyticum*. *S. aureus* puede coaislarse con *C. diphtheriae* y crece también como colonias negras en medio Tinsdale, de manera que la placa de agar sangre o placa CNA ayuda a evaluar

el grado de crecimiento de estafilococos en el medio de telurito (protocolo 14-3). Como no se solicitan con frecuencia, es posible que algunos laboratorios no almacenen medios de telurito, pero la inoculación de agar SBA o CNA seguirá ayudando a aislar *C. diphtheriae* y otros microorganismos patógenos. Esto permite que los presuntos aislamientos corineformes se subcultiven y se analice más a fondo la presentación clínica y los antecedentes del paciente (p. ej., lesión seudomembranosa bucofaríngea característica, falta de vacunas o brotes), que indica claramente una infección por *C. diphtheriae*.

C. diphtheriae, *C. ulcerans* y *C. pseudotuberculosis* producen colonias negras rodeadas de halos cafés en medio Tinsdale modificado (lám. 14-3G). La coloración negra de las colonias se debe a la actividad telurito reductasa, la cual reduce el telurio, mientras que las halos indican la actividad de la cistinasa. Otros difteroides, estafilococos y algunos estreptococos también pueden reducir el telurito, aunque no suele haber halos alrededor de las colonias, de modo que deberían realizarse tinciones con Gram y pruebas de catalasa en todas las presuntas colonias. *C. diphtheriae* no produce ureasa, de modo que esta prueba puede utilizarse para distinguir a este microorganismo de *C. ulcerans* y *C. pseudotuberculosis* (ambas positivas a ureasa). Los dos últimos microorganismos pueden distinguirse entre sí por la producción de ácido a partir de almidón o glucógeno. La desamidación de pirazinamida a ácido pirazinoico mediante pirazinamidasa (PIZ), una prueba utilizada en micobacteriología, también sirve para distinguir a los microorganismos *C. diphtheriae* (negativos para pirazinamidasa) de otras especies de *Corynebacterium* (la mayoría, positivas para pirazinamidasa). En las figuras 14-1 y 14-2 se presenta un diagrama de flujo para detectar e identificar supuestos aislamientos obtenidos en medio Tinsdale.

C. diphtheriae puede aparecer como cuatro diferentes tipos (biotipos) de colonias, designados *gravis*, *mitis*, *intermedius* y *belfanti*. Estos biotipos también difieren ligeramente en la morfología de tinción de Gram, ciertas reacciones bioquímicas e, históricamente, la gravedad de los procesos patológicos que producen. El biotipo *gravis* de *C. diphtheriae* y el biotipo de las cepas *mitis* producen colonias convexas bastante grandes (1-2 mm de diámetro en 24 h) con bordes completos, mientras que el biotipo de cepas *intermedius* produce colonias pequeñas (menos de 1 mm de diámetro en 24 h), más negras y densas en agar telurito. La mayoría de las cepas *mitis* y algunas de *gravis* son débilmente β-hemolíticas en SBA. Los cuatro biotipos crecen como colonias negras rodeadas de halos cafés en medio Tinsdale modificado, todos forman colonias no hemolíticas blancas grisáceas y lisas en SBA y son positivos para catalasa (lám. 14-4A). Ninguno de los biotipos tiene actividad para pirazinamidasa ni produce fosfatasa alcalina ni hidroliza esculina o urea. Se produce ácido a partir de glucosa, maltosa, fructosa, galactosa, manosa y ribosa, pero no de sacarosa, lactosa, manitol, xilosa, rafinosa, trehalosa, glicerol o glucógeno; se notificó la presencia de cepas fermentadoras de sacarosa (tabla 14-6).[262] *C. diphtheriae* se incluye en las bases de datos de muchos kits de identificación manual y automatizados, como API Coryne, RapID CB-Plus y tarjeta para identificación de anaerobios/*Corynebacterium* Vitek 2.[869,915] Se utilizó el panel de identificación de API Coryne como el principal sistema de identificación fenotípica de *C. diphtheriae* en muchas publicaciones (láms. 14-4B y 14-4C). El sistema MALDI-TOF también fue capaz de identificar rápidamente las 90 cepas de *C. diphtheriae* evaluadas, y estos investigadores propusieron un algoritmo de prueba con MALDI-TOF para lograr una

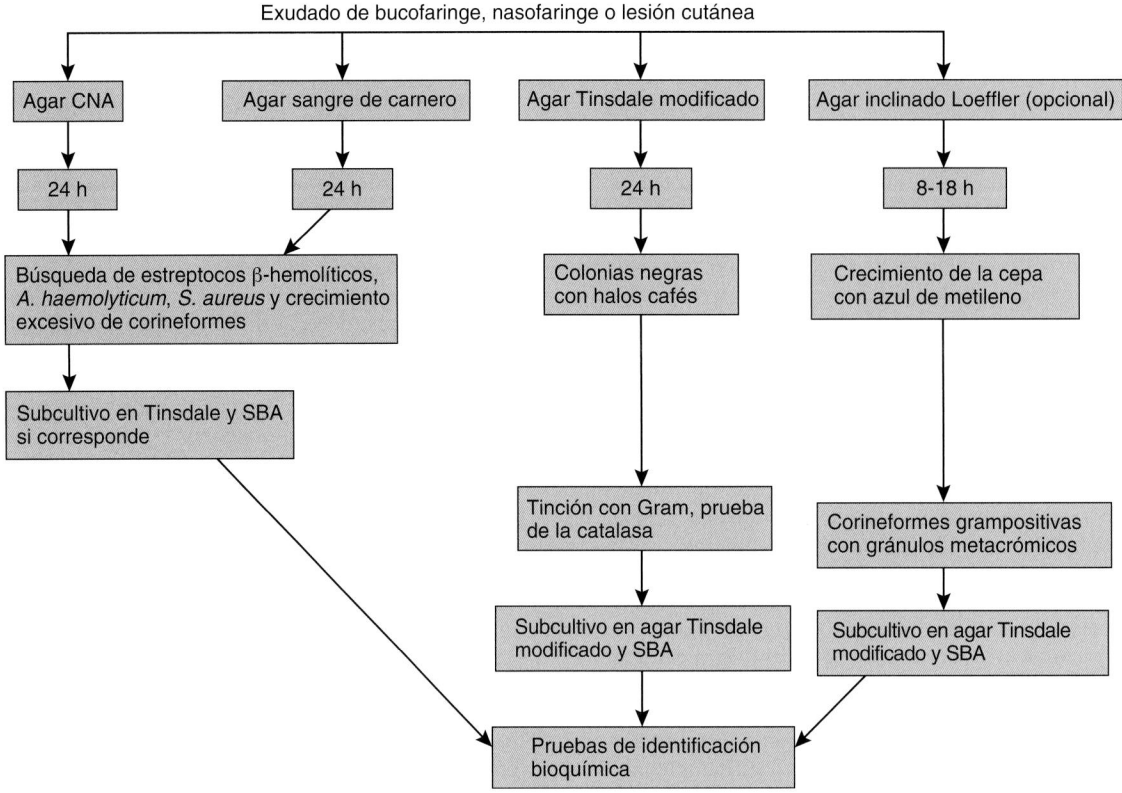

■ **FIGURA 14-1** Diagrama de flujo para la identificación de *C. diphtheriae*.

rápida identificación, seguida de una prueba de PCR en tiempo real para detectar el gen *tox* y la prueba Elek para determinar la producción de la toxina diftérica.[616]

Como el aislamiento de *C. diphtheriae* es poco frecuente en países desarrollados, especialmente en los Estados Unidos, muchos laboratorios no disponen de los ingredientes del medio Tinsdale modificado o medio cistina-telurito. Por lo tanto, se recomienda tener un método para seleccionar colonias difteroidales aisladas en sangre y agar chocolate para posible *C. diphtheriae*, particularmente en aquellos pacientes con presentaciones clínicas compatibles (p. ej., faringitis grave o lesiones en la piel) cuando no se dispone de los antecedentes de vacunación. Pimenta y cols.[869] evaluaron la prueba de ADNasa como un criterio de selección. De 91 aislamientos de *C. diphtheriae* (37 toxígenos y 54 no toxígenos), se detectó actividad de ADNasa en el 100% independientemente del biotipo (*mitis, intermedius, belfanti* o *gravis*) y la capacidad o incapacidad para fermentar sacarosa. La prueba de ADNasa fue negativa en el 93.9% de 565 especies de *Corynebacterium* no diftéricas.

Una vez que se identifica a un microorganismo a nivel bioquímico como posible *C. diphtheriae*, debe evaluarse la capacidad del aislamiento para producir la toxina diftérica. El "método de referencia" para detectar la producción de esta toxina es una prueba de citotoxicidad de células Vero.[301] Muchos laboratorios que realizan pruebas de toxigenia utilizan el procedimiento de inmunoprecipitación modificado de Elek, que es un método de inmunodifusión similar a la clásica prueba de Ouchterlony. La prueba emplea agar para virulencia de KL (Difco), agar peptona proteosa complementado con suero de conejo estéril o enriquecimiento de virulencia de KL (un enriquecimiento no seroso diseñado para utilizarse con agar para virulencia de KL de Difco) y con telurito de potasio al 0.03%

(proporcionado como solución de telurito Bacto-Chapman al 1% de Difco) como el medio basal. Este medio se vierte en una placa de Petri estéril de 150 mm. Antes de que el medio se solidifique, se sumerge una tira (Bacto-KL®, Difco) de 1 × 8 cm de papel de filtro saturado con la antitoxina diftérica en el medio y orientada a lo largo del diámetro de la placa. Después de enfriarse, el aislamiento que debe evaluarse para la producción de la toxina se siembra en estría, perpendicular a la tira de antitoxina sumergida. Equidistante de ambos lados de esta estría, también se siembra en estría una cepa de *C. diphtheriae* toxígena y no toxígena conocida para el control de la prueba. Después, la placa se incuba a 35 °C y se observa cada 24 h durante tres días. Si la cepa desconocida es toxígena, se formarán líneas de precipitina en ángulos de 45° entre el inóculo y la tira de antitoxina. Estas líneas mostrarán la identidad con la cepa control de *C. diphtheriae* toxígena. Un procedimiento de inmunodifusión modificado de Elek utiliza un disco colocado en el centro que contiene la antitoxina con los microorganismos de prueba que serán inoculados localmente a 7-9 mm de distancia del disco de la antitoxina central.[311] Tales modificaciones permiten la evaluación simultánea de varios aislamientos y pueden adaptarse en caso de brotes. La antitoxina de alta calidad puede obtenerse de diversas fuentes (Pasteur-Merieux, Lyon, Francia; CNG, Perm, Rusia; Wyeth Laboratories, Marietta, PA; Connaught Laboratories, Swiftwater, PA).

También se han creado otros métodos diversos, como enzimoinmunoanálisis y pruebas de aglutinación de látex pasiva inversa, a fin de detectar la producción de la toxina mediante *C. diphtheriae*.[309,310,311,1110] El EIA rápido creado por Engler y Efstratiou utilizó antitoxina policlonal equina como anticuerpo de captura y un anticuerpo monoclonal marcado con fosfatasa alcalina dirigido contra el fragmento A de la toxina

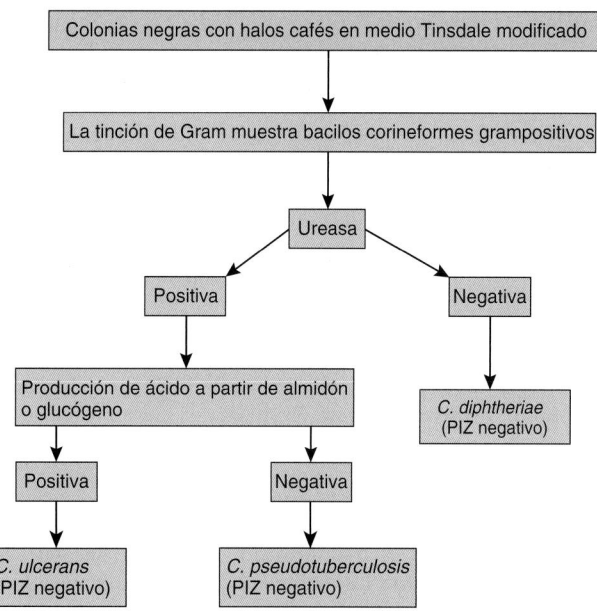

Colonias negras con halos cafés en medio Tinsdale modificado

↓

La tinción de Gram muestra bacilos corineformes grampositivos

↓

Ureasa

Positiva / Negativa

Positiva → Producción de ácido a partir de almidón o glucógeno

Negativa → *C. diphtheriae* (PIZ negativo)

Positiva → *C. ulcerans* (PIZ negativo)

Negativa → *C. pseudotuberculosis* (PIZ negativo)

■ **FIGURA 14-2** Diagrama de flujo para el aislamiento de *C. diphtheriae*.

diftérica como el anticuerpo de detección. Este método detectó 87 manchas toxígenas entre 245 aislamientos de *C. diphtheriae* y concordó totalmente con los resultados del método de Elek modificado.[309] En el 2002, se creó una prueba con tira inmunocromatográfica (ICS, *immunochromatographic strip*) comercializada por la OMS y el Program for Appropriate Technology in Health (Seattle, Washington).[310] Para esta prueba, se prepara una suspensión del microorganismo en un caldo de enriquecimiento, se incuba durante 3 h y se coloca una ICS en el tubo. Después de 10 min, se examina para detectar la presencia de una banda que sea paralela a un control interno positivo presente en la tira. Esta prueba puede detectar cantidades tan pequeñas como 0.5 ng/mL de toxina diftérica y es 10 veces más sensible que los métodos de EIA y 20 veces más sensible que las pruebas de aglutinación.[310]

También se han creado métodos moleculares para identificar *C. diphtheriae* y detectar el gen *tox*. Con fines de identificación, el objetivo más potente es el gen *dtxR*, presente en todas las cepas toxígenas y no toxígenas de *C. diphtheriae*.[273,796,1117] El gen *dtxR* codifica un regulador global del metabolismo de *C. diphtheriae* y funciona en la regulación de la expresión del gen *tox*.[273,300,868] Pimenta y cols. describieron una prueba de PCR para la detección de *dtxR* en 91 aislamientos de *C. diphtheriae* (54 no toxígenos y 37 toxígenos) y 111 aislamientos de otras especies de *Corynebacterium*. Esta prueba fue positiva para todas las cepas de *C. diphtheriae* y ninguno de los 111 aislamientos corinebacterianos, incluyendo uno de *C. ulcerans* y dos de *C. pseudotuberculosis* que fueron *dtxR* positivos.[867] La mayoría de las pruebas de PCR para la detección de secuencias del gen *tox* en *C. diphtheriae* utilizan cebadores que flanquean las secuencias correspondientes al fragmento A de toxina biológicamente activa.[754,795] Estas pruebas también se utilizaron para la detección de toxinas en cultivos puros de *C. diphtheriae* y directamente en muestras clínicas. Algunos estudios han señalado una correlación del 100% entre técnicas moleculares y métodos fenotípicos para detectar la producción de toxinas (p. ej., prueba de Elek).[754] Sin embargo, los métodos de PCR también pueden detectar secuencias del gen de la toxina en

aislamientos que no producen la toxina biológicamente activa. En un estudio, 6 de 55 aislamientos de *C. diphtheriae* no produjeron la toxina, pero poseían el gen *tox* total o parcialmente.[300] Por consiguiente, las pruebas de PCR negativas en presuntos aislamientos son útiles para descartar el diagnóstico de difteria, pero quizá no pueden predecir la expresión fenotípica de la producción de la toxina. Pimenta y cols.[867] diseñaron una prueba de PCR múltiple que utilizó tres pares de cebadores para la detección del gen *dtxR* y los fragmentos A y B de la toxina, respectivamente. Este método identificó correctamente las 33 cepas toxígenas y 51 no toxígenas de *C. diphtheriae*, y ninguno de los otros aislamientos de *Corynebacterium* evaluados fueron positivos para *dtxR* o *tox* A/B.[867] También se observó una correlación completa en los resultados positivos de la prueba de PCR para *tox* A y la prueba de citotoxicidad en células Vero, que se considera el "método de referencia" *in vitro* para la detección de la toxina diftérica. En el 2011, Sing y cols.[1023] describieron una prueba de PCR en tiempo real en la que se detectó el gen *tox* de *C. diphtheriae* toxígeno y el gen *tox* encontrado en algunas cepas de *C. ulcerans*. Esta prueba amplificó los genes *tox* presentes en ambas especies, y se logró identificar a los aislamientos individuales mediante el análisis de la curva de fusión.[1023] En los CDC se realiza la prueba de PCR del gen *dtxR* y *tox* previa consulta con los laboratorios de salud pública estatales.

Se han utilizado diversos métodos para desarrollar un esquema de determinación de *C. diphtheriae*. Cualquiera de estos estudios debe ser discriminatorio, reproducible y estable. La ribotipificación se ha considerado el "método de referencia" para la caracterización molecular de *C. diphtheriae*.[272,440] La ribotipificación de *C. diphtheriae* se estandarizó en 1997, y en el 2004 se revisó su nomenclatura para construir una base de datos con designaciones de ribotipos internacionalmente reconocidas.[440,905] En el 2008, se realizó un estudio comparativo del ribotipo con otros tres métodos para la determinación de *C. diphtheriae*, a fin de abordar la epidemiología mundial de este patógeno importante.[274] El estudio comparó la ribotipificación con PFGE, RAPD y AFLP por su capacidad para discriminar entre cepas. Este estudio encontró que el ribotipo continuaba siendo muy discriminatorio y reproducible, seguido por la RAPD. Los análisis de AFLP y PFGE fueron menos discriminatorios que la ribotipificación y RAPD, aunque más rápidos y sencillos. Sin embargo, en un estudio de 2009 se analizaron 20 aislamientos de *C. diphtheriae* procedentes de Bielorrusia y se encontró que todos pertenecían a un solo ribotipo.[768,769] La aplicación de un microanálisis de hibridación inversa que detectó polimorfismos en dos secuencias "espaciadoras" de genes designadas como DRA y DRB pudo subdividir estos 20 aislamientos en tres grupos distintos capaces de resolver los vínculos en la transmisión del microorganismo que no se explica con los datos del ribotipo.[769] En un estudio realizado en el 2010 de 19 cepas no toxígenas de Polonia, la ribotipificación no pudo mostrar las diferencias entre éstas, mientras que las pruebas ERIC-PCR y PFGE pudieron discriminar cepas dentro de diferentes ribotipos.[1243] A medida que hay más información disponible sobre la evolución molecular de este agente bacteriano, es probable que se desarrollen otros métodos de determinación o se hagan modificaciones a los anteriores con fines epidemiológicos globales.

C. ulcerans puede causar infecciones respiratorias o cutáneas similares a la difteria y, como se mencionó anteriormente, también puede producir la toxina diftérica.[1172] En función de la prueba molecular utilizada, puede detectarse *C. ulcerans* toxígena en las pruebas de PCR para el gen *tox* en *C. diphtheriae*. Los genes *tox* de ambos microorganismos difieren en sus secuencias de nucleótidos y, por consiguiente, las secuencias de aminoácidos de subunidades de toxinas A y B.[1024,1025] En un estudio, se comparó una prueba de PCR en tiempo real anteriormente descrita de las subunidades A y B del gen *tox* con la prueba de PCR convencional del mismo gen.[169] Estas pruebas fueron distintas en los conjuntos de cebadores y sondas utilizados en la prueba en tiempo real frente a la prueba convencional.[784,796] También se realizaron pruebas de Elek con cada uno de los aislamientos y se secuenciaron los productos de amplificación de ambas pruebas de PCR. De las 20 cepas de *C. ulcerans* analizadas, cuatro fueron positivas para ambas subunidades de toxina con ambas pruebas de PCR, así como positivas para la prueba de Elek. Otras ocho cepas fueron negativas en ambas pruebas. Siete aislamientos fueron positivos para ambas subunidades del gen *tox* con la prueba de PCR convencional, pero no se detectaron las secuencias de *tox* para la subunidad B y los resultados de la detección de secuencia de la toxina A fueron atípicos en la prueba de PCR en tiempo real. La secuenciación del gen *tox* de los siete aislamientos reveló varias diferencias de nucleótidos en las regiones donde los cebadores y sondas se hibridaron en la prueba de PCR en tiempo real. Para esta prueba de la subunidad A, se observaron tres o cuatro discrepancias, mientras que se encontraron ocho discrepancias para la subunidad B. Los valores de discrepancia correspondientes para la prueba de PCR convencional fueron de tres o cuatro para la subunidad A, mientras que no hubo discrepancias en la subunidad B.[169] Se han descrito otras pruebas de PCR en tiempo real del gen *tox* basadas en secuencias publicadas de este gen de *C. diphtheriae* y *C. ulcerans*, que son suficientemente sensibles y específicas para diferenciar ambos microorganismos.[991] Debido a los resultados generados por cepas toxígenas de *C. ulcerans* en pruebas moleculares del gen *tox* de *C. diphtheriae*, los resultados de la prueba de PCR en tiempo real negativos o atípicos deben confirmarse con pruebas moleculares convencionales de *C. diphtheriae*, y mientras tanto deben realizarse pruebas de la toxina (prueba de citotoxicidad en células Vero y prueba de Elek).

Sensibilidad a antibióticos de *C. diphtheriae*. La mayoría de los aislamientos de *C. diphtheriae*, el principal patógeno del género, todavía son sensibles a penicilina, ampicilina, eritromicina y los medicamentos utilizados para el tratamiento de la difteria. Estos mismos agentes también se emplean para el tratamiento de infecciones causadas por cepas no toxígenas de *C. diphtheriae*. La mayoría de los aislamientos también son sensibles a ceftriaxona, clindamicina, gentamicina, vancomicina, daptomicina y linezolid.[606,715] Se han descrito aislamientos resistentes a β-lactámicos y eritromicina, ya que tienen cepas de *C. diphtheriae* multirresistentes,[606,847,861] las cuales se aislaron de personas que regresaron de zonas endémicas. Por ejemplo, un aislamiento de herida de un paciente no vacunado fue resistente a los fármacos clindamicina, eritromicina, tetraciclina y trimetoprima-sulfametoxazol, y de sensibilidad intermedia a ceftriaxona y cefotaxima.[760] El aislamiento se mantuvo sensible a gentamicina, ciprofloxacino, daptomicina, linezolid, meropenem, quinupristina-dalfopristina y vancomicina. En el 2012, este microorganismo fue la causa de una infección sanguínea en un paciente con LMA y fiebre neutropénica; el microorganismo fue sensible a penicilina, clindamicina, eritromicina, gentamicina, ciprofloxacino, trimetoprima-sulfametoxazol, imipenem, meropenem, daptomicina y vancomicina, pero resistente a ceftriaxona (CIM 4 µg/mL).[1201] En un estudio de 19 aislamientos no toxígenos de infecciones nasofaríngeas, sanguíneas y de heridas llevado a cabo en Polonia, todos fueron sensibles a cada antibiótico evaluado, salvo uno que tuvo una sensibilidad intermedia para ciprofloxacino y del 47% para cefotaxima.[1243] Un estudio realizado en Italia también indicó CIM elevadas de cefotaxima en todos los aislamientos de *C. diphtheriae* que fueron evaluados.[1167]

Notificación de *C. diphtheriae*. Las investigaciones epi-demiológicas de posibles casos de difteria requieren un trabajo conjunto entre la salud pública y los laboratorios. Un caso confirmado de difteria debe consistir en una enfermedad de vías respiratorias altas compatible y (1) aislamiento de *C. diphtheriae* de una muestra de la nariz, garganta o seudomembrana, (2) indicios histopatológicos de difteria o (3) vinculación epidemiológica con un caso confirmado en el laboratorio. Las pruebas de PCR positivas se consideran complementarias, y los casos que tienen resultados positivos para el gen *dtxR* y *tox* con la prueba de PCR sin aislamiento del microorganismo, indicios histopatológicos o vinculación con un caso confirmado, se consideran casos probables. Debe tratarse de aislar el microorganismo de muestras debidamente recolectadas de la nariz y garganta de presuntos casos y sus contactos directos tan pronto como se sospeche de difteria. El laboratorio debe estar informado, de manera que puedan obtenerse o prepararse los medios de cultivo apropiados. Una vez aislados e identificados, deben realizarse pruebas para determinar el biotipo, además de que debe llevarse a cabo la prueba de Elek para detectar la producción de toxinas. Los aislamientos de *C. diphtheriae* deben enviarse al laboratorio de difteria de los CDC para pruebas de referencia, previo acuerdo con el laboratorio de salud pública estatal. En caso de obtener otros posibles aislamientos productores de toxinas (p. ej., *C. ulcerans* y *C. pseudotuberculosis*), también deben enviarse a los CDC. Los profesionales de la salud deben notificar tanto al departamento de salud estatal como a los CDC sobre los casos probables o confirmados de difteria tan pronto como sea posible a fin de comenzar las investigaciones.

Especies de Corynebacterium *relacionadas con animales y el medio ambiente*

También se aislaron especies de *Corynebacterium* de una variedad de especies animales, algunas de las cuales se consideran patógenas en sus respectivos hospederos. Además, se obtuvieron algunos aislamientos animales (p. ej., *C. falsenii*) de humanos. En el recuadro 14-5 se presenta una lista de estas especies de *Corynebacterium* y los animales relacionados con ellas. También se aislaron varias especies de *Corynebacterium* de diversos alimentos y fuentes ambientales, ninguna de las cuales se asocia con infecciones humanas.

Otras bacterias corineformes

Otras bacterias corineformes aisladas de muestras clínicas humanas incluyen bacilos grampositivos pleomorfos que forman letras chinas características, formas de "V" y a veces formas cocoides en tinción de Gram. Estas especies se diferencian de especies reconocidas de *Corynebacterium* en varios aspectos. La mayoría de estas especies carecen de *meso*-DAP como el ácido diamino que comprende los entrecruzamientos en la estructura del peptidoglicano, pero tienen otros aminoácidos (p. ej., L-lisina y L-ornitina) (tabla 14-5). Otros componentes que suelen encontrarse en la pared celular corinebacteriana, como arabinosa, galactosa y ácidos micólicos de cadena corta, también pueden

RECUADRO 14-5

14-5

RECUADRO

Especies de *Corynebacterium* aisladas de animales

Especie	Fuente de aislamiento: infección
C. aquilae[331]	Águila imperial ibérica (*Aquila adalberti*): aislamientos de pico y tráquea
C. auriscanis[224]	Canina: otitis externa
C. bovis	Ganado, otros (humanos)
C. camporealensis[330]	Ovejas: mastitis
C. canis[363]	Perro: aislamientos de herida por mordedura
C. capitovis[221]	Oveja: aislamientos de herida en la cabeza
C. caspium[220]	Focas del mar Caspio: aislamientos de herida en el pene
C. ciconiae[332]	Cigüeña negra: aislamientos de cultivo de tráquea
C. cystiditis[1222]	Vacas: aislamientos de aparato genitourinario
C. epidermidicanis[355]	Perros: aislamientos de piel de perro con prurito
C. falsenii[331]	Águilas: aislamientos de pico o tráquea
C. felinum[222]	Gato montés: aislamientos de vías respiratorias
C. kutscheri[144]	Ratas y ratones
C. mastiditis[329]	Ovejas: mastitis subclínica
C. mustelae[366]	Hurón: sepsis letal en tejido pulmonar, hepático y renal
C. phocae[845]	Focas comunes
C. pilosum[1222]	Vacas: aislamientos de aparato genitourinario
C. pseudotuberculosis	Ovejas (humanos)
C. sphenisci[426]	Pingüinos silvestres: aislamientos de cloacas de animales sanos
C. spheniscorum[427]	Pingüinos silvestres: aislamientos de cloacas de animales sanos
C. suicordis[1153]	Cerdos: aislamientos de vías respiratorias y pericárdicos
C. testudinoris[222]	Tortuga: aislado de lesión bucal necrótica
C. ulceribovis[1225]	Vacas: úlcera en ubres
C. vitarumen	Aislado de rumen de vaca

estar ausentes. Las menaquinonas presentes como parte del sistema de transporte de electrones también varían de un grupo a otro. Además, algunos de los microorganismos corineformes son oxidativos en lugar de fermentadores con respecto al metabolismo de hidratos de carbono. Estas bacterias se aislaron de diversos tipos de muestras clínicas humanas, como sangre, LCR, orina y otras zonas del cuerpo habitualmente estériles, así como líquidos.

Mientras que algunos de los grupos corineformes anteriores de los CDC se reclasificaron formalmente en el género *Corynebacterium*, se encontró que otros pertenecen a géneros no relacionados previamente con patologías humanas. Varios grupos de investigación, especialmente en Europa, están trabajando para desentrañar las complejas relaciones taxonómicas entre estos microorganismos dispares utilizando abordajes tanto genéticos (p. ej., hibridación ADN-ADN y secuenciación de ARNr 16S y 5S) como quimiotaxonómicos (p. ej., pared celular, ácidos grasos celulares y análisis de menaquinonas celulares). Estos métodos han establecido que la dependencia de características fenotípicas por sí solas pueden no ser suficientes para la identificación de estos microorganismos, y que pueden necesitarse análisis quimiotaxonómicos y moleculares de elementos subcelulares para diferenciar entre microorganismos que tienen características fenotípicas idénticas o similares. Aunque estos microorganismos son aislamientos relativamente infrecuentes en el laboratorio clínico, cada vez se obtienen más como colonizadores intrahospitalarios y patógenos ocasionales, especialmente en pacientes inmunodeprimidos.

Especies de Actinotignum y Actinobaculum

Un análisis genotípico intensivo de otras cepas "similares a *Actinomyces*" de muestras clínicas humanas ha dado lugar a descripciones de géneros totalmente nuevos y a la reclasificación de la especie actual *Actinomyces*. Lawson y cols.[642] analizaron cinco cepas de un microorganismo desconocido similar a *Actinomyces* aisladas de muestras humanas (p. ej., sangre) y comprobaron que eran distintas a las especies de *Actinomyces* descritas anteriormente. El microorganismo más directamente relacionado con estas cepas desconocidas fue la especie anaerobia obligada *Actinomyces suis*, e incluso este microorganismo fue diferente desde el punto de vista filogénico a otras especies analizadas de *Actinomyces*. Con base en datos genéticos, quimiotaxonómicos y bioquímicos, se propuso un género nuevo, *Actinobaculum*, y una especie, *Actinobaculum schaalii*, para los cinco aislamientos humanos no descritos anteriormente

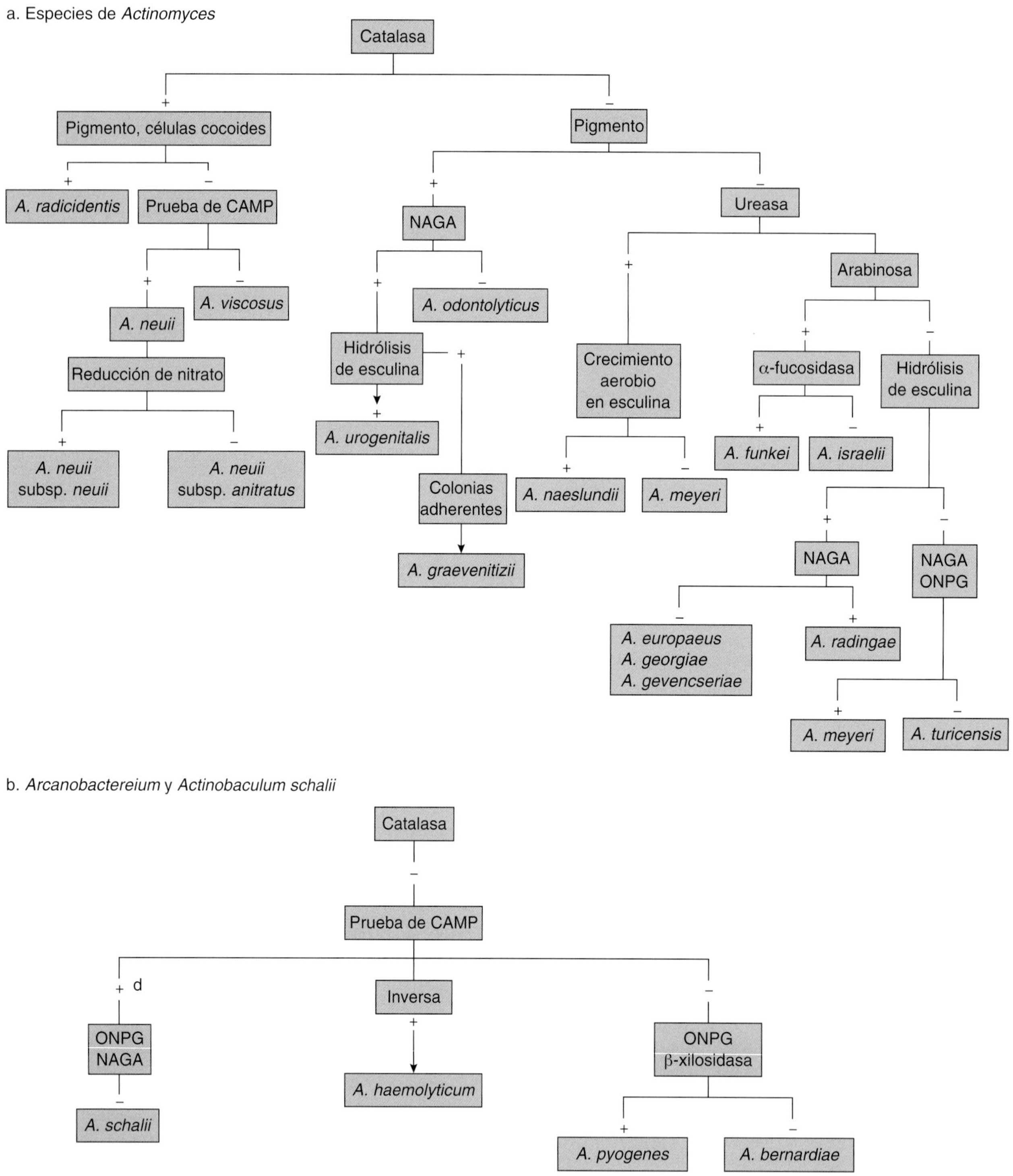

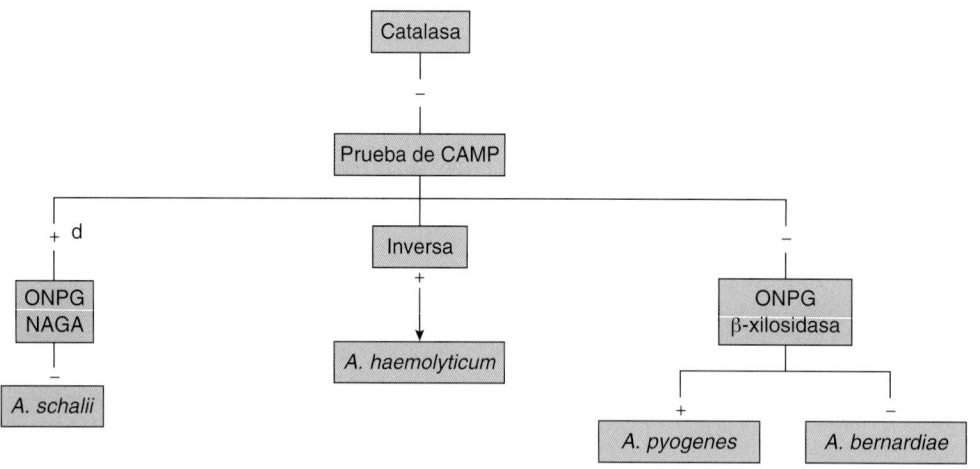

a. Especies de *Actinomyces*

b. *Arcanobactereium* y *Actinobaculum schalii*

■ **FIGURA 14-3** Diagrama de flujo para identificación de especies de *Actinomyces, Actinobaculum* y *Arcanobacterium* de muestras clínicas humanas.

de muestras de sangre y urinarias, mientras que *Actinomyces suis* también se reclasificó como *Actinobaculum suis*.[642] Desde la descripción de *A. schaalii* y la reclasificación de *A. suis*, se aislaron otras dos especies de *Actinobaculum*, *A. massiliae* y *A. urinale*, de muestras de orina de pacientes con infecciones urinarias crónicas o recurrentes.[437,459] *A. massiliae* también se

aisló de infecciones cutáneas superficiales.[1170] La figura 14-3 representa un diagrama de flujo para la identificación de las especies más frecuentes de *Actinomyces* (fig. 14-3a), *Actinotignum, Actinobaculum* y *Arcanobacterium* (fig. 14-3b). Una disección taxonómica reciente de especies de *Actinobaculum* con métodos quimiotaxonómicos y moleculares dio lugar a la reclasificación de *A. schaalii* y *A. urinale* en el nuevo género *Actinotignum*, como *A. schaalii* y *A. urinale*, respectivamente. Estos investigadores también encontraron que el tipo de cepa de *A. massiliense* era realmente una cepa de *A. schaalii*.[1228a]

Desde su descripción inicial, *A. schaalii* surgió como un importante patógeno de las vías urinarias que causa urosepsis, cistitis aguda y crónica, bacteriuria asintomática y sepsis.[172,490,801] Reinhard y cols.[909] informaron los casos de 10 pacientes en Dinamarca con urosepsis debido a *A. schaalii*. Nueve eran ancianos y tenían padecimientos predisponentes, como hiperplasia prostática, diabetes mellitus, artritis reumatoide, demencia, cáncer de colon, cálculos renales, paraplejía y pielonefritis, y todos tenían *A. schaalii* aislado de orina, sangre o ambos. Un estudio retrospectivo del 2010 de todos los casos identificados en Suiza desde el 2004 arrojó 21 aislamientos de *A. schaalii* de 19 pacientes,[84] 10 de los cuales se cultivaron de orina, 6 de sangre, 3 de pus y 1 de cultivos de orina y sangre. De los 17 pacientes con cultivos positivos de sangre u orina, 13 (76%) tenían enfermedades subyacentes en las vías urinarias, y cuando los cultivos de orina fueron positivos, todos tuvieron piuria y pruebas negativas para nitrito. También se notificó urosepsis por *A. schaalii* junto con otros uropatógenos, como *Aerococcus urinae* y *Actinobaculum urinale*.[328,1064] Asimismo, se documentó una infección pediátrica por *A. schaalii* en el 2003, un caso de pielonefritis en un niño de 5 años con hemiplejía secundaria a una lesión hística hemisférica y obstrucción pieloureteral.[836] Bank y cols.[67] crearon una prueba de PCR cuantitativa en tiempo real para *A. schaalii* y evaluaron muestras de orina de 177 pacientes hospitalizados y 75 pacientes ambulatorios en Dinamarca. Esta prueba detectó *A. schaalii* en el 22% de las muestras de individuos mayores de 60 años. En 9 de 10 muestras positivas por PCR, también hubo otros patógenos frecuentes de vías urinarias, lo cual indica que *A. schaalii* puede existir como un copatógeno urinario no detectado en muchas infecciones urinarias. Un estudio posterior del mismo grupo utilizó una prueba de PCR cuantitativa para detectar muestras de orina de 76 pacientes con cálculos renales, 29 niños y 37 pacientes con catéteres permanentes. Las muestras de orina de 7 (29%) de los pacientes con cálculos renales, 5 (14%) de 14 niños menores de tres años, ninguno de 15 niños de 3-15 años y 8 (22%) muestras de los pacientes con catéter fueron positivas para *A. schaalii*.[66] Andersen y cols.[34] documentaron *A. schaalii* en cantidades mayores de 10^4-10^5 UFC/mL mediante una prueba de PCR en tiempo real en 5 de 29 muestras de orina seleccionadas de niños menores de cuatro años. Las muestras de orina de otros dos niños tuvieron recuentos de colonias de 10^6 UFC/mL o mayores que fueron positivos mediante la prueba de PCR y el cultivo.

Otras infecciones relacionadas con *A. schaalii* y otros miembros del género son poco frecuentes. Gómez y cols.[417] describieron a 12 pacientes con bacteriemia por *Actinobaculum*. Los hemocultivos se volvieron positivos en 1-3 días y sólo fue positivo el frasco aerobio. *A. schaalii* se aisló de 10 pacientes, mientras que *A. urinale* y *A. massiliense* se aislaron de dos pacientes, respectivamente. Todos eran mayores de 65 años (el 66% eran hombres) y 10 de los 12 presentaron patología urogenital subyacente (p. ej., hipertrofia prostática benigna, cáncer de próstata, retención urinaria, estenosis uretral o instrumentación urológica previa). Curiosamente, los médicos sólo consideraron importantes el 40% de los hemocultivos positivos. Se informó un caso de osteomielitis vertebral lumbar en un hombre suizo de 71 años con antecedentes importantes de hepatitis B y tuberculosis que requirieron resección pulmonar y costal.[466] En el 2010, se notificó el primer caso de endocarditis de válvula protésica

aórtica por *A. schaalii* en un hombre de 52 años en Austria.[505] Este paciente no presentaba síntomas relacionados con las vías urinarias, mientras que los urocultivos aerobios y anaerobios incubados fueron negativos después de cinco días. *A. schaalii* también se aisló en un cultivo puro de tejidos necróticos de un hombre obeso de 33 años diagnosticado con gangrena de Fournier, un tipo de fascitis necrosante que afecta las zonas genital, perineal y perianal.[1141] La infección por *A. schaalii* en Norteamérica se registró por primera vez en el 2010 en un informe que describe el caso de una mujer canadiense de 76 años con infección urinaria crónica.[636]

Las especies de *Actinobaculum* son bacilos inmóviles grampositivos anaerobios o anaerobios facultativos negativos para catalasa, y pueden crecer bien o muy poco a 37 °C en una atmósfera enriquecida con CO_2 y mal a 37 °C en el aire. Las células individuales pueden ser ligeramente curvas o presentar ramificaciones. El producto principal de la fermentación de glucosa o maltosa es ácido láctico y acético. *A. schaalii* también produce succinato y *A. suis* produce ácidos acético y fórmico, además de un poco de etanol a partir de la fermentación de la maltosa (la glucosa no se fermenta). Todos los miembros del género hidrolizan hipurato, pero no reducen nitrato a nitrito ni hidrolizan esculina y gelatina. Las cepas de *A. suis* pueden fermentar maltosa, pero no sacarosa. Con el sistema API Coryne, *A. schaalii* es negativo para pirazinamidasa, positivo para pirrolidonil arilamidasa, variable para fosfatasa alcalina y positivo para α-glucosidasa, mientras que *A. massiliae* es positivo para pirazinamidasa, negativo para pirrolidonil arilamidasa y fosfatasa alcalina y positivo para α-glucosidasa. *A. urinale* es negativo para pirazinamidasa, pirrolidonil arilamidasa y α-glucosidasa, pero positivo para β-glucuronidasa.[909] En la tabla 14-7 se presentan características fenotípicas adicionales para la identificación de las especies de *Actinobaculum*. Los aislamientos de *A. schaalii* son sensibles a amoxicilina, mecilinam, ceftriaxona, gentamicina, vancomicina, linezolid y nitrofurantoína, y resistentes a ciprofloxacino, metronidazol y trimetoprima-sulfametoxazol.[35,173] Los aislamientos de pacientes con bacteriemia notificados por Gómez y cols.[417] fueron sensibles a penicilina (CIM < 0.5 μg/mL) y resistentes a metronidazol (CIM > 256 μg/mL); 10 fueron sensibles a clindamicina (CIM < 0.5 μg/mL), mientras que 2 fueron resistentes a clindamicina (CIM > 256 μg/mL). Más del 90% de las cepas pueden ser sensibles a otras fluoroquinolonas, como levofloxacino y moxifloxacino, y en aislamientos resistentes a ciprofloxacino o levofloxacino se observó una mutación en el gen *gyrA*, pero no en *parC*, que son las regiones que determinan la resistencia a las quinolonas.[173]

Especies de Actinomyces

El género *Actinomyces* está compuesto por un grupo heterogéneo de bacilos grampositivos inmóviles, anaerobios facultativos o microaerófilos, no formadores de esporas y no ácido alcohol resistentes, algunos de los cuales presentan ramificaciones rudimentarias. Muchas especies de *Actinomyces* son parte de la microflora bucal de humanos y diversos animales.[992] *A. israelii*, *A. gerencseriae*, *A. georgiae*, *A. odontolyticus* y *A. naeslundii* son prevalentes en muestras de placa supragingival y subgingival en pacientes adultos con periodontitis y gingivitis. Las especies de *Actinomyces* pueden causar actinomicosis clásica, heridas infectadas, abscesos, así como infecciones genitales y urinarias.[362,890,1043] Se informaron casos poco frecuentes de especies de *Actinomyces* que causaron sepsis.[997] El género *Actinomyces* se clasifica en el filo *Actinobacterias*, clase *Actinobacteria*, orden

TABLA 14-7 Características fenotípicas para la identificación de especies de *Actinotignum* y *Actinobaculum*

Prueba/característica	A. schaalii	A. suis	A. massiliae	A. urinale
Anaerobio estricto	−	+	−	−
CAT	−	−	−	−
Morfología/pigmentación de la colonia	Pequeña, blanca grisácea	Blanca, granular, bordes enteros o irregulares	Pequeña, gris, íntegra	Pequeña, blanca grisácea, convexa, íntegra, lisa
HEM SBA	−	−	−	β
NO₃	−	−	−	−
PIZ	V	−	−	−
FAL	V	+	−	−
ESC	−	−	−	−
URE	−	+	−	V+
ADH	−	ND	−	−
MOT	−	−	−	−
HIP	+	ND	+	+
VP	−	−	ND	−
GEL	−	−	−	−
LAP	ND	ND	−	−
CAMP	+ᵈ	ND	ND	ND
PIR	+	V	−	−
α-GAL	−	ND	−	−
β-GAL	−	−	−	−
α-GLU	+	+	+	−
β-GLU	−	ND	ND	−
β-GUR	−	−	−	+
NAGA	−	ND	−	−

Producción de ácido a partir de:

	A. schaalii	A. suis	A. massiliae	A. urinale
GLU	V+	−	+	+
MAL	+	V	+	+
SAC	V	−	−	+
MNTL	−	−	−	−
XIL	V	−	+	−
LAC	−	−	−	−
MAN	V	−	−	−
ARAB	V	−	ND	−
SBTL	−	−	−	−
RAF	−	−	+ᵈ	−
RIB	+	−	+	+
TRE	V	−	+	−
GLUG	−	+	+	−
Productos, fermentación de glucosa	A, S	A, f, EtOH (de maltosa)	ND	L, a

+, reacción positiva; −, reacción negativa; V, reacción variable; +ᵈ, reacción positiva débil; V+, reacción variable, la mayoría de las cepas son positivas; V−, reacción variable, la mayoría de las cepas son negativas; V+ᵈ, reacción variable, la mayoría de las cepas son débilmente positivas; ND, no hay datos disponibles; CAT, catalasa; HEM SBA, hemólisis en agar sangre de carnero; NO₃, reducción de nitrato; PIZ, pirazinamidasa; FAL, fosfatasa alcalina; ESC, hidrólisis de esculina; URE, ureasa; ADH, arginina dihidrolasa; MOT, motilidad; HIP, hidrólisis de hipurato; VP, producción de acetoína (Voges-Proskauer); GEL, hidrólisis de gelatina; LAP, leucina aminopeptidasa; PIR, pirrolidonil arilamidasa; α-GAL, α-galactosidasa; β-GAL, β-galactosidasa; α-GLU, α-glucosidasa; β-GLU, β-glucosidasa; β-GUR, β-glucoronidasa; NAGA, N-acetil-β-D-glucosaminidasa; GLU, glucosa; MAL, maltosa; SAC, sacarosa; MNTL, manitol; XIL, xilosa; LAC, lactosa; MAN, manosa; ARAB, arabinosa; SBTL, sorbitol; RAF, rafinosa; RIB, ribosa; TRE, trehalosa; GLUG, glucógeno A, se producen grandes cantidades de ácido acético a partir de glucosa; S, se producen grandes cantidades de ácido succínico a partir de glucosa; L, se producen grandes cantidades de ácido láctico a partir de glucosa; f, se producen pequeñas cantidades de ácido fórmico a partir de glucosa; EtOH, etanol.

Actinomicetales, familia *Actinomycetaceae*. Otros géneros de la familia son *Actinobaculum*, *Arcanobacterium*, *Trueperella* y *Mobiluncus* (recuadro 14-1).

El género *Actinomyces* tuvo una rápida expansión en los últimos años, en el cual se describen diversas nuevas especies tanto de humanos como de animales. La gran cantidad de nuevos agentes ha creado problemas en el laboratorio clínico en cuanto a la identificación exacta de estos microorganismos. Hace años, los laboratorios de microbiología dependían de métodos convencionales de bacteriología anaerobia para la identificación fenotípica. Las identificaciones de referencia se determinaron con técnicas de bacteriología anaerobia descritas en el *Manual de Anaerobios del Virginia Polytechnic Institute* (VPI) y el *Manual de Bacteriología Anaerobia de Wadsworth*.[510,560,976] Lamentablemente, el primer manual ya no está disponible, mientras que el segundo no se ha actualizado desde el año 2002. Con el método del VPI para la identificación de bacterias anaerobias, la cromatografía gas-líquido (CGL) para la detección de productos volátiles y no volátiles de la fermentación de glucosa fue muy útil para la identificación, ya que los bacilos grampositivos no formadores de esporas que producen grandes cantidades de ácido succínico podrían clasificarse en el género *Actinomyces* sin pruebas adicionales. Como actualmente se validan nuevas especies con abordajes genotípicos moleculares, los datos de la CGL y los datos fenotípicos sobre nuevas especies por lo general son limitados o no están disponibles. Diversos proveedores comerciales han comercializado kits enzimáticos rápidos para la identificación de bacterias anaerobias, pero estos sistemas no funcionan bien para identificar las especies de *Actinomyces*.[758] Santala y cols.[975] evaluaron los sistemas RapID® ANA II (Remel), RapID CB-Plus® (Remel), BBL Crystal ANR ID® (BD Microbiology Systems) y RapID 32A® (bioMérieux, Inc.) por su capacidad para identificar especies "clásicas" y descritas recientemente de *Actinomyces*. Estos kits identificaron correctamente sólo el 26-65% de las cepas "clásicas" de *Actinomyces* a nivel de especie y únicamente el 13-49% de las especies más nuevas a nivel de género. En el 2005, un estudio evaluó cada uno de estos sistemas para la identificación de especies de *Actinomyces*.[586] De 54 cepas evaluadas, el 46% se identificaron a nivel de género/grupo con BBL Crystal, el 30% con RapID 32A, el 20% con RapID CB-Plus y el 13% con RapID ANA II. Uno de los sistemas más recientes para la identificación de bacterias anaerobias es la tarjeta ANC Vitek 2. En la evaluación multicéntrica de la tarjeta ANC, dos cepas de *A. meyeri* y una de dos cepas de *A. israelii* se identificaron correctamente, y en otro estudio con esta tarjeta, junto con RapID ANA II y BBL Crystal ANR®, sólo se incluyeron dos aislamientos de *Actinomyces*, por lo que el rendimiento de estos kits para la identificación de *Actinomyces* fue difícil de evaluar.[119,915] En otra prueba con la tarjeta, se evaluaron cinco aislamientos de *Actinomyces*; tres se identificaron a nivel de especie, mientras que uno se identificó mal o no se obtuvo identificación.[651] En otra prueba de Mory y cols.,[780] 6 de 6 especies de *Actinomyces* se identificaron correctamente a nivel de especie, lo cual indica que este kit puede tener un gran potencial para ayudar en la identificación fenotípica de especies de *Actinomyces*. Las características fenotípicas de las nuevas especies de *Actinomyces*, como se determinan con estos kits, suelen incluirse como parte de las descripciones de especies originales. Debido a las dificultades con la identificación fenotípica, se crearon sondas de ADN específicas para género y especie con el fin de investigar el papel de las especies de *Actinomyces* en enfermedades periodontales y el inicio de caries.[116,1091,1217] Las especies de *Actinomyces* también pueden identificarse con métodos moleculares, como la secuenciación de ADNr 16S y análisis de polimorfismos en la longitud de fragmentos de restricción.[465,978] Ninguna de estas técnicas está disponible en el laboratorio clínico habitual. El recuadro 14-6 incluye descripciones de las especies de *Actinomyces* de humanos y animales. Los datos fenotípicos presentados en la tabla 14-8, que comienza en la página 908, incluyen aislamientos tanto humanos como animales y representan una síntesis de las características fenotípicas y descripciones de varias fuentes.[510,560]

La actinomicosis es una infección crónica que se caracteriza por hinchazón localizada con supuración, formación de abscesos y granulomas, drenaje sinusal y fibrosis de tejido, y es causada principalmente por miembros del género *Actinomyces*.[140] *A. israelii* es la causa más frecuente de actinomicosis en humanos, aunque otras especies (p. ej., *A. meyeri*, *A. naeslundii*, *A. odontolyticus*, *A. gerencseriae* y *A. viscosus*) también pueden causar esta infección en algunas ocasiones. Aunque se conoce la relación clásica de *Actinomyces* con dispositivos intrauterinos, las especies pueden estar relacionadas con infecciones de material protésico de otro tipo.[145] Debido a su naturaleza crónica, las infecciones actinomicóticas suelen asemejarse al cáncer. La evolución clínica de las infecciones también se ve afectada por la competencia inmunitaria del hospedero y otros factores predisponentes de comorbilidad, como alcoholismo, radiación, debilidad, diabetes, tumores malignos, inmunodepresión e infección por VIH. La actinomicosis puede dividirse en varias formas clínicas, como cervicofacial, primaria cutánea, torácica, abdominal o pélvica, y del SNC. La mayoría de estas infecciones son polimicrobianas, mientras que otras bacterias facultativas (p. ej., *A. actinomycetemcomitans*, *E. corrodens*, estreptococos, estafilococos y enterobacterias) y anaerobias (p. ej., especies de *Bacteroides* y *Fusobacterium*) están implicadas en la patogenia y enfermedad.[140]

La **actinomicosis cervicofacial** es la presentación clínica más frecuente de actinomicosis y una rara complicación por manipulación de materiales odontológicos, cirugía y traumatismos maxilofaciales y otras infecciones en esta zona (p. ej., otitis y mastoiditis).[18,413,825] Al menos nueve especies diferentes de *Actinomyces* pueden causar esta infección, aunque *A. israelii* y *A. gerencseriae* predominan.[886] En la mayoría de los casos, la actinomicosis endógena bucal se manifiesta con traumatismo y comienza a crecer en los tejidos maxilofaciales para formar un absceso piógeno agudo, que puede evolucionar a una masa indurada submandibular.[632] También puede observarse secreción purulenta espontánea de los conductos sinusales hasta en el 40% de los casos.[413] Suelen afectarse los ganglios linfáticos y puede presentarse linfadenopatía. Los microorganismos coinfecciosos en tejidos junto con el actinomiceto ayudan a determinar la evolución clínica de la infección como subaguda, aguda o crónica. En algunos casos, los conductos sinusales pueden secretar microcolonias de microorganismos denominados *gránulos de azufre*, los cuales son colecciones enmarañadas del microbio y presentan masas basófilas con distintos bastones eosinófilos que irradian desde el borde de los gránulos, los cuales proporcionan un excelente material para el cultivo y la detección del patógeno. La actinomicosis cervicofacial puede afectar espacio submandibular, glándulas parótidas, dientes, lengua, cavidad nasal, epiglotis y faringe. La osteomielitis puede presentarse debido a la diseminación de la infección de zonas perimandibulares.[1004] Crossman y Herold informaron un caso de actinomicosis de los huesos maxilar y nasal que requirió desbridamiento en un

(*el texto continúa en la p. 907*)

Miembros del género *Actinomyces*

Especie	Importancia clínica e identificación
Actinomyces bovis	*A. bovis* provoca actinomicosis en el ganado y otros animales. Este microorganismo se confirmó con métodos fenotípicos, quimiotaxonómicos y genotípicos. Con API Coryne, este aislado produjo el biocódigo 0101104, que indica reacciones positivas para fosfatasa alcalina, ureasa, glucosa y catalasa.
Actinomyces bowdenii	Originalmente, esta especie se aisló de muestras clínicas de perros y gatos, aunque aún no se ha obtenido de humanos.[846]
Actinomyces canis	Este actinomiceto, descrito en el 2000, es una especie positiva para catalasa aislada de perros.[519] *A. canis* está directamente relacionada con *A. hyovaginalis*, *A. georgiae*, *A. meyeri*, *A. odontolyticus*, *A. radingae* y *A. turicensis*.
Actinomyces cardiffensis	*A. cardiffensis* se aisló de líquido pleural humano, abscesos paracolónicos, mandibulares y de oído posterior a una mastoidectomía, lavado sinusal y dispositivos intrauterinos.[458] A la tinción de Gram, los microorganismos se ven como bacilos delgados ligeramente curvos con filamentos ramificados en forma de esferas. Después de 48 h de incubación, las colonias son pequeñas y convexas, además de estar íntegras y ser de color de crema a rosa. *A. cardiffensis* es un anaerobio facultativo negativo para catalasa que produce grandes cantidades de ácido succínico y láctico, así como pequeñas cantidades de ácido acético a partir de la fermentación de glucosa. No se hidrolizan esculina, urea y gelatina.
Actinomyces catulii	*A. catuli* se aisló de perros.[522]
Actinomyces coleocanis	*A. coleocanis* se aisló de la vagina de una perra.[518]
Actinomyces dentalis	*A. dentalis* se describió en el 2005, cuando se aisló de pus aspirada de un absceso dental.[464] Este microorganismo es anaerobio estricto y forma bacilos grampositivos filamentosos, y tiene forma de esfera y ramificaciones. Es negativo para catalasa y el principal producto final del metabolismo de glucosa es el ácido láctico, con pequeñas cantidades de ácido acético; no forma ácido succínico a partir de glucosa.
Actinomyces denticolens	Originalmente, esta especie se aisló de muestras de placa dentobacteriana de ganado.[268]
Actinomyces europaeus	Esta especie se describió en 1997, cuando se aisló como el único microorganismo aerobio de abscesos humanos.[358] También se aisló de infecciones relacionadas con la piel (p. ej., infección en quiste pilonidal, abscesos perianales y úlceras de decúbito) e infecciones urinarias.[959] *A. europaeus* se coaisló con *A. turicensis* de una fístula subcutánea asociada con hipoplasia congénita grave de la pierna derecha en un hombre de 23 años de edad y de un absceso mamario.[1018,1245] En frotis teñidos con Gram, este microorganismo se ve como bacilos grampositivos cortos organizados en pequeños grupos sin ramificaciones perceptibles. Las colonias en SBA son pequeñas (menos de 0.5 mm tras 48 h de incubación en CO₂), grises y translúcidas. Este microorganismo es negativo para catalasa e inmóvil y fermenta glucosa y maltosa, pero no manitol o xilosa. Algunas cepas de este microorganismo también hidrolizan esculina y gelatina, pero son reacciones tardías. El nitrato no se reduce a nitrito y no se produce ureasa. Como con otras especies de *Actinomyces*, se produce ácido succínico como el principal producto de la fermentación de la glucosa.
Actinomcyes funkei	Originalmente, esta especie descrita hace poco se aisló de hemocultivos, un cultivo de herida esternal e incisión abdominal, y se notificó como una causa de endocarditis de válvula tricúspide biológica.[644,1195] En primera instancia, estos aislamientos se identificaron como cepas de *A. turicensis*, pero determinados rasgos fenotípicos y la secuenciación de ARNr 16S demostraron que este microorganismo estaba directamente relacionado con *A. turicensis*, aunque no era idéntico. Las células de *A. funkei* son grampositivas, delgadas, ligeramente curvas y presentan cierta ramificación. El crecimiento ocurre en condiciones tanto aerobias como anaerobias. En SBA, las colonias son pequeñas, no hemolíticas y grises después de 24 h de incubación. Se produce ácido a partir de glucosa, sacarosa y xilosa, pero no de arabinosa, manitol, glucógeno, rafinosa, sorbitol o trehalosa. Se hidroliza hipurato, pero no esculina ni gelatina. Con el sistema API Coryne, el aislado original produjo los biocódigos 0130761 o 3530761, que indica la variabilidad de las reacciones de PIZ, nitrato reductasa y β-galactosidasa en la tira reactiva.
Actinomyces georgiae	*A. georgiae* se describió en 1990 y se encuentra como parte de la microbiota normal de las fisuras gingivales de adultos y niños. En el 2008, este microorganismo se aisló de hemocultivos de un paciente con endocarditis en Tailandia.[549] Las cepas de esta especie son anaerobias facultativas. A la tinción de Gram, esta especie se ve como bacilos en pares o cadenas cortas; las células también pueden estar hinchadas en toda su longitud y casi no se observa ramificación.[553] En cultivos en caldo viejos, las células pueden tener aspecto cocoide. Después de 48 h de incubación anaerobia, las colonias miden 1 mm de diámetro, y son circulares, brillantes y lisas con bordes enteros, que pueden ser de color blanco, café claro o beige. El microorganismo es negativo para catalasa, y se producen ácidos succínico, acético y fórmico, así como pequeñas cantidades de ácido láctico a partir de la fermentación de glucosa. Se produce ácido a partir de una variedad de hidratos de carbono, como glucosa, maltosa, sacarosa, xilosa, trehalosa y glucógeno. La mayoría de las cepas hidrolizan esculina, pero no reducen nitrato a nitrito.

Actinomyces gerencseriae	Esta especie se describió en 1990 y se llamaba *A. israelii* serotipo II.[553] Sin embargo, no tiene una relación genética con el tipo de cepas de *A. israelii*. *A. gerencseriae* se encuentra en la cavidad bucal humana y en las fisuras gingivales. Casi el 12% de los aislamientos son anaerobios obligados, mientras que el resto producen crecimiento de escaso a moderado en agar sangre incubado en CO_2 al 5-7%. A la tinción de Gram, los microorganismos se ven como células filamentosas con hinchazón y ramificaciones ocasionales. Después de 48 h de incubación en condiciones anaerobias, las colonias miden aproximadamente 0.2 mm de diámetro, son blancas, opacas y no hemolíticas, y pueden tener una topografía "desigual". Esta especie es negativa para catalasa e hidrólisis de gelatina y positiva para hidrólisis de esculina, y produce ácido a partir de varios hidratos de carbono, como glucosa, maltosa, manosa, sacarosa y trehalosa. Se producen los ácidos succínico, láctico, fórmico y acético mediante la fermentación de glucosa. En el 2010, *A. gerencseriae* se aisló de un caso de actinomicosis torácica presentada como empiema *necessitatis*, que es una extensión de líquido pleural purulento a través de los tejidos que forma un absceso en la pared torácica.[681]
Actinomcyes graevenitzii	El informe original de esta nueva especie describió cuatro aislamientos humanos, tres de los cuales eran de muestras de vías respiratorias, mientras que el cuarto se aisló de la mandíbula de un paciente con osteítis.[895] Estos aislamientos eran bacilos grampositivos inmóviles y ligeramente curvos con cierta ramificación y extremos hinchados ocasionalmente. Las colonias en SBA son muy pequeñas (0.2 mm de diámetro tras 24 h de incubación) y adherentes al agar, especialmente en el aislamiento principal. Esta especie es negativa para catalasa, no hidroliza esculina, urea o hipurato y no reduce nitrato a nitrito. También es muy positiva para *N*-acetil-β-D-glucosaminidasa con la tira de API Coryne, lo que ayuda a diferenciarla de otras especies de *Actinomyces* directamente relacionadas. Los ácidos láctico y succínico son el producto final de la fermentación de glucosa. Desde su descripción inicial, *A. graevenitzii* se aisló de un paciente con coinfección diseminada por este microorganismo y *M. tuberculosis*, así como de un paciente con bacteriemia y cirrosis hepática alcohólica.[533,1108]
Actinomyces hominis	*A. hominis* se describió en el 2010, cuando un hisopo en una herida obtenido de una mujer alemana de 89 años creció en un cultivo puro de una bacteria corineforme positiva para catalasa después de 72 h de incubación aerobia.[363] El aislamiento se confirmó como una especie de *Actinomyces* mediante la secuenciación del gen ARNr 16S y se relacionó directamente con *A. europaeus*. *A. hominis* es una especie positiva para catalasa (una de las 10 especies de *Actinomyces* con esta característica), la prueba de CAMP y *N*-acetil-β-D-glucosaminidasa, y produce ácido a partir de rafinosa.
Actinomyces hongkongensis	Esta nueva especie, descrita en el 2003, se aisló de material purulento de un paciente con actinomicosis pélvica.[1208] Es estrictamente anaerobia, crece en SBA como colonias no hemolíticas puntiformes y es negativa para catalasa. Mediante la secuenciación del gen ARNr 16S, está más directamente relacionada con *A. marimammalium*, aislada de focas y marsopas.
Actinomyces hordeovulneris	*A. hordeovulneris*, *A. viscosus* y *A. bovis* son las tres especies que causan actinomicosis en perros.[147,857] *A. hordeovulneris* se aisló de pacientes con pleuritis, artritis séptica, peritonitis y abscesos.
Actinomyces houstonensis	Esta especie humana se originó con tres aislamientos de graves abscesos subcutáneos que requirieron drenaje.[212] *A. houstonensis* es un anaerobio facultativo que produce colonias α-hemolíticas grises de casi 0.2 mm de diámetro después de 48 h de incubación a 35-37 °C. Las células son bacilos grampositivos pleomorfos que tienden a formar semicírculos. El microorganismo es negativo para catalasa y no hidroliza esculina, urea o gelatina. El nitrato se reduce a nitrito y se produce ácido a partir de glucosa y sacarosa, pero no de xilosa.
Actinomyces howellii	*A. howellii* se encuentra en la placa dentobacteriana de vacas lecheras.[269] Este microorganismo tiene una relación antigénica con *A. naeslundii* y *A. viscosus*.[888]
Actinomyces hyovaginalis	Descrita en 1993, *A. hyovaginalis* se aisló originalmente de lesiones vaginales purulentas de cerdos.[228] Posteriores estudios genotípicos de aislamientos de muestras de necropsia porcina identificaron un nuevo biotipo de *A. hyovaginalis* de tejidos renal, cerebral, pulmonar, vesical y de articulaciones llamado "general" para diferenciarlo del biotipo "vaginal" descrito anteriormente,[1061] asociado con aborto porcino.[509] *A. hyovaginalis* también es una causa de linfadenitis en cabras.[974] Una secuenciación más reciente y estudios fenotípicos ampliados han documentado que ciertas cepas de *A. hyovaginalis* causan enfermedad en ovejas, similar a *C. pseudotuberculosis*, *A. pluranimalium* y *T. pyogenes*.[351]
Actinomyces israelii	*A. israelii* es el agente más asociado con las diferentes presentaciones de actinomicosis, como cervicofacial, torácica, pulmonar y pélvica (a menudo asociada con la presencia de dispositivos intrauterinos) (el texto).[515,882] *A. israelii* se aisló de casos de actinomicosis maxilofacial con afectación del SNC, médula espinal, vertebral, ocular y periocular, como endoftalmitis y osteomielitis.[392,511,759,807,1239] *A. israelii* también se aisló de casos poco frecuentes de absceso mamario indoloro, actinomicosis primaria esternal

(continúa)

y endocarditis.[6,653,870,882,971] Puede manifestarse actinomicosis pulmonar por *A. israelii* como absceso pleural, de pared torácica y esplénico con empiema.[451] La actinomicosis abdominal por *A. israelii* consiste en masas en la pared abdominal y abscesos intraabdominales, hepáticos y pancreáticos, actinomicosis intestinal con obstrucción intestinal y afectación retroperitoneal con uropatía obstructiva.[5,401,653,1129,1135,1219] También se notificaron infecciones de articulaciones protésicas tras bacteriemia por *A. israelii*.[1241] Este microorganismo es principalmente anaerobio con crecimiento facultativo en una atmósfera enriquecida con CO_2 que sólo se produce después de varios subcultivos. Las colonias de *A. israelii* pueden parecerse a un molar, son no hemolíticas en SBA y carecen de pigmento. Esta especie es negativa para catalasa y positiva para hidrólisis de esculina y la mayoría de las cepas reducen nitrato a nitrito. Se produce ácido a partir de glucosa, maltosa, sacarosa, rafinosa, xilosa, lactosa y trehalosa.

Actinomyces johnsonii	Durante un análisis de 115 tipos de cepas de referencia, aislamientos clínicos y aislamientos bucales de *A. naeslundii*, se determinaron varias secuencias parciales de genes constitutivos, las cuales identificaron tres genoespecies distintas. Las genoespecies 1 y 2 de *A. naeslundii* formaron dos grupos distintos que estaban bien separados del tercer grupo, designados como genoespecies WVA 963. La genoespecie 1 se agrupó con los tipos de cepas de *A. naeslundii sensu stricto*, así que estas cepas permanecieron como *A. naeslundii*. Se propuso el nombre *Actinomyces oris* para los dos aislamientos de genoespecies de *A. naeslundii*, mientras que se propuso el nombre *Actinomyces johnsonii* para las genoespecies WVA 963 de *A. naeslundii*.[486]
Actinomyces marimammalium	Originalmente, *A. marimammalium* se aisló de varios órganos internos de un cadáver de foca capuchina, tejidos pulmonares de un cadáver de marsopa y tejido de intestino delgado de un cadáver de foca gris.[523]
Actinomyces massiliensis	Esta especie se aisló en el 2009 de un hemocultivo de un hombre de 38 años con pleuroneumonía.[918] Este microorganismo anaerobio estricto es negativo para catalasa y oxidasa y produce ácido a partir de glucosa, fructosa y lactosa, pero no de manitol, xilosa, rafinosa o amigdalina. Esta especie está más directamente relacionada con *A. gerencseriae*, *A. israelii*, *A. oricola*, *A. ruminicola* y *A. dentalis*.
Actinomyces meyeri	*A. meyeri* es una especie anaerobia estricta asociada con varias infecciones humanas, como actinomicosis cervicofacial, torácica y pulmonar.[240,325,674,1136] Se notificó actinomicosis primaria cutánea por *A. meyeri* en personas con traumatismo cutáneo menor y, por lo general, se presenta como lesiones ulceradas indoloras con material purulento.[416,488] En un caso, fue el primer síntoma de infección por VIH en un hombre de 23 años.[416] Este microorganismo es una causa poco frecuente de endoftalmitis posquirúrgica y abscesos cerebral, cutáneo e intraabdominal, endocarditis y osteomielitis.[526,688,859,1148] Las infecciones intraabdominales por *A. meyeri* han incluido abscesos esplénicos.[399] *A. meyeri* tiene propensión a diseminarse de una infección localizada y, en un paciente, se confundió con cáncer de pulmón con metástasis cerebral.[230,1148] *A. meyeri* también se aisló del líquido sinovial de un paciente con carcinoma espinocelular metastásico.[190] Las colonias en agar sangre son blancas sin pigmento. Las cepas de *A. meyeri* son negativas para catalasa, no hidrolizan esculina ni reducen nitrato. La prueba de CAMP es positiva, y algunas cepas también producen ureasa. Se produce ácido a partir de glucosa maltosa, sacarosa y xilosa, y la mayoría de las cepas también fermentan glicerol y glucógeno. No se fermenta manitol, trehalosa, rafinosa ni manosa.
Actinomyces naeslundii	*A. naeslundii* se encuentra en la bucofaringe humana y es una causa poco frecuente de actinomicosis cervicofacial, actinomicosis endocervical por dispositivo intrauterino, artritis séptica y enfermedad periodontal.[465,667,1216] *A. naeslundii* puede causar bacteriemia tras procedimientos dentales en pacientes con enfermedad periodontal.[104] Las cepas de *A. naeslundii* se dividieron en genoespecies 1 y 2; la de tipo 1 se reconoce actualmente como *A. naeslundii sensu stricto*, mientras que el tipo 2 se reclasificó como *Actinomyces oris*.
Actinomyces nasicola	Originalmente, esta especie se aisló de pus aspirado del antro de un paciente sometido a polipectomía nasal de rutina.[463] A la tinción de Gram, este microorganismo aparece como bacilos corineformes grampositivos con algunas ramificaciones y también formas cocoides evidentes. El microorganismo es anaerobio facultativo y negativo para catalasa; se producen los ácidos acético, láctico y succínico como productos de la fermentación de glucosa. No se hidroliza esculina, gelatina o almidón y no se produce ureasa. Se forma ácido a partir de fructosa y celobiosa, pero no de glucosa, maltosa, sacarosa, ribosa, xilosa, lactosa, manitol o amigdalina.
Actinomyces neuii subsp. *neuii* y *anitratus*	Estas especies de *Actinomyces* se describieron en 1994 y abarcan los exmiembros del grupo 1 corineforme de los CDC y cepas "similares al grupo 1" aisladas de diversas muestras clínicas, como derivación de LCR, cultivos de oído, humor vítreo, abscesos en glándula mamaria, furúnculos y sangre.[376] Las cepas del grupo 1 fueron α-hemolíticas en agar sangre humana, redujeron nitrato a nitrito, no fueron capaces de fermentar adonitol y fueron negativas para fosfatasa alcalina, mientras que las cepas "similares al grupo 1" fueron no hemolíticas e incapaces de reducir nitrato a nitrito, fermentaron adonitol y fueron positivas para fosfatasa alcalina. Ambos grupos de microorganismos crecieron bajo condiciones aerobias y estrictamente anaerobias.

Un análisis en la pared celular demostró que estas cepas carecían de *meso*-DAP y ácido micólico. Un análisis de ácidos grasos volátiles y no volátiles demostró que el ácido succínico fue el principal producto final de la fermentación de la glucosa para ambos grupos de organismos, y el análisis de los ésteres metílicos de ácidos grasos reveló que la pared celular contenía C16:0, C18:1*cis*-9 y C18:0 como principales constituyentes. Estos datos indicaron una relación filogénica entre las cepas del grupo 1 de los CDC y "similares al grupo 1" y especies de *Actinomyces*.[376] Posteriormente, se determinaron las secuencias del gen ARNr 16S de estos microorganismos, las cuales avalan la inclusión de los aislamientos del grupo 1 de los CDC y "similares al grupo 1" en el género *Actinomyces*. En 1994, se propusieron formalmente las cepas del grupo 1 de los CDC y "similares al grupo 1" como *Actinomyces neuii* subespecies *neuii* y *anitratus*, respectivamente.[388] Desde la inclusión de este corineforme en el género *Actinomyces*, esta especie se ha asociado con abscesos, lesiones infectadas de piel, bacteriemia y endocarditis de válvula biológica y protésica.[215,387,419,444,623,713,1165] La bacteriemia se asoció con infecciones urinarias y en articulaciones, así como corioamnionitis.[388,470,713] Otras infecciones incluyeron pericarditis, osteomielitis, infecciones de derivacione ventriculoperitoneales, endoftalmitis e infección de prótesis mamaria y de cadera total.[145,400,430,862,894,925,1138,1165,1180] Tanto *neuii* como *anitratus* son bacilos grampositivos positivos para catalasa y no hemolíticos. Las colonias son circulares, lisas, convexas y blancas con bordes blancos; la subespecie *neuii* es α-hemolítica en SBA, mientras que *anitratus* es no hemolítica. Estos microorganismos son fermentadores muy activos y producen ácido a partir de glucosa, maltosa, sacarosa, manitol, lactosa, manosa, trehalosa y xilosa. Ambas especies producen leucina arilamidasa, α-galactosidasa, β-galactosidasa y α-glucosidasa y son positivas para la prueba de CAMP. *A. neuii* subespecie *neuii* reduce el nitrato a nitrito, mientras que *anitratus* es negativa para esta característica. Pocas cepas de *A. neuii* pueden ser negativas para catalasa.[144] Los aislamientos de *A. neuii* son sensibles a penicilina, ampicilina, cefalosporinas, imipenem, eritromicina, clindamicina y vancomicina. La sensibilidad a los aminoglucósidos y fluoroquinolonas es variable.[388]

Actinomyces odontolyticus

A. odontolyticus se encuentra en la bucofaringe humana, así como en fisuras gingivales y lesiones cariosas profundas. Esta especie, junto con *A. naeslundii* y *A. viscosus*, se documentó como causa de bacteriemia después de procedimientos dentales.[104] Este microorganismo también es una causa poco frecuente de bacteriemia, infecciones toracopulmonares, empiema torácico, abscesos pulmonares y hepáticos, infecciones de tejido blando y actinomicosis pélvica por DIU.[72,73,193,196,234,679,767,1084] *A. odontolyticus* también se aisló de un absceso adyacente al sitio de salida del catéter de Tenckhoff para DPCA.[1029] Esta especie es negativa para catalasa, produce colonias rosas en SBA y forma colonias rojas en agar infusión de cerebro y corazón. El nitrato se reduce a nitrito y no se produce ureasa. Se produce ácido a partir de glucosa, maltosa y sacarosa, y algunas cepas también fermentan glicerol, glucógeno y xilosa.

Actinomyces oricola

A. oricola, tal como *A. radicidentis* (*véase* más adelante), se aisló originalmente de un absceso dental.[462] Esta especie comprende bacilos grampositivos que presentan ramificación y formación de filamentos. El microorganismo es facultativo anaerobio y negativo para catalasa y produce colonias puntiformes en SBA después de 48 h de incubación. El análisis de la CGL de cultivos en caldo de glucosa revela la formación de ácidos acético, láctico y succínico. Con la tira de API Coryne, se produce ácido a partir de glucosa, maltosa y sacarosa. Otras pruebas positivas (es decir, pirazinamidasa, fosfatasa alcalina, hidrólisis de esculina, α-glucosidasa y β-galactosidasa) producen un biocódigo 2550121.

Actinomyces oris

Durante un análisis de 115 tipos de cepas o cepas de referencia, aislamientos clínicos y aislamientos bucales de *A. naeslundii*, se determinaron varias secuencias parciales de genes constitutivos, las cuales identificaron tres genoespecies distintas. Las genoespecies 1 y 2 de *A. naeslundii* formaron dos grupos distintos que estaban bien separados del tercer grupo, designados como genoespecies WVA 963. La genoespecie 1 se agrupó con los tipos de cepa de *A. naeslundii sensu stricto*, así que estas cepas permanecieron como *A. naeslundii*. Se propuso el nombre *Actinomyces oris* para los dos aislamientos de genoespecies de *A. naeslundii*, mientras que se propuso el nombre *Actinomyces johnsonii* para las genoespecies WVA 963 de *A. naeslundii*.[486]

Actinomcyes radicidentis

A. radicidentis se aisló en cultivos puros de conductos radiculares infectados en humanos.[223,568] Estos aislamientos fueron grampositivos, positivos para catalasa y de morfología cocoide-cocobacilar, y crecieron en condiciones aerobias y anaerobias. Las colonias en SBA pueden producir un pigmento de color rosa. Esta especie es fermentadora y activa al producir ácido a partir de glucosa, maltosa, manitol, lactosa, ribosa y sacarosa con API Coryne. La hidrólisis de esculina, reducción de nitrato y producción de ureasa del microorganismo son características variables. Se creó una prueba de PCR en *A. radicidentis* y aplicó en muestras del conducto radicular dental obtenidas de pacientes con infecciones endodónticas primarias (conducto radicular) y persistentes (es decir, postratamiento).[1026] *A. radicidentis* se detectó en 2 (4%) de 50 muestras recolectadas de infecciones primarias y en 1 (8%) de 12 muestras de conductos radiculares de pacientes con tratamiento fallido. Probablemente, este microorganismo es un miembro aún no reconocido de la microbiota oral endógena normal de humanos.

(continúa)

Actinomyces radingae	Originalmente, los microorganismos corineformes del grupo E de los CDC se describieron como bacterias "similares a *A. pyogenes*" aisladas de varias fuentes clínicas. Supuestamente, estos microorganismos eran cepas aerotolerantes de *Bifidobacterium adolescentis* anaerobia que diferían en los productos finales volátiles y no volátiles a partir de la fermentación de glucosa.[449] Con abordajes genéticos y quimiotaxonómicos,[1214,1215] Wust y cols. encontraron que estas cepas estaban directamente relacionadas con las especies de *Actinomyces* y propusieron dos nuevas especies: *Actinomyces radingae* y *Actinomyces turicensis*. Posteriormente, VanDamme y cols. utilizaron electroforesis de proteínas de lisados totales de células, análisis de ácidos grasos, pruebas fenotípicas (API Coryne y panel de IDS Rapid ANA) y sondas de oligonucleótidos específicos de especies para caracterizar un grupo de bacterias corineformes desconocidas negativas para catalasa.[1215] Estos investigadores encontraron que los microorganismos formaron dos grupos correspondientes a *A. turicensis* y *A. radingae*, respectivamente. Estos análisis permitieron la publicación de descripciones corregidas de estos aislamientos "similares a *Actinomyces pyogenes*" de muestras clínicas humanas.[1140] Mediante sondas de oligonucleótidos específicos de especies para *A. turicensis* y *A. radingae*, Sabbe y cols. analizaron 294 aislamientos "similares a *Actinomyces*" de muestras clínicas humanas recolectadas durante un período de 7 años y encontraron que *A. radingae* está asociado principalmente con infecciones de piel (p. ej., abscesos cutáneos, quistes pilonidales y abscesos perianales).[52,959] Los aislamientos de *A. radingae* son bacilos grampositivos facultativos y negativos para catalasa. Después de 48 h de incubación, las colonias en SBA son pequeñas, grises, convexas y circulares con una consistencia mantecosa; y la mayoría de las cepas son α-hemolíticas. Se hidroliza esculina, pero no gelatina ni urea. El nitrato no se reduce a nitrito y la prueba de CAMP es negativa. Se produce ácido a partir de glucosa, maltosa, sacarosa, lactosa, xilosa y ribosa, pero no de manitol o glucógeno. Con pruebas enzimáticas en API Coryne, *A. radingae* produce α-glucosidasa, β-glucosidasa, α-galactosidasa, β-galactosidasa y *N*-acetil-β-D-glucosaminidasa, pero no produce leucina arilamidasa, pirazinamidasa, fosfatasa alcalina o β-glucuronidasa. Los aislamientos de *A. radingae* son sensibles a penicilina, cefalosporinas, eritromicina y tetraciclinas.[1140]
Actinomyces ruminicola	*A. ruminicola* es una especie anaerobia estricta aislada de rumen bovino.[33]
Actinomyces slackii	*A. slackii* se encuentra en la placa dentobacteriana de vacas lecheras.[270]
Actinomyces suimastidis	Esta especie se aisló de una cerda con mastitis granulomatosa crónica.[521]
Actinomyces timonensis	*A. timonensis* se describió en el 2010, cuando se obtuvo de un inusual aislamiento de una muestra osteoarticular del sacro de una niña de 13 años con lumbalgia crónica. Este microorganismo está más directamente relacionado con el tipo de cepa *A. denticolens*.[919] Es un bacilo grampositivo anaerobio estricto y negativo para catalasa.
Actinomyces turicensis	*A. turicensis* se encuentra principalmente en infecciones genitales, relacionadas con la piel y urinarias; algunos aislamientos se obtuvieron de tejido apendicular, absceso hepático, infecciones maxilofaciales y sangre.[940,959] Desde su descripción inicial, *A. turicensis* se aisló de quistes pilonidales, abscesos cutáneos y perirrectales, exudados escrotales por gangrena gaseosa, abscesos hepáticos, una infección por quiste ovárico, fístulas subcutáneas, furúnculos y carbunco.[205,824,940,1245] *A. turicensis* también se aisló como una causa de endocarditis de válvula mitral en un labrador Retriever.[565] A la tinción de Gram, las células de *A. turicensis* son rectas, ligeramente curvas o en forma de bastón. Las colonias en SBA son pequeñas, grises y convexas y están íntegras después de 48 h de incubación en una atmósfera con CO_2. Este microorganismo es negativo para catalasa; no hidroliza esculina, urea o gelatina; no reduce nitrato a nitrito; y es negativo para la prueba de CAMP. Se produce ácido a partir de glucosa, maltosa, sacarosa, xilosa, ribosa y trehalosa, pero no se fermenta ni lactosa ni manitol. En API Coryne, se detectó α-glucosidasa, pero las otras pruebas enzimáticas son negativas. *A. turicensis* es muy sensible a varios antibióticos, como penicilina, cefalosporinas, eritromicina y doxiciclina.[1140]
Actinomcyes urogenitalis	Originalmente, los aislamientos de esta especie se obtuvieron de orina, secreción vaginal y cultivos uretrales.[803] En el 2006, se notificó el caso de una mujer de 38 años previamente sana con actinomicosis pélvica por dispositivo intrauterino debido a *A. urogenitalis*.[305] Se presentó con antecedentes de fiebre por dos semanas, secreción vaginal abundante y fétida, así como lumbalgia ocho meses después de la inserción del dispositivo. Estos microorganismos son bacilos grampositivos facultativos regulares y negativos para catalasa; producen ácido a partir de glucosa maltosa, sacarosa, lactosa y xilosa, y algunas cepas también fermentan manitol y ribosa. El nitrato se reduce a nitrito y se hidroliza esculina, pero no gelatina, urea e hipurato.
Actinomyces vaccimaxillae	Este aislamiento se obtuvo de pus de una lesión mandibular en una vaca adulta.[460]
Actinomyces viscosus	*A. viscosus* se encuentra en la cavidad bucal de humanos y animales. Esta especie, junto con *A. naeslundii* y *A. viscosus*, se documentó como causa de bacteriemia después de procedimientos dentales.[104] En el 2005, *A. viscosus* se aisló como una causa de endocarditis que requirió el reemplazo de la válvula aórtica.[562] Este microorganismo se aisló de varios conductos sinusales con secreción en la espalda de un paciente con una presentación inusual de actinomicosis cutánea crónica y de un derrame pleural loculado en un paciente con leucemia linfoblástica aguda.[290,750] También se coaisló *A. viscosus* con *Streptococcus*

	constellatus de un empiema subdural en una niña de 8 años previamente sana, que desafortunadamente fue mortal.[132] Esta especie es un bacilo grampositivo, positivo para catalasa. Las colonias en SBA son pequeñas y no hemolíticas después de un crecimiento de 48 h. No se hidroliza ni urea ni esculina y el nitrato tampoco se reduce a nitrito. Se produce ácido a partir de glucosa y sacarosa, y algunas cepas producen ácido a partir de xilosa.
Actinomyces weissii	Esta especie se basa en dos aislamientos del hocico de dos perros.[493] El primero se aisló de una herida oral infectada causada por un cuerpo extraño en un labrador Retriever macho de cuatro años, mientras que el segundo se obtuvo de una muestra gingival de un West Highland White Terrier de 13 años. Ambos se aislaron en un cultivo mixto con otra flora. Se observó que este microorganismo es positivo para la prueba de CAMP inversa.

hombre de 85 años.[244] En un inicio, las tomografías indicaron un proceso maligno difuso, pero se hizo el diagnóstico con la tinción histológica. En algunos casos, otro tipo de displasia o neoplasia maxilofacial puede asemejarse a una infección actinomicótica o puede coexistir en la misma zona infectada.[1038] También se informó actinomicosis mucocutánea que afecta la mucosa de los labios y la boca.[657]

La **actinomicosis torácica** ocurre como diseminación de una infección cervicofacial en el tórax y la región del mediastino como resultado de la aspiración del contenido bucofaríngeo o como diseminación de una infección pélvica o abdominal a nivel retroperitoneal o transdiafragmática.[140] La infección también puede producirse por la diseminación contigua al mediastino desde el cuello o puede alcanzar el parénquima pulmonar a través de la sangre.[700] Inicialmente se presenta como neumonitis por aspiración con el consiguiente desarrollo de masa pulmonar o cavitaciones. La radiografía de tórax puede revelar la presencia de masas, lesiones fibronodulares o lesiones cavitarias con derrame pleural o empiema.[761] La infección pulmonar también puede diseminarse y afectar los huesos (costillas, esternón, vértebras torácicas y cintura escapular), músculos de la pared torácica y tejidos blandos, como pericardio, miocardio y mediastino.[73] Los síntomas incluyen tos, hemoptisis, dolor torácico, febrícula y pérdida de peso. En general, el diagnóstico diferencial de actinomicosis torácica y toracopulmonar incluye tuberculosis, infección por hongos (blastomicosis y criptococosis), nocardiosis y carcinoma.[761] Hasta el 25% de los casos de actinomicosis torácica pueden confundirse al inicio con cáncer.[700]

La **actinomicosis abdominal** se produce cuando la mucosa gastrointestinal se ve afectada por procedimientos quirúrgicos, traumatismos en el tubo gastrointestinal, inmunodepresión, presencia de cuerpo extraño o como complicación de diverticulitis colónica.[140,1069] La actinomicosis posquirúrgica se presenta meses o años después de procedimientos como apendicectomía, se disemina desde el intestino y afecta a los órganos y tejidos adyacentes. Suele afectarse la región ileocecal, y la infección puede permanecer localizada y propagarse por la sangre o directamente al hígado, pared abdominal, bazo, estómago, vesícula biliar, páncreas, riñones y tejido retroperitoneal.[5,280,1103] El colon puede verse afectado en varios sitios discretos, y también se describió una infección del colon sigmoideo y el recto.[883,1040] Tal como una infección craneofacial, las lesiones de masa que se producen en el abdomen pueden diagnosticarse erróneamente como tumores sólidos.[5,887] Las lesiones abdominales de masa pueden causar obstrucción del intestino grueso y también derivar en perforación intestinal.[808,883] Los métodos radiológicos no son muy útiles para diagnosticar actinomicosis abdominal, pero una tomografía

computarizada (TC) puede definir el sitio y el tamaño de las masas intraabdominales y su relación con los tejidos y órganos adyacentes.[525] La actinomicosis anorrectal puede originarse en una cripta anal infectada, fisura o abscesos o por propagación directa desde una zona intraabdominal. También se describió actinomicosis epiploica con presentación como un tumor inflamatorio con formación de fístulas entre el colon transverso y el yeyuno.[675] Las actinomicosis hepática aislada y hepatoesplénica son entidades clínicas poco frecuentes que pueden presentarse como una masa dolorosa a la palpación en la parte media izquierda del abdomen con síntomas generales como fiebre, diaforesis nocturna, meteorismo, anorexia y pérdida de peso.[629,1178] La actinomicosis abdominal también puede desarrollarse como una propagación y complicación de actinomicosis pélvica relacionada con dispositivos anticonceptivos intrauterinos.[159] Pusiol y cols.[887] describieron a un paciente con actinomicosis abdominal y pélvica que padecía una lesión de masa retroperitoneal propagada desde el polo inferior del riñón derecho hasta la parte inferior de la pelvis. Esta masa afectó el colon ascendente, ciego, íleon distal, trompa uterina derecha, ovario, uréter y músculo psoas. La paciente tenía un dispositivo intrauterino (DIU) desde hace tres años. Los síntomas de actinomicosis abdominal incluyen fiebre, pérdida de peso, náuseas, vómitos, dolor abdominal y cambios en función y hábitos intestinales.[1169] Esta enfermedad puede asemejarse al cáncer de colon, especialmente en pacientes inmunodeprimidos (p. ej., receptores de trasplante de hígado).[628] Puede realizarse un diagnóstico si hay gránulos de azufre y si un análisis microscópico revela bacilos grampositivos con ramificación. Pueden ser necesarias intervenciones quirúrgicas y médicas para diagnosticar y tratar estas infecciones.[1069] La cirugía permite la extirpación de tejido necrótico y conductos sinusales persistentes, y puede acortar el tiempo necesario para la terapia parenteral, de manera que el cambio a fármacos orales pueda hacerse más rápido.

La **actinomicosis pélvica** puede derivarse de la diseminación contigua de actinomicosis abdominal o puede originarse en la pelvis. Esta infección se relaciona a menudo con DIU colonizados con microorganismos de *Actinomyces*.[140,1208] La actinomicosis pélvica es más frecuente en mujeres que han tenido este dispositivo por más de cuatro años. La presentación clínica varía de colonización endocervical asintomática a infección ovárica. La infección actinomicótica pélvica puede causar endometritis, salpingitis, salpingooforitis y absceso ovárico. Las masas anexiales pueden crecer lo suficiente como para palparlas e indicar neoplasia pélvica.[1022] La actinomicosis pélvica puede propagarse a órganos adyacentes, como el intestino, la vejiga, el hígado y el peritoneo.[129,593] Los estudios de imágenes, particularmente TC, pueden ser muy útiles para definir el tamaño de las lesiones de la pelvis y el grado de afectación de

(*el texto continúa en la p. 912*)

TABLA 14-8 Características fenotípicas para la identificación de especies de *Actinomyces*

Especie	CAT	HEM SBA	NO₃	PIZ	FAL	ESC	URE	ADH	MOT	GEL	HIP	VP	LAP	PIR	CAMP	α-GAL	β-GAL	α-GLU	β-GLU	β-GUR	NAGA
A. bovis	−	−/β	−	ND	−	V+	−	ND	−	−	−	−	+	ND	ND	−	−	−	−	−	+
A. bowdenii	+	−	+	+	V	+	−	−	−	−	−	−	+	ND	ND	+	+	>	+	−	−
A. canis	+	−	−	+d	−	−	−	−	−	ND	−	−	+	−	ND	+	+	+	−	−	+
A. cardiffensis	−	−	>	−	−	−	−	>	−	ND	−	−	+	+	ND	>	−	+	−	+	>
A. catuli	>	−	+	+	−	+	−	−	−	−	−	−	ND	+	ND	>	+	+	+	−	−
A. coleocanis	−	−	−	+d	−	−	−	−	−	−	−	−	−	−	−	−	−	+	−	−	−
A. dentalis	−	−	+	−	−	+	ND	ND	−	ND	−	ND	+	ND	ND	+	+	+	+	−	−
A. denticolens	−	−	+	ND	−	+	ND	ND	−	ND	ND	ND	+	ND	ND	>	>	+	>	−	−
A. europaeus	−	−/βd	−	−	+	>	−	ND	−	+I	ND	ND	+	ND	+	+	>	>	−	−	>
A. funkei	−	−	>	>	+	−	−	−	−	−	+	ND	+	ND	+	−	>	+	−	−	−
A. georgiae	−	−	V−	ND	ND	V+	−	ND	−	>	ND	ND	ND	ND	ND	ND	+	+	ND	ND	>
A. gerencseriae	−	>	V−	ND	ND	+	−	ND	−	V−	ND	ND	ND	ND	ND	ND	+	+	ND	ND	−
A. graevenitzii	−	−	−	ND	ND	−	−	ND	−	−	−	ND	−	−	−	−	+	+	−	−	+
A. hominis	+	−	+	+	+	+	−	ND	−	−	−	−	+	−	+	+	+	+	−	−	+
A. hongkongensis	−	−	−	ND	+	+	−	+	−	−	ND	ND	+	ND	ND	−	−	+	−	−	+
A. hordeovulneris	+d	−	−	>	−	−	−	ND	−	+d	ND	ND	ND	>	ND	+	ND	+	>	ND	ND
A. houstonensis	−	−	+	ND	−	+	−	ND	−	−	ND	ND	ND	−	ND	ND	ND	+	ND	ND	ND
A. howellii	+	ND	−	+	+	−	−	+	−	−	ND	ND	ND	ND	ND	ND	ND	ND	ND	ND	+
A. hyovaginalis	−	−	>	−	ND	+	−	ND	−	−	ND	ND	+	−	ND	>	−	+	+	−	ND
A. israelii	−	−	V+	ND	+	+	−	ND	−	−	ND	ND	ND	−	−	ND	+	+	ND	−	−
A. johnsonii	>	−	+	ND	>	V+	>	−	−	−	ND	ND	+	ND	ND	+	+	+	+	−	+
A. marimammalium	−	−	−	−	>	−	−	−	−	−	ND	ND	+	−	−	−	+	+	−	−	−
A. massiliensis	−	−	+	ND	−	−	−	ND	−	ND	ND	ND	+	ND	ND	−	+	+	ND	ND	+
A. meyeri	−	−	V−	ND	−	−	>	ND	−	−	ND	−	+	ND	+	>	>	−	−	−	>
A. naeslundii genoespecie 1	V−	−	V+	+	+	+	+	−	−	−	−	−	+	ND	−	>	+	+	+	−	−

Especie																					
A. naeslundii genoespecie 2	V+	–	+	+	+d	+	+	ND	–	–	ND	ND	+	ND	+	V	V	+	+	–	–	–
A. nasicola	–	–	–	ND	–	>	–	>	–	–	ND	ND	+	–	ND	+	+	+	>	–	–	+
A. neuii subsp. neuii	+	α	+	+	–	–	–	ND	–	–	ND	–	+	ND	+	+	+	+	+	–	–	–
A. neuii subsp. anitratus	+	–	–	+	>	–	–	ND	–	–	ND	ND	+	ND	+	+	+	+	+	–	–	–
A. odontolyticus	–	–	+	ND	–	>	+	–	–	–	–	–	>	ND	–	+	+	>	>	–	–	–
A. oricola	–	–	–	+	>	+	–	–	–	–	ND	–	–	ND	ND	>	>	+	+	–	–	–
A. oris	V+	–	V+	ND	ND	>	–	–	–	ND	ND	NC	+	ND	ND	V+	V+	V+	V+	–	–	–
A. radicidentis	+	α/βd	>	+	–	+d	V–	–	+d	+d	–	+d	+	ND	–	+	+	+	+	ND	–	+
A. radingae	–	–	–	>	–	+	+	ND	>	>	ND	NC	–	–	–	+	+	+	+	–	–	ND
A. ruminicola	–	–	+	ND	ND	>	–	ND	ND	ND	ND	–	ND	ND	ND	ND	ND	ND	ND	ND	ND	–
A. slackii	+	–	+	>	>	+	+	V–	>	>	ND	ND	ND	+	ND	ND	–	+	+	–	–	>
A. suimastiditis	–	–	–	+d	>	+	–	–	–	–	–	+c	ND	ND	ND	+	+	+	+	–	–	–
A. timonensis	–	–	–	ND	–	ND	–	ND	–	ND	ND	ND	+	ND	ND	–	–	>	–	–	–	–
A. turicensis	–	βd	–	–	–	–	–	–	–	–	ND	ND	–	–	–	–	–	+	–	ND	–	+
A. urogenitalis	–	–	+	+	>	+	+	–	–	–	ND	–	+	+	ND	+	+	+	+	–	–	–
A. vaccimaxillae	–	–	–	–	+	+	–	+	–	–	–	–	+	–	ND	–	–	+	–	–	–	–
A. viscosus serotipo 1	+	–	>	>	–	>	+	>	–	–	ND	–	ND	ND	ND	>	>	>	>	–	–	–
A. viscosus serotipo 2	+	–	>	+	–	>	>	>	>	–	–	–	+	ND	ND	>	>	>	+	–	–	–
A. weissii	+	βd	–	–	+	+	–	ND	ND	–	–	–	ND	–	+	+	+	+	+	ND	–	+

(continúa)

TABLA 14-8 Características fenotípicas para la identificación de especies de *Actinomyces* (*continuación*)

Especie	Relación con O₂	Productos de fermentación de GLU	GLU	MAL	SAC	MNTL	XIL	LAC	MAN	ARAB	SBTL	RAF	RIB	TRE	GLUG	AMIG	MELB	MELC	Biocódigo frecuente de API Coryne (si está disponible)
A. bovis	A/F	S, A, L, F	+	+	+	−	−	+	V	−	−	−	−	−	+	−	V	−	0101104
A. bowdenii	F	S, L, A	+	+	+	−	−	+	ND	−	−	+	+	+	ND	ND	+	+	3410365, 3400365, 3510365, 3500365
A. canis	F	ND	+	+	V	−	+	+	ND	+	−	V	+	−	+	ND	−	−	2430766, 2430767
A. cardiffensis	F	L, S, a	+	V	V	−	−	−	V	−	−	V	V	−	−	−	−	−	0010121, 0010321, 1010121, 1010321
A. catuli	F	S, L, a	+	+	+	−	+	+	ND	V	−	−	+	+	−	ND	V	−	7650761, 7650765, 7670761, 7670765
A. coleocanis	F	S, L	+	+	−	−	−	+	ND	−	−	−	−	−	+	ND	−	−	2410162
A. dentalis	A	L, a	+	+	+	−	−	+ᵈ	+	−	−	+	V	+	−	−	+	ND	0450121
A. denticolens	F	S, A, L	+	+	+	V	−	−	V	−	−	+	V	V	ND	−	ND	−	ND
A. europaeus	F	S	+	+	V	−	−	−	V	−	−	−	−	V	V	−	V	V	04(1/5)0(1,3) 2(0/1/2/3); GEL + después de 5 días
A. funkei	F	ND	+	V	+	−	+	V	ND	−	−	−	V	−	−	ND	−	−	0130761, 3530761
A. georgiae	F	S, l, a, f	+	+	+	V−	+	V+	V−	V−	V−	V−	−	+	+	V−	−	V−	ND
A. gerencseriae	A/F	S, L, a, f	+	+	V+	V	+	+	+	−	V	V−	V+	+	V−	V+	V	V	ND
A. graevenitzii	F	L, S	+	+	+	−	−	+	ND	−	−	−	+	+	−	−	−	−	(0,2)(0,4)20361
A. hominis	F	ND	+	+	+	ND	+	−	ND	+	−	−	+	ND	+	ND	−	+	ND
A. hongkongensis	A	ND	−	ND	ND	ND	−	ND	−	−	ND	+ᵈ	ND	−	ND	ND	ND	ND	ND
A. hordeovulneris	A/F	L, S	+	+	+	−	+	+	+ᵈ	+	ND	+	V	V	V	ND	−	−	ND
A. houstonensis	F	ND	+	+	+	ND	−	ND	ND	ND	ND	ND	ND	ND	ND	ND	ND	ND	ND
A. howellii	A/F	ND	+	+	+	−	+	V	V	−	ND	+ᵈ	−	V+	−	−	V	V	ND
A. hyovaginalis	F	ND	+	+	V+	V+	+	V	+	V+	−	+	V	+	−	+	−	−	0570721, 0170721
A. israelii	A/F	S, A, L, f	+	+	+	V+	+	+	+	V+	V−	+	V+	+	−	V+	V+	V+	ND
A. johnsonii	F	ND	+	V+	V+	−	−	V+	V	−	−	+	V	V	V	ND	+	−	ND
A. marimammalium	F	S, A, L	+	+	+	+	−	+	ND	−	−	−	V	−	V	ND	−	+	0520162, 0420160, 0520160
A. massiliensis	A/F	ND	+	+	+	−	+	+	+ᵈ	−	−	+	+ᵈ	+	−	−	−	+	ND
A. meyeri	A/F	S, a, l, f	+	+	+	−	−	V+	−	V−	−	+	+	V	V	V+	−	−	ND
A. naeslundii genoespecie 1	F	L, s, a, f	+	+	V+	−	V−	V	+	−	V	+	V	V+	−	V	V	V	ND
A. naeslundii genoespecie 2	F	L, s, a, f	+	+	V+	+	V+	V	+	−	V	+	V	V+	V	V	V	V	ND

Especie	Relación con O₂	Productos de fermentación de GLU	Producción de ácido a partir de:																Biocódigo frecuente de API Coryne (si está disponible)
			GLU	MAL	SAC	MNTL	XIL	LAC	MAN	ARAB	SBTL	RAF	RIB	TRE	GLUG	AMIG	MELB	MELC	
A. nasicola	F	S, a, l	+	−	−	−	−	−	−	−	−	−	−	−	−	−	−	−	ND
A. neuii subsp. *neuii*	F	S, L	+	+	+	V	+	+	+	V+	ND	+	+	+	V+	ND	V+	+	Incluido en la base de datos de API Coryne
A. neuii subsp. *anitratus*	F	S, L	+	+	+	V+	+	+	+	−	ND	+	+	+	V	ND	+	+	Incluido en la base de datos de API Coryne
A. odontolyticus	A/F	S, A, f	+	V+	+	−	V	V	−	V	−	−	V	V	V	−	−	−	ND
A. oricola	F	S, A, L	+	V+	+	−	−	−	ND	−	−	+	V	+	ND	+d	−	−	ND
A. oris	F	ND	+	+	+	−	V−	V+	V	ND	V−	+	V	V	V	ND	V+	V	ND
A. radicidentis	F	ND	+	+	+	+	−	+	ND	−	−	+	+	+	−	ND	+	+	ND
A. radingae	F	ND	+	+	+	−	V+	V+	ND	ND	ND	V	−	ND	−	ND	ND	ND	Incluido en la base de datos de API Coryne
A. ruminicola	A	F, a, l	+	+	+	V	+	+	V	+	−	ND	+	+	V	ND	+	+	ND
A. slackii	F	ND	+	ND	V	−	+	ND	ND	−	ND	ND	−	+	−	ND	+	ND	ND
A. suimastiditis	F	ND	+	V	+	−	ND	−	ND	+d	−	+	+d	−	ND	ND	−	−	ND
A. timonensis	F	ND	+	+	+	+	+	+	V	−	ND	+	V	+	V	−	+	ND	ND
A. turicensis	F	ND	+	+	+	−	+	−	ND	ND	ND	−	−	+	−	ND	ND	ND	0010721, 0010701, 0010723, 1010701
A. urogenitalis	F	ND	+	+	+	V	+	+	ND	V	−	+	−	+	−	ND	+	+	ND
A. vaccimaxillae	F	S, L, a	+	−	V	V	+	+	ND	+	−	+	−	+	+	−	+	+	ND
A. viscosus serotipo 1	F	S, A, L, f	+	V	+	−	V−	V+	V	−	−	+	−	V−	V	−	−	−	ND
A. viscosus serotipo 2	F	S, A, L, f	+	V	+	−	−	V+	V	−	−	+	V	V	V	−	V	−	ND
A. weissii	F	ND	+	+	+	−	−	+	ND	ND	ND	ND	−	ND	+	ND	ND	ND	ND

+, positivo; −, negativo; V, reacción variable; +d, reacción positiva débil; V+, reacción variable, la mayoría de las cepas son positivas; V−, reacción variable, la mayoría de las cepas son negativas; ND, datos no disponibles; CAT, catalasa; HEM SBA, hemólisis en agar sangre de carnero; NO₃, reducción de nitrato; PIZ, pirazinamidasa; FAL, fosfatasa alcalina; ESC, hidrólisis de esculina; URE, ureasa; ADH, arginina dihidrolasa; MOT, motilidad; GEL, hidrólisis de gelatina; HIP, hidrólisis de hipurato; VP, Voges-Proskauer (producción de acetoína); LAP, leucina arilamidasa; PIR, pirrolidonil arilamidasa; CAMP, prueba de CAMP; α-GAL, α-galactosidasa; β-GAL, β-galactosidasa; α-GLU, α-glucosidasa; β-GLU, β-glucosidasa; β-GUR, β-glucoronidasa; NAGA, *N*-acetil-β-D-glucosaminidasa.
A, anaerobio; F, facultativo; A/a, ácido acético mayor/menor; L/l, ácido láctico mayor/menor; S/s, ácido succínico mayor/menor; F/f, ácido fórmico mayor/menor; GLU, glucosa; MAL, maltosa; SAC, sacarosa; MNTL, manitol; XIL, xilosa; LAC, lactosa; MAN, manosa; ARAB, arabinosa; SBTL, sorbitol; RAF, rafinosa; RIB, ribosa; TRE, trehalosa; GLUG, glucógeno; AMIG, amigdalina; MELB, melibiosa; MELC, melecitosa.

los órganos adyacentes.[57] Los síntomas pueden incluir fiebre, secreción vaginal crónica, sangrado vaginal anómalo, dolor pélvico y pérdida de peso. Kim y cols.[593] describieron un paciente con varias masas grandes hepáticas y ováricas, además de metástasis peritoneal, cuyo diagnóstico fue cáncer ovárico metastásico. La patología estableció que la causa fue actinomicosis. También puede presentarse actinomicosis pélvica que simula cáncer ovárico en pacientes sin antecedentes de colocación o empleo de DIU.[786]

La **actinomicosis del SNC** se produce como consecuencia de la diseminación hematógena o propagación directa de infecciones actinomicóticas en zonas cervicofaciales o cuello.[456,1034] Los pacientes suelen presentar meningitis o meningoencefalitis crónica complicada por el desarrollo de empiema subdural, abscesos epidurales y vertebrales, y osteomielitis craneal. En el 75% de los casos, la actinomicosis del SNC se presenta con uno o varios abscesos cerebrales encapsulados, habitualmente en los lóbulos frontal o temporal.[1035] Los pacientes pueden presentar signos y síntomas de meningitis crónica que se asemejan a la meningitis tuberculosa o infecciones crónicas del SNC de otro tipo. Por lo general, el LCR muestra una pleocitosis mononuclear, así como concentraciones altas de proteínas y habituales o bajas de glucosa. En la TC, las lesiones aparecen con reafirmación en anillo y se asemejan a las lesiones por nocardiosis del SNC. Curiosamente, suelen presentarse cefalea y signos neurológicos focales, mientras que aproximadamente sólo la mitad de los pacientes con actinomicosis del SNC muestran fiebre.

La actinomicosis puede tener presentaciones infrecuentes debido a la propensión del microorganismo a diseminarse contiguamente. Acevedo y cols.[3] describieron el caso de un paciente masculino de 37 años con antecedentes de actinomicosis pectoral que presentó lumbalgia, varios nódulos con secreción purulenta en la región lumbar, así como edema de la pared abdominal y genital que provocó hinchazón en las piernas. Las TC mostraron masas retroperitoneales y paravertebrales con compresión de la vena cava inferior y los uréteres, hidronefrosis y lesiones osteolíticas en las vértebras lumbares. Otra paciente, una mujer de 41 años, presentó colecistitis actinomicótica que afectó la vesícula biliar con adherencias y propagación hacia el estómago y colon derecho.[3] Otras presentaciones clínicas infrecuentes incluyeron pericarditis actinomicótica con taponamiento.[3] La actinomicosis primaria cutánea resulta poco frecuente. En un caso, un hombre de 18 años con inmunodeficiencia común variable desarrolló grandes masas similares a tumores en dos dedos varios días después de recibir una mordedura de cordero.[714] A. bovis se cultivó del material purulento exudado de las lesiones. Por último, una mujer de 35 años presentó antecedentes de siete años de heridas en la espalda que en ocasiones supuraban material purulento.[750] La tinción de Gram de la secreción del conducto sinusal mostró bacilos grampositivos filamentosos ramificados, mientras que A. viscosus creció de la muestra cultivada.

Especies de Arcanobacterium y Trueperella

Las especies de *Arcanobacterium* son bacilos facultativos, grampositivos e inmóviles que pueden ser ligeramente curvos y presentar ramificación rudimentaria junto con "letras chinas" y formas de "V". A diferencia de las especies de *Corynebacterium*, estos microorganismos casi siempre son catalasa negativos, no poseen ácidos micólicos en la pared celular y contienen L-lisina

y L-ornitina en lugar de *meso*-DAP como el ácido diamino peptidoglicano. Anteriormente, el género *Arcanobacterium* incluía nueve especies: *A. haemolyticum, A. pyogenes, A. bernardiae, A. phocae, A. pluranimalium, A. hippocoleae, A. bialowiezense, A. bonasi* y *A. abortisuis*.[56,226,520,643,661,896] Los tres primeros fueron miembros del género *Corynebacterium* y, posteriormente, del género *Actinomyces*, antes de que los estudios de secuenciación de ARNr 16S establecieran el género *Arcanobacterium*.[226,896,903] *A. phocae* se aisló de focas y otros animales marinos, mientras que *A. pluranimalium* se aisló de una marsopa y material ovino.[350,643,896] *A. hippocoleae* se aisló de secreciones vaginales de un caballo y de casos de placentitis equina y muerte fetal, mientras que *A. bialowiezense* y *A. bonasi* se aislaron de cultivos de prepucio de bisontes.[475,520,661] *A. abortisuis* es una especie anaerobia estricta que se aisló de la placenta de una cerda que había sufrido un aborto y, posteriormente, se obtuvieron aislamientos de esta especie de cultivos vaginales, urinarios, renales y cervicales de cerdos.[56,87,1130] En 2006, Lehnen y cols.[661] analizaron las menaquinonas de *A. pyogenes* y determinaron que eran similares a las encontradas en *A. bialowiezense* y *A. bonasi*, pero diferentes a las de *A. haemolyticum*. Se sugirió que el género *Arcanobacterium* debería restringirse a *A. haemolyticum, A. phocae, A. pluranimalium* y *A. hippocoleae*, mientras *A. pyogenes, A. bernardiae, A. bialowiezense* y *A. bonasi* debían reclasificarse en un nuevo género.[661] Yassin y cols. realizaron una investigación polifásica de la estructura del género *Arcanobacterium* al analizar las secuencias del gen ARNr 16S, la estructura del peptidoglicano, los ácidos grasos e hidratos de carbono de la pared de células completas, así como la composición de lípidos polares y menaquinonas. En función de estos estudios, se propuso oficialmente la restricción del género *Arcanobacterium* a *A. haemolyticum, A. hippocoleae, A. phocae* y *A. pluranimalium*, y que *A. abortisuis, A. bernardiae, A. bialowiezense, A. bonasi* y *A. pyogenes* se reclasificaran en el nuevo género *Trueperella* como *T. abortisuis, T. bernardiae, T. bialowiezense, T. bonasi* y *T. pyogenes*, respectivamente.[1227] En el año 2012, se describió la nueva especie de *Arcanobacterium*, *A. canis*, que se aisló de un bulldog inglés de siete años con otitis externa.[496]

A. haemolyticum se relaciona con faringitis aguda en humanos: la mayor incidencia se presenta en personas de entre 15 y 18 años.[701] La infección puede presentarse con linfadenopatía cervical, amigdalitis y exantema. Debido a esto, se pensó que podían tener escarlatina. *A. haemolyticum* también puede causar otros tipos de infecciones maxilofaciales, como sinusitis y celulitis periorbitaria.[676,1163] Además, se aisló de una úlcera crónica cutánea, celulitis de tejido blando, heridas infectadas posquirúrgicas y abscesos de tejidos profundos, como cerebral, periamigdalino, paravertebral, pélvico e intraabdominal.[709,1032,1147,1149] En ocasiones, este microorganismo puede causar bacteriemia y sepsis en pacientes inmunocompetentes e inmunodeprimidos. Por lo general, se produce bacteriemia por la diseminación del microorganismo desde sitios locales, como abscesos, neumonía y celulitis.[1088,1104] *A. haemolyticum* también se relacionó en tres ocasiones con el síndrome de Lemierre, que se caracteriza por infección periamigdalina, seguida de hinchazón unilateral y sensibilidad a lo largo del músculo esternocleidomastoideo, debido a tromboflebitis de la vena yugular interna. En un caso, *A. haemolyticum* fue el único aislamiento de hemocultivos, mientras que en los otros dos casos, el microorganismo se coaisló con *F. necrophorum*, el típico agente implicado en el síndrome de Lemierre.[339,698,1238] *A. haemolyticum* es una causa poco frecuente de endocarditis, infecciones osteoarticulares, abscesos tiroideos y pélvicos, artritis séptica, corioamnionitis e infecciones urinarias.[28,208,428,981,982,1988,1104,1147] *A. haemolyticum* también puede causar infecciones en caballos y conejos.[476] Por lo general, es sensible a todas las clases de antibióticos, como penicilinas, cefalosporinas, macrólidos y vancomicina, y resistente a trimetoprima-sulfametoxazol, el cual es un hallazgo coherente.[163,164] Los aislamientos ocasionales pueden ser resistentes a tetraciclinas, macrólidos, clindamicina y ciprofloxacino.[164]

T. bernardiae incluye aislamientos antes denominados *grupo 2 corineforme de los CDC* y, posteriormente, *Actinomyces bernardiae*.[383] El análisis de la secuencia de ARNr 16S de estos aislamientos derivó en la transferencia de esta especie al género *Arcanobacterium* como *A. bernardiae*, mientras que algunos estudios recientes de taxonomía polifásica derivaron en la transferencia de esta especie al nuevo género *Trueperella* como *T. bernardiae*.[896,1227] *T. bernardiae* se aisló de hemocultivos de una mujer de 72 años que tenía una gran úlcera de decúbito sacra; el microorganismo no se aisló de las úlceras, pero sí de la sangre.[1190] Se informaron dos casos de infecciones urinarias complicadas por estos microorganismos en individuos con disfunción crónica de la vejiga además de anomalías urinarias estructurales.[535,664] Uno de estos pacientes desarrolló bacteriemia y abscesos perirrenales.[535] *T. bernardiae* también se relacionó con infecciones osteoarticulares, por ejemplo, artritis séptica, osteítis de la rodilla e infección de una prótesis total de cadera izquierda.[9,86,686,891] *T. bernardiae* también se aisló de un exudado anal de un lechón.[495] Además, es sensible a amoxicilina, cefalotina, cefotaxima, imipenem, aminoglucósidos, eritromicina, clindamicina, linezolid, levofloxacino y vancomicina.[86,686]

T. pyogenes vive en las vías respiratorias superiores, el tubo digestivo y el aparato urogenital de muchos animales domésticos, y también se reconoce como un patógeno animal, que causa infecciones en cerdos, ganado, ovejas, cabras y animales de compañía (perros y gatos).[109,497] En este sentido, el microorganismo y las infecciones que causa tienen considerables repercusiones económicas. También puede aislarse de leche y otros productos lácteos de animales infectados. Aunque las infecciones humanas causadas por este microorganismo se han informado desde 1940, la validez de estos informes es cuestionable debido a la falta de datos microbiológicos que garanticen una clara distinción de este agente de bacterias directamente relacionadas, como *A. haemolyticum*. Desde el punto de vista bacteriológico, se han confirmado infecciones, sobre todo en personas que viven en zonas rurales que tienen contacto directo con animales, las cuales incluyen bacteriemia en un paciente con cáncer de colon, cinco pacientes con infecciones intraabdominales (entre ellos, uno con cáncer cervical), dos con otitis media, uno con mastoiditis, dos con cistitis (entre ellos, uno con cáncer de próstata), dos con abscesos cutáneos y un paciente con diabetes y una herida infectada y hemocultivos positivos para *T. pyogenes*.[70,295,391,699] En el año 2007, Plamondon y cols.[875] informaron del primer caso letal de endocarditis por *T. pyogenes* en un hombre canadiense de 57 años. Este paciente tenía varias enfermedades subyacentes, como cirrosis alcohólica, diabetes de tipo 2 no controlada, neuropatía periférica y úlceras crónicas en las piernas.[875] En el 2009, se informó un caso de sepsis por *T. pyogenes* en un agricultor inmunocompetente de Brasil, y en el año 2010 se informaron casos de tres pacientes con infecciones de piel y tejido blando en la India.[573,671] Tenían diabetes, enfermedad de Hansen (lepra) o sarna como padecimientos subyacentes que probablemente estaban relacionados con la patogenia de las infecciones. *T. pyogenes* es sensible a ampicilina, cefalosporinas de tercera y cuarta generación, aminoglucósidos, macrólidos, linezolid, rifampicina y vancomicina; algunas cepas son resistentes a tetraciclinas y trimetoprima-sulfametoxazol.[1116,1237]

A. haemolyticum, *T. bernardiae* y *T. pyogenes* son especies que pueden encontrarse en muestras clínicas humanas. En SBA, *A. haemolyticum* crece como colonias pequeñas, opacas y mate β-hemolíticas (lám. 14-6E). Primero, puede observarse hemólisis en áreas de crecimiento confluente después de 24 h de incubación; las colonias aisladas serán β-hemolíticas después de 48 h de incubación. El empleo de sangre equina (5%) en lugar de sangre de carnero permite reconocer la β-hemólisis alrededor de las colonias aisladas hasta 24 h antes.[396] Las tres especies son negativas para arginina dihidrolasa, β-glucosidasa, reducción de nitrato y ureasa, y ninguna produce ácido a partir de arabinosa, rafinosa, sorbitol o sacarosa. El microorganismo es negativo para catalasa y no hidroliza esculina o urea. La mayoría de las cepas son positivas para pirazinamidasa, fosfatasa alcalina, β-galactosidasa, α-glucosidasa y *N*-acetil-β-D-glucosaminidasa, pero negativas para hidrólisis de gelatina y β-glucuronidasa. La mayoría de los aislamientos fermentan glucosa, maltosa, lactosa y ribosa, pero no manitol, xilosa, glicerol o glucógeno (lám. 14-6F). *A. haemolyticum* es positivo para la prueba de CAMP inversa (o positiva para la inhibición de la prueba de CAMP). En esta prueba, el efecto de la β-hemolisina de *S. aureus* en eritrocitos ovinos se inhibe con la fosfolipasa de *A. haemolyticum*. Esto aparece en la placa de SBA como un área oscura "en forma de punta de flecha" no hemolítica entre *S. aureus* y *A. haemolyticum* que se sembró en estría, en ángulos rectos a la estría de *S. aureus*. *T. bernardiae* forma colonias pequeñas, lisas y cristalinas que pueden ser β-hemolíticas en SBA. Este microorganismo es negativo para catalasa y produce ácido a partir de glucosa, maltosa, ribosa y glucógeno, pero no de sacarosa, manitol, xilosa y lactosa. A diferencia de *A. haemolyticum*, la fermentación de glucosa es más sencilla que la de maltosa. *T. pyogenes*, la especie menos aislada de animales, también es β-hemolítica y negativa para catalasa. Esta especie se distingue fácilmente de *A. haemolyticum* y *T. bernardiae*, porque es evidentemente β-hemolítica en 24 h, es positiva para hidrólisis de gelatina, fermenta xilosa y es positiva para β-glucuronidasa (β-GUR). Las tres especies se identifican fácilmente con API Coryne. En un estudio de 56 aislamientos de *A. haemolyticum*, se obtuvieron siete perfiles de API Coryne. Los perfiles y el porcentaje de cepas con el perfil indicado fueron 6530361 (12.5%), 6730161 (3.6%), 6530360 (7.2%), 6730360 (39.2%), 2730160 (17.8%), 2530360 (7.2%) y 2730260 (12.5%).[397] También se demostró que la espectrometría de masas MALDI-TOF es una herramienta confiable y rápida para identificar especies de *Arcanobacterium* y *Trueperella*.[494,1157] Se creó un método para determinar aislamientos de *A. haemolyticum* mediante PFGE.[348] Las características fenotípicas de las especies de *Arcanobacterium* y *Trueperella* se indican en la tabla 14-9.

Arthrobacter *y especies relacionadas*

Los miembros del género *Arthrobacter* son bacilos grampositivos corineformes que ocupan varios nichos ecológicos en el

(*el texto continúa en la p. 916*)

TABLA 14-9 Características fenotípicas para la identificación de especies de *Arcanobacterium* y *Trueperella*

Prueba	A. canis	A. haemolyticum	A. hippocoleae	A. phocae	A. pluranimalium	T. abortisuis	T. bernardiae	T. bialowienzense	T. bonasi	T. pyogenes
CAT	−	−	−	−	+	V	−	−	−	−
HEM SBA	β^d	β	β	β	α	ND	V	β	β	β
NO₃	−	−	−	−	−	+	−			V
PIZ	−	+	−	−	+	−	+	+	+	−
FAL	+	+	+	+	−	−	+	−	−	+
ESC	−	−	+^d	−	+^d	−	−	ND	ND	−
URE		−	−	−	−	ND	−	ND	ND	−
ACET	−	−	−	−	−	+	−	−	−	−
HIP HIDR		−	+	−	+	+	−	+	+	+
MOT	−	−	−	−	−	−	−	−	−	−
GEL HIDR		−	−	−	+	−	−	−	−	+
CAMP	+	Inv+	+	Inv+	+	+	−	−	−	−
LAP	ND	−	+	+	+	+	+	+	−	+
PIR	−	−/+^d	−	+	+	−	−	−	+	−
α-GAL	−	−	−	+	−	+	−	−	−	−
β-GAL	+	+	−	+	−	+	+	+	−	+
α-GLU	+	+	+	+	−	+	+	−	−	+
β-GLU	−	−	−	+^d	+^d	−	−	−	−	−
β-GUR	+	−	+	−	+	+	−	+	+	+
NAGA	+	+	+	−	−	−	+	−	−	−

Producción de ácido a partir de:									
GLU	+	+	+	+	+	+	+	+^{d}	+
MAL	+	+	+	+	V	+	+	+^{d}	+
SAC	+	+^{d}	−	+	−	−	−	−	+^{d}
LAC	+	+	+	+	−	+^{d}	+	+^{d}	+
MNTL	−	−	−	+	+	+	−	−	−
XIL	−	−	−	−	−	−	+	−	−
TRE	ND	−	−	−	−	−	−	−	−
RIB	+	+	−	−	+	+	+	−	−
GLI	ND	+^{d}	−	+	+	−	+	−	−
GLUG	+	−	−	−	+	+	+	−	−

+, reacción positiva, −, reacción negativa; V, reacción variable; +^{d}, reacción positiva débil o lenta; V+, reacción variable, la mayoría de las cepas son positivas; V−, reacción variable, la mayoría de las cepas son negativas; V+d, reacción variable, la mayoría de las cepas son débilmente positivas; Inv+, positivo para la prueba de CAMP inversa; ND, no hay datos disponibles; LIP, necesidad de lípidos; CAT, catalasa; HEM SBA, hemólisis en agar sangre de carnero; NO$_3$, reducción de nitrato; PIZ, pirazinamidasa; FAL, fosfatasa alcalina; ESC, hidrólisis de esculina; URE, ureasa; ACET, acetoína (VP); HIDR HIP, hidrólisis de hipurato; MOT, motilidad; HIDR GEL, hidrólisis de gelatina; LAP, leucina aminopeptidasa; PIR, pirrolidonil arilamidasa; α-GAL, α-galactosidasa; β-GAL, β-galactosidasa; α-GLU, α-glucosidasa; β-GLU, β-glucosidasa; β-GUR, β-glucuronidasa; NAGA, N-acetil-β-D-glucosaminidasa; GLU, glucosa; MAL, maltosa; SAC, sacarosa; LAC, lactosa; MNTL, manitol; SBTL, sorbitol; XIL, xilosa; TRE, trehalosa; RAF, rafinosa; RIB, ribosa; GLI, glicerol; GLUG, glucógeno.

medio ambiente. Por ejemplo, algunas especies son psicrófilas y se aislaron de ambientes extremos (p. ej., nieve de la Antártida), mientras que otras se aislaron de muestras animales. Una especie descrita en el 2004 se aisló de muestras de aire filtrado del laboratorio espacial ruso Mir.[673,1226] Estos microorganismos tienen un marcado ciclo bacilo-coco, donde los bacilos predominan en cultivos más jóvenes y las células se vuelven más cocobacilares y cocoides con el tiempo. El contenido de ácidos grasos celulares también es uniforme entre todas las especies de *Arthrobacter*. En la pared celular, *meso*-DAP está ausente, la lisina es el aminoácido predominante, mientras que la alanina y el ácido glutámico conforman los enlaces interpeptídicos (tipo A3α). Durante su análisis de diversas cepas del grupo B-1 y B-3 de los CDC, Funke y cols.[370] encontraron 11 aislamientos clínicos humanos (de orina, infección cutánea, hemocultivos y endoftalmitis), cuyas características correspondieron con las del género *Arthrobacter*. Se propusieron especies más recientes, *A. cumminsii* y *A. woluwensis*, para estas cepas del grupo B-1 y B-3 de los CDC. Un análisis de 1998 de 15 aislamientos clínicos de *A. cumminsii* de las vías urinarias, oído medio, líquido amniótico, vagina, osteomielitis de calcáneo, celulitis de tejidos profundos, cuello uterino, sangre y heridas reveló patrones únicos de ácidos grasos celulares, con la constante presencia de C14:0i y C14:0, y cantidades excepcionalmente altas de ácidos grasos C16:0 y C16:0i, los cuales no se encuentran en otras especies de *Arthrobacter*.[378] También se informaron especies de *Arthrobacter* en un paciente con endoftalmitis tras un implante de lente intraocular y un paciente neutropénico con linfoma linfoblástico agudo que presentó septicemia.[313,524]

Desde 1998, se aislaron varias nuevas especies de *Arthrobacter* relacionadas con infecciones graves y se caracterizaron a nivel fenotípico, quimiotaxonómico y genético. Las especies clínicamente importantes y sus fuentes de aislamiento incluyen *A. creatinolyticus* (muestras de orina), *A. oxydans*, *A. luteolus* (heridas quirúrgicas), *A. albus* (varios hemocultivos de un paciente con flebitis grave) y *A. scleromae* (exudados de varios esclerotomas dérmicos dorsales).[517,527,1183] En el 2004, *A. woluwensis* se informó como causa de endocarditis en un consumidor de drogas inyectadas.[96] Mages y cols. realizaron un análisis exhaustivo de 50 cepas de *Arthrobacter* de diversos tipos de muestras clínicas, como 12 cepas de sangre y heridas, 8 de muestras de orina, 5 de sitios estériles y el resto de diversos sitios. Treinta y ocho cepas fueron auténticas especies de *Arthrobacter* y más de la mitad fueron de *A. cumminsii* (14 aislamientos) o *A. oxydans* (11 aislamientos). El tercer aislamiento más frecuente fue *A. aurescens*, que nunca antes se había obtenido de muestras humanas. Esta investigación también reveló una nueva especie, *A. sanguinis*, de hemocultivos.[703] Como se informó anteriormente en cuanto a *A. woluwensis* y *A. cumminsii*, las 38 especies auténticas de *Arthrobacter* fueron sensibles a β-lactámicos, doxiclina, gentamicina, linezolid, rifampicina y vancomicina. Un informe del 2012 documentó otra especie nueva, *A. mysorens*, de una lesión cutánea similar a eritrasma por suelo contaminado; el mismo microorganismo se aisló del suelo.[536] Se utilizaron técnicas moleculares para detectar una especie de *Arthrobacter* en sangre y tejido placentario relacionados con muerte fetal y coagulación intravascular diseminada materna.[1009] Estos microorganismos también se aislaron de muestras de semen de pacientes con prostatitis.[1126]

Las especies de *Arthrobacter* muestran un ciclo bacilo-coco, con predominio de cocos en cultivos más antiguos. Las colonias pueden ser de color blanco crema, blanco grisáceo o amarillo, y son suaves, brillantes y circulares con bordes enteros. Algunas especies ambientales de *Arthrobacter* pueden tener colonias de color rojo a azul o verde. La reducción de nitrato y la hidrólisis de urea y esculina son características variables. Se produce ácido por oxidación a partir de una variedad de hidratos de carbono, determinada por asimilación. En la mayoría de los informes sobre estos microorganismos, API CHO® (bioMérieux, Inc.), un panel de asimilación de hidratos de carbono, no de fermentación, se utilizó para la caracterización, aunque este sistema casi no se usa en los laboratorios clínicos. *A. cumminsii*, la especie más aislada de *Arthrobacter* procedente de muestras clínicas humanas, es positiva para LAP y negativa para nitrato reductasa e hidrólisis de esculina. Algunas cepas producen ureasa, y la mayoría de los aislamientos generan ADNasa y actividad de gelatinasa. Aunque la mayoría de las cepas forman ácido a partir de ribosa, la producción a partir de glucosa es variable y no se sintetiza ácido a partir de maltosa, sacarosa, manitol, xilosa, lactosa o glucógeno. *A. woluwensis* hidroliza esculina, urea, gelatina y ADN y, a diferencia de *A. cumminsii*, genera varias actividades enzimáticas, como β-galactosidasa, α-glucosidasa, β-glucosidasa y *N*-acetil-β-D-glucosaminidasa. Las especies de *Arthrobacter* se incluyen en la base de datos de API Coryne; sin embargo, las cúpulas de fermentación de hidratos de carbono suelen ser negativas después de 24 h. La incubación prolongada de los paneles de identificación (hasta 5-7 días) puede derivar en la utilización oxidativa lenta de algunos hidratos de carbono. Cuando los aislamientos de *A. cumminsii* se evaluaron con API Coryne, se generaron diversos números de biotipo después de 24 h, 48 h y 7 días de incubación.[370,378] Se necesitan métodos moleculares (p. ej., estudios de secuenciación) y quimiotaxonómicos para la identificación definitiva de las especies de *Arthrobacter*. Las características fenotípicas y bioquímicas de las especies de *Arthrobacter* aisladas de especies clínicas se presentan en la tabla 14-10.

La sensibilidad a antibióticos de las especies de *Arthrobacter* puede ser muy variable. En un estudio de 10 cepas de *A. cumminsii*, los β-lactámicos rifampicina y vancomicina mostraron buena actividad contra la mayoría de los aislamientos.[378] Todas las cepas fueron sensibles a macrólidos y la mayoría, a tetraciclina. La CIM de los aminoglucósidos fue sorprendentemente alta: la CIM_{50} fue de 8 µg/mL para gentamicina y 64 µg/mL para tobramicina. De la misma manera, las fluoroquinolonas presentaron una CIM alta en la mayoría de las cepas estudiadas. El aislamiento de endocarditis por *A. woluwensis* informado por Bernasconi y cols.[96] fue resistente a penicilina y ciprofloxacino, y sensible a tetraciclina y vancomicina por la difusión en disco.[96] Las cepas de *Arthrobacter* analizadas por otros investigadores demostraron sensibilidad a β-lactámicos, doxiciclina, gentamicina, rifampicina, linezolid y vancomicina, aunque no tanta a ciprofloxacino.[370,378,703] Estos estudios también indicaron la naturaleza multirresistente de *A. woluwensis*. El único aislamiento de *A. scleromae* informado por Huang y cols.[527] fue sensible a ceftriaxona, rifampicina y tetraciclina, y presentó sensibilidad intermedia a cefazolina, cefotaxima, doxiciclina, eritromicina y vancomicina, mientras que fue resistente a penicilina, ampicilina, oxacilina y todos los aminoglucósidos (gentamicina, tobramicina, amikacina, estreptomicina y kanamicina) según los criterios del CLSI establecidos para estafilococos. Algunos informes sobre infecciones por especies de *Arthrobacter* sin caracterizar también han señalado aislamientos con una CIM alta frente a β-lactámicos, macrólidos y tetraciclinas, y sensibilidad a vancomicina.[517]

TABLA 14-10 Características fenotípicas para la identificación de *Arthrobacter*

Característica	A. albus	A. citreus	A. creatinolyticus	A. cumminsii	A. luteolus	A. oxydans	A. sanguinis	A. scleromae	A. woluwensis
CAT	+	+	+	+	+	+	+	+	+
HEM SBA	–	ND	–	–	–	–	–	–	–
Crecimiento, 20 °C	–	+	ND	V	+	+	ND	+	+
Crecimiento, 42 °C	+	–	ND	+	+	V	ND	+	+
NO₃	–	+	+	–	+	+	–	+ᵈ	–
PIZ	+	ND	ND	V	+	ND	+	–	ND
FAL	+	ND	ND	V	ND	ND	+	ND	–
ESC	–	ND	ND	–	–	–	–	+	+3 días
URE	–	ND	ND	V	–	–	–	–	+3 días
MOT	–	+ˡ	–	–	+	–	–	ND	ND
HIDR GEL	+ˡ	+	+	+10 días	+	+	+	+	+24 h
ADNasa	+	+	ND	+10 días	+	+	ND	ND	+24 h
LAP	+	ND	ND	+	–	ND	+	ND	+
PIR	+	–	ND	V	–	–	ND	–	+
α-GAL	–	ND	ND	–	–	ND	+	ND	–
β-GAL	–	+	ND	–	–	+	+	–	+
α-GLU	–	+	ND	–	+	+	+	+	+
β-GLU	–	ND	ND	–	–	ND	+	+	+
β-GUR	–	ND	ND	–	–	ND	+	–	–
NAGA	–	+	ND	–	+	–	+	–	+
Ácido por oxidación a partir de:									
GLU	–	+	–	V	+	+	+	–	+
MAL	–	ND	ND	–	–	+	+	–	ND
SAC	–	ND	ND	–	–	+	+	–	ND
MNTL	–	+	ND	–	–	+	–	+	+
XIL	–	ND	–	–	+	–	–	–	ND
LAC	ND	ND	ND	–	–	ND	–	–	ND
Biocódigos frecuentes de API Coryne	6102004, 6100004	ND	ND	Varía (depende de la duración de la incubación)	3110004	3750004	ND	1042014	ND

+, reacción positiva; –, reacción negativa; V, reacción variable; +ˡ, reacción positiva lenta; ND, no hay datos disponibles; +ᵈ, reacción positiva débil o lenta; V+, reacción variable, la mayoría de las cepas son positivas; V–, reacción variable, la mayoría de las cepas son negativas; V+d, reacción variable, la mayoría de las cepas son débilmente positivas; LIP, necesidad de lípidos; HEM SBA, hemólisis en agar sangre de carnero; NO₃, reducción de nitrato; PIZ, pirazinamidasa; FAL, fosfatasa alcalina; ESC, hidrólisis de esculina; URE, ureasa; ACET, acetoína (VP); HIDR HIP, hidrólisis de hipurato; MOT, motilidad; HIDR GEL, hidrólisis de gelatina; LAP, leucina aminopeptidasa; PIR, pirrolidonil arilamidasa; α-GAL, α-galactosidasa; β-GAL, β-galactosidasa; α-GLU, α-glucosidasa; β-GLU, β-glucosidasa; β-GUR, β-glucuronidasa; NAGA, N-acetil-β-D-glucosaminidasa; GLU, glucosa; MAL, maltosa; SAC, sacarosa; LAC, lactosa; MNTL, manitol; XIL, xilosa; TRE, trehalosa.

Durante su análisis de los 50 aislamientos, se determinó que siete pertenecían a otras especies. Aunque tres eran parte del género *Brevibacterium* y dos eran especies de *Microbacterium*, sólo aislamientos únicos pertenecían a los géneros *Pseudoclavibacter*, *Leucobacter* o *Brachybacterium*.[703] Todos estos géneros incluyen diversos microorganismos medioambientales. La especie *Pseudoclavibacter* de este estudio se aisló de la válvula aórtica de un paciente de 74 años. Lemaitre y cols.[662] aislaron un bacilo grampositivo de una infección subcutánea crónica de la pierna derecha. La cepa aislada fue secuenciada y se determinó que tenía un 99% de similitud de secuencia con el género *Pseudoclavibacter*.[662] Las especies de *Brachybacterium* se aislaron de material clínico, pero nunca antes se había informado *Leucobacter* en muestras clínicas humanas.[1044]

Especies de Brevibacterium

Las especies de *Brevibacterium* son bacterias irregulares y delgadas en forma de bastón que también muestran un ciclo marcado bacilo-coco. Los subcultivos frescos (< 3 días) se tiñen como bacilos, pero, conforme pasa el tiempo (4-7 días), la morfología de las células puede parecer cócica. Las células son grampositivas, pero pueden decolorarse fácilmente. Las células en forma de bastón muestran una morfología difteroidal y no son ácido alcohol resistentes. Las especies de *Brevibacterium* son aerobias estrictas y tienen un metabolismo oxidativo. Son inmóviles y tolerantes a la sal (NaCl > 6.5%), producen catalasa y proteinasas, no poseen ureasa y no producen ácido a partir de glucosa o de otros hidratos de carbono en medios de peptona. De modo característico, las cepas de *Brevibacterium* también producen metanotiol (CH_3SH) a partir de L-metionina. El peptidoglicano contiene *meso*-DAP como el principal ácido diamino, pero no incluye arabinosa, lisina o ácidos micólicos (puede haber galactosa).[150]

El género *Brevibacterium* contiene más de 45 especies, la mayoría de las cuales son bacterias ambientales. Las colonias son de color blanco grisáceo, amarillento, blanco, amarillo o café claro y tienen un intenso olor a "queso". Muchas de estas especies habitan principalmente en productos lácteos, donde los microorganismos contribuyen al aroma (p. ej., queso Limburger) y color (p. ej., *B. linens* de pigmento naranja) de quesos madurados en la superficie. También se encuentran en la superficie de piel humana; en condiciones húmedas de maceración (p. ej., entre los dedos de los pies y otras áreas intertriginosas), se cree que estos microorganismos contribuyen al olor corporal. Además, son causas poco frecuentes de infecciones humanas, mientras que un análisis de cepas previamente clasificadas como grupos B-1 y B-3 de los CDC estableció que algunas eran especies de *Brevibacterium*. Gruner, Pfyffer y von Graevenitz aislaron nueve cepas de *Brevibacterium* de líquidos de diálisis, hemocultivos, esputo, LCR, líquido pleural y diversos líquidos corporales.[445] La comparación de sus características bioquímicas con las cepas de referencia de *Brevibacterium* indicó que estos microorganismos eran *B. casei* o *B. epidermidis*. Estos investigadores sugirieron que los bacilos aerobios, grampositivos y positivos para catalasa que son inmóviles y no fermentan azúcares pueden identificarse como presuntas especies de *Brevibacterium* con base en la pigmentación y morfología de las colonias (blancas grisáceas o amarillas, opacas, convexas y lisas) y un fuerte olor a "queso" o "pies". Un análisis posterior de 41 cepas clínicas de los grupos B-1 y B-3 de los CDC determinó que 22 eran idénticas a *B. casei*, mientras que cinco aislamientos adicionales formaron otro grupo fenotípico dentro del género

Brevibacterium.[446] Funke y Carlotti también analizaron 43 cepas de *Brevibacterium* aisladas de muestras clínicas durante los últimos 20 años y las compararon con las cepas de referencia de *Brevibacterium*.[360] Mediante un análisis quimiotaxonómico y pruebas de asimilación de hidratos de carbono con el panel de asimilación API 50CH, 41 se identificaron como *B. casei* y dos como *B. epidermidis*.

Las especies de *Brevibacterium* se aislaron de diversas infecciones humanas desde su caracterización inicial, mientras que 10 especies se aislaron de muestras clínicas humanas: *B. casei*, *B. epidermidis*, *B. iodinum*, *B. mcbrellneri*, *B. otitidis*, *B. lutescens*, *B. paucivorans*, *B. sanguinis*, *B. massiliensis* y *B. ravenspurgense*. *B. casei* se aisló de hemocultivos como una causa de bacteriemia por catéter en pacientes con sida, bacteriemia en un paciente con coriocarcinoma, infecciones de catéter venoso central y como una causa de abscesos cerebrales, úlceras corneales e infección por derrame pericárdico.[38,135,156,404,544,908,1132,1186] *B. sanguinis* se aisló de la piel y de líquidos de diálisis y tiene un fenotipo similar, aunque un genotipo distinto, a *B. casei*.[1186] *B. epidermidis* ha causado infección por catéter venoso central y endocarditis de válvula biológica en un hombre inmunocompetente de 52 años.[711,734] *B. otitidis* se aisló de secreción de oídos de pacientes con otorrea bilateral, de hemocultivos como una causa de endocarditis de válvula protésica en una anciana y del líquido peritoneal de un paciente con DPCA.[257,844,1187] *B. lutescens* es una especie similar a *B. otitidis* que también se aisló de líquido de diálisis peritoneal humano y secreción de oídos infectados en el 2003.[1182] Se informó peritonitis por *B. iodinum* en un paciente con DPCA en Grecia en 1997.[40] Originalmente, *B. mcbrellneri* se aisló de vello púbico humano coinfectado con *Trichosporon beigelii*, mientras que *B. paucivorans*, descrito en el 2001, se aisló de LCR, abscesos, heridas, sangre, secreción del oído y catéteres intravasculares.[733,1184] *B. massiliensis* se aisló de la secreción de una herida en el tobillo por accidente de tránsito.[951] *B. avium* sólo se aisló de lesiones granulomatosas de aves de corral.[843] En su estudio de especies de *Arthrobacter*, Mages y cols.[703] identificaron una nueva especie de *Brevibacterium*, *B. ravenspurgense*, aislada de una herida.

Todas las cepas de *Brevibacterium* son bacilos aerobios grampositivos, no formadores de esporas positivos para catalasa. Son no hemolíticos en SBA, inmóviles y asacarolíticos. En general, las colonias de *B. casei* son blancas grisáceas, mientras las cepas de *B. epidermidis* desarrollan colonias de color amarillo con el tiempo (lám. 14-6G). Puede utilizarse el análisis de detección de metanotiol y ácidos grasos celulares para confirmar la asignación del aislamiento al género *Brevibacterium*, mientras que las asimilaciones de hidratos de carbono también pueden servir para identificar estos microorganismos.[360] Algunas especies de *Brevibacterium* se incluyen en las bases de datos de API Coryne y RapID CB-Plus (lám. 14-6H). La caracterización molecular identifica con mayor precisión estos microorganismos. Las características bioquímicas de las especies de *Brevibacterium* se indican en la tabla 14-11.

La sensibilidad a antibióticos de las especies de *Brevibacterium* puede ser muy variable. Funke, Punter y von Graevenitz analizaron 50 cepas de *B. casei*, las cuales son las especies que se aíslan con mayor frecuencia, y determinaron que todos los aislamientos fueron menos sensibles a todos los β-lactámicos: la mitad de los 50 aislamientos evaluados tuvieron una CIM para β-lactámicos mayor de 1 μg/mL.[380] Troxler y cols.[1119] también determinaron que las cepas de *B. casei* tendieron a una CIM mayor, ya que algunas tuvieron más de 8 μg/mL para

TABLA 14-11 Características fenotípicas para la identificación de las especies de *Brevibacterium*

Característica	B. avium	B. casei	B. epidermidis	B. iodinum	B. linens	B. lutescens	B. massiliensis	B. mcbrellneri	B. otitidis	B. paucivorans	B. ravensburgense	B. sanguinis
CAT	+	+	+	+	+	+	+	+	+	+	+	+
HEM SBA												
NO_3	+	V−	V+	+	ND	−	+^{d}	−	−	−	−	−/+^{d}
PIZ	ND	+	+	+	+	+	+^{d}	−	+	−	+	+
FAL	+	+	ND	ND	ND	V	−	ND	+	−	V	+
ESC	−	−	ND	ND	ND	−	−	ND	−	−	−	−
URE	−	−	ND	ND	ND	+	+	ND	−	−	−	ND
Crecimiento, NaCl al 6.5%	ND	+	+	ND	ND	+	+	ND	ND	ND	ND	ND
GEL	+	−	+	+	+	+	−	+^{l}	+	−	−	+
ADNasa	+	+	ND	ND	ND	ND	ND	ND	+	ND	ND	−
LAP	+	−	ND	ND	ND	+	+	ND	+	+	+	+
PIR	ND	V+	−	−	−	+	−	−	+	−	−	V
α-GAL	−	−	ND	ND	ND	−	−	ND	−	−	ND	ND
β-GAL	−	−	ND	ND	ND	−	−	ND	−	−	ND	ND
α-GLU	−	V+	−	−	−	−	−	−	−	−	−	+
β-GLU	−	−	ND	ND	ND	−	−	ND	−	−	ND	ND
β-GUR	−	−	ND	ND	ND	−	−	ND	−	−	ND	ND
NAGA	−	−	+	−	−	+	−	+	−	V−	−	−
Ácido a partir de GLU y otros CHO	−	ND	−	−	−	−	−	−	−	−	ND	ND
Hidrólisis de:												
CAS	+	+	+	+	+	+	ND	+	+	−	ND	+
XAN	+	+	+	ND	+	−	ND	V	−	−	ND	+
Biocódigos frecuentes de API Coryne	ND	6112004, 4112004	ND	ND	ND	6002004, 6102004	ND	ND	6002004	0000004	ND	6112004

+, reacción positiva, − reacción negativa; V, reacción variable; V+, reacción variable, la mayoría de las cepas son positivas; V−, reacción variable, la mayoría de las cepas son negativas; V+d, reacción variable, la mayoría de las cepas son variables; +^{d}, reacción positiva débil o lenta; +^{l}, reacción positiva lenta; ND, no hay datos disponibles; LIP, necesidad de lípidos; HEM SBA, hemólisis en agar sangre de carnero; NO_3, reducción de nitrato; PIZ, pirazinamidasa; FAL, fosfatasa alcalina; ESC, hidrólisis de esculina; URE, ureasa; GEL, gelatina; LAP, leucina aminopeptidasa; PIR, pirrolidonil arilamidasa; α-GAL, α-galactosidasa; β-GAL, β-galactosidasa; α-GLU, α-glucosidasa; β-GLU, β-glucosidasa; β-GUR, β-glucuronidasa; NAGA, N-acetil-β-D-glucosaminidasa; GLU, glucosa; CHO, hidratos de carbono; CAS, caseína; XAN, xantina.

cefalosporina. Ambos grupos de investigación encontraron que *B. casei* demostró CIM altas a otras clases de fármacos, como macrólidos, lincosamidas y fluoroquinolonas. Otros han encontrado que las cepas de *B. casei* son sensibles a β-lactámicos, aminoglucósidos, tetraciclinas, rifampicina, linezolid, vancomicina, teicoplanina, imipenem, meropenem y linezolid.[38] Los aislamientos clínicamente importantes de *B. otitidis* (de sangre y líquido peritoneal) fueron sensibles a todos los fármacos evaluados, como penicilina, ampicilina, cefalosporinas, fluoroquinolonas, macrólidos, gentamicina, ciprofloxacino, linezolid y vancomicina.[257,1187] El aislamiento de *B. iodinum* informado por Antoniou y cols.[40] fue resistente a ampicilina, cefalosporinas y vancomicina, pero sensible a fluoroquinolonas y amikacina.

Especies de Cellulomonas, Cellulosimicrobium *y* Oerskovia

Las especies de *Cellulomonas* son principalmente microorganismos ambientales que aparecen como bacilos corineformes pequeños, delgados e irregulares que se vuelven más cocoides en cultivos más antiguos. Son grampositivas (aunque se decoloran fácilmente), no ácido alcohol resistentes y pueden ser inmóviles o móviles, debido a flagelos únicos o escasos polares o laterales. Las colonias de estos microorganismos suelen ser opacas, convexas y pigmentadas de amarillo. El peptidoglicano de la pared celular contiene L-ornitina, pero no *meso*-DAP, glicina, lisina o homoserina. Estos microorganismos tienen un metabolismo oxidativo o fermentador; la mayoría de las cepas producen ácido a partir de glucosa tanto por vía aerobia como anaerobia. Las especies de *Cellulomonas* son positivas para catalasa, hidrolizan celulosa, almidón y gelatina (reacción débil), reducen nitrato a nitrito y producen ADNasa. El género *Cellulomonas* incluye varias especies aisladas de diversos entornos (p. ej., suelo, abono y agua).[381] Los géneros *Cellulomonas* y *Cellulosimicrobium* pertenecen al filo *Actinobacteria*, clase *Actinobacteria*, en el suborden *Micrococciniae* del orden *Actinomicetales*, familia *Cellulomonadaceae*.

Algunas cepas de los grupos A-3 y A-4 corineformes anteriores de los CDC se reclasificaron como especies de *Cellulomonas* aisladas de muestras clínicas humanas.[381,389,478] Funke, Ramos y Collins analizaron aislamientos clínicos de LCR (dos) y sangre (dos); ambos aislamientos de LCR se identificaron a nivel fenotípico como grupo A-3 de los CDC, mientras que se identificaron aislamientos de hemocultivos como grupo A-4 de los CDC.[381] Estos aislamientos se compararon con los tipos de cepa de las especies ambientales caracterizadas de *Cellulomonas* con un análisis de peptidoglicano y ácidos grasos celulares, además de las pruebas fenotípicas utilizadas para la caracterización de corineformes. Los resultados de la prueba fenotípica de estos aislamientos no correspondieron a ninguna de las especies existentes de *Cellulomonas*. Los cuatro aislamientos clínicos contenían L-ornitina como ácido diamino peptidoglicano, reforzando así la afinidad con las especies de *Cellulomonas*. La secuenciación parcial de los ARNr 16S de estos microorganismos validó aún más las similitudes con las especies de *Cellulomonas*, mientras que Funke y cols.[389] propusieron formalmente que el grupo A-3 de los CDC y algunas cepas del grupo A-4 se asignaran a una nueva especie, *Cellulomonas hominis*. Estos microorganismos se aislaron de muestras de humor vítreo después de lesiones penetrantes o trasplante de lente intraocular,

hemocultivos relacionados con sepsis por catéter, endocarditis de válvula biológica y LCR.[115,389,478] En el año 2005, los seis aislamientos de A-3 corineformes restantes (dos aislamientos de sangre, uno de LCR, uno de aloinjerto valvular, un quiste pilonidal y una herida de labios) se asignaron a la nueva especie *Cellulomonas denverensis*.[142] *C. denverensis* también se aisló de sangre y cultivos biliares de una mujer de 82 años con colecistitis aguda.[813] En el 2009, una especie de *Cellulomonas* sin caracterizar se aisló de varios grupos de hemocultivos de una mujer de 78 años con endocarditis complicada por osteomielitis de la columna lumbar.[626]

C. hominis y *C. denverensis* son bacilos grampositivos pequeños, delgados y móviles. Las colonias de ambos microorganismos en SBA son lisas, circulares, convexas y blancas; se produce una pigmentación de color amarillo pálido a amarillo después de 2-3 días. Ambas especies son positivas para catalasa, hidrolizan esculina, reducen nitrato a nitrito y son negativas para ureasa. Producen ácido a partir de varios hidratos de carbono, como glucosa, maltosa, sacarosa, xilosa y lactosa. Ninguna de las especies fermenta manitol. Ambas especies pueden diferenciarse con la fermentación de sorbitol; *C. denverensis* produce ácido a partir de sorbitol, en contraste con *C. hominis*.[142,381] A diferencia de las especies ambientales de *Cellulomonas*, *C. hominis* no hidroliza celulosa. Las especies de *Cellulomonas* se incluyen en la base de datos de API Coryne, aunque habitualmente se entrecruzan con especies de *Microbacterium*.

El género *Cellulosimicrobium* abarca los microorganismos anteriormente incluidos en el género *Oerskovia* (*O. xanthineolytica* y *O. turbata*) que posteriormente se trasladaron al género *Cellulomonas* como *C. cellulans* y *C. turbata*, respectivamente. Un análisis de dendrogramas de ADNr 16S demostró que *C. cellulans* se ramificó fuera de los límites filogénicos del género *Cellulomonas* y que era el "vecino filogénico más cercano" del género *Promicromonospora*. Además, el análisis quimiotaxonómico de la pared celular de *C. cellulans* demostró que el tipo de cepa y otras cepas de esta especie poseen un peptidoglicano de "tipo A4α", una característica no encontrada entre los miembros del género *Cellulomonas*, como *C. turbata*. La L-lisina resultó el principal ácido diamino de la pared celular de *C. cellulans*, mientras otras especies de *Cellulomonas* contienen L-ornitina. La concordancia entre la posición distinta a nivel filogénico de este microorganismo en el dendrograma de ADNr 16S y sus distintas propiedades quimiotaxonómicas justificó la asignación de *C. cellulans* al nuevo género *Cellulosimicrobium*, cuya especie tipo es *Cellulosimicrobium cellulans* (*Oerskovia xanthineolytica*).[993] En el 2006, Brown y cols.[143] propusieron la inclusión de algunos aislamientos clínicos de *C. turbata* en el género *Cellulosimicrobium* en función de la secuencia de ARNr 16S y datos quimiotaxonómicos; esta especie se denomina *Cellulosimicrobium funkei*. En el 2007, una tercera especie de *Cellulosimicrobium*, *C. terreum*, se aisló de muestras de suelo de Dokdo, Corea del Sur.[1233] La descripción de esta especie se basa en un único aislamiento ambiental, el cual no crece a 35 °C o más. En el 2002, se aisló otra especie de *Cellulosimicrobium*, *C. variabile*, del intestino posterior de una termita, pero esta especie se reclasificó como *Isoptericola variabilis* en el 2004.[62,1055]

C. cellulans se encuentra en el ambiente (suelo, agua o césped cortado), como una causa de infección en animales (p. ej., caballos) y como agente etiológico poco frecuente de infecciones oportunistas, principalmente en hospederos inmunodeprimidos, ya que *C. cellulans* se aísla mucho más que

C. funkei.[41,124] *C. cellulans* se notificó como una causa poco frecuente de queratitis, endoftalmitis, neumonía, infección por prótesis articular, bacteriemia por catéter, meningitis por derivación ventriculoperitoneal y peritonitis en pacientes que reciben DPCA.[474,567,696,735,800,1000] También se documentó bacteriemia por *C. cellulans* en receptores de trasplantes de médula ósea, en pacientes con sida y en aquellos con hepatopatía subyacente.[304,705] Estos microorganismos pueden contaminar las soluciones de alimentación parenteral total. Este hecho sólo se descubrió después de que un paciente desarrollara signos y síntomas de bacteriemia inmediatamente después de la infusión parenteral, cuyos microorganismos se aislaron de hemocultivos, catéter venoso central y muestras del complemento nutricional.[453] Recientemente, *C. cellulans* se aisló como causa de sepsis neonatal con cultivos negativos de LCR y orina y como el agente de bacteriemia por catéter venoso central en un paciente de 13 años con vólvulo del intestino medio y síndrome del intestino corto.[167,952] Dos pacientes presentaron tenosinovitis flexora piógena del dedo medio derecho y artritis séptica de rodilla por *C. cellulans*, ambos con lesiones penetrantes en el sitio afectado y retención de cuerpos extraños que sirvieron como nido de infección.[704,1122] En un paciente con sida, se utilizaron métodos moleculares con cebadores universales basados en secuencias conservadas del gen *rrn* (codificado en el gen ARNr 16S) para amplificar un fragmento de 479 pares de bases de una muestra de biopsia de una lesión en la lengua. En la secuenciación, el fragmento era idéntico al gen ARNr 16S del tipo de cepa *C. cellulans*.[491] Esta bacteria también se identificó como el agente causal de endoftalmitis posquirúrgica después de una cirugía de cataratas en tres pacientes.[19]

C. funkei se aisló con menor frecuencia que *C. cellulans* y se documentó como la causa de bacteriemia por catéter Broviac® en un niño de tres años y como una causa de endocarditis en un hombre de 68 años, cuya válvula aórtica se remplazó por un aloinjerto de válvula cardíaca debido a insuficiencia aórtica grave relacionada con espondilitis anquilosante.[666,910] En 1996, este microorganismo se informó como una causa de bacteriemia (junto con *Comomonas acidovorans*) en un paciente con sida.[627] Recientemente, se notificó un caso de bacteriemia por *C. funkei* y posiblemente endocarditis de válvula protésica en un hombre de 81 años que había recibido un reemplazo de tejido de válvula aórtica siete meses antes por estenosis aórtica, y en un paciente con peritonitis.[100,865]

C. cellulans produce colonias enteras suaves y brillantes de color amarillo oscuro (lám. 14-7C). Las afinidades de actinomicetos del microorganismo se manifiestan con la producción de un sustrato "micelio" que se fragmenta en bacilos irregulares, curvos y en forma de bastón dispuestos en forma de "V" y "letras chinas". Después del agotamiento de hidratos de carbono fermentables de los medios en caldo, estos microorganismos en forma de bacilos se convierten en bacilos aún más cortos o formas cócicas. Además, son activos a nivel bioquímico y se incluyen en las bases de datos de los sistemas API Coryne y RapID CB-Plus para la identificación de bacterias corineformes. Los biocódigos frecuentes de API Coryne en *C. cellulans* son 3552727, 7552727, 3572727 o 7572727 (lám. 14-7D).[952] Tanto *C. cellulans* como *C. funkei* hidrolizan caseína, pero sólo *C. cellulans* hidroliza xantina. Además, *C. cellulans* crece a 42 °C, mientras que *C. funkei* no. Se utilizó satisfactoriamente la espectrometría de masas MALDI-TOF para la identificación de *C. cellulans*.[704]

C. cellulans y *C. funkei* tienen una sensibilidad variable a antibióticos. Aunque numerosos aislamientos se informaron como sensibles a penicilina, ampicilina, cefalotina, tetraciclina, clindamicina, eritromicina, gentamicina, trimetoprima-sulfametoxazol, ciprofloxacino y vancomicina, también se notificaron algunas cepas resistentes a estos antibióticos.[735,1122] El aislamiento de un caso de sepsis neonatal informado en el 2010 fue resistente a penicilina, ampicilina, cefotaxima, clindamicina, ciprofloxacino y eritromicina, y sensible a linezolid, rifampicina, trimetoprima-sulfametoxazol y vancomicina, según las normas del CLSI para las especies de *Corynebacterium*.[167,214] En la descripción de la especie de *C. funkei*, los 13 aislamientos evaluados fueron sensibles a ampicilina, amoxicilina-ácido clavulánico, ceftriaxona, claritromicina, minociclina y vancomicina.[143] El aislamiento sanguíneo de *C. funkei* descrito por Petkar y cols.[865] fue resistente a penicilina, eritromicina, tetraciclina, ciprofloxacino, rifampicina, trimetoprima-sulfametoxazol e imipenem, y sensible a vancomicina y gentamicina. Linezolid y vancomicina pueden considerarse los fármacos de elección para las infecciones por *C. cellulans* y *C. funkei*.[704] Se informó resistencia de alto nivel a vancomicina y teicoplanina en un aislamiento clínico de *C. funkei*.[881] Se demostró que esta resistencia a glucopéptidos se debió a la estructura modificada de la pared celular del peptidoglicano relacionada con la presencia de secuencias del gen *vanA* similares a aquellas encontradas en cepas resistentes a vancomicina de *E. faecium*. El tratamiento de algunas infecciones por *C. cellulans* requirió la extirpación de cuerpos extraños para lograr la curación con los fármacos adecuados.[1122]

Los miembros del género corregido *Oerskovia* demostraron la ramificación de hifas vegetativas que penetran en el agar y se fragmentan en elementos móviles similares a bacilos.[1054] En frotis, los microorganismos aparecen como bacilos corineformes. Los microbios pueden ser móviles. Son positivos para catalasa y oxidasa, y facultativos con respecto al oxígeno, aunque algunas cepas pueden ser estrictamente aerobias. En la tabla 14-5 se muestran los principales ácidos grasos, la composición de quinonas isoprenoides y otras características del género. *O. enterophila* se aísla de insectos y anteriormente fue una especie de *Promicromonospora*, mientras *O. jenensis* y *O. paurometabola* son aislamientos del suelo.

Especies de Dermabacter y Helcobacillus

En 1988, Jones y Collins describieron cuatro cepas de bacterias corineformes aisladas exclusivamente de piel humana.[557] Las paredes celulares de estos aislamientos contenían *meso*-DAP, alanina y ácido glutámico, pero carecían de ácido micólico.[150] Estas bacterias también contenían principalmente ácidos grasos celulares ramificados de carbono, una característica que sólo se encuentra en las especies de *Brevibacterium* y el microorganismo ambiental *Brachybacterium faecium*. Los microorganismos fueron fermentadores (no oxidativos como especies de *Brevibacterium* y *Brachybacterium*) y produjeron ácido a partir de varios hidratos de carbono. Se propuso el nombre *Dermabacter hominis* para estas cepas. El análisis posterior de los aislamientos de los grupos 3 y 5 de los CDC de muestras clínicas humanas determinó que ambos grupos eran idénticos a los de la cepa tipo de *D. hominis* descrita por Jones y Collins.[94,386,557] *D. hominis* se aisló de varias muestras clínicas, como sangre, tejido pulmonar, abscesos, LCR, líquido peritoneal, conjuntiva, osteomielitis del calcáneo e injertos vasculares infectados.[420,447,1138] En 1998, Bavbek y cols.[76] describieron el caso de un paciente con trasplante renal presentado como una masa cerebral con captación de contraste que resultó ser un absceso cerebral causado por *D. hominis*. Esta bacteria también se aisló como causa de peritonitis de un paciente con DPCA y se coaisló con *S. aureus* y *Finegoldia magna* de un absceso recurrente.[718,892] Renvoise y cols.[917] aislaron un microorganismo similar a *Dermabacter* de una lesión parecida a eritrasma en un hombre de 58 años. Los microorganismos tuvieron una similitud del 95.1% con *D. hominis* y representaron un nuevo género y especie denominados *Helcobacillus massiliensis*. Ambas especies se clasifican en la familia *Dermabacteriaceae*, suborden *Micrococcineae*, orden *Actinomicetales*, clase *Actinobacteria* en el filo *Actinobacteria*.

D. hominis y *H. massiliensis* son bacilos corineformes positivos para catalasa, no hemolíticos e inmóviles. A la tinción de Gram, ambos microorganismos aparecen en forma cocobacilar o cocoide. Las colonias de *D. hominis* por lo general son blancas y convexas, y tienen una consistencia cremosa o ligeramente pegajosa. Después de 48 h de incubación, las colonias habitualmente miden alrededor de 1.5 mm de diámetro. *H. massiliensis* también forma colonias brillantes, blancas, lisas y no hemolíticas en SBA. *D. hominis* no reduce nitrato ni produce pirazinamidasa, y es positiva para pirrolidonil arilamidasa, mientras que *H. massiliensis* reduce nitrato a nitrito, y es positiva para pirazinamidasa y negativa para pirrolidonil arilamidasa. Estas especies también producen ácido a partir de diferentes hidratos de carbono. *D. hominis* se incluye en la base de datos de API Coryne. En la tabla 14-12 se presentan las características fenotípicas adicionales de este microorganismo y *H. massiliensis*.

Especies de Exiguobacterium

Las especies de *Exiguobacterium* son bacilos corineformes cortos irregulares que muestran un notorio ciclo bacilo-coco en su crecimiento. Por lo general, producen colonias de color amarillo o naranja pálido en medios de agar y su metabolismo es facultativo y fermentador.[227] No hay ácidos micólicos y la L-lisina es el ácido diamino peptidoglicano. Estas especies son positivas para catalasa, móviles y se asemejan a especies de *Microbacterium* y *Oerskovia*, aunque difieren en sus ácidos grasos de la pared celular. Se han descrito más de 14 especies de *Exiguobacterium*, las cuales son alcalófilas y halotolerantes, y se encuentran en el ambiente. *E. aurantiacum* y *E. acetylicum* son las dos especies anteriormente aisladas de muestras clínicas humanas (p. ej., piel, heridas y LCR).[389] *E. aurantiacum* se aisló de hemocultivos de seis pacientes en Londres durante un período de 10 años; tres tenían mieloma y uno padecía endocarditis.[873] *E. acetylicum* se aisló de hemocultivos como causa de bacteriemia por catéter en una mujer de la tercera edad.[588] En el año 2006 se aisló una especie anónima de *Exiguobacterium* a partir de un hemocultivo de un paciente en Belfast. Este aislamiento se identificó erróneamente como *C. cellulans* con API Coryne y se confirmó como una especie de *Exiguobacterium* mediante la secuenciación de ARNr 16S.[582] Estas bacterias producen colonias de color amarillo claro, amarillo fuerte o naranja en agar sangre de carnero. Ambos microorganismos son positivos para catalasa y producen ácido a partir de diversos hidratos de carbono. Las propiedades fenotípicas de *E. acetylicum* y *E. aurantiacum* se muestran en la tabla 14-13.

Especies de Leifsonia

Durante una investigación taxonómica de microbios aislados de agallas o nudos en las raíces inducidas por un nematodo de vida libre, Evtushenko y cols.[315] reconocieron un grupo de bacterias corineformes similares desde el punto de vista fenotípico al corineforme móvil históricamente llamado *C. aquaticum*. Aunque se consideró por mucho tiempo una especie de *Corynebacterium*, ciertas propiedades (p. ej., movilidad y metabolismo oxidativo de hidratos de carbono) sirven para excluir a este microorganismo de este género. Las cepas anteriormente llamadas *C. aquaticum* también contenían ácido DL-2,4-diaminobutírico en la pared celular, así como aislamientos de agallas de raíces. Este inusual ácido diamino también se encuentra en las paredes celulares de especies de *Clavibacter*. Otros análisis de los aislamientos de agallas de raíces, cepas de referencia de *C. aquaticum* y aislamientos de especies actuales de *Clavibacter* determinaron que estos microorganismos tenían una relación quimiotaxonómica y filogénica. El género *Leifsonia* se creó para incluir especies anteriormente descritas de *Clavibacter*, el aislamiento de agallas de raíces y *C. aquaticum*. Por lo tanto, el género *Leifsonia* se compone de *L. xyli* subespecies *xyli* y *cynodontis* (antes especies de *Clavibacter*), *L. poae* (aislado de agallas de raíces de *Poa annua* inducidas por el nematodo *Subanguina radicicola*) y *L. aquatica* (*C. aquaticum*).[1071]

L. aquatica se describió como una causa poco frecuente de infecciones en humanos, como bacteriemia, endocarditis, infección del dispositivo de acceso vascular, meningitis crónica, peritonitis por DPCA, heridas infectadas e infecciones urinarias.[80,168,346,638,772] Se describió el caso de dos pacientes con bacteriemia por catéter venoso central debida a *L. aquatica* en pacientes inmunodeprimidos.[878,1067] En Italia, *C. aquaticum* se aisló de hemocultivos de 10 pacientes en un grupo de bacteriemias por catéter venoso central en una unidad de hemodiálisis.[251] Las colonias de *L. aquatica* son opacas, mantecosas y de pigmento amarillo; la pigmentación aumenta con la edad del cultivo. Algunos aislamientos pueden verse mucoides y, a la tinción de Gram, como bacilos grampositivos curvos en masas enredadas.[878] Las células son móviles tanto a 35-37 °C como a temperatura ambiente a través de flagelos peritricos grandes. El microorganismo muestra un ciclo bacilo-coco; en cultivos más antiguos, predominan las células cocoides. *L. aquatica* es aerobio y positivo para catalasa y oxidasa (la mayoría de las demás corinebacterias son negativas para oxidasa) (tabla 14-13). Se produce ácido a partir de glucosa, sacarosa, fructosa, arabinosa, galactosa y manosa. El microorganismo es negativo para ureasa y no hidroliza esculina. Anteriormente, algunas especies de *Microbacterium* aisladas de muestras clínicas de humanos se identificaron erróneamente como *C. aquaticum*.[390,443] *L. aquatica* se encuentra en la base de datos de API Coryne, pero algunos biocódigos generan entrecruzamientos con especies de *Microbacterium* (247004). En un informe, API Coryne identificó a este microorganismo como *Microbacterium/Leifsonia aquatica*, cuya probabilidad era del 98.7%.[878] Dado su metabolismo oxidativo, las pruebas de acidificación de hidratos de carbono pueden ser negativas o no pueden interpretarse después de 24 h de incubación. La hidrólisis de caseína y gelatina sirve para separar las posibles especies de *Microbacterium* (positivas para hidrólisis de gelatina y caseína) de *C. aquaticum* (negativa para hidrólisis de gelatina y caseína). *L. aquatica* también produce fuerte actividad ADNasa. Otras especies de *Leifsonia* (*L. cynodontis, L. rubra,*

(*el texto continúa en la p. 927*)

TABLA 14-12 Características fenotípicas para la identificación de especies de *Cellulomonas*, *Cellulomonas hominis*, especies de *Cellulosimicrobium*, *Dermabacter hominis* y *Helcobacillus massiliensis*

Característica	Cellulomonas spp.	Cellulomonas hominis	Cellulomonas denverensis	Cellulosimicrobium cellulans	Cellulosimicrobium funkei	Dermabacter hominis	Helcobacillus massiliensis
CAT	+	+	+	+	+	+	+
HEM SBA	–	–	–	–	–	–	–
RED NO₃	+	+	+	+	+	–	+
PIZ	ND	ND	ND	+	–	–	+
FAL	V	–	ND	+	ND	+	–
ESC	+	+	+	+	+	+	–
URE	–	–	–	V–	+	–	–
MOT	V+	+	+	V	+	–	–
HIDR GEL	+	–	–	+	+	–	+
ADNasa	V	+	ND	+	+	+	ND
LAP	+	+	ND	ND	ND	+	ND
PIR	ND	ND	ND	V+	–	V+	ND
α-GAL	ND	ND	ND	ND	ND	V+	ND
β-GAL	ND	ND	ND	+	+	+	–
α-GLU	+	+	ND	+	+	+	+
β-GLU	ND	ND	ND	ND	ND	+	–
β-GUR	ND	–	ND	–	–	–	–
NAGA	ND	ND	ND	V+	+	+	+
Ácido a partir de:	Ferm.	Ferm.	Ferm.	Ferm.	Ferm.	Ferm.	
GLU	+	+	+	+	+	+	+
MAL	+	+	+	+	+	+	+

(continúa)

TABLA 14-12 Características fenotípicas para la identificación de especies de *Cellulomonas*, *Cellulomonas hominis*, especies de *Cellulosimicrobium*, *Dermabacter hominis* y *Helcobacillus massiliensis* (continuación)

Característica	Cellulomonas spp.	Cellulomonas hominis	Cellulomonas denverensis	Cellulosimicrobium cellulans	Cellulosimicrobium funkei	Dermabacter hominis	Helcobacillus massiliensis
SAC	+	+	+	+	+	+	+
LAC	ND	+	+	−	+	+	−
MNTL	V	−	−	−	−	−	+
SBTL	V	−	+	ND	−		+
XIL	+	+	+	+	+	−	+
RIB	ND	ND	ND	+	ND	+	−
GLUG	ND	ND	ND	V	ND	−	−
Hidrólisis de:							
CAS	ND	ND	−	+	+	ND	ND
XAN	ND	ND	ND	+	−	ND	ND
HIDR HIP	ND	ND	ND	+	+	ND	ND
TIR	ND	ND	ND	−	−	ND	ND
ALM	ND	ND	ND	+	ND	+	ND
Biocódigo frecuente de API Coryne	ND	ND	ND	3552727, 7552727, 3572727, 7572727	ND	4570365, 4570565, 4570765	3012535

+, reacción positiva, − reacción negativa; V, reacción variable; +^{d}, reacción positiva débil o lenta; V+, reacción variable, la mayoría de las cepas son positivas; V−, reacción variable, la mayoría de las cepas son negativas; V+d, reacción variable, la mayoría de las cepas son débilmente positivas; ND, no hay datos disponibles; LIP, necesidad de lípidos; HEM SBA, hemólisis en agar sangre de carnero; NO$_3$, reducción de nitrato; PIZ, pirazinamidasa; FAL, fosfatasa alcalina; ESC, hidrólisis de esculina; URE, ureasa; GEL, gelatina; HIDR HIP, hidrólisis de hipurato; MOT, motilidad; HIDR GEL, hidrólisis de gelatina; LAP, leucina aminopeptidasa; PIR, pirrolidonil arilamidasa; α-GAL, α-galactosidasa; β-GAL, β-galactosidasa; α-GLU, α-glucosidasa; β-GLU, β-glucosidasa; β-GUR, β-glucuronidasa; NAGA, N-acetil-β-D-glucosaminidasa; GLU, glucosa; MAL, maltosa; SAC, sacarosa; LAC, lactosa; MNTL, manitol; SBTL, sorbitol; XIL, xilosa; RIB, ribosa; GLUG, glucógeno; CAS, caseína; XAN, xantina; TIR, tirosina; ALM, almidón.

TABLA 14-13 Características fenotípicas para la identificación de especies de *Exiguobacterium*, *Leifsonia aquatica*, especies de *Microbacterium* y especies de *Turicella*

Característica	Exiguobacterium acetylicum	Exiguobacterium aurantiacum	Leifsonia aquatica	Microbacterium spp.	Microbacterium arborescens	Microbacterium binotii	Microbacterium imperiale	Microbacterium paraoxydans	Turicella otitidis
CAT	+	+	+	+	+	+	+	+	+
HEM SBA	–	–	–	–	–	–	–	–	–
RED NO₃	V	V	–	V	–	–	–	–	–
PIZ	ND	+	+	V+	ND	ND	ND	ND	–
FAL	ND	V	–	V+	ND	ND	ND	ND	+
ESC	+	+	+	V+	+	+	+	+¹	–
URE	–	–	–	V–	–	–	–	–	–
MOT	+	+	+	V	+	–	+	+	–
HIDR GEL	+	V	–	V	+	ND	+	+	+
ADNasa	+	+	–	ND	ND	ND	ND	+	+
LAP	ND	ND	ND	ND	ND	ND	ND	+	+
PIR	ND	–	–	V	ND	ND	ND	ND	ND
α-GAL	ND	ND	ND	ND	ND	+	ND	ND	–
β-GAL	ND	V	+	+	+	+	+	V	–
α-GLU	ND	+	+	ND	ND	+	+	+	–
β-GLU	ND	+	ND	+	+	+	+	–	–
β-GUR	ND	–	–	ND	ND	–	ND	–	–
NAGA	ND	V	+	+	+	+	+	V	–
Ácido a partir de:	Ferm.	Ferm.	Oxid.	Oxid.	Ferm.	Oxid.	Ferm.	Oxid.	Asac.
GLU	+	+	+	+	+	+	+	+	–
MAL	+	+	ND	+	+	+	+	+	–
SAC	+	+	+	V	+	+	+	+	–

(continúa)

TABLA 14-13 Características fenotípicas para la identificación de especies de *Exiguobacterium*, *Leifsonia aquatica*, especies de *Microbacterium* y especies de *Turicella* (*continuación*)

Característica	Exiguobacterium acetylicum	Exiguobacterium aurantiacum	Leifsonia aquatica	Microbacterium spp.	Microbacterium arborescens	Microbacterium binotii	Microbacterium imperiale	Microbacterium paraoxydans	Turicella otitidis
MNTL	+	V	ND	V+	+	+	+	+	−
XIL	−	V	ND	V	+	+	+	ND	−
LAC	−	−	ND	V	ND	+	ND	ND	−
ARAB	−	ND	+	−	+	ND	+	ND	−
RAF	−	ND	ND	−	−	ND	+	ND	−
Hidrólisis de:									
CAS	+	+	−	+	ND	−	ND	+	ND
XAN	ND	ND	−	ND	ND	ND	ND	ND	ND
TIR	ND	−	−	ND	ND	ND	ND	−	ND
ALM	+	ND	+	ND	ND	+	ND	ND	ND
Biocódigos frecuentes de API Coryne	ND	ND	2470004	2550004, 2570004	ND	ND	ND	ND	2100004

+, reacción positiva, − reacción negativa; V, reacción variable; +^{l}, reacción positiva lenta; +^{d}, reacción positiva débil o lenta; V+, reacción variable, la mayoría de las cepas son positivas; V−, reacción variable, la mayoría de las cepas son negativas; V+d, reacción variable, la mayoría de las cepas son débilmente positivas; ND, no hay datos disponibles; LIP, necesidad de lípidos; HEM SBA, hemólisis en agar sangre de carnero; RED NO$_3$, reducción de nitrato; PIZ, pirazinamidasa; FAL, fosfatasa alcalina; ESC, hidrólisis de esculina; URE, ureasa; GEL, gelatina; HIDR HIP, hidrólisis de hipurato; MOT, motilidad; HIDR GEL, hidrólisis de gelatina; LAP, leucina aminopeptidasa; PIR, pirrolidonil arilamidasa; α-GLU, α-glucosidasa; β-GAL, β-galactosidasa; β-GLU, β-glucosidasa; β-GUR, β-glucuronidasa; NAGA, N-acetil-β-D-glucosaminidasa; Ferm., producción de ácido fermentador; Oxid., producción de ácido oxidativo; Asac., asacarolítico; GLU, glucosa; MAL, maltosa; SAC, sacarosa; LAC; lactosa; MNTL, manitol; XIL, xilosa; RAF, rafinosa; CAS, caseína; XAN, xantina; TIR, tirosina; ALM, almidón; ARA, arabinosa.

L. aurea, *L. shinshuensis* y *L. naganoensis*) son aislamientos ambientales y no se han obtenido de muestras clínicas humanas.[904,1071] El aislamiento de hemocultivo descrito por Porte y cols.[878] se evaluó en el instrumento de espectrometría de masas MALDI-TOF (Bruker Daltronics, Bremen, Alemania) y dio una identificación de *Leifsonia* sólo a nivel de género; las pruebas repetidas no dieron otras identificaciones. Sin embargo, al momento de la prueba, la base de datos de Bruker sólo contenía la cepa tipo de *L. aquatica*. Los aislamientos de *L. aquatica* tienden a tener sensibilidad intermedia a vancomicina.[389] Históricamente, este microorganismo tuvo una CIM_{90} de 8 µg/mL de vancomicina, y los aislamientos recientes tuvieron una CIM de 4 µg/mL.[878,1067] También es frecuente la resistencia a penicilina y otros β-lactámicos.

Especies de Microbacterium

Las especies de *Microbacterium* son bacilos aerobios estrictos grampositivos, pequeños, con forma irregular y positivos para catalasa que crecen con la típica morfología "difteroide". Pueden ser inmóviles o móviles a través de uno a tres flagelos y su metabolismo es oxidativo y aerobio, aunque algunas especies pueden ser fermentadoras. A diferencia de las especies de *Cellulomonas*, *Microbacterium* no hidroliza celulosa. En lugar de *meso*-DAP, estos microorganismos contienen D-ornitina o lisina como el ácido diamino en sus paredes celulares y "glicina-glicina-lisina" o "glicina-lisina" como el entrecruzamiento interpeptídico en la pared celular del peptidoglicano. Además de D-ornitina y glicina, la pared celular también contiene alanina, ácido glutámico y homoserina. A diferencia de las especies de *Corynebacterium*, la pared celular no contiene arabinosa, galactosa ni ácidos micólicos. En 1998, Takeuchi y Hitano analizaron las especies actuales de *Microbacterium* y *Aureobacterium* mediante secuenciación de ARNr 16S y encontraron que las especies de estos dos géneros formaron una asociación monofilética entrelazada.[980] Ésta y otras características fisiológicas y quimiotaxonómicas provocaron la unificación de estos géneros en un género *Microbacterium* redefinido.[1083] Todas las especies de *Microbacterium* (y anteriormente especies de *Aureobacterium*) se encuentran ampliamente distribuidas en el ambiente (alimentos, plantas, suelo, aguas residuales e insectos).

Las especies de *Microbacterium* se aislaron de muestras clínicas humanas y algunos aislamientos anteriores corineformes del grupo A-4 y A-5 de los CDC se asignaron al género *Microbacterium* con base en análisis fenotípicos, quimiotaxonómicos y genotípicos. Funke y cols.[364] analizaron 22 cepas de bacilos grampositivos amarillos y naranjas con una diversidad de técnicas quimiotaxónicas y fenotípicas. Las cepas incluyeron tipos de *Microbacterium*, aislamientos ambientales y 13 (10 de sangre). Todas fueron especies de *Microbacterium* mediante un análisis de la pared celular; tres aislamientos clínicos fueron idénticos a nivel fenotípico a *M. imperiale* y otros dos fueron idénticos al tipo de cepa de *M. arborescens*. El resto de los aislamientos clínicos no se asemejan a nivel fenotípico a ninguna otra especie reconocida de *Microbacterium*, aunque fueron especies de *Microbacterium* en función de un análisis quimiotaxonómico. En el año 2010 se obtuvo un aislamiento con una homología de secuencia del 96% de ADNr con *M. arborescens* del líquido peritoneal de una mujer de 57 años con nefropatía terminal con diálisis peritoneal cíclica continua.[7] El aislamiento fue resistente a clindamicina y eritromicina, y sensible a β-lactámicos, ciprofloxacino, linezolid, rifampicina y vancomicina.

Las especies de *Microbacterium* se relacionaron con infecciones humanas graves, como una infección diseminada mortal en un hombre de 75 años y bacteriemia persistente por celulitis en un varón de 39 años con LMA y porfiria cutánea tardía.[806,989] En el último caso, el aislamiento fue resistente a vancomicina. Estos microorganismos también se han asociado con bacteriemias intrahospitalarias y por catéter en pacientes con leucemia y con contaminación de productos de hemocitoblastos periféricos infundidos en receptores de trasplante.[8,27,154,501,641] Laffineur y cols.[624] describieron un aislamiento corineforme de pigmento amarillo obtenido de hemocultivos de un niño con leucemia. Las comparaciones genéticas y quimiotaxónomicas con especies actuales de *Microbacterium* dieron como resultado la caracterización de *Microbacterium paraoxydans*, otra especie nueva de *Microbacterium*. *M. paraoxydans* también se asoció con bacteriemia por catéter venoso central.[312] Funke y cols.,[368] en Suiza y Alemania, informaron de un paciente con endoftalmitis por una especie de *Microbacterium* después de una lesión visual penetrante. Desde el punto de vista filogénico, el microorganismo se agrupó con reconocidas especies de *Microbacterium*, lo cual indica que el aislamiento realmente puede representar otra nueva especie de *Microbacterium*.[368] El aislamiento fue sensible a cefazolina, cefotetán, ciprofloxacino, clindamicina, imipenem, piperacilina, teicoplanina y vancomicina, y resistente a gentamicina y tobramicina. En el 2006, se aisló una especie nueva de *Microbacterium* del esputo de un receptor de trasplante de corazón y se pensó que fue la causa de inflamación pulmonar intersticial y derrame pleural. Este aislamiento demostró una similitud de secuencia del 98% de ARNr 16S con otras ocho especies de *Microbacterium*, como *M. oxydans* y *M. paraoxydans*.[406] Se analizaron dos nuevos bacilos grampositivos aislados de hemocultivos en 1976, 1977 y 2007 con métodos genotípicos y quimiotaxónicos, determinados para representar dos nuevas especies de *Microbacterium*; las cepas de 1976 y 1977 se denominaron *Microbacterium binotii*, mientras que el aislamiento del 2007 se designó como *Microbacterium pyrexiae*.[213,610] En el año 2008, Gneiding, Frodl y Funke caracterizaron 50 especies de *Microbacterium* aisladas de diversas muestras clínicas humanas durante los últimos 5 años con métodos moleculares fenotípicos y genéticos.[411] En su estudio, los 50 aislamientos representaron 18 especies diferentes, tres de las cuales (*M. oxydans*, *M. paraoxydans* y *M. foliorum*) constituyeron más de la mitad de los aislamientos. Cuatro aislamientos pertenecían a especies nunca antes aisladas de humanos, y dos aislamientos más representaron especies no descritas.

Las especies de *Microbacterium* forman colonias amarillas blanquecinas, amarillas o anaranjadas en SBA (lám. 14-7E). Todas las especies son positivas para catalasa, y algunas (*M. arborescens*, *M. imperiale* y *M. paraoxydans*) son móviles. La mayoría de las especies hidrolizan esculina, pero no urea. Se produce ácido por oxidación o fermentación a partir de varios hidratos de carbono. Los miembros originales del género *Microbacterium* tienden a ser fermentadores, mientras que las especies anteriores de *Aureobacterium* son más oxidativas en su uso de hidratos de carbono. Las especies de *Microbacterium* están incluidas en la base de datos de API Coryne, pero se necesitan pruebas adicionales para separarlas de especies de *Cellulomonas* y *L. aquatica*. Es probable que la acidificación de los hidratos de carbono no sea evidente hasta después de 24 h de incubación. Los biocódigos de API Coryne (0470004, 0452004, 0472004, 0570004, 0572004) incluidos en la base de datos suelen dar entrecruzamientos con *L. aquaticum* (lám. 14-7F). Puede ser necesaria una incubación superior a 24 h para determinar la acidificación de hidratos de carbono. En la tabla 14-13 se presentan datos fenotípicos adicionales. Las especies de *Microbacterium* pueden variar en su sensibilidad a diferentes antibióticos. Entre los 50 aislamientos analizados por Gneiding y cols.,[411] el 100% fueron sensibles a meropenem y linezolid, el 98% a vancomicina y doxiciclina, y el 56% a ciprofloxacino. En el caso de los β-lactámicos, el 78% fue sensible a penicilina y el 72% a cefotaxima. Por lo general, los aislamientos clínicos individuales de informes de casos han sido pansensibles, aunque hubo resistencia a aminoglucósidos, macrólidos y eritromicina en varios aislamientos clínicos.[7,312,368,406]

Especies de Turicella

En 1993, Simonet y cols.,[1020] en Francia, informaron del aislamiento de una cepa corineforme en un cultivo puro de líquidos del oído medio obtenidos con timpanocentesis de niños con otitis media aguda. Estos aislamientos contenían *meso*-DAP, arabinosa y galactosa en sus paredes celulares, pero no ácidos corinemicólicos. Crecieron como colonias convexas, blanquecinas, cremosas y no hemolíticas en agar sangre que se volvió amarillento con el tiempo. Esta morfología colonial era claramente diferente a la de las colonias no hemolíticas planas y blancas grisáceas producidas por las subespecie de *C. afermentans* o las colonias convexas, secas, adherentes y ligeramente amarillentas de *C. auris*, corineformes asociados con otitis media aguda y crónica.[373,931] Con el análisis quimiotaxónomico, los patrones de menaquinonas celulares de este aislamiento del oído medio también fueron diferentes a los de las dos especies de *Corynebacterium*. Aunque estos microorganismos presentaron colonias con morfologías muy diferentes, las dos especies de *Corynebacterium* y el tercer aislamiento tenían características fenotípicas idénticas. Estos aislamientos del oído medio se asignaron al nuevo género *Turicella* (en referencia a Turicum, nombre latino de Zúrich, Suiza, donde se recolectaron los primeros aislamientos) como *Turicella otitidis*.[385] Desde su descripción, *T. otitidis* se aisló de otras infecciones maxilofaciales (p. ej., absceso auricular posterior) y hemocultivos.[252,687,921]

A la tinción de Gram, *T. otitidis* aparece como bacilos largos; en cultivo, las colonias del microorganismo son blancas grisáceas y convexas con bordes íntegros que miden 1.5-2 mm de diámetro después de 48 h de incubación en SBA. *T. otitidis* no necesita lípidos para crecer. Todos los aislamientos de esta especie producen el biocódigo 2100004 en el sistema API Coryne, lo cual indica resultados positivos en la prueba para pirazinamidasa, fosfatasa alcalina y catalasa, y negativos para la fermentación de glucosa, ribosa, xilosa, manitol, maltosa, lactosa, sacarosa y glucógeno, nitrato reductasa, ureasa, hidrólisis de esculina, β-glucuronidasa, β-galactosidasa, α-glucosidasa, ureasa e hidrólisis de gelatina (tabla 14-13). Estas características fenotípicas son similares a las de *C. afermentans* subespecie *afermentans* y *C. auris*. *T. otitidis*, *C. afermentans* subespecie *afermentans* y *C. auris* pueden diferenciarse mejor con análisis genéticos y quimiotaxónomicos. Sin embargo, Renaud y cols.[913] demostraron que la morfología de la colonia, la prueba de CAMP, ciertas actividades enzimáticas (p. ej., LAP y ADNasa) y asimilaciones de sustrato de carbono sirven para separar estas especies. Las colonias de

T. otitidis son cremosas y de color amarillo pálido, mientras que las de *C. auris* y *C. afermentans* son ligeramente amarillentas y adherentes (*C. auris*) o planas, lisas y de color blanco grisáceo (*C. afermentans*). *T. otitidis* es positiva para ADNasa, mientras que *C. afermentans* subespecie *afermentans* y *C. auris* son negativas para ADNasa. Tanto *T. otitidis* como *C. auris* son positivas para LAP, mientras que *C. afermentans* es negativa para LAP. Por último, *T. otitidis* y *C. auris* son positivas para la prueba de CAMP, mientras que esta característica es variable para *C. afermentans*. Los aislamientos de *T. otitidis* son sensibles a ampicilina, cefalosporinas, ciprofloxacino, gentamicina, rifampicina, tetraciclinas, vancomicina y linezolid; algunas cepas son resistentes a clindamicina, eritromicina y azitromicina.[380,418,934]

Especies de Rothia

Las especies de *Rothia* son miembros del filo *Actinobacteria*, clase *Actinobacteria*, subclase *Actinobacteridae*, orden *Actinomycetales*, suborden *Micrococcineae*, en la familia *Micrococcaceae*, la cual también incluye los géneros *Micrococcus*, *Arthrobacter*, *Kocuria*, *Stomatococcus* y *Nesterenkonia*. Antes del año 2000, el género *Rothia* incluía una sola especie, *Rothia dentocariosa*. Con base en la secuenciación de ADNr 16S y datos quimiotaxónomicos, *Stomatococcus mucilaginosus*, el coco grampositivo variable para catalasa encontrado en la bucofaringe humana, se transfirió al género *Rothia* como *R. mucilaginosa*.[92,225] Una tercera especie del género, llamada *Rothia nasimurium*, se describió al mismo tiempo y se encuentra en las fosas nasales anteriores de ratones. En el 2004 se aisló un nuevo microorganismo cocobacilar grampositivo de muestras de aire y agua de condensación de la estación espacial rusa Mir, nombrado *Rothia aeria*.[673] Dos especies ambientales adicionales se caracterizaron en el 2002 y 2008, respectivamente. *Rothia amarae* se aisló de lodo de alcantarillado en China, mientras que *Rothia terrae*, de una muestra de suelo de Taiwán.[202,319] Aunque *R. mucilaginosa*, *R. nasimurium*, *R. aeria* y *R. terrae* son cocos grampositivos, *R. dentocariosa* es un bacilo corineforme grampositivo que muestra una ramificación rudimentaria, pese a que en cultivos más antiguos en caldo pueden predominar células cocoides. *R. dentocariosa* no produce grandes cantidades de ácido succínico a partir de glucosa, una característica que distingue a este microorganismo de las especies facultativas de *Actinomyces*. Tal como las corinebacterias y aerobios actinomicetos, estos microorganismos son positivos para catalasa y tienden a crecer mejor en condiciones aerobias. Sin embargo, a diferencia de las especies de *Nocardia*, estos microorganismos son fermentadores, lo que facilita la identificación mediante pruebas fenotípicas utilizadas habitualmente para especies de *Corynebacterium* y los grupos corineformes descritos anteriormente.

Rothia dentocariosa es parte de la bucofaringe humana normal y flora gingival y puede aislarse de la saliva y placa supragingival. Durante las décadas de 1950 y 1960, la división de bacteriología especial de los CDC recolectó varios aislamientos, la mayoría de los cuales eran de abscesos, muestras de vías respiratorias, quistes pilonidales, LCR, orina y sangre. *R. dentocariosa* se ha asociado bastante con endocarditis de válvula biológica y protésica.[111,131,615,1002] En varios casos, esta infección se asoció con complicaciones graves y potencialmente mortales, como infecciones por valvulopatía múltiple y formación de abscesos en la raíz aórtica y paravalvular.[340,615,1066] Las infecciones valvulares pueden provocar la formación de grandes vegetaciones, lo cual puede causar infartos pulmonares, hemorragias intracraneales y abscesos cerebrales.[538,922,961] También se notificó bacteriemia sin endocarditis en adultos, niños y recién nacidos.[965,1010,1223] Shin y cols.[1010] informaron de un recién nacido con síndrome de aspiración de meconio que contrajo bacteriemia por este microorganismo en el 2004; luego, en el 2007, esta misma especie se aisló de un hemocultivo fetal que también afectó la aspiración de meconio. Los niños y adultos inmunodeprimidos con quimioterapia citotóxica están en mayor riesgo de presentar sepsis y bacteriemia por este microorganismo, particularmente si hay mucositis o una dentadura deficiente.[1196] Se diagnosticó artritis séptica por *R. dentocariosa* en una paciente con artritis reumatoide que recibía etanercept, el cual se sabe que pone a los pacientes en mayor riesgo de infección.[324] Otros informes de casos han documentado a *R. dentocariosa* como causa de endoftalmitis, úlcera corneal, osteomielitis vertebral con abscesos paraespinales y peritonitis asociada con DPCA.[580,702,776,778] Aunque es poco frecuente, *R. dentocariosa* también se reconoció como una causa de neumonía en pacientes con graves enfermedades subyacentes, como leucemia mielógena aguda (LMA) y adenocarcinoma pulmonar.[984,1174]

R. mucilaginosa y *R. aeria* también son causas poco frecuentes de infección. Curiosamente, *R. mucilaginosa* se ha aislado de varios casos de meningitis en pacientes con leucemia linfoblástica aguda, LMA, mieloma múltiple y linfoma no hodgkiniano.[650] *R. mucilaginosa* se aisló como causa de meningitis en dos pacientes pediátricos con trasplante de hemocitoblastos y como una causa de bacteriemia asociada con dermatitis granulomatosa infecciosa en un hombre con LMA.[650,774] También se documentó bacteriemia por este microorganismo en un niño con síndrome de Shwachman-Diamond, una enfermedad autosómica recesiva multiorgánica poco frecuente que causa disfunción de la médula ósea, así como deficiencia inmunitaria y de neutrófilos, que producen infecciones recurrentes.[1134] Se notificaron casos de artritis séptica e infección por artroplastia de prótesis de cadera tardía por *R. mucilaginosa* en dos pacientes ancianos con antecedentes de diabetes mellitus e hipertensión arterial.[566,751] Este microorganismo también se aisló de líquido peritoneal de un paciente con DPCA.[504] *R. mucilaginosa* suele ser sensible a la mayoría de los antibióticos, como vancomicina, rifampicina y linezolid, aunque ciertos aislamientos pueden ser resistentes a penicilina o clindamicina. El primer aislamiento humano de *R. aeria* fue de un hemocultivo de un recién nacido, cuya madre se sometió a una extracción dental sin profilaxis antimicrobiana cuatro días antes del parto.[770] Posteriormente, *R. aeria* se aisló de una muestra de esputo obtenida de un paciente diabético con bronquitis aguda bajo tratamiento con etanercept para la artritis reumatoide, y del líquido articular de una anciana con abscesos dentales también tratada con metotrexato y prednisona para la artritis reumatoide.[752,1156] Los tres aislamientos fueron sensibles a todos los antibióticos evaluados, como vancomicina y linezolid, salvo una cepa que fue resistente a ofloxacino y otra a clindamicina.

Los microorganismos fermentadores y corineformes del grupo 4 de los CDC están directamente relacionados con *R. dentocariosa*. Principalmente, se aislaron de muestras de aparato genitourinario femenino, aunque no se notificaron infecciones humanas específicas con los aislamientos de dicho grupo. Daneshvar y cols.[253] investigaron en los CDC varios aislamientos formadores de colonias negras que se clasificaron provisoriamente como bacterias del grupo 4. Estos microorganismos se dividieron en dos grupos por análisis genético

molecular. Uno de los grupos (incluido un solo aislamiento del aparato genital) estuvo más directamente relacionado con *R. dentocariosa*, mientras que el otro grupo, que incluyó principalmente aislamientos de muestras de aparato genital femenino, estuvo más directamente relacionado con *C. aurimucosum*, una especie de *Corynebacterium* descrita hace poco, principalmente del aparato genital femenino (recuadro 14-4). Esta investigación dio lugar a enmiendas en las descripciones de *R. dentocariosa* y *C. aurimucosum* para incluir variantes que formaron colonias de color negro carbón en medios de agar. En consecuencia, las morfologías de *R. dentocariosa* incluyen colonias de color blanco hueso, blanquecino o negro carbón secas, ásperas y adherentes o suaves y enteras. Las colonias de *C. aurimucosum* son pegajosas y de color blanco a amarillo o negro carbón. La tabla 14-14 presenta las características fenotípicas de *R. dentocariosa* y *C. aurimucosum* a modo de comparación para ayudar en la identificación de corineformes que producen colonias pigmentadas de negro carbón. *C. nigricans* es idéntico a *C. aurimucosum* y es un sinónimo posterior para el mismo microorganismo.[253]

Las similitudes de *R. dentocariosa* con otros actinomicetos aerobios son evidentes al examinar la morfología de la colonia. Después de 72 h de incubación a 35-37 °C en CO_2, las colonias suelen ser secas, ásperas y de color blanco hueso (lám. 14-7A). Es poco frecuente que los aislamientos tengan pigmento negro y pueden corresponder a *R. dentocariosa* pigmentada o *C. aurimucosum*. Las cepas de *R. dentocariosa* pigmentada son más propensas a aislarse de hemocultivos o las vías respiratorias y no del aparato genital femenino, mientras que *C. aurimucosum* sí se aísla de esta zona. Las colonias suelen verse amontonadas y cerebriformes, particularmente en áreas de crecimiento confluente. La inspección de los bordes de las colonias revela que tienden a "excavar" la superficie de agar, como aquellas de las especies de *Nocardia*. Las cepas de *R. dentocariosa* también tienen características fenotípicas relativamente uniformes y son bastante activas a nivel bioquímico. *R. dentocariosa* es positiva para catalasa (aunque se pueden encontrar cepas negativas), reduce nitrato a nitrito y produce pirazinamidasa y pirrolidonil arilamidasa (tabla 14-14). El microorganismo hidroliza esculina, pero no urea o gelatina, y se produce ácido por fermentación a partir de glucosa, maltosa y sacarosa. *R. dentocariosa* se incluye en las bases de datos de API Coryne® y RapID CB-Plus®. Con API Coryne, la mayoría de las cepas producen el biocódigo 7050125, 7052125, 7050165 o 7052165 (lám. 14-7B). Si bien estos organismos suelen ser sensibles de manera uniforme a todas las clases de antibióticos, se aislaron cepas resistentes a β-lactámicos por la producción de β-lactamasas.[253] Estas últimas cepas contienen plásmidos que transportan los genes estructurales de β-lactamasas.

Gardnerella vaginalis

Taxonomía y morfología celular

Gardnerella vaginalis se describió por primera vez en 1953 y se ha conocido con varios nombres, como *Haemophilus vaginalis* y *Corynebacterium vaginale*. En 1980, Greenwood, Pickett y otros investigadores incluyeron formalmente a este microorganismo en el nuevo género *Gardnerella* con base en datos de microscopia electrónica, bioquímicos y quimiotaxonómicos,

TABLA 14-14 Características fenotípicas para la identificación de especies de *Rothia*

Característica	Rothia aeria	Rothia dentocariosa	Corynebacterium aurimucosum	Rothia mucilaginosa
CAT	V	V+	+	V
HEM SBA	−	−	−	−
RED NO$_3$	+	+	−	+
PIZ	+	+	+	+
FAL	−	V	+	−
ESC	+	+	V	+
URE	−	−	V−	−
MOT	−	−	−	−
HIDR GEL	−	V	V−	+
ADNasa	ND	ND	ND	+
LAP	ND	+	+	ND
PIR	ND	+	−	ND
α-GAL	ND			ND
β-GAL	−	−	−	−
α-GLU	+	+		+
β-GLU	+	+	−	+
β-GUR	−	−	−	−
NAGA	−	−	−	−
Ácido a partir de:	Ferm.	Ferm.	Ferm.	Ferm.
GLU	+	+	+	+
MAL	+	+	+	+
SAC	+	+	+	+
MNTL	−	−	V	−
XIL	−	−	−	−
LAC	−	V	−	−
RIB	−	−	−	−
GLUG	−	−	−	−
ARAB	ND	V	−	−
RAF	ND	−	ND	−
Hidrólisis de:				
CAS	ND	−	ND	+
XAN	ND	ND	ND	ND
TIR	ND	ND	ND	ND
ALM	ND	−	−	+
Biocódigos frecuentes de API Coryne	7050125	7050165, 7050125, 7052165, 7052125	ND	ND

+, reacción positiva, − reacción negativa; V, reacción variable; +^{d}, reacción positiva débil o lenta; V+, reacción variable, la mayoría de las cepas son positivas; V−, reacción variable, la mayoría de las cepas son negativas; V+d, reacción variable, la mayoría de las cepas son débilmente positivas; ND, no hay datos disponibles; LIP, necesidad de lípidos; HEM SBA, hemólisis en agar sangre de carnero; RED NO$_3$, reducción de nitrato; PIZ, pirazinamidasa; FAL, fosfatasa alcalina; ESC, hidrólisis de esculina; URE, ureasa; GEL, gelatina; HIDR HIP, hidrólisis de hipurato; MOT, motilidad; HIDR GEL, hidrólisis de gelatina; LAP, leucina aminopeptidasa; PIR, pirrolidonil arilamidasa; α-GAL, α-galactosidasa; β-GAL, β-galactosidasa; α-GLU, α-glucosidasa; β-GLU, β-glucosidasa; β-GUR, β-glucuronidasa; NAGA, *N*-acetil-β-D-glucosaminidasa; GLU, glucosa; MAL, maltosa; SAC, sacarosa, LAC; lactosa; MNTL, manitol; XIL, xilosa; RAF, rafinosa, RIB, ribosa; GLUG, glucógeno; CAS, caseína; XAN, xantina; TIR, tirosina; ALM, almidón; ARAB, arabinosa.

así como estudios de hibridación de ADN.[435] Algunos estudios ultraestructurales de *G. vaginalis* indican que este microorganismo tiene una pared celular de tipo grampositiva, pero la capa de peptidoglicano es mucho más delgada que la de las paredes celulares de especies de *Corynebacterium*, *Lactobacillus* o *Staphylococcus*. El contenido de peptidoglicano de la pared celular de *G. vaginalis* constituye alrededor del 20% del peso total de ésta, similar al de las enterobacterias, como *Escherichia coli*, en la cual constituye aproximadamente el 23%. Por lo tanto, pueden aparecer diferentes cepas de *G. vaginalis* principalmente grampositivas, gramnegativas o gramvariables. Los extractos de la pared celular de *G. vaginalis* no contienen compuestos normalmente presentes en los lipopolisacáridos gramnegativos (p. ej., *meso*-DAP, ácido 2-ceto-3-desoxi-D-mano-2-octonoico y ácidos grasos hidroxi). La ausencia de *meso*-DAP, arabinogalactanos y ácidos micólicos confirma que la pared celular de *G. vaginalis* es distinta a la del tipo grampositivo encontrado en especies de *Corynebacterium*.

Algunos estudios moleculares de *G. vaginalis* demostraron que este microorganismo está directamente relacionado con las bifidobacterias. Miyake y cols.[763] utilizaron el análisis de secuencia del gen ARNr 16S para examinar el tipo de cepas de 21 especies de *Bifidobacterium* y demostraron que *G. vaginalis* se agrupó con 19 de las 21. Otro estudio empleó un análisis fenotípico, quimiotaxonómico (p. ej., análisis de ácidos grasos y proteínas de toda la célula) y de secuencia de ARNr 16S para caracterizar a *G. vaginalis* y cepas similares.[1146] Los métodos quimiotaxonómicos derivaron en el reconocimiento de dos "grupos" que demostraron representar diferentes géneros mediante secuenciación, los cuales podrían distinguirse con métodos fenotípicos. Las cepas del grupo I representaron a *G. vaginalis*, cuyo pariente más cercano es miembro del género *Bifidobacterium*. Las cepas de *G. vaginalis* demostraron un nivel de similitud del 93.1% con *Bifidobacterium bifidum*.[1146] Estos investigadores estimaron que el contenido de G+C de las especies de *G. vaginalis* y *Bifidobacterium* eran tan diferentes que la primera no podía considerarse un miembro de *Bifidobacterium*. Un análisis de secuencias del gen de la proteína de choque térmico también indicó una relación filogénica entre *G. vaginalis* y las bifidobacterias, pero esta relación fue más lejana de lo indicado con el análisis de ARNr 16S y confirmó la condición de género de *Gardnerella*.[547] Un análisis de restricción del ADN ribosómico amplificado demostró que las cepas de *G. vaginalis* son bastante heterogéneas y pueden dividirse en por lo menos tres o cuatro genotipos dependiendo de las enzimas de restricción utilizadas.[537] En el cultivo, puede ser difícil diferenciar algunas cepas de *G. vaginalis* de microorganismos "parecidos", conocidos como bacterias "corineformes, no clasificadas y negativas para catalasa" (UCNC, *unclassified, catalase-negative coryneform*). *G. vaginalis* es el único miembro del género *Gardnerella*, clasificado en el filo *Actinobacteria*, clase *Actinobacteria*, orden *Bifidobacteriales*, en la familia *Bifidobacteriaceae*.

Importancia clínica de Gardnerella vaginalis

G. vaginalis es miembro de la microbiota vaginal normal. Anteriormente, este microorganismo estaba directamente relacionado con el síndrome clínico de **vaginosis bacteriana**. Este padecimiento se denomina así porque no se debe a ningún microorganismo en particular y no se observan células inflamatorias (en infecciones vaginales por *Candida* y *Trichomonas*) en frotis teñidos con Gram de la secreción vaginal. La vaginosis bacteriana se caracteriza clínicamente por una secreción vaginal maloliente asociada con un crecimiento excesivo de *G. vaginalis* y diversos anaerobios estrictos, como *Prevotella bivia*, *Prevotella disiens*, especies de micoplasmas, *Peptostreptococcus* y especies de *Mobiluncus*, con la consiguiente disminución en los lactobacilos normales de la vagina.[292] Varios estudios de casos y controles y de cohorte han determinado que la vaginosis bacteriana tiene un impacto significativo en desenlaces adversos del embarazo y es un factor de riesgo de parto prematuro,[840] así como de infecciones obstétricas y enfermedad inflamatoria pélvica. Cuando se describió originalmente esta enfermedad, se pensó que *G. vaginalis* era el agente etiológico.[398] Estudios posteriores determinaron que otros microorganismos estaban involucrados y que, aunque *G. vaginalis* estuvo invariablemente presente en la vagina de mujeres con vaginosis bacteriana, también lo estuvo en más del 50% de las mujeres sin la enfermedad.[753] Utilizando medios semiselectivos, *G. vaginalis* puede encontrarse en el 14-70% de las mujeres sanas sin vaginosis bacteriana.[1113] Sin embargo, la presencia de gran cantidad de *G. vaginalis* en la vagina indicaría vaginosis bacteriana. Mediante una sonda radiomarcada de oligonucleótidos específica para ARNr 16S de *G. vaginalis*, Sheiney y cols.[1006] en Seattle demostraron que la presencia de estas bacterias en concentraciones de 2×10^7 UFC/mL o mayores de líquido vaginal, junto con un pH vaginal mayor de 4.5, tuvo una sensibilidad y especificidad del 95 y 99%, respectivamente, en la clasificación de mujeres con y sin vaginosis bacteriana en comparación con los criterios de diagnóstico estrictamente clínicos. *G. vaginalis* también puede encontrarse en la uretra masculina. Con métodos moleculares, Schwebke y cols.[994] encontraron una prevalencia general de *G. vaginalis* del 25% en los hombres y no encontraron ninguna diferencia en las tasas de prevalencia entre las parejas sexuales masculinas de mujeres con o sin vaginosis bacteriana.

El diagnóstico de vaginosis bacteriana se realiza con criterios clínicos, junto con una preparación en fresco o tinción de Gram de la secreción vaginal (*véase* a continuación "Diagnóstico de vaginosis bacteriana y características del cultivo de *G. vaginalis*"). No es recomendable el cultivo rutinario de muestras vaginales de *G. vaginalis* para el diagnóstico de vaginosis bacteriana, ya que no proporciona datos decisivos de la infección debido a la presencia de *G. vaginalis* como parte de la microbiota vaginal residente. Esta bacteria se aisló de muestras rectales del 56% de 148 mujeres con vaginosis bacteriana, 12% de 69 mujeres sanas, 9% de 83 parejas sexuales masculinas de mujeres con vaginosis bacteriana y 6% de 49 parejas sexuales masculinas de mujeres sanas.[513] Estos últimos datos indican que *G. vaginalis* no se transmite por vía sexual, pero probablemente coloniza la vagina por vía endógena desde el tubo digestivo. Villegas y cols.[1160] realizaron un estudio ultraestructural de las secreciones vaginales de 10 mujeres con vaginosis bacteriana y muestras de semen de sus parejas sexuales asintomáticas con microscopia electrónica y óptica. *G. vaginalis* se aisló de muestras de semen del 50% de los hombres. La microscopia electrónica demostró que los microorganismos se adhirieron a las membranas celulares y penetraron el citoplasma de células vaginales y epiteliales de uretra masculina. La colonización asintomática del aparato genital inferior masculino por *G. vaginalis* puede tener cierta importancia en relación con la participación de la pareja masculina en la "recolonización" ("reinfección") de la vagina.

G. vaginalis también se aisló de infecciones del aparato genitourinario femenino asociadas con complicaciones del embarazo y de bebés cuyas madres tuvieron tales complicaciones, especialmente durante y después del parto, las cuales pueden incluir infecciones intrauterinas e intraamnióticas, corioamnionitis, enfermedad inflamatoria pélvica después del aborto, así como endometritis puerperal por cesárea.[500,655] Los tejidos obtenidos con cirugía de estas infecciones han producido *G. vaginalis* en cultivo puro o mixto con otros microorganismos facultativos o aerobios estrictos. En este ámbito clínico, también puede ocurrir bacteriemia después del parto y aborto por *G. vaginalis* y otros microorganismos del aparato genital.[123,906] La bacteriemia con microflora del aparato genital ocurre cuando los microorganismos tienen acceso a canales venosos del lecho placentario, que se altera antes y durante el parto normal o cesárea. Pueden ocurrir infecciones neonatales sistémicas y localizadas por *G. vaginalis* en aquellos con tales complicaciones y pueden incluir amnionitis, herida infectada por episiotomía, bacteriemia, meningitis, celulitis, conjuntivitis y osteomielitis (a menudo con monitores del cuero cabelludo fetal).[30,90,802] Los cultivos bucofaríngeos, aspirados gástricos y muestras de aspiración traqueal de recién nacidos también produjeron *G. vaginalis*, presuntamente adquirido durante su ingreso a través del canal de nacimiento muy colonizado. *G. vaginalis* se aisló de abscesos de la glándula de Bartholin, heridas infectadas por cesárea y posquirúrgicas, cirugías abdominales, histerectomías y episiotomías.[203,619]

G. vaginalis también fue una causa de infecciones poco frecuentes en hombres y, de vez en cuando, otras infecciones generalmente no asociadas con el aparato genitourinario. Se notificó un caso de bacteriemia por *G. vaginalis* en hombres después de una prostatectomía transuretral y procedimientos quirúrgicos urogenitales, y también estuvo asociada con cálculos renales y retención urinaria secundaria a obstrucción.[74,267,625] Las infecciones extragenitales por *G. vaginalis* han consistido en un absceso hepático piógeno posterior a una cesárea en una mujer de 23 años, bacteriemia con absceso pulmonar o empiema en un hombre alcohólico con neumonía por aspiración, infecciones del disco vertebral y espacio articular, así como artritis séptica de cadera en una mujer con trasplante renal.[316,431,503,660,1030] Yoon y cols.[1232] informaron de un caso de bacteriemia por *G. vaginalis* complicada por endocarditis y pielonefritis en un hombre previamente sano de 39 años, mientras que Calvert y cols.[152] informaron de un empiema y absceso perirrenal en un hombre de 50 años.

G. vaginalis también puede estar relacionada con infecciones urinarias tanto en hombres como en mujeres.[559,785] Dado su ecosistema como parte de la microbiota vaginal normal, no es de extrañar que *G. vaginalis* se haya aislado de muestras urinarias con más frecuencia en mujeres que en hombres. *G. vaginalis* se aisló tanto de las vías urinarias superiores (uréteres, pelvis renal y cáliz) como las inferiores (vejiga) de pacientes sintomáticos y asintomáticos. En un estudio acerca de un tratamiento realizado en México de 45 mujeres con infección urinaria por *G. vaginalis*, casi siempre presentaron síntomas de disuria y polaquiuria, lumbalgia, malestar suprapúbico y dolor abdominal.[854] Las tasas de aislamiento de muestras de orina son mayores entre mujeres embarazadas que en no embarazadas, y muchas de estas pacientes son asintomáticas. Al parecer, la piuria casi no se asocia con infección urinaria por *G. vaginalis* y puede estar ausente incluso

en caso de enfermedades graves en las vías urinarias superiores. En un estudio del papel de *G. vaginalis* en infecciones urinarias en hombres, las dos terceras partes de 15 hombres con una cantidad significativa de *G. vaginalis* en la orina tuvieron signos y síntomas atribuibles a las vías urinarias (tenesmo vesical, polaquiuria y hematuria).[1039] La mayoría de estos pacientes también tenían enfermedades subyacentes, como diabetes, hipertensión, lesiones de la médula espinal, infecciones urinarias previas y enfermedad cardiovascular. Tal como en estudios previos de *G. vaginalis* y las vías urinarias, sólo 7 de los 15 hombres evaluados presentaron piuria. Es difícil evaluar grandes cantidades ($>10^4$ UFC/mL) de *G. vaginalis* en muestras urinarias de hombres, porque pueden observarse en cultivos de hombres asintomáticos y con enfermedades renales subyacentes, como obstrucción uretral, prostatitis crónica y nefropatía terminal.[559] En raras ocasiones, *G. vaginalis* puede causar infección urinaria complicada ascendente en hombres sanos, aunque dichos casos son más probables en hospederos inmunodeprimidos, como los receptores de trasplante renal.[344] El consenso es que *G. vaginalis* puede desempeñar un papel importante en las infecciones urinarias complicadas y no complicadas tanto en hombres como en mujeres y, si está presente en cantidades importantes, los microorganismos deben identificarse y notificarse.

Diagnóstico de vaginosis bacteriana y características del cultivo de Gardnerella vaginalis

Por lo general, la vaginosis bacteriana implica secreción vaginal maloliente; también puede haber irritación mínima, especialmente después del contacto sexual. La exposición al pH alcalino de secreciones vaginales después del contacto sexual y durante la menstruación es responsable de la volatilización de aminas que contribuyen al olor a "pescado" típico de las pacientes. También es la base para la prueba de Whiff, donde se mezcla KOH con la secreción para reproducir el olor a pescado. La secreción vaginal por vaginosis bacteriana casi siempre es homogénea y blanca grisácea, y puede ser espumosa. Además de los síntomas y la presentación clínica, el pH vaginal suele ser mayor de 4.6, cuya especificidad de diagnóstico es aún mayor cuando es de 5 o mayor. Bajo microscopio, las preparaciones frescas normalmente muestran células epiteliales vaginales, ya sea de forma moderada o una gran cantidad, con muchas bacterias adherentes de diferentes morfologías (la célula "clave"); en muchos casos, el número puro de microorganismos adherentes puede ocultar completamente los bordes de las células epiteliales (láms. 14-8B y C). Muchos laboratorios utilizan los criterios de la tinción de Gram publicados por Nugent y cols. para evaluar las cantidades relativas de lactobacilos, así como morfotipos de *Gardnerella* y *Mobiluncus*, para llegar a un resultado que se correlacione con la ausencia, posible presencia o diagnóstico de vaginosis bacteriana. En estos frotis, las células epiteliales vaginales "clave" estarán cubiertas con los morfotipos bacterianos descritos anteriormente, con la ventaja de distinguir sus reacciones en tinciones de Gram y morfologías, así como de disponer de un registro permanente con fines de revisión y formación o enseñanza.

Dado que la vaginosis bacteriana se conoce por tener una etiología polimicrobiana y *G. vaginalis* también puede aislarse de cultivos vaginales de más del 50% de las mujeres asintomáticas, no es recomendable un cultivo de muestras vaginales para *G. vaginalis*. El uso habitual de medios semiselectivos, como agar Tween de sangre humana (HBT, de *human blood Tween*) y agares V de cultivo de muestras vaginales, representa un gasto innecesario que aporta poca información útil, dado que el diagnóstico de laboratorio de vaginosis bacteriana depende de un meticuloso análisis e interpretación de preparaciones frescas obtenidas adecuadamente o frotis de la secreción vaginal teñidos con Gram.[499,810] *G. vaginalis* puede aislarse en medio de agar CNA normal después de una incubación prolongada, y normalmente bastará con la presunta identificación en estas circunstancias.

G. vaginalis puede aislarse de muestras clínicas con medios habituales de agar SBA, CNA y chocolate (lám. 14-8D). Los medios semiselectivos incluyen agar HBT o agar V.[1113] El primero tiene una capa inferior de base de agar Columbia con colistina y ácido nalidíxico complementada con peptona proteosa del No. 3 (BD Microbiology Systems, Sparks, MD), anfotericina B (2.0 µg/mL) y Tween 80® al 0.0075%, cubierto con una capa similar a la cual se añade sangre humana al 5%. El Tween 80 aumenta el crecimiento y mejora la β-hemólisis producida por *G. vaginalis*. El agar V contiene base Columbia con proteosa peptona al 1% y sangre humana al 5%. En agar HBT, *G. vaginalis* forma pequeñas zonas claras de colonias β-hemolíticas alrededor de colonias con bordes difusos tras 48 h de incubación (lám. 14-8E). En el caso de los "medios habituales", *G. vaginalis* crece mejor en medios a base de agar Columbia (CNA) que en agar sangre hecho a base de tripticasa de soya. En el CNA, *G. vaginalis* muestra una hemólisis sutil "difusa" alrededor de las colonias observada inicialmente en áreas de crecimiento confluente o después de un período de incubación de 72 h o mayor. El crecimiento es mejor a 35-37°C en una atmósfera de CO_2 al 5-7%. La mayoría de los aislamientos se obtienen después de 48-72 h de incubación. *G. vaginalis* también crecerá en la mayoría de los medios de hemocultivo; sin embargo, el aditivo anticoagulante polianetol sulfonato de sodio (SPS) inhibe algunas cepas de *G. vaginalis* y puede afectar el aislamiento de este microorganismo de hemocultivos.[907] Tal como con la neisseria patógena, esta inhibición del crecimiento con SPS puede contrarrestarse mediante la adición de gelatina (v/v al 1%) a frascos de hemocultivo.

La presunta *G. vaginalis* de zonas corporales sistémicas (p. ej., sangre y líquido sinovial) debe confirmarse con pruebas adicionales. La presunta identificación de *G. vaginalis* incluye morfología celular típica en frotis teñidos con Gram (pequeños cocobacilos grampositivos, gramnegativos o gramvariables), crecimiento característico en agar CNA con β-hemólisis débil "difusa" y pruebas negativas para oxidasa y catalasa. La identificación definitiva de *G. vaginalis* puede hacerse con base en las reacciones que se muestran en la tabla 14-15. Otras características que confirman la identificación de *G. vaginalis* y ayudan a separarla de los demás microorganismos UCNC incluyen la presencia de α-glucosidasa, ausencia de β-glucosidasa y reacciones positivas para hidrólisis de hipurato y almidón. Se realizan pruebas de utilización de hidratos de carbono en un medio de proteosa peptona No. 3, indicador de rojo de fenol, así como hidratos de carbono esterilizados con filtro al 1%. Se produce ácido a partir de glucosa, maltosa, sacarosa y almidón, pero no de manitol, sorbitol, rafinosa, ramnosa o salicina (lám. 14-8F). El microorganismo hidroliza hipurato, pero no posee descarboxilasas ornitina o lisina o arginina dihidrolasa, no reduce nitrato y no produce indol, ureasa o acetoína. Las cepas de *G. vaginalis* mostrarán zonas de inhibición alrededor de discos que contienen metronidazol (50 µg) y trimetoprima (5 µg). *G. vaginalis* se incluye en la base de datos del sistema API Coryne (bioMérieux, Inc., Hazelwood, MO) para la identificación de bacilos grampositivos y en las bases de datos del panel de identificación de *Haemophilus-Neisseria* (HNID) (Siemens-American MicroScan, West Sacramento, CA), API Coryne (bioMérieux, Inc.), RapID CB-Plus® (Remel) y tarjeta de identificación Vitek 2 de *Neisseria-Haemophilus* (NH)® (bioMérieux, Inc.) para la identificación de bacilos gramnegativos con requisitos de cultivo especiales.

También se utilizó una sonda directa de ácido nucleico y tecnología de amplificación para detectar e identificar *G. vaginalis* en muestras clínicas, pero, dada la alta prevalencia de *G. vaginalis* en muestras vaginales, las pruebas moleculares específicas únicamente para este microorganismo no son muy útiles en la mayoría de los casos. La prueba de identificación de microorganismos Affirm VP III® (Becton-Dickinson, Sparks, MD) es un sistema comercialmente disponible y semiautomatizado que utiliza sondas de hibridación de oligonucleótidos sintéticos para la detección simultánea de especies de *G. vaginalis*, *Trichomonas vaginalis* y *Candida* de un solo frotis vaginal. Esta prueba dura unos 5 minutos y los resultados están disponibles en menos de 1 h, y se realiza en el instrumento BD MicroProbe Processor®. El primer producto, Affirm VP®, detectó sólo *G. vaginalis* y *Trichomonas vaginalis*, pero la prueba más reciente también detectó *Candida albicans*. Briselden y Hillier evaluaron la primera prueba y encontraron que la prueba Affirm VP para *G. vaginalis* fue positiva para el 97% de las mujeres que tenían vaginosis bacteriana con base en criterios clínicos, y tuvo una especificidad del 71%.[139] Dado que la sonda fue más sensible que el cultivo en medio HBT, podría lograrse mayor especificidad mediante la evaluación de los resultados de la prueba de Affirm VP junto con otros criterios de diagnóstico (es decir, pH vaginal y presencia de olor a aminas con KOH ["prueba de Whiff"]) para vaginosis bacteriana. Witt y cols.[1200] determinaron que

TABLA 14-15 Características bioquímicas para la identificación de *Gardnerella vaginalis*

Característica	Reacción
Hemólisis en agar sangre humana con bicapa Tween (HBT)	β
Oxidasa	−
Catalasa	−
Hidrólisis de hipurato	+
Producción de ácido a partir de:	
Glucosa	+
Maltosa	+
Sacarosa	+
Manitol	−
Almidón	+
Zona de inhibición de crecimiento con:	
Metronidazol (disco de 50 µg)	+
Trimetoprima	+
Sulfonamida	+

+, reacción positiva; −, reacción negativa.

Affirm VP III tuvo una especificidad superior al 97% cuando se comparó con frotis teñidos con Gram. La sensibilidad de la prueba varió del 73.2 al 89.5% en función del puntaje obtenido con estos frotis mediante criterios establecidos.[810] En evaluaciones más recientes, se analizó la prueba de identificación de microorganismos actualmente disponible Affirm VP III. Brown y cols.[141] compararon Affirm VP III con preparaciones frescas para el diagnóstico de VB en 425 mujeres y encontraron que 190 (45%) fueron positivas para *G. vaginalis* con Affirm VP III, mientras que sólo 58 (14%) fueron positivas con la detección de preparaciones frescas de células clave. Las mujeres sintomáticas fueron más propensas a ser positivas sólo con Affirm VP III o con Affirm VP III y preparaciones frescas que sólo con éstas, y las mujeres asintomáticas fueron más propensas a ser negativas tanto para Affirm VP III como para preparaciones frescas. En el año 2008, Pappas y cols.[839] evaluaron la prueba Affirm VP III para la detección de vaginosis bacteriana en 291 pacientes consecutivas (193 eran sintomáticas y 98, asintomáticas). *G. vaginalis* se detectó en 108 de 193 pacientes sintomáticas y en 40 de 98 pacientes asintomáticas al compararse con los criterios de diagnóstico clínico de Amsel y cols.[32] (secreción vaginal, prurito e irritación, así como secreción vaginal maloliente). La sensibilidad de la prueba Affirm VP III comparada con el diagnóstico clínico fue del 97.2% en la muestra completa de mujeres; la prueba tuvo una sensibilidad del 96.4% para la detección de vaginosis bacteriana en mujeres sintomáticas y del 100% en mujeres asintomáticas. Las especificidades de la prueba fueron del 71.4, 72.2 y 64.4% en todas las mujeres evaluadas, así como las sintomáticas y las asintomáticas, respectivamente.[839]

Sensibilidad a antibióticos de Gardnerella vaginalis

En general, las cepas de *G. vaginalis* son sensibles a penicilina, ampicilina, eritromicina, clindamicina, trimetoprima y vancomicina.[591] Ciprofloxacino e imipenem muestran actividad variable frente a *G. vaginalis*. Algunas cepas pueden ser resistentes a tetraciclina y minociclina, mientras que en la mayoría de las cepas se observa gran resistencia a amikacina, aztreonam y sulfametoxazol. Algunos aislamientos clínicos pueden ser pansensibles a daptomicina y linezolid, entre otros.[625] Debido a la resistencia a sulfametoxazol, no se observa actividad sinérgica frente a *G. vaginalis* con cotrimoxazol (sulfametoxazol y trimetoprima en una proporción de 19:1).

Especies de *Lactobacillus*

Taxonomía y epidemiología

Los lactobacilos son bacilos grampositivos que forman parte de la microbiota normal de la vagina, el tubo digestivo y la bucofaringe. Se encuentran ampliamente distribuidos en la naturaleza (agua, alcantarillado, productos lácteos y ensilaje), en la flora normal de muchas otras especies de animales, así como en diversos alimentos (p. ej., productos lácteos, cereales, carnes, pescados y chucrut), en gran parte debido a sus amplias capacidades de fermentación. Actualmente, algunas especies de *Lactobacillus* suelen añadirse a alimentos como probióticos, supuestamente por sus efectos beneficiosos para la salud. Las células individuales de estas especies son largas y delgadas, aunque pueden observarse bacilos o "cocobacilos" más pequeños y "corineformes" (láms. 14-8A y 14-7G). Algunas especies pueden formar cadenas largas y la mayoría son inmóviles; muy pocas son móviles y con flagelos peritricos. La mayoría de las especies son facultativas, aunque algunas crecen mejor en condiciones anaerobias o microaerófilas, especialmente en aislamiento primario. Los lactobacilos se llaman así porque el producto principal final de la fermentación de glucosa es el ácido láctico; algunas especies también pueden producir los ácidos acético, fórmico y succínico, junto con CO_2. Los lactobacilos son negativos de manera uniforme para catalasa y negativos para oxidasa, no reducen nitrato, no producen indol o H_2S, no licúan gelatina y tampoco forman esporas. Las paredes celulares de las especies de *Lactobacillus* contienen una capa gruesa de peptidoglicano y ácidos teicoicos fijados a la membrana. La lisina, *meso*-DAP y ornitina son los ácidos diamino que componen los enlaces de peptidoglicano. Las menaquinonas de transporte de electrones están ausentes. Los lactobacilos se clasifican en el filo *Firmicutes* en la clase *Bacilli* del orden propuesto *Lactobacillales*. En este orden, se incluyen los géneros *Lactobacillus* y *Pediococcus* en la familia *Lactobacillaceae*.

Importancia clínica de especies de Lactobacillus

Aunque tienen una baja virulencia por naturaleza, los lactobacilos causan infecciones oportunistas en hospederos inmunodeprimidos. Las presentaciones clínicas más frecuentes incluyen bacteriemia y endocarditis. La bacteriemia por *Lactobacillus* ocurre principalmente en pacientes con alteraciones subyacentes, como terapia inmunodepresora, cáncer con quimioterapia, trasplante de médula ósea y vísceras sólidas (especialmente el hígado), diabetes, nefropatía e intervenciones quirúrgicas previas.[46,155,425] *L. rhamnosus* es la especie aislada con mayor frecuencia que causa bacteriemia; otras especies han incluido *L. gasseri, L. acidophilus, L. casei, L. paracasei, L. delbrueckii, L. fermentum, L. minitus, L. plantarum, L. zeae* y *L. reuteri*.[155,425,649] Los portales de entrada para los episodios sépticos con lactobacilos reflejan el hábitat normal de estos microorganismos dentro de la bucofaringe, el aparato genitourinario y el tubo digestivo. Los factores de riesgo para el desarrollo de bacteriemia por *Lactobacillus* incluyen neutropenia persistente, uso de antibióticos de amplio espectro, alotrasplante con terapia inmunodepresora, quimioterapia para el cáncer, así como instrumentos y procedimientos invasivos de tipo gastrointestinal, ginecológico o de vías respiratorias.[155,237,356] La bacteriemia por *Lactobacillus* también se asoció con infección por VIH y sida.[1,943] En pacientes muy inmunodeprimidos, puede producirse bacteriemia por cepas de *Lactobacillus* resistentes a vancomicina durante o poco después de la administración de este fármaco (y otros antibióticos de amplio espectro). En un informe de caso del 2010 se describió bacteriemia por *L. casei* en una mujer de 75 años con prótesis en la aorta torácica y el abdomen por disección aórtica 8 años antes.[956] Durante la bacteriemia continua, la paciente desarrolló otra disección aórtica pese a la ausencia de vegetaciones protésicas. Los autores sugirieron que *L. casei* pudo haber infectado directamente las lesiones de la aorta que desencadenaron la disección. La bacteriemia por *Lactobacillus* también se asocia con infecciones ginecológicas; las mujeres con lactobacilemia suelen tener patologías genitales subyacentes (p. ej., endometritis), se han sometido a procedimientos obstétricos o ginecológicos invasivos (p. ej., dilatación y legrado o drenaje de absceso pélvico) o tienen neoplasias en el aparato genitourinario (p. ej., cáncer de ovario con invasión del intestino grueso y coriocarcinoma).[36,236,1065] En estos casos, la fuente del microorganismo suele ser la propia microbiota vaginal. Los lactobacilos no son parte de la flora cutánea residente y no se han relacionado con infecciones por catéter intravenoso.

Pese al uso creciente y generalizado de lactobacilos en diversos alimentos como probióticos (*L. acidophilus* y *L. rhamnosus* GG), la incidencia de infecciones por *Lactobacillus* o la proporción de infecciones por *Lactobacillus* bacteriémico no ha aumentado.[972,973] Sin embargo, en varios informes, el consumo de lactobacilos probióticos en pacientes con diversas afecciones subyacentes se relacionó temporalmente con el desarrollo de lactobacilemia. En algunos casos de bacteriemia por *Lactobacillus*, el gran consumo de productos lácteos se postula como un "posible factor de riesgo".[155,612,956,1111] LeDoux y cols.,[649] en Nueva York, describieron un caso de bacteriemia persistente por *L. acidophilus* en un hombre de 38 años con sida y enfermedad de Hodgkin en etapa IV. Además del tratamiento antirretroviral, el paciente recibió probióticos acidófilos tres veces al día durante las tres semanas anteriores. En otro caso, una mujer de 24 años con válvula protésica aórtica desarrolló sepsis por *L. rhamnosus* derivada de la administración perioperatoria de un probiótico que contiene tres cepas de *L. rhamnosus*,[612] una de las cuales era idéntica a la cepa de *L. rhamnosus* aislada de los hemocultivos con PFGE. Los autores sugirieron que los microorganismos pueden haberse trasladado directamente a través de la barrera intestinal y evitado su atrapamiento en ganglios linfáticos mesentéricos, debido a isquemia mesentérica por insuficiencia cardíaca. En la actualidad, tres lactobacilos que contienen probióticos han recibido el estado "GRAS" ("generalmente reconocidos como seguros", de *generally recognized as safe*) de la FDA, a pesar de la ausencia de datos de la eficacia clínica. Estos son la cepa de *Lactobacillus reuteri* DSM 17938, *Lactobacillus casei* subespecie *rhamnosus* GG (conocida como *L. rhamnosus* GG) y el complejo *Lactobacillus acidophilus/Lactobacillus lactis/Pediococcus acidilactici*. Se han planteado inquietudes acerca de la administración de tales probióticos en ciertas poblaciones, como hospederos inmunodeprimidos, jóvenes, ancianos, pacientes con varias comorbilidades, pacientes con catéteres intravenosos o prótesis y pacientes con defectos valvulares o síndrome de intestino corto.[1042]

Las especies de *Lactobacillus* son causas poco frecuentes de endocarditis, principalmente en pacientes con cardiopatías congénitas (p. ej., defectos en comunicación interventricular o válvula aórtica bicúspide), defectos adquiridos en la válvula biológica (p. ej., endocarditis previa o cardiopatía reumática), injertos vasculares y válvulas protésicas.[155,394,532,885,1218] Una bacteriemia transitoria derivada de abscesos localizados (p. ej., periapicales en dientes), manipulaciones dentales (extracciones y conductos radiculares), cirugía o instrumentos ginecológicos, perionfalitis del recién nacido y endoscopia digestiva puede sembrar las válvulas anómalas e iniciar lesiones endocárdicas.[1065] En aquellos con enfermedad de la válvula biológica, pueden observarse grandes vegetaciones con lactobacilos mediante ecocardiogramas de las válvulas aórtica, mitral, tricúspide y pulmonar.[885] Estas vegetaciones cardíacas tienen una notoria tendencia a causar embolia en el cerebro y otros órganos. En la serie de pacientes revisados por Gallemore y cols.,[394] 14 de los 35 desarrollaron émbolos sépticos en el cerebro, 5 de los cuales fallecieron y 9 necesitaron cirugía. Fradiani informó de un caso de endocarditis por *L. jensenii* en una mujer de 47 años previamente sana que se presentó con una masa móvil de 10 mm en la aurícula izquierda

y una gran vegetación en la válvula mitral. La evolución clínica se vio afectada por las complicaciones tromboembólicas y debió cambiarse la válvula mitral.[352] Para pacientes con endocarditis por especies de *Lactobacillus*, una terapia sinérgica con un β-lactámico más un aminoglucósido durante al menos 4-6 semanas parece ser el tratamiento óptimo. Sin embargo, suele ser difícil lograr una cura médica por sí sola sin recidiva ni la necesidad de reemplazar la válvula. En una serie, la cura sólo con antibióticos se logró en un 39% de los pacientes.[439]

Se notificaron infecciones pleuropulmonares por especies de *Lactobacillus* en pacientes inmunodeprimidos por vía sistémica y aquellos con insuficiencia pulmonar (p. ej., EPOC) o enfermedad subyacente localizada. Las infecciones han consistido en neumonía necrosante secundaria a cáncer de esófago, empiema pleural en un paciente con carcinoma escamoso del esófago y absceso pulmonar extrahospitalario.[943] Sriskanden, Lacey y Fisher documentaron neumonía debido a especies de *Lactobacillus* en tres pacientes con neutropenia profunda secundaria, inmunodepresión por infección del VIH y quimioterapia citotóxica por vasculitis y posterior trasplante de médula ósea.[1053] En el 2002, Wood y cols.[1211] notificaron el primer caso de neumonía por ventilación mecánica en un enfermo inmunocompetente grave. Se describió un absceso pulmonar por *L. rhamnosus* en un hombre de 79 años con EPOC y enfisema.[1013] Aunque el paciente estaba siendo tratado con un carbapenémico, el absceso se dilató y rompió en el espacio pleural, y el microorganismo se aisló de la muestra de derrame pleural.

Los lactobacilos se aislaron de diversos otros procesos infecciosos. La meningitis por lactobacilos se describió como una complicación de endocarditis, en la cual se alojaron émbolos sépticos en el cerebro causando infarto embólico del tronco encefálico.[1203] Se presentaron bacteriemia y meningitis recidivantes por *L. rhamnosus* en un niño de 10 años sometido a alotrasplante de hemocitoblastos, así como un caso de meningitis letal por *L. rhamnosus* en una anciana como complicación por cirugía de prolapso de disco cervical e injerto de placa en columna cervical realizada 6 años antes.[942,985] Los lactobacilos también fueron una causa de absceso epidural y osteomielitis vertebral debido a una rotura esofágica espontánea y abscesos del sitio quirúrgico posterior a la extirpación en pacientes con cáncer que reciben radioterapia.[749,1209] Se presentaron abscesos hepáticos y esplénicos por *L. rhamnosus, L. paracasei* y otras especies en pacientes con enfermedades subyacentes (p. ej., cáncer de amígdalas, diabetes de tipo 2 no controlada y pancreatitis) y en individuos clínicamente sanos.[149,191,289,962] Los lactobacilos son causas poco frecuentes de artritis séptica e infecciones de prótesis.[53,192] Además, casi nunca provocan infecciones urinarias complicadas y no complicadas, y se asociaron con urolitiasis y pielonefritis.[195,256] Las presentaciones clínicas poco frecuentes han incluido endoftalmitis después de lesiones visuales penetrantes, condritis después de perforación en las orejas, colecistitis bacteriémica y peritonitis primaria.[278,436,900,1209] Como muchos otros agentes oportunistas, los lactobacilos también se aislaron de infecciones peritoneales en pacientes con DPCA.[604]

Aislamiento e identificación de especies de Lactobacillus

Después de 24 h de crecimiento en SBA, las colonias de especies de *Lactobacillus* suelen ser pequeñas (2-5 mm), convexas y lisas con bordes íntegros; también puede observarse cierto grado de α-hemólisis o "envejecimiento" de los medios (lám. 14-7H). Debido al gran número de especies de *Lactobacillus* descritas, por lo general, no se identifican aislamientos a nivel de especie. Para la identificación a este nivel, los investigadores han utilizado los métodos fenotípicos descritos por Holdeman y Moore en el *Manual de Anaerobios del VPI* con referencias cruzadas a descripciones de especies en el *Manual de Bacteriología Sistemática de Bergey*. En muchas publicaciones, se ha utilizado API CH, un panel de asimilación de hidratos de carbono, para ayudar en la identificación de lactobacilos. Los patrones de proteínas de lisados totales de células altamente normalizados obtenidos con electroforesis en gel de poliacrilamida con dodecilsulfato sódico (SDS-PAGE) han demostrado ser útiles para identificar especies de *Lactobacillus*.[880] También se desarrollaron métodos de hibridación de oligonucleótidos y de taxonomía molecular (PCR y secuenciación de ARNr 16S) para la identificación a nivel de género y especie de lactobacilos.[58,296]

El reconocimiento y confirmación de lactobacilos en el laboratorio de microbiología clínica pueden obtenerse con algunas pruebas fenotípicas. Algunas especies de *Lactobacillus* son intrínsecamente resistentes a vancomicina, y esta característica suele ser útil en la identificación de estos microorganismos. Los aislamientos resistentes crecerán hasta el borde de una prueba de vancomicina de difusión en disco. Los aislamientos resistentes a este fármaco deben diferenciarse de las especies de *Leuconostoc* y *Pediococcus*, que son resistentes a vancomicina y pueden aparecer como formas cocobacilares a la tinción de Gram. Las especies de *Leuconostoc* producen gas a partir de glucosa en caldo Mann-Rugosa-Sharp (MRS), mientras que la mayoría de las especies de *Lactobacillus* aisladas en el laboratorio clínico no producen gas. Los lactobacilos también son positivos para pirrolidonil arilamidasa, aunque las especies de *Leuconostoc* y *Pediococcus* son negativas. Los lactobacilos también son negativos para LAP, mientras que las especies de *Streptococcus*, *Enterococcus*, *Pediococcus* y *Lactococcus* son positivas. Puede utilizarse una CGL de cultivos en caldo de glucosa para obtener una identificación a nivel de género de los aislamientos, debido a que estos microorganismos forman una gran cantidad de ácido láctico. Las especies de *Lactobacillus* identificadas en relación con infecciones humanas incluyen *L. rhamnosus*, *L. plantarum*, *L. le chmanii*, *L. fermentum*, *L. casei* subespecie *casei*, *L. paracasei*, *L. confusus* y el grupo *L. acidophilus*. Las cepas de *L. rhamnosus*, *L. casei* y *L. plantarum*, en particular, pueden ser intrínsecamente resistentes a vancomicina y teicoplanina (lám. 14-8A).

Prueba de sensibilidad a antibióticos de especies de Lactobacillus

Estudios recientes sobre la sensibilidad a antibióticos de los lactobacilos han demostrado una gran variación.[155,255,1076,1150] Danielsen y cols.,[255] en Dinamarca, determinaron la sensibilidad de 23 aislamientos de hemocultivos significativos pertenecientes a siete especies diferentes. No se observaron diferencias entre los aislamientos con respecto a la sensibilidad a ampicilina (0.125-4 µg/mL), clindamicina (0.032-1 µg/mL), eritromicina (0.032-2 µg/mL) y linezolid (0.5-4 µg/mL). Se observó una resistencia elevada o intrínseca relacionada con especies individuales a vancomicina, ciprofloxacino, cefotaxima y meropenem. La CIM de vancomicina fue menor de 2 µg/mL o mayor de 256 µg/mL. En una revisión retrospectiva de más de 200 casos (como informes de bacteriemia, endocarditis e infecciones localizadas), la mayoría de los lactobacilos fueron sensibles a clindamicina (90.9%) y eritromicina (94.3%), mientras que sólo

el 22.5% de los aislamientos fueron sensibles a vancomicina.[155] En este estudio, la sensibilidad de los aislamientos fue del 54.9% para penicilina, el 63.6% para ampicilina, el 47.8% para cefazolina, el 64.3% para ciprofloxacino y el 70% para gentamicina. Informes de casos individuales también han documentado cepas multirresistentes de *Lactobacillus*. Por ejemplo, un aislamiento de *L. rhamnosus* obtenido del LCR de un paciente con trasplante de hemocitoblastos fue resistente a penicilina, cefotaxima, todos los aminoglucósidos, trimetoprima-sulfametoxazol, todas las fluoroquinolonas, tetraciclina y vancomicina.[942] La resistencia de los lactobacilos a vancomicina y teicoplanina está relacionada con la estructura de su pared celular. Un análisis de las paredes celulares de las cepas resistentes a vancomicina (p. ej., *L. rhamnosus*) revela que los precursores de peptidoglicano de estas especies tienen un depsipéptido terminal "D-alanina-D-lactato", mientras que las especies sensibles a vancomicina (p. ej., el grupo *L. acidophilus*) tienen una estructura terminal "D-alanina-D-alanina".[110,468] Esta única diferencia de aminoácido altera efectivamente el sitio diana para vancomicina, lo cual permite la síntesis de peptidoglicanos en presencia de vancomicina.

Especies de *Weissella*

Las especies de *Weissella* son bacilos grampositivos, negativos para catalasa, que antes eran miembros del género *Lactobacillus* (*L. confusus*) y *Leuconostoc* (*Leuconostoc paramesenteroides*).[229] También se describieron otras dos especies de *Weissella*: *W. hellenica* y *W. thailandensis*, y cuatro especies anteriores de *Lactobacillus* también se traspasaron al género *Weissella* como *W. halotolerans*, *W. kandleri*, *W. minor* y *W. viridescens*.[724,1089] Estas bacterias constituyen un grupo filogénico distinto e independiente de los géneros *Lactobacillus*, *Leuconostoc* y *Streptococcus*. La pared celular de estos microorganismos contiene lisina y alanina unidas con un enlace intrapeptídico, mientras que se produce gas a partir de glucosa. Estas propiedades diferencian a las especies de *Weissella* de lactobacilos homofermentadores, que contienen lisina y *meso*-DAP en sus paredes celulares. Dos especies, *W. confusa* (antes *L. confusus*) y *W. cibaria*, se han relacionado con infecciones humanas, y estos microorganismos suelen ser resistentes a vancomicina.[117] *W. confusa* se aisló como una causa de bacteriemia en hospederos inmunodeprimidos, como un paciente con trasplante de hígado y antecedentes de carcinoma hepatocelular, y un paciente con disección y reparación de aorta abdominal y alotrasplante de hemocitoblastos.[473,819,969] Se notificaron casos de dos pacientes con endocarditis de válvula biológica por *W. confusa*. Un caso se detectó como un hallazgo incidental en un hombre de 65 años con angina de pecho e insuficiencia aórtica, mientras que la segunda paciente tuvo un ecocardiograma transtorácico que mostró insuficiencia mitral grave y vegetación nodular en la válvula mitral.[347,1011] En este último caso, la paciente se negó a terapia con antibióticos y más cuidados, lo cual provocó su muerte cuatro días después del alta. Lee y cols. en Taiwán describieron a 10 pacientes con bacteriemia por *W. confusa*. Las enfermedades subyacentes en estos pacientes incluyen linfoma no hodgkiniano, linfoma de linfocitos B, insuficiencia renal crónica, isquemia intestinal, peritonitis maligna, cáncer de esófago, íleo y hemorragia subaracnoidea.[654] *W. confusa* también se aisló de alimentos, muestras clínicas de perros y heces humanas.[117] *W. cibaria* se aisló de alimentos fermentados ("chile bo") en Malasia, caña de azúcar y suero de queso en Alemania, y muestras clínicas de animales (p. ej., aislamientos de otitis en perros) y humanos (heces).[117]

Las especies de *Weissella* son bacilos inmóviles negativos para catalasa y heterofermentadores que producen CO_2 a partir de glucosa, junto con ácido láctico. Tanto *W. confusa* como *W. cibaria* son positivas para arginina dihidrolasa. *W. confusa* fermenta galactosa y xilosa, pero no arabinosa, mientras que *W. cibaria* fermenta arabinosa, pero no galactosa ni xilosa.[117] Las cepas de *W. confusa* se identificaron erróneamente como *Leuconostoc mesenteroides, Leuconostoc lactis, Staphylococcus hominis* y *Streptococcus bovis* II con el sistema de microbiología automatizado Phoenix (Becton-Dickinson), y como *Pediococcus pentosaceus, Leuconostoc pseudomesenteroides, Leuconostoc citreum* y *Leuconostoc lactis* con el sistema Vitek 2 (bioMérieux, Inc.).[654] Algunas cepas de *W. confusa* son sensibles a penicilina, ampicilina, imipenem, eritromicina, clindamicina y ciprofloxacino; a menudo, se observa una gran resistencia a trimetoprima-sulfametoxazol, metronidazol y vancomicina, ya que es muy resistente a ceftazidima (CIM > 256 µg/mL).[654,1073] Ampicilina-sulbactam, amoxicilina-ácido clavulánico, daptomicina, doripenem y tigeciclina son activos contra la mayoría de los aislamientos de *W. confusa*, pero varían en su sensibilidad a linezolid.[654]

REFERENCIAS

1. Abgrall S, Joly V, Derkinderen P, et al. *Lactobacillus casei* infection in an AIDS patient. Eur J Clin Microbiol Infect Dis 1997;16:180–182.
2. Abusin S, Bhimaraj A, Khadra S. *Bacillus cereus* endocarditis in a permanent pacemaker: a case report. Cases J 2008;1:95.
3. Acevedo F, Baudrand R, Letelier LM, et al. Actinomycosis: a great pretender. Case reports of unusual presentations and review of the literature. Int J Infect Dis 2008;12:358–362.
4. Achermann Y, Trampus G, Moro F, et al. *Corynebacterium bovis* shoulder prosthetic joint infection: the first reported case. Diagn Microbiol Infect Dis 2009;64:213–215.
5. Acquara P, Tagliabue, Confalonieri G, et al. Abdominal wall actinomycosis simulating a malignant neoplasm: case report and review of the literature. World J Gastrointest Surg 2010;27:247–250.
6. Adalja AA, Vergis EN. *Actinomyces israelii* endocarditis misidentified as "diphtheroids." Anaerobe 2010;16:472–473.
7. Adames H, Baldovi S, Martin-Cleary C, et al. Peritonitis due to *Microbacterium* sp. in a patient on cycler peritoneal dialysis. Petit Dial Int 2010;30:669–670.
8. Adderson EE, Boudreaux JW, Hayden RT. Infections caused by coryneform bacteria in pediatric oncology patients. Pediatr Infect Dis J 2008;27:136–141.
9. Adderson EE, Croft A, Leonard R, et al. Septic arthritis due to *Arcanobacterium bernardiae* in an immunocompromised patient. Clin Infect Dis 1998;27:211–212.
10. Addidle M, Grimwade K, Tie S, et al. "Pigs might fly" – a case of *Erysipelothrix* endocarditis. N Z Med J 2009;122:78–81.
11. Agaisse H, Gominet M, Okstad OA, et al. PlcR is a pleiotropic regulatory of extracellular virulence factor gene expression in *Bacillus thuringiensis*. Mol Microbiol 1999;32:1043–1053.
12. Agata N, Ohta M, Mori M. Production of an emetic toxin, cereulide, is associated with a specific class of *Bacillus cereus*. Curr Microbiol 1996;33:67–69.
13. Agata N, Ohta M, Mori M, et al. A novel dodecadepsipeptide, cereulide, is an emetic toxin of *Bacillus cereus*. FEMS Microbiol Lett 1995;129:17–20.
14. Aguado JM, Morales JM, Saito E, et al. Encrusted pyelitis and cystitis by *Corynebacterium urealyticum* (CDC group D2): a new and threatening complication following renal transplant. Transplantation 1993;56:617–622.
15. Ahmad NM, Ahmad KM. *Corynebacterium minutissimum* pyelonephritis with associated bacteremia: a case report and review of the literature. J Infect 2005;51:e299–e303.
16. Ahmed K, Kawakami K, Watanabe K, et al. *Corynebacterium pseudodiphtheriticum*: a respiratory tract pathogen. Clin Infect Dis 1995;20:41–46.
17. Ahrne S, Stenstrom I-M, Jensen NE, et al. Classification of *Erysipelothrix* strains on the basis of restriction fragment length polymorphisms. Int J Syst Bacteriol 1995;45:382–385.
18. Ajal M, Turner J, Fagan P, et al. Actinomycosis oto-mastoiditis. J Laryngol Otol 1997;111:1069–1071.
19. Akcakaya AA, Sargin F, Erbil HH, et al. A cluster of acute-onset postoperative endophthalmitis over a 1-month period: investigation of an outbreak caused by an uncommon species. Br J Ophthalmol 2011;95:481–484.
20. Alatoom AA, Cazanave CJ, Cunningham SA, et al. Identification of non-diphtheriae *Corynebacterium* by use of matrix-assisted laser desorption ionization-time of flight mass spectrometry. J Clin Microbiol 2012;50:160–163.
21. Alebouyeh M, Gooran Orimi P, Azimi-rad M, et al. Fatal sepsis by *Bacillus circulans* in an immunocompromised patient. Iran J Microbiol 2011;3:156–158.
22. Alizad A, Ayoub EM, Makki N. Intestinal anthrax in a two-year-old child. Pediatr Infect Dis J 1995;14:394–395.
23. Allerberger F. *Listeria*: growth, phenotypic differentiation and molecular microbiology. FEMS Immunol Med Microbiol 2003;35:183–189.
24. Allerberger F, Wagner M. Listeriosis: a resurgent food-borne infection. Clin Microbiol Infect 2010;16:16–23.
25. Alles S, Peng LX, Mozola MA. Validation of a modification to performance-tested method 010403: Microwell DNA hybridization assay for detection of *Listeria* spp. in selected foods and selected environmental surfaces. J AOAC Int 2009;92:438–448.
26. Alles S, Peng LX, Mozola MA. Validation of a modification to performance tested method 070601: Reveal *Listeria* test for detection of *Listeria* spp. in selected foods and selected environmental samples. J AOAC Int 2009;92:449–458.
27. Alonso-Echanove J, Shah SS, Valenti AJ, et al. Nosocomial outbreak of *Microbacterium* species bacteremia among cancer patients. Infect Dis 2001;184:754–760.
28. Alos JI, Barros C, Gomez-Garces JL. Endocarditis caused by *Arcanobacterium haemolyticum*. Eur J Clin Microbiol Infect Dis 1995;14:1085–1088.
29. Alsuwaidi AR, Wiebe D, Burdz T, et al. *Corynebacterium macginleyi* conjunctivitis in Canada. J Clin Microbiol 2010;48:3788–3790.
30. Amaya RA, Al-Dossary F, Demmler GJ. *Gardnerella vaginalis* bacteremia in a premature neonate. J Perinatol 2002;22:585–587.
31. American Society for Microbiology. Sentinel laboratory guidelines for suspected agents of bioterrorism: clinical laboratory bioterrorism readiness plan. Coordinating editor, James Snyder. http://www.asm.org/?option=com_content&view=article&id=64342&Itemid+639. Revised August 10, 2006.
32. Amsel R, Totten PA, Spiegel CA, et al. Nonspecific vaginitis: diagnostic criteria and microbial and epidemiologic associations. Am J Med 1983;74:14–22.
33. An D, Cai S, Ding X. *Actinomyces ruminicola* sp. nov., isolated from cattle rumen. Int J Syst Evol Microbiol 2006;56:2043–2048.
34. Andersen L, Bank S, Hertz B, et al. *Actinobaculum schaalii*, a cause of urinary tract infections in children? Acta Paediatrica 2012;101:e232–e234.
35. Andersen PK, Soby KM, Bank S, et al. In vitro susceptibility of *Actinobaculum schaalii* to mecillinam. J Antimicrob Chemother 2011. doi:10.1093/jac/dkr270.
36. Andriessen MP, Mulder JG, Sleijfer DT. *Lactobacillus* septicemia, an unusual complication during the treatment of choriocarcinoma. Gynecol Oncol 1991;40:87–89.
37. Ang LMN, Brown H. *Corynebacterium accolens* isolated from breast abscess: possible association with granulomatous mastitis. J Clin Microbiol 2007;45:1666–1668.
38. Anil-Kumar V, Augustine D, Panikar D, et al. *Brevibacterium casei* as a cause of brain abscess in an immunocompetent patient. J Clin Microbiol 2011;49:4374–4376.
39. Antolin J, Gutierrez A, Segoviano R, et al. Endocarditis due to *Listeria*: description of two cases and review of the literature. Eur J Intern Med 2008;19:295–296.
40. Antoniou S, Dimitriadis A, Polydorou F, et al. *Brevibacterium iodinum* peritonitis associated with acute urticaria in a CAPD patient. Perit Dial Int 1997;17:614–615.
41. Antony R, Krishnan KP, Thomas S, et al. Phenotypic and molecular identification of *Cellulosimicrobium cellulans* isolated from Antarctic snow. Antonie van leeuwenhoek 2009;96:627–634.
42. Antwerpen MH, Zimmermann P, Bewley K, et al. Real-time PCR system targeting a chromosomal marker specific for *Bacillus anthracis*. Mol Cell Probes 2008;22:313–315.
43. Aperis G, Moyssakis I. *Corynebacterium minutissimum* endocarditis: a case report and review. J Infect 2007;54:e79–e81.
44. Aravena-Roman M, Sproer C, Straubler B, et al. *Corynebacterium pilbarense* sp. nov., a non-lipophilic corynebacterium isolated from a human ankle aspirate. Int J Syst Evol Microbiol 2010;60(Pt 7)1484–1487.
45. Arnaout MK, Tamburro RT, Bodner SM, et al. *Bacillus cereus* fulminant sepsis and hemolysis in two patients with acute leukemia. J Pediatr Hematol Oncol 1999;21:431–435.
46. Arpi M, Vancanneyt M, Swings J, et al. Six cases of *Lactobacillus* bacteraemia: identification of organisms and antibiotic susceptibility and therapy. Scand J Infect Dis 2003;35:404–408.
47. Artz AL, Szabo S, Zabel LT, et al. Aortic valve endocarditis with paravalvular abscesses caused by *Erysipelothrix rhusiopathiae*. Eur J Clin Microbiol Infect Dis 2001;20:587–588.

48. Ash C, Collins MD. Comparative analysis of 23S ribosomal RNA sequences of *Bacillus anthracis* and emetic *Bacillus cereus* determined by PCR-direct sequencing. FEMS Microbiol Lett 1992;73:75–80.

49. Ash C, Farrow JA, Dorsch M, et al. Comparative analysis of *Bacillus anthracis, Bacillus cereus*, and related species on the basis of reverse transcriptase sequencing of 16S rDNA. Int J Syst Bacteriol 1991;41:343–346.

50. Ash C, Farrow JAE, Wallbanks S, et al. Phylogenetic heterogeneity of the genus *Bacillus* revealed by comparative analysis of small subunit ribosomal RNA sequences. Lett Appl Microbiol 1991;13:202–206.

51. Ash C, Farrow JAE, Wallbanks S, et al. Molecular identification of rRNA group 3 bacilli (Ash, Farrow, Wallbanks, and Collins) using a PCR probe test. Proposal for the creation of a new genus *Paenibacillus*. Antonie von Leeuwenhoek 1993;64:253–260.

52. Attar KH, Waghorn D, Lyons M, et al. Rare species of *Actinomyces* as causative pathogens in breast abscess. Breast J 2007;13:501–505.

53. Atwal N, George A, Squires B, et al. *Lactobacillus* as a rare cause of infected total knee replacement: a case report. J Med Case Rep 2009;3:7441–7442.

54. Austin G, Hill E. Endocarditis due to *Corynebacterium* CDC group G-2. J Infect Dis 1983;147:1106.

55. Auzias A, Bollet C, Ayari R, et al. *Corynebacterium freneyi* bacteremia. J Clin Microbiol 2003;41:2777–2778.

56. Azuma R, Murakami S, Ogawa A, et al. *Arcanobacterium abortisuis* sp. nov., isolated from a placenta of a sow following an abortion. Int J Syst Evol Microbiol 2009;59:1469–1473.

57. Bae J-H, Song R, Lee A, et al. Computed tomography for the pre-operative diagnosis of pelvic actinomycosis. J Obstet Gynecol Res 2011;37:300–304.

58. Baele M, Vaneechoutte M, Verhelst R, et al. Identification of *Lactobacillus* species using tDNA-PCR. J Microbiol Methods 2002;50:263–271.

59. Bailiff NL, Westropp JL, Jang SS, et al. *Corynebacterium urealyticum* urinary tract infection in dogs and cats: 7 cases (1996–2003). J Am Vet Med Assoc 2005;226:1676–1680.

60. Baillie LW. Past, imminent, and future human medical countermeasures for anthrax. J Appl Microbiol 2006;101:594–606.

61. Baillie LW, Jones MN, Turnbull PC, et al. Evaluation of the Biolog system for the identification of *Bacillus anthracis*. Lett Appl Microbiol 1995;20:209–211.

62. Bakalidou A, Kampfer P, Berchtold M, et al. *Cellulosimicrobium variabile* sp. nov., a cellulolytic bacterium from the hindgut of the termite *Mastotermes darwiniensis*. Int J Syst Evol Microbiol 2002;52(Pt 4):1185–1192.

63. Bales ME, Dannenberg AL, Brachman PS, et al. Epidemiologic response to anthrax outbreaks: field investigations, 1950–2001. Emerg Infect Dis 2002;8:1163–1174.

64. Bandera A, Gori A, Rossi MC, et al. A case of costochondral abscess due to *Corynebacterium minutissimum* in an HIV-infected patient. J Infect 2000;41:103–105.

65. Banerjee C, Bustamante CI, Wharton R, et al. *Bacillus* infections in patients with cancer. Arch Intern Med 1988;148:1769–1774.

66. Bank S, Hansen TM, Soby KM, et al. *Actinobaculum schaalii* in urological patients, screened with real-time polymerase chain reaction. Scand J Urol Nephol 2011;45:406–410.

67. Bank S, Jensen A, Hansen TM, et al. *Actinobaculum schaalii*, a common uropathogen in elderly patients, Denmark. Emerg Infect Dis 2010;16:76–80.

68. Bannerman E, Yersin M-N, Bille J. Evaluation of the Organon-Teknika Micro-ID *Listeria* system. Appl Environ Microbiol 1992;58:2011–2015.

69. Barakett V, Morel G, Lesage G, et al. Septic arthritis due to non-toxigenic strain of *Corynebacterium diphtheriae* subspecies *mitis*. Clin Infect Dis 1993;17:520–521.

70. Barnham M. *Actinomyces pyogenes* bacteraemia in a patient with carcinoma of the colon. J Infect 1988;17:231–234.

71. Barrett SLR, Cookson BT, Carlson LC, et al. Diversity within reference strains of *Corynebacterium matruchotii* includes *Corynebacterium durum* and a novel organism. J Clin Microbiol 2001;39:943–948.

72. Bartlett J, Inglesby T Jr, Borio L. Management of anthrax. Clin Infect Dis 2002;35:851–858.

73. Bassiri AG, Girgis RE, Theodore J. *Actinomyces odontolyticus* thoracopulmonary infections. Two cases in lung and heart-lung transplant recipients. Chest 1996;109:1109–1111.

74. Bastida-Vila MT, Lopez-Onrubia P, Rovira-Lledos J, et al. *Gardnerella vaginalis* bacteremia. Eur J Clin Microbiol Infect Dis 1997;16:400–401.

75. Batson JH, Mukkamala R, Byrd RP Jr, et al. Pulmonary abscess due to *Corynebacterium striatum*. J Tenn Med Assoc 1996;89:115–116.

76. Bavbek M, Caner H, Atslan H, et al. Cerebral *Dermabacter hominis* abscess. Infection 1998;26:181–183.

77. Beatty MF, Ashford DA, Griffin PM, et al. Gastrointestinal anthrax: review of the literature. Arch Intern Med 2003;163:2527–2531.

78. Beaumont G. Anthrax in a Scottish intravenous drug user. J Forensic Leg Med 2010;17:443–445.

79. Bechara C, Gouseff M, Passeron A, et al. *Corynebacterium jeikeium* pacemaker infection associated with antineutrophil cytoplasmic antibodies: a single positive blood culture could be sufficient for diagnosis. J Med Microbiol 2011;60:249–251.

80. Beckwith DG, Jahre JA, Haggerty S. Isolation of *Corynebacterium aquaticum* from spinal fluid of an infant with meningitis. J Clin Microbiol 1986;23:375–376.

81. Beecher DJ, Schoeni JL, Wong ACL. Enterotoxic activity of hemolysin BL from *Bacillus cereus*. Infect Immun 1995;63:4423–4428.

82. Beecher DJ, Wong ACL. Improved purification and characterization of hemolysin BL, a hemolytic dermonecrotic vascular permeability factor from *Bacillus cereus*. Infect Immun 1994;62:980–986.

83. Beecher D, Wong ACL. Tripartite hemolysin BL from *Bacillus cereus*: hemolytic analysis of component interactions and a model for its characteristic paradoxical zone phenomenon. J Biol Chem 2000;272:233–239.

84. Beguelin C, Genne D, Vara A, et al. *Actinobaculum schaalii*: clinical observation of 20 cases. Clin Microbiol Infect 2011;17:1027–1031. doi:10.1111/j.1469-0691.2010.03370.x.

85. Belmares J, Detterline S, Pak JB, et al. *Corynebacterium* endocarditis species-specific risk factors and outcomes. BMC Infect Dis 2007;7:4. doi: 10.1186/1471-2334-7-4.

86. Bemer P, Eveillard M, Touchais S, et al. A case of osteitis due to *Staphylococcus aureus* and *Arcanobacterium bernardiae*. Diagn Microbiol Infect Dis 2009;63:327–329.

87. Bemis DA, Bryant MJ, Kania SA, et al. Isolation of *Arcanobacterium hippocoleae* from a case of placentitis and stillbirth in a mare. J Vet Diagn Invest 2008;20:688–691.

88. Ben Shimol S, Einhorn M, Greenberg D. *Listeria* meningitis and ventriculitis in an immunocompetent child: case report and literature review. Infection 2012;40:207–211. doi: 10.1007/s15010-011-0177-6.

89. Bentur HN, Dalzell AM, Riordan FAI. Central venous catheter infection with *Bacillus pumilus* in an immunocompetent child. Ann Clin Microbiol Antimicrobials 2007;6:12–14.

90. Berardi-Grassias L, Roy O, Berardi JC, et al. Neonatal meningitis due to *Gardnerella vaginalis*. Eur J Clin Microbiol 1988;7:406–407.

91. Bercot B, Kannengiesser C, Oudin C, et al. First description of NOD2 variant associated with defective neutrophil responses in a woman with granulomatous mastitis related to corynebacteria. J Clin Microbiol 2009;47:3034–3037.

92. Bergan T, Kocur M. *Stomatococcus mucilaginosus* gen. nov., sp. nov., ep. rev., a member of the family *Micrococcaceae*. Int J Syst Bacteriol 1982;32:374–377.

93. Berger A, Huber I, Marbecks S-S, et al. Toxigenic *Corynebacterium ulcerans* in woman and cat. Emerg Infect Dis 2011;17:1767–1769.

94. Bernard K, Bellefeuille M, Hollis DG, et al. Cellular fatty acid composition and phenotypic and cultural characterization of CDC fermentative coryneform groups 3 and 5. J Clin Microbiol 1994;32:1217–1222.

95. Bernard KA, Munro C, Weibe D, et al. Characteristics of rare or recently described *Corynebacterium* species recovered from human clinical material in Canada. J Clin Microbiol 2002;40:4375–4381.

96. Bernasconi E, Valsangiacomo C, Peduzzi R, et al. *Arthrobacter woluwensis* subacute infective endocarditis: case report and review of the literature. Clin Infect Dis 2004;38:e27–e31.

97. Berner R, Pelz K, Wilhelm C, et al. Fatal sepsis caused by *Corynebacterium amycolatum* in a premature infant. J Clin Microbiol 1997;35:1011–1012.

98. Berry N, Hassan I, Majumdar S, et al. *Bacillus circulans* peritonitis in a patient treated with CAPD. Perit Dial Int 2004;24:488–489.

99. Bertsch D, Rau J, Eugster MR, et al. *Listeria fleischmannii* sp, nov., isolated from cheese. In J Syst Evol Microbiol 2013;63(Pt 2):526–532.

100. Betancourt-Castellanos LB, Clemente EP, Aymerich DF, et al. First case of peritoneal infection due to *Oerskovia turbata* (*Cellulosimicrobium funkei*). Nefrologia 2011;31:223–225.

101. Beumer RR, te Giffel MC, Kok MTC, et al. Confirmation and identification of *Listeria* spp. Lett Appl Microbiol 1996;22:448–452.

102. Bhandari S, Meigh JA, Sellars L. CAPD peritonitis due to *Corynebacterium striatum*. Perit Dial Int 1995;15:88–89.

103. Bhat Y, Rochow S, Bal AM. An unusual case of *Corynebacterium striatum* endocarditis and a review of the literature. Int J Infect Dis 2008;12:672–674.

104. Bhatawadekar S, Bhardwaj R. Actinomycotic bacteremia after dental procedures. Indian J Med Microbiol 2002;20:72–75.

105. Bhayani N, Simpkins H, Janda WM, et al. *Corynebacterium striatum* septic arthritis. Infect Dis Clin Prac 2009;17:187–190.

106. Biavasco F, Giovanetti E, Miele A. *In vitro* co-transfer of VanA vancomycin resistance between enterococci and listeria of different species. Eur J Clin Microbiol Infect Dis 1996;15:50–59.

107. Bierhoff M, Krutwagen E, van Bommel EFH, et al. *Listeria* peritonitis in patients on peritoneal dialysis: two cases and a review of the literature. Neth J Med 2011;69:461–464.

108. Bierne H, Cossart P. *Listeria monocytogenes* surface protein: from genome predictions to function. Microbiol Mol Biol Rev 2007;71:377–397.

109. Billington SJ, Post KW, Jost BH. Isolation of *Arcanobacterium (Actinomyces) pyogenes* from cases of feline otitis externa and canine cystitis. J Vet Diagn Invest 2002;14:159–162.

110. Billot-Klein D, Gutmann L, Sable S, et al. Modification of peptidoglycan precursors is a common feature of the low-level vancomycin resistant VanB type *Enterococcus* D366 and of the naturally vancomycin-resistant species *Lactobacillus casei*, *Pediococcus pentosaceus*, *Leuconostoc mesenteroides*, and *Enterococcus gallinarum*. J Bacteriol 1994;176:2398–2405.

111. Binder D, Zbinden R, Widmer U, et al. Native and prosthetic valve endocarditis caused by *Rothia dentocariosa*. Infection 1997;25:22–26.

112. BioThrax Package Insert. Emergent biodefense operations. Lansing, MI, 2009.

113. Bisgard KM, Hardy IR, Popovic T, et al. Respiratory diphtheria in the United States, 1980 through 1995. Am J Public Health 1998;88:787–791.

114. Bittar F, Cassagne C, Bosdure E, et al. Outbreak of *Corynebacterium pseudodiphtheriticum* infection in cystic fibrosis patients, France. Emerg Infect Dis 2010;16:1231–1236.

115. Bizette GA, Kemmerly SA, Cole JT, et al. Sepsis due to coryneform group A-4 in an immunocompromised host. Clin Infect Dis 1995;21:1334–1336.

116. Bizhang M, Ellerbrock BI, Preza D, et al. Detection of nine microorganisms from the initial carious root lesions using a TaqMan-based real-time PCR. Oral Dis 2011;17:642–652.

117. Bjorkroth KJ, Schillinger U, Geisen R. Taxonomic study of *Weissella confusa* and description of *Weissella cibaria* sp. nov., detected in food and clinical samples. Int J Syst Evol Microbiol 2002;52:141–148.

118. Blackwood KS, Turenne CY, Harmsen D, et al. Reassessment of sequence-based targets for identification of *Bacillus* species. J Clin Microbiol 2004;42:1626–1630.

119. Blairon L, Maza ML, Wybo I, et al. Vitek 2 AC card versus BBL Crystal Anaerobe and RapID ANA II for identification of clinical anaerobic bacteria. Anaerobe 2010;16:355–361.

120. Blue SR, Singh VR, Saubolle MA. *Bacillus licheniformis* bacteremia: five cases associated with central venous catheters. Clin Infect Dis 1995;20:629–633.

121. Boc SF, Martone JD. Osteomyelitis caused by *Corynebacterium jeikeium*. J Am Podiatr Med Assoc 1995;85:338–339.

122. Boerlin P, Rocourt J, Grimont F, et al. *Listeria ivanovii* subsp. *londoniensis* subsp. nov. Int J Syst Bacteriol 1992;42:69–73.

123. Boggess JA, Watts DH, Hillier SL, et al. Bacteremia shortly after placental separation during cesarean delivery. Obstet Gynecol 1996;87:779–784.

124. Bolin DC, Donahue JM, Vickers ML, et al. Equine abortion and premature birth associated with *Cellulosimicrobium cellulans* infection. J Vet Diagn Invest 2004;16:333–336.

125. Boltin D, Katzir M, Bugoslavsky V, et al. *Corynebacterium striatum* – a classic pathogen eluding diagnosis. Eur J Intern Med 2009;20:e49–e52.

126. Boneca IG, Dussurget O, Cabanes D, et al. A critical role for peptidoglycan N-deacetylation in *Listeria* evasion from the host innate immune system. Proc Natl Acad Sci USA 2007;104:997–1102

127. Booth MG, Hood J, Brooks TJ, et al. Anthrax infection in drug users. Lancet 2011;375:1345–1436.

128. Bostock AD, Gilbert FR, Lewis D, et al. *Corynebacterium ulcerans* infection associated with untreated milk. J Infect 1984;9:286–288.

129. Bottai A, LiMarzi V, Allessandrini M, et al. Intrauterine device-associated actinomycosis of the ovary and urinary bladder. Urol Int 2010;85:242–244.

130. Bottone EJ. *Bacillus cereus*, a volatile human pathogen. Clin Microbiol Rev 2010;23:382–398.

131. Boudewijns M, Magerman J, Verhaegen J, et al. *Rothia dentocariosa* endocarditis and mycotic aneurysms: case report and review of the literature. Clin Microbiol Infect 2003;9:222–229.

132. Bouziri, Khaldi A, Smaoui H, et al. Fatal subdural empyema caused by *Streptococcus constellatus* and *Actinomyces viscosus* in a child-case report. J Microbiol Immunol Infect 2011;44:394–396. doi:10.1016/j.jmii.2010.03.002.

133. Bowstead TT, Santiago SM Jr. Pleuropulmonary infection due to *Corynebacterium striatum*. Br J Dis Chest 1980;74:198–200.

134. Bradley KA, Mogridge J, Mourez M, et al. Identification of the cellular receptor of anthrax toxin. Nature 2001;414:225–229.

135. Brazzola P, Zbinden R, Rudin C, et al. *Brevibacterium casei* sepsis in an 18-year-old female with AIDS. J Clin Microbiol 2000;38:3513–3514.

136. Bregenzer T, Frei R, Ohnacker H, et al. *Corynebacterium pseudotuberculosis* infection in a butcher. Clin Microbiol Infect 1997;3:696–698.

137. Brey RN. Molecular basis for improved anthrax vaccines. Adv Drug Deliv Rev 2005;57:1266–1292.

138. Briscoe KA, Barrs VR, Lindsay S, et al. Encrusting cystitis in a cat secondary to *Corynebacterium urealyticum* infection. J Feline Med Surg 2010;12:972–977.

139. Briselden AM, Hillier SL. Evaluation of Affirm VP microbial identification test for *Gardnerella vaginalis* and *Trichomonas vaginalis*. J Clin Microbiol 1994;32:148–152.

140. Brook I. Actinomycosis: diagnosis and management. South Med J 2008; 101:1919–1023.

141. Brown HL, Fuller DD, Jasper LT, et al. Clinical evaluation of Affirm VP III in the detection and identification of *Trichomonas vaginalis*, *Gardnerella vaginalis*, and *Candida* species in vaginitis/vaginosis. Infect Dis Obstet Gynecol 2004;12:17–21.

142. Brown JM, Frazier RP, Morey RE, et al. Phenotypic and genetic characterization of clinical isolates of CDC coryneform group A-3: proposal of a new species of *Cellulomonas*, *Cellulomonas denverensis* sp. nov. J Clin Microbiol 2005;43:1732–1737.

143. Brown JM, Steigerwalt AG, Morey RE, et al. Characterization of clinical isolates previously identified as *Oerskovia turbata*: proposal of *Cellulosimicrobium funkei* sp. nov. and emended description of the genus *Cellulosimicrobium*. Int J Syst Evol Microbiol 2006;56:801–804.

144. Brownstein DG, Barthold SW, Adams RL, et al. Experimental *Corynebacterium kutscheri* infection in rats: bacteriology and serology. Lab Anim Sci 1985;35:135–138.

145. Brunner S, Graf S, Riegel P, et al. Catalase-negative *Actinomyces neuii* subsp. *neuii* isolated from an infected mammary prosthesis. Int J Med Microbiol 2000;290:285–287.

146. Bubert A, Riebe J, Schnitzler N, et al. Isolation of catalase-negative *Listeria monocytogenes* strains from listeriosis patients and their rapid identification by anti-p60 antibodies and/or PCR. J Clin Microbiol 1997;35:179–183.

147. Buchanan AM, Scott JL, Gerencser MA, et al. *Actinomyces hordeovulneris* sp. nov., an agent of canine actinomycosis. Int J Syst Bacteriol 1984;34:439–443.

148. Burke GJ, Malouf MA, Glanville AR. Opportunistic lung infection with *Corynebacterium pseudodiphtheriticum* after lung and heart transplantation. Med J Aust 1997;166:362–364.

149. Burns D, Hurst JR, Hopkins S, et al. Purpura fulminans associated with *Lactobacillus paracasei* liver abscess. Anaesth Intensive Care 2007;35:121–123.

150. Cai J, Collins MD. Phylogenetic analysis of species of the *meso*-diaminopimelic acid-containing genera *Brevibacterium* and *Dermabacter*. Int J Syst Bacteriol 1994;44:583–585.

151. Cain DB, McCann VL. An unusual case of cutaneous listeriosis. J Clin Microbiol 1996;23:976–977.

152. Calvert LD, Collins M, Bateman JRM. Multiple abscesses caused by *Gardnerella vaginalis* in an immunocompetent man. J Infect 2005;51:e27–e29.

153. Camelo TCF, Souza MC, Martins CAS, et al. *Corynebacterium pseudodiphtheriticum* isolated from relevant clinical sites of infection: a human pathogen overlooked in emerging countries. Lett Appl Microbiol 2009;48:458–464.

154. Campbell PB, Palladino S, Flexman JP. Catheter-related septicemia caused by a vancomycin-resistant coryneform CDC group A-5. Pathology 1994;26:56–58.

155. Cannon JP, Lee TA, Bolanos JT, et al. Pathogenic relevance of *Lactobacillus*: a retrospective review of over 200 cases. Eur J Clin Microbiol Infect Dis 2005;24:31–40.

156. Cannon JP, Spadoni SL, Pesh-Iman S, et al. Pericardial infection caused by *Brevibacterium casei*. Clin Microbiol Infect 2005;11:164–165.

157. Cantarelli VV, Brodt TCZ, Secchi C, et al. Fatal case of bacteremia caused by an atypical strain of *Corynebacterium mucifaciens*. Braz J Infect Dis 2006;10:416–418.

158. Cantarelli VV, Crodt TCZ, Secchi C, et al. Cutaneous infection caused by *Corynebacterium pseudodiptheriticum*: a microbiological report. Rev Inst Med Trop Sao Paulo 2008;50:51–52.

159. Carkman S, Ozben V, Durak H, et al. Isolated abdominal wall actinomycosis associated with an intrauterine device: a case report and review of the relevant literature. Case Rep Med 2010. doi:10.1155/2010/340109.

160. Carlini ME, Clarridge JE, Rodriguez-Barradas MC. *Erysipelothrix rhusiopathiae* peritonitis in a patient on continuous ambulatory peritoneal dialysis. Infect Dis Clin Pract 1998;7:419–421.

161. Carlson CR, Cougant DA, Kolsto A-B. Genotypic diversity among *Bacillus cereus* and *Bacillus thuringiensis* strains. Appl Environ Microbiol 1994;60:1719–1723.

162. Carlson CR, Johansen T, Kolsto A-B. The chromosome map of *Bacillus thuringiensis* subsp. *canadensis* HD224 is highly similar to that of the *Bacillus cereus* type strain ATCC 14579. FEMS Microbiol Lett 2996;141:163–167.

163. Carlson P. Comparison of the E test and agar dilution methods for susceptibility testing of *Arcanobacterium haemolyticum*. Eur J Clin Microbiol Infect Dis 2000;19:891–893.

164. Carlson P, Korpela J, Walder M, et al. Antimicrobial susceptibilities and biotypes of *Arcanobacterium haemolyticum* blood isolates. Eur J Clin Microbiol Infect Dis 1999;18:915–917.

165. Carpentier B, Cerf O. Review: persistence of *Listeria monocytogenes* in food industry equipment and premises. Int J Food Microbiol 2011;145:1–8.

166. Carretto E, Barbarini D, Poletti F, et al. *Bacillus cereus* fatal bacteremia and apparent association with nosocomial transmission in an intensive care unit. Scand J Infect Dis 2000;32:98–100.

167. Casanova-Roman M, Sanchez-Porto A, Gomar JL, et al. Early-onset neonatal sepsis due to *Cellulosimicrobium cellulans*. Infection 2010;38:321–323.

168. Casella P, Bosoni MA, Tommasi A. Recurrent *Corynebacterium aquaticum* peritonitis in a patient undergoing continuous ambulatory peritoneal dialysis. Clin Microbiol Newsl 1988;10:62–63.

169. Cassiday PK, Pawloski L, Tiwari T, et al. Analysis of toxigenic *Corynebacterium ulcerans* strains revealing potential for false-negative real-time PCR results. J Clin Microbiol 2008;46:331–333.

170. Castagnola E, Conte M, Venzano P, et al. Broviac catheter-related bacteremias due to unusual pathogens in children with cancer: case reports with literature review. J Infect 1997;34:215–218.

171. Castedo E, Castro A, Martin P, et al. *Bacillus cereus* prosthetic valve endocarditis. Ann Thorac Surg 1999;68:2351–2352.

172. Cattoir V. *Actinobaculum schaalii*: review of an emerging uropathogen. J Infect 2012;64:260–267.

173. Cattoir V, Varca A, Greub G, et al. In vitro susceptibility of *Actinobaculum schaalii* to 12 antimicrobial agents and molecular analysis of fluoroquinolone resistance. J Antimicrob Chemother 2010;65:2414–2517.

174. Cavallo J, Ramisse E, Girardet M, et al. Antimicrobial susceptibilities of 96 isolates of *Bacillus anthracis* isolated in France between 1994 and 2000. Antimicrob Agents Chemother 2002;46:2307–2309.

175. Cavendish J, Cole JB, Ohl CA. Polymicrobial central venous catheter sepsis involving a multiantibiotic-resistant strain of *Corynebacterium minutissimum*. Clin Infect Dis 1994;19:204–205.

176. Cazanave C, Greenwood-Quaintance KE, Hanssen AD, et al. *Corynebacterium* prosthetic joint infection. J Clin Microbiol 2012;50:1518–1523.

177. Centers for Disease Control and Prevention. The Laboratory Response Network (LRN): biological terrorism. www.bt.cdc.gov/bioterrorism\responders.asp

178. Centers for Disease Control and Prevention. The Laboratory Response Network (LRN): partners in preparedness. http//www.bt.cdc.gov/lrn/

179. Centers for Disease Control and Prevention. Update: foodborne listeriosis – United States, 1988–1990. Morbid Mortal Weekly Rep 1992;41:251.

180. Centers for Disease Control and Prevention. Update: Diphtheria epidemic - new independent states of the former Soviet Union, January 1995. Morbid Mortal Weekly Rep 1996;45:1–6.

181. Centers for Disease Control and Prevention. Respiratory diphtheria caused by *Corynebacterium ulcerans*—Terre Haute, Indiana, 1996. Morbid Mortal Weekly Rep 1997;46:330–332.

182. Centers for Disease Control and Prevention. Human anthrax associated with an epizootic among livestock–North Dakota, 2000. Morbid Mortal Weekly Rep 2001;50:677–680.

183. Centers for Disease Control and Prevention. Update: investigation of anthrax associated with intentional exposure and interim public health guidelines, October 2001. Morbid Mortal Weekly Rep 2001;50:889–893.

184. Centers for Disease Control and Prevention. Update: investigation of bioterrorism-related anthrax and interim guidelines for exposure management and antimicrobial therapy, October, 2001. Morbid Mortal Weekly Rep 2001;50:909–919, 962.

185. Centers for Disease Control and Prevention. Fatal respiratory diphtheria in a U.S. traveler to Haiti–Pennsylvania, 2003. Morbid Mortal Weekly Rep 2004;52:1285–1286.

186. Centers for Disease Control and Prevention. Preliminary FoodNet data on the incidence of infection with pathogens transmitted commonly through food – 10 states, 2007. Morbid Mortal Weekly Rep 2008;57:366–370.

187. Centers for Disease Control and Prevention. Gastrointestinal anthrax after an animal hide drumming event: New Hampshire and Massachusetts, 2009. Morbid Mortal Weekly Rep 2010;59:872–877.

188. Centers for Disease Control and Prevention. General recommendations on immunization: recommendations of the Advisory Committee on Immunization Practices. Morbid Mortal Weekly Rep 2011;60:3–61.

189. Center for Infectious Disease Research and Policy. Anthrax: current comprehensive information on pathogenesis, microbiology, epidemiology, diagnosis, treatment, and prophylaxis, May 25, 2011. http://www.cidrap.umn.edu/cidrap/content/bt/anthrax/biofacts/anthraxfactsheet.html

190. Cetin ES, Kaya S, Demirci M, et al. *Actinomyes meyeri* isolation from syndovial fluid of a patient with metastatic squamous cell carcinoma. Saudi Med J 2005;26:1997–1999.

191. Chan JFW, Lau SKP, Woo PCV, et al. *Lactobacillus rhamnosus* hepatic abscess associated with Mirizzi syndrome: a case report and review of the literature. Diagn Microbiol Infect Dis 2010;66:94–97.

192. Chanet V, Brazille P, Honore S, et al. Lactobacillus septic arthritis. South Med J 2007;100:531–532.

193. Chao C-T, Liao C-H, Lai C-C, et al. Liver abscess due to *Actinomyces odontolyticus* in an immunocompetent patient. Infection 2011;39:77–79.

194. Charlier C, LeClercq A, Cazenave B, et al. *Listeria monocytogenes*-associated joint and bone infections: a study of 43 consecutive cases. Clin Infect Dis 2012;54:240–248.

195. Chazan B, Raz R, Shental Y, et al. Bacteremia and pyelonephritis caused by *Lactobacillus jensenii* in a patient with urolithiasis. Isr Med Assoc J 2008;10:164–165.

196. Chen C-T, Liao C-H, Lai CC, et al. Liver abscess due to *Actinomyces odontolyticus* in an immunocompetent patient. Infection 2011;39:77–79.

197. Chen F-L, Hsueh P-R, Teng S-O, et al. *Corynebacterium striatum* bacteremia associated with central venous catheter infection. J Microbiol Immunol Infect 2011;45:255–258. doi:1016/j.jmii.2011,09.016.

198. Chen RT, Broome CV, Weinstein RA, et al. Diphtheria in the United States, 1971–1981. Am J Public Health 1985;75:1393–1397.

199. Chiner E, Arriero JM, Signes-Costa J, et al. *Corynebacterium pseudodiphtheriticum* pneumonia in an immunocompetent patient. Monaldi Arch Chest Dis 1999;54:325–327.

200. Chiu YL, Wu VC, Wun KD, et al. Recurrent peritonitis caused by *Corynebacterium amycolatum* in a patient undergoing continuous ambulatory peritoneal dialysis. Clin Nephrol 2005;63:241–242.

201. Chomarat M, Breton P, Dubost J. Osteomyelitis due to *Corynebacterium* D2. Eur J Clin Microbiol Infect Dis 1991;10:43.

202. Chou YJ, Chou JH, Lin KY, et al. *Rothia terrae* sp. nov. isolated from soil in Taiwan. Int J Syst Evol Microbiol 2008;58:84–88.

203. Chowdhury MNH, Desilva SK. Episiotomy wound infection due to *Gardnerella vaginalis*. Eur J Clin Microbiol 1986;5:164–165.

204. Chu WP, Que TL, Lee WK, et al. Meningoencephalitis caused by *Bacillus cereus* in a neonate. Hong Kong Med J 2001;7:89–92.

205. Chudackova E, Geigerova L, Hrabak J, et al. Seven isolates of *Actinomyces turicensis* from patients with surgical infections in the anogenital area in a Czech hospital. J Clin Microbiol 2010;48:2660–2661.

206. Chuma T, Kawamoto T, Shahada F, et al. Antimicrobial susceptibility of *Erysipelothrix rhusiopathiae* isolated from pigs in Southern Japan with a modified agar dilution method. J Vet Med Sci 2010;72:643–645.

207. Ciesielski CA, Hightower AW, Parsons SK, et al. Listeriosis in the United States: 1980–1982. Arch Intern Med 1988;148(6):1416–1419.

208. Ciraj AM, Rajani K, Sreejith G, et al. Urinary tract infection due to *Arcanobacterium haemolyticum*. Indian J Med Microbiol 2006;24:300.

209. Claeys G, Vanhouteghem H, Riegel P, et al. Endocarditis of native aortic and mitral valves due to *Corynebacterium accolens*: report of a case and application of phenotypic and genotypic techniques for identification. J Clin Microbiol 1996;34:1290–1292.

210. Clark AG, McLauchlin J. A simple colour test based on an alanyl peptidase reaction which differentiates *Listeria monocytogenes* from other *Listeria* species. J Clin Microbiol 1997;35:2155–2156.

211. Clarke R, Qamruddin A, Taylor M, et al. Septic arthritis caused by *Corynebacterium amycolatum* following vascular graft sepsis. J Infect 1999;38:126–127.

212. Clarridge JE III, Zhang Q. Genotypic diversity of clinical *Actinomyces* species: phenotype, source, and disease correlation among genospecies. J Clin Microbiol 2002;40:3442–3448.

213. Clermont D, Diard S, Bouchier C, et al. *Microbacterium binotii* sp. nov., isolated from human blood. Int J Syst evol Microbiol 2009;59:1016–1022.

214. Clinical Laboratory Standards Institute. Methods for Antimicrobial Dilution and Disk Susceptibility Testing of Infrequently Isolated or Fastidious Bacteria; Approved Guideline – Second Edition. CLSI document M45-A2. Wayne, PA: Clinical and Laboratory Standards Institute, 2010.

215. Cohen E, Bishara J, Medalion B, et al. Infective endocarditis due to *Actinomyces neuii*. Scand J Infect Dis 2007;17:445–447.

216. Coker P, Smith K, Hugh-Jones M. Antimicrobial susceptibilities of diverse *Bacillus anthracis* isolates. Antimicrob Agents Chemother 2002;46:3843–3845.

217. Collins MD, Bernard KA, Hutson A, et al. *Corynebacteriums sundsvallense* sp. nov., from human clinical specimens. Int J Syst Bacteriol 1999;49:361–366.

218. Collins MD, Burton RA, Jones D. *Corynebacterium amycolatum* sp. nov., a new mycolic acid-less Corynebacterium species from human skin. FEMS Microbiol Lett. 1988;49:349–352.

219. Collins MD, Falsen E, Akervall E, et al. *Corynebacterium kroppenstedtii* sp. nov., a novel corynebacterium that does not contain mycolic acids. Int J Syst Bacteriol 1998;48:1449–1454.

220. Collins MD, Hoyles L, Foster G, et al. *Corynebacterium caspium* sp. nov., from a Caspian seal. Int J Syst Evol Microbiol 2004;54:925–928.

221. Collins MD, Hoyles L, Foster G, et al. *Corynebacterium capitovis* sp. nov., from a sheep. Int J Syst Evol Microbiol 2001;51:857–860.

222. Collins MD, Hoyles L, Hutson RA, et al. *Corynebacterium testudinoris* sp. nov., from a tortoise, and *Corynebacterium felinum* sp. nov., from a Scottish wild cat. Int J Syst Evol Microbiol 2001;51:1349–1352.

223. Collins MD, Hoyles L, Kalfas S, et al. Characterization of *Actinomyces* isolates from infected root canals of teeth: description of *Actinomyces radicidentis*. J Clin Microbiol 2000;38:3399–3403.

224. Collins MD, Hoyles L, Lawson PA, et al. Phenotypic and phylogenetic characterization of a new *Corynebacterium* species from dogs: description of *Corynebacterium auriscanis* sp. nov. J Clin Microbiol 1999;37:3443–3447.

225. Collins MD, Hutson RA, Baverud V, et al. Characterization of a *Rothia*-like organism from a mouse: description of *Rothia nasimurium* sp. nov. and reclassification of *Stomatococcus mucilaginosus* as *Rothia mucilaginosa* comb. nov. Int J Syst Evol Microbiol 2000;50:1247–1251.

226. Collins MD, Jones D, Schofield GM. Reclassification of "*Corynebacterium haemolyticum*" (MacLean, Liebow, and Rosenberg) in the genus *Arcanobacterium* gen. nov. as *Arcanobacterium haemolyticum* nom. rev., comb. nov. J Gen Microbiol 1982;128:1279–1281.

227. Collins MD, Lund BM, Farrow JAE, et al. Chemotaxonomic study of an alkaliphilic bacterium, *Exiguobacterium aurantiacum* gen. nov. sp. nov. J Gen Microbiol 1983;129:2037–2042.

228. Collins MD, Stubbs S, Hommez J, et al. Molecular taxonomic studies of *Actinomyces*-like bacteria isolated from purulent lesions in pigs and description of *Actinomyces hyovaginalis* sp. nov. Int J Syst Bacteriol 1993;43:471–473.

229. Collins SJ, Metaxopoulus J, Wallbanks S. Taxonomic studies on some *Leuconostoc*-like organisms from fermented sausages: description of a new genus *Weissella* for the *Leuconostoc paramesenteroides* group of species. J Appl Microbiol 1993;75:595–603.

230. Colmegna I, Rodriguez-Barradas M, Rauch M, et al. Disseminated *Actinomyces meyeri* infection resembling lung cancer with brain metastases. Am J Med Sci 2003;326:152–155.

231. Committee to Assess the Safety and Efficacy of the Anthrax Vaccine MFA. The anthrax vaccine: is it safe? Does it work? Washington, DC: Institute of Medicine (IOM), 2002.

232. Cone LA, Curry N, Wuestoff MA, et al. Septic synovitis and arthritis due to *Corynebacterium striatum* following an accidental scalpel injury. Clin Infect Dis 1998;27:1532–1533.

233. Cone LA, Dreisbach L, Potts BE, et al. Fatal *Bacillus cereus* endocarditis masquerading as an anthrax-like infection in a patient with acute lymphoblastic leukemia: case report. J Heart Valve Dis 2005;14:37–39.

234. Cone LA, Leung MM, Hirschberg J. *Actinomyces odontoloyticus* bacteremia. Emerg Infect Dis 2003;9:1629–1632.

235. Cone LA, Somero MS, Qureshi FJ, et al. Unusual infections due to *Listeria monocytogenes* in the Southern California Desert. Int J Infect Dis 2008;12:578–581.

236. Connor JP, Buller RE. *Lactobacillus* sepsis with pelvic abscess. Gynecol Oncol 1994;54:99–100.

237. Cooper CD, Vincent A, Greene JN, et al. Lactobacillus bacteremia in febrile neutropenic patients in a cancer hospital. Clin Infect Dis 1998;26:1247–1248.

238. Corboz I, Thoma R, Braun U, et al. Isolation of *Corynebacterium diphtheriae* subsp. *belfanti* from a cow with chronic active dermatitis [in German]. Schweiz Arch Tierheikd 1996;138:596–599.

239. Corti MAM, Bloomberg GV, Borelli S, et al. Rare human skin infection with *Corynebacterium ulcerans*: transmission by a domestic cat. Infection 2012;40:575–578. doi: 10.1007/s15010-012-0254-5.

240. Costiniuk CT, Voduc N, de Souza C. Pulmonary actinomycosis in a male patient with a tracheal bronchus. Can Respir J 2011;18:84–86.

241. Coutinho TA, Imada Y, de Barcellos SN, et al. Genotyping of Brazilian *Erysipelothrix* spp. by amplified fragment length polymorphism. J Microbiol Methods 2011;84:27–32.

242. Coutinho TA, Imada Y, de Barcellos SN, et al. Phenotypic and molecular characterization of recent and archived *Erysipelothrix* spp. isolated from Brazilian swine. Diagn Microbiol Infect Dis 2011;69:123–129.

243. Crabtree JH, Garcia NA. *Corynebacterium striatum* peritoneal dialysis catheter exit site infection. Clin Nephrol 2003;60:270–274.

244. Crossman T, Herold J. Actinomycosis of the maxilla - a case report of a rare oral infection presenting in general dental practice. Br Dent J 2009;206:201–202.

245. Cummins AJ, Fielding AK, McLauchin J. *Listeria ivanovii* infection in a patient with AIDS. J Infect 1994;28:89–91.

246. Dalal A, Likhi R. *Corynebacterium minutissimum* bacteremia and meningitis: a case report and review of literature. J Infect 2008;56:77–79.

247. Dalal A, Urban C, Ahluwalia M, et al. *Corynebacterium bovis* line related septicemia: a case report and review of the literature. Scand J Infect Dis 2008;40:575–577.

248. Dalal A, Urban C, Segal-Mauer S. Endocarditis due to *Corynebacterium amycolatum*. J Med Microbiol 2008;57:1299–1302.

249. Dalton CB, Austin CC, Sobel J, et al. An outbreak of gastroenteritis and fever due to *Listeria monocytogenes* in milk. N Engl J Med 1997;336:100–105.

250. Damgaard PH, Granum PE, Bresciani J, et al. Characterization of *Bacillus thuringiensis* isolated from infections in burn wounds. FEMS Immunol Med Microbiol 1997;18:47–53.

251. D'Amico M, Mangano S, Spinelli M, et al. Epidemic of infections caused by "aquatic" bacteria in patients undergoing hemodialysis via central venous catheters. G Ital Nephrol 2005;22:508–513.

252. Dana A, Fader R, Sterken D. *Turicella otitidis* mastoiditis in a healthy child. Pediatr Infect Dis J 2001;20:84–85.

253. Daneshvar MI, Hollis DG, Weyant RS, et al. Identification of some charcoal-black-pigmented CDC fermentative coryneform group 4 isolates as *Rothia dentocariosa* and some as *Corynebacterium aurimucosum*: proposal of *Rothia dentocariosa* (emend Georg and Brown 1967), *Corynebacterium aurimucosum* (emend Yassin et al. 2002), and *Corynebacterium nigricans* (Shukla et al. 2003) pro synon, *Corynebacterium aurimucosum*. J Clin Microbiol 2004;42:4189–4198.

254. Daniels C, Schoors D, Van Camp G. Native valve endocarditis with aorta-to-left atrial fistula due to *Corynebacterium amycolatum*. Eur J Echocardiography 2003;4:68–70.

255. Danielsen M, Wind A, Leisner JJ, et al. Antimicrobial susceptibility of human blood culture isolates of *Lactobacillus* spp. Eur J Clin Microbiol Infect Dis 2007;26:287–289.

256. Darbro BW, Petroelje BK, Doern GV. *Lactobacillus delbrueckii* as the cause of urinary tract infection. J Clin Microbiol 2009;47:275–277.

257. Dass KN, Smith MA, Gill VJ, et al. *Brevibacterium* endocarditis: a first report. Clin Infect Dis 2002;35:e20–e21.

258. David RB, Kirkby GR, Noble BA. *Bacillus cereus* endophthalmitis. Br J Ophthalmol 1994;78:577–580.

259. de Arriba JJ, Blanch JJ, Mateos F, et al. *Corynebacterium striatum* first reported case of prosthetic valve endocarditis. J Infect 2002;44:193.

260. Dee RR, Lorber B. Brain abscess due to *Listeria monocytogenes*: case report and literature review. Rev Infect Dis 1986;8:968–977.

261. Del Prete D, Polverino B, Ceol M, et al. Encrusted cystitis by *Corynebacterium urealyticum*: a case report with novel insights into bladder lesions. Nephrol Dial Transplant 2008;23:2685–2687.

262. de Mattos-Guaraldi AL, Formiga LC. Bacteriological properties of a sucrose-fermenting *Corynebacterium diphtheriae* strain isolated from a case of endocarditis. Curr Microbiol 1998;37:156–158.

263. DeMiguel I, Rodriguez E, Martin AM. *Corynebacterium amycolatum* sepsis in hematologic patients [in Spanish]. Enferm Infect Microbiol Clin 1999;17:340–341.

264. DeMiguel-Martinez I, Fernandez-Fuertes F, Ramos-Macias A, et al. Sepsis due to multiple resistant *Corynebacterium amycolatum*. Eur J Clin Microbiol Infect Dis 1996;15:617–618.

265. DeMiguel-Martinez I, Ramos-Macias A, Martin-Sanchez AM. Otitis media due to *Corynebacterium jeikeium*. Eur J Clin Microbiol Infect Dis 1999;18:231–232.

266. DeMiguel-Yanes JM, Gonzalez-Ramallo VJ, Pastor L. Outcome of *Listeria monocytogenes* prosthetic valve endocarditis: as bad as it looks? Scand J Infect Dis 2004;36:709–711.

267. Denoyal G-A, Drouert EB, De Montclos HP, et al. *Gardnerella vaginalis* bacteremia in a man with prostatic adenoma. J Infect Dis 1990;161:367–368.

268. Dent VE, Williams RA. *Actinomyces denticolens* Dent and Williams sp. nov: a novel species from the dental plaque of cattle. J Appl Microbiol 1984;56:183–192.

269. Dent VE, Williams RAD. *Actinomyces howellii*, a new species from the dental plaque of dairy cattle. Int J Syst Bacteriol 1984;34:316–320.

270. Dent VE, Williams RAD. *Actinomyces slackii* sp. nov. from dental plaque of dairy cattle. Int J Syst Bacteriol 1986;36:392–395.

271. Devriese LA, Riegel P, Hommez J, et al. Identification of *Corynebacterium glucuronolyticum* strains from the urogenital tracts of humans and pigs. J Clin Microbiol 2000;38:4657–4659.

272. DeZoysa A, Efstratiou A, George RC, et al. Molecular epidemiology of *Corynebacterium diphtheriae* from northwestern Russia and surrounding countries studied by using ribotyping and pulsed field gel electrophoresis. J Clin Microbiol 1995;33:1080–1083.

273. De Zoysa A, Efstratiou A, Hawkey PM. Molecular detection of diphtheria toxin repressor (*dtxR*) genes present in non-toxigenic *Corynebacterium diphtheriae* strains isolated in the United Kingdom. J Clin Microbiol 2005;43:223–228.

274. DeZoysa A, Hawkey PM, Charlett A, et al. Comparison of four molecular typing methods for characterization of *Corynebacterium diphtheriae* and determination of transcontinental spread of *C. diphtheriae* based on BstEII rRNA gene profiles. J Clin Microbiol 2008;46:3626–2635.

275. DeZoysa A, Hawkey PM, Engler K, et al. Characterization of toxigenic *Corynebacterium ulcerans* strains isolated from humans and domestic cats in the United Kingdom. J Clin Microbiol 2005;43:4377–4381.

276. Dias M, Shreevidya K, Rao SD, et al. *Corynebacterium macginleyi*: a rare bacteria causing infection in an immunocompromised patient. J Cancer Res Ther 2010;6:374–375.

277. Dias V, Cabral S, Anjo D, et al. Successful management of *Listeria monocytogenes* pericarditis: case report and review of the literature. Acta Cardiol 2011;66:537–538.

278. Dickens A, Greven CM. Posttraumatic endophthalmitis caused by *Lactobacillus*. Arch Ophthalmol 1993;111:1169.

279. Didelot X, Barker M, Falush D, et al. Evolution of pathogenicity in the *Bacillus cereus* group. Syst Appl Microbiol 2009;32:81–90.

280. Dieckmann K-P, Henke R-P, Ovenbeck R. Renal actinomycosis mimicking renal carcinoma. Eur Urol 2001;9:357–359.

281. Digenis G, Dombros N, Devlin R, et al. Struvite stone formation by Corynebacterium group F1: a case report. J Urol 1992;147:169–170.

282. Dinleyici EC, Yargic ZA, Bpr O, et al. Tigecycline treatment of multi-drug-resistant *Corynebacterium jeikeium* infection in a child with relapsing and refractory acute lymphoblastic leukemia. Pediatr Blood Cancer 2010;55:349–351.

283. Dittmann S, Wharton M, Vitek C, et al. Successful control of epidemic diphtheria in the states of the former Union of Soviet Socialist Republics: lessons learned. J Infect Dis 2000;181(Suppl 1):S10–S22.

284. Djossou F, Bézian M-C, Moynet D, et al. *Corynebacterium mucifaciens* in an immunocompetent patient with cavitary pneumonia. BMC Infect Dis 2010;10:356–359.

285. Dobler G, Braveny I. Highly resistant *Corynebacterium macginleyi* as a cause of intravenous catheter-related infection. Eur J Clin Microbiol Infect Dis 2003;22:72–73.

286. Doganey M, Bakir M, Dokmetas I. A case of cutaneous anthrax with toxemic shock. Br J Dermatol 1987;117:659–662.

287. Doganey M, Metan G. Human anthrax in Turkey from 1990 to 2007. Vector Borne Zoonotic Dis 2009;9:131–140.

288. Doganey M, Metan G, Alp E. A review of cutaneous anthrax and its outcome. J Infect Public Health 2010;3:98–105.

289. Doi A, Nakajo K, Kamiya T, et al. Splenic abscess caused by *Lactobacillus parcasei*. J Infect Chemother 2011;17:122–125.

290. Dolai TK, Kumar R, Chakrabarti P, et al. *Actinomyces* species infection in a patient of T-cell acute lymphoblastic leukemia (ALL) presenting with loculated pleural effusion. Pediatr Hematol Oncol 2008;25:477–480.

291. Dominguez-Gil B, Herrero JC, Carreno A, et al. Ureteral stenosis secondary to encrustation by urea-splitting *Corynebacterium urealyticum* in a kidney transplant patient. Nephrol Dial Transplant 1999;14:977–978.

292. Donders G. Diagnosis and management of bacterial vaginosis and other types of abnormal vaginal bacterial flora. Obstet Gynecol Surv 2010;65:462–473.

293. Donzis PB, Mondino BJ, Weisman BA. *Bacillus* keratitis with contaminated contact lens case system. Am J Ophthalmol 1988;105:195–197.

294. Dragon DC, Rennie RP. The ecology of anthrax spores: tough but not invincible. Can Vet J 1995;36:295–301.

295. Drancourt M, Oules O, Bouche V, et al. Two cases of *Actinomyces pyogenes* infection in humans. Eur J Clin Microbiol Infect Dis 1993;12:55–57.

296. Dubernet S, Desmasures N, Gueguen M. A PCR-based method for identification of lactobacilli at the genus level. FEMS Microbiol Lett 2002;214:271–275.

297. Dunbar SA, Clarridge JE. Potential errors in recognition of *Erysipelothrix rhusiopathiae*. J Clin Microbiol 2000;38:1302–1304.

298. Duncan KO, Smith TL. Primary cutaneous infection with *Bacillus megaterium* mimicking cutaneous anthrax. J Am Acad Dermatol 2011;65:e60–e61.

299. Dykhuizen RS, Douglas G, Weir J, et al. *Corynebacterium afermentans* subsp. *lipophilum*: multiple abscess formation in brain and liver. Scand J Infect Dis 1995;27:637–639.

300. Efstratiou A, Engler KH, Dawes CS, et al. Comparison of phenotypic and genotypic methods for detection of diphtheria toxin among isolates of pathogenic corynebacteria. J Clin Microbiol 1998;36:3173–3177.

301. Efstratiou A, George RC. Laboratory guidelines for the diagnosis of infections caused by *Corynebacterium diphtheriae* and *C. ulcerans*. Comm Dis Public Health 1999;2:250–257.

302. Eguchi H, Kuwahara T, Miyamoto T, et al. High-level fluoroquinolone resistance in ophthalmic clinical isolates belonging to the species *Corynebacterium macginleyi*. J Clin Microbiol 2008;46:527–532.

303. Ehling-Schilz M, Fricker M, Scherer S. Identification of emetic toxin-producing *Bacillus cereus* strains by a novel molecular assay. FEMS Microbiol Lett 2004;232:189–195.

304. Ellerbroek P, Kuipers S, Rozenberg-Arska M, et al. *Oerskovia xanthineolytica*: a new pathogen in bone marrow transplantation. Bone Marrow Transplant 1998;22:503–505.

305. Elsayed S, George A, Zhang K. Intrauterine contraceptive device-associated pelvic actinomycosis caused by *Actinomyces urogenitalis*. Anaerobe 2006;12:67–70.

306. Elsner H-A, Sobottka I, Bubert A, et al. Catalase-negative *Listeria monocytogenes* causing lethal sepsis and meningitis in an adult hematologic patient. Eur J Clin Microbiol Infect Dis 1996;15:965–967.

307. Elvy J, Hanspal I, Simcock P. A case of *Erysipelothrix rhusiopathiae* causing bilateral endogenous endophthalmitis. J Clin Pathol 2008;61:1223–1224.

308. Ena J, Berenguer J, Palaez T, et al. Endocarditis caused by *Corynebacterium* group D2. J Infect 1991;22:95–111.

309. Engler KH, Efstratiou A. Rapid enzyme immunoassay for determination of toxigenicity among clinical isolates of corynebacteria. J Clin Microbiol 2000;38:1385–1389.

310. Engler KH, Efstratiou A, Norn D, et al. Immunochromatographic strip test for rapid detection of diphtheria toxin: description and multicenter evaluation in areas of low and high prevalence of diphtheria. J Clin Microbiol 2002;40:80–83.

311. Engler KH, Glushkevich T, Mazurova IK, et al. A modified Elek test for detection of toxigenic corynebacteria in the diagnostic laboratory. J Clin Microbiol 1997;35:495–498.

312. Enoch DA, Richardson MP, Hill RLR, et al. Central venous catheter-related bacteraemia due to *Microbacterium paraoxydans* in a patient with no significant immunodeficiency. J Clin Pathol 2011;64:179–180.

313. Esteban J, Bueno J, Perez-Santonja JJ, et al. Endophthalmitis involving an *Arthrobacter*-like organism following intraocular lens implantation. Clin Infect Dis 1996;23:1180–1181.

314. Eturan G, Holme H, Iyer S. *Corynebacterium pseudodiphtheriticum* septic arthritis secondary to intraocular injection—a case report and literature review. J Med Microbiol 2012;61(Pt 6):860–863. doi:10.1099/jmm.0.037937-0.

315. Evtushenko LI, Dorofeeva LV, Subbotin SA, et al. *Leifsonia poae* gen. nov., sp. nov., isolated from nematode galls on *Poa annua*, and reclassification of "*Corynebacterium aquaticum*" Leifson 1962 as *Leifsonia aquatica* (ex Leifson 1962) gen. nov., nom. rev., comb. nov. and *Clavibacter xyli* Davis et al 1984 with two subspecies as *Leifsonia xyli* (Davis et al 1984) gen. nov., comb. nov. Int J Syst Evol Microbiol 2000;50:371–380.

316. Ezzell JH Jr, Many WJ Jr. *Gardnerella vaginalis*: an unusual case of pyogenic liver abscess. Am J Gastroenterol 1988;83:1409–1411.

317. Facinella B, Magi G, Prenna M, et al. *In vitro* extracellular and intracellular activity of two newer and two earlier fluoroquinolones against *Listeria monocytogenes*. Eur J Clin Microbiol Infect Dis 1997;16:827–833.

318. Famularo G, Minisola G, Nicotra GC, et al. A case report and literature review of *Corynebacterium urealyticum* infection acquired in the hospital. Intern Emerg Med 2008;3:293–295.

319. Fan Y, Jin Z, Tong J, et al. *Rothia amarae* sp. nov., from sludge of a foul water sewer. Int J Syst Evol Microbiol 2002;52:2257–2260.

320. Farber JM, Peterkin PL. *Listeria monocytogenes*, a food-borne pathogen. Microbiol Rev 1991;55:476–511.

321. Farchaus JW, Ribot WJ, Jendrek S, et al. Fermentation, purification, and characterization of protective antigen from a recombinant, avirulent strain of *Bacillus anthracis*. Appl Environ Microbiol 1998;64:982–991.

322. Farfour E, Badell E, Zasada A, et al. Characterization and comparison of invasive *Coyrnebacterium diptherium* isolates from France and Poland. J Clin Microbiol 2012;50:173–175.

323. Farrer W. Four-valve endocarditis caused by *Corynebacterium* CDC group II. South Med J 1987;80:923–925.

324. Favero M, Raffeiner B, Cecchin D, et al. Septic arthritis caused by *Rothia dentocariosa* in a patient with rheumatoid arthritis receiving etanercept therapy. J Rheumatol 2009;36:2846–2847.

325. Fazili T, Blair D, Riddell S, et al. *Actinomyces meyeri* infection: case report and review of the literature. J Infect 2012;65(4):357–361. doi:10.1016/j.jinf.2012.02.016.

326. Feasi M, Bacigalupo L, Cappato S, et al. *Erysipelothrix rhusiopathiae* intra-abdominal abscess. Int J Infect Dis 2010;14:e81–e83.

327. Federal Register. New drugs and biological drug products: evidence needed to demonstrate effectiveness of new drugs when human efficacy studies are not ethical or feasible. Final rule. Fed Regist 2002;67:37988–37998.

328. Fendukly F, Osterman B. Isolation of *Actinobaculum schaalii* and *Actinobaculum urinale* from a patient with chronic renal failure. J Clin Microbiol 2005;43:3567–3569.

329. Fernandez-Garayzabal JF, Collins MD, Hutson RA, et al. *Corynebacterium mastiditis* sp. nov., isolated from milk of sheep with subclinical mastitis. Int J Syst Evol Microbiol 1997;47:1082–1085.

330. Fernandez-Garayzabal JF, Collins MD, Hutson RA, et al. *Corynebacterium camporealensis* sp. nov., associated with mastitis in sheep. Int J Syst Evol Microbiol 1998;48:463–468.

331. Fernandez-Garayzabal JF, Eguido R, Vela AI, et al. Isolation of *Corynebacterium falsenii* and description of *Corynebacterium aquilae* sp. nov., from eagles. Int J Syst Evol Microbiol 2003;53:1135–1138.

332. Fernandez-Garayzabal JF, Vella AI, Egido R, et al. *Corynebacterium ciconiae* sp. nov., isolated from the trachea of black storks (*Ciconia nigra*). Int J Syst Evol Microbiol 2004;54:2191–2195.

333. Fernandez-Giron F, Saavedra-Martin JM, Benitez-Sanchez M, et al. *Corynebacterium minutissimum* peritonitis in a CAPD patient. Perit Dial Int 1998;18:345–346.

334. Fernandez-Guerrero ML, Rivas P, Rabago R, et al. Prosthetic valve endocarditis due to *Listeria monocytogenes*: report of two cases and reviews. Int J Infect Dis 2004;8:97–102.

335. Fernandez-Natal I, Guerra J, Alcoba M, et al. Bacteremia caused by multiply resistant *Corynebacterium urealyticum*: six case reports and review. Eur J Clin Microbiol Infect Dis 2001;20:514–517.

336. Fernandez-Natal MI, Saez-Nieto JA, Fernandez-Roblas R, et al. The isolation of *Corynebacterium coyleae* from clinical samples: clinical and microbiological data. Eur J Clin Microbiol Infect Dis 2008;27:177–184.

337. Fernandez-Natal MI, Saez-Nieto JA, Valdezate S, et al. Isolation of *Corynebacterium ureicelerivorans* from normally sterile sites in humans. Eur J Clin Microbiol Infect Dis 2009;28:677–681.

338. Fernandez-Roblas R, Adames H, Martin-de-Hijas, et al. In vitro activity of tigecycline and 10 other antimicrobials against clinical isolates of the genus *Corynebacterium*. Int J Antimicrob Agents 2009;33:453–455.

339. Fernandez-Suarez A, Benitez JMA, Vidal AML, et al. Lemierre's syndrome and septicemia caused solely by *Arcanobacterium haemolyticum* in a young immunocompetent patient. J Med Microbiol 2009;58:1645–1648.

340. Ferraz V, McCarthy K, Smith D, et al. *Rothia dentocariosa* endocarditis and aortic root abscess. J Infect 1998;37:292–295.

341. Ferrer C, Ruiz-Moreno JM, Rodriguez A, et al. Postoperative *Corynebacterium macginleyi* endophthalmitis. J Cataract Refract Surg 2004;30:2441–2444.

342. Feuer C, Clermont D, Bimet F, et al. Taxonomic characterization of nine strains isolated from clinical and environmental specimens, and proposal of *Corynebacterium tuberculostearicum* sp. nov. Int J Syst Evol Microbiol 2004;54:1055–1061.

343. Fidalgo SG, Longbottom CJ, Riley TV. Susceptibility of *Erysipelothrix rhusiopathiae* to antimicrobial agents and home disinfectants. Pathology 2002;34:462–465.

344. Finkelhor RS, Wolinsky E, Kim CH, et al. *Gardnerella vaginalis* perinephric abscess in a transplanted kidney. N Engl J Med 1981;304:846.

345. Finkelstein R, Oren I. Soft tissue infections caused by marine bacterial pathogens: epidemiology, diagnosis, and management. Curr Infect Dis Rep 2011;13:470–477.

346. Fischer RA, Peters G, Gehrmann J, et al. *Corynebacterium aquaticum* septicemia with acute lymphoblastic leukemia. Pediatr Infect Dis J 1994;13:836–837.

347. Flaherty JD, Levett PN, Dewhirst FE, et al. Fatal case of endocarditis due to *Weissella confusa*. J Clin Microbiol 2003;41:2237–2239.

348. Flores AE, Diedrick MJ, Ferrieri P. Development of a pulsed-field gel electrophoresis (PFGE) method for molecular typing of clinical isolates of *Arcanobacterium haemolyticum*. J Microbiol Methods 2011;86:387–389.

349. Fontana I, Bertocchi M, Rossi AM, et al. *Corynebacterium urealyticum* infection in a pediatric kidney transplant recipient: a case report. Tranplant Proc 2010;42:1367–1368.

350. Foster G, Hunt B. Distribution of *Arcanobacterium pluranimalium* in animals examined in veterinary laboratories in the United Kingdom. J Vet Diagn Invest 2011;23:962–964.

351. Foster G, Wragg P, Koylass MS, et al. Isolation of *Actinomyces hyovaginalis* from sheep and comparison with isolates obtained from pigs. Vet Microbiol 2012;157(3/4):471–475. doi: 10.1016/jvetmic.2012.01.003.

352. Fradiani PA, Petrucca A, Ascenzioni F, et al. Endocarditis caused by *Lactobacillus jensenii* in an immunocompetent patient. J Med Microbiol 2010;59:607–609.

353. Frankard J, Li R, Taccone F, et al. *Bacillus cereus* pneumonia in a patient with acute lymphoblastic leukemia. Eur J Clin Microbiol Infect Dis 2004;23:725–728.

354. Freeman JD, Smith HG, Haines HG, et al. Seven patient with respiratory infections due to *Corynebacterium pseudodiphtheriticum*. Pathology 1994;26:311–314.

355. Frischmann A, Knoll A, Hilbert F, et al. *Corynebacterium epidermidicanis* sp. nov., isolated from skin of a dog. Int J Syst Evol Microbiol 2011;62(Pt 9):2194–2200. doi: 10.1099/ijs.0.036061-0.

356. Fruchart C, Salah A, Gray C, et al. *Lactobacillus* species as emerging pathogens in neutropenic patients. Eur J Clin Microbiol Infect Dis 1997;16:681–684.

357. Funke G, Altwegg M, Frommelt L, et al. Emergence of related nontoxigenic *Corynebacterium diphtheriae* biotype mitis strains in Western Europe. Emerg Infect Dis 1999;6:640–645.

358. Funke G, Alvarez N, Pascual C, et al. *Actinomyces europaeus* sp. nov., isolated from human clinical specimens. Int J Syst Bacteriol 1997;47:687–692.

359. Funke G, Bernard KA, Bucher C, et al. *Corynebacterium glucuronolyticum* sp. nov. isolated from male patients with genitourinary infections. Med Microbiol Lett 1995;4:205–215.

360. Funke G, Carlotti A. Differentiation of *Brevibacterium* spp. encountered in clinical specimens. J Clin Microbiol 1994;32:1729–1732.

361. Funke G, Efstratiou A, Kuklinska D, et al. *Corynebacterium imitans* sp. nov. isolated from patients with suspected diphtheria. J Clin Microbiol 1997;35:1978–1983.

362. Funke G, Englert R, Frodl R, et al. *Actinomyces hominis* sp. nov., isolated from a wound swab. Int J Syst Evol Microbiol 2010;60:1678–1681.

363. Funke G, Englert R, Frodl R, et al. *Corynebacterium canis* sp. nov., isolated from a wound infection caused by a dog bite. Int J Syst Evol Microbiol 2010;60:2544–2547.

364. Funke G, Falsen E, Barreau C. Primary identification of *Microbacterium* spp. encountered in clinical specimens as CDC coryneform group A-4 and A-5 bacteria. J Clin Microbiol 1995;33:188–192.

365. Funke G, Frodl R. Comprehensive study of *Corynebacterium freneyi* strains and extended and emended description of *Corynebacterium freneyi* Renaud, Aubel, Riegel, Meugnier, and Bollet 2001. J Clin Microbiol 2008;46:638–643.

366. Funke G, Frodl R, Bernard KA. *Corynebacterium mustelae* sp. nov., isolated from a ferret with lethal sepsis. Int J Syst Evol Microbiol 2010;60:871–873.

367. Funke G, Frodl R, Bernard KA, et al. *Corynebacterium freiburgense* sp. nov., isolated from a wound obtained from a dog bite. Int J Syst Evol Microbiol 2009;59:2054–2057.

368. Funke G, Haase G, Schnitzler N, et al. Endophthalmitis due to *Microbacterium* species: case report and review of microbacterium infections. Clin Infect Dis 2007;24:713–716.

369. Funke G, Hoyles L, Collins MD. *Corynebacterium sanguinis* sp. nov., isolated from human blood cultures. In press.

370. Funke G, Hutson RA, Bernard KA, et al. Isolation of *Arthrobacter* spp. from clinical specimens and description of *Arthrobacter cumminsii* sp. nov. and *Arthrobacter woluwensis* sp. nov. J Clin Microbiol 1996;34:2356–2363.

371. Funke G, Hutson RA, Hilleringmann M, et al. *Corynebacterium lipophiloflavum* sp. nov. isolated from a patient with bacterial vaginosis. FEMS Microbiol Lett 1997;15:219–224.

372. Funke G, Lawson PA, Bernard KA, et al. Most *Corynebacterium xerosis* strains identified in the routine clinical laboratory correspond to *Corynebacterium amycolatum*. J Clin Microbiol 1996;34:1124–1128.

373. Funke G, Lawson PA, Collins MD. Heterogeneity within human-derived Centers for Disease Control and Prevention (CDC) coryneform group ANF-1-like bacteria and description of *Corynebacterium auris* sp. nov. Int J Syst Bacteriol 1995;45:735–739.

374. Funke G, Lawson PA, Collins MD. *Corynebacterium riegelii* sp. nov., an unusual species isolated from female patients with urinary tract infections. J Clin Microbiol 1998;36:624–627.

375. Funke G, Lawson PA, Collins MD. *Corynebacterium mucifaciens* sp. nov., an unusual species from human clinical material. Int J Syst Bacteriol 1997;47:952–957.

376. Funke G, Lucchini GM, Pfyffer GE, et al. Characteristics of CDC group 1 and group 1-like coryneform bacteria isolated from clinical specimens. J Clin Microbiol 1993;31:2907–2912.

377. Funke G, Osorio CR, Frei R, et al. *Corynebacterium confusum* sp. nov., isolated from human clinical specimens. Int J Syst Bacteriol 1998;48:1291–1296.

378. Funke G, Pagano-Niederer M, Sjoden B, et al. Characteristics of *Arthrobacter cumminsii*, the most frequently encountered *Arthrobacter* species in human clinical specimens. J Clin Microbiol 1998;36:1539–1543.

379. Funke G, Peters K, Aravena-Roman M. Evaluation of the RapID CB plus system for identification of coryneform bacteria and *Listeria* spp. J Clin Microbiol 1998;36:2439–2442.

380. Funke G, Punter V, von Graevenitz A. Antimicrobial susceptibility patterns of some recently established coryneform bacteria. Antimicrob Agents Chemother 1996;40:2874–2878.

381. Funke G, Ramos C, Collins MD. Identification of some clinical strains of CDC coryneform group A-3 and A-4 bacteria as *Cellulomonas* species and proposal of *Cellulomonas hominis* sp. nov. for some group A-3 strains. Int J Syst Bacteriol 1995;33:2091–2097.

382. Funke G, Ramos CP, Collins MD. *Corynebacterium coyleae* sp. nov., isolated from human clinical specimens. Int J Syst Bacteriol 1997;47:92–96.

383. Funke G, Ramos CP, Fernandez-Garayzabal JF, et al. Description of human-derived Centers for Disease Control coryneform group 2 bacteria as *Actinomyces bernardiae* sp. nov. Int J Syst Bacteriol 1995;45:57–60.

384. Funke G, Renaud FN, Freney J, et al. Multicenter evaluation of the updated and extended API (RAPID) Coryne database 2.0. J Clin Microbiol 1997;35:3122–3126.

385. Funke G, Stubbs S, Altweg M, et al. *Turicella otitidis* gen. nov., sp. nov., a coryneform bacterium isolated from patients with otitis media. Int J Syst Bacteriol 1994;44:270–273.

386. Funke G, Stubbs S, Pfyffer GE, et al. Characteristics of CDC group 3 and group 5 coryneform bacteria isolated from clinical specimens and assignment to the genus *Dermabacter*. J Clin Microbiol 1994;32:1223–1228.

387. Funke G, Stubbs S, von Graevenitz A, et al. Assignment of human-derived CDC group 1 coryneform bacteria and CDC group 1-like coryneform bacteria to the genus *Actinomyces* as *Actinomyces neuii* subsp. *neuii* sp. nov., subsp. nov., and *Actinomyces neuii* subsp. *anitratus* subsp. nov. Int J Syst Bacteriol 1994;44:167–171.

388. Funke G, von Graevenitz A. Infections due to *Actinomyces neuii* (former "CDC coryneform group 1" bacteria). Infection 1995;23:73–75.

389. Funke G, von Graevenitz A, Clarridge JE III, et al. Clinical microbiology of coryneform bacteria. Clin Microbiol Rev 1997;10:125–159.

390. Funke G, von Graevenitz A, Weiss N. Primary identification of *Aureobacterium* spp. isolated from clinical specimens as "*Corynebacterium aquaticum*". J Clin Microbiol 1994;32:2686–2691.

391. Gahrn-Hansen B, Frederiksen W. Human infections with *Actinomyces pyogenes* (*Corynebacterium pyogenes*). Diagn Microbiol Infect Dis 1992;15:349–354.

392. Gaini S, Roge BT, Pedersen C, et al. Severe *Actinomyces israelii* infection involving the entire spinal cord. Scand J Infect Dis 2006;38:211–213.

393. Galan-Sanchez F, Aznar-Marin P, Marin-Casanova P, et al. Urethritis due to *Corynebacterium glucuronolyticum*. J Infect Chemother 2011;17(5):720–721. doi 10.1007/s10156-011-0237-y.

394. Gallemore GH, Mohon RT, Ferguson DA. *Lactobacillus fermentum* endocarditis involving a native mitral valve. J Tenn Med Assoc 1995;88:306–308.

395. Garcia-Armesto MR, Autherland AD. Temperature characterization of psychrotrophic and mesophilic *Bacillus* species from milk. J Dairy Res 1997;64:261–270.

396. Garcia-de-la-Fuente C, Campo-Esquisabel AB, Unda F, et al. Comparison of different culture media and growth conditions for recognition of *Arcanobacterium haemolyticum*. Diag Microbiol Infect Dis 2008;61:232–234.

397. Garcia-de-la-Fuente C, DeAlegria CR, Cano ME, et al. Phenotypic and molecular characterization of *Arcanobacterium haemolyticum* isolated from clinical samples. Diagn Microbiol Infect Dis 2012;72:1–7.

398. Gardner HL, Dukes CD. *Haemophilus vaginalis* vaginitis. A newly defined specific infection previously classified as "nonspecific vaginitis". Am J Obstet Gynecol 1955;69:962–965.

399. Garduno E, Rebollo M, Asencio MA, et al. Splenic abscess caused by *Actinomyces meyeri* in a patient with autoimmune hepatitis. Diagn Microbiol Infect Dis 2000;37:213–214.

400. Garelick JM, Khodabakhsh AJ, Josephberg RG. Acute postoperative endophthalmitis caused by *Actinomyces neuii*. Am J Ophthalmol 2002;133:145–147.

401. Garner JP, Macdonald M, Kumar PK. Abdominal actinomycosis. Int J Surg 2007;5:441–448.

402. Gaur AH, Patrick CC, McCullers JA, et al. *Bacillus cereus* bacteremia and meningitis in immunocompromised children. Clin Infect Dis 2001;32:1456–1462.

403. Ghelardi E, Celandroni DF, Salvetti S, et al. *Bacillus thuringiensis* pulmonary infection: critical role of bacterial membrane-damaging toxins and host neutrophils. Microbes Infect 2007;9:591–598.

404. Ghosheh FA, Ehlers JP, Ayres BD, et al. Corneal ulcers associated with aerosolized crack cocaine use. Cornea 2007;26:966–969.

405. Giammanco GM, Di Marco V, Priolo I, et al. *Corynebacterium macginleyi* isolation from conjunctival swab in Italy. Diagn Microbiol Infect Dis 2002;44:205–207.

406. Giammanco GM, Pignato S, Grimont PAD, et al. Interstitial pulmonary inflammation due to *Microbacterium* sp. after heart transplantation. J Med Microbiol 2006;55:335–339.

407. Gillespie IA, McLauchlin J, Little CL, et al. Disease presentation in relation to infection foci for non-pregnancy-associated human listeriosis in England and Wales, 2001 to 2007. J Clin Microbiol 2009;47:3301–3307.

408. Gimenez M, Fernandez P, Padilla E, et al. Endocarditis and acute renal failure due to *Erysipelothrix rhusiopathiae*. Eur J Clin Microbiol Infect Dis 1996;15:347–348.

409. Ginsburg AS, Salazar LG, True LD, et al. Fatal *Bacillus cereus* sepsis following resolving neutropenic enterocolitis during the treatment of acute leukemia. Am J Hematol 2003;72:204–208.

410. Glinyenko VM, Abdikarimov ST, Firsova SN, et al. Epidemic diphtheria in the Kyrgyz Republic, 1994-1998. J Infect Dis 2000;181(Suppl 1):S98–S103.

411. Gneiding K, Frodl R, Funke G. Identities of *Microbacterium* spp. encountered in human clinical specimens. J Clin Microbiol 2008;46:3646–3652.

412. Gobar M, Faegri K, Perchat S, et al. The PlcR virulence regulon of *Bacillus cereus*. PLoS One 2008;3:e2793.

413. Göçman G, Varol A, Göker K, et al. Actinomycosis: report of a case with persistent extraoral sinus tract. Oral Surg Oral Med Oral Pathol Oral Radiol Endod 2011;112:e121–e123.

414. Goldstein EJ, Citron DM, Merriam CV, et al. *In vitro* activities of doripenem and six comparator drugs against 423 aerobic and anaerobic bacterial isolates from infected diabetic foot wounds. Antimicrob Agents Chemother 2008;52:761–766.

415. Gomes DLR, Martins CAS, Faria LMD, et al. *Corynebacterium diphtheriae* as an emerging pathogen in nephrostomy catheter-related infection: evaluation of traits associated with bacterial virulence. J Med Microbiol 2009;58:1419–1427.

416. Gomes J, Pereira T, Carvalho A, et al. Primary cutaneous actinomycosis caused by *Actinomyces meyeri* as first manifestation of HIV infection. Dermatol Online J 2011;17:5.

417. Gomez E, Gustafson DR, Rosenblatt JE, et al. *Actinobaculum* bacteremia: a report of 12 cases. J Clin Microbiol 2011;49:4311–4313.

418. Gomez-Garces JL, Alos JI, Ramayo J. *In vitro* activity of linezolid and 12 other antimicrobials against coryneform bacteria. Int J Antimicrob Agents 2007;29:688–692.

419. Gomez-Garces JL, Burillo A, Gil Y, et al. Soft tissue infections caused by *Actinomyces neuii*, a rare pathogen. J Clin Microbiol 2010;48:1508–1509.

420. Gomez-Garces JL, Oteo J, Garcia G, et al. Bacteremia by *Dermabacter hominis*, a rare pathogen. J Clin Microbiol 2001;39:2356–2357.

421. Gordon CL, Fagan P, Hennessy J, et al. Characterization of *Corynebacterium diphtheriae* isolates from infected skin lesions in the Northern Territory of Australia. J Clin Microbiol 2011;49:3960–3962.

422. Goudswaard WB, Dammer MH, Hol C. *Bacillus circulans* infection of a proximal interphalangeal joint after a clenched-fist injury caused by human teeth. Eur J Clin Microbiol Infect Dis 1995;14:1015–1016.

423. Gouin E, Mengaud J, Cossart P. The virulence gene cluster of *Listeria monocytogenes* is also present in *Listeria ivanovii*, an animal pathogen, and *Listeria seeligeri*, a nonpathogenic species. Infect Immun 1994;62:3550–3553.

424. Gouin E, Welch MD, Cossart P. Actin-based motility of intracellular pathogens. Curr Opin Microbiol 2005;8:35–45.

425. Gouriet F, Million M, Henri M, et al. *Lactobacillus rhamnosus* bacteremia: an emerging clinical entity. Eur J Clin Microbiol Infect Dis 2012;31(9):2469–2480. doi: 10.1007/s10096-012-1599-5.

426. Goyache J, Ballesteros C, Vela AI, et al. *Corynebacterium sphenisci* sp. nov., isolated from wild penguins. Int J Syst Evol Microbiol 2003;53:1009–1012.

427. Goyache J, Vela AI, Collins MD, et al. *Corynebacterium spheniscorum* sp. nov., isolated from the cloacae of healthy penguins. Int J Syst Evol Microbiol 2003;53:43–46.

428. Goyal R, Singh NP, Mathur M. Septic arthritis due to *Arcanobacterium haemolyticum*. Indian J Med Microbiol 2005;23:63–65.

429. Grabenstein J. Vaccines: countering anthrax – vaccines and immunoglobulins. Clin Infect Dis 2008;46:129–136.

430. Graffi S, Peretz A, Naftali M. Endogenous endophthalmitis with an unusual infective agent: *Actinomyces neuii*. Eur J Ophthalmol 2012;22(5):834–835. doi:10.5301/ejo.5000106.

431. Graham S, Howes C, Dunsmuir R, et al. Vertebral osteomyelitis and discitis due to *Gardnerella vaginalis*. J Med Microbiol 2009;58(Pt 10):1382–1384.

432. Granum PE, O'Sullivan K, Lund T. The sequence of the non-haemolytic enterotoxin operon from *Bacillus cereus*. FEMS Microbiol Lett 1999;177:225–229.

433. Graves LM, Helsel LO, Steigerwalt AG, et al. *Listeria marthii* sp. nov., isolated from the natural environment, Finger Lakes National Forest. Int J Syst Evol Microbiol 2010;60:1280–1288.

434. Greene KA, Clark RJ, Zabransky JM. Ventricular CSF shunt infections associated with *Corynebacterium jeikeium*: report of three cases and review. Clin Infect Dis 1993;16:139–141.

435. Greenwood JR, Pickett MJ. Transfer of *Haemophilus vaginalis* Gardner and Dukes to a new genus, *Gardnerella*: *G. vaginalis* (Gardner and Dukes) comb. nov. Int J Syst Bacteriol 1980;30:170–178.

436. Greig JR, Eltringham IJ, Birthistle K. Primary peritonitis due to *Lactobacillus fermentum*. J Infect 1998;36:242–243.

437. Greub G, Raoult D. "*Actinobaculum massiliae*," a new species causing chronic urinary tract infection. J Clin Microbiol 2002;40:3938–3941.

438. Grif K, Patscheider G, Dierich MP, et al. Incidence of fecal carriage of *Listeria monocytogenes* in three healthy adult volunteers: a one-year prospective stool survey. Eur J Clin Microbiol Infect Dis 2003;22:16–20.

439. Griffiths JK, Daly JS, Dodge RA. Two cases of endocarditis due to *Lactobacillus* species: antimicrobial susceptibility, review, and discussion of therapy. Clin Infect Dis 1992;15:250–255.

440. Grimont PA, Grimont F, Efstratiou A, et al. European Laboratory Working Group on Diphtheria. International nomenclature for *Corynebacterium diphtheriae* ribotypes. Res Microbiol 2004;155:162–166.

441. Groman N, Schiller J, Russell J. *Corynebacterium ulcerans* and *Corynebacterium pseudotuberculosis* responses to DNA probes derived from corynephage β and *Corynebacterium diphtheriae*. Infect Immun 1984;45:511–517.

442. Groschel M, Burges A, Bodey GP. Gas-gangrene-like infection with *Bacillus cereus* in a lymphoma patient. Cancer 1976;37:988–991.

443. Grove DI, Der-Haroutian V, Ratcliff RM. *Aureobacterium* masquerading as "*Corynebacterium aquaticum*" infection: case report and review of the literature. J Med Microbiol 1999;48:965–970.

444. Grundmann S, Huebner J, Stuplich J, et al. Prosthetic valve endocarditis due to *Actinomyces neuii* successfully treated with antibiotic therapy. J Clin Microbiol 2010;48:1008–1011.

445. Gruner E, Pfyffer GE, von Graevenitz A. Characterization of *Brevibacterium* spp. from clinical specimens. J Clin Microbiol 1993;31:1408–1412.

446. Gruner E, Steigerwalt AG, Hollis DG, et al. Human infections caused by *Brevibacterium casei*, formerly CDC groups B-1 and B-3. J Clin Microbiol 1994;32:1511–1518.

447. Gruner E, Steigerwalt AG, Hollis DG, et al. Recognition of *Dermabacter hominis*, formerly CDC fermentative coryneform group 3 and group 5, as a potential human pathogen. J Clin Microbiol 1994;32:1918–1922.

448. Gubler J, Huber-Schneider C, Gruner E, et al. An outbreak of nontoxigenic *Corynebacterium diphtheriae* infection: a single bacterial clone causing invasive infection among Swiss drug users. Clin Infect Dis 1998;27:1295–1298.

449. Guillard F, Appelbaum PC, Sparrow FB. Pyelonephritis and septicemia due to gram-positive rods similar to *Corynebacterium* group E (aerotolerant *Bifidobacterium adolescentis*). Ann Intern Med 1980;92:635–636.

450. Guillet C, Join-Lambert O, LeMonnier A, et al. Human listeriosis caused by *Listeria ivanovii*. Emerg Infect Dis 2010;16:136–138.

451. Gupta A, Lodato RF. Empyema necessitatis due to *Actinomyces israelii*. Am J Respir Crit Care Med 2012;185(12):e16. doi:10.1164/rccm.201108-1532CR.

452. Gurol Y, Kipritci Z, Selcuk NA, et al. *Bacillus circulans* paracardiac infection in non-Hodgkin's lymphoma - a case report. Prague Med Rep 2007;108:19–22.

453. Guss WJ, Ament ME. *Oerskovia* infection caused by contaminated home parenteral nutrition solution. Arch Intern Med 1989;149:1457–1458.

454. Gutiérrez-Rodero F, Ortiz de la Tabla V, Martínez C, et al. *Corynebacterium pseudodiphtheriticum*: an easily missed respiratory pathogen in HIV-infected patients. Diagn Microbiol Infect Dis 1999;33:209–216.

455. Hadfield TL, McEvoy P, Polotsky Y, et al. The pathology of diphtheria. J Infect Dis 2000;181(Suppl 1):S116–S120.

456. Haggerty C, Tender GC. Actinomycotic brain abscess and subdural empyema of endogenic origin: case report and review of the literature. J Oral Maxillofac Surg 2012;70:e210–e213.

457. Hall AJ, Cassiday PK, Bernard KA, et al. Novel *Corynebacterium diphtheriae* in domestic cats. Emerg Infect Dis 2010;16:688–691.

458. Hall V, Collins MD, Hutson R, et al. *Actinomyces cardiffensis* sp. nov. from human clinical sources. J Clin Microbiol 2002;40:3427–3431.

459. Hall V, Collins MD, Hutson RA, et al. *Actinobaculum urinale* sp. nov., from human urine. Int J Syst Evol Microbiol 2003;53:679–682.

460. Hall V, Collins MD, Hutson R, et al. *Actinomyces vaccimaxillae* sp. nov., from the jaw of a cow. Int J Syst Evol Microbiol 2003;53:603–606.

461. Hall V, Collins MD, Hutson R, et al. *Corynebacterium atypicum* sp. nov., from a human clinical source, does not contain corynomycolic acids. Int J Syst Evol Microbiol 2003;53:1065–1068.

462. Hall V, Collins MD, Hutson RA, et al. *Actinomyces oricola* sp. nov., from a human dental abscess. Int J Syst Evol Microbiol 2003;53:1515–1518.

463. Hall V, Collins MD, Lawson PA, et al. *Actinomyces nasicola* sp. nov., isolated from a human nose. Int J Syst Evol Microbiol 2003;53:1445–1448.

464. Hall V, Collins MD, Lawson PA, et al. *Actinomyces dentalis* sp. nov., from a human dental abscess. Int J Syst Evol Microbiol 2005;55:427–431.

465. Hall V, Talbot PR, Stubbs SL, et al. Identification of clinical isolates of *Actinomyces* species by amplified 16S ribosomal DNA restriction analysis. J Clin Microbiol 2001;39:3555–3562.

466. Haller P, Bruderer T, Schaeren S, et al. Vertebral osteomyelitis caused by *Actinobaculum schaalii*: a difficult-to-diagnose and potentially invasive uropathogen. Eur J Clin Microbiol Infect Dis 2007;26:667–670.

467. Hamilton CD. Immunosuppression related to collagen-vascular disease or its treatment. Proc Am Thorac Soc 2005;2:456–460.

468. Handwerger S, Pucci MJ, Volk KJ, et al. Vancomycin resistant *Leuconostoc mesenteroides* and *Lactobacillus casei* synthesize peptidoglycin precursors that terminate in lactate. J Bacteriol 1994;176:260–264.

469. Hannah WN Jr, Ender PT. Persistent *Bacillus licheniformis* bacteremia associated with an intentional injection of organic drain cleaner. Clin Infect Dis 1999;29:659–661.

470. Hansen JM, Fjeldsoe-Nielsen H, Sulim S, et al. *Actinomyces* species: a Danish survey on human infections and microbiological characteristics. Open Microbiol J 2009;3:113–120.

471. Harada K, Amano K, Akimoto S, et al. Serological and pathogenic characterization of *Erysipelothrix rhusiopathiae* isolates from two human cases of endocarditis in Japan. New Microbiol 2011;34:409–412.

472. Hardman SC, Carr SJ, Swann RA. Peritoneal dialysis-related peritonitis with bacteremia due to *Erysipelothrix rhusiopathiae*. Nephrol Dial Transplant 2004;19:1340–1341.

473. Harlan NP, Kempker RR, Parekh SM, et al. *Weissella confusa* bacteremia in a liver transplant patient with hepatic artery thrombosis. Transpl Infect Dis 2011;13(3):290–293. doi: 10.1111/j.1399-3062.2010.00579.x.

474. Harrington RD, Lewis CG, Aslanzadeh J, et al. *Oerskovia xanthineolytica* infection of a prosthetic joint: case report and review. J Clin Microbiol 1996;34:1821–1824.

475. Hassan AA, Mohyla H, Kanbar T, et al. Molecular identification of *Arcanobacterium bialowiezense* and *Arcanobacterium bonasi* based on 16S-23S rRNA intergenic spacer region sequences. Vet Microbiol 2008;130:410–414.

476. Hassan AA, Ulbegi-Mohyla H, Kanbar T, et al. Phenotypic and genotypic characterization of *Arcanobacterium haemolyticum* isolates from infections in horses. J Clin Microbiol 2009;47:124–128.

477. Hatanaka A, Tsunoda A, Okamoto M, et al. *Corynebacterium ulcerans* diphtheria in Japan. Emerg Infect Dis 2003;9:1–4.

478. Haupert CL, Postel EA, Khawly JA. Posttraumatic endophthalmitis due to CDC coryneform group A-3 bacteria. Retina 2000;20:412–413.

479. Havaldar PV, Shanthala CC. Diphtheria presenting as abdominal pain and arthralgia. Pediatr Infect Dis J 1993;12:538–539.

480. Haydushka IA, Markova N, Kirina V, et al. Recurrent sepsis due to *Bacillus licheniformis*. J Glob Infect Dis 2012;4:82–83.

481. Hayek LJ. *Erysipelothrix* endocarditis affecting a porcine xenograft heart valve. J Infect 1993;27:203–204.

482. Helgason E, Caugant DA, Olsen I, et al. Genetic structure of population of *Bacillus cereus* and *Bacillus thuringiensis* isolates associated with periodontitis and other human infections. J Clin Microbiol 2000;38:1615–1622.

483. Helgason E, Tourasse NJ, Meisal R, et al. Multilocus sequence typing scheme for bacteria of the *Bacillus cereus* group. Appl Environ Microbiol 2004;70:191–201.

484. Hemsley C, Abraham S, Rowland-Jones S. *Corynebacterium pseudodiphtheriticum* – a skin pathogen. Clin Infect Dis 1999;29:938–939.

485. Henricson B, Segarra M, Garvin J, et al. Toxigenic *Corynebacterium diphtheriae* associated with an equine wound infection. J Vet Diagn Invest 2000;12:253–257.

486. Henssge U, Do T, Radford DR, et al. Emended description of *Actinomcyes naeslundii* and descriptions of *Actinomyces oris* sp. nov. and *Actinomyces johnsonii* sp. nov., previously identified as *Actinomyces naeslundii* genospecies 1, 2, and WVA 963. Int J Syst Evol Microbiol 2009;59:509–516.

487. Hepler RW, Kelly R, McNeely TB, et al. A recombinant 63-kDa form of *Bacillus anthracis* protective antigen produced in the yeast *Saccharomyces cerevisiae* provides protection in rabbit and primate inhalational challenge models of anthrax infection. Vaccine 2006;24:1501–1514.

488. Hermida MD, Giovanna PD, Lapadula M, et al. *Actinomyces meyeri* cutaneous actinomycosis. Int J Dermatol 2009;48:154–156.

489. Hernaiz C, Picardo A, Alos JI, et al. Nosocomial bacteremia and catheter infection by *Bacillus cereus* in an immunocompetent patient. Clin Microbiol Infect 2003;9:973–975.

490. Hesstvedt L, Hasselvedt V, Aandahl E, et al. Septicemia due to *Actinobaculum schaalii*. Scand J Infect Dis 2006;38:735–737.

491. Heym B, Gehanno P, Friocourt V, et al. Molecular detection of *Cellulosimicrobium cellulans* as the etiological agent of a chronic tongue ulcer in a human immunodeficiency virus-positive patient. J Clin Microbiol 2005;43:4269–4271.

492. Higgins DL, Robison BJ. Comparison of Micro-ID *Listeria* method with conventional biochemical methods for identification of *Listeria* isolated from food and environmental samples: a collaborative study. JAOAC 1993;76:831–838.

493. Hijazin M, Alber J, Lammler C, et al. *Actinomyces weissii* sp. nov., isolated from dogs. Int J Syst Evol Microbiol 2012;62(Pt 8):1755–1760. doi:10.1099/ijs.0.035626-0.

494. Hijazin M, Hassan AA, Alber J, et al. Evaluation of matrix-assisted laser desorption ionization-time of flight mass spectrometry (MALDI-TOF MS) for species identification of bacteria of genera *Arcanobacterium* and *Trueperella*. Vet Microbiol 2012;157:243–245.

495. Hijazin M, Metzner M, Erhard M, et al. First description of *Trueperella (Arcanobacterium) bernardiae* of animal origin. J Clin Microbiol 2012;159(3/4):515–518.

496. Hijazin M, Prenger-Berninghoff E, Samra O, et al. *Arcanobacterium canis* sp. nov., isolated from an otitis externa of a dog and emended description pf the genus *Arcanobacterium* Collins et al 1983 emend. Yassin et al. 2011. Int J Syst Evol Microbiol 2012;62(Pt 9):2201–2205. doi:10.1099/ijs.0.037150-0.

497. Hijazin M, Ulbegi-Mohyla H, Alber J, et al. Molecular identification and further characterization of *Arcanobacterium pyogenes* isolated from bovine mastitis and from various other origins. J Dairy Sci 2011;94:1813–1819.

498. Hilliard NJ, Schelonka RL, Waites KB. *Bacillus cereus* bacteremia in a preterm neonate. J Clin Microbiol 2003;41:3441–3444.

499. Hillier SL. Diagnostic microbiology of bacterial vaginosis. Am J Obstet Gynecol 1993;169:455–459.

500. Hillier SL, Martius J, Frohn M, et al. A case-control study of chorioamnionic infection and histologic chorioamnionitis in prematurity. N Engl J Med 1988;319:972–978.

501. Hirji Z, Saragosa R, Dedier H. et al. Contamination of bone marrow products with an actinomycete resembling *Microbacterium* species and reinfusion into autologous stem cell and bone marrow transplant recipients. Clin Infect Dis 2003;36:e115–e121.

502. Hocqueloux L, Poisson DM, Sunder S, et al. Septic arthritis caused by *Erysipelothrix rhusiopathiae*. J Clin Microbiol 2010;48:333–335.

503. Hodge TW Jr, Levy CS, Smith MA. Disk space infection due to *Gardnerella vaginalis*. Clin Infect Dis 1995;21:443–445.

504. Hodzic E, Snyder S. A case of peritonitis due to *Rothia mucilaginosa*. Perit Dial Int 2010;30:379–383.

505. Hoenigl M, Leitner E, Valentin T, et al. Endocarditis caused by *Actinobaculum schaalii*, Austria. Emerg Infect Dis 2010;16:1171–1173.

506. Hof N, Nichterlein T, Kretschmar M. Management of listeriosis. Clin Microbiol Rev 1997;10:345–357.

507. Hoffmaster AR, Hill KK, Gee JE, et al. Characterization of *Bacillus cereus* isolates associated with fatal pneumonias: strains are closely related to *Bacillus anthracis* and harbor *B. anthracis* virulence genes. J Clin Microbiol 2006;44:3352–3360.

508. Hoffmaster AR, Ravel J, Rasko DA, et al. Identification of anthrax toxin genes in a *Bacillus cereus* associated with an illness resembling inhalation anthrax. Proc Natl Acad Sci USA 2004;101:8449–8454.

509. Hogg RA, Wessels ME, Koylass MS, et al. Porcine abortion due to infection with *Actinomyces hyovaginalis*. Vet Rec 2012;170(5):127.

510. Holdeman LV, Cato EP, Moore WEC. Anaerobe Laboratory Manual. 4th Ed. Blacksburg, VA: Virginia Polytechnic Institute and State University, 1977.

511. Holliman RE, Bone GP. Vancomycin resistance of clinical isolates of lactobacilli. J Infect 1988;16:279–283.

512. Holmes RK. Biology and molecular epidemiology of diphtheria toxin and the *tox* gene. J Infect Dis 2000;181(Suppl 1):S156–S167.

513. Holst E. Reservoir of four organisms associated with bacterial vaginosis suggests lack of sexual transmission. J Clin Microbiol 1990;28:2035–2039.

514. Holty JE, Bravata DM, Liu H, et al. Systematic review: a century of inhalational anthrax cases from 1900 to 2005. Ann Intern Med 2006;144:270–280.

515. Honda H, Bankowski MJ, Kajioka EHN, et al. Thoracic vertebral actinomycosis: *Actinomyces israelii* and *Fusobacterium nucleatum*. J Clin Microbiol 2008;46:2009–2014.

516. Hong T, Heibler N, Tang Y-W. "*Bacillus hackensackii*" sp. nov., a novel carbon dioxide sensitive bacterium isolated from a blood culture. Diagn Microbiol Infect Dis 2003;45:143–147.

517. Hou XG, Kawamura Y, Sultana F, et al. Description of *Arthrobacter creatinolyticus* sp. nov., isolated from human urine. Int J Syst Bacteriol 1998;48:423–429.

518. Hoyles H, Falsen E, Foster G, et al. *Actinomyces coleocanis* sp. nov., from the vagina of a dog. Int J Syst Evol Microbiol 2002;52:1201–1203.

519. Hoyles L, Falsen E, Foster G, et al. *Actinomyces canis* sp. nov., isolated from dogs. Int J Syst Evol Microbiol 2000;50:1547–1551.

520. Hoyles L, Falsen E, Foster G, et al. *Arcanobacterium hippocoleae* sp. nov., from the vagina of a horse. Int J Syst Evol Microbiol 2002;52:617–619.

521. Hoyles L, Falsen E, Holmstrom G, et al. *Actinomyces suimastitidis* sp. nov., isolated from pig mastitis. Int J Syst Evol Microbiol 2001;51:1323–1326.

522. Hoyles L, Falsen E, Pascual C, et al. *Actinomyces catuli* sp. nov., from dogs. Int J Syst Evol Microbiol 2001;51:679–682.

523. Hoyles L, Pascual C, Falsen E, et al. *Actinomyces marimammalium* sp. nov., from marine mammals. Int J Syst Evol Microbiol 2001;51:151–156.

524. Hsu CL, Shih LY, Leu HS, et al. Septicemia due to *Arthrobacter* species in a neutropenic patient with acute lymphoblastic leukemia. Clin Infect Dis 1998;27:1334–1335.

525. Huang CJ, Huang TJ, Hsieh JS. Pseudo-colonic carcinoma caused by abdominal actinomycosis: report of two cases. Int J Colorectal Dis 2004;19:283–286.

526. Huang KL, Beutler SM, Wang C. Endocarditis due to *Actinomyces meyeri*. Clin Infect Dis 1998;27:909–910.

527. Huang Y, Zhao N, He L, et al. *Arthrobacter scleromae* sp. nov. isolated from human clinical specimens. J Clin Microbiol 2005;43:1451–1455.

528. Hudspeth MK, Gerardo SH, Citron DM, et al. Evaluation of the RapID CB Plus system for identification of *Corynebacterium* species and other grampositive rods. J Clin Microbiol 1998;36:543–547.

529. Hueber A, Welsandt G, Grajewski RS, et al. Fulminant endogenous anterior uveitis due to *Listeria monocytogenes*. Case Rep Endophthalmol 2010;1:63–65.

530. Hugh-Jones M. 1996–1997 Global anthrax report. J Appl Microbiol 1999;87:189–191.

531. Hugh-Jones M, deVos V. Anthrax and wildlife. Rev Sci Tech 2002;21:359–383.

532. Husni RN, Gordon SM, Washington JA, et al. *Lactobacillus* bacteremia and endocarditis: review of 45 cases. Clin Infect Dis 1997;25:1048–1055.

533. Hwang SS, Park SD, Jang IH, et al. *Actinomyces graevenitzii* bacteremia in a patient with alcoholic liver cirrhosis. Anaerobe 2011;17(2):87–89. doi: 10.1016/j.anaerobe.2011.03.002.

534. Iaria C, Stassi G, Costa GB, et al. Outbreak of multi-resistant *Corynebacterium striatum* infection in an Italian general intensive care unit. J Hosp Infect 2007;67:102–104.

535. Ieven M, Verhoeven J, Gentens P, et al. Severe infection due to *Actinomyces bernardiae*: case report. Clin Infect Dis 1996;22:157–158.

536. Imirzalioglu C, Hain T, Chakraborty T, et al. Erythema caused by a localized skin infection with *Arthrobacter mysorens*. BMC Infect Dis 2010;10:352–355.

537. Ingianni A, Petruzzelli S, Morandotti G, et al. Genotypic differentiation of *Gardnerella vaginalis* by amplified ribosomal DNA restriction analysis (ARDRA). FEMS Immunol Med Microbiol 1997;18:61–66.

538. Isaacson JH, Grenko RT. *Rothia dentocariosa* endocarditis complicated by brain abscess. Am J Med 1988;84:352–354.

539. Izurieta HS, Strebel PM, Youngblood T, et al. Exudative pharyngitis possibly due to *Corynebacterium pseudodiphtheriticum*, a new challenge in the differential diagnosis of diphtheria. Emerg Infect Dis 1997;3:65–68.

540. Jackman PJH, Pitcher DG, Pelczynska S, et al. Classification of corynebacteria associated with endocarditis (group JK) as *Corynebacterium jeikeium* sp. nov. Syst Appl Microbiol 1987;9:83–90.

541. Jackson KA, Iwamoto M, Swerdlow D. Pregnancy-associated listeriosis. Epidemiol Infect 2010;138:1503–1509.

542. Jackson SG, Goodbrand RB, Ahmed R, et al. *Bacillus cereus* and *Bacillus thuringiensis* isolated in a gastroenteritis outbreak investigation. Lett Appl Microbiol 1995;21:103–105.

543. Janakiraman V. Listeriosis in pregnancy: diagnosis, treatment, and prevention. Rev Obstet Gynecol 2008;1:179–185.

544. Janda WM, Tipirneni P, Novak RM. *Brevibacterium casei* bacteremia and line sepsis in an AIDS patient. J Infect 2003;46:61–64.

545. Janssen TL, van Heereveld HA, Laan RF, et al. Septic arthritis with *Listeria monocytogenes* during low-dose methotrexate. J Intern Med 1998;244:87–90.

546. Jernigan J, Stephens D, Ashford D, et al. Bioterrorism related inhalational anthrax: the first 10 cases reported in the U.S. Emerg Infect Dis 2001;7:933–943.

547. Jian W, Zhu L, Dong X. New approach to phylogenetic analysis of the genus *Bifidobacterium* based on partial *hsp* gene sequences. Int J Syst Evol Microbiol 2001;51:1633–1638.

548. Jiang G, Joshi SB, Peek LJ, et al. Anthrax vaccine powder formulations for nasal mucosal delivery. J Pharm Sci 2006;95:80–96.

549. Jitmuang A. Primary actinomycotic endocarditis: a case report and literature review. J Med Assoc Thai 2008;91:931–936.

550. Johnson A, Hulse P, Oppenheim BA. *Corynebacterium jeikeium* meningitis and transverse myelitis in a neutropenic patient. Eur J Clin Microbiol Infect Dis 1992;11:473–479.

551. Johnson AP, Warner M, Malnick H, et al. Activity of the oxazolidinones AZD2563 and linezolid against *Corynebacterium jeikeium* and other *Corynebacterium* spp. J Antimicrob Chemother 2003;51:745–747.

552. Johnson DA, Auliciano PL, Newby JG. *Bacillus cereus*-induced myonecrosis. J Trauma 1984;24:267–270.

553. Johnson JL, Moore LVH, Kaneko B, et al. *Actinomyces georgiae* sp. nov., *Actinomyces gerencseriae* sp. nov., designation of two genospecis of *Actinomyces naeslundii*, and inclusion of A. *naeslundii* serotypes II and III and *Actinomyces viscosus* serotype II in A. *naeslundii* genospecies 2. Int J Syst Bacteriol 1990;40:273–286.

554. Johnson MH, Strope SA. Encrusted cystitis. Urology 2012;70:e31–e32.

555. Joussen AM, Funke G, Joussen F, et al. *Corynebacterium macginleyi*: a conjunctiva-specific pathogen. Br J Ophthalmol 2000;84:1420–1422.

556. Jones BL, Hanson MF, Logan NA. Isolation of *Bacillus licheniformis* from a brain abscess following a penetrating orbital injury. J Infect 1992;24:103–114.

557. Jones D, Collins MD. Taxonomic studies on some human cutaneous coryneform bacteria: description of *Dermabacter hominis* gen. nov., sp. nov. FEMS Microbiol Lett 1988;51:51–56.

558. Joo E-J, Kang C-I, Kim WS, et al. Acute meningitis as an initial manifestation of *Erysipelothrix rhusiopathiae* endocarditis. J Infect Chemother 2011;17:703–705.

559. Josephson S, Thomason JL, Sturino K, et al. *Gardnerella vaginalis* in the urinary tract: incidence and significance in a hospital population. Obstet Gynecol 1988;71:245–250.

560. Jousimies-Somer H, Summanen P, Citron DM, et al. Wadsworth-KTL Anaerobic Bacteriology Manual. 6th Ed. Belmont, CA: Starr Publishing Company, 2002.

561. Judson R, Songer JG. *Corynebacterium pseudotuberculosis: in vitro* susceptibility to 39 antimicrobial agents. Vet Microbiol 1991;27:145–150.

562. Julian KG, de Flesco L, Clarke LE, et al. *Actinomyces viscosus* endocarditis requiring aortic valve replacement. J Infect 2005;50:359–362.

563. Jung M-Y, Kim J-S, Paek WK, et al. *Bacillus manliponensis* sp. nov., a new member of the Bacillus cereus group isolated from foreshore tidal flat sediment. J Microbiol 2011;49:1027–1032.

564. Jung M-Y, Paek WK, Park I-S, et al. *Bacillus gaemokensis* sp. nov., isolated from foreshore tidal flat sediment from the Yellow Sea. J Microbiol 2010;48:867–871.

565. Junius G, Bavegems V, Stalpaert M, et al. Mitral valve endocarditis in a Labrador retriever caused by an *Actinomyces* species identified as *Actinomyces turicensis*. J Vet Intern Med 2004;18:899–901.

566. Kaasch AJ, Saxler G, Seifert H. Septic arthritis due to *Rothia mucilaginosa*. Infection 2011;39:81–82.

567. Kailath EJ, Goldstein E, Wagner FH. Meningitis caused by *Oerskovia xanthineolyica*. Am J Med Sci 1988;295:216–217.

568. Kalfas S, Figdor D, Sundqvist G. A new bacterial species associated with failed endodontic treatment: identification and description of *Actinomyces radicidentis*. Oral Surg Oral Med Oral Pathol Oral Radiol Endod 2001;92:208–214.

569. Kanifani ZA, Ghossain A, Sharara AI, et al. Endemic gastrointestinal anthrax in 1960's Lebanon: clinical manifestations and surgical findings. Emerg Infect Dis 2003;9:520–525.

570. Karavidas A, Halapas A, Zacharoulis A, et al. A subacute bacterial endocarditis in a patient with aortic prosthetic valve due to *Listeria monocytogenes* presenting with perivalvular leak. Int J Cardiol 2007;118:e106–e107.

571. Karunasagar I, Krohne G, Goebel W. *Listeria ivanovii* is capable of cell-to-cell spread involving actin polymerization. Infect Immun 1993;61:162–169.

572. Kaufmann D, Ott P, Ruegg C. Laryngopharyngtis by *Corynebacterium ulcerans*. Infection 2002;30:168–170.

573. Kavitha K, Latha R, Udayashankar C, et al. Three cases of *Arcanobacterium pyogenes*-associated soft tissue infection. J Med Microbiol 2010;59:736–739.

574. Kaya A, Tasyaran MA, Erol S, et al. Anthrax in adults and children: a review of 132 cases in Turkey. Eur J Clin Microbiol Infect Dis 2002;21:258–261.

575. Keim P, Kalif A, Schupp J, et al. Molecular evolution and diversity in *Bacillus anthracis* as detected by amplified fragment length polymorphism markers. J Bacteriol 1997;179:818–824.

576. Keim P, Price LB, Klevytska AM, et al. Multiple-locus variable-number tandem repeat analysis reveals genetic relationships with *Bacillus anthracis*. J Bacteriol 2000;182:2928–2936.

577. Keitel WA. Recombinant protective antigen 102 (rPA102): profile of a second-generation anthrax vaccine. Expert Rev Vaccines 2006;5:417–430.

578. Kelesidis T, Salhotra A, Fleisher J, et al. *Listeria* endocarditis in a patient with psoriatic arthritis on infliximab: are biologic agents as treatment for inflammatory arthritis increasing the incidence of *Listeria* infections? J Infect 2010;60:386–396.

579. Kemp M, Holtz K, Andresen K, et al. Demonstration by PCR and DNA sequencing of *Corynebacterium pseudodiphtheriticum* as a cause of joint infection and isolation of the same organism from a surface swab specimen from the patient. J Med Microbiol 2005;54:689–691.

580. Keng TC, Ng KP, Tan LP, et al. *Rothia dentocariosa* repeat and relapsing peritoneal dialysis-related peritonitis: a case report and literature review. Ren Fail 2012;34:804–806. doi:10.3109/0886022X.2012.678208.

581. Kenney RT, Yu J, Guebre-Xabier M, et al. Induction of protective immunity against lethal anthrax challenge with a patch. J Infect Dis 2004;190:774–782.

582. Kenny F, Xu J, Millar BC, et al. Potential misidentification of a new *Exiguobacterium* sp. as *Oerskovia xanthineolytica* isolated from a blood culture. Br J Biomed Sci 2006;63:86.

583. Kerr JR, Murphy PG, Doherty CC. *Corynebacterium* CDC group G1 infection in a patient receiving maintenance haemodialysis. Nephrol Dial Transplant 1995;10:559.

584. Kerr KG, Hawkey PM, Lacey RW. Evaluation of the API Coryne system for identification of *Listeria* species. J Clin Microbiol 1993;31:749–750.

585. Kerr KG, Rotowa NA, Hawkey PM, et al. Evaluation of the Mast ID and API 50CH systems for identification of *Listeria* species. Appl Environ Microbiol 1990;56:657–660.

586. Kerttula A-M, Carlson P, Sarkonen N, et al. Enzyme/biochemical analysis of *Actinomyces* with commercial kits with an emphasis on newly described species. Anaerobe 2005;11:99–108.

587. Kesteman T, Yombi J-C, Gigi J, et al. *Listeria i*nfections associated with infliximab: case reports. Clin Rheumatol 2007;26:2173–2175.

588. Keynan Y, Weber G, Sprecher H. Molecular identification of *Exiguobacterium acetylicum* as the aetiological agent of bacteremia. J Med Microbiol 2007;56:563–564.

589. Keys CJ, Dare DJ, Sutton H, et al. Compilation of a MALDI-TOF mass spectral database for the rapid screening and characterization of bacteria implicated in human infectious diseases. Infect Genet Evol 2004;4:221–242.

590. Khan KM, Pao W, Kendler J. Epidural abscess and vertebral osteomyelitis cause by *Listeria monocytogenes*: case report and literature review. Scand J Infect Dis 2001;33:714–716.

591. Kharsany ABM, Hoosen AA, Van Den Ende J. Antimicrobial susceptibilities of *Gardnerella vaginalis*. Antimicrob Agents Chemother 1993;37:2733–2735.

592. Khetsuriani N, Imnadze P, Dekanosidze N. Diphtheria epidemic in the Republic of Georgia, 1993–1997. J Infect Dis 2000;181(Suppl 1):S80–S85.

593. Kim HS, Park NH, Park KA, et al. A case of pelvic actinomycosis with hepatic actinomycotic pseudotumor. Gyneol Obstet Invest 2007;64:95–99.

594. Kim KK, Lee, KC, Yu H, et al. *Paenibacillus sputi* sp. nov., isolated from the sputum of a patient with pulmonary disease. Int J Syst Evol Microbiol 2010;60:2371–2376.

595. Kim SR, Kwon MJ, Kee JH, et al. Chronic meningitis caused by *Erysipelothrix rhusiopathiae*. J Med Microbiol 2007;56:1405–1406.

596. Kimouli M, Vrioni G, Papadopoulou M, et al. Two cases of severe sepsis caused by *Bacillus pumilus* in neonatal infants. J Med Microbiol 2012;61:596–599.

597. Kimura Y, Watanabe Y, Suga N, et al. Acute peritonitis due to *Corynebacterium ulcerans* in a patient receiving continuous ambulatory peritoneal dialysis: a case report and literature review. Clin Exp Nephrol 2011;15:171–174.

598. King D, Luna V, Cannons A, et al Performance assessment of three commercial assays for direct detection of *Bacillus anthracis* spores. J Clin Microbiol 2003;41:3454–3455.

599. Kiuchi A, Hara M, Pham HS, et al. Phylogenetic analysis of *Erysipelothrix rhusiopathiae* and *Erysipelothrix tonsillarum* based upon 16S rRNA. DNA Seq 2000;11:257–260.

600. Klee SR, Brzuszkiewicz EB, Nattermann H, et al. The genome of a *Bacillus* isolate causing anthrax in chimpanzees combines chromosomal properties of *B. cereus* with *B. anthracis* virulence plasmids. PLoS One 2010;5: e10986.

601. Klee SR, Nattermann H, Becker S, et al. Evaluation of different methods to discriminate *Bacillus anthracis* from other bacteria of the *Bacillus cereus* group. J Appl Microbiol 2006;100:673–681.

602. Klee SR, Ozel M, Appel B, et al. Characterization of *Bacillus anthracis*-like bacteria isolated from wild great apes from Cote d'Ivoire and Cameroon. J Bacteriol 2006;188:5333–5344.

603. Kleemann P, Domann E, Chakraborty T, et al. Chronic prosthetic joint infection caused by *Listeria monocytogenes*. J Med Microbiol 2009;58: 138–141.

604. Klein G, Zill E, Schindler R, et al. Peritonitis associated with vancomycin-resistant *Lactobacillus rhamnosus* in a continuous ambulatory peritoneal dialysis patient: organism identification, antibiotic therapy, and case report. J Clin Microbiol 1998;36:1781–1783.

605. Klempner MS, Talbot EA, Lee SI, et al. Case records of the Massachusetts General Hospital Case 25-2010: a 24-year-old woman with abdominal pain and shock. N Engl J Med 2010;363:766–777.

606. Kneen R, Phan NG, Solomon T, et al. Penicillin vs. erythromycin in the treatment of diphtheria. Clin Infect Dis 1998;27:845–850.

607. Knox KL, Holmes AH. Nosocomial endocarditis caused by *Corynebacterium amycolatum* and other nondiphtheriae corynebacteria. Emerg Infect Dis 2002;8:97–99.

608. Ko KS, Kim JM, Kim JW, et al. Identification of *Bacillus anthracis* by *rpoB* sequence analysis and multiplex PCR. J Clin Microbiol 2003;41:2908–2914.

609. Ko KS, Kim YS, Lee MY, et al. *Paenibacillus konsidensis* sp. nov. isolated from a patient. Int J Syst Evol Microbiol 2008;58:2164–2168.

610. Ko KS, Oh WS, Lee MY, et al. A new *Microbacterium* species isolated from the blood of a patient with fever: *Microbacterium pyrexiae* sp. nov. Diagn Microbiol Infect Dis 2007;57:393–397.

611. Ko S-B, Kim D-E, Kwon H-M, et al. A case of multiple brain infarctions associated with *Erysipelothrix rhusiopathiae* endocarditis. Arch Neurol 2003;60:434–436.

612. Kochan P, Chmielarcyk A, Szymaniak L, et al. *Lactobacillus rhamnosus* administration causes sepsis in a cardiovascular patient - is the time right to revise probiotic safety guidelines? Clin Microbiol Infect 2011;17:1587–1592.

613. Koehler TM, Dai Z, Kaufman-Yarbray M. Regulation of the *Bacillus anthracis* protective antigen gene: CO_2 and a *trans*-acting element activate transcription from one of two promoters. J Bacteriol 1994;176:586–595.

614. Kolsto A-B, Tourasse NJ, Okstad OA. What sets *Bacillus anthracis* apart from other *Bacillus* species? Annu Rev Microbiol 2009;63:451–476.

615. Kong R, Mebazaa A, Heitz B, et al. Case of triple endocarditis caused by *Rothia dentocariosa* and results of a survey in France. J Clin Microbiol 1998;36:309–310.

616. Konrad R, Berger A, Huber I, et al. Matrix-assisted laser desorption/ionization time-of-flight mass spectrometry as a tool for rapid diagnosis of potentially toxigenic *Corynebacterium* species in the laboratorylabortory management of diphtheria-associated bacteria. Euro Surveill 2010;15:pii.19699.

617. Krassas A, Sakellaridis T, Argyriou M, et al. Pyopericardium followed by constrictive pericarditis due to *Corynebacterium diphtheriae.* Interactive Cardiovasc Thorac Surg 2012. doi: 10.1093/icvts/ivs057.

618. Krause A, Gould FK, Forty J. Prosthetic heart valve endocarditis caused by *Bacillus circulans.* J Infect 1999;39:160–162.

619. Kristiansen FV, Frost L, Korsager B, et al. *Gardnerella vaginalis* in posthysterectomy infection. Eur J Obstet Gynecol Reprod Biol 1990;35:69–73.

620. Kuehn A, Kovac P, Saksena R, et al. Development of antibodies against anthrose tetrasaccharide for specific detection of *Bacillus anthracis* spores. Clin Vaccine Immunol 2009;16:1728–1737.

621. Kumari P, Tyagi A, Marks P, et al. *Corynebacterium afermentans* spp. *afermentans* sepsis in a neurosurgical patient. J Infect 1997;35:201–202.

622. Kuroki R, Kawakami K, Qin L, et al. Nosocomial bacteremia caused by biofilm-forming *Bacillus cereus* and *Bacillus thuringiensis.* Intern Med 2009;48:791–706.

623. Lacoste C, Escande M-C, Jammet P. Breast *Actinomyces neuii* abscess simulating primary malignancy: a case diagnosed by fine-needle aspiration. Diagn Cytopathol 2009;37:311–312.

624. Laffineur K, Avesani V, Cornu G, et al. Bacteremia due to a novel *Microbacterium* species in a patient with leukemia and description of *Microbacterium paraoxydans* sp. nov. J Clin Microbiol 2003;41:2242–2246.

625. Lagace-Wiens PRS, Ng B, Reimer A, et al. *Gardnerella vaginalis* bacteremia in a previously healthy man: case report and characterization of the isolate. J Clin Microbiol 2008;46:804–806.

626. Lai P-C, Chen Y-S, Lee SS-J. Infective endocarditis and osteomyelitis caused by *Cellulomonas*: a case report and review of the literature. Diagn Microbiol Infect Dis 2009;65:184–187.

627. Lair MI, Bentolila S, Grenet D, et al. *Oerskovia turbata* and *Comamonas acidovorans* bacteremia in a patient with AIDS. Eur J Clin Microbiol Infect Dis 1996;15:424–426.

628. Laish I, Benjaminov O, Morgenstern S, et al. Abdominal actinomycsosis masquerading as colon cancer in a liver transplant patient. Transpl Infect Dis 2012;14:86–90.

629. Lall T, Shehab TM, Valenstein P. Isolated hepatic actinomycosis: a case report. J Med Case Rep 2010;4:45.

630. Lambotte O, Fihman V, Poyart C, et al. *Listeria monocytogenes* skin infection with cerebritis and haemophagocytosis syndrome in a bone marrow transplant recipient. J Infect 2005;50:356–358.

631. Lamont RF, Sobel J, Mazaki-Tovi S, et al. Listeriosis in human pregnancy: a systematic review. J Perinat Med 2011;39:227–236. doi: 10.1515/JPM.2011.035.

632. Lancella A, Abbate G, Foscolo AM, et al. Two unusual presentations of cervicofacial actinomycosis and review of the literature. Acta Otorhinolaryngologica Italica 2008;28:89–93.

633. Lang Halter E, Neuhaus K, Scherer S. *Listeria weihenstephanensis* sp. nov., isolated from the water plant *Lemna trisulca* of a German fresh water pond. Int J Syst Evol Microbiol 2013;63(Pt 2):641–647.

634. Lanska DJ. Anthrax meningoencepahlitis. Neurology 2002;59:327–334.

635. Lappa A, Donfrancesco S, Picozzi P, et al. Treatment with daptomycin for *Corynebacterium jeikeium* left-sided prosthetic valve endocarditis. Minerva Anestesiol 2011;77:1–4.

636. Larios OE, Bernard KA, Manickam K, et al. First report of *Actinobaculum schaalii* urinary tract infection in North America. Diagn Microbiol Infect Dis 2010;67:282–285.

637. LaRocco M, Robinson C, Robinson A. *Corynebacterium pseudodiphtheriticum* associated with suppurative lymphadenitis. Eur J Clin Microbiol 1987;6:79.

638. Larsson P, Lundin O, Falsen E. "*Corynebacterium aquaticum*" wound infection after high-pressure water injection into the foot. Scand J Infect Dis 1996;28:635–535.

639. Lartigue M-F, Monnet X, Le Fleche A, et al. *Corynebacterium ulcerans* in an immunocompromised patient with diphtheria and her dog. J Clin Microbiol 2005;43:999–1001.

640. Lasch P, Beyer W, Nattermann H, et al. Identification of *Bacillus anthracis* by using matrix-assisted laser desorption ionization-time of flight mass

641. Lau SK, Woo PC, Woo GK, et al. Catheter-related *Microbacterium* bacteremia identified by 16S rRNA gene sequencing. J Clin Microbiol 2002;40:2681–2685.

642. Lawson PA, Falsen E, Akervall E, et al. Characterization of some *Actinomyces*-like isolates from human clinical specimens: reclassification of *Actinomyces suis* (Soltys and Spratling) as *Actinobaculum suis* comb. nov. and description of *Actinobaculum schaalii* sp. nov. Int J Syst Bacteriol 1997;47:899–903.

643. Lawson PA, Falsen E, Foster G, et al. *Arcanobacterium pluranimalium* sp. nov., isolated from porpoise and deer. Int J Syst Evol Microbiol 2001;51:55–59.

644. Lawson PA, Nikolaitchouk N, Falsen E, et al. *Actinomyces funkei* sp. nov., isolated from human clinical specimens. Int J Syst Evol Microbiol 2001;51:853–855.

645. Leao RS, Pereira RHV, Ferreira AG, et al. First report of *Paenibacillus cineris* from a patient with cystic fibrosis. Diagn Microbiol Infect Dis 2010;66:101–103.

646. Lebessi E, Dellagrammaticas HD, Antonaki G, et al. *Bacillus cereus* meningitis in a term neonate. J Matern Fetal Neonatal Med 2009;22:458–461.

647. Lechner S, Mayr R, Francis KP, et al. *Bacillus weihenstephanensis* sp. nov., is a new psychrotolerant species in the *Bacillus cereus* group. Int J Syst Evol Microbiol 1998;48:1373–1382.

648. Leclerq A, Clermont D, Bizet C, et al. *Listeria rocourtiae* sp. nov. Int J Syst Evol Microbiol 2010;60:2210–2214.

649. LeDoux D, LaBombardi VJ, Karter D. *Lactobacillus acidophilus* bacteremia after use of a probiotic in an patient with AIDS and Hodgkin's disease. Int J STD AIDS 2006;17:280–282.

650. Lee AB, Harker-Murray P, Ferrieri P, et al. Bacterial meningitis from *Rothia mucilaginosa* in patients with malignancy or undergoing hematopoietic stem cell transplantaion. Pediatr Blood Cancer 2008;50:673–676. doi:10.1002/pbc.21286.

651. Lee EHL, Degener JE, Welling GW, et al. Evaluation of the Vitek 2 ANC card for the identification of clinical isolates of anaerobic bacteria. J Clin Microbiol 2011;49:1745–1749.

652. Lee JE, Cho WK, Nam CH, et al. A case of meningoencephalitis caused by *Listeria monocytogenes* in a healthy child. Korean J Pediatr 2010;53:653–656.

653. Lee JH, Lee KG, Oh YH, et al. Actinomycosis of the pancreas: a case report and review of the literature. Hepatogastroenterology 2010;57:358–361.

654. Lee M-R, Huang T-T, Liao C-H, et al. Bacteremia caused by *Weissella confusa* at a university hospital in Taiwan, 1997-2007. Clin Microbiol Infect 2011;17:1226–1231. doi:10.1111/j.1469-0691.2010.03388.x.

655. Lee W, Phillips LE, Carpenter RJ, et al. *Gardnerella vaginalis* chorioamnionitis: a report of two cases and a review of the pathogenic role of *G. vaginalis* in obstetrics. Diagn Microbiol Infect Dis 1987;8:107–111.

656. Lee Y-L, Shih S-D, Weng Y-J, et al. Fatal spontaneous bacterial peritonitis and necrotizing fasciitis with bacteremia caused by *Bacillus cereus* in a patient with cirrhosis. J Med Microbiol 2010;59:242–244.

657. Lee YS, Sim HS, Lee SK. Actinomycosis of the upper lip. Ann Dermatol 2011;23:S131–S134.

658. Leendertz FH, Ellerbrok H, Boesch C, et al. Anthrax kills wild chimpanzees in a tropical rain forest. Nature 2004;430:451–452.

659. Leendertz FH, Yumlu S, Pauli G, et al. A new *Bacillus anthracis* found in wild chimpanzees and a gorilla from West and Central Africa. PLoS Pathog 2006;2:e8.

660. Legrand JC, Alewaeters A, Leenaerts L, et al. *Gardnerella vaginalis* bacteremia from pulmonary abscess in a male alcohol abuser. J Clin Microbiol 1989;27:1132–1134.

661. Lehnen A, Busse H-J, Frolich K, et al. *Arcanobacterium bialowiezense* sp. nov. and *Arcanobacterium bonasi* sp. nov., isolated from the prepuce of European bison bulls (*Bison bonasus*) suffering from balanoposthitis, and emended description of the genus *Arcanobacterium* Collins et al. 1983. Int J Syst Evol Microbiol 2006;56:861–866.

662. Lemaitre F, Stein A, Raoult D, et al. *Pseudoclavibacter*-like subcutaneous infection: a case report. J Med Case Rep 2011;5:468.

663. Leonard RB, Nowowiejski DJ, Warren JJ, et al. Molecular evidence of person-to-person transmission of a pigmented strain of *Corynebacterium striatum* in intensive care units. J Clin Microbiol 1994;32:164–169.

664. Lepargneur JP, Heller R, Soulie R, et al. Urinary tract infection due to *Arcanobacterium bernardiae* in a patient with urinary tract diversion. Eur J Clin Microbiol Infect Dis 1998;17:399–401.

665. Lepine A, Michel F, Nicaise C, et al. *Bacillus licheniformis* septicemia in a very-low-birth-weight neonate: a case report. Infection 2009;37:156–158.

666. LeProwse CR, McNeil MM, McCarty JM. Catheter-related bacteremia caused by *Oerskovia turbata.* J Clin Microbiol 1989;27:571–572.

667. Lequerre T, Nouvellon M, Kraznowska K, et al. Septic arthritis due to *Actinomyces naeslundii*: report of a case. Joint Bone Spine 2002;69:499–501.

668. Lequin MH, Vermeulen JR, van Elburg RM, et al. *Bacillus cereus* meningoencephalitis in preterm infants: neuroimaging characteristics. AJNR Am J Neuroradiol 2005;26:2137–2143.

669. Lessing MP, Curtis GD, Bowler JC. *Listeria ivanovii* infection. J Infect 1994;29:230–231.

670. Letek M, Ordones E, Fernendez-Natal, et al. Identification of the emerging skin pathogen *Corynebacterium amycolatum* using PCR –amplification of the essential *divIVA* gene as a target. FEMS Microbiol Lett 2006;265:256–263.

671. Levy CE, Pedro RJ, Von Nowakonski A, et al. *Arcanobacterium pyogenes* sepsis in farmer, Brazil. Emerg Infect Dis 2009;15:1131–1132.

672. Li A, Lal S. *Corynebacterium pseudodiphtheriticum* keratitis and conjunctivitis: a case report. Clin Exp Ophthalmol 2000;28:60–61.

673. Li Y, Kawamura Y, Fujiwara N, et al. *Rothia aeria* sp. nov., *Rhodococcus baikonurensis* sp. nov., and *Arthrobacter russicus* sp. nov., isolated from air in the Russian space laboratory Mir. Int J Syst Evol Microbiol 2004;54:827–835.

674. Liaudet L, Erard P, Kaeser P. Cutaneous and muscular abscesses secondary to *Actinomyces meyeri* pneumonia. Clin Infect Dis 1996;22:185–186.

675. Lim KH, Kim JH, Jeong JY. Laparoscopic resection of omental actinomycosis forming fistak with transverse colon and jejunum: a case report and review of the literature. Surg Laparosc Endosc Percutan Tech 2011;21:e288–e290.

676. Limjoco-Antonio AD, Janda WM, Schreckenberger PC. *Arcanobacterium haemolyticum* sinusitis and orbital cellulitis. Pediatr Infect Dis J 2003;22:465–467.

677. Linnan MJ, Mascola L, Lou XD, et al. Epidemic listeriosis associated with Mexican-style cheese. N Engl J Med 1988;319:823–828.

678. Lista F, Faggioni G, Jaljevac S, et al. Genotyping of *Bacillus anthracis* strains based on automated capillary 25-loci multiple locus variable number tandem repeats analysis. BMC Microbiol 2006;6:33.

679. Litwin KA, Jadbabaie F, Villanueva M. Case of pleuropericardial disease caused by *Actinomyces odontolyticus* that resulted in cardiac tamponade. Clin Infect Dis 1999;29:219–220.

680. Liu PY, Ke SC, Chen SL. Use of pulsed-field gel electrophoresis to investigate a pseudo-outbreak of *Bacillus cereus* in a pediatric unit. J Clin Microbiol 1997;5:1533–1535.

681. Llamas-Velasco M, Dominguez I, Ovejero E, et al. Empyema necessitatis revisited. Eur J Dermatol 2010;20:115–119.

682. Llanwarne N, Badic B, Delugeau V, et al. Spontaneous splenic rupture associated with Listeria endocarditis. Am J Emerg Med 2007;25:1086.e3–e5.

683. Loeb M, Wilcox L, Thornley D, et al. *Bacillus* species pseudobacteremia following hospital construction. Can J Infect Control 1995;10:37–40.

684. Logan NA, Berkeley RCW. Identification of *Bacillus* strains using the API system. J Gen Microbiol 1984;130:1871–1882.

685. Logan NA, DeClerck E, Lebbe L, et al. *Paenibacillus cineris* sp. nov., and *Paenibacillus cookii* sp. nov., from Antarctic volcanic soils and a gelatin-processing plant. Int J Syst Evol Microbiol 2004;54(Pt 4):1071–1076.

686. Loiez C, Tavani F, Wallet F, et al. An unusual case of prosthetic joint infection due to *Arcanonacterium bernardiae*. J Med Microbiol 2009;58:842–843

687. Loiez C, Wallet F, Fruchart A, et al. *Turicella otitidis* in a bacteremic child with acute lymphoblastic leukemia. Clin Microbiol Infect 2002;8:758–759.

688. Long JB, Collins JM, Beauchamp CP, et al. *Actinomyces meyeri* osteomyelitis of the symphysis pubis following pubovaginal sling. Int Urogynecol J 2007;18:1375–1378.

689. Longo F, Pavone E, Califano L. About a case of parotid gland abscess by *Bacillus licheniformis*. Br Assoc Plastic Surgeons 2003;56:424–425.

690. Lopez-Medrano F, Garcia-Bravo M, Morales JM, et al. Urinary tract infection due to *Corynebacterium urealyticum* in kidney transplant recipients: an underdiagnosed etiology for obstructive uropathy and graft dysfunction – results of a prospective study. Clin Infect Dis 2008;46:825–830.

691. Lopez-Prieto MD, Aller Garcia AI, Alcaraz-Garcia, et al. Liver abscess due to *Listeria monocytogenes*. Clin Microbiol Infect 2000;6:226–231.

692. Lorber B. *Listeria monocytogenes*. In Yu VL, Weber B, Raout D, eds. Antimicrobial Therapy and Vaccines. 2nd Ed. New York, NY: Apple Trees Productions, 2008:249–236.

693. Lowe CF, Bernard KA, Romney MG. Cutaneous diphtheria in the urban poor population of Vancouver, British Columbia: a 10-year review. J Clin Microbiol 2011;49:2664–2666.

694. Luby S, Jones J, Dowda H, et al. A large outbreak of gastroenteritis caused by diarrheal toxin-producing *Bacillus cereus*. J Infect Dis 1993;167:1452–1455.

695. Ludwig W, Schleifer K-H, Whitman WB. Revised road map to the phylum Firmicutes. In De vos P, Garrity G, Jones D, et al., eds. Bergey's Manual of Systematic Bacteriology. 2nd ed. Vol. 3. New York, NY: Springer-Verlag, 2009:1–13.

696. Lujan-Zilbermann J, Jones D, DeVincenzo J. *Oerskovia xanthineolytica* peritonitis: case report and review. Pediatr Infect Dis J 1999;18:738–739.

697. Lund T, Granum PE. Characterization of a non-haemolytic enterotoxin complex from *Bacillus cereus* isolated after a foodborne outbreak. FEMS Microbiol Lett 1996;141:151–156.

698. Lundblom K, Jung K, Kalin M. Lemierre syndrome caused by co-infection by *Arcanobacterium haemolyticum* and *Fusobacterium necrophorum*. Infection 2010;38:427–429.

699. Lynch JD, O'Leary J, Murnaghan ZD, et al. *Actinomyces pyogenes* septic arthritis in a diabetic farmer. J Infect 1998;37:71–73.

700. Mabeza GF, MacFarlane J. Pulmonary actiomycosis. Eur Respir J 2003;21:545–551.

701. Mackenzie A, Fuite LA, Chan FTH, et al. Incidence and pathogenicity of *Arcanobacterium haemolyticum* during a 2-year study in Ottawa. Clin Infect Dis 1995;21:177–181.

702. Mackinnon MM, Amezaga MR, Mackinnon JR. A case of *Rothia dentocariosa* endophthalmitis. Eur J Clin Microbiol Infect Dis 2001;20:756–757.

703. Mages IS, Frodl R, Bernard KA, et al. Identities of *Arthrobacter* spp. and *Arthrobacter*-like bacteria encountered in human clinical specimens. J Clin Microbiol 2008;46:2980–2986.

704. Magro-Checa C, Chaves-Chaparro L, Parra-Ruiz J, et al. Septic arthritis due to *Cellulosimicrobium cellulans*. J Clin Microbiol 2011;49:4391–4393.

705. Maguire JD, McCarthy MC, Decker CF. *Oerskovia xanthineolytica* bacteremia in an immunocompromised host: case report and review. Clin Infect Dis 1996;22:554–556.

706. Mahler H, Pasi A, Kramer M, et al. Fulminant liver failure in association with the emetic toxin of *Bacillus cereus*. N Engl J Med 1997;336:1142–1148.

707. Makaryus AN, Yang R, Cohen R, et al. A rare case of *Listeria monocytogenes* presenting as prosthetic valve bacterial endocarditis and aortic root abscess. Echocardiography 2004;21:423–427.

708. Malanoski GJ, Parker R, Eliopoulos GM. Antimicrobial susceptibilities of a *Corynebacterium* CDC group I1 strain isolated from a patient with endocarditis. Antimicrob Agents Chemother 1992;36:1329–1331.

709. Malini A, Deepa EK, Panohar PV, et al. Soft tissue infections with *Arcanobacterium haemolyticum*: report of three cases. Indian J Med Microbiol 2008;26:192–195.

710. Mallon E, McKee PH. Extraordinary case report: cutaneous anthrax. Am J Dermatopathol 1997;19:79–82.

711. Manetos CM, Pavlidis AN, Kallistratos MS, et al. Native aortic valve endocarditis caused by *Brevibacterium epidermidis* in an immunocompetent patient. Am J Med Sci 2011;342:2011.

712. Manickam N, Knorr A, Muldrew KL. Neonatal meningoencephalitis caused by *Bacillus cereus*. Pediatr Infect Dis J 2008;27:843–845.

713. Mann C, Dertinger S, Hartmann G, et al. *Actinomyces neuii* and neonatal sepsis. Infection 2002;30:178–180.

714. Mansouri P, Farshi S, Khosravi A, et al. Primary cutaneous actinomycosis caused by *Actinomyces bovis* in a patient with common variable immunodeficiency. J Dermatol 2011;38:911–915.

715. Maple PAC, Efstratiou A, Tseneva G, et al. The *in-vitro* susceptibilities of toxigenic strains of *Corynebacterium diphtheriae* isolated in northwestern Russia and surrounding areas to ten antibiotics. J Antimicrob Chemother 1994;34:1037–1040.

716. Marshman LA, Hardwidge C, Donaldson PM. *Bacillius cereus* meningitis complicating cerebrospinal fluid fistula repair and spinal drainage. Br J Neurosurg 2000;14:580–582.

717. Martaresche C, Fournier P-E, Jacoma V, et al. A case of *Corynebacterium pseudodiphtheriticum* nosocomial pneumonia. Emerg Infect Dis 1999;5:722–723.

718. Martin J, Bemer P, Touchais S, et al. Recurrent abscesses due to *Finegoldia magna*, *Dermabacter hominis*, and *Staphylococcus aureus* in an immunocompetent patient. Anaerobe 2009;15:201–203.

719. Martin MC, Melon O, Celada MM, et al. Septicemia due to *Corynebacterium striatum*: molecular confirmation of entry via the skin. J Med Microbiol 2003;52:599–602.

720. Martinez MF, Haines T, Waller M, et al. Probable occupational endophthalmitis. Arch Environ Occup Health 2007;62:157–160.

721. Martinez-Martinez L, Joyanes P, Suarez AI, et al. Activities of gemifloxacin and five other antimicrobial agents against *Listeria monocytogenes* and coryneform bacteria isolated from clinical samples. Antimicrob Agents Chemother 2001;45:2390–2392.

722. Martinez-Martinez L, Pascual A, Suarez AI, et al. *In vitro* activity of levofloxacin, ofloxacin, and D-ofloxacin against coryneform bacteria and *Listeria monocytogenes*. J Antimicrob Chemother 1999;43(Suppl C):27–32.

723. Martinez-Martinez L, Suarez AI, Winstanley J, et al. Phenotypic characteristics of 31 strains of *Corynebacterium striatum* isolated from clinical samples. J Clin Microbiol 1995;33:2458–2461.

724. Martínez-Murcia AJ, Harland NM, Collins MD. Phylogenetic analysis of some leuconostocs and related organisms as determined from large subunit rRNA gene sequences: assessment of congruence of small- and large-subunit rRNA derived trees. J Appl Bacteriol 1993;74:532–541.

725. Marull J, Casares PA. Nosocomial valve endocarditis due to *Corynebacterium striatum*: a case report. Cases J 2008;1:388. doi:10.1186/1757-1626-1-388.

726. Mascola L, Sorvillo F, Lashley N, et al. Fatal listeria meningitis in an immunocompromised infant: therapeutic implications. J Infect 1991;23:287–291.

727. Mashavi M, Soifer E, Harpaz D, et al. First report of prosthetic mitral valve endocarditis due to *Corynebacterium striatum*: successful medical treatment: case report and literature review. J Infect 2006;52:e139–e141.

728. Masi RJ. Endogenous endophthalmitis associated with *Bacillus cereus* bacteremia in a cocaine addict. Ann Ophthalmol 1978;10:1367–1370.

729. Matar GM, Slieman TA, Nabbut NH. Subtyping of *Bacillus cereus* by total cell protein patterns and arbitrary primer polymerase chain reaction. Eur J Epidemiol 196;12:309–314.

730. Matsumoto S, Suenaga H, Naito K, et al. Management of suspected nosocomial infection: an audit of 19 hospitalized patients with septicemia caused by *Bacillus* species. Jpn J Infect Dis 2000;53:196–202.

731. Mavrogenis AF, Savvidou OD, Vlasis K, et al. Late hip arthroplasty infection caused by *Listeria monocytogenes* in a non-immunocompromised patient. Surg Infect 2011;12:137–140.

732. Mazumdar S, Raxibacumab. MAbs 2009;1:531–538.

733. McBride ME, Ellner KM, Black HS, et al. A new *Brevibacterium* sp. isolated from infected genital hair of patients with white piedra. J Med Microbiol 1993;39:255–261.

734. McCaughey C, Damani NN. Central venous line infection caused by *Brevibacterium epidermidis*. J Infect 1991;23:211–212.

735. McDonald CL, Chapin-Robertson K, Dill SR, et al. *Oerskovia xanthineolytica* bacteremia in an immunocompromised patient with pneumonia. Diagn Microbiol Infect Dis 1994;18:259–261.

736. McLauchlin J. Human listeriosis in Britain, 1967-1985 - a summary of 722 cases. 1. Listeriosis during pregnancy and in the newborn. Epidemiol Infect 1990;104:181–189.

737. McLauchlin J. The identification of *Listeria* species. Int J Food Microbiol 1997;38:77–81.

738. McLauchlin J, Low JC. Primary cutaneous listeriosis in adults: an occupational disease of veterinarians and farmers. Vet Rec 1994;135:615–617.

739. Mead PS, Slutsker L, Dietz V, et al. Food-related illness and death in the United States. Emerg Infect Dis 2000;5:607–625.

740. Mendez-Hernandez C, Garcia-Feijoo J, Garcia-Sanchez J. *Listeria monocytogenes*-induced endogenous endophthalmitis: bioultrasonic findings. Am J Ophthalmol 2004;137:579–581.

741. Mengaud H, Ohayon H, Gounon P, et al. E-cadherin is the receptor for internalin, a surface protein required for entry of *Listeria monocytogenes* into epithelial cells. Cell 1996;84:923–932.

742. Menon T, Senthilkumar S, Pachaiyappan P. Native valve endocarditis caused by nontoxigenic strain of *Corynebacterium diphtheriae*. Ind J Pathol Microbiol 2010;53:899–900.

743. Meredith FT, Fowler VG, Gautier M, et al. *Bacillus cereus* necrotizing cellulitis mimicking clostridial myonecrosis: case report and review of the literature. Scand J Infect Dis 1997;29:528–529.

744. Mereghetti L, Marquet-van der Mee N, Laudat P, et al. *Listeria monocytogenes* septic arthritis in a natural joint: report of a case and review. Clin Microbiol Infect 1998;4:165–168.

745. Merhej V, Falsen E, Raoult D, et al. *Corynebacterium timonense* sp. nov., and *Corynebacterium massiliense* sp. nov., isolated from human blood and human articular hip fluid. Int J Syst Evol Microbiol 2009;59:1953–1959.

746. Meric M, Ozcan SK. *Eysipelothrix rhusiopathiae* pneumonia in an immunocompetent patient. J Med Microbiol 2012;61:450–451.

747. Merle-Melet M, Dossou-Glete L, Maurer P, et al. Is amoxicillin-cotrimoxazole the most appropriate antibiotic regimen for listeria meningoencephalitis? Review of 22 cases and the literature. J Infect 1996;33:79–85.

748. Meselson M, Guillemin J, Hugh-Jones M, et al. The Sverdlovsk anthrax outbreak of 1979. Science 1994;266:1202–1208.

749. Metcalfe S, Morgan-Hough C. Cervical epidural abscess and vertebral osteomyelitis following non-traumatic oesophageal rupture: a case report and discussion. Eur Spine J 2009;18(Suppl 2):S224–S227.

750. Metgud SC, Sumati H, Sheetal P. Cutaneous actinomycosis: a rare case. Indian J Med Microbiol 2007;25:413–415.

751. Michels F, Colaert J, Gheysen F, et al. Late prosthetic joint infection due to *Rothia mucilaginosa*. Act Orthop Belg 2007;73:263–267.

752. Michon J, Jeulin D, Lang J-M, et al. *Rothia aeria* acute bronchitis: the first reported case. Infection 2010;38:335–337.

753. Mikamo H, Sato Y, Hayasaki, et al. Vaginal microflora in healthy women with *Gardnerella vaginalis*. J Infect Chemother 2000;6:173–177.

754. Mikhailovich VM, Melnikov G, Mazurova IK, et al. Application of PCR for detection of toxigenic *Corynebacterium diphtheriae* strains isolated during the Russian diphtheria epidemic, 1990 through 1994. J Clin Microbiol 1995;33:3061–3063.

755. Mikkola R, Saris NEL, Grigoriev PA, et al. Ionophoretic properties and mitochondrial effects of cereulide, the emetic toxin of *B. cereus*. Eur J Biochem 1999;263:112–117.

756. Miller JJ, Scott IU, Flynn HW Jr, et al. Endophthalmitis caused by *Bacillus* species. Am J Ophthalmol 2008;145:883–888.

757. Miller JM, Hair JG, Hebert L, et al. Fulminating bacteremia and pneumonia due to *Bacillus cereus*. J Clin Microbiol 1997;35:504–507.

758. Miller PH, Wiggs LS, Miller JM. Evaluation of API An-IDENT and RapID ANA II systems for identification of *Actinomyces* species from clinical specimens. J Clin Microbiol 1995;33:329–330.

759. Milman T, Mirani N, Gibler T, et al. *Actinomyces israelii* endogenous endophthalmitis. Br J Ophthalmol 2008;92:427–428.

760. Mina NV, Burdz T, Wiebe D, et al. Canada's first case of a multidrug-resistant *Corynebacterium diphtheriae* strain, isolated from a skin abscess. J Clin Microbiol 2011;49:4003–4005.

761. Ming-Shian LIN, Wea-lung LIN, Shi-ping LUH, et al. Pulmonary actinomycosis: a case undergoing resection through video-assisted thoracic surgery (VATS). J Zhejiang Univ Sci B 2007;8:721–724.

762. Minkin R, Shapiro JM. *Corynebacterium afermentans* lung abscess and empyema in a patient with human immunodeficiency virus infection. South Med J 2004;97:395–397.

763. Miyake T, Watanabe K, Watanabe T, et al. Phylogenetic analysis of the genus *Bifidobacterium* and related genera based on 16S rDNA sequences. Microbiol Immunol 1998;42:661–667.

764. Moayeri M, Lepple SH. The roles of anthrax toxin in pathogenesis. Curr Opin Microbiol 2004;7:19–24.

765. Mock M, Fouet A. Anthrax. Annu Rev Microbiol 2001;55:647–671.

766. Mohammed M, Marston C, Popovic T, et al. Antimicrobial susceptibility testing of *Bacillus anthracis*: comparison of results obtained by using the National Committee for Clinical Laboratory Standards broth microdilution reference and Etest agar gradient diffusion methods. J Clin Microbiol 2002;40:1902–1907.

767. Mohan DR, Antony B, Shivakumarappa GM. Empyema thoracis due to *Actinomyces odontolyticus*. Indian J Pathol Microbiol 2009;52:120–121.

768. Mokrousov I, Limeschenko E, Vyazovaya A, et al. *Corynebacterium diphtheriae* spoligotyping based on combined use of two CRISPR loci. Biotechnol J 2007;2:901–906.

769. Mokrousov I, Vyazovaya A, Kolodkina V, et al. Novel microarray-based method of *Corynebacterium diphtheriae* genotyping: evaluation in a field study in Belarus. Eur J Clin Microbiol Infect Dis 2009;28:701–703.

770. Monju A, Shimizu Y, Yamamoto M, et al. First case report of sepsis due to *Rothia aeria* in a neonate. J Clin Microbiol 2009;47:1605–1606.

771. Mookadam F, Cikes N, Baddour LM, et al. *Corynebacterium jeikeium* endocarditis: a systemic review spanning four decades. Eur J Clin Microbiol Infect Dis 2006;25:349–353.

772. Moore C, Norton R. *Corynebacterium aquaticum* septicaemia in a neutropenic patient. J Clin Pathol 1995;48:971–972.

773. Moore LS, Schneider B, Holloway WJ. Minimal inhibitory concentrations and minimal bactericidal concentrations of quinupristin/dalfopristin against clinical isolates of *Corynebacterium jeikeium* and *Listeria monocytogenes*. J Antimicrob Chemother 1997;39(Suppl A):67–68.

774. Morgan EA, Henrich TJ, Jarell AD, et al. Infectious granulomatous dermatitis associated with *Rothia mucilaginosa* bacteremia: a case report. Am J Dermatopathol 2010;32:175–179.

775. Morinaka S, Kurokawa M, Nukina M, et al. Unusual *Corynebacterium mucifaciens* isolated from ear and nasal specimens. Otolaryngol Head Neck Surg 2006;135:392–396.

776. Morley AMS, Tuft SJ. *Rothia dentocariosa* isolated from a corneal ulcer. Cornea 2006;25:1128–1129.

777. Morris A, Guild I. Endocarditis due to *Corynebacterium pseudodiphtheriticum*: five case reports, review, and antibiotic susceptibilities of nine strains. Rev Infect Dis 1991;13:887–892.

778. Morris SK, Nag S, Suh KN, et al. Recurrent chronic ambulatory peritoneal dialysis-associated infection due to *Rothia dentocariosa*. Can J Infect Dis Med Microbiol 2004;15:171–173.

779. Mori T, Tokuhira M, Takae Y, et al. Successful non-surgical treatment of brain abscess and necrotizing fasciitis caused by *Bacillus cereus*. Intern Med 2002;41:671–673.

780. Mory F, Alauzet C, Matuszeswski C, et al. Evaluation of the new Vitek 2 ANC card for identification of medically relevant anaerobic bacteria. J Clin Microbiol 2009;47:1923–1926.

781. Mosele M, Veronese N, Bolzetta F, et al. A rare case of sepsis due to *Corynebacterium macginleyi* from central venous catheter in an elderly woman. New Microbiol 2010;35:89–91.

782. Mostowy S, Cossart P. Virulence factors that modulate the cell biology of *Listeria* infection and the host response. Adv Immunol 2012;113:19–32.

783. Mostowy S, Sancho-Shimizu V, Hamon M, et al. p62 and NDP52 proteins target intracytosolic *Shigella* and *Listeria* to different autophagy pathways. J Biol Chem 2011;286:26987–26995.

784. Mothershed EA, Cassiday PK, Pierson K, et al. Development of a real-time fluorescence PCR assay for rapid detection of the diphtheria toxin gene. J Clin Microbiol 2002;40:4713–4719.

785. Moy HL, Birch DF, Fairley KF. Prevalence of *Gardnerella vaginalis* in the urinary tract. J Clin Microbiol 1988;26:1130–1133.

786. Munjal K, Nandedkar S, Subedar V, et al. Tubo-ovarian actinomycosis mimicking as ovarian malignancy: report of three cases. Indian J Pathol Microbiol 2010;53:670–872.

787. Muttaiyah S, Best EJ, Freeman JT, et al. *Corynebacterium diphtheriae* endocarditis: a case series and review of the treatment approach. Int J Infect Dis 2011;15:e584–e588.

788. Mylonakis E, Hohmann EL, Calderwood SB. Central nervous system infection with *Listeria monocytogenes*. 33 years' experience at a general hospital and review of 776 episodes from the literature. Medicine (Baltimore) 1998;77:313–336.

789. Mylonakis E. Paliou M, Hohmann EL. Listeriosis during pregnancy: a case series and review of 222 cases. Medicine (Baltimore) 2002;81:260–269.

790. Na JS, Kim TH, Kim HS, et al. Liver abscess and sepsis with *Bacillus pantothenticus* in an immunocompetent patient. World J Gastroenterol 2009;15:5360–5363.

791. Nadarajah K, Pritchard C. *Listeria monocytogenes* septic arthritis in a patient treated with etanercept for rheumatoid arthritis. J Clin Rheumatol 2005;11:120–122.

792. Nagai S, To H, Kanda A. Differentiation of *Erysipelothrix rhusiopathiae* strains by nucleotide sequence analysis of a hypervariable region in the *spaA* gene: discrimination of a live vaccine strain from field isolates. J Vet Diagn Invest 2008;20:336–342.

793. Nakamura LK. *Bacillus pseudomycetoides* sp. nov. Int J Syst Bacteriol 1988;48:1031–1035.

794. Nakamura LK, Jackson MA. Clarification of the taxonomy of *Bacillus mycoides*. Int J Syst Bacteriol 1995;45:46–49.

795. Nakao H, Mazurova IK, Glushkevish T, et al. Analysis of heterogeneity of *Corynebacterium diphtheriae* toxin gene, *tox*, and its regulatory element, *dtxR*, by direct sequencing. Res Microbiol 1997;148:45–54.

796. Nakao H, Popovic T. Development of a direct PCR assay for detection of the diphtheria toxin gene. J Clin Microbiol 1997;35:1651–1655.

797. Nasu Y, Nosaka Y, Otsuka Y, et al. A case of *Paenibacillus polymyxa* bacteremia in a patient with cerebral infarction (in Japanese). Kansenshogaku Zasshi 2003;77:844–848.

798. Neubauer M, Sourek J, Ryc M, et al. *Corynebacterium accolens* sp. nov., a gram-positive rod exhibiting satellism, from clinical material. Syst Appl Microbiol 1991;14:46–51.

799. Neumann EJ, Grinberg A, Bonistalli KN, et al. Safety of a live attenuated *Erysipelothrix rhusiopathiae* vaccine for swine. Vet Microbiol 2009;135:297–303.

800. Niamut SM, van der Vorm ER, van Luyn-Wiegers CG, et al. *Oerskovia xanthineolytica* bacteremia in an immunocompromised patient without a foreign body. Eur J Clin Microbiol Infect Dis 2003;22:274–275.

801. Nielsen HL, Soby KM, Christensen JJ, et al. Actinobaculum schaalii: a common cause of urinary tract infection in the elderly population: bacteriological and clinical characteristics. Scand J Infect Dis 2010;42:43–47.

802. Nightingale LM, Eaton CB, Fruehan AE, et al. Cephalohematoma complicated by osteomyelitis presumed due to *Gardnerella vaginalis*. JAMA 1996;256:1936–1937.

803. Nikolaitchouk N, Hoyles L, Falsen E, et al. Characterization of *Actinomyces* isolates from samples from the human urogenital tract: description of *Actinomyces urogenitalis* sp. nov. Int J Syst Evol Microbiol 2000;50:1649–1654.

804. Ninet B, Bannerman E, Bille J. Assessment of the AccuPROBE *Listeria monocytogenes* culture identification reagent kit for rapid colony confirmation and its application in various enrichment broths. Appl Environ Microbiol 1992;58:4055–4059.

805. Niyazmatov BI, Shefer A, Grabowsky M, et al. Diphtheria epidemic in the Republic of Uzbekistan, 1993-1996. J Infect Dis 2000;181(Suppl 1):S104–S109.

806. Nolte FS, Arnold KE, Sweat H, et al. Vancomycin-resistant *Aureobacterium* species cellulitis and bacteremia in a patient with acute myelogenous leukemia. J Clin Microbiol 1996;34:1992–1994.

807. Nomura M, Shun M, Ohta M, et al. Atypical osteomyelitis of the skull base and craniovertebral junction caused by *Actinomyces* infection. Neurol Med Chir (Tokyo) 2011;51:64–66.

808. Norwood MG, Bown MJ, Furness PN, et al. Actinomycosis of the sigmoid colon: an unusual cause of large bowel perforation. ANZ J Surg 2004;74:816–818.

809. Noskin GA, Suriano T, Collins S, et al. *Paenibacillus macerans* pseudobacteremia resulted from contaminated blood culture bottles in a neonatal intensive care unit. Am J Infect Control 2001;29:126–129.

810. Nugent RP, Krohn MA, Hillier SL. Reliability of diagnosing bacterial vaginosis is improved by a standardized method of Gram stain interpretation. J Clin Microbiol 1991;29:297–301.

811. Oevermann A, Zurbriggen A, Vandevelde M. Rhombencephalitis caused by *Listeria monocytogenes* in humans and ruminants: a zoonosis on the rise? Interdiscip Perspect Infect Dis 2010:1–22. doi:10.1155/2010/632513.

812. Oggioni MR, Pozzi G, Valensin PE, et al. Recurrent septicemia in an immunocompromised patient due to probiotic strains of *Bacillus subtilis*. J Clin Microbiol 1998;36:325–326.

813. Ohtaki H, Ohkusu K, Sawamura H, et al. First report of cholecystitis with sepsis caused by *Cellulomonas denverensis*. J Clin Microbiol 2009;47:3391–3393.

814. Ojeda-Vargas M, Gonzalez-Fernandez MA, Romero D, et al. Pericarditis caused by *Corynebacterium urealyticum*. Clin Microbiol Infect 2000;6:560–561.

815. Okatani AT, Hayashidani H, Takahashi T, et al. Randomly amplified polymorphic DNA analysis of *Erysipelothrix* spp. J Clin Microbiol 2000;38:4332–4336.

816. Okatani AT, Uto T, Taniguchi T, et al. Pulsed-field gel electrophoresis in differentiation of *Erysipelothrix* species strains. J Clin Microbiol 2001;39:4032–4036.

817. Okinaka RT, Cloud K, Hampton O, et al. Sequence and organization of pX01, the large *Bacillus anthracis* plasmid harboring the anthrax toxin genes. J Bacteriol 1999;181:6509–6515.

818. Okwumabua O, Swaminathan B, Edmonds P, et al. Evaluation of a chemiluminescent DNA probe assay for the rapid confirmation of *Listeria monocytogenes*. Res Microbiol 1992;143:183–189.

819. Olano A, Chua J, Schroeder S, et al. *Weissella confusa* (Basonym: *Lactobacillus confusus*) bacteremia: a case report. J Clin Microbiol 2001;39:1604–1607.

820. Olender A, Niemcewicz M. Macrolide, lincoamide, and streptogramin B-constitutive-type resistance in *Corynebacterium pseudodiphtheriticum* isolated from upper respiratory tract specimens. Microb Drug Resist 2010;16:119–122.

821. Oliva A, Belvisi V, Iannetta M, et al. Pacemaker lead endocarditis due to multidrug-resistant *Corynebacterium striatum* detected with sonication of the device. J Clin Microbiol 2010;48:4669–4671.

822. Olson JM, Nguyen VQ, Yoo J, et al. Cutaneous manifestations of *Corynebacterium jeikeium* sepsis. Int J Dermatol 2009;48:886–888.

823. Olsen SJ, MacKinnon LC, Goulding JS, et al. Surveillance for foodborne-disease outbreaks—United States, 1993–1997. Morbid Mortal Weekly Rep 2000;49(SS-1):1–51.

824. Ong C, Barnes S, Senanayake S. *Actinomyces turicensis* infection mimicking ovarian tumour. Singapore Med J 2010;53:e9–e11.

825. Oostman O, Smego RA. Cervicofacial actinomycosis: diagnosis and management. Curr Infect Dis Rep 2005;7:170–174.

826. Opriessnig T, Hoffman LJ, Harris DL, et al. *Erysipelothrix rhusiopathiae*: genetic characterization of midwest US isolates and live commercial vaccines using pulsed-field gel electrophoresis. J Vet Diagn Invest 2004;16:101–107.

827. Ordonez-Palau S, Booquet D, Gil-Garcia M, et al. Chronic osteomyelitis of the metatarsal sesamoid due to *Corynebacterium jeikeium* in a patient with rheumatoid arthritis. Joint Bone Spine 2007;509–517.

828. Ortiz-Perez A, Matin-de-Hijas NZ, Esteban J, et al. High frequency of macrolide resistance mechanisms in clinical isolates of *Corynebacterium* species. Microb Drug Resist 2010;16:273–277.

829. Oteo J, Aracil B, Ignacio Alos J, et al. Significant bacteremias by *Corynebacterium amycolatum*: an emergent pathogen. Enferm Infec Clin Microbiol 2001;19:103–106.

830. Otsuka Y, Kawamura Y, Koyama T, et al. *Corynebacterium resistens* sp. nov., a new multidrug-resistant coryneform bacterium isolated from human infections. J Clin Microbiol 2005;43:3713–3717.

831. Otsuka Y, Ohkusu K, Kawamura Y, et al. Emergence of multidrug-resistant *Corynebacterium striatum* as a nosocomial pathogen in long-term hospitalized patients with underlying diseases. Diagn Microbiol Infect Dis 2006;54:109–114.

832. Ouyang J, Pei Z, Lutwick L, et al. Case report: *Paenibacillus thiaminolyticus*: a new cause of human infection, inducing bacteremia in a patient on hemodialysis. Ann Clin Lab Sci 2008;38:393–400.

833. Ozkocaman V, Ozcelik T, Ali R, et al. *Bacillus* spp. among hospitalized patients with haematological malignancies: clinical features, epidemics, and outcomes. J Hosp Infect 2006;64:169–176.

834. Paananen A, Mikkola R, Sareneva T, et al. Inhibition of human natural killer cell activity by cereulide, an emetic toxin from *Bacillus cereus*. Clin Exp Immunol 2002;129:420–428.

835. Pagnoux C, Berezne A, Damade R, et al. Encrusting cystitis due to *Corynebacterium urealyticum* in a patient with ANCA-associated vasculitis: case report and review of the literature. Semin Arthritis Rheum 2011;41:297–300.

836. Pajkrt D, Simoons-Smit AM, Savelkoul PHM, et al. Pyelonephritis caused by *Actinobaculum schaalii* in a child with pyeloureteral junction obstruction. Eur J Clin Microbiol Infect Dis 2003;22:438–440.

837. Pal N, Bender JS, Opriessnig T. Rapid detection and differentiation of *Erysipelothrix* spp. by a novel multiplex real-time PCR assay. J Appl Microbiol 2010;108:1083–1093.

838. Palacios L, Vela AI, Molin K, et al. Characterization of some bacterial strains isolated from animal clinical material and identified as *Corynebacterium xerosis* by molecular biological techniques. J Clin Microbiol 2010;48:3138–3145.

839. Pappas S, Makrilakis K, Anyfantis I, et al. Clinical evaluation of Affirm VP III in the detection and identification of bacterial vaginosis. J Chemother 2008;20:764–765.

840. Pararas MV, Skevaki CL, Kafetzis DA. Preterm birth due to maternal infections: causative pathogens and modes of prevention. Eur J Clin Microbiol Infect Dis 2006;25:562–569.

841. Park DJ, Yun JC, Baek JE, et al. Relapsing *Bacillus licheniformis* peritonitis in a continuous ambulatory peritoneal dialysis patient. Nephrology 2006;11:21–22.

842. Partis L, Newton K, Murby J, et al. Inhibitory effects of enrichment media on the Accuprobe test for *Listeria monocytogenes*. Appl Environ Microbiol 1884;60:1693–1694.

843. Pascual C, Collins MD. *Brevibacterium avium* sp. nov., isolated from poultry. Int J Syst Bacteriol 1999;49:1527–1530.

844. Pascual C, Collins MD, Funke G, et al. Phenotypic and genotypic characterization of two *Brevibacterium* strains from the human ear: description of *Brevibacterium otitidis* sp. nov. Med Microbiol Lett 1996;5:113–123.

845. Pascual C, Foster G, Alvarez N, et al. *Corynebacterium phocae* sp. nov., isolated from the common seal (*Phoca vitulina*). Int J Syst Microbiol 1998;601–604.

846. Pascual C, Foster G, Falsen E, et al. *Actinomyces bowdenii* sp. nov., isolated from canine and feline clinical specimens. Int J Syst Bacteriol 1999;49:1873–1877.

847. Patey O, Bimet F, Emond JP, et al. Antibiotic susceptibilities of 38 non-toxigenic strains of *Corynebacterium diphtheriae*. J Antimicrob Chemother 1995;36:1108–1110.

848. Patey O, Bimet F, Riegel P, et al. Clinical and molecular study of *Corynebacterium diphtheriae* systemic infections in France. Coryne Study Group. J Clin Microbiol 1997;35:441–445.

849. Patil AB, Nadiger S, Chandrasekhar MR, et al. *Listeria monocytogenes* meningitis: an uncommon opportunistic infection in HIV/AIDS. Indian J Pathol Microbiol 2007;50:671–673.

850. Patra G, Sylvestre P, Ramisse V, et al. Isolation of a specific chromosomic DNA sequence of *Bacillus anthracis* and its possible use in diagnosis. FEMS Immunol Med Microbiol 1996;15:223–231.

851. Patra G, Vaissaire J, Weber-Levy M, et al. Molecular characterization of *Bacillus* strains involved in outbreaks of anthrax in France in 1997. J Clin Microbiol 1998;36:3412–3414.

852. Paviour S, Musaad S, Roberts S, et al. *Corynebacterium* species isolated from patients with mastitis. Clin Infect Dis 2002;35:1434–1440.

853. Paziak-Domanska B, Boguslawska E, Wieckowska-Szakiel M, et al. Evaluation of the API test, phosphatidylinositol-specific phospholipase C activity and PCR method in identification of *Listeria monocytogenes* in meat foods. FEMS Microbiol Lett 1999;171:209–214.

854. Pedraza-Aviles AG, Zaragosa MC-O, Mota-Vazquez R, et al. Treatment of urinary tract infection by *Gardnerella vaginalis*: a comparison of oral metronidazole versus ampicillin. Rev Latinoam Microbiol 2001;43:65–69.

855. Peel MM, Palmer GG, Stacpoole AM, et al. Human lymphadenitis due to *Corynebacterium pseudotuberculosis*: report of ten cases from Australia and review. Clin Infect Dis 1997;24:185–191.

856. Peker E, Cagan E, Dogan M, et al. Periorbital cellulitis caused by *Bacillus thuringiensis*. Eur J Ophthalmol 2010;20:243–245.

857. Pelle G, Makrai L, Fodor L, et al. Actinomycosis in dogs caused by *Actinomyces hordeovulneris*. J Comp Pathol 2000;123:72–76.

858. Peng J-S, Tsai W-C, Chou C-C. Inactivation and removal of *Bacillus cereus* by sanitizer and detergent. Int J Food Microbiol 2002;77:11–18.

859. Peponis VG, Chalkiadakis, Parikakis EA, et al. Chronic postoperative endophthalmitis caused by *Actinomyces meyeri*. Case Rep Ophthalmol 2011;2:95–98.

860. Perego M, Hoch JA. Commingling regulatory systems following acquisition of virulence plasmids by *Bacillus anthracis*. Trends Microbiol 2008;16:215–221.

861. Pereita GA, Pimenta FP, dos Santos FR, et al. Antimicrobial resistance among Brazilian *Corynebacterium diphtheriae* strains. Mem Inst Oswaldo Cruz 2008;103:507–510.

862. Perez-Santonja JJ, Campos-Mollo E, Fuentes-Campos E, et al. *Actinomyces neuii* subspecies *anitratus* chronic endophthalmitis after cataract surgery. Eur J Ophthalmol 2007;17:1–3.

863. Perrin M, Bemer M, Delamare C. Fatal case of *Listeria innocua* bacteremia. J Clin Microbiol 2003;41:5308–5309.

864. Petit PLC, Bok W, Thompson J, et al. Native-valve endocarditis due to CDC coryneform group ANF-3: report of a case and review of corynebacterial endocarditis. Clin Infect Dis 1994;19:897–901.

865. Petkar H, Li A, Bunce N, et al. *Cellulosimicrobium funkei*: first report of infection in a nonimmunocompromised patient and useful phenotypic tests for differentiation from *Cellulosimicrobium cellulans* and *Cellulosimicrobium terreum*. J Clin Microbiol 2011;49:1175–1178.

866. Pilo P, Frey J. *Bacillus anthracis*: molecular taxonomy, population genetics, phylogeny, and patho-evolution. Infect Genet Evol 2011;11:1218–1224.

867. Pimenta FP, Hirata R Jr, Rosa ACP, et al. A multiplex PCR assy for simultaneous detection of *Corynebacterium diphtheriae* and differentiation between non-toxigenic and toxigenic isolates. J Med Microbiol 2008;57(Pt 11):1438–1439. doi:10.1099/jmm.02008/000414-0.

868. Pimenta FP, Matias GAM, Pereira GA, et al. A PCR for *dtxR* gene: application to diagnosis of non-toxigenic and toxigenic *Corynebacterium diphtheriae*. Mol Cell Probes 2008;22:189–192.

869. Pimenta FP, Souza MC, Pereira GA, et al. DNase test as a novel approach for the routine screening of *Corynebacterium diphtheriae*. Lett Appl Microbiol 2008;46:307–311.

870. Pinilla I, Martin-Hervas C, Gil-Garay E. Primary sternal osteomyelitis caused by *Actinomyces israelii*. South Med J 2006;99:96–97.

871. Piper KE, Steckelberg JM, Patel R. *In vitro* activity of daptomycin against clinical isolates of Gram-positive bacteria. J Infect Chemother 2005;11:207–209.

872. Pitcher D, Soto A, Soriano F, et al. Classification of coryneform bacteria associated with human urinary tract infection (group D2) as *Corynebacterium urealyticum* sp. nov. Int J Syst Bacteriol 1992;42:178–181.

873. Pitt TL, Malnick H, Shah J, et al. Characteristics of *Exigubacterium aurantiacum* isolates from blood cultures of six patients. Clin Microbiol Infect 2007;13:946–948.

874. Pittman PR, Norris SL, Barrera Oro JG, et al. Patterns of antibody response in humans to the anthrax vaccine adsorbed (AVA) primary (six dose) series. Vaccine 2006;24:3654–3660.

875. Plamondon M, Martinez G, Raynal L, et al. A fatal case of *Arcanobacterium pyogenes* endocarditis in a man with no identified animal contact: case report and review of the literature. Eur J Clin Microbiol Infect Dis 2007;26:663–666.

876. Pocar M, Passolunghi D, Moneta A, et al. Fulminant prosthetic valve endocarditis caused by *Listeria monocytogenes*. Eur J Cardiothorac Surg 2009;36:1077.

877. Poilane I, Fawaz F, Nathanson M, et al. *Corynebacterium diphtheriae* osteomyelitis in an immunocompetent child: a case report. Eur J Pediatr 1995;154:381–383.

878. Porte L, Soto A, Andrighetti D, et al. Catheter infection caused by *Leifsonia aquatica*. J Med Microbiol 2012;61(Pt 6):868–873. doi:10.1099/jmm.0.037457-0.

879. Posfay-Barbe KM, Wald ER. Listeriosis. Semin Fetal Neonatal Med 2009;14:228–233.

880. Pot B, Hertel C, Ludwig W, et al. Identification and classification of *Lactobacillus acidophilus*, *L. gasseri*, and *L. johnsonii* strains by SDS-PAGE and rRNA targeted oligonucelotide probe hybridization. J Gen Microbiol 1993;139:513–517.

881. Power EG, Abdulla YH, Talsania HG, et al. *VanA* genes in vancomycin-resistant clinical isolates of *Oerskovia turbata* and *Arcanobacterium (Corynebacterium) haemolyticum*. J Antimicrob Chemother 1995;36:595–606.

882. Prabhu S, Sripathi H, Rao R, et al. Thoracopulmonary actinomycosis: the masquerader. Clin Exp Dermatol 2007;33:262–265.

883. Privetera A, Milkhu CS, Datta V, et al. Actinomycosis of the sigmoid colon: a case report. World J Gastrointest Surg 2009;1:62–64.

884. Pubill Sucarrat M, Martinez-Costa X, Sauca Subias G, et al. *Corynebacterium macginleyi* as an exceptional cause of endocarditis. An Med Interna 2003;20:654–655.

885. Puleo JA, Shammas NW, Kelly P, et al. *Lactobacillus* isolated pulmonic valve endocarditis with ventricular septal defect detected by transesophageal echocardiography. Am Heart J 1994;128:1248–1250.

886. Pulverer G, Schutt-Gerowitt H, Schaal KP. Human cervicofacial actinomycosis: microbiological data for 1997. Clin Infect Dis 2003;37:490–497.

887. Pusiol T, Morichetti D, Pedrazzani C, et al. Abdominal-pelvic actinomycosis mimicking malignant neoplasm. Infect Dis Obstet Gynecol 2011;2011:1–4. doi:10.1155/2011/747059.

888. Putnins EE, Bowden GH. Antigenic relationships among oral *Actinomyces* isolates, *Actinomyces naeslundii* genospecies 1 and 2, *Actinomyces howellii*, *Actinomyces denticolens*, and *Actinomyces slackii*. J Dent Res 1993;72:1374–1385.

889. Putong N, Agustin G, Pasubillo M, et al. Diphtheria-like illness due to *Corynebacterium ulcerans* infection. Trop Med Health 2011;39:1–2.

890. Quercia R, Sadr FB, Cortez A, et al. Genital tract actinomycosis caused by *Actinomyces israelii*. Med Mal Infect 2006;36:393–395.

891. Quinn AG, Comaish JS, Pedler SJ. Septic arthritis and endocarditis due to group G-2 coryneform organism. Lancet 1991;338:62–63.

892. Radtke A, Bergh K, Oien CM, et al. Peritoneal dialysis-associated peritonitis caused by *Dermabacter hominis*. J Clin Microbiol 2001;39:3420–3421.

893. Radun D, Bernard H, Altmann M, et al. Preliminary case report of fatal anthrax in an injecting drug user in North-Rhine-Westphalia, Germany, December, 2009. Euro Surveill 2010;15:pii 19464.

894. Raman VS, Evans N, Shreshtra B, et al. Chronic postoperative endophthalmitis caused by *Actinomyces neuii*. J Cataract Refract Surg 204;30: 2641–2643.

895. Ramos CP, Falsen E, Alvarez N, et al. *Actinomyces graevenitzii* sp. nov., isolated from human clinical specimens. Int J Syst Bacteriol 1997;47:885–888.

896. Ramos CP, Foster G, Collins MD. Phylogenetic analysis of the genus *Actinomyces* based on 16S rRNA gene sequences: description of *Arcanobacterium phocae* sp. nov., *Arcanobacterium bernardiae* comb. nov., and *Arcanobacterium pyogenes* comb. nov. Int J Syst Bacteriol 1997;47:46–53.

897. Ramos-Esteban JC, Servat JJ, Tauber S, et al. *Bacillus megaterium* delayed onset lamellar keratitis after LASIK. J Refract Surg 2006;22:309–312.

898. Ramsay CN, Stirling A, Smith J, et al. An outbreak of infection with *Bacillus anthracis* in injecting drug users in Scotland. Euro Surveill 2010;15:pii 19465.

899. Rapose A, Lick SD, Ismail N. *Listeria grayi* bacteremia in a heart transplant recipient. Transpl Infect Dis 2008;10:434–436.

900. Razavi B, Schilling M. Chondritis attributable to *Lactobacillus* after ear piercing. Diagn Microbiol Infect Dis 2000;37:75–76.

901. Reacher M, Romsay M, White J, et al. Nontoxigenic *Corynebacterium diphtheriae*: an emerging agent in England and Wales? Emerg Infect Dis 2000;6:477–480.

902. Reboli AC, Bryan CS, Farrar WE. Bacteremia and infection of a hip prostheses caused by *Bacillus alvei*. J Clin Microbiol 1989;27:1395–1396.

903. Reddy CA, Cornell CP, Fraga AM. Transfer of *Corynebacterium pyogenes* (Glage) Eberson to the genus *Actinomyces* as *Actinomyces pyogenes* (Glage) comb. nov. Int J Syst Bacteriol 1982;32:419–429.

904. Reddy GS, Prakash JS, Srinivas R, et al. *Leifsonia rubra* sp. nov. and *Leifsonia aurea* species nov., psychrophiles from a pond in Antarctica. Int J Syst Evol Microbiol 2003;53:977–984.

905. Regnault B, Grimont F, Grimont PAD. Universal ribotyping method using a chemically labeled oligonucleotide probe mixture. Res Microbiol 1997;148:649–659.

906. Reimer LG, Reller LB. *Gardnerella vaginalis* bacteremia: a review of thirty cases. Obstet Gynecol 1984;64:170–172.

907. Reimer LG, Reller LB. Effect of sodium polyanethol sulfonate and gelatin on the recovery of *Gardnerella vaginalis* from blood culture media. J Clin Microbiol 1985;21:686–688.

908. Reinert RR, Schnitzler N, Haase G, et al. Recurrent bacteremia due to *Brevibacterium casei* in an immunocompromised patient. Eur J Clin Microbiol Infect Dis 1995;14:1082–1085.

909. Reinhard M, Prag J, Kemp M, et al. Ten cases of *Actinobaculum schaalii* infection: clinical relevance, bacterial identification, and antibiotic susceptibility. J Clin Microbiol 2005;43:5305–5308.

910. Reller LB, Maddoux GL, Eckman MR, et al. Bacterial endocarditis caused by *Oerskovia turbata*. Ann Intern Med 1975;83:664–666.

911. Renaud FN, Aubel D, Riegel P, et al. *Corynebacterium freneyi* sp. nov., α-glucosidase-positive strains related to *Corynebacterium xerosis*. Int J Syst Evol Microbiol 2001;51:1723–1728.

912. Renaud FN, Dutaur M, Daoud S, et al. Differentiation of *Corynebacterium amycolatum*, *C. minutissimum*, and *C. striatum* by carbon substrate assimilation tests. J Clin Microbiol 1998;36:3698–3702.

913. Renaud FNR, Gregory A, Barreau C, et al. Identification of *Turicella otitidis* isolated from a patient with otorrhea associated with surgery: differentiation from *Corynebacterium afermentans* and *Corynebacterium auris*. J Clin Microbiol 1996;34:2625–2627.

914. Renaud FN, Le Coustumier A, Wilhelm N, et al. *Corynebacterium hansenii* sp. nov., an α-glucosidase-negative bacterium related to *Corynebacterium xerosis*. Int J Syst Evol Microbiol 2007;57:1113–1116.

915. Rennie RP, Brosnikoff C, Turnbull L, et al. Multicenter evaluation of the Vitek 2 anaerobe and *Corynebacterium* identification card. J Clin Microbiol 2008;46:2646–2651.

916. Renom F, Garau M, Rubi M, et al. Nosocomial outbreak of *Corynebacterium striatum* infection in patients with chronic obstructive pulmonary disease. J Clin Microbiol 2007;45:2064–2067.

917. Renvoise A, Aldrovandi N, Raoult D, et al. *Helcobacillus massiliensis* gen. nov., sp. nov., a novel representative of the family *Dermabacteriaceae* isolated from a patient with a cutaneous discharge. Int J Sys Evol Microbiol 2009;59:2346–2351.

918. Renvoise A, Raoult D, Roux V. *Actinomyces massiliensis* sp. nov., isolated from a patient blood culture. Int J Syst Evol Microbiol 2009;59:540–544.

919. Renvoise A, Raoult D, Roux V. *Actinomyces timonensis* sp. nov., isolated from a human clinical osteo-articular sample. Int J Syst Evol Microbiol 2010;60:1516–1521.

920. Reva ON, Sorokulova IB, Smirnov VV. Simplified technique for identification of the aerobic spore-forming bacteria by phenotype. Int J Syst Evol Microbiol 2001;51:1361–1371.

921. Reynolds SJ, Behr M, McDonald J. *Turicella otitidis* as an unusual agent causing a posterior auricular abscess. J Clin Microbiol 2001;39:1672–1673.

922. Ricaurte JC, Klein O, LaBombardi V, et al. *Rothia dentocariosa* endocarditis complicated by multiple intracranial hemorrhages. South Med J 2001;94:438–440

923. Richard V, Van der Auwera P, Snoeck R, et al. Nosocomial bacteremia caused by *Bacillus subtilis*. Eur J Clin Microbiol Infect Dis 1988;7:783–785.

924. Richardson AJ, Rothburn MM, Roberts C. Pseudo-outbreak of *Bacillus* species: related to fibreoptic bronchoscopy. J Hosp Infect 1986;7:208–210.

925. Rieber H, Schwarz R, Kramer O, et al. *Actinomyces neuii* subsp. *neuii* associated with periprosthetic infection in total hip arthroplasty as causative agent. J Clin Microbiol 2009;47:4183–4184.

926. Riedel S. Anthrax: a continuing concern in the era of bioterrorism. Proc (Bayl Univ Med Cent) 2005;18:234–243.

927. Riedo FX, Pinner RW, Tosca MD, et al. A point-source foodborne listeriosis outbreak: documented incubation period and possible mild illness. J Infect Dis 1994;170:693–696.

928. Rieg S, Bauer TM, Peyeri-Hoffmann G, et al. *Paenibacillus larvae* bacteremia in injection drug users. Emerg Infect Dis 2010;16:487–489.

929. Riegel P, Creti R, Mattei R, et al. Isolation of *Corynebacterium tuscaniae* sp. nov. from blood cultures of a patient with endocarditis. J Clin Microbiol 2006;44:307–312.

930. Riegel P, DeBriel D, Prevost G, et al. Proposal of *Corynebacterium propinquum* sp. nov. for *Corynebacterium* group ANF-3 strains. FEMS Microbiol Lett 1993;113:229–234.

931. Riegel P, DeBriel D, Prevost G, et al. Taxonomic study of *Corynebacterium* group ANF-1 strains: proposal of *Corynebacterium afermentans* sp. nov. containing the subspecies *C. afermentans* subspecies *afermentans* subsp. nov. and *C. afermentans* subsp. *lipophilum* subsp. nov. Int J Syst Bacteriol 1993;43:287–292.

932. Riegel P, Heller R, Prevost G, et al. *Corynebacterium durum* sp. nov., from human clinical specimens. Int J Syst Bacteriol 1997;47:1107–1111.

933. Riegel P, Liegeois P, Chenard M-P, et al. Isolations of *Corynebacterium kroppenstedtii* from a breast abscess. Int J Med Microbiol 2004;294:413–416.

934. Riegel P, Ruimy R, Christen R, et al. Species identification and antimicrobial susceptibilities of corynebacteria isolated from various clinical sources. Eur J Clin Microbiol Infect Dis 1996;15:657–662.

935. Riegel P, Ruimy R, DeBriel D, et al. *Corynebacterium seminale* sp. nov., a new species associated with genital infections in male patients. J Clin Microbiol 1995;33:2244–2249.

936. Riegel P, Ruimy R, DeBriel D, et al. Genomic diversity and phylogenetic relationships among lipid-requiring diphtheroids from humans and characterization of *Corynebacterium macginleyi* sp. nov. Int J Syst Bacteriol 1995;45:128–133.

937. Riegel P, Ruimy R, DeBriel D, et al. *Corynebacterium argentoratense* sp. nov., from the human throat. Int J Syst Bacteriol. 1995;45:533–537.

938. Riegel P, Ruimy R, De Briel D, et al. Taxonomy of *Corynebacterium diphtheriae* and related taxa, with recognition of *Corynebacterium ulcerans* sp. nov., nom. rev. FEMS Microbiol Lett 1995;126:271–276.

939. Riegel P, Ruimy R, Renaud FNR, et al. *Corynebacterium singulare* sp. nov., a new species for urease-positive strains related to *Corynebacterium minutissimum*. Int J Syst Bacteriol 1997;47:1092–1096.

940. Riegert-Johnson DL, Sandhu N, Rajkumar SV, et al. Thrombotic thrombocytopenic purpura associated with a hepatic abscess due to *Actinomyces turicensis*. Clin Infect Dis 2002;35:636–637.

941. Ringertz SH, Hoiby EA, Jensenius M, et al. Injectional anthrax in a heroin skin popper. Lancet 2000;356:1574–1575.

942. Robin F, Paillard C, Marchandin H, et al. *Lactobacillus rhamnosus* meningitis following recurrent episodes of bacteremia in a child undergoing allogeneic hematopoietic stem cell transplantation. J Clin Microbiol 2010;48:4317–4319.

943. Rogasi PG, Vigano S, Pecile P, et al. *Lactobacillus casei* pneumonia and sepsis in a patient with AIDS. Case report and review of the literature. Ann Ital Med Int 1998;13:180–182.

944. Romney M, Cheung S, Montessori V. *Erysipelothrix rhusiopathiae* endocarditis and presumed osteomyelitis. Can J Infect Dis 2001;12:154–256.

945. Romney MG, Roscoe DL, Bernard K, et al. Emergence of invasive clone of toxigenic *Corynebacterium diphtheriae* in the urban poor population of Vancouver, Canada. J Clin Microbiol 2006;44:1625–1629.

946. Rosato AE, Lee BS, Nash KA. Inducible macrolide resistance in *Corynebacterium jeikeium*. Antimicrob Agents Chemother 2001;45:1982–1989.

947. Ross MJ, Sakoulas G, Manning WJ, et al. *Corynebacterium jeikeium* native valve endocarditis following femoral access for coronary angiography. Clin Infect Dis 2001;32:E120–E121.

948. Roux V, Drancourt M, Stein A, et al. *Corynebacterium* species species isolated from bone and joint infections identified by 16S rRNA gene sequence analysis. J Clin Microbiol 2004;42:2231–2233.

949. Roux V, Fenner L, Raoult D. *Paenibacillus provencensis* sp. nov., isolated from human cerebrospinal fluid, and *Paenibacillus urinalis* sp. nov., isolated from human urine. Int J Syst Evol Microbiol 2008;58:682–687.

950. Roux V, Raoult D. *Paenibacillus massiliensis* sp. nov., *Paenibacillus sanguinis* sp. nov. and *Paenibacillus timonensis* sp. nov., isolated from blood cultures. Int J Syst Evol Microbiol 2004;54:1049–1054.

951. Roux V, Raoult D. *Brevibacterium massiliense* sp. nov., isolated from a human ankle discharge. Int J Syst Evol Microbiol 2009;59:1960–1964.

952. Rowlinson M-C, Bruckner DA, Hinnebusch C, et al. Clearance of *Cellulosimicrobium cellulans* bacteremia in a child without central venous catheter removal. J Clin Microbiol 2006;44:2650–2654.

953. Roy M, Chen JC, Miller M, et al. Epidemic *Bacillus* endophthalmitis after cataract surgery, I: Acute presentation and outcome. Ophthalmology 1997;104:1768–1772.

954. Ruiz ME, Richards JS, Kerr GS, et al. *Erysipelothrix rhusiopathiae* septic arthritis. Arth Rheum 2003;48:1156–1157.

955. Rupp ME, Stiles KG, Tarantolo S, et al. Central venous catheter-related *Corynebacterium minutissimum* bacteremia. Infect Control Hosp Epidemiol 1998;19:786–789.

956. Russo A, Angeletti S, Lorino G, et al. A case of *Lactobacillus casei* bacteremia associated with aortic dissection: is there a link? New Microbiol 2010;33:175–178.

957. Ryan PA, MacMillan JD, Zilinskas BA. Molecular cloning and characterization of the genes encoding the L1 and L2 components of hemolysin BL from *Bacillus cereus*. J Bacteriol 1997;179:2551–2556.

958. Saavedra J, Rodriguez JN, Fernandez-Jurado A, et al. A necrotic soft-tissue lesion due to *Corynebacterium urealyticum* in a neutropenic child. Clin Infect Dis 1996;22:851–852.

959. Sabbe LJM, Van De Merwe D, Schouls L, et al. Clinical spectrum of infections due to the newly described *Actinomyces* species *A. turicensis, A. radingae*, and *A. europaeus*. J Clin Microbiol 1999;37:8–13.

960. Sada S, Misago T, Okawa Y, et al. Necrotizing fasciitis and myonecrosis "synergistic" necrotizing cellulitis caused by *Bacillus cereus*. J Dermatol 2009;36:423–426.

961. Sadhu A, Loewenstein R, Klotz SA. *Rothia dentocariosa* endocarditis complicated by multiple cerebellar hemorrhages. Diagn Microbiol Infect Dis 2005;53:239–240.

962. Saez Roca G, Fernandez E, Diez JM, et al. Splenic abscess and empyema due to *Lactobacillus* species in an immunocompetent host. Clin Infect Dis 1998;26:498–499.

963. Saidani M, Kammoun S, Boutiba-Ben Boubaker I, et al. *Corynebacterium propinquum* isolated from a pus collection in a patient with osteosynthesis of the elbow. Tunis Med 2010;88:360–362.

964. Saki C, Iuchi T, Ishii A, et al. *Bacillus cereus* brain abscesses occurring in a severely neutropenic patient: successful treatment with antimicrobial agents, granulocyte colony-stimulating factor, and surgical drainage. Intern Med 2001;40:654–657.

965. Salaman SA, Prag J. Three cases of *Rothia dentocariosa* bacteraemia: frequency in Denmark and a review. Scand J Infect Dis 2002;34:153–157.

966. Salamina G, Dalle Donne E, Niccolini A, et al. A foodborne outbreak of gastroenteritis involving *Listeria monocytogenes*. Epidemiol Infect 1996;117:429–436.

967. Salas C, Calvo J, Martinez-Martinez L. Activity of tigecycline against coryneform bacteria of clinical interest and *Listeria monocytogenes*. Antimicrob Agents Chemother 2008;52:1503–1505.

968. Saldar A, Armstrong D. Antimicrobial activities against 84 *Listeria monocytogenes* isolates from patients with systemic listeriosis at a comprehensive cancer center (1955–1997). J Clin Microbiol 2003;41:483–485.

969. Salimnia H, Alangaden GJ, Bharadwaj R, et al. *Weissella confusa*: an unexpected cause of vancomycin-resistant gram-positive bacteremia in immunocompromised hosts. Transpl Infect Dis 2011;13:294–298. doi: 10.1111/j.1399-3062.2010.00586.x.

970. Salimnia H, Patel D, Lephart PR, et al. *Listeria grayi*: vancomycin-resistant, gram-positive rod causing bacteremia in a stem cell transplant recipient. Transpl Infect Dis 2010;12:526–528.

971. Salmasi A, Asgari M, Khodadadi N, et al. Primary actinomycosis of the breast presenting as a breast mass. Breast Care 2010;5:105–107.

972. Salminen MK, Rautelin H, Tynkkynen S, et al. *Lactobacillus* bacteremia, clinical significance, and patient outcome, with special emphasis on probiotic L. rhamnosus GG. Clin Infect Dis 2004;38:62–69.

973. Salminen MK, Tynkkynen S, Rautelin H, et al. *Lactobacillus* bacteremia during a rapid increase in probiotic use of *Lactobacillus rhamnosus* GG in Finland. Clin Infect Dis 2002;35:1155–1160.

974. Sanchez Hernandez J, Mora Peris B, Yague Guirao N, et al. *In vitro* activity of newer antibiotics against *Corynebacterium jeikeium, Corynebacterium amycolatum*, and *Corynebacterium urealyticum*. Int J Antimicrob Agents 2003;22:492–496.

975. Santala AM, SarkonenN, Hall V, et al. Evaluation of four commercial test systems for identification of *Actinomyces* and some closely related species. J Clin Microbiol 2004;42:418–420.

976. Sarkonen N, Kononen E, Summanen P, et al. Phenotypic differentiation of *Actinomyces* and related species isolated from human sources. J Clin Microbiol 2001;39:3955–3961.

977. Sastry KS, Tuteja U, Santhosh PK, et al. Identification of *Bacillus anthracis* by a simple protective antigen-specific mAb dot-ELISA. J Med Microbiol 2003;52:47–49.

978. Sato T, Matsuyama J, Takahashi N, et al. Differentiation of oral *Actinomyces* species by 16S ribosomal DNA polymerase chain reaction-restriction fragment length polymorphism. Arch Oral Biol 1998;43:247–252.

979. Saulez MN, Cebra CK, Heidel JR, et al. Encrusted cystitis secondary to *Corynebacterium matruchotii* infection in a horse. J Am Vet Med Assoc 2005;226:246–248.

980. Saweljew P, Kunkel J, Feddersen A, et al. Case of fatal systemic infection with an *Aureobacterium* sp.: identification of isolate by 16S rRNA gene analysis. J Clin Microbiol 1996;34:1540–1541.

981. Saxena S, Aggarwal C, Mehta G. Chorioamnionitis due to *Arcanobacterium haemolyticum*. J Global Infect Dis 2011;3:92–93.

982. Sayyahfar S, Nasiri SJ. First report of thyroid abscess in the pediatric age group caused by *Arcanobacterium haemolyticum*. J Infect Chemother 2012;18:584–586. Doi: 10.1007/s10156-011-0349-4.

983. Schett G, Herak P, Graninger W, et al. *Listeria*-associated arthritis in a patient undergoing etanercept therapy: case report and review of the literature. J Clin Microbiol 2005;53:2537–2541.

984. Schiff MJ, Kaplan MH. *Rothia dentocariosa* pneumonia in an immunocompromised patient. Lung 1987;165:279–282.

985. Schmidt M, Maxime V, Pareire F, et al. A lethal case of meningitis due to *Lactobacillus rhamnosus* as a late complication of anterior spine surgery. J Infect 2011;62:309–310.

986. Schnell D, Beyler C, Lanternier F, et al. Nontoxigenic *Corynebacterium diphtheriae* as a rare cause of native endocarditis in childhood. Pediatr Infect Dis J 2010;29:886–888.

987. Schnupf P, Portnoy DA. Listeriolysin O: a phagosome-specific lysin. Microbes Infect 2007;9:1176–1187.

988. Schoeni JL, Wong ACL. *Bacillus cereus* food poisoning and its toxins. J Food Prot 2005;68:636–648.

989. Scholing M, Schneeberger PM, van den Dries P, et al. Clinical features of liver involvement in adult patients with listeriosis. Review of the literature. Infection 2007;35:212–218.

990. Schricker ME, Thompson GH, Schreiber JR. Osteomyelitis due to *Bacillus cereus* in an adolescent: case report and review. Clin Infect Dis 1994;18:863–867.

991. Schuheggar R, Lindermayer M, Kugler R, et al. Detection of toxigenic *Corynebacterium diphtheriae* and *Corynebacterium ulcerans* strains by a novel real-time PCR. J Clin Microbiol 2008;46:2822–2823.

992. Schumacher VL, Hinckley L, Gilbert K, et al. *Actinomyces hyovaginalis*-associated lymphadenitis in a Nubian goat. J Vet Diagn Invest 2009;21:380–384.

993. Schumann P, Weiss N, Stackebrandt E. Reclassification of *Cellulomonas cellulans* (Stackbrandt and Keddie 1986) as *Cellulosimicrobium cellulans* gen. nov., com. nov. Int J Syst Evol Microbiol 2001;51:1007–1010.

994. Schwebke JR, Rivers C, Lee J. Prevalence of *Gardnerella vaginalis* in male sexual partners of women with and without bacterial vaginosis. Sex Transm Dis 2009;36:92–94.

995. Sears A, McLean M, Hingston D, et al. Case of cutaneous diphtheria in New Zealand: implications for surveillance and management. N Z Med J 2012;125:64–71.

996. Seeliger HPR, Rocourt J, Schrettenbrunner A, et al. *Listeria ivanovii* sp. nov. Int J Syst Bacteriol 1984;34:336–337.

997. Seo JY, Yeom JS, Ko KS. *Actinomyces cardiffensis* septicemia: a case report. Diagn Microbiol Infect Dis 2012;73:86–88. doi: 10.1016.jdaigmicrobio.2012.02.012

998. Shadomy SV, Smith TL. Zoonoses update: anthrax. J Am Vet Assoc 2008;233:63–72.

999. Shaffar DN, Drevets DA, Furr RW. *Listeria monocytogenes* rhombencephalitis with cranial-nerve palsies: a case report. W V Med J 1998;94:80–83.

1000. Shah M, Gentile RC, McCormick SA, et al. *Oerskovia xanthineolytica* keratitis. CLAO J 1996;22:96.

1001. Shah M, Murillo JL. Successful treatment of *Corynebacterium striatum* endocarditis with daptomycin plus rifampin. Ann Pharmacother 2005;39:1741–1744.

1002. Shakoor S, Fasih N, Jabeen K, et al. *Rothia dentocariosa* endocarditis with mitral valve prolapse: case report and brief review. Infection 2011;39:177–179.

1003. Shamsuddin D, Tuazon CV, Levy C, et al. *Bacillus cereus* panophthalmitis: source of the organism. Rev Infect Dis 1982;4:97–103.

1004. Sharkawy AA. Cervicofacial actinomycosis and mandibular osteomyelitis. Inf Dis Clin North Am 2007;21:543–546.

1005. Shaughnessy LM, Adam DH, Kenneth AC, et al. Membrane perforations inhibit lysosome fusion by altering pH and calcium in *Listeria monocytogenes* vacuoles. Cell Microbiol 2006;8:781–792.

1006. Sheiness D, Dix K, Watanabe S, et al. High levels of *Gardnerella vaginalis* detected with an oligonucleotide probe combined with elevated pH as a diagnostic indicator of bacterial vaginosis. J Clin Microbiol 1992;30:642–648.

1007. Sheng WH, Hsueh PR, Hung CC, et al. Fatal outcome of *Erysipelothrix rhusiopathiae* bacteremia in a patient with oropharyngeal cancer. J Formos Med Assoc 2000;99:431–434.

1008. Shida O, Takagi H, Kadowaki K, et al. Transfer of *Bacillus alginolyticus, Bacillus chondroitinus, Bacillus curdlanolyticus, Bacillus glucanolyticus, Bacillus kobensis,* and *Bacillus thiaminolyticus* to the genus *Paenibacillus* and emended description of the genus *Paenibacillus.* Int J Syst Bacteriol 1997;47:289–298.

1009. Shigeta N, Ozaki K, Hori K, et al. An *Arthrobacter* spp. bacteremia leading to fetal death and maternal disseminated intravascular coagulation. Fetal Pediatr Pathol 2013;31:25–31. doi:10.3109/15513815.2012.6S9413.

1010. Shin JH, Shim JD, Kim HR, et al. *Rothia dentocariosa* septicemia without endocarditis in a neonate with meconium aspiration syndrome. J Clin Microbiol 2004;42:4891–4892.

1011. Shin JH, Kim DO, Kim HR, et al. Severe infective endocarditis of native valves caused by *Weissella confusa* detected incidentally on echocardiography. J Infect 2007;54:e149–e151.

1012. Shin SJ, Gwak W-G. *Erysipelothrix rhusiopathiae* peritonitis in a patient undergoing continuous ambulatory peritoneal dialysis. J Korean Med Sci 2010;25:1234–1236.

1013. Shoji H, Yoshida H, Niki Y. Lung abscess and pleuritis caused by *Lactobacillus rhamnosus* in an immuncompetent patient. J Infect Chemother 2010;16:45–48.

1014. Shukla SK, Bernard KA, Harney M, et al. *Corynebacterium nigricans* sp. nov.: proposed name for a black-pigmented *Corynebacterium* species recovered from the human female genital tract. J Clin Microbiol 2003;41:4353–4358.

1015. Shukla SK, Vevea DN, Frank DN, et al. Isolation and characterization of a black-pigmented *Corynebacterium* sp. from a woman with spontaneous abortion. J Clin Microbiol 2001;39:1109–1113.

1016. Sierra JM, Martinez-Martinez L, Vazquez F, et al. Relationship between mutations in the *gyr* gene and quinolone resistance in clinical isolates of *Corynebacterium striatum* and *Corynebacterium amycolatum.* Antimicrob Agents Chemother 2005;49:1714–1719.

1017. Sile H, Norwood J. Intra-abdominal abscess cause by *Listeria monocytogenes* in a patient with acquired hemolytic anemia and thrombocytopenia. South Med J 2002;95:1350–1352.

1018. Silva WA, Pinheiro AM, Jahns B, et al. Breast abscess due to *Actinomyces europaeus.* Infection 2011;39:255–258. doi:10.1007/sl5010-011-0119-3.

1019. Simionescu R, Grover S, Shekar R, et al. Necrotizing fasciitis caused by *Erysipelothrix rhusiopathiae.* South Med J 2003;96:937–939.

1020. Simonet M, DeBriel D, Boucot I, et al. Coryneform bacteria isolated from middle ear fluid. J Clin Microbiol 1993;31:1667–1668.

1021. Simoons-Smit AM, Savelkoul PH, Newling DW, et al. Chronic cystitis caused by *Corynebacterium urealyticum* detected by polymerase chain reaction. Eur J Clin Microbiol Infect Dis 2000;19:949–952.

1022. Simsek A, Perek A, Cakcak IE, et al. Pelvic actinomycosis presenting as a malignant pelvic mass: a case report. J Med Case Rep 2011;5:40.

1023. Sing A, Berger A, Schneider-Brachert W, et al. Rapid detection and molecular differentiation of toxigenic *Corynebacterium diphtheriae* and *Corynebacterium ulcerans* strains by LightCycler PCR. J Clin Microbiol 2011;49:2485–2489.

1024. Sing A, Bierschenk S, Heesemann J. Classical diphtheria caused by *Corynebacterium ulcerans* in Germany: amino acid sequence differences between diphtheria toxins from *Corynebacterium diphtheriae* and *C. ulcerans.* Clin Infect Dis 2005;40:325–326.

1025. Sing A, Hogardt M, Bierschenk S, et al. Detection of differences in the nucleotide and amino acid sequences of diphtheria toxin from *Corynebacterium diphtheriae* and *Corynebacterium ulcerans* causing extrapharyngeal infections. J Clin Microbiol 2003;41:4848–4851.

1026. Siqueira JF, Rocas IN. Polymerase chain reaction detection of *Propionibacterium propionicus* and *Actinomyces radicidentis* in primary and persistent endodontic infections. Oral Surg Oral Med Oral Path Oral Radiol Endod 2003;96:215–222.

1027. Sirisanthana T, Brown AE. Anthrax of the gastrointestinal tract. Emerg Infect Dis 2002;8:649–651.

1028. Sirisanthana T, Navacharoen N, Tharavichitkul P, et al. Outbreak of oropharyngeal anthrax: an unusual manifestation of human infection with *Bacillus anthracis.* Am J Trop Med Hyg 1984;33:144–150.

1029. Siu YP, Tong MKH, Lee MKF, et al. Exit-site infection caused by *Actinomyces odontolyticus* in a CAPD patient. Perit Dial Int 2004;24:602–603.

1030. Sivadon-Tardy V, Roux A-L, Piriou P, et al. *Gardnerella vaginalis* acute hip arthritis in a renal transplant recipient. J Clin Microbiol 2009;47:264–265.

1031. Sjoden B, Funke G, Izquierdo A, et al. Description of some coryneform bacteria isolated from human clinical specimens as *Corynebacterium falsenii* sp. nov. Int J Syst Bacteriol 1998;48:69–74.

1032. Skov RL, Sanden AK, Danchell VH, et al. Systemic and deep-seated infections caused by *Arcanobacterium haemolyticum.* Eur J Clin Microbiol Infect Dis 1998;17:578–582.

1033. Slamti L, Perchat S, Gominet M, et al. Distinct mutation in PlcR explain why some strains of the *Bacillus cereus* group are non-hemolytic. J Bacteriol 2004;186:3531–3538.

1034. Smego RA Jr. Actinomycosis of the central nervous system. Rev Infect Dis 1987;9:855–865.

1035. Smego RA Jr, Foglia G. Actinomycosis. Clin Infect Dis 1998;26:1255–1263.

1036. Smego RA Jr, Gebrian B, Desmangels G. Cutaneous manifestations of anthrax in rural Haiti. Clin Infect Dis 1998;26:97–102.

1037. Smith KJ, Skelton HG III, Angritt P, et al. Cutaneous lesions of listeriosis in a newborn. J Cutan Pathol 1991;18:474–476.

1038. Smith MH, Harms PW, Newton DW, et al. Mandibular actinomyces osteomyelitis complicating florid cemento-osseus dysplasia: case report. BMC Oral Health 2011;11:21.

1039. Smith SM, Ogbara T, Eng RHK. Involvement of *Gardnerella vaginalis* in urinary tract infections in men. J Clin Microbiol 1991;30:1575–1577.

1040. Smith TR. Actinomycosis of the distal colon and rectum. Gastrointest Radiol 1992;17:274–276.

1041. Snyder JW. Media for detection of *Corynebacterium diphtheriae.* In Garcia LS et al., eds. Clinical Microbiology Procedures Handbook. 3rd Ed. Vol 1. Washington, DC: ASM Press, 2010:3.11.7.

1042. Snydman DR. The safety of probiotics. Clin Infect Dis 2008;40:1625–1634.

1043. Sofianou D, Avgoustinakis E, Dilopoulou A, et al. Soft-tissue abscess involving *Actinomyces odontolyticus* and two *Prevotella* species in an intravenous drug abuser. Comp Immunol Microbiol Infect Dis 2004;27:75–79.

1044. Somvanshi VS, Lang E, Schumann P, et al. *Leucobacter iarius* sp. nov., in the family *Microbacteriaceae.* Int J Syst Evol Microbiol 2007;57:682–686.

1045. Soriano F, Huelves L, Naves P, et al. *In vitro* activity of ciprofloxacin, moxifloxacin, vancomycin and erythromycin against planktonic and biofilm forms of *Corynebacterium urealyticum.* J Antimicrob Chemother 2009;63:353–356.

1046. Soriano F, Ponte C, Galliano MJ. Adherence of *Corynebacterium urealyticum* (CDC group D2) and *Corynebacterium jeikeium* to intravenous and urinary catheters. Eur J Clin Microbiol Infect Dis 1993;12:453–456.

1047. Soriano F, Ponte C, Ruiz P, et al. Non-urinary tract infections caused by multiply antibiotic-resistant *Corynebacterium urealyticum.* Clin Infect Dis 1993;17:890–891.

1048. Soriano F, Rodriguez-Tudela JL, Fernandez-Roblas R, et al. Skin colonization by *Corynebacterium groups* D2 and JK in hospitalized patients. J Clin Microbiol 1988;26:1878–1880.

1049. Soriano F, Tauch A. Microbiological and clinical features of *Corynebacterium urealyticum*: urinary tract stones and genomics as the Rosetta Stone. Clin Microbiol Infect 2008;14:632–643.

1050. Spach DH, Opp DR, Gabre-Kidan T. Bacteremia due to *Corynebacterium jeikeium* in a patient with AIDS. Rev Infect Dis 1991;13:342–343.

1051. Spencer RC. *Bacillus anthracis*. J Clin Pathol 2003;56:182–187.

1052. Spyrou N, Anderson M, Foale R. *Listeria* endocarditis: current management and patient outcome: world literature review. Heart 1997;77:380–383.

1053. Sriskandan S, Lacey S, Fischer L. Isolation of vancomycin-resistant lactobacilli from three neutropenic patients with pneumonia. Eur J Clin Microbiol Infect Dis 1993;12:649–650.

1054. Stackebrandt E, Breymann S, Steiner U, et al. Re-evaluation of the status of the genus *Oerskovia*, reclassification of *Promicromonospora enterophila* (Jager et al 1983) as *Oerskovia enterophila* comb. nov. and description of *Oerskovia jenensis* sp. nov. and *Oerskovia paurometabola* sp. nov. Int J Syst Evol Microbiol 2002;52:1105–1111.

1055. Stackebrandt E, Schumann P, Cui XL. Reclassification of *Cellulosimicrobium variabile* to *Isoptericola variabilis* gen. nov., comb. nov. Int J Syst Evol Microbiol 2004;54:685–688.

1056. Stenfors Arnesen LP, Fagerlund A, Granum PE. From soil to gut: *Bacillus cereus* and its food poisoning toxins. FEMS Microbiol Rev 2008;32:579–606.

1057. Stern E, Uhde K, Shadomy S, et al. Conference report on public health and clinical guidelines for anthrax. Emerg Infect Dis 2008;14:e1.

1058. Stickel F, Droz S, Patsenker E, et al. Severe hepatotoxicity following ingestion of Herbalife nutritional supplements contaminated with *Bacillus subtilis*. J Hepatol 2009;50:111–117.

1059. Stokes MG, Titball RW, Neeson BN, et al. Oral administration of a *Salmonella*-based vaccine expressing *Bacillus anthracis* protective antigen confers protection against aerosolized *B. anthracis*. Infect Immun 2007;75:1827–1834.

1060. Stone N, Gillett P, Burge S. Breast abscess due to *Corynebacterium striatum*. Br J Dermatol 1997;137:623–625.

1061. Storms V, Hommez J, Devriese LA, et al. Identification of a new biotype of *Actinomyces hyovaginalis* in tissues of pigs during diagnostic bacteriological examination. Vet Microbiol 2002;84:93–102.

1062. Strauss R, Mueller A, Wehler M, et al. Pseudomembranous tracheobronchitis due to *Bacillus cereus*. Clin Infect Dis 2001;33:E39–E41.

1063. Stuart S, Welshimer H. Taxonomic re-examination of *Listeria* Pirie and transfer of *Listeria grayi* and *Listeria murrayi* to a new genus *Murraya*. Int J Sys Evol Microbiol 1974;24:177–185.

1064. Sturm PDJ, Van Eijk J, Veltman S, et al. Urosepsis with *Actinobaculum schaalii* and *Aerococcus urinae*. J Clin Microbiol 2006;44:652–654.

1065. Suarez-Garcia I, Sanchez-Garcia A, Soler L, et al. *Lactobacillus jensenii* bacteremia and endocarditis after dilitation and curettage: case report and literature review. Infection 2012;40:219–222. doi: 10.1007/sl5010-011-0182-9.

1066. Sudduth EJ, Rozich JD, Farrar WE. *Rothia dentocariosa* endocarditis complicated by perivalvular abscess. Clin Infect Dis 1993;17:772–775.

1067. Sulpher J, Desjardins M, Lee BC. Central venous catheter-associated *Leifsonia aquatica* bacteremia in a hemodialysis-dependent patient. Diagn Microbiol Infect Dis 2008;61:64–66.

1068. Summa C, Walker SAN. Endocarditis due to *Listeria monocytogenes* in an academic teaching hospital: case report. Can J Hosp Pharm 2010;63:312–314.

1069. Sung HY, Lee IS, Kim SI, et al. Clinical features of abdominal actinomycosis: a 15-year experience of a single institute. J Korean Med Sci 2011:26:932–937.

1070. Surrun SK, Jaufeerally FR, Sim HCJ. *Erysipelothrix rhusiopathiae* septicemia with prolonged hypertension: a case report. Ann Acad Med 2008;37:251–252.

1071. Suzuki KI, Suzuki M, Sasaki J, et al. *Leifsonia* gen. nov., a genus for 2,4-diaminobutyric acid-containing actinomycetes to accommodate "*Corynebacterium aquaticum*" Leifson 1962 and *Clavibacter xyli* subspecies *cynodontis* Davis et al 1984. J Gen Appl Microbiol 1999;45:253–262.

1072. Suzuki T, Iihara H, Uno T, et al. Suture-related keratitis caused by *Corynebacterium macginleyi*. J Clin Microbiol 2007;45:3833–3836.

1073. Svec P, Sevcikova A, Sedlacek I, et al. Identification of lactic acid bacteria isolated from human blood cultures. FEMS Immunol Med Microbiol 2007;4:192–196.

1074. Swaminathan B, Gerner-Smidt P. The epidemiology of human listeriosis. Microbes Infect 2007;9:1236–1243.

1075. Sweeney DA, Hicks CW, Cui X, et al. Anthrax infection. Am J Respir Crit Care Med 2011;184:1333–1341.

1076. Swenson JM, Facklam RR, Thornsberry C. Antimicrobial susceptibility of vancomycin-resistant *Leuconostoc*, *Pediococcus*, and *Lactobacillus* species. Antimicrob Agents Chemother 1990;34:543–547.

1077. Tablang MVF. Spontaneous bacterial peritonitis caused by infection with *Listeria monocytogenes*. Case Rep Gastroenterol 2008;2:321–325.

1078. Taguchi M, Nishikawa S, Matsuoka H, et al. Pancreatic abscess caused by *Corynebacterium coyleae* mimicking malignant neoplasm. Pancreas 2006;33:425–429.

1079. Takahashi T, Fujisawa T, Benno Y, et al. *Erysipelothrix tonsillarum* sp. nov. isolated from tonsils of apparently healthy pigs. Int J Syst Bacteriol 1987;37:166–168.

1080. Takahashi T, Fujisawa T, Tamura Y, et al. DNA relatedness among *Erysipelothrix rhusiopathiae* strains representing all twenty-three serovars and *Erysipelothrix tonsillarum*. Int J Syst Bacteriol 1992;42:469–473.

1081. Takahashi T, Fujisawa T, Umeno A, et al. A taxonomic study on *Erysipelothrix* by DNA-DNA hybridization experiments with numerous strains isolated from extensive origins. Microbiol Immunol 2008;52:469–478.

1082. Takahashi T, Fujisawa T, Yamamoto K, et al. Taxonomic evidence that serovar 7 of *Erysipelothrix rhusiopathiae* isolated from dogs with endocarditis are *Erysipelothrix tonsillarum*. J Vet Med B Infect Dis Vet Public Health 2000;47:311–312.

1083. Takeuchi M, Hatano K. Union of the genera *Microbacterium* Orla-Jensen and *Aureobacterium* Collins et al. in a redefined genus *Microbacterium*. Int J Syst Bacteriol 1998 48:739–747.

1084. Takiguchi Y, Terano T, Hirai A. Lung abscess caused by *Actinomyces odontolyticus*. Intern Med 2003;42:723–725.

1085. Tam P-YI, Fisher MA, Miller NS. *Corynebacterium falsenii* bacteremia occurring in an infant on vancomycin therapy. J Clin Microbiol 2010;48:3440–3442.

1086. Tamborrini M, Holzer M, Seeberger PH, et al. Anthrax spore detection by a luminex assay based on monoclonal antibodies that recognize anthrose-containing oligosaccharides. Clin Vaccine Immunol 2010;17:1446–1551.

1087. Tamborrini M, Werz DB, Frey J, et al. Anti-carbohydrate antibodies for the detection of anthrax spores. Angew Chem Int Ed Engl 2006;45:6591–6582.

1088. Tan TY, Ng SY, Thomas H, et al. *Arcanobacterium haemolyticum* bacteremia and soft-tissue infections: case report and review of the literature. J Infect 2006;53:e69–e74.

1089. Tanasupawat S, Shida O, Okada S. *Lactobacillus acidipiscis* and *Weissella thailandensis* sp. nov., isolated from fermented fish in Thailand. Int J Syst Evol Microbiol 2000;50:1479–1485.

1090. Tandon A, Tay-Kearney M-L, Metcalf C, et al. *Bacillus circulans* endophthalmitis. Clin Exp Ophthalmol 2001;29:92–93.

1091. Tang G, Yip H-K, Luo G, et al. Development of novel oligonucleotide probes for seven *Actinomyces* species and their utility in supragingival plaque analysis. Oral Diseases 2003;9:203–209.

1092. Tang WJ, Guo Q. The adenylyl cyclase activity of anthrax edema factor. Mol Aspects Med 2009;30:423–430.

1093. Tappero JW, Schuchat A, Deaver KA, et al. Reduction in the incidence of human listeriosis in the United States: effectiveness of prevention efforts? JAMA 1995;273:1118–1122.

1094. Tarr PE, Stock F, Cooke RH, et al. Multidrug-resistant *Corynebacterium striatum* pneumonia in a heart transplant recipient. Transpl Infect Dis 2003;5:53–58.

1095. Tasyaran MA, Deniz O, Ertek M, et al. Anthrax meningitis: case report and review. Scand J Infect Dis 2002;34:66–67.

1096. Tay E, Rajan M, Tuft S. *Listeria monocytogenes* sclerokeratitis: a case report and literature review. Cornea 2008;27:947–949.

1097. Taylor GB, Paviour SD, Musaad S, et al. A clinicopathological review of 34 cases of inflammatory breast disease showing an association between corynebacteria infection and granulomatous mastitis. Pathology 2003;35:109–119.

1098. Taylor J, Saavedra-Campos M, Harwood D, et al. Toxigenic *Corynebacterium ulcerans* infection in a veterinary student in London, United Kingdom, May 2010. Euro Surveill 2010;15:1–3.

1099. Te Giffel MC, Beumer RR, Klijn N, et al. Discrimination between *Bacillus cereus* and *Bacillus thuringiensis* using specific DNA probes based on variable regions of 16S rRNA. FEMS Microbiol Lett 1997;146:47–51.

1100. Telander B, Lerner R, Palmblad J, et al. *Corynebacterium* group JK in a hematological ward: infections, colonization, and environmental contamination. Scand J Infect Dis 1088;20:55–61.

1101. Tena D, Martinez-Torres JA, Perez-Pomata MT, et al. Cutaneous infection due to *Bacillus pumilus*: report of 3 cases. Clin Infect Dis 2007;44:e40–e42.

1102. Teng JL, Woo PC, Leung KW, et al. Pseudobacteremia in a patient with neutropenic fever caused by a novel *Paenibacillus* species: *Paenibacillus hongkongensis* sp. nov. Mol Pathol 2003;56:29–35.

1103. Thanos L, Mylona S, Kalioris V, et al. Ileocecal actinomycosis: a case report. Abdom Imaging 2004;29:36–38.

1104. Therriault BL, Daniels LM, Carter YL, et al. Severe sepsis caused by *Arcanobacterium haermolyticum*: a case report and review of the literature. Ann Pharmacother 2008;42:1697–1702.

1105. Thurn JR, Goodman JL. Post-traumatic ophthalmitis due to *Bacillus licheniformis*. Am J Med 1988;85:708–710.

1106. Tibrewala AV, Woods CJ, Pyrgos VJ, et al. Native valve endocarditis caused by *C. striatum*. Scand J Infect Dis 2006;38:805–807.

1107. Tien C-H, Huang G-S, Chang C-C, et al. Acupuncture-associated *Listeria monocytogenes* arthritis in a patient with rheumatoid arthritis. Joint Bone Spine 2008;75:502–503.

1108. Tietz A, Aldridge KE, Figueroa JE. Disseminated coinfection with *Actinomyces graevenitzii* and *Mycobacterium tuberculosis*: case report and review of the literature. J Clin Microbiol 2005;43:3017–3022.

1109. Tiwari TSP, Golaz A, Yu DT, et al. Investigations of 2 cases of diphtheria-like illness due to toxigenic *Corynebacterium ulcerans*. Clin Infect Dis 2008;46:395–401.

1110. Toma C, Sisavath L, Iwanga M. Reversed passive latex agglutination assay for detection of toxigenic *Corynebacterium diphtheriae*. J Clin Microbiol 1997;35:3147–3149.

1111. Tommasi C, Equitani F, Masala M, et al. Diagnostic difficulties of *Lactobacillus casei* bacteremia in immunocompetent patients: a case report. J Med Case Rep 2008;2:315–319.

1112. Topolovski M, Yang SS, Boonpasat T. Listeriosis of the placenta: clinicopathologic study of seven cases. Am J Obstet Gynecol 1993;169:616–620.

1113. Totten PA, Amsel R, Hale J, et al. Selective differential human blood bilayer media for isolation of *Gardnerella* (*Haemophilus*) *vaginalis*. J Clin Microbiol 1982;15:141–147.

1114. Traer EA, Williams MR, Keenan JN. *Erysipelothrix rhusiopathiae* infection of a total knee arthroplasty: an occupational hazard. J Arthroplasty 2008;23:609–611.

1115. Tran TT, Jaijakul S, Lewis CT, et al. Native valve endocarditis caused by heterogenous high-level daptomycin resistant *Corynebacterium striatum*: "collateral damage" from daptmycin therapy? Antimicrob Agents Chemother 2012;56:3461–3464. doi:10.1128/AAC.00046-12.

1116. Trinh HT, Billington SJ, Field AC, et al. Susceptibility of *Arcanobacterium pyogenes* from different sources to tetracycline, macrolide, and lincosamide antimicrobial agents. Vet Microbiol 2002;85:353–359.

1117. Troelsen A, Moller JK, Bolvig L, et al. Animal-associated bacteria, *Erysipelothrix rhusiopathiae*, as the cause of infection in a total hip arthroplasty. J Arthroplast 2010;25:e21–e23.

1118. Trost E, Gotker S, Schneider J, et al. Complete genome sequence and lifestyle of black-pigmented *Corynebacterium aurimucosum* ATCC 700975 (formerly *C. nigricans* CN-1) isolated from a vaginal swab of a woman with spontaneous abortion. BMC Genomics 2010;11:91.

1119. Troxler R, Funke G, vonGraevenitz A, et al. Natural antibiotic susceptibility of recently established coryneform bacteria. Eur J Clin Microbiol Infect Dis 2001;20:315–323.

1120. Tse KC, Li fk, Chan TM, et al. *Listeria monocytogenes* peritonitis complicated by septic shock in a patient on continuous ambulatory peritoneal dialysis. Clin Nephrol 2003;60:61–62.

1121. Tuazon CV, Hill R, Sheagren JN. Microbiologic study of street heroin and injection paraphernalia. J Infect Dis 1974;129:327–329.

1122. Tucker JD, Montecino R, Winograd JM, et al. Pyogenic flexor tenosynovitis associated with *Cellulosimicrobium cellulans*. J Clin Microbiol 2008;46:4106–4108.

1123. Tumbarello M, Tacconelli E, Del Forno A, et al. *Corynebacterium striatum* bacteremia in a patient with AIDS [Letter]. Clin Infect Dis 1994;18:1007–1008.

1124. Turell MJ, Knudson GB. Mechanical transmission of *Bacillus anthracis* by stable flies (*Stomoxys calcitrans*) and mosquitoes (*Aedes aegypti* and *Aedes taeniorhynchus*) Infect Immun 1987;55:1859–1861.

1125. Turk BG, Turkman M, Aytimur D. Antibiotic susceptibility of *Corynebacteium minutissimum* isolated from lesions of Turkish patients with erythrasma. J Am Acad Dermatol 2011;65:1230–1231.

1126. Turk S, Korrovits P, Punab M, et al. Coryneform bacteria in semen of chronic prostatitis patients. Int J Androl 2007;30:123–128.

1127. Turnbull P, Bohm R, Cosovi O, et al. Guidelines for the Surveillance and Control of Anthrax in Humans and Animals. 3rd Ed. Geneva: World Health Organization, Department of Communicable Diseases Surveillance and Response, 1998.

1128. Turnbull P, Sirianni N, Lebron C, et al. MICs of selected antibiotics for *Bacillus anthracis*, *Bacillus thuringiensis*, and *Bacillus mycoides* from a range of clinical and environmental sources as determined by the Etest. J Clin Microbiol 2004;42:3626–3634.

1129. Uehara Y, Takahashi T, Yagoshi M, et al. Liver abscess of *Actinomyces israelii* in a hemodialysis patient: case report and review of the literature. Intern Med 2010;49:2017–2020.

1130. Ulbegi-Mohyla H, Hassan AA, Hijazin M, et al. Characterization of *Arcanobacterium abortisuis* by phenotypic properties and by sequencing of the 16S-23S rDNA intergenic spacer region. Vet Microbiol 2011;148:431–433.

1131. Uldry P-A, Kuntzer T, Bogousslavsky J, et al. Early symptoms and outcome of *Listeria monocytogenes* rhombencephalitis: 14 adult cases. J Neurol 1993;240:235–242.

1132. Ulrich S, Zbinden R, Pagano M, et al. Central venous catheter infection with *Brevibacterium* sp. in an immunocompetent woman: case report and review of the literature. Infection 2006;34:103–106.

1133. Umana E. *Erysipelothrix rhusiopathiae*: an unusual pathogen of infective endocarditis. Int J Cardiol 2003;88:297–299.

1134. Vaccher S, Cordiali R, Osimani P, et al. Bacteremia caused by *Rothia mucilaginosa* in a patient with Shwachman-Diamond syndrome. Infection 2007;35:209–210.

1135. Valko P, Busolini E, Donati N, et al. Severe large bowel obstruction secondary to infection with *Actinomyces israelii*. Scand J Infect Dis 2006;38:231–234.

1136. Vallett C, Pezzetta E, Nicolet-Chatelin G, et al. Stage III empyema caused by *Actinomyces meyeri*: a plea for decortication. J Thorac Cardiovasc Surg 2004;127:1511–1513.

1137. Van Belkum A, Scherer S, van Alphen L, et al. Short-sequence DNA repeats in prokaryotic genomes. Microbiol Mol Biol Rev 1998;62:275–293.

1138. Van Bosterhout B, Boucquey P, Janssens M, et al. Chronic osteomyelitis due to *Actinomyces neuii* subspecies *neuii* and *Dermabacter hominis*. Eur J Clin Microbiol Infect Dis 2002;21:486–487.

1139. Van Bosterhaut B, Cuvelier R, Serruys E, et al. Three cases of opportunistic infection caused by propionic acid producing *Corynebacterium minutissimum*. Eur J Clin Microbiol Infect Dis 1992;11:628–631.

1140. Vandamme P, Falsen E, Vancanneyt M, et al. Characterization of *Actinomyces turicensis* and *Actinomyces radingae* strains from human clinical samples. Int J Syst Bacteriol 1998;48:503–510.

1141. Vanden Bempt IV, Van Trappen S, Cleenwerck I, et al. *Actinobaculum schaalii* causing Fournier's gangrene. J Clin Microbiol 2011;49:2369–2371.

1142. van der Lelie H, Leverstein-van Hall M, Mertens M, et al. *Corynebacterium* CDC group JK (*Corynebacterium jeikeium*) sepsis in haematological patients: a report of three cases and a systematic literature review. Scand J Infect Dis 1995;27:581–584.

1143. Van der Zwet WC, Parlevliet GA, Savelkoul PH, et al. Outbreak of *Bacillus cereus* infection in a neonatal intensive care unit traced to balloons used in manual ventilation. J Clin Microbiol 2000;38:4131–4136.

1144. Vaneechoutte M, DeBleser D, Claeys G, et al. Cardioverter-lead electrode infection due to *Corynebacterium amycolatum*. Clin Infect Dis 1998;27:1553–1554.

1145. Van Ert MN, Easterday WR, Huyhn LY, et al. Global genetic population structure of *Bacillus anthracis*. PLoS One 2007;2:e461.

1146. Van Esbroeck M, Vandamme P, Falsen E, et al. Polyphasic approach to the classification and identification of *Gardnerella vaginalis* and unidentified *Gardnerella vaginalis*-like coryneforms present in bacterial vaginosis. Int J Syst Bacteriol 1996;46:675–682.

1147. Van Loo IHM, van den Wildenberg WJ, van Huijstee PJ, et al. Pelvic abscess caused by *Arcanobacterium haemolyticum* mimicking a soft tissue tumour. J Med Microbiol 2007;56:1684–1686.

1148. Van Mook WN, Simonis FS, Schneeberger PM, et al. A rare case of disseminated actinomycosis caused by *Actinomyces meyeri*. Neth J Med 1997;51:39–45.

1149. Vargas J, Hernendez M, Silvestri C, et al. Brain abscess due to *Arcanobacterium haemolyticum* after dental extraction. Clin Infect Dis 2006;42:1810–1811.

1150. Vay C, Cittadini R, Barberis C, et al. Antimicrobial susceptibility of non-enterococcal intrinsic glycopeptides-resistant Gram-positive organisms. Diagn Microbiol Infect Dis 2007;57:183–188.

1151. Veiga E, Cossart P. *Listeria* hijacks the clathrin-dependent endocytic machinery to evade mammalian cells. Nat Cell Biol 2005;7:894–900.

1152. Vela AI, Gracia E, Fernandez A, et al. Isolation of *Corynebacterium xerosis* from animal clinical specimens. J Clin Microbiol 2006;44:2242–2243.

1153. Vela AI, Mateos A, Collins MD, et al. *Corynebacterium suicordis* sp. nov. from pigs. Int J Syst Evol Microbiol 2003;53:2027–2031.

1154. Veraldi S, Girgenti V, Dassoni F, et al. Erysipeloid: a review. Clin Exp Dermatol 2009;34:859–862.

1155. Verbarg S, Rheims H, Emus S, et al. *Erysipelothrix inopinata* sp. nov., isolated in the course of sterile filtration of vegetable peptone broth, and description of *Erysipelotrichaceae* fam. nov. Int J Syst Evol Microbiol 2004;54:221–225.

1156. Verrall AJ, Robinson PC, Tan CE, et al. *Rothia aeria* as a cause of sepsis in a native joint. J Clin Microbiol 2010;48:2648–2650.

1157. Vila J, Juiz P, Salas C, et al. Identification of clinically relevant *Corynebacterium* spp., *Arcanobacterium haemolyticum*, and *Rhodococcus equi* by matrix-assisted laser desorption ionization-time of flight mass spectrometry. J Clin Microbiol 2012;50:1745–1747.

1158. Villamil-Cajoto I, Rodriguez-Otero L, Villacian-Vicedo MJ. Septicemia caused by *Corynebacterium macginleyi*: a rare form of extraocular infection. Int J Infect Dis 2008;12:333–335.

1159. Villanueva JL, Dominguez A, Rios MJ, et al. *Corynebacterium macginleyi* isolated from urine in a patient with a permanent bladder catheter. Scand J Infect Dis 2002;34:699–700.

1160. Villegas H, Arias F, Flores E, et al. Ultrastructural characteristics of *Gardnerella vaginalis* infection in the heterosexual couple. Arch Androl 1997;39:147–153.

1161. Viscoli C, Garaventa A, Ferrea G, et al. *Listeria monocytogenes* brain abscesses in a girl with acute lymphoblastic leukaemia after late central nervous system relapse. Eur J Cancer 1991;27:435–437.

1162. Vitek CR, Wharton M. Diphtheria in the former Soviet Union: reemergence of a pandemic disease. Emerg Infect Dis 1998;4:539–550.

1163. Volante M, Corina L, Contucci AM, et al. *Arcanobacterium haemolyticum*: two case reports. Acta Otorhinolaryngologica Italica 2008;28:144–146.

1164. Volokhov D, Pomerantsev A, Kivovich V, et al. Identification of *Bacillus anthracis* by multiprobe microarray hybridization. Diagn Microbiol Infect Dis 2004;49:163–171.

1165. von Graevenitz A. *Actinomyces neuii*: review of an unusual infectious agent. Infection 2011;39:97–100.

1166. von Graevenitz A, Punter-Streit V, Riegel P, et al. Coryneform bacteria in throat cultures of healthy individuals. J Clin Microbiol 1998;36:2087–2088.

1167. Von Hunolstein C, Alfarone G, Scopetti F, et al. Molecular epidemiology and characteristics of *Corynebacterium diphtheriae* and *Corynebacterium ulcerans* strains isolated in Italy during the 1990s. J Med Microbiol 2003;52:181–188.

1168. Wagar EA, Mitchell MJ, Carroll KC, et al. A review of sentinel laboratory performance: identification and notification of bioterrorism agents. Arch Pathol Lab Med 2010;134:1490–1503.

1169. Wagenlehner FM, Mohren B, Naber KG, et al. Abdominal actinomycosis. Clin Microbiol Infect 2003;9:881–885.

1170. Waghorn DJ. *Actinobaculum massiliae*: a new cause of superficial skin infections. J Infect 2004;48:276–277.

1171. Wagner J, Ignatius R, Voss S, et al. Infection of the skin caused by *Corynebacterium ulcerans* and mimicking classical cutaneous diphtheria. Clin Infect Dis 2001;33:1598–1600.

1172. Wagner KS, White JM, Crowcroft NS, et al. Diphtheria in the United Kingdom, 1986–2008: the increasing role of *Corynebacterium ulcerans*. Epidemiol Infect 2010;138:1519–1530.

1173. Wagner KSA, White JM, Lucenko I, et al. Diphtheria in the postepidemic period, Europe. 2000–2009. Emerg Infect Dis 2012;18:217–225.

1174. Wallet F, Perez T, Roussel-Delvallez M, et al. *Rothia dentocariosa*: two new cases of pneumonia revealing lung cancer. Scand J Infect Dis 1997;29:419–520.

1175. Walsh J, Pesik N, Quinn C, et al. A case of naturally acquired inhalation anthrax: clinical care and analyses of anti-protective antigen immunoglobulin G and lethal factor. Clin Infect Dis 2007;44:968–971.

1176. Wang CC, Mattson D, Wald A. *Corynebacterium jeikeium* bacteremia in bone marrow transplant patients with Hickman catheters. Bone Marrow Transplant 2001;27:445–449.

1177. Wang DBB, Yang R, Zhang ZP, et al. Detection of *B. anthracis* spores and vegetative cells with the same monoclonal antibodies. PLoS One 2009;4:e7810.

1178. Wang H-K, Sheng W-H, Hung C-C, et al. Hepatosplenic actinomycosis in an immunocompetent patient. J Formos Med Assoc 2012;111:228–231.

1179. Wang Q, Chang BJ, Riley TV. *Erysipelothrix rhusiopathiae*. Vet Microbiol 2010;140:405–417.

1180. Watkins RR, Anthony K, Schroder S, et al. Ventriculoperitoneal shunt infection caused by *Actinomyces neuii* subsp. *neuii*. J Clin Microbiol 2008;46:1888–1889.

1181. Wattiau P, Janssens M, Wauters G. *Corynebacterium simulans* sp. nov., a non-lipophilic, fermentative *Corynebacterium*. Int J Syst Evol Microbiol 2000;50:347–353.

1182. Wauters G, Avesani V, Laffineur K, et al. *Brevibacterium lutescens* sp. nov., from human and environmental samples. Int J Syst Evol Microbiol 2003;53:1321–1325.

1183. Wauters G, Charlier J, Janssens M, et al. Identification of *Arthrobacter oxydans*, *Arthrobacter luteolus* sp. nov., and *Arthrobacter albus* sp. nov., isolated from human clinical specimens. J Clin Microbiol 2000;38:2412–2415.

1184. Wauters G, Charlier J, Janssens M, et al. *Brevibacterium paucivorans* sp. nov., from human clinical specimens. Int J Syst Evol Microbiol 2001;51:1703–1707.

1185. Wauters G, Driessen A, Ageron E, et al. Propionic acid-producing strains previously designated as *Corynebacterium xerosis*, *C. minutissimum*, *C. striatum*, and CDC group I-2 and group F-2 coryneforms belong to the species *Corynebacterium amycolatum*. Int J Syst Bacteriol 1996;46:653–657.

1186. Wauters G, Haase G, Avessani V, et al. Identification of a novel *Brevibacterium* species isolated from humans and description of *Brevibacterium sanguinis* sp. nov. J Clin Microbiol 2004;42:2829–2832.

1187. Wauters G, Van Bosterhaut B, Avesani V, et al. Peritonitis due to *Brevibacterium otitidis* in a patient undergoing continuous ambulatory peritoneal dialysis. J Clin Microbiol 2000;38:4292–4293.

1188. Wauters G, Van Bosterhaut B, Janssens M, et al. Identification of *Corynebacterium amycolatum* and other nonlipophilic fermenative corynebacteria of human origin. J Clin Microbiol 1998;36:1430–1432.

1189. Weiss K, Labbe AC, Laverdiere M. *Corynebacterium striatum* meningitis: case report and review of an increasingly important *Corynebacterium* species. Clin Infect Dis 1996;23:1246–1248.

1190. Weitzel T, Braun S, Porte L. *Arcanobacterium bernardiae* bacteremia in a patient with deep soft tissue infection. Surg Infect 2011;12:83–84.

1191. Weller TMA, McLardy-Smith P, Crook DW. *Corynebacterium jeikeium* osteomyelitis following total hip joint replacement. J Infect 1994;29:113–114.

1192. Wellinghausen N, Sing A, Kern WW, et al. A fatal case of necrotizing sinusitis due to toxigenic *Corynebacterium ulcerans*. Int J Med Microbiol 2002;292:59–63.

1193. Wenner KA, Kenner JR. Anthrax. Dermatol Clin 2004;22:247–256.

1194. Wesche J, Elliott JL, Falnes S, et al. Characterization of membrane translocation by anthrax protective antigen. Biochemistry 1998;37:15737–15746.

1195. Westling K, Lidman C, Thalme A. Tricuspid valve endocarditis caused by a new species of actinomyces: *Actinomyces funkei*. Scand J Infect Dis 2002;34:206–207.

1196. Wiesmayr S, Stelzmueller I, Berger N, et al. *Rothia dentocariosa* sepsis in a pediatric renal transplant recipient having post-transplant lymphoproliferative disorders. Pediatr Transplantation 2006;10:377–379.

1197. Wilson ME, Shapiro DS. Native valve endocarditis due to *Corynebacterium pseudodiphtheriticum*. Clin Infect Dis 1992;15:1059–1060.

1198. Windsor PA. Control of caseous lymphadenitis. Vet Clin N Am Food Anim Pract 2011;27:193–202.

1199. Winslow DL, Steele-Moore L. Ventriculoperitoneal shunt infection due to *Listeria monocytogenes*. Clin Infect Dis 1995;20:1437.

1200. Witt A, Petricevic L, Kaufmann U, et al. DNA hybridization test: rapid diagnostic tool for excluding bacterial vaginosis in pregnant women with symptoms suggestive of infection. J Clin Microbiol 2002;40:3057–3059.

1201. Wojewoda CM, Koval CE, Wilson DA, et al. Bloodstream infection caused by non-toxigenic *Corynebacterium diphtheriae* in an immunocompromised host in the United States. J Clin Microbiol 2012;50:2170–2172. doi: 10.1128/JCM.00237-12.

1202. Wolde Rufael D, Cohn SE. Native valve endocarditis due to *Corynebacterium striatum*: case report and review. Clin Infect Dis 1994;19:1054–1061.

1203. Wolz M, Schaefer J. "Swiss cheese like" brain due to *Lactobacillus rhamnosus*. Neurology 2008;70:979.

1204. Wong JSJ, Seaward LM, Ho CP, et al. *Corynebacterium accolens*-associated pelvic osteomyelitis. J Clin Microbiol 2010;48:654–655.

1205. Wong KY, Chan YC, Wong CY. *Corynebacterium striatum* as an emerging pathogen. J Hosp Infect 2010;76:371–372.

1206. Wong MT, Dolan MJ. Significant infections due to *Bacillus* species following abrasions associated with motor vehicle-related trauma. Clin Infect Dis 1992;15:855–857.

1207. Wong TP, Groman H. Production of diphtheria toxin by selected isolates of *Corynebacterium ulcerans* and *Corynebacterium pseudotuberculosis*. Infect Immun 1984;43:1114–1116.

1208. Woo PC, Fung AM, Lau SK, et al. *Actinomyces hongkongensis* sp. nov., a novel *Actinomyces* species isolated from a patient with pelvic actinomycosis. Syst Appl Microbiol 2003;26:518–522.

1209. Woo PC, Fung AM, Lau SK, et al. Identification by 16S rRNA sequencing of *Lactobacillus salivarius* bacteremic cholecystitis. J Clin Microbiol 2002;40:265–267.

1210. Wood BJ, DeFranco B, Ripple M, et al. Radiological changes in inhalation anthrax. A report of radiological and pathological correlation in two cases. Am J Roentgenol 2003;181:1071–1078.

1211. Wood GC, Boucher BA, Croce MA, et al. *Lactobacillus* species as the cause of ventilator-associated pneumonia in a critically ill trauma patient. Pharmacotherapy 2002;22:1180–1182.

1212. Woods CW, Ospanov K, Myrzabekov A, et al. Risk factors for human anthrax among contacts of anthrax-infected livestock in Kazakhstan. Am J Trop Med Hyg 2004;71:48–52.

1213. Wright ED, Richards AJ, Edge AJ. Discitis caused by *Corynebacterium pseudodiphtheriticum* following ear, nose, and throat surgery. Br J Rheumatol 1994;34:585–586.

1214. Wust J, Martinetti Lucchini G, Luthy-Hottenstein J, et al. Isolation of gram-positive rods that resemble but are clearly distinct from *Actinomyces pyogenes* from mixed wound infections. J Clin Microbiol 1993;31:1127–1145.

1215. Wust J, Stubbs S, Weiss N, et al. Assignment of *Actinomyces pyogenes*-like (CDC coryneform group E) bacteria to the genus *Actinomyces* as *Actinomyces radingae* sp. nov., and *Actinomyces turicensis* sp. nov. Lett Appl Microbiol 1995;20:76–81.

1216. Xia T, Baumgartner JC. Occurrence of *Actinomyces* in infections of endodontic origin. J Endod 2003;29:549–552.

1217. Ximenez-Fyvie LA, Haffajee AD, Martin L, et al. Identification of oral *Actinomyces* species using DNA probes. Oral Microbiol Immunol 1999;14:257–265.

1218. Yagi S, Akaike M, Fujimura M, et al. Infective endocarditis caused by *Lactobacillus*. Intern Med 2008;47:1113–1116.

1219. Yagmurder MC, Akbulut S, Colak A, et al. Retroperitoneal fibrosis and obstructive uropathy due to actinomycosis. Int Surg 2001;94:283–288.

1220. Yague G, Segovia M, Valero-Guillen PL. Detection of mycoloylglycerol by thin-layer chromatography as a tool for the rapid inclusion of corynebacteria of clinical origin in the genus *Corynebacterium*. J Chromatogr B Biomed Sci Appl 2000;738:181–185.

1221. Yamazaki Y. A multiplex polymerase chain reaction for discriminating *Erysipelothrix rhusiopathiae* from *Erysipelothrix tonsillarum*. J Vet Diagn Invest 2006;18:382–387.

1222. Yanagawa R, Honda E. *Corynebacterium pilosum* and *Corynebacterium cystiditis*, two new species from cows. Int J Syst Bacteriol 1978;28:209–216.

1223. Yang C-Y, Hsueh P-R, Lu C-Y, et al. *Rothia dentocariosa* bacteremia in children: report of two cases and review of the literature. J Formos Med Assoc 2007;106:S33–S38.

1224. Yassin AF. *Corynebacterium ureicelerivorans* sp. nov., a lipophilic bacterium from blood culture. Int J Syst Evol Microbiol 2007;57:1200–1203.

1225. Yassin AF. *Corynebacterium ulceribovis* sp. nov., isolated from the skin of the udder of a cow with a profound ulceration. Int J Syst Evol Microbiol 2009;59:34–37.

1226. Yassin AF, Sproer C, Siering C, et al. *Arthrobacter equi* sp. nov., isolated from veterinary clinical material. Int J Syst Microbiol 2011;61:2089–2094.

1227. Yassin AF, Hupfer H, Siering C, et al. Comparative and phylogenetic studies on the genus *Arcanobacterium* Collins et al 1982 emend. Lehnen et al 2006: proposal for *Trueperella* gen. nov., and emended description of the genus *Arcanobacterium*. Int J Syst Evol Microbiol 2011;61:1265–1274.

1228. Yassin AF, Siering C. *Corynebacterium sputi* sp. nov., isolated from the sputum of a patient with pneumonia. Int J Syst Evol Microbiol 2008;58:2876–2879.

1229. Yassin AF, Sproer C, Pukall R, et al. Dissection of the genus *Actinobaculum*: reclassification of *Actinobaculum schaalii* Lawson et al 1997 and *Actinobaculum urinale* Hall et al 2003 *as Actinotignum schaalii* gen. nov., comb. nov. and *Actinobaculum urinale* comb. nov., and description of *Actinotignum sanguinis* sp. nov., and emended descriptions of the genus *Actinobaculum* and *Actinobaculum suis*; and re-examination of the culture deposited as *Actinobaculum massiliense* CCUG 47753T (=DSM 19118T), revealing that it does not represent a strain of this species. Int J Syst Evol Microbiol 2015;65:615–624.

1230. Yassin AF, Steiner U, Ludwig W. *Corynebacterium aurimucosum* sp. nov. and emended description of *Corynebacterium minutissimum* Collins and Jones (1983). Int J Syst Evol Microbiol 2002;52:1001–1005.

1231. Yassin AF, Steiner U, Ludwig W. *Corynebacterium appendicis* sp. nov. Int J Syst Evol Microbiol 2003;52:1165–1169.

1232. Yildiz S, Yildiz HY, Cetin I, et al. Total knee arthroplasty complicated by *Corynebacterium jeikeium* infection. Scand J Infect Dis 1995;27:635–636.

1233. Yoon HJ, Chun J, Kim J-H, et al. *Gardnerella vaginalis* septicemia with pyelonephritis, infective endocarditis and septic emboli in the kidney and brain of an adult male. Int J STD AIDS 2010;21:653–657.

1234. Yoon J-H, Kang S-J, Schumann P, et al. *Cellulosimicrobium terreum* sp. nov., isolated from soil. Int J Syst Evol Microbiol 2007;57:2493–2497.

1235. Yoon S, Kim H, Lee Y, et al. Bacteremia caused by *Corynebacterium amycolatum* with a novel mutation in *gyrA* gene that confers high-level quinolone resistance. Korean J Lab Med 2011;31:47–48.

1236. York M. *Bacillus* species pseudobacteremia traced to contaminated gloves used in collection of blood from patients with acquired immunodeficiency syndrome. J Clin Microbiol 1990;28:2114–2116.

1237. Yoshikawa Y, Ogawa M, Hain T, et al. *Listeria monocytogenes* ActA-mediated escape from autophagic recognition. Natl Cell Biol 2009;11:1233–1240.

1238. Yoshimura H, Kojima A, Ishimaru M. Antimicrobial susceptibility of *Arcanobacterium pyogenes* isolated from cattle and pigs. J vet Med B Infect Dis Vet Public Health 2000;47:139–143.

1239. Younos F, Chua A, Tortora G, et al. Lemierre's disease caused by co-infection by *Arcanobacterium haemolyticum* and *Fusobacterium necrophorum*: a case report. J Infect 2002;45:114–117.

1240. Yuksel D, Hazirolan D, Sungur G, et al. *Actinomyces* canalicutitis and its surgical treatment. Int J Ophthalmol 2012;32:183–186.

1241. Zakikhany K, Efstratiou A. Diphtheria in Europe: current problems and new challenges. Future Microbiology 2012;7:595–607.

1242. Zaman R, Abbas M, Burd E. Late prosthetic hip joint infection with *Actinomyces israelii* in an intravenous drug user: case report and literature review. J Clin Microbiol 2002;40:4391–4392.

1243. Zapardiel J, Nieto E, Soriano F. Urinary tract infections caused by β-lactam-sensitive *Corynebacterium urealyticum* strains [Letter]. Eur J Cin Microbiol Infect Dis 1997;16:174–176.

1244. Zasada AA, Baczewska-Rej, Wardak S. An increase in non-toxigenic *Corynebacterium diphtheriae* infections in Poland - molecular epidemiology and antimicrobial susceptibility of strains from past outbreaks and those currently circulating in Poland. Int J Infect Dis 2010;14:e907–e912.

1245. Zasada AA, Gierczynski R, Raddadi N, et al. Some *Bacillus thuringiensis* strains share *rpoB* nucleotide polmorphisms also present in *B. anthracis*. J Clin Microbiol 2006;44:1606–1607.

1246. Zautner AE, Schmitz S, Aepinus C, et al. Subcutaneous fistulae in a patient with femoral hypoplasia due to *Actinomyces europaeus* and *Actinomyces turicensis*. Infection 2009;37:289–291.

1247. Zimmerman O, Sproer C, Kroppenstedt RM, et al. *Corynebacterium thomssenii* sp. nov., a *Corynebacterium* with N-acetyl-β-glucosaminidase activity from human clinical specimens. Int J Syst Bacteriol 1998;48:489–494.

1248. Zinkernagal AS, von Graevenitz A, Funke G. Heterogeneity within *Corynebacterium minutissimum* strains is explained by misidentified *Corynebacterium amycolatum* strains. Am J Clin Pathol 1996;106:378–383.

Actinomicetos aerobios

Introducción, clasificación y taxonomía

Los actinomicetos aerobios son bacterias grampositivas que se caracterizan por ser más filamentosas y ramificadas que las bacterias que se abordan en otros capítulos. Por lo general, estas bacterias generan un crecimiento tipo micelio micótico que se fragmenta en estructuras con forma de bacilos o cocoides cortos. Al estudiarse en muchos laboratorios clínicos, estos microorganismos suelen aislarse inicialmente en las secciones de micología o micobacteriología del laboratorio o se remiten a micología o micobacteriología para su identificación, en lugar de permanecer en la sección de bacteriología de rutina del laboratorio. Las razones son que la mayoría de los actinomicetos aerobios crecen más lentamente que otras bacterias aerobias y anaerobias facultativas; por lo tanto, los medios bacterianos de uso habitual pueden no incubarse el tiempo suficiente para su aislamiento. Estos microorganismos se observan con mayor frecuencia en medios micóticos de uso frecuente (p. ej., agar dextrosa de Sabouraud [SDA, *Sabouraud's dextrose agar*] o agar dextrosa papa [patata][PDA, *potato dextrose agar*]) o en medio de aislamiento para micobacterias (p. ej., agar Middlebrook o medio Löwenstein-Jensen [LJ]), que se incuban durante semanas en vez de sólo unos pocos días. Sin embargo, estos bacilos filamentosos grampositivos, aerobios y

ramificados, son bacterias, no hongos. Los hongos verdaderos tienen una organización celular eucariótica. En contraste con los hongos, los actinomicetos procarióticos aerobios no tienen un núcleo rodeado por una membrana; carecen de los orgánulos intracelulares presentes en los organismos eucarióticos (p. ej., mitocondrias); sus paredes celulares contienen ácido murámico, ácido diaminopimélico (DAP) o lisina (que no se encuentra en los hongos); y son inhibidos por fármacos antibacterianos, pero no por antimicóticos. Por último, no producen hifas, aunque el término *hifas ramificadas* se utiliza a menudo para describir a los actinomicetos aerobios; los filamentos ramificados son más cortos que las hifas de los hongos, midiendo 0.5-1.2 μm de diámetro (recuadro 15-1). Las técnicas químicas y genéticas modernas han establecido la gran diversidad de este grupo, y aunque las características fenotípicas descritas con anterioridad aún son una parte importante de la definición microbiológica, son insuficientes por sí solas para la identificación de la mayoría de los miembros del grupo (tabla 15-1).[41] Los actinomicetos aerobios en su conjunto se localizan taxonómicamente en la clase *Actinobacteria*, orden *Actinomycetales*, y se dividen en seis subórdenes, que incluyen *Corynebacteriaceae*, *Streptosporangineae*, *Pseudonocardineae*, *Streptomycineae*, *Micrococcineae* y *Thermoactinomicetaceae*. El diagrama de flujo de la figura 15-1 muestra las

15-1

Términos utilizados para diferenciar y clasificar a los actinomicetos aerobios

1. A diferencia de los hongos eucarióticos, los actinomicetos aerobios son procarióticos; el término *hifas* se utiliza para describir a los "filamentos" del hongo que forman el micelio entre los hongos filamentosos; sin embargo, *ramificación* e *hifas aéreas* (y a veces *micelio*) son términos que empleados para describir a algunos de los actinomicetos aerobios, en especial a *Nocardia*. A continuación se presentan algunas diferencias entre hongos y actinomicetos aerobios.

    a. Los filamentos de *Nocardia* (y de otros actinomicetos aerobios) tienen un diámetro de 0.5-1.0 μm, en comparación con el diámetro variable de las hifas de hongos, pero que tienen un rango de 1.5-15 μm o mayor.

    b. *Nocardia* y otros actinomicetos aerobios se reproducen por fisión (al igual que otras bacterias), en comparación con la reproducción asexual de los hongos por conidios derivados de mitosis, así como en algunos casos con la reproducción sexual mediante estructuras reproductoras más elaboradas y esporas derivadas de meiosis.

    c. Muchos de los actinomicetos aerobios contienen ácido micólico en su pared celular; los hongos presentan quitina en su pared celular junto con glucanos, mananos y otras proteínas específicas de los hongos.

    d. El tratamiento frente a los actinomicetos aerobios es con fármacos antibacterianos, en comparación con los antimicóticos empleados para tratar levaduras y hongos filamentosos. Después de enumerar estas diferencias, el término *hifas* aún se utiliza en toda la literatura médica para describir los filamentos de muchos actinomicetos aerobios.

2. Descripción de la cepa de los actinomicetos aerobios:

    a. La expresión *"cepa tipo"* designa la cepa exacta de la bacteria sobre la cual se basó la descripción original de la especie.

    b. *Cepas de referencia* es el nombre que se otorga a otras cepas de una colección que se cree pertenecen a la misma especie que una cepa tipo determinada.

    c. *Sensu stricto* significa "en sentido estricto", y cuando se emplea con un nombre de especie, se refiere a organismos pertenecientes a esa especie en particular. Por lo tanto, *N. asteroides sensu stricto* debe significar aislamientos que por secuenciación de genes son idénticos a la cepa tipo de *N. asteroides* ATCC (American Type Culture Collection) 19247.

3. Complejo *N. asteroides*: este término se utiliza en este capítulo para referirse a las 8-10 especies de *Nocardia*, como *N. farcinica*, *N. nova* y *N. transvalensis*, todas parcialmente ácido alcohol resistentes, que contienen *meso*-DAP con ácidos micólicos de cadena corta en la pared celular (44-64 átomos de carbono) y suelen ser negativas para la hidrólisis de caseína, xantina y tirosina.

relaciones entre estas bacterias. A pesar de que todavía se está determinando la taxonomía y la nomenclatura de estas bacterias, una caracterización fenotípica provisional *ad hoc* del grupo aún puede ser útil, aunque en el futuro se confiará más en la taxonomía molecular.[19,30,41,58]

El esquema descrito en la figura 15-1 utiliza pruebas que se realizaban de manera habitual en laboratorios de microbiología clínica y que en algunos casos todavía se emplean. Los géneros no ácido alcohol resistentes representan el problema más grande, porque los análisis de la pared celular requeridos para su identificación están más allá de la capacidad de la mayoría de los laboratorios clínicos. Es probable que las técnicas moleculares o la espectrometría de masas reemplacen los análisis fenotípicos y de pared celular por una diferenciación a nivel de especie, aunque el análisis de la pared celular continuará siendo una herramienta para la investigación y los estudios epidemiológicos. La mayoría de los actinomicetos aerobios son bacterias ambientales que ocasionalmente pueden generar infecciones en humanos, especialmente en un hospedero inmunodeprimido. Si se aísla un actinomiceto aerobio de un paciente con una enfermedad clínicamente compatible, se debe remitir a un laboratorio de referencia para su identificación completa, sobre todo si su laboratorio no cuenta con la capacidad para realizar la secuenciación o emplear otros métodos avanzados de identificación. Incluso dentro del grupo que consta de microorganismos parcialmente ácido alcohol resistentes, se requiere un mayor uso de pruebas complejas para su identificación. La distinción de actinomicetos aerobios de una especie de *Mycobacterium* de rápido crecimiento debe

hacerse siempre, lo cual suele lograrse mediante la realización de tinciones completas o parciales de ácido alcohol resistencia. Las microbacterias deben ser completamente positivas para ácido alcohol resistencia en comparación con la naturaleza ácido alcohol resistente parcial o débil de algunos actinomicetos aerobios, como las especies de *Nocardi*. Las especies de *Mycobacterium* suelen carecer de las estructuras filamentosas bacilares que se observan en los actinomicetos aerobios. Tanto las especies de *Mycobacterium* de rápido crecimiento, *Nocardia* y otros actinomicetos aerobios pueden causar enfermedades similares (*véase* el cap. 19).

Kiska y cols. presentaron una batería simplificada de pruebas para la identificación de *Nocardia*.[99] Este algoritmo bioquímico puede ser útil inicialmente para determinar si se ha aislado un actinomiceto aerobio, pero no es suficiente para lograr una identificación completa a nivel de especie y a veces ni siquiera a nivel de género cuando se emplea de manera individual. Esta edición del texto migrará de las pruebas bioquímicas tradicionales y hará hincapié en los medios de identificación molecular y de espectrometría de masas, los cuales se están convirtiendo en el patrón de referencia para la identificación de estos microorganismos.

Los actinomicetos aerobios están ampliamente distribuidos en la naturaleza, donde participan en la descomposición de material vegetal orgánico.[75,167] Se hacen aislamientos de diversas especies a partir de sedimentos marinos y de suelo de forma regular, así como de heces de distintos animales. Se deben considerar patógenos oportunistas, por lo general causando infección en individuos cuyos mecanismos de defensa han sido comprometidos. Además, estas bacterias han proporcionado algunos de

TABLA 15-1 Actinomicetos aerobios más frecuentes en el orden *Actinomycetales*[a]

Nocardioformes (suborden *Corynebacterineae*)[b]

Nocardia spp.

Rhodococcus spp.

Gordonia spp.

Tsukamurella spp.

Dietzia spp.

Williamsia spp.

Segniliparus spp.

Suborden *Streptosporangineae*

Nocardiopsis spp.

Actinomadura spp.

Suborden *Streptomycineae*

Streptomyces spp.

Suborden *Micrococcineae*

Dermatophilus spp.

Suborden *Pseudonocardineae*

Pseudonocardia spp.

Amycolata spp.

Amycolatopsis spp.

Saccharomonospora

Saccharopolyspora

Suborden *Thermoactinomycetaceae*

Thermoactinomyces spp.

[a]La tabla se modificó de la referencia 41, figura 1, página 444. Esta lista no contiene todos los miembros de *Actinomycetales*, sino los que se aíslan con mayor frecuencia de enfermedades en humanos y muestras clínicas.

[b]En el suborden *Corynebacterineae* también se encuentran los géneros *Mycobacterium* y *Corynebacterium*.

los antibióticos más importantes: estreptomicina (*Streptomyces*), vancomicina (*Amycolatopsis orientalis*), macrólidos (*Micromonospora*) y aminoglucósidos (*Micromonospora*). De manera general, los patógenos más importantes forman parte del género *Nocardia*, que se considerará con mayor detalle. El nivel de detalle de la descripción de los otros géneros será proporcional a su relevancia clínica.

Desde un punto de vista práctico, los actinomicetos aerobios pueden reconocerse en el laboratorio porque forman colonias calcáreas glabras, duras, adherentes, cerosas o secas que crecen después de 3 días a 2 semanas de incubación. Pueden observarse pigmentos de color canela, rosado, naranja o gris. El olor de un sótano húmedo o de tierra húmeda recién removida es una pista importante por la cual pueden ser reconocidos, aunque siempre se debe tener precaución al trabajar con estos aislamientos para reducir al mínimo la aerosolización y "olfateo" de cualquier colonia bacteriana o micótica. El olor de estos microorganismos suele ser evidente sin la necesidad de olfatear la placa. La temperatura óptima para el crecimiento es de 30-36 °C, tanto en la incubadora de CO_2 (para el cultivo de micobacterias) como en el aire ambiental (incubadora utilizada para cultivos de hongos). Crecen bien en medios de cultivo como agar sangre de cordero, agar chocolate, medio con base en huevo de LJ, agar sintético de Middlebrook y en la mayoría de los medios de aislamiento micóticos sin ciclohexímida. Todas las especies son grampositivas, aunque *Nocardia*, en particular, suele teñirse con un patrón en forma de cuentas, gramvariable. Por lo tanto, el hallazgo de microorganismos ramificados, grampositivos o gramvariables, con forma de cuentas, delicados (1 µm de diámetro), debe alertar sobre la posible presencia de un actinomiceto aerobio; deben conservarse los cultivos para *Nocardia* durante 2-4 semanas. Como se mencionó anteriormente, la característica más recurrente para diferenciar a las especies de *Nocardia* de las de *Mycobacterium* de rápido crecimiento en los laboratorios clínicos es su ácido alcohol resistencia "parcial". La reacción

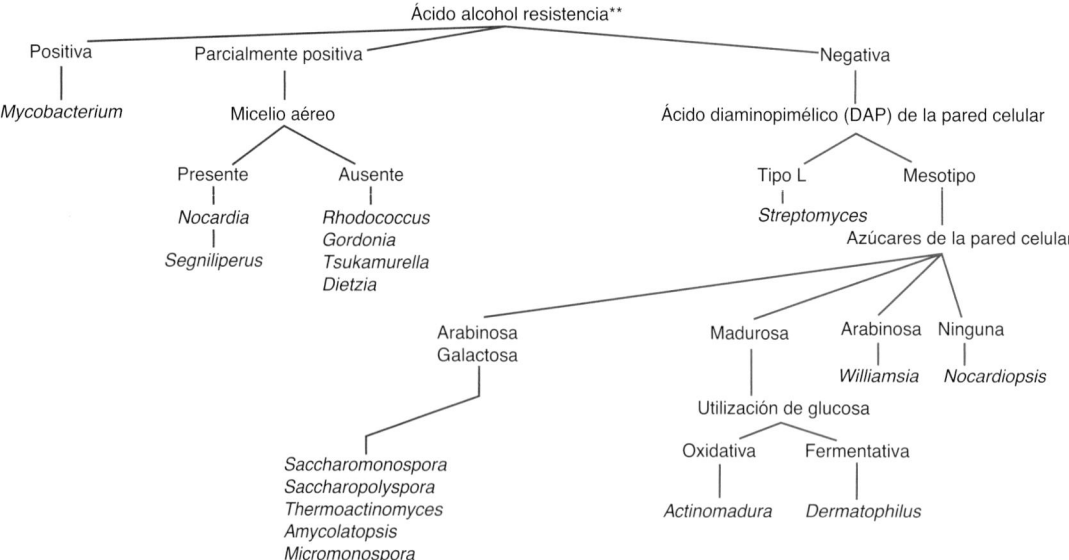

Géneros de actinomicetos aerobios*

**Tropheryma whipplei* no ha sido cultivado en medios artificiales y no ha sido analizado para estas características.

** Todos los microorganismos ácido alcohol resistentes y débilmente ácido alcohol resistentes contienen ácido micólico; además, *Corynebacterium* contiene este componente de la pared celular.

■ **FIGURA 15-1** Clasificación de los actinomicetos relacionados con enfermedades en humanos.

ácido alcohol resistente para *Nocardia* es positiva sólo cuando se utiliza una concentración baja de un ácido inorgánico, como el ácido sulfúrico (H_2SO_4), en lugar del ácido clorhídrico (HCl), más fuerte como decolorante. Se puede tener una alta sospecha de que un aislamiento sea alguna especie de *Nocardia* si es parcialmente ácido alcohol resistente, contiene filamentos ramificados y produce un olor a moho similar al de la suciedad, o una morfología de colonia apropiada. Sin embargo, estas propiedades son variables y no siempre confiables. En los casos problemáticos, se ha utilizado análisis de la pared celular o análisis del genoma, lo que requirió enviar el aislamiento a un laboratorio de referencia especializado. Sin embargo, en la actualidad los métodos como la espectrometría de masas y la secuenciación son cada vez más asequibles, y saber qué laboratorios proporcionan estos servicios es muy importante si su laboratorio no los puede realizar.[35,143,167,193,194] Durante este período de transición, para llevar a cabo un análisis integral, la composición de la pared celular de los actinomicetos aerobios, que se detalla en la tabla 15-2, aún puede ser útil con fines tanto taxonómicos como diagnósticos.

Grupo nocardioforme

Especies de Nocardia

La taxonomía de *Nocardia*, el género más importante entre los actinomicetos aerobios, es siempre cambiante. La definición de *Nocardia* se basa en datos moleculares, habitualmente obtenidos a partir de la secuenciación de ADNr 16S. Las especies de *Nocardia* presentan ácido tuberculosteárico, como las especies de *Mycobacterium*, aunque también contienen ácidos micólicos de cadena corta (40-60 unidades de carbono); su pared celular incluye peptidoglicano, como todas las bacterias grampositivas, pero está compuesta también por *meso*-DAP, arabinosa y galactosa. La presencia de estos componentes de pared celular es bastante universal entre los actinomicetos aerobios; sin embargo, la longitud de las cadenas de ácido micólico puede diferir entre los distintos géneros.[19,167] Además, algunos actinomicetos aerobios no contienen ácidos micólicos, como se muestra en la tabla 15-2.

El aislamiento original a partir de animales infectados con enfermedad granulomatosa (farcinosis bovina) fue realizado por Nocard en 1888 en la isla Guadalupe. Esta cepa se denominó posteriormente *Nocardia farcinica* y se convirtió en la especie tipo del género en 1954.[41] Curiosamente, el aislamiento original de Nocard consistía realmente en dos cepas que se pensaba eran idénticas, pero en realidad una de ellas tenía ácidos micólicos

características de las nocardias, mientras que los ácidos micólicos de la otra cepa eran más típicos de una micobacteria.[19] En 1962, se encontró que la cepa que tenía características de una especie de *Nocardia* (cepa ATCC 3318) era fenotípicamente idéntica a lo que entonces se conocía como N. asteroides, y como esta última nomenclatura se había utilizado con mayor frecuencia en laboratorios clínicos, *N. asteroides* (cepa ATCC 19247) reemplazó a *N. farcinica* como especie tipo del género y siguió utilizándose en la mayoría de los laboratorios clínicos como el nombre de las *Nocardia* aisladas con mayor frecuencia.[41] *N. asteroides* resultó ser muy diversa a medida que se realizaron más estudios genéticos, y estas diferencias condujeron a la formación de subgrupos dentro de *N. asteroides*. Los microbiólogos fueron finalmente capaces de demostrar que muchos de estos subgrupos de aislamientos eran bioquímica e inmunológicamente idénticos a la cepa original ATCC 3318 de *N. farcinica* y, curiosamente, no a especies tipo 19247 de *N. asteroides*. El término "complejo" *N. asteroides* fue acuñado para mostrar esta diversidad y así las designaciones aparecieron como *N. asteroides* subespecie *farcinica* o *N. asteroides* subespecie *nova*, etcétera, para definir estas diferencias dentro del complejo. Los estudios moleculares más sofisticados pronto verificaron la homología del subgrupo denominado *N. farcinica* con la cepa tipo ATCC 3318.[32]

A medida que se continuó aplicando el uso de la reacción en cadena de la polimerasa (PCR, *polymerase chain reaction*), la secuenciación de ácidos nucleicos y otras herramientas moleculares a los aislamientos de *Nocardia*, se hizo evidente que muchos de los que se habían llamado *N. asteroides,* incluso complejo *N. asteroides*, no estaban relacionados en absoluto con la especie tipo.

Los aislamientos del complejo *N. asteroides* son relativamente inertes bioquímicamente, por lo que la diferenciación a través del uso de medios fenotípicos fue imposible y muchas infecciones que se informaron como ocasionadas por a *N. asteroides* realmente no fueron causadas por este microorganismo, cuando el agente infeccioso se identificó utilizando herramientas moleculares modernas. Además, Wallace y cols.[199] y otros autores comenzaron a observar diferencias en los patrones de sensibilidad a fármacos entre las especies del complejo *N. asteroides*, y en 1988 él y sus colaboradores informaron seis patrones farmacológicos diferentes para 12 antibióticos (tabla 15-3). Este grupo los definió como patrones farmacológicos I-VI para los 78 aislamientos clínicos de lo que se denominó en ese momento *Nocardia asteroides*. Posteriormente, Steingrube y cols. definieron cuatro grupos separados sin nombre, designados como tipo I, II, IV y VI, utilizando la amplificación de ADN

TABLA 15-2 Composición de la pared celular de actinomicetos aerobios

Quimiotipo de pared celular[a]	Composición	Ácidos nocardiomicólicos	Géneros
I	L-DAP; sin azúcares diagnósticos	No	*Streptomyces*
II	*meso*-DAP, sin azúcares diagnósticos	No	*Thermoactinomyces, Nocardiopsis*
III	*meso*-DAP, madurosa	No	*Actinomadura, Dermatophilus*
IV	*meso*-DAP, arabinosa y galactosa	Sí	*Nocardia, Rhodococcus, Gordonia, Tsukamurella, Dietzia*
VI	No-DAP, ácido aspártico y galactosa	No	*Oerskovia*[b]
NA	No-DAP, madurosa	No	*Actinomadura*

[a]La pared celular de todos los géneros contiene cantidades importantes de alanina, ácido glutámico, glucosamina y ácido murámico. Ningún patógeno humano de importancia tiene las características de las paredes celulares II, V, VII u VIII.

[b]Se ha encontrado que *Oerskovia* está más estrechamente relacionada con *Cellulomonas* que con el género *Nocardia* u otros actinomicetos aerobios. Datos de las referencias 19 y 199.

TABLA 15-3 Perfiles de sensibilidad a antibióticos de 78 aislamientos del complejo *Nocardia asteroides*

Tipo	Porcentaje (%) de aislamientos	Sensibilidad	Resistencia	Correlación entre especies
I	20	Ampicilina, carbenicilina, cefalosporinas de amplio espectro, imipenem (50%)	Imipenem (50%)	*Nocardia abscessus*
II	0	Igual que el tipo I, pero sensible a kanamicina y ciprofloxacino	Gentamicina y claritromicina	*N. brevicatena/N. paucivorans*
III	18	Ampicilina, eritromicina	Carbenicilina	*Nocardia nova*
IV	5	Ciprofloxacino	Todos los aminoglucósidos, incluyendo amikacina	Complejo *N. transvalensis*
V	17	Ciprofloxacino, imipenem	Todas las penicilinas y cefalosporinas de amplio espectro, todos los aminoglucósidos, excepto amikacina	*Nocardia farcinica*
VI	35	Cefalosporinas de amplio espectro	Penicilinas	*Nocardia asteroides sensu stricto, Nocardia cyriacigeorgica*

Datos de la referencia 199.

y los polimorfismos de longitud de fragmentos de restricción (RFLP, *restriction fragment length polymorphism*) para caracterizar los productos derivados del gen de la proteína de choque térmico de 65 kDa.[179] Como Wallace mostró anteriormente, estos grupos también presentaron diferencias en los perfiles de sensibilidad a antibióticos. Las cepas que coinciden con la descripción clásica de las especies tipo (ATCC 19247) se designaron como *Nocardia asteroides sensu stricto* de tipo VI. Debe observarse que el "tipo VI" en este contexto no es la clasificación de tipo VI de los componentes de la pared celular. Posteriormente se propuso que los aislamientos con un patrón de sensibilidad de tipo VI debían denominarse *N. cyriacigeorgica* y no *N. asteroides*.[163,219]

En el 2003, Roth y cols. redefinieron la filogenia del género *Nocardia* con base en la secuenciación de ADNr 16S. Determinaron 30 especies establecidas y 10 taxones no clasificados en el género, y propusieron métodos para futuras decisiones taxonómicas a medida que se reconocen nuevas especies. En el 2006, Brown-Elliott revisó todos los datos sobre la taxonomía de *Nocardia*, incluidos los trabajos de Wallace (1988), Steingrube y Roth, aclarando la situación del género en aquel momento. Muchos informes previos de enfermedad clínica no distinguían estos patógenos utilizando las técnicas actualmente aceptadas; por lo tanto, a veces es difícil determinar cuál es la verdadera identidad de la especie infectante.[19,163]

Resulta que los aislamientos del patrón farmacológico VI, denominados *N. asteroides sensu stricto*, representan aproximadamente el 35% del total de aislamientos clínicos de *Nocardia*.[19,199] Se ha sugerido que posiblemente en el futuro el nombre de *N. asteroides* volverá a designar a este grupo de especies de *Nocardia*, ya que este patrón farmacológico representa una tercera parte de los aislamientos que se encuentran clínicamente. Hoy en día, los complejos *N. cyriacigeorgica* y *N. asteroides* comparten esa designación. A continuación, se enumeran las especies que corresponden a cada uno de los seis patrones farmacológicos presentados en la tabla 15-3, los cuales aumentarán a medida que se identifiquen con regularidad nuevas especies:

I. *N. abscessus*;[217]
II. Complejo *N. brevicatena*[99,163]/*N. paucivorans*[53,215] y un grupo sin nombre;

III. Complejo *N. nova*, el cual se encuentra conformado por las especies *N. nova*,[196] *N. veteran*,[7,36,152] *N. africana*[78] y *N. kruczkiae*;[38]
IV. Complejo *N. transvalensis* (incluyendo la especie *N. wallacei*);[39,126,222]
V. *N. farcinica*;[204]
VI. Complejo *N. asteroides* (o *sensu stricto*) y *N. asteroides* de tipo VI (sin nombre)/*N. cyriacigeorgica*.[219]

Complejo de especies no N. asteroides

Entre el complejo no *N. asteroides* (no miembros de los patrones de sensibilidad a antibióticos I-VI), *N. brasiliensis*,[167,176] *N. pseudobrasiliensis*[90,165,195] y *N. otitidiscavarium*[34.148] (anteriormente *N. caviae*) son las especies que se aíslan con mayor frecuencia durante la enfermedad que causan en humanos. Además, otras especies de *Nocardia* que se ha descubierto que están involucradas con la enfermedad clínica incluyen *N. arthritidis*,[91] *N. punis*,[221] *N. asiatica*,[89] *N. beijingensis*,[142] *N. mexicana*[161] y muchas otras especies con y sin nombre.[19,60,99]

Epidemiología, patología y patogenia. Los miembros de lo que alguna vez se denominó complejo *N. asteroides* son los patógenos actinomicéticos aerobios aislados con mayor frecuencia en humanos y se hallan ampliamente distribuidos en los Estados Unidos.[167] *N. farcinica*, *N. cyriacigeorgica* y *N. nova* son las especies identificadas de manera más frecuente; sin embargo, cierta parte de este fenómeno está determinado por la geografía. Beaman y cols.[12] estimaron que entre 500 y 1 000 casos de nocardiosis ocurren en los Estados Unidos cada año, pero es probable que esta cifra sea subestimada porque la nocardiosis no es una enfermedad informable. Por desgracia, esta encuesta se llevó a cabo en la década de 1970 y no ha habido estudios más recientes acerca de la incidencia de *Nocardia* en los Estados Unidos, aunque con el aumento de las poblaciones inmunodeprimidas, es probable que la cantidad de infecciones sea más alta en la actualidad.

Las nocardias son patógenos oportunistas que causan infecciones en pacientes inmunodeprimidos o que padecen enfermedades debilitantes. La combinación de tratamiento prolongado de corticoesteroides y enfermedad pulmonar crónica se ha sugerido como una combinación de riesgo particularmente importante.[167] Los pacientes con nocardiosis pueden no presentar ningún defecto inmunitario subyacente demostrable; no obstante, estos no son los hospederos habituales de las especies de *Nocardia*, excepto en los casos de introducción traumática del organismo en la piel y los tejidos blandos. Las nocardias pueden colonizar la piel y las vías respiratorias; por lo tanto, el aislamiento de una especie de *Nocardia* puede representar potencialmente una colonización en vez de una infección en cualquier sitio no estéril. En un estudio australiano, sólo alrededor del 20% de los aislamientos no estaban relacionados con una enfermedad clínica.[64] Incluso el aislamiento de *Nocardia* de hemocultivos puede no ser de importancia. De ocho pacientes con bacteriemia por *Nocardia* informados por Esteban y cols., se consideró que *N. asteroides* era clínicamente relevante sólo en dos; los aislamientos restantes se consideraron clínicamente no importantes o de significado incierto.[55] Sin embargo, en fechas recientes se han publicado muchos informes sobre hemocultivos positivos, especialmente en casos de bacteriemia relacionados con catéteres en los que las especies de *Nocardia* eran realmente importantes. La correlación clínica con los resultados de laboratorio siempre es necesaria para que los aislamientos no se descarten simplemente como contaminantes de laboratorio o "difteroides".[147,168]

La presentación clínica más frecuente de nocardiosis, en especial cuando es causada por miembros del complejo *N. asteroides*, es la enfermedad pulmonar en el hospedero inmunodeprimido; la vía de entrada de estos patógenos es a través de la inhalación de fragmentos de las bacterias en el aire del ambiente. La enfermedad extrapulmonar, resultado de la diseminación de una enfermedad pulmonar primaria o una infección localizada, puede ocurrir en cualquier parte del cuerpo, pero sucede de manera predominante en piel, tejido subcutáneo y sistema nervioso central. Casi el 20% de los pacientes con enfermedad diseminada se presentan sólo con enfermedad extrapulmonar.[19] La segunda forma más frecuente de nocardiosis, las infecciones cutáneas y de tejidos blandos, suele generarse por especies de *Nocardia* del complejo no asteroides. *N. brasiliensis* es una causa frecuente de infecciones subcutáneas y micetoma en Sudamérica y gran parte de Centroamérica. En la década de 1960, entre el 85 y 95% de los micetomas informados en México fueron ocasionados por *N. brasiliensis*.[71] Castro y cols. señalaron que *N. brasiliensis* fue con mucho el actinomiceto que se aisló con mayor frecuencia de 41 pacientes atendidos en Sao Paulo, Brasil, entre 1978 y 1989.[28] La mayoría de los pacientes eran de áreas rurales en la región noreste del país y en su mayor parte trabajadores del campo. También se encontró una infección importante de la piel y los tejidos blandos por *N. brasiliensis* en pacientes de Queensland, Australia, que tenían nocardiosis.[64] Aunque se encuentra principalmente en países tropicales, *N. brasiliensis* es una de las especies de *Nocardia* que se aísla con mayor frecuencia en los Estados Unidos, donde tiene mayor prevalencia en los estados del sudoeste y sudeste.[176] Como se mencionó anteriormente, muchos de los informes de infección por *N. brasiliensis* se deben en realidad a una especie recién descrita, *N. pseudobrasiliensis*.[90,165,195] *N. brasiliensis* y *N. pseudobrasiliensis* también pueden causar enfermedad pulmonar en hospederos inmunocompetentes e inmunodeprimidos.[103]

N. otitidiscaviarum (antes *N. caviae*) se ha aislado del suelo en todo el mundo. Es una causa menos frecuente de enfermedad y su aislamiento es menos habitual que otras especies de *Nocardia*. La distribución y relevancia clínica de otras especies rara vez aisladas de *Nocardia* es menos clara, aunque los métodos moleculares y de espectrometría de masas para la identificación pueden cambiar esto en el futuro.[57,193,202]

Una de las formas más graves de nocardiosis es la infección pulmonar crónica, con o sin diseminación a otros órganos. La patogenia de la infección por *Nocardia* consiste en la inhalación

de bacterias transportadas en el aire, lo cual quizá podría explicar la frecuencia de infecciones en el clima seco de los estados del sudoeste, de manera análoga con las infecciones por *Coccidioides*.[19,167] La enfermedad cutánea, incluido el micetoma actinomicótico, puede ser el resultado de la introducción directa de bacterias después de un traumatismo, incluyendo jardinería, caminar descalzo, después de procedimientos quirúrgicos o cosméticos, o como resultado de una enfermedad diseminada.[45,51,167]

Las especies de *Nocardia* son patógenos intracelulares facultativos. Su capacidad para crecer en macrófagos y leucocitos polimorfonucleares es indudablemente importante para su capacidad de producir una infección. Estos microorganismos pueden vivir dentro de los macrófagos inhibiendo la fusión fagosoma-lisosoma y por su capacidad para producir catalasa y superóxido dismutasa, los cuales inactivan los productos del sistema de la mieloperoxidasa de estas células fagocíticas. En particular, los pacientes con enfermedad granulomatosa crónica corren el riesgo de paceder una infección grave por *Nocardia*, al igual que por otras bacterias que producen catalasa.[46] La respuesta inmunitaria celular es crítica para el control de la infección, como sugieren los estudios experimentales y la aparición de enfermedad en pacientes con inmunidad celular comprometida.[11,69] Al inicio, la infección por *Nocardia* parecía estar subrepresentada en pacientes infectados por el virus de la inmunodeficiencia humana (VIH); Beaman y otros autores señalan el número acumulado de casos notificados y las infecciones no declaradas, y que las variaciones geográficas en las nocardias ambientales, que no coinciden con los centros de infección por VIH, pueden explicar parcialmente cualquiera de las discrepancias en la incidencia.[11]

Las células bacterianas de las especies de *Nocardia* no suelen verse en los cortes teñidos con hematoxilina y eosina, y pueden no observarse en tinciones con ácido peryódico de Schiff (PAS, *peryodic acid Schiff*). Se aprecian con facilidad en tinciones de plata metenamina de Gomori, Gram-Weigert, Giemsa o Gram de tejido (p. ej., tinciones de Brown y Brenn, o Brown-Hopps). En una tinción de Gram de tejidos, estas bacterias suelen ser bacilos delgados, con forma de cuentas, ramificados y filamentosos. La tinción modificada de ácido alcohol resistencia de Kinyoun (tinción ácido alcohol resistente parcial en la que el enjuague se hace con H_2SO_4 acuoso al 1% en lugar del habitual HCl al 3% que se utiliza en el método de Ziehl-Neelsen) es útil para los frotis directos y cortes congelados, mientras que se recomienda la tinción ácido alcohol resistente de Fite-Ferraco (también una tinción ácido alcohol resistente parcial) para los cortes en parafina.[209,210] Cuando se emplea una tinción ácido alcohol resistente ya sea completa o parcial, las especies de *Nocardia* son ácido alcohol resistentes parcialmente positivas/ácido alcohol resistentes completamente negativas, mientras que las especies de *Mycobacterium* son ácido alcohol resistentes tanto parcialmente positivas como completamente positivas, y *Actinomyces israelii* y los otros actinomicetos anaerobios son negativos tanto con la tinción ácido alcohol resistente completa o con la parcial. Otros miembros de los actinomicetos aerobios, como *Rhodococcus*, *Gordonia* y *Tsukamurella*, se tiñen como ácido alcohol resistentes parcialmente positivos o no se tiñen en absoluto. Para todos los actinomicetos aerobios, el uso de la tinción ácido alcohol resistente parcial directamente en tejidos y muestras clínicas suele revelar una verdadera indicación de su ácido alcohol resistencia en comparación con la aplicación de la tinción a colonias *in vitro* del aislamiento, en donde la propiedad de ácido alcohol resistencia puede disminuir. El recuadro 15-2 describe el método para realizar la tinción ácido alcohol resistente parcial.

Enfermedad clínica. La enfermedad clínica producida por todas las especies del género *Nocardia* es similar. La enfermedad

Tinción ácido alcohol resistente modificada para *Nocardia* spp.

1. Realizar un frotis del microorganismo del medio de crecimiento y fijar con calor.

2. Sumergir la lámina con carbolfucsina de Kinyoun durante 5 min.

3. Eliminar el exceso de solución de tinción.

4. Decolorar con una solución acuosa de H_2SO_4 al 1%.

5. Lavar con agua corriente.

6. Contrateñir con azul de metileno durante 1 min.

7. Enjuagar con agua y dejar secar. Examinar con el objetivo de inmersión en aceite.

pulmonar puede presentarse como un trastorno subagudo o inactivo que dura de días a semanas antes de que un paciente busque atención médica.[19,125] Las manifestaciones incluyen fiebre, tos con esputo mucopurulento espeso, a veces acompañada de pérdida de peso y fatiga, imitando una enfermedad micobacteriana no tuberculosa. En una radiografía de tórax, por lo general hay evidencia de infiltrados refractarios con o sin nódulos lisos y redondos en una o más localizaciones. El infiltrado o nódulo puede cavitarse.[19] Puede haber bronconeumonía progresiva, consolidación extensa, abscesos únicos o múltiples, derrames pleurales, empiema y tractos sinusales con compromiso de la pared torácica. La respuesta inflamatoria primaria es neutrófila, aunque en raros casos se han descrito granulomas.

La infección diseminada suele originarse a partir de un foco pulmonar, pero también puede ocurrir después de una infección primaria en cualquier otro sitio. La propagación bacteriémica da lugar a una infección multiorgánica, especialmente en el cerebro y la piel.[19,41,80] Alrededor del 45% de los pacientes con nocardiosis diseminada tienen infecciones del sistema nervioso central, habitualmente en forma de uno o más abscesos cerebrales.[7,19,60,113] El pronóstico para estos pacientes es malo, con una tasa de mortalidad del 7-44% global y de hasta el 85% en individuos gravemente inmunodeprimidos.[125] Se han documentado infecciones graves por *Nocardia* en pacientes con enfermedad neoplásica[188] o síndrome de inmunodeficiencia adquirida[85] y en receptores de trasplantes renales,[207] entre otros. Los abscesos cerebrales metastásicos, que se desarrollan en casi una tercera parte de los pacientes, producen dolores de cabeza, náuseas, vómitos, cambios en el estado mental y depresión. También pueden ocurrir convulsiones, déficits neurológicos focales u otras anomalías neurológicas. Los cultivos de sangre (a pesar de la propagación hematógena del microorganismo) y del líquido cefalorraquídeo (LCR) casi invariablemente fallan en demostrar la presencia de bacterias.[53]

Es probable que las infecciones cutáneas estén subdiagnosticadas porque con frecuencia se autolimitan y no pueden realizarse estudios microbiológicos adecuados sobre infecciones superficiales.[113] Las infecciones cutáneas primarias suelen presentarse como celulitis superficial linfocutánea o infecciones localizadas en la cara cuando se producen en niños o en las extremidades inferiores en los adultos.[19] Cuando existe una diseminación linfogítica hacia los ganglios linfáticos regionales, posiblemente con

formación de fístulas, clínicamente se asemeja a la esporotricosis y se ha denominado *nocardiosis esporotricoidal*.[175] La infección cutánea secundaria también puede ocurrir como resultado de una enfermedad diseminada. A diferencia de la enfermedad pulmonar, el paciente que desarrolla una enfermedad cutánea primaria por lo general es un hospedero inmunodeprimido. Como se mencionó antes, *N. brasiliensis* y *N. pseudobrasiliensis* se relacionan con mayor frecuencia con la nocardiosis cutánea que los miembros del complejo *N. asteroides* y puede ocurrir en individuos tanto inmunocompetentes como inmunodeprimidos.[62] Una especie más recientemente reconocida dentro del complejo *Nocardia asteroides, N. neocaldoneniensis*, se aisló de un absceso de la mandíbula de un hombre de 68 años que recibía prednisona y metotrexato por su artritis reumatoide.[124] Además, una lesión cutánea clásica, el micetoma, puede ser causada por hongos verdaderos (micetoma eumicótico) o por actinomicetos aerobios, incluyendo *Nocardia* (micetoma actinomicótico) (*véase* el análisis en la sección sobre *Actinomadura*, a continuación).

Se puede presentar bacteriemia por *Nocardia*, aunque no es frecuente, en pacientes con y sin catéteres.[2,31] *N. nova* es el microorganismo que se ha aislado con mayor frecuencia en pacientes con cáncer y es una causa de bacteriemia relacionada con catéter; la presencia de una biopelícula puede sugerir el mecanismo de su patogenia.[2]

La nocardiosis ocular puede ocurrir en un individuo inmunocompetente después de un traumatismo o como complicación postoperatoria. De manera alterna, el ojo puede estar infectado como resultado de una enfermedad diseminada en un hospedero inmunodeprimido. Las infecciones por *Nocardia* del ojo incluyen queratitis,[51] uveítis, abscesos retinales o endoftalmitis.

Existen varias infecciones adicionales que pueden ser causadas por especies de *Nocardia*. Se puede presentar peritonitis en pacientes que se someten a diálisis peritoneal ambulatoria continua, cuya presentación es indistinguible de la de otras bacterias. Recientemente se aisló *N. veterana* de líquido ascítico en una infección de un paciente VIH positivo.[36,69] También se ha informado *N. sinovitis*, aunque es infrecuente. Ha habido infecciones de *Nocardia* relacionadas con el cuidado de la salud y en raras ocasiones se han informado brotes de infecciones comunitarias. Uno de estos brotes involucró a *N. cyriacigeorgica*, en el cual ocho personas desarrollaron infección de tejidos blandos después de un procedimiento cosmético no certificado. Los ocho pacientes requirieron hospitalización, desbridamiento quirúrgico y terapia prolongada con antibióticos.[6]

La frecuencia de infecciones por *Nocardia* en pacientes con trasplante de órganos oscila entre 0.7 y 3%. Una revisión de 5 126 trasplantes en los Estados Unidos reveló un 0.6% de infecciones por *Nocardia*. La mayoría de los pacientes presentaban enfermedad pulmonar, aunque el 20% tenían infecciones diseminadas por *Nocardia*. La incidencia de nocardiosis en los receptores de trasplante se informó de la siguiente manera: pulmón, 3.5%; corazón, 2.5%; intestino, 1.3%; riñón, 0.2%; hígado, 0.1%. *N. nova* fue la especie involucrada con mayor frecuencia, seguida por *N. farcinica, N. asteroides* y *N. brasiliensis*. El 69% de los pacientes recibieron profilaxis con trimetoprima-sulfametoxazol (SXT) y el 89% fueron tratados y curados con éxito de su infección nocardial.[144] Otra revisión de receptores de trasplante de pulmón en Pittsburgh informó que el 2.1% de 473 pacientes tenían infección por *Nocardia*, y la principal especie involucrada fue *N. farcinica*; la mortalidad global fue del 40%, mucho mayor que en el estudio de Peleg.[83] De las especies del complejo *N. asteroides, N. farcinica* es a menudo la más resistente a antibióticos, lo que podría explicar la diferencia en la prevalencia.

Especies de Rhodococcus

Taxonomía y clasificación. El género *Rhodococcus* es un grupo heterogéneo de bacterias que están estrechamente relacionadas con *Nocardia*, aunque carecen de las "hifas" aéreas (fig. 15-2) que son características de las especies de *Nocardia* (fig. 15-3). Los miembros de este grupo de actinomicetos aerobios son grampositivos, no esporulados y en general son parcialmente ácido alcohol resistentes. Como su nombre lo indica, el aspecto de cualquiera de los miembros, bajo condiciones ambientales específicas o propiedades de la tinción, puede ser cocoide o de tipo bacilar. Las especies están ampliamente distribuidas en el medio ambiente, suelo, plantas o en el tubo digestivo de una gama de insectos y animales. Ha habido muchos cambios en la taxonomía del género *Rhodococcus*, y muchas especies anteriores han sido reasignadas a otros géneros, como *Gordonia, Dietzia, Tsukamurella* y otros.

El término *Rhodococcus* fue utilizado por primera vez en 1891 por un botánico alemán, Zopf, ya que estaba clasificando los pigmentos que producen bacterias y hongos; estas bacterias particulares produjeron una colonia color rosa salmón a rojo después de cuatro días de crecimiento en medios sólidos y sus

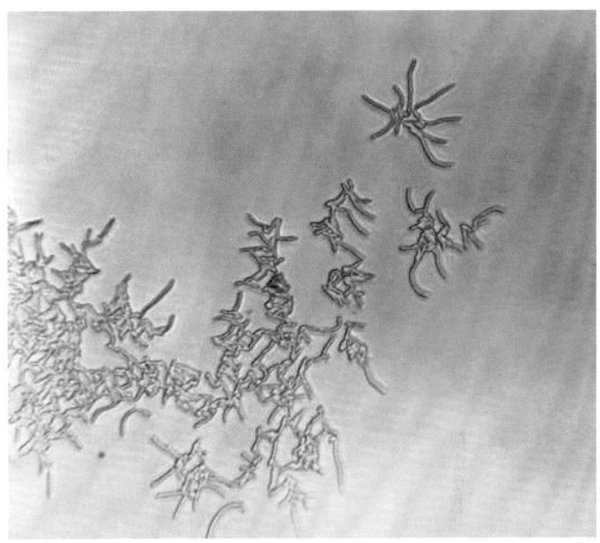

■ **FIGURA 15-2** *Rhodococcus* en agar agua corriente. No se producen hifas aéreas.

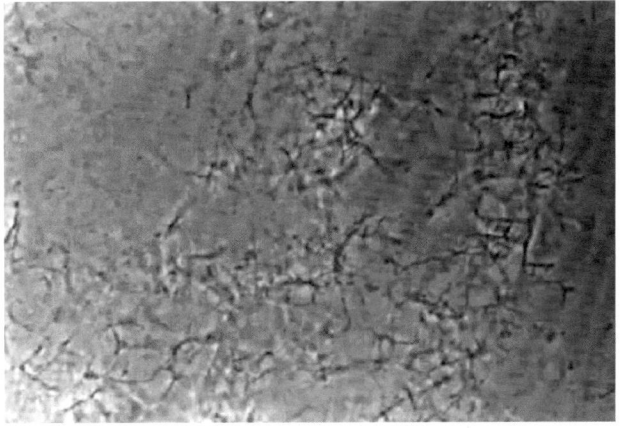

■ **FIGURA 15-3** *Nocardia* en agar agua corriente produce hifas aéreas.

colonias eran con frecuencia mucoides. El nombre del género *Rhodococcus* se redefinió en 1977 para incluir a miembros del complejo "rhodochrous" de las bacterias que contenían a los microorganismos que se colocaron evolutivamente en alguna parte entre las especies nocardioformes y micobacterianas.[214] Muchas de las especies de *Rhodococcus* nunca han demostrado ser causa de infecciones.[125]

Rhodococcus equi (en algún momento conocido como *Corynebacterium equi* y *Mycobacterium rhodochrous*) es el patógeno humano más importante en el género. Los otros patógenos humanos, *Rhodococcus erythropolis, Rhodococcus rhodnii* y *Rhodococcus rhodochrous*, rara vez se aíslan de muestras clínicas.[74] Las características bioquímicas de *R. equi* incluyen la producción de catalasa, ureasa, lipasa y fosfatasa, pero no ADNasa, elastasa o lecitinasa. Estas bacterias son parcialmente ácido alcohol resistentes y pueden presentar formas cocoides, grampositivas y bacilares, o cadenas cortas ramificadas; este grupo no produce hifas aéreas (fig. 15-2). *R. equi* no crece en lisozima, que es otra característica de diferenciación de las especies de *Nocardia*. Sin embargo, al igual que la mayoría de los aislamientos del complejo de *Nocardia*, no hidroliza caseína, tirosina ni xantina.[214] El protocolo 15-1 aborda estos estudios de hidrólisis, mientras que el protocolo 15-2 se refiere a la prueba de lisozima. En la tabla 15-4 se muestra un resumen de las características de muchos de los actinomicetos aerobios.

Epidemiología, patología y patogenia. *Rhodococcus equi* es causa de enfermedad pulmonar en potros y otros animales domesticados. Entre 1967 y principios de la década de 1980, sólo se informó sobre una cantidad limitada de infecciones humanas. La *rodococosis* es una enfermedad zoonótica, con infecciones humanas resultantes del contacto con animales (p. ej., ganado, cerdo, caballos o estiércol), presumiblemente por vía respiratoria.[190] *R. equi* causa una enfermedad rara y con frecuencia mortal, sobre todo pulmonar. Las infecciones humanas ocurren con mayor frecuencia en individuos inmunodeprimidos, principalmente en aquellos con deficiencias en la inmunidad celular, por ejemplo, pacientes con linfoma, linfoma de Hodgkin, leucemia, sida y después de un trasplante.[190,214] McNeil y Brown citaron más de 100 casos de infecciones por *R. equi* en pacientes con sida en 1994, y cada año se continúan informando personas con infecciones.[59,125,187]

La histopatología de *Rhodococcus* es única. Aunque los neutrófilos son un componente de la respuesta inflamatoria, también hay un componente inflamatorio crónico prominente, que consiste predominantemente de macrófagos. Estas colecciones de histiocitos pueden estar intercaladas con microabscesos.[125] No se presentan granulomas caseificados bien formados, como los que se observan en la tuberculosis. La malacoplaquia, una reacción histológica distintiva en la que se encuentran concreciones basófilas laminadas (cuerpos de Michaelis-Gutmann) en los macrófagos, se ha descrito en pacientes con infección pulmonar por *R. equi*.[137,214] Aunque puede haber otras causas poco frecuentes de malacoplaquia pulmonar, este hallazgo histológico ha llegado a ser patognomónico para la rodococosis pulmonar.

Se piensa que la patogenia de las infecciones por *R. equi* se debe a la capacidad del organismo para permanecer dentro de los macrófagos y finalmente destruirlos, evitando la fusión del fagosoma-lisosoma y la degranulación inespecífica de los lisosomas *in vivo*.[153] Adicionalmente, la formación de una biopelícula se ha implicado como un factor en la bacteriemia relacionada con catéter, en particular cuando se relaciona con líneas centrales. El retiro del catéter es importante en el tratamiento de esos

TABLA 15-4 Principales características de los actinomicetos aerobios más importantes

Género	Morfología colonial	Gram/ácido alcohol resistencia	Lisozima	Hifas aéreas
Nocardia spp.	Calcárea o aterciopelada, olor mohoso o a tierra; inicialmente blanca, después puede ser de cualquier color, pero con frecuencia color anaranjado, salmón o marrón.	En forma de cuentas, ramificadas y filamentosas; positivos a la tinción modificada de ácido alcohol resistencia.	Crecimiento	Presentes.
R. equi	Áspera, lisa, aunque a menudo mucoide; la aparición del pigmento puede retrasarse, pero con frecuencia es color rosado, rojo o anaranjado.	Formas cocoides y bacilares; frecuentemente positivas a la tinción modificada de ácido alcohol resistencia.	Sin crecimiento	Se considera negativo; sin embargo, se pueden observar hifas aéreas rudimentarias microscópicas.
Gordonia spp.	Áspera y arrugada; pigmentos de color café, rosado, anaranjado o rojo.	Corineforme corto (difteroides) sin ramificaciones; por lo general débilmente positivos a la tinción modificada de ácido alcohol resistencia.	Sin crecimiento	No hay hifas aéreas.
Tsukamurella spp.	Pequeñas colonias, secas; pueden ser blancas o pigmentadas con color anaranjado.	Bacilos largos rectos a ligeramente curveados, individuales o en parejas; sin ramificación; algunos pueden mostrar bacilos más cortos y parecen difteroides; se tiñen muy débilmente con la tinción modificada de ácido alcohol resistencia.	Crecimiento	No hay hifas aéreas.
Dietzia spp.	Colonias amarillas lisas.	Cocobacilos a bacilos sin ramificación; negativas a la tinción modificada de ácido alcohol resistencia.	Sin crecimiento	No hay hifas aéreas.
Nocardiopsis	Superficie muy rugosa o doblada; pigmento amarillo verdoso o café.	Hifas aéreas usualmente con formas cocoides; se observan mejor en microcultivo; negativas a la tinción modificada de ácido alcohol resistencia.	Sin crecimiento	Positivo, usualmente hay abundantes hifas aéreas.
Actinomadura spp.	Colonias arrugadas y a menudo coriáceas; puede aparecer casi cualquier pigmento.	Filamentos delgados, cortos y ramificados; negativos a la tinción modificada de ácido alcohol resistencia.	Sin crecimiento	Variable, algunas cepas pueden tener hifas aéreas.
Streptomyces spp.	Discreta, liquenoide, coriácea o butírica; a veces puede estar pigmentada de color gris, así como de otros colores, dependiendo de la especie.	Bacilos filamentosos que pueden adquirir forma de cuentas de vez en cuando; pueden parecer *Nocardia* en la tinción de Gram; negativos a la tinción modificada de ácido alcohol resistencia.	Sin crecimiento	Positivo, presentes.
Dermatophilus	Áspera, amontonada, opaca, o puede ser granular; pueden adherirse al agar; puede aparecer cierta β-hemólisis.	Filamentos ramificados y células cocoides dispuestas longitudinalmente y paralelas a otras cadenas; negativos a la tinción modificada de ácido alcohol resistencia.	Desconocido	Presentes.
Segnilaparus	Lisa y elevada o áspera y arrugada; generalmente no pigmentada.	Bacilar con formas de V; sin ramificaciones; positivo a la tinción modificada de ácido alcohol resistencia.	Desconocido	No hay hifas aéreas.
Williamsia	Colonias lisas; colonias anaranjadas a rojas.	Bacilos cortos o cocobacilos; negativos a la tinción modificada de ácido alcohol resistencia.	Desconocido	No hay hifas aéreas.

pacientes, así como un correcto tratamiento con antibióticos.[1] El recuadro 15-3 aborda las opciones de tratamiento.

Enfermedad clínica. Las infecciones pulmonares con *Rhodococcus* son capaces de imitar clínicamente a la tuberculosis, ya que son progresivamente lentas y tienen la propiedad de generar cavitaciones.[110,170,190] La neumonía invasora con formación de cavitaciones se observa particularmente en pacientes con VIH y un bajo recuento de linfocitos T CD4, en quienes existe una alta propensión a que la infección se disemine a cerebro, hígado, bazo y otros órganos.[125,187] La enfermedad clínica se desarrolla de forma insidiosa, con fiebre de varios días a semanas de duración, malestar general, disnea, tos no productiva y dolor torácico. Se ha informado hemoptisis en algunos pacientes. La radiografía de tórax muestra un proceso infiltrativo con lesiones opacas, habitualmente en un lóbulo pulmonar superior. La cavitación se presenta si no se recibe tratamiento y en raras ocasiones puede producirse un derrame pleural.[170] La sangre y el esputo fueron las muestras que se encontraron como positivas con mayor frecuencia en una revisión de 272 casos de enfermedad por *R. equi* relacionada con VIH.[187]

Un paciente de 37 años con VIH y neumonía por *Pneumocystis* desarrolló abscesos prostáticos y escrotales por *R. equi* que requirieron seis semanas de tratamiento con antibióticos para su curación.[121] Los pacientes inmunodeprimidos sin VIH también deben considerarse en riesgo de infecciones pulmonares por *R. equi*, incluso niños con leucemia, receptores de trasplante (en especial de riñón y pulmón) y pacientes bajo tratamiento inmunodepresor, incluyendo el tratamiento con alemtuzumab, corticoesteroides o antimetabolitos administrados a pacientes con trastornos del tejido conjuntivo.[129,131,214] También ha sido informado que *R. equi* causa bacteriemia, endoftalmitis, osteomielitis, pleuritis con derrame e infecciones de heridas.[153,155,166,187,214] La infección por *R. equi* rara vez se ha observado en hospederos inmunocompetentes, quienes tienen tasas de mortalidad mucho más bajas. Los pacientes inmunocompetentes con rodococosis tuvieron una tasa de mortalidad del 11%, mientras que los pacientes con VIH tuvieron 50-55%

RECUADRO

15-3

Patrones de susceptibilidad habituales de las especies no *Nocardia* más frecuentes de actinomicetos aerobios

Rhodococcus equi

Por lo genreal es sensible a eritromicina, aminoglucósidos (gentamicina, tobramicina y amikacina), rifampicina, vancomicina, imipenem y minociclina.

Resistente a penicilina, ampicilina y cefalosporinas.

Sensibilidad variable a las fluoroquinolonas.

Existen informes clínicos de éxito con el uso de linezolid.

Gordonia spp.

No existen normas recomendadas para el tratamiento de las especies de *Gordonia*. Sin embargo, el documento CLSI M-24-A2 recomienda que se consideren los siguientes fármacos para realizar pruebas de sensibilidad primaria: amikacina, amoxicilina, ácido clavulánico, ceftriaxona, ciprofloxacino, claritromicina, imipenem, linezolid, minociclina, SXT y tobramicina.

Existen algunos datos de informes de casos que indican que las fluoroquinolonas pueden ser adecuadas.

Tsukamurella

Existe variabilidad en la respuesta de diferentes especies de *Tsukamurella*, y si se necesita información sobre el tratamiento, se debe realizar una prueba de sensibilidad en cada uno de los aislamientos.

En general, se puede sugerir lo siguiente antes de conocer los resultados específicos de sensibilidad: sensible a amikacina, imipenem, SXT y ciprofloxacino.

Resistente a amoxicilina/ácido clavulánico, ampicilina, eritromicina y minociclina.

Streptomyces

Por lo general son sensibles a amikacina, linezolid, imipenem, claritromicina y minociclina.

Sensibilidad variable a SXT.

Frecuentemente resistente a ciprofloxacino, ampicilina y cefalosporinas.

Actinomadura

Sensible a SXT, eritromicina, linezolid, minociclina, fluoroquinolonas e imipenem. Resistente a ampicilina.

---

de mortalidad y los pacientes inmunodeprimidos sin VIH tuvieron una mortalidad del 20-25%.[214]

Especies de Gordonia

Taxonomía y clasificación. Las especies de *Gordonia* (originalmente *Gordona*) están conformadas por actinomicetos aerobios descritos inicialmente por Tsukamura y revisados por Stackebrandt y cols. en 1988.[41] Los miembros de este género son difíciles de identificar y separar entre sí y de géneros relacionados sin el empleo de nuevos métodos moleculares o de espectrometría de masas.[41] Estos microorganismos pueden haber sido descartados en bibliografía antigua como "difteroides" contaminantes o identificados erróneamente como miembros de los géneros *Nocardia* o *Rhodococcus*.[16]

Las especies de *Gordonia* en general son parcialmente ácido alcohol resistentes, no crecen en lisozima y poseen 48-66 átomos de carbono en sus ácidos micólicos. La utilización de secuenciación de ADN o espectrometría de masas para la identificación puede ayudar a identificar las especies de *Gordonia* en el futuro y ayudar a aclarar su papel en la enfermedad clínica. Existen 29 especies nombradas de forma válida en el género, pero *Gordonia bronchialis*,[177,205] *Gordonia sputii*,[21] *Gordonia terrae*,[47,68,149] *Gordonia otitidis*[156] y *Gordonia polyisoprenivorans*[96,192] son las especies que se relacionan con mayor frecuencia con infecciones en humanos o que se aíslan de muestras clínicas.[68,96,149,174]

Epidemiología, enfermedad clínica y patogenia. La infección, con frecuencia en forma de bacteriemia relacionada con catéter e infecciones de la piel y los tejidos blandos en pacientes inmunodeprimidos e inmunocompetentes, se han informado con mayor frecuencia por medio de nuevos métodos de identificación. La tabla 15-4 enumera algunas de las principales características de diferenciación de *Gordonia* entre los actinomicetos aerobios. Ramanan y cols.[156] revisaron a un paciente con bacteriemia por *G. otitidis* y a otros pacientes con bacteriemia por *Gordonia* relacionada con catéter. El primero era un niño de 4 años con numerosos problemas médicos, incluyendo la enfermedad de Hirschsprung, que tenía colocado un catéter Broviac para alimentación parenteral total. Presentó fiebre y retraso del crecimiento. En un principio se le trató con amoxicilina, pero cuando la especie de *Gordonia*, identificada inicialmente como "difteroides grampositivos", se aisló de múltiples hemocultivos en dos episodios separados de fiebre, se estableció con éxito la antibioticoterapia adecuada para *Gordonia*, los cultivos se volvieron negativos y se logró alcanzar una cura clínica.[211] En tiempos recientes, Johnson y cols.[86] informaron el caso de un paciente que presentó infección pleural y bacteriemia, quien no tenía catéter intravascular. Ello hace hincapié en la necesidad de los médicos y los laboratorios por mantenerse alerta ante este microorganismo en cualquier hemocultivo, pero especialmente en los hospederos inmunodeprimidos. Además, se han notificado casos de neumonía, osteomielitis e infecciones del sistema nervioso central.[47,77,177] Se evaluó la bacteriemia relacionada con catéter en cinco pacientes pediátricos en Utah: tres se debieron a *G. terrae*, uno a *G. otitidis* y otro a *G. bronchialis*. Se revisaron otros 15 casos de infecciones invasoras de *Gordonia* en adultos y pacientes pediátricos, de los cuales 12 estaban relacionados con el uso de catéter. Doce de las quince infecciones revisadas ocurrieron en pacientes inmunodeprimidos, al igual que tres de los cinco casos revisados en el informe Blaschke.[16,68,149] Se ha informado que *G. bronchialis* causó un absceso mamario recurrente en una mujer inmunocompetente de 43 años de edad. El examen microscópico de la biopsia reveló cambios inflamatorios agudos en un inicio, así como bacterias grampositivas intracelulares y extracelulares en ausencia de absceso. Durante dos semanas de tratamiento antibiótico inadecuado, se formaron abscesos de los cuales se drenaron 10 mL de material purulento. A pesar del tratamiento con doxiciclina y del drenaje repetido, los abscesos reaparecieron, lo que parece ser congruente con otros casos informados de abscesos causados por *Gordonia*.[205] Se ha documentado a *G. terrae* como causa de mastitis granulomatosa después de una perforación del pezón. *G. bronquialis* y *G. terrae* son indistinguibles con los métodos de identificación fenotípica, pero pueden diferenciarse por secuenciación.[86,223] Una especie más recientemente descrita, *G. araii*, se ha relacionado con infección de dispositivos médicos, lo que puede sugerir que, como *R. equi*, las especies de *Gordonia* pueden producir una biopelícula que desencadena su patogenia en el paciente y ambiente adecuados.[84] El recuadro 15-3 aborda las opciones de tratamiento.

Especies de Tsukamurella

Taxonomía y clasificación. *Tsukamurella* es otro grupo de actinomicetos aerobios que se identifican con gran frecuencia en laboratorios clínicos, en especial por medio de las nuevas herramientas moleculares o la espectrometría de masas. Estos microorganismos fueron nombrados originalmente por el microbiólogo japonés Tsukamura para describir un grupo de actinomicetos que contenían ácidos micólicos insaturados de cadena larga (68-70 átomos de carbono). El microorganismo se aisló inicialmente del esputo de un paciente con una enfermedad pulmonar similar a tuberculosis en 1971, y se le llamó *Gordona aurantiaca*. Más tarde, este mismo microorganismo se denominó *Rhodococcus aurantiacus*, pero después de hacer la secuenciación del ADNr 16S en 1988, se encontró que la secuencia era homóloga con un microorganismo conocido como *C. paurometabola* y los dos se combinaron en un nuevo nombre, *Tsukamurella paurometabola*, que ahora es la especie tipo de este género.[169] Otras especies que se han relacionado con enfermedad clínica incluyen *T. inchonensis, T. pulmonis, T. tyrosinosolvens* y una especie recientemente descrita: *T. strandjordae*.[95,216,218]

El género *Tsukamurella* es ligeramente ácido alcohol resistente cuando se aplica una tinción parcial; por lo general no se encuentran hifas aéreas; la forma cocoide o de bacilo, como se observa con *R. equi*, puede ocurrir con *Tsukamurella*. Los bacilos de las especies de *Tsukamurella* tienden a ser más largos que la mayoría de los otros actinomicetos.[95]

Epidemiología y enfermedad clínica. Se han informado infecciones en raras ocasiones a manera de enfermedades oportunistas en algunos pacientes inmunodeprimidos o que tienen cuerpos extraños. De manera similar a las especies de *Gordonia*, las de *Tsukamurella* se asocian con mayor frecuencia con la bacteriemia relacionada con catéter y la osteomielitis.[17,108,169,171,173] Tam y cols.[184] informaron un caso de *Tsukamurella* como causa de queratitis en un paciente después de recibir injertos corneales, simulando una infección con alguna especie de micobacteria de rápido crecimiento. Estos autores (y otros) recordaron a los lectores que la correcta identificación de los microorganismos en la queratitis es esencial para proporcionar un tratamiento apropiado.[178,184] En una revisión de infecciones causadas por *Tsukamurella* que abarcó de 1997 a 2008, se encontraron ocho infecciones y dos casos de colonización, todos identificados de manera errónea como causados por *Rhodococcus* hasta que la secuenciación corrigió las identificaciones. *Tsukamurella tyrosinosolvens* fue la especie más frecuentemente encontrada, y la queratitis, seguida de bacteremia, fueron las infecciones más registradas.[114] El recuadro 15-3 aborda las opciones de tratamiento.

Un seudobrote de *Tsukamurella* se describió en el 2013 en Hong Kong, donde el microorganismo se encontró al mismo tiempo en cuatro pacientes; se llegó a la conclusión de que esto fue resultado de una contaminación del laboratorio por las tijeras que se utilizaron para el procesamiento de tejidos.[186] Se utilizó una combinación de secuenciación de ADNr 16S, electroforesis en gel de campo pulsado y pruebas fenotípicas y metabólicas para demostrar que todos los aislamientos eran idénticos. Cuando en el laboratorio se aísla un grupo de bacterias cuya frecuencia de aislamiento es baja en un corto período, debe considerarse investigar la posibilidad de un brote o seudobrote.

Especies de Dietzia

Las especies de *Dietzia* son actinomicetos aerobios y, de manera similar a los otros descritos con anterioridad, son bacilos grampositivos. Por lo general son más cortos que los de *Tsukamurella*, habitualmente son negativos a la ácido alcohol resistencia y poseen ácidos micólicos de cadena corta (34-38 átomos de carbono); no crecen en lisozima. Las especies de *Dietzia* suelen estar presentes en el tubo digestivo canino y en la cavidad bucal, así como en fuentes ambientales como el suelo y las plantas. Las colonias pueden ser butirosas y presentar un pigmento de color anaranjado. Se dio el nombre de *Dietzia* a este microorganismo en honor de Alma Dietz, una microbióloga estadounidense.[154] La especie tipo *Dietzia maris* (anteriormente *Rhodococcus maris*) se aisló del torrente sanguíneo de un paciente inmunodeprimido que tenía un catéter intravascular permanente,[14] una infección del bolsillo del generador del marcapasos,[146] una infección de prótesis de cadera,[150] lesiones cutáneas de papilomatosis en un individuo inmunocompetente[87] y de una herida por mordedura de perro.[81] Recientemente, se propuso una nueva especie de *Dietzia*, *D. aurantiaca*, de un aislamiento a partir de LCR de una mujer joven.[93] Es probable que en el pasado la mayoría de las especies de *Dietzia* se hayan identificado de manera errónea como miembros del género *Rhodococcus*; el reconocimiento de este género ha ido en aumento gracias a los métodos moleculares.[100,141,151]

Otras bacterias nocardioformes

Las especies de *Segniliparus* son actinomicetos aerobios con forma de bacilos sin hifas ramificadas o aéreas; son fuertemente positivas a ácido alcohol resistencia y contienen ácidos micólicos de cadena larga (70-90 átomos de carbono). Los primeros aislamientos de *Segniliparus rugosus* en pacientes con fibrosis quística se publicaron en el año 2007.[24] En el 2001, se informó un caso de neumonía a causa de *Segniliparus rotundus* en un paciente con bronquiectasias no relacionadas con fibrosis quística. El tratamiento con claritromicina y ciprofloxacino tuvo éxito para eliminar el patógeno y resolver los síntomas clínicos.[102]

Las especies de *Williamsia* son actinomicetos aerobios que aparecen como barras cortas grampositivas a cocobacilos no ácido alcohol resistentes. Estas bacterias no producen hifas aéreas ni crecen en lisozima. Sus paredes celulares contienen ácidos micólicos con 50-56 átomos de carbono. *Williamsia muralis* es la especie que se ha descrito con mayor frecuencia de fuentes ambientales, incluyendo superficies de una guardería.[92] Se suponía que estos actinomicetos aerobios eran no patógenos hasta hace poco. *W. muralis* se aisló de una muestra de cepillado bronquial de una mujer de 80 años con neumonía que falleció, y no se aisló ningún otro patógeno importante.[44] Con el uso cada vez mayor de técnicas moleculares y espectrometría de masas, los laboratorios pueden reconocer más aislamientos de *W. muralis*.

Streptosporangineae

Especies de Actinomadura

Taxonomía y clasificación. El género *Actinomadura* es genéticamente diverso y se separa en dos grupos supragenéricos.[72,125] Una vez más, la terminología es confusa y está en transición. Goodfellow sugiere que las especies de *Actinomadura* deben reservarse para *A. madurae* y especies relacionadas (incluso *A. pelletieri*), que desde el punto de vista genético están estrechamente relacionadas con el grupo *Thermomonospora*.[73] En contraste, "maduromicetos" se reserva para un grupo natural de bacterias que incluye a *A. pusilla* y microorganismos relacionados.[73] Desde un punto de vista práctico, los principales patógenos en humanos, *A. madurae* y *A. pelletieri,* se clasifican en el primer grupo. Los miembros del género *Actinomadura* contienen *meso*-DAP en sus paredes celulares, al igual que los actinomicetos aerobios descritos hasta ahora; sin embargo, el principal componente de hidratos de carbono es la madurosa, y no poseen ácidos micólicos en su pared celular.[41,73] Una especie descrita recientemente en el género, *A. sputii* especie nueva, se aisló del esputo de un hombre de 64 años.[220] Las especies de *Actinomadura* no son positivas a ácido alcohol resistencia, pero pueden producir filamentos ramificados cortos. El crecimiento en lisozima es variable.

Epidemiología, enfermedad clínica y patología. Las especies de *Actinomadura* son microorganismos del suelo que se introducen a través de la piel por traumatismos. Las infecciones se encuentran principalmente en los países tropicales y subtropicales, lo que puede, en parte, reflejar la mayor propensión de las personas que viven en climas más cálidos a pasar la mayor parte del tiempo al aire libre y caminar descalzos.[125]

Los micetomas son lesiones crónicas, penetrantes y progresivamente destructivas que destruyen la piel, el tejido subcutáneo y las estructuras subyacentes, como el hueso, el músculo y la fascia. No es sorprendente que para infecciones causadas por microorganismos del suelo, éstas tiendan a ocurrir en las extremidades, siendo el pie un sitio particularmente frecuente. La inflamación crónica granulomatosa a menudo conduce a la aparición de numerosas fístulas secretantes, de las cuales se eliminan gránulos (o granos). Estos gránulos, que en general miden menos de 1 mm de diámetro, representan colonias del agente infeccioso. Los gránulos varían en color dependiendo de la naturaleza del agente infeccioso, por ejemplo, micetoma de granos blancos. Microscópicamente, los gránulos están conformados por masas de bacterias filamentosas o hifas micóticas incrustadas en una matriz similar al cemento que imparte el color que se observa macroscópicamente. Una reacción inmunológica de las proteínas depositadas e inmunoglobulinas que rodean al microorganismo, conocida como *fenómeno de Splendore-Hoeppli,* puede estar presente histopatológicamente. La fibrosis suele ser el resultado final del micetoma, aunque no

en la medida en que se observa en la actinomicosis causada por *Actinomyces israelii.* El hueso por lo general está involucrado en las infecciones por micetoma de *Actinomadura*.

Los micetomas son causados por hongos verdaderos (micetoma eumicótico) o por actinomicetos aerobios (micetoma actinomicótico). Coloquialmente, el micetoma actinomicótico a veces se denomina "pie de Madura". Los agentes etiológicos más frecuentes y sus características relacionadas se resumen en la tabla 15-4. En un estudio de 366 aislamientos de actinomicetos aerobios de micetomas remitidos a los Centers for Disease Control and Prevention (CDC) a finales de la década de 1980, *A. madurae* tuvo la segunda incidencia más frecuente sólo después de *N. asteroides* (11.5% frente a 26%).[127] La mayoría de las infecciones ocurren en países tropicales, particularmente en India y Túnez (*A. madurae*), o en Senegal, Chad y Somalia (*A. pelletieri*). Como se señaló anteriormente, *N. asteroides* causa infecciones en todo el mundo, mientras *N. brasiliensis* se limita al sur de los Estados Unidos, Centroamérica y Sudamérica. Una especie de *Nocardia* poco habitual, *N. harenae,* se informó como causa de micetoma en dos pacientes de México en el 2012. Antes de secuenciar el aislamiento, se supuso que era *N. brasiliensis*, pero la cepa fue sensible a imipenem y el tratamiento fue exitoso después de emplear una combinación de amikacina e imipenem seguido por SXT, minociclina y dapsona durante 2 años.[104]

La gran mayoría de las infecciones por *A. madurae* son superficiales y pueden encontrarse en cualquier parte del hospedero, dependiendo de la vía de entrada de los microorganismos, de las cuales la más frecuente es el pie.[185] Aun así se han encontrado micetomas en la lengua,[133] el cuello, la espalda y el pecho en dos miembros de una familia en Bengala occidental[119] y en la región perianal en otro paciente.[30] Un escenario inusual involucró a un hombre que había padecido "pie de Madura" 10 años antes de que apareciera en su columna vertebral, pared abdominal y espacio retroperitoneal.[27] Se han informado infecciones sistémicas en pacientes con defensas comprometidas. Se informó peritonitis debida a *A. madurae* en un paciente sometido a diálisis peritoneal continua.[212] Se ha informado la producción de una infección diseminada de *A. madurae* en un paciente con sida que también era usuario habitual de heroína.[128] A veces, el diagnóstico de micetoma puede ser un desafío debido a la dificultad para cultivar el microorganismo involucrado; se puede encontrar el análisis sobre estos retos en el artículo de Liu y cols.[115] del 2008. El recuadro 15-3 aborda las opciones de tratamiento.

Especies de Nocardiopsis

Nocardiopsis dassonvillei, la especie más importante del género, forma cadenas en zigzag de esporas dentro de una estructura de tipo vaina y tiene una pared celular del tipo III (*meso*-DAP) sin azúcares diagnósticos presentes. Los miembros del género *Nocardiopsis* fueron retirados del género *Actinomadura* para introducir microorganismos relacionados que carecen de madurosa, el único hidrato de carbono de la pared celular. Estos microorganismos carecen de ácidos micólicos en su pared celular, no son ácido alcohol resistentes pero pueden producir hifas aéreas. No crecen en la lisozima.[41] *N. dassonvillei*, ordinariamente un saprobio del suelo, se ha aislado de animales y rara vez de infecciones humanas. Cuando se ha aislado, la infección ha sido principalmente un micetoma.[70] La vestibulitis nasal debida a *N. dassonvillei* se describió recientemente en un paciente diabético adulto.[164] En 1997, Yassin y cols. informaron el aislamiento de una nueva especie, *Nocardiopsis synnemataformans*, del esputo de un receptor de trasplante renal;[216] el papel de esta nueva especie en las enfermedades humanas no está claro.

Estreptomicetos

Especies de Streptomyces

Las especies de *Streptomyces* son microorganismos del suelo que tienen una importancia considerable en los campos industrial y farmacéutico y son responsables de la producción de dos terceras partes de los antibióticos naturales del mundo, incluyendo la estreptomicina. Clínicamente, las especies de *Streptomyces*, de las que hay más de 500, son las principales responsables del micetoma actinomicótico. En un estudio de 366 aislamientos de actinomicetos aerobios en micetomas clínicos remitidos para su estudio a los CDC a finales de la década de 1980, sólo *N. asteroides* y *A. madurae* se aislaron con mayor frecuencia que las especies de *Streptomyces*.[127] *Streptomyces somaliensis*, que puede causar micetoma actinomicótico, esencialmente tiene una distribución mundial, habiéndose aislado de pacientes con micetoma en Arabia Saudita, Nigeria, Níger, Sudán, Somalia, Sudáfrica, Venezuela, India y México.[125] Una gran proporción de estas infecciones involucraron la cabeza y el cuello, produciendo lo que se conoce como "cráneo de Madura". Una mujer con abscesos actinomicóticos en el cuero cabelludo debido a distintas especies de *Streptomyces* recibió un tratamiento exitoso con SXT y penicilina.[88] Los granos de los micetomas por estreptomicetos son grandes (2-4 mm) y tienen un color pardo amarillento. *Streptomyces anulatus*, también conocido como *S. griseus*, es un microorganismo que causa micetomas subcutáneos en felinos y delfines que también se ha aislado de micetomas humanos.[29]

Las especies de *Streptomyces* por lo general son saprobias, y cuando se aíslan en laboratorios clínicos, por lo general se consideran contaminantes en muestras clínicas. Sin embargo, se han descrito varias infecciones humanas no actinomicóticas especialmente en individuos inmunodeprimidos.[94] La enfermedad pulmonar invasiva se ha descrito en pacientes con VIH en un paciente esplenectomizado con sarcoidosis y en otros hospederos inmunocompetentes.[48,101,160] Se encontró que este microorganismo causaba peritonitis, probablemente contraída debido a múltiples paracentesis, en un paciente alcohólico crónico que presentó fiebre y dolor abdominal; no se encontraron otros patógenos que explicaran sus síntomas.[43] Se encontró un absceso cerebral debido a *Streptomyces* en un paciente que experimentó traumatismo cerebral penetrante con un objeto muy contaminado con suciedad.[162] Se han informado casos raros de bacteriemia, con y sin la presencia de un catéter permanente, por especies de *Streptomyces*.[25,54,65,134] En uno de estos pacientes se implicó la utilización de una preparación holística como tratamiento para el cáncer de mama como la fuente de la infección; aunque la punta del catéter fue negativa para el microorganismo, no se aislaron otros patógenos y los síntomas sistémicos del paciente desaparecieron con el tratamiento para una especie de *Streptomyces*.[25] Se informó el caso de un paciente saudí con endocarditis secundaria a un reemplazo valvular Carpentier-Edwards por estenosis aórtica. Múltiples hemocultivos fueron positivos para *Streptomyces* y el tratamiento fue exitoso con una combinación de antibióticos dirigidos contra aislamiento en combinación con el reemplazo valvular.[135] El aislamiento repetido de cualquier actinomiceto aerobio de muestras estériles, como hemocultivos, debe investigrse antes de considerarlo solamente un contaminante o saprobio. El recuadro 15-3 aborda las opciones de tratamiento. Con el aumento en el uso de técnicas moleculares y espectrometría de masas para la identificación de microorganismos, y con el incremento de las poblaciones de pacientes inmunodeprimidos, más de estas infecciones se pueden reconocer e informar de forma correcta.[94,122]

Actinomicetos termófilos

Los actinomicetos termófilos causan enfermedades humanas, pero rara vez se encuentran en el laboratorio de microbiología clínica. Con mayor frecuencia son una causa de reacciones alérgicas en lugar de infecciones productivas. En 1963, Pepys y cols. definieron el antígeno presente en el heno mohoso como *Saccharopolyspora rectivirgula*.[145] Después, se reconoció a *Thermoactinomyces vulgaris* como un alérgeno adicional. La enfermedad clínica, el "pulmón de agricultor", es un ejemplo de neumonitis por hipersensibilidad o neumonitis alérgica extrínseca causada por estos microorganismos. La enfermedad puede ser crónica e incapacitante, con deterioro de la función pulmonar hasta que el antígeno desencadenante se elimina. Otras situaciones similares se producen después de la exposición a hongos filamentosos presentes en composta, caña de azúcar (bagasosis), aires acondicionados o conductos de ventilación. Existen algunos artículos de revisión recientes que describen la presentación, epidemiología y patología de la neumonitis por hipersensibilidad.[76,80,106] Varios miembros de los géneros *Saccharopolyspora*, *Micropolyspora* (*Faenia*) y *Thermoactinomyces* son los responsables. La taxonomía de estos microorganismos ha sufrido numerosos cambios a través de los años. El empleo de técnicas moleculares para la identificación puede permitir que más de estos aislamientos sean reconocidos y clasificados para ayudar aún más en el diagnóstico y tratamiento adecuados.[213]

Otros actinomicetos

Dermatophilus

Dermatophilus congolensis es un actinomiceto interesante que causa una dermatitis exudativa pustular conocida como *dermatofilosis*. Esta enfermedad también se conoce como putrefacción del pie, queratólisis con depresiones, o estreptotricosis en muchos animales, incluyendo vacas, ovejas, caballos, cabras, ciervos, cerdos, ardillas y gatos domésticos. Se ha encontrado un tipo similar en infecciones humanas, pero no genera enfermedades de forma frecuente.[67] *D. congolensis* se ha relacionado con leucoplasia vellosa en la lengua.[22] Se desconoce la vía exacta de transmisión, aunque la mayoría de las infecciones ocurren después del contacto directo con materiales infectados y posiblemente por picaduras de ectoparásitos e insectos voladores. Las ocupaciones y pasatiempos que presentan un riesgo particular son principalmente aquellas que implican el contacto estrecho con animales, como el caso de veterinarios, trabajadores de mataderos y cazadores.[5,41] Recientemente, una niña de 15 años que regresaba de un campo de equitación desarrolló dermatitis pustular debida a *Dermatophilus*.[23] Los patólogos pueden encontrar estos microorganismos dentro de folículos pilosos o capas de queratina de las plantas de los pies en forma de masas de filamentos no ramificados.

Tropheryma whipplei

Historia y taxonomía. Esta bacteria es la adición más reciente a los actinomicetos aerobios, aunque la enfermedad relacionada, la lipodistrofia intestinal (enfermedad de Whipple), fue descrita por primera vez en 1907 por George Whipple. Las bacterias habían sido identificadas por microscopia óptica y electrónica en los tejidos afectados, pero la naturaleza del agente etiológico continuó siendo un misterio hasta 1991, cuando Wilson y cols. utilizaron la amplificación de ácidos nucleicos y la secuenciación del ADNr 16S en una biopsia duodenal de un paciente con enfermedad de Whipple para determinar la naturaleza del agente etiológico.[123] El aspecto morfológico de la bacteria en el tejido no se consideró típico para los bacilos grampositivos o gramnegativos, probablemente debido a la localización intracelular de los microorganismos.[123] Sin embargo, por análisis molecular, la bacteria se correlaciona mejor con la familia grampositiva. Está más estrechamente relacionada con *Rothia*,[123] *Rhodococcus*, *Arthrobacter* y *Streptomyces*, y menos relacionada con micobacterias.[208] Menos de una década después, la bacteria se cultivó en fibroblastos humanos[158] y se denominó *Tropheryma whipplei* (una designación modificada del *T. whippelii* original).[109] El genoma de *T. whipplei* se ha secuenciado por completo, ofreciendo información útil sobre su naturaleza.[15] Tiene un genoma sorprendentemente pequeño que presenta características de otras bacterias intracelulares que requieren aminoácidos externos y cuyo metabolismo energético es deficiente. Sin embargo, la cantidad de material genético dedicado a codificar estructuras superficiales es relativamente grande, lo que sugiere que las interacciones entre el aspecto externo de la bacteria y el hospedero son críticas para su supervivencia. Por último, existe una considerable variabilidad genética, incluida la variación de fase, que puede ser ventajosa para adaptarse a ambientes intracelulares cambiantes.[15]

Ecología. El nicho ecológico de *T. whipplei* aún es desconocido. Se ha detectado en heces humanas y en aguas residuales. No está claro si los excrementos humanos son una fuente de infección para los seres humanos o si estos hallazgos son simplemente el resultado de la excreción de individuos infectados.[123] Este microorganismo se ha detectado en saliva[182] y secreciones gástricas[52] humanas por medio de métodos de amplificación de ácidos nucleicos. Se ha observado en muestras de biopsia duodenal de pacientes que no tienen la enfermedad de Whipple,[52] aunque otros investigadores han encontrado el ADN de *Tropheryma* en ausencia de evidencia clínica de la enfermedad en raras ocasiones.[50,98,120] Por lo tanto, es posible que los seres humanos sean reservorios para las bacterias, pero queda mucho por determinar. Los problemas potenciales con la especificidad de los procedimientos de amplificación y la presencia de la enfermedad de Whipple extraintestinal sin una afectación manifiesta del intestino[77] complican el análisis.

Enfermedad clínica y patología. La enfermedad de Whipple puede describirse como una alteración infrecuente, crónica y multisistémica.[49,123] La tríada clásica de infección consiste en diarrea, pérdida de peso y malabsorción, lo que refleja la frecuencia con la que se afecta el tubo digestivo. Otros sistemas también están involucrados, en particular las articulaciones y el sistema nervioso central (recuadro 15-4). El corazón también puede verse afectado, ya que *T. whipplei* es una causa documentada de endocarditis bacteriana con cultivos negativos.[58,77]

La patogenia de la enfermedad de Whipple es poco conocida. Es probable que los defectos en la inmunidad celular y en la función de los macrófagos sean importantes, pero parecen ser específicos para este agente, ya que los pacientes no suelen estar infectados por otros patógenos oportunistas. *T. whipplei* es un patógeno intracelular facultativo. Como ocurre en otras bacterias de este tipo, la señal patológica de la infección es el macrófago. Los macrófagos espumosos que contienen muchas bacterias dentro de las vacuolas son responsables de los quilíferos amarillos que observó George Whipple en el intestino delgado. Las bacterias en estas células pueden teñirse con el método PAS, pero esta técnica no es específica. Otras bacterias, particularmente el complejo *Mycobacterium avium*, son PAS positivas y se producen dentro de

15-4	**Sitios extraintestinales de la enfermedad de Whipple: análisis de 52 casos**[a]

RECUADRO

Sitio extraintestinal	No. de casos (%)
Articulaciones	43 (83)
Sistema nervioso	11 (21)
Piel y membranas mucosas	9 (17)
Corazón y vasos sanguíneos	9 (17)
Pulmón y pleura	7 (13)
Ojos	5 (10)

[a]En algunos pacientes, varios sitios estaban afectados. Adaptado de la referencia 2.

macrófagos, en particular en pacientes con una infección avanzada por VIH. *Tropheryma* y *M. avium* pueden diferenciarse con una tinción de ácido alcohol resistencia, ya que *Tropheryma* no es ácido alcohol resistente. *R. equi*, presente en los macrófagos, también puede considerarse en el diagnóstico diferencial, por lo general fuera del tubo digestivo. En última instancia, se requiere una tinción inmunológica de tejidos, cultivo o amplificación de ácidos nucleicos para determinar el diagnóstico. Una revisión reciente de la enfermedad de Whipple realizada por Mendolara y cols.[4] incluye un escenario inusual en el que se encontró el microorganismo en una niña durante una cirugía de emergencia por obstrucción y perforación gastrointestinal. En los tejidos extraintestinales se pueden observar granulomas sarcoidales no caseosos.[123] Parece que hay un aumento en los informes de pacientes con infección cardíaca por *T. whipplei* sin evidencia de compromiso gastrointestinal.[117,206] Con el uso de técnicas, incluyendo PCR cuantitativa aplicada a biopsias de tejidos gastrointestinales para determinar el grado de una enfermedad, que de otra manera no podría ser diagnosticada, y también como resultado de los muchos proyectos del microbioma, el campo de estudio de la enfermedad de Whipple y la infección con *T. whipplei* puede aumentar y comprenderse de manera más amplia.[50,118]

Diagnóstico de laboratorio de infecciones causadas por actinomicetos aerobios

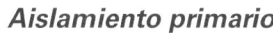

Aislamiento primario

N. asteroides y otros actinomicetos aerobios son microorganismos aerobios que crecen en diversos medios bacteriológicos, incluyendo agar sangre de carnero, agar infusión cerebro y corazón o dextrosa Sabouraud sin antibióticos. No obstante, pueden inhibirse por cloranfenicol, penicilina y estreptomicina presentes en los medios selectivos. También crecen en medios diseñados para el aislamiento de micobacterias. *N. asteroides* crece bien a 25, 35-37 y 42-45 °C. La incubación a la temperatura más alta permite el crecimiento del complejo de *N. asteroides*, mientras muchas otras bacterias se inhiben. El crecimiento puede tardar de 2 días a 4 semanas de incubación. Sin embargo, en muchos casos de infección verdadera, las especies de *Nocardia* puede aislarse en 5 días o menos. El crecimiento mejora por medio de la incubación en un ambiente con CO_2 al 10%. Las especies de *Nocardia* pueden aislarse a partir de muestras contaminadas utilizando el medio modificado Thayer-Martin (MTM).[139] Shawar y cols. aprovecharon la capacidad peculiar de estas bacterias para crecer con parafina como única fuente de carbono para desarrollar un medio selectivo, químicamente definido, que contenía parafina sobre una varilla de vidrio recubierta colocada en un caldo libre de carbono.[172] Si *Nocardia* está presente en este sistema, el crecimiento aparece en la varilla justo por encima de la superficie del caldo. Del mismo modo, Ayyar y cols. observaron que el agar parafina era un medio selectivo de bajo coste para las especies de *Nocardia*, siendo superior a MTM o la técnica de cebado de parafina de Shawar.[9]

El medio selectivo de agar extracto de levadura carbón amortiguado (BCYE, *buffered charcoal-yeast extract agar*), utilizado de manera frecuente para el aislamiento de *Legionella* en muestras respiratorias, también facilita el aislamiento de *Nocardia* en esputo y otras muestras que pueden estar contaminadas con bacterias mixtas.[63,97] El empleo del agar selectivo BYCE, al cual se ha agregado polimixina B, anisomicina y vancomicina, y el pretratamiento de la muestra con un lavado ácido (protocolo 10-1), mejoró el aislamiento de las especies de *Nocardia* del 8% al 33% para el primero, y al 67% para el último.[97]

N. asteroides puede sobrevivir al procedimiento habitual de digestión con *N*-acetil-L-cisteína (sin NaOH) que se utiliza para el aislamiento de micobacterias a partir de esputo o lavados bronquiales.[138] Se ha recomendado que los cultivos de esputo y de lavado broncoalveolar empleados para el cultivo de *Nocardia* se realicen tanto antes como después del procedimiento de digestión, aunque este abordaje duplica el trabajo.

Las colonias en el medio LJ con frecuencia se desarrollan en 1-2 semanas. Pueden ser similares en aspecto a las micobacterias atípicas (*véase* el cap. 19). Sin embargo, las especies de *Mycobacterium* no producen hifas aéreas, son completamente ácido alcohol resistentes y difieren bioquímicamente de las nocardias. Los filamentos ramificados de *Nocardia* que no siempre se observan en frotis preparados a partir de crecimiento en medios sólidos a veces pueden demostrarse a partir del crecimiento en cultivos en caldo, mientras que las micobacterias no suelen ramificarse, aunque algunos bacilos pueden alargarse.

Diferenciación de Nocardia *de otros géneros de actinomicetos aerobios*

Las infecciones en humanos por los géneros *Streptomyces*, *Nocardiopsis*, *Rhodococcus*, *Actinomadura*, *Gordonia*, *Tsukamurella* y *Dermatophilus* son mucho menos frecuentes que aquellas causadas por especies de *Nocardia*. En la tabla 15-4 se muestran algunas características que pueden ayudar a diferenciar entre y dentro de los géneros de actinomicetos aerobios y otras bacterias relacionadas. La presencia de especies de *Nocardia* y *Streptomyces* puede sospecharse en función de algunas características simples. Las colonias típicas de las especies de *Nocardia* y *Streptomyces* son de aspecto seco a calcáreo, y generalmente se observan amontonadas o dobladas. Las especies de *Nocardia* suelen tener algunas tonalidades de amarillo o anaranjado claro, mientras que las de *Streptomyces* son, con mayor frecuencia, de color gris-blanco (lám. 15-1A). Ambos grupos producen colonias de un olor acre maloliente similar al de un sótano. Las colonias de *R. equi* carecen de olor a moho y suelen tener un color rosado o asalmonado en el medio de agar (lám. 15-1B). Las especies de *Gordonia* producen colonias rugosas y arrugadas con algún pigmento, mientras que *Tsukamurella* con frecuencia genera colonias más pequeñas que están secas, arrugadas y sin pigmento.

Típicamente, la tinción con Gram de la muestra de una colonia de *Nocardia* o *Streptomyces* mostrará filamentos delicados y ramificados de no más de 1 μm de diámetro (lám. 15-1C). Las especies de *Nocardia* son parcialmente ácido alcohol resistentes (es decir, no se decoloran cuando se tratan con H_2SO_4 al 1%, pero se decoloran cuando se aplica el decolorante más activo HCl utilizado en las tinciones de Ziehl-Neelsen o Kinyoun) (recuadro 15-2). En contraste, las especies de *Streptomyces* no son parcialmente ácido alcohol resistentes. La propiedad de ácido alcohol resistencia de *Nocardia* puede aumentarse al cultivar el microorganismo en ciertos medios, como el agar Middlebrook 7H11 o el agar caseína (*véase* el análisis de las técnicas de identificación más adelante). Si el microorganismo desconocido no es ácido alcohol resistente, se puede informar como "actinomiceto aerobio no ácido alcohol resistente", pero tal informe debe retrasarse hasta que se hayan hecho intentos adecuados por mejorar la ácido alcohol resistencia.

R. equi no forma los largos filamentos observados en los aislamientos de *Nocardia* y *Streptomyces*. Son cocobacilos grampositivos que pueden agruparse como caracteres chinos, reflejando su antiguo hogar taxonómico en el género *Corynebacterium* (lám. 15-1D). Los aislamientos pueden ser parcialmente ácido alcohol resistentes, pero ello depende del medio y la edad de la colonia (lám. 15-1E). Si *R. equi* crece en cultivos en caldo, el aspecto cocoide de las bacterias puede ser más evidente.

El crecimiento en presencia de lisozima es útil para identificar a las especies de *Nocardia* (tabla 15-4, protocolo 15-2), en particular para aquellas cepas que son débilmente ácido alcohol resistentes. Todas las especies de *Nocardia* son resistentes a lisozima y crecen en presencia de ésta dentro de 5-10 días. Siempre se debe inocular de manera simultánea un tubo de control en caldo de glicerol sin lisozima e incluirlo junto con los controles positivos y negativos. Para obtener instrucciones específicas sobre la preparación de la lisozima y sobre cómo realizar la prueba, se puede consultar el *Manual of Clinical Microbiology*, 2011.[8]

La capacidad diferencial de las diversas nocardias y de los actinomicetos aerobios relacionados para hidrolizar caseína, tirosina, xantina e hipoxantina es uno de los pilares de los protocolos convencionales de identificación fenotípica en los laboratorios clínicos. El procedimiento se describe en el protocolo 15-1. Las placas diferenciales se inoculan con el microorganismo desconocido y se incuban hasta durante tres semanas a 30 °C, y se observa la presencia de hidrólisis. Esto aparece como aclaramiento del medio alrededor de las colonias. Se muestra un ejemplo de hidrólisis de caseína por una colonia de especies de *Streptomyces* en la figura 15-4. La diferenciación de ciertas especies no puede lograrse únicamente con el análisis de la hidrólisis. Puede ser necesaria la caracterización de la capacidad para descomponer los hidratos de carbono o emplearlos como única

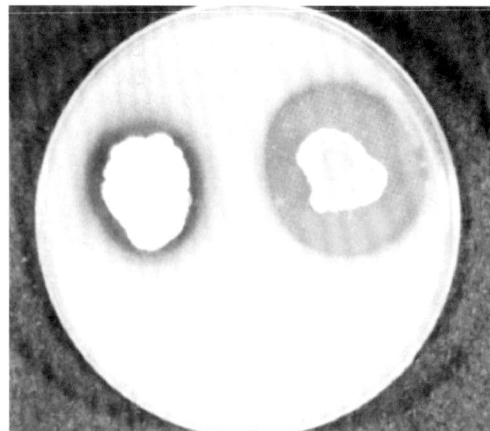

■ **FIGURA 15-4** Placa de agar de caseína que ilustra la acción hidrolítica de dos especies de *Streptomyces*.

fuente de carbono.[132] La diferenciación de algunos miembros del complejo *Nocardia* se facilita mediante el análisis de la temperatura de crecimiento,[12] la capacidad de opacificar los medios de Middlebrook 7H10 o 7H11 (tabla 15-5)[26,61,99] y por el perfil de sensibilidad a antibióticos (tabla 15-6).[33]

Los instrumentos moleculares para la identificación específica de los bacilos aerobios grampositivos, incluyendo los actinomicetos aerobios, están cada vez más disponibles, como es el empleo de la espectrometría de masas.[20,133,193,194] Mishra y cols. idearon un esquema para una diferenciación más detallada de las nocardias y los estreptomicetos que se ha modificado y se presenta en la tabla 15-5.[132] Se evaluó la utilización de hidratos de carbono en tubos de ensayo o con un sistema en un kit para la identificación de especies de *Nocardia*; sin embargo, conforme se descubran más y más especies de este género, será más difícil identificarlo al nivel de especie tan sólo con medios fenotípicos.

TABLA 15-5 Pruebas bioquímicas y fisiológicas para la identificación de ciertos actinomicetos aerobios médicamente importantes

| Microorganismo | Tinción modificada de ácido alcohol resistencia | Crecimiento en lisozima | Degradación de: | | | | | |
			Caseína	Tirosina	Xantina	Hipoxantina	Ureasa	Hidrólisis de gelatina
Nocardia asteroides	+	+	−	−	−	−	+	−
Nocardia brasiliensis	+	+	+	+	−	+	+	+
Nocardia otitidiscaviarum (*N. caviae*)	+	+	−	−	+	+	+	−
Nocardia transvalensis	+	+	−	−	−	+	+	−
Nocardia farcinica	+	+	−	−	−	−	+	−
Nocardia nova	+	+	−	−	−	−	V	−
Nocardia pseudobrasiliensis	+	+	+	+	−	+	+	+
Rhodococcus equi	+	−	ND	−	−	−	ND	ND
Rhodococcus erythropolis	+	+	ND	−	−	−	ND	ND
Rhodococcus rhodnii	+	+	ND	+	−	−	ND	ND
Rhodococcus rhodochrous	+	−	ND	−	−	−	ND	ND
Gordonia bronchialis	+	−	−	−	−	−	ND	ND
Gordonia rubropertincta	+	−	ND	ND	ND	ND	ND	ND
Gordonia sputi	+	−	ND	ND	ND	ND	ND	ND
Gordonia terrae	+	−	ND	ND	ND	ND	ND	ND
Tsukamurella inchonensis	+	+	+	−	−	+	ND	ND
Tsukamurella paurometabola (*Rhodococcus aurantiacus*)	+	+	−	−	−	−	+	ND
Tsukamurella pulmonis	+	+	−	−	−	−	ND	ND
Tsukamurella strandjordae	+	+	−	−	−	−	ND	ND
Tsukamurella tyrosinosolvens	+	+	−	+	+	+	ND	ND
Tsukamurella wratislaviensis	+	+	ND	+	+	+	NA	ND
Dietzia (*Rhodococcus*) *maris*	−	−	−	−	−	−	+	ND
Dermatophilus spp.	−	ND	+	−	−	ND	+	+
Actinomadura madurae	−	−	+	+	−	+	−	+
Actinomadura pelletieri	−	−	+	+	−	+	−	+
Streptomyces somaliensis	−	−	+	−	−	−	−	+
Streptomyces griseus	−	−	+	+	+	+	V	+
Nocardiopsis dassonvillei	−	−	+	+	+	+	+	+

+, positivo; −, negativo; V, variable; ND, no disponible.

TABLA 15-6 Perfiles de sensibilidad *in vitro* de las especies de *Nocardia*

Patrón farmacológico (PF)/especies	Amk	Amp	A/C	Carb	CTX	CFTR	Cipro	Clari	Erit	Gent	IMI	Kana	Linez	Mino	Sulfa	Tobra
Complejo *N. asteroides*																
PF I	S	S	S	S	S	S	R	R	R	—	R/S	—	S	S/I	S	—
PF II	S	S	—	S	—	S	S	—	—	R	S	S	S	S/I	S	S
PF III	S	R	R	R	S	S	R	S	S	—	S	—	S	S/I	S	—
PF IV	R	R	S/R	—	S	S	S	R	R	R	S	R	S	S/I	S	R
PF V	S	R	S	—	R	R	S	R	R	R	S	R	S	S/I	R/S	R
PF VI	S	R	R	—	S	R	S	R	R	—	S	S	S	S/I	S	S
N. brasiliensis	S	R	S	S	S/R	S/R	R	R	R	S	R	R	S	S/I	S	S
N. pseudobrasiliensis	S	R	R	S	S/R	S/R	S	S	—	S	R	R	S	S/I	S	S
N. otitidiscavarium	S	R	R	R	R	R	S	—	—	—	R	R	S	—	S	—

PF I, *N. abscessus*; PF II, complejo *N. brevicatena/paucivorans* y grupo sin nombre; PF III, complejo *N. nova*, que incluye *N. nova/N. veterana/N. africanum/N. krucziakiae*; PF IV, *N. transvalensis* (que incluye *N. wallacei*); PF V, *N. farcinica*; PF VI, *N. asteroides sensu stricto* o complejo *N. asteroides* y *N. cyriacigeorgica*, y grupo sin nombre.

Amk, amickacina; Amp, ampicilina; A/C, amoxicilina-ácido clavulánico; Carb, carbenicilina; CTX, cefotaxima; CFTR, ceftriaxona; Cipro, ciprofloxacino; Clari, claritromicina; Erit, eritromicina; Gent, gentamicina; IMI, imipenem; I, intermedio; Kana, kanamicina; Linez, linezolid; Mino, minociclina; R, resistente; S, sensible; Sulfa, sulfametoxazol; Tobra, tobramicina; —, no determinado o no utilizado con frecuencia.

Modificado de la comunicación personal con Barbara Brown-Elliott y el Dr. Richard Wallace. Estos son "patrones habituales y sujetos a variaciones a medida que la resistencia pudiera aparecer en cepas aisladas".

La cromatografía en capa fina ha sido útil sola o en combinación con métodos fenotípicos o moleculares para la identificación. Las diferencias en la composición de la pared celular se utilizan en algunos laboratorios de investigación o laboratorios de referencia con fines taxonómicos. Los componentes primarios de las paredes celulares se resumen en la tabla 15-2 (fig. 15-1). La mayoría de los organismos nocardioformes, incluyendo *Nocardia* y *Rhodococcus*, tienen una composición de pared celular de tipo IV (es decir, los constituyentes significativos son *meso*-DAP, arabinosa y galactosa, con ácidos micólicos presentes). Las especies de *Streptomyces* tienen paredes celulares de tipo I (es decir, sin L-DAP y sin hidratos de carbono de diagnóstico). Otras pruebas quimiotaxónomicas, además de determinar el tipo de pared celular, incluyen análisis de menaquinonas, ácidos grasos de cadena larga, fosfolípidos y ácidos micólicos. Estos estudios no son prácticos, ni son necesarios para la diferenciación de la mayoría de los aislamientos de *Nocardia* y *Rhodococcus* en el laboratorio de microbiología clínica. Si es necesaria una identificación definitiva, los microbiólogos podrían creer necesario remitir los aislamientos a un laboratorio de referencia.

Las técnicas de amplificación de ácidos nucleicos y la secuenciación de ADN son útiles tanto para la detección directa de actinomicetos aerobios en muestras clínicas como para la identificación de bacterias aisladas.[13,42,100,107,111,143,163,181,201-203] Cloud y cols. han sugerido que la secuenciación de ADNr 16S es más precisa que una combinación de pruebas bioquímicas convencionales y perfiles de sensibilidad a antibióticos para identificar especies de *Nocardia*.[35] Patel y cols. utilizaron secuenciación parcial de genes de ADNr 16S en comparación con pruebas bioquímicas, análisis de ácidos grasos, pruebas de sensibilidad a fármacos y análisis de restricción de PCR del gen 65 *hsp* para la identificación de 74 aislamientos de *Nocardia*; algunas especies no pudieron ser diferenciadas por completo, de

ahí la introducción de la identificación "compleja" que muchos laboratorios utilizaron.[143] La secuenciación parcial de rRNA se utilizó para identificar con éxito a *R. equi*, distinguir entre especies de *Gordonia* y *Streptomyces* e identificar *Actinomadura* a nivel de género. Se encontró cierta dificultad con las cepas de *Tsukamurella*.[143] Se han empleado métodos moleculares para identificar a *Gordonia*,[16] *Dietzia*,[150,151] *Tsukamurella*[173,186] y *N. dansonvillei*.[13] Como con cualquier método de secuenciación molecular, la validez de la base de datos utilizada es esencial para obtener las identificaciones más adecuadas.[40,130]

Todos los microbiólogos clínicos están familiarizados con el uso de espectrometría por desorción/ionización mediante láser asistido por matriz (MALDI-TOF) para la identificación de bacterias aerobias y anaerobias; por lo tanto, no es sorprendente que la identificación de actinomicetos aerobios también se vea beneficiada del uso de esta nueva técnica. Farfour y cols. utilizaron Bruker MS® con el software Andromas para identificar 659 bacilos grampositivos aerobios. Más del 98% de las cepas, incluyendo 46 especies de *Nocardia* y dos *R. equi*, se identificaron correctamente a nivel de especie.[57] Verroken y cols. demostraron que MALDI-TOF se podría utilizar con éxito para identificar una especie de *Nocardia* en menos de 1 h con un método económico;[193] Vila y cols. informaron el uso de MALDI-TOF para la identificación de *R. equi*, así como especies de *Corynebacterium* y *Arcanobacterium hemolyticum*.[194]

Es importante que los microbiólogos clínicos se mantengan informados sobre estos métodos avanzados de identificación, ya que con frecuencia proporcionan una identificación de microorganismos difíciles de identificar a nivel de especie. La identificación apropiada, a su vez, permite una toma de decisiones más específica por parte de los médicos, lo cual debe traducirse en la administración rápida del tratamiento adecuado. Será cada vez más difícil, si no imposible, que los laboratorios se basen únicamente en métodos fenotípicos para la identificación de la siempre creciente cantidad de actinomicetos aerobios.

Identificación de actinomicetos termófilos

Los actinomicetos termófilos rara vez se encuentran en el laboratorio clínico porque son microorganismos ambientales que producen enfermedades en los humanos mediante una reacción alérgica en lugar de una infección productiva.[145] Su capacidad para crecer a altas temperaturas proporciona un medio útil para evaluar su presencia, si así se desea, en muestras ambientales. Se han sugerido protocolos para la identificación de estas bacterias.[82,105] Como se mencionó antes, el uso de la secuenciación de ARNr 16S y otras técnicas moleculares para la identificación de estos organismos inusuales aumentará en el futuro.[140,213]

Identificación de Tropheryma whipplei

Este actinomiceto se puede cultivar, pero sólo con dificultad.[159] En la mayoría de los casos, el diagnóstico se hará mediante criterios clínicos e histológicos y a través del uso de métodos moleculares. Se ha demostrado la identificación inmunohistoquímica del organismo en cortes de tejido.[10,112,159] De manera alterna, el microorganismo puede ser identificado mediante técnicas de amplificación de ácidos nucleicos.[157] Si bien la experiencia es limitada, se ha sugerido que los métodos moleculares pueden ser más útiles que la histología para vigilar el curso de los pacientes con la enfermedad de Whipple.[157] Aunque los métodos basados en PCR son herramientas importantes de diagnóstico, es importante reconocer que el ADN de *T. whipplei* puede detectarse en ausencia de enfermedad clínica evidente.[52,182] La importancia de estos resultados no está clara, pero el diagnóstico de la enfermedad de Whipple no debe basarse únicamente en la detección molecular del ADN bacteriano. Los resultados de los estudios moleculares deben estar correlacionados con hallazgos clínicos y, si están disponibles, hallazgos histopatológicos. Hoy en día, estas técnicas se utilizan principalmente en laboratorios de investigación o de gran tamaño; los microbiólogos deben permanecer alertas a la futura disponibilidad de productos comerciales.

Sensibilidad in vitro de Nocardia y bacterias relacionadas con antibióticos y tratamiento de infecciones

Los patrones de sensibilidad a antibióticos de los actinomicetos aerobios son útiles para taxonomistas, microbiólogos clínicos (como una pista para la identificación de un aislamiento) y médicos para el tratamiento de pacientes infectados. El patrón de sensibilidad para varias especies de *Nocardia* se resume en la tabla 15-6. La estandarización de las pruebas de sensibilidad para uso clínico ha sido publicada por el Clinical and Laboratory Standards Institute (CLSI) e incluye métodos para realizar la prueba de sensibilidad a través de una microdilución de caldo nutritivo y puntos de interrupción para la interpretación de los resultados.[33] Estas son las pautas recomendadas para su uso.

Si los resultados de la prueba con sulfonamida son difíciles de interpretar por microdilución de caldo y prueba de difusión en disco, se recomienda un Etest®. Los inóculos para realizar una prueba de sensibilidad con actinomicetos aerobios deben prepararse a partir de una placa de agar sangre o agar tripticasa de soya que contenga el suficiente crecimiento. La

concentración final del microorganismo debe aproximarse de 1.0×10^4 a 5.0×10^4 unidades formadoras de colonias (UFC)/pocillo. Para muchas de las especies de *Nocardia*, que tienden a agruparse, se debe tener cuidado de emulsionar el inóculo lo mejor posible. Los paneles de microdilución en caldo deben incubarse en aire ambiente a $35 \pm 2\,°C$ durante tres días; algunas especies, como *N. nova*, pueden requerir más de cinco días. Sin embargo, en el caso de *R. equi* y algunas especies de *Tsukamurella*, pueden interpretarse dentro de 24-48 h. En el documento del CLSI se muestran ejemplos de interpretación de los pozos de las placas de microtitulación y se deben consultar con frecuencia, en especial cuando se comienzan a llevar a cabo las pruebas de sensibilidad para actinomicetos aerobios. La tabla 9 del documento del CLSI proporciona puntos de corte para especies de *Nocardia*. Para *R. equi*, se recomienda utilizar los puntos de corte que se emplearían para *S. aureus*, pero se deben considerar como provisionales hasta que se generen más datos. La nota al pie de la tabla 9 del documento M24-A2 del CLSI establece que los puntos de corte proporcionados deben informarse como "provisionales" para otros actinomicetos aerobios hasta que se acumule información adicional en el futuro.[33]

En el año 2012 se publicó un estudio multicéntrico que demuestra la reproducibilidad del método de microdilución en caldo propuesto por el CLSI para la prueba de sensibilidad de una especie de *Nocardia*. Además, proporcionó aislamientos que podrían emplearse como aislamientos de referencia para que los laboratorios los utilicen con la finalidad de realizar con éxito la prueba.[37] Para los laboratorios que llevan a cabo estas pruebas con poca frecuencia, es prudente enviar aislamientos a un laboratorio de referencia que tenga considerable experiencia con actinomicetos aerobios; sin embargo, incumbe a todos los laboratorios entender los métodos y cómo interpretar los resultados.

Se han caracterizado numerosas β-lactamasas en varias especies de *Nocardia*, las cuales por lo general son penicilinasas con menor actividad frente a cefalosporinas.[200] El ácido clavulánico puede inhibir muchas de las enzimas β-lactamasas y la combinación de antibióticos β-lactámicos más inhibidores de β-lactamasas demuestra actividad contra algunas especies de *Nocardia*. Las enzimas encontradas en *N. farcinica* son distintas de las encontradas en otras especies de *Nocardia* y son homogéneas en comparación con la diversidad de β-lactamasas que se encuentran en *N. brasiliensis*.[180,197] Los fármacos de elección para el tratamiento de nocardiosis, incluso en pacientes inmunodeprimidos, aún son las sulfonamidas (p. ej., sulfadiazina, sulfisoxazol y combinaciones de triple sulfonamida). La mayoría de los médicos prefieren la combinación de SXT,[19,198] pero la cuestión de si la combinación es más eficaz que un fármaco sulfa individual permanece abierta.[198] Es posible que se necesiten estudios *in vitro* para ayudar en la selección de antibióticos para pacientes alérgicos a sulfonamidas o que estén infectados con *N. otitidiscaviarum* y algunas especies del complejo *Nocardia* que demuestren sensibilidad inconsistente a sulfonamidas. El imipenem, la minociclina, la amikacina y el linezolid son posibles opciones con base en estudios *in vitro* y algunos estudios clínicos, junto con experiencias clínicas en la bibliografía médica.[136]

De manera alterna, se puede considerar la desensibilización a sulfonamidas. Ha habido un informe reciente de los CDC[189] en el que los datos de 10 años de pruebas demostraron hasta un 61% de resistencia a sulfametoxazol entre cepas de especies de *Nocardia*; sin embargo, un artículo posterior de Brown-Elliott y cols. sugiere que estos resultados podrían deberse a una mala interpretación de los resultados de las pruebas *in vitro*, ya que la revisión de las pruebas realizadas por seis grandes laboratorios en los Estados Unidos demostraron sólo una resistencia del 2%. La inclusión de cepas de control de calidad para ayudar a la lectura correcta de las bandejas de microtitulación será muy útil.[18] La resistencia a la amikacina se ha descrito recientemente en una nueva especie de *Nocardia, N. amikacinitolerans.*[56] La resistencia al imipenem es frecuente entre las cepas de *N. brasiliensis.*

Para los micetomas, se indica una combinación de abordajes quirúrgicos y farmacológicos, con frecuencia empíricos. Para prevenir la resistencia a antibióticos y cubrir todos los aislamientos clínicos de especies de *Nocardia*, se prefiere una combinación de SXT, amikacina y ceftriaxona o imipenem para pacientes con enfermedad local o diseminada.[19] Un artículo reciente probó cepas de *Streptomyces* de pacientes con un micetoma y se encontró que todas eran resistentes al sulfametoxazol, pero eran sensibles a novobiocina, doxiciclina y gentamicina.[79] Otros artículos han sugerido el uso de oxalidinonas como linezolid en función de datos *in vitro.*[162]

R. equi es sensible a vancomicina, que es considerada por algunos como el tratamiento de elección; la mayoría de los aislamientos son sensibles a eritromicina, aminoglucósidos, rifampicina e imipenem; hay datos disponibles sobre el uso exitoso de linezolid en el tratamiento de las infecciones por *R. equi.*[3,116,214] La experiencia con el tratamiento es limitada. Sin embargo, artículos recientes sugieren que una combinación de desbridamiento quirúrgico y antibióticos es apropiada. Recientemente, se informaron estudios de sinergia *in vitro* con muchas combinaciones de fármacos, incluyendo macrólidos y rifampicina; sin embargo, no se hizo relevancia clínica para correlacionarse con los resultados *in vivo.*[66] No hay recomendaciones de tratamiento para las infecciones por *Gordonia*. El CLSI recomienda que los puntos de corte de *Nocardia* pueden utilizarse para otros actinomicetos aerobios como *Gordonia* y recomienda que la prueba para este último incluya amikacina, amoxicilina/ácido clavulánico, ceftriaxona, ciprofloxacino, claritromicina, imipenem, linezolid, minociclina, SXT y tobramicina.[33,211] En un artículo reciente de China, tres especies de *Tsukamurella*, responsables de ocho infecciones, tenían diferentes patrones de sensibilidad a fármacos. *T. pulmonis* fue el patógeno más resistente, con concentraciones inhibitorias mínimas mayores de clindamicina (> 2 mg/L), eritromicina (2 mg/L) y tetraciclina (8 mg/L) que las de *T. tyrosinolvens* o *T. spumae.*[114] Se determinó la sensibilidad *in vitro* de 24 cepas de *Actinomadura madurae* a una nueva oxazolidinona (DA-7867), gatifloxacino, moxifloxacino y garenoxacino utilizando un método de microdilución en caldo; el más activo fue DA-7867.[191] Un artículo sobre un caso raro de absceso cerebral causado por una especie de *Streptomyces* incluye información de los CDC sobre el uso exitoso de linezolid y amikacina basándose en datos de sensibilidad *in vitro.*[162] Un artículo de revisión de infecciones invasoras por *Streptomyces* encontró que los aislamientos eran consistentemente sensibles a amikacina; con frecuencia eran sensibles a imipenem, claritromicina o eritromicina, minociclina y SXT, e infrecuentemente sensibles a ciprofloxacino y ampicilina.[94] Se dispone de menos información para el tratamiento y pruebas de sensibilidad de otros actinomicetos aerobios.

El tratamiento recomendado para la enfermedad de Whipple es una terapia prolongada (por lo menos un año) con SXT.[123] El tratamiento con tetraciclina, utilizada con frecuencia anteriormente, se relaciona con una frecuencia inaceptablemente alta de recaídas. En especial en pacientes gravemente enfermos, se administra una dosis inicial de tratamiento parenteral con ceftriaxona o una combinación de penicilina y estreptomicina antes de comenzar el tratamiento con SXT oral a largo plazo.[123]

Comentarios finales

Aunque su aislamiento es poco frecuente en los laboratorios clínicos y rara vez se encuentran en la práctica clínica en comparación con otras bacterias aerobias, los actinomicetos aerobios son un grupo muy diverso de bacterias que tradicionalmente han sido difíciles de identificar y, en consecuencia, pueden haber sido identificadas erróneamente como "desconocidas" o descartadas como contaminantes.[168,183] Por desgracia, los métodos fenotípicos convencionales no son suficientes para permitir la identificación de muchos de estos microorganismos a nivel de especie, y a veces ni siquiera a nivel de género. No se realizan pruebas de sensibilidad en todos los laboratorios para estos aislamientos; por lo tanto, además, los antibióticos apropiados pueden no ser reconocidos para ayudar al médico a tomar decisiones terapéuticas apropiadas. Sin embargo, existe una buena evidencia para creer que los nuevos métodos moleculares y de espectrometría de masas serán muy útiles para superar estas dificultades. Por el momento, sólo algunos laboratorios de referencia son capaces de realizar estas pruebas, pero se espera que esto cambie en el futuro.

REFERENCIAS

1. Al Akhrass F, Al Wohoush I, Chaftari AM, et al. *Rhodococcus* bacteremia in cancer patients is mostly catheter related and associated with biofilm formation. PLoS One 2012;7:e32945.
2. Al Akhrass F, Hachem R, Mohamed JA, et al. Central venous catheter-associated *Nocardia* bacteremia in cancer patients. Emerg Infect Dis 2011;17:1651–1658.
3. Allen UD, Niec A, Kerem E, et al. *Rhodococcus equi* pneumonia in a child with leukemia. Pediatr Infect Dis J 1989;8:656–657.
4. Amendolara M, Barbarino C, Bucca D, et al. Whipple's disease infection surgical treatment: presentation of a rare case and literature review. G Chir 2013;34:117–121.
5. Amor A, Enríquez A, Corcuera MT, et al. Is infection by *Dermatophilus congolensis* underdiagnosed? J Clin Microbiol 2011;49:449–451.
6. Apostolou A, Bolcen SJ, Dave V, et al. *Nocardia cyriacigeorgica* infections attributable to unlicensed cosmetic procedures – an emerging health problem? Clin Infect Dis 2012;55:251–253.
7. Arends JE, Stemerding AM, Vorst SP, et al. First report of a brain abscess caused by *Nocardia veterana*. J Clin Microbiol 2011;49:4364–4365.
8. Atlas RM, Snyder JW. Reagents, stains and media: bacteriology. In Versalovic J, Carroll KC, Funke G, et al, eds. Manual of Clinical Microbiology. 10th Ed. Washington, DC: ASM Press, 2011:274–275.
9. Ayyar S, Tendolkar U, Deodhar L, et al. A comparison of three media for isolation of *Nocardia* species from clinical specimens. J Postgrad Med 1992;38:70–72.
10. Baisden BL, Lepidi H, Raoult D, et al. Diagnosis of Whipple disease by immunohistochemical analysis: a sensitive and specific method for the detection of *Tropheryma whipplei* (the Whipple bacillus) in paraffin-embedded tissue. Am J Clin Pathol 2002;118:742–748.
11. Beaman BL, Beaman L. *Nocardia* species: host-parasite relationships. Clin Microbiol Rev 1994;7:213–264.
12. Beaman BL, Burnside J, Edwards B, et al. *Nocardia* infections in the United States, 1972–1974. J Infect Dis 1976;134:286–289.
13. Beau F, Bollet C, Coton T, et al. Molecular identification of a *Nocardiopsis dassonvillei* blood isolate. J Clin Microbiol 1999;37:3366–3368.
14. Bemer-Melchior P, Haloun A, Riegel P, et al. Bacteremia due to *Dietzia maris* in an immunocompromised patient. Clin Infect Dis 1999;29:1338–1340.
15. Bentley SD, Maiwald M, Murphy LD, et al. Sequencing and analysis of the genome of the Whipple's disease bacterium *Tropheryma whipplei*. Lancet 2003;361:637–644.
16. Blaschke AJ, Bendez J, Byington CL, et al. *Gordonia* species: emerging pathogens in pediatric patients that are identified by 16S ribosomal RNA gene sequencing. Clin Infect Dis 2007;45:482–486.
17. Bouza E, Pérez-Parra A, Rosal M, et al. *Tsukamurella*: a cause of catheter-related bloodstream infections. Eur J Clin Microbiol Infect Dis 2009;28:203–210.
18. Brown-Elliott BA, Biehle J, Conville PS, et al. Sulfonamide resistance in isolates of *Nocardia* spp. from a US multicenter survey. J Clin Microbiol 2012;50:670–672.

19. Brown-Elliott BA, Brown JM, Conville PS, et al. Clinical and laboratory features of the *Nocardia* spp. based on current molecular taxonomy. Clin Microbiol Rev 2006;19:259–282.

20. Browns JM, Pham KN, McNeil MM, et al. Rapid identification of *Nocardia farcinica* clinical isolates by a PCR assay targeting a 314-base-pair species-specific DNA fragment. J Clin Microbiol 2004;42:3655–3660.

21. Brust JC, Whittier S, Scully BE, et al. Five cases of bacteraemia due to *Gordonia species*. J Med Microbiol 2009;58:1376–1378.

22. Bunker ML, Chewning L, Wang Se, et al. *Dermatophilus congolensis* and "hairy" leukoplakia. Am J Clin Pathol 1988;89:683–687.

23. Burd EM, Juzych LA, Rudrik JT, et al. Pustular dermatitis caused by *Dermatophilus congolensis*. J Clin Microbiol 2007;45:1655–1658.

24. Butler WR, Sheils CA, Brown-Elliott BA, et al. First isolations of *Segniliparus rugosus* from patients with cystic fibrosis. J Clin Microbiol 2007;4510:3449–3452.

25. Carey J, Motyl M, Perlman DC. Catheter-related bacteremia due to *Streptomyces* in a patient receiving holistic infusions. Emerg Infect Dis 2001;7:1043–1045.

26. Carson M, Hellyar A. Opacification of Middlebrook agar as an aid in distinguishing *Nocardia farcinica* within the *Nocardia asteroides* complex. J Clin Microbiol 1994;32:2270–2271.

27. Cascio A, Mandraffino G, Cinquegrani M, et al. *Actinomadura pelletieri* mycetoma – an atypical case with spine and abdominal wall involvement. J Med Microbiol 2011;60:673–676.

28. Castro LG, Belda Júnior W, Salebian A, et al. Mycetoma: a retrospective study of 41 cases seen in Sao Paulo, Brazil, from 1978 to 1989. Mycoses 1993;36:89–95.

29. Chander J, Singla N, Handa U. Human cervicofacial mycetoma caused by *Streptomyces griseus*: first case report. J Microbiol Immunol Infect 2013. pii: S1684-1182(12)00244-7.

30. Chávez G, Estrada R, Bonifaz A. Perianal actinomycetoma experience of 20 cases. Int J Dermatol 2002;41:491–493.

31. Christidou A, Maraki S, Scoulica E, et al. Fatal *Nocardia farcinica* bacteremia in a patient with lung cancer. Diagn Microbiol Infect Dis 2004;50:135–139.

32. Chun J, Goodfellow M. A phylogenetic analysis of the genus *Nocardia* with 16S rRNA gene sequences. Int J Syst Bacteriology 1995;45:240–245.

33. Clinical and Laboratory Standards Institute (CLSI). Susceptibility Testing of *Mycobacteria, Nocardiae*, and *other Aerobic Actinomycetes*: Approved Standard. 2nd Ed. CLSI document M24-A2. Clinical and Laboratory Standards Institute, West Valley Road, Wayne, PA, 2011.

34. Clark NM, Braun DK, Pasternak A, et al. Primary cutaneous *Nocardia otitidiscaviarum* infection: case report and review. Clin Infect Dis 1995;20:1266–1270.

35. Cloud JL, Conville PS, Croft A, et al. Evaluation of partial 16S ribosomal DNA sequencing for identification of *Nocardia* species by using the MicroSeq 500 system with an expanded database. J Clin Microbiol 2004;42:578–584.

36. Conville PS, Brown JM, Steigerwalt AG, et al. *Nocardia veterana* as a pathogen in North American patients. J Clin Microbiol 2003;41:2560–2568.

37. Conville PS, Brown-Elliott BA, Wallace RJ, et al. Multisite reproducibility of the broth microdilution method for susceptibility testing of *Nocardia* species. J Clin Microbiol 2012;50:1270–1280.

38. Conville PS, Brown JM, Steigerwalt AG, et al. *Nocardia kruczakiae* sp. nov., a pathogen in immunocompromised patients and a member of the "*N. nova* complex". J Clin Microbiol 2004;42(11):5139–5145.

39. Conville PS, Brown JM, Steigerwalt AG, et al. *Nocardia wallacei* sp. nov., and *Nocardia blacklockiae* sp nov., human pathogens and members of the *N. transvalensis* complex. J Clin Microbiol 2008;46:1178–1184.

40. Conville PS, Murray PR, Zelazny AM. Evaluation of the integrated database network system (IDNS) SmartGene software for analysis of 16S rRNA gene sequences for identification of *Nocardia* species. J Clin Microbiol 2010;48:2995–2998.

41. Conville PS, Witebsky FG. *Nocardia, Rhodococcus, Gordonia, Actinomadura, Streptomyces*, and other aerobic actinomycetes. In Versalovic J, Carroll KC, Funke G, et al., eds. Manual of Clinical Microbiology. 10th Ed. Washington, DC: ASM Press, 2011:443–471.

42. Couble A, Rodriguez-Nava V, Perouse de Montclos, et al. Direct detection of *Nocardia* spp. in clinical samples by a rapid molecular method. J Clin Microbiol 2005;4:1921–1924.

43. Datta P, Arora S, Jain R, et al. Secondary peritonitis caused by *Streptomyces viridis*. J Clin Microbiol 2012;50:1813–1814.

44. del Mar Tomas M, Moure R, Nieto JAS, et al. *Williamsia muralis* pulmonary infection. Emerg Infect Dis 2005;11:1324–1325.

45. Dodiuk-Gad R, Cohen E, Ziv M, et al. Cutaneous nocardiosis: report of two cases and review of the literature. Int J Dermatol 2010;49:1380–1385.

46. Dorman SE, Guide SV, Conville PS, et al. *Nocardia* infection in chronic granulomatous disease. Clin Infect Dis 2002;35:390–394.

47. Drancourt M, Pelletier J, Cherif A, et al. *Gordona terrae* central nervous system infection in an immunocompetent patient. J Clin Microbiol 1997;35:379–382.

48. Dunne EF, Burman WJ, Wilson ML. *Streptomyces* pneumonia in a patient with human immunodeficiency virus infection: case report and review of the literature on invasive streptomyces infections. Clin Infect Dis 1998;27:93–96.

49. Durand DV, Lecomte C, Cathébras P, et al. Whipple disease: clinical review of 52 cases: the SNFMI Research Group on Whipple disease. Societe Nationale Francaise de Medecine Interne. Medicine (Baltimore) 1997;76:170–184.

50. Edouard S, Fenollar F, Raoult D. The rise of *Tropheryma whipplei*: a 12-year retrospective study of PCR diagnoses in our reference center. J Clin Microbiol 2012;50:3917–3920.

51. Eggink CA, Wesseling P, Boiron P, et al. Severe keratitis due to *Nocardia farcinica*. J Clin Microbiol 1997;35:999–1001.

52. Ehrbar HU, Bauerfeind P, Dutly F, et al. PCR-positive tests for *Tropheryma whippelii* in patients without Whipple's disease. Lancet 1999;353:2214.

53. Eisenblatter M, Disko U, Stoltenburg-Didinger G, et al. Isolation of *Nocardia paucivorans* from the cerebrospinal fluid of a patient with relapse of cerebral nocardiosis. J Clin Microbiol 2002;40:3532–3534.

54. Ekkelenkamp MB, de Jong W, Hustinx W, et al. *Streptomyces thermovulgaris* bacteremia in Crohn's disease patient [letter]. Emerg Infect Dis 2004;10:1883–1885.

55. Esteban J, Ramos JM, Fernandez-Guerrero ML, et al. Isolation of *Nocardia* sp. from blood cultures in a teaching hospital. Scand J Infect Dis 1994;26:693–696.

56. Ezeoke I, Klenk H, Potter G, et al. *Nocardia amikacinitolerans* sp. nov., an amikacin-resistant human pathogen. Int J Syst Evol Microbiol 2013;69:1056–1061.

57. Farfour E, Leto J, Barberis C, et al. Evaluation of the Andromas matrix-assisted laser desorption ionization-time-of-flight mass spectrometry system for identification of aerobically growing Gram positive bacilli. J Clin Microbiol 2012;50:2702–2707.

58. Fenollar F, Lepidi H, Raoult D. Whipple's endocarditis: review of the literature and comparisons with Q fever, *Bartonella* infection, and blood culture-positive endocarditis. Clin Infect Dis 2001;33:1309–1316.

59. Ferretti F, Boschini A, Iabichino C, et al. Disseminated *Rhodococcus equi* infection in HIV infection despite highly active antiretroviral therapy. BMC Infect Dis 2011;11:343.

60. Flateau C, Jurado V, Lemaitre N, et al. First case of cerebral abscess due to a novel *Nocardia* species in an immunocompromised patient. J Clin Microbiol 2013;51:696–700.

61. Flores M, Desmond E. Opacification of Middlebrook agar as an aid in identification of *Nocardia farcinica*. J Clin Microbiol 1993;31:3040–3041.

62. Garcia-Benitez V, Garcia-Hidalgo L, Archer-Dubon C, et al. Acute primary superficial cutaneous nocardiosis due to *Nocardia brasiliensis*: a case report in an immunocompetent patient. Int J Dermatol 2002;41:712–715.

63. Garrett MA, Holmes HT, Nolte FS. Selective buffered charcoal-yeast extract medium for isolation of nocardiae from mixed cultures. J Clin Microbiol 1992;30:1891–1892.

64. Georghiou PR, Blacklock ZM. Infection with *Nocardia* species in Queensland: a review of 102 clinical isolates. Med J Aust 1992;156:692–697.

65. Ghanem G, Adachi J, Han XY, et al. Central venous catheter-related *Streptomyces* septic thrombosis. Infect Control Hosp Epidemiol 2007;28:599–601.

66. Giguère S, Lee EA, Guldbech KM, et al. In vitro synergy, pharmacodynamics, and postantibiotic effect of 11 antimicrobial agents against *Rhodococcus equi*. Vet Microbiol 2012;160:207–213.

67. Gillum RL, Qadri SM, Al-Ahdal MN, et al. Pitted keratolysis: a manifestation of human dermatophilosis. Dermatologica 1988;177:305–308.

68. Gil-Sande E, Brun-Otero M, Campo-Cerecedo F, et al. Etiological misidentification by routine biochemical tests of bacteremia caused by *Gordonia terrae* infection in the course of an episode of acute cholecystitis. J Clin Microbiol 2006;44:2645–2647.

69. Godreuil S, Didelot MN, Perez C, et al. *Nocardia veterana* isolated from ascetic fluid of a patient with human immunodeficiency virus infection. J Clin Microbiol 2003;41:2768–2773.

70. González-López MA, González-Vela MC, Salas-Venero CA, et al. Cutaneous infection caused by *Nocardiopsis dassonvillei* presenting with sporotrichoid spread. J Am Acad Dermatol 2011;65:e90–e91.

71. Gonzalez Ochoa A. Mycetoma caused by *Nocardia braziliensis* with a note on the isolation of the causative organism from soil. Lab Invest 1962;11:1123.

72. Goodfellow M. Suprageneric classification of actinomycetes. In Holt JG, Williams ST, Sharpe ME, eds. Bergey's Manual of Systematic Bacteriology. Baltimore, MD: Williams & Wilkins, 1989:2333–2339.

73. Goodfellow M. Maduromycetes. In Holt JG, Williams ST, Sharpe ME, eds. Bergey's Manual of Systematic Bacteriology. Baltimore, MD: Williams & Wilkins, 1989:2509–2551.

74. Goodfellow M, Alderson G. The actinomycete-genus *Rhodococcus*: a home for the "rhodochrous" complex. J Gen Microbiol 1977;100:99–122.

75. Goodfellow M, Williams ST. Ecology of actinomycetes. Annu Rev Microbiol 1983;37:189–216.

76. Grunes D, Beasley MB. Hypersensitivity pneumonitis: a review and update of histologic findings. J Clin Pathol 2013;66:888–895.

77. Gubler JG, Kuster M, Dutly F. Whipple endocarditis without overt gastrointestinal disease: report of four cases. Ann Intern Med 1999;131:112–116.

78. Hamid ME, Maldonado L, Sharaf-Eldin G, et al. *Nocardia africana* sp. nov., a new pathogen isolated from patients with pulmonary infections. J Clin Microbiol 2001;39:625–630.

79. Hamid ME. Variable antibiotic susceptibility patterns among *Streptomyces* species causing actinomycetoma in man and animals. Ann Clin Microbiol Antimicrob 2011;10:24.

80. Hirschmann JV, Pipavath SN, Godwin JD. Hypersensitivity pneumonitis: a historical, clinical, and radiologic review. Radiographics 2009;29:1921–1938.

81. Hirvonen JJ, Lepisto I, Mero S, et al. First isolation of *Dietzia cinnamea* from a dog bite wound in an adult patient. J Clin Microbiol 2012;50:4163–4165.

82. Hollick GE, Kurups VP. Isolation and identification of thermophilic actinomycetes associated with hypersensitivity pneumonitis. Lab Med 1983;14:39–44.

83. Husain S, McCurry K, Dauber J, et al. Nocardia infection in lung transplant recipients. J Heart Lung Transplant 2002;21:354–359.

84. Jannat-Khah DP, Halsey ES, Lasker BA, et al. *Gordonia araii* infection associated with an orthopedic device and review of the literature on medical device-associated *Gordonia* infections. J Clin Microbiol 2009;47:499–502.

85. Javaly K, Horowitz HW, Wormser GP. Nocardiosis in patients with human immunodeficiency virus infection: report of 2 cases and review of the literature. Medicine (Baltimore) 1992;71:128–138.

86. Johnson JA, Onderdonk AB, Cosimi LA, et al. *Gordonia bronchialis* bacteremia and pleural infection: case report and review of the literature. J Clin Microbiol 2011;49:1662–1666.

87. Jones AL, Koerner RJ, Natarajan S, et al. *Dietzia papillomatosis* sp. nov., a novel actinomycete isolated from the skin of an immunocompetent patient with confluent and reticulated papillomatosis. Int J Syst Evol Microbiol 2008;58:68–72.

88. Joseph NM, Harish BN, Sistla S, et al. *Streptomyces* bacteremia in a patient with actinomycotic mycetoma. J Infect Dev Ctries 2010;4:249–252.

89. Kageyama A, Poonwan N, Yazawa K, et al. *Nocardia asiatica* sp. nov., isolated from patients with nocardiosis in Japan and clinical specimens from Thailand. Int J Syst Evol Microbiol 2004;54:125–130.

90. Kageyama A, Sato H, Nagata M, et al. First human case of nocardiosis caused by *Nocardia pseudobrasiliensis* in Japan. Mycopathologia 2002;156:187–192.

91. Kageyama A, Torikoe K, Iwamoto M, et al. *Nocardia arthritidis* sp. nov., a new pathogen isolated from a patient with rheumatoid arthritis in Japan. J Clin Microbiol 2004;42:2366–2371.

92. Kampfer P, Andersson MA, Rainey FA, et al. *Williamsia muralis* gen. nov., sp. nov., isolated from the indoor environment of a children's day care centre. Int J Syst Bacteriol 1999;49:681–687.

93. Kämpfer P, Falsen E, Frischmann A, et al. *Dietzia aurantiaca* sp. nov., isolated from a human clinical specimen. Int J Syst Evol Microbiol 2012;62:484–488.

94. Kapadia M, Rolston KV, Han XY. Invasive *Streptomyces* infections: six cases and literature review. Am J Clin Pathol 2007;127:619–624.

95. Kattar MM, Cookson BT, Carlson LC, et al. *Tsukamurella strandjordae* sp. nov., a proposed new species causing sepsis. J Clin Microbiol 2001;39:1467–1476.

96. Kempf VA, Schmalzing M, Yassin AF, et al. *Gordonia polyisoprenivorans* septicemia in a bone marrow transplant patient. Eur J Clin Microbiol Infect Dis 2004;23:226–228.

97. Kerr E, Snell H, Black BL, et al. Isolation of *Nocardia asteroides* from respiratory specimens by using selective buffered charcoal-yeast extract agar. J Clin Microbiol 1992;30:1320–1322.

98. Keita AK, Raoult D, Fenollar F. *Tropheryma whipplei* as a commensal bacterium. Future Microbiol 2013;8:57–71.

99. Kiska DL, Hicks K, Pettit DJ. Identification of medically relevant *Nocardia* species with an abbreviated battery of tests. J Clin Microbiol 2002;40:1346–1351.

100. Koerner RJ, Goodfellow M, Jones AL. The genus *Dietzia*: a new home for some known and emerging opportunist pathogens. FEMS Immunol Med Microbiol 2009;55:296–305.

101. Kofteridis DP, Maraki S, Scoulica E, et al. *Streptomyces* pneumonia in an immunocompetent patient: a case report and literature review. Diagn Microbiol Infect Dis 2007;59:459–462.

102. Koh WJ, Choi GE, Lee SH, et al. First case of *Segniliparus rotundus* pneumonia in a patient with bronchiectasis. J Clin Microbiol 2011;49:3403–3405.

103. Koirala AR, Khanal B, Dhakal SS. *Nocardia brasiliensis* primary pulmonary nocardiosis with subcutaneous involvement in an immunocompetent patient. Indian J Med Microbiol 2011;29:68–70.

104. Kresch-Tronik NS, Carrillo-Casas EM, Arenas R, et al. *Nocardia harenae*, an uncommon causative organism of mycetoma: report on two patients. J Med Microbiol 2012;61:1153–1155.

105. Kurup VP, Fink JN. A scheme for the identification of thermophilic actinomycetes associated with hypersensitivity pneumonitis. J Clin Microbiol 1975;2:55–61.

106. Lacasse Y, Girard M, Cormier Y. Recent advances in hypersensitivity pneumonitis. Chest 2012;142:208–217.

107. Ladron N, Fernández M, Agüero J, et al. Rapid identification of *Rhodococcus equi* by a PCR assay targeting the choE gene. J Clin Microbiol 2003;41:3241–3245.

108. Larkin JA, Lit L, Sinnott J, et al. Infection of a knee prosthesis with *Tsukamurella* species. South Med J 1999;92:831–832.

109. La Scola B, Fenollar F, Fournier PE, et al. Description of *Tropheryma whipplei* gen. nov., sp. nov., the Whipple's disease bacillus. Int J Syst Evol Microbiol 2001;51:1471–1479.

110. Lasky JA, Pulkingham N, Powers MA, et al. *Rhodococcus equi* causing human pulmonary infection: review of 29 cases. South Med J 1991;84:1217–1220.

111. Laurent FJ, Provost F, Boiron P. Rapid identification of clinically relevant *Nocardia* species to genus level by 16S rRNA gene PCR. J Clin Microbiol 1999;37:99–102.

112. Lepidi H, Costedoat N, Piette JC, et al. Immunohistological detection of *Tropheryma whipplei* (Whipple bacillus) in lymph nodes. Am J Med 2002;113:334–336.

113. Lerner PI. Nocardiosis. Clin Infect Dis 1996;22:891–903.

114. Liu CY, Lai CC, Lee MR, et al. Clinical characteristics of infections caused by *Tsukamurella* spp. and antimicrobial susceptibilities of the isolates. Int J Antimicrob Agents 2011;38:534–537.

115. Liu A, Maender JL, Coleman N, et al. Actinomycetoma with negative culture: a therapeutic challenge. Dermatol Online J 2008;14:5.

116. Lopez FA, Johnson F, Novosad DM, et al. Successful management of disseminated *Nocardia transvalensis* infection in a heart transplant recipient after development of sulfonamide resistance: case report and review. J Heart Lung Transplant 2003;22:492–497.

117. Love SM, Morrison L, Appleby C, et al. *Tropheryma whipplei* endocarditis without gastrointestinal involvement. Interact Cardiovasc Thorac Surg 2012;15(1):161–163.

118. Lozupone C, Cota-Gomez A, Palmer BE, et al; Lung HIV Microbiome Project. Widespread colonization of the lung by *Tropheryma whipplei* in HIV infection. Am J Respir Crit Care Med 2013;187:1110–1117.

119. Maiti PK, Bandyopadhyay D, Dey JB, et al. Mycetoma caused by a new red grain mycetoma agent in two members of a family. J Postgrad Med 2003;49:322–324.

120. Maiwald M, von Herbay A, Persing DH, et al. *Tropheryma whippelii* DNA is rare in the intestinal mucosa of patients without other evidence of Whipple disease. Ann Intern Med 2001;134:115–119.

121. Mandarino E, Rachlis A, Towers M, et al. Prostatic abscess due to *Rhodococcus equi* in a patient with acquired immune deficiency syndrome. Clin Microbiol Newslett 1994;16:14–16.

122. Manteca A, Pelaez AI, del Mar Garcia-Suarez M, et al. A rare case of silicone mammary implant infection by *Streptomyces* spp. in a patient with breast reconstruction after mastectomy: taxonomic characterization using molecular techniques. Diagn Microbiol Infect Dis 2009;63:390–393.

123. Marth T, Raoult D. Whipple's disease. Lancet 2003;361:239–246.

124. McGhie T, Fader R, Carpenter J, et al. *Nocardia neocaldoniensis* as a cause of skin and soft tissue infection. J Clin Microbiol 2012;50:3139–3140.

125. McNeil MM, Brown JM. The medically important aerobic actinomycetes: epidemiology and microbiology. Clin Microbiol Rev 1994;7:357–417.

126. McNeil MM, Brown JM, Georghiou PR, et al. Infections due to *Nocardia transvalensis*: clinical spectrum and antimicrobial therapy. Clin Infect Dis 1992;15:453–463.

127. McNeil MM, Brown JM, Jarvis WR, et al. Comparison of species distribution and antimicrobial susceptibility of aerobic actinomycetes from clinical specimens. Rev Infect Dis 1990;12:778–783.

128. McNeil MM, Brown JM, Scalise G, et al. Nonmycetomic *Actinomadura madurae* infection in a patient with AIDS. J Clin Microbiol 1992;30:1008–1010.

129. Meeuse JJ, Sprenger HG, vanAssen S, et al. *Rhodococcus equi* infection after Alemtuzumab therapy for T-cell prolymphocytic leukemia. Emerg Infect Dis 2007;13:1942–1943.

130. Mellmann A, Cloud JL, Andrees S, et al. Evaluation of RIDOM, MicroSeq and Gen Bank services in the molecular identification of *Nocardia* species. Int J Med Microbiol 2003;293:359–370.

131. Menon V, Gottlieb T, Gallagher M, et al. Persistent *Rhodococcus equi* infection in a renal transplant patient: case report and review of the literature. Transpl Infect Dis 2012;14:E126–E133.

132. Mishra SK, Gordon RE, Barnett DA. Identification of nocardiae and streptomycetes of medical importance. J Clin Microbiol 1980;11:728–736.

133. Mohamed el SW, Mohamed el NA, Yousif Bel D, et al. Tongue actinomycetoma due to *Actinomadura madurae*: a rare clinical presentation. J Oral Maxillofac Surg 2012;70:e622–e624.

134. Moss WJ, Sager JA, Dick JD, et al. *Streptomyces bikiniensis* bacteremia. Emerg Infect Dis 2003;9:273–274.

135. Mossad SB, Tomford WJ, Steward R, et al. Case report of *Streptomyces* endocarditis of a prosthetic aortic valve. J Clin Microbiol 1995;33:3335–3337.

136. Moylett EH, Pacheco SE, Brown-Elliott BA, et al. Clinical experience with linezolid for the treatment of *Nocardia* infection. Clin Infect Dis 2003;36:313–318.

137. Mulè A, Petrone G, Santoro A, et al. Pulmonary malacoplakia at early stage: use of polymerase chain reaction for detection of *Rhodococcus equi*. Int J Immunopathol Pharmacol 2012;25:703–712.

138. Murray PR, Heeren RL, Niles AC. Effect of decontamination procedures on recovery of *Nocardia* spp. J Clin Microbiol 1987;25:2010–2011.

139. Murray PR, Niles AC, Heeren RL. Modified Thayer-Martin medium for recovery of *Nocardia* species from contaminated specimens. J Clin Microbiol 1988;26:1219–1220.

140. Neef A, Schäfer R, Beimfohr C, et al. Fluorescence based rRNA sensor systems for detection of whole cells of *Saccharomonospora* spp. and *Thermoactinomyces* spp. Biosens Bioelectron 2003;18:565–569.

141. Niwa H, Lasker BA, Hinrikson HP, et al. Characterization of human clinical isolates of *Dietzia* species previously misidentified as *Rhodococcus equi*. Eur J Clin Microbiol Infect Dis 2012;31:811–820.

142. Ogawa T, Kasahara K, Yonekawa S, et al. *Nocardia beijingensis* pulmonary infection successfully treated with intravenous beta-lactam antibiotics and oral minocycline. J Infect Chemother 2011;17:706–719.

143. Patel JB, Wallace RJ, Brown-Elliott BA, et al. Sequence-based identification of aerobic actinomycetes. J Clin Microbiol 2004;42:2530–2540.

144. Peleg AY, Husain S, Qureshi ZA, et al. Risk factors, clinical characteristics, and outcome of *Nocardia* infection in organ transplant recipients: a matched case-control study. Clin Infect Dis 2007;44:1307–1314.

145. Pepys J, Jenkins PA, Festenstein GN, et al. Farmer's lung: thermophilic actinomycetes as a source of "farmer's lung hay" antigen. Lancet 1963;41:607–611.

146. Perkin S, Wilson A, Walker D, et al. *Dietzia* species pacemaker pocket infection: an unusual organism in human infections. BMJ Case Rep 2012;2012. doi: 10.1136/bcr.10.2011.5011

147. Peters BR, Saubolle MA, Costantino JM. Disseminated and cerebral infection due to *Nocardia farcinica*: diagnosis by blood culture and cure with antibiotics alone. Clin Infect Dis 1996;23:1165–1167.

148. Petersen DL, Hudson LD, Sullivan K. Disseminated *Nocardia caviae* with positive blood cultures. Arch Intern Med 1978;138:1164–1165.

149. Pham AS, De I, Rolston KV, et al. Catheter-related bacteremia caused by the nocardioform actinomycete *Gordonia terrae*. Clin Infect Dis 2003;36:524–527.

150. Pidoux O, Argenson JN, Jacomo V, et al. Molecular identification of a *Dietzia maris* hip prosthesis infection isolate. J Clin Microbiol 2001;39:2634–2636.

151. Pilares L, Aguero J, Vazquez-Boland JA, et al. Identification of atypical *Rhodococcus*-like clinical isolates as *Dietzia* spp., by 16 S rRNA gene sequencing. J Clin Microbiol 2010;48:1904–1907.

152. Pottumarthy S, Limaye AP, Prentice JL, et al. *Nocardia veterana*, a new emerging pathogen. J Clin Microbiol 2003;41:1705–1709.

153. Prescott JF. *Rhodococcus equi*: an animal and human pathogen. Clin Microbiol Rev 1991;4:20–34.

154. Rainey FA, Klatte S, Kroppenstedt RM, et al. *Dietzia*, a new genus including *Dietzia maris* comb. nov., *Rhodococcus maris*. Int J Syst Bacteriol 1995;45:32–36.

155. Rallis G, Dais P, Gkinis G, et al. Acute osteomyelitis of the mandible caused by *Rhodococcus equi* in an immunocompromised patient: a case report and literature review. Oral Surg Oral Med Oral Pathol Oral Radiol 2012;114:e1–e5.

156. Ramanan P, Deziel PJ, Wengenack NL. *Gordonia* bacteremia: a case series and review of the literature. J Clin Microbiol 2013;51:3443.

157. Ramzan NN, Loftus E Jr, Burgart LJ, et al. Diagnosis and monitoring of Whipple disease by polymerase chain reaction. Ann Intern Med 1997;126:520–527.

158. Raoult D, Birg ML, La Scola B, et al. Cultivation of the bacillus of Whipple's disease. N Engl J Med 2000;342:620–625.

159. Raoult D, La Scola B, Lecocq P, et al. Culture and immunological detection of *Tropheryma whippelii* from the duodenum of a patient with Whipple disease. JAMA 2001;285:1039–1043.

160. Riviere E, Neau D, Roux X, et al. Pulmonary streptomyces infection in patient with sarcoidosis. Emerg Infect Dis 2012;18:1907–1909.

161. Rodriguez-Nava V, Couble A, Molinard C, et al. *Nocardia mexicana* sp. nov., a new pathogen isolated from human mycetomas. J Clin Microbiol 2004;42(10):–4530–4535.

162. Rose CE III, Brown JM, Fisher JF. Brain abscess caused by *Streptomyces* infection following penetration trauma: case report and results of susceptibility

163. analysis of 92 isolates of *Streptomyces* species submitted to the CDC from 2000 to 2004. J Clin Microbiol 2008;46:821–823.

163. Roth A, Andrees S, Kroppenstedt RM, et al. Phylogeny of the genus *Nocardia* based on reassessed 16S rRNA gene sequences reveals underspeciation and division of strains classified as *Nocardia asteroides* into three established species and two unnamed taxons. J Clin Microbiol 2003;41:851–856.

164. Rudramurthy M, Sumangala B, Honnavar P, et al. Nasal vestibulitis due to *Nocardiopsis dassonvillei* in a diabetic patient. J Med Microbiol 2012;61:1168–1173.

165. Ruimy R, Riegel P, Carlotti A, et al. *Nocardia pseudobrasiliensis* sp. nov., a new species of *Nocardia* which groups bacterial strains previously identified as *Nocardia brasiliensis* and associated with invasive diseases. Int J Syst Bacteriol 1996;46:259–264.

166. Sandkovsky U, Sandkovsky G, Sordillo EM, et al. *Rhodococcus equi* infection after reduction mammoplasty in an immunocompetent patient. Rev Inst Med Trop Sao Paulo 2011;53:291–294.

167. Saubolle MA, Sussland D. Nocardiosis: review of clinical and laboratory experience. J Clin Microbiol 2003;41:4497–4501.

168. Scharfen J, Buncek M, Jezek P, et al. Filamentous "contaminants" in the mycobacteriology laboratory; their culture, identification and clinical significance. Klin Mikrobiol Infekc Lek 2010;16:48–57.

169. Schwartz MA, Tabel SR, Collier AC, et al. Central venous catheter related bacteremia due to Tsukamurella species in the immunocompromised host: a case series and review of the literature. Clin Infect Dis 2002;35:372–377.

170. Scott MA, Graham BA, Verrall R, et al. *Rhodococcus equi*: an increasingly recognized opportunistic pathogen: report of 12 cases and review of 65 cases in the literature. Am J Clin Pathol 1995;103:649–655.

171. Shapiro CL, Haft RF, Gantz NM, et al. *Tsukamurella paurometabola*: a novel pathogen causing catheter-related bacteremia in patients with cancer. Clin Infect Dis 1992;14:200–203.

172. Shawar RM, Moore DG, LaRocco MT. Cultivation of *Nocardia* spp. on chemically defined media for selective recovery of isolates from clinical specimens. J Clin Microbiol 1990;28:508–512.

173. Sheridan EA, Warwick S, Chan A, et al. *Tsukamurella tyrosinosolvens* intravascular catheter infection identified using 16S ribosomal DNA sequencing. Clin Infect Dis 2003;36:e69.

174. Siddiqui N, Toumeh A, Georgescu C. Tibial osteomyelitis caused by *Gordonia bronchialis* in an immunocompetent patient. J Clin Microbiol 2012;50:3119–3121.

175. Smego RA Jr, Castiglia M, Asperilla MO. Lymphocutaneous syndrome: a review of non-sporothrix causes. Medicine (Baltimore) 1999;78:38–63.

176. Smego RA Jr, Gallis HA. The clinical spectrum of *Nocardia brasiliensis* infection in the United States. Rev Infect Dis 1984;6:164–180.

177. Sng LH, Koh TH, Toney SR, et al. Bacteremia caused by *Gordonia bronchialis* in a patient with sequestrated lung. J Clin Microbiol 2004;42:2870–2871.

178. Stanley T, Crothers L, McCalmont M, et al. The potential misidentification of *Tsukamurella pulmonis* as an atypical *Mycobacterium* species: a cautionary tale. J Med Microbiol 2006;55:475–478.

179. Steingrube VA, Brown BA, Gibson JL, et al. DNA amplification and restriction endonuclease analysis for differentiation of 12 species and taxa of *Nocardia*, including recognition of four new taxa within the *Nocardia asteroides* complex. J Clin Microbiol 1995;33:3096–3101.

180. Steingrube VA, Wallace RJ Jr, Brown BA, et al. Partial characterization of *Nocardia farcinica* beta-lactamases. Antimicrob Agents Chemother 1993;37:1850–1855.

181. Steingrube VA, Wilson RW, Brown BA, et al. Rapid identification of clinically significant species and taxa of aerobic actinomycetes, including *Actinomadura, Gordona, Nocardia, Rhodococcus, Streptomyces*, and *Tsukamurella* isolates, by DNA amplification and restriction endonuclease analysis. J Clin Microbiol 1997;35:817–822.

182. Street S, Donoghue HD, Neild GH. *Tropheryma whippelii* DNA in saliva of healthy people. Lancet 1999;354:1178–1179.

183. Sullivan DC, Chapman SW. Bacteria that masquerade as fungi: actinomycosis/nocardia. Proc Am Thorac Soc 2010;7:216–221.

184. Tam PM, Young AL, Cheng L, et al. *Tsukamurella*: an unrecognized mimic of atypical mycobacterial keratitis? The first case report. Cornea 2010;29:362–364.

185. Tilak R, Singh S, Garg A, et al. A case of actinomycotic mycetoma involving the right foot. J Infect Dev Ctries 2009;3:71–73.

186. To KK, Fung AM, Teng JL. Characterization of a *Tsukamurella* pseudo-outbreak by phenotypic tests, 16S rRNA sequencing, pulsed-field gel electrophoresis, and metabolic footprinting. J Clin Microbiol 2013;51:334–338.

187. Topino S, Galati V, Grilli E, et al. *Rhodococcus equi* infection in HIV-infected individuals: case reports and review of the literature. AIDS Patient Care STDS 2010;24:211–222.

188. Torres HA, Reddy BT, Raad II, et al. Nocardiosis in cancer patients. Medicine (Baltimore) 2002;81:388–397.

189. Uhde KB, Pathak S, McCullum I Jr, et al. Antimicrobial-resistant nocardia isolates, United States, 1995–2004. Clin Infect Dis 2010;51:1445–1448.

190. van Etta LL, Filice GA, Ferguson RM, et al. *Corynebacterium equi*: a review of 12 cases of human infection. Rev Infect Dis 1983;5:1012–1018.

191. Vera-Cabrera L, Ochoa-Felix EY, Gonzalez G, et al. In vitro activities of new quinolones and oxazolidinones against *Actinomadura madurae*. Antimicrob Agents Chemother 2004;48:1037–1039.

192. Verma P, Brown JM, Nunez VH, et al. Native valve endocarditis due to *Gordonia polyisoprenivorans*: case report and review of literature of bloodstream infections caused by *Gordonia* species. J Clin Microbiol 2006;44: 1905–1908.

193. Verroken A, Janssens M, Berhin C, et al. Evaluation of matrix-assisted laser desorption ionization-time-of-flight mass spectrometry for identification of *Nocardia* species. J Clin Microbiol 2010;48:4015–4021.

194. Vila J, Salas C, Almela M, et al. Identification of clinically relevant *Corynebacterium* spp., *Arcanobacterium hemolyticus*, and *Rhodococcus equi* by matrix assisted laser desorption ionization time-of-flight mass spectrometry. J Clin Microbiol 2012;50:1745–1747.

195. Wallace RJ, Brown BA, Blacklock, et al. New *Nocardia* taxon among isolates of *Nocardia brasiliensis* associated with invasive disease. J Clin Microbiol 1995;33:1528–1533.

196. Wallace RJ, Brown BA, Tsukamura M, et al. Clinical and laboratory features of *Nocardia nova*. J Clin Microbiol 1991;29:2407–2411.

197. Wallace RJ Jr, Nash DR, Johnson WK, et al. Beta-lactam resistance in *Nocardia brasiliensis* is mediated by beta-lactamase and reversed in the presence of clavulanic acid. J Infect Dis 1987;156:959–966.

198. Wallace RJ Jr, Septimus EJ, Williams TW, et al. Use of trimethoprim-sulfamethoxazole for treatment of infections due to *Nocardia*. Rev Infect Dis 1982;4:315–325.

199. Wallace RJ Jr, Steele LC, Sumter G, et al. Antimicrobial susceptibility patterns of *Nocardia asteroides*. Antimicrob Agents Chemother 1988;32:1776–1779.

200. Wallace RJ Jr, Vance P, Weissfeld A, et al. Beta-lactamase production and resistance to beta-lactam antibiotics in *Nocardia*. Antimicrob Agents Chemother 1978;14:704–709.

201. Wang T, Kong F, Chen S, et al. Improved identification of *Gordonia*, *Rhodococcus* and *Tsukamurella* species by 5′-end 16S rRNA gene sequencing. Pathology 2011;43(1):58–63.

202. Wehrhahn MC, Xiao M, Kong F, et al. A PCR-based intragenic spacer region-capillary gel electrophoresis typing method for identification and subtyping of *Nocardia* species. J Clin Microbiol 2012;50:3478–3484.

203. Wellinghausen N, Pietzcker T, Kern WV, et al. Expanded spectrum of *Nocardia* species causing nocardiosis detected by molecular methods. Int J Med Microbiol 2002;292:277–282.

204. Wenger PN, et al. *Nocardia farcinica* sternotomy site infections in patients following open heart surgery. J Infect Dis 1998;178:1539–1543.

205. Werno AM, Anderson TP, Chabers ST, et al. Recurrent breast abscess caused by *Gordonia bronchialis* in an immunocompetent patient. J Clin Microbiol 2005;43:3009–3010.

206. Whistance RN, Elfarouki GW, Vohra HA, et al. A case of *Tropheryma whipplei* infective endocarditis of the aortic and mitral valves in association with psoriatic arthritis and lumbar discitis. J Heart Valve Dis 2011;20:353–356.

207. Wilson JP, Turner HR, Kirchner KA, et al. Nocardial infections in renal transplant recipients. Medicine (Baltimore) 1989;68:38–57.

208. Wilson KH. Detection of culture-resistant bacterial pathogens by amplification and sequencing of ribosomal DNA. Clin Infect Dis 1994;18:958–962.

209. Winn WC Jr., Frable WJ. Infectious diseases. In Silverberg SG, DeLellis RA, Frable WJ, eds. Principles and Practice of Surgical Pathology and Cytopathology. 3rd Ed. New York, NY: Churchill Livingstone, 1997:155–226.

210. Winn WC Jr, Kissane JM. Bacterial infections. In Damjanov I, Linder J, eds. Anderson's Textbook of Pathology. 10th Ed. St. Louis, MO: Mosby, 1995:747–865.

211. Wojewoda C, Sholtis M, Hall GS. *Gordonia* species: a review and update. ASCP Check Sample. January 2013.

212. Wust J, Lanzendörfer H, von Graevenitz A, et al. Peritonitis caused by *Actinomadura madurae* in a patient on CAPD. Eur J Clin Microbiol Infect Dis 1990;9:700–701.

213. Xu J, Rao JR, Millar BC, et al. Improved molecular identification of *Thermoactinomyces* spp. associated with mushroom worker's lung by 16S rDNA sequence typing. J Med Microbiol 2002;51:1117–1127.

214. Yamshchikov AV, Schuetz A, Lyon GM. *Rhodococcus equi* infection. Lancet Infect Dis 2010;10:350–359.

215. Yassin AF, Rainey FA, Burghardt, et al. *Nocardia paucivorans* sp. nov. Int J Syst Evol Microbiol 2000;50(Pt 2):803–809.

216. Yassin AF, Rainey FA, Burghardt J, et al. Description of *Nocardiopsis synnemataformans* sp. nov., elevation of *Nocardiopsis alba* subsp. *prasina* to *Nocardiopsis prasina* comb. nov., and designation of *Nocardiopsis antarctica* and *Nocardiopsis alborubida* as later subjective synonyms of *Nocardiopsis dassonvillei*. Int J Syst Bacteriol 1997;47:983–988.

217. Yassin AF, Rainey FA, Mednrock U, et al. *Nocardia abscessus* sp. nov. Int J Syst Evol Microbiol 2000;50(Pt 4):1487–1493.

218. Yassin AF, Rainey FA, Brzezinka H. *Tsukamurella pulmonis* sp. nov. Int J Syst Bacteriol 1996;46:429–436.

219. Yassin AF, Rainey FA, Steiner U, et al. *Nocardia cyriacigeorgici* sp. nov. Int J Syst Evol Microbiol 2001;51:1419–1423.

220. Yassin AF, Spröer C, Siering C, Klenk HP. *Actinomadura sputi* sp. nov., isolated from the sputum of a patient with pulmonary infection. Int J Syst Evol Microbiol 2010;60:149–153.

221. Yassin AF, Sträubler B, Schumann P, et al. *Nocardia puris* sp. nov. Int J Syst Evol Microbiol 2003;53:1595–1599.

222. Yorke RF, Rouah E. Nocardiosis with brain abscess due to an unusual species, *Nocardia transvalensis*. Arch Pathol Lab Med 2001;127:224–226.

223. Zardawi IM, Jones F, Clark DA, et al. *Gordonia terrae*-induced suppurative granulomatous mastitis following nipple piercing. Pathology 2004;36:275–278.

CAPÍTULO 16

Bacterias anaerobias

Este capítulo incluye información sobre la taxonomía actual y relevancia clínica de los microorganismos anaerobios en infecciones humanas, métodos tradicionales de aislamiento e identificación de bacterias anaerobias; métodos no tradicionales para identificación de anaerobios, incluyendo secuenciación de ADN y espectrofotometría de masas de tiempo de vuelo por desorción/ionización láser asistida por matriz (MALDI-TOF); pruebas de sensibilidad *in vitro*; y tratamiento de infecciones que involucran anaerobios. Se ha agregado un apéndice al capítulo, el cual contiene algunos de los procedimientos fenotípicos más convencionales para la identificación de anaerobios que se han incluido en capítulos anteriores a este texto. Se hace mayor hincapié en la clasificación no fenotípica e identificación de anaerobios, pero se han mantenido los métodos tradicionales tanto como ha sido posible o se proporcionan referencias para la identificación presuntiva de anaerobios. Se incluyen actualizaciones sobre enfermedades causadas por anaerobios, como enfermedad de Lemierre, botulismo, tétanos, vaginosis bacteriana y enterocolitis por *Clostridium difficile*. Este capítulo concluye con un resumen de los cambios recientes en las pruebas de sensibilidad de anaerobios seleccionados.

Introducción a las bacterias anaerobias

Clasificación de bacterias según su respuesta al oxígeno

Aunque se define de diversas maneras por diferentes autores, una definición práctica es que las *bacterias anaerobias obligadas* son aquellas que crecen en ausencia de oxígeno libre, pero no se multiplican en presencia de oxígeno en la superficie de medios sólidos nutricionalmente adecuados incubados en atmósfera ambiental o en una incubadora de CO_2 (p. ej., 5-10% de CO_2 en aire). La cantidad de O_2 en una incubadora de CO_2, o en una jarra de anaerobiosis por extinción con vela, es considerable (aproximadamente 18-19%). En la práctica, las bacterias anaerobias se reconocen en el laboratorio clínico después de realizar pruebas de aerotolerancia a colonias que son capaces de crecer en placas de aislamiento primario incubadas en condiciones anaerobias (*véase* más adelante). Por lo tanto, la mayoría de las bacterias anaerobias identificadas en el laboratorio clínico crecen inicialmente en agar sangre en condiciones anaerobias, en un medio anaerobio selectivo o en un caldo de enriquecimiento incubado en condiciones anaerobias, pero no en agar sangre o placas de agar chocolate incubadas en condiciones aerobias o en incubadora de CO_2.

Referirse a los anaerobios como si correspondieran de manera uniforme a un gran grupo es una simplificación excesiva,

al igual que lo es referirse a todas las bacterias que crecen en aire ambiental como *aerobios*. Por lo tanto, se han utilizado varios términos, incluyendo *aerobios obligados, anaerobios facultativos, microaerófilos, anaerobios aerotolerantes* y *anaerobios obligados* (estrictos y moderados) para subdividir a las bacterias en función de sus relaciones con el oxígeno. Estos términos reflejan un espectro continuo de bacterias que no pueden tolerar oxígeno con respecto a aquellas que lo requieren para su crecimiento.

Los aerobios obligados, incluyendo especies de *Mycobacterium* y *Pseudomonas*, requieren oxígeno molecular como aceptor final de electrones, dando como resultado la formación de agua, y no obtienen energía por vías fermentativas. Sin embargo, no es infrecuente encontrar *Pseudomonas aeruginosa* creciendo escasamente en medios incubados en condiciones anaerobias en el laboratorio clínico, ya que estas bacterias pueden utilizar el nitrato en el medio como aceptor final de electrones a través de respiración anaerobia, en lugar de O_2. Por el contrario, el oxígeno molecular varía en su toxicidad para diferentes especies de bacterias anaerobias y no es un aceptor final de electrones para estas bacterias. En general, los anaerobios clínicamente importantes obtienen su energía a través de vías fermentativas, en las que compuestos orgánicos, como ácidos orgánicos, alcoholes y otras moléculas, sirven como aceptores finales de electrones.

Los anaerobios se dividen en dos grupos principales: anaerobios obligados y anaerobios aerotolerantes. Los anaerobios obligados se han subdividido en dos grupos con base en su capacidad para crecer en presencia o tolerar pequeñas cantidades de oxígeno. Los anaerobios obligados estrictos no son capaces de crecer en superficies de agar expuestas a niveles de O_2 por encima del 0.5%. El oxígeno atmosférico es muy tóxico para estos microorganismos por razones que no son del todo conocidas. Los ejemplos de estas bacterias incluyen *Clostridium haemolyticum, Clostridium novyi* de tipo B, *Selenomonas ruminatium* y *Treponema denticola*. El segundo grupo de anaerobios obligados, los anaerobios obligados moderados, son bacterias que pueden crecer cuando se exponen a niveles de oxígeno que oscilan entre el 2 y el 8% (promedio, 3%). Los ejemplos de estas bacterias incluyen miembros de *Bacteroides fragilis* y los grupos *Prevotella-Porphyromonas* pigmentados (antes grupo *Bacteroides* pigmentado), *Fusobacterium nucleatum* y *Clostridium perfringens*.[299]

El término *anaerobio aerotolerante* es utilizado por algunos microbiólogos para describir bacterias anaerobias que mostrarán un crecimiento limitado o escaso en agar en condiciones que incluyen aire ambiental o una incubadora de CO_2 al 5-10%, pero muestran un crecimiento considerablemente mejor en condiciones anaerobias. Los ejemplos de estas bacterias incluyen a *Clostridium carnis, Clostridium histolyticum* y *Clostridium tertium*. La mayoría de los anaerobios aislados de muestras apropiadamente seleccionadas y recolectadas en el laboratorio clínico entran en la categoría de anaerobios obligados moderados o aerotolerantes. Estos microorganismos son más tolerantes a los efectos tóxicos del oxígeno que los anaerobios obligados estrictos; sin embargo, el oxígeno aún es capaz de matarlos a menos que las condiciones anaerobias se mantengan de manera adecuada durante la recolección y transporte de la muestra al laboratorio, y durante los pasos requeridos para el procesamiento, aislamiento e identificación de la muestra, como se trata en secciones posteriores del capítulo. Los anaerobios obligados estrictos son infrecuentes en infecciones en humanos, pero los anaerobios obligados, tanto moderados como estrictos, se encuentran en diversos hábitats no patógenos (p. ej., tubo digestivo y de la bucofaringe al intestino grueso) como parte de la microflora habitual.

Los anaerobios facultativos (p. ej., *Escherichia coli* y *Staphylococcus aureus*) crecen bajo condiciones aerobias o anaerobias. Utilizan oxígeno como aceptor final de electrones o, de manera menos eficiente, pueden obtener su energía a través de reacciones de fermentación en condiciones anaerobias. Los anaerobios facultativos que han crecido en condiciones aerobias obtienen bastante más energía cuando catabolizan completamente una molécula de glucosa a CO_2 y H_2O que cuando crecen en condiciones anaerobias. Los microaerófilos requieren oxígeno como aceptor final de electrones; sin embargo, estas bacterias no crecen sobre la superficie de medios sólidos en una incubadora bajo condiciones aerobias (p. ej., O_2 al 21%) y, si lo hacen, crecen mínimamente bajo condiciones anaerobias. Un ejemplo de microaerófilo es *Campylobacter jejuni*, que crece óptimamente en O_2 al 5%; la mezcla gaseosa del medio de incubación utilizada con frecuencia para el aislamiento de este microorganismo en los laboratorios clínicos es de 5% de O_2, 10% de CO_2 y 85% de N_2. Las especies de *Campylobacter* se tratan en otro capítulo, al igual que las especies de *Capnocytophaga*. Para esta edición, se han eliminado de las tablas de este capítulo, aunque se pueden encontrar enumeradas en ediciones anteriores.

Motivos de la anaerobiosis

A través de los años, los bacteriólogos que trabajan en el desarrollo de medios mejorados y sistemas para el cultivo de anaerobios se han centrado en dos factores limitantes fundamentales que pueden afectar el crecimiento de anaerobios. El primero y más importante son los efectos inhibidores del oxígeno atmosférico y sus derivados tóxicos. El segundo factor limitante de preocupación es el potencial de oxidorreducción del medio de cultivo. Algunos de los anaerobios obligados más estrictos (p. ej., *C. haemolyticum* y *C. novyi de* tipo B) mueren cuando se exponen al oxígeno atmosférico al abrirse en la mesa de trabajo en el laboratorio durante 10 min o más. Por el contrario, la mayoría de los anaerobios obligados moderados encontrados en las infecciones humanas toleran la exposición al oxígeno durante más tiempo, de 25 min a unas pocas horas. Existen varias razones por las cuales los anaerobios varían en su tolerancia al oxígeno, pero una propuesta es que la tolerancia al oxígeno de muchos anaerobios obligados moderados depende de su producción de superóxido dismutasa (SOD), catalasas y posiblemente peroxidasas que los protegen frente a los productos tóxicos de la reducción del oxígeno.[238,470]

Una noción popular es que la exposición al O_2 atmosférico conduce a una serie de reacciones dentro de las células bacterianas, posiblemente mediadas por flavoproteínas, que dan como resultado la producción del radical superóxido (O_2^-) cargado negativamente, peróxido de hidrógeno (H_2O_2) y otros productos tóxicos de reducción del oxígeno.[325] El anión superóxido y el H_2O_2 pueden reaccionar juntos para producir radicales libres hidroxilo (OH·), los oxidantes biológicos más potentes conocidos, y también puede presentarse producción de singletes de oxígeno tóxico ($1O_2$) a través de una reacción de aniones superóxido con radicales libres hidroxilo. La SOD cataliza la conversión de radicales superóxido a peróxido de hidrógeno menos tóxico y oxígeno molecular. La catalasa cataliza la conversión de peróxido de hidrógeno para formar agua y oxígeno. Se demostró que varias especies de anaerobios moderados tolerantes al oxígeno producen SOD y que el nivel de SOD producido se correlaciona con el nivel de tolerancia al oxígeno y la virulencia del microorganismo.[470] Otros estudios no han revelado estas correlaciones. Se ha demostrado que varias especies de anaerobios producen catalasa (p. ej., miembros del grupo *B. fragilis*, *Propionibacterium acnes* y otros) y SOD; sin embargo, algunos anaerobios que son relativamente tolerantes al oxígeno o aerotolerantes (p. ej., *C. tertium*) no producen SOD ni catalasa. Rolfe y cols. observaron que el grado de tolerancia al oxígeno de las bacterias anaerobias se relaciona con la proporción de células bacterianas en la población que sobreviven después de la exposición al oxígeno.[398]

El potencial de oxidorreducción (abreviado como potencial "redox" o Eh) de un medio de cultivo, expresado en voltios o milivoltios, es afectado por el pH (la concentración de iones hidrógeno); por lo tanto, el potencial redox se expresa frecuentemente a pH neutro (pH 7) como Eh. Los agentes reductores, por ejemplo, tioglicolato y L-cisteína, se pueden añadir a medios de transporte anaerobios y a ciertos medios de cultivo para ayudar a mantener condiciones reducidas (Eh bajo) en el medio. Un Eh positivo (p. ej., como lo demuestra el color rosa del indicador de resazurina en ciertos medios o un color azul del indicador azul de metileno en otros) significa que el medio se oxida. En la naturaleza, el límite superior de Eh es +820 mV, que podría encontrarse en algunos ambientes que tienen una considerable oxigenación. Las condiciones de oxidación prevalecen en el tejido humano sano que está bien oxigenado y tiene un suministro de sangre intacto (el Eh es cercano a +150 mV). En contraste, el límite inferior de Eh en la naturaleza es de –420 mV. Un entorno anaerobio (p. ej., un absceso o tejido necrótico) o un medio de cultivo rico en hidrógeno podría tener un Eh así de bajo. El intestino grueso de los humanos, que contiene enormes cantidades de anaerobios obligados estrictos, tiene un Eh de alrededor de –250 mV. En un excelente estudio publicado por Walden y Hentges,[500] algunos de los conceptos erróneos acerca de los efectos de Eh sobre las bacterias anaerobias fueron disipados. Determinaron que el oxígeno inhibía la multiplicación de *C. perfringens*, *B. fragilis* y *Peptostreptococcus magnus* si el medio estaba en un potencial redox negativo (Eh = –50 mV) o en un potencial redox positivo (Eh cerca de +500 mV). En ausencia de O_2, estos microorganismos fueron capaces de multiplicarse incluso cuando el Eh se mantuvo a +325 mV, mediante la adición de ferricianuro de potasio (un agente oxidante). De su trabajo, se llegó a la conclusión práctica de que la eliminación del oxígeno del ambiente del cultivo, a fin de evitar la toxicidad del oxígeno, es probablemente más importante que obtener un Eh bajo.[500] Así, el rápido logro y mantenimiento de una baja tensión de oxígeno, o la ausencia de oxígeno, es un requisito esencial para el cultivo exitoso de bacterias en sistemas anaerobios modernos (p. ej., frascos anaerobios y cámaras utilizados para la incubación de microorganismos anaerobios en el laboratorio clínico).

Hábitats de anaerobios

Las bacterias anaerobias están muy extendidas en suelo, pantanos, sedimentos de lagos y ríos, océanos, aguas residuales, alimentos y animales. En humanos, las bacterias anaerobias suelen prevalecer en la cavidad bucal alrededor de los dientes; el tubo digestivo, especialmente en el colon, donde superan a coliformes en al menos 1 000:1; en los orificios de las vías genitourinarias, y en la piel.[160,217] La mayoría de estos hábitats anaerobios tienen una baja tensión de oxígeno y un Eh reducido como resultado de la actividad metabólica de microorganismos que consumen oxígeno a través de la respiración. Si el oxígeno no es reemplazado, se mantienen condiciones anaerobias en el ambiente. En el recuadro 16-1 se ofrece un breve resumen de los anaerobios encontrados con frecuencia en la microflora habitual del cuerpo humano.

Clasificación taxonómica y nomenclatura

Los microorganismos anaerobios incluyen esencialmente todas las formas morfológicas de bacterias: bacilos gramnegativos; formas curvas, de espiral y de espiroqueta; cocos grampositivos y gramnegativos, y bacilos grampositivos no esporulados y esporulados. Con base en las características morfológicas observadas en preparaciones teñidas con Gram y presencia o ausencia de esporas, las bacterias anaerobias se clasifican ampliamente, como se muestra en la tabla 16-1. Varios de los géneros de esta lista se han encontrado sólo en hábitats no patógenos (p. ej., sitios que albergan microflora habitual, como cavidad bucal, tubo digestivo inferior [como se evidencia en heces], vías genitourinarias y piel de humanos o de varios animales), y no se han informado en enfermedades de humanos. Muchos de estos géneros no se tratarán más adelante.

Desde que se publicó la sexta edición[519] de este libro, se presentaron muchos desarrollos recientes sobre la clasificación taxonómica y nomenclatura de anaerobios. Los estudios genéticos que utilizan reacción en cadena de la polimerasa (PCR, *polymerase chain reaction*) y ARN ribosómico 16S, secuenciación de ADNr 16S, PCR de región espaciadora de ARNr 16S-23S y otros métodos moleculares que han clasificado de una manera más definitiva a los anaerobios de lo que fue posible utilizando la caracterización fenotípica y los métodos genéticos más antiguos y menos sofisticados disponibles en el pasado.[449,450] Estos estudios han llevado a la descripción de muchas nuevas especies y otros taxones; a veces, los géneros en los que se coloca un microorganismo pueden no estar relacionados con la reacción de Gram, morfología de bacilo o coco, capacidad de formar esporas, relaciones con oxígeno u otras características fenotípicas empleadas tradicionalmente para clasificar a los anaerobios. Por suerte, algunas excelentes actualizaciones taxonómicas han simplificado la tarea de mantenerse al tanto en cuanto a los cambios que ocurren en la nomenclatura.[158,162,236,237] La tabla 16-2 ofrece un compendio de cambios taxonómicos, compilados en las últimas décadas, para bacterias anaerobias clínicamente importantes. En la tabla 16-3 se enumeran los anaerobios clínicamente más relevantes o los que se hallan con mayor frecuencia en muestras humanas seleccionadas y recolectadas de manera apropiada. Las identificaciones actualizadas y correctas de especies pueden tener implicaciones importantes relacionadas con el pronóstico, tratamiento y resultados clínicos de pacientes con enfermedades infecciosas anaerobias.[158,160,162]

Taxonomía de bacilos gramnegativos anaerobios

Los bacilos gramnegativos anaerobios incluyen algunas de las bacterias anaerobias más frecuentemente aisladas y patógenos de muestras clínicas. Las tablas 16-1 y 16-2 proporcionan un

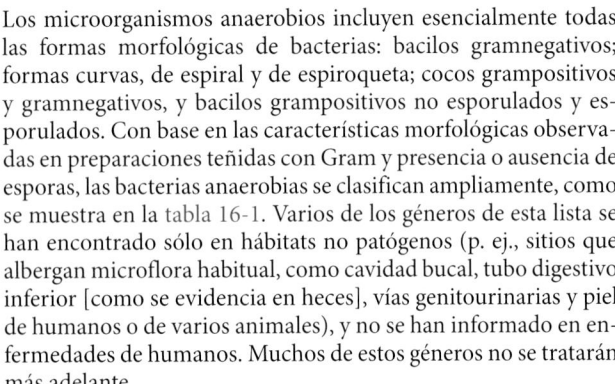

16-1

RECUADRO

Anaerobios encontrados en la microflora humana habitual

Cavidad bucal y vías respiratorias altas

Especies pigmentadas de *Prevotella*; especies de *Porphyromonas*

Especies de *Prevotella* no pigmentadas (p. ej. *P. oralis*)

Especies de *Bacteroides* (p. ej. *B. ureolyticus*)

Especies de *Fusobacterium* (p. ej. *F. nucleatumi*)

Cocos grampositivos anaerobios

Especies de *Veillonella*

Especies de *Actinomyces* y especies de *Propionibacterium*

Estómago (durante ayuno)

Lactobacilos

Intestino delgado (segmento proximal)

Estreptococos microaerófilos

Lactobacilos

Intestino grueso (e íleon terminal)

Grupo *Bacteroides fragilis*

Especies de *Porphyromonas*

Especies de *Fusobacterium*

Muchas especies de cocos grampositivos y gramnegativos anaerobios

Especies de *Clostridium*

Especies de *Eubacterium*

Especies de *Eggerthella*

Especies de *Bifidobacterium* y géneros relacionados

Especies de *Propionibacterium*

Otros bacilos grampositivos anaerobios

Vías genitourinarias; vagina y cuello uterino

Especies pigmentadas de *Prevotella*; especies de *Porphyromonas*

Prevotella no pigmentada

Especies de *Bacteroides*

Cocos grampositivos anaerobios

Especies de *Eubacterium*

Especies de *Eggerthella*

Especies de *Clostridium*

Especies de *Veillonella*

Especies de *Lactobacillus*

Especies de *Propionibacterium*

Especies de *Mobiluncus*

Especies de *Atopobium*

Uretra (masculina y femenina)

Especies de *Propionibacterium*

Cocos grampositivos y gramnegativos anaerobios

Especies de *Bacteroides*

Especies de *Prevotella*

Especies de *Fusobacterium*

Piel

Especies de *Propionibacterium*

Cocos anaerobios

(el texto continúa en la p. 993)

TABLA 16-1 Clasificación de géneros de las bacterias anaerobias

Bacilos gramnegativos (se incluyen las formas curvas, en espiral y espiroquetas)	Cocos grampositivos	Cocos gramnegativos	Bacilos grampositivos (no esporulados)	Bacilos grampositivos esporulados
Alistipes	Anaerococcus[a]	Acidominococcus	Alderreutzia	Clostridium[a,b]
Anaerobiospirillum[a]	Atopobium[a]	Anaeroglobus	Alloscardovia	Desulfomaculum
Bacteroides[a]	Coprococcus	Megasphaera	Anaerofustis	Desulfosporosinus
Barnesiella	Finegoldia[a]	Negativococcus	Anaerostipes	Caloramator[b]
Bilophila[a]	Gallicola[1]	Veillonella[a]	Anaerotruncus	Filifactor[b]
Butyrivibrio[c]	Gemmiger		Actinobaculum	Moorella[b]
Catonella[a]	Murdochiella		Actinomyces[a]	Oxobacter[b]
Desulfuromonas	Peptococcus		Atopobium[a]	Oxalophagus[b]
Desulfovibrio	Peptostreptococcus[a]		Bifidobacterium[a]	
Dialister[a]	Ruminococcus		Bulleidia	
Faecalibacterium	Sarcina		Catabacter	
Fusobacterium[a]	Peptoniphilus[a]		Catenibacterium	
Johnsonella[a]	Staphylococcus[a]		Cryptobacterium	
Jonquetella	Streptococcus[a]		Collinsella	
Leptotrichia	Gemella[a]		Eggerthella[a]	
Megamonas			Eubacterium[a]	
Mitsuokella			Faecalibacterium	
Odoribacter			Gordonibacter	
Parabacteroides[a]			Holdemania	
Paraprevotella[a]			Lachnospira	
Parasutterella[a]			Lactobacillus[a]	
Phocaeicola			Marvinbryantia	
Porphyromonas[a]			Methanobacterium	
Prevotella[a]			Mobiluncus[a]	
Pyramidobacter			Mogibacterium	
Selenomonas			Olsenella	
Sneathia			Oribacterium	
Spirochaeta			Paraeggerthella	
Succinomonas			Parascardovia	
Succinivibrio			Propionibacterium[a]	
Sutterella[a]			Propionimicrobium[a]	
Tannerella[a]			Pseudoramibacter	
Tissierella			Roseburia	
Treponema[d]			Scardovia	
			Shuttleworthia	
			Slackia[a]	
			Solobacterium	
			Turicibacter	
			Varibaculum	

[a]En la mayoría de las muestras clínicas, sólo estos géneros necesitan ser consideradas por el microbiólogo clínico. Sin embargo, en raras ocasiones, ciertas enfermedades graves pueden involucrar a *Anaerobiospirillum*,[208] *Leptotrichia*,[156] *Selenomonas*,[2778] *Desulfovibrio*[93] y algún otro género que no está mencionado arriba.
[b]El género *Clostridium* está bajo revisión taxonómica. Así, en 1994 fueron propuestos por Collins y cols.[49] cinco nuevos géneros de anaerobios esporulados.[44] Con una sola excepción, ninguno de ellos se conoce que sea patógeno para humanos. *Filifactor alocis* se ha aislado de pacientes con infecciones endodónticas.[236]
[c]*Butyrivibrio* se analiza con los bacilos gramnegativos en el volumen 1 y con los bacilos grampositivos no anaerobios esporulados irregulares en el volumen 2 del Manual de Bergey.[153,241] Aunque son gramnegativos con tinción de Gram, algunas cepas tienen rasgos de pared celular atípica grampositiva mediante microscopia electrónica.
[d]*Treponema* spp. no se tratará en este capítulo, pero se incluye aquí porque son anaerobios estrictos.
Adaptado y modificado del *Manual de bacteriología sistemática de Bergey*[153,241] y de varios volúmenes recientes del *International Journal of Systematic and Evolutionary Microbiology*, que contiene numerosas publicaciones relacionadas con cambios recientes en taxonomía anaerobia.

TABLA 16-2 Nombres actuales y anteriores de bacterias anaerobias

Nombre actual	Nombre anterior/comentarios
Bacilos gramnegativos anaerobios	
Género *Bacteroides*: grupo *Bacteroides fragilis*[507,a]	
Bacteroides caccae	Microflora fecal
B. eggerthii	Microflora fecal, infrecuente en infecciones
B. fragilis	Anaerobio más frecuente en infecciones
B. ovatus[370]	Microflora fecal humana; infección ocasional
B. stercoris	Microflora fecal humana
B. thetaiotaomicron	Segundo causa de infección, tras *B. fragilis*
B. uniformis	Aislamiento clínico ocasional
B. vulgates[370]	Microflora fecal frecuente; aislamiento fecal ocasional
B. dorei[22,370]	Nueva especie; rara vez aislado de sangre
B. finegoldii[21]	Nueva especie; infección clínica ocasional
B. massiliensis[156]	Nueva especie; rara vez aislado de sangre
También considerados miembros del grupo *B. fragilis*, pero en el género *Parabacteroides*	
Parabacteroides distasonis[403]	Infecciones humanas; anteriormente, *B. distasonis*
P. goldsteinii[403]	Anteriormente *B. goldsteinii*; bacteriemia
P. gordonii[19,408]	Nueva especie; aislado en hemocultivo
P. johnsonii[405]	Nueva especie; microflora fecal
P. merdae[403]	"T4-1", antes *B. merdae*; flora fecal humana
Otras especies que permanecen en el género *Bacteroides*, pero no son miembros del grupo *B. fragilis*	
B. coagulans	Raro en muestras clínicas
B. galacturonicus	Microflora fecal humana
B. pectinophilus	Microflora fecal humana
B. ureolyticus[485,511]	Cavidad bucal humana; infecciones bucales, infecciones de cabeza y cuello
Género *Prevotella*	
P. amni	Nueva especie; infecciones genitourinarias
P. baroniae[131,397]	Nueva especie; cavidad bucal; infecciones de conducto radicular y de absceso dental
P. bergensis[130]	Nueva especie; infecciones de piel y tejidos blandos
P. bivia[372]	*Bacteroides bivia*; microflora vaginal; infecciones genitourinarias
P. buccae	*Bacteroides buccae*; cavidad bucal; infecciones de cabeza, cuello y pecho; herida por mordedura humana
P. buccalis	*Bacteroides buccalis*; cavidad bucal
P. copri[213]	Nueva especie; aislamientos fecales
P. corporis	*Bacteroides corporis*; cavidad bucal; infecciones genitourinarias; pigmentado
P. dentalis[514]	*Mitsuokella dentalis*; *Hallela seregens*; cavidad bucal
P. denticola[263]	*Bacteroides denticola*; cavidad bucal; esputo de pacientes con fibrosis quística con lesiones cariosas; algunos son pigmentados

Nombre actual	Nombre anterior/comentarios
P. disiens[372]	*Bacteroides disiens*; microflora vaginal y microflora bucal; infecciones genitourinarias
P. enoeca[337]	Cavidad bucal
P. heparinolytica[6]	*Bacteroides heparinolytica*; heridas por mordeduras de animales
P. histicola	Nueva especie; algunos son pigmentados
P. intermedia[427,428]	*Bacteroides intermedius*; infecciones de cabeza, cuello y abdomen; muchas infecciones bucales; heridas por mordedura humana; pigmentado
P. loescheii[461]	*Bacteroides loescheii*; cavidad bucal; pigmentado; heridas
P. maculosa	Nueva especie
P. marshii[131]	Nueva especie; cavidad bucal
P. melaninogenica[263]	*Bacteroides melaninogenica*; pigmentado; infecciones bucales, pulmonares, cutáneas y de tejidos blandos; esputo de pacientes con fibrosis quística
P. micans[124]	Nueva especie; cavidad bucal; pigmentado
P. multiformis[404]	Nueva especie; no pigmentado; placa gingival
P. multisaccharivorax[397]	Nueva especie; infecciones endodónticas
P. nanceiensis[4]	Nueva especie; no pigmentado; muchas muestras clínicas
P. nigrescens[428,529]	Indistinguible de *P. intermedia*; cavidad bucal; muchas infecciones bucales; pigmentado
P. oralis[6]	*Bacteroides oralis*; cavidad bucal; abscesos; osteomielitis
P. oris	*Bacteroides oris*; cavidad bucal; infecciones odontógenas
P. oulorum	*Bacteroides oulorum*; cavidad bucal; *P. oulora*
P. pallens[262]	Nueva especie; pigmentado
P. pleuritidis[406]	Nueva especie; aislado de líquido pleural
P. saccharolytica[132]	Nueva especie; cavidad bucal
P. salivae[407]	Nueva especie; cavidad bucal; esputo de pacientes con fibrosis quística
P. shahii[407]	Nueva especie; cavidad bucal; pigmentado
P. stercorea[213]	Nueva especie; aislamientos fecales
P. tannerae[337]	Nueva especie; cavidad bucal; lesiones cariosas; algunas cepas pigmentadas
P. timonensis[183]	Nueva especie; absceso mamario
P. veroralis	*Bacteroides veroralis*; cavidad bucal
P. zoogleoformans[337]	*Bacteroides zoogleoformans*
Género *Porphyromonas*	
P. asaccharolytica[469]	*Bacteroides asaccharolyticus*; muchas muestras clínicas no bucales
P. bennonis[466]	Nueva especie; infecciones no bucales; heridas y abscesos
***Porphyromonas* spp.**	
Porphyromonas catoniae[263]	*Oribaculum catoniae*; cavidad bucal; no pigmentado; absceso abdominal

TABLA 16-2 Nombres actuales y anteriores de bacterias anaerobias

Nombre actual	Nombre anterior/comentarios
P. endodontalis[165]	*Bacteroides endodontalis*; infecciones dentales
P. gingivalis[47]	*Bacteroides gingivalis*; periodontitis y abscesos dentales e infecciones no bucales
P. somerae[467]	Infecciones de las extremidades inferiores de piel y de tejidos blandos relacionadas con cepas de *P. levii* de tipo humano
P. uenonis[165]	Nueva especie; apendicitis, peritonitis; úlcera de decúbito

Las siguientes son especies que son parte de la microflora habitual o patógenas en animales; cualquiera podría estar potencialmente implicada en infecciones de heridas por mordeduras.[1,6]

P. cangingivalis	Perros
P. canoris	Perros
P. cansulci	Perros
P. circumdentaria	Gatos
P. crevioricanis	Perros
P. gingivicanis	Perros
P. gulae	Gato, coyote, perro, oso, lobo
P. levii	Ganado
P. macacae	*Bacteroides macacae*; monos y gatos

***Fusobacterium* spp.[263]**

F. gonidiaformans	Infecciones humanas
F. mortiferum[98,238]	Infecciones humanas
F. naviforme	Infecciones humanas
F. necrogenes	Microflora fecal humana; también cavidad bucal
F. necrophorum subsp. fundiliforme[24,376,394]	Microflora humana; especies virulentas; Lemierre y otras infecciones bucales y muchas otras no bucales
F. necrophorum subsp. necrophorum[394]	Frecuentemente aislado de animales; menos virulenta de las dos subespecies
F. nucleatum[376,465]	*Fusobacterium* spp. más frecuente; microflora habitual en cavidad bucal y tubo digestivo
F. periodonticum[465]	Cavidad bucal; también se encuentran en tubo digestivo
F. russii	Microflora fecal humana
F. ulcerans[98]	Nueva especie; úlceras tropicales
F. varium[98,376]	Varias infecciones humanas

Otros géneros de bacilos gramnegativos anaerobios

Alistipes finegoldii[157,388]	Nueva especie; apendicitis humana, bacteriemia
A. onderdonkii[447]	Nueva especie; pigmentado; muestras intraabdominales
A. putredinis[388]	*Bacteroides putredinis*; rara vez se encuentran en infecciones intraabdominales
A. shahii[447]	Nueva especie; pigmentado; infecciones intraabdominales
Anaerobiospirillum succiniciproducens[250,377,472]	Microflora fecal humana; bacteriemia

Nombre actual	Nombre anterior/comentarios
A. thomasii[263]	Nueva especie; microflora fecal humana
Anaerostipes caccae	Nueva especie; microflora fecal humana
Anaerorhabdus furcosa	*Bacteroides furcosus; Anaerohabdus furcosus*
Barnesiella intestinihominis[341]	Nuevo género y especie
Bilophila wadsworthia[30,484]	Peritonitis, apendicitis, absceso cerebral
Catonella morbi[329,340]	Nueva especie; endocarditis de prótesis valvular
Centipeda periodontii[415]	Aislamientos bucales
Cetobacterium somerae[164]	Nueva especie; heces humanas
Desulfovibrio piger[303]	*Desulfomonas pigra*; heces humanas
D. desulfuricans[192,495]	Microflora fecal
D. vaginalis[228]	Microflora vaginal
Dialister pneumosintes[135,340]	Aislamiento bucal de *Bacteroides pneumosintes*; infección odontógena
Faecalibacterium prausnitzii[333]	*Fusobacterium prausnitzii*; microflora gastrointestinal habitual; puede ayudar a equilibrar la inmunidad del tubo digestivo
Filifactor alocis[193]	*Fusobacterium alocis*; cavidad bucal; enfermedad endodóntica
Jonquetella anthropi[241]	Nuevo género y especie
Johnsonella ignava[340]	Nuevo género y especie; grieta gingival humana

Género *Leptotrichia*

L. amnionii	Nueva especie; líquido amniótico
L. buccalis[40,198]	*Leptothrix buccalis*; microflora bucal; bacteriemia
L. goodfellowii[69,146]	Nueva especie; aislamientos de sangre
L. hofstadii[146]	Nueva especie; cavidad bucal
L. shahii[146]	Nueva especie; gingivitis
L. trevisanii[270]	Nueva especie; aislamiento bucal; bacteriemia
L. wadei[146]	Nueva especie; cavidad bucal

Otros géneros

Megamonas fumiformis[409]	Nuevo género y especie; relacionados con *Sutterella*; heces humanas
Odoribacter splanchnicus[210]	Anteriormente *Bacteroides splanchnicus*
Oxalobacter formigenes[251]	Coloniza el colon; reduce las piedras de oxalato de calcio
Paraprevotella spp.[342]	Nuevo género; heces humanas
Parasutterella secunda[343]	Nuevo género; heces humanas
Phocaeicola abscessus[11]	Nuevo género y especie; aislado de absceso cerebral
Pyramidobacter piscolens[133]	Nuevo género; cavidad bucal
Pseudoflavonifractor capillosus[70]	Anteriormente *Bacteroides capillosus*; rara vez en muestras clínicas

(continúa)

TABLA 16-2 Nombres actuales y anteriores de bacterias anaerobias (*continuación*)

Nombre actual	Nombre anterior/comentarios	Nombre actual	Nombre anterior/comentarios
Género *Selenomonas*[415]		*Atopobium parvulum*[128]	*Streptococcus parvulus;* cavidad bucal; abscesos dentales
S. artemidis	Microflora bucal	*Coprococcus catus*	Heces humanas
S. dianae	Hendidura gingival humana	*Coprococcus comes*	Heces humanas
S. flueggei	Microflora bucal humana	*Coprococcus eutactus*	Heces humanas
S. infelix	Hendidura gingival humana	*Murdochiella asaccharolyticus*[351,483]	Nueva especie
S. noxia	Hendidura gingival humana		
S. sputigena[415]	Microflora bucal	*Sarcina ventriculi*	Microflora gastrointestinal
Sneathia sanguinegens[103]	*Leptotrichia sanguinegens;* bacteriemia; vaginosis bacteriana asociada	*Staphylococcus saccharolyticus*[8,187,256]	*Peptococcus saccharolyticus;* bacteriemia; plaquetas contaminadas
Sutterella wadsworthensis[336,346,508]	Antes cepas de *Campylobacter (Bacteroides) gracilis;* microflora gastrointestinal	*Staphylococcus aureus* subsp. *anaerobius*[141,368]	Abscesos
Tannerella forsythensis[193,396]	*Bacteroides forsythus;* cavidad bucal; periodontitis	**Cocos gramnegativos**	
		Acidaminococcus fermentans[312]	Heces humanas; raros en muestras clínicas
Tissierella praeacuta[151]	*Bacteroides praecutus*	*Anaeroglobus geminatus*[72]	Nueva especie; flora bucal y gastrointestinal
Cocos anaerobios		*Megasphaera elsdenii*[50]	Heces humanas; endocarditis
Cocos grampositivos		*Megasphaera micronuciformis*	Nueva especie
Peptococcus niger	Sólo especie del género	*Negativicoccus succinicivorans*[94,312]	Nueva especie
Peptostreptococcus anaerobius[108,350]	Sólo especie del género; muchas muestras clínicas; endocarditis	*Veillonella atypica*	Microflora bucal humana; aislamientos clínicos raros; infección de articulación protésica
Anaerococcus prevotii[230,351]	*Peptostreptococcus prevotii;* infecciones genitourinarias		
A. tetradius[351]	*Peptostreptococcus tetradius;* infecciones genitourinarias	*V. dispar*	Microflora humana; raro en muestras clínicas
A. hydrogenalis[351]	*Peptostreptococcus hydrogenalis*	*V. parvula*[41,45,166]	Microflora humana; especie más frecuentes
A. vaginalis[351]	*Peptostreptococcus vaginalis;* infecciones genitourinarias	*V. montpellierensis*[240]	Nueva especie; raro en muestras clínicas
A. lactolyticus[351]	*Peptostreptococcus lactolyticus;* infecciones genitourinarias	**Bacilos grampositivos anaerobios no esporulados**	
		***Actinomyces* spp.**	
A. murdochii[448]	Nuevas especies	*A. cardiffensis*[203]	Nueva especie; abscesos
A. octavius[351]	*Peptostreptococcus octavius;* microflora genitourinaria; microflora de la piel	*A. dentalis*[208]	Cavidad bucal; absceso dental
		A. europaeus[174,402]	Nueva especie; abscesos mamarios
Finegoldia magna[170,291,349]	*Peptostreptococcus magnus;* cocos anaerobios más frecuentes en muestras; bacteriemia; endocarditis	*A. funkei*[283]	Nueva especie; muestras clínicas
		A. georgiae[235]	Hendidura gingival humana
		A. gerencseriae[235]	Microflora periodontal humana
Gallicola barnesae[148]	*Peptostreptococcus barnesae*	*A. graevenitzii*[274]	Nueva especie; muestras clínicas
Parvimonas micra[351,396,446]	*Micromonas micros; Peptostreptococcus micros;* muchas muestras clínicas; cavidad bucal	*A. hongkongensis*[521]	Nueva especie; muestras clínicas
		A. israelii[222,365,383,499]	Causa de actinomicosis
		A. johnsonii[216]	Nueva especie; relacionado con *A. naeslundii*
Peptoniphilus asaccharolyticus[351]	*Peptostreptococcus asaccharolyticus;* muchas muestras clínicas	*A. massiliensis*[392]	Nueva especie; aislado en hemocultivo
P. gorbachii[448]	Nueva especie	*A. meyeri*[153,200,238]	Infecciones cabeza y cuello; absceso cerebral
P. harei[351]	*Peptostreptococcus harei;* muestras clínicas (raro)	*A. naeslundii*[216,235,499]	Puede causar actinomicosis; microflora bucal
P. indolicus[351]	*Peptostreptococcus indolicus*	*A. nasicola*[206]	Nueva especie
P. ivorii[351]	*Peptostreptococcus ivorii;* úlcera en la pierna	*A. neuii* subsp. *neuii*[175,176,310,497]	Corineforme del grupo 1 de los CDC
P. lacrimalis[351]	*Peptostreptococcus lacrimalis;* absceso glándula lagrimal	*A. neuii* subsp. *anitratus*[175]	Corineforme del grupo 1 de los CDC
		A. odontolyticus[238,499]	Cavidad bucal humana; actinomicosis rara
P. olsenii[448]	Nueva especie	*A. oricola*[205]	Nueva especie; abscesos dentales
Otros cocos grampositivos anaerobios			

TABLA 16-2   Nombres actuales y anteriores de bacterias anaerobias

Nombre actual	Nombre anterior/comentarios	Nombre actual	Nombre anterior/comentarios
A. oris[216]	Nueva especie; relacionados con A. naeslundii	P. avidum[39,331]	Microflora de la piel; informes raros pero crecientes de infecciones clínicas
A. radicidentis[102,247,402,438]	Nueva especie; canales de la raíz infectados	P. granulosum[91,360]	
A. radingae[402,526]	Nueva especie; muestras clínicas	P. propionicum[89,438,499,524]	
A. turicensis[402,486,526]	Nueva especie; muchas muestras clínicas	**Nuevos géneros relacionados con *Propionibacterium* spp.**	
A. urogenitalis[144,357]	Nueva especie; microflora genitourinaria	Propionimicrobium lymphophilum[457]	
A. viscosus[235,499]	Cavidad bucal humana; actinomicosis ocasional	**Otros bacilos anaerobios grampositivos no esporulados**	
Géneros relacionados con *Actinomyces* spp.		Alloscardovia omnicolens[227,307]	Nuevo género y especie; asociados con *Bifidobacterium* spp.; aislado de muchos sitios clínicos
Actinobaculum massiliense[356]	Nueva especie; aislado de la orina	Anaerofustis stercorihominis[499]	Nuevo género y especie; microflora fecal
Actinobaculum schaalii[282,356]	Nueva especie; aislados de sangre y orina	Anaerotruncus colihominis[499]	Nuevo género y especie; microflora fecal; bacteriemia
Actinobaculum urinale[204]	Nueva especie; aislamientos de orina	Atopobium minutum[105,319]	*Lactobacillus minutus*
Varibaculum cambriense[93,207]	Nuevo género y especie	Atopobium rimae[13,105,128]	*Lactobacillus rimae*; microflora bucal; periodontitis; bacteriemia
***Bifidobacterium* spp.[499]**		Atopobium vaginae[85,479]	Nueva especie; relacionado con vaginosis bacteriana
B. adolescentis	Cavidad bucal	Blautia wexlerae[296]	Nueva especie
B. breve[307]	Cavidad bucal	Bulleidia extructa[129,260]	Nuevo género y especie; cavidad bucal
B. dentium[307]	Cavidad bucal; parte de infecciones dentales	Catabacter hongkongensis[278,442]	Nuevo género y especie; bacteriemia
B. gallicum[307]	Heces humanas	Catenibacterium mitsuokai	Nuevo género y especie; microflora fecal
B. longum[307]	Caries dental	Collinsella aerofaciens[245]	*Eubacterium aerofaciens*; microflora fecal; bacteria más abundante en el intestino
B. scardovii[221]	Nueva especie; cavidad bucal; caries dental	Collinsella stercoris[244]	Nueva especie; microflora fecal
***Eubacterium*[238,499]**		Collinsella intestinalis[244]	Nueva especie; microflora fecal
E. brachy	Periodontitis	Cryptobacterium curtum[353]	*Eubacterium curtum*; cavidad bucal; periodontitis
E. infirmum	Nueva especie; microflora bucal	Dorea formicigenerans[471]	*Eubacterium formicigerans*; microflora fecal
E. limosum[145]	Microflora gastrointestinal; piel y tejidos blandos e infecciones gastrointestinales	Dorea longicatena	Nueva especie; microflora fecal
E. minutum	*Eubacterium tardum*	Eggerthella lenta[238,493,498,499]	*Eubacterium lentum*; bacteriemia; especie aislada de manera frecuente a partir de *Eubacterium/Eggerthella* de los sitios no bucales
E. nodatum	Microflora bucal; periodontitis		
E. saphenum	Infecciones dentales	Eggerthella sinensis[280]	Nueva especie; bacteriemia
E. sulci	*Fusobacterium sulci*	Flavonifractor plautii[70]	*Clostridium orbiscindens* y *Eubacterium plautii*; microflora fecal; sangre, heridas abdominales
E. tenue[281]	Microflora bucal; bacteriemia		
E. yurii	Placa dental	Holdemania filiformis[517]	Nuevo género y especie; microflora fecal
Género *Lactobacillus*		Mobiluncus curtisii[120,185,218,456]	Microflora vaginal; relacionado con vaginosis bacteriana
L. casei[68,195]	Microflora habitual bucal, vaginal, de tubo digestivo; muchas muestras clínicas		
L. coleohominis	Nueva especie; anaerobio facultativo	Mogibacterium vescum	Nuevo género y especie; cavidad bucal
L. oris	Saliva	Mogibacterium diversum	Nueva especie; cavidad bucal
L. paraplantarum	Nueva especie; microflora fecal	Mogibacterium neglectum	Nueva especie; cavidad bucal
L. rhamnosus[68,195]	Microflora habitual bucal, vaginal y tubo digestivo; muchas muestras clínicas	Mogibacterium timidum[211]	*Eubacterium timidum*
***Propionibacterium* spp.**		Moryella indoligenes[71]	Nuevo género y especie; probablemente microflora gastrointestinal; aislado de absceso abdominal
P. acidifaciens[134]	Microflora bucal; relacionado con infecciones dentales		
P. acnes[295,328,371]	Especie más frecuente; microflora de la piel; involucrado en muchas infecciones		

(continúa)

TABLA 16-2 Nombres actuales y anteriores de bacterias anaerobias (*continuación*)

Nombre actual	Nombre anterior/comentarios
Olsenella profusa[118]	Nueva especie; cavidad bucal; periodontitis; gingivitis
Olsenella uli[118,281]	*Lactobacillus uli;* grieta gingival; periodontitis; gingivitis; bacteriemia
Paraeggerthella hongkongensis[280,525]	*Eggerthella hongkongensis;* bacteriemia
Parascardovia denticolens[233]	*Bifidobacterium denticolens*
Pseudoramibacter alactolyticus[439,516]	*Eubacterium alactolyticum*
Roseburia intestinali[137]	Nueva especie; microflora fecal
Scardovia inopinata[126,233]	*Bifidobacterium inopinatum;* cavidad bucal; caries dental
S. wiggsiae[126]	Nueva especie; cavidad bucal; aislado de heridas
Shuttleworthia satelles[127,430,508]	Nuevo género y especie; cavidad bucal; endocarditis
Slackia exigua[211,257,498]	*Eubacterium exiguum*
S. heliontrinireducens[381,498]	*Peptostreptococcus helionitrinireducens*
Solobacterium moorei[37,246]	Aislamiento fecal; bacteriemia
Turicibacter sanguinis[46]	Nueva especie; bacteriemia
Bacilos grampositivos esporulados[464]	
Clostridium aldenense[502]	Nueva especie; una del grupo *C. clostridioforme*
C. argentinense[181]	*C. botulinum* de tipo G
C. baratii[181]	*C. paraperfringens, C. perenne;* puede producir toxina tipo G de *C. botulinum*
C. bartlettii[452]	Nueva especie; microflora fecal
C. bolteae[451]	Nueva especie; miembro del grupo de *C. clostridioforme;* bacteriemia
C. botulinum[181]	Causa del botulismo por alimentos, infantil y por heridas; productor de toxinas
C. butyricum[238,464]	*C. pseudotetanicum;* puede producir toxina del tipo G de *C. botulinum*
C. celerecrescens[48]	
C. citroniae[502]	Nueva especie; miembro del grupo de *C. clostridioforme*
C. clostridioforme[163]	Una de muchas especies del grupo de *C. clostridioforme;* bacteriemia
C. hathewayi[293,461]	Nueva especie; microflora fecal; miembro del grupo de *C. clostridioforme;* bacteriemia y absceso hepático; propuesta para cambiar el nombre a *Hungatella hathewayi*
C. hiranonis	Nueva especie; microflora fecal
C. hylemonae	Nueva especie; microflora fecal
C. innocuum[424]	Especie frecuente de *Clostridium* en muestras clínicas; bacteriemia
C. lavalense[121]	Nueva especie; miembro del grupo de *C. clostridioforme*

Nombre actual	Nombre anterior/comentarios
C. methylpentosum	Microflora fecal
C. neonatale[7]	Nueva especie; aislado de un paciente con enterocolitis necrosante
C. perfringens[334,463,498]	*C. welchii;* gangrena gaseosa; intoxicación alimentaria; bacteriemia
C. ramosum[167]	*Eubacterium filamentosum, Ramibacterium ramosum, Actinomyces ramosus, Eubacterium ramosus*
C. scindens[143]	Nueva especie; microflora fecal; absceso intraabdominal
C. septicum[253,416]	Bacteriemia; fascitis necrosante
C. sordellii[15,258,463]	Bacteriemia; fascitis necrosante
C. symbiosum[478]	*Fusobacterium symbiosum;* bacteriemia
C. tertium[173,330]	Bacteriemia y otras infecciones; aerotolerante

[a]Por ejemplo, ahora hay más de 23 especies del grupo *B. fragilis.* La mayoría de las que no están en esta tabla fueron nombradas recientemente o aún no se han encontrado en muestras clínicas ni relacionadas con infecciones humanas.
Esto no pretende ser una lista completa. No se incluyeron algunas especies sin relevancia clínica o relevancia clínica dudosa, especialmente en los géneros *Bacteroides, Eubacterium, Lactobacillus* y *Clostridium.*
Algunas especies que pudieron haber estado en ediciones pasadas posiblemente se eliminaron de esta edición, como *Propioniferax,* que es un aerobio, aunque relacionado con especies de *Propionibacterium.*
Esta tabla se basa en información compilada predominantemente a partir de muchas referencias, como 238, 263, 446, 464 y 499, y del *International Journal of Systematic and Evolutionary Microbiology.*

TABLA 16-3 Anaerobios de mayor relevancia clínica o frecuentemente encontrados en muestras clínicas

Bacilos gramnegativos

Grupo *B. fragilis* (en especial *B. fragilis*, *B. thetaiotaomicron*, *B. vulgatus* y *B. ovatus*)

Parabacteroides distasonis

Otros bacteroides (*B. ureolyticus*)

Porphyromonas (en especial *P. asaccharolytica*, *P. gingivalis* y *P. endodontalis*)

Prevotella pigmentada (*P. melaninogenica*, *P. loescheii*, *P. denticola*, *P. tannerae*, *P. intermedia*, *P. nigrescens* y *P. corporis*)

Prevotella no pigmentada (grupo *P. oralis*, *P. oris/buccae*, *P. bivia* y *P. disiens*)

Fusobacterium (en especial *F. nucleatum*, *F. necrophorum*, *F. mortiferum* y *F. varium*)

Bilophila wadsworthia

Cocos anaerobios

Cocos grampositivos (en especial *Peptostreptococcus anaerobius*, *Finegoldia magna*, *Parvimonas micra*, *Peptoniphilus asaccharolyticus*, *Anaerococcus prevotii*, *Staphylococcus saccharolyticus* y *Atopobium parvulum*)

Cocos gramnegativos (*Veillonella* spp.)

Bacilos grampositivos anaerobios no esporulados

Actinomyces (en especial *A. israelii*, *A. meyeri*, *A. naeslundii*, *A. odontolyticus*, *A. turicensis*, *A. graevenitzii* y *A. viscosus*)

Atopobium vaginae

Propionibacterium (*P. acnes* y *P. propionicum*)

Bifidobacterium dentium

Eubacterium limosum

Eggerthella lenta

Paraeggerthella spp.

Lactobacillus spp.

Bacilos grampositivos esporulados (especies de *Clostridium*)

C. perfringens

Grupo *C. clostridioforme* (en especial *C. clostridioforme*, *C. hathewayi*, *C. bolteae*, *C. citroniae*, *C. aldenense* y *C. lavalense*)

C. innocuum

C. ramosum

C. difficile

C. bifermentans

C. sporogenes

C. septicum

C. sordellii

C. novyi

C. histolyticum

C. botulinum

C. tetani

C. tertium

resumen de la taxonomía más reciente de este grupo de anaerobios, aunque no todas las bacterias anaerobias están en la lista debido a que mucho no se sabe si son clínicamente relevantes o si son parte de la microflora humana. Los miembros del grupo de *B. fragilis* constituyen una proporción considerable de la microflora habitual del tubo digestivo, en la que el número de bacterias puede ser tan alto como 10^{11}-10^{12} unidades formadoras de colonias (UFC)/gramo de heces; los anaerobios exceden a los aerobios en más de 1 000:1. *B. thetaiotaomicron* y *B. ovatus* son los miembros más frecuentes del grupo *B. fragilis* en el tubo digestivo. *B. fragilis*, aunque sólo comprende aproximadamente el 0.5% de la microflora del colon humano, es la especie más frecuente en enfermedad clínica debido a sus factores de virulencia conocidos.[238] Es la causa más habitual de bacteriemia anaerobia.[58,238,420] Hay más de 20 especies en el grupo de *B. fragilis* que están relacionadas genéticamente y por sus características fenotípicas: 20% de resistencia a bilis, morfología en la tinción de Gram y resistencia innata y creciente a una amplia variedad de antibióticos. La tabla 16-2 enumera los miembros de especies del grupo de *B. fragilis*. Un grupo del complejo de *B. fragilis* (*B. merdae*, *B. goldsteinii* y *B. distasonis*) ha sido reclasificado en el género *Parabacteroides*.[263,403] La mayoría de las especies de *Bacteroides* no pertenecientes al grupo de *B. fragilis* también se reclasificaron, aunque *B. ureolyticus* actualmente permanece en el género *Bacteroides*; sin embargo, existe una propuesta para reclasificarla como *Campylobacter ureolyticus*.[485] Muchos de los otros miembros de especies de *Bacteroides* por primera vez se enumeran con sus nuevos géneros en la tabla. *B. splanchnicus*, por ejemplo, se colocó en el género *Odoribacter*, y *B. capillosus* en un nuevo género, *Pseudoflavonifractor*, como *P. capillosus*.[70,210]

Desde 1992, el género *Porphyromonas* cambió de manera evidente y ahora tiene al menos 16 especies (tabla 16-2). Muchas se aislaron de la cavidad bucal y pueden ser responsables de infecciones endodónticas. Cinco de las especies de *Porphyromonas* se aislaron de cavidades bucales solamente de perros (*P. cangingivalis*, *P. canoris*, *P. cansulci*, *P. crevioricanis* y *P. gingivicanis*); una se aisló sólo de cavidades bucales de gatos (*P. circumdentaria*); otra de monos y gatos (*P. macacae*, que incluye aquellos previamente clasificados como *P. salivosa*); otra de ganado (*P. levii*); una de la cavidad bucal humana (*P. catoniae*), y *P. gulae*, descrita en el 2001, de varios animales, incluyendo oso, gato, coyote, perro, lobo y mono.[169,515] Aunque se desconoce su importancia clínica en humanos, presumiblemente las especies aisladas de animales pueden encontrarse en infecciones de heridas por mordeduras.[1] En 1995, Willems y Collins no sólo reclasificaron a *Oribaculum catoniae* como *Porphyromonas catoniae*, sino que también modificaron el género *Porphyromonas*. De acuerdo con su descripción corregida, ahora se incluyen algunas especies que son sacarolíticas (*P. levii*, *P. macacae* y *P. catoniae*); *P. catoniae* no forma pigmento por sí sola.[467,515]

Hay cerca de 37 especies del género *Prevotella*, conformadas por cepas pigmentadas y no pigmentadas. Constituyen el grueso de la microflora habitual anaerobia gramnegativa de la cavidad bucal, pero también están implicados en muchas infecciones bucales y no bucales.[263] La tabla 16-2 enumera las especies más frecuentes de *Prevotella*.

Las especies de *Fusobacterium* son otro género habitual de bacilos gramnegativos, y muchos de ellos han conservado sus nombres de género y especie; un conjunto de *Fusobacterium* nuevamente nombrados también se muestra en la tabla 16-2.[95] *F. nucleatum* tiene la morfología característica de bacilos largos y finos puntiagudos (fusiforme) en tinción de Gram, y algunas otras especies también revelan esta característica; sin embargo, muchas de las especies generan bacilos más cortos y algunas morfologías extrañas que son bastante distintivas para su identificación. La virulencia de las especies de *Fusobacterium* se ha reconocido e informado con gran frecuencia en la literatura médica, como se tratará en las secciones sobre infecciones humanas.[95,395]

Faecalibacterium prausnitzii es una bacteria muy frecuente de la microflora gastrointestinal habitual y con frecuencia se identifica en materia fecal.[238,333] *Leptotrichia* es un bacilo gramnegativo poco observado cuyas células son mucho más largas que otros bacilos gramnegativos anaerobios; esto también se tratará más adelante.[40,198] *Bilophila wadsworthia* es muy similar al grupo de *B. fragilis* en cuanto a su resistencia a bilis y sensibilidad a antibióticos, y conforme mejoran los métodos de aislamiento e identificación, ha sido cada vez más reconocida como patógeno. Se tratará a *B. wadsworthia* más adelante en este capítulo.[30,484] Algunos de los otros géneros de bacilos gramnegativos anaerobios no se tratarán más; aunque hay referencias disponibles, éstas se proporcionarán en el texto o en tablas para que los lectores puedan obtener más información si así lo desean.

Taxonomía de bacilos grampositivos anaerobios no esporulados

Los bacilos grampositivos no esporulados son un grupo muy heterogéneo de anaerobios, a menudo difíciles de identificar y caracterizar específicamente. Uno de los anaerobios más aislados, *Propionibacterium acnes*, pertenece a este grupo, al igual que los miembros del género *Actinomyces*, que incluyen el bien conocido patógeno *A. israelii*. Los miembros de ambos géneros comparten un rasgo de "aerotolerancia" en donde, aunque a menudo se aíslan en cultivos primarios sólo bajo condiciones estrictamente anaerobias, a menudo crecen bastante bien en presencia de oxígeno al ser transferidos de placas primarias. Las especies de *Propioniferax*, un género relacionado con las especies de *Propionibacterium*, son de hecho aerobias, y no se incluirán en este capítulo. *Propionibacterium propionicum*, *Propionibacterium acidifaciens* y *Propionimicrobium lymphophilum* (relacionado con las especies de *Propionibacterium*) no son aerotolerantes. Para las especies aerotolerantes de *Actinomyces* y *Propionibacterium*, los fármacos como el metronidazol, que sólo son activos frente a anaerobios, no tienen ningún efecto sobre su crecimiento; las cepas no aerotolerantes varían en su respuesta al metronidazol.[100,238,263]

P. acnes es muy frecuente como parte de la microflora habitual en la piel, pero puede ser un patógeno en infecciones en las que la entrada de microorganismos a la piel se ve reforzada por la colocación de dispositivos extraños a través o cerca de la dermis. *P. propionicum* (antes conocido como *Arachnia propionica*) ha sido implicado en actinomicosis y otras infecciones, como se tratará en la siguiente sección[55]

A. israelii consiste en un un bacilo anaerobio grampositivo que se ha asociado con la afección de "actinomicosis", una infección granulomatosa crónica que puede afectar las regiones cervicofacial, torácica, abdominal o pélvica del cuerpo. La enfermedad es frecuentemente causada por *A. israelii*, *A. gerencseriae* y *A. gravenitzii*. Se considera que la presencia de "gránulos de azufre" (masas de bacilos ramificados), observadas en histopatología o a la tinción con Gram de muestras clínicas en el laboratorio de microbiología, representa el sello distintivo de tales infecciones por *Actinomyces*; de hecho, la actinomicosis en la mayoría de los casos es en realidad una infección polimicrobiana.[55,238,263] En los últimos años, se han realizado extensas revisiones taxonómicas dentro del género *Actinomyces* (tabla 16-2). Estos cambios incluyeron la designación de varias especies nuevas o adicionales, entre ellas *A. cardiffensis*,[203] *A. europaeus*,[402] *A. funkei*,[283] *A. georgiae*,[235] *A. gerencseriae*,[235] *A. graevenitzii*,[385] *A. hongkongensis*,[521] *A. nasicola*,[206] *A. neuii*,[175,176,310] *A. oricola*,[205] *A. radicidentis*,[102,247] *A. radingae*,[402,486,526] *A. turicensis*[402,486,526] y *A. urogenitalis*.[357] Otros géneros descritos en años recientes que están estrechamente relacionados con el género *Actinomyces* son *Actinobaculum* (p. ej., *A. schaalii* y *A. urinale*),[204,282] *Arcanobacterium* (p. ej., *A. bernardiae* y *A. pyogenes*)[386] y *Varibaculum cambriense*.[93,207] No se tratará más a *Arcanobacterium* en este capítulo porque no es un anaerobio.

La tabla 16-2 muestra la taxonomía más reciente de los bacilos anaerobios grampositivos no esporulados. Con el uso de nuevas herramientas moleculares de identificación, muchos de los microorganismos una vez conocidos como *Eubacterium*, *Bifidobacterium* y *Lactobacillus* se reclasificaron en nuevos géneros. Un anaerobio muy frecuente, *Eubacterium lentum*, se renombró *Eggerthella lenta*; en la actualidad hay por lo menos cuatro o cinco especies de *Eggerthella* clínicamente importantes o relacionadas con las especies de *Paraeggerthella*.[292,493,498,499] Como se puede ver en la tabla 16-2, la mayoría de los otros *Eubacterium* se han reclasificado en más de 11 nuevos géneros/especies, la mayoría de los cuales se aislaron de microflora fecal o bucal, y de muchas muestras clínicas; en algunos casos han estado implicados como la única causa de enfermedades o como parte de una infección polimicrobiana.[128]

Muchas de las especies que alguna vez pertenecieron a *Bifidobacterium* se reclasificaron en los géneros *Scardovia*, *Alloscardovia* o *Parascardovia*; *B. breve*, *B. longum*, *B. scardovia* y *B. dentium* permanecen en el género *Bifidobacterium*. Todos son parte de la microflora bucal o gastrointestinal habitual, y pueden contribuir a la salud bucal o gastrointestinal; rara vez desempeñan un papel patógeno en la caries dental y periodontitis.[482,499]

Los lactobacilos son habitantes frecuentes de la cavidad bucal humana, del tubo digestivo y de las vías genitourinarias femeninas. Se utilizan como un marcador de microflora vaginal "habitual" cuando se ven en tinción de Gram de muestras vaginales de mujeres examinadas por vaginosis bacteriana. Algunos de los lactobacilos son anaerobios estrictos, pero otros son facultativos, y este rasgo puede dificultar su detección y reconocimiento a menos que se utilicen nuevos métodos moleculares de identificación. Las especies más frecuentemente involucradas en las muestras clínicas son *L. rhamnosus* y *L. casei*.[68,195] Debido a que se incorporan a menudo lactobacilos en tratamientos probióticos, la posibilidad de su patogenia en pacientes inmunocompetentes es a menudo cuestionada. Ciertos microorganismos que alguna vez pertenecieron a las especies de *Lactobacillus* se han reclasificado y colocado en los géneros *Atopobium*, como *A. rimae* (antes *L. rimae*) y *A. minutum* (antes *L. minutus*).[13,105,319] Otros dos miembros del género son *A. parvulum* (antes *Streptococcus parvulus*) y *A. vaginae*, una especie recién descrita que se ha relacionado con infecciones de las vías genitourinarias, incluyendo vaginosis bacteriana.[85,479] *Lactobacillus uli* se reclasificó como *Olsenella uli*; otro miembro de este género es *O. profusa*. Ambos son anaerobios microaerotolerantes encontrados en la cavidad bucal y se relacionan con placa dentobacteriana y enfermedad endodóntica.[118]

También hay muchos otros nuevos géneros de bacilos anaerobios grampositivos no esporulados, como se ve en la tabla 16-2. Algunos de ellos sólo se han aislado de heces, lo que sugiere que pueden desempeñar un papel en la microflora habitual del tubo digestivo, los cuales incluyen *Anaerofustis*, *Anaerostipes*, *Anaerotruncus*, *Catenibacterium*, *Colinsella*, *Dorea*, *Holdemanii* y *Roseburia*. *Mogibacterium* es un nuevo género con especies que se hallan principalmente en la cavidad bucal; *M. timidum* es el nuevo nombre de *Eubacterium timidum*.[211] Los otros géneros más nuevos que podrían tener alguna relevancia clínica se revisarán más adelante en la sección sobre infecciones humanas.

Taxonomía de especies de Clostridium

Las especies de *Clostridium* son un grupo de bacilos anaerobios formadores de esporas que pueden ser parte de la microflora habitual, sobre todo del tubo digestivo; son clínicamente relevantes como causa de infecciones endógenas y exógenas. *Clostridium tetani* es el agente causal del tétanos; *C. botulinum* induce muchas formas diferentes de botulismo; *C. perfringens* es una de las causas de gangrena gaseosa e induce infecciones cutáneas necrosantes, así como intoxicación alimentaria; *C. difficile* provoca un síndrome de enfermedades diarreicas que van desde diarrea asociada con antibióticos (DAA) hasta colitis seudomembranosa (CSM) y complicaciones relacionadas. Todos son anaerobios estrictos, con excepción de *C. perfringens*. Producen esporas con facilidad en cultivos de muestras clínicas, de modo que la identificación de especies de *Clostridium* no suele ser difícil. Hay otras especies de *Clostridium*, como se presenta en la tabla 16-2, y probablemente se identificarán más con un mayor empleo de técnicas de espectrometría de masas y moleculares en los laboratorios clínicos. Una de las especies aisladas con mayor frecuencia, *C. clostridioforme*, se considera ahora un complejo de microorganismos que incluyen *C. clostridioforme*,[163,518] *C. hathewayi*,[293,461] *C. bolteae*,[451] *C. aldenense*,[502] *C. citroniae*[502] y *C. lavalense*.[121,518] Las especies de *Clostridium* aerotolerantes, que incluyen *C. tertium*, *C. histolyticum* y *C. carnis*, pueden confundirse con facilidad con un aerobio.[173,330,464] Existen especies de *Clostridium* que han sido recientemente designadas o reconocidas como patógenos humanos, como *C. disporicum*, un clostridio infrecuente que produce una espora doble, y *C. celerescrescens*, que a veces se confunde con un aislamiento del grupo *C. clostridioforme*.[48,379] Algunas especies de *Clostridium* aparecen en la tinción de Gram sólo como bacilos gramnegativos, por ejemplo, *C. ramosum*[167] y *C. symbiosum*[478]; otros gramnegativos se han reclasificado en géneros no *Clostridium*. Las especies de *Clostridium* y los géneros relacionados son un complejo grupo de microorganismos responsables de un conjunto diverso de infecciones, algunas de las cuales aún no están aclaradas. Además, como se muestra en la tabla 16-1, existen otros géneros de bacilos grampositivos anaerobios formadores de esporas, pero hasta el momento ninguno de ellos ha demostrado ser patógeno ni estar relacionado con ninguna infección humana, con excepción de *Filofactor alocis*, que se ha aislado de infecciones endodónticas.[437]

Taxonomía de cocos anaerobios grampositivos y gramnegativos

Los cocos anaerobios forman parte de la microflora habitual de cavidad bucal, tubo digestivo, vías genitourinarias y piel. Como se puede ver en la tabla 16-2, los cocos anaerobios aislados con mayor frecuencia han sufrido importantes cambios taxonómicos.[351] Los únicos miembros restantes del género *Peptostreptococcus*, alguna vez el género predominante de cocos grampositivos anaerobios, son *P. anaerobius* y *P. stomatis*.[350] *P. anaerobius*, junto con *Parvimonas micra* (una vez llamado *P. micros* y *Micromonas micros*) y *Finegoldia magna* (una vez llamado *Peptostreptococcus magnus*), son los cocos grampositivos anaerobios que se aíslan con mayor frecuencia.[291,349,351] Cuatro especies que fueron miembros del género *Peptostreptococcus* se colocaron en el género *Peptoniphilus* y seis en el género *Anaerococcus*. Los miembros frecuentemente aislados de estos géneros incluyen *Peptoniphilus assacharolyticus* (antes *Peptostreptococcus assacharolyticus*), aislado de cavidad bucal junto con *F. magna*,[348,351] y *Anaerococcus prevotii* (antes *Peptostreptococcus prevotii*), que es un habitante asiduo del tubo digestivo y de las vías genitourinarias.[230,351,446] Otros nuevos géneros que ahora incluyen especies que en años anteriores pertenecían a especies de *Peptostreptococcus* son *Gallicola, Slackia* y *Blautia*. Algunas especies recién nombradas de cocos grampositivos anaerobios se pueden encontrar en la tabla 16-2, como *Blautia wexlerae, Ruminococcus gauvreauii, Anaerococcus murdochii,*[448] *Peptoniphilus* patógeno y *Murdochiella assacharolytica*.[483] *Atopobium parvulum* es el nuevo nombre de lo que una vez se denominó *Streptococcus parvulum*, un coco grampositivo anaerobio que forma parte de la microflora habitual de la cavidad bucal.[128] Se debe señalar que los miembros del género *Atopobium*, que son morfológicamente bacilos y no cocos, serán tratados en la sección de bacilos grampositivos. Por último, dos especies de *Staphylococcus* se consideran anaerobias. Aparecen al inicio como anaerobios estrictos, pero después de la transferencia pueden volverse aerotolerantes. Se trata de *Staphylococcus saccharolyticus* (una vez llamado *Peptotreptococcus saccharolyticus*) y *Staphylococcus anaerobius* subespecie *anaerobius*.[446] El primero puede aislarse con bastante frecuencia de cultivos anaerobios, aunque la relevancia clínica no siempre es fácil de determinar. El género *Peptococcus* sólo contiene una especie, *P. niger*, que con poca frecuencia se aísla de muestras clínicas humanas y no se tratará más en este capítulo.

Los cocos anaerobios gramnegativos, aunque rara vez se aíslan de muestras clínicas, por lo general no están relacionados con alguna enfermedad clínica. Cuando se asocian con enfermedad, suelen ser como componente de una infección polimicrobiana. Actualmente hay seis géneros de estos anaerobios (tabla 16-2), los cuales forman parte de la microflora humana habitual; las especies de *Veillonella* se aíslan con mayor frecuencia.[72,312,446]

Infecciones humanas por anaerobios

Generalidades

Se ha demostrado que las bacterias anaerobias causan infecciones en prácticamente todos los órganos y regiones anatómicas del cuerpo. Algunos de los sitios involucrados con mayor frecuencia se ilustran en la figura 16-1.[519] Con fundamento en otros informes en la literatura médica, la incidencia relativa de anaerobios en infecciones se resume en la tabla 16-4.[56-60,160,161,238]

La mayoría de los abscesos profundos y lesiones necrosantes que involucran anaerobios son polimicrobianos; estos microorganismos, que actúan en conjunto con traumatismos, estasis vascular o necrosis de tejidos, disminuyen la tensión de oxígeno y el Eh de los tejidos, y proporcionan condiciones favorables para la propagación de anaerobios obligados. Históricamente, las infecciones y enfermedades que involucran anaerobios de fuentes exógenas son las que han sido más conocidas (recuadro 16-2). Sin embargo, en las últimas décadas, las infecciones endógenas anaerobias se han vuelto mucho más frecuentes. Hay dos probables explicaciones. Una es que el aislamiento de laboratorio de bacterias anaerobias ha mejorado, de modo que las infecciones endógenas ya no son mal diagnosticadas o pasadas por alto como lo fueron en el pasado. La otra es que una mayor proporción de la población de pacientes está recibiendo fármacos inmunodepresores por malignidad y otros trastornos, conduciendo a la aparición de poblaciones de hospederos inmunodeprimidos en quienes los miembros de la microflora habitual, incluyendo anaerobios, pueden convertirse en patógenos oportunistas.[160,161] Las infecciones anaerobias primarias se establecen fácilmente en

áreas de daño tisular. Puede producirse bacteriemia con diseminación metastásica de bacterias y formación de abscesos distantes. Esta cadena progresiva de acontecimientos a veces tiene resultados letales. Las causas más frecuentes de infecciones endógenas anaerobias se enumeran en el recuadro 16-3.

No es de sorprender que las infecciones anaerobias más frecuentes sean abscesos intraabdominales, debido al predominio de anaerobios en el tubo digestivo como microflora habitual. *B. fragilis* es el anaerobio más frecuente en estas infecciones, en particular debido al papel de su cápsula en la formación de abscesos.[507] La mayoría de los abscesos son polimicrobianos, involucrando aerobios y anaerobios. La peritonitis debida a rotura en las barreras del tubo digestivo (a menudo denominada *peritonitis secundaria*) se debe con mayor frecuencia a una mezcla de aerobios (por lo general *E. coli*) y anaerobios (habitualmente *B. fragilis*). Un estudio de niños cuya peritonitis resultó de un apéndice perforado determinó que el 81% de los cultivos peritoneales eran positivos para *E. coli*, casi siempre sensibles a amoxicilina/ácido clavulánico, y el 54% para anaerobios, todos ellos sensibles a metronidazol. Su estudio corroboró el uso de estos dos agentes para el tratamiento.[361] En contraste, la peritonitis bacteriana espontánea rara vez es una infección anaerobia; asimismo, la peritonitis relacionada con diálisis peritoneal rara vez es una infección anaerobia; sin embargo, cuando ocurre, se debe a la contaminación del catéter, por lo general polimicrobiana y con buen pronóstico.[87] Los abscesos hepáticos piógenos, la mayoría de los cuales tienen una fuente de infección piógena, pueden deberse a una mezcla de aerobios y anaerobios. Un estudio mostró el predominio de *Klebsiella pneumoniae* (45%) y *E. coli* (32%); sin embargo, los anaerobios se encontraron en sólo el 9% de los cultivos positivos.[309]

Los anaerobios son un componente importante de la cavidad bucal y contribuyen en gran medida con la periodontitis y otras infecciones bucales/dentales. Sin embargo, las bacterias anaerobias son patógenos pulmonares infrecuentes, excepto en infecciones seleccionadas, como neumonía por aspiración, absceso pulmonar, neumonía necrosante y empiema. Los laboratorios no procesan la mayoría de las muestras de anaerobios que se envían para diagnóstico de neumonía, como esputo, lavado broncoalveolar y aspirados endotraqueales, debido a la contaminación en la muestra por la microflora de las vías aéreas superiores, que incluye anaerobios. El reconocimiento de la probable presencia de anaerobios en las tinciones de Gram directas de esporas puede ser muy útil para los médicos que, de otro modo, no sospecharían neumonía por aspiración; si se trata de neumonía por aspiración o necrosante y se solicita la identificación de anaerobios, se necesita la recolección de muestras apropiadas para cultivos anaerobios utilizando un dispositivo de recolección de fibra óptica protegido o enviando aspirados de tejido pulmonar.[37] La revisión de Bartlett de la infección anaerobia de pulmón del 2012 sugirió que el líquido pleural y la aspiración con aguja transtorácica son las mejores muestras para el aislamiento significativo de anaerobios, pues los aspirados transtraqueales ya no se realizan y las muestras de broncoscopia con fibra óptica no se manipulan de forma adecuada.[36] Los anaerobios más frecuentes que se involucran en estas infecciones pulmonares polimicrobianas son *F. nucleatum,* especies de *Porphyromonas* pigmentadas (menos del 10%), especies de *Prevotella* (30-50%, que son a menudo β-lactamasa positivas) y estreptococos anaerobios. El grupo *B. fragilis* está implicado en menos del 10% de las infecciones pulmonares.[238] Para el tratamiento se necesitan antibióticos que cubran a estos anaerobios y drenar el área.[36,37]

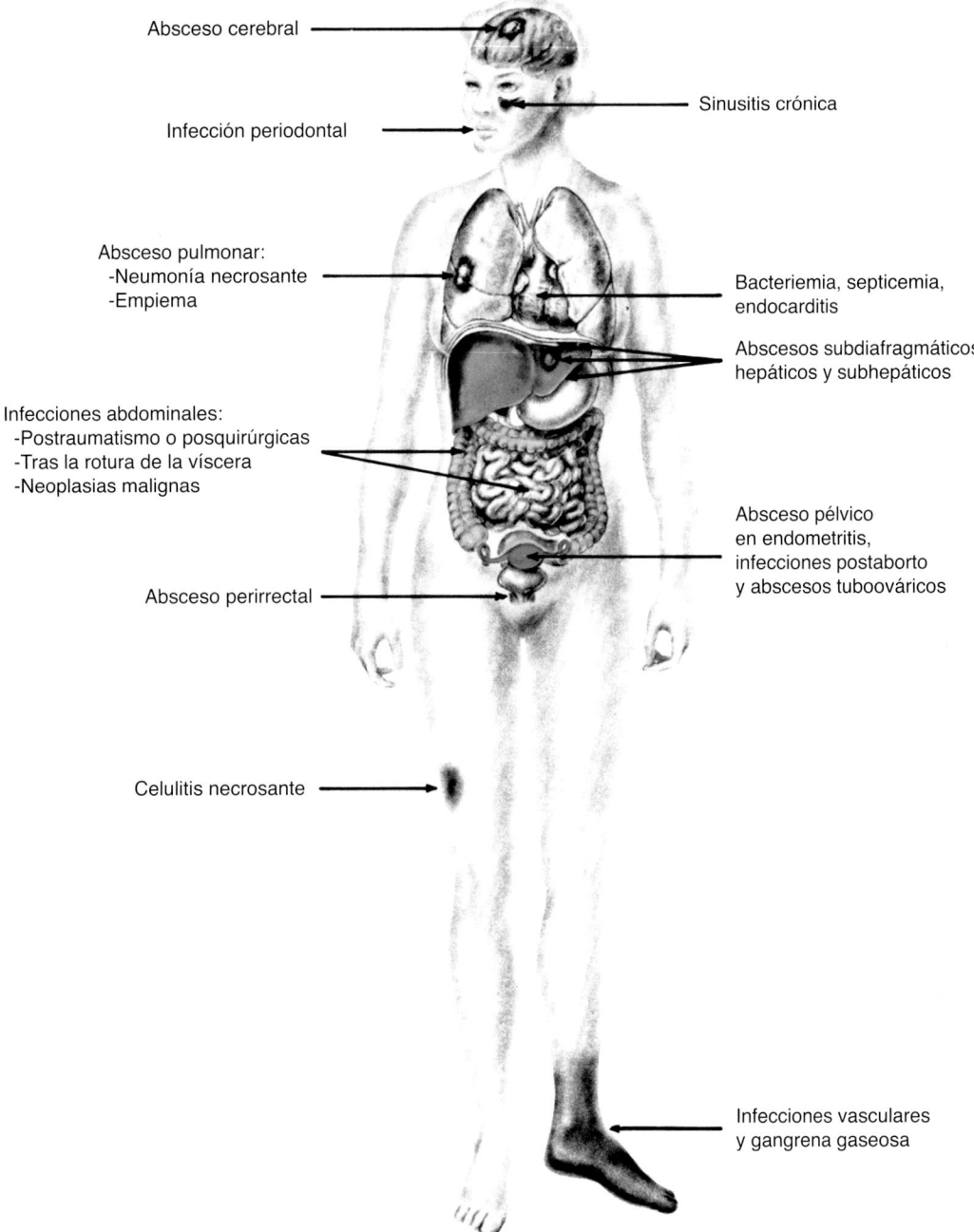

Absceso cerebral

Sinusitis crónica

Infección periodontal

Absceso pulmonar:
-Neumonía necrosante
-Empiema

Bacteriemia, septicemia,
endocarditis

Abscesos subdiafragmáticos,
hepáticos y subhepáticos

Infecciones abdominales:
-Postraumatismo o posquirúrgicas
-Tras la rotura de la víscera
-Neoplasias malignas

Absceso pélvico
en endometritis,
infecciones postaborto
y abscesos tuboováricos

Absceso perirrectal

Celulitis necrosante

Infecciones vasculares
y gangrena gaseosa

■ **FIGURA 16-1** Lugares frecuentes de infecciones que involucran bacterias anaerobias.

Las infecciones de la piel y de los tejidos blandos son a menudo causadas por cocos grampositivos aerobios que predominan como microflora habitual; sin embargo, una infección complicada de la piel y de los tejidos blandos puede involucrar anaerobios y resultar de fuentes endógenas o exógenas. Las especies de *Clostridium*, como *C. perfringens*, predominan en infecciones exógenas; las heridas por mordeduras de animales y humanas a menudo implican anaerobios. Una revisión de la microbiología de las heridas por mordeduras de perros y gatos, así como picaduras de otros animales más exóticos, demostró que el 48% de las heridas por mordedura de perro produjeron una infección polimicrobiana que a menudo incluía

anaerobios, aunque estos por sí mismos eran responsables de enfermedad en un solo paciente con una infección mixta causada por *Porphyromonas/Bacteroides* (lám. 16-2B). El anaerobio aislado con mayor frecuencia de heridas por mordedura de perro fue *F. nucleatum*, seguido por especies de *Bacteroides, Porphyromonas, Prevotella, Peptostreptococcus* y *P. acnes*. De heridas de mordedura de gato, el 78% se encontró que eran infecciones anaerobias/aerobias mezcladas, y de nuevo *F. nucleatum* era el aislamiento más frecuente. Otros microorganismos aislados incluyeron otras especies de *Fusobacterium, Bacteroides, Porphyromonas, Prevotella* y una amplia variedad de otras especies anaerobias.[1]

TABLA 16-4 Porcentaje de cultivos positivos anaerobios en las infecciones

Tipo de infección	Porcentaje (%) de cultivos positivos con anaerobios
Pulmonar	
Aspirado en paciente con neumonía	62-93
Absceso pulmonar	58-100
Empiema (torácico)	22-36
Bacteriemia	1-17[a]
Absceso cerebral	62-83
Sinusitis	
Sinusitis crónica	48-100
Sinusitis aguda	< 10
Dental, bucal, facial	67-100
Abdominal[b]	
Intraabdominal	60-100
Absceso hepático	< 60
Pélvica[c]	50-100
Infecciones de tejidos blandos	
Heridas por mordeduras	50-70[d]
Celulitis crepitante no clostridial	75
Gangrena gaseosa (clostridial)	100
Úlceras del pie diabético	50-90[e]
Infecciones diversas	
Infección de vías genitourinarias	< 5[f]
Meningitis	< 10

[a]De una revisión de bacteriemia anaerobia por Brook, 2010.[58] Otros autores han informado una incidencia del 7-9% en el 2008 y 2013.[155,354]
[b]Varía dependiendo de si los pacientes son posquirúrgicos o no.
[c]Varía considerablemente; enfermedad inflamatoria pélvica menos del 50%; absceso pélvico o de cúpula vaginal, 98%; endometritis posparto, 66%.
[d]Depende de si es animal o humano.
[e]Depende de los métodos de recolección del cultivo.
[f]Puede cambiar utilizando métodos moleculares u otros nuevos métodos de detección directa de muestras.
Modificado de Jousimies-Somer y cols.[238]

Los anaerobios son responsables del 1-17% de los casos de bacteriemia, según informó Brook en el 2010. Los anaerobios más frecuentes fueron *B. fragilis*, seguido con menor incidencia por cocos grampositivos anaerobios, especies de *Clostridium* y *Fusobacterium*.[58] Un estudio canadiense de vigilancia poblacional de bacteriemia anaerobia entre 2000 y 2008 encontró una incidencia de 8.7 por cada 100 000 casos por año, predominando *B. fragilis, Clostridium* (no *perfringens*), *Peptostreptococcus* (incluyendo *F. magna*) y *C. perfringens*. El sexo masculino, aumento de edad y una serie de enfermedades subyacentes y neoplasias fueron factores predisponentes; la mortalidad a los 30 días fue del 20%.[354] En la literatura médica de 1980-1990 se documentó que los anaerobios causan el 1-11% de los casos de

RECUADRO 16-2

Infecciones anaerobias de origen exógeno

Diarrea hospitalaria por *C. difficile* (nosocomial)
Botulismo de origen alimentario
Botulismo infantil
Botulismo por heridas
Gastroenteritis por *C. perfringens*
Mionecrosis (gangrena gaseosa)
Tétanos
Celulitis crepitante (anaerobia)
Infecciones superficiales benignas
Infecciones posteriores a mordedura de animales o humanas
Infecciones por abuso de drogas intravenosas
Aborto séptico

RECUADRO 16-3

Infecciones anaerobias de origen endógeno

Absceso de algún órgano
Actinomicosis
Neumonía por aspiración
Bacteriemia
Vaginosis bacteriana
Complicaciones de apendicitis o colecistitis
Celulitis crepitante o no crepitante
Infecciones dentales o periodontales
Endocarditis
Endoftalmitis, generalmente después de cirugía de cataratas
Síndrome de Lemierre (*F. necrophorum*): también conocido como *necrobacilosis*
Meningitis, por lo general complicación de absceso cerebral comunicante
Fascitis necrosante
Neumonía necrosante
Osteomielitis
Otitis media crónica
Peritonitis
Artritis séptica
Sinusitis crónica
Empiema subdural
Empiema torácico

endocarditis.[413,505] En una revisión más reciente de las aún poco frecuentes causas anaerobias de endocarditis, los microorganismos más habituales fueron estreptococos microaerófilos, *P. acnes*, grupo *B. fragilis* y especies de *Clostridium*; la mortalidad fue alta, del 21-43%.[57]

Es esencial aislar e identificar bacterias anaerobias, ya que estas infecciones se relacionan con alta morbilidad y mortalidad, y el tratamiento varía con respecto a las especies bacterianas involucradas. El tratamiento con antibióticos para ciertas infecciones anaerobias es diferente al que se utiliza para muchas infecciones causadas por bacterias aerobias o anaerobias facultativas.[160,443,444] La intervención quirúrgica rápida, incluyendo desbridamiento del tejido necrótico o amputación de una extremidad, puede ser de extrema importancia, particularmente para sujetos con gangrena gaseosa o abscesos localizados en donde los antibióticos penetran mal hasta que el exudado se drena.

Infecciones por bacilos anaerobios gramnegativos

Antes de mediados de la década de 1960, predominaban las infecciones por clostridios. Sin embargo, en años recientes, menos del 15% de todos los anaerobios fueron especies de *Clostridium*.[159] En la actualidad, más de tres cuartas partes de los anaerobios aislados de muestras clínicas apropiadamente identificadas son del grupo *B. fragilis*, *Prevotella*, *Porphyromonas*, *Fusobacterium*, cocos anaerobios y bacilos anaerobios grampositivos no esporulados (tabla 16-3).

Los bacilos anaerobios gramnegativos no esporulados más frecuentes que producen enfermedades, aislados de muestras clínicas, son miembros del grupo *B. fragilis* (incluyendo especies de *Parabacteroides*), *Prevotella-Porphyromonas* (antes miembros de los grupos *Bacteroides* pigmentados) y *F. nucleatum*. *B. fragilis*, *B. thetaiotaomicron* y otras especies del grupo *B. fragilis* son especialmente frecuentes. Son importantes no sólo porque pueden aislarse de una variedad de infecciones potencialmente mortales, sino también por su resistencia a la acción de la penicilina y sus análogos, así como a muchas cefalosporinas (incluyendo las de tercera generación) y tetraciclinas, con la aparición de resistencia a varias quinolonas más nuevas y el aumento de resistencia a clindamicina.[149,188,190,355,364,443,444,507] Lorber revisó en años recientes el papel de los anaerobios, especialmente *Bacteroides*, en el mantenimiento de la salud y su papel en la enfermedad clínica.[301]

Como se mencionó, los miembros del grupo *B. fragilis* son responsables de diversas infecciones clínicas, pero la especie *B. fragilis* tiene la incidencia más alta. Se ha demostrado que una serie de factores de virulencia explican la mayor virulencia y patogenia de esta especie en particular: la presencia de aglutininas y fimbrias que proporcionan capacidad de adhesión, protección frente a la respuesta inmunitaria del hospedero debido a la presencia de una cápsula para eludir la fagocitosis, mecanismos para mejorar la toxicidad del oxígeno y la destrucción del tejido del hospedero mediante la producción de enzimas histiocíticas. *B. fragilis* con frecuencia es responsable de abscesos intraabdominales y sepsis, pero también participa en abscesos ginecológicos, infecciones de piel y tejidos blandos, pericarditis (como resultado de propagación hematógena al corazón), bacteriemia por lo general relacionada con neoplasias, infecciones posquirúrgicas y, en raros casos, endocarditis, meningitis y artritis séptica.[420,507] En un momento dado, la incidencia de bacteriemia después de una cirugía gastrointestinal y genitourinaria fue elevada y tuvo una mortalidad muy alta (hasta del 60%), aunque la incidencia ha disminuido

con profilaxis dirigida a anaerobios y aerobios. Sin embargo, la mortalidad relacionada con la infección por *B. fragilis* puede ser tan alta como del 19%, e incluso mayor cuando el paciente tiene endocarditis.[507] *B. thetaiotaomicron* y *B. ovatus* son dos miembros del grupo *B. fragilis* implicados con mayor frecuencia en infecciones anaerobias que otros miembros del grupo (distintos de *B. fragilis*); constituyen una proporción considerable de la microflora del tubo digestivo, mucho más que *B. fragilis*. Por lo tanto, no es sorprendente que los cortes en mucosa gastrointestinal permitan la entrada de estas bacterias y las infecciones intraabdominales consecuentes. Muchas veces, en los laboratorios clínicos, los bacilos gramnegativos anaerobios que crecen en medios selectivos de *B. fragilis* (como *Bacteroides* bilis esculina) se pueden informar como "grupo *B. fragilis*", porque es difícil saber qué tan frecuentes son algunos de los otros miembros en las infecciones. En el futuro, con un mayor uso de métodos moleculares y MALDI-TOF, se podrá esperar una mejor determinación de las especies que realmente están involucradas en infecciones clínicas; dos de las especies identificadas en años recientes utilizando técnicas moleculares, *B. dorei* y *B. finegoldii*, han sido específicamente identificadas en hemocultivos.[21,22,263]

Bacteroides ureolyticus, el bacilo gramnegativo anaerobio corrosivo que permanece como uno de los pocos miembros del grupo no-*B. fragilis*, al menos hasta ahora, se ha relacionado con enfermedad periodontal y se aisló de un paciente con sinusitis, aunque se desconoció la relevancia en este caso; se le ha implicado de forma infrecuente en infecciones no bucales. Hay por lo menos un informe de bacteriemia y meningitis.[60,511]

Muchos de los *Bacteroides* pigmentados pertenecen ahora al género *Porphyromonas*. Tres son miembros de la microflora de la cavidad bucal, pero también pueden ser patógenos allí, causando infecciones como periodontitis, abscesos dentales y canal radicular infectado. Las especies de la cavidad bucal son *P. gingivalis* (la más importante y frecuentemente aislada), *P. endodontalis* y *P. catoniae*, una especie nombrada en años recientes.[263] *P. catoniae* no ha estado involucrada en infecciones bucales, pero se aisló de un absceso abdominal.[263] Las infecciones de la piel y de tejidos blandos, incluyendo las infecciones del pie diabético, fueron causadas por *P. asaccharolytica*[469] y *P. somerae*.[467] Se encontró una nueva especie de *Porphyromonas*, *P. uenonis*, en apendicitis, peritonitis, úlceras de decúbito en la región sacra, abscesos pilonidales y otras heridas de glúteos e ingle.[165,466] Otro patógeno bucal estrechamente relacionado con el género *Porphyromonas* es *Tannerella forsythia* (antes *Bacteroides forsythus*). Desempeña un papel importante en la enfermedad periodontal. También se aisló de muestras vaginales de mujeres con sospecha de vaginosis bacteriana y muestras sinoviales de pacientes con artritis.[193,263,396]

El género *Prevotella* tiene más de 37 especies de microorganismos que alguna vez fueron especies de *Bacteroides*, o que se han nombrado en años recientes. Casi un tercio de las cepas son pigmentadas y las restantes son no pigmentadas. La mayoría de los miembros del género se encuentran en la cavidad bucal como comensales (tabla 16-2); sin embargo, muchos también se han relacionado con infecciones bucales e incluso no bucales. *P. intermedia* y *P. nigrescens*, especies bucales relacionadas que son difíciles de distinguir fenotípicamente, se detectan de manera frecuente en casos de gingivitis, infecciones del conducto radicular, abscesos dentales y otras infecciones bucales y dentales. *P. intermedia* tiene un papel importante en la periodontitis.[263] También se aisló *P. nigrescens* de un paciente con celulitis.[529] Se han aislado *P. bivia* y *P. disiens* de infecciones de sangre, cabeza y cuello, infecciones de las vías genitourinarias en hombres y mujeres, y otros sitios de infección.[263] Un estudio reciente encontró un mayor número de bacterias de *P. bivia* y *P. disiens* en pacientes con vaginitis bacteriana con gingivitis en comparación con pacientes con vaginosis bacteriana sin gingivitis.[372] Se ha encontrado *P. melaninogenica* (antes *B. melaninogenica* y un anaerobio bucal pigmentado muy frecuentemente identificado) en el esputo de pacientes con fibrosis quística, así como *P. denticola, P. oris* y *P. salivae*.[238,263] Se han encontrado aislamientos de *P. bivia, P. disiens, P. buccae, P. denticola* y *P. nigrescens* en infecciones del torrente sanguíneo.[263,436] Un estudio observacional de incidencia y características de bacilos gramnegativos de muchos hospitales subcontratados en Grecia (de 2005-2006) halló que la mayoría de las infecciones eran intraabdominales, de piel y tejido blando, o pélvicas, de las cuaels la mayoría eran polimicrobianas. Las especies de *Prevotella* se aislaron con mayor frecuencia en infecciones de vías respiratorias, heridas superficiales y de pacientes con diabetes, en comparación con las especies de *Bacteroides* (principalmente del grupo *B. fragilis*), predominantes en infecciones intraabdominales y bacteriemia. Muchos más de los pacientes con infecciones por especies de *Prevotella* fueron tratados como ambulatorios; la mayoría eran infecciones de piel y tejidos blandos, posiblemente indicando enfermedades menos graves. La clindamicina se utilizó con más éxito para especies de *Prevotella* que cuando las infecciones incluían miembros del grupo *B. fragilis* en infecciones intraabdominales. Las especies de *Prevotella* demostraron una mayor resistencia al metronidazol (16%) que las especies de *Bacteroides* o de *Fusobacterium* (ambos menos del 1%).[367] *B. ureolyticus*, miembro del grupo no-*B. fragilis*, es un componente importante de la microflora bucal habitual, pero ha estado involucrado en infecciones de la cavidad bucal, senos infectados e infecciones en cabeza y cuello.[511]

F. nucleatum y *F. necrophorum* son las especies aisladas con mayor frecuencia del género *Fusobacterium. F. nucleatum* es parte de la microflora bucal, junto con *F. periodonticum* y *F. simiae*, pero es responsable de la producción de biopelículas en bolsas periodontales y, por lo tanto, participa en la enfermedad periodontal. *F. nucleatum* es la especie más habitual en muestras clínicas. En años recientes, han llamado la atención las infecciones sistémicas graves causadas por *F. nucleatum* en pacientes con neutropenia y mucositis después de recibir quimioterapia.[67,150] *F. nucleatum*, junto con miembros del grupo *Prevotella-Porphyromonas*, son microorganismos frecuentemente involucrados en infecciones pleuropulmonares anaerobias (p. ej., neumonía por aspiración, absceso pulmonar, neumonía necrosante y empiema torácico). Además, *F. nucleatum* puede causar bacteriemia, abscesos e infecciones del tubo digestivo, articulaciones, cerebro y vías genitourinarias.[263] La segunda especie más aislada, *F. necrophorum*, se divide en dos subespecies, *fundiliforme* y *necrophorum*, pero sólo la primera se reconoce como causa de infección en humanos. *F. necrophorum* subespecie *fundiliforme* se ha demostrado como causa de hasta el 20% de los casos de faringitis aguda, especialmente en adolescentes y adultos jóvenes, y hasta del 20% de los casos de dolor de garganta recurrente o persistente crónico. Puede causar abscesos en adolescentes, otitis media y mastoiditis en niños, abscesos periamigdalinos en adolescentes y adultos jóvenes, y sinusitis en adultos de 30-50 años de edad.[289,530] Quizás de manera más significativa, es la causa primaria de la grave y posiblemente mortal afección del síndrome de Lemierre, que en el hemisferio occidental tiene una mayor incidencia, morbilidad y mortalidad que la misma fiebre reumática en adolescentes y adultos jóvenes.[51,56,384,393,394,474]

El síndrome de Lemierre (septicemia anaerobia postanginosa o necrobacilosis) suele comenzar con faringoamigdalitis, seguida por hinchazón y sensibilidad unilateral a lo largo del músculo esternocleidomastoideo debido a la tromboflebitis séptica de la vena yugular. Esto conduce a altas fiebres y abscesos pulmonares metastásicos. Si se reconoce de forma temprana y se trata adecuadamente, responde al tratamiento, pero aún es un diagnóstico clínico y de laboratorio complicado.[51,92] Las infecciones de Lemierre y otras infecciones diseminadas por *F. necrophorum* fueron investigadas prospectivamente en Dinamarca entre 1998 y 2001. Se encontraron 50 casos con una incidencia anual de 14.4 casos por millón en pacientes que tenían 15-24 años de edad. La enfermedad se originó principalmente a partir de una infección bucofaríngea, pero se presentaron otros casos procedentes de oídos, senos o dientes. La mortalidad global fue del 9%. En los pacientes mayores, se encontró que el síndrome de Lemierre se originó de focos en las partes bajas del cuerpo, y los pacientes con frecuencia tenían enfermedades predisponentes, con una mortalidad del 26%.[268] Se informó el caso de un paciente inmunocompetente con meningitis fulminante que desarrolló otitis media de manera subsecuente por *F. necrophorum*, así como un paciente adulto joven con endocarditis.[12,339] Por último, se encontró que un absceso epidural en un anciano contenía *F. necrophorum* utilizando métodos moleculares.[412]

Fusobacterium prausnitzii, un anaerobio gramnegativo que representa hasta el 5% de la microflora habitual del tubo digestivo humano y que parece ser responsable del equilibrio de la respuesta inmunitaria del intestino, se ha reclasificado como *Faecalibacterium prausnitzii*.[333] Hay un artículo de revisión reciente sobre la importancia de las especies de *Fusobacterium* en infecciones graves. En este estudio, la incidencia de *Fusobacterium* fue de 0.76 casos por cada 100 000, y *F. necrophorum* fue el patógeno más frecuente. *F. nucleatum* y *F. varium* se describieron también en este estudio.[376] *Véase* esta referencia para obtener más información sobre la relevancia de las especies de *Fusobacterium*.

Entre los géneros de bacilos gramnegativos anaerobios descritos en años recientes, se incluyen algunas referencias en las tablas 16-1 y 16-2, pero sólo se considerarán algunos de estos microorganismos. Por ejemplo, las especies de *Allistipes* pigmentadas resistentes a bilis se relacionaron recientemente con apendicitis en niños, y las especies del género se han aislado de sangre, líquido intraabdominal, abscesos y orina.[263] *Bilophila wadsworthia*, un microorganismo del grupo no-*B. fragilis* que es un anaerobio estricto resistente a bilis, se ha reconocido como un importante patógeno humano. No obstante, la naturaleza exigente de este microorganismo puede limitar la capacidad de aislarlo de muestras clínicas y, por lo tanto, disminuir su reconocimiento rutinario. También se encuentra en aislamientos de la microflora fecal habitual. Baron llamó la atención sobre este microorganismo en 1997 al describir su participación en infecciones polimicrobianas intraabdominales, en especial apendicitis y, recientemente, en dos pacientes en Hungría. Uno de ellos tenía mastoiditis y el otro un absceso cerebral.[29,484] Con el empleo de mejores procedimientos de recolección y métodos de cultivo para el aislamiento de anaerobios, así como el uso de métodos moleculares o espectrometría de masas, los laboratorios pueden comenzar a detectar de manera frecuente a este patógeno resistente a antibióticos. El recuadro 16-4 describe las características clínicas y de cultivo de *B. wadsworthia*.

Características y relevancia clínica de las especies de *Bilophila*

Bacilos pleomorfos gramnegativos, no esporulados, inmóviles; de 0.7-1.1 µm de ancho por 1-10 µm de longitud.

Crecimiento mejorado con bilis al 20% y piruvato al 1%; crece lentamente en medio BBE; las colonias en BBE después de cuatro días de incubación se describieron como de 1-2 mm (diámetro), ya sea como colonias circulares, cerosas, convexas y translúcidas con centros de color negro, o como colonias negras irregulares, convexas bajas y opacas.

Las colonias sobre agar *Brucella* se forman con lentitud (4-7 días), son puntiformes, de menos de 1 mm de diámetro, circulares, cerosas, translúcidas y grises.

Catalasa positivas fuertes (utilizando H_2O_2 al 15%).

No sacarolíticas.

Ureasa positivas.

β-lactamasa negativa (prueba de nitrocefina); no obstante, es resistente a los antibióticos β-lactámicos.

Relevancia clínica: microflora del tubo digestivo; aislamiento frecuente en muestras de humanos si las condiciones de cultivo son óptimas; apendicitis perforada y gangrenosa, infecciones abdominales quirúrgicas; bacteriemia.[30,263,484]

Desulfovibrio, un bacilo gramnegativo a menudo móvil y de forma curva, pertenece a la misma familia que *B. wadsworthia*. Es un aislamiento fecal humano, pero *D. desulfuricans* y *D. fairfieldensis* también se han aislado de muestras clínicas, incluyendo hemocultivos.[263,495] Al igual que *B. wadsworthia*, las especies de *Desulfovibrio* son a menudo difíciles de aislar en laboratorios sin medios especiales y la capacidad molecular para identificarlos, pero deben tenerse en cuenta cuando se aísla un bacilo gramnegativo anaerobio de un cultivo de sangre.[292]

Las especies de *Leptotrichia* son bacilos gramnegativos grandes "fusiformes" no móviles que forman parte de la microflora bucal habitual. Se aíslan con poca frecuencia en muestras clínicas, pero puede causar enfermedad en pacientes con tumores malignos subyacentes que tienen neutropenia y pueden tener alguna forma de mucositis/gingivitis. Se aisló de sangre y del líquido peritoneal; además, al menos un caso de endocarditis

se atribuyó a *L. buccalis*.[40,198] También se informó que algunas especies recién nombradas de *Leptotrichia*, *L. trevisanii* y *L. goodfellowei*, causan bacteriemia y endocarditis, respectivamente, en hospederos inmunodeprimidos.[69,270] *Sneathia sanguinegens* (anteriormente *Leptotrichia sanguinegens*) también se ha relacionado con bacteriemia, así como con vaginosis bacteriana.[103,120] Por último, se describieron bacilos gramnegativos largos con forma de espiral, especies de *Anaerospirillum*, aislados de pacientes con bacteriemia y diarrea; estos sujetos tenían trastornos subyacentes, incluyendo alcoholismo, neoplasia maligna, diabetes y dentición deficiente.[377,472] La patogenia y relevancia clínica de este microorganismo fue revisada recientemente por Kelesidis.[250]

El recuadro 16-5 proporciona información sobre la relevancia clínica de algunas especies de bacilos gramnegativos anaerobios que no se analizaron con anterioridad.

Relevancia clínica de los bacilos gramnegativos anaerobios seleccionados

Especies	Relevancia clínica
Alistipes spp.	Flora gastrointestinal; aislado de infecciones abdominales y orina[157,447]
Anaerobiospirrilum succiniproducens	Bacteriemia[250]
Catonella morbi	Endocarditis[329]
Dialister pneumosintes	Infecciones endodontogénicas y sinusitis[135]
Filifactor alocis	Infecciones endodónticas[193]
Leptotrichia spp.	Bacteriemia,[270] peritonitis,[198] endocarditis[69]
Sneathia sanguinegens	Bacteriemia,[103] relacionado con vaginosis bacteriana
Sutterella wadsworthensis	Peritonitis, abscesos intraabdominales, bacteriemia[336]
Tannerella forsythensis	Infecciones endodónticas[193,396]
Centipeda spp., *Johnsonella* spp.; muchas *Leptotrichia* spp., *Pyramidobacter* spp., *Selenomonas* spp.	Flora bucal, casos ocasionales de infección
Anaerostipes spp., *Barnesiella* spp., *Cetobacterium* spp., *Desulfovibrio* spp., *Faecalibacterium prausnitzii*, *Megamonas* spp., *Oxalobacter* spp., *Paraprevotella* spp., *Parasutterella* spp.	Flora fecal, casos ocasionales de infección

Información de la referencia 263 y otras, como se indica en el recuadro.

Infecciones por bacilos anaerobios grampositivos no esporulados

La *actinomicosis* es una enfermedad infecciosa aguda y crónica caracterizada por lesiones supurativas, abscesos y drenaje de conductos sinusales. La enfermedad se presenta con mayor frecuencia como actinomicosis cervicofacial, torácica, abdominal o pélvica, pero puede ocurrir en otras regiones del cuerpo.[109,186,378,382,401,499] *A. israelii* es la principal causa de todas las formas de actinomicosis. Otras especies que son causas establecidas de actinomicosis, aunque encontradas con menor frecuencia en esta condición, son *A. naeslundii*, *A. odontolyticus*, *A. meyeri*, *A. viscosus*, *A. gerencseriae* y *Propionibacterium propionicum* (antes *Arachnia propionica*). A pesar de que se encuentran con una frecuencia relativamente baja en muestras de rutina, todas estas especies son patógenos bien documentados. Los miembros del género se describieron por primera vez en el siglo XIX; *A. bovis* se aisló del drenaje purulento de una afección conocida como "mandíbula abultada" en ganado. La asociación de actinomicosis con el uso de un dispositivo intrauterino (DIU) se ha reconocido durante muchos años. Aunque ha habido controversia acerca de cómo se realiza el diagnóstico, la presencia de dolor abdominal en un paciente con DIU debe levantar la sospecha de actinomicosis pélvica.[383] Ha habido varios informes en los que los casos de actinomicosis se confunden con tumores; muchas de las especies de *Actinomyces*, como *A. odontolyticus* y *A. naeslundii*, son parte de la microflora bucal habitual, y aunque pueden estar relacionadas con enfermedades humanas, su aislamiento en vías respiratorias puede no siempre ser indicativo de que están involucrados en algún proceso infeccioso. La correlación con el cuadro clínico, el hallazgo de microorganismos similares a *Actinomyces* en la tinción de Gram y el aislamiento del microorganismo de sitios estériles aumentan la probabilidad de su participación en la enfermedad.

Aunque *A. meyeri* es una causa infrecuente de actinomicosis, puede relacionarse con enfermedad pulmonar con mayor frecuencia que otras especies de *Actinomyces* y parece tener una predilección por diseminarse. Una serie que revisó a 32 pacientes reveló la mala higiene dental y el alcoholismo como factores predisponentes. Los pacientes respondieron bien a una combinación de tratamiento con penicilina y desbridamiento quirúrgico.[153] También se informó el caso de un paciente anciano con higiene bucal deficiente que desarrolló meningitis causada por *A. meyeri*; no se realizaron cultivos en condiciones anaerobias de líquido cefalorraquídeo (LCR), aunque se observaron bacilos grampositivos en la tinción de Gram; un cultivo de sangre fue positivo para *A. meyeri* en este paciente.[200] Las especies de *Actinomyces* descritas recientemente utilizando secuenciación o espectrometría de masas se han relacionado con una variedad de infección. *A. europaeus* se ha asociado con abscesos mamarios, *A. cardiffensis* con septicemia y abscesos pulmonares o hepáticos, y *A. funkei* con endocarditis.[203,423,435,506] Un informe de Clarridge y cols. ayuda a evaluar la importancia de varias especies descritas recientemente.[99] *A. turicensis* y *A. neuii* son dos especies descritas en años recientes que son responsables de una amplia variedad de infecciones clínicas, incluyendo abscesos mamarios, endoftalmitis, bacteriemia y endocarditis.[310,402,497] Aunque las nuevas especies enumeradas en la tabla 16-2 se han aislado de diversas fuentes en estudios clínicos humanos, todavía falta información para muchos de ellos en relación con su importancia clínica, aunque en la tabla se incluyen referencias de dónde se encontraron informes. Dos nuevos géneros, *Actinobaculum* y *Varibaculum*, se relacionan con especies de *Actinomyces*. Los aislamientos de *Actinobaculum* se han asociado con infecciones de las vías genitourinarias, así como aislamientos de sangre.[204,282,356]

P. acnes, a menudo considerado un contaminante cuando se aísla de muestras clínicas, ha demostrado ser patógeno cuando se recupera de sitios estériles, como líquido ocular en pacientes con endoftalmitis posquirúrgica, sangre en pacientes con endocarditis e infecciones relacionadas con implantes quirúrgicos protésicos.[295,324,328,501] El último incluye infecciones después de reemplazo de hombro, cadera y rodilla, así como infecciones asociadas con drenaje del sistema nervioso central.[290,324,501] Se informó asociación de *P. acnes* con la hernia de disco lumbar e infección cuando se encontró al patógeno en tejido de disco herniado discal en el 38% de los 64 pacientes de un estudio.[399] Puede ser difícil determinar la importancia del aislamiento de *P. acnes*, pero en infecciones verdaderas, el microorganismo es aislado repetidamente, visto a menudo a través de tinciones directas de Gram de muestras, y suele ser el único microorganismo aislado de la fuente de infección. La respuesta a antibióticos adecuados también puede desempeñar un papel en la determinación de su importancia.[371] *P. propionicus* (anteriormente *A. propionicus*) forma parte de la microflora de cavidad bucal habitual, pero se ha relacionando con infecciones de los conductos lagrimales y se informó que causa actinomicosis en infecciones pélvicas.[499,524] *P. acidifaciens* es un miembro de la microflora bucal habitual, pero también se ha asociado con caries dental.[134,499] *P. granulosum* se ha vinculado con infecciones después de artroplastia junto con *P. acnes* y otras especies de *Propionibacterium*.[331,360] Un bacilo grampositivo relacionado, *P. lymphophilum*, se aisló del ganglio linfático de un paciente con linfoma de Hodgkin.[457]

Las especies de *Eubacterium* son parte de la flora habitual de vías genitourinarias y tubo digestivo. Muchas de las especies rara vez se aíslan de muestras clínicas como patógenos importantes. Sin embargo, esto puede cambiar con los avances de los métodos moleculares y de espectrometría de masas para su identificación. Las tablas 16-2 y 16-20 enumeran los pocos miembros restantes del género *Eubacterium*, así como los géneros más nuevos. Uno de los aislamientos clínicos más frecuentes, *Eggerthella lenta* (anteriormente *Eubacterium lentum*), se ha relacionado con numerosos pacientes con bacteriemia, como único patógeno o como parte de una infección polimicrobiana.[287,292,493] En una revisión de 25 pacientes con bacteriemia causada por *E. lenta*, en donde fue el único microorganismo aislado en hemocultivo, el 52% de los pacientes presentaron fiebre, hipotensión o leucocitosis durante la bacteriemia, y en el 44% se determinó una fuente abdominal. La mortalidad fue alta, pues el 39% de los pacientes fallecieron en los 30 días posteriores al diagnóstico.[493] Además, *Paraeggerthella hongkongensis* (antes *Eggerthella hongkongensis*) y *Eggerthella sinensis* se describieron recientemente como responsables de bacteriemia y, como *E. lenta*, se vincularon con una morbilidad y mortalidad importante.[280] También se informó que *E. lenta* causó múltiples abscesos cerebrales y hepáticos, neumonía necrosante y osteomielitis en un joven inmunodeprimido.[410] *Eubacterium limosum* representó el 6% y *E. lenta* el 24% de todos los anaerobios aislados en infecciones de pacientes con leucemia y tumores sólidos en un estudio en Egipto; en este estudio, los anaerobios en general fueron responsables del 5% de las infecciones en esta población.[145] Es probable que la naturaleza exigente de los bacilos anaerobios grampositivos no esporulados se haya superado con las nuevas técnicas de aislamiento y los mejores métodos de identificación; su relevancia puede seguir incrementándose y los laboratorios no deberían descartar su aislamiento, especialmente de sitios esteriles.[281] *Solobacterium moorei*, otro bacilo grampositivo no esporulado similar a *Eubacterium*, ha sido encontrado como agente causal de infecciones bucales y se ha relacionado con halitosis. No se encuentra frecuentemente fuera de la cavidad bucal, aunque se ha aislado de algunos pacientes con bacteriemia.[246,369] Las características taxonómicas y fenotípicas de otros miembros de estos bacilos grampositivos no esporulados asociados con *Eubacterium* se muestran en las tablas 16-2 y 16-20.

El género *Bifidobacterium* ha experimentado cambios taxonómicos y ahora incluye muchas especies dentro del recientemente llamado género de anaerobios tipo *Bifidobacterium*. Son microflora habitual del tubo digestivo humano y son funcionalmente importantes para la salud. Sin embargo, pueden encontrarse en infecciones polimicrobianas en las que su importancia puede ser mayor que la previamente apreciada. *B. dentium* (previamente *B. eriksonii*) está principalmente relacionado con caries dental[161,307] y, como otras bifidobacterias (p. ej., *B. longum*, *B. adolescentis* y *B. breve*), se aísla rara vez de muestras clínicas; no obstante, puede estar involucrado en infecciones de pacientes inmunodeprimidos.[499] Muchas especies de *Bifidobacterium*, junto con las especies de *Lactobacillus*, son importantes en el desarrollo de probióticos empleados para la salud y el mantenimiento nutricional. *B. scardovia* ha causado infecciones recurrentes de vías genitourinarias en ancianos y también se ha aislado de sangre y otros sitios.[25,499] Los bacilos anaerobios grampositivos semejantes a *Bifidobacterium*, ahora en otro género, como *Parascardovia denticolens*, *Scardovia inopinata* y otras especies de *Scardovia*, se han documentado como patógenos potenciales cuando se aíslan de muestras clínicas, especialmente en relación con caries dental. Su significado en otras infecciones no está descrito.[126,233,499] *Alloscardovia omnicolens* se aisló de diversos sitios, incluyendo orina, vías genitourinarias, sangre, pulmón y aorta, donde produce abscesos; por lo tanto, tiene sentido que tenga un potencial patógeno.[227,307]

Los lactobacilos son comensales de la microflora humana, pero no están regularmente asociados con enfermedades clínicas. Las especies de *Lactobacillus* rara vez pueden causar endocarditis, pero su patogenia, cuando se aísla de cultivo de sangre no relacionados con endocarditis o cuando se aísla de otros sitios, no está bien definida.[68] El análisis de las especies de *Lactobacillus*, aisladas de muchos sitios durante cinco años en un hospital francés, demostró que *L. rhamnosus* fue la especie que se aisló con mayor frecuencia de cultivos de sangre de 16 pacientes. La mayoría de estos pacientes estaban inmunodeprimidos o tenían bacteriemia relacionada con catéter. Una revisión de 45 pacientes adicionales de la literatura médica apoya estos hallazgos.[195] El potencial patógeno de alrededor de 200 pacientes con bacteriemia por *Lactobacillus*, endocarditis e infección localizada se revisó en el 2005. Se informó una mortalidad del 30%, aunque no se consideró una mortalidad atribuible. Por lo tanto, la bacteriemia por *Lactobacillus* puede ser un indicador de una enfermedad subyacente grave o un marcador de mal pronóstico a largo plazo. En este estudio, el porcentaje de mortalidad por endocarditis por *Lactobacillus* fue del 23%. Las infecciones localizadas en las que se aislaron especies de *Lactobacillus* incluyen infección pulmonar, abscesos, endolftalmitis, meningitis e infecciones vasculares por punción, entre otras.[68]

Algunos de los lactobacilos se han reclasificado. Por ejemplo, *L. uli*, el cual reside en hendiduras gingivales, está ahora

en el género *Olsenella*. *O. uli* se relaciona con periodontitis y gingivitis necrosante.[118] Se describió un episodio de bacteriemia debido a este microbio.[274] *O. profusa* es una especie recientemente reconocida que se encontró también en hendiduras gingivales.[118] Otro grupo de microorganismos relacionados con *Lactobacillus* están ahora en el género *Atopobium*. *A. minutum* (antes *L. minutus*) y *A. rimae* (antes *L. rimae*) se encuentran en hendiduras gingivales.[105] *A. vaginae*, una nueva especie, se halló en la vagina en asociación con infecciones del tubo digestivo.[85,479]

En 1984, Spiegel y Roberts propusieron el nombre *Mobiluncus* para un nuevo género de bacilos curvos, móviles, anaerobios gramvariables o gramnegativos no esporulados, los cuales se presentan separados o en pares, y tienen una apariencia de "ala de gaviota".[456] Las microfotografías electrónicas revelaron una pared celular múltiple con ausencia de membrana externa, más típica de paredes celulares gramnegativas que de grampositivas; sin embargo, la bacteria tiende a teñirse como gramvariable en cultivos jóvenes y como gramnegativa en cultivos viejos. El nombre *Mobiluncus* deriva del latín *mobilis* (capaz de moverse) y *uncus* (gancho).[456] El potencial patógeno de las especies de *Mobiluncus*, si lo hay, todavía no es claro. Se aisló en pocas ocasiones de pacientes con infecciones extragenitales, y hay un informe de aislamiento de este microbio de un paciente con sepsis grave.[185,218] El microorganismo es uno de muchos géneros de anaerobios que colonizan la vagina de pacientes sanas o enfermas.[499] *Mobiluncus*, junto con otros anaerobios, pueden estar presentes en muestras vaginales de mujeres con vaginosis bacteriana.[219,455]

Vaginosis bacteriana. La vaginosis bacteriana involucra un crecimiento excesivo de numerosas bacterias, incluyendo *Gardnerella vaginalis*, *Mycoplasma hominis*, las especies de *Mobiluncus*, *Prevotella bivia*, *Prevotella disiens* y otras especies de *Prevotella*, *Peptostreptococcus anaerobius*, *P. asaccharolyticus*, *P. magnus*, así como otros cocos anaerobios y bacilos anaerobios grampositivos, incluyendo especies de *Propionibacterium*.[219,455] Por lo tanto, la vaginosis es una infección sinérgica en la que participan muchos microorganismos. Según lo revisado en otra parte,[445,531] el diagnóstico de vaginosis bacteriana se basa en la demostración de criterios clínicos y microbiológicos congruentes. En el laboratorio, la tinción de Gram, una técnica con eficacia demostrada, se ha convertido en el método diagnóstico de referencia, una evaluación de la presencia predominante y la cantidad de lactobacilos habituales frente a bacilos cortos gramnegativos y gramvariables. La presencia de "células clave" típicas aún se utiliza como prueba de punto de atención y también se pueden visualizar en la tinción de Gram.[359] En el futuro, el empleo de métodos moleculares para la identificación de anaerobios específicos que son responsables del síndrome o la presencia o ausencia de biomarcadores metabólicos específicos puede convertirse en el método diagnóstico de referencia.[78,531] Se utilizan nuevas pruebas moleculares para evaluar muestras de pacientes con sospecha de vaginosis bacteriana. Entre los géneros recientemente nombrados de no anaerobios grampositivos no esporulados, *Catabacter hongkongensis* se aisló de pacientes con bacteriemia y se relaciona con altas tasas de mortalidad, especialmente en pacientes con tumores malignos subyacentes. La fuente de bacteriemia suele ser el tubo digestivo.[278,442] La relevancia clínica de otros géneros más recientes de bacilos anaerobios grampositivos no esporulados puede revisarse en las referencias que se presentan en la tabla 16-2, el recuadro 16-6 y otras tablas de este capítulo.

Infecciones seleccionadas causadas por bacilos anaerobios grampositivos no esporulados

Especie	Relevancia clínica
***Actinomyces* spp.**	
A. isreelii, A. meyeri, A, naeslundii, A. odontolyticus, A. viscous y *A. gerencseriae*	Actinomicosis[401] torácica,[109,186] cervicofacial,[382] abdominal[378] y pélvica
A. meyeri, A. funkeii y *A. cardiffensis*	Bacteriemia[153,203,506]
A. europaeus	Absceso mamario[435]
A. neui	Sepsis neonatal,[310] abscesos, endoftalmitis, bacteriemia y endocarditis[497]
A. turicensis	Abscesos mamarios, bacteriemia[402]
Actinobaculum spp.	Infecciones de vías genitourinarias[204]
***Propionibacterium* spp.**	
P. acnes	Infecciones relacionadas con derivación,[501]endolftalmitis por cirugía de cataratas,[328] infecciones de articulaciones protésicas,[290,324] endocarditis[295]
P. propionicum	Infecciones semejantes a actinomicosis,[524] canaliculitis lagrimal[238]
P. lymphophilum	Aislado de ganglio linfático en un paciente con linfoma de Hodgkin
P. granulosum	Infección artroplástica[360]
***Bifidobacterium* spp. y géneros relacionados**	Infecciones bucales/dentales; principalmente involucrado como flora habitual, empleado en probióticos, algunas especies involucradas en infecciones de vías genitourinarias y aislado de cultivos de sangre[307]
Alloscardovia spp., *Scardovia* spp.	Aislado de cultivos de sangre,[307] caries dental[126]
***Eubacterium* spp. y géneros relacionados**	Bacteriemia,[287] infeciones dentales
Eggerthella spp. y *Paraeggerthella* spp.	Bacteriemia[280,287,310,493,498]
Catenibacterium spp., *Colinsella* spp., *Dorea* spp., *Flavonifractor plautii, Holdemania*	Flora fecal
Cryptobacterium spp., *Bulleidia* spp., *Mogibacterium* spp.	Flora bucal
Pseudoramibacter alactolyticus	Flora bucal, involucrado en infecciones endodónticas[439]
Slackia exigua	Flora bucal, infecciones/abscesos[257] en heridas
Shuttleworthia satelles	Flora bucal, endocarditis[430]
Solobacterium moorei	Flora fecal, bacteriemia[369]
Turicibacter sanguinis	Flora fecal, bacteriemia[46]
***Lactobacillus* spp. y géneros relacionados**	Flora vaginal habitual, bacteriemia[68,195]
Atopobium vaginae	En relación con vaginosis bacteriana[479]
Atopobium rimae	Infección bucal,[128] bacteriemia[13]
Olsenella spp.	Cavidad bucal, gingivitis y periodontitis[118]
Varios nuevos géneros	
Anaerofustis spp., *Blautia wexlerae; Rosburia* spp.	Flora fecal
Anaerotruncus colihominis	Flora fecal, bacteriemia[499]
Catabacter hongkingensis	Bacteriemia[278,442]
Mobiluncus spp.	En relación con vaginosis bacteriana,[120] bacteriemia[185,218]
Slackia heliotrinireducens	Abscesos[381]

Esta no es una lista exhaustiva de todas las infecciones publicadas para estos microorganismos; si no se muestran en la tabla, se debe consultar el texto y la tabla 16-2 para referencias de microorganismos individuales o infecciones.
Adaptado de la referencia 499 y otras referencias, como se indican en el recuadro.

Infecciones por especies de Clostridium

Las especies de *Clostridium* son responsables de infecciones exógenas y toxígenas reconocidas desde hace mucho tiempo, como tétanos (*C. tetani*), botulismo (*C. botulinum*) y mionecrosis relacionada con traumatismos o gangrena gaseosa (*C. perfringens, C. septicum, C. histolyticum* y ocasionalmente *C. sordellii*). Las infecciones por *C. tetani* y *C. botulinum* se describen en una sección separada más adelante. La colitis por *C. difficile* también es ahora una infección toxígena bien descrita que resulta después de la colonización del tubo digestivo tanto en el hospital como en la comunidad; también se describirá a detalle más adelante.[463] Las especies de *Clostridium* también pueden causar infecciones adquiridas de manera endógena de especies que son parte de la microflora habitual del tubo digestivo o vías genitourinarias, incluyendo a *C. perfringens*, miembros del grupo *C. clostridioforme, C, ramosum, C. difficile, C. innocuum, C. septicum, C. sordelli* y *C. bifermentans* (tablas 16-2 y 16-23). Muchas otras especies de *Clostridium* se encuentran en heces humanas; en la mayoría de los casos, la importancia de cualquier especie varía con el entorno clínico. El recuadro 16-7 proporciona información de la relevancia clínica sobre especies de *Clostridium* seleccionadas.

El aislamiento de una especie de *Clostridium* de una herida, cultivo de sangre u otros líquidos corporales no necesariamente tiene importancia clínica. *C. perfringens*, la especie de *Clostridium* que se aísla con mayor frecuencia, es un habitante constante del intestino grueso; este y otros clostridios contaminan transitoriamente la piel del área perianal y otras superficies cutáneas. Sin embargo, cuando *C. perfringens* u otras especies de *Clostridium* se aíslan de múltiples hemocultivos de pacientes con signos de bacteriemia, entonces serán de relevancia clínica. De manera habitual, *C. septicum, C. terticum, C. sordellii* y miembros del grupo *C. clostridioforme* (*C. bolteae, C. citroniae, C. clostridioforme, C. aldenense* y *C. hathewayi*) se han relacionado con bacteriemia, incluyendo *shock* séptico en pacientes con tumores malignos u otras enfermedades subyacentes.[163,463,464,502,518] En un estudio de bacteriemia por microorganismos anaerobios en Canadá, de 2000-2006, la especie de *Clostridium* aislada con mayor frecuencia de 138 pacientes con bacteriemia por clostridios fue *C. perfringens* (42%), seguida por *C. septicum* (14%), *C. ramosum* (9%), *C. clostridioforme* (6%) y *C. difficile* (5%).[284] El 30% de los pacientes murieron y la mayoría eran sometidos a hemodiálisis o fueron pacientes con tumores malignos. Sería interesante si estos hallazgos cambiaran conforme se utilicen más métodos moleculares, como secuenciación de ARNr 16S, para identificación de aislamientos de sangre.[436,522]

***C. perfringens* y especies relacionadas de *Clostridium* involucradas en infecciones de piel y tejidos blandos.** *C. perfringens* se encuentra en mionecrosis (gangrena gaseosa), colecistitis gangrenosa, septicemia y hemólisis intravascular después de un aborto e infecciones pleuropulmonares por microorganismos anaerobios. También es un causante importante de intoxicación por alimentos en los Estados Unidos. Los otros clostridios frecuentemente involucrados en la gangrena gaseosa son *C. sordelli, C. septicum,* y ocasionalmente *C. histolyticum.*[463] La mionecrosis clostridial (gangrena gaseosa) es una afección clínica que implica una invasión rápida y necrosis licuefactiva de músculo acompañada de formación de gas y signos clínicos de toxicidad. Es una afección grave que requiere cooperación cercana entre el laboratorio microbiológico y el personal clínico para confirmar el diagnóstico clínico. El frotis de material aspirado de mionecrosis con tinción de Gram revela un fondo necrótico con ausencia de células inflamatorias y presencia de bacilos grampositivos con una morfología que se asemeja a *C. perfringens* u otros clostridios. En otras afecciones, como una simple infección de una herida o celulitis por microorganismos anaerobios, en las cuales puede haber también gas en el tejido, los contornos de las células musculares o presencia de granulocitos y morfologías mezcladas de bacterias en frotis de lesiones teñidas con tinción de Gram deben ser evidencia de mionecrosis clostridial.[463,464]

RECUADRO 16-7	Relevancia clínica de especies seleccionadas de *Clostridium*
Especies	**Síndromes clínicos/infecciones**
C. botulinum A, B, E, F	Botulismo: alimentos, heridas, infantil, colonización de adultos (toxemia), iatrógeno (inhalación)[79,464]
C. argentinense	Produce toxina G de *C. botulinum* y puede causar botulismo[181]
C. baratii y *C. butyricum*	Puede producir la toxina del botulismo y causar enfermedad[181]
Grupo *C. clostridioforme: C. aldensense, C. bolteae, C. citroniae, C. clostridioforme, C. hathewayi* y *C. lavalense*	Bacteriemia, abscesos, peritonitis[121,163,463,502]
C. perfringens	Gangrena gaseosa, fascitis necrosante, intoxicación alimentaria, muchas otras infecciones de piel y tejidos blandos[332,463,464]
C. ramosum	Bacteriemia[167]
C. septicum	Bacteriemia,[253,311] fascitis necrosante[416]
C. sordelli	Bacteriemia,[15] infecciones postaborto,[463,464] fascitis necrosante[258]
C. terticum	Bacteriemia[330]
C. tetani	Tétanos[88,463,464]

Adaptado de la referencia 464 y otras referencias, como se muestra en el recuadro.

La mionecrosis debida a *C. perfringens* usualmente resulta de lesiones por aplastamiento, con laceración de arterias grandes y fracturas expuestas de huesos grandes que se contaminan con esporas de bacteria. También ocurre en el abdomen o los flancos a partir de lesiones traumáticas, por ejemplo, heridas por cuchillo o disparos con armas de fuego. También se ha encontrado pacientes con gangrena gaseosa debida a *C. perfringens, C. novyi* de tipo A y *C. sordellii* por abuso de drogas intravenosas entre usuarios de heroína de alquitrán negro.[258,463] *C. perfringens* produce una toxina α y una toxina θ (perfringolisina) que es responsable de la patogenia de la mionecrosis. La toxina α es una fosfolipasa C con actividad de esfingomielinasa y es un potente agonista plaquetario. La formación de trombos obstruye capilares, vénulas y arteriolas, que disminuyen la perfusión en tejidos y promueve el aumento del ambiente anaerobio, lo que lleva a la rápida destrucción del tejido y produce síntomas de mionecrosis. La toxina θ es una citolisina que causa lisis de las células humanas, y además modula la respuesta inflamatoria a la infección.[380,463,464]

C. septicum también sintetiza la toxina α, pero la toxina que produce carece de actividad fosfolipasa. Además, forma otras tres toxinas: toxina β (ADNasa), toxina γ (hialuronidasa) y toxina δ (septicolisina, una hemolisina).[380] Todas ellas pueden contribuir a la mionecrosis, que por lo general tiene lugar sin ser precedida de un traumatismo. *C. septicum* puede proliferar en tejido habitual, con frecuencia seguido de una bacteriemia. *C. sordellii* puede producir hasta siete toxinas, de las cuales la toxina letal y la toxina hemorrágica son las más virulentas.[380] La gangrena gaseosa puede aparecer después de abortos inducidos médicamente o de abortos autoinducidos, así como en heridas por cesárea. El comienzo del *shock* y la insuficiencia multiorgánica en infecciones ginecológicas es muy rápido y tiene una mortalidad alta. El reconocimiento diligente de la enfermedad es de gran importancia.[463]

La celulitis crepitante (celulitis anaerobia) que se presenta en pacientes diabéticos afecta tejidos subcutáneos o retroperitoneales y puede progresar rápidamente hacia una enfermedad fulminante. A diferencia de la mionecrosis, el músculo y la fascia no están involucrados. Varias referencias se encuentran disponibles para consultar más detalles sobre los clostridios histotóxicos y la celulitis anaerobia.[59,161,300,463]

Enfermedades intestinales por *C. perfringens.*
C. perfringens se ha convertido en el segundo agente bacteriano más frecuente en enfermedades alimentarias en los Estados Unidos, causando un millón de enfermedades cada año. La mayoría de los brotes en aquel país involucraron cepas que producían la toxina tipo A.[197,463] La intoxicación alimentaria por *C. perfringens* resulta del consumo de carne de res, pavo, pollo, cerdo, salsas y otros alimentos contaminados con grandes cantidades del microorganismo; los brotes están frecuentemente relacionados con el consumo de estos productos en restaurantes o servicios de comida.[197] Habitualmente se desarrolla dolor abdominal por calambres dentro de las 7-15 h después de consumir alimentos sospechosos. En la mayoría de los pacientes se presenta diarrea espumosa con olor fétido, usualmente sin vómito ni fiebre. La enfermedad tiene lugar cuando las células vegetativas de *C. perfringens* alcanzan el intestino delgado y experimentan esporulación. Una potente enterotoxina, producida en el intestino mientras las esporas se están formando, causa diarrea. La enfermedad tiende a ser moderada y autolimitada, y los pacientes suelen recuperarse en 2-3 días desde el inicio; los pacientes muy jóvenes o ancianos están en mayor riesgo de tener una enfermedad más grave.[463,464] Los laboratorios pueden diagnosticar intoxicacón alimentaria por *C. perfringens* mediante la detección de la toxina en heces o por una prueba para determinar el número de bacterias en las excretas. Para confirmar el diagnóstico en una investigación de brote, se realizan cultivos anaerobios cuantitativos en medios selectivos, demostrando al menos 10^5 microbios de *C. perfringens* en comida epidemiológicamente implicada, o recuento de esporas mostrando 10^6 o más esporas de *C. perfringens* por gramo de heces recolectadas dentro de las 48 h desde el inicio de los síntomas.[81] Además, se realiza serotipificación de los aislamientos para determinar si el mismo serotipo de *C. perfringens* está presente en la comida implicada epidemiológicamente y en heces de personas enfermas, pero no en controles. La tipificación serológica deberá realizarse en laboratorios establecidos que estén equipados adecuadamente para llevar a cabo este servicio, como los Centers for Disease Control and Prevention (CDC).[464] El sitio web de los CDC contiene más información acerca de *C. perfringens* y seguridad alimentaria (www.cdc.gov/foodsafety/Clostridium-perfringens.html).

La enteritis necrosante (*enteritis necroticans*, ENC) causada por *C. perfringens* es mucho más grave que las enfermedades transmitidas por alimentos descritas anteriormente. La ENC se caracteriza por la aparición repentina de calambres y distensión abdominales, vómitos, diarrea sanguinolenta, *shock* relacionado con alteraciones de líquidos y electrólitos, e inflamación aguda con necrosis localizada o generalizada de mucosa intestinal. La enfermedad, reconocida en la Alemania posguerra y llamada *Darmbrand* (intestinos de fuego), fue una forma grave de enterocolitis necrosante con una mortalidad asociada de casi el 40%. "*Pig bel*", una forma de enteritis necrosante que se ve principalmente en niños de tierras altas de Papúa, Nueva Guinea, se relaciona con una tasa de mortalidad aproximada del 30-60%.[463] Algunos factores que se consideran condiciones predisponentes importantes para la ENC incluyen consumo de cantidades excesivas de alimentos que contienen altas cantidades de inhibidores de tripsina (p. ej., camote o batata, maní) por personas desnutridas. Según lo revisado en otros lugares, *C. perfringens* de los tipos C y A han sido implicados en esta enfermedad. Se ha informado ENC por *C. perfringens* en muchos países de todo el mundo, incluyendo Europa y los Estados Unidos, en adultos que están desnutridos o padecen diabetes, hepatopatía alcohólica o neutropenia.[463]

En lactantes con bajo índice de natalidad que están en cuidados intensivos, la ENC debida a *C. perfringens* (α toxina A) puede ser muy grave con altas tasas de mortalidad, hasta del 44%.[119,172] Hay tanto un cuadro clínico como un espectro patológico en la gravedad de la ENC. Algunos pacientes pueden sobrevivir con el cuidado de sostén y descompresión del intestino; otros pueden requerir la resección del segmento intestinal involucrado; otros son inoperables y mueren con necrosis gangrenosa extensa del intestino delgado y grueso. El diagnóstico diferencial incluye CSM (relacionada o no con *C. difficile*), shigelosis aguda, enfermedad alimentaria causada por diversos agentes (incluyendo *E. coli, C. jejuni* y otros), colitis ulcerosa aguda, y obstrucción intestinal (debido a adherencias, vólvulo, etc.). En los casos sospechosos, se deberán realizar esfuerzos para cultivar *C. perfringens* tipo A y C (p. ej., hemocultivos, cultivos peritoneales si hay peritonitis y contenidos intestinales de muestras extirpadas quirúrgicamente o de necropsia). Debe consultarse un laboratorio de referencia (como los laboratorios estatales de salud o de los CDC) donde se pueda tipificar al aislamiento.

Como se mencionó anteriormente, *C. perfringens* es la causa principal de bacteriemia clostridial, a menudo en pacientes mayores o con enfermedad hepática.[284,463] Las infecciones del sistema nervioso central son infrecuentes, pero el microorganismo ha sido responsable de meningitis, meningoencefalitis y empiema subdural.[225]

Infecciones que involucran a varias especies de Clostridium

Clostridium ramosum. C. ramosum es un miembro prominente de la microflora del intestino grueso y se aísla de muestras clínicas recolectadas de forma adecuada, en particular de muestras intraabdominales tras un traumatismo. Una revisión de casos clínicos mostró que, aunque C. ramosum es un comensal muy frecuente del tubo digestivo, a menudo se aísla de muestras clínicas; la relación con infecciones humanas aún es bastante rara. Ha causado infecciones de oído en niños pequeños y bacteriemia en pacientes inmunodeprimidos.[167] Sin embargo, es fácil identificar de manera errónea a C. ramosum o pasarlo por alto, ya que suele teñirse como bacilo gramnegativo y sus esporas terminales son difíciles de demostrar.

Clostridium septicum. Aunque C. septicum no es tan frecuente como C. perfringens, su reconocimiento en el laboratorio clínico es particularmente importante. C. septicum puede aislarse de infecciones graves, a menudo letales. Puede ser una causa de mionecrosis, con una mortalidad del 67-100%. Los factores predisponentes para esta afección incluyen carcinoma de colon, diverticulitis, cirugía gastrointestinal, leucemia, quimioterapia contra cáncer, radioterapia y sida.[463] La bacteriemia por C. septicum se relaciona con tumores malignos subyacentes, en especial carcinoma de colon o ciego, carcinoma de mama y neoplasias malignas hemáticas (p. ej., linfoma leucémico); los laboratorios no deben despreciar ni siquiera un cultivo de sangre positivo para especies de Clostridium, e informar a los médicos cuando C. septicum se identifica en un cultivo de sangre, ya que se deben llevar a cabo estudios de diagnóstico intensivos para descartar anomalías gastrointestinales en estos pacientes, si no se han realizado aún.[265,311]

Grupo C. clostridioforme. Los miembros del grupo C. clostridioforme se aíslan frecuentemente como especies de Clostridium en el laboratorio clínico. Como se mencionó en la sección de taxonomía, hay por lo menos 5-6 especies en el grupo, tabla 16-2, muchos de los cuales requieren métodos moleculares para una identificación definitiva. Las especies difieren en su virulencia y patrones de sensibilidad a antibióticos. Estos microorganismos pueden encontrarse como parte de la microflora del tubo digestivo y bucal.[163] El hallazgo clínico más frecuente relacionado con este grupo es la bacteriemia; además, se ha descrito en la literatura médica que la mayoría de las especies de este grupo causan infecciones hemáticas (IH), junto con abscesos intraabdominales, fascitis necrosante y peritonitis.[11,34,48,163,451,463,502,518]

Otras especies de Clostridium. C. inocuum es un clostridio aislado con frecuencia en los laboratorios clínicos. Puede causar bacteriemia; en una revisión por bacteriemia clostridial, les fue peor a los pacientes cuando se trataba de esta especie infectante en comparación con la bacteriemia por C. septicum o C. perfringens.[424] Se ha encontrado C. sordellii en pacientes con bacteriemia y, como se ha mencionado anteriormente, puede causar infecciones en piel y tejidos blandos, como gangrena gaseosa y fascitis necrosante; algunas infecciones se han relacionado con inyección de heroína.[15,463,464] C. tertium, una de las especies de Clostridium aerotolerantes, se ha encontrado en hemocultivos y se le ha implicado en bacteriemia, especialmente en pacientes neutropénicos.[330] También se aisló de un paciente con gangrena gaseosa en quien inicialmente se había identificado como

Lactobacillus, a causa de su buen crecimiento en placas en condiciones aerobias.[173]

Infecciones por *C. botulinum* y especies de *Clostridium* relacionadas.

El *botulismo* es una enfermedad neuroparalítica peligrosa para la vida causada por toxinas proteínicas antigénicamente distintas y termolábiles de C. botulinum.[294] Aunque se producen siete tipos de toxinas (A-G) por diferentes cepas de C. botulinum, la mayoría de los casos de botulismo en humanos son causados por los tipos A, B, E y F. De éstos, el tipo F es el más frecuente. Los tipos C y D están relacionados con botulismo en aves y mamíferos, pero no en humanos. Los clostridios que producen toxina de tipo G, ahora reclasificados como C. argentinense, se han aislado de muestras de autopsias de algunos individuos que murieron repentinamente; no es claro hasta qué grado los microorganismos tipo G causan botulismo en humanos.[294,3980,464] Algunas cepas de C. butyricum y C. baratii también tienen toxinas botulínicas y causan enfermedad.[464] Sin importar el tipo antigénico, las toxinas botulínicas actúan uniéndose a vesículas sinápticas de nervios colinérgicos, previniendo así la liberación de acetilcolina en terminaciones nerviosas periféricas, incluyendo uniones neuromusculares. Sin tratamiento de apoyo, eventualmente se desarrolla parálisis descendiente, aguda y flácida.[122] La parálisis comienza con discapacitación bilateral de nervios craneales que conduce a parálisis de músculos faciales, cabeza y garganta. La parálisis después desciende simétricamente e involucra músculos del tórax, diafragma y extremidades. Los pacientes pueden morir de parálisis respiratoria sin importar si tienen el cuidado respiratorio intensivo apropiado, incluyendo ventilación mecánica; la muerte puede resultar también de una neumonía secundaria, causada por microorganismos no botulínicos.[159,294,464]

Según los CDC, hay alrededor de 145 casos de botulismo en los Estados Unidos cada año, representando cinco categorías diferentes de infección. La primera de ellas es el *botulismo alimentario* clásico, típicamente en adultos, causado por ingestión de toxina preformada en alimentos contaminados; esta forma incluye el 13% de los pacientes de quienes se informa botulismo. La segunda categoría, el *botulismo en heridas*, lleva a la producción de toxina botulínica *in vivo* después de que C. botulinum se multiplica en una herida; ésta representa aproximadamente el 20% de los pacientes. La tercera categoría, el *botulismo infantil*, es la más frecuente, y conforma cerca del 65% de los casos divulgados en los Estados Unidos. Resulta de la multiplicación *in vivo* de C. botulinum con producción de neurotoxina dentro del intestino del lactante. La *colonización intestinal en adultos* o *toxemia de adultos* es la cuarta categoría y es muy infrecuente; imita al botulismo infantil. La quinta categoría, definida por los CDC, es el *botulismo iatrógeno*, causado por una sobredosis de toxina botulínica; también es muy infrecuente.[80,464] Incluido en esta última categoría se encuentra el *botulismo por inhalación*, que resulta de la formación de aerosoles e inhalación de toxina botulínica. Este tipo puede considerarse una amenaza bioterrorista; además, la toxina de C. botulinum se clasifica como un potencial agente bioterrorista.[80,464] Los alimentos procesados en casa, en lugar de procesados comercialmente, se han involucrado en la mayoría de los brotes de botulismo alimentario. Los alimentos procesados de forma casera, más que los alimentos procesados comercialmente, se han involucrado en la mayoría de los brotes de botulismo. Los alimentos implicados con frecuencia han sido vegetales (p. ej., tomates enlatados en casa, jugo de tomate, frijoles [judías], verduras, pimientos, maíz, betabel [remolacha] y espinaca), pescado (p. ej., atún procesado en casa, salmón ahumado, huevos de pescado, atún procesado comercialmente, pescado blanco ahumado, etc.), frutas (puré de manzana enlatado en casa, moras, etc.) y varios alimentos (p. ej., estofado de res, *chili*, salsa de espagueti, carnes de almuerzo, etc.). Los síntomas del botulismo alimentario incluyen visión doble o borrosa, párpados caídos, dificultad para hablar o tragar, boca seca y debilidad muscular.[80]

El botulismo infantil se reconoció como una entidad clínica distinta en 1976. De 1976 a 1988, 760 pacientes fueron diagnosticados con esta enfermedad.[14,294] Se ha informado botulismo infantil en muchos estados diferentes en Estados Unidos, con el mayor número de casos en California. La mayoría de los casos documentados al oeste del río Mississippi fueron de tipo A; la mayoría de aquellos informados al este, de tipo B. Los niños afectados tenían edades de entre 6 días y 11.7 meses de edad, y ambos sexos se vieron afectados por igual. Los niños ingieren esporas (no toxina preformada) del suelo, polvo doméstico, miel u otra fuente. Dentro del intestino, *C. botulinum* se multiplica y produce su toxina. Las características clínicas incluyen estreñimiento (generalmente es el primer signo), apatía, dificultad para succionar y deglutir, un llanto distinto, hipotonía y debilidad muscular. Finalmente, el bebé parece "desganado" y pierde el control de la cabeza. Se pueden desarrollar otros signos neurológicos, como ptosis, oftalmoplejía, expresión facial flácida y disfagia. Puede ocurrir paro respiratorio o insuficiencia respiratoria que requiere tratamiento respiratorio. Un pequeño número de lactantes con botulismo infantil confirmado por laboratorio han muerto. El botulismo infantil ha representado una pequeña cantidad de casos del síndrome de muerte súbita del lactante.[44]

El diagnóstico del botulismo alimentario clásico se confirma en laboratorios de referencia, como los CDC, demostrando la presencia de toxina botulínica en suero, heces, contenido gástrico o vómito. Además, el microorganismo puede aislarse de heces.[80,294,464] La detección de toxina botulínica en alimentos epidemiológicamente implicados, con o sin aislamiento del microorganismo, es útil para determinar qué alimento estuvo involucrado en el brote. Se deben recolectar alrededor de 15-20 mL de suero y 25-50 g de heces para su envío al laboratorio de referencia, según las indicaciones del funcionario de salud pública estatal o federal que sea capaz de proporcionar ayuda epidemiológica y de laboratorio en la investigación. Cuando se sospecha de botulismo de herida, deben recogerse muestras de suero exudados de la herida, junto con tejido (p. ej., en la autopsia) y heces.

Cuando se sospecha botulismo infantil, el suero (2-3 mL) y la mayor cantidad posible de heces (idealmente 25-50 g) deberá recolectarse en un recipiente de plástico hermético y refrigerado o colocado en hielo para su envío. Sin embargo, muchos, si no la mayoría, de estos niños padecen estreñimiento desde inicios de la enfermedad y las heces pueden no estar disponibles. Por lo tanto, el médico debe decidir si el riesgo de obtener un exudado anorrectal es clínicamente justificable para que el laboratorio pueda aislar *C. botulinum* de esta fuente. El botulismo de herida es causado por la infección de una herida por *C. botulinum*. Un tipo específico de botulismo de herida se ha desarrollado debido a la inyección de heroína de alquitrán negro. La mayoría de los pacientes con este tipo de enfermedad se han observado en California.[532]

Algunos, pero no todos, los laboratorios del departamento de salud del estado proporcionan servicios de diagnóstico de botulismo. Con aprobación previa de los CDC o el laboratorio del departamento de salud estatal, las muestras pueden ser entregadas a los CDC para hacer un diagnóstico de laboratorio. La confirmación del diagnóstico clínico de botulismo requiere demostración de toxina botulínica (prueba de neutralización en ratón) en suero o heces, o *C. botulinum* en heces.[80,464] El aislamiento e identificación del microorganismo se realiza por procedimientos bioquímicos de cultivo convencionales y confirmación con prueba de neutralización de toxina. La toxina rara vez se ha detectado en el suero de un lactante afectado. Se recomienda que las pruebas de cultivo y toxina de *C. botulinum* sean realizadas solamente por laboratorios de referencia debidamente equipados para estas pruebas especializadas. Durante las investigaciones de posibles actos de terrorismo, los sueros, aspirados gástricos, heces, muestras ambientales o exudados nasales podrían ser útiles y deben refrigerarse hasta que puedan ser transportados a un laboratorio de referencia para realizar las pruebas. Para más detalles, se invita a lectores interesados a consultar las siguientes referencias.[80,464]

Infecciones por *C. tetani*. El tétanos es una enfermedad infecciosa causada por *C. tetani*. Existe una inmunización eficaz disponible. En los países ricos en recursos con estrategias de inmunización, la enfermedad se observa frecuentemente en usuarios de drogas inyectables. Se informó que la incidencia de *C. tetani* en los Estados Unidos fue de 233 pacientes en el período 2001-2008, promediando aproximadamente 29 casos por año. La tasa de mortalidad (en aquellos con resultados conocidos) fue del 13.2%, pero en aquellos con una edad mayor o igual a 65 años de edad, se elevó al 31.3%.[82] El tétanos es una enfermedad grave caracterizada por contracciones espásticas de músculos voluntarios e hiperreflexia. Es causada por las acciones de dos toxinas, tetanolisina y tetanoespasmina, elaboradas por *C. tetani*.[88,159,464] El tétanos tiene cierta semejanza con la difteria, en que la infección y el microorganismo permanecen localizados (generalmente en una pequeña herida penetrante), mientras que la toxina es absorbida, produciendo importantes efectos sistémicos. Las esporas de *C. tetani*, como las de *C. botulinum*, están ampliamente distribuidas en el suelo, así como en ambientes acuáticos. El tétanos por lo general resulta de la contaminación de heridas punzantes con esporas, laceraciones, o incluso lesiones por aplastamiento.[15,88,464] La contaminación fecal del cordón umbilical ha sido la fuente de *C. tetani* en algunos casos de tétanos neonatal.[90] El período de incubación oscila entre 3 y 21 días. Después de una herida penetrante localizada, puede haber una infección mixta profundamente arraigada que involucra anaerobios y aerobios en tejido desvitalizado, que lleva a una baja presión de oxígeno y bajo Eh, proporcionando así condiciones favorables para que las esporas de *C. tetani* germinen a células vegetativas para multiplicar y liberar tetanoespasmina por medio de la autólisis de células bacterianas.[15] La tetanoespasmina ataca terminaciones nerviosas motoras periféricas y es capaz de viajar a lo largo de los nervios hasta el sistema nervioso central (SNC). La toxina se une a gangliósidos en el SNC y bloquea los impulsos inhibidores hacia las motoneuronas. Los pacientes tienen espasmos musculares prolongados de músculos flexores y extensores. La tetanoespasmina se adhiere a los sitios de unión en las conexiones mioneurales, inhibiendo así la liberación de acetilcolina. Esta es la forma de adhesión de la toxina botulínica a las uniones mioneurales, excepto que los sitios de unión para la tetanoespasmina y para la toxina botulínica son diferentes.[15,122] Como se indicó anteriormente, los pacientes con tétanos tienen contracciones musculares espasmódicas, dificultad para abrir la mandíbula (llamada *trismo*), una sonrisa característica llamada *risus sardonicus* y contracciones de los músculos de la espalda que produce un arqueamiento hacia atrás. Los pacientes son extremadamente irritables y se desarrollan las convulsiones tetánicas, provocadas por contracciones musculares violentas y dolorosas después de algún estímulo menor, como un ruido.[15]

El uso regular de vacunas y antitoxina tetánica para el manejo de heridas, así como mejores prácticas de parto, han ayudado mucho a disminuir la incidencia de la enfermedad y a mejorar los resultados cuando ocurre la infección. En la actualidad, el 50% de las infecciones son secundarias a heridas contaminadas, traumáticas o quirúrgicas, abscesos, así como en relación con abuso de drogas intravenosas.[59] *C. tetani* es una enfermedad que se ha documentado en los Estados Unidos y se han presentado informes de infecciones después de cirugía laparoscópica de reparación de hernia y un caso raro de bacteriemia en un paciente de 87 años de edad en quien se sospechó que una fuente endógena de bacterias fue responsable de la enfermedad.[209]

El tétanos es una urgencia médica que requiere hospitalización, tratamiento inmediato con inmunoglobulina humana antitetánica (o antitoxina equina), vacunas contra el tétanos y fármacos para controlar los espasmos musculares. Además, el cuidado intensivo de heridas y los antibióticos son parte del plan de tratamiento apropiado. El diagnóstico se basa en los hallazgos clínicos y no en los estudios de laboratorio.[88]

La herida antecedente suele ser menor o trivial. Una tinción de Gram directa de frotis y cultivos del sitio de la herida en condiciones anaerobias a menudo no revelan la presencia del microorganismo. Cuando se aísla en cultivo, *C. tetani* forma esporas circulares y terminales, produce propagación o crecimiento en trepada (*swarming*) en agar sangre en condiciones anaerobias, genera cantidades importantes de acetato y butirato con sólo una cantidad mínima de propionato, es lipasa y lecitinasa negativo sobre agar yema de huevo y es no sacarolítica (láms. 16-4A y B).

Infecciones por cocos anaerobios grampositivos y gramnegativos.

Los cocos anaerobios frecuentemente encontrados en muestras clínicas incluyen *Finegoldia magna* (antes *Peptostreptococcus magnus*), *Peptostreptococcus anaerobius*, *Peptoniphilus asaccharolyticus* (anteriormente *Peptostreptococcus asaccharolyticus*), *Anaerococcus prevotii* (previamente *Peptostreptococcus prevotii*), *Parvimonas micra* (antes *Peptostreptococcus micros* y *Micromonas micros*) y *Streptococcus intermedius*.[446] Los cambios de nomenclatura para los cocos anaerobios se enumeran en la tabla 16-2.

No hay duda de que los cocos anaerobios pueden ser patógenos para humanos en ciertos contextos clínicos. Pueden aislarse de aproximadamente el 25% de todas las infecciones anaerobias.[348] En enfermedades pulmonares, hasta el 40% de las infecciones anaerobias pueden contener un coco anaerobio grampositivo, especialmente *F. magna*, *P. micra* o *P. anaerobius*.[348,351,446] Con excepción de *F. magna*, la mayoría de las infecciones por cocos anaerobios grampositivos son polimicrobianas[446] y se relacionan con abscesos cutáneos frecuentes y hasta con aquellos que amenazan la vida, como abscesos cerebrales. Además, han sido implicados en pacientes con bacteriemia, meningitis, neumonía necrosante, aborto séptico e infecciones por úlcera de decúbito y otras infecciones de piel y tejidos blandos. *F. magna* es el coco grampositivo anaerobio patógeno más frecuente. Posee muchos factores patógenos, incluyendo factores de adhesión, una cápsula y varias enzimas; se ha informado que puede causar endocarditis, mediastinitis, infecciones sépticas de las articulaciones, infecciones de implantes protésicos, infecciones de vías respiratorias e infecciones de pie diabético.[170,252,487] *P. micra* es predominantemente un patógeno bucal, más frecuentemente involucrado con enfermedad periodontal. Sin embargo, se ha asociado con infecciones polimicrobianas de huesos y articulaciones, abscesos cerebrales, septicemia y mordeduras humanas, entre otros.[348] *P. anaerobius* se ha aislado de infecciones polimicrobianas que afectan abdomen y vías genitourinarias y respiratorias. Como *P. micra*, también se ha relacionado con infecciones

bucales, incluyendo abscesos periamigdalinos y periapicales en conductos radiculares.[396]

Atopobium parvulum (antes *Streptococcus parvulus*) ha sido aislado de los cultivos bucales en pacientes con infección odontogénica, aunque la contribución específica de este microorganismo a la infección es desconocida.[128] *Staphylococcus saccharolyticus* es una especie de estafilococo coagulasa negativo que forma parte de la microflora habitual de la piel. Se ha comprobado que es responsable de endocarditis de válvula nativa y protésica. Además, el microorganismo se aisló de un paciente con espondilodiscitis y se ha aislado de concentrados plaquetarios almacenados.[8,187,267] *S. aureus* subespecie *anaerobius* es un estafilococo anaerobio que puede causar enfermedad en animales y humanos. Se ha aislado de abscesos y se ha demostrado que causa bacteriemia.[141,368]

Los cocos anaerobios gramnegativos están mucho menos implicados en infecciones que otros cocos anaerobios o microaerófilos.[238,446] Hay informes raros de meningitis, osteomielitis, infecciones articulares protésicas, discitis, endocarditis y bacteriemia que involucran principalmente a *V. parvula*.[41,45,94,298,312,316] En muchos de estos casos, el paciente tenía una enfermedad subyacente, incluyendo infección periodontal primaria o infección después de una cirugía u otros procedimientos invasivos como endoscopia.

El recuadro 16-8 proporciona información sobre la relevancia clínica de los cocos anaerobios. Las tablas 16-27 y 16-28 describen las características de identificación de los cocos anaerobios grampositivos y cocos gramnegativos, respectivamente.

Aislamiento de bacterias anaerobias

Los pasos que se deben seguir para el diagnóstico de laboratorio de infecciones bacterianas por microorganismos anaerobios son similares a los de las infecciones bacterianas producidas por bacterias aerobias, como se describió en los capítulos 1 y 2 de este libro. En particular, es importante que se preste atención en la selección, recolección y transporte adecuados de muestras clínicas para aislar bacterias anaerobias. El procesamiento de muestras, elección de medios de cultivo, métodos de inoculación e incubación, e inspección de cultivos positivos son procedimientos de laboratorio que requieren controles de calidad. Realizar alguno de los pasos de forma incorrecta puede conducir a obtener resultados erróneos y proporcionar así una información equivocada al médico.

Selección de muestras para cultivo

Con escasas excepciones, todos los materiales recolectados de lugares que carecen de flora natural, como líquidos corporales que no sean orina, exudados de abscesos profundos, aspirados con aguja fina y biopsias de tejidos, deben cultivarse en busca de bacterias anaerobias. Sin embargo, como los anaerobios suelen habitar piel y mucosas como parte de la flora habitual, las muestras mencionadas en la tabla 16-5 son inaceptables para cultivo en condiciones anaerobias, ya que es imposible interpretar los resultados.

Recolección y transporte de muestras

Cuando se recolectan muestras a través de piel o mucosas, se deben tomar precauciones estrictas para descontaminar de forma adecuada la superficie. Se debe usar un jabón

16-8 RECUADRO

Hallazgos clínicos relacionados con cocos anaerobios grampositivos seleccionados

Especie	Infecciones clínicas
Finegoldia magna	Bacteriemia y endocarditis,[170,487] infecciones de tejidos blandos,[252] infecciones de articulaciones protésicas.[291]
Parvimonas micra	Predominantemente un patógeno bucal,[348,351,396] herida por mordedura humana,[446] osteomielitis e infecciones articulares protésicas.[446]
Peptostreptococcus anaerobius	Bacteriemia y endocarditis,[108] aislado de muchas otras muestras clínicas.[446]
Peptoniphilus spp.	Varía entre la especie y frecuentemente se aísla de infecciones polimicrobianas y de muchas muestras clínicas diferentes.[351,446]
Anaerococcus spp.	Varía entre la especie y se aísla frecuentemente de infecciones polimicrobianas y de muchas muestras clínicas diferentes.[351,448]
A. prevotii	Artritis séptica.[230]
Aopobium parvulum	Abscesos dentales.[128]
Staphylococcus saccharolyticus	Bacteriemia, endocarditis de válvula protésica[267]; plaquetas contaminadas.[8]

Adaptada de la referencia 243 y otras referencias, como se muestra en el recuadro.

TABLA 16-5 Muestras que no deben cultivarse para buscar bacterias anaerobias

Exudados de garganta o nasofaríngeos

Exudados gingivales

Muestras de broncoscopia o esputo[a]

Contenido gástrico, contenido de intestino delgado, heces, exudados rectales, fístulas colonocutáneas, estomas de colostomía[b]

Superficies de úlceras de decúbito, exudados de muestras de costras de abscesos, revestimientos mucosos y escaras

Materiales adyacentes a piel o mucosas, además de los que no han sido descontaminados de forma adecuada

Orina por micción espontánea

Exudados cervicales o vaginales

[a]El aislamiento de muestras de broncoscopia mediante broncoscopia de fibra óptica estéril puede ser aceptable para cultivos anaerobios.
[b]Cuando se indica clínicamente, las muestras de esas fuentes pueden ayudar en el diagnóstico de botulismo y enfermedad intestinal causada por *C. difficile* y *C. perfringens*.
En general, los exudados que no se enumeran en esta tabla no deberían procesarse en busca de microorganismos anaerobios sin acordarlo con el equipo de atención médica en lo que respecta a aspirados, líquidos corporales o muestras de tejido. Los exudados enviados del cuarto de operaciones no deben ser procesados.

quirúrgico para limpieza, seguido de la aplicación de alcohol etílico o isopropílico al 70%, luego tintura de yodo durante 1 min (o yodopovidona al 10% durante 2 min o, como se ha empleado recientemente, clorhexidina). Estos agentes deberán aplicarse en círculos concéntricos comenzando desde el centro. Como algunos pacientes son sensibles o alérgicos a la tintura de yodo, es importante limpiar el yodo con alcohol después de recolectar la muestra.

Cuando sea posible, se debe utilizar aguja y jeringa para recolectar muestras para cultivos anaerobios. La recolección de muestras con hisopos debe rechazarse porque no permite la

recolección de la cantidad necesaria de muestra y también porque expone a los anaerobios, si están presentes, a ambientes oxigenados. Algunos estudios han mostrado que, si hay material purulento abundante en la muestra, la supervivencia en los exudados es suficiente y la recolección mejorada proporciona a los exudados la capacidad de transportarse en dispositivos apropiados para el transporte de anaerobios. No obstante, se prefiere la recolección de líquidos, aspirados o biopsias de tejido para lograr un aislamiento óptimo de bacterias anaerobias.[96] Una vez recogidas las muestras, se deben tomar precauciones particulares para protegerlas de la exposición al oxígeno y remitirlas al laboratorio lo antes posible.

Hemocultivos anaerobios

Las técnicas de hemocultivo deberían permitir el aislamiento óptimo de anaerobios obligados, así como de aerobios y anaerobios facultativos. Antes de 1980, los anaerobios se encontraban en casi el 9-20% de todos los conjuntos de hemocultivos positivos en una gran cantidad de centros médicos.[159] Durante las dos a tres décadas pasadas, gracias a los protocolos quirúrgicos de profilaxis, en particular para cirugías del tubo digestivo y las vías genitourinarias, los anaerobios conformaron una cantidad menor o igual al 5-10% de las bacteriemias, dependiendo de la diversa población de pacientes.[58,155,229,354] Un estudio de la Clínica Mayo en el 2007 sugirió una posible reemergencia de la bacteriemia anaerobia, haciendo hincapié en que los hemocultivos deberían siempre incluir la inoculación en medios anaerobios y aerobios. Puede haber diferencias entre las incidencias de anaerobios en diferentes establecimientos hospitalarios (p. ej., hospitales comunitarios frente a centros médicos subcontratados), pero el cultivo en busca de anaerobios debería realizarse con todos los hemocultivos como si fuera una cuestión de rutina; esto aseguraría una evaluación óptima de pacientes con sospecha de bacteriemia.[155,277] Un informe reciente documentó resultados adversos en pacientes con bacteriemia por *Bacteroides* resistente a antibióticos, estimulando un nuevo interés por el diagnóstico de laboratorio de la bacteriemia anaerobia y la necesidad de contar con pruebas de sensibilidad a antibióticos de estas bacterias.[214,355] En un estudio de receptores de trasplante de medula ósea, el 17% de todas las infecciones del torrente sanguíneo se debieron a anaerobios, con *F. nuclea-tum* como el más frecuente, seguido por *Leptotrichia buccalis*, *C. septicum* y *C. terticum*. Entre los factores de riesgo para este grupo se incluyen neutropenia y mucositis.[274]

La descontaminación de la piel en el sitio de venopunción no debe exagerarse para un aislamiento óptimo de anaerobios importantes. Como alternativa, la clorhexidina parece ser comparable o superior que el alcohol y la yodopovidona, o el alcohol y la tintura de yodo, y se utiliza para lograr la antisepsia de la piel en algunos centros médicos.[26,332] Para optimizar el aislamiento de los microorganismos de pacientes con infecciones del torrente sanguíneo, el volumen de muestra extraída de sangre por venopunción en pacientes adultos debe ser de 20-30 mL.[503] Para recién nacidos y niños mayores, se pueden extraer volúmenes menores (p. ej., 0.5 mL para un lactante y 2-5 mL para un niño mayor). La recolección de más de tres muestras de sangre en un período de 24 h para diagnosticar un episodio sospechoso de bacteriemia no es necesaria y no se recomienda.[389]

Para sistemas automatizados de hemocultivo, a continuación se enumeran los frascos disponibles que mantienen el crecimiento de bacterias anaerobias obligadas, así como de bacterias anaerobias facultativas.

Bactec Plus Anaerobic/F® (resina, anaerobia; más de 10 mL de sangre)

Bactec Lytic/10 Anaerobic F® (agente lítico; más de 10 mL de sangre)

Bactec Anaerobic F® (anaerobio estándar; más de 7 mL de sangre)

BacT/Alert FN® (FAN, anaerobio con carbón activado; más de 10 mL de sangre)

BacT/Alert® (anaerobio estándar; más de 10 mL de sangre)

VersaTrek REDOX 2 Anaerobic Broth® (anaerobio estándar; más de 10 mL de sangre)

Los sistemas automatizados de hemocultivo tienen un espacio en la parte superior con una atmósfera anaerobia que contiene nitrógeno y dióxido de carbono sin oxígeno. Los frascos para aerobios y anaerobios deben agitarse al ser incubados e incubados a 35 °C durante 5 días. Cuando los frascos para anaerobios o aerobios demuestran evidencia de crecimiento, se deben realizar subcultivos en condiciones anaerobias y aerobias; se puede utilizar agar sangre en condiciones anaerobias para un subcultivo, seguido de incubación anaerobia. Para ayudar a aislar anaerobios durante una bacteriemia polimicrobiana, además de un agar sangre no selectivo en condiciones anaerobias, se recomienda emplear placas con medios selectivos para el subcultivo anaerobio (como agar sangre con alcohol feniletílico, agar sangre anaerobio o agar sangre con kanamicina-vancomicina). Los anaerobios a veces pueden aislarse a partir de frascos de hemocultivo en condiciones aerobias. El sistema de lisis/centrifugación (Isolator®; Wampole, Cranbury, NJ) y el sistema de hemocultivo Septicheck® (Roche, Indianápolis, IN) han actuado de modo subóptimo en comparación con sistemas tradicionales y sistemas Bacter broth® para hemocultivos anaerobios. Se recomienda que los laboratorios que utilicen cualquiera de estos sistemas también empleen un método tradicional o un sistema instrumentado adicional de cultivo en caldo para hemocultivos de anaerobios.[238]

Examen directo de muestras clínicas

El examen general de muestras resulta valioso con el propósito de establecer presencia de anaerobios. Aunque ciertas características son desagradables, como el olor fétido, un aspecto purulento de muestras líquidas y el hallazgo de tejido necrótico y gas o gránulos de azufre, proporcionan claves importantes (lám. 16-2C).

Varios autores han enfatizado la importancia del examen microscópico directo de muestras clínicas y la información derivada que puede aportar datos presuntivos inmediatos de presencia de anaerobios.[238,313] En los portaobjetos preparados con tinción de Gram, la fijación con metanol es mucho mejor que la fijación por calor tradicional. Deben apreciarse características celulares y el fondo del frotis, y en la reacción de Gram debe observarse la forma, tamaño y disposición de las bacterias, y debe registrarse el número relativo de microorganismos presentes. Conviene tener en cuenta la presencia de esporas, su forma y posición en la célula bacteriana, y otras características morfológicas distintivas, como ramificaciones, filamentos con corpúsculos esféricos, extremos aguzados y formas granulares. Aunque la tinción de Gram es satisfactoria para determinar las características celulares, las tinciones de naranja de acridina son las más útiles para detectar bacterias en hemocultivos, LCR, líquido pleural, líquido articular y exudados.[269] La morfología microscópica de varios microorganismos anaerobios en frotis teñidos se ilustra en las láminas 16-1, 16-2, 16-3 y 16-4, y también en las láminas del capítulo 1.

La presencia de numerosas células epiteliales escamosas sin células inflamatorias en heridas de piel y en muestras respiratorias y urogenitales a menudo indica que la muestra es de mala calidad, ya que se ha recolectado de modo superficial y probablemente dará lugar a la mezcla de microorganismos poco importantes de la flora habitual, o bien, de contaminantes de la superficie. Vale la pena limitar la extensión de las identificaciones cuando los exámenes directos con el microscopio revelan muestras de baja calidad, ya que el valor predictivo de esas pruebas es limitado. Por supuesto que los médicos deben ser notificados de manera oportuna sobre los resultados de los exámenes directos y el problema de calidad de la muestra antes de descartar las placas del cultivo primario. Los microbiólogos deben trabajar estrechamente con los médicos para tratar de mejorar la calidad e importancia clínica de las muestras procesadas y los resultados documentados.

Selección y utilización de medios

Los medios empleados para aislar microorganismos anaerobios a partir de muestras incluyen medios no selectivos, selectivos y enriquecidos, como se ilustra en las tablas 16-6 y 16-7. Otros medios también pueden ser incluidos o sustituidos por los enumerados en la tabla 16-6. Por ejemplo, el medio de carne picada y glucosa se utiliza con frecuencia en vez del medio de tioglicolato enriquecido; el agar colistina ácido nalidíxico puede emplearse en lugar del agar fenietil alcohol. Tanto el agar sangre paromomicina-vancomicina como el agar sangre kanamicina-vancomicina pueden utilizarse para el aislamiento selectivo de anaerobios gramnegativos no formadores de esporas. El agar bilis esculina para *Bacteroides* se recomienda para seleccionar e identificar de manera presuntiva al grupo *B. fragilis* y también se ha encontrado que es útil como un medio selectivo para *B. wadsworthia*.[29,238] Los resultados obtenidos con formulaciones de medios en placa, como Schaedler, Columbia, *Brucella* u otros, pueden no ser totalmente comparables con las características de desarrollo y morfología de los anaerobios observadas en las formulaciones de medios basados en agar sangre de los CDC (*véanse* las láms. 16-1 a 16-4).

TABLA 16-6 Medios representativos para el aislamiento primario de anaerobios en muestras clínicas

Medio	Principales componentes y comentarios	Propósito
Agar sangre anaerobio de los CDC (AnBAP)	Agar base de tripticasa de soya (soja) con sangre de carnero al 5% complementado con extracto de levadura, hemina, vitamina K_1, y L-cistina para anaerobios que requieren factores de crecimiento adicionales (p. ej., *P. malaninogenica*, *F. necrophorum* y otras). Los medios base adicionales, incluyendo agar *Brucella*, infusión de cerebro y corazón, Scheadler y Columbia, favorecen un crecimiento excelente de muchos anaerobios, pero la morfología y otras características tienden a ser diferentes en esos medios.	Medio en placa de agar sangre no selectivo para el aislamiento primario de todos los tipos de anaerobios encontrados en muestras clínicas (*véanse* el texto y las láms. 16-1 a 16-4).
Agar sangre feniletil alcohol para anaerobios (PEA)	Además de contener los mismos ingredientes que la formulación para el agar sangre anaerobio de los CDC, este medio tiene feniletil alcohol (2.5 g/L), el cual inhibe el fenómeno de trepada de las especies de *Proteus* y el crecimiento de muchas otras bacterias anaerobias facultativas gramnegativas, incluyendo la mayoría de las enterobacterias. El feniletil alcohol es volátil. Las placas deberán sellarse con celofán o bolsas de plástico y almacenarse a 4 °C. El lote de placas que no inhiba la trepada de *Proteus* deberá descartarse sin importar la fecha de caducidad.	El medio PEA ayuda al aislamiento selectivo de anaerobios a partir de muestras infectadas que contienen una mezcla de bacterias. Proporciona soporte para un buen crecimiento para la mayoría de las bacterias anaerobias obligadas gramnegativas y grampositivas. Las bacterias grampositivas anaerobias facultativas, como estafilococos, estreptococos, especies de *Bacillus* y bacterias corineformes, también crecen bien en este medio.
Agar sangre kanamicina-vancomicina para anaerobios (KV)	Al igual que AnBAP, contiene lo mismo que la formulación del agar sangre anaerobio de los CDC, pero además contiene 100 mg/L de kanamicina y 7.5 mg/L de vancomicina. La kanamicina inhibe a muchos (pero no todos) los bacilos anaerobios facultativos gramnegativos y la vancomicina inhibe a las bacterias grampositivas en general (incluyendo la mayoría de los anaerobios y aerobios grampositivos). La vancomicina a esta concentración puede inhibir también el crecimiento de *Porphyromonas* spp.	El medio KV es útil para el aislamiento selectivo de la mayoría de las especies de *Bacteroides*, *Prevotella*, *Fusobacterium* y *Veillonella* en muestras clínicas que contienen bacterias aerobias y anaerobias mezcladas.
Agar sangre paromomicina-vancomicina para anaerobios (PV)	El medio PV lacado es similar a la formulación anterior, excepto que los 100 mg/L de kanamicina se sustituyen por paromomicina. También en PV, la sangre es lacada antes de ser agregada (por congelamiento y descongelamiento de la sangre). El rendimiento es similar a KV, excepto que la paromomicina puede inhibir algunos anaerobios facultativos iniciales que son resistentes a la kanamicina, como algunas cepas de *Klebsiella* spp. Similar al agar KV, el agar lacado PV debería inhibir el crecimiento de microorganismos grampositivos. La sangre lacada puede ayudar al reconocimiento temprano de *Prevotella* pigmentada.	El medio PV lacado es un medio excelente para el aislamiento primario de microorganismos que pertenecen al grupo *B. fragilis*, especies pigmentadas y no pigmentadas de *Prevotella*, *F. nucleatum*, *F. necrophorum*, *F. mortiferum*, *Veillonella* y otros anaerobios obligados gramnegativos no esporulados. No se necesita utilizar KV y PV al mismo tiempo: es razonable seleccionar uno de ellos de acuerdo con la preferencia del microbiólogo.
Agar fructosa cicloserina-cefoxitina (CCFA)	Base de peptona proteasa o tripticasa de soya que contiene fructosa e indicador rojo neutro. Además, se agregan cicloserina (500 mg/L) y cefoxitina (16 mg/L) para inhibir la flora intestinal. Después de 48 h de incubación, *C. difficile* forma colonias rizoides amarillentas de 4 mm o más que tienen estructuras internas cristalinas birrefringentes ("opalescencia jaspeada") (lám. 16-4). Las colonias de *C. difficile* muestran fluorescencia verde amarillenta bajo la luz ultravioleta de longitud de onda larga. Además, su olor recuerda al estiércol de caballo. *C. difficile* es negativo para lipasa y lecitinasa.	CCFA se utiliza para el aislamiento selectivo de *C. difficile* en muestras de heces u otras muestras intestinales. Sin embargo, el crecimiento en CCFA no es específico sólo para *C. difficile*; por lo tanto, se requiere la identificación de un cultivo puro. Es frecuente encontrar crecimiento repentino en el medio de enterobacterias, especies de *Bacillus*, estafilococos y otros clostridios.
Agar *Bacteroides* bilis esculina (BBE)	El agar BBE contiene digeridos de caseína y grano de soya. En el agar se incluyen vitamina K_1, oxgall y gentamicina como factores selectivos. La bilis (oxgall) inhibe a la mayoría de las bacterias que no pertenecen al grupo *B. fragilis*. La hidrólisis de esculina ayuda a diferenciar entre especies; habrá una zona oscurecida alrededor de las colonias positivas.	El agar BBE se utiliza para la selección e identificación presuntiva de miembros del grupo *B. fragilis*, incluyendo *Parabacteroides* spp. y *B. wadsworthia*. Los microorganismos que crecen aparecerán como colonias elevadas, grises, circulares, mayores de 10 mm. Habrá oscurecimiento alrededor de las colonias capaces de hidrolizar esculina. La mayoría de los aerobios y anaerobios grampositivos se inhibirán, así como las enterobacterias y otras bacterias aerobias gramnegativas.
Medio enriquecido con tioglicolato (THIO)	THIO es un medio líquido enriquecido preparado por complementación de la fórmula BBL-0135C del medio de tioglicolato (sin indicador) con hemina y vitamina K_1.	Este es un caldo no inhibidor que es especialmente útil para el aislamiento primario de actinomicetos. THIO también es un excelente complemento para medios semisólidos (agar) para aislamiento de microorganismos de crecimiento lento o con requerimientos nutricionales especiales. Debe proporcionar un buen desarrollo para todos los anaerobios que se encuentran con frecuencia en las muestras clínicas.

Todos los medios en esta tabla están disponibles en presentaciones preparadas por varios fabricantes.

TABLA 16-7 Medios adicionales para el cultivo o selección de anaerobios específicos

Medio	Composición	Propósito
Agar sangre anaerobio con neomicina	TSA complementado con extracto de levadura, vitamina K_1, hemina, cistina y agar sangre de carnero al 5% más neomicina	Inhibición de la mayoría de las cepas de *S. aureus* y muchas enterobacterias
Agar Forget-Fredette	Digerido de caseína y leche de soya, glucosa y azida de sodio	Utilizado para cultivar *Clostridium* spp.
Caldo digerido de Hartley	Corazón de buey, pancreatina, carbonato de sodio y HCl	Utilizado para cultivar *Actinomyces* spp
Agar Lombard Dowell	Digerido de caseína, extracto de levadura, cistina, triptófano, sulfito de sodio, hemina y vitamina K_1	Utilizado para aislar la mayoría de los anaerobios
Agar McClung-Toabe con base de yema de huevo	Peptona, glucosa y emulsión de yema de huevo	Para aislamiento y cultivo de *C. perfringens*
Agar Shaidi-Ferguson Perfringens	Triptosa, digerido de harina de soya, extracto de levadura, citrato de amonio férrico, sulfito de sodio, emulsión de yema de huevo, kanamicina y sulfato de polimixina	Para aislamiento y recuento de *C. perfringens* (aparecen como colonias negras rodeadas por un precipitado)
Agar triptosa-sulfito-cicloserina	Triptosa, extracto de carne, digerido de harina de soya, extracto de levadura, sulfato de amonio férrico, cicloserina, polimixina B y kanamicina	Para aislamiento y recuento de *C. perfringens*
Caldo anaerobio Wilkens-Chalgren	Digerido de caseína, gelatina, peptona, extracto de levadura, glucosa, piruvato de sodio, arginina, hemina y vitamina K_1	Para cultivo de la mayoría de anaerobios; también para pruebas de sensibilidad a antibióticos
Agar selectivo de *Fusobacterium*	Agar sangre de carnero con josamicina, neomicina y vancomicina	Inhibición de la mayoría de los aerobios y anaerobios grampositivos, así como la mayoría de otros anaerobios gramnegativos, excepto *Fusobacterium* spp.
Medio selectivo de *Fusobacterium necrophorum*[24]	Agar sangre de caballo con ácido nalidíxico y vancomicina	Inhibición de la mayoría de las bacterias grampositivas y muchos aerobios y anaerobios gramnegativos (la β-hemólisis en sangre de caballo ayuda a identificar específicamente a *F. necrophorum* de exudados de garganta y otras muestras respiratorias cuando se sospecha enfermedad de Lemierre)

El empleo de un agar sangre anaerobio no selectivo, como *Brucella* o agares sangre de los CDC que contienen hemina, L-cistina y vitamina K_1, resulta recomendable para el aislamiento primario y el subcultivo de la mayoría de los anaerobios, incluyendo ciertas bacterias dependientes de tiol o bacterias que requieren aminoácidos que contienen azufre, como *F. necrophorum*, y estreptococos con requerimientos nutricionales especiales dependientes de tiol que se han aislado de pacientes con endocarditis. Este medio también apoya el crecimiento de anaerobios estrictos como *C. novyi* de los tipos B y *C. hemolyticum*. Pueden adquirirse con los principales proveedores de medios de cultivo. La fórmula para el agar sangre anaerobio de los CDC puede encontrarse en el protocolo 16-1. El medio esterilizado prerreducido de forma anaerobia (PRAS, *prereduced anaerobically sterilized*) puede adquirirse en Anaerobe Systems, CA. Muchos de los agares sangre preparados comercialmente para anaerobios pueden almacenarse en un refrigerador en bolsas de celofán durante al menos seis semanas, siempre que se tengan en cuenta las precauciones para evitar el secado. Antes de su utilización, las placas pueden reducirse manteniéndolas durante 4-16 h en una jarra de anaerobiosis o una cámara de anaerobiosis en una atmósfera con 85% de N_2, 10% de H_2 y 5% de CO_2. El medio de tioglicolato enriquecido (BBL-135C® con complemento de hemina y vitamina K_1) se recomienda como un respaldo de los medios en placa. Este medio es particularmente útil para el cultivo de especies de crecimiento lento de *Actinomyces* y *P. acnes*. El caldo de carne picada glucosa representa una buena alternativa para enriquecer un medio de tioglicolato, y es útil para el aislamiento de especies de *Clostridium* por técnica de selección de esporas y un medio de retención para cultivos anaerobios en general.

Se han descrito otros medios selectivos con propósitos especiales para el aislamiento de anaerobios en estudios de microflora habitual en muchos textos y referencias.[18,238] Numerosos investigadores han desarrollado medios específicos para varios anaerobios exigentes. Smith y Moore describieron medios selectivos y una técnica de enriquecimiento para ayudar al aislamiento de especies de *Mobiluncus* de muestras vaginales.[441] Eley y cols. informaron un medio selectivo y diferencial para el aislamiento de *B. ureolyticus*.[142] Lee y cols. desarrollaron un nuevo medio selectivo para *B. gracilis*.[285] Malnick y cols. formularon un nuevo medio selectivo para aislamiento de especies de *Anaerobiospirillum* a partir de heces.[308] Ha habido algunos medios descritos para el aislamiento de *F. necrophorum*, en particular de exudados faríngeos y otras muestras respiratorias para la determinación de faringitis y la forma más grave del síndrome de Lemeirre. *F. necrophorum* puede ser un componente de la microflora bucal habitual, por lo que el aislamiento de este microorganismo de bucofaringe no siempre indica relevancia clínica; un medio selectivo puede ayudar a permitir el aislamiento del microorganismo entre la microflora habitual en casos de sospecha de infección. La adición de sangre de caballo para la detección de hemólisis y la adición de vancomicina y ácido nalidíxico para inhibir el crecimiento de otras bacterias grampositivas y gramnegativas de la microflora habitual ha demostrado que permite la detección de *F. necrophorum* de exudados faríngeos.[24,84] Algunos de los nuevos medios selectivos anaerobios se proporcionan en la tabla 16-7.

OxyPlate® es un medio comercialmente disponible que se puede utilizar para aislamiento de anaerobios sin la necesidad de jarras, cámaras o bolsas de anaerobiosis. Está conformado por placas plásticas que se fabrican y se emplean como sellos de forma que se mantienen condiciones anaerobias en el interior. Una enzima, Oxyrase® (Oxyrase, Inc., Mansfield, OH), que se encuentra en el medio, retira el oxígeno del agar sangre PRAS y del espacio sobre el medio. Una vez que se inoculan con muestras o colonias, las placas se guardan en una incubadora anaerobia de rutina. Hasta la fecha hay cinco estudios que comparan el uso de OxyPlate con la incubación anaerobia convencional. Una evaluación con muestras de ojo encontró que el aislamiento de anaerobios fue equivalente con la jarra GasPak® (no necesariamente se aíslan más anaerobios) y podría ser una alternativa en el laboratorio, volviendo innecesario el empleo de cámaras y jarras.[117,512]

Sistemas para cultivo de bacterias anaerobias

Se ha demostrado por estudios comparativos que la utilización adecuada de los siguientes sistemas resulta satisfactoria para el cultivo de bacterias anaerobias relacionadas con enfermedades humanas:[255,400] jarras de evacuación-reemplazo, jarras de anaerobiosis con generadores desechables de gas, técnicas para cámaras de anaerobiosis y tubo con capa extendida por rodamiento con medio PRAS. Para asegurar resultados óptimos, se deben seguir los principios generales enumerados en el recuadro 16-9. Bacic y Smith describieron los métodos apropiados para cultivo y almacenaje de las especies de *Bacteroides,* y en el artículo proporcionan información útil acerca de algunos métodos empleados para incubación de anaerobios, así como también resaltan las ventajas y desventajas de estas técnicas.[20]

Utilización de jarra de anaerobiosis

Las jarras de anaerobiosis suelen emplearse para cultivar bacterias anaerobias en medios primarios en placa o en placas de subcultivos. La jarra GasPak (Becton Dickinson), ilustrada en la figura 16-2, se ha usado durante mucho tiempo en laboratorios clínicos de los Estados Unidos.[317] La jarra de anaerobiosis Oxoid® (fig. 16-3)

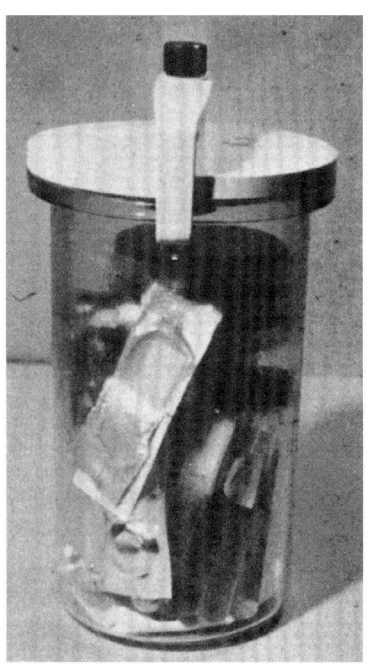

■ **FIGURA 16-2** Sistema de anaerobiosis GasPak (Becton Dickinson Microbiology Systems, Cockeysville, MD): la jarra contiene placas inoculadas, tubos con caldo, un empaque GasPak generador de hidrógeno y dióxido de carbono, una tira indicadora desechable con azul de metileno y una canasta de catálisis en la tapa.

consta de una tapa de metal, válvulas Schrader y un manómetro. Como la jarra GasPak, la Oxoid puede emplearse ya sea como jarra de evacuación-reemplazo o con un generador de gas desechable. Otros proveedores de jarras de anaerobiosis comercialmente disponibles incluyen Hardy Diagnostics (Santa María, CA) y Thermo Fisher Scientific (Waltham, MA), entre otras. El principio básico de las jarras que requieren catalizador (p. ej., GasPak) es la eliminación de oxígeno de la cámara por reacción con hidrógeno añadido al sistema en presencia del catalizador. El oxígeno se reduce a agua como sigue: $2H_2 + O_2 + catalizador = 2H_2O$.

Las condiciones anaerobias se pueden producir en sistemas de jarras con un generador desechable de hidrógeno-dióxido de carbono (GasPak, Oxoid) o por el procedimiento de evacuación-reemplazo. El procedimiento de evacuación-reemplazo, en el cual el aire en el frasco se retira y se reemplaza con una mezcla de 85% de N_2, 10% de H_2 y 5% de CO_2, es más económico que los generadores de gas y permite establecer condiciones anaerobias más rápidamente. Se puede utilizar cualquier recipiente hermético, incluyendo una jarra GasPak con una tapa ventilada, una jarra Brewer®, una jarra Oxoid, o incluso una olla a presión modificada.

Las condiciones anaerobias siempre deben vigilarse cuando se utilicen cualquiera de las dos técnicas de jarra, incluyendo un indicador de oxidorreducción. Hay tiras de azul de metileno disponibles comercialmente con este fin. De manera alterna, un tubo de ensayo de 13×100 mm que contiene unos pocos mililitros de una mezcla de azul de metileno-$NaHCO_3$-glucosa puede colocarse en la jarra. El azul de metileno es azul cuando se oxida y se aclara cuando se reduce. El color cambia a aproximadamente + 11.0 mV. Por lo tanto, si se alcanzan condiciones anaerobias, la solución indicadora de azul de metileno gradualmente se volverá incolora y permanecerá así si no hay fugas que permitan la entrada de oxígeno adicional al

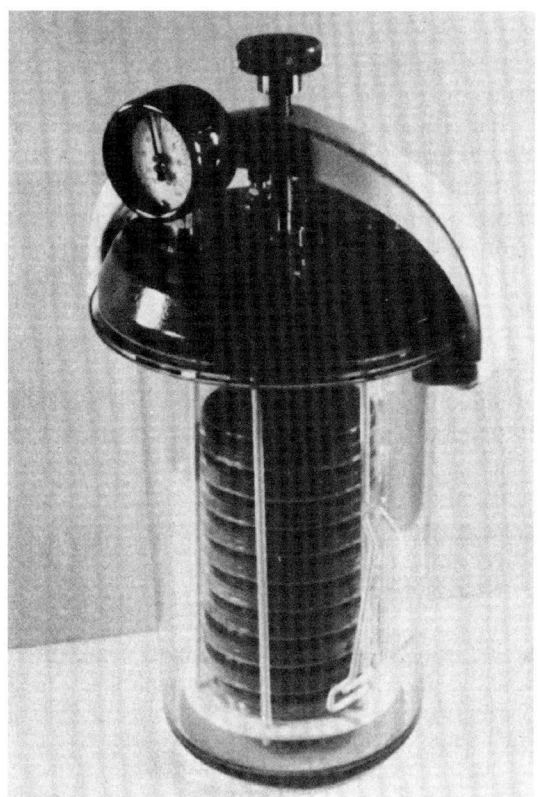

■ FIGURA 16-3 La jarra de anaerobiosis Oxoid (Oxoid USA, Columbia, MD) contiene una jarra de policarbonato de 3.5 L cerrada con una tapa de metal de trabajo pesado y una pinza de metal. El centro de la tapa tiene dos válvulas Schrader y un manómetro con dos válvulas que facilitan la técnica de evacuación-reemplazo (E/R). Hay una válvula de seguridad en la tapa para prevenir la presión adicional causada por el gas debido al uso incorrecto de la técnica de E/R. Una bolsa que contiene un catalizador de baja temperatura se encuentra en la superficie interna de la tapa. En lugar de utilizar la técnica de E/R, la jarra puede emplearse con un kit de generación Oxoid del fabricante.

sistema. Si la solución se vuelve azul después de ser incolora, indica que no se mantuvieron las condiciones anaerobias y que los resultados del cultivo pueden ser inválidos.

Recientemente se han introducido sistemas anaerobios generadores de gas que no requieren ni catalizador ni adición de agua para activar estos sistemas. El Anaero-Pack® (Mitsubishi Gas Chemical America, Nueva York, NY), por ejemplo, absorbe oxígeno y genera dióxido de carbono, pero no produce hidrógeno. Parece ser una excelente alternativa al GasPak y otros sistemas de anaerobiosis de incubación establecidos.[114] Becton Dickinson continúa distribuyendo su tradicional sistema BBL GasPak, pero también introdujo el contenedor generador de gas GasPak EZ® y el GasPak Generating Pouch System®, los cuales utilizan un saco o bolsa, respectivamente, sin la necesidad de agregar agua para generar un ambiente anaerobio. Otro tipo de sistema libre de catalizador comercialmente disponible hace uso de limaduras de hierro en una bolsita a la que se añade agua (Anaerocult®, Merck, Darmstadt, Alemania), produciendo una atmósfera libre de oxígeno y rica en dióxido de carbono.[238] Los sitios web de los fabricantes resultan útiles para obtener más información sobre cualquiera de estos productos.

Utilización de cámara de anaerobiosis

Una *cámara de anaerobiosis* es un sistema anaerobio completo que permite al microbiólogo procesar muestras y realizar la mayoría de las técnicas bacteriológicas para el aislamiento e identificación de bacterias anaerobias sin exposición al aire. Pueden estar construidas de varios materiales, como acero, plástico acrílico o fibra de vidrio (fig. 16-4). La cámara de anaerobiosis de plástico vinílico flexible y sus modificaciones están disponibles en varios tamaños con muchos fabricantes, incluyendo Coy Manufacturing (Ann Arbor, MI), A Forma Scientific (Marietta, OH) y Toucan Technologies (Cincinnati, OH), entre otros. Las cámaras rígidas son comercializadas por Anaerobe Systems (Bactron Anaerobe Chamber®) y Sheldon Manufacturing (Comelius, OR), entre otros. En la figura 16-5 se muestra un ejemplo de una cámara de anaerobiosis.

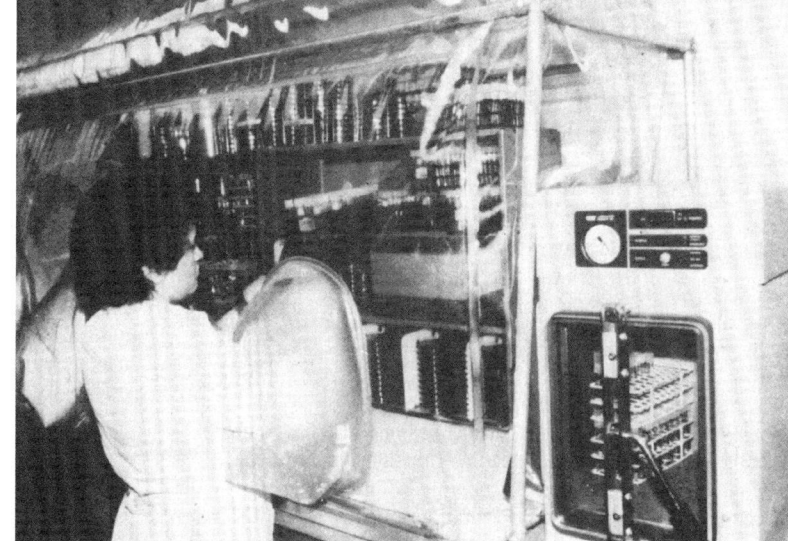

■ FIGURA 16-4 Cámara de anaerobiosis (Coy Laboratory Products, Ann Arbor, MI). Los materiales se pueden pasar hacia dentro y hacia afuera de la cámara plástica flexible y grande a través de un cierre automático. Las condiciones anaerobias se mantienen por la recirculación constante de la atmósfera dentro de la cámara plástica (85% de N_2, 10% de H_2 y 5% de CO_2) a través de un catalizador de paladio. Los cultivos se desarrollan en una incubadora separada dentro de la cámara de anaerobiosis o manteniendo la cámara completa a 35 °C durante el empleo de cajas de catalizador calentadas.

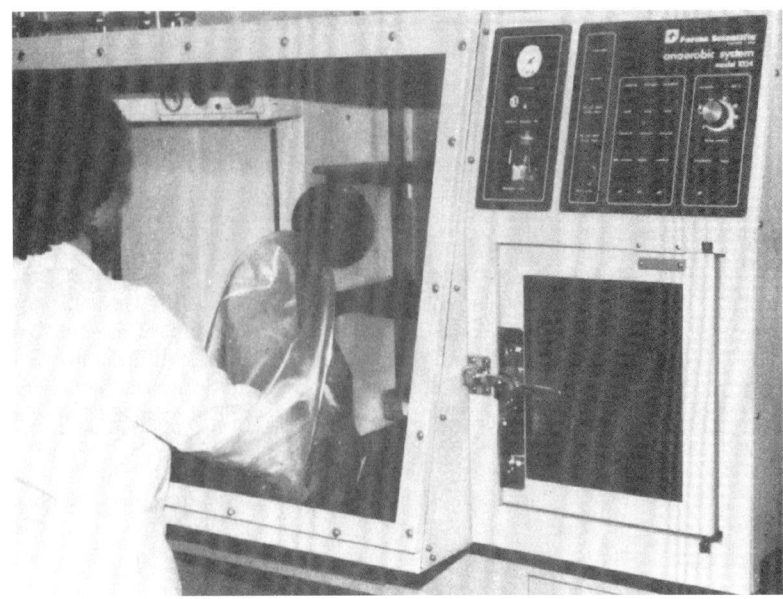

■ **FIGURA 16-5** Cámara de anaerobiosis Forma Model 1024 (Forma Scientific, Marietta, OH). Este sistema tiene una esclusa automática de entrada. Durante la operación diaria de rutina, el aire atmosférico burbujea a través de una solución amortiguadora de HEPES-glucosa-azul de metileno que ayuda a controlar pérdidas de O_2 o para determinar si el catalizador no funciona de forma adecuada.

La operación de una cámara de anaerobiosis certificada resulta económica porque permite el uso de placas de medio convencionales y el coste de los gases para la operación del sistema es mínimo. Una vez armada, el principal gasto es la mezcla gaseosa de 85% de nitrógeno, 10% de hidrógeno y 5% de dióxido de carbono para reemplazar el aire en el orificio de entrada cuando los materiales se pasan hacia el interior de la cámara de anaerobiosis. Las referencias para la revisión acerca de los principios detrás del empleo apropiado de una cámara de anaerobiosis están disponibles si se necesita más información.[454]

Sistema de capa extendida por rodamiento

El sistema de capa extendida por rodamiento (*roll-streak*) creado por W.E.C. Moore y cols. del laboratorio de anaerobios del Virginia Polytechnic Institute (VPI)[238] es una modificación de la técnica en tubo desarrollada por Hungate y cols. para el cultivo de bacterias anaerobias del rumen de vacas y otros animales herbívoros. El equipamiento para el sistema de cultivo anaerobio del VPI, incluyendo tubos Hungate®, es comercializado por CEB Tech Services (Aberdeen, SD). El sistema de capa extendida por rodamiento utiliza medios PRAS preparados en tubos con tapones de goma. Este método no se emplea ampliamente en laboratorios clínicos y, por consiguiente, no se tratará posteriormente; para aquellos interesados, se proporciona más información en ediciones anteriores de este texto y en el sitio web de CEB Tech Services (www.CEBtechservices.com).

Utilización de bolsas plásticas de anaerobiosis

La bolsa de anaerobiosis Anaerobic Bag® (BD Microbiology Systems, Sparks, MD) está conformada por una bolsa de plástico transparente (vendida en tamaños variables capaces de albergar de 1 a 3 placas de Petri de 100 mm de diámetro), un generador de gas H_2-CO_2 que crea una atmósfera cuando se añade agua (análoga al empaque generador utilizado en una jarra GasPak), pastillas de catalizador de paladio frío y un indicador de resazurina. La bolsa se sella térmicamente después de la activación del generador para permitir el mantenimiento de condiciones anaerobias del mismo modo que el descrito para el sistema de jarras GasPak.

Por otro lado, AnaeroPouch® (Mitsubishi, Nueva York, NY) y Anaerocult® (Merck, Alemania), logra condiciones anaerobias de manera diferente, sin un catalizador para eliminar el oxígeno de la atmósfera y generar CO_2. El oxígeno se elimina de la bolsa sellada del Anaerocult combinándose con polvo de hierro para producir óxidos de hierro. Estos sistemas de bolsas de anaerobiosis parecen ser alternativas prácticas a la jarra o las cámaras de anaerobiosis para incubación de anaerobios cuando sólo se deben incubar algunas placas. Los sistemas adicionales de bolsas son Anaerogen® (Oxoid) y Anabag® (Hardy Diagnostics). Un estudio de 1990 que evaluó las bolsas que estaban disponibles en ese momento informó que, aunque funcionaron bien, la cámara de anaerobiosis fue superior para aislar la mayor cantidad de anaerobios.[125] Un ejemplo de una bolsa anaerobia se muestra en la figura 16-6.

Utilización de jarra contenedora de anaerobiosis

Una modificación del procedimiento de jarra contenedora de Martin es un aditamento económico y práctico ante los sistemas de jarra y cámara de anaerobiosis que permite sembrar en placa primaria, inspeccionar cultivos y subcultivar colonias en la mesa de laboratorio con una mínima exposición de bacterias anaerobias al oxígeno atmosférico.[238,463,468] El ensamble de la jarra contenedora se ilustra en la figura 16-7 y su empleo se describe brevemente en el recuadro 16-10.

Anoxomat. Anoxomat® (Mart Microbiology, Lichtenvoorde, Países Bajos) constituye un sistema automatizado de evacuación-reemplazo. Aunque en principio es similar al procedimiento descrito por Whaley y Gorman, algunos estudios han demostrado un crecimiento mejorado con el uso de Anoxomat que con los otros sistemas anaerobios con los que se comparó.[54,429,464]

Incubación de cultivos anaerobios

En la mayoría de los casos, 35-37 °C es la temperatura más adecuada para el aislamiento primario de bacterias anaerobias

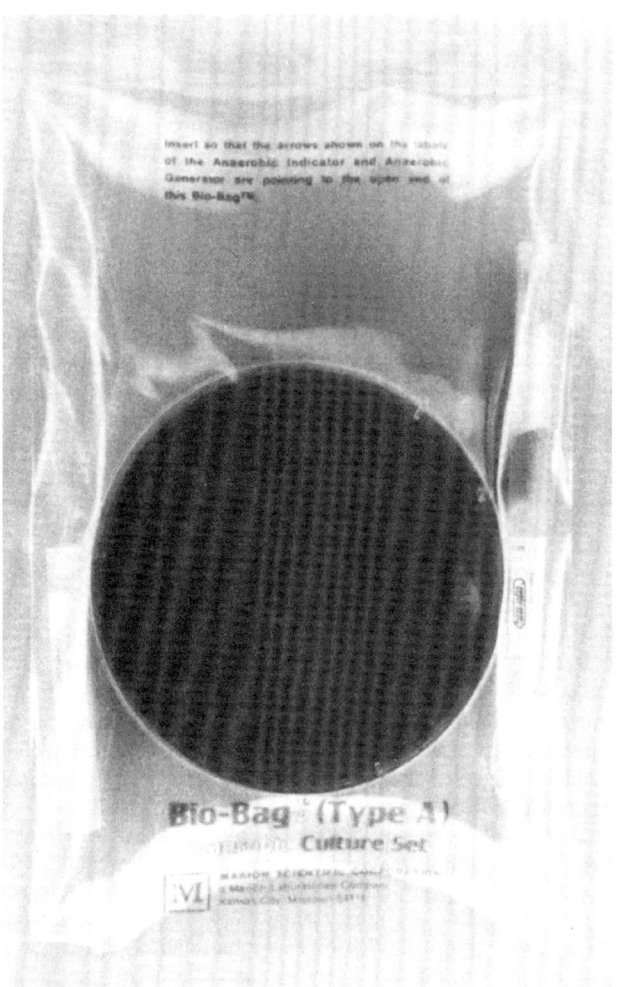

■ **FIGURA 16-6** Bolsa para cultivo de anaerobios (Becton Dickinson Microbiology Systems, Sparks, MD). Este sistema de cultivo incluye una placa de agar sangre anaerobia de los CDC contenida en una bolsa impermeable al oxígeno. El sistema contiene un kit de generación de gas y un catalizador frío.

Procedimiento de empleo de la jarra de anaerobiosis

1. Se usan tres jarras de anaerobiosis: la primera para colocar medios sin inocular, la segunda para placas en las que se desarrollan colonias subcultivadas y la tercera para placas de medios recién inoculados.

2. Se pueden utilizar placas de agar comerciales o medios de agar recién preparados en el laboratorio. Se pueden mantener en el refrigerador por más de seis semanas si están embolsadas en celofán.

3. Las placas, para uso en un día determinado, primero deben colocarse en una cámara o jarra de anaerobiosis durante 4-15 h antes de emplearlas, a fin de reducir el medio.

4. Conforme se necesiten, los medios reducidos se colocan en la primera jarra de mantenimiento y se hace pasar de forma continua una corriente suave de N_2.

5. Las placas con los medios reducidos se inoculan en la superficie, una a la vez, en aire ambiental, e inmediatamente se colocan en la tercera jarra, que también se ha llenado con N_2. La segunda jarra se usa para guardar algunas placas sacadas de la jarra GasPak que requieran ser subcultivadas.

6. Una vez que se llena la jarra contenedora de placas recién inoculadas, las placas pueden transferirse a un sistema anaerobio convencional, como una jarra GasPak o una cámara de anaerobiosis para su incubación a 35 °C.

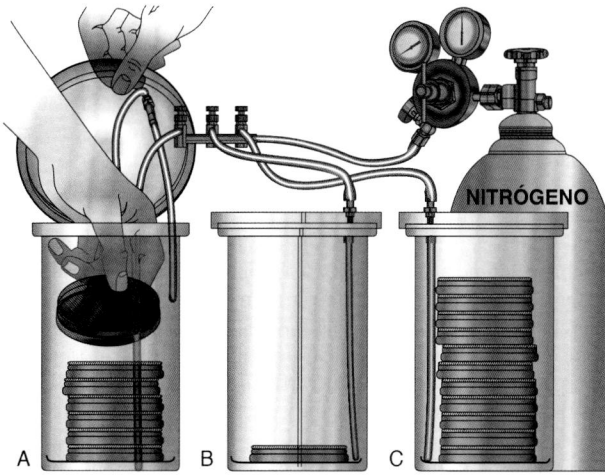

■ **FIGURA 16-7** Esquema de la jarra de anaerobiosis. La velocidad del flujo de nitrógeno para cada jarra se regula con válvulas en el conector (juego de tres válvulas disponible donde se venden artículos para acuarios). Las jarras A, B y C contienen placas sin inocular, placas con colonias para ser subcultivadas y placas recién inoculadas, respectivamente.

a partir de muestras clínicas. Las placas inoculadas en la mesa de laboratorio y colocadas en jarras de anaerobiosis deben incubarse al menos durante 48 h y reincubarse por otros 2-4 días para permitir que los microorganismos de crecimiento lento formen colonias; algunos anaerobios, como ciertas especies de bacilos anaerobios grampositivos no esporulados, crecen más lentamente y las colonias no pueden detectarse si las jarras se abren antes. Además, si la jarra se abre muy pronto, algunos de los microorganismos de crecimiento lento pueden morir por la exposición al oxígeno. En situaciones de urgencia, se pueden incubar conjuntos duplicados de placas de medio en jarras diferentes: un grupo durante 18-24 h y el otro durante 3-5 días. Este procedimiento permite el aislamiento oportuno de anaerobios de crecimiento rápido en la jarra de 18-24 h de incubación y el aislamiento tardío de los que se desarrollen en forma lenta en las jarras que se dejan para la incubación demorada. Si se sospecha mionecrosis causada por clostridios, las placas deben inspeccionarse tan rápido como 6-12 h después de haberlas inoculado. Sin embargo, esto depende del volumen de muestra recibido en el laboratorio y la habilidad de sembrar más de un conjunto de medios de agar.

Deberá evitarse la exposición prolongada de placas recientemente inoculadas al aire ambiental. Con frecuencia, ciertos anaerobios que se encuentran en muestras clínicas, como *P. anaerobius,* pueden no crecer o pueden exhibir una fase de adaptación prolongada al crecimiento cuando las placas recién inoculadas se exponen al aire ambiental durante un período tan corto como hasta 2 h. Entonces, si no se usa un procedimiento de jarra de anaerobiosis, las placas inoculadas deberán colocarse inmediatamente en un sistema de anaerobiosis (jarra o cámara de anaerobiosis) para permitir el cultivo eficaz de esos anaerobios.

Los medios de tioglicolato enriquecido y carne picada-glucosa también deben inocularse con muestras clínicas incubadas en un sistema anaerobio para permitir el máximo aislamiento de anaerobios. No es necesario hervir los tubos de tioglicolato o caldo de carne picada-glucosa si se preparan en tubos herméticos con rosca y gaseados en una cámara de anaerobiosis después de procesarse en autoclave. A menos que el crecimiento aparezca visualmente, los cultivos en caldo deben mantenerse como mínimo 5-7 días antes de descartarlos como negativos, con la excepción de muestras para las cuales *P. acnes* o las especies de *Actinomyces* sean patógenos frecuentes. Estas muestras incluirían infecciones de implantes articulares protésicos, muestras de humor acuoso o muestras de pacientes con sospecha de endoftalmitis, cultivos de muestras obtenidas después de cirugía de cataratas, muestras de drenaje de LCR, muestras con solicitud para especies de *Actinomyces* o aquellas que demuestran la presencia de gránulos de azufre en la tinción de Gram.[65,66,224,324,431,499] Ha habido cierta controversia sobre el tiempo necesario para los caldos cuando *P. acnes* se considera un patógeno en articulaciones protésicas infectadas, en especial cuando se utilizan medidas como sonicación de la articulación para preparar el inóculo. Algunos laboratorios incuban estos caldos durante 10 días y otros durante períodos más largos. Los artículos más recientes se han centrado en la incubación de al menos 12 días antes de desecharlos como negativos. No es claro si esto es válido para todas las muestras en las que se sospecha *P. acnes*, pero probablemente habrá trabajos continuos y publicaciones en esta área.[65,66,275,419,431,480]

En relación con el procesamiento de muestras ortopédicas para el cultivo en general, existe literatura médica para apoyar el envío de múltiples muestras al laboratorio para pruebas aerobias y posiblemente también para el cultivo anaerobio del mismo sitio. El principio detrás de esta práctica es que muchos de los microorganismos infectantes son parte de la microflora habitual de la piel, en particular estafilococos coagulasa negativos, y si el microorganismo aparece en tres o más muestras, existe una mayor probabilidad de que sea el patógeno causante de la infección; si sólo crece a partir de una o dos de las muestras del mismo sitio, entonces es probable que no sea el patógeno. Esto en ocasiones ha llevado al envío de más de 8-10 muestras de un sitio, lo cual probablemente sea más de lo necesario; hay evidencia suficiente para enviar cuatro o cinco muestras de un sitio determinado.[17,115] La mayor parte del trabajo que apoya estas prácticas se ha realizado con infecciones articulares periprotésicas y artroplastia para revisión. Cada laboratorio que reciba tales muestras debe trabajar con sus colegas ortopedistas para llegar a un acuerdo sobre el tipo y la cantidad de muestras que resulta aceptable. Sin embargo, no hay datos para apoyar el envío de múltiples muestras de hongos y cultivos de micobacterias. Se ha hecho mucho trabajo utilizando técnicas moleculares para identificar microorganismos directamente en estas muestras de revisiones artroplásticas. Estas técnicas podrían utilizarse con mayor frecuencia en el futuro.[261,494]

Procedimientos para la manipulación de cultivos anaerobios

Inspección y subcultivo de colonias

Después de la incubación, las placas incubadas en atmósferas con 5-10% de CO_2 deben observarse con lentes de aumento o, de preferencia, con un microscopio estereoscópico. Si se utilizan jarras de anaerobiosis, se debe usar un sistema de jarra contenedora al momento de examinar y subcultivar las colonias, a fin de reducir la exposición al aire de los aislamientos sensibles al oxígeno. La cámara de anaerobiosis y los sistemas de bolsas de anaerobiosis desechables (fig. 16-6) permiten inspección de las colonias en ausencia de aire. El empleo del microscopio estereoscópico durante la observación de las colonias es muy útil porque los anaerobios tienen colonias con características distintivas. El microscopio estereoscópico también es una valiosa ayuda durante el subcultivo de colonias para obtener aislamientos puros. Durante la inspección de colonias se debe registrar cualquier característica distinguible en el medio, como hemólisis del agar sangre o decoloración del agar yema de huevo, así como tamaño y características distintivas de las colonias. Algunas características de las colonias de anaerobios se ilustran en las láminas 16-1, 16-2, 16-3 y 16-4. Cuando se registran las características, se debe observar lo siguiente: tiempo transcurrido del cultivo y nombre del medio, diámetro en milímetros de cada colonia, además de su color, características de superficie (brillantes, opacas), densidad (mate, translúcida), consistencia (cremosa, viscosa, membranosa, friable) y otras particularidades (*véanse* los caps. 1 y 2).

Se deben examinar los frotis teñidos con Gram de las colonias de las placas incubadas en CO_2 y anaerobiosis. No hay que asumir, con base sólo en el tipo de colonia y las características microscópicas, que las colonias en las placas que han sido incubadas en un sistema anaerobio son anaerobios obligados. Aunque la morfología y características de las colonias de ciertos anaerobios son distintivas, a menudo es imposible distinguir algunos anaerobios facultativos de anaerobios obligados sin pruebas de aerotolerancia, incluso cuando las placas incubadas con CO_2 no muestren crecimiento. La prueba de aerotolerancia es muy importante para confirmar que el aislamiento corresponde a un anaerobio.

Se debe determinar la cantidad de tipos diferentes de colonias en placas anaerobias y registrar una estimación semicuantitativa del número de cada tipo (desarrollo escaso, moderado o abundante). Con una aguja o una pipeta Pasteur, se transfiere cada colonia diferente a otra placa de agar sangre para anaerobios con la finalidad de obtener un cultivo puro, y a una placa de agar sangre para aerobios para evaluar la aerotolerancia (descrita más adelante). Si las colonias están bien separadas en la placa de aislamiento primario, se deben inocular en un tubo de caldo enriquecido, como medio de tioglicolato enriquecido o de carne picada glucosa, para proporcionar una fuente de inóculo para las pruebas diferenciales. Después de la incubación, el medio deberá inspeccionarse por turbidimetría o en busca de otra evidencia de crecimiento. Una vez que haya evidencia de crecimiento en el medio líquido, se deberá realizar una tinción de Gram. Si los microorganismos parecen encontrarse en un cultivo puro, se pueden utilizar para inocular medios diferenciales adecuados para su identificación.

Se debe examinar los cultivos en carne picada glucosa y en tioglicolato enriquecido que fueron inoculados con la muestra original junto con todas las placas de aislamiento primario. Si no existe desarrollo evidente en las placas anaerobias primarias, o si las colonias aisladas no corresponden a los tipos morfológicos encontrados en los frotis directos de las muestras teñidas con Gram, el caldo, si está turbio, debe subcultivarse en dos placas de agar sangre anaerobia: una para incubación anaerobia y otra incubada en una estufa con CO_2 al 5-10%. Como alternativa para el subcultivo, se puede usar una placa de agar chocolate incubada en estufa con CO_2 al 5-10%. Estas placas de subcultivo deben observarse más tarde como ya se describió.

Pruebas de aerotolerancia

Cada tipo de colonia de la placa de aislamiento anaerobio se subcultiva en una placa de agar sangre en condiciones aerobias (5-10% de CO_2) y una placa con agar sangre en condiciones anaerobias para incubarse toda la noche. Después, se realiza una evaluación de la capacidad del microorganismo para crecer en 5-10% de CO_2, así como la preferencia del microorganismo (p. ej., si creció en 5-10% de CO_2, si creció mejor que bajo condiciones anaerobias o, inversamente, si las condiciones anaerobias fueron mejores para su crecimiento) (fig. 16-8).

Informe preliminar de resultados

Se deben informar al médico tan rápido como sea posible los resultados de la observación de un frotis teñido con Gram y proporcionar información sobre la probable presencia de microorganismos anaerobios para que pueda implementarse el tratamiento adecuado. Lamentablemente, a menudo se requiere un período de tres días o más para completar estos estudios. Los médicos deben ser conscientes de que ese tiempo prolongado no puede evitarse con algunos anaerobios de crecimiento lento (p. ej., algunas especies de *Actinomycetes* y *Propionibacterium*). Por fortuna, la morfología de las colonias de ciertas bacterias anaerobias a menudo es distintiva, de modo que los informes preliminares o presuntivos de esos aislamientos se pueden hacer antes de los estudios de aerotolerancia. Algunos ejemplos incluyen *C. perfringens*, miembros del grupo *B. fragilis*, *Prevotella* pigmentados y el grupo *Porphyromonas*, entre otros.

Identificación de aislamientos anaerobios

Determinación de características bioquímicas y de cultivo

Una vez confirmada la presencia de anaerobios por pruebas de aerotolerancia y que se haya documentado una descripción de las características morfológicas, la próxima prioridad es identificar aislamientos puros del cultivo y comunicar los resultados al médico lo más rápida y precisamente posible. Aunque en la actualidad los taxonomistas reconocen más de varios cientos de especies de anaerobios, la tarea del microbiólogo clínico de identificar anaerobios no es tan compleja como podría parecer, ya que con frecuencia tan sólo una pequeña cantidad de especies participan en infecciones anaerobias.[160,238] Los métodos moleculares y la espectrometría de masas (MALDI-TOF) actualmente son muy socorridos para disminuir los tiempos de identificación.

Identificación presuntiva

Casi todos los aislamientos clínicamente importantes son anaerobios obligados moderados o anaerobios aerotolerantes, y con la práctica no son difíciles de aislar e identificar. Además de microorganismos del grupo *B. fragilis*, el grupo pigmentado de *Prevotella-Porphyromonas*, *F. nucleatum* y cocos anaerobios que se aíslan con bastante frecuencia, algunos otros anaerobios menos frecuentes tienen un mayor potencial patógeno. Por lo tanto, es importante estar familiarizado y ser capaz de reconocer a *A. israelii*, *A. naeslundii*, *A. meyeri*, *P. acnes* y *P. propionicum*, los cuales pueden ser causa de enfermedades supurativas agudas graves y enfermedades inflamatorias crónicas. *F. necrophorum* puede ser un patógeno altamente virulento. *C. septicum*, un microorganismo frecuentemente relacionado con carcinoma de colon o neoplasia hematopoyética cuando se aísla de hemocultivos, es el clostridio "histotóxico" que, junto con *C. perfringens*, puede causar gangrena gaseosa y varias infecciones de heridas. *C. difficile* es la causa principal de DAA y colitis; y *C. tetani* y *C. botulinum* deben vigilarse por las enfermedades que provocan.[160,238,464]

Los laboratorios de referencia suelen utilizar grandes baterías de pruebas para la caracterización de aislamientos anaerobios que les han sido enviados para identificación o confirmación, similares a las que se enumeran en el recuadro 16-11. Además, se están reconociendo nuevas especies mediante métodos quimiotaxonómicos, secuenciación de ácidos nucleicos y MALDI-TOF, que se están haciendo cada vez más frecuentes en los laboratorios de referencia. Los datos derivados de la caracterización de cultivos con un gran número de pruebas han proporcionado bases de datos valiosas para recopilar cuadros de características diferenciales, como los publicados por los CDC, el VPI, la State University y los Wadsworth Anaerobe Laboratories. Sin embargo, en la mayoría de los laboratorios de diagnóstico clínico, no es práctico ni factible desde el punto de vista económico emplear un gran número de medios diferenciales y

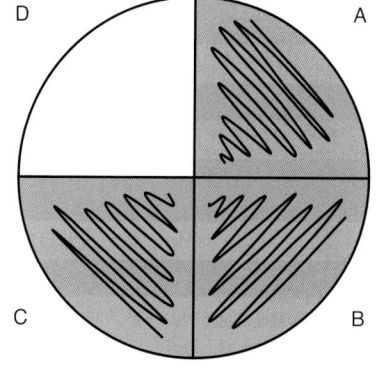
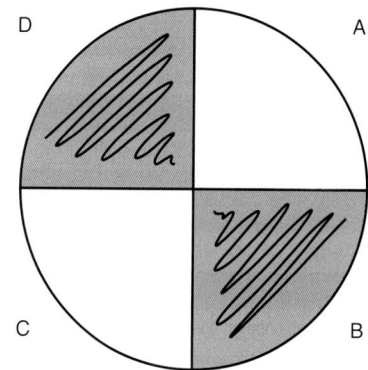

■ **FIGURA 16-8** Técnica de placas en cuadrantes usadas para pruebas de aerotolerancia de cuatro aislamientos de anaerobios. La placa de la izquierda ha sido inoculada en una jarra de anaerobiosis durante 18-24 h, mientras que la placa de la derecha se incubó en una jarra de anaerobiosis por extinción con vela. Los aislamientos A y C son anaerobios obligados. El aislamiento B es un anaerobio facultativo. Posiblemente el aislamiento D es un microaerófilo y debe probarse su capacidad de crecimiento en aire ambiental comparado con un ambiente que contiene CO_2. La jarra de anaerobiosis por extinción con vela no es adecuada para probar a *Campylobacter jejuni*; esta especie crece de manera óptima en 5-10% de O_2, 10 de CO_2 y 85% de N_2.

Agar sangre para anerobios incubado de manera anaerobia

Placa de agar sangre para anerobios incubado en jarra por extinción con vela

Características clave para identificar bacterias anaerobias

Relación con O_2 después de que la prueba de aerotolerancia se ha completado

Morfología colonial: se recomienda el uso de lupa o microscopio estereoscópico
   Descripción de bordes, estructura interna, tamaño
   Características clave: pigmento, hemólisis, fluorescencia, picadura de agar
   Tiempo de incubación hasta aparición de colonias

Caracterización por tinción de Gram y morfología
   Incluir forma y disposición de células
   Mencionar esporas, filamentos, ramificación, tinción irregular

Tipo de crecimiento en medio líquido

Pruebas rápidas: crecimiento en presencia de 20% de bilis (BBE); catalasa, indol, inhibición por polianetol sulfonato de sodio (PSS)
   Placa EYA para lecitinasa y lipasa

Prueba de potencia de discos antibióticos: vancomicina, kanamicina, colistina; algunas veces rifampicina

Pruebas bioquímicas (frecuentemente como kit):
   Hidrólisis de almidón, esculina y gelatina
   Reducción de nitrato
   Fermentación de hidratos de carbono clave: glucosa, arabinosa, celobiosa, sacarosa, lactosa y otros

Espectrometría de masas (MALDI-TOF)

Secuenciación de ARNr 16S

Sensibilidad a antibióticos, si es parte del protocolo de laboratorio o si se solicita

Opcional:
   Productos metabólicos (CGL)
   Electroforesis en gel de poliacrilamida de proteínas solubles
   Ácidos grasos de cadena larga de pared celular; menaquinonas

Realizado en laboratorios de referencia únicamente:
   Toxicidad, neutralización de toxina, patogenia en animales

---

determinaciones bioquímicas para identificar aislamientos en muestras clínicas.

Por fortuna, ciertas características son especialmente útiles para identificar anaerobios (protocolo 16-2). Estas características forman la base de un abordaje práctico para identificar aislamientos anaerobios que se encuentran con mayor frecuencia en el laboratorio clínico y de otras especies menos frecuentes o patógenos potenciales importantes, incluso si son raros.

Usos de medios diferenciales en agar y pruebas rápidas

Se pueden obtener diversas características valiosas para identificar bacterias anaerobias a partir de cultivos puros en agar sangre de los CDC para anaerobios y en medio de tioglicolato enriquecido. Estas características, señaladas en el protocolo 16-2, proporcionan datos importantes para poder diferenciar los anaerobios en general. Se determinan características adicionales mediante el empleo de discos de antibióticos diferenciales, que se agregan a placas de agar sangre para anaerobios recién inoculadas. Los discos de 2 U de penicilina, de 1 000 mg de kanamicina y de 15 mg de rifampicina (Becton Dickinson Microbiology Systems) ayudan a diferenciar bacilos gramnegativos no esporulados y otros anaerobios. Los métodos para inoculación y la utilización de esos discos antibióticos están disponibles en el protocolo 16-3. Los discos de colistina y vancomicina también pueden ser muy útiles.[238] La prueba con disco de polianetolsulfonato de sodio es una forma práctica de diferenciar *P. anaerobius* de otros cocos anaerobios. Para demostrar la reducción de nitrato conviene incluir una prueba con disco de nitrato durante el procesamiento de bacterias anaerobias. Tres tipos de placas de cuadrante, etiquetadas como placa Presumpto® 1, 2 y 3, fueron desarrolladas por los microbiólogos especialistas en microorganismos anaerobios, Dowell y Lombard, y sus colaboradores en la década de 1980, para proporcionar un sistema que determinara 20 características de anaerobios a un coste mínimo. En la lámina 16-5 se puede encontrar más información sobre el contenido de inoculación e interpretación de estas placas, así como en los protocolos 16-2, 16-3, 16-4 y 16-5. La placa Presumpto 1 estaba disponible con Remel (ahora Thermoscientific); Anaerobe Systems (CA) puede preparar agar yema de huevo (EYA, *egg yolk agar*) y en un momento hizo los otros medios a petición, pero este autor no pudo encontrar a alguien que vendiera todas las placas de tres cuadrantes hasta el momento de escribir este texto.

Las características que se pueden determinar con cada una de las placas de tres cuadrantes se muestran en el protocolo 16-5. El método para inoculación de placas Presumpto de cuadrantes se puede encontrar en el protocolo 16-3.

Pruebas con discos de antibióticos de potencia especial

Inhibición del desarrollo en agar sangre para anaerobios utilizando discos de antibióticos. Las zonas de inhibición alrededor de los discos de antibióticos se observan y registran como sigue:

Disco de penicilina de 2 U: sensible (S) si la zona de inhibición de crecimiento es mayor de 12 mm de diámetro; resistente (R) si la zona es menor de 12 mm.

Disco de rifampicina de 15 mg: sensible (S) si la zona de inhibición del desarrollo es mayor de 15 mm; resistente (R) si la zona es menor de 12 mm.

Disco de kanamicina de 1 000 mg: sensible (S) si la zona de inhibición de desarrollo es mayor de 12 mm; resistente (R) si la zona es menor de 12 mm.

Las pruebas de sensibilidad a antibióticos con discos son particularmente útiles para diferenciar entre varios bacilos gramnegativos y obtener así una identificación presuntiva. Sin embargo, con el gran número de anaerobios que están siendo identificados utilizando métodos moleculares o MALDI-TOF, así como el incremento de resistencia observada entre bacterias anaerobias, la utilidad de esta prueba puede disminuir.

Empleo de pruebas con discos de PSS y de nitrato.
(La inoculación con discos de polianetol sulfonato de sodio [PSS] y de nitrato se pueden encontrar en el protocolo 16-3).

Prueba con disco de PSS. Se mide la zona de inhibición alrededor del disco de 3 cm. Una zona de inhibición mayor de 12 mm se registra como sensible (S). Esta prueba es especialmente útil para la identificación de *P. anaerobius* y no para obtener orientación sobre el tratamiento por medio de pruebas de sensibilidad.

Prueba con disco de nitrato. Es una prueba que permite reducir nitrato al agregar una gota de reactivo A de nitrato (ácido sulfanílico) y una gota de reactivo B de nitrato (ácido 1.6 de Cleave) al disco.[238] Un color rosa o rojo indica que el nitrato se ha reducido a nitrito. Si el disco permanece incoloro después de agregar los reactivos A y B, se esparce una pizca de polvo de cinc sobre el disco para confirmar una reacción negativa. El desarrollo de color rojo después de agregar el polvo de cinc confirma que el nitrato todavía está presente en el disco (reacción negativa).

El agar sangre anaerobio (anaerobio de los CDC y otras formulaciones), el medio selectivo y no selectivo para el cultivo primario, y el medio PRAS se encuentran comercialmente disponibles a través de ThermoScientific Ramel Microbiology Products (www.remel.com), Hardy Diagnostics (www.hardydiagnostics.com) y Anaerobe Systems (www.anaerobesystems.com) y BBL Microbiology Systems (www.bd.com) Remel. Los detalles de preparación del medio y los reactivos se pueden encontrar en ediciones anteriores de este texto y en otra parte.[18,123] Si se prepara en el laboratorio propio, existe la opción de poner un único medio diferencial en una placa y no usar placas de Petri en cuadrantes. Este abordaje incrementa la flexibilidad de los sistemas para microbiólogos que prefieren utilizar diferentes combinaciones de pruebas.

Identificación de anaerobios utilizando características fenotípicas

Abordajes convencionales. No es posible analizar en este libro todos los procedimientos disponibles para la caracterización bioquímica de los anaerobios. Se pueden comprar medios en tubo con algunos proveedores mencionados anteriormente que también proporcionan medios de agar para anaerobios. Para consultar más detalles sobre el empleo de medios en tubo convencionales, *véanse* los manuales de laboratorio sobre bacteriología anaerobia.[123,238]

La utilización de medios convencionales en tubos de Hungate u otros tubos largos es relativamente lenta y los medios son costosos de preparar o comprar. Como alternativas a los métodos y medios convencionales, así como al sistema de placa Presumpto de cuadrantes, se ha descrito una variedad de otros

procedimientos para caracterizar e identificar aislamientos y esquemas de identificación alternativos.[9,238] Algunos de ellos contienen menor volumen de medio en recipientes que pueden ser manipulados con rapidez razonable en la mesa de trabajo. Uno de los abordajes alternos más populares ha sido evaluar ciertas características clave de aislamientos en medios diferenciales de agar (p. ej., agar BBE). Otros han utilizado discos impregnados con antibióticos o varios químicos para evaluar la inhibición o estimulación del crecimiento. Otro excelente abordaje ha sido el empleo de tabletas (p. ej., WEE-TABS®, Key Scientific Products, www.keyscientific.com) para la determinación de reacciones enzimáticas con sustratos cromógenos. Las tabletas WEE-TABS se han utilizado ya sea como prueba suplementaria o como prueba única para diferenciar varios anaerobios. Los detalles para su empleo y la descripción de otras pruebas para la caracterización de aislamientos anaerobios se brindan en *Wadsworth Anaerobic Bacteriology Manual*[238] en el sitio web de Key Scientific, así como en revisiones en otros sitios.

Microsistemas comerciales para identificación de anaerobios. Históricamente, dos kits comerciales desarrollados en la década de 1970 se han continuado utilizando en los laboratorios de microbiología clínica para identificar anaerobios, denominados *API-20A*® (bioMérieux Vitek) y *Minitek*® (Becton Dickinson Microbiology Systems). La manufactura y el empleo de estos sistemas han sido revisados por Stargel y cols.[460] Estos sistemas requieren la incubación durante toda la noche y la utilización de bases de datos manuales o computarizadas para la identificación.

Además, varios fabricantes han comercializado kits para enzimas, eliminando la necesidad incubar toda la noche. La mayoría de estos sistemas utilizan un conjunto de diferentes sustratos cromógenos para evaluar rápidamente cierta cantidad de aminopeptidasas y glucosidasas. Cada sistema requiere la preparación de una suspensión celular pesada a partir del crecimiento en la superficie de un cultivo puro. Estos kits comerciales posibilitan al microbiólogo determinar múltiples características enzimáticas de un aislamiento de cultivo puro después de 4 h o menos de incubación en condiciones anaerobias. Excepto el kit API-ZYM®,[27,314] todos los demás sistemas proporcionan códigos numéricos, bases de datos computarizadas y tablas de identificación para facilitar la identificación una vez que un aislamiento se ha caracterizado utilizando el sistema. En una encuesta de métodos de laboratorio que se emplean en laboratorios clínicos realizada en el 2008, los kits enzimáticos fueron utilizados por el 66% de los laboratorios, mientras que el 30% emplearon discos de potencia especial (tratado anteriormente) para la identificación.[191] La lista de productos utilizados para realizar estas pruebas incluyen los siguientes:

API ZYM® (bioMérieux Vitek)[314,460]

Crystal Anaerobe Identification System® (Becton Dickinson Microbiology Systems)[43,79]

MicroScan Specialty Rapid Anaerobe Panel® (Siemens Diagnostics)

RapID-ANA II® (Thermoscientific Remel or Oxoid Products)[315]
Rapid ID 32A® (bioMérieux Vitek)

Vitek 2 ANC Card® (bioMérieux Vitek)[43,286,391]

Estos kits son populares entre los microbiólogos y se utilizan ampliamente en los laboratorios de diagnóstico microbiológico. En general, su empleo es sencillo y consumen menos tiempo que los métodos convencionales. Una descripción detallada de cada uno de los sistemas, incluyendo sustratos, procedimientos para su utilización, interpretación de resultados y un análisis de la evaluación de su desempeño está disponible en otro lugar o en cada uno de los sitios web de los fabricantes. Muchos de los microsistemas enumerados anteriormente deberán complementarse con pruebas adicionales para lograr una identificación precisa y definitiva del grupo seleccionado de anaerobios (p. ej., el uso de EYA para clostridios diferentes a *C. perfringens*; la observación de la rapidez de crecimiento y el aspecto del crecimiento en medios tanto líquidos como sólidos, varias pruebas suplementarias adicionales; la cromatografía gas-líquido [CGL] para una identificación completa de los bacilos anaerobios grampositivos no esporulados; la utilización de bilis esculina al 20%; las pruebas convencionales seleccionadas de hidratos de carbono para especies de *Bacteroides* y como pruebas adicionales para anaerobios). Por supuesto, es necesario observar e interpretar correctamente las reacciones de la tinción de Gram, considerar la morfología microscópica y de las colonias, e incorporar los resultados de las pruebas de aerotolerancia. Cuando se intenta diferenciar anaerobios con sistemas comerciales, siempre se deben utilizar cultivos puros. Cuando un kit genera la identificación de especies raras, no se debe aceptar la identificación sin repetir la prueba con procedimientos alternos ni con la confirmación de un laboratorio de referencia cuando es clínicamente relevante.

Determinación de productos metabólicos mediante cromatografía gas-líquido. Los productos metabólicos liberados en el medio de cultivo en caldo durante el desarrollo de anaerobios son características clave de las bacterias anaerobias y de muchas bacterias anaerobias facultativas. Junto con la determinación de la relación con el oxígeno, la mayoría de los anaerobios pueden identificarse hasta la categoría de género en función de la presencia o ausencia de esporas, reacción de Gram, morfología celular y resultados del análisis por medio de CGL. Esta técnica mejora la velocidad y precisión de la identificación y disminuye los costes a causa del ahorro de tiempo.[338] El empleo de la CGL en muchos laboratorios ha disminuido en gran medida y en muchos casos ha sido eliminado. Se sigue utilizando en laboratorios de referencia e investigación y, si es necesario, se pueden enviar los aislamientos para ser analizados. Se incluyen ejemplos de análisis por CGL en las figuras 16-9 y 16-10, así como en el protocolo 16-6; de ser necesario, también se encuentra disponible información adicional en las ediciones anteriores de este libro y en textos sobre anaerobios.[238,519] La definición de género con base en las vías metabólicas aún es científicamente válido, ya que las vías metabólicas de esos microorganismos representan rasgos de la bacteria que son genéticamente estables o conservados. Los esquemas en las tablas 16-9 y 16-10 muestran el valor del análisis de productos metabólicos ácidos para la identificación del género de una bacteria anaerobia. Aunque el análisis por medio de CGL no es obligatorio para una identificación presuntiva del grupo *B. fragilis*, bacilos pigmentados anaerobios gramnegativos, *F. nucleatum*, *C. perfringens*, *P. anaerobius* y otros anaerobios aislados de muestras clínicas, sí es necesario para la identificación definitiva de muchas especies de *Bacteroides* y *Fusobacterium*, la mayoría de las especies de *Actinomyces* y *Bifidobacterium*, especies de *Clostridium* distintas a *C. perfringens*, *Eubacterium*, *Lactobacillus* y *Propionibacterium*, y para casi todos los cocos anaerobios, a menos que se utilicen métodos moleculares y de espectrometría de masas.[238]

Los instrumentos de cromatografía de gases ahora son relativamente económicos, seguros, sencillos de operar, confiables y están comercialmente disponibles a través de varias compañías fabricantes de instrumentos científicos. El equipo y procedimiento

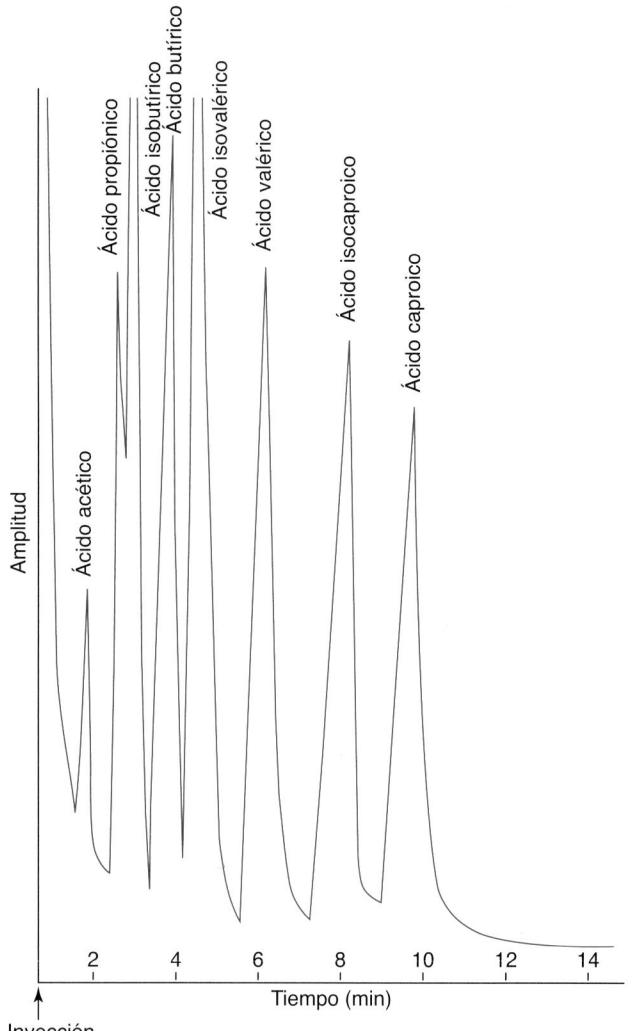

■ **FIGURA 16-9** Cromatograma típico de estándares de ácidos volátiles. El tiempo transcurrido entre la inyección de un extracto con éter de solución estándar y el pico para cada ácido (tiempo de retención) se utiliza para identificar los ácidos. *Véase*, por ejemplo, que el tiempo de retención para el ácido acético es de 1.8 min y para el ácido valérico es de 6 min (instrumento empleado: Dohrmann Anabac, Clinical Analysis Products, Sunnyvale CA; Detector: conductividad térmica; empaque de columna: 15%, SP-1220/1% de H_3PO_4 en 100/120 Chromasorb W/AW de Supelco, Bellefonte, PA).

para determinar los productos metabólicos mediante CGL se describen con mayor detalle en otro lugar.[238,338] Los protocolos 16-6 y 16-7 proporcionan procedimientos para la inoculación de un instrumento de cromatografía de gases para la detección de ácidos grasos volátiles y no volátiles, respectivamente.

Identificación de ácidos grasos volátiles. La CGL se utiliza para identificar ácidos grasos volátiles de cadena corta que son solubles en éter. Los ácidos detectados mediante este procedimiento incluyen acético, propiónico, isobutírico, butírico isovalérico, valérico, isocaproico y caproico. El procedimiento se explica en el protocolo 16-6.

Los ácidos grasos volátiles pueden identificarse comparando los tiempos de elución de los productos en extractos con los de una mezcla conocida (estándar de ácidos grasos volátiles) separada mediante las mismas condiciones el mismo día. En la figura 16-9 se muestra un cromatograma estándar representativo.

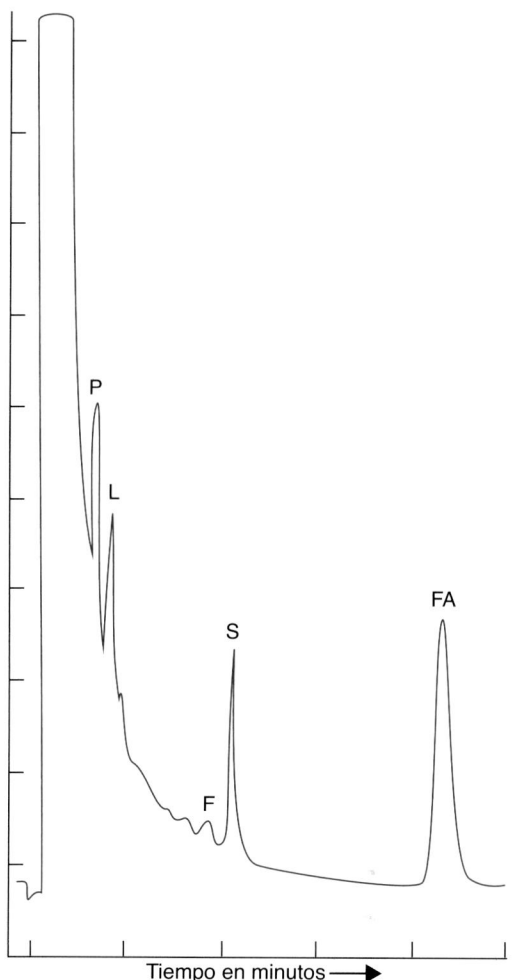

FIGURA 16-10 Cromatograma típico de estándares de ácidos no volátiles. La columna se empacó con SP al 10%. 1 000/1% de H_3PO_4 sobre Chromasorb W/AW 100/120 (Supelco, Bellefonte, PA). P, ácido pirúvico; L, ácido láctico; F, ácido fumárico; S, ácido succínico; PA, ácido fenilacético.

Identificación de ácidos no volátiles. Los ácidos pirúvico, láctico, fumárico, succínico, hidrocinámico y fenilacético no se detectan con el procedimiento de extracción con éter para ácidos grasos volátiles (arriba). Estos ácidos no volátiles se identifican después de la preparación de los derivados metilados. El procedimiento se describe en el protocolo 16-7. El análisis de los extractos con cloroformo se realiza utilizando las mismas condiciones cromatográficas que para los ácidos volátiles. La identificación de ácidos no volátiles o metilados se logra comparando los tiempos de elución de los productos en extractos con los tiempos de ácidos grasos conocidos que fueron separados por cromatografía el mismo día.

Los productos metabólicos de especies frecuentes de bacilos anaerobios gramnegativos se muestran en las tablas 16-16 y 16-21.

Utilización de métodos moleculares y de espectrometría de masas (MALDI-TOF) para identificación de bacterias anaerobias

Utilización de secuenciación de ARNr 16S para identificación de anaerobios. Los anaerobios son responsables como patógenos, individuales o en infecciones polimicrobianas, de muchas alteraciones clínicas; sin embargo, a menudo hay una capacidad limitada para su aislamiento e identificación en muchos laboratorios clínicos. En este capítulo se han tratado diversos métodos de aislamiento de anaerobios, así como el empleo de medios especializados e incubación prolongada en condiciones anaerobias apropiadas para mejorar el aislamiento. La mayoría de los laboratorios utilizan métodos fenotípicos de identificación y, por lo tanto, requieren a menudo períodos prolongados que van desde el aislamiento hasta la identificación; en algunas ocasiones, los anaerobios importantes pueden no ser reconocidos, no identificados o identificados de manera incorrecta. La utilización de técnicas moleculares, en especial la secuenciación de ARNr 16S, está cambiando rápidamente estos problemas y puede mejorar a tiempo el nivel de nuestra comprensión sobre incidencia y relevancia de los anaerobios en enfermedades clínicas. Si todos los anaerobios en un cultivo deben ser caracterizados y documentados, ya que ahora pueden ser identificados con exactitud y rapidez, seguirá siendo un tema que merece ser estudiado, pero el uso de la secuenciación puede ampliar nuestro conocimiento sobre microorganismos frecuentes y más exigentes, los cuales incluyen las bacterias anaerobias. Como con la mayoría de las herramientas moleculares, la creación de una base de datos robusta y consistente es crucial para realizar una identificación correcta, aunque aún se encuentra en sus etapas iniciales en cuanto a los anaerobios. Sin embargo, pueden darse numerosos ejemplos en los que la utilización de la secuenciación ha llevado a aclarar cuáles anaerobios están involucrados en infecciones frecuentes y menos frecuentes.[412,430,442,472,520,523] Se ha convertido en el método de referencia utilizado en estudios de otros métodos de identificación, en especial estudios con MALDI-TOF, y son los métodos empleados para determinar la taxonomía y la relación de los microorganismos anaerobios.[106,179,279,491] Su uso para determinar la microflora habitual anaerobia del tubo digestivo y las vías genitourinarias puede cambiar la forma en que se aborda la identificación de anaerobios en una infección clínica, así como las prácticas de tratamiento de enfermedades, como vaginosis bacteriana y enfermedad recurrente por *C. difficile*.[212,434,504] Por ejemplo, si sólo se utilizan características fenotípicas para identificar anaerobios del tubo digestivo, únicamente se puede describir alrededor del 24% de las especies en heces en comparación con el número de especies detectadas cuando se utilizan herramientas moleculares.[238] Lo mismo probablemente sea cierto para la causa de enfermedades clínicas en las que las herramientas tradicionales pueden no ser adecuadas para lograr una identificación definitiva. Se demostró que el empleo de la PCR directa y la secuenciación tuvieron una ventaja en pacientes que se encontraban bajo tratamiento con antibióticos, y para la identificación de patógenos, como anaerobios, que tienen requerimientos específicos para su crecimiento.[387]

Utilización de la espectrometría de masas para identificación de anaerobios. Existe una gran cantidad de literatura médica sobre el empleo de la espectrometría de masas MALDI-TOF para la identificación de bacterias y levaduras en los laboratorios de microbiología clínica. Este método de ionización suave permite la desorción de péptidos y proteínas de colonias de bacterias, así como extractos bacterianos crudos. Se requiere una preparación mínima y el tiempo para la identificación puede ser tan corto como minutos, en comparación con las horas e incluso días que llegan a ser necesarios para una identificación bioquímica convencional de bacterias. Ciertamente, para muchos anaerobios, los tiempos de identificación pueden ser muy largos y en algunos casos aún no definitivos, especialmente si el aislamiento no corresponde a uno frecuentemente encontrado en el laboratorio. El coste inicial de capital del espectrómetro de masas puede parecer prohibitivo para algunos laboratorios. Sin embargo, en la mayoría de los casos el bajo coste por identificación comparado con los métodos convencionales puede considerarse para justificar fácilmente la inversión en

(el texto continúa en la p. 1026)

TABLA 16-8   Uso de MALDI-TOF para identificación de anaerobios

Aislamientos evaluados	Sistema MALDI-TOF empleado	Comparador	Resultados	Comentarios	Referencia/año
193 *Bacteroides* spp.	Bruker	Prueba Rapid 32A y ARNr 16S	MALDI: el 87% de identificación correcta y concordancia del 93% con PCR de RAPID 32A; concordancia del 52% por PCR.	Fácil y coste-efectivo, y una mejor identificación que Rapid 32A; se necesita mejorar las bases de datos.	111; 2012
152 aislamientos clínicos: 45% BGP 35% BGN 20% Cocos	Bruker	Fenotípico y ARNr 16S	Concordancia del 79% con género y especie (con un récord de más de 2.0). Concordancia del 86% con el género (más de 1.8). El 92% de los *Actinomyces* spp. fueron correctos.	La mayoría de los problemas con identificación de *Fusobacterium* a nivel de especie; se necesita ampliar la base de datos; se utilizó con éxito el medio BBE para algunos aislamientos.	154; 2012
238 aislamientos clínicos	Bruker	ARNr 16S	**Con extracción:** 78% hasta género y especie, 14% sólo género, 8% identificación incorrecta o inexistente. **Sin extracción:** 66% hasta género y especie; 13-20% incorrecto o sin identificar.	El exudado directo no es inferior a la extracción.	171; 2012
290 aislamientos clínicos: 73 *Clostridium* spp. 11 *Bacteroides* spp. 11 *Actinomyces* spp.	Ambos	ARNr 16S	**Vitek:** 44-49% para género y especie, 12% sólo para género, 1.4% identificación incorrecta, 13% no identificados. **Bruker:** 67% para género y especie, 8% identificación incorrecta.	Bruker generó identificaciones más correctas, pero también identificaciones más incorrectas en comparación con Vitek MS. El pretratamiento con ácido fórmico con el sistema Bruker mejoró la identificación de *C. ramosum*. Los bacilos grampositivos resistentes a metronidazol plantearon un problema de identificación.	242; 2011
544 aislamientos de 79 especies: 130 *P. acnes* 52 *Fusobacterium* spp. 117 grupo *B. fragilis*	Bruker	ARNr 16S	MALDI identificó el 61% en total. 16/212 aislamientos sin identificación no estaban en la base de datos. Se pudieron identificar 11 nuevos microorganismos con MALDI y secuenciación.	Buen rendimiento para *P. acnes*. Los laboratorios se enfrentaran a una "carga" de "nuevos" anaerobios al utilizar MALDI y secuenciación.	276; 2011
283 aislamientos clínicos: 140 BGN 73 *Clostridium* spp. 8 *Actinomyces* spp.	Bruker	Identificación convencional y luego ARNr 16S para no concordantes	El 77% identificado hasta género y especie. El 11% para a nivel de género. El 12% de identificación no confiable; después de secuenciación de los no concordantes, el 0.7% fueron resultados incorrectos por MALDI.	Resultados mejorados utilizando menores puntajes para espectrometría de masas. Buen rendimiento para *P. acnes*. Planteó la necesidad de mejorar la base de datos. Descubrió muchas identificaciones incorrectas del grupo *B. fragilis* mediante método fenotípico.	352; 2012
253 aislamientos clínicos: 40% BGP 27% BGN 32% Cocos	Bruker	ARNr 16S	Se identificó género y especie del 71% y el otro 20% a nivel de género utilizando los límites del fabricante. El 4% de errores de identificación con un récord de más de 2.0, y menos del 1% con un récord de más de 1.7.	Útil base de datos mejorada, buen rendimiento para la placa de extracción. MALDI ofreció un método rápido y económico para la identificación de anaerobios.	417; 2013

107 aislamientos de CGP	Vitek	ARNr 16S y FISH	El 90% con buena identificación; sólo tres aislamientos no se pudieron identificar.	Excelente herramienta para identificación de grupos anaerobios filogenéticamente heterogéneos, como CGP.	490; 2011
79 aislamientos	Ambos	ARNr 16S	**Vitek:** el 61% hasta género y especie; el 71% hasta nivel de género. **Bruker:** el 51% hasta género y especie; el 61% hasta nivel de género.	Se mejoraron las identificaciones correctas para ambos si se eliminaban microorganismos que no estaban en la base de datos. Vitek se comportó mejor con CGP y Bruker con el grupo *B. fragilis*.	492; 2011
102 *Prevotella* spp.	Bruker	ARNr 16S	El 63% se identificó hasta especie y el 73.5% a nivel de género. La identificación mejoraría al 83% a nivel de especie y al 89% a nivel de género si se extendiera la base de datos.	La identificación de *Prevotella* es buena, pero la base de datos necesita ampliarse.	527; 2012
102 *Prevotella* spp., aislamientos de 11 géneros	Vitek	ARNr 16S	Más del 90% de identificación correcta a nivel de especie.	Mal rendimiento (sin identificación) para algunos *B. uniformis*, *Fusobacterium* spp. y *Actinomyces* spp. En general, el sistema proporcionó una precisión excelente con un tiempo de respuesta rápido.	179; 2013
73 aislamientos (parte de un gran estudio de aerobios y anaerobios)	Ambos	ARNr 16S	**Vitek:** El 75% hasta género y especie. El 3% más para género. El 18% sin identificación. **Bruker:** El 62% hasta género y especie. El 22% más para género. El 15% sin identificación.	Ambos se desempeñaron muy bien con eficacia equivalente para todos los aislamientos. Las *Fusobacterium* spp. se identificaron mal a nivel de especie con Bruker y Vitek, aunque identificó erróneamente más *Bacteroides* spp.	318; 2012
274 aislamientos	Ambos	API 20A; resultados no concordantes con ARNr 16S	**Vitek:** El 100% hasta género y especie. **Bruker:** El 89% identificado hasta género y especie, el 10% más a nivel de género y el 0.72% de identificación errónea.	Ambas plataformas se desempeñaron bien y MALDI podría utilizarse como primera línea de identificación anaerobia para ahorrar tiempo.	231; 2013

BGN, bacilos gramnegativos; BGP, bacilos grampositivos; CGP, cocos grampositivos.

el instrumento. Hay muchos estudios (tabla 16-8) que demuestran la utilidad de MALDI-TOF para la identificación de anaerobios. Biswas y Rolain revisaron la literatura médica que utilizaba ambos o cualquiera de los instrumentos de Bruker y Vitek; fueron capaces de demostrar una precisión de más del 85% en 10 de 13 trabajos publicados, aunque la mayor parte del trabajo se realizó con las especies de anaerobios más frecuentes.[42] La necesidad de contar con un método robusto de extracción antes de la prueba sigue sin resolverse.[171,242] La importancia de una base de datos sólida ha sido indicada por muchos investigadores, no sólo para anaerobios, sino para la mayoría de los microorganismos para los que se ha evaluado MALDI-TOF.[154,242,254,279,318,352,492] Un estudio multicéntrico informó que más del 90% de los 651 anaerobios, que incluyeron 11 géneros diferentes, fueron correctamente identificados a nivel de especie usando el sistema Vitek MS® en comparación con la secuenciación de ARNr 16S; además, estas identificaciones se lograron sin necesidad de extracción. Hubo algunas cepas de bacilos gramnegativos (*Fusobacterium* y *B. uniformis*) y *Actinomyces* que no dieron resultados de identificación, pero los autores consideraron que el sistema en general proporcionaba una precisión excelente con un tiempo de respuesta rápido.[179] Otro gran estudio en Francia evaluó la espectrometría de masas MALDI-TOF para 1 325 anaerobios y encontró que el 92.5% pudieron identificarse correctamente a nivel de especie, incluyendo varias especies poco frecuentes o raras. Estos autores consideraron que esta prueba se estaba convirtiendo en el "método de referencia" para la identificación rutinaria de anaerobios en el laboratorio clínico.[31]

El empleo del sistema Bruker MALDI-TOF para la identificación de 484 anaerobios (más del 75% eran especies de *Clostridium*, de las cuales más del 70% eran *C. difficile*) mostró índices de identificación correcta del 94% frente a confirmación por secuenciación de ARNr 16S, así como el 100% de especificidad para las especies de *Clostridium* evaluadas. El desempeño no fue bueno para los aislamientos de *Fusobacterium* y *P. acnes*; sin embargo, el tratamiento previo de las colonias resolvió ese problema en la mayoría de los casos.[106] Otro estudio que empleó una mezcla más diversa de anaerobios grampositivos y gramnegativos analizó 253 aislamientos, de los cuales el 71% se identificó correctamente a nivel de especie y el 92% a nivel de género (comparado con métodos fenotípicos y moleculares) utilizando el sistema Bruker y extracción en placa.[417] Al menos tres estudios comparativos de ambos equipos de espectrometría de masas disponibles comercialmente se encuentran en la literatura médica, los cuales analizan la identificación de anaerobios: uno analizó 290 anaerobios, demostrando más identificaciones de especies con el sistema Bruker que con Vitek MS (67% frente a 49%); no obstante, el sistema Bruker también presentó más identificaciones erróneas (8% frente a 1%). Se utilizó secuenciación para confirmar las discrepancias. Los autores consideraron que ambos sistemas se muestran prometedores para la identificación de bacterias anaerobias, pero cada base de datos necesitaba ser optimizada para obtener un mejor desempeño, ya que muchos aislamientos fueron identificados pero no se encontraban en las respectivas bases de datos; en el caso de Bruker, es necesario ajustar los límites recomendados por el fabricante para su identificación.[242] El segundo estudio comparativo sólo analizó 79 aislamientos clínicos y encontró una identificación correcta de más del 61% para ambos sistemas, y concluyó, al igual que el estudio anterior, que las bases de datos necesitaban ser mejoradas.[492] El tercer estudio comparativo analizó 274 anaerobios clínicamente importantes, comparando los resultados de MALD-TOF con API 20AN, y resultó en el 100% de identificaciones correctas con la Vitek MS y el 89% con el sistema Bruker, después de la confirmación molecular.[231] Un laboratorio grande en Francia comparó la identificación de 1 506 aislamientos de anaerobios

utilizando métodos fenotípicos convencionales durante un período específico durante 11 años frente a la MALDI-TOF, en los que se identificaron 1 564 aislamientos de anaerobios. Se identificaron 40 especies distintas en los 1 506 aislamientos caracterizados mediante métodos convencionales, mientras que se identificaron 103 especies distintas en los 1 564 aislamientos caracterizados mediante MALDI, más del doble del número que pudo ser identificado. Los autores consideraron que la espectrometría de masas MALDI podría utilizarse en lugar de los métodos moleculares, incluso para la identificación de patógenos humanos raros, ya que el estudio también involucró a más de 280 000 aislamientos correspondientes a aislamientos aerobios.[422] Existen algunas especies anaerobias (similares a aerobios) en las que la prueba MALDI puede no funcionar, así como métodos moleculares o incluso métodos fenotípicos para diferenciación entre especies. Por ejemplo, un miembro del grupo *B. fragilis* recientemente descrito, *B. dorei*, no pudo diferenciarse de *B. ovatus*, *B. vulgatus* y *B. xylanisolvens* mediante MALDI, pero se podían distinguir utilizando pruebas de β-glucosidasa y catalasa; éstos también podrían diferenciarse utilizando métodos basados en secuenciación.[370]

Una ventaja potencial del empleo de la secuenciación o MALDI-TOF es la identificación directa de anaerobios en muestras clínicas por secuenciación y una identificación más rápida de los aislamientos por medio de la prueba MALDI-TOF para proporcionar resultados aún más rápidos al médico. La espectrometría de masas MALDI-TOF se ha evaluado para la identificación de los frascos de hemocultivo positivos BacT/Alert®, y los resultados fueron buenos; cuando se utilizó la MALDI-TOF en comparación con métodos convencionales, el tiempo transcurrido hasta obtener el resultado fue de más de 24 h.[168,327] La combinación de secuenciación y MALDI-TOF continuará, sin duda alguna, siendo utilizada para aclarar la taxonomía de microorganismos, y probablemente ayudará a definir la importancia clínica de muchos anaerobios no identificados fácilmente mediante medios fenotípicos. Es probable que la MALDI-TOF, si se mejora como se ha sugerido, se convierta en una herramienta rutinaria para la identificación de bacterias anaerobias, como lo ha hecho para aerobios en muchos laboratorios clínicos. Las personas que están enseñando a la nueva generación de estudiantes de tecnología médica necesitan incorporar métodos tradicionales de identificación con estos nuevos métodos para que los laboratoristas conserven la experiencia en la interpretación de la tinción de Gram y la morfología de las colonias, los cuales aún son un importante conjunto de habilidades. En muchos sentidos, el mejor método de identificación es una combinación de lo "viejo" y lo "nuevo".

Identificación de grupos específicos de bacterias anaerobias

Niveles de identificación en diferentes laboratorios

En la tabla 16-2 se proporciona una amplia actualización de la nomenclatura de las bacterias anaerobias. Afortunadamente, los anaerobios con mayor importancia clínica o los aislados con frecuencia de muestras clínicas seleccionadas y recolectadas de forma adecuada, comprenden una lista mucho más pequeña (tabla 16-3). Sólo alrededor de 12-15 grupos o especies representan aproximadamente el 75% o más de los aislamientos de muestras recolectadas de manera adecuada, utilizando al menos medios fenotípicos para su identificación. Estos incluyen al grupo

B. fragilis, el grupo pigmentado de *Prevotella-Porphyromonas, F. nucleatum, P. anaerobius, F. magna* (y algunas especies de cocos anaerobios), *P. acnes, C. perfringens, C. ramosum* y especies de *Veillonella*. El personal de laboratorio debe estar familiarizado con estas especies, ya que son muy frecuentes y, a menudo, clínicamente importantes. También es especialmente importante que los microbiólogos clínicos conozcan y sean capaces de reconocer a *F. necrophorum, A. israelii, P. propionicum, C. clostridioforme, C. septicum, C. difficile, C. botulinum, C. tetani* y algunas otras especies (se tratará más adelante), ya que estos microorganismos pueden ser altamente patógenos para los pacientes.

Además de las consideraciones sobre la necesidad de familiarizarse con anaerobios frecuentes o médicamente importantes, se ha propuesto que los microbiólogos clínicos podrían querer limitar el grado de identificación de anaerobios en función de sus niveles de capacidad.[9] Todos los laboratorios, incluso aquellos con capacidad clínica limitada, deben poder aislar anaerobios en cultivo puro y evaluar la morfología microscópica y de las colonias. Junto con los resultados de las pruebas de aerotolerancia, esta información se debe presentar al médico como un informe preliminar. En un laboratorio con capacidad limitada para la identificación de anaerobios, si los aislamientos se consideran clínicamente relevantes, la identificación debe realizarse en el laboratorio y, si no es posible técnicamente, entonces se deben enviar a un laboratorio de referencia que pueda completar la identificación. Los siguientes factores son consideraciones importantes para determinar la relevancia clínica: existe una opinión clínica fuerte de un médico experimentado de que el aislamiento es un agente etiológico de la enfermedad; el frotis con tinción directa de Gram de una herida, absceso, líquido peritoneal u otra muestra estéril demuestra evidencia de inflamación aguda (numerosos leucocitos polimorfonucleares, pero falta o cantidad limitada de células epiteliales escamosas) o necrosis; la tinción directa de Gram contiene un microorganismo que se correlaciona con los hallazgos en cultivo (p. ej., evidencia microscópica de mionecrosis clostridial) (lám. 16-3D); presencia de gránulos de azufre que sugieren presencia de actinomicetos (láms. 16-2C y D); presencia de cultivos adicionales de otro sitio corporal que revelan al mismo microorganismo que se aisló del sitio primario (p. ej., hemocultivos positivos que contienen *C. perfringens* en un paciente con mionecrosis clostridial). Incluso los laboratorios con plena capacidad de identificación definitiva de aislamientos anaerobios pueden querer limitar el alcance del procesamiento cuando no haya razón clínica para ir más allá en la identificación. Por ejemplo, si el laboratorio recibe un exudado de una cirugía etiquetado como *"derrame fecal en el abdomen"*, el cultivo y la identificación es innecesaria, ya que esta muestra previsiblemente tendrá una mezcla predecible de microflora anaerobia y aerobia La identificación de cualquiera o de todos estos microorganismos no tendría utilidad clínica y sería excesivamente costoso completar una identificación extensiva de todo lo aislado.

El segundo nivel de análisis anaerobio requeriría, además de lo que se puede hacer en laboratorios con capacidad limitada, alguna capacidad de identificación. Específicamente, la diferenciación del grupo *B. fragilis* de otros anaerobios gramnegativos y la identificación de *C. perfringens* son destrezas que deben conservarse, incluso en laboratorios con capacidades limitadas. Los aislamientos que no pueden identificarse en laboratorios de capacidades limitadas, que se consideren clínicamente importantes, deben ser enviados a un laboratorio de referencia para su identificación definitiva.

El tercer nivel de análisis requeriría la capacidad de lograr una identificación completa de los 12 grupos de anaerobios más frecuentes y de las especies mencionadas anteriormente mediante el empleo de crecimiento y características fenotípicas obtenidas mediante pruebas rápidas, sistemas de kits, CGL, secuenciación de ácidos nucleicos o MALDI-TOF. Los detalles de morfología, características de crecimiento, aerotolerancia, algunas pruebas rápidas, sistema de placas Presumpto y otros métodos prácticos que permiten reconocer y separar estos grupos y especies, se presentan en el texto siguiente. Los laboratorios capaces de alcanzar una identificación definitiva tienen la opción de limitar las identificaciones a niveles preliminares o presuntivos descritos previamente, dependiendo de la calidad de la muestra y la necesidad médica de una identificación completa. Los laboratorios capaces de realizar la identificación definitiva podrían incluir a grandes centros médicos universitarios, laboratorios de referencia y laboratorios estatales y federales de salud pública.

No hay duda de que es necesaria una identificación definitiva para definir mejor el papel de las bacterias anaerobias en enfermedades para proporcionar un diagnóstico microbiológico preciso que pueda ayudar en la elección óptima de antibióticos y tratamiento clínico del paciente, con fines de salud pública (p. ej., diarrea nosocomial causada por *C. difficile*) y para ayudar a capacitar a médicos y microbiólogos clínicos. El nivel de identificación de los anaerobios depende de varias consideraciones que difieren entre laboratorios; no se puede esperar que todos los laboratorios lleven a cabo los mismos niveles de estudios bacteriológicos de anaerobios. Los factores que influyen en la toma de decisiones para el grado de identificación incluyen competencia técnica y experiencia de los técnicos, cantidad de personal disponible, suministros y fondos económicos, población de pacientes atendida y necesidades de los médicos responsables de sus pacientes. Los microbiólogos clínicos deben ser competentes en el trabajo que realizan y no deben dudar en utilizar los servicios de los laboratorios de referencia para una identificación definitiva o para la confirmación de los aislamientos, así como pruebas de sensibilidad a antibióticos, pruebas de toxicidad, pruebas de ácidos nucleicos u otros procedimientos cuando sean clínicamente pertinentes. Otros abordajes e información actual sobre la identificación de anaerobios, basada en diversas combinaciones de pruebas a diferentes niveles, se detallan en otra parte.[238] Se espera que en el futuro muchos laboratorios tengan la capacidad de usar la MALDI-TOF o los métodos moleculares de identificación, lo cual disminuiría aún más la necesidad rutinaria de muchas de las pruebas bioquímicas y CGL antes mencionadas. Sin embargo, cuando se trabaja con anaerobios, aún es vital incluir siempre información sobre la tinción de Gram y la morfología de la colonia del microorganismo, así como realizar las pruebas de aerotolerancia necesarias para ayudar a confirmar las identificaciones más recientes.

Las tablas 16-9 y 16-10 proporcionan puntos clave para la identificación a nivel de género de bacilos anaerobios gramnegativos y bacilos anaerobios grampositivos no esporulados. El siguiente tema proporcionará información sobre la identificación de laboratorio de cada grupo de anaerobios.

Identificación de bacilos anaerobios gramnegativos

Las bacterias anaerobias gramnegativas no esporuladas se clasifican ahora en los géneros enumerados en la tabla 16-1. Las características clave para lograr una diferenciación presuntiva o de nivel 1 de estos microorganismos se proporcionan en la tabla 16-11.

TABLA 16-9   Diferenciación de bacilos anaerobios gramnegativos no esporulados a nivel de género

1. Inmóvil o móvil con flagelos peritricos, bacilos rectos o cocobacilares

   a. Propuesta de Shah y Collins[227] para incluir sólo especies altamente fermentadoras y resistentes a bilis que se asemejan a *B. fragilis* (p. ej., *B. distasonis, B. caccae, B. ovatus, B. thetaiotaomicron, B. merdae, B. vulgatus, B. uniformis, B. eggerthii* y *B. stercoris*). Varias especies permanecen en este género y se necesitan estudios adicionales para determinar su correcta ubicación taxonómica (p. ej., *B. capillosus, B. coagulans, B. cellulosolvens, B. pectinophilus, B. tectum, B. ureolyticus* y otros). Hasta que este último grupo sea reasignado, este género continuará siendo heterogéneo. ... *Bacteroides*[a]

   b. Muy a menudo en colonias pigmentadas en negro; produce ácido acético, butírico y succínico, con cantidades menores de ácido propiónico, isobutírico e isovalérico. Todos son asacarolíticos e indol positivos. ... *Porphyromonas*[b]

   c. Colonias no pigmentadas a colonias pigmentadas; inhibido por bilis y asacarolítico; por lo general en la microflora bucal. ... *Prevotella*[a]

   d. Resistente a bilis, catalasa positivo, reductor de nitrato y ureasa positivo. ... *Bilophila*[b]

   e. Encontrado como parte de la microflora humana habitual, pero rara vez se encuentra en muestras clínicas correctamente seleccionadas. ... *Alistipes*[c] *Anaerostipes*[c] *Anaerorhabdus*[c] *Catonella*[c] *Cetobacterium*[c] *Dialister*[c] *Faecalibacter*[c] *Fibrobacter*[c] *Johnsonella* *Megamonas*[c] *Mitsuokella*[c] *Oxalobacter*[c] *Sneathia*[c] *Sutterella*[c] *Tannerella*[c] *Tissierella*[c]

   f. Encontrado en animales y naturaleza. ... *Dichelobacter*[c] *Pectinatus*[c] *Rikenella*[c] *Roseburia*[c] *Ruminobacter*[c] *Sebaldella*[c]

   g. Forma cantidades importantes de ácido butírico (pero poco o nada de isoácidos) como principal producto metabólico; no se produce ácido succínico; todas las especies son inmóviles. ... *Fusobacterium*[a]

   h. El ácido láctico es el único producto importante; *L. buccalis*, la única especie, es inmóvil. ... *Leptotrichia*[b]

   i. El ácido acético es el principal producto metabólico ácido; produce sulfuro de hidrógeno; reduce sulfato; *D. pigra*, la única especie, es inmóvil. ... *Desulfomonas*[c]

2. No productores de flagelos peritricos no mótiles

   a. Bacilos curvos con flagelos polares monotricos o lofotricos o flagelos subpolares; el ácido butírico es el producto principal de fermentación. ... *Butyrivibrio*[b]

   b. El ácido succínico y acético son los principales productos de fermentación. ... *Succinimonas*[c]

      i. Bacilos cortos y rectos a cocobacilos; un único flagelo polar; se encuentra sólo en rumen bovino. ... *Succinivibrio*[b]

      ii. Bacilos curvos torcidos helicoidalmente con extremos puntiagudos, motilidad de tipo vibratoria por un solo flagelo polar. ... *Anaerobiospirillum*[b]

      iii. Bacilos helicoidales curvos, bultos bipolares de flagelos. ... *Campylobacter*[d]

   c. Bacilos en espiral y curvos, microaerófilos, oxidasa positivos, flagelo simple polar, con ausencia de vaina flagelar, no fermenta hidratos de carbono, produce ácido succínico a partir de ácido fumárico. ... *Wollinella*[e]

   d. Los ácidos propiónico y acético son los principales productos de fermentación.

      i. Bultos de flagelos en el lado cóncavo de células en forma de media luna. ... *Selenomonas*[b]

      ii. Flagelo simple polar, lipolítico, bacilos curvos. ... *Anaerovibrio*[b]

      iii. Los flagelos se insertan en espiral a lo largo de la célula. ... *Centipeda*[c]

[a]Frecuentemente se encuentra en muestras clínicas.
[b]Rara vez se encuentra en muestras clínicas.
[c]Flora habitual de humanos u otros animales solamente.
[d]*Campylobacter gracilis* es oxidasa negativo y carece de flagelos, pero tiene "motilidad espasmódica"; difiere de otras especies de *Campylobacter* en estos dos aspectos.
[e]*Wolinella succinogenes* se ha aislado de rumen bovino y ahora es la única especie que queda en el género *Wolinella*. Es difícil de diferenciar de los microorganismos del género *Campylobacter*.
Modificado de Winn y cols.[519] y otras referencias citadas en otra parte del texto.
Adaptado de la tabla 16-8 en Winn y cols.[519]

TABLA 16-10 Diferenciación a nivel de género de bacilos anaerobios grampositivos

1. No productores de endosporas bacterianas

a. Produce cantidades importantes de ácido propiónico y acético; suele producir catalasa, bacilos irregulares o de forma regular, células cocoides, ramificación ocasional.	*Propionibacterium*
b. Produce ácido acético y láctico (en proporción de más de 1:1); bacilos muy irregulares con formas bífidas y ramificaciones.	*Bifidobacterium*
c. Produce ácido láctico como único producto principal.	
i. Bacilos delgados de cortos a largos; la formación de cadenas es frecuente; bacilos irregulares poco frecuentes; generalmente crece en agar jugo de tomate a pH menor o igual de 4.5 (*véase* el cap. 14).	*Lactobacillus*
ii. Cocos pequeños y alargados que se encuentran solos, en pares o en cadenas cortas.	*Atopobium*
d. Produce ácido acético, láctico y succínico de forma moderada; bacilos irregulares predominantes; formas filamentosas con ramificaciones.	*Actinomyces*
e. Produce mezclas de ácido acético, butírico, láctico y a veces fórmico; bacilos difteroides pleomorfos, sacarolítico.	*Eubacterium*
f. Produce cantidades pequeñas de ácido acético y trazas de ácido láctico y succínico, no sacarolítico.	*Eggerthella*
g. Produce cantidades grandes de ácido acético y una pequeña cantidad de succinato, bacilos rectos o curvos con alguna ramificación ("de tipo *Actinomyces*").	*Actinobaculum*
h. Acetato y butirato son los únicos productos metabólicos ácidos, sacarolítico, bacilos delgados.	*Anaerotruncus*
i. Produce gran cantidad de lactato con cantidades variables de ácido fórmico, acético y succínico; cocobacilos pleomorfos, bacilos difteroides cortos, anaerobio facultativo; sacarolítico; *A. pyogenes* es β-hemolítico en agar sangre de carnero.	*Arcanobacterium*
j. Produce una cantidad moderada de acetato y lactato, y una cantidad traza de ácido succínico; sacarolítico y bacilos cortos	*Bulleidia*
k. Producción de ácido acético, butírico, isobutírico y láctico; sacarolítico, se observan como bacilos cortos en cadenas enredadas	*Catenibacterium*
l. No se detectan productos metabólicos en caldo de glucosa de extracto de levadura de peptona, no sacarolítico, bacilos muy cortos.	*Cryptobacterium*
m. Produce ácido acético, fórmico y láctico, a veces trazas de ácido succínico; etanol abundante, sacarolítico, a menudo en forma cocos pleomorfos a bacilos cortos; puede confundirse con estreptococos o lactobacilos, pero se distingue por la producción abundante de H_2.	*Collinsella*
n. Acetato y lactato son los productos principales, con una pequeña cantidad de succinato; sacarolítico (débilmente); bacilos cortos a largos, se observan en pares y en cadenas cortas.	*Holdemania*
o. Producción de ácido fenilacético como único producto metabólico en caldo de glucosa de extracto de levadura de peptona; no sacarolítico; bacilos cortos que se observan solos, en cadenas cortas o agrupados.	*Mogibacterium*
p. Ácido succínico y acético son productos importantes de fermentación, con o sin ácido láctico; oxidasa negativo, bacilos curvos, móviles con múltiples flagelos subterminales, fermentador en caldo de glucosa de levadura de peptona, complementado con suero de conejo.	*Mobiluncus*
q. Produce formiato, acetato, butirato, caproato y H_2; los bacilos pleomorfos se presentan en pares parecidas a aves en vuelo, agrupados o en forma de letras chinas (antes *Eubacterium alactolyticum*).	*Pseudoramibacter*
r. Produce sólo ácido acético o sin productos metabólicos ácidos; bacilos, cocos o coccobacilos en cadenas y agrupados.	*Slackia*
2. Endosporas bacterianas producidas	*Clostridium*

Adaptado de Winn y cols.[519] y otras referencias citadas en otra parte del texto.

A pesar de muchos nuevos descubrimientos taxonómicos que se basan en la investigación genética molecular, las pruebas fenotípicas todavía son importantes con fines de diagnóstico clínico y en la mayoría de los laboratorios de hospitales deben ser lo suficientemente confiables para identificar anaerobios, hasta que los procedimientos de identificación molecular simples, fáciles de usar y de bajo coste, o la MALDI-TOF, estén ampliamente disponibles para estas bacterias. Por lo tanto, para la identificación de aislamientos en laboratorios de diagnóstico, los microbiólogos clínicos siguen dependiendo de las características morfológicas clave, las características bioquímicas y fisiológicas y, en muchos casos, la sensibilidad o resistencia a ciertos antibióticos mediante el empleo de pruebas con discos de antibióticos.

Como se indicó anteriormente, el primer objetivo de identificación debe ser determinar si las bacterias anaerobias están presentes y aislarlas en cultivos puros. La presencia de bacilos anaerobios gramnegativos sugerentes de *Bacteroides*, *Prevotella*, *Porphyromonas* o especies de *Fusobacterium*, basada en la determinación de relaciones con el oxígeno junto con los resultados de la tinción de Gram y la observación de colonias, debe ser informada inmediatamente al médico. La identificación presuntiva o preliminar del grupo *B. fragilis* y del grupo *Prevotella-Porphyromonas*, junto con otros bacilos gramnegativos anaerobios obligado, se puede realizar utilizando las características diferenciales obtenidas a partir del crecimiento (p. ej., crecimiento en agar sangre, BBE y EYA), la fluorescencia y unas cuantas pruebas simples de disco/gota (tabla 16-11). En las tablas 16-12 a 16-16 se proporcionan detalles adicionales para la identificación del grupo junto con las características clave de varias especies.

Grupo *B. fragilis*. Los microorganismos del grupo *B. fragilis* constituyen bacilos sin motilidad, gramnegativos, con extremos redondeados, de 0.5-0.8 mm de diámetro × 1.5-9 mm de longitud (lám. 16-1A).[238,464] Las células del cultivo en caldo tienden a ser pleomorfas, a menudo con vacuolas; muchas cepas son capsuladas, lo cual, como se ha descrito anteriormente en

(*el texto continúa en la p. 1034*)

TABLA 16-11 Identificación presuntiva o preliminar de bacilos anaerobios gramnegativos

Grupo o especie	Agar bilis al 20% (BBE)	Fluorescencia roja (luz ultravioleta)	Colonias café o negro	PEN (disco de 2 U)	RIF (disco de 15 µg)	KANA (disco de 1 µg)	COL (disco de 10 µg)	Indol	H$_2$S	Lipasa
Grupo *B. fragilis*	+	−	−	R	S	R	R	V	−	−
Prevotella/Porphyromonas pigmentados	−⁺	+	+	S o R[a]	S	R	R	+⁻	−	−⁺
B. ureolyticus[b]	−	−	−	S	S	S				
F. nucleatum	−	−	−	S	S	S	S	+	−	−
F. necrophorum	V	−	−	S	S	S	S	+	+	+
F. mortiferum	+	−	−	R o S	R	S	S	−	+	−
F. varium	+	−	−	R o S	R	S	S	V	+	V
B. wadsworthia	+[c]	−	−	R	S	S	S	−	+	−

[a]En el grupo hay variabilidad a antibióticos y algunas cepas pueden ser resistentes.
[b]*B. ureolyticus* es ureasa positivo y corroerá o "perforara" el agar alrededor de las colonias; las colonias son pequeñas en comparación con otras en la tabla, menos de 1 mm de diámetro.
[c]*B. wadsworthia* en agar BBE aparecerá como colonias en forma de "ojos negros"; es fuertemente catalasa positivo y ureasa positivo. PEN, penicilina; RIF, rifampicina; KANA, kanamicina; COL, colistina; R, resistente; S, sensible; +, positivo; −, negativo; +⁻, la mayoría de cepas son positivas, pero algunas cepas son negativas; −⁺, la mayoría de las cepas son negativas, pero algunas son positivas; V, reacciones variables entre las cepas.
Adaptado de las referencias 178, 238 y 263.

TABLA 16-12 Características de miembros frecuentes del grupo *Bacteroides fragilis* y especies de *Parabacteroides*

Especie	Indol	Catalasa	α-fucosidasa	Fermentación de: Arabinosa	Celobiosa	Ramnosa	Salicina	Trealosa	Xilano
B. caccae	−	−	+	+	+⁻	+⁻	−⁺	+	−
B. dorei	−	ND	+	+	−	+	−	−	ND
B. eggerthii[a]	+	−		+	−⁺	+⁻	−	−	+
B. finegoldii	−	ND	−	+	+	+	+	−	ND
B. fragilis	−	+	+	−	+	−⁺	+	−	−
B. massiliensis	−		+	+	+				ND
B. ovatus	+	+	+	+	+	+	+	+	+
B. stercoris	+		V	−⁺	+	+	−⁺	−	V
B. thetaiotaomicron	+	+	+	+	+	+	−⁺	+	+
B. uniformis	+[d]	−⁺	+⁻	+	+	−⁺	+	−	V
B. vulgatus	+	−⁺	+	+	−	+	−	−	−⁺
Parabacteroides distasonis	−	+	−	−⁺	+	V	+	+	−⁺
P. goldsteinii	−	V	−	−	+	+	+	+	−
P. gordonii	−	V	−	+	−	−	−	−	ND
P. johnsonii	−	+	−	+	−	+	−	+	ND
P. merdae	−	−⁺	−	−⁺	V	+	+	+	−

+, reacción positiva; −, reacción negativa; +⁻, la mayoría de las cepas son positivas, pero algunas pueden ser negativas; −⁺, la mayoría de las cepas son negativas, pero algunas pueden ser positivas; +[d], positivas débiles; V, reacciones variables; ND, datos no disponibles.
[a]*B. eggerthii* no fermenta sacarosa; todas las demás especies de la tabla fermentan sacarosa.
Todos los aislamientos crecen en agar bilis al 20% (agar BBE).
Adaptado de las referencias 238, 263 y 519.

TABLA 16-13   Características fenotípicas de especies de *Porphyromonas*

Especie	Fluorescencia	Indol	β-gal	NAG	Quimio	Relevancia clínica
P. asaccharolytica[a]	+	+	–	–	–	Infecciones de pie diabético
P. bennonis	–	–	V	+	+	IPTB, heridas por mordedura de animales
P. catoniae	+	–	+	+	+	Infecciones bucales
P. endodontalis	+	+	–	–	–	Periodontitis crónica
P. gingivalis	–	+	–	+	–	Infecciones bucales y no bucales
P. somerae	d	–	+	+	+	Infecciones de pie diabético y otras
P. uenonis	+	+	–	–	–	Infecciones bucales, apendicitis, peritonitis, relacionado con VB

β-gal, β-galactosidasa; NAG, *N*-acetil-β-glucosaminidasa; Quimio, producción de quimotripsina; +, reacción positiva; –, reacción negativa; V, variable; d, reacción débil; IPTB, infecciones de piel y tejidos blandos; VB, vaginosis bacteriana.
[a]*P. asaccharolytica* puede ser lipasa positivo; todos los demás en la tabla son lipasa negativos.
Todas las *Porphyromonas* spp. mencionadas son pigmentadas, excepto *P. catoniae*; todas son catalasa negativas, excepto algunas cepas de *P. bennonis*. Ambas especies pueden producir α-galactosidasa de forma variable. *P. catoniae* y *P. somerae* pueden ser fermentadores débiles; otros no son fermentadores.
P. gingivalis y algunas cepas de *P. catoniae* producen tripsina.
Adaptado de las referencias 178, 263, 238 y 519.

TABLA 16-14   Características fenotípicas de especies de *Prevotella*

Especie	ESC	IND	LIP	GEL	α-fuc	NAG	Fermentación de: Arab	Cel	Lac	Sal	Sac	Relevancia clínica
Pigmentadas												
P. corporis	–	–	–	+	–	–	–	–	–	–	–	Abscesos de vías genitourinarias
P. denticola	+	–	–	+	+	+	–	–	+	–	+	Lesiones cariosas, IH
P. intermedia	–	+	+	+	+	–	–	–	–	–	+	Periodontitis, abscesos de vías genitourinarias, IPTB, IH, abscesos intraabdominales
P. loeschii	+	–	V	+	+	+	–	+	+	–	+	Cavidad bucal
P. melaninogenica	V	–	–	+	–/+	+	–	–	+	–	+	Cavidad bucal, heridas por mordeduras humanas, infecciones de pie diabético, abscesos retrofaríngeos y periamigdalinos
P. micans	–		–				–	+	+	+	+	Cavidad bucal
P. nigrescens	–	+	+	+	+	–	–	–	–	–	+	Periodontitis, absceso genitourinario, IPTB, IH, abscesos intraabdominales
P. pallens	–	+	–	+	+	–	–	–	–	–	+	Cavidad bucal
P. shahii	–	–	–	+	d		–	–	+	–	+	Cavidad bucal
P. tannerae	–	–	–	+	+	+	–	–	v	–	V	Cavidad bucal, lesiones cariosas
No pigmentadas												
P. amnii	+	–	–	–	–	+	ND	–	+	–	–	Abscesos de vías genitourinarias femeninas
P. baroniae	+	–	–	d	+	+	–	+	+	+	+	Infecciones bucales
P. bergensis	+	–	–	–	–	V	+	+	+	+	–	IPTB
P. bivia	–	–	–	+	+	+	–	–	+	–	–	Abscesos de vías genitourinarias, IH, infecciones de pie diabético
P. buccae	+	–	–	+	–	–	+	+	+	+	+	Infecciones odontógenas, IH
P. buccalis	+	–	–	–	+	+	+	+	+	+	–	Cavidad bucal, se ha aislado de orina
P. dentalis	+	–	–	–	+	+	+	+	+	–	d	Cavidad bucal
P. disiens	–	–	–	+	–	–	–	–	–	–	–	Abscesos de vías genitourinarias, IH
P. enoeca	V	–	–	+	+	+	–	–	+	–	–	
P. heparinolytica	+	+	–	–	+	+	+	+	+	+	+	Infecciones por mordeduras de animales

(continúa)

TABLA 16-14 Características fenotípicas de especies de *Prevotella* (*continuación*)

Especie	ESC	IND	LIP	GEL	α-fuc	NAG	Fermentación de: Arab	Cel	Lac	Sal	Sac	Relevancia clínica
P. marshii	−	−	−	+	−	−	−	−	−	−	−	Infecciones por mordeduras de animales
P. multiformis	−	−	−	+	V	+	−	+	+	−	+	
P. multisacchari-vorax	+	−	−	+	−	+	V	+	+	V	+	
P. nanceiensis	+	−	−	−	+	+	−	V	+	−	+	Rara vez aislado de diversas muestras
P. oralis	+	−	V	V	+	+	−	+	+	+	+	
P. oris	+	−	−	V	+	+	+	+	+	+	+	Lesiones odontógenas
P. oulorum	−	−	−	−	+	+	−	−	+	−	−	
P. pleuritidis	−	−	−	+	+	+	−	−	+	−	−	Una cepa de líquido pleural
P. salivae	+	−	−	−	d	+	+	+	+	+	+	Aislado de saliva
P. timonensis	−	−	−	+	+	+	−	+	+	−	−	Abscesos torácicos
P. verroralis	+	−	−	V	+	+	−	+	+	−	+	Cavidad bucal
P. zoogleoformans	+	V	−	+	+	+	+	+	+	V	+	Cavidad bucal

+, reacción positiva; −, reacción negativa; V, variable; d, reacción débil; ESC, hidrólisis de esculina; IND, producción de indol; LIP, producción de lipasa; GEL, hidrólisis de gelatina; α-fuc, α-fucosidasa; NAG, *N*-acetil-β-glucosaminidasa; Arab, arabinosa; Cel, celobiosa; Lac, lactosa; Sal, salicina; Sac, sacarosa; IH, infecciones hemáticas; IPTB, infecciones de piel y tejidos blandos.
Hay algunas especies recién nombradas del grupo pigmentado de *Prevotella*. Se han aislado recientemente de la cavidad bucal y no se incluyen en la tabla: *P. maculosa*, *P. saccharolytica*, *P. histicola*, *P. copri* y *P. stercorea* se han aislado de heces humanas, pero no se incluyen arriba.
Adaptado de las referencias 178, 238 y 263.

TABLA 16-15 Características fenotípicas de especies de *Fusobacterium*

Especie	Bilis	IND	LIP	ESC	Conversión a propionato a partir de: Lactato	Treonina	Morfología con tinción de Gram	Morfología de la colonia
F. gonidiaformans	−	+	−	−	−	+	Gonidial	
F. mortiferum	+	−	−	+	−	+	Cuerpos redondos, células pleomorfas, a menudo descrita como "bizarra", tinción irregular	Aspecto de huevo frito.
F. naviforme		+	−	−	−	−	En forma de barco	Estructura interna moteada.
F. necrophorumam[a] subsp. *fundiliforme*	−+	+	−+	−	+	+	Cocobacilar, sin extremos cónicos, algunos filamentos, formas extrañas	Color amarillo a crema; lisas, redondas y completas; pueden emitir fluorescencia color verde pálido bajo luz UV; coloración verde del agar.
F. necrophorumam subsp. *necrophorum*	−+	+	+	−	+	+	Pleomorfo, en forma de bacilo con extremos redondos y formas extrañas	Opacas, umbonadas; puede ser β-hemolítica; emiten fluorescencia color verde pálido bajo luz UV.
F. nucleatum	−	+	−	−	−	+	Extremos finos, cónicos, puntiagudos o fusiformes	Colonias moteadas u opalescentes, tipo migaja de pan; pueden causar coloración verde del agar sangre, emiten fluorescencia color verde pálida bajo luz UV.
F. periodonticum[b]	−	+	−	−	−	+	Delgada; células largas	Asemeja a *F. nucleatum*.
F. russii	−	−	−	−	−	−	Grande con extremos redondeados	Colonias lisas.

TABLA 16-15 Características fenotípicas de especies de *Fusobacterium* (*continuación*)

Especie	Bilis	IND	LIP	ESC	Conversión a propionato a partir de: Lactato	Treonina	Morfología con tinción de Gram	Morfología de la colonia
F. ulcerans[c]	+	−	−	−	−	+	Grandes, extremos redondeados	Colonias lisas
F. varium[c]	+	+[−]	−[+]	−	−	+	Grandes con extremos redondeados no cónicos	Colonias con forma de huevo frito y lisas

[a]*F. necrophorum* tiene dos subespecies que se pueden encontrar en humanos: *F. necrophorum* subsp. *fundiliforme* es el aislamiento más frecuente en humanos y es la subespecie virulenta responsable del síndrome de Lemierre, sepsis postanginosa y muchas otras infecciones graves. *F. necrophorum* subsp. *necrophorum* se aísla con frecuencia de animales, como ganado.
[b]*F. periodonticum* no puede distinguirse de *F. nucleatum* mediante pruebas bioquímicas; ambos se encuentran en cavidad bucal como microflora habitual.
[c]*F. ulcerans* y *F. varium* son muy similares bioquímicamente. Sin embargo, *F. ulcerans* es indol negativo, mientras *F. varium* suele ser positivo. Además, *F. ulcerans* no fermenta fructosa, mientras que *F. varium* es un fermentador de fructosa débil. *F. ulcerans* es responsable de úlceras tropicales.[41c]
+, positivo; −, negativo; +[−], la mayoría de las cepas son positivas, pero algunas pueden generar una reacción negativa; −[+], la mayoría de las cepas son negativas, pero algunas cepas pueden generar una reacción positiva.
Adaptado de referencias 178, 238 y 263.

TABLA 16-16 Características de otros bacilos anaerobios gramnegativos

Especie	Bilis	URE	PER	FERM	MOT	NIT	Productos finales de metabolismo	Discos	Morfología
Allistipes spp.	V	+	−	+	−	−	S	R, R, R	Bacilo corto
Anaerobiospirillum spp.	V	ND	−	+	+	−	A, S	R, S, V	Bacilos largos o filamentos; espiral
Bacteroides ureolyticus[a]	−	+	+	−	−	+	A, S	R, S, S	Bacilo corto
Bilophila wadsworthia[b]	+	+[−]	−	−	+	+	A	R, S, S	Bacilos rectos
Desulfovibrio spp.[c]	V	V	−	−	+	V	A	R, S, R	Bacilos curvos
Dialister spp.[d]	−	−	−	−	−	−	A, P	R, S, V	Cocoide
Leptotrichia spp.	−	−[e]	−	+	−	−	L	R, S, S	Pleomorfa, algunos bacilos más largos, variabilidad entre especies
Odoribacter splanchnicus	+[−]	−	−	+	−	−	A, P, S	R, R, R	Pleomorfa, pero bacilos
Phoaceicola abscessus[f]	−	−	−	−	+	−			Cocoide y bacilos
Pseuodoflavonifractor capillosus	−[+]	−	−	+[d]	−	−	a, s	R, R, R	Bacilos cortos
Selenomonas spp.	−	−	−	+	+	+[−]	A, P	R, S, V	Bacilos curvos
Sutterella wadsworthensis[a,d,g]	V	−	V	−	−	V	S	R, S, S	Bacilos rectos
Tannerella forsythensis	−	Desc	−	−	−	−	A, B, IV, P	R, S, S	Bacilos pleomorfos
Tissierella praecutus	+	−	−	−	+	V	A, B, IV	R, S, S	Bacilos

[a]Estas especies requieren formiato y fumarato en el medio para crecer.
[b]*B. wadsworthia* produce colonias que parecen "ojos negros" en agar BBE.
[c]*Desulfovibrio desulfuricans* es ureasa positivo; otras especies son negativas.
[d]Estas especies pueden crecer bajo condiciones microaerófilas.
[e]Se han documentado cepas raras positivas.
[f]Aunque *Sutterella wadsworthensis* es resistente a un disco de bilis al 20%, generalmente no crece en agar BE.
[g]Datos obtenidos de los resultados de una cepa. Se requirieron más de siete días para el crecimiento inicial.
+, positivo; −, negativo; +[−], la mayoría de las cepas son positivas, pero algunas pueden ser negativas; −[+], la mayoría de las cepas son negativas, pero algunas pueden tener reacciones positivas; +[d], reacción positiva pero débil; A, pico principal de ácido acético; a, pico menor de ácido acético; Bilis, crecimiento en presencia de bilis al 20%; FERM, fermentación, de ser +, el microorganismo fermenta uno o más hidratos de carbono; IV, pico principal de ácido isovalérico; L, pico principal de ácido láctico; MOT, motilidad; NIT, reducción de nitrato; P, pico principal de ácido propiónico; PER, las colonias corroen o perforan el agar; R, resistente; S, sensible; s, pico menor de ácido succínico; Desc, desconocido; URE, producción de ureasa; V, reacciones variables entre cepas.
Discos de potencia antibiótica: vancomicina, kanamicina, colistina.
Adaptado de las referencias 178, 238 y 263.

la sección sobre infecciones humanas, contribuye a la virulencia de la especie (protocolo 16-10). Las colonias de *B. fragilis* en agar sangre para anaerobios de los CDC son de 1-4 mm de diámetro, no hemolíticas, grises, enteras y semiopacas, con espirales concéntricas o estructuras anulares dentro de las colonias (lám. 16-1B). Las colonias de otras especies del grupo son similares en tamaño y forma, pero algunas de ellas difieren con respecto a sus estructuras internas. Una característica clave de todas las especies del grupo *B. fragilis* es su resistencia a la bilis al 20% y su capacidad para hidrolizar esculina, de ahí la utilidad de colocarlas primero en placas de agar BBE junto con agar sangre no selectivo. Después de 18-24 h, las colonias del grupo *B. fragilis* en BBE serán grandes y negras con ennegrecimiento alrededor de la colonia; son no hemolíticas en agar sangre. Todas son resistentes a penicilina, kanamicina, colistina y vancomicina, pero sensibles a 15 µg de rifampicina en disco (tabla 16-11). Todas son sacarolíticas y sus patrones de fermentación de hidratos de carbono, junto con indol, ayudan a diferenciarlas entre especies. Las características detalladas de las especies más frecuentes del grupo *B. fragilis* se brindan en la tabla 16-12. De los 23 miembros del grupo *B. fragilis*, hay muchos que no se incluyen en la tabla 16-12; éstos se han aislado de heces y rara vez se identificaron en infecciones clínicas utilizando métodos tradicionales. Sin embargo, pueden reconocerse en muestras clínicas si se utilizan métodos moleculares para una identificación completa. En muchas infecciones, no es importante identificar más allá del nivel de grupo de *B. fragilis*; sin embargo, esto también puede cambiar, ya que los métodos mediante MALDI-TOF pueden proporcionar una identificación a nivel de especie con bastante rapidez.

Un género recientemente descrito de bacilos anaerobios gramnegativos, *Parabacteroides*, incluye a *P. distasonis*, *P. goldsteinii*, *P. johnsonii*, *P. gordonii* y *P. merdae*; todos son indol y α-fucosidasa negativos. Todavía se consideran parte del grupo *B. fragilis*, al menos con propósitos de relevancia clínica, crecen en agar BBE e hidrolizan esculina.[238,464] Éstos se han incluido en la tabla 16-12 junto con otros miembros del grupo *B. fragilis*.

Bacilos pigmentados anaerobios gramnegativos.

Shah y Collins propusieron que el género *Bacteroides* se restringiera al grupo *B. fragilis* y especies relacionadas que fermentan activamente glucosa (pH 5.4) (muy sacarolíticas), crecen en presencia de bilis al 20% e hidrolizan esculina.[426] Sus principales productos ácidos del metabolismo de glucosa son los ácidos acético y succínico, aunque pueden producirse cantidades más pequeñas de otros ácidos grasos de cadena corta.[426] Por lo tanto, los bacilos pigmentados anaerobios gramnegativos ya no están clasificados en el género *Bacteroides*. Las especies pigmentadas moderadamente sacarolíticas se asignaron al género *Prevotella*. En 1988, las especies de *Bacteroides* no sacarolíticas pigmentadas, todas aisladas de humanos, se reclasificaron en el género *Porphyromonas*, como *P. asaccharolytica*, *P. gingivalis* y *P. endodontalis* (protocolo 16-10) (láms. 16-1C y D).[425] Todas son sensibles a bilis al 20%. Las especies adicionales de *Porphyromonas* de origen humano incluyen ahora *P. uenonis*, *P. bennonis*, *P. somerae* y *P. catoniae* (no pigmentadas).[263] Todas excepto *P. bennonis* y *P. gingivalis* exhiben algún grado de fluorescencia antes de pigmentarse, y todas excepto *P. bennonis* son catalasa negativas. Hay muchas especies de *Porphyromonas* que sólo se han aislado de animales; son pigmentadas e indol positivas. Por lo general, son positivas a catalasa en contraste con las especies de origen humano catalasa negativas. Las especies de *Porphyromonas* en animales que no se encuentran

en la tabla 16-13 incluyen a *P. cangingivalis*, *P. canoris*, *P. cansulci*, *P. macacae* y *P. levii*. Algunas de ellas se han aislado de heridas por mordeduras de animales.[1]

Las pistas para el reconocimiento presuntivo de bacilos anaerobios gramnegativos que pertenecen al género *Porphyromonas* incluyen la formación de colonias de color café claro a aterciopeladas que fluorescen en color rojo ladrillo bajo luz ultravioleta de onda larga o las colonias negro marrón (la mayoría de las especies), la inhibición del crecimiento en presencia de vancomicina (p. ej., incapacidad para crecer en agar sangre kanamicina-vancomicina), la inhibición por bilis, la inhibición por penicilina y rifampicina, la resistencia a kanamicina, la formación de indol y la incapacidad de la mayoría de las especies para fermentar glucosa u otros hidratos de carbono. La identificación definitiva de *Porphyromonas* a nivel de especie con base en características fenotípicas es difícil. Algunas características diferenciales clave de especies no sacarolíticas, pigmentadas y negativas a catalasa encontradas en enfermedades humanas se enumeran en la tabla 16-13. La determinación de las actividades enzimáticas mediante el empleo de un sistema rápido de prueba de 4 h (p. ej., sistema Rapid ID 32A® o RapID-ANA II®) es una ayuda práctica para identificar las especies de *Porphyromonas* encontradas en humanos.[116,238,263]

El género *Prevotella* está conformado por especies pigmentadas y no pigmentadas, como se indica en la tabla 16-2. En contraste con *Porphyromonas*, todas las especies pigmentadas de *Prevotella* fermentan glucosa y otros hidratos de carbono (tabla 16-14). Se hace hincapié en que el grupo *Prevotella* "pigmentadora", descrito en la tabla 16-14, puede tardar de 2 días a 3 semanas para formar pigmento en agar sangre anaerobio de los CDC, e incluso puede producir colonias pigmentadas. Todas las especies pigmentadas de *Prevotella* son gelatina positivas y no fermentan arabinosa; todas excepto *P. corporis* son fermentadores de sacarosa y producen α-fucosidasa. *P. intermedia* se distingue porque forma colonias negras en agar sangre, produce indol, es lipasa positiva en EYA y fermenta sacarosa. *P. nigrescens* es una especie derivada de un grupo genéticamente distinto de cepas previamente incluidas en *P. intermedia*.[427] Algunas de estas cepas eran de pacientes con periodontitis; otras eran de individuos sanos. Como se puede ver en la tabla 16-14, no hay características fenotípicas que puedan distinguir estas dos especies. *P. denticola*, *P. loeschii* y algunas cepas de *P. melaninogenica* son las únicas esculina positivas; las especies pigmentadas de *Prevotella*, como *P. intermedia*, *P. nigrescens* y *P. loeschii* pueden ser lipasa positivas y son las únicas cepas lipasa positivas de *Prevotella* pigmentadas. *P. denticola* tarda en producir pigmento; algunas cepas no pueden producir pigmento incluso después de tres semanas de incubación. Hay cuatro especies recientemente descritas de *Prevotella* que son pigmentadas y sacarolíticas que se pueden aislar de humanos: *P. micans*, *P. pallens*, *P. shahii* y *P. tannerae*. Todas son esculina negativas y α-fucosidasa positivas. De entre estos cuatro, *P. micans* es muy activo metabólicamente, fermentando celobiosa, lactosa, salicina y sacarosa. *P. shahii* y *P. tannerae* son fenotípicamente casi indistinguibles entre sí. *P. pallens* es indol positiva y no fermenta ningún azúcar, excepto sacarosa, como se muestra en la tabla 16-14.

Un problema importante en la identificación de miembros del grupo pigmentado de *Prevotella* a nivel de especie es que, a menudo, tienen requerimientos nutricionales especiales y presentan crecimiento lento. Estas bacterias pueden requerir de 2 días a 3 semanas completas para formar pigmento (en agar sangre de conejo o en agar sangre de carnero). Ciertas especies, en particular *P. intermedia* (y posiblemente *P. nigrescens*), resultan de especial interés clínico porque producen frecuentemente β-lactamasa y pueden ser resistentes *in vitro* a penicilina G y otros antibióticos a los que otros bacilos gramnegativos pigmentados son sensibles.[160,238] Antes de pigmentarse, las colonias jóvenes a menudo exhiben fluorescencia de color rojo ladrillo cuando se observan bajo luz ultravioleta de onda larga (365 nm). En los preparados teñidos con Gram, las células son bacilos gramnegativos cortos, cocoides y por lo general miden 0.3-0.4 mm de diámetro × 0.6-1 mm de longitud (lám. 16-1). Para una identificación presuntiva de las especies de *Porphyromonas* (lám. 16-2A) y las especies pigmentadas de *Prevotella*, todos son inhibidos por bilis, habitualmente (pero no siempre) son sensibles a la prueba de disco de penicilina de 2 U, sensibles a rifampicina y resistentes a kanamicina. Las características de diferenciación incluyen las indicadas en las tablas 16-13 y 16-14, o pueden determinarse utilizando sistemas de kit para actividades enzimáticas.[116]

Especies no pigmentadas de *Prevotella*.

Hay más de 20 especies de *Prevotella* no pigmentadas, muchas de las cuales se han identificado recientemente y, en algunos casos, sólo utilizando métodos moleculares. Ninguna es lipasa positiva y sólo *P. heparinolytica* y algunas cepas de *P. zoogleoformans* son indol positivas. Todas menos *P. disiens* y *P. marshii* fermentan lactosa. *P. disiens* y *P. bivia* son dos miembros muy frecuentes de *Prevotella* no pigmentada. Éstos son similares fenotípicamente, excepto *P. bivia*, que es capaz de fermentar lactosa y esculina, mientras que *P. disiens* no. De manera similar, *P. bivia* es positivo para α-fucosidasa y NAG (*N*-acetil-β-glucosaminidasa)*,* en contraste con *P. disiens*. *P. bivia* se encuentra en las vías genitourinarias y la cavidad bucal, y *P. disiens* se aísla con frecuencia de las vías genitourinarias (tabla 16-14). Las características útiles para separar *P. bivia* y *P. disiens* de otras especies de *Prevotella* se proporcionan en la tabla 16-14. Además de *P. tannerae*, Moore y cols. describieron otra especie que habita la grieta gingival humana, *P. enoeca*, y enmendaron la descripción de *P. zoogleoformans*.[337] Ambas especies se aislaron de pacientes con periodontitis. Las características clave que ayudan a distinguir a *P. enoeca* de otras especies de *Prevotella* son su incapacidad para digerir gelatina, fermentar sacarosa y su perfil de ácidos grasos celulares. La fermentación de celobiosa y lactosa, la falta de pigmento y el perfil de ácidos grasos celulares son características clave que ayudan a diferenciar a *P. zoogleoformans* de otras especies de *Prevotella* indol positivas, especialmente *P. intermedia* y *P. nigrescens,* que comparten muchas características fenotípicas, aunque carecen de pigmento.[337] Un cambio taxonómico adicional en 1995 fue la reclasificación de *Hallella seregens* y *Mitsuokella dentalis* como *Prevotella dentalis*.[514] Aisladas de conductos radiculares dentales, las colonias de *P. dentalis* no están pigmentadas; difieren de otras especies de *Prevotella* por tener una característica "apariencia de gota de agua".

P. buccalis, P. veroralis y *B. oralis* se denominaron previamente *B. oralis*. Todos son inhibidos por bilis al 20%, son indol negativos, hidrolizan esculina y fermentan varios hidratos de carbono. Si no producen pigmento, *P. denticola* y *P. melaninogenica* se pueden confundir fácilmente con *P. buccalis, P. veroralis* y *P. oralis*. Sin embargo, estas últimas tres especies fermentan celobiosa; *P. denticola* y *P. melaninogenica* no fermentan celobiosa. *P. oris* y *P. buccae* se han aislado de infecciones periodontales y otros sitios de infección en humanos. La producción de ácido a partir de arabinosa separa *P. oris* y *P. buccae* de *P. oralis*. La fermentación de salicina ayuda a separar *P. buccae* y *P. oris* de *P. buccalis*

y *P. veroralis*, que son negativos a salicina. *P. buccae* tiene actividad β-glucosidasa, mientras que *P. oris* no lo hace, lo cual es una característica que ayuda a separar estas especies. Las reacciones obtenidas utilizando el sistema RapID-ANA II también pueden ser útiles como complemento de pruebas de la tabla 16-13, para ayudar a diferenciar estas especies.[116]

Bacteroides ureolyticus.

B. ureolyticus (antes *B. corrodens*) es un bacilo gramnegativo microaerófilo, de requerimientos nutricionales especiales, relativamente pequeño (de alrededor de 0.5 mm de diámetro × 1.5-2 mm de longitud) que produce perforaciones en el agar sangre anaerobio. Las células no forman flagelos y son inmóviles. De forma característica, las colonias pueden ser de dos tipos: (1) de 0.5-1 mm de diámetro después de dos o más días de incubación, circulares, convexas y translúcidas con bordes enteros o irregulares, o (2) colonias translúcidas irregulares que se extienden desde una zona central ligeramente elevada. Estos últimos tipos de colonia producen depresiones o "perforaciones" dentro de la superficie del agar, similar a la "corrosión" del metal picado. *B. ureolyticus* es inhibido por penicilina (disco de 2 U), rifampicina (disco de 15 mg) y kanamicina (disco de 1 mg), no crece en presencia de bilis al 20% y es asacarolítico. *Campylobacter gracilis*, antes llamado *Bacteroides gracilis,* también es microaerófilo, y tiene características de crecimiento similares a las de *B. ureolyticus*. Una prueba positiva para actividad de ureasa, hidrólisis de gelatina y caseína, separa a *B. ureolyticus* de *C. gracilis* y especies fenotípicamente similares de *Campylobacter* y *W. succinogenes*, que son todas ureasa negativas. Existe actualmente una propuesta para mover a *B. ureolyticus* al género *Campylobacter* como *C. ureolyticus*.[485] Si esto ocurre, las únicas especies restantes de *Bacteroides* de relevancia clínica serían los miembros del grupo *B. fragilis*. La décima edición del *Manual de microbiología clínica* incluye ahora a *B. ureolyticus* en el capítulo sobre *Campylobacter* en lugar del capítulo de anaerobios.[263] *S. wadsworthensis* es un microorganismo similar a *B. ureolyticus* y *C. gracilis*. Puede perforar agar como *B. ureolyticus*, pero es ureasa negativo y puede crecer en presencia de bilis al 20%. Las otras especies de *Bacteroides* que no pertenecen al grupo *B. fragilis* se encuentran en muestras clínicas humanas de manera infrecuente. Para consultar revisiones excelentes de su papel en las infecciones y su sensibilidad a antibióticos, *véanse* las referencias de Kirby y cols. y Wexler.[259,507]

Especies de *Bilophila*.

Durante un estudio de bacterias aisladas de muestras de apendicitis y heces humanas, un único nuevo bacilo anaerobio gramnegativo fue aislado en agar BBE por Baron y cols.[30] Se informó que esta nueva especie mostraba las características descritas en el recuadro 16-4. Aunque *B. wadsworthia* es similar a especies del grupo *B. fragilis* y a ciertas especies de *Fusobacterium* que crecen en presencia de bilis al 20%, varias de las propiedades fenotípicas de *B. wadsworthia* son diferentes de las del grupo *B. fragilis* y especies de *Fusobacterium*. *B. wadsworthia* difiere del grupo *B. fragilis* en su incapacidad de fermentar hidratos de carbono, su producción de ureasa y su incapacidad para producir una cantidad mayor de ácido succínico. La producción de una fuerte actividad de catalasa y la falta de producción de ácido butírico son características clave que separan a *B. wadsworthia* de las especies de *Fusobacterium*. Además, *B. wadsworthia* es resistente a bilis y en una placa de BBE produce grandes colonias, al igual que el grupo *B. fragilis*, pero tendrán apariencia de "ojos negros", en lugar de un completo oscurecimiento de la colonia.[238]

Especies de *Fusobacterium*. El género *Fusobacterium* incluye varias especies de bacilos anaerobios, gramnegativos, no esporulados que pueden diferenciarse de las especies de *Bacteroides, Prevotella, Porphyromonas* y *Leptotrichia* por su producción de cantidades mayores de ácido butírico, pero no de ácido isobutírico o isovalérico (tabla 16-15) (protocolo 16-10). Las especies de *Bacteroides* y *Porphyromonas* que producen ácido butírico también forman ácido isobutírico e isovalérico. Aunque el nombre de *Fusobacterium* parece sugerir que todas las fusobacterias son "fusiformes" o "en forma de huso", sólo algunas de ellas tienen esta morfología. Aunque *F. nucleatum* es fusiforme, la mayoría de las otras especies tienen forma de bacilo con lados paralelos y extremos redondeados (no puntiagudos) (láms. 16-1E y G). Además, algunos tienen un aspecto muy extraño y pleomorfo en tinción de Gram. Mientras crecen bien en agar sangre anaerobio bajo condiciones anaerobias, mueren fácilmente por exposición al aire ambiental. La mayoría de las especies son no fermentadoras o sólo débilmente fermentadoras.[238,263] Son resistentes al disco de potencia antibiótica de vancomicina, pero sensibles a colistina y kanamicina. La mayoría de las especies son sensibles a bilis; sin embargo, *F. mortiferum, F. ulcerans* y *F. varium* pueden crecer en agar BBE.[238]

La especie de observación más frecuente y mejor conocida de *Fusobacterium* es *F. nucleatum*. Como se ha mencionado, es gramnegativa en tinción de Gram y las células tienen forma de huso, largas y delgadas con extremos cónicos (lám. 16-1). En las células también se pueden observar protuberancias abultadas. Las células suelen tener 5-10 μm de longitud, pero también se observan formas más cortas. Las colonias en agar sangre anaerobio tienen un diámetro de 1-2 mm, ligeramente convexas con márgenes poco irregulares, y tienen un característico salpicado interno denominado *estructuras internas cristalinas*; algunos describen las colonias de *F. nucleatum* como "semejantes a una migaja de pan" (lám. 16-1F). Bioquímicamente, *F. nucleatum* es relativamente inactivo (tabla 16-15).

Las células de *F. necrophorum* miden aproximadamente 0.6 × 5 μm y son pleomorfas, a menudo con formas curvas y áreas esféricas dentro de las células (lám. 16-1G). Al igual que *F. mortiferum* (se tratará más adelante), también producen cuerpos cocoides libres que, al examen directo, a veces se asemejan a leucocitos degenerados (p. ej., desechos neutrofílicos). *F. necrophorum* se ha dividido en al menos dos subespecies: *fundiliforme*, la cepa más patógena, y *necrophorum*. Las colonias son de color amarillo a crema, redondas y lisas con bordes completos (lám. 16-1H). Pueden emitir fluorescencia de color verde pálido bajo luz ultravioleta, como *F. nucleatum*, y pueden provocar que el agar sangre se ponga verde. Ambas subespecies suelen ser positivas a lipasa en EYA; sin embargo, la reacción es más débil con la subespecie *fundiliforme*. *F. necrophorum* puede ser ocasionalmente mal identificado como *F. nucleatum*; las evaluaciones de los sistemas anaerobios de kits comerciales han incluido muy pocos aislamientos de *F. necrophorum* como para juzgar su desempeño. Los estudios iniciales con técnicas moleculares todavía están pendientes, por lo que la identificación precisa puede ser difícil. Si se realiza CGL, predominará ácido butírico, pero eso únicamente es cierto para el género *Fusobacterium* y no ayuda con la diferenciación de especies.[95,238] Las células de *F. mortiferum* son de 0.5-2 μm de ancho por 2-10 μm de longitud, altamente pleomorfas, de cocoides a filamentosas, con protuberancias esféricas cerca del centro o un extremo de bacilos desigualmente teñidos. Las colonias en agar sangre tienen un diámetro de 1-2 mm y aspecto distintivo de huevo frito, con centros opacos elevados y un margen plano y translúcido (tabla 16-15).

Otras especies de *Fusobacterium* pueden encontrarse de manera infrecuente en infecciones. *F. ulcerans* es un aislamiento raro responsable de úlceras tropicales y se asemeja a *F. varium* en la tinción de Gram. Sin embargo, *F. varium* tiende a ser indol positivo y puede ser positivo a lipasa, mientras que *F. ulcerans* es negativo para ambas reacciones.[98,238,263] Para las características adicionales de estas y otras especies, se recomiendan las siguientes referencias.[95,98,238,263,302]

Las características diferenciales de muchos otros bacilos gramnegativos anaerobios se muestran en la tabla 16-16. Las referencias para muchos de los microorganismos de su interés se incluyen en la tabla 16-2.

Identificación de bacilos anaerobios grampositivos no esporulados

Incluidos en este grupo de anaerobios se encuentran las especies de los géneros *Actinomyces, Arcanobacterium, Bifidobacterium, Eggerthella, Eubacterium, Lactobacillus, Propionibacterium, Pseudoramibacter* y muchos otros (protocolo 16-11). En la tabla 16-2 se proporciona una extensa lista de cambios recientes en la taxonomía de estas bacterias. Algunas características diferenciales clave de los géneros de bacilos grampositivos no esporulados se presentan en la tabla 16-10. La morfología microscópica y las características de la colonia de *A. israelii* y *E. lenta* (antes *E. lentum*) se muestran en la lámina 16-2 (láms. 16-2E y F).

La identificación de bacilos anaerobios grampositivos no esporulados requiere del uso de CGL para el análisis de productos metabólicos, o de métodos de identificación más nuevos, como la secuenciación y la espectrometría de masas MALDI-TOF. La morfología celular de muchos de estos microorganismos tiende a variar con el tipo de medio de cultivo y las condiciones de crecimiento. Por motivos morfológicos, estas bacterias a veces pueden confundirse con otros géneros, como *Clostridium, Corynebacterium, Lactobacillus, Leptotrichia, Listeria, Nocardia, Peptostreptococcus* y *Streptococcus*. Por lo tanto, los resultados de CGL y las características morfológicas, consideradas conjuntamente, ayudan en la diferenciación práctica. A veces, algunas cepas de bacilos anaerobios se asemejan a cocos, particularmente en preparaciones teñidas con Gram de colonias jóvenes en agar sangre. Además, algunos estreptococos, como *S. mutans, S. intermedius, S. constellatus* y *G. morbillorum*, así como ciertos cocos grampositivos anaerobios, pueden aparecer en forma de bacilos cuando se observan microscópicamente las células de las colonias en agar sangre. Por el contrario, estas últimas bacterias generalmente forman cadenas largas de células en caldo de tioglicolato enriquecido y otros medios líquidos. Se debe recordar que muchas bacterias grampositivas tienden a teñirse de forma gramnegativa a medida que envejecen. Además, algunos clostridios (p. ej., *C. perfringens, C. ramosum* y *C. clostridioforme*) no producen esporas en medios convencionales en el laboratorio clínico, mientras otros clostridios lo hacen en la medida que envejecen. Por lo tanto, los preparados teñidos con Gram de cultivos muy jóvenes pueden ayudar a demostrar la variabilidad de las tinciones de Gram y la observación del frotis de cultivos más antiguos puede ayudar a demostrar esporas de clostridios.

Especies de *Actinomyces*. Como se dijo en la sección sobre infecciones humanas por especies de *Actinomyces, A. israelii* se ha relacionado durante mucho tiempo con actinomicosis torácica, abdominal y pélvica. En los frotis teñidos con Gram preparados a partir de lesiones, se pueden observar gránulos característicos de azufre, que son microcolonias granulares del microorganismo, rodeadas de exudado purulento. Hay muchas especies de *Actinomyces*, así como *P. propionicum*, que se reconocen como posibles causas de actinomicosis y pueden producir gránulos de azufre (protocolo 16-11). Las células de *A. israelii* son bacilos grampositivos por lo general de 1 μm de diámetro, pero son extremadamente variables en cuanto a su longitud. Las células pueden ser bacilos difteroides cortos, filamentosos en forma de palo, ramificados o no ramificados (lám. 16-2). Las colonias ásperas compuestas de bacilos ramificados o filamentosos se desarrollan habitualmente de manera lenta sobre agar sangre. Las colonias jóvenes (2-3 días de edad), observadas con el microscopio estereoscópico, parecen filamentos radiantes delgados conocidos como "colonias de arañas". Cuando las colonias tienen 7-14 días de edad, a menudo parecen elevadas, amontonadas, blancas, opacas y brillantes; las colonias muestran contornos irregulares o lobulados y a veces se llaman colonias en forma de "muela" (lám. 16-2F). Sin embargo, las cepas lisas (aproximadamente un tercio de *A. israelii*) producen colonias más rápidamente que las cepas rugosas. Las cepas lisas pueden producir colonias de 1-2 mm, circulares, ligeramente elevadas, opacas, lisas y brillantes después de sólo 2-3 días de incubación. *A. naeslundii* también puede producir colonias lisas o rugosas.

Las colonias de *A. viscosus* más a menudo son de 0.5-2 mm de diámetro, completas, convexas, grisáceas y translúcidas. En las colonias de *A. odontolyticus* puede desarrollarse un color rojo en agar sangre después de 7-14 días de incubación en condiciones anaerobias o después de que las placas se hayan dejado al aire y temperatura ambiente durante varios días. Como se mencionó anteriormente, las características celulares de las colonias de *P. propionicum* son similares a las de los otros *Actinomyces*. Existe ahora una larga lista de otras especies de *Actinomyces*, como se puede ver en las tablas 16-2, 16-17 y 16-18. Algunas de las especies presentan filamentos ramificados en tinción de Gram que son reconocidos característicamente como especies de *Actinomyces*; otros parecen más difteroides y pueden confundirse con alguna especies de *Corynebacterium*. Algunas especies son bastante aerotolerantes, y en algunos casos parecen más aerobios que anaerobios. La mayoría de las especies de *Actinomyces* son resistentes a metronidazol, pero altamente sensibles a penicilina, además de ser sensibles a muchos otros antibióticos dirigidos a anaerobios. Además de la morfología, las características de las colonias y los productos metabólicos, otras características útiles para la identificación de actinomicetos incluyen su relación con el oxígeno, el aspecto y la rapidez del

TABLA 16-17 Morfología de *Actinomyces*, *Propionibacterium* y especies relacionadas

Especie	Morfología en tinción de Gram	Morfología de la colonia	Flora habitual/relevancia clínica
Actinomyces spp.			
A. cardiffensis	Delgados, pleomorfos, rectos a curvos, en forma de collar de cuentas, formación de filamentos ramificados	Colonias bien localizadas, convexas y lisas, opacas, crema a rosa, no hemolítica.	Muchas muestras clínicas; bacteriemia; infecciones pulmonares
A. dentalis	Células filamentosas y bacilares con forma de collar de cuentas	Blancas, pequeñas, parecidas a migajas de pan, no pueden perforar el agar.	Cavidad bucal; abscesos dentales
A. europaeus	Bacilos cortos, sin presentar filamentos ni ramificaciones	Colonias grises translúcidas, lisas, ligeramente β-hemolíticas.	Abscesos mamarios; UCI
A. funkei	Bacilos curvos delgados con pocos filamentos	Colonias pequeñas no hemolíticas con aspecto de huevo frito.	Endocarditis
A. georgiae	Bacilos cortos con posibles protuberancias; muy raro observar ramificaciones	Colonias de 1 mm, circulares, convexas, completas, translúcidas, blancas, brillantes y lisas; algunas cepas pueden ser color café claro.	Hendiduras gingivales: endocarditis
A. gerencseriae	Bacilos cortos, filamentosos, ramificados o en cuentas de collar	Cepas diferentes producen tipos de colonias pleomorfas, colonias más pequeñas, circulares, blancas, más pequeñas; son translúcidas o transparentes, irregularmente opacas; grumosas.	Actinomicosis cervicofacial, torácica, abdominopélvica
A. gravenitzii	Bacilos cortos, algunos con extremos protuberantes, algunas ramificaciones	Colonias opacas, pueden adherirse al agar, pueden formar colonias en forma de muela como *A. israelii*; pueden producir pigmento rosáceo en agar sangre de conejo.	Actinomicosis cervicofacial, torácica, abdominopélvica
A. hongkongensis	Bacilos cortos	No hemolíticas, colonias bien localizadas.	Aislado de un caso de actinomicosis pélvica
A. israelii	Bacilos cortos, ramificaciones características, pleomorfos	Colonias blancas, opacas con aspecto de "muela".	Vías genitourinarias, pulmonar, todas las formas de actinomicosis, pericarditis, infecciones relacionadas con DIU
A. johnsonii	Bacilos cortos, ramificaciones o en forma de collar de cuentas	De grises a blancas, translúcidas.	Hendiduras gingivales
A. massiliensis	Bacilos rectos	Circulares, blancas, brillantes, bien localizadas a las 48 h.	Bacteriemia

(*continúa*)

TABLA 16-17 Morfología de *Actinomyces, Propionibacterium* y especies relacionadas (*continuación*)

Especie	Morfología en tinción de Gram	Morfología de la colonia	Flora habitual/relevancia clínica
A. meyeri	Bacilos cortos, ramificados o en forma de collar de cuentas con algunas células hinchadas, forma de maza	Colonias blancas, anaerobias estrictas.	Pulmonar, osteomielitis, abscesos, pericarditis
A. naeslundii	Bacilos cortos, ramificados o en forma de collar de cuentas	Grises-blanquecinas, translúcidas.	Flora bucal, bacteriemia, infecciones relacionadas con DIU
A. nasicola	Bacilos ramificados, pleomorfos, algunas formas cocoides	Bien localizadas, blancas o grises, opacas, brillantes, convexas y completas.	Aislado de pus en la nariz de un paciente durante polipectomía
A. neuii	Formas difteroides y cocoides, agrupadas o en formas de "X" y "Y"	Circulares, lisas, convexas, opacas, blancas, bordes completos, la subsp. *neuii* es α-hemolítica, pero la subsp. *anitratus* es no hemolítica.	Infecciones relacionadas con DIU, abscesos, infecciones de tejidos blandos, endoftalmitis, endocarditis
A. odontolyticus	Bacilos cortos, filamentos ramificados o en forma de collar de cuentas	Colonias lisas y granulares; pueden tener pigmento naranja-rojizo.	Flora bucal, bacteriemia, infecciones relacionadas con DIU, infecciones de tejidos blandos en cabeza y cuello
A. oricola	Bacilos con filamentos ramificados	Bien localizadas, son parecidas a migajas de pan, blancas, no hemolíticas.	Abscesos dentales
A. oris	Bacilos cortos con puntas en los extremos	Superficie lisa a granular con bordes irregulares.	Bucal
A. radicidentis	Cocoides	Lisas y pigmentadas de color café.	Bucal, aislado de conductos radiculares infectados
A. radingae	Cocoides, seudorramificados	Colonia pequeña gris y convexa, butirosa, α-hemolítica.	Abscesos, infecciones relacionadas con DIU
A. turicensis	Bacilos rectos a curvos, seudorramificados, gramvariable	Brillosas, opacas, butirosas, descritas originalmente como aerotolerantes.	Abscesos, infecciones relacionadas con DIU
A. urogenitalis	Bacilos ligeramente curvos	Lisas, no adherentes, posiblemente con pigmento rojizo.	Aislado de vías genitourinarias, actinomicosis pélvica, bacteriemia
A. viscosus	Bacilos difteroides cortos con ramificaciones y en forma de collar de cuentas	Circulares, convexas, lisas, enteras, color blanco a crema; suaves a mucoides, opacas.	Microorganismo bucal, implicado en casos de actinomicosis
***Actinobaculum* spp.**			
A. massilae	Bacilos rectos o ligeramente curvos, ramificados solos o agrupados	Colonias no hemolíticas de 1 mm.	Infección urinaria, bacteriemia
A. schaali	Bacilos rectos a ligeramente curvos, con algunas ramificaciones	Circulares con bordes irregulares.	Infección urinaria, endocarditis
A. urinale	Bacilos rectos a ligeramente curvos, sin que presenten ramificaciones	Colonias pequeñas (menos de 1 mm), convexas, lisas, bordes completos, grises o blancas, débilmente β-hemolíticas.	Aislado de orina
Varibaculum cambriense	Bacilos cortos, rectos o ligeramente curvos, difteroides	Colonias no hemolíticas, translúcidas, grises a blancas, bien localizadas, convexas y completas.	Infecciones de piel y tejidos blandos, relacionado con DIU
***Propionibacterium* spp.**			
P. acnes	Bacilos cortos pleomorfos, difteroides, algunos con forma de maza, posiblemente algunos se ramifican; a menudo descritos con el término *difteroides anaerobios*	Rápidamente alcanzan un diámetro de 1-2 mm, crecen con la edad, son circulares, convexas, blancas a grises, opacas, con bordes completos y consistencia butirosa.	Flora de la piel, bacteriemia, endocarditis, endoftalmitis por cirugía de cataratas, infecciones de derivaciones, infecciones de implantes, en especial de implantes de hombro
P. avidum	No bien descritos	Similar a *P. acnes*; β-hemolíticas.	Abscesos cutáneos
P. granulosum	No bien descritos	Colonias blancas a grises que son lisas e íntegras.	Rara vez endocarditis
P. propionicum	Bacilos pleomorfos, posiblemente ramificados y con apariencia de alguna especie de *Actinomyces*	Colonias similares a *A. israelii*.	Actinomicosis cervicofacial, torácica, abdominal y pélvica; canaliculitis lagrimal
P. lymphophilum	Pleomorfos, tipo difteroide; solos, en pares o cadenas cortas o grumos; pueden tomar formas de "X" y "Y"	Colonias pequeñas y blancas, puntiformes, circulares, convexas; brillan con el paso del tiempo.	Aislamiento clínico inicial: de un ganglio linfático

Adaptado de una variedad de referencias incluyendo 178, 238, 477 y 499.

TABLA 16-18 Características de especies de *Actinomices* y géneros relacionados

Especies	AERO	CAT	URE	ESC	NIT	Fermentación de: MAN	RAF	NAG	PIG	Ramificaciones
Actinomyces spp.										
A. cardiffensis	(+)	−	−	−	V	−	V	−	−	+
A. dentalis	−	−	−	+	−	−	+	−	−	−
A. europaeus	+	−	−	V	V	−	−	−	−	−
A. funkei	+	−	−	−	+	−	−	V	−	+ (poco)
A. georgiae	+	−	−	+	V	−	−	−	−	ND
A. gerencseriae	+	−	−	+	V	V	V	−	−	+
A. gravenitzii	+	−	−	−	V	−	V	+	+a	+ (poco)
A. hongkongensis	−	−	−	−	−	−	−	−	−	ND
A. israelii	(+)	−	−	+	+	−	+	−	−	+
A. johnsonii	+	V	V	−	+	ND	ND	ND	−	
A. massiliensis	+	−	−	ND	+	−	−	−	−	−
A. meyeri	−	−	−	−	V	−	−	+	−	+
A. naeslundii	+	−	+	V	+	−	+	−	−	+
A. nasicola	(+)	−	−	−	−	−	−	+	−	ND
A. neuii	+	+	−	−	V	+	V	−	−	−
A. odontolyticus	+	−	−	V	+	−	−	−	+	+
A. oricola	+	−	−	+	−	−	+	−	−	ND
A. oris	+	V	−	V	+	ND	ND	ND	−	ND
A. radicidentis	+	+	V	+	V	+	+	−	+	ND
A. radingae	+	−	−	+	V	−	V	+	−	Seudorramificaciones
A. turicensis	+	−	−	−	−	−	V	−	−	Seudorramificaciones
A.urogenitalis	+	−	−	+	+	−	−	+	+	
A. viscosus	+	+	V	V	+	V	+	−	−	+
Actinobaculum spp.										
A. massiliense	+	−	−	−	−	−	+	−	−	Puede ramificarse
A. schaali	+	−	−	−	−	−	−	−	−	Puede ramificarse
A. urinale	(+)	−	+	−	−	−	−	−	−	Puede ramificarse
Varibaculum cambriense	**(+)**	**−**	**−**	**−**	**+**	**V**	**−**	**−**	**−**	**Bacilos cortos**

aA. graevenitzii produce colonias marrones en agar sangre de conejo (RLB), pero sin pigmento en agar sangre *Brucella*; otros *Actinomyces* que pigmentan agar *Brucella* producen colonias rosáceas/pardas y en RLB generan colonias más oscuras.

(+), el microorganismo es aerotolerante, pero crece mejor bajo condiciones anaerobias; +, reacción positiva; −, reacción negativa; V, algunas cepas positivas y algunas negativas; d, reacción débil; ND, datos no disponibles; AERO, aerotolerante, crece en incubadora de CO_2; CAT, catalasa; URE, ureasa; ESC, hidrólisis de esculina; NIT, reducción de nitrato; MAN, fermentación de manitol; RAF, fermentación de rafinosa; NAG, β-*N*-acetil-glucosaminidasa; PIG, producción de pigmentos; habitualmente observados como colonias rosado-marrón en agar sangre *Brucella*.

Adaptado de las referencias 178, 238 y 499.

crecimiento en medio de tioglicolato enriquecido, la producción de indol, la hidrólisis de esculina y gelatina, la fermentación de ciertos hidratos de carbono, los resultados de diversas pruebas enzimáticas rápidas, la secuenciación de ARNr 16S y otros métodos moleculares. Para más información relativa a la caracterización e identificación de aislamientos más allá de lo indicado en las tablas 16-17 y 16-18, se recomiendan las siguientes referencias.[99,238,414,499]

Especies de *Propionibacterium* y géneros relacionados. *P. acnes* es, con mucho, el bacilo anaerobio grampositivo no esporulado que se encuentra con mayor frecuencia en muestras clínicas. *P. avidum* y *P. granulosum* rara vez se observan en el laboratorio clínico y, por lo general, no son clínicamente importantes. Las células de *P. acnes* habitualmente miden 0.3-1.3 μm de diámetro × 1-10 μm de longitud.[238] Su morfología ha sido descrita con frecuencia como difteroide, por lo menos en cuanto a su aspecto. Las células son marcadamente pleomorfas y se presentan en diferentes formas y tamaños, desde cocoides hasta bacilos definidos. Las células a menudo son teñidas desigualmente por el procedimiento de Gram. Al igual que las corinebacterias, las células revelan "letras chinas", "pájaros en vuelo" y "empalizadas", presumiblemente debido a que se "rompen" después de dividirse. *P. acnes* suele crecer como anaerobio obligado en el aislamiento primario. Aunque algunas cepas muestran crecimiento cuando se desarrollan en una incubadora de CO_2, por lo general crecen mejor bajo condiciones anaerobias y, por lo tanto, han sido descritas como aerotolerantes o microaerófilas. Las colonias de *P. acnes* sobre agar sangre anaerobio miden 1-2 mm de diámetro y son circulares, íntegras, convexas, brillantes y opacas. Algunas cepas producen una estrecha zona de hemólisis. El análisis de productos metabólicos ácidos de cadena corta por CGL revela la producción de una mayor cantidad de ácido propiónico, una menor cantidad de ácido acético y sólo una pequeña cantidad de ácido isovalérico [abreviado aP (iv)]. *P. acnes* puede ser reconocido sin el uso de CGL cuando produce indol y catalasa. *A. viscosus*, que tiene una morfología similar en algunos medios, produce catalasa (protocolo 16-11).

Propionibacterium propionicum. En 1988, *A. propionica* fue reclasificada como *P. propionicum*.[89] Anteriormente, el nombre *A. propionica* se había creado para dar cabida a una bacteria llamada *Actinomyces propionicus*. Esta especie, mientras que su patogenia y características morfológicas se asemejan a las de ciertas especies de *Actinomyces*, difiere de ellas en su producción de ácido propiónico como producto metabólico principal, por su contenido de mureína en la pared celular y su composición de menaquinona que se asemeja a las especies de *Propionibacterium*. *P. propionicum* es morfológicamente indistinguible, en tejido y cultivo, de *A. israelii*. Tanto *P. propionicum* como *A. israelii* forman bacilos pleomorfos "difteroides" y filamentos largos, ramificados (descritos con más detalle en la sección sobre especies de *Actinomyces*). Ambas especies son microaerófilas o anaerobias y crecen óptimamente bajo condiciones anaerobias. Las tablas 16-17 y 16-19 proporcionan información específica sobre las características de las especies de *Propionibacterium*, así como la relevancia clínica de las especies seleccionadas.

Especies de *Eubacterium*, *Eggerthella* y géneros relacionados. La mayoría de las especies de *Eubacterium* y géneros relacionados producen pequeñas colonias grises en agar sangre anaerobio, requiriendo a menudo más de 48 h para que se detecte crecimiento visible (lám. 16-2H). Las cepas de *E. lenta* son bacilos pequeños, bioquímicamente muy inertes, sin ninguna ramificación; son arginina dihidrolasa positivos y fosfatasa alcalina negativos; catalasa positivos y nitrato positivos, pero habitualmente son ureasa e indol negativos; son sensibles a kanamicina y vancomicina, pero resistentes a colistina en pruebas con discos de antibióticos (protocolo 16-11). Las especies de *Eubacterium* son similares, pero pueden ser indol positivas en el sitio y negativas en cuanto a la reducción de catalasa y nitratos (lám. 16-2G). *Paraeggerthella hongkongensis* (la nueva nomenclatura de lo que era *E. hongkongensis*) y *E. sinensis* son similares a *E. lenta*, pero no reducen nitratos. Existen algunos datos sobre el empleo de las pruebas API 20A o Rapid ID 32 para la identificación de estos microorganismos.[280] La identificación definitiva requiere secuenciación de ácidos nucleicos o evaluación por MALDI-TOF. La tabla 16-20 proporciona información sobre la diferenciación fenotípica de estos microorganismos.

Especies de *Bifidobacterium* y géneros relacionados. En la actualidad, se reconocen taxonómicamente más de 30 especies del género *Bifidobacterium* (protocolo 16-11). Los cambios recientes en este grupo incluyen la transferencia de *B. inopinatum* a *Scardovia* como *S. inopinata* y la transferencia de *B. denticolens* al género *Parascardovia* como *P. denticolens*.[233] La morfología de *B. dentium* es algo similar a la de *Actinomyces*, pero difiere al no producir filamentos ramificados en medio de tioglicolato.

TABLA 16-19 Características de especies de *Propionibacterium* y *Propionimicrobium lymphophilum*

Especie	Aerotolerancia	CAT	IND	NIT	ESC	Comentarios
P. acidifaciens	−	−	−	−	−	Bacilos pleomorfos; colonias circulares, convexas en las cúpulas, opacas, de color blanco a crema; aspecto interno no translúcido
P. acnes	+	+	+	+	−	Bacilos cortos, difteroides
P. avidum	+	+	−	−	+	Bacilos pleomorfos e irregulares, puede tener ligeras ramificaciones
P. granulosum	+	+	−	−	−	Bacilos pleomorfos con ligeras ramificaciones, colonias grises y cremosas
P. propionicum	−	−	−	+	−	Se pueden observar ramificaciones en la tinción de Gram; similitud con *A. israelii* en la morfología de la colonia y microscópica
Propionimicrobium lymphophilum[a]	−	V	−	+	−	Colonias pequeñas, circulares, convexas, blancas y brillantes; bacilos pleomorfos, difteroides o en forma de disco, y algunos cocoides; dispuestos solos, en pares y cadenas; pueden formar "X" y "Y"

[a]*P. lymphophilum* puede crecer débilmente en agar bilis al 20%; es fermentador.
+, reacción positiva; −, reacción negativa; V, reacción variable; CAT, catalasa; IND, producción de indol; NIT, reducción de nitrato; ESC, hidrólisis de esculina.
Modificado de las referencias 178, 238, 499 y otras, como se indica en la tabla 16-2 para cada microorganismo.

TABLA 16-20 Características de especies de *Bifidobacterium* y especies relacionadas, especies de *Eubacterium* y *Eggerthella*, y especies similares a *Eubacterium*

Especie	AERO	CAT	IND	NIT	ESC	ADH	Productos de CGL	Designación previa	Morfología
Bifidobacterium spp.	−/+	−	−	−	+	−	A, L		Bacilos con alguna bifurcación o "tipo bifurcación" ramificados, generalmente mayor en diámetro que las células de *Actinomyces* spp. o *Propionibacterium* spp.
B. scardovii	+	−	−	−	+	−	A, L	Ninguna	Bacilos un poco curvos; colonias convexas, brillantes con densos centros blancos.
Alloscardovia omnicolens	−[a]	−	−	−	+	−	A, L	Nuevo género y especie	Bacilos cortos e irregulares, solos o en pares, ramificaciones rudimentarias; colonias pequeñas.
Parascardovia denticolens	−	−	−	−	ND	ND	A, L	*Bifidobacterium denticolens*	Bacilos delgados, algunos ramifican, algunas colonias en forma de "V" son lisas con bordes convexos e irregulares; blanco crema.
Scardovia inopinata	−	−	−	−	ND	−	A, L	*Bifidobacterium inopinatum*	Pequeñas células cocoides, solas y en parejas; las colonias son lisas, convexas, con bordes irregulares; blanco crema.
Eubacterium spp.	−	−	V	−+	ND	V	A o B, L o AB o A, B, L		Variable: bacilos rectos a cocobacilos; algunos pueden ramificarse. Muchas morfologías de colonia.
Eggerthella lenta[b]		+	−	+	−	+	A (l, s)	*Eubacterium lentum*	Bacilos pleomorfos; colonias moteadas con fluorescencia roja.
Eggerthella sinensis		+	−	−	ND	+	ND	Nueva especie	
Paraeggeggerthella hongkongensis		+	−	−	ND	+	ND	*Eggerthella hongkongensis*	

[a]El CO_2 mejora el crecimiento anaerobio; sin crecimiento aerobio.
[b]H_2S +; puede crecer en presencia de bilis al 20%.
La mayoría de las *Bifidobacterium* spp. fermentan glucosa; la mayoría de las *Eubacterium* spp. no fermentan glucosa.
+, reacción positiva; −, reacción negativa; −+, la mayoría de las especies son negativas, aunque a veces pueden ser positivas; ND, datos no disponibles; AERO, crecimiento en condiciones aerobias; CAT, catalasa; IND, producción de indol; NIT, reducción de nitrato; ESC, hidrólisis de esculina; ADH, arginina dihidrolasa.
Adaptado de las referencias 178, 238 y 499.

Los frotis teñidos con Gram preparados a partir de medios sólidos o cultivos en caldo muestran formas difteroides grampositivas que son mucho más variables en tamaño y forma que *P. acnes*. Las células varían de formas cocoides a formas largas, a menudo curvas, con los extremos hinchados característicos o formas bífidas que son producidas regularmente por *B. dentium*. Con el uso de los discos de potencia antibiótica, la mayoría de los géneros *Bifidobacterium* y otros relacionados son sensibles a kanamicina y vancomicina, pero resistentes a colistina. *Alloscardovia omnicolens* es negativo a catalasa, arginina dihidrolasa y nitratos, pero sí fermentan glucosa y otros azúcares, con excepción de ramnosa, sorbitol y manosa.[227] En un análisis por CGL de productos metabólicos ácidos de cadena corta, las bifidobacterias producen cantidades importantes de los ácidos acético y láctico. Para mayor información sobre las especies de este grupo y sus características fenotípicas, consultar las tablas 16-2 y 16-20.

Especies de *Lactobacillus*. Aunque la mayoría de los aislamientos de *Lactobacillus* no son estrictamente anaerobios, muchos crecen mejor bajo condiciones anaerobias. Las claves que ayudan al reconocimiento de los lactobacilos incluyen su crecimiento en agar selectivo de jugo de tomate de Rogosa a pH relativamente bajo (Becton Dickinson Microbiology Systems), su reacción negativa a catalasa, su tendencia a formar cadenas de bacilos grampositivos relativamente uniformes y su producción de ácido láctico como producto principal con sólo una pequeña cantidad de acetato o succinato (detectado con CGL). Las características bioquímicas de algunos de los microorganismos de tipo *Lactobacillus* se pueden encontrar en la tabla 16-21. Sin embargo, la identificación de la mayoría de las especies de *Lactobacillus* y microorganismos relacionados está más allá de un nivel presuntivo, además de que es difícil y está fuera del alcance de este libro. Cabe destacar que muchos lactobacilos son resistentes a vancomicina. Para mayor información sobre la identificación y sensibilidad de las especies de *Lactobacillus* a antibióticos, *véase* el capítulo 17.

Especies de *Mobiluncus*. Las especies de *Mobiluncus* crecen en diversos tipos de medios en placa no selectivos, incluyendo agar sangre anaerobio (p. ej., infusión cerebro y corazón, agar *Brucella* y medios basados en agar sangre para anaerobios de los CDC) y agar chocolate. Después de 3-5 días de incubación, las colonias miden 2-4 mm de diámetro, son incoloras, translúcidas,

TABLA 16-21 Características de especies de *Lactobacillus* y géneros relacionados

Especie	AERO	CAT	IND	NIT	ESC	ADH	Fosfatasa ácida	β-GAL	FERM	CGL	Morfología	Designación previa
Lactobacillus spp.	V	−	−	−⁺	+⁻	V	V	V	+	L, a, s	Variable, pero generalmente bacilos con lados rectos, con frecuencia cadenas de bacilos, sin ramificación	
Olsenella uli	−	−	−	−	+	+	ND	ND	+	L	Pequeños bacilos elípticos, solos, en pares o cadenas cortas; colonias de 1-2 mm, translúcidas a transparentes, convexas y completas	*Lactobacillus uli*
O. profusa	−	−	−	−	+	−	ND	ND	+	L	Pequeños bacilos elípticos; solos, en pares y cadenas cortas; circulares, completos, de color crema y opacos	*Lactobacillus profusa*
Atopobium minutum[a]	−	−	−	−	ND	+	−	−	+	a, L, s	Bacilos pequeños, elípticos; solos o en cadenas cortas; colonias puntiformes, convexas, íntegras, grises, blancas o amarillas	*Lactobacillus minutus*
A. parvulum	−	−	−	−	V	−	+	+	+	a, L, s	Pequeños cocos solos, en pares o cadenas cortas; algunos con protuberancias; colonias puntiformes, aristas elevadas, convexas, íntegras; blancas o grises	*Streptococcus parvulus*
A. rimae	−	−	−	−	V	V	+		+	a, L, s	Pequeños bacilos elípticos con posibles protuberancias centrales; solos, en pares o cadenas cortas; pequeñas colonias, convexas, íntegras, translúcidas o transparentes	*Lactobacillus rimae*
A. vaginae[b]	−	−	−	−	−	+	+	−	+	a, L, s	Células muy pequeñas, elípticas; solas, en parejas o cadenas cortas; colonias muy pequeñas	Nueva especie

[a]Se ha demostrado que *A. minutum* tiene un gen de resistencia a vancomicina.[166e]
[b]*A. vaginae* se describió inicialmente como anaerobio facultativo.[198d]

+, reacción positiva; −, reacción negativa; +⁻, la mayoría de la cepas son positivas, pero pueden tener reacciones negativas ocasionales; −⁺, la mayoría de las cepas son negativas, pero una cepa ocasional puede ser positiva; a, pico menor de ácido acético; s, pico menor de ácido succínico; V, reacciones variables entre especies; AERO, capacidad para crecer aeróbicamente; CAT, catalasa; IND, producción de indol; NIT, reducción de nitrato; ESC, hidrólisis de esculina; ADH, arginina dihidrolasa; FERM, fermentador; β-GAL, β-galactosidasa.
Adaptado de las referencias 178, 238 y 499.

lisas y planas, y a veces tienen un aspecto de extensión. Las células tienen un ancho menor de 0.5 μm y aproximadamente 1.5-3 μm de longitud. El succinato y acetato son sus productos principales (con o sin pequeñas cantidades de lactato) después del crecimiento en caldo de extracto de levadura de peptona complementado con glucógeno y 2% de suero de conejo. La diferenciación entre las dos especies actualmente reconocidas, *M. curtisii* y *M. mulieris*, es difícil, ya que se basa en las diferencias morfológicas, las reacciones negativas a indol y catalasa, el crecimiento en presencia de arginina, la hidrólisis de hipurato, la reducción variable de nitrato y otras características.[238,456]

Otros bacilos anaerobios grampositivos no esporulados. En la tabla 16-2 se enumeran muchos cambios adicionales de taxonomía y en los nuevos géneros de bacilos anaerobios grampositivos no esporulados que se han descrito. La tabla 16-22 proporciona cierta información fenotípica y morfológica sobre estos microorganismos, pero la identificación definitiva de los bacilos grampositivos no esporulados puede ser bastante

difícil y requiere la secuenciación de ácidos nucleicos o una combinación de morfología, caracterización fenotípica y CGL. Sin embargo, la única manera de evaluar su importancia clínica será identificarlos correctamente, correlacionar los resultados del cultivo con hallazgos clínicos y patológicos, y publicar los descubrimientos. En este punto, es importante reconocerlos al menos a nivel de género, si es posible, en laboratorios clínicos de rutina y referir los aislamientos que se consideren clínicamente relevantes a laboratorios especializados para obtener una identificación definitiva.

Identificación de especies de Clostridium

Generalidades. Los bacilos anaerobios grampositivos esporulados que se encuentran en muestras clínicas humanas son miembros del género *Clostridium*. En 1994, Collins y cols.,[104] con base en secuencias de genes de ARNr 16S, encontraron que el género *Clostridium* es extremadamente heterogéneo. Así, Collins y cols. nombraron cinco nuevos géneros de

TABLA 16-22 Características de otros bacilos anaerobios grampositivos no esporulados

Especie	Sitio corporal o relevancia clínica	CAT	IND	NIT	ESC	ADH	FERM	Claves para identificación	Tinción de Gram y morfología de la colonia	Designación previa
Anaerofustis stercorihominis	Microflora gastrointestinal	–	ND	ND	ND	ND	+	Resistentes a bilis al 20%; CGL = A, B	Bacilos delgados en cadenas cortas	Nuevo género y especie
Anaerotruncus colihominis	Microflora gastrointestinal, un caso de bacteriemia		+	–	–	+	+		Bacilos delgados	Nuevo género y especie
Bulleidia extructa	Cavidad bucal, infecciones de prótesis de cadera	–	–	–	–	+	+	Estimulados por Tween	Bacilos cortos ligeramente curvos, solos y en pares	Nuevo género y especie
Catabacter hongkongensis	Microflora gastrointestinal, casos de bacteriemia	+	–	–	v	–	+	Móviles, sensibles a kanamicina	Bacilos cortos o cocobacilos	Nuevo género y especie
Catenibacterium mitsuokai	Microflora gastrointestinal	–	ND	–	ND	ND	+	+	Bacilos cortos, largas cadenas enredadas	Nuevo género y especie
Colinsella aerofaciens	Microflora gastrointestinal	–	–	–	v	v	+	Estimulados por Tween; H_2S +	Cocoides a bacilos cortos en cadenas	*Eubacterium aerofaciens*
Colinsella intestinalis	Microflora gastrointestinal	ND	ND	ND	ND	ND	+	NAG + *	Bacilos en cadenas, colonias blancas o grises en el centro, márgenes claros	Nueva especie
Colinsella stercoris	Microflora gastrointestinal	ND	ND	ND	ND	ND	+	NAG +	Bacilos en cadenas, colonias blancas o grises en el centro, márgenes claros	Nueva especie
Cryptobacterium curtum	Microflora bucal, periodontitis crónica	–	–	–	–	+	–	Posible decoloración con el tiempo	Bacilos cortos, difteroides	*Eubacterium curtum*
Dorea formicigenerans	Microflora gastrointestinal	–	–	–	–	ND	+	Producción de H_2S, crecimiento inhibido por sal al 6.5%, CGL = a, F, I	Bacilos cortos o largos en pares y cadenas, colonias circulares, irregulares, convexas, opacas, blanco a café claro, brillantes y lisas	*Eubacterium formicigenerans*
D. longicatana	Microflora gastrointestinal	–	–	–	+	ND	+	Posible decoloración con el tiempo	Bacilos cortos o largos en pares y cadenas largas; colonias opacas circulares, convexas, completas, lisas y pegajosas	
Flavonifractor plautii	Microflora gastrointestinal, aislamientos de sangre, heridas abdominales, infecciones de tejidos blandos	ND	V	–	+	–	+[d]	Posible paso a gramnegativo con el tiempo, motilidad variable, H_2S + variable; sensibilidad disminuida a vancomicina; CGL = A, B	Bacilos rectos o ligeramente curvos, solos o en pares; colonias pequeñas; circulares, convexas, grises o blancas y lisas	*Eubacterium plautii* y algunas cepas de *Clostridium orbiscindens*
Holdemania filiformis	Microflora gastrointestinal	–	–	–	+	–	+	Estimulados por Tween; posible resistencia a bilis al 20%; CGL = A, L, S	Células cortas a largas, posibles protuberancias en las células, dispuestas en pares y cadenas, colonias circulares, convexas y granulares	Nuevo género y especie; similar a *Eubacterium*
Mobiluncus curtisii	Vagina, relacionado con vaginosis bacteriana	–	–	–	–	+	+	En preparados frescos, motilidad de tipo sacacorchos. CGL = S, L, A	Bacilos curvos gramvariables	

(continúa)

TABLA 16-22 Características de otros bacilos anaerobios grampositivos no esporulados (*continuación*)

Especie	Sitio corporal o relevancia clínica	CAT	IND	NIT	ESC	ADH	FERM	Claves para identificación	Tinción de Gram y morfología de la colonia	Designación previa
Mogibacterium spp.		–	–	–	–	–	–	Posible decoloración con el paso del tiempo	Forma de bacilo	
Mogibacterium timidum	Bucal, infecciones periodontales	–	–	–	–	–	–	Crecimiento muy lento, colonias pequeñas o muy pequeñas, incluso después de cinco días	Bacilos cortos difteroidales en grumos, colonias redondas, blanco a crema, íntegras y de aspecto rugoso	*Eubacterium timidum*
Moryella indoligenes	Probablemente en microflora gastrointestinal, aislado de abscesos abdominales	–	+	–	–	ND	+[d]	Indol +	Células "deformes", solas, en pares y cadenas cortas; colonias no pigmentadas, no hemolíticas	Nuevo género y especie
Pseudoramibacter alactolyticus	Bucales	–	–	–	–	–	+	F, a, B	Bacilos en pares similares a aves volando, grumos o caracteres chinos; colonias puntiformes, circulares, lisas o brillantes; algunos tipos de colonias translúcidas y opacas	*Eubacterium alactolyticum*
Roseburia spp.	Microflora gastrointestinal	–	ND	ND	+	ND	+	Producción de H_2S; gramvariable; móvil	Bacilos delgados, pleomorfos; colonias translúcidas con bordes completos	Nuevo género y especie
Shuttleworthia satelles	Cavidad bucal, caso de endocarditis	–	+	–	+	+	+	CGL = A, B, L	Cortos o ligeramente curvos; difteroidales en pares y en cadenas cortas; morfología de la colonia muy variable, muchos crecen con colonias satélite	Nuevo género y especie
Slackia exigua	Periodontitis bucal	–	–	–	–	+	–	Crecimiento estimulado por arginina; posible paso a gramnegativo con el paso del tiempo	Cocobacilos o bacilos cortos, solos o agrupados; colonias circulares, convexas y translúcidas	*Eubacterium exiguum*
Solobacterium moorei	Microflora gastrointestinal, casos de bacteriemia, infecciones de heridas	–	–	–	+	+	+		Bacilos rectos o ligeramente curvos, solos o en pares	Nuevo género y especie
Turicibacter sanguinis	Microflora gastrointestinal, aislados de hemocultivo	–	–	–	–	–	+		Bacilos largos irregulares en cadenas largas; colonias grises blanquecinas, convexas, márgenes ondulantes	Nuevo género y especie

*Se han descrito conjuntos de cebadores de PCR que diferencian eficazmente *C. intestinalis* de *C. stercoris*.[244]

+, reacción positiva; –, reacción negativa; +⁻, la mayoría de las cepas son positivas, pero pueden tener reacciones negativas ocasionales; –⁺, la mayoría de las cepas son negativas, pero una cepa ocasional puede ser positiva; V, reacciones variables entre las especies; d, reacciones débiles; CAT, catalasa; IND, producción de indol; NIT, reducción de nitrato; ESC, hidrólisis de esculina; ADH, arginina dihidrolasa; FERM, fermentador.

Adaptado de las referencias 178, 238, 499.

bacilos esporulados.[104] Se incluyeron las siguientes especies: *Caloramator, Filifactor, Moorella, Oxobacter* y *Oxalophagus*. Además, se propusieron 11 nuevas combinaciones de especies. Ninguna de estas nuevas designaciones de géneros y especies fue relevante para enfermedades infecciosas de humanos. Las especies clínicamente relevantes al momento de escribir este documento incluyen *Clostridium bartlettii*,[452] *C. bolteae*,[451] *C. hathewayi*[461] y *C. neonatale*.[7] Deben consultarse los artículos originales para obtener información sobre su significado clínico.

Actualmente, las especies de *Clostridium* encontradas clínicamente varían en sus relaciones con oxígeno y en sus actividades anabólicas y catabólicas fisiológicas (protocolo 16-12). Ciertos clostridios, por ejemplo *C. haemolyticum* y *C. novyi* de tipo B, están entre los más estrictos de los anaerobios obligados. Por otro lado, *C. histolyticum, C. tertium* y *C. carnis* son aerotolerantes y forman colonias en placas de agar sangre anaerobio que han sido incubadas en una jarra de extinción con vela o en una incubadora de CO_2 al 5-10%. En el laboratorio clínico a veces surge el problema de determinar si un aislamiento es una especie aerotolerante de *Clostridium* o de *Bacillus* anaerobia facultativa. Los clostridios aerotolerantes rara vez forman esporas cuando crecen en condiciones aerobias y son negativos a catalasa, mientras las especies del género *Bacillus* rara vez forman esporas cuando crecen en condiciones anaerobias y producen catalasa.[238,464] Aunque los clostridios se consideran grampositivos, muchos se tiñen como gramnegativos cuando se preparan los frotis de cultivos en crecimiento. Por ejemplo, *C. ramosum, C. symbiosum* y el grupo *C. clostridioforme* suelen teñirse como gramnegativos.

La demostración de esporas es frecuentemente difícil con algunas especies, como *C. perfringens, C. ramosum* y *C. clostridioforme*. En las especies en las que habitualmente hay esporas, las preparaciones teñidas con Gram suelen ser suficientes; las tinciones especiales de esporas por lo general no ofrecen ninguna ventaja en particular. Con el fin de mejorar la formación de esporas, se puede utilizar una técnica de choque térmico o de selección de esporas con alcohol.[238,264] Las características de identificación de la mayoría de los clostridios encontrados en infecciones humanas se presentan en las tablas 16-23 y 16-24.

Clostridium perfringens. Algunas de las reacciones clave para identificar a *C. perfringens* se ilustran en las láminas 16-3C y E. La zona doble de hemólisis en agar sangre, la producción de lecitinasa en EYA y la fermentación de leche tornasolada (o proteólisis de agar leche) son características de esta especie. Las células de *C. perfringens* miden habitualmente 0.8-1.5 μm de diámetro × 2-4 μm de longitud, así como extremos romos (láms. 16-3A, B y D). A menudo se describen como en forma de caja. Sin embargo, las células que se observan durante el crecimiento temprano en el cultivo en caldo tienden a ser cortas y cocoides, mientras que los cultivos más antiguos contienen células más largas que pueden ser casi filamentosas. Después de la incubación durante la noche sobre agar sangre, las colonias habitualmente miden 1-3 mm de diámetro, pero pueden alcanzar un diámetro de 4-15 mm después de la incubación prolongada. Las colonias tienden a ser planas, algo rizoides y con una elevación central. Algunas colonias tienden a esparcirse, pero no presentan el fenómeno de trepada. *C. perfringens* no tiene motilidad. Tradicionalmente, se ha utilizado la prueba de Nagler para identificar a *C. perfringens*; de forma similar, también se ha empleado la prueba "CAMP inversa". Estos análisis no se realizan con frecuencia en la práctica clínica, aunque los principios se revisan en el protocolo 16-8.

Identificación de otras especies de *Clostridium*. *C. perfringens* es por mucho la especie de *Clostridium* que se aísla con mayor frecuencia de fuentes humanas. Sin embargo, hay muchos otros clostridios que se aíslan de muestras clínicas. Las células de *C. ramosum* tienen habitualmente menos de 0.6 μm de diámetro × 2-5 μm de longitud, pero son extremadamente pleomorfas, produciendo a veces cadenas cortas o filamentos largos; numerosas cepas son gramnegativas. En agar sangre, las colonias a menudo miden 1-2 mm de diámetro, por lo general son no hemolíticas, ligeramente irregulares o circulares, íntegras, convexas bajas y translúcidas. Los aislamientos de *C. ramosum* son característicamente resistentes a rifampicina por el método de disco de 15 mg descrito anteriormente, pero inhibidos por un disco de penicilina de 2 U y de kanamicina de 1 mg, similar a *F. mortiferum* y *F. varium*. *C. ramosum* es indol negativo, mientras *F. mortiferum* y *F. varium* son indol positivos. *C. ramosum* también muestra crecimiento mejorado en agar bilis e hidroliza esculina, pero es negativo a catalasa, lipasa y lecitinasa. Es uno de los pocos clostridios que fermentan manitol. Los ácidos acético, láctico y succínico son sus principales productos metabólicos. Las células de *C. septicum* miden alrededor 0.6 μm de ancho y 3-6 μm de longitud (lám. 16-3H). Tiende a ser pleomorfo, produciendo a veces filamentos finos y largos. La formación de cadenas es frecuente, así como las formas "cítricas" (en forma de limón) intensamente teñidas. Las esporas son ovales, subterminales y distienden al microorganismo. Después de 48 h de incubación en agar sangre, las colonias tienen un diámetro de 2-5 mm, rodeadas por una zona de hemólisis completa de 1-4 mm; son planas, ligeramente elevadas, grises, brillantes, semitranslúcidas y con bordes marcadamente irregulares a rizoides, a menudo rodeadas por una zona de trepada (lám. 16-3G). Las cepas extremadamente móviles pueden generar el fenómeno de trepada a lo largo de una amplia área de la placa. El agar sangre rígida, que contiene 4-6% de agar, en lugar del habitual 1.5%, a veces se utiliza como medio de cultivo para minimizar la trepada. Algunas características clave de *C. septicum* son que hidroliza gelatina, no produce indol, lipasa ni lecitinasa, y fermenta lactosa, pero no manitol, ramnosa o sacarosa. Los ácidos acético y butírico son sus principales productos metabólicos.

El complejo *C. clostridioforme* está conformado por al menos seis especies: *C. aldense, C. bolteae, C. citroniae, C. clostridioforme, C. hathewayi* y *C. lavalense*. Todos se tiñen predominantemente como gramnegativos y se ha referido que sus células tienen forma de cigarrillo. Todos fermentan glucosa y son negativos a hidrólisis de gelatina. Tres son indol positivos, *C. aldense, C. citroniae* y *C. lavalense*; dos pueden ser esculina positivos, *C. bolteae* y *C. hathewayi*. Este último es β-NAG positivo, y el resto son negativos o tienen una reacción desconocida. *C. symbiosum* también se tiñe como gramnegativo y puede tener células en forma de cigarrillo, como el complejo *C. clostridioforme*; sin embargo, por lo general es capaz de hidrolizar gelatina (débilmente) y es urea positivo. *C. symbiosum* crece de manera muy lenta y suele formar una película de crecimiento sobre la superficie del agar, por lo que se distingue del complejo.

C. innocuum, un clostridio aislado con frecuencia, es un bacilo grampositivo con esporas ovaladas y terminales; las colonias emiten fluorescencia verde pálida bajo luz ultravioleta, similar a *C. difficile*, pero *C. innocuum* es negativo para motilidad e hidrólisis de gelatina, mientras *C. difficile* es positivo para estos procesos bioquímicos. *C. tertium* es el clostridio aerotolerante que se aísla con mayor frecuencia; tiene esporas ovales, terminales, es móvil y puede hidrolizar esculina.

TABLA 16-23 Características fenotípicas y de colonia de especies de *Clostridium*

Especie	Gel	Glu	Lec	LIP	IND	URE	ESC	NIT	MOT	Esporas	Colonia
C. aldenense	−	+	ND	ND	+	−	−	−	ND	ST, pero rara vez vistas; α-galactosidasa +, β-galactosidasa +; tinciones gramnegativas; β-NAG	Parte del complejo *C. clostridioforme*; rara vez se ven esporas. Las colonias miden 1-2 mm; son planas, opacas a blancas, no hemolíticas; encontrado en el tubo digestivo.
C. argitenense	+	−	−	−	−	ND	−	−	ND	ST	Pequeñas colonias no hemolíticas.
C. barati	−	+	+	−	−	−	+	−	−	ST, rara vez vistas en tinción de Gram	
C. bifermentans	+	+	+	−	+	−	+	−	+	0, ST	Gris; borde irregular; zona estrecha de hemólisis; parece **tiza blanca** sobre EYA; puede producir trepada o esparcirse; translúcida a opaca, plana o elevada, estructuras internas moteadas.
C. bolteae	−	+	−	−	−	ND	−+	−	ND	ST, pero rara vez vistas; células en forma de cigarrillo teñidas como gramnegativas; puede contener gen *vanB*, β-NAG	Miembro del complejo *C. clostridioforme*.
C. botulinum	+	+	−	+	−	ND	V	−	+	ST o T	Se observa hemólisis variable.
C. butyricum	−	+	−	−	−	−	+	−	+	0, ST	Colonias grandes e irregulares con estructuras internas moteadas a mosaico.
C. cadaveris	+	+	−	−	+	−	−	−	+	0, T	De blanca a gris; bordes completos o ligeramente irregulares; elevada a ligeramente convexa.
C. carnis	−	+	−	−	−	−	+	−	ND	ST	**Aerotolerante.**
C. citroniae	−	+	ND	ND	+	−	−	−		ST; esporas rara vez observadas; tinción gramnegativa; β-NAG	Plana, opaca a blanca, no hemolítica; miembro del complejo de *C. clostridioforme*.
C. clostridioforme	−	+	−	−	−	−	+	−	+	0, ST, células en forma de cigarrillo o de balón de fútbol que se pueden ahusar, pero rara vez se ven esporas en tinción de Gram, se tiñe gramnegativo, posiblemente β-lactamasa positivo	Pequeña; convexa y translúcida; superficie moteada o mosaico interior; cuando están expuestas al aire, las colonias pueden causar la enverdecimiento del agar sangre.
C. difficile	+	+	−	−	−	−	+	−	+	0, ST o T	Ligeramente elevada; umbonada con borde filamentoso; translúcida con manchas internas cristalinas; **fluorescencia de color verde pálido, produce olor a establo de caballos.**
C. hastiforme	+	−	−	−	−	−	−	−+	+	T	
C. hathewayi[d]	−	ND	−	−	−	ND	+[d]	−	ND	ST, rara vez vistas; células en forma de cigarrillo, se tiñen como gramnegativos, bacilos con extremos agudos, β-NAG +; puede contener el gen *vanB*.	No hemolítica; colonias grises blanquecinas, convexas y brillantes con márgenes irregulares; miembro del complejo *C. clostridioforme*.
C. histolyticum	+	−	−	−	−	−	−	−	+	0, ST	Colonias lisas o rugosas; si son rugosas, tienen bordes rizoides, **aerotolerantes.**

Especie								Esporas / Gram	Morfología de la colonia
C. innocuum	−	+	−	−	−	−	−	O, T	Colonias blancas, brillantes, elevadas; emiten **fluorescencia de color verde pálido.**
C. lavalense	−	+	+	−	−	−	ND	ST, bacilos grandes con extremos cónicos, se tiñen como gramnegativos, rara vez se ven esporas; α-galactosidasa − y β-galactosidasa +, puede ser resistente a vancomicina.	Colonias grandes, gris blanquecinas, no hemolíticas, se adhieren fuertemente al agar, miembro del complejo *C. clostridioforme.*
C. limosum	+	−	−	+	−	−	−	ST	Gris, translúcida, superficie irregular, **puede tener doble zona de hemólisis.**
C. novyi A	+	+	+	−	−	+	−	O, ST	Gris, translúcida, superficie irregular, **puede tener doble zona de hemólisis.**
C. perfringens[b]	+	+	+	−	−	−	+−	ST, rara vez vistas en tinción de Gram	Gris, opaca, plana, bordes un poco rizoides que tienden a extenderse y no presentar trepada, **doble zona de hemólisis.**
C. putrificum	+	+	−	−	+	−+	+	T o ST	No distintiva.
C. ramosum	−	+	−	−	−	+	+	O o R, T, las células son bacilos variablemente delgadas.	Translúcida, bordes circulares o ligeramente irregulares, convexa, decoloración parda en agar sangre con exposición al aire, fluorescencia roja.
C. septicum	+	+	−	−	−	+	V	O o ST	Crecimiento tipo cabeza de medusa, se convierte en una capa pesada que cubre la superficie del agar (trepada), colonias brillantes grises planas.
C. sordellii	+	+	+	+−	−	−+	−	O, ST; con frecuencia se observan esporas libres.	Translúcida a opaca, plana o elevada, puede tener la estructura interna moteada; las colonias pueden extenderse sobre la superficie del agar (láms. 16-4G y 16-4H).
C. sporogenes	+	+	+	−	+	+	−	O, ST; muchas esporas libres	Centro gris amarillento elevado, bordes rizoides. Las colonias se adhieren firmemente al agar, pueden presentar trepada (lám. 16-4C).
C. subterminale	+	−	−	−+	−	−+	−	O,SR, rara vez se observan en tinción de Gram.	Crecimiento muy lento, a veces produce sólo una película de crecimiento, descrito como "crecimiento polvoriento".
C. symbiosum	d	+d	−	+	−	+	−	ST, se tiñe como gramnegativo, puede tener células en forma de cigarrillo que forman cadenas; esporas a veces visibles.	Crecimiento muy lento, a veces produce sólo una película de crecimiento, descrito como "crecimiento polvoriento".
C. tertium[c]	−	−	+	+	+	+	−	O, T	Pequeña, translúcida, colonias brillantes, aerotolerante.
C. tetani	+	−	−	−	−	−	V	R, T, forma de palillo de tambor	Translúcida, gris, bordes irregulares, pueden formar una capa delgada de crecimiento en toda la placa, puede tener zona estrecha de hemólisis.

[a]Si hay una característica única de especie, se ha escrito en negritas.
[b]Algunas cepas de *C. perfringens* pueden ser positivas a catalasa; algunas pueden ser ligeramente aerotolerantes.
[c]*C. tertium*, muchas cepas de *C. histolyticum* y *C. carnis* (no se encuentra en la tabla) son especies aerotolerantes de *Clostridium.*
[d]Hay una propuesta para renombrar *C. hathewayi* como *Hungatella hathewayi*.[249]

+, reacción positiva; −, reacción negativa; −+, mayoría de cepas negativas con cepa positiva ocasional; +−, mayoría de cepas positivas con cepa negativa ocasional; d, reacción débil; ND, no determinado; V, reacciones variables; Gel, hidrólisis de gelatina; Glu, fermentación de glucosa; Lec, lecitinasa; LIP, lipasa; IND, producción de indol; URE, ureasa; ESC, hidrólisis de esculina; NIT, reducción de nitrato; MOT, motilidad; β-NAG, N-acetil-β-glucosaminidasa; O, forma ovalada; R, esporas redondas; T, ubicación terminal de la espora; ST, ubicación subterminal de la espora; EYA, agar yema de huevo.
Adaptado de las referencias 178, 238, 464.

TABLA 16-24 Características útiles para identificar especies de *Clostridium*

Características	Especies
Aerotolerante	*C. carnis, C. histolyticum, C. tertium*
Inmóvil[a]	*C. innocuum, C. perfringens, C. ramosum*
Suele teñirse como gramnegativo	Complejo *C. clostridioforme (C. clostridioforme, C. aldenense, C. bolteae, C. citroniae, C. hathewayi, C. lavalense), C. symbiosum*
Esporas terminales	*C. baratii, C. cadaveris, C. innocuum, C. ramosum, C. tertium, C. tetani* (lám. 16-4D)
Las esporas no se observan en tinciones	*C. perfringens,* complejo *C. clostridioforme* (*véase* anteriormente)*; C. symbiosum, C. baratii, C. ramosum, C. citroniae, C. subterminale*
Se produce lecitinasa en EYA	*C. bifermentans, C. limosum, C. novyi, C. perfringens, C. sordellii, C. subterminale, C. baratii*
Se produce lipasa en EYA	*C. botulinum, C. novyi* A, *C. sporogenes* (lám.16-3F)
Se produce lecitinasa y lipasa	*C. novyii* A, *C. sporogenes*
No sacarolíticos y proteolíticos (p. ej., gelatina positivo)	*C. histolyticum, C. limosum, C. subterminale, C. tetani, C. hastiforme*
Ureasa positivo	*C. sordellii[b], C. symbiosum* (descripción original)
No hidroliza gelatina	*C. butyricum,* complejo *C. clostridioforme, C. paraputrificum, C. baratii, C. ramosum*
Fermenta manitol[c]	*C. difficile, C. innocuum, C. ramosum, C. tertium*
Fermenta ramnosa	*C. clostridioforme, C. ramosum, C. sporogenes*
Sacarolítico y proteolítico	*C. bifermentans, C. botulinum, C. cadaveris, C. difficile, C. perfringens, C. putrificum, C. septicum, C. sordellii, C. novyi* A, *C. sporogenes, C. symbiosum*
Sacarolítico, pero no proteolítico	*C. baratii, C. butyricum, C. clostridioforme, C. innocuum, C. ramosum, C. tertium, C. carnis, C. aldenense, C. bolteae, C. carnis, C. lavalense*

[a]Puede haber otras especies inmóviles de *Clostridium* que hayan sido descritas recientemente.
[b]*C. sordellii* se asemeja a *C. bifermentans,* pero éste es ureasa negativo; *C. symbiosum* se tiñe como gramnegativo y puede tener extremos afilados, por lo que es fácil distinguirlo de *C. sordellii.*
[c]Hay algunas otras especies que son en su mayoría negativas, pero una cepa ocasional puede ser positiva: *C. botulinum* tipos B, E, F; *C. butyricum* y posiblemente otras especies que no se incluyen en la tabla 16-26.
EYA, agar yema de huevo.

C. difficile. *Enfermedades intestinales relacionadas: epidemiología e identificación de laboratorio*

Descripción de la enfermedad y epidemiología.
C. difficile, aislado por primera vez en 1935, se consideraba no patógeno para humanos hasta finales de la década de 1970, cuando se le implicó como agente causal de DAA y CSM.[33,34,464] La diarrea benigna autolimitada se desarrolla con frecuencia en pacientes hospitalizados tratados con antibióticos. Se ha encontrado a *C. difficile* como responsable del 25-30% de los casos de DAA.[74] La diarrea a menudo desaparece una vez que se suspende el antibiótico causante. En otros pacientes, los síntomas intestinales pueden ser más graves y la diarrea persiste. Estos pacientes pueden tener colitis asociada con antibióticos (CAA), una afección causada por *C. difficile* en el 60-75% de los casos. La CSM, más grave y potencialmente mortal, es provocada principalmente por *C. difficile,* aunque puede ser producida por *S. aureus* u otros patógenos con menor frecuencia.[33,34,139,464] En los Estados Unidos, hay más de 300 000 casos por año de DAA, CAA o CSM ocasionados por *C. difficile* toxígeno. Una revisión informó que su hospital tenía gastos médicos relacionados con enfermedad causada por *C. difficile* de casi US$1 000 000 por año, y otro artículo de revisión sugirió que los costes de salud en los Estados Unidos se acercaban a US$1 mil millones

anualmente.[453] La gravedad de la enfermedad, así como los hallazgos patógenos, son muy variables, dependiendo de si el paciente tiene CSM, CAA, DAA o simplemente está colonizado por *C. difficile* o es un portador asintomático. En un informe de muertes asociadas con gastroenteritis en los Estados Unidos, del período 1999-2007, los CDC informaron que la mortalidad por *C. difficile* aumentó cinco veces, de 10/1 000 000 años persona en 1999-2000, a 48/1 000 000 años persona en 2006-2007. Esto fue estadísticamente significativo. Norovirus fue la segunda causa infecciosa de muerte en este informe.[201] *C. difficile* también puede ser una causa infrecuente de abscesos, infecciones de heridas, osteomielitis, pleuritis, peritonitis, bacteriemia e infecciones de las vías genitourinarias.[323,464]

Dos toxinas están implicadas en la enfermedad gastrointestinal relacionada con *C. difficile*: la toxina A, que es una enterotoxina capaz de producir acumulación de líquido en pruebas en asas de íleon de conejo ligado, y la toxina B, una potente citotoxina capaz de producir efectos citopatógenos en varios cultivos de tejidos.[464] La toxina A también es citotóxica en ciertas líneas celulares, pero no tanto como la toxina B en líneas celulares que se han utilizado durante mucho tiempo para realizar pruebas con toxina B.[306] La mayoría de los aislamientos de *C. difficile* toxígenos tienen genes tanto para la toxina A (*tcdA*) como para la toxina B (*tcdB*). Además, existen cepas en las que un tercer gen, *tcdC,* que provoca sobreproducción de toxinas de *C. difficile* que conduce a una enfermedad más grave. Estas cepas hipervirulentas se han denominado NAP1/027 o ribotipo 027 de PCR, y la toxina se conoce como *binaria*. Estas últimas cepas hipervirulentas han causado brotes de enfermedad en Canadá, Europa y los Estados Unidos, y hay algunas pruebas de que pueden ser desencadenadas por el uso excesivo de fluoroquinolonas.[326,464] La disminución de las tasas de curación y el aumento de las tasas de recurrencia también se relacionan con esta cepa hipervirulenta.[375] Para obtener información adicional sobre *C. difficile* y sus toxinas, se recomiendan las siguientes referencias.[33,34,49,64,306,464,496]

C. difficile es omnipresente en la naturaleza y ha sido aislado de tierra, agua, contenidos intestinales de varios animales, vagina y uretra de humanos, y heces de muchos bebés sanos, pero de heces de sólo alrededor del 3% de adultos voluntarios. Sin embargo, el microorganismo es más frecuente en heces de algunos adultos hospitalizados que no tienen diarrea ni colitis. Se ha encontrado en heces aproximadamente en el 13-30% de los adultos hospitalizados que fueron colonizados, pero no tenían evidencia de enfermedad causada por *C. difficile* ni algún tratamiento antibiótico previo. Con frecuencia se puede encontrar *C. difficile* toxígeno en heces de muchos bebés sanos y puede permanecer como colonizador durante largos períodos. A menudo es difícil evaluar qué papel tiene en la diarrea infantil en los niños hospitalizados; en muchos laboratorios, las pruebas de *C. difficile* no se realizan rutinariamente en heces de niños menores de 2 años.[2] Sin embargo, algunos niños con diarrea grave y prolongada, relacionada con tratamiento antibiótico previo, han padecido CSM y, al mismo tiempo, citotoxina de *C. difficile* presente en heces sin ningún otro agente etiológico putativo. Estos pacientes con frecuencia responden clínicamente a vancomicina oral. Hay algunos problemas también con la asociación de *C. difficile* con diarrea en niños mayores de 2 años, pero los artículos recientes de revisión abordan esto y se puede dirigir a ellos si la pregunta surge en el laboratorio.[64,344,411] La American Academy of Pediatrics publicó recientemente una política con información y recomendaciones con respecto a *C. difficile* en niños.[418]

La gran mayoría de los pacientes con infección por *C. difficile* han tenido exposición previa a antibióticos, ya sea que hayan sido diagnosticados en el hospital, en un centro de cuidados a largo plazo o en un centro de atención ambulatoria cuando se hace el diagnóstico. En un estudio de pacientes recién dados de alta de un hospital de atención intensiva, Chang y cols. encontraron que el 92% de los pacientes diagnosticados en el centro de atención ambulatoria habían recibido antibióticos durante hospitalización previa y el 65% de éstos recibieron antibióticos tanto dentro como fuera del hospital.[86] Los antibióticos implicados en enfermedades gastrointestinales relacionadas con *C. difficile* incluyen a la mayoría de los antibióticos; sin embargo, la enfermedad se asocia frecuentemente con clindamicina, cefalosporinas y fluoroquinolonas.[33-35,180,464] Para mayor información sobre hallazgos clínicos y diagnóstico clínico de DAA, CAA y CSM, se hace referencia al lector a otras fuentes.[33,34,35,101,464]

Recolección y transporte de muestras que contienen *C. difficile*. Por lo general, las muestras de heces acuosas o semisólidas, no formadas (aproximadamente 5 g o 1 020 mL de heces líquidas) son las muestras preferidas para la prueba. Las muestras de exudado, debido al pequeño volumen obtenido, son inadecuadas. Las muestras de heces formadas son inapropiadas para pruebas de diagnóstico a menos que se esté realizando un estudio epidemiológico de transporte en heces. Otras muestras adecuadas incluyen material de biopsia o contenido de lumen obtenido por colonoscopia e intestino involucrado (extracción quirúrgica, autopsia). Sin embargo,

el contenido del lumen o el material de una biopsia a partir de procedimientos colonoscópicos puede diluir excesivamente la muestra, o la cantidad obtenida por biopsia puede ser insuficiente para el trabajo de laboratorio requerido. Sin embargo, la prueba de muestras de biopsia es menos sensible que la prueba de heces, que es la muestra preferida. Para el transporte de muestras se deben utilizar recipientes de plástico herméticos. Si el laboratorio debe procesar las muestras el mismo día en el que se recogen, entonces el transporte a temperatura ambiente será suficiente. Si una muestra llega tarde en el día y no se puede procesar mediante pruebas que detectan la toxina hasta el día siguiente, puede mantenerse en el refrigerador sin pérdida demostrable de actividad citotóxica, pero siempre deben seguirse las instrucciones para cualquier prueba comercial. De manera óptima, las muestras no deben permanecer a temperatura ambiente más de 2 h antes de ser cultivadas; si el procesamiento para el cultivo no puede ocurrir dentro de las 2 h posteriores de la recolección, se debe refrigerar en un ambiente anaerobio (frasco o bolsa de transporte), aunque esto puede reducir el número de células vegetativas. Si se van a enviar las muestras a un laboratorio de referencia para una prueba de la toxina, deben enviarse en hielo seco y almacenarse en el laboratorio a −70 °C antes del envío. El almacenamiento a −20 °C no garantiza la estabilidad de las toxinas. La mayoría de los laboratorios han cambiado a la PCR para detectar *C. difficile*. Si éste es el caso, deben seguirse las instrucciones del fabricante para el transporte de las muestras.

Diagnóstico de laboratorio de *C. difficile* toxígeno. Para diagnosticar infecciones por *C. difficile*, las muestras de heces se envían al laboratorio con el fin de detectar la presencia de *C. difficile* contaminante. El cultivo para el aislamiento de *C. difficile* toxígeno constituye el primer método utilizado en los laboratorios clínicos a finales de 1970, cuando la relación de *C. difficile* con la diarrea se reconoció inicialmente, y aún se considera el "método de referencia" para la detección y al evaluar pruebas más recientes. Para el aislamiento de *C. difficile* (lám. 16-4E) se utiliza el cultivo de muestras de heces, con o sin choque térmico o alcohólico previo, sobre agar CCFA (cicloserina, cefoxitina, agar fructosa) selectivo y medios no selectivos (agar sangre anaerobio). Entonces, cualquier aislamiento de *C. difficile* aislado se evalúa en busca de producción de toxinas (los medios de cultivo y los métodos se analizan más adelante). La prueba de cultivo de tejidos de citotoxina B es el estudio que se realiza con mayor frecuencia para determinar si el aislamiento de *C. difficile* es toxígeno. De manera alterna, los análisis directos del cultivo de tejidos de citotoxina B para la detección de cepas de *C. difficile* contaminante también podrían realizarse directamente sobre muestras de heces en lugar de cultivo. Muchos se refieren a esta prueba como *prueba de neutralización en cultivo celular* (PNCC). El procedimiento para las pruebas en cultivo de los tejidos consiste en la inoculación de paneles específicos de cultivo de tejidos, habitualmente conteniendo células epiteliales de McCoy o células de prepucio humano con la muestra de heces y examinándola durante 24-28 h en busca de la presencia de efecto citopático, un redondeamiento de fibroblastos como resultado de la presencia de la toxina B (protocolo 16-9). La antitoxina de *C. difficile* añadida a un pocillo de acompañamiento neutralizaría la toxina, confirmando que el efecto citopático se debió realmente y de manera específica a *C. difficile*. Durante muchos años se consideró que la prueba de citotoxina B era equivalente al cultivo para la detección de *C. difficile*, aunque recientemente, con el advenimiento de los métodos moleculares de detección, la sensibilidad de la prueba de toxina B, cuando se utilizó directamente, comparado con el cultivo toxígeno, se encontró que era menor al 70% con una especificidad del 99%, limitando así su empleo como prueba primaria en la mayoría de las situaciones.[458] La información sobre el procedimiento de citotoxina se encuentra en el protocolo 16-9. Los tiempos de respuesta más prolongados para el cultivo y la necesidad de mantener pruebas de confirmación disponibles para la detección de la toxina en colonias aisladas han limitado la utilidad de estas pruebas en la mayoría de los laboratorios clínicos. Sin embargo, el cultivo es el método utilizado para epidemiología cuando se solicita una prueba de sensibilidad y como método comparativo preferido cuando se evalúan pruebas nuevas. Las pruebas de cultivo de tejidos todavía se utilizan en algunos laboratorios para la confirmación de análisis de detección más recientes y con el propósito de confirmar los resultados de cultivo, pero con menor frecuencia como prueba diagnóstica primaria.

Métodos de cultivo e identificación de citotoxinas. C. difficile puede aislarse a partir de muestras de heces mediante el empleo de una técnica de selección de esporas (p. ej., procedimientos de selección de esporas por choque térmico o por alcohol) junto con la utilización de medios de cultivo selectivos, como agar sangre PEA (Remel, Lenexa, KS; o BD Microbiology Systems) o CCFA junto con agar sangre selectivo anaerobio de los CDC.[464] Las descripciones detalladas de los procedimientos de selección de esporas por alcohol y por tratamiento térmico se analizan en otro lugar.[238] Si se utiliza cualquiera de esos procedimientos, la muestra tratada con calor o alcohol se inocula en agar sangre anaerobio o EYA. Además, se podrían inocular medios selectivos como CCFA; también podrían inocularse, ya que la morfología típica puede ser más fácil de identificar, pero no debe emplearse solo, ya que podría ser demasiado inhibitorio después de que las heces hayan sido tratadas para reducir otros microorganismos. Hay un tercer método de tratamiento de heces descrito recientemente, el cual optimiza el aislamiento de *C. difficile* con la utilización de un caldo de enriquecimiento que se ha complementado con taurocolato de sodio para mejorar la germinación de esporas. Después de 48 h de incubación en condiciones anaerobias, las colonias de *C. difficile* en agar sangre anaerobio son no hemolíticas, miden aproximadamente 2-4 mm de diámetro, son translúcidas grisáceas, levemente elevadas, planas y dispersas, con bordes rizoides. Como se observa a través de un microscopio estereoscópico, las colonias presentan un aspecto iridiscente, "moteado-opalescente". *C. difficile* es negativo a lipasa y lecitinasa en EYA, y produce colonias características planas, irregulares a circulares con bordes rizoides. Las colonias tienen aspecto de vidrio molido en la superficie y una pigmentación amarillenta a blanca sobre agar CCFA. Si se enciende una lámpara ultravioleta sobre las colonias, éstas emitirán fluorescencia de color verde pálido. Además, hay un olor característico de estiércol de caballo (establo de caballos) debido a la producción de *para*-cresol (tabla 16-24). A menudo, cuando se abre una jarra de anaerobiosis, el olor se detecta inmediatamente.[238]

Además del procedimiento de selección de esporas, deben inocularse una placa de medio de PEA y una placa de CCFA con heces no tratadas, o hacerse una suspensión de heces preparada en diluyente de gelatina amortiguada. Después de 48 h de incubación, las colonias de *C. difficile* en medio PEA serán prácticamente idénticas a las de agar sangre anaerobio (descrito anteriormente). La aparición de colonias de *C. difficile* en medio CCFA se describió anteriormente y en la tabla 16-24. Los bacilos grampositivos a gramvariables tienen esporas subterminales y son móviles. El análisis de productos metabólicos revela ácido acético, propiónico, isobutírico, butírico, isovalérico, valérico e isocaproico. Hidrolizan esculina y gelatina. Son indol, nitrato y ureasa negativos. La mayoría de las cepas fermentan glucosa, manitol y manosa. La salicina y xilosa son variables. Una vez que se aísla una colonia típica de *C. difficile* y la identificación fenotípica es total, se necesita evidenciar que es toxígena utilizando la prueba de citotoxina B o una prueba molecular para la detección de un gen o genes de la toxina.

Se han desarrollado dos nuevos medios de cultivo para seleccionar cepas de *C. difficile* toxígeno para evitar la necesidad de realizar un prueba confirmatoria de la toxina. Uno se llama *prueba de placa Cdifftox*, documentado por Darkoh y cols., en el cual el CCFA, junto con taurocolato de sodio añadido para mejorar la germinación de esporas, sangre y un sustrato cromógeno (X-gal), proporcionan una sola placa sobre la cual las cepas toxígenas de *C. difficile* producirán un color azul y las cepas no toxígenas generarán colonias blancas. Las toxinas, si están presentes, rompen el sustrato cromógeno en lugar de su sustrato natural, UDP-glucosa (uridina difosfato). Los resultados del cultivo suelen estar disponibles en 24-48 h. Se describió que el producto tenía una precisión del 99.8% al evaluar 528 aislamientos que provenían de 50 muestras positivas para prueba de citotoxicidad en cultivo de tejidos.[112] Existe un medio cromógeno producido comercialmente, chromID *C. difficile*®, que puede detectar *C. difficile* en tres días. Se ha evaluado en algunos laboratorios y los resultados fueron muy buenos y estuvieron disponibles más rápidamente de lo que se pueden obtener en CCFA con detección de toxinas.[77,140,304,432]

Enzimoinmunoanálisis para detección de toxinas. Debido a la naturaleza del cultivo y la falta de sensibilidad de la prueba de citotoxina en cultivo de tejidos, se han desarrollado enzimoinmunoanálisis (EIA) para detección de toxinas de *C. difficile*. Las pruebas para detectar toxina A se introdujeron en los laboratorios clínicos hace más de 20 años. Fueron más rápidas que el cultivo o PNCC, y proporcionaron buena información en formatos que permitían evaluar muestras por lotes o de manera individual. Se desarrollaron varias de estas pruebas en diversos formatos y fueron adaptadas por la mayoría de los laboratorios de rutina. Cuando se descubrieron algunas cepas toxina B positivas/toxina A negativas, se desarrolló y aplicó una serie de productos basados en EIA que detectaban tanto la toxina A como la toxina B en la mayoría de los laboratorios clínicos, y permitían reemplazar las pruebas de toxina A por EIA.[243] Con el empleo generalizado de la PCR y del cultivo como método de referencia en estudios comparativos más recientes, se determinó que el EIA para pruebas de toxina A + B tenía una sensibilidad tan baja como del 52% y no mucho mayor que el 81%.[440,510] Los autores que compararon el EIA o las pruebas de flujo lateral para detección de toxinas A y B han concluido en general que estos análisis no deben ser las únicas pruebas realizadas habitualmente para diagnosticar *C. difficile*. Incluso cuando se examinaron estas pruebas para detectar enfermedad grave frente a enfermedad leve, las pruebas de EIA eran todavía mucho menos sensibles con enfermedad grave de lo que sería aceptable para las pruebas primarias en heces.[226] Aunque tiene baja sensibilidad, la especificidad de la prueba de toxina mediante EIA es buena, en un rango del 91-94% o mayor. Por lo tanto, puede utilizarse para confirmar un resultado positivo mediante una prueba de antígeno, por ejemplo, u otro método altamente sensible, pero menos específico.[49,138,226] Hoy en día, los laboratorios ya no deben basarse únicamente en el EIA para diagnosticar *C. difficile*.

Prueba de amplificación de ácidos nucleicos para C. difficile. La amplificación de los genes *tcdB* o *tcdA* ha demostrado constantemente buena sensibilidad y especificidad en comparación con el cultivo toxígeno como método de referencia.[49,338,362,458]

Aunque los laboratorios desarrollaron sus propias pruebas de PCR en tiempo real, hay muchos productos comerciales disponibles. Hay una amplia evidencia de que estos métodos moleculares pueden aumentar de manera considerable la sensibilidad sobre pruebas de EIA y, en consecuencia, la incidencia de *C. difficile* detectada en heces de pacientes hospitalizados, en algunos casos hasta más del 50% con buena especificidad, en comparación con cultivo.[74,138,297,458,335,366,373] La tabla 16-25 enumera muchas de las pruebas comercialmente disponibles en los Estados Unidos y algunos rasgos con los que pueden diferir entre sí. La tabla 16-26 muestra los resultados de estudios publicados que comparan las pruebas de amplificación de ácidos nucleicos (PAAN) frecuentemente utilizadas, frente a otras PAAN o cultivos toxígenos como el "método de referencia". Un artículo de revisión del 2011 ofreció excelente información sobre las pruebas de PCR comercialmente disponibles en aquel entonces; la conclusión del autor fue que las pruebas de PAAN se compararon bien con el cultivo y fueron superiores al EIA y al cultivo de tejidos. El tiempo de respuesta fue adecuado, varió entre 45 y 180 min y permitiría el mismo cambio.[374] Un metaanálisis de 25 publicaciones que evaluaron la PAAN para la detección de *C. difficile*, que incluyó más de 11 000 muestras de heces que cumplieron los criterios de inclusión, encontró que la mayoría de los laboratorios que presentaron datos sobre una prueba molecular para *C. difficile* estaban usando BD GeneOhm®, seguido por Cepheid GeneXpert®. Además, los laboratorios también utilizaron un termociclador PCR Light Cycler® (Roche Molecular, IND) o CD ProGastro® de Hologic. Algunos laboratorios informaron el empleo de la prueba de amplificación isotérmica de bucle (LAMP®, *loop-mediated isothermal amplification*) de Illumigene, pero no se incluyeron en el análisis porque los estudios eran demasiado heterogéneos como para permitir compararlos en aquel momento. Los autores concluyeron que las pruebas moleculares eran muy precisas para detectar toxinas de *C. difficile* y que la prueba de LAMP parecía prometedora, lo cual se evaluó después.[362]

A menudo hay preguntas sobre repetición de pruebas que buscan la presencia de *C. difficile* con métodos moleculares. La utilidad de repetir pruebas para *C. difficile* se ha evaluado y en la mayoría de los estudios no ha demostrado ser útil para diagnosticar esta bacteria, pero si se hace, siempre debe realizarse con un método diferente de lo que se hizo en un inicio. Una vez que se ha determinado inicialmente que un grupo de pacientes ha sido negativo para *C. difficile* mediante una prueba altamente sensible, como PAAN, entonces es más probable que las pruebas repetidas generen resultados falsos positivos que los resultados verdaderamente positivos. Además, las pruebas de laboratorio no deben efectuarse como una "prueba de curación". La resolución de la enfermedad causada por *C. difficile* debe evaluarse en función del punto de vista clínico, independientemente de si *C. difficile* permanece como parte de la microflora del paciente. La Society for Healthcare Epidemiology of America (SHEA) también desalienta la repetición de pruebas para *C. difficile*.[74,101,305]

Pruebas de antígeno GDH de C. difficile. Como alternativa a la prueba de PCR primaria, existen al menos tres pruebas comercialmente disponibles que detectan la glutamato deshidrogenasa (GDH), un antígeno frecuente en *C. difficile* y otros clostridios.[73,110,138,390,476] Estas pruebas son muy sensibles, pero no son suficientemente específicas para *C. difficile* como para ser utilizadas solas. Sin embargo, pueden utilizarse como un barrido negativo inicial para solicitudes de *C. difficile* en heces; cuando son positivas, las pruebas de confirmación que detectan específicamente toxinas de *C. difficile* pueden emplearse antes de documentar los resultados. C. DIFF CHEK-60® (TechLab, Blacksburg, VA) es un análisis de inmunoadsorción enzimática (ELISA, *enzyme-linked immunosorbent assay*) de 96 pocillos que se puede realizar en 60 min. La sensibilidad de este análisis es muy alta (más del 99%), como se informó en la mayoría de los estudios; en un estudio, sólo 22 de 37 positivos a GDH en la prueba de citotoxina fueron positivos con un EIA bien conocido para las toxinas

TABLA 16-25 Características de las PAAN[a] comerciales para la detección de *C. difficile* toxígeno

PAAN	Fabricante	Objetivo[a]	Formato	Tiempo de respuesta[b] (min)
Prueba Prodesse ProGastro Cd[248,421,458,488]	Hologics, Inc, CA	*tcd*B	Smart Cycler	75-90
Prueba Gen-Ohm Cdiff[3,248,421,473,488]	BD-GeneOhm, CA	*tcd*B	Smart Cycler	180
BD Max[226,288, c]	BD Gene Ohm, CA	*tcd*B	BD-Max	160
Prueba Xpert *C. difficile*[3,199,223,433,510]	Cepheid, CA	*tcd*B	GeneXpert	45
Illumigene[d,23,49,199,271,358]	Meridian Biosciences, Inc.,	*tcd*A	Illumigene Instrument	75
Prueba de *C. difficile* toxígeno Portrait[63]	Great Basin, WI	*tcd*B	Portaobjetos; visual: lectura de chip	60
Simplexa Universal Direct PCR[113,273]	Focus Diagnostic, CA	*tcd*B≈	3M Integrated Cycler	60
Prueba de *C. difficile* Verigene[76]	Nanosphere, III	*tcd*A, *tcd*B, PCR de ribotipo 027	Lector Verigene y procesador SP	Menos de 120
Prueba de *C. difficile* Amplivue[113]	Quidel Corp., CA	*tcd*A	Lectura manual; flujo lateral en casete	80

[a]Objetivo: gen para producción de toxina A, B o C que está siendo objeto de la prueba.
[b]Tiempo de respuesta según lo indicado en el instructivo o en el sitio web del fabricante.
[c]BD Max es un formato automatizado de la prueba Gene Ohm.
[d]La prueba Illumigene se conoce a menudo como LAMP, o amplificación de bucle.
PAAN, prueba de amplificación de ácidos nucleicos.

TABLA 16-26 Evaluaciones de pruebas PAAN[a] comercialmente disponibles para *C. difficile*

Comparadores	# de muestras/% de positivos	Sensibilidad (%)	Especificidad (%)	Valor predictivo positivo (%)	Valor predictivo negativo (%)	REF
GeneOhm						
EIA, GDH/EIA y ProGastro Cd		100				449
PCR[b] y ProGastro Cd[c]	346/8.4	84	99			230
Quik Chek y ProGastro Cd	200	90	97	90	97	387
Illumigene[c]	139/15	95	100	100	99	44
Xpert, Illumigene y Portrait	549/21	97	99			58
Sin comparadores	360/12	95	99.7	98	99.4	265
Sin comparadores	404/10	84	98	90	97	423
XPert						
Sin comparadores	253/19	100	95	83	100	398
EIA y PCR[b,e]	138	100	98			468
GeneOhm, Illumigene y Portrait	549/21	100	92			58
Sin comparadores[c]	566/12	99	81	90	97	101
Illumigene	568/19	100	97			183
Illumigene	200/22	100	100			337
PNCC[c]	220	97	93	72	99	206
ProGastro Cd						
EIA, GDH/EIA y GeneOhm		94				440
PCR[b] y GeneOhm	346/8.4	92	99			230
EIA y PNCC	285/15.7		77	99	94	423
Quik Chek y GeneOhm[d]	200	100	93	83	100	387
Portrait						
GeneOhm, XPert, Illumigene	549/21	98	93			58
Illumigene						
Vidas EIA	302/29	95	99	98	98	330
EIA y GDH	810	92	98	84	99	20
GeneOhm[c]	139/15	95	97	83	99	44
GeneOhm, XPert y Portrait	549/21	93	95			58
XPert	568/19	84	100			183
Sin comparadores[e]	141/19	89	98			334
XPert	200/22	83	100			337
PNCC	472	92	99	92	99	249
Verigene						
Cultivo directo[f]	1 875/15	99	88	42	99.9	70
Cultivo enriquecido	1 875/15	91	92.5	68	98	70
Light Cycler						
EIA	200/12	86	97	90	96	404
Simplexa						
QuikChek[e] y PNCC	342/26	98				251
Amplivue e Illumigene	200	98	100			104
Amplivue						
Simplexa e Illumigene		96	100			104

[a]Se utilizaron cultivos toxígenos como método de referencia en el estudio, a menos que se indique lo contrario.
GeneOhm (BD, MD), XPert (Cepheid), ProGastroCd (GenProbe, Inc., CA), Portrait (Gran Basin, WI), Illumigene (Meridian Bioscience, Inc.), Light Cycler (Roche, Ind), Verigene, Simplexa (Focus Diag., CA), Amplivue (Quidel Corp).
[b]Las condiciones de la PCR fueron desarrolladas en el laboratorio.
[c]Cultivo sólo de no concordantes.
[d]Heces congeladas; pacientes pediátricos.
[e]No se realizó cultivo.
[f]Con fines comparativos, se realizaron dos cultivos, uno con CCFA y otro con CCFA que contenía taurocolato, a fin de mejorar la germinación de esporas. La prueba detecta *tcdA*, *tcdB* y *tcdC*; el 24% de los positivos fueron cepas hipervirulentas (principalmente ribotipo 027).
EIA, enzimoinmunoanálisis para la toxina A o B; QuikChek, prueba combinada con GDH y EIA para toxina B; PNCC, prueba de neutralización de citotoxinas.

A y B (59.5% de sensibilidad). El valor predictivo positivo del GDH fue de sólo el 50%, por lo que debe utilizarse de forma algorítmica con una prueba que confirme la presencia de citotoxina.[183] Ahora se dispone de una prueba combinada de antígeno GDH + prueba de toxina por EIA del mismo fabricante para realizar ambas pruebas simultáneamente. C. DIFF Quik Chek Complete® (TechLab, Blacksburg, VA) es un EIA rápido de membrana al que se añade la muestra de heces diluida y se incuba durante 15 min. La formación de una línea azul a la izquierda de la ventana de reacción indicaría la presencia de GDH y una línea azul a la derecha indicaría la presencia de toxina de *C. difficile*. Se ha demostrado que el empleo del antígeno como un barrido negativo, seguido por una prueba de citotoxina B en muestras que son positivas, genera resultados muy sensibles con valores predictivos negativos altos en un abordaje coste-efectivo.[390,476] Cuando la prueba de antígeno es negativa, esto se puede hacer generalmente en menos de 10 min; entonces los resultados de *C. difficile* negativos se pueden informar inmediatamente. Sin embargo, *C. difficile* no toxígeno también puede producir un resultado positivo de GDH; por lo tanto, de ahí la necesidad de confirmar las muestras de heces positivas al antígeno.[75] Esto puede realizarse, como se mencionó anteriormente, por medio de un EIA para la toxina A/B, una prueba de citotoxina en cultivo de tejido o una PCR.[110,362] Este último abordaje proporciona la mejor sensibilidad general y especificidad como una confirmación en un solo paso. Sin embargo, muchos laboratorios usan un abordaje de tres pasos como sigue: los resultados positivos del antígeno son seguidos por un EIA para la toxina A/B; si los dos son positivos, los resultados se informan como positivos para *C. difficile* toxígeno, pero si es negativo, se realizan más pruebas de confirmación, como PCR o cultivo. Un estudio evaluó el empleo de dos pruebas moleculares diferentes para esta confirmación; se comportaron igualmente bien, aunque los autores consideraron que uno era ligeramente más eficiente que el otro.[3]

También hay una prueba de aglutinación de látex para GDH combinada con un inmunoanálisis de toxina A de Biosite Labs. Un estudio evaluó 557 muestras de heces frescas comparando su rendimiento con una prueba de inmunoanálisis de toxina A/B y la prueba de citotoxina B en cultivo de tejido. La sensibilidad para GDH fue del 97%, con una especificidad del 87%. No se confirmó el 17% de las muestras GDH positivas con la prueba de toxina A y se necesitó otra prueba de confirmación.[322] Sin embargo, no se utilizó ningún cultivo toxígeno o PCR como comparador, por lo que es difícil saber si la sensibilidad era tan alta como se documentó, ya que la sensibilidad del cultivo de tejidos, el comparador del estudio, no tiene una sensibilidad tan alta como el cultivo toxígeno o la PCR. Los laboratorios que tienen la capacidad para realizar una PCR rutinariamente en todas las muestras de heces pueden en su lugar llevar a cabo la amplificación en todas las muestras de manera rutinaria, a fin de disminuir la cantidad de pasos y potencialmente el tiempo para obtener resultados. Este abordaje puede proporcionar mejor sensibilidad y especificidad general, valor predictivo positivo y valor predictivo negativo, en comparación con el cultivo toxígeno. SHEA sugirió que la PAAN parece ser sensible y específica para la detección, pero se necesitan más datos antes de aprobar la PCR como prueba primaria para todos los laboratorios.[101] El algoritmo de 2 o 3 etapas tiene la ventaja de una notificación más rápida, especialmente con muestras que son positivas para antígeno y toxina A/B, y las que son negativas. Sin embargo, se necesita más tiempo para confirmar muestras positivas para antígeno GDH, pero negativas por EIA. En un estudio que evaluó los resultados del algoritmo de dos pasos de la prueba GDH/toxina A/B, los autores informaron que fueron capaces de detectar el 36% de los resultados positivos a

C. difficile y el 94% de los resultados negativos en 30 min. Sólo se utilizó el 13% de su carga de trabajo para confirmar muestras positivas al antígeno GDH/negativas a toxina A/B antes de informar los resultados.[110] En otro estudio en el que se utilizó el EIA Premier® para GDH, los resultados positivos fueron seguidos de una prueba LAMP de Illumigene como confirmación; la sensibilidad fue del 92% en comparación con otros algoritmos empleados y los autores sugirieron que la LAMP fue mucho menos costosa que otras pruebas de PCR y muy fácil de usar; no encontraron ninguna ventaja en una prueba de tres pasos.[23]

Prevención de C. difficile. La prevención de la enfermedad por *C. difficile* es el método más importante para disminuirla. Los programas de corresponsabilidad en los sistemas de salud que trabajan para reducir el empleo inapropiado de antibióticos y la implementación del lavado de manos, uso de agentes de limpieza que contienen cloro en el hospital y otras precauciones de control de infección para limitar la propagación de *C. difficile*, son algunas de las formas en que puede hacerse.[101,152,272] El uso de pruebas apropiadas que son sensibles y específicas y la aplicación de indicaciones apropiadas de recolección y transporte de muestras son procedimientos que los laboratorios pueden hacer para participar en la prevención y el control. El cultivo de *C. difficile*, aunque no es un método de rutina oportuno ni eficaz para el diagnóstico de laboratorio, aún es una herramienta útil en estudios epidemiológicos cuando la tipificación de cepas o pruebas con antibióticos pueden permitir definir un brote y prevenir nuevas enfermedades. Para las pruebas de rutina, el empleo de un algoritmo que incluya la prueba del antígeno de GDH o las pruebas directas de amplificación serían buenas opciones para los laboratorios.[52,110,390,464,488] Se realizó un estudio de coste-eficacia de un algoritmo de dos pasos usando C. DIFF Quik Check (GDH más EIA), el cual se confirmó con una prueba de PCR cuando el antígeno y el EIA no concordaban. El 86% de los resultados de muestras de heces se pudieron obtener rápidamente; el 14% restante requirió una PCR para la confirmación del resultado antes de que se produjera. Para este abordaje, el coste por prueba fue de US$13,[50] frente a la realización de una PCR en todas las muestras, que se estima en US$26 por prueba.[488] Se ofrecen algunos algoritmos posibles para el procesamiento de *C. difficile* en muestras en el recuadro 16-12. En el recuadro 16-13 se presentan algunos puntos a recordar cuando se abordan las solicitudes de *C. difficile*.

Identificación de cocos anaerobios

Cocos anaerobios grampositivos. *P. anaerobius* es un coco grande y alargado que se agrupa en pares y cadenas; las colonias son más grandes que las de otros cocos anaerobios y son de color blanco grisáceo y de aspecto opaco. Su olor dulce por la producción de ácido isocaproico y su sensibilidad al disco de PSS pueden ser distintivos. *P. anaerobius* es negativo a catalasa, indol y ureasa, pero positivo para producción de α-glucosidasa. *F. magna* y *P. micra* pueden aparecer en situaciones clínicas similares, pero se distinguen en el laboratorio por su tamaño inicial. Las células de *P. micra* son menores de 0.6 μm y las colonias tienen un halo lechoso bastante distintivo; las células de *F. magna*, en contraste, tienen son mayores de 0.6 μm. Ambos microorganismos son catalasa, indol, α-glucosidasa y ureasa negativos. Las colonias de *P. asaccharolyticus* tienen un olor a humedad y son positivas a indol, lo que ayuda a distinguirlas de los cocos frecuentes mencionados. *S. saccharolyticus* es uno de los pocos cocos grampositivos anaerobios que pueden reducir nitrato; es también un poco aerotolerante durante las transferencias. Aparece en racimos en la tinción de Gram. Es coagulasa negativo, aunque la prueba no suele realizarse en un anaerobio. También es fermentador de

Algoritmos para pruebas de *C. difficile*

1. Realizar una PCR en todas las muestras de heces e informar cuando se complete.
   a. Ventaja:
      i. Alta sensibilidad y especificidad.
      ii. Tiempo de respuesta relativamente rápido.
      iii. Necesidad de tener sólo un procedimiento y CC para pruebas con *C. difficile*.
   b. Desventaja: los equipos y reactivos pueden ser costosos.
      i. Es necesario supervisar los problemas de contaminación.
      ii. Se detectan tanto los pacientes infectados como los portadores asintomáticos.
2. Realizar un cultivo toxígeno en todas las muestras de heces.
   a. Ventaja:
      i. Alta sensibilidad y especificidad.
      ii. El aislamiento está disponible para pruebas epidemiológicas, AST u otros estudios.
   b. Desventaja:
      i. Tiempo de respuesta prolongado.
      ii. Necesidad de tener una prueba para confirmar que el aislamiento es toxígeno.
      iii. El procesamiento de muestras para cultivo puede ser laborioso.
3. Algoritmo de dos pasos.
   a. Paso 1. Realizar la prueba, como Quik Chek, que combina la detección del antígeno GDH y EIA para toxina A y B, o B sola.
      i. Si es positivo para ambos, establecer como positivo.
      ii. Si es negativo para ambos, establecer como negativo.
      iii. Si es positivo para el antígeno y negativo para la toxina, realizar otra prueba confirmatoria.
   b. Paso 2. Realizar un cultivo toxígeno o una PCR para confirmación de *C. difficile* toxígeno, establecerlo en función de los resultados,
      o en dos pasos se puede realizar una prueba de GDH y reflejar un resultado positivo para PCR o cultivo.
4. Algoritmo de tres pasos.
   a. Paso 1. Realizar prueba de GDH.
      i. Si es negativa, establecer como negativo.
      ii. Si es positiva, continuar con el siguiente paso.
   b. Paso 2. Realizar EIA para toxina B, toxina A y B, o PNCC.
      i. Si es positivo, establecer como positivo.
      ii. Si es negativo, continuar con el siguiente paso.
   c. Paso 3. Realizar PCR o cultivo toxígeno e informar consecuentemente.

glucosa, lactosa y maltosa. Las características de identificación de especies halladas con frecuencia se muestran en la tabla 16-27. Para obtener información adicional, se recomiendan las siguientes referencias.[238,351,499] Se ha utilizado una serie de sondas fluorescentes basadas en ARNr 16S para identificar con éxito muchos de los cocos anaerobios grampositivos más frecuentes; pueden resultar útiles para laboratorios clínicos en el futuro en conjunto con otros métodos más nuevos.[513]

Cocos anaerobios gramnegativos. El coco anaerobio gramnegativo que se halla con mayor frecuencia es *V. parvula*. Las células miden menos de 0.5 μm y las colonias son pequeñas, transparentes a opacas y de color gris amarillento. Algunos son positivos a catalasa; son sensibles a kanamicina y colistina cuando se evalúan discos especiales de potencia de antibióticos. Es no fermentador y positivo a reducción de nitrato. Una especie nueva, *V. montipelliernsis*, es diferente de otras especies de *Veillonella* al ser resistente a colistina en la prueba de discos antibióticos. Las especies de *Acidaminococcus* son negativas a nitrato y catalasa, pero fermentan débilmente hidratos de carbono; las células de este microorganismo son más grandes que las de *Veillonella*. Las células de especies de *Megasphaera* tienden a ser mayores de 1.7 μm, una característica muy distintiva; los microorganismos son fermentadores y negativos a catalasa y nitrato; este género

es sensible a vancomicina, mientras que la mayoría de los cocos gramnegativos son resistentes. Una especie recién nombrada, *Negativicoccus*, tiene células muy pequeñas, menores de 0.4 μm, y pueden ser microaerófilas. También son resistentes a colistina en la prueba de discos de antibióticos. Se pueden observar otras características en la tabla 16-28.

El recuadro 16-14 proporciona abordajes para la identificación de un aislamiento anaerobio en el laboratorio clínico de rutina. También hay referencias adicionales para los abordajes alternativos, en especial para la identificación presuntiva o menos que completa para casos en los que es apropiado.[28,202,238]

Tratamiento de enfermedades por bacterias anaerobias

Comentarios sobre sensibilidad habitual a antibióticos/protocolos de tratamiento para anaerobios

El tratamiento exitoso de las enfermedades que involucran bacterias anaerobias requiere la selección y el tratamiento con antibióticos, a menudo en conjunto con la eliminación de

16-13

Puntos importantes a considerar sobre el procesamiento de muestras para solicitudes de *C. difficile* toxígeno:

1. No realizar ninguna prueba diagnóstica en heces formadas.

2. Sólo una muestra por paciente por día. Si se utiliza PCR en todas las muestras, no se debe repetir la prueba.
   a. No se debe repetir la PCR en pacientes con resultados previos positivos de PCR como "prueba de curación".
   b. No deben repetirse pruebas de PCR en pacientes con resultados negativos anteriores, a menos que haya un cambio en los hallazgos clínicos que sugieran una nueva aparición de la enfermedad.

3. Sólo deben someterse a prueba los pacientes apropiados: paciente con diarrea (más de 3 heces acuosas en un período de 24 h).

4. No deben realizarse frotis rectales para diagnóstico de *C. difficile* toxígeno, aunque podrían utilizarse para estudios epidemiológicos.

5. No realizar un enzimoinmunoanálisis para toxina A/B como la única prueba de *C. difficile*.

6. Si se lleva a cabo sólo una prueba de neutralización en cultivo celular toxígeno (PNCC), habrá una sensibilidad menor en comparación con un cultivo toxígeno o una PCR; sin embargo, la PNCC es muy específica y puede utilizarse para confirmar que los aislamientos del cultivo son toxígenos.

7. Si se realiza sólo una PCR en todas las muestras de heces, se detectarán individuos tanto portadores como infectados.

8. El cultivo toxígeno todavía se considera el método de referencia (tiene la sensibilidad y especificidad más alta) para el aislamiento de *C. difficile*, pero tiene el tiempo de respuesta más prolongado.
   a. La confirmación de que los aislamientos son toxígenos debe realizarse antes de documentar un resultado positivo.
   b. Pueden utilizarse medios cromógenos para disminuir el tiempo de respuesta para el aislamiento inicial de *C. difficile*; si el medio es selectivo para el cultivo toxígeno de *C. difficile*, puede reducir aún más el tiempo.

9. En pacientes que han estado hospitalizados durante más de tres días, la detección de *C. difficile* toxígeno debe ser la principal solicitud de identificación por comienzo de diarrea que cumpla los criterios anteriores; el rendimiento para bacterias frecuentes y parásitos gastrointestinales patógenos es bajo en este entorno y, a menudo, estas solicitudes serán rechazadas.

bacterias por drenaje de abscesos, eliminación de cuerpos extraños, desbridamiento de tejido necrótico y otras medidas quirúrgicas. Se consideraba que la mayoría de los anaerobios tenían patrones de sensibilidad a antibióticos predecibles y que la identificación exacta de los aislamientos era todo lo que se necesitaba para predecir la sensibilidad de los aislamientos individuales a varios antibióticos. Esto es una simplificación excesiva. Mientras que algunos antibióticos son activos frente a casi todas las bacterias anaerobias (p. ej., carbapenemes, piperacilina-tazobactam, ampicilina-sulbactam y metronidazol), hay otros antibióticos que pueden utilizarse cuya sensibilidad no es tan predecible. La mayoría de los miembros del grupo *B. fragilis* son resistentes a penicilinas y cefalosporinas, y hay resistencia creciente a la clindamicina. En muchos anaerobios se han identificado genes de resistencia a tetraciclina, clindamicina, cefoxitina, carbapenemes, cloranfenicol y metronidazol.[214,215] El metronidazol aún es altamente activo frente a la mayoría de las bacterias anaerobias gramnegativas, incluyendo *B. fragilis* en los Estados Unidos, pero se ha observado resistencia a este fármaco en cepas de *B. fragilis* en otros países.[190,214,215] Un informe reciente de los CDC apoya el hecho de que los aislamientos de *B. fragilis* que demuestren resistencia a metronidazol en los Estados Unidos deben investigarse en busca de su adquisición fuera de dicho país. Informaron un caso de multirresistencia a antibióticos, un aislamiento del grupo *B. fragilis* en un paciente cuyo absceso intraabdominal e infección hemática fueron resultado del cuidado de salud prestado en la India, antes de que el paciente viajara a los Estados Unidos en busca de diagnóstico y tratamiento.[83] Sin embargo, la resistencia a metronidazol se produce innatamente en especies

de *Actinomyces*, *Propionibacterium* y *Lactobacillus*, algunos cocos anaerobios y otros anaerobios grampositivos.[190] Aunque algunas fluoroquinolonas, en especial el moxifloxacino, mostraron buena actividad inicial frente a anaerobios, la resistencia a estos antibióticos se ha desarrollado rápidamente.[190,214] En una encuesta realizada en el 2010 por Snydman y cols., el 27% de *B. fragilis* y el 55% de *B. vulgatus* eran resistentes a moxifloxacino, en comparación con una encuesta de vigilancia anterior, en la que más del 86% de los anaerobios evaluados eran sensibles a dicho fármaco, lo que indica una vez más la variabilidad de la sensibilidad en los aislamientos evaluados.[190] Las penicilinas y ureidopenicilinas, cefalosporinas de tercera y segunda generación, y la clindamicina pueden ser activas frente a ciertas especies de bacilos gramnegativos anaerobios y clostridios frecuentemente encontrados; la resistencia a estos antibióticos es bastante variable.[5,214] La resistencia a carbapenemes es muy rara entre anaerobios; sin embargo, en Japón, donde el imipenem es prescrito con gran frecuencia, la resistencia es tan alta como del 3.2%.[215]

Debido al tiempo que toma aislar e identificar anaerobios, por lo general es necesario que el médico tratante comience el tratamiento empírico con antibióticos antes de obtener los resultados de las pruebas de sensibilidad. Por lo tanto, los resultados de sensibilidad y los protocolos de tratamiento documentados en la literatura médica o en el hospital local y la experiencia clínica del médico pueden ser la base para la elección inicial de antibióticos. Se han publicado fuentes adicionales de información relacionada con la selección de antibióticos con fines de tratamiento.[182,214,215,232,302] La publicación de antibiogramas específicamente para anaerobios debe ser desarrollada por los

(*el texto continúa en la p. 1059*)

TABLA 16-27 Características fenotípicas de los cocos anaerobios grampositivos

Especie	IND	NIT	URE	PIR	FERM de glucosa	CGL	Morfología en tinción de Gram	Morfología de la colonia	Nomenclatura anterior
Peptostreptococcus anaerobius[a]	–	–	–	–	–	A, IC	Cocos grandes en pares y cadenas; generalmente mucho más grandes que otros cocos	Gris con centro elevado, opaca, no hemolítica, olor dulce	Ninguno
Parvimonas micra	–	–	–	+	–	A	Racimos, cadenas cortas o pares, menos de 6 µm	Pequeña, abovedada, blanco opaco, halo amarillo-café alrededor de las colonias	*Micromonas micros, Peptostreptococcus micros*
Finegoldia magna	–	–	–	+	–[d]	A	Pares, cadenas, tétradas y racimos; mayor o igual a 6 µm	Pequeñas colonias blancas, algunas translúcidas	*Peptostreptococcus magna*
Peptoniphilus spp.									
P. asaccharolyticus	d	–	–	–	–	A, b	Aparición en grupos, pueden parecer casi gramnegativos debido a una mala tinción	Pequeñas, blancas a amarillas, convexas, olor a humedad	*Peptostreptococcus asaccharolyticus*
P. gorbachii	d	–	–	–	–	A, b	Células grandes, más de 7 µm, redondo, completo, opaco	Gris, plana, convexa, circular, opaca; borde íntegro	Nueva especie
P. harei	d	–	–	–	–	A, b	Variable en tamaño y forma	Colonias translúcidas planas	*Peptostreptococcus harei*
P. indolicus	+	+	–	–	–	A, b	Agregados como *P. asaccharolyticus*	Pequeñas colonias convexas de color blanco a amarillo	*Peptostreptococcus indolicus*
P. ivorii	–	–	–	–	–	IV	Variabilidad en tamaño, en agregados	Convexa, ligeramente amarilla	*Peptostreptococcus ivorii*
P. lacrimalis	–	–	–	–	–	A, b	Cadenas cortas o agregados	Colonias blancas a rosadas	*Peptostreptococcus lacrimalis*
P. olsenii	d	–	–	–	–	A, b	Cocos más grandes, mayores o iguales a 7 µm	Gris, plana, convexa, circular, opaca con un pico central más blanco, borde íntegro	Nueva especie
Anaerococcus spp.									
A. hydrogenalis	+	–	d	–	+	B, a	Tamaño variable, tétradas, grupos y cadenas cortas	Gris blanquecino, convexa, olor desagradable	*Peptostreptococcus hydrogenalis*
A. lactolyticus	–	ND	+	–	+	B, a	Cadenas cortas o agregados	Colonias rosadas o blancas	*Peptostreptococcus lactolyticus*
A. murdochii	–	–	–	+	+	B, A	Cocos más grandes, mayores o iguales a 7 µm	Gris con un centro más blanco, plana, convexa, circular, opaca	Nueva especie

Organismo						Morfología	Colonia	Especie más probable
A. octavius	d	ND	+d	−	+	B, a, c	Agregados	Amarillo blanquecino, brillante, elevada, borde completo	*Peptostreptococcus octavius*
A. prevotii	−	−+	+	+	−	B, a	Tamaño variable, agregados o tétradas	Sin brillo, gris, convexa	*Peptostreptococcus prevotii*
A. tetradius	−	−	+d	+	+	B, a	Tamaño variable, agregados y tétradas	Sin brillo, gris, convexa	*Peptostreptococcus tetradius*
A. vaginalis	d	−	−	−	+	B, a	Tamaño variable, agregados y tétradas	Sin brillo, gris, convexa	*Peptostreptococcus vaginalis*
Atopobium parvulum[b]	−	ND	ND	ND	+	ND	Cocos alargados, cadenas cortas	Parecida a lactobacilo en agar	*Streptococcus parvulum*
Staphylococcus spp.									
S. saccharolyticus	ND	+	+	+	+	A	Racimos y tétradas	Pequeña y lisa, no hemolítica, brillante, opaca, coagulasa negativa	*Peptostreptococcus saccharolyticus*
S. aureus subsp. *anaerobius*	ND	+	+	ND	+	ND	Racimos	Pequeñas colonias blancas	Ninguna
Blautia spp.[c]									
B. producta	−	−	−	−	+	A	Ovoides, en pares o cadenas	Gris y brillante	*Peptostreptococcus productus*
B. wexlerae	−	ND	+	+	+	A, S	Cocobacilos	Gris, opaca, umbonada, bordes íntegros, esculina positiva	Nueva especie
Gallicola barnesae	d	ND	−	ND	−	A, B	Solos o en pares	ND	*Peptostreptococcus barnesae*
Murdochiella asaccharolyticus	+	−	−	−	−	L, a, b, s	Pares y cadenas, menor o igual a 0.6 µm	Gris blanquecino, convexa, plana	Nueva especie

[a]*P. anaerobius* es inhibido por el polianetolsulfonato de sodio (PSS), el cual está presente en la mayor parte del frasco de hemocultivo. Es la única especie inhibida, por lo que se puede utilizar como una característica distintiva.

[b]*Atopobium parvulum* es un coco; sin embargo, otros miembros de este género se consideran bacilos no esporulados y se describirán en esas tablas.

[c]*Blautia* es un género de bacilos no esporulados que tienen un linaje común con *Clostridium* más que con cocos. *B. wexlerae* y *B. producta* tiene aspecto de cocos y se incluyen aquí, pero otras especies pueden considerarse bacilos y no cocos.

+, reacción positiva; −, reacción negativa; d, reacción débil; IND, producción de indol; NIT, reducción de nitrato; URE, ureasa; PIR, prueba de pirrolidonil arilamidasa; FERM de glucosa, fermentación de glucosa; CGL, cromatografía gas-líquido.

Adaptado de las referencias 178 y 446.

TABLA 16-28 Características de los cocos anaerobios gramnegativos

Especie	CAT	NIT	FERM de gluc	Crecimiento microaero	Prod de gas	Productos principales de CGL	Prueba con discos de antibióticos	Tamaño de células en tinción de Gram (µm)	Comentarios	Comentarios clínicos
Acidaminococcus spp.[a]	–	–	–	–	+	A, B (P, L)	R, S, S	Menos de 1.0 (ovoides y en pares)	Colonias completas ligeramente elevadas, redondas, transparentes. Flora gastrointestinal	Encontrado muy rara vez en muestras clínicas con significado desconocido
Anaeroglobus spp.	–	–	+[d]	–	–	A, P, IB, B, IV	R, S, S	Menos de 1.0 (células ovoides-elipsoidales en pares y cadenas cortas)	Colonias circulares, convexas, translúcidas. Flora bucal y gastrointestinal	Ninguno
Megasphaera spp.[b]	–	–	+	–	+	A, P, B, V, C	V, S, S	Menos de 1.5 (cadenas, pueden teñirse como grampositivas)	Colonias circulares, íntegras y translúcidas. Flora bucal y gastrointestinal	Documentado como causa de endocarditis[50]
Negativicoccus spp.[c]	–	–	–	+	–	A, P	R, S, R	Menos de 0.5 (células ovoides)	Colonias pequeñas, circulares y convexas, translúcidas. Recientemente descrito	Aislado del hemocultivo de un paciente con enfermedad subyacente[94]
Veillonella spp.[b,c]	V	+	–	–	+	A, P, (L)	R, S, V[d]	Menos de 0.5 (esféricas, en pares y cadenas cortas)	Colonias suaves, completas y opacas; butirosas, gris blanquecinas. Flora bucal y gastrointestinal; se aísla con frecuencia	Bacteriemia y endocarditis, aislado en otras muestras clínicas con significado desconocido[94,312]

[a] *Acidaminococcus* puede utilizar aminoácidos como su principal fuente de energía.
[b] Estas especies pueden fermentar lactato.
[c] Estas especies pueden descarboxilar succinato.
[d] *V. montpellierensis* es resistente al disco de colistina.
+, reacción positiva; –, reacción negativa; d, débil; V, variables; CAT, catalasa; NIT, reducción de nitrato; FERM de gluc, fermentación de glucosa; Prod de gas, producción de gas. Discos de antibióticos: vancomicina, 5 µg por disco; kanamicina, 1 000 µg por disco; colistina, 10 µg por disco. S, sensible; R, resistente.
Adaptado de la referencia 446.

16-14

RECUADRO

Estrategias de identificación de aislamientos de anaerobios en laboratorios de rutina

1. La prueba de aerotolerancia confirma la presencia de un anaerobio que está en cultivo puro o se considera como clínicamente relevante, lo que justifica una identificación adicional. Considerar la tinción de Gram y la morfología de la colonia para agrupar al anaerobio.

   Observar los medios selectivos o diferenciales cuando sea apropiado, como BBE y EYA, y realizar prueba de discos de potencia antibiótica.

   Realizar un kit de identificación comercial y, si la identificación concuerda con los resultados anteriores, considerarlo como identificación, en especial si la identificación corresponde a una especie bien conocida.

   Si se puede realizar una CGL, considerar su empleo en conjunto con lo anterior.

   Si se realiza una identificación comercial y no coincide con la tinción de Gram y la morfología de la colonia, o el microorganismo no es una especie frecuente, considerar informar el género (si se está seguro a este nivel) o realizarlo por secuenciación o MALDI-TOF. Esta decisión también puede depender de la solicitud del médico.

2. Las pruebas de aerotolerancia confirman la presencia de un anaerobio y si está en cultivo puro o se considera que es clínicamente relevante, lo que justifica la identificación adicional. Considerar la tinción de Gram y la morfología de la colonia para agrupar al anaerobio. Observar los medios selectivos o diferenciales cuando sea apropiado, como BBE y EYA, y realizar prueba de discos de potencia antibiótica,

   o

   Dirigirse directamente a la secuenciación de ácidos nucleicos o MALDI-TOF, si está disponible, o referir las muestras a un laboratorio de referencia o comercial para esta prueba. Comparar la identificación con la morfología y documentarla; si corresponde un nuevo nombre, informar con el nuevo nombre y el anterior entre paréntesis; si se trata de un nuevo género/especie sin designación previa, incluir en el informe cualquier información conocida sobre el microorganismo, como descripción de la morfología en tinción de Gram o la relevancia clínica potencial.

Para cualquiera de los dos escenarios anteriores, se podría estratificar el tratamiento basándose en si el sitio de recolección de la muestra era estéril o no; si se trata de un cultivo monomicrobiano o polimicrobiano; o si el médico considera que el microorganismo es clínicamente relevante. La identificación completa debe considerarse para aislamientos de hemocultivos, cepas de LCR (aunque rara vez se encuentran), endocarditis y osteomielitis.

---

laboratorios clínicos, incluso si se toman en cuenta datos de más de un año, con el fin de acumular suficiente información para validar los resultados. El Clinical & Laboratory Standards Institute (CLSI) proporciona un documento para ayudar con el desarrollo de tal prueba de sensibilidad a antibióticos y ha publicado estadísticas nacionales de sensibilidades de anaerobios.[100] Sin embargo, existe suficiente variabilidad en cuanto a patrones de sensibilidad de anaerobios clínicamente importantes, de modo que las pruebas de sensibilidad *in vitro* de los aislamientos individuales a veces están indicados para ayudar a los médicos con el tratamiento de infecciones graves, particularmente aquellas que requieren tratamiento prolongado, como abscesos cerebrales, endocarditis, abscesos pulmonares, infecciones que involucran articulaciones, osteomielitis, infecciones que implican dispositivos protésicos, injertos vasculares, bacteriemia recurrente o refractaria, o cuando la infección no responde al tratamiento empírico. Un estudio de aislamientos de infecciones intraabdominales y de pie diabético demostró en años recientes que no sólo había diferencias en relación con qué microorganismos se encontraban, sino también en los patrones de sensibilidad de anaerobios similares en diferentes infecciones, proporcionando otra razón para realizar pruebas de sensibilidad en aislamientos seleccionados.[97]

Otra indicación para realizar pruebas es el escenario en el que no ha existido un claro precedente clínico sobre el cual basar las decisiones de tratamiento debido a que la identificación del microorganismo es nueva o corresponde con un aislado poco frecuente en una enfermedad generalmente atribuida a otro anaerobio o aerobio. Además, se alienta a los microbiólogos clínicos experimentados con anaerobios a investigar actividades de antibióticos recién comercializados o en desarrollo frente a anaerobios aislados en su laboratorio hospitalario. Por último, es necesario vigilar los patrones de sensibilidad de anaerobios a nivel local, regional, nacional y mundial.

Los microorganismos a considerar para las pruebas de sensibilidad a antibióticos, debido a su virulencia o porque en general son resistentes a ciertos antibióticos, incluyen especies del grupo *B. fragilis*, especies del grupo pigmentado de *Prevotella-Porphyromonas,* otras especies de *Prevotella, F. mortiferum, F. varium* y *F. necrophorum, Bilophila, Sutterrella* y algunas especies de *Clostridium.* La información sobre qué antibióticos evaluar frente a un anaerobio en particular o grupos de anaerobios puede encontrarse en el documento del CLSI y en los manuales que proporcionan información sobre las opciones de tratamiento para diversas infecciones anaerobias.[32,100,182]

Métodos para pruebas de sensibilidad a antibióticos en anaerobios

En la actualidad, el CLSI recomienda el método de dilución en agar para la prueba de sensibilidad a antibióticos (PSA) para la mayoría de los anaerobios en el laboratorio clínico de rutina. Sin embargo, para los aislamientos del grupo *B. fragilis*, proporcionan un método de microdilución en caldo como alternativa. También se incluye en el documento más nuevo (CLSI M11-A8, 2012) un método para la prueba de β-lactamasas en aislamientos anaerobios.[100] En el documento, se sugiere la PSA en situaciones específicas; como mínimo, los laboratorios deben considerar evaluar los aislamientos (o enviar aislamientos a laboratorios de referencia) de sitios estériles, especialmente IH y en infecciones por anaerobios poco frecuentes para los cuales se desconoce su sensibilidad. De forma rutinaria, deben realizarse algunos estudios de vigilancia de sensibilidades para verificar el desarrollo de nuevos patrones de resistencia.

El medio recomendado para la dilución en agar es el agar *Brucella* complementado con 5 µg de hemina, 1 µg de vitamina K_1 por mL y 5% (v/v) de sangre de carnero. Después de preparar el agar, se añaden diluciones de antibióticos apropiados y sangre de carnero. Después de la preparación, las placas de agar se pueden almacenar hasta 72 h entre 2 y 8 °C. La inoculación de las placas se realiza utilizando un dispositivo de replicación que proporciona 1-2 µL del inóculo (p.ej., replicador Steers). Esta "gota" de inóculo se suministra para obtener aproximadamente 10^5 unidades formadoras de colonias (UFC) para *B. fragilis* y *B. thetaiotaomicron*; pueden ocurrir algunas variaciones en el recuento de colonias con otros microorganismos. Después de aproximadamente 10 min para permitir la absorción de los inóculos, las placas se invierten y se incuban en un recipiente o cámara anaerobia a 35-37 °C durante 42-48 h. El documento del CLSI incluye imágenes de puntos finales y sus interpretaciones para ayudar en la lectura de las placas para determinar una mejor concentración inhibitoria mínima (CIM) de cada aislamiento. Son muy útiles para que el laboratorio las utilice, en especial cuando primero se emplea la PSA para anaerobios en su laboratorio o se está capacitando personal nuevo. Con la dilución en agar, se pueden evaluar al menos 30 aislamientos al mismo tiempo, lo que hace que este método sea excelente para realizar dichos estudios de vigilancia. Para la microdilución en caldo del grupo *B. fragilis*, el medio recomendado es caldo *Brucella* complementado con 5 µg/mL de hemina, 1 µg/mL de vitamina K_1 y sangre de caballo lisada (5%). En los apéndices del documento del CLSI se proporcionan métodos para llevar a cabo la PSA por microdilución en agar y caldo.[100] Otro método, quizás más fácil de emplear para realizar una PSA anaerobia, es el método de tira de prueba por gradiente Etest® (bioMérieux Vitek). Los procedimientos no se proporcionan en el documento del CLSI, más bien se pueden consultar con el fabricante o de la literatura médica. Tanto el procedimiento de Etest como el procedimiento de microdilución en caldo son maneras prácticas para evaluar aislamientos individuales frente a un número limitado de antibióticos; estos métodos y otros, incluyendo los métodos de gradiente en espiral, se revisan a detalle en otra parte.[61,263,266] Se han utilizado técnicas de elución de discos en caldo y discos de difusión en agar en el pasado, pero no se deben usar para pruebas anaerobias de rutina, a pesar de su practicidad. La mayoría de los anaerobios distintos de especies de *Bacteroides* crecen demasiado lento como para que el procedimiento de difusión en discos funcione; los protocolos interpretativos de Kirby-Bauer no fueron diseñados para anaerobios y los protocolos interpretativos basados en medios estandarizados y métodos para la prueba de difusión en discos con anaerobios aún no existen; además, ha habido una correlación deficiente entre las mediciones de tamaño de zona y los resultados de pruebas de dilución de concentración inhibitoria mínima.[232]

En el año 2008 se realizó un estudio para determinar si los laboratorios de rutina realizaban pruebas de sensibilidad a anaerobios, en el cual se demostró que las pruebas de sensibilidad se realizaron en el 21% de los laboratorios de hospitales y se enviaron a laboratorios de referencia el 20% de las veces. Las pruebas de sensibilidad se intentaron para todos los aislamientos de hemocultivos tanto en el hospital (el 21% del total de laboratorios) como en laboratorios de referencia, pero sólo se realizaron en un 17% para sitios corporales estériles y el 14% de las veces para aislamientos de heridas. La Etest se utilizó con mayor frecuencia, seguida de la microdilución en caldo.[191] Para detalles de los procedimientos recomendados, el lector es remitido al más reciente documento del CLSI.[100]

Resultados de sensibilidad a antibióticos para grupos de anaerobios

Sensibilidad de bacilos gramnegativos. Los aislamientos del grupo *B. fragilis* producen β-lactamasas y, por lo tanto, son resistentes a penicilina (ampicilina, amoxicilina) y a la mayoría de las cefalosporinas, pero generalmente son sensibles a ampicilina-sulbactam y piperacilina-tazobactam. Son uniformemente sensibles a metronidazol y a carbapenemes (al menos en los Estados Unidos), pero cada vez son más resistentes a clindamicina. En el estudio nacional de sensibilidad del grupo *B. fragilis* (2005-2007) más reciente que siguió la aparición de resistencia entre este grupo de anaerobios, de nuevo se encontró a carbapenemes y piperacilina-tazobactam como los fármacos contra anaerobios más activos; sin embargo, también se observó cierta resistencia en algunos miembros del grupo a otros antibióticos: *P. distasonis* tuvo una resistencia del 21% a ampicilina-sulbactam y resultó ser la especie más resistente entre los más de 5 000 aislamientos incluidos en su estudio; *B. uniformis* y *B. egegerthii* mostraron una resistencia del 7% a tigeciclina y *B. vulgatus* una del 50% a moxifloxacino. En general, la resistencia a clindamicina por parte de las especies de *Bacteroides* fue alta, de más del 40%. En el estudio se encontraron algunas especies de *Bacteroides* resistentes a metronidazol.[444] Los autores sugieren que el aumento de resistencia observada específicamente en los bacteroides no *B. fragilis* plantea un reto para la identificación a nivel de especie de los aislamientos en el grupo *B. fragilis*, que además no siempre es oportuna o posible sin el empleo de nuevas herramientas de identificación en el laboratorio de rutina. Los intentos de tal diferenciación deben considerarse al menos para aislamientos de sangre y otros sitios estériles. En un estudio sobre sensibilidad *in vitro* de anaerobios en ocho hospitales belgas, no hubo muchos cambios observados en el período 2011-2012 en comparación con un estudio realizado en el 2004. Sin embargo, *Prevotella* y otros bacilos gramnegativos anaerobios tuvieron sensibilidad decreciente a clindamicina, con un 61% de sensibilidad en 2011-2012 frente a un 82% en el 2004.[528] Además, las especies de *Fusobacterium* habían disminuido su sensibilidad a moxifloxacino en 2011-2012, con un 71% de sensibilidad frente al 90% de sensibilidad en el 2004.[528] Los datos de un estudio en Taiwán informaron que la proporción de aislamientos sensibles de especies de *Bacteroides*, *Prevotella* o *Fusobacterium* a muchos antibióticos, incluyendo clindamicina y ampicilina-sulbactam, disminuyó en el período 2000-2007. Además, hubo algunos aislamientos resistentes a carbapenem encontrados entre los tres grupos.[263] Se han encontrado especies de *Prevotella* resistentes a metronidazol, y esto ciertamente necesita vigilarse en el futuro inmediato con todas las tendencias apuntando hacia resistencia. Los datos sobre sensibilidades a metronidazol de alrededor de 1 100 anaerobios en el 2001 en los Estados Unidos mostraron que *B. fragilis*, *B. distasonis*, *B. ovatus*, *B. thetaiotaomicron*, *B. vulgatus*, *Fusobacterium* y especies de *Clostridium* estaban entre los grupos que cumplían con los criterios de la Food and Drugs Administration (FDA) de los Estados Unidos de más del 90% de sensibilidad (CIM ≤ 8 μg/mL). *Eubacterium* y los cocos gramnegativos fueron los únicos aislamientos que no cumplieron los criterios de sensibilidad.[147]

B. ureolyticus es uniformemente sensible a diversas penicilinas, cefalosporinas y otros antibióticos que han sido evaluados (p. ej., clindamicina, cloranfenicol, metronidazol e incluso aminoglucósidos), mientras los aislamientos relacionados con *C. gracilis* son por lo general resistentes a penicilinas, cefalosporinas y clindamicina.[234]

Sensibilidad de bacilos anaerobios grampositivos no esporulados. Los grampositivos no esporulados son tan diversos que no existe un solo patrón de sensibilidad; en general, los aislamientos son sensibles a penicilinas (con y sin combinaciones de inhibidores de β-lactamasas), metronidazol y carbapenemes, pero resistentes a aminoglucósidos y colistina. Sin embargo, como se mencionó anteriormente, *Actinomyces, Propionibacterium, Atopobium* y otras cepas más aerotolerantes de no esporulados, son resistentes a metronidazol. Estas especies y muchas otras son sensibles a vancomicina y otros glucopéptidos, pero también hay excepciones notables a esto; por ejemplo, las especies de *Lactobacillus* son con frecuencia resistentes a la vancomicina.[499]

Sensibilidad de especies de *Clostridium* incluyendo *C. difficile*. Las especies de *Clostridium* habitualmente son sensibles a penicilinas y cefalosporinas, metronidazol, carbapenemes y otros fármacos. Sin embargo, esto varía entre especies. En un estudio de especies de *Clostridium* en ocho hospitales belgas, no se observaron muchos cambios excepto que la sensibilidad a moxifloxacino había disminuido del 88% al 66%.[528] La sensibilidad de *C. perfringens* a clindamicina aún es alta, pero muchas otras especies de *Clostridium*, incluyendo *C. difficile*, pueden ser resistentes. *C. difficile* se trata con mayor frecuencia con vancomicina o metronidazol; todavía hay controversia acerca de si uno es mejor que otro, aunque existen estudios que han demostrado eficacia equivalente. Sin embargo, hay evidencia de que la vancomicina es superior al metronidazol en aquellos pacientes con enfermedad grave.[533] Las pruebas de sensibilidad *in vitro* no suelen llevarse a cabo porque todos los aislamientos resultan previsiblemente sensibles a estos antibióticos, así como a muchas penicilinas, cefalosporinas y carbapenemes. En el antibiograma de las bacterias anaerobias en el apéndice del documento asociado del CLSI, los aislamientos de *C. difficile* fueron 100% sensibles a metronidazol, ampicilina-sulbactam, piperacilina-tazobactam y cefoxitina. Sólo el 5% resultaron sensibles a clindamicina, mientras que el 78% eran sensibles a moxifloxacino. Todos eran 100% resistentes a penicilina. La CIM de ertapenem fue muy baja, pero los aislamientos fueron resistentes a imipenem y meropenem.[100]

Un estudio realizado en Irlanda encontró un brote de cepas de *C. difficile* negativas a toxina A y positivas a toxina B, resistentes a fluoroquinolonas, clindamicina y claritromicina. Los aislamientos positivos para toxina A y B no implicados en el brote tenían una CIM mucho más baja de fluoroquinolonas y eran sensibles a macrólidos y a clindamicina.[136] Es difícil saber qué tan extendido es este patrón de sensibilidad, ya que la mayoría de los laboratorios no aíslan *C. difficile* ni realizan pruebas de sensibilidad.

Alrededor del 22-26% de los pacientes que experimentan enfermedad debido a *C. difficile* tendrán al menos una recaída con la misma cepa o una reinfección con una nueva.[35,75] Para la enfermedad recurrente se han evaluado muchos métodos

que no implican antibióticos de manera concomitante o en lugar de vancomicina y metronidazol. Incluyen el empleo de probióticos, implante fecal, resinas de intercambio aniónico para absorber toxinas, inmunoterapia con inmunoglobulinas intravenosas, levadura *S. boulardii* y dosis pulsadas o dosis decrecientes de vancomicina, todas con éxito variable.[35,38,194] La fidaxomicina, un fármaco recientemente aprobado para tratar *C. difficile*, se encontró no inferior y tan seguro como la vancomicina en un estudio controlado doble ciego.[107,239] En aquellos pacientes con tratamiento para otras infecciones junto con *C. difficile*, la fidaxomicina resultó ser más eficaz que la vancomicina para lograr la curación clínica, lo que sugiere que la acción de esta última sobre *C. difficile* toxígeno puede disminuir con la utilización concomitante de antibióticos.[347] No hay actividad *in vitro* de la fidaxomicina frente a aerobios gramnegativos, anaerobios ni levaduras.[189] Hay evidencia de que ni la fidaxomicina ni la vancomicina son tan eficaces en pacientes que están infectados con la cepa hipervirulenta NAP1 de *C. difficile*, en comparación con las infecciones causadas por cepas distintas a NAP1.[375]

Sensibilidad de cocos anaerobios. La sensibilidad *in vitro* de los cocos anaerobios a antibióticos ha sido descrita en el pasado en artículos de revisión.[348,351] De acuerdo con las indicaciones recientes, los fármacos antimicrobianos de elección para el tratamiento empírico de los pacientes con infecciones por cocos anaerobios son la penicilina (p. ej., penicilina G, ampicilina, amoxicilina) o la clindamicina.[32,182] Aunque no se ha aislado frecuentemente como patógeno, varios aislamientos de *P. anaerobius* han demostrado resistencia a la penicilina G.[5] El metronidazol es activo frente a más del 90% de los cocos anaerobios obligados, pero no lo es ante la mayoría de las cepas de estreptococos microaerófilos (p. ej., *S. intermedius*).[182] Otros compuestos que son activos *in vitro* frente a la mayoría de los cocos anaerobios incluyen cloranfenicol, imipenem, ampicilina-sulbactam, piperacilina-tazobactam y cefoxitina, pero no cefoperazona, cefotaxima o cefotetán. Los compuestos que se muestran prometedores frente a los cocos anaerobios grampositivos incluyen moxifloxacino, quinupristina-dalfopristina y linezolid.[182,320,446] Un estudio en los Países Bajos de sensibilidades de 115 cocos grampositivos anaerobios demostró cierta variabilidad en las CIM entre los diversos géneros evaluados. Todos eran resistentes a doxiciclina. De los tres más evaluados, *F. magna* tuvo los valores más altos de CIM_{90} para penicilina G, amoxicilina-clavulanato, clindamicina, tigeciclina, levofloxacino y moxifloxacino. *P. micra* tiene la CIM_{90} más baja para levofloxacino, metronidazol, doxiciclina y amoxicilina-clavulanato. *P. harei* presenta una CIM_{50} más alta para levofloxacino y doxiciclina, y una CIM_{90} que resulta más baja para cefoxitina, ertapenem, meropenem y cloranfenicol. Este aislamiento puede ser fácilmente confundido con *P. asaccharolyticus*; los autores de este trabajo también señalan esto en el artículo. Hubo una cepa de *P. micra* que mostró resistencia al metronidazol.[489] Un estudio europeo con datos de 10 países de sensibilidades de 299 cocos grampositivos anaerobios (sobre todo *F. magna* y *P. micra*) mostró sensibilidad general a imipenem, vancomicina, metronidazol y linezolid. Hubo un poco de resistencia (7%) a penicilina y a clindamicina, principalmente entre los aislamientos de *F. magna* provenientes de sangre, abscesos e infecciones de tejidos blandos.[53] Las especies de *Veillonella* son resistentes a vancomicina y algunas quinolonas. Un estudio estadounidense sobre metronidazol, mencionado antes, mostró resistencia a este fármaco entre algunos cocos anaerobios.[147]

Comentarios sobre pruebas de sensibilidad de anaerobios

Lo que se puede anticipar en el futuro es mucho más información sobre la respuesta a antibióticos por parte de los microorganismos recién nombrados con el mayor empleo de secuenciación y MALDI-TOF para la identificación de anaerobios, y la posterior publicación de sus sensibilidades a antibióticos. Además, conforme se desarrollen más métodos moleculares para la detección de marcadores específicos de resistencia, se podrán emplear solos o en combinación con métodos de pruebas de sensibilidad más convencionales. Estos métodos se utilizaron en un estudio de aislamientos de *B. fragilis* resistentes a carbapenem en España y demostraron estar de acuerdo con las PSA. Los autores concluyeron que deben hacerse PSA al menos periódicamente con el fin de detectar resistencias emergentes.[481] Un ejemplo de un antibiograma para anaerobios que luego pueden ser desarrollados para el empleo de médicos y laboratorios para el tratamiento empírico y para fines de vigilancia, se presenta en el documento del 2012 del CLSI en el Apéndice D para el grupo *B. fragilis* y el apéndice E para otros anaerobios.[100] La tabla 16-29 proporciona un resumen de las sensibilidades globales para anaerobios seleccionados en función de esos datos y de la literatura médica, como se indica en la tabla para aislamientos específicos.

Resumen

En primer lugar, se debe dar mucho crédito de este capítulo al Dr. Stephen Allen, quien falleció en el 2013 y dejó un gran vacío en el área de la bacteriología de anaerobios. Gran parte de lo que escribió en ediciones anteriores de este libro fue el trabajo en el que fue pionero a lo largo de sus años en la University of Indiana. Las láminas a lo largo del texto y las figuras eran principalmente suyas y de sus colegas, incluyendo a Jean Siders y Linda Marler, y estamos en deuda con ellos por sus contribuciones a este gran campo. Sólo espero que el Dr. Allen no esté descontento con los resultados de esta séptima edición. Dr. Allen, se le echará mucho de menos.

La contribución de las bacterias anaerobias al mantenimiento de la salud y el bienestar del hospedero humano, así como su papel en diversos síndromes infecciosos, aún es bien reconocido en la microbiología clínica. Su taxonomía muestra una gran complejidad y puede generar confusión, sólo aumentada por los nuevos métodos genéticos de análisis e identificación. A veces existe disparidad entre estos últimos y los abordajes morfológicos y fenotípicos más convencionales para su identificación y clasificación. Seguir con los cambios en taxonomía puede parecer abrumador a veces. Estamos en un período en el que lo nuevo y lo viejo está chocando o mezclándose,

TABLA 16-29 Porcentaje de sensibilidad de anaerobios seleccionados

Microorganismo	Amp/Sulb	Pip/Tazo	Cefox	Carb	Pen	Clinda	Moxi	Metron
Grupo *B. fragilis*	86	95	65	Más de 96	0	~50	~50	100
B. fragilis	89	98	85	Más de 96	0	Más de 60	~50	100
Fusobacterium[a]	100	100	100	100	40	100	95	100
Prevotella	98	99	99	100	40	66	59	100
Cocos grampositivos	98	100	100	100	96	78	82	98
Veillonella	100	61	100	100	57	89	79	86
P. acnes[b]	100	100	100	100	100	100	100	3
C. perfringens	100	100	100	100	100	96	99	100
C. difficile	100	100	100	V[c]	0	5	78	100
C. bifermentans MCM; Stevens	100	100		100	100	100		100
C. clostridioforme MCM; Stevens	75				67	90		100
C. ramosum	100	100		100	100	82		98
C. septicum						100		100
C. sordellii	100				100	94		95
C. tertium	100				100	100		100

[a] *F. nucleatum* y *F. necrophorum*.
[b] Los aislamientos de *P. acnes* son sensibles a vancomicina.
[c] *C. difficile* es resistente a imipenem y meropenem, pero su CIM es muy baja frente a ertapenem. Los datos de todos los antibióticos provienen de fuentes intestinales, pero no implican eficacia; las CIM de vancomicina son bajas e indican sensibilidad.
Modificado a partir de las referencias 100, 463 y 464.
Los datos se dan en % de sensibilidad. Amp/Sulb, ampicilina-sulbactam; Pip/Tazo, piperacilina-tazobactam; Cefox, cefoxitina; Carb, carbapenemes; Pen, penicilina (o ampicilina); Clinda, clindamicina; Moxi, moxifloxacino; Metron, metronidazol.

dependiendo de la perspectiva de cada uno, pero es importante para todos tratar de entender las diferencias entre métodos antiguos y nuevos, y diseñar un abordaje racional para su incorporación a nuestros laboratorios de rutina. En este capítulo se intentó proporcionar la información disponible en ediciones anteriores para aquellos que deseen continuar con la identificación presuntiva de anaerobios utilizando pruebas de localización, bioquímicas e incluso de CGL, lo cual puede ser muy apropiado en situaciones rutinarias. Sin embargo, también hemos tratado de delinear lugares en los que puede ser necesaria una identificación completa y enfatizar que puede requerirse el empleo de métodos de secuenciación o de MALDI-TOF. La comprensión de los principios y resultados de los nuevos métodos es tan esencial en la bacteriología de anaerobios como lo es en la identificación de aerobios, hongos y micobacterias. El capítulo ha aumentado la cantidad de información sobre enfermedades específicas, como el síndrome de Lemierre, diarrea relacionada con *C. difficile* y vaginosis bacteriana, junto con mayor información sobre la asociación de los microorganismos recién nombrados e infecciones relacionadas. Hay una combinación de referencias más viejas y más nuevas brindadas a través del capítulo porque, en algunos casos, puede no haber algo nuevo, pero las obras clásicas más viejas necesitan ser compartidas y recordadas. Por último, intentamos actualizar la información sobre la evolución de la resistencia a antibióticos por anaerobios y su detección y vigilancia. No todo lo que es nuevo en el área de la microbiología de anaerobios podría ser incluido, pero para aquellos de nosotros que hemos sido adictos a los anaerobios a lo largo de los años, los autores esperan que este capítulo sea útil para mantener ese entusiasmo.

REFERENCIAS

1. Abrahamian FM, Goldstein EJC. Microbiology of animal bite wounds. Clin Microbiol Rev 2011;24:231–246.
2. Adlerberth I, Huang H, Lindberg E, et al. Toxin-producing *Clostridium difficile* strains as long-term gut colonizers in healthy infants. J Clin Microbiol 2014;52:173–179.
3. Agaronov M, Karak SG, Maldonado Y, et al. Comparison of GeneXpert PCR to BD GeneOhm for detecting *C. difficile* toxin gene in GDH positive toxin negative samples. Ann Clin Lab Sci 2012;42:397–400.
4. Alauzet C, Mory F, Carlier JP, et al. *Prevotella nanceiensis* sp. nov., isolated from human clinical samples. Int J Syst Evol Microbiol 2007;57:2216–2220.
5. Aldridge KE, Ashcraft D, Cambre K, et al. Multicenter survey of the changing in vitro antimicrobial susceptibilities of clinical isolates of *Bacteroides fragilis* group, *Prevotella*, *Fusobacterium*, *Porphyromonas*, and *Peptostreptococcus* species. Antimicrob Agents Chemother 2001;45:1238–1243.
6. Alexander CJ, Citron DM, Hunt Gerardo S, et al. Characterization of saccharolytic *Bacteroides* and *Prevotella* isolates from infected dog and cat bite wounds in humans. J Clin Microbiol 1997;35:406–411.
7. Alfa MJ, Robson D, Davi M, et al. An outbreak of necrotizing enterocolitis associated with a novel *Clostridium* species in a neonatal intensive care unit. Clin Infect Dis 2002;35:S101–S105.
8. Ali H, Rood IG, deKorte D, et al. Strict anaerobic *Staphylococcus saccharolyticus* isolates recovered from contaminated platelet concentrates fail to multiply during platelet storage. Transfusion 2012;52:916–917.
9. Allen SD, Emery CL, Siders JA. Anaerobic bacteriology. In Truant AL, ed. Manual of Commercial Methods in Clinical Microbiology. Washington, DC: ASM Press, 2002:50–81.
10. Allen SD, Siders JA, Marler LM. Current issues and problems in dealing with anaerobes in the clinical laboratory. Clin Lab Med 1995;15:333–364.
11. Al Masalma M, Raoult D, Roux V. *Phocaeicola abscessus* gen. nov., sp. nov., an anaerobic bacterium isolated from a human brain abscess sample. Int J Syst Evol Microbiol 2009;59:2232–2237.
12. Angelino G, Cantarutti N, Chiurchiù S, et al. Fulminant *Fusobacterium necrophorum* meningitis in an immunocompetent adolescent. Pediatr Emerg Care 2012;28:703–704.
13. Angelakis E, Roux V, Raoult D, et al. Human case of *Atopobium rimae* bacteremia. Emerg Infect Dis 2009;15:354–355.
14. Arnon SS. Human tetanus and human botulism. In Rood JI, McClane BA, Songer JG, et al., eds. The Clostridia: Molecular Biology and Pathogenesis. Nueva York, NY: Academic Press, 1997:95–115.
15. Aronoff DM. *Clostridium novyi, sordellii*, and *tetani*: mechanisms of disease. Anaerobe 2013;24:98–101.
16. Arroyo LG, Rousseau J, Willey BM, et al. Use of a selective enrichment broth to recover *C. difficile* from stool swabs stored under different conditions. J Clin Microbiol 2005;43:5341–5343.
17. Atkins BL, Athanasou N, Deeks JJ, et al. Prospective evaluation of criteria for microbiological diagnosis of prosthetic-joint infection at revision arthroplasty. The OSIRIS Collaborative Study Group. J Clin Microbiol 1998;3610:2932–2939.
18. Atlas RM, Snyder JE. Reagents, stains, and media: bacteriology. In Versalovic J, Carroll KC, Funke G, Jorgensen JH, Landry ML, Warnock DW, eds. Manual of Clinical Microbiology. 10th Ed. Washington, DC: ASM Press, 2011:272–303.
19. Awadel-Kariem FM, Patel P, Kapoor J, et al. First report of *Parabacteroides goldsteinii* bacteraemia in a patient with complicated intra-abdominal infection. Anaerobe 2010;16:223–225.
20. Bacic MK, Smith CJ. Laboratory maintenance and cultivation of *Bacteroides* species. Curr Protoc Microbiol 2008;Chapter 13:Unit 13C.1.
21. Bakir MA, Kitahara M, Sakamoto M, et al. *Bacteroides finegoldii* sp. nov., isolated from human faeces. Int J Syst Evol Microbiol 2006;56:931–935.
22. Bakir MA, Sakamoto M, Kitahara M, et al. *Bacteroides dorei* sp. nov., isolated from human faeces. Int J Syst Evol Microbiol 2006;56:1639–1643.
23. Bamber AI, Fitzsimmons K, Cunniffe JG, et al. Diagnosis of *Clostridium difficile*-associated disease: examination of multiple algorithms using toxin EIA, glutamate dehydrogenase EIA and loop-mediated isothermal amplification. Br J Biomed Sci 2012;69:112–118.
24. Bank S, Nielsen HM, Mathiasen BH, et al. *Fusobacterium necrophorum*— detection and identification on a selective agar. APMIS 2010;118:994–999.
25. Barberis CM, Cittadini RM, Almizara MN. Recurrent urinary tract infections with *Bifidobacterium scardovii*. J Clin Microbiol 2012;50:1086–1088.
26. Barenfanger J, Drake C, Lawhorn J, et al. Comparison of chlorhexidine and tincture of iodine for skin antisepsis in preparation for blood sample collection. J Clin Microbiol 2004;42:2216–2217.
27. Baron EJ.Chapter 47: Approaches to identification of anaerobic bacteria. In Versalovic J, Carroll KC, Funke G, Jorgensen JH, Landry ML, Warnock DL, eds. Manual of Clinical Microbiology. 10th Ed. Washington, DC: ASM Press, 2011:799–802.
28. Baron EJ, Citron DM. Anaerobic identification flowchart using minimal laboratory resources. Clin Infect Dis 1997;25:S143–S146.
29. Baron EJ, Curren M, Henderson G, et al. *Bilophila wadsworthia* isolates from clinical specimens. J Clin Microbiol 1992;30:1882–1884.
30. Baron EJ, Summanen P, Downes J, et al. *Bilophila wadsworthia*, gen. nov. and sp. nov., a unique gram-negative anaerobic rod recovered from appendicitis specimens and human faeces. J Gen Microbiol 1989;135(Pt 12):3405–3411.
31. Barreau M, Pagnier I, La Scola B, et al. Improving the identification of anaerobes in the clinical microbiology laboratory through MALDI-TOF mass spectrometry. Anaerobe 2013;22:123–125.
32. Bartlett JG. Pocket Book of Infectious Disease Therapy, 2005–2006. 13th Ed. Philadelphia, PA: Lippincott Williams & Wilkins, 2005.
33. Bartlett JG. Clinical practice. Antibiotic-associated diarrhea. N Engl J Med 2002;346:334–339.
34. Bartlett JG. *Clostridium difficile*-associated enteric disease. Curr Infect Dis Rep 2002;4:477–483.
35. Bartlett JG. Historical perspectives on studies of *Clostridium difficile* and *C. difficile* infection. Clin Infect Dis 2008;46(Suppl 1):S4–S11.
36. Bartlett JG. Anaerobic bacterial infection of the lung. Anaerobe 2012;18:235–239.
37. Bartlett JG. How important are anaerobic bacteria in aspiration pneumonia: when should they be treated and what is optimal therapy. Infect Dis Clin North Am 2013;27:149–155.
38. Bartlett JG. New drugs for *Clostridium difficile* infection: editorial commentary. Clin Infect Dis 2006;43:428–431.
39. Bentorki AA, Gouri A, Yakhlef A, et al. *Propionibacterium avidum* cutaneous abscess in a young immunocompetent. Ann Biol Clin (Paris) 2013;71:703–706.
40. Bhally HS, Lema C, Romagnoli M, et al. *Leptotrichia buccalis* bacteremia in two patients with acute myelogenous leukemia. Anaerobe 2005;11:350–353.
41. Bhatti MA, Frank MO. *Veillonella parvula* meningitis: case report and review of *Veillonella* infections. Clin Infect Dis 2000;31:839–840.
41c. Adriaans B, Shah H. *Fusobacterium ulcerans* sp. nov. from Tropical Ulcers. Int J Syst Bacteriol 1988;38:477–478.

42. Biswas S, Rolain JM. Use of MALDI-TOF mass spectrometry for identification of bacteria that are difficult to culture. J Microbiol Methods 2013;92:14–24.

43. Blairon L, Maza ML, Wybo I, et al. Vitek 2 ANC card versus BBL Crystal Anaerobe and Rapid ANA II for identification of clinical anaerobic bacteria. Anaerobe 2010;15:355–361.

44. Böhnel H, Behrens S, Loch P, et al. Is there a link between infant botulism and sudden infant death? Bacteriological results obtained in central Alemania. Eur J Pediatr 2001;160:623–628.

45. Boo TW, Cryan B, O'Donnell A, et al. Prosthetic valve endocarditis caused by *Veillonella parvula*. J Infect 2005;50:81–83.

46. Bosshard PP, Zbinden R, Altwegg M. *Turicibacter sanguinis* gen. nov., a novel anaereobic, Gram positive bacterium. Int J Syst Evol Microbiol 2002;52:1263–1266.

47. Bostanci N, Belibasakis GN. *Porphyromonas gingivalis*: an invasive and evasive opportunistic oral pathogen. FEMS Microbiol Lett 2012;333(1):1–9.

48. Bouvet P, K'Ouas G, LeCoustumier A, et al. *Clostridium celerecrescens*, often misidentified as "*Clostridium clostridioforme* group" is involved in rare human infections. Diagn Microbiol Infect Dis 2012;74:299–302.

49. Boyanton BL, Sural P, Loomis CB, et al. Loop-mediated isothermal amplification compared to real-time PCR and enzyme immunoassay for toxigenic *Clostridium difficile* detection. J Clin Microbiol 2012;50:640–645.

50. Brancaccio M, Legendre GG. *Megasphaera elsdenii* endocarditis. J Clin Microbiol 1979;10:72–74.

51. Brazier JS. Human infections with *Fusobacterium necrophorum*. Anaerobe 2006;12:165–172.

52. Brazier JS, Borriello SP. Microbiology, epidemiology, and diagnosis of *Clostridium difficile* infection. Curr Top Microbiol Immunol 2000;250:1–33.

53. Brazier J, Chmelar D, Dubreuil L, et al. European surveillance study on antimicrobial susceptibility of Gram-positive anaerobic cocci. Int J Antimicrob Agents 2008;31:316–320.

54. Brazier JS, Smith SA. Evaluation of the Anoxomat: a new technique for anaerobic and microaerophilic clinical bacteriology. J Clin Pathol 1989;42:640–644.

55. Brook I. Actinomycosis: diagnosis and management. South Med J 2008; 101:1019–1023.

56. Brook I. Anaerobic bacteriology in upper respiratory tract and head and neck infections: microbiology and treatment. Anaerobe 2012;18:214–220.

57. Brook I. Infective endocarditis caused by anaerobic bacteria. Arch Cardiovasc Dis 2008;101:665–701.

58. Brook I. The role of anaerobic bacteria in bacteremia. Anaerobe 2010;16:183–189.

59. Brook I. Microbiology and management of soft tissue and muscle infections. Int J Surg 2008;6:328–338.

60. Brook I. Microbiology of intracranial abscesses and their associated sinusitis. Arch Otolaryngol Head Neck Surg 2005;131:1017–1019.

61. Brook I, Wexler HM, Goldstein EJ. Antianaerobic antimicrobials: spectrum and susceptibility testing. Clin Microbiol Rev 2013;26:526–546.

62. Buchanan AG. Clinical laboratory evaluation of a reverse CAMP test for presumptive identification of *Clostridium perfringens*. J Clin Microbiol 1982;16:761–762.

63. Buchan BW, Mackey TLA, Daly JA, et al. Multicenter clinical evaluation of the portrait toxigenic *C. difficile* assay for detection of toxigenic *Clostridium difficile* strains in clinical stool specimens. J Clin Microbiol 2012;50:3932–3936.

64. Burnham CA, Carroll KC. Diagnosis of *Clostridium difficile* infection: an ongoing conundrum for clinicians and for clinical laboratories. Clin Microbiol Rev 2013;26:604–630.

65. Butler-Wu SM, Burns EM, Pottinger PS, et al. Optimization of periprosthetic culture for diagnosis of *Propionibacterium acnes* prosthetic joint infection. J Clin Microbiol 2011;49:2490–2495.

66. Butler-Wu SM, Cookson BT. Reply to "Anaerobic thioglycolate broth culture for recovery of *Propionibacterium acnes* from shoulder tissue and fluid specimens." J Clin Microbiol 2013;51:733.

67. Candoni A, Fili C, Trevisan R, et al. *Fusobacterium nucleatum*: a rare cause of bacteremia in neutropenic patients with leukemia and lymphoma. Clin Microbiol Infect 2003;9:1112–1115.

68. Cannon JP, Lee TA, Bolanos JT, et al. Pathogenic relevance of *Lactobacillus*: a retrospective review of over 200 cases. Eur J Clin Microbiol Infect Dis 2005;24:31–40.

69. Caram LB, Linefsky JP, Read KM, et al. *Leptotrichia* endocarditis: report of two cases from the International Collaboration on Endocarditis (ICE) database and review of previous cases. Eur J Clin Microbiol Infect Dis 2008;27:139–143.

70. Carlier JP, Bedora-Faure M, K'ouas G, et al. Proposal to unify *Clostridium orbiscindens* Winter et al. 1991 and *Eubacterium plautii* (Séguin 1928) Hofstad and Aasjord 1982, with description of *Flavonifractor plautii* gen. nov., comb. nov., and reassignment of *Bacteroides capillosus* to *Pseudoflavonifractor capillosus* gen. nov., comb. nov. Int J Syst Evol Microbiol 2010;60:585–590.

71. Carlier JP, K'ouas G, Han XY. *Moryella indoligenes* gen. nov., sp. nov., an anaerobic bacterium isolated from clinical specimens. Int J Syst Evol Microbiol 2007;57:725–729.

72. Carlier JP, Marchandin H, Jumas-Bilak E, et al. *Anaeroglobus geminatus* gen. nov., sp. nov., a novel member of the family *Veillonellaceae*. Int J Syst Evol Microbiol 2002;52:983–986.

73. Carman RJ, Wickham KN, Chen L, et al. Glutamate dehydrogenase is highly conserved among *Clostridium difficile* ribotypes. J Clin Microbiol 2012;50:1425–1426.

74. Carroll KC. Tests for the diagnosis of *Clostridium difficile* infection: the next generation. Anaerobe 2011;17:170–174.

75. Carroll KC, Bartlett JG. Biology of *Clostridium difficile*: implications for epidemiology and diagnosis. Annu Rev Microbiol 2011;65:501–521.

76. Carroll KC, Buchan BW, Tan S, et al. Multicenter evaluation of the Verigene *Clostridium difficile* nucleic acid assay. J Clin Microbiol 2013;51:4120–4125.

77. Carson KC, Boseiwaqa LV, Thean SK, et al. Isolation of *Clostridium difficile* from faecal specimens—a comparison of chromID C. difficile agar and cycloserine-cefoxitin-fructose agar. J Med Microbiol 2013;62:1423–1427.

78. Cartwright CP, Lembke BD, Ramachandran K, et al. Development and validation of a semiquantitative, multitarget PCR assay for diagnosis of bacterial vaginosis. J Clin Microbiol 2012;50:2321–2329.

79. Cavallaro JJ, Wiggs LS, Miller JM. Evaluation of the BBL Crystal Anaerobe identification system. J Clin Microbiol 1997;35:3186–3191.

80. Center for Disease Control and Prevention. Botulism. http://www.bt.cdc.gov/agent/botulism

81. Center for Disease Control and Prevention. C. perfringens. www.cdc.gov/foodsafety/Clostridium-perfringens.html

82. Center for Disease Control and Prevention. Tetanus Surveillance - United States, 2001-2008. MMWR Morb Mortal Wkly Rep 2011;60(12):365–369. www.cdc.gov/mmwr/pdf/wk/mm6012.pdf

83. Centers for Disease Control and Prevention (CDC). Multidrug-resistant *Bacteroides fragilis*—Seattle, Washington, 2013. MMWR Morb Mortal Wkly Rep 2013;62:694–696.

84. Centor RM. Expand the pharyngitis paradigm for adolescents and young adults. Ann Intern Med 2009;151:812–815.

85. Chan JF, Lau SK, Curreem SO, et al. First report of spontaneous intrapartum *Atopobium vaginae* bacteremia. J Clin Microbiol 2012;50:2525–2528.

86. Chang HT, Krezolek D, Johnson S, et al. Onset of symptoms and time to diagnosis of *Clostridium difficile*-associated disease following discharge from an acute care hospital. Infect Control Hosp Epidemiol 2007;28:926–931.

87. Chao CT, Lee SY, Yang WS, et al. Peritoneal dialysis peritonitis by anaerobic pathogens: a retrospective case series. BMC Nephrol 2013;14:111.

88. www.cdc.gov/tetanus

89. Charfreitag O, Collins MD, Stackebrandt E. Reclassification of *Arachnia propionica* as *Propionibacterium propionicus* comb. nov. Int J Syst Bacteriol 1988;38:354–357.

90. Chatterjee S, Hemram S, Bhattacharya S, et al. A case of neonatal tetanus presented within 24 hours of life. Trop Doct 2013;43:43–45.

91. Chaudhry R, Dhawan B, Pandey A, et al. *Propionibacterium granulosum*: a rare cause of endocarditis. J Infect 2000;41(3):284.

92. Chirinos JA, Lichtstein DM, Garcia J, et al. The evolution of Lemierre syndrome: report of 2 cases and review of the literature. Medicine (Baltimore) 2002;81:458–465.

93. Chu YW, Wong CH, Chu MY, et al. *Varibaculum cambriense* infections in Hong Kong, China, 2006. Emerg Infect Dis 2009;15:1137–1139.

94. Church DL, Simmon KE, Sporina J, et al. Identification by 16S rRNA gene sequencing of *Negativicoccus succinicivorans* recovered from the blood of a patient with hemochromatosis and pancreatitis. J Clin Microbiol 2011;49: 3082–3084.

95. Citron DM. Update on the taxonomy and clinical aspects of the genus *Fusobacterium*. Clin Infect Dis 2002;35:S22–S27.

96. Citron DM, Warren YA, Hudspeth MK, et al. Survival of aerobic and anaerobic bacteria in purulent clinical specimens maintained in the Copan Venturi Transystem and Becton Dickinson Port-A-Cul transport systems. J Clin Microbiol 2000;38:892–894.

97. Claros M, Citron DM, Goldstein EJ, et al. Differences in distribution and antimicrobial susceptibility of anaerobes isolated from complicated intra-abdominal infections versus diabetic foot infections. Diagn Microbiol Infect Dis 2013;76:546–548.

98. Claros MC, Papke Y, Kleinkauf N, et al. Characteristics of *Fusobacterium ulcerans*, a new and unusual species compared with *Fusobacterium varium* and *Fusobacterium mortiferum*. Anaerobe 1999;5:137–140.

99. Clarridge JE III, Zhang Q. Genotypic diversity of clinical *Actinomyces* species: phenotype, source, and disease correlation among genospecies. J Clin Microbiol 2002;40:3442–3448.

100. CLSI. Methods for Antimicrobial Susceptibility testing of Anaerobic Bacteria; Approved Standard – 8th Ed. CLSI document M11-A8. Clinical and Laboratory Standards Institute, Wayne, PA, 2012.

101. Cohen SH, Gerding DN, Johnson S, et al. Clinical practice guidelines for *Clostridium difficile* infection in adults: 2010 update by the Society for Healthcare Epidemiology of America (SHEA) and the Infectious Diseases Society of America (IDSA). Infect Control Hosp Epidemiol 2010;31:431–455.

102. Collins MD, Hoyles L, Kalfas S, et al. Characterization of *Actinomyces* isolates from infected root canals of teeth: description of *Actinomyces radicidentis* sp. nov. J Clin Microbiol 2000;38:3399–3403.

103. Collins MD, Hoyles L, Tornqvist E, et al. Characterization of some strains from human clinical sources which resemble "*Leptotrichia sanguinegens*": description of *Sneathia sanguinegens* sp. nov., gen. nov. Syst Appl Microbiol 2001;24:358–361.

104. Collins MD, Lawson PA, Willems A, et al. The phylogeny of the genus *Clostridium*: proposal of five new genera and eleven new species combinations. Int J Syst Bacteriol 1994;44:812–826.

105. Collins MD, Wallbanks S. Comparative sequence analyses of the 16S rRNA genes of *Lactobacillus minutus, Lactobacillus rimae* and *Streptococcus parvulus*: proposal for the creation of a new genus *Atopobium*. FEMS Microbiol Lett 1992;74:235–240.

106. Coltella L, Mancinelli L, Onori M, et al. Advancement in the routine identification of anaerobic bacteria by MALDI-TOF mass spectrometry. Eur J Clin Microbiol Infect Dis 2013;32:1183–1192.

107. Comely OA, Crook DW, Esposito R, et al. Fidaxomicin versus vancomycin for infection with *Clostridium difficile* in Europe, Canada and the USA: a double-blind, non-inferiority, randomized controlled trial. Lancet Infect Dis 2012;12(4):281–289.

108. Cone LA, Battista BA, Shaeffer CW Jr. Endocarditis due to *Peptostreptococcus anaerobius*: case report and literature review of peptostreptococcal endocarditis. J Heart Valve Dis 2003;12:411–413.

109. Costiniuk CT, Voduc N, de Souza C. Pulmonary actinomycosis in a male patient with a tracheal bronchus. Can Respir J 2011;18:84–86.

110. Culbreath K. Ager E, Nemeyer RJ, et al. Evolution of testing algorithms at a university hospital for detection of *Clostridium difficile* infections. J Clin Microbiol 2012;50:3073–3076.

111. Culebras E, Rodriguez-Avial I, Betrie C, et al. Rapid identification of clinical isolalates of *Bacteroides* species by matrix-assisted-laser-desorption/ionization time-of-flight mass spectrometry. Anaerobe 2012;18:163–165.

112. Darkoh C, DuPont HL, Kaplan HB. Novel one-step method for detection and isolation of active toxin-producing *Clostridium difficile* strains directly from stool samples. J Clin Microbiol 2011;49:4219–4224.

113. Deak E, Miller SA, Humphries RM. Comparison of the Illumigene, Simplexa, and AmpliVue *Clostridium difficile* molecular assays for diagnosis of *C. difficile* infection. J Clin Microbiol 2014;52:960–963.

114. Delaney ML, Onderdonk AB. Evaluation of the AnaeroPack system for growth of clinically significant anaerobes. J Clin Microbiol 1997;35:558–562.

115. Della Valle C, Parvizi J, Bauer TW, et al. Diagnosis of periprosthetic joint infections of the hip and knee. J Am Acad Orthop Surg 2010;18(12):760–770.

116. Dellinger CA, Moore LV. Use of the RapID-ANA System to screen for enzyme activities that differ among species of bile-inhibited *Bacteroides*. J Clin Microbiol 1986;23:289–293.

117. Deschlier EK, Thompson PP, Kowalski RP. Evaluation of the new OxyPlate™ Anaerobic System for the isolation of ocular anaerobic bacteria. Int J Ophthalmol 2012;5:582–585.

118. Dewhirst FE, Paster BJ, Tzellas N, et al. Characterization of novel human oral isolates and cloned 16S rADN sequences that fall in the family Coriobacteriaceae: description of olsenella gen. nov., reclassification of *Lactobacillus uli as Olsenella uli* comb. nov. and description of *Olsenella profusa* sp. nov. Int J Syst Evol Microbiol 2001;51:1797–1804.

119. Dittmar E, Beyer P, Fischer D, et al. Necrotizing enterocolitis of the neonate with *Clostridium perfringens*: diagnosis, clinical course, and role of alpha toxin. Eur J Pediatr 2008;167:891–895.

120. Dols JA, Smit PW, Kort R, et al. Microarray-based identification of clinically relevant vaginal bacteria in relation to bacterial vaginosis. Am J Obstet Gynecol 2011;204:305.e1–e7.

121. Domingo MC, Huletsky A, Boissinot M, et al. *Clostridium lavalense*, sp. noc., a glycopeptides resistant species isolated from human faeces. Int J Syst Evol Microbiol 2009;59:498–503.

122. Dowell VR Jr. Botulism and tetanus: selected epidemiologic and microbiologic aspects. Rev Infect Dis 1984;6:S202–S207.

123. Dowell VR Jr, Lombard GL. Differential agar media for identification of anaerobic bacteria. In Tilton RC, ed. Rapid Methods and Automation in Microbiology. Washington, DC: American Society for Microbiology, 1982: 258–262.

124. Downes J, Liu M, Kononen E, et al. *Prevotella micans* sp. nov., isolated from the human oral cavity. Int J Syst Evol Microbiol 2009;59:771–774.

125. Downes J, Mangels JI, Holden J, et al. Evaluation of two single-plate incubation systems and the anaerobic chamber for the cultivation of anaerobic bacteria. J Clin Microbiol 1990;28:246–248.

126. Downes J, Mantzourani M, Beighton D, et al. *Scardovia wiggsiae* sp. nov., isolated from the human oral cavity and clinical material, and emended descriptions of the genus *Scardovia* and *Scardovia inopinata*. Int J Syst Evol Microbiol 2011;61(Pt 1):25–29.

127. Downes J, Munson MA, Radford DR, et al. *Shuttleworthia satelles* gen. nov., sp. nov., isolated from the oral human cavity. Int J Syst Evol Microbiol 2002;52:1469–1475.

128. Downes J, Munson MA, Spratt DA, et al. Characterisation of *Eubacterium*-like strains isolated from oral infections. Med Microbiol 2001;50:947–951.

129. Downes J, Olsvik B, Hiom SJ, et al. *Bulleidia extructa* gen. nov., sp. nov., isolated from the oral cavity. Int J Syst Evol Microbiol 2000;50:379–383.

130. Downes J, Sutcliffe IC, Hofstad T, et al. *Prevotella bergensis* sp. nov., isolated from human infections. Int J Syst Evol Microbiol 2006;56:609–612.

131. Downes J, Sutcliffe I, Tanner AC, et al. *Prevotella marshii* sp. nov. and *Prevotella baroniae* sp. nov., isolated from the human oral cavity. Int J Syst Evol Microbiol 2005;55:1551–1555.

132. Downes J, Tanner AC, Dewhirst FE, et al. *Prevotella saccharolytica* sp. nov., isolated from the human oral cavity. Int J Syst Evol Microbiol 2010;60: 2458–2461.

133. Downes J, Vartoukian SR, Dewhirst FE, et al. *Pyramidobacter piscolens* gen. nov., sp. nov., a member of the phylum 'Synergistetes' isolated from the human oral cavity. Int J Syst Evol Microbiol 2009;59:972–980.

134. Downes J, Wade WG. *Propionibacterium acidifaciens* sp. nov., isolated from the human mouth. Int J Syst Evol Microbiol 2009;59:2778–2781.

135. Drago L, Vassena C, Saibene AM, et al. A case of coinfection in a chronic maxillary sinusitis of odontogenic origin: identification of *Dialister pneumosintes*. J Endod 2013;39:1084–1087.

136. Drudy D, Harnedy N, Fanning S, et al. Emergence and control of fluoroquinolone resistant, toxin-A negative, toxin-B positive *Clostridium difficile*. Infect Control Hosp Epidemiol 2007;28:932–940.

137. Duncan SH, Aminov RI, Scott KP, et al. Proposal of *Roseburia faecis* sp. nov., *Roseburia hominis* sp. nov. and *Roseburia inulinivorans* sp. nov., based on isolates from human faeces. Int J Syst Evol Microbiol 2006;56:2437–2441.

138. Eastwood K, Else P, Charlett A, et al. Comparison of nine commercially available *Clostridium difficile* toxin detection assays, a real-time PCR assay for *C. difficile* tcdB, and a glutamate dehydrogenase detection assay to cytotoxin testing and cytotoxigenic culture methods. J Clin Microbiol 2009;47: 3211–3217.

139. Eaton SR, Mazuski JE. Overview of severe *Clostridium difficile* infection. Crit Care Clin 2013;29:827–839.

140. Eckert C, Burghoffer B, Lalande V, et al. Evaluation of the chromogenic agar chromID *C. difficile*. J Clin Microbiol 2013;51:1002–1004.

141. Elbir H, Robert C, Nguyen TT, et al. *Staphylococcus aureus* subsp. *anaerobius* strain ST1464 genome sequence. Stand Genomic Sci 2013;9(1):1–13.

142. Eley A, Clarry T, Bennett KW. Selective and differential medium for isolation of *Bacteroides ureolyticus* from clinical specimens. Eur J Clin Microbiol Infect Dis 1989;8:83–85.

143. Elsayed S, Zhang K. Isolation and 16S ribosomal RNA gene sequence-based identification of *Clostridium scindens* from an intra-abdominal abscess. Anaerobe 2006;12:13–16.

144. Elsayed S, George A, Zhang K. Intrauterine contraceptive device-associated pelvic actinomycosis caused by *Actinomyces urogenitalis*. Anaerobe 2006;12:67–70.

145. El-Sharif A, Elkhatib WF, Ashour HM. Nosocomial infections in leukemic and solid-tumor cancer patients: distribution, outcome and microbial spectrum of anaerobes. Future Microbiol 2012;7:1423–1429.

146. Eribe ER, Paster BJ, Caugant DA, et al. Genetic diversity of *Leptotrichia* and description of *Leptotrichia goodfellowii* sp. nov., *Leptotrichia hofstadii* sp. nov., *Leptotrichia shahii* sp. nov. and *Leptotrichia wadei* sp. nov. Int J Syst Evol Microbiol 2004;54:583–592.

147. Erwin ME, Fix AM, Jones RN. Three independent yearly analyses of the spectrum and potency of metronidazole: a multicenter study of 1,108 contemporary anaerobic clinical isolates. Diagn Microbiol Infect Dis 2001; 39:129–132.

148. Ezaki T, Kawamura Y, Li N, et al. Proposal of the genera *Anaerococcus* gen. nov., *Peptoniphilus* gen. nov. and *Gallicola* gen. nov. for members of the genus *Peptostreptococcus*. Int J Syst Evol Microbiol 2001;51:1521–1528.

149. Falagas ME, Siakavellas E. *Bacteroides, Prevotella*, and *Porphyromonas* species: a review of antibiotic resistance and therapeutic options. Int J Antimicrob Agents 2000;15:1–9.

150. Fanourgiakis P, Vekemans M, Georgala A, et al. Febrile neutropenia and *Fusobacterium* bacteremia: clinical experience with 13 cases. Support Care Cancer 2003;11:332–335.

151. Farrow JA, Lawson PA, Hippe H, et al. Phylogenetic evidence that the gram-negative nonsporulating bacterium *Tissierella (Bacteroides) praeacuta* is a member of the *Clostridium* subphylum of the gram-positive bacteria and description of *Tissierella creatinini* sp. nov. Int J Syst Bacteriol 1995;45:436–440.

152. Fawley WN, Underwood S, Freeman J, et al. Efficacy of hospital cleaning agents and germicides against epidemic *Clostridium difficile* strains. Infect Control Hosp Epidemiol 2007;28:920–925.

153. Fazili T, Blair D, Riddell S, et al. *Actinomyces meyeri* infection: case report and review of the literature. J Infect 2012;65:357–361.

154. Fedorko DP, Drake SK, Stock F, et al. Identification of clinical isolates of anaerobic bacteria using matrix-assisted laser desorption ionization time-of-flight mass spectrometry. Eur J Clin Microbiol Infect Dis 2012;31:2257–2262.

155. Fenner L, Widmer AF, Straub C, et al. Is the incidence of anaerobic bacteremia decreasing? Analysis of 114,000 blood cultures over a 10-year period. J Clin Microbiol 2008;46:2432–2434.

156. Fenner L, Roux V, Mallet MN, et al. *Bacteroides massiliensis* sp. nov., isolated from blood culture of a newborn. Int J Syst Evol Microbiol 2005;55 (Pt 3):1335–1337.

157. Fenner L, Roux V, Ananian P, et al. *Alistipes finegoldii* in blood cultures from colon cancer patients. Emerg Infect Dis 2007;13:1260–1262.

158. Finegold S. Changes in taxonomy, anaerobes associated with humans, 2001–2004. Anaerobe 2004;10:309–312.

159. Finegold SM. Anaerobic Bacteria in Human Disease. Nueva York, NY: Academic Press, 1977.

160. Finegold SM. Anaerobic bacteria: general concepts. In Mandell GL, Bennett JE, Dolin R, eds. Mandell, Douglas, and Bennett's Principles and Practice of Infectious Diseases. Vol. 2. 5th Ed. Philadelphia, PA: Churchill Livingstone, 2000:2519–2537.

161. Finegold SM, George WL. Anaerobic Infections in Humans. San Diego, CA: Academic Press, 1989.

162. Finegold SM, Song Y, Liu C. Taxonomy: general comments and update on taxonomy of Clostridia and anaerobic cocci. Anaerobe 2002;8:283–285.

163. Finegold SM. Song Y, Liu C, et al. *Clostridium clostridioforme*: a mixture of three clinically important species. Eur J Clin Microbiol Infect Dis 2005;24:319–324.

164. Finegold SM, Vaisanen ML, Molitoris DR, et al. *Cetobacterium somerae* sp. nov. from human feces and emended description of the genus *Cetobacterium*. Syst Appl Microbiol 2003;26:177–181.

165. Finegold SM, Vaisanen ML, Song Y, et al. *Porphyromonas uenonis* sp. nov., pathogen for humans distinct from *P. asaccharolyticus* and *P. endodontalis*. J Clin Microbiol 2004;42:5298–5301.

166. Fisher RG, Denison MR. *Veillonella parvula* bacteremia without an underlying source. J Clin Microbiol 1996;34:3235–3236.

166e. Marvaud JC, Mory F, Lambert T. *Clostridium clostridioforme* and *Atopobium minutum* Clinical Isolates with VanB-Type Resistance in France. J Clin Microbiol 2011;49:3436–3438.

167. Forrester JD, Spain DA. *Clostridium ramosum* bacteremia: case report and literature review. Surg Infect (Larchmt) 2014;15:343–346.

168. Foster AG. Rapid identification of microbes in positive blood cultures by use of the Vitek MS matrix-assisted laser desorption ionization-time of flight mass spectrometry system. J Clin Microbiol 2013;51:3717–3719.

169. Fournier D, Mouton C, Lapierre P, et al. *Porphyromonas gulae* sp. nov., an anaerobic, gram-negative coccobacillus from the gingival sulcus of various animal hosts. Int J Syst Evol Microbiol 2001;51:1179–1189.

170. Fournier PE, La MV, Casalta JP, et al. *Finegoldia magna*, an early post-operative cause of infectious endocarditis: report of two cases and review of the literature. Anaerobe 2008;14:310–312.

171. Fournier R, Wallet F, Grandbastien B, et al. Chemical extraction versus direct smear for MALDI-TOF mass spectrometry identification of anaerobic bacteria. Anaerobe 2012;18:294–297.

172. Frost BL, Caplan MS. Necrotizing enterocolitis: pathophysiology, platelet-activating factor, and probiotics. Semin Pediatr Surg 2013;22:88–93.

173. Fujitani S, Liu CX, Finegold SM, et al. *Clostridium tertium* isolated from gas gangrene wound; misidentified as *Lactobacillus* spp initially due to aerotolerant feature. Anaerobe 2007;13:161–165.

174. Funke G, Alvarez N, Pascual C, et al. *Actinomyces europaeus* sp. nov., isolated from human clinical specimens. Int J Syst Bacteriol 1997;47:687–692.

175. Funke G, Stubbs S, von Graevenitz A, et al. Assignment of human-derived CDC group 1 coryneform bacteria and CDC group 1-like coryneform bacteria to the genus *Actinomyces* as *Actinomyces neuii* subsp. *neuii* sp. nov., subsp. nov., and *Actinomyces neuii* subsp. *anitratus* subsp. nov. Int J Syst Bacteriol 1994;44:167–171.

176. Funke G, von Graevenitz A. Infections due to *Actinomyces neuii* (former "CDC coryneform group 1" bacteria). Infection 1995;23:73–75.

177. Ganeshalingham A, Buckley D, Shaw I, et al. *Bacteroides fragilis* concealed in an infant with *Escherichia coli* meningitis. J Paediatr Child Health 2014;50:78–80.

178. Garcia LS, (ed.). Clinical Microbiology Procedures Handbook. 3rd Ed. Washington, DC: ASM Press, 2010.

179. Garner O, Mochon A, Branda J, et al. Multi-centre evaluation of mass spectrometric identification of anaerobic bacteria using the VITEK MS system. Clin Microbiol Infect 2014;20:335–339.

180. Gerding DN. Clindamycin, cephalosporins, fluoroquinolones, and *Clostridium difficile*-associated diarrhea: this is an antimicrobial resistance problem. Clin Infect Dis 2004;38:646–648.

181. Ghanem FM, Ridpath AC, Moore WE, et al. Identification of *Clostridium botulinum*, *Clostridium argentinense*, and related organisms by cellular fatty acid analysis. J Clin Microbiol 1991;29:1114–1124.

182. Gilbert DN, Moellering RC, Eliopolous GM, et al. Sanford Guide to Antimicrobial Therapy 2013: Pocket-Sized Edition (Guide to Antimicrobial Therapy (Sanford)). 43rd Ed. Sperryville, VA: Antimicrobial Therapy, Inc., 2013.

183. Gilligan PH. Is a two-step glutamate dehydrogenase antigen-cytotoxicity neutralization assay algorithm superior to the premier toxin A and B enzyme immunoassay for laboratory detection of *Clostridium difficile*? J Clin Microbiol 2008;46:1523–1525.

184. Glazunova OO, Launay T, Raoult D, et al. *Prevotella timonensis* sp. nov., isolated from a human breast abscess. Int J Syst Evol Microbiol 2007;57:883–886.

185. Glupczynski Y, Labbe M, Crokaert F, et al. Isolation of *Mobiluncus* in four cases of extragenital infections in adult women. Eur J Clin Microbiol 1984;3:433–435.

186. Godfrey AM, Diaz-Mendoza J, Ray C, et al. Endobronchial actinomycosis after airway stenting. J Bronchology Interv Pulmonol 2012;19:315–318.

187. Godreuil S, Morel J, Darbas H, et al. Unusual case of spondylodiscitis due to *Staphylococcus saccharolyticus*. Joint Bone Spine 2005;72:89–97.

188. Golan Y, McDermott LA, Jacobus NV, et al. Emergence of fluoroquinolone resistance among *Bacteroides* species. J Antimicrob Chemother 2003;52:208–213.

189. Goldstein EJ, Babakhani F, Citron DM. Antimicrobial activities of fidaxomicin. Clin Infect Dis 2012;55:S143–S148.

190. Goldstein EJC, Citron DM. Resistance trends in antimicrobial susceptibility of anaerobic bacteria, Part II. Clin Microbiol Newsl 2011;33:9–15.

191. Goldstein EJ, Citron DM, Goldman PJ, et al. National hospital survey of anaerobic culture and susceptibility methods: III. Anaerobe 2008;14:68–72.

192. Goldstein EJ, Citron DM, Peraino VA, et al. *Desulfovibrio desulfuricans* bacteremia and review of human *Desulfovibrio* infections. J Clin Microbiol 2003;41:2752–2754.

193. Gomes BP, Jacinto RC, Pinheiro ET, et al. Molecular analysis of *Filifactor alocis*, *Tannerella forsythia*, and *Treponema denticola* associated with primary endodontic infections and failed endodontic treatment. J Endod 2006;32:937–940.

194. Gough E, Shaikh H, Manges AR. Systematic review of intestinal microbiota transplantation (fecal bacteriotherapy) for recurrent *Clostridium difficile* infection. Clin Infect Dis 2011;53:994–1002.

195. Gouriet F, Million M, Henri M, et al. *Lactobacillus rhamnosus* bacteremia: an emerging clinical entity. Eur J Clin Microbiol Infect Dis 2012;31:2469–2480.

196. Goyal H, Arora S, Mishra S, et al. Vertebral osteomyelitis and epidural abscesses caused by *Prevotella oralis*: a case report. Braz J Infect Dis 2012;16:594–596.

197. Grass JE, Gould LH, Mahon BE. Epidemiology of foodborne disease outbreaks caused by *Clostridium perfringens*, United States, 1998–2010. Foodborne Pathog Dis 2013;10:131–136.

198. Grollier G, Agius G, Rouffineau J, et al. *Leptotrichia buccalis* isolated from peritoneal fluid of two immunocompromised patients. Clin Microbiol Newsl 1990;12:62–63.

198d. Rodriguez JM, Collins MD, Sjoden B, Falsen E. Characterization of a novel *Atopobium* isolate from the human vagina: description of *Atopobium vaginae* sp. nov. Int J Syst Bacteriol 1999;49:1573–1576.

199. Gyorke CE, Wang S, Leslie JL, et al. Evaluation of *Clostridium difficile* fecal load and limit of detection during a prospective comparison of two molecular tests, the Illumigene C. difficile and Xpert C. difficile/Epi tests. J Clin Microbiol 2013;51:278–280.

200. Hagiya H, Otsuka F. *Actinomyces meyeri* meningitis: the need for anaerobic cerebrospinal fluid cultures. Intern Med 2014;53:67–71.

201. Hall AJ, Curns AT, McDonald LC, et al. The roles of *Clostridium difficile* and norovirus among gastroenteritis-associated deaths in the United States, 1999–2007. Clin Infect Dis 2012;55:216–223.

202. Hall G. Microbiology Tech Sample No MB-3. Tech Sample. American Society for Clinical Pathologists, 1991.

203. Hall V, Collins MD, Hutson R, et al. *Actinomyces cardiffensis* sp. nov. from human clinical sources. J Clin Microbiol 2002;40:3427–3431.

204. Hall V, Collins MD, Hutson RA, et al. *Actinobaculum urinale* sp. nov., from human urine. Int J Syst Evol Microbiol 2003;53:679–682.

205. Hall V, Collins MD, Hutson RA, et al. *Actinomyces oricola* sp. nov., from a human dental abscess. Int J Syst Evol Microbiol 2003;53:1515–1518.

206. Hall V, Collins MD, Lawson PA, et al. *Actinomyces nasicola* sp. nov., isolated from a human nose. Int J Syst Evol Microbiol 2003;53:1445–1448.

207. Hall V, Collins MD, Lawson PA, et al. Characterization of some *Actinomyces*-like isolates from human clinical sources: description of *Varibaculum cambriensis* gen. nov., sp. nov. J Clin Microbiol 2003;41:640–644.

208. Hall V, Collins MD, Lawson PA, et al. *Actinomyces dentalis* sp. nov., from a human dental abscess. Int J Syst Evol Microbiol 2005;55:427–431.

209. Hallit RR, Afridi M, Sison R, et al. *Clostridium tetani* bacteraemia. J Med Mcirobiol 2013;62:155–156.

210. Hardham JM, King KW, Dreier K, et al. Transfer of *Bacteroides splanchnicus* to *Odoribacter* gen. nov. as *Odoribacter splanchnicus* comb. nov., and description of *Odoribacter denticanis* sp. nov., isolated from the crevicular spaces of canine periodontitis patients. Int J Syst Evol Microbiol 2008;58:103–109.

211. Hashimura T, Sato M, Hoshino E. Detection of *Slackia exigua, Mogibacterium timidum* and *Eubacterium saphenum* from pulpal and periradicular samples using the polymerase chain reaction (PCR) method. Int Endod J 2001;34:463–470.

212. Hayashi H, Sakamoto M, Benno Y. Phylogenetic analysis of the human gut microbiota using 16S rADN clone libraries and strictly anaerobic culture-based methods. Microbiol Immunol 2002;46:535–548.

213. Hayashi H, Shibata K, Sakamoto M, et al. *Prevotella copri* sp. nov. and *Prevotella stercorea* sp. nov., isolated from human faeces. Int J Syst Evol Microbiol 2007;57:941–946.

214. Hecht DW. Prevalence of antibiotic resistance in anaerobic bacteria: worrisome developments. Clin Infect Dis 2004;39:92–97.

215. Hecht DW. Resistance trends in anaerobic bacteria. Clin Microbiol Newsl 2000;22:41–44.

216. Henssge U, Do T, Radford DR, et al. Emended description of *Actinomyces naeslundii* and descriptions of *Actinomyces oris* sp. nov. and *Actinomyces johnsonii* sp. nov., previously identified *as Actinomyces naeslundii* genospecies 1, 2 and WVA 963. Int J Syst Evol Microbiol 2009;59:509–516.

217. Hentges DJ. The anaerobic microflora of the human body. Clin Infect Dis 1993;16(Suppl 4):S175–S180.

218. Hill DA, Seaton RA, Cameron FM, et al. Severe sepsis caused by *Mobiluncus curtisii* subsp. *curtisii* in a previously healthy female: case report and review. J Infect 1998;37:194–196.

219. Hillier SL. Diagnostic microbiology of bacterial vaginosis. Am J Obstet Gynecol 1993;169:455–459.

220. Hink T, Burnham CAD, Dubberke ER. A systematic evaluation of methods to optimize culture-based recovery of *Clostridium difficile* from stool specimens. Anaerobe 2013;19:39–43.

221. Hoyles L, Inganas E, Falsen E, et al. *Bifidobacterium scardovii* sp. nov., from human sources. Int J Syst Evol Microbiol 2002;52:995–999.

222. Huang C, Al-Essawi T. Actinomycosis of the urinary bladder. Can Urol Assoc J 2013;7:E502–E504.

223. Huang H, Weintraub A, Fang H, et al. Comparison of commercial multiplex real-time PCR to cell cytotoxicity neutralization assay for diagnosis of *Clostridium difficile* infections. J Clin Microbiol 2009;47:3729–3731.

224. Hughes HC, Newnham R, Athanasou N, et al. Microbiological diagnosis of prosthetic joint infections: a prospective evaluation of four bacterial culture media in the routine laboratory. Clin Microbiol Infect 2011;17:1528–1530.

225. Hugelshofer M, Achermann Y, Kovari H, et al. Meningoencephalitis with subdural empyema caused by toxigenic *C. perfringens* type A. J Clin Microbiol 2012;50:3409–3411.

226. Humphries BM, Uslan DZ, Rubin Z. Performance of *Clostridium difficile* toxin enzyme immunoassay and nucleic acid amplifications tests stratified by patient disease severity. J Clin Microbiol 2013;51:869–873.

227. Huys G, Vancanneyt M, D'Haene K, et al. *Alloscardovia omnicolens* gen. nov., sp. nov., from human clinical samples. Int J Syst Evol Microbiol 2007;57:1442–1446.

228. Ichiishi S, Tanaka K, Nakao K, et al. First isolation of *Desulfovibrio* from the human vaginal flora. Anaerobe 2010;16:229–233.

229. Iwata K, Takahashi M. Is anaerobic blood culture necessary? If so, who needs it? Am J Med Sci 2008;336:58–63.

230. Jain S, Bui V, Spencer C, et al. Septic arthritis in a native joint due to *Anaerococcus prevotii*. J Clin Pathol 2008;61(6):775–776.

231. Jamal WY, Shahin M, Rotimi VO. Comparison of two matrix-assisted laser desorption/ionization-time of flight (MALDI-TOF) mass spectrometry methods and API 20AN for identification of clinically relevant anaerobic bacteria. J Med Microbiol 2013;62:540–544.

232. Jenkins SG, Schuetz AN. Current concepts in laboratory testing to guide antimicrobial therapy. Mayo Clin Proc 2012;87:290–308.

233. Jian W, Dong X. Transfer of *Bifidobacterium inopinatum* and *Bifidobacterium denticolens* to *Scardovia inopinata* gen. nov., comb. nov., and *Parascardovia denticolens* gen. nov., comb. nov., respectively. Int J Syst Evol Microbiol 2002;52:809–812.

234. Johnson CC, Reinhardt JF, Edelstein MA, et al. *Bacteroides gracilis*, an important anaerobic bacterial pathogen. J Clin Microbiol 1985;22:799–802.

235. Johnson JL, Moore LV, Kaneko B, et al. *Actinomyces georgiae* sp. nov., *Actinomyces gerencseriae* sp. nov., designation of two genospecies of *Actinomyces naeslundii*, and inclusion of *A. naeslundii* serotypes II and III and *Actinomyces viscosus* serotype II in *A. naeslundii* genospecies 2. Int J Syst Bacteriol 1990;40:273–286.

236. Jousimies-Somer H, Summanen P. Microbiology terminology update: clinically significant anaerobic gram-positive and gram-negative bacteria (excluding spirochetes). Clin Infect Dis 1999;29:724–727.

237. Jousimies-Somer H, Summanen P. Recent taxonomic changes and terminology update of clinically significant anaerobic gram-negative bacteria (excluding spirochetes). Clin Infect Dis 2002;35:S17–S21.

238. Jousimies-Somer HR, Summanen P, Citron DM, et al. Wadsworth-KTL Anaerobic Bacteriology Manual. 6th Ed. Belmont, CA: Star, 2002.

239. Juang P, Hardesty JS. Role of fidaxomicin for the treatment of *Clostridium difficile* infection. J Pharm Pract 2013;26:491–497.

240. Jumas-Bilak E, Carlier JP, Jean-Pierre H, et al. *Veillonella montpellierensis* sp. nov., a novel, anaerobic, gram-negative coccus isolated from human clinical samples. Int J Syst Evol Microbiol 2004;54:1311–1316.

241. Jumas-Bilak E, Carlier JP, Jean-Pierre H, et al. *Jonquetella anthropi* gen. nov., sp. nov., the first member of the candidate phylum 'Synergistetes' isolated from man. Int J Syst Evol Microbiol 2007;57:2743–2748.

242. Justesen US, Holm A, Knudsen E, et al. Species identification of clinical isolates of anaerobic bacteria: a comparison of two matrix-assisted laser desorption ionization-time of flight mass spectrometry systems. J Clin Microbiol 2011;49:4314–4318.

243. Kader HA, Piccoli DA, Jawad AF, et al. Single toxin detection is inadequate to diagnose *Clostridium difficile* diarrhea in pediatric patients. Gastroenterology 1998;115:1329–1334.

244. Kageyama A, Benno Y. Emendation of genus *Collinsella* and proposal of *Collinsella stercoris* sp. nov. and *Collinsella intestinalis* sp. nov. Int J Syst Evol Microbiol 2000;50:1767–1774.

245. Kageyama A, Benno Y, Nakase T. Phylogenetic and phenotypic evidence for the transfer of *Eubacterium aerofaciens* to the genus *Collinsella* as *Collinsella aerofaciens* gen. nov., comb. nov. Int J Syst Bacteriol 1999;49(Pt 2):557–565.

246. Kageyama A, Benno Y. Phylogenetic and phenotypic characterization of some *Eubacterium*-like isolates from human feces: description of *Solobacterium moorei* gen. nov., sp. nov. Microbiol Immunol 2000;44:223–227.

247. Kalfas S, Figdor D, Sundqvist G. A new bacterial species associated with failed endodontic treatment: identification and description of *Actinomyces radicidentis*. Oral Surg Oral Med Oral Pathol Oral Radiol Endod 2001;92:208–214.

248. Karre T, Sloan L, Patel R, et al. Comparison of two commercial molecular assays to a laboratory-developed molecular assay for diagnosis of *Clostridium difficile* infection. J Clin Microbiol 2011;49:725–727.

249. Kaur S, Yawar M, Kumar PA, et al. *Hungatella effluvii* gen. nov., sp. nov., an obligate anaerobic bacterium isolated from effluent treatment plant and reclassification of *Clostridium hathewayi* as *Hungatella hathewayi* gen. nov., comb. nov. Int J Syst Evol Microbiol 2014;64:710–718.

250. Kelesidis T. Bloodstream infection with *Anaerobiospirillum succiniciproducens*: a potentially lethal infection. South Med J 2011;104:205–214.

251. Kelly JP, Curhan GC, Cave DR, et al. Factors related to colonization with *Oxalobacter formigenes* in U.S. adults. J Endourol 2011;25:673–679.

252. Kernéis S, Matta M, Hoï AB, et al. Postoperative mediastinitis due to *Finegoldia magna* with negative blood cultures. J Clin Microbiol 2009;47:4180–4182.

253. Khalid M, Lazarus R, Bowler IC, et al. *Clostridium septicum* sepsis and its implications. BMJ Case Rep 2012;pii:bcr2012006167.

254. Kierzkowska M, Majewska A, Kuthan RT, et al. A comparison of Api 20A vs MALDI-TOF MS for routine identification of clinically significant anaerobic bacterial strains to the species level. J Microbiol Methods 2013;92:209–212.

255. Killgore GE, Starr SE, Del Bene VE, et al. Comparison of three anaerobic systems for the isolation of anaerobic bacteria from clinical specimens. Am J Clin Pathol 1973;59:552–559.

256. Kilpper-Balz R, Schleifer KH. Transfer of *Peptococcus saccharolyticus* Foubert and Douglas to the genus *Staphylococcus: Staphylococcus saccharolyticus* (Foubert and Douglas) comb. nov. Zentralbl Baketeriol Parasitenkd Infektionskr Hyg 1981;2:324–331.

257. Kim KS, Rowlinson MC, Bennion R, et al. Characterization of *Slackia exigua* isolated from human wound infections, including abscesses of intestinal origin. J Clin Microbiol 2010;48:1070–1075.

258. Kimura AC, Higa JI, Levin RM, et al. Outbreak of necrotizing fasciitis due to *Clostridium sordellii* among black-tar heroin users. Clin Infect Dis 2004;38:e87–e91.

259. Kirby BD, George WL, Sutter VL, et al. Gram-negative anaerobic bacilli: their role in infection and patterns of susceptibility to antimicrobial agents. I. Little-known *Bacteroides* species. Rev Infect Dis 1980;2:914–951.

260. Kloesel B, Beliveau M, Patel R, et al. Novel *Bulleidia extructa* periprosthetic hip joint infection, United States. Emerg Infect Dis 2013;19:1170–1171. doi:10.3201/eid1907.130078.

261. Kobayashi N, Procop GW, Krebs V, et al. Molecular identification of bacteria from aseptically loose implants. Clin Orthop Relat Res 2008;466:1716–1725.

262. Kononen E, Eerola E, Frandsen EV, et al. Phylogenetic characterization and proposal of a new pigmented species to the genus *Prevotella*: *Prevotella pallens* sp. nov. Int J Syst Bacteriol 1998;48(Pt 1):47–51.

263. Kononen E, Wade WG, Citron DM. *Bacteroides, Porphyromonas, Prevotella, Fusobacterium*, and other anaerobic Gram-negative rods. In Versalovic J, Carroll KC, Funke G, Jorgensen JH, Landry ML, Warnock DL, eds. Manual of Clinical Microbiology. 10th Ed. Washington, DC: ASM Press, 2011:858–880.

264. Koransky JR, Allen SD, Dowell VR Jr. Use of ethanol for selective isolation of spore-forming microorganisms. Appl Environ Microbiol 1978;35:762–765.

265. Koransky JR, Stargel MD, Dowell VR Jr. *Clostridium septicum* bacteremia: its clinical significance. Am J Med 1979;66:63–66.

266. Koru O, Ozyurt M. Determination of antimicrobial susceptibilities of clinically isolated anaerobic bacteria by E-test, ATB-ANA and agar dilution. Anaerobe 2008;14:161–165.

267. Krishnan S, Haglund L, Ashfaq A, et al. Prosthetic valve endocarditis due to *Staphylococcus saccharolyticus*. Clin Infect Dis 1996;22:722–723.

268. Kristensen LH, Prag J. Lemierre's syndrome and other disseminated *Fusobacterium necrophorum* infections in Denmark: a prospective epidemiological and clinical survey. Eur J Clin Microbiol Infect Dis 2008;27:779–789.

269. Kronvall G, Myhre E. Differential staining of bacteria in clinical specimens using acridine orange buffered at low pH. Acta Pathol Microbiol Scand B 1977;85:249–254.

270. Kumagai J, Takiguchi Y, Shono K, et al. Acute myelogenous leukemia with *Leptotrichia trevisanii* bacteremia. Intern Med 2013;52:2573–2576.

271. Lalande V, Barrault L, Wadel S, et al. Evaluation of a loop-mediated isothermal amplification assay for diagnosis of *Clostridium difficile* infections. J Clin Microbiol 2011;49:2714–2716.

272. Landelle C, Verachten M, Legrand P, et al. Contamination of healthcare workers' hands with *Clostridium difficile* spores after caring for patients with *C. difficile* infection. Infect Control Hosp Epidemiol 2014;35:10–15.

273. Landry ML, Ferguson D, Topal J. Comparison of Simplexa universal direct PCR with cytotoxicity assay for diagnosis of *Clostridium difficile* infection: performance, cost, and correlation with disease. J Clin Microbiol 2014;52:275–280.

274. Lark RL, McNeil SA, VanderHyde K, et al. Risk factors for anaerobic bloodstream infections in bone marrow transplant recipients. Clin Infect Dis 2001;33:338–343.

275. Larsen LH, Lange J, Xu Y, et al. Optimizing culture methods for diagnosis of prosthetic joint infections: a summary of modifications and improvements reported since 1995. J Med Microbiol 2012;61:309–316.

276. LaScola B, Fournier PE, Raoult D. Burden of emerging anaerobes in the MALDI-TOF and 16S rRNA sequencing era. Anaerobe 2011;17:106–112.

277. Lassmann B, Gustafson DR, Wood CM, et al. Reemergence of anaerobic bacteremia. Clin Infect Dis 2007;44:895–900.

278. Lau SK, Fan RY, Lo HW, et al. High mortality associated with *Catabacter hongkongensis* bacteremia. J Clin Microbiol 2012;50:2239–2243.

279. Lau SK, Tang BS, Teng JL, et al. Matrix-assisted laser desorption ionization time-of-flight mass spectrometry for identification of clinically significant bacteria that are difficult to identify in clinical laboratories. J Clin Pathol 2014;67:361–366.

280. Lau SK, Woo PC, Woo GK, et al. *Eggerthella hongkongensis* sp. nov. and *Eggerthella sinensis* sp. nov., two novel *Eggerthella* species, account for half of the cases of *Eggerthella* bacteremia. Diagn Microbiol Infect Dis 2004;49:255–263.

281. Lau SK, Woo PC, Fung AM, et al. Anaerobic, non-sporulating, Gram-positive bacilli bacteraemia characterized by 16S rRNA gene sequencing. J Med Microbiol 2004;53:1247–1253.

282. Lawson PA, Falsen E, Akervall E, et al. Characterization of some *Actinomyces*-like isolates from human clinical specimens. Reclassification of *Actinomyces suis* (Soltys and Spratling) as *Actinobaculum suis* comb. nov. and description of *Actinobaculum schaalii* sp. nov. Int J Syst Bacteriol 1997;47:899–903.

283. Lawson PA, Nikolaitchouk N, Falsen E, et al. *Actinomyces funkei* sp. nov., isolated from human clinical specimens. Int J Syst Evol Microbiol 2001;51:853–855.

284. Leal J, Gregson DB, Ross T, et al. Epidemiology of *Clostridium* species bacteremia in Calgary, Canada, 2000–2006. J Infect 2008;57:198–203.

285. Lee K, Baron EJ, Summanen P, et al. Selective medium for isolation of *Bacteroides gracilis*. J Clin Microbiol 1990;28:1747–1750.

286. Lee EH, Degener JE, Welling GW, et al. Evaluation of the Vitek 2 ANC card for identification of clinical isolates of anaerobic bacteria. J Clin Microbiol 2011;49:1744–1749.

287. Lee MR, Huang YT, Liao CH, et al. Clinical and microbiological characteristics of bacteremia caused by *Eggerthella, Paraeggerthella*, and *Eubacterium* species at a university hospital in Taiwan from 2001 to 2010. J Clin Microbiol 2012;50:2053–2055.

288. Le Guern R, Herweigh S, Grandbastien B, et al. Evaluation of a new molecular test, the BD Max Cdiff, for detection of Toxigenic *Clostridium difficile* in fecal samples. J Clin Microbiol 2012;50:3089–3090.

289. Le Monnier A, Jamet A, Carbonnelle E, et al. *Fusobacterium necrophorum* middle ear infections in children and related complications: report of 25 cases and literature review. Pediatr Infect Dis J 2008;27:613–617.

290. Levy PY, Fenollar F, Stein A, et al. *Propionibacterium acnes* postoperative shoulder arthritis: an emerging clinical entity. Clin Infect Dis 2008;46:1884–1886.

291. Levy PY, Fenollar F, Stein A, et al. *Finegoldia magna*: a forgotten pathogen in prosthetic joint infection rediscovered by molecular biology. Clin Infect Dis 2009;49:1244–1247.

292. Liderot K, Larsson M, Borang S, et al. Polymicrobial bloodstream infection with *Eggerthella lenta* and *Desulfovibrio desulfuricans*. J Clin Microbiol 2010;48:3810–3812.

293. Linscott AJ, Flamholtz RB, Shukla D, et al. Fatal septicemia due to *Clostridium hathewayi* and *Campylobacter hominis*. Anaerobe 2005;11:97–98.

294. Lindström M, Korkeala H. Laboratory diagnostics of botulism. Clin Microbiol Rev 2006;19:298–314.

295. List RJ, Sheikh N, Theologou T, et al. *Propionibacterium acnes* endocarditis of a prosthetic aortic valve. Clin Cardiol 2009;32:E46–E47.

296. Liu C, Finegold SM, Song Y, et al. Reclassification of *Clostridium coccoides, Ruminococcus hansenii, Ruminococcus hydrogenotrophicus, Ruminococcus luti, Ruminococcus productus* and *Ruminococcus schinkii* as *Blautia coccoides* gen. nov., comb. nov., *Blautia hansenii* comb. nov., *Blautia hydrogenotrophica* comb. nov., *Blautia luti* comb. nov., *Blautia producta* comb. nov., *Blautia schinkii* comb. nov. and description of *Blautia wexlerae* sp. nov., isolated from human faeces. Int J Syst Evol Microbiol 2008;58:1896–1902.

297. Liu C, Jiang DN, Xiang GM, et al. ADN detection of *Clostridium difficile* infection based on real-time resistance measurement. Genet Mol Res 2013;12:3296–3304.

298. Liu JW, Wu JJ, Wang LR, et al. Two fatal cases of *Veillonella* bacteremia. Eur J Clin Microbiol Infect Dis 1998;17:62–64.

299. Loesche WJ. Oxygen sensitivity of various anaerobic bacteria. Appl Microbiol 1969;18:723–727.

300. Lorber B. Gas gangrene and other *Clostridium*-associated diseases. In Mandell GL, Bennett JE, Dolin R, eds. Mandell, Douglas and Bennett's Principles and Practice of Infectious Diseases. Vol. 2. 5th Ed. Philadelphia, PA: Churchill Livingstone, 2000:2549–2561.

301. Lorber B. What's hot in the anaerobe literature? *Bacteroides* and other non-clostridial anaerobes. Anaerobe 2013;24:87–89.

302. Lorber B. *Bacteroides, Prevotella, Porphyromonas*, and *Fusobacterium* species (and other medically important anaerobic gram-negative bacilli). In Mandell GL, Bennett JE, Dolin R, eds. Mandell, Douglas, and Bennett's Principles and Practice of Infectious Diseases. Vol. 2. 6th Ed. Philadelphia, PA: Elsevier, Churchill Livingstone, 2005:2838–2846.

303. Loubinoux J, Valente FM, Pereira IA, et al. Reclassification of the only species of the genus *Desulfomonas, Desulfomonas pigra*, as *Desulfovibrio piger* comb. nov. Int J Syst Evol Microbiol 2002;52:1305–1308.

304. Luk S, To WK, Ng TK, et al. A cost-effective approach for detection of toxigenic *Clostridium difficile*: toxigenic culture using chromID *Clostridium difficile* agar. J Clin Microbiol 2014;52:671–673.

305. Luo RF, Banaei N. Is repeat PCR needed for diagnosis of *Clostridium difficile* infection? J Clin Microbiol 2010;48:3738–3741.

306. Lyerly DM, Krivan HC, Wilkins TD. *Clostridium difficile*: its disease and toxins. Clin Microbiol Rev 1988;1:1–18.

307. Mahlen SD, Clarridge JE. Site and clinical significance of *Alloscardovia omnivolens* and *Bifidobacterium* species in the clinical laboratory. J Clin Microbiol 2009;47:3289–3293.

308. Malnick H, Williams K, Phil-Ebosie J, et al. Description of a medium for isolating *Anaerobiospirillum* spp., a possible cause of zoonotic disease, from diarrheal feces and blood of humans and use of the medium in a survey of human, canine, and feline feces. J Clin Microbiol 1990;28:1380–1384.

309. Mangukiya DO, Darshan JR, Kanani VK, et al. A Prospective series case study of pyogenic liver abscess: recent trends in etiology and management. Indian J Surg 2012;74:385–390.

310. Mann C, Dertinger S, Hartmann G, et al. *Actinomyces neuii* and neonatal sepsis. Infection 2002;30:178–180.

311. Mao E, Clements A, Feller E. *Clostridium septicum* sepsis and colon carcinoma: report of 4 cases. Case Rep Med 2011;2011:248453.

312. Marchandin H, Teyssier C, Campos J, et al. *Negativicoccus succinicivorans* gen. nov., sp. nov., isolated from human clinical samples, emended description of the family Veillonellaceae and description of *Negativicutes classis* nov., *Selenomonadales* ord. nov. and *Acidaminococcaceae* fam. nov. in the bacterial phylum *Firmicutes*. Int J Syst Evol Microbiol 2010;60:1271–1279.

313. Marler LM, Siders JA, Allen SD. Direct Smear Atlas: A Monograph of Gram-Stained Preparations of Clinical Specimens. Philadelphia, PA: Lippincott Williams & Wilkins, 2001.

314. Marler L, Allen S, Siders J. Rapid enzymatic characterization of clinically encountered anaerobic bacteria with the API ZYM system. Eur J Clin Microbiol 1984;3:294–300.

315. Marler LM, Siders JA, Wolters LC, et al. Evaluation of the new RapID-ANA II system for the identification of clinical anaerobic isolates. J Clin Microbiol 1991;29:874–878.

316. Marriott D, Stark D, Harkness J. *Veillonella parvula* discitis and secondary bacteremia: a rare infection complicating endoscopy and colonoscopy. J Clin Microbiol 2007;45:672–674.

317. Martin WJ. Practical method for isolation of anaerobic bacteria in the clinical laboratory. Appl Microbiol 1971;22:1168–1171.

318. Martiny D, Busson L, Wybo I, et al. Comparison of the Microflex LT and Vitek MS systems for routine identification of bacteria by matrix-assisted laser desorption ionization-time of flight mass spectrometry. J Clin Microbiol 2012;50:1313–1325.

319. Marvaud JC, Mory F, Lambert T. *Clostridium clostridioforme* and *Atopobium minutum* clinical isolates with vanB-type resistance in France. J Clin Microbiol 2011;49:3436–3438.

320. Mascini EM, Verhoef J. Anaerobic cocci. In Mandell GL, Bennett JE, Dolin R, eds. Mandell, Douglas, and Bennett's Principles and Practice of Infectious Diseases. Vol. 2. Philadelphia, PA: Elsevier, Churchill, Livingstone, 2005:2847–2849.

321. Mascini EM, Verhoef J. Anaerobic gram-positive nonsporulating bacilli. In Mandell GL, Bennett JE, Dolin R, eds. Mandell, Douglas, and Bennett's Principles and Practice of Infectious Diseases. Vol. 2. Philadelphia, PA: Elsevier, Churchill Livingstone, 2005:2849–2852.

322. Massey V, Gregson DB, Chagla AH, et al. Clinical usefulness of components of the Triage immunoassay, enzyme immunoassay for toxins A and B, and cytotoxin B tissue culture assay for the diagnosis of *Clostridium difficile* diarrhea. Am J Clin Pathol 2003;119:45–49.

323. Mattila E, Arkkila P, Mattila PS, et al. Extraintestinal *Clostridium difficile* infections. Clin Infect Dis 2013;57:e148–e153.

324. Matsen FA, Butler-Wu S, Carofino BC, et al. Origin of *Propionibacterium* in surgical wounds and evidence-based approach for culturing *Propionibacterium* from surgical sites. J Bone Joint Surg Am 2013;95:e1811–e1817.

325. McCord JM, Keele BB Jr, Fridovich I. An enzyme-based theory of obligate anaerobiosis: the physiological function of superoxide dismutase. Proc Natl Acad Sci U S A 1971;68:1024–1027.

326. McDonald LC, Killgore GE, Thompson A, et al. An epidemic toxin gene variant strain of *Clostridium difficile*. N Engl J Med 2005;353:2433–2441.

327. Meex C, Neuville F, Descy J, et al. Direct identification of bacteria from BacT/ALERT anaerobic positive blood cultures by MALDI-TOF MS: MALDI Sepsityper kit versus an in-house saponin method for bacterial extraction. J Med Microbiol 2012;61:1511–1516.

328. Meisler DM, Palestine AG, Vastine DW, et al. Chronic *Propionibacterium* endophthalmitis after extracapsular cataract extraction and intraocular lens implantation. Am J Ophthalmol 1986;102:733–739.

329. Menon T, Naveen Kumar V. *Catonella morbi* as a cause of native valve endocarditis in Chennai, India. Infection 2012;40:581–582.

330. Miller DL, Brazer S, Murdoch D, et al. Significance of *Clostridium tertium* bacteremia in neutropenic and nonneutropenic patients: review of 32 cases. Clin Infect Dis 2001;32:975–978.

331. Million M, Roux F, Cohen Solal J, et al. Septic arthritis of the hip with *Propionibacterium avidum* bacteremia after intraarticular treatment for hip osteoarthritis. Joint Bone Spine 2008;75:356–358.

332. Mimoz O, Karim A, Mercat A, et al. Chlorhexidine compared with povidone-iodine as skin preparation before blood culture: a randomized, controlled trial. Ann Intern Med 1999;131:834–837.

333. Miquel S, Martín R, Rossi O, et al. *Faecalibacterium prausnitzii* and human intestinal health. Curr Opin Microbiol 2013;16:255–261.

334. Miyamoto K, Li J, McClane BA. Enterotoxigenic *Clostridium perfringens*: detection and identification. Microbes Environ 2012;27:343–349.

335. Moehring RW, Lofgren ET, Anderson DJ. Impact of change to molecular testing for *Clostridium difficile* infection on healthcare facility-associated incidence rates. Infect Control Hosp Epidemiol 2013;34:1055–1061.

336. Molitoris E, Wexler HM, Finegold SM. Sources and antimicrobial susceptibilities of *Campylobacter gracilis* and *Sutterella wadsworthensis*. Clin Infect Dis 1997;25(Suppl 2):S264–S265.

337. Moore LV, Johnson JL, Moore WE. Descriptions of *Prevotella tannerae* sp. nov. and *Prevotella enoeca* sp. nov. from the human gingival crevice and emendation of the description of *Prevotella zoogleoformans*. Int J Syst Bacteriol 1994;44:599–602.

338. Moore WEC. Chromatography for the clinical laboratory: all you wanted to know (and possibly more). API Species 1980;4:21–28.

339. Moore C, Addison D, Wilson JM, et al. First case of *Fusobacterium necrophorum* endocarditis to have presented after the 2nd decade of life. Tex Heart Inst J 2013;40:449–452.

340. Moore LV, Moore WE. *Oribaculum catoniae* gen. nov., sp. nov.; *Catonella morbi* gen. nov., sp. nov.; *Hallella seregens* gen. nov., sp. nov.; *Johnsonella ignava* gen. nov., sp. nov.; and *Dialister pneumosintes* gen. nov., comb. nov., nom. rev., anaerobic gram-negative bacilli from the human gingival crevice. Int J Syst Bacteriol 1994;44:187–192.

341. Morotomi M, Nagai F, Sakon H, et al. *Dialister succinatiphilus* sp. nov. and *Barnesiella intestinihominis* sp. nov., isolated from human faeces. Int J Syst Evol Microbiol 2008;58:2716–2720.

342. Morotomi M, Nagai F, Sakon H, et al. *Paraprevotella clara* gen. nov., sp. nov. and *Paraprevotella xylaniphila* sp. nov., members of the family 'Prevotellaceae' isolated from human faeces. Int J Syst Evol Microbiol 2009;59:1895–1900.

343. Morotomi M, Nagai F, Watanabe Y. *Parasutterella secunda* sp. nov., isolated from human faeces and proposal of Sutterellaceae fam. nov. in the order Burkholderiales. Int J Syst Evol Microbiol 2011;61:637–643.

344. Morris O, Tebruegge M, Pallett A, et al. *Clostridium difficile* in children: a review of existing and recently uncovered evidence. Adv Exp Med Biol 2013;764:57–72.

345. Mory F, Carlier JP, Alauzet C, et al. Bacteremia caused by a metronidazole resistant *Prevotella* sp. strain. J Clin Microbiol 2005;43:5380–5383.

346. Mukhopadhya I, Hansen R, Nicholl CE, et al. A comprehensive evaluation of colonic mucosal isolates of *Sutterella wadsworthensis* from inflammatory bowel disease. PLoS One 2011;6:e27076.

347. Mullane KM, Miller MA, Weiss K, et al. Efficacy of fidaxomicin versus vancomycin as therapy for *Clostridium difficile* infection in individuals taking concomitant antibiotics for other concurrent infections. Clin Infect Dis 2011;53:440–447.

348. Murdoch DA. Gram-positive anaerobic cocci. Clin Microbiol Rev 1998;11:81–120.

349. Murdoch DA, Shah HN. Reclassification of *Peptostreptococcus magnus* (Prevot 1933) Holdeman and Moore 1972 as *Finegoldia magna* comb. nov. and *Peptostreptococcus micros* (Prevot 1933) Smith 1957 as *Micromonas micros* comb. nov. Anaerobe 1999;5:555–559.

350. Murdoch DA, Shah HN, Gharbia SE, et al. Proposal to restrict the genus *Peptostreptococcus* (Kluyver & van Niel 1936) to *Peptostreptococcus anaerobius*. Anaerobe 2000;6:257–260.

351. Murphy EC, Frick IM. Gram-positive anaerobic cocci—commensals and opportunistic pathogens. FEMS Microbiol Rev 2013;37:520–553.

352. Nagy E, Becker S, Kostrzewa M, et al. The value of MALDI-TOF MS for the identification of clinically relevant anaerobic bacteria in routine laboratories. J Med Microbiol 2012;61:1393–1400.

353. Nakazawa F, Poco SE, Ikeda T, et al. *Cryptobacterium curtum* gen. nov., sp. nov., a new genus of gram-positive anaerobic rod isolated from human oral cavities. Int J Syst Bacteriol 1999;49:1193–1200.

354. Ngo JT, Parkins MD, Gregson DB, et al. Population-based assessment of the incidence, risk factors, and outcomes of anaerobic bloodstream infections. Infection 2013;41:41–48.

355. Nguyen MH, Yu VL, Morris AJ, et al. Antimicrobial resistance and clinical outcome of *Bacteroides* bacteremia: findings of a multicenter prospective observational trial. Clin Infect Dis 2000;30:870–876.

356. Nielsen HL, Søby KM, Christensen JJ, et al. *Actinobaculum schaalii*: a common cause of urinary tract infection in the elderly population. Bacteriological and clinical characteristics. Scand J Infect Dis 2010;42:43–47.

357. Nikolaitchouk N, Hoyles L, Falsen E, et al. Characterization of *Actinomyces* isolates from samples from the human urogenital tract: description of *Actinomyces urogenitalis* sp. nov. Int J Syst Evol Microbiol 2000;50(Pt 4):1649–1654.

358. Norén T, Alriksson I, Andersson J, et al. Rapid and sensitive loop-mediated isothermal amplification test for *Clostridium difficile* detection challenges cytotoxin B cell test and culture as gold standard. J Clin Microbiol 2011;49:710–711.

359. Nugent RP, Krohn MA, Hillier SL. Reliability of diagnosing bacterial vaginosis is improved by a standardized method of gram stain interpretation. J Clin Microbiol 1991;29:297–301.

360. Nystrom LM, Wyatt CM, Noiseux NO. Arthroplasty infection by *Propionibacterium granulosum* treated with reimplantation despite ongoing purulent-appearing fluid collection. J Arthroplasty 2013;28:198.e5–e8.

361. Obinwa O, Casidy M, Flynn J. The microbiology of bacterial peritonitis due to appendicitis in children. Ir J Med Sci 2014;183:585–591.

362. O'Horo JC, Jones A, Sternke M, et al. Molecular techniques for diagnosis of *Clostridium difficile* infection: systematic review and meta-analysis. Mayo Clin Proc 2012;87:643–651.

363. Ota KV, McGowan KL. *Clostridium difficile* testing algorithms using glutamate dehydrogenase antigen and *C. difficile* toxin enzyme immunoassays with *C. difficile* nucleic acid amplification testing increase diagnostic yield in a tertiary pediatric population. J Clin Microbiol 2012;50:1185–1188.

364. Oteo J, Aracil B, Alos JI, et al. High prevalence of resistance to clindamycin in *Bacteroides fragilis* group isolates. J Antimicrob Chemother 2000;45:691–693.

365. Oztekin K, Akercan F, Yucebilgin MS, et al. Pelvic actinomycosis in a postmenopausal patient with systemic lupus erythematosus mimicking ovarian malignancy: case report and review of the literature. Clin Exp Obstet Gynecol 2004;31:154–157.

366. Pancholi P, Kelly C, Raczkowski M, et al. Detection of toxigenic *Clostridium difficile*: comparison of the cell culture neutralization, Xpert *C. difficile*, Xpert *C. difficile*/Epi, and Illumigene *C. difficile* assays. J Clin Microbiol 2012;50:1331–1335.

367. Papaparaskevas J, Katsandri A, Pantazatou A, et al. Epidemiological characteristics of infections caused by *Bacteroides, Prevotella,* and *Fusobacterium* species: a prospective observational study. Anaerobe 2011;17:113–117.

368. Peake SL, Peter JV, Chan L, et al. First report of septicemia caused by an obligately anaerobic *Staphylococcus aureus* infection in a human. J Clin Microbiol 2006;44:2311–2313.

369. Pedersen RM, Holt HM, Justesen US. *Solobacterium moorei* bacteremia: identification, antimicrobial susceptibility, and clinical characteristics. J Clin Microbiol 2011;49:2766–2768.

370. Pedersen RM, Marmolin ES, Justesen US. Species differentiation of *Bacteroides dorei* from *Bacteroides vulgatus* and *Bacteroides ovatus* from *Bacteroides xylanisolvens*–back to basics. Anaerobe 2013;24:1–3.

371. Perry A, Lambert P. *Propionibacterium acnes*: infection beyond the skin. Expert Rev Anti Infect Ther 2011;9:1149–1156.

372. Persson R, Hitti J, Verhelst R, et al. The vaginal microflora in relation to gingivitis. BMC Infect Dis 2009;9:6. doi:10.1186/1471-2334-9-6.

373. Peterson LR, Manson RU, Paule SM, et al. Detection of toxigenic *Clostridium difficile* in stool samples by real-time polymerase chain reaction for the diagnosis of *C. difficile*-associated diarrhea. Clin Infect Dis 2007;45:1152–1160.

374. Peterson LR, Mehta MS, Patel PA, et al. Laboratory testing for *Clostridium difficile* infection: light at the end of the tunnel. Am J Clin Pathol 2011;136:372–380.

375. Petrella LA, Sambol SP, Cheknis A, et al. Decreased cure and increased recurrence rates for *Clostridium difficile* infection caused by the epidemic *C. difficile* BI strain. Clin Infect Dis 2012;55:351–357.

376. Pett E, Saeed K, Dryden M. *Fusobacterium* species infections: clinical spectrum and outcomes at a district general hospital. Infection 2014;42:363–370.

377. Pienaar C, Kruger AJ, Venter EC, et al. *Anaerobiospirillum succiniciproducens* bacteraemia. J Clin Pathol 2003;56:316–318.

378. Pitot D, De Moor V, Demetter P, et al. Actinomycotic abscess of the anterior abdominal wall: a case report and literature review. Acta Chir Belg 2008;108:471–473.

379. Plassart C, Mauvais F, Heurte J, et al. First case of intra-abdominal infection with *Clostridium disporicum*. Anaerobe 2013;19:77–78.

380. Popoff MR, Bouvet P. Genetic characteristics of toxigenic Clostridia and toxin gene evolution. Toxicon 2013;75:63–89.

381. Pukall R, Lapidus A, Nolan M, et al. Complete genome sequence of *Slackia heliotrinireducens* type strain (RHS 1). Stand Genomic Sci 2009;1:234–241.

382. Pulverer G, Schutt-Gerowitt H, Schaal KP. Human cervicofacial actinomycoses: microbiological data for 1997 cases. Clin Infect Dis 2003;37:490–497.

383. Quercia R, Bani Sadr F, Cortez A, et al. Genital tract actinomycosis caused by *Actinomyces israëlii*. Med Mal Infect 2006;36:393–395.

384. Ramirez S, Hild TG, Rudolph CN, et al. Increased diagnosis of Lemierre syndrome and other *Fusobacterium necrophorum* infections at a Children's Hospital. Pediatrics 2003;112:e380.

385. Ramos CP, Falsen E, Alvarez N, et al. *Actinomyces graevenitzii* sp. nov., isolated from human clinical specimens. Int J Syst Bacteriol 1997;47:885–888.

386. Ramos CP, Foster G, Collins MD. Phylogenetic analysis of the genus *Actinomyces* based on 16S rRNA gene sequences: description of *Arcanobacterium phocae* sp. nov., *Arcanobacterium bernardiae* comb. nov., and *Arcanobacterium pyogenes* comb. nov. Int J Syst Bacteriol 1997;47:46–53.

387. Rantakokko-Jalava K, Nikkari S, Jalava J, et al. Direct amplification of rRNA genes in diagnosis of bacterial infections. J Clin Microbiol 2000;38:32–39.

388. Rautio M, Eerola E, Väisänen-Tunkelrott ML, et al. Reclassification of *Bacteroides putredinis* (Weinberg et al., 1937) in a new genus *Alistipes* gen. nov., as *Alistipes putredinis* comb. nov., and description of *Alistipes finegoldii* sp. nov., from human sources. Syst Appl Microbiol 2003;26:182–188.

389. Reller LB, Murray PR, MacLowry JD. Cumitech IA, Blood Cultures II. Washington, DC: American Society for Microbiology, 1982.

390. Reller ME, Lema CA, Perl TM, et al. Yield of stool culture with isolate toxin testing versus a two-step algorithm including stool toxin testing for detection of toxigenic *Clostridium difficile*. J Clin Microbiol 2007;45:3601–3605.

391. Rennie RP, Brosnikoff C, Turnbull LA, et al. Multicenter evaluation of the Vitek 2 Anaerobe and *Corynebacterium* identification card. J Clin Microbiol 2008;46:2646–2651.

392. Renvoise A, Raoult D, Roux V. *Actinomyces massiliensis* sp. nov., isolated from a patient blood culture. Int J Syst Evol Microbiol 2009;59:540–544.

393. Riordan T, Wilson M. Lemierre's syndrome: more than a historical curiosa. Postgrad Med J 2004;80:328–334.

394. Riordan T. Human infection with *Fusobacterium necrophorum* (Necrobacillosis), with a focus on Lemierre's syndrome. Clin Microbiol Rev 2007;20:622–659.

395. Roberts GL. Fusobacterial infections: an underestimated threat. Br J Biomed Sci 2000;57:156–162.

396. Rocas IN, Siqueira JF. Root canal microbiota of teeth with chronic apical periodontitis. J Clin Microbiol 2008;46:3599–3606.

397. Rô as IN, Siqueira JF Jr. Prevalence of new candidate pathogens *Prevotella baroniae, Prevotella multisaccharivorax* and as-yet-uncultivated Bacteroidetes clone X083 in primary endodontic infections. J Endod 2009;35(10):1359–1362.

398. Rolfe RD, Hentges DJ, Campbell BJ, et al. Factors related to the oxygen tolerance of anaerobic bacteria. Appl Environ Microbiol 1978;36:306–313.

399. Rollason J, McDowell A, Albert HB, et al. Genotypic and antimicrobial characterisation of *Propionibacterium acnes* isolates from surgically excised lumbar disc herniations. Biomed Res Int 2013;2013:530382.

400. Rosenblatt JE, Fallon A, Finegold SM. Comparison of methods for isolation of anaerobic bacteria from clinical specimens. Appl Microbiol 1973;25:77–85.

401. Russo TA. Agents of actinomycosis. In Mandell GL, Bennett JE, Dolin R, eds. Mandell, Douglas, and Bennett's Principles and Practice of Infectious Diseases. Vol. 2. Philadelphia, PA: Churchill Livingstone, 2000:2645–2654.

402. Sabbe LJ, Van De Merwe D, Schouls L, et al. Clinical spectrum of infections due to the newly described *Actinomyces* species *A. turicensis, A. radingae,* and *A. europaeus*. J Clin Microbiol 1999;37:8–13.

403. Sakamoto M, Benno Y. Reclassification of *Bacteroides distasonis, Bacteroides goldsteinii* and *Bacteroides merdae* as *Parabacteroides distasonis* gen. nov., comb. nov., *Parabacteroides goldsteinii* comb. nov. and *Parabacteroides merdae* comb. nov. Int J Syst Bacteriol 2006;56:1599–1605.

404. Sakamoto M, Huang Y, Umeda M, et al. *Prevotella multiformis* sp. nov., isolated from human subgingival plaque. Int J Syst Evol Microbiol 2005;55:815–819.

405. Sakamoto M, Kitahara M, Benno Y. *Parabacteroides johnsonii* sp. nov., isolated from human faeces. Int J Syst Evol Microbiol 2007;57:293–296.

406. Sakamoto M, Ohkusu K, Masaki T, et al. *Prevotella pleuritidis* sp. nov., isolated from pleural fluid. Int J Syst Evol Microbiol 2007;57:1725–1728.

407. Sakamoto M, Suzuki M, Huang Y, et al. *Prevotella shahii* sp. nov. and *Prevotella salivae* sp. nov., isolated from the human oral cavity. Int J Syst Evol Microbiol 2004;54:877–883.

408. Sakamoto M, Suzuki N, Matsunaga N, et al. *Parabacteroides gordonii* sp. nov., isolated from human blood cultures. Int J Syst Evol Microbiol 2009;59:2843–2847.

409. Sakon H, Nagai F, Morotomi M, et al. *Sutterella parvirubra* sp. nov. and *Megamonas funiformis* sp. nov., isolated from human faeces. Int J Syst Evol Microbiol 2008;58:970–975.

410. Salameh A, Klotz SA, Zangeneh TT. Disseminated infection caused by *Eggerthella lenta* in a previously healthy young man: a case report. Case Rep Infect Dis 2012;2012:517637.

411. Sammons JS, Toltzis P, Zaoutis TE. *Clostridium difficile* infection in children. JAMA Pediatr 2013;167:567–573.

412. Sanmillán JL, Pelegrín I, Rodríguez D, et al. Primary lumbar epidural abscess without spondylodiscitis caused by *Fusobacterium necrophorum* diagnosed by 16S rRNA PCR. Anaerobe 2013;23:45–47.

413. Sapico FL, Sarma RJ. Infective endocarditis due to anaerobic and microaerophilic bacteria. West J Med 1982;137:18–23.

414. Sarkonen N, Kononen E, Summanen P, et al. Phenotypic identification of *Actinomyces* and related species isolated from human sources. J Clin Microbiol 2001;39:3955–3961.

415. Sawada S, Kokeguchi S, Nishimura F, et al. Phylogenetic characterization of *Centipeda periodontii, Selenomonas sputigena* and *Selenomonas* species by 16S rRNA gene sequence analysis. Microbios 1999;98:133–140.

416. Schade VL, Roukis TS, Haque M. *Clostridium septicum* necrotizing fasciitis of the forefoot secondary to adenocarcinoma of the colon: case report and review of the literature. J Foot Ankle Surg 2010;49:159.e1–e8.

417. Schmitt BH, Cunningham SA, Dailey AL, et al. Identification of anaerobic bacteria by Bruker Biotyper matrix-assisted laser desorption ionization time-of-flight mass spectrometry with on-plate formic acid preparation. J Clin Microbiol 2013;51:782–786.

418. Schutze GE, Willoughby RE; Committee on Infectious Diseases; American Academy of Pediatrics. *Clostridium difficile* infection in infants and children. Pediatrics 2013;131:196–200.

419. Schwotzer N, Wahl P, Fracheboud D, et al. Optimal culture incubation time in orthopedic device-associated infections: a retrospective analysis of prolonged 14-day incubation. J Clin Microbiol 2014;52:61–66.

420. Sears CL. In celebration of Sydney M. Finegold, M.D.: *Bacteroides fragilis* in the colon: the good and the bad. Anaerobe 2012;18:192–196.

421. Selvaraju SB, Gripka M, Estes K, et al. Detection of toxigenic *Clostridium difficile* in pediatric stool samples: an evaluation of Quik Check Complete Antigen assay, BD GeneOhm Cdiff PCR, and ProGastro Cd PCR assays. Diagn Microbiol Infect Dis 2011;71:224–229.

422. Seng P, Abat C, Rolain JM, et al. Identification of rare pathogenic bacteria in a clinical microbiology laboratory: impact of matrix-assisted laser desorption ionization-time of flight mass spectrometry. J Clin Microbiol 2013;51:2182–2194.

423. Seo JY, Yeom JS, Ko KS. *Actinomyces cardiffensis* septicemia: a case report. Diagn Microbiol Infect Dis 2012;73:86–88.

424. Shah M, Bishburg E, Baran DA, et al. Epidemiology and outcomes of clostridial bacteremia at a tertiary-care institution. ScientificWorldJournal 2009;9:144–148.

425. Shah HN, Collins DM. Proposal for re-classification of *Bacteroides asaccharolyticus, Bacteroides gingivalis,* and *Bacteroides endodontalis* in a new genus, *Porphyromonas.* Int J Syst Bacteriol 1988;38:128–131.

426. Shah HN, Collins DM. Proposal to restrict the genus *Bacteroides* (Castellani and Chalmers) to *Bacteroides fragilis* and closely related species. Int J Syst Bacteriol 1989;39:85–87.

427. Shah HN, Gharbia SE. Biochemical and chemical studies on strains designated *Prevotella intermedia* and proposal of a new pigmented species, *Prevotella nigrescens* sp. nov. Int J Syst Bacteriol 1992;42:542–546.

428. Shah HN, Gharbia SE. Proposal of a new species *Prevotella nigrescens* sp. nov. among strains previously classified as *Pr. intermedia.* FEMS Immunol Med Microbiol 1993;6:97.

429. Shahin M, Jamal W, Verghese T, et al. Comparative evaluation of anoxomat and conventional anaerobic GasPak jar systems for the isolation of anaerobic bacteria. Med Princ Pract 2003;12:81–86.

430. Shah NB, Suri RM, Melduni RM, et al. *Shuttleworthia satelles* endocarditis: evidence of non-dental human disease. J Infect 2010;60:491–493.

431. Shannon SK, Mandrekar J, Gustafson, DR, et al. Anaerobic thioglycolate broth culture for recovery of *Propionibacterium acnes* from shoulder tissue and fluid specimens. J Clin Microbiol 2013;51:731–732.

432. Shin BM, Lee EJ. Comparison of chromID agar and *Clostridium difficile* selective agar for effective isolation of *C. difficile* from stool specimens. Ann Lab Med 2014;34:15–19.

433. Shin S, Kim M, Kim M, et al. Evaluation of the Xpert *Clostridium difficile* assay for the diagnosis of *Clostridium difficile* infection. Ann Lab Med 2012;32:355–358.

434. Shipitsyna E, Roos A, Datcu R, et al. Composition of the vaginal microbiota in women of reproductive age—sensitive and specific molecular diagnosis of bacterial vaginosis is possible? PLoS One 2013;8:e60670.

435. Silva WA, Pinheiro AM, Johns B, et al. Breast abscess due to *Actinomyces europaeus.* Infection 2011;39:255–258.

436. Simmon KE, Mirrett S, Reller LB, et al. Genotypic diversity of anaerobic isolates from bloodstream infections. J Clin Microbiol 2008;46:1596–1601.

437. Siqueira JF Jr, Rocas IN. Detection of *Filifactor alocis* in endodontic infections associated with different forms of periradicular diseases. Oral Microbiol Immunol 2003;18:263–265.

438. Siqueira JF Jr, Rocas IN. Polymerase chain reaction detection of *Propionibacterium propionicus* and *Actinomyces radicidentis* in primary and persistent endodontic infections. Oral Surg Oral Med Oral Pathol Oral Radiol Endod 2003;96:215–222.

439. Siqueira JF Jr, Rô IN. *Pseudoramibacter alactolyticus* in primary endodontic infections. J Endod 2003;29(11):735–738.

440. Sloan LM, Duresko BJ, Gustafson DR, et al. Comparison of real-time PCR for detection of the *tcdC* gene with four toxin immunoassays and culture in diagnosis of *Clostridium difficile* infection. J Clin Microbiol 2008;46:1996–2001.

441. Smith HJ, Moore HB. Isolation of *Mobiluncus* species from clinical specimens by using cold enrichment and selective media. J Clin Microbiol 1988;26:1134–1137.

442. Smith K, Pandey SK, Ussher JE. Bacteraemia caused by *Catabacter hongkongensis.* Anaerobe 2012;18:366–368.

443. Snydman DR, Jacobus NV, McDermott LA, et al. National survey on the susceptibility of *Bacteroides fragilis* group: report and analysis of trends for 1997–2000. Clin Infect Dis 2002;35:S126–S134.

444. Snydman DR, Jacobus NV, McDermott LA, et al. Lessons learned from the anaerobe survey: historical perspective and review of the most recent data (2005–2007). Clin Infect Dis 2010;50:S26–S33.

445. Sobel JD. Bacterial vaginosis. Annu Rev Med 2000;51:349–356.

446. Song Y, Finegold SM. *Peptostreptococcus, Finegoldia, Anaerococcus, Peptoniphilus, Veillonella,* and other anaerobic cocci. In Versalovic J, Carroll KC, Funke G, Jorgensen JH, Landry ML, Warnock DL, eds. Manual of Clinical Microbiology. 10th Ed. Washington, DC: ASM Press, 2011:803–816.

447. Song Y, Könönen E, Rautio M, et al. *Alistipes onderdonkii* sp. nov. and *Alistipes shahii* sp. nov., of human origin. Int J Syst Evol Microbiol 2006;56:1985–1990.

448. Song Y, Liu C, Finegold SM. *Peptoniphilus gorbachii* sp. nov., *Peptoniphilus olsenii* sp. nov., and *Anaerococcus murdochii* sp. nov. isolated from clinical specimens of human origin. J Clin Microbiol 2007;45(6):1746–1752.

449. Song Y, Liu C, McTeague M, et al. 16S ribosomal ADN sequence-based analysis of clinically significant gram-positive anaerobic cocci. J Clin Microbiol 2003;41:1363–1369.

450. Song Y, Liu C, Molitoris D, et al. Use of 16S-23S rRNA spacer region (SR) PCR for identification of intestinal clostridia. Syst Appl Microbiol 2002;25:528–535.

451. Song Y, Liu C, Molitoris DR, et al. *Clostridium bolteae* sp. nov., isolated from human sources. Syst Appl Microbiol 2003;26:84–89.

452. Song YL, Liu CX, McTeague M, et al. *Clostridium bartlettii* sp. nov., isolated from human faeces. Anaerobe 2004;10:179–184.

453. Song X, Bartlett JG, Speck K, et al. Rising economic impact of *Clostridium difficile*-associated disease in adult hospitalized patient population. Infect Control Hosp Epidemiol 2008;29:823–828.

454. Speers AM, Cologgi DL, Reguera G. Anaerobic cell culture. Curr Protoc Microbiol 2009;Appendix 4:Appendix 4F. doi: 10.1002/9780471729259.mca04fs12

455. Spiegel CA. Bacterial vaginosis. Clin Microbiol Rev 1991;4:485–502.

456. Spiegel CA, Roberts M. *Mobiluncus* gen. nov., *Mobiluncus cutisii* subsp. *curtisii* sp. nov., and *Mobiluncus mulieris* sp. nov., curved rods from the human vagina. Int J Syst Bacteriol 1984;34:177–184.

457. Stackebrandt E, Schumann P, Schaal KP, et al. *Propionimicrobium* gen. nov., a new genus to accommodate *Propionibacterium lymphophilum* (Torrey 1916) Johnson and Cummins 1972, 1057AL as *Propionimicrobium lymphophilum* comb. nov. Int J Syst Evol Microbiol 2002;52:1925–1927.

458. Stamper PD, Alcabase R, Aird D, et al. Comparison of a commercial real-time PCR assay for *tcdB* detection to a cell culture cytotoxicity assay and toxigenic culture for direct detection of toxin-producing *Clostridium difficile* in clinical samples. J Clin Microbiol 2009;47:373–378.

459. Stamper PD, Babiker W, Alcabasa R, et al. Evaluation of a new commercial TaqMan PCR assay for direct detection of the *Clostridium difficile* toxin B gene in clinical stool specimens. J Clin Microbiol 2009;47:3846–3850.

460. Stargel MD, Lombard GL, Dowell VR Jr. Alternative procedures for identification of anaerobic bacteria. Am J Med Technol 1978;44:709–722.

461. Steer T, Collins MD, Gibson GR, et al. *Clostridium hathewayi* sp. nov., from human faeces. Syst Appl Microbiol 2001;24:353–357.

462. Steingruber I, Bach CM, Czermak B, et al. Infection of a total hip arthroplasty with *Prevotella loeschii.* Clin Orthop Relat Res 2004;418:222–224.

463. Stevens DL, Aldape MJ, Bryant AE. Life threatening clostridial infections. Anaerobe 2012;18:254–259.

464. Stevens DL, Bryant AE, Berger A, et al. *Clostridium.* In Versalovic J, Carroll KC, Funke G, Jorgensen JH, Landry ML, Warnock DL, eds. Manual of Clinical Microbiology. 10th Ed. Washington, DC: ASM Press, 2011:834–857.

465. Strauss J, White A, Ambrose C, et al. Phenotypic and genotypic analyses of clinical *Fusobacterium nucleatum* and *Fusobacterium periodonticum* isolates from the human gut. Anaerobe 2008;14:301–309.

466. Summanen PH, Lawson PA, Finegold SM. *Porphyromonas bennonis* sp. nov., isolated from human clinical specimens. Int J Syst Evol Microbiol 2009;59:1727–1732.

467. Summanen PH, Durmaz B, Väisänen ML, et al. *Porphyromonas somerae* sp. nov., a pathogen isolated from humans and distinct from *Porphyromonas levii*. J Clin Microbiol 2005;43:4455–4459.

468. Summanen PH, McTeague M, Vaisanen ML, et al. Comparison of recovery of anaerobic bacteria using the Anoxamat˚, anaerobic chamber, and GasPak˚ jar systems. Anaerobe 1999;5:5–9.

469. Takeda K, Kenzaka T, Morita Y, et al. A rare case of Lemierre`s syndrome caused by *Porphyromonas asaccharolytica*. Infection 2013;41:889–892.

470. Tally FP, Goldin BR, Jacobus NV, et al. Superoxide dismutase in anaerobic bacteria of clinical significance. Infect Immun 1977;16:20–25.

471. Taras D, Simmering R, Collins MD, et al. Reclassification of *Eubacterium formicigenerans* Holdeman and Moore 1974 as *Dorea formicigenerans* gen. nov., comb. nov., and description of *Dorea longicatena* sp. nov., isolated from human faeces. Int J Syst Evol Microbiol 2002;52:423–428.

472. Tee W, Korman TM, Waters MJ, et al. Three cases of *Anaerobiospirillum succiniproducens* bacteremia confirmed by 16S rRNA gene sequencing. J Clin Microbiol 1998;36:1209–1213.

473. Tehres G, Urban E, Soki J, et al. Comparison of a rapid molecular method, BD GeneOhm Cdiff assay, to the most frequently used laboratory tests for detection of toxin producing *Clostridium difficile* in diarrheal feces. J Clin Microbiol 2009;47:3478–3481.

474. Thatcher P. Hepatic abscesses caused by *Fusobacterium necrophorum* as part of the Lemierre syndrome. J Clin Gastroenterol 2003;37:196–197.

475. Thilesen CM, Nicolaidis M, Lökebö JE, et al. *Leptotrichia amnionii*, an emerging pathogen of the female urogenital tract. J Clin Microbiol 2007;45:2344–2347.

476. Ticehurst JR, Aird DZ, Dam LM, et al. Effective detection of toxigenic *Clostridium difficile* by a two-step algorithm including tests for antigen and cytotoxin. J Clin Microbiol 2006;44:1145–1149.

477. Tille PM, ed. Bailey & Scott's Diagnostic Microbiology. 13th Ed. St. Louis, MO: Elsevier Mosby, 2014.

478. Toprak NU, Ozcan ET, Pekin T, et al. Bacteraemia caused by *Clostridium symbiosum*: case report and review of the literature. Indian J Med Microbiol 2014;32:92–94.

479. Trama JP, Pascal KE, Zimmerman J, et al. Rapid detection of *Atopobium vaginae* and association with organisms implicated in bacterial vaginosis. Mol Cell Probes 2008;22:96–102.

480. Trampuz A, Piper KE, Jacobson MJ, et al. Sonication of removed hip and knee prostheses for diagnosis of infection. N Engl J Med 2007;357:654–663.

481. Treviño M, Areses P, Peñalver MD, et al. Susceptibility trends of *Bacteroides fragilis* group and characterisation of carbapenemase-producing strains by automated REP-PCR and MALDI TOF. Anaerobe 2012;18:37–43.

482. Turroni F, Ribbera A, Foroni E, et al. Human gut microbiota and bifidobacteria: from composition to functionality. Antonie Van Leeuwenhoek 2008;94:35–50.

483. Ulger-Toprak N, Liu C, Summanen PH, et al. *Murdochiella asaccharolytica* gen. nov., sp. nov., a Gram-stain-positive, anaerobic coccus isolated from human wound specimens. Int J Syst Evol Microbiol 2010;60:1013–1016.

484. Urban E, Hortobagyi A, Szentpali K, et al. Two intriguing *Bilophila wadsworthia* cases from Hungary. J Med Microbiol 2004;53:1167–1169.

485. Vandamme P, Debruyne L, De Brandt E, et al. Reclassification of *Bacteroides ureolyticus* as *Campylobacter ureolyticus* comb. nov., and emended description of the genus *Campylobacter*. Int J Syst Evol Microbiol 2010;60:2016–2022.

486. Vandamme P, Falsen E, Vancanneyt M, et al. Characterization of *Actinomyces turicensis* and *Actinomyces radingae* strains from human clinical samples. Int J Syst Bacteriol 1998;48(Pt 2):503–510.

487. van der Vorm ER, Dondorp AM, van Ketel RJ, et al. Apparent culture-negative prosthetic valve endocarditis caused by *Peptostreptococcus magnus*. J Clin Microbiol 2000;38:4640–4642.

488. Vasoo S, Stevens J, Portillo L, et al. Cost-effectiveness of a modified two-step algorithm using a combined glutamate dehydrogenase/toxin enzyme immunoassay and real-time PCR for the diagnosis of *Clostridium difficile* infection. J Microbiol Immunol Infect 2014;47:75–78.

489. Veloo AC, Welling GW, Degener JE. Antimicrobial susceptibility of clinically relevant Gram-positive anaerobic cocci collected over a three-year period in the Netherlands. Antimicrob Agents Chemother 2011;55:1199–1203.

490. Veloo AC, Erhard M, Welker M, et al. Identification of Gram-positive anaerobic cocci by MALDI-TOF mass spectrometry. Syst Appl Microbiol 2011;34:58–62.

491. Veloo AC, Welling GW, Degener JE. The identification of anaerobic bacteria using MALDI-TOF. Anaerobe 2011;17:211–212.

492. Veloo AC, Knoester M, Degener JE, et al. Comparison of two matrix-assisted laser desorption ionization-time-of-flight mass spectrometry methods for the identification of clinically relevant anaerobic bacteria. Clin Microbiol Infect 2011;17:1501–1506.

493. Venugopal AA, Szpunar S, Johnson LB. Risk and prognostic factors among patients with bacteremia due to *Eggerthella lenta*. Anaerobe 2012;18:475–478.

494. Vergidis P, Patel R. Novel approaches to the diagnosis, prevention, and treatment of medical device-associated infections. Infect Dis Clin North Am 2012;26:173–186.

495. Verstreken I, Laleman W, Wauters G, et al. *Desulfovibrio desulfuricans* bacteremia in an immunocompromised host with a liver graft and ulcerative colitis. J Clin Microbiol 2012;50:199–201.

496. Voth DE, Ballard JD. *Clostridium difficile* toxins: mechanism of action and role of disease. Clin Microbiol Rev 2005;18:247–263.

497. Von Graevenitz A. *Actinomyces neuii*: review of an unusual infectious agent. Infection 2011;39:97–100.

498. Wade WG, Downes J, Dymock D, et al. The family *Coriobacteriaceae*: reclassification of *Eubacterium exiguum* (Poco et al. 1996) and *Peptostreptococcus heliotrinreducens* (Lanigan 1976) as *Slackia exigua* gen. nov., comb. nov. and *Slackia heliotrinireducens* gen. nov., comb. nov., and *Eubacterium lentum* (Prevot 1938) as *Eggerthella lenta* gen. nov., comb. nov. Int J Syst Bacteriol 1999;49(Pt 2):595–600.

499. Wade WG, Kononen E. *Propionibacterium*, *Lactobacillus*, *Actinomyces*, and other non-spore-forming, anaerobic Gram-positive rods. In Versalovic J, Carroll KC, Funke G, Jorgensen JH, Landry ML, Warnock DL, eds. Manual of Clinical Microbiology. 10th Ed. Washington, DC: ASM Press, 2011:817–833.

500. Walden WC, Hentges DJ. Differential effects of oxygen and oxidation-reduction potential on the multiplication of three species of anaerobic intestinal bacteria. Appl Microbiol 1975;30:781–785.

501. Walti LN, Conen A, Coward J, et al. Characteristics of infections associated with external ventricular drains of cerebrospinal fluid. J Infect 2013;66:424–431.

502. Warren YA, Tyrrell KL, Citron DM, et al. *Clostridium aldenense* sp. nov. and *Clostridium citroniae* sp. nov. isolated from human clinical infection. J Clin Microbiol 2006;44:2416–2422.

503. Washington JA II, Ilstrup DM. Blood cultures: issues and controversies. Rev Infect Dis 1986;8:792–802.

504. Weingarden AR, Chen C, Bobr A, et al. Microbiota transplantation restores habitual fecal bile acid composition in recurrent *Clostridium difficile* infection. Am J Physiol Gastrointest Liver Physiol 2014;306:G310–G319.

505. Westblom TU, Gorse GJ, Milligan TW, et al. Anaerobic endocarditis caused by *Staphylococcus saprophyticus*. J Clin Microbiol 1990;28:2818–2819.

506. Westling K, Lidman C, Thalme A. Tricuspid valve endocarditis caused by a new species of *Actinomyces*: A. *funkei*. Scand J Infect Dis 2002;34:206–207.

507. Wexler HM. *Bacteroides*: the good, the bad and the nitty-gritty. Clin Microbiol Rev 2007;20:593–621.

508. Wexler HM, Reeves D, Summanen PH, et al. *Sutterella wadsworthensis* gen. nov., sp. nov., bile-resistant microaerophilic *Campylobacter gracilis*-like clinical isolates. Int J Syst Bacteriol 1996;46:252–258.

509. Whaley DN, Wiggs LS, Miller PH, et al. Use of Presumpto Plates to identify anaerobic bacteria. J Clin Microbiol 1995;33:1196–1202.

510. Whang DH, Joo SY. Evaluation of the diagnostic performance of the Xpert *Clostridium difficile* assay and its comparison with the toxin A/B enzymelinked fluorescent assay and in-house real-time PCR assay used for the detection of toxigenic *C. difficile*. J Clin Lab Anal 2014;28:124–129.

511. Wieringa JW, Wolfs TF, van Houten MA. Grisel syndrome following meningitis and anaerobic bacteremia with *Bacteroides ureolyticus*. Pediatr Infect Dis J 2007;26:970–971.

512. Wiggs LS, Cavallaro JJ, Miller JM. Evaluation of the Oxyrase OxyPlate anaerobe incubation system. J Clin Microbiol 2000;38:499–507.

513. Wildeboer-Veloo AC, Harmsen HJ, Welling GW, et al. Development of 16S rRNA-based probes for the identification of Gram-positive anaerobic cocci isolated from human clinical specimens. Clin Microbiol Infect 2007;13:985–992.

514. Willems A, Collins MD. 16S rRNA gene similarities indicate that *Hallella seregens* (Moore and Moore) and *Mitsuokella dentalis* (Haapsalo et al.) are genealogically highly related and are members of the genus *Prevotella*: emended description of the genus *Prevotella* (Shah and Collins) and description of *Prevotella dentalis* comb. nov. Int J Syst Bacteriol 1995;45:832–836.

515. Willems A, Collins MD. Reclassification of *Oribaculum catoniae* (Moore and Moore 1994) as *Porphyromonas catoniae* comb. nov. and emendation of the genus *Porphyromonas*. Int J Syst Bacteriol 1995;45:578–581.

516. Willems A, Collins MD. Phylogenetic relationships of the genera *Acetobacterium* and *Eubacterium* sensu stricto and reclassification of *Eubacterium alactolyticum* as *Pseudoramibacter alactolyticus* gen. nov., comb. nov. Int J Syst Bacteriol 1996;46:1083–1087.

517. Willems A, Moore WE, Weiss N, et al. Phenotypic and phylogenetic characterization of some *Eubacterium*-like isolates containing a novel type B wall murein from human feces: description of *Holdemania filiformis* gen. nov., sp. nov. Int J Syst Bacteriol 1997;47:1201–1204.

518. Williams OM, Brazier J, Peraino V, et al. A review of three cases of *Clostridium aldenense* bacteremia. Anaerobe 2010;16:475–477.

519. Winn W, Allen S, Janda W, et al., eds. Koneman's Color Atlas and Textbook of Diagnostic Microbiology. 7th Ed. Philadelphia, PA: Lippincott Williams & Wilkins, 2006.

520. Woo PC, Chung LM, Teng JL, et al. In silico analysis of 16S ribosomal RNA gene sequencing-based methods for identification of medically important anaerobic bacteria. J Clin Pathol 2007;60:576–579.

521. Woo PC, Fung AM, Lau SK, et al. *Actinomyces hongkongensis* sp. nov. a novel *Actinomyces* species isolated from a patient with pelvic actinomycosis. Syst Appl Microbiol 2003;26:518–522.

522. Woo PC, Lau SK, Teng JL, et al. Then and now: use of 16S rADN gene sequencing for bacterial identification and discovery of novel bacteria in clinical microbiology. Clin Microbiol Infect 2008;14:908–934.

523. Woo PC, Ng KH, Lau SK, et al. Usefulness of the MicroSeq 500 16S ribosomal ADN-based bacterial identification system for identification of clinically significant bacterial isolates with ambiguous biochemical profiles. J Clin Microbiol 2003;41:1996–2001.

524. Wunderink HF, Lashley EE, van Poelgeest MI, et al. Pelvic actinomycosis-like disease due to *Propionibacterium propionicum* after hysteroscopic removal of an intrauterine device. J Clin Microbiol 2011;49:466–468.

525. Wurdemann D, Tindall BJ, Pukall R, et al. *Gordonibacter pamelaeae* gen. nov., a new member of the Coriobacteriaceae isolated from a patient with Crohn's disease, and reclassification of *Eggerthella hongkongensis* Lau et al. 2006 as *Paraeggerthella hongkongensis* gen. nov., comb. nov. Int J Syst Evol Microbiol 2009;59:1405–1415.

526. Wust J, Stubbs S, Weiss N, et al. Assignment of *Actinomyces pyogenes*-like (CDC coryneform group E) bacteria to the genus *Actinomyces* as *Actinomyces radingae* sp. nov. and *Actinomyces turicensis* sp. nov. Lett Appl Microbiol 1995;20:76–81.

527. Wybo I, Soetens O, DeBel A, et al. Species identification of clinical *Prevotella* isolates by matrix-assisted laser desorption ionization-time of flight mass spectrometry. J Clin Microbiol 2012;4:1415–1418.

528. Wybo I, Van den Bossche D, Soetens O, et al. Fourth Belgian multicentre survey of antibiotic susceptibility of anaerobic bacteria. J Antimicrob Chemother 2014;69:155–161.

529. Yang JJ, Kwon TY, Seo MJ, et al. 16S ribosomal RNA identification of *Prevotella nigrescens* from a case of cellulitis. Ann Lab Med 2013;33:379–382.

530. Yarden-Bilavsky H, Raveh E, Livni G, et al. *Fusobacterium necrophorum* mastoiditis in children—emerging pathogen in an old disease. Int J Pediatr Otorhinolaryngol 2013;77:92–96.

531. Yeoman CJ, Thomas SM, Miller ME, et al. A multi-omic systems-based approach reveals metabolic markers of bacterial vaginosis and insight into the disease. PLoS One 2013;8:e56111.

532. Yuan J, Inami G, Mohle-Boetani J, et al. Recurrent wound botulism among injection drug users in California. Clin Infect Dis 2011;52:862–866.

533. Zar FA, Bakkanagari SR, Moorthi KM, et al. A comparison of vancomycin and metronidazole for the treatment of *Clostridium difficile*-associated diarrhea, stratified by disease severity. Clin Infect Dis 2007;45:302–307.

CAPÍTULO **17**

Pruebas de sensibilidad a antibióticos

Evolución y propagación
de la resistencia a antibióticos

Un antibiótico es un compuesto derivado de la naturaleza, o bien, que se ha sintetizado químicamente, que actúa sobre las bacterias inhibiendo las funciones bioquímicas normales (síntesis de pared celular, síntesis de proteínas, replicación/transcripción de ADN o respiración celular). A su vez, las bacterias han desarrollado varios mecanismos para aumentar su resistencia a la acción de los antibióticos recetados de manera frecuente, y algunos tipos de resistencia se han extendido a tal punto que la eficacia de muchos fármacos e incluso de clases de fármacos se está deteriorando rápidamente. La aparición rápida de muchos tipos de resistencia a antibióticos es una de las principales amenazas para la medicina moderna y la salud pública de esta época.[340] Sin un aumento en el desarrollo de nuevos compuestos que sean eficaces frente a muchos tipos diferentes de microorganismos resistentes a antibióticos, el progreso médico moderno disminuirá su velocidad debido al riesgo de un resultado clínico adverso de una infección por estos microorganismos.[66,101,257,562,614]

Es notable que se ha pasado de uno de los grandes avances médicos del siglo xx, el descubrimiento de la penicilina, a esta situación mundial actual, tan sólo en el trascurso de algunas décadas. En 1928, Alexander Fleming observó que una cepa de *Penicillium notatum* producía una sustancia bacteriolítica difusible capaz de eliminar bacterias (fig. 17-1).[196] El descubrimiento de la penicilina y su fabricación con suficiente pureza para utilizarse como fármaco en humanos anunciaron el advenimiento de la era antibiótica moderna. La producción de penicilina fue limitada y extremadamente costosa durante la Segunda Guerra Mundial, pero se descubrieron otros antibióticos y se establecieron los perfiles de sensibilidad de diversos microorganismos. La estreptomicina fue descubierta en 1943 debido al interés de Waksman en los microbios del suelo;[645] pronto le siguieron la gramicidina y la tirocidina. La clorotetraciclina (aureomicina) fue descubierta por Duggar en los laboratorios Lederle (Pearl River, NY) en 1944. Desde entonces, la industria farmacéutica ha desarrollado un gran número de antibióticos (tabla 17-1), pero desafortunadamente la capacidad y viabilidad de producción de nuevos compuestos no ha seguido el ritmo de aparición de muchos tipos de resistencia a fármacos.[257,614]

A pesar del optimismo inicial de que los antibióticos pondrían fin a la infección bacteriana, no tardaron mucho en aparecer cepas bacterianas resistentes después de la introducción y prescripción clínica de fármacos nuevos. El rápido desarrollo de diversos tipos de resistencia a antibióticos ha sido impulsado por la prescripción imprecisa y el uso excesivo de estos medicamentos "para salvar vidas" tanto en medicina humana y veterinaria como en la cría de animales. En la actualidad, varios grupos

clínicos y de salud pública han publicado guías para la prescripción prudente de antibióticos debido al reciente reconocimiento de que los recursos quimioterapéuticos deben ser administrados sabiamente para controlar el desarrollo y propagación de la resistencia a antibióticos.[155,340,365,521,552,614]

Las pruebas de sensibilidad a antibióticos de los patógenos de importancia clínica se convirtieron en una necesidad clínica para poder prescribir un tratamiento eficaz. Sin embargo, es importante destacar que las pruebas de sensibilidad a antibióticos pretenden ser una guía para el médico y no una garantía de que un fármaco o combinación de fármacos en particular será eficaz en el tratamiento. Los laboratorios de microbiología clínica pueden ser de gran ayuda para los médicos. Pueden evaluar las interacciones *in vitro* de *Klebsiella*, entre un microorganismo aislado y antibióticos que serían apropiados para el tratamiento de una infección *in vivo*. Los datos de laboratorio también ayudan al médico a decidir si la dosis seleccionada de un antibiótico es adecuada para proporcionar concentraciones eficaces en el sitio de infección. Este capítulo describe los procedimientos para las pruebas de rutina de sensibilidad a antibióticos

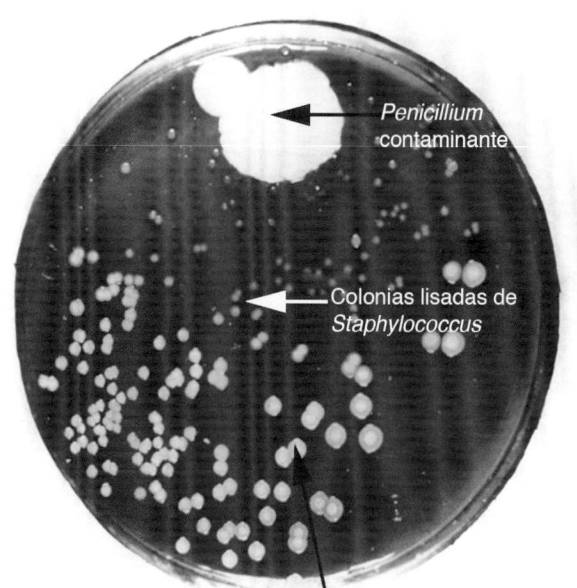

■ **FIGURA 17-1** Descubrimiento de Fleming de la acción del antibiótico penicilina, producida por el hongo filamentoso *Penicillium*. El estafilococo que crece alrededor del hongo, que contamina el cultivo, está siendo lisado por el antibiótico. Las colonias de *Staphylococcus* que crecen más lejos del hongo no son afectadas.

(el texto continúa en la p. 1079)

TABLA 17-1 Principales clases de antibióticos y su actividad antibacteriana

Clase	Subclases principales	Antibióticos incluidos	Mecanismo de acción	Espectro de actividad
Penicilinas	Penicilinas	Penicilina G, penicilina V, penicilina procaínica, penicilina benzatínica	Inhiben la síntesis de pared celular por unión a PUP en la pared celular y el entrecruzamiento de peptidoglicano.	Bacterias grampositivas aerobias, incluyendo estreptococos y enterococos. La mayoría de los estafilococos son ahora resistentes. Anaerobios sensibles (*Clostridium*, *Peptoniphilus*, *Finegoldia*, *Peptostreptococcus*, *Fusobacterium*), *Pasteurella*, *Treponema pallidum* (sífilis) y *Borrelia* (enfermedad de Lyme).
	Aminopenicilinas	Amoxicilina, ampicilina	El mismo que para penicilina.	Igual que la penicilina pero el espectro gramnegativo también incluye *H. influenzae* negativo a β-lactamasa, algunos géneros de enterobacterias (*Proteus mirabilis*, *Escherichia coli*, *Salmonella*, *Shigella*); la sensibilidad debe ser confirmada antes de su uso.
	Ureidopenicilinas	Azlocilina, mezlocilina, piperacilina	El mismo que para penicilina.	Actividad mejorada frente a gramnegativos, que incluye a la mayoría de las enterobacterias. La piperacilina es activa frente a *P. aeruginosa*.
	Carboxipenicilinas	Carbenicilina, ticarcilina	El mismo que para penicilina.	Actividad mejorada frente a gramnegativos, pero rara vez se utiliza. La ticarlinina es activa frente a enterococos.
	Penicilinas estables ante penicilinasas	Cloxacilina, dicloxacilina, meticilina, nafcilina, oxacilina	El mismo que para penicilina.	Se utilizan para infecciones graves debidas a *S. aureus* sensible a meticilina (SASM). No posee actividad frente a enterococos, bacterias gramnegativas o anaerobias.
β-lactámicos/combinaciones de inhibidores de β-lactamasas		Amoxicilina-ácido clavulánico, Ampicilina-sulbactam, Ceftarolina-sulbactam, Ceftazidima-avibactam, Piperacilina-tazobactam, Ticarcilina-ácido clavulánico	Restauran la actividad del antibiótico β-lactámico principal mediante la inhibición de la actividad de β-lactamasa a través de la unión del inhibidor al sitio activo de la enzima.	La adición de inhibidores de β-lactamasa extiende el espectro del compuesto principal. Ticarcilina-ácido clavulánico tiene actividad frente a *Stenotrophoonas maltophilia*. Amoxicilina-ácido clavulánico tiene una amplia actividad frente a aerobios orales y anaerobios que causan infección en herida por mordedura. Ampicilina-sulbactam es activa frente a especies multirresistentes de *Acinetobacter*. Piperacilina-tazobactam tiene un amplio espectro frente a gramnegativos, que incluye *P. aeruginosa*, SASM y algunos anaerobios, incluyendo *B. fragilis*.
Cefalosporinas	Primera generación	*Parenteral:* cefalotina, cefazolina y cefapirina *Oral:* cefalexina, cefradina, cefadroxilo	Inhiben la síntesis de pared celular por unión a PUP en pared celular, así como entrecruzamiento.	Bacterias grampositivas, incluyendo SASM, estreptococos β-hemolíticos (A, B, C y G), especies de *Klebsiella*, *E. coli* y *P. mirabilis*, pero la sensibilidad debe confirmarse antes de su uso.
	Segunda generación	*Parenteral:* cefamandol, cefonicida, cefuroxima *Oral:* cefaclor, cefdinir, cefprozilo, cefuroxima		Actividad mejorada frente a gramnegativos con cierta pérdida de actividad frente a grampositivos respecto a los antibióticos de primera generación. La cefuroxima tiene buena actividad contra patógenos respiratorios adquiridos en la comunidad (SASM, *H. influenzae* y *S. pneumoniae*).
	Tercera generación	*Parenteral:* cefoperazona, cefotaxima, ceftazidima, ceftizoxima, ceftriaxona *Oral:* cefpodoxima, ceftibutén, cefditorén, cefetamet		Actividad mejorada frente a gramnegativos respecto a antibióticos de segunda generación. La ceftazidima tiene menos actividad contra grampositivos, pero es el único antibiótico con actividad frente a *P. aeruginosa*. La cefotaxima/ceftriaxona poseen una penetración mejorada al sistema nervioso central (SNC) para tratar los patógenos causantes de meningitis bacteriana. Buena actividad estreptocócica y actividad moderada frente a SASM. Cefixima y ceftibutén tienen la mejor actividad contra gramnegativos de las cefalosporinas orales, pero ninguno es muy activo frente a grampositivos. Cefpodoxima y cefdinir tienen mejor actividad frente a grampositivos, incluso estafilococos y estreptococos.
	Cuarta generación	*Parenteral:* cefepima *Oral:* cefixima		La cefepima es altamente activa frente a bacterias gramnegativas, incluso *P. aeruginosa* y especies de *Enterobacter*. Su actividad frente a grampositivos es similar a la que presentan ceftriaxona/cefotaxima.
	Cefamicinas	Cefoxitina, cefotetán, cefmetazol		Amplia actividad frente a gramnegativos y anaerobios, útil para profilaxis en cirugía obstétrica-ginecológica y colorrectal. Cierta resistencia de *B. fragilis* hace que estos antibióticos sean menos ideales para el tratamiento primario de infecciones intraabdominales y pélvicas.

TABLA 17-1 Principales clases de antibióticos y su actividad antibacteriana (*continuación*)

Clase	Subclases principales	Antibióticos incluidos	Mecanismo de acción	Espectro de actividad
	Cefalosporinas con actividad frente a SARM	*Parenteral:* ceftarolina, ceftobiprol		Únicas cefalosporinas con actividad frente a *S. aureus* resistente a meticilina (SARM). La ceftarolina también tiene actividad frente a patógenos causantes de neumonía adquirida en la comunidad (NAC). Ceftobiprol ha sido aprobado para su uso en Canadá y Europa, pero no en los Estados Unidos.
Monobactámicos		*Parenteral:* aztreonam	El mismo que para cefalosporinas.	Activos frente a la mayoría de bacterias gramnegativas, incluso *P. aeruginosa*. No es activo frente a bacterias grampositivas o anaerobios.
Penemes	Carbapenemes	*Parenteral:* doripenem, ertapenem, imipenem, meropenem, razupenem	El mismo que para cefalosporinas.	Muy amplio espectro de actividad frente a la mayoría de las bacterias grampositivas, gramnegativas y anaerobias. El ertapenem no es activo frente a enterococos, especies de *Acinetobacter* o *P. aeruginosa*.
	Penemes	*Parenteral:* sulopenem *Oral:* faropenem	El mismo que para cefalosporinas.	Similar a carbapenemes.
Aminociclitoles		Espectinomicina	El mismo que para aminoglucósidos.	Se utilizan para el tratamiento de infecciones genitales causadas por cepas sensibles de *N. gonorrhoeae*.
Aminoglucósidos		Amikacina, gentamicina, kanamicina, netilmicina, plazomicina, estreptomicina, tobramicina	Inhiben la síntesis de proteínas por unión a la subunidad 30S del ribosoma bacteriano.	Activos frente a la mayoría de los bacilos gramnegativos aerobios, *Nocardia* (amikacina), agentes de bioterrorismo (*Brucella* [estreptomicina], *F. tularensis* [estreptomicina], *Y. pestis* [estreptomicina]), y algunas micobacterias, pero la actividad es variable dependiendo del antibiótico de elección. Sinérgica con algunos fármacos β-lactámicos y vancomicina frente a enterococos (gentamicina y estreptomicina), *P. aeruginosa*, algunos gramnegativos y estafilococos; sin embargo, estos fármacos no se utilizan de manera individual frente a infecciones por grampositivos.
Ansamicinas		Rifampicina	Inhiben la síntesis de proteínas por unión a la subunidad β de la ARN polimerasa dependiente de ADN.	Activas frente a micobacterias y estafilococos.
Inhibidores de la vía del folato		Sulfonamidas, trimetoprima, trimetoprima-sulfametoxazol	Interfieren en los pasos secuenciales de la vía de síntesis de ácido fólico.	Amplio espectro frente a gramnegativos, incluyendo muchas enterobacterias, *H. influenzae*, *M. catarrhalis* y *Stenotrophomonas*, pero no *P. aeruginosa*. Actividad moderada frente a estafilococos, incluyendo cepas coagulasa negativas y SARM, pero no tienen actividad frente a estreptococos del grupo A ni enterococos. También activos contra *L. monocytogenes*, *Nocardia* y *P. jirovecii*.
Glucopéptidos	Glucopéptidos	*Parenteral:* vancomicina	Inhiben la síntesis de pared celular a nivel de un proceso anterior que los β-lactámicos.	Activos frente a estafilococos, incluyendo cepas coagulasa negativas y SARM; enterococos sensibles y *S. pneumoniae*, incluso cepas altamente resistentes a penicilina. Inactivos contra *Lactobacillus*, *Leuconostoc*, *Actinomyces* y enterococos resistentes a vancomicina (ERV). También son activos frente a anaerobios grampositivos y la formulación oral se usa para tratar diarrea causada por *C. difficile*.
	Lipoglucopéptidos	Dalbavancina, oritavancina, teicoplanina, telvancina, ramoplanina	El mismo que para vancomicina.	Similar a vancomicina.
Lincosamidas		*Parenteral y oral:* clindamicina	Inhiben la síntesis de proteínas mediante la unión a la subunidad 50S ribosómica.	Activas frente a bacterias grampositivas aerobias y anaerobias, incluyendo especies de *Actinomyces*, *Clostridium*, excepto *C. difficile*, *Peptostreptococcus*, estafilococos y estreptococos del grupo A; sin embargo, la resistencia está aumentando.

(*continúa*)

TABLA 17-1 Principales clases de antibióticos y su actividad antibacteriana (*continuación*)

Clase	Subclases principales	Antibióticos incluidos	Mecanismo de acción	Espectro de actividad
Lipopétidos		*Parenteral:* daptomicina	Inhiben síntesis de ácidos nucleicos y proteínas por despolarización rápida de membrana celular y afluencia de iones de potasio.	Activos frente a grampositivos aerobios, incluyendo SARM, estreptococos del grupo A y ERV.
	Polimixinas	Colistina, polimixina B	Perturban permeabilidad de la membrana celular bacteriana.	Amplio espectro frente a bacterias gramnegativas aerobias.
Macrocíclicos		Fidoxomicina	Inhiben la síntesis de proteínas mediante bloqueo de ARN polimerasa.	Activos frente a bacterias grampositivas, especialmente *C. difficile*.
Macrólidos		*Parenteral y oral:* eritromicina (compuesto de origen para otros macrólidos) *Oral:* azitromicina, claritromicina, diritromicina, eritromicina	Inhiben la síntesis de proteínas mediante unión a la subunidad 50S ribosómica.	Activos frente a bacterias grampositivas, incluyendo estreptococos β-hemolíticos, cepas sensibles de *S. pneumoniae* y algunas cepas de SASM. Activo frente a infecciones atípicas, incluyendo *B. pertussis*, *C. jejuni*, *T. pallidum*, *Ureaplasma*, *M. pneumoniae*, *Legionella*, especies de *Chlamydia* y algunas micobacterias. La azitromicina y la claritromicina tienen mejor actividad frente a *H. influenzae* y micobacterias que la eritromicina.
	Cetólidos	*Oral:* telitromicina	El mismo que para macrólidos.	Similar a los macrólidos, excepto que tiene una actividad mejorada frente a *S. pneumoniae*, incluso las cepas resistentes a penicilina.
	Fluorocetólidos	Solitromicina	El mismo que para macrólidos.	Similar a la telitromicina. Primer fluorocetólido que se desarrolló.
Nitrofuranos		*Oral:* nitrofurantoína	Metabolitos altamente activos que dañan el ADN bacteriano.	Activos frente a gramnegativos entéricos y enterococos que causan infección de vías genitourinarias. La sensibilidad debe evaluarse antes de utilizarlos.
Nitroimidazoles		*Parenteral u oral:* metronidazol, tinidazol	Alteran el ADN bacteriano mediante producción de radicales aniones.	Amplio espectro frente a anaerobios.
Oxazolidinonas		*Parenteral u oral:* linezolid, tedizolida	Inhiben la síntesis de proteínas al impedir el ensamble de ribosomas bacterianos.	Se utiliza linezolid para tratar infecciones graves causadas por SARM. La tedizolida es una oxazolidinona de segunda generación sometida a pruebas clínicas para su uso frente a infecciones por SARM.
Fenicoles		*Parenteral:* cloranfenicol	Inhiben la síntesis de proteínas mediante la inhibición de la actividad peptidil transferasa del ribosoma bacteriano.	Actividad bacteriostática de amplio espectro frente a bacterias grampositivas y gramnegativas, incluso anaerobios.
Ácido seudomónico		*Topical:* mupirocina	Inhibe la síntesis de proteínas y ARN en *S. aureus*.	Activo contra bacterias grampositivas, incluso SARM.
Quinolonas	Quinolonas	Cinoxacino, garenoxacino, ácido nalidíxico	Inhiben síntesis de ácidos nucleicos uniéndose a las ADN topoisomerasas II y IV.	Compuestos padre para el desarrollo de fluoroquinolonas.
	Fluoroquinolonas	*Parenteral u oral:* ciprofloxacino, finafloxacino, gatifloxacino, gemifloxacino, levofloxacino, grapafloxacino, lemefloxacino, moxifloxacino *Oral:* norfloxacino, ofloxacino	El mismo que para quinolonas.	Activas frente a gran parte de bacilos gramnegativos aerobios de la familia de las enterobacterias, *H. influenzae* y estafilococos. El ciprofloxacino tiene la mejor actividad frente a *P. aeruginosa*. El ciprofloxacino tiene poca actividad contra *S. pneumoniae*. El levofloxacino, moxifloxacino y gemifloxacino tienen buena actividad frente a grampositivos, incluso *S. pneumoniae* y patógenos atípicos causantes de NAC (*C. pneumoniae*, *M. pneumoniae* y *Legionella*). El ciprofloxacino también se utiliza para profilaxis postexposición a carbunco por inhalación. Se aprobó levofloxacino para el tratamiento de carbunco por inhalación. Moxifloxacino y gemifloxacino también tienen cierta actividad anaerobia, pero no son antibióticos de elección para infecciones graves.

TABLA 17-1 Principales clases de antibióticos y su actividad antibacteriana (*continuación*)

Clase	Subclases principales	Antibióticos incluidos	Mecanismo de acción	Espectro de actividad
				El norfloxacino es activo frente a gramnegativos entéricos que causan infección de vías genitourinarias, pero no tiene actividad contra enterococos o *P. aeruginosa*. El empleo de norfloxacino ha sido restringido en muchos países debido a los efectos secundarios.
Esteroideos	Fusidanos	*Tópico:* ácido fusídico	Inhiben la síntesis de proteínas evitando la rotación del factor de alargamiento G del ribosoma bacteriano.	La actividad frente a bacterias grampositivas incluye estafilococos, estreptococos β-hemolíticos y corinebacterias. Muchas cepas de SARM aún son sensibles, pero es posible generar resistencia durante el tratamiento.
Estreptograminas		*Parenteral:* quinupristina-dalfopristina	Dos antibióticos que son sinérgicos en el bloqueo de síntesis de proteínas uniéndose a la subunidad 50S ribosómica.	Activo frente a cocos grampositivos, incluyendo *E. faecium* resistente a vancomicina y SARM. El antibiótico es menos activo contra *E. faecalis*.
Tetraciclinas		*Parenteral u oral:* doxiciclina, minociclina *Oral:* tetraciclina	Inhiben la síntesis de proteínas uniéndose a la subunidad 30S ribosómica.	Amplio espectro frente a algunos gramnegativos, más limitada contra grampositivos; la resistencia es prevalente, por lo que la sensibilidad debe evaluarse antes de su empleo. Activo contra algunos microorganismos causantes de neumonía atípica (*Chlamydophila, M. pneumoniae*), *Rickettsia, B. burgdorferi* (enfermedad en estadio temprano), *H. pylori, Vibrio, Brucella, T. pallidum* y algunas micobacterias. La minociclina es activa frente a SARM, *Stenotrophomonas* y *M. marinum*.
	Glicilglicinas	*Parenteral:* tigeciclina	El mismo que para tetraciclinas.	Amplio espectro en comparación con tetraciclinas. La actividad frente a bacterias grampositivas incluye a SARM y ERV. La actividad contra gramnegativos es amplia (enterobacterias, *Acinetobacter* spp., *Stenotrophomonas, Haemophilus* y *Moraxella*) pero no incluye *P. aeruginosa* o *Proteus*. También tiene buena actividad frente a anaerobios y micobacterias.
Fosfomicinas		*Oral:* fosfomicina	Inhibe la biogénesis de la pared celular imitando al fosfoenol piruvato (PEP), y bloqueando así la acción de MurA de catalización del peptidoglicano.	Activo frente a *E. coli* y especies de *Klebsiella* productoras de β-lactamasas de espectro extendido.

Adaptado en parte del Glosario I, tablas complementarias, CLSI M100-S23[121] y M100-S24[122].

---

de bacterias aerobias y anaerobias facultativas. Las pruebas para bacterias anaerobias, micobacterias y hongos se tratan en los capítulos 16, 19 y 21, respectivamente.

Mecanismos de acción de las principales clases de antibióticos

Los antibióticos están diseñados para inhibir o bloquear algún proceso celular esencial, controlando así el crecimiento de las bacterias (efecto bacteriostático) o eliminándolas por completo (efecto bactericida). El efecto de un antibiótico bacteriostático frente a uno bactericida en un cultivo bacteriano que crece de manera logarítmica se muestra en la figura 17-2. La mayoría de las principales clases de antibióticos utilizados en medicina humana se derivan de productos naturales; sin embargo, se han sintetizado tres clases, incluyendo sulfas, fluoroquinolonas y, recientemente, una oxazolidinona. El desarrollo de antibióticos nuevos que estén disponibles es un proceso costoso y arduo. Para presentar nuevos compuestos de interés, se sigue un procedimiento escalonado.[257,614] Primero, se evalúa un conjunto de cepas bacterianas patógenas, incluyendo aquellas que han desarrollado resistencia clínicamente importante, utilizando el nuevo compuesto para determinar su espectro de actividad y potencia. El compuesto avanzará para estudiarse en animales con infección invasora inducida para determinar la eficacia del agente. Por último, el nuevo compuesto se puede emplear en pruebas clínicas de primera fase y se compara con la eficacia de los antibióticos disponibles para infecciones causadas por bacterias sensibles y resistentes. La toxicidad potencial de cada compuesto también se establece durante las pruebas en animales, antes de utilizar el fármaco en pruebas en humanos.

Los antibióticos utilizados en medicina humana se agrupan en clases principales según sus mecanismos de acción. La tabla 17-1

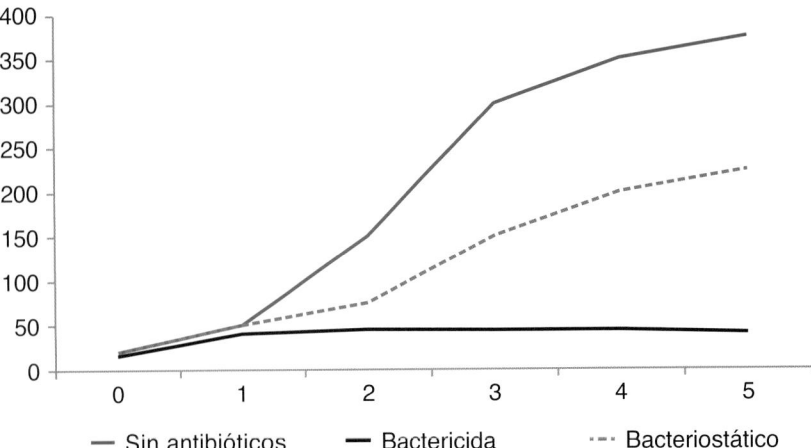

— Sin antibióticos   — Bactericida   ---- Bacteriostático

■ **FIGURA 17-2** Acción bacteriostática frente a acción bactericida de los antibióticos sobre el crecimiento bacteriano. Las curvas de crecimiento bacteriano comparan lo siguiente: (1) crecimiento de cultivo sin antibióticos presentes (*línea de color*), (2) crecimiento de cultivo en presencia de un antibiótico bacteriostático (*línea punteada*) y (3) cultivo que crece en presencia de un antibiótico bactericida (*línea negra*).

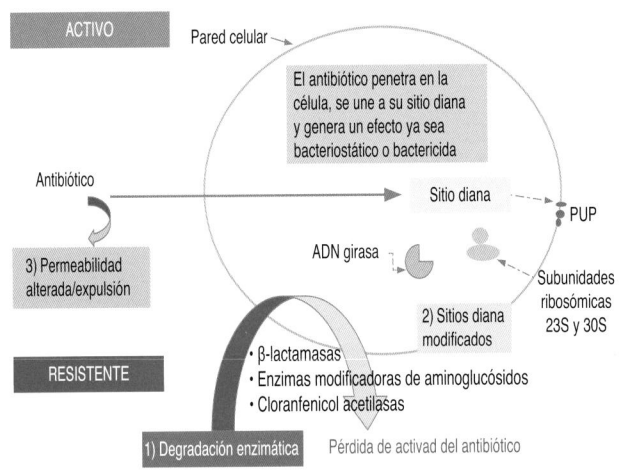

■ **FIGURA 17-3** Principales mecanismos de resistencia bacteriana a antibióticos.

describe las principales clases de antibióticos disponibles junto con sus dianas estructurales y su espectro de actividad. A pesar de los intensos esfuerzos de investigación sobre el mecanismo de acción de los antibióticos en las bacterias patógenas, sólo existen cuatro objetivos principales: (1) inhibición de la biosíntesis de la pared celular, (2) inhibición de la síntesis de proteínas, (3) inhibición de la replicación y reparación del ADN, e (4) inhibición de la biosíntesis de la coenzima del folato. Por lo tanto, la resistencia a los antibióticos se desarrolla mediante tres mecanismos principales: (1) destrucción del compuesto por una enzima producida por la bacteria, (2) impermeabilidad celular o expulsión, o (3) alteración de uno de los sitios diana del fármaco. La figura 17-3 proporciona una descripción esquemática de cada uno de estos mecanismos de acción de antibióticos, así como del desarrollo de resistencia. La descripción detallada de la estructura bioquímica y el mecanismo de acción de cada antibiótico está fuera del alcance de este capítulo. Los lectores interesados deben consultar *Mandell's Principles and Practice of Infectious Diseases*,[370] así como otros textos y revisiones sobre este tema.[79,135,646]

Bases genéticas de resistencia a las principales clases de antibióticos

Para comprender los mecanismos de resistencia bacteriana, es necesario comprender la fisiología bacteriana, la farmacología de los antibióticos y la biología molecular de los agentes infecciosos. Las bacterias son increíblemente resistentes y se adaptan de manera rápida para desarrollar resistencia bajo presión de selección debida al empleo de antibióticos. Un hallazgo fascinante, pero inquietante, es la documentación de que algunos antibióticos provocan un aumento transitorio en la tasa de mutación de bacterias.[48] Por lo tanto, los antibióticos pueden no sólo servir como selectores de clones resistentes, sino también como promotores primarios de resistencia *de novo*.

Los genes que codifican la resistencia pueden econtrarse en el cromosoma o en un elemento extracromosómico denominado *plásmido*. Los plásmidos son piezas circulares de ADN que actúan de manera independiente al cromosoma. La importancia práctica de la diferencia es que el ADN cromosómico es relativamente estable, mientras que el ADN plasmídico se moviliza fácilmente de una cepa a otra, de una especie a otra e incluso de un género a otro. Las variables implicadas en la transferencia horizontal de los genes bacterianos se describen en la tabla 17-2 y se ilustran varios mecanismos de transferencia en la figura 17-4. Además, la relación de los genes de resistencia a múltiples antibióticos con un plásmido hace posible la transferencia masiva de determinantes de resistencia que caracterizan a muchos de los microorganismos resistentes nuevos.[37,533,585,684]

Las bacterias pueden resistir los efectos de los antibióticos por mutación cromosómica o expresión inducida de un gen cromosómico latente. Con mayor frecuencia, las bacterias intercambian información genética y transfieren uno o más genes de resistencia a antibióticos a través de varios mecanismos. El mecanismo más habitual de transferencia de los genes de resistencia es la *conjugación*. Por lo general, los genes de resistencia a antibióticos son transportados en plásmidos como parte de un elemento genético transponible llamado *transposón* o "gen saltarín".[134,510,546,574,675] Los transposones tienen la capacidad de

introducir plásmidos o cromosomas transmisibles y después experimentar la transferencia horizontal por conjugación en bloque hacia otras especies bacterianas, relacionadas o no relacionadas. El resultado puede ser un mosaico de material genético de las bacterias donantes y receptoras.[366] La conjugación con transferencia de plásmidos es particularmente frecuente entre miembros de *Enterobacteriaceae*, *Pseudomonas* y especies anaerobias.[78,99,162,211,283,366] También se ha documentado la transferencia de determinantes de resistencia a antibióticos a través de una barrera importante entre bacterias grampositivas y gramnegativas,[133] pero lo contrario es poco frecuente. Por ejemplo, la propagación de la resistencia puede ocurrir entre estafilococos y enterococos, y entre *Enterobacteriaceae* y *Pseudomonas* o anaerobios, por ejemplo, *Bacteroides*.[19,69,596,621,651]

Los transposones, plásmidos o cromosomas bacterianos pueden contener un *integrón* (fig. 17-4), que es un sistema de captura y diseminación de genes de dos componentes en bacterias que se descubrió inicialmente relacionado con la resistencia a antibióticos.[128,215,228,229,381,530-532] Un integrón consiste en el primer componente de un gen que codifica una recombinasa

TABLA 17-2 Variables en la expresión y transferencia de resistencia bacteriana

Característica	Variable	Comentarios
Localización	Cromosómica	Estabilidad genética, expresión con frecuencia constitutiva.
	Exracromosómica	Los plásmidos se movilizan fácilmente para transferirse entre células bacterianas.
	Transposón	Mueve el material genético entre el cromosoma y el plásmido o entre las bacterias.
Transferencia	Conjugación	Debida a plásmidos (factor R) o un transposón.
	Transducción	Transferencia por bacteriófagos.
	Transformación	Transferencia directa de ADN entre especies compatibles.
Expresión	Constitutiva	Producido con o sin exposición a un estímulo.
	Inducible	Producido sólo después de la exposición a un estímulo.
	Constitutiva-inducible	Producido a baja escala sin estímulo; la producción aumentó mucho después de un estímulo.

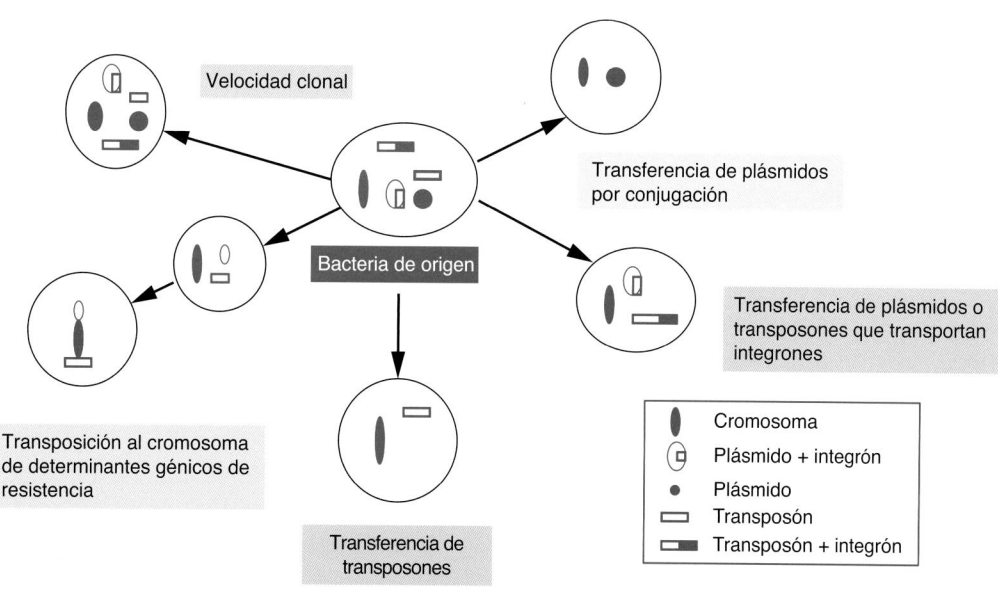

■ **FIGURA 17-4** Transferencia horizontal de determinantes de resistencia en bacterias.

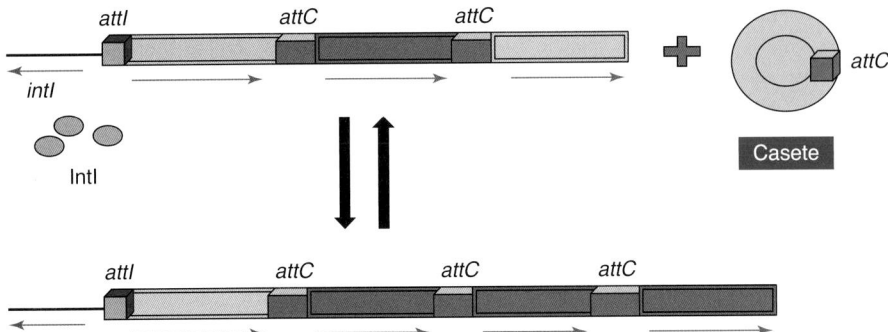

■ **FIGURA 17-5** Los integrones contienen múltiples determinantes de resistencia a antibióticos. Los integrones de origen natural utilizan recombinación específica del sitio para almacenar, expresar y transferir genes. Los integrones consisten en un gen de recombinasa y un sitio de recombinación *attI* (sitio de fijación del integrón) en el que se puede insertar un casete génico circular que contiene un *attC* (sitio de unión del casete). Corriente arriba de *attI* existe un fuerte promotor que permite que los casetes de genes se transcriban en ARNm. Los casetes pueden ser eliminados por recombinación entre pares de sitios *attC* o por recombinación entre un sitio *attC* y un *attI*. Por lo tanto, el orden de los genes en un integrón puede cambiarse por corte y reinserción en *attI* del casete cortado (adaptado de las referencias 215 y 381).

específica del sitio junto con un sitio específico para recombinación, mientras que los fragmentos de ADN, llamados *casetes génicos*, que pueden ser incorporados o insertados de manera aleatoria, constituyen el segundo componente (fig. 17-5). Los integrones también contienen una integrasa (*int1*) similar a la encontrada en los bacteriófagos, seguida por un sitio *attI* para el reconocimiento de la integrasa y la inserción de casetes y un promotor para dirigir la expresión. Una secuencia repetitiva que flanquea los casetes, codificada por una secuencia *attC* (también llamada *59-be*), permite la inserción del integrón en el sitio *attI*, así como el corte y la posterior transferencia horizontal de genes. Debido a que un casete de integrón puede codificar varios genes para resistencia a antibióticos de diferentes clases, la transferencia horizontal de genes por este mecanismo es una forma muy eficaz para que la bacteria extienda rápidamente los determinantes de multirresistencia.

Los genes de resistencia a antibióticos pueden expresarse de manera continua, independientemente de la exposición a un antibiótico, o pueden ser inducibles; por lo tanto, la expresión sólo se produce en presencia del antibiótico (durante el tratamiento con antibióticos). La β-lactamasa estafilocócica (penicilinasa) es un ejemplo de una enzima inducible.[511] Está presente en un plásmido y no se produce a menos que las bacterias estén expuestas

a un antibiótico β-lactámico, como la penicilina, después de lo cual se induce la producción de la enzima. Muchas β-lactamasas de bacterias gramnegativas están presentes en el cromosoma y se producen constitutivamente, pero se pueden inducir para producir niveles aún mayores de la enzima cuando se exponen a un antibiótico β-lactámico.

Finalmente, algunos mecanismos de resistencia se expresan de forma homogénea, pero otros lo hacen de manera heterogénea. La expresión homogénea o uniforme de un factor de resistencia facilita la detección de resistencia a antibióticos en el laboratorio. Sin embargo, si sólo una pequeña fracción de las bacterias expresa el mecanismo de resistencia (expresión heterogénea o heterorresistencia), el error de muestreo puede comprometer la detección de la resistencia en el laboratorio.

Mecanismos de resistencia bacteriana a antibióticos

Los mecanismos por los que la resistencia se expresa en bacterias se resumen en la tabla 17-3 y la figura 17-3. La actividad de los antibióticos disminuye debido a tres mecanismos

TABLA 17-3 Mecanismos de resistencia bacteriana a antibióticos

Mecanismo	Grupo de anitmicrobianos	Ejemplos
Degradación enzimática	β-lactámicos	β-lactamasas, penicilinasas, cefalosporinasas, carbapenemasas
	Aminoglucósidos	Enzimas modificadoras de aminoglucósidos
Receptores modificados	β-lactámicos	Proteínas de unión a penicilinas (PUP) modificadas
	Alteraciones ribosómicas	Tetraciclina, eritromicina, aminoglucósidos
	Alteraciones en la ADN girasa	Fluoroquinolonas
	Enzimas bacterianas modificadas	Sulfametoxazol, trimetoprima
Transporte modificado de antibiótico	Porinas	Bacterias gramnegativas, disminución de la entrada a la célula
	Fuerza motriz de proteínas reducida	Aminoglucósidos y gramnegativos, disminución de la entrada a la célula
	Transporte activo en células bacterianas	Tetraciclina, eritromicina, expulsión activa

principales: (1) prevención del acceso a la diana, (2) inactivación del antibiótico por destrucción o modificación y (3) modificación del sitio diana del antibiótico.[76,419,646] La inactivación de antibióticos por β-lactamasas bacterianas y enzimas modificadoras de aminoglucósidos son la manera más frecuente de desarrollar resistencia a estas dos clases principales de fármacos. La impermeabilidad de la pared celular o la expulsión, que impiden el transporte del antibiótico a su sitio intracelular de acción, también ocurre frente a β-lactámicos, aminoglucósidos y tetraciclinas.[419] La modificación del objetivo del antibiótico es el mecanismo principal de resistencia a fluoroquinolonas, macrólidos y antagonistas de síntesis de folato, aunque también puede ocurrir para los β-lactámicos. Sin embargo, desde el inicio se debe enfatizar que prácticamente cualquier mecanismo de resistencia puede encontrarse en la mayoría de las bacterias y que a menudo se presentan múltiples mecanismos en un único microorganismo (tabla 17-4).

Prevención de acceso al sitio diana

La acumulación del antibiótico en su sitio de acción en la célula bacteriana es la suma del transporte hacia el interior de la célula, la inactivación durante el proceso de transporte y la eliminación del antibiótico de la célula. Para entender el transporte de moléculas al sitio activo, es necesario considerar las diferencias estructurales entre las bacterias grampositivas y gramnegativas. Las bacterias son procarióticas y, en especies tanto grampositivas como gramnegativas, la membrana celular está rodeada por la pared celular, y el citoplasma contiene ácidos nucleicos, ribosomas y otros componentes celulares (fig. 17-6). La pared celular es considerablemente diferente en las bacterias grampositivas en comparación con las gramnegativas. Las bacterias grampositivas tienen una sola membrana celular con una pared celular externa gruesa compuesta de peptidoglicano que se entreteje con ácido lipoteicoico (figs. 17-6 y 17-7). En las especies grampositivas, el transporte al sitio diana de antibióticos β-lactámicos y glucopéptidos no es un problema porque sus dianas de proteínas de unión a penicilina (PUP) celular se encuentran libremente accesibles en la pared y la membrana plasmática no tiene que ser atravesada.

La pared celular de las bacterias gramnegativas es mucho más compleja y está compuesta por una membrana plasmática interna y una membrana celular externa; entre ambas se encuentra el espacio periplasmático que contiene una capa delgada de peptidoglicano (figs. 17-6 y 17-7). La membrana externa de las bacterias gramnegativas no sólo desempeña un papel protector importante para la bacteria, sino que la permeabilidad de esta membrana también tiene un impacto considerable en la sensibilidad de los microorganismos a los antibióticos que tienen dianas intracelulares. Se han publicado varias excelentes revisiones de la permeabilidad a la membrana externa y su resistencia a antibióticos.[152,233,441,485] La membrana externa está compuesta por una bicapa asimétrica de fosfolípidos y lipopolisacáridos (LPS), con estos últimos en la cara externa. La composición de los fosfolípidos de la membrana externa es similar a los de la membrana citoplasmática, la cual está formada principalmente por fosfatidiletanolamina con cantidades menores de fosfatidilglicerol y cardiolipina.[152] Esta bicapa lipídica es impermeable a moléculas grandes y con carga. El LPS se compone de tres partes: (1) cadenas de ácidos grasos hidrófobos unidas al lípido A (un fosfolípido basado en glucosamina), (2) un oligosacárido corto conocido como *núcleo* o *core* y (3) un polisacárido distal, el antígeno O.[501] Las cepas de *Escherichia coli* pueden tener longitudes variables en estas estructuras (p. ej., las mutantes R o "rugosas" o los quimiotipos de Ra a Re tienen

longitudes variables del oligosacárido central, mientras que las mutantes "muy rugosas" tienen un núcleo truncado y las cepas "lisas" poseen un antígeno O intacto), ya que sólo se requiere la parte interna del LPS para el crecimiento, que consiste en el lípido A y dos moléculas de ácido 2-ceto-3-desoxioctulosónico unidas al oligosacárido central.[501] También hay un gran número de tipos distintos de proteínas en la membrana externa, incluyendo la lipoproteína (Lpp) mureína, OmpA y varias porinas de difusión general. Lpp y OmpA en conjunto desempeñan un papel estructural en el mantenimiento de la forma de la célula.

Porinas. El flujo hacia la célula bacteriana está controlado en gran parte por las *porinas*, que son "poros" abiertos llenos de agua o canales distribuidos en la membrana externa y permiten el transporte pasivo de moléculas hidrófilas (figs. 17-6 y 17-8).[425,427,428,441,681] Las porinas en las bacterias gramnegativas se han caracterizado y clasificado con base en su estructura funcional (de monomérica a trimérica), actividad (canal inespecífico o canal específico/poro selectivo) y regulación y expresión.[152,425,427,428,681] Las porinas clásicas producidas por *E. coli* han sido las más estudiadas, y han formado la base para los estudios de otras porinas en especies de bacterias gramnegativas. *E. coli* produce tres porinas triméricas principales: (1) un canal grande de porinas llamadas *proteínas F de la membrana externa* (OmpF, *outer membrane protein F*), (2) un canal pequeño de porinas llamadas *proteínas C de la membrana externa* (OmpC, *outer membrane protein C*) y (3) PhoE.[681] El tercer canal, llamado *PhoE*, se produce en mutantes que carecen de OmpF y OmpC, pero este canal no parece ser importante para el movimiento de los antibióticos.[427] PhoE selecciona fosfato inorgánico y aniones, mientras las otras dos porinas triméricas regulan el transporte de cationes.[428,441,681] La mayoría de las porinas involucradas en el transporte de antibióticos en otras bacterias entéricas gramnegativas pertenecen a las familias clásicas OmpC y OmpF, y se comportan de manera similar a las de *E. coli*. Sin embargo, **Pseudomonas aeruginosa** y **Acinetobacter baumannii** tienen una baja sensibilidad intrínseca a los β-lactámicos debido a su permeabilidad reducida en la **membrana externa**. *P. aeruginosa* cuenta con una pequeña cantidad de porinas distintas llamadas *OprD*, que poseen propiedades diferentes en comparación con las de **enterobacterias**.[356] El imipenem es el único antibiótico para el cual la resistencia de *P. aeruginosa* ocurre a causa del transporte modificado de la membrana. Sin embargo, en algunas situaciones, el imipenem entra no a través de la porina principal, sino a través de una proteína de transporte específica denominada *OprD*.[499,500] No obstante, parece que la presencia de una β-lactamasa C-cromosómica es necesaria para la resistencia, además de la porina modificada.[354] *A. baumannii, Neisseria gonorrhoeae* y otras especies gramnegativas también utilizan porinas no clásicas.[189,439]

Para muchos antibióticos con dianas intracelulares, el transporte eficiente a través de la membrana externa de bacterias entéricas es crítico para su acción eficaz. Los pequeños fármacos hidrófilos (p. ej., β-lactámicos) utilizan porinas para acceder al interior de la célula, mientras que los antibióticos hidrófobos (p. ej., macrólidos) son capaces de difundirse directamente a través de la bicapa lipídica. Los factores como la carga de la molécula y la hidrofobicidad del compuesto desempeñan un papel importante en el movimiento de los antibióticos a través de la membrana externa (fig. 17-8). Las moléculas con carga negativa se mueven más lentamente a través de la membrana externa que las moléculas con carga más postiva o *zwitteriones* (compuestos con cargas positivas y negativas balanceadas). Presumiblemente, las cargas negativas hacen que el antibiótico "se mantenga suspendido",

TABLA 17-4 Mecanismos de resistencia a antibióticos en bacterias de importancia clínica

Tipo de bacteria	Grupo de antibióticos	Mecanismos frecuentes	Otros mecanismos
Staphylococcus spp.	Penicilinas	β-lactamasas (penicilinasas)	PUP modificadas
	Penicilinas resistentes a penicilinasas	PUP modificadas (genes *mecA* y *mecC*)	Recientemente: PUP modificadas, meticilinasa, hiperproducción de β-lactamasas
	Fluoroquinolonas	Expulsión activa, ADN girasa modificada	Transporte deficiente a través de la membrana
	Eritromicina y clindamicina	Sitios diana ribosómicos modificados (de manera constitutiva o inducible)	Expulsión activa de eritromicina
	Glucopéptidos	PUP modificadas	Adquisición de genes *vanA/B* (infrecuente hasta ahora)
S. pneumoniae	β-lactámicos	Pared celular modificada, PUP de baja afinidad	
	Eritromicina y clindamicina	Sitios diana ribosómicos modificados (gen *erm*) (de manera constitutiva o inducible)	Expulsión activa de eritromicina
Enterococcus spp.	β-lactámicos	Pared celular modificada, PUP de baja afinidad	β-lactamasas
	Aminoglucósidos	Intrínseco, transporte deficiente a través de la membrana	Sitios diana ribosómicos modificados
		Alto nivel: enzimas modificadoras de amino-glucósidos (EMA)	
	Glucopéptidos	Proteínas de unión a pared celular modificadas	
H. influenzae	Penicilinas	β-lactamasas (penicilinasas)	PUP modificadas
	Trimetoprima-sulfametoxazol	Sitios diana enzimáticos modificados	
	Cloranfenicol	Cloranfenicol acetiltransferasas	Transporte de membrana deficiente
N. gonorrhoeae	Penicilinas	β-lactamasas (penicilinasas)	PUP modificadas
	Cefalosporinas	PUP modificadas	Transporte de membrana deficiente
	Fluoroquinolonas	ADN girasa modificada	Transporte deficiente a través de la membrana externa
	Tetraciclina	Expulsión activa	
	Espectinomicina	Sitios diana ribosómicos modificados	EMA
Enterobacteriaceae	β-lactámicos	β-lactamasas, difusión deficiente o porinas modificadas	PUP alteradas, proteínas con baja fuerza motriz, β-lactamasas de espectro extendido (BLEE), carbapenemasas (p. ej., CKP, MND, etc.)
	Aminoglucósidos	EMA, difusión deficiente o porinas modificadas	
	Fluoroquinolonas	ADN girasa modificada	PUP alteradas, proteínas con baja fuerza motriz, metalo-β-lactamasas (MBL) (p. ej., VIM, IMP, etc.)
	Tetraciclina	Expulsión activa	
	Trimetoprima-sulfametoxazol	Sitios diana enzimáticos modificados	
Pseudomonas	β-lactámicos	β-lactamasas, difusión deficiente o porinas modificadas	PUP alteradas, proteínas con baja fuerza motriz, metalo-β-lactamasas (MBL) (p. ej., VIM, IMP, etc.)
	Aminoglucósidos	EMA, difusión deficiente o porinas modificadas	
	Fluoroquinolonas	ADN girasa modificada	Transporte deficiente a través la membrana externa
Acinetobacter spp.	β-lactámicos	β-lactamasas, difusión deficiente o porinas modificadas	PUP alteradas, proteínas con baja fuerza motriz, carbapenemasas (p. ej., enzimas OXA)
	Aminoglucósidos	EMA, difusión deficiente o porinas modificadas	
	Fluoroquinolonas	ADN girasa modificada	Transporte deficiente a través la membrana externa

mientras cruza el canal cargado negativamente de la porina. La exclusión de compuestos hidrófobos del entorno acuoso de la porina puede explicar la falta de eficacia del compuesto hidrófobo (p. ej., meticilina) frente a bacterias gramnegativas. Igualmente, los antibióticos β-lactámicos con grandes cadenas laterales voluminosas (p. ej., mezlocilina, piperacilina y cefoperazona) también atraviesan mal la membrana. En un estudio, el antibiótico de "mejor desempeño" entre los β-lactámicos fue el imipenem, que es un

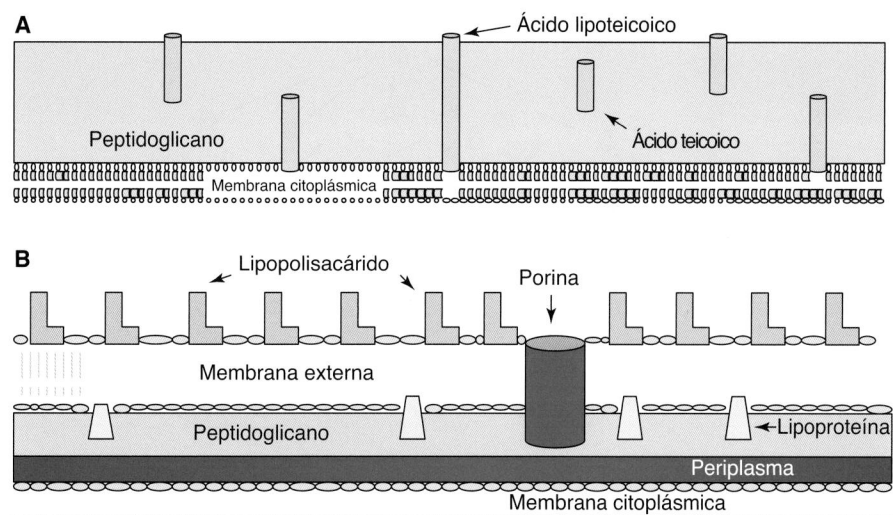

■ **FIGURA 17-6** Paredes celulares de bacterias grampositivas y gramnegativas. **A.** La pared celular grampositiva está compuesta por una cubierta gruesa de múltiples capas de peptidoglicano afuera de la membrana citoplasmática. Los ácidos teicoicos están unidos y embebidos en peptidoglicano, y los ácidos lipoteicoicos se extienden hasta dentro de la membrana citoplasmática. **B.** La pared celular gramnegativa está conformada por una membrana externa unida por lipoproteínas a una sola capa delgada de peptidoglicano, el cual se encuentra dentro del espacio periplasmático que se crea entre las membranas externa e interna. La membrana externa incluye porinas, que permiten el paso de moléculas pequeñas hidrófilas a través de la membrana, y moléculas de lipopolisacáridos que se extienden en el espacio extracelular (adaptado de Cabeen, MT, Jacobs-Wagner C. Bacterial cell shape. Nat Rev Microbiol 2005;3:601-610).

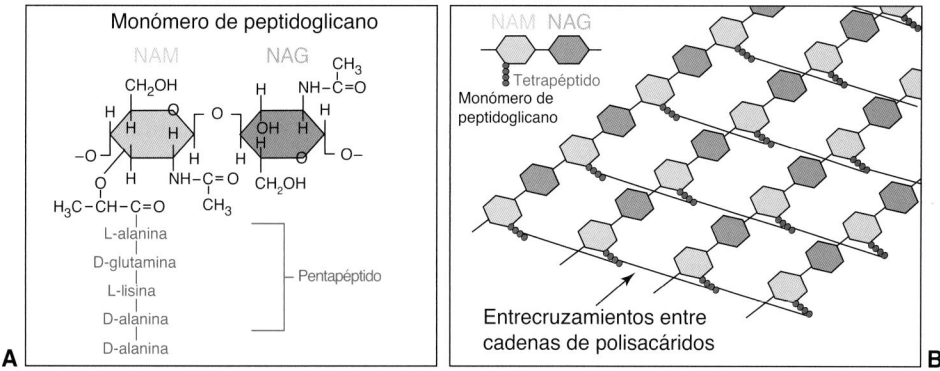

■ **FIGURA 17-7** Estructura del peptidoglicano en la pared celular bacteriana. **A.** El peptidoglicano está compuesto por cadenas de monómeros de peptidoglicano (NAG-NAM-tetrapéptido). **B.** Los monómeros de peptidoglicano se unen para formar cadenas, las cuales se unen a continuación mediante enlaces cruzados entre los tetrapéptidos para proporcionar resistencia (cortesía de Gary E. Kaiser).

compuesto hidrófilo zwitteriónico de estructura muy compacta.[109] Se ha propuesto que la explicación para la sensibilidad de *Enterobacter cloacae* al imipenem es una mayor accesibilidad de éste a los sitios diana, mediada por el tránsito rápido probablemente a través de varios canales de porinas.[454]

Sin embargo, las especies gramnegativas han desarrollado mutaciones en la expresión o composición de sus porinas de membrana externa como un medio para proporcionar resistencia, y se ha caracterizado una gran cantidad de cepas que poseen este tipo de resistencia.[441] La influencia del equilibrio entre expresión de porinas y sensibilidad de β-lactámicos está bien ilustrada por un interesante caso informado por Medeiros y cols.[389] Dos cepas de *Salmonella enterica* serovariedad Typhimurium desarrollaron resistencia total a todas las cefalosporinas mientras un paciente recibía el tratamiento. Aunque los aislamientos originales fueron sensibles a las cefalosporinas, poco después de

iniciar el tratamiento con cefalexina se aisló una cepa resistente a cefalosporinas de una muestra de herida. Las dos cepas no mostraron aumento en la actividad de β-lactamasas, pero otros estudios demostraron alteración en la osmorregulación de síntesis de poros en descendientes clonales de la cepa original aislada antes del tratamiento. La osmorregulación de la síntesis de poros en la cepa original sensible era normal, tanto las porinas OmpC como las OmpF estaban presentes en condiciones de baja osmolalidad, pero en condiciones de alta osmolalidad sólo se expresaban porinas OmpC. Se pensó que la expresión de la porina OmpC se favorecía *in vivo* debido a las condiciones de alta osmolaridad en los tejidos del paciente. Sin embargo, el aislamiento resistente expresó sólo porinas OmpF en condiciones de baja osmolaridad, mientras la síntesis de ambos tipos de porinas se reprimió en condiciones de alta osmolaridad. La modificación de expresión de porinas puede ocurrir de manera escalonada

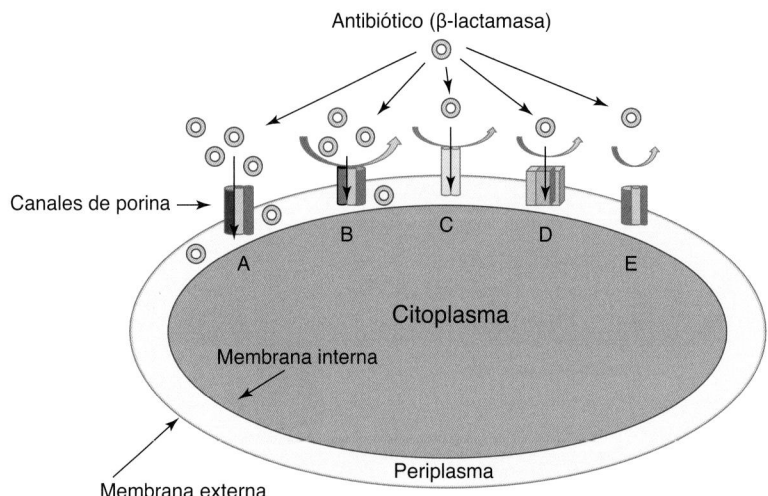

■ **FIGURA 17-8** Efectos de las mutaciones de porinas de la pared celular bacteriana sobre la permeabilidad a antibióticos. **A.** Síntesis normal de porinas con paso de β-lactámicos hacia el periplasma. **B.** Disminución de la síntesis de porinas de tipo silvestre con reducción del paso de β-lactámicos hacia el periplasma. **C.** Síntesis normal de porinas de canal con paso restringido de β-lactámicos hacia el periplasma. **D.** Síntesis normal de porinas mutadas con disminución del paso de β-lactámicos hacia el periplasma. **E.** Síntesis normal de porinas de tipo silvestre con un bloqueador de canal, de modo que ningún fármaco puede cruzar hacia el periplasma (adaptado de la referencia 441).
Representación esquemática de diversas modificaciones en las porinas, que confieren multirresistencia a β-lactámicos. El grosor de las *flechas rectas* refleja el grado de penetración de los β-lactámicos a través de los canales de las porinas. Las *flechas curvas* ilustran el fracaso en la captación que se produce con diversas modificaciones en las porinas: (1) expresión de poro disminuida, (2) canal de poro restringido: cambio del tipo de porina que se expresa, y (3) porina mutada: mutación o modificación que altera las propiedades funcionales de un canal de porina. Las moléculas bloqueadoras de poros también pueden disminuir el acceso de los antibióticos (reimpreso con autorización de Pages JM, James CE, Winterhalter M. The porin and the permeating antibiotic: a selective diffusion barrier in gram-negative bacteria. Nat Rev Microbiol 2008;6:893-903.).

durante la exposición *in vivo* a niveles subinhibitorios de un β-lactámico, como en este caso, reprimirse totalmente, lo que conduce a la pérdida del canal OmpC y a la resistencia de alto nivel debido a la impermeabilidad celular total.

El cambio completo de porina también puede ocurrir durante el tratamiento con antibióticos a un fenotipo de poro alterado que confiere resistencia. Un estudio de cepas de *Klebsiella pneumoniae* obtenidas durante el tratamiento del paciente mostró que la porina de tipo OmpF (OmpK35) fue reemplazada por una porina de tipo OmpC (OmpK36), la cual tiene un tamaño de canal pequeño.[240] Debido a que las cepas que expresan OmpK35 tienen una sensibilidad mucho mayor a los β-lactámicos (cefepima, cefotetán, cefotaxima y cefpiroma), el cambio a poros como OmpK36 en estos aislamientos confería sensibilidad diferencial a estos fármacos y en la mayoría de los casos reducía drásticamente las concentraciones intracelulares del fármaco.[240] El desarrollo de resistencia a β-lactámicos (cefalosporinas) e imipenem también se ha informado en *Enterobacter aerogenes* durante el transcurso del tratamiento con imipenem. La resistencia apareció cinco días después del inicio del tratamiento con antibióticos y se demostró que el aislamiento después del tratamiento había experimentado un cambio de porinas a OmpK36.[53] Estos estudios demuestran que puede producirse un fenotipo resistente debido a la pérdida o cambio de poros durante el tratamiento con antibióticos. Las porinas también pueden sufrir mutaciones sucesivas que conducen a niveles progresivamente mayores de resistencia a antibióticos. Un estudio longitudinal de dos años de cepas de *E. coli* recolectadas de pacientes con tratamientos complejos a largo plazo de antibióticos, demostró que las fluoroquinolonas, cefalosporinas y carbapenemes estaban claramente afectadas por este

mecanismo.[362] Los aislamientos de hígado y hemocultivos demostraron niveles incrementados de resistencia a antibióticos y todas estas cepas tuvieron dos mutaciones (D18E y S274F) en la porina OmpC, que probablemente llevaron a una disminución del ingreso de antibióticos. También se han documentado mutaciones de porinas en aislamientos clínicos de *Enterobacter aerogenes* que muestran resistencia de alto nivel a β-lactámicos.[368]

Los antibióticos distintos a β-lactámicos también pueden depender de canales de porinas para acceder a la célula. La resistencia al cloranfenicol, que tiende a ser causada por degradación enzimática, también puede estar mediada por porinas alteradas en bacterias entéricas[620] y *Haemophilus influenzae*.[83] De manera similar, la resistencia a aminoglucósidos en *Serratia marcescens* puede estar mediada por alteraciones en las porinas, aunque el mecanismo principal de resistencia es la degradación enzimática.[220] La resistencia a fluoroquinolonas, que está principalmente mediada por cambios estructurales de la enzima diana, también puede ser causada por alteraciones en las proteínas de la membrana.[541]

En algunas bacterias también existe una segunda barrera de permeabilidad frente a los agentes que deben conseguir entrar al citoplasma bacteriano. Cruzar la segunda membrana se logra mediante un proceso que requiere un gasto de energía y una carga negativa mínima en el citoplasma, la fuerza motriz del protón, con el fin de "empujar" antibióticos aminoglucósidos hacia el citoplasma. Este mecanismo de transporte se ha demostrado en bacterias tanto grampositivas[378] como gramnegativas.[77] Se han descrito enterobacterias mutantes que demostraron ser resistentes a antibióticos *in vitro* debido a deficiencias en este mecanismo de transporte, pero su importancia clínica fue indeterminada.[534] Estas variantes aparecieron como pequeñas colonias en agar, pero pueden volver a su morfología habitual.

Bombas de expulsión. Las bombas de expulsión son un mecanismo natural que las bacterias utilizan para excretar un soluto fuera de la célula. Los mecanismos de transporte activo son biológicamente útiles para eliminar una gama de sustancias potencialmente tóxicas, de las cuales los antibióticos pueden incluso no ser las de mayor prioridad.[468,545]

Sin embargo, en algunas cepas bacterianas sensibles, las bombas de expulsión pueden ser inducidas por un sustrato antibiótico y estar alteradas en sus funciones naturales para bombear rápidamente el fármaco fuera de la célula; por lo tanto, la bacteria se vuelve resistente a la acción intracelular del fármaco. La resistencia a antibióticos en las bacterias mutantes con bombas de expulsión puede deberse a una mayor expresión de la proteína de la bomba de expulsión o a una mutación en la proteína por sustituciones de aminoácidos que hacen que un sustrato sea expulsado de manera más eficiente.[342,426,467,468,545,680] Las bombas de expulsión específicas exportan un sustrato, pero otras pueden transportar una variedad de diferentes sustratos, incluyendo antibióticos de varias clases. Las bombas de expulsión de este último tipo están relacionadas con multirresistencia a antibióticos de varias clases principales.[426,468,545] En ambos casos, el efecto es disminuir la concentración intracelular del antibiótico para que su concentración nunca alcance un nivel suficientemente alto como para ejercer una actividad antibiótica eficaz. Las bombas de expulsión están codificadas por genes cromosómicos o incluidas en plásmidos (p. ej., el gen *tet* para resistencia a tetraciclina y el gen *qac* para resistencia a compuestos de amonio cuaternario).[467] Estructuralmente, las proteínas que conforman las bombas de expulsión tienen 12 regiones transmembranarias, lo cual se ha usado junto con estudios genómicos para identificar proteínas implicadas en la expulsión de múltiples antibióticos.[467,680] Las bombas de expulsión también pueden trabajar junto con otros mecanismos de resistencia en la célula bacteriana para conferir resistencia total a una clase particular de antibióticos, sobre todo frente a fluoroquinolonas.[436]

Los microorganismos con un mayor tamaño y genoma poseen más genes para bombas de expulsión; además, numerosas bombas de expulsión que confieren multirresistencia pueden encontrarse en el mismo microorganismo, como en el caso de los sistemas Acr de enterobacterias o los sistemas Mex en *P. aeruginosa*.[545,467] Se han descrito cinco familias de proteínas que

funcionan como bombas de expulsión (fig. 17-9).[342,426,467,468,545,680] Cada una de estas familias codifica para bombas de expulsión que confieren multirresistencia, e incluyen a la familia de extrusión de múltiples fármacos y compuestos tóxicos (MATE, *multidrug and toxic compound extrusion*), superfamilia facilitadora mayor (MFS, *major facilitator superfamily*), familia de multirresistencia estafilocócica (SMR, *staphylococcal multiresistance*), familia de división de la nodulación de la resistencia (RND, *resistance nodulation division*) y superfamilia casete de unión de trifosfato de adenosina (ABC, *ATP binding cassette*). Aunque los transportadores ABC están en los genomas de las bacterias patógenas, hasta la fecha, *Lactococcus lactis* con LmrA es el único microorganismo que ha demostrado desarrollar multirresistencia debido a esta superfamilia de bombas de expulsión.[638]

La familia RND es el sistema de bombas de expulsión más importante en *E. coli* y otras bacterias gramnegativas. Tiene una estructura tripartita. Los tres componentes incluyen una proteína transportadora (expulsión) en la membrana interna (AcrB), una proteína accesoria periplasmática (AcrA) y un canal de proteína de membrana externa (PME) llamado *TolC*.[322] Los estudios genómicos han demostrado que los genes de la bomba de expulsión entre diferentes bacterias tienen un alto grado de homología, incluyendo AcrB/AcrB de *E. coli*, MexB/MexB de *P. aeruginosa*, CmeB/CmeB de *Campylobacter jejuni* y MtrD/MtrD de *N. gonorrhoeae*.[467] Las bombas de expulsión de la familia RND ejercen una función en otras especies gramnegativas similar a la que tienen en *E. coli*. En esta especie, el transportador AcrB toma el sustrato desde dentro de la bicapa fosfolipídica o del citoplasma y lo transportan al medio celular externo mediante cooperación con el canal TolC.[183,322,342] La interacción cooperativa entre AcrB y TolC es facilitada por AcrA.[322] Posteriormente, se han caracterizado bombas de expulsión en muchas otras especies gramnegativas, incluyendo *P. aeruginosa* (p. ej., MexAB-OprM, MexXY-OprM, MexCD-OprJ y MexEF-OprN),[467,486,545] *S. enterica* serovariedad Typhimurium,[80] y otras enterobacterias, incluyendo *E. aerogenes*,[491] especies de *Klebsiella*,[383] *S. marcescens*,[328] *Morganella morganii*,[535] *H. influenzae*,[540] *Proteus mirabilis* y *Helicobacter pylori*.[633] Las bombas RND utilizan el gradiente de protones a través de la membrana celular bacteriana para exportar una molécula de fármaco por cada ion de hidrógeno utilizado.[452] Las bombas de

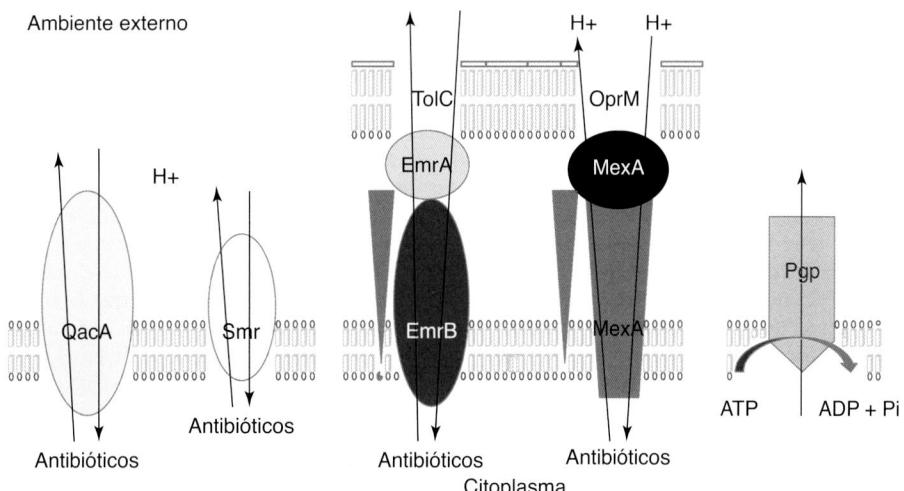

■ **FIGURA 17-9** Ilustraciones esquemáticas de bombas de expulsión. Qac y Smr representan bombas encontradas en bacterias grampositivas. EmrAB y MexAB-OprM constituyen bombas encontradas en bacterias gramnegativas. La glicoproteína P (gpP) se encuentra en células de mamífero y representa una superfamilia de bombas de unión a ATP. ADP, difosfato de adenosina; Pi, fosfato inorgánico (adaptado de las referencias 467 y 545).

expulsión MATE que confieren multirresistencia utilizan la fuerza motriz proporcionada tanto por los gradientes de protones como por los iones de sodio para exportar sustratos. Este tipo de transportador ha sido descrito en muchos patógenos bacterianos diferentes, incluyendo *P. aeruginosa* (PmpM),[244] *E. cloacae,*[245] *A. baumannii, Clostridium difficile* (CdeA),[172] *Staphylococcus aureus* (MepA),[384] *Bacteroides thetaiotaomicron* (BexA),[396] *Brucella melitensis* (NorMI),[65] *H. influenzae* (HmrM),[673] *Vibrio cholerae* (McrM y VcnA)[35] y *Vibrio parahaemolyticus* (NorM).[108] Varias bombas de expulsión que son importantes en el desarrollo de resistencia a fluoroquinolona también operan en bacterias grampositivas y gramnegativas; estos transportadores son miembros de la familia MFS. NorA en *S. aureus* ha demostrado causar resistencia a fluoroquinolona.[213] También se ha demostrado que la bomba de expulsión pmrA confiere resistencia a la fluoroquinolona en aislamientos clínicos de *Streptococcus pneumoniae.*[465,466] QepA es una bomba de expulsión mediada por plásmidos que se ha caracterizado recientemente y confiere alta resistencia a grandes concentraciones de quinolonas en *E. coli* y otras bacterias gramnegativas.[99,100] En ambos transportadores, la expulsión también utiliza la fuerza motriz proporcionada por protones para atravesar la membrana celular. El mecanismo de expulsión dependiente de energía es una defensa primordial para bacterias frente a tetraciclinas,[387] nuevas glicilciclinas[151] y macrólidos,[219] tres grupos de antibióticos que interfieren con la síntesis de proteínas a nivel ribosómico. De forma similar, la eliminación del antibiótico es un mecanismo de resistencia de los estafilococos frente a las fluoroquinolonas que interfieren con la ADN girasa.[213] También se ha demostrado que los aminoglucósidos son sustratos para algunas bombas de expulsión de múltiples fármacos, incluyendo miembros de las cinco superfamilias de transportadores bacterianos.[286] La resistencia de bacilos gramnegativos a muchos antibióticos se atribuyó originalmente a la mala entrada del antibiótico en la célula bacteriana debido a su tamaño, hidrofobicidad o carga. Se ha demostrado que la expulsión activa de estos antibióticos de la célula bacteriana es igualmente importante porque las bombas pueden excretar compuestos químicos, incluyendo antibióticos, directamente hacia el medio extracelular, donde su reingreso está restringido.[342,426,467,468,545,680]

Inactivación del antibiótico por destrucción o modificación

β-lactamasas. Las β-lactamasas son una familia de enzimas producidas por las bacterias que varían en su espectro de actividad frente a la clase de antibióticos β-lactámicos. Las β-lactamasas son la causa principal de la resistencia bacteriana a antibióticos β-lactámicos. Se han descrito ahora β-lactamasas que pueden inactivar uno o más antibióticos β-lactámicos o incluso el grupo completo de estos antibióticos. Estas enzimas bacterianas inactivan esta clase principal de antibióticos cortando el enlace amida en la estructura del anillo β-lactámico de cuatro átomos (fig. 17-10).[90] Una de las primeras β-lactamasas en ser descubiertas es una penicilinasa que confiere resistencia a la penicilina;[511] recientemente, las β-lactamasas de espectro extendido se caracterizaron de bacterias entéricas que pueden inactivar un amplio espectro de penicilinas y cefalosporinas.[90,285,450] Por medio de técnicas moleculares, los genes que codifican las β-lactamasas en muchos aislamientos clínicos resistentes a β-lactámicos han sido secuenciados y se han deducido sus secuencias de aminoácidos (G. Jacoby y K. Bush, http://www.lahey.org/Studies/). En el 2009, la cantidad de secuencias de β-lactamasas únicas superó 890, y este crecimiento

Grupo	Estructura
Penicilinas	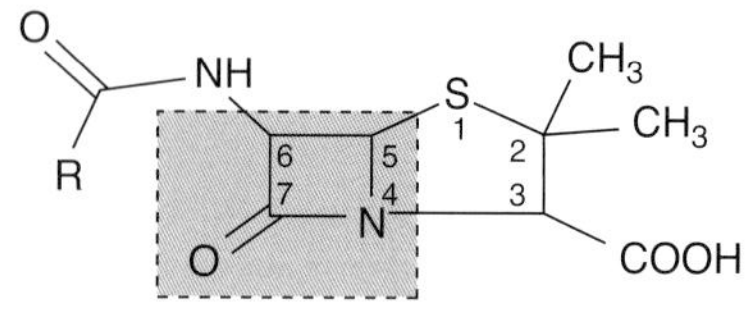
Cefalosporinas	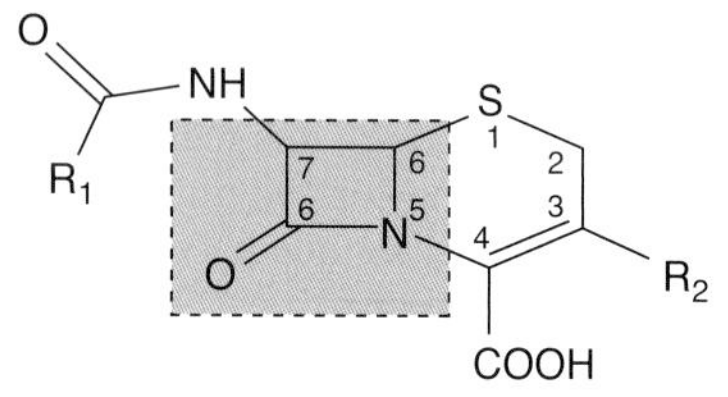
Monobactámicos	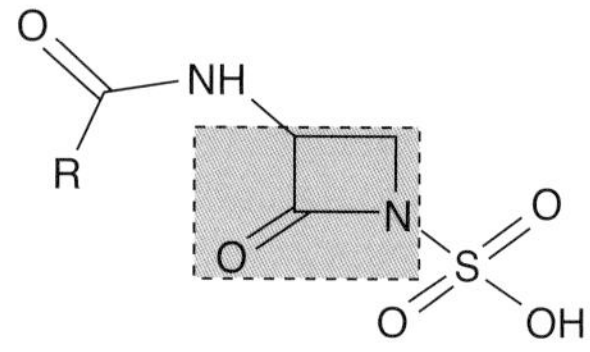
Carbapenemes	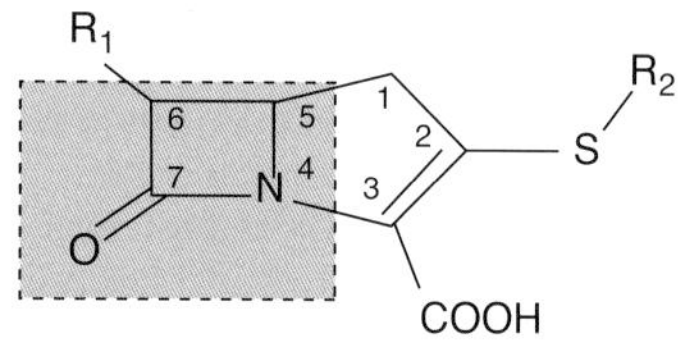

■ **FIGURA 17-10** Estructura de los principales grupos de antibióticos β-lactámicos: el anillo β-lactámico se señala mediante una línea punteada (reimpreso con autorización de Robtsovam MY, Ulyashova MM, Bachmann TT, *et al.,* Multiparametric determination of genes and their point mutations for identification of β-lactamases. Biochemistry [Moscú] 2010;75:1628-1649.).

probablemente continuará a medida que se estudien más cepas bacterianas.[90,281,285,450,497] La especificidad de una β-lactamasa para un antibiótico β-lactámico particular es un determinante importante en la eficiencia con la que la enzima hidroliza e inactiva al compuesto. Una mutación puntual en uno o más aminoácidos puede cambiar la especificidad de la molécula si se produce en un área estructuralmente crítica de la enzima,[49,88,90] causando un rápido desarrollo de resistencia a β-lactámicos, incluso a fármacos que se comercializan desde hace poco.

Las bacterias ya producían naturalmente β-lactamasas antes de la introducción de un sustrato antibiótico relevante. Dos grupos de investigadores presentaron evidencia para apoyar el concepto de que el papel fisiológico de las β-lactamasas es reestructurar el peptidoglicano durante el crecimiento de las células bacterianas.[43,624] Se encontró que la síntesis de β-lactamasa fue inducida tanto por la presencia de antibióticos β-lactámicos y precursores de pared celular en el ambiente extracelular, teniendo en cuenta la similitud estructural entre la penicilina y el extremo dipéptido D-alanina-D-alanina de las cadenas de peptidoglicano. Ahora es evidente que las β-lactamasas y las PUP tienen un origen evolutivo en común, aunque distante.[566] Ambas clases de compuestos deben interactuar con antibióticos β-lactámicos para llevar a cabo su función. Se han demostrado secuencias de aminoácidos similares en PUP de pesos moleculares altos y bajos, y ciertos tipos de β-lactamasas. También se han documentado similitudes en la conformación y estructura tridimensional entre β-lactamasas y PUP, y algunas PUP tienen una función débil como β-lactamasas.[388,423] Además, el mecanismo de acción tanto de β-lactamasas como de PUP transpeptidasas es la rotura de un enlace amida por un mecanismo de la enzima sobre el grupo acilo.[88]

Los esquemas de clasificación funcional de las β-lactamasas también incluyen la sensibilidad de varias β-lactamasas para ser inhibidas.[85,87,90,353] Los tres inhibidores de actividad β-lactámica que se utilizan en la medicina clínica son ácido clavulánico, sulbactam y tazobactam. Estos compuestos se asemejan a los antibióticos β-lactámicos y pueden unirse a la β-lactamasa, de manera reversible o irreversible, protegiendo al antibiótico de la destrucción.[353] Aunque estos inhibidores enzimáticos deben imitar a los β-lactámicos para funcionar, tienen una actividad antibacteriana intrínseca limitada.[85] Sin embargo, cuando un inhibidor de β-lactamasas se combina con un potente antibiótico β-lactámico, la presencia del inhibidor restaura parcial o totalmente la actividad bactericida del antibiótico. Los tres inhibidores son eficaces frente a la penicilinasa estafilocócica, pero tienen eficacia variable frente a enzimas de origen cromosómico de bacterias gramnegativas. El ácido clavulánico y el tazobactam poseen actividad superior a la del sulbactam frente a β-lactamasas expresadas a partir de plásmidos de bacterias gramnegativas, incluyendo β-lactamasas de espectro extendido,[453] pero no hay diferencia significativa entre las actividades inhibidoras del ácido clavulánico y el tazobactam (tabla 17-5). Algunas β-lactamasas, como las carbapenemasas de clase A (p. ej., CKP -2), son resistentes o sólo están débilmente inhibidas por la actividad de los tres compuestos.[310] El ácido clavulánico es un inductor más eficiente de β-lactamasas AmpC de clase C/grupo 1 de lo que son el tazobactam o el sulbactam.

Se ha desarrollado una variedad de esquemas de clasificación de β-lactamasas para agrupar estas enzimas complejas y variadas, dando lugar a cierta confusión en la nomenclatura. Richmond y Sykes[512] proporcionaron un esquema de clasificación temprana útil, pero el número y variedad de enzimas han proliferado más allá del alcance de su esquema. Un esquema más moderno, basado en la estructura molecular propuesta por Ambler,[9] incluye necesariamente sólo enzimas que se han caracterizado. Posteriormente, Bush-Jacoby-Medeiros desarrollaron un esquema de clasificación de β-lactamasas que integra características funcionales y moleculares.[91] Recientemente, Bush y Jacoby proporcionaron un esquema de clasificación actualizado para β-lactamasas basado en el alineamiento de clasificaciones estructurales y funcionales que se resume y compara con el esquema molecular de Ambler en la tabla 17-5.[90] También se tuvieron que añadir nuevos subgrupos funcionales al esquema, debido a la identificación y expansión de las principales familias de β-lactamasas, y las variantes seguirán identificádose de forma regular.[90] Al igual que en los anteriores esquemas de clasificación funcional, las enzimas se agruparon en función de su capacidad para hidrolizar clases específicas de β-lactámicos y con base en las propiedades de inactivación de los inhibidores de β-lactamasas (ácido clavulánico, sulbactam y tazobactam). Debido a que muchas β-lactamasas sólo se han descrito en función de una secuencia de proteínas con poca descripción funcional, Bush y Jacoby han propuesto un conjunto de criterios estructurales y funcionales para la caracterización científica de las enzimas recién descubiertas.[90] El recuadro 17-1 describe algunos puntos clave de enseñanza acerca de las β-lactamasas. Se proporciona una breve descripción de cada uno de los tres grupos enzimáticos funcionales, así como de sus subgrupos.

Grupo 1. Cefalosporinasas. Las enzimas de clase C de Ambler/grupo 1 de Bush-Jacoby son principalmente cefalosporinasas, ya sea constitutivas o inducibles, cuyos genes se encuentran en los cromosomas de muchas enterobacterias y algunas otras bacterias gramnegativas.[281] Las enzimas del grupo 1 expresadas por plásmidos, como CMY, FOX, MIR, ACT y DHA, se han conocido durante las últimas dos décadas, pero las enzimas CMY (1-50) se encuentran con frecuencia en aislamientos clínicos.[281] Las β-lactamasas AmpC tienen actividad principalmente frente a las cefalosporinas y, por lo general, son resistentes a la inhibición por ácido clavulánico y activas frente a cefamicinas, como cefoxitina y cefotetán (estos antibióticos son resistentes). También tienen una alta afinidad por el aztreonam (valores de Ki tan bajos como 1-2 nM), que distinguen a estas enzimas de cefalosporinasas de clase A.[89,281] También se han descrito excepciones al perfil de actividad habitual de las enzimas AmpC, incluyendo una nueva enzima AAC-1 en una cepa de *K. pneumoniae* que no era activa sobre la cefoxitina,[32] una nueva enzima que demostró inhibición por ácido clavulánico o tazobactam en aislamientos de *E. coli* y *K. pneumoniae*,[23,666] y una nueva enzima en un aislaminto de *E. coli* que demostró resistencia a cefotaxima pero no a ceftazidima.[683] También puede presentarse resistencia a carbapenemes, particularmente a ertapenem, en cepas gramnegativas que producen un alto nivel de β-lactamasa AmpC en combinación con la pérdida de poros en la membrana externa.[64,284,494] La expresión de AmpC es constitutiva y se expresa en bajas cantidades en muchos microorganismos, incluyendo *S. marcescens*, *Citrobacter freundii*, especies de *Enterobacter*, *Morganella* y *Providencia*, *A. baumannii* y *P. aeruginosa;* sin embargo, es inducible por la exposición a ciertos β-lactámicos (amoxicilina, ampicilina, imipenem y ácido clavulánico).[281,352,653]

Las enzimas del subgrupo 1e son variantes recién descritas de las enzimas del grupo 1 denominadas *cefalosporinasas de espectro extendido*, que tienen actividad aumentada frente a la ceftazidima y otros oximino-β-lactámicos debido a sustituciones de aminoácidos causadas por mutaciones.[433] La producción de altas cantidades de este tipo de enzima en combinación con una mutación de porinas puede conferir resistencia clínicamente significativa a los carbapenemes.[369] Varias nuevas enzimas en este subgrupo han sido descritas recientemente, incluyendo CMY-37 en *C. freundii*, CMY-10 en *E. cloacae* y CMY-19 en *E. coli*.[90]

Grupo 2. Serin-β-lactamasas. Se trata del grupo más grande de β-lactamasas e incluye las clases moleculares A y D. El drástico incremento en la cantidad de enzimas dentro del grupo funcional 2 en las últimas dos décadas se debe al descubrimiento y creciente identificación mundial de BLEE. Las penicilinasas del subgrupo 2a tienen un espectro limitado frente a derivados de bencilpenicilina y penicilina, y son las β-lactamasas principales en cocos grampositivos, como estafilococos y, con menos frecuencia, enterococos.[90] Estas enzimas tienen una actividad hidrolítica deficiente frente a compuestos de cefalosporinas, carbapenemes o monobactámicos, excepto que hidrolizan fácilmente la nitrocefina. La mayoría de estas enzimas son de origen cromosómico, aunque los genes de algunas penicilinasas estafilocócicas pueden transportarse en un plásmido; todas las enzimas del subgrupo 2a son inhibidas por el ácido clavulánico y el tazobactam.

Las β-lactamasas del subgrupo 2b incluyen las enzimas TEM-1, TEM-2 y SHV-1, algunas de las β-lactamasas más frecuentemente expresadas por plásmidos que se identificaron hace varias décadas.[90] Estas enzimas hidrolizan fácilmente penicilinas y cefalosporinas, incluyendo cefaloridina y cefalotina, y son fuertemente inhibidas por el ácido clavulánico y

TABLA 17-5 Clasificación Bush-Jacoby de β-lactamasas en comparación con el sistema de clase molecular Ambler

Bush-Jacoby (2010)[a]	Clase molecular Ambler	Enzimas	Sitio activo	Antibióticos que funcionan como sustratos	Inhibidores enzimáticos[b]	Encontrado en:
Grupo 1 cefalosporinasas	C	AmpC, ACT-1, CMY-2, FOX-1, MIR-1	Serina	Hidrólisis de cefalosporinas, incluyendo cefamicinas	AFB, DPA, cloxacilina	*Enterobacteriaceae, Acinetobacter* spp.
Grupo 1e cefalosporinasas	C	GC1, CMY-37	Serina	Hidrólisis aumentada de ceftazidima y otros oximino-β-lactámicos[c]	No se inhibe por AC o TZ	*Enterobacteriaceae*
Grupo 2a penicilinasas	A	PC1	Serina	Hidrólisis aumentada de penicilina	AC o TZ	*S. aureus*
Grupo 2b penicilinasas	A	TEM-1, TEM-2, SHV-1	Serina	Penicilina, cefalosporinas de primera generación	AC o TZ	*Enterobacteriaceae*
Grupo 2be BLEE	A	TEM-3, SHV-2, CTX-Ms, PER-1, VEB-1	Serina	Hidrólisis aumentada de oximino-β-lactámicos[c]	AC o TZ	*E. coli, K. pneumoniae, K. oxytoca, P. mirabilis, Salmonella* spp., *Kluyvera* spp. (CTX-Ms)
Grupo 2ber BLEE	A	TEM-50	Serina	Hidrólisis aumentada de oximino-β-lactámicos[c] + resistencia a inhibidores	No se inhibe por AC o TZ	*Enterobacteriaceae*
Grupo 2d	D	OXA-01, OXA-10		Hidrólisis de cloxacilina u oxacilina	Variable ante AC o TZ	*Enterobacteriaceae*
Grupo 2de BLEE	D	OXA-11, OXA-15	Serina	Hidrólisis de cloxacilina u oxacilina + oximino-β-lactámicos[c]	Variable ante AC o TZ	*P. aeruginosa*
Grupo 2df carbapenemasa	D	OXA-23, OXA-48	Serina	Hidrólisis de carbapenemes	Variable ante AC o TZ	*A. baumannii, Enterobacteriaceae*
Grupo 2e BLEE	A	CepA	Serina	Hidrólisis de cefalosporinas	AC pero no con aztreonam	*Proteae*
Grupo 2f carbapenemasas	A	CKP-2, SME-1, IMI-1	Serina	Hidrólisis de carbapenemes, oximino-cefalosporinas[c] y cefamicinas[d]	Variable ante AC o TZ	*Enterobacteriaceae*
Grupo 3 metalocarbapenemasas	B	IMP-1, VIM-2, IND-1, L1	Cinc	Hidrólisis de carbapenemes pero no monobactámicos	EDTA	*P. aeruginosa, A. baumannii*
Grupo 4	No se incluye	Desconocido				

[a] Clasificación Bush-Jacoby actualizada, adaptada de la referencia 90.

[b] Inhibidores de β-lactamasa: AC, ácido clavulánico; AFB, ácido fenilborónico; DPA, ácido dipicolínico; EDTA, ácido etilendiaminotetracético; TZ, tazobactam.

[c] Oximino-cefalosporinas: cefotaxima, ceftazidima, ceftriaxona, cefepima, aztreonam.

[d] Cefamicinas: cefoxitina y cefotetán.

el tazobactam. Las β-lactamasas del subgrupo 2be son BLEE. Las características de estas BLEE se resumen en tabla 17-5. Estas enzimas de espectro extendido no sólo tienen actividad frente a penicilinas y cefalosporinas similares a las enzimas 2b, sino que también hidrolizan uno o más oximino-β-lactámicos, como cefotaxima, ceftazidima y aztreonam. Inicialmente, las BLEE se desarrollaron debido a las sustituciones de aminoácidos en las enzimas TEM-1, TEM-2 y SHV-1, que son inhibidas por el ácido clavulánico.[90,496] En años recientes, se describió un grupo de BLEE que evoluciona rápidamente, las enzimas CTX-M, que quizá se originaron de y se relacionan con β-lactamasas cromosómicamente determinadas en *Kluyvera*.[51] La mayoría de las enzimas CTX-M hidrolizan la cefotaxima de manera más eficaz que a la ceftazidima, y muchas

también pueden hidrolizar otros sustratos β-lactámicos, incluyendo cefepima.[450] Las enzimas CTX-M son inhibidas por tazobactam y, en menor medida, por ácido clavulánico.[90] Otras BLEE encontradas con mayor frecuencia son miembros de las familias PER, VEB y otras (tabla 17-5).[217,477,489] Las enzimas del subgrupo 2b son β-lactamasas de espectro extendido que tienen actividad de subgrupo 2b, pero desarrollaron resistencia al ácido clavulánico e inhibidores de la β-lactamasa relacionados. Aunque las enzimas TEM (TEM 30-31) y algunas enzimas SHV (SHV-10 y otras) se han caracterizado funcionalmente dentro de este grupo, hasta el momento no se han encontrado enzimas CTX-M con este perfil de actividad.[90] Otro subgrupo de enzimas 2b, las β-lactamasas 2ber, se han denominado *CMT* (complejo mutante TEM) (TEM-50), y

Puntos clave de enseñanza acerca de las β-lactamasas

- Cada enzima tiene diferentes afinidades por varios β-lactámicos:
  - Las penicilinasas degradan fármacos penicilinas.
  - Las cefalosporinasas degradan cefalosporinas.
  - Las β-lactamasas de espectro extendido hidrolizan la mayoría de las β-lactamasas, excepto carbapenemes.
  - Las carbapenemasas hidrolizan carbapenemes.
- Diferentes sistemas de clasificación de β-lactamasas diferencian estas enzimas con base en su estructura (Ambler) o estructura y función (Bush).
- Múltiples β-lactamasas de diferentes tipos pueden estar presentes y expresarse en el mismo aislamiento, especialmente entre bacterias gramnegativas:
  - Cepas de enterobacterias con β-lactamasa AmpC + una BLEE.
  - Cepas de *P. aeruginosa* con β-lactamasa AmpC + una MBL.
  - Cepas de *A. baumannii* con β-lactamasa AmpC + MBL + OXA.
- La adquisición de un casete con genes de integrón, con uno o más genes de β-lactamasa, a menudo da lugar a multirresistencia porque estos determinantes llevan otros genes de resistencia a antibióticos (p. ej., fluoroquinolonas, aminoglucósidos, etc.).
- Las bacterias multirresistentes a menudo tienen múltiples mecanismos de resistencia operativos que confieren el fenotipo final de resistencia.
  - β-lactamasa + mutación de porina que disminuyó la permeabilidad de pared celular.
  - β-lactamasa + sistema de expulsión que bombea el antibiótico fuera de la célula.

todas se clasifican dentro de la familia TEM. Las enzimas CMT combinan una actividad de espectro extendido con resistencia moderada a la inhibición por ácido clavulánico.[90]

Las penicilinasas del subgrupo 2c hidrolizan carbenicilina o ticarcilina casi tan rápido como a la bencilpenicilina, pero tienen tasas de hidrólisis más débiles para cloxacilina u oxacilina. Son fácilmente inhibidas por tazobactam y ácido clavulánico. Se han descrito pocas enzimas nuevas en este subgrupo debido a que ambos fármacos ya no están disponibles para uso clínico. La carbenicilinasa de amplio espectro RTG-4 (CARB-10) se describió recientemente a partir de *A. baumannii*, que tiene actividad frente a cefepima y cefpiroma.[488]

Las β-lactamasas del subgrupo 2d hidrolizan cloxacilina u oxacilina; por lo tanto, se denominan *enzimas OXA*. Estas enzimas están en la clase molecular D y pueden ser inhibidas por el ácido clavulánico o el tazobactam. Las enzimas OXA son actualmente la segunda familia más grande de β-lactamasas (tabla 17-5). Recientemente se describió un nuevo subgrupo de enzimas OXA, denominado *2de*, en aislamientos de *P. aeruginosa* en Francia y Turquía.[90,450] Estas enzimas (p. ej., OXA-11 y OXA-15) evolucionaron a partir de OXA-10 debido a las sustituciones de aminoácidos, y han retenido actividad 2da con un espectro extendido que incluye oximino-β-lactámicos, como la ceftazidima, pero no a carbapenemes.[90] Otro nuevo subgrupo de enzimas OXA, designadas como *2df*, tiene actividad hidrolítica sobre carbapenem, aunque es débil para algunos sustratos de este fármaco.[648] La mayoría de estas enzimas son cromosómicas y se han identificado a partir de *A. baumannii*,[648] pero algunas enzimas OXA codificadas en plásmidos se han descrito en enterobacterias (p. ej., OXA-23 y OXA-48).[478] Habitualmente, las β-lactamasas OXA 2df no se inhiben con ácido clavulánico.

Las cefalosporinasas del subgrupo 2e pueden confundirse en el laboratorio clínico como enzimas AmpC del grupo 1 o como BLEE porque se encuentran en microorganismos gramnegativos similares y tienen perfiles de resistencia similares. Sin embargo, este grupo ahora se refiere principalmente a cefalosporinasas

cromosómicas inducibles en *Proteus*. Estas enzimas pueden diferenciarse demostrando una afinidad por aztreonam e inhibición por ácido clavulánico deficientes.[86]

El subgrupo 2f de β-lactamasas son serin-carbapenemasas de la clase molecular A que hidrolizan principalmente carbapenemes y son mejor inhibidas por tazobactam que por ácido clavulánico. La mayoría de estas enzimas son cromosómicas e incluyen a la familia PYME, así como β-lactamasas IMI-1 y NMC-1.[430,495,498] Recientemente, las serin-carbapenemasas expresadas por plásmidos, incluyendo CKP y algunas enzimas GES, emergieron en este subgrupo y se propagaron rápidamente a nivel mundial.[63] Las carbapenemasas CKP transportadas en *K. pneumoniae* han causado brotes importantes en hospitales, particularmente en el oriente de los Estados Unidos.[63,495]

Grupo 3. Metalo-β-lactamasas (MBL). Las MBL son un grupo particular de β-lactamasas que tienen un ion de cinc en su sitio activo (tabla 17-5). Estas metaloenzimas hidrolizan carbapenemes pero tienen una capacidad deficiente para hacerlos con monobactámicos.[647] No son inhibidas por tazobactam ni ácido clavulánico, pero son fácilmente inhibidas por EDTA, ácido dipicolínico o 1,10-*o*-fenantrolina.[373] Ahora se proponen dos subgrupos funcionales: el principal es el subgrupo 3a, el cual incluye a las enzimas principales IMP y VIM codificadas por plásmidos (subclase B1), que se han descrito mundialmente en *P. aeruginosa* y enterobacterias.[498,647] Estas enzimas tienen secuencias de aminoácidos similares que actúan como ligandos para los dos iones de cinc en su sitio activo, los cuales proporcionan una amplia actividad hidrolizante.[90] Otras enzimas MBL se añadieron al subgrupo 3a, entre ellas MBL L1 de *Stenotrophomonas maltophilia* y MBL de subclase B3 MBL (CAU-1, GOB-1 y FEZ-1), debido a que tienen perfiles similares de amplio espectro para su sustrato (p. ej., altas velocidades de hidrólisis para penicilina, cefalosporina y carbapenem, pero no para los compuestos monobactámicos); sin embargo, estas enzimas difieren en la secuencia de aminoácidos implicada en la unión de iones de cinc en su sitio activo.[90]

Por el contrario, las MBL del subgrupo 3b hidrolizan de manera preferente carbapenemes, de modo que no se pueden detectar mediante un sustrato cromógeno de cefalosporina (p. ej., nitrocefina) con el propósito de evaluar la actividad de la β-lactamasa.[495] Estas enzimas también funcionan mejor si únicamente se ocupa un sitio de unión al cinc. Las MBL cromosómicas en especies de *Aeromonas* son un ejemplo de metaloenzimas del subgrupo 3b.[678]

Enzimas modificadoras de aminoglucósidos. Los aminoglucósidos contienen un núcleo que es un anillo de aminociclitol que puede ser estreptidina o 2-desoxiestreptamina y dos o más azúcares unidos por enlaces glucósidos al núcleo. Los aminoglucósidos constituyen moléculas naturales producidas por actinomicetos. Los derivados semisintéticos elaborados a partir de *Streptomyces* son identificados como *"cinas"* e incluyen netilmicina, sisomicina, gentamicina, isepamicina, dibekacina y amikacina.[503] Los derivados de *Micromonospora* son identificados como *"micinas"* e incluyen estreptomicina, kanamicina, neomicina, tobramicina y paromomicina. Los compuestos se unen a la subunidad ribosómica 30S bacteriana, que hace que el ribosoma no esté disponible para la traducción, lo que conduce a la inhibición de la síntesis de proteínas y muerte celular.[324,503] La mayor parte de la resistencia a aminoglucósidos proviene de la inactivación del compuesto por enzimas modificadoras bacterianas intracelulares, aunque las bombas de expulsión y modificaciones del sitio diana contribuyen en menor medida.[286,503] La amikacina no se inhibe por enzimas habituales que inactivan gentamicina y tobramicina debido a diferencias estructurales entre estos antibióticos. Sin embargo, todos los antibióticos aminoglucósidos están en riesgo de ser inactivados por una de estas enzimas.[286,503,618] Las enzimas modificadoras de aminoglucósidos catalizan la modificación en la detección de grupos -OH o -NH₂ del núcleo 2-desoxiestreptamina o donde haya restos de azúcares, y pueden ser fosfotransferasas (APH), acetiltransferasas (AAC) o nucleotidil transferasas (ANT) (fig. 17-11).[359,503,618] Estas enzimas están presentes en prácticamente todos los tipos de bacterias debido a la aparición continua de nuevas variantes enzimáticas que pueden utilizar una cantidad cada vez mayor de antibióticos como sustrato, junto con el hecho de que sus genes codificantes pueden someterse a transferencia horizontal como parte de integrones, casetes génicos, transposones o plásmidos conjugativos.[618] La nomenclatura de los aminoglucósidos para las diversas enzimas modificadoras ha sido confusa porque el sistema original sólo empleaba letras.[435] La mayoría de los científicos utilizan ahora un identificador de tres letras de la actividad seguida por el sitio de modificación entre paréntesis (**clase**), un número romano para el perfil de resistencia (**subclase**) y una letra minúscula como identificador individual (p. ej., las enzimas **AAC** [6']-I se designan desde **AAC** [6']-Ib hasta **AAC** [6']-Iaf).[550] El número de enzimas modificadoras de aminoglucósidos descritas hasta la fecha es extenso y está fuera del alcance de este capítulo, pero se hace referencia a varias excelentes revisiones para los lectores interesados.[359,503,618]

Las aminoglucósido acetiltransferasas (AAC) pertenecen a la superfamilia de proteínas *N*-acetiltransferasas relacionadas con GCN5 (GNAT) y catalizan la acetilación de uno de los cuatro grupos amino (-NH₂) del compuesto. Las AAC se han clasificado en función de su especificidad de transferencia de acetilo en la molécula de aminoglucósido y por catalizar la acetilación en las posiciones 1 [AAC (1)], 3 [AAC (3)], 2' [AAC (2')], o 6' [AAC (6')] (fig. 17-11). Todos los tipos de

AAC se han encontrado principalmente en bacterias gramnegativas, aunque algunos tipos también se han localizado en actinomicetos [AAC (1)], micobacterias [AAC (2')] y bacterias grampositivas [AAC (6')].[503] Las AAC (6') son las enzimas encontradas con mayor frecuencia tanto en las bacterias gramnegativas como en las grampositivas, y los genes se han hallado codificados en cromosomas y plásmidos, a menudo como parte de elementos genéticos móviles. Las dos subclases principales de las AAC (6') difieren en su actividad frente a la amikacina y la gentamicina C1. Las AAC (6')-I tienen intensa actividad frente a amikacina y gentamicina C1a y C2, pero poca actividad contra la gentamicina C1. Las enzimas AAC (6')-II catalizan la acetilación de las tres formas de gentamicina, pero no presentan actividad frente a la amikacina. AAC (6')-Ib, la acetiltransferasa más relevante desde el punto de vista clínico, es responsable de la resistencia a la amikacina y otros aminoglucósidos en varios gramnegativos, incluyendo *Acinetobacter*, *Enterobacteriaceae*, *Pseudomonadaceae* y *Vibrionaceae*.[503] Se describió una nueva clase de AAC que también utiliza fluoroquinolonas como sustratos, y se le designó *AAC (6')-Ib-cr* porque probablemente se originó a partir de AAC (6')-Ib mediante la modificación de únicamente dos aminoácidos (Trp102Arg y Asp179Tyr). La transferencia horizontal del determinante AAC (6')-Ib-cr conferirá, por lo tanto, resistencia de alto nivel tanto a aminoglucósidos como a fluoroquinolonas.[523,576] Dado el rápido ritmo de nuevos descubrimientos de enzimas modificadoras de aminoglucósidos de tipo AAC, probablemente se describirán muchas en el futuro. Las ANT catalizan la transferencia de un grupo monofosfato de adenosina (AMP) de una molécula de ATP a un grupo -OH localizado en la molécula del aminoglucósido, y de esta manera lo inactiva. Se han descrito cinco clases de ANT que catalizan adenilación en la posición 6 [ANT (6)], 9 [ANT (9)], 4' [ANT (4')], 2" [ANT (2")] y 3" (ANT (3")], pero sólo ANT (4') contiene dos subclases, I y II.[678] Con frecuencia se han encontrado enzimas ANT de varios tipos en especies de bacterias grampositivas, como *Enterococcus*, *Staphylococcus* y *Bacillus*.[107,503,631] Sin embargo, se identificó ANT (4')-IIa en plásmidos de *Pseudomonas* y *Enterobacteriaceae*,[282] y se describió un transposón portador de ANT (4')-IIb en un aislamiento de *P. aeruginosa*.[136] Las APH catalizan la transferencia de un grupo fosfato a la molécula del aminoglucósido. Las clases y subclases dentro de las enzimas APH incluyen APH (4)-I, APH-(6)-I, APH-(9)-I, APH (3')-I a VII, APH (2')-I a IV, APH (3")-I y APH (7")-I.[503] Las enzimas APH de varios tipos se han encontrado principalmente en especies gramnegativas, como *P. aeruginosa*, *S. maltophilia*, *A. baumannii*, *K. pneumoniae*, *C. jejuni* y *Legionella pneumophila*, pero los determinantes de APH (3')-1c también se han distribuido en especies de *Corynebacterium*.[286,503,618]

Aunque los aminoglucósidos han caído en desgracia clínica debido a su perfil de toxicidad intrínseco y la disponibilidad de otros agentes potentes que son activos frente a bacterias gramnegativas, el aumento de la resistencia a uno o más de estos antibióticos también ha procvocado que se utilicen cada vez menos. La resistencia a aminoglucósidos se ha desarrollado en proporciones epidémicas en hospitales de todo el mundo desde su introducción en la práctica clínica.[203,204,676] Miller y cols. resumieron los resultados de múltiples estudios y encontraron variaciones en el tiempo y entre áreas geográficas.[395] Parece haber una correlación de resistencia con los patrones de uso de antibióticos en estos estudios y en estudios más recientes.[5,644] Algunas enzimas modificadoras de aminoglucósidos en las bacterias gramnegativas se han distribuido ahora tan

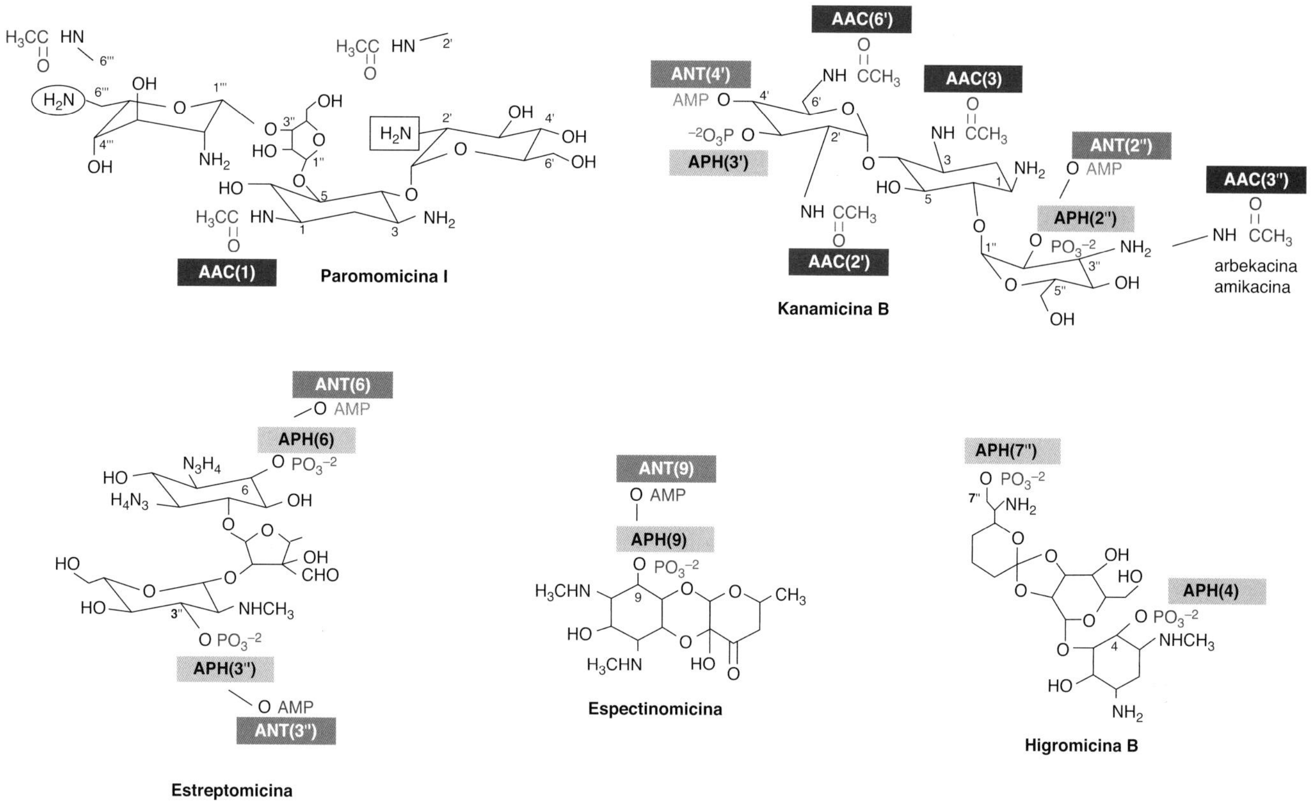

■ **FIGURA 17-11** Acciones de enzimas modificadoras de aminoglucósidos sobre antibióticos representativos de aminoglucósidos habituales y sitios de modificación por las enzimas AAC, ANT y APH. Se muestra un ejemplo de cada tipo de modificación en uno de los sustratos. El cuadrado y el óvalo en las posiciones 2' y 6" de paromomicina I indican que esta molécula se acetila preferentemente en la posición 1. Kanamicina, estreptomicina, espectinomicina e higromicina B pueden modificarse en múltiples posiciones (adaptado de la referencia 503).

ampliamente que ciertos antibióticos como la kanamicina ya no se utilizan, y otros como la estreptomicina se reservan para situaciones clínicas específicas. La tasa de resistencia a otros aminoglucósidos, como gentamicina y tobramicina, también varía ampliamente entre las diferentes regiones. Incluso la amikacina, que es menos vulnerable a la inactivación, puede ser ineficaz por otros mecanismos como la expulsión, particularmente en *P. aeruginosa*.[400]

Otras enzimas. Otras clases importantes de antibióticos pueden ser inactivadas por enzimas bacterianas. En el caso del cloranfenicol, una acetiltransferasa es responsable de la mayor parte de la resistencia clínica.[201] Un mecanismo menor de resistencia a las tetraciclinas es la inactivación enzimática.[602] La resistencia tanto a macrólidos como a lincosamidas en las bacterias grampositivas puede producirse por varios mecanismos individuales o combinados, incluyendo inactivación enzimática, alteración de dianas ribosómicas o expulsión activa.[332] Se han identificado muchos genes de ARNr metilasa (*erm*) que provocan metilación del componente ARNr 23S de la subunidad ribosómica 50S que involucra bases de adenina, clave en el dominio funcional de la peptidil transferasa.[522] El fenotipo MLSB transmitido por los genes *erm* está generalizado en bacterias grampositivas y gramnegativas, y confiere resistencia a todos los macrólidos (incluso claritromicina y azitromicina), lincosamidas (clindamicina) y estreptograminas (quinupristina-dalfopristina).

Modificación del sitio diana

La alteración de los sitios diana donde actúan los antibióticos es un mecanismo frecuente de resistencia. La mayoría de los sitios diana de antibióticos en las células bacterianas también desempeñan un papel esencial en el crecimiento de los microorganismos o sistemas metabólicos. Por lo tanto, las mutaciones en el sitio diana deben ser tales que le permitan a la bacteria evadir la acción del antibiótico, pero sin disminuir la función celular habitual. Con frecuencia, las mutaciones bacterianas que dan lugar a una sensibilidad disminuida a una o más clases importantes de antibióticos, no sólo indican una modificación permanente de la estructura diana, sino también invocan otros cambios en la célula para compensar el sitio diana alterado (p. ej., adición de nuevos genes). Esta sección ofrece una breve descripción de los tipos más importantes de modificaciones del sitio diana que llevan a una resistencia clínicamente importante a una o más clases de antibióticos.

Proteínas de unión a penicilina. Una de las modificaciones en el sitio diana más relevantes clínicamente, que ocurre principalmente en bacterias grampositivas, es la adquisición de una estructura alterada de transpeptidasa (PUP), de manera que disminuye la unión no covalente de β-lactámicos por medio de una acilación en su sitio diana.[200] Las cepas de SARM tienen un alto grado de resistencia a la meticilina y otros antibióticos β-lactámicos debido a la adquisición y expresión del gen *mecA*.[628] Este gen codifica para una PUP 2a alterada (también designada como *PUP2'*) que pertenece a un grupo de transpeptidasas implicadas en la síntesis de la pared celular bacteriana.[237,239] La exposición a meticilina de estafilococos sensibles a meticilina indujo una alteración de PUP 2 para formar una variante (PUP 2a); las variantes que perdieron resistencia no contenían la proteína de unión variante.[239] Posteriormente, se demostró que el gen *mecA* es transportado en un elemento genético de gran tamaño llamado *cromosoma de casete estafilocócico* mec (**SCC***mec*, *staphylococcal cassette chromosome* mec) que se transporta en el cromosoma y se integra cerca del origen de la replicación.[255] Probablemente *S. aureus* adquirió el SCC*mec* mediante transferencia horizontal de una especie de *Staphylococcus* coagulasa negativa. Hasta la fecha se reconocen 11 tipos diferentes de SCC*mec*, designados del I al XI, junto con otras variantes.[255,625] Los diferentes tipos de SCC*mec* contienen otros genes de resistencia a antibióticos y varían en tamaño de 21 a 67 kb.

Recientemente, también se describieron cepas de SARM en Europa a partir de fuentes animales y humanas que llevan un nuevo gen *mecA* homólogo, el cual se llamó originalmente *mecALGA251* porque se descubrió en la cepa LG251, aunque ahora se designa gen *mecC*.[205,553] El gen *mecC* tiene sólo el 69% de homología de secuencia con el gen *mecA*, y también tiene una homología bastante diferente a PUP 2a codificada por *mecA*.[276]

La resistencia a β-lactámicos en *S. pneumoniae* también se produce debido a una afinidad disminuida con PUP. La resistencia a penicilina se produce debido a una alteración de PUP2b, mientras la resistencia a cefalosporinas de tercera generación se debe a estructuras alteradas de PUP1a y PUP2x.[225,323,412] El mecanismo de alteración de la estructura de PUP en *S. pneumoniae* ocurre de una manera diferente a la descrita para *S. aureus*. Las alteraciones en múltiples PUP conducen a un proceso de múltiples etapas de aumento de resistencia debido a eventos de recombinación entre genes de PUP de *S. pneumoniae* y de especies de *Streptococcus* estrechamente relacionados, a través de un proceso de intercambio transformacional de información genética entre estas bacterias.[125,170] Los eventos de recombinación genética exitosos dan lugar a una estructura génica de mosaico para los genes *PenA* y *PenB* que codifican la resistencia a penicilina en este microorganismo por alteraciones en la PUP.

Los enterococos también generan resistencia a glucopéptidos por el desarrollo de PUP de baja afinidad intrínseca.[17,334] Tanto *Enterococcus faecium* como *Enterococcus faecalis* emplean varias PUP como dianas para la unión con β-lactámicos. La adquisición por enterococos de 1 o 2 grupos de genes relacionados, llamados *vanA* y *vanB*, confiere resistencia de alto nivel a glucopéptidos por la sobreproducción de PUP5 de baja afinidad (PBP5fm), que ha disminuido la capacidad de unión a β-lactámicos.[20,319] Los grupos de genes *vanA* y *van* se localizan en transposones y plásmidos, y se han transferido horizontalmente de enterococos a otras especies bacterianas. El grupo de genes *Van* codifica enzimas que producen un precursor de peptidoglicano modificado que termina en D-alanil-D-lactato (D-Ala-D-Lac) en lugar de D-Ala-D-Ala.[20,319,334,335] El bucle peptídico de la PUP5fm mutante de *Enterococcus* es más rígido que el de la PUP con alta afinidad de unión a β-lactámicos, y el sitio activo contiene un residuo de valina hidrófobo que también podría disminuir el acceso de los β-lactámicos. La estructura de la PUP parece ser similar a la de la PBP2a de baja afinidad en cepas multirresistentes. El grupo de genes *vanA* y *vanB* se compone de tres genes que se cree que se originan a partir de bacterias productoras de glucopéptidos, incluyendo:

(1) genes *vanH* o *vanHB* que codifican una deshidrogenasa que reduce piruvato a D-lactato, (2) genes *vanA* o *vanB* que codifican una ligasa que sintetiza D-Ala-D-lac, y (3) *vanX* o *vanXB* que codifican para D-dipeptidasa que hidroliza la D-Ala-D-Ala ya existente.[334,634] La resistencia a glucopéptidos en enterococos es inducible en presencia de vancomicina o teicoplanina y un sistema regulatorio de dos componentes: vanRS y vanR$_B$S$_B$. Este sistema regulador de dos componentes controla la expresión de los genes *van*.[20,334,335] Otros grupos de genes de resistencia a glucopéptidos detectados en *E. faecium* incluyen *vanD*, *vanE* y *vanM*, mientras que *vanG* y *vanN* también pueden aparecer en *E. faecalis*.[57,394,429,672] *Enterococcus casseliflavus* y *Enterococcus gallinarum* son intrínsecamente resistentes por la presencia de un grupo de genes *vanC*.[111,336]

Las cepas de *S. aureus* con sensibilidad reducida a vancomicina, o intermediarios de vancomicina (SAIV) o resistentes a vancomicina (SARV), fueron descubiertas inicialmente en Japón en 1997 y demostraron tener una concentración inhibitoria mínima (CIM) de 8 µg/mL (también llamados *S. aureus intermediarios de glucopéptidos* [SAIG]).[253,567] Estas cepas mostraron varios cambios en la pared celular en comparación con los aislamientos de control, incluyendo un aumento del grosor de la pared celular. Una mayor proporción de peptidoglicano derivado de péptidos que contienen residuos de glutamina no amidados da lugar a una disminución del entrecruzamiento del peptidoglicano.[253,607] Por lo tanto, una cantidad menor del glucopéptido alcanza el sitio diana de la pared celular en las cepas SAIV/SARV debido a que la pared celular más gruesa atrapa al antibiótico antes de que llegue a la membrana citoplasmática.[140] En el año 2002 se encontró un nuevo mecanismo para la resistencia de alto nivel a vancomicina en una cepa multirresistente con una CIM de 32 µg/mL.[235] La cepa había adquirido el grupo de genes *vanA* de enterococos, pero también tenía un casete de genes SCC*mecA* y juntos codificaban múltiples cambios en la composición del peptidoglicano, los cuales producían resistencia de alto nivel a glucopéptidos. Hasta la fecha, los informes de resistencia a vancomicina en cepas habituales y multirresistentes de *S. aureus* han permanecido aislados.[560,612] La diseminación futura de este tipo de resistencia tendría consecuencias clínicas graves.

También se ha descrito resistencia a β-lactámicos debida a modificaciones de las PUP en otros microorganismos. En Japón, se han caracterizado cepas de *H. influenzae* que son resistentes a β-lactámicos debido a la adquisición del gen *ftsI* que lleva codificadas mutaciones en la PUP3.[241,379] Los estreptococos no tolerantes del grupo A disminuyeron la unión de la penicilina a PUP3, aumentaron la unión a PUP5 y reemplazaron a PUP 2 por una nueva PUP 2a' que posee una afinidad disminuida de unión a penicilina.[174] La afinidad de PUP3 por penicilina también se ha reducido en cepas de *Listeria monocytogenes* con sensibilidad limitada a imipenem y penicilina.[635] Se ha identificado que varias cepas bacterianas gramnegativas han disminuido la afinidad de la PUP 2 por imipenem, incluyendo *P. mirabilis*, *P. aeruginosa*, y *A. baumannii*.[36,212,420] También se ha demostrado que la resistencia a amoxicilina en *H. pylori* se debe a mutaciones en el gen *pbp1*.[451]

ADN girasa. La resistencia a las fluoroquinolonas es provocada principalmente por mutaciones cromosómicas que ocurren en dos enzimas involucradas en la síntesis de ADN, ADN girasa y topoisomerasa IV. La ADN girasa produce enrollamientos negativos superhelicoidales en el ADN bacteriano frente a la horquilla de replicación. Este complejo enzimático está conformado por dos subunidades que incluyen GyrA y dos GryB que están codificadas por sus respectivos genes, *gyrA* y *gyrB*. La topoisomerasa IV desenlaza los cromosomas hijos entrelazados después de la replicación. En la mayoría de las bacterias, este complejo enzimático está compuesto por dos subunidades ParC y ParE codificadas por sus respectivos genes *parC* y *parE*. En *S. aureus*, la topoisomerasa IV está codificada por dos subunidades llamadas *GrlA* y *GrlB*.[543] Las fluoroquinolonas se unen a los complejos de ADN-ADN girasa o de complejos de topoisomerasa que provocan cambios conformacionales en estas enzimas que bloquean la replicación del ADN e introducen roturas del ADN bicatenario.[262] Las mutaciones en *gyrA* que alteran la subunidad GyrA de la ADN girasa se producen en una región de la proteína que está altamente conservada entre diferentes especies bacterianas, llamada *región determinante de resistencia a fluoroquinolonas* (RDRF), y especifica el sitio activo de la enzima (entre los aminoácidos 67 y 106).[261] Dos mutaciones conocidas, *nalC* y *nalD*, en la subunidad B de la ADN girasa dan lugar a sustituciones de aminoácidos en la parte central de la molécula, entre las posiciones 426 y 447 que confieren un nivel moderado de resistencia al ácido nalidíxico. Hasta ahora estas mutaciones sólo se han detectado con poca frecuencia en aislamientos clínicos.[261] Por lo tanto, el nivel de resistencia a fluoroquinolonas puede variar según el sitio de mutación y el aminoácido sustituido en un aislamiento clínico particular.

En las bacterias gramnegativas, frecuentemente se produce resistencia de alto nivel a fluoroquinolonas debido a mutaciones en la subunidad GyrA. Aunque también se originan alteraciones de la subunidad GyrB (mutaciones del gen *gyrB*), son mucho menos frecuentes que las mutaciones de GyrA y generan niveles más bajos de resistencia a fluoroquinolonas. Las mutaciones codificadas por el gen *gyrA* conducen a alteraciones en la porción de la subunidad GyrA que se encuentra unida al ADN durante la replicación (el sitio activo), y dan como resultado la resistencia a antibióticos en las enterobacterias debido a una menor afinidad por el complejo ADN girasa alterada-ADN.[262,551,654] La topoisomerasa IV sirve como diana secundaria para las fluoroquinolonas en las bacterias gramnegativas; las mutaciones se encuentran menos frecuentemente en los genes *parC* o *parE*.[262]

Aunque las mutaciones en los genes *parC* o *parE* que llevan a la alteración del complejo topoisomerasa IV-ADN se han descrito en *E. coli*, las mutaciones paralelas en *gyrA* conducen a la resistencia de alto nivel a fluoroquinolonas en algunas cepas.[262,380,551] Las mutaciones de la topoisomerasa IV ocurren con mayor frecuencia en las bacterias grampositivas, particularmente en *S. aureus* y *S. pneumoniae*, donde las alteraciones en cualquier subunidad pueden dar como resultado una resistencia de alto nivel a las fluoroquinolonas. Sin embargo, las mutaciones en *parC* o *grlA* en *S. aureus* ocurren con mayor frecuencia que las mutaciones en *parE* o *grlB* en *S. aureus*.[260,304,305] Algunos mecanismos similares producen resistencia a fluoroquinolonas en bacterias grampositivas. Las mutaciones en *parC* dan como resultado una afinidad reducida del antibiótico por el complejo topoisomerasa IV-ADN.[68,260,405]

El desarrollo e identificación de varios mecanismos de resistencia a fluoroquinolonas mediados por plásmidos, principalmente en bacterias gramnegativas, es motivo de preocupación. La resistencia a fluoroquinolonas mediada por plásmidos fue inicialmente descrita en aislamientos de *K. pneumoniae* debido a la adquisición de un gen *qnr* que confería resistencia de alto nivel a ciprofloxacino (CIM tan altas como 32 μg/mL).[524] Se encontró que la resistencia a antibióticos era debida al gen *qnrA1* mediado por plásmidos que codificaba una proteína QnrA1, un pentapéptido repetitivo que actúa protegiendo la ADN girasa de

unirse a fluoroquinolonas. Se han identificado otras cinco variantes de proteínas QnrA (Qnr2-Qnr6) y se han descrito otros tres determinantes *qnr* bacterianos mediados por plásmidos que comparten alguna similitud con *qnrA1* (*qnrB1, qnrC1* y *qnrS1*).[99] Se ha descrito que la prevalencia de genes *qnr* en bacterias gramnegativas oscila entre el 1 y 5%.[99] Hasta ahora, se han descrito otros dos mecanismos principales mediados por plásmidos que también confieren resistencia de alto nivel a fluoroquinolonas, incluyendo la enzima modificadora de aminoglucósidos acetiltransferasa AAC (6')-Ib-cr (*véase* el apartado sobre enzimas modificadoras de aminoglucósidos)[523] y la bomba de expulsión QepA relacionada con el sistema MFS (*véase* la sección sobre bombas de expulsión).[99]

Otros sitios diana. La resistencia a la acción de antibióticos que bloquean la síntesis de proteínas mediante la unión a la subunidad ribosómica 50S, como macrólidos, lincósidos y estreptogramina B, puede producirse también por alteración en el sitio diana. La mutación en el componente 23S del ARNr de la subunidad 50S cerca de los sitios donde se produce resistencia a la metilación también está relacionada independientemente con la resistencia a macrólidos en muchas especies bacterianas.[332] Se ha descrito una alteración en las proteínas L4 y L22 de la subunidad 50S, así como mutaciones en su componente 23S del ARNr en *S. pneumoniae*.[61,93]

Las oxazolidinonas (linezolid) también inhiben la síntesis de proteínas al unirse a la subunidad ribosómica 50S, así como la inhibición de la formación del complejo de iniciación y translocación de peptidil-ARNt del sitio A al P.[60] La resistencia al linezolid se describió recientemente tanto en enterococos resistentes a vancomicina como en *S. aureus* debido a una mutación en la subunidad 23S del ARNr, lo que lleva a la disminución de la afinidad del antibiótico por su sitio diana.[391,492]

La rifampicina es un fármaco importante que se usa para tratar *Mycobacterium tuberculosis* y *H. pylori*, y como agente adyuvante en combinación con otros antibióticos para infecciones invasoras graves por *S. aureus*. Este antibiótico actúa sobre la ARN polimerasa codificada por el gen *rpoB*. Las mutaciones, inserciones y deleciones puntuales se desarrollan fácilmente en la subunidad β de esta enzima, particularmente cuando los pacientes son tratados sólo con rifampicina.[11,248,249,519]

La resistencia a trimetoprima en *S. aureus* y *S. pneumoniae* se produce por una mutación en el gen *dhfr* que da como resultado la modificación de la dihidrofolato reductasa y la disminución de la afinidad del antibiótico por la enzima diana.[270,271,544] También se han descrito numerosos tipos diferentes de genes transferibles resistentes a trimetoprima en integrones, transposones y plásmidos.[33,476,643,650]

Por último, la resistencia a mupirocina y ácido fusídico, los cuales se utilizan para disminuir la carga bacteriana en piel y superficies mucosas debido a *S. aureus*, también se produce por modificación del sitio diana. La resistencia de alto nivel a mupirocina (p. ej., CIM de 512 μg/mL) en *S. aureus* implica la adquisición del gen *mupA* que produce cambios en la enzima diana, isoleucil-ARNt sintetasa.[129] Recientemente se describió un nuevo gen *mupB* que confiere resistencia de alto nivel a mupirocina en *S. aureus*, pero la ARNt sintetasa de clase I codificada tenía una homología limitada con los productos del gen *mupA* o *ileS*.[547] En contraste, la resistencia a mupirocina de bajo nivel resulta cuando se producen mutaciones puntuales en isoleucil-ARNt sintetasa cromosómica, *ileS*.[10] El ácido fusídico también bloquea la síntesis de proteínas en los estafilococos al inhibir la función del factor de elongación (EF-G, *elongation factor G*). Los aislamientos de *S. aureus* resistentes a ácido fusídico tienen mutaciones puntuales dentro del gen cromosómico *fusA* que codifica para EF-G.[321,626]

Desviación como mecanismo de resistencia

Las bacterias también pueden volverse resistentes a la acción de antibióticos específicos mediante el desarrollo de una vía metabólica alterna para las funciones normales mientras se evita la acción del fármaco. El ejemplo clínicamente más importante de un mecanismo de derivación es la capacidad natural de algunas cepas de especies de *Enterococcus* para usar compuestos como ácido folínico para su crecimiento *in vivo* en presencia de trimetoprima-sulfametoxazol.[221,685] Las cepas pueden parecer sensibles *in vitro*, aunque no respondan al tratamiento *in vivo*. El resultado *in vitro* puede convertirse de sensible a resistente por la adición de ácido folínico al medio de prueba. Por ello, los enterococos no deben someterse a pruebas frente a trimetoprima-sulfametoxazol. También se han descrito enterococos que han desarrollado un mecanismo alterno para la síntesis de la pared celular que produce una forma alternativa de componentes de entrecruzamiento de peptidoglicano que desvía el sitio diana, tanto para antibióticos β-lactámicos como glucopéptidos.[137]

Mecanismos de resistencia a múltiples antibióticos

Las bacterias han desarrollado múltiples mecanismos de resistencia de modo que, en patógenos multirresistentes, se pueden encontrar uno o más mecanismos de resistencia de tipo similar o diferentes. Muchas bacterias gramnegativas son claros ejemplos de microorganismos multirresistentes, incluyendo *P. aeruginosa*, *A. baumannii* y especies de *Salmonella,* donde la panresistencia ha comenzado a ser detectada en algunas cepas debido a la presencia de casetes que contienen genes de integrón con múltiples genes de resistencia que codifican para una o más β-lactamasas, enzimas modificadoras de aminoglucósidos, determinantes de resistencia a fluoroquinolonas, resistencia a tetraciclinas y resistencia a desinfectantes.[476,487,643]

Otro mecanismo de defensa sinérgico y extremadamente eficaz en las bacterias gramnegativas es la combinación de producción de β-lactamasas con permeabilidad disminuida de la membrana externa o con aumento del flujo de expulsión del fármaco hacia fuera de la célula. Tal vez *P. aeruginosa* sea el mejor ejemplo en el que esta combinación de mecanismos de resistencia se puede encontrar en la misma cepa.[619] *S. marcescans* es otro ejemplo de aislamiento que por lo general produce una baja cantidad de β-lactamasa AmpC, aunque frecuentemente es sensible a carbapenemes y cefalosporinas de tercera generación. Cuando el microorganismo sobreexpresa β-lactamasa en el espacio periplasmático y también posee permeabilidad disminuida en la membrana externa, el aislamiento se hace altamente resistente a la acción de estos importantes compuestos.[246]

Orientación de laboratorio para pruebas de sensibilidad a antibióticos

Los laboratorios de microbiología clínica desempeñan un papel esencial para orientar la prescripción de antibióticos a fin de lograr un tratamiento eficaz, no sólo en pacientes hospitalizados con infecciones invasoras graves, sino también para un amplio rango de infecciones en pacientes ambulatorios. El objetivo principal de las pruebas de sensibilidad a antibióticos es proporcionar pruebas *in vitro* precisas de un patógeno bacteriano a un grupo de antibióticos disponibles para determinar su "antibiograma" o perfil de sensibilidad, con el fin de predecir la eficacia *in vivo* de un antibiótico o un régimen de antibióticos particular utilizado para tratar a un paciente. Una segunda función de las pruebas de sensibilidad a antibióticos es supervisar la eficacia del tratamiento. Aunque las pruebas de sensibilidad a antibióticos deben realizarse de manera que se consiga un resultado *in vitro* preciso para cada fármaco evaluado frente al aislamiento, la prueba de detección también debe realizarse de forma que los resultados estén disponibles de manera oportuna para los médicos.[603] La identificación rápida de aislamientos cultivados facilita la generación de informes oportunos sobre sensibilidad a antibióticos, y actualmente se puede hacer el mismo día usando un método rápido de amplificación de ácidos nucleicos,[63] o uno de los sistemas bioquímicos automatizados disponibles comercialmente[303,347,536,615,667] o mediante espectrometría de masas de tiempo de vuelo por desorción/ionización láser asistida por matriz (MALDI-TOF, *matrix-assisted laser desorption/ionization time of flight*).[94,413,563] La inoculación inmediata de un sistema automatizado de sensibilidad a antibióticos también puede proporcionar resultados rápidos, permitiendo informar el perfil de sensibilidad de un aislamiento el mismo día.

Un informe oportuno de resultados de sensibilidad a antibióticos es importante para todos los pacientes con infección, pero es esencial para aquellos que están gravemente enfermos. El recuadro 17-2 describe los resultados clínicos mejorados del tratamiento oportuno con antibióticos en pacientes con infecciones invasoras graves. En contraste, las prescripciones inapropiadas de antibióticos se relacionan con una baja en la calidad de atención y un aumento en los costes de atención médica. Por ejemplo, los estudios de pacientes ingresados en la unidad de cuidados intensivos (UCI) con *shock* séptico por bacteriemia han demostrado que el 20% recibió inicialmente tratamientos empíricos inapropiados con antibióticos (antibióticos que son ineficaces frente a bacterias debido a la resistencia inherente o adquirida) y resultó en la disminución de cinco veces la supervivencia (el 52% de los pacientes sobrevivieron cuando se prescribieron tratamientos empíricos con antibióticos apropiados frente al 10.3% de pacientes a los que se les prescribieron tratamientos empíricos con antibióticos inapropiados [p <0.0001]).[327] La detección e informe tardíos de infecciones del torrente sanguíneo también ha demostrado

17-2 **RECUADRO**	**Mejores desenlaces clínicos secundarios a la notificación rápida de resultados de sensibilidad a antibióticos**
	
	• Mejores desenlaces para los pacientes
	• Menores tasas de mortalidad
	• Menos procedimientos de diagnóstico ordenados, incluyendo:
	  • Pruebas de laboratorio
	  • Procedimientos de diagnóstico por imágen
	• Menor estancia en la UCI
	• Disminución del período de ventilación
	• Menos prescripciones de tratamiento con antibióticos inadecuados
	• Menor tiempo total de hospitalización
	• Menor coste total de hospitalización

aumentar la duración de la hospitalización y los costes hospitalarios.[34] Además, se han documentado hallazgos similares para otros tipos de infecciones invasoras graves, como peritonitis bacteriana y neumonía, adquiridas en la comunidad, el hospital o del ventilador de respiración asistida.[147,208,422] Aunque los médicos deben prescribir inicialmente un tratamiento de amplio espectro que abarque todos los tipos de patógenos de interés, el laboratorio de microbiología clínica debe ser capaz de informar rápidamente los resultados de sensibilidad a antibióticos para facilitar el tratamiento temprano con el mejor esquema de tratamiento.

Varios estudios han demostrado claramente que el informe oportuno de resultados de sensibilidad a antibióticos puede influir en la evolución de la infección del paciente, acortar estancias hospitalarias y permitir una mejor adaptación del tratamiento con antibióticos que lleven a menores costes y a la posibles disminución del desarrollo de resistencia a antibióticos debido a una exposición inadecuada o subinhibitoria a estos fármacos.[603] Doern y cols. realizaron una de las evaluaciones más tempranas del impacto clínico del informe "rápido".[161] Durante un año, los aislamientos bacterianos se evaluaron con un método comercial acelerado (grupo rápido) o métodos tradicionales que duraban toda la noche (grupo convencional). El tiempo medio de informe de resultados fue de 11.3 y 19.6 h en los grupos rápido y convencional, respectivamente. La duración de la hospitalización fue comparable en los dos grupos, pero hubo mejorías considerables en el grupo rápido para los factores enumerados en el recuadro 17-2.

Un estudio posterior de aislamientos de hemocultivos demostró una correlación estadística entre el aumento del tiempo de recolección de hemocultivos y el informe inicial de resultados con un aumento de estancia hospitalaria.[34] En este caso, una detección más rápida de bacteriemia en aislamientos con instrumentos que evalúan continuamente el crecimiento en frascos de hemocultivo fue responsable del efecto. Algunos estudios más recientes han confirmado que una detección e informe más rápidos de los resultados de sensibilidad producen resultados aditivos, si no es que sinérgicos. Los estudios recientes realizados por laboratorios de microbiología clínica en Europa confirman y amplían estos primeros descubrimientos. Eveillard y cols. demostraron que proporcionar una identificación bacteriana y servicio de análisis de sensibilidad a antibióticos de 24 h al día, incluidas las noches, condujo a la implementación oportuna de tratamientos con antibióticos en el 22.6% de los pacientes y un cambio a esquemas de tratamiento más eficaces con un espectro más estrecho en el 5.3% de los pacientes.[184] Galar y cols. compararon dos grupos de pacientes hospitalizados con infecciones bacterianas, incluyendo un grupo control donde los resultados de microbiología estaban disponibles al día siguiente del análisis y un grupo experimental donde los resultados estaban disponibles el mismo día del análisis.[202] Aunque las tasas de mortalidad entre estos dos grupos de pacientes no eran significativamente diferentes, un informe más rápido de resultados de identificación y sensibilidad se relacionó con una reducción significativa de la estancia hospitalaria y de los costes totales de atención en pacientes con heridas, infecciones de las vías genitourinarias o abscesos, pero no en aquellos con bacteriemia.[202]

Los procedimientos de las pruebas antimicrobianas se resumen en la tabla 17-6, que incluye una breve descripción de cada una y la información relacionada con ellas. Se pueden dividir

TABLA 17-6 Orientación sobre tratamiento con antibióticos

Procedimiento	Muestra	Definición	Interpretación
Pruebas que predicen la eficacia del tratamiento			
Concentración inhibitoria mínima (CIM)	Aislamiento	La concentración más baja del antibiótico que inhibe el crecimiento visible	CIM
Difusión con discos	Aislamiento	Diámetro de la zona de inhibición alrededor del disco impregnado con antibiótico	El diámetro de la zona se aproxima al CIM
Gradiente de difusión (tira Etest®)	Aislamiento	Lectura en el punto de intersección de la zona de inhibición con la escala en la tira	CIM
Cálculo de curva de crecimito (p. ej., Vitek 2®)	Aislamiento	CIM calculada con base en el crecimiento del microorganismo en presencia del antibiótico	CIM generada por sistema informático
Pruebas que supervisan la eficacia del tratamiento			
Detección molecular	Aislamiento	La detección molecular de genes de resistencia a antibióticos o producto(s) génico(s) (p. ej., *mecA* en *S. aureus*, genes *van* en enterococos, etc.)	Cepas positivas o negativas
Concentración bactericida mínima	Aislamiento	La concentración más baja de antibiótico que mata al 99.9% del inóculo	Predicción del nivel de actividad bactericida
Títulos bactericidas en suero	Altas concentraciones séricas, aislamiento	Dilución de suero que mata al 99.9% del inóculo Rara vez realizada; no hay indicación para la prueba, excepto algunos casos de endocarditis	Predicción de la respuesta al tratamiento antibiótico en curso
Concentraciones de antibiótico	Altas concentraciones séricas	Concentración (µg/mL) de antibiótico en suero justo antes de administrar el antibiótico (concentración mínima) y 15-20 min después de administrar la dosis (concentración máxima)	Concentración superior = indicador terapéutico Concentración inferior = indicador de toxicidad
Pruebas de sinergia antibiótica	Aislamiento	Predice los efectos antagónicos, indiferentes o aditivos o dos o más antibióticos en combinación Rara vez se realiza, con excepción de aislamientos respiratorios de pacientes con fibrosis quística	La actividad aditiva predice un efecto sinérgico

de manera práctica en dos grupos: (1) pruebas que predicen la eficacia del tratamiento y (2) pruebas que supervisan la eficacia del tratamiento.

Se han ideado varios tipos de pruebas de sensibilidad a antibióticos para predecir la eficacia del fármaco. Los dos métodos de referencia son la dilución macroscópica en caldo y los procedimientos de dilución en agar. Ambos están diseñados para cuantificar la concentración más baja de un antibiótico que inhibe el crecimiento visible *in vitro* de un microorganismo, denominada *CIM*. La prueba más utilizada en los pequeños y grandes laboratorios de microbiología clínica para proporcionar orientación en el tratamiento con antibióticos es el procedimiento de difusión con discos (prueba de Kirby-Bauer), en el cual las interpretaciones clínicas se derivan de las correlaciones con la prueba de referencia (protocolo 17-1). Sin embargo, un número cada vez mayor de laboratorios utilizan rutinariamente una prueba miniaturizada en caldo (prueba por microdilución en caldo) o un sistema comercial automatizado. La prueba por microdilución en caldo se ha vuelto tan frecuente y tan bien estudiada que se ha convertido en el método de referencia para muchos investigadores (protocolo 17-2).

En la actualidad, hay varias opciones comercialmente disponibles para realizar estudios de sensibilidad a antibióticos, incluyendo placas de CIM (tanto congeladas como deshidratadas), análisis de crecimiento asistido por computadora y difusión por gradiente (protocolo 17-3). Para los propósitos de revisión en este capítulo, estos abordajes se incluirán en la designación "pruebas por dilución" o "pruebas de CIM".

Las pruebas complementarias restantes empleadas para supervisar la actividad bactericida de un esquema de tratamiento de algún antibiótico específico ahora se utilizan de manera infrecuente y el análisis de estos procedimientos va más allá del alcance de este capítulo. La supervisión de las concentraciones máximas y mínimas de antibióticos específicos (p. ej., aminoglucósidos y vancomicina) se realiza habitualmente en laboratorios de química clínica. El lector interesado se puede dirigir a varias excelentes referencias que detallan los métodos para realizar pruebas de concentración bactericida mínima (CBM), pruebas de sinergia de antibióticos (PSA) y pruebas del poder bactericida en suero (PBS).[113,166,469] Más adelante en el capítulo se ofrece una breve descripción de la aplicación de AST para aislamientos pulmonares multirresistentes de pacientes con fibrosis quística.

El medio más útil para evaluar la capacidad de la antibioticoterapia en muchas infecciones es supervisar los resultados clínicos enumerados en la tabla 17-2. En última instancia, la respuesta del paciente y una "cura" es el objetivo del tratamiento con antibióticos y, si se le solicita, el laboratorio puede tener que demostrar que el microorganismo infectante ha sido eliminado (curación bacteriana) o si persiste (fracaso bacteriano) por medio de cultivos repetidos. Desafortunadamente, una cura bacteriana no siempre asegura un resultado clínico exitoso.

Un objetivo de los microbiólogos ha sido, y debe continuar siendo, proporcionar pruebas *in vitro* estandarizadas que se puedan reproducir de un día a otro y de laboratorio a laboratorio. Sin reproducibilidad, no hay base científica para informar los resultados precisos de sensibilidad a antibióticos sobre los cuales basar el tratamiento. Por desgracia para los pacientes, se ha documentado mediante estudios de vigilancia un alto número de errores graves en el desempeño del laboratorio en la prueba de sensibilidad a antibióticos, ya sea debido a errores internos en el rendimiento de la prueba o por políticas y procedimientos, o con frecuencia debido a fallos metodológicos para detectar con precisión un fenotipo de resistencia particular.[132,156,382,575,587,613] Aunque la estandarización de las variables aquí descritas es necesaria

para lograr una prueba de sensibilidad reproducible exacta, el resultado *in vitro* es, en el mejor de los casos, una predicción de una respuesta del tratamiento en un paciente determinado.

Los factores que determinan el resultado de un proceso infeccioso son complejos y, en muchos casos, se abordan de manera incompleta mediante pruebas *in vitro*.[278,652] Los umbrales farmacocinéticos (FC) y farmacodinámicos (FD) (FC/FD) para un antibiótico particular también influyen en el resultado clínico del tratamiento de la infección,[175,194] y los límites de corte de la sensibilidad a antibióticos, que cada vez son más relevantes desde el punto de vista clínico; se basan en la dosificación apropiada de un antibiótico calculada en función de los datos de FC/FD disponibles para un antibiótico determinado.[121,122,278,333] Con bae en datos de FC/FD, el Clinical and Laboratory Standards Institute (CLSI) introdujo la interpretación "*sensible-dosis dependiente*" (SDD) para la prueba de sensibilidad a antibióticos, aunque se ha aplicado para la interpretación de resultados de pruebas de sensibilidad antimicótica durante varios años.[122] La categoría SDD implica que la sensibilidad de un aislamiento depende de la dosificación del esquema utilizado en el paciente. La interpretación SDD se incluyó previamente en un resultado intermedio, pero este concepto a menudo no era evidente o entendido por los médicos. Si el laboratorio informa que el aislamiento tiene una CIM o un diámetro de halo de inhibición que equivale a un resultado de SDD, es necesario emplear un esquema de dosificación que ofrezca una exposición mayor del fármaco que la dosis que se usó para establecer el límite de sensibilidad (los médicos deben emplear el esquema de dosificación máximo aprobado con el fin de lograr un efecto terapéutico adecuado frente a un aislamiento SDD). Por ejemplo, el CLSI recomendó recientemente el informe de la categoría SDD en lugar de "intermedio" al informar resultados de cefepima para aislamientos de enterobacterias, ya que hay varias opciones de dosificación aprobadas para cefepima. Un informe de SDD para un aislamiento de enterobacterias indica al médico que se deben emplear dosis más altas de cefepima (mayores de 1 g cada 12 h) para tratar infecciones causadas por aislamientos en los que la CIM de cefepima es de 4 u 8 µg/mL, o si el halo de inhibición es de 19-24 mm.[122]

Las defensas inflamatorias e inmunitarias del paciente también son esenciales para lograr un resultado clínico exitoso. Es evidente que las concentraciones subóptimas de antibióticos, por debajo de la concentración necesaria para matar a la bacteria, pueden aumentar la capacidad de los fagocitos para ingerir y matar a un microorganismo infectante.[251,583] La penetración de antibióticos en los sitios de infección es otra variable importante que no puede evaluarse *in vitro*. Se pueden alcanzar altas concentraciones de antibióticos en sitios donde son excretados del cuerpo, generalmente orina o bilis. Por el contrario, se pueden encontrar concentraciones bajas en relación con el suero en tejidos como líquido prostático, hueso o líquido cefalorraquídeo (LCR). En el caso del cloranfenicol o la clindamicina, la excreción es principalmente a través de las vías biliares y una cantidad mínima del fármaco se encuentra en orina. Lo contrario ocurre con otros antibióticos como nitrofurantoína y norfloxacino, que no alcanzan concentraciones eficaces en sitios distintos de las vías genitourinarias.

La ineficacia de muchos antibióticos (p. ej., aminoglucósidos) en el tratamiento de infecciones por *Legionella*, a pesar de su excelente actividad *in vitro*, probablemente sea causada por la escasa penetración de los fármacos en los macrófagos donde las bacterias están creciendo.[4,234] En otras situaciones, la fisiología bacteriana es un determinante importante (p. ej., la desviación metabólica de los efectos de trimetoprima y sulfonamida por enterococos). Muchas infecciones, en particular aquellas causadas por bacterias anaerobias obligadas, son sinérgicas, es decir, las bacterias dependen de sí para sobrevivir.[377,528] Tal infección puede curarse con fármacos que son ineficaces frente a algunas bacterias infectantes si los microorganismos esenciales son eliminados.[72,529] Considerando todos los factores que influyen en el resultado de una infección, es imprescindible que el laboratorio ofrezca a los médicos el "historial" del antibiótico para guiarlos en la selección del tratamiento antibiótico apropiado. Los estudios clínicos bien diseñados han demostrado una correlación del resultado con la capacidad del tratamiento.[147,327] Por lo tanto, los médicos deben correlacionar los resultados de las pruebas de sensibilidad a antibióticos y la experiencia clínica al seleccionar esquemas de tratamiento para pacientes con infecciones similares.

En la siguiente sección se describen los métodos utilizados para realizar pruebas de sensibilidad a antibióticos de uso habitual para patógenos bacterianos frecuentemente aislados. Se analizan las limitaciones de los procedimientos actuales, así como las bacterias para las cuales no se destacan pruebas estandarizadas o guías de interpretación, que sirvan para aclarar las razones por las cuales no se debe establecer una correlación absoluta entre los resultados de laboratorio y el resultado clínico.

Métodos de prueba de sensibilidad a antibióticos

Los métodos para evaluar la actividad inhibidora de antibióticos se han estandarizado principalmente para bacterias aerobias que crecen bien después de una incubación durante la noche con aire y cuya sensibilidad es impredecible.[114,117,121,122] También se describe en esta sección la disminución de la tendencia de sensibilidad y los procedimientos especiales para la detección confiable de tipos particulares de resistencia en bacterias aerobias frecuentemente aisladas. Las bacterias con requerimientos nutricionales especiales, que crecen más lentamente o requieren complementos nutricionales o atmosféricos, necesitan procedimientos de pruebas especializados y deben evaluarse con el empleo cuidadoso de cepas bacterianas de control para demostrar la ausencia de efectos inhibitorios del método sobre el aislamiento.[114] La prueba por difusión con discos puede modificarse para tales microorganismos si el procedimiento ha sido validado por comparación con pruebas de referencia y con la experiencia clínica.[114]

Los microbiólogos deben rechazar las peticiones de médicos para ampliar los procedimientos estandarizados más allá de sus límites establecidos. Se puede pedir a los laboratorios que realicen pruebas de sensibilidad injustificadas que no proporcionen un resultado válido (p. ej., pruebas de trimetoprima-sulfametoxazol en enterococos) o pruebas de sensibilidad en aislamientos para los que no existen patrones de interpretación establecidos. La tabla 17-7 resume varias situaciones en las que deben realizarse pruebas de sensibilidad a antibióticos, pero los resultados pueden o no ser informados. Algunos de estos temas se consideran con mayor detalle en las secciones apropiadas de este capítulo.

Sólo los aislamientos que producen una infección deben ser evaluados. Las bacterias aisladas de un líquido corporal habitualmente estéril tienden a ser patógenas. Si la bacteria potencialmente patógena es aislada de un sitio que contiene flora colonizadora, como vías respiratorias superiores o piel, el cultivo debe examinarse más detenidamente antes de realizar una prueba de sensibilidad, en particular si hay múltiples especies de microorganismos. La observación de un frotis con tinción de Gram puede documentar la inclusión de células epiteliales escamosas, lo que sugiere contaminación por secreciones colonizadas, o ausencia de neutrófilos segmentados, lo que indica falta de

respuesta inflamatoria. En situaciones en las que el microbiólogo no puede determinar la conveniencia de una prueba de sensibilidad, la consulta con el médico resulta apropiada.

La lista de bacterias que tienen sensibilidad consistentemente predecible es, de manera lamentable, cada vez más corta, lo que hace necesario cambiar las recomendaciones del CLSI sobre la utilización de agentes antibióticos específicos como sustitutos para predecir la sensibilidad de una clase de antibióticos. La prevalencia de cepas de *H. influenzae* y *N. gonorrhoeae* productoras de β-lactamasas es tan alta como para que no se pueda predecir la sensibilidad a análogos de penicilina.[256,601] La resistencia a β-lactámicos, aminoglucósidos y fluoroquinolonas también se ha generalizado en otros tipos de gramnegativos, incluyendo *Enterobacteriaceae*, *Acinetobacter* y *Pseudomonas*.[380,400,487,619] El CLSI cambió en años recientes su recomendación para la prueba de sustitución en aislamientos de orina en pacientes con infecciones de las vías genitourinarias sin complicaciones debido al cambio de perfiles de resistencia a cefalosporinas de las enterobacterias.[122] El CLSI ahora recomienda emplear cefazolina en lugar de cefalotina como antibiótico sustituto de primera generación para predecir con mayor fiabilidad la sensibilidad a antibióticos orales a partir de aislamientos de enterobacterias de orina (p. ej., cefadroxilo, cefalexina, cefpodoxima y loracarbef). Otras cefalosporinas, incluyendo cefpodoxima, cefdinir y cefuroxima axetil, también pueden evaluarse individualmente en la medida necesaria, ya que algunos aislamientos pueden ser sensibles a estos antibióticos aunque se demuestre resistencia a cefazolina. Los neumococos que son relativamente resistentes a penicilina (CIM de 0.12-1.0 μg/mL) o tienen resistencia de alto nivel (CIM > 1.0 μg/mL) son cada vez más frecuentes en los Estados Unidos.[160,290] Las cepas de neumococos aisladas de infecciones graves deben someterse a pruebas de resistencia, ya que *S. pneumoniae* se aísla cada vez con mayor frecuencia con multirresistencia a β-lactámicos, macrólidos y fluoroquinolonas.[193,490] Aunque las cepas de *Streptococcus pyogenes* y *Streptococcus agalactiae* aún son sensibles a penicilina, la resistencia a macrólidos se ha vuelto habitual en estos dos importantes géneros.[269,314,444] La vancomicina se ha convertido en el pilar del tratamiento frente a infecciones graves invasoras por grampositivos debidas a transmisión hospitalaria y la aparición de cepas de SARM adquiridas en la comunidad,[148,623] mientras el aumento del empleo de vancomicina condujo a la aparición de ERV, que también se ha convertido en un importante problema hospitalario.[17] Además, ha surgido resistencia a vancomicina en estafilococos.[253] El aumento de resistencia a ampicilina y de resistencia de alto nivel a los aminoglucósidos con una pérdida de sinergia entre un antibiótico que actúa sobre la pared celular y un aminoglucósido se han informado en muchas regiones.[16] Estas tendencias de resistencia a antibióticos en muchos patógenos bacterianos habituales ha significado que los laboratorios clínicos deben realizar pruebas de sensibilidad con mayor frecuencia, para que los médicos puedan prescribir con exactitud el tratamiento, incluso para tipos comunes de infecciones ambulatorias.

Aún existen algunas situaciones clínicas en las que la sensibilidad o resistencia es todavía predecible y no se indican pruebas de uso frecuente. Aunque las recaídas clínicas o bacteriológicas de la infección pueden ocurrir por razones distintas de resistencia a antibióticos, incluyendo penetración inadecuada de los fármacos en el sitio de infección y reinfección, la resistencia a antibióticos debe descartarse evaluando al aislamiento cuando la respuesta clínica no sea la esperada (fracaso potencial del tratamiento) o cuando el paciente tenga una o más alergias a los antibióticos en la lista. Aunque *S. pyogenes* todavía es sensible a penicilina, se ha documentado

TABLA 17-7 Situaciones en las que no deben realizarse las pruebas de sensibilidad a antibióticos o en las que los resultados no deben informarse

Categoría	Antibióticos	Microorganismos	Sitio	Acción	Razón
Sensibilidad predecible	Penicilina/oxacilina	*S. aureus* *S. pneumoniae* Estreptococos β-hemolíticos (*S. pyogenes*, *S. agalactiae*, etc.)	Todos	No evaluar otros β-lactámicos	Los resultados de estos antibióticos primarios predicen la sensibilidad a otros β-lactámicos.
Identificación de microorganismos y confirmación de sensibilidad necesarios	Variable según el microorganismo	*Véase* M100-S24, apéndice A.	Todos	Confirmar identidad y sensibilidad para el fenotipo de resistencia indicada según el microorganismo	Fenotipo de resistencia poco frecuente en la mayoría de las instituciones (p. ej., *S. aureus* que es S o R a vancomicina, enterobacterias que son S o R a carbapenem, etc.).
Resistencia intrínseca[a]	Variable según el microorganismo	*Véase* M100-S24, apéndice B	Todos	No evaluar antibióticos indicados según la especie	Algunos antibióticos pueden ser informados como R, dependiendo del microorganismo.
Resistencia *in vitro* impredecible	Cefalosporinas	*Enterococcus* spp., *L. monocytogenes*	Todos	No evaluar	Los resultados pueden ser engañosos.
	Aminoglucósidos (dosis baja)	*Enterococcus* spp.	Todos	No evaluar	Pruebas de dosis alta para sinergia; los resultados pueden ser engañosos.
	Clindamicina, trimetoprima, trimetoprima-sulfametoxazol	*Enterococcus* spp.	Todos	No evaluar	Los resultados pueden ser engañosos.
	Todos los β-lactámicos	*Staphylococcus* spp. resistente a oxacilina	Todos	No evaluar o informar como R	Los resultados de la prueba de sensibilidad no predicen la eficacia clínica y pueden ser engañosos.
		Salmonella spp., *Shigella* spp.	Todos	Todos	
Antibiótico que no se acumula en el sitio de infección	Cefalosporinas de primera y segunda generación, clindamicina, macrólidos, tetraciclinas, fluoroquinolonas, antibióticos orales	Todos, incluyendo *S. pneumoniae*	LCR	No evaluar	Los antibióticos no penetran en el LCR o no se acumulan en concentraciones terapéuticas a través de la barrera hematoencefálica.
	Cloranfenicol, tigeciclina	Todos	Vías genitourinarias	No evaluar	El antibiótico no se secreta en orina.
	Daptomicina	Todos	Vías respiratorias inferiores	No evaluar	El antibiótico se inhibe por un surfactante pulmonar.
	Norfloxacino, nitrofurantoína	Todos	Sitios que no estén en contacto con orina	No evaluar	El antibiótico no alcanza concentraciones terapéuticas en otros sitios, con excepción de las vías genitourinarias.
Lactantes y niños	Fluoroquinolonas, tetraciclinas	Todos	Todos	Evaluar, pero no informar a menos que se requiera	Estos agentes pueden estar contraindicados en lactantes y niños pequeños.[b]
Mujeres lactantes o embarazadas	Todos los antibióticos que están contraindicados	Todos	Todos	Evaluar e informar antibióticos cuya administración sea segura[b]	

[a]*Véase* el apéndice M100-S4. La *resistencia intrínseca* se define como la resistencia a antibióticos inherente o innata (no adquirida), que se refleja en patrones de antibióticos de tipo silvestre de todos o casi todos los representantes de una especie. La resistencia intrínseca es tan frecuente que las pruebas de sensibilidad son innecesarias, por ejemplo: las especies de *Citrobacter* y muchas otras enterobacterias son intrínsecamente resistentes a ampicilina.[122]

[b]*Véanse* los antibióticos recomendados para la prueba y el informe de la tabla 1A, 1B, 1C.

Adaptado de la referencia 122.

el fracaso del tratamiento de faringitis bacteriana aguda con un macrólido cuando la cepa era resistente.[41] También se ha informado recientemente el fracaso del tratamiento intraparto profiláctico de rutina con antibióticos debido a estreptococos del grupo B resistentes a macrólidos, lo que dio lugar a una infección neonatal.[110] Los microbiólogos deben ser conscientes de las tendencias de resistencia a antibióticos en los patógenos, no sólo en su respectiva ubicación geográfica, sino globalmente, a fin de que las pruebas con antibióticos de especies bacterianas previamente sensibles puedan aplicarse rutinariamente cuando resulte apropiado.

Estandarización de métodos de pruebas de sensibilidad a antibióticos

La mejoría más importante en la orientación de las pruebas de sensibilidad de laboratorio en las últimas décadas ha venido del desarrollo de procedimientos estandarizados publicados por el CLSI (www.clsi.org) en los Estados Unidos, el European Committee Consensus on Antimicrobial Susceptibility Testing (EUCAST), y otros grupos, que han sido ampliamente adoptados. Los métodos descritos en este capítulo son compatibles con las recomendaciones del CLSI,[114,117,121,122] pero los lectores pueden consultar los sitios web de EUCAST (www.eucast.org), la British Society for Antimicrobial Chemotherapy (BSAC) (www.bsac.org.uk), el Deutsches Institut für Normung (www.DIN.de) y el Committé Antiobiogramme-Société Française de Microbiologie (CASFM) (www.ca-sfm.org) para comparar los métodos publicados por estos otros grupos. Es importante que los procedimientos revisados y las recomendaciones actuales se promulguen y se pongan en práctica pronto en todos los laboratorios clínicos. Una membresía institucional en el CLSI asegura la recepción oportuna de todas las recomendaciones nuevas y revisadas. Los siguientes parámetros son algunas de las facetas importantes de las pruebas de sensibilidad que han sido estandarizadas.

Medio de crecimiento. Se han seleccionado el caldo Müeller-Hinton (MHB) y el agar Müeller- Hinton (MHA) para analizar los aislamientos aerobios y anaerobios facultativos. Estas formulaciones se han estandarizado para producir resultados de sensibilidad altamente reproducibles y suelen contener infusión de carne deshidratada, digerido ácido de caseína y almidón de maíz.[122,480] El agar fundido enfriado debe verterse de manera rutinaria en placas lo más pronto posible después de mezclar, y generalmente se utilizan 20-25 mL de agar fundido en una placa de 90 mm con el objetivo de lograr una profundidad de agar de no más de 3-4 mm.

Sin embargo, el medio Müeller-Hinton también contiene agar, un compuesto natural que se prepara a partir de algas rojas de la clase *Rhodophyceae*.[331] El agar se conforma principalmente de polisacáridos, agarosa y agaropectina. Al inicio, se produjo una variación en la composición del agar entre fabricantes e incluso entre lotes producidos por una sola empresa, dependiendo de la fuente de las algas marinas. La difusión de productos químicos también puede verse afectada por la presencia de iones sulfato que cambian la carga de los polisacáridos. La concentración variable de cationes también tuvo un efecto significativo en la actividad de aminoglucósidos frente a *P. aeruginosa*.[141,508] La mayoría de los problemas en la variabilidad entre lotes de MHA fueron superados con el desarrollo de un estándar de referencia para que los fabricantes proporcionaran mayor reproducibilidad.[480]

Limitaciones. La mayoría de los patógenos crecen de manera satisfactoria en MHA y el medio tiene efectos inhibitorios mínimos sobre sulfonamidas, trimetoprima y tetraciclina. Hay grandes cantidades de timidina presentes en algunos lotes de medios. Algunos microorganismos pueden utilizar timidina para evitar el mecanismo de acción de trimetoprima y crecer, aunque sean innatamente resistentes al antibiótico. Los enterococos resultan particularmente afectados; las colonias aisladas pueden aparecer dentro del halo de inhibición establecido alrededor de los discos que contienen trimetoprima.

La profundidad del agar también puede afectar los resultados de sensibilidad a antibióticos, particularmente una profundidad de agar demasiado gruesa.[298]

Medio especial y aditivos. Algunas bacterias requieren el empleo de medios especializados o aditivos para asegurar un crecimiento adecuado. Frecuentemente, la sangre, por lo general de carnero o caballo, se añade al MHA en una concentración del 5% para obtener un crecimiento adecuado de especies de *Streptococcus*, incluyendo *S. pneumoniae*, estreptococos β-hemolíticos, *N. meningitidis*, especies de *Campylobacter* y *H. pylori*.[114,121,122,302] Sin embargo, cuando se evalúa la actividad de sulfonamida, se prefiere utilizar MHA complementado con sangre de caballo debido a sus bajos niveles de antagonistas. Las especies de *Haemophilus* requieren hemina (factor X) o dinucleótido de nicotinamida adenina (NAD) (factor V) para su crecimiento.[301] Un medio especialmente formulado, *Haemophilus Test Medium*® (HTM), que contiene complementos de hematina, NAD y extracto de levadura, ha sido desarrollado y es recomendado por el CLSI para realizar pruebas de rutina de *H. influenzae*.[121,122] Las ventajas del HTM incluyen la claridad visual y la fiabilidad de las pruebas con trimetoprima-sulfametoxazol.[301] Sin embargo, algunos investigadores han experimentado problemas con el desempeño tanto del HTM comercial como del preparado en el laboratorio.[392] El agar chocolate o HTM también se pueden utilizar para especies de *Haemophilus* y otras bacterias con requerimientos nutricionales especiales del grupo "HACEK" (*Aggregatibacter*, *Cardiobacterium*, *Eikenella* o *Kingella*), así como *Pasteurella* y *Moraxella*, si no se logra un crecimiento adecuado utilizando CAMHA complementado con sangre de carnero al 5%.[114,121,122] Las bacterias previamente conocidas como "estreptococos nutricionalmente deficientes", *Abiotrophia* y *Granulicatella*, requieren piridoxal para su crecimiento. El MHA con 5% de sangre de caballo más 0.001% de piridoxal añadido permite el crecimiento de estos géneros para que los resultados puedan ser interpretados.[114,298] *N. gonorrhoeae* se debe evaluar utilizando agar NG al que se añade un complemento de crecimiento definido libre de cisteína al 1% después de la esterilización en autoclave.[121,122]

El MHA no contiene cloruro de sodio (NaCl). La detección de resistencia de ciertas cepas de estafilococos a penicilinas semisintéticas (p. ej., oxacilina, nafcilina, meticilina) se mejora al incluir NaCl al 2% en los medios para pruebas de sensibilidad por dilución.[121,122]

pH. Las pruebas de sensibilidad de microorganismos se realizan utilizando medios para los cuales el pH se ha normalizado a niveles fisiológicos. El pH del medio debe estar entre 7.2 y 7.4 a temperatura ambiente. El pH del medio en caldo puede determinarse directamente con un electrodo de pH, y en los medios de agar se puede determinar macerando suficiente agar para que la punta del electrodo pueda sumergirse, permitiendo que una porción del agar se solidifique alrededor del electrodo, o utilizando un electrodo de superficie bien calibrado.

Limitaciones. Una variación importante en el pH del medio de prueba puede cambiar la actividad de los aminoglucósidos, los macrólidos y las tetraciclinas. Estas últimas son más activas en ambientes ácidos, pero algunos antibióticos (p. ej., aminoglucósidos y macrólidos, como eritromicina) son menos eficaces en ambientes ácidos que en pH neutro. En contraste, los β-lactámicos, como penicilina y cefalosporinas, funcionan bien en una amplia gama de pH. Los niveles no fisiológicos de pH a menudo se desarrollan en sitios de infecciones purulentas, como meningitis bacteriana[578] o abscesos,[243] y el pH de la orina también puede variar de alcalino a ácido. Idealmente, las condiciones de la prueba de sensibilidad *in vitro* deberían reflejar las condiciones *in vivo* encontradas por los antibióticos en situaciones clínicas específicas (p. ej., exudados inflamatorios ácidos, orina, etc.) en lugar de los medios de cultivo de laboratorio.

Suero. Los antibióticos difieren mucho en el grado en que se unen a proteínas. En el torrente sanguíneo, el antibiótico libre está en equilibrio con el antibiótico ligado al suero. El antibiótico libre y ligado a proteínas puede medirse, pero no está claro cuál es el resultado más útil. El método del CLSI no incluye suero añadido debido a la dificultad en la estandarización del producto y la incertidumbre sobre cómo interpretar los resultados.

Limitaciones. En el laboratorio se pueden obtener diferentes valores para antibióticos altamente unidos a proteínas si se agrega suero al medio. Perl y cols. estudiaron el efecto del suero sobre 11 antibióticos de amplio espectro utilizados para tratar infecciones hospitalarias bacilares gramnegativas.[458] Los resultados fueron idénticos en 9 de 11 antibióticos. Sólo en el caso de la ceftriaxona (> 95% unida a proteínas) y la cefoperazona (90% unida a proteínas) hubo diferencias sustanciales cuando el suero se incorporó en el procedimiento de referencia.

Concentración de cationes. Los medios de agar y caldo varían mucho en la concentración de cationes divalentes. Por convención, la prueba de sensibilidad a antibióticos se realiza bajo condiciones fisiológicas. El MHA tiene concentraciones muy bajas de cationes divalentes, pero se ajusta a las concentraciones fisiológicas (20-35 mg/L de Mg^{2+} y 50-100 mg/L de Ca^{2+}) durante la producción. Algunos lotes de MHA pueden tener una concentración anormalmente alta de cationes, de modo que se producen pequeños halos de inhibición cuando se evalúa *P. aeruginosa* frente a aminoglucósidos. Estos lotes, que se pueden identificar mediante pruebas con cepas de referencia de reactividad conocida, se deben descartar.

Limitaciones. La concentración de cationes divalentes Ca^{2+} y Mg^{2+} afecta los resultados de sensibilidad cuando se evalúan determinadas combinaciones de especies bacterianas y antibióticos.[508] Con ciertas combinaciones de bacterias y antibióticos, especialmente *P. aeruginosa* y aminoglucósidos, la concentración de cationes divalentes (Ca^{2+}) y magnesio (Mg^{2+}) tiene un efecto importante sobre la sensibilidad observada *in vitro*. Un resultado que varía de sensible a resistente puede lograrse variando la concentración de cationes[141,508] debido a cambios en el transporte del antibiótico a través de la membrana celular. El mecanismo por el cual la concentración de cationes afecta la actividad de *P. aeruginosa*, por ejemplo, puede implicar permeabilidad de la pared celular bacteriana.[78] El LPS en la pared celular de *P. aeruginosa* está entrecruzado con cationes divalentes, proporcionando estabilidad. Cuando los microorganismos se cultivan en medios deficientes en cationes, la permeabilidad de la pared celular a aminoglucósidos y otros compuestos se incrementa. Por lo tanto, los microorganismos resultan más sensibles a la acción de los aminoglucósidos, produciendo resultados que indican una CIM falsamente baja o grandes tamaños de halos de inhibición.

La actividad de la daptomicina también varía mucho con las alteraciones en la cantidad de calcio en los medios de prueba, y se requieren concentraciones fisiológicas de este catión son para lograr una interpretación exacta de los resultados de la prueba en medios sólidos.[30,199,292]

Las altas concentraciones de iones cinc también pueden reducir la actividad de los carbapenemes y el efecto es mayor para las bacterias gramnegativas, particularmente *P. aeruginosa*.[21,145]

Condiciones ambientales. Las condiciones y duración de la incubación de la prueba se deben aplicar correctamente para obtener resultados precisos. Las pruebas de sensibilidad a antibióticos se incuban rutinariamente con aire ambiental a 35 °C. El agar o caldo se incuba en una incubadora de aire ambiental. No se debe utilizar una incubadora de CO_2 para las pruebas de rutina. El ácido carbónico formado en la superficie del agar o en el caldo puede causar una disminución del pH, lo cual puede afectar la actividad antibacteriana de ciertos antibióticos, como se ha comentado con anterioridad. En los laboratorios más pequeños, donde sólo se dispone de una incubadora de CO_2, es aceptable colocar las placas o tubos de sensibilidad en un frasco sellado para impedir el acceso del CO_2 de la incubación.

Las placas y los tubos deben incubarse rutinariamente a 35 °C. A temperaturas más altas, la detección de estafilococos resistentes a oxacilina está comprometida. Si se sospecha resistencia a oxacilina y no se manifiesta a 35 °C, las placas o tubos pueden incubarse a 30 °C.

Los tiempos de incubación varían dependiendo del sistema de prueba utilizado. El tiempo de incubación recomendado para los sistemas convencionales por difusión con discos es de 16-18 h, mientras que para pruebas por dilución es más largo, de 16-20 h. Sin embargo, las pruebas para determinar las CIM de oxacilina y vancomicina para estafilococos y la CIM de vancomicina para enterococos deben incubarse durante 24 h completas.

Inóculo. El inóculo se prepara de manera convencional a partir de un cultivo en caldo que ha sido incubado durante 4-6 h, cuando se considera que el crecimiento está en fase logarítmica. Se deben tomar las muestras de varias colonias que produzcan semejanzas con el objetivo de minimizar la variación en la población bacteriana. La densidad de la suspensión se ajusta a aproximadamente 10^8 unidades formadoras de colonias (UFC) por mililitro, comparando su turbidez con un estándar de $BaSO_4$ 0.5 de McFarland. El estándar se prepara añadiendo 0.5 mL de $BaCl_2$ 0.048 M (1.175% p/v de $BaCl_2 \cdot H2O$) a 99.5 mL de H_2SO_4 0.36 N. Se distribuyen alícuotas de 4-6 mL del estándar de turbidez de sulfato de bario a tubos con tapa de rosca del mismo tamaño, se sellan herméticamente y se almacenan en oscuridad a temperatura ambiente. De manera alterna, se puede comprar un estándar de 0.5 de MacFarland preparado utilizando partículas de látex para calibrar la turbidez de varios proveedores comerciales (p. ej., ThermoScientific [Remel], Lenexa, KS). Se pueden emplear nefelómetros para determinar la turbidez. Frecuentemente, el grado de turbidez en el caldo se compara con el estándar visualizando los dos frente a un fondo blanco en el que se han dibujado líneas negras. Otros ajustes del inóculo dependen del tipo de prueba utilizada. De manera alterna, los dispositivos comercialmente disponibles para preparar un inóculo estandarizado funcionan bien.[24,29]

Si el microorganismo tiene requerimientos nutricionales especiales de cultivo o el tiempo no permite la incubación durante 4-6 h, se puede utilizar el método de suspensión directa de colonias para calibrar el inóculo. En poco tiempo, las colonias jóvenes pueden ser eliminadas de la superficie de una placa de agar que ha sido incubada durante la noche y diluida a la densidad apropiada. Este método se recomienda cuando los estafilococos se someten a pruebas de resistencia a meticilina y cuando se evalúan aislamientos de *S. pneumoniae* y *H. influenzae*.

Si se utiliza un estándar de McFarland para preparar el inóculo, se debe verificar la densidad del estándar empleando un espectrofotómetro con un trayecto de luz de 1 cm y cubetas emparejadas. La absorbancia estándar de 0.5 de McFarland a 625 nm debe ser de 0.08-0.10. El estándar debe reemplazarse o revisarse mensualmente para ver si es adecuado.[117] Es útil, pero no esencial, documentar el número de microorganismos en el inóculo inoculando periódicamente diluciones seriadas de la suspensión en placas de agar.

Limitaciones. El número de bacterias en los pacientes infectados varía mucho, por lo cual el inóculo estandarizado utilizado en el laboratorio representa un punto medio razonable en lugar de una reproducción de las condiciones *in vivo*. Para algunas combinaciones de bacterias y antibióticos, el inóculo es de gran importancia para determinar la sensibilidad *in vitro*; a esto se le conoce como *efecto del inóculo*.[181,397,496,594] La inactivación enzimática de los β-lactámicos, como penicilinas y cefalosporinas, es un importante mecanismo de resistencia bacteriana. Estas enzimas siempre se expresan en algunas bacterias, aunque bajo condiciones adecuadas, la producción de enzimas puede ser inducida por la presencia del antibiótico. Si se incuba *in vitro* penicilina con pequeñas cantidades de *S. aureus* con β-lactamasa inducible, el inóculo puede ser eliminado antes de que la enzima se produzca en cantidad suficiente para que se pueda detectar.[418,629] Mientras que *in vivo*, el gran número de bacterias presentes en el sitio de infección está produciendo β-lactamasa que inactiva el antibiótico. Las β-lactamasas inducibles tampoco pueden detectarse en las enterobacterias si se utiliza un inóculo pequeño debido a las interacciones entre la membrana gramnegativa y la enzima.[351,496] También se produce una alteración en los estafilococos, por lo que sólo una pequeña fracción de células bacterianas en una colonia expresan β-lactamasa, particularmente en presencia de una penicilina semisintética, como la meticilina. Los SARM resistentes a intermediarios de vancomicina también son heterorresistentes y la capacidad de detectar este tipo de resistencia se ve afectada en gran medida por el inóculo.[526] Por lo tanto, la utilización de un inóculo pequeño puede "carecer" de este tipo de resistencia porque las células portadoras del fenotipo de resistencia pueden no haber sido seleccionadas.

Antibióticos. Los polvos de antibiótico de referencia para su uso en pruebas de dilución deben ser "puros" y deben obtenerse del fabricante (Sigma Chemical Co.), o de la Farmacopea de los Estados Unidos en Rockville, MD. Estos polvos de referencia están documentados con un análisis de actividad antimicrobiana. Por ejemplo, la etiqueta puede indicar que el polvo contiene 1.075 mg de sustancia química activa en cada 1 000 mg de polvo. La cantidad de polvo pesada debe ajustarse para la actividad de cada lote. Los frascos no deben obtenerse de la farmacia del hospital porque pueden contener diluyentes y no se evalúa su actividad biológica. Los antibióticos se deben almacenar en un desecador como se indica para cada fármaco. Muchos antibióticos, especialmente los β-lactámicos, son más estables a temperaturas por debajo de −20 °C. Las suspensiones del antibiótico deben almacenarse a −20 °C o menos, de preferencia a −70 °C; no se deben congelar

otra vez después de que se administraron. El imipenem en particular se ve afectado por la congelación y descongelación, y debe reconstituirse cada vez que se prepara un lote de placas o tubos. No debe utilizarse un congelador sin escarcha porque se producen ciclos repetidos de congelación y descongelación.

Los discos impregnados con antibióticos deben almacenarse a −20 °C o menos en estado anhidro. Bajo las directrices establecidas por la Food and Drug Administration (FDA) de los Estados Unidos, los fabricantes de discos de antibióticos deben controlar cuidadosamente la concentración de antibióticos en los discos hasta en 60-120% del contenido indicado; la variación real suele ser considerablemente menor. Un pequeño suministro de trabajo puede mantenerse a temperaturas de refrigerador en un desecador. Siempre se debe permitir que los discos se atemperen a temperatura ambiente antes de abrir el desecador, de modo que la condensación de humedad del aire no rehidrate parcialmente los discos. El informe erróneo o falso de resistencia a oxacilina de *S. aureus* ha resultado del empleo de un lote defectuoso de discos.[56]

Selección de antibióticos. La selección final de antibióticos para el formulario del hospital debe decidirse en consulta con los miembros del personal médico. Sin embargo, los laboratorios deben utilizar las directrices del CLSI para decidir qué antibióticos deben evaluarse e informarse principalmente, o sólo deben informarse selectivamente de acuerdo con las definiciones indicadas en la tabla 17-8 para antibióticos de los grupos A, B, C o U. La asignación específica de diferentes clases de antibióticos de acuerdo con estos grupos de prueba e informe se describen en las tablas de microorganismos específicos publicadas por el CLSI,[121,122] y se resumen en las normas M100-S23 y M100-S24 para bacterias que no tienen requerimientos nutricionales especiales en la tabla 1A, bacterias con requerimientos nutricionales especiales en la tabla 1B y bacterias anaerobias en la tabla 1C.[121,122] Las recomendaciones del CLSI para pruebas en cascada (**selectivas**) e informes se describen brevemente más adelante en el capítulo, reconociendo que los problemas son complejos y varían de una institución a otra. No es necesario evaluar cada antibiótico de la lista, siempre y cuando el microorganismo sea sensible a todos o a la mayoría de los antibióticos de los grupos A y B. Sin embargo, los patrones de utilización de antibióticos y la incidencia de tipos importantes de resistencia bacteriana en cada comunidad deben conocerse y considerarse al seleccionar los antibióticos para la prueba. Se pueden hacer distinciones entre los antibióticos que se evalúan rutinariamente y aquellos para los cuales los resultados se informan de forma habitual a los médicos. Debido a que los sistemas automatizados permiten realizar la prueba de sensibilidad de muchos más antibióticos para la mayoría de los patógenos que los enumerados por el CLSI como agentes de los grupos A y B, se deberán establecer la política del laboratorio y los procedimientos para el informe rutinario en cascada de una clase de antibióticos en particular.[121,122]

Varios antibióticos pueden ser terapéuticamente equivalentes en algunos casos porque proporcionan un espectro similar de actividad antibiótica. Sin embargo, los resultados de las pruebas *in vitro* de un aislamiento específico para un agente no pueden predecir el resultado *in vitro* de otros antibióticos del grupo; en efecto, estos antibióticos son equivalentes pero no necesariamente igual de eficaces frente a todos los aislamientos. Cada agente en el grupo que se considera para su empleo terapéutico debe ser evaluado. Los laboratorios también necesitan evaluar más antibióticos dentro de una misma clase para establecer el fenotipo de resistencia de un microorganismo

TABLA 17-8 Agrupación propuesta por el CLSI de antibióticos recomendados para pruebas e informes

Grupo	Categoría	Tipo de antibiótico
A	Prueba primaria e informe	Todos los antibióticos deben ser evaludos e informados.
B	Prueba primaria, informe selectivo	Todos los antibióticos deben evaluarse, pero informar de forma selectiva sólo si:
		1. El antibiótico primario de la misma clase es resistente.
		2. El paciente ha notificado alergia a uno o más antibióticos primarios.
		3. Siempre se informa sobre la infección de sitios/fuentes específicos (p. ej., cefalosporina de tercera generación para aislamientos del LCR).
		4. Fracaso del tratamiento primario.
		5. Infecciones polibacterianas o diseminadas que afectan a múltiples sitios corporales.
		6. Ayuda epidemiológica para controlar la infección.
C	Prueba complementaria, informe selectivo	Evaluar e informar sobre problemas específicos de resistencia, o en pacientes con alergia informada a agentes del grupo A o B, o en infecciones infrecuentes.
U	Complementaria	Evaluar solamente en aislamientos de orina.
O	Otra	Antibióticos que están indicados para los microorganismos del grupo pero que no son candidatos para realizar pruebas e informes de rutina en los Estados Unidos.
En investigación	En investigación	Antibióticos que están en investigación para el grupo de microorganismos que aún no han sido aprobados por la FDA para su empleo en los Estados Unidos.

Adaptado de la referencia 122.

(p. ej., *E. coli* resistente a ertapenem, pero sensible a todos los otros carbapenemes). En contraste, los resultados de las pruebas *in vitro* de algunos antibióticos pueden aplicarse a parientes cercanos, de modo que no sea necesario evaluar cada antibiótico del grupo; algunas de estas situaciones se detallan en las tablas 17-7 y 17-21.[114,117,121,122]

Cepas de referencia. El laboratorio de microbiología clínica debe adquirir y almacenar microorganismos de control de calidad, positivos y negativos, adecuados para supervisar el desempeño de las pruebas de sensibilidad a antibióticos. Se han seleccionado y estandarizado algunas cepas de referencia para el control de calidad de las pruebas de sensibilidad que dan reacciones reproducibles del rendimiento esperado de la prueba (tabla 17-9). Las cepas control ideales tienen puntos extremos de sensibilidad en el rango medio de las concentraciones antimicrobianas evaluadas y tienen tendencias mínimas de cambiar los patrones de sensibilidad a lo largo del tiempo. Estas cepas de referencia deben almacenarse en condiciones que minimicen la posibilidad de mutación. Pueden almacenarse congeladas (por debajo de −20 °C o preferiblemente por debajo de −60 °C) después de la suspensión en un estabilizador, tal como sangre completa desfibrinada, suero fetal de ternero al 50% en caldo bacteriológico o glicerol al 10% en caldo. De manera alterna, las cepas pueden ser liofilizadas. Para el almacenamiento a corto plazo, las bacterias pueden crecer en agar de digestión de soya-caseína y almacenarse a una temperatura de 2-8 °C. Debe prepararse un subcultivo fresco cada dos semanas, y se debe obtener un nuevo cultivo cuando se observen resultados aberrantes. Se debe preparar un subcultivo fresco cada día que se utilice la cepa control. Se han publicado procedimientos para la reconstitución de cultivos almacenados.[117]

Los microorganismos de control de calidad pueden obtenerse de la American Type Culture Collection (ATCC; 12301 Parklawn Drive, Rockville, MD 20852) en forma de frascos liofilizados, y se deben realizar pruebas específicas de control de calidad con las cepas control ATCC recomendadas. ThermoScientific (Remel), de Lenexa, Kansas (Bacti-Disks®), y Difco Laboratories, de Detroit, Michigan (Bactrol Disks®), suministran cultivos secos en discos de papel, que son estables a 4 °C por un año. Los cultivos de discos de papel se pueden retirar fácilmente de un frasco

y se cultivan en caldo durante 4-6 h antes de depositarlos en medios sólidos para pruebas de control de calidad.

Control de calidad. Un riguroso control de calidad es importante para evaluar la sensibilidad a antibióticos debido al gran número de variables que pueden afectar los resultados. Varios métodos se emplean con frecuencia para evaluar la sensibilidad de aislamientos bacterianos frente a una amplia gama de antibióticos, incluyendo difusión con discos, dilución en agar y métodos de macrodilución en caldo y microcaldo. El CLSI ha publicado extensas directrices de control de calidad que describen la difusión con discos[118,121,122] y los procedimientos de CIM de dilución en caldo.[117,121,122] Los laboratorios deben seguir estas directrices para obtener resultados confiables de sensibilidad antimicrobiana y actualizar los procedimientos a medida que se revisan los estándares del CLSI. El CLSI estableció reglas sobre la frecuencia de un plan de control de calidad de 20-30 días para evaluar la sensibilidad antimicrobiana (tabla 17-10).[120] Sin embargo, a partir del 2013,[121] el CLSI cambió el programa recomendado para realizar el control diario de rutina de 20-30 días consecutivos de pruebas a un nuevo plan de control de calidad de 3 × 5 días, antes de implementar un programa semanal de pruebas de control de calidad siempre que los resultados de las pruebas diarias estén dentro de los límites recomendados para una determinada combinación antibiótico/microorganismo y el método de prueba (tabla 17-11). En la fase inicial de un plan de control de calidad de 3 × 5 días, tres repeticiones se evalúan durante cinco días (15 resultados) y la prueba se aprueba si los resultados de 0-1/15 están fuera de especificación, y entonces se puede utilizar un programa de control de calidad semanal. Sin embargo, si los resultados de 2-3/15 están fuera de especificación durante la fase inicial de la prueba, se debe realizar una segunda fase de pruebas diarias de control de calidad con otras tres repeticiones analizadas durante cinco días. Se aprueba el control de calidad diario si los resultados de 2-3/30 en la segunda fase de prueba están fuera de especificación. Las ventajas de implementar un plan de control de calidad de 3 × 5 días, comparado con el plan de prueba consecutivo recomendado diariamente de 20-30 días, es que es más eficiente y se completa en un lapso más breve; además, los problemas de control de calidad pueden identificarse más rápidamente. El control de calidad semanal de

TABLA 17-9 Cepas de control de calidad para pruebas de sensibilidad a antibióticos

Tipo de prueba	Propósito	Cepa[a]
Difusión con discos	• Pruebas generales; cepas sensibles a VAN en detección precoz en agar • Supervisión de lotes de agar Müeller-Hinton en busca de compuestos inhibidores de sulfamidas, TMP o SXT	• *S. aureus* (ATCC 25923) • *E. faecalis* (ATCC 29212 o ATCC 33186)
Microdilución en caldo	• Pruebas generales • Utilizado junto con *S. aureus* (ATCC 29213) para el control de pruebas de detección precoz en agar con sal OXA • Pruebas en aislamientos originados de laboratorio de referencia	• *S. aureus* (ATCC 29213) • *S. aureus* (ATCC 43300) • *H. pylori* (ATCC 43504)
Difusión con discos o microdilución en caldo	• Pruebas generales; sensibilidad a VAN y sinergia con altas dosis de aminoglucósidos • Pruebas generales y control de calidad, incluyendo β-lactámicos • Control de los inhibidores de β-lactamasas; utilizado junto con *E. coli* (ATCC 25922) para evaluar β-lactámicos/combinaciones de inhibidores de β-lactamasas • Pruebas generales • Pruebas generales • Pruebas generales	• *E. faecalis* (ATCC 29212) (VAN S y HDA S) + *E. faecalis* (ATCC51299) (VAN R y HDA R) • *E. coli* (ATCC 25922) • *E. coli* (ATCC 35218) • *K. pneumoniae* (ATCC 700603) • *P. aeruginosa* (ATCC 27853) + *H. influenzae* (ATCC 49247) (AMP R y β-lactamasa negativo) + *H. influenzae* (ATCC 49766) (AMP S y más reproducible para algunos β-lactámicos que ATCC 49247) • *S. pneumoniae* (ATCC 49619)
Dilución en agar y difusión con discos	• Pruebas generales	• *N. gonorrhoeae* (ATCC 49226)

[a]ATCC, American Type Culture Collection; VAN, vancomicina; OXA, oxacilina; AMP, ampicilina; TMP, trimetoprima; SXT, trimetoprima-sulfametoxazol. Adaptado de CLSI M100S24,[122] M07-A9[117] y M2-A11.[118]

TABLA 17-10 Realización y frecuencia de planes de control de calidad de 20-30 días para pruebas de sensibilidad a antibióticos

Tipo de muestra	Abordaje	Frecuencia	Pruebas de validación inicial	Criterios para acciones correctivas	Comentarios
Dilución o difusión con discos	CC diario	Diario	Ninguna	Más de un resultado en 20 pruebas consecutivas fuera de control	Cambio a prueba semanal si hay menos de 2 de 20 o menos de 4 de 30 pruebas consecutivas para cada antibiótico fuera de especificación.
Dilución o difusión con discos	Semanal	Semanal o con cada cambio de reactivos o método	Pruebas de todas las cepas control durante 20-30 días consecutivos de prueba; cambio a pruebas semanales cuando los resultados cumplen con los criterios establecidos para CC diario	Cualquier resultado fuera de especificación	Los nuevos antibióticos deben ser validados. Las pruebas semanales son apropiadas sólo para antibióticos evaluados rutinariamente. Los antibióticos poco evaluados deben ser evaluados el día del uso.
Prueba de detección precoz en agar	Diario	Diario	Ninguna	Más de un resultado en 10 pruebas consecutivas fuera de control	Se deben realizar las pruebas diarias si la detección precoz se lleva a cabo de manera menos frecuente que semanalmente o sin el agente que se está evaluando (p. ej., prueba de detección precoz de OXA para *S. aureus*).
Prueba de detección precoz en agar	Semanal	Semanal o con cada cambio de reactivos o método	Pruebas de todas las cepas control por 20-30 días consecutivos de prueba; cambio a pruebas semanales cuando los resultados cumplen con los criterios establecidos para CC diario	Cualquier resultado fuera de especificación	Los nuevos antibióticos deben ser validados. Las pruebas semanales son apropiadas sólo para antibióticos evaluados rutinariamente. Los antibióticos poco evaluados deben ser valorados el día del uso.

CC, control de calidad; OXA, oxacilina.
Adaptado de la referencia 120.

TABLA 17-11 Réplicas (3 × 5 días) del plan de control de calidad diario para pruebas de sensibilidad a antibióticos para cada cepa de control de calidad y combinación de antibióticos: criterios de aceptación y acción recomendada

Número de desviaciones con la prueba inicial (basada en 15 repeticiones)	Conclusión de la prueba inicial (basada en 15 repeticiones)	Número de desviaciones después de repetir la prueba (basada en 30 repeticiones)	Conclusión después de repetir la prueba
0-1	PCC exitoso. Cambiar a pruebas de CC semanales	NA	NA
2-3	Evaluar con otras 5 repeticiones por 5 días	2-3	PCC exitoso. Puede convertir a la prueba semanal del CC. Se puede cambiar a pruebas de CC semanales.
Mayor o igual a 4	Fallo del PCC, investigar y tomar acciones correctivas según el caso. Continuar con CC cada día de prueba.	Mayor o igual a 4	Fallo del PCC, investigar y tomar acciones correctivas según el caso. Continuar con el CC cada día de la prueba.

PCC, plan de control de calidad; CC, control de calidad; NA, no aplicable.
Adaptado de CLSI M100-S23,[121] tabla 3C.

pruebas de sensibilidad a antibióticos para cada combinación de antibiótico/microorganismo debe llevarse a cabo cada vez que se implemente un nuevo sistema de prueba, siempre que se evalúe un nuevo antibiótico y cuando se modifiquen ciertas variables de la prueba, como se indica en las tablas 3C y 4F de la norma M100-S23 del CLSI.[121] Hasta la fecha, este cambio en la frecuencia de la prueba de control de calidad no se ha publicado en los reglamentos de CLIA y, por lo tanto, no ha sido adoptado por las agencias de acreditación de laboratorios (p. ej., CMS, CAP) en los Estados Unidos. A partir del 2013,[121] el CLSI también cambió la frecuencia de las pruebas de una cepa conocida negativa (sensible) y positiva (resistente) para discos, placas de agar utilizadas para dilución en agar o pocillos, o tubos individuales empleados en métodos de dilución en caldo de rutina para cepas control, estableciendo que sólo se tiene que evaluar una cepa positiva con cada nuevo lote/envío de materiales de prueba. La tabla 17-12 describe la frecuencia de control de calidad al hacer modificaciones a los sistemas de pruebas antimicrobianas para un plan de control de calidad de 20-30 días y un plan de 3 × 5 días. El CLSI también emitió recomendaciones para solucionar los problemas con las pruebas de control de calidad (recuadro 17-3) y acciones correctivas apropiadas a tomar cuando los parámetros no se cumplen (tabla 17-13).

Aseguramiento de calidad y pruebas de competencias. Los laboratorios deben supervisar los errores en las pruebas de sensibilidad a antibióticos y clasificarlos como muy importantes, importantes o menores. Los resultados erróneos pueden detectarse antes de informarlos, ya sea por un técnico capaz o un microbiólogo clínico, o por los algoritmos de inteligencia artificial integrados en un sistema automatizado que señala los resultados que necesitan verificación. La comparación de resultados erróneos o inesperados para un microorganismo en particular puede alertar al microbiólogo sobre un posible problema con los resultados de identificación o sensibilidad. Algunas de estas pistas se resumen en la tabla 17-7. La evaluación inadvertida de cultivos mixtos es una causa frecuente de errores; la inclusión de una placa de "pureza" en la prueba de sensibilidad es esencial, pero la pureza aparente del aislamiento evaluado no es una garantía absoluta de pureza.

Todos los errores en la prueba, interpretación o informe de resultados de sensibilidad a antibióticos deben vigilarse como un indicador de calidad importante de todo el proceso. Todos los laboratorios deben tratar de tener un número mínimo absoluto de errores, pero todos deben ser investigados para identificar y

corregir la causa principal, de modo que no haya recurrencias. Los técnicos deben estar altamente capacitados no sólo para realizar los procedimientos de prueba, sino también para identificar las circunstancias en las que una prueba debe repetirse debido a sospechas de resultados erróneos. La política y el procedimiento de laboratorio también deben identificar claramente los perfiles específicos de resistencia a antibióticos de los principales patógenos que requieren pruebas adicionales o confirmatorias antes del informe, como se describe más adelante en el capítulo.

Los laboratorios que realizan pruebas de sensibilidad a antibióticos también deben participar en un programa de pruebas de aptitud como el ofrecido por el College of American Pathologists (CAP), que mejora el desempeño y proporciona datos agregados útiles para evaluar el estado de pruebas de sensibilidad a nivel nacional. También se han implementado exitosamente programas de aptitud dirigida.[608]

Procedimientos de prueba de sensibilidad a antibióticos

Métodos de sensibilidad por difusión

Prueba de sensibilidad por difusión con discos. Las pruebas de sensibilidad por difusión con discos se estandarizaron en los Estados Unidos basándose en el trabajo de Bauer, Kirby y cols. (protocolo 17-1).[118,121,122] Este método aún es ampliamente utilizado debido a su facilidad de empleo y a un menor coste en comparación con los otros métodos. A diferencia de los métodos de dilución, no se obtiene un valor de CIM, pero se compara el diámetro del halo de inhibición del antibiótico con los valores de CIM de la misma cepa para predecir la categoría de sensibilidad. Las pruebas de difusión con discos deben realizarse estrictamente de acuerdo con los métodos estándar descritos por el CLSI.[118,121,122] Si la prueba se lleva a cabo correctamente, los bordes del halo de inhibición deben ser claros y fáciles de medir.

Descripción del método. El principio básico de la prueba de sensibilidad por difusión con discos estandarizada se ilustra en la figura 17-12. Todos los métodos de difusión con discos dependen de la difusión a través de agar del fármaco liberado de un disco impregnado. Se ha descrito una descripción teórica detallada de los principios de formación de halos de inhibición en este método, y aquí sólo se ofrece una breve descripción.[28,296] Los discos tienen un ancho estándar de 6 mm y se fabrican para contener

TABLA 17-12 Frecuencia del control de calidad cuando se hacen modificaciones a los sistemas de prueba de sensibilidad a antibióticos

Frecuencia requerida de control de calidad	Discos	Medio (placas de agar preparadas)	Preparación del inóculo	Medición de halos de inhibición	Instrumentos/software (lector automático de halos de inhibición)
1 día	Ante nuevo envío, lote o fabricante	Ante nuevo envío o lote			Reparar instrumento que afecta resultados de la prueba. Según el grado de reparación requerido (componente crítico, como dispositivo fotográfico), la prueba adicional puede ser apropiada durante 5 días.
5 días		Ante nuevo fabricante	Cambiar preparación/estandarización del inóculo para usar dispositivo que tenga protocolo de CC (cambiar de ajuste visual de turbidez al uso de dispositivo fotométrico para el que se proporcione el procedimiento de CC).		Actualización de software que afecta los resultados de la prueba de sensibilidad a antibióticos. Supervisar todos los antibioticos, no sólo los implicados en la modificación del software.
15-Repetir el PCC, o PCC de 20-30 días	Ante adición de nuevo antibiótico al sistema existente		Cambiar la preparación/estandarización del inóculo para utilizar un dispositivo que dependa de la técnica del usuario (cambiar de ajuste visual de turbidez al empleo de otro método que no se base en dispositivos fotométricos).	Cambiar método de medición de halos de inhibición (cambiar de medición manual a lector automatizado). También realizar estudios de verificación internos.	

PCC, plan de control de calidad; CC, control de calidad.
Adaptado de CLSI M100-S23, tabla 3C.[121]

RECUADRO 17-3

Acciones correctivas para pruebas de sensibilidad a antibióticos que están fuera de especificación

Fuente de error
Evidente (p. ej., cepa control incorrecta, temperatura incorrecta, contaminación):
• Reintentar el día de fallo de control de calidad hasta que el resultado esté controlado, proceder como si se tratara de un error desconocido.
O
Desconocido:
• Las posibles explicaciones para el fallo de control de calidad se resumen en la tabla 17-12.
• Después de implementar cambios (p. ej., reactivos nuevos) que podrían ser problemáticos, proceder con la validación.
• Evaluar el antibiótico que falló durante cinco días consecutivos.
• Proceder con pruebas adicionales si los resultados están fuera de control.
• Continuar las pruebas diarias hasta que se resuelva el problema.
• Continuar con las pruebas semanales una vez que los resultados estén controlados.
• Omitir el informe de cualquier antibiótico que esté fuera de control hasta que se resuelva el problema.

una cantidad conocida del antibiótico que se está evaluando. El CLSI recomienda que los discos se espacien en la placa de agar de modo que se midan 24 mm desde el centro de un disco a otro para asegurar que no se superpongan en sus zonas de inhibición. Debe haber un máximo de 15 min entre la inoculación del agar con bacterias y la aplicación del disco con antibiótico, ya que la difusión comienza poco después de su colocación en la superficie del medio. Tan pronto como el disco impregnado con antibiótico entra en contacto con la superficie de agar húmedo, se absorbe agua en el papel de filtro y el antibiótico se difunde en el medio circundante. La velocidad de extracción del antibiótico fuera del disco es mayor que su difusión exterior en el medio, de manera que la concentración inmediatamente adyacente al disco puede exceder la del propio disco. Sin embargo, a medida que la distancia

TABLA 17-13 Solución de problemas de control de calidad en pruebas de sensibilidad a antibióticos[a]

Observaciones	Problemas potenciales	Acciones correctivas[b]
CIM demasiado grandes o tamaños de halos de inhibición demasiado pequeños (aislamientos demasiado resistentes)	1. Inóculo demasiado pesado 2. Degradación del antibiótico 3. Cambio en la cepa de CC 4. Agar demasiado profundo 5. Lectura incorrecta de resultados	1. Comprobar y ajustar inóculos si es necesario 2. Comprobar la potencia de los discos o polvo, evaluar un lote nuevo 3. Evaluar la nueva cepa de CC 4. Revisar la profundidad del agar 5. Repetir con varios observadores
CIM demasiado pequeños o tamaños de halos de inhibición demasiado grandes (aislamientos demasiado sensibles)	1. Inóculo demasiado ligero 2. Antibiótico demasiado potente 3. Cambio en la cepa de CC 4. Agar demasiado delgado 5. Lectura incorrecta de resultados	1. Comprobar y ajustar inóculos si es necesario 2. Comprobar la potencia de los discos o polvo, evaluar un lote nuevo 3. Evaluar la nueva cepa de CC 4. Revisar la profundidad del agar 5. Repetir con varios observadores
Resultados de *Pseudomonas* y aminoglucósidos fuera de especificación	Contenido incorrecto de cationes	Emplear caldo complementado con cationes o evaluar con diferentes lotes de agar
Resistencia a aminoglucósidos y macrólidos, demasiado sensible a tetraciclina	Medio demasiado ácido	Verificar el pH del medio
Resistencia a aminoglucósidos y macrólidos, demasiado resistente a tetraciclina	Medio demasiado básico	Verificar el pH del medio
CIM de trimetoprima demasiado grande o halos de inhibición demasiado pequeños, resultados difíciles de interpretar	Exceso de timidina en el medio	Evaluar el medio con *E. feaecalis* (ATCC 29212), agregar timina fosforilasa o sangre de caballo lisada
General	*Cepa de CC*: Uso de cepa de control incorrecta, almacenamiento inadecuado, mantenimiento inadecuado (p. ej., empleo del mismo cultivo de trabajo durante más de 1 mes), contaminación, inviabilidad, cambios del microorganismo (p. ej., mutación, pérdida del plásmido).	Utilizar una nueva cepa de CC y evaluar todas las condiciones de la prueba
	Evaluación de suministros: condiciones de almacenamiento o transporte inapropiadas, contaminación, volumen inadecuado de caldo en tubos o pocillos, utilización de paneles (p. ej., agrietado, con fugas), placas, tarjetas y tubos dañados, empleo de materiales caducos (discos).	Utilizar reactivos y suministros nuevos y evaluar todas las condiciones de la prueba
	Proceso de la prueba: utilización de una temperatura o condiciones de incubación incorrectos, omisión de inóculos, preparación o ajuste incorrecto, inóculo preparado a partir de una placa incubada durante tiempo incorrecto, inoculaciones preparadas a partir de medios diferenciales o selectivos que contienen antibióticos u otros compuestos inhibidores del crecimiento, utilización de reactivos incorrectos, suministros auxiliares, lectura o interpretación incorrectas de los resultados de la prueba, error de transcripción.	Evaluar todas las condiciones de la prueba y la lectura y registro de los resultados de la prueba
	Equipo: no funciona correctamente o no está calibrado (pipetas).	Evaluar el CC en todos los equipos y realizar el mantenimiento según sea necesario, reemplazar si sigue funcionando mal

[a]Adaptado de M100-S23, tabla 4G[121].
[b]Todos los resultados que están fuera de especificación requerirán que se evalúe de nuevo y retener los resultados hasta que el control de calidad vuelva a encontrarse dentro de especificación (*véanse* las tablas 17-10 y 17-11).
CC, control de calidad; ATCC, American Type Culture Collection.

del disco aumenta, hay una reducción logarítmica en la concentración del antibiótico. Si la placa ha sido inoculada previamente con una suspensión bacteriana, el crecimiento simultáneo de bacterias ocurre en la superficie del agar. Cuando se alcanza una masa celular crítica de bacterias, se supera la actividad inhibitoria del antibiótico y se produce el crecimiento bacteriano. El tiempo necesario para alcanzar la masa celular crítica (tiempo crítico: 4-10 h para bacterias frecuentemente evaluadas) es característico de cada especie, pero está influenciado por la composición del medio y la temperatura de incubación. La extensión lateral de la difusión del antibiótico antes del tiempo crítico se verá afectada

por la profundidad del agar porque la difusión ocurre en tres dimensiones. Los puntos en los que se alcanza la masa crítica de la célula aparecen como un círculo agudo con un margen de crecimiento bacteriano, con la mitad del disco formando el centro del círculo si la prueba se ha realizado correctamente (fig. 17-12). La concentración de antibiótico difundido en esta interfase de bacterias en crecimiento e inhibidas se conoce como *concentración crítica*, y se aproxima a la CIM obtenida en pruebas de dilución (*véase* la sección sobre métodos que utilizan medios líquidos). Aunque el cálculo directo de la concentración inhibitoria no se realiza en la práctica, la CIM puede calcularse con una precisión

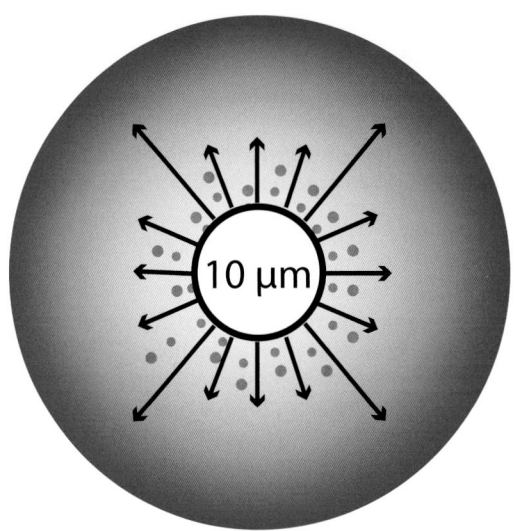

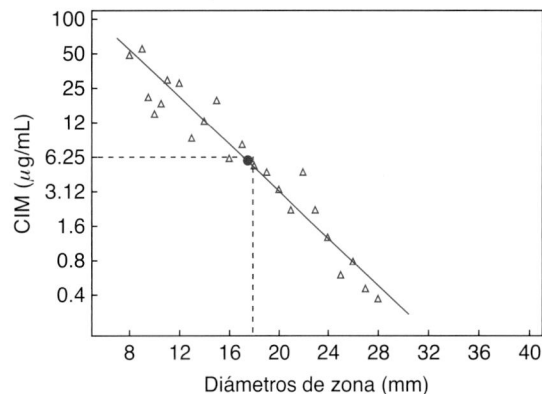

■ **FIGURA 17-13** Prototipo de curva de regresión que compara las CIM en microgramos por mililitro con el tamaño de la zona de inhibición en milímetros. Cada triángulo representa la CIM (*eje vertical*) y la zona de inhibición (*eje horizontal*) de un único aislamiento.

■ **FIGURA 17-12** Principio de difusión de antibióticos en agar. La concentración de antibióticos disminuye a medida que aumenta la distancia desde el disco.

razonable si se conocen las características de difusión de los antibióticos y del crecimiento bacteriano.[28]

Interpretación de resultados. El tamaño del halo de inhibición observado en una prueba de difusión con discos se compara con los estándares de interpretación proporcionados por el CLSI.[118,121,652] Los tamaños de diámetro del halo de inhibición derivan de la valoración de una amplia gama de cepas que están correlacionados con las CIM conocidas de las especies evaluadas para asignar criterios interpretativos para tamaños de halos que implican sensibilidad, intermedio y resistencia. En la figura 17-13 se ilustra el prototipo de una curva de regresión que proporciona dicha correlación. Se han evaluado múltiples cepas frente a un antibiótico tanto con la técnica de difusión con discos como por un método de dilución. Cada triángulo representa los resultados de ambas pruebas para una sola cepa. Se trazó una línea de regresión a través de los numerosos puntos individuales. Una vez que se establece la línea de regresión, se puede inferir un resultado aproximado de CIM desde cualquier diámetro de zona. En este ejemplo, un tamaño de zona de 18 mm corresponde a una CIM de 6.25 µg/mL; el límite de la prueba de dilución en caldo se ilustrada en la figura 17-14.

Las guías interpretativas para la prueba de difusión con discos permiten al usuario hacer aproximaciones de la CIM para cada uno de los antibióticos enumerados, con halos de inhibición

determinados por la técnica de difusión con discos. Por lo tanto, un antibiótico que produce un halo de inhibición mayor de 18 mm teóricamente tendría una CIM menor de 6.25 µg/mL, y el microorganismo sería considerado sensible. Por el contrario, una cepa que genera un halo de inhibición menor de 18 mm se consideraría resistente. En la práctica, las curvas de regresión no están claramente definidas y puede establecerse una zona de 2-4 mm donde no es posible determinar si el microorganismo es sensible o resistente. Los aislamientos que producen un halo de inhibición en este intervalo se caracterizan como intermedios en sensibilidad. En estudios realizados a fines de la década de 1950, Bauer, Perry y Kirby demostraron primero que las cepas bacterianas evaluadas frente a un determinado antibiótico tienden a corresponder a las categorías resistentes o sensibles; sólo un pequeño porcentaje (5% o menos) corresponde al rango intermedio.[31]

Las situaciones en las que el técnico debe aprender a interpretar correctamente los resultados no claros se enumeran en el recuadro 17-4 y se ilustran en las figuras 17-15 a 17-18.

Control de calidad. Los objetivos de llevar a cabo el control de calidad para las pruebas de difusión con discos son supervisar el desempeño del medio y los discos, así como la precisión del procedimiento de la prueba utilizando cepas bacterianas de referencia. También se evalúa la competencia del operador en la realización del procedimiento de prueba, incluyendo la lectura del diámetro de la zona y su interpretación. Los controles deben evaluarse rutinariamente empleando métodos y frecuencias de prueba establecidas por el CLSI.[118,121,122]

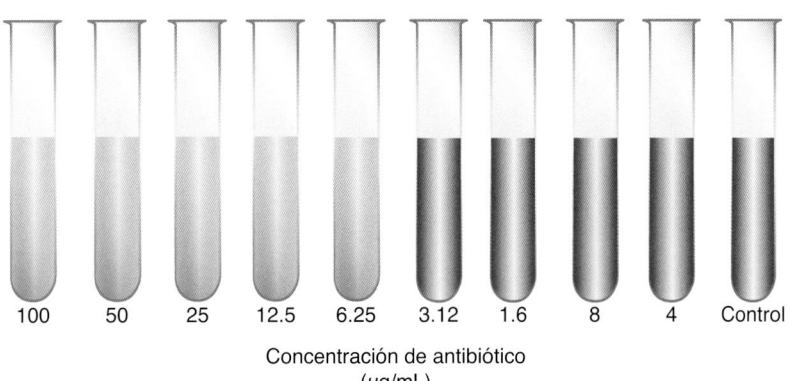

■ **FIGURA 17-14** Prueba de sensibilidad por dilución en caldo. La CIM para esta prueba es de 6.25 µg/mL.

Solución de problemas de lectura de pruebas de difusión con discos

- El diámetro se lee como la parte más ancha del margen exterior de la zona circular de inhibición:
  - El diámetro no debe incluir colonias punteadas o crecimiento borroso.
  - Las especies de *Proteus* y otros microorganismos móviles pueden presentar el fenómeno de trepada cuando crecen en superficies de agar, dando como resultado un crecimiento borroso dentro de la zona que debe ser ignorado; leer el margen exterior (fig. 17-15).
  - Comprobar la pureza del cultivo y realizar pruebas de sensibilidad separadas en las colonias punteadas de la zona de inhibición; no ignorar estas colonias al determinar la CIM, ya que pueden representar una subpoblación más resistente (fig. 17-16).
  - Ignorar la inhibición del crecimiento en el margen externo al leer los resultados de los discos de sulfonamida; la zona clara de menos del 80% de inhibición debe leerse como el diámetro del halo.
  - Pueden presentarse zonas superpuestas cuando los discos no se colocan correctamente en el agar, la prueba debe repetirse con una colocación más cuidadosa de los discos para que los márgenes exteriores de la zona puedan leerse correctamente (fig. 17-17).
  - Las pruebas deben repetirse si la placa no está bien estriada, lo que da lugar a márgenes irregulares del halo (fig. 17-18).
  - Al evaluar bacterias β-hemolíticas, evaluar la zona de inhibición e ignorar la hemólisis.

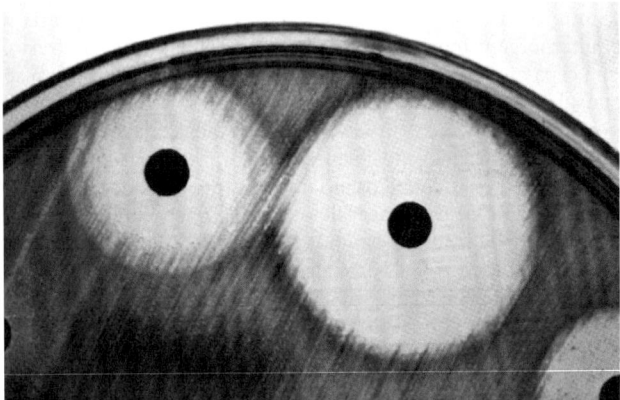

■ **FIGURA 17-15** Fotografía de una placa de sensibilidad a antibióticos que utiliza una especie de *Proteus* como microorganismo de prueba. *Véase* el fenómeno de *trepada* (movimiento de enjambre o formación de círculos concéntricos) en la zona de inhibición en los márgenes periféricos. La segunda zona externa de inhibición del crecimiento debe utilizarse al medir el ancho del halo.

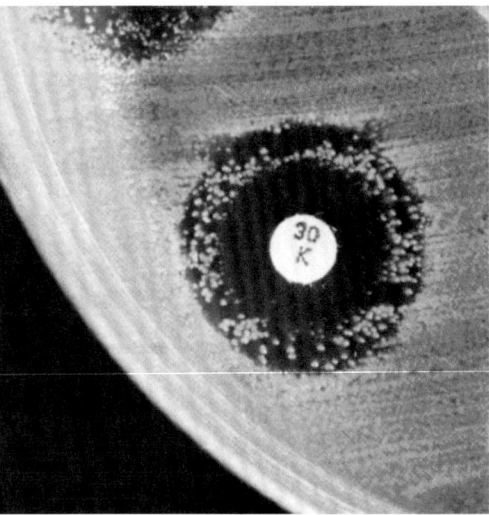

■ **FIGURA 17-16** Una placa de sensibilidad a antibióticos en la cual las colonias resistentes a kanamicina están creciendo dentro de la zona de inhibición: se deben realizar pruebas bioquímicas para determinar si la cepa resistente es una mutante de los microorganismos que se están estudiando o representa una segunda especie que crece en cultivo mixto.

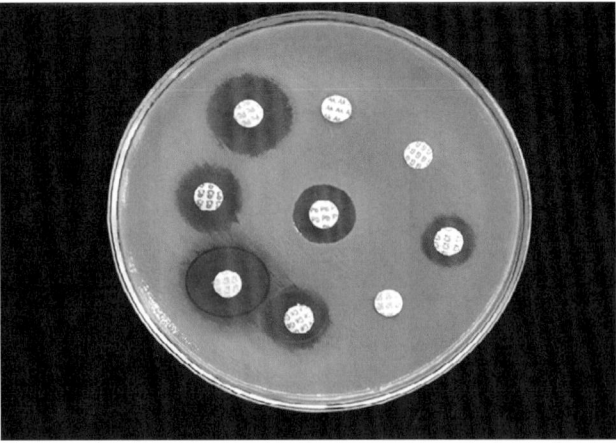

■ **FIGURA 17-17** Colocación incorrecta del disco: muestra la dificultad de medir diámetros cuando hay zonas de inhibición que se traslapan, o zonas que se extienden más allá del margen externo del agar. Aparecen zonas ovaladas o elípticas y es difícil decidir dónde medir el diámetro de la zona. La prueba debe repetirse con el espaciado correcto en el disco.

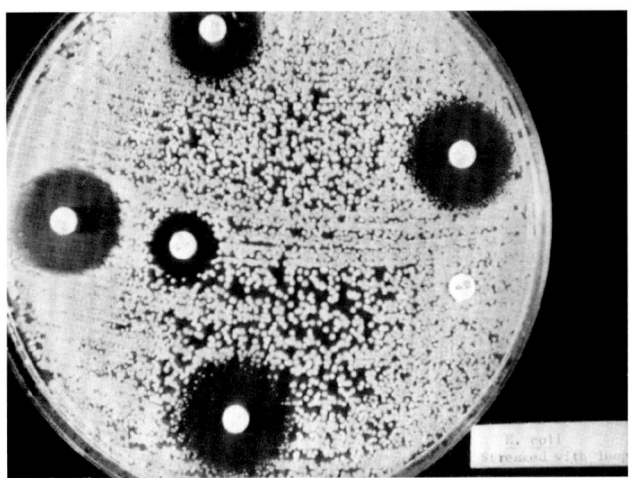

Se debe realizar el control de calidad cada vez que se utiliza un nuevo lote de discos o agar. El CLSI también estableció límites en los tamaños del halo de inhibición que son aceptables para el control de calidad de las cepas;[118,121,122] estos límites proporcionan un medio con el cual medir la precisión de la prueba. Las cepas de referencia recomendadas por el CLSI para control de calidad de las pruebas de difusión con discos para bacterias aerobias incluyen *E. coli* ATCC 25923, *E. faecalis* ATCC 29212, *P. aeruginosa* ATCC 27853, *S. aureus* ATCC 25923 y *E. coli* ATCC 35218. Esta última cepa se utiliza como control sólo para combinaciones de inhibidores de β-lactamasas que contienen ácido clavulánico, sulbactam o tazobactam. La tabla 17-14 proporciona un ejemplo de un formato para registrar los resultados de la difusión semanal de disco mediante control de calidad utilizando uno de los microorganismos de prueba control estándar, *E. coli* ATCC 25922.

Limitaciones. La prueba Bauer-Kirby,[31] modificada por el CLSI, ha sido aceptada en los Estados Unidos como una técnica estándar para realizar pruebas de sensibilidad por difusión con discos, y proporciona información precisa siempre y cuando se emplee de acuerdo con las especificaciones publicadas.[118,121,122] Sólo se aplicará a especies bacterianas que hayan sido evaluadas a fondo. Las bacterias que crecen lentamente necesitan nutrientes especiales o que requieren condiciones de CO_2 o anaerobiosis para su crecimiento no deben ser evaluadas, a menos que se haya documentado la validez del procedimiento.[114,115]

Prueba de sensibilidad por difusión en gradiente.
La prueba de sensibilidad por difusión en gradiente o prueba de epsilómetro (Etest®) fue desarrollada por AB Biodisk en Suecia (protocolo 17-3). Aunque fue adquirida por bioMérieux, aún se comercializa con el mismo nombre. La Etest consiste en tiras impregnadas con antibióticos que se colocan sobre la superficie de agar y aprovechan los mismos principios que la prueba de difusión en disco, pero los valores de CIM se generan aplicando un gradiente del antibiótico a evaluar a lo largo de la tira. El gradiente de antibiótico en la tira se realiza aplicando 15 concentraciones diferentes de antibióticos en matrices repetidas en un número creciente de puntos pequeños (www.biomerieuxdiagnostics.com). La colocación de la tira en los medios de inoculación hace que el antibiótico difunda en el medio circundante en una cantidad alta desde un extremo de la tira a una concentración baja en el otro extremo. La CIM se lee en la escala lineal impresa en el lado superior de la tira donde

la zona de inhibición del crecimiento cruza con el borde de la tira (fig. 17-19). Si las tiras se colocan en el agar boca abajo (lado impregnado que no está en contacto con el agar), es probable que se produzcan determinaciones erróneas de CIM.[231] Sin embargo, el fabricante indica que se puede reposicionar sin problemas una tira invertida si el error se detecta inmediatamente.

Los mismos factores que influyen en la prueba de sensibilidad por difusión con discos también se aplican a la Etest. La difusión de antibióticos comienza inmediatamente después de la colocación de la tira, que no puede, por lo tanto, moverse una vez que la superficie impregnada ha tocado el agar. Una placa que está mal sembrada puede producir una zona irregular de inhibición en el punto de CIM. El fenómeno de trepada producido por especies de *Proteus* y las colonias mutantes dentro de la zona de inhibición pueden ser desafíos para la Etest, así como en la difusión con disco.

La Etest ha sido evaluada frente a una gama muy amplia de bacterias desde su surgimiento. Este método produce resultados similares a los de las pruebas de CIM convencionales (métodos por dilución en agar o caldo).[84,96,509,613] Sin embargo, a pesar de la sencillez que implica realizar una Etest en comparación con otros métodos, el coste de las tiras individuales de antibiótico hace que sea menos atractivo para evaluar múltiples antibióticos frente a microorganismos que crecen bien en uno de los procedimientos de dilución o difusión con discos. La Etest resulta invaluable para evaluar antibióticos altamente seleccionados frente a microorganismos con requerimientos nutricionales especiales que no crecen bien en otras pruebas, como *S. pneumoniae*[604] o *S. viridans*,[398] para confirmar un resultado de CIM para una combinación de microorganismo/antibiótico que inicialmente se determinó por otro método,[613] y para la detección o confirmación de tipos específicos de resistencia a antibióticos (p. ej., BLEE, MBL, SAIV/SARV), como se describe a continuación (*véase* la sección sobre detección de tipos especiales de resistencia a antibióticos).[518,573,598]

Los laboratorios deben seguir todos los principios y prácticas de control de calidad para Etest descritos anteriormente en el capítulo para pruebas de difusión con discos. Además de cuestiones generales frecuentes con todas las pruebas de sensibilidad, las sugerencias específicas para la resolución de problemas de la Etest se resumen en el recuadro 17-5. La tabla 17-15 proporciona un ejemplo de una lista de control de calidad semanal para realizar la prueba de difusión en gradiente (Etest) para *S. pneumoniae* (ATCC 49619).

Prueba de sensibilidad por dilución

Prueba de sensibilidad por dilución en agar. El procedimiento de dilución en agar es el método de referencia para la prueba utilizando medio sólido. Este método ha sido adaptado con éxito para su uso frecuente en grandes laboratorios evaluando solamente las concentraciones seleccionadas de antibiótico. Aunque se lleva a cabo una breve descripción del método, las pruebas de dilución en agar son llevadas a cabo principalmente por laboratorios de referencia. Se inocula una suspensión estandarizada de bacterias sobre una serie de placas de agar, cada una de las cuales contiene una concentración diferente de antibiótico, que abarca el intervalo terapéutico del antibiótico.[135] Por ejemplo, si el intervalo terapéutico para un antibiótico determinado es de 2-12 µg/mL, se puede utilizar una serie de placas de agar que contengan 1, 4, 8, 16 y 32 µg/mL de antibiótico para determinar la sensibilidad del microorganismo que se está evaluando. Si el microorganismo crece en las tres primeras placas, pero no en la placa que contiene 16 µg/mL de antibiótico, se establece un valor de CIM de 16 µg/mL.

TABLA 17-14 Formato de control de calidad semanal para la prueba de difusión con discos para *E. coli* ATCC 25922

E. coli ATCC 25922	Utilización de Agar Mueller-Hinton		**Año:**
		Fecha (dd/mm) Iniciales	
	Tamaño de halo de inhibición (mm)		Recordar registrar # lote del disco y fecha de caducidad del disco y del medio en el formato CLS # MI3811
Amox/Ac clav	AMC 30	18-24	
Amikacina	AK 30	19-26	
Ampicilina	AMP 10	16-22	
Aztreonam	ATM 30	28-36	
Cefazolina	KZ 30	21-27	
Cefepima	FEP 30	31-37	
Cefixima	CFM 5	23-27	
Cefotaxima	CTX 30	29-35	
Cefoxitina	FOX	23-29	
Ceftazidima	CAZ 30	25-32	
Ceftriaxona	CRO 30	29-35	
Cefuroxima	CXM 30	20-26	
Cefalotina	KF 30	15-21	
Ciprofloxacino	CIP 5	30-40	
Clotrimoxazol	SXT 25	23-29	
Ertapenem	ETP 10	29-36	
Fosfomicina	FOT 200	22-30	
Gentamicina	CN10	19-26	
Imipenem	IPM 10	26-32	
Meropenem	MEM 10	28-34	
Nitrofurantoína	NF300	20-25	
Norfloxacino	NOR10	28-35	
Pip/Tazobactam	TZP 110	24-30	
Tetraciclina	TE30	18-25	
Tobramicina	TOB 10	18-26	

Revisión semanal:

Revisión mensual del supervisor: Informar todos los resultados fuera de especificación al supervisor inmediatamente

Adaptado con autorización de Calgary Laboratory Services Manual (QC).

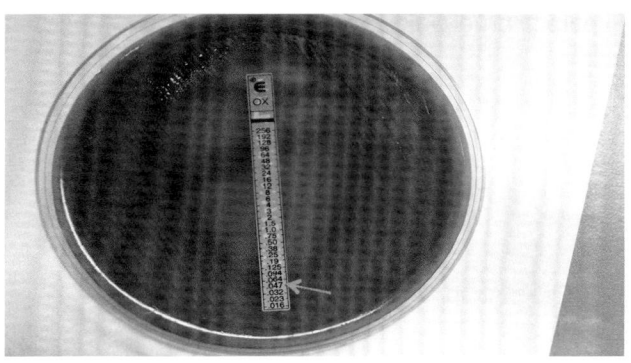

■ **FIGURA 17-19** Etest de Oxacillina: *S. pneumoniae*. CIM = 0.47 µg/mL (S) (cortesía de Calgary Laboratory Services).

Para facilitar la evaluación de un gran número de aislamientos, se utiliza un instrumento conocido como el *replicador de Steers* para inocular placas grandes de dilución de agar con 32-26 pocillos cortados en el agar. Estos pocillos están tallados de tal manera que cuando la placa donde está sembrada se encuentra adecuadamente alineada dentro de la guía en la base del replicador, cada uno de los pasadores de inoculación en la cabeza móvil del instrumento encaja exactamente en los pocillos. Cada pocillo en la placa de siembra proporciona un receptáculo en el que pueden colocarse diferentes suspensiones bacterianas. Las placas de dilución en agar inoculadas se incuban a 35 °C durante 18 h. Las placas de dilución de agar disponibles para la interpretación se muestran en la figura 17-20. Se debe tener en cuenta que los microorganismos que son

sensibles a la concentración del antibiótico contenido en cualquier placa de agar no producen un círculo de crecimiento en el sitio del inóculo, mientras que las que son resistentes aparecen como colonias circulares. Las placas de agar se marcan con una rejilla para que cada microorganismo pueda ser identificado por un número y los resultados se registren en la hoja de informe.

Prueba de sensibilidad por macrodilución en caldo. La prueba de sensibilidad por macrodilución en caldo fue una de las primeras en ser desarrolladas por Fleming, y todavía sirve como un método de referencia.[196] Las diluciones derivadas del antibiótico se hacen inicialmente en medio líquido y después de que se añade una suspensión bacteriana estandarizada. La figura 17-14 muestra una representación esquemática de una prueba de microdilución en caldo con 10 tubos de ensayo que contienen CAMHB típicamente en un volumen de 1-2 mL. Las cantidades de antibiótico se diluyen en serie en nueve de estos tubos desde una concentración alta de 100 µg/mL hasta 0.4 µg/mL. El tubo número 10 sirve como control del crecimiento y está exento de antibiótico. Cada uno de los 10 tubos se inocula con una suspensión calibrada del microorganismo a evaluar y se incuba a 35 °C durante 18 h. Al final del período de incubación, los tubos se examinan visualmente para determinar la turbidez; los cinco tubos a la izquierda son claros y los cinco a la derecha aparecen turbios (fig. 17-14). La turbidez indica que el crecimiento bacteriano no se ha sido inhibido por la concentración de antibiótico contenido en el medio. El límite de inhibición del crecimiento está entre los tubos 5 y 6, o entre 6.25 y 3.12 µg/mL de antibiótico. Este punto de corte representa la CIM

RECUADRO 17-5

Solución de problemas de lectura de la prueba Etest

- La CIM es igual al punto de intersección donde el halo de inhibición intersecta con la escala de la tira:
  - El halo de inhibición incluye colonias puntiformes y crecimiento borroso dentro de la zona de inhibición.
  - Comprobar la pureza del cultivo cuando haya colonias puntiformes en el halo de inhibición, no ignorar estas colonias en la determinación de la CIM.
  - Inclinar la placa o utilizar una lupa para visualizar colonias y zonas de opacidad puntuales, especialmente para enterococos, neumococos y especies de *Stenotrophomonas*. Al determinar la inhibición, incluir la opacidad como crecimiento, pero ignorar el fenómeno de trepada causado por especies de *Proteus*.
  - Al evaluar bacterias β-hemolíticas, valorar la zona de inhibición e ignorar la hemólisis.
  - Si ocurre un efecto paradójico (inhibición a baja CIM y crecimiento a CIM más altas), leer la CIM como la zona de inhibición final y completa.
  - Los fármacos bacteriostáticos, como trimetoprima-sulfametoxazol, pueden producir crecimiento con un borde difuso y borroso; leer la CIM al 80% de inhibición (como para la prueba de difusión con discos).
  - Cuando se evalúan combinaciones de β-lactámicos e inhibidores de β-lactamasas, el inhibidor puede tener actividad intrínseca, produciendo un halo de inhibición extendido a bajas CIM. Extrapolar el halo de inhibición superior para determinar la CIM.
  - Se puede observar un efecto de "pellizco" a la CIM más baja cuando hay resistencia inducible a macrólidos, produciendo un halo de inhibición con una protuberancia alargada al final. Extrapolar el halo de inhibición superior para determinar la CIM.
  - Ignorar una delgada línea de crecimiento a lo largo de la parte inferior de la tira; se trata de un fenómeno causado por microorganismos que crecen en un túnel de agua a lo largo de la tira.
  - Si la zona de inhibición intersecta con la tira entre dos marcas, leer el valor más alto. De manera similar, si la zona intersecta con la tira de manera ligeramente diferente en los dos lados, leer el valor más alto.
  - Si la CIM producida por la tira está entre números en el esquema clásico de doble dilución (en el que se basan todas las recomendaciones estándar), redondear la "respuesta" hasta la siguiente dilución doble. Por ejemplo, una CIM de 1.5 µg/mL sería informada como 2 µg/mL.

Adaptado de Etest Technical Guide: Etest for MIC determination, AB Biodisk, Solna, Suecia.

TABLA 17-15   Formato de de control de calidad semanal para la prueba de CIM (Etest) de *S. pneumoniae* (ATCC 49619)

# de lote y fecha de caducidad:	Fecha/ajuste del tiempo:
Fecha de recepción:	Iniciales:
Fecha:	Fecha de lectura:
	Iniciales:

S. pneumoniae ATCC 49619

# de lote de Etest y fecha de caducidad:		Valor de CIM (µg/mL)	Revisión semanal
Ampicilina (AM)	0.016-256 µg/mL	> 0.03-0.25[a]	
# Lote:	Fecha de caducidad:		
Cefotaxima (CF)	0.016-256 µg/mL	0.03-0.12	
# Lote:	Fecha de caducidad:		
Ceftriaxona (TX)	0.002-32 µg/mL	0.03-0.12	
# Lote:	Fecha de caducidad:		
Penicilina (PG)	0.016-256 µg/mL	0.25-1	
# Lote:	Fecha de caducidad:		
Vancomicina (VA)	0.016-256 µg/mL	0.12-0.5	
# Lote:	Fecha de caducidad:		
Eritromicina (EM)	0.016-256 µg/mL	0.03-0.12	
# Lote:	Fecha de caducidad:		
Levofloxacino	0.002-32 µg/mL	0.5-2	
# Lote:	Fecha de caducidad:		
Trimetoprima/sulfa	0.002-32 µg/mL	0.12-1.0	
# Lote:	Fecha de caducidad:		
Amoxicilina	0.016-256 µg/mL	0.03-0.12	
# Lote:	Fecha de caducidad:		
Revisión mensual CC/AC:			

[a]Utilizar los puntos de corte propuestos por el CLSI descritos en M100-S24.[122]
Adaptado con autorización de Calgary Laboratory Services Microbiology Manual (Antibiotic Susceptibility Manual).

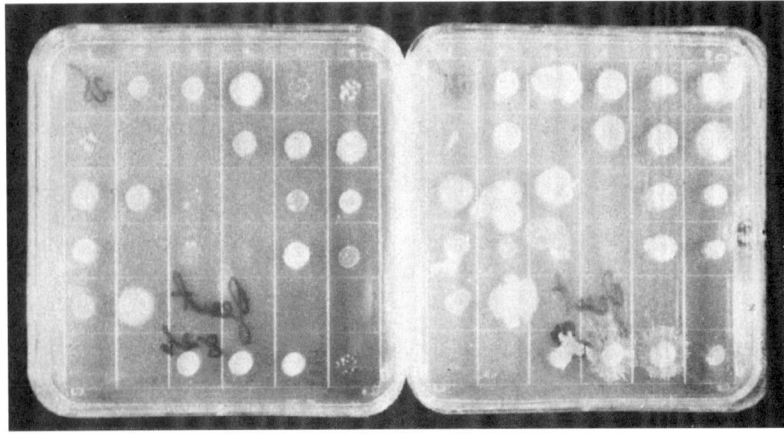

■ **FIGURA 17-20** Placas de sensibilidad a antibióticos por dilución en agar que han sido inoculadas con varias especies de bacterias de un replicador de Steers. Los microorganismos sensibles son inhibidos por la concentración de antibiótico contenido en la placa y no hay crecimiento evidente en los puntos de inoculación. Los microorganismos resistentes aparecen como colonias distintivas de crecimiento bacteriano.

(se encuentra entre 6.25 y 3.12 µg/mL); se define como la concentración más baja de antibiótico en microgramos por mililitro que impide el crecimiento *in vitro* de bacterias. Sin embargo, por convención, la CIM se interpreta como la concentración del antibiótico contenido en el primer tubo de la serie que inhibe el crecimiento visible. Por lo tanto, en este ejemplo, la CIM es de 6.25 µg/mL. Debido al aumento en la cantidad de antibióticos que tienen que ser evaluados simultáneamente frente a patógenos clínicos, el procedimiento de macrodilución en caldo ya no se realiza en los laboratorios clínicos. En lugar de ello, se realiza una prueba de microdilución en caldo, que es una adaptación del método de macrocaldo pero realizado en un volumen mucho menor de medio líquido, como se describe a continuación.

Prueba de sensibilidad por microdilución en caldo.

El funcionamiento del procedimiento de dilución de microcaldo es similar, en principio, al método de macrocaldo, excepto que la sensibilidad de los microorganismos a los antibióticos se determina en una serie de pocillos en microtubos que se moldean en una placa de plástico (protocolo 17-2).[210,296] El desarrollo del método de microdilución permite que un gran número de bacterias se evalúen de forma sencilla y económica frente a varios antibióticos.

Descripción del método. La microdilución en caldo de cultivo ha sido ampliamente utilizada tanto para fines clínicos como de investigación y es el método de referencia internacional empleado para establecer las CIM por el EUCAST (www. EUCAST.org/climical-breakpoints) y el CLSI.[117,121,122] Las pruebas de microdilución en caldo se denominan *técnica de microdilución* porque el volumen final de los medios líquidos es de sólo 50 µL. El MHB ha sido el medio líquido más utilizado y evaluado para pruebas de sensibilidad por dilución y ha sido designado como método de referencia internacional por el EUCAST (www.EUCAST.org) y el CLSI.[117,121,12] Cada placa puede contener 80, 96 o más micropocillos, dependiendo del número y concentración de antibióticos que se van a incluir en la serie de pruebas de sensibilidad. Las placas comerciales de microdilución en caldo (Pasco Systems®, MicroScan Panels®, Sensititre®, TREK Plates®) que contienen diluciones horizontales seriadas estándar de diferentes antibióticos en los micropocillos de la placa, y la automatización de la incubación y lectura de placas (MicroScan Panels, Sensititre System), permiten determinar rápidamente la CIM para un gran número de fármacos frente a un patógeno.

Las placas que contienen antibióticos deben congelarse a −20 °C o menos hasta que se utilicen. Las placas preparadas congeladas se pueden obtener de varias fuentes comerciales. El almacenamiento de grandes cantidades de microplacas congeladas puede ser difícil en algunos laboratorios. En este caso, se pueden comprar placas que contienen soluciones de antibiótico liofilizado. La rehidratación de los pocillos añade otro paso al procedimiento, pero el tiempo de conservación prolongado de las placas liofilizadas es valioso, en especial para los laboratorios en los que se realizan pocas pruebas. Tanto los sistemas de dilución de caldo congelados como los liofilizados han tenido un buen desempeño en comparación con los métodos de referencia.[226,474,604,685] Pocos laboratorios tienen instalaciones de producción para fabricar sus propias placas para pruebas de pacientes, y se ha demostrado que las placas internas son menos fiables y reproducibles en los laboratorios que los sistemas comerciales.[209] No obstante, en ciertas situaciones especiales, algunos de los sistemas comerciales no han funcionado bien, como se analiza más adelante.

Interpretación de resultados. Los pocillos de control del crecimiento se examinan para determinar la viabilidad del microorganismo y la pureza del inóculo antes de leer la CIM para el aislamiento clínico. Los puntos finales de las pruebas de microdilución en caldo suelen definirse fácilmente (fig. 17-21). La observación de la microplaca se facilita mediante el uso de una lupa. Ocasionalmente, los pocillos salteados se dejan donde el crecimiento se inhibe en un pocillo que está adyacente a los que presentan crecimiento no inhibido. Si se salta un solo pocillo y la interpretación del resultado no se ve afectada, el pocillo saltado puede ser ignorado. Sin embargo, el problema debe investigarse y debe repetirse la prueba si se omiten múltiples pocillos, o cuando el que se saltó se produce a una dilución que es crítica para determinar la sensibilidad del aislamiento o múltiples aislamientos que demuestran el fenómeno.

Las directrices interpretativas esbozadas por el CLSI deben informarse junto con, o en lugar de, los valores de CIM reales.[117,121,122] El CLSI ha publicado directrices separadas para interpretar los resultados de la prueba de sensibilidad por dilución para bacterias con requerimientos nutricionales especiales.[114]

Control de calidad. Los objetivos de realizar el control de calidad para pruebas de dilución son los mismos que para las pruebas de difusión con discos. Se han desarrollado estándares internacionales para alcanzar un desempeño aceptable con los dispositivos de prueba de sensibilidad, incluidas las placas de microdilución en caldo.[121,122] Un principio clave del control de calidad de las pruebas de dilución en caldo es el empleo de cepas bacterianas de referencia que sean genéticamente estables y tengan una CIM bien definida que está en el rango medio de la CIM esperada para cada antibiótico que vaya a evaluar. Las diluciones seriadas deben incluir al menos dos incrementos de concentración por encima y por debajo de la CIM previamente establecida para los microorganismos de referencia. El CLSI ha determinado límites de control de calidad para las pruebas de sensibilidad por dilución;[117,121,122] un resultado de control de calidad inaceptable es uno que se encuentra fuera de estos límites publicados. Las cepas de referencia recomendadas por el CLSI para el control de calidad de pruebas por dilución para bacterias aerobias incluyen *E. coli* ATCC 25922, *E. faecalis* ATCC 29212, *P. aeruginosa* ATCC 27853 y *S. aureus* ATCC 29213. La cepa productora de β-lactamasas *E. coli* ATCC 35218 sólo se recomienda para combinaciones de inhibidores de penicilina-β-lactamasa. El recuadro 17-6 describe los posibles problemas frecuentes que se presentan con las pruebas de sensibilidad por dilución, así como sus explicaciones.

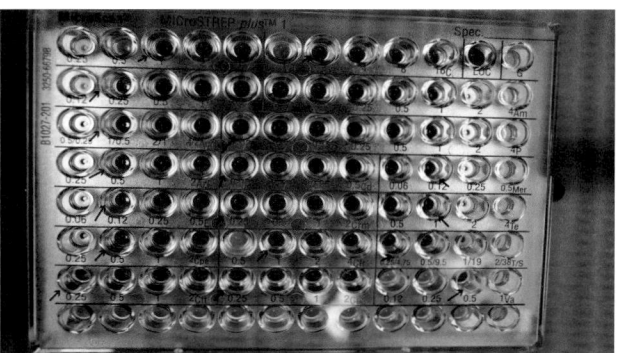

■ **FIGURA 17-21** Prueba comercial en una placa de microdilución para *S. pneumoniae*. Las *flechas* indican los pocillos donde se leerá el punto de corte de CIM para cada antibiótico (cortesía de Calgary Laboratory Services).

Solución de problemas de pruebas de microdilución en caldo

- La CIM se lee como la dilución más baja donde el crecimiento se inhibe en el pocillo:
    1. Cuando las CIM son más bajas de lo esperado, el inóculo puede ser demasiado ligero. Repetir con el estándar de turbidez de McFarland 0.5 o con el dispositivo de estandarización. Evaluar los pasos en la preparación del inóculo y el procedimiento de inoculación.
    2. Cuando las CIM son superiores o inferiores a las esperadas, la composición del caldo Müeller-Hinton ajustado por cationes puede no ser óptima. Evaluar el pH y la concentración de calcio de los medios preparados en el laboratorio. Utilizar un lote comercial alternativo de medios, o un lote alterno de placas comerciales.
    3. Cuando las CIM son mayores de lo esperado, el inóculo puede ser demasiado pesado. Repetir con el estándar de turbidez de McFarland 0.5 o con el dispositivo de estandarización. Evaluar los pasos en la preparación del inóculo y el procedimiento de inoculación.
    4. Cuando haya pocillos sin resultado, puede deberse a varios problemas:
        a. Evaluar si hay contaminación.
        b. La placa puede haberse inoculado de manerea inadecuada o el inóculo puede haberse mezclado inadecuadamente.
        c. La concentración de antibiótico en los pocillos puede ser imprecisa.
        d. El volumen de caldo en los pocillos puede ser impreciso.
    5. Cuando varias CIM son demasiado altas o demasiado bajas, puede indicar un posible error de lectura/transcripción. Volver a evaluar todas las lecturas y repetir las pruebas utilizando un lote alterno.

Las pruebas de control de calidad para las pruebas de sensibilidad por dilución se deben realizar diariamente hasta que el plan de control de calidad descrito en las tablas 17-10 (plan de 20-30 días) y 17-11 (plan de 3 × 5 días) se apruebe.[121] Las pruebas semanales de control de calidad pueden realizarse siempre que no haya más de 3/30 resultados consecutivos de pruebas para cada combinación de antibiótico de referencia/microorganismo dentro de límites aceptables. Sin embargo, si una sola CIM se encuentra fuera del rango aceptable, entonces las pruebas diarias se restablecen a menos que una fuente evidente de error sea identificada y corregida (condiciones de prueba incorrectas, inóculo incorrecto, contaminación). Además, cada nuevo lote de placas comerciales necesita someterse a pruebas de control de calidad antes de utilizarse clínicamente. La tabla 17-16 proporciona un ejemplo de un formato para registrar los resultados del control de calidad diario/semanal de una placa de microdilución en caldo (MicroScan) empleando uno de los microorganismos estándar que sirven como control, tales como *P. aeruginosa* (ATCC 27853).

Sistemas automatizados

Los sistemas automatizados comerciales para las pruebas de sensibilidad a antibióticos han sido ampliamente utilizados desde la década de 1990. Los sistemas automatizados ofrecen tiempos de respuesta más rápidos y la capacidad para producir un gran número de resultados con menos trabajo que los métodos manuales. Los resultados automatizados son altamente reproducibles y el desarrollo de sistemas informáticos especializados permite la interpretación en equipo de los resultados empleando reglas especializadas integradas en el sistema, así como la capacidad para retener y analizar una gran cantidad de datos de sensibilidad. Aunque la mayoría de los grandes laboratorios han adquirido un sistema automatizado, la elevada inversión de capital en la instrumentación y los consumibles requeridos, en comparación con los métodos manuales, han reducido su implementación en algunos centros más pequeños. Estos sistemas tampoco tienen la capacidad de evaluar todos los tipos de patógenos encontrados y se han documentado problemas utilizando cepas que tienen fenotipos de resistencia inusuales o tipos de resistencia que son difíciles de detectar.[296] Los sistemas principales generalmente se han comportado bien en las comparaciones frente a métodos de referencia, aunque los laboratorios deben conocer las limitaciones de su sistema automatizado particular y realizar la confirmación manual o molecular de tipos específicos de resistencia señalados por el sistema (*véase* el apartado sobre detección de tipos específicos de resistencia a antibióticos, más adelante). Esta sección proporciona una breve descripción general de los sistemas automatizados actuales aprobados para su uso por la FDA en los Estados Unidos. Los lectores se remiten a la Sección 5[17] del *Manual de Procedimientos de Microbiología Clínica* para consultar una revisión más detallada de la evaluación de los sistemas automatizados comerciales de sensibilidad.[407]

Vitek 2. El sistema Vitek 2® (bioMérieux) se ha utilizado en los Estados Unidos desde el año 2000 (fig. 17-22). El instrumento estándar contiene 64 pocillos para tarjetas que tienen 1-6 concentraciones de 9-20 antibióticos. El instrumento Vitek 2XL®, más grande, tiene una capacidad de 120 tarjetas. El sistema también funciona con placas de identificación de bacterias grampositivas y gramnegativas al mismo tiempo que se realizan pruebas de sensibilidad. Aunque el inóculo bacteriano inicial y la dilución de microorganismos a evaluar deben hacerse manualmente, todos los demás pasos son automatizados. Vitek 2 toma un tiempo de configuración promedio de 1.5 min por aislamiento.[407] Cada Smart Carrier Station tiene un lector de código de barras y una capacidad para 15 tarjetas. Un chip de memoria en el casete captura y transfiere los datos escaneados a la unidad lectora de la incubadora. La robótica del instrumento mueve el casete cargado a través de estaciones sucesivas para leer del código de barras, preparar la dilución de la prueba, la inoculación y el sellado de la tarjeta antes de la colocación de la tarjeta en el carrusel de 6 tarjetas para la incubación. Cada tarjeta es leída por una estación óptica cada 15 min y la cantidad de luz transmitida es inversamente proporcional a la cantidad de crecimiento alcanzado. Vitek 2 utiliza un análisis asistido por computadora del crecimiento en tarjetas plásticas para calcular una CIM. En algunos casos, el cálculo de la CIM depende de la identificación bacteriana. La precisión adicional proporcionada por la correlación computarizada del patrón de crecimiento y la identificación es compensada por la incertidumbre

TABLA 17-16 Formato de registro semanal de control de calidad para placas de pruebas de microdilución en caldo para *P. aeruginosa* (ATCC 27853)

Nota: realizar el cc semanalmente y con cada lote nuevo

Método: placa de microdilución   **Tipo de placa: MIC 38**   **Microorganismo: *P. aeruginosa* ATCC # 27853**

 # lote de la placa (fecha de caducidad):   **Placa para gramnegativos**

 # lote de líquido de inoculación (fecha de caducidad):   **Revisión de pureza de la placa:**

Fecha de realización/iniciales: **Interpretado por:**   **Fecha/iniciales:**

Crecimiento negativo	Control de crecimiento									
	32 (<= 8)	<= 2 Am	<= 8 P/T	8	16 >	<= 2 Cfz	4 (> 16)	8	16 >	<= 8 / 16 > CF (> 64)
<= 16 Pi		64 >	16 > (<= 8)	16	32	64 >	<= 8 C	16 > (> 16)	LOC	16 > (> 32) A/S
<= 4 Azt	8 (2-8)	16 > Crm	<= 4 >	8 (> 16)	16	<= 0.5 Cp	1 (<= 0.25-1)	2 >	<= 1 Lvx	2 (<= 0.5-4) Lvx
<= 1 Caz	2	4	8 (<= 1-4)	16 >		4		8 > (8-128)	<= 4 Te	<= 32 Fd
0.25/4 Caz/CA	2/4	<= 8 Cfx	16 > (> 16)	<= 1 Gm	2 (1-4)	4	8 >	<= 8 Tim	16 (<= 8-32)	64 > (> 64) Fd
<= 2 Cft	8 (8-32)	16	32 >	<= 4 Ak	8 (<= 2-8)	16	32 >	<= 4 Cax	8 (8-> 32)	64 >
0.5 Cft/CA	4/4	<= 16 Ctn	32 > (> 32)	<= 1 To	2	4	8 > (<= 0.5-1)	<= 2 Cpe	4 (<= 2-4)	32 >
<= 1 Imp	2 (1-4)	4	8 >	<= 1 Mer	2 (<= 1)	4	8 >	<= 1 Etp	2 (2-> 4)	16 >
								4	4 >	<= 2 > T/S (>= 8)

Revisión semanal de control de calidad:

Revisión mensual de control de calidad/AC:

Adaptado con autorización de Calgary Laboratory Services.

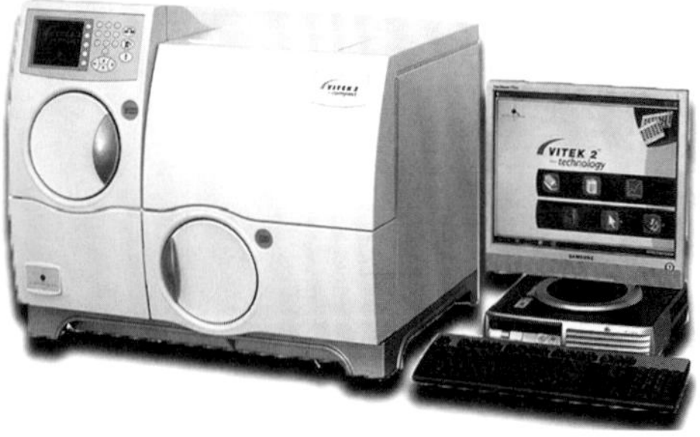

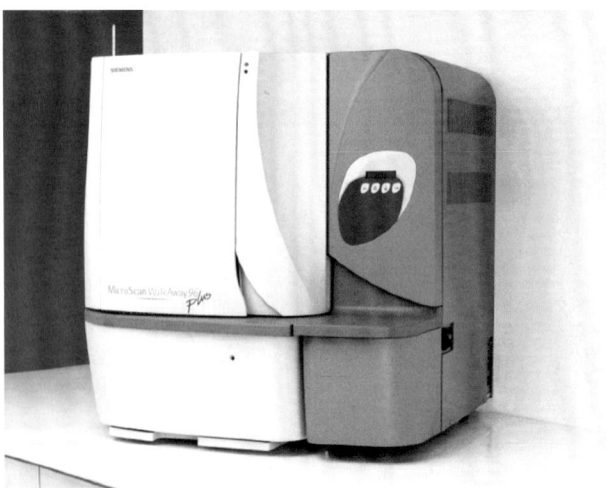

■ **FIGURA 17-22** Vitek 2, sistema de sensibilidad automatizada: www. biomerieux-diagnostics/ VITEK-2.

sobre el resultado de sensibilidad si la identificación no se conoce todavía o no puede ser proporcionada con suficiente certeza por el sistema. Vitek 2 Advanced Expert System® analiza patrones de CIM y detecta fenotipos para la mayoría de los microorganismos evaluados. El sistema de gestión de información Vitek 2 Observa® permite almacenar resultados de sensibilidad para que puedan ser analizados y formateados en informes definidos por el usuario, incluyendo la generación de informes acumulativos.

Ligozzi y cols. informaron que el tiempo requerido para obtener resultados de sensibilidad de Vitek 2 para cocos grampositivos varió de 6 a 17 h en función de la especie.[343] Los resultados para *S. aureus* tomaron 8 h, mientras que los de estafilococos coagulasa negativos tardaron 11 h. Los resultados para estreptococos del grupo B tardaron 9 h, al igual que para enterococos, pero para *S. pneumoniae* tardó poco más de 9 h. Vitek 2 también genera resultados rápidos de sensibilidad para enterobacterias en un lapso de 3.3-17.5 h; los aislamientos de hemocultivos fueron equiparables a los de los métodos manuales.[348]

MicroScan Walkaway SI. Microscan Walkaway® (Dade Behring) es el instrumento automatizado que ha estado en el mercado durante más tiempo, puesto que ha sido utilizado en los Estados Unidos desde principios de la década de 1990 (fig. 17-23). Todas las placas que se utilizan en el instrumento son bandejas convencionales de microdilución de 96 pocillos, incluyendo placas de CIM que tienen una amplia gama de antibióticos y placas de combinaciones que incluyen pocillos para identificación y pruebas de sensibilidad. También están disponibles placas

como Breakpoint Combo®, que proporcionan un rango limitado de diluciones que determinan si un aislamiento es sensible, intermedio o resistente a un compuesto, así como pocillos de identificación. Los formatos de placa tanto congelada como liofilizada están disponibles en los sistemas convencionales MicroScan y Walkaway. Se dispone de dos tamaños del equipo Walkaway que pueden acomodar 40 o 96 placas. MicroScan utiliza la microdilución en caldo para determinar la CIM. Después de la inoculación e incubación durante la noche (4.5-15 h), el sistema MicroScan convencional lee los paneles turbidimétricamente (con el sistema MicroScan convencional) mientras que el equipo Walkaway emplea un sistema de detección de fluorescencia que proporciona identificación y sensibilidad el mismo día para algunos microorganismos.

El sistema Walkaway es principalmente un incubador-lector semiautomizado de placas unido a un sistema de cómputo e impresora. La preparación inicial del inóculo se hace manualmente y luego se utiliza un dispositivo manual (RENOK®) para rehidratar e inocular placas. La versión SI más reciente del equipo Walkaway también ha automatizado la adición de reactivos a los pocillos de identificación. La robótica dentro del instrumento mueve las placas bajo un fotómetro central (MicroScan) o fluorómetro (Walkaway) para la lectura. El sistema de gestión de datos Lab-Pro® interpreta los resultados, genera informes y almacena los datos para su análisis y generación de informes epidemiológicos. También se puede adquirir un equipo expert LabPro Alert® que contiene algoritmos para la interpretación y generación de informes basados en reglas especilizadas.

Aunque el sistema Walkaway tiene un desempeño clínico comparable con el de otros sistemas automatizados, las pruebas de placa que utilizan este instrumento son más laboriosas que un sistema totalmente automatizado. Debido al número de placas que necesitan ser analizadas, BioScan® genera más residuos biológicos que los instrumentos Vitek 2 o BD Phoenix®.

BD Phoenix. El sistema BD Phoenix® (Becton Dickenson Diagnostics, Baltimore MD) se ha utilizado en los Estados Unidos desde el año 2004 (fig. 17-24). El instrumento tiene la mayor capacidad entre cualquiera de los sistemas automatizados (100 placas) que no sea el Vitek 2XL. El sistema proporciona CIM directas y no calculadas, y se puede evaluar una amplia gama de antibióticos. Cada bandeja de plástico tiene 126 pocillos divididos entre el lado de identificación (51 pocillos) y el de sensibilidad (85 pocillos), que contienen de 16 a 22 antibióticos. Se ha

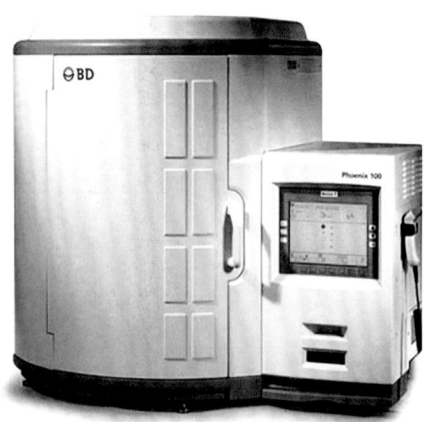

■ **FIGURA 17-23** Sistema automatizado MicroScan Walkaway Plus para sensibilidad a antibióticos e identificación de microorganismos (www.healthcare.siemens.com/microbiology-testing/microscan-systems/walkaway-plus-system).

■ **FIGURA 17-24** Sistema automatizado BD Phoenix para sensibilidad a antibióticos e identificación (www.bd.com/ds/productcenter/is-phoenix.asp).

informado un tiempo promedio de 3 min por aislamiento como tiempo de preparación de BD Phoenix.[407] Se añade un indicador redox (azul) al inóculo bacteriano durante la preparación, y la suspensión se vierte en el lado de sensibilidad del panel y se sella. Se utilizan códigos de barras individuales para identificar cada placa de prueba. El instrumento lee placas cada 20 min. La turbidez se mide como un indicador de crecimiento, y un cambio colorimétrico (a rosa) es el indicador redox. BD Phoenix tiene un software especializado (BCXpert®) y un software de gestión de datos (BD EpiCenter®) para interpretar los valores de CIM de acuerdo con las directrices del CLSI y las reglas de informe. Los datos se almacenan en el instrumento y se analizan para generar informes epidemiológicos.

En un estudio, el sistema BD Phoenix tuvo un tiempo general de informe algo más rápido para los tipos más frecuentes de bacterias que Vitek 2, pero se requirió un tiempo más largo para generar resultados para enterobacterias que dicho sistema.[407]

Limitaciones. Los sistemas automatizados tienen sus limitaciones individuales, particularmente al informar fenotipos inusuales de resistencia (*véase* el apartado sobre detección de tipos específicos de resistencia a antibióticos, a continuación). El control de calidad de los resultados automatizados de sensibilidad ha sido difícil y en gran medida sigue sin estandarizarse. Las cepas estándar de referencia deben ser evaluadas en el instrumento después de realizar el mantenimiento rutinario. Los laboratorios también deben validar nuevos productos con capacidades de prueba nuevas o mejoradas (p. ej., capacidad de detectar tipos específicos de fenotipos de resistencia); la validación también debe hacerse con cada nueva actualización de software al sistema, incluyendo la adición de nuevas reglas de informes especializados.

Selección de la prueba

En la tabla 17-17 se presenta un resumen detallado de los métodos de sensibilidad recomendados por el CLSI para microorganismos seleccionados. Aunque las pruebas de difusión con discos son ampliamente utilizadas, particularmente en los laboratorios más pequeños o en entornos de recursos limitados, algunos antibióticos no pueden ser evaluados de manera confiable frente a algunos microorganismos, tal como se describe en las guías del CLSI[118,121,122] y más abajo en la sección sobre detección de resistencia a antibióticos en patógenos importantes. Las pruebas de sensibilidad a antibióticos mediante pruebas de dilución proporcionan más información cuantitativa y pueden aplicarse a una gama más amplia de aislamientos que la prueba de difusión. Para la evaluación de las pruebas de sensibilidad y comparación entre métodos, la mayoría de los investigadores usan las siguientes definiciones para determinar los niveles de error:

- **Error muy importante.** Caracterización de un aislamiento resistente como sensible.
- **Error importante.** Caracterización de un aislamiento sensible como resistente.
- **Error menor.** Caracterización de un aislamiento sensible o resistente como intermedio o caracterización de un aislamiento intermedio como sensible o resistente.

Detección de tipos específicos de resistencia a antibióticos

Pruebas de β-lactamasas

Se han utilizado varios métodos para detectar de manera rápida y confiable la presencia de muchas β-lactamasas. La prueba

de β-lactamasa se basa en la detección de los productos finales de la hidrólisis del anillo β-lactámico, que se visualizan usando un sustrato cromógeno. Aunque se han utilizado tres métodos de reacción diferentes, incluyendo los métodos de cefalosporina iodométrica, acidimétrica y cromógena, este último ha sido ampliamente adoptado debido a su facilidad de uso y sensibilidad para especies bacterianas para las que se recomienda la prueba. Una descripción detallada de cada uno de estos métodos ha sido publicada anteriormente.[39]

La prueba de cefalosporina cromógena se realiza inoculando una asada de una colonia sobre un disco de nitrocefina (Cefinase®, BD Diagnostic Systems, Sparks, MD), que se coloca en una placa de Petri cerrada para evitar una rápida desecación. Los microorganismos que contienen β-lactamasa cambiarán el color del disco de amarillo a rojo (fig. 17-25). La reacción ocurre generalmente dentro de 30 seg, pero las pruebas se leen finalmente después de 15 min.

Una prueba positiva se correlaciona con resistencia a β-lactámicos específicos por parte de algunas especies bacterianas, incluyendo (1) *H. influenzae* (amoxicilina, ampicilina), (2) *M. catarrhalis* (amoxicilina, ampicilina y penicilina), (3) *N. gonorrhoeae* (amoxicilina, ampicilina y penicilina), (4) especies de *Staphylococcus* (amoxicilina, ampicilina, penicilina, mezlocilina o cloxacilina y ticarcilina o piperacilina), y (5) especies de *Enterococcus* (ampicilina, amoxicilina, penicilina, piperacilina). Sin embargo, se deben tomar precauciones especiales para asegurar que la producción de β-lactamasas en especies de *Staphylococcus* haya sido inducida antes de la prueba como se describe a continuación. Para otros microorganismos, la producción de β-lactamasas no se correlaciona totalmente con la resistencia a β-lactámicos que pueden usarse para el tratamiento; las pruebas descritas a continuación no deben usarse para bacterias gramnegativas aerobias, incluyendo enterobacterias o *P. aeruginosa*.

La vigilancia en los Estados Unidos revela que entre el 30 y 40% de los aislamientos clínicos de *H. influenzae* serán resistentes a ampicilina/amoxicilina debido a la producción de β-lactamasas y las tasas más altas de este tipo de resistencia ocurren en cepas no tipificables.[280] Un estudio más reciente de aislamientos clínicos pediátricos encontró que alrededor del 40% de los aislamientos de *H. influenzae* no tipificables de infecciones graves también producen β-lactamasas.[236] Debe realizarse una prueba de β-lactamasas en todos los aislamientos clínicamente significativos para detectar rápidamente resistencia a ampicilina o a amoxicilina. Sin embargo, las cepas no productoras de β-lactamasas, resistentes a ampicilina/amoxicilina (BLNAR) que han alterado su PUP3 sólo pueden detectarse mediante una prueba de sensibilidad por difusión o dilución.[275] *H. influenzae* recolectado de sitios estériles/fuentes que producen infecciones clínicamente significativas debe pasar por pruebas completas de sensibilidad como se describe más adelante en el capítulo.

La mayoría de los aislamientos clínicamente significativos de *M. catarrhalis* demostrarán producción de β-lactamasa. El CLSI continúa recomendando que los laboratorios realicen una prueba de β-lactamasa en todos los aislamientos, pero deben llevarse a cabo pruebas completas de sensibilidad en aislamientos de infecciones invasoras.[121,122] La vigilancia epidemiológica reciente de aislamientos de vías respiratorias de varias localizaciones geográficas ha demostrado que *M. catarrhalis* ha desarrollado una mayor resistencia a cefalosporinas de segunda generación (cefaclor, cefprozil, cefuroxima), tetraciclinas, macrólidos y trimetoprima-sulfametoxazol.[462,538,649]

Los estafilococos pueden requerir inducción para asegurar la exactitud de la detección de producción de β-lactamasas. La producción de β-lactamasa en especies de *Staphylococcus* es

TABLA 17-17 Resumen de métodos de prueba de sensibilidad a antibióticos para microorganismos seleccionados

Organismo	Método	Condiciones de la prueba (medio/inóculo/incubación)	Comentarios
Staphylococcus spp.	Microdilución en caldo	CAMHB o MHA/DCS/a 35 °C en aire ambiental durante 16-20 h.	Utilizar pruebas moleculares para el gen *mecA*; confirmar las cepas I/R a VAN.
	Dilución en agar (prueba de referencia)	CAMHB o MHA más NaCl al 2% para OXA, MET o NF/DCS/35 °C en el aire ambiental durante 24 h.	
	Detección precoz con agar de sal de OXA	MHA con NaCl al 4%/DCS/35 °C en aire ambiental durante 24 h.	Chromagar es utilizado por muchos laboratorios.
	Difusión con discos	MHA/DCS/a 35 °C en aire ambiental durante 16-20 h; 24 h para OXA, MET o NF.	Confirmar I/R a VAN mediante un método de CIM; no se detecta bien la resistencia de bajo nivel.
	Difusión en gradiente (Etest®)	MHA o MHA con NaCl al 2% para OXA, MET o NF/DCS en caldo/en aire ambiental a 35 °C por 16-20 h; 24 h para OXA, MET o NF.	Incubar durante 48 h para detectar CONS resistentes a OXA.
Enterococcus spp.	Microdilución en caldo; dilución en agar	CAMHB; MHA/método de crecimiento o DCS/35 °C en aire ambiental durante 16-20 h; 24 h para VAN.	Confirmar las cepas R a VAN; realizar prueba de β-lactamasa.
	Difusión con discos	MHA/método de crecimiento o DCS/35 °C en aire ambiental durante 16-20 h; 24 h para VAN.	
	Difusión en gradiente (Etest)	MHA/método de crecimiento o DCS/35 °C en aire ambiental durante 16-20 h; 24 h para VAN.	
Enterococcus spp. HLAR	Microdilución en caldo; dilución en agar	Caldo BHI o agar; 500 μg de GM o 1 000 μg de STR/mL (caldo) o 2 000 μg/mL (agar)/método de crecimiento o DCS (inoculación estándar de microdilución); con 10 μL colocados en la superficie del agar/35 °C en aire ambiental durante 24 h; si hay sensibilidad, reincubar STR por 24 h adicionales.	Realizar sólo en aislamientos invasores.
	Difusión con discos	MHA/disco de 120 μg de GM o disco de 300 μg de STR/método de crecimiento o DCS/a 35 °C en aire ambiental durante 16-20 h.	Confirmar resultados HLAR con un método de CIM.
	Difusión en gradiente	MHA; GM y STR en dosis altas/suspensión en caldo hasta estándar de McFarland de 0.5-1.0/35 °C en aire ambiental durante 48 h.	
Enterococcus spp. VAN resistente	Dilución en agar	MHA; 6 μg/mL de VAN/método de crecimiento o DCS; inoculación estándar de microdilución; 1-10 μL colocados en la superficie del agar.	Chromagar es utilizado por muchos laboratorios.
S. pneumoniae	Microdilución en caldo	CAMHB con sangre lisada de caballo al 2-5% (v/v)/DCS/35 °C en aire ambiental durante 20-24 h.	La detección precoz con disco de OXA para sensibilidad a PEN se puede usar como una prueba preliminar.
	Difusión con discos	MHA con sangre de carnero al 5%/DCS/35 °C en CO$_2$ al 5% durante 20-24 h.	La difusión con discos no es confiable para algunos antibióticos; se recomienda la prueba CIM para aislamientos del SNC.
	Difusión en gradiente	MHA con sangre de carnero al 5%/DCS en caldo/35 °C en CO$_2$ al 5% durante 20-24 h.	Utilizar un inóculo de 1.0 de McFarland si el crecimiento bacteriano es escaso.
Otros *Streptococcus* spp.	Microdilución en caldo	CAMHB con sangre lisada de caballo al 2-5% (v/v)/DCS/35 °C en aire ambiental durante 20-24 h.	
	Dilución en agar	MHA con sangre de carnero al 5%/DCS/35 °C en CO$_2$ al 5% durante 20-24 h.	Utilizar sangre lisada de caballo si se prueba sulfonamida.
	Difusión en gradiente	MHA con sangre de carnero al 5%/ DCS en caldo/35 °C en CO$_2$ al 5% de durante 20-24 h.	Utilizar un inóculo de 1.0 de MacFarland para cepas mucoides.
Listeria spp.	Microdilución en caldo	CMHB con sangre lisada de caballo al 2-5%/DCS/35 °C en aire ambiental durante 16-20 h.	Para AMP y PEN menor o igual a 2 μg/mL (sensible); cepas resistentes no caracterizadas.
Haemophilus spp.	Microdilución en caldo	Caldo HTM/DCS/35 °C en CO$_2$ al 5% durante 20-24 h.	
	Difusión con discos	Caldo HTM/DCS/35 °C en CO$_2$ al 5% durante 20-24 h.	
	Difusión en gradiente	HTM o MHA con hemoglobina al 1% e Isovitalex (BBL) al 1% si se valida frente a CLSI/DCS en caldo/35 °C en aire ambiental durante 24 h.	

TABLA 17-17   Resumen de métodos de prueba de sensibilidad a antibióticos para microorganismos seleccionados (*continuación*)

Organismo	Método	Condiciones de la prueba (medio/inóculo/incubación)	Comentarios
N. gonorrhoeae	Dilución en agar	Agar base NG con complemento de crecimiento definido al 1% (*véase* el texto)/DCS/35 °C en CO_2 al 5% durante 20-24 h.	Realizar la prueba de β-lactamasa.
	Difusión con discos	Agar base NG con complemento de crecimiento definido al 1% (*véase* el texto)/DCS/35 °C en CO_2 al 5% durante 20-24 h.	No se requiere medio libre de cisteína; realizar prueba de β-lactamasa.
	Difusión en gradiente	Agar base NG con complemento de crecimiento definido al 1% (*véase* el texto)/DCS/35 °C en CO_2 al 5% durante 20-24 h.	
N. meningitidis	Microdilución en caldo	CAMHB con sangre lisada de caballo al 2-5% (v/v)/DCS/35 °C en aire ambiental durante 16-20 h.	
	Dilución en agar	MHA con sangre de carnero al 5% (v/v)/DCS/35 °C en aire ambiental durante 16-20 h.	Utilizar sangre lisada de caballo del 2-5% (v/v) en lugar de sangre de carnero si se evalúan sulfonamidas.
	Difusión en gradiente	MHA con sangre de carnero al 5% o MHA con hemoglobina al 1% e Isolvitalex (BBL) al 1%/DCS en caldo/35 °C en CO_2 al 5% en 18-24 h.	
V. cholerae	Microdilución en caldo; dilución en agar	CAMHB; MHA/método de crecimiento de DCS/35 °C en aire ambiental durante 16-20 h.	
	Difusión con discos	MHA/método de crecimiento de DCS/35 °C en aire ambiental durante 16-18 h.	

CAMHB, caldo Müeller-Hinton ajustado con cationes; MHA, agar Müeller-Hinton; CIM, concentración inhibitoria mínima; DCS, suspensión directa de colonias; VAN, vancomicina; S, sensible; I, intermedio; R, resistente; OXA, oxacilina; MET, meticilina; NF, nafcilina; BHI, infusión cerebro y corazón; GM, gentamicina; STR, estreptomicina; HLAR, resistencia a aminoglucósidos de alto nivel; SNC, sistema nervioso central; AMP, ampicilina; PEN, penicilina; HTM, medio de prueba de *Haemophilus*; NG, *N. gonorrhoeae*.
Adaptado de las fichas de aplicación de Etest, bioMérieux, y de las referencias 114, 117, 118, 121 y 122.

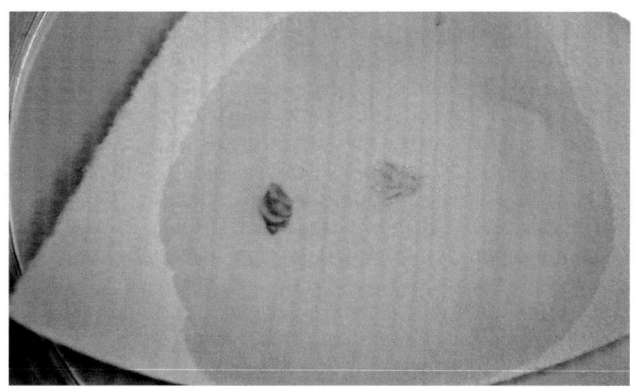

■ **FIGURA 17-25** Prueba positiva de β-lactamasa y nitrocefina para *S. aureus* (cortesía de Calgary Laboratory Services).

responsable de la mayor parte de la resistencia a penicilina G y compuestos relacionados, pero las cefalosporinas o penicilinas resistentes a penicilinasa, tales como meticilina y nafcilina, no son inactivadas por estas penicilinasas a menos que se produzcan en grandes cantidades. Una prueba de β-lactamasa de estafilococos no debe ser informada como negativa a menos que la prueba se haya realizado en el aislamiento después de la exposición a un agente inductor (es decir, oxacilina o cefoxitina). Las pruebas de CIM de penicilina en microdilución también pueden fallar en la detección de estafilococos resistentes a penicilina debido a la presencia de una β-lactamasa, ya que sólo una pequeña cantidad de enzima suele producirse mediante el inóculo relativamente pequeño utilizado en esta prueba. Sin embargo, se puede deducir la presencia de una β-lactamasa si la CIM de penicilina para una cepa de estafilococos es superior a 0.25 µg/mL. Los aislamientos de especies de *Staphylococcus* con CIM de penicilina inferior a 0.03 µg/mL se consideran sensibles.

Los aislamientos para los cuales la CIM se encuentra entre estos límites (0.06 o 0.12 µg/mL) deben ser evaluados para la presencia de β-lactamasa antes de que se informen los resultados. El uso del crecimiento bacteriano de un pocillo que contiene un antibiótico de la clase de penicilinas o del borde de una zona de inhibición alrededor de un disco que contiene un compuesto de penicilina puede inducir actividad y mejorar la detección de la enzima. Los resultados de las pruebas de penicilina pueden extrapolarse a la ampicilina.

Las cefalosporinas de primera generación y las penicilinas resistentes a penicilinasa (meticilina, nafcilina, oxacilina, dicloxacilina, etc.) tienen un anillo β-lactámico modificado, que resiste la digestión enzimática por β-lactamasas de estafilococos. No obstante, estos antibióticos pueden ser inactivados *in vitro* por una cepa productora de una gran cantidad de penicilinasa. Estas cepas de *S. aureus* suelen presentar una resistencia límite a oxacilina (CIM, 4 µg/mL) (denominada *BORSA*), pero conservan sensibilidad a otros antibióticos de uso frecuente.[291] En contraste, las cepas de SARM que son resistentes a oxacilina mediante proteínas de unión a penicilina alteradas suelen tener una CIM de oxacilina mayor o igual a 4 µg/mL, y son típicamente multirresistentes a otras clases de antibióticos, como se discute a continuación. La importancia clínica de las cepas BORSA se ha limitado a infecciones superficiales de la piel y tejidos blandos. Kernodle y cols. describieron un grupo de cepas de *S. aureus* de cierto fagotipo que produjeron infecciones clínicamente significativas en heridas.[313]

La resistencia de alto nivel a penicilina por parte de enterococos también puede detectarse mediante la prueba de nitrocefina. Una prueba positiva de nitrocefina indica resistencia a todas las penicilinas lábiles ante penicilinasas (p. ej., ampicilina, amoxicilina, piperacilina). El gen que codifica para β-lactamasa, que se asemeja a la de estafilococos, se transporta en un plásmido;[409] sin embargo, los plásmidos de enterococos y estafilococos no son homólogos.[651] Las cepas de *E. faecalis* que producen β-lactamasa que también presentan una resistencia de alto nivel a aminoglucósidos se han vuelto epidémicas en algunas instituciones.[17,527] Si no se realiza la prueba del disco de nitrocefina en aislamientos, la resistencia a β-lactámicos puede no ser reconocida. En una encuesta de laboratorios de Nueva Jersey que realizaron Tenover y cols., una cepa productora de β-lactamasa de *E. faecalis* fue reconocida como resistente a penicilina por sólo el 66% de 76 participantes y a ampicilina por sólo unos pocos (8%) laboratorios. Sólo 3 de los 76 laboratorios reconocieron que la cepa produjo β-lactamasa, lo cual hace hincapié en la importancia de realizar una prueba de β-lactamasa en enterococos, especialmente si se han aislado de sitios estériles.[611] Una combinación de piperacilina y tazobactam es eficaz frente a enterococos productores de β-lactamasa,[438] y este antibiótico puede proporcionar sinergia con gentamicina siempre que la cepa de enterococos no demuestre resistencia de alto nivel a aminoglucósidos, como se discute a continuación.

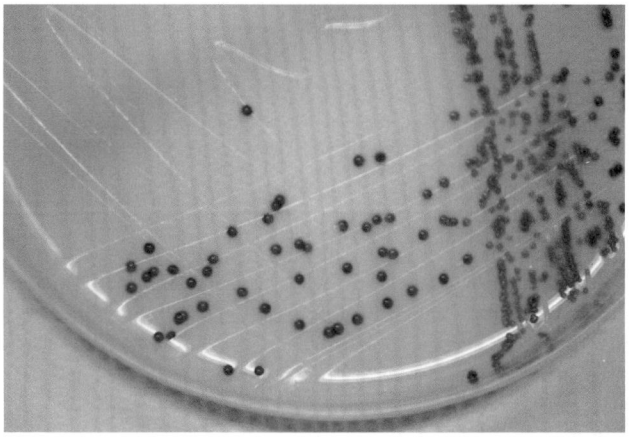

■ **FIGURA 17-26** Colonias de SARM que crecen en agar Denim Blu (Oxoid) (cortesía de Calgary Laboratory Services).

Detección de resistencia en bacterias grampositivas

Estafilococos

Estafilococos resistentes a meticilina (oxacilina)

Detección fenotípica. Las infecciones por estafilococos son la causa más frecuente de infecciones nosocomiales en todo el mundo. Las especies de *Staphylococcus* resistentes a penicilinas semisintéticas (p. ej., meticilina, nafcilina, oxacilina y cloxacilina) se han convertido en una seria amenaza tanto en centros hospitalarios como en la atención hospitalaria ambulatoria.[317,374,688] En todo el mundo, las tasas de SARM en aislamientos clínicos oscilan entre menos del 1% en los Países Bajos y Dinamarca, a un nivel medio de 20-30% para países como Alemania y Canadá, a un máximo de 50-60% en Japón y los Estados Unidos.[557,579,581] Dado que la mayoría de los datos de vigilancia epidemiológica de SARM se acumulan para aislamientos nosocomiales, no se conoce la verdadera incidencia de las infecciones por SARM adquiridas en la comunidad de manera ambulatoria en la mayoría de las regiones.

Debido a problemas mundiales que se encuentran en centros de cuidados intensivos debido a SARM adquiridos en el hospital y adquiridos en la comunidad, numerosos países han implementado una estrategia de detección precoz dirigida o universal de pacientes que ingresan al hospital. Aunque los aislamientos de SARM crecen fácilmente en medios no selectivos de rutina, el agar cromógeno ha sido ampliamente adoptado en los laboratorios clínicos para diagnosticar de manera precoz y rápida la presencia de SARM en muestras de vigilancia y clínicas. Existen varias formulaciones de Chromagar que contienen sustratos cromógenos y varios inhibidores que combinan el crecimiento primario y la detección selectiva de SARM, incluyendo MRSA ID® (bioMérieux), MRSA Select® (BioRad), CHROMagar MRSA® (BD Diagnostics) y Denim Blue® (Oxoid) (fig. 17-26).[195,414] Sin embargo, en algunos agares cromógenos no crecen todas las cepas de SARM, pero puede colocarse un disco de cefoxitina en medios cromógenos o no selectivos como un método alternativo para mejorar la detección de SARM por crecimiento alrededor del disco.[247] Sin embargo, pocos estudios han comparado el rendimiento de Chromagar con la prueba de sensibilidad secundaria de aislamientos o detección del gen *mecA*. Flayhart y cols. encontraron que en CHROMagar MRSA se recuperó el 95.2% de los aislamientos de SARM y tenían una especificidad del 99.7% en comparación con una sensibilidad y

especificidad del 94.4 y 96.7% para una CIM de oxacilina por microdilución en caldo; 94.3 y 96.7% para la detección precoz en agar de oxacilina; 93.7 y 98.5% para aglutinación de látex de PBP2'; 95 y 98.1% para difusión con disco de cefoxitina, y 95.1 y 98.1% para reacción en cadena de la polimerasa (PCR, *polymerase chain reaction*) de *mecA*.[195] Las jurisdicciones de salud con altas tasas de SARM también han implementado pruebas comerciales rápidas basadas en PCR en tiempo real en lugar de métodos basados en cultivo debido a su mayor sensibilidad y rapidez (*véase* la sección sobre detección del gen *mecA* más adelante).

El CLSI define la resistencia a oxacilina en *S. aureus* como una CIM mayor o igual a 4 µg/mL,[121,122] y todas las cepas que cumplen esta definición se caracterizan como "SARM" aunque la meticilina ya no se utilice para evaluar cepas en el laboratorio o como antibiótico de tratamiento. Aunque varios otros mecanismos de resistencia pueden dar como resultado SARM (p. ej., alto nivel de producción de β-lactamasa [BORSA] o producción de PUP modificadas [MOD-PBP] con afinidad disminuida por el antibiótico), la gran mayoría de las cepas clínicas que presentan este tipo de resistencia han adquirido el gen *mecA* que codifica para PBP2a que ha disminuido su afinidad para unirse al compuesto (*véase* el apartado sobre mecanismos de resistencia).[146,239,628] Las cepas de SARM con un gen *mecA* pueden ser homogéneas o heterogéneas en cuanto a expresión de este fenotipo de resistencia. La detección precisa de cepas heterogéneas es particularmente difícil debido a que algunas células serán sensibles, mientras que otras serán resistentes (es decir, típicamente sólo 1×10^4 - 1×10^8 células en una población expresarán el gen *mecA*).[238] Por lo tanto, los estafilococos portadores del gen *mecA* de expresión heterogénea pueden ser omitidos usando el punto de corte de CIM establecido, ya que pueden tener CIM límite entre 2 y 4 µg/mL, o pueden confundirse con cepas que tienen resistencia límite debido a otro mecanismo (p. ej., BORSA si la prueba de β-lactamasa también es positiva). La tabla 17-18 esboza varios escenarios que pueden encontrarse en el laboratorio clínico cuando se busca resistencia a oxacilina por parte de *S. aureus*. Las cepas de SARM que llevan el gen *mecA* generalmente también son multirresistentes a una o más clases de otros antibióticos. Por lo tanto, el perfil general del antibiograma de un aislamiento clínico debe utilizarse también como otra pista importante que apunta a este tipo de mecanismo de resistencia. Sin embargo, en la mayoría de estos casos, la detección molecular del gen *mecA* es la forma más conveniente para determinar si se trata realmente de una cepa *mecA* positiva,

TABLA 17-18 Posibles fenotipos de resistencia a oxacilina de *S. aureus*

Escenario	Resultados de Vitek con oxacilina	Resultados de detección precoz con cefoxitina (30 μg)	Perfil de resistencia a otros antibióticos
1	Resistente	Resistente	Multirresistente[a]
2	Sensible	Sensible	Multirresistente[a]
3	Resistente	Resistente	R a β-lactámicos[b], pero S a otros antibióticos
4	Sensible Resistente	Resistente Sensible	Resultados discrepantes entre oxacilina y cefoxitina

[a]Resistente al menos a dos de los siguientes: gentamicina, tetraciclina, clindamicina o eritromicina.
[b]Resistente a penicilina, oxacilina y cefazolina.

ya que los errores en identificación y presentación de informes podrían tener resultados clínicos y epidemiológicos potencialmente graves.

Las pruebas de sensibilidad a antibióticos para una detección confiable de SARM se deben hacer con un método de CIM. La microdilución en caldo es el método de referencia para la detección de resistencia a oxacilina en *S. aureus* y en la mayoría de las cepas demuestra de manera confiable los límites recomendados por el CLSI.[121,122] A partir del 2013,[121] el CLSI ha eliminado el uso de pruebas con disco de oxacilina para especies de *Staphylococcus*. Se ha demostrado que la cefoxitina es un sustituto más sensible que la oxacilina para detectar SARM debido a una inducción más fiable del gen *mecA*.[121,122,525,559,592] Un estudio multicéntrico grande que involucra a los CDC también investigó si con una microdilución en caldo de cefoxitina en el punto de corte de CIM se correlacionaría con la presencia del gen *mecA* en estafilococos.[70] Utilizando límites menores o iguales a 4 μg/mL para *mecA* negativo y mayor o igual a 6 u 8 μg/mL para aislamientos *mecA* positivo, la sensibilidad y especificidad en comparación con la presencia del gen *mecA* para *S. aureus* a las 18 h de incubación fueron del 99.7-100% para los tres CAMHB. Para los aislamientos de estafilococos coagulasa negativos a las 24 h de incubación, los límites menores o iguales a 2 μg/mL para cepas *mecA* negativas y mayores o iguales a 4 μg/mL para cepas *mecA* positivas dieron sensibilidades y especificidades de 94-99% y 69-80%, respectivamente. Se pueden utilizar procedimientos de rutina de difusión con discos para realizar la prueba con disco de cefoxitina (30 μg) en aislamientos de *S. aureus*, y un diámetro de halo de inhibición mayor o igual a 20 mm se interpreta como sensible a oxacilina, mientras que uno menor o igual a 19 mm, como resistente. Una microdilución en caldo usando los puntos de corte de cefoxitina propuestos por el CLSI para *S. aureus*, por lo tanto, proporcionaría un método alternativo altamente confiable para la detección de SARM.[121,122] Sin embargo, este método parece ser menos confiable para algunas especies de estafilococos coagulasa negativos.

Un MHA complementado con cloruro de sodio al 2% y 6 μg de oxacilina, meticilina o nafcilina por Ml, es el método de cribado de agar recomendado por el CLSI.[121,122] Las colonias se cultivan durante la noche en agar no selectivo y se transfieren a caldo de tripticasa de soya para hacer una suspensión de 0.5 de McFarland. La placa se inocula a continuación en un cuadrante o en un área de 10-15 mm de diámetro utilizando un hisopo de algodón o un asa de 1 μL. La resistencia a oxacilina se evidencia si hay crecimiento de más de una colonia en la placa después de una incubación de 24 h a 35 °C. El control de calidad de oxacilina de detección precoz en placa se realiza utilizando *S. aureus* ATCC 29213 (cepa sensible) y *S. aureus* ATCC 43300 (cepa resistente).

La estandarización de pruebas para estafilococos coagulasa negativos ha demostrado ser un desafío mayor debido a la

TABLA 17-19 Puntos de corte (CIM) propuestos por el CLSI para *Staphylococcus* spp.

Antibiótico	Especie	S	I	R
Oxacilina	*S. aureus*	≤ 2	—	≥ 4[a]
Oxacilina	*S. lugdenensis*	≤ 2	—	≥ 4
Oxacilina	Otros CON	≤ 0.25	—	≥ 0.5
Vancomicina	*S. aureus*	≤ 2	4-8[b]	≥ 16
Vancomicina	*S. lugdenensis*	≤ 4	8-16	≥ 32
Vancomicina	Otros CON	≤ 4	8-16	≥ 32

[a]Informar como SARM: enviar aislamientos con una CIM mayor de 4 μg/mL a un laboratorio de referencia.
[b]hVISA/SARV: enviar aislamientos con CIM mayor de 8 μg/mL a un laboratorio de referencia.
CON, estafilococos coagulasa negativos.
Adaptado de la referencia 122.

variabilidad entre las muchas especies contenidas bajo este término general. Los puntos de corte de la microdilución en caldo para el diagnóstico de resistencia a oxacilina en estafilococos coagulasa negativos fueron reducidos por el CLSI en 1999 por preocupaciones de que las cepas *mecA* positivas no eran detectadas de manera confiable (tabla 17-19). Aunque estos criterios revisados mejoraron la detección de ciertas especies (*S. epidermidis*, *S. haemolyticus* y *S. hominis*), tuvieron menos especificidad para otras especies (p. ej., *S. saprophyticus* y *S. lugdenensis*), de modo que los métodos con discos y de CIM indicaron resistencia pero las cepas no portaban el gen *mecA*.[191,224] En el 2005, el CLSI recomendó que los límites de los métodos con discos y de CIM de oxacilina para *S. aureus* se usaran para interpretar resistencia por parte de *S. lugdenensis*.[119] De manera similar a *S. aureus*, la prueba de disco de cefoxitina de 30 μg reemplazó la prueba de disco de oxacilina de 1 μg para lograr una detección exacta de *S. lugdenensis* y otros estafilococos coagulasa negativos que son *mecA* positivos.[121,122] Los límites recomendados para la prueba de disco de cefoxitina de 30 μg para *S. lugdenensis* son los mismos que para *S. aureus*, pero los diámetros de los halos de inhibición son mayores para todas las otras especies de estafilococos coagulasa negativos, donde los valores menores o iguales a 24 mm son sensibles y los mayores o iguales a 25 mm son resistentes (tabla 17-20).

Detección del gen *mecA*. El estándar de referencia para la confirmación de la resistencia fenotípica a oxacilina en cepas clínicas de estafilococos es la detección del gen *mecA* usando una prueba comercial de aglutinación de látex o métodos de

TABLA 17-20 Puntos de corte de diámetro de halo de inhibición propuestos por el CLSI para lograr una detección precoz con 30 μg de cefoxitina[a]

Especie	S	I	R
S. aureus	≥ 22 mm	—	≤ 21 mm[b]
S. lugdenensis	≥ 22 mm	—	≤ 21 mm
Otros CON	≥ 25 mm	—	≤ 24 mm

[a]Adaptado de la referencia 122.
[b]Informar como SARM.
S, sensible; I, intermedio; R, resistente, CON, estafilococos coagulasa negativos.

detección molecular. La tabla 17-18 describe cuatro escenarios que clínicamente se encontrarán de manera habitual al realizar pruebas de resistencia a oxacilina de *S. aureus* que justifiquen tal confirmación.

En Japón se desarrolló una prueba de aglutinación de látex que detectó rápidamente PBP 2' como indicador de SARM.[417] Existen varios métodos comerciales de aglutinación de látex que pueden realizarse con rapidez en un gran número de cepas, pero sólo la prueba MRSA-Screen® (Deika-Seiken Co. Ltd., Tokio, Japón) y la prueba Oxoid PBP 2'® (Oxoid Ltd, Basingstoke, Reino Unido) han sido aprobadas para su uso por la FDA en los Estados Unidos. Ambas pruebas usan aglutinación de látex para detectar la presencia de PUP2a alterada (PUP 2) como evidencia de presencia del gen *mecA*. Una laminilla de aglutinación de látex también puede diferenciar SARM de aislamientos de *S. aureus* con límite de resistencia a oxacilina.[361] La prueba MRSA-Screen sólo se debe usar para evaluar *S. aureus,* para la cual ha sido ampliamente evaluada y ha demostrado tener una alta sensibilidad y especificidad para detectar de manera precisa la resistencia codificada por el gen *mecA*.[593] Sin embargo, la prueba de MRSA-Screen no se ha desempeñado tan bien en la evaluación directa de aislamientos coagulasa negativos, y el procedimiento ha requerido un aumento del inóculo o tiempo de incubación o, en algunos casos, inducción con oxacilina o cefoxitina para que se detecte con precisión.[677] Los estafilococos coagulasa negativos, incluyendo *S. lugdenensis*, se prueban usando el crecimiento de microorganismos alrededor de un disco de oxacilina de 1 μg o

de cefoxitina de 30 μg. La prueba Oxoid PBP 2' se puede utilizar para todos los aislamientos de estafilococos, pero de nuevo, la inducción con cefoxitina u oxacilina debe realizarse cuando se prueban estafilococos coagulasa negativos. Hasta ahora se han llevado a cabo pocas evaluaciones clínicas comparativas de la prueba Oxoid PBP 2'.

Muchos laboratorios de microbiología clínica más grandes han utilizado pruebas de PCR internas para confirmar la presencia del gen *mecA*. Las pruebas de PCR internas para la detección del gen *mecA* también han incluido a genes *nuc* y *coa* como marcadores específicos que permiten la identificación simultánea de *S. aureus*.[75] Se ha desarrollado un análisis cuádruple que distinguirá simultáneamente a *S. aureus* de estafilococos coagulasa negativos utilizando ARNr 16S y marcadores genéticos *nuc*, que también detectan resistencia a meticilina (*mecA*) y a mupirocina (*mupA*).[687] Otras pruebas de PCR para la detección de SARM también han empleado otros marcadores genéticos de estafilococos (p. ej., *femA, femB, sa442* y *orfX*); de ellos, se ha explotado comercialmente el marco abierto de lectura (*orfX*), en el que se integra el casete *mec* del cromosoma de estafilococos (SCC*mec*) al cromosoma de *S. aureus* para desarrollar varias pruebas de detección rápida, como se indica a continuación.[95] La fig. 17-27 muestra la detección por PCR en tiempo real de los genes *nuc* y *mecA* en un aislamiento de cultivo sanguíneo de *S. aureus* que demostró un perfil de resistencia fenotípica de Regla 1 de acuerdo con la tabla 17-18.[178] Se confirmó que este aislamiento era *S. aureus* debido a la presencia del gen *nuc*, y SARM debido a la presencia del gen *mecA*.

Sin embargo, el desarrollo comercial reciente de plataformas de prueba rápidas ha hecho que la detección por PCR en tiempo real del gen *mecA* esté disponible para la mayoría de las instituciones. Los lectores son referidos a varias excelentes revisiones recientes para una revisión detallada de todas las pruebas moleculares rápidas actualmente disponibles para la detección de SARM, pero sólo se proporciona una breve descripción de las dos pruebas comerciales actualmente en uso en los Estados Unidos.[27,95,442,579] La prueba BD GeneOhm® MRSA (antes IDI-MRSA) (BD GeneOhm, San Diego, CA) fue la primera prueba comercial de PCR en tiempo real aprobada por la FDA para la detección de SARM a partir de muestras de vigilancia nasal. Este estudio múltiple utiliza sondas moleculares dirigidas a diversos objetivos dentro de los genes SCC*mec* y *orfX* para identificar y detectar simultáneamente resistencia y diferenciar

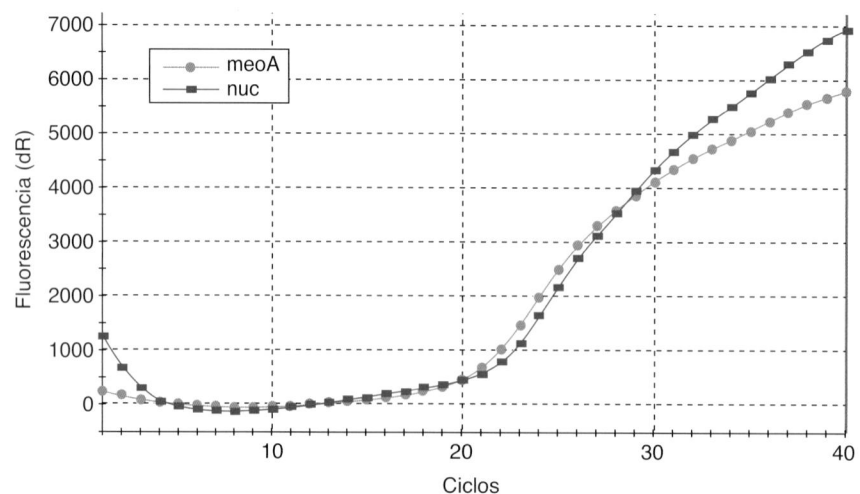

■ **FIGURA 17-27** PCR en tiempo real para detectar al gen *mecA* en *S. aureus* (cortesía de Calgary Laboratory Services).

S. aureus sensibles a meticilina del aislamiento de SARM y cepas portadoras de *mecA* de estafilococos coagulasa negativos.[95] La prueba BD GeneOhm fue evaluada inicialmente por Huletsky y cols. en IDI,[267] y muchas evaluaciones clínicas posteriores han mostrado resultados similares. Los rangos generales de sensibilidad, especificidad, valor predictivo positivo (VPP) y negativo (VPN) informados fueron del 84.3-100%, 93.5-99%, 61.1-94% y 97-99.7%, respectivamente.[95,144,186,363,449,568] La alta tasa de falsos positivos para esta prueba (hasta 5%) se produce porque algunos *S. aureus* negativos a *mecA* continúan llevando un fragmento del elemento SCC*mec* cerca del sitio de inserción.[95,554] Sin embargo, esta prueba ha demostrado una detección confiable de una gama de genotipos SCC*mec* en un gran número de cepas bien caracterizadas de los Estados Unidos y Taiwán.[59]

La segunda prueba en recibir la aprobación por parte de la FDA fue GeneXpert MRSA® (Cepheid Diagnostics, Inc., Sunnyvale, CA).[27] Esta prueba también se dirige al sitio de inserción de SCC*mec*. Los rangos generales del desempeño de la prueba publicados por la empresa en cuanto a sensibilidad, especificidad, VPP y VPN fueron del 86.3-96.5%, 90.4-94.9%, 80.5-90.4% y 96.6-99.7%, respectivamente.[95] Las evaluaciones clínicas recientes del informe de la prueba GeneXpert indican un rendimiento aún mejor,[13,259,337] y algunos estudios han encontrado una alta tasa de falsos negativos (7.7-12.9%) debido a la presencia de aislamientos de *S. aureus* que todavía poseen un elemento SCC*mec* que es *mecA* negativo.[12,554] La prueba GeneXpert MRSA es fácil de realizar en una plataforma rápida y totalmente automatizada de acceso aleatorio que requiere un mínimo procesamiento de muestras y proporciona resultados en 1.5-2 h. Brenwald y cols. encontraron que la prueba de GeneXpert MRSA tuvo un desempeño similar cuando se realizó como una prueba de punto de atención en el ala médica, en comparación con el laboratorio, pero los resultados están disponibles más de 10 h más rápido a la cabecera del paciente.[67]

Debido a la falta de homología entre la secuencia de nucleótidos del gen *mecC* comparada con la de *mecA*, las cepas de *S. aureus* que llevan un determinante de *mecC* pueden ser difíciles de detectar para laboratorios de diagnóstico utilizando pruebas de PCR internas o comerciales basadas en *mecA*. La prueba de aglutinación de látex que detecta PBP2a tampoco identificará cepas de *S. aureus* que tengan un gen *mecC* debido a su estructura de PUP modificada. Sin embargo, Skov y cols. demostraron que la cefoxitina utilizada con la metodología propuesta por EUCAST detectó confiablemente aislamientos de *S. aureus mecC* positivos.[559] Una versión más reciente de las pruebas de detección de SARM por PCR en tiempo real comerciales necesitará utilizar cebadores diseñados para detectar genes tanto *mecA* como *mecC*, ya que este tipo de resistencia puede estar más extendida que lo documentado en la actualidad. Una de estas pruebas ha sido lanzada en el sistema BD Max® (BD, Sparks, MD).

Informe. Hay evidencia clínica de que los aislamientos de *S. aureus* que son resistentes a oxacilina no responden *in vivo* al tratamiento con cefalosporinas; el mismo abordaje se ha sugerido recientemente para *S. epidermidis*. A partir del 2013,[121] el CLSI ha eliminado puntos de corte para todos los β-lactámicos contra estafilococos, excepto para penicilina y oxacilina/cefoxitina, y ha añadido la ceftarolina, una cefalosporina con actividad anti-SARM que debe ser evaluada e informada selectivamente para aislamientos de SARM. Esta decisión se basó en el hecho de que los puntos de corte nunca habían sido ampliamente evaluados para muchos β-lactámicos para estafilococos y los resultados de penicilina y oxacilina pueden usarse para predecir sensibilidad de penicilina lábil ante penicilinasas y penicilina estable ante penicilinasas, respectivamente. La

TABLA 17-21 Predicción de sensibilidad de *S. aureus* a β-lactámicos, con base en resultados de la prueba de penicilina/oxacilina

Penicilina	Oxacilina (cefoxitina)	Predicción
S	S	*Sensible a:* • Todas las penicilinas • Combinaciones de β-lactámicos/inhibidores de β-lactámicos • Cefalosporinas • Carbapenemes
R	S	*Resistente a:* penicilinas lábiles a penicilinasa *Sensible a:* • Penicilinas estables a penicilinasa • Combinaciones de β-lactámicos/inhibidores de β-lactámicos • Cefalosporinas • Carbapenemes
R	R	*Resistente a:* • Todos los β-lactámicos, excepto las cefalosporinas con actividad anti-SARM (p. ej., ceftarolina)

Adaptado de la referencia 122.

tabla 17-21 resume las recomendaciones actuales del CLSI para informar resultados de β-lactámicos para estafilococos, con base en pruebas de penicilina y oxacilina/cefoxitina sola. Los laboratorios también deben tener protocolos establecidos para realizar pruebas de sensibilidad extendidas en otros antibióticos para aislamientos multirresistentes. Este protocolo debe incluir criterios para el envío de aislamientos multirresistentes a un laboratorio de referencia para realizar pruebas confirmatorias de sensibilidad y genotipificación molecular. Las instituciones de prevención y control de infecciones o instituciones de salud pública deben ser notificadas inmediatamente de pacientes de quienes se sospecha o se ha confirmado que tienen SARM, ya sea a través de muestras de vigilancia o clínicas.

Sensibilidad disminuida a vancomicina en estafilococos. El aumento del uso de vancomicina muy probablemente ha dado lugar al problema de rápida evolución de la disminución de sensibilidad de los estafilococos a este antibiótico. En la actualidad, la incidencia de la disminución de sensibilidad a vancomicina en *S. aureus* sigue siendo baja en algunos países como los Estados Unidos (menos del 1%),[556] y no existe en otros.[393] Howden y cols. han publicado recientemente una excelente revisión sobre este tema. Aunque este problema se ha encontrado en especies de *Staphylococcus* además de *S. aureus*. La aparición de SAIV y, recientemente, de SARV es motivo de gran preocupación debido al potencial de transmisión nosocomial de estas cepas y al aumento de la mortalidad que indudablemente resultaría.[97,556,665] Las infecciones invasoras debidas a *S. aureus* son frecuentes y son pocos los medicamentos que se encuentran actualmente disponibles para tratar eficazmente la infección debida a SAIV/SARV.[325,556,660] Los términos *intermedio al glucopéptido* (GISA) o *resistente al glucopéptido* (GRSA) también son empleados para estos tipos de *S. aureus* porque estas cepas también exhiben resistencia a otros glucopéptidos, por ejemplo, la teicoplanina.[605]

El primer caso de SARM con disminución de sensibilidad a la vancomicina fue informado por Hiramatsu y cols. en 1997.[254] El mecanismo de resistencia heterogéneamente expresado en la prueba inicial por microdilución en caldo dio una CIM que era sensible, pero un subgrupo de células evaluadas arrojaron un resultado intermedio, de acuerdo con criterios del CLSI con una CIM de 4-8 mg/L. Similar a la resistencia a la oxacilina en estafilococos, la sensibilidad disminuida a vancomicina puede expresarse de forma homogénea o las cepas pueden ser heterorresistentes (designadas como hVISA/SARV).[264] En contraste, las cepas de SARV que han adquirido un gen *vanA* de enterococos expresan continuamente resistencia de alto nivel (es decir, que poseen una CIM mayor o igual a 32 µg/mL).[612]

Detección fenotípica. La detección de cepas de hVISA/SARV ha sido especialmente problemática, y todavía no se ha desarrollado un método ideal que sea altamente sensible y fácil de llevar a cabo. La tabla 17-22 resume el desempeño de los métodos que se han utilizado para detectar hVISA/SARV. El método de referencia para esta labor es el perfil de análisis de población con cálculo de área bajo la curva (PAP-ABC), que implica un análisis de población para determinar el porcentaje de bacterias resistentes en cada una de una serie de niveles de CIM.[264] Un inóculo estándar de un cultivo en caldo de toda la noche se plaquea en agar de infusión de cerebro y corazón (BHI, *brain-heart infusion*) que contiene concentraciones crecientes de vancomicina de 0.5-4 µg/mL. Los recuentos en placa se representan gráficamente para calcular la proporción de células que son resistentes a vancomicina en cada dilución. Wootton y cols. mostraron que una proporción de PAP-ABC entre 0.9 y 1.3 es indicativa de hVISA/VRSA, mientras que una proporción menor de 0.9 indica sensibilidad.[669] El método PAP-ABC, inclusive en sus formas más eficientes, es demasiado laborioso para ser realizado rutinariamente en un laboratorio clínico para un gran número de aislamientos.

La microdilución en caldo sigue siendo el método clínico recomendado para la detección de hVISA/SARV. En el 2007, el CLSI redujo el punto de corte para el intervalo intermedio de vancomicina de 4-8 µg/mL debido a la falta de vancomicina para tratar infecciones graves de hVISA/SARV causadas por cepas con un CIM de 4 µg/mL.[121,122] Los *S. aureus* que tienen una CIM menor o igual a 4 µg/mL son considerados sensibles, mientras que aquellos con una CIM mayor o igual a 16 µg/mL son resistentes. EUCAST no define un intervalo intermedio para *S. aureus*, pero el punto de corte de resistencia a vancomicina se redujo en el 2009 a una CIM mayor de 2 µg/mL que se encuentra en el rango superior para la distribución de CIM para cepas silvestres (www.eucast.org/clinical-breakpoints). Los aislamientos de *S. aureus* que tienen una CIM elevada de vancomicina (p. ej., mayor o igual a 8 µg/mL) deben enviarse a un laboratorio de referencia para realizar pruebas confirmatorias.

TABLA 17-22 Capacidad de diferentes métodos para detectar sensibilidad a vancomicina en *S. aureus*

Vancomicina CIM (mg/L)	Método de CIM	Método por difusión con discos[a]	Detección precoz en agar con vancomicina
≤ 2 (S)	Sí	No	Sí
4 (I)	Sí	No	Variable
8 (I)	Sí	No	Sí
16 (R)	Sí	No	Sí
≥ 32 (R)	Sí	Sí	Sí

[a]Los aislamientos que tienen un diámetro de halo de inhibición mayor o igual a 7 mm deben volver a evaluarse utilizando un método CIM.
Adaptado de la referencia 122.

Los laboratorios que no realizan rutinariamente microdilución en caldo como su principal método de sensibilidad pueden optar por utilizar este método para confirmar hVISA/SARV en aislamientos clínicos con un resultado elevado de CIM de vancomicina usando otro método, como se describe a continuación. De manera alterna, algunos laboratorios llevan a cabo una microdilución en caldo en todos los *S. aureus* invasores, pero emplean otro método de sensibilidad para evaluar aislamientos no invasores (p. ej., heridas superficiales).

Aunque los estafilococos coagulasa negativos han sido informados con disminución de sensibilidad a vancomicina, hasta el momento no se han encontrado cepas positivas para el gen *vanA*. Los puntos de corte de microdilución de vancomicina para estafilococos coagulasa negativos permanecen más altos que para *S. aureus*; se define que es sensible si tiene una CIM menor o igual a 4 µg/mL, intermedio como una CIM de 8-16 µg/mL, y resistente como una CIM mayor o igual a 32 µg/mL.[121,122] Los aislamientos negativos de estafilococos coagulasa negativos con una elevada CIM de vancomicina mayor o igual a 32 µg/mL deben enviarse a un laboratorio de referencia para obtener pruebas confirmatorias adicionales.

Otros métodos de detección precoz que se han utilizado para detectar hVISA/SARV incluyen una placa de agar BHI que contiene 5 o 6 µg/mL de vancomicina, similar al método original utilizado por Hiramatsu,[254,273] y también se usa actualmente para detectar resistencia a vancomicina en enterococos, como se comenta más adelante. Se emplea una gota de 10 µL en una suspensión de aislamiento 0.5 MacFarland para detectar un diámetro de 10-15 mm en una placa BHI. Más de una colonia o crecimiento ligero en la placa después de 24 h de incubación se considera positiva, y evidencia presuntiva de presencia de SAIV/SARV o SARV. Sin embargo, las pruebas de confirmación se deben hacer usando un método de CIM, ya sea microdilución en caldo o un Etest.

Las tiras de Etest para vancomicina se han utilizado solas o en combinación con una tira de teicoplanina (macro Etest o MET).[393,517] Sin embargo, recientemente se desarrollaron tiras Etest de detección de resistencia a glucopéptidos (GRD) para detectar hVISA/SARV. La Etest GRD ha tenido una evaluación clínica limitada hasta la fecha, pero una comparación reciente de Etest GRD y un análisis de la curva (PAP-ABC) demostró resultados no óptimos.[517] Se sabe que los métodos de Etest producen resultados más altos de CIM de vancomicina que la microdilución en caldo, y se puede estar informando "falsa resistencia" utilizando estos métodos si no se realizan pruebas de confirmación. Los aislamientos de *S. aureus* con una concentración elevada de CIM, mayor o igual a 8 µg/mL en Etest, deben ser enviados a un laboratorio de referencia para llevara cabo pruebas confirmatorias (CDC en los Estados Unidos).

Las pruebas de difusión con disco no son confiables y no distinguirán SAIV/SARV de cepas silvestres, por lo que no deberían ser utilizadas. Por esta razón, el CLSI ha eliminado recientemente los criterios de detección precoz en discos de vancomicina para SAIV/SARV.[122] Los laboratorios que emplean sistemas automatizados de sensibilidad tampoco detectarán hVISA/SARV a menos que realicen pruebas confirmatorias adicionales en cepas de *S. aureus* con CIM de vancomicina elevada mayor o igual a 2 mg/L.[587] De manera similar, en cepas de *S. aureus* con CIM de vancomicina entre 1.5 y 2 µg/mL, según el método MET Etest, debería realizarse una prueba de microdilución en caldo.

Informe. El aislamiento de hVISA/SARV se considera un problema clínico urgente de control de infección, así como un problema de salud pública. Debido a que los aislamientos hVISA/SARV son a menudo multirresistentes, las pruebas de sensibilidad extendida para antibióticos alternativos deben realizarse rutinariamente e informar cepas invasoras incluyendo linezolid, daptomicina, fluoroquinolonas, rifampicina, tigeciclina y ceftarolina. Los laboratorios deben tener protocolos establecidos para llevar a cabo pruebas de sensibilidad extendida a otros antibióticos para aislamientos multirresistentes, o remitir inmediatamente el aislamiento a un laboratorio de referencia en el que se pueda efectuar dicha prueba. Los criterios para la remisión de aislamientos multirresistentes a un laboratorio de referencia para pruebas de sensibilidad confirmatoria y genotipificación molecular deben incluirse en el protocolo del laboratorio. Las instituciones de prevención y control de infecciones o instituciones de salud pública deben notificar inmediatamente sobre pacientes de quienes se sospecha o se ha confirmado que tienen hVISA/SARV a través de muestras de vigilancia o clínicas.

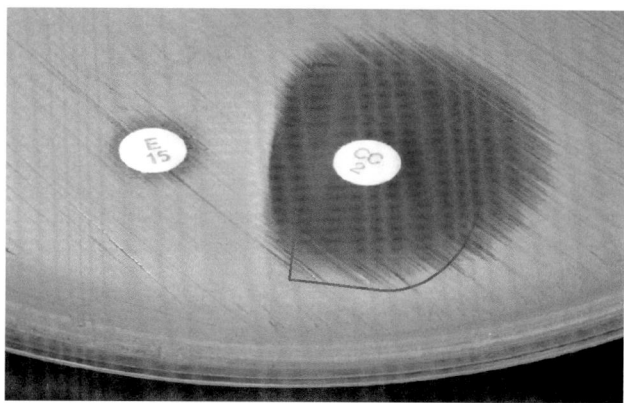

■ **FIGURA 17-28** Análisis de zona D para inducción de clindamicina (cortesía de Calgary Laboratory Services).

Resistencia inducible a clindamicina. La resistencia a macrólidos entre estafilococos está mediada por la expulsión activa de antibióticos de las células bacterianas (*msrA*) o por modificación de los sitios diana ribosómicos (generalmente *ermA* o *ermC*).[344] La modificación ribosómica puede expresarse constitutivamente o inducirse.[135] La resistencia a eritromicina se detecta más fácilmente que la resistencia a clindamicina. Las cepas sensibles a eritromicina también lo son a clindamicina, pero lo contrario no es necesariamente cierto.

Las cepas de estafilococos que expresan resistencia constitutiva a eritromicina y clindamicina representan poca dificultad, ya que serán detectadas *in vitro* como resistentes. Sin embargo, cuando la resistencia es inducible, puede haber una disociación entre los resultados de sensibilidad a eritromicina y clindamicina (tabla 17-23). La resistencia a los macrólidos de 14 y 15 miembros, como la eritromicina, se induce de manera más fácil que la resistencia a macrólidos de 16 miembros y lincosamidas, por ejemplo, la clindamicina. Existe evidencia de que la resistencia inducible a la clindamicina es clínicamente significativa no sólo en estafilococos, sino también en estreptococos β-hemolíticos y *S. pneumoniae*.[300,341,390] El CLSI recomienda que se realice una prueba de inducción antes de informar como sensibles a clindamicina a los aislamientos de *S. aureus* que demuestren sensibilidad discrepante a eritromicina y clindamicina (resistente a eritromicina, pero sensible a clindamicina).[121,122] Para otros estafilococos, estreptococos β-hemolíticos y *S. pneumoniae*, se debe realizar una prueba de inducción con clindamicina si se solicita.[121,122] La prueba de doble disco de la zona D para resistencia inducible a clindamicina se basa en el principio de que la eritromicina es un potente inductor del gen *erm* (tipo MLS_B).[192,295] Si los discos que contienen eritromicina (15 µg) y clindamicina

(2 µg) se colocan en proximidad (15-26 mm) y la resistencia es inducida por eritromicina, la zona de inhibición alrededor del disco de clindamicina se distorsiona. El aplanamiento resultante de la zona de inhibición produce una forma de "D" y es indicativo de resistencia inducible a clindamicina (fig. 17-28). De manera alterna, se puede usar una prueba de microdilución en caldo donde se coloca 1 µg/mL de eritromicina y 0.5 µg/mL de clindamicina en el mismo pocillo para detectar resistencia a clindamicina inducible en estreptococos β-hemolíticos y *S. pneumoniae*.[55,121,122] Este patrón indica resistencia inducible y debe ser informado como resistente a clindamicina.

Informe. Los aislamientos que tienen una prueba positiva de zona D o los que muestran inducción en la prueba de microdilución en caldo deben ser informados como resistentes a clindamicina. Debe añadirse un comentario al informe en el que se indica que "este aislamiento se presume que es resistente a clindamicina con base en la detección de resistencia inducible a clindamicina".[121,122] En ausencia de resistencia inducible (p. ej., prueba de zona D negativa), el aislamiento puede notificarse como sensible a clindamicina en función del resultado de sensibilidad *in vitro*. Los laboratorios también deben tener protocolos establecidos para realizar pruebas de sensibilidad extendidas en otros antibióticos para aislamientos multirresistentes. Este protocolo debe incluir criterios para remisión de aislamientos multirresistentes a un laboratorio de referencia para prueba de sensibilidad confirmatoria y genotipificación molecular. Las instituciones de prevención y control de infecciones o instituciones de salud pública deben notificar inmediatamente sobre pacientes de quienes se sospecha o se ha confirmado que tienen SARM a través de muestras de vigilancia o clínicas.

TABLA 17-23 Perfiles fenotípicos de resistencia a macrólidos/lincosamidas

Mecanismo	Gen de resistencia	Eritromicina	Clindamicina
Expulsión	*msrA*	R	S. Prueba de zona D (−)
Alteración de ribosoma	*ermA* o *ermC*	R	S→R (inducible) Prueba de zona D (+)
Alteración de ribosoma	*ermA* o *ermC*	R	R (constitutiva) Prueba de zona D (−)

*msr*A, resistencia a macrólido estreptogramina (tipo B) ; *erm*, resistencia a eritromicina ribosima metilasa (MLS_B).

Enterococos

El principal tratamiento con antibióticos de las infecciones graves invasoras por enterococos durante décadas ha sido la terapia combinada con un antibiótico de pared celular, ya sea un β-lactámico o vancomicina, y un aminoglucósido.[17,520] Aunque los enterococos son a menudo tolerantes al efecto de los β-lactámicos y son intrínsecamente resistentes a los aminoglucósidos (rango de CIM de 8-256 µg/mL), la actividad bactericida sinérgica confiable resulta del tratamiento de la combinación porque el agente de pared celular permite que el aminoglucósido sea absorbido en la célula donde actúa sobre su sitio diana ribosómico. Sin embargo, este abordaje ha sido seriamente debilitado en los últimos 50 años, inicialmente por el desarrollo de resistencia a la penicilina, pero recientemente debido a la creciente incidencia de ERV,[98] y al desarrollo de resistencia de alto nivel a aminoglucósidos, de tal manera que la sinergia requerida para eliminar enterococos ya no se puede lograr fácilmente.[17] El tema ha sido revisado recientemente por varios autores.[216,258,657] En años recientes, también se ha detectado resistencia a antibióticos más nuevos, como linezolid y daptomicina, denominados "antibióticos de último recurso", especialmente en cepas de *E. faecium*.[15,18,197]

Muchos otros factores se han unido para producir la situación actual de tener que tratar rutinariamente infecciones graves por enterococos multirresistentes en hospitales en todo el mundo.[17,15,250,658] A finales de la década de 1970, en los Estados Unidos los enterococos en hospitales eran principalmente *E. faecalis*. Desde entonces, *E. faecium* se ha convertido en el enterococo aislado en pacientes hospitalizados y ahora es la segunda causa de infección nosocomial, solo detrás de *S. aureus*.[17] *E. faecium* es mucho más frecuentemente resistente a ampicilina y vancomicina que *E. faecalis*.[250] Este "desplazamiento de especies de enterococos" se ha producido principalmente debido al aumento del uso de vancomicina y otros antibióticos de amplio espectro como cefalosporinas de tercera generación, junto con medidas de control de la infección subóptimas.[17,198] También hay evidencia de transmisión de cepas de *Enterococcus* multirresistentes en humanos, animales y medio ambiente.[142,166,657]

Resistencia a β-lactámicos

Muchas cepas de enterococos, particularmente *E. faecium*, son intrínsecamente resistentes a los β-lactámicos porque cuentan con proteínas de unión con baja afinidad por estos fármacos. En general, la ampicilina es más eficaz que la penicilina *in vitro* y es el agente preferido para los enterococos sensibles. Las cefalosporinas son uniformemente ineficaces frente a enterococos y no deben ser evaluadas. La detección de producción de β-lactamasa en especies de *Enterococcus* se describió anteriormente en las pruebas de β-lactamasas.

Resistencia de alto nivel a aminoglucósidos

La resistencia adquirida de alto nivel (HLR, *high-level resistance*) a aminoglucósidos da lugar a CIM en enterococos que están muy por encima de la concentración normal evaluada en el laboratorio clínico (p. ej., $\geq 2\,000$ µg/mL para estreptomicina y ≥ 500 µg/mL para gentamicina). La detección de HLR a aminoglucósidos en enterococos es importante porque estas cepas no se inhiben sinérgicamente mediante el tratamiento de combinación con β-lactámicos.[404] Aunque se utilizaron estudios de tiempo intensivo-eliminación para predecir la sinergia entre un aminoglucósido y un antibiótico de pared celular, hoy en día se emplean diversos métodos de detección precoz en el laboratorio clínico. Sin embargo, *E. faecium* es intrínsecamente resistente a la sinergia entre tobramicina, netilmicina, kanamicina o amikacina y un agente de la pared celular, y no es necesario realizar pruebas *in vitro*. Las pruebas de sinergia se efectúan solamente para detectar HLR a gentamicina o estreptomicina en *E. faecium* o *E. faecalis*.[408] Los métodos frecuentemente utilizados para la detección de HLR en enterococos se describen brevemente a continuación.

Numerosos laboratorios clínicos emplean un sistema automatizado de microdilución en caldo para detectar la HLR. De manera alterna, se puede utilizar una placa de microdilución en caldo (Pasco, MicroScan) usando medios BHI complementados con concentraciones de antibióticos similares en dos pocillos de sinergia de aminoglucósidos.[595] Se recurre al mismo inóculo estándar como en una placa de CIM para grampositivos de rutina (es decir, 5×10^5 UFC/mL). Después de un mínimo de 24 h de incubación, cualquier crecimiento se considera resistente. Las placas pueden tener que reincubarse durante 24 h adicionales si no hay crecimiento para estreptomicina después del período de incubación inicial.

Las placas de dilución de agar también se preparan utilizando medios BHI complementados con la misma cantidad de gentamicina (500 µg) pero el doble de cantidad de estreptomicina (2 000 µg) que se emplea para las pruebas de microdilución de HLR.[117,121,122] Las placas de dilución de agar para pruebas de HLR pueden adquirirse de un proveedor comercial. Se prepara una suspensión aislada de 0.5 de MacFarland y se ponen 10 µL para proporcionar un inóculo final de 10^6 UFC por punto. Las placas se deben incubar durante 24 h en aire ambiental antes de la lectura, y las placas de estreptomicina deben reincubarse durante otras 24 h si no hay crecimiento después de la incubación inicial. El crecimiento de una sola colonia en placas de dilución de agar indica resistencia. La prueba estándar de difusión con discos se lleva a cabo con discos antibióticos con altas concentraciones de gentamicina (120 µg) o estreptomicina (300 µg).[408] La resistencia se define por un diámetro de halo de inhibición menor o igual a 6 mm (sin zona), y la sensibilidad por una zona menor de 10 mm. Las cepas con diámetros de halo de inhibición de 7-9 mm deben ser evaluadas por dilución en agar o métodos de microdilución debido a que algunas cepas de enterococos con HLR sólo tienen CIM moderadamente elevadas.[408] Varios métodos comparativos de evaluación de HLR en enterococos encontraron una concordancia prácticamente total entre los discos de alta potencia, los paneles de microdilución comercialmente disponibles y una placa comercial de "sinergia" de dilución en agar.[408,590,595]

Sensibilidad disminuida a vancomicina

Se pueden utilizar métodos de sensibilidad por dilución para detectar de manera confiable ERV (fenotipos *vanA* o *vanB*) o resistencia intrínseca de bajo nivel a vancomicina (CIM de 2 a 32 µg/mL) relacionada a *E. gallinarum* o *E. casseliflavus* (fenotipo *vanC*). *E. faecium* o *E. faecalis* portadoras de un gen *vanA*, típicamente tienen una alta CIM de vancomicina mayor o igual a 64 µg/mL y CIM de teicoplanina mayor o igual a 16 µg/mL, mientras que las cepas portadoras de un gen *vanB* tienen una CIM de vancomicina menor, entre 16 y 512 µg/mL, y siguen siendo sensibles a teicoplanina (tabla 17-24). Históricamente, muchos laboratorios utilizaron la prueba de detección precoz por dilución de agar de vancomicina para detectar ERV.[588] Las placas de agar contienen medio BHI complementado con 6 µg

TABLA 17-24 Puntos de corte (CIM µg/mL) para especies de *Enterococcus*

Antibiótico	Sensible	Intermedio	Resistente
Penicilina o ampicilina	≤ 8	—	≥ 16
Vancomicina	≤ 4	$8\text{-}16^a$	$\geq 32^b$
Teicoplanina	≤ 8	16	$\geq 32^b$

[a]ERV con sensibilidad disminuida: genotipo VanB si teicoplanina es (S).
[b]ERV con resistencia de alto nivel: genotipo VanA si teicoplanina es (R).
S, sensible; I, intermedio; R, resistente.
Adaptado de la referencia 122.

de vancomicina por mililitro. Se utiliza una suspensión del aislamiento de 0.5 de MacFarland para detectar un área de 10-15 mm de diámetro en la placa proporcionando un inóculo final de 10^5-10^6 por punto. La presencia de más de una colonia o turbidez de crecimiento indica resistencia. En las placas de BHI para detección precoz de resistencia a vancomicina también pueden crecer enterococos que llevan un gen *vanC*, pero pueden ser identificados fácilmente por métodos fenotípicos. *Enterococcus casseliflavus* crece típicamente como colonias pigmentadas amarillas, tanto *E. casseliflavus* como *Enterococcus gallinarum* fermentan metil-α-D-glucopiranósido (MGP) al 1% y la mayoría de las cepas son móviles. Las placas comerciales de detección precoz por dilución de agar de vancomicina que contienen 6 μg/mL de fármaco se pueden adquirir con varios proveedores.

Los sistemas automatizados también pueden usarse para detectar resistencia a glucopéptidos en enterococos, pero los laboratorios deben estar conscientes de los problemas de detección informados.[277,636] Las versiones recientes de todos los sistemas automatizados de microdilución (Vitek 2, BD Phoenix y MicroScan) han mejorado su capacidad para detectar ERV, incluyendo resistencia intrínseca de bajo nivel, pero no siempre fue el caso.[176,572] Los sistemas Vitek Legacy® y MicroScan inicialmente tuvieron problemas para detectar resistencias moderadas (*vanB*) y de bajo nivel (*vanC*) en enterococos. Tenover y cols. evaluaron 10 sistemas comerciales para detección de ERV utilizando un método de microdilución en caldo como estándar para valorar 50 cepas de referencia.[610] A pesar de que una prueba de detección de dilución en agar identificó con exactitud ERV, se produjo un mayor número de errores menores con la prueba de difusión con discos. Los errores más importantes fueron producidos por el sistema Vitek Legacy (10.3%) y MicroScan Rapid (20.7%), y este último también produjo algunos errores importantes (13.3%). Estudios recientes también muestran que los sistemas automatizados pueden tener problemas para detectar cepas ERV específicas. Abele-Horn y cols. recientemente realizaron una validación clínica del software Vitek 2 versión 4.01 y encontraron que el sistema era capaz de identificar correctamente 114 (94.2%) de las cepas de enterococos a nivel de especie y clasificó 119 (98.3%) correctamente a nivel de genotipo de resistencia a glucopéptidos (genotipos *vanA*, *vanB* o *vanC*).[3] Se identificaron seis cepas de *E. faecium* que portaban un gen *vanA* y una cepa de *E. casseliflavus* (gen *vanC*) con baja discriminación además de que se requerían pruebas adicionales. Una cepa *vanA* se clasificó erróneamente como del tipo *vanB* debido a que el sistema no detectó resistencia a teicoplanina, y un *E. faecium* sensible a glucopéptido se clasificó erróneamente como del tipo *vanA* (resistente tanto a vancomicina como a teicoplanina). Raponi y cols. también compararon recientemente la capacidad de Vitek 2, Phoenix, Etest, microdilución en caldo y pruebas de difusión con discos para detectar glucopéptidos y resistencia a linezolid en 30 aislamientos clínicos de *E. faecium*.[505] Todas las cepas habían sido sometidas a pruebas moleculares para detectar la presencia de los genes de resistencia *vanA* y *vanB* y la mutación G2576T del ARN 23S que confiere resistencia a linezolid. Las tasas de resistencia a teicoplanina oscilaron entre el 3% para Vitek 2 y el 57.6% para Phoenix, y las de vancomicina oscilaron entre el 56.7% para Vitek 2 y el 86.7% para Phoenix. Sólo 2 de 25 cepas conocidas por llevar el gen *vanA* fueron reconocidas definitivamente con el fenotipo VanA. Sólo una cepa tenía la mutación G2576T y no portaba el gen *vanA*; la difusión con disco, la microdilución en caldo y el sistema Vitek 2 mostraron resistencia (CIM > 8 μg/mL), pero tanto Phoenix como Etest dieron resultados sensibles (CIM ≤ 4 μg/mL). Estos estudios resaltan la necesidad

de contar con más evaluaciones al sistema automatizado de sensibilidad por dilución frente a una gama más amplia de cepas ERV caracterizadas molecularmente.

Las pruebas de difusión con discos no son tan confiables como las pruebas de dilución y deben realizarse estrictamente de acuerdo con los métodos estándar para minimizar los errores.[118] Las pruebas de difusión con discos deben incubarse durante 24 h completas y leerse bajo luz transmitida. Las cepas ERV que llevan un gen *vanB* pueden ser omitidas a menos que el halo de inhibición sea inspeccionado cuidadosamente en busca de un borde difuso. Algunos estudios sobre las tiras Etest han demostrado que su desempeño es equivalente al de la dilución de agar y la prueba de microdilución en caldo.[610] Sin embargo, en un estudio reciente, la Etest no detectó cuatro aislamientos de *E. faecium* que se habían confirmado como portadores del gen *vanB*.[506] Grabsch y cols. también encontraron que una Etest con vancomicina realizada en un MHA estándar o agar BHI fracasó repetidamente en detectar un *E. faecium vanB*2 (CIM ≤ 4 μg/mL) durante un brote nosocomial.[223] Los resultados de Etest mejoraron cuando el MHA o agar BHI se complementó con 1 g/L de oxgall y las placas se incubaron un total de 48 h antes de la lectura. Se necesitan más estudios para evaluar este medio para mejorar la detección temprana de cepas ERV con un fenotipo de resistencia de bajo nivel en laboratorios donde no es posible la detección por PCR.

Informe. Los resultados de las pruebas de penicilina/ampicilina, vancomicina y de la detección precoz de HLR a gentamicina y estreptomicina deben ser informados para todos los aislamientos de *E. faecium* y *E. faecalis* recuperados de infecciones invasoras graves. Los laboratorios también deben contar con protocolos establecidos para llevar a cabo pruebas de sensibilidad ampliadas en otros antibióticos (daptomicina, linezolid) para aislamientos invasores multirresistentes. Este protocolo debe incluir criterios para la remisión de aislamientos multirresistentes a un laboratorio de referencia para pruebas confirmatorias de sensibilidad y genotipificación molecular. Las instituciones de prevención y control de infecciones o instituciones de salud pública deben notificar inmediatamente sobre pacientes de quienes se sospecha o se ha confirmado que tienen ERV a través de muestras de vigilancia o clínicas.

Detección molecular de genes de resistencia a vancomicina. Se requieren pruebas moleculares de enterococos para detectar un gen de vancomicina y distinguir el tipo de gen o genes presentes. Aparte de los genotipos de resistencia a vancomicina más frecuentes discutidos anteriormente (p. ej., *vanA*, *vanB* y *vanC*), se han descrito varios otros grupos de genes de vancomicina (p. ej., *vanD*, *vanE*, *vanG*, *vanL* y *vanM*).[2,58,154,672] Estos últimos genes se han descrito rara vez en aislamientos clínicos, y fueron descubiertos cuando la fenotipificación de rutina identificó la cepa como resistente a vancomicina, pero las pruebas moleculares mostraron que no había grupos de genes *vanA* ni *vanB*. Es probable que continúen encontrándose grupos de genes de vancomicina más recientes, ya que otros estudios han documentado una alta prevalencia de genes de resistencia a glucopéptidos (*vanB*, *vanD* y *vanG*) en la flora fecal humana que no están relacionados con enterococos.[164] En un estudio posterior, estos investigadores identificaron cúmulos de genes *vanD* y *vanG* en especies de *Ruminococcus*.[165] También se han encontrado recientemente aislamientos clínicos de *Clostridium clostridioforme* y *Atopobium minutum* que llevan un grupo *vanB*.[376] Otras bacterias grampositivas en la flora intestinal humana, particularmente anaerobios, pueden representar una gran reserva de genes de resistencia a vancomicina.

Se han creado varios métodos múltiples, desarrollados en el laboratorio utilizando PCR y PCR en tiempo real, con el objetivo de detectar principalmente grupos de genes *van*A y *van*B que son de suma importancia clínica (fig. 17-29).[179,443,461] La detección molecular de los genes *van*C1, *van*C2 y *van*C3 también se puede identificar definitivamente en *E. gallinarum* así como distinguir *E. casseliflavus* de *E. flavescens*.[111] Asimismo, se pueden hacer pruebas moleculares específicas para detectar otros genes de vancomicina.

Sin embargo, el desarrollo comercial reciente de plataformas de prueba rápidas ha hecho posible la detección por PCR en tiempo real de genes *van*A/B directamente a partir de muestras clínicas (p. ej., exudados rectales y muestras de heces) disponibles para la mayoría de los centros. Las evaluaciones clínicas iniciales de las dos pruebas que han recibido la aprobación de la FDA en los Estados Unidos se describen brevemente aquí. La BD GeneOhm VanR® (BD GeneOhm, San Diego, CA) es una prueba de PCR en tiempo real que amplifica objetivos específicos de los genes *van*A o *van*B. La prueba de VanR se realiza usando el Smart-Cycler® (Cepheid, Sunnyvale, CA). Stamper y cols. compararon el desempeño de la prueba de VanR con cultivo selectivo utilizando agar bilis esculina azida con 6 µg/mL de vancomicina (BEAV) y caldo BEAV con 8 µg/mL de vancomicina para la detección de ERV a partir de hisopados rectales y muestras de heces.[569] En general, la prueba de VanR tuvo una sensibilidad del 96.6% y una especificidad del 87%, y se produjeron varias pruebas de falsos positivos con la porción de *van*B de la prueba. Aunque la sensibilidad de la prueba para exudados rectales (98.3%) fue mayor que en las muestras de heces (95.4%), la especificidad fue similar en ambos tipos de muestras. Cuando se utilizó sólo para detectar la resistencia a *van*A, la prueba de VanR tuvo una sensibilidad,

especificidad, VPP y VPN del 94.4, 96.4, 91.3 y 97.7%, respectivamente. Recientemente se informó un desempeño similar de la prueba de VanR en un estudio que probó 1 786 muestras que incluyó un conjunto de 50 cepas de referencia conocidas por ser de los genotipos *van*A-G.[659] Aunque la sensibilidad general fue del 93.1%, la menor especificidad (87%) se debió principalmente a resultados falsos positivos de *van*B.

La GeneXpert *van*A/*van*B® (Cepheid Diagnostics, Inc., Sunnyvale, CA) también es una prueba de PCR en tiempo real que detecta genes tanto *van*A como *van*B. Una evaluación de esta prueba en 804 muestras de exudados rectales, en comparación con cultivo enriquecido,[54] demostró que aunque el análisis molecular tenía una alta sensibilidad y VPN (100%), mostraba una especificidad (85.4%) y VPP (8.7%) menor debido a falsos positivos, especialmente para el gen *van*B. Otra evaluación más reciente comparó métodos de cultivo enriquecidos directos y en caldo para la detección de ERV con la prueba *van*A/*van*B, e informó sensibilidad, especificidad, VPP y VPN del 96.4, 93, 92 y 96.9%, respectivamente.[375] La prueba GeneXpert para ERV es fácil de realizar en una plataforma rápida y completamente automatizada de acceso aleatorio que requiere un mínimo procesamiento de muestras y proporciona resultados en 1.5-2 h.

Los laboratorios que no tienen la capacidad de realizar pruebas moleculares pueden considerar la implementación de un método de cultivo cromógeno basado en agar para detectar ERV directamente de exudados rectales o muestras de heces (fig. 17-30). Se compararon dos medios cromógenos (Chromagar VRE y chromID VRE) para detección directa de ERV a partir de muestras de heces después de una etapa de enriquecimiento toda la noche y 48 h de incubación de las placas.[456] Ambos medios tenían una alta sensibilidad (98.2%) y especificidad comparable

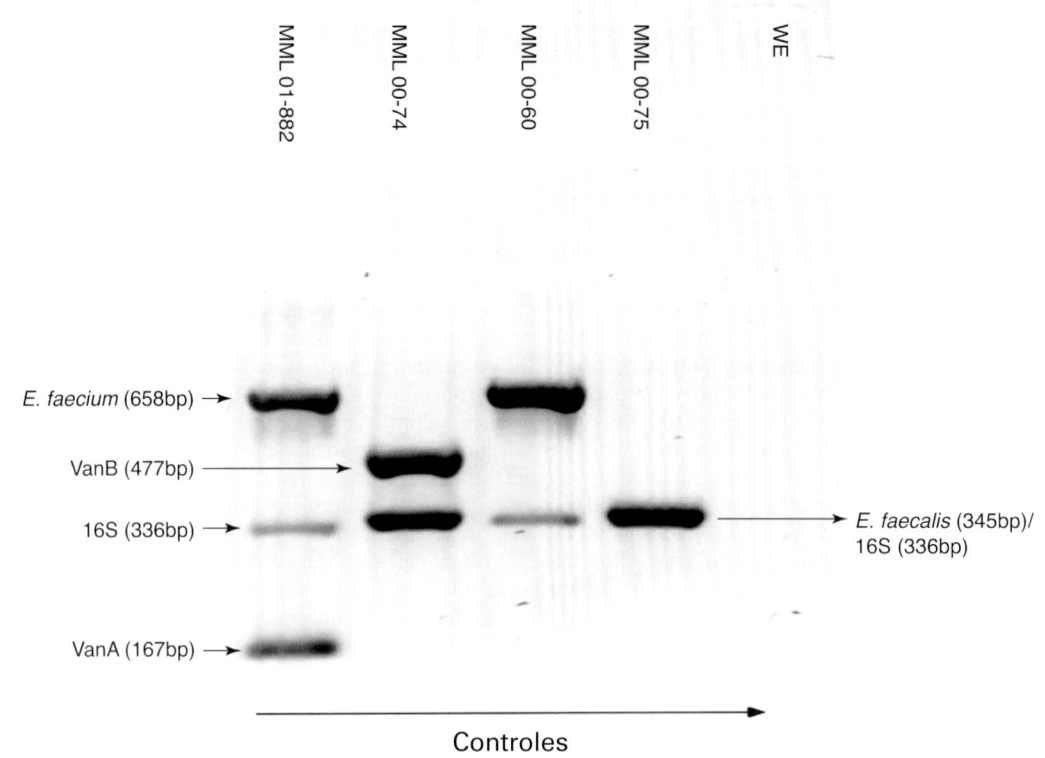

■ **FIGURA 17-29** PCR múltiple para distinguir *E. faecium/E. faecalis* y presencia de genes de resistencia a vancomicina (*van*A y *van*B) (cortesía de Calgary Laboratory Services).

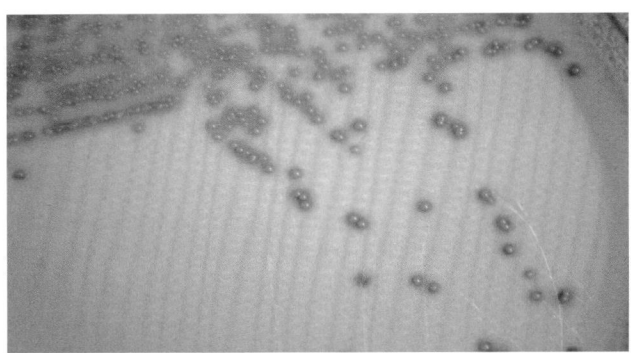

■ **FIGURA 17-30** Crecimiento de *E. faecium* positivo para gen *van*A en VRESelect (Bio-Rad) (cortesía de Calgary Laboratory Services).

del 96.5 y 97.5%, respectivamente. BBL CHROMagar VanRE (CVRE)® (BD Diagnostic Systems, Baltimore, MD) también se comparó recientemente con placas de BEAV para detectar colonización de ERV y tuvo sensibilidad, especificidad, VPP y VPN de 98.6, 99.1, 95.9 y 99.7%, respectivamente.[306] El agar CVRE también mostró un mejor desempeño en la detección de ERV en un estudio de 517 muestras de vigilancia en comparación con las placas BEAV, con sensibilidad, especificidad, VPP y VPN del 99.1, 94.8, 84.2 y 99.7%, respectivamente.[570] Otra formulación de Chromagar (Spectra VRE®, Remel, Lenexa, KS) también fue más sensible (98.2%) y específica (99.3%) en comparación con BEAV en los estudios de exudados rectales.[460] En la actualidad, sólo un estudio ha comparado la detección basada en métodos de PCR para ERV con un método sustentado en el cultivo en agar cromógeno; se evaluaron un total de 8 815 muestras de exudados rectales. Se aislaron ERV del 8.4% de las muestras mientras que por PCR se detectaron ERV en el 8.9% de las muestras. En general, la PCR tiene sensibilidad, especificidad, VPP y VPN del 98.2, 99.6, 95.7 y 99.8%, respectivamente, pero no se incluyeron en este estudio muestras positivas a *van*B.

Resistencia enterocócica a antibióticos más recientes

Linezolid y daptomicina son nuevos antibióticos que han sido cada vez más utilizados para tratar infecciones invasoras graves debidas a SARM y ERV. Los laboratorios deben tener un protocolo para la prueba extendida de estos antibióticos para aislamientos de infecciones invasoras graves, o sobre petición clínica. Si la sensibilidad de estos antibióticos no puede estudiarse internamente, el aislamiento debe ser enviado inmediatamente a un laboratorio de referencia para confirmación y pruebas adicionales de sensibilidad. Aunque la resistencia a linezolid sigue siendo rara tanto en SARM como en ERV, los laboratorios deben estar preparados para reconocer estas cepas, ya que no es sorprendente que un riesgo aumentado de adquirir una cepa resistente a linezolid esté relacionado con el uso de antibióticos y con la duración del tratamiento.[542] Se han publicado puntos de corte para linezolid tanto para difusión con disco (30 µg) como para métodos de microdilución. Sin embargo, cuando se utiliza un método con disco de linezolid (30 µg), las zonas de difusión alrededor de él deben ser examinadas usando luz transmitida. Si no se encuentra una zona clara o el aislamiento es resistente, se debe utilizar un método de CIM para realizar pruebas repetidas. Las tiras de linezolid de la Etest también concuerdan con los resultados de microdilución en caldo para los aislamientos de SARM y ERV, pero los resultados de la CIM pueden ser ligeramente mayores.

Se observa una situación similar para la daptomicina, para la cual aún no se informan grandes cepas de *S. aureus* o ERV como portadoras de resistencia, pero cuando se presentan, el paciente ha estado a menudo expuesto a este antibiótico, a veces durante un período de tratamiento prolongado. La daptomicina se utiliza cada vez más para tratar infecciones invasoras graves como bacteriemia y endocarditis debido a SARM o ERV, siempre que el paciente no tenga neumonía, ya que un surfactante es capaz de inactivar este compuesto. Como se ha revisado recientemente, la prueba de sensibilidad *in vitro* de daptomicina requiere la presencia de concentraciones estandarizadas de calcio total (50 µg/mL, usando sales de cloruro de calcio).[320]

Las pruebas de difusión con discos no son confiables por esta razón, y no deben usarse para la prueba de sensibilidad a daptomicina para estafilococos o enterococos. Las tiras de daptomicina de la Etest pueden usarse junto con un MHA complementado con calcio, donde la concentración de este elemento se ha ajustado al valor apropiado. La actividad *in vitro* de la daptomicina en la tira de Etest depende de la cantidad fija de calcio (40 µg/mL) presente en la tira, así como del calcio en el agar. Uno de los mayores estudios, que incluyó 1 800 aislamientos de *S. aureus* incluyendo SARM, mostró que el acuerdo esencial entre la Etest con daptomicina y las pruebas de microdilución fue del 82.4%, pero las CIM arrojadas por Etest tuvieron diluciones superiores en el orden de $\log_2$ 0.5 a 1.[537] La tasa de concordancia de CIM de daptomicina por Etest fue aún mas variable (66.7-100%).[292,320]

Estreptococos

Streptococcus pneumoniae

Sensibilidad disminuida a penicilina. La penicilina ha sido el tratamiento estándar para las infecciones por neumococos durante décadas, y la prueba de sensibilidad no estaba indicada porque las cepas seguían siendo sensibles. Sin embargo, recientemente han aparecido cepas altamente resistentes a penicilina de *S. pneumoniae*, y cada vez se informan más infecciones invasoras graves debido a clones multirresistentes que se han transmitido en todo el mundo. Los estudios de vigilancia recientes en los Estados Unidos muestran que las cepas de *S. pneumoniae* con multirresistencia (p. ej., resistentes a dos o más clases de antibióticos incluyendo β-lactámicos, macrólidos, tetraciclina y trimetoprima/sulfametoxazol, pero rara vez fluoroquinolonas) se han extendido; el 20% de los aislamientos evaluados eran multirresistentes, mientras que la prevalencia de aislamientos con resistencia intermedia a penicilina (CIM 0.1-1 µg/mL) fue del 17.9%, la resistencia a penicilina (CIM ≥ 2 µg/mL) fue del 14.6%.[516]

La fecha de serotipificación para neumococos causantes de enfermedades invasoras y no invasoras en los períodos 2008-2009 y 2010-2011 para más de 43 centros en los Estados Unidos, en comparación con los datos de la vacuna preconjugada (PCV7) (1999-2000) y la vacuna posconjugada (2004-2005), muestran que la prevalencia de PCV y serotipos de neumococos disminuyó del 64% de invasores y 50% de aislamientos no invasores en 1999-2000 al 3.8 y 4.2%, respectivamente, en 2004-2005.[516] Aunque el uso de la vacuna conjugada para neumococos heptavalentes (PVP7) redujo drásticamente la incidencia de la enfermedad invasora por neumococos (EIN) tanto en niños como en adultos, esta alteración continúa apareciendo en individuos en los extremos de la vida (menores de 2 años o mayores de 65 años de edad) y en aquellos con comorbilidades o inmunodeficiencia debido a que la vacuna sólo proporciona una protección limitada frente a los más de 90 serotipos de *S. pneumoniae* que se sabe causan enfermedades humanas.[326,599] Además, han aparecido serotipos específicos de *S. pneumoniae* (p. ej., 19A, 3, 6C y 7F) en los Estados Unidos y en todo el mundo que pueden haber aumentado la virulencia y resistencia a antibióticos no incluidos en la vacuna conjugada (PVP7) frente a neumococos administrada a niños antes del 2010.[227,290,345,655] De 1998 a 2005, la incidencia de EIN pediátrica causada por 19A en los Estados Unidos aumentó de 0.8 casos por cada 100 000 habitantes a 2.5 casos por cada 100 000 habitantes, lo que coincidió directamente con un aumento de la EIN causado por cepas 19A resistentes a penicilina (de 6.7% a 35%) pertenecientes a un clon internacional rápidamente emergente (complejo clonal 320).[599] Desde el 2010, cuando se introdujo la vacuna frente a neumococos 13-valente (PCV13) en los Estados Unidos, el aumento del serotipo 19A cesó y la prevalencia de otros serotipos predominantes incluidos en PCV13 (3, 6C, 7F) también se mantuvo constante en los períodos 2008-2009 y 2010-2011.[599] Otros factores que han demostrado mejorar la selección de cepas resistentes de neumococos incluyen la diseminación de algunos clones internacionales y la frecuencia con la que se utilizan antibióticos orales en la comunidad.[349]

El mecanismo de resistencia de los neumococos a la penicilina por la modificación de PUP se describe en la sección referente a mecanismos de resistencia a antibióticos. *S. pneumoniae* no produce β-lactamasas. La resistencia a penicilina se produce en una variedad de serogrupos y entre diversas cepas que pueden diferenciarse por tipificación molecular,[515] pero relativamente pocos clones son la fuente dominante de cepas multirresistentes.[671] Los neumococos que son resistentes a penicilina también tienen una sensibilidad disminuida a otros β-lactámicos.[74] Algunos β-lactámicos (p. ej., carbapenemes, cefotaxima, ceftriaxona y cefpiroma) son más activos *in vitro* que la penicilina frente a neumococos resistentes a penicilina, mientras que otros fármacos (p. ej., ampicilina, cefdinir, cefuroxima, cefoperazona, azlocilina, mezlocilina, piperacilina, cefalotina y cefamandol) demostraron una actividad ligeramente menor. Oxacilina, cefixima, ceftizoxima, cefetamet, cefaclor, ceftazidima, cefoxitina, cefonicida y latamoxef muestran una actividad muy reducida frente a cepas de *S. pneumoniae* resistentes a penicilina. El mecanismo de resistencia a estos otros β-lactámicos es también una alteración en las proteínas que se unen a la penicilina.[406] Sin embargo, los resultados de las pruebas de sensibilidad a penicilina no pueden usarse para predecir sensibilidad de otros β-lactámicos porque las cepas con genes PUP en mosaico pueden tener CIM bajas de penicilina (< 1 μg/mL) y altas de cefotaxima (2-32 μg/mL), o CIM bajas de penicilina (1-2 μg/mL), pero altas de amoxicilina (4-8 μg/mL).[163,385]

La resistencia a penicilina y otras clases de antibióticos en *S. pneumoniae* tiene consecuencias clínicas importantes para el tratamiento adecuado de infecciones graves, incluyendo neumonía adquirida en la comunidad, empiema, meningitis y otras infecciones invasoras.[290,599] La vancomicina debe prescribirse para casos sospechosos o confirmados de EIN con meningitis debido a cepas con resistencia de alto nivel a la penicilina. La multirresistencia en *S. pneumoniae* también ha dado lugar a un aumento drástico en el uso de levofloxacino para tratar neumonía adquirida en la comunidad.

Detección fenotípica de resistencia a penicilina. La difusión de disco sigue siendo el método de detección precoz primario utilizado por la mayoría de los laboratorios para identificar resistencia a penicilina en *S. pneumoniae*.[591] Este método es altamente sensible para esta bacteria, pero no ayuda

a diferenciar cepas que tienen resistencia intermedia de aquellas resistentes con base en la determinación de CIM según la fuente de aislamiento y la formulación de penicilina que se utilice (tabla 17-25). El procedimiento de difusión con discos recomendado por el CLSI para detección de resistencia a penicilina incorpora un disco de 1 μg de oxacilina.[118,121,122] Swenson y cols. encontraron que la oxacilina era un mejor predictor de sensibilidad a penicilina que la meticilina.[591] Las cepas que tienen un halo de inhibición con un diámetro menor o igual a 19 mm no deben ser informadas como no sensibles a penicilina antes de confirmar por un método de CIM.[121,122] Las pruebas de CIM por dilución o difusión en gradiente deben realizarse rutinariamente en aislamientos invasores de *S. pneumoniae* de líquidos, tejidos y fuentes de sangre estériles. Aunque el CLSI publicó un método de dilución en agar usando MHA con sangre al 5%, en una evaluación reciente, este método produjo menores CIM en comparación con la microdilución en caldo.[686] Esta última se considera el método de CIM de referencia para evaluar *S. pneumoniae*. Varios sistemas comerciales utilizan placas de microdilución para la prueba de CIM con *S. pneumoniae* (p. ej., PASCO Strep Plus®, Trek Sensititre®). Las placas Trek Sensititre se han comportado bien, sólo con errores de menor importancia para penicilina, ceftriaxona y meropenem en estudios recientes frente a un banco de cepas de *S. pneumoniae* que consistió en una selección de cepas que abarcan los criterios del CLSI.[686] Las evaluaciones anteriores también han demostrado que las placas de microdilución de otros fabricantes dan resultados confiables, excepto cuando se prueba trimetoprima/sulfametoxazol.[226,398] La principal ventaja de este abordaje es que pueden establecerse las CIM de un aislamiento probando muchos fármacos.

Debido a la naturaleza exigente de *S. pneumoniae*, los aislamientos deben cultivarse en MHA complementado con sangre de carnero al 5% para asegurar un crecimiento adecuado al realizar la Etest. Si es necesario para el crecimiento de la cepa, las placas también pueden incubarse con CO_2. El control de calidad de estas pruebas debe incluir cepas de neumococos resistentes, además de microorganismos que funcionen como estándar de control. La figura 17-19 muestra los resultados de Etest de penicilina para una cepa altamente resistente de LCR. Se ha demostrado que Etest es un método fiable general para evaluar resistencia de *S. pneumoniae* a penicilina y cefalosporinas de amplio espectro; sin embargo, puede haber tasas bajas de errores menores con penicilina (9.5%) y cefotaxima (5.4%).[297]

TABLA 17-25 Puntos de corte (CIM μg/mL) propuestos por el CLSI para *S. pneumoniae*

Antibiótico	Fuente	S	I	R
Penicilina V	Meningitis	≤ 0.06	—	≥ 0.12
Penicilina V	No meningitis	≤ 2	4	≥ 8
Penicilina (penicilina V oral)	—	≤ 0.06	0.12-1	≥ 2
Cefalosporinas de tercera generación	Meningitis	≤ 0.5	1	≥ 2
Cefalosporinas de tercera generación	No meningitis	≤ 1	2	≥ 4

S, sensible; I, intermedio; R, resistente.
Adaptado de la referencia 122.

Hashemi y cols. observaron que Etest produce resultados de CIM mayores que la prueba de microdilución,[242] pero no han aparecido informes de falsa resistencia.

El CLSI cambió los puntos de corte en el 2008 para interpretar e informar CIM de penicilina parenteral y otros β-lactámicos frecuentemente utilizados para *S. pneumoniae*, dependiendo de si el aislamiento se recuperó de líquido cefalorraquídeo (meningitis) u otras fuentes (no meningitis) (tabla 17-25). Clínicamente, los puntos de corte de CIM para las formulaciones de penicilinas orales frente a parenterales también permanecen diferentes. La razón de este cambio fue no sobreestimar la resistencia en *S. pneumoniae* al tratar infecciones invasivas localizadas (p. ej., neumonía, bacteriemia) que no se habían diseminado para causar meningitis.[656] El uso de un solo conjunto de puntos de corte para todos los aislamientos invasores de *S. pneumoniae*, independientemente de la fuente (es decir, no meningitis y meningitis), estaba desalentando el uso eficaz de penicilina en casos donde la cepa demostró resistencia intermedia pero no de alto nivel. Aunque los pacientes con cepas relativamente resistentes de *S. pneumoniae* que causan neumonía han respondido al tratamiento con penicilina, la meningitis puede no ser tratada con éxito porque las concentraciones de antibiótico son más bajas en el líquido cefalorraquídeo.[591] Es probable que las cepas que tienen una CIM mayor de 4.0 µg/mL respondan al tratamiento con penicilina en cualquier situación clínica. Los efectos epidemiológicos predecibles del establecimiento de puntos de corte diferenciales de CIM para penicilina parenteral incluyen disminuir la incidencia de resistencia a penicilina en cepas de *S. pneumoniae* que no producen meningitis, pero aumentar la incidencia de resistencia a penicilina en los aislamientos de meningitis.[103,274]

Las directrices actuales del CLSI también incluyen nuevos puntos de corte basados en datos de CIM y farmacocinética/farmacodinamia (FC/FD) para doxiciclina y puntos de corte revisados para tetraciclina.[121,122] Este fármaco es una opción para tratar la neumonía adquirida en la comunidad; sin embargo, algunos aislamientos de *S. pneumoniae* pueden ser resistentes a tetraciclina pero sensibles a doxiciclina.[371]

Sensibilidad disminuida a macrólidos y lincosamidas.
La resistencia de *S. pneumoniae* a macrólidos y clindamicina ha aumentado durante muchos años, principalmente debido a la presión de selección por el uso de antibióticos orales.[287,290] En *S. pneumoniae* y otros estreptococos viridans, la resistencia a macrólidos se produce debido a la expulsión del antibiótico fuera de la célula debido al gen *mefA*,[584] que está controlado constitutivamente dando un fenotipo típico de resistencia a eritromicina pero sensible a clindamicina. Las cepas de *S. pneumoniae* con resistencia inducible a clindamicina se encuentran cada vez con mayor frecuencia (p. ej., MLSB debido a la presencia de un gen *erm*).[192] El CLSI recomienda que se haga una prueba de resistencia inducible a clindamicina (p. ej., una prueba de disco de zona D o una prueba de microdilución en caldo) a solicitud en aislamientos de *S. pneumoniae* que tengan un perfil de antibiograma que indica resistencia a eritromicina pero sensibilidad a clindamicina.[121,122]

Informe. Para un aislamiento de *S. pneumoniae* no meningitis, si la CIM de penicilina es menor o igual a 0.06 µg/mL y el β-lactámico de interés está listado en las normas M100-S23 y M100-S24 del CLSI, tabla 2G, entonces el laboratorio puede extrapolar el resultado de sensibilidad a penicilina a otros β-lactámicos.[121,122] En cuanto a estafilococos, las cepas de neumococos que muestran resistencia inducible a clindamicina deben ser informadas como resistentes; las cepas que carecen de resistencia intrínseca e inducible a clindamicina pueden informarse como

sensibles. La resistencia a otros macrólidos puede deducirse del resultado de eritromicina.[121,122] Se ha notificado el fracaso del tratamiento cuando se utilizó un macrólido para tratar una infección sistémica por *S. pneumoniae* debido a una cepa que demostró resistencia *in vitro*.[279] La doxiciclina puede ser informada de forma rutinaria en aislamientos de *S. pneumoniae* de las vías respiratorias inferiores si el antibiótico está en el panel de pruebas, y las partes interesadas acuerdan que debe ser informado, o si este antibiótico puede ser sometido a pruebas selectivas e informado a petición del médico.

Otros estreptococos del grupo viridans

Además de *S. pneumoniae*, muchos otros estreptococos del grupo viridans (EGV) pueden causar infecciones invasoras graves, particularmente bacteriemia y endocarditis. El aumento de resistencia a penicilina en los EGV probablemente haya sido transferido desde cepas de neumococos.[171] La sensibilidad reducida a penicilina entre los aislamientos clínicos de EGV oscila entre el 20 y 40%.[232,288,679] De manera similar a los neumococos, los EGV con sensibilidad disminuida a penicilina suelen ser más sensibles a cefalosporinas de cuarta generación.[463] La resistencia a penicilina se produce debido a modificaciones en proteínas de unión a penicilina (PBP2b y PBP2x).[185] Algunas alteraciones en las PUP han producido resistencia a otros antibióticos β-lactámicos entre varias de las especies, incluyendo *S. mitis*, *S. sanguis* y *S. oralis*.[185] Varios estudios recientes de bacteriemia por EGV demostraron altos niveles de resistencia a múltiples antibióticos (p. ej., disminución de sensibilidad a clindamicina, tetraciclina, eritromicina y ceftriaxona), típico de las cepas con sensibilidad disminuida a penicilina.[182,232,288,679] En particular, los aislamientos de *S. mitis* de sangre de pacientes con cáncer que tenían un alto grado de resistencia a penicilina (28%) también eran resistentes a fluoroquinolonas y a otras clases de antibióticos.[171] La exposición previa a antibióticos fue un factor de riesgo significativo para el aislamiento de EGV no sensibles de infecciones del torrente sanguíneo.[232,679] En un estudio de EGV recuperados de una bucofaringe normal, la resistencia a eritromicina, tetraciclina y quinupristindalfopristina se documentó con frecuencia; las cepas expresaron mucho menos resistencia a levofloxacino y moxifloxacino.[549] Hasta el momento, la resistencia a vancomicina no se ha encontrado en EGV resistentes a penicilina y sigue siendo el fármaco de elección para las infecciones invasoras debidas a cepas resistentes a penicilina.

La difusión con discos no es confiable para detectar resistencia a penicilina o carbapenemes y no debe usarse para evaluar los EGV. La difusión con discos se puede utilizar para valorar la sensibilidad a otros β-lactámicos y clases de antibióticos.[118] Las placas de microdilución o Etest deben usarse para determinar la CIM de penicilina de aislamientos invasores de EGV recuperados de líquidos, tejidos y sangre estériles.[121,122] Los resultados de sensibilidad *in vitro* obtenidos con Etest se correlacionan bien con la dilución en agar para penicilinas y cefalosporinas, pero algo menos con algunas especies de EGV para vancomicina.[399] Los laboratorios que sólo realizan pruebas de difusión con discos deberían tener políticas y procedimientos para la remisión inmediata de cepas invasivas de EGV, ya sea con una disminución de sensibilidad a penicilina o vancomicina, a un laboratorio de referencia para confirmar la prueba de CIM.

Estreptococos β-hemolíticos

Esta sección se refiere a cepas piógenicas formadoras de grandes colonias de estreptococos con antígenos del grupo A (EGA, como

S. *pyogenes*), C o G y cepas con antígeno del grupo B (EGB, como *S. agalactiae*). La penicilina y ampicilina siguen siendo los fármacos de elección para tratar infecciones por estreptococos β-hemolíticos. Las pruebas de sensibilidad de rutina de penicilina y otros β-lactámicos aprobados para el tratamiento de infecciones por estreptococos piógenos no necesitan ser realizadas porque no se han informado aislamientos insensibles de EGA (p. ej., CIM de penicilina mayor de 0.12 μg/mL y CIM de ampicilina mayor de 0.25 μg/mL) y siguen siendo extremadamente raros para las otras especies β-hemolíticas.[121,122] Sin embargo, dada la naturaleza potencialmente mortal de las infecciones invasoras debidas a estreptococos β-hemolíticos, los laboratorios deben realizar rutinariamente pruebas de sensibilidad a antibióticos en aislamientos invasores recuperados de líquidos, tejidos y sangre estériles. Los aislamientos de estreptococos β-hemolíticos detectados como resistentes a β-lactámicos deben ser identificados y evaluados nuevamente y, si se confirman, se remiten inmediatamente para su confirmación por un laboratorio de salud pública.[99,122]

La resistencia a macrólidos y clindamicina en estreptococos β-hemolíticos ha aumentado, particularmente para EGA y EGB. Las cepas que son resistentes a eritromicina y sensibles a clindamicina pueden llevar un mecanismo de MLSB inducible y tener una prueba de resistencia inducible a clindamicina realizada de acuerdo con los métodos CLSI (es decir, la prueba de doble disco [prueba D] o microdilución en caldo con 1 μg/mL de eritromicina y 0.5 μg/mL de clindamicina en el mismo pocillo).[121,122] Si no se documenta resistencia intrínseca ni inducible, la cepa puede ser informada como sensible a clindamicina. También se han descrito aislamientos de EGA y EGB con una resistencia de alto nivel a fluoroquinolonas.[315,513] Para los pacientes alérgicos a penicilina, las opciones terapéuticas orales pueden llegar a ser cada vez más limitadas. La vancomicina es el fármaco de elección para infecciones invasoras por estreptococos β-hemolíticos en pacientes con alergia a penicilina, y no se ha informado resistencia.

La resistencia a los macrólidos y la clindamicina en los EGA está mediada principalmente por un mecanismo de expulsión, pero la metilación ribosómica (p. ej., el mecanismo MLS_B que se expresa de manera constitutiva o inducible) debida a la presencia de un gen *erm* se está esparciendo y los informes de resistencia inducible a clindamicina en EGA han aumentado en fechas recientes.[390,504] Durante el período 2002-2003, se obtuvieron un total de 1 885 cepas de EGA procedentes de 45 centros médicos estadounidenses (85% eran aislamientos faríngeos), y la distribución de fenotipos de resistencia a macrólidos fue la siguiente: 56% de aislamientos con MLSB (inducible 47%; constitutivo, 9%; con macrólido solo, 44%).[514] El mecanismo de resistencia más frecuente en los EGB es una metilasa ribosómica (*ermA* o *ermB*), pero una minoría de cepas pueden expresar resistencia a través de un expulsión activa, solo o en combinación con la metilasa.[150,493]

Los laboratorios deben realizar pruebas de sensibilidad en aislamientos de EGA de exudados faríngeos y de EGB provenientes de aislamientos de exudados vaginales/rectales para llevar a cabo la detección precoz de vigilancia en mujeres en etapas avanzadas del embarazo si existen indicios de que la paciente es alérgica a penicilina o ha habido indicación del fracaso del tratamiento con β-lactámicos. Algunos informes recientes de casos documentan el fracaso de la quimioprofilaxis periparto con la clindamicina en la prevención de la transmisión de los EGB de la madre al recién nacido.[47] Los fracasos terapéuticos para faringitis bacteriana también pueden ser resultado de la penetración inadecuada del antibiótico en las criptas de las amígdalas y el tejido adenoide, o el fracaso del tratamiento debido a la infección con una cepa resistente a macrólidos.[360] En estas situaciones clínicas, las pruebas de sensibilidad a antibióticos para fármacos alternativos, como eritromicina, clindamicina y levofloxacino, resultan apropiadas.

Si se realiza la prueba mediante el procedimiento de difusión con discos, se pueden usar discos de penicilina (10 U) o ampicilina (10 μg) para predecir la sensibilidad; no se recomienda el uso de discos de oxacilina, como en el caso de los neumococos.[121,122] Los estreptococos β-hemolíticos que demuestran un patrón disociado de sensibilidad a macrólidos y a clindamicina (es decir, resistentes a eritromicina pero sensibles a clindamicina) deberán ser evaluados en busca de resistencia inducible a clindamicina según los métodos del CLSI (p. ej., prueba de zona D o microdilución en caldo con 1 μg/mL de eritromicina y 0.5 μg/mL de clindamicina en el mismo pocillo).[121,122]

Informe. Los antibióticos alternativos, incluyendo eritromicina y clindamicina, deben ser informados en los aislamientos de EGA provenientes de faringe si los pacientes tienen alergia a penicilina. Aunque todos los aislamientos de EGB de exudados vaginales/rectales deben ser evaluados para sensibilidad a la eritromicina, de acuerdo con las nuevas directrices de los CDC para EGB, este antibiótico ya no debe utilizarse para quimioprofilaxis periparto,[642] y los laboratorios ya no deben informar los resultados. Sin embargo, el resultado de eritromicina ayuda a los laboratorios en la identificación de aislamientos de EGB que pueden tener resistencia inducible a clindamicina, por lo que las pruebas de sensibilidad *in vitro* para este fármaco deben continuar. Los cultivos de EGB provenientes de exudados vaginales/rectales deben tener un comentario adjunto para indicar que puede suponerse sensibilidad a penicilina y otros β-lactámicos, pero que el laboratorio debe ser consultado para evaluar fármacos alternativos (p. ej., clindamicina y vancomicina) si el paciente tiene alergia a penicilina. Se debe informar como resistente a clindamicina si la prueba de resistencia inducible es positiva, y se puede agregar un comentario indicando que se supone que el aislamiento es resistente a clindamicina basándose en la detección de resistencia inducible a clindamicina.[121,122]

Bacterias grampositivas con requerimientos nutricionales especiales

Las especies de *Abiotrophia* y *Granulicatella*, anteriormente conocidas como "estreptococos nutricionalmente deficientes", pueden causar infección invasora, particularmente bacteriemia y endocarditis. Estos microorganismos son muy exigentes y pueden ser difíciles de crecer e identificar mediante métodos bioquímicos. La identificación definitiva puede lograrse usando la secuenciación parcial del gen de ARNr 16S. Debido a la naturaleza exigente de estos aislamientos, la prueba de sensibilidad también puede ser difícil a menos que se logre un crecimiento adecuado. El CLSI recomienda la prueba de microdilución usando CAMHB complementado con 2-5% de sangre lisada de caballo y 0.0001% (1 μg/mL) de clorhidrato de piridoxal con incubación a 35 °C en aire ambiental, con incubación a 35 °C en CO_2 durante 24-48 h.[114] Algunas cepas también pueden crecer mejor en agar chocolate complementado con cisteína e incubando con CO_2 durante 24-48 h. Los laboratorios que no pueden obtener un crecimiento adecuado para llevar a cabo pruebas de sensibilidad, o aquellos que no realizan pruebas de microdilución, deben enviar estos microorganismos a un laboratorio de referencia.

Las especies de *Corynebacterium* tienen perfiles de sensibilidad variables,[190] y son cada vez más reconocidas como importantes patógenos emergentes. Son una causa significativa de infecciones invasoras en articulaciones protésicas e infecciones de válvulas cardíacas, así como una causa de infecciones de vías centrales y de cables de marcapasos. Las especies de *Corynebacterium* son bacterias exigentes que crecen mejor en presencia de sangre. Algunos aislamientos, como *C. striatum* o *C. jeikeium*, son resistentes a múltiples antibióticos, por lo que deben llevarse a cabo pruebas de sensibilidad en aislamientos recuperados en cultivo puro a partir de sitios estériles, tejidos, dispositivos protésicos, vías centrales y sangre. El CLSI recomienda realizar la prueba por microdilución usando MHB ajustado con cationes, complementado con 2-5% de sangre lisada de caballo con incubación a 35 °C en aire ambiental durante un total de 24-48 h.[528]

Listeria monocytogenes es un importante patógeno alimentario que puede causar diarrea, bacteriemia y meningitis, particularmente en los pacientes inmunocomprometidos. Las especies de *Listeria* son intrínsecamente resistentes a las cefalosporinas. El CLSI recomienda evaluar los aislamientos invasores de *Listeria* por su sensibilidad a ampicilina y trimetoprima-sulfametoxazol.[114] La reciente vigilancia clínica con antibióticos y las encuestas de la industria alimentaria muestran que *Listeria* sigue siendo sensible a estos fármacos, con excepción de algunos aislamientos raros que tienen una sensibilidad disminuida a trimetoprima-sulfametoxazol.[364,507] La microdilución debe usarse para evaluar aislamientos invasores de *L. monocytogenes* usando CAMHB complementado con 2-5% de sangre lisada de caballo con incubación a 35 °C en aire ambiental durante 24-48 h completas.[114]

La resistencia a vancomicina se encuentra con frecuencia en cepas de *Leuconostoc*, *Pediococcus* y *Lactobacillus*.[589] Estos géneros rara vez resultan patógenos, pero en ocasiones causan bacteriemia y septicemia. La resistencia a vancomicina puede ser una pista útil para su identificación correcta, ya que los estreptococos, con los cuales estos géneros pueden confundirse, son uniformemente sensibles a dicho fármaco. El CLSI recomienda evaluar estos géneros mediante una microdilución con CAMHB complementado con 2-5% de sangre lisada de caballo con incubación a 35 °C con aire ambiental (*Leuconostoc*, *Pediococcus*) o CO_2 (especies de *Lactobacillus*) durante 24-48 h completas.[114]

Detección de resistencia en bacterias gramnegativas

Haemophilus influenzae *y* Haemophilus parainfluenzae

Tristram y cols. recientemente revisaron la resistencia a antibióticos en *H. influenzae*.[622] Se deben realizar pruebas de sensibilidad en *H. influenzae* y otras especies de *Haemophilus* (*parainfluenzae*) recuperados de líquidos, tejidos y sangre estériles. Se debe realizar una prueba de β-lactamasa como se describió anteriormente en el capítulo. El CLSI recomienda evaluar aislamientos invasores frente a ampicilina, una cefalosporina de tercera generación, meropenem, trimetoprima-sulfametoxazol y cloranfenicol. Aunque el cloranfenicol ya no se utiliza en la actualidad, la resistencia a este antibiótico fue infrecuente entre aislamientos de *H. influenzae* (0.5%) en un estudio en colaboración nacional cuando se prescribía con frecuencia para una infección invasora grave.[159] El cloranfenicol permanece disponible como antibiótico alternativo que puede tener que ser utilizado para tratar infecciones invasoras importantes en pacientes con alergias graves a antibióticos o debido a la presencia de una cepa de

H. influenzae multirresistente. Aunque las cepas de *H. influenzae* que son BLNAR son raras en Norteamérica, Japón y Europa, se ha descubierto la aparición de un clon de *H. influenzae* que tiene una sensibilidad disminuida a ampicilina, a menudo a un nivel bajo (CIM de ampicilina 0.5-4 µg/L) debido a una alteración en PBP3 por mutaciones en el gen *ftsl*.[25,379,622]

Pueden evaluarse antibióticos adicionales para aislamientos que causan neumonía, incluyendo amoxicilina-ácido clavulánico, cefalosporina de segunda generación y una fluoroquinolona. Las cefalosporinas de primera generación tienen una actividad débil frente a *H. influenzae* y no necesitan ser evaluadas. Las cefalosporinas de segunda generación, como cefamandol y cefuroxima, son activas contra las especies de *Haemophilus in vitro*, pero puede haber sensibilidad disminuida debido a la producción de β-lactamasas o la alteración de PBP3 como resultado de mutaciones en el gen *ftsl*.[577] Las cefalosporinas de tercera generación, como ceftriaxona, permanecen uniformemente eficaces frente a *H. influenzae*.

La difusión con discos debe hacerse usando placas HTM incubadas a 35 °C durante 20-24 h. La preparación adecuada del inóculo es muy importante para evaluar las especies de *Haemophilus*. El método directo alternativo de estandarización de la suspensión bacteriana de un cultivo durante la noche debe usarse como se describe en la norma M02-11 del CLSI.[118] La suspensión a 0.5 de MacFarland contiene aproximadamente $1-4 \times 10^8$ UFC/mL. Una concentración de inóculo más alta puede conducir a resultados de falsa resistencia a algunos β-lactámicos, particularmente cuando se están probando cepas de *H. influenzae* productoras de β-lactamasas.[121,122] Los diámetros de los halos de inhibición deben leerse como el área que no muestra crecimiento evidente y visible a simple vista. Se debe ignorar el crecimiento débil en el borde de la zona que sólo se puede ver con ampliación. Los agonistas en los medios pueden causar el crecimiento de especies de *Haemophilus* cuando se prueba trimetoprima-sulfametoxazol mediante difusión con discos. El CLSI recomienda ignorar el ligero crecimiento (20% o menos del crecimiento) al leer el diámetro del halo de inhibición.[121,122]

Se recomienda una microdilución para determinar las CIM para *Haemophilus*. Sin embargo, Jorgensen y cols. encontraron una buena correlación entre la Etest y pruebas de microdilución estandarizadas para *H. influenzae*.[299] Otro estudio de cinco diferentes métodos de prueba de sensibilidad para *H. influenzae* también documentó un desempeño generalmente aceptable entre estos métodos frecuentemente utilizados. La Etest, sin embargo, puede fracasar en la detección de algunas cepas BLNAR de *H. influenzae*, y las pruebas de confirmación deben hacerse con microdilución en caldo.[40,206,434]

Informe. Las cepas BLNAR de *H. influenzae* deben considerarse resistentes a otros β-lactámicos (amoxicilina-ácido clavulánico, ampicilina-sulbactam, cefaclor, cefamandol, cefetamet, cefonicida, cefprozil, cefuroxima, loracarbef y piperacilina-tazobactam) a pesar de la sensibilidad *in vitro* de algunas cepas.[121,122] Aunque se puede evaluar el cloranfenicol o una fluoroquinolona, los resultados sólo deben ser informados de manera selectiva.

Bacterias gramnegativas con requerimientos nutricionales especiales

Los microorganismos del grupo HACEK, incluyendo las especies de *Aggregatibacter* (antes *Haemophilus aphrophilus*, *H. paraphrophilus*, *H. seguis* y *Actinobacillus actinomycetemcomitans*), *Cardiobacterium*, *Eikenella* y *Kingella*, pueden causar infecciones invasoras, entre ellas, bacteriemia y endocarditis. Los microorganismos HACEK son patógenos frecuentes en periodontitis, particularmente las especies de *Aggregatibacter*.[14] *Eikenella corrodens* también es un patógeno frecuente en infecciones humanas y caninas de heridas por mordeduras. Por lo general, las especies de HACEK producen β-lactamasa y estas cepas se deben informar como resistentes a ampicilina.[14] Las especies de HACEK tienen requerimientos nutricionales especiales y el crecimiento es lento en los medios rutinarios, incluyendo agar sangre y chocolate incubado en CO_2. Dada la naturaleza exigente de estos aislamientos, la prueba de sensibilidad también puede ser difícil a menos que se logre un crecimiento adecuado. El CLSI recomienda pruebas de microdilución con CAMHB complementado con 2-5% de sangre lisada de caballo con incubación a 35 °C en CO_2 durante 24-48 h.[114] Los puntos de corte propuestos por el CLSI para carbapenemes son mayores para las especies de *Aggregatibacter* (CIM ≤ 4 µg/mL es sensible, 8 µg/mL es intermedio y ≥ 16 µg/mL es resistente) que para otras especies HACEK (CIM ≤ 0.5 µg/mL es sensible, 1 µg/mL es intermedio y ≥ 2 µg/mL es resistente).[114]

P. multocida es el patógeno más prevalente en infecciones por mordeduras de gatos y puede propagarse causando osteomielitis o bacteriemia. *Pasteurella* es exigente y requiere medios complementados con sangre para su crecimiento adecuado. La penicilina o ceftriaxona son los antibióticos de elección, pero pueden ser necesarios otros antibióticos como una fluoroquinolona, una tetraciclina, un macrólido o trimetoprima-sulfametoxazol en pacientes con alergia grave a penicilina. La prueba de difusión con discos se realiza con MHA complementado con sangre de carnero al 5%, incubado a 35 °C en aire ambiental durante 24 h.[114] Las pruebas CIM por microdilución se llevan a cabo con CAMHA con 2.5-5% de sangre lisada de caballo incubada en condiciones similares al método de difusión con discos. La difusión en gradiente parece no ser tan confiable como otros métodos de CIM.[410]

Moraxella. *M. catarrhalis* es una causa importante de infecciones respiratorias, y la diseminación puede producir bacteriemia y, por lo tanto, que sea posible aislarla de otros sitios. Este organismo crece bien en agar sangre con aire ambiental. Las pruebas de microdilución en caldo deben realizarse en aislamientos invasores. Se usa CAMHB para pruebas de microdilución y las placas se incuban con aire ambiental a 35 °C durante 20-24 h. El CLSI sólo recomienda el uso de difusión con discos para evaluar la sensibilidad a amoxicilina-ácido clavulánico, macrólidos, tetraciclina y trimetoprima-sulfametoxazol.[121,122] Se debe usar un método de microdilución para evaluar la sensibilidad a cefalosporinas.

Neisseria

Neisseria gonorrhoeae. *N. gonorrhoeae* (NG) o gonococo tiene propensión a desarrollar rápidamente resistencia a antibióticos. Las opciones de tratamiento para las infecciones por *N. gonorrhoeae* se están haciendo extremadamente limitadas a nivel mundial debido a la propagación sucesiva de cepas gonocócicas resistentes a sulfonamidas, tetraciclinas, penicilinas, fluoroquinolonas y recientemente a cefalosporinas.[256] Inicialmente se detectaron cepas de gonococos productores de penicilinasa (NGPP) en Asia a mediados de la década de 1970,[421,502] pero rápidamente se generalizaron.[104] Esta β-lactamasa se asemeja a la enzima TEM encontrada en bacilos entéricos y *H. influenzae*. Por lo tanto, todos los aislamientos de NG deben ser evaluados para producción de β-lactamasa, como se describió anteriormente en el capítulo. Las cepas de NG aparecieron poco después de las que fueron negativas a β-lactamasa pero resistentes a penicilina debido a PUP modificadas, y estas cepas han producido desde entonces infecciones

epidémicas así como esporádicas.[169,188] Una década más tarde se informaron cepas de NG con resistencia de alto nivel a tetraciclina mediada por plásmido en los Estados Unidos.[318] A mediados de la década de 1980, las fluoroquinolonas se convirtieron en los antibióticos de elección para el tratamiento de infecciones por NG. Sin embargo, a partir de abril del 2007, los CDC en los Estados Unidos eliminaron las fluoroquinolonas como agentes recomendados para infecciones por NG debido a la alta incidencia de cepas de vigilancia (13.3%) encontradas como resistente.[105] Las cepas de NG resistentes a azitromicina han sido informadas cada vez con mayor frecuencia en partes del sudeste asiático,[329] y recientemente también se informó el primer aislamiento en los Estados Unidos.[308]

Las directrices sobre el tratamiento de enfermedades de transmisión sexual publicadas por los CDC en el 2010 recomendaron el uso de cefixima o ceftriaxona oral para el tratamiento de infecciones genitales o rectales por NG sin complicaciones, ya que incluso las cepas multirresistentes seguían siendo universalmente sensibles.[670] Sin embargo, la resistencia a cefalosporinas se ha incrementado rápidamente alrededor del mundo, incluyendo los Estados Unidos.[102] Los aislamientos de NG con un aumento de CIM de cefixima mayor o igual a 0.25 mg/L aumentaron drásticamente de 0.1% en el 2006 al 17% en el 2011, principalmente en los estados occidentales (de 0.2% a 3.6%) y entre hombres homosexuales (de 0.2% a 4.7%).[102] La proporción de cepas de NG con una CIM de ceftriaxona (≥ 0.125 mg/L) también aumentó (de 0.05% a 0.50%) en el mismo período con el mismo patrón geográfico y epidemiológico. La base genética de sensibilidad disminuida a cefalosporinas en estas cepas se debe a una combinación de varias mutaciones genéticas cromosómicas en *penA* que codifica un mosaico alterado de PBP2, *penB*, que da lugar a una disminución de la entrada del fármaco a través de los canales PorB1b de membrana externa y *mtrR*, un represor de bomba codificado por Mtr CDE.[346,630] Las tasas de curación clínica son más bajas (85-95%) para las infecciones debidas a cepas de NG con sensibilidad reducida a cefalosporinas en comparación con las cepas sensibles (más de 95%). Debido a los crecientes informes de fracaso de tratamiento con cefixima, relacionados con la infección por cepas de NG con CIM de cefixima elevadas,[6] los CDC ya no recomiendan el uso de cefalosporinas orales para el tratamiento, excepto en aquellas situaciones en las que no se puede administrar una inyección i.m.[106] El tratamiento de combinación con ceftriaxona de 250 mg i.m. y ya sea azitromicina de 1 g por vía oral como dosis única o doxiciclina a 100 mg por vía oral dos veces al día durante 7 días, debe utilizarse en la actualidad para tratar NG sin complicaciones. Este esquema no sólo trata NG sino también *Chlamydia trachomatis*. Los pacientes alérgicos a penicilina deben recibir una dosis aumentada (2 g) de azitromicina o espectinomicina, si se confirma que la cepa de NG es sensible. También se debe realizar una prueba de curación para el fracaso del tratamiento cuando los síntomas persisten o se obtiene cultivo positivo para NG en más de 72 h, o se obtiene una prueba de amplificación de ácidos nucleicos (PAAN) positiva 7 días o más después de completar el tratamiento.[106]

El cultivo y la prueba de sensibilidad de NG deben realizarse en casos de fracaso del tratamiento. Doern y Jones han revisado las pruebas de sensibilidad de NG a antibióticos utilizando métodos de difusión con discos o de dilución en agar.[158] Las pruebas de difusión en disco se realizan en base de agar GC (gonococo) complementado con 1% del complemento de crecimiento definido. No se requiere medio libre de cisteína para la prueba con discos, ni se recomienda el agar de chocolate enriquecido.[118,121,122] Las placas de sensibilidad para el estudio de NG se deben incubar a 36 ± 1 °C (no exceder 37 °C) en CO_2 al 5% durante 20-24 h. Un diámetro del halo de inhibición menor o igual a 26 mm para un disco de penicilina (10 U) indica resistencia, mientras que un diámetro del halo de inhibición menor o igual a 19 mm indica producción de β-lactamasa. Sin embargo, para evaluar este mecanismo de resistencia, se prefiere la detección de β-lactamasas usando el método de nitrocefina. El CLSI también ha desarrollado criterios interpretativos para la prueba de sensibilidad por difusión con discos de aislamientos de NG frente a tetraciclina, fluoroquinolonas y espectinomicina.[118,121,122] La resistencia a tetraciclina mediada por plásmido está indicada por un diámetro del halo de inhibición menor o igual a 19 mm alrededor de un disco de tetraciclina de 30 mg; tales cepas deben evaluarse con una prueba de dilución. El CLSI ha definido puntos de corte sensibles para cefalosporinas parenterales de tercera generación (ceftriaxona, cefotaxima, ceftazidima) y cefalosporinas orales (cefixima). Sin embargo, las cepas de NG que demostraron sensibilidad disminuida a cefalosporinas (un tamaño del halo de inhibición más pequeño que el sensible) deberían tener pruebas repetidas usando dilución en agar.

La tabla 17-26 resume los criterios interpretativos del CLSI de CIM para la prueba de NG. Las pruebas de dilución en agar se realizaron utilizando agar GC complementado después de esterilizarlo en autoclave con un complemento de crecimiento definido al 1% (1.1 g de cisteína, 0.03 g de guanina HCl, 3 mg de tiamina HCl, 13 mg de ácido p-aminobenzoico [PABA], 0.01 g de vitamina B_{12}, 0.1 g de cocarboxilasa, 0.25 g de NAD, 1.0 g de adenina, 10 g de L-glutamina, 100 g de glucosa y 0.02 g de nitrato férrico en 1 L de H_2O). Se debe omitir la cisteína si se han de evaluar carbapenemes o ácido clavulánico.[114] La Etest ha demostrado una buena correlación con las técnicas de dilución en agar para las cepas no productoras de β-lactamasas,[637] pero no puede detectarse resistencia en cepas que producen β-lactamasas,[682] enfatizando la necesidad de realizar una prueba de producción de β-lactamasas en todas las cepas.

Informe. En los Estados Unidos, los pacientes con infección por NG son tratados empíricamente en función de directrices de manejo para enfermedades de transmisión sexual publicadas por los CDC.[670] Las actualizaciones de las guías de tratamiento de los CDC se basan en datos de vigilancia de pruebas de sensibilidad a antibióticos aislados localmente. Los laboratorios clínicos deben enviar a un laboratorio de salud pública los aislamientos de NG, particularmente aquellos que muestran sensibilidad disminuida a una o más clases principales de antibióticos, para pruebas de confirmación. Cualquier aislamiento de NG de fracasos de tratamiento también debe ser referido a un laboratorio de referencia.

Neisseria meningitidis. *N. meningitidis* causa enfermedad meningocócica invasora, y es una causa importante de bacteriemia y meningitis. Aunque hay vacunas eficaces para los serotipos A, C,

Y y W-135, la vacunación se administra sólo a grupos selectos y no todos los serotipos se incluyen como inmunógenos (p. ej., serotipo B). El manejo rápido y eficaz es primordial para las infecciones invasoras por meningococos, que pueden tener una alta mortalidad a pesar de la antibioticoterapia apropiada. Debido a su sensibilidad universal, la penicilina ha sido el fármaco de elección para las infecciones invasoras por *N. meningitidis*, pero la resistencia relativa se está informando cada vez más en todo el mundo, aunque su relevancia clínica sigue siendo controvertida.[38,73,222] Sin embargo, las cepas de *N. meningitidis* que muestran menor sensibilidad a penicilina siguen siendo sensibles a cefalosporinas de tercera generación, que son los fármacos de elección para el tratamiento de meningitis bacteriana. La incidencia de disminución de sensibilidad a penicilina (CIM $\geq$ 0.125 µg/mL) en estudios recientes de vigilancia de Brasil, Europa y Canadá osciló entre el 13 y 21.5%. Brown y cols. descubrieron que los pacientes con mayor mortalidad por enfermedad meningocócica invasora tenían infección por cepas de serotipo B o C, mientras que las cepas de serotipo Y y W-135 representaban la mayoría de las cepas con sensibilidad disminuida a penicilina.[73] Algunas alteraciones en la estructura de PBP2 codificadas por el gen *penA* representan la mayor parte de la reducción en la sensibilidad a penicilina de *N. meningitidis*. Se ha demostrado que las cepas de *N. meningitidis* resistentes a penicilina tienen genes *penA* en mosaico y la estructura variable se ha producido mediante la transferencia de especies comensales de *Neisseria*.[616] La modificación de PBP2 causó cambios en la estructura del peptidoglicano de pared celular bacteriana, lo que da como resultado una disminución de afinidad de unión por penicilina. Varios investigadores han demostrado que estos cambios dan lugar a una menor sensibilidad a penicilina con un aumento gradual de la CIM, en lugar de una rápida conversión a resistencia.[38,616] También se ha informado la transferencia de β-lactamasa mediada por plásmido a *N. meningitidis*; sin embargo, estas cepas siguen siendo raras.[157] Los laboratorios deben ser capaces de evaluar con precisión las CIM de penicilina, ampicilina y cefalosporinas de tercera generación, como ceftriaxona y cefotaxima, en aislamientos invasores de meningococos.[121,122,639] Además, las pruebas de cloranfenicol pueden estar indicadas para el tratamiento de la enfermedad invasora por meningococo en pacientes con alergia grave a penicilina, o si surge una resistencia de alto nivel a penicilina en *N. meningitidis* que impida el uso de β-lactámicos para el tratamiento.

Se deben realizar todas las pruebas de sensibilidad a antibióticos de *N. meningitidis* en una campana de nivel de seguridad biológica 2 o preferiblemente 3, utilizando prácticas de nivel 3, incluyendo equipo de protección personal. Los aerosoles generados y la exposición del personal de laboratorio fuera del nivel de bioseguridad 3 incrementa el riesgo de infección por *N. meningitidis* del personal de laboratorio, el cual está relacionado con una tasa de mortalidad del 50%.[121,122] La prueba de difusión con discos no es confiable para evaluar la sensibilidad a penicilina o ampicilina en *N. meningitidis*; en su lugar se utilizan las pruebas de CIM.[294] El CLSI ha publicado diámetros de halos de inhibición con difusión de discos para establecer la sensibilidad frente a la resistencia, para cefalosporinas de tercera generación y meropenem.[121,122] El método de referencia del CLSI para evaluar la sensibilidad de *N. meningitidis* es la microdilución utilizando CAMHB complementado con sangre lisada de caballo (2.5-5%). Sin embargo, la mayoría de los laboratorios clínicos dependen de la dilución en agar con MHA complementado con sangre de carnero al 5% o empleando Etest empleando el mismo medio.[639] Un estudio evaluó el uso de dilución en agar y Etest utilizando varias formulaciones de medios (MHA, MHA complementado con 5 % de sangre de carnero y MHA complementado con sangre lisada) con una metodología

TABLA 17-26 Puntos de corte (CIM µg/mL) propuestos por el CLSI para *N. gonorrhoeae*

Antibiótico	S	I	R
Penicilina	$\leq$ 0.06	0.12-1	$\geq$ 2
Tetraciclina	$\leq$ 0.25	0.5-1	$\geq$ 2
Cefixima	$\leq$ 0.25	—	—
Ceftriaxona	$\leq$ 0.25	—	—
Ciprofloxacino	$\leq$ 0.06	0.12-0.5	$\geq$ 1
Espectinomicina	$\leq$ 32	64	$\geq$ 128

S, sensible; I, intermedio; R, resistente.
Adaptado de la referencia 122.

estandarizada entre los laboratorios nacionales y regionales de referencia en 14 países.[640] El acuerdo general en cada combinación de antibiótico/método/medio definido como el porcentaje de laboratorios con un resultado dentro de una dilución del resultado modal fue del 90.6% por dilución en agar y Etest. Sin embargo, el acuerdo entre este grupo de laboratorios de referencia osciló entre el 98.2 y 69.7%, mientras que sólo seis laboratorios demostraron un acuerdo superior al 90%, en tanto los otros 11 laboratorios superaban el 80%. La mayor preocupación fue la capacidad de estos laboratorios de referencia para detectar una disminución de resistencia a penicilina en *N. meningitidis* en un rango de entre 100 y 18.2%, lo que indica que, hasta con la metodología estandarizada, los laboratorios pueden encontrar dificultades para realizar pruebas de sensibilidad precisa en este microorganismo crítico.

Los laboratorios también deben ser capaces de evaluar con precisión los antibióticos utilizados para profilaxis de los contactos de pacientes con enfermedad meningocócica invasora, incluyendo azitromicina, fluoroquinolona, rifampicina, trimetoprima-sulfametoxazol y minociclina. El CLSI ha publicado puntos de corte de CIM y diámetros de halos de inhibición correspondientes para este propósito, pero no se han definido directrices específicas para las pruebas de sensibilidad para fines de tratamiento clínico. Jorgensen y cols. realizaron recientemente pruebas de sensibilidad en una colección de 442 aislamientos clínicos meningocócicos de 15 países a 16 antibióticos como un primer paso esencial en la definición de los puntos de corte específicos para *N. meningitidis*.[293] Las CIM elevadas de penicilina y ampicilina entre esta colección de aislamientos fueron del 14.3 y 8.6%, respectivamente; ninguno de los aislamientos produjo β-lactamasa. Entre los fármacos utilizados para profilaxis, la resistencia a trimetoprima-sulfametoxazol (21%) fue la más alta, pero la resistencia a todos los otros compuestos fue rara o no se encontró. Burgess y cols. usaron el modelado de FC-FD y las CIM para 15 antibióticos derivados de sus pruebas anteriores a la gran colección internacional de cultivos (es decir, 442 aislamientos clínicos) para desarrollar puntos de corte de antibióticos para *N. meningitidis*.[82] El punto de corte FC-FD se definió como la CIM en la que la obtención del objetivo calculado fue mayor o igual al 95% tanto para suero como para LCR, y los valores informados fueron los primeros estudios en humanos que definieron específicamente parámetros para este microorganismo.

Informe. Los aislamientos invasores de meningococos recuperados de líquidos estériles, como LCR, tejidos o sangre deben someterse a pruebas rutinarias contra penicilina o ampicilina, cefalosporinas de tercera generación (ceftriaxona o cefotaxima), rifampicina y ciprofloxacino (u otra fluoroquinolona).[121,122] Además, meropenem y cloranfenicol pueden ser evaluados e informados a petición del servicio de enfermedades infecciosas u otros médicos en situaciones clínicas específicas. El aislamiento de *N. meningitidis* debe comunicarse de inmediato tanto al control de infecciones y prevención como a salud pública, de manera que se pueda administrar el rastreo de contactos y la profilaxis antibiótica para prevenir casos secundarios.

Enterobacterias

β-lactamasas. Esta sección describe los métodos actualmente utilizados para detectar β-lactamasas en *E. coli*, especies de *Klebsiella* y otros géneros de la familia de enterobacterias. Los puntos de corte y los diámetros de los halos de inhibición recomendados actualmente por el CLSI (a partir de M100-S20, 2010) se establecieron para predecir interpretaciones sensibles y

resistentes para detección de β-lactamasas de amplio espectro, enzimas AmpC o enzimas de tipo carbapenemasa e identificación de un mecanismo específico de resistencia a β-lactamasas (p. ej., CTBL-M-type ESBL, carbapenemasa de *K. pneumoniae* [CKP], metalo-β-lactamasa de Nueva Delhi [MND], etc.), requeridas para el cuidado clínico. Sin embargo, el seguimiento de tales cepas dentro de un centro de atención de una región geográfica específica o a nivel mundial requiere un trabajo adicional para identificar el mecanismo o mecanismos específicos que intervienen en la multirresistencia confirmada a β-lactámicos y otras clases de antibióticos por parte de enterobacterias. Los genes de estas enzimas se transportan en plásmidos que a menudo median la resistencia a otros antibióticos, tales como aminoglucósidos, tetraciclinas y sulfonamidas, por lo que la aparición de patrones de resistencia inusuales también pueden servir como indicio de que las enzimas de espectro extendido están presentes. Se describen brevemente métodos moleculares para la detección de tipos específicos de β-lactamasas frecuentemente encontradas en enterobacterias.

β-lactamasas de espectro extendido. Las β-lactamasas de espectro extendido (BLEE) se han detectado principalmente en *K. pneumoniae* o *E. coli*. Aunque las BLEE se producen en otras enterobacterias, tales como especies de *Enterobacter* y *Citrobacter*, la detección es más difícil debido a que otros tipos de β-lactamasas, especialmente las enzimas AmpC, están frecuentemente presentes en estos géneros.[281,450] El CLSI ha revisado recientemente los puntos de corte de CIM y los correspondientes diámetros de halos de inhibición para cefalosporinas, incluyendo cefazolina, cefotaxima, ceftazidima, ceftizoxima, ceftriaxona y aztreonam, en el año 2010. EUCAST también revisó sus criterios en dicho año, pero los puntos de corte y los correspondientes diámetros de los halos de inhibición son algo diferentes. Estos nuevos puntos de corte se establecieron después de llevar a cabo la revisión de las propiedades FC-FD de estos antibióticos, así como un conjunto de datos clínicos limitados y la distribución actual de CIM de especies de enterobacterias clínicamente relevantes, incluyendo los productores de BLEE. Si los laboratorios han implementado los nuevos puntos de corte de CIM mostrados en la tabla 17-27 o los diámetros de halos de inhibición revisados para la prueba con discos de estos antibióticos, ya no es necesario realizar las pruebas de confirmación antes de informar los resultados de sensibilidad para enterobacterias. Los puntos de corte revisados para estos compuestos se han basado en

TABLA 17-27 Puntos de corte (CIM µg/mL) previos (M100-S19) y revisados (M100-S20) de enterobacterias para cefalosporinas y aztreonam

Antibiótico	Anterior (M100-S19) S	I	R	Revisado (M100-S20) S	I	R
Cefazolina	≤ 8	16	≥ 32	≤ 2	4	≥ 8
Cefotaxima	≤ 8	16-32	≥ 64	≤ 1	2	≥ 4
Ceftriaxona	≤ 8	16-32	≥ 64	≤ 1	2	≥ 4
Ceftazidima	≤ 8	16	≥ 32	≤ 4	8	≥ 16
Ceftizoxima	≤ 8	16-32	≥ 64	≤ 1	2	≥ 4
Aztreonam	≤ 8	16	≥ 32	≤ 4	8	≥ 16

S, sensible; I, intermedio; R, resistente.
Adaptado de M100-S19 (2009) y M100-S20 (2010) del CLSI.

esquemas específicos de dosificación de antibióticos resumidos por el CLSI en la tabla 2A del documento M100-S20-22.[120] Estas dosificaciones de antibióticos son necesarias para conseguir concentraciones de antibiótico en plasma de adultos con función renal y hepática normal, y los laboratorios que utilicen estos criterios deberán proporcionar esta información a las partes interesadas (p. ej., médicos de enfermedades infecciosas, farmacéuticos, profesionales de la lucha frente a infecciones y sus respectivos comités).

Un estudio reciente comparó los puntos de corte revisados del CLSI con los de EUCAST para la detección de BLEE en 236 aislamientos clínicos bien caracterizados, incluyendo 118 productores de BLEE usando cefpodoxima, ceftriaxona, cefepima, cefotaxima EUCAST (5 µg/disco), ceftazidima EUCAST (10 µg/disco), cefotaxima CLSI (disco de 20 µg) y ceftazidima CLSI (disco de 30 µg).[483] También se registraron sinergias y antibióticos a partir de PDD modificadas entre el disco de ácido clavulánico y los discos EUCAST y CLSI de cefalosporinas. En general, la sensibilidad (99.2%) para los puntos de corte de cefotaxima EUCAST y CLSI fueron similares. El punto de corte inaceptable de EUCAST para ceftazidima no detectó a 27 productores de BLEE, pero el CLSI también omitió 41 de ellos. El punto de corte resistente a cefpodoxima de EUCAST fue más sensible que el de CLSI (100% vs. 98.3%). Una PDD modificada que utiliza ácido clavulánico y cefepima tuvo la mayor sensibilidad general (96.6%) de todas las combinaciones evaluadas, y esta combinación de discos también tuvo una sensibilidad (100%) y especificidad (97.4%) excelentes en aislamientos que también produjeron una enzima AmpC.

Informe. El uso de los puntos de corte de CIM revisados por el CLSI y los diámetros de halos de inhibición para cefalosporinas y aztreonam permite a los laboratorios informar el resultado de cada β-lactámico; ya no es necesario cambiar resultados sensibles para penicilinas, cefalosporinas o aztreonam a resultados resistentes, como ocurre con el uso los puntos de corte "antiguos", y para realizar la prueba secundaria de confirmación de BLEE descrita a continuación. Las partes interesadas de los laboratorios deben saber que los puntos revisados de interrupción de la CIM para enterobacterias mejorarán la detección de resistencia independientemente del mecanismo de resistencia. Debido a que algunas BLEE hidrolizan algunas cefalosporinas, pero no otras, los laboratorios probablemente informarán resultados discrepantes de pruebas de sensibilidad para los aislamientos que producen este tipo de enzima (p. ej., *E. coli* que produce BLEE puede tener una CIM resistente para cefotaxima pero ser sensible a otros antibióticos de tercera generación). Cuando el laboratorio implementa los puntos de corte

revisados, las partes interesadas pueden solicitar inicialmente la prueba de aislamientos específicos para determinar el mecanismo de resistencia a β-lactámicos.

Un paso limitante para muchos laboratorios en adoptar fácilmente estos cambios de punto de corte ha sido el retraso en el sistema automatizado de pruebas de sensibilidad que acomoda estos puntos de corte reducidos para cefalosporinas y aztreonam específicos. A pesar de que el CLSI revisa los puntos de corte existentes, en los Estados Unidos la FDA debe revisar los datos para determinar los efectos clínicos que estos cambios pueden tener sobre la indicación de uso de estos antibióticos y la seguridad del paciente. Hasta que la FDA apruebe los cambios de puntos de corte para estos antibióticos, los fabricantes comerciales de sistemas automatizados no pueden proceder a cambiar sus sistemas. En la actualidad, la FDA no ha aprobado estos cambios, los sistemas automatizados de sensibilidad no han sido cambiados y muchos laboratorios continúan examinando *E. coli* y especies de *Klebsiella* productoras de BLEE utilizando los puntos de corte del CLSI "anteriores" (tabla 17-27), para luego realizar pruebas de confirmación de BLEE como se describe a continuación.

Los laboratorios que aún no han implementado los cambios revisados en los puntos de corte para cefalosporinas o aztreonam deben continuar realizando pruebas confirmatorias en aislamientos sospechosos de ser productores de BLEE de acuerdo con la prueba de detección precoz recomendada por el CLSI. La prueba de rutina de difusión con discos y las pruebas de CIM utilizando los puntos de corte "anteriores" descritos en la tabla 17-27 pueden no identificar siempre los aislamientos que producen BLEE. Las recomendaciones anteriores del CLSI para la detección precoz de BLEE de especies de *Klebsiella*, *E. coli* y *P. mirabilis* se resumen en la tabla 17-28. Los aislamientos productores de BLEE típicamente muestran una resistencia de alto nivel a uno o más de los antibióticos de detección (p. ej., aztreonam, cefotaxima, cefpodoxima, ceftriaxona, ceftazidima), pero conservan la sensibilidad a cefamicinas (p. ej., cefoxitina o cefotetán). Sin embargo, ningún antibiótico de detección precoz es capaz de identificar todos los tipos de BLEE, por lo que el uso de múltiples compuestos de detección aumenta la sensibilidad del cribado. Es más probable que la cefpodoxima detecte la producción de BLEE, pero incluso con puntos de corte revisados este indicador puede tener una especificidad menor para *E. coli*.[609]

La confirmación fenotípica de la presencia de BLEE se fundamenta en el hecho de que estas enzimas son inhibidas por el compuesto inhibidor, ácido clavulánico. Todas las pruebas fenotípicas actualmente disponibles, resumidas en la tabla 17-28,

TABLA 17-28 Pruebas de confirmación para enterobacterias productoras de BLEE

Método	Comentarios	Lectura e interpretación	Ilustración
Prueba de doble disco (PDD)	La colocación de los discos es crítica; puede ser necesaria una separación de 20 o 30 mm.	Aumento del halo de inhibición frente al disco que contiene inhibidor de β-lactamasas (ácido clavulánico) en más de 5 mm	Figura 17-31
Microdilución	Placa comercial con pocillos que contienen cefotaxima y ceftazidima con y sin ácido clavulánico.	Disminución de CIM en más de ocho veces (tres diluciones dobles)	Figura 17-32
Etest ESBL	La tira contiene un β-lactámico en un extremo y un β-lactámico + ácido clavulánico en el otro.	Reducción de CIM en más ocho veces en presencia de inhibidor de β-lactamasas	Figura 17-33
Vitek 2, BD Phoenix, MicroScan ESBL	Detección automatizada de BLEE.	Disminución en la CIM calculada en presencia de inhibidor de β-lactamasas	Figuras 17-22, 17-23 y 17-24
PCR múltiple	Diferencia el tipo de BLEE presente (p. ej., TEM, SHV, CTX-M, etc.).	Positivo para una o más enzimas	Figura 17-34

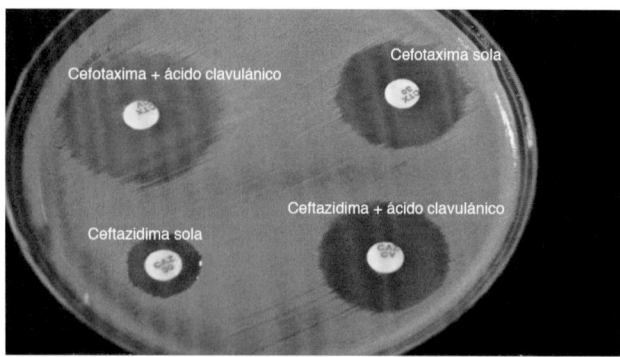

■ **FIGURA 17-31** Prueba confirmatoria de doble disco para *K. pneumoniae* que produce BLEE (tipo CTX-M 15) (cortesía de Calgary Laboratory Services).

se basan en la actividad mejorada de los β-lactámicos (cefotaxima y ceftazidima) cuando se prueban con ácido clavulánico en comparación con la utilización de β-lactámicos solos. Antes de que las pruebas comerciales de detección estuvieran disponibles, los laboratorios se basaban en pruebas combinadas de β-lactámicos/ácido clavulánico empleando los métodos de PDD o microdilución en caldo recomendados por el CLSI (figs. 17-31 y 17-32). Estos métodos pueden utilizarse para detectar BLEE en *Klebsiella oxytoca, K. pneumoniae, E. coli* y *P. mirabilis*, pero no han sido validados para otras especies de enterobacterias. Se ha descrito otro procedimiento modificado de PDD que detecta BLEE de manera confiable en otros géneros de enterobacterias, pero el uso rutinario de este método en el laboratorio clínico puede ser exigente, y particularmente la interpretación puede resultar desafiante.

La PDD se realiza utilizando discos con y sin 10 µg de ácido clavulánico (fig. 17-31). La PDD se considera positiva para una producción de BLEE si el diámetro del halo de inhibición de cualquier β-lactámico aumenta 5 mm o más en presencia de ácido clavulánico. Los tipos de sustratos de antibióticos utilizados, las concentraciones de antibiótico en los discos y la colocación de los discos en los medios pueden afectar el desempeño de la PDD. Toda PDD debe incluir la cepa de control de calidad recomendada productora de BLEE, *K. pneumoniae* ATCC 700623; los rangos de diámetro de halo de inhibición aceptados para este aislamiento son proporcionados por el CLSI. Para las pruebas de microdilución en caldo, las mismas dos cefalosporinas de tercera generación se prueban solas y con 4 µg de ácido clavulánico. Una disminución de ocho veces (tres diluciones dobles) o más en la CIM con pruebas combinadas de β-lactámico/ácido clavulánico por pocillo en comparación con la prueba de β-lactámico sola es indicativa de BLEE.

Se ha desarrollado una PDD modificada que detectará simultáneamente todos los tipos de β-lactamasas (p. ej., BLEE, enzimas AmpC y sobreproducción de cefalosporinasas) en enterobacterias, y que puede mejorar la detección de BLEE en cepas en las que existen múltiples enzimas.[173,473] La sensibilidad de MDDT se ha mejorado al disminuir la distancia entre los discos de cefalosporinas y de ácido clavulánico. La adición de un disco de cefepima (cefalosporina de cuarta generación), que es inactivado más lentamente por cefalosporinasas que por BLEE, mejora la detección de sinergia con ácido clavulánico cuando también hay sobreproducción de cefalosporinasa.[309,580] La resistencia a cefoxitina (cefamicina) indica la presencia de una enzima AmpC.[281]

También están disponibles kits de discos comerciales que detectan simultáneamente la presencia de BLEE y enzimas AmpC en enterobacterias. Donaldson y cols. compararon la tarjeta

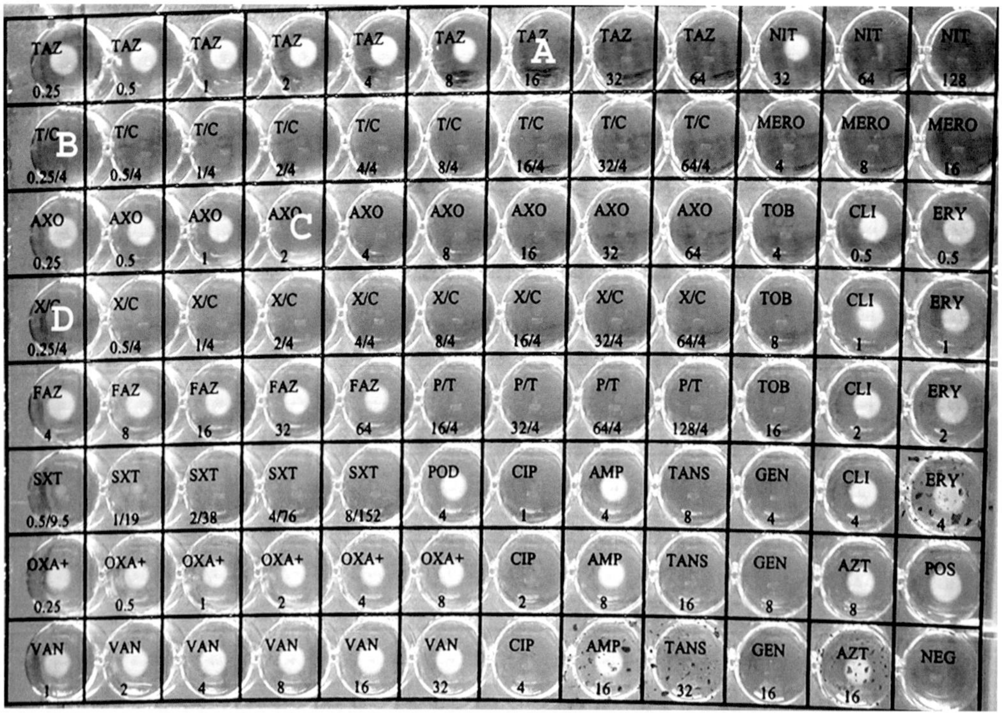

■ **FIGURA 17-32** Prueba de CIM para producción de BLEE en un aislamiento de *E. coli*. La CIM de ceftazidima para este aislamiento es de 16 µg/mL (**A**); cuando se combina con ácido clavulánico, la CIM es menor o igual a 25 µg/mL (**B**). La CIM de ceftriaxona para el aislamiento es de 2 µg/mL (**C**); en presencia de ácido clavulánico, la CIM es menor o igual a 0.25 µg/mL (**D**). Por lo tanto, en cada caso, hay una reducción de más de cuatro veces la CIM en presencia de ácido clavulánico, lo que demuestra la presencia de BLEE.

Vitek 2 AST N-054® con la prueba de detección por difusión con discos MASTdiscs ID ESBL® (MAST Group Inc., Bootle, Reino Unido) para detectar la producción de BLEE en 137 cepas aisladas bien caracterizada de *E. coli*.[167] La prueba MASTdisc detectó correctamente BLEE en 135 cepas de *E. coli* (98.5%, 95% IC, 94.5-99,9)], mientras que la tarjeta Vitek sólo detectó BLEE en 93 (67.9%, 95% IC, 59.7-75.1). Recientemente, se han comparado los métodos de detección MASTdisc ID AmpC® y ESBL 4 Disc® con una prueba de sinergia de doble disco para detectar la producción de BLEE en 241 exudados rectales.[339] De los 41 frotis rectales confirmados positivos para producción de BLEE, la prueba MASTdisc detectó 20 (49%) frente a 12 (29%) con la prueba de sinergia de doble disco (*p* = 0.013) después de sólo 24 h de incubación. El test MASTdisc también confirmó significativamente más exudados rectales como negativos para producción de BLEE (183 [88%] frente a 158 [76%] [*p* < 0.001]), y tuvo una tasa mucho menor de resultados no concluyentes (46 [18%] frente a 79 [32%]) después de 24 h de incubación. También se puede adquirir en Rosco Diagnostica, Tasstrup, Dinamarca (www.rosco.dk), una prueba combinada de cuatro discos para la detección simultánea de producción de enzimas BLEE y AmpC en enterobacterias. Aunque en el laboratorio clínico no se realizan sistemáticamente pruebas de sinergia de doble disco ya sea caseras o comerciales, pueden ayudar a diferenciar los mecanismos de resistencia enzimática operativos cuando no se dispone de pruebas moleculares.

Nordmann y cols. han desarrollado también una prueba bioquímica rápida, la ESBL NDP®, para la detección de BLEE en enterobacterias.[431] Esta prueba bioquímica se basa en la detección *in vitro* de hidrólisis de una cefalosporina (cefotaxima) inhibida por la adición del inhibidor de β-lactamasa, tazobactam. La actividad de BLEE se evidencia por un cambio de color (rojo a amarillo) de un indicador de pH (rojo de fenol) debido a la formación de ácido carboxílico resultante de la hidrólisis de cefotaxima bloqueada por la adición de tazobactam (prueba positiva). La evaluación de la prueba ESBL NDP para detectar producción de BLEE en cepas cultivadas (215 productoras de BLEE y 40 no productoras de BLEE) mostró que la prueba tenía una sensibilidad y especificidad del 92.6 y 100%, respectivamente. Algunas productoras de BLEE (n = 16) que permanecieron sensibles a cefotaxima no fueron detectadas. Su sensibilidad de detección de productores de CTX-M fue del 100%. La prueba de ESBL NDP se puede realizar en menos de 1 hora y es rentable en comparación con los métodos convencionales de detección de producción de BLEE que consumen mucho tiempo y tardan 24-48 h antes de que se pueda informar un resultado. El test ESBL NDP está siendo comercializado y estará disponible en bioMérieux (www.biomerieux.com).

Aunque muchos laboratorios confían en la prueba e informe de la presencia de BLEE por un sistema automatizado (p. ej., Vitek 2, BD Phoenix, etc.) o usando una prueba por difusión en gradiente como la tira de Etest ESBL (fig. 17-33), la detección comercial no ha sido ampliamente validada frente a otros métodos. Aunque las evaluaciones anteriores de métodos comerciales indicaron que eran confiables para detectar BLEE,[350,565] datos más recientes no son tan favorables. Recientemente, en los Países Bajos, se informó una evaluación multicéntrica de todos los métodos de confirmación de BLEE actualmente recomendados.[475] Veinte laboratorios enviaron 443 enterobacterias con una prueba de detección precoz positiva para BLEE (CIM de cefotaxima o ceftazidima > 1 µg/mL), así como los resultados de su prueba confirmatoria (74% *E. coli*, 12% *E. cloacae*, 8% *K. pneumoniae*, 3% *P. mirabilis* y 2% *K. oxytoca*). Todos los aislamientos utilizados en este estudio tenían genes de BLEE detectados con el método

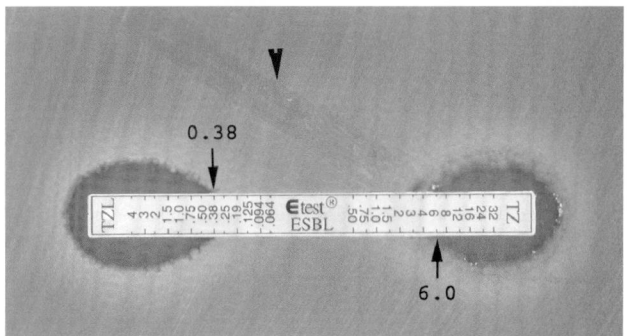

■ **FIGURA 17-33** La tira de Etest para la demostración de producción de BLEE en un aislamiento de *K. pneumoniae*. La CIM de ceftazidima (TZ) para el aislamiento es de 6 µg/mL (hay que tener en cuenta que la zona de inhibición intersecta la tira más cercana de 4 µg/mL en la parte inferior, pero la intersección está en 6 µg/mL en la parte superior; el valor más alto es el que se registra). En el otro extremo de la tira, la CIM de ceftazidima para el aislamiento en presencia de ácido clavulánico es de 0.38 µg/mL. La reducción de la CIM es cuatro veces mayor, lo que indica la presencia de BLEE en la cepa. Se debe observar la marca que dejó la tira sobre las bacterias (*punta de flecha*), ya que inicialmente se dejó caer al revés en la placa; debido a que el lado que estaba impregnado con antibiótico no tocó el agar, fue aceptable reposicionar la tira y continuar la prueba.

de referencia. La detección general y precisa de BLEE por laboratorios locales con el uso de un método fenotípico fue del 88% con un VPP del 70%. Sin embargo, el VPP varió dependiendo del método (Vitek 2, 69%; BD Phoenix, 68%; PDD, 92%) y las especies utilizadas (*K. pneumoniae,* 95% frente a *K. oxytoca,* 27%). En general, la combinación de pruebas de PDD para confirmar la presencia de BLEE también fue más específica que las tiras BLEE de Etest (91% frente a 61%), pero el VPP para la PDD fue deficiente para ciertas especies (*P. mirabilis* 33% y *K. oxytoca* 38%, aunque el VPN para estos aislamientos fue del 100%). Las pruebas de confirmación de BLEE también se leyeron e interpretaron correctamente el 93% de las veces. Estos datos sugieren que las pruebas de confirmación de BLEE, independientemente del método utilizado, pueden ser un procedimiento exigente que requiere una mayor capacitación de los técnicos para mejorar su interpretación. En general, la PDD tuvo el mejor desempeño para las especies más frecuentes (*E. coli* y *K. pneumoniae*), pero el bajo VPP de los sistemas automatizados y las tiras BLEE de Etest indican que la única forma definitiva de detectar todos los tipos de BLEE en enterobacterias es la detección molecular del gen que codifica para las enzimas presentes en un aislamiento dado.

Informe. Los aislamientos de *E. coli*, especies de *Klebsiella* y *P. mirabilis* productores de BLEE se deben informar como resistentes a penicilinas, excepto para combinaciones β-lactámico/ inhibidor de β-lactamasa (amoxicilina/ácido clavulánico y piperacilina/tazobactam), y para todas las cefalosporinas, excepto cefamicinas (cefoxitina y cefotetán). Los laboratorios también se encuentran con aislamientos de enterobacterias que tienen una prueba positiva de detección precoz para BLEE, pero una prueba confirmatoria negativa. Los laboratorios deben contar con políticas y procedimientos para la remisión de cepas multirresistentes a un laboratorio de referencia para la detección molecular de genes de β-lactamasa debido a las limitaciones de los métodos fenotípicos existentes (p. ej., no se detectarán todos los tipos de BLEE y es probable que esté presente una enzima AmpC). También pueden encontrarse otros mecanismos de resistencia, tales como la presencia de otro tipo de β-lactamasa no inhibida por ácido clavulánico (p. ej., enzima AmpC de enzimas TEM o SHV) o porinas modificadas que podrían afectar los resultados de la prueba de confirmación de BLEE.

Detección molecular de BLEE. Numerosos investigadores han desarrollado y evaluado cebadores para detectar enzimas TEM, SHV, OXA, CTX-M y GES en bacterias gramnegativas.[471,609] Tanto la PCR convencional como las pruebas de PCR en tiempo real se han desarrollado usando cebadores para genes de una o más enzimas BLEE, y recientemente se han utilizado varios nuevos formatos múltiples incluyendo microarreglos para detectar una gran gama de β-lactamasas simultáneamente.[126,143,338] La figura 17-34 muestra los resultados de una típica PCR múltiple para detectar CTX-M de tipo BLEE en *E. coli*. Aunque el CLSI ya no recomienda las pruebas de confirmación para la detección de BLEE, tanto las pruebas fenotípicas como las moleculares pueden ser necesarias para desplegar medidas apropiadas de control de infecciones y para definir un brote hospitalario.[455,664] Polsfuss y cols. publicaron recientemente un abordaje diagnóstico que combina la detección precoz de BLEE con la confirmación subsecuente tanto por PCR múltiple como fenotípicamente para detectar CTX-M, además de PCR múltiple y secuenciación para las BLEE, TEM y SHV, antes de informar un aislamiento como "BLEE positivo".[481] Este artículo contiene un diagrama de flujo del diagnóstico completo que los laboratorios pueden consultar al tener que confirmar a BLEE como mecanismo de resistencia.

Detección de β-lactamasas AmpC.

Aunque la detección de AmpC puede ser importante al considerar propósitos clínicos y epidemiológicos, actualmente no hay pruebas publicadas recomendadas para la detección confiable de estas enzimas en las directrices de pruebas de sensibilidad a antibióticos (CLSI o EUCAST). Las enzimas AmpC cromosómicas inducibles se producen en las enterobacterias dentro del grupo "SPICE" de especies como *Serratia marcescens*, *Proteus mirabilis* indol positivo, *Citrobacter freundii* y *Enterobacter cloacae*.[281] Esta enzima confiere una amplia resistencia a β-lactámicos, incluyendo combinaciones de β-lactámicos e inhibidores de β-lactamasa, tales como piperacilina/tazobactam. Recientemente, los determinantes de multirresistencia se han transferido a plásmidos en otros géneros, incluyendo especies de *Klebsiella* y *Salmonella*, *E. coli* y *P. mirabilis*.[281] Las cepas que transportan una enzima AmpC, que también tienen mutaciones en su estructura de poros, pueden ser resistentes a carbapenemes.[571] Sin embargo, los aislamientos que portan una enzima AmpC mediada por plásmidos son típicamente resistentes a cefamicinas como cefoxitina o cefotetán (CIM ≥ 32 μg/mL), lo cual constituye

una pista de su presencia.[281,472] Sin embargo, la resistencia a cefalosporinas de segunda generación no es una prueba definitiva, ya que otros mecanismos de resistencia pueden estar activos (p. ej., estructura de poro modificada o perdida).

Los aislamientos de bacterias gramnegativas que producen una cantidad elevada de enzima AmpC darán un resultado positivo en las pruebas de detección de BLEE, pero no lo confirman. Los lectores pueden dirigirse a una revisión excelente por Jacoby de todos los métodos usados para detectar enzimas AmpC;[281] aquí sólo se hará una breve descripción de los que se usan clínicamente. Se han desarrollado pruebas diagnósticas que utilizan un inhibidor enzimático para detectar AmpC (p. ej., 48-1220, LN-2-128, EDTA, cloxacilina y diversos derivados de ácido borónico),[45] pero sólo el ácido 3-amino-fenilborónico (AFB) está comercialmente disponible. Una advertencia de utilizar métodos basados en inhibidores para detectar las enzimas AmpC: pueden producirse resultados falsos positivos debido a enzimas CKP.[45] Yagi y cols. desarrollaron un método de PDD que incorpora 300 μg de AFB en discos que contienen ceftazidima o cefotaxima.[674] Similar a la PDD para BLEE descrita anteriormente, un aumento de más de 5 mm del halo de inhibición alrededor de los discos de β-lactámicos/ácido borónico en comparación con el disco impregnado sólo con antibiótico, detectó de forma confiable los tipos de AmpC presentes, pero no las cepas con BLEE o carbapenemasas. Pitout y cols. describieron recientemente una modificación del método PDD utilizando discos de cefotetán que contenían AFB para detectar enzimas AmpC mediadas por plásmidos en especies de *Klebsiella* y *Salmonella*, *E. coli* y *P. mirabilis*.[472] En este estudio se evaluaron 126 cepas control y 29 840 aislamientos clínicos no repetidos que fueron inicialmente seleccionados con resistencia a cefoxitina seguido de la confirmación con PDD de cefotetán. Un total de 623 (2%) de los aislamientos resultaron ser resistentes en la prueba de detección precoz y 332 (52%) fueron AmpC positivos. La cloxacilina (200 μg) también se puede emplear como inhibidor de AmpC en una PDD usando discos de cefotetán (30 μg).[600] Asimismo, están disponibles varios métodos comerciales incluyendo pruebas de dos y cuatro discos para la detección simultánea de enzimas AmpC y BLEE (MASTdiscs ID, MAST Group Ltd., Bootle, Reino Unido, y Rosco Diagnostics, Dinamarca) y tiras de AmpC Etest (contienen cefotetán en un extremo y cefotetán-cloxacilina en el otro). En la figura 17-35 se muestra una prueba de sinergia de disco doble que usa discos de cefpodoxima solos y complementados con AFB como inhibidor de enzima AmpC. La tira de AmpC Etest contiene un gradiente

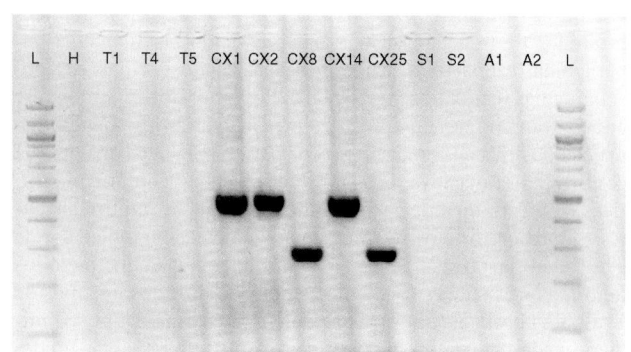

■ **FIGURA 17-34** PCR múltiple para la detección del tipo BLEE en *E. coli*. H; H20, T1;TEM-3, T4;TEM-10, T5; TEM-50, CX1; CTX-M-1, CX2; CTX-M-2, CX8; CTX-M-8, CX14; CTX-M-14, CX25; CTX-M-25, S1; SHV-2, S2; SHV-7, A1; NMC-A, A2; CKP-1 (cortesía de Calgary Laboratory Services).

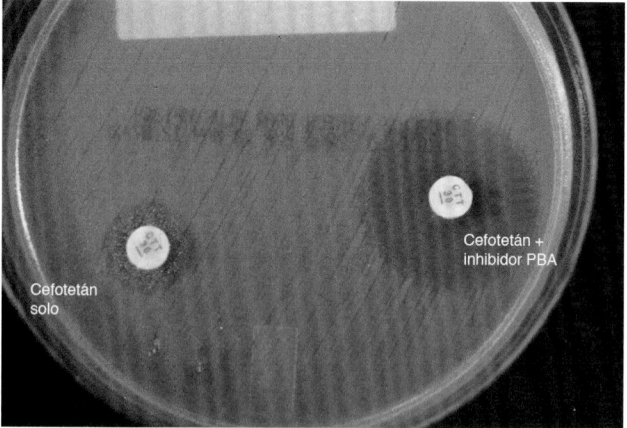

■ **FIGURA 17-35** Confirmación de la presencia de enzima AmpC en *E. coli* utilizando una prueba de doble disco (cortesía de Calgary Laboratory Services).

de concentración de cefotetán en la mitad de la tira y cefotetán con cloxacilina en la otra mitad; las proporciones de CIM mayores o iguales a 8 entre cefotetán solo y con cloxacilina se consideran indicadores de la presencia de la enzima AmpC. Una evaluación reciente de la prueba Etest para AmpC comparada con dos métodos de PDD demostró que las tres pruebas de confirmación fueron capaces de detectar mas del 90% de las cepas productoras de AmpC que habían sido caracterizadas molecularmente.[459]

Los métodos de detección molecular hoy día son el "estándar de referencia" para detectar y caracterizar definitivamente las enzimas AmpC. Dada la gran cantidad de enzimas AmpC transportadas por bacterias gramnegativas y el hecho de que las pruebas fenotípicas no pueden distinguir entre los determinantes de genes mediados por plásmidos o cromosómicos, se usa PCR múltiple para detectar la resistencia mediada por plásmidos. Se ha demostrado que una PCR múltiple con seis pares de cebadores detecta de forma fiable la mayoría de las enzimas AmpC mediadas por plásmidos, excepto la β-lactamasa CFE-1.[457] Sin embargo, se puede usar un séptimo conjunto de cebadores para detectar la enzima CFE-1.[416] Polsfuss y cols. publicaron recientemente un abordaje diagnóstico integral para la detección confiable de enterobacterias que producen enzimas AmpC que incluye una prueba de cribado de resistencia a cefoxitina seguida de pruebas confirmatorias con PDD que incluyen cefotetán/cloxacilina con una PCR múltiple subsiguiente para enzimas AmpC mediada por plásmido o secuenciación del promotor del gen AmpC, para detectar mutaciones cromosómicas del promotor. Sin embargo, esta extensión del análisis molecular puede ser inviable para muchos laboratorios clínicos, pero el desarrollo comercial de un análisis automatizado de microarreglos permitiría una detección y seguimiento fiables de determinantes resistentes a AmpC con fines epidemiológicos.

Informe. Los informes de sensibilidad deben basarse en los puntos de corte revisados por el CLSI para cefalosporinas y aztreonam; ya no es necesario cambiar los resultados de β-lactámicos a resistentes cuando se obtiene un resultado *in vitro* sensible en el uso de los métodos recomendados de prueba de sensibilidad. Sin embargo, las enterobacterias que se ha confirmado que portan enzimas AmpC por métodos fenotípicos o moleculares deben informarse como resistentes para penicilinas y todas las cefalosporinas excepto los antibióticos de cuarta generación (p. ej., cefepima), y combinaciones de β-lactámicos/inhibidores de β-lactámicos.

Detección de carbapenemasas (enterobacterias).

Las enterobacterias que producen carbapenemasas se están convirtiendo en un problema creciente en todo el mundo. Las β-lactamasas específicas, clasificadas en clases moleculares A, B y D, tienen actividad de carbapenemasa como se muestra en las tablas 17-29 y 17-30. Las enterobacterias que llevan CKP (*K. pneumoniae*), SME (*S. marcescens*), MND (*E. coli*, *Klebsiella* spp.) y las enzimas OXA que están ampliamente distribuidas en muchas especies, son todas clínicamente importantes. La detección de resistencia a carbapenemasa de acuerdo con el CLSI se basa en los puntos de corte revisados de la CIM y los tamaños de diámetro del halo de inhibición correspondientes, publicados inicialmente en el 2010. La tabla 17-30 compara los puntos de corte de CIM "anteriores" propuestos y revisados para carbapenemes frente a enterobacterias. Estos nuevos puntos de corte se establecieron después de llevar a cabo la revisión de las propiedades FC-FD de estos antibióticos, datos clínicos limitados y la distribución actual de CIM para especies de enterobacterias clínicamente relevantes, incluyendo las productoras de carbapenemasas. Los puntos de corte revisados

TABLA 17-29 Clasificación molecular de β-lactamasas en bacterias gramnegativas

Clase	Sitio activo	Ejemplos
A	Inhibidor de serina sensible a β-lactamasas	TEM-1, SHV-1, KPCs, OXY y la mayoría de BLEE, incluyendo los tipos CTX-M
B	Metalo-β-lactamasas de cinc	Metaloenzimas; VIM, IMP, SPM, MND, GIM, SIM
C	β-lactamasas resistentes a inhibidores	Enzimas AmpC
D	β-lactamasas activas con oxacilina que pueden ser sensibles al inhibidor	OXA (incluyendo fenotipos raros de BLEE), PSE

Adaptado de la referencia 122.

TABLA 17-30 β-lactamasas con actividad de carpenemasa

Clase de β-lactamasa[a]	Bacterias gramnegativas donde se detectó la enzima	Ejemplos
A	*K. pneumoniae* Enterobacteriaceae	CKP, SME, NMC-A, IMI, PER, GES, SFO, SFC, IBC
B	Enterobacteriaceae *P. aeruginosa* *A. baumannii*	Metalo-β-lactamasas (MBL) inhibidas por EDTA (IMP, VIM, MND), SPM, SIM, GI
D	Enterobacteriaceae *A. baumannii*	OXA, PSE

[a] Ninguna enzima de clase C tiene actividad de carbapenemasa.
Adaptado de las referencias 90 y 285.

TABLA 17-31 Puntos de corte (CIM μg/mL) previos (M100-S19) y revisados (M100-S20) de enterobacterias para carbapenemes

	Anterior (M100-S19)			Revisado (M100-S20)		
Antibiótico	S	I	R	S	I	R
Doripenem	ND	ND	ND	≤ 1	2	≥ 4
Ertapenem	≤ 2	4	≥ 8	≤ 0.25	0.5	≥ 1
Imipenem	≤ 4	8	≥ 16	≤ 1	2	≥ 4
Meropenem	≤ 4	8	≥ 16	≤ 1	2	≥ 4

S, sensible; I, intermedio; R, resistente.
Adaptado de M100-S19 y M100-S20 del CLSI. Para verificar puntos de corte revisados de difusión con discos, *véase* CLSI M100-S20.

por el CLSI para carbapenem y diámetros de halos de inhibición de pruebas por difusión con discos, se han establecido para detectar la mayoría de las enterobacterias productoras de carbapenemasa. Si se llega a detectar resistencia a carbapenem (p. ej., CIM de meropenem ≥ 10 μg/mL), entonces el CLSI ya no recomienda hacer una prueba de confirmación fenotípica (CLSI M100-20-22).[120] Si los laboratorios continúan utilizando los puntos "anteriores" de interrupción de CIM de carbapenem propuestos por el CLSI (tabla 17-31), entonces se necesita hacer una prueba de confirmación fenotípica antes de informar el aislamiento como resistente a carbapenemes (CLSI M100-S20-22). Se puede usar una prueba modificada de Hodge (MHT) para confirmar la presencia de carbapenemasas de clase A (CKP), como describe el CLSI en la norma M100-S22, tabla 2A. Pasteran y cols. describieron modificaciones al método MHT mediante la incorporación de ácido borónico (inhibe carbapenemasas clase A y enzimas AmpC) y oxacilina (inhibidor de enzimas AmpC) que tenían una alta sensibilidad (> 90%) y especificidad (100%) para distinguir carbapenemasas de clase A (CKP, GES, SME, IMI y NMC-A) de otras clases de β-lactamasas (BLEE, enzimas AmpC y MBL).[448] Los resultados de una MHT positiva se muestran en la figura 17-36. Sin embargo, la tabla 2A de CLSI M100-S22 indica que es importante reconocer que no todos los aislamientos de enterobacterias productoras de carbapenemasas tendrán una prueba positiva y que las pruebas de MHT positivas pueden encontrarse en aislamientos con mecanismos de resistencia a carbapenemes distintos de la producción de carbapenemasa (tabla 17-32). En la actualidad no existen pruebas fenotípicas validadas por el CLSI para confirmar la presencia de una metalo-β-lactamasa en enterobacterias. Los aislamientos de enterobacterias que demuestren resistencia a carbapenem deben ser derivados a un laboratorio de referencia para realizar pruebas confirmatorias.

Las pruebas recomendadas de confirmación fenotípica para detectar carbapenemasas de clase A, B y D en enterobacterias y su potencial para pruebas falsas positivas por la presencia de otras β-lactamasas se describen en la tabla 17-32. Cohen, Stuart y cols. publicaron recientemente directrices para la detección

fenotípica y confirmación de carbapenemasas en enterobacterias.[127] Además de la prueba de MHT, se utilizan diversas pruebas con combinaciones de PDD que se basan en la detección de sensibilidad a carbapenem solo y en presencia de un inhibidor específico de carbapenemasa. Se han desarrollado varios tipos diferentes de PDD para detectar MBL que utilizan discos de meropenem (10 μg) complementados con ácido dipicolónico (ADP) o discos de imipenem (10 μg) complementados con EDTA como inhibidores enzimáticos (fig. 17-37). Asimismo, se han creado otras PDD para detectar carbapenemasas de clase A que emplean discos de meropenem (10 μg) complementados con ácido borónico y discos de meropenem (10 μg) complementados con oxacilina para ayudar a distinguir la presencia de enzimas AmpC.[218] La prueba Carba NP TEST II identifica la producción de carbapenemasa en enterobacterias y especies de *Pseudomonas*, además puede diferenciar entre clases A, B y D de enzimas.[168] Esta prueba se basa en la detección de acidificación que se produce por hidrólisis de imipenem, junto con tazobactam y EDTA como inhibidores. La prueba de Carba NP II® se puede realizar rápidamente y tiene sensibilidad y especificidad informadas del 100%,[168] pero aún no está comercialmente disponible. También se han descrito métodos de detección precoz basados en agar que tienen un buen desempeño para detectar enzimas de tipo MBL y CKP en las que se colocan discos de carbapenem sobre MHA impregnado de inhibidor (EDTA, APB y cloxacilina); este método también distingue otros tipos de β-lactamasas.[42] Debido a las limitaciones de las pruebas fenotípicas y a la gran diversidad de genes que codifican a las carbapenemasas,[498] el análisis molecular se considera el "estándar de refererencia" como método de detección. La confirmación genotípica se realiza mediante la detección

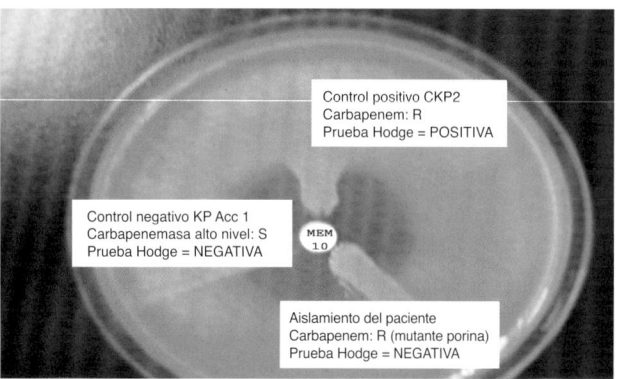

■ **FIGURA 17-36** Prueba de Hodge modificada para la detección de CKP-carbapenemasa en *K. pneumoniae* (cortesía de Calgary Laboratory Services).

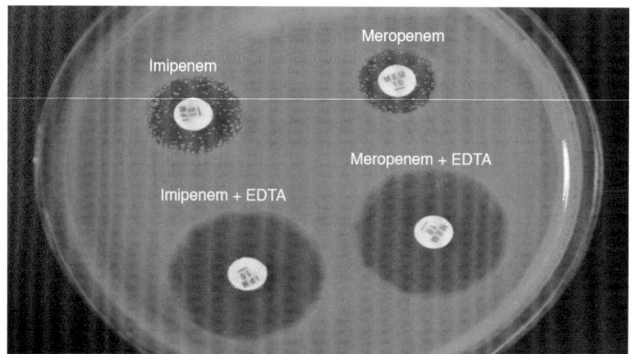

■ **FIGURA 17-37** Prueba confirmatoria de doble disco para la detección de la carbapenemasa-MND en *K. pneumoniae* (cortesía de Calgary Laboratory Services).

TABLA 17-32 Detección de carbapenemasas y otras β-lactamasas en enterobacterias y gramnegativos no fermentadores utilizando pruebas de confirmación fenotípica

Prueba	Clase A	Clase B	Clase D	AmpC + mutación de porinas	BLEE + mutación de porinas
Hodge modificada	+	+	+	+/–	+/–
Meropenem + AFB	+	–	–	+/–	–
Meropenem + cloxacilina	–	–	–	+/–	–
Meropenem + ADP	–	+	–	–	–
Imipenem + EDTA	–	+	–	–	–

Adaptado de la referencia 127.

por PCR múltiple para carbapenemasas, y la secuenciación de genes de carbapenemas.[432,586] Cepheid (Xpert MDRO®) ha desarrollado una prueba comercial de PCR en tiempo real para la detección precoz, rápida y precisa de bacterias entéricas que portan los genes de resistencia a carbapenem bla$_{KPC}$, bla$_{MND}$ y bla$_{VIM}$. La evaluación de la prueba Xpert MDRO en comparación con el cultivo de enriquecimiento en caldo y la secuenciación de genes diana mostró una detección altamente confiable de enzimas CKP y VIM de muestras clínicas, y un desempeño similar para detectar a la enzima MND en muestras de heces.

Informe. Las enterobacterias deben informarse como resistentes a carbapenemes basándose en los puntos de corte de CIM revisados por el CLSI y los diámetros correspondientes de los halos de inhibición de la prueba por difusión con discos. Los aislamientos de enterobacterias que muestren resistencia a carbapenem deben ser derivados a un laboratorio de referencia para pruebas confirmatorias. Los laboratorios deben tener políticas y procedimientos para pruebas de sensibilidad extendida de tratamiento con antibióticos alternativos (tigeciclina, colistina) para cepas multirresistentes, o remisión inmediata a un laboratorio de referencia en el que se puedan realizar urgentemente estas pruebas.

Detección de resistencia a fluoroquinolonas en especies de *Salmonella*.

La salmonelosis es una de las principales causas de enterocolitis bacteriana transmitida por vía fecal-oral por ingestión de alimentos o agua contaminada. Se calcula que la salmonela no tifoidea causa aproximadamente un millón de casos de enterocolitis bacteriana al año, y los casos invasores no son raros, especialmente en lactantes menores de 1 año de edad, ancianos y personas inmunodeprimidas (p. ej., VIH, receptores de trasplante, etc.). La fiebre entérica es una enfermedad grave con bacteriemia causada por *Salmonella enterica* serovariedades Typhi y Paratyphi, que ocurre principalmente en países subdesarrollados con niveles de higiene y saneamiento deficientes, pero también es una causa frecuente de fiebre en el viajero que regresa a países desarrollados.[7,447] El tratamiento con antibióticos para salmonelosis es esencial en este tipo de paciente, pero recientemente se ha documentado resistencia a antibióticos clave en el tratamiento de *S. typhi* y salmonela no tifoidea.[138,558] En la actualidad, las recomendaciones de la OMS (2003) indican el uso de fluoroquinolonas como tratamiento de elección para fiebre entérica sin complicaciones en adultos (www.who.org).

La sensibilidad disminuida a la fluoroquinolona (CIM de 0.12-1 µg/mL) de *S. typhi* y las infecciones extraintestinales de *Salmonella* son una preocupación porque las tasas de respuesta clínica a ciprofloxacino son bajas para estas cepas.[138] La mayor parte de la resistencia a fluoroquinolona en *Salmonella* se debe a varias mutaciones de un solo par de bases en el gen de la ADN girasa (*gyrA*).[52] Sin embargo, un estudio reciente en 13 países europeos, donde se analizaron aislamientos de *Salmonella* y *E. coli* de animales, humanos, alimentos y medio ambiente, mostró que se encontraron genes de resistencia a fluoroquinolonas mediadas por plásmidos (PMQR) en el 59% de los aislamientos de los *Salmonella*.[641]

Los métodos previos recomendados por el CLSI pueden no ser óptimos para la detección de cepas de *Salmonella* resistentes a fluoroquinolona debido a la adquisición de un PMQR, particularmente cepas que han adquirido determinantes aac (6')-1B-cr. La prueba de ácido nalidíxico se ha utilizado para detectar resistencia a fluoroquinolonas en *Salmonella*, y es un método confiable para aislamientos que tienen una sensibilidad disminuida debido a una o más mutaciones del gen de la girasa (*gyrA, gyrB*). Sin embargo, se debe realizar una prueba de CIM en aislamientos de *S. typhi* y extraintestinales de *Salmonella* con el fin de mejorar la detección de cepas portadoras de un gen de resistencia a fluoroquinolona codificado por plásmidos.[121,122]

En la actualidad, el CLSI recomienda que se realicen pruebas de sensibilidad para *Salmonella* tifoidea (*S. typhi* y *S. paratyphi* A-C) y para aislamientos de fuentes extraintestinales e intestinales.[121,122] Pero las pruebas de sensibilidad de rutina no están indicadas para especies de *Salmonella* no tifoidea aisladas de fuentes intestinales, ya que la enterocolitis es una enfermedad autolimitada en niños y adultos sanos. La tabla 17-33 muestra las sugerencias revisadas por el CLSI para evaluar fluoroquinolonas en enterobacterias utilizando ya sea difusión con discos o un método de CIM. Los puntos de corte de CIM propuestos por el CLSI para sensibilidad de enterobacterias a fluoroquinolonas distintas de *S. typhi* y *Salmonella* spp extraintestinal, permanecen inalterados. Sin embargo, el CLSI ha reducido los puntos de corte de CIM y los diámetros de halos de inhibición correspondientes, para pruebas de fluoroquinolonas (ciprofloxacino, levofloxacino y ofloxacino) en *S. typhi* y especies de *Salmonella* extraintestinales con el fin de mejorar la detección de cepas que pueden haber adquirido PMQR.[268] Los puntos de corte revisados para ciprofloxacino

TABLA 17-33 Diámetro del halo de inhibición y especificación de límites de CIM para enterobacterias, *Salmonella typhi* y especies de *Salmonella* extraintestinal, revisados por el CLSI

Antibiótico	Difusión con discos			CIM		
	S	I	R	S	I	R
Enterobacterias y *Salmonella* spp.						
Ácido nalidíxico	≥ 19	14-18	≤ 13	≤ 16	–	≥ 32
Ciprofloxacino	≥ 21	16-20	≤ 15	≤ 1	2	≥ 4
Levofloxacino	≥ 17	14-16	≤ 13	≤ 2	4	≥ 8
***Salmonella* spp. extraintestinal**						
Ciprofloxacino[a]	≥ 31	21-30	≤ 20	≤ 0.06	0.12-0.5	≥ 1

[a]*S. typhi* extraintestinal y *Salmonella* spp. deben evaluarse frente al ciprofloxacino usando los criterios revisados. El ácido nalidíxico puede no detectar todos los mecanismos de resistencia a fluoroquinolona y los aislamientos que resisten al ácido nalidíxico pueden estar relacionados con el fracaso del tratamiento o respuesta tardía en pacientes tratados con fluoroquinolona por infección extraintestinal.

S, sensible; I, intermedio; R, resistente. Adaptado de las referencias 121 y 122.

también deben usarse para evaluar los aislamientos entéricos de *Salmonella*, recuperados de pacientes con fiebre entérica o salmonelosis invasora. Sin embargo, de los sistemas comerciales de prueba de sensibilidad a antibióticos, solamente Etest ha incorporado los nuevos puntos de corte de CLSI para fluoroquinolonas. Por lo tanto, el CLSI recomienda el uso continuo del ácido nalidíxico para evaluar la sensibilidad disminuida a fluoroquinolonas en *Salmonella* hasta que los laboratorios puedan implementar los criterios de interpretación de CIM para la resistencia a ciprofloxacino, levofloxacino y ofloxacino.[121,122]

Informe. Los aislamientos fecales de especies de *Salmonella* y *Shigella* que se prueban sólo deben tener ampicilina, una fluoroquinolona y trimetoprima-sulfametoxazol en el informe rutinario. Los aislamientos extraintestinales también deben ser sometidos a una prueba de cefalosporina de tercera generación, y el cloranfenicol también se puede evaluar e informar si se solicita.[121,122] El CLSI también recomienda que los laboratorios que sigan examinando resistencia a fluoroquinolonas usando ácido nalidíxico solo, agreguen un comentario a su informe que indique que las cepas resistentes a ácido nalidíxico pueden estar relacionadas con fracaso terapéutico o respuesta tardía al tratamiento con fluoroquinolonas en pacientes con salmonelosis extraintestinal.[121,122] Las cefalosporinas de primera y segunda generación, cefamicinas y aminoglucósidos no son clínicamente eficaces frente a las especies de *Salmonella* y no deben ser informados aunque puedan parecer sensibles en las pruebas *in vitro*. Las cepas multirresistentes de *Salmonella* deben remitirse inmediatamente a un laboratorio de salud pública o a otro laboratorio de referencia para la serotipificación y la prueba de sensibilidad a antibióticos extendida utilizando un método de CIM.

Gramnegativos no fermentadores

P. aeruginosa y otras seudomonas, junto con *Stenotrophomonas maltophilia*, el complejo de *Burkholderia cepacia* y *Acinetobacter baumannii*, son los gramnegativos no fermentadores aislados con mayor frecuencia en todo el mundo. Los miembros de este grupo de gramnegativos no fermentadores representan una amenaza única e importante porque son omnipresentes en el entorno sanitario, causan infecciones oportunistas en pacientes críticamente enfermos o inmunodeprimidos y con frecuencia son multirresistentes (resistentes a más de tres clases de antibióticos).[307,357,386] Los pacientes con fibrosis quística también se colonizan frecuentemente con *P. aeruginosa* o con menor frecuencia con el complejo de *B. cepacia*. Las cepas multirresistentes dan lugar a una mayor tasa de fracaso del tratamiento inicial de las exacerbaciones de la infección, así como a la disminución de la supervivencia.[289,446] En esta sección se describen brevemente los desafíos del laboratorio para detectar problemas de resistencia emergentes en este grupo no fermentador.

P. aeruginosa *(otras seudomonas)*

Las cepas de *P. aeruginosa* multirresistentes se han desarrollado recientemente debido a varias mutaciones que regulan positivamente la β-lactamasa AmpC y la expulsión, disminuyen la permeabilidad de las paredes celulares bacterianas a través de alteraciones o pérdida de porinas y alteran el sitio diana de la enzima girasa para transmitir resistencia a fluoroquinolonas.[355] Sin embargo, los clones de *P. aeruginosa* también se han diseminado a muchas partes del mundo y han adquirido resistencia mediada por plásmidos a varias clases de antibióticos llevados en un

casete de gen de integrina que codifica para metalo-β-lactamasas y múltiples enzimas modificadoras de aminoglucósidos (p. ej., *P. aeruginosa* productora de MBL).[130,316,330] Como se muestra en las tablas 17-29 y 17-30, las metalo-β-lactamasas de clase B son carbapenemasas (tipos de enzimas IMP, VIM, GIM, SIM, SPM) que tienen cinc en el sitio activo, y estas enzimas pueden ser inhibidas por EDTA.[647] En algunos lugares ha habido brotes hospitalarios con alta mortalidad en los pacientes afectados debido a las limitadas opciones que quedan para el tratamiento de las infecciones por *P. aeruginosa* productora de MBL.[445] Los laboratorios deben ser capaces de detectar de manera confiable los aislamientos de *P. aeruginosa* productora de MBL para que el tratamiento apropiado con antibióticos así como las medidas de control de la infección puedan ser rápidamente aplicadas.

Las sugerencias del CLSI (M100-S22) recientemente revisaron los puntos de corte de CIM de la piperacilina y ticarcilina para *P. aeruginosa* con o sin un inhibidor de β-lactamasa para que fueran iguales a los de las enterobacterias, excepto por algunas ligeras diferencias en los correspondientes diámetros del halo de inhibición por difusión con discos.[120] De manera reciente, Tan y cols. estudiaron la mortalidad debida a bacteriemia por *P. aeruginosa* en aislamientos con sensibilidad disminuida a piperacilina/tazobactam (PTZ) (CIM, 32-64 μg/mL), pero informados como sensibles según los puntos de corte "anteriores" del CLSI (tabla 17-34); siete pacientes recibieron tratamiento empírico con este antibiótico.[597] La mortalidad a 30 días fue del 85.5% en el grupo tratado con PTZ y del 22.2% en los grupos control que recibieron otro tratamiento farmacológico ($p = 0.004$). La disminución de la sensibilidad a PTZ y el uso empírico de este fármaco también permanecieron como el principal factor de riesgo de mortalidad en el análisis multivariado después de ajustar las diferencias en edad y puntuación APACHE II entre los dos grupos. Estos investigadores establecieron que los puntos de corte anteriores del CLSI para sensibilidad a PTZ de *P. aeruginosa* eran demasiado altos, porque las cepas con resistencia intermedia se interpretaban como sensibles. El CLSI estableció originalmente los puntos de corte para ticarcilina, piperacilina y sus respectivos fármacos inhibidores de β-lactamasas, más altos para *P. aeruginosa* que aquellos recomendados para las enterobacterias, debido a indicaciones de la FDA en la etiqueta del fármaco en el sentido de que debería usarse en combinación con un aminoglucósido. Sin embargo, los puntos de corte revisados del CLSI son para el uso de estos fármacos solos en un esquema de dosificación de al menos 3 g cada 6 h.[120]

Detección de *P. aeruginosa* productora de MBL. El CLSI también revisó los puntos de corte de CIM para *P. aeruginosa* y los correspondientes diámetros de halos de inhibición para las pruebas de sensibilidad de carbapenemes (doripenem, imipenem y meropenem) en el 2012.[56,120] Estos nuevos puntos de corte se establecieron después de revisar las propiedades FC/FD de estos antibióticos, datos clínicos limitados y la distribución actual de CIM para especies de *P. aeruginosa* clínicamente relevantes, incluyendo las productoras de metalo-β-lactamasas. Si los laboratorios han implementado los nuevos puntos de corte de CIM mostrados en la tabla 17-34 o los diámetros de halos de inhibición revisados para la prueba con disco de estos antibióticos, las pruebas de confirmación ya no son necesarias antes de informar los resultados de sensibilidad a carbapenem para *P. aeruginosa*. Estos puntos de corte revisados para estos compuestos se han basado en esquemas de dosificación de antibióticos específicos delineados por el CLSI en M100 S20-22, tabla 2B-1.[120] Estas dosificaciones de fármaco son

TABLA 17-34 Puntos de corte (CIM μg/mL) del CLSI anteriores (M100-S19) y revisados (M100-S20) de *P. aeruginosa* para β-lactámicos/inhibidores de β-lactamasas y carbapenemes

Antibiótico	Anterior (M100-S19)			Revisado (M100-S19)		
	S	I	R	S	I	R
Doripenem[a]	ND	ND	ND	≤ 2	4	≥ 8
Imipenem[b]	≤ 4	8	≥ 16	≤ 2	4	≥ 8
Meropenem[b]	≤ 4	8	≥ 16	≤ 2	4	≥ 8
Piperacilina	≤ 64	−	≥ 128	≤ 16	32-64	≥ 128
Piperacilina/tazobactam	≤ 64/4	−	≥ 128/4	≤ 16/4	32/4-64/4	≥ 128/4
Ticarcilina	≤ 64	−	≥ 128	≤ 16	32-64	≥ 128
Ticarcilina/ácido clavulánico	≤ 64/2	−	≥ 128/2	≤ 16/2	32/4-64/4	≥ 128/2

[a]El criterio interpretativo de doripenem para *P. aeruginosa* se basa en un esquema de dosificación de 500 mg cada 8 h.
[b]Los criterios interpretativos de imipenem y meropenem para *P. aeruginosa* se basan en dosis altas y frecuentes (1 g cada 6-8 h).
S, sensible; I, intermedio; R, resistente.
Adaptado de M100-S21 (2011) y M100-S22 (2012) del CLSI.[120]

necesarias para conseguir la exposición a antibiótico en plasma de los adultos con función renal y hepática normal; quienes emplean estos criterios deben proporcionar esta información a los principales interesados (p. ej., médicos de enfermedades infecciosas, farmacéuticos, practicantes de control de infecciones y sus respectivos comités).

Aunque se puede realizar un MHT similar a la prueba de confirmación descrita anteriormente para la detección de carbapenemasas de clase B (p. ej., CKP) por el CLSI en M100-S22 tabla 2A (fig. 17-36),[120] no es adecuado para confirmar la presencia de una MBL. Pasteran y cols. describieron modificaciones a un método de MHT mediante la incorporación de ácido borónico (inhibe carbapenemasas de clase A y enzimas AmpC) y oxacilina (inhibidor de enzimas AmpC) que logró alcanzar una alta sensibilidad (> 90%) y especificidad (100%) para distinguir carbapenemasas de clase A (CKP, GES, SME, IMI y NMC-A) de otras clases de β-lactamasas (BLEE, enzimas AmpC y MBL).[448] Sin embargo, se puede encontrar una prueba de MHT positiva en aislamientos de *P. aeruginosa* por la presencia de mecanismos de resistencia a carbapenem distintos a la producción de carbapenemasas (tabla 17-32). Actualmente no existen pruebas fenotípicas validadas por el CLSI para confirmar la presencia de una MBL en *P. aeruginosa*. Los aislamientos que demuestren resistencia a carbapenem deben ser enviados a un laboratorio de referencia para que se les realicen pruebas confirmatorias.

Las pruebas recomendadas de confirmación fenotípica para detectar carbapenemasas de clase A, B y D en enterobacterias y gramnegativos no fermentadores y su potencial para dar pruebas falsas positivas debido a la presencia de otras β-lactamasas se describen en la tabla 17-32. Además de la prueba MHT, se utilizan diversas PDD combinadas que se basan en evaluar la sensibilidad a carbapenem solo y en presencia de un inhibidor específico de carbapenemasas. Se han desarrollado varios tipos diferentes de PDD para detectar MBL, pero el uso de discos de meropenem (10 μg) o imipenim (10 μg) complementados con EDTA como inhibidor enzimático parece funcionar bien (fig. 17-38). La prueba Carba NP TEST II® identifica la producción de carbapenemasa en enterobacterias y especies de *Pseudomonas* y es capaz de diferenciar entre las clases A, B y D.[168] Esta prueba se basa en la detección de acidificación que ocurre con la hidrólisis del imipenem junto con tazobactam y EDTA como

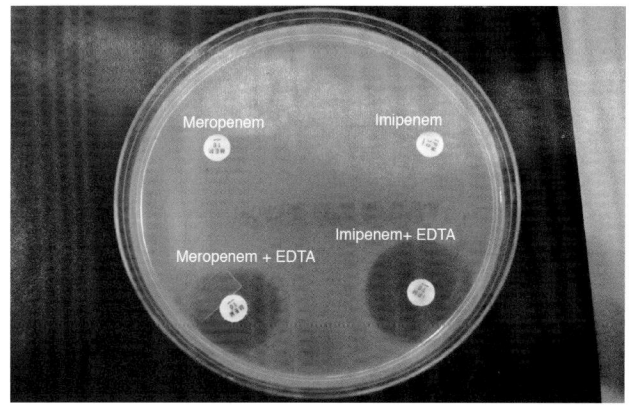

■ **FIGURA 17-38** Prueba de doble disco confirmatoria para detección de carbapenemasas MBL en *P. aeruginosa* (cortesía de Calgary Laboratory Services).

inhibidores. La prueba de Carba NP II® se puede llevar a cabo con rapidez y tiene una sensibilidad y especificidad informadas del 100%,[168] pero aún no está disponible comercialmente. También se han descrito métodos de detección precoz basados en agar que se comportan bien para detectar MBL donde se colocan discos de carbapenem sobre MHA impregnado de inhibidor (EDTA, APB, cloxacilina); este método también distingue otros tipos de β-lactamasas.[42] También se puede usar un Etest para MBL que tiene imipenem en un extremo de la tira e imipenem más EDTA en el otro (fig. 17-39). Sin embargo, debido a las limitaciones de las pruebas fenotípicas y la gran diversidad de genes que codifican para carbapenemasas, el análisis molecular se considera el "estándar de referencia" como método de detección. La confirmación genotípica se realiza mediante detección por PCR múltiple de carbapenemasas y la secuenciación de los genes de las carbapenemasas (fig. 17-40).[177] Cepheid (Xpert MDRO®) ha desarrollado pruebas comerciales de PCR en tiempo real para la detección precoz, rápida y precisa en pacientes de carbapenemasas (p. ej., enzimas CKP o MND) de bacterias entéricas, así como una enzima VIM (una metalo-β-lactamasa) en

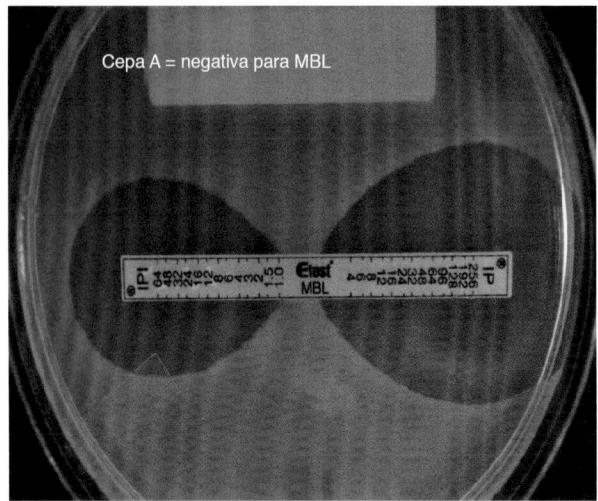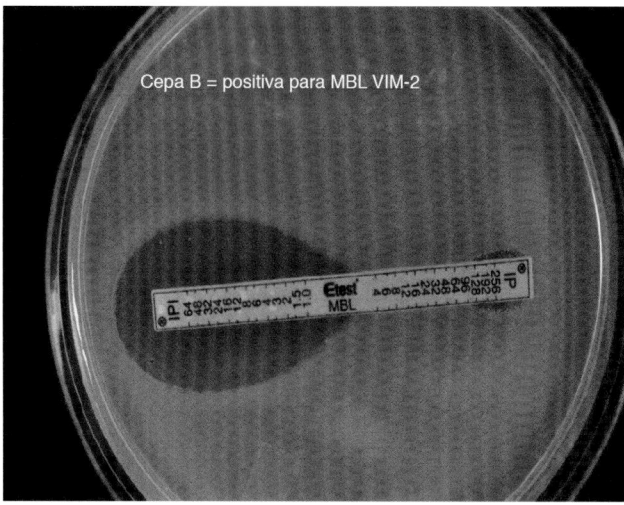

Cepa A = negativa para MBL

Cepa B = positiva para MBL VIM-2

■ **FIGURA 17-39** Confirmación de MBL por Etest en *P. aeruginosa* con una enzima VIM-2 (cortesía de Calgary Laboratory Services).

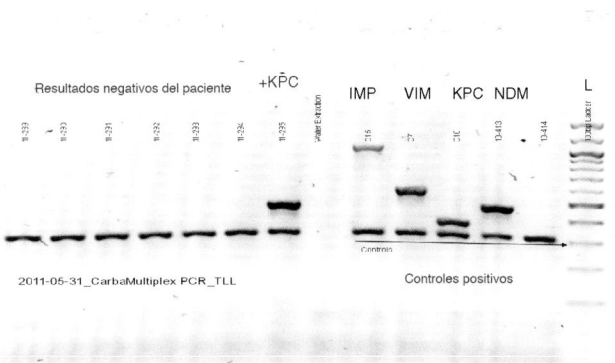

■ **FIGURA 17-40** PCR múltiple para la detección de carbapenemasas (cortesía de Calgary Laboratory Services).

P. aeruginosa.[606] La evaluación de la prueba Xpert MDRO, comparada con el cultivo de enriquecimiento en caldo y secuenciación de los genes diana, mostró una detección altamente confiable de enzimas VIM en muestras clínicas.

Informe. *P. aeruginosa* se debe informar como resistente a carbapenemes con base en los puntos de corte de CIM revisados por el CLSI y los correspondientes diámetros de los halos de inhibición por difusión con discos. Los aislamientos que demuestren resistencia a carbapenem deben ser enviados a un laboratorio de referencia para llevar a cabo pruebas confirmatorias. Los laboratorios deben disponer de políticas y procedimientos para la prueba de sensibilidad extendida del tratamiento con antibióticos alternativos (tigeciclina, colistina) para cepas multirresistentes o envío inmediato a un laboratorio de referencia en el que tales pruebas puedan realizarse rápidamente.

Acinetobacter baumannii

A. baumannii es un patógeno oportunista que se ha convertido en una de las principales causas de neumonía nosocomial, en particular neumonía relacionada con el respirador de pacientes en la UCI, bacteriemia y sepsis por quemaduras.[312] Este microorganismo es propenso a transmitirse, dando lugar a brotes nosocomiales debido a su resistencia a la desecación y su resistencia inherente a los desinfectantes.[50,411] *A. baumannii* ha pasado de ser sensible a la

mayoría de los antibióticos hace tres décadas, a la actual situación global en la que algunas cepas son ahora panresistentes a casi todos los agentes disponibles, incluyendo carbapenemes, colistina y tigeciclina. *A. baumannii* resistente a carbapenem y panresistente es una amenaza importante para el cuidado del paciente en muchos hospitales, ya que la mortalidad es comprensiblemente mayor para infecciones graves debidas a estas cepas.[312]

A. baumannii es casi universalmente resistente a las oximinocefalosporinas, principalmente debido a una β-lactamasa AmpC cromosómica intrínseca, aunque se ha informado un gran brote debido a cepas productoras de BLEE (tipo VEB-1) en Francia.[411] Aunque la enzima AmpC sólo se expresa constitutivamente a un nivel bajo, la inserción de una secuencia promotora ISAab1 corriente arriba del gen de β-lactamasa puede dar lugar a la sobreexpresión.[627] Las penicilinasas clásicas TEM-1 también están generalizadas en las especies de *Acinetobacter*.[358] Todos los aislamientos de *A. baumannii* llevan además el gen para enzimas similares a OXA-51, y carbapenemasas de clase D intrínseca molecular, que tiene expresión de bajo nivel, por lo que estas cepas permanecen sensibles a carbapenemes. Sin embargo, la resistencia por carbapenemasas de alto nivel puede ser "activada" mediante un mecanismo similar al descrito anteriormente para las enzimas AmpC. Algunos clones de *A. baumannii* han sido transferidos de víctimas que regresan a hospitales tanto en el Reino Unido como en los Estados Unidos, que ahora son endémicos.[123,662] Otros clones virulentos de *A. baumannii* que transportan otras carbapenemasas OXA han surgido en al menos tres grupos (similar a OXA-23, similar a OXA-(24)-40 y OXA-58), y ahora están ampliamente diseminados en diferentes partes del mundo.[124,479,668] Resulta preocupante un informe reciente de *A. baumannii* productor de MND-1 aislado de un paciente repatriado a la República Checa desde Egipto.[265] Aunque el tratamiento para *A. baumannii* resistente productor de carbapenemasa es limitado, se ha utilizado colistina y tigeciclina.[312] Sin embargo, la colistina es el antibiótico de elección para infecciones por *A. baumannii* productor de carbapenemasas porque la tigeciclina alcanza concentraciones séricas subóptimas y puede desarrollarse resistencia durante el tratamiento. Recientemente se recuperó *A. baumannii* resistente a tigeciclina (tipificado como clon epidémico OXA-23) en el Reino Unido de un paciente en tratamiento; la resistencia estuvo dirigida por expulsión mediada por un mecanismo Ade-ABC.[263] También informaron aislamientos de *A. baumannii* resistentes a colistina en 1999 en República Checa, pero desde entonces se han extendido ampliamente.[92] La resistencia a colistina en *A. baumannii* puede ser difícil de detectar con precisión en el laboratorio clínico, ya que la heterorresistencia es frecuente.

Los laboratorios pueden utilizar microdilución o difusión con discos para realizar pruebas de sensibilidad de *A. baumannii*. Las diferencias considerables que existían en cuanto a sensibilidad a carbapenem basándose en si se están utilizando las recomendaciones de EUCAST (www.eucast.org) o CLSI han sido eliminadas. El CLSI recomienda ahora diámetros de halos de inhibición de carbapenem para *A. baumannii* y los puntos de corte de CIM para este patógeno que son muy similares o idénticos a los usados por EUCAST (tabla 17-35).[121,122] Se pueden usar métodos similares de confirmación fenotípica para detectar carbapenemasas de tipo MBL en *A. baumannii* como se describió anteriormente para *P. aeruginosa*, incluyendo MHT y PDD usando discos de meropenem e imipenem con y sin EDTA. Actualmente, no existen métodos validados por el CLSI para detectar de forma confiable la presencia de una carbapenemasa de tipo OXA en *A. baumannii*. La identificación de enzimas de tipo OXA se basa en la detección molecular del determinante blaOXA y la secuenciación del gen.[668]

Pruebas de sensibilidad de aislamientos de fibrosis quística

Los pacientes con fibrosis quística (FQ) muestran colonización pulmonar crónica con una flora microbiana compleja compuesta de varios gramnegativos no fermentadores, incluyendo *P. aeruginosa*, *S. maltophilia*, complejo *Burkholderia cepacia*, *Achromobacter xyloxidans* y otras especies bacterianas. Muchos de estos co-colonizadores también son intrínsecamente resistentes a antibióticos,[22,71] y en el caso de *P. aeruginosa*, la resistencia aumenta tras la exposición repetida a antibióticos de amplio espectro durante las exacerbaciones.[180] El grupo de *Streptococcus anginosus* también puede ser un patógeno emergente importante en algunos pacientes con FQ.[555] Durante el muestreo pulmonar, sobre todo durante las exacerbaciones, la mayoría de los pacientes tienen uno o más morfotipos de *P. aeruginosa* aislados de muestras respiratorias inferiores (es decir, esputo y lavados broncoalveolares). Se destina mucho esfuerzo y recursos de laboratorio para aislar y realizar pruebas de sensibilidad a aislamientos pulmonares individuales de FQ, pero esto está lejos de ser una ciencia precisa. Los puntos de corte del CLSI que se desarrollaron para el tratamiento parenteral con antibióticos pueden no predecir con exactitud la sensibilidad de *P. aeruginosa* a los mismos agentes administrados por inhalación.[401] Aunque los métodos recomendados por el CLSI y las recomendaciones deben ser usados para interpretar resultados de las pruebas de aislamientos individuales, estos resultados pueden no predecir con precisión los resultados clínicos en pacientes con FQ por varias razones descritas a continuación.[272]

La compleja comunidad microbiana que habita los pulmones de los pacientes con FQ existe principalmente dentro de biopelículas y no como formas planctónicas. Los estudios de biopelículas de *P. aeruginosa* en las vías respiratorias de pacientes con FQ muestran claramente que el tratamiento agresivo con antibióticos restringe, pero no erradica, la infección de la zona conductiva inflamada.[44] Se han desarrollado métodos para pruebas de sensibilidad de biopelícula (PSB) que fueron evaluados recientemente en pruebas aleatorizadas multicéntricas, que valoraron resultados clínicos de un esquema de antibióticos con base en resultados de las PSB en comparación con las pruebas de sensibilidad convencionales.[402] Los grupos de estudio no mostraron diferencias significativas en la disminución promedio de la densidad bacteriana en el esputo o aumento promedio del volumen espiratorio forzado en 1 segundo (FEV1); sin embargo, sólo se incluyó un pequeño número de pacientes. Se requiere evaluar a un número mayor de pacientes en un estudio clínico adecuadamente sustentado antes de descontar el valor predictivo de los métodos de PSB en esta situación clínica única.

Debido a que *P. aeruginosa* y otros no fermentadores gramnegativos también son multirresistentes con frecuencia, la mayoría de los pacientes con FQ son tratados empíricamente con un tratamiento antibiótico combinado que se administra tanto en formulación parenteral como por inhalación pulmonar. Por lo tanto, los laboratorios especializados han desarrollado métodos para realizar combinaciones múltiples de pruebas de sinergia bactericida (MCBT, *multiple combination bactericidal synergy tests*) en aislamientos de FQ para determinar qué esquema de combinación puede proporcionar actividad sinérgica o aditiva. Sin embargo, sólo se ha completado recientemente un estudio controlado, aleatorizado y doble ciego para evaluar los resultados clínicos de los pacientes con FQ tratados con antibióticos con base en pruebas de sensibilidad convencionales en comparación con las MCBT.[1] El tratamiento con antibióticos dirigido por MCBT no dio lugar a una mejoría clínica o bacteriológica con respecto a los métodos convencionales de sensibilidad.

La mayoría de los laboratorios clínicos que realizan pruebas de sensibilidad de rutina en aislamientos pulmonares de FQ lo hacen con métodos convencionales. Las pruebas de sensibilidad convencionales de aislamientos de *P. aeruginosa* de FQ son particularmente difíciles porque tienen un fenotipo altamente mucoide y a menudo crecen de manera insuficiente para determinar un resultado válido a menos que la incubación se extienda durante 48 h completas. Cuando se comparó la prueba de difusión con discos con un método de dilución en agar, se observó una correlación baja cuando se evaluaron cepas mucoides frente a algunos antibióticos, aunque la categoría interpretativa mostró concordancia entre ambos métodos.[84] Por estas razones, las pruebas de difusión en disco no se recomiendan para evaluar sensibilidad. Aunque Etest (AB Biodisk, Solna, Suecia) se correlacionó bien con

TABLA 17-35 Comparación de los puntos de corte (CIM μg/mL) antiguos y nuevos del CLSI frente a los puntos de corte de EUCAST para especies de *Acinetobacter*.

Antimicrobiano	Anterior			Actual			EUCAST		
	S ≤	I	R ≥	S ≤	I	R ≥	S ≤	I	R >
Doripenem	–	–	–	2	4	8	1	–	4
Imipenem	4	8	16	2	4	8	2	–	8
Meropenem	4	8	16	2	4	8	2	–	8

S, sensible; I, intermedio; R, resistente.
Adaptado de las referencias 121 y 122.

el método de microdilución en un estudio para cepas tanto mucoides como no mucoides, se produjo un pequeño número de errores muy importantes.[84] Un estudio reciente comparó el método de difusión con discos del CLSI y Etest con la microdilución en caldo para evaluar una gran cantidad de aislamientos de pacientes con y sin FQ.[62] Se encontró una tasa inaceptable de errores graves y muy graves para varios antibióticos evaluados frente a los aislamientos con y sin FQ usando el método de difusión con disco o Etest.

La microdilución en caldo o la dilución en agar deben utilizarse para evaluar los aislamientos de FQ, aunque puede ser necesario comparar varios métodos cuando se produzcan discrepancias importantes en el perfil de sensibilidad de un aislamiento de un paciente de una visita a la siguiente. Los métodos de referencia también pueden ser poco confiables para cada aislamiento del paciente con FQ. Aunque la microdilución en caldo se comparó bien con una técnica de dilución de agar de referencia para *P. aeruginosa*, con frecuencia se encontraron resultados no concordantes en aislamientos de pacientes con FQ respecto de otros pacientes.[539] Las tarjetas Vitek 2 para gramnegativas no fermentadoras y la versión 4.02 del software fueron validadas recientemente para su uso clínico rutinario en pruebas de sensibilidad de bacilos gramnegativos no fermentantes de pacientes con FQ.[440] La concordancia general esencial y categórica de la prueba de sensibilidad de Vitek 2 fue del 97.6 y 92.9%, respectivamente. La comparación directa del sistema BD Phoenix con el sistema MicroScan Walkaway para evaluar sensibilidad de gramnegativos no fermentadores mostró una concordancia general del 89.1%, y aunque no hubo errores muy importantes, la tasa de errores mayores y menores fue del 0.5 y 7.7%, respectivamente.[561]

Tanto las especies del complejo de *B. cepacia* como las de *S. maltophilia* tienen resistencia intrínseca de alto nivel a varias clases importantes de antibióticos. Las especies del complejo de *B. cepacia* son intrínsecamente resistentes a aminoglucósidos y polimixinas. La expulsión activa también media la resistencia a fluoroquinolonas, cloranfenicol y trimetoprima, y la presencia de β-lactamasas inducibles en consonancia con PUP modificadas confiere resistencia a la mayoría de los β-lactámicos.[22,484] Los puntos de corte del CIM propuestos por el CLSI sólo están disponibles para minociclina, ceftazidima, meropenem y trimetoprima-sulfametoxazol. *S. maltophilia* es intrínsecamente resistente a β-lactámicos debido a la presencia de dos β-lactamasas, una de las cuales es una metaloenzima (L1) que confiere resistencia a imipenem. También existe una amplia resistencia a aminoglucósidos y a fluoroquinolonas debido a la disminución de la permeabilidad a través de la membrana externa.[71] Los criterios de CIM propuestos por el CLSI sólo están disponibles para trimetoprima-sulfametoxazol, minociclina, ceftazidima, ticarcilina clavulanato y fluoroquinolonas. Aunque muchos laboratorios no suelen realizar pruebas de sensibilidad en cepas de *B. cepacia* o *S. maltophilia* provenientes de muestras de FQ, además de TMP-SMX como fármaco de elección, el aumento de la resistencia a este antibiótico dicta la necesidad de hacer pruebas más amplias.[26,617] Todos los antibióticos recomendados por el CLSI deben ser evaluados e informados sobre cualquiera de estos microorganismos cuando se aíslen de pacientes con FQ con exacerbaciones pulmonares. Los aislamientos de *S. maltophilia* de pacientes con FQ con hipersensibilidad a TMP-SMX o aquellos resistentes a este fármaco también deben ser evaluados para tigeciclina y colistina.[187,403] La colistina puede necesitar ser evaluada frente a *S. maltophilia* usando dilución en agar, ya que la microdilución en caldo y la Etest tienen altos índices de error mayor.[403] Quedan pocos agentes que traten eficazmente las infecciones del complejo de *B. cepacia* debido a las cepas resistentes a TMP-SMX, pero los β-lactámicos solos o en combinación pueden ser los esquemas más eficaces.[22]

Agentes bacterianos de bioterrorismo

A pesar de que el CLSI ha publicado recomendaciones para detectar posibles agentes bacterianos de bioterrorismo (p. ej., *Bacillus anthracis*, *Yersinia pestis*, *Francisella tularensis*, *Burkholderia mallei*, *Burkholderia pseudomallei* y *Brucella* spp.), estos aislamientos deben notificarse en cuanto se tenga una identificación presuntiva y la confirmación de su identificación y sus pruebas de sensibilidad sólo estarán disponibles en laboratorios de referencia o de salud pública.[114] Dondequiera que haya un potencial para que se produzca la aerosolización cuando se trabaja con estos microorganismos en el laboratorio clínico, se debe trabajar en una campana de nivel de bioseguridad 3, así como utilizar prácticas de contención de nivel de bioseguridad 3, incluyendo el uso de equipo de protección personal.

Informe de sensibilidad a antibióticos

La comunicación oportuna y eficaz de los resultados de las pruebas de antibióticos es una etapa crítica en el proceso de las pruebas de sensibilidad. El recuadro 17-7 describe algunos de los principios clínicos que deben regir el desarrollo de las políticas y procedimientos de laboratorio para evaluar y recomendar antibióticos de manera selectiva a partir de muestras clínicas de todos los sitios y fuentes. Estas directrices generales pueden aplicarse a la implementación de protocolos de informe detallados para patógenos específicos aislados de diferentes sitios y fuentes, así como al informe escalonado o selectivo de antibióticos dentro de una clase determinada, con base en el perfil de sensibilidad del aislamiento. Los laboratorios desempeñan un papel crítico en dirigir el uso apropiado de antibióticos. Se debe dedicar mayor tiempo y esfuerzo al desarrollo de políticas y procedimientos clínicamente relevantes que garanticen que el laboratorio suministre una guía eficaz apropiada en todas las situaciones clínicas. En esta sección se describe el formato, la presentación de informes selectivos y la generación de comentarios sobre la presentación de informes que ayudarán al desarrollo de dichos procedimientos.

Formato de informes de sensibilidad a antibióticos

Los resultados de sensibilidad a antibióticos deben ser informados en un formato estandarizado. Los laboratorios más pequeños que informen manualmente los resultados deben usar un formato estandarizado, un formato de transcripción y un color de tinta que se pueda leer fácilmente cuando el informe se envíe por fax o impreso. La mayoría de los laboratorios utilizan un sistema de información de laboratorio (SIL) para generar los informes de sensibilidad. Es necesario tomar decisiones sobre el formato de informes de sensibilidad en el momento en que se implementa el SIL. Aunque buena parte de los sistemas permiten que se informen los resultados cuantitativos (es decir, el diámetro de la zona o el valor de CIM) y el resultado interpretativo de sensibilidad (S), intermedio (I) y resistencia (R), la mayoría de los interesados sólo necesitan conocer el resultado interpretativo para seleccionar el tratamiento apropiado. El resultado cuantitativo nunca debe ser informado sin interpretación, ya que la mayoría de los médicos clínicos no están familiarizados con las recomendaciones interpretativas del CLSI y no tienen tiempo para buscar e interpretar los valores cuantitativos de cada fármaco en cada aislamiento. En la mayoría de los casos, el formato de informe preferido es

Orientación para informe de antibióticos

- El CLSI determinó que los antibióticos del grupo A (prueba principal e informe) deben ser evaluados e informados de manera rutinaria.
- Los informes de sensibilidad a antibióticos **deben incluir** una interpretación para cada fármaco, ya sea S, I o R.
- **No se deben recomendar** antibióticos a los cuales el paciente sea alérgico.
- **No se deben recomendar** antibióticos específicos potencialmente tóxicos para recién nacidos, lactantes y niños pequeños (p. ej., trimetoprima-sulfametoxazol, cloranfenicol, fluoroquinolonas).
- Los antibióticos que no atraviesan la barrera hematoencefálica no se deben recomendar para aislamientos de muestras de líquido cefalorraquídeo.
- El CLSI designó que los antibióticos del grupo U (sólo para el tratamiento de infecciones de las vías genitourinarias) **no se deben recomendar** para aislamientos provenientes de cualquier otra fuente excepto la orina.
- Se deben implementar políticas y procedimientos para el informe escalonado de antibióticos dentro de cada clase de antibióticos; además, se deben basar en estos factores:
  - Sitio/fuente de la infección
  - Perfil de resistencia del aislamiento
  - Formulario de antibióticos disponibles y directrices de utilización recomendadas
- En las siguientes situaciones, se deben realizar de forma rutinaria pruebas a aislamientos con paneles extendidos de antibióticos que el CLSI ha designado como pertenecientes al grupo B y C:
  - El paciente es alérgico a uno o más de los antibióticos del grupo A;
  - Los antibióticos del grupo A no están en su formulario; o
  - El aislamiento es multirresistente a uno o más antibióticos del grupo A o es una cepa multirresistente (mayor o igual a tres clases de antibióticos).
  - A solicitud clínica.
- Se deben implementar políticas y procedimientos para las pruebas internas o la derivación inmediata a un laboratorio de referencia para confirmar la identificación del aislamiento y el mecanismo de resistencia en los aislamientos multirresistentes.

sólo informar los resultados interpretativos (S, I o R) de cada antibiótico para cada patógeno aislado de una muestra determinada. Sin embargo, el laboratorio debe ser capaz de proporcionar resultados cuantitativos a petición de los médicos, en particular del servicio de enfermedades infecciosas.

El informe también debe marcar claramente los resultados de sensibilidad a antibióticos con la identificación del patógeno, de modo que no haya confusión clínica en cuanto a qué resultados se alinean con qué aislamientos. El informe debe prepararse en un formato de tal manera que los antibióticos y resultados interpretativos estén alineados para diferentes tipos de patógenos aislados de una muestra con múltiples microorganismos. Los laboratorios también deben validar que el formato del informe permanezca íntegro cuando se envíe a través de una interfaz electrónica entre el SIL y un hospital o del sistema de información médico-oficina. Un error en el formato del informe de antibióticos o una confusión clínica en la lectura de un informe complejo de sensibilidad puede ser una fuente importante de prescripción inapropiada de antibióticos.

Informe de antibióticos clínicamente relevantes

Los resultados de sensibilidad a antibióticos sólo deben ser evaluados e informados en microorganismos considerados patógenos. En la mayoría de las situaciones clínicas, informar un aislamiento con un resultado de sensibilidad indica al médico que el laboratorio considera que el aislamiento es clínicamente relevante, y puede ser necesario un tratamiento. El informe de antibióticos en bacterias comensales puede conducir a una prescripción inapropiada de antibióticos.

Los métodos automatizados de microdilución en caldo permiten al laboratorio evaluar muchos más antibióticos que los necesarios para los informes de rutina. Las recomendaciones del CLSI deben usarse para dirigir el informe de agentes

apropiados en función del microorganismo y el sitio y fuente de infección (tablas 17-7 y 17-8).[114,121,122] Los antibióticos no recomendados para ser evaluados en microorganismos específicos no deben ser informados automáticamente, ni siquiera cuando un resultado *in vitro* fue generado por un sistema automatizado o placa (recuadro 17-7). Los tablas 17-7 y 17-21 también describen la situación en la que se puede usar un antibiótico sustituto para predecir la sensibilidad a antibióticos alternativos dentro de una clase de antibióticos (p. ej., β-lactámicos). Se proporcionan algunos ejemplos de informes inapropiados de antibióticos de este tipo. Aunque TMP-SMX está incluido en muchas pruebas para gramnegativos no fermentadores, este fármaco no debe ser informado para *P. aeruginosa*. Las enterobacterias que se sabe que transportan una β-lactamasa AmpC deben tener resultados de ampicilina suprimidos, independientemente del resultado de sensibilidad *in vitro*. TMP-SMX y clindamicina tampoco deben ser informados en enterococos. Los informes de sensibilidad a antibióticos deben ser total o parcialmente auditados por microbiólogos clínicos o personal médico o farmacéutico para asegurar que se sigan las políticas de informe de antibióticos en el laboratorio. Sólo los antibióticos apropiados para el sitio y fuente de infección deben incluirse en un informe de sensibilidad. Esto significa que un esquema de antibióticos sustancialmente diferente será evaluado y potencialmente informado para aislamientos invasores de líquidos, tejidos y hemocultivos estériles en contraste con las infecciones localizadas. Principalmente los antibióticos parentales potentes deberán informarse en aislamientos de infecciones invasivas, ya que el uso de un antibiótico oral sería clínicamente inadecuado para el tratamiento inicial. Los fármacos orales que han sido designados como grupo U por el CLSI para su uso frente a infecciones localizadas de las vías genitourinarias se deberán recomendar solamente para aislamientos de cultivos de orina. Los fármacos que sólo están activos en las vías genitourinarias no deben recomendarse para aislamientos de otros sitios. Los antibióticos que no penetran en el sitio de infección no deben ser informados para microorganismos aislados de ese sitio. Por ejemplo, la tigeciclina no penetra bien en las vías genitourinarias y no debe recomendarse en aislamientos de cultivos de orina. La daptomicina no funciona bien en el pulmón debido a la inactivación por parte de los agentes surfactantes; este fármaco no debe recomendarse para SARM aislado de muestras de vías respiratorias inferiores. De forma similar, las cefalosporinas de primera y segunda generación no atraviesan la barrera hematoencefálica y no deben informarse para *S. neumoniae* aislado de LCR; en esta situación clínica, el CLSI recomienda evaluar y recomendar penicilina, cefotaxima, ceftriaxona, meropenem y vancomicina.[121,122]

También hay algunos principios generales que deben seguirse desde el punto de vista médico al hacer un informe selectivo de antibióticos en circunstancias específicas del paciente (recuadro 17-7). El informe de antibióticos debe adaptarse a los medicamentos apropiados para el paciente. Si se proporciona al laboratorio una historia clínica de alergia a un antibiótico o antibióticos específicos, entonces se debe evitar recomendar estos fármacos para ese individuo. Por ejemplo, no se debe recomendar penicilina para estreptococos β-hemolíticos aislados de un paciente con alergia a penicilina. Algunos antibióticos, como las fluoroquinolonas, tampoco deben prescribirse en lactantes y niños pequeños, y se debe evitar recomendar de manera rutinaria estos agentes. Finalmente, muchos antibióticos pueden ser teratógenos o tóxicos en mujeres embarazadas, especialmente en el primer trimestre.[415] Los laboratorios pueden decidir eliminar el informe de estos antibióticos cuando se proporcione una indicación de embarazo o gestación.

Informe selectivo de antibióticos

Los laboratorios sólo deben evaluar y recomendar antibióticos que estén disponibles localmente en el formulario tras consultar con los miembros del personal médico y farmacia. Los laboratorios deberán entonces trabajar en conjunto con expertos médicos locales, tales como médicos de enfermedades infecciosas y farmacéuticos, con el fin de decidir qué resultados de sensibilidad a antibióticos informar de manera habitual para un aislamiento determinado y para un sitio y fuente de infección, y cuáles descartar. El propósito de recomendar de manera selectiva los antibióticos consiste en preservar la utilidad clínica de los antibióticos de amplio espectro o más nuevos cuando un aislamiento sea sensible a fármacos de espectro más estrecho. Algunos laboratorios también pueden optar por informar el coste por dosis en cada informe de sensibilidad, o como parte de una guía local para el tratamiento con antibióticos. En general, los antibióticos que han estado disponibles por un período más largo son menos costosos, y el informe selectivo también es rentable. Aparte de las reglas de sensibilidad a antibióticos suministradas y marcadas por sistemas automatizados de microdilución en caldo, los laboratorios también pueden elaborar reglas adicionales en el software de inteligencia artificial del instrumento o el SIL, para ayudar a adaptar los informes de antibióticos a las políticas locales.

La tabla 17-36 muestra una política selectiva de informe de antibióticos para *S. aureus* aislado de un cultivo sanguíneo o del sistema nervioso central (SNC). En el caso de una cepa completamente sensible, el informe sólo incluiría los agentes primarios enumerados. Sin embargo, para un aislamiento de SARM, la divulgación extendida de nuevos agentes como linezolid y daptomicina también puede ser comunicada. La tabla 17-37 muestra una política de informe selectivo de antibióticos para enterobacterias aisladas de un sitio y fuente no urinario. En el caso de una cepa completamente sensible, el informe sólo incluiría los antibióticos primarios enumerados. Sin embargo, en el caso de cepas más resistentes, también se recomendarán los antibióticos secundarios, y en el caso de una cepa multirresistente o panresistente, el informe incluiría también la mayoría de los antibióticos seleccionados en función del sitio y fuente de infección. Las pruebas selectivas y las políticas de presentación de informes deben revisarse de forma constante y actualizarse clínicamente a medida que evolucionan las nuevas tendencias de resistencia a antibióticos o se cambia el formulario local.

TABLA 17-36 Informe selectivo de antibióticos para un aislamiento de *S. aureus* a partir de un hemocultivo o un cultivo del sistema nervioso central

Antibiótico	Primario	Secundario	Selectivo	Comentarios
Penicilina	X		X	Si es S, entonces no informar sin antes realizar una prueba de β-lactamasas. Sólo se puede informar si el médico lo solicita.
Oxacilina	X			El resultado de OXA puede basarse en el resultado de cefoxitina. Si es R, entonces hay R a cefazolina. Recomendar antibióticos secundarios adicionales y selectivos.
Cefazolina	X			Evaluar e informar en todos los aislamientos. Informar como S si OXA es S.
Vancomicina	X		X	Evaluar en todos los aislamientos. Sólo informar sobre aislamientos de SASM de pacientes alérgicos a β-lactámicos y aislamientos de SARM.
Trimetoprima-sulfametoxazol		X		No informar sobre aislamientos del SNC.
Tetraciclina		X	X	No comunicar sobre aislamientos del SNC. Informar sólo sobre aislamientos de SARM de hemocultivos. No notificar en niños y mujeres embarazadas.
Linezolid			X	Evaluar e informar sobre aislamientos de SARM.
Daptomicina			X	Evaluar sobre aislamientos de SARM. Informar sólo a petición de médicos de enfermedades infecciosas.
Ceftarolina			X	Evaluar e informar sobre aislamientos de SARM. Comunicar sólo a petición de médicos de enfermedades infecciosas.

TABLA 17-37 Informe selectivo de antibióticos para aislamientos de enterobacterias a partir de muestras que no sean orina

Antibióticos	Primario	Secundario	Selectivo	Comentarios
Ampicilina	X			Si es I/R, entonces evaluar AMX/CLA.
Amoxicilina-ácido clavulánico		X		Si es I/R a AMP, entonces evaluar. Informar selectivamente por sitio. No informar en aislamientos del SNC.
Piperacilina-tazobactam		X		Si es I/R a AMP, entonces evaluar. Informar selectivamente por sitio. No informar en aislamientos del SNC.
Cefazolina	X			Si es I/R, entonces informar como I/R a AMP. No informar en sitios del SNC.
Gentamicina	X			Si es I/R, entonces evaluar tobramicina.
Tobramicina		X		Si es I/R, entonces evaluar amikacina.
Cefoxitina	X			Evaluar para para detección de β-lactamasa AmpC. No informar.
Ceftriaxona	X			Si es I/R para *E. coli*, *Klebsiella* o *P. mirabilis*, entonces puede ser un productor de BLEE.
Ceftazidima	X			Si es I/R para *E. coli*, *Klebsiella* o *P. mirabilis*, entonces puede ser un productor de BLEE.
Trimetoprima-sulfametoxazol	X			No informar en sitios del SNC.
Meropenem	X			Si es I/R, entonces puede ser un productor de carbapenemasas.
Ciprofloxacino	X			Informar solamente en sangre. No informar en niños.
Colistina			X	Evaluar e informar en aislamientos MDR.
Tigeciclina			X	Evaluar y notificar en aislamientos MDR. No informar en aislamientos de sangre.

Informe de antibiograma acumulativo ■

La mayoría de las decisiones clínicas sobre la prescripción inicial de antibióticos se hacen de manera empírica, porque la decisión no puede esperar al aislamiento y prueba de una bacteria. Para mejorar la adecuación de la prescripción empírica en espera de un informe detallado de sensibilidad, el conocimiento de los patrones locales de sensibilidad es esencial. Los informes acumulativos de sensibilidad a antibióticos para diversos lugares deben ser compilados y publicados anualmente, pero también se pueden proporcionar actualizaciones provisionales para las unidades de cuidados intensivos. Aunque las bases de datos de vigilancia nacionales rastrean las tendencias importantes de resistencia en las principales especies bacterianas patógenas,[101] sus resultados pueden no reflejar con precisión lo que ocurre de manera local, particularmente en la práctica ambulatoria.[230] El CLSI ha publicado recomendaciones sobre la metodología y el formato de compilación de resúmenes acumulativos de sensibilidad a antibióticos (antibiograma).[112,252]

Las recomendaciones para la preparación y el uso del antibiogramas acumulativos se resumen en la tabla 17-38. En el recuadro 17-8 se sintetizan algunos factores adicionales que merece la pena destacar. Si un sitio web local o acceso compartido a un archivo electrónico está disponible, publicar la hoja de cálculo es una forma práctica de proporcionar acceso general. Puede ser posible descargar la información en asistentes de datos personales. Se muestran algunos ejemplos de antibiogramas compatibles con CLSI M39-A2 en un gran hospital de tercer nivel de cuidados agudos (fig. 17-41) en comparación con todos los centros de atención ambulatoria (fig. 17-42) para una gran autoridad sanitaria regional canadiense (www.calgarylabservices.com). También puede ser útil proporcionar una copia en papel y electrónica a los médicos; un formato útil es una tarjeta de bolsillo que puede ser transportada por el médico o descargada en un dispositivo electrónico para facilitar el acceso.

Control de antibióticos ■

La administración de antibióticos consiste en el uso prudente y eficaz de estos fármacos por parte de los profesionales de la salud, incluido el uso del antibiótico más apropiado administrado en la dosis y vía correctas, proporcionado durante un tiempo suficiente para tratar la infección en un paciente individual. El empleo inapropiado de antibióticos, incluido el uso excesivo o mal uso (p. ej., dosis subóptima), es un factor importante que contribuye al rápido aumento de resistencia a antibióticos y a los costes de atención de la salud, así como resultados subóptimos para el paciente.[101,131,372] Los antibióticos tampoco están exentos de riesgo y los pacientes pueden experimentar complicaciones adversas relacionadas o el desarrollo de diarrea relacionada con *C. difficile* por el tratamiento con antibióticos. Los comités de programas de manejo de antibióticos (PMA) funcionan como un subcomité multidisciplinario especializado de programas de farmacia y tratamiento dentro de los hospitales, cuyo objetivo es determinar el formulario de antibióticos, mejorar los resultados clínicos y reducir los costes minimizando el uso inapropiado de antibióticos. La Infectious Disease Society of America (IDSA) publicó recientemente recomendaciones para el desarrollo de un PMA basado en el hospital.[153] Los miembros del comité multidisciplinario del PMA deberían incluir, como mínimo, un médico de enfermedades infecciosas y un farmacéutico clínico con formación en enfermedades infecciosas que deberá dirigir el programa. Idealmente, un microbiólogo clínico, un especialista en sistemas de información, un profesional de control de infecciones y un epidemiólogo hospitalario también deben ser reclutados. La colaboración de los miembros del comité del PMA en el control de infecciones y el comité de farmacia y tratamientos es esencial. La administración hospitalaria también debe apoyar y colaborar con el PMA para disponer de los recursos necesarios para implementar varios elementos del programa. De forma similar a los programas de control de infecciones, el PMA debe funcionar dentro del

TABLA 17-38 Recomendaciones M39-A3 del CLSI para preparación y empleo del antibiograma acumulativo

Recomendaciones	Comentarios
Utilizar CLSI M39-A2 para compilar el antibiograma.	Se deben utilizar las recomendaciones publicadas, ya que los datos se emplearán para orientar el tratamiento empírico inicial.
Analizar y presentar datos al menos anualmente.	Un tamaño pequeño de muestra aislada puede no proporcionar un perfil de antibiograma exacto.
Incluir aislamientos de diagnóstico, no de vigilancia.	Los aislamientos de vigilancia pueden sesgar los datos (tienden a ser más resistentes).
Incluir sólo los resultados de los antibióticos que se sometan a pruebas rutinarias.	Si algunos antibióticos incluidos en el antibiograma acumulativo sólo se evalúan en aislamientos seleccionados, los datos estarán sesgados.
Incluir el primer aislamiento por paciente en el período analizado, independientemente del sitio del cuerpo del que se obtuvo la muestra o del patrón de la prueba de sensibilidad a antibióticos.	Si los aislamientos repetidos no se eliminan del análisis, el porcentaje de sensibilidad será en la mayoría de los casos menor que si se eliminan los aislamientos repetidos.
Calcular el porcentaje de sensibilidad. No incluir el porcentaje de aislamientos con sensibilidad intermedia.	El porcentaje de sensibilidad de una combinación específica de antibiótico-patógeno se verá afectado por prácticas de cultivo, poblaciones de pacientes, prácticas de recolección de muestras y políticas del laboratorio de pruebas de sensibilidad a antibióticos. Como los datos se utilizarán para orientar el tratamiento empírico inicial, sólo deben elegirse los antibióticos que generan sensibilidad.
Para *S. pneumoniae,* calcular y enumerar tanto el porcentaje de sensibilidad como el porcentaje de aislamientos con sensibilidad intermedia a penicilina; calcular y enumerar el porcentaje de sensibilidad a cefotaxima o ceftriaxona usando los puntos de corte de meningitis y no meningitis.	Ayudar con el tratamiento empírico basándose en el sitio/fuente de infección; los puntos de corte señalados en M100-S23 del CLSI difieren para penicilina, cefotaxima o ceftriaxona en función del diagnóstico.[278]
Para los estreptococos viridans, calcular y enumerar tanto el porcentaje de sensibilidad como el porcentaje de aislamientos con sensibilidad intermedia para penicilina.	Además del porcentaje de S a penicilina (p. ej., 80%), incluir el porcentaje I en una nota al pie de página (p. ej., "para el 20% de aislamientos no sensibles, el 15% fue intermedio [CIM 0.25-2 µg/mL] y 5% fueron resistentes [CIM 4 µg/mL] a penicilina").
Para *S. aureus*, calcular y enumerar el porcentaje de sensibilidad para todos los aislamientos, así como para el subconjunto de SARM.	Muchos aislamientos de SARM tendrán un porcentaje menor de S a antibióticos antiestafilocócicos no β-lactámicos que los aislamientos de SASM.

Adaptado de M39-A3 del CLSI y referencia 252.

RECUADRO 17-8

Orientación para realizar un informe de sensibilidad a antibióticos acumulativa

- Los resultados duplicados deben ser claramente excluidos; sólo se incluirá en el análisis el primer aislamiento de una bacteria particular de un paciente en un período determinado (p. ej., un año), independientemente de otras características de los aislamientos.
- De ser posible, se deben excluir los aislamientos de un brote que estén relacionados clonalmente para no sesgar el perfil del antibiograma de un patógeno particular.
- Se deben incluir los antibióticos del grupo A y B para cada organismo; excluir antibióticos evaluados selectivamente.
- Diferenciar el perfil del antibiograma acumulativo de los aislamientos importantes mediante sitios corporales invasivos frente a localizados, o fuentes de muestras para todos los lugares y grupos de pacientes.
- Recopilar perfiles de antibiograma para diferentes ubicaciones de la institución (es decir, UCI frente a otras salas del hospital) y diferentes ubicaciones regionales (p. ej., diferentes hospitales frente a la atención ambulatoria) si hay un número suficiente de aislamientos para hacerlo.
- Analizar los datos del aislamiento por separado para personas de la tercera edad (centros de cuidados a largo plazo), adultos hospitalizados y pacientes pediátricos, a fin de determinar la diferencia en las tendencias de resistencia para estos grupos de pacientes.
- Debe utilizarse un formato conciso que sea fácil de acceder y leer para médicos y otras partes interesadas (se prefiere el informe electrónico).
- Los datos deben actualizarse a intervalos regulares; se debe publicar un antibiograma acumulativo anualmente, o con mayor frecuencia para las UCI.

% de patrones de sensibilidad a antibióticos: Foothills Hospital
Enero - diciembre del 2014
Datos derivados de las pruebas de sensibilidad rutinarias realizadas por Calgary Laboratory Services

	n	Penicilina	Ampicilina/Amoxicilina	Cloxacilina	Pip/Tazo	Tic/Clav	Cefalexina (orina)	Cefazolina	Ceftriaxona	Cefuroxima	Ceftazidima	Clindamicina	Eritromicina	SXT	Norfloxacino (orina)	Ciprofloxacino	Levofloxacino	Nitrofurantoina (orina)	Vancomicina	Gentamicina	Tobramicina	Tetraciclina
Enterococcus faecalis	428		100																100	99		
Enterococcus faecium	139		16																18	50		
Staphylococcus aureus	561			81				81				81	72	98					100	99		97
Staphylococcus coag. neg.	165			34				34				63	33	59					100	74		
Streptococcus grupo Anginosus	85	100										87	84									
Streptococcus no Anginosus	30	77										97	57									
Streptococcus grupo A ♦	104	100										88	88									
Streptococcus pneumoniae meningitis	54	92							96										100			
Streptococcus pneumoniae no meningitis	54	100							100			93	83	100			100					
Citrobacter spp..	46													87	100	100		91		98		
Enterobacter aerogenes*	36													100	100	100		6		100		
Enterobacter cloacae *	149													91	99	99		18		97		
Escherichia coli	1127		43		95		85	87						78	78	78		93		90		
Haemophilus influenzae	87		80							99				75								
Klebsiella oxytoca	68				88		83	93						99	99	97		82		99		
Klebsiella pneumoniae	295				97		94	95						89	97	97		33		99		
Morganella morganii*	34													76	82	82				82		
Proteus mirabilis	82		65				91	93						78	86	87				93		
Pseudomonas aeruginosa	188				92						88					83				91	93	
Serratia marcescens *	45													98	98	98				98		
Stenotrophomonas maltophilia ◊	87					49					41			98			89					

* Estos microorganismos suelen producir ß-lactamasas inducibles que causan el fracaso del tratamiento con ß-lactámicos de tercera generación, a pesar de la sensibilidad *in vitro*.

♦ No se realizan pruebas de sensibilidad de manera rutinaria. Resultados en función de todos los SGA aislados de cultivos faríngeos en CLS en los que se indicaron pruebas de sensibilidad con fines terapéuticos.

◊ Los resultados para *Stenotrophomonas maltophilia* representan toda la población hospitalizada de Calgary.

Nota: el porcentaje de sensibilidad para cada microorganismo/combinación de antimicrobianos se generó al incluir al primer aislamiento de dicho organismo aislado de un paciente determinado. En los antibiogramas únicamente se incluyen las especies con al menos 30 aislamientos.

■ **FIGURA 17-41** Antibiograma acumulativo en un hospital canadiense grande subcontratado (cortesía de Calgary Laboratory Services).

hospital, bajo supervisión de un programa de aseguramiento de calidad en las áreas de seguridad de los pacientes y de gestión de riesgos. Deben establecerse expectativas específicas para el PMA, incluidos los resultados tanto clínicos como económicos, y debe establecerse la infraestructura necesaria para medir de forma prospectiva el uso de antibióticos y controlar los resultados de calidad. La creación de bases de datos relacionales de laboratorios y sistemas de salud permite la evaluación de intervenciones de procesos y mediciones de resultados como un indicador de calidad de rutina. Sin el acceso a un expediente médico electrónico, la recolección y evaluación de los resultados del programa es menos factible. En la tabla 17-39 se describen varios elementos de un PMA eficaz que deberían aplicarse total o parcialmente dependiendo de la política, las necesidades y los recursos locales.[153] Sin embargo, las estrategias óptimas para prevención y control de resistencia a antibióticos en un hospital no han sido establecidas en su totalidad todavía, porque se han realizado pocas estudios controlados aleatorizados para diversas intervenciones. Como mínimo, el PMA debe supervisar activamente la tasa de resistencia para microorganismos clave (p. ej., SARM, ERV, gramnegativos multirresistentes), implementar estrategias para minimizar el uso inadecuado de antibióticos y trabajar estrechamente con el control de infecciones para minimizar la propagación secundaria de resistencia. La mayoría de los médicos no reciben formación adecuada en el diagnóstico de enfermedades infecciosas y

prescripción de antibióticos. La capacitación es, por lo tanto, uno de los componentes principales de un PMA. El laboratorio de microbiología clínica desempeña un papel crítico de apoyo tanto para el control de las infecciones hospitalarias como para los programas de administración de antimicrobianos. Como se discutió anteriormente en este capítulo, la identificación oportuna y precisa de patógenos bacterianos clave y de perfiles de resistencia a antibióticos clínicamente importantes son fundamentales para el suministro efectivo de estos dos programas de aseguramiento de la calidad. La generación de antibiograma(s) local(es) con datos de sensibilidad específicos de patógenos es también crítica para el desarrollo de la recomendación de tratamiento apropiada en un tratamiento empírico de diversos tipos de infección. La genotipificación de cepas importantes resistentes a antibióticos para rastrear la propagación clonal también es una función clave del laboratorio. Aunque no es necesario para la atención rutinaria del paciente, la caracterización molecular de mecanismos específicos de resistencia en patógenos importantes es un requisito clave para lograr una vigilancia eficaz, así como para la investigación de brotes. Por ejemplo, la tipificación molecular de todos los aislamientos de SARM dentro de una jurisdicción sanitaria puede determinar si las cepas son adquiridas en el hospital o en la comunidad, o adquiridas en la comunidad pero endémicas de una institución debido a propagación secundaria.[149] Asimismo, la investigación epidemiológica de la propagación de *E. coli*

% de patrones de sensibilidad a antibióticos: Calgary Community
Enero – diciembre del 2013
Datos derivados de las pruebas de sensibilidad rutinarias realizadas por Calgary Laboratory Services

	n	Penicilina ◆	Ampicilina / Amoxicilina	Cloxacilina	Pip/Tazo	Cefalotina/ Cefalexina	Cefazolina	Ceftriaxona	Ceftazidima	Ceftazidima	Clindamicina	Eritromicina	SXT	Norfloxacino (orina)	Ciprofloxacino	Levofloxino	Nitrofurantoina	Vancomicina	Gentamicina	Tobramicina	Sinergia gent †	Tetraciclina
Streptococcus grupo Anginosus	93	100									87	79										
Streptococcus del grupo A #	210	100									94	89										
Enterococcus faecalis	250		100														98	100			81	
Especies de *Enterococcus* ¥	1345		99												84		97	100			84	
Staphylococcus aureus	2932	0		81			81				83	70	94					100	99			95
Staphylococcus coag. neg.	281	13		78			78				80	73	85					100	95			
Streptococcus pneumoniae ‡◆	125	81						79				76	61			100						
Complejo *Citrobacter freundii*	223												91	94	94		92		97			
*Citrobacter kosari**	195												99	100	100		61		100			
*Enterobacter aerogenes**	174												99	99	99		8		100			
*Enterobacter cloacae**	283												92	99	99		21		99			
Escherichia coli	16641		50		98	65	93	95					78	88	88		95		93			
Haemophilus influenzae	101		79					100					74									
Klebsiella oxytoca	257				96	81	82	96					99	100	100		80		100			
Klebsiella pneumoniae	1415				98	96	97	98					94	98	98		38		98			
*Monganella morganii**	75							96					73	89	88				91			
Proteus mirabilis	499		81			91	93	97					85	96	96				93			
Pseudomonas aeruginosa	351				96										89				90	97		
*Serratia marcescens**	64												98	100	100				95			
Stenotrophomonas maltophilia	57												100			84						

† Sinergia con los antibióticos activos contra la pared celular predeterminada a partir de la sensibilidad a 500 mg/L de gentamicina.

* Estos microorganismos suelen producir β-lactamasas inducibles que causan el fracaso del tratamiento con β-lactámicos de tercera generación, a pesar de la sensibilidad *in vitro*.

No se realizan pruebas de sensibilidad de manera rutinaria.

¥ Aislado de orina. No clasificado por especies.

‡ Sensibilidades de *Pneumococcus* a penicilina y ceftriaxona en función de los puntos de corte para meningitis
Refiérase a los antibiogramas para pacientes hospitalizados.

Nota: el porcentaje de sensibilidad para cada microorganismo/combinación de antimicrobianos se generó al incluir al primer aislamiento de dicho

■ **FIGURA 17-42** Antibiograma acumulativo para lugares de atención comunitaria en una gran Autoridad Sanitaria Regional. (Cortesía de Calgary Laboratory Services).

productora de BLEE en una gran región de salud identificó los viajes a Asia como una de las principales causas de la introducción y propagación de este agente como causa de infecciones de las vías genitourinarias.[470]

Los microbiólogos clínicos deberían formar parte de un programa eficaz de PMA y garantizar que los procedimientos de laboratorio estén instaurados para proporcionar los diversos tipos de apoyo esbozados. En particular, las pruebas de sensibilidad a antibióticos y los procedimientos de notificación deben ser revisados anualmente, y las directrices actualizadas publicadas por el CLSI deben implementarse rápidamente para detectar con precisión los tipos emergentes de resistencia.

Perspectivas futuras

La tecnología más reciente puede utilizarse cada vez más para detectar con rapidez los tipos específicos de resistencia en patógenos bacterianos clave. Recientemente, se ha demostrado que la actividad de carbapenemasa podría detectarse con celeridad (4 h) en enterobacterias, *P. aeruginosa* y *A. baumannii* mediante la espectrometría MALDI-TOF.[81,266,311] Este estudio tiene muchas ventajas sobre otras técnicas convencionales para la detección de resistencia a carbapenem, tales como métodos fenotípicos y PCR, ya que fue capaz de detectar actividad de carbapenemasa

de bajo nivel a un bajo coste, incluso cuando el tipo de enzima en una cepa particular era desconocido. MALDI-TOF podría ser utilizada para detectar la resistencia debida a otros tipos de enzimas en patógenos bacterianos clave.

La detección molecular de varios determinantes de resistencia utilizando una prueba de microarreglos Luminex xMAP® (Luminex, Texas) también es factible, aunque el paso limitante en su velocidad es la identificación de todos los genes posibles implicados en diversos tipos de resistencia. Se ha utilizado un estudio de Luminex para detectar resistencia a fluoroquinolona en *Campylobacter jejuni* y especies de *Salmonella*.[26,564] Otros sistemas moleculares comerciales de PCR múltiple se encuentran recientemente disponibles para lograr una rápida identificación simultánea de microorganismos grampositivos y gramnegativos importantes junto con genes clave de resistencia a antibióticos. La prueba de hemocultivo para grampositivos Verigene® (Nanosphere Inc., Northbrook, IL) ha sido recientemente aprobada por la FDA para obtener una identificación rápida de patógenos de hemocultivos (~2.5 h) e incluye la detección de genes *mecA* y *vanA/B* (www.nanosphere.us/productgram-positive-blood-cultures).[582,663] Se requiere cierto tiempo de trabajo manual para preparar la muestra, inocular el cartucho de prueba y cargar el cartucho en el lector Verigene y el instrumento procesador SP. Las evaluaciones recientes de esta prueba muestran un alto grado de exactitud general en comparación con los métodos de hemocultivo de

TABLA 17-39 Elementos clave de un programa de control eficaz de antibióticos

Elementos	Estrategias	Comentarios
Vigilancia de resistencia a antibióticos	Hacer una auditoría prospectiva del empleo del antibiótico y retroalimentar al médico	Resultados en reducir la utilización inapropiada de antibióticos. La vigilancia debe realizarse rutinariamente en instituciones mediante las restricciones del formulario para determinar si el cambio de prescripción a antibióticos alternos está conduciendo a una mayor resistencia.
Intervenciones de farmacia	Requisitos de restricción y preautorización de formularios para antibióticos específicos	Resultados en reducciones significativas en cuanto a empleo y coste de antibióticos. Puede ser beneficioso para una respuesta multifacética a un brote nosocomial. No se establece beneficio a largo plazo en el control de resistencia a antibióticos.
	Formas de orden de antibióticos	Resultados en la disminución del consumo de antibióticos mediante el empleo de órdenes de interrupción automática que requieren el ajuste médico. También puede facilitar la aplicación de las directrices de práctica.
	Optimización de la dosis	Es esencial el ajuste de la dosificación con base en las características del paciente, los microorganismos causales y el sitio de la infección, y las características de FC/FD del fármaco.
	Paso de tratamiento parenteral a oral	Plan sistemático de paso al tratamiento oral cuando el estado del paciente lo permita, lo cual puede disminuir la estancia hospitalaria y los costes de salud. Las guías de práctica institucional facilitan su implementación.
Fomentar el empleo apropiado de antibióticos	Capacitación como parte esencial para influir en el comportamiento de la prescripción y mejorar la aceptación de otras estrategias	La capacitación sin intervención activa es sólo marginalmente eficaz en el cambio de comportamiento.
	Desarrollo e implementación de recomendaciones de prácticas multidisciplinarias y rutas clínicas	Las guías y rutas clínicas que incorporan microbiología local y patrones de resistencia pueden mejorar la utilización de antibióticos. La implementación de directrices se ve facilitada por la capacitación y retroalimentación sobre el empleo de antibióticos.
Laboratorio de microbiología	• Proporcionar datos específicos sobre cultivo y sensibilidad del paciente • Proporcionar datos acumulativos de sensibilidad a antibióticos (p. ej., antibiograma)	Optimiza el tratamiento del paciente y ayuda a controlar una infección bajo vigilancia eficaz de la resistencia. Ayuda a los médicos con la elección empírica inicial de antibióticos y ayuda al control de la infección en la vigilancia eficaz de la resistencia.
Programa de control de infecciones	Colaboración con un programa eficaz de control de infecciones	Previene la dispersión secundaria de resistencia.

Adaptado de la referencia 112.

rutina para una identificación rápida de patógenos, ya que el uso de esta prueba puede permitir que el tratamiento con antibióticos apropiado se inicie antes para microorganismos multirresistentes. Biofire FilmArray® es una prueba de PCR múltiple aprobada por la FDA que integra la preparación de muestras, amplificación, detección y análisis en un solo sistema (www.filmarray.com/the-panels). La placa de identificación del hemocultivo de FilmArray actualmente prueba un total de 27 objetivos, incluyendo 24 patógenos y tres genes de resistencia a antibióticos relacionados con infecciones del torrente sanguíneo. Esta prueba de identificación rápida puede localizar patógenos bacterianos frecuentemente detectados y dos especies de *Candida* en un hemocultivo positivo en aproximadamente una hora con una cantidad limitada de tiempo práctico. Hasta la fecha se han publicado pocas evaluaciones que comparen el FilmArray BCID con hemocultivos de rutina u otros métodos moleculares en la literatura médica.[8,46]

La tecnología más reciente está permitiendo que el tiempo de ciclo desde la recolección de una muestra clínica hasta el informe o identificación clínicamente relevante y los resultados de sensibilidad a antibióticos se vea reducido significativamente, en comparación con los cultivos de uso convencional, la identificación fenotípica y los métodos de prueba de sensibilidad a

antibióticos. La reducción del ciclo de prueba de microbiología, en particular para pacientes con infecciones invasoras graves (bacteriemia), puede mejorar los resultados clínicos porque el tratamiento apropiado con antibióticos se inicia lo antes posible y, en consecuencia, los costes del cuidado de la salud se reducen debido a una disminución en el tiempo de permanencia en el hospital.

REFERENCIAS

1. Aaron SD, Vandemheen KL, Ferris W, et al. Combination antibiotic susceptibility testing to treat exacerbations of cystic fibrosis associated with multiresistant bacteria: a randomised, double-blind, controlled clinical trial. Lancet 2005;366:463–471.
2. Abadia-Patino L, Christiansen K, Bell J, et al. VanE-type vancomycin-resistant *Enterococcus faecalis* clinical isolates from Australia. Antimicrob Agents Chemother 2004;48:4882–4885.
3. Abele-Horn M, Hommers L, Trabold R, et al. Validation of VITEK 2 version 4.01 software for detection, identification, and classification of glycopeptide-resistant enterococci. J Clin Microbiol 2006;44:71–76.
4. Abu Khweek A, Fernandez Davila NS, Caution K, et al. Biofilm-derived *Legionella pneumophila* evades the innate immune response in macrophages. Front Cell Infect Microbiol 2013;3:18.

5. Adukauskiene D, Vitkauskaite A, Skrodeniene E, et al. Changes in antibiotic resistance level of nosocomial *Pseudomonas aeruginosa* isolates in the largest university hospital of Lithuania. Medicina (Kaunas) 2011;47:278–283.

6. Allen VG, Mitterni L, Seah C, et al. *Neisseria gonorrhoeae* treatment failure and susceptibility to cefixime in Toronto, Canada. JAMA 2013;309:163–170.

7. Al-Mashhadani M, Hewson R, Vivancos R, et al. Foreign travel and decreased ciprofloxacin susceptibility in *Salmonella enterica* infections. Emerg Infect Dis 2011;17:123–125.

8. Altun O, Almuhayawi M, Ullberg M, Ozenci V. Clinical evaluation of the FilmArray blood culture identification panel in identification of bacteria and yeasts from positive blood culture bottles. J Clin Microbiol 2013; 51(12):41330–41336.

9. Ambler RP. The structure of beta-lactamases. Philos Trans R Soc Lond B Biol Sci 1980;289:321–331.

10. Antonio M, McFerran N, Pallen MJ. Mutations affecting the Rossman fold of isoleucyl-tRNA synthetase are correlated with low-level mupirocin resistance in *Staphylococcus aureus*. Antimicrob Agents Chemother 2002;46:438–442.

11. Ao W, Aldous S, Woodruff E, et al. Rapid detection of rpoB gene mutations conferring rifampin resistance in *Mycobacterium tuberculosis*. J Clin Microbiol 2012;50:2433–2440.

12. Arbefeville SS, Zhang K, Kroeger JS, et al. Prevalence and genetic relatedness of methicillin-susceptible *Staphylococcus aureus* isolates detected by the Xpert MRSA nasal assay. J Clin Microbiol 2011;49:2996–2999.

13. Arcenas RC, Spadoni S, Mohammad A, et al. Multicenter evaluation of the LightCycler MRSA advanced test, the Xpert MRSA Assay, and MRSASelect directly plated culture with simulated workflow comparison for the detection of methicillin-resistant *Staphylococcus aureus* in nasal swabs. J Mol Diagn 2012;14:367–375.

14. Ardila CM, Granada MI, Guzman IC. Antibiotic resistance of subgingival species in chronic periodontitis patients. J Periodontal Res 2010;45:557–563.

15. Arias CA, Contreras GA, Murray BE. Management of multidrug-resistant enterococcal infections. Clin Microbiol Infect 2010;16:555–562.

16. Arias CA, Murray BE. Emergence and management of drug-resistant enterococcal infections. Expert Rev Anti Infect Ther 2008;6:637–655.

17. Arias CA, Murray BE. The rise of the Enterococcus: beyond vancomycin resistance. Nat Rev Microbiol 2012;10:266–278.

18. Arias CA, Panesso D, McGrath DM, et al. Genetic basis for in vivo daptomycin resistance in enterococci. N Engl J Med 2011;365:892–900.

19. Arthur M, Brisson-Noel A, Courvalin P. Origin and evolution of genes speci fying resistance to macrolide, lincosamide and streptogramin antibiotics: data and hypotheses. J Antimicrob Chemother 1987;20:783–802.

20. Arthur M, Depardieu F, Gerbaud G, et al. The VanS sensor negatively controls VanR-mediated transcriptional activation of glycopeptide resistance genes of Tn1546 and related elements in the absence of induction. J Bacteriol 1997;179:97–106.

21. Atmaca S. Effect of zinc concentration in Mueller-Hinton agar on susceptibility of *Pseudomonas aeruginosa* to meropenem. J Med Microbiol 1998; 47:653.

22. Avgeri SG, Matthaiou DK, Dimopoulos G, et al. Therapeutic options for *Burkholderia cepacia* infections beyond co-trimoxazole: a systematic review of the clinical evidence. Int J Antimicrob Agents 2009;33:394–404.

23. Babini GS, Danel F, Munro SD, et al. Unusual tazobactam-sensitive AmpC beta-lactamase from two *Escherichia coli* isolates. J Antimicrob Chemother 1998;41:115–118.

24. Baker CN, Thornsberry C, Hawkinson RW. Inoculum standardization in antimicrobial susceptibility testing: evaluation of overnight agar cultures and the Rapid Inoculum Standardization System. J Clin Microbiol 1983;17:450–457.

25. Barbosa AR, Giufre M, Cerquetti M, et al. Polymorphism in ftsI gene and beta-lactam susceptibility in Portuguese *Haemophilus influenzae* strains: clonal dissemination of beta-lactamase-positive isolates with decreased susceptibility to amoxicillin/clavulanic acid. J Antimicrob Chemother 2011;66:788–796.

26. Barco L, Lettini AA, Dalla Pozza MC, et al. Fluoroquinolone resistance detection in *Campylobacter coli* and *Campylobacter jejuni* by Luminex xMAP technology. Foodborne Pathog Dis 2010;7:1039–1045.

27. Baron EJ, Tenover FC. Methicillin-resistant *Staphylococcus aureus* diagnostics: state of the art. Expert Opin Med Diagn 2012;6:585–592.

28. Barry A. Procedure for testing antimicrobial agents in agar medium: theoretical considerations. In Lorian V, ed. Antibiotics in Laboratory Medicine. 2nd Ed. Baltimore, MA: Williams & Wilkins, 1986:1–26.

29. Barry AL, Badal RE, Hawkinson RW. Influence of inoculum growth phase on microdilution susceptibility tests. J Clin Microbiol 1983;18:645–651.

30. Barry AL, Fuchs PC, Brown SD. In vitro activities of daptomycin against 2,789 clinical isolates from 11 North American medical centers. Antimicrob Agents Chemother 2001;45:1919–1922.

31. Bauer AW, Kirby WM, Sherris JC, et al. Antibiotic susceptibility testing by a standardized single disk method. Am J Clin Pathol 1966;45:493–496.

32. Bauernfeind A, Schneider I, Jungwirth R, et al. A novel type of AmpC beta-lactamase, ACC-1, produced by a *Klebsiella pneumoniae* strain causing nosocomial pneumonia. Antimicrob Agents Chemother 1999;43:1924–1931.

33. Bean DC, Livermore DM, Hall LM. Plasmids imparting sulfonamide resistance in *Escherichia coli*: implications for persistence. Antimicrob Agents Chemother 2009;53:1088–1093.

34. Beekmann SE, Diekema DJ, Chapin KC, et al. Effects of rapid detection of bloodstream infections on length of hospitalization and hospital charges. J Clin Microbiol 2003;41:3119–3125.

35. Begum A, Rahman MM, Ogawa W, et al. Gene cloning and characterization of four MATE family multidrug efflux pumps from *Vibrio cholerae* non-O1. Microbiol Immunol 2005;49:949–957.

36. Bellido F, Veuthey C, Blaser J, et al. Novel resistance to imipenem associated with an altered PBP-4 in a *Pseudomonas aeruginosa* clinical isolate. J Antimicrob Chemother 1990;25:57–68.

37. Bennett PM. Plasmid encoded antibiotic resistance: acquisition and transfer of antibiotic resistance genes in bacteria. Br J Pharmacol 2008;153(Suppl 1):S347–S357.

38. Bertrand S, Carion F, Wintjens R, et al. Evolutionary changes in antimicrobial resistance of invasive *Neisseria meningitidis* isolates in Belgium from 2000 to 2010: increasing prevalence of penicillin nonsusceptibility. Antimicrob Agents Chemother 2012;56:2268–2272.

39. Bethel CD. β-Lactamase tests. In Hindler J, ed. Clinical Microbiology Procedures Handbook. 3rd Ed. Washington, DC: ASM Press, 2010:5.3-1–5.3-6.

40. Billal DS, Hotomi M, Yamanaka N. Can the Etest correctly determine the MICs of beta-lactam and cephalosporin antibiotics for beta-lactamase-negative ampicillin-resistant *Haemophilus influenzae*? Antimicrob Agents Chemother 2007;51:3463–3464.

41. Bingen E, Leclercq R, Fitoussi F, et al. Emergence of group A streptococcus strains with different mechanisms of macrolide resistance. Antimicrob Agents Chemother 2002;46:1199–1203.

42. Birgy A, Bidet P, Genel N, et al. Phenotypic screening of carbapenemases and associated beta-lactamases in carbapenem-resistant Enterobacteriaceae. J Clin Microbiol 2012;50:1295–1302.

43. Bishop RE, Weiner JH. Coordinate regulation of murein peptidase activity and AmpC beta-lactamase synthesis in *Escherichia coli*. FEBS Lett 1992;304.103–108.

44. Bjarnsholt T, Jensen PO, Fiandaca MJ, et al. *Pseudomonas aeruginosa* biofilms in the respiratory tract of cystic fibrosis patients. Pediatr Pulmonol 2009;44:547–558.

45. Black JA, Thomson KS, Buynak JD, et al. Evaluation of beta-lactamase inhibitors in disk tests for detection of plasmid-mediated AmpC beta-lactamases in well-characterized clinical strains of *Klebsiella spp*. J Clin Microbiol 2005;43:4168–4171.

46. Blaschke AJ, Heyrend C, Byington CL, et al. Rapid identification of pathogens from positive blood cultures by multiplex polymerase chain reaction using the FilmArray system. J Clin Microbiol 2012;74:349–355.

47. Blaschke AJ, Pulver LS, Korgenski EK, et al. Clindamycin-resistant group B Streptococcus and failure of intrapartum prophylaxis to prevent early-onset disease. J Pediatr 2010;156:501–503.

48. Blazquez J. Hypermutation as a factor contributing to the acquisition of antimicrobial resistance. Clin Infect Dis 2003;37:1201–1209.

49. Blazquez J, Morosini MI, Negri MC, et al. Single amino acid replacements at positions altered in naturally occurring extended-spectrum TEM beta-lactamases. Antimicrob Agents Chemother 1995;39:145–149.

50. Bogaerts P, Naas T, Wybo I, et al. Outbreak of infection by carbapenem-resistant *Acinetobacter baumannii* producing the carbapenemase OXA-58 in Belgium. J Clin Microbiol 2006;44:4189–4192.

51. Bonnet R. Growing group of extended-spectrum β-lactamases: the CTX-M enzymes. Antimicrob Agents Chemother 2004;48:1–14.

52. Booker BM, Smith PF, Forrest A, et al. Application of an in vitro infection model and simulation for reevaluation of fluoroquinolone breakpoints for *Salmonella enterica* serotype typhi. Antimicrob Agents Chemother 2005;49:1775–1781.

53. Bornet C, Davin-Regli A, Bosi C, et al. Imipenem resistance of *Enterobacter aerogenes* mediated by outer membrane permeability. J Clin Microbiol 2000;38:1048–1052.

54. Bourdon N, Berenger R, Lepoultier R, et al. Rapid detection of vancomycin-resistant enterococci from rectal swabs by the Cepheid Xpert vanA/vanB assay. Diagn Microbiol Infect Dis 2010;67:291–293.

55. Bowling JE, Owens AE, McElmeel ML, et al. Detection of inducible clindamycin resistance in beta-hemolytic streptococci by using the CLSI broth

microdilution test and erythromycin-clindamycin combinations. J Clin Microbiol 2010;48:2275–2277.

56. Boyce JM, Lonks JR, Medeiros AA, et al. Spurious oxacillin resistance in *Staphylococcus aureus* because of defective oxacillin disks. J Clin Microbiol 1988;26:1425–1427.

57. Boyd DA, Du T, Hizon R, et al. VanG-type vancomycin-resistant *Enterococcus faecalis* strains isolated in Canada. Antimicrob Agents Chemother 2006;50:2217–2221.

58. Boyd DA, Willey BM, Fawcett D, et al. Molecular characterization of *Enterococcus faecalis* N06-0364 with low-level vancomycin resistance harboring a novel D-Ala-D-Ser gene cluster, vanL. Antimicrob Agents Chemother 2008;52:2667–2672.

59. Boyle-Vavra S, Daum RS. Reliability of the BD GeneOhm methicillin-resistant *Staphylococcus aureus* (MRSA) assay in detecting MRSA isolates with a variety of genotypes from the United States and Taiwan. J Clin Microbiol 2010;48:4546–4551.

60. Bozdogan B, Appelbaum PC. Oxazolidinones: activity, mode of action, and mechanism of resistance. Int J Antimicrob Agents 2004;23:113–119.

61. Bozdogan B, Bogdanovich T, Kosowska K, et al. Macrolide resistance in *Streptococcus pneumoniae*: clonality and mechanisms of resistance in 24 countries. Curr Drug Targets Infect Disord 2004;4:169–176.

62. Bradbury RS, Tristram SG, Roddam LF, et al. Antimicrobial susceptibility testing of cystic fibrosis and non-cystic fibrosis clinical isolates of *Pseudomonas aeruginosa*: a comparison of three methods. Br J Biomed Sci 2011;68:1–4.

63. Bradford PA, Bratu S, Urban C, et al. Emergence of carbapenem-resistant *Klebsiella* species possessing the class A carbapenem-hydrolyzing KPC-2 and inhibitor-resistant TEM-30 β-lactamases in New York City. Clin Infect Dis 2004;39:55–60.

64. Bradford PA, Urban C, Mariano N, et al. Imipenem resistance in *Klebsiella pneumoniae* is associated with the combination of ACT-1, a plasmid-mediated AmpC beta-lactamase, and the foss of an outer membrane protein. Antimicrob Agents Chemother 1997;41:563–569.

65. Braibant M, Guilloteau L, Zygmunt MS. Functional characterization of *Brucella melitensis* NorMI, an efflux pump belonging to the multidrug and toxic compound extrusion family. Antimicrob Agents Chemother 2002;46:3050–3053.

66. Braine T. Race against time to develop new antibiotics. Bull World Health Organ 2011;89:88–89.

67. Brenwald NP, Baker N, Oppenheim B. Feasibility study of a real-time PCR test for meticillin-resistant *Staphylococcus aureus* in a point of care setting. J Hosp Infect 2010;74:245–249.

68. Brisse S, Fluit AC, Wagner U, et al. Association of alterations in ParC and GyrA proteins with resistance of clinical isolates of *Enterococcus faecium* to nine different fluoroquinolones. Antimicrob Agents Chemother 1999;43:2513–2516.

69. Brisson-Noel A, Arthur M, Courvalin P. Evidence for natural gene transfer from gram-positive cocci to *Escherichia coli*. J Bacteriol 1988;170:1739–1745.

70. Broekema NM, Van TT, Monson TA, et al. Comparison of cefoxitin and oxacillin disk diffusion methods for detection of mecA-mediated resistance in *Staphylococcus aureus* in a large scale study. J Clin Microbiol 2009;17:217–219.

71. Brooke JS. *Stenotrophomonas maltophilia*: an emerging global opportunistic pathogen. Clin Microbiol Rev 2012;25:2–41.

72. Brook I, Ledney GD. The treatment of irradiated mice with polymicrobial infection caused by *Bacteroides fragilis* and *Escherichia coli*. J Antimicrob Chemother 1994;33:243–252.

73. Brown EM, Fisman DN, Drews SJ, et al. Epidemiology of invasive meningococcal disease with decreased susceptibility to penicillin in Ontario, Canada, 2000 to 2006. Antimicrob Agents Chemother 2010;54:1016–1021.

74. Brueggemann AB, Pfaller MA, Doern GV. Use of penicillin MICs to predict in vitro activity of other beta-lactam antimicrobial agents against *Streptococcus pneumoniae*. J Clin Microbiol 2001;39:367–369.

75. Brukner I, Oughton M, Giannakakis A, et al. Significantly improved performance of a multitarget assay over a commercial SCCmec-based assay for methicillin-resistant *Staphylococcus aureus* screening: applicability for clinical laboratories. J Mol Diagn 2013;15:577–580.

76. Bryan LE. General mechanisms of resistance to antibiotics. J Antimicrob Chemother 1988;22(Suppl A):1–15.

77. Bryan LE, Kwan S. Roles of ribosómico binding, membrane potential, and electron transport in bacterial uptake of streptomycin and gentamicin. Antimicrob Agents Chemother 1983;23:835–845.

78. Bryan LE, Van Den Elzen HM. Effects of membrane-energy mutations and cations on streptomycin and gentamicin accumulation by bacteria: a model for entry of streptomycin and gentamicin in susceptible and resistant bacteria. Antimicrob Agents Chemother 1977;12:163–177.

79. Bryskier A. Antimicrobial Agents: Antibacterials and Antifungals, American Society for Microbiology, Washington, DC, 2005.

80. Buckley AM, Webber MA, Cooles S, et al. The AcrAB-TolC efflux system of *Salmonella enterica* serovar Typhimurium plays a role in pathogenesis. Cell Microbiol 2006;8:847–856.

81. Burckhardt I, Zimmermann S. Using matrix-assisted laser desorption ionization-time of flight mass spectrometry to detect carbapenem resistance within 1 to 2.5 hours. J Clin Microbiol 2011;49:3321–3324.

82. Burgess DS, Frei CR, Lewis Ii JS, et al. The contribution of pharmacokinetic-pharmacodynamic modelling with Monte Carlo simulation to the development of susceptibility breakpoints for *Neisseria meningitidis*. Clin Microbiol Infect 2007;13:33–39.

83. Burns JL, Mendelman PM, Levy J, et al. A permeability barrier as a mechanism of chloramphenicol resistance in *Haemophilus influenzae*. Antimicrob Agents Chemother 1985;27:46–54.

84. Burns JL, Saiman L, Whittier S, et al. Comparison of agar diffusion methodologies for antimicrobial susceptibility testing of *Pseudomonas aeruginosa* isolates from cystic fibrosis patients. J Clin Microbiol 2000;38:1818–1822.

85. Bush K. Beta-lactamase inhibitors from laboratory to clinic. Clin Microbiol Rev 1988;1:109–123.

86. Bush K. Characterization of beta-lactamases. Antimicrob Agents Chemother 1989;33:259–263.

87. Bush K. Classification of beta-lactamases: groups 2c, 2d, 2e, 3, and 4. Antimicrob Agents Chemother 1989;33:271–276.

88. Bush K. The evolution of beta-lactamases. Ciba Found Symp 1997;207:152–163; discussion 63–66.

89. Bush K, Freudenberger JS, Sykes RB. Interaction of aztbreonam and related monobactams with beta-lactamases from gram-negative bacteria. Antimicrob Agents Chemother 1982;22:414–420.

90. Bush K, Jacoby GA, Medeiros AA. A functional classification scheme for beta-lactamases and its correlation with molecular structure. Antimicrob Agents Chemother 1995;39:1211–1233.

91. Bush K, Jacoby GA. Updated functional classification of beta-lactamases. Antimicrob Agents Chemother 2010;54:969–976.

92. Cai Y, Chai D, Wang R, et al. Colistin resistance of *Acinetobacter baumannii*: clinical informs, mechanisms and antimicrobial strategies. J Antimicrob Chemother 2012;67:1607–1615.

93. Canu A, Malbruny B, Coquemont M, et al. Diversity of ribosómico mutations conferring resistance to macrolides, clindamycin, streptogramin, and telithromycin in *Streptococcus pneumoniae*. Antimicrob Agents Chemother 2002;46:125–131.

94. Carbonnelle E, Grohs P, Jacquier H, et al. Robustness of two MALDI-TOF mass spectrometry systems for bacterial identification. J Microbiol Methods 2012;89:133–136.

95. Carroll KC. Rapid diagnostics for methicillin-resistant *Staphylococcus aureus*: current status. Mol Diagn Ther 2008;12:15–24.

96. Carroll KC, Cohen S, Nelson R, et al. Comparison of various in vitro susceptibility methods for testing *Stenotrophomonas maltophilia*. Diagn Microbiol Infect Dis 1998;32:229–235.

97. Casapao AM, Leonard SN, Davis SL, et al. Clinical outcomes in patients with heterogeneous vancomycin-intermediate *Staphylococcus aureus* (hVISA) bloodstream infection. Antimicrob Agents Chemother. Epub June 24, 2013.

98. Cattoir V, Leclercq R. Twenty-five years of shared life with vancomycin-resistant enterococci: is it time to divorce? J Antimicrob Chemother 2013;68:731–742.

99. Cattoir V, Nordmann P. Plasmid-mediated quinolone resistance in gram-negative bacterial species: an update. Curr Med Chem 2009;16:1028–1046.

100. Cattoir V, Poirel L, Nordmann P. Plasmid-mediated quinolone resistance pump QepA2 in an *Escherichia coli* isolate from France. Antimicrob Agents Chemother 2008;52:3801–3804.

101. Center for Diseases Control and Prevention (CDC). Antibiotic Resistance Threats in the United States, Center for Diseases Control and Prevention, Atlanta, GA, 2013.

102. Centers for Disease Control and Prevention (CDC). Cephalosporin susceptibility among *Neisseria gonorrhoeae* isolates – United States, 2000–2010. MMWR Morb Mortal Wkly Rep 2011;60:873–877.

103. Centers for Disease Control and Prevention (CDC). Effects of new penicillin susceptibility breakpoints for *Streptococcus pneumoniae* – United States, 2006–2007. MMWR Morb Mortal Wkly Rep 2008;57:1353–1355.

104. Centers for Disease Control (CDC). Global distribution of penicillinase-producing *Neisseria gonorrhoeae* (NGPP). MMWR Morb Mortal Wkly Rep 1982;31:1–3.

105. Centers for Disease Control and Prevention (CDC). Update to CDC's sexually transmitted diseases treatment guidelines, 2006: fluoroquinolones no longer recommended for treatment of gonococcal infections. MMWR Morb Mortal Wkly Rep 2007;56:332–336.

106. Centers for Disease Control and Prevention (CDC). Update to CDC's Sexually transmitted diseases treatment guidelines, 2010: oral cephalosporins no longer a recommended treatment for gonococcal infections. MMWR Morb Mortal Wkly Rep 2012;61:590–594.

107. Cerda P, Goni P, Millan L, et al. Detection of the aminoglycosidestreptothricin resistance gene cluster ant(6)-sat4-aph(3′)-III in commensal viridans group streptococci. Int Microbiol 2007;10:57–60.

108. Chen J, Morita Y, Huda MN, et al. VmrA, a member of a novel class of Na(+)-coupled multidrug efflux pumps from *Vibrio parahaemolyticus*. J Bacteriol 2002;184:572–576.

109. Chow JW, Shlaes DM. Imipenem resistance associated with the loss of a 40 kDa outer membrane protein in *Enterobacter aerogenes*. J Antimicrob Chemother 1991;28:499–504.

110. Church D, Carson J, Gregson D. Point prevalence study of antibiotic susceptibility of genital group B streptococcus isolated from near-term pregnant women in Calgary, Alberta. Can J Infect Dis Med Microbiol 2012; 23:121–124.

111. Clark NC, Teixeira LM, Facklam RR, et al. Detection and differentiation of vanC-1, vanC-2, and vanC-3 glycopeptide resistance genes in enterococci. J Clin Microbiol 1998;36:2294–2297.

112. Clinical and Laboratory Standards Institute (CLSI). Analysis and Presentation of Cumulative Antimicrobial Susceptibility Test Data; Approved Guidelines. 4th Ed. M39-A4, Vol. 34, No. 2, Clinical and Laboratory Standards Institute, Wayne, PA, 2014.

113. Clinical and Laboratory Standards Institute (CLSI). Methodology for the Serum Bactericidal Test; Approved Guideline. M2-A Vol. 19 No. 17, Clinical and Laboratory Standards Institute, Wayne, PA, 1999.

114. Clinical and Laboratory Standards Institute (CLSI). Methods for Antimicrobial Dilution and Disk Susceptibility Testing of Infrequently Isolated or Fastidious Bacteria; Approved Guideline. 2nd Ed. M45-A2 Vol. 30 No. 18, Clinical and Laboratory Standards Institute, Wayne, PA, 2010.

115. Clinical and Laboratory Standards Institute (CLSI). Methods for Antimicrobial Susceptibility Testing of Anaerobic Bacteria; Approved Standard. 8th Ed. M11-A8, Vol. 32 No. 5, Clinical and Laboratory Standards Institute, Wayne, PA, 2012.

116. Clinical and Laboratory Standards Institute (CLSI). Methods for Determining Bactericidal Activity of Antimicrobial Agents; Approved Guideline. M21-6, Vol. 19 No. 18, Clinical and Laboratory Standards Institute, Wayne, PA, 1999.

117. Clinical and Laboratory Standards Institute (CLSI). Methods for Dilution Antimicrobial Susceptibility Tests for Bacteria That Grow Aerobically; Approved Standard. 9th Ed. M07-09 Vol. 32 No. 2, Clinical and Laboratory Standards Institute, Wayne, PA, 2012.

118. Clinical and Laboratory Standards Institute (CLSI). Performance Standards for Antimicrobial Disk Susceptibility Tests; Approved Standard. 11th Ed. M02-A11 Vol. 32 No. 1, Clinical and Laboratory Standards Institute, Wayne, PA, 2012.

119. Clinical and Laboratory Standards Institute (CLSI). Performance Standards for Antimicrobial Susceptibility Testing; 15th Informational Supplement. M100-S15, Vol. 25 No. 1, Clinical and Laboratory Standards Institute, Wayne, PA.

120. Clinical and Laboratory Standards Institute (CLSI). Performance Standards for Antimicrobial Susceptibility Testing; 22nd Informational Supplement. M100-S22, Vol. 32 No. 3, Clinical and Laboratory Standards Institute, Wayne, PA, 2012.

121. Clinical and Laboratory Standards Institute (CLSI). Performance Standards for Antimicrobial Susceptibility Testing. 23rd Informational Supplement. M100-S23 Vol 33 No. 1, Clinical and Laboratory Standards Institute, Wayne, PA, 2013.

122. Clinical and Laboratory Standards Institute (CLSI). Performance Standards for Antimicrobial Susceptibility Testing. 23rd Informational Supplement. M100-S24 Vol 34 No. 1, Clinical and Laboratory Standards Institute, Wayne, PA, 2014.

123. Coelho JM, Turton JF, Kaufmann membrana externa, et al. Occurrence of carbapenem-resistant *Acinetobacter baumannii* clones at multiple hospitals in London and Southeast England. J Clin Microbiol 2006;44:3623–3627.

124. Coelho J, Woodford N, Afzal-Shah M, et al. Occurrence of OXA-58-like carbapenemases in *Acinetobacter spp*. collected over 10 years in three continents. Antimicrob Agents Chemother 2006;50:756–758.

125. Coffey TJ, Dowson CG, Daniels M, et al. Genetics and molecular biology of beta-lactam-resistant pneumococci. Microb Drug Resist 1995;1:29–34.

126. Cohen Stuart J, Dierikx C, Al Naiemi N, et al. Rapid detection of TEM, SHV and CTX-M extended-spectrum beta-lactamases in Enterobacteriaceae using ligation-mediated amplification with microarray analysis. J Antimicrob Chemother 2010;65:1377–1381.

127. Cohen Stuart J, Leverstein-Van Hall MA. Guideline for phenotypic screening and confirmation of carbapenemases in Enterobacteriaceae. Int J Antimicrob Agents 2010;36:205–210.

128. Collis CM, Hall RM. Expression of antibiotic resistance genes in the integrated cassettes of integrons. Antimicrob Agents Chemother 1995;39:155–162.

129. Cookson BD. The emergence of mupirocin resistance: a challenge to infection control and antibiotic prescribing practice. J Antimicrob Chemother 1998;41:11–18.

130. Cornaglia G, Akova M, Amicosante G, et al. Metallo-beta-lactamases as emerging resistance determinants in Gram-negative pathogens: open issues. Int J Antimicrob Agents 2007;29:380–388.

131. Cosgrove SE. The relationship between antimicrobial resistance and patient outcomes: mortality, length of hospital stay, and health care costs. Clin Infect Dis 2006;42(Suppl 2):S82–S89.

132. Counts JM, Astles JR, Tenover FC, et al. Systems approach to improving antimicrobial susceptibility testing in clinical laboratories in the United States. J Clin Microbiol 2007;45:2230–2234.

133. Courvalin P. Transfer of antibiotic resistance genes between gram-positive and gram-negative bacteria. Antimicrob Agents Chemother 1994;38:1447–1451.

134. Courvalin P, Carlier C. Tn1545: a conjugative shuttle transposon. Mol Gen Genet 1987;206:259–264.

135. Courvalin P, Leclerq R, Rice LB. Antibiogram. Washington, DC: American Soceity for Microbiology, 2009.

136. Coyne S, Courvalin P, Galimand M. Acquisition of multidrug resistance transposon Tn6061 and IS6100-mediated large chromosomal inversions in *Pseudomonas aeruginosa* clinical isolates. Microbiology 2010;156:1448–1458.

137. Cremniter J, Mainardi JL, Josseaume N, et al. Novel mechanism of resistance to glycopeptide antibiotics in *Enterococcus faecium*. J Biol Chem 2006;281:32254–32262.

138. Crump JA, Kretsinger K, Gay K, et al. Clinical response and outcome of infection with *Salmonella enterica* serotype Typhi with decreased susceptibility to fluoroquinolones: a United States foodnet multicenter retrospective cohort study. Antimicrob Agents Chemother 2008;52:1278–1284.

139. Crump JA, Medalla FM, Joyce KW, et al. Antimicrobial resistance among invasive nontyphoidal Salmonella enterica isolates in the United States: National Antimicrobial Resistance Monitoring System, 1996 to 2007. Antimicrob Agents Chemother 2011;55:1148–1154.

140. Cui L, Ma X, Sato K, et al. Cell wall thickening is a common feature of vancomycin resistance in *Staphylococcus aureus*. J Clin Microbiol 2003;41:5–14.

141. D'Amato RF, Thornsberry C, Baker CN, et al. Effect of calcium and magnesium ions on the susceptibility of *Pseudomonas* species to tetracycline, gentamicin polymyxin B, and carbenicillin. Antimicrob Agents Chemother 1975;7:596–600.

142. da Costa PM, Loureiro L, Matos AJ. Transfer of multidrug-resistant bacteria between intermingled ecological niches: the interface between humans, animals and the environment. Int J Environ Res Pub Health 2013;10:278–294.

143. Dallenne C, Da Costa A, Decre D, et al. Development of a set of multiplex PCR assays for the detection of genes encoding important beta-lactamases in Enterobacteriaceae. J Antimicrob Chemother 2010;65:490–495.

144. Dalpke AH, Hofko M, Zimmermann S. Comparison of the BD Max methicillin-resistant *Staphylococcus aureus* (MRSA) assay and the BD GeneOhm MRSA achromopeptidase assay with direct- and enriched-culture techniques using clinical specimens for detection of MRSA. J Clin Microbiol 2012;50:3365–3367.

145. Daly JS, Dodge RA, Glew RH, et al. Effect of zinc concentration in Mueller-Hinton agar on susceptibility of *Pseudomonas aeruginosa* to imipenem. J Clin Microbiol 1997;35:1027–1029.

146. Daum RS, Ito T, Hiramatsu K, et al. A novel methicillin-resistance cassette in community-acquired methicillin-resistant *Staphylococcus aureus* isolates of diverse genetic backgrounds. J Infect Dis 2002;186:1344–1347.

147. Davey peptidoglicano, Marwick C. Appropriate vs. inappropriate antimicrobial therapy. Clin Microbiol Infect 2008;14(Suppl 3):15–21.

148. David MZ, Daum RS. Community-associated methicillin-resistant *Staphylococcus aureus*: epidemiology and clinical consequences of an emerging epidemic. Clin Microbiol Rev 2010;23:616–687.

149. Davis SL, Rybak MJ, Amjad M, et al. Characteristics of patients with health-care-associated infection due to SCCmec type IV methicillin-resistant *Staphylococcus aureus*. Infect Control Hosp Epidemiol 2006;27:1025–1031.

150. De Mouy D, Cavallo JD, Leclercq R, et al. Antibiotic susceptibility and mechanisms of erythromycin resistance in clinical isolates of *Streptococcus agalactiae*: French multicenter study. Antimicrob Agents Chemother 2001;45:2400–2402.

151. Dean CR, Visalli MA, Projan SJ, et al. Efflux-mediated resistance to tigecycline (GAR-936) in *Pseudomonas aeruginosa* PAO1. Antimicrob Agents Chemother 2003;47:972–978.

152. Delcour AH. Outer membrane permeability and antibiotic resistance. Biochim Biophys Acta 2009;1794:808–816.

153. Dellit TH, Owens RC, McGowan JE Jr, et al. Infectious Diseases Society of America (IDSA) and the Society for Healthcare Epidemiology of America (SHEA) guidelines for developing an institutional program to enhance antimicrobial stewardship. Clin Infect Dis 2007;44:159–177.

154. Depardieu F, Bonora MG, Reynolds PE, et al. The vanG glycopeptide resistance operon from *Enterococcus faecalis* revisited. Mol Microbiol 2003;50:931–948.

155. Di Pentima MC, Chan S, Hossain J. Benefits of a pediatric antimicrobial stewardship program at a children's hospital. Pediatrics 2011;128:1062–1070.

156. Diekema DJ, Lee K, Raney P, et al. Accuracy and appropriateness of antimicrobial susceptibility test informing for bacteria isolated from blood cultures. J Clin Microbiol 2004;42:2258–2260.

157. Dillon JR, Pauze M, Yeung KH. Spread of penicillinase-producing and transfer plasmids from the gonococcus to *Neisseria meningitidis*. Lancet 1983;1:779–781.

158. Doern GV, Jones RN. Antimicrobial susceptibility testing of *Haemophilus influenzae*, *Branhamella catarrhalis*, and *Neisseria gonorrhoeae*. Antimicrob Agents Chemother 1988;32:1747–1753.

159. Doern GV, Jorgensen JH, Thornsberry C, et al. National collaborative study of the prevalence of antimicrobial resistance among clinical isolates of *Haemophilus influenzae*. Antimicrob Agents Chemother 1988;32:180–185.

160. Doern GV, Richter SS, Miller A, et al. Antimicrobial resistance among *Streptococcus pneumoniae* in the United States: have we begun to turn the corner on resistance to certain antimicrobial classes? Clin Infect Dis 2005;41:139–148.

161. Doern GV, Vautour R, Gaudet M, et al. Clinical impact of rapid in vitro susceptibility testing and bacterial identification. J Clin Microbiol 1994;32:1757–1762.

162. Doi Y, Paterson DL. Detection of plasmid-mediated class C β-lactamases. Int J Infect Dis 2007;11:191–197.

163. Doit C, Loukil C, Fitoussi F, et al. Emergence in france of multiple clones of clinical *Streptococcus pneumoniae* isolates with high-level resistance to amoxicillin. Antimicrob Agents Chemother 1999;43:1480–1483.

164. Domingo MC, Huletsky A, Giroux R, et al. High prevalence of glycopeptide resistance genes vanB, vanD, and vanG not associated with enterococci in human fecal flora. Antimicrob Agents Chemother 2005;49:4784–4786.

165. Domingo MC, Huletsky A, Giroux R, et al. vanD and vanG-like gene clusters in a *Ruminococcus* species isolated from human bowel flora. Antimicrob Agents Chemother 2007;51:4111–4117.

166. Donabedian SM, Thal LA, Hershberger E, et al. Molecular characterization of gentamicin-resistant Enterococci in the United States: evidence of spread from animals to humans through food. J Clin Microbiol 2003;41:1109–1113.

167. Donaldson H, McCalmont M, Livermore DM, et al. Evaluation of the VITEK 2 AST N-054 test card for the detection of extended-spectrum beta-lactamase production in *Escherichia coli* with CTX-M phenotypes. J Antimicrob Chemother 2008;62:1015–1017.

168. Dortet L, Poirel L, Nordmann P. Rapid identification of carbapenemase types in Enterobacteriaceae and *Pseudomonas spp.* by using a biochemical test. Antimicrob Agents Chemother 2012;56:6437–6440.

169. Dougherty TJ, Koller AE, Tomasz A. Penicillin-binding proteins of penicillin-susceptible and intrinsically resistant *Neisseria gonorrhoeae*. Antimicrob Agents Chemother 1980;18:730–737.

170. Dowson CG, Coffey TJ, Spratt BG. Origin and molecular epidemiology of penicillin-binding-protein-mediated resistance to beta-lactam antibiotics. Trends Microbiol 1994;2:361–366.

171. Dowson CG, Hutchison A, Woodford N, et al. Penicillin-resistant viridans streptococci have obtained altered penicillin-binding protein genes from penicillin-resistant strains of *Streptococcus pneumoniae*. Proc Natl Acad Sci U S A 1990;87:5858–5862.

172. Dridi L, Tankovic J, Petit JC. CdeA of *Clostridium difficile*, a new multidrug efflux transporter of the MATE family. Microb Drug Resist 2004;10:191–196.

173. Drieux L, Brossier F, Sougakoff W, et al. Phenotypic detection of extended-spectrum beta-lactamase production in Enterobacteriaceae: review and bench guide. Clin Microbiol Infect 2008;14(Suppl 1):90–103.

174. Dundar G, Babacan KF. Penicillin tolerance in group A streptococci. Adv Exp Med Biol 1997;418:457–459.

175. Duszynska W. Pharmacokinetic-pharmacodynamic modelling of antibiotic therapy in severe sepsis. Anaesthesiol Intensive Ther 2012;44:158–164.

176. Eisner A, Gorkiewicz G, Feierl G, et al. Identification of glycopeptide-resistant enterococci by VITEK 2 system and conventional and real-time polymerase chain reaction. Diagn Microbiol Infect Dis 2005;53:17–21.

177. Ellington MJ, Kistler J, Livermore DM, et al. Multiplex PCR for rapid detection of genes encoding acquired metallo-beta-lactamases. J Antimicrob Chemother 2007;59:321–322.

178. Elsayed S, Chow BL, Hamilton NL, et al. Development and validation of a molecular beacon probe-based real-time polymerase chain reaction assay for rapid detection of methicillin resistance in *Staphylococcus aureus*. Arch Pathol Lab Med 2003;127:845–849.

179. Elsayed S, Hamilton N, Boyd D, et al. Improved primer design for multiplex PCR analysis of vancomycin-resistant *Enterococcus spp.* J Clin Microbiol 2001;39:2367–2368.

180. Emerson J, McNamara S, Buccat AM, et al. Changes in cystic fibrosis sputum microbiology in the United States between 1995 and 2008. Pediatr Pulmonol 2010;45:363–370.

181. Eng RH, Smith SM, Cherubin C. Inoculum effect of new beta-lactam antibiotics on *Pseudomonas aeruginosa*. Antimicrob Agents Chemother 1984;26:42–47.

182. Ergin A, Eser OK, Hascelik G. Erythromycin and penicillin resistance mechanisms among viridans group streptococci isolated from blood cultures of adult patients with underlying diseases. New Microbiol 2011;34:187–193.

183. Eswaran J, Koronakis E, Higgins MK, et al. Three's company: component structures bring a closer view of tripartite drug efflux pumps. Curr Opin Struct Biol 2004;14:741–747.

184. Eveillard M, Lemarie C, Cottin J, et al. Assessment of the usefulness of performing bacterial identification and antimicrobial susceptibility testing 24 h a day in a clinical microbiology laboratory. Clin Microbiol Infect 2010;16:1084–1089.

185. Farber BF, Eliopoulos GM, Ward JI, et al. Multiply resistant viridans streptococci: susceptibility to beta-lactam antibiotics and comparison of penicillin-binding protein patterns. Antimicrob Agents Chemother 1983;24:702–705.

186. Farley JE, Stamper FD, Ross T, et al. Comparison of the BD GeneOhm methicillin-resistant *Staphylococcus aureus* (MRSA) PCR assay to culture by use of BBL CHROMagar MRSA for detection of MRSA in nasal surveillance cultures from an at-risk community population. J Clin Microbiol 2008; 46:743–746.

187. Farrell DJ, Sader HS, Jones RN. Antimicrobial susceptibilities of a worldwide collection of *Stenotrophomonas maltophilia* isolates tested against tigecycline and agents commonly used for *S. maltophilia* infections. Antimicrob Agents Chemother 2010;54:2735–2737.

188. Faruki H, Kohmescher RN, McKinney WP, et al. A community-based outbreak of infection with penicillin-resistant *Neisseria gonorrhoeae* not producing penicillinase (chromosomally mediated resistance). N Engl J Med 1985;313:607–611.

189. Fernandez-Cuenca F, Smani Y, Gomez-Sanchez MC, et al. Attenuated virulence of a slow-growing pandrug-resistant *Acinetobacter baumannii* is associated with decreased expression of genes encoding the porins CarO and OprD-like. Int J Antimicrob Agents 2011;38:548–549.

190. Fernandez-Roblas R, Adames H, Martin-de-Hijas NZ, et al. *In vitro* activity of tigecycline and 10 other antimicrobials against clinical isolates of the genus *Corynebacterium*. Int J Antimicrob Agents 2009;33:453–455.

191. Ferreira RB, Iorio NL, Malvar KL, et al. Coagulase-negative staphylococci: comparison of phenotypic and genotypic oxacillin susceptibility tests and evaluation of the agar screening test by using different concentrations of oxacillin. J Clin Microbiol 2003;41:3609–3614.

192. Fiebelkorn KR, Crawford SA, McElmeel ML, et al. Practical disk diffusion method for detection of inducible clindamycin resistance in *Staphylococcus aureus* and coagulase-negative staphylococci. J Clin Microbiol 2003;41:4740–4744.

193. File TM Jr. Clinical implications and treatment of multiresistant *Streptococcus pneumoniae* pneumonia. Clin Microbiol Infect 2006;12(Suppl 3):31–41.

194. Fish DN, Kiser TH. Correlation of pharmacokinetic/pharmacodynamic-derived predictions of antibiotic efficacy with clinical outcomes in severely ill patients with *Pseudomonas aeruginosa* pneumonia. Pharmacotherapy 2013;33:1022–1034.

195. Flayhart D, Hindler JF, Bruckner DA, et al. Multicenter evaluation of BBL CHROMagar MRSA medium for direct detection of methicillin-resistant *Staphylococcus aureus* from surveillance cultures of the anterior nares. J Clin Microbiol 2005;43:5536–5540.

196. Fleming A. Classics in infectious diseases: on the antibacterial action of cultures of a *Penicillium*, with special reference to their use in the isolation of *B. influenzae* by Alexander Fleming. [Reprinted from the British Journal of Experimental Pathology 10:226–236, 1929]. Rev Infect Dis 1980;2:129–139.

197. Frasca KL, Schuster MG. Vancomycin-resistant enterococcal meningitis in an autologous stem cell transplant recipient cured with linezolid. Transpl Infect Dis 2013;15:E1–E4.

198. Fridkin SK, Edwards JR, Courval JM, et al. The effect of vancomycin and third-generation cephalosporins on prevalence of vancomycin-resistant enterococci in 126 U.S. adult intensive care units. Ann Intern Med 2001;135:175–183.

199. Fuchs PC, Barry AL, Brown SD. Evaluation of daptomycin susceptibility testing by Etest and the effect of different batches of media. J Antimicrob Chemother 2001;48:557–561.

200. Fuda C, Suvorov M, Vakulenko SB, et al. The basis for resistance to β-lactam antibiotics by penicillin-binding protein 2a of methicillin-resistant Staphylococcus aureus. J Biol Chem 2004;279:40802–40806.

201. Gaffney DF, Cundliffe E, Foster TJ. Chloramphenicol resistance that does not involve chloramphenicol acetyltransferase encoded by plasmids from gram-negative bacteria. J Gen Microbiol 1981;125:113–121.

202. Galar A, Yuste JR, Espinosa M, et al. Clinical and economic impact of rapid informing of bacterial identification and antimicrobial susceptibility results of the most frequently processed specimen types. Eur J Clin Microbiol Infect Dis 2012;31:2445–2452.

203. Galimand M, Lambert T, Courvalin P. Emergence and dissemination of a new mechanism of resistance to aminoglycosides in Gram-negative bacteria: 16S rRNA methylation. Euro Surveill 2005;10:E050127.2.

204. Galimand M, Sabtcheva S, Courvalin P, et al. Worldwide disseminated armA aminoglycoside resistance methylase gene is borne by composite transposon Tn1548. Antimicrob Agents Chemother 2005;49:2949–2953.

205. Garcia-Alvarez L, Holden MT, Linsay H, et al. Methicillin-resistant Staphylococcus aureus with a novel mecA homologue in human and bovine populations in the UK and Denmark: a descriptive study. Lancet Infect Dis 2011;11:595–603.

206. Garcia-Cobos S, Campos J, Roman F, et al. Low beta-lactamase-negative ampicillin-resistant Haemophilus influenzae strains are best detected by testing amoxicillin susceptibility by the broth microdilution method. Antimicrob Agents Chemother 2008;52:2407–2414.

207. Garey KW, Vo QP, Larocco MT, et al. Prevalence of type III secretion protein exoenzymes and antimicrobial susceptibility patterns from bloodstream isolates of patients with Pseudomonas aeruginosa bacteremia. J Chemother 2008;20:714–720.

208. Gauzit R, Pean Y, Barth X, et al. Epidemiology, management, and prognosis of secondary non-postoperative peritonitis: a French prospective observational multicenter study. Surg Infect (Larchmt) 2009;10:119–127.

209. Gavan TL, Jones RN, Barry AL. Evaluation of the Sensititre system for quantitative antimicrobial drug susceptibility testing: a collaborative study. Antimicrob Agents Chemother 1980;17:464–469.

210. Gavan TL, Town MA. A microdilution method for antibiotic susceptibility testing: an evaluation. Am J Clin Pathol 1970;53:880–885.

211. Gay K, Robicsek A, Strahilevitz J, et al. Plasmid-mediated quinolone resistance in non-Typhi serotypes of Salmonella enterica. Clin Infect Dis 2006;43:297–304.

212. Gehrlein M, Leying H, Cullmann W, et al. Imipenem resistance in Acinetobacter baumanii is due to altered penicillin-binding proteins. Chemotherapy 1991;37:405–412.

213. Gibbons S, Oluwatuyi M, Kaatz GW. A novel inhibitor of multidrug efflux pumps in Staphylococcus aureus. J Antimicrob Chemother 2003;51:13–17.

214. Giger O, Mortensen JE, Clark RB, et al. Comparison of five different susceptibility test methods for detecting antimicrobial agent resistance among Haemophilus influenzae isolates. Diagn Microbiol Infect Dis 1996;24:145–153.

215. Gillings M, Boucher Y, Labbate M, et al. The evolution of class 1 integrons and the rise of antibiotic resistance. J Bacteriol 2008;190:5095–5100.

216. Gilmore MS, Lebreton F, van Schaik W. Genomic transition of enterococci from gut commensals to leading causes of multidrug-resistant hospital infection in the antibiotic era. Curr Opin Microbiol 2013;16:10–16.

217. Girlich D, Poirel L, Nordmann P. PER-6, an extended-spectrum beta-lactamase from Aeromonas allosaccharophila. Antimicrob Agents Chemother 2010;54:1619–1622.

218. Giske CG, Gezelius L, Samuelsen O, et al. A sensitive and specific phenotypic assay for detection of metallo-beta-lactamases and KPC in Klebsiella pneumoniae with the use of meropenem disks supplemented with aminophenylboronic acid, dipicolinic acid and cloxacillin. Clin Microbiol Infect 2011;17:552–556.

219. Goldman RC, Capobianco JO. Role of an energy-dependent efflux pump in plasmid pNE24-mediated resistance to 14- and 15-membered macrolides in Staphylococcus epidermidis. Antimicrob Agents Chemother 1990;34:1973–1980.

220. Goldstein FW, Gutmann L, Williamson R, et al. In vivo and in vitro emergence of simultaneous resistance to both beta-lactam and aminoglycoside antibiotics in a strain of Serratia marcescens. Ann Microbiol (Paris) 1983;134A:329–337.

221. Goodhart GL. In vivo vs. in vitro susceptibility of enterococcus to trimethoprim-sulfamethoxazole. A pitfall. JAMA 1984;252:2748–2749.

222. Gorla MC, de Paiva MV, Salgueiro VC, et al. Antimicrobial susceptibility of Neisseria meningitidis strains isolated from meningitis cases in Brazil from 2006 to 2008. Enferm Infecc Microbiol Clin 2011;29:85–89.

223. Grabsch EA, Chua K, Xie S, et al. Improved detection of vanB2-containing Enterococcus faecium with vancomycin susceptibility by Etest using oxgall supplementation. J Clin Microbiol 2008;46:1961–1964.

224. Gradelski E, Valera L, Aleksunes L, et al. Correlation between genotype and phenotypic categorization of staphylococci based on methicillin susceptibility and resistance. J Clin Microbiol 2001;39:2961–2963.

225. Grebe T, Hakenbeck R. Penicillin-binding proteins 2b and 2x of Streptococcus pneumoniae are primary resistance determinants for different classes of beta-lactam antibiotics. Antimicrob Agents Chemother 1996;40:829–834.

226. Guthrie LL, Banks S, Setiawan W, et al. Comparison of MicroScan MiCroSTREP, PASCO, and Sensititre MIC panels for determining antimicrobial susceptibilities of Streptococcus pneumoniae. Diagn Microbiol Infect Dis 1999;33:267–273.

227. Hackel M, Lascols C, Bouchillon S, et al. Serotype prevalence and antibiotic resistance in Streptococcus pneumoniae clinical isolates among global populations. Vaccine 2013;31:4881–4887.

228. Hall RM, Collis CM. Antibiotic resistance in gram-negative bacteria: the role of gene cassettes and integrons. Drug Resist Updat 1998;1:109–119.

229. Hall RM, Collis CM. Mobile gene cassettes and integrons: capture and spread of genes by site-specific recombination. Mol Microbiol 1995;15:593–600.

230. Halstead DC, Gomez N, McCarter YS. Reality of developing a community-wide antibiogram. J Clin Microbiol 2004;42:1–6.

231. Hamilton-Miller JM, Shah S, Yam TS. Errors arising from incorrect orientation of E test strips. J Clin Microbiol 1995;33:1966–1967.

232. Han XY, Kamana M, Rolston KV. Viridans streptococci isolated by culture from blood of cancer patients: clinical and microbiologic analysis of 50 cases. J Clin Microbiol 2006;44:160–165.

233. Hancock RE. The bacterial outer membrane as a drug barrier. Trends Microbiol 1997;5:37–42.

234. Harada T, Tanikawa T, Iwasaki Y, et al. Phagocytic entry of Legionella pneumophila into macrophages through phosphatidylinositol 3,4,5-trisphosphate-independent pathway. Biol Pharm Bull 2012;35:1460–1468.

235. Haraga I, Nomura S, Fukamachi S, et al. Emergence of vancomycin resistance during therapy against methicillin-resistant Staphylococcus aureus in a burn patient – importance of low-level resistance to vancomycin. Int J Infect Dis 2002;6:302–308.

236. Harrison CJ, Woods C, Stout G, et al. Susceptibilities of Haemophilus influenzae, Streptococcus pneumoniae, including serotype 19A, and Moraxella catarrhalis paediatric isolates from 2005 to 2007 to commonly used antibiotics. J Antimicrob Chemother 2009;63:511–519.

237. Hartman B, Tomasz A. Altered penicillin-binding proteins in methicillin-resistant strains of Staphylococcus aureus. Antimicrob Agents Chemother 1981;19:726–735.

238. Hartman BJ, Tomasz A. Expression of methicillin resistance in heterogeneous strains of Staphylococcus aureus. Antimicrob Agents Chemother 1986;29:85–92.

239. Hartman BJ, Tomasz A. Low-affinity penicillin-binding protein associated with beta-lactam resistance in Staphylococcus aureus. J Bacteriol 1984;158:513–516.

240. Hasdemir UO, Chevalier J, Nordmann P, et al. Detection and prevalence of active drug efflux mechanism in various multidrug-resistant Klebsiella pneumoniae strains from Turkey. J Clin Microbiol 2004;42:2701–2706.

241. Hasegawa K, Yamamoto K, Chiba N, et al. Diversity of ampicillin-resistance genes in Haemophilus influenzae in Japan and the United States. Microb Drug Resist 2003;9:39–46.

242. Hashemi FB, Schutze GE, Mason EO Jr. Discrepancies between results by E-test and standard microbroth dilution testing of Streptococcus pneumoniae for susceptibility to vancomycin. J Clin Microbiol 1996;34:1546–1547.

243. Hays RC, Mandell GL. PO₂, pH, and redox potential of experimental abscesses. Proc Soc Exp Biol Med 1974;147:29–30.

244. He GX, Kuroda T, Mima T, et al. An H(+)-coupled multidrug efflux pump, PmpM, a member of the MATE family of transporters, from Pseudomonas aeruginosa. J Bacteriol 2004;186:262–265.

245. He GX, Thorpe C, Walsh D, et al. EmmdR, a new member of the MATE family of multidrug transporters, extrudes quinolones from Enterobacter cloacae. Arch Microbiol 2011;193:759–765.

246. Hechler U, van den Weghe M, Martin HH, et al. Overproduced beta-lactamase and the outer-membrane barrier as resistance factors in Serratia marcescens highly resistant to beta-lactamase-stable beta-lactam antibiotics. J Gen Microbiol 1989;135:1275–1290.

247. Hedin G, Fang H. Evaluation of two new chromogenic media, CHROMagar MRSA and S. aureus ID, for identifying Staphylococcus aureus and screening methicillin-resistant S. aureus. J Clin Microbiol 2005;43:4242–4244.

248. Heep M, Odenbreit S, Beck D, et al. Mutations at four distinct regions of the rpoB gene can reduce the susceptibility of Helicobacter pylori to rifamycins. Antimicrob Agents Chemother 2000;44:1713–1715.

249. Heep M, Rieger U, Beck D, et al. Mutations in the beginning of the rpoB gene can induce resistance to rifamycins in both *Helicobacter pylori* and *Mycobacterium tuberculosis*. Antimicrob Agents Chemother 2000;44:1075–1077.

250. Hegstad K, Mikalsen T, Coque TM, et al. Mobile genetic elements and their contribution to the emergence of antimicrobial resistant *Enterococcus faecalis* and *Enterococus faecium*. Clin Microbiol Infect 2010;16(6):541–554.

251. Herrera-Insua I, Perez P, Ramos C, et al. Synergistic effect of azithromycin on the phagocytic killing of *Staphylococcus aureus* by human polymorphonuclear leukocytes. Eur J Clin Microbiol Infect Dis 1997;16:13–16.

252. Hindler JF, Stelling J. Analysis and presentation of cumulative antibiograms: a new consensus guideline from the Clinical and Laboratory Standards Institute. Clin Infect Dis 2007;44:867–873.

253. Hiramatsu K. Vancomycin-resistant *Staphylococcus aureus*: a new model of antibiotic resistance. Lancet Infect Dis 2001;1:147–155.

254. Hiramatsu K, Hanaki H, Ino T, et al. Methicillin-resistant *Staphylococcus aureus* clinical strain with reduced vancomycin susceptibility. J Antimicrob Chemother 1997;40:135–136.

255. Hiramatsu K, Katayama Y, Yuzawa H, et al. Molecular genetics of methicillin-resistant *Staphylococcus aureus*. Int J Med Microbiol 2002;292:67–74.

256. Hoban DJ, Doern GV, Fluit AC, et al. Worldwide prevalence of antimicrobial resistance in *Streptococcus pneumoniae*, *Haemophilus influenzae*, and *Moraxella catarrhalis* in the SENTRY Antimicrobial Surveillance Program, 1997–1999. Clin Infect Dis 2001;32(Suppl 2):S81–S93.

257. Hogberg LD, Heddini A, Cars O. The global need for effective antibiotics: challenges and recent advances. Trends Pharmacol Sci 2010;31:509–515.

258. Hollenbeck BL, Rice LB. Intrinsic and acquired resistance mechanisms in enterococcus. Virulence 2012;3:421–433.

259. Hombach M, Pfyffer GE, Roos M, et al. Detection of methicillin-resistant *Staphylococcus aureus* (MRSA) in specimens from various body sites: performance characteristics of the BD GeneOhm MRSA assay, the Xpert MRSA assay, and broth-enriched culture in an area with a low prevalence of MRSA infections. J Clin Microbiol 2010;48:3882–3887.

260. Hooper DC. Fluoroquinolone resistance among Gram-positive cocci. Lancet Infect Dis 2002;2:530–538.

261. Hooper DC. Mechanisms of action and resistance of older and newer fluoroquinolones. Clin Infect Dis 2000;31(Suppl 2):S24–S28.

262. Hooper DC. Mechanisms of fluoroquinolone resistance. Drug Resist Updat 1999;2:38–55.

263. Hornsey M, Ellington MJ, Doumith M, et al. AdeABC-mediated efflux and tigecycline MICs for epidemic clones of *Acinetobacter baumannii*. J Antimicrob Chemother 2010;65:1589–1593.

264. Howden BP, Davies JK, Johnson FD, et al. Reduced vancomycin susceptibility in *Staphylococcus aureus*, including vancomycin-intermediate and heterogeneous vancomycin-intermediate strains: resistance mechanisms, laboratory detection, and clinical implications. Clin Microbiol Rev 2010;23:99–139.

265. Hrabak J, Stolbova M, Studentova V, et al. NDM-1 producing *Acinetobacter baumannii* isolated from a patient repatriated to the Czech Republic from Egypt, July 2011. Euro Surveill 2012;17.

266. Hrabak J, Walkova R, Studentova V, et al. Carbapenemase activity detection by matrix-assisted laser desorption ionization-time of flight mass spectrometry. J Clin Microbiol 2011;49:3222–3227.

267. Huletsky A, Giroux R, Rossbach V, et al. New real-time PCR assay for rapid detection of methicillin-resistant *Staphylococcus aureus* directly from specimens containing a mixture of staphylococci. J Clin Microbiol 2004;42:1875–1884.

268. Humphries RM, Fang FC, Aarestrup FM, et al. In vitro susceptibility testing of fluoroquinolone activity against *Salmonella*: recent changes to CLSI standards. Clin Infect Dis 2012;55:1107–1113.

269. Huovinen P. Macrolide-resistant group a streptococcus – now in the United States. N Engl J Med 2002;346:1243–1245.

270. Huovinen P. Resistance to trimethoprim-sulfamethoxazole. Clin Infect Dis 2001;32:1608–1614.

271. Huovinen P, Sundstrom L, Swedberg G, et al. Trimethoprim and sulfonamide resistance. Antimicrob Agents Chemother 1995;39:279–289.

272. Hurley MN, Ariff AH, Bertenshaw C, et al. Results of antibiotic susceptibility testing do not influence clinical outcome in children with cystic fibrosis. J Cyst Fibros 2012;11:288–292.

273. Ike Y, Arakawa Y, Ma X, et al. Nationwide survey shows that methicillin-resistant *Staphylococcus aureus* strains heterogeneously and intermediately resistant to vancomycin are not disseminated throughout Japanese hospitals. J Clin Microbiol 2001;39:4445–4451.

274. Imohl M, Reinert RR, van der Linden M. New penicillin susceptibility breakpoints for *Streptococcus pneumoniae* and their effects on susceptibility categorisation in Germany (1992–2008). Int J Antimicrob Agents 2009;34:271–273.

275. Inoue S, Watanuki Y, Miyazawa N, et al. High frequency of β-lactamase-negative, ampicillin-resistant strains of *Haemophilus influenzae* in patients with chronic bronchitis in Japan. J Infect Chemother 2010;16:72–75.

276. Ito T, Hiramatsu K, Tomasz A, et al. Guidelines for informing novel mecA gene homologues. Antimicrob Agents Chemother 2012;56:4997–4999.

277. Iwen PC, Kelly DM, Linder J, et al. Revised approach for identification and detection of ampicillin and vancomycin resistance in *Enterococcus* species by using MicroScan panels. J Clin Microbiol 1996;34:1779–1783.

278. Jacobs MR. Combating resistance: application of the emerging science of pharmacokinetics and pharmacodynamics. Int J Antimicrob Agents 2007;30(Suppl 2):S122–S126.

279. Jacobs MR. In vivo veritas: in vitro macrolide resistance in systemic *Streptococcus pneumoniae* infections does result in clinical failure. Clin Infect Dis 2002;35:565–569.

280. Jacobs MR, Bajaksouzian S, Windau A, et al. Susceptibility of *Streptococcus pneumoniae*, *Haemophilus influenzae*, and *Moraxella catarrhalis* to 17 oral antimicrobial agents based on pharmacodynamic parameters: 1998–2001 U S Surveillance Study. Clin Lab Med 2004;24:503–530.

281. Jacoby GA. AmpC β-lactamases. Clin Microbiol Rev 2009;22:161–182.

282. Jacoby GA, Blaser MJ, Santanam P, et al. Appearance of amikacin and tobramycin resistance due to 4′-aminoglycoside nucleotidyltransferase [ANT(4′)-II] in gram-negative pathogens. Antimicrob Agents Chemother 1990;34:2381–2386.

283. Jacoby GA, Gacharna N, Black TA, et al. Temporal appearance of plasmid-mediated quinolone resistance genes. Antimicrob Agents Chemother 2009;53:1665–1666.

284. Jacoby GA, Mills DM, Chow N. Role of beta-lactamases and porins in resistance to ertapenem and other beta-lactams in *Klebsiella pneumoniae*. Antimicrob Agents Chemother 2004;48:3203–3206.

285. Jacoby GA, Munoz-Price LS. The new beta-lactamases. N Engl J Med 2005;352:380–391.

286. Jana S, Deb JK. Molecular understanding of aminoglycoside action and resistance. Appl Microbiol Biotechnol 2006;70:140–150.

287. Jenkins TC, Sakai J, Knepper BC, et al. Risk factors for drug-resistant *Streptococcus pneumoniae* and antibiotic prescribing practices in outpatient community-acquired pneumonia. Acad Emerg Med 2012;19:703–706.

288. Johannsen KH, Handrup MM, Lausen B, et al. High frequency of streptococcal bacteraemia during childhood AML therapy irrespective of dose of cytarabine. Pediatr Blood Cancer 2013;60:1154–1160.

289. Jones AM, Dodd membrana externa, Govan JR, et al. *Burkholderia cenocepacia* and *Burkholderia multivorans*: influence on survival in cystic fibrosis. Thorax 2004;59:948–951.

290. Jones RN, Jacobs MR, Sader HS. Evolving trends in *Streptococcus pneumoniae* resistance: implications for therapy of community-acquired bacterial pneumonia. Int J Antimicrob Agents 2010;36:197–204.

291. Jorgensen JH. Mechanisms of methicillin resistance in *Staphylococcus aureus* and methods for laboratory detection. Infect Control Hosp Epidemiol 1991;12:14–19.

292. Jorgensen JH, Crawford SA. Assessment of two commercial susceptibility test methods for determination of daptomycin MICs. J Clin Microbiol 2006;44:2126–2129.

293. Jorgensen JH, Crawford SA, Fiebelkorn KR. Susceptibility of *Neisseria meningitidis* to 16 antimicrobial agents and characterization of resistance mechanisms affecting some agents. J Clin Microbiol 2005;43:3162–3171.

294. Jorgensen JH, Crawford SA, Fulcher LC, et al. Multilaboratory evaluation of disk diffusion antimicrobial susceptibility testing of *Neisseria meningitidis* isolates. J Clin Microbiol 2006;44:1744–1754.

295. Jorgensen JH, Crawford SA, McElmeel ML, et al. Detection of inducible clindamycin resistance of staphylococci in conjunction with performance of automated broth susceptibility testing. J Clin Microbiol 2004;42:1800–1802.

296. Jorgensen JH, Ferraro MJ. Antimicrobial susceptibility testing: a review of general principles and contemporary practices. Clin Infect Dis 2009;49:1749–1755.

297. Jorgensen JH, Ferraro MJ, McElmeel ML, et al. Detection of penicillin and extended-spectrum cephalosporin resistance among *Streptococcus pneumoniae* clinical isolates by use of the E test. J Clin Microbiol 1994;32:159–163.

298. Jorgensen JH, Hindler JF. New consensus guidelines from the Clinical and Laboratory Standards Institute for antimicrobial susceptibility testing of infrequently isolated or fastidious bacteria. Clin Infect Dis 2007;44:280–286.

299. Jorgensen JH, Howell AW, Maher LA. Quantitative antimicrobial susceptibility testing of *Haemophilus influenzae* and *Streptococcus pneumoniae* by using the E-test. J Clin Microbiol 1991;29:109–114.

300. Jorgensen JH, McElmeel ML, Fulcher LC, et al. Evaluation of disk approximation and single-well broth tests for detection of inducible clindamycin resistance in *Streptococcus pneumoniae*. J Clin Microbiol 2011;49:3332–3333.

301. Jorgensen JH, Redding JS, Maher LA, et al. Improved medium for antimicrobial susceptibility testing of *Haemophilus influenzae*. J Clin Microbiol 1987;25:2105–2113.

302. Jorgensen JH, Swenson JM, Tenover FC, et al. Development of interpretive criteria and quality control limits for broth microdilution and disk diffusion antimicrobial susceptibility testing of *Streptococcus pneumoniae*. J Clin Microbiol 1994;32:2448–2459.

303. Junkins AD, Lockhart SR, Heilmann KP, et al. BD Phoenix and Vitek 2 detection of mecA-mediated resistance in *Staphylococcus aureus* with cefoxitin. J Clin Microbiol 2009;47:2879–2882.

304. Kaatz GW, Seo SM. Mechanisms of fluoroquinolone resistance in genetically related strains of *Staphylococcus aureus*. Antimicrob Agents Chemother 1997;41:2733–2737.

305. Kaatz GW, Seo SM, Ruble CA. Mechanisms of fluoroquinolone resistance in *Staphylococcus aureus*. J Infect Dis 1991;163:1080–1086.

306. Kallstrom G, Doern CD, Dunne WM Jr. Evaluation of a chromogenic agar under development to screen for VRE colonization. J Clin Microbiol 2010;48:999–1001.

307. Karlowsky JA, Jones membrana externa, Thornsberry C, et al. Stable antimicrobial susceptibility rates for clinical isolates of *Pseudomonas aeruginosa* from the 2001–2003 tracking resistance in the United States today surveillance studies. Clin Infect Dis 2005;40(Suppl 2):S89–S98.

308. Katz AR, Komeya AY, Soge OO, et al. *Neisseria gonorrhoeae* with high-level resistance to azithromycin: case inform of the first isolate identified in the United States. Clin Infect Dis 2012;54:841–843.

309. Kaur J, Chopra S, Sheevani, et al. Modified double disc synergy test to detect ESBL production in urinary isolates of *Escherichia coli* and *Klebsiella pneumoniae*. J Clin Diagn Res 2013;7:229–233.

310. Ke W, Bethel CR, Papp-Wallace KM, et al. Crystal structures of KPC-2 β-lactamase in complex with 3-NPBA and PSR-3-226. Antimicrob Agents Chemother 2012;56(5):2713–2718.

311. Kempf M, Bakour S, Flaudrops C, et al. Rapid detection of carbapenem resistance in *Acinetobacter baumannii* using matrix-assisted laser desorption ionization-time of flight mass spectrometry. PLoS One 2012;7:e31676.

312. Kempf M, Rolain JM. Emergence of resistance to carbapenemes in *Acinetobacter baumannii* in Europe: clinical impact and therapeutic options. Int J Antimicrob Agents 2012;39:105–114.

313. Kernodle DS, Classen DC, Stratton CW, et al. Association of borderline oxacillin-susceptible strains of *Staphylococcus aureus* with surgical wound infections. J Clin Microbiol 1998;36:219–222.

314. Kimura K, Matsubara K, Yamamoto G, et al. Active screening of group B streptococci with reduced penicillin susceptibility and altered serotype distribution isolated from pregnant women in Kobe, Japan. Jpn J Infect Dis 2013;66:158–160.

315. Kimura K, Nagano N, Nagano Y, et al. High frequency of fluoroquinolone- and macrolide-resistant streptococci among clinically isolated group B streptococci with reduced penicillin susceptibility. J Antimicrob Chemother 2013;68:539–542.

316. Kitao T, Tada T, Tanaka M, et al. Emergence of a novel multidrug-resistant *Pseudomonas aeruginosa* strain producing IMP-type metallo-beta-lactamases and AAC(6′)-Iae in Japan. Int J Antimicrob Agents 2012;39:518–521.

317. Klevens RM, Morrison MA, Nadle J, et al. Invasive methicillin-resistant *Staphylococcus aureus* infections in the United States. JAMA 2007;298:1763–1771.

318. Knapp JS, Zenilman JM, Biddle JW, et al. Frequency and distribution in the United States of strains of *Neisseria gonorrhoeae* with plasmid-mediated, high-level resistance to tetracycline. J Infect Dis 1987;155:819–822.

319. Knox JR, Pratt RF. Different modes of vancomycin and d-alanyl-d-alanine peptidase binding to cell wall peptide and a possible role for the vancomycin resistance protein. Antimicrob Agents Chemother 1990;34:1342–1347.

320. Koeth LM, Thorne GM. Daptomycin *in vitro* susceptibility methodology:a review of methods, incluidng determination of calcium in testing media. Clin Microbiol Newslett 2010;32(21):161–169.

321. Koripella RK, Chen Y, Peisker K, et al. Mechanism of elongation factor-G-mediated fusidic acid resistance and fitness compensation in *Staphylococcus aureus*. J Biol Chem 2012;287:30257–30267.

322. Koronakis V, Eswaran J, Hughes C. Structure and function of TolC: the bacterial exit duct for proteins and drugs. Annu Rev Biochem 2004;73:467–489.

323. Kosowska K, Jacobs MR, Bajaksouzian S, et al. Alterations of penicillin-binding proteins 1A, 2X, and 2B in *Streptococcus pneumoniae* isolates for which amoxicillin MICs are higher than penicillin MICs. Antimicrob Agents Chemother 2004;48:4020–4022.

324. Kotra LP, Haddad J, Mobashery S. Aminoglycosides: perspectives on mechanisms of action and resistance and strategies to counter resistance. Antimicrob Agents Chemother 2000;44:3249–3256.

325. Krause KM, Blais J, Lewis SR, et al. *In vitro* activity of telavancin and occurrence of vancomycin heteroresistance in isolates from patients enrolled in phase 3 clinical trials of hospital-acquired pneumonia. Diagn Microbiol Infect Dis 2012;74:429–431.

326. Krzysciak W, Pluskwa KK, Jurczak A, et al. The pathogenicity of the *Streptococcus* genus. Eur J Clin Microbiol Infect Dis 2013;32:1361–1376.

327. Kumar A, Ellis P, Arabi Y, et al. Initiation of inappropriate antimicrobial therapy results in a fivefold reduction of survival in human septic shock. Chest 2009;136:1237–1248.

328. Kumar A, Worobec EA. Cloning, sequencing, and characterization of the SdeAB multidrug efflux pump of *Serratia marcescens*. Antimicrob Agents Chemother 2005;49:1495–1501.

329. Lahra MM. Surveillance of antibiotic resistance in *Neisseria gonorrhoeae* in the WHO Western Pacific and South East Asian Regions, 2010. Commun Dis Intell Q Rep 2012;36:95–100.

330. Laupland KB, Parkins MD, Church DL, et al. Population-based epidemiological study of infections caused by carbapenem-resistant *Pseudomonas aeruginosa* in the Calgary Health Region: importance of metallo-beta-lactamase (MBL)-producing strains. J Infect Dis 2005;192:1606–1612.

331. Lawrence RM, Hoeprich FD. Totally synthetic medium for susceptibility testing. Antimicrob Agents Chemother 1978;13:394–398.

332. Leclercq R. Mechanisms of resistance to macrolides and lincosamides: nature of the resistance elements and their clinical implications. Clin Infect Dis 2002;34:482–492.

333. Leclercq R, Canton R, Brown DF, et al. EUCAST expert rules in antimicrobial susceptibility testing. Clin Microbiol Infect 2013;19:141–160.

334. Leclercq R, Courvalin P. Resistance to glycopeptides in enterococci. Clin Infect Dis 1997;24:545–554; quiz 55–56.

335. Leclercq R, Derlot E, Duval J, et al. Plasmid-mediated resistance to vancomycin and teicoplanin in *Enterococcus faecium*. N Engl J Med 1988;319:157–161.

336. Leclercq R, Dutka-Malen S, Duval J, et al. Vancomycin resistance gene vanC is specific to *Enterococcus gallinarum*. Antimicrob Agents Chemother 1992;36:2005–2008.

337. Lee S, Park YJ, Park KG, et al. Comparative evaluation of three chromogenic media combined with broth enrichment and the real-time PCR-based Xpert MRSA assay for screening of methicillin-resistant *Staphylococcus aureus* in nasal swabs. Ann Lab Med 2013;33:255–260.

338. Leinberger DM, Grimm V, Rubtsova M, et al. Integrated detection of extended-spectrum-beta-lactam resistance by DNA microarray-based genotyping of TEM, SHV, and CTX-M genes. J Clin Microbiol 2010;48:460–471.

339. Lemaitre N, Loiez C, Pastourel N, et al. [Detection of extended-spectrum ss-lactamase-producing Enterobacteriaceae in rectal swabs with the Mastdiscs ID AmpC ssLSE detection set]. Pathol Biol (Paris) 2012;60:e41–e44.

340. Leung E, Weil DE, Raviglione M, et al. The WHO policy package to combat antimicrobial resistance. Bull World Health Organ 2011;89:390–392.

341. Lewis JS 2nd, Jorgensen JH. Inducible clindamycin resistance in Staphylococci: should clinicians and microbiologists be concerned? Clin Infect Dis 2005;40:280–285.

342. Li XZ, Nikaido H. Efflux-mediated drug resistance in bacteria: an update. Drugs 2009;69:1555–1623.

343. Ligozzi M, Bernini C, Bonora MG, et al. Evaluation of the VITEK 2 system for identification and antimicrobial susceptibility testing of medically relevant gram-positive cocci. J Clin Microbiol 2002;40:1681–1686.

344. Lina G, Quaglia A, Reverdy membrana externa, et al. Distribution of genes encoding resistance to macrolides, lincosamides, and streptogramins among staphylococci. Antimicrob Agents Chemother 1999;43:1062–1066.

345. Linares J, Ardanuy C, Pallares R, et al. Changes in antimicrobial resistance, serotypes and genotypes in *Streptococcus pneumoniae* over a 30-year period. Clin Microbiol Infect 2010;16:402–410.

346. Lindberg R, Fredlund H, Nicholas R, et al. *Neisseria gonorrhoeae* isolates with reduced susceptibility to cefixime and ceftriaxone: association with genetic polymorphisms in penA, mtrR, porB1b, and ponA. Antimicrob Agents Chemother 2007;51:2117–2122.

347. Ling TK, Liu ZK, Cheng AF. Evaluation of the VITEK 2 system for rapid direct identification and susceptibility testing of gram-negative bacilli from positive blood cultures. J Clin Microbiol 2003;41:4705–4707.

348. Ling TK, Tam PC, Liu ZK, et al. Evaluation of VITEK 2 rapid identification and susceptibility testing system against gram-negative clinical isolates. J Clin Microbiol 2001;39:2964–2966.

349. Link-Gelles R, Thomas A, Lynfield R, et al. Geographic and temporal trends in antimicrobial nonsusceptibility in *Streptococcus pneumoniae* in the post-vaccine era in the United States. J Infect Dis 2013;208:1266–1273.

350. Linscott AJ, Brown WJ. Evaluation of four commercially available extended-spectrum beta-lactamase phenotypic confirmation tests. J Clin Microbiol 2005;43:1081–1085.

351. Livermore DM. Beta-lactamases: quantity and resistance. Clin Microbiol Infect 1997;3(Suppl 4):S10-S19.

352. Livermore DM. Clinical significance of beta-lactamase induction and stable derepression in gram-negative rods. Eur J Clin Microbiol 1987;6:439–445.

353. Livermore DM. Determinants of the activity of beta-lactamase inhibitor combinations. J Antimicrob Chemother 1993;31(Suppl A):9–21.

354. Livermore DM. Interplay of impermeability and chromosomal beta-lactamase activity in imipenem-resistant *Pseudomonas aeruginosa*. Antimicrob Agents Chemother 1992;36:2046–2048.

355. Livermore DM. Multiple mechanisms of antimicrobial resistance in *Pseudomonas aeruginosa*: our worst nightmare? Clin Infect Dis 2002;34:634–640.

356. Livermore DM, Davy KW. Invalidity for *Pseudomonas aeruginosa* of an accepted model of bacterial permeability to beta-lactam antibiotics. Antimicrob Agents Chemother 1991;35:916–921.

357. Livermore DM, Hope R, Brick G, et al. Non-susceptibility trends among *Pseudomonas aeruginosa* and other non-fermentative Gram-negative bacteria from bacteraemias in the UK and Ireland, 2001-06. J Antimicrob Chemother 2008;62(Suppl 2):ii55–ii63.

358. Livermore DM, Woodford N. The beta-lactamase threat in Enterobacteriaceae, *Pseudomonas* and *Acinetobacter*. Trends Microbiol 2006;14:413–420.

359. Llano-Sotelo B, Azucena EF Jr, Kotra LP, et al. Aminoglycosides modified by resistance enzymes display diminished binding to the bacterial ribosómico aminoacyl-tRNA site. Chem Biol 2002;9:455–463.

360. Logan LK, McAuley JB, Shulman ST. Macrolide treatment failure in streptococcal pharyngitis resulting in acute rheumatic fever. Pediatrics 2012;129:e798–e802.

361. Louie L, Matsumura SO, Choi E, et al. Evaluation of three rapid methods for detection of methicillin resistance in *Staphylococcus aureus*. J Clin Microbiol 2000;38:2170–2173.

362. Low AS, MacKenzie FM, Gould IM, et al. Protected environments allow parallel evolution of a bacterial pathogen in a patient subjected to long-term antibiotic therapy. Mol Microbiol 2001;42:619–630.

363. Lucke K, Hombach M, Hug M, et al. Rapid detection of methicillin-resistant *Staphylococcus aureus* (MRSA) in diverse clinical specimens by the BD GeneOhm MRSA assay and comparison with culture. J Clin Microbiol 2010;48:981–984.

364. Lyon SA, Berrang membrana externa, Fedorka-Cray PJ, et al. Antimicrobial resistance of Listeria monocytogenes isolated from a poultry further processing plant. Foodborne Pathog Dis 2008;5:253–259.

365. MacDougall C, Polk RE. Antimicrobial stewardship programs in health care systems. Clin Microbiol Rev 2005;18:638–656.

366. Maiden MC. Horizontal genetic exchange, evolution, and spread of antibiotic resistance in bacteria. Clin Infect Dis 1998;27(Suppl 1):S12–S20.

367. Majowicz SE, Musto J, Scallan E, et al. The global burden of nontyphoidal *Salmonella* gastroenteritis. Clin Infect Dis 2010;50:882–889.

368. Mallea M, Chevalier J, Bornet C, et al. Porin alteration and active efflux: two *in vivo* drug resistance strategies used by *Enterobacter aerogenes*. Microbiology 1998;144(Pt 11):3003–3009.

369. Mammeri H, Nordmann P, Berkani A, et al. Contribution of extended-spectrum AmpC (ESAC) beta-lactamases to carbapenem resistance in *Escherichia coli*. FEMS Microbiol Lett 2008;282:238–240.

370. Mandell G, Douglas R, Bennett J, eds. Principles and Practice of Infectious Diseases. 7th Ed. Philadelphia, PA: Churchill Livingstone Elsevier, 2010.

371. Mandell LA, Wunderink RG, Anzueto A, et al. Infectious Diseases Society of America/American Thoracic Society consensus guidelines on the management of community-acquired pneumonia in adults. Clin Infect Dis 2007;44(Suppl 2):S27–S72.

372. Maragakis LL, Perencevich EN, Cosgrove SE. Clinical and economic burden of antimicrobial resistance. Expert Rev Anti Infect Ther 2008;6:751–763.

373. Marchiaro P, Tomatis PE, Mussi MA, et al. Biochemical characterization of metallo-beta-lactamase VIM-11 from a *Pseudomonas aeruginosa* clinical strain. Antimicrob Agents Chemother 2008;52:2250–2252.

374. Maree CL, Daum RS, Boyle-Vavra S, et al. Community-associated methicillin-resistant *Staphylococcus aureus* isolates causing healthcare-associated infections. Emerg Infect Dis 2007;13:236–242.

375. Marner ES, Wolk DM, Carr J, et al. Diagnostic accuracy of the Cepheid GeneXpert vanA/vanB assay ver. 1.0 to detect the vanA and vanB vancomycin resistance genes in *Enterococcus* from perianal specimens. Diagn Microbiol Infect Dis 2011;69:382–389.

376. Marvaud JC, Mory F, Lambert T. *Clostridium clostridioforme* and *Atopobium minutum* clinical isolates with vanB-type resistance in France. J Clin Microbiol 2011;49:3436–3438.

377. Mastropaolo MD, Evans NP, Byrnes MK, et al. Synergy in polymicrobial infections in a mouse model of type 2 diabetes. Infect Immun 2005;73:6055–6063.

378. Mates SM, Eisenberg ES, Mandel LJ, et al. Membrane potential and gentamicin uptake in *Staphylococcus aureus*. Proc Natl Acad Sci U S A 1982;79:6693–6697.

379. Matic V, Bozdogan B, Jacobs MR, et al. Contribution of beta-lactamase and PBP amino acid substitutions to amoxicillin/clavulanate resistance in beta-lactamase-positive, amoxicillin/clavulanate-resistant *Haemophilus influenzae*. J Antimicrob Chemother 2003;52:1018–1021.

380. Matsumura Y, Yamamoto M, Nagao M, et al. Association of fluoroquinolone resistance, virulence genes, and IncF plasmids with extended-spectrum-β-lactamase-producing *Escherichia coli* sequence type 131 (ST131) and ST405 clonal groups. Antimicrob Agents Chemother 2013;57:4736–4742.

381. Mazel D. Integrons: agents of bacterial evolution. Nat Rev Microbiol 2006;4:608–620.

382. Mazzariol A, Aldegheri M, Ligozzi M, et al. Performance of Vitek 2 in antimicrobial susceptibility testing of *Pseudomonas aeruginosa* isolates with different mechanisms of β-lactam resistance. J Clin Microbiol 2008;46:2095–2098.

383. Mazzariol A, Zuliani J, Cornaglia G, et al. AcrAB efflux system: expression and contribution to fluoroquinolone resistance in *Klebsiella spp*. Antimicrob Agents Chemother 2002;46:3984–3986.

384. McAleese F, Petersen P, Ruzin A, et al. A novel MATE family efflux pump contributes to the reduced susceptibility of laboratory-derived *Staphylococcus aureus* mutants to tigecycline. Antimicrob Agents Chemother 2005;49:1865–1871.

385. McDougal LK, Rasheed JK, Biddle JW, et al. Identification of multiple clones of extended-spectrum cephalosporin-resistant *Streptococcus pneumoniae* isolates in the United States. Antimicrob Agents Chemother 1995;39:2282–2288.

386. McGowan JE Jr. Resistance in nonfermenting gram-negative bacteria: multidrug resistance to the maximum. Am J Med 2006;119:S29–S36; discussion S62–S70.

387. McMurry L, Petrucci RE Jr, Levy SB. Active efflux of tetracycline encoded by four genetically different tetracycline resistance determinants in *Escherichia coli*. Proc Natl Acad Sci U S A 1980;77:3974–3977.

388. Medeiros AA. Evolution and dissemination of beta-lactamases accelerated by generations of beta-lactam antibiotics. Clin Infect Dis 1997;24(Suppl 1):S19–S45.

389. Medeiros AA, O'Brien TF, Rosenberg EY, et al. Loss of OmpC porin in a strain of *Salmonella typhimurium* causes increased resistance to cephalosporins during therapy. J Infect Dis 1987;156:751–757.

390. Megged O, Assous M, Weinberg G, et al. Inducible clindamycin resistance in beta-hemolytic streptococci and *Streptococcus pneumoniae*. Isr Med Assoc J 2013;15:27–30.

391. Meka VG, Pillai SK, Sakoulas G, et al. Linezolid resistance in sequential *Staphylococcus aureus* isolates associated with a T2500A mutation in the 23S rRNA gene and loss of a single copy of rRNA. J Infect Dis 2004;190:311–317.

392. Mendelman PM, Wiley EA, Stull TL, et al. Problems with current recommendations for susceptibility testing of *Haemophilus influenzae*. Antimicrob Agents Chemother 1990;34:1480–1484.

393. Mendes RE, Sader HS, Deshpande LM, et al. Characterization of baseline methicillin-resistant *Staphylococcus aureus* isolates recovered from phase IV clinical trial for linezolid. J Clin Microbiol 2010;48:568–574.

394. Meziane-Cherif D, Saul FA, Haouz A, et al. Structural and functional characterization of VanG D-Ala:D-Ser ligase associated with vancomycin resistance in *Enterococcus faecalis*. J Biol Chem 2012;287:37583–37592.

395. Miller GH, Sabatelli FJ, Hare RS, et al. The most frequent aminoglycoside resistance mechanisms – changes with time and geographic area: a reflection of aminoglycoside usage patterns? Aminoglycoside Resistance Study Groups. Clin Infect Dis 1997;24(Suppl 1):S46–S62.

396. Miyamae S, Ueda O, Yoshimura F, et al. A MATE family multidrug efflux transporter pumps out fluoroquinolones in *Bacteroides thetaiotaomicron*. Antimicrob Agents Chemother 2001;45:3341–3346.

397. Miyazaki H, Horii T, Nagura O, et al. Effect of the inoculum size on carbapenem susceptibilities of β-lactamase-negative, ampicillin-resistant *Haemophilus influenzae*. Curr Microbiol 2009;58:18–24.

398. Mohammed MJ, Tenover FC. Evaluation of the PASCO strep plus broth microdilution antimicrobial susceptibility panels for testing *Streptococcus pneumoniae* and other Streptococcal species. J Clin Microbiol 2000;38:1713–1716.

399. Mokaddas EM, Salako NO, Philip L, et al. Discrepancy in antimicrobial susceptibility test results obtained for oral streptococci with the Etest and agar dilution. J Clin Microbiol 2007;45:2162–2165.

400. Morita Y, Tomida J, Kawamura Y. Primary mechanisms mediating aminoglycoside resistance in the multidrug resistant *Pseudomonas aeruginosa* clinical isolate PA7. Microbiology 2012;154(Pt 4):1071–1083.

401. Morosini MI, Garcia-Castillo M, Loza E, et al. Breakpoints for predicting *Pseudomonas aeruginosa* susceptibility to inhaled tobramycin in cystic fibrosis patients: use of high-range Etest strips. J Clin Microbiol 2005;43:4480–4485.

402. Moskowitz SM, Emerson JC, McNamara S, et al. Randomized trial of biofilm testing to select antibiotics for cystic fibrosis airway infection. Pediatr Pulmonol 2011;46:184–192.

403. Moskowitz SM, Garber E, Chen Y, et al. Colistin susceptibility testing: evaluation of reliability for cystic fibrosis isolates of *Pseudomonas aeruginosa* and *Stenotrophomonas maltophilia*. J Antimicrob Chemother 2010;65:1416–1423.

404. Munita JM, Arias CA, Murray BE. Enterococcal endocarditis: can we win the war? Curr Infect Dis Rep 2012;14:339–349.

405. Munoz R, De La Campa AG. ParC subunit of DNA topoisomerase IV of *Streptococcus pneumoniae* is a primary target of fluoroquinolones and cooperates with DNA gyrase A subunit in forming resistance phenotype. Antimicrob Agents Chemother 1996;40:2252–2257.

406. Munoz R, Dowson CG, Daniels M, et al. Genetics of resistance to third-generation cephalosporins in clinical isolates of *Streptococcus pneumoniae*. Mol Microbiol 1992;6:2461–2465.

407. Munro S, Mulder RM, Farnham SM, et al. Evaluating antimicrobial susceptibility test systems. In Hindler J, ed. Clinical Microbiology Procedures Handbook. 3rd Ed. Washington, DC: ASM Press, 2010:5.17.1–5.17.11.

408. Murdoch DR, Mirrett S, Harrell LJ, et al. Comparison of microscan broth microdilution, synergy quad plate agar dilution, and disk diffusion screening methods for detection of high-level aminoglycoside resistance in enterococcus species. J Clin Microbiol 2003;41:2703–2705.

409. Murray BE, Church DA, Wanger A, et al. Comparison of two beta-lactamase-producing strains of *Streptococcus faecalis*. Antimicrob Agents Chemother 1986;30:861–864.

410. Mushtaq S, Warner M, Cloke J, et al. Performance of the Oxoid M.I.C.Evaluator Strips compared with the Etest assay and BSAC agar dilution. J Antimicrob Chemother 2010;65:1702–1711.

411. Naas T, Coignard B, Carbonne A, et al. VEB-1 extended-spectrum beta-lactamase-producing *Acinetobacter baumannii*, France. Emerg Infect Dis 2006;12:1214–1222.

412. Nagai K, Davies TA, Jacobs MR, et al. Effects of amino acid alterations in penicillin-binding proteins (PBPs) 1a, 2b, and 2x on PBP affinities of penicillin, ampicillin, amoxicillin, cefditoren, cefuroxime, cefprozil, and cefaclor in 18 clinical isolates of penicillin-susceptible, -intermediate, and -resistant pneumococci. Antimicrob Agents Chemother 2002;46:1273–1280.

413. Nagy E, Becker S, Kostrzewa M, et al. The value of MALDI-TOF MS for the identification of clinically relevant anaerobic bacteria in routine laboratories. J Med Microbiol 2012;61:1393–1400.

414. Nahimana I, Francioli P, Blanc DS. Evaluation of three chromogenic media (MRSA-ID, MRSA-Select and CHROMagar MRSA) and ORSAB for surveillance cultures of methicillin-resistant *Staphylococcus aureus*. Clin Microbiol Infect 2006;12:1168–1174.

415. Nahum GG, Uhl K, Kennedy DL. Antibiotic use in pregnancy and lactation: what is and is not known about teratogenic and toxic risks. Obstet Gynecol 2006;107:1120–1138.

416. Nakano R, Okamoto R, Nakano Y, et al. CFE-1, a novel plasmid-encoded AmpC beta-lactamase with an ampR gene originating from *Citrobacter freundii*. Antimicrob Agents Chemother 2004;48:1151–1158.

417. Nakatomi Y, Sugiyama J. A rapid latex agglutination assay for the detection of penicillin-binding protein 2′. Microbiol Immunol 1998;42:739–743.

418. Nannini EC, Stryjewski membrana externa, Singh KV, et al. Inoculum effect with cefazolin among clinical isolates of methicillin-susceptible *Staphylococcus aureus*: frequency and possible cause of cefazolin treatment failure. Antimicrob Agents Chemother 2009;53:3437–3441.

419. Neu HC. Overview of mechanisms of bacterial resistance. Diagn Microbiol Infect Dis 1989;12:109S–116S.

420. Neuwirth C, Siebor E, Duez JM, et al. Imipenem resistance in clinical isolates of *Proteus mirabilis* associated with alterations in penicillin-binding proteins. J Antimicrob Chemother 1995;36:335–342.

421. Ng WS, Chau PY, Ling J, et al. Penicillinase-producing *Neisseria gonorrhoeae* isolates from different localities in South East Asia. Susceptibility to 15 antibiotics. Br J Vener Dis 1983;59:232–236.

422. Nicasio AM, Eagye KJ, Kuti EL, et al. Length of stay and hospital costs associated with a pharmacodynamic-based clinical pathway for empiric antibiotic choice for ventilator-associated pneumonia. Pharmacotherapy 2010;30:453–462.

423. Nicholas RA, Strominger JL. Relations between beta-lactamases and penicillin-binding proteins: beta-lactamase activity of penicillin-binding protein 5 from *Escherichia coli*. Rev Infect Dis 1988;10:733–738.

424. Nikaido H. Antibiotic resistance caused by gram-negative multidrug efflux pumps. Clin Infect Dis 1998;27(Suppl 1):S32–S41.

425. Nikaido H. Outer membrane barrier as a mechanism of antimicrobial resistance. Antimicrob Agents Chemother 1989;33:1831–1836.

426. Nikaido H, Pages JM. Broad-specificity efflux pumps and their role in multidrug resistance of Gram-negative bacteria. FEMS Microbiol Rev 2012;36:340–363.

427. Nikaido H, Rosenberg EY. Porin channels in *Escherichia coli*: studies with liposomes reconstituted from purified proteins. J Bacteriol 1983;153:241–252.

428. Nikaido H, Vaara M. Molecular basis of bacterial outer membrane permeability. Microbiol Rev 1985;49:1–32.

429. Nomura T, Tanimoto K, Shibayama K, et al. Identification of VanN-type vancomycin resistance in an *Enterococcus faecium* isolate from chicken meat in Japan. Antimicrob Agents Chemother 2012;56:6389–6392.

430. Nordmann P. Trends in β-lactam resistance among Enterobacteriaceae. Clin Infect Dis 1998;27(Suppl 1):S100–S106.

431. Nordmann P, Dortet L, Poirel L. Rapid detection of extended-spectrum-beta-lactamase-producing Enterobacteriaceae. J Clin Microbiol 2012;50:3016–3022.

432. Nordmann P, Gniadkowski M, Giske CG, et al. Identification and screening of carbapenemase-producing Enterobacteriaceae. Clin Microbiol Infect 2012;18:432–438.

433. Nordmann P, Mammeri H. Extended-spectrum cephalosporinases: structure, detection and epidemiology. Future Microbiol 2007;2:297–307.

434. Norskov-Lauritsen N, Ridderberg W, Erikstrup LT, et al. Evaluation of disk diffusion methods to detect low-level beta-lactamase-negative ampicillin-resistant *Haemophilus influenzae*. APMIS 2011;119:385–392.

435. Novick RP, Clowes RC, Cohen SN, et al. Uniform nomenclature for bacterial plasmids: a proposal. Bacteriol Rev 1976;40:168–189.

436. Oethinger M, Kern WV, Jellen-Ritter AS, et al. Ineffectiveness of topoisomerase mutations in mediating clinically significant fluoroquinolone resistance in *Escherichia coli* in the absence of the AcrAB efflux pump. Antimicrob Agents Chemother 2000;44:10–13.

437. Okazaki A, Avison MB. Aph(3′)-IIc, an aminoglycoside resistance determinant from *Stenotrophomonas maltophilia*. Antimicrob Agents Chemother 2007;51:359–360.

438. Okhuysen PC, Singh KV, Murray BE. Susceptibility of beta-lactamase-producing enterococci to piperacillin with tazobactam. Diagn Microbiol Infect Dis 1993;17:219–224.

439. Olesky M, Hobbs M, Nicholas RA. Identification and analysis of amino acid mutations in porin IB that mediate intermediate-level resistance to penicillin and tetracycline in *Neisseria gonorrhoeae*. Antimicrob Agents Chemother 2002;46:2811–2820.

440. Otto-Karg I, Jandl S, Muller T, et al. Validation of Vitek 2 nonfermenting gram-negative cards and Vitek 2 version 4.02 software for identification and antimicrobial susceptibility testing of nonfermenting gram-negative rods from patients with cystic fibrosis. J Clin Microbiol 2009;47:3283–3288.

441. Pages JM, James CE, Winterhalter M. The porin and the permeating antibiotic: a selective diffusion barrier in Gram-negative bacteria. Nat Rev Microbiol 2008;6:893–903.

442. Palavecino EL. Rapid methods for detection of MRSA in clinical specimens. Methods Mol Biol 2014;1085:71–83.

443. Palladino S, Kay ID, Costa AM, et al. Real-time PCR for the rapid detection of vanA and vanB genes. Diagn Microbiol Infect Dis 2003;45:81–84.

444. Panda B, Iruretagoyena I, Stiller R, et al. Antibiotic resistance and penicillin tolerance in ano-vaginal group B streptococci. J Matern Fetal Neonatal Med 2009;22:111–114.

445. Parkins MD, Pitout JD, Church DL, et al. Treatment of infections caused by metallo-beta-lactamase-producing *Pseudomonas aeruginosa* in the Calgary Health Region. Clin Microbiol Infect 2007;13:199–202.

446. Parkins MD, Rendall JC, Elborn JS. Incidence and risk factors for pulmonary exacerbation treatment failures in patients with cystic fibrosis chronically infected with *Pseudomonas aeruginosa*. Chest 2012;141:485–493.

447. Parry CM, Vinh H, Chinh NT, et al. The influence of reduced susceptibility to fluoroquinolones in *Salmonella enterica* serovar Typhi on the clinical response to ofloxacin therapy. PLoS Negl Trop Dis 2011;5:e1163.

448. Pasteran F, Mendez T, Guerriero L, et al. Sensitive screening tests for suspected class A carbapenemase production in species of Enterobacteriaceae. J Clin Microbiol 2009;47:1631–1639.

449. Patel PA, Ledeboer NA, Ginocchio control de calidad, et al. Performance of the BD GeneOhm MRSA achromopeptidase assay for real-time PCR detection of methicillin-resistant *Staphylococcus aureus* in nasal specimens. J Clin Microbiol 2011;49:2266–2268.

450. Paterson DL, Bonomo RA. Extended-spectrum beta-lactamases: a clinical update. Clin Microbiol Rev 2005;18:657–686.

451. Paul R, Postius S, Melchers K, et al. Mutations of the *Helicobacter pylori* genes rdxA and pbp1 cause resistance against metronidazole and amoxicillin. Antimicrob Agents Chemother 2001;45:962–965.

452. Paulsen IT. Multidrug efflux pumps and resistance: regulation and evolution. Curr Opin Microbiol 2003;6:446–451.

453. Payne DJ, Cramp R, Winstanley DJ, et al. Comparative activities of clavulanic acid, sulbactam, and tazobactam against clinically important beta-lactamases. Antimicrob Agents Chemother 1994;38:767–772.

454. Pechere JC. Why are carbapenemes active against *Enterobacter cloacae* resistant to third generation cephalosporins? Scand J Infect Dis Suppl 1991; 78:17–21.

455. Peirano G, Costello M, Pitout JD. Molecular characteristics of extended-spectrum beta-lactamase-producing Escherichia coli from the Chicago area: high prevalence of ST131 producing CTX-M-15 in community hospitals. Int J Antimicrob Agents 2010;36:19–23.

456. Peltroche-Llacsahuanga H, Top J, Weber-Heynemann J, et al. Comparison of two chromogenic media for selective isolation of vancomycin-resistant enterococci from stool specimens. J Clin Microbiol 2009;47:4113–4116.

457. Perez-Perez FJ, Hanson ND. Detection of plasmid-mediated AmpC beta-lactamase genes in clinical isolates by using multiplex PCR. J Clin Microbiol 2002;40:2153–2162.

458. Perl TM, Pfaller MA, Houston A, et al. Effect of serum on the in vitro activities of 11 broad-spectrum antibiotics. Antimicrob Agents Chemother 1990;34:2234–2239.

459. Peter-Getzlaff S, Polsfuss S, Poledica M, et al. Detection of AmpC beta-lactamase in *Escherichia coli*: comparison of three phenotypic confirmation assays and genetic analysis. J Clin Microbiol 2011;49:2924–2932.

460. Peterson JF, Doern CD, Kallstrom G, et al. Evaluation of Spectra VRE, a new chromogenic agar medium designed to screen for vancomycin-resistant *Enterococcus faecalis* and *Enterococcus faecium*. J Clin Microbiol 2010;48:4627–4629.

461. Petrich A, Luinstra K, Page B, et al. Effect of routine use of a multiplex PCR for detection of vanA- and vanB- mediated enterococcal resistance on accuracy, costs and earlier informing. Diagn Microbiol Infect Dis 2001;41:215–220.

462. Pfaller MA, Farrell DJ, Sader HS, et al. AWARE Ceftaroline Surveillance Program (2008–2010): trends in resistance patterns among *Streptococcus pneumoniae*, *Haemophilus influenzae*, and *Moraxella catarrhalis* in the United States. Clin Infect Dis 2012;55(Suppl 3):S187–S193.

463. Pfaller MA, Jones RN. *In vitro* evaluation of contemporary beta-lactam drugs tested against viridans group and beta-haemolytic streptococci. Diagn Microbiol Infect Dis 1997;27:151–154.

464. Pfaller MA, Jones RN. Performance accuracy of antibacterial and antifungal susceptibility test methods: inform from the College of American Pathologists Microbiology Surveys Program (2001–2003). Arch Pathol Lab Med 2006;130:767–778.

465. Piddock LJ, Johnson MM, Simjee S, et al. Expression of efflux pump gene pmrA in fluoroquinolone-resistant and -susceptible clinical isolates of *Streptococcus pneumoniae*. Antimicrob Agents Chemother 2002;46:808–812.

466. Piddock LJ, Johnson MM. Accumulation of 10 fluoroquinolones by wild-type or efflux mutant *Streptococcus pneumoniae*. Antimicrob Agents Chemother 2002;46:813–820.

467. Piddock LJ. Clinically relevant chromosomally encoded multidrug resistance efflux pumps in bacteria. Clin Microbiol Rev 2006;19:382–402.

468. Piddock LJ. Multidrug resistance efflux pumps – not just for resistance. Nat Rev Microbiol 2006;4:629–636.

469. Pillai SK, Moellering RC Jr, Eliopoulos GM. Antimicrobial combinations. In Lorian V, ed. Antibiotics in Laboratory Medicine. 5th Ed. Philadelphia, PA: Lippincott Williams & Wilkins, 2005:365–440.

470. Pitout JD, Gregson DB, Church DL, et al. Community-wide outbreaks of clonally related CTX-M-14 beta-lactamase-producing *Escherichia coli* strains in the Calgary health region. J Clin Microbiol 2005;43:2844–2849.

471. Pitout JD, Hamilton N, Church DL, et al. Development and clinical validation of a molecular diagnostic assay to detect CTX-M-type beta-lactamases in Enterobacteriaceae. Clin Microbiol Infect 2007;13:291–297.

472. Pitout JD, Le peptidoglicano, Moore KL, et al. Detection of AmpC beta-lactamases in *Escherichia coli*, *Klebsiella spp.*, *Salmonella spp.* and *Proteus mirabilis* in a regional clinical microbiology laboratory. Clin Microbiol Infect 2010;16:165–170.

473. Pitout JD, Reisbig MD, Venter EC, et al. Modification of the double-disk test for detection of Enterobacteriaceae producing extended-spectrum and AmpC beta-lactamases. J Clin Microbiol 2003;41:3933–3935.

474. Pitz AM, Yu F, Hermsen ED, et al. Vancomycin susceptibility trends and prevalence of heterogeneous vancomycin-intermediate *Staphylococcus aureus* in clinical methicillin-resistant *S. aureus* isolates. J Clin Microbiol 2011;49:269–274.

475. Platteel TN, Cohen Stuart JW, de Neeling AJ, et al. Multi-centre evaluation of a phenotypic extended spectrum beta-lactamase detection guideline in the routine setting. Clin Microbiol Infect 2013;19:70–76.

476. Poirel L, Carrer A, Pitout JD, et al. Integron mobilization unit as a source of mobility of antibiotic resistance genes. Antimicrob Agents Chemother 2009;53:2492–2498.

477. Poirel L, Docquier JD, De Luca F, et al. BEL-2, an extended-spectrum β-lactamase with increased activity toward expanded-spectrum cephalosporins in *Pseudomonas aeruginosa*. Antimicrob Agents Chemother 2010;54:533–535.

478. Poirel L, Heritier C, Tolun V, et al. Emergence of oxacillinase-mediated resistance to imipenem in *Klebsiella pneumoniae*. Antimicrob Agents Chemother 2004;48:15–22.

479. Poirel L, Nordmann P. Carbapenem resistance in *Acinetobacter baumannii*: mechanisms and epidemiology. Clin Microbiol Infect 2006;12:826–836.

480. Pollock HM, Barry AL, Gavan TL, et al. Selection of a reference lot of Mueller-Hinton agar. J Clin Microbiol 1986;24:1–6.

481. Polsfuss S, Bloemberg GV, Giger J, et al. Evaluation of a diagnostic flow chart for detection and confirmation of extended spectrum beta-lactamases (ESBL) in Enterobacteriaceae. Clin Microbiol Infect 2012;18:1194–1204.

482. Polsfuss S, Bloemberg GV, Giger J, et al. Practical approach for reliable detection of AmpC beta-lactamase-producing Enterobacteriaceae. J Clin Microbiol 2011;49:2798–2803.

483. Polsfuss S, Bloemberg GV, Giger J, et al. Comparison of European Committee on Antimicrobial Susceptibility Testing (EUCAST) and CLSI screening parameters for the detection of extended-spectrum beta-lactamase production in clinical Enterobacteriaceae isolates. J Antimicrob Chemother 2012;67:159–166.

484. Poole K. Multidrug efflux pumps and antimicrobial resistance in *Pseudomonas aeruginosa* and related organisms. J Mol Microbiol Biotechnol 2001;3:255–264.

485. Poole K. Outer membranes and efflux: the path to multidrug resistance in Gram-negative bacteria. Curr Pharm Biotechnol 2002;3,77–98.

486. Poole K, Tetro K, Zhao Q, et al. Expression of the multidrug resistance operon mexA-mexB-oprM in *Pseudomonas aeruginosa*: mexR encodes a regulator of operon expression. Antimicrob Agents Chemother 1996;40:2021–2028.

487. Post V, White PA, Hall RM. Evolution of AbaR-type genomic resistance islands in multiply antibiotic-resistant *Acinetobacter baumannii*. J Antimicrob Chemother 2010;65:1162–1170.

488. Potron A, Poirel L, Croize J, et al. Genetic and biochemical characterization of the first extended-spectrum CARB-type β-lactamase, RTG-4, from *Acinetobacter baumannii*. Antimicrob Agents Chemother 2009;53:3010–3016.

489. Potron A, Poirel L, Elhag K, et al. VEB-6 extended-spectrum beta-lactamase-producing *Proteus mirabilis* from Sultanate of Oman. Int J Antimicrob Agents 2009;34:493–494.

490. Pottumarthy S, Fritsche TR, Sader HS, et al. Susceptibility patterns of *Streptococcus pneumoniae* isolates in North America (2002–2003): contemporary in vitro activities of amoxicillin/clavulanate and 15 other antimicrobial agents. Int J Antimicrob Agents 2005;25:282–289.

491. Pradel E, Pages JM. The AcrAB-TolC efflux pump contributes to multidrug resistance in the nosocomial pathogen *Enterobacter aerogenes*. Antimicrob Agents Chemother 2002;46:2640–2643.

492. Prystowsky J, Siddiqui F, Chosay J, et al. Resistance to linezolid: characterization of mutations in rRNA and comparison of their occurrences in vancomycin-resistant enterococci. Antimicrob Agents Chemother 2001;45:2154–2156.

493. Puopolo KM, Klinzing DC, Lin MP, et al. A composite transposon associated with erythromycin and clindamycin resistance in group B Streptococcus. J Med Microbiol 2007;56:947–955.

494. Quale J, Bratu S, Gupta J, et al. Interplay of efflux system, ampC, and oprD expression in carbapenem resistance of *Pseudomonas aeruginosa* clinical isolates. Antimicrob Agents Chemother 2006;50:1633–1641.

495. Queenan AM, Bush K. Carbapenemases: the versatile β-lactamases. Clin Microbiol Rev 2007;20:440–458, table of contents.

496. Queenan AM, Foleno B, Gownley C, et al. Effects of inoculum and beta-lactamase activity in AmpC- and extended-spectrum beta-lactamase (ESBL)-producing *Escherichia coli* and *Klebsiella pneumoniae* clinical isolates tested by using NCCLS ESBL methodology. J Clin Microbiol 2004;42:269–275.

497. Queenan AM, Shang W, Flamm R, et al. Hydrolysis and inhibition profiles of beta-lactamases from molecular classes A to D with doripenem, imipenem, and meropenem. Antimicrob Agents Chemother 2010;54:565–569.

498. Queenan AM, Shang W, Schreckenberger P, et al. SME-3, a novel member of the *Serratia marcescens* SME family of carbapenem-hydrolyzing β-lactamases. Antimicrob Agents Chemother 2006;50:3485–3487.

499. Quinn JP, Darzins A, Miyashiro D, et al. Imipenem resistance in *Pseudomonas aeruginosa* PAO: mapping of the OprD2 gene. Antimicrob Agents Chemother 1991;35:753–755.

500. Quinn JP, Dudek EJ, DiVincenzo CA, et al. Emergence of resistance to imipenem during therapy for *Pseudomonas aeruginosa* infections. J Infect Dis 1986;154:289–94.

501. Raetz CR, Whitfield C. Lipopolysaccharide endotoxins. Annu Rev Biochem 2002;71:635–700.

502. Rajan VS, Thirumoorthy T, Tan NJ. Epidemiology of penicillinase-producing *Neisseria gonorrhoeae* in Singapore. Br J Vener Dis 1981;57:158–161.

503. Ramirez MS, Tolmasky membrana externa. Aminoglycoside modifying enzymes. Drug Resist Updat 2010;13:151–171.

504. Raney PM, Tenover FC, Carey RB, et al. Investigation of inducible clindamycin and telithromycin resistance in isolates of beta-hemolytic streptococci. Diagn Microbiol Infect Dis 2006;55:213–218.

505. Raponi G, Ghezzi MC, Gherardi G, et al. Analysis of methods commonly used for glycopeptide and oxazolidinone susceptibility testing in *Enterococcus faecium* isolates. J Med Microbiol 2010;59:672–678.

506. Rathe M, Kristensen L, Ellermann-Eriksen S, et al. Vancomycin-resistant *Enterococcus spp.*: validation of susceptibility testing and in vitro activity of vancomycin, linezolid, tigecycline and daptomycin. APMIS 2010;118:66–73.

507. Reis CM, Barbosa AV, Rusak LA, et al. Antimicrobial susceptibilities of *Listeria monocytogenes* human strains isolated from 1970 to 2008 in Brazil. Rev Soc Bras Med Trop 2011;44:173–176.

508. Reller LB, Schoenknecht FD, Kenny MA, et al. Antibiotic susceptibility testing of *Pseudomonas aeruginosa*: selection of a control strain and criteria for magnesium and calcium content in media. J Infect Dis 1974;130:454–463.

509. Rhomberg PR, Jones RN. Evaluations of the Etest for antimicrobial susceptibility testing of *Legionella pneumophila*, including validation of the imipenem and sparfloxacin strips. Diagn Microbiol Infect Dis 1994;20:159–162.

510. Rice LB. Tn916 family conjugative transposons and dissemination of antimicrobial resistance determinants. Antimicrob Agents Chemother 1998;42:1871–1877.

511. Richmond MH, Parker MT, Jevons MP, et al. High penicillinase production correlated with multiple antibiotic resistance in *Staphylococcus aureus*. Lancet 1964;1:293–296.

512. Richmond MH, Sykes RB. The beta-lactamases of gram-negative bacteria and their possible physiological role. Adv Microb Physiol 1973;9:31–88.

513. Richter SS, Diekema DJ, Heilmann KP, et al. Fluoroquinolone resistance in *Streptococcus pyogenes*. Clin Infect Dis 2003;36:380–383.

514. Richter SS, Heilmann KP, Beekmann SE, et al. Macrolide-resistant *Streptococcus pyogenes* in the United States, 2002–2003. Clin Infect Dis 2005;41:599–608.

515. Richter SS, Heilmann KP, Coffman SL, et al. The molecular epidemiology of penicillin-resistant *Streptococcus pneumoniae* in the United States, 1994–2000. Clin Infect Dis 2002;34:330–339.

516. Richter SS, Heilmann KP, Dohrn CL, et al. Changing epidemiology of antimicrobial-resistant *Streptococcus pneumoniae* in the United States, 2004–2005. Clin Infect Dis 2009;48:e23–e33.

517. Richter SS, Satola SW, Crispell EK, et al. Detection of *Staphylococcus aureus* isolates with heterogeneous intermediate-level resistance to vancomycin in the United States. J Clin Microbiol 2011;49:4203–4207.

518. Riederer K, Shemes S, Chase P, et al. Detection of intermediately vancomycin-susceptible and heterogeneous *Staphylococcus aureus* isolates: comparison of Etest and Agar screening methods. J Clin Microbiol 2011;49:2147–2150.

519. Rigouts L, Gumusboga M, de Rijk WB, et al. Rifampin resistance missed in automated liquid culture system for *Mycobacterium tuberculosis* isolates with specific rpoB mutations. J Clin Microbiol 2013;51:2641–2545.

520. Robbins WC, Tompsett R. Treatment of enterococcal endocarditis and bacteremia; results of combined therapy with penicillin and streptomycin. Am J Med 1951;10:278–299.

521. Roberts RR, Hota B, Ahmad I, et al. Hospital and societal costs of antimicrobial-resistant infections in a Chicago teaching hospital: implications for antibiotic stewardship. Clin Infect Dis 2009;49:1175–1184.

522. Roberts MC, Sutcliffe J, Courvalin P, et al. Nomenclature for macrolide and macrolide-lincosamide-streptogramin B resistance determinants. Antimicrob Agents Chemother 1999;43:2823–2830.

523. Robicsek A, Jacoby GA, Hooper DC. The worldwide emergence of plasmid-mediated quinolone resistance. Lancet Infect Dis 2006;6:629–640.

524. Rodriguez-Martinez JM, Pascual A, Garcia I, et al. Detection of the plasmid-mediated quinolone resistance determinant qnr among clinical isolates of *Klebsiella pneumoniae* producing AmpC-type beta-lactamase. J Antimicrob Chemother 2003;52:703–706.

525. Rohrer S, Tschierske M, Zbinden R, et al. Improved methods for detection of methicillin-resistant *Staphylococcus aureus*. Eur J Clin Microbiol Infect Dis 2001;20:267–270.

526. Rose WE, Leonard SN, Rossi KL, et al. Impact of inoculum size and heterogeneous vancomycin-intermediate *Staphylococcus aureus* (hVISA) on vancomycin activity and emergence of SAIV in an *in vitro* pharmacodynamic model. Antimicrob Agents Chemother 2009;53:805–807.

527. Rosvoll TC, Lindstad BL, Lunde TM, et al. Increased high-level gentamicin resistance in invasive *Enterococcus faecium* is associated with aac(6')Ie-aph(2") Ia-encoding transferable megaplasmids hosted by major hospital-adapted lineages. FEMS Immunol Med Microbiol 2012;66:166–176.

528. Rotstein OD, Kao J. The spectrum of *Escherichia coli* – *Bacteroides fragilis* pathogenic synergy in an intraabdominal infection model. Can J Microbiol 1988;34:352–357.

529. Rotstein OD, Pruett TL, Simmons RL. Lethal microbial synergism in intra-abdominal infections. *Escherichia coli* and *Bacteroides fragilis*. Arch Surg 1985;120:146–151.

530. Rowe-Magnus AD, Davies J, Mazel D. Impact of integrons and transposons on the evolution of resistance and virulence. Curr Top Microbiol Immunol 2002;264:167–188.

531. Rowe-Magnus DA, Guerout AM, Ploncard P, et al. The evolutionary history of chromosomal super-integrons provides an ancestry for multiresistant integrons. Proc Natl Acad Sci U S A 2001;98:652–657.

532. Rowe-Magnus DA, Mazel D. The role of integrons in antibiotic resistance gene capture. Int J Med Microbiol 2002;292:115–125.

533. Rubens CE, McNeill WF, Farrar WE Jr. Evolution of multiple-antibiotic-resistance plasmids mediated by transposable plasmid deoxyribonucleic acid sequences. J Bacteriol 1979;140:713–719.

534. Rusthoven JJ, Davies TA, Lerner SA. Clinical isolation and characterization of aminoglycoside-resistant small colony variants of *Enterobacter aerogenes*. Am J Med 1979;67:702–706.

535. Ruzin A, Keeney D, Bradford PA. AcrAB efflux pump plays a role in decreased susceptibility to tigecycline in *Morganella morganii*. Antimicrob Agents Chemother 2005;49:791–793.

536. Sader HS, Fritsche TR, Jones RN. Accuracy of three automated systems (MicroScan WalkAway, VITEK, and VITEK 2) for susceptibility testing of *Pseudomonas aeruginosa* against five broad-spectrum beta-lactam agents. J Clin Microbiol 2006;44:1101–1104.

537. Sader HS, Rhomberg PR, Jones RN. Nine-hospital study comparing broth microdilution and Etest method results for vancomycin and daptomycin against methicillin-resistant *Staphylococcus aureus*. Antimicrob Agents Chemother 2009;53:3162–3165.

538. Sahm DF, Brown NP, Thornsberry C, et al. Antimicrobial susceptibility profiles among common respiratory tract pathogens: a GLOBAL perspective. Postgrad Med 2008;120:16–24.

539. Saiman L, Burns JL, Whittier S, et al. Evaluation of reference dilution test methods for antimicrobial susceptibility testing of *Pseudomonas aeruginosa* strains isolated from patients with cystic fibrosis. J Clin Microbiol 1999;37:2987–2991.

540. Sanchez L, Pan W, Vinas M, et al. The acrAB homolog of *Haemophilus influenzae* codes for a functional multidrug efflux pump. J Bacteriol 1997;179:6855–6857.

541. Sanders control de calidad, Sanders WE Jr, Goering RV, et al. Selection of multiple antibiotic resistance by quinolones, beta-lactams, and aminoglycosides with special reference to cross-resistance between unrelated drug classes. Antimicrob Agents Chemother 1984;26:797–801.

542. Santayana EM, Grim SA, Janda WM, et al. Risk factors and outcomes associated with vancomycin-resistant *Enterococcus* infections with reduced susceptibilities to linezolid. Diagn Microbiol Infect Dis 2012;74:39–42.

543. Schmitz FJ, Fluit AC, Brisse S, et al. Molecular epidemiology of quinolone resistance and comparative *in vitro* activities of new quinolones against European *Staphylococcus aureus* isolates. FEMS Immunol Med Microbiol 1999;26:281–287.

544. Schmitz FJ, Perdikouli M, Beeck A, et al. Resistance to trimethoprim-sulfamethoxazole and modifications in genes coding for dihydrofolate reductase and dihydropteroate synthase in European *Streptococcus pneumoniae* isolates. J Antimicrob Chemother 2001;48:935–936.

545. Schweitzer HP. Efflux as a mechanism of resistance to antimicrobials in *Pseudomonas aeruginosa* and related bacteria: unanswered questions. Genet Mol Res 2003;2(1):48–62.

546. Scott JR, Churchward GG. Conjugative transposition. Annu Rev Microbiol 1995;49:367–397.

547. Seah C, Alexander DC, Louie L, et al. MupB, a new high-level mupirocin resistance mechanism in *Staphylococcus aureus*. Antimicrob Agents Chemother 2012;56:1916–1920.

548. Seo JY, Kim PW, Lee JH, et al. Evaluation of PCR-based screening for vancomycin-resistant enterococci compared with a chromogenic agar-based culture method. J Med Microbiol 2011;60:945–949.

549. Seppala H, Haanpera M, Al-Juhaish M, et al. Antimicrobial susceptibility patterns and macrolide resistance genes of viridans group streptococci from normal flora. J Antimicrob Chemother 2003;52:636–644.

550. Shaw KJ, Rather PN, Hare RS, et al. Molecular genetics of aminoglycoside resistance genes and familial relationships of the aminoglycoside-modifying enzymes. Microbiol Rev 1993;57:138–163.

551. Shigemura K, Tanaka K, Yamamichi F, et al. Does mutation in gyrA and/or parC or efflux pump expression play the main role in fluoroquinolone resistance in *Escherichia coli* urinary tract infections?: A statistical analysis study. Int J Antimicrob Agents 2012;40:516–520.

552. Shlaes DM, Gerding DN, John JF Jr, et al. Society for Healthcare Epidemiology of America(SHEA) and Infectious Diseases Society of America (IDSA) Joint Committee on the prevention of antimicrobial resistance: guidelines for the prevention of antimicrobial resistance in hospitals. Infect Control Hosp Epidemiol 1997;18:275–291.

553. Shore AC, Deasy EC, Slickers P, et al. Detection of staphlococcal cassette chromosome mec type XI carrying highly divergent mecA, mecI, mecRI, blaZ, and ccr genes in human clinical isolates of clonal complex 130 methicillin-resistant *Staphylococcus aureus*. Antimicrob Agents Chemother 2011;55:3765–3773.

554. Shore AC, Rossney AS, O'Connell B, et al. Detection of staphylococcal cassette chromosome mec-associated DNA segments in multiresistant methicillin-susceptible *Staphylococcus aureus* (MSSA) and identification of *Staphylococcus epidermidis* ccrAB4 in both methicillin-resistant S. aureus and MSSA. Antimicrob Agents Chemother 2008;52:4407–4419.

555. Sibley CD, Sibley KA, Leong TA, et al. The *Streptococcus milleri* population of a cystic fibrosis clinic reveals patient specificity and intraspecies diversity. J Clin Microbiol 2010;48:2592–2594.

556. Sievert DM, Rudrik JT, Patel JB, et al. Vancomycin-resistant *Staphylococcus aureus* in the United States, 2002–2006. Clin Infect Dis 2008;46:668–674.

557. Simor AE, Louie L, Watt C, et al. Antimicrobial susceptibilities of health care-associated and community-associated strains of methicillin-resistant *Staphylococcus aureus* from hospitalized patients in Canada, 1995 to 2008. Antimicrob Agents Chemother 2010;54:2265–2268.

558. Sjolund-Karlsson M, Joyce K, Blickenstaff K, et al. Antimicrobial susceptibility to azithromycin among *Salmonella enterica* isolates from the United States. Antimicrob Agents Chemother 2011;55:3985–3989.

559. Skov R, Larsen AR, Kearns A, et al. Phenotypic detection of mec C-MRSA: cefoxitin is more reliable than oxacillin. J Antimicrob Chemother 2014;69(1):133–135.

560. Smith TL, Pearson ML, Wilcox KR, et al. Emergence of vancomycin resistance in *Staphylococcus aureus*. Glycopeptide-Intermediate *Staphylococcus aureus* Working Group. N Engl J Med 1999;340:493–501.

561. Snyder JW, Munier GK, Johnson CL. Direct comparison of the BD phoenix system with the MicroScan WalkAway system for identification and antimicrobial susceptibility testing of Enterobacteriaceae and nonfermentative gram-negative organisms. J Clin Microbiol 2008;46:2327–2333.

562. So AD, Gupta N, Brahmachari SK, et al. Towards new business models for R&D for novel antibiotics. Drug Resist Updat 2011;14:88–94.

563. Sogawa K, Watanabe M, Sato K, et al. Use of the MALDI BioTyper system with MALDI-TOF mass spectrometry for rapid identification of microorganisms. Anal Bioanal Chem 2011;400:1905–1911.

564. Song Y, Roumagnac P, Weill FX, et al. A multiplex single nucleotide polymorphism typing assay for detecting mutations that result in decreased fluoroquinolone susceptibility in *Salmonella enterica* serovars Typhi and Paratyphi A. J Antimicrob Chemother 2010;65:1631–1641.

565. Spanu T, Sanguinetti M, Tumbarello M, et al. Evaluation of the new VITEK 2 extended-spectrum beta-lactamase (ESBL) test for rapid detection of ESBL production in Enterobacteriaceae isolates. J Clin Microbiol 2006;44:3257–3262.

566. Spratt BG, Cromie KD. Penicillin-binding proteins of gram-negative bacteria. Rev Infect Dis 1988;10:699–711.

567. Srinivasan A, Dick JD, Perl TM. Vancomycin resistance in staphylococci. Clin Microbiol Rev 2002;15:430–438.

568. Stamper FD, Cai M, Howard T, et al. Clinical validation of the molecular BD GeneOhm StaphSR assay for direct detection of *Staphylococcus aureus* and methicillin-resistant *Staphylococcus aureus* in positive blood cultures. J Clin Microbiol 2007;45:2191–2196.

569. Stamper FD, Cai M, Lema C, et al. Comparison of the BD GeneOhm VanR assay to culture for identification of vancomycin-resistant enterococci in rectal and stool specimens. J Clin Microbiol 2007;45:3360–3365.

570. Stamper FD, Shulder S, Bekalo P, et al. Evaluation of BBL CHROMagar VanRE for detection of vancomycin-resistant Enterococci in rectal swab specimens. J Clin Microbiol 2010;48:4294–4297.

571. Stapleton FD, Shannon KP, French GL. Carbapenem resistance in *Escherichia coli* associated with plasmid-determined CMY-4 beta-lactamase production and loss of an outer membrane protein. Antimicrob Agents Chemother 1999;43:1206–1210.

572. Stefaniuk E, Baraniak A, Gniadkowski M, et al. Evaluation of the BD Phoenix automated identification and susceptibility testing system in clinical microbiology laboratory practice. Eur J Clin Microbiol Infect Dis 2003;22:479–485.

573. Steward CD, Mohammed JM, Swenson JM, et al. Antimicrobial susceptibility testing of carbapenemes: multicenter validity testing and accuracy levels of five antimicrobial test methods for detecting resistance in Enterobacteriaceae and *Pseudomonas aeruginosa* isolates. J Clin Microbiol 2003;41:351–358.

574. Stokes HW, Elbourne LD, Hall RM. Tn1403, a multiple-antibiotic resistance transposon made up of three distinct transposons. Antimicrob Agents Chemother 2007;51:1827–1829.

575. Stone ND, O'Hara CM, Williams PP, et al. Comparison of disk diffusion, VITEK 2, and broth microdilution antimicrobial susceptibility test results for unusual species of Enterobacteriaceae. J Clin Microbiol 2007;45:340–346.

576. Strahilevitz J, Jacoby GA, Hooper DC, et al. Plasmid-mediated quinolone resistance: a multifaceted threat. Clin Microbiol Rev 2009;22:664–689.

577. Straker K, Wootton M, Simm AM, et al. Cefuroxime resistance in non-beta-lactamase *Haemophilus influenzae* is linked to mutations in ftsI. J Antimicrob Chemother 2003;51:523–530.

578. Strausbaugh LJ, Sande MA. Factors influencing the therapy of experimental *Proteus mirabilis* meningitis in rabbits. J Infect Dis 1978;137:251–260.

579. Sturenburg E. Rapid detection of methicillin-resistant *Staphylococcus aureus* directly from clinical samples: methods, effectiveness and cost considerations. Ger Med Sci 2009;7:Doc06.

580. Sturenburg E, Sobottka I, Noor D, et al. Evaluation of a new cefepime-clavulanate ESBL Etest to detect extended-spectrum beta-lactamases in an Enterobacteriaceae strain collection. J Antimicrob Chemother 2004;54:134–138.

581. Styers D, Sheehan DJ, Hogan P, et al. Laboratory-based surveillance of current antimicrobial resistance patterns and trends among *Staphylococcus aureus*: 2005 status in the United States. Ann Clin Microbiol Antimicrob 2006;5:2.

582. Sullivan KV, Turner NN, Roundtree SS, et al. Rapid detection of Gram-positive organisms by use of the Verigene Gram-positive blood culture nucleic acid test and the BacT/Alert Pediatric FAN system in a multicenter pediatric evaluation. J Clin Microbiol 2013;51:3579–3584.

583. Sultan N, Cirak MY, Erbas D. Synergistic effect of cefepime on the phagocytic killing of *Staphylococcus aureus* by human polymorphonuclear leucocytes and the determination of this effect by means of nitrite production. Microbios 2000;103:97–106.

584. Sutcliffe J, Tait-Kamradt A, Wondrack L. *Streptococcus pneumoniae* and *Streptococcus pyogenes* resistant to macrolides but sensitive to clindamycin: a common resistance pattern mediated by an efflux system. Antimicrob Agents Chemother 1996;40:1817–1824.

585. Svara F, Rankin DJ. The evolution of plasmid-carried antibiotic resistance. BMC Evol Biol 2011;11:130.

586. Swayne RL, Ludlam HA, Shet VG, et al. Real-time TaqMan PCR for rapid detection of genes encoding five types of non-metallo- (class A and D) carbapenemases in Enterobacteriaceae. Int J Antimicrob Agents 2011;38:35–38.

587. Swenson JM, Anderson KF, Lonsway DR, et al. Accuracy of commercial and reference susceptibility testing methods for detecting vancomycin-intermediate *Staphylococcus aureus*. J Clin Microbiol 2009;47:2013–2017.

588. Swenson JM, Clark NC, Ferraro MJ, et al. Development of a standardized screening method for detection of vancomycin-resistant enterococci. J Clin Microbiol 1994;32:1700–1704.

589. Swenson JM, Facklam RR, Thornsberry C. Antimicrobial susceptibility of vancomycin-resistant *Leuconostoc*, *Pediococcus*, and *Lactobacillus* species. Antimicrob Agents Chemother 1990;34:543–549.

590. Swenson JM, Ferraro MJ, Sahm DF, et al. Multilaboratory evaluation of screening methods for detection of high-level aminoglycoside resistance in enterococci. National Committee for Clinical Laboratory Standards Study Group on Enterococci. J Clin Microbiol 1995;33:3008–3018.

591. Swenson JM, Hill BC, Thornsberry C. Screening pneumococci for penicillin resistance. J Clin Microbiol 1986;24:749–752.

592. Swenson JM, Lonsway D, McAllister S, et al. Detection of mecA-mediated resistance using reference and commercial testing methods in a collection of *Staphylococcus aureus* expressing borderline oxacillin MICs. Diagn Microbiol Infect Dis 2007;58:33–39.

593. Swenson JM, Williams PP, Killgore G, et al. Performance of eight methods, including two new rapid methods, for detection of oxacillin resistance in a challenge set of *Staphylococcus aureus* organisms. J Clin Microbiol 2001;39:3785–3788.

594. Syriopoulou VP, Scheifele DW, Sack CM, et al. Effect of inoculum size on the susceptibility of *Haemophilus influenzae* b to beta-lactam antibiotics. Antimicrob Agents Chemother 1979;16:510–513.

595. Szeto S, Louie M, Low DE, et al. Comparison of the new MicroScan Pos MIC Type 6 panel and AMS-Vitek Gram Positive Susceptibility Card (GPS-TA) for detection of high-level aminoglycoside resistance in *Enterococcus* species. J Clin Microbiol 1991;29:1258–1259.

596. Tally FP, Cuchural GJ Jr. Antibiotic resistance in anaerobic bacteria. J Antimicrob Chemother 1988;22(Suppl A):63–71.

597. Tam VH, Gamez EA, Weston JS, et al. Outcomes of bacteremia due to *Pseudomonas aeruginosa* with reduced susceptibility to piperacillin-tazobactam: implications on the appropriateness of the resistance breakpoint. Clin Infect Dis 2008;46:862–867.

598. Tan J, Pitout JD, Guttman DS. New and sensitive assay for determining *Pseudomonas aeruginosa* metallo-beta-lactamase resistance to imipenem. J Clin Microbiol 2008;46:1870–1872.

599. Tan TQ. Pediatric invasive pneumococcal disease in the United States in the era of pneumococcal conjugate vaccines. Clin Microbiol Rev 2012;25:409–419.

600. Tan TY, Ng LS, He J, et al. Evaluation of screening methods to detect plasmid-mediated AmpC in *Escherichia coli*, *Klebsiella pneumoniae*, and *Proteus mirabilis*. Antimicrob Agents Chemother 2009;53:146–149.

601. Tapsall JW, Limnios EA, Abu Bakar HM, et al. Surveillance of antibiotic resistance in *Neisseria gonorrhoeae* in the WHO Western Pacific and South East Asian regions, 2007–2008. Commun Dis Intell Q Rep 2010;34:1–7.

602. Taylor DE, Chau A. Tetracycline resistance mediated by ribosómico protection. Antimicrob Agents Chemother 1996;40:1–5.

603. Tenover FC. Potential impact of rapid diagnostic tests on improving antimicrobial use. Ann N Y Acad Sci 2010;1213:70–80.

604. Tenover FC, Baker CN, Swenson JM. Evaluation of commercial methods for determining antimicrobial susceptibility of *Streptococcus pneumoniae*. J Clin Microbiol 1996;34:10–14.

605. Tenover FC, Biddle JW, Lancaster MV. Increasing resistance to vancomycin and other glycopeptides in *Staphylococcus aureus*. Emerg Infect Dis 2001;7:327–332.

606. Tenover FC, Canton R, Kop J, et al. Detection of colonization by carbapenemase-producing gram-negative bacilli in patients by use of the Xper MDRO assay. J Clin Microbiol 2013;51(11):3780–3787.

607. Tenover FC, Lancaster MV, Hill BC, et al. Characterization of staphylococci with reduced susceptibilities to vancomycin and other glycopeptides. J Clin Microbiol 1998;36:1020–1027.

608. Tenover FC, Mohammed MJ, Stelling J, et al. Ability of laboratories to detect emerging antimicrobial resistance: proficiency testing and quality control results from the World Health Organization's external quality assurance system for antimicrobial susceptibility testing. J Clin Microbiol 2001;39:241–250.

609. Tenover FC, Raney PM, Williams PP, et al. Evaluation of the NCCLS extended-spectrum beta-lactamase confirmation methods for *Escherichia coli* with isolates collected during Project ICARE. J Clin Microbiol 2003;41:3142–3146.

610. Tenover FC, Swenson JM, O'Hara CM, et al. Ability of commercial and reference antimicrobial susceptibility testing methods to detect vancomycin resistance in enterococci. J Clin Microbiol 1995;33:1524–1527.

611. Tenover FC, Tokars J, Swenson J, et al. Ability of clinical laboratories to detect antimicrobial agent-resistant enterococci. J Clin Microbiol 1993;31:1695–1699.

612. Tenover FC, Weigel LM, Appelbaum PC, et al. Vancomycin-resistant *Staphylococcus aureus* isolate from a patient in Pennsylvania. Antimicrob Agents Chemother 2004;48:275–280.

613. Tenover FC, Williams PP, Stocker S, et al. Accuracy of six antimicrobial susceptibility methods for testing linezolid against staphylococci and enterococci. J Clin Microbiol 2007;45:2917–2922.

614. Theuretzbacher U. Accelerating resistance, inadequate antibacterial drug pipelines and international responses. Int J Antimicrob Agents 2012;39:295–299.

615. Thomson KS, Cornish NE, Hong SG, et al. Comparison of Phoenix and VI-TEK 2 extended-spectrum-β-lactamase detection tests for analysis of *Escherichia coli* and *Klebsiella* isolates with well-characterized β-lactamases. J Clin Microbiol 2007;45:2380–2384.

616. Thulin S, Olcen P, Fredlund H, et al. Total variation in the penA gene of *Neisseria meningitidis*: correlation between susceptibility to beta-lactam antibiotics and penA gene heterogeneity. Antimicrob Agents Chemother 2006;50:3317–3324.

617. Toleman MA, Bennett PM, Bennett DM, et al. Global emergence of trimethoprim/sulfamethoxazole resistance in *Stenotrophomonas maltophilia* mediated by acquisition of sul genes. Emerg Infect Dis 2007;13:559–565.

618. Tolmasky membrana externa. Aminoglycoside-modifying enzymes: characteristics, localization, and dissemination. In Bonomo RW, Tolmasky membrana externa, eds. Enzyme-Mediated Resistance to Antibiotics: Mechanisms, Dissemination, and Prospects for Inhibition. Washington, DC: ASM Press, 2007: 35–52.

619. Tomas M, Doumith M, Warner M, et al. Efflux pumps, OprD porin, AmpC β-lactamase, and multiresistance in *Pseudomonas aeruginosa* isolates from cystic fibrosis patients. Antimicrob Agents Chemother 2010;54:2219–2224.

620. Toro CS, Lobos SR, Calderon I, et al. Clinical isolate of a porinless *Salmonella typhi* resistant to high levels of chloramphenicol. Antimicrob Agents Chemother 1990;34:1715–1719.

621. Trieu-Cuot P, Carlier C, Courvalin P. Conjugative plasmid transfer from *Enterococcus faecalis* to *Escherichia coli*. J Bacteriol 1988;170:4388–4391.

622. Tristram S, Jacobs MR, Appelbaum PC. Antimicrobial resistance in *Haemophilus influenzae*. Clin Microbiol Rev 2007;20:368–389.

623. Tsuji BT, Rybak MJ, Cheung CM, et al. Community- and health care-associated methicillin-resistant *Staphylococcus aureus*: a comparison of molecular epidemiology and antimicrobial activities of various agents. Diagn Microbiol Infect Dis 2007;58:41–47.

624. Tuomanen E, Lindquist S, Sande S, et al. Coordinate regulation of beta-lactamase induction and peptidoglycan composition by the amp operon. Science 1991;251:201–204.

625. Turlej A, Hryniewicz W, Empel J. Staphylococcal cassette chromosome mec (Sccmec) classification and typing methods: an overview. Pol J Microbiol 2011;60:95–103.

626. Turnidge J, Collignon P. Resistance to fusidic acid. Int J Antimicrob Agents 1999;12(Suppl 2):S35–S44.

627. Turton JF, Ward membrana externa, Woodford N, et al. The role of ISAba1 in expression of OXA carbapenemase genes in *Acinetobacter baumannii*. FEMS Microbiol Lett 2006;258:72–77.

628. Ubukata K, Nonoguchi R, Matsuhashi M, et al. Expression and inducibility in *Staphylococcus aureus* of the mecA gene, which encodes a methicillin-resistant *S. aureus*-specific penicillin-binding protein. J Bacteriol 1989;171:2882–2885.

629. Uete T, Matsuo K. Synergistic enhancement of *in vitro* antimicrobial activity of cefmetazole and cefotiam, cefamandole or cefoperazone in combination against methicillin-sensitive and -resistant *Staphylococcus aureus*. II. Effect of inoculum size. Jpn J Antibiot 1995;48:563–570.

630. Unemo M, Golparian D, Nicholas R, et al. High-level cefixime- and ceftriaxone-resistant *Neisseria gonorrhoeae* in France: novel penA mosaic allele in a successful international clone causes treatment failure. Antimicrob Agents Chemother 2012;56:1273–1280.

631. Vakulenko SB, Donabedian SM, Voskresenskiy AM, et al. Multiplex PCR for detection of aminoglycoside resistance genes in enterococci. Antimicrob Agents Chemother 2003;47:1423–1426.

632. Vakulenko SB, Mobashery S. Versatility of aminoglycosides and prospects for their future. Clin Microbiol Rev 2003;16:430–450.

633. van Amsterdam K, Bart A, van der Ende A. A *Helicobacter pylori* TolC efflux pump confers resistance to metronidazole. Antimicrob Agents Chemother 2005;49:1477–1482.

634. Van Bambeke F, Chauvel M, Reynolds PE, et al. Vancomycin-dependent *Enterococcus faecalis* clinical isolates and revertant mutants. Antimicrob Agents Chemother 1999;43:41–47.

635. Van de Velde S, Carryn S, Van Bambeke F, et al. Penicillin-binding proteins (PBP) and Lmo0441 (a PBP-like protein) play a role in beta-lactam sensitivity of *Listeria monocytogenes*. Gut Pathog 2009;1:23.

636. van Den Braak N, Goessens W, van Belkum A, et al. Accuracy of the VITEK 2 system to detect glycopeptide resistance in enterococci. J Clin Microbiol 2001;39:351–353.

637. Van Dyck E, Smet H, Piot P. Comparison of E test with agar dilution for antimicrobial susceptibility testing of *Neisseria gonorrhoeae*. J Clin Microbiol 1994;32:1586–1588.

638. van Veen HW, Venema K, Bolhuis H, et al. Multidrug resistance mediated by a bacterial homolog of the human multidrug transporter MDR1. Proc Natl Acad Sci U S A 1996;93:10668–10672.

639. Vazquez JA. Resistance testing of meningococci: the recommendations of the European Monitoring Group on Meningococci. FEMS Microbiol Rev 2007;31:97–100.

640. Vazquez JA, Arreaza L, Block C, et al. Interlaboratory comparison of agar dilution and Etest methods for determining the MICs of antibiotics used in management of *Neisseria meningitidis* infections. Antimicrob Agents Chemother 2003;47:3430–3434.

641. Veldman K, Cavaco LM, Mevius D, et al. International collaborative study on the occurrence of plasmid-mediated quinolone resistance in *Salmonella enterica* and *Escherichia coli* isolated from animals, humans, food

and the environment in 13 European countries. J Antimicrob Chemother 2011;66:1278–1286.

642. Verani JR, McGee L, Schrag SJ. Prevention of perinatal group B streptococcal disease –revised guidelines from CDC, 2010. MMWR Recomm Rep 2010;59:1–36.

643. Vo AT, van Duijkeren E, Gaastra W, et al. Antimicrobial resistance, class 1 integrons, and genomic island 1 in *Salmonella* isolates from Vietnam. PLoS One 2010;5:e9440.

644. Vojtova V, Kolar M, Hricova K, et al. Antibiotic utilization and *Pseudomonas aeruginosa* resistance in intensive care units. New Microbiol 2011;34:291–298.

645. Waksman SA, Bugie E. Strain specificity and production of antibiotic substances. II. Aspergillus flavus-oryzae group. Proc Natl Acad Sci U S A 1943;29:282–288.

646. Walsh C. Antibiotics: Actions, Origins, Resistance, American Society for Microbiology, Washington, DC, 2003.

647. Walsh TR, Toleman MA, Poirel L, et al. Metallo-β-lactamases: the quiet before the storm? Clin Microbiol Rev 2005;18:306–325.

648. Walther-Rasmussen J, Hoiby N. OXA-type carbapenemases. J Antimicrob Chemother 2006;57:373–383.

649. Wang H, Chen M, Xu Y, et al. Antimicrobial susceptibility of bacterial pathogens associated with community-acquired respiratory tract infections in Asia: inform from the Community-Acquired Respiratory Tract Infection Pathogen Surveillance (CARTIPS) study, 2009–2010. Int J Antimicrob Agents 2011;38:376–383.

650. Wang M, Guo Q, Xu X, et al. New plasmid-mediated quinolone resistance gene, qnrC, found in a clinical isolate of *Proteus mirabilis*. Antimicrob Agents Chemother 2009;53:1892–1897.

651. Wanger AR, Murray BE. Comparison of enterococcal and staphylococcal β-lactamase plasmids. J Infect Dis 1990;161:54–58.

652. Washington JA 2nd. Discrepancies between *in vitro* activity of and *in vivo* response to antimicrobial agents. Diagn Microbiol Infect Dis 1983;1:25–31.

653. Weber DA, Sanders control de calidad. Diverse potential of beta-lactamase inhibitors to induce class I enzymes. Antimicrob Agents Chemother 1990;34:156–158.

654. Weigel LM, Steward CD, Tenover FC. gyrA mutations associated with fluoroquinolone resistance in eight species of Enterobacteriaceae. Antimicrob Agents Chemother 1998;42:2661–2667.

655. Weil-Olivier C, van der Linden M, de Schutter I, et al. Prevention of pneumococcal diseases in the post-seven valent vaccine era: a European perspective. BMC Infect Dis 2012;12:207.

656. Weinstein MP, Klugman KP, Jones RN. Rationale for revised penicillin susceptibility breakpoints versus *Streptococcus pneumoniae*: coping with antimicrobial susceptibility in an era of resistance. Clin Infect Dis 2009;48:1596–1600.

657. Werner G, Coque TM, Franz CM, et al. Antibiotic resistant enterococci-tales of a drug resistance gene trafficker. Int J Med Microbiol 2013;303:360–379.

658. Werner G, Coque TM, Hammerum AM, et al. Emergence and spread of vancomycin resistance among enterococci in Europe. Euro Surveill 2008;13.

659. Werner G, Serr A, Schutt S, et al. Comparison of direct cultivation on a selective solid medium, polymerase chain reaction from an enrichment broth, and the BD GeneOhm VanR Assay for identification of vancomycin-resistant enterococci in screening specimens. Diagn Microbiol Infect Dis 2011;70:512–521.

660. Werth BJ, Vidaillac C, Murray KP, et al. Novel combinations of vancomycin plus ceftaroline or oxacillin against methicillin-resistant vancomycin-intermediate *Staphylococcus aureus* (SAIV) and heterogeneous SAIV. Antimicrob Agents Chemother 2013;57:2376–2379.

661. White RL, Kays MB, Friedrich LV, et al. Pseudoresistance of *Pseudomonas aeruginosa* resulting from degradation of imipenem in an automated susceptibility testing system with predried panels. J Clin Microbiol 1991;29:398–400.

662. Wisplinghoff H, Edmond MB, Pfaller MA, et al. Nosocomial bloodstream infections caused by *Acinetobacter* species in United States hospitals: clinical features, molecular epidemiology, and antimicrobial susceptibility. Clin Infect Dis 2000;31:690–697.

663. Wojewoda CM, Sercia L, Navas M, et al. Evaluation of the Verigene Gram-positive blood culture nucleic acid test for rapid detection of bacteria and resistance determinants. J Clin Microbiol 2013;51:2072–2076.

664. Woksepp H, Jernberg C, Tarnberg M, et al. High-resolution melting-curve analysis of ligation-mediated real-time PCR for rapid evaluation of an epidemiological outbreak of extended-spectrum-beta-lactamase-producing *Escherichia coli*. J Clin Microbiol 2011;49:4032–4039.

665. Wong SS, Ng TK, Yam WC, et al. Bacteremia due to *Staphylococcus aureus* with reduced susceptibility to vancomycin. Diagn Microbiol Infect Dis 2000;36:261–268.

666. Wong-Beringer A, Hindler J, Loeloff M, et al. Molecular correlation for the treatment outcomes in bloodstream infections caused by *Escherichia coli* and *Klebsiella pneumoniae* with reduced susceptibility to ceftazidime. Clin Infect Dis 2002;34:135–146.

667. Woodford N, Eastaway AT, Ford M, et al. Comparison of BD Phoenix, Vitek 2, and MicroScan automated systems for detection and inference of mechanisms responsible for carbapenem resistance in Enterobacteriaceae. J Clin Microbiol 2010;48:2999–3002.

668. Woodford N, Ellington MJ, Coelho JM, et al. Multiplex PCR for genes encoding prevalent OXA carbapenemases in *Acinetobacter spp*. Int J Antimicrob Agents 2006;27:351–353.

669. Wootton M, MacGowan AP, Walsh TR, et al. A multicenter study evaluating the current strategies for isolating *Staphylococcus aureus* strains with reduced susceptibility to glycopeptides. J Clin Microbiol 2007;45:329–332.

670. Workowski KA, Berman S. Sexually transmitted diseases treatment guidelines, 2010. MMWR Recomm Rep 2010;59:1–110.

671. Wyres KL, Lambertsen LM, Croucher NJ, et al. The multidrug-resistant PMEN1 pneumococcus is a paradigm for genetic success. Genome Biol 2012;13:R103.

672. Xu X, Lin D, Yan G, et al. vanM, a new glycopeptide resistance gene cluster found in *Enterococcus faecium*. Antimicrob Agents Chemother 2010;54(11):4643–4647.

673. Xu XJ, Su XZ, Morita Y, et al. Molecular cloning and characterization of the HmrM multidrug efflux pump from *Haemophilus influenzae* Rd. Microbiol Immunol 2003;47:937–943.

674. Yagi T, Wachino J, Kurokawa H, et al. Practical methods using boronic acid compounds for identification of class C beta-lactamase-producing *Klebsiella pneumoniae* and *Escherichia coli*. J Clin Microbiol 2005;43:2551–2558.

675. Yamamoto T, Tanaka M, Baba R, et al. Physical and functional mapping of Tn2603, a transposon encoding ampicillin, streptomycin, sulfonamide, and mercury resistance. Mol Gen Genet 1981;181:464–469.

676. Yamane K, Wachino J, Doi Y, et al. Global spread of multiple aminoglycoside resistance genes. Emerg Infect Dis 2005;11:951–953.

677. Yamazumi T, Furuta I, Diekema DJ, et al. Comparison of the Vitek gram-positive susceptibility 106 card, the MRSA-Screen latex agglutination test, and mecA analysis for detecting oxacillin resistance in a geographically diverse collection of clinical isolates of coagulase-negative staphylococci. J Clin Microbiol 2001;39:3633–3636.

678. Yang Y, Bush K. Biochemical characterization of the carbapenem-hydrolyzing beta-lactamase AsbM1 from *Aeromonas sobria* AER 14M: a member of a novel subgroup of metallo-β-lactamases. FEMS Microbiol Lett 1996;137:193–200.

679. Yap RL, Mermel LA, Maglio J. Antimicrobial resistance of community-acquired bloodstream isolates of viridans group streptococci. Infection 2006;34:339–341.

680. Yoshida H, Bogaki M, Nakamura S, et al. Nucleotide sequence and characterization of the *Staphylococcus aureus* norA gene, which confers resistance to quinolones. J Bacteriol 1990;172:6942–6949.

681. Yoshimura F, Nikaido H. Diffusion of beta-lactam antibiotics through the porin channels of *Escherichia coli* K-12. Antimicrob Agents Chemother 1985;27:84–92.

682. Young H, Moyes A, Hood A. Penicillin susceptibility testing of penicillinase producing *Neisseria gonorrhoeae* by the E test: a need for caution. J Antimicrob Chemother 1994;34:585–588.

683. Yu WL, Ko WC, Cheng KC, et al. Institutional spread of clonally related *Serratia marcescens* isolates with a novel AmpC cephalosporinase (S4): a 4-year experience in Taiwan. Diagn Microbiol Infect Dis 2008;61:460–467.

684. Yurtsev EA, Chao HX, Datta MS, et al. Bacterial cheating drives the population dynamics of cooperative antibiotic resistance plasmids. Mol Syst Biol 2013;9:683.

685. Zervos MJ, Schaberg DR. Reversal of the *in vitro* susceptibility of enterococci to trimethoprim-sulfamethoxazole by folinic acid. Antimicrob Agents Chemother 1985;28:446–448.

686. Zhang SX, Rawte P, Brown S, et al. Evaluation of CLSI agar dilution method and Trek Sensititre broth microdilution panel for determining antimicrobial susceptibility of *Streptococcus pneumoniae*. J Clin Microbiol 2011;49:704–706.

687. Zhang K, Sparling J, Chow BL, et al. New quadriplex PCR assay for detection of methicillin and mupirocin resistance and simultaneous discrimination of *Staphylococcus aureus* from coagulase-negative staphylococci. J Clin Microbiol 2004;42:4947–4955.

688. Zinn CS, Westh H, Rosdahl VT. An international multicenter study of antimicrobial resistance and typing of hospital *Staphylococcus aureus* isolates from 21 laboratories in 19 countries or states. Microb Drug Resist 2004;10:160–168.

Micoplasmas y ureaplasmas

Introducción

Los micoplasmas y los ureaplasmas son microorganismos que se diferencian de otras bacterias por carecer de una pared celular rígida. Las células individuales están unidas sólo por una unidad de membrana trilaminar. Además, la cantidad de material genético que comprende el genoma de estos microorganismos es bastante pequeña (aproximadamente 500 kb). Estos organismos tienen capacidades biosintéticas limitadas y, por consiguiente, el cultivo de micoplasmas y ureaplasmas requiere de un medio enriquecido que contenga precursores para ácidos nucleicos y proteínas (inclusión de peptona basal y extracto de levadura) y biosíntesis de lípidos (por lo general se incluye suero). De hecho, uno de los principales criterios utilizados en la clasificación taxonómica de estos microorganismos es el requerimiento del lípido complejo colesterol en el medio de crecimiento por parte de ciertos micoplasmas y de microorganismos de tipo micoplasma.[472,505] Todas las especies de *Mycoplasma* producen trifosfato de adenosina (ATP, *adenosine triphosphate*) mediante una fosforilación a nivel del sustrato realizada por la fosfoglicerato cinasa y la piruvato cinasa, dos enzimas pertenecientes a la vía glucolítica en la que se obtiene piruvato a partir de glucosa.[392] Estas dos enzimas parecen ser la principal fuente de la mayor parte del ATP sintetizado por microorganismos de la clase *Mollicutes*.

Estos microorganismos son mucho más pequeños que la mayoría de las bacterias y son capaces de pasar a través de filtros bacteriológicos. *Mycoplasma hominis* (*MH*) y las especies de *Ureaplasma* son células cocoides de aproximadamente 0.5 μm de diámetro; *Mycoplasma pneumoniae* aparece como células ahusadas de alrededor de 1-2 μm de largo y 0.1-0.2 μm de diámetro.[524] El tiempo de generación para estos microorganismos varía de 1-1.5 h para especies de *Ureaplasma* y *MH* hasta aproximadamente 6 h para *M. pneumoniae*. También hay especies más dañinas aisladas recientemente de enfermedad clínica en humanos, como *M. genitalium*, que tienen un tiempo de generación de casi 16 h.[524] La falta de una pared celular bacteriana típica que contiene peptidoglicano provoca que estos microorganismos sean insensibles a antibióticos activos en la pared celular, como penicilinas y cefalosporinas. En consecuencia, el aislamiento de estos patógenos a partir de muestras clínicas puede tener importantes implicaciones terapéuticas

Se han aislado micoplasmas y ureaplasmas de humanos, animales, aves, insectos y plantas; además, nuevas especies están siendo continuamente identificadas y publicadas en la literatura taxonómica.[505] Algunas especies también tienen una existencia libre en el suelo y el agua. Los micoplasmas humanos pertenecen al género *Mycoplasma* y al género *Ureaplasma*; este último contiene micoplasmas capaces de hidrolizar urea. En las muestras clínicas humanas se encuentran varias especies del género *Mycoplasma* y dos especies del género *Ureaplasma: U. urealyticum* (*UU*) y *U. parvum*. Para simplificar, en este capítulo se utilizará el término "especies de *Ureaplasma*" cuando se refiera a estos micoplasmas genitales en lugar de nombres de especies individuales. Sin embargo, *MH, M. genitalium* y *M. fermentans* se analizarán como especies separadas.

Con excepción de *M. pneumoniae*, el papel de otros micoplasmas (específicamente *MH, UU* y *U. parvum*) en la enfermedad humana ha sido controvertido. *M. pneumoniae* es una causa bien reconocida de neumonía atípica, mientras que *MH, UU* y *U. parvum* se relacionan principalmente con la colonización e infección de las vías genitourinarias en adultos y la colonización de las vías respiratorias, así como enfermedad en recién nacidos.[121,435] Estas especies están asociadas e implicadas como agentes causales en una amplia variedad de afecciones patológicas. Sin embargo, también es posible aislarlas de individuos asintomáticos, lo que sugiere que pueden comportarse principalmente como patógenos oportunistas.[321,323,324] *M. genitalium* se ha aislado de las vías genitourinarias y respiratorias, y se está aclarando su papel como agente de transmisión sexual que causa uretritis no gonocócica, no clamidial (UNGNC) y otras infecciones de las vías genitourinarias.[23,312,509] Sin embargo, la presencia y el comportamiento en las vías respiratorias no está claro. Otras especies de *Mycoplasma* se encuentran como parte de la flora habitual de la boca, particularmente en las áreas gingivales que rodean los dientes. A finales de la década de 1980, otro "nuevo" micoplasma, en aquel momento denominado "*M. incognitus*", se detectó en muestras de autopsia de pacientes con sida, lo que sugiere que este microorganismo puede ser o bien otra infección oportunista o un cofactor sexualmente transmisible que influyó en la progresión de la enfermedad.[290,345] Esta bacteria se identificó posteriormente como una cepa del micoplasma con requerimientos nutricionales especiales *M. fermentans*. Muchos otros micoplasmas recientemente descritos se han aislado de pacientes infectados por el virus de la inmunodeficiencia humana (VIH), y estos descubrimientos han estimulado un renovado interés en los factores de virulencia de los micoplasmas, así como en los métodos para su detección e identificación.[546] En este capítulo se abordarán los micoplasmas humanos, haciendo énfasis en la importancia clínica de *M. pneumoniae*, los micoplasmas genitales (*MH, UU* y *M. genitalium*) y los métodos utilizados para el aislamiento, identificación y pruebas de sensibilidad de estas bacterias en el laboratorio clínico.

Taxonomía de micoplasmas y ureaplasmas

El primer informe publicado referente al género *Mycoplasma* fue realizado en 1898 por los científicos franceses Nocard y Roux cuando describieron un microorganismo inusual relacionado con pleuroneumonía bovina contagiosa.[418] Los micoplasmas implicados en la infección humana no se describieron hasta 1942, cuando Eaton y cols. aislaron un agente filtrable a partir del esputo de pacientes con "neumonía atípica". El término *agente de Eaton* se empleó más adelante para referirse a estos pequeños microorganismos que inicialmente se pensaba que eran partículas víricas. En el año 1962, el agente de Eaton se aisló en cultivos libres de células, demostrando que en realidad era una bacteria que no poseía una pared celular y que tenía requerimientos específicos para su crecimiento en cultivo.[418]

Los micoplasmas y los ureaplasmas se clasifican en la clase *Mollicutes* (recuadro 18-1). El nombre *Mollicutes* significa "piel suave", refiriéndose a la ausencia de pared celular bacteriana rígida. El análisis de las secuencias de ARN ribosómico (ARNr) ha revelado que la clase *Mollicutes* está más estrechamente relacionada con las bacterias grampositivas, y sus parientes más cercanos son los estreptococos.[407,418] La clase *Mollicutes* contiene cuatro órdenes (*Mycoplasmatales, Entomoplasmatales, Acholeplasmatales* y *Anaeroplasmatales*; recuadro 18-1), cinco familias, ocho géneros y más de 150 especies, de las cuales aproximadamente 16 se han aislado a partir de muestras humanas.[524] El orden *Entomoplasmatales* se creó para dar cabida a las familias *Entomoplasmataceae* y *Spiroplasmataceae*. Los géneros *Entomoplasma* y *Mesoplasma*, en la familia *Entomoplasmataceae*, se encuentran en insectos y plantas.[506] El género *Entomoplasma* está conformado por especies que requieren esteroles y que crecen de manera óptima a 30 °C, mientras el género *Mesoplasma* contiene especies que no requieren colesterol, pero que crecen mejor a 30 °C en medio libre de colesterol o suero complementado con Tween 80® (0.04%). La familia *Spiroplasmataceae* incluye al género único *Spiroplasma*, que son *Mollicutes* con forma de espiral que requieren colesterol para crecer y se encuentran en las plantas e insectos. Los miembros del orden *Acholeplasmatales* no requieren esteroles para su crecimiento y se encuentran predominantemente en plantas, animales e insectos.[16,511] La presencia de estos microorganismos en tejidos animales ha sido documentada por la presencia de acholeplasmas como contaminantes en medios de cultivo de tejidos complementados con suero animal.[16] Se han aislado dos especies de humanos, *Acholeplasma laidlawii* y *Acholeplasma oculi*.[314,400,536] *A. laidlawii* se relaciona inmunológicamente con *M. pneumoniae* y *M. genitalium*.[72] Como no precisan compuestos con esteroles para su crecimiento, los acholeplasmas pueden cultivarse en medios que carecen de suero exógeno. El orden *Anaeroplasmatales* está compuesto por una única familia (*Anaeroplasmataceae*) que comprende dos especies: *Anaeroplasma* y *Asteroleplasma*.[506] Estas dos especies son anaerobias estrictas en cuanto a su metabolismo. La especie *Anaeroplasma* requiere colesterol para su crecimiento, mientras que los miembros del género *Asteroleplasma* no lo necesitan. Ambas especies se encuentran en el rumen del ganado bovino y ovino. La familia *Mycoplasmataceae* incluye ahora a los micoplasmas hemótrofos que antes estaban clasificados en los géneros *Eperythrozoon* y *Haemobartonella* (recuadro 18-1). Estos microorganismos parasitan la superficie de los eritrocitos de diversos animales.

Los miembros de la orden *Mycoplasmatales* requieren esteroles, como el colesterol, para su cultivo *in vitro*. La única familia del orden, *Mycoplasmataceae*, contiene dos géneros: *Mycoplasma* y *Ureaplasma*. El género *Mycoplasma* está conformado por más de 100 especies que habitan una amplia variedad de plantas y animales, incluyendo mamíferos, insectos, aves y reptiles, y pueden existir como comensales, parásitos o patógenos.[320,505,517] Las especies de *Mycoplasma* que se han aislado de humanos se muestran en el recuadro 18-2. *M. hominis,*

Taxonomía del filo *Firmicutes*, clase *Mollicutes*

Orden	Familia	Género	Requerimiento de esteroles para su crecimiento	Hábitat	Comentarios
Mycoplasmatales	*Mycoplasmataceae*	*Mycoplasma*	Sí	Humanos, animales	Crecimiento óptimo a 35-37 °C; metaboliza la glucosa o la arginina o ambas.
		Ureaplasma	Sí	Humanos, animales	Crecimiento óptimo a 35-37 °C; metaboliza la urea.
		"*Eperythrozoon*" (ahora miembros del género *Mycoplasma*)	Sí	Animales, incluso primates	Bacterias parásitas sin pared celular, no cultivables, encontradas en las superficies de las membranas de los eritrocitos.
		"*Haemobartonella*" (ahora miembros del género *Mycoplasma*)		Animales (se ha planteado la posibilidad de infecciones humanas)	Crecimiento óptimo a 30 °C.
Entomoplasmatales	*Entomoplasmataceae*	*Entomoplasma*	Sí	Insectos, plantas	Crecimiento óptimo a 30 °C.
		Mesoplasma	No	Insectos, plantas	Crecimiento óptimo a 30 °C, crece en medio sin suero con Tween 80 al 0.04%.
	Spiroplasmataceae	*Spiroplasma*	Sí	Insectos, plantas	Crecimiento óptimo a 30-37 °C.
Acholeplasmatales	*Acholeplasmataceae*	*Acholeplasma*	No	Animales, insectos, plantas	Crecimiento óptimo a 30-37 °C.
Anaeroplasmatales	*Anaeroplasmataceae*	*Anaeroplasma*	Sí	Rumen de ganado bovino y ovino	Anaerobio.
		Asteroleplasma	No	Rumen de ganado bovino y ovino	Anaerobio.

Micoplasmas y ureaplasmas aislados en humanos

Especie	Sitios frecuentes de aislamiento	Comentarios (otros sitios de aislamiento, enfermedades asociadas)
M. pneumoniae	Vías respiratorias, vías genitourinarias (muy raro), aspirados de líquido articular (muy raro)	Neumonía, bronquitis, bronquiolitis, faringitis, laringitis estridulosa; aislamiento ocasional en las vías genitourinarias y aspirados de líquido articular.
M. orale	Bucofaringe y nasofaringe	No se relaciona con enfermedad; se aisló en médula ósea leucémica y ganglios linfáticos.
M. salivarium	Bucofaringe y nasofaringe	No se relaciona con enfermedad, participación cuestionable en enfermedad periodontal; aislamiento infrecuente en cuello uterino/vagina y articulaciones artríticas.
M. buccale	Bucofaringe y nasofaringe	No se relaciona con enfermedad.
M. faucium	Bucofaringe y nasofaringe	No se relaciona con enfermedad.
M. lipophilum	Bucofaringe y nasofaringe	No se relaciona con enfermedad.
M. spermatophilum	Cuello uterino, esperma	No se relaciona con enfermedad.
M. primatum	Bucofaringe y nasofaringe; uretra femenina	No se relaciona con enfermedad; aislado en el sitio umbilical.

M. hominis	Vías genitourinarias femeninas, bucofaringe	Hemocultivos (septicemia posparto), vaginosis bacteriana y otras infecciones genitales, muestras de pulmón y derrame pleural, infecciones de trasplante de órgano y tejido, infecciones de heridas quirúrgicas, infecciones relacionadas con prótesis, infecciones neonatales, amnionitis.
M. genitalium	Vías genitourinarias, bucofaringe	Algunos casos de uretritis no gonocócica, no clamidial; papel desconocido en la infección respiratoria; presencia en líquido articular (infrecuente) probablemente secundaria a bacteriemia y siembra de espacios articulares.
M. fermentans	Vías genitourinarias, vías respiratorias	Linfocitos en sangre periférica y orina en pacientes con sida, articulaciones artríticas, médula ósea, posible participación en la patogenia de la infección por VIH.
M. penetrans	Vías genitourinarias, orina	Orina en pacientes con sida; posible participación en la patogenia del VIH, agente infeccioso oportunista.
M. pirum	Sangre (infrecuente)	Linfocitos en sangre periférica, contaminante en células de cultivo de tejidos de origen humano; anteriormente se propuso que desempeña un papel en la patogenia del VIH.
U. urealyticum	Vías genitourinarias, bucofaringe, vías respiratorias bajas, tejidos placentarios	Vías respiratorias bajas, sangre (sepsis neonatal), líquido cefalorraquídeo, sitios quirúrgicos, posible participación en la uretritis no gonocócica, infecciones del aparato genital, infecciones neonatales.
U. parvum	Vías genitourinarias	Infecciones del aparato genital.

M. genitalium, M. fermentans, M. primatum, M. spermatophilum y *M. penetrans* se aíslan principalmente de las vías genitourinarias del humano, mientras que *M. pneumoniae, M. salivarium, M. orale, M. buccale, M. faucium* y *M. lipophilum* se pueden aislar de las vías respiratorias humanas. *M. salivarium* se encuentra en las grietas gingivales y puede desempeñar un papel patológico en ciertos tipos de enfermedad periodontal. *M. orale, M. faucium, M. buccale* y *M. lipophilum* se consideran parte de la microbiota habitual de las vías respiratorias superiores y no son patógenos. *M. genitalium* ha suscitado gran interés científico en los últimos años como agente etiológico de la uretritis no gonocócica (UNG) aguda y crónica y de otras infecciones de las vías genitourinarias.[312,517] *M. fermentans* se aisló por primera vez de las vías genitourinarias del humano y se cree que desempeña un papel importante en la uretritis, la artritis reumatoide y la progresión de la infección por VIH. Esta especie es la misma que "*M. incognitus*", aislada de pacientes con sida (*véase* la descripción más adelante).[413] *M. penetrans*, una adición relativamente nueva al género, se ha aislado de la orina de pacientes con sida y, al igual que *M. fermentans*, puede actuar principalmente como un agente infeccioso oportunista en hospederos inmunodeprimidos. El nicho ecológico de *M. pirum* en humanos es incierto.

Al igual que con otras bacterias, los micoplasmas humanos aislados de muestras clínicas difieren en ciertas características fenotípicas, que se explotan para su aislamiento e identificación (tabla 18-1). *M. pneumoniae* fermenta la glucosa con la generación de productos finales ácidos, mientras *MH* utiliza arginina con la formación de productos finales básicos. El cultivo de estos microorganismos depende del uso de medios líquidos y sólidos especiales enriquecidos con los factores necesarios para el crecimiento de micoplasmas, además de sustratos de crecimiento específicos, como glucosa y arginina. Las cepas de *M. pneumoniae* son antigénicamente homogéneas, con sólo una serovariedad reconocida y con todas las cepas conteniendo una sola composición de ARNr similar. Se desconoce el número de serovariedades

diferentes de *MH*, pero se han demostrado patrones de ARNr heterogéneos.[71,563] Además de ciertas similitudes ultraestructurales, se ha descrito reactividad cruzada serológica y homologías genéticas entre *M. pneumoniae* y *M. genitalium*.[72,280,564]

El género *Ureaplasma* incluye micoplasmas que son específicamente capaces de hidrolizar urea. El género actualmente contiene siete especies: *UU, U. parvum, U. diversum, U. gallorale, U. felinum, U. cati* y *U. canigenitalium*.[19,167,168,194,249,438] Anteriormente, a *Ureaplasma* se le denominó micoplasma "cepa T" por el tamaño muy pequeño ("T" por la palabra inglesa *tiny* [diminuto]) de sus colonias en medios sólidos.[438] Antes de 1999, se habían descrito 14 serotipos de *UU* en humanos, primates no humanos y otros animales. Estos 14 serotipos se definieron con base en su reactividad con un panel de antisueros policlonales.[19,405] Estos serotipos se agruparon en dos biovariedades: la biovariedad 1, compuesta de los serotipos 1, 3, 6 y 14, y la biovariedad 2, que incluye los serotipos 2, 4, 5 y 7-13.[166] Los miembros de estas dos biovariedades también tienen diferencias en otras propiedades, incluyendo polimorfismos de longitud de fragmentos de restricción, patrones de proteínas de la célula entera en electroforesis en gel de poliacrilamida y sensibilidad a sales de manganeso.[19,166,399,405,463] Dentro de las biovariedades, el análisis de ARNr con sondas de ácidos nucleicos demostró una homología significativa de la secuencia de nucleótidos entre los serotipos constituyentes. El porcentaje de hibridación ADN-ADN entre los serotipos 1, 3 y 6 de la biovariedad 1 fue del 91-92%, mientras que entre los serotipos 2, 4, 5, 7 y 8 de la biovariedad 2 osciló entre el 69 y 97%. Sin embargo, en un Western blot, los anticuerpos monoclonales desarrollados contra los serotipos de la biovariedad 1 también reaccionaron con aislamientos clínicos de la biovariedad 2, indicando una reactividad cruzada antigénica considerable dentro de los serotipos definidos policlonalmente.[64] Se desarrollaron técnicas de reacción en cadena de la polimerasa (PCR, *polymerase chain reaction*) que son capaces de detectar ARNr 16S específico de la biovariedad

TABLA 18-1 Características para la identificación de especies humanas de *Micoplasma* y *Ureaplasma*

Sitio de aislamiento Especie	Utilización de			pH óptimo	Tiempo para aislamiento	Crecimiento en			Sero- variedades
	Glucosa	Arginina	Urea			Aire	CO₂	Anaerobiosis	
Vías respiratorias									
M. pneumoniae	+	−	−	6.5-7.5	4-21 días	4+	4+	1+	1
M. salivarium	−	+	−	6.0-7.0	2-5 días	2+	ND	4+	1
M. orale	−	+	−	7.0	4-10 días	2+	ND	4+	1
Vías genitourinarias									
M. hominis	−	+	−	5.5-8.0	1-5 días	4+	4+	4+	Desconocido
U. urealyticum/ U. parvum	−	−	+	5.5-6.5	1-4 días	4+	4+	4+	14
M. fermentans	+	+	−	7.0	4-21 días	2+	ND	4+	1
Vías respiratorias/genitourinarias									
M. genitalium	+	−	−	7.0	Lento	2+	3-4+	1+	Desconocido
A. laidlawii	+	−	−	6.0-8.0	1-5 días	4+	4+	4+	1

+, positivo; −, negativo; ND, datos no disponibles.

y se han utilizado para examinar cepas de referencia y aislamientos clínicos para determinar las relaciones entre las biovariedades y las entidades específicas de enfermedades relacionadas con *UU*.[406,491] En 1998, las biovariedades 1 y 2 de *UU* se clasificaron como *U. parvum* y *U. urealyticum*, respectivamente.[248]

Las otras especies de *Ureaplasma* se encuentran exclusivamente en animales. *U. diversum* (tres serovariedades) se encuentran en las vías respiratorias y genitales bovinas y ovinas; es el agente etiológico de infecciones maternas y fetales en estos animales, produciendo amnionitis, aborto, bajo peso al nacer, neumonía neonatal y muerte.[194] *U. gallorale* (una serovariedad) es una especie no patógena que se encuentra en las vías respiratorias de pollos y otras aves de corral.[19,225,249] Dos especies, *U. felinum* y *U. cati*, se han aislado de las vías respiratorias de gatos domésticos sanos.[167] *U. canigenitalium*, la especie descrita más recientemente, se aisló de los cultivos orales, nasales y prepucios de perros e incluye cuatro serovariedades.[168] Además de estas siete especies formalmente descritas, también se han descrito ureaplasmas que son genética y antigénicamente distintos en aves, porcinos, simios, bovinos y caprinos/ovinos; sin embargo, no se les ha asignado una especie o epíteto definitivo.[19,169]

Factores de virulencia de micoplasmas humanos

Los géneros *Micoplasma* y *Ureaplasma* son principalmente bacterias relacionadas con mucosas de las vías respiratoria y genitourinaria del hospedero en estrecha asociación con células epiteliales, pero se localizan extracelularmente.[195] Se descubrieron potenciales factores de virulencia en micoplasmas patógenos humanos y se sugirieron algunos mecanismos propuestos que pueden explicar su patogenia, los cuales incluyen

competencia por precursores bioquímicos, adherencia a células, fusión con membranas celulares, invasión celular y citotoxicidad.[418] *M. pneumoniae* tiene un orgánulo de adherencia, que es una extensión delgada en un polo de la célula con un centro electrodenso y un "botón" terminal.[256,432] Estas estructuras forman parte del citoesqueleto del micoplasma, que está compuesto por una red de diversas proteínas. Agrupada en la extremidad del orgánulo de adherencia, se encuentra una proteína de 169 kDa relacioanda con la membrana, denominada *P1*, que es la principal citoadhesina que media la adherencia de *M. pneumoniae* a las células del anfitrión.[206,524] Después de la adherencia, la fijación de P1 induce ciliostasis, inflamación local y destrucción de tejidos que está mediada por liberación de peróxidos.[524] Además de P1, otras proteínas de la membrana que están asociadas con citoadherencia son P30, P116 y HMW1-3. Las alteraciones o la ausencia de estas proteínas provocan la pérdida de virulencia de *M. pneumoniae*.[418] Debido a que la citoadherencia es un primer paso necesario para la infección de superficies mucosas sensibles, estas proteínas representan factores verdaderos de virulencia en este microorganismo. Los individuos infectados por *M. pneumoniae* producen una fuerte respuesta de anticuerpos contra la adhesina P1, lo que sugiere que las proteínas adhesinas purificadas pueden ser útiles en pruebas serológicas para el diagnóstico de infecciones por *M. pneumoniae*.[109,205,206] Los ambios citopáticos pueden estar relacionados con el daño local después de la citoadherencia de *M. pneumoniae*. Este patógeno puede penetrar en las membranas celulares e invadir las células hospederas. Las enzimas hidrolíticas y los metabolitos citolíticos se liberan directamente en la célula una vez que se ha producido la unión y la invasión.[409,561] Además, existe gran cantidad de literatura médica sobre la inducción de múltiples citocinas (interleucinas, interferón, factor de necrosis tumoral [TNF, *tumor necrosis factor*] y factores estimulantes de colonias) resultado de la infección por *M. pneumoniae* y el papel de estas citocinas sobre la patogenia y los mecanismos de enfermedad por micoplasmas.[354,418,560]

Se ha identificado otro posible factor de virulencia denominado *MPN372*, que podría ser responsable del daño celular de las vías respiratorias y otras secuelas relacionadas con infecciones por *M. pneumoniae* en humanos. MPN372 provoca una vacuolización extensa y finalmente la muerte celular de células de mamíferos, incluyendo patrones distintos y progresivos de citopatología en anillos traqueales en cultivo de órganos infectados por *M. pneumoniae* virulenta.[228] *M. pneumoniae* evade la respuesta inmunitaria del hospedero debido a su supervivencia dentro de las células hospederas, plasticidad fenotípica y mimetismo molecular. Además, *M. pneumoniae* puede inducir depresión transitoria de la función de los linfocitos T y disminución de las células T CD4$^+$ del hospedero.[418]

Las proteínas de citoadherencia responsables del inicio de la colonización y la infección también han demostrado estar presentes en *MH*. P50 y P100, dos polipéptidos localizados en la superficie de *MH*, funcionan en la adherencia de esta especie a células eucarióticas.[178] *MH* también se une a glicolípidos sulfatados de manera dependiente de tiempo, temperatura y dosis, que puede ser inhibida por preincubación de los microorganismos con sulfato de dextrano de alto peso molecular.[369] La unión de la proteína recombinante P50 a células HeLa también es inhibida por dextranos de alto peso molecular, lo que indica que la proteína de citoadherencia P50 se une a sulfátidos en la membrana de la célula hospedera.[244] Los glicolípidos sulfatados y otros glicoconjugados están presentes en altas concentraciones en las vías genitourinarias masculinas y femeninas, y la interacción específica de *MH* con estas moléculas puede ayudar a explicar el tropismo del tejido urogenital de *MH*. La lipoproteína de citoadherencia P100 de *MH* también posee un dominio de unión a sustrato para el transporte de péptidos a través de la membrana celular.[179] Las cepas de *MH* presentan, además, otra proteína relacionada con la adherencia, denominada *antígeno Vaa* (*variable adherence-associated*), codificada por seis tipos distintos de genes *vaa*.[43,44] La expresión de estos genes puede activarse y desactivarse; se ha postulado que esta capacidad promueve la propagación de los microorganismos de una célula a otra.[569]

UU también produce varios factores asociados con virulencia. Los aislamientos de *UU* producen tres enzimas fosfolipasas (A1, A2 y C) localizadas en la membrana plasmática.[103] Estas enzimas hidrolizan fosfolípidos, con liberación de ácido araquidónico. Debido a que *UU* está relacionado con amnionitis, morbilidad y mortalidad perinatal (abortos espontáneos, prematuridad, muerte fetal), se ha postulado que la infección de las vías genitourinarias femeninas puede iniciar una secuencia de eventos patológicos relacionados con la producción de fosfolipasa.[121] La liberación de ácidos araquidónicos de las membranas amnióticas puede conducir a la producción de prostaglandinas, lo que puede provocar un parto prematuro.[29] También se ha demostrado que *UU* induce la producción de citocinas inflamatorias (p. ej., TNF-α, interleucina 6 [IL-6]) en líneas celulares tanto de macrófagos humanos como de ratas, y estimula la liberación de óxido nítrico en macrófagos alveolares en cultivo.[274,276] La liberación extensa de estas citocinas puede contribuir a la respuesta inflamatoria y a la patogenia de la enfermedad pulmonar crónica que se observa en neonatos prematuros de muy bajo peso al nacer. También se ha demostrado que *UU* induce apoptosis en células epiteliales de pulmón humano y macrófagos; la muerte celular fue anulada por anticuerpos monoclonales anti-TNF-α.[275] Estos datos sugieren que la infección pulmonar causada por *UU* en estos neonatos puede estar implicada en el deterioro crónico de los tejidos pulmonares de manera tanto directa como indirecta

por la producción de citocinas inflamatorias que se sabe que paraticipan en la enfermedad pulmonar crónica de neonatos prematuros.[251,504] Las tres fosfolipasas descritas anteriormente también pueden contribuir a la enfermedad pulmonar fetal relacionada con la infección de las vías respiratorias por *UU*.[417] Tanto *MH* como *UU* producen proteasas de inmunoglobulina (Ig) A, que pueden facilitar la invasión de la mucosa por hidrólisis de IgA de mucosas.[229]

M. fermentans, M. penetrans y *M. pirum* se han relacionado con enfermedades tanto en personas sanas como en pacientes con sida. Estos microorganismos han estado implicados como agentes oportunistas o cofactores que contribuyen a la patología y patogenia de las enfermedades relacionadas con el VIH.[345] Los mecanismos involucrados en estos factores postulados incluyen la activación específica del sistema inmunitario celular, la producción de superantígenos que estimulan la liberación de diversas linfocinas y citocinas inmunomoduladoras, y la generación de radicales libres que contribuyen al estrés oxidativo que se observa en la infección por VIH. Todos estos micoplasmas "relacionados con el sida" utilizan glucosa e hidrolizan arginina. La arginina desaminasa de los micoplasmas puede causar agotamiento de arginina en macrófagos infectados. La arginina es un precursor de una molécula que está directamente implicada en la citotoxicidad mediada por macrófagos; por lo tanto, la disminución de arginina por infección de micoplasmas puede conducir a una disminución de la citotoxicidad de macrófagos. Los micoplasmas también liberan en el medio de crecimiento nucleasas que degradan los ácidos nucleicos de la célula hospedera para generar precursores para la síntesis de sus propios ácidos nucleicos. *M. fermentans, M. penetrans* y *M. pirum* también pueden invadir células y sobrevivir como patógenos intracelulares.[84] La asociación de estos microorganismos con localizaciones intracelulares en linfocitos y macrófagos ayuda a explicar su aislamiento, en especial de *M. fermentans,* de sangre de pacientes con y sin sida.

Importancia clínica de micoplasmas humanos

Mycoplasma pneumoniae

M. pneumoniae es un patógeno respiratorio habitual en niños, así como en adultos. Infecta las vías respiratorias superiores e inferiores y es una de muchas causas del proceso neumónico llamado *neumonía atípica*; otras causas de neumonía atípica incluyen diversos virus (p. ej., influenza, virus sincitial respiratorio, adenovirus), hongos (p. ej., *Pneumocystis jirovecii*) y bacterias (p. ej., *Chlamydophila pneumoniae, Legionella pneumophila*).[42,132,450] *M. pneumoniae* se transmite de persona a persona por transferencia aérea de aerosoles que contienen los microorganismos, con una transmisión facilitada por toser o estornudar. Alrededor del 20% de las neumonías adquiridas en la comunidad que requieren hospitalización son causadas por *M. pneumoniae*; sin embargo, estos casos representan sólo el 3-10% de todas las infecciones por *M. pneumoniae*, ya que en la mayoría de los individuos infectados no se generan traqueobronquitis o infecciones menores de las vías respiratorias superiores, o bien permanecen asintomáticas.[132,418,453,455,524] El período de incubación es de 1-3 semanas, pero los síntomas pueden presentarse en tan poco tiempo como cuatro días después de la infección.[418] En un informe del año 1977 en Seattle, Washington, las tasas de infección por *M. pneumoniae* variaron del 2% en los años endémicos al 35% en los años epidémicos, con epidemias cada 4-7 años. Los niños de 5-9 años de edad desarrollaron más neumonía que los adolescentes de 15-19 años.[137] En las poblaciones cerradas (p. ej., campamentos de verano, bases militares, escuelas y dormitorios universitarios), *M. pneumoniae* puede causar brotes de neumonía. Las infecciones de las vías respiratorias superiores tienden a desarrollarse en niños menores de 3 años de edad, mientras que la traqueobronquitis o neumonía se desarrolla con mayor frecuencia en niños mayores y adultos. Curiosamente, los estudios en poblaciones pediátricas no han demostrado que *M. pneumoniae* desempeñe un papel durante la miringitis aguda o la otitis media efusiva.[252,459] La mayoría de las infecciones causadas por *M. pneumoniae* son relativamente leves e incluyen faringitis, traqueobronquitis, bronquiolitis y laringotraqueobronquitis; más de una quinta parte de las infecciones son asintomáticas.[132]

La enfermedad generalmente no es estacional y puede ocurrir durante todo el año, pero la incidencia de enfermedad manifiesta suele ser más alta a finales del otoño y en invierno, cuando los jóvenes regresan a la escuela. Sin embargo, un estudio en China encontró que la incidencia era más alta en el verano, en comparación con *C. pneumoniae*, que no ocurre de manera estacional.[63]

Los síntomas cuando se presenta enfermedad leve por *M. pneumoniae* incluyen dolor de garganta, tos y sibilancias; por lo tanto, la infección puede confundirse con asma. Las infecciones respiratorias fulminantes son infrecuentes, pero pueden presentarse infecciones graves que requieren hospitalización en pacientes ancianos e inmunodeprimidos, y la muerte puede presentarse de algunas de estas infecciones.[316,383,418] Para una revisión histórica más reciente sobre *M. pneumoniae* y su relevancia en la enfermedad clínica, *véase* Cunha.[82]

Después de la exposición en hospederos sensibles, el microorganismo se adhiere a las células epiteliales de las vías respiratorias y se multiplica. Los patógenos pueden aislarse en cultivo durante el período de incubación y por varias semanas durante y después de la enfermedad clínica, incluso en presencia de anticuerpos específicos. Tras un período de incubación de 2-3 semanas, la presentación clínica de la neumonía por micoplasmas suele ser insidiosa, en lugar de abrupta, con el inicio gradual de síntomas generales y neumónicos que simulan gripe. En la mayoría de los pacientes se desarrollan fiebres de 38.3-39°C a los pocos días, con escalofríos, malestar general, dolor de cabeza, dolor de garganta, congestión nasal y tos seca no productiva que aparece de manera temprana durante la evolución clínica. El recuento de leucocitos suele encontrarse dentro de los límites normales o sólo ligeramente elevado. En el 5-10% de los pacientes se desarrollan síntomas progresivos de las vías respiratorias inferiores; el esputo se vuelve más mucoide o mucopurulento, y puede observarse sangre en el esputo. Ocasionalmente, en este momento los frotis de esputo con tinción de Gram suelen mostrar pocos o moderados leucocitos polimorfonucleares y ausencia de microorganismos. Con el inicio de los síntomas neumónicos, los pacientes pueden sentirse como si tuvieran un resfriado grave o "gripe", pero seguirán funcionando con relativa normalidad; de ahí la aplicación del término "*neumonía ambulante*" a esta enfermedad. La exploración de tórax suele revelar roncus localizados y estertores aislados, y las radiografías de tórax son congruentes con una bronconeumonía difusa que por lo general involucra múltiples lóbulos del pulmón sin consolidación. En la neumonía por *M. pneumoniae*, los patrones radiográficos varían ampliamente y pueden mostrar infiltrados neumónicos peribronquiales, atelectasias, nódulos y linfadenopatías hiliares. Los hallazgos radiológicos suelen ser más extensos de lo que podría sugerir la exploración física del paciente. Los derrames pleurales son relativamente raros en la neumonía por micoplasmas, presentándose en más del 20% de

los pacientes.[379] Otras complicaciones pleuropulmonares, como neumotórax y absceso pulmonar, también son infrecuentes. Sin embargo, se informó de un niño de 10 años con un cuadro clínico de 15 días de fiebre y tos que no respondió a amoxicilina y ceftriaxona por presunta enfermedad por neumococos, pero que mostró una respuesta rápida cuando se trató con claritromicina; la evidencia serológica sugirió infección por *M. pneumoniae* con absceso pulmonar.[268] Se han informado algunos otros pacientes con abscesos pulmonares, y como en este paciente el tratamiento con macrólidos se administró tarde, la enfermedad por *M. pneumoniae* progresó.

La neumonía por *M. pneumoniae* suele autolimitarse, con resolución de la mayoría de los síntomas generales en 3-10 días sin tratamiento con antibióticos. Las anomalías en las radiografías de tórax en general se resuelven más lentamente, y la resolución completa puede tardar entre 10 días y 6 semanas. También pueden presentarse recidivas y recaídas de neumonía a pesar de un tratamiento adecuado con antibióticos. Con métodos serológicos y técnicas de detección molecular, varios estudios han demostrado que *M. pneumoniae* puede desempeñar un papel importante en el asma aguda y crónica en niños y adultos, exacerbaciones de la enfermedad pulmonar obstructiva crónica, particularmente entre adultos mayores, y síndrome de dificultad respiratoria en adultos.[34,131,255,332,524,552] Los datos también sugieren que *M. pneumoniae* puede estar implicado en el síndrome torácico agudo, una enfermedad similar a la neumonía que se manifiesta en pacientes con anemia drepanocítica.[360]

Las infecciones respiratorias por *M. pneumoniae* se relacionan con una amplia gama de manifestaciones extrapulmonares, incluyendo síntomas neurológicos, cardíacos, dérmicos, musculoesqueléticos, hemáticos y gastrointestinales.[156,502,532] Hasta el 25% de los pacientes con infección por *M. pneumoniae* pueden experimentar complicaciones dérmicas. Con mayor frecuencia, se observa eritema multiforme mayor (síndrome de Stevens-Johnson), presentándose como lesiones vesiculares en áreas mucocutáneas del cuerpo,[272,412,418] varios tipos de erupciones cutáneas maculares, morbiliformes y vesiculares, eritema polimorfo ampolloso y eritema nodoso.[66,272,428] En un caso, la vasculitis urticarial por *M. pneumoniae* fue confundida con la enfermedad de Still en el Reino Unido; afortunadamente el paciente se recuperó una vez que se administró el tratamiento adecuado.[110] Se desconoce el mecanismo de la enfermedad en la piel y la mucosa, pero se postula que se debe a una lesión inmunitaria vascular compleja o a mecanismos autoinmunitarios.[418] En los adultos y los pacientes pediátricos con mucositis, la infección por *M. pneumoniae* debe incluirse en el diagnóstico diferencial.[130]

Las manifestaciones cardiovasculares pueden ocurrir hasta en el 10% de los pacientes, e incluyen defectos de conducción con arritmia cardíaca, pericarditis, taponamiento cardíaco e insuficiencia cardíaca congestiva.[236,335,419] Se describió miopericarditis en un niño que presentó fiebre, letargia, oliguria y disnea.[376]

Las manifestaciones del sistema nervioso central (SNC) son las complicaciones extrapulmonares más frecuentes derivadas de las infecciones por *M. pneumoniae*. En los pacientes con infecciones serológicamente confirmadas que requieren hospitalización, hasta un 10% puede desarrollar complicaciones neurológicas, por lo general encefalitis y meningoencefalitis, seguidas por polirradiculitis y meningitis aséptica.[156,418] *M. pneumoniae* es una causa importante de encefalitis en niños, especialmente aquellos menores de 10 años, lo que a menudo conduce a la necesidad de ingresar a cuidados intensivos. Un estudio en niños con encefalitis aguda documentó infección por *M. pneumoniae* en el 31% de los pacientes; *M. pneumoniae* fue la causa probable de la encefalitis en al menos el 7% de los pacientes, en función de los resultados de la PCR de líquido cefalorraquídeo (LCR) y las pruebas serológicas positivas.[36,537] La mielitis transversa aguda también se produce a causa de infecciones por *M. pneumoniae*, incluidas las relacionadas con el síndrome de Guillain-Barré; esto es más frecuente en personas menores de 35 años de edad.[156,418,447,500] La patogenia de las complicaciones del SNC no se entiende por completo. Puede ocurrir a causa de la invasión directa de la bacteria, especialmente en pacientes con un inicio temprano de encefalitis, como sugiere la presencia de resultados positivos de la PCR de *M. pneumoniae* en LCR.[269,354,503] Sin embargo, es probable que los síndromes neurológicos postinfecciosos se produzcan a través de un mecanismo autoinmunitario inducido por la infección por micoplasmas y por eventos tromboembólicos que conducen a microangiopatía, vasculitis cerebral y desmielinización en áreas perivasculares del SNC.[31,35,156,354,386,503] Las complicaciones graves del SNC de este último tipo se han relacionado con episodios de ictus tras una infección aguda por *M. pneumoniae*.[372,454]

Las complicaciones urológicas y hepatobiliares se manifiestan como nefritis aguda y hepatitis colestásica, respectivamente.[155,448] Se describió el síndrome urémico hemolítico (SUH) en un niño de 1 año de edad como una complicación de la enfermedad respiratoria por *M. pneumoniae*.[144] Un artículo de China describió una mayor seroprevalencia de infección por *M. pneumoniae* en pacientes con hepatitis C que recibían hemodiálisis.[260]

Las complicaciones oculares relacionadas con una infección por *M. pneumoniae* incluyen edema de papila, atrofia del nervio óptico, papilitis óptica, exudados, hemorragias retinianas y uveítis bilateral.[340,415,547] También se han informado varios tipos de complicaciones hemáticas (anemia hemolítica secundaria a la formación de aglutininas frías, coagulopatía intravascular, neutropenia, trombocitopenia, hemoglobinuria paroxística por frío), que pueden ser el resultado de la generación de anticuerpos específicos y autoanticuerpos dirigidos contra tejido pulmonar, cardiolipinas y tejido muscular.[62,65,92]

Los estados de inmunodeficiencia humoral y celular también predisponen a las personas a una enfermedad más grave por *M. pneumoniae* y otros micoplasmas.[132,375,408] Las personas con hipogammaglobulinemia pueden padecer episodios repetidos de neumonía por *M. pneumoniae* y presentar dificultad para eliminar el microorganismo de las vías respiratorias a pesar de un tratamiento adecuado. Los microorganismos de *M. pneumoniae* perduran en la mayoría de los pacientes con infección de las vías respiratorias durante algunos meses después de la infección, pero pueden persistir durante años en un paciente con hipogammaglobulinemia.[524] Estos pacientes suelen presentar síntomas graves de las vías respiratorias superiores e inferiores con pocos o ningún infiltrado observado en la radiografía de tórax, y complicaciones significativas que incluyen erupciones cutáneas, dolor en articulaciones, artritis séptica y osteomielitis.[224,263,485,489] *M. pneumoniae* también puede causar enfermedad grave en pacientes con afecciones que deprimen la inmunidad celular, incluyendo infección por VIH y anemia falciforme.[217,243,360,375] Una técnica de PCR de muestras broncoalveolares resultó positiva para *M. pneumoniae* en un paciente de 10 años de edad con trasplante renal, quien presentaba síntomas respiratorios crónicos y una nueva lesión en masa en el lóbulo superior del pulmón. El paciente respondió bien al tratamiento con macrólidos.[430]

Aunque las artralgias son una manifestación frecuente de infección por micoplasmas, se ha descrito artritis con cultivos positivos de líquidos articulares, pero se considera muy poco frecuente.[61,88] Sin embargo, las infecciones articulares se han relacionado con muchas de las especies de *Mycoplasma*, incluyendo

M. pneumoniae y *M. salivarium*, encontradas en el líquido sinovial de pacientes con artritis en un estudio del Reino Unido, pero no en el líquido que se desarrolló después de una lesión por traumatismo. *M. fermentans* también se ha encontrado en infiltrados celulares de articulaciones inflamadas.[223] Asimismo, la PCR y la secuenciación condujeron recientemente al hallazgo de *M. pneumoniae* en infecciones articulares periprotésicas.[161] Con mejores pruebas de laboratorio para la detección de especies de *Mycoplasma*, la localización de *M. pneumoniae* en estas situaciones clínicas puede aumentar.

La infección fulminante y diseminada de *M. pneumoniae* con afectación multisistémica es rara, pero se ha informado. Kountouras y cols. informaron sobre un hombre previamente sano de 50 años de edad que presentaba trastornos respiratorios progresivos, meningitis aséptica, hepatitis colestásica, insuficiencia renal y coagulación intravascular diseminada.[253] La infección por *M. pneumoniae* se diagnosticó serológicamente; el paciente fue tratado con eritromicina y experimentó una recuperación sin incidentes. Takiguchi y cols. informaron sobre una mujer previamente sana de 64 años en quien se desarrolló dificultad respiratoria progresiva, con infiltrados alveolares bilaterales ampliamente difundidos en las radiografías de tórax.[467] Después, se desarrolló un síndrome de dificultad respiratoria aguda y coagulación intravascular diseminada. La infección por *M. pneumoniae* se diagnosticó serológicamente. A pesar de la terapia intensiva con antibióticos y corticoesteroides, ventilación mecánica, hemodiálisis e intercambio de plasma, la paciente murió por fallo multiorgánico. Del mismo modo, Koletsky y Weinstein informaron el caso de una mujer de 30 años que desarrolló una infección diseminada por *M. pneumoniae* rápidamente mortal, durante la cual se desarrollaron enfermedades respiratorias graves, neumonía, colapso cardiovascular e insuficiencia renal después de un curso clínico de nueve días.[246] Por desgracia, la paciente falleció dentro de las 24 h después de ser hospitalizada. Durante la autopsia, el microorganismo fue aislado de los pulmones, los riñones y el cerebro. El examen histopatológico reveló condensaciones neumónicas bilaterales y coagulación intravascular diseminada.

En ocasiones se puede aislar *M. pneumoniae* de sitios extrapulmonares inusuales distintos de los que se mencionaron antes. Goulet y cols. aislaron *M. pneumoniae* de muestras de vías genitourinarias de 22 pacientes durante 2 años.[145] Además, el microorganismo se recolectó de la uretra de uno de los tres compañeros sexuales masculinos de una mujer que albergaba el microorganismo en las vías genitourinarias. También se aisló *M. pneumoniae* de un absceso tuboovárico.[495] Se describió una asociación con la enfermedad de Kawasaki en cuatro niños italianos en quienes la serología confirmó infección por *M. pneumoniae*; sin embargo, no hubo ninguna otra evidencia de que existiera una relación causal.[520]

Mycoplasma hominis y Ureaplasma urealyticum

Tanto *MH* como *UU* pueden aislarse de las vías genitourinarias de hombres y mujeres asintomáticos.[321,323,324] Las publicaciones de 1972 y 1986 de McCormack y cols. demostraron que las tasas de colonización con *MH* y *UU* en hombres varían del 0-13% y del 3-56%, respectivamente.[321,322] Los mismos autores informaron datos en mujeres y señalaron que las tasas de colonización vaginal de *MH* y *UU* oscilaban entre 0 y 31% y entre 8.5 y 77.5%, respectivamente, dependiendo de la edad, raza, experiencia sexual y nivel socioeconómico.[321,322,324] Las tasas de colonización en las vías genitourinarias tanto en hombres como en mujeres está relacionada con la actividad sexual, y las personas con múltiples parejas sexuales tienen más probabilidades de ser colonizadas. Por lo tanto, la epidemiología de la adquisición del microorganismo sugiere que estos micoplasmas son susceptibles a la transmisión sexual. Se observa evidencia adicional de la adquisición sexual, ya que hay tasas de aislamiento mucho más bajas entre mujeres que usan anticonceptivos de barrera.[324] En función de estos datos, es evidente que estos microorganismos son excesivamente frecuentes, en particular en las vías genitales inferiores de las mujeres sexualmente activas.

En los últimos años, se ha implicado tanto a *UU* como a *MH* en diversas afecciones clínicas relacionadas principalmente con la colonización e infección de las vías genitourinarias inferiores, infecciones de las vías genitourinarias superiores en mujeres y, rara vez, infección de las vías genitourinarias superiores y prostatitis en hombres.[121,170,209,381] Se ha postulado que ambos microorganismos desempeñan papeles en la endometritis temprana y tardía, corioamnionitis y rotura prematura de membranas.[106,121,151] En particular, la presencia de *UU* en las vías genitourinarias se ha relacionado estadísticamente con prematuridad, recién nacidos de bajo peso e infertilidad.[124,151,170,230] Los estudios controlados sobre la patogenia de los micoplasmas genitales son complicados debido a que ambos microorganismos son bastante prevalentes en adultos asintomáticos sexualmente activos. Para confundir aún más los problemas de etiología, los micoplasmas genitales se aíslan a menudo en cultivo junto con otros patógenos reconocidos de las vías genitourinarias, como *Chlamydia trachomatis* y *Neisseria gonorrhoeae*.[330] Estas asociaciones hacen difícil determinar si una afección patológica es atribuible únicamente a la presencia de micoplasmas genitales. Un excelente ejemplo de este dilema es la enfermedad clínica de la vaginosis bacteriana. *MH* se aísla con frecuencia de mujeres con esta infección.[182,234,259] Sin embargo, ahora se sabe que la vaginosis bacteriana es el resultado de una compleja interacción entre bacterias aerobias y anaerobias. Los papeles de los micoplasmas genitales en esta afección no han sido elucidados ni definidos, y no se ha comprobado una relación causal entre *MH* y vaginosis bacteriana. Los estudios sobre la patogenia de los micoplasmas genitales son aún más confusos por el aislamiento de los microorganismos durante o después de la administración de antibióticos contra otros patógenos de las vías genitourinarias.[79] El tratamiento con antibióticos para estos otros microorganismos puede generar la selección de micoplasmas resistentes a los agentes que se están utilizando (p. ej., penicilinas y cefalosporinas). Tras su aislamiento a partir de un cultivo genital o de un sitio de lesión, se vuelve difícil atribuir un papel etiológico a los microorganismos en vista de la administración previa o en curso de antibióticos.

MH y *UU* se han aislado en hemocultivos de mujeres con fiebre posparto.[94,121,123,261,325,353] Alrededor del 10% de las mujeres con fiebre posparto o postaborto tendrán *MH* o *UU* aisladas en hemocultivos.[524] En algunos casos, estas bacterias pueden aislarse con otros microorganismos de las vías genitourinarias, lo que vuelve a confundir el papel etiológico de los micoplasmas genitales. La bacteriemia posparto es el resultado del ascenso de los microorganismos de la vagina al endometrio, donde los patógenos causan endometritis. La infección de las membranas placentarias y del líquido amniótico con micoplasmas ocurre con mayor frecuencia en las mujeres colonizadas con rotura prematura de membranas fetales y parto prematuro o prolongado.[136] Desde estos sitios, los microorganismos entran en el torrente sanguíneo durante y después del parto, o después de una cesárea. También se ha documentado bacteriemia por *UU* como una complicación en mujeres sometidas a histerectomía.[90]

El aislamiento de micoplasmas, especialmente *UU*, de las vías genitourinarias inferiores de las mujeres embarazadas se asocia con varias complicaciones del embarazo, como dar a luz a recién nacidos con bajo peso. En un estudio realizado por Kass y cols. en mujeres cuyas vías genitourinarias fueron colonizadas por *UU* y con una respuesta de anticuerpos de cuatro veces o más contra el microorganismo, hubo una tasa del 30% de recién nacidos con bajo peso, mientras que en las mujeres colonizadas sin respuesta de anticuerpos, la tasa fue del 7.3%.[230] Además, esta respuesta de anticuerpos fue específica al serotipo, lo que sugiere que la tasa adicional de bajo peso al nacer se relacionó con una infección reciente por un nuevo serotipo de *UU* que difiere del serotipo o serotipos ya presentes en la vagina. Un estudio que examinó la relación entre las dos biovariedades de *UU* y la evolución del embarazo encontró que la biovariedad *urealyticum* se asociaba con más problemas de bajo peso al nacer, bajo peso durante la edad gestacional y parto prematuro que la biovariedad *parvum*.[1] Los estudios de tratamiento con tetraciclina o eritromicina mostraron reducciones de las tasas de bajo peso al nacer, lo que implica que la erradicación de micoplasmas (u otros microorganismos sensibles) de las vías genitourinarias puede tener un efecto directo y beneficioso sobre ciertas complicaciones del embarazo.[230,486] Los artículos de revisión que abordan la relación de los micoplasmas y las complicaciones durante el embarazo se recomiendan para aquellos interesados en una lectura adicional.[262,487]

Las infecciones amnióticas por *UU* pueden hallarse en mujeres asintomáticas con membranas fetales intactas, y estas infecciones suelen relacionarse con complicaciones del embarazo.[57,152,193,565] *UU* es capaz de iniciar una respuesta inflamatoria tisular intensa sin síntomas relacionados; la evidencia serológica de una respuesta de anticuerpos a estos microorganismos y la recolección simultánea de ureaplasmas de la sangre de estos pacientes parece confirmar la posibilidad de infecciones amnióticas silenciosas.[57,138] Gray y cols. estudiaron dos grupos de mujeres embarazadas asintomáticas, ajustadas por edad materna, edad gestacional e indicación de amniocentesis.[152] Se cultivaron muestras provenientes de amniocentesis transabdominal para micoplasmas. Entre las 86 mujeres en el grupo negativo para ureaplasma se observó una incidencia del 1.2% de aborto espontáneo en el segundo trimestre y una tasa de prematuridad del 9.3%, para una tasa global de resultados adversos del 10.5%. Sin embargo, la tasa de complicaciones en las ocho mujeres positivas para ureaplasma fue del 100%, lo que representa un riesgo 8.6 veces mayor. Uno de los partos prematuros sobrevivió, pero con la complicación de enfermedad de la membrana hialina. El examen histológico de los tejidos placentarios de las ocho mujeres infectadas reveló corioamnionitis en todas ellas, y las siete muestras de tejido pulmonar de los lactantes mostraron neumonía. *UU* creció en 4 de 5 placentas y en 3 de 5 muestras de tejido pulmonar fetal que fueron cultivadas.[152] Horowitz y cols. también demostraron que el 50% de seis mujeres con cultivos de líquido amniótico positivos para *UU* en el segundo trimestre presentaron complicaciones del embarazo, en comparación con el 12% de 123 mujeres con cultivos de líquido amniótico negativos.[193] En otro estudio que examinó la colonización endocervical con respuestas serológicas a *UU*, Horowitz y cols. encontraron que cuando la colonización cervical se relaciona con títulos elevados de *UU*, se identifica una población de mujeres con riesgo de complicaciones del embarazo.[191,192] Eschenbach revisó la evidencia relativa a la contribución de *UU* a las complicaciones del embarazo y concluyó que, aunque la presencia de *UU* en las vías genitourinarias inferiores no estaba relacionada con el nacimiento prematuro, la presencia del microorganismo en el líquido amniótico estuvo fuertemente relacionada con la evidencia histológica de corioamnionitis y débilmente asociada con el parto prematuro como resultado.[124] Aunque está bien establecido que las mujeres sanas cuyas vías genitourinarias son colonizadas por *MH* por lo general paren a recién nacidos colonizados, en ocasiones *MH* se ha asociado con corioamnionitis, aborto, mortinatos y muerte fetal intrauterina.[331]

En algunos casos, se observó que la infección placentaria por ureaplasma contribuye *a priori* con endometritis ulterior, rotura prematura de membranas y parto prematuro. La colonización de la placenta permite la infección del endometrio, desde donde los microorganismos pueden acceder a la circulación. El aislamiento de *UU* y *MH* a partir de tejido endometrial después del parto ha establecido que los micoplasmas y los ureaplasmas son causas probables en algunos casos de endometritis de comienzo temprano y tardío. La endometritis posparto es una complicación importante del embarazo y aparece con mayor frecuencia después de la cesárea que del parto vaginal. En un estudio, la endometritis afectó al 28% de las mujeres con *UU* presente en el corioamnios en el parto por cesárea, en comparación con sólo el 8.4% si el cultivo era negativo y el 8.8% si sólo había bacterias distintas a *UU*.[15] Estos investigadores concluyeron que la colonización corioamniótica por *UU* en mujeres con membranas intactas sometidas a cesárea fue un factor predictivo independiente de endometritis ulterior. Después, un estudio clínico aleatorizado sobre profilaxis con antibióticos de amplio espectro activos contra *UU* en mujeres sometidas a cesárea encontró que estos fármacos reducen la incidencia de endometritis posparto.[14] Aunque algunos estudios lo han sugerido, no se ha demostrado de manera inequívoca una relación causal definida entre los micoplasmas genitales y la enfermedad pélvica inflamatoria (EPI) (salpingitis).[121,279,435,462]

Debido a las altas tasas de colonización por micoplasmas genitales tanto en hombres como en mujeres, estos microorganismos también han sido evaluados por su relación con infertilidad involuntaria. Aunque algunos estudios sugieren un posible papel de estos microorganismos en esta alteración, no hay ninguna prueba definitiva que indique que causan infertilidad masculina o femenina.[471] *MH* se encontró en el 1.3%, *UU* en el 20%, *N. gonorrhoeae* en el 0.4% y *C. trachomatis* en el 2.2% de 230 mujeres sometidas a evaluaciones de infertilidad en los Estados Unidos.[202] En un estudio del año 2002 en 50 mujeres infértiles y 46 mujeres fértiles, *MH* se aisló de las vías genitourinarias del 8% de las mujeres infértiles y no se aisló de ningún control,[128] mientras *UU* se aisló del 56% de las mujeres infértiles y del 39% de las mujeres control. Esta diferencia no fue estadísticamente significativa, pero los autores sugirieron que podría existir una relación entre infertilidad y *UU*. En un estudio de 92 parejas estériles, 12 hombres asintomáticos (13%) tenían *UU* en las eyaculaciones. De nuevo, estos investigadores sugirieron que *UU* puede participar en la esterilidad en ausencia de otras alteraciones.[273] Se ha observado *in vitro* que *UU* se adhiere a los espermatozoides, lo que ocasiona reducciones importantes en su movilidad y alteraciones en las membranas celulares que podrían sugerir un papel de *UU* en la infertilidad *in vivo*.[364] Sin embargo, otro estudio no encontró diferencias en la calidad espermática en hombres con y sin cultivos positivos para *MH* o *UU* cuando se evaluó la densidad, vitalidad, motilidad y morfología de los espermatozoides.[13] Recientemente, un estudio italiano de hombres no seleccionados que asisten a una clínica de infertilidad mostró una prevalencia elevada de infección por *UU* y *MH*, y se demostró que la presencia de estos microorganismos estaba relacionada con un mayor porcentaje de pacientes con parámetros anómalos de los espermatozoides. De los 250 hombres infértiles, el 16% tenían cultivos para *UU* y el 4% cultivos positivos para *MH*.[414]

UU puede desempeñar un papel en el aborto espontáneo mediante su capacidad para causar corioamnionitis, pero al igual que las otras afecciones descritas anteriormente, no se han obtenido pruebas definitivas. Joste y cols. cultivaron y examinaron la histopatología de muestras de 42 abortos espontáneos durante el primer trimestre, 21 abortos electivos del primer trimestre y 32 partos prematuros del tercer trimestre, 11 de los cuales fueron positivos en cultivos para *UU*.[226] Se desarrollaron ureaplasmas en el 26% de las muestras de abortos espontáneos durante el primer trimestre, mientras ninguno de los 21 abortos electivos contenía *UU*. La evidencia histológica de corioamnionitis no se correlacionó con la positividad del cultivo para las muestras de aborto espontáneo, pero sí con los cultivos positivos de *UU* para 11 partos prematuros en el tercer trimestre. Estos investigadores postularon que los cambios tempranos causados por la infección por *UU*, distintos a corioamnionitis evidenciada por histología, pueden ser responsables de la patogenia de los abortos espontáneos relacionados con la infección por ureaplasmas.[226] Un estudio realizado entre 1989 y 1994 en Bélgica señaló una fuerte asociación entre la vaginosis bacteriana y el aborto espontáneo.[107] Después del análisis multifactorial, *MH* y *UU*, y no así otros microorganismos, mantuvieron una relación significativa con un mayor riesgo de aborto espontáneo. Por el contrario, otro estudio publicado en el 2004 no encontró relación entre los abortos espontáneos del primer trimestre y la presencia de micoplasmas o ureaplasmas en muestras de placenta expulsada.[319]

También se han informado infecciones de las vías urinarias causadas por micoplasmas en mujeres embarazadas. La determinación de la importancia de los micoplasmas en muestras de orina obtenidas de forma adecuada de mujeres es difícil debido a la probable contaminación de la muestra con microorganismos que colonizan la vagina y la uretra distal. Savige y cols. obtuvieron aspirados de orina vesical por punción suprapúbica para su cultivo de 72 mujeres embarazadas sanas y 51 mujeres con preeclampsia.[425] Se aisló *UU* de orina del 7% de las mujeres sanas y del 20% de las mujeres con preeclampsia. En un estudio posterior de bacteriuria en 340 mujeres embarazadas, la presencia de *UU* en la orina durante el primer trimestre se correlacionó con el desarrollo de preeclampsia durante el tercer trimestre del embarazo.[141] De las 21 mujeres en quienes se desarrolló preeclampsia, el 29% presentaron ureaplasmas en orina durante el primer trimestre, en comparación con sólo el 10% de las pacientes en quienes no se desarrolló preeclampsia. Por lo tanto, el desarrollo de preeclampsia fue tres veces más probable en mujeres que tuvieron ureaplasmas en la orina al inicio del embarazo que en aquellas que mostraron cultivos negativos. Aunque los mecanismos involucrados en la patogenia de la preeclampsia no están claros, se sugiere que los ureaplasmas, de manera similar a otras bacterias involucradas en la bacteriuria, también pueden contribuir a complicaciones durante el embarazo. En otro estudio de micoplasmas realizado en 48 mujeres con síntomas de infección urinaria crónica, 23 (48%) presentaron cultivos positivos (22 *UU* y 1 *MH*).[393] Después del tratamiento específico, los cultivos de todas las mujeres fueron negativos y el 91% de las mujeres infectadas experimentaron alivio de sus síntomas crónicos. Estos investigadores concluyeron que tras la exclusión de agentes habituales de infecciones urológicas, alteraciones anatómicas y disfunciones neurológicas, debe hacerse un cultivo para micoplasmas e implementar, finalmente, un tratamiento específico contra ellos antes de considerar otros procedimientos diagnósticos.[393] Un estudio en Grecia examinó a 153 mujeres no embarazadas con síntomas de infección urinaria crónica y encontró que el 52% de las mujeres tenían *UU* cuando se aisló a partir de muestras uretrales y vaginales, o de orina, y del 3.3% de las mujeres se aisló tanto *MH* como *UU*. Después del tratamiento para las supuestas infecciones por *MH/UU*, el 92% tuvieron cultivos negativos para *MH/UU* y todas presentaron una mejoría considerable en relación con los síntomas después del tratamiento.[18]

Los micoplasmas genitales se han relacionado con UNGNC. Está bien establecido que *C. trachomatis* es el agente etiológico responsable del 30-50% de las uretritis agudas no atribuibles a *N. gonorrhoeae*. Se ha establecido una asociación importante entre UNGNC y *M. genitalium*, que puede representar entre el 15 y 25% de los casos de UNGNC aguda.[96,97,186] Aunque se han realizado varios estudios, el papel de *UU* en la uretritis masculina no está del todo claro. A pesar de que los datos anteriores sugieren que *UU* provoca algunos casos de UNGNC, no se sabe qué proporción de infecciones es causada por el microorganismo; incluso si está presente en las uretras de hombres sintomáticos, su papel como agente causal no se ha establecido. Los estudios en hombres sintomáticos tratados con antibióticos con actividad diferencial entre *C. trachomatis* y *UU*, y cultivos realizados en hombres con síntomas persistentes de uretritis después de tratamientos contra gonococos y clamidias sugieren que algunos casos de UNG son provocados por *UU*.[79,476] El empleo de métodos moleculares altamente sensibles en conjunto con respuestas serológicas ha proporcionado información más completa sobre el papel de *UU* en la UNG. Un estudio de Horner y cols. con análisis multifactorial encontró que *UU* no se relaciona con UNGNC aguda, pero sí con UNGNC crónica, que se definió para el estudio como uretritis que ocurre 30-92 días después del comienzo del tratamiento.[187,188] Estos investigadores concluyeron que los ureaplasmas fueron una causa probable de UNGNC crónica que apareció después del tratamiento. Un estudio realizado en el año 2004 en Japón informó una relación significativa entre *UU* y UNGNC, y sugirió que la presencia de *U. parvum* en la uretra puede reflejar colonización y no infección.[99] Otros estudios recientes que utilizan técnicas moleculares sensibles han establecido que *UU* se relaciona con algunos casos de UNGNC y que *U. parvum* se observa con mayor frecuencia en infecciones asintomáticas, aunque algunos pacientes con *U. parvum* pueden presentar síntomas.[395,567] La relación entre *MH* y UNGNC se encuentra mucho menos definida en hombres y no se ha encontrado que esté involucrada en mujeres con síndrome uretral.[524]

El papel de *MH* y *UU* como agentes causales de prostatitis crónica fue analizado por muchos investigadores. Mediante el empleo de técnicas clásicas para localizar infecciones en la próstata, varios investigadores documentaron que *UU* es responsable de una pequeña parte de los casos de prostatitis crónica.[365,366,381,449] En un estudio realizado en el 2002 en Croacia, *UU* fue el único agente aislado de líquidos prostáticos del 2.54% de 276 pacientes con infección prostática crónica.[449] En un estudio en Japón, *UU* se aisló de las secreciones de líquido prostático de 18 de 143 pacientes con prostatitis.[366] El tratamiento

dirigido contra ureaplasma erradicó a los microorganismos y resolvió los síntomas, lo que sugiere que *UU* era el agente causal en estos pacientes. *UU* es una causa rara de epididimitis; se ha informado un único caso en el que los microorganismos se aislaron en una muestra obtenida por punción y aspiración del epidídimo relacionado con un aumento considerable de anticuerpos contra el microorganismo.[209] En un estudio en Rusia del año 2011 basado en PCR, se encontró que los hombres con prostatitis crónica albergan *MH* en una proporción tres veces mayor que aquellos con hiperplasia prostática benigna, y no hubo evidencia de la presencia del microorganismo en hombres sin enfermedad de próstata. Además, el estudio encontró títulos más altos de anticuerpos contra *MH* y niveles mayores de antígeno prostático específico en pacientes positivos para *MH*. Los autores consideraron que *MH* podría emplearse como un marcador de enfermedad prostática temprana y como una diana que puede tratarse y prevenirse mejor.[21]

Con frecuencia, los niños nacidos de madres con colonización por micoplasmas genitales también están colonizados. De acuerdo con estudios estadísticos, entre el 18 y 45% de los neonatos de madres colonizadas también fueron colonizados con *MH*, obteniéndose cultivos positivos en garganta, vías genitourinarias u orina.[106,121] La tasa de transmisión vertical de *UU* varía del 18-55% entre recién nacidos de término y el 29 al 55% entre neonatos prematuros.[416] Por lo general, la colonización disminuye después de aproximadamente tres meses del nacimiento; además, menos del 10% de los niños mayores y adultos sexualmente inactivos se encuentran colonizados.[524] Syrogiannopoulos y cols. realizaron cultivos tomando muestras de garganta, ojos y vaginas de 193 recién nacidos de mujeres colonizadas vaginalmente por *UU*.[465] De éstos, 107 (55%) tuvieron *UU* presente en al menos uno de los sitios de los que se tomaron muestras. La colonización puede persistir en estos bebés durante períodos prolongados sin efectos nocivos para el niño. En el estudio más reciente, el 68, 33 y 37% de los niños que al nacer presentaban colonización en garganta, ojos y vagina, respectivamente, todavía estaban colonizados en el seguimiento a los tres meses de edad. Entre los niños que tuvieron colonización en las vías respiratorias, no hubo un aumento en la incidencia de enfermedades respiratorias en comparación con los niños que no tuvieron colonización en esta área. En un estudio realizado en Israel, el 24% de 99 recién nacidos prematuros estaban colonizados con micoplasmas; se aisló *UU* de 21 recién nacidos y *MH* de 3.[204] En este estudio, la tasa de colonización fue inversamente proporcional a la edad gestacional, con el 80% de los recién nacidos menores de 28 semanas de gestación colonizados, en comparación con el 17.9% de los nacidos a las 28-36 semanas de gestación.[204] De los 27 niños que necesitaron apoyo respiratorio en este estudio, en el 22% se aisló *UU* de secreciones de las vías respiratorias inferiores. Los ureaplasmas pueden invadir el saco amniótico e inducir una respuesta inflamatoria, dando como resultado corioamnionitis, parto prematuro y lesión pulmonar neonatal. Ya no puede cuestionarse la capacidad de *UU* y *MH* de causar neumonía, bacteriemia y meningitis en neonatos.[537a] Las investigaciones futuras para prevenir la prematuridad deben dirigirse a la identificación y localización de microorganismos específicos combinados con la evaluación de antibióticos dirigidos para determinar si tales intervenciones pueden mejorar a largo plazo los resultados del paciente.[537a]

Varios estudios han sugerido que *UU* se relaciona con enfermedad pulmonar crónica, displasia broncopulmonar, hipertensión pulmonar persistente e infección sistémica en prematuros.[32,56,58] Hasta ahora, los estudios prospectivos y otros realizados en modelos animales han demostrado una relación significativa entre la infección de las vías respiratorias por *UU* y el desarrollo de enfermedad pulmonar crónica del recién nacido.[80,410] Cassell y cols. encontraron que el aislamiento de *UU* de tráqueas de recién nacidos con un peso menor de 1 000 g, que también necesitaron apoyo respiratorio, se relacionaba con el desarrollo de displasia broncopulmonar y trastornos asociados (p. ej., enfermedad de membranas hialinas, conducto arterioso permeable y neumonía).[56] Un estudio posterior de Crouse y cols. demostró que los recién nacidos de bajo peso con insuficiencia respiratoria, de quienes se había aislado *UU* en cultivos de tráquea, fueron más propensos a presentar displasia y evidencia de neumonía en la radiografía de tórax que aquellos sin *UU*.[80] La colonización nasofaríngea o traqueal de los recién nacidos prematuros por *UU* también se relaciona con un aumento del recuento de leucocitos en sangre periférica.[367] Sánchez y Regan encontraron que entre los recién nacidos colonizados por ureaplasmas en las vías respiratorias, en el 30% se desarrolló enfermedad pulmonar crónica que requirió apoyo mediante respiración mecánica, mientras que la enfermedad de vías respiratorias se desarrolló sólo en el 8% de los recién nacidos no colonizados.[417] La infección del torrente sanguíneo por *UU* ha sido documentada en recién nacidos con infecciones de las vías respiratorias coexistentes.[32,49,528] Estas infecciones sistémicas se asocian con infección de vías urinarias, rotura prematura o prolongada de membranas, parto prematuro, corioamnionitis, bajo peso al nacer, presencia de anomalías congénitas y asfixia perinatal en el recién nacido.[528] La patogenia de este síndrome en el recién nacido se ha sustentado mediante modelos animales y refleja tanto la naturaleza de estas bacterias como agentes oportunistas, como el estado inmunodeprimido del recién nacido prematuro.[531] Los estudios con cultivos de fibroblastos de pulmón neonatales han demostrado la inducción de la liberación de citocinas de estas células por infección *in vitro* por *UU*, lo que sugiere un papel de las citocinas en la patogenia de la displasia broncopulmonar en la prematuridad.[457] Los estudios serológicos indican que el recién nacido o feto con infección sistémica por *UU* genera anticuerpos de inmunoglobulina M (IgM) e IgG antiureaplasma específicos contra serovariedad, lo que proporciona evidencia adicional del potencial patogénico de estos microorganismos.[398]

Varios informes y estudios también han demostrado que tanto *UU* como *MH* pueden aislarse con poca frecuencia del SNC como causa de meningitis asintomática o sintomática en el período neonatal.[518] Se han descrito varios casos de infecciones neonatales por *MH* en el SNC, de los cuales la mayoría ocurrieron en recién nacidos prematuros para quienes se había descrito rotura prematura de membranas, aunque también se han descrito casos en recién nacidos de término.[11,326,531,550] En un estudio prospectivo de 100 recién nacidos prematuros, Waites y cols. aislaron *UU* del LCR de ocho neonatos y *MH* del LCR de cinco.[529] Entre los neonatos con infección por *UU*, seis tenían hemorragia intraventricular, tres padecían hidrocefalia y tres murieron. Ninguno de los recién nacidos con infección por *MH* murió y sólo uno tenía signos neurológicos de meningitis. Sin embargo, Gilbert y Drew informaron un caso de meningitis en un recién nacido prematuro causada por *MH* que tenía una evolución crónica, con el desarrollo de hemorragia intraventricular.[140] En todos estos pacientes, la erradicación de los microorganismos utilizando un tratamiento con antibióticos resultó difícil. En un estudio de 318 sujetos, con predominio de recién nacidos de término con signos de presunta sepsis o meningitis, nacidos principalmente de mujeres de bajo riesgo, se aisló *MH* del LCR de nueve de los recién nacidos y se aisló *UU* del LCR de cinco.[528] De estos 14 recién nacidos infectados, 12 se recuperaron sin tratamiento y dos murieron. De

estos dos lactantes, uno infectado por *MH* falleció de sepsis por *Haemophilus influenzae*; el otro, infectado por *UU*, presentó hemorragia intraventricular. Este estudio sugirió que los micoplasmas son más frecuentes en infecciones neonatales del SNC de lo que se encontró anteriormente. Se ha descrito un caso de meningitis por *MH* secundario a una neurocirugía en un adulto, detectado mediante PCR del LCR, ya que el cultivo y otras técnicas no moleculares no fueron suficientes para el diagnóstico.[264] Aunque las infecciones por *MH* del SNC suelen resolverse espontáneamente, los ureaplasmas aparentemente pueden provocar una respuesta inflamatoria que se relaciona con hemorragia intraventricular.[176]

Además de las infecciones del SNC, los micoplasmas, en particular *MH*, también se han aislado de otras infecciones extragenitales tanto en niños como en adultos. *MH* adquirido en el período perinatal se aisló en abscesos subcutáneos de cuero cabelludo en el sitio de lesiones producidas por el monitor fetal y el uso de fórceps, infecciones conjuntivales y ganglios linfáticos submandibulares en el recién nacido.[47,133,396] *MH* también se aisló de numerosos hemocultivos de un paciente de 10 meses de edad que había sufrido quemaduras graves.[87] En los adultos, se ha cultivado *MH* de individuos con una gran variedad de infecciones, incluyendo bacteriemia, infecciones postoperatorias y posthisterectomía, hematomas, artritis séptica, empiema relacionado con aspiración, tromboflebitis séptica, peritonitis, abscesos periorbitarios, intraabdominales y retroperitoneales, así como abscesos cerebrales.[48,75,137,177,242,271,309,317,327,340,341,380,402] En pacientes sometidos a cirugía cardiotorácica también se observaron bacteriemia e infecciones posquirúrgicas de herida esternal por *MH*.[347,352,451] En otro informe de infección de herida esternal por *MH*, también se aisló *UU*.[390] Se ha informado endocarditis de prótesis valvular por *MH*, y tanto *MH* como *UU* fueron aislados de tejidos o líquidos pericárdicos de pacientes con derrame pericárdico.[40,135,236]

Los pacientes con estas infecciones tenían antecedentes de cirugía cardíaca reciente (p. ej., cirugía de *bypass* coronario, reemplazo de válvula aórtica, trasplante cardíaco secundario a miocardiopatía dilatada idiopática) o eran inmunodeprimidos (p. ej., lupus eritematoso sistémico, enfermedad pulmonar obstructiva crónica).[236] También se aisló *MH* de una infección de herida quirúrgica después de la inserción de una prótesis mamaria de silicona.[420]

MH y *UU* pueden comportarse como agentes infecciosos oportunistas en los pacientes con enfermedades o afecciones subyacentes, como hipogammaglobulinemia, linfoma de Hodgkin, lupus eritematoso sistémico, trasplante renal, enfermedad cardíaca, leucemia, linfoma, artritis reumatoide y traumatismo grave.[75,227,306,339,342,370,378,480,497] Se informó el caso de un paciente con perihepatitis relacionada con un absceso perinefrítico debido a *MH* que se produjo cuatro meses después de un trasplante renal.[53] En un paciente australiano inmunocompetente, se identificó un absceso parafaríngeo tras una infección aguda por virus de Epstein-Barr.[235] Se ha informado artritis séptica causada por *MH* y *UU* en pacientes con hipogammaglobulinemia, neoplasias malignas hemáticas, traumatismo masivo, bacteriemia posparto, lupus eritematoso e inmunodeficiencia común variable; esta entidad clínica probablemente ocurre después de la siembra hemática de los espacios articulares.[51,75,225,497] En 1994, Kane y cols. informaron al primer paciente con infección de las vías respiratorias con hemorragia alveolar difusa causada por *MH*; el paciente era un receptor de trasplante de médula ósea.[227] *MH* se ha aislado de hematomas perihepáticos posquirúrgicos que se formaron en el abdomen del receptor de trasplante hepático un mes después de la cirugía de trasplante.[208] Tanto *MH* como *UU* fueron aislados de un hematoma retroperitoneal 12 días después del trasplante hepático a una mujer de 45 años con insuficiencia hepática fulminante.[160] También se confirmaron infecciones de articulaciones protésicas por *MH* e infecciones de heridas quirúrgicas por este microorganismo tras la reducción abierta de fracturas mandibulares, así como después de cesáreas.[451] Una infección dual con *MH* y *U. parvum* resistentes a antibióticos progresó de artritis séptica a una infección diseminada mortal en un paciente inmunodeprimido en Alemania.[307] Las infecciones en la región de cabeza, cuello, tórax y en tejido contiguo del aparato genital pueden reflejar la presencia de estos microorganismos en los aparatos respiratorio y urogenital, respectivamente.[341,402] Por ejemplo, Kayser y Bhend informaron un caso de infección de tejidos blandos paraespinales e intervertebrales en una mujer de 45 años que se presentó a los 16 días después de someterse a una histerectomía abdominal.[233]

MH también se aisló en la orina de pacientes con infección por VIH. En un estudio realizado por Chirgwin y cols. en la State University of New York en Brooklyn, se aisló *MH* en el 18% de las muestras de orina obtenidas de 180 individuos VIH positivos y en el 21% de las muestras de orina de 38 individuos VIH negativos.[68] En este estudio, se aislaron otros 30 micoplasmas consumidores de glucosa tan sólo de individuos VIH positivos.[68] La inhibición del crecimiento con antisueros específicos permitió la identificación de 18 de estas cepas: 14 se identificaron como *M. fermentans* y cuatro como *M. pirum*. Las 12 cepas aisladas restantes no resultaron viables en los subcultivos.

Mycoplasma genitalium

En 1981, Tully y cols. aislaron un micoplasma con características inusualmente exigentes, no descrito antes, en muestras uretrales de 2 de 13 hombres homosexuales con UNGNC.[509] Aunque fracasaron varios intentos posteriores por aislar este microorganismo nuevo, otras cepas del mismo organismo se aislaron en muestras genitourinarias en China.[304] En 1983, esta nueva especie se denominó *M. genitalium*.[510] El análisis ultraestructural de estos aislamientos mostró que el nuevo microorganismo comparte varias características con *M. pneumoniae*, como la forma de células individuales similar a una redoma cónica y la presencia de una estructura apical especializada que facilita la adherencia del microorganismo a células tisulares, eritrocitos y material inerte, como plástico y vidrio.[510] *M. genitalium* tiene una proteína que es específica de especie de 140 kDa conocida como *P140*, que es una contraparte estructural y funcional de la proteína citoadhesina P1 de 170 kDa de *M. pneumoniae*.[346] Las variantes no adherentes de *M. genitalium* tienen una adhesina P140 alterada o han perdido la molécula adhesina asociada con la membrana.[334] *M. genitalium* y *M. pneumoniae* contienen una proteína de 43 kDa que presenta reacción cruzada y que también se detecta en las cepas aisladas de *A. laidlawii*.[72] Estos comparten epítopos antigénicos que probablemente determinan las reacciones serológicas cruzadas que se observan con *M. genitalium* en la mayoría de las pruebas con anticuerpos contra *M. pneumoniae*, por ejemplo, fijación del complemento (FC), inmunofluorescencia indirecta y pruebas de inhibición metabólica y de inhibición del crecimiento mediante el empleo de antisueros heterólogos.[85,86,280] Los estudios de hibridación de ADN mostraron que los dos microorganismos tienen homología del 6.5-8.1% en la secuencia nucleotídica, lo que probablemente refleje aquellos genes que codifican las proteínas antigénicas que reaccionan de forma cruzada.[280,564] Otras secuencias génicas son en realidad únicas para esas dos especies, lo que aporta evidencia de que *M. pneumoniae* y *M. genitalium* son especies distintas.[510] Ha habido muchos estudios desde la década

de 1990 que implican a *M. genitalium* en afecciones de las vías genitourinarias masculinas y femeninas. Como estos microorganismos son muy difíciles de cultivar en laboratorios de rutina y la serología no suele ser útil para el diagnóstico, la utilización de PCR y otros métodos moleculares para la detección mejorada es necesaria para la investigación y el diagnóstico.[312] En un estudio realizado por Taylor-Robinson y cols., se detectaron títulos de anticuerpos contra *M. genitalium* en 4 de 14 pacientes con UNG y en 2 de 17 individuos sin uretritis, pero sólo uno de cuatro pacientes que presentó seroconversión tenía un cultivo positivo.[478] La imposibilidad de aislar los microorganismos en estudios sobre uretritis tal vez refleje la falta de técnicas adecuadas para obtener cultivos confiables de estas especies con requerimientos nutricionales especiales. Para sortear los problemas inherentes al cultivo, Hooton y cols. investigaron la incidencia de *M. genitalium* en hombres mediante sondas de ácido nucleico específicas de especie preparadas a partir de ADN genómico de *M. genitalium* con o sin una PCR simultánea.[185] Estos investigadores detectaron el microorganismo en el 14% de los hombres con uretritis gonocócica, el 10% de aquellos con uretritis por clamidias, el 14-28% de aquellos con UNG y el 13-23% de los pacientes con UNGNC. Además, un estudio detectó ADN de *M. genitalium* en el 27% de 37 hombres con uretritis recurrente o persistente. Sin embargo, el microorganismo también se detectó en el 6-12% de los hombres que no tenían síntomas de las vías genitourinarias en estos estudios. En muchos de estos estudios, la presencia de este microorganismo en las vías genitourinarias masculinas fue independiente de la presencia de *C. trachomatis*, aunque otros autores han sugerido un aumento en la incidencia de infección por *C. trachomatis*.[206,207,216,218,219] Usando técnicas de PCR, uno de los grupos de investigación anteriores no pudo detectar *M. fermentans, M. penetrans* o *M. pirum* en muestras uretrales de pacientes con UNGNC.[95] Estos investigadores concluyeron que *M. genitalium* era el agente etiológico en muchos casos de UNGNC, lo que también fue apoyado por la respuesta clínica de los hombres infectados al tratamiento con doxiciclina.[186]

Hasta ahora, diversos estudios que emplearon técnicas moleculares establecieron la incidencia de *M. genitalium* como la causa de UNG aguda y UNGNC. Se estima que entre el 18.4 y el 45.5% de todos los casos de UNGNC en hombres se deben a este microorganismo y a que la persistencia de los microorganismos en la uretra después del tratamiento con antibióticos se relaciona con UNG persistente o recurrente.[97,212,310,333,484,501] Los métodos moleculares de detección de *M. genitalium* incluyen las técnicas de PCR convencional y en tiempo real que amplifican el gen de la adhesina (MgPa) específica de *M. genitalium* o regiones específicas de especie del ARNr 16S.[100,119,215,566] El empleo de la PCR en tiempo real para la detección de *M. genitalium* en muestras de orina del inicio de la micción dio resultados cuantitativos que demuestran que las cantidades de *M. genitalium* en estas muestras de hombres sintomáticos son mucho más altas que las observadas en hombres asintomáticos. En hombres con uretritis no gonocócica por *M. genitalium*, la proliferación de microorganismos se suprimió durante el tratamiento con levofloxacino y los pacientes se tornaron asintomáticos. Tras el tratamiento con frecuencia se constató la ausencia de síntomas, pero con persistencia de los microorganismos en la uretra. La reaparición de los síntomas se relacionó con un aumento de la cantidad de microorganismos en los pacientes en quienes el tratamiento fracasó. Estos estudios sugieren que el tratamiento con antibióticos que tiene como objetivo la eliminación de los microorganismos de las vías genitourinarias es necesario para resolver la uretritis relacionada con *M. genitalium,* y así prevenir la incidencia subsecuente de UNGNC.[100]

Recientemente, Blanchard y cols. publicaron sobre la evolución de *M. genitalium* e informaron que esta bacteria, *MH* y *U. parvum* comparten un genoma nucleico de alrededor de 250 genes que codifican proteínas que corresponden a su metabolismo celular básico, aunque también muestran una diferencia notable en sus vías generadoras de energía. Concluyeron que *M. genitalium* es un patógeno de transmisión sexual relacionado con UNG en hombres y varios síndromes inflamatorios de las vías genitourinarias en mujeres, como cervicitis, EPI e infertilidad.[37] Una revisión que incluía 34 estudios realizada por Manhart y cols. en una publicación del año 2011 de los Centers for Disease Control and Prevention (CDC), "Lineamientos para enfermedades de transmisión sexual", que incluyó a más de 7 100 hombres entre 1993 y 2011 utilizando PCR como método de detección, concluyó que *M. genitalium* puede causar uretritis aguda. De los 34 estudios, 28 eran de países desarrollados, incluido Estados Unidos, y cuatro eran de China y África. En todos los análisis, el 13% de los hombres con UNG fueron positivos para *M. genitalium* (rango de incidencia de 5-42%), y en 11 estudios que incluyeron datos de UNGNC, el 25% fueron positivos con un rango de 10-38%.[312] Taylor-Robinson y cols. describieron la patogenia propuesta de *M. genitalium* en un artículo de revisión.[486] Se ha utilizado un sistema modelo de células epiteliales endocervicales humanas para demostrar que la infección por *M. genitalium* puede activar vías celulares de defensa e inflamación del hospedero.[329]

Algunos estudios han abordado la detección e importancia de *M. genitalium* en las vías genitourinarias femeninas.[22,481] En un estudio realizado en una clínica de infecciones de transmisión sexual (ITS) en Londres, se detectó *M. genitalium* por PCR en muestras de las vías genitales en el 18% de 57 pacientes.[374] Otro estudio, realizado en Copenhague, informó el hallazgo de *M. genitalium* en muestras endocervicales de 5 de 74 mujeres.[219] Ninguno de estos estudios analizó la relación de estos aislamientos con la presencia de enfermedad. Aunque la evidencia definitiva sobre la patogenia de *M. genitalium* en las vías genitourinarias femeninas es insuficiente, hay evidencia indirecta que sugiere que también puede estar involucrado en infecciones de las vías genitourinarias tanto inferiores como superiores. Un estudio realizado en Japón localizó *M. genitalium* en el 7.8% de 64 mujeres con cervicitis purulenta; además, estudios de los Estados Unidos encontraron que, una vez que se excluyeron las infecciones gonocócicas y por clamidias, las pacientes con cervicitis purulenta tenían una probabilidad más de tres veces mayor de tener *M. genitalium* en el cuello uterino que aquellas sin cervicitis purulenta.[313,514] En un estudio que comparó la prevalencia de *M. genitalium*, *C. trachomatis*, *N. gonorrhoeae* y *Trichomonas vaginalis* en adolescentes de sexo femenino con amplificación mediada por transcripción, se detectó *M. genitalium* en el 22% de las pacientes en comparación con el 24% por *C. trachomatis*, y tenían una prevalencia más baja en comparación con los otros dos microorganismos. No hubo relación de *M. genitalium* con síntomas vaginales o cervicales; sin embargo, hubo una mayor incidencia de *M. genitalium* cuando *C. trachomatis* estaba presente y había antecedentes de contacto sexual reciente.[198] Asimismo, Casin y cols. examinaron a 170 mujeres con síntomas de vías genitourinarias que asistían a una clínica de ITS en París y no encontraron correlación entre la cervicitis mucopurulenta y la presencia de *M. genitalium*, a pesar de que el 38% de las mujeres tenían resultados positivos por PCR para *M. genitalium* en uno o más sitios genitales (generalmente vaginales).[55] Un estudio más reciente con 261 mujeres en Nueva Zelanda tampoco mostró correlación entre los síntomas clínicos de cervicitis y la detección de *M. genitalium* en los exudados endocervicales (8.4% de prevalencia); por lo tanto, concluyeron que la presencia de cervicitis no debía necesariamente producir una prueba positiva para *M. genitalium*.[368] Aunque hasta

ahora existe controversia con respecto a la relación de *M. genitalium* y enfermedad genital clínica en mujeres, un estudio reciente revisó evidencia epidemiológica en más de 27 000 mujeres con un rango de prevalencia de *M. genitalium* de 2-7%, y demostró fuertes correlaciones entre la presencia de *M. genitalium* e infecciones de las vías genitourinarias inferiores (uretritis, cervicitis y secreción vaginal), así como pruebas convincentes de inflamación de las vías genitourinarias superiores (p. ej., EPI e infertilidad).[328] La publicación de los CDC antes mencionada también revisó datos referentes a cervicitis y uretritis. De 14 estudios de cervicitis, el 57% encontró una asociación, mientras que el 43% no. Sin embargo, hallaron que los estudios que utilizaron sólo criterios clínicos para las decisiones sobre el diagnóstico tenían menos probabilidades de encontrar una relación con *M. genitalium* en comparación con estudios que definieron la cervicitis como igual o mayor a 30 leucocitos por campo de alta potencia. La conclusión del grupo de los CDC fue que existía evidencia para apoyar la hipótesis de que *M. genitalium* puede causar cervicitis, aunque los datos son contradictorios en este punto. Sólo unos pocos estudios abordaron la uretritis femenina. En estos análisis, *M. genitalium* se encontró en el 4-9% de las mujeres con uretritis. Su conclusión fue que *M. genitalium* puede causar uretritis en mujeres, pero los datos actualmente son demasiado limitados para sacar conclusiones definitivas.[312]

También existe evidencia que involucra a *M. genitalium* en la endometritis y EPI aguda. Los estudios serológicos han documentado títulos elevados de anticuerpos contra *M. genitalium* en algunas mujeres con EPI que no eran atribuibles a *Neisseria gonorrhoeae*, *C. trachomatis* o *MH*; los estudios experimentales en chimpancés demostraron la capacidad de *M. genitalium* para causar enfermedad de las vías genitourinarias superior e inferior en este modelo animal.[344,479] Los estudios serológicos también sugieren que la infección por *M. genitalium* puede ser un factor de riesgo independiente en la patogenia de un proceso inflamatorio que puede llevar a la cicatrización del tejido uterino, produciendo infertilidad.[73] Un estudio realizado en Nairobi, Kenia, que examinó a 115 mujeres que presentaban dolor pélvico persistente, encontró que el 16% de las 58 mujeres con endometritis histológicamente confirmada eran positivas en PCR para *M. genitalium* en cuello uterino, endometrio o ambos sitios.[76] En otro estudio realizado en Londres, el 13% de 45 mujeres con EPI mostraron evidencia basada en PCR de *M. genitalium* en endocérvix, en comparación con ninguno de las pacientes control.[446] Un estudio realizado en los Estados Unidos mostró que, de 682 mujeres con sospecha de endometritis y EPI que fueron tratadas con cefoxitina y doxiciclina, aquellas que dieron un resultado positivo mediante PCR para *M. genitalium* tuvieron un mayor riesgo de fracaso del tratamiento a corto plazo y fueron más propensas a desarrollar dolor pélvico recurrente y EPI, así como infertilidad y disminución en la probabilidad de embarazo y nacimiento de bebes vivos. Los autores sugieren que el tratamiento antibiótico recomendado no es adecuado para las pacientes con endometritis por *M. genitalium*.[159] La relación entre *M. genitalium* y EPI con secuelas reproductivas posteriores, independientes de infección por *C. trachomatis* y *N. gonorrhoeae*, se confirmaron en un artículo de revisión que examinó los estudios en los que se emplearon métodos de detección por medio de PCR.[158] La publicación de Manhart y los CDC revisó nueve estudios que examinaron la relación con EPI por serología o PCR, pero en muchos de los estudios la ausencia de un grupo control negativo resultó ser una limitación. Su conclusión fue que los datos proporcionan cierto apoyo para una relación, pero en la actualidad los datos aún son contradictorios.[312] Taylor-Robinson (2011) ha implicado a *M. genitalium* como una causa potencial de complicaciones en el embarazo y consideró que, si se detecta, se debe tratar al paciente según su potencial patogénico.[486] Sin embargo, la revisión de Manhart con base en cinco estudios publicados sugirió que *M. genitalium* no fue frecuente en mujeres con partos prematuros, al menos en los países desarrollados, y los datos de los países con pocos recursos son contradictorios. En esta misma revisión, no se proporcionó evidencia suficiente por parte de algunos pocos estudios que implicaron a *M. genitalium* en embarazos ectópicos.[312]

En 1988, Baseman y cols. aislaron *M. genitalium* junto con *M. pneumoniae* en 4 de 16 muestras congeladas tomadas de las vías respiratorias superiores de reclutas militares durante una campaña de vacunación contra *M. pneumoniae* en 1974 y 1975.[23] El papel de *M. genitalium* en las vías respiratorias no está claro, pero se ha sugerido que la asociación con *M. pneumoniae* puede producir una infección sinérgica que causa neumonía más grave o puede contribuir a la patogenia de complicaciones extrapulmonares por infección por *M. pneumoniae*.[212] La presencia de *M. genitalium* en las vías respiratorias, con o sin *M. pneumoniae*, y la reactividad inmunológica cruzada entre los dos microorganismos puede no sólo complicar el proceso infeccioso en individuos coinfectados, sino que también puede afectar la respuesta inmunitaria a la infección. En consecuencia, tales interacciones pueden interferir con la interpretación de las pruebas serológicas que se utilizan con frecuencia para diagnosticar infecciones por *M. pneumoniae*. El uso de técnicas de PCR que son específicas de especie para *M. pneumoniae* y *M. genitalium* puede proporcionar una solución para los problemas clínicos y diagnósticos, evitando la necesidad de cultivar estos agentes e impidiendo las respuestas inmunitarias cruzadas que se producen con estos microorganismos.[200]

Además de las vías respiratorias y genitales, también se ha recolectado *M. genitalium* de aspirados de líquidos articulares de pacientes con artritis. Se detectó *M. genitalium* mediante análisis de PCR en la articulación de la rodilla de un hombre de 25 años con síndrome de Reiter y en la articulación de la rodilla de un hombre de 58 años con artritis reumatoide seronegativa.[482] Tanto *M. pneumoniae* como *M. genitalium* se encontraron en una muestra de líquido de articulación de la rodilla de un paciente con hipogammaglobulinemia y poliartritis después de un episodio de neumonía por micoplasmas.[507]

M. genitalium también se ha relacionado con infección por VIH, aunque no en la medida en que se han relacionado otras especies, como *M. fermentans* y *M. penetrans*. En 1993, Montagnier y Blanchard detectaron mediante PCR la presencia de *M. genitalium* en la sangre de un paciente con sida.[345] Sin embargo, una búsqueda en 1996 de la presencia de seis especies de *Mycoplasma* en células mononucleares de sangre periférica (CMSP) de 154 pacientes seropositivos para VIH, 40 pacientes de la clínica de ITS seronegativos para VIH y 40 donantes de sangre seronegativos para VIH, no pudo detectar la presencia de *M. genitalium* mediante PCR en ninguno de ellos.[254] Otra investigación de micoplasmas en orina de 15 niños seropositivos para VIH realizada en 1999 encontró sólo una muestra positiva para *M. genitalium* en uno de los nueve niños infectados por VIH clasificados como portadores de enfermedad grave por este virus.[199] *M. genitalium* también se ha detectado por PCR en muestras uretrales y rectales de hombres homosexuales con y sin UNGNC.[483] Un estudio australiano de prevalencia de micoplasmas genitales en mujeres que acudieron a una clínica de ITS, utilizando un método de detección por PCR, encontró *M. genitalium* en sólo el 4% de 527 mujeres, en comparación con las prevalencias del 17, 14 y 52% para *MH*, *UU* y *U. parvum*, respectivamente; en este estudio, *M. genitalium* se relacionó significativamente con pacientes que

eran VIH positivas y mujeres que presentaron síntomas de cervicitis, en comparación con los otros micoplasmas. Estos autores recomendaron la detección rutinaria de *M. genitalium* en mujeres positivas para VIH y con síntomas de cervicitis.[305]

Mycoplasma fermentans

M. fermentans es un micoplasma de humanos con requerimientos nutricionales especiales que durante años fue considerado un contaminante del cultivo de tejidos.[515] El uso creciente de linfocitos y macrófagos provenientes de humanos en la investigación inmunológica y vírica fue tal vez la razón por la cual se consideró a este agente como un contaminante de cultivo de tejidos. *M. fermentans* ha sido detectado por PCR en muestras de saliva de individuos sanos y también en el aparato genitourinario y respiratorio de humanos.[67,439] En un estudio realizado en Londres, se empleó un estudio de PCR para detectar *M. fermentans* en exudados faríngeos y muestras de orina de estudiantes universitarios sanos y de pacientes con inmunodeficiencias congénitas.[7] El 27% de los estudiantes de quienes se tomaron muestras de garganta y orina tenían *M. fermentans* en al menos una de las muestras. Se detectó *M. fermentans* en un exudado faríngeo y tres muestras de orina de los 19 pacientes con inmunodeficiencias congénitas confirmadas. Un modelo en hámster demostró la capacidad de dos cepas diferentes de *M. fermentans* y una cepa de *M. pneumoniae* para causar neumonitis intersticial, lo que sugiere el potencial patógeno de *M. fermentans* para causar enfermedad respiratoria y tal vez otras infecciones crónicas en humanos.[559]

En 1986, el interés por *M. fermentans* como patógeno humano fue alentado cuando Lo y cols., del Armed Forces Institute of Pathology (AFIP) y de los National Institutes of Health (NIH), informaron del aislamiento de un nuevo micoplasma, provisionalmente llamado *M. incognitus*, de tejidos de sarcoma de Kaposi de pacientes con sida.[281,290,291] Por medio de técnicas inmunohistoquímicas que emplean anticuerpos monoclonales contra este nuevo agente, Lo y su equipo detectaron antígenos de *M. incognitus* en timo, hígado, bazo, ganglios linfáticos y tejidos cerebrales de pacientes con sida, y en tejidos placentarios de mujeres embarazadas que padecían sida.[284] La histopatología de los tejidos infectados mostró diversas respuestas; en algunos tejidos no se observaron cambios histológicos, mientras que en otros se observó necrosis fulminante con inflamación. La inoculación intraperitoneal en cuatro monos langures plateados con este agente dio como resultado un síndrome de desgaste y muerte a los 7-9 meses.[294,296] Estos investigadores también informaron el caso de seis pacientes de seis áreas geográficas diferentes que presentaban una enfermedad aguda similar a gripe y síndrome de fiebres persistentes, linfadenopatía, diarrea e insuficiencia multiorgánica que ocasionó su muerte en el transcurso de 1-7 semanas. Las autopsias revelaron necrosis fulminante de ganglios linfáticos, pulmones, hígado, glándulas suprarrenales, corazón y tejidos cerebrales. Las técnicas inmunohistoquímicas y de microscopia electrónica revelaron antígenos de micoplasmas en las áreas de necrosis y una sonda de ADN específica marcada detectó el material genético del microorganismo en los tejidos infectados.[283] Ninguno de estos pacientes estaba infectado por VIH-1 o VIH-2. Los perfiles de hibridación de ácidos nucleicos, el mapeo (cartografía) por endonucleasas de restricción y los análisis antigénicos indicaron que *M. incognitus* no era un nuevo micoplasma, sino una cepa de *M. fermentans*, un micoplasma con requerimientos nutricionales especiales, "no patógeno", que se encuentra en las vías genitourinarias.[54,413]

Posteriormente, se encontró que la cepa "*incognitus*" de *M. fermentans* estaba relacionada con otra histopatología en pacientes con sida. Bauer y cols. examinaron los tejidos renales de 15 pacientes con sida con evidencia microscópica de nefropatía relacionada con dicha enfermedad.[24] Los tejidos de estos pacientes mostraron reacciones de inmunofluorescencia con anticuerpos monoclonales específicos contra cepas *incognitus* de *M. fermentans* en células endoteliales, epiteliales glomerulares, membranas basales glomerulares, células epiteliales tubulares y contorneadas y células intersticiales mononucleares. También se observaron estructuras de micoplasmas mediante microscopia inmunoelectrónica en tejidos renales de estos pacientes. Los tejidos renales de pacientes con sida sin afectación renal y de pacientes no infectados por VIH con y sin nefropatía no revelaron ningún microorganismo en el examen histopatológico.[24] Ainsworth y cols. también informaron el caso de un paciente con nefropatía relacionada con VIH en la que se detectó *M. fermentans* mediante PCR en tejidos renales cuando la nefropatía se volvió clínicamente evidente; 18 meses después, a medida que la enfermedad progresaba y la función renal empeoraba, la PCR localizó *M. fermentans* en la orina, garganta y sangre periférica del paciente.[8] También se detectó ADN de *M. fermentans* en muestras de ganglios linfáticos de 4 de 7 pacientes con sida.[423] Lo y cols. informaron el síndrome fulminante de insuficiencia respiratoria del adulto relacionado con *M. fermentans* en tres pacientes sin sida; los estudios inmunohistoquímicos y de microscopia electrónica revelaron la presencia de microorganismos en los pulmones y el hígado de estos pacientes.[295] La infección diseminada de *M. fermentans* también se ha documentado en pacientes VIH positivos con linfoma no hodgkiniano.[5]

Otros autores también informaron la relación de la cepa *incognitus* de *M. fermentans* con enfermedad terminal en pacientes sin sida. Macon y cols. describieron a un hombre homosexual de 35 años con sarcoma de Kaposi y linfoma de linfocitos T con un recuento de linfocitos periféricos CD4 de 43/mm^3.[308] Posteriormente, se desarrolló neumonía mortal por *Pneumocystis* y una infección criptocócica diseminada. Los múltiples enzimoinmunoanálisis (EIA) y Western blots para anticuerpos de VIH-1, VIH-2, virus linfotrópico T humano (VLTH)-I y VLTH-II fueron negativos; lo mismo ocurrió con los cultivos retrovirales y los estudios mediante PCR por transcripción inversa. La infección sistémica de *M. fermentans* se documentó mediante métodos inmunohistoquímicos y de PCR en muestras de tejido *pre mortem* y *post mortem*. Beecham y cols. informaron un caso similar en el que un hombre de 28 años de edad no inmunodeprimido se presentó con antecedentes de siete días de fiebre, dolor abdominal, diarrea, erupción cutánea y falta de aire. *M. fermentans* fue detectado en muestras de biopsia de médula ósea por medio de PCR y microscopia electrónica[27]. En otro informe de un hombre seronegativo para VIH previamente sano con síntomas similares al sida, como fiebre, malestar, pérdida de peso, diarrea y necrosis extensa de hígado y bazo, el tratamiento con doxiciclina (300 mg/día por vía oral durante seis semanas) dio como resultado la resolución de los síntomas y la recuperación completa.[282] Estos estudios sugirieron que *M. fermentans* o una cepa específica de esta especie puede ser un patógeno sistémico en pacientes no infectados por VIH.

Utilizando la tecnología de PCR, Dawson y cols. detectaron *M. fermentans* en el 23% de 43 muestras de sedimento urinario de pacientes con nefropatía relacionada con sida.[89] Algunas de estas muestras de orina fueron positivas para *MH* o *UU*. Ninguna de las 50 muestras de sedimento urinario procedentes de 50 pacientes sanos y VIH negativos fue positiva para *M. fermentans* en cultivo o mediante PCR, aunque en 23 ejemplares creció *UU* y en una muestra creció *MH*.[89] Katseni y cols. examinaron muestras de sangre, garganta y orina de 117 pacientes VIH seropositivos y de 73 pacientes VIH seronegativos que acudieron a una clínica para ITS en Londres.[231] Se encontró la presencia de *M. fermentans* por medio de PCR en el 10% de las muestras de CMSP, el 23% de muestras de garganta y el 8% de las muestras de orina de pacientes infectados por VIH. Entre los 73 pacientes VIH seronegativos, *M. fermentans* se encontró en células mononucleares de sangre periférica, garganta y muestras de orina en el 9, 20 y 6% de estos pacientes, respectivamente. Hawkins y cols., de los NIH, detectaron secuencias de ADN de *M. fermentans* en el 11% de las muestras de sangre de 55 pacientes seropositivos para VIH, pero no encontraron ninguna en 26 individuos VIH seronegativos de bajo riesgo.[172] En Francia, Bebear y cols. realizaron cultivos y PCR de muestras de garganta, endocervicales, uretrales, de orina y de CMSP de 105 individuos VIH positivos.[25] Aunque el cultivo y la PCR de *M. pneumoniae* y *M. genitalium* fueron negativos, se detectó *M. fermentans* por PCR en al menos una de las muestras en el 26.7% de 105 pacientes. La presencia de *M. fermentans* en estas personas no estuvo relacionada con la etapa de enfermedad por VIH, la carga vírica ni el recuento de linfocitos T CD4.

M. fermentans es capaz de invadir activamente células cultivadas, una propiedad no asociada previamente con los micoplasmas. Aunque una cepa de referencia de *M. fermentans* y la cepa *incognitus* pudieron invadir las células HeLa, la cepa *incognitus* de *M. fermentans* fue más invasiva cuando se realizaron pruebas en cultivos de células de explante traqueal. Los microorganismos de la cepa *incognitus* se observaron intracelularmente, mientras que la cepa de referencia se observó adherida sólo entre células.[456,488] La infección intranasal de ratas y los cultivos de explante subsecuentes de tejidos traqueales de estos animales también revelaron la localización intracelular de estos microorganismos dentro de células cultivadas.[456] La cepa *incognitus* de *M. fermentans* y otras cepas de esta especie causan ciliostasis y citopatología en cultivos de explantes traqueales, pero la extensión y gravedad de la citopatología varió considerablemente entre cada cepa. Los estudios en animales también indicaron que la inmunodepresión puede permitir que *M. fermentans* crezca y prospere. La administración intravenosa de *M. fermentans*, cepa *incognitus*, mató a ratones desnudos BALB/c, pero no mató a ratones BALB/c inmunocompetentes.[477]

Aunque algunos investigadores han observado diferencias entre la cepa *incognitus* de *M. fermentans* y otras cepas de *M. fermentans*, otros no han observado diferencias. Sasaki y cols. compararon la cepa *incognitus* original con otros tres aislamientos clínicos y de referencia de *M. fermentans*. El análisis de los polimorfismos de longitud de fragmentos de restricción del ADN de estas cepas mostró patrones similares en los perfiles de gel e inmunotransferencia de las proteínas celulares, lo que indica un alto grado de homogeneidad antigénica entre las cuatro cepas examinadas. La exposición de las CMCP a estos micoplasmas dio lugar a aumentos considerables en la producción de las interleucinas IL-1β e IL-6, y del TNF-α; estos aumentos se observaron después de la exposición a cuatro cepas de *M. fermentans* y no se limitaron a la cepa *incognitus*. Por último, la exposición de CMSP infectadas por VIH a cualquiera de las cepas de *M. fermentans* dio como resultado un aumento de 1.8-4.3 veces de actividad de la transcriptasa inversa y un incremento de 3.3-7 veces en la producción del antígeno p24 en cultivo. Estos investigadores concluyeron que la cepa *incognitus* de *M. fermentans* no era única en comparación con otras cepas de *M. fermentans*.[422]

Varios investigadores están examinando el papel de *M. fermentans* y otros micoplasmas como cofactores que afectan la progresión de la enfermedad relacionada con VIH.[6,190] Los estudios in vitro en células estromales mesenquimatosas (CEM) infectadas por VIH (una línea celular de tumor linfoblastoide T enriquecido en CD4) mostraron que el tratamiento de las células con análogos de la tetraciclina o fluoroquinolonas fueron capaces de inhibir la producción de los efectos citopáticos inducidos por el virus sin inhibir la replicación y la producción de progenie vírica.[266,363] Los estudios subsecuentes demostraron que *M. fermentans* actúa sinérgicamente con el VIH-1 en células linfoblastoides y promonocíticas para inducir la muerte celular; se ha demostrado que esta capacidad también se presenta en otras especies de *Mycoplasma*, incluyendo *M. penetrans, M. pirum* y *M. arginini*.[267,292] Phillips y cols. demostraron que la unión de micoplasmas a linfocitos infectados por VIH se relacionó con sitios de brotación (*budding*) vírica, lo que llevó a estos investigadores a suponer que la fijación de micoplasmas puede desencadenar o mejorar la producción de la progenie vírica por las células infectadas.[387] Se han propuesto diversos mecanismos por los cuales los micoplasmas como *M. fermentans* pueden actuar como cofactores o inmunomoduladores en la producción de la enfermedad relacionada con VIH.[345] La activación de linfocitos estimula la replicación del VIH, y los micoplasmas, incluyendo *M. fermentans* y *M. penetrans*, tienen la capacidad de comportarse como activadores policlonales tanto de linfocitos B como de linfocitos T.[127,203,460] *M. fermentans* puede inducir la producción de linfocinas (p. ej., TNF-α, IL-1 e IL-6) en varios tipos celulares (como monocitos, macrófagos, astrocitos y células gliales) in vitro.[133,350,351] Muhlradt y Frisch aislaron y parcialmente purificaron una sustancia que denominaron *material de alto peso molecular derivado de micoplasma* (MADM), la cual también estaba relacionada con la membrana, contenía lípidos y existía de forma agregada cuando se purificaba.[349] La presencia de MADM en cantidades de nanogramos por mililitro activa a los macrófagos para que liberen óxido nítrico, IL-6 y TNF. Otro grupo identificó un antígeno de *M. fermentans* relacionado con la membrana, de 48 kDa, hidrófobo, distinto del MADM, que también estimula la secreción tanto de TNF como de IL-1 a partir de monocitos cultivados.[250] *M. fermentans* también puede producir superantígenos que se unen directamente a las proteínas del complejo mayor de histocompatibilidad (MHC, *major histocompatibility complex*), estimulando de este modo la activación de linfocitos T. También se ha demostrado que otra lipoproteína derivada de *M. fermentans*, llamada *lipopéptido activador de macrófagos 2* (MALP-2), induce la liberación de citocinas proinflamatorias, quimiocinas y óxido nítrico por los macrófagos peritoneales de ratón.[232] *M. fermentans* también aumenta la apoptosis de células T inducida por concanavalina A.[441] Algunos investigadores han propuesto que la producción de peróxidos y radicales libres por los micoplasmas o la producción de enzimas que inactivan la catalasa intracelular habitual puede inducir la expresión génica del VIH y activar la replicación vírica. Los peróxidos y otras especies reactivas de oxígeno inducen la expresión génica del VIH in vitro por transactivación de regiones promotoras víricas y contribuyen a la muerte celular programada.[265] La cepa *incognitus* de *M. fermentans* es capaz de fusionarse tanto con linfocitos T como con linfocitos de sangre periférica.[105] La administración de micoplasmas a estas células puede afectar directamente las funciones linfocitarias habituales. Además, la fusión de las membranas de micoplasmas y linfocitarias puede cambiar significativamente la estructura u orientación de diversos receptores sobre la superficie de los linfocitos, alterando así la unión, inducción o producción de diversas linfocinas. Estas alteraciones fundamentales en la estructura y función de los linfocitos pueden influir en el apego, integración y expresión génica del VIH. Tanto *M. fermentans* como *M. penetrans* poseen fosfolipasa C relacionada con la membrana, que puede inducir una respuesta inflamatoria, causar daño a las células hospederas de la membrana y activar la cascada de ácido araquidónico.[440]

M. fermentans también puede desempeñar un papel en las infecciones de las vías genitourinarias. En 1989, se detectó *M. fermentans* en los tejidos placentarios de dos mujeres con sida.[284] Blanchard y cols. utilizaron métodos de cultivo y PCR para examinar la presencia tanto de *M. genitalium* como de *M. fermentans* en las vías genitourinarias de adultos sexualmente activos y en líquidos amnióticos de mujeres con membrana fetal intacta sometidas a cesárea.[38] Se detectó la presencia de *M. genitalium* por PCR, pero no por cultivo, en el 11% de 94 hombres y 87 mujeres con síntomas clínicos de UNG o cervicitis; sin embargo, no fue localizado por ninguno de los dos métodos en las 232 muestras de líquido amniótico. Por el contrario, no se detectó *M. fermentans* por ninguno de los métodos en cualquiera de las muestras genitourinarias, pero se detectó mediante PCR en 4 de 232 muestras de líquido amniótico, lo que sugiere que el microorganismo puede transmitirse de forma transplacentaria. Curiosamente, dos de los cuatro pacientes con resultados positivos a partir de la PCR para *M. fermentans* tenían evidencia histológica de corioamnionitis, lo que implica que *M. fermentans* también puede ser un patógeno de las vías genitourinarias.[38]

M. fermentans también ha sido implicado en artritis reumatoide y otros trastornos reumáticos.[189,222] En un estudio de 1996 realizado en Londres, *M. fermentans* fue detectado mediante PCR en muestras de líquido sinovial en el 21% de 38 pacientes con artritis reumatoide, el 20% de 10 pacientes con espondiloartropatía, el 20% de 5 pacientes con artritis psoriásica y el 13% de 31 pacientes con afecciones artríticas no clasificadas.[427] La caracterización genotípica de los aislamientos de líquido sinovial de pacientes con artritis no reveló características únicas; algunos se relacionaron con la cepa tipo de *M. fermentans* de la American Type Culture Collection (ATCC), mientras otros lo hicieron con cepas aisladas de cultivos de tejidos como contaminantes.[426] *M. fermentans, M. salivarium,* o ambos fueron detectados por PCR en muestras de líquido sinovial de aspirados de la articulación temporomandibular de pacientes con artrosis destructiva de la mandíbula.[544] Se cree que esta afección es el resultado de la acción de proteasas y citocinas sobre el cartílago articular de esta articulación. Watanabe y cols. sugirieron que los micoplasmas presentes en las articulaciones temporomandibulares dañan el líquido sinovial y el cartílago por sus actividades enzimáticas más la capacidad reconocida de los micoplasmas para estimular la liberación de citocinas de células efectoras inmunitarias.[544] En un estudio del año 2000 se encontró *M. fermentans* mediante PCR en el líquido sinovial del 88% de 26 pacientes con artritis reumatoide. Siete de ocho pacientes con otras diversas artritis inflamatorias también fueron positivos para *M. fermentans*.[189] Un estudio publicado en el 2001 también encontró ADN de *M. fermentans* en líquidos sinoviales del 17% de 35 pacientes con artritis reumatoide, el 25% de 44 sujetos con artritis seronegativa no diferenciada y el 17% de 24 individuos con artritis psoriásica.[142] Recientemente se encontró *M. fermentans* por cultivo o PCR en el 23% de las muestras de sangre extraídas de 87 pacientes con artritis reumatoide, y en el mismo estudio hubo una mayor incidencia de anticuerpos IgG e IgM frente a un antígeno de *M. fermentans* en estos pacientes con artritis que en controles sanos.[139]

La infección por *M. fermentans*, al igual que la de muchos otros microorganismos, ha sido investigada por su relación con el síndrome de fatiga crónica (SFC). Utilizando estudios basados en PCR para *M. fermentans*, MH y *M. penetrans*, Choppa y cols. examinaron las CMSP de 100 pacientes con SFC.[70] *M. fermentans*, MH y *M. penetrans* se detectaron en las CMSP del 32, 9 y 6% de 100 pacientes con SFC, respectivamente, mientras que se detectó en el 8, 3 y 2% de controles sanos, respectivamente. Un estudio posterior realizado por el mismo grupo de investigación detectó *M. fermentans* en las CMSP del 36% de 50 pacientes con SFC típico de acuerdo con la definición de los CDC, el 32% de 50 pacientes con SFC atípico y el 8% de 50 sujetos sanos.[521] Nasralla, Haier y Nicolson utilizaron métodos de PCR para localizar *M. fermentans*, *M. pneumoniae*, *M. penetrans* y MH en muestras de sangre de 91 pacientes con SFC y síndromes de fibromialgia.[355] De 91 sujetos, el 59, 48, 31 y 20% fueron positivos para *M. pneumoniae*, *M. fermentans*, MH y *M. penetrans*, respectivamente. De 91 sujetos, el 53% tenían pruebas moleculares de infección del torrente sanguíneo con múltiples especies de micoplasmas. En una encuesta de 261 pacientes con SFC y 36 voluntarios sanos, la infección del torrente sanguíneo por al menos una especie de *Mycoplasma* se detectó mediante una prueba de PCR forense en el 68.6% de pacientes con SFC y en el 5.6% de los voluntarios sanos.[361] Se detectó MH en el 36.8% de los individuos, seguido por *M. fermentans* y *M. pneumoniae* en el 25.7% y 25.7%, respectivamente. Se detectó infección por numerosas especies de micoplasmas en el 17% de los pacientes con SFC. Aunque estos estudios muestran que las tasas altas de infección por micoplasmas se encuentran en pacientes con SFC, no hay evidencia definitiva de que estos micoplasmas sean agentes causales de SFC. El desarrollo de estudios sensibles y mejorías en las técnicas de cultivo para estos microorganismos permitirán, con suerte, que se realicen estudios de historia natural y tratamientos.

También se postuló que *M. fermentans* desempeña un papel en la enfermedad observada entre los veteranos de la Operación Tormenta del Desierto (Operation Desert Storm). Se llevó a cabo un estudio mediante recolección de muestras serológicas entre veteranos de la Guerra del Golfo Pérsico y militares no desplegados con muestras de suero antes y después de la guerra. Se documentaron infecciones por *M. fermentans* en esta población militar antes y después del servicio de guerra, pero estas infecciones eran independientes del despliegue en el Golfo Pérsico, lo cual indica que los datos epidemiológicos y serológicos no apoyaban un papel de *M. fermentans* en la enfermedad observada en los veteranos de la Guerra del Golfo.[153] Un estudio similar realizado por el Armed Forces Institute of Pathology (AFIP) también concluyó que no había evidencia serológica de una asociación entre la infección por *M. fermentans* y la "enfermedad de la Guerra del Golfo".[289]

Aún con su historia epidemiológica relativamente corta pero fascinante y la intensidad de las investigaciones de varios grupos de investigación, no se conoce el papel de *M. fermentans* en la patogenia del VIH, las infecciones de transmisión sexual, la artritis reumatoide, el SFC y otras enfermedades. Aunque los métodos moleculares facilitan la detección de secuencias de genes específicos de estos microorganismos, la falta de técnicas de cultivo confiables complica los estudios que puedan incluir diversos métodos de tratamiento. *M. fermentans* se ha aislado en cultivos a partir de muestras de líquido articular, pero a menudo no se sabe si los estudios moleculares detectan microorganismos viables o inviables. Los estudios moleculares han demostrado que *M. fermentans* es genotípicamente heterogéneo, como lo reveló la presencia de elementos similares a las secuencias de inserción en varios sitios del ADN, lo que da lugar a una variación intercepa e intracepa.[391] En los estudios en los que el microorganismo se ha cultivado con éxito en un medio SP-4, las pruebas bioquímicas han delineado cuatro grupos fenotípicos basados en la utilización de arginina, glucosa, fructosa y *N*-acetilglucosamina.[373] El análisis sistemático fenotípico y genotípico de los aislamientos de *M. fermentans* de una variedad de muestras y afecciones puede ayudar a definir la patogenicidad y patogenia de infecciones por *M. fermentans* y el papel de este microorganismo en diferentes entornos clínicos.

Mycoplasma penetrans

En 1991, Lo y cols., en el AFIP en Washington, DC, informaron el aislamiento de una nueva especie de *Mycoplasma* de las vías genitourinarias de hombres homosexuales con infección por VIH.[287] Este microorganismo exhibió características morfológicas únicas, incluyendo un cuerpo celular en forma de matraz compuesto de dos compartimentos: uno que contenía gránulos gruesos y sueltos, congruentes con estructuras ribosómicas, y otro compartimento cónico más pequeño que incluía gránulos finos densamente embebidos.[286] Este microorganismo fermentaba glucosa y arginina hidrolizada, pero no urea, requería colesterol para su crecimiento y podía cultivarse en medio SP-4. También pudo adherirse e invadir activamente las células de mamíferos.[285] Se observaron microorganismos intracelulares que se encontraban dentro de vesículas unidas a la membrana, con subsecuentes alteraciones de las células y necrosis. Esta nueva especie recibió el nombre de *Mycoplasma penetrans*.[286,424] Dos estudios separados que investigaron la prevalencia de micoplasmas genitales en hombres y mujeres nigerianos demostraron la presencia de *M. penetrans* en un número bajo en comparación con otros micoplasmas genitales. *M. penetrans* se cultivó a partir de tres muestras vaginales. En este estudio, el 81% de los micoplasmas fueron MH y el 13% fueron *M. fermentans*, en comparación con el 6% de *M. penetrans*. Esta última se aisló de muestras de semen en hombres que buscaban ayuda contra la infertilidad; en este estudio, el 24% de los micoplasmas fueron MH, el 10% *M. fermentans* y el 5% *M. penetrans*.[3,4]

Los estudios seroepidemiológicos han documentado una alta frecuencia de anticuerpos contra *M. penetrans* en individuos infectados por VIH.[93,149,512,540] Wang y cols. encontraron que el 35.4% de las muestras de suero de 444 pacientes infectados por VIH-1 eran positivas para anticuerpos contra *M. penetrans*.[540] De 234 hombres con sida, el 41.5% eran seropositivos; en contraste, el 20.3% de 118 individuos infectados por VIH-1 asintomáticos también eran seropositivos. Sólo uno de los 384 donantes de sangre negativos a VIH tenía anticuerpos contra *M. penetrans*. Curiosamente, el 40% de 85 muestras de suero archivadas de pacientes con inmunodeficiencia relacionada con personas homosexuales (GRID, *gay-related immunodeficiency*), un término utilizado a principios de 1980 para describir el sida, también fueron positivas para anticuerpos anti-*M. penetrans*. De 336 muestras de suero de clínicas de ITS en el sur de California, Brooklyn y Milwaukee, sólo tres fueron positivas para anticuerpos contra *M. penetrans*. Ninguna de las 178 muestras de suero obtenidas de individuos VIH-1 seronegativos con otras enfermedades o trastornos inmunitarios (p. ej., pacientes en diálisis o pacientes con lupus eritematoso sistémico, artritis reumatoide, esclerosis múltiple, leucemia, linfoma u otros cánceres) fueron positivas para anticuerpos contra *M. penetrans*.[540] Los estudios seroepidemiológicos adicionales realizados por el mismo grupo de investigación encontraron altas tasas de anticuerpos contra micoplasmas en hombres homosexuales VIH-1 positivos tanto sintomáticos como asintomáticos, pero sólo en el 1% de 308 muestras de pacientes usuarios de drogas intravenosas y en el 0.6% de 165 muestras de individuos con hemofilia con o sin infección por VIH-1, lo que sugiere que *M. penetrans* puede transmitirse sexualmente.[541] Grau y cols. informaron hallazgos muy similares sobre la presencia de anticuerpos contra *M. penetrans* en un estudio realizado en Francia.[149] Estos investigadores encontraron que la serología positiva a *M. penetrans* estaba relacionada tanto con infección por VIH-1 como con prácticas sexuales de alto riesgo entre hombres homosexuales; la seroprevalencia en estos pacientes aumentó con la progresión de la enfermedad relacionada con sida. Durante la década de 1990, algunos investigadores informaron una relación epidemiológica entre la presencia de anticuerpos contra *M. penetrans* y el desarrollo de sarcoma de Kaposi. Lo y cols. examinaron la seroprevalencia de *M. penetrans* en un grupo de 33 hombres VIH seropositivos y 31 hombres homosexuales VIH seronegativos que participaron en un estudio de la historia natural del sida en la ciudad de Nueva York en 1984.[288] El análisis de muestras de suero almacenadas de 1984 a 1985 reveló que el 45.5% de los hombres VIH positivos y el 22.5% de los hombres VIH negativos tenían anticuerpos contra *M. penetrans*, lo que sugiere que este patógeno estaba circulando como probable agente sexualmente transmisible temprano en la epidemia del sida y no estaba necesariamente relacionado con la infección por VIH. Durante los siguientes 8 años, se desarrolló sarcoma de Kaposi en nueve hombres, siete de los cuales tenían anticuerpos contra *M. penetrans*. La seropositividad inicial a *M. penetrans* se relacionó estadísticamente con el desarrollo posterior de sarcoma de Kaposi, y entre hombres VIH positivos, fue más probable que se presentara sarcoma de Kaposi en quienes además tenían serologías iniciales positivas para *M. penetrans*. Estos investigadores concluyeron que la infección por *M. penetrans* puede actuar como cofactor con el VIH en el desarrollo subsecuente de sarcoma de Kaposi.[81,288,54] Sin embargo, otros autores no han encontrado relación entre la infección por *M. penetrans* y el sarcoma de Kaposi, que se sabe que se relaciona con la infección por herpesvirus humano de tipo 8.[149]

El empleo de técnicas moleculares sensibles para la detección directa de *M. penetrans* ha demostrado que este microorganismo puede estar implicado en infecciones crónicas celulares y de distintos tejidos, además de las células mononucleares sanguíneas. Kovacic y cols. utilizaron estudios de PCR específicos para *M. pneumoniae*, *M. fermentans*, *M. genitalium*, *M. pirum*, *M. penetrans* y MH para investigar la presencia de estos microorganismos en CMSP de sujetos infectados o no infectados por VIH-1.[254] Se detectó *M. fermentans* solamente en el 5.8% de 154 pacientes VIH seropositivos y en el 11.1% de pacientes VIH seronegativos. Estos investigadores sugirieron que las vías urogenitales son el probable nicho ecológico de este microorganismo, ya que originalmente se aisló de muestras de orina y se ha detectado mediante PCR en muestras de orina de pacientes seropositivos para anticuerpos contra *M. penetrans*.[149,286,287] También se ha informado bacteriemia por *M. penetrans* en los pacientes no infectados por VIH con síndrome antifosfolípidico.[558]

No se conoce el papel exacto de *M. penetrans* en la patogenia de la infección por VIH. La mayoría de los trabajos se han centrado en su posible función como cofactor en la progresión de la enfermedad relacionada con VIH. Sasaki y cols., del Instituto Pasteur, demostraron que *M. penetrans* fue capaz de activar linfocitos T humanos para experimentar blastogénesis seguida de proliferación celular y expresión de marcadores de activación de superficie celular.[421] Estos fenómenos se observaron con linfocitos de donantes sanos y de pacientes sintomáticos e individuos asintomáticos infectados por VIH. La caracterización de

los linfocitos activados por exposición a *M. penetrans* mostró que los linfocitos que expresan CD4 o CD8 sufrieron blastogénesis como resultado de esta expresión. La labor de activación se relacionó exclusivamente con células de *M. penetrans* y no con sobrenadantes de cultivo. En las células linfoides cultivadas, la infección por *M. penetrans* estimula la liberación de TNF-α y mejora la replicación de la coinfección por VIH-1.[203] Los estudios serológicos longitudinales también han demostrado cargas víricas del VIH más altas y disminuciones más rápidas del recuento de linfocitos CD4 en pacientes con títulos de anticuerpos anti-*M. penetrans* persistentemente altos o en aumento, lo que sugiere una relación entre la infección activa por *M. penetrans* y la progresión de la enfermedad por VIH.[150]

Se ha demostrado que *M. penetrans* se une a la IgA sérica humana y la IgA secretora, pero no a la IgG. Los autores de esta investigación sugirieron que esta unión podría proporcionar un mecanismo de defensa frente a *M. penetrans* con el fin de evitar el aclaramiento por anticuerpos IgA a medida que se establece la infección.[348]

Mycoplasma pirum

Aunque se describió originalmente en 1985, *M. pirum* ha llamado la atención recientemente porque es otro de los micoplasmas relacionados con el sida, junto con *M. fermentans* y *M. penetrans*. Antes de esta asociación, *M. pirum* se había aislado sólo de cultivos celulares como presunto contaminante, pero las líneas celulares de las que se aisló eran de origen humano; se cree que estos micoplasmas pueden haberse encontrado en los tejidos cultivados de forma natural.[102] *M. pirum* se aisló de CMSP de un paciente con infección por VIH y se ha detectado por PCR en células mononucleares de sangre de individuos VIH seropositivos.[147] Similar a *M. fermentans*, los efectos citopáticos relacionados con VIH *in vitro* también se ven reforzados por la presencia de *M. pirum*, lo que lleva a sugerir que, de manera similar a *M. fermentans*, este microorganismo puede actuar como cofactor en la patogenia de las afecciones relacionadas con el VIH.[345]

M. pirum está estrechamente relacionado con *M. penetrans* y *M. pneumoniae*, y de manera similar a estos dos micoplasmas, tiene una morfología en forma de matraz y una "punta" con la cual el organismo es capaz de adherirse a vidrio o plástico. La proteína adhesina de tipo P1 de *M. pirum* y el gen que la codifica ya se han caracterizado.[494] Una vez que *M. pirum* se une, puede invadir activamente las células, igual que *M. fermentans* y *M. penetrans*.[475] Se están realizando investigaciones para definir la interacción de *M. pirum* y otros micoplasmas con células humanas e investigar el papel de estos microorganismos, si es que existe, en la patogenia de la enfermedad relacionada con el VIH.

Mycoplasma primatum

M. primatum es un habitante habitual del tubo digestivo y las vías genitourinarias de monos cercopitecos; se aisló por primera vez de estos animales en 1971.[101] Se encontró que las cepas aisladas de tejidos de mono en dicho año eran similares a los micoplasmas no clasificados que se habían aislado del ombligo infectado y de la vagina de una paciente humana en 1955.[411] La reevaluación de los aislamientos de mono y los aislamientos humanos no clasificados encontró que eran todos iguales. Este micoplasma usaba arginina, requería suero o colesterol para su crecimiento y fue negativo para fermentación de glucosa, ureasa, hemólisis, actividad de hemadsorción y reducción de tetrazolio. Estos aislamientos de humanos/primates recibieron el nombre de *M. primatum*. Hasta la fecha, este micoplasma no se ha relacionado con infecciones o enfermedad clínica.

Mycoplasma salivarium

M. salivarium se aísla con mayor frecuencia de las vías respiratorias y reside en placa dental y los surcos gingivales.[122] Se relaciona con frecuencia con periodontitis, pero se aisló de articulaciones y otros sitios estériles en pacientes con hipoglobulinemia o agammaglobulinemia, y se encontró en un absceso submaseterino en una mujer anciana.[154,452] Dos pacientes con abscesos cerebrales en los que se consideró que *M. salivarium* tenía un papel causal fueron informados en Dinamarca en el 2011. Ambos eran hombres de 53 y 39 años de edad, y presentaban signos y síntomas de enfermedad del SNC; las tomografías computarizadas revelaron un absceso en el lóbulo parietoccipital y temporal, respectivamente. El hombre de 53 años de edad tenía tuberculosis previa, dentición deficiente y abuso de alcohol previo. Presentó un cuadro clínico de tres semanas de disnea, dolor de cabeza y coordinación deficiente de los miembros. El hombre de 39 años no tenía enfermedades previas conocidas. El aspirado de estos abscesos reveló la presencia de *M. salivarium* tanto por cultivo como mediante PCR; los abscesos también contenían la combinación de aerobios orales y anaerobios. En cada caso se utilizó una combinación de penicilina, metronidazol y moxifloxacino. El paciente de mayor edad tuvo una mejor respuesta que el más joven, quien presentó déficits neurológicos y problemas asociados más de seis meses después del tratamiento.[371]

Mycoplasma spermatophilum

M. spermatophilum es una especie recién descrita de micoplasma anaerobio que ha sido aislada de cinco muestras de espermatozoides y de una sola muestra endocervical, obtenidas de seis pacientes que asistían a una clínica de infertilidad.[181] En el cultivo, esta especie anaerobia obligada crece mejor a 35-37 °C y produce una hemolisina que lisa eritrocitos de cobayos, ovejas y humanos. Las colonias tienen el aspecto típico de huevo frito sobre agar. Esta especie requiere esteroles para su crecimiento y no usa glucosa ni hidroliza arginina ni urea; todavía no se reconoce como patógeno humano.

Infecciones humanas causadas por micoplasmas de origen animal

Mycoplasma arginini es uno de los pocos micoplasmas que se encuentran en diversos hospederos animales, incluyendo ovejas y cabras (tejidos respiratorios y oculares), bovinos (vías respiratorias, sangre, ubres, ojos, vías genitourinarias) y felinos (vías respiratorias). Estos animales pueden presentar síntomas patológicos, y el papel de este microorganismo en enfermedades de animales aún se desconoce. Yechouran y cols. informaron de un hombre de 64 años de edad con linfoma no hodgkiniano en estadio IVB que desarrolló neumonía complicada por septicemia mortal causada por *M. arginini*. Este paciente tenía hipogammaglobulinemia y había recibido prednisona.[562] Antes de su ingreso al hospital, trabajó en un matadero, donde sacrificaba ovejas, vacas y pollos. *M. arginini* creció a partir de tres hemocultivos: una muestra de cepillado bronquial, una muestra de lavado broncoalveolar y la punta de un catéter Swan-Ganz. Las pruebas de sensibilidad del aislamiento utilizando un procedimiento de dilución en caldo determinaron que era sensible a tetraciclina, doxiciclina

y ciprofloxacino, pero resistente a eritromicina y estreptomicina. Este patrón de sensibilidad también se ha encontrado en aislamientos de *M. arginini* aislados de animales. Los autores del estudio de este caso sugirieron que el paciente adquirió la infección por inhalación de aerosoles contaminados en el matadero. *M. arginini* también ha sido aislado junto con *UU* de un hombre húngaro de 23 años, anteriormente sano, con fascitis eosinófila que presentaba lesiones cutáneas esclerodermiformes generalizadas que progresaron durante 19 meses. La sangre fue cultivada en busca de *M. arginini* y fue positiva mediante una PCR específica de especie de una biopsia de piel. No hay comentarios sobre el contacto con animales.[444]

Armstrong y cols. informaron una infección pulmonar causada por *M. canis* en una mujer que recibía tratamiento antineoplásico contra carcinoma metastásico del cuello uterino.[17] El mismo microorganismo se aisló de las vías respiratorias de otros miembros de la familia y del perro de la familia, quienes tenían infecciones de las vías respiratorias superiores al mismo tiempo. Bonilla y cols. también informaron un caso de artritis séptica de cadera izquierda y rodilla derecha debido a *M. canis* en una mujer con inmunodeficiencia común variable.[45] Esta paciente tenía antecedentes de exposición a gatos. A pesar del desbridamiento quirúrgico y el tratamiento con doxiciclina, desarrolló osteomielitis crónica generalizada de la cadera que requirió artroplastia de cadera.

Especies de Mycoplasma *hemótrofas*

Las especies *Haemobartonella* y *Eperythrozoon* son bacterias de tipo micoplasma que se adhieren y crecen en superficies de eritrocitos de varias especies de vertebrados.[258] Hasta hace poco, estos microorganismos se clasificaron en el orden *Rickettsiales*, ya que se asemejan a rickettsias por su tamaño, propiedades de tinción y transmisión animal-animal por vectores artrópodos. En la superficie de los eritrocitos, estas bacterias aparecen como estructuras pequeñas, de color azul a púrpura, cocoides, bacilares o en forma de anillo cuando se tiñen con el método de Wright-Giemsa o con naranja de acridina.[41] Fenotípicamente, las especies de *Eperythrozoon* forman estructuras en forma de anillo en la superficie de los eritrocitos y con frecuencia pueden aparecer libres de hematíes y en forma libre (sin unión) en el plasma. Las especies de *Haemobartonella*, por el contrario, no forman estructuras en forma de anillo y rara vez se ven en estado libre y no unido. La arbitrariedad de la diferenciación fenotípica de estas dos especies ha sido reconocida desde hace algún tiempo y ha llevado a su reclasificación reciente (*véase* más adelante). Estas bacterias no son cultivables utilizando medios bacteriológicos estándar y se mantienen en laboratorios de investigación por pasaje en serie en sus hospederos animales. Las infecciones en animales causadas por especies de *Eperythrozoon* y *Haemobartonella* suelen ser asintomáticas y pueden persistir de forma latente durante años; se piensa que los microorganismos son eliminados de la circulación por el bazo.[311] Debido a factores predisponentes que no se comprenden del todo (p. ej., estrés, etc.), un gran número de organismos pueden reaparecer en el torrente sanguíneo. En algunos animales se desarrolla una anemia crónica y sutil, o puede desarrollarse anemia hemolítica manifiesta, grave y a menudo mortal.[336,337] Por ejemplo, los micoplasmas hemótrofos felinos bien estudiados no causan enfermedad en animales naturalmente infectados, pero pueden producir anemia en gatos infectados por virus de leucemia felina (FeLV, *feline leukemia virus*), en los cuales se puede acelerar el desarrollo de enfermedades mieloproliferativas inducidas por FeLV.[464] Los micoplasmas hemótrofos son transmitidos de un animal a otro por varios artrópodos hematófagos, incluyendo piojos, garrapatas, moscas, pulgas y mosquitos.

En la medida que se descubrieron, las diversas especies de *Haemobartonella* y *Eperythrozoon* fueron nombradas por el hospedero que infectan principalmente, aunque en realidad no se conocía el rango de especies hospederas. A mediados de la década de 1990, las especies reconocidas de *Haemobartonella* y *Eperythrozoon* eran *H. canis*, *H. felis* (gatos), *H. muris* (roedores), *E. coccoides* (ratones), *E. ovis* (ovejas), *E. suis* (porcino), *E. parvum* (cerdos) y *E. wenyonii* (ganado bovino). En 1997, se investigaron las secuencias del gen de ARNr 16S de *H. felis*, *H. muris*, *E. suis* y *E. wenyonii*. Esto demostró que estas bacterias no estaban filogénicamente relacionadas con rickettsias, pero estaban más estrechamente vinculadas con miembros del género *Mycoplasma*.[359,403] En el 2001, estos cuatro microorganismos fueron retirados del orden *Rickettsiales*, familia *Anaplasmataceae*, y se les denominó "*candidatus*" en el género *Mycoplasma*, como "*Candidatus* Mycoplasma haemofelis", "*Candidatus* Mycoplasma haemomuris", "*Candidatus* Mycoplasma haemosuis" y "*Candidatus* Mycoplasma wenyonii".[221,357,469] El estatus de "*Candidatus*" suele estar reservado para taxones nuevos, descritos de forma incompleta. Debido a esto, la Judicial Commission of the International Committee on the Systematics of the Prokaryotes decidió que al cambiar nombres de microorganismos válidamente publicados al estatus taxonómicamente degradado de *candidato*, los nombres originales perderían posición porque no habría nombres nuevos o de reemplazo para agregar a la Lista Aprobada de Nombres Bacterianos. Como resultado, se revisaron todas las especies que habían sido renombradas bajo el estatus de "candidatus", eliminando este estatus y renombrándolas como nuevas especies en el género *Mycoplasma*.[358] Al mismo tiempo que se publicó esta opinión, tres especies adicionales de "candidatus", "*Candidatus* Mycoplasma haemodidelphidis", "*Candidatus* Mycoplasma haemolamae" y "*Candidatus* Mycoplasma haemominutum", fueron descritas como bacterias hemótrofas en zarigüeyas, alpacas y gatos naturalmente infectados, respectivamente.[338] Como resultado, las especies de *Eperythrozoon* y *Haemobartonella* se clasifican en el género *Mycoplasma* como *M. haemofelis* (gatos), *M. haemomuris* (ratones), *M. haemosuis* (cerdos), *M. wenyonii* (ganado), *M. ovis* (ovejas y cabras), *M. haemolamae* (llamas), *M. haemocanis* (caninos), *M. haemodidelphidis* (zarigüeyas) y "*Candidatus* M. haemominutum".[356,357,470] Juntos, estos micoplasmas hemófilos han recibido el nombre común de "hemoplasmas".

Cultivo de micoplasmas humanos a partir de muestras clínicas

Consideraciones generales

Los micoplasmas humanos pueden dividirse en tres grupos según la utilización de tres sustratos: glucosa, arginina y urea (tabla 18-1). Dependiendo del micoplasma que se esté buscando, un medio basal de peptona enriquecido, que contiene extracto de levadura y suero, es complementado con uno de estos tres sustratos y se añade un indicador de pH (generalmente rojo de fenol). *M. pneumoniae* metaboliza glucosa para producir ácido láctico, dando como resultado un viraje a un pH ácido. *MH* metaboliza arginina con producción de amoníaco y un viraje de pH de neutro a alcalino. De forma similar, *UU* produce la enzima ureasa, que hidroliza urea a amoníaco, lo que también da como

resultado un cambio a pH alcalino. *M. fermentans* produce ácido a partir de glucosa y también metaboliza arginina.

Las muestras para el aislamiento de micoplasmas, particularmente micoplasmas genitales de rápido crecimiento, se inoculan de forma rutinaria tanto en medio de agar sólido como en algún tipo de medio en caldo de enriquecimiento selectivo/diferencial. Muchas formulaciones de medios de caldo utilizadas para el aislamiento de micoplasmas son difásicas, con medios que contienen agar en el extremo de un tubo recubierto con caldo de composición similar. Los medios para aislamiento de micoplasmas también contienen antibióticos (p.ej., ampicilina, penicilina, polimixina B y anfotericina) para inhibir bacterias y hongos contaminantes.

Los micoplasmas humanos difieren en su pH óptimo para el crecimiento y en las condiciones atmosféricas que se requieren para el aislamiento exitoso de muestras clínicas (tabla 18-1). Los medios para el aislamiento de *M. pneumoniae* se amortiguan a un pH inicial de aproximadamente 7.8, mientras que el medio de crecimiento para *MH* se amortigua inicialmente a un pH neutro (7.0). *UU* crece óptimamente en un ambiente con un pH ligeramente ácido, por lo que un medio de aislamiento primario para esta especie se amortigua a un pH aproximado de 6. La temperatura óptima para el crecimiento de micoplasmas es de 35-37 °C. *M. pneumoniae* y *MH* crecen bien en aire o en una atmósfera de 95% de nitrógeno y 5% de dióxido de carbono. *UU* tiende a ser capnófilo, con un crecimiento óptimo que se produce en una atmósfera de 10-20% de dióxido de carbono y 80-90% de nitrógeno. Un medio de agar inoculado directamente con muestras o subcultivos en caldo debe incubarse en condiciones apropiadas, como las descritas anteriormente; un medio en caldo siempre puede incubarse en condiciones aerobias.

Los medios en caldo por lo general se inoculan con 0.1-0.2 mL de muestra en un líquido de transporte. Las placas de agar se inoculan con una cantidad similar, y el inóculo se extiende sobre la superficie del agar con una varilla de vidrio estéril doblada. Las placas de agar se sellan con cinta de celofán permeable al aire para evitar la desecación del agar. Los medios de aislamiento de *M. pneumoniae* deben incubarse hasta cuatro semanas antes de que se haga un informe final del cultivo. Los cultivos de micoplasmas genitales deben incubarse durante 7-8 días; la mayoría de los cultivos en caldo positivos se detectan después de cinco días de incubación. Se comparan medios difásicos con tubos coincubados del mismo medio e inoculados con medio de transporte estéril y con tubos inoculados con cepas de micoplasma de control para detectar las diferencias sutiles en el color o turbidez. Los cultivos deben inspeccionarse diariamente en busca de cambios sutiles porque los microorganismos mueren rápidamente una vez que ocurre el crecimiento y se utilizan los sustratos. Si al observarlos se detecta un cultivo potencialmente positivo en el medio difásico, el caldo se subcultiva sobre un medio de agar sólido, como agar SP-4 o agar diferencial A7 (*véase* el análisis más adelante).

La identificación de los micoplasmas requiere el reconocimiento de colonias típicas en medios sólidos directamente inoculados con la muestra o con un asa llena de medio en caldo difásico presuntivamente positivo. Las colonias en medios de agar se pueden examinar directamente bajo una ampliación de 30-100× con luz incidente periférica para determinar las características morfológicas y de crecimiento. Los colorantes supravitales, como la tinción de Dienes, pueden ser útiles para caracterizar colonias y diferenciarlas de los artificios. Varias pruebas de identificación pueden realizarse directamente en medio sólido, como la prueba de hemadsorción para la identificación presuntiva de

M. pneumoniae, o la utilización de sustratos como arginina o urea, además de un indicador rojo de fenol, pueden incorporarse al agar para proporcionar una examinación directa de la utilización del sustrato y, por lo tanto, una identificación presuntiva. Los medios para el cultivo de micoplasmas respiratorios y genitales y los procedimientos de identificación para *M. pneumoniae* y *UU* se detallan en los protocolos 18-1 y 18-6.

Recolección de muestras

Se puede aislar *M. pneumoniae* de muestras de las vías respiratorias superiores e inferiores, incluyendo exudados de garganta, exudados nasofaríngeos, lavados de garganta, esputo, aspiración traqueal y transtraqueal, broncoscopia, lavado broncoalveolar y muestras de tejido pulmonar. Es posible aislar el microorganismo de estas muestras durante el curso de la enfermedad y durante algún tiempo después de la recuperación sintomática. Los micoplasmas son muy sensibles al calor y al secado; por lo tanto, los medios de cultivo se deben inocular lo más pronto posible después de la recolección o deben emplearse medios de transporte para preservar su viabilidad si se anticipan retrasos en el procesamiento. Los medios de cultivo dispensados en pequeños viales o tubos de transporte adquiridos pueden utilizarse para el transporte de muestras de exudados; otras muestras (p. ej., esputo, tejido, lavados) pueden trasladarse rápidamente al laboratorio en recipientes estériles cubiertos con tapa de rosca. Las muestras siempre deben ser homogeneizadas; sin embargo, la esputolisina u otros tratamientos químicos para la licuefacción del esputo pueden ser tóxicos para los micoplasmas y deben evitarse.

Los micoplasmas genitales pueden aislarse de diversas muestras, las cuales incluyen muestras de exudado uretral, vaginal y cervical, secreciones prostáticas, semen, orina, sangre, diversos líquidos corporales (LCR, líquido amniótico, secreciones de las vías respiratorias, líquido sinovial, líquido pericárdico) y tejidos (p. ej., lavados y biopsias endometriales, tejidos placentarios o amnióticos, tejidos fetales o de aborto, biopsias del cuello uterino, biopsias uterinas, biopsias de heridas, tejidos rectales). Las muestras de exudado deben obtenerse utilizando dacrón, alginato de calcio o hisopos de poliéster, con ejes de plástico o aluminio. No se deben utilizar hisopos con ejes de madera, ya que puede ser tóxica. Debe evitarse el contacto de las superficies de los hisopos con soluciones antisépticas, cremas, jaleas o lubricantes. Las muestras de exudado no deben dejarse secar y deben colocarse inmediatamente en un medio de transporte o de cultivo después de su obtención. Otros líquidos corporales y muestras de biopsias de tejidos deben recolectarse en recipientes estériles. No debe utilizarse solución salina para humedecer muestras de tejido, ya que puede causar lisis de los microorganismos. En el laboratorio, las muestras de tejido se deben triturar en un medio de transporte estéril para producir una suspensión al 10% (p/v) y diluir de manera seriada 10 y 100 veces. Esto es necesario para prevenir la inhibición del crecimiento de micoplasmas por materiales orgánicos, como hemoglobina, fosfolípidos tóxicos, anticuerpos o complemento que pueden estar presentes en la muestra de tejido. Estas diluciones se utilizan para inocular medios de crecimiento.

Las muestras de sangre pueden cultivarse en busca de micoplasmas por inoculación de medio de crecimiento a razón de una parte de sangre por cada nueve partes de caldo (dilución 1:10). De manera óptima, deben cultivarse al menos 10 mL de sangre de pacientes adultos. Idealmente, el medio de crecimiento no debe contener polianetol sulfonato de sodio, el cual inhibe el crecimiento de los micoplasmas, pero debe ser un medio específicamente formulado para estos microorganismos (*véase* más adelante). Los medios de caldo inoculados deben subcultivarse a ciegas, pues los instrumentos automatizados de cultivo de sangre continuamente controlados pueden no ser capaces de detectar el crecimiento de micoplasmas.[524,525]

Medios de transporte

Los micoplasmas son muy sensibles a condiciones ambientales adversas, por lo que las muestras deben colocarse en medios de transporte o crecimiento adecuados lo más pronto posible después de la recolección. Se pueden utilizar diversos medios de transporte para los cultivos de micoplasmas genitales. Éstos incluyen caldo de tripticasa de soya (soja) con albúmina de suero bovino al 0.5%, caldo 2SP (suero fetal bovino inactivado con calor al 10% con sacarosa 0.2 M en amortiguador [*buffer*] de fosfatos 0.02 M, pH 7.2) o diversos tipos de medios de crecimiento para micoplasmas (p. ej., SP-4, caldo 10B de Shepard). Se suelen agregar antibióticos y antimicóticos (concentraciones finales de penicilina, 100 000 unidades/mL; polimixina B, 5 000 mg/mL; anfotericina B, 2 mg/mL) para disminuir la contaminación por otras bacterias y hongos. Las muestras deben transportarse de inmediato al laboratorio y pueden mantenerse hasta 24 h a 4 °C antes de inocularlos en medios de cultivo. Si el cultivo se retrasa más allá de este lapso, la muestra debe congelarse a −70 °C. Antes del cultivo, estas muestras deben descongelarse rápidamente en un baño de agua a 37 °C. Antes de congelarse, las muestras de orina para cultivo deben centrifugarse y el sedimento debe diluirse en una proporción 1:1 con medio de transporte. Los estabilizadores proteicos en el medio de transporte previenen la pérdida de viabilidad del microorganismo que puede ocurrir si las muestras de orina se congelan sin esta medida de protección.

Medios de cultivo para micoplasmas

Se han descrito varios tipos de medios en caldo y agar para el cultivo de *M. pneumoniae* y micoplasmas genitales en la literatura médica.[574] Todos tienen una fuente de suero, así como glucosa, arginina o urea, y un indicador de pH para medios diseñados para detectar micoplasmas genitales. El caldo SP-4 y el caldo o agar Hayflick son excelentes para el crecimiento de *M. pneumoniae*, *MH* y otras cepas de micoplasmas de crecimiento lento.[508,524] El caldo Shephard 10B y el agar A8 son buenos para *MH* y ureaplasmas.[524] Para *M. pneumoniae*, a menudo se recomienda un medio bifásico en lugar de caldo o agar solo. Uno de estos medios recomendados por los CDC para aislar *M. pneumoniae* es el medio difásico de azul de metileno-glucosa, el cual contiene caldo y agar de PPLO (*pleuropneumonia-like organism*), extracto de levadura y complementos de suero, así como glucosa, azul de metileno y rojo de fenol. El azul de metileno en el medio inhibe el crecimiento de otros micoplasmas humanos que pueden encontrarse en las vías respiratorias, haciendo que el medio sea selectivo para *M. pneumoniae*. Durante el crecimiento de esta especie, el medio se vuelve más ácido y el rojo de fenol cambia de color salmón a amarillo. Al mismo tiempo, los microorganismos reducen el azul de metileno y lo convierten de azul a incoloro. Por lo tanto, el color de la fase del caldo cambia de púrpura a verde o amarillo verde, mientras que la fase del agar pasa de un color morado a amarillo o amarillo naranja. Este medio se puede utilizar junto con medio de agar de glucosa de micoplasmas. Las colonias aisladas directamente sobre este medio o de subcultivos de caldos positivos se someten entonces a inspección e identificación. Los componentes y las fórmulas para el medio de aislamiento de *M. pneumoniae* se presentan en el protocolo 18-4.

En un estudio comparativo realizado por Tully y cols., fue posible aislar en un medio SP-4 difásico *M. pneumoniae* a partir 69 de 200 muestras que eran negativas cuando se cultivaban con otros métodos "estándar".[508] Como con el medio difásico azul de metileno-glucosa, el crecimiento se detecta por el cambio del indicador rojo fenol, de rojo a amarillo, indicando la producción de ácido a partir de glucosa. El agar SP-4 y el medio en caldo pueden utilizarse para el aislamiento de *MH* si se agrega arginina en lugar de glucosa.

Debido a que *MH* y *UU* metabolizan diferentes sustratos y difieren en cuanto al pH de crecimiento óptimo, muchos laboratorios utilizan dos tipos de medios de agar para el cultivo de micoplasmas. Además, se pueden inocular formulaciones de caldo difásico y agar de cada tipo de medio para el aislamiento óptimo de micoplasmas. El medio utilizado para aislar *MH* se debe amortiguar a un pH neutro (7). Algunas formulaciones también pueden contener arginina como sustrato de crecimiento, con turbidez del medio y un cambio en el color del indicador rojo de fenol en el intervalo alcalino que se utiliza para detectar el crecimiento del microorganismo. Los medios utilizados para aislar *UU* se amortiguan a un pH inferior (de 5.5-6) y contienen urea como sustrato de crecimiento. Estos últimos medios también se hacen más selectivos para *UU* con la inclusión de lincomicina porque los ureaplasmas son resistentes a este fármaco y las cepas de *MH* son sensibles. Las formulaciones del medio para el aislamiento de micoplasmas genitales se encuentran en el protocolo 18-5.

Se han descrito otros medios para el aislamiento e identificación de micoplasmas genitales en la literatura médica. Los medios en caldo incluyen el medio ureasa U-9 descrito por Shepard y Lunceford, el caldo azul de bromotimol, el caldo S-2 Boston y el medio SP-4 utilizado para el aislamiento de micoplasmas de vías respiratorias, los cuales se suplementan con arginina y urea.[434,436,437,443,524,555] El caldo S-2 Boston es un solo medio que contiene un medio base enriquecido, suero de caballo, extracto de levadura, indicador rojo de fenol, L-cisteína, urea y penicilina. El crecimiento de *UU* se detecta por medio de la aparición de un color rosa en el medio, mientras que el crecimiento de *MH* se detecta por un color rosa salmón pálido a naranja o por la aparición de turbidez leve. El medio de agar diferencial A7 Shepard y diversas modificaciones (p. ej., A7B y A8) son particularmente útiles, porque tanto *MH* como *UU* crecen bien en estas formulaciones y pueden diferenciarse fácilmente entre sí por la morfología de las colonias y por la detección directa de la formación de ureasa por parte de estas últimas (*véase* el análisis más adelante).[434,436,437] Como se describe a continuación, la identificación presuntiva de *MH* y la identificación definitiva de *UU*, por lo general, puede lograrse con estos medios sin necesidad de llevar a cabo pruebas o reactivos adicionales.

Aislamiento e identificación de Mycoplasma pneumoniae

Generalmente, el crecimiento de *M. pneumoniae* a partir de muestras clínicas se detecta por la capacidad de estos microorganismos para producir ácido a partir de glucosa.[91] El medio difásico de azul de metilo-glucosa inoculado con 0.2 mL de la muestra se incuba a 35 °C. Los tubos se inspeccionan diariamente para detectar cambios de color y turbidez hasta por cuatro semanas. El desarrollo de turbidez densa y un cambio ácido o alcalino del indicador en menos de cinco días se debe en general a la contaminación bacteriana. Tan pronto como son evidentes los cambios de color en el medio, el caldo debe subcultivarse en un medio de agar apropiado (p. ej., agar SP-4) y se incuba en aire durante 5-7 días. La inspección de la superficie del agar bajo amplificación microscópica revelará las pequeñas colonias de los microorganismos. En ausencia de un cambio de color evidente en medios difásicos, se debe realizar un subcultivo ciego en medios de agar después de 1-3 semanas de incubación. En la figura 18-1 se muestra un esquema general para el aislamiento de *M. pneumoniae*.

Las colonias glucolíticas esféricas que crecen en agar SP-4, por ejemplo, de una muestra de vías respiratorias de 4-20 días, pueden considerarse de forma presuntiva como *M. pneumoniae*. *M. genitalium* puede parecerse a las colonias de *M. pneumoniae*, pero éstas requerirían más de 20 días para su crecimiento, y los acholeplasmas pueden imitar la actividad glucolítica de *M. pneumoniae* en agar SP-4, pero crecerá en menos de cuatro días y las colonias tendrán un aspecto de "huevo frito", que no es típico de *M. pneumoniae*. Para confirmar las colonias sospechosas de *M. pneumoniae*, se pueden realizar técnicas de secuenciación por PCR o epifluorescencia, si están disponibles.[524] Las colonias también pueden identificarse específicamente como *M. pneumoniae* utilizando un estudio de hemadsorción (protocolo 18-2), prueba de reducción de tetrazolio (protocolo 18-6) o anticuerpos específicos para inhibir el crecimiento del microorganismo.[91,524] El estudio de hemadsorción se realiza inundando el medio SP-4 con solución al 5% de eritrocitos de cobayo, incubando 30 min y lavando con solución salina estéril dos a tres veces; entonces, las colonias en la superficie del agar se examinan microscópicamente para buscar adherencia de eritrocitos. Si es positivo, se confirma *M. pneumoniae*; aunque *M. genitalium* también es positivo, es mucho más exigente y no estará presente en los 4-20 días que tardarán en aparecer las colonias de *M. pneumoniae*.[524] La prueba de reducción de tetrazolio explora la capacidad única de *M. pneumoniae* para reducir el compuesto incoloro trifeniltetrazolio al compuesto rojo formazán. Para llevarla a cabo, la superficie de agar se inunda con trifeniltetrazolio, se incuba a 35 °C durante 1 h, tiempo durante el cual las colonias, si pertenecen a *M. pneumoniae*, presentan un aspecto rojizo; con incubación más prolongada, las colonias pueden cambiar de color púrpura a negro. El estudio de tetrazolio puede realizarse incluso después de que las colonias se analicen con el procedimiento de hemadsorción.[524] Los métodos para llevar a cabo estas pruebas se pueden encontrar en las referencias 91 y 524; el empleo de estas pruebas suele limitarse a los laboratorios de referencia.

Aunque se considera el procedimiento de referencia, la prueba de inhibición del crecimiento para la identificación de *M. pneumoniae* requiere anticuerpos específicos, es el procedimiento que consume más tiempo y, por lo tanto, no suele utilizarse como prueba de confirmación. Se diluye a 1:50 y 1:500 un cultivo en caldo del microorganismo que se presume es *M. pneumoniae* y se extiende sobre la superficie de agar a la que se añaden entonces tiras de papel de filtro impregnadas con anticuerpos anti-*M. pneumoniae*. Después de la incubación, la inhibición del crecimiento alrededor de las tiras de papel indicaría la presencia de *M. pneumoniae*. Todas estas pruebas de confirmación pueden ser útiles, pero como el cultivo para este microorganismo se considera menos sensible que las técnicas de detección molecular, se duda que alguna vez se utilicen en gran medida en los laboratorios clínicos rutinarios.[433]

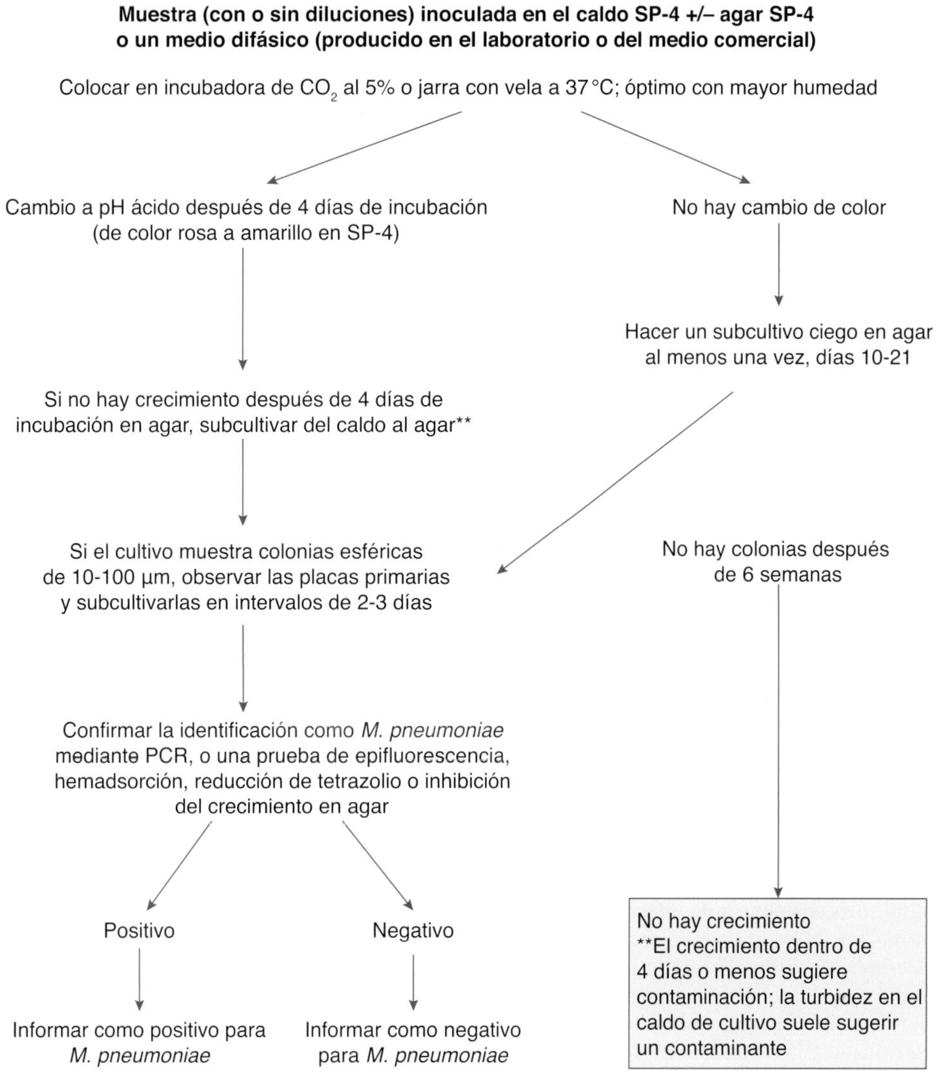

**Muestra (con o sin diluciones) inoculada en el caldo SP-4 +/– agar SP-4
o un medio difásico (producido en el laboratorio o del medio comercial)**

Colocar en incubadora de CO_2 al 5% o jarra con vela a 37 °C; óptimo con mayor humedad

Cambio a pH ácido después de 4 días de incubación
(de color rosa a amarillo en SP-4)

No hay cambio de color

Si no hay crecimiento después de 4 días de
incubación en agar, subcultivar del caldo al agar**

Hacer un subcultivo ciego en agar
al menos una vez, días 10-21

Si el cultivo muestra colonias esféricas
de 10-100 μm, observar las placas primarias
y subcultivarlas en intervalos de 2-3 días

No hay colonias después
de 6 semanas

Confirmar la identificación como *M. pneumoniae*
mediante PCR, o una prueba de epifluorescencia,
hemadsorción, reducción de tetrazolio o inhibición
del crecimiento en agar

Positivo

Negativo

Informar como positivo para
M. pneumoniae

Informar como negativo
para *M. pneumoniae*

No hay crecimiento
**El crecimiento dentro de
4 días o menos sugiere
contaminación; la turbidez en el
caldo de cultivo suele sugerir
un contaminante

■ **FIGURA 18-1** Protocolo para aislar *Mycoplasma pneumoniae* a partir de muestras de las vías respiratorias.

Detección de Mycoplasma pneumoniae *por métodos distintos al cultivo*

Debido al lento crecimiento de *M. pneumoniae*, los métodos de detección directa independientes de crecimiento continúan en desarrollo. Éstos han incluido estudios de captura de antígenos, inmunofluorescencia directa, análisis de inmunotransferencia (blot) y métodos de sondas de ácidos nucleicos.[245,300,315,524] En general, la mayoría de estas pruebas carecen de suficiente sensibilidad para ser clínicamente útiles y se han reemplazado en gran parte con técnicas de ácidos nucleicos basadas en la amplificación molecular. Éstas no se tratarán más en este capítulo.

Antes del desarrollo de métodos basados en la amplificación, se desarrolló una sonda de ADN directa radiomarcada para el diagnóstico de infecciones de las vías respiratorias por micoplasmas. La sonda de ADN de *M. pneumoniae* (Gen-Probe®, San Diego, CA) se hibridó con el ARNr 16S del patógeno y se utilizó un marcador radiactivo ^{125}I para generar una señal de detección. Tilton y cols. compararon la sonda de ADN con el cultivo y encontraron que la sonda tenía sensibilidad del 100% y especificidad del 98% en comparación con el cultivo.[498] Dular y cols. informaron que la

sonda tenía sensibilidad y especificidad del 89% en comparación con el cultivo.[115] En ambos informes, los autores enfatizaron los aspectos prácticos de la sonda como un abordaje rápido, sensible y oportuno para el diagnóstico, ya que los resultados de la sonda están disponibles en alrededor de 2 h, mientras que el cultivo requiere varias semanas. A pesar de estas ventajas, la sonda Gen-Probe se retiró del mercado en el año 1992.

Desde 1989, se han desarrollado varios métodos moleculares, incluyendo PCR con cebadores internos (*nested*), estudios de PCR múltiple, amplificación basada en secuencias de ácidos nucleicos (NASBA, *nucleic acid sequence-based amplification*), Qb-replicasa y PCR en tiempo real para la detección de *M. pneumoniae* en diversos tipos de muestras,[300,516] incluyendo esputo, exudados de garganta, aspirados nasofaríngeos y traqueales, lavados bronquioalveolares, aspirados con aguja transtorácica, tejidos pulmonares fijados y biopsias pulmonares abiertas. Las dianas génicas principales para estos estudios han incluido el gen de adhesina *P1*, ARNr 16S específico de especie, genes del operón de ATPasa micoplasmática y el gen *tuf* que codifica el factor 2 de elongación, un factor que funciona durante la síntesis de proteínas a nivel de ribosoma-ARNm.[50,184,247,299-301,303,499,542,548,549]

Primero, varios investigadores diseñaron sondas específicas de especie para *M. pneumoniae* basadas en secuencias particulares de ARNr 16S de *M. pneumoniae* y encontraron que la amplificación y posterior detección de la sonda de estas secuencias en muestras clínicas fue más sensible que el cultivo.[300,499,519] Al utilizar la tecnología de PCR, Narita y cols. detectaron ADN específico de *M. pneumoniae* en 4 de 6 muestras de LCR y en 3 de 4 muestras de suero de pacientes con infección del SNC por *M. pneumoniae* clínica y serológicamente confirmada.[356a] Un estudio de los CDC sobre brotes comunitarios de infecciones respiratorias por *M. pneumoniae* analizó los resultados de los estudios de PCR y serológicos y concluyó que ninguno de los dos abordajes es suficiente, pero ambos deben emplearse para mejorar el aislamiento de *M. pneumoniae,* especialmente en ausencia de otros patógenos.[496]

Además de los estudios individuales para la detección de *M. pneumoniae,* se están desarrollando múltiples análisis que pueden detectar esta especie, además de *Chlamydophila pneumoniae* y, en algunos casos, *Legionella pneumophila* para proporcionar un abordaje integral y sensible al diagnóstico de las causas más frecuentes de neumonía bacteriana atípica.[77,297,548] Nilsson y cols. compararon una PCR para la detección de *M. pneumoniae* en bucofaringe con estudios serológicos y encontraron que la PCR era más sensible, especialmente en las primeras etapas de infección. Como se esperaba, el ADN permaneció en las muestras durante bastante tiempo después de que se detectó. En el mismo estudio, el transporte asintomático de *M. pneumoniae* detectado por PCR fue bajo, incluso cuando se realizó una prueba durante un brote.[362] El uso de dos estudios de PCR en el lavado broncoalveolar de 50 pacientes hospitalizados en un estudio en Italia fue concordante con la detección de *C. pneumoniae* en el 100% de los casos, y el 98% para *M. pneumoniae*. Los resultados positivos fueron congruentes con la sospecha clínica de infección adquirida en la comunidad en muchos casos, y en la infección aguda, las pruebas moleculares estuvieron en total acuerdo con el hallazgo de anticuerpos específicos IgM para uno o ambos patógenos.[389] La tabla 18-2 proporciona información sobre los estudios de PCR que se han desarrollado y las evaluaciones correspondientes. También hay artículos de revisión disponibles que comparan los métodos diagnósticos para *M. pneumoniae*.[298,299,522,524,535] En la mayoría de los casos, el cultivo es menos sensible que la PCR, pero los métodos serológicos (se analizan a continuación) siguen desempeñando un papel junto con los métodos moleculares para la detección óptima de las infecciones por *M. pneumoniae*.[108]

Aislamiento e identificación de micoplasmas genitales

Los micoplasmas que pueden aislarse de las vías genitourinarias incluyen *MH, M. genitalium, M. fermentans* y *UU. MH* y *UU* se cultivan con facilidad y por lo general crecen en 1-5 días, mientras que *M. genitalium* y *M. fermentans* crecen mucho más lentamente y son más difíciles de detectar en el cultivo. Además, los sistemas de cultivo que se utilizan actualmente para aislar micoplasmas genitales pueden no apoyar el crecimiento óptimo de estas especies. Debido a estas consideraciones, los micoplasmas genitales distintos de *MH* y *UU* no suelen cultivarse de forma rutinaria en las muestras de las vías genitourinarias.

M. genitalium es extremadamente difícil de aislar utilizando métodos basados en cultivo. Jensen y cols. informaron el éxito del aislamiento de *M. genitalium* de muestras de las vías genitourinarias.[216] De 11 muestras, 9 se propagaron con éxito en cultivos de células Vero de muestras de uretra positivas por medio de PCR

de pacientes con uretritis. El crecimiento en el cultivo de células Vero se supervisó mediante PCR. De estos nueve aislamientos, seis fueron adaptados al crecimiento en medio Friis por pasos en serie, un medio de crecimiento complejo que contenía una solución de sales balanceadas de Hanks, caldo de infusión corazón y cerebro, extracto de levadura "casero" y hasta 20% (v/v) de suero de caballo. Estos seis aislamientos requirieron 1 a 19 pasos en serie en cultivos de células Vero antes de que pudieran adaptarse al crecimiento en caldo, y de 2 a 6 pasos en caldo antes de que se produjeran colonias visibles sobre el medio de agar similar en formulación al caldo. En este informe, los autores señalan que, aunque el desarrollo de un medio capaz de soportar el crecimiento de *M. genitalium* representó un gran avance, los métodos de PCR fueron esenciales para la detección inicial y para supervisar el crecimiento de los cultivos. Se han desarrollado técnicas moleculares altamente sensibles y específicas para la detección de *M. genitalium* en muestras de las vías genitourinarias y muestras de orina del primer paso, a las que se debería acceder con mayor facilidad en el futuro.[100,118-120,214,215,458,538,566-568]

Para el cultivo de *MH* y *UU*, las muestras apropiadas recibidas en medios de transporte se inoculan en medio en caldo y agar. Para el diagnóstico de infecciones por micoplasmas de las vías genitourinarias inferiores, los exudados uretrales pueden ser útiles sobre la orina o los exudados vaginales.[197] En un estudio en mujeres con síntomas de cervicitis, se prefirieron los exudados vaginales sobre los endocervicales para el aislamiento de *M. genitalium*.[343] El tipo de muestra correcto es esencial para lograr un aislamiento óptimo. En general, deben sembrarse alrededor de 0.2 mL de la muestra en estría en medio de agar y situarse en medio en caldo. Los caldos pueden incubarse aerobiamente a 35 °C, pero las placas se deben colocar en una incubadora de CO_2 o en una jarra con vela. *UU* y *MH* también se pueden aislar en condiciones anaerobias. Los medios sembrados en estría deben inspeccionarse diariamente bajo un aumento de 40× con luz oblicua para observar las colonias con forma de "huevo frito" de *MH* o las pequeñas y densas colonias de *UU*. En caldo M, *MH* produce una ligera turbidez además de un cambio de color. En caldo U, *UU* tiende a producir un ligero cambio de color durante la incubación temprana sin turbidez distintiva o evidente. En ambos casos, se deben realizar subcultivos en el momento para asegurar el aislamiento de bacterias viables, ya que ocurre una disminución rápida en la viabilidad de los microorganismos una vez que el pH se ha elevado por utilización y agotamiento del sustrato. Al igual que con las placas de cultivo primario, las de subcultivo deben inspeccionarse cada día. La mayoría de los aislamientos de *MH* y *UU* crecerán dentro de 5-7 días. Si no se detecta crecimiento en placas primarias o subcultivos en caldo después de este lapso, el cultivo se puede informar como negativo para micoplasmas genitales. Es aconsejable congelar alícuotas de caldos positivos a –70 °C en caso de que se encuentren problemas de viabilidad en cultivos directos de agar o subcultivos. El esquema general para el aislamiento de micoplasmas genitales se presenta en la figura 18-2.

La identificación de los micoplasmas genitales por lo general es bastante fácil y directa. Las colonias de *MH* crecen en 1-5 días, tienen morfología de colonia típica de huevo frito y por lo general miden 50-300 μm de diámetro. Las colonias pueden teñirse con la tinción de Dienes (protocolo 18-1) para ayudar a la visualización (lám. 18-1B). No se necesitan procedimientos adicionales de identificación porque los microorganismos de rápido crecimiento, positivos para arginina, que presentan la morfología típica son invariablemente *MH*. Las pequeñas colonias de *UU* pueden ser difíciles de distinguir de diversos artificios, como células de mamíferos y residuos

TABLA 18-2 Métodos moleculares para la detección de *M. pneumoniae*

Nombre o tipo de PCR	Organismos diana	Método/muestras	Resultados	Referencia
Pro-Pneumo-1	*M. pneumoniae* *C. pneumoniae*	PCR en tiempo real Prodesse	146 muestras, 100% de sensibilidad y 98% de especificidad para *M. pneumoniae* vs. cultivo de control.	180
PCR en tiempo real basada en Scorpion®	*M. pneumoniae*	PCR en tiempo real y sonda unimolecular	388 muestras, fue mejor que la PCR convencional cuando ambas se compararon con serología.	104
PCR en tiempo real	*M. pneumoniae* *C. pneumoniae*	Balizas moleculares, muestras de garganta y nasofaríngeas (NP)	100% de sensibilidad y 98% de especificidad para *M. pneumoniae* en 120 muestras de garganta y nasofaríngeas en comparación con PCR convencional.	157
Comparación de NASBA simple, NASBA múltiple y PCR convencional	*M. pneumoniae* *C. pneumoniae* *L. pneumophila*	NASBA	251 muestras de vías respiratorias; por PCR convencional, la sensibilidad fue del 78% para *M. pneumoniae*, frente al 100% por NASBA simple o múltiple.	297
NucliSens EasyMag/EasyQ® (NASBA, bioMérieux) vs. MagNA Pure/real ti-me-PCR® (Roche)	*M. pneumoniae* *C. pneumoniae*	NASBA vs. PCR en tiempo real de Roche	La sensibilidad y especificidad para *M. pneumoniae* fueron equivalentes, mientras que el sistema NASBA demostró una mayor sensibilidad para *C. pneumoniae*.	33
PCR en tiempo real de microfluidos (Advanced Liquid Logic, NC)	*M. pneumoniae*	Sondas de hidrólisis (TaqMan®) y cebadores, exudados nasofaríngeos	El método de PCR en tiempo real de microfluidos fue equivalente a la PCR en tiempo real convencional; sin embargo, la primera técnica es considerada menos costosa y más práctica.	553
PneumoBacter ACE Detection Assay® (Seeplex PneumoBacter; Seegene) vs. ProbeTec ET Atypical Pneumonia Assay® (APA; Becton Dickinson)	*M. pneumoniae* *C. pneumoniae* *L. pneumophila*	Comparación de esputo y exudados NP	Concordancia del 100% para CP y LP en PneumoBacter y APA. Ambos estudios demostraron una sensibilidad del 95% y una especificidad del 100% en muestras de esputo, pero sólo un 38% de sensibilidad y 94% de especificidad para muestras nasofaríngeas.	69
Método colorimétrico de amplificación isotérmica mediada por asas (LAMP, China)	*M. pneumoniae*	Aislamientos y muestras clínicas	100% de sensibilidad y especificidad en estudios analíticos; el método de LAMP tuvo un buen desempeño en comparación con la PCR convencional para la detección de *M. pneumoniae* en muestras clínicas.	570

celulares o materiales presentes en el suero. Debido a estos problemas, deben confirmarse las colonias de *UU*. Esto se hace explotando la capacidad de *UU* para hidrolizar urea. Si se utiliza el medio de agar U, que contiene urea y rojo de fenol, entonces las colonias sospechosas de ureaplasma estarán rodeadas por un halo rojo.

Las colonias en las que se sospecha *UU* también pueden confirmarse con la prueba de cloruro manganeso-urea (protocolo 18-3). En este estudio, una placa de agar que contiene crecimiento de colonias se inunda con una solución acuosa de urea (1%) y de cloruro manganoso al 0.8% (p/v). La hidrólisis de urea por ureasa libera grupos hidroxilo del agua y estos restos hidroxilo oxidan el cloruro manganoso a óxido de manganeso insoluble, lo que a su vez provoca la deposición de un precipitado de color dorado en las colonias en pocos minutos.

El medio de agar diferencial A7 Shepard y sus modificaciones, los agares A7B y A8, tienen urea y reactivo de detección de hidrólisis de urea incorporados en el medio; por lo tanto, no es necesario inundar la placa con cloruro manganoso.[434,436,437] El agar A7 contiene sulfato manganoso como agente precipitante

junto con penicilina (1 000 U/mL) y anfotericina B (2.5 mg/mL). El agar diferencial A7B es idéntico al agar A7, excepto que se añade diclorhidrato de putrescina poliamina (10 mM) para aumentar el crecimiento y el desarrollo del ureaplasma del precipitado en las colonias. El agar diferencial A8 incorpora cloruro de calcio (1 mM) como indicador de cationes divalentes para la detección de la formación de amoníaco a partir de urea, así como colistina (7.5 mg/mL), ampicilina (1 mg/mL) y anfotericina B (2.5 mg/mL). En las tres formulaciones del medio (agares diferenciales A7, A7B y A8), *MH* tiene un aspecto con la morfología característica de huevo frito después de 1-3 días. Las colonias de *UU* aparecen dentro de 1-3 días y miden 15-50 µm de diámetro (dependiendo del apiñamiento). Las colonias de *UU* en los agares A7 y A7B son de color marrón oscuro debido a la acumulación de óxido de manganeso en la colonia, mientras las colonias en el agar diferencial A8 son de color oro a marrón claro (lám. 18-1B). Varias evaluaciones comparativas de los medios A7, A7B y A8 indican que son probablemente el medio de agar preferido para el cultivo de micoplasmas genitales, y cuando se usan con un medio de caldo apropiado

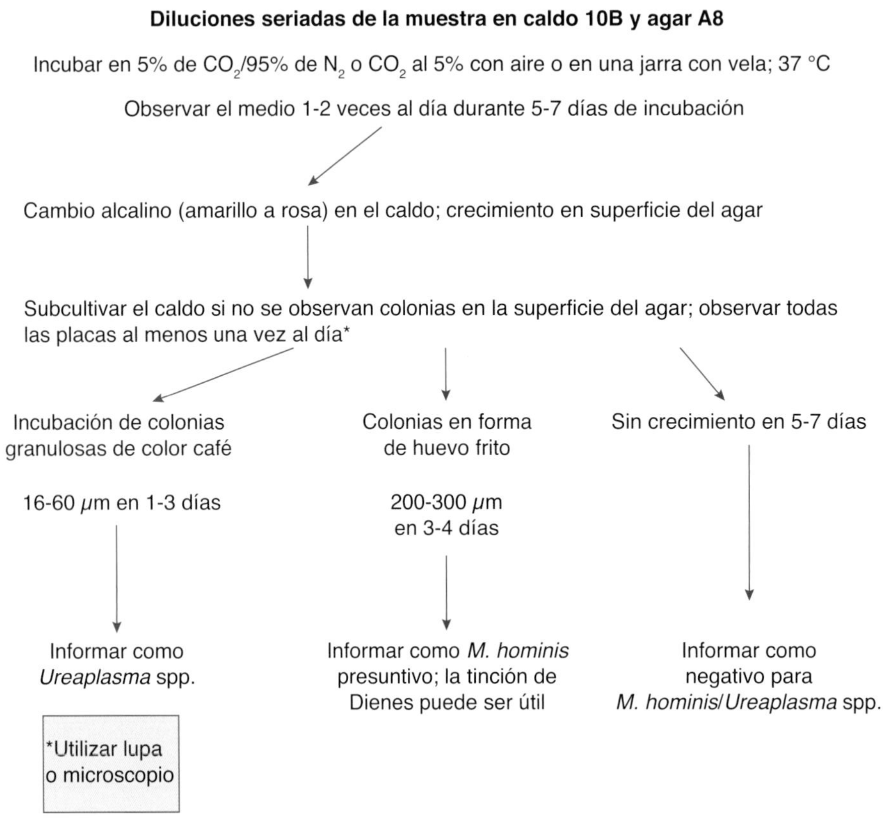

Diluciones seriadas de la muestra en caldo 10B y agar A8

Incubar en 5% de CO_2/95% de N_2 o CO_2 al 5% con aire o en una jarra con vela; 37 °C

Observar el medio 1-2 veces al día durante 5-7 días de incubación

Cambio alcalino (amarillo a rosa) en el caldo; crecimiento en superficie del agar

Subcultivar el caldo si no se observan colonias en la superficie del agar; observar todas las placas al menos una vez al día*

Incubación de colonias granulosas de color café	Colonias en forma de huevo frito	Sin crecimiento en 5-7 días
16-60 μm en 1-3 días	200-300 μm en 3-4 días	
Informar como *Ureaplasma* spp.	Informar como *M. hominis* presuntivo; la tinción de Dienes puede ser útil	Informar como negativo para *M. hominis*/*Ureaplasma* spp.

*Utilizar lupa o microscopio

■ **FIGURA 18-2** Protocolo para el aislamiento de *Mycoplasma hominis* y *Ureaplasma urealyticum* provenientes de muestras de genitales.

(p. ej., caldo azul de bromotimol, caldo Boston), dan el mayor rendimiento de cultivos positivos.[388,555] Debido a que las características de crecimiento de *UU* en estos medios son únicas, no es necesario realizar más pruebas. Los agares diferenciales A7 y A8 son ofrecidos comercialmente por Remel Laboratories (Thermoscientific).

La identificación definitiva de *MH* puede hacerse mediante la inhibición del crecimiento utilizando antisueros específicos. También se ha publicado un método de inmunoperoxidasa indirecta para la identificación de micoplasmas.[201] Este método produce resultados comparables con los del procedimiento de inhibición del crecimiento del antisuero. Se han desarrollado procedimientos similares empleando técnicas de inmunofluorescencia e inmunoperoxidasa para su uso en estudios de micoplasma en animales, en los que pueden estar presentes diferentes especies de micoplasmas que tienen tropismos de tejido similares en cultivos mixtos.[30]

Detección de micoplasmas genitales por métodos distintos al cultivo

Los métodos distintos al cultivo también se han evaluado por su capacidad para detectar micoplasmas genitales. Hirai y cols. desarrollaron una prueba de anticuerpos de fluorescencia indirecta (AFI) para la identificación directa de *MH* en muestras vaginales.[183] La tinción de células Vero que estaban infectadas con otros micoplasmas, incluyendo *M. orale*, *M. salivarium* y *M. fermentans*, demostró que el procedimiento AFI era específico para *MH*. La prueba de AFI se comparó con el cultivo de muestras vaginales obtenidas de 193 mujeres sanas. De 22 muestras positivas para cultivo, 17 fueron positivas con la prueba de AFI.

Curiosamente, 48 de las 171 muestras que fueron negativas por cultivo fueron positivas con la prueba de AFI, lo que sugiere que el método de AFI fue más sensible que el cultivo. Estos investigadores también demostraron que la ubicación de los agregados granulares que se observaron en las células epiteliales vaginales teñidas con la tinción de Papanicoláu correspondió frecuentemente a las áreas de los frotis que se tiñeron con los reactivos de AFI específicos para *MH*.[183]

La tecnología de sondas se utilizó inicialmente para la detección de *M. genitalium* en muestras genitourinarias porque este microorganismo es muy difícil de aislar en el cultivo. Existen reacciones cruzadas antigénicas reconocidas entre *M. genitalium* y *M. pneumoniae*, y similitudes en ciertas secuencias de nucleótidos entre estos microorganismos. Por lo tanto, las sondas de ácidos nucleicos para *M. genitalium* tuvieron que construirse para excluir secuencias de nucleótidos compartidas con *M. pneumoniae* con el fin de prevenir resultados falsos positivos.[564] Estas sondas de ADN construidas con cuidado se utilizaron junto con técnicas de amplificación génica y PCR para detectar *M. pneumoniae* y *M. genitalium* directamente en muestras clínicas.[219] En un estudio, 10 de 150 muestras genitales obtenidas de ocho pacientes (tres hombres y cinco mujeres) fueron positivas para *M. genitalium*.[219] Estos resultados se verificaron mediante pruebas de hibridación Southern blot porque no se realizaron cultivos.

También se han desarrollado estudios moleculares para la detección e identificación específica de *MH* y *UU* en muestras de las vías genitourinarias, líquidos amnióticos y muestras de las vías respiratorias de recién nacidos.[302,458,568] Los estudios de PCR para *MH* han utilizado secuencias de ARNr 16S específicas de *MH* como objetivo de amplificación y detección, mientras que los estudios similares para *UU* han utilizado secuencias de

ARNr 16S específicas del microorganismo, las secuencias del gen del antígeno de múltiples bandas o las secuencias del gen de la ureasa.[39,207,491] Algunas de estas pruebas pueden detectar solamente una unidad formadora de colonias (UFC) en muestras de las vías genitourinarias de adultos, líquido amniótico y aspirados endotraqueales de recién nacidos. Teng y cols. examinaron 50 muestras clínicas (8 muestras de exudado uretral, 8 muestras de orina, 12 muestras de exudado endocervical, 8 muestras de líquido prostático y 14 muestras de semen) tanto por cultivo como por PCR.[490] Los cultivos fueron positivos para cinco muestras y cuatro adicionales que produjeron cambios de pH apropiados en el caldo, pero no crecieron en subcultivos en agar (positivos "dudosos"). La PCR fue positiva para cinco muestras positivas por cultivo, cuatro muestras positivas dudosas, más tres muestras (una de líquido prostático y dos endocervicales) que fueron negativas. Se utilizó una PCR de amplio espectro para localizar *MH* en un paciente con endocarditis de válvula protésica de comienzo tardío y con cultivo negativo; los antibióticos dirigidos contra *MH* tuvieron éxito para curar al paciente.[210] Se informó que un estudio de transferencia de línea inversa basado en PCR que puede detectar simultáneamente 14 uropatógenos a partir de muestras de orina es sensible, específico, fácil de usar y económico. Se incluyó una PCR específica de género para *MH*, *M. genitalium* y *UU* más sensible que el cultivo en 210 pacientes con sospecha de infección por micoplasmas genitales. El 40% de los pacientes fueron positivos para uno o más micoplasmas genitales en cultivo frente a un 57% mediante PCR. Además, se encontró mediante PCR que el 11% de las muestras estaban coinfectadas por micoplasmas y *UU*.[12] Investigadores de Francia compararon una PCR en tiempo real dirigida al gen *yidC* que codifica una proteína translocasa de membrana, con un cultivo cuantitativo de *MH* en 153 muestras genitourinarias. La sensibilidad clínica de la PCR fue mayor que la del cultivo (45 positivos por cultivo frente a 55 por PCR), la especificidad analítica fue del 100% y el límite de detección de PCR fue de 7 copias/μL. La cuantificación en estas 45 muestras que fueron positivas tanto en cultivo como en PCR se correlacionó bien.[129] Un estudio por medio de PCR de Bio-Rad demostró una excelente sensibilidad y especificidad para la detección simultánea de *C. trachomatis*, *N. gonorrhoeae* y *M. genitalium* en muestras genitourinarias de 658 hombres y mujeres sintomáticos y asintomáticos, en comparación con una sonda de hidrólisis de PCR en tiempo real para detección de *C. trachomatis*, cultivo de *N. gonorrhoeae* y un análisis de PCR desarrollado en el laboratorio para la detección de *M. genitalium*.[270] También se describió un estudio de PCR en tiempo real para detectar *M. genitalium*, además de la identificación de marcadores de resistencia a macrólidos.[213] Se han utilizado métodos de PCR para detectar una secuencia de ADN única en *M. fermentans* que aparece repetidamente en el genoma del microorganismo, mientras que aquellos para la detección de *MH*, *M. penetrans* y *M. pirum* localizan secuencias únicas de nucleótidos dentro del ARNr 16S de estas especies.[147,148,539] Aunque los métodos serológicos y genéticos sugieren que *M. fermentans* representa un grupo de microorganismos homogéneos, las cepas asociadas con sida, los aislamientos de cultivos celulares y otros aislamientos clínicos de *M. fermentans* pueden diferenciarse entre sí mediante espectrometría de masas por pirólisis.[165] Todos los aislamientos de *M. fermentans* se detectaron por amplificación de una región conservada de 206 pares de bases de la secuencia de inserción IS1550. La amplificación del gen lipopeptídico activador de macrófagos (*malp*) también es capaz de identificar

todas las cepas de *M. fermentans* y proporciona otra opción para su identificación.[2]

Sistemas comerciales de cultivo de micoplasmas

Los sistemas de Mycotrim RS® y Mycotrim Triphasic Flask® (Irvine Scientific, Irvine, CA) son métodos comercialmente disponibles que se han utilizado ampliamente para el cultivo de *M. pneumoniae* y micoplasmas genitales, respectivamente. El sistema Mycotrim RS consiste en una botella que contiene una capa de agar de glucosa enriquecido que incluye un indicador rojo de fenol en un lado y un caldo de composición similar. Treinta minutos antes de la inoculación de la muestra, los discos se saturan con antibióticos y acetato tálico, y después se añaden a los frascos para dar tiempo a los antibióticos de eluir desde el disco y difundir en el agar. Se utiliza una pipeta para agregar muestras líquidas y "estriar" la superficie del agar. Las muestras de exudados se esparcen sobre la superficie del agar. El matraz se incuba con el lado del agar hacia arriba durante dos semanas a 35-37 °C. La reinoculación del agar se realiza después de tres días manipulando el frasco de modo que el caldo haya enjuagado parte de la fase de agar. El crecimiento es señalado primero por un cambio en el indicador de rojo a amarillo naranja sin turbidez notable. La identificación definitiva se realiza colocando el matraz en la platina de un microscopio óptico con el agar hacia arriba e inspeccionando la superficie del agar en busca de colonias de micoplasmas. Esto se puede hacer con o sin la adición de una tinción vital, como la de Dienes.

El caldo Mycotrim GU® contiene arginina, urea e indicador con rojo de fenol. Este caldo se inocula con 0.1 mL de la muestra y se incuba de forma aerobia a 35 °C. El medio se observa en busca de cambios de color del indicador a un pH más alcalino; el subcultivo a medios sólidos, como agar diferencial A7 o A8, y la incubación posterior permiten el aislamiento e identificación tanto de *MH* como de *UU*.

El sistema Mycotrim Triphasic flask® (anteriormente denominado *sistema Mycotrim GU*) es un sistema difásico que contiene agar A8 modificado diferencial con cloruro de calcio en un frasco de cultivo de tejidos y un medio en caldo que contiene indicador de rojo de arginina, urea y fenol. Antes de la inoculación, se añaden discos antibióticos impregnados y se permite que los antibióticos eluyan de los discos y se difundan en la fase de agar. El matraz se inocula con 0.1 mL de la muestra y la mezcla de caldo-muestra se lava sobre la fase de agar. El matraz se incuba a 35 °C en condiciones aerobias. El subcultivo en agar se consigue dejando que el caldo se lave sobre una parte de la fase de agar después de 24 h de incubación. Con la aparición de un cambio de color en el indicador de rojo de fenol de amarillo a naranja o naranja rojo, la fase de agar se examina bajo el microscopio en busca de colonias típicas en forma de huevo frito de *MH* o las pequeñas colonias manchadas de óxido de calcio marrón de *UU*. Los cultivos se inspeccionan diariamente y se incuban durante siete días.

Los primeros estudios encontraron una buena correlación del sistema GU de Mycotrim en comparación con los métodos convencionales de cultivo que utilizan caldo de arginina, caldo de urea, agar de glucosa y agar diferencial A7B.[46,388,551] En los laboratorios que realizan una cantidad modesta de trabajo con micoplasmas, parece que el caldo Mycotrim GU combinado con un medio de agar diferencial y el sistema Mycotrim Triphasic flask son bastante comparables, aunque los componentes para el procedimiento "convencional" pueden ser menos costosos. Otro sistema comercialmente disponible para el aislamiento, identificación y pruebas de sensibilidad de *MH* y *UU* es MYCOFAST US® (Wescor, Utah) y MYCOFAST EvolutioN 3® (Elitech Microbiology, Signes, Francia). Este kit comercial tiene un medio de transporte especial para las muestras y una placa de plástico para la inoculación de las muestras en medios que contienen urea y arginina, que se metabolizan si los micoplasmas genitales están presentes. Hay pozos enumerados para cada microorganismo y pozos que contienen antibióticos que se utilizan para la diferenciación de los dos microorganismos. Los estudios de vigilancia han utilizado este medio con éxito en el laboratorio para la detección sensible de *MH* y *UU*.[414]

Aislamiento de micoplasmas en medios de cultivo habituales

En general, *M. pneumoniae* y *UU* son más exigentes en sus requerimientos de crecimiento que *MH*. Esta última especie es la que se obtiene con mayor frecuencia de sitios distintos de las vías genitourinarias, como sangre, heridas y líquidos articulares. Por lo tanto, *MH* ocasionalmente puede aislarse en medios de cultivo bacteriológicos habituales. El microbiólogo clínico debe ser capaz de reconocer estos microorganismos bajo estas condiciones menos óptimas. *MH* es capaz de crecer en medios enriquecidos, como agares Columbia CNA y chocolate; el microorganismo no crece tan bien en agar sangre con base en tripticasa de soya.[377] Los microorganismos crecen mejor en condiciones anaerobias, con un crecimiento menos rápido en un ambiente aerobio enriquecido con CO_2. El crecimiento de micoplasmas puede no ser aparente hasta después de una incubación prolongada (72-96 h), dependiendo de las condiciones de incubación y del número de microorganismos presentes. Las colonias de *MH* son extremadamente pequeñas y pueden ser detectadas solamente como una "película" o un "moteado" en la superficie del agar cuando son examinadas con luz fuerte, incidente y reflejada. El examen de este tipo de crecimiento se facilita mediante el uso de un microscopio de disección. Las colonias son difíciles de recoger con un asa bacteriológica y no se tiñen con la tinción de Gram.

Las colonias en las que se sospecha la presencia de micoplasmas en medio de agar rutinario pueden subcultivarse cortando un bloque del agar sangre y frotando el lado con el crecimiento a través de la superficie de un medio de crecimiento para micoplasmas, como agar diferencial A7. Otro bloque debe retirarse asépticamente y sumergirse en un medio en caldo, como el caldo H o el caldo Boston. A continuación, ambos subcultivos en caldo y agar se incuban y se procesan como se describió. La inspección de la morfología de las colonias, junto con la tasa de crecimiento y la evaluación de las condiciones óptimas de incubación para el crecimiento, permitirá la identificación presuntiva de la especie.

MH a veces también puede aislarse de hemocultivos, particularmente en mujeres con fiebre posparto. Si se sospecha de bacteriemia por *MH*, la sangre debe inocularse de inmediato en un medio sin SPS. La incubación de los cultivos debe ser prolongada y los subcultivos ciegos en agar y caldo de aislamiento apropiados para micoplasmas, además de agar CNA, se deben hacer a intervalos frecuentes. La sangre para el aislamiento de micoplasmas debe inocularse directamente en un medio de cultivo para estos microorganismos. La sangre debe diluirse 1:10 con medio de crecimiento; en consecuencia, el cultivo de un volumen sanguíneo sustancial puede requerir múltiples viales de medios de cultivo.

Pruebas serológicas para el diagnóstico de infecciones por *Mycoplasma pneumoniae*

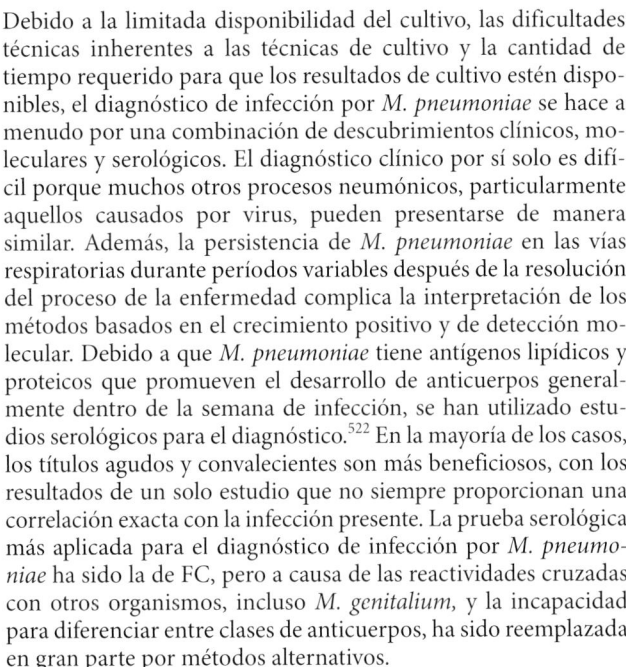

Debido a la limitada disponibilidad del cultivo, las dificultades técnicas inherentes a las técnicas de cultivo y la cantidad de tiempo requerido para que los resultados de cultivo estén disponibles, el diagnóstico de infección por *M. pneumoniae* se hace a menudo por una combinación de descubrimientos clínicos, moleculares y serológicos. El diagnóstico clínico por sí solo es difícil porque muchos otros procesos neumónicos, particularmente aquellos causados por virus, pueden presentarse de manera similar. Además, la persistencia de *M. pneumoniae* en las vías respiratorias durante períodos variables después de la resolución del proceso de la enfermedad complica la interpretación de los métodos basados en el crecimiento positivo y de detección molecular. Debido a que *M. pneumoniae* tiene antígenos lipídicos y proteicos que promueven el desarrollo de anticuerpos generalmente dentro de la semana de infección, se han utilizado estudios serológicos para el diagnóstico.[522] En la mayoría de los casos, los títulos agudos y convalecientes son más beneficiosos, con los resultados de un solo estudio que no siempre proporcionan una correlación exacta con la infección presente. La prueba serológica más aplicada para el diagnóstico de infección por *M. pneumoniae* ha sido la de FC, pero a causa de las reactividades cruzadas con otros organismos, incluso *M. genitalium,* y la incapacidad para diferenciar entre clases de anticuerpos, ha sido reemplazada en gran parte por métodos alternativos.

Los métodos de pruebas serológicas que utilizan inmunofluorescencia indirecta, aglutinación de partículas y abordajes de EIA están disponibles comercialmente. La tabla 18-3 aborda una serie de análisis comercialmente disponibles usando estos formatos y, cuando estén disponibles, referencias sobre su metodología o evaluación. El sistema de prueba de anticuerpos contra *M. pneumoniae* (Zeus Scientific, Branchburg, NJ) emplea inmunofluorescencia indirecta para la detección separada de IgG e IgM específicas contra *M. pneumoniae*. En una evaluación de este estudio, se comparó la AFI de IgM específica contra *M. pneumoniae* con la PCR, el cultivo y la FC para el diagnóstico de infección por micoplasmas.[108] Con base en la positividad del cultivo y FC como criterio para realizar un diagnóstico positivo de infección, la sensibilidad de la prueba de AFI de IgM fue del 78% y la especificidad del 92%. El valor predictivo de una prueba de AFI de IgM positiva en este estudio fue de sólo el 57%. En otra evaluación que utilizó resultados consensuados que definieron verdaderos positivos, como los que dieron resultados positivos en dos o más estudios de EIA o FC en conjunto con hallazgos clínicos, la AFI de IgM tenía una sensibilidad y especificidad del 89% y 99%, respectivamente.[10]

Los EIA para la detección de anticuerpos específicos contra *M. pneumoniae* se convirtieron en los más utilizados en los laboratorios clínicos y de referencia. Se realizaron varias evaluaciones y se anima a los lectores a revisarlas cuando consideren el uso de uno de los estudios.[28,468,493,524,534] Los kits de EIA de microtítulos que están disponibles incluyen *Mycoplasma pneumoniae* IgG/IgM antibody test system® (Remel Thermoscientific), ImmunoWELL *Mycoplasma pneumoniae* IgM EIA® (GenBio, San Diego, CA), Zeus *Mycoplasma* IgM EIA® (Zeus Scientific, Inc.), Platelia IgM and IgG *Mycoplasma* EIA® (Bio-Rad), ETI-*M. pneumoniae* IgM/IgG assay® (Savyon Diagnostics, Israel) y otros enumerados en la tabla 18-3.

Algunos estudios detectan IgM e IgG por separado, mientras que otros los detectan simultáneamente. Los productos EPI-MP de Savyon Diagnostics ofrecen estudios para IgM, IgG e IgA

TABLA 18-3 Pruebas serológicas para detección de *M. pneumoniae*

Nombre	Formato	Inmunoglobulina detectada	Antígeno	Fabricante	Referencia
Sistema de prueba de anticuerpos de *M. pneumoniae* (MP)	Prueba de anticuerpos inmunofluorescentes indirectos (AFI)	IgM e IgG por separado	Sustrato antigénico o frotis de colonias	Zeus Scientific, Inc. (Branchburg, NJ)	3, 524, 534
Prueba de aglutinación de gelatina Serodia Myco II®	Aglutinación de partículas	IgM e IgG simultáneamente		Fujirebio & Fujirebio America; distribuido en Japón y fuera de Japón por Bayer (Europa, Canadá, Australia)	20, 27, 524
SEROFAST®	Aglutinación de partículas	IgM e IgG simultáneamente		International Microbiology	524
IgM o IgG ETI-MP	EIA, formato de microtitulación en placa de 96 pocillos	IgM, IgG e IgA por separado	Proteína MP P1	Savyon Diagnostics Ltd., Israel	28, 468, 524
ImmunoCard	EIA basado en membranas	IgM individualmente	Antígeno MP	Meridian Diagnostics, Cincinnati	10, 28, 318, 468, 493, 524, 534
Sistema de prueba de anticuerpos IgG/ IgM contra *M. pneumoniae*	EIA basado en membranas	IgM e IgG simultáneamente	Proteína citoadhesina MP	Remel Thermoscientific	468, 493, 524, 534
Sistema de prueba ELISA de anticuerpos IgG e IgM contra *Mycoplasma*	EIA con tiras de pozos separados	IgM e IgG por separado	*M. pneumoniae* inactivado	Zeus Scientific, Inc. (Branchburg, NJ)	468, 524, 534
GenBio ImmunoWELL® para anticuerpos IgM e IgG contra *M. pneumoniae*	EIA, formato de microtitulación en placa de 96 pocillos	IgM e IgG por separado	Antígeno glicolipídico MP	Alexon-Trend, Inc. (Ramsey, MN)	28, 468, 493, 524, 534
Platelia® para anticuerpos IgG e IgM	EIA con tiras de pocillos separados	IgM e IgG por separado	Ultrasonicado de cultivo de MP	Bio-Rad	28, 524

Estas no representan todas las pruebas comerciales disponibles para el estudio serológico de los anticuerpos de *M. pneumoniae*, pero representan los que se mencionan en la literatura médica con mayor frecuencia y para los que existen evaluaciones disponibles.

por separado. Dos pruebas, Meridian ImmunoCard® y Remel MP IgG/IgM antibody test system, ofrecen un formato basado en membrana para los EIA. Los otros estudios de EIA utilizan una placa de microtitulación de 96 pocillos (p. ej., GenBio ImmunoWELL) o tiras desprendibles (como Savyon EPI-MP y Platelai). Todos los estudios de EIA varían en el tipo de antígeno empleado en la fase sólida. Los antígenos usados en estos estudios incluyen ultrasonicados solubilizados y purificados de cultivos de *M. pneumoniae* (p. ej., Platelia), glicolípidos de *M. pneumoniae* purificados (p. ej., estudio ImmunoWELL) o antígenos de proteína de membrana purificados que incluyen citoadhesina P1 inmunodominante de *M. pneumoniae* (p. ej., estudios ETI) como el antígeno predominante en la fase sólida. La especificidad de la prueba de IgM por EIA mejora cuando se utiliza un método de captura de IgM. En una evaluación comparativa de varios estudios de IgM, se observó una especificidad del 100% sólo para el Platelia IgM EIA, el cual emplea la captura de IgM (la fase sólida está recubierta con anticuerpos anti-IgM), mientras que en los estudios que emplearon absorción de IgG u otros, los métodos de eliminación de IgG para la detección de IgM tenían especificidades que iban desde el 90% (ImmunoWELL IgM) hasta el 25% (ETI-*M. pneumoniae* IgM).[384] En general, los estudios de IgM son más sensibles y específicos cuando las pruebas se realizan con sueros de niños, ya que los adultos pueden no generar una respuesta considerable de IgM.[442,543] Además, dado que las poblaciones adultas tienden a incluir individuos que tienen IgG específicas anti-*M. pneumoniae* residuales

de infecciones pasadas o subclínicas, la prueba de sueros pareados recolectados con 1-3 semanas de separación es importante para documentar un aumento de cuatro veces o más de títulos de anticuerpos y, por lo tanto, determinar las infecciones agudas en adultos.[513] Un estudio reciente en Bélgica evaluó 10 análisis serológicos que midieron IgA, IgM o IgG en 120 pacientes que fueron serológicamente positivos para *M. pneumoniae* o positivos para otros agentes de neumonía intersticial. Los estudios de IgG se realizaron de manera deficiente; el desempeño interestudio global no fue bueno entre los análisis. Los autores sugirieron que se necesitaban mejorías en estos estudios serológicos, especialmente en lo que respecta a las determinaciones de IgG.[52]

Una de las ventajas de los estudios de EIA unidos a la membrana es un tiempo más rápido de resultados, que por lo general están disponibles en minutos contra las horas que podrían ser necesarias para los formatos de microtitulación. Las evaluaciones del sistema de estudio de anticuerpos IgG/IgM contra *M. pneumoniae* de Remel revelaron una EIA de 5 min para la detección simultánea y cualitativa de anticuerpos contra *M. pneumoniae*. Thacker y Talkington evaluaron esta prueba con 50 muestras de suero pareadas y encontraron que la prueba de Remel detectó anticuerpos en tres muestras con títulos de FC de 32 y fue positivo para todos menos para una muestra con títulos de FC de 64 o más.[443] Otra evaluación de este sistema informó una sensibilidad del 91% y una especificidad del 91%, con valores predictivos positivos y negativos correspondientes del 87 y 93%, respectivamente.[126] El Meridian ImmunoCard *Mycoplasma* IgM assay®

(Meridian Biosciences, Cincinnati, OH) es un EIA de 10 min, cualitativo, basado en membrana, en el que se deja reaccionar el suero de prueba con extractos de antígeno de *M. pneumoniae* impregnados en papel de filtro. Este estudio no requiere separación de IgM o eliminación de IgG del suero antes de llevar a cabo la prueba. Las evaluaciones de este estudio sugieren que la prueba ImmunoCard es más sensible que otras pruebas serológicas para detectar valores bajos de anticuerpos IgM.[10,117,318,468,493] En una evaluación del estudio utilizando muestras de 40 pacientes pediátricos, todas las muestras de suero de fase aguda fueron positivas con ImmunoCard, mientras que FC y las pruebas de aglutinación de partículas fueron positivas para el 30 y 77.5% de las muestras, respectivamente.[318] En otra evaluación comparativa con 64 sueros de fase aguda de adultos, ImmunoCard detectó IgM específica en el 46% de las muestras, mientras que la prueba de FC, la EIA de Remel y la EIA IgM de ImmunoWELL detectaron anticuerpos en el 38, 41 y 23%, respectivamente.[493] Una tercera evaluación que utilizó 145 sueros de fase aguda de niños informó sensibilidad, especificidad y valores predictivos positivos y negativos del 85, 97, 93 y 93%, respectivamente, en comparación con los EIA de microtitulación de Remel y Zeus IgM.[117] Las evaluaciones del estudio ImmunoCard *Mycoplasma* IgM sugieren que esta prueba rápida es altamente confiable para establecer un diagnóstico de infección reciente por *M. pneumoniae* tanto en niños como en adultos.[543] En Alemania se desarrolló un nuevo método de inmunotransferencia para el diagnóstico serológico de *M. pneumoniae* que emplea un nuevo conjunto de antígenos, y los resultados de un estudio que evaluó este análisis demostraron que el 92% de los pacientes positivos por PCR fueron positivos con este método de inmunotransferencia, y la especificidad fue del 93-100%.[116]

También se han comercializado estudios de aglutinación de micropartículas para la detección de anticuerpos contra *M. pneumoniae*. La prueba Serodyne Color Vue IgG/IgM® (Serodyne, Indianápolis, IN) utiliza partículas de látex revestidas con antígeno lipídico de *M. pneumoniae*, mientras que la prueba Serodia Myco II® (Fujirebio, Tokio, Japón) emplea partículas de gelatina sensibilizadas de forma similar. Thacker y Talkington evaluaron la prueba de aglutinación pasiva de 40 min de Serodyne y observaron que resultó menos sensible que la EIA de Remel; sólo un 68% de los pacientes con neumonía por micoplasmas podría ser diagnosticado serológicamente con este kit, en comparación con el 94 y 96% de los pacientes que fueron diagnosticados por pruebas de FC y Remel, respectivamente.[492] Lieberman y cols. evaluaron la prueba de aglutinación de gelatina de Serodia Myco II y encontraron que la sensibilidad, la especificidad y los valores predictivos de las pruebas positivas y negativas eran del 48.1, 86.9, 49.3 y 86.3%, respectivamente.[277] Se observó una especificidad inadecuada del estudio de aglutinación de partículas de Serodia Myco II en comparación con un EIA de captura específica de IgM y también con una prueba de AFI de IgM.[20]

La purificación y secuenciación de la adhesina P1 de *M. pneumoniae* y el reconocimiento de epítopos inmunodominantes de P1 y otras moléculas de superficie celular pueden permitir la fabricación de péptidos sintéticos que pueden emplearse como antígenos específicos definidos químicamente en futuras pruebas serológicas para *M. pneumoniae*.[206] Suni y cols. evaluaron un nuevo método de EIA (IgG, IgA e IgM anti-*M. pneumoniae*, Thermolabsystems, Helsinki, Finlandia) en el que el antígeno de fase sólida se enriquece para el antígeno de proteína de citoadherencia P1 de *M. pneumoniae*.[461] En comparación con el Immuno-WELL y Platelia, la sensibilidad y especificidad de esta prueba

fue del 100% y del 96.5-100%, respectivamente. Otro grupo investigó el desempeño de dos EIA nuevos en comparación con la prueba de FC. En un estudio, la fase sólida contenía antígeno P1 recombinante, mientras que en el otro presentaba antígeno p116 recombinante.[109] Ambos antígenos tienen antigenicidad demostrable y evocan la formación de anticuerpos específicos en pacientes infectados.[113,114,196] Uno de estos estudios encontró que los estudios con antígeno recombinante mostraron buena concordancia con la prueba de FC, y la EIA P1 recombinante presentó la mejor discriminación entre muestras positivas y negativas.[109] El uso de epítopos antigénicos específicos de especie en pruebas serológicas para infección por *M. pneumoniae* puede ayudar a eliminar las pruebas serológicas falsas positivas resultantes de infección por *M. genitalium* en las vías genitourinarias o respiratorias, ya que se sabe que estos microorganismos poseen antígenos de reacción cruzada.[280]

El serodiagnóstico por detección de IgA anti-*M. pneumoniae* también se ha investigado como un posible método para el diagnóstico de infección por *M. pneumoniae*. Watkins-Riedel y cols. evaluaron un método de IgA por EIA de 3 h (kit SeroMP-IgA®, Savyon Diagnostics, Ashdod, Israel) y lo compararon con el estudio de aglutinación de micropartículas (Serodia Myco II, Fujirebio) por EIA (Meridian Diagnostics) en muestras de suero de fase aguda de 23 pacientes con neumonía por *M. pneumoniae*.[545] El estudio de IgA se realizó con una sensibilidad del 96-100% y una especificidad del 91-100%. La sensibilidad de los otros estudios osciló entre el 87 y el 91%. Durante el transcurso de este estudio, los investigadores observaron que los pacientes más jóvenes tendían a tener mayores valores de IgM que los adultos, mientras que los pacientes adultos tendían a presentar concentraciones más altas de anticuerpos IgA. Este estudio parecía abordar dos de las deficiencias reconocidas de la serología de los micoplasmas: la sensibilidad comparativamente más baja y la especificidad de la prueba de FC, y la presencia inconstante de IgM específica de *M. pneumoniae* en pacientes adultos infectados. Se comparó una prueba de antígeno más reciente que emplea una matriz de antígeno múltiple de inmunofluorescencia automatizada (InoDiag, Francia), con pruebas basadas en cultivo estándar, antígeno o PCR para el diagnóstico de seis agentes de neumonía atípica, incluido *M. pneumoniae*. La sensibilidad fue del 100% y la especificidad del 98% para la detección de IgM en los 19 sueros de los pacientes menores de 30 años que fueron positivos para *M. pneumoniae* por medio del análisis de inmunoadsorción enzimática (ELISA, *enzyme-linked immunosorbent assay*) de Meridian.[146] Otros investigadores han sugerido que en los pacientes jóvenes, un título elevado de IgM indicaría una infección aguda, aunque la seroconversión fue definitivamente más específica.[384] Este estudio de InoDiag proporciona un tiempo de respuesta rápido (15 min), evita los problemas de especificidad asociados con la AFI y podría usarse en estudios epidemiológicos, ya que permite emplear varios valores de corte en poblaciones con diferentes prevalencias e incidencias.[146]

Una prueba serológica inespecífica que se utiliza a menudo para apoyar el diagnóstico de la infección por *M. pneumoniae* es la producción de aglutininas frías. Estos anticuerpos IgM reaccionan en frío con antígenos I de eritrocitos humanos. Estos anticuerpos se producen dentro de dos semanas después de la infección por *M. pneumoniae* y pueden persistir hasta cinco meses. El antígeno I, que es similar en estructura a algunos determinantes antigénicos en la membrana glicolipídica de *M. pneumoniae*, es inactivado por la α-glicosidasa, y la unión de aglutininas frías a estas células es inhibida por la galactosa.[78,211,418,556] Además, cuando los eritrocitos que contienen antígeno I se someten a una extracción con cloroformo-metanol, se extrae un antígeno que fijará el complemento en presencia de anticuerpos anti-*M. pneumoniae*.[556] Al igual que con otras pruebas serológicas, un aumento de cuatro veces en los títulos de aglutinina fría en presencia de una enfermedad clínica compatible sugiere una infección por *M. pneumoniae*. Sin embargo, sólo alrededor del 50-60% de los individuos infectados por *M. pneumoniae* serán positivos para aglutininas frías, y varias otras enfermedades pueden causar aumentos en las aglutininas frías, incluyendo mononucleosis infecciosa, parotiditis, gripe, rubéola, infecciones respiratorias por virus sincitial, infecciones por adenovirus, enfermedad vascular periférica y psitacosis. Por lo tanto, la especificidad de este estudio no es óptima.[418]

Pruebas serológicas para micoplasmas genitales

También se han investigado métodos serológicos para el diagnóstico de infecciones por *MH*. Las proteínas de membrana asociadas con lípidos (PMAL) constituyen un grupo importante de proteínas de la superficie celular que son altamente antigénicas y son dianas importantes en la respuesta inmunitaria contra micoplasmas.[263] Se identificaron PMAL en varios micoplasmas, incluyendo *M. salivarium*, *M. penetrans*, *M. pirum* y *M. genitalium*. Estos antígenos se han utilizado en estudios serológicos para la prueba en pacientes con diversos tipos de infecciones.[538,540,541] Los anticuerpos para estos antígenos PMAL parecen ser muy específicos de especie, sin reacciones cruzadas evidentes con los de otras especies. También se han utilizado anticuerpos contra antígenos PMAL para delinear serotipos de *MH*. En un estudio reciente, los perfiles de antigenicidad y anticuerpos de 14 diferentes cepas de *MH* se compararon mediante electroforesis en gel de poliacrilamida de dodecilsulfato de sodio (SDS-PAGE, *sodium dodecyl sulfate-polyacrylamide gel electrophoresis*) y Western blot.[293] Los PMAL de estas 14 cepas mostraron perfiles SDS-PAGE similares y el análisis de inmunotransferencia mostró que estas proteínas eran altamente inmunogénicas cuando se probaron contra sueros de pacientes infectados. Estos trabajos también demostraron que 28 sueros de 31 pacientes VIH positivos con muestras de orina positivas para cultivo de *MH* reaccionaron con cada uno de los 14 aislamientos de *MH* diferentes en el análisis por Western blot. Estos investigadores mostraron que los PMAL de cualquier aislamiento de *MH* se podrían utilizar como un antígeno diana en una prueba con formato de EIA para la detección de anticuerpos contra *MH*. Este EIA derivado de PMAL se utilizó para demostrar que la prevalencia de anticuerpos específicos contra *MH* fue significativamente mayor entre los pacientes que acudieron a las clínicas de ITS (67.8% de prevalencia) que entre los donantes de sangre sanos (34.4% de prevalencia) y que la infección por *MH* ocurrió a una edad mucho más temprana en mujeres que en hombres. Estos EIA para la detección de anticuerpos séricos contra *MH* son estudios basados en la investigación y no están ampliamente disponibles.

Además, se han evaluado métodos serológicos como una forma de establecer la presencia de infección por *UU*. Los métodos serológicos han incluido técnicas de EIA, con sonicados de microorganismos purificados como antígeno en fase sólida o técnicas de Western blot, en las que se prepararon antígenos cultivando serovariedades representativas de *UU* en cultivo, lisando los microorganismos con SDS, separando los antígenos por electroforesis y electrotransfiriendo antígenos sobre papel de nitrocelulosa. Un estudio evaluó la presencia de *UU* en líquidos amnióticos, junto con la respuesta serológica documentada por EIA en mujeres en el tercer trimestre del embarazo que fueron sometidas a amniocentesis por indicaciones genéticas, mujeres admitidas por parto prematuro con membranas fetales intactas y mujeres con rotura pretérmino de membranas fetales.[192] Aunque la prevalencia de la infección por *UU* fue del 2.9, 4.3 y 17.8%, respectivamente, en los tres grupos, la prevalencia de anticuerpos correspondiente fue del 50, 86 y 57%. Estos investigadores encontraron que la incidencia de resultados adversos del embarazo, como parto prematuro, bajo peso al nacer o muerte fetal, era significativamente mayor en mujeres que habían generado una respuesta inmunitaria contra *UU*.[192] Otro estudio del mismo grupo mostró que el 30% de las mujeres con endometritis posparto tuvieron serologías positivas de EIA para *UU*, en comparación con el 6% del grupo de control.[60] Un estudio serológico de mujeres y niños que utilizó inmunotransferencias para IgM e IgA específicas de *UU* encontró que el 4.5% de los neonatos de menos de 30 semanas de gestación, menos del 1.7% de los neonatos nacidos entre 30 y 34 semanas y ninguno de los niños nacidos a las 35 semanas o más, tenían anticuerpos IgM o IgA específicos detectables; ello sugirió un posible papel para la respuesta inmunitaria en el resultado del embarazo.[83] Estos estudios serológicos pueden ayudar a aclarar el papel de la respuesta inmunitaria específica a *UU* en la patogenia de la infección y a proporcionar información para el desarrollo de pruebas serológicas sensibles y específicas para aumentar los abordajes de diagnóstico por cultivo y moleculares en el laboratorio clínico. Al igual que con *MH*, las pruebas serológicas para *UU* no están ampliamente disponibles y se utilizan principalmente en los entornos de investigación.

Sensibilidad antimicrobiana y tratamiento de infecciones por *Mycoplasma*

Tratamiento para M. pneumoniae y micoplasmas genitales

La neumonía atípica causada por *M. pneumoniae* por lo general se trata con tetraciclina o un macrólido, incluyendo eritromicina, azitromicina o claritromicina. Aunque el microorganismo todavía puede estar presente en las vías respiratorias superiores durante y después del tratamiento, las manifestaciones clínicas de la infección suelen mejorar y los infiltrados en la radiografía de tórax tienden a desaparecer durante el tratamiento. En la literatura médica se describieron recientemente diferentes métodos estandarizados para realizar estudios de sensibilidad *in vitro* usando microdilución en agar y caldo, que incluye parámetros de control de calidad; también se dispone de un documento del Clinical Laboratory Standards Institute (CLSI) que proporciona métodos e interpretación de resultados de pruebas de sensibilidad para *M. pneumoniae*, *MH* y ureaplasmas.[74,530,534] Sin estas normas, las pruebas estuvieron limitadas a pocos laboratorios de referencia. Si la resistencia a los fármacos habituales para el tratamiento y los métodos moleculares continúan aumentando la detección de infecciones por micoplasmas, entonces pueden requerirse aún más solicitudes de pruebas de sensibilidad. Ahora que se estandarizaron las pruebas de sensibilidad, es necesario saber dónde están disponibles.[74,530] El recuadro 18-3 proporciona una visión general de los agentes frecuentes a los que son sensibles y resistentes varios micoplasmas. Se puede encontrar información más específica sobre el tratamiento particular de cada agente y la enfermedad que pueden causar, en

Patrones de sensibilidad habituales de especies de *Mycoplasma* y *Ureaplasma*

Microorganismo	Habitualmente sensible	Resistente o habitual-mente resistente	Comentarios
M. pneumoniae	Macrólidos Fluoroquinolonas Tetraciclinas	Penicilinas Cefalosporinas Glucopéptidos SXT Rifampicina Ácido nalidíxidico Polimixinas	La resistencia a los macrólidos de última generación se ha informado en muchos países.[9,26,385,397,524,554,557]
M. hominis	Tetraciclinas Fluoroquinolonas Clindamicina Cloranfenicol Estreptomicina Gentamicina	Penicilinas Cefalosporinas Glucopéptidos Macrólidos (resistencia intrínseca e inducida) SXT Rifampicina Polimixinas Ácido nalidíxidico	Ocasional resistencia a fluoroquinolonas con mutaciones en ADN girasa/topoisomerasas.[524]
Ureaplasma spp.	Macrólidos Fluoroquinolonas Tetraciclinas Cloranfenicol Estreptomicina Gentamicina	Penicilinas Cefalosporinas Glucopéptidos Clindamicina SXT Rifampicina Polimixinas Ácido nalidíxidico	La resistencia a macrólidos de última generación es infrecuente, pero se ha detectado.[524] Resistencia ocasional a fluoroquinolonas con mutaciones en ADN girasa/topoisomerasas.[112,524]
M. fermentans	Tetraciclinas Clindamicina Cloranfenicol Fluoroquinolonas	Penicilinas Cefalosporinas Glucopéptidos Macrólidos Aminoglucósidos SXT Rifampicina Polimixinas Ácido nalidíxidico	Existe cierta variabilidad en la literatura sobre la actividad *in vitro* de macrólidos y aminoglucósidos.
M. genitalium	Macrólidos Tetraciclinas (aunque han ocurrido fallos en el tratamiento con tetraciclinas) Clindamicina Fluoroquinolonas	Penicilinas Cefalosporinas Glucopéptidos SXT Rifampicina Polimixinas Ácido nalidíxidico	Se puede inducir la resistencia a macrólidos.[524] Resistencia ocasional a fluoroquinolonas con mutaciones en ADN girasa/topoisomerasas.[524]

SXT, trimetoprima-sulfametoxazol.
La mayor parte de esta información, a menos que se haga referencia específica, se tomó de las referencias 524 y 534.

muchas de las referencias incluidas en la tabla y en esta sección del capítulo.

Todos los micoplasmas son inherentemente resistentes a antibióticos β-lactámicos (p. ej., penicilinas y cefalosporinas), glucopéptidos (vancomicina), así como sulfamidas, trimetoprima, polimixinas, ácido nalidíxico y rifampicina.[474,524] Las cepas de *M. pneumoniae* suelen ser sensibles a una amplia variedad de agentes antimicrobianos, incluyendo quinolonas (ciprofloxacino, levofloxacino, ofloxacino, gemifloxacino, moxifloxacino),

clindamicina, lincomicina, tetraciclina, doxiciclina, minociclina, macrólidos (como eritromicina, azitromicina y claritromicina) y estreptomicina.[111,164,237,474,524,526,527]

La resistencia a macrólidos se ha informado en muchos países, incluso en los Estados Unidos.[9,26,397] La mayor parte de la resistencia se ha visto en niños. En un estudio de 49 pacientes con neumonía por *M. pneumoniae* de 2007 a 2010, la incidencia de resistencia a los macrólidos fue del 8.2%. Los pacientes requieren tratamiento con tetraciclina o fluoroquinolonas cuando muestren resistencia a los macrólidos.[557] Simmons y cols. detectaron la presencia de biopelículas en ciertas cepas de *M. pneumoniae* que podrían conferir esta resistencia a los macrólidos y perjudicar la respuesta inmunitaria del hospedero, evitando en consecuencia un tratamiento eficaz de las infecciones.[445] Un artículo de revisión sobre la patogenia y detección de *M. pneumoniae* presenta más información sobre la resistencia a antibióticos en los Estados Unidos.[523]

La mayoría de los aislamientos de *MH* y *UU* son sensibles a las tetraciclinas. Las cepas de *MH* también suelen ser sensibles a clindamicina y lincomicina, pero son intrínsecamente resistentes a eritromicina y otros macrólidos (p. ej., azitromicina). La resistencia inducible a macrólidos, como la eritromicina, también puede ocurrir en *MH*.[382] Las cepas de *UU* suelen ser sensibles a eritromicina y azitromicina, pero no a clindamicina y lincomicina. El crecimiento de *MH* y *UU* también se inhibe con cloranfenicol, estreptomicina y gentamicina, pero no con los agentes activos de pared celular (p. ej., cefalotina, ampicilina y vancomicina). Entre mediados y finales de la década de 1970 y comienzos de la de 1980, se encontraron cepas de ambas especies resistentes a tetraciclina; estas cepas contenían un determinante genético de resistencia antimicrobiana (transposón) denominado *tetM*.[404,524] También se han descrito cepas de *UU* resistentes o medianamente sensibles a eritromicina y macrólidos más recientes.[524] La resistencia global a muchos agentes antimicrobianos se demostró en un estudio realizado de 1999 a 2008, con 290 aislamientos de *MH* y 179 aislamientos de *UU* en Alemania, en el cual se empleó una dilución en agar o el método Etest®. La doxiciclina se mantuvo como el más activo de los agentes de tetraciclina probados. Aunque hasta el 13% de las cepas de *MH* eran resistentes a doxiciclina, sólo el 1-3% de los aislamientos de *UU* eran resistentes.[257] Los macrólidos aún son el fármaco de elección para el tratamiento de infecciones por *UU* no localizadas en el SNC de recién nacidos. La eritromicina se utiliza con mucho menor frecuencia en niños mayores y adultos debido a la disponibilidad de nuevos macrólidos, como la azitromicina y la claritromicina. Aún debe determinarse si ello será la práctica de referencia en neonatos (reemplazar la eritromicina).[533] Las infecciones del SNC en recién nacidos por estos microorganismos se tratan mejor con tetraciclina.[533] Las cepas de *UU* por lo genereal son menos sensibles a los antibióticos quinolónicos que *M. pneumoniae* o *MH*.[239-241] Krausse y cols. encontraron que el ofloxacino era eficaz contra ambas especies, pero sólo el 30% de las cepas de *UU* eran sensibles a ciprofloxacino en comparación con el 70% de las cepas de *MH*.[257] En general, los micoplasmas son más sensibles a las nuevas fluoroquinolonas *in vitro* en comparación con agentes más antiguos, como el ofloxacino.[524]

El tratamiento de las infecciones por *M. genitalium* aún no se estandariza, ni existen métodos disponibles para las pruebas de sensibilidad. Se recomiendan los macrólidos, en especial la azitromicina sola; las tetraciclinas son responsables de un gran número de fracasos del tratamiento, incluso sin demostrar ninguna resistencia adquirida. El perfil de sensibilidad antimicrobiana de *M. genitalium* parece ser similar al de *M. pneumoniae* en tanto los aislamientos de esta especie son sensibles a tetraciclinas y a diversos macrólidos.[473,474] Renaudin y cols. determinaron la sensibilidad de siete cepas de *M. genitalium* utilizando un método de dilución en agar y las compararon con tres cepas de *M. pneumoniae*.[401] Ambas especies son sensibles a macrólidos (p. ej., eritromicina, espiramicina, roxitromicina, azitromicina y claritromicina), clindamicina, tetraciclina, doxiciclina, minociclina y fluoroquinolonas (ofloxacino, ciprofloxacino, lomefloxacino y

esparfloxacino).[98] Sin embargo, se ha descrito resistencia adquirida a macrólidos y fluoroquinolonas que conduce al fracaso del tratamiento.[37,312,466] A pesar de la sensibilidad *in vitro* de *M. genitalium* a las tetraciclinas, varios estudios han demostrado que el tratamiento con este fármaco suele relacionarse con fracasos terapéuticos. Un estudio realizado por Johannison y cols. encontró que el 62% de 13 hombres con uretritis causada por *M. genitalium*, tratados con tetraciclina durante 10 días, todavía tenían el microorganismo en la uretra durante el seguimiento.[220] En otro estudio, siete hombres con uretritis por *M. genitalium* que fueron tratados con doxiciclina aún presentaban uretritis durante el seguimiento.[186] En un estudio del tratamiento que comparaba tetraciclinas y azitromicina, los seis pacientes que recibieron azitromicina fueron negativos para *M. genitalium* por PCR después del tratamiento, mientras que el 63% de 16 pacientes tratados con tetraciclina todavía daban resultados en la PCR para *M. genitalium* tras el tratamiento.[125] La presencia de los microorganismos en las vías genitourinarias, con o sin los síntomas que acompañan al tratamiento de estos agentes, puede estar directamente relacionada con la dosis y la duración de la terapia. De acuerdo con las directrices de tratamiento para las ITS, la azitromicina para el manejo de la uretritis se administra en una sola dosis de 1 g.[59] Los pacientes con uretritis por *M. genitalium* que fueron tratados con azitromicina según estas recomendaciones tuvieron respuestas clínicas parciales y se mantuvieron positivos para *M. genitalium* mediante PCR una semana después de finalizar el tratamiento.[134] En un estudio de UNG en 293 hombres homosexuales realizado en Carolina del Norte en el 2012, la persistencia de *M. genitalium* después del tratamiento se vio inicialmente en el 44% de los individuos positivos en comparación con el 12% que persistió después de cuatro semanas de tratamiento para infección por *C. trachomatis*. Se encontró que la persistencia de *M. genitalium* era del 66% de los hombres tratados con doxiciclina frente al 33% de los tratados con azitromicina.[431]

Con el uso de un procedimiento de dilución en caldo modificado con medio SP-4, Hayes y cols. determinaron las sensibilidades antimicrobianas de la cepa *incognitus* de *M. fermentans* junto con cepas de referencia de *M. fermentans* (cepa PG18 [ATCC 19989]) y *M. pneumoniae* (ATCC 15531).[173,175] Como se esperaba, los tres micoplasmas fueron resistentes a agentes de la pared celular (p. ej., penicilina y ampicilina). Las cepas PG18 e *incognitus* de *M. fermentans* fueron resistentes a eritromicina (promedio de concentraciones inhibitorias mínimas [CIM] de eritromicina de 31.2 mg/mL y 43.0 mg/mL, respectivamente), mientras que *M. pneumoniae* fue sensible a eritromicina (promedio de CIM de 0.0073 mg/mL). La cepa *incognitus* de *M. fermentans* fue sensible a tetraciclina, doxiciclina, clindamicina, lincomicina, cloranfenicol y ciprofloxacino. Las cepas de *M. fermentans* evaluadas en este estudio fueron resistentes a aminoglucósidos (gentamicina, kanamicina, estreptomicina y neomicina), mientras *M. pneumoniae* fue sensible. Las CIM para la cepa *incognitus* de *M. fermentans* fueron superiores a 1 000 mg/mL para los cuatro fármacos, mientras que las CIM para gentamicina, kanamicina, estreptomicina y neomicina para la cepa PG18 fueron de 15.6, 20.8, 18.2 y 52.1 mg/mL, respectivamente. La prueba subsecuente de sensibilidad antimicrobiana de 24 cepas de *M. fermentans* adicionales también reveló que esta especie es resistente a eritromicina y aminoglucósidos.[173] Este estudio posterior también documentó que sólo ciprofloxacino y levofloxacino tienen un efecto bactericida considerable.[173]

A través de una técnica de dilución modificada en caldo Hayflick, Hannon examinó varias cepas de *M. fermentans* aisladas de infecciones de humanos y de cultivo celular de tejidos.[162] Estas cepas eran mucho más sensibles a azitromicina que a eritromicina o claritromicina. La clindamicina y varios congéneres de la tetraciclina también mostraron una buena actividad contra cepas de *M. fermentans,* aunque las concentraciones bactericidas para micoplasmas fueron varias veces mayores que las concentraciones inhibidoras del antibiótico. Este estudio también demostró que las cepas de *M. fermentans* aisladas durante la década de 1960 en medios libres de células eran sensibles a aminoglucósidos, mientras que los aislamientos de humanos recientes y las cepas obtenidas de cultivo de células de tejido a menudo eran resistentes a un único o múltiples fármacos aminoglucósidos, con CIM a estos agentes que superaban los 500 mg/mL. La azitromicina fue más activa contra cepas de *M. fermentans* que la eritromicina o la claritromicina.[162]

En un estudio posterior, Hannon evaluó la sensibilidad a aminoglucósidos de varias cepas de *M. fermentans,* entre ellas tres cepas relacionadas con sida (incluyendo una *incognitus*), seis aislamientos recientes de las vías respiratorias, un aislamiento asociado con leucemia de 1962 y ocho aislamientos de cultivos de tejidos.[163] Dos de tres aislamientos relacionados con sida y todos los aislamientos de las vías respiratorias no asociados con sida fueron sensibles a los seis fármacos aminoglucósidos probados, mientras que la cepa *incognitus* de *M. fermentans* y todos los aislamientos de cultivos de tejidos recientes fueron altamente resistentes a los seis agentes, con CIM mayores de 250 mg/mL. La cepa aislada del cultivo de tejido de médula ósea de un paciente con leucemia en 1962 era altamente resistente a estreptomicina (CIM > 250 mg/mL), pero sensible a los otros cinco aminoglucósidos. Estos resultados fueron congruentes con los estudios anteriores de Hannon, que establecieron que la cepa *incognitus* de *M. fermentans* era la única cepa humana de las nueve examinadas que demostró resistencia múltiple a aminoglucósidos.[162] Mediante un estudio de inhibición metabólica de macrodilución, Poulin y cols. evaluaron las sensibilidades antimicrobianas de varios micoplasmas relacionados con sida, incluyendo *M. fermentans* (una cepa de reserva, dos cepas clínicas de pacientes con sida y la cepa *incognitus*), *M. penetrans* (una cepa) y *M. pirum* (una cepa).[394] Todos los aislamientos fueron sensibles a azitromicina, claritromicina, clindamicina, doxiciclina, ofloxacino y tetraciclina. *M. fermentans* y *M. pirum* fueron resistentes a eritromicina, mientras que *M. penetrans* fue sensible. Hayes y cols. examinaron nueve cepas de *M. penetrans* usando un procedimiento de dilución en caldo.[174] Todas fueron sensibles a azitromicina, cloranfenicol, ciprofloxacino, clindamicina, doxiciclina, eritromicina, levofloxacino, lincomicina y tetraciclina, pero resistentes a gentamicina y estreptomicina.

Métodos para pruebas de sensibilidad de micoplasmas

El método de difusión en agar con discos no es una técnica aceptable para la prueba de sensibilidad *in vitro* de micoplasmas. Se han descrito métodos de dilución en agar y de dilución en caldo para pruebas de sensibilidad antimicrobiana de micoplasmas, así como métodos de Etest.[74,524] Los medios SP-4 o Hayflick con un pH de 7.3-7.4 se recomiendan para evaluar *MH* o *M. pneumoniae*. Para detectar la presencia de ureaplasmas se pueden usar caldo 10B, caldo de azul de bromotimol o agar A8; se usa un pH de 6.0-6.5 para el crecimiento de *UU*. Para la dilución en agar, se incorporan diluciones dobles de agentes antimicrobianos en el medio de agar y la inoculación se realiza usando un replicador de Steer para administrar un inóculo de 30-300 UFC por punto de inóculo. Este inóculo se determina

al sembrar alícuotas diluidas 10 veces a partir de un cultivo en crecimiento en caldo por triplicado, llevando a cabo recuentos de colonias y diluyendo la suspensión del microorganismo de manera apropiada para que el replicador entregue entre 30 y 300 UFC por punto. Las placas se incuban en aire a 35-37 °C durante 4 días (*UU*), 5 días (*MH*) o 14 días (*M. pneumoniae*). El crecimiento puede mejorarse para *UU* si los medios se incuban en concentraciones altas de CO_2.[74,524]

Para la microdilución en caldo, los agentes antimicrobianos se solubilizan y se diluyen en bandejas de microtitulación con el medio en caldo adecuado que contiene un indicador rojo de fenol para alcanzar un intervalo de concentraciones del fármaco. El inóculo debe prepararse a partir de cultivos que estén en fase de crecimiento exponencial, donde el número de microorganismos suele ser cercano a 10^7 UFC/mL para ureaplasmas y 10^8-10^9 UFC/mL para micoplasmas de colonias grandes, que también se expresan como unidades de cambios de color (UCC) por mililitro. Se añade un inóculo de 10^4-10^5 UFC (UUC) de microorganismo a cada uno de los pocillos de microtitulación con las diluciones antimicrobianas, y después se sellan las placas y se incuban en condiciones aerobias entre 35 y 37 °C. Las bandejas de microtitulación se observan diariamente hasta que se detecte un cambio de color debido a un cambio en el pH en el control de crecimiento sin fármaco. La *CIM* en este caso se define como la concentración más baja de agente antimicrobiano en la que el metabolismo de los patógenos se inhibe lo suficiente para evitar un cambio en el color del medio (debido al indicador de pH) en el momento en que el control sin fármaco muestra primero un cambio de color. Para *UU*, el crecimiento por lo general se presenta dentro del pocillo de control después de 24 h, mientras que el crecimiento de *MH* suele requerir 48 h. Las cepas de *M. pneumoniae* por lo general necesitan de 4-8 días de incubación antes de observarse un cambio en el pocillo de control. Tanto en los procedimientos de dilución en agar como en los de dilución en caldo, las cepas con sensibilidades conocidas y las CIM reproducibles deben ser incluidas en la realización de las pruebas como controles externos.[74,524] Hay algunos productos comercialmente disponibles para evaluar la sensibilidad de micoplasmas, como *Mycoplasma* IST® (bioMérieux), *Mycoplasma* SIR® (Bio-Rad), MYCOFAST All IN® (Unipath, Reino Unido) y MYCOKIT-ATB® (PBS Orgenics), aunque actualmente sólo están disponibles en Europa.[524]

En todos estos procedimientos de sensibilidad se pueden encontrar problemas que se relacionan con las características biológicas de los microorganismos y con el propio método. Los problemas biológicos incluyen la posibilidad de hacer cultivos mixtos (p. ej., micoplasmas y ureaplasmas) y de coexistencia de poblaciones sensibles y resistentes en el mismo cultivo. Esto último puede detectarse sólo en sistemas basados en dilución en agar, ya que las colonias que crecen en medios que contienen antibióticos pueden identificarse de nuevo directamente por hidrólisis de urea o por métodos serológicos. Los problemas relacionados con la metodología, incluyendo la falta de un medio estándar para la realización de la prueba, las discrepancias relacionadas con el pH requerido para el crecimiento óptimo de micoplasmas frente a actividad antibiótica óptima, la dificultad en la estandarización del tamaño del inóculo, la falta de tiempos y condiciones estandarizados de incubación y de puntos de interrupción estandarizados de sensibilidad, se han superado en gran medida con la publicación de documentos como Cumitech y CLSI 43-A.[74,238,524] Las pruebas de sensibilidad de micoplasmas continuarán realizándose principalmente en laboratorios de referencia e instituciones más grandes con intereses especiales de investigación en el tratamiento de infecciones genitales por micoplasmas.

Diagnóstico y tratamiento de infecciones en animales por especies de *Mycoplasma* hemótrofas

Los miembros de los géneros que antes correspondían a *Eperythro-zoon* y *Haemobartonella* no crecen en cultivo, de modo que el diagnóstico se basa en la observación de frotis de sangre teñidos con las técnicas del tipo Romanowsky, como Giemsa, May-Grünwald-Giemsa, Wright y Wright-Giemsa, o por tinción con naranja de acridina.[336,337,469] Como los microorganismos ocasionan bacteriemias cíclicas de donde pueden ser eliminados con rapidez de la sangre, el examen de múltiples frotis de sangre obtenida en 24 h aumenta la probabilidad de un diagnóstico positivo en especies de hospederos clínicamente compatibles. Los frotis de sangre deben prepararse de inmediato después de su recolección mediante la utilización de sangre no anticoagulada o sangre recolectada en tubos heparinizados; el anticoagulante de ácido etilendiaminotetraacético (EDTA, *ethylenediaminetetraacetic acid*) puede causar desprendimiento de los microorganismos de la membrana de los eritrocitos, lo que dificulta el diagnóstico microscópico.[336,469] Los microorganismos se observan como formas cocoides de 0.5-0.8 μm de diámetro y están adheridos a las superficies de los eritrocitos. Suelen encontrarse alrededor de la periferia del eritrocito y se disponen de modo aislado o en pares, grupos o cadenas. Con la tinción fluorescente de naranja de acridina, los microorganismos aparecen como elementos brillantes, anaranjados o amarillo verdosos. Se han creado estudios moleculares y serológicos para los micoplasmas hemótrofos, pero no están ampliamente disponibles.[469] Todas las especies parecen ser sensibles a tetraciclinas y resistentes a β-lactámicos. El tratamiento con eritromicina controla la infección aguda de manera eficaz, pero no elimina de forma constante la infección en los animales.[336]

Vacunas y prevención de infecciones por *Mycoplasma*

Se ha intentado desarrollar vacunas inactivadas para la prevención de la infección por *M. pneumoniae*. Linchevski y cols.[278] publicaron una revisión sistemática y un metanálisis de la literatura médica a partir del año 2009. Encontraron una eficacia contra la infección por *M. pneumoniae* del 46 o 52%, dependiendo del abordaje utilizado, con pocos efectos adversos reconocidos. En general, se informó que la vacuna podría reducir las tasas de neumonía y *M. pneumoniae* específicamente en alrededor del 40% de los casos, y se sugirió el desarrollo de nuevas vacunas, en especial para poblaciones de alto riesgo.[278] Una vacuna de ADN P1-C fusionado con la subunidad B de la enterotoxina termolábil de *Escherichia coli* demostró una mayor eficacia en la protección de ratones contra la infección por *M. pneumoniae*.[571] Las estrategias para crear proteínas quiméricas derivadas de regiones funcionales de adhesinas de *M. pneumoniae* para el desarrollo de vacunas también mostraron eficacia en modelos animales.[171,429]

REFERENCIAS

1. Abele-Horn M, Wolff C, Dressel P, et al. Association of *Ureaplasma urealyticum* biovars with clinical outcomes for neonates, obstetric patients, and gynecological patients with pelvic inflammatory disease. J Clin Microbiol 1997;35:1199–1202.
2. Afshar B, Pitcher D, Nicholas RA, et al. An evaluation of PCR methods to detect strains of *Mycoplasma fermentans*. Biologicals 2008;36:117–121.
3. Agbakoba NR, Adetosoye AI, Adewole IF. Presence of *Mycoplasma* and *Ureaplasma* species in the vagina of women of reproductive age. West Afr J Med 2007;26:28–31.
4. Agbakoba NR, Adetosoye AI, Ikechebelu JI. Genital mycoplasmas in semen samples of males attending a tertiary care hospital in Nigeria: any role in sperm count reduction? Niger J Clin Pract 2007;10:169–173.
5. Ainsworth JG, Easterbrook PJ, Clarke J, et al. An association of disseminated *Mycoplasma fermentans* in HIV-1 positive patients with non-Hodgkin's lymphoma. Int J STD AIDS 2001;12:499–504.
6. Ainsworth JG, Hourshid S, Easterbrook PJ, et al. *Mycoplasma* species in rapid and slow HIV progressors. Int J STD AIDS 2000;11:76–79.
7. Ainsworth JG, Hourshid S, Webster AD, et al. Detection of *Mycoplasma fermentans* in healthy students and patients with congenital immunodeficiency. J Infect 2000;40:138–140.
8. Ainsworth JG, Katseni V, Hourshid S, et al. *Mycoplasma fermentans* and HIV-associated nephropathy. J Infect 1994;29:323–326.
9. Akaike H, Miyashita N, Kubo M, et al; Atypical Pathogen Study Group. *In vitro* activities of 11 antimicrobial agents against macrolide-resistant *Mycoplasma pneumoniae* isolates from pediatric patients: results from a multicenter surveillance study. Jpn J Infect Dis 2012;65:535–538.
10. Alexander TS, Gray LD, Kraft JA, et al. Performance of meridian immunocard *Mycoplasma* test in a multicenter clinical trial. J Clin Microbiol 1996;34:1180–1183.
11. Alonso-Vega C, Wauters N, Vermeylen D, et al. A fatal case of *Mycoplasma hominis* meningoencephalitis in a full-term newborn. J Clin Microbiol 1997;35:286–287.
12. Amirmozafari N, Mirnejad R, Kazemi B, et al. Comparison of polymerase chain reaction and culture for detection of genital Mycoplasma in clinical samples from patients with genital infections. Saudi Med J 2009;30:1401–1405.
13. Andrade-Rocha FT. *Ureaplasma urealyticum* and *Mycoplasma hominis* in men attending for routine semen analysis: prevalence, incidence by age and clinical settings, influence on sperm characteristics, relationship with leukocyte count and clinical value. Urol Int 2003;71:377–381.
14. Andrews WW, Hauth JC, Cliver SP, et al. Randomized clinical trial of extended spectrum antibiotic prophylaxis with coverage for *Ureaplasma urealyticum* to reduce post-cesarean delivery endometritis. Obstet Gynecol 2003;101:1183–1189.
15. Andrews WW, Shah SR, Goldenberg RL, et al. Association of post-cesarean delivery endometritis with colonization of the chorioamnion by *Ureaplasma urealyticum*. Obstet Gynecol 1995;85:509–514.
16. Angulo AF, Reijgers R, Brugman J, et al. *Acholeplasma vituli* sp. nov., from bovine serum and cell cultures. Int J Syst Evol Microbiol 2000;50:1125–1131.
17. Armstrong D, Yu BH, Yagoda A, et al. Colonization of humans by *Mycoplasma canis*. J Infect Dis 1971;124:607–609.
18. Baka S, Kouskouni E, Antonopoulou S, et al. Prevalence of *Ureaplasma urealyticum* and *Mycoplasma hominis* in women with chronic urinary symptoms. Urology 2009;74:62–66.
19. Barile MF. DNA homologies and serologic relationships among ureaplasmas from various hosts. Pediatr Infect Dis 1986;5:S296–S299.
20. Barker CE, Sillis M, Wreghitt TG. Evaluation of serodia myco II particle agglutination test for detecting *Mycoplasma pneumoniae* antibody: comparison with mu-capture ELISA and indirect immunofluorescence. J Clin Pathol 1990;43:163–165.
21. Barykova YA, Logunov DY, Shmarov MM, et al. Association of *Mycoplasma hominis* infection with prostate cancer. Oncotarget 2011;2:289–297.
22. Baseman JB, Cagle M, Korte JE, et al. Diagnostic assessment of *Mycoplasma genitalium* in culture-positive women. J Clin Microbiol 2004;42:203–211.
23. Baseman JB, Dallo SF, Tully JG, et al. Isolation and characterization of *Mycoplasma genitalium* strains from the human respiratory tract. J Clin Microbiol 1988;26:2266–2269.
24. Bauer FA, Wear DJ, Angritt P, et al. *Mycoplasma fermentans* (incognitus strain) infection in the kidneys of patients with acquired immunodeficiency syndrome and associated nephropathy: a light microscopic, immunohistochemical, and ultrastructural study. Hum Pathol 1991;22:63–69.
25. Bebear C, deBarbeyrac B, Clerc MT, et al. Mycoplasmas in HIV-1 seropositive patients. Lancet 1993;341:758–758.
26. Bébéar C, Pereyre S, Peuchant O. *Mycoplasma pneumoniae*: susceptibility and resistance to antibiotics. Future Microbiol 2011;6:423–431.
27. Beecham HJ III, Lo SC, Lewis DE, et al. Recovery from fulminant infection with *Mycoplasma fermentans* (incognitus strain) in non-immunocompromised host. Lancet 1991;338:1014–1015.
28. Beersma MF, Driven K, vanDam AP, et al. Evaluation of 12 commercial tests and complement fixation test for *M. pneumoniae*-specific immunoglobulin G (IgG) and IgM antibodies with PCR as gold standard. J Clin Microbiol 2005;43:2277–2285.

29. Bejar R, Curbelo V, Dairs C, et al. Premature labor: bacterial sources of phospholipase. Obstet Gynecol 1981;57:479–482.

30. Bencina D, Bradbury JM. Combination of immunofluorescence and immunoperoxidase techniques for serotyping mixtures of *Mycoplasma* species. J Clin Microbiol 1992;30:407–410.

31. Bencina D, Dove P, Mueller-Premru M, et al. Intrathecal synthesis of specific antibodies in patients with invasion of the central nervous system by *Mycoplasma pneumoniae*. Eur J Clin Microbiol Infect Dis 2000;19:521–530.

32. Benstein BD, Crouse DT, Shanklin DR, et al. *Ureaplasma* in lung. 2. Association with bronchopulmonary dysplasia in premature newborns. Exp Mol Pathol 2003;75:171–177.

33. Béssède E, Renaudin H, Clerc M, et al. Evaluation of the combination of the NucliSENS easyMAG and the EasyQ applications for the detection of *Mycoplasma pneumoniae* and *Chlamydia pneumoniae* in respiratory tract specimens. Eur J Clin Microbiol Infect Dis 2010;29:187–190.

34. Biscardi S, Lorrot M, Marc E, et al. *Mycoplasma pneumoniae* and asthma in children. Clin Infect Dis 2004;38:1341–1346.

35. Bitnun A, Ford-Jones E, Blaser S, et al. *Mycoplasma pneumoniae* encephalitis. Semin Pediatr Infect Dis 2003;14:96–107.

36. Bitnum A, Ford-Jones EL, Petric M, et al. Acute childhood encephalitis and *Mycoplasma pneumoniae*. Clin Infect Dis 2001;32:1674–1684.

37. Blanchard A, Bébéar C. The evolution of *Mycoplasma genitalium*. Ann N Y Acad Sci 2011;1230:E61–E64.

38. Blanchard A, Hamrick W, Duffy L, et al. Use of the polymerase chain reaction for detection of *Mycoplasma fermentans* and *Mycoplasma genitalium* in the urogenital tract and amniotic fluid. Clin Infect Dis 1993;17 (Suppl 1):S272–S279.

39. Blanchard A, Hentschel J, Duffy L, et al. Detection of *Ureaplasma urealyticum* by polymerase chain reaction in the urogenital tracts of adults, in amniotic fluid, and in the respiratory tract of newborns. Clin Infect Dis 1993;17 (Suppl 1):S148–S153.

40. Blasco M, Torres L, Marco ML, et al. Prosthetic valve endocarditis caused by *Mycoplasma hominis*. Eur J Clin Microbiol Infect Dis 2000;19:638–640.

41. Bobade PA, Nash AS. A comparative study of the efficiency of acridine orange and some romanowsky staining procedures in the demonstration of *Haemobartonella felis* in feline blood. Vet Parasitol 1987;26:169–172.

42. Bochud PY, Moser F, Erard P, et al. Community-acquired pneumonia: a prospective outpatient study. Medicine (Baltimore) 2001;80:75–87.

43. Boesen T, Emmersen J, Jensen LT, et al. The *Mycoplasma hominis* vaa gene displays a mosaic gene structure. Mol Microbiol 1998;29:97–100.

44. Boesen T, Fedosova NU, Kjeldgaard M, et al. Molecular design of *Mycoplasma hominis* vaa adhesin. Protein Sci 2001;10:2577–2596.

45. Bonilla HF, Chenoweth CE, Tully JG, et al. *Mycoplasma felis* septic arthritis in a patient with hypogammaglobulinemia. Clin Infect Dis 1997;24:222–225.

46. Broitman NL, Floyd CM, Johnson CA, et al. Comparison of commercially available media for detection and isolation of *Ureaplasma urealyticum* and *Mycoplasma hominis*. J Clin Microbiol 1992;30:1335–1337.

47. Brooker RJ, Eason JD, Solimano A. *Mycoplasma* surgical wound infection in a neonate. Pediatr Infect Dis J 1994;13:751–752.

48. Brunner S, Frey-Rindova P, Altwegg M, et al. Retroperitoneal abscess and bacteriemia due to *Mycoplasma hominis* in a polytraumatized man. Infection 2000;28:46–48.

49. Brus F, Van Waarde WM, Schoots C, et al. Fatal ureaplasmal pneumonia and sepsis in a newborn infant. Eur J Pediatr 1991;150:782–783.

50. Buck GE, O'Hara LC, Summersgill JT. Rapid, sensitive detection of *Mycoplasma pneumoniae* in simulated specimens by DNA amplification. J Clin Microbiol 1992;30:3280–3283.

51. Burdge DR, Reid GD, Reeve CF, et al. Septic arthritis due to dual infection with *Mycoplasma hominis* and *Ureaplasma urealyticum*. J Rheumatol 1988;15:366–368.

52. Busson L, Van den Wijngaert S, Dahma H, et al. Evaluation of 10 serological assays for diagnosing *Mycoplasma pneumoniae* infection. Diagn Microbiol Infect Dis 2013;762:133–137.

53. Camara B, Mouzin M, Ribes D, et al, Perihepatitis and perinephric abscess due to *Mycoplasma hominis* in a kidney transplant patient. Exp Clin Transplant 2007;5:708–709.

54. Campo L, Larocque P, La Malfa T, et al. Genotypic and phenotypic analysis of *Mycoplasma fermentans* strains isolated from different host tissues. J Clin Microbiol 1998;36:1371–1377.

55. Casin I, Vexiau-Robert D, De La Salmoniere P, et al. High prevalence of *Mycoplasma genitalium* in the lower genitourinary tract of women attending a sexually transmitted disease clinic in Paris, France. Sex Transm Dis 2002;29:353–359.

56. Cassell GH, Waites KB, Crouse DT, et al. Association of *Ureaplasma urealyticum* of the lower respiratory tract with chronic lung disease and death in very-low-birth-weight infants. Lancet 1988;2:240–244.

57. Cassell GH, Waites KB, Gibbs RS, et al. Role of *Ureaplasma urealyticum* in amnionitis. Pediatr Infect Dis 1986;5:S247–S252.

58. Castro-Alcaraz S, Greenberg EM, Bateman DA, et al. Patterns of colonization with *Ureaplasma urealyticum* during neonatal intensive care unit hospitalizations of very low birth weight infants with the development of chronic lung disease. Pediatric 2002;110:1–7.

59. Centers for Disease Control and Prevention. Sexually transmitted disease treatment guidelines 2002. Morbid Mortal Weekly Rep 2002;51(RR-6):1–78.

60. Chaim W, Horowitz S, David JB, et al. *Ureaplasma urealyticum* in the development of postpartum endometritis. Eur J Obstet Gynecol Reprod Biol 2003;109:145–148.

61. Chaudhry R, Nisar N, Malhotra P, et al. Polymerase chain reaction confirmed *Mycoplasma pneumoniae* arthritis: a case report. Indian J Pathol Microbiol 2003;46:433–436.

62. Chen CJ, Juan CJ, Hsu ML, et al. *Mycoplasma pneumoniae* infection presenting as neutropenia, thrombocytopenia, and acute hepatitis in a child. J Microbiol Immunol Infect 2004;37:128–130.

63. Chen Z, Ji W, Wang Y, et al. Epidemiology and associations with climatic conditions of *Mycoplasma pneumoniae* and *Chlamydophila pneumoniae* infections among Chinese children hospitalized with acute respiratory infections. Ital J Pediatr 2013;39:34.

64. Cheng X, Naessens A, Lauwers S. Identification of serotype 1-, 3-, and 6-specific antigens of *Ureaplasma urealyticum* by using monoclonal antibodies. J Clin Microbiol 1994;32:1060–1062.

65. Cherry JD. Anemia and mucocutaneous lesions due to *Mycoplasma pneumoniae* infections. Clin Infect Dis 1993;17(Suppl 1):S47–S51.

66. Cherry JD, Hurwitz ES, Welliver RC. *Mycoplasma pneumoniae* infections and exanthems. J Pediatr 1975;87:369–371.

67. Chingbingyong MI, Hughes CV. Detection of *Mycoplasma fermentans* in human saliva with a polymerase chain reaction-based assay. Arch Oral Biol 1996;41:311–314.

68. Chirgwin KD, Cummings MC, DeMeo LR, et al. Identification of mycoplasmas in urine from persons infected with human immunodeficiency virus. Clin Infect Dis 1993;17(Suppl 1):S264–S266.

69. Cho MC, Kim H, An D, et al. Comparison of sputum and nasopharyngeal swab specimens for molecular diagnosis of *Mycoplasma pneumoniae*, *Chlamydophila pneumoniae*, and *Legionella pneumophila*. Ann Lab Med 2012;32:133–138.

70. Choppa PC, Vojdani A, Tagle C, et al. Multiplex PCR for the detection of *Mycoplasma fermentans*, *M. hominis*, and *M. penetrans* in cell cultures and blood samples of patients with chronic fatigue syndrome. Mol Cell Probes 1998;12:301–308.

71. Christiansen G, Andersen H. Heterogeneity among *Mycoplasma hominis* strains as detected by probes containing parts of ribosomal ribonucleic acid genes. Int J Syst Bacteriol 1988;38:108–115.

72. Cimolai N, Bryan LE, To M, et al. Immunological cross-reactivity of a *Mycoplasma pneumoniae* membrane-associated protein antigen with *Mycoplasma genitalium* and *Acholeplasma laidlawii*. J Clin Microbiol 1987;25:2136–2139.

73. Clausen HF, Fedder J, Drasbek M, et al. Serological investigation of *Mycoplasma genitalium* in infertile women. Hum Reprod 2001;16:1866–1874.

74. Clinical and Laboratory Standards Institute. Methods for antimicrobial susceptibility testing for human *Mycoplasmas*: Approved guideline. CLSI document M43-A. Wayne, PA: Clinical and Laboratory Standards Institute, 2011.

75. Clough W, Cassell GH, Duffy LB, et al. Septic arthritis and bacteriemia due to *Mycoplasma* resistant to antimicrobial therapy in a patient with systemic lupus erythematosus. Clin Infect Dis 1992;15:402–407.

76. Cohen CR, Manhart LE, Bukusi EA, et al. Association between *Mycoplasma genitalium* and acute endometritis. Lancet 2002;359:765–766.

77. Corsaro D, Valassina M, Venditti D, et al. Multiplex PCR for rapid and differential diagnosis of *Mycoplasma pneumoniae* and *Chlamydia pneumoniae* in respiratory infections. Diagn Microbiol Infect Dis 1999;35:105–108.

78. Costea N, Yakulis VJ, Heller P. The mechanism of induction of cold agglutinins by *Mycoplasma pneumoniae*. J Immunol 1971;106:598–604.

79. Coufalik ED, Taylor-Robinson D, Csonka GW. Treatment of nongonococcal urethritis with rifampicin as a means of defining the role of *Ureaplasma urealyticum*. Br J Vener Dis 1979;55:36–43.

80. Crouse DT, Odrezin GT, Cutter GR, et al. Radiographic changes associated with tracheal isolation of *Ureaplasma urealyticum* from neonates. Clin Infect Dis 1993;17(Suppl 1):S122–S130.

81. Cuccuru MA, Cottoni F, Fiori PL, et al. PCR analysis of *Mycoplasma fermentans* and *M. penetrans* in classic Kaposi's sarcoma. Acta Derm Venereol 2005;85:459–460.

82. Cunha CB. The first atypical pneumonia: the history of the discovery of *Mycoplasma pneumoniae*. Infect Dis Clin North Am 2010;24:1–5.

83. Cunningham CK, Bonville CA, Hagen JH, et al. Immunoblot analysis of anti-*Ureaplasma urealyticum* antibody in pregnant women and newborn infants. Clin Diagn Lab Immunol 1996;3:487–492.

84. Dallo SF, Baseman JB. Intracellular DNA replication and long-term survival of pathogenic mycoplasmas. Microb Pathog 2000;29:301–309.

85. Dallo SF, Chavoya A, Su CJ, et al. DNA and protein sequence homologies between the adhesins of *Mycoplasma genitalium* and *Mycoplasma pneumoniae*. Infect Immun 1989;57:1059–1065.

86. Dallo SF, Horten JR, Su CJ, et al. Homologous regions shared by adhesin genes of *Mycoplasma pneumoniae* and *Mycoplasma genitalium*. Microb Pathog 1989;6:69–73.

87. Dan M, Tyrrell DLJ, Stemke GW, et al. *Mycoplasma hominis* septicemia in a burned infant. J Pediatr 1981;99:743–745.

88. Davis CP, Cochran S, Lisse J, et al. Isolation of *Mycoplasma pneumoniae* from synovial fluid samples in a patient with pneumonia and polyarthritis. Arch Intern Med 1988;148:969–970.

89. Dawson MS, Hayes MM, Wang RY, et al. Detection and isolation of *Mycoplasma fermentans* from urine of human immunodeficiency virus type 1-infected patients. Arch Pathol Lab Med 1993;117:511–514.

90. Daxboeck F, Iro E, Tamussino K, et al. Bacteriemia with *Mycoplasma hominis* and *Ureaplasma urealyticum* in patients undergoing hysterectomy. Eur J Clin Microbiol Infect Dis 2003;22:608–611.

91. Daxboeck F, Krause R, Wenisch C. Laboratory diagnosis of *Mycoplasma pneumoniae* infection. Clin Microbiol Infect 2003;9:263–273.

92. Daxboeck F, Zedtwitz-Liebenstein K, Burgmann H, et al. Severe hemolytic anemia and excessive leukocytosis masking *Mycoplasma pneumoniae*. Ann Hematol 2001;80:180–182.

93. De Cordova CM, Takei K, Rosenthal C, et al. Evaluation of IgG, IgM, and IgA antibodies to *Mycoplasma penetrans* detected by ELISA and immunoblot in HIV-1-infected and STD patients in Sao Paolo, Brazil. Microb Infect 1999;1:1095–1101.

94. DeGirolami PC, Madoff S. *Mycoplasma hominis* septicemia. J Clin Microbiol 1982;16:566–567.

95. Deguchi T, Gilroy CB, Taylor-Robinson D. Failure to detect *Mycoplasma fermentans*, *Mycoplasma penetrans*, or *Mycoplasma pirum* in the urethra of patients with acute nongonococcal urethritis. Eur J Clin Microbiol Infect Dis 1996;15:169–171.

96. Deguchi T, Komeda H, Yasuda M, et al. *Mycoplasma genitalium* in nongonococcal urethritis. Int J STD AIDS 1995;6:144–145.

97. Deguchi T, Maeda SI. *Mycoplasma genitalium*: another important pathogen of nongonococcal urethritis. J Urol 2002;167:1210–1217.

98. Deguchi T, Maeda SI, Tamaki M, et al. Analysis of the *gyrA* and *parC* genes of *Mycoplasma genitalium* detected in first-pass urine of men with non-gonococcal urethritis before and after fluoroquinolone treatment. J Antimicrob Chemother 2001;48:735–748.

99. Deguchi T, Yoshida T, Miyazawa T, et al. Association of *Ureaplasma urealyticum* (biovar 2) with non-gonococcal urethritis. Sex Transm Dis 2004;31:192–195.

100. Deguchi T, Yoshida T, Yokoi S, et al. Longitudinal quantitative detection by real-time PCR of *Mycoplasma genitalium* in first-pass urine of men with recurrent nongonococcal urethritis. J Clin Microbiol 2002;40:3854–3856.

101. Del Giudice RA, Carski TR, Barile MF, et al. Proposal for classifying human strain navel and related simian mycoplasmas as *Mycoplasma primatum* sp. n. J Bacteriol 1971;108:439–445.

102. Del Giudice RA, Tully JG, Rose DL, et al. *Mycoplasma pirum* sp. nov., a terminal structured mollicute from cell cultures. Int J Syst Bacteriol 1985;35:285–291.

103. De Silva NS, Quinn PA. Endogenous activity of phospholipases A and C in *Ureaplasma urealyticum*. J Clin Microbiol 1986;23:354–359.

104. Di Marco E, Cangemi G, Filippetti M, et al. Development and clinical validation of a real-time PCR using a uni-molecular scorpion-based probe for the detection of *Mycoplasma pneumoniae* in clinical isolates. New Microbiol 2007;30:415–421.

105. Dimitrov DS, Franzoso G, Salman M, et al. *Mycoplasma fermentans* (incognitus strain) cells are able to fuse with T lymphocytes. Clin Infect Dis 1993;17(Suppl 1):S305–S308.

106. Dinsmoor MJ, Ramamurthy RS, Gibbs RS. Transmission of genital mycoplasmas from mother to neonate in women with prolonged membrane rupture. Pediatr Infect Dis J 1989;8:843–847.

107. Donders GG, Van Bulck B, Caudron J, et al. Relationship of bacterial vaginosis and mycoplasmas to the risk of spontaneous abortion. Am J Obstet Gynecol 2000;183:431–437.

108. Dorigo-Zetsma JW, Zaat SA, Wertheim-van Dillen PM, et al. Comparison of PCR, culture, and serological tests for diagnosis of *Mycoplasma pneumoniae* respiratory tract infection in children. J Clin Microbiol 1999;37:14–17.

109. Drasbek M, Nielsen PK, Persson K, et al. Immune response to *Mycoplasma pneumoniae* P1 and P116 in patients with atypical pneumonia analyzed by ELISA. BMC Microbiol 2004;4:1–10.

110. Dua J, Nandagudi A, Sutcliffe N. *Mycoplasma pneumoniae* infection associated with urticarial vasculitis mimicking adult-onset still's disease. Rheumatol Int 2012;32:4053–4056.

111. Duffy LB, Crabb D, Searcey K, et al. Comparative potency of gemifloxacin, new quinolones, macrolides, tetracycline, and clindamycin against *Mycoplasma spp.* J Antimicrob Chemother 2000;45(Suppl 1):29–33.

112. Duffy LB, Glass J, Hall G, et al. Fluoroquinolone resistance in *Ureaplasma parvum* in the United States. J Clin Microbiol 2006;44:1590–1591.

113. Duffy MF, Walker ID, Browning GF. The immunoreactive 116 kDa surface protein of *M. pneumoniae* is encoded in an operon. Microbiology 1997;143:3391–3402.

114. Duffy MF, Whithear KG, Noormohammadi AH, et al. Indirect enzyme-linked immunosorbent assay for detection of immunoglobulin G reactive with a recombinant protein expressed from the gene encoding the 116-kilodalton protein of *Mycoplasma pneumoniae*. J Clin Microbiol 1999;37:1024–1029.

115. Dular R, Kajioka R, Kasatiya S. Comparison of gen-probe commercial kit and culture technique for the diagnosis of *Mycoplasma pneumoniae* infection. J Clin Microbiol 1988;26:1068–1069.

116. Dumke R, Strubel A, Cyncynatus C, et al. Optimized serodiagnosis of *Mycoplasma pneumoniae* infections. Diagn Microbiol Infect Dis 2012;73:200–203.

117. Dunn JJ, Malan AK, Evans J, et al. Rapid detection of *Mycoplasma pneumoniae* IgM antibodies in pediatric patients using ImmunoCard *Mycoplasma* compared to conventional immunoassays. Eur J Clin Microbiol Infect Dis 2004;23:412–414.

118. Dupin N, Bijaoui G, Schwarzinger M, et al. Detection and quantitation of *Mycoplasma genitalium* in male patients with urethritis. Clin Infect Dis 2003;37:602–605.

119. Dutro SM, Hebb JK, Garub CA, et al. Development and performance of a microwell-plate-based polymerase chain reaction assay for *Mycoplasma genitalium*. Sex Transm Dis 2003;30:756–763.

120. Eastick K, Leeming JP, Caul EO, et al. A novel polymerase chain reaction assay to detect *Mycoplasma genitalium*. J Clin Pathol Mol Pathol 2003;56:25–28.

121. Embree J. *Mycoplasma hominis* in maternal and fetal infections. Ann NY Acad Sci 1988;549:56–64.

122. Engel GE, Kenny GE. *Mycoplasma salivarium* in human gingival sulci. J Periodontal Res 1970;5:163–171.

123. Eschenbach DA. *Ureaplasma urealyticum* as a cause of postpartum fever. Pediatr Infect Dis 1986;5:S258–S261.

124. Eschenbach DA. *Ureaplasma urealyticum* and premature birth. Clin Infect Dis 1993;17(Suppl 1):S100–S106.

125. Falk L, Fredlund H, Jensen JS. Tetracycline treatment does not eradicate *Mycoplasma genitalium*. Sex Transm Dis 2003;79:318–319.

126. Fedorko DP, Emery DD, Franklin SM, et al. Evaluation of a rapid enzyme immunoassay system for serologic diagnosis of *Mycoplasma pneumoniae* infection. Diagn Microbiol Infect Dis 1996;23:85–88.

127. Feng SH, Lo SC. Induced mouse spleen B-cell proliferation and secretion of immunoglobulin by lipid-associated membrane proteins of *Mycoplasma fermentans incognitus* and *Mycoplasma penetrans*. Infect Immun 1994;62:3916–3921.

128. Fenkci V, Yilmazer M, Aktepe OC. Have *Ureaplasma urealyticum* and *Mycoplasma hominis* infections any significant effect on women infertility? Infect Med 2002;10:220–223.

129. Ferandon C, Peuchant O, Janis C, et al. Development of a real-time PCR targeting the *yidC* gene for detection of *Mycoplasma hominis* and comparison with quantitative culture. Clin Microbiol Infec 2011;17:155–159.

130. Figueira-Coelho J, Lourenco S, Pires AC, et al. *Mycoplasma pneumoniae*-associated mucositis with minimal skin manifestations. Am J Clin Dermatol 2008;9:399–403.

131. Fischman RA, Marschall KE, Kislak JW, et al. Adult respiratory distress syndrome caused by *Mycoplasma pneumoniae*. Chest 1978;74:471–473.

132. Foy HM. Infections caused by *Mycoplasma pneumoniae* and possible carrier state in different populations of patients. Clin Infect Dis 1993;17(Suppl 1):S37–S46.

133. Gallily R, Salman M, Tarshis M, et al. *Mycoplasma fermentans* (incognitus strain) induces TNFa, and IL-1 production by human monocytes and murine macrophages. Immunol Lett 1992;34:27–30.

134. Gambini D, Decleva I, Lupica L, et al. *Mycoplasma genitalium* in males with nongonococcal urethritis: prevalence and clinical efficacy of eradication. Sex Transm Dis 2000;27:226–229.

135. García-de-la-Fuente C, Miñambres E, Ugalde E, et al. Post-operative mediastinitis, pleuritis and pericarditis due to *Mycoplasma hominis* and *Ureaplasma urealyticum* with a fatal outcome. J Med Microbiol 2008;57:656–657.

136. Gauthier DW, Meyer WJ, Bieniarz A. Expectant management of premature rupture of membranes with amniotic fluid cultures positive for *Ureaplasma urealyticum* alone. Am J Obstet Gynecol 1994;170:587–590.

137. Geissdorfer W, Schorner C, Lohoff M. Systemic *Mycoplasma hominis* infection in a patient immunocompromised due to combined transplantation of kidney and pancreas. Eur J Clin Microbiol Infect Dis 2001;20:511–512.

138. Gibbs RS, Cassell GH, Davis JK, et al. Further studies on genital mycoplasmas in intra-amniotic infection: blood cultures and serologic response. Am J Obstet Gynecol 1986;154:717–726.

139. Gil C, Rivera A, Bañuelos D, et al. Presence of *Mycoplasma fermentans* in the bloodstream of Mexican patients with rheumatoid arthritis and IgM and IgG antibodies against whole microorganism. BMC Musculoskelet Disord 2000;10:97.

140. Gilbert GL, Drew JH. Chronic *Mycoplasma hominis* infection complicating severe intraventricular hemorrhage in a premature neonate. Pediatr Infect Dis J 1988;7:817–818.

141. Gilbert GL, Garland SM, Fairley KF, et al. Bacteriuria due to ureaplasmas and other fastidious organisms during pregnancy: prevalence and significance. Pediatr Infect Dis 1986;5:S239–S243.

142. Gilroy CB, Keat A, Taylor-Robinson D. The prevalence of *Mycoplasma fermentans* in patients with inflammatory arthritides. Rheumatology (Oxford) 2001;40:1355–1358.

143. Glaser JB, Engelberg M, Hammerschlag M. Scalp abscess associated with *Mycoplasma hominis* infection complicating intrapartum monitoring. Pediatr Infect Dis 1983;2:468–470.

144. Godron A, Pereyre S, Monet C, et al. Hemolytic uremic syndrome complicating *Mycoplasma pneumoniae* infection. Pediatr Nephrol 2013;28:2057–2060.

145. Goulet M, Dular R, Tully JG, et al. Isolation of *Mycoplasma pneumoniae* from the human urogenital tract. J Clin Microbiol 1995;33:2823–2825.

146. Gouriet F, Levy PY, Drancourt M, et al. Comparison of the new InoDiag automated fluorescence multiplexed antigen microarray to the reference technique in the diagnosis of atypical pneumonia. Clin Microbiol Infect 2008;14:119–127.

147. Grau O, Kovacic R, Griffais R, et al. Development of a selective and sensitive polymerase chain reaction assay for the detection of *Mycoplasma pirum*. FEMS Microbiol Lett 1993;106:327–334.

148. Grau O, Kovacic R, Griffais, et al. Development of PCR-based assays for the detection of two human mollicute species: *Mycoplasma penetrans* and *Mycoplasma hominis*. Mol Cell Probes 1994;8:139–148.

149. Grau O, Slizewicz B, Tuppin P, et al. Association of *Mycoplasma penetrans* with human immunodeficiency virus infection. J Infect Dis 1995;172:672–681.

150. Grau O, Tuppin P, Slizewicz B, et al. A longitudinal study of seroreactivity against *Mycoplasma penetrans* in HIV-infected homosexual men: association with disease progression. AIDS Res Hum Retroviruses 1998;14:661–667.

151. Gravat MG, Eschenbach DA. Possible role of *Ureaplasma urealyticum* in preterm premature rupture of the fetal membranes. Pediatr Infect Dis 1986;5:S253–S257.

152. Gray DJ, Robinson HB, Malone J, et al. Adverse outcome in pregnancy following amniotic fluid isolation of *Ureaplasma urealyticum*. Prenat Diagn 1992;12:111–117.

153. Gray GC, Kaiser KS, Hawksworth AW, et al. No serologic evidence of an association found between Gulf War service and *Mycoplasma fermentans* infection. Am J Trop Med Hyg 1999;60:752–757.

154. Grisold AJ, Hoenigl M, Leitner E, et al. Submasseteric abscess caused by *Mycoplasma salivarium* infection. J Clin Microbiol 2008;46:3860–3862.

155. Grullich C, Baumert TF, Blum HE. Acute *Mycoplasma pneumoniae* infection presenting as cholestatic hepatitis. J Clin Microbiol 2003;41:514–515.

156. Guleira R, Nisar N, Chwla TC, et al. *Mycoplasma pneumoniae* and central nervous system complications: a review. J Lan Clin Med 2005;146:55–63.

157. Gullsby K, Storm M, Bondeson K. Simultaneous detection of *Chlamydophila pneumoniae* and *Mycoplasma pneumoniae* by use of molecular beacons in a duplex real-time PCR. J Clin Microbiol 2008;46:727–731.

158. Haggerty CL, Taylor BD. *Mycoplasma genitalium*: an emerging cause of pelvic inflammatory disease. Infect Dis Obstet Gynecol 2011;2011:959816.

159. Haggerty CL, Totten PA, Astete SG, et al. Failure of cefoxitin and doxycycline to eradicate endometrial *Mycoplasma genitalium* and the consequence for clinical cure of pelvic inflammatory disease. Sex Transm Infect 2008;84:338–342.

160. Haller M, Forst H, Ruckdeschel G, et al. Peritonitis due to *Mycoplasma hominis* and *Ureaplasma urealyticum* in a liver transplant recipient. Eur J Clin Microbiol Infect Dis 1993;10:172.

161. Han Z, Burnham CA, Clohisy J, et al. *Mycoplasma pneumoniae* periprosthetic joint infection identified by 16S ribosomal RNA gene amplification and sequencing: a case report. J Bone Joint Surg Am 2011;93:e103.

162. Hannan PC. Antibiotic susceptibility of *Mycoplasma fermentans* strains from various sources and the development of resistance to aminoglycosides *in vitro*. J Med Microbiol 1995;42:421–428.

163. Hannan PC. Observations on the possible origin of Mycoplasma fermentans incognitu strain on antibiotic sensitivity tests. J Antimicrob Chemother 1997;39:25–30.

164. Hannan PC. Comparative susceptibilities of various AIDS-associated and human urogenital tract mycoplasmas and strains of *Mycoplasma pneumoniae* to 10 classes of antimicrobial agents *in vitro*. J Med Microbiol 1998;47:1115–1122.

165. Hannan PC, Kearns AM, Sisson PR, et al. Differentiation of strains of *Mycoplasma fermentans* from various sources by pyrolysis mass spectrometry. J Med Microbiol 1997;46:348–353.

166. Harasawa R, Dybvig K, Watson HL, et al. Two genomic clusters among 14 serovars of *Ureaplasma urealyticum*. Syst Appl Microbiol 1991;14:393–396.

167. Harasawa R, Imada Y, Ito M, et al. *Ureaplasma felinum* sp. nov. and *Ureaplasma cati* sp. nov. isolated from the oral cavities of cats. Int J Syst Bacteriol 1990;40:45–51.

168. Harasawa R, Imada Y, Kotani H, et al. *Ureaplasma canigenitalium* sp. nov., isolated from dogs. Int J Syst Bacteriol 1993;43:640–644.

169. Harasawa R, Stephens EB, Koshimizu K, et al. DNA relatedness among established *Ureaplasma* species and unidentified feline and canine serogroups. Int J Syst Bacteriol 1990;40:52–55.

170. Harrison HR. Cervical colonization with *Ureaplasma urealyticum* and pregnancy outcome: prospective studies. Pediatr Infect Dis 1986;5 (Suppl 6):S266–S269.

171. Hausner M, Schamberger A, Naumann W, et al. Development of protective anti-*Mycoplasma* pneumoniae antibodies after immunization of guinea pigs with the combination of a P1-P30 chimeric recombinant protein and chitosan. Microb Pathog 2013;64:23–32.

172. Hawkins RE, Rickman LS, Vermund SH, et al. Association of mycoplasma and human immunodeficiency virus infection: detection of amplified *Mycoplasma fermentans* DNA in blood. J Infect Dis 1992;165:581–585.

173. Hayes MM, Foo HH, Kotani H, et al. *In vitro* antibiotic susceptibility testing of different strains of *Mycoplasma fermentans* isolated from a variety of sources. Antimicrob Agents Chemother 1993;37:2500–2503.

174. Hayes MM, Foo HH, Timenetsky J, et al. *In vitro* antibiotic susceptibility testing of clinical isolates of *Mycoplasma penetrans* from patients with AIDS. Antimicrob Agents Chemother 1995;39:1386–1387.

175. Hayes MM, Wear DJ, Lo SC. *In vitro* antimicrobial susceptibility testing for the newly identified AIDS-associated mycoplasma. Arch Pathol Lab Med 1991;115:464–466.

176. Heggie AD, Jacobs MR, Butler VT, et al. Frequency and significance of isolation of *Ureaplasma urealyticum* and *Mycoplasma hominis* from cerebrospinal fluid and tracheal aspirate specimens from low birth weight infants. J Pediatr 1994;124:956–961.

177. Henao-Martínez AF, Young H, Nardi-Korver JJ, et al. *Mycoplasma hominis* brain abscess presenting after a head trauma: a case report. J Med Case Rep 2012;6:253.

178. Henrich B, Feldmann RC, Hadding U. Cytoadhesins of *Mycoplasma hominis*. Infect Immun 1993;61:2945–2951.

179. Henrich B, Hoppe M, Kitzerow A, et al. The adherence-associated lipoprotein P100, encoded by an *opp* operon structure, functions as the oligopeptide-binding domain OppA of a putative oligopeptide transport system in *Mycoplasma hominis*. J Bacteriol 1999;181:4873–4878.

180. Higgins RR, Lombos E, Tang P, et al. Verification of the ProPneumo-1 assay for the simultaneous detection of *Mycoplasma pneumoniae* and *Chlamydophila pneumoniae* in clinical respiratory specimens. Ann Clin Microbiol Antimicrob 2009;8:10.

181. Hill AC. *Mycoplasma spermatophilum*, a new species isolated from human spermatozoa and cervix. Int J Syst Bacteriol 1991;41:229–233.

182. Hill GB, Livengood CH. Bacterial vaginosis–associated microflora and effects of topical intravaginal clindamycin. Am J Obstet Gynecol 1994;171:1198–1204.

183. Hirai Y, Kanatani T, Ono M, et al. An indirect immunofluorescence method for detection of *Mycoplasma hominis* in vaginal smears. Microbiol Immunol 1991;35:831–839.

184. Honda J, Yano T, Kusaba M, et al. Clinical use of capillary PCR to diagnose *Mycoplasma pneumoniae*. J Clin Microbiol 2000;38:1382–1384.

185. Hooton TM, Roberts MC, Roberts PL, et al. Prevalence of *Mycoplasma genitalium* determined by DNA probe in men with urethritis. Lancet 1988;1:266–268.

186. Horner PJ, Gilroy CB, Thomas BJ, et al. Association of *Mycoplasma genitalium* with acute non-gonococcal urethritis. Lancet 1993;342:582–585.

187. Horner PJ, Thomas B, Gilroy CB, et al. Role of *Mycoplasma genitalium* and *Ureaplasma urealyticum* in acute and chronic nongonococcal urethritis. Clin Infect Dis 2001;32:995–1003.

188. Horner PJ, Thomas B, Gilroy C, et al. Antibodies to *Chlamydia trachomatis* heat-shock protein 60 kDa and detection of *Mycoplasma genitalium* and *Ureaplasma urealyticum* are associated independently with chronic nongonococcal urethritis. Sex Transm Dis 2003;30:129–133.

189. Horowitz S, Evinson B, Borer A, et al. *Mycoplasma fermentans* in rheumatoid arthritis and other inflammatory arthritides. J Rheumatol 2000;27:2747–2752.

190. Horowitz S, Horowitz J, Hou L, et al. Antibodies to *Mycoplasma fermentans* in HIV-positive heterosexual patients: seroprevalence and association with AIDS. J Infect 1998;36:79–84.

191. Horowitz S, Horowitz J, Mazor M, et al. *Ureaplasma urealyticum* cervical colonization as a marker of pregnancy complications. Int J Gynecol Obstet 1995;48:15–19.

192. Horowitz S, Mazor M, Horowitz J, et al. Antibodies to *Ureaplasma urealyticum* in women with intraamniotic infection and adverse pregnancy outcome. Acta Obstet Gynecol Scand 1995;74:132–136.

193. Horowitz S, Mazor M, Romero R, et al. Infection of the amniotic cavity with *Ureaplasma urealyticum* in the midtrimester of pregnancy. J Reprod Med 1995;40:375–379.

194. Howard CJ, Gourley RN. Proposal for a second species within the genus *Ureaplasma, Ureaplasma diversum* sp. nov. Int J Syst Bacteriol 1982;32:446–452.

195. Hu PC, Collier AM, Baseman JB. Surface parasitism by *Mycoplasma pneumoniae* of respiratory epithelium. J Infect Dis 1977;145:1328–1343.

196. Hu PC, Huang CH, Collier AM, et al. Demonstration of antibodies to *Mycoplasma pneumoniae* attachment protein in human sera and respiratory secretions. Infect Immun 1983;41:437–439.

197. Humburg J, Frei R, Wight E, et al. Accuracy of urethral swab and urine analysis for the detection of *Mycoplasma hominis* and *Ureaplasma urealyticum* in women with lower urinary tract symptoms. Arch Gynecol Obstet 2012;285:1049–1053.

198. Huppert JS, Mortensen JE, Reed JL, et al. *Mycoplasma genitalium* detected by transcription-mediated amplification is associated with *Chlamydia trachomatis* in adolescent women. Sex Transm Dis 2008;35:250–254.

199. Hussain AI, Robson WLM, Kelley R, et al. *Mycoplasma penetrans* and other mycoplasmas in urine of human immunodeficiency virus-positive children. J Clin Microbiol 1999;37:1518–1523.

200. Hyman HC, Yogev D, Razin S. DNA probes for detection of *Mycoplasma pneumoniae* and *Mycoplasma genitalium*. J Clin Microbiol 1987;25:726–728.

201. Imada Y, Uchida I, Hashimoto K. Rapid identification of mycoplasmas by indirect immunoperoxidase test using small square filter paper. J Clin Microbiol 1987;25:17–21.

202. Imudia AN, Detti L, Puscheck EE, et al. The prevalence of *Ureaplasma urealyticum, Mycoplasma hominis, Chlamydia trachomatis* and *Neisseria gonorrhoeae* infections and the rubella status of patients undergoing an initial infertility evaluation. J Assist Reprod Genet 2008;25:43–46.

203. Iyama K, Ono S, Kuwano K, et al. Induction of tumour necrosis factor-a (TNFa) and enhancement of HIV-1 replication in the J22HL60 cell line by *Mycoplasma penetrans*. Microbiol Immunol 1996;40:907–914.

204. Izraeli S, Samra Z, Sirota L, et al. Genital *Mycoplasmas* in preterm infants: prevalence and clinical significance. Eur J Pediatr 1991;150:804–807.

205. Jacobs E, Buchholz A, Kleinman B, et al. Use of adherence protein of *Mycoplasma pneumoniae* as antigen for enzyme-linked immunosorbent assay (ELISA). Isr J Med Sci 1987;23:709–712.

206. Jacobs E, Pilatschek A, Gerstenecker B, et al. Immunodominant epitopes of the adhesin of *Mycoplasma pneumoniae*. J Clin Microbiol 1990;28:1194–1197.

207. Jacobs E, Vonski M, Stemke GW, et al. Identification of *Ureaplasma* biotypes. Med Microbiol Lett 1994;3:31–35.

208. Jacobs F, Van de Stadt J, Gelin M, et al. *Mycoplasma hominis* infection of perihepatic hematomas in a liver transplant recipient. Surgery 1992;111:98–100.

209. Jalil N, Doble A, Gilchrist C, et al. Infection of the epididymis by *Ureaplasma urealyticum*. Genitourin Med 1988;62:367–368.

210. Jamil HA, Sandoe JA, Gascoyne-Binzi D, et al. Late-onset prosthetic valve endocarditis caused by *Mycoplasma hominis*, diagnosed using broad-range bacterial PCR. J Med Microbiol 2012;61:300–301.

211. Janney FA, Lee LT, Howe C. Cold hemagglutinin cross-reactivity with *Mycoplasma pneumoniae*. Infect Immun 1978;22:29–30.

212. Jensen JS. *Mycoplasma genitalium*: the aetiological agent of urethritis and other sexually transmitted diseases. Eur Acad Dermatol Venereol 2004;18:1–11.

213. Jensen JS. Protocol for the detection of *Mycoplasma genitalium* by PCR from clinical specimens and subsequent detection of macrolide resistance-mediating mutations in region V of the 23S rRNA gene. Methods Mol Biol 2012;903:129–139.

214. Jensen JS, Bjornelius E, Dohn B, et al. Use of TaqMan 5′ nuclease real-time PCR for quantitative detection of *Mycoplasma genitalium* DNA in males with and without urethritis who were attendees at a sexually-transmitted disease clinic. J Clin Microbiol 2004;42:683–692.

215. Jensen JS, Borre MB, Dohn B. Detection of *Mycoplasma genitalium* by PCR amplification of the 16S rRNA gene. J Clin Microbiol 2003;41:261–266.

216. Jensen JS, Hansen HT, Lind K. Isolation of *Mycoplasma genitalium* strains from the male urethra. J Clin Microbiol 1996;34:286–291.

217. Jensen JS, Heilmann C, Valerius NH. *Mycoplasma pneumoniae* infection in a child with AIDS. Clin Infect Dis 1994;19:207.

218. Jensen JS, Orsum R, Dohn B, et al. *Mycoplasma genitalium*: a cause of male urethritis? Genitourin Med 1993;69:265–269.

219. Jensen JS, Uldum SA, Sondergard-Andersen J, et al. Polymerase chain reaction for detection of *Mycoplasma genitalium* in clinical samples. J Clin Microbiol 1991;29:46–50.

220. Johannisson G, Enstrom Y, Lowhagen GB, et al. Occurrence and treatment of *Mycoplasma genitalium* in patients visiting STD clinics in Sweden. Int J STD AIDS 2000;11:324–326.

221. Johansson KE, Tully JG, Bolske G, et al. *Mycoplasma cavipharyngis* and *Mycoplasma fastidiosum*, the closest relatives to *Eperythrozoon* spp. and *Haemobartonella* spp. FEMS Microbiol Lett 1999;174:321–326.

222. Johnson S, Sidebottom D, Bruckner F, et al. Identification of *Mycoplasma fermentans* in synovial fluid samples from arthritis patients with inflammatory disease. J Clin Microbiol 2000;38:90–93.

223. Johnson SM, Bruckner F, Collins D. Distribution of *Mycoplasma pneumoniae* and *Mycoplasma salivarium* in the synovial fluid of arthritis patients. J Clin Microbiol 2007;45:953–957.

224. Johnston CL, Webster AD, Taylor-Robinson D, et al. Primary late-onset hypogammaglobulinemia associated with inflammatory polyarthritis and septic arthritis due to *Mycoplasma pneumoniae*. Ann Rheum Dis 1983;42:108–110.

225. Jorup-Ronstrom C, Ahl T, Hammarstrom L, et al. Septic osteomyelitis and polyarthritis with *Ureaplasma* in hypogammaglobulinemia. Infection 1989;17:301–303.

226. Joste NE, Kundsin RB, Genest DR. Histology and *Ureaplasma urealyticum* culture in 63 cases of first trimester abortion. Am J Clin Pathol 1994;102:729–732.

227. Kane JR, Shenep JL, Krance RA, et al. Diffuse alveolar hemorrhage associated with *Mycoplasma hominis* respiratory tract infection in a bone marrow transplant recipient. Chest 1994;105:1891–1892.

228. Kannan TR, Baseman JB. ADP-ribosylating and vacuolating cytotoxin of *Mycoplasma pneumoniae* represents unique virulence determinant among bacterial pathogens. Proc Natl Acad Sci U S A 2006;103.6724–6729.

229. Kapatais-Zoumbos K, Chandler DKF, Barile MF. Survey of immunoglobulin A protease activity among selected species of *Ureaplasma* and *Mycoplasma*: specificity for host immunoglobulin A. Infect Immun 1985;47:704–709.

230. Kass EH, Lin JS, McCormack WM. Low birth weight and maternal colonization with genital mycoplasmas. Pediatr Infect Dis 1986;5:S279–S281.

231. Katseni VL, Gilroy CB, Ryait BK, et al. *Mycoplasma fermentans* in individuals seropositive and seronegative for HIV-1. Lancet 1993;341:271–273.

232. Kaufmann A, Muhlradt PF, Gemsa D, et al. Induction of cytokines and chemokines in human monocytes by *Mycoplasma fermentans*-derived lipoprotein MALP-2. Infect Immun 1999;67:6303–6308.

233. Kayser S, Bhend HJ. Lumbar pain caused by *Mycoplasma* infection. Infection 1992;20:97–98.

234. Keane FE, Thomas BJ, Gilroy CB, et al. The association of *Mycoplasma hominis, Ureaplasma urealyticum* and *Mycoplasma genitalium* with bacterial vaginosis: observations on heterosexual women and their male partners. Int J STD AIDS 2000;11:356–360.

235. Kennedy KJ, Prince S, Makeham T. *Mycoplasma hominis*-associated parapharyngeal abscess following acute Epstein-Barr virus infection in a previously immunocompetent adult. J Clin Microbiol 2009;47:3050–3052.

236. Kenney RT, Li JS, Clyde WA Jr, et al. *Mycoplasma* pericarditis: evidence of invasive disease. Clin Infect Dis 1993;17(Suppl 1):S58–S62.

237. Kenny GE, Cartwright FD. Susceptibility of *Mycoplasma pneumoniae* to several new quinolones, tetracycline, and erythromycin. Antimicrob Agents Chemother 1991;35:587–589.

238. Kenny GE, Cartwright FD. Effect of pH, inoculum size, and incubation time on the susceptibility of *Ureaplasma urealyticum* to erythromycin *in vitro*. Clin Infect Dis 1993;17(Suppl):215–218.

239. Kenny GE, Cartwright FD. Susceptibilities of *Mycoplasma hominis, Mycoplasma pneumoniae*, and *Ureaplasma urealyticum* to a new quinolone, OPC 17116. Antimicrob Agents Chemother 1993;37:1726–1727.

240. Kenny GE, Cartwright FD. Susceptibilities of *Mycoplasma hominis*, *M. pneumoniae*, and *Ureaplasma urealyticum* to GAR-936, dalfopristin, dirithromycin, evernimicin, gatifloxacin, linezolid, moxifloxacin, quinu-pristin-dalfopristin, and telithromycin compared to their susceptibilities to reference macrolides, tetracyclines, and quinolones. Antimicrob Agents Chemother 2001;45:2604–2608.

241. Kenny GE, Hooten TM, Roberts MC, et al. Susceptibilities of genital myco-plasmas to the newer quinolones as determined by the agar dilution method. Antimicrob Agents Chemother 1989;33:103–107.

242. Kersten RC, Haglund L, Kulwin DR, et al. *Mycoplasma hominis* orbital abscess. Arch Ophthalmol 1995;113:1096–1097.

243. Kho SH, Hajia M, Storey CC, et al. Influenza-like episodes in HIV-positive patients: the role of viral and "atypical" infections. AIDS 1998;12:751–757.

244. Kitzerow A, Hadding U, Henrich B. Cyto-adherence studies of the adhesion P50 of *Mycoplasma hominis*. J Med Microbiol 1999;48:485–493.

245. Kok TW, Vrkanis G, Marmion BP, et al. Laboratory diagnosis of *Mycoplasma pneumoniae* infection. I. Direct detection of antigen in respiratory exudates by enzyme immunoassay. Epidemiol Infect 1988;101:669–684.

246. Koletsky RJ, Weinstein AJ. Fulminant *Mycoplasma pneumoniae* infection. Am Rev Respir Dis 1980;122:491–469.

247. Kong F, Gordon S, Gilbert GL. Rapid cycle PCR for detection and typ-ing of *Mycoplasma pneumoniae* in clinical specimens. J Clin Microbiol 2000;38:4253–4259.

248. Kong F, James G, Ma Z, et al. Phylogenetic studies of *Ureaplasma urealyticum*: support for the establishment of a new species, *Ureaplasma parvum*. Int J Syst Bacteriol 1999;4:1879–1889.

249. Koshimizu K, Harasawa R, Pan JJ, et al. *Ureaplasma gallorale* sp. nov. from the oropharynx of chickens. Int J Syst Bacteriol 1987;37:333–338.

250. Kostyal DA, Butler GH, Beezhold DH. A 48-kilodalton *Mycoplasma fermen-tans* membrane protein induces cytokine secretion by human monocytes. Infect Immun 1994;62:3793–3800.

251. Kotecha S, Wilson L, Wangoo A, et al. Increase in interleukin (IL)-1-b and IL-6 in bronchoalveolar lavage fluid obtained from infants with chronic lung disease of prematurity. Pediatr Res 1996;40:250–256.

252. Kotikoski MJ, Kleemola M, Palmu AA. No evidence of *Mycoplasma pneu-moniae* in acute myringitis. Pediatr Infect Dis J 2004;23:465–466.

253. Kountouras D, Deutsch M, Emmanuel T, et al. Fulminant *Mycoplasma pneu-moniae* infection with multi-organ involvement: a case report. Eur J Intern Med 2003;14:329–331.

254. Kovacic R, Launay V, Tuppin P, et al. Search for the presence of six *Myco-plasma* species in peripheral blood mononuclear cells of subjects seroposi-tive and seronegative for human immunodeficiency virus. J Clin Microbiol 1996;34:1808–1810.

255. Kraft M, Cassell GH, Henson JE, et al. Detection of *Mycoplasma pneumoniae* in the airways of adults with chronic asthma. Am J Respir Crit Care Med 1998;158:998–1001.

256. Krause DC, Balish MF. Structure, function, and assembly of the terminal or-ganelle of *Mycoplasma pneumoniae*. FEMS Microbiol Lett 2001;198:1–7.

257. Krausse R, Schubert S. In-vitro activities of tetracyclines, macrolides, fluo-roquinolones and clindamycin against *Mycoplasma hominis* and *Ureaplasma* spp. isolated in Germany over 20 years. Clin Microbiol Infect 2010;16:1649–1655.

258. Kreier JP, Ristic M. Genus III: *Haemobartonella*; Genus IV. *Eperythrozoon*. In Krieg NR, Holt JG, eds. Bergey's Manual of Systematic Bacteriology. Vol. 1. Baltimore, MD: Williams & Wilkins, 1984:724–729.

259. Krohn MA, Hillier SL, Nugent RP, et al. The genital flora of women with in-traamniotic infection. J Infect Dis 1995;171:1475–1480.

260. Kung CM, Wang RH, Wang HL. High prevalence of Mycoplasma pneu-moniae in hepatitis C virus-infected hemodialysis patients. Clin Lab 2012;58:1037–1043.

261. Lamey JR, Eschenbach DA, Mitchell SH, et al. Isolation of mycoplasmas and bacteria from the blood of postpartum women. Am J Obstet Gynecol 1982;143:104–112.

262. Larsen B, Hwang J. *Mycoplasma, Ureaplasma*, and adverse pregnancy out-comes: a fresh look. Infect Dis Obstet Gynecol 2010;pii:521921.

263. LaScola B, Michel G, Raoult D. Use of amplification and sequencing of the 16S rRNA gene to diagnose *Mycoplasma pneumoniae* osteomyelitis in a patient with hypogammaglobulinemia. Clin Infect Dis 1997;24:1161–1163.

264. Lee EH, Winter HL, van Dijl JM, et al. Diagnosis and antimicrobial ther-apy of *Mycoplasma hominis* meningitis in adults. Int J Med Microbiol 2012;302:289–292.

265. LeGrand-Poels S, Vaira D, Pincemail J, et al. Activation of human immuno-deficiency virus type 1 by oxidative stress. AIDS Res Human Retroviruses 1990;6:1389–1397.

266. Lemaitre M, Guetard D, Henin Y, et al. Protective activity of tetracycline ana-logs against the cytopathic effect of the human immunodeficiency viruses in CEM cells. Res Virol 1990;141:5–16.

267. Lemaitre M, Henin Y, Destouesse F, et al. Role of mycoplasma infection in the cytopathic effect induced by human immunodeficiency virus type 1 in infected cell lines. Infect Immun 1992;60:742–748.

268. Leonardi S, del Giudice MM, Spicuzza L, et al. Lung abscess in a child with *Mycoplasma pneumoniae* infection. Eur J Pediatr 2010;169:1413–1415.

269. Leonardi S, Pavne P, Rotolo N, et al. Stroke in two children with *Myco-plasma pneumoniae*. A casual or causal relationship? Pediatr Infect Dis J 2005;24:843–844.

270. Le Roy C, Le Hen I, Clerc M, et al. The first performance report for the Bio-Rad Dx CT/NG/MG assay for simultaneous *Chlamydia trachomatis, Neisseria gonorrhoeae* detection of and *Mycoplasma genitalium* in urogenital samples. J Microbiol Methods 2012;89:193–197.

271. Levi N, Prag J, Jensen JS, et al. Surgical infections with *Mycoplasma*: a brief review. JR Coll Surg Edinb 1997;41:107–109.

272. Levy M, Shear NH. *Mycoplasma pneumoniae* infection and Stevens-Johnson syndrome: report of eight cases and review of the literature. Clin Pediatr (Ph-ila) 1991;30:42–49.

273. Levy R, Layani-Milon MP, D'Estaing G, et al. Screening for *Chlamydia tra-chomatis* and *Ureaplasma urealyticum* infection in semen from asymptomatic male partners of infertile couples prior to *in vitro* fertilization. Int J Androl 1999;22:113–118.

274. Li YH, Brauner A, Jonsson B, et al. *Ureaplasma urealyticum*-induced production of proinflammatory cytokines by macrophages. Pediatr Res 2000;48:114–119.

275. Li YH, Chen M, Brauner A, et al. *Ureaplasma urealyticum* induces apoptosis in human lung epithelial cells and macrophages. Biol Neonate 2002;82:166–173.

276. Li YH, Yan ZQ, Jensen JS, et al. Activation of nuclear factor kB and induction of inducible nitric oxide synthase by *Ureaplasma urealyticum* in macrophages. Infect Immun 2000;68:7087–7093.

277. Lieberman D, Lieberman D, Horowitz S, et al. Microparticle agglutination versus antibody-capture enzyme immunoassay for diagnosis of community-acquired *Mycoplasma pneumoniae* pneumonia. Eur J Clin Microbiol Infect Dis 1995;14:577–584.

278. Linchevski I, Klement E, Nir-Paz R. *Mycoplasma pneumoniae* vaccine pro-tective efficacy and adverse reactions—Systematic review and meta-analysis. Vaccine 2009;27:2437–2446.

279. Lind K, Kristensen GB, Bollerup AC, et al. Importance of *Mycoplasma hominis* in acute salpingitis assessed by culture and serological tests. Genitourin Med 1985;61:185–189.

280. Lind K, Lindhardt BO, Schutten HJ, et al. Serological cross-reactions be-tween *Mycoplasma genitalium* and *Mycoplasma pneumoniae*. J Clin Microbiol 1984;20:1036–1043.

281. Lo SC. Isolation and identification of a novel virus from patients with AIDS. Am J Trop Med Hyg 1986;35:675–676.

282. Lo SC, Buchholz CL, Wear DJ, et al. Histopathology and doxycycline treat-ment in a previously healthy non-AIDS patient systemically infected with *My-coplasma fermentans* (incognitus strain). Mod Pathol 1991;6:750–754.

283. Lo SC, Dawson MS, Newton PB, et al. Association of the virus-like infectious agent originally reported in patients with AIDS with acute fatal disease in previously healthy non-AIDS patients. Am J Trop Med Hyg 1989;41:364–376.

284. Lo SC, Dawson MS, Wong DM, et al. Identification of *Mycoplasma incognitus* infection in patients with AIDS: an immunohistochemical, *in situ* hybridiza-tion and ultrastructural study. Am J Trop Med Hyg 1989;41:601–616.

285. Lo SC, Hayes MM, Kotani H, et al. Adhesion onto and invasion into mam-malian cells by *Mycoplasma penetrans*: a newly isolated mycoplasma from pa-tients with AIDS. Mod Pathol 1993;6:276–280.

286. Lo SC, Hayes MM, Tully JG, et al. *Mycoplasma penetrans* sp. nov., from the urogenital tract of patients with AIDS. Int J Syst Bacteriol 1992;42:357–364.

287. Lo SC, Hayes MM, Wang RY, et al. Newly discovered mycoplasma isolated from patients infected with HIV. Lancet 1991;338:1415–1418.

288. Lo SC, Lange M, Wang R, et al. Development of Kaposi's sarcoma is associated with serologic evidence of *Mycoplasma penetrans* infection: retrospective anal-ysis of a prospective cohort study of homosexual men. First National Confer-ence on Human Retroviruses and Related Infections, Program and Abstracts. 1993:67. Abstract 504.

289. Lo SC, Levin L, Ribas J, et al. Lack of serological evidence for *Mycoplasma fer-mentans* infection in Army Gulf War veterans: a large scale case-control study. Epidemiol Infect 2000;125:609–616.

290. Lo SC, Shih JW, Newton PB, et al. Virus-like infectious agent (VLIA) is a novel pathogenic mycoplasma: *Mycoplasma incognitus*. Am J Trop Med Hyg 1989;41:586–600.

291. Lo SC, Shih JW, Yang NY, et al. A novel virus-like infectious agent in patients with AIDS. Am J Trop Med Hyg 1989;40:213–226.

292. Lo SC, Tsai S, Benish JR, et al. Enhancement of HIV-1 cytocidal effects on CD4+ lymphocytes by the AIDS-associated mycoplasma. Science 1991;251:1074–1076.

293. Lo SC, Wang RY, Grandinetti T, et al. *Mycoplasma hominis* lipid-associated membrane protein antigens for effective detection of *M. hominis*-specific antibodies in humans. Clin Infect Dis 2003;36:1246–1253.

294. Lo SC, Wang RY, Newton PB, et al. Fatal infection of silver leaf monkeys with a virus-like infectious agent (VLIA) derived from a patient with AIDS. Am J Trop Med Hyg 1989;40:399–409.

295. Lo SC, Wear DJ, Green SL, et al. Adult respiratory distress syndrome with or without systemic disease associated with infections due to *Mycoplasma fermentans*. Clin Infect Dis 1993;17(Suppl 1):S259–S263.

296. Lo SC, Wear DJ, Shih JW, et al. Fatal systemic infections of nonhuman primates by *Mycoplasma fermentans* (incognitus strain). Clin Infect Dis 1993;17(Suppl):S283–S288.

297. Loens K, Beck T, Ursi D, et al. Evaluation of different nucleic acid amplification techniques for the detection of *M. pneumoniae, C. pneumoniae* and *Legionella* spp. in respiratory specimens from patients with community-acquired pneumonia. Microbiol Methods 2008;73:257–262.

298. Loens K, Goossens H, Leven M. Acute respiratory infection due to *Mycoplasma pneumoniae*: current status of diagnostic methods. Eur J Clin Microbiol Infect Dis 2010;29:1055–1069.

299. Loens K, Ieven M, Ursi D, et al. Application of NucliSens basic kit for the detection of *Mycoplasma pneumoniae* in respiratory specimens. J Microbiol Methods 2003;54:127–130.

300. Loens K, Ursi D, Goossens H, et al. Molecular diagnosis of *Mycoplasma pneumoniae* respiratory tract infections. J Clin Microbiol 2003;41:4915–4923.

301. Loens K, Ursi D, Ieven M, et al. Detection of *Mycoplasma pneumoniae* in spiked clinical samples by nucleic acid sequence-based amplification. J Clin Microbiol 2002;40:1339–1345.

302. Luki N, Lebel P, Boucher M, et al. Comparison of polymerase chain reaction assay with culture for detection of genital mycoplasmas in perinatal infections. Eur J Clin Microbiol Infect Dis 1998;17:255–263.

303. Luneberg E, Jensen TS, Frosch M. Detection of *M. pneumoniae* by PCR and nonradioactive hybridization in microtiter plates. J Clin Microbiol 1993;31:1088–1094.

304. Luo D, Xu W, Chiang G, et al. Isolation and identification of *Mycoplasma genitalium* from high risk populations of sexually transmitted diseases in China. Chin Med J (Engl) 1999;112:489–492.

305. Lusk MJ, Konecny P, Naing ZW, et al. *Mycoplasma genitalium* is associated with cervicitis and HIV infection in an urban Australian STI clinic population. Sex Transm Infect 2011;87:107.

306. Luttrell LM, Kanj SS, Corey R, et al. *Mycoplasma hominis* septic arthritis: two case reports and review. Clin Infect Dis 1994;19:1067–1070.

307. MacKenzie CR, Nischik N, Kram R, et al. Fatal outcome of a disseminated dual infection with drug-resistant Mycoplasma hominis and Ureaplasma parvum originating from a septic arthritis in an immunocompromised patient. Int J Infect Dis 2010;14(Suppl 3):e307–e309.

308. Macon WR, Lo SC, Poiesz BJ, et al. Acquired immunodeficiency syndrome-like illness associated with systemic *Mycoplasma fermentans* infection in a human immunodeficiency virus-negative homosexual man. Hum Pathol 1993;24:554–558.

309. Madoff S, Hooper DC. Nongenitourinary tract infections caused by *Mycoplasma hominis* in adults. Rev Infect Dis 1988;10:602–613.

310. Maeda SI, Tamaki M, Kojima K, et al. Association of *Mycoplasma genitalium* persistence in the urethra with recurrence of nongonococcal urethritis. Sex Transm Dis 2001;28:472–476.

311. Maede Y. Sequestration and phagocytosis of *Haemobartonella felis* in the spleen. Am J Vet Res 1979;40:691–695.

312. Manhart LE, Broad JM, Golden MR. *Mycoplasma genitalium*: should we treat and how? Clin Infect Dis 2011;53(Suppl 3):S129–S142.

313. Manhart LE, Critchlow CW, Holmes KK, et al. Mucopurulent cervicitis and *Mycoplasma genitalium*. J Infect Dis 2003;187:650–657.

314. Markham JG, Markham NP. *Mycoplasma laidlawii* in human burns. J Bacteriol 1964;98:827–828.

315. Marmion BP, Worswick J, Kok TW, et al. Experience with newer techniques for the laboratory detection of *Mycoplasma pneumoniae* infection: adelaide, 1978–1992. Clin Infect Dis 1993;17(Suppl 1):S90–S99.

316. Marston BJ, Plouffe JF, File TM, et al. Incidence of community-acquired pneumonia requiring hospitalization. Arch Intern Med 1997;157:1709–1718.

317. Martinez OV, Chan J, Cleary T, et al. *Mycoplasma hominis* septic thrombophlebitis in a patient with multiple trauma: a case report and literature review. Diagn Microbiol Infect Dis 1989;12:193–196.

318. Matas L, Dominguez J, DeOry F, et al. Evaluation of Meridian ImmunoCard *Mycoplasma* test for the detection of *Mycoplasma pneumoniae*-specific IgM in paediatric patients. Scand J Infect Dis 1998;30:289–293.

319. Matovina M, Husnjak K, Milutin N, et al. Possible role of bacterial and viral infections in miscarriages. Fertil Steril 2004;81:662–669.

320. McAuliffe L, Ellis RJ, Ayling RD, et al. Differentiation of *Mycoplasma* species by 16S ribosomal DNA PCR and denaturing gradient gel electrophoresis fingerprinting. J Clin Microbiol 2003;41:4844–4847.

321. McCormack WM. *Ureaplasma urealyticum*: ecologic niche and epidemiologic considerations. Pediatr Infect Dis 1986;5:S232–S233.

322. McCormack WM, Almeida PC, Bailey PE, et al. Sexual activity and vaginal colonization with genital mycoplasmas. JAMA 1972;221:1375–1377.

323. McCormack WM, Lee YH, Zinner SH. Sexual experience and urethral colonization with genital mycoplasmas: a study in normal men. Ann Intern Med 1973;78:696–698.

324. McCormack WM, Rosner B, Alpert S, et al. Vaginal colonization with *Mycoplasma hominis* and *Ureaplasma urealyticum*. Sex Transm Dis 1986;13:67–70.

325. McCormack WM, Rosner B, Lee YH, et al. Isolation of genital mycoplasmas from blood obtained shortly after vaginal delivery. Lancet 1975;1:596–599.

326. McDonald JC, Moore DL. *Mycoplasma hominis* meningitis in a premature infant. Pediatr Infect Dis J 1989;7:795–798.

327. McDonald MI, Moore JO, Harrelson JM, et al. Septic arthritis due to *Mycoplasma hominis*. Arthritis Rheum 1983;26:1044–1047.

328. McGowin CL, Anderson-Smits C. *Mycoplasma genitalium*: an emerging cause of sexually transmitted disease in women. PLoS Pathog 2011;7:e1001324.

329. McGowin CL, Radtke AL, Abraham K, et al. *Mycoplasma genitalium* infection activates cellular host defense and inflammation pathways in a 3-dimensional human endocervical epithelial cell model. J Infect Dis 2013;207:1857–1868.

330. McKechnie ML, Kong F, Gilbert GL. Genital *Mycoplasma* identification simultaneous direct identification of genital microorganisms in voided urine using multiplex PCR-based reverse line blot assays. Methods Mol Biol 2013;943:229–245.

331. Meis JF, van Kuppeveld FJ, Kreme JA, et al. Fatal intrauterine infection associated with *Mycoplasma hominis*. Clin Infect Dis 1992;15:753–754.

332. Meloni F, Paschetto E, Mangiarotti P, et al. Acute *Chlamydia pneumoniae* and *Mycoplasma pneumoniae* infections in community-acquired pneumonia and exacerbations of COPD or asthma: therapeutic considerations. J Chemother 2004;16:70–76.

333. Mena L, Wang X, Mroczkowski TF, et al. *Mycoplasma genitalium* infections in asymptomatic men and men with urethritis attending a sexually transmitted diseases clinic in New Orleans. Clin Infect Dis 2002;35:1167–1173.

334. Mernaugh GR, Dallo SF, Holt SC, et al. Properties of adhering and non-adhering populations of *Mycoplasma genitalium*. Clin Infect Dis 1993;17 (Suppl 1):S69–S78.

335. Meseguer MA, Perez-Molina JA, Fernandez-Bustamante J, et al. *Mycoplasma pneumoniae* pericarditis and cardiac tamponade in a ten-year-old girl. Pediatr Infect Dis J 1996;15:829–831.

336. Messick JB. New perspectives about hemotrophic mycoplasma (formerly *Haemobartonella* and *Eperythrozoon* species) infections in dogs and cats. Vet Clin North Am Small Anim Pract 2003;33:1453–1465.

337. Messick JB. Hemotrophic mycoplasmas (hemoplasmas): a review and new insights into pathogenic potential. Vet Clin Pathol 2004;33:2–13.

338. Messick JB, Walker PG, Raphael W, et al. 'Candidatus mycoplasma haemodidelphis' sp. nov., "candidatus mycoplasma haemolanae" sp. nov., and *Mycoplasma haemocanis* comb. nov., haemotrophic parasites from a naturally infected opossum (*Didelphis virginiana*), alpaca (*Lama pacos*) and dog (*Canis familiaris*): phylogenetic and secondary structural relatedness of their 16S sRNA genes to other mycoplasmas. Int J Syst Evol Microbiol 2002;52:693–698.

339. Meyer RD, Clough W. Extragenital *Mycoplasma hominis* infections in adults: emphasis on immunosuppression. Clin Infect Dis 1993;17(Suppl 1):S243–S249.

340. Milla E, Zografos L, Piguet B. Bilateral optic papillitis following *Mycoplasma pneumoniae* pneumonia. Ophthalmologica 1998;212:344–346.

341. Miranda C, Alados JC, Molina JM, et al. Posthysterectomy wound infection: a review. Diagn Microbiol Infect Dis 1993;17:41–44.

342. Miranda C, Carazo C, Banon R, et al. *Mycoplasma hominis* infection in three renal transplant patients. Diagn Microbiol Infect Dis 1990;13:329–331.

343. Mobley VL, Hobbs MM, Lau K, et al. *Mycoplasma genitalium* infection in women attending a sexually transmitted infection clinic: diagnostic specimen type, coinfections, and predictors. Sex Transm Dis 2012;39:706–709.

344. Moller BR, Taylor-Robinson D, Furr PM. Serological evidence implicating *Mycoplasma genitalium* in pelvic inflammatory disease. Lancet 1984;1:1102–1103.

345. Montagnier L, Blanchard A. *Mycoplasmas* as cofactors in infection due to human immunodeficiency virus. Clin Infect Dis 1993;17(Suppl 1):S309–S315.

346. Morrison-Plummer J, Lazzell A, Baseman JB. Shared epitopes between *Mycoplasma pneumoniae* major adhesin protein P1 and a 140-kilodalton protein of *Mycoplasma genitalium*. Infect Immun 1987;55:49–56.

347. Mossad SB, Rehm SJ, Tomford KW, et al. Sternotomy infection with *Mycoplasma hominis*: a cause of "culture-negative" wound infection. J Cardiovasc Surg (Torino) 1996;37:505–509.

348. Moussa A, Nir-Paz R, Rottem S. Binding of IgA by *Mycoplasma penetrans*. Israel Curr Microbiol 2009;58:360–365.

349. Muhlradt PF, Frisch M. Purification and partial biochemical characterization of a *Mycoplasma fermentans*-derived substance that activates macrophages to release nitric oxide, tumor necrosis factor, and interleukin-6. Infect Immun 1994;62:3801–3807.

350. Muhlradt PF, Quentmeier H, Schmitt E. Involvement of interleukin-1 (IL-1), IL-6, IL-2, and IL-4 in generation of cytolytic T cells from thymocytes stimulated by a *Mycoplasma fermentans*-derived product. Infect Immun 1991;59:3962–3968.

351. Muhlradt PF, Schade U. MDHM, a macrophage-stimulatory product of *Mycoplasma fermentans*, leads to in vitro interleukin-1 (IL-1), IL-6, tumor necrosis factor, and prostaglandin production and is pyrogenic in rabbits. Infect Immun 1991;59:3969–3974.

352. Myers PO, Khabiri E, Greub G, et al. *Mycoplasma hominis* mediastinitis after acute aortic dissection repair. Interact Cardiovasc Thorac Surg 2010;11:857–858.

353. Naessens A, Foulen W, Breynaert J, et al. Postpartum bacteriemia and placental colonization with genital mycoplasmas and pregnancy outcome. Am J Obstet Gynecol 1989;160:647–650.

354. Narita M. Pathogenesis of extrapulmonary manifestations of *Mycoplasma pneumoniae* infection with special reference to pneumonia. J Infect Chemother 2010;16:162–169.

355. Nasralla M, Haier J, Nicolson GL. Multiple mycoplasmal infections detected in blood of patients with chronic fatigue syndrome and/or fibromyalgia syndrome. Eur J Clin Microbiol Infect Dis 1999;18:859–865.

356. Neimark H, Hoff B, Ganter M. *Mycoplasma ovis* comb. nov. (formerly *Eperythrozoon ovis*), an epierythrocytic agent of haemolytic anaemia in sheep and goats. Int J Syst Evol Microbiol 2004;54:365–371.

356a. Narita M, Yamada S. Two distinct patterns of Central Nervous System Complications Due to *Mycoplasma pneumoniae* Infection. *Clin Infect Dis* 2001;33:916.

357. Neimark H, Johansson KE, Rikihisa Y, et al. Proposal to transfer some members of the genera *Haemobartonella* and *Eperythrozoon* to the genus *Mycoplasma* with descriptions of "*candidatus* mycoplasma haemofelis," "*candidatus* mycoplasma haemomuris," "*candidatus* mycoplasma haemosuis," and "*candidatus* mycoplasma weyonii." Int J Syst Evol Microbiol 2001;51:891–899.

358. Neimark H, Johansson KE, Rikihisa Y, et al. Revision of haemotrophic *Mycoplasma* species names. Int J Syst Evol Microbiol 2002;52:683.

359. Neimark H, Kocan KM. The cell wall-less rickettsia *Eperythrozoon wenyonii* is a mycoplasma. FEMS Microbiol Lett 1997;156:287–291.

360. Neumayr L, Lennette E, Kelly D, et al. *Mycoplasma* disease and acute chest syndrome in sickle cell disease. Pediatrics 2003;112:87–95.

361. Nijs J, Nicolson GL, De Becker P, et al. High prevalence of *Mycoplasma* infections among European chronic fatigue syndrome patients: examination of four *Mycoplasma* species in blood of chronic fatigue syndrome patients. FEMS Immunol Med Microbiol 2002;34:209–214.

362. Nilsson AC, Björkman P, Persson K. Polymerase chain reaction is superior to serology for the diagnosis of acute *Mycoplasma pneumoniae* infection and reveals a high rate of persistent infection. BMC Microbiol 2008;8:93.

363. Nozaki-Renard J, Iino T, Sato Y, et al. A fluoroquinolone (DR-3355) protects human lymphocyte cell lines from HIV-1-induced cytotoxicity. AIDS 1990;4:1283–1286.

364. Nunez-Calonge R, Caballero P, Redondo C, et al. *Ureaplasma urealyticum* reduces sperm motility and induces membrane alterations in human spermatozoa. Hum Reprod 1998;13:2756–2761.

365. Ohkawa M, Yamaguchi K, Tokunaga S, et al. *Ureaplasma urealyticum* in the urogenital tract of patients with chronic prostatitis or related symptomatology. Br J Urol 1993;72:918–921.

366. Ohkawa M, Yamaguchi K, Tokunaga S, et al. Antimicrobial treatment for chronic prostatitis as a means of defining the role of *Ureaplasma urealyticum*. Urol Int 1993;51:129–132.

367. Ohlsson A, Wang E, Vearncombe M. Leukocytes counts and colonization with *Ureaplasma urealyticum* in preterm neonates. Clin Infect Dis 1993;17 (Suppl 1):S144–S147.

368. Oliphant J, Azariah S. Cervicitis: limited clinical utility for the detection of *Mycoplasma genitalium* in a cross-sectional study of women attending a New Zealand sexual health clinic. Sex Health 2013;10:263–267.

369. Olson LD, Gilbert AA. Characteristics of *Mycoplasma hominis* adhesion. J Bacteriol 1993;175:3224–3227.

370. Orange GV, Jones M, Henderson IS. Wound and perinephric haematoma infection with *Mycoplasma hominis* in a renal transplant recipient. Nephrol Dial Transplant 1993;8:1395–1396.

371. Orsted I, Gersten JB, Schonheyder HC, et al. *Mycoplasma salivarium* isolated from brain abscesses. Clin Microbiol Infect 2011;17:1047–1049.

372. Ovetchkine P, Brugieres P, Seradj A, et al. An 8-year-old boy with acute stroke and radiological signs of cerebral vasculitis after recent *Mycoplasma pneumoniae* infection. Scand J Infect Dis 2002;34:307–309.

373. Ozcan SA, Miles R. Biochemical diversity of *Mycoplasma fermentans* strains. FEMS Microbiol Lett 1999;176:177–181.

374. Palmer HM, Gilroy CB, Claydon EJ, et al. Detection of *Mycoplasma genitalium* in the genitourinary tract of women by the polymerase chain reaction. Int J STD AIDS 1991;2:261–263.

375. Parides GC, Bloom JW, Ampel NM, et al. *Mycoplasma* and *Ureaplasma* in bronchoalveolar lavage specimens from immunocompromised hosts. Diagn Microbiol Infect Dis 1988;9:55–57.

376. Park IH, Choi du Y, Oh YK, et al. A case of acute myopericarditis associated with *Mycoplasma pneumoniae* infection in a child. Korean Circ J 2012;42:709–713.

377. Pasculle AW. Recognition of *Mycoplasma hominis* in routine bacteriology specimens. Clin Microbiol Newslett 1988;10:145–148.

378. Pastural M, Audard V, Bralet MP, et al. *Mycoplasma hominis* infection in renal transplantation. Nephrol Dial Transplant 2002;17:495–496.

379. Patra PK, Thirunavukkarasu AB. Unusual complication of *Mycoplasma pneumoniae* in a five-year-old child. Australas Med J 2013;6:73–74.

380. Payan DG, Seigal N, Madoff S. Infection of a brain abscess by *Mycoplasma hominis*. J Clin Microbiol 1981;14:571–573.

381. Peeters MF, Polak-Vogelzang AA, Debruyne FM, et al. Role of mycoplasmas in chronic prostatitis. Yale J Med Biol 1983;6:551.

382. Pereyre S, Gonzalez P, de Barbeyrac B, et al. Mutations in 23S rRNA account for intrinsic resistance to macrolides in *Mycoplasma hominis* and *Mycoplasma fermentans* and for acquired resistance in *M. hominis*. Antimicrob Agents Chemother 2002;46:3142–3150.

383. Perez CR, Leigh MW. *Mycoplasma pneumoniae* as the causative agent for pneumonia in the immunocompromised host. Chest 1991;100:860–861.

384. Petitjean J, Vabret A, Gouarin S, et al. Evaluation of four commercial immunoglobulin G (IgG)- and IgM-specific enzyme immunoassays for diagnosis of *Mycoplasma pneumoniae* infections. J Clin Microbiol 2002;40:165–171.

385. Peuchant O, Menard A, Renaudin H, et al. Increased macrolide resistance of *Mycoplasma pneumoniae* in France directly detected in clinical specimens by RT-PCR and melting curve analysis. J Antimicrob Chemother 2009;64: 52–58.

386. Pflausler B, Engelhardt K, Kampfl A, et al. Post-infectious central and peripheral nervous system diseases complicating *Mycoplasma pneumoniae* infection: report of three cases and review of the literature. Eur J Neurol 2002;9: 93–96.

387. Phillips DM, Pearce-Pratt R, Tan X, et al. Association of human mycoplasmas with HIV-1 and HTLV-I in human lymphocytes. AIDS Res Hum Retroviruses 1992;8:1863–1868.

388. Phillips LE, Goodrich KH, Turner RM, et al. Isolation of *Mycoplasma* species and *Ureaplasma urealyticum* from obstetrical and gynecological patients by using commercially available medium formulations. J Clin Microbiol 1986;24:377–379.

389. Pignanelli S, Shurdhi A, Delucca F, et al. Simultaneous use of direct and indirect diagnostic techniques in atypical respiratory infections from *Chlamydophila pneumoniae* and *Mycoplasma pneumoniae*. J Clin Lab Anal 2009;23(4):206–209.

390. Pigrau C, Almirante B, Gasser I, et al. Sternotomy infection due to *Mycoplasma hominis* and *Ureaplasma urealyticum*. Eur J Clin Microbiol Infect Dis 1995;14:597–598.

391. Pitcher D, Hilbocus J. Variability in the distribution and composition of insertion-like sequences in strains of *Mycoplasma fermentans*. FEMS Microbiol Lett 1998;160:101–109.

392. Pollack JD, Jones MA, Williams MV. The metabolism of AIDS-associated mycoplasmas. Clin Infect Dis 1993;17(Suppl 1):S267–S271.

393. Potts JM, Ward AM, Rackley RR. Association of chronic urinary symptoms in women and *Ureaplasma urealyticum*. Urology 2000;55:486–489.

394. Poulin SA, Perkins RE, Kundsin RB. Antibiotic susceptibilities of AIDS-associated mycoplasmas. J Clin Microbiol 1994;32:1101–1103.

395. Povlsen K, Bjornelius E, Lidbrink P, et al. Relationship of *Ureaplasma urealyticum* biovar 2 to nongonococcal urethritis. Eur J Clin Microbiol Infect Dis 2002;21:97–101.

396. Powell DA, Miller K, Clyde WA. Submandibular adenitis in a newborn caused by *Mycoplasma hominis*. Pediatrics 1979;63:798–799.

397. Principi N, Esposito S. Macrolide-resistant *Mycoplasma pneumoniae*: its role in respiratory infection. J Antimicrob Chemother 2013;68:506–511.

398. Quinn PA, Gillan JE, Markestad T, et al. Intrauterine infection with *Ureaplasma urealyticum* as a cause of fatal neonatal pneumonia. Pediatr Infect Dis 1985;4:538–543.

399. Razin S, Harasawa R, Barile MF. Cleavage patterns of the mycoplasma chromosome, obtained by using restriction endonucleases, as indicators of genetic relatedness among strains. Int J Syst Bacteriol 1983;33:201–206.

400. Razin S, Michmann J, Shimshoni Z. The occurrence of mycoplasma (pleuropneumonia-like organisms, PPLO) in the oral cavity of dentulous and edentulous subjects. J Dent Res 1964;43:402–405.

401. Renaudin H, Tully JG, Bebear C. *In vitro* susceptibilities of *Mycoplasma genitalium* to antibiotics. Antimicrob Agents Chemother 1992;36:870–872.

402. Ridgway EJ, Allen KD. *Mycoplasma hominis* abscess secondary to respiratory tract infection. J Infect 1994;29:207–210.

403. Rikihisa Y, Kawahara M, Wenyon B, et al. Western immunoblot analysis of *Haemobartonella muris* and comparison of 16S rRNA gene sequences of *H. muris, H. felis,* and *Eperythrozoon suis.* J Clin Microbiol 1997;35:823–829.

404. Roberts MC, Kenny GE. Dissemination of the *tetM* tetracycline resistance determinant to *Ureaplasma urealyticum.* Antimicrob Agents Chemother 1986;29:350–352.

405. Robertson JA, Stemke GW. Expanded serotyping scheme for *Ureaplasma urealyticum* strains isolated from humans. J Clin Microbiol 1982;9:673–678.

406. Robertson JA, Vekris A, Bebear C, et al. Polymerase chain reaction using 16S rRNA gene sequences distinguishes the two biovars of *Ureaplasma urealyticum.* J Clin Microbiol 1993;31:824–830.

407. Rogers MJ, Simmons J, Walker RT, et al. Construction of the mycoplasma evolutionary tree from 5S RNA sequence data. Proc Natl Acad Sci USA 1995;82:1160–1164.

408. Roifman CM, Rao CP, Lederman HM, et al. Increased susceptibility to mycoplasma infections in patients with hypogammaglobulinemia. Am J Med 1986;80:590–594.

409. Rottem S. Interaction of mycoplasmas with host cells. Physiol Rev 2003;83:417–432.

410. Rudd PT, Waites KB, Duffy LB, et al. *Ureaplasma urealyticum* and its possible role in pneumonia during the neonatal period and infancy. Pediatr Infect Dis 1986;5:S288–S291.

411. Ruiter N, Wentholt HM. Isolation of a pleuropneumonia-like organism from a skin lesion associated with a fusospirochetal flora. J Invest Dermatol 1955;24:31–34.

412. Sadler JP, Gibson J. *Mycoplasma pneumoniae* infection presenting as Stevens-Johnson syndrome: a case report. Dent Update 1997;24:367–368.

413. Saillard C, Carle P, Bove JM, et al. Genetic and serologic relatedness between *Mycoplasma fermentans* strains and a mycoplasma recently identified in tissues of AIDS and non-AIDS patients. Res Virol 1990;141:385–395.

414. Salmeri M, Valenti D, La Vignera S, et al. Prevalence of *Ureaplasma urealyticum* and *Mycoplasma hominis* infection in unselected infertile men. J Chemother 2012;24:81–86.

415. Salzman MB, Sood SK, Slavin ML. Ocular manifestations of *Mycoplasma pneumoniae* infection. Clin Infect Dis 1992;14:1137–1139.

416. Sanchez PJ. Perinatal transmission of *Ureaplasma urealyticum*: current concepts based on review of the literature. Clin Infect Dis 1993;17 (Suppl 1):S107–S111.

417. Sanchez PJ, Regan JA. *Ureaplasma urealyticum* colonization and chronic lung disease in low birth weight infants. Pediatr Infect Dis J 1988;7:542–546.

418. Sanchez-Vargas FM, Gomez-Duarte OG. *Mycoplasma pneumoniae* – an emerging extra-pulmonary pathogen. Clin Microbiol Infect 2008;14:105–115.

419. Sands MJ Jr, Rosenthal R. Progressive heart failure and death associated with *Mycoplasma pneumoniae* pneumonia. Chest 1982;81:763–765.

420. Sanyal D, Thurston C. *Mycoplasma hominis* infection of a breast prosthesis. J Infect 1991;23:210–211.

421. Sasaki T, Blanchard A, Watson HL, et al. *In vitro* influence of *Mycoplasma penetrans* on activation of peripheral T lymphocytes from healthy donors or human immunodeficiency virus-infected individuals. Infect Immun 1995;63:4277–4283.

422. Sasaki T, Sasaki Y, Kita M, et al. Evidence that Lo's mycoplasma (*Mycoplasma fermentans*) is not a unique strain among *Mycoplasma fermentans* strains. J Clin Microbiol 1992;30:2435–2440.

423. Sasaki Y, Honda M, Naitou M, et al. Detection of *Mycoplasma fermentans* DNA from lymph nodes of acquired immunodeficiency syndrome patients. Microb Pathog 1994;17:131–135.

424. Sasaki Y, Ishikawa J, Yamashita A, et al. The complete genomic sequence of *Mycoplasma penetrans*, an intracellular bacterial pathogen in humans. Nucleic Acids Res 2002;30:5293–5300.

425. Savige JA, Gilbert GL, Fairley KF, et al. Bacteriuria due to *Ureaplasma urealyticum* and *Gardnerella vaginalis* in women with preeclampsia. J Infect Dis 1983;148:605–607.

426. Schaeverbeke T, Clerc M, Lequen L, et al. Genotypic characterization of seven strains of *Mycoplasma fermentans* isolated from synovial fluids of patients with arthritis. J Clin Microbiol 1998;36:1226–1231.

427. Schaeverbeke T, Gilroy CB, Bebear C, et al. *Mycoplasma fermentans*, but not *M. penetrans*, detected by PCR assays in synovium from patients with rheumatoid arthritis and other rheumatic disorders. J Clin Pathol 1996;49:824–828.

428. Schalock PC, Brennick JB, Dinulos JG. *Mycoplasma pneumoniae* infection associated with bullous erythema multiforme. J Amer Acad Dermatol 2005;52:705–706.

429. Schurwanz N, Jacobs E, Dumke R. Strategy to create chimeric proteins derived from functional adhesin regions of *Mycoplasma*pneumoniae for vaccine development. Infect Immun 2009;7711:5007–5015.

430. Schwerk N, Hartmann C, Baumann U, et al. Chronic *Mycoplasma pneumoniae* infection in a child after renal transplantation. Paediatr Transplant 2010;14:E26–E29.

431. Seña AC, Lensing S, Rompalo A, et al. *Chlamydia trachomatis, Mycoplasma genitalium,* and *Trichomonas vaginalis* infections in men with nongonococcal urethritis: predictors and persistence after therapy. J Infect Dis 2012;206:357–365.

432. Seto S, Miyata M. Attachment organelle formation represented by localization of cytadherence proteins and formation of the electron-dense core in wild-type and mutant strains of *Mycoplasma pneumoniae.* J Bacteriol 2003;185:1082–1091.

433. She RC, Thurber A, Hymas WC, et al. Limited utility of culture for *Mycoplasma pneumoniae* and *Chlamydophila pneumoniae* for diagnosis of respiratory tract infections. J Clin Microbiol 2010;48:3380–3382.

434. Shepard MC. Culture media for ureaplasmas. In Razin S, Tully JG, eds. Methods in Mycoplasmatology Vol 1. New York, NY: Academic Press, 1983:137–146.

435. Shepard MC. *Ureaplasma urealyticum*: overview with emphasis on fetal and maternal infections. Ann NY Acad Sci 1988;549:48–55.

436. Shepard MC, Combs RS. Enhancement of *Ureaplasma urealyticum* growth on a differential agar medium (A7B) by a polyamine, putrescine. J Clin Microbiol 1979;10:931–933.

437. Shepard MC, Lunceford CD. Differential agar medium (A7) for identification of *Ureaplasma urealyticum* (human T mycoplasmas) in primary cultures of clinical material. J Clin Microbiol 1976;3:613–625.

438. Shepard MC, Lunceford CD, Ford DK, et al. *Ureaplasma urealyticum* gen. nov., sp. nov.: proposed nomenclature for the human (T-strain) mycoplasmas. Int J Syst Bacteriol 1974;24:160–171.

439. Shibata K, Kaga M, Kudo M, et al. Detection of *Mycoplasma fermentans* in saliva sampled from infants, preschool and school children, adolescents, and adults by a polymerase chain reaction-based assay. Microbiol Immunol 1999;43:521–525.

440. Shibata KI, Sasaki T, Watanabe T. AIDS-associated mycoplasmas possess phospholipase C in the membrane. Infect Immun 1995;63:4174–4177.

441. Shibata KI, Watanabe T. *Mycoplasma fermentans* enhances concanavalin A-induced apoptosis of mouse splenic T cells. FEMS Immunol Med Microbiol 1997;17:103–109.

442. Sillis M. The limitations of IgM assays in the serological diagnosis of *Mycoplasma pneumoniae* infections. J Med Microbiol 1990;33:253–258.

443. Sillis M. Genital mycoplasmas revisited: an evaluation of a new culture medium. Br J Biomed Sci 1993;50:89–91.

444. Silló P, Pintér D, Ostorházi E, et al. Eosinophilic Fasciitis associated with *Mycoplasma arginini* infection. J Clin Microbiol 2012;50:1113–1117.

445. Simmons WL, Daubenspeck JM, Osborne JD, et al. Type 1 and type 2 strains of *Mycoplasma pneumoniae* form different biofilms. Microbiology 2013;159:737–747.

446. Simms I, Eastick K, Mallinson H, et al. Associations between *Mycoplasma genitalium, Chlamydia trachomatis* and pelvic inflammatory disease. J Clin Pathol 2003;56:616–618.

447. Simpkins A, Strickland SM, Oliver J, et al. Complete resolution of advanced *Mycoplasma pneumoniae* encephalitis mimicking brain mass lesions: report of two pediatric cases and review of literature. Neuropathology 2012;32:91–99.

448. Siomou E, Kollios KD, Papadimitriou P, et al. Acute nephritis and respiratory tract infection caused by *Mycoplasma pneumoniae*: case report and review of the literature. Pediatr Infect Dis J 2003;22:1103–1106.

449. Skerk V, Schonwald S, Krhen I, et al. Aetiology of chronic prostatitis. Int J Antimicrob Agents 2002;19:471–474.

450. Smith LG. *Mycoplasma pneumoniae* and its complications. Infect Dis Clin North Am 2010;24:57–60.

451. Smyth EG, Weinbren MJ. *Mycoplasma hominis* sternal wound infection and bacteriemia. J Infect 1993;26:315–319.

452. So AK, Furr PM, Taylor-Robinson D, et al. Arthritis caused by *Mycoplasma salivarium* in hypogammaglobulinemia. Br Med J 1983;286:762–763.

453. Sørensen CM, Schønning K, Rosenfeldt V. Clinical characteristics of children with *Mycoplasma pneumoniae* infection hospitalized during the Danish 2010-2012 epidemic. Dan Med J 2013;60:A4632.

454. Sotgui S, Pugliatti M, Rosati G, et al. Neurological disorders associated with *Mycoplasma pneumoniae* infection. Eur J Neurol 2003;10:165–168.

455. Spuesens EB, Fraaij PL, Visser EG, et al. Carriage of *Mycoplasma pneumoniae* in the upper respiratory tract of symptomatic and asymptomatic children: an observational study. PLoS Med 2013;10:e1001444.

456. Stadtlander CTK-H, Watson HL, Simecka JW, et al. Cytopathogenicity of *Mycoplasma fermentans* (including strain incognitus). Clin Infect Dis 1993;17(Suppl 1):S289–S301.

457. Stancombe BB, Walsh WF, Derdak S, et al. Induction of human neonatal pulmonary fibroblast cytokines by hyperoxia and *Ureaplasma urealyticum*. Clin Infect Dis 1993;7(Suppl 1):S154–S157.

458. Stellrecht KA, Woron AM, Mishrik NG, et al. Comparison of multiplex PCR assay with culture for detection of genital mycoplasmas. J Clin Microbiol 2004;42:1528–1533.

459. Storgaard M, Tarp B, Ovesen T, et al. The occurrence of *Chlamydia pneumoniae*, *Mycoplasma pneumoniae*, and herpesviruses in otitis media with effusion. Diagn Microbiol Infect Dis 2004;48:97–99.

460. Stuart PM. Mycoplasmal induction of cytokine production and major histocompatibility complex expression. Clin Infect Dis 1993;17(Suppl 1):S187–S191.

461. Suni J, Vainionpaa R, Tuuminen T. Multicenter evaluation of the novel enzyme immunoassay based on P1-enriched protein for the detection of *Mycoplasma pneumoniae* infection. J Microbiol Methods 2001;47:65–71.

462. Sweet RL. Colonization of the endometrium and fallopian tubes with *Ureaplasma urealyticum*. Pediatr Infect Dis 1986;5:S244–S246.

463. Swenson CE, VanHamont J, Dunbar BS. Specific protein differences among strains of *Ureaplasma urealyticum* as determined by two-dimensional gel electrophoresis and a sensitive silver stain. Int J Syst Bacteriol 1983;33:417–421.

464. Sykes JE. Feline hemotropic mycoplasmosis (feline hemobartonellosis). Vet Clin North Am Small Anim Pract 2003;33:773–789.

465. Syrogiannopoulos GA, Kapatais-Zoumbos K, Decavalas GO, et al. *Ureaplasma urealyticum* colonization of full term infants: perinatal acquisition and persistence during early infancy. Pediatr Infect Dis J 1990;9:236–240.

466. Tagg KA, Jeoffreys NJ, Couldwell DL, et al. Fluoroquinolone and Macrolide Resistance-Associated Mutations in *Mycoplasma genitalium*. J Clin Microbiol 2013;51:2245–2249.

467. Takiguchi Y, Shikama N, Aotsuka N, et al. Fulminant *Mycoplasma pneumoniae* pneumonia. Intern Med 2001;40:345–348.

468. Talkington DF, Shott S, Fallon MT, et al. Analysis of eight commercial enzyme immunoassay tests for detection of antibodies to Mycoplasma *pneumoniae* in human serum. Clin Diagn Lab Immunol 2004;11:862–867.

469. Tasker S, Helps CR, Day MJ, et al. Use of real-time PCR to detect and quantify *Mycoplasma hemofelis* and "candidatus Mycoplasma haemominutum." J Clin Microbiol 2003;41:439–441.

470. Tasker S, Lappin MR. *Haemobartonella felis*: recent developments in diagnosis and treatment. J Feline Med Surg 2002;4:3–11.

471. Taylor-Robinson D. Evaluation of the role of *Ureaplasma urealyticum* in infertility. Pediatr Infect Dis 1986;5:S262–S265.

472. Taylor-Robinson D. Infections due to species of *Mycoplasma* and *Ureaplasma*: an update. Clin Infect Dis 1996;23:671–684.

473. Taylor-Robinson D. *Mycoplasma genitalium*: an up-date. Int J STD AIDS 2002;13:145–151.

474. Taylor-Robinson D, Bebear C. Antibiotic susceptibilities of mycoplasmas and treatment of mycoplasmal infections. J Antimicrob Chemother 1997;40:622–630.

475. Taylor-Robinson D, Davies HA, Sarathchandra P, et al. Intracellular location of mycoplasmas in cultured cells demonstrated by immunocytochemistry and electron microscopy. Int J Exp Pathol 1991;72:705–714.

476. Taylor-Robinson D, Evans RT, Coufalik ED, et al. Effect of short-term treatment of non-gonococcal urethritis with minocycline. Genitourin Med 1986;62:19–21.

477. Taylor-Robinson D, Furr PM. Models of infection due to mycoplasmas, including *Mycoplasma fermentans*, in the genital tract and other sites in mice. Clin Infect Dis 1993;17(Suppl 1):S280–S282.

478. Taylor-Robinson, Furr PM, Hanna NF. Microbiological and serological study of non-gonococcal urethritis with special reference to *Mycoplasma genitalium*. Genitourin Med 1985;61:319–324.

479. Taylor-Robinson D, Furr PM, Tully JG, et al. Animal models of *Mycoplasma genitalium* urogenital infection. Isr J Med Sci 1987;23:561–564.

480. Taylor-Robinson D, Furr PM, Webster ADB. *Ureaplasma urealyticum* in the immunocompromised host. Pediatr Infect Dis 1986;5:S236–S238.

481. Taylor-Robinson D, Gilroy CB, Hay PE. Occurrence of *Mycoplasma genitalium* in different populations and its clinical significance. Clin Infect Dis 1993;17(Suppl 1):S66–S68.

482. Taylor-Robinson D, Gilroy CB, Horowitz S, et al. *Mycoplasma genitalium* in the joints of two patients with arthritis. Eur J Clin Microbiol Infect Dis 1994;13:1066–1068.

483. Taylor-Robinson D, Gilroy CB, Keane FE. Detection of several *Mycoplasma* species at various anatomical sites of homosexual men. Eur J Clin Microbiol Infect Dis 2003;22:291–293.

484. Taylor-Robinson D, Gilroy CB, Thomas BJ, et al. *Mycoplasma genitalium* in chronic non-gonococcal urethritis. Int J STD AIDS 2004;15:21–25.

485. Taylor-Robinson D, Gumpel JM, Hill A, et al. Isolation of *Mycoplasma pneumoniae* from the synovial fluid of a hypogammaglobulinaemic patient in a survey of patients with inflammatory polyarthritis. Ann Rheum Dis 1978;37:180–182.

486. Taylor-Robinson D, Jensen JS. *Mycoplasma genitalium*: from Chrysalis to multicolored butterfly. Clin Microbiol Rev 2011;24:498–514.

487. Taylor-Robinson D, Lamont RF. Mycoplasmas in pregnancy. BJOG 2011;118:164–174.

488. Taylor-Robinson D, Sarathchandra P, Furr PM. *Mycoplasma fermentans*-HeLa cell interactions. Clin Infect Dis 1993;17(Suppl 1):S302–S304.

489. Taylor-Robinson D, Webster ADB, Furr PM, et al. Prolonged persistence of *Mycoplasma pneumoniae* in a patient with hypogammaglobulinemia. J Infect 1980;2:171–175.

490. Teng K, Li M, Yu W, et al. Comparison of PCR with culture for detection of *Ureaplasma urealyticum* in clinical samples from patients with urogenital infections. J Clin Microbiol 1994;32:2232–2234.

491. Teng LJ, Zheng X, Glass JI, et al. *Ureaplasma urealyticum* biovar specificity and diversity are encoded in multiple-banded antigen gene. J Clin Microbiol 1994;32:1464–1469.

492. Thacker WL, Talkington DF. Comparison of two rapid commercial tests with complement fixation for serologic diagnosis of *Mycoplasma pneumoniae* infections. J Clin Microbiol 1995;33:1212–1214.

493. Thacker WL, Talkington DF. Analysis of complement fixation and commercial enzyme immunoassays for detection of antibodies to *Mycoplasma pneumoniae* in human serum. Clin Diagn Lab Immunol 2000;7:778–780.

494. Tham TN, Ferris S, Bahraoui E, et al. Molecular characterization of the P1-like adhesin gene from *Mycoplasma pirum*. J Bacteriol 1994;176:781–788.

495. Thomas M, Jones M, Ray S, et al. *Mycoplasma pneumoniae* in a tubo-ovarian abscess. Lancet 1975;2:774–775.

496. Thurman KA, Walter ND, Schwartz SB, et al. Comparison of laboratory diagnostic procedures for detection of *Mycoplasma pneumoniae* in community outbreaks. Clin Infect Dis 2009;48:1244–1249.

497. Ti TY, Dan M, Stemke GW, et al. Isolation of *Mycoplasma hominis* from the blood of men with multiple trauma and fever. JAMA 1982;247:60–61.

498. Tilton RC, Dias F, Kidd H, et al. DNA probe versus culture for detection of *Mycoplasma pneumoniae* in clinical specimens. Diagn Microbiol Infect Dis 1988;10:109–112.

499. Tjhie JH, van Kuppeveld FJM, Roosendaal R, et al. Direct PCR enables detection of *Mycoplasma pneumoniae* in patients with respiratory tract infections. J Clin Microbiol 1994;32:11–16.

500. Topcu Y, Bayram E, Karaoglu P, et al. Coexistence of myositis, transverse myelitis, and Guillain Barré syndrome following *Mycoplasma pneumoniae* infection in an adolescent. J Pediatr Neurosci 2013;8:59–63.

501. Totten PA, Schwartz MA, Sjostrom KE, et al. Association of *Mycoplasma genitalium* with nongonococcal urethritis in heterosexual men. J Infect Dis 2003;183:269–276.

502. Tsiodras S, Kelesidis I, Kelesidis T et al. Central nervous system manifestations of *Mycoplasma pneumoniae* infections. J Infect 2005;51:343–354.

503. Tsiodras S, Kelesidis T, Kelesidis I, et al. *Mycoplasma pneumoniae* associated myelitis: a comprehensive review. Eur J neurol 2006;13:112–124.

504. Tullus K, Noack GW, Burman LG, et al. Elevated cytokine levels in transbronchial aspirate fluids from ventilator treated neonates with bronchopulmonary dysplasia. Eur J Pediatr 1996;155:112–116.

505. Tully JG. Mollicute–host interrelationships: current concepts and diagnostic implications. In Tully JG, Razin S, eds. Molecular and Diagnostic Procedures in Mycoplasmology. Vol 2. San Diego, CA: Academic Press, 1996:1–21.

506. Tully JG, Bove JM, Laigret F, et al. Revised taxonomy of the Class *Mollicutes*: proposed elevation of a monophyletic cluster of arthropod-associated mollicutes to ordinal rank (*Entomoplasmatales* ord. nov.), with provision for familial rank to separate species with non-helical morphology (*Entomoplasmataceae* fam. nov.) from helical species (*Spiroplasmataceae*), and emended descriptions of the order *Mycoplasmatales*, Family *Mycoplasmataceae*. Int J Syst Bacteriol 1993;43:378–385.

507. Tully JG, Rose DL, Baseman JB, et al. *Mycoplasma pneumoniae* and *Mycoplasma genitalium* mixture in synovial fluid isolate. J Clin Microbiol 1995;33:1851–1855.

508. Tully JG, Rose DL, Whitcomb RF, et al. Enhanced isolation of *Mycoplasma pneumoniae* from throat washings with a newly modified culture medium. J Infect Dis 1979;139:478–482.

509. Tully JG, Taylor-Robinson D, Cole RM, et al. A newly discovered mycoplasma in the human genital tract. Lancet 1981;1:1288–1291.

510. Tully JG, Taylor-Robinson D, Rose DL, et al. *Mycoplasma genitalium*, a new species from the human genital tract. Int J Syst Bacteriol 1983;33:387–396.

511. Tully JG, Whitcomb RF, Rose DL, et al. *Acholeplasma brassicae* sp. nov. and *Acholeplasma palmae* sp. nov., two non-sterol-requiring mollicutes from plant surfaces. Int J Syst Bacteriol 1994;44:680–684.

512. Tuppin P, Delamare O, Launay V, et al. High prevalence of antibodies to *Mycoplasma penetrans* in human immunodeficiency virus-seronegative and seropositive populations in Brazzaville, Congo. Clin Diagn Lab Immunol 1997;4:787–788.

513. Uldum SA, Sondergard-Andersen J, Jensen JS, et al. Evaluation of a commercial enzyme immunoassay for detection of *Mycoplasma pneumoniae* specific immunoglobulin G antibodies. Eur J Clin Microbiol Infect Dis 1990;9:221–223.

514. Uno M, Deguchi T, Komeda H, et al. *Mycoplasma genitalium* in the cervices of Japanese women. Sex Transm Dis 1997;24:284–286.

515. Uphoff CC, Drexler HG. Comparative PCR analysis for detection of mycoplasma infections in continuous cell lines. In Vitro Cell Dev Biol 2002;38:79–85.

516. Ursi D, Ieven M, Noordhoek GT, et al. An interlaboratory comparison for the detection of *Mycoplasma pneumoniae* in respiratory samples by the polymerase chain reaction. J Microbiol Methods 2003;53:289–294.

517. Uuskula A, Kohl PK. Genital mycoplasmas, including *Mycoplasma genitalium*, as sexually transmitted agents. Int J STD AIDS 2002;13:79–85.

518. Valencia GB, Banzon F, Cummings M, et al. *Mycoplasma hominis* and *Ureaplasma urealyticum* in neonates with suspected infection. Pediatr Infect Dis J 1993;12:571–573.

519. Van Kuppeveld FJ, Johansson KE, Galama JM, et al. 16S rRNA based polymerase chain reaction compared with culture and serological methods for diagnosis of *Mycoplasma pneumoniae* infection. Eur J Clin Microbiol Infect Dis 1994;13:401–405.

520. Vitale EA, La Torre F, Calcagno G, et al. *Mycoplasma pneumoniae*: a possible trigger of Kawasaki disease or a mere coincidental association? Report of the first four Italian cases. Minerva Pediatr 2010;62:605.

521. Vojdani A, Choppa PC, Tagle C, et al. Detection of *Mycoplasma* genus and *Mycoplasma fermentans* by PCR in patients with chronic fatigue syndrome. FEMS Immunol Med Microbiol 1998;22:355–365.

522. Waites KB. What's new in diagnostic testing and treatment approaches for *Mycoplasma pneumoniae* infections in children? Adv Exp Med Biol 2011;719:47–57.

523. Waites KB, Balish MF, Atkinson TP. New insights into the pathogenesis and detection of *Mycoplasma pneumoniae* infections. Future Microbiol 2008;3:635–648.

524. Waites KB, Bebear CM, Robertson JA, et al. Cumitech 34: Laboratory Diagnosis of *Mycoplasma* Infections. Coordinating ed, Nolte FS. Washington, DC: American Society for Microbiology, 2001.

525. Waites KB, Canupp KC. Evaluation of BacT/ALERT system for detection of *Mycoplasma hominis* in simulated blood cultures. J Clin Microbiol 2001;39:4328–4331.

526. Waites KB, Crabb DM, Duffy LB. *In vitro* activities of ABT-773 and other antimicrobials against human mycoplasmas. Antimicrob Agents Chemother 2003;47:39–42.

527. Waites KB, Crabb DM, Duffy LB. Comparative *in vitro* susceptibilities and bactericidal activities of investigational fluoroquinolone ABT-492 and other antimicrobial agents against human mycoplasmas and ureaplasmas. Antimicrob Agents Chemother 2003;47:3973–3975.

528. Waites KB, Crouse DT, Cassell GH. Systemic neonatal infection due to *Ureaplasma urealyticum*. Clin Infect Dis 1993;17(Suppl 1):S131–S135.

529. Waites KB, Duffy LB, Crouse DT, et al. Mycoplasmal infections of cerebrospinal fluid in newborn infants from a community hospital population. Pediatr Infect Dis J 1990;9:241–245.

530. Waites KB, Duffy LB, Bébéar CM, et al. Standardized methods and quality control limits for agar and broth microdilution susceptibility testing of Mycoplasma *pneumoniae*, Mycoplasma*hominis*, and *Ureaplasma urealyticum*. J Clin Microbiol 2012;50:3542–3547.

531. Waites KB, Katz B, Schelonka RL. Mycoplasmas and ureaplasmas as neonatal pathogens. Clin Microbiol Rev 2005;18:757–789.

532. Waites KB, Schelonka RL, Xiao L, et al. Congenital and opportunistic infections: *Ureaplasma* species and *Mycoplasma hominis*. Semin Fetal Neonatal Med 2009;14:190–199.

533. Waites KB, Talkington DF. *Mycoplasma pneumoniae* and its role as a human pathogen. Clin Microbiol Rev 2004;17:607–728.

534. Waites KB, Taylor-Robinson D. *Mycoplasma* and *Ureaplasma*. In Versalovic J, Carroll KC, Funke G, et al., eds. Manual of Clinical Microbiology. 10th Ed. Washington, DC: ASM Press, 2011.

535. Waites KB, Thacker WL, Talkington DF. The value of culture and serology for detection of *Mycoplasma pneumoniae* infections in the clinical laboratory in the age of molecular diagnostics. Clin Microbiol Newsl 2001;23: 123–129.

536. Waites KB, Tully JG, Rose DL, et al. Isolation of *Acholeplasma oculi* from human amniotic fluid in early pregnancy. Curr Microbiol 1987;15:327–327.

537. Wang IJ, Lee PI, Huang LM, et al. The correlation between neurological evaluations and neurological outcome in acute encephalitis: a hospital-based study. Eur J Paediatr Neurol 2007;11:63–69.

538. Wang RY, Grandinetti T, Shih JW, et al. *Mycoplasma genitalium* infection and host antibody response in patients infected by HIV, patients attending STD clinics and in healthy blood donors. FEMS Immunol Med Microbiol 1997;19:237–245.

539. Wang RY, Hu WS, Dawson MS, et al. Selective detection of *Mycoplasma fermentans* by polymerase chain reaction and by using a nucleotide sequence within the insertion sequence-like element. J Clin Microbiol 1992;30: 245–248.

540. Wang RY, Shih JW, Grandinetti T, et al. High frequency of antibodies to *Mycoplasma penetrans* in HIV-infected patients. Lancet 1992;340:1312–1316.

541. Wang RY, Shih JW, Weiss SH, et al. *Mycoplasma penetrans* infection in male homosexuals with AIDS: high seroprevalence and association with Kaposi's sarcoma. Clin Infect Dis 1993;17:724–729.

542. Waring AL, Halse TA, Csiza CK, et al. Development of a genomics-based PCR assay for detection of *Mycoplasma pneumoniae* in a large outbreak in New York State. J Clin Microbiol 2001;39:1385–1390.

543. Waris ME, Toikka P, Saarinen T, et al. Diagnosis of *Mycoplasma pneumoniae* pneumonia in children. J Clin Microbiol 1998;36:3155–3159.

544. Watanabe T, Shibata K, Yoshikawa T, et al. Detection of *Mycoplasma salivarium* and *Mycoplasma fermentans* in synovial fluids of temporomandibular joints of patients with disorders in the joints. FEMS Immunol Med Microbiol 1998;22:241–246.

545. Watkins-Riedel T, Stanek G, Daxboeck F. Comparison of SeroMP-IgA with four other commercial assays for serodiagnosis of *Mycoplasma pneumoniae* pneumonia. Diagn Microbiol Infect Dis 2001;40:21–25.

546. Webster D, Windsor H, Ling C, et al. Chronic bronchitis in immunocompromised patients: association with a novel *Mycoplasma* species. Eur J Clin Microbiol Infect Dis 2003;22:530–534.

547. Weinstein O, Shneck M, Levy J, et al. Bilateral acute anterior uveitis as a presenting symptom of *Mycoplasma pneumoniae* infection. Can J Ophthalmol 2006;415:594–595.

548. Welti M, Jaton K, Altwegg M, et al. Development of a multiplex, real-time quantitative PCR assay to detect *Chlamydia pneumoniae*, *Legionella pneumophila* and *Mycoplasma pneumoniae* in respiratory tract secretions. Diagn Microbiol Infect Dis 2004;45:85–95.

549. Winchell JM, Mitchell SL. Detection of *Mycoplasma pneumoniae* by real-time PCR. Methods Mol Biol 2013;943:149–158.

550. Wolthers KC, Kornelisse RF, Platenkamp GJ, et al. A case of *Mycoplasma hominis* meningo-encephalitis in a full-term infant: rapid recovery after start of treatment with ciprofloxacin. Eur J Pediatr 2003;162:514–516.

551. Wood JC, Lu RM, Peterson EM, et al. Evaluation of Mycotrim-GU for isolation of *Mycoplasma* species and *Ureaplasma urealyticum*. J Clin Microbiol 1985;22:789–792.

552. Wood PR, Hill VL, Burks ML, et al. *Mycoplasma pneumoniae* in children with acute and refractory asthma. Ann Allergy Asthma Immunol 2013;110:328–334.

553. Wulff-Burchfield E, Schell WA, Eckhardt AE, et al. Microfluidic platform versus conventional real-time polymerase chain reaction for the detection of *Mycoplasma pneumoniae* in respiratory specimens. Diagn Microbiol Infect Dis 2010;671:22–29.

554. Xiao L, Atkinson J, Hagood C, et al. Emerging macrolide resistance in *M. pneumoniae* in children: detection and characterization of resistant isolates. Pediatr Infect Dis 2009;28:693–698.

555. Yajko DM, Balston E, Wood D, et al. Evaluation of PPLO, A7B, E, and NYC agar media for the isolation of *Ureaplasma urealyticum* and *Mycoplasma* species from the genital tract. J Clin Microbiol 1984;19:73–76.

556. Yakulis VJ, Costea N, Heller P. α-Galactoside determinants of the I-antigen. Proc Soc Exp Biol Med 1966;121:812–816.

557. Yamada M, Buller R, Bledsoe S, et al. Rising rates of macrolide-resistant *Mycoplasma pneumoniae* in the central United States. Pediatr Infect Dis J 2012;31:409–410.

558. Yanez A, Cedillo L, Neyrolles O, et al. *Mycoplasma penetrans* bacteriemia and primary anti-phospholipid syndrome. Emerg Infect Dis 1999;5:164–167.

559. Yáñez A, Martínez-Ramos A, Calixto T, et al. Animal model of *Mycoplasma fermentans* respiratory infection. BMC Res Notes 2013;6:9.

560. Yang J, Hooper WC, Phillips DJ, et al. Cytokines in *Mycoplasma pneumoniae* infections. Cytokine Growth Factor Rev 2004;15:157–168.

561. Yavlovich A, Tarchis M, Rotem S. Internalization and intracellular survival of *Mycoplasma pneumoniae* by non-phagocytic cells. FEMS Microbiol Lett 2004;233:241–246.

562. Yechouron A, Lefebvre J, Robson HG, et al. Fatal septicemia due to *Mycoplasma arginini*: a new human zoonosis. Clin Infect Dis 1992;15:434–438.

563. Yogev D, Halachmi D, Kenny GE, et al. Distinction of species and strains of mycoplasmas (*Mollicutes*) by genomic DNA fingerprints with an rRNA probe. J Clin Microbiol 1988;26:1198–1201.

564. Yogev D, Razin S. Common deoxyribonucleic acid sequences in *Mycoplasma genitalium* and *Mycoplasma pneumoniae* genomes. Int J Syst Bacteriol 1986;36:426–430.

565. Yoon BH, Romero R, Kom M, et al. Clinical implications of detection of *Ureaplasma urealyticum* in the amniotic cavity with the polymerase chain reaction. Am J Obstet Gynecol 2000;183:1130–1137.

566. Yoshida T, Degeuchi T, Ito M, et al. Quantitative detection of *Mycoplasma genitalium* from first-pass urine of men with urethritis and asymptomatic men in real-time PCR. J Clin Microbiol 2002;40:1451–1455.

567. Yoshida T, Maeda SI, Degeuchi T, et al. Phylogeny-based rapid identification of mycoplasmas an ureaplasmas from urethritis patients. J Clin Microbiol 2002;40:105–110.

568. Yoshida T, Maeda SI, Deguchi T, et al. Rapid detection of *Mycoplasma genitalium*, *Mycoplasma hominis*, *Ureaplasma parvum*, and *Ureaplasma urealyticum* organisms in genitourinary samples by PCR-microtiter plate hybridization assay. J Clin Microbiol 2003;41:1850–1855.

569. Zhang Q, Wise KS. Localized reversible frameshift mutation in an adhesin genes confers a phase-variable adherence phenotype in mycoplasma. Mol Microbiol 1997;25:859–869.

570. Zhao F, Liu Z, Gu Y, et al. Detection of *Mycoplasma pneumoniae* by colorimetric loop-mediated isothermal amplification. Acta Microbiol Immunol Hung 2013;60:1–9.

571. Zhu C, Wang S, Hu S, et al. Protective efficacy of a Mycoplasma pneumoniae P1C DNA vaccine fused with the B subunit of Escherichia coli heat-labile enterotoxin. Can J Microbiol 2012;586:802–810.

Micobacterias

Los métodos de prueba y algoritmos utilizados para el crecimiento, detección, identificación y pruebas de sensibilidad de micobacterias cambiaron considerablemente en las últimas décadas. Se han introducido varias técnicas nuevas dirigidas a la detección del complejo *M. tuberculosis* (CMTB) de manera directa en muestras clínicas por amplificación de ácidos nucleicos, aislamiento más eficaz de micobacterias a partir de muestras clínicas, identificación rápida de micobacterias mediante técnicas moleculares y determinación rápida de perfiles de sensibilidad a antibióticos. Aunque la búsqueda de investigación pura en biología molecular es una parte integral de esta evolución, lo que impulsa al personal de laboratorio clínico es proporcionar una identificación cada vez más rápida de especies y perfiles de sensibilidad a antibióticos. En la medida que la investigación de procedimientos moleculares evolucione de laboratorios de investigación a productos comerciales, muchos de los cuales requerirán aprobación de la Food and Drug Administration (FDA) de los Estados Unidos, la mayoría de los laboratorios podrán diagnosticar tuberculosis (TB) en días o, increíblemente, incluso horas, más que en semanas. Estas técnicas se abordan con detalle más adelante en este capítulo.

Tendencias en tuberculosis clínica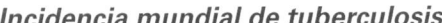

Incidencia mundial de tuberculosis

De acuerdo con la Organización Mundial de la Salud (OMS),[371] la incidencia mundial de tuberculosis disminuyó lentamente en los últimos años, pero aún es alta. Se calcula que en el 2012 hubo 8.6 millones de casos de tuberculosis en todo el mundo (intervalo: 8.3-9 millones), de los cuales 0.5 millones ocurrieron en niños, 2.9 millones en mujeres y 1.1 millones en personas infectadas por VIH. De éstos, 450 000 eran tuberculosis multirresistentes. Del total de casos de tuberculosis, el 58% se produjeron en regiones de Asia sudoriental y del Pacífico occidental, el 28% en la región africana y en proporciones mucho menores en otros lugares: el 8% en la región del Mediterráneo oriental, el 4% en la región europea y el 3% en la región de América. Los cinco países con más casos fueron India, China, Sudáfrica, Indonesia y Pakistán. Las tasas más bajas se presentaron en los Estados Unidos, Canadá, Europa occidental, Japón, Australia y Nueva Zelanda. Un estimado de 1.3 millones de personas murieron de tuberculosis en el año 2012, de los cuales 320 000 estaban infectados por VIH y 170 000 tenían tuberculosis multirresistente.

En el 2013 se notificaron 9 588 nuevos casos de tuberculosis en los Estados Unidos (incidencia de 3.0 casos por cada 100 000 habitantes), un descenso del 4.2% con respecto al 2012.[43] La tasa entre personas nacidas en el extranjero fue aproximadamente 13 veces mayor que la tasa entre personas nacidas en los Estados Unidos, y las tasas entre asiáticos no hispanos fueron casi 26 veces mayores que entre blancos no hispanos. Más de la mitad (51.3%) de los casos ocurrieron en cuatro estados: California, Texas, Nueva York y Florida. Se informaron 86 casos de tuberculosis multirresistente en el 2012 (el año más reciente en el que se completaron resultados de prueba de sensibilidad a antibióticos) y el 88.4% fueron en personas nacidas en el extranjero.

Personas en riesgo de infección por Mycobacterium tuberculosis *y tuberculosis activa*

Las personas con mayor riesgo de presentar infección por *M. tuberculosis* son las siguientes:

- Contactos cercanos de personas de las que se sabe o se sospecha que tienen tuberculosis activa.

- Nacidos en el extranjero en un área con alta incidencia de tuberculosis activa (p. ej., Asia, África).
- Personas que visitan una zona con alta prevalencia de tuberculosis activa.
- Residentes y empleados de entornos hacinados cuyos clientes corren mayor riesgo de tuberculosis activa (p. ej., establecimientos penitenciarios, refugios para personas sin hogar).
- Trabajadores de la salud que cuidan pacientes con mayor riesgo de tuberculosis activa.
- Personas que consumen drogas o alcohol.

Los factores que aumentan el riesgo de progresión de infección a tuberculosis activa son los siguientes:

- Infección por VIH, que es el factor de riesgo conocido más importante para progresar a tuberculosis activa entre personas con infección latente por *M. tuberculosis*.
- Edad menor a cinco años.
- Tratamiento inmunodepresor (p. ej., antagonistas del factor de necrosis tumoral α, corticoesteroides sistémicos).
- Infección reciente (acontecida en los últimos dos años) por *M. tuberculosis*.
- Antecedentes de tuberculosis activa no tratada o tratada de manera inadecuada.
- Silicosis, diabetes mellitus, enfermedad renal crónica, leucemia, linfoma, cáncer de cabeza, cuello o pulmón.
- Gastrectomía o derivación yeyunoileal.
- Peso < 90% del peso corporal ideal.
- Fumador de cigarrillos o consumo de drogas o alcohol.

Enfermedad rápidamente progresiva

Las infecciones recientemente adquiridas por *M. tuberculosis* no siguen invariablemente el curso clásico y lentamente progresivo de la enfermedad secundaria. En los pacientes con inmunodepresión grave, como aquellos con síndrome de inmunodeficiencia adquirida (sida), puede producirse tuberculosis primaria progresiva o tuberculosis de tipo miliar con propagación rápida. La progresión de la enfermedad en estos pacientes puede medirse en términos de semanas, en lugar de meses o años. La rápida replicación de micobacterias en sitios de infección conduce no sólo a altas concentraciones de microorganismos en estos sitios, sino también a la propagación miliar y posibles fallos de tratamiento secundarios a la abrumadora carga de micobacterias y posible aparición de cepas multirresistentes.

Control de infecciones y medidas epidemiológicas

Deben establecerse medidas para asegurar que los pacientes con un alto índice de sospecha de tuberculosis sean colocados rápidamente bajo precauciones aéreas (respiratorias). El personal hospitalario que participa en el cuidado directo de pacientes con tuberculosis está en alto riesgo de infección y se les exige que sigan los procedimientos de aislamiento y utilicen ropa protectora y máscaras de alto filtrado. El personal de laboratorio que manipula muestras clínicas de pacientes con tuberculosis también corre el riesgo de infección, pero puede trabajar de manera segura con estas muestras tomando precauciones universales y procesando las muestras en campanas de bioseguridad de flujo laminar. Los sistemas de ventilación en hospitales y en lugares con mucha gente, como en cárceles, hogares de ancianos y refugios urbanos para gente sin hogar, donde se han informado brotes de tuberculosis, deben estar bajo intenso escrutinio. Nardell y cols.[221] encontraron que la mala calidad del aire contribuyó a la infección aérea en edificios equipados con sistemas de conductos de aire que proporcionaban una mezcla inadecuada de aire exterior. Sin embargo, los problemas se mantendrán en entornos insospechados, como el brote de tuberculosis entre clientes de un bar local, según lo informado por Kline y cols.[163] El caso principal en este informe era una persona sin hogar que era cliente habitual del bar y que tuvo un largo intervalo asintomático antes del diagnóstico. La posibilidad de un consumo excesivo de alcohol entre esta población también pudo contribuir a la alta tasa de infectividad.

Laboratorio clínico

Optimización de detección e identificación de micobacterias

La práctica tradicional de esperar a que aparezcan colonias bacterianas en agar sólido, determinando la identificación de especie únicamente mediante pruebas bioquímicas y pruebas de sensibilidad a antibióticos sólo en medios sólidos, es demasiado lenta. Las decisiones referentes a los procedimientos y pruebas que se realizarán en el laboratorio y las muestras que se enviarán a un laboratorio de referencia calificado se deben determinar dentro de cada comunidad donde se practique el cuidado de la salud. En muchos lugares, las actividades del laboratorio local pueden estar limitadas a procedimientos de respuesta rápida, como analizar frotis de bacilos ácido alcohol resistentes (BAAR) o inoculación y evaluación provisional de medios de cultivo. Otros procedimientos, que nuevamente serán determinados por el personal sanitario local, pueden realizarse mejor en un laboratorio de referencia. Se debe establecer un equipo de trabajadores de la salud, incluyendo médicos, especialistas de laboratorio y personal de apoyo, para determinar cómo se deben coordinar los abordajes diagnósticos. El diagnóstico temprano y la pronta iniciación del tratamiento apropiado son ingredientes primordiales para asegurar la curación del paciente infectado, prevenir la aparición de cepas resistentes e interrumpir la transmisión de persona a persona.

Seguridad en el laboratorio

La manipulación inapropiada de material biológico infeccioso, como muestras clínicas, coloca al personal de laboratorio en riesgo de infección. Cualquier actividad con potencial para generar aerosoles debe realizarse en una campana de bioseguridad (CBS) de clase I o II. La licuefacción y concentración de muestras de esputo pueden hacerse de manera segura en la mesa de laboratorio si las muestras se tratan primero en CBS de clase I o II con NaOH (como se verá más adelante en este capítulo). Se requieren prácticas de bioseguridad de nivel 3 para los laboratorios que expanden y manipulan cultivos de *M. tuberculosis* o *M. bovis*.

El espacio de bioseguridad de nivel 3, que incluye CBS y centrifugadora, debe tener paredes y superficies de trabajo impermeables, flujo de aire direccional (con la presión de aire más baja en el laboratorio) y un bloqueo de aire de doble puerta para evitar el reflujo de aire. El aire del espacio de bioseguridad de nivel 3 debe ventilarse a través de filtros de aire de partículas de alta eficacia (HEPA, *high-efficiency particulate air*) directamente hacia el exterior. Los laboratorios y las campanas deben estar equipados con medidores para controlar la presión del aire.

Debido a que el equipo y los brazos del trabajador colocados en una CBS pueden interrumpir el flujo de aire laminar y desviar el aire contaminado de la campana, cualquier persona que trabaje en el flujo laminar de una CBS y en el espacio de bioseguridad de nivel 3 también debe utilizar equipo de protección personal, incluyendo un respirador. Se debe evaluar al personal todos los años para verificar que la máscara se coloque correctamente. Se deben utilizar batas desechables sobre las prendas de trabajo (no emplear vestimentas de calle en el espacio de bioseguridad de nivel 3 porque pueden contaminarse), junto con guantes, gorras y protección de calzado para completar los accesorios de protección personal, ya que podrían ocurrir salpicaduras accidentales. Una vez que se completa el trabajo, se deben retirar las vestimentas y colocarlas en una bolsa para su tratamiento en autoclave.

Cada jefe de laboratorio debe determinar el grado en que se requieren renovaciones en el espacio del laboratorio. Las renovaciones pueden costar miles de dólares y pueden no ser coste-efectivas en ciertos lugares. En estos casos, es necesario considerar la decisión de si sería más eficaz realizar cultivos de micobacterias en otras instalaciones, como un laboratorio de referencia que pueda cumplir con los estándares recomendados.

Recolección de muestras

Las micobacterias se pueden aislar de distintas muestras clínicas, incluyendo vías respiratorias (esputo, lavados bronquiales, líquido de lavado broncoalveolar y biopsias bronquiales), orina, heces, sangre, líquido cefalorraquídeo, biopsias de tejidos y aspiraciones profundas con aguja de casi cualquier tejido u órgano. Las muestras que puedan contener flora bacteriana habitual se deben procesar tan pronto como sea posible después de que se recolectaron, a fin de minimizar el grado de crecimiento excesivo de contaminantes.

Muestras respiratorias

Las muestras de esputo recolectadas por expectoración o por nebulización ultrasónica se obtienen mejor poco después de que el paciente despierta por la mañana, cuando la concentración de micobacterias es máxima. Las recolecciones de 24 h no se recomiendan porque la muestra que contiene la concentración más alta de micobacterias se diluirá proporcionalmente en las siguientes muestras de bajo rendimiento y las posibilidades de crecimiento bacteriano y micótico durante el proceso de recolección prolongado aumentan de manera considerable.

La liberación irregular e intermitente de micobacterias en la luz bronquial desde úlceras en mucosas o cavidades loculadas, con frecuencia conduce a un patrón variable de aislamiento a partir de las muestras respiratorias. En particular, los cultivos obtenidos de pacientes con tuberculosis pulmonar o renal pueden ser positivos un día, pero negativos el siguiente; por lo tanto, se debe recoger un mínimo de tres esputos de las primeras horas de la mañana o cinco muestras de orina de las primeras horas de la mañana en períodos sucesivos de 24 h para aumentar al máximo la probabilidad de aislamiento de micobacterias. Todas las muestras se deben transportar rápidamente al laboratorio y refrigerarse si se difiere el procesamiento.

Hemocultivos

Para aislar micobacterias de hemocultivos, se pueden utilizar diversos abordajes. Berlin y cols.[21] informaron el empleo de un sistema bifásico mediante un complejo modificado ácido oleico-albúmina 7H11 como fase de agar e infusión de cerebro y corazón como fase de caldo. Se obtuvieron cultivos positivos para el complejo *Mycobacterium avium* (CMA) en sólo 6-8 días. Sin embargo, Agy y cols.[3] informaron que sólo el 43.8% de los pacientes con hemocultivos positivos se aislaron utilizando un sistema bifásico similar. Se demostró que el uso del sistema de hemocultivo de lisis-centrifugación (ISOLATOR®, Wampole, Alere, Waltham, MA) aumenta el rendimiento y acorta el tiempo de aislamiento de micobacterias a partir de hemocultivos.[97,191] El tubo de lisis-centrifugación contiene un anticoagulante y un agente lisante para producir la rotura de eritrocitos y neutrófilos. De este modo, las micobacterias intracelulares se liberan en el medio en caldo, enriquecidas adicionalmente por la lisis de eritrocitos. Tras la centrifugación del tubo, se elimina el sobrenadante y se transfiere el sedimento a medios de cultivo apropiados.

Uno de los primeros sistemas de hemocultivos semiautomatizados para micobacterias fue BACTEC 460® (Becton Dickinson, Sparks, MD).[3,76,313,344,361] La detección de frascos positivos se basó en medir el $^{14}CO_2$ radiactivo liberado en el frasco de hemocultivo a partir del metabolismo del ácido l-[^{14}C]-palmítico, el cual se incluyó en el medio en caldo. La compañía ya no produce este sistema, por lo que no se analizará con mayor detalle.

Existen varias opciones más nuevas disponibles para el hemocultivo de micobacterias, algunas de las cuales contienen agentes de lisis para ayudar a liberar micobacterias a partir de fagocitos, los cuales incluyen el VersaTrek® (antes ESP Culture System II®, Trek Diagnostic), el sistema lítico BACTEC MYCO/F® (BD Diagnostic Systems) y el frasco MB/BacT® (bioMérieux), todos ellos tratados más adelante en este capítulo.

Cualquiera que sea el sistema de hemocultivo utilizado, es posible que la política de obtener por lo menos dos conjuntos de cultivos no sea viable desde un punto de vista coste-efectividad para pacientes en quienes se sospecha micobacteriemia.[311] De un total de 1 047 hemocultivos de micobacterias obtenidos de 273 pacientes con CMA diseminado, Stone y cols.[311] observaron que sólo uno de dos frascos fue positivo en únicamente 4 de 98 cultivos positivos (4%). En el 85%, ambos frascos fueron negativos, y en el 11% ambos fueron positivos. Por lo tanto, como rutina, se recomienda obtener un hemocultivo para diagnóstico de septicemia por micobacterias y ordenar una repetición del cultivo solamente si existe una prueba clínica firme de infección diseminada.

Otras muestras

En ciertos pacientes con sida, la concentración de micobacterias, en particular del CMA, puede ser suficientemente alta en el tubo digestivo inferior para ser aislada en cultivo. Kiehn y cols.[153] esbozaron un procedimiento para el procesamiento de muestras de heces para el cultivo de micobacterias:

- Las muestras de heces se recogen en un recipiente limpio (no necesariamente estéril) con una tapa bien ajustada, al igual que para los cultivos bacterianos de rutina.
- Se prepara un frotis directo a partir de una pequeña cantidad de muestra y se utiliza una tinción BAAR.
- Si los frotis son negativos para BAAR, la muestra no se procesa.
- Si se observan BAAR en frotis, se suspende 1 g de heces en 5 mL de caldo Middlebrook 7H9 o equivalente y se somete al mismo proceso de digestión-descontaminación con NaOH que se utiliza para las muestras de esputo (descrito más adelante).

Se podría cuestionar la importancia de detectar micobacterias en muestras fecales. Conlon y cols.,[56] en un estudio de 89 pacientes con enteropatía relacionada con sida en Lusaka, Zambia, encontraron que la diarrea crónica no se correlaciona con la presencia de micobacterias en muestras de heces. En contraste, Chin y cols.[46] encontraron que aislar microorganismos pertenecientes al CMA en muestras de heces fue predictivo para enfermedad diseminada.

Las muestras que habitualmente son estériles y se someten a cultivo de micobacterias, como líquido cefalorraquídeo, líquido sinovial y otros líquidos corporales, no necesitan descontaminarse antes de cultivarlos. El procesamiento puede comenzar con centrifugación, como se describe a continuación, y alícuotas del sedimento transferidas a medios de cultivo apropiados. Las muestras de líquidos de bajo volumen se pueden agregar directamente al caldo y se incuban.

A primera hora de la mañana, se debe recolectar una muestra de orina de chorro medio, por lo menos 40 mL, en un recipiente estéril durante tres días consecutivos. No se aceptan muestras combinadas de 24 h. Aunque en ocasiones estas muestras pueden procesarse sin descontaminación, la necesidad de descontaminación debe basarse en la experiencia individual del laboratorio. Si la necesidad de descontaminar no está clara, la muestra puede refrigerarse hasta que los resultados de los cultivos bacterianos de rutina estén disponibles al día siguiente.

Los tejidos y el material para biopsia con aguja deben colocarse en una pequeña cantidad de caldo 7H9 o 7H11 como medio de soporte. Dependiendo del tamaño y la naturaleza del material obtenido, la muestra debe triturarse en una pequeña cantidad de caldo con mortero y pistilo, y se deben transferir las alícuotas de la suspensión a medios de cultivo apropiados.

No existe prácticamente ninguna indicación para obtener material de cultivo de micobacterias con un hisopo, ya que la naturaleza hidrófoba de la pared celular que contiene lípidos de las bacterias inhibe la transferencia de los microorganismos desde el hisopo al medio de cultivo acuoso. Es aceptable rechazar estas muestras para cultivar micobacterias. Sin embargo, si se recibe un hisopo en el laboratorio y no es posible recolectar el material para el cultivo, la punta del hisopo debe colocarse directamente sobre la superficie del medio de cultivo o en un tubo que contenga alrededor de 5 mL de caldo 7H9 y se incuba durante 6-8 semanas.

Abordaje de laboratorio para aislamiento e identificación de micobacterias

El abordaje convencional de laboratorio para diagnosticar infecciones micobacterianas implica la caracterización fenotípica de las colonias que crecen en medio sólido, seguido de una serie de pruebas bioquímicas. Sin embargo, este proceso es demasiado lento y a menudo no proporciona una identificación precisa. Actualmente se recomienda el uso de una combinación de pruebas fenotípicas y moleculares para lograr una identificación rápida de micobacterias, en particular para identificar el CMTB.

Los frotis deben prepararse a partir del material sometido y teñido con un colorante fluorescente (auramina O sola o en combinación con rodamina B). Algunos laboratorios deciden confirmar los resultados positivos mediante una tinción con base de carbolfucsina (Ziehl-Neelsen o Kinyoun), pero esto no es necesario. No obstante, algunas micobacterias de crecimiento rápido pueden no reaccionar con una tinción de fluorocromo; por lo tanto, si se sospecha infección por un microorganismo de crecimiento rápido, se debe considerar la tinción de la muestra con un colorante con carbolfucsina.

El esputo y otras muestras contaminadas se tratan primero con *N*-acetil-L-cisteína-hidróxido de sodio (NALC-NaOH), un procedimiento de digestión-descontaminación para concentrar las células micobacterianas que puedan estar presentes. En la actualidad, se recomienda que todas las muestras de esputo y otras sean inoculadas en medio de cultivo en caldo, además de un medio sólido (medio Löwenstein-Jensen [LJ] o agar Middlebrook). Cuando se detecta el crecimiento de micobacterias, se debe realizar una prueba molecular para la identificación del CMTB tan pronto la concentración de microorganismos exceda el umbral de sensibilidad para la prueba.

Preparación de muestras

La alta concentración de lípidos en la pared celular de la mayoría de las micobacterias causa que sean más resistentes a la muerte por ácidos fuertes y soluciones alcalinas que otras bacterias que pueden estar presentes en la muestra. En consecuencia, las muestras que puedan contener microbiota bacteriana mixta se tratan con un agente descontaminante para reducir el excesivo crecimiento bacteriano indeseable y para licuar el moco. Después del tratamiento con el agente de descontaminación durante un período cuidadosamente controlado, el ácido o base utilizado se neutraliza y la mezcla se centrifuga a alta velocidad para concentrar las micobacterias.

Digestión y descontaminación

Algunas soluciones descontaminantes, como el hidróxido de sodio al 6%, son tan fuertes que pueden matar o dañar gravemente las micobacterias hasta el punto de que crecerán muy lentamente, si es que lo hacen. La disminución de la concentración de la solución de descontaminación ácida o alcalina ha conducido a un aislamiento mejorado de micobacterias por cultivo, pero con frecuencia a expensas del crecimiento excesivo de contaminantes. La exposición de muestras a NaOH fuerte, ácido oxálico al 5% u otros agentes debe ser cuidadosamente cronometrada para evitar un daño químico excesivo a las células micobacterianas.

El empleo de agentes descontaminantes suaves, como fosfato trisódico (TSP) solo o combinado con cloruro de benzalconio (Zephiran®, Winthrop Laboratories, Nueva York, NY), es una alternativa en algunos laboratorios. Las muestras que contienen una gran cantidad de *M. tuberculosis* pueden soportar la acción de estos agentes durante toda la noche y no se requiere un tiempo cuidadoso de exposición. Las muestras tratadas con TSP-Zephiran deben inocularse en un medio de cultivo basado en huevo para neutralizar la inhibición del crecimiento que causa Zephiran. Si se utilizan medios basados en agar, la neutralización del Zephiran se puede lograr añadiendo lecitina. El procedimiento estándar de digestión-descontaminación desarrollado por Kubica y cols.[172] se muestra en el recuadro 19-1.

RECUADRO 19-1

Procedimiento estándar de digestión-descontaminación desarrollado por Kubica y cols. en los Centers for Disease Control and Prevention[172]

1. Preparar el agente digestivo de acetilcisteína-base de esta manera: mezclar 50 mL de citrato trisódico-3H$_2$O al 2.94% (0.1 M) con 50 mL de NaOH al 4%. A esta solución, añadir 0.5 g de *N*-acetil-L-cisteína en polvo (NALC) justo antes de utilizarla. El NaOH, que se convierte en una solución al 2% después de mezclarlo en partes iguales con la muestra, sirve como agente descontaminante. En ocasiones, la concentración de NaOH se debe aumentar hasta el 3% (solución original al 6%) durante la temporada de calor o al tratar muestras de pacientes con grandes cavitaciones pulmonares asociadas con contaminación bacteriana persistente. El NALC es un agente mucolítico sin actividad bactericida que licúa el moco mediante la rotura de enlaces disulfuro. Las micobacterias se liberan cuando el moco se licúa, haciéndolas fáciles de concentrar por centrifugación a alta velocidad.
2. Utilizar tubos de centrifugadora de plástico de 50 mL con tapas ajustadas para el procesamiento de todas las muestras. Añadir la mezcla del NALC digestivo en un volumen igual de muestra. Habitualmente se utiliza un volumen de 10-15 mL de muestra. Apretar la tapa de rosca.
3. Homogeneizar la mezcla con agitadora vortical durante 15-20 s o hasta que esté bien mezclado y dejar reposar a temperatura ambiente por 15-20 min, haciendo girar los tubos periódicamente. Se debe prestar atención para que este tiempo de digestión no exceda los 20 min, ya que las muestras "sobretratadas" dan lugar a menos cultivos positivos.
4. Después de la etapa de digestión-descontaminación, añadir la solución amortiguadora (*buffer*) de fosfatos a un pH 6.8 (de preferencia con agua estéril), hasta el anillo superior en el tubo. Mezclar bien. El amortiguador de fosfatos provoca que los cambios fuertes en el pH sean menos probables y también sirve para "lavar" la muestra, diluir y neutralizar sustancias tóxicas y reducir la gravedad específica de la muestra para que la centrifugación sea más eficaz al sedimentar microorganismos.
5. Concentrar la muestra por centrifugación de 2 000 a 3 000 *g* durante 15-20 min. Se puede utilizar una centrifugadora refrigerada a velocidades más altas para aumentar el rendimiento de micobacterias.
6. Después de centrifugar, decantar cuidadosamente todo el sobrenadante en un recipiente hermético que contenga un desinfectante fenólico. Limpiar el borde del tubo con una torunda de algodón empapada con fenol al 5%. Añadir una pequeña cantidad de amortiguador de fosfatos de pH 6.8 (1-2 mL) y resuspender el sedimento con una pipeta Pasteur.
7. Preparar los frotis en portaobjetos limpios para tinción, preferiblemente con un colorante fluorocromo. Utilizar un palillo de aplicación estéril o un asa bacteriológica de 3 mm de diámetro y frotar una porción del sedimento sobre una superficie de 1 × 2 cm. Si la cantidad de sedimento es muy pequeña, retrasar el frotis hasta después de la siguiente etapa (adición de albúmina). Añadir 1 mL de albúmina bovina estéril al 0.2%.
8. Inocular el concentrado en medios de cultivo líquidos y sólidos apropiados.

Por lo general, se utiliza HCl concentrado o NaOH concentrado para neutralizar los agentes descontaminantes. Debido a la fuerza de estas soluciones, a veces es difícil alcanzar un punto final neutro. Una ventaja del procedimiento de NALC es que la adición de un gran volumen de amortiguador de fosfatos provoca que los cambios fuertes de pH sean menos probables. La adición del amortiguador sirve para "lavar" la muestra, diluye sustancias tóxicas y disminuye la gravedad específica de la muestra para que la centrifugación sea más eficaz al sedimentar microorganismos.

En la tabla 19-1 se enumeran agentes adicionales para descontaminar y concentrar muestras, junto con comentarios sobre su empleo.[292,304] Cada micobacteriólogo debe seleccionar los agentes a utilizar en su laboratorio según la cantidad y tipos de muestras recibidas, así como el tiempo y personal técnico disponible para procesarlas. Como se indica en la tabla 19-1, el ditiotreitol es también un agente mucolítico eficaz cuando se emplea con NaOH al 2%. El cloruro de cetilpiridinio también se ha recomendado para descontaminar las muestras, en particular las recolectadas y enviadas desde sitios remotos.[304] El procedimiento de digestión-descontaminación se describe con mayor detalle en el protocolo 19-1.

Ratnam y cols. describieron un procedimiento simplificado de acetilcisteína básica que combina descontaminación y etapas de concentración e inoculación de la muestra en medios de cultivo selectivos (que contienen antibióticos; se describirán más adelante en este capítulo).[262] Las muestras se mezclan con NALC-NaOH en una agitadora vortical y sin esperar se adiciona amortiguador o agua a las muestras digeridas. La mezcla se centrifuga a 3 000 *g* durante 15 min. Se decanta el sobrenadante, el sedimento se resuspende en 1-2 mL de amortiguador de fosfatos (0.067 M, pH 5.3). Si es necesario o factible, la concentración de NaOH en solución puede reducirse a menos del habitual 2% hasta 1.5%. Este método elimina dos pasos: el tiempo de descontaminación de 15-20 min después de digerir muestras y la adición de amortiguador de fosfatos o agua. También elimina la posibilidad de que las muestras goteen por la tapa o desciendan por la superficie exterior del tubo cuando se añade el diluyente después del

mezclado con agitadora vortical y, por lo tanto, reduce la posibilidad de una contaminación cruzada. Según estos autores,[262] la mayor proporción de muerte de micobacterias ocurre durante los primeros minutos de exposición al líquido de digestión alcalina y se pueden perder hasta 10^4 micobacterias, dependiendo de la especie. La eliminación del paso de digestión inicial no tuvo efectos adversos sobre el aislamiento de micobacterias. De hecho, a veces, agregar amortiguador de fosfatos o agua en realidad dio lugar a un aislamiento más deficiente debido a una mayor disolución de materia particulada en las muestras. La tolerancia a la base no fue una característica constante entre las especies de micobacterias y las cepas evaluadas; los cultivos rápidos fueron los más susceptibles a un pH alto. Con la reducción o eliminación del tiempo de tratamiento estándar de 15-20 min, o disminuyendo la concentración de NaOH en solución digestiva a menos del habitual 2% hasta 1.0-1.5%, los efectos adversos pueden superarse fácilmente.

A causa de la aparición de cepas de *M. tuberculosis* resistentes a antibióticos, las pruebas rápidas de laboratorio con el propósito de determinar el perfil de sensibilidad a antibióticos resultan muy útiles. Muchas de las nuevas pruebas para identificar perfiles de resistencia a antibióticos se basan en procedimientos de amplificación de ácidos nucleicos. En consecuencia, puede ser necesario almacenar muestras o concentrados digeridos para pruebas futuras de lotes o para su envío a un laboratorio de referencia lejano. Se puede aconsejar tratar estas muestras para que no sean infecciosas en las primeras etapas de procesamiento y así minimizar el riesgo biológico para el personal del laboratorio. Williams y cols.[358] encontraron que fijar con etanol sedimentos de esputo que contenían *M. tuberculosis* servía para volver inviables a las bacterias, preservando al mismo tiempo la integridad del ácido desoxirribonucleico (ADN) genómico en un estado adecuado para realizar pruebas con técnicas de reacción en cadena de la polimerasa (PCR). En sus estudios, se diluyeron 0.25 mL de sedimentos de esputo con 0.583 mL de etanol al 100% para llevar la concentración final de etanol al 70%. Si se va a retrasar la prueba de PCR, se recomienda el almacenamiento a 4 °C de las muestras tratadas con etanol. Zwadyk y

TABLA 19-1 Agentes de uso frecuente para descontaminación y concentración de muestras

Agente	Comentarios
N-acetil-L-cisteína más NaOH al 2%	Solución de descontaminación suave con agente mucolítico NALC para liberar micobacterias atrapadas en moco. Limitar exposición a NaOH a 15 min.
Ditiotreitol más NaOH al 2%[a]	Agente mucolítico muy eficaz utilizado con NaOH al 2%. El nombre comercial del ditiotreitol es Sputolysin®. El reactivo es más costoso que NALC. Limitar la exposición a NaOH a 15 min.
Fosfato trisódico al 13% más cloruro de benzalconio (Zephiran®)	Preferido por laboratorios que no pueden controlar con cuidado el tiempo de exposición a la solución de descontaminación. El cloruro de benzalconio debe neutralizarse con lecitina y no inocularse en un medio de cultivo con base de huevo.
NaOH al 4%	Solución de descontaminación y concentración tradicional. El tiempo de exposición debe controlarse con cuidado hasta no más de 15 min. El NaOH al 4% logra una acción mucolítica para promover la concentración por centrifugación.
Fosfato trisódico al 13%	Puede utilizarse para descontaminar muestras cuando el tiempo de exposición puede controlarse por completo. No es tan eficaz como la mezcla TSP-Zephiran.
Ácido oxálico al 5%	Más útil en el procesamiento de muestras que contienen *P. aeruginosa* como contaminante.
Cloruro de cetilpiridio al 1% más NaCl al 2%[b]	Tan eficaz como una solución descontaminante para muestras de esputo enviadas por correo desde clínicas para pacientes ambulatorios. Los bacilos tuberculosos han sobrevivido hasta 8 días de tránsito sin pérdidas importantes.

[a]*Véase* la referencia 292.
[b]*Véase* la referencia 304.

cols.[381] revisaron varios métodos para hacer que las muestras sean seguras para otras pruebas e introdujeron la técnica de calentar las muestras a 100 °C durante 30 min en un baño de agua hirviendo o en un horno de aire forzado, que mata y lisa las micobacterias, liberando fragmentos cortos de ADN adecuados para su amplificación.

Centrifugación

Rickman y Moyer llamaron la atención sobre la importancia de controlar con cuidado la fuerza centrifugadora en el aislamiento de micobacterias a partir de muestras clínicas, particularmente en la correlación que existe entre frotis BAAR positivos y cultivos de micobacterias positivos.[266] El objetivo de su estudio fue comprender las características físicas únicas conferidas a las micobacterias por el alto contenido de lípidos en su pared celular (hasta el 30% del peso seco). El lípido tiene el efecto de disminuir mucho la densidad de los microorganismos. Para que la sedimentación del organismo sea máxima durante la centrifugación de la muestra, la densidad del líquido de suspensión debe mantenerse lo más baja posible y la fuerza centrifugadora aplicada a la muestra debe ser tan alta como sea posible. Se observó una mejoría en el aislamiento de micobacterias por cultivo a medida que se incrementó la fuerza centrifugadora relativa (FCR) de 1 260 a 3 000 g (tabla 19-2).[266,381] Cuando se aumentó la FCR hasta 3 800 g, se observó un aumento de dos veces en la correlación de frotis positivos con cultivos positivos, del 40% al 82%, o un aumento tres veces mayor de correlación cuando la FCR fue de sólo 1 260 g.

En la evaluación posterior para el aislamiento de micobacterias de muestras sembradas con concentraciones conocidas de microorganismos después de centrifugar, se confirmó que la tasa de aislamiento aumenta con respecto al tiempo y velocidad de centrifugación.[261] Sin embargo, las tasas de aislamiento en estas muestras experimentales no fueron considerablemente menores cuando se utilizó una FCR de 2 074 g durante 20 min (67-71%) en comparación con las tasas aislamiento al usar una FCR de 3 005 g y 3 895 g durante 15 min (76-80%). La sensibilidad de los frotis ácido alcohol resistentes para 25 000 muestras procesadas con una FCR de 3 800 g durante 20 min fue del 71%. Sin embargo, la sensibilidad fue del 69%, como se determinó para otras 30 000 muestras procesadas de manera similar, pero con una FCR de 2 000 g. Los autores concluyeron que las tasas reales de aislamiento de micobacterias viables en muestras clínicas también dependen del método de tratamiento y de diferencias individuales entre especies y cepas de micobacterias en cuanto a su tolerancia a condiciones muy alcalinas. Por lo tanto, aunque centrifugar a una FCR de 3 000 g durante 15 min puede ser óptimo para aislar micobacterias en muestras clínicas, las posibilidades de aislamiento no se verán sustancialmente comprometidas en laboratorios donde existan centrifugadoras de menor coste que alcanzan sólo un máximo de 2 074 g, si el tiempo se aumenta a 20 min. Con las fuerzas centrífugas producidas a una FCR de 3 000 g o mayores, los tubos de vidrio o plástico pueden colapsar y se deben colocar en recipientes sellados. Además, se genera un calor considerable a altas velocidades, y pueden requerirse centrifugadoras refrigeradas cuando las FCR exceden 3 000 g.

Las centrifugadoras empleadas para procesar muestras que podrían contener micobacterias deben estar equipadas con contenedores de centrifugación de 50-250 mL con tapas antiaerosoles que puedan adaptarse para contener tubos para centrifugadora de 50 mL. Estas centrifugadoras no se deben ventilar al aire libre debido al peligro de flujo de aire inverso a través de la ventilación durante tormentas de viento. Se deben tomar precauciones para evitar la rotura espontánea de las membranas de tensión superficial del líquido al inocular muestras en medios de cultivo líquido. Si esta membrana se rompe con un asa de inoculación, pueden crearse aerosoles de gotitas que pueden persistir en el aire durante períodos prolongados. Todas estas transferencias deben realizarse en una campana de bioseguridad.

Muestras de médula ósea, tejidos y líquidos corporales

Las biopsias de médula ósea y tejidos no suelen estar contaminadas con otros microorganismos, por lo que se pueden homogeneizar e inocular directamente en el medio de cultivo sin utilizar una solución descontaminante. El drenaje de senos paranasales u otras lesiones cutáneas sospechosas de albergar micobacterias se cultivan mejor mediante obtención de una pequeña porción de tejido infectado o drenaje. Las biopsias con aguja fina también se utilizan con mayor frecuencia para conseguir material de cultivo de tejidos a partir de una variedad de lesiones viscerales subcutáneas y profundas. En un estudio de 390 pacientes, en donde se obtuvieron muestras de biopsia con aguja para diagnosticar sospecha de linfadenitis tuberculosa, la tasa global de frotis positivos fue del 23.6%, y el 35% de los cultivos fueron positivos.[257] Las lesiones caseosas tuvieron mayor probabilidad de producir cultivos positivos (40%) que las no caseosas (9%).

Las muestras líquidas (p. ej., líquido cefalorraquídeo, líquido pleural, líquido peritoneal, etc.) deben centrifugarse, teñirse para BAAR e inocularse directamente en caldo y medio de cultivo sólido. Las muestras de líquido pleural pueden diluirse con amortiguador para disminuir la gravedad específica, mejorando así la sedimentación de las micobacterias.

Tinción de bacilos ácido alcohol resistentes

Por su alto contenido en lípidos, la pared celular de las micobacterias tiene la capacidad particular de unirse al colorante fucsina de modo que no sea eliminado (desteñido) por el alcohol ácido. Esta reacción de tinción ácido alcohol resistente de las micobacterias, junto con su tamaño y forma característicos, es una valiosa ayuda para la detección temprana de infecciones y en la supervisión del tratamiento de la enfermedad micobacteriana. La presencia de BAAR en esputo, combinada con el antecedente de tos, pérdida de peso y pruebas congruentes mediante radiografía de tórax (p. ej., infiltración de lóbulo superior

TABLA 19-2 Efecto del aumento de la fuerza centrífuga sobre los resultados de frotis y cultivos de micobacterias

	Fuerza centrífuga relativa (g)		
	1 260	3 000	3 800
Frotis positivos	1.8%	4.5%	9.6%
Cultivos positivos	7.1%	11.2%	11.6%
Correlación de frotis/ cultivos positivos	25%	40%	82%

Adaptado de la referencia 266.

con o sin formación de cavitaciones), debe considerarse como tuberculosis hasta que se demuestre lo contrario.

Se ha calculado que, cuando se utilizan técnicas de concentración estándar, se requiere detectar aproximadamente 10 000 BAAR por mililitro de esputo con microscopio óptico. Los pacientes que presentan una enfermedad extensa eliminan una gran cantidad de micobacterias, con una buena correlación entre los frotis BAAR positivos con los cultivos positivos. Muchos pacientes tienen una enfermedad mínima o menos avanzada, y la correlación de frotis positivos con cultivos positivos en este grupo puede ser sólo del 25-40%.

Los frotis teñidos para BAAR también son útiles para dar seguimiento a la respuesta al tratamiento. Una vez iniciada la administración de antibióticos, los cultivos se vuelven negativos antes de los frotis, lo que sugiere que los microorganismos no son viables, pero todavía son capaces de unirse a fucsina. Con el tratamiento continuo, se mueren más microorganismos y se eliminan menos, de modo que la evaluación de la cantidad de microorganismos en el esputo durante el tratamiento puede proporcionar una medida objetiva temprana de la respuesta. Si el número de microorganismos no disminuye después de iniciar el tratamiento, debe considerarse la posibilidad de resistencia a antibióticos y se deben obtener muestras adicionales para realizar estudios de cultivo y sensibilidad.

Por lo general, se utilizan dos tipos de tinciones ácido alcohol resistentes (tabla 19-3):

1. Tinción con fluorocromo: auramina O, con o sin un segundo fluorocromo, rodamina

2. Tinciones de carbolfucsina: una mezcla de fucsina con fenol (ácido carbólico)
   a. Ziehl-Neelsen (tinción caliente)
   b. Kinyoun (tinción fría)

Los colorantes de carbolfucsina y auramina O utilizados en estas técnicas funcionan cada uno uniéndose a los ácidos micólicos presentes en la pared celular micobacteriana. Los frotis teñidos con la técnica de carbolfucsina deben observarse con un objetivo de inmersión en aceite. Ello limita el área total del portaobjetos que se puede observar en una unidad determinada de tiempo. A diferencia de las tinciones de carbolfucsina, los frotis teñidos por el procedimiento de auramina pueden observarse con un objetivo 25×, lo que aumenta el campo de visión y reduce el tiempo necesario para explorar un área determinada del portaobjetos. Los frotis teñidos con fluorocromo necesitan una fuente luminosa intensa, ya sea un quemador de vapor de mercurio de 1 200 W o una luz azul intensa con un filtro de isotiocianato de fluoresceína (FITC).

Las bacterias teñidas con fluorocromos son de color amarillo brillante o rojo anaranjadas contra un fondo oscuro, lo que permite recorrer el portaobjetos con una amplificación menor sin perder sensibilidad. El agudo contraste entre micobacterias de colores brillantes y el fondo oscuro ofrece una clara ventaja al explorar el portaobjetos (lám. 19-1A). Las modificaciones de la tinción con el fluorocromo auramina incluyen adición de rodamina, que da un aspecto dorado a las células, o el uso de naranja de acridina como contratinción, que produce un fondo rojo a naranja. Las reacciones falsas positivas pueden deberse

TABLA 19-3 Procedimiento de tinción ácido alcohol resistente

Procedimiento de Ziehl-Neelsen	Procedimiento de Kinyoun en frío	Procedimiento con fluorocromo auramina
Carbolfucsina: disolver 3 g de fucsina básica en 10 mL de etanol al 90-95%. Agregar 90 mL de solución acuosa de fenol al 5%.	**Carbolfucsina:** disolver 4 g de fucsina básica en 20 mL de etanol al 90-95% y luego agregar 100 mL de una solución acuosa al 9% de fenol (9 g de fenol disueltos en 100 mL de agua destilada).	**Auramina fenólica:** disolver 0.1 g de auramina O en 10 mL de etanol al 90-95% y luego agregar a una solución de 3 g de fenol en 87 mL de agua destilada. Almacenar la tinción en un frasco ámbar.
Alcohol ácido: agregar lentamente 3 mL de HCl concentrado a 97 mL de etanol al 90-95%, en este orden. ¡La solución puede calentarse!	**Alcohol ácido:** agregar lentamente 3 mL de HCl concentrado a 97 mL de etanol al 90-95% en este orden. ¡La solución puede calentarse!	**Alcohol ácido:** agregar 0.5 mL de HCl concentrado a 100 mL de alcohol al 79%.
Contratinción de azul de metileno: disolver 0.3 g de cloruro de azul de metileno en 100 mL de agua destilada.	**Contratinción con azul de metileno:** disolver 0.3 g de cloruro de azul de metileno en 100 mL de agua destilada.	**Permanganato de potasio:** disolver 0.5 g de permanganato de potasio en 100 mL de agua destilada.
Procedimiento Cubrir un frotis desecado y fijado con calor en un rectángulo pequeño (2 × 3 cm) de papel de filtro. Aplicar 5-7 gotas de tinción de carbolfucsina al papel de filtro cuidadosamente humedecido. Calentar el portaobjetos cubierto con la tinción hasta evaporar, pero no permitir que se seque. El calentamiento puede realizarse mediante un mechero de gas o sobre una cubeta de tinción (eléctrica). Retirar el papel con pinzas, enjuagar el portaobjetos con agua y escurrir. Quitar el color con alcohol ácido hasta que no aparezca más tinción en el lavado (2 min). Contrateñir con azul de metileno (1-2 min). Enjuagar, escurrir y secar con aire (1-2 min). Examinar con objetivo 100× con aceite de inmersión. Las micobacterias se tiñen de rojo y el fondo de azul claro.	**Procedimiento** Cubrir un frotis desecado y fijado con calor con un rectángulo pequeño (2 × 3 cm) de papel de filtro. Aplicar 5-7 gotas de tinción de carbolfucsina para humedecer minuciosamente el papel de filtro. Permitir que se deposite durante 5 min. Agregar más tinción si el papel se seca. ¡No calentar al vapor! Retirar el papel con pinzas, enjuagar el portaobjetos con agua y escurrir. Quitar el color con alcohol ácido hasta que ya no aparezca tinción en el lavado (2 min). Contrateñir con azul de metileno (1-2 min). Enjuagar, escurrir y secar al aire (1-2 min). Examinar con el objetivo 100× con aceite de inmersión. Las micobacterias se tiñen de rojo y el fondo de azul claro.	**Procedimiento** Cubrir un frotis desecado y fijado con calor con carbolauramina y permitir que se tiña durante 15 min. No calentar ni cubrir con papel de filtro. Enjuagar con agua y escurrir. Quitar el color con alcohol ácido (2 min). Enjuagar con agua y escurrir. Irrigar el frotis con permanganato de potasio como mínimo durante 2 min y no más de 4 min. Enjuagar con agua corriente. Escurrir. Examinar con el objetivo 25× utilizando un mechero de vapor de mercurio y un filtro BG-12 o una luz azul fuerte. Las micobacterias se tiñen de amarillo anaranjado contra un fondo oscuro.

a la fluorescencia del tejido inespecífico o restos celulares que se pueden confundir con bacilos bajo el objetivo de 25×. Se debe usar el objetivo de 40× para confirmar cualquier forma sospechosa. Las células micobacterianas muertas también se tiñen con rodamina y auramina, llevando a una situación de frotis positivo y cultivo negativo. También es importante recordar esta característica cuando se utilicen frotis con tinción ácido alcohol resistente para evaluar la eficacia del tratamiento; la presencia de BAAR en el frotis con tinción fluorocrómica no indica necesariamente un fracaso del tratamiento. Los frotis teñidos con fluorocromo se pueden teñir después con carbolfucsina; no aplica la situación opuesta.

Con carbolfucsina, los BAAR se tiñen de color rojo brillante contra un fondo azul o verde, dependiendo del colorante secundario utilizado (lám. 19-1B). Aunque las técnicas de Ziehl-Neelsen y Kinyoun son teóricamente las mismas, según algunas experiencias la primera es más sensible para detectar microorganismos que tienen una tinción leve, sobre todo ciertas micobacterias de crecimiento rápido. La propiedad de ácido alcohol resistencia se debe a la cápsula gruesa y cerosa que rodea a las células de las micobacterias. Para que la carbolfucsina acuosa penetre a través de la cera, la cápsula debe "ablandarse". Esto se realiza con calor en el procedimiento de Ziehl-Neelsen, de manera muy similar a la fusión de una lámina de parafina por los rayos calientes del sol. El colorante que penetra en la pared celular ablandada por el calor se une a los ácidos micólicos; entonces, cuando las células bacterianas se enfrían después de que se elimina el calor, la cera se endurece de nuevo, protegiendo el colorante unido de la acción del decolorante alcohol ácido (ácido alcohol resistente). En la técnica de Kinyoun, o "en frío", se utiliza un agente tensoactivo para aumentar la permeabilidad del colorante a través de la cápsula cerosa; sin embargo, la reformación de la película cerosa puede ser incompleta, permitiendo que la mayoría, si no la totalidad, del colorante unido sea extraído por la decoloración alcohol ácida. Sin duda, las células micobacterianas que están dotadas de una fina cápsula cerosa serán más susceptibles a la decoloración, como puede ocurrir con muchas cepas de crecimiento rápido. El procedimiento basado en carbolfucsina se describe en el protocolo 19-2.

Un inconveniente potencial de las tinciones con fluorocromo es una menor sensibilidad para detectar bacterias de crecimiento rápido. Uribe-Botero y cols.,[330] quienes emplearon tinción con auramina-rodamina de Truant en aspirados y biopsias de médula

ósea que se procesan de manera rutinaria, describen un éxito considerable en la detección de micobacterias con este método. En este análisis se estudiaron 51 muestras de médula ósea de 47 pacientes VIH positivos y se detectaron micobacterias en el 72%. Si la tinción fluorescente era positiva, el valor predictivo positivo para el cultivo de micobacterias era del 87%. McCarter y Robinson estudiaron 782 frotis primarios de esputo evaluados a ciegas por el método de rodamina-auramina tanto a temperatura ambiente como a 37 °C, y encontraron que el preparado teñido a temperatura ambiente sólo detectó el 85.7% de los frotis positivos; el 43.3% de los frotis tenían más BAAR en los frotis teñidos a 37 °C, en comparación con sólo el 13.3% de los teñidos a temperatura ambiente.[199] Concluyeron que la tinción a 37 °C con este método mejora la detección de BAAR. Independientemente de que los frotis se elaboraran a partir de centrifugación o de concentración con NALC-NaOH tradicional, Woods y cols.[369] no encontraron aumento en la detección de BAAR en 844 cepas de esputo centrifugadas teñidas con auramina O cuando se compararon con el método de concentración NALC-NaOH tradicional.

La tinción con fluorocromo ofrece la ventaja de tener mayor sensibilidad en comparación con el método de carbolfucsina, ya que se puede valorar un área significativamente mayor del frotis por unidad de tiempo con la tinción de fluorocromo. Algunos trabajadores utilizan el método del fluorocromo con propósitos de exploración y luego confirman sus hallazgos reevaluando la preparación después de desecar y retener con el método de carbolfucsina, pero como se ha indicado anteriormente, esto no es necesario. La introducción de iluminadores de luz azul de relativamente bajo coste ha hecho que la microscopia de fluorescencia esté disponible para laboratorios clínicos donde la detección y aislamiento de micobacterias se ofrece como un servicio.[250] En los laboratorios donde no es posible conseguir iluminadores de alto coste, se puede emplear un adaptador ultravioleta (UV) ParaLens® (Becton Dickinson, Sparks, MD), un epi-iluminador ligero, portátil y económico que ofrece una posibilidad alternativa. Patterson y cols.[232] encontraron una sensibilidad y especificidad comparables en la detección de BAAR fluorescentes utilizando el adaptador ultravioleta ParaLens cuando se compararon con frotis teñidos con Kinyoun.

Las recomendaciones de la American Lung Association, enumeradas en la tabla 19-4 para el informe de micobacterias observadas en frotis con tinción ácido alcohol resistente, son seguidas

TABLA 19-4 Método para informar la cantidad de bacilos ácido alcohol resistentes observados en frotis teñidos[a]

Número de bacilos observados	Método CDC	Informe
0	Negativo	−
1-2/300 campos	Número observado[b]	±
1-9/100 campos	No. promedio/100 campos	1 +
1-9/10 campos	No. promedio/10 campos	2 +
1-9/campo	No. promedio/campo	3 +
Más de 9/campo	Más de 9/campo	4 +

[a]Se asume una examinación de 800-1 000×. La amplificación menor de 800× se debe establecer con claridad. Si un microscopista utiliza un procedimiento constante para la observación de los frotis, las comparaciones relativas de múltiples muestras deben ser fáciles para el médico, independientemente de la amplificación utilizada. Para igualar la cantidad de bacilos observados a menos de 800× con los observados con un objetivo de inmersión en aceite, adaptar los recuentos como sigue: para amplificaciones de alrededor de 650×, dividir el recuento entre 2; cerca de 450×, dividir entre 4; cerca de 250×, dividir entre 10; p. ej., si se observaron 8 bacilos por 10 campos a 450×, el recuento en 1 000× sería equivalente a aproximadamente 2/10 campos (8 ÷ 4).

[b]Los recuentos de menos de 3/3 000 campos de 800-1 000× no se consideran positivos; se debe procesar otra muestra (o la repetición del frotis de la misma muestra) de ser posible.
Adaptado de la American Thoracic Society. Diagnostic standards and classification of tuberculosis and other mycobacterial diseases. *Am Rev Respir Dis* 1981;123: 343-358.

por muchos laboratorios para proporcionar congruencia a las observaciones entre técnicos en un laboratorio determinado y unificar los informes de un laboratorio a otro. En los protocolos 19-2 y 19-3 se puede encontrar un resumen de las técnicas basadas en carbolfucsina y tinción fluorescente para micobacterias.

Cultivo de muestras de micobacterias con medios sólidos

El aislamiento de micobacterias a partir de medios de cultivo de agar fue baja cuando se hicieron los primeros intentos a finales del siglo XIX. A través de la experimentación se encontró que un medio de cultivo que contenía huevos enteros, harina de papa (patata), glicerol y sales, solidificado por calentamiento de 85-90°C durante 30-45 min era eficaz para aislar *M. tuberculosis*. El proceso de solidificación del medio que contiene proteínas por acción del calor se conoce como *espesamiento*. Un medio de cultivo espesado está más sometido a licuefacción por efecto de enzimas proteolíticas producidas por bacterias contaminantes que un medio solidificado por adición de agar. Sin embargo, pronto se descubrió que el empleo de colorantes de anilina, como el verde de malaquita o la violeta de genciana, en el medio espesado ayudó a controlar las bacterias contaminantes. La concentración de colorante debe controlarse cuidadosamente; si la concentración es demasiado alta, el crecimiento de micobacterias también puede inhibirse junto con el de bacterias contaminantes. El verde de malaquita es el colorante incorporado con mayor frecuencia en medios de cultivo no selectivos, en concentraciones variables (tabla 19-5).

Medios basados en huevo

Los medios de cultivo con base en huevo para el aislamiento de micobacterias se enumeran en la tabla 19-5. El medio de Löwenstein-Jensen es el más utilizado en la mayoría de los laboratorios de diagnóstico clínico; es menos inhibidor del crecimiento de micobacterias que el medio Petragnani, el cual se utiliza principalmente para aislar micobacterias de muestras fuertemente contaminadas con bacterias. Al contrario, el medio de la American Thoracic Society (ATS), que contiene sólo 0.02 g/100 mL de verde de malaquita, es menos inhibidor del crecimiento de micobacterias.

Medios basados en agar

Durante la década de 1950, Cohen y Middlebrook desarrollaron una serie de medios de cultivo definidos para su utilización en investigación y en laboratorios clínicos. Estos medios se prepararon a partir de sales y productos químicos orgánicos definidos; algunos contenían agar, pero se encontró que todos requerían la adición de albúmina para un crecimiento ideal de micobacterias. El medio Middlebrook que contiene agar es transparente y en general permite la detección temprana del crecimiento de micobacterias en comparación con otros medios. Esto se debe en parte a la inclusión de biotina y catalasa para estimular el crecimiento de bacilos dañados en muestras clínicas. También se incorpora albúmina para que se una a cantidades tóxicas de oleato y otros compuestos que podrían liberarse de la hidrólisis espontánea de Tween 80®. La albúmina no parece ser metabolizada por los bacilos.

Los medios de cultivo Middlebrook utilizados hoy en día incluyen caldo 7H9 y medios de agar 7H10 y 7H11, que se emplean para el aislamiento y las pruebas de sensibilidad.[367] El medio 7H11 difiere del 7H10 sólo en cuanto al contenido del hidrolizado de caseína al 0.1%, un aditivo que mejora la velocidad y cantidad de crecimiento de micobacterias resistentes a isoniazida.[54] Tanto el medio 7H10 como el 7H11 contienen verde de malaquita, pero a una décima parte de la cantidad habitualmente utilizada en los medios basados en huevo, lo que explica en parte la mayor incidencia de contaminación que en los medios basados en huevo.

Otra ventaja del empleo del agar Middlebrook es que los micobacteriólogos con experiencia frecuentemente pueden hacer una identificación presuntiva de *M. tuberculosis* y otros grupos de micobacterias en 10 días observando microcolonias tempranas en el agar y ciertas características morfológicas bien definidas.[277] Las microfotografías de microcolonias se muestran en la lámina 19-1C (*M. tuberculosis*) y en las láminas 19-2A y 2B (complejo *M. avium*).

Aunque en esencia todos los medios de cultivo producen más crecimiento y colonias más grandes de micobacterias cuando se incuban con CO_2 al 5-10%, los medios Middlebrook requieren incubación total con CO_2 para obtener un rendimiento adecuado (fig. 19-1). La exposición de los medios 7H10 y 7H11 a luz intensa, o el almacenamiento a 4°C durante más de cuatro semanas, puede causar deterioro y liberación de formaldehído, un producto químico muy inhibidor de micobacterias.[211]

TABLA 19-5 Medios de aislamiento no selectivos para micobacterias

Medio	Componentes	Agente inhibidor	Medio	Componentes	Agente inhibidor
Löwenstein-Jensen	Huevos enteros coagulados, sales definidas, glicerol, harina de papas	Verde malaquita, 0.025 g/100 mL	Middlebrook 7H10	Sales definidas, vitaminas, cofactores, ácido oleico, albúmina, catalasa, glicerol, dextrosa	Verde malaquita, 0.025 g/100 mL
Petragnani	Huevos enteros coagulados, yema de huevo, leche entera, papa, harina de papa, glicerol	Verde malaquita, 0.052 g/100 mL	Middlebrook 7H11	Sales definidas, vitaminas, cofactores, ácido oleico, albúmina, catalasa, glicerol, hidrolizado de caseína al 0.1%	Verde malaquita, 0.0025 g/100 mL
Medio de la American Thoracic Society	Yemas de huevo frescos coagulados, harina de papa, glicerol	Verde malaquita, 0.02 g/100 mL			

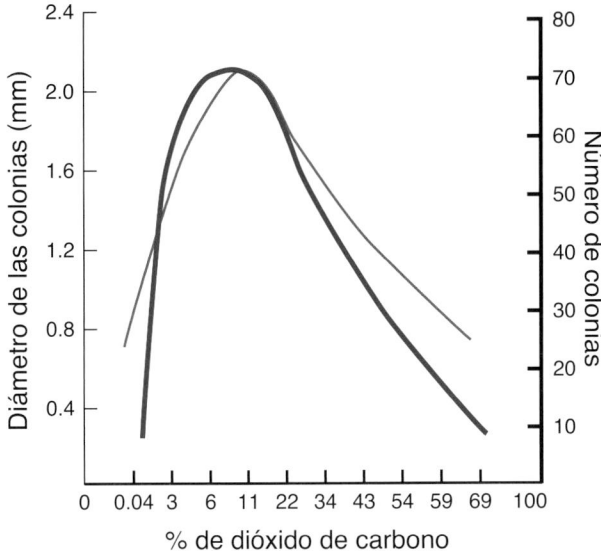

■ **FIGURA 19-1** Efecto del CO_2 sobre el crecimiento (tamaño de las colonias y cantidad de colonias) de *M. tuberculosis* después del aislamiento primario del esputo (tomado de David HL. Bacteriology of the Mycobacterioses. DHEW Publication No. [CDC] 76-8316, Atlanta: Rama de Micobacteriología de los Centers for Disease Control and Prevention, 1976).

Medios selectivos

Los medios de cultivo que contienen antibióticos se utilizan para suprimir la contaminación bacteriana y micótica, y su empleo puede mejorar el aislamiento de micobacterias. Aunque se sabe que ciertos antibióticos disminuyen la contaminación, también pueden inhibir el crecimiento de las micobacterias. Por lo tanto, los tiempos de exposición deben ser cuidadosamente controlados. En la tabla 19-6 se enumeran los nombres y componentes de varios medios selectivos.

El medio selectivo descrito por Gruft consiste en un medio LJ con penicilina, ácido nalidíxico y ácido ribonucleico (ARN).[110] Petran describió después un medio selectivo que contenía cicloheximida, lincomicina y ácido nalidíxico para controlar contaminantes micóticos y bacterianos.[238] Al variar las concentraciones de estos agentes, el medio se puede preparar con base en LJ o 7H10.

El medio selectivo 7H11 es una modificación de un medio de agar de ácido oleico descrito en primer lugar por Mitchison.[213] El medio fue diseñado originalmente para su utilización con muestras de esputo sin emplear un agente descontaminante. El medio de Mitchison contiene carbenicilina, polimixina, lactato de trimetoprima y anfotericina B. McClatchy sugirió reducir la concentración de carbenicilina de 100 mg/mL a 50 mg/mL, y utilizar medio 7H11 en lugar de agar de ácido oleico.[200] Llamó a esta modificación *medio selectivo 7H11* o *S7H11*. Con la utilización del medio S7H11 con LJ y 7H11, se mejora el aislamiento de micobacterias, en particular cuando se emplea el medio S7H11 con el procedimiento de descontaminación por NALC-NaOH al 1%.

Temperatura de incubación

Las diferentes especies de micobacterias muestran una dependencia notable de temperatura de incubación para un crecimiento óptimo. Las especies que tienen propensión a infectar piel (como las micobacterias de crecimiento rápido, *M. marinum*, *M. ulcerans* y *M. haemophilum*) crecen mejor a la temperatura de la piel (30-32 °C). *M. tuberculosis* crece mejor a 37 °C y poco o nada a 30 °C o a 42-45 °C (la temperatura corporal de las aves). *M. xenopi*, una especie que por lo general no se encuentra como causa de infección en humanos, crece mejor a 42 °C y se le implicó como contaminante ambiental en el sistema de agua caliente de un hospital grande.[109]

El aislamiento óptimo de diferentes especies de micobacterias depende de la incubación de al menos parte de la muestra concentrada a una temperatura más probable para fomentar el crecimiento de esa especie. Se debe utilizar una incubadora de 30-32 °C para todas las muestras de lesiones cutáneas o subcutáneas. Si no se dispone de una incubadora de 30-32 °C, las muestras pueden mantenerse en una caja cerrada controlada por temperatura, colocada en un área protegida, alejada de corrientes calientes o frías. La temperatura en la caja debe estar entre 24 y 25 °C, y debe registrarse diariamente. Una incubadora mantenida a 42 °C puede ser útil en el aislamiento de *M. xenopi*, aunque este microorganismo crece a 37 °C.

Las micobacterias crecen mejor en una atmósfera con CO_2 al 3-11%. El uso de CO_2 es obligatorio si se utiliza el medio Middlebrook 7H11. Sin embargo, si la falta de espacio en la incubadora para mantener los cultivos es un problema, los cultivos pueden ser eliminados de la atmósfera de CO_2 después de 7-10 días, cuando los microorganismos estarán en la fase logarítmica de

---

TABLA 19-6 Medios selectivos para aislamiento de micobacterias

Medio	Componentes	Agente inhibidor	Medio	Componentes	Agente inhibidor
Modificación de Gruft del medio de LJ	Huevos enteros coagulados, sales definidas, glicerol, harina de papa, ARN, 5 mg/100 mL	Verde malaquita, 0.025 g/100 mL Penicilina, 50 U/ mL Acido nalidíxico, 35 mg/mL	Middlebrook 7H10	Sales definidas, vitaminas, cofactores, ácido oleico, albúmina, catalasa, glicerol, glucosa	Verde malaquita, 0.0025 g/100 mL Cicloheximida, 360 µg/mL Lincomicina, 2 µg/mL Ácido nalidíxico, 20 µg/mL
Löwenstein-Jensen	Huevos enteros coagulados, sales definidas, glicerol, harina de papa	Verde malaquita, 0.025 g/100 mL Cicloheximida, 400 µg/mL Lincomicina, 2 µg/mL Acido nalidíxico, 35 µg/mL	7H11 selectivo (medio de Mitchison)	Sales definidas, vitaminas, cofactores, ácido oleico, albúmina, catalasa, glicerol, glucosa, hidrolizado de caseína	Carbenicilina, 50 µg/mL Anfotericina B, 10 µg/mL Polimixina B, 200 U/mL lactato de trimetoprima, 20 µg/mL

crecimiento y son menos dependientes de CO_2. Por razones que no se entienden completamente, las micobacterias no crecen bien en jarras de anaerobiosis por extinción con vela. La concentración de CO_2 en las incubadoras se debe supervisar diariamente y es indispensable mantener un registro de la temperatura y del nivel de CO_2 de la incubadora.

Métodos rápidos para establecer un diagnóstico

Frotis para bacilos ácido alcohol resistentes

Uno de los métodos más prácticos y más fácilmente disponibles para mejorar el diagnóstico rápido de tuberculosis es aumentar la FCR aplicada a las muestras clínicas y mejorar así la sedimentación de las células micobacterianas cargadas de lípidos.[266] La mejor correlación entre frotis positivos con cultivos positivos ha logrado que el examen de un frotis de BAAR sea un poco más confiable como un índice de infección de micobacterias. Lipsky, en una revisión de los factores que afectan el valor clínico de la microscopia para los BAAR, concluyó que, cuando se consideran los resultados globales de todas las muestras de cada paciente, el frotis de BAAR tiene un alto valor predictivo y todavía es una de las pruebas realizadas con mayor facilidad para la detección de infecciones por micobacterias.[188]

Sistemas de cultivo en caldo

Para el aislamiento óptimo de micobacterias se recomienda inocular un caldo de cultivo y un medio sólido.[317] Los caldos de cultivo son más sensibles que los medios sólidos y permiten un crecimiento más rápido. El sistema basado en caldo de cultivo para crecimiento y detección de micobacterias fue el método radiométrico semiautomático denominado *BACTEC TB460*. Muchos estudios han demostrado que, en comparación con los medios convencionales de cultivo sólido, BACTEC TB460 es más sensible (conduce al aislamiento de más micobacterias) y disminuye el tiempo de detección del crecimiento varios días.[13,35,65,66,82,216,268,290] BACTEC TB460 también podría diferenciar CMTB de micobacterias no tuberculosas utilizando P-nitro-α-acetilamino-β-hidroxipropiofenona, que inhibe el crecimiento de microorganismos del CMTB.[108] Las desventajas de este sistema son el empleo de agujas con potencial para causar contaminación cruzada,[58,219] y la necesidad de disponer de material radiactivo. Debido a que el fabricante ya no produce BACTEC TB460, no se aborda más adelante. Casi todos los laboratorios que utilizaron el BACTEC TB460 lo han reemplazado por los caldos de cultivo no radiométricos totalmente automatizados descritos a continuación.

Sistemas indicadores de crecimiento de micobacterias en tubo. El tubo indicador de crecimiento de micobacterias (MGIT®) (BD Diagnostic) es un tubo de vidrio de fondo redondo que contiene caldo base Middlebrook 7H9 modificado. Un compuesto fluorescente está incrustado en silicona en la parte inferior del tubo. El compuesto fluorescente es sensible al oxígeno disuelto en el caldo, es decir, la presencia de oxígeno en el medio no inoculado sirve para apagar la emisión de luz fluorescente. A medida que las micobacterias que crecen activamente consumen el oxígeno disuelto, la fluorescencia se desenmascara y se puede detectar manualmente observando el tubo bajo luz UV de onda larga (lámpara de Wood). El crecimiento también puede

detectarse observando turbidez no homogénea o pequeños granos o copos en el medio de cultivo.

El sistema MGIT puede utilizarse para cultivar todo tipo de muestras, excepto sangre y orina. Para obtener un aislamiento óptimo, se añade al caldo un complemento de crecimiento OADC (ácido oleico, albúmina, dextrosa y catalasa) y una mezcla de antibióticos (PANTA: polimixina B, anfotericina B, ácido nalidíxico, trimetoprim y azlocilina). La mezcla de antibióticos inhibe el crecimiento de bacterias contaminantes. El complemento OADC proporciona ácido oleico, un estimulante metabólico importante para las micobacterias; albúmina, que se puede unir a los ácidos grasos libres tóxicos; dextrosa, como fuente de energía; y catalasa, que sirve para destruir los peróxidos tóxicos que pueden estar presentes en el medio. Una vez añadida la mezcla de complemento/PANTA, el tubo se inocula con 0.5 mL de muestra o concentrado de muestra; la adición de más de 0.5 mL de muestra puede afectar negativamente el rendimiento del tubo. Se sustituye la tapa y se mezclan los ingredientes invirtiendo el tubo varias veces. Para la lectura manual, los tubos se colocan en una incubadora a 37 °C y se leen cada dos días a partir del segundo día después de incubar. Los tubos se leen con una lámpara de Wood, colocando el tubo con la mezcla de prueba entre una solución positiva (solución de sulfito de sodio) y un control negativo (tubo MGIT no inoculado). Las gafas de protección UV se utilizan mientras se busca un color naranja brillante en la parte inferior de los tubos positivos; una reflexión anaranjada se ve también en el menisco. Los tubos positivos se tiñen para BAAR, preferiblemente utilizando un método de carbolfucsina. Los tubos negativos se devuelven a la estufa de incubación y de nuevo se observan a intervalos regulares durante un máximo de seis semanas.

Hanna y cols.[117] emplearon el sistema MGIT para probar 193 muestras (44 pacientes) de diversos sitios del cuerpo para presencia de especies de *Mycobacterium*. Se estudiaron las concentraciones de esputo de 32 pacientes, de los cuales se observó al menos un frotis para BAAR positivo. Los cultivos MGIT fueron positivos en 31 pacientes (CMTB, 25; CMA, 4; y *M. haemophilum,* 2). Los tubos MGIT fueron positivos para otros tres pacientes con frotis negativos; se presentó una prueba MGIT falsa negativa en un paciente con muy pocos BAAR observados en frotis. El tiempo medio de detección fue de 10.4 días (intervalo, 4-26). Los dos aislamientos de *M. haemophilum* se aislaron añadiendo un disco de X (hemina) al tubo MGIT e incubando a 30 °C.

En lugar de leer los tubos manualmente, se pueden colocar en un equipo, ya sea MGIT 960® o 320®. Ambos equipos son sistemas no radiométricos automatizados que utilizan tubos MGIT y sensores para detectar fluorescencia, que se interpreta visualmente en la versión manual descrita antes. El sistema contiene 960 (o 320) tubos de plástico, que se supervisan continuamente. Las características de rendimiento se han demostrado en varios estudios que son comparables a los de BACTEC TB460 u otros sistemas automatizados.[64,117,118,130,183,230,248,272,323,354,355]

Sistema de detección de micobacterias MB/BacT ALERT. MB/BacT ALERT® es un sistema automatizado para detectar el crecimiento de micobacterias, similar en diseño al sistema de cultivo sanguíneo BacT/Alert®. Los frascos MB/BacT® contienen caldo Middlebrook 7H9 mejorado en una atmósfera de CO_2, nitrógeno y oxígeno al vacío. Por lo tanto, este frasco proporciona condiciones nutricionales y ambientales adecuadas para aislar especies de *Mycobacterium* encontradas con frecuencia a partir de muestras clínicas distintas a sangre.

Se agrega un complemento reconstituido de antibióticos que contiene anfotericina B, azlocilina, ácido nalidíxico, polimixina B, trimetoprima y factores de crecimiento exclusivos para aumentar el crecimiento de especies de *Mycobacterium* y reducir el crecimiento de bacterias contaminantes que puedan sobrevivir a la descontaminación y concentración. El fondo de cada frasco de cultivo está equipado con un sensor permeable a los gases que cambia de verde oscuro a amarillo brillante cuando se produce CO_2 a partir del caldo que ha sido metabolizado por micobacterias. Se colocan frascos con la parte inferior hacia abajo dentro de celdas individuales en la cámara de incubación y se utiliza la luz reflejada para controlar continuamente la producción del CO_2 generado por microorganismos.

Al igual que en el caso de MGIT 960, las características de rendimiento del MB/BacT ALERT son superiores a las de los medios sólidos[98] y son comparables con BACTEC TB460 o otros sistemas de crecimiento y detección totalmente automatizados.[65,230,246]

VersaTREK (antes sistema de cultivo ESP II).

El sistema VersaTREK® (Thermo Scientific) es una adaptación de su sistema de hemocultivo. Cada frasco de cultivo, cuando se coloca en un cajón especial en el módulo de incubación, está unido a un sensor, el cual consiste en una cámara plástica, una aguja retráctil y una membrana hidrófoba. Por lo tanto, cada frasco se supervisa de manera continua (cada 24 min) para detectar cualquier cambio en la presión del gas debido a la actividad metabólica de los microorganismos en el frasco de cultivo. Un cambio importante en la presión puede estar señalado tempranamente por el consumo de oxígeno o más tarde por producción de gases provenientes del metabolismo de los microorganismos.

Los frascos contienen un medio de cultivo líquido (caldo VersaTREK), un complemento de crecimiento, un complemento antibiótico y esponjas de celulosa. Las esponjas proporcionan una plataforma de crecimiento para micobacterias, simulando alvéolos pulmonares.

Los estudios iniciales mostraron que el sistema ESP MYCO®era una opción aceptable para el crecimiento y detección de micobacterias de todo tipo de muestras, incluyendo sangre.[319,368] Más tarde, Williams-Bouyer y cols.[359] compararon el sistema de cultivo ESP II con BACTEC MGIT 960, Middlebrook 7H11 y agar selectivo 7H11, examinando un total de 3 151 muestras. Las tasas de aislamiento de todas las micobacterias fueron de 71.2% para ESP II, 63.9% para MGIT 960 y 61.8% para medios Middlebrook. Sin embargo, con excepción de *M. gordonae*, las tasas de aislamiento de las micobacterias restantes fueron del 70.2, 72.6 y 66.3%, respectivamente. Estas diferencias no fueron estadísticamente significativas.

Para los aislamientos en ambos sistemas automatizados, los tiempos medios de detección de todas las micobacterias y miembros del complejo *M. tuberculosis* fueron de 15.8 y 17.4 días para ESP II, y de 12.5 y 11.9 días para BACTEC MGIT 960 ($p < 0.05$). Las señales falsas positivas ocurrieron con menor frecuencia en los cultivos BACTEC MGIT 960 (23 [0.7%]) en comparación con los cultivos ESP II (84 [2.7%]) ($p < 0.01$).

BACTEC MYCO/F LYTIC.

El frasco BACTEC MYCO/F LYTIC® contiene un agente lítico para liberar micobacterias que fueron fagocitadas por leucocitos. Se incuba y supervisa automáticamente de manera similar a otros frascos de hemocultivo BACTEC. Además de micobacterias en crecimiento, BACTEC MYCO/F LYTIC es un buen sistema de cultivo para bacterias y hongos que pueden estar presentes en el torrente sanguíneo.[93,335] En una comparación directa de muchos de los productos disponibles comercialmente, Crump y cols.[65] evaluaron el rendimiento de los sistemas BACTEC 13A® (BD Diagnostic), BACTEC MYCO/F LYTIC (BD Diagnostic), BacT/ALERT MB® (bioMérieux) e ISOLATOR 10® (Laboratorios Wampole) para la detección de micobacteriemia en adultos. De 600 pacientes examinados, 85 (14%) fueron del CMA y 9 (2%) de otras especies de micobacterias. BACTEC 13A fue positivo para 19 (73%) y BACTEC MYCO/F LYTIC para 21 (81%) de 26 conjuntos completos (tres frascos y un tubo) y adecuadamente apareados (5 ±1 mL), de los cuales se aisló CMA. BACTEC 13A fue positivo para 19 (73%), BACTEC MYCO/F LYTIC para 21 (81%), BacT/ALERT MB para 22 (85%) e ISOLATOR 10 para 21 (81%). De seis comparaciones bidireccionales posibles, los tiempos medios de detección para el aislamiento de CMA de cada frasco en conjuntos adecuadamente apareados fueron de 15.3 días para BACTEC 13A frente a 12.8 días para MYCO/F LYTIC para 33 de 340 pares; 14.1 días para BACTEC 13A frente a 11.6 días para BacT/ALERT MB, para 38 de 380 pares; 12.6 días para BACTEC 13A contra 20 días para ISOLATOR 10, para 26 de 261 pares; 12.8 días para BACTEC MYCO/F LYTIC frente a 11 días para BacT/ALERT MB, para 33 de 340 pares; 13.2 días para BACTEC MYCO/F LYTIC contra 20.4 días para ISOLATOR 10, para 24 de 230 pares; y 9.9 días para BacT/ALERT MB frente a 19 días para ISOLATOR 10, para 24 de 257 pares. No hubo diferencias significativas en el desempeño entre sistemas. Sin embargo, hubo diferencias en tiempos medios de detección. El tiempo de detección fue más corto para BacT/ALERT MB, seguido por BACTEC MYCO/F LYTIC, BACTEC 13A y ISOLATOR 10. Se encontró que los sistemas supervisados continuamente (BACTEC MYCO/F LYTIC y BacT/ALERT MB) eran tan sensibles y en general más rápidos para la detección de bacteriemia por CMA que el estándar ISOLATOR 10 y los sistemas radiométricos BACTEC 13A. Otros autores también encontraron que este método es superior a los métodos tradicionales.[196]

Cromatografía gas-líquido y cromatografía líquida de alta resolución

El análisis de ácidos grasos de cadena larga celulares por cromatografía gas-líquido (CGL) se ha utilizado para ayudar a caracterizar micobacterias. El método gas-líquido por pirólisis de Reiner, en el cual los ácidos micólicos de cadena larga se dividen en productos de rotura característicos, está limitado en gran parte a laboratorios de investigación.[263] Tisdall desarrolló un procedimiento de CGL para saponificación de microorganismos en NaOH metanólico que permite la identificación correcta de la mayoría de las especies de micobacterias con base en los perfiles cromatográficos y características de la colonia.[320] Guerrant y cols.[111] usaron la metanólisis ácida para el aislamiento de ésteres metálicos de ácidos micólicos de células bacterianas, un método que no sólo consume menos tiempo que las técnicas de saponificación, sino que también es más sensible al detectar una pequeña cantidad de células. Se puede utilizar tan poco como un asa de 1 mm de microorganismos y el tiempo total de análisis es inferior a 2 h.

Un sistema comercial aprobado por la FDA, MIDI Sherlock Microbial Identification System® (Microbial ID, Newark, DE), que consiste en un HPLC 1100 y un sistema informático, es un método rápido y confiable de confirmación de cultivo de micobacterias. El sistema informático incluye una biblioteca de 40 perfiles lipídicos de pared celular para las especies más importantes de *Mycobacterium* desde el punto de vista médico, derivadas de aislamientos adquiridos de la American Type Culture Collection (ATCC), incluyendo numerosos aislamientos clínicos. El uso de la espectrometría de masas de iones negativos para detectar ácido tuberculosteárico en muestras clínicas también es prometedor para detectar rápidamente micobacterias en muestras en los laboratorios equipados con los instrumentos necesarios.[177]

Se ha utilizado cromatografía líquida de alta resolución mediante detección de fluorescencia (CLAP-FL) de ésteres de ácido micólico 6,7-dimetoxicumarina para identificación rápida de *M. tuberculosis* y *M. avium* directamente de muestras de esputo con frotis positivos teñidos con fluorocromos y cultivos BACTEC 12B con crecimiento temprano. En un estudio de 132 muestras de esputo positivas para *M. tuberculosis* y 48 positivas para CMA, la HPLC-FL hizo identificaciones directas con sensibilidades del 56.8 y 33.3%, respectivamente.[147] Cuando se empleó la HPLC-FL para evaluar cultivos en frascos BACTEC 12B, se alcanzaron sensibilidades del 99.0 y 94.3%. La especificidad fue del 100% en ambas evaluaciones. Cage también identificó con éxito a nivel de especie 117 de 126 (93%) micobacterias que crecieron en medio BACTEC 12B complementado con ácido oleico.[37] Glickman y cols.[100] describen un archivo computarizado que contiene patrones de ácidos micólicos característicos de 45 especies de *Mycobacterium*. Mediante su sistema evaluaron 1 333 cepas que representan 24 especies de *Mycobacterium*; el 97% se identificaron correctamente (la identificación de *M. tuberculosis* obtuvo un 99.85% de precisión, y del 98% para el CMA). Por lo tanto, para aquellos que poseen el equipamiento y utilizan perfiles de reconocimiento de patrones computarizados, se pueden identificar con precisión y rapidez micobacterias mediante los datos cromatográficos generados por HPLC. Estos sistemas están en competencia directa con los métodos basados en ácidos nucleicos para la identificación rápida de micobacterias.

Amplificación de ácidos nucleicos

Las pruebas de amplificación de ácidos nucleicos para detección directa del CMTB en muestras clínicas se hicieron disponibles comercialmente a mediados de la década de 1990.[62] Estas pruebas, que se analizan a detalle más adelante, han añadido un valor considerable a las pruebas para micobacterias. Los resultados positivos permiten un diagnóstico y tratamiento temprano de tuberculosis, disminución del período de infección y mejores resultados; los resultados negativos pueden eliminar investigaciones de contacto innecesarias. Sin embargo, estas pruebas tienen limitaciones; por lo tanto, los resultados se deben interpretar con precaución. Su sensibilidad es menor que el cultivo, por lo que un resultado negativo no excluye el diagnóstico de tuberculosis; los resultados falsos positivos también son posibles y representan un coste adicional para el laboratorio.

Los Centers for Disease Control and Prevention (CDC) emitieron las siguientes recomendaciones sobre los usos de pruebas de amplificación de ácidos nucleicos para diagnosticar tuberculosis. Todos los programas clínicos y de control de tuberculosis deben tener acceso a estas pruebas para la detección directa del CMTB, y estas pruebas deben convertirse en una prueba estándar para pacientes con sospecha de tuberculosis. Se debe realizar una prueba de amplificación de ácidos nucleicos en al menos una muestra respiratoria de cada paciente en quien se sospeche tuberculosis, ya que un único resultado positivo puede apoyar el diagnóstico de tuberculosis y todas las muestras con resultados negativos se deben evaluar en busca de inhibidores. El tiempo transcurrido desde la recolección de la muestra hasta el informe de prueba de amplificación debe ser lo más breve posible, preferiblemente dentro de 48 h, y los laboratorios que realicen una de estas pruebas deben participar en un programa de control de calidad.

Identificación de micobacterias con métodos convencionales

Aunque las aplicaciones de las técnicas moleculares son hoy en día el método de referencia para identificar las micobacterias cultivadas, los métodos convencionales aún son útiles y se tratan aquí. Los protocolos 19-1 a 19-15 proporcionan una presentación detallada de los principios, reactivos, procedimientos e interpretación de diversas técnicas de laboratorio, incluyendo los métodos de digestión-descontaminación y las pruebas bioquímicas (tabla 19-7). El uso de pruebas moleculares, incluyendo análisis de sondas de ácidos nucleicos, se trata por separado.

Temperatura óptima para aislamiento y velocidad de crecimiento

Cada especie de *Mycobacterium* tiene una temperatura óptima de crecimiento y un intervalo de tiempo para el aislamiento en cultivo (tabla 19-7). El tiempo hasta el aislamiento varía según el tipo de medio utilizado; el tiempo promedio de aislamiento de micobacterias en los medios basados en huevo es de aproximadamente 21 días, pero varía de sólo 3-5 días hasta 60 días de acuerdo con la especie y la cantidad de micobacterias en la muestra. En general, el tiempo hasta el aislamiento en los medios sólidos es varios días más breve cuando se utiliza agar 7H10 o 7H11 si se aplica la técnica de observación microscópica para microcolonias (descrita a continuación). El empleo de cultivos líquidos acorta los tiempos de detección considerablemente.[66,160,268]

Puede utilizarse cualquier medio de cultivo no selectivo estándar cuando se evalúa el tiempo de crecimiento, ya sea en tubos inclinados o placas de Petri. Una colonia bien aislada del microorganismo de prueba se subcultiva en un caldo 7H9 que contiene Tween 80® y se incuba durante varios días o hasta que el medio esté ligeramente turbio. El caldo se diluye 1:100 y se estría el medio de prueba, ya sea en tubos con agar inclinados o en placas de Petri, para obtener colonias aisladas. Para determinar la velocidad de crecimiento con precisión, es necesario utilizar un inóculo suficientemente diluido para producir colonias individuales. Un inóculo de un gran número de micobacterias de crecimiento lento puede formar una colonia visible en pocos días y dar una impresión errónea de tasa de crecimiento. Los cultivos de *M. tuberculosis* de tasas de crecimiento conocidas deben emplearse como control para microorganismos de crecimiento lento; de forma similar, se pueden utilizar cultivos de prueba de *M. fortuitum* como una comparación de control para microorganismos que crecen rápidamente.

Las placas de Petri de agar 7H10 o equivalente se prefieren al empleo de medios en tubo porque la apariencia de las microcolonias en desarrollo se puede estudiar con un microscopio estereoscópico o de baja potencia. Con la experiencia, una evaluación de la morfología de estas microcolonias puede ser útil para excluir ciertas micobacterias y potencialmente para clasificar de manera preliminar a otras. Runyon publicó pautas por las cuales las microcolonias de varias especies de micobacterias pueden distinguirse por quienes adquirieron experiencia con este abordaje.[277]

Koneman y cols., en el laboratorio de microbiología clínica de la University of Illinois, Chicago, pudieron detectar microcolonias de 29 aislamientos clínicos con frotis positivo de especies de *Mycobacterium* que crecen en agar 7H10 en un promedio de 6.1 días (rango 3-12), en comparación con los tiempos de aislamiento promedio empleando las observaciones visuales estándar de 32.4 días con medio LJ y 27.9 días con agar 7H11 (comunicación personal).

El tiempo de detección promedio para estos 29 aislamientos fue de 5.8 días por el sistema BACTEC, utilizando frascos radiométricos 12B. Los resultados de este estudio indican que las micobacterias pueden detectarse observando microcolonias en el mismo período acortado que el alcanzado con el sistema BACTEC. El método de microcolonias también permite una evaluación de la morfología de la colonia, ofreciendo información adicional no proporcionada por el sistema BACTEC, la cual es útil para realizar una caracterización presuntiva temprana de una especie desconocida de *Mycobacterium*. Si se utilizan sondas para identificación, estos datos morfológicos podrían emplearse para ayudar en la selección de la sonda. En un estudio que evaluó el tiempo transcurrido hasta la detección, el tiempo promedio hasta la detección de microcolonias de *M. tuberculosis* fue de 11 días en agar Middlebrook 7H11, mientras que fue de 16 días con los frascos MB/BacT y de 19.5 días con el medio LJ.[98]

Como se indicó, algunas especies de *Mycobacterium*, como *M. marinum* y la mayoría de las micobacterias de crecimiento rápido, crecen mejor a temperaturas que son ligeramente menores que la temperatura corporal central. Esto también puede estar relacionado con el hecho de que la enfermedad producida por estos microorganismos, particularmente *M. marinum*, afecta sobre todo a las extremidades, que son ligeramente más frías que la temperatura corporal central. Por lo tanto, los laboratorios deben incubar cultivos de micobacterias de muestras que pueden contener estos microorganismos (p. ej., biopsias de piel de extremidades) a temperaturas de 30-32 °C.

Producción de pigmentos

La determinación de si una especie de *Mycobacterium* desconocida es capaz de producir pigmentación de colonias en la oscuridad (escotocromógeno) o sólo después de exposición a la luz (fotocromógeno) no es muy útil para hacer una identificación final de la especie, pero puede servir para reducir las posibilidades (protocolo 19-5). *M. tuberculosis* no produce pigmento, más allá de un color beige claro, incluso después de la exposición a la luz. La capacidad de producción de pigmento de otras especies de *Mycobacterium* se enumeran en la tabla 19-7 (láms. 19-2C-E).

Acumulación de niacina

Todas las micobacterias producen niacina; sin embargo, sólo *M. tuberculosis*, *M. simiae* y, en ocasiones, cepas de *M. africanum*, *M. bovis*, *M. marinum* y *M. chelonae* carecen de la enzima necesaria para convertir niacina en ribonucleótido de niacina. Por lo tanto, determinar si la niacina se acumuló en el medio de cultivo es una valiosa prueba diferencial para identificar estas especies de micobacterias, particularmente *M. tuberculosis* (protocolo 19-10). Se han desarrollado tiras de papel de filtro impregnadas con reactivo que eliminan la necesidad de utilizar bromuro de cianógeno, una sustancia altamente tóxica, como se requiere en el método descrito originalmente para realizar esta prueba. La aparición de un color amarillo en el medio de prueba incubado con una tira reactiva es indicativa de la acumulación de niacina y es una prueba positiva (lám. 19-1D). Es esencial tener suficiente crecimiento en el medio primario basado en huevo; de lo contrario, se aumenta el riesgo de obtener resultados falsos negativos.

Reducción de nitratos a nitritos

Sólo pocas especies de micobacterias, sobre todo *M. tuberculosis*, producen nitrorreductasa, la cual cataliza la reducción de nitratos a nitritos. El desarrollo de un color rojo al añadir ácido sulfanílico y *N*-naftil etilendiamina a un extracto del aislamiento a identificar es indicativo de la presencia de nitritos y una prueba positiva (protocolo 19-11). La prueba se debe realizar cuidadosamente utilizando tres cultivos de control, uno que da una fuerte reacción positiva; otro, una reacción débil; el último, una reacción negativa. Además de apoyar la identificación de *M. tuberculosis*, la prueba de reducción de nitratos es también una prueba clave en la identificación de *M. kansasii* y *M. szulgai* (tabla 19-7 y lám. 19-1E).

Hidrólisis con Tween 80

Tween 80® es el nombre comercial de un detergente que puede ser útil para identificar micobacterias que poseen una lipasa que divide el compuesto en ácido oleico y sorbitol polioxietilado. Esta prueba es útil para identificar *M. kansasii*, que puede producir un resultado positivo en sólo 3-6 h. Utilizando la prueba de hidrólisis de Tween 80, se pueden diferenciar dos escotocromógenos con colonias de aspecto similar: *M. gordonae* (positivo) y *M. scrofulaceum* (negativo). Las reacciones de hidrólisis de Tween 80 para otras micobacterias se enumeran en la tabla 19-7; el procedimiento de la prueba se describe con detalle en el protocolo 19-14 y se ilustra una reacción positiva en la lámina 19-2G.

Actividad de la catalasa

La mayoría de las micobacterias producen catalasa; sin embargo, no todas las especies son capaces de generar una reacción positiva después de calentar el cultivo a 68 °C durante 20 min (catalasa termoestable). La mayoría de las cepas de *M. tuberculosis* y otros miembros del CMTB no dan origen a catalasas estables al calor, excepto ciertas cepas resistentes a isoniazida, para las cuales los resultados de esta prueba tienen un valor particular como posible marcador reemplazante. La actividad de la catalasa se evalúa de forma semicuantitativa midiendo la altura alcanzada por la columna de burbujas producida cuando se añade peróxido de hidrógeno a colonias en crecimiento en un cultivo en tubo (protocolo 19-6). Para realizar esta prueba, los tubos del medio LJ deben colocarse en posición vertical para generar una superficie plana en lugar de una inclinada. Esta superficie se inocula intensamente con el microorganismo de prueba y se incuba durante 14 días antes de añadir el reactivo de peróxido de hidrógeno. Una columna de más de 45 mm se considera una prueba positiva (lám. 19-2H). Se puede determinar una rápida evaluación de la actividad de la catalasa colocando unas gotas de peróxido de hidrógeno en las colonias que crecen en la superficie del agar Middlebrook 7H10, observando una rápida efervescencia de burbujas (lám. 19-2I).

Actividad de la arilsulfatasa

La determinación de la actividad de la enzima arilsulfatasa en las micobacterias es útil para diferenciar micobacterias de crecimiento rápido de micobacterias no fotocromógenas del grupo III (lám. 19-2J). *M. marinum*, *M. kansasii*, *M. szulgai* y *M. xenopi* también pueden producir pequeñas cantidades de esta enzima. Sin embargo, estas especies de crecimiento lento no generan suficiente enzima para dar una reacción consistentemente positiva. El desarrollo de un color rojo en el medio de prueba, que indica una liberación de fenolftaleína libre, es un resultado positivo (protocolo 19-4).

TABLA 19-7   Características diferenciales de las micobacterias

	Temperatura óptima de aislamiento (tiempo de crecimiento)	Pigmentación durante crecimiento		Acumulación de niacina	Reducción de nitratos	Hidrólisis de Tween 80: 10 días
		Luz	Oscuridad			
M. tuberculosis	37 °C (12-25 días)	Beige claro	Beige claro	+	+	V
M. africanum	37 °C (31-42 días)	Beige claro	Beige claro	V	V	−
M. bovis	37 °C (24-40 días)	Beige claro	Beige claro	V	−	−
M. ulcerans	32 °C (28-60 días)	Beige claro	Beige claro	−	−	
M. kansasii	37 °C (10-20 días)	Amarillo	Beige claro	−	+	+
M. marinum	30 °C (5-14 días)	Amarillo	Beige claro	V	−	+
M. simiae	37 °C (7-14 días)	Amarillo	Beige claro	+	−	+/−
M. asiaticum	37 °C (10-21 días)	Amarillo	Beige claro	−	−	+
M. szulgai	37 °C (12-25 días)	Amarillo a naranja	Amarillo, 37 °C Beige, 25 °C	−	+	V
M. scrofulaceum	37 °C (10 días)	Amarillo	Amarillo	−	−	−
M. gordonae	37 °C (10 días)	Amarillo a naranja	Amarillo	−	−	+
M. thermoresistible	45 °C (7 días)	Amarillo	Amarillo	−	+	+
M. flavescens	37 °C (7-10 días)	Amarillo	Amarillo	−	+	+
M. xenopi	42 °C (14-28 días)	Amarillo	Amarillo	−	−	−
Complejo M. avium	37 °C (10-21 días)	Beige a amarillo claro	Beige a amarillo claro	−	−	−
M. haemophilum	30 °C (14-21 días)	Gris	Gris	−	−	−
M. malmoense	37 °C (21-28 días)	Beige claro	Beige claro	−	−	+
M. shimoidei	37 °C (14-28 días)	Beige claro	Beige claro	−	−	+
M. genavense	37 °C (14-28 días)	Beige claro	Beige claro	−	−	+
M. celatum	37 °C (14-28 días)	Beige claro	Beige a amarillo	−	−	−
M. gasti	37 °C (10-21 días)	Beige claro	Beige claro	−	−	+
Complejo M. terrae	37 °C (10-21 días)	Beige claro	Beige claro	−	V	+
M. triviale	37 °C (10-21 días)	Beige claro	Beige claro	−	+	+
M. fortuitum	32 °C (3-5 días)	Beige claro	Beige claro	−	+	V
M. chelonae	28 °C (3-5 días)	Beige claro	Beige claro	V	−	V
M. abscessus	32 °C (3-5 días)	Beige claro	Beige claro	−	−	V
M. smegmatis	32 °C (3-5 días)	Amarillo	Amarillo	−	+	+

+, reacción positiva; −, reacción negativa; V, variable; espacio en blanco, pocos o ningún datos.

Actividad de la ureasa

La evaluación de la actividad de la ureasa es una importante prueba para diferenciar a *M. scrofulaceum* (positivo) de *M. gordonae* (negativo). También es útil para distinguir a *M. gastri* (positivo) de otros miembros de las micobacterias no cromógenas del grupo III (tabla 19-7). La determinación de si alguna especie determinada de *Mycobacterium* es capaz de producir ureasa puede realizarse inoculando el microorganismo en agua destilada que contenga un concentrado con base en urea o con discos de papel de filtro que contengan urea y que se añadan al agua destilada. Los detalles de la prueba de ureasa aplicada para identificar especies de *Mycobacterium* se presentan en el protocolo 19-15 (lám. 19-2K).

Pirazinamidasa

La prueba de pirazinamidasa es especialmente útil para distinguir a *M. bovis* débilmente positiva a niacina de *M. tuberculosis*, aunque muchas otras micobacterias son positivas (tabla19-7). La pirazinamidasa es una enzima que desamina pirazinamida

	Catalasa		Arilsulfatasa 3 días	Ureasa	Pirazinamidasa	Captación de hierro	Crecimiento en:		
	Semicuantitativa	pH 7.0; 68°C					T2H (1 mg/mL)	NaCl al 5% a 28°C	Agar de MacConkey
M. tuberculosis	< 45	−	−	+	+	−	+	−	−
M. africanum	> 45	−	−	V	−	−	+	−	−
M. bovis	< 45	−	−	+	−	−	−	−	−
M. ulcerans	> 45	+	−	V	−	−	+	−	−
M. kansasii	> 45	+	−	+	+	−	+	−	−
M. marinum	> 45	−	V	+	+	−	+	−	−
M. simiae	> 45	+	−	+	−	−	+	−	−
M. asiaticum	> 45	+	−	−	−	−	+	−	
M. szulgai	> 45	+	−	+	−	−	+	−	−
M. scrofulaceum	> 45	+	−	+	V	−	+	−	−
M. gordonae	> 45	+	−	−	V	−	+	−	−
M. thermoresistible	> 45	+	−	+				+	
M. flavescens	> 45	+	−	+	+	−	+	V	−
M. xenopi	< 45	+	+	−	+	−	+	−	−
Complejo M. avium	< 45	−	−	−	+	−	+	−	V
M. haemophilum	< 45	−	−	−	+	−		−	−
M. malmoense	< 45	V	−	V	V	−	+	−	−
M. shimoidei	< 45	−	−	−	+	−	+	−	−
M. genavense	> 45	+	−	+	+	−	+	−	−
M. celatum	< 45	+	+	−	+	−	+	−	−
M. gastri	< 45	−	−	+	−	−	+	−	−
Complejo M. terrae	> 45	+	+	−	V	−	+	−	V
M. triviale	> 45	+	V	−	V	−	+	+	−
M. fortuitum	> 45	+	+	+	+	+	+	+	+
M. chelonae	> 45	+	+	+	+	−	+	−	−
M. abscessus	> 45	+	+	+	+	−	+	+	+
M. smegmatis	> 45	+	−			+	+	+	−

(PZA) para formar ácido pirazinoico, que produce una banda roja en el medio de cultivo.[345] Los detalles de esta prueba se presentan en el protocolo 19-12 y la reacción final se ilustra en la lámina 19-2L.

Captación de hierro

Las micobacterias de crecimiento rápido tienen muchas similitudes. La capacidad de *M. fortuitum* para absorber sales de hierro solubles del medio de cultivo y producir un aspecto marrón oxidado al añadir una solución acuosa de citrato de amonio férrico al 20%, es una característica útil que diferencia este microorganismo de especies del grupo *M. chelonae/M. abscessus*, que carecen de esta propiedad (protocolo 19-9).

Inhibición del crecimiento por hidracida de ácido tiofeno-2-carboxílico

La hidracida del ácido tiofeno-2-carboxílico (T2H) inhibe selectivamente el crecimiento de *M. bovis*, mientras que la mayoría de las otras micobacterias, incluyendo *M. tuberculosis*, pueden crecer en un medio que contiene este compuesto. Esta característica es particularmente útil para diferenciar ciertas cepas de *M. bovis* (protocolo 19-8 y lám. 19-1F). Por ejemplo, el 30% de las cepas de *M. bovis* BCG (bacilo Calmette-Guérin) pueden ser débilmente positivas a niacina y otras pueden ser reductoras débiles de nitrato, haciendo que a veces sea difícil diferenciar estas cepas de *M. tuberculosis* mediante estas pruebas clave.

Crecimiento en cloruro de sodio al 5%

La capacidad de crecimiento en un medio de cultivo basado en huevo que contiene NaCl al 5% cuando se incuba a 28 °C es una característica compartida por *M. triviale*, algunas cepas de *M. flavescens*, *M. fortuitum* y *M. abscessus* (tabla 19-7). Otras micobacterias no toleran este aumento de concentración de sal. Existen tubos inclinados comerciales de medio Löwenstein-Jensen que contienen NaCl al 5%. La prueba no puede realizarse en un medio de agar (protocolo 19-13).[171]

Crecimiento en agar de MacConkey

El agar de MacConkey, del que se ha eliminado la violeta de genciana, es un sustrato que soporta el crecimiento de micobacterias de crecimiento rápido. Sin embargo, la mayoría de las otras especies de *Mycobacterium* no pueden crecer en este medio. El procedimiento de la prueba se detalla en el protocolo 19-7.

Clasificación de micobacterias

El reconocimiento de que un microorganismo desconocido es "ácido alcohol resistente" es generalmente la primera pista de que el microorganismo puede ser una micobacteria. La denominación *ácido alcohol resistente* es un término que se utiliza para describir bacterias que resisten decoloración con alcohol ácido una vez que se han teñido con carbolfucsina. Algunas bacterias, especialmente las especies de *Nocardia* y de *Rhodococcus*, retienen carbolfucsina sólo si se utiliza un agente decolorante menos estricto, por ejemplo, un ácido inorgánico de baja concentración, como H_2SO_4 al 1% o HCl al 1%. Estas bacterias se denominan "parcialmente ácido alcohol resistentes".

A finales de la década de 1950, conforme se encontraban especies de micobacterias distintas de *M. tuberculosis* con una frecuencia creciente en el ejercicio médico, Runyon propuso la agrupación de estos microorganismos "atípicos" en función de la velocidad de crecimiento y la producción de pigmento (recuadro 19-2). Sin embargo, el término *atípico* en realidad no es apropiado porque estos microorganismos son simplemente diferentes del CMTB. Los términos preferidos son *micobacterias no tuberculosas* (MNT) y *micobacterias distintas al CMTB*.

Los avances en nuestro conocimiento de genética, estructura celular y propiedades fenotípicas aberrantes de las especies de micobacterias previamente conocidas y recién descubiertas han evolucionado nuestro conocimiento más allá de la categorización encasillada de especies bajo el clásico sistema de clasificación de Runyon. Además, ciertas cepas de *M. kansasii*, por ejemplo, pueden ser pigmentadas en la oscuridad o no pigmentadas (calificarían para el grupo II de Runyon o el grupo III, respectivamente). En consecuencia, la confianza en estos criterios fenotípicos puede ser engañosa. Por lo tanto, Woods y Washington sugirieron una clasificación refinada y orientada clínicamente de las micobacterias (recuadro 19-3) a partir de una propuesta publicada antes por Wolinski.[364,370]

Sin embargo, para el micobacteriólogo entrenado a la manera tradicional, la separación del CMTB de las MNT y la colocación

---

RECUADRO 19-2

Esquema de Runyon para clasificación de micobacterias no tuberculosas

Grupo I: fotocromógenos
Grupo II: escotocromógenos
Grupo III: no fotocromógenos
Grupo IV: de crecimiento rápido

RECUADRO 19-3

Esquema de clasificación de Woods y Washington, actualizado

Especies potencialmente patógenas en humanos

Complejo *M. avium*
M. kansasii

De crecimiento rápido: grupo *M. fortuitum*, grupo *M. chelonae/M. abscessus*

M. scrofulaceum
M. xenopi
M. szulgai
M. malmoense
M. simiae
M. gcnavcnse
M. marinum
M. ulcerans
M. haemophilum
M. celatum

Micobacterias saprófitas que pocas veces causan enfermedad en humanos

M. gordonae
M. asiaticum
M. terrae
M. triviale
M. shimoidei
M. gastri
M. nonchromogenicum
M. paratuberculosis

Especies con velocidad de crecimiento intermedia

M. flavescens

Otras especies de crecimiento rápido

M. thermoresistible
M. neoaurum
Grupo *M. smegmatis*
Grupo *M. mucogenicum*
M. mageritense
M. wolinskyi

Clasificación de micobacterias **1237**

preliminar de las MNT en uno de los cuatro grupos de Runyon continúa proporcionando una orientación inicial importante. El hecho de que ciertas cepas de *M. kansasii* generalmente fotocromógenas puedan ser no pigmentadas o incluso escotocromógenas, algunas cepas de CMA puedan estar ligeramente pigmentadas e incluso que *M. szulgai* sea escotocromógeno a 37 °C, pero fotocromógeno a 25 °C (disruptivo al esquema de Runyon), no sugiere que las orientaciones pasadas deban descartarse por completo, sino más bien que se debe reconocer la variabilidad fenotípica de estos microorganismos y se le debe incorporar en esquemas de identificación convencionales.

Identificación de laboratorio de micobacterias y síndromes clínicos relacionados

La identificación de micobacterias por métodos tradicionales requiere paciencia, familiaridad con los puntos finales de diferentes características de identificación y una colección de cepas de control. Además, consume mucho tiempo y con frecuencia no proporciona una identificación exacta a nivel de especie. No todos los laboratorios necesitan la capacidad de identificar todas las micobacterias a nivel de especie. El número de pacientes con tuberculosis en un hospital en los Estados Unidos no es grande y puede ser prudente utilizar los servicios de un laboratorio de referencia para proporcionar identificaciones definitivas y pruebas de sensibilidad de aislamientos clínicamente importantes aislados en un laboratorio de atención primaria. Cada director de laboratorio debe determinar el alcance de los servicios que se deben proporcionar para satisfacer las necesidades de la práctica clínica local.

Revisión de las especies de Mycobacterium: características de laboratorio y correlaciones clínicas

Aunque el diagnóstico presuntivo de tuberculosis pulmonar puede realizarse a partir de antecedentes clínicos, presentación de síntomas, exploración física, evidencia radiográfica de la enfermedad y presencia de BAAR en el esputo, el diagnóstico definitivo requiere del aislamiento de microorganismos causales en cultivo o demostración de estos microorganismos por métodos de amplificación de ácidos nucleicos. Varias MNT se reconocen ahora como patógenos importantes, cada una con un potencial diferente para producir enfermedades y, a veces, con perfiles únicos de sensibilidad a fármacos que deben determinarse mediante pruebas de laboratorio. Se puede aislar una amplia variedad de especies de *Mycobacterium* de sitios extrapulmonares. Las características de cultivo de laboratorio y las manifestaciones clínicas de ciertas enfermedades micobacterianas humanas (recuadro 19-4 y tabla 19-8) se tratan brevemente en los siguientes párrafos y en los recuadros de correlación clínica.

Complejo *Mycobacterium tuberculosis*. Los miembros del CMTB son las únicas micobacterias de importancia para la salud pública y, por lo tanto, el foco principal de identificación en laboratorios clínicos (recuadro de correlación clínica 19-1).

Mycobacterium tuberculosis. Tradicionalmente, se ha enseñado que las cepas clásicas de *M. tuberculosis* pueden diferenciarse fenotípicamente de *M. bovis*, *M. microti* y *M. africanum*. Sin embargo, varios parámetros, incluyendo análisis de extractos antigénicos, epítopos diana para anticuerpos monoclonales, estudios antigénicos y relacionados con ADN sugieren que *M. tuberculosis*, *M. bovis*, *M. microti* y *M. africanum* representan una

RECUADRO 19-4

Especies de *Mycobacterium*: orden de presentación

Complejo *Mycobacterium tuberculosis*

Fotocromógenos
- *M. kansasii*
- *M. marinum*
- *M. simiae*
- *M. asiaticum*

Escotocromógenos
- *M. scrofulaceum*
- *M. szulgai* (fotocromógeno a temperatura ambiente)
- *M. xenopi*
- *M. celatum*
- *M. gordonae*

No fotocromógenos
- Complejo *M. avium*
- *M. paratuberculosis*
- *M. terrae*, *M. gastri* y *M. triviale*
- *M. shimoidei*
- *M. malmoense*
- *M. haemophilum*

De crecimiento rápido
- Grupo *M. fortuitum*
- Grupo *M. chelonae/M. abscessus*
- Patógenos infrecuentes en humanos

Otras micobacterias
- *M. ulcerans*
- *M. genavense*

única especie y actualmente se consideran bajo el término general de CMTB.

Se necesitan algunas pruebas relativamente sencillas para identificar la mayoría de los aislamientos del CMTB. Las siguientes son características fenotípicas mediante las cuales se puede hacer una identificación de *M. tuberculosis*:

1. Formación de colonias no pigmentadas, rugosas y color beige después de 14-28 días de incubación a 37 °C en los medios Löwenstein-Jensen o Middlebrook (láms. 19-1G y H).
2. Aparición de microcolonias después de 5-10 días de incubación en agar Middlebrook 7H10 o 7H11, con formación de cordones en serpentina debido a la producción del "factor cordón" (láms. 19-1C y H).
3. Acumulación de niacina (lám. 19-ID). *M. simiae*, algunas cepas de *M. bovis* y cepas ocasionales de *M. marinum* y *M. chelonae* también pueden ser niacina positivas; por lo tanto, se debe utilizar esta característica junto con los demás hallazgos.
4. Reducción de nitratos a nitritos (lám. 19-1E).

TABLA 19-8 Nomenclatura de micobacterias seleccionadas

Nombre reconocido de la especie	Patogenia relativa para los humanos	Grupo equivalente de Runyon	Nombre común aceptado	Comentarios
M. tuberculosis	+++		Bacilo tuberculoso humano	Produce tuberculosis humana (altamente contagiosa).
M. bovis	+++		Bacilo tuberculoso bovino	Produce tuberculosis bovina y humana; se utilizan las cepas avirulentas para las vacunas del bacilo de Calmette-Guérin (BCG).
M. ulcerans	+++			Asociado con infecciones cutáneas en el trópico.
M. africanum	+++			Se encuentra en el norte y el centro de África.
M. kansasii	+++	I: fotocromógenos		Rara vez no pigmentadas o escotocromógenas.
M. marinum	+++	I: fotocromógenos		Causa infecciones en la piel, usualmente relacionadas con la exposición al agua.
M. simiae	++	I: fotocromógenos		La fotorreactividad puede ser inestable; niacina positivo.
M. genavense	++			Requiere micobactina J para el crecimiento en medios sólidos. Con propensión a causar enfermedad diseminada en pacientes con sida.
M. asiaticum	++	I: fotocromógenos		Similar a M. simiae, pero difiere antigénicamente.
M. scrofulaceum	++	II: escotocromógenos		Puede causar linfadenitis cervical.
M. szulgai	+++	I: fotocromógenos a 25 °C II: escotocromógenos a 37 °C		Se relaciona con enfermedad pulmonar y extrapulmonar crónica; composición lipídica distintiva de las paredes celulares.
M. xenopi	++	II: escotocromógenos		Crece lentamente; mejor a 42 °C; puede contaminar los sistemas de agua caliente.
M. celatum	+	Poco claro (*véase* el texto)		Propensión a causar infecciones respiratorias en pacientes con sida. Se parece mucho a M. xenopi.
M. gordonae	Raro	II: escotocromógenos	Escotocromógeno de agua corriente	Rara vez patógeno para humanos.
M. thermoresistible	0	II: escotocromógenos		Crece a 52 °C. No se ha demostrado que sea un patógeno humano.
Complejo M. avium	+++	III: no fotocromógenos[a]	Bacilo de Battey	Puede causar infección diseminada en pacientes con sida.
M. terrae	Raro	III: no fotocromógenos	Bacilo del rábano	Puede estar en relación estrecha con M. triviale.
M. shimoidei	+			Se asemeja al complejo M. terrae. Casos raros de infecciones pulmonares.
M. triviale	0/+	III: no fotocromógenos	Bacilo V	
M. malmoense	+++	III: no fotocromógenos		Crece lentamente y suele causar enfermedad pulmonar.
M. haemophilum	+++	III: no fotocromógenos		Se relaciona con lesiones cutáneas por lo general en pacientes inmunodeprimidos.
Grupo M. fortuitum	++	IV: crecimiento rápido		Predominantemente causa infecciones de la piel. Puede inducir enfermedad pulmonar. Puede causar infección hospitalaria.
M. chelonae	++	IV: crecimiento rápido		Puede causar infecciones de la piel, particularmente en personas con inmunidad celular comprometida.
M. abscessus	++	IV: crecimiento rápido		Predominantemente causa infecciones de la piel. Puede inducir enfermedad pulmonar en pacientes con enfermedad respiratoria crónica o fibrosis quística.

[a]Las cepas aisladas de pacientes con sida pueden desarrollar un pigmento amarillo pálido con la edad.

Recuadro de correlación clínica 19-1 *Mycobacterium tuberculosis*

Por lo general, la tuberculosis comienza en los pulmones, donde pueden observarse infiltrados difusos, finamente nodulares o irregulares, de manera predominante en las porciones apicales de los lóbulos superiores, pero también extendiéndose a otros sitios en forma miliar o como tuberculosis exudativa progresiva (lám. 19-3A). Son frecuentes las lesiones cavitarias, sobre todo en regiones apicales de lóbulos superiores y se puede observar un tuberculoma solitario o una "lesión numular" que puede formar parte del viejo complejo de Gohn (láms. 19-3B y C). La forma diseminada o miliar de la infección ocurre en ciertas personas, generalmente aquellas con desnutrición, inmunodepresión u otras enfermedades crónicas debilitantes. Jereb y cols.,[143] utilizando el polimorfismo de longitud de fragmentos de restricción (RFLP, *restriction-fragment-length polymorphism*) por PCR, fueron capaces de rastrear la fuente de un brote de *M. tuberculosis* entre 10 receptores de trasplante de riñón en un hospital a un solo paciente postrasplante que había sido expuesto en otro hospital antes de la transferencia. El tiempo medio de incubación para el inicio de tuberculosis en receptores de trasplante de riñón recién infectados fue de 7.5 semanas. Esta situación ilustra cómo las técnicas moleculares pueden ser útiles para detectar fuentes puntuales de tuberculosis para implementar el aislamiento temprano y prevenir la transmisión hospitalaria de la enfermedad.

La reactivación, o tuberculosis de tipo adulto, es un proceso inflamatorio lentamente progresivo en pulmones caracterizado por inflamación granulomatosa que puede erosionar hacia los bronquios (lám. 19-3D). Un gran número de bacilos tuberculosos se propagan a nuevos sitios dentro del pulmón cuando se rompe una cavidad, y pueden ser expectorados si la cavidad se rompe en un bronquio, infectando potencialmente a otros en contacto cercano. La tos, pérdida de peso, febrícula, disnea y dolor torácico son los signos y síntomas clínicos habituales de la tuberculosis pulmonar crónica progresiva. Esta es una descripción de lo que se ha denominado *tuberculosis de tipo secundario* o *de reactivación*. En los pacientes con sida, la enfermedad recuerda más a la tuberculosis primaria progresiva y se caracteriza por una menor fibrosis focal y caseación, y una progresión más rápida y una diseminación miliar para involucrar prácticamente cualquier órgano del cuerpo.

La meningitis tuberculosa es relativamente infrecuente en los Estados Unidos. Los pacientes pueden presentarse con dolores de cabeza, cambios en el estado mental o, con poca frecuencia, progreso a manifestaciones de meningitis grave. En la mayoría de los casos, al menos una de tres mediciones de laboratorio del líquido cefalorraquídeo se verá alterada: un aumento en el recuento de células, por lo general linfocitosis, una disminución de las concentraciones de glucosa, o un aumento en las concentraciones de proteínas; no obstante, cualquiera de estos parámetros puede ser habitual. Los bacilos ácido alcohol resistentes pueden observarse en muestras centrifugadas en alrededor del 40% de los pacientes, un rendimiento que aumenta con el número de exámenes raquídeos realizados. Desde el punto de vista patológico, la afectación meníngea es más pronunciada en la base del cerebro, donde los cambios visibles van desde una opacidad difusa hasta la presencia de un espeso exudado gelatinoso que se observa principalmente en las áreas que recubren la protuberancia y adyacentes al quiasma óptico (lám. 19-3E).

Tradicionalmente, se considera que la bacteriemia por *M. tuberculosis* es rara; sin embargo, Bouza y cols.,[28] en un estudio de 285 pacientes con tuberculosis de cultivo comprobado en el que se obtuvieron hemocultivos, encontraron que 50 (14%) eran bacteriémicas. De éstos, el 81% estaban infectados por VIH. En 14 pacientes, la sangre fue la primera muestra de la que se aislaron microorganismos. Archibald y cols.,[7] al estudiar a 517 pacientes con posibles infecciones sanguíneas en el África subsahariana, encontraron que, de 145 pacientes con una infección sanguínea comprobada, 81% de los cuales estaban infectados por VIH, el patógeno aislado con más frecuencia fue *M. tuberculosis*, con el 39%.

La mayoría de los aislamientos de *M. tuberculosis* de pacientes no tratados en los Estados Unidos son sensibles a los fármacos antituberculosos primarios y responden al tratamiento con los cuatro fármacos recomendados. Las pruebas de sensibilidad de las micobacterias se presentan más adelante en este capítulo.

---

5. Capacidad para crecer en presencia de T2H (lám. 19-1F).
6. Falta de actividad de la catalasa.

La morfología celular típica de *M. tuberculosis*, tal como se observa en frotis teñidos con carbolfucsina, es la de un bacilo delgado ligeramente curvo que mide 0.3-0.6 × 1-4 nm, se tiñe de rojo intenso (fuertemente ácido alcohol resistente), con un aspecto de rosario definido (lám. 19-1B). En la preparación de frotis provenientes de cultivos, las células individuales son a menudo difíciles de dispersar, las cuales parecen agregados irregulares o se ubican en bandas paralelas. Se pueden observar cordones distintivos en preparaciones provenientes de cultivos líquidos en los que los agregados de BAAR forman cuerdas largas y serpentinas. Las micobacterias se pueden observar en tinción de Gram como bacilos grampositivos en forma de collar de cuentas. El aspecto de collar de cuentas se debe a una tinción no uniforme del bacilo. También se puede sospechar la presencia de una especie de *Mycobacterium* en tinciones de Gram si se observan bacilos no teñidos o deficientemente teñidos rodeados por un halo transparente (lám. 19-1I). El colorante violeta de genciana en la tinción de Gram no penetra en la pared gruesa de la célula lipídica cerosa del microorganismo, y puede aparecer como un collar de cuentas o casi como una imagen negativa en el fondo contrateñido.

Mycobacterium bovis. M. bovis (recuadro de correlación clínica 19-2) puede diferenciarse de cepas clásicas de *M. tuberculosis* basándose en lo siguiente:

1. La mayoría de las cepas son niacina negativas.
2. Los nitratos no se reducen a nitritos.
3. No se produce pirazinamidasa.
4. Inhibición selectiva del crecimiento por T2H; *M. bovis* no crece en medios que contengan T2H.

Las cepas clásicas humanas tienen una tasa de crecimiento muy lenta, produciendo colonias de aspecto "disgónico" en medio

Recuadro de correlación clínica 19-2 *Mycobacterium bovis*

M. bovis causa tuberculosis generalmente en ganado, pero también puede infectar a otros animales, incluyendo perros, gatos, cerdos, conejos, alces, venados y posiblemente ciertas aves de presa. Fanning y Edwards rastrearon 446 contactos humanos con alces domesticados en Alberta, Canadá, 81 de los cuales fueron positivos a la prueba cutánea para *M. bovis*.[84] De ellos, 50 estuvieron en contacto con animales con cultivo positivo, incluyendo un caso de infección pulmonar activa por *M. bovis* diagnosticada en la muestra de esputo. Con un análisis molecular de ADN con IS*6110* como marcador genético, van Soolingen y cols.[334] fueron capaces de determinar que las cepas de *M. bovis* causantes de infección en humanos en Argentina fueron transmitidas por el ganado, mientras que las cepas causantes de enfermedad en humanos entre personas que viven en los Países Bajos fueron contagiadas de otros animales diferentes que el ganado (animales silvestres y de zoológico). En algunas áreas en Escocia y en Europa oriental, donde el ganado y la ganadería lechera aún son el principal sustento, *M. bovis* todavía puede constituir hasta el 39% de todos los casos de tuberculosis.[357] La tuberculosis pulmonar bovina se asemeja mucho a la que causa *M. tuberculosis* en los humanos.

Durante el tiempo en que los humanos ordeñaban vacas manualmente con mayor frecuencia que en la actualidad, las infecciones cutáneas en los dedos eran habituales, por lo general con osteomielitis subyacente y artrosis en los dedos (lám. 19-3F). Un sitio frecuente para aislar *M. bovis* en laboratorios clínicos es de muestras de orina; el bacilo Calmette-Guérin (BCG) es usado en irrigaciones de vejiga como un estimulante inmunitario en el tratamiento de carcinoma de vejiga. Se debe considerar esta posibilidad cuando se recuperen *Mycobacterium* de crecimiento lento de muestras de orina. En algunos individuos, la cepa BCG se utiliza no totalmente atenuada y puede causar cistitis.

de LJ. El crecimiento de la mayoría de las cepas es mejor en medio de LJ que en Middelbrook 7H11 o equivalentes. El medio más favorable para *M. bovis* contiene 0.4% de piruvato sin glicerol. Las colonias típicas son brillantes, escasas y pequeñas, y pueden aparecer como lisas o rugosas en medios con huevo. En agar Middlebrook 7H11, las colonias son muy pequeñas y frecuentemente muestran poca o ninguna diseminación (referidas como "una gota de agua"). Estas colonias pueden simular también formas disgónicas de microorganismos del CMA. Por último, a 68 °C son catalasa positivos, no producen ureasa y son pirazinamidasa positivos. Si se añade piruvato al medio, las colonias pueden mostrar cordones serpentinos similares a los de *M. tuberculosis* eugónico.

Las cepas BCG de *M. bovis*, que se han utilizado como vacuna en zonas altamente endémicas del mundo, simulan *M. tuberculosis* por ser eugónicas o por crecer más rápido (3-4 semanas en medio de LJ), con un aspecto rugoso, liso y, en algunos casos, con acumulación de niacina. Sin embargo, estas cepas aún son sensibles a T2H y pueden diferenciarse en función de esta característica. La morfología microscópica de las células de *M. bovis* en frotis con tinción ácido alcohol resistente no es distintiva.

Fotocromógenos

Mycobacterium kansasii. *M. kansasii* es una importante causa de enfermedad pulmonar que se asemeja a la TB clínica, radiológica e histopatológicamente (recuadro de correlación clínica 19-3). Sin embargo, la enfermedad pulmonar debida a *M. kansasii* no tiene las mismas consecuencias para la salud pública que la TB y no se transmite de persona a persona. Originalmente conocido como "bacilo amarillo", descrito primero por Buhler y Pollak en 1953, *M. kansasii* es un fotocromógeno clasificado dentro del grupo I de Runyon. Aunque las infecciones ocurren en todos los Estados Unidos, la mayoría de los casos se han informado en los estados del sur (Texas, Louisiana y Florida), Medio Oeste (Illinois) y California. Los hombres se infectan con mayor frecuencia que las mujeres, con una relación aproximada de 3:1. La alteración es infrecuente en niños. La enfermedad no pulmonar, expresada como peritonitis en un paciente sometido a una diálisis peritoneal ambulatoria, es mucho menos frecuente que la enfermedad pulmonar, pero se ha informado.[95]

Aspectos de laboratorio. Las cepas típicas de *M. kansasii* crecen aproximadamente a la misma velocidad o ligeramente más rápido que *M. tuberculosis* a 37 °C. La característica distintiva es la dependencia a la exposición a la luz para la producción de un pigmento de color amarillo (lám. 19-2C) y la formación de cristales de caroteno rojizos durante la incubación prolongada. Las colonias habitualmente son entre por completo ásperas y totalmente lisas; sin embargo, ciertas cepas son una u otra en su totalidad. Por lo general, las microcolonias muestran centros elevados e hileras curvas de bacilos en los márgenes exteriores, más delgados, que pueden confundirse con el cordón serpentino de *M. tuberculosis*. Las propiedades fenotípicas, además de la fotocromogenia, por las que puede confirmarse la identificación de *M. kansasii* incluyen:

1. Hidrólisis rápida de Tween en tres días
2. Reducción fuerte de nitrato a nitrito
3. Reacción rápida de la catalasa, incluyendo prueba a 68 °C
4. Actividad fuerte de pirazinamidasa

Con menor frecuencia, pueden encontrarse cepas escotocromógenas o no cromógenas, incluyendo algunas cepas con poca actividad de la catalasa. Las células bacterianas en preparados de frotis ácido alcohol resistente son característicamente largas y anchas, y de manera distintiva cuentan con bandas cruzadas o sobrepuestas (lám. 19-2M), se presume por la utilización de lípidos del medio. Aunque los micobacteriólogos experimentados pueden hacer una identificación presuntiva en función de la tinción ácido alcohol resistente, se requieren pruebas adicionales antes de que se pueda establecer una identificación definitiva.

Mycobacterium marinum. En 1926, mientras investigaba enfermedades infecciosas en peces de agua salada, Aronson descubrió una nueva especie de *Mycobacterium*, más tarde llamada *Mycobacterium marinum* ("del mar").[8,346] El organismo también se ha denominado *M. platypoecilus* por infecciones observadas en el pez mexicano *Xiphophorus maculatus* (*platyfish*), también conocido como *M. balnei* (un nombre que se refiere a un baño o spa). Todos son el mismo microorganismo (recuadro de correlación clínica 19-4). La exposición al agua es a menudo el antecedente clínico clave para pensar en este agente etiológico.[87]

Recuadro de correlación clínica 19-3 *Mycobacterium kanasii*

La enfermedad pulmonar crónica que simula la tuberculosis clásica es la manifestación más frecuente, por lo general involucrando los lóbulos superiores. La cavitación con cicatrices es evidente en la mayoría de los pacientes y la enfermedad es lentamente progresiva. Las infecciones extrapulmonares o diseminadas son menos frecuentes, aunque se han informado casos de linfadenitis de tipo escrófula, infecciones cutáneas de tipo esporotricosis, osteomielitis, infecciones de tejidos blandos y tenosinovitis. Dillon y cols.,[74] en particular, citan el daño progresivo a estructuras profundas de la muñeca y la mano que puede ocurrir en casos de tenosinovitis. La enfermedad diseminada puede presentarse en presencia de inmunodepresión grave y se ha informado en pacientes con sida. Jacobson e Isenberg describieron una infección relacionada con sida causada por *M. kansasii* que se presentó como neumonitis intersticial granulomatosa, pero comunicaron que sólo en el 0.2% de los pacientes con sida se han aislado infecciones por *M. kansasii*.[138] Sin embargo, Valainis y cols.[332] informaron de Luisiana, una región endémica de *M. kansasii*, en una revisión de 60 meses de pacientes que asisten a dos centros principales de referencia en Nueva Orleans, que encontraron que el 31.9% de las personas infectados por VIH-1 estaban coinfectadas por *M. kansasii*. En un estudio retrospectivo de 35 pacientes realizado en la ciudad de Kansas, la incidencia de infecciones por *M. kansasii* en pacientes con sida fue tres veces mayor que las infecciones por *M. tuberculosis*.[12] El tratamiento estándar para las infecciones por *M. kansasii* incluye isoniazida, rifampicina y etambutol, de los cuales el fármaco más importante es la rifampicina. Una alternativa con un régimen igualmente eficaz es rifampicina, etambutol y claritromicina.

Las infecciones por *M. kansasii* en pacientes con sida generalmente ocurren cuando los recuentos de linfocitos CD4 son menores de 50/µL, con complicaciones graves y potencialmente mortales en muchos casos. Levine y Chaisson revisaron 19 pacientes con *M. kansasii* e infección por VIH, 14 de los cuales tenían infección pulmonar exclusiva, 3 tenían enfermedad pulmonar y extrapulmonar, y 2 tenían afectación extrapulmonar exclusiva.[184] Todos los pacientes con infección pulmonar presentaron fiebre y tos con al menos dos semanas de duración. Los infiltrados localizados en el lóbulo superior, infiltrados intersticiales difusos o lesiones en pared delgada cavitatoria, o una combinación de ambos, se observaron en las radiografías de tórax. Se informaron otras infecciones relacionadas con sida causadas por *M. kansasii*.[124,294] En un paciente se observaron granulomas caseosos en la pared intestinal y en ganglios linfáticos mesentéricos, con acumulación de histiocitos espumosos, similar a la enfermedad de Whipple. Giladi y cols. informaron una peritonitis por *M. kansasii* relacionada con catéter en una mujer de 62 años sometida a diálisis peritoneal ambulatoria continua, presumiblemente el primer caso de este tipo.[337] Tortoli y cols.[328] encontraron un grupo de cepas de *M. kansasii* que no hibridan con la prueba de identificación de cultivo de *M. kansasii* AccuProbe® (Gen-Probe, San Diego, CA), y que estuvieron claramente asociadas con el VIH. Esto sugiere que pueden necesitarse pruebas adicionales para la identificación de cepas negativas mediante AccuProbe.

Se han descrito cepas de *M. kansasii* resistentes a rifampicina. Wallace y cols. informaron el caso de 36 pacientes en quienes se había aislado *M. kansasii* resistente a rifampicina, de los cuales el 90% recibieron antes un tratamiento con este fármaco.[340] Sin embargo, la mayoría de los pacientes respondieron a un régimen de cuatro medicamentos, según los estudios de sensibilidad *in vitro* y cultivos de esputo, los cuales se negativizaron en el 90% de los individuos tratados en una media de 11 semanas.

Recuadro de correlación clínica 19-4 *Mycobacterium marinum*

Las infecciones típicas por *M. marinum* involucran la piel, por lo general cuando la piel traumatizada entra en contacto con agua dulce o agua salada clorada inadecuadamente (p. ej., piscinas, acuarios de peces tropicales, torres de refrigeración con agua). Fisher notificó infecciones cutáneas en tres salvavidas, citando esta infección como un peligro de esta actividad.[50] Hoyt y cols.[129] informaron varias infecciones de tejidos profundos y tenosinovitis destructiva entre pescadores en el área de la bahía de Chesapeake. Otras citas de infecciones cutáneas profundas, por lo general de manos y con frecuencia relacionadas con actividades acuáticas, como limpieza de peceras, incluyen pacientes con tenosinovitis, artritis y bursitis, y osteomielitis.[16,50,131]

Pueden presentarse lesiones similares a la esporotricosis, con diseminación central a lo largo del sistema linfático que emana de una zona ulcerada en el sitio primario de inoculación, aunque es más frecuente que las lesiones se presenten como nódulos subcutáneos blandos, rojos o azul rojizos, que habitualmente afectan codo, rodilla, dedo del pie o dedo ("granuloma de piscina"). Estas lesiones se han confundido con nódulos reumatoides.[9]

El tratamiento con antibióticos se analiza más adelante en este capítulo.

Aspectos de laboratorio. Cuando se aísla *M. marinum* de muestras clínicas, crece de manera ideal entre 30 y 32 °C, pero puede crecer, tal vez no tan bien, a 37 °C. Los subcultivos generalmente crecen mejor a 37 °C que el cultivo inicial de la muestra. Las colonias aparecen después de 8-14 días; si crecen en la oscuridad, pueden ser no pigmentadas. Se observa un pigmento amarillo profundo cuando se exponen a la luz. Las colonias varían entre ásperas a lisas y hemisféricas, en particular si crecen en medio 7H10 o 7H11 (que contiene ácido oleico y albúmina). Al microscopio, las células son bacilos relativamente largos con septos frecuentes.

La fotocromogenia y preferencia por el crecimiento a 30-32 °C son pistas iniciales para la identificación de *M. marinum*. A continuación se enumeran algunas características adicionales mediante las cuales se puede hacer una identificación definitiva:

1. Algunas cepas pueden acumular niacina.
2. Los nitratos no se reducen a nitritos.
3. Hidrólisis de Tween 80.
4. La ureasa es positiva.
5. Se produce pirazinamidasa.
6. No se produce catalasa estable al calor.

Mycobacterium simiae. Weiszfeiler y Karczag nombraron a *M. simiae* en 1969[350] en reconocimiento al primer aislamiento del microorganismo cuatro años antes por Karassova y cols.,[349] a partir de monos rhesus del género *Macaca* importadas a Hungría de la India (recuadro de correlación clínica 19-5). Se encontró después que esta bacteria era idéntica a una cepa niacina positiva de una micobacteria del grupo III aislada en Cuba por Valdivia y cols. de pacientes con tuberculosis pulmonar. Nombraron al organismo *M. habana*, que más tarde se demostró que era el mismo que *M. simiae*.

Aspectos de laboratorio. Las colonias de *M. simiae* que se desarrollan dentro de 2-3 semanas en medios con base de huevo son típicamente lisas. La mayoría de las cepas son fotocromógenas. La exposición prolongada a la luz puede ser necesaria para los aislamientos que no producen pigmento. Las reacciones bioquímicas clave para la identificación son las siguientes:

1. Acumulación positiva de niacina
2. Hidrólisis de Tween 80 (puede ser lenta, requiriendo más de 10 días)
3. Alta actividad de catalasa termoestable

La mala reproducibilidad de las reacciones de prueba en algunas cepas puede hacer la identificación mediante pruebas convencionales algo difícil.

Mycobacterium asiaticum. *M. asiaticum* es de muchas maneras fenotípicamente similar a *M. gordonae*: ambas tienen alta actividad catalasa, hidrolizan Tween 80 y son negativas a ureasa y reducción de nitrato.[346] Sin embargo, *M. asiaticum* es fotocromógena, mientras *M. gordonae* es escotocromógena. *M. asiaticum* es también bioquímicamente similar a *M. simiae*, excepto que es niacina negativa. *M. asiaticum* tiene un perfil distintivo de ARNr 16S, lo que justifica su estatus como especie separada.[309]

En la literatura médica existen casos infrecuentes de infección humana. La primera indicación de que este microorganismo podría ser patógeno fue en un informe en Australia por Blacklock.[24] Dos de los cinco pacientes presentaban enfermedad pulmonar cavitaria progresiva, mientras que tres no presentaban evidencia de enfermedad pulmonar progresiva y se pensó que los aislamientos de esputo representaban una colonización secundaria. La primera infección pulmonar informada causada por *M. asiaticum* en los Estados Unidos ocurrió en un hombre de 62 años de Los Ángeles.[316] También se informaron cuatro aislamientos en Florida.[102] Dawson y cols.[69] comunicaron el aislamiento de *M. asiaticum* de líquido aspirado de bursitis olecraneana en un paciente con infección posquirúrgica. La infección se eliminó con drenaje, cambios regulares de apósito e inmovilización, sin necesidad de tratamiento antimicobacteriano.

Escotocromógenos

Mycobacterium scrofulaceum. El nombre de la especie *scrofulaceum* se deriva de escrófula ("cría de cerda"). Esta micobacteria fue nombrada en 1956 por Prissick y Mason en referencia a la forma más frecuente de enfermedad por este microorganismo: la linfadenitis cervical en niños[253] (recuadro de correlación clínica 19-6). Sin embargo, *M. scrofulaceum* no es la única micobacteria que causa linfadenitis cervical. Gill y cols.[96] revisaron 16 niños con esta enfermedad: seis fueron causadas por *M. scrofulaceum*, cuatro por *M. tuberculosis* y cuatro por CMA.[96]

Kirschner y cols.[162] aislaron grandes cantidades de *M. scrofulaceum* de agua de pantanos en varias localizaciones en Georgia, Virginia Occidental y Virginia, lo que indica que las fuentes de agua están probablemente relacionadas con el incremento en la incidencia de las infecciones de escrófula observadas en estas regiones. Se encontraron altas concentraciones de microorganismos en aguas cálidas con bajo pH, contenido reducido de oxígeno disuelto, niveles altos de cinc soluble y concentraciones elevadas de ácidos húmicos y fúlvicos.

Aspectos de laboratorio. Las colonias de *M. scrofulaceum* crecen lentamente (4-6 semanas) a diversas temperaturas (25, 31 y 37 °C). Producen colonias que suelen ser lisas, de consistencia

---

Recuadro de correlación clínica 19-5 *Mycobacterium simiae*

Los informes de infección humana por *M. simiae* son relativamente escasos. Se han descrito informes aislados de infecciones pulmonares en Francia, Israel, Tailandia y los Estados Unidos.[185] Estos autores comunicaron el caso de un hombre de 43 años de edad con sida en quien se desarrolló una infección diseminada por micobacterias. Se aislaron microorganismos en sangre, líquido yeyunal y biopsias duodenales y rectales. Aunque se han informado algunos otros casos de infecciones por *M. simiae* en pacientes con sida, la asociación es infrecuente y no sirve como marcador.[236] La experiencia israelí con *M. simiae* es interesante, ya que se aislaron 399 cepas en 287 personas durante el período de 1975-1981, principalmente entre habitantes de la llanura costera de Tel Aviv.[179] La mayoría de los aislamientos fueron microorganismos comensales relacionados con fuentes de agua de los alrededores. Se produjeron algunas infecciones pulmonares entre los pacientes, de quienes se aislaron diversas cepas que complicaron trastornos pulmonares crónicos preexistentes.

Además, se han informado casos de enfermedad diseminada que involucra riñones después de infección pulmonar.[275]

Recuadro de correlación clínica `19-6` *Mycobacterium scrofulaceum*

La linfadenitis es el síntoma clásico que se presenta debido a la infección por *M. scrofulaceum*; ocurre principalmente en niños de 18 meses a 7 años de edad, período en el cual se rompe la barrera de la mucosa bucal para la dentición. La siguiente incidencia mayor de enfermedad se presenta en adultos jóvenes cuando erupcionan los molares. La linfadenitis es unilateral, afecta ganglios de la parte superior del cuello, adyacentes a la mandíbula, o la parte posterior, detrás de las orejas (láms. 19-3G y H). Los ganglios a menudo se drenan desde la superficie de la piel sin complicaciones, excepto por el grado variable de cicatrices residuales en los sitios de penetración superficial de los trayectos fistulosos. La enfermedad suele afectar a niños sanos; el dolor por lo general es mínimo y los síntomas constitucionales están ausentes. Se presume que el sitio de origen de la colonización del microorganismo es la cavidad bucal y la garganta. Se cree que la elevada incidencia de enfermedad entre niños pequeños está relacionada con la disrupción de las encías durante las erupciones dentales, edad en la cual el sistema inmunitario aún es relativamente inmaduro. La enfermedad local se trata eficientemente con incisión quirúrgica y drenaje de los ganglios involucrados.

untuosa, globoides, con pigmentación que varía desde amarillo claro hasta anaranjado intenso (lám. 19-2D). La producción de pigmento no depende de la exposición a la luz; por lo tanto, el microorganismo se incluye en el grupo II de escotocromógenos de Runyon.

Las reacciones de pruebas bioquímicas clave incluyen las siguientes:

1. Falta de hidrólisis de Tween.
2. Los nitratos no se reducen a nitritos.
3. La prueba de la catalasa a 68 °C es positiva.
4. Se produce ureasa.

Mycobacterium szulgai. M. szulgai, oficialmente informada como especie en 1972 por Marks y cols.,[194] recibe ese nombre en honor al microbiólogo polaco T. Szulg. La característica singular de esta especie es la producción de pigmento dependiente de temperatura. Cuando crece a 37 °C, el microorganismo es escotocromógeno, mientras que resulta fotocromógeno cuando crece a temperatura ambiente (25 °C). Por lo tanto, para evaluar la fotocromogenia de una cepa desconocida de *M. szulgai*, se deben incubar placas expuestas a la luz a temperatura ambiente y no a 37 °C. El pigmento escotógeno producido a una temperatura más alta enmascarará cualquier cambio para visualizar todo pigmento fotógeno que pueda producirse (protocolo 19-5 y recuadro de correlación clínica 19-7).

Aspectos de laboratorio. El crecimiento es relativamente rápido y se desarrollan colonias lisas o rugosas dentro de dos semanas a 37 °C. Se puede observar un pigmento anaranjado que se intensifica con exposición continua a la luz. En los preparados de frotis ácido alcohol resistentes, las células bacterianas aparecen como bacilos moderadamente largos, con ciertas barras transversales, parecidas a las de *M. kansasii*.

Las reacciones de las pruebas bioquímicas clave para *M. szulgai* son las siguientes:

1. Hidrólisis lenta de Tween
2. Nitratos reducidos a nitritos
3. Actividad de catalasa positiva
4. Intolerancia a NaCl al 5%

Mycobacterium xenopi. M. xenopi (*Xenopus*, un género de rana) se aisló por primera vez de un sapo africano. Las corrientes de agua caliente y fría, incluyendo agua de tanques de almacenamiento y generadores de agua caliente en hospitales, son fuentes potenciales de infecciones hospitalarias (recuadro de correlación clínica 19-8). Antes considerado no patógeno, *M. xenopi* se ha incriminado en varias infecciones. Wolinski informó infecciones humanas por *M. xenopi* en 50 pacientes, principalmente en Inglaterra, Francia, Dinamarca, Australia y los Estados Unidos.[364] Las aves que frecuentan las regiones costeras en Gran Bretaña constituyen un reservorio importante.

Aspectos de laboratorio. Las colonias de *M. xenopi* son de crecimiento lento, pequeñas, erectas y producen un pigmento amarillo característico (algunas cepas ocasionales son no pigmentadas). El crecimiento es más rápido a 42 °C que a 37 °C y no se presenta a 25 °C. Aunque antes se incluyeron con las micobacterias no fotocromógenas, las colonias de pigmento amarillo brillante que suelen hallarse en aislamientos primarios sugieren que sería mejor considerar al microorganismo con los escotocromógenos. Las colonias tienden a ser rugosas y puede observarse un micelio aéreo. El examen de microcolonias jóvenes en agar 7H10 pone en evidencia un aspecto característico de "nido de ave", con proyecciones en forma de palillos. Se presentan ramificaciones y extensiones filamentosas en las colonias más antiguas. Al microscopio, los frotis ácido alcohol resistentes muestran bacilos

Recuadro de correlación clínica `19-7` *Mycobacterium szulgai*

Maloney y cols.[193] presentaron su experiencia con tres casos de infecciones humanas causadas por *M. szulgai* y revisaron 24 casos informados previamente en la literatura médica. En dos tercios de los casos, con radiografías de tórax revelaron enfermedad unilateral o bilateral apical con cavitación, que simulaba *M. tuberculosis*. También se informó el caso de un paciente con infección persistente pulmonar causada por *M. szulgai*.[55] Los síntomas frecuentes son fiebre, tos, hemoptisis y pérdida de peso. Las infecciones extrapulmonares por *M. szulgai* citadas en la revisión anterior incluyen bursitis olecraniana, tenosinovitis, síndrome del túnel carpiano, osteomielitis y enfermedad cutánea localizada.

Recuadro de correlación clínica `19-8` *Mycobacterium xenopi*

La mayoría de los casos humanos de infecciones por *M. xenopi* han sido pulmonares y se asemejan a los observados en pacientes con infecciones por *M. tuberculosis*, *M. kansasii* o CMA. En las radiografías se observan con frecuencia densidades multinodulares que muestran cavitación y fibrosis. En general, las infecciones ocurren en pacientes con enfermedad pulmonar preexistente o trastornos predisponentes (alcoholismo, cáncer, diabetes mellitus). Contreras y cols., al revisar 89 casos de pacientes adultos con infecciones pulmonares, informaron que *M. xenopi* fue el segundo aislamiento más frecuente (38% de los casos).[57] De la misma manera, en una revisión de cultivos positivos para micobacterias no tuberculosas, excluyendo el CMA y *M. gordonae*, de 86 pacientes en la State University del New York Health Sciences Center en Brooklyn, demostraron que *M. xenopi* fue la especie que se aisló con mayor frecuencia (33 pacientes).[291] La mayoría fueron aislamientos de muestras respiratorias en pacientes con sida. También se informaron 28 aislamientos de *M. xenopi* en pacientes que residían en la provincia de Ontario, Canadá.[299] En 19 pacientes, el aislamiento se consideró insignificante; nueve provinieron de hombres de edad mediana con otras enfermedades pulmonares. En la provincia de Ontario, *M. xenopi* ha sido el segundo patógeno micobacteriano no tuberculoso más frecuente, sólo antecedido por el CMA.

En general, la propagación intrapulmonar ocurre en pacientes con sida; en los casos con enfermedad diseminada, los microorganismos también pueden aislarse de aspirados de médula ósea.[10] Las infecciones por *M. xenopi* se encuentran por lo general en pacientes VIH positivos. En dos casos de hombres infectados por VIH con infección pulmonar sintomática, se informó diaforesis nocturna, tos y dolor pleurítico.[139] Este microorganismo creció en cultivos de múltiples muestras respiratorias obtenidas de cada paciente. Ambos pacientes mejoraron con el tratamiento de múltiples fármacos. Se informó un caso de infección pulmonar en un receptor de aloinjerto renal de 39 años de edad.[347] También se citaron casos aislados de infección extrapulmonar que afectaban hueso, ganglios linfáticos, epidídimo, conductos sinusales y una articulación temporomandibular protésica.[364] Se informaron infecciones de columna lumbar; una mujer de 77 años de edad inmunocompetente presentó un absceso paravertebral.[254,258] Se comunicó un brote de 13 casos de infección pulmonar en residentes de un proyecto de alojamiento en Praga.[301] Se consideró que la fuente era el suministro local de agua, a medida que se aislaron los microorganismos en las canaletas de agua en cinco de los pisos. Tortoli y cols. revisaron los casos de 64 cepas de *M. xenopi* aisladas en pacientes que vivían en Florencia, Italia, durante un período de 15 años.[326] La homogeneidad de los patrones bioquímicos, de cultivo y sensibilidad a antibióticos de estos aislamientos indica que pueden constituir un foco endémico en el área de Florencia.

filamentosos largos y aguzados en ambos extremos, con tendencia a disponerse en empalizada.

Las reacciones de prueba bioquímicas clave para *M. xenopi* son las siguientes:

1. Crecimiento óptimo a 42 °C
2. Pigmento escotocromógeno amarillo
3. Sin acumulación de niacina
4. Reducción de nitrato negativa
5. Catalasa producida sólo a 68 °C
6. Arilsulfatasa positiva
7. Pirazinamidasa positiva

Mycobacterium celatum. *M. celatum* es el nombre propuesto para esta especie de *Mycobacterium* por Butler y cols.[36] El grupo de Runyon más apropiado para *M. celatum* no es claro. El aislamiento inicial fue descrito como no cromógeno; sin embargo, otros investigadores encontraron que los aislamientos producen un pigmento amarillo claro en la oscuridad. Fenotípicamente, *M. celatum* se asemeja de manera más estrecha a *M. xenopi*, difiriendo sólo por su escaso crecimiento a 45 °C, crecimiento de grandes colonias en agar 7H10 y producción sólo de cantidades pequeñas del ácido graso 2-docanosol. Se puede presentar una reacción cruzada con CMTB cuando se utiliza una sonda de ADN marcada con acridinio unido por un enlace éster, AccuProbe® (GenProbe, San Diego, CA), un problema que, aunque identificado, sigue sin solución.[36] *M. celatum* se ha aislado en cultivos de vías respiratorias y, con menor frecuencia, en sangre, heces y líquido cefalorraquídeo, en cultivos obtenidos de pacientes que residen en distintas localizaciones geográficas, incluyendo los Estados Unidos, Finlandia y Somalia. Esta micobacteria puede causar enfermedad grave (pulmonar y diseminada) en pacientes

con sida.[247] En el informe original de Butler y cols., alrededor de un tercio de las cepas se aislaron en pacientes con sida.[36] Haase y cols.[144] comunicaron un caso de linfadenitis cervical de tipo escrófula en un niño inmunocompetente.

Mycobacterium gordonae. *M. gordonae* rara vez causa infecciones humanas, pero quizá sea la micobacteria que se aísla con mayor frecuencia en los laboratorios clínicos (recuadro de correlación clínica 19-9). Se encuentra sobre todo en ambientes acuáticos, lo que condujo a la designación alternativa de *M. aquae* o "bacilo de agua corriente".

Aspectos de laboratorio. *M. gordonae* es un escotocromógeno reconocido fácilmente por sus colonias lisas con pigmentación amarilla intensa que se desarrollan después de siete días de incubación a 37 °C (lám. 19-2E). El microorganismo hidroliza el Tween 80 y produce una catalasa termoestable; es ureasa negativo y no reduce nitratos a nitritos. Una bacteria que puede confundirse desde el punto de vista fenotípico con *M. gordonae* es *M. flavescens*, un escotocromógeno; sin embargo, *M. flavescens* tiene actividad de ureasa y reduce nitratos a nitritos, dos características no mostradas por *M. gordonae*. *M. flavescens* es un comensal en humanos y se desconoce que produzca enfermedad.

No fotocromógenos

Complejo Mycobacterium avium. Las cepas de *M. avium* y *M. intracellulare*, con frecuencia también denominadas *CMA*, se distribuyen ampliamente en agua, suelo, polvo, mamíferos y aves de corral. En humanos, se consideraban de baja patogenia y una causa poco frecuente de enfermedad (recuadro de correlación clínica 19-10). Sin embargo, la epidemia del sida ha demostrado su patogenia en personas con pérdida de la inmunidad por linfocitos T.[102]

Recuadro de correlación clínica 19-9 *Mycobacterium gordonae*

M. gordonae es contaminante en la mayoría de los casos. Se debe hacer una revisión cuidadosa de los hallazgos clínicos e histopatológicos de los pacientes y, de ser posible, repetir el aislamiento del microorganismo del paciente antes de atribuir la enfermedad a *M. gordonae*. Existen diversos informes de aislamientos de infecciones por este microorganismo, que incluyen desde meningitis secundaria hasta la implicación de derivaciones ventriculoauriculares, enfermedad hepatoperitoneal, endocarditis en una válvula aórtica protésica, lesiones cutáneas en la mano y posiblemente pacientes con compromiso pulmonar.[370] También se ha descrito enfermedad diseminada, infecciones de tejidos blandos, infección crónica de las vías genitourinarias y peritonitis en un paciente con diálisis peritoneal.[140,141,348,378] Sin embargo, Wayne y Sramek, después de revisar muchos de los casos previos de infecciones causadas presuntamente por *M. gordonae*, advirtieron que muchos artículos carecían de descripciones de microorganismos y correlaciones clínicas convincentes, y se sigue cuestionando su verdadera patogenia.[346] Cuando se aíslan en las muestras, cada aislamiento debe identificarse con exactitud y se debe realizar una correlación clínica cuidadosa para determinar la importancia clínica de lo que, en la mayoría de los casos, será un contaminante.

Recuadro de correlación clínica 19-10 Complejo *Mycobacterium avium*

Los trastornos que predisponen a infecciones pulmonares por miembros del complejo *M. avium* incluyen enfermedad pulmonar obstructiva crónica por cualquier causa primaria, bronquiectasias, neumonía recurrente, tuberculosis, neumoconiosis, fibrosis quística y carcinoma broncógeno.[107,149,156] Se observa, además, enfermedad pulmonar en mujeres de edad avanzada sin trastornos predisponentes, el denominado *síndrome de lady Windermere*, por el personaje victoriano de Oscar Wilde que tenía el hábito peculiar de suprimir la tos. En los pacientes sin inmunodepresión, las manifestaciones pulmonares de infecciones por CMA son similares a las de *M. tuberculosis*: tos, fatiga, pérdida de peso, fiebre leve y diaforesis nocturna. Los hallazgos radiológicos incluyen nódulos solitarios o infiltrados más difusos, pero la enfermedad cavitaria también puede ocurrir, aunque con menor frecuencia que en la tuberculosis.

El máximo recrudecimiento de las infecciones por CMA durante la última década se observó en pacientes con sida. En una revisión de infecciones por CMA en pacientes VIH positivos antes de la amplia utilización del tratamiento antirretroviral de gran actividad (HAART, *highly active antiretroviral therapy*), se observó que la enfermedad estaba casi siempre diseminada y ocurría tarde en el curso de la infección por VIH.[190] El riesgo de contraer infecciones por CMA en pacientes con sida que tienen recuentos de CD4 por debajo de 50 es alto (45% en el año del diagnóstico).[46] Cuando los microorganismos se encontraban en el esputo o en el tubo digestivo, el 60% de los pacientes presentaron enfermedad diseminada. Las infecciones diseminadas se caracterizan por fiebre intermitente, diaforesis, debilidad, anorexia y pérdida de peso rápidamente progresiva. En algunos casos se presentó dolor abdominal o diarrea con malabsorción. No se observó afectación pulmonar importante, a pesar del aislamiento de microorganismos del CMA en muestras de esputo. Se produce bacteriemia en más del 90% de los pacientes con enfermedad diseminada, y los microorganismos se encuentran dentro de los monocitos circulantes; por lo tanto, para el cultivo en estos pacientes se recomienda el hemocultivo para micobacterias. Se han informado recuentos de hasta 10^6 unidades formadoras de colonias por mililitro, aunque son más frecuentes los recuentos en el intervalo de 10^1-10^2.[365]

En un estudio de infecciones por micobacterias en 94 personas con sida, se presentó enfermedad pulmonar grave en el 25% de los pacientes con infección por CMA, a diferencia del 83% de individuos con infecciones por *M. tuberculosis* que tenían enfermedad pulmonar.[215] Además, la tuberculosis clásica precede al diagnóstico de sida en dos tercios de los casos, al contrario de las infecciones por CMA, que fueron complicaciones secundarias al sida en todos los casos estudiados. Los miembros del CMA también se han aislado de pacientes con sida y meningitis tuberculosa, reiterando la importancia de considerar un número de patógenos coincidentes en pacientes que alcanzan un estado de inmunodepresión.[137] El aislamiento del microorganismo del líquido cefalorraquídeo indica enfermedad diseminada y el pronóstico en este grupo de pacientes fue malo. Sin embargo, la enfermedad diseminada causada por CMA se ha vuelto mucho menos frecuente desde la introducción del HAART para infección por VIH.

Los hallazgos histológicos típicos en secciones de tejido teñidos con hematoxilina y eosina de pacientes con sida que tienen enfermedad causada por la infección diseminada por el CMA, son los agregados de macrófagos espumosos y grandes llenos de bacilos ácido alcohol resistentes, que simulan las células de lepra observadas en infecciones por *M. leprae* (láms. 19-2P, 19-3I y J) o enfermedad de Whipple cuando está involucrado el tubo digestivo. Los pacientes con evidencia histológica de afectación gastrointestinal (y pulmonar) invariablemente tienen enfermedad diseminada.[46] La ingestión de agua o comida contaminada pudiera ser el modo principal de transmisión. La histología de la enfermedad diseminada por el CMA en pacientes que no tienen sida incluye inflamación necrosante o granulomas con o sin necrosis caseosa.

Los microorganismos del CMA también causan linfadenitis cervical de tipo escrófula en los niños.[159,175] Wood y Washington citan además varias infecciones causadas por el CMA, incluyendo sinovitis granulomatosa, enfermedad de las vías genitourinarias, lesiones cutáneas, osteomielitis, meningitis y ulceras colónicas.[370]

Los miembros del CMA son ubicuos y se pueden aislar en estuarios de agua, piscinas, suelos, polvo doméstico, plantas y materiales para jardinería. Las fuentes naturales de agua, incluyendo agua potable, plantean un riesgo considerable para la adquisición de infecciones humanas.[337] Las aguas con una salinidad moderada (al 1-2%) y acidez relativamente alta (pH 4.5-6.5) y que se localizan a menores altitudes son ideales para la proliferación de microorganismos del CMA.[31] Las infecciones humanas por CMA pueden ocurrir por ingestión de agua y alimentos contaminados (se considera que el aparato digestivo es la vía primaria de infección en los pacientes con sida) o por inhalación de microorganismos en aerosoles acuosos. Wendt y cols.[352] observaron microorganismos CMA en gotitas de un tamaño de 0.7-3.3 μm por encima de superficies de agua dulce, suficientemente pequeñas como para alcanzar espacios alveolares y que los microbios puedan tener una concentración alta en las corrientes en chorro que emanan de las interfases aire-agua. Aunque las aves de corral, cerdos y otras especies de aves y animales se infectan y excretan microorganismos en las heces que se pueden mantener viables en el suelo durante períodos prolongados, la transmisión del animal al humano es un acontecimiento infrecuente. La transmisión interhumana no se ha documentado.[136]

El CMA tiene una distribución mundial; sin embargo, se han hallado regiones endémicas en áreas geográficas templadas, incluyendo los Estados Unidos, Canadá, Gran Bretaña, Europa, los Países Bajos y Japón.[136] Los miembros del CMA son las micobacterias no tuberculosas relacionadas con mayor frecuencia con enfermedad humana. Cuando se reconoció por primera vez la infección por VIH, el incremento promedio de las infecciones causadas por CMA crecía en paralelo con la incidencia de casos de sida. Por ejemplo, ante los 161 073 casos de sida informados a los CDC hasta diciembre de 1990, también se comunicaron más de 12 000 casos de infecciones por micobacterias no tuberculosas; en el 96% de éstas, el agente causal era un miembro del CMA.[128] La infección por VIH es el factor de riesgo primario para infecciones diseminadas ocasionadas por este microorganismo;[224] sin embargo, la incidencia de infecciones por CMA diseminadas en pacientes infectados por VIH ha disminuido de forma espectacular desde la introducción del tratamiento antirretroviral de gran actividad. El CMA también es una causa importante de enfermedad pulmonar crónica que suele involucrar tres grupos de pacientes: quienes han desarrollado daño pulmonar con lesiones fibrocavitarias apicales, mujeres mayores con bronquiectasia y opacidad en ganglios, y pacientes con fibrosis quística.

Aspectos de laboratorio. Los miembros del CMA pueden presentarse como una de las tres variantes de colonias: (1) lisas, opacas y con forma de cúpulas; (2) lisas, transparentes y planas, y (3) rugosas (láms. 19-2N y O). Las cepas aisladas con mayor frecuencia en pacientes con sida generalmente producen la variante de colonias lisas, transparentes y planas, como se ha observado en las microcolonias (láms. 19-2A y B). Se considera que los tipos de colonias planas y translúcidas corresponden a cepas más virulentas que las que producen otros tipos de colonias.[63,280,286,312] Aunque se clasificó originalmente a *M. avium* como Runyon III (no cromógeno), según diversas experiencias, la mayoría de las cepas aisladas en pacientes con sida tienen diversos grados de pigmentación amarilla que se intensifica a medida que la colonia envejece. Sin embargo, Doern y cols.[76] observaron que la mayoría de sus cepas eran no pigmentadas. Stormer y Falkingham determinaron que las cepas aisladas en pacientes VIH positivos no eran pigmentadas y que era más probable que fueran resistentes a antibióticos en comparación con las cepas pigmentadas.[312]

La observación microscópica de frotis con tinción para microorganismos ácido alcohol resistentes pone en evidencia células que en los casos típicos son cortas y cocobacilares. Al comienzo del cultivo y en ciertas condiciones, se pueden observar bacilos largos y delgados. La tinción suele ser uniforme, sin forma de collar de cuentas ni formación de bandas. Desde el punto de vista fenotípico, las cepas del CMA se caracterizan mejor con una serie de reacciones negativas (tabla 19-7). El microorganismo produce catalasa termoestable y tiene la capacidad de crecer en T2H; sin embargo, el resto de las reacciones bioquímicas son inertes. Con la disponibilidad de una sonda de ácidos nucleicos para la confirmación con cultivo de miembros del CMA, ya no se justifica la demora para obtener la identificación de la especie por medio de métodos convencionales. Aunque es frecuente realizar la combinación con la sonda para el CMA, puede ser importante determinar si el agente causal es *M. avium* o *M. intracellulare*, ya que algunos autores sugieren que la enfermedad por *M. avium* parece más grave que la causada por *M. intracellulare*.[375]

La mayoría de las cepas del CMA son resistentes a fármacos antituberculosos de empleo frecuente. El mecanismo subyacente de resistencia se basa en la impermeabilidad de la pared celular.[260] No se ha demostrado la síntesis de enzimas inactivadoras de aminoglucósidos y péptidos, aunque algunas cepas producen β-lactamasas.[214] El efecto tensoactivo de Tween 80 sobre la pared celular puede potenciar la acción de ciertos antibióticos; el etambutol también tiene un efecto sobre la permeabilidad de la pared celular, lo que refleja el modo en que este agente puede funcionar de forma sinérgica para potenciar la acción de algunos otros fármacos antituberculosos.[126] El agregado de macrólidos a los regímenes terapéuticos ha mejorado de manera espectacular los resultados para pacientes que presentan enfermedad por CMA.

***Mycobacterium paratuberculosis* y enfermedad de Crohn.** Hermon-Taylor y cols.[123] citan el trabajo de un cirujano de Glasgow, T. K. Dalziel, quien publicó una descripción detallada de casos de enteritis crónica en humanos y propuso que la enfermedad era causada por los mismos microorganismos responsables de la *enfermedad de Johne*, un trastorno intestinal ulcerativo asociado con diarrea crónica en el ganado. La enfermedad de Johne se conoce desde 1895 y se consideraba relacionada con bacilos ácido alcohol resistentes que podían observarse en los tejidos de los animales infectados, pero que en los primeros días no se podían cultivar. Sin embargo, poco tiempo después se aisló finalmente una micobacteria de crecimiento lento a partir de la mucosa intestinal de animales infectados, la cual se conoció en un inicio como *bacilo de Johne*, pero más tarde se identificó como *M. paratuberculosis*.

En 1984, Chiodini y cols.,[48] que trabajaron con Hermon-Taylor y cols. en el St. George's Hospital en Londres, informaron el aislamiento de una especie de *Mycobacterium* no clasificada con requerimientos nutricionales extremadamente especiales en tres pacientes con enfermedad de Crohn. Después de un esfuerzo considerable, estos investigadores identificaron que el microorganismo pertenecía al grupo Runyon III, estrechamente relacionado con los complejos *M. avium* y *M. paratuberculosis*. Se han citado otros casos que relacionan *M. paratuberculosis* y enfermedad de Crohn en los Estados Unidos, Holanda, Australia y Francia.[47] Otro indicio de que el microorganismo de la enfermedad de Crohn y *M. paratuberculosis* son una misma micobacteria fue provisto en otra publicación del grupo hospitalario del St. George, que halló fragmentos idénticos obtenidos por restricción de ADN en estos grupos de bacterias.[201]

Gitnick y cols. informaron el aislamiento de micobacterias con requerimientos nutricionales especiales, incluido *M. paratuberculosis*, en 5 de 82 muestras intestinales resecadas quirúrgicamente de pacientes, 27 de los cuales tenían enfermedad de Crohn.[99] Estos aislamientos necesitaron entre 4 y 8 meses para el cultivo, lo que puede ser una razón por la cual este microorganismo no se ha aislado en laboratorios clínicos. Prantera y cols.[251] proporcionaron indicios indirectos de la asociación entre enfermedad de Crohn y *M. paratuberculosis* al demostrar concentraciones séricas altas de anticuerpos antibacterianos halladas en pacientes que siguieron un tratamiento exitoso con dapsona, fenómeno similar al observado después del tratamiento de los casos clásicos de tuberculosis. Mediante PCR y utilizando una porción de la secuencia de inserción de *M. paratuberculosis* IS900 como sonda, Sanderson y cols.[282] pudieron identificar el ADN de *M. paratuberculosis* en el 65% de las muestras de biopsia rectal en pacientes con enfermedad de Crohn, en comparación con sólo el 4.3 y 12.5% de pacientes con colitis ulcerosa e individuos sanos, respectivamente. Asimismo, Fidler y cols.[86] observaron que era mucho más probable que el material de granulomas de tejidos con enfermedad de Crohn (31 muestras de biopsias en el estudio) presentara ADN específico de *M. paratuberculosis* mediante amplificación por PCR que los tejidos no afectados por enfermedad de Crohn (10 biopsias de colitis ulcerosa como controles negativos). Si las micobacterias realmente fueran la causa de enfermedades intestinales, pueden estar indicados nuevos métodos para el tratamiento de estos trastornos, en especial de la enfermedad de Crohn. La relación no se ha evaluado por los postulados de Koch (*véase* Cocito y cols., para consultar un comentario sobre paratuberculosis).[53]

Mycobacterium terrae, M. gastri y M. triviale. Estas micobacterias también son bacterias no fotocromógenas de crecimiento lento, no reconocidas en el pasado como patógenas, pero que pocas veces se encuentran en el laboratorio clínico (recuadro de correlación clínica 19-11). Se les puede diferenciar por las características mencionadas en la tabla 19-7. Las colonias de *M. triviale* pueden asemejarse a las del CMA o, en algunos casos, pueden ser tan rugosas que se confunden con bacilos tuberculosos; sin embargo, estas cepas son niacina negativas y pueden crecer en medios que contienen NaCl al 5%. *M. triviale* también hidroliza Tween 80 en cinco días, mientras que los microorganismos del CMA son Tween negativos. *M. gastri* y *M. terrae* son otras especies no fotocromógenas que pueden necesitar una diferenciación bioquímica (*véase* la tabla

19-7). *M. terrae* también se conoce como "bacilo del rábano", ya que se aisló inicialmente en el agua de lavado de estos vegetales. Las colonias de *M. terrae* tienden a ser más lisas que las colonias rugosas de *M. triviale*.

Mycobacterium shimoidei. En 1988, Imaeda y cols.,[135] tomando como base los estudios de homología de ADN, oficializaron a *M. shimoidei* como una especie distinta. Además, se han notificado infecciones clínicas causadas por *M. shimoidei* desde que se comunicó el primer caso. Se ha informado a este microorganismo como la causa de infecciones pulmonares en pacientes que residen en Australia y Alemania; los demás pacientes tuvieron esta infección como complicación de una silicosis de larga duración.[346] *M. shimoidei* difiere fenotípicamente de miembros del complejo *M. terrae* por las reacciones catalasa negativas y β-galactosidasa positivas, y de *M. malmoense* por una reacción de fosfatasa ácida positiva. Sin embargo, como las reacciones de β-galactosidasa y fosfatasa ácida se realizan pocas veces en los laboratorios clínicos, puede ser difícil establecer la identificación de la especie en función de las propiedades fenotípicas.

Mycobacterium malmoense. En 1977, Schroder y Juhlin aislaron una nueva especie de *Mycobacterium* en cuatro pacientes con enfermedad pulmonar.[288] Estos autores denominaron al microorganismo "*M. malmoense*" por la ciudad sueca de Malmoe, donde vivían los pacientes. También se ha observado la enfermedad en Escocia.[90] El microorganismo se ha aislado en los Estados Unidos; 12 cepas por Good y cols., en 1980,[103] y en cuatro pacientes con enfermedad pulmonar crónica por Albers y cols., en dos de los cuales se desarrolló una enfermedad progresiva (recuadro de correlación clínica 19-12).[6]

Aspectos de laboratorio. Este microorganismo crece lentamente. Algunas cepas ya se observan en 2-3 semanas de incubación a 37 °C; sin embargo, algunas pueden requerir hasta 12 semanas antes de que las colonias se vuelvan visibles. Esta necesidad de incubación prolongada, más allá de un período utilizado en la mayoría de los laboratorios clínicos, puede conducir a un subdiagnóstico. Las colonias típicas de *M. malmoense* son blanco grisáceas, lisas, brillantes, opacas y tienen cúpula. Son incoloras y la exposición a la luz no genera pigmentación. En los frotis con tinción para microorganismos ácido alcohol resistentes aparecen formas cocoides o bacilares cortas sin bandas transversales.

Recuadro de correlación clínica **19-11** *Mycobacterium terrae* y *Mycobacterium triviale*

Si bien *M. terrae* y *M. triviale* eran agrupados antes en un complejo, también pueden considerarse por separado. Estas micobacterias han sido incriminadas en varios casos de infecciones humanas, según lo citan Woods y Washington: artritis séptica causada por *M. triviale* en un lactantes, sinovitis y osteomielitis causadas por *M. terrae* en un hombre joven con pancitopenia de Fanconi y una posible infección diseminada por *M. terrae* en una mujer joven con tuberculosis miliar previa.[370] Se han informado varios casos de infección pulmonar por *M. terrae*.[173,321] Krishner y cols. informaron un caso y citan seis casos previos de infección respiratoria.[168] Peters y Morice comunicaron un caso de infección pulmonar por *M. terrae* en una mujer de 64 años de edad con carcinoma de ovario, que se presentó como infiltrados miliares en las radiografías de tórax, acompañados de exantema en las extremidades.[235] Las lesiones pulmonares y cutáneas se resolvieron después de seis semanas de tratamiento con isoniazida, rifampicina y pirazinamida, a pesar de la "resistencia" a estos fármacos, según lo determinaron las pruebas de sensibilidad *in vitro*. Petrini y cols.[240] revelaron un caso de tenosinovitis de la mano por *M. terrae*. Tanto el tendón como las vainas tendinosas se encontraban tumefactos y se encontró inflamación crónica, formación de granulomas y necrosis en estudios histológicos. Se informó un caso de tenosinovitis del dedo de la mano en un pescador de edad media que sufrió heridas punzantes mientras manipulaba aletas de mojarras.[167]

Recuadro de correlación clínica 19-12 *Mycobacterium malmoense*

En la última década, se ha informado *M. malmoense* con frecuencia creciente como patógeno pulmonar. De manera típica, afecta a pacientes con enfermedades pulmonares previas, frecuentemente a hombres de edad mediana con neumoconiosis.[379] Las radiografías muestran un cuadro indistinguible de tuberculosis. Jenkins y Tsukamura[142] describieron dos casos de adenitis cervical, mientras que Warren y cols.[343] expusieron el caso de un paciente estadounidense con enfermedad pulmonar crónica. Albers y cols.[6] creen que las infecciones por *M. malmoense* pueden ser más frecuentes en los Estados Unidos de lo que se sospechaba, ya que algunas cepas necesitan 8-12 semanas o más de incubación antes de que ocurra un crecimiento visible, un período más prolongado de lo que se mantienen los cultivos en la mayoría de los laboratorios. Se debe utilizar en paralelo un medio de cultivo en caldo para mejorar el aislamiento de las cepas de crecimiento muy lento.[125] Otros informes de casos incluyen linfadenitis en una niña de cinco años de edad, infección cutánea séptica en un paciente con tricoleucemia y varios casos de infección en pacientes VIH positivos.[39,51,60,244,360] En un caso, la infección se trató con éxito con el uso de etambutol, cicloserina e isoniazida, a pesar de la multirresistencia en las pruebas de sensibilidad *in vitro*.[39] Se comunicó hace más de una década la falta de correlación clara entre las pruebas de sensibilidad *in vitro* y la respuesta clínica.[13] En la experiencia de estos autores, la omisión del etambutol en el régimen terapéutico, incluso cuando mostró resistencia en los estudios *in vitro*, condujo a una respuesta poco satisfactoria.

Las reacciones de pruebas bioquímicas claves de *M. malmoense* son las siguientes:

1. No hay acumulación de niacina.
2. No reduce el nitrato a nitrito.
3. Hidrólisis de Tween 80.
4. Produce catalasa a 68 °C.
5. La prueba de pirazinamidasa es positiva.

Mycobacterium haemophilum. Sompolinsky y cols.[306] aislaron por primera vez *M. haemophilum* en 1978 de una lesión subcutánea de un paciente israelí con linfoma de Hodgkin (recuadro de correlación clínica 19-13). Como lo indica el nombre, *M. haemophilum* requiere hemoglobina o hemina para su crecimiento. El agar chocolate, agar Colombia de sangre de carnero al 5%, agar Mueller-Hinton con complemento de Fildes o medio de LJ que contiene citrato amónico férrico al 2% son apropiados para el aislamiento de esta micobacteria. McBride y cols.[198] notificaron éxito en el aislamiento de *M. haemophilum* utilizando un medio que contiene base de Casman, sangre de carnero al 5% calentada y violeta de genciana. Debido a la posibilidad remota de aislar este microorganismo en la mayoría de los laboratorios en los Estados Unidos, el empleo de una tira de factor X en el área de inoculación en agar 7H10, como lo sugieren Vadney y Hawkins, ofrece una alternativa apropiada para casos sospechosos.[331]

La mayoría de las infecciones afectan la piel y el tejido subyacente, lo que posiblemente refleja la tendencia de la micobacteria a crecer a una temperatura más baja.[169] Gupta y cols.[113] informaron un caso de osteomielitis e infección cutánea en un paciente con sida, que fue tratado con éxito con minociclina. Kiehn y cols. informaron cuatro casos en pacientes inmunodeprimidos: dos tenían sida y dos eran receptores de alotrasplantes de médula ósea.[154] Debido a los requerimientos únicos de hierro y a la menor temperatura para el crecimiento óptimo, estos autores sugieren que se debe considerar *M. haemophilum* cuando de las muestras de pacientes inmunodeprimidos con una enfermedad inexplicable no se aíslan micobacterias bajo condiciones de cultivo de rutina o cuando se observan bacilos ácido alcohol resistentes en los frotis.

Aspectos de laboratorio. El crecimiento óptimo ocurre a 28-32 °C; algunas cepas crecen a 20 °C; se presenta poco crecimiento o ninguno a 37 °C. El crecimiento es estimulado por una atmósfera de incubación de CO_2 al 10%. Las colonias típicas pueden ser rugosas o lisas después de 2-4 semanas de incubación a 32 °C en medio con huevo o agar 7H10 (con complemento de hemina o sobre la superficie en la cual se ha colocado una "tira X", como ya se explicó). No se desarrolla pigmento, incluso después de la exposición a la luz. Al observarse con el microscopio, las células son cortas, curvas y fuertemente ácido alcohol resistentes, sin formación de bandas ni collar de cuentas. Este

---

Recuadro de correlación clínica 19-13 *Mycobacterium haemophilum*

Los nódulos subcutáneos dolorosos, las tumefacciones o las úlceras que pueden progresar hasta abscesos y fístulas que drenan son presentaciones clínicas frecuentes de *M. haemophilum*. Rogers y cols.[271] informaron casos de enfermedad diseminada en pacientes con sida, en quienes las lesiones cutáneas fueron múltiples y afectaron brazos, manos y pies. En un estudio de 13 pacientes con infecciones por *M. haemophilum* recogidos de siete hospitales metropolitanos en Nueva York, las manifestaciones clínicas incluyeron lesiones cutáneas diseminadas, bacteriemia y enfermedades de huesos y articulaciones, ganglios linfáticos y pulmones.[89] Los autores de este estudio destacan que las técnicas de cultivo incorrectas pueden diferir o incluso dar un falso negativo en cultivo, llevando a un diagnóstico de laboratorio fallido. Es posible que las infecciones sean más frecuentes de lo que se reconoce debido al fracaso del cultivo de este microorganismo.

M. haemophilum también se aisló de la muñeca y tobillo en sitios de tenosinovitis grave, así como de la lesión cutánea, ganglio linfático y ojo de un paciente que representó el primer caso informado de infección por *M. haemophilum* en Canadá; un segundo caso fue de linfadenitis en una niña canadiense de tres años de edad que también se incluyó en este informe.[192,318] Los pacientes con linfopenia tienen un riesgo muy alto de padecer infecciones; se ha demostrado que la diálisis renal y el tratamiento con corticoesteroides son factores predisponentes de la infección por *M. haemophilum*.[105,217]

microorganismo también es inerte desde el punto de vista bioquímico, con producción de pirazinamidasa como única reacción positiva entre las pruebas frecuentemente utilizadas para identificar micobacterias.

Micobacterias de crecimiento rápido

Grupo M. fortuitum y grupo M. chelonae/M. abscessus. Las micobacterias de crecimiento rápido son microorganismos de tierra y agua ubicuos que contaminan fuentes de agua, incluyendo soluciones de lavado y reactivos utilizados en hospitales. Las manifestaciones clínicas de estas micobacterias se describen en el recuadro de correlación clínica 19-14. Las especies de micobacterias de crecimiento rápido que causan enfermedades con mayor frecuencia en humanos son los grupos *M. fortuitum* (predomina *M. fortuitum*) y *M. chelonael/M.abscessus* (predominan *M. chelonae* y *M. abscessus* subespecie *abscessus*

[antes *M. abscessus*]). Las especies del grupo *M. fortuitum* son *M. fortuitum*, *M. peregrinum*, *M. senegalense*, *M. setense*, *M. septicum*, *M. porcinum*, *M. houstonense*, *M. boenickei*, *M. brisbanense* y *M. neworleanense*. La identificación a nivel de especie requiere técnicas moleculares, pero en la mayoría de los casos tiene poca relevancia clínica; sin embargo, puede ser útil para investigaciones epidemiológicas. Las especies del grupo *M. chelonae/M. abscessus* son *M. chelonae*, *M. immunogenum*, *M. abscessus* subespecie *abscessus*, *M. abscessus* subespecie *massiliense*, *M. abscessus* subespecie *bolletii* (antes *M. massiliense* y *M. bolletii*) y *M. salmoniphilum*. En el pasado se informó el complejo *M. chelonae/M. abscessus*; sin embargo, se recomienda diferenciar a *M. chelonae* de *M. abscessus* subespecie *abscessus*, ya que la última es más resistente a antibióticos.[33,68,283,373]

Aspectos de laboratorio. Las micobacterias se clasifican como de crecimiento rápido, por definición, si crecen en medio

---

Recuadro de correlación clínica 19-14 · Micobacterias de crecimiento rápido

Los grupos *M. fortuitum* y *M. chelonae/M. abscessus* son las micobacterias de crecimiento rápido (MCR) de mayor importancia clínica. Se ha asociado una gran variedad de infecciones con estas micobacterias, incluyendo infecciones de la piel y tejido subcutáneo (las más frecuentes), hueso, pulmón, sistema nervioso central, válvula protésica de corazón y enfermedad diseminada.[34,89,370,297] Wallace y Brown revisaron 100 aislamientos de *M. chelonae* en piel, tejido blando y hueso durante 10 años.[339] Se halló con mayor frecuencia infección cutánea (53%), celulitis u osteomielitis localizada (35%) e infecciones de catéteres (12%). Los factores de riesgo subyacentes para las infecciones fueron trasplante de órganos, artritis reumatoide y otros trastornos autoinmunitarios, traumatismo y procedimientos médicos invasivos. Wallace y cols.[341] revisaron antes 125 infecciones humanas causadas por MCR. El 59% de estos casos involucró piel y tejidos blandos (infecciones de heridas posquirúrgicas, traumatismo accidental e inyecciones con aguja).

Se comunicó un brote de infecciones cutáneas en una sala hospitalaria causado por *M. fortuitum* por exposición a una máquina de hielo contaminada y la contaminación de una máquina de desinfección automática de broncoscopios.[91,178] Se ha informado síndrome cutáneo clínicamente definido, relacionado con infecciones causadas por el entonces complejo *M. chelonae* (*M. abscessus* no era rutinariamente distinguido de *M. chelonae* en ese momento) en receptores de trasplantes renales, que consistió en lesiones nodulares indolentes y lesiones nodulares sobre las extremidades.[59] La propagación esporotricoide de estas infecciones puede ocurrir en pacientes inmunodeprimidos, y algunas veces las infecciones cutáneas por MCR pueden representar la extensión de la enfermedad diseminada.[77,218] La infección cutánea debida a MCR también se ha asociado con tinta de tatuajes.[252]

Se han informado otras entidades clínicas causadas por MCR. Se notificaron varios casos de queratitis en personas que utilizan lentes de contacto blandos o duros.[30,151] La mayoría de las infecciones siguen al traumatismo y con frecuencia fracasa el tratamiento antibiótico tópico; por lo tanto, suele requerirse una queratoplastia para lograr una curación. Se recomienda realizar frotis para ácido alcohol resistentes de los exudados corneales en todo paciente con úlceras corneales crónicas.[265] Los pacientes que reciben diálisis peritoneal ambulatoria continua también están expuestos a padecer peritonitis causada por MCR.[49,81,164,204,307] Las recomendaciones colectivas consisten en realizar cultivos para micobacterias en pacientes con peritonitis relacionada con diálisis peritoneal ambulatoria continua cuando los cultivos habituales no muestran microorganismos. Se deben considerar las MCR cuando se examinan placas de cultivo y tinciones de Gram preparadas de aislamientos de líquido peritoneal o diálisis que tienen el aspecto de difteroides mal caracterizados o bacilos grampositivos rebordeados. La extracción del catéter, el drenaje de las colecciones líquidas y el empleo adecuado de antibióticos suelen conducir a una rápida curación.

Las MCR pueden causar neumonía, con infecciones pulmonares por *M. abscessus* que pueden ser particularmente graves.[341] Las MCR son ubicuas en diferentes fuentes de agua y muchas colonizan las vías respiratorias de los pacientes que tienen los mecanismos de defensa local comprometidos, que están debilitados o inmunodeprimidos, o que padecen una enfermedad pulmonar obstructiva crónica de larga duración. Burns y cols.[35] estudiaron un brote de cultivos positivos de esputo para *M. fortuitum* en 16 pacientes que eran tratados en una sala de rehabilitación para alcoholismo. La electroforesis en campo pulsado de grandes fragmentos de ADN genómico obtenidos con enzimas de restricción reveló que los 16 aislamientos eran idénticos. Se observó que la fuente era un grifo conectado a la corriente de agua que proveía de las duchas que utilizaban estos pacientes; no se presentaron otros casos después de desconectar y descontaminar estos artefactos.

Se han informado varios casos de infecciones de catéteres causadas por MCR. Raad y cols.[255] revisaron 15 pacientes oncológicos, 9 de los cuales se infectaron por *M. fortuitum*, mientras 6 habían contraído *M. chelonae*. Cuatro pacientes con bacteriemia e infecciones relacionadas con catéter se curaron después de extraer el catéter y de la administración rápida del tratamiento antibiótico. La bacteriemia se repitió en siete pacientes en quienes quedó colocado el catéter y fueron tratados sólo con antibióticos. Los pacientes con infecciones del túnel del catéter requirieron cirugía para

(continúa)

lograr la curación. Los pacientes con micobacteriemia están en riesgo de desarrollar endocarditis infecciosa, particularmente si tienen válvula protésica o anomalías valvulares.

Se han notificado casos de infecciones por *M. chelonae* en pacientes febriles con neutropenia, considerada un factor de riesgo definido para desarrollar la enfermedad.[202]

Otras infecciones causadas por MCR incluyen un brote de otitis media por *M. chelonae* debido a la transferencia del microorganismo entre pacientes por instrumentos contaminados, aortitis después del reemplazo de válvula aórtica, infección de heridas esternales, endocarditis, infecciones relacionadas con derivación (*bypass*) cardíaca, hepatitis, sinovitis, abscesos retroperitoneales que complicaban una herida de bala en el flanco, e infección diseminada por *M. fortuitum* en un paciente con sida.[133,189,270,287,300,351,370] Se informaron dos casos de infecciones postraumáticas de tejidos blandos por *M. smegmatis* en un hombre de 21 años de edad y en una mujer de 29 años que sufrieron accidentes automovilísticos.[223] El primer paciente presentó una lesión exudativa en la pierna izquierda y adenopatía inguinal, y la segunda presentó un área subcutánea de celulitis con secreción crónica de la cara posterolateral del muslo. Los autores también citan 12 casos de infecciones por *M. smegmatis* publicados, lo que disipa cierta duda con respecto a que este microorganismo sea inocuo. Finalmente, Newton y Weiss informaron después un caso de neumonía por aspiración.[222]

Las MCR varían en su sensibilidad *in vitro* a antibióticos. Por ejemplo, la mayoría de los miembros del grupo *M. fortuitum* son sensibles a trimetoprima-sulfametoxazol, mientras casi todo el grupo *M. chelonae/M. abscessus* es resistente. La mayor parte del grupo *M. fortuitum*, el grupo *M. smegmatis* y *M. mucogenicum* son sensibles a imipenem; la mayoría de *M. chelonae* son sensibles a tobramicina y la mayoría de *M. abscessus* son sensibles a amikacina. Se deberá evaluar la sensibilidad a antibióticos en todos los aislamientos clínicamente significativos de MCR, siguiendo los lineamientos del Clinical and Laboratory Standards Institute.[367]

sólido dentro de siete días después del subcultivo. Las colonias jóvenes parecen lisas y hemisféricas, habitualmente con una consistencia untuosa o cerosa. En los casos típicos, las colonias del grupo *M. fortuitum* y el grupo *M. chelonae/M. abscessus* son no pigmentadas, pero pueden tener color hueso o ligeramente crema (lám. 19-2Q). *M. fortuitum* puede producir ramificación y extensiones filamentosas de colonias en 1-2 días en agar harina de maíz glicerol o agar Middlebrook 7H1. Algunas cepas producen colonias más rugosas con hifas aéreas cortas que se observan mejor con el microscopio estereoscópico. *M. chelonae* carece de estas extensiones filamentosas.

Estas micobacterias con frecuencia tienen la capacidad de crecer en agar de MacConkey sin violeta de genciana. También aparecen como colonias lisas con forma de cúpula que pueden tener una pigmentación rosa claro (lám. 19-2R). Asimismo, se puede observar crecimiento con algunas cepas en agar sangre de carnero al 5%, que aparecen como pequeñas colonias puntiformes (lám. 19-2S). Los microbiólogos deben alertar sobre esta posibilidad y efectuar tinciones ácido alcohol resistentes, además de tinciones de Gram, para que la identificación sea correcta.

Al microscopio, en los preparados con tinción ácido alcohol resistente, las células bacterianas suelen ser pleomorfas y varían desde formas filamentosas largas hasta bacilos gruesos y cortos. No hay ramificaciones o son rudimentarias; a veces, las células pueden tener un aspecto en forma de collar de cuentas o hinchadas, con cuerpos ovoides que no se tiñen presentes en un extremo. Algunas cepas de *M. fortuitum* pueden crecer en 48 h en agar sangre de carnero al 5% de rutina. Las células bacterianas aparecen como bacilos grampositivos cortos, delgados, filamentosos y de tinción débil (lám. 19-2T). Silcox y cols.[297] identificaron las siguientes características para definir una cepa como micobacteria de crecimiento rápido:

1. Ácido-alcohol resistente
2. Ausencia de producción de pigmentación
3. Proliferación en menos de siete días en su temperatura óptima en medios sólidos

4. Evidencia de actividad de arilsulfatasa a los tres días
5. Crecimiento a 28 °C en agar de MacConkey especial (sin violeta de genciana)

Sin embargo, la identificación exitosa de micobacterias de crecimiento rápido requiere métodos moleculares (descritos con anterioridad en este capítulo).

Patógenos humanos infrecuentes. Las micobacterias de crecimiento rápido que causan enfermedades con poca frecuencia o de manera rara en humanos son el grupo *M. mucogenicum* (*M. mucogenicum*, *M. auagnense* y *M. phocaicum*), *M. mageritense*, *M. wolinskyi*, las micobacterias de crecimiento rápido pigmentadas tempranamente (*M. neoaurum*, *M. canariasense* y *M. cosmeticum*) y las micobacterias de crecimiento rápido pigmentadas *M. smegmatis*, *M. goodie* y *M. thermoresistible* (la última tiene la capacidad de crecer a 52 °C). Los informes poco frecuentes que describen la enfermedad causada por *M. thermoresistible* en humanos indican que la exposición es mínima o que el microorganismo tiene muy baja virulencia. Weitzman y cols. informaron una infección por *M. thermoresistible* en una mujer inmunodeprimida con fiebre, tos y pérdida de peso.[351] En las radiografías se observó enfermedad cavitatoria pulmonar. El microorganismo se aisló de muestras de esputo o broncoscopia. El examen histológico de una biopsia de pulmón reveló numerosos microabscesos y granulomas con células gigantes de Langhans. Wolfe y Moore notificaron una infección en la mama de una mujer después de una mamoplastia de aumento.[363]

Otras micobacterias

Mycobacterium ulcerans. La mayoría de los casos de infecciones por *M. ulcerans* se han informado en África central y occidental, Malasia, Nueva Guinea, Guyana, México y Australia. (recuadro de correlación clínica 19-15). Se ha utilizado el nombre *úlcera de Bairnsdale* para las lesiones cutáneas de infecciones por *M. ulcerans*, en honor a la ciudad australiana donde Alsop y Searls reconocieron por primera vez el microorganismo en la década de 1930.[256] La mayoría de las infecciones humanas ocurren

Recuadro de correlación clínica 19-15 *Mycobacterium ulcerans*

La infección por *M. ulcerans*, denominada *úlcera de Buruli*, se presenta como un "furúnculo" o una masa indolora por debajo de la piel en las extremidades inferiores, que en los casos típicos se desarrolla en el sitio de un traumatismo previo. Después, se desarrolla hasta una úlcera superficial que no cicatriza, con una base necrótica, en algunas semanas. Las lesiones no suelen ser dolorosas, a menos que se infecten de manera secundaria por otra bacteria. Algunas lesiones pueden ser graves, con necrosis avascular coagulativa que se extiende por debajo del tejido graso subcutáneo.[134] También pueden desarrollarse ganglios satélite que se ulceran.

La enfermedad se ha informado en al menos 33 países ubicados en África, Sudamérica y el Pacífico occidental. Aunque Delaporte y cols.[72] notificaron una de las primeras infecciones por *M. ulcerans* en un paciente con sida, no es un marcador para esta enfermedad. La úlcera de Buruli es una de las 17 enfermedades tropicales por negligencia. Esta infección es progresiva y causa una morbilidad importante, discapacidad y desfiguración. Se piensa que más del 80% de los pacientes son curables si se trata con los fármacos antimicrobianos apropiados. Hasta la fecha, la información acerca de la úlcera de Buruli está disponible en sitio web de la Organización Mundial de la Salud en http://www.who.int/topics/mycobacterium_ulcerans/en/

en las regiones tropicales después de alteraciones en los bosques húmedos.[120] Se ha propuesto que las micobacterias se transportan desde el suelo a los sistemas lacustres de drenaje, donde se multiplican en meses o años. Los humanos se infectan por el contacto con estos microorganismos en los estuarios contaminados.

Aspectos de laboratorio. *M. ulcerans* crece en condiciones óptimas a 33 °C y no muy bien a 37 °C. Las colonias rugosas, de color beige claro o no pigmentadas, convexas o planas, con borde irregular, que a menudo simulan las de *M. tuberculosis*, se desarrollan después de 6-12 semanas. Desde el punto de vista microscópico, las células ácido alcohol resistentes son moderadamente largas y con forma de bacilos, sin formación de bandas ni de collar de cuentas. *M. ulcerans* es bioquímicamente inerte y sólo muestra actividad de catalasa termoestable entre las distintas pruebas que suelen utilizarse para identificar micobacterias.

Mycobacterium genavense. *M. genavense* no se aísla con frecuencia; es una micobacteria no tuberculosa, no pigmentada y de crecimiento lento que causa infección en pacientes con sida. El microorganismo fue reconocido por Boettger y cols.[27] mediante el hallazgo de un patrón único que utiliza ADN extraído de micobacterias que crecen en medios de hemocultivo BACTEC 13A. Se secuenciaron directamente los fragmentos genéticos amplificados y se determinaron los perfiles electroforéticos en gel de agarosa al 0.8% teñido con bromuro de etidio. Los autores estudiaron 16 casos cuyos microbios tenían este perfil singular de secuencia de ADN y designaron oficialmente el microorganismo como *M. genavense* en honor al paciente de 28 años de edad con sida que vivía en Ginebra, de quien se aisló la primera cepa. Más tarde, Coyle y cols.,[61] utilizando pruebas para secuenciar el gen de ARNr 16S que se había extraído de aislamientos no identificados de micobacterias de 15 hemocultivos obtenidos de siete pacientes con sida, también confirmaron la identidad de *M. genavense* como una especie separada. El patrón de secuencia se relacionó de manera más estrecha con *M. simiae*; sin embargo, la presentación clínica (fiebre, pérdida de peso, diarrea, hepatoesplenomegalia y anemia), la respuesta al tratamiento y los hallazgos de la necropsia se asemejan más a infecciones por CMA.[22] Desde el punto de vista histopatológico, en los pacientes VIH positivos *M. genavense* produce lesiones caracterizadas por masas de histiocitos espumosos y granulomas bien definidos, cuyo desarrollo depende de la reactividad inmunitaria del hospedero.[197] En una serie de necropsias, los órganos más afectados fueron intestino delgado, bazo, hígado y ganglios linfáticos; se respetaron pulmones, miocardio y riñón, una distribución

similar a la observada en pacientes con enfermedad diseminada causada por un miembro del CMA.

Aunque los aislamientos iniciales se identificaron en muestras obtenidas de pacientes con sida en Suiza, se han descrito infecciones diseminadas causadas por *M. genavense* en Europa, los Estados Unidos y Australia.[27,234] Esta distribución geográfica puede reflejar más el conocimiento del personal sanitario sobre esta especie nueva que las áreas seleccionadas de endemicidad. *M. genavense* puede subestimarse porque sólo crece en medios de cultivo en caldo o en medio sólido al que se añade micobactina J (no está disponible en la mayoría de los laboratorios clínicos) y requiere incubación prolongada.

Detección e identificación de micobacterias con métodos moleculares

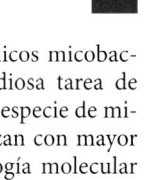

En el pasado, la mayoría de los laboratorios clínicos micobacteriológicos descontinuaron la prolongada y tediosa tarea de realizar pruebas bioquímicas para identificar una especie de micobacterias aisladas en cultivo. Cada vez se utilizan con mayor frecuencia métodos sin cultivo basados en biología molecular para identificar aislamientos de especies de micobacterias aisladas en cultivo. Por ejemplo, las pruebas de sondas de ácidos nucleicos prácticamente han reemplazado a las pruebas bioquímicas convencionales de identificación de *M. tuberculosis*, CMA, *M. kansasii* y *M. gordonae*.[82,78,152,180,220,206,264,284,327]

Existen cuatro aplicaciones principales para las técnicas moleculares cuyo uso se encuentra disponible en laboratorios clínicos:

1. Confirmación por cultivo de cepas aisladas en muestras clínicas utilizando sondas de ADN.
2. Identificación de micobacterias a través de secuenciación de ADN u otras técnicas moleculares.
3. Detección directa de *M. tuberculosis* en muestras respiratorias y extrapulmonares utilizando pruebas de amplificación de ácidos nucleicos.
4. Determinación de la huella genética y tipificación de cepas de especies de *Mycobacterium*.

La literatura médica relacionada con el diagnóstico molecular aplicado a la identificación de micobacterias es amplia. Aunque las herramientas moleculares utilizadas en diferentes laboratorios micobacteriológicos varían, casi todos los laboratorios modernos utilizan en cierta medida diagnósticos moleculares. El estudio de estas técnicas también proporciona un conocimiento fundamental de la biología básica de las micobacterias y ayuda a determinar el mejor papel para las técnicas más nuevas cuando se introducen en el laboratorio clínico. La detección y caracterización de micobacterias mediante métodos moleculares pueden dividirse en métodos no basados en amplificación y basados en amplificación. Después de amplificar los productos, se pueden analizar mediante secuenciación de ADN para adquirir información de identificación o mediante otras técnicas o tipificación. A continuación se describen las características sobresalientes de estas aplicaciones.

Métodos de amplificación de señales

Sondas de ácidos nucleicos. Las sondas de ácidos nucleicos constituyeron la primera técnica basada en ácidos nucleicos utilizada rutinariamente en el laboratorio de microbiología clínica para identificar micobacterias en cultivos positivos. Estas sondas no isotópicas fueron empleadas y comercializadas por primera vez por Gen-Probe (ahora Hologic, San Diego, CA). La precisión, sensibilidad y especificidad de estas sondas son muy altas cuando se emplean para identificar micobacterias en cultivo.[78,104,152,180,206,220,284] Existen sondas de ácidos nucleicos para la identificación de microorganismos del CMTB, el CMA, *M. kansasii* y *M. gordonae*. También existen sondas separadas para *M. avium* y *M. intracellulare* si se desea la diferenciación de estas micobacterias.

En resumen, esta técnica utiliza sondas de ADN monocatenario marcadas con éster de acridina que forman híbridos con ARN ribosómico (ARNr) proveniente de la bacteria en estudio por acción de un agente lítico, calor y sonificación. El ARNr es una diana genética útil para la identificación de microorganismos, ya que a menudo contiene secuencias distintivas y está presente en grandes cantidades en las células y cultivos de manera secundaria al crecimiento del microorganismo (amplificación biológica). Las sondas de ADN y ARNr se hibridan según el apareamiento tradicional de bases de Watson y Crick para lograr un complejo ADN-ARN estable. Después de la inactivación de la sonda no hibridada, se realiza un paso de generación de señales y se produce una luz, la cual es registrada por un equipo. La luz producida es proporcional a la cantidad de sondas presentes y se utiliza un umbral predeterminado para establecer la positividad. Las 2 h necesarias para la determinación en función de la sonda de la especie para la cual existen sondas genéticas representa un adelanto importante en relación con la identificación mediante métodos convencionales.[206,284]Los sistemas comerciales tienen una duración ampliada que también extiende el potencial de uso a una gran cantidad de laboratorios.

Una ventaja que se reconoció temprano fue la utilización de estas sondas en cultivos positivos en caldo, el cual, en la mayoría de los casos, aísla más rápidamente las micobacterias que los medios sólidos.[82,152,237,264] En un esfuerzo por disminuir aún más el tiempo de detección, Forbes y cols.[88] aplicaron la amplificación por PCR para detectar *M. tuberculosis* tomada de cultivos en caldo BACTEC 12B. A través de la PCR, los frascos BACTEC 12B pudieron evaluarse cuando el índice de crecimiento alcanzó 10, acortando el tiempo de incubación necesario para que el índice de crecimiento alcanzara 100 o más. El empleo de PCR en este estudio condujo a un tiempo medio hasta la detección de *M. tuberculosis* de 9 días, en comparación con los 14 días necesarios con las sondas de ácidos nucleicos a partir

del crecimiento de subcultivos BACTEC 12B en medios sólidos. La observación de formación de cordones en tinciones ácido alcohol resistentes realizadas en frascos BACTEC 12B positivos se puede utilizar como guía para seleccionar inmediatamente la prueba por sonda para el CMTB.[148]

Métodos de amplificación de ácidos nucleicos

Aplicaciones comercialmente disponibles. En pocas ocasiones, la cantidad de microorganismos de la muestra clínica es lo suficientemente grande como para lograr la detección con una sonda genética quimioluminescente. Sin embargo, muchas veces este método es muy poco sensible para su empleo directo en muestras clínicas. Se recomienda una prueba basada en amplificación de ácidos nucleicos si se intenta identificar directamente micobacterias a partir de muestras clínicas. A finales de la década de 1990, dos pruebas de amplificación de ácidos nucleicos comerciales para detectar *M. tuberculosis* recibieron la aprobación de la FDA para su utilización en muestras respiratorias. Estas pruebas, tanto la PCR Amplicor® *M. tuberculosis* (Roche Diagnostics, Indianápolis, IN) como la prueba directa amplificada para *M. tuberculosis* (PDAMT), que utiliza amplificación mediada por transcripción, han sido aprobadas para su empleo con muestras de frotis positivos, mientras que sólo la última se aprobó para muestras respiratorias con frotis negativos. Esta es la culminación de diversos estudios de desarrollo y pruebas de campo de varios años que condujeron a productos estandarizados y diseñados para reducir problemas de contaminación con ADN extraño e inhibición de reacciones de amplificación por inhibidores endógenos. Las pruebas de amplificación de ácidos nucleicos tienen buen rendimiento en las muestras con frotis positivos, pero muestran un desempeño subóptimo en muestras respiratorias con frotis negativos, en comparación con el cultivo.[20,25,67,73,132,228,241,242,281,303,338]

La revisión de todos los trabajos publicados de otros investigadores sobre la evolución de las aplicaciones de PDAMT y PCR en pruebas directas para detección de micobacterias en muestras clínicas está fuera del alcance de este libro, pero son numerosos. A continuación se describen varios estudios importantes para cada una de estas técnicas aprobadas por la FDA.

Una de las primeras pruebas de campo que tuvo GenProbe PDAMT (ahora Hologic, San Diego, CA) fue publicada por Jonas y cols. en 1993.[146] En un estudio de 758 sedimentos de esputo procesados, 119 (16%) de los cuales fueron positivos para *M. tuberculosis*, Gen-Probe tuvo una sensibilidad, especificidad y valor predictivo positivo y negativo del 82, 99, 97 y 96%, respectivamente, comparables con resultados derivados del cultivo y mejores que los del análisis de los frotis.

Miller y cols.[209] llevaron a cabo una evaluación retrospectiva de tres muestras respiratorias de 250 pacientes utilizando PDAMT; los resultados se compararon con los de microscopia, cultivo y revisión de historias clínicas de pacientes. De estos pacientes (de quienes se recolectaron 594 muestras), 198 fueron negativos para *M. tuberculosis* por criterios de cultivo y clínicos, y 52 fueron positivos (156 muestras). La especificidad global de PDAMT fue del 98.5%. De las 156 muestras obtenidas de pacientes con tuberculosis, se aislaron microorganismos en 142 (91%). La microscopia para microorganismos ácido alcohol resistentes fue positiva para 105 (67.3%) y PDAMT fue positiva para 142 (91%). Cuando se evaluaron las tres muestras de cada uno de los pacientes, PDAMT indicó que los 52 pacientes fueron positivos para tuberculosis.

En un estudio de 938 muestras respiratorias, Pfyffer y cols.[242] observaron que la PDAMT tuvo una sensibilidad del 93.9%, especificidad del 97.6%, valor predictivo positivo del 80.7% y valor predictivo negativo del 99.3%, después de resolver los resultados discrepantes por revisión de historia clínica. Estos autores llegaron a la conclusión de que es una prueba altamente sensible y específica para detectar microorganismos del complejo *M. tuberculosis* en pocas horas. Sin embargo, los resultados de otro estudio fueron menos alentadores.[25] De 617 muestras de vías respiratorias, 590 tuvieron un cultivo y una PDAMT negativos. Veintiuno (3.4%) detectaron *M. tuberculosis*; de éstos, 15 (71.4%) fueron detectados por PDAMT y 6 no se detectaron. *M. tuberculosis* no creció en cultivos de seis muestras con PDAMT positiva (28.6%) obtenidas de tres pacientes en tratamiento para tuberculosis. Por lo tanto, la sensibilidad, especificidad y valores predictivos negativo y positivo para PDAMT fueron del 71.4, 99, 99 y 71.4%, respectivamente. Estos autores juzgaron que la prueba era fácil de realizar y altamente específica, pero que carecía de sensibilidad. Sugirieron que puede ser útil la inclusión de un control de amplificación interna.

Vuorinen y cols.[338] llevaron a cabo estudios que compararon el desempeño de Gen-Probe con la prueba Amplicor *M. tuberculosis* de Roche (Roche Molecular Diagnostics, Indianápolis, IN) antes de la aprobación de la segunda prueba por la FDA en los Estados Unidos. Evaluaron 256 muestras respiratorias obtenidas de 243 pacientes para detectar la presencia del complejo *M. tuberculosis* tanto con PDAMT como con la PCR Amplicor *M. tuberculosis* de Roche. Cuando se comparó con resultados del cultivo realizado en paralelo, las sensibilidades de la tinción, la PDAMT y la PCR Amplicor fueron del 80.8, 84.6 y 84.6%, respectivamente. La especificidad para las tres pruebas fue del 99.1, 98.7 y 99.1%, respectivamente. Las conclusiones de estos autores fueron que ambos métodos de amplificación de ácidos nucleicos eran rápidos, sensibles y específicos para detectar *M. tuberculosis* en muestras de secreciones respiratorias.

Los siguientes son resúmenes de otros estudios de la PCR Amplicor *M. tuberculosis* de Roche. Ichiyama y cols.,[132] en un estudio paralelo de 422 muestras de esputo obtenidas de 170 pacientes con infecciones por micobacterias, también observaron que el sistema PDAMT y el sistema Amplicor *Mycobacterium* tenían rendimientos igualmente buenos, con una concordancia del 98.7%. D'Amato y cols.[67] evaluaron la prueba Amplicor de Roche en 985 muestras de 372 pacientes. La sensibilidad, especificidad y valores predictivos positivos y negativos comparados con cultivo y diagnóstico clínico fueron del 66.7, 99.6, 91.7 y 97.7%, respectivamente, comparables con los resultados del cultivo. Los autores citan la gran ventaja de disponer de resultados de la prueba a las 6.5 h después de que la muestra llega al laboratorio. Wobester y cols.[362] hallaron que la sensibilidad, especificidad, valores predictivos positivo y negativo de la prueba PCR Amplicor fueron del 79, 99, 93 y 98%, respectivamente, en un estudio de 1 480 muestras clínicas obtenidas de 1 155 pacientes. En las muestras con frotis positivos, la sensibilidad fue del 98%, frente al 59% para las muestras con frotis negativos. La sensibilidad y especificidad de las muestras que demostraron un índice de proliferación positivo en el sistema BACTEC 460 fueron del 98 y 100%, respectivamente. Delacourt y cols.,[71] en un estudio de 68 niños con distintos estadios de tuberculosis, observaron que la PCR fue positiva en el 83.3% de 199 muestras obtenidas de niños con enfermedad activa, pero también en el 38.9% de los niños sin síntomas.

En el 2012, una tercera prueba de amplificación de ácidos nucleicos, Xpert MTB/RIF® (Cepheid, Sunnyvale, CA), fue aprobada por la FDA en los Estados Unidos. La prueba tiene dos componentes: (1) un cartucho plástico que contiene una muestra líquida procesada, amortiguadores para PCR y reactivos liofilizados para PCR en tiempo real, y (2) el equipo GeneXpert®, que realiza el procesamiento de la muestra y la PCR en tiempo real sin la necesidad de manipulación. Esta prueba detecta simultáneamente *M. tuberculosis* y la resistencia a rifampicina por amplificación de PCR del fragmento de 81 pares de bases del gen *rpoB* de *M. tuberculosis*, y el subsecuente sondeo para mutaciones relacionadas con resistencia a rifampicina. El control interno es una baliza molecular para detectar el ADN de *Bacillus globigii*. Los tipos de muestras aprobadas son esputo fresco y sedimentos concentrados preparados de esputo. El tiempo total de manipulación de la muestra es menor de 5 min por muestra y los resultados están disponibles en menos de 2 h. La sensibilidad en comparación con el cultivo cuando se evaluaron muestras de esputo fue del 98-100% para las muestras positivas a BAAR y del 69-72% para las muestras negativas.[26,121,380] La especificidad de la prueba en los dos estudios fue del 100%.

Una prueba de amplificación adicional para CMTB, la prueba *M. tuberculosis* BD ProbeTec® (BD Diagnostic), está disponible para su utilización fuera de los Estados Unidos, pero no está aprobada por la FDA. Esta prueba, que usa una amplificación por desplazamiento de hebra, se ha empleado para detectar *M. tuberculosis* en muestras respiratorias, así como en cultivos positivos.[15,18,342] Barrett y cols.[15] estudiaron las muestras respiratorias directas de 205 pacientes que tenían una alta probabilidad de padecer tuberculosis. De 109 pacientes a los que se les había detectado tuberculosis por medio del cultivo, 101 fueron positivos mediante BD ProbeTec, alcanzando una sensibilidad del 92.7%. Se informaron tres reacciones con falsos positivos en este estudio de pacientes con infección por micobacterias no tuberculosas (MNT), con una especificidad del 96%.

La utilización comercial de productos no evita a los usuarios encontrarse con problemas de implementación y empleo de la prueba. Las recomendaciones del fabricante deben seguirse con cuidado y los estándares de control de calidad deben cumplirse de manera rigurosa. Estas pruebas son el reemplazo del cultivo. Hay situaciones en las que *M. tuberculosis* se aísla en cultivo, pero no se detecta por métodos moleculares. Además, no está disponible el perfil molecular completo para todos los determinantes de resistencia; en consecuencia, debe realizarse una prueba de sensibilidad fenotípica. Los métodos de cultivo tienen que efectuarse en paralelo para cada muestra recibida, se deben supervisar los aspectos clínicos de cada caso, y la comunicación entre el laboratorio y los médicos de familia debe mantenerse en todo momento. Con todas estas pruebas, la habilidad para diagnosticar nuevos casos de tuberculosis de forma temprana tiene un mayor impacto en el tratamiento y control de la infección, limitando la transferencia de la enfermedad de persona a persona.

Técnicas de PCR desarrolladas en el laboratorio, incluida la PCR en tiempo real. Además de las pruebas aprobadas por la FDA, los laboratorios han creado numerosas pruebas de PCR (antes denominados "domésticas"). Aunque estas aplicaciones no han sido aprobadas por la FDA, pueden ser herramientas diagnósticas importantes en las manos de usuarios capacitados. La posibilidad de un acortamiento hasta de horas, en lugar de días y semanas, y la detección e identificación directa de *M. tuberculosis* y otras especies de *Mycobacterium* en distintas muestras clínicas, hace atractivas estas pruebas. El coste de la PCR doméstica por lo general es muy inferior al de los productos comerciales comparables, pero la validación apropiada de la prueba es responsabilidad del usuario de la prueba.

Nolte y cols.[226] desarrollaron una de las primeras pruebas de PCR para el diagnóstico rápido de tuberculosis pulmonar;

en este artículo describieron información de fondo importante que será de interés para quienes deseen aprender más acerca del desarrollo y establecimiento de una prueba de PCR. Algunos de los problemas potenciales que se deben encarar con las pruebas de amplificación basadas en ácidos nucleicos son la inhibición de amplificación y reproducibilidad de la prueba, los cuales se trataron en un estudio de multilaboratorios realizado por Noordhoek y cols.[227] Estos autores hicieron circular 200 muestras de esputo, saliva y agua que contenían cantidades conocidas de células de BCG de *M. bovis* junto con controles negativos para el análisis de PCR, entre siete laboratorios que utilizaron la secuencia de inserción IS*6110* como punto diana para la amplificación del ADN. Cada laboratorio utilizó su propio protocolo para el pretratamiento, extracción de ADN y detección del producto de amplificación. Se observaron altos niveles de resultados falsos positivos de PCR entre los laboratorios participantes, que variaron entre 3 y 20%, con un extremo del 77% en un laboratorio. Este rendimiento relativamente bajo fue el resultado de la falta de supervisión de cada paso del procedimiento y destaca la necesidad de un diligente control de calidad durante todas las etapas de la prueba. Además, la inhibición de la amplificación y la comunicación errónea de resultados falsos negativos pueden ser un problema con la PCR. Por esta razón, es necesario utilizar un control de amplificación interna, o la documentación y supervisión de la tasa de falsos negativos de una prueba, para la acreditación del laboratorio por el College of American Pathologists para los laboratorios que utilizan estas pruebas.

La amplificación de ácidos nucleicos en tiempo real es un método más rápido para realizar la PCR u otros métodos de amplificación, donde la amplificación y detección ocurren en el mismo recipiente de reacción. El recipiente está cerrado, lo cual disminuye de forma considerable la posibilidad de contaminación por amplicones en el laboratorio. Se han diseñado varios análisis para la detección rápida de *M. tuberculosis*, disponibles en una gran variedad de formatos.

Se describieron varias pruebas que utilizan el sistema Light-Cycler® (Roche Diagnostics, Indianápolis, IN). Algunas son específicas para *M. tuberculosis*, las cuales emplean un conjunto único de sondas para transferencia de energía por resonancia de fluorescencia (FRET, *fluorescence resonance energy transfer*).[166,208] Miller y cols.[208] examinaron 135 muestras con tinción ácido alcohol resistente positiva, de las cuales 105 presentaron crecimiento de *M. tuberculosis*. Tanto LightCycler como la prueba de PCR Amplicor *M. tuberculosis* con la cual se comparó, detectaron 103 de 105, lo que significó una sensibilidad del 98.1% para cada uno de ellos. Estos autores también estudiaron 232 frascos de cultivo BacT/Alert MP de muestras respiratorias, 114 de las cuales fueron positivas para *M. tuberculosis*. Todos los cultivos positivos se detectaron mediante LightCycler.

Shrestha y cols.[295] utilizaron otro abordaje e idearon una PCR de amplio espectro para detectar todas las micobacterias y diferenciar a *M. tuberculosis* de MNT en función de un análisis de la curva de fusión postamplificación. Una vez que se realiza la amplificación, se pueden generar curvas de fusión con algunos tipos de pruebas de amplificación en tiempo real. Las pruebas que utilizan sondas FRET producen curvas de fusión muy distintas que incluso distinguen la diferencia en un nucleótido en los sitios de hibridación de la sonda. Shrestha y cols. utilizaron esta característica para diferenciar *M. tuberculosis* de MNT utilizando tanto 186 aislamientos cultivados como 50 muestras clínicas que fueron positivas para *M. tuberculosis*. Tanto LightCycler como PCR Amplicor *M. tuberculosis*, con la cual se comparó, detectaron 48 de 50 muestras.

Los resultados de las pruebas de PCR en tiempo real son innatamente cuantitativos, y cuando se utilizan con estándares, se puede determinar la cantidad definitiva de un microorganismo presente. Kramme y cols.[165] describen una PCR en tiempo real en la cual no sólo se detecta la presencia del microorganismo, sino que también se puede determinar la cantidad. Asimismo, Rondini y cols.[274] crearon una prueba basada en sondas de hidrólisis (sonda Taqman®) para la detección de otro patógeno micobacteriano cutáneo importante, *M. ulcerans*.

Análisis postamplificación

Hibridación inversa/pruebas de sondas en línea. La hibridación inversa es similar en muchas formas al Southern blot tradicional, donde la reacción de hibridación por sondas de amplicones tiene lugar sobre un sustrato de nitrocelulosa o similar. En esta tecnología, las secuencias blanco son amplificadas primero por PCR utilizando cebadores biotinilados. Las múltiples sondas se inmovilizan en una tira de nitrocelulosa y se aplica el amplicón a la tira, que es lo inverso de un Southern blot. Se forman líneas en el sitio de hibridación de la sonda con el amplicón. Cuando se compara este patrón con una clave, es posible interpretar los resultados de la reacción (fig. 19-2). La ventaja sobre el Southern blot tradicional es que se evalúan simultáneamente muchas sondas y no se utilizan radioisótopos.

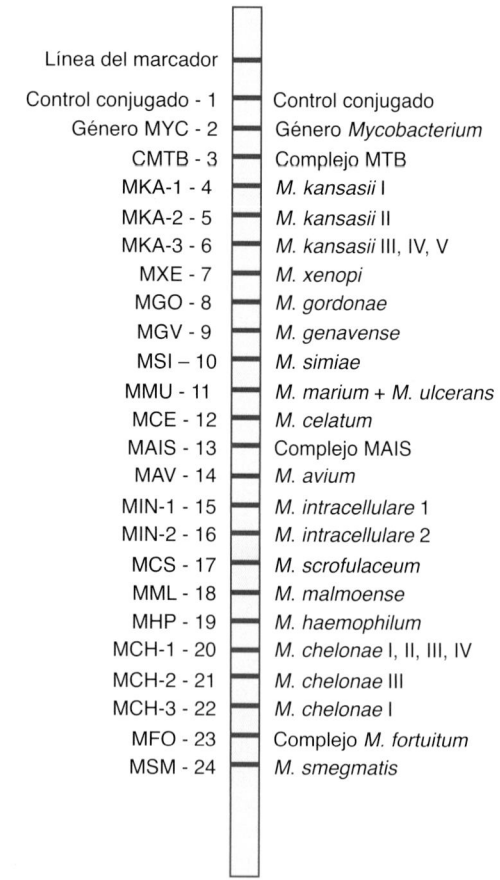

■ **FIGURA 19-2** Demostración de prueba de hibridación inversa IN-NO-LiPA MYCOBACTERIA V2® (Innogenetics, Gent, Belgium). Esta tira contiene una línea de control conjugado y las sondas de hibridación para determinar la presencia de micobacterias a nivel de género y la información para identificar 16 especies diferentes (la ilustración es del instructivo de la compañía).

La tecnología de hibridación inversa se comercializa como pruebas de sondas en línea para lograr la identificación rápida de micobacterias. Estas pruebas se llevan a cabo mejor utilizando colonias en medio sólido o en medio en caldo, aunque también es posible realizar una prueba directa que emplee frotis de muestras positivas de BAAR. La primera versión de la prueba de hibridación inversa evaluada fue el análisis de sondas en línea (LiPA®, *line probe analysis*) para micobacterias (Innogenetics). Esta prueba utilizaba una PCR de amplio espectro dirigida contra la región espaciadora de 16S a 23S y sondas para el complejo *M. tuberculosis*, CMA y las siguientes especies de micobacterias: *M. avium*, *M. intracellulare*, *M. kansasii*, grupo *M. chelonae*, *M. gordonae*, *M. xenopi* y *M. scrofulaceum*. Miller y cols.[210] estudiaron 60 cepas clínicas de micobacterias aisladas de 59 pacientes mediante la utilización de este producto y no observaron ninguna discrepancia con la identificación de laboratorio de rutina con la mayoría de las cepas, aunque algunas especies no se identificaron. De los aislamientos evaluados, 26 fueron del complejo *M. tuberculosis*, 9 de *M. avium*, 3 del CMA, 3 de *M. kansasii*, 5 de *M. gordonae* y 5 del grupo *M. chelonae*. Las muestras de tres pacientes tuvieron reacciones positivas para el CMA y después se determinó que tenían *M. intracellulare* mediante el análisis de los polimorfismos de longitud de fragmentos de restricción (PCR-RFLP, *restriction-fragment-length polymorphism*). Otras siete especies de micobacterias se identificaron sólo a nivel de género (especies de *Mycobacterium*), seis de las cuales fueron *M. fortuitum* y una fue *M. szulgai*. Otros grupos distintos han evaluado este producto con resultados similares y durante los estudios detectaron problemas menores que condujeron al desarrollo de una versión nueva y mejorada.[315,324,315] También se ha utilizado la PCR seguida de hibridación inversa en muestras clínicas directas, con resultados excelentes en aquellas muestras con frotis positivos.[145] La versión más nueva, INNO-LiPA Mycobacteria® v2, ha ampliado la cantidad de especies de micobacterias hasta 16. Tortoli y cols.[324] evaluaron 197 micobacterias pertenecientes a 81 taxones con este producto y observaron una especificidad y una sensibilidad del 100% para 20 de 23 sondas. Las sondas específicas para el complejo *M. fortuitum*, para el grupo CMA escrofuláceo y para *M. intracellulare* de tipo 2, mostraron reactividad cruzada con varias micobacterias que pocas veces se aíslan de muestras clínicas. La sensibilidad global fue del 100% y la especificidad global fue del 94.4%. También se ha mostrado que los estudios de hibridación inversa son útiles para detectar determinantes genéticos de resistencia a antituberculosos.[4,42,70,144,293,305] Como sucede con la identificación de especie, se ha logrado la detección de los determinantes genéticos de resistencia directamente de la muestra clínica.[144] Aunque el desempeño es bueno, especialmente para la rifampicina, la sensibilidad y especificidad son menores al 100%, por lo que se deben realizar pruebas de sensibilidad utilizando métodos fenotípicos.

Secuenciación de ADN. La secuenciación del ADN para el análisis de un producto amplificado es ahora un método frecuente de análisis postamplificación. Aunque es útil, es una técnica más complicada que la hibridación simple con sonda y frecuentemente requiere que el usuario cuente con experiencia con la alineación de secuencias, software de edición y bases de datos genéticos. El análisis de estas regiones variables interpuestas entre regiones conservadas que sirven como sitios de hibridación de cebadores de amplio rango se convierte en una herramienta poderosa para la identificación de microorganismos.[29,94,101,106,176,259,289,372]

La secuenciación tradicional de ADN, también conocida como *secuenciación de Sanger*, se utilizaba en otra época sólo en laboratorios de investigación, pero también se ha vuelto habitual en muchos laboratorios de patología y microbiología molecular. Estos métodos se han empleado con éxito para la identificación de bacterias, micobacterias, nocardias y hongos. Los genes que codifican subunidades ribosómicas de estos microorganismos son las dianas genéticas más utilizadas de identificación con base en secuencias.

Esta tecnología está revolucionando la identificación de laboratorio de los microorganismos de crecimiento lento, como micobacterias y nocardias.[52,115,150,203,233,239] Una de las regiones más útiles del complejo genético 16S para la identificación de micobacterias involucra la región A hipervariable, la cual se ha utilizado para lograr una identificación rápida y precisa con base en secuencias de micobacterias de mayor importancia clínica.[75,119] También se empleó para ayudar a identificar y diferenciar aislamientos más difíciles de caracterizar.[308] Esta región se ha utilizado con éxito para identificar micobacterias de mayor relevancia clínica mediante pirosecuenciación.[14]

MicroSeq® (Applied Biosystems, Inc. [ABI], Foster City, CA) es un sistema comercial para la identificación de microorganismos por secuenciación de ADN. Después del cultivo, se realiza una PCR utilizando cebadores provistos. Se determina la secuencia a través del sistema de secuenciación capilar ABI y se remite el producto como interrogante a una base de datos genéticos que es mantenida y actualizada por el fabricante. Hall y cols.[115] evaluaron esta base de datos utilizando 59 cepas ATCC y 328 aislamientos clínicos. La identificación correcta basada en secuencias, en función de lo que se denomina una *puntuación de distancia* menor del 1%, reconoció el 98.3% (58 de 59) de las cepas ATCC en el grupo o complejo correcto, y el 90.1% (219 de 243) de las cepas clínicas. De las cepas restantes que obtuvieron puntuaciones de distancia mayor al 1%, el 41.1% (35 de 85) se identificaron correctamente a nivel de especie, complejo o grupo, mientras que el 15.3% (13 de 85) se identificaron a nivel de especie. Lo más importante es señalar que el tiempo de respuesta notificado para la identificación de micobacterias es menor de 24 h, lo que implica una diferencia enorme con respecto al tiempo de identificación requerido por los métodos fenotípicos tradicionales.

Los genes *rpoB*, *hsp* y *tuf* también se utilizaron con éxito como dianas genéticas para la identificación basada en secuencias de distintas bacterias.[79,80,150,174,229,231,267] El gen *rpoB*, que codifica una ARN polimerasa dependiente de ADN, ha sido utilizado por diversos grupos para identificar micobacterias.[157,158,181,329] La secuenciación de esta diana genética tiene aceptación, ya que no sólo proporciona información para la identificación, sino también brinda información relativa a la sensibilidad a rifampicina de la cepa aislada.[305,336]

Análisis de microarreglos. Los microarreglos, dispositivos llamados frecuentemente *chips de genes*, se han utilizado de forma extensa en la investigación. Asimismo, se han empleado para la identificación de micobacterias y la detección de determinantes genéticos de resistencia. Troesch y cols.[329] han descrito la utilización de un microarreglo que evaluó dos regiones genéticas, la región 16S del ADNr y el gen *rpoB*. Estos autores evaluaron 70 micobacterias que representaban 27 especies diferentes y 15 aislamientos resistentes a rifampicina de *M. tuberculosis* con este microarreglo, y pudieron identificar 26 de 27 especies y todas las mutantes resistentes. Los microarreglos se muestran muy prometedores, pero son costosos, y actualmente aún son una herramienta de investigación.

Tipificación de cepas y huellas genéticas de ADN. La llegada de las técnicas moleculares permitió el análisis específico de cepas de aislamientos de *M. tuberculosis* para fines de estudio epidemiológico. Se identificó específicamente la secuencia de inserción IS*6110* como el objetivo de una sonda de ADN que se utilizó para analizar huellas genéticas.[40,41] Todas las cepas de *M. tuberculosis* conservan un gran número de copias de IS*6110*. La técnica específica de huellas genéticas descrita requiere la digestión del ADN genómico con endonucleasas de restricción *Bam*HI, seguida de la separación de fragmentos mediante electroforesis en gel de agarosa, transferencia de los fragmentos de ADN a una membrana de nailon e hibridación de la membrana con segmentos de ADN clonados que representan dos porciones diferentes de IS*6110*.

Varios investigadores han utilizado la secuencia de inserción IS*6110* como diana para llevar a cabo estudios epidemiológicos. Yang y cols.[337] compararon los patrones de huellas genéticas de 68 aislamientos de micobacterias obtenidos de pacientes VIH seropositivos con tuberculosis en la región de Dar es Salaam de Tanzania, con 66 cepas aisladas en pacientes VIH negativos que vivían en la misma región. Observaron 101 patrones de huellas genéticas entre este grupo de pacientes, con un nivel de diversidad igual entre los dos. De estos aislamientos, el 8.8% mostró resistencia al menos a un fármaco, nuevamente, sin ninguna tendencia a incluirse dentro de ninguno de los grupos. En un estudio de los patrones de huellas genéticas IS*6110* de *M. tuberculosis* aislado en 64 pacientes que vivían en la Polinesia Francesa, se identificaron 11 grupos separados.[322] Se identificó un grupo de cepas con patrones idénticos entre grupos familiares, lo que indicó que la transmisión activa desempeña un papel tan importante como la enfermedad por reactivación en la Polinesia Francesa. Asimismo, en un estudio posterior, se observó un alto grado de probabilidad en los patrones de huellas genéticas IS*6110* entre individuos con parentesco cercano.[376] Uno de los grupos prevalentes definidos por IS*6110* en Groenlandia representó el 91% de 245 casos de tuberculosis detectados en Dinamarca durante el mismo período. Estos casos fueron rastreados a un grupo de inmigrantes de Groenlandia que vivían en una región pequeña y definida de Dinamarca.

Van Soolingen y cols.[334] detectaron 43 patrones diferentes de huellas genéticas IS*6110* de 153 cepas de *M. bovis* originadas en ganado vacuno y humanos en Holanda y Argentina, en varios animales de zoológicos holandeses y en un parque de vida silvestre en Arabia Saudita, y de focas y gatos enfermos en Argentina. Las cepas que presentaban una banda única fueron características de las cepas aisladas en ganado vacuno. De 20 aislamientos en humanos en Argentina, 18 mostraron una banda única, similar a la observada en las cepas de ganado vacuno, lo que sugiere con firmeza una transmisión bovina-humana. Los patrones de huellas genéticas de aislamientos de *M. bovis* humanos en Holanda fueron difusos; salvo por patrones similares en cinco pacientes, todos vivían en Ámsterdam y tres de ellos provenían de la misma familia. Cave y cols.[40] observaron que los patrones de polimorfismos de longitud de fragmentos de restricción de IS*6110* entre seis aislamientos de *M. bovis* de un paciente y 42 aislamientos repetidos de *M. tuberculosis* de 18 pacientes se mantuvieron estables durante 8 meses a 4.5 años y no fueron alterados por los cambios en los perfiles de resistencia a antibióticos. Estos trabajos muestran la utilidad de los análisis de endonucleasas de restricción en los estudios epidemiológicos de tuberculosis humana y animal.

Muchos investigadores han utilizado gran cantidad de elementos repetitivos de ADN como marcadores para tipificar cepas de *M. tuberculosis* y otras especies de *Mycobacterium*. Hermans y cols.[112] descubrieron un inserto de ADN micobacteriano

específico del complejo que hibridaba específicamente con ADN de cepas del complejo *M. tuberculosis*. Se amplificó un fragmento de 158 pares de bases no repetitivo de esta secuencia por PCR y se utilizó para detectar de manera selectiva micobacterias del complejo *M. tuberculosis* directamente de líquido pleural, lavados bronquiales y biopsias, hasta un límite inferior de sensibilidad de 20 células bacterianas (alrededor de 10^3 células en una muestra de esputo). Wiid y cols.[356] usaron el oligonucleótido GTG5 como marcador para identificar cepas de *M. tuberculosis*, que hallaron útil en los casos en que ciertas cepas tienen poco o ningún elemento de inserción como IS*6110*. Friedman y cols.[92] utilizaron amplificación por PCR de segmentos de ADN localizados entre dos copias de elementos repetitivos IS*6110* y la secuencia polimórfica repetitiva rica en las bases GC. Se usó un segmento de 439 pares de bases amplificado por PCR del gen de la proteína de *shock* térmico (PST) de 65 kDa para desarrollar patrones de polimorfismos de longitud de fragmentos de restricción de varias especies de *Mycobacterium* de crecimiento rápido, que incluyeron *M. fortuitum*, *M. chelonae*, *M. smegmatis* y *M. mucogenicum*.[310] El elemento de la secuencia de inserción repetitiva IS*1245* se utilizó en un estudio de aislamientos humanos y animales de *M. avium*.[112] En otro estudio, se usaron secuencias de inserción repetitivas IS*1311* y IS*900* como sondas de ADN para evaluar el polimorfismo de longitud de fragmentos de restricción de 75 cepas clínicas de *M. avium*.[273] Se han empleado dos marcadores moleculares, uno de los cuales codifica una proteína de 40 kDa (p40) y la secuencia de inserción IS*901*-IS*902*, para tipificar 184 cepas del CMA.[5]

Con el fin de tipificar 16 cepas de *M. haemophilum*, se utilizó electroforesis de campo pulsado de fragmentos de restricción generados por la digestión del ADN cromosómico, y 12 de estas cepas mostraron patrones similares, incluyendo seis del mismo hospital.[374] Esta técnica también se empleó para identificar a varios pacientes que estaban infectados por más de una cepa del CMA.[302] En el estudio de varios cebadores se usó ADN polimorfo amplificado aleatoriamente (RAPD, *random amplified polimorphic DNA*), también denominado *PCR de cebador arbitrario*) para determinar cuáles logran mayor discriminación en la obtención de huellas genéticas reproducibles para la tipificación de cepas de *M. tuberculosis*.[187] Esta técnica también se ha empleado para tipificar cepas de *M. tuberculosis* con una región amplificada por PCR que separa los genes que codifican ARNr 16S y 23S que sirven como marcador.[1] De acuerdo con estos autores, la tipificación molecular por RAPD es más rápida y menos exigente desde el punto de vista técnico que la mayoría de los otros métodos de tipificación molecular. Además, se necesitan cantidades menores de ADN purificado que para otros métodos, lo que permite un análisis más temprano de los aislamientos primarios jóvenes de *M. tuberculosis*.

Kirschner y cols.[161] desarrollaron colecciones de perfiles de fragmentos de restricción de subunidades de ARNr 16S extraídas de varias especies de *Mycobacterium* caracterizadas antes mediante pruebas bioquímicas o sondas de ácidos nucleicos. Se puede comparar fácilmente el perfil específico de endonucleasas de restricción de una especie desconocida de *Mycobacterium* con el perfil de la colección, lo que proporciona un medio rápido de identificación precisa sin cultivo. Asimismo, Avaniss-Aghajani y cols.[11] desarrollaron un método para identificar aislamientos de micobacterias directamente de agua y muestras clínicas. Primero se utilizó la PCR para amplificar una porción del ARNr de subunidad pequeña de 13 especies diferentes de micobacterias con un cebador 5' que llevaba una marca fluorescente para permitir la detección del producto amplificado. El producto de PCR fue digerido por endonucleasas de restricción y se determinaron los tamaños de los fragmentos de restricción marcados mediante un secuenciador de ADN automático.

Se desarrolló una colección de longitudes de fragmentos de restricción 5' producida mediante cinco endonucleasas de restricción que puede categorizar 20 especies de *Mycobacterium*. Cada especie tiene una longitud singular del fragmento de restricción 5' para cada endonucleasa específica, cuyas selecciones pueden utilizarse para identificar especies desconocidas. Las ventajas de estas técnicas sobre los métodos de PCR rápidos son el menor coste y la capacidad para caracterizar varias especies de *Mycobacterium* y detectar más de una especie en la misma muestra.

También se han empleado métodos de tipificación para la detección de cepas de *M. tuberculosis* resistentes a antibióticos. En estudios separados, Whelen y cols.[353] y Felmlee y cols.[85] utilizaron métodos específicos para detectar las mutaciones de subunidad β de la ARN polimerasa de *M. tuberculosis* (*rpoB*) que se relacionan frecuentemente con resistencia a rifampicina. Plikaytis y cols.,[249] en el estudio de un brote de tuberculosis multirresistente en la ciudad de Nueva York, utilizaron un análisis de PCR múltiple dirigido a una repetición directa de IS*6110* con una secuencia interpuesta de 556 pares de bases (NTF-1) para identificar a pacientes infectados, por lo que se designó como *cepas "W"* de *M. tuberculosis* multirresistentes. Su estudio identificó de forma correcta la totalidad de los 48 aislamientos de la cepa W de *M. tuberculosis* entre un total de 193 cepas estudiadas. Estos estudios son indicativos del grado de sofisticación alcanzado por las técnicas moleculares y de las aplicaciones prácticas para las que se han utilizado.

Pruebas de sensibilidad

Complejo Mycobacterium tuberculosis

La necesidad de contar con pruebas de sensibilidad a antibióticos que sean rápidas y precisas para *M. tuberculosis* se ha convertido en un requisito debido al surgimiento de cepas multiresistentes. Las pruebas de sensibilidad se deben llevar a cabo en los primeros aislamientos de *M. tuberculosis* obtenidos de cada paciente y deben repetirse después de tres meses de tratamiento adecuado si los cultivos permanecen positivos. Las pruebas iniciales deben incluir todos los fármacos primarios: isoniazida a concentración crítica, rifampicina, etambutol y pirazinamida.

Los métodos de referencia para pruebas de sensibilidad de *M. tuberculosis* a isoniazida, rifampicina y etambutol se dan en proporción al agar. Las concentraciones recomendadas en agar Middlebrook 7H10 son las siguientes: isoniazida, 0.2 µg/mL; rifampicina, 1.0 µg/mL; y etambutol, 5.0 µg/mL. Sin embargo, la proporción con el agar no se puede utilizar para evaluar PZA. Además, la proporción del agar no es un método rápido; los resultados se informan después de incubar durante tres semanas si el crecimiento es suficiente. Para asegurar la detección más temprana de resistencia, se recomienda un método en caldo con un tiempo de incubación corto.[367] Los CDC sugieren que los laboratorios micobacteriológicos deben informar los resultados de las pruebas de primera línea dentro de los primeros 15-30 días desde la recepción de la muestra en el laboratorio.[317] Idealmente, los estudios de sensibilidad para fármacos primarios deben estar disponibles dentro de 7-14 días después del aislamiento de *M. tuberculosis*. Se deben evaluar los fármacos de segunda línea (tabla 19-9) si un aislamiento es resistente a rifampicina o cualquiera de los dos fármacos primarios. Los aislamientos que presenten monorresistencia hacia isoniazida también deben evaluarse en busca de la sensibilidad a fármacos de segunda línea si el tratamiento planeado incluye una fluoroquinolona.[367]

La frecuencia de cepas mutantes resistentes a fármacos en un cultivo de bacilos tuberculosos se ha estimado en cerca de 1:10^5 bacterias para isoniazida y en 1:10^6 para estreptomicina. Si se

TABLA 19-9 Fármacos antituberculosos de segunda línea y concentraciones recomendadas en agar Middlebrook 7H10

Fármaco	Concentraciones (µg/mL)
Isoniazida	1.0
Etambutol	10.0
Amikacina	4.0
Capreomicina	10.0
Etionamida	5.0
Kanamicina	5.0
Levofloxacino	1.0
Moxifloxacino	0.5
Ofloxacino	2.0
Ácido-*p*-aminosalicílico	2.0
Rifabutina	0.5
Estreptomicina	2.0 y 10.0

administran juntos dos fármacos (isoniazida y estreptomicina), la incidencia de resistencia es de 1:10^{11}, la cual es la suma de los dos tomados por separado. El conocimiento de la incidencia de mutantes se vuelve importante porque se ha determinado que los pacientes que poseen una cavidad pulmonar abierta pueden tener una población total de 10^7-10^9 bacterias. Por lo tanto, si estos pacientes son tratados con un único antituberculoso, sus cultivos pueden mostrar pronto la aparición del fenotipo resistente a ese agente, y el tratamiento fracasará. En consecuencia, los pacientes con tuberculosis siempre deben tratarse con los cuatro fármacos principales mencionados anteriormente. Por consiguiente, si los pacientes no reciben más de un fármaco, esto puede conducir al rápido surgimiento de un bacilo tuberculoso resistente a un fármaco específico (fig. 19-3). Después de dar seguimiento a un grupo de pacientes infectados simultáneamente por *M. tuberculosis* y VIH, Nolan observó que el incumplimiento del tratamiento antituberculoso era la razón principal del fracaso terapéutico.[225] La falta de cumplimiento del tratamiento prescrito también puede contribuir a la aparición de resistencia a fármacos.

Un segundo principio de las pruebas de sensibilidad a los fármacos contra *M. tuberculosis* se basa en la correlación *in vitro* entre la respuesta clínica a un antimicobacteriano y el resultado de las pruebas de sensibilidad *in vitro*. Si más del 1% de los bacilos tuberculosos presentes son resistentes a un fármaco *in vitro*, el tratamiento con ese fármaco no es clínicamente útil. Por lo tanto, la mayoría de los métodos para las pruebas de sensibilidad a antibióticos para micobacterias deben ser capaces de determinar la proporción de bacilos sensibles y resistentes a un antibiótico determinado o proporcionar resultados que sean equivalentes cuando se comparen los métodos. Cuando se utilizan métodos de dilución en agar, el inóculo debe adaptadarse de modo que la cantidad de mutantes espontáneamente resistentes no conduzca al error de interpretar el cultivo como resistente. Del mismo modo, debe existir una cantidad suficiente de colonias en la placa para poder determinar la incidencia de resistencia a antibióticos en el intervalo del 1%. Esto se logra mejor cuando se presentan 100-300 unidades formadoras de colonias (UFC) en cada sector de una placa de Petri de cuatro cuadrantes. Para determinar la incidencia de la resistencia, suele ser necesario inocular dos conjuntos de placas de pruebas de sensibilidad, el segundo conjunto con una dilución de 100 veces el inóculo utilizado para el primer conjunto.

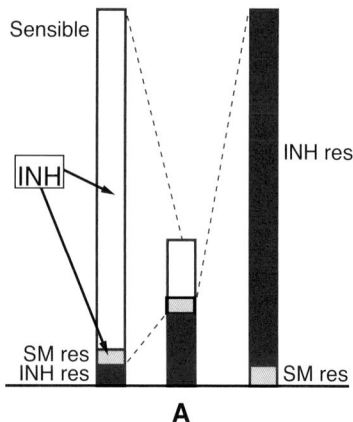

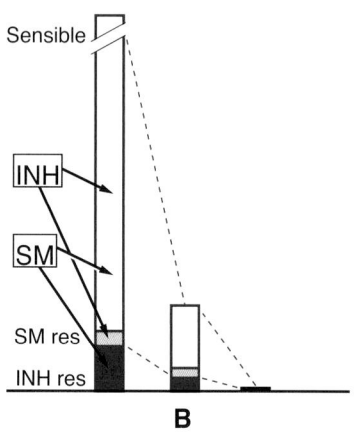

■ **FIGURA 19-3** Surgimiento de resistencia a antibióticos por micobacterias con tratamiento de uno y dos fármacos. **A.** El paciente se trata sólo con isoniazida (INH). Aunque el pequeño número de mutantes resistentes a estreptomicina son inhibidas por INH, las mutantes resistentes a INH son refractarias y con el tiempo se enmascara la mayoría de la población. Esto representa el fracaso del tratamiento. **B.** El paciente es tratado tanto con estreptomicina como con INH, y las mutantes resistentes a la segunda son inhibidas por la primera. Entonces, ninguna de estas cepas mutantes puede crecer y el tratamiento con antibióticos es exitoso (modificada de Crofton J. Some principles in the chemotherapy of bacterial infections. BMJ 1969; 2:209-212).

La proporción en agar se realiza en placas de Petri de plástico divididas en cuatro cuadrantes. Las placas pueden adquirirse comercialmente o prepararse en el laboratorio. Se colocan 5 mL de medio de agar en cada cuadrante, el primero sin ningún antimicobacteriano, ya que se utiliza como control del crecimiento, y los otros tres contienen diversas concentraciones del antibiótico a evaluar. Tanto el empleo de agar 7H10 o 7H11 base son aceptables.[367] Los discos de papel que contienen cantidades específicas de antibióticos antituberculosos se colocan en los cuadrantes individuales y se agrega agar libre de antibiótico en cada cuadrante. De manera alterna, el medio de agar puede prepararse con fármaco líquido. Una cepa de referencia de *M. tuberculosis,* H37Rv (ATCC 27294), que es sensible a todos los antibióticos antituberculosos tanto de primera como de segunda línea, se recomienda como control de calidad para la prueba de proporción en agar y los métodos de sensibilidad preferidos en caldo.

La primera prueba de sensibilidad a antibióticos con base en cultivo en caldo para *M. tuberculosis* fue el instrumento BACTEC 460 ajustado a una "capucha de tuberculosis". La base de esta prueba en caldo es la detección radiométrica del ¹⁴C

liberado del medio líquido 7H12 que contiene ácido 1-[¹⁴C] palmítico por las bacterias metabolizadoras.[268,205,366,296,207] El instrumento BACTEC 460 revolucionó las pruebas de sensibilidad para *M. tuberculosis*, pero ya no se fabrica, por lo que no se tratará a mayor profundidad.

En el año 2002, el sistema MGIT 960 totalmente automático no radiométrico (descrito anteriormente en este capítulo) fue aprobado por la FDA para realizar pruebas de sensibilidad de *M. tuberculosis* a isoniazida, rifampicina, etambutol, pirazinamida y el fármaco de segunda línea estreptomicina. Varios estudios mostraron que el desempeño del sistema MGIT para evaluar los antibióticos primarios es comparable con el de BACTEC 460 radiométrico y el método de proporción en agar, y los tiempos de resultados son similares a los mostrados por el BACTEC 460.[2,17,127,170,243,278,285] Aunque el sistema MGIT 960 no está aprobado por la FDA para evaluar fármacos de segunda línea distintos de estreptomicina, varios investigadores han validado su desempeño para este propósito.[170,127,186,269,279]

El sistema MGIT utiliza un protocolo de prueba de dos niveles: el primer nivel consiste en isoniazida, rifampicina y etambutol, y la pirazinamida se prueba por separado. El inóculo se puede preparar tanto de medio líquido como de sólido. Para asegurar la exactitud y reproducibilidad de los resultados, es crítico que se sigan las instrucciones del fabricante estrictamente. Una prueba de sensibilidad de MGIT incluye un crecimiento en tubo libre de antibióticos como control y otros tubos que contienen antibióticos. Cuando el índice de crecimiento del control alcanza 400 en 4-13 días, el sistema indica que la prueba se ha completado y sigue la interpretación de los resultados: un aislamiento es resistente a un fármaco cuando el índice de crecimiento del tubo que contiene algún fármaco es mayor de 100, y es sensible cuando el índice de crecimiento es menor o igual a 100. La prueba no es válida si el índice de crecimiento control alcanza 400 en menos de 4 días o más de 13 días; esto indica que el inóculo es demasiado grande o contiene contaminantes o es muy pequeño.

La prueba para PZA en el sistema MGIT es un poco diferente en comparación con los otros fármacos primarios. La preparación del inóculo y la interpretación de resultados es la misma, pero el caldo en el tubo de PZA para el sistema MGIT tiene un pH menor, el tubo tiene un complemento separado y el tubo control para PZA se inocula con una dilución 1:10 con respecto al tubo que contiene PZA. El desempeño del sistema MGIT para evaluar PZA es inferior al de otros antibióticos primarios.[44,45] Parece haber un problema con la falsa resistencia, lo cual, con base en los datos de un estudio, debe corregirse reduciendo el inóculo de 0.5 mL a 0.25 mL.[245] Algunos investigadores han sugerido que la combinación de pruebas basadas en cultivo y secuenciación de *pncA* debe ser un abordaje más confiable para conocer la resistencia o sensibilidad a PZA.[298]

VersaTREK, un sistema supervisado de manera continua, completamente automático, descrito antes en este capítulo para crecimiento y detección de micobacterias, también es una prueba para sensibilidad de *M. tuberculosis* a todos los antibióticos primarios aprobada por la FDA. Como en el sistema MGIT, el inóculo se puede preparar en medio líquido (VersaTREK Myco o 7H9) o sólido (LJ o 7H10/7H11). Los frascos inoculados que contienen el fármaco o los controles libres de fármaco se colocan en el instrumento, que automáticamente supervisa el crecimiento cada 24 h. La prueba de sensibilidad es válida cuando el crecimiento en un frasco control se detecta 3-10 días después de la inoculación. Los frascos con fármacos se supervisan durante tres días después de que el frasco control es positivo. Un aislamiento es resistente a un fármaco si el crecimiento en el frasco que lo contiene se detecta tres días o menos tras haber detectado crecimiento en el frasco control.

Un aislamiento es sensible si no hay crecimiento en el frasco que contiene el fármaco o si se detecta más de tres días después de descubrir crecimiento en el frasco control. Los estudios han revelado una buena correlación entre los sistemas VersaTREK Myco system, BACTEC 460, MGIT 960 y proporción en agar.[19,83,276]

Otro método con base en caldo para evaluar la sensibilidad de *M. tuberculosis* es la placa de 96 pocillos TREK Sensititre MYCOTB MIC®, que incluye tanto fármacos de primera línea (excepto PZA) como de segunda línea. Al momento en que se escribe este texto, la prueba no está aprobada por la FDA y, por lo tanto, su empleo es exclusivo para investigación. El inóculo se prepara a partir de colonias que crecen en medio sólido y los resultados son accesibles en 10-21 días después de que se inocula la placa. El desempeño de este método comparado con la proporción en agar es de *satisfactorio* a *excelente*, con una concordancia del 94-100% en un estudio y del 80-99% en otro.[116,182] Este método tiene la ventaja de evaluar simultáneamente los fármacos de primera y segunda línea, y no requiere un instrumento para interpretar los resultados. Sin embargo, no incluye PZA, lo cual es uno de sus mayores inconvenientes, y el tiempo por ciclo es más largo que en los sistemas automáticos de cultivo en caldo.

Debido a la importancia de una identificación rápida de *M. tuberculosis* resistente a fármacos, se desarrollaron varios métodos moleculares para la detección de mutaciones relacionadas con resistencia. Se pueden utilizar estos métodos para evaluar cultivos positivos (caldo o colonias) o BAAR de muestras con frotis positivo. Sin embargo, la resistencia a fármacos puede ser causada por mutaciones diferentes a las detectadas por estos métodos; entonces, el fracaso en la detección de una mutación no necesariamente corresponde con el resultado de la sensibilidad fenotípica.

Los métodos moleculares se pueden dividir en los que se basan en sondas (GeneXpert MTB/RIF® de Cepheid, que utiliza sondas moleculares, y MTBDR*plus*® y MTBDR*sl*® de HAIN, que emplean sondas lineales) y los que se basan en secuenciación (secuenciación de Sanger y pirosecuenciación). Los métodos que se basan en sondas detectan la presencia o ausencia de mutaciones, mientras los métodos que se basan en secuenciación proporcionan secuencias de aislamientos tanto nativos como mutantes. Las mutaciones no siempre se relacionan con resistencia a fármacos; por lo tanto, la detección de una mutación por un método basado en sondas puede no corresponder con la resistencia fenotípica en todos los casos. Además, como no se conocen todos los mecanismos de resistencia, el fracaso en la detección de una mutación no excluye de modo inequívoco la resistencia. Por consiguiente, aunque los métodos moleculares proporcionan información útil rápidamente, todos deben acompañarse de pruebas fenotípicas de sensibilidad a fármacos, y no reemplazarlas.

GeneXpert MTB/RIF se describió en este capítulo. La detección de resistencia a rifampicina se determina cuando se detecta la presencia de mutaciones en la región determinante de resistencia de 81 pares de bases del gen *rpoB*. El desempeño de esta prueba para descubrir *M. tuberculosis* en muestras clínicas se trató previamente. Refiriéndose a la detección de resistencia a rifampicina en *M. tuberculosis*, Zeka y cols.[380] informaron una concordancia total con proporción en agar para 89 de 429 muestras que fueron positivas para cultivo de *M. tuberculosis*: 88 fueron sensibles y una fue resistente. Marlowe y cols.[195] evaluaron 217 muestras, de las cuales 130 fueron positivas para cultivo de *M. tuberculosis*. Las 130 muestras fueron sensibles a rifampicina por microdilución en caldo, pero tres fueron inicialmente resistentes en GeneXpert. El cultivo en caldo de los tres con resultados discrepantes se evaluaron nuevamente mediante GeneXpert: dos fueron sensibles y uno permaneció resistente.

La prueba con sonda HAIN, que utiliza hibridación inversa para detectar mutaciones, no está aprobada por la FDA para el diagnóstico en los Estados Unidos, pero se ha empleado en otros países. Tanto MTBDR*plus* como MTBDR*sl* incluyen sondas para cepas nativas y sondas para varias mutaciones que se encuentran con frecuencia. La ausencia de una banda *silvestre* indica la presencia de una mutación. La presencia simultánea de una banda mutante indica que hay una mutación específica en la muestra/aislamiento. La ausencia tanto de banda *silvestre* como de banda mutante indica la presencia de una mutación, pero no proporciona información referente a la identificación de la mutación. El desempeño de la prueba varía dependiendo del fármaco, siendo mejor con rifampicina y quinolonas. Para ambas pruebas, la especificidad (sensibilidad al fármaco tanto por la prueba de sonda lineal como por la prueba de sensibilidad fenotípica) es mayor o igual al 95% y, con la excepción de rifampicina, es mayor que la sensibilidad (resistente al fármaco tanto por la prueba de sonda lineal como por la prueba de sensibilidad fenotípica).[155,212,333]

Investigadores de los CDC evaluaron la secuenciación de ADN para detectar resistencia a fármacos de primera y segunda línea en 314 aislamientos de *M. tuberculosis*.[38] Se realizaron pruebas fenotípicas por proporción en agar, excepto para PZA, la cual se evaluó mediante BACTEC 460 o MGIT 960. Se examinaron los sitios genéticos de las regiones determinantes de resistencia a los fármacos, *rpoB*, *embB* y *gyrA*, los promotores *inhA* y *eis*, las regiones *katG* y *rrs* con mutaciones establecidas y los marcos abiertos de lectura de *tlyA* y *pncA*. Las especificidades para los fármacos de primera línea fueron del 85% para *pncA* (PZA), 93% para *ambB* (etambutol), 94% para *rpoB* (rifampicina) y 100% para *katG*, *inhA* y *katG* + *inhA* (isoniazida). Las sensibilidades fueron del 97% (*rpoB*), 91% (*katG* + *inhA*), 85% (*pncA*) y 79% (*embB*). La sensibilidad y especificidad para fármacos de segunda línea fueron del 82% y 98% para ciprofloxacino y ofloxacino (*gyrA*), el 86.5% y 96% para kanamicina (*rrs* o *eis*), el 90% y 99% para amikacina (*rrs*), y el 61% y 87% para capremicina (*rrs* y/o *tlyA*).

Micobacterias no tuberculosas

Para las pruebas de sensibilidad de bacterias no tuberculosas, el Clinical and Laboratory Standards Institute (CLSI) recomienda evaluar los aislamientos clínicamente importantes mediante microdilución en caldo utilizando caldo Mueller-Hinton ajustado catiónicamente con 5% de OADC u OAD, y proporciona instrucciones para CMA, *M. kansanii* (que también aplica para otras micobacterias no tuberculosas de crecimiento lento), *M. marinum* y micobacterias de crecimiento rápido.[367] Las recomendaciones generales están descritas en los siguientes párrafos, pero deberá consultarse el documento CLSI M24[367] para encontrar detalles específicos. Se deben informar la concentración inhibitoria mínima (CIM) y la interpretación. Es indispensable realizar pruebas de control de calidad en cada nuevo lote de pruebas en placas de 96 pocillos y una cada semana o cada vez que la prueba se lleve a cabo, si se realiza en tiempos menores de una semana.

Para las pruebas de sensibilidad de CMA, el único fármaco primario recomendado al momento en que se escribe este texto es la claritromicina. Sin embargo, los datos publicados por Brown-Elliott y cols.[32] también apoyaron las pruebas iniciales para amikacina. Los fármacos secundarios que pueden ser útiles en pacientes seleccionados son moxifloxacino y linezolid. Aunque etambutol, rifampicina, rifabutina y estreptomicina son clínicamente útiles, no hay correlación entre los resultados de las pruebas de sensibilidad in vitro y clínicos de los pacientes con CMA tratados con estos fármacos. Por lo tanto, los resultados de pruebas de sensibilidad no deben informarse para esos fármacos. Las variantes de colonias translúcidas deben seleccionarse para pruebas si es posible, ya que se considera que son más virulentas y más resistentes a fármacos antimicrobianos. Las placas deberán incubarse con aire ambiental a 35-37 °C y evaluarse en el día 7. Si el crecimiento es insuficiente, las placas deben reincubarse y examinarse de nuevo en 10-14 días. El punto de terminación es el momento en el que se observa turbidez. El control de calidad recomendado es la cepa *M. avium* ATCC 700898, que puede, de manera alterna, ser *M. marinum* ATCC 927. Las pruebas de sensibilidad deben repetirse si los cultivos permanecen positivos después de tres meses de tratamiento en pacientes con enfermedad diseminada y después de seis meses para pacientes con enfermedad pulmonar crónica.

El tratamiento estándar para la enfermedad pulmonar por *M. kansasii* consiste en rifampicina, isoniazida y etambutol; de éstos, la rifampicina es esencial para un resultado exitoso. Un régimen alterno eficaz es rifampicina, etambutol y claritromicina. El CLSI recomienda que todos los aislamientos iniciales de *M. kansasii* se evalúen para sensibilidad a rifampicina o si se planea un régimen alterno a rifampicina y claritromicina.[367] No se recomienda evaluar la sensibilidad de *M. kansasii* a isoniazida, ya que los resultados *in vitro* no se correlacionan con resultados clínicos y, por consiguiente, puede causar una falsa impresión de resistencia. Las placas de microdilución se incuban a 35-37 °C en aire ambiente durante 7-14 días. Las cepas aceptables como control de calidad son *M. kansasii* ATCC 12478, *M. marinum* ATCC 927 y *Enterococcus faecalis* ATCC 29212. Los aislamientos clínicos de *M. kansasii* que son resistentes a rifampicina (CIM mayor o igual a 1 µg/mL) se deben evaluar en busca de sensibilidad a rifabutina, etambutol, claritromicina (si no se evaluaron como fármacos primarios), amikacina, ciprofloxacino, trimetoprima-sulfametoxazol, linezolid y moxifloxacino. También debe considerarse evaluar estreptomicina; sin embargo, no se han establecido puntos de partida para sensibilidad y resistencia, por lo que sólo deberá informarse la CIM.

No se recomiendan las pruebas de sensibilidad de rutina para *M. marinum*, ya que los aislamientos son constantemente sensibles a rifampicina, etambutol, doxiciclina/minociclina, trimetoprima-sulfametoxazol y claritromicina. Sin embargo, si los pacientes no responden al tratamiento adecuado después de varios meses y aún tienen cultivos positivos, se deberán considerar las pruebas de sensibilidad. Las placas de microdilición se incuban a 28-30 °C durante siete días. Los fármacos a evaluar son rifampicina, claritromicina, amikacina, doxiciclina o minociclina, ciprofloxacino, moxifloxacino, trimetoprima y sulfametoxazol.

El tratamiento de infecciones de la piel y tejidos blandos causadas por micobacterias de crecimiento rápido deberá incluir claritromicina si los aislamientos son sensibles, y al menos un fármaco adicional seleccionado con base en pruebas de sensibilidad. Los antibióticos que deberán evaluarse son amikacina, cefoxitina (más de 256 µg/mL), ciprofloxacino, claritromicina, doxiciclina o minociclina, imipenem, linezolid, moxifloxacino, trimetoprima-sulfametoxazol y tobramicina.[367] Esta última se utiliza en el tratamiento contra infecciones causadas por el grupo *M. chelonae*, pero no en infecciones causadas por los grupos *M. abscessus* o *M. fortuitum*. Las placas de microdilución se incuban a 28-30 °C en aire ambiente durante 72 h. Si el crecimiento no es suficiente en este tiempo, las placas se examinan nuevamente en los días 4 y 5. Para asegurar la detección de resistencia inducible por macrólidos, los pocillos de claritromicina se revisan durante 7-10 días y otra vez en el día 14, sin importar si el aislamiento es resistente cuando se revisa de forma temprana. La CIM es la concentración mínima de un antibiótico que inhibe por completo el crecimiento visible, excepto para trimetoprima-sulfametoxazol, pues con este antibiótico las micobacterias de crecimiento rápido presentan crecimiento. Para estos fármacos, la CIM se lee cerca del 80% de inhibición del crecimiento. La cepa *M. peregrinum* ATCC 700686 se recomienda como control de calidad, aunque las cepas *Staphylococcus aureus* ATCC 29213, *Pseudomonas aeruginosa* ATCC 17853 y *E. faecalis* ATCC 29212 también son alternativas aceptables.

Aunque la microdilución en caldo se considera un método estándar para evaluar micobacterias de crecimiento rápido, la prueba Etest® (bioMerieux) puede ser una opción válida. Biehle y cols.[23] realizaron la prueba Etest para 100 cepas clínicas de micobacterias de crecimiento rápido frente a seis fármacos: amikacina, cefoxitina, ciprofloxacino, claritromicina, doxiciclina e imipenem. Estos autores encontraron un 85% de correlación entre los resultados de Etest y CIM por dilución en agar dentro de 1 log$_2$ y un 97% de correlación a diluciones 2 log$_2$. La tasa de errores mayores y menores fue del 2.2 y 11.7%, respectivamente; no hubo errores mayores (definidos por los autores como desacuerdo de diluciones de 3 log$_2$ o más). La correlación interlaboratorio entre las CIM y Etest determinadas en dos laboratorios separados fue del 81% dentro de una dilución 1 log$_2$ y del 92% dentro de diluciones 2 log$_2$. Estos datos sugieren que la prueba Etest puede ser un método alterno razonable para determinar la sensibilidad de micobacterias de crecimiento rápido; sin embargo, se requieren estudios adicionales que evalúen todos los fármacos recomendados por el CLSI y que comparen los resultados con microdiluciones en caldo.

REFERENCIAS

1. Abed Y, Davin-Regli A, Bollet C, et al. Efficient discrimination of *Mycobacterium tuberculosis* strains by 16S–23S spacer region-based random amplified polymorphic DNA analysis. J Clin Microbiol 1995;33:1418–1420.
2. Adjers-Koskela K, Katila ML. Susceptibility testing with the manual mycobacterium growth indicator tube (MGIT) and the MGIT 960 system provides rapid and reliable verification of multidrug-resistant tuberculosis. J Clin Microbiol: 2003;41:1235–1239.
3. Agy MB, Wallis CK, Plorde JJ, et al. Evaluation of four mycobacterial blood culture media: BACTEC 13A, Isolator/BACTEC 12B, Isolator/Middlebrook agar and biphasic medium. Diagn Microbiol Infect Dis 1989;12:303–308.
4. Ahmad S, Mokaddas E, Fares E. Characterization of *rpoB* mutations in rifampin-resistant clinical *Mycobacterium tuberculosis* isolates from Kuwait and Dubai. Diagn Microbiol Infect Dis 2002;44:245–252.
5. Ahrens P, Giese SB, Klausen J, et al. Two markers, IS901-IS902 and p40, identified by PCR and by using monoclonal antibodies in *Mycobacterium avium* strains. J Clin Microbiol 1995;33:1049–1053.
6. Albers WM, Chandler KW, Solomon DA, et al. Pulmonary disease caused by *Mycobacterium malmoense*. Am Rev Respir Dis 1987;135:1375–1378.
7. Archibald LK, den Dulk MO, Pallangyo KJ, et al. Fatal *Mycobacterium tuberculosis* bloodstream infections in febrile hospitalized adults in Dar es Salaam, Tanzania. Clin Infect Dis 1998;26:290–296.
8. Aronson; JD. Spontaneous tuberculosis in salt water fish. J Infect Dis 1926;39:315–320.
9. Aubrey M, Fam AG. A case of clinically unsuspected *Mycobacterium marinum* infection. Arthritis Rheum 1987;30:1317–1318.
10. Ausina V, Barrio J:, Luquin M, et al. *Mycobacterium xenopi* infections in AIDS. Ann Intern Med 1988;109:927–928.
11. Avaniss-Aghajani E, Jones K, Holtzman A, et al. Molecular technique for rapid identification of mycobacteria. J Clin Microbiol 1996;34:98–102.
12. Bamberger DM, Driks MR, Gupta MR, et al. *Mycobacterium kansasii* among patients infected with human immunodeficiency virus in Kansas City. Clin Infect Dis 1994;18:395–400.
13. Banks J, Jenkins PA, Smith AP. Pulmonary infection with *Mycobacterium malmoense*—a review of treatment and response. Tubercle 1985;66:197–203.
14. Bao JR, Master RN, Schwa DA, et al. Identification of acid-fast bacilli using pyrosequencing analysis. Diagn Microbiol Infect Dis: 2010;67:234–238.

15. Barrett A, Magee JG, Freeman R. An evaluation of the BD ProbeTec ET system for the direct detection of *Mycobacterium tuberculosis* in respiratory samples. J Med Microbiol 2002;51:895–898.

16. Beckman EN, Pankey GA, McFarland GB. The histopathology of *Mycobacterium marinum* synovitis. Am J Clin Pathol 1985;83:457–462.

17. Bémer P, Palicova F, Rüsch-Gerdes S, et al. Multicenter evaluation of the fully-automated BACTEC Mycobacteria Growth Indicator Tube 960 system for susceptibility testing of *Mycobacterium tuberculosis*. J Clin Microbiol 2002;40:150–154.

18. Bergmann JS, Woods GL. Clinical evaluation of the BDProbeTec strand displacement amplification assay for rapid diagnosis of tuberculosis. J Clin Microbiol: 1998;36:2766–2768.

19. Bergmann JS, Woods GL. Evaluation of the ESP culture system II for testing susceptibilities of *Mycobacterium tuberculosis* isolates to four primary antituberculous drugs. J Clin Microbiol: 1998;36:2940–2943.

20. Bergmann JS, Yuoh G, Fish G, et al. Clinical evaluation of the enhanced Gen-Probe Amplified Mycobacterium Tuberculosis Direct Test for rapid diagnosis of tuberculosis in prison inmates. J Clin Microbiol 1999;37:1419–1425.

21. Berlin OG, Zakowski P, Bruckner DA, et al. New biphasic culture system for isolation of mycobacteria from blood cultures of patients with the acquired immunodeficiency syndrome. J Clin Microbiol 1984;20:572–574.

22. Berman SM, Kim RC, Haghighat D, et al. *Mycobacterium genavense* infection presenting as a solitary brain mass in a patient with AIDS: case report and review. Clin Infect Dis 1994;19:1152–1154.

23. Biehle JR, Cavalieri SJ, Saubolle MA, et al. Evaluation of Etest for susceptibility testing of rapidly growing mycobacteria. J Clin Microbiol 1995;33:1760–1764.

24. Blacklock ZM, Dawson DJ, Kane DW, et al. *Mycobacterium asiaticum* as a potential pulmonary pathogen for humans. A clinical and bacteriological review of 5 cases. Am Rev Respir Dis 1983;127:241–244.

25. Bodmer T, Gurtner A, Schopfer K, et al. Screening of respiratory tract specimens for the presence of *Mycobacterium tuberculosis* by using the Gen-Probe Amplified Mycobacterium tuberculosis Direct Test. J Clin Microbiol 1994;32:1483–1487.

26. Boehme CC, Nabeta P, Hillemann D, et al. Rapid molecular detection of tuberculosis and rifampin resistance. N Engl J Med 2010;363:1005–1015.

27. Bottger EC, Teske A, Kirschner P, et al. Disseminated *Mycobacterium genavense* infection in patients with AIDS. Lancet 1992;340:76–80.

28. Bouza E, Diaz-Lopez MD, Moreno S, et al. *Mycobacterium tuberculosis* bacteremia in patients with and without human immunodeficiency virus infection. Arch Intern Med 1993;153:496–500.

29. Boye K, Hogdall E, Borre M. Identification of bacteria using two degenerate 16S rDNA sequencing primers. Microbiol Res 1999;154:23–26.

30. Broadway DC, Kerr-Muir M, Eykyn SJ, et al. *Mycobacterium chelonei* keratitis: a case report and review of previously reported cases. Eye (Lond) 1994;8:134–142.

31. Brooks RW, Parker BC, Gruft H, et al. Epidemiology of infection by nontuberculous mycobacteria. V. Numbers of eastern United States soils and correlation with soil characteristics. Am Rev Respir Dis 1984;130:630–633.

32. Brown-Elliott BA, Iakhiaeva E, Griffith DE, et al. In vitro activity of amikacin against isolates of *Mycobacterium avium* complex with proposed MIC breakpoints and finding of a 16S rRNA gene mutation in treated isolates. J Clin Microbiol: 2013;51:3389–3394.

33. Brown-Elliott BA, Wallace RJ Jr. Clarithromycin resistance to *Mycobacterium abscessus*. J Clin Microbiol 2001;39:2745–2746.

34. Brown-Elliott BA, Wallace RJ Jr. Clinical and taxonomic status of pathogenic nonpigmented or late-pigmenting rapidly growing mycobacteria. Clin Microbiol Rev 2002;15:716–746.

35. Burns DN, Wallace RJ Jr, Schultz ME, et al. Nosocomial outbreak of respiratory tract colonization with *Mycobacterium fortuitum*: demonstration of the usefulness of pulsed-field gel electrophoresis in an epidemiologic investigation. Am Rev Respir Dis 1991;144:1153–1159.

36. Butler WR, O'Conner SP, Yakrus MA, et al. Cross-reactivity of genetic probe for detection of *Mycobacterium tuberculosis* with newly described species *Mycobacterium celatum*. J Clin Microbiol 1994;32:536–538.

37. Cage GD. Direct identification of *Mycobacterium* species in BACTEC 7H12B medium by high-performance liquid chromatography. J Clin Microbiol 1994;32:521–524.

38. Campbell PJ, Morlock GP, Sikes RD, et al. Molecular detection of mutations associated with first- and second-line drug resistance compared with conventional drug susceptibility testing of *Mycobacterium tuberculosis*. Antimicrob Agents Chemother: 2011;55:2032–2041.

39. Castor B, Juhlin I, Henriques B. Septic cutaneous lesions caused by *Mycobacterium malmoense* in a patient with hairy cell leukemia. Eur J Clin Microbiol Infect Dis 1994;13:145–148.

40. Cave MD, Eisenach KD, McDermott PF, et al. IS6110: conservation of sequence in the *Mycobacterium tuberculosis* complex and its utilization in DNA fingerprinting. Mol Cell Probes 1991;5:73–80.

41. Cave MD, Eisenach KD, Templeton G, et al. Stability of DNA fingerprint pattern produced with IS6110 in strains of *Mycobacterium tuberculosis*. J Clin Microbiol 1994;32:262–266.

42. Cavusoglu C, Hilmioglu S, Guneri S, et al. Characterization of *rpoB* mutations in rifampin-resistant clinical isolates of *Mycobacterium tuberculosis* from Turkey by DNA sequencing and line probe assay. J Clin Microbiol 2002;40:4435–4438.

43. Centers for Disease Control and Prevention. Trends in tuberculosis—United States, 2013. MMWR Morb Mortal Wkly Rep 2014;63:229–233.

44. Chang LS, Yew WW, Zhang Y. Pyrazinamide susceptibility testing in *Mycobacterium tuberculosis*: a systematic review with meta-analysis. Antimicrob Agents Chemother 2011;55:4499–4505.

45. Chedore P, Bertucci L, Wolfe J, et al. Potential for erroneous results indicating resistance when using the Bactec MGIT 960 system for testing susceptibility of *Mycobacterium tuberculosis* to pyrazinamide. J Clin Microbiol: 2010;48:300–301.

46. Chin DP, Hopewell PC, Yajko DM, et al. *Mycobacterium avium* complex in the respiratory or gastrointestinal tract and the risk of *M. avium* complex bacteremia in patients with human immunodeficiency virus infection. J Infect Dis 1994;169:289–295.

47. Chiodini RJ. Crohn's disease and the mycobacterioses: a review and comparison of two disease entities. Clin Microbiol Rev 1989;2:90–117.

48. Chiodini RJ, van Kruiningen HJ, Merkal RS, et al. Characteristics of an unclassified *Mycobacterium* species isolated from patients with Crohn's disease. J Clin Microbiol 1984;20:966–971.

49. Choi CW, Cha DR, Kwon YJ, et al. *Mycobacterium fortuitum* peritonitis associated with continuous ambulatory peritoneal dialysis. Korean J Intern Med 1993;8:25–27.

50. Chow SP, Ip FK, Lau JH, et al. *Mycobacterium marinum* infection of the hand and wrists. J Bone Joint Surg Am 1987;69:1161–1168.

51. Claydon EJ, Coker RJ, Harris JR. *Mycobacterium malmoense* infection in HIV positive patients. J 1991;23:191–194.

52. Cloud JL, Conville PS, Croft A, et al. Evaluation of partial 16S ribosomal DNA sequencing for identification of *Nocardia* species by using the MicroSeq 500 system with an expanded database. J Clin Microbiol 2004;42:578–584.

53. Cocito C, Gilot P, Coene M, et al. Paratuberculosis. Clin Microbiol Rev 1994;7:328–345.

54. Cohn ML, Waggoner RF, McClatchy JK. The 7H11 medium for the cultivation of mycobacteria. Am Rev Respir Dis 1968;98:295–296.

55. Collazos J, Diaz F, Rodriguez J, et al. Persistent lung infection due to *Mycobacterium szulgai*. Tuber Lung Dis 1993;74:412–413.

56. Conlon CP, Brandon HM, Luo NP, et al. Faecal mycobacteria and their relationship to HIV-related enteritis in Lusaka, Zambia. AIDS 1989;3:539–541.

57. Contreras MA, Cheung OT, Sanders DE, et al. Pulmonary infections with nontuberculous mycobacteria. Am Rev Respir Dis 1988;137:149–152.

58. Conville PS, Witebsky FG. Inter-bottle transfer of mycobacteria by the BACTEC 460. Diagn Microbiol Infect Dis 1989; 12:401–405.

59. Cooper JF, Lichtenstein MJ, Graham BS, et al. *Mycobacterium chelonae*: a cause of nodular skin lesions with a proclivity for renal transplant recipients. Am J Med 1989;86:173–177.

60. Cowling P, Glover S, Reeves DS. *Mycobacterium malmoense* type II bacteremia contributing to death in a patient with AIDS. Int J STD AIDS 1992;3:445–446.

61. Coyle MB, Carlson L, Wallis CK, et al. Laboratory aspects of *Mycobacterium genavense*, a proposed species isolated from AIDS patients. J Clin Microbiol 1992;30:3206–3212.

62. Crawford JT. New technologies in the diagnosis of tuberculosis. Semin Respir Infect 1994;9:62–70.

63. Crowle AJ, Tsang AY, Vatter AE, et al. Comparison of 15 laboratory and patient-derived strains of *Mycobacterium avium* for ability to infect and multiply in cultured human macrophages. J Clin Microbiol 1986;24:812–821.

64. Cruciani M, Scarparo C, Malena M, et al. Meta-analysis of BACTEC MGIT 960 and BACTEC 460 TB, with or without solid media, for detection of mycobacteria. J Clin Microbiol: 2004;42:2321–2325.

65. Crump JA, Tanner DC, Mirrett S, et al. Controlled comparison of BACTEC 13A, MYCO/F LYTIC, BacT/ALERT MB, and ISOLATOR 10 systems for detection of mycobacteremia. J Clin Microbiol 2003;41:1987–1990.

66. D'Amato JJ, Collins MT, Rothlauf MV, et al. Detection of mycobacteria by radiometric and standard plate procedures. J Clin Microbiol 1983;17:1066–1073.

67. D'Amato RF, Wallman AA, Hochstein LH, et al. Rapid diagnosis of pulmonary tuberculosis by using Roche AMPLICOR *Mycobacterium tuberculosis* PCR test. J Clin Microbiol 1995;33:1832–1834.

68. Daley CL, Griffith DE. Pulmonary disease caused by rapidly growing mycobacteria. Clin Chest Med 2002;23:623–632, vii.

69. Dawson DJ, Blacklock ZM, Ashdown LR, et al. *Mycobacterium asiaticum* as the probable causative agent in a case of olecranon bursitis. J Clin Microbiol 1995;33:1042–1043.

70. de Oliveira MM, da Silva Rocha A, Cardoso Oelemann M, et al. Rapid detection of resistance against rifampicin in isolates of *Mycobacterium tuberculosis* from Brazilian patients using a reverse-phase hybridization assay. J Microbiol Methods 2003;53:335–342.

71. Delacourt C, Poveda JD, Chureau C, et al. Use of polymerase chain reaction for improved diagnosis of tuberculosis in children. J Pediatr 1995;126(5, Pt 1):703–709.

72. Delaporte E, Alfandari S, Piette F. *Mycobacterium ulcerans* associated with infection due to the human immunodeficiency virus. Clin Infect Dis 1994;18:839.

73. Della-Latta P, Whittier S. Comprehensive evaluation of performance, laboratory application, and clinical usefulness of two direct amplification technologies for the detection of *Mycobacterium tuberculosis* complex. Am J Clin Pathol 1998;110:301–310.

74. Dillon J, Millson C, Morris I. *Mycobacterium kansasii* infection of the wrists and hand. Br J Rheumatol 1990;29:150–153.

75. Dobner P, Feldmann K, Rifai M, et al. Rapid identification of mycobacterial species by PCR amplification of hypervariable 16S rRNA gene promoter region. J Clin Microbiol 1996;34:866–869.

76. Doern GV, Westerling JA. Optimum recovery *of Mycobacterium avium* complex from blood specimens of human immunodeficiency virus-positive patients by using small volumes of isolator concentrate inoculated into BACTEC 12B bottles. J Clin Microbiol 1994;32:2576–2577.

77. Drabick JJ, Duffy PE, Samlaska CP, et al. Disseminated *Mycobacterium chelonei* subspecies chelonei infection with cutaneous and osseous manifestations. Arch Dermatol 1990;126:1064–1067.

78. Drake TA, Hindler JA, Berlin OG, et al. Rapid identification of *Mycobacterium avium* complex in culture using DNA probes. J Clin Microbiol 1987;25:1442–1445.

79. Drancourt M, Raoult D. *rpoB* gene sequence-based identification of *Staphylococcus* species. J Clin Microbiol 2002;40:1333–1338.

80. Drancourt M, Roux V, Fournier PE, et al. *rpoB* gene sequence-based identification of aerobic Gram-positive cocci of the genera *Streptococcus, Enterococcus, Gemella, Abiotrophia,* and *Granulicatella.* J Clin Microbiol 2004;42:497–504.

81. Dunmire RB III, Breyer JA. Nontuberculous mycobacterial peritonitis during continuous ambulatory peritoneal dialysis: case report and review of diagnostic and therapeutic strategies. Am J Kidney Dis 1991;18:126–130.

82. Ellner PD, Kiehn TE, Cammarata R, et al. Rapid detection and identification of pathogenic mycobacteria by combining radiometric and nucleic acid probe methods. J Clin Microbiol 1988;26:1349–1352.

83. Espasa M, Salvadó M, Vincente E, et al. Evaluation of the VersaTREK system compared to the Bactec MGIT 960 system for first-line drug susceptibility testing of *Mycobacterium tuberculosis.* J Clin Microbiol: 2012;50:488–491.

84. Fanning A, Edwards S. *Mycobacterium bovis* infection in human beings in contact with elk (Cervus elaphus) in Alberta, Canada. Lancet 1991;338:1253–1255.

85. Felmlee TA, Liu Q, Whelen AC, et al. Genotypic detection of *Mycobacterium tuberculosis* rifampin resistance: comparison of single-strand conformation polymorphism and dideoxy fingerprinting. J Clin Microbiol 1995;33:1617–1623.

86. Fidler HM, Thurrell W, Johnson NM, et al. Specific detection of *Mycobacterium paratuberculosis* DNA associated with granulomatous tissue in Crohn's disease. Gut 1994;35:506–510.

87. Fisher AA. Swimming pool granulomas due to *Mycobacterium marinum*: an occupational hazard of lifeguards. Cutis 1988;41:397–398.

88. Forbes BA, Hicks KE. Ability of PCR assay to identify *Mycobacterium tuberculosis* in BACTEC 12B vials. J Clin Microbiol 1994;32:1725–1728.

89. Fowler J, Mahlen SD. Localized cutaneous infections in immunocompetent individuals due to rapidly growing mycobacteria. Arch Pathol Lab Med: 2014;138:1106–1109.

90. France AJ, McLeod DT, Calder MA, et al. *Mycobacterium malmoense* infections in Scotland: an increasing problem. Thorax 1987;42:593–595.

91. Fraser VJ, Jones M, Murray PR, et al. Contamination of flexible fiberoptic bronchoscopes with *Mycobacterium chelonae* linked to an automated bronchoscope disinfection machine. Am Rev Respir Dis 1992;145:853–855.

92. Friedman CR, Stoeckle MY, Johnson WD Jr, et al. Double-repetitive-element PCR method for subtyping *Mycobacterium tuberculosis* clinical isolates. J Clin Microbiol 1995;33:1383–1384.

93. Fuller DD, Davis TE Jr, Denys GA, et al. Evaluation of BACTEC MYCO/F Lytic medium for recovery of mycobacteria, fungi, and bacteria from blood. J Clin Microbiol 2001;39:2933–2936.

94. Gauduchon V, Chalabreysse L, Etienne J, et al. Molecular diagnosis of infective endocarditis by PCR amplification and direct sequencing of DNA from valve tissue. J Clin Microbiol 2003;41:763–766.

95. Giladi M, Lee BE, Berlin OG, et al. Peritonitis caused by *Mycobacterium kansasii* in a patient undergoing continuous ambulatory peritoneal dialysis. Am J Kidney Dis 1992;19:597–599.

96. Gill MJ, Fanning EA, Chomyc S. Childhood lymphadenitis in a harsh northern climate; due to atypical mycobacteria. Scand J Infect Dis 1987;19:77–83.

97. Gill VJ, Park CH, Stock F, et al. Use of lysis-centrifugation (Isolator) and radiometric (BACTEC) blood culture systems for the detection of mycobacteremia. J Clin Microbiol 1985;22:543–546.

98. Gil-Setas A, Torroba L, Fernandez JL, et al. Evaluation of the MB/BacT system compared with Middlebrook 7H11 and Löwenstein-Jensen media for detection and recovery of mycobacteria from clinical specimens. Clin Microbiol Infect 2004;10:224–228.

99. Gitnick G, Collins J, Beaman B, et al. Preliminary report on isolation of mycobacteria from patients with Crohn's disease. Dig Dis Sci 1989;34:925–932.

100. Glickman SE, Kilburn JO, Butler WR, et al. Rapid identification of mycolic acid patterns of mycobacteria by high-performance liquid chromatography using pattern recognition software and a Mycobacterium library. J Clin Microbiol 1994;32:740–745.

101. Goldenberger D, Kunzli A, Vogt P, et al. Molecular diagnosis of bacterial endocarditis by broad-range PCR amplification and direct sequencing. J Clin Microbiol 1997;35:2733–2739.

102. Good RC. Opportunistic pathogens in the genus *Mycobacterium*. Annu Rev Microbiol 1985;39:347–369.

103. Good RC, Snider DE. Isolation of non-tuberculous mycobacteria in the United States. J Infect Dis 1980;146:829–833.

104. Gotto M, Oka S, Okuzumi K, et al. Evaluation of acridinium-ester-labeled DNA probes for identification of *Mycobacterium tuberculosis* and *Mycobacterium avium-intracellulare* complex in culture. J Clin Microbiol 1991;29: 2473–2476.

105. Gouby A, Branger B, Oules R, et al. Two cases of *Mycobacterium haemophilum* infections in a renal dialysis unit. J Med Microbiol 1988;25:299–300.

106. Greisen K, Loeffelholz M, Purohit A, et al. PCR primers and probes for the 16S rRNA gene of most species of pathogenic bacteria, including bacteria found in cerebrospinal fluid. J Clin Microbiol 1994;32:335–351.

107. Griffith DE, Aksamit T, Brown-Elliott BA, et al. An official ATS/IDSA statement: diagnosis, treatment, and prevention of nontuberculous mycobacterial diseases. Am J Respir Crit Care Med 2007;175:367–416.

108. Gross WM, Hawkins JE. Radiometric selective inhibition tests for differentiation of *Mycobacterium tuberculosis, Mycobacterium bovis,* and other mycobacteria. J Clin Microbiol 1985;21:565–568.

109. Gross WM, Hawkins JE, Murphy B. *Mycobacterium xenopi* in clinical specimens. I. Water as a source of contamination. Am Rev Respir Dis 1976;113:78 [abstract].

110. Gruft H. Isolation of acid-fast bacilli from contaminated specimens. Health Lab Sci 1971;8:79–82.

111. Guerrant GO, Lambert MA, Moss CW. Gas-chromatographic analysis of mycolic acid cleavage products in mycobacteria. J Clin Microbiol 1981;13:899–907.

112. Guerrero C, Bernasconi C, Burki D, et al. A novel insertion element from *Mycobacterium avium,* IS1245, is a specific target for analysis of strain relatedness. J Clin Microbiol 1995; 33:304–307.

113. Gupta I, Kocher J, Miller AJ, et al. *Mycobacterium haemophilum* osteomyelitis in an AIDS patient. N J Med 1992;89:201–202.

114. Haase G, Skopnik H, Batge S, et al. Cervical lymphadenitis caused by *Mycobacterium celatum.* Lancet 1994;344:1020–1021.

115. Hall L, Doerr KA, Wohlfiel SL, et al. Evaluation of the MicroSeq system for identification of mycobacteria by 16S ribosomal DNA sequencing and its integration into a routine clinical mycobacteriology laboratory. J Clin Microbiol 2003;41:1447–1453.

116. Hall L, Jude KP, Clark SL, et al. Evaluation of the Sensititre Myco TB plate for susceptibility testing of the *Mycobacterium tuberculosis* complex against first- and second-line agents. J Clin Microbiol 2012;50:3732–3734.

117. Hanna BA, Ebrahimzadeh A, Elliott LB, et al. Multicenter evaluation of the BACTEC MGIT 960 system for recovery of mycobacteria. J Clin Microbiol 1999;37:748–752.

118. Hanna BA, Walters SB, Kodsi SE, et al. Detection of *Mycobacterium tuberculosis* directly from patient specimens with the mycobacteria growth indicator

tube; a new rapid method. Presented at the American Society for Microbiology Annual meeting, Las Vegas, 1994.

119. Han XY, Pham AS, Tarrand JJ, et al. Rapid and accurate identification of mycobacteria by sequencing hypervariable regions of the 16S ribosomal RNA gene. Am J Clin Pathol 2002;118:796–801.

120. Hayman J. Postulated epidemiology of *Mycobacterium ulcerans* infection. Int J Epidemiol 1991;20:1093–1098.

121. Helb D, Jones M, Story E, et al. Rapid detection of *Mycobacterium tuberculosis* and rifampin resistance by use of on-demand, near-patient technology. J Clin Microbiol 2010;48:229–237.

122. Hermans PW, Schuttema, AR, Van Soolsingen D, et al. Specific detection of *Mycobacterium tuberculosis* complex strains by polymerase chain reaction. J Clin Microbiol 1990;28:1204–1213.

123. Hermon-Taylor J, Moss M, Tizard M, et al. Molecular biology of Crohn's disease mycobacteria. Baillieres Clin Gastroenterol 1990;4:23–42.

124. Hirasuna JD. Disseminated *Mycobacterium kansasii* infection in the acquired immunodeficiency syndrome (AIDS). Ann Intern Med 1987;107:784.

125. Hoffner SE, Henriques B, Petrini B, et al. *Mycobacterium malmoense*: an easily missed pathogen. J Clin Microbiol 1991;29:2673–2674.

126. Hoffner SE, Kratz M, Olsson-Liljequist B, et al. In-vitro synergistic activity between ethambutol and fluorinated quinolones against *Mycobacterium avium* complex. J Antimicrob Chemother 1989;24:317–324.

127. Horne DJ, Pinto LM, Arentz M, et al. Diagnostic accuracy and reproducibility of WHO-endorsed phenotypic drug susceptibility testing methods for first-line and second-line anti-tuberculosis drugs: a systematic review and meta-analysis. J Clin Microbiol 2013;51:393–401.

128. Horsburgh CR Jr, Chin DP, Yajko DM, et al. Environmental risk factors for acquisition of *Mycobacterium avium* complex in persons with human immunodeficiency virus infection. J Infect Dis 1994;170:362–367.

129. Hoyt RE, Bryant JE, Glessner SF, et al. *Mycobacterium marinum* infections in a Chesapeake Bay community. VA Med 1989;116:467–470.

130. Huang TS, Chen CS, Lee SS, et al. Comparison of the BACTEC MGIT 960 and BACTEC 460TB systems for detection of mycobacteria in clinical specimens. Ann Clin Lab Sci 2001;31:279–283.

131. Hurst LC, Amadio PC, Badalamente MA, et al. *Mycobacterium marinum* infections of the hand. J Hand Surg Am 1987;12:428–435.

132. Ichiyama S, Iinuma Y, Tawada Y, et al. Evaluation of the Gen-Probe amplified *Mycobacterium tuberculosis* direct test and Roche PCR-Microwell plate hybridization method (Amplicor *Mycobacterium*) for direct detection of mycobacteria. J Clin Microbiol 1996;34:130–133.

133. Idemyor V, Cherubin CE. Retroperitoneal abscess caused by *Mycobacterium chelonae* and treatment. Ann Pharmacother 1993;27:178–179.

134. Igo JD, Murphy DP. *Mycobacterium ulcerans* infection in Papua New Guinea: correlation of clinical, histological and microbiologic features. Am J Trop Med Hyg 1988;38:391–392.

135. Imaeda T, Broslawski G, Imaeda S. Genomic relatedness among mycobacterial species by nonisotopic blot hybridization. Int J Syst Bacteriol 1988;38:151–156.

136. Inderlied CB, Kemper CA, Bermudez LE. The *Mycobacterium avium* complex. Clin Microbiol Rev 1993;6:266–310.

137. Jacob CN, Henein SS, Heurich AE, et al. Nontuberculous mycobacterial infection of the central nervous system in patients with AIDS. South Med J 1993;86:638–640.

138. Jacobson MA, Isenberg WM. *M. kansasii* diffuse pulmonary infection in a patient with acquired immune deficiency syndrome. Am J Clin Pathol 1989;91:236–238.

139. Jacoby HM, Jivas TM, Kaminski DA, et al. *Mycobacterium xenopi* infection masquerading as pulmonary tuberculosis in two patients infected with the human immunodeficiency virus. Clin Infect Dis 1995;20:1399–1401.

140. Jarikre LN. Case report: disseminated *Mycobacterium gordonae* infection in an immunocompromised host. Am J Med Sci 1991;302:382–384.

141. Jarikre LN. *Mycobacterium gordonae* genitourinary disease. Genitourin Med 1992;68:445–446.

142. Jenkins PA, Tsukamura M. Infections with *Mycobacterium malmoense* in England and Wales. Tubercle 1979;60:71–76.

143. Jereb JA, Burwen DR, Dooley SW, et al. Nosocomial outbreak of tuberculosis in a renal transplant unit: application of a new technique for restriction fragment length polymorphism analysis of *Mycobacterium tuberculosis* isolates. J Infect Dis 1993;168:1219–1224.

144. Johansen IS, Lundgren B, Sosnovskaja A, et al. Direct detection of multidrug-resistant *Mycobacterium tuberculosis* in clinical specimens in low- and high-incidence countries by line probe assay. J Clin Microbiol 2003;41:4454–4456.

145. Johansen IS, Lundgren BH, Thyssen JP, et al. Rapid differentiation between clinically relevant mycobacteria in microscopy positive clinical specimens and mycobacterial isolates by line probe assay. Diagn Microbiol Infect Dis 2002;43:297–302.

146. Jonas V, Alden MJ, Curry JI, et al. Detection and identification of *Mycobacterium tuberculosis* directly from sputum sediments by amplification of rRNA. J Clin Microbiol 1993;31:2410–2416.

147. Jost KC Jr, Dunbar DF, Barth SS, et al. Identification of *Mycobacterium tuberculosis* and *M. avium* complex directly from smear-positive sputum specimens and BACTEC 12B cultures by high-performance liquid chromatography with fluorescence detection and computer-driven pattern recognition models. J Clin Microbiol 1995;33:1270–1277.

148. Kaminski DA, Hardy DJ. Selective utilization of DNA probes for identification of *Mycobacterium* species on the basis of cord formation in primary BACTEC 12B cultures. J Clin Microbiol 1995;33:1548–1550.

149. Kasperbauer SH, Daley CL. Diagnosis and treatment of infections due to *Mycobacterium avium* complex. Semin Respir Care Med 2008;29:569–576.

150. Khamis A, Colson P, Raoult D, et al. Usefulness of *rpoB* gene sequencing for identification of *Afipia* and *Bosea* species, including a strategy for choosing discriminative partial sequences. Appl Environ Microbiol 2003;69:6740–6749.

151. Khooshabeh R, Grange JM, Yates MD, et al. A case report of *Mycobacterium chelonae* keratitis and a review of mycobacterial infections of the eye and orbit. Tuber Lung Dis 1994;75:377–382.

152. Kiehn TE, Edwards FF. Rapid identification using a specific DNA probe of *Mycobacterium avium* complex from patients with acquired immunodeficiency syndrome. J Clin Microbiol 1987;25:1551–1552.

153. Kiehn TE, Edwards FF, Brannon P, et al. Infections caused by *Mycobacterium avium* complex in immunocompromised patients: diagnosis by blood culture and fecal examination, antimicrobial susceptibility tests, and morphological and seroagglutination characteristics. J Clin Microbiol 1985;21:168–173.

154. Kiehn TE, White M, Pursell KJ, et al. A cluster of four cases of *Mycobacterium haemophilum* infection. Eur J Clin Microbiol Infect Dis 1993;12:111–118.

155. Kiet VS, Lan NT, An DD, et al. Evaluation of the MTBDRsl test for detection of second-line-drug resistance in *Mycobacterium tuberculosis*. J Clin Microbiol 2010:2934–2939.

156. Kilby JM, Gilligan PH, Yankaskas JR, et al. Nontuberculous mycobacteria in adult patients with cystic fibrosis. Chest 1992;102:70–75.

157. Kim BJ, Lee SH, Lyu MA, et al. Identification of mycobacterial species by comparative sequence analysis of the RNA polymerase gene (*rpoB*). J Clin Microbiol 1999;37:1714–1720.

158. Kim BJ, Lee KH, Park BN, et al. Differentiation of mycobacterial species by PCR-restriction analysis of DNA (342 base pairs) of the RNA polymerase gene (*rpoB*). J Clin Microbiol 2001;39:2102–2109.

159. Kinsella JP, Culver K, Jeffry RB, et al. Otomastoiditis caused by *Mycobacterium avium-intracellulare*. Pediatr Infect Dis J 1986;6:289–291.

160. Kirihara JM, Hillier SL, Coyle MB. Improved detection times for *Mycobacterium avium* complex and *Mycobacterium tuberculosis* with the BACTEC radiometric system. J Clin Microbiol 1985;22:841–845.

161. Kirschner P, Springer B, Vogel U, et al. Genotypic identification of mycobacteria by nucleic acid sequence determination: report of a 2-year experience in a clinical laboratory. J Clin Microbiol 1993;31: 2882–2889.

162. Kischner RA Jr, Parker BC, Falkinham JO III. Epidemiology of infection by nontuberculous mycobacteria. *Mycobacterium avium*, *Mycobacterium intracellulare*, and *Mycobacterium scrofulaceum* in acid, brown-water swamps of the southeastern United States and their association with environmental variables. Am Rev Respir Dis 1992;145:271–275.

163. Kline SE, Hedemark LL, Davies SF. Outbreak of tuberculosis among regular patrons of a neighborhood bar. N Engl J Med 1995;333:222–227.

164. Kolmos HJ, Brahm M, Bruun B. Peritonitis with *Mycobacterium fortuitum* in a patient on continuous ambulatory peritoneal dialysis. Scand J Infect Dis 1992;24:801–803.

165. Kramme S, Bretzel G, Panning M, et al. Detection and quantification of *Mycobacterium leprae* in tissue samples by real-time PCR. Med Microbiol Immunol (Berl) 2004;193:189–193.

166. Kraus G, Cleary T, Miller N, et al. Rapid and specific detection of the *Mycobacterium tuberculosis* complex using fluorogenic probes and real-time PCR. Mol Cell Probes 2001;15:375–383.

167. Kremer LB, Rhame FS, House JH. *Mycobacterium terrae* tenosynovitis. Arthritis Rheum 1988;31: 932–934.

168. Krisher KK, Kallay MC, Nolte FS. Primary pulmonary infection caused by *Mycobacterium terrae* complex. Diagn Microbiol Infect Dis 1988;11:171–175.

169. Kristjansson M, Bieluch VM, Byeff PD. *Mycobacterium haemophilum* infection in immunocompromised patients: case report and review of the literature. Rev Infect Dis 1991;13:906–910.

170. Kruuner A, Yates MD, Drobniewski FA. Evaluation of MGIT 960-based antimicrobial testing and determination of critical concentrations of first- and second-line antimicrobial drugs with drug-resistant clinical strains of *Mycobacterium tuberculosis*. J Clin Microbiol 2006;44:811–818.

171. Kubica GP. Differential identification of mycobacteria. VII. Key features for identification of clinically significant mycobacteria. Am Rev Respir Dis 1973;107:9–21.

172. Kubica GP, Gross WM, Hawkins JE, et al. Laboratory services for mycobacterial diseases. Am Rev Respir Dis 1975;112:783–787.

173. Kuze F, Mitsouka A, Chiba W, et al. Chronic pulmonary infection caused by *M. terrae* complex: a resected case. Am Rev Respir Dis 1983;128:561–565.

174. Kwok AY, Su SC, Reynolds RP, et al. Species identification and phylogenetic relationships based on partial HSP60 gene sequences within the genus *Staphylococcus*. Int J Syst Bacteriol 1999;49(Pt 3):1181–1192.

175. Lai KK, Stottmeier KD, Sherman IH, et al. Mycobacterial cervical lymphadenopathy: relation of etiologic agents to age. JAMA 1984;251:1286–1288.

176. Lang S, Watkin RW, Lambert PA, et al. Evaluation of PCR in the molecular diagnosis of endocarditis. J Infect 2004;48:269–275.

177. Larsson L, Odham G, Westerdahl G, et al. Diagnosis of pulmonary tuberculosis by selected-ion monitoring: improved analysis of tuberculostearate in sputum using negative-ion mass spectrometry. J Clin Microbiol 1987;25:893–896.

178. Laussucq S, Baltsch AL, Smith RP, et al. Nosocomial *Mycobacterial fortuitum* colonization from a contaminated ice machine. Am Rev Respir Dis 1988;138:891–894.

179. Lavy A, Yoshpe-Purer Y. Isolation of *Mycobacterium simiae* from clinical specimens in Israel. Tubercle 1982;63:279–285.

180. Lebrun L, Espinasse F, Poveda JD, et al. Evaluation of nonradioactive DNA probes for identification of mycobacteria. J Clin Microbiol 1992;30:2476–2478.

181. Lee H, Bang HE, Bai GH, et al. Novel polymorphic region of the *rpoB* gene containing *Mycobacterium* species-specific sequences and its use in identification of mycobacteria. J Clin Microbiol 2003;41:2213–2218.

182. Lee J, Armstrong DT, Ssengooba W, et al. Sensititre MYCO TB plate for testing *Mycobacterium tuberculosis* susceptibility to first- and second-line drugs. Antimicrob Agents Chemother 2014;58:11–18.

183. Leitritz L, Schubert S, Bücherl B, et al. Evaluation of BACTEC MGIT 960 and BACTEC 460TB systems for recovery of mycobacteria from clinical specimens of a university hospital with low incidence of tuberculosis. J Clin Microbiol 2001;39:3764–3767.

184. Levine B, Chaisson RE. *Mycobacterium kansasii*: a cause of treatable pulmonary disease associated with advanced human immunodeficiency virus (HIV) infection. Ann Intern Med 1991;114:861–868.

185. Levy-Frebault V, Pangon B, Bure A, et al. *Mycobacterium simiae* and *Mycobacterium avium-intracellulare* mixed infection in acquired immune deficiency syndrome. J Clin Microbiol 1987;25:154–157.

186. Lin S-Y, Desmond E, Bonato D, et al. Multicenter evaluation of BACTEC MGIT 960 system for second-line drug susceptibility testing of *Mycobacterium tuberculosis* complex. J Clin Microbiol 2009;47:3630–3634.

187. Linton CJ, Jalal H, Leeming JP, et al. Rapid discrimination of *Mycobacterium tuberculosis* strains by random amplified polymorphic DNA analysis. J Clin Microbiol 1994;32:2169–2174.

188. Lipsky BA, Gates J, Tenover FC, et al. Factors affecting the clinical value of microscopy for acid-fast bacilli. Rev Infect Dis 1984;6:214–222.

189. Lowry PW, Jarvis WR, Oberle AD, et al. *Mycobacterium chelonae* causing otitis media in an ear nose and throat practice. N Engl J Med 1988;31:978–982.

190. MacDonell KB, Glassroth J. Mycobacterium avium complex and other nontuberculous mycobacteria in patients with HIV infection. Semin Respir Infect 1989;4:123–132.

191. Macher AM, Kovacs JA, Gill V, et al. Bacteremia due to *Mycobacterium avium-intracellulare* in the acquired immunodeficiency syndrome. Ann Intern Med 1983;99:782–785.

192. Males BM, West TE, Bartholomew WR. *Mycobacterium haemophilum* infection in a patient with acquired immune deficiency syndrome. J Clin Microbiol 1987;25:186–190.

193. Maloney JM, Gregg CR, Stephens DS, et al. Infections caused by *Mycobacterium szulgai* in humans. Rev Infect Dis 1987;9:1120–1126.

194. Marks J, Jenkins PA, Tsukamura M. *Mycobacterium szulgai*—a new pathogen. Tubercle 1972;53:210–214.

195. Marlowe EM, Novak-Weekley SM, Cumpio J, et al. Evaluation of the Cepheid Xpert MTB/RIF assay for direct detection of *Mycobacterium tuberculosis* complex in respiratory specimens. J Clin Microbiol 2011;49:1621–1623.

196. Martinez-Sanchez L, Ruiz-Serrano J, Bouza E, et al. Utility of the BACTEC Myco/F lytic medium for the detection of mycobacteria in blood. Diagn Microbiol Infect Dis 2000;38:223–226.

197. Maschek H, Gerogii A, Schmidt RE, et al. *Mycobacterium genavense*. Autopsy findings in three patients. Am J Clin Pathol 1994;101:95–99.

198. McBride JA, McBride MM, Wolf JE Jr, et al. Evaluation of commercial blood-containing media for cultivation of *Mycobacterium haemophilum*. Am J Clin Pathol 1992;98:282–286.

199. McCarter YS, Robinson A. Detection of acid-fast bacilli in concentrated primary specimen smears stained with rhodamine-auramine at room temperature and at 37 degrees C. J Clin Microbiol 1994;32:2487–2489.

200. McClatchy JK, Waggoner RF, Kanes W, et al. Isolation of mycobacteria from clinical specimens by use of selective 7H11 medium. Am J Clin Pathol 1976;65:412–415.

201. McFadden JJ, Butcher PD, Chiodini R, et al. Crohn's disease-isolated mycobacteria are identical to *Mycobacterium paratuberculosis*, as determined by DNA probes that distinguish between mycobacterial species. J Clin Microbiol 1987;25:796–801.

202. McWhinney PH, Yates M, Prentice HG, et al. Infection caused by *Mycobacterium chelonae*: a diagnostic and therapeutic problem in the neutropenic patient. Clin Infect Dis 1992;14:1208–1212.

203. Mellmann A, Cloud JL, Andrees S, et al. Evaluation of RIDOM, MicroSeq, and Genbank services in the molecular identification of *Nocardia* species. Int J Med Microbiol 2003;293:359–370.

204. Merlin TL, Tzamaloukas AH. *Mycobacterium chelonae* peritonitis associated with continuous ambulatory peritoneal dialysis. Am J Clin Pathol 1989;91:717–720.

205. Middlebrook G, Reggiardo Z, Tigertt WD. Automatable radiometric detection of growth of *Mycobacterium tuberculosis* in selective media. Am Rev Respir Dis 1977;115:1066–1069.

206. Middleton AM, Chadwick MV, Gaya H. Detection of *Mycobacterium tuberculosis* in mixed broth cultures using DNA probes. Clin Microbiol Infect 1997;3:668–671.

207. Miller MA, Thibert L, Desjardins F, et al. Testing of susceptibility of *Mycobacterium tuberculosis* to pyrazinamide: comparison of Bactec method with pyrazinamidase assay. J Clin Microbiol 1995;33:2468–2470.

208. Miller N, Cleary T, Kraus G, et al. Rapid and specific detection of *Mycobacterium tuberculosis* from acid-fast bacillus smear-positive respiratory specimens and BacT/ALERT MP culture bottles by using fluorogenic probes and real-time PCR. J Clin Microbiol 2002;40:4143–4147.

209. Miller N, Hernandez SG, Cleary TJ. Evaluation of Gen-Probe Amplified Mycobacterium tuberculosis Direct Test and PCR for direct detection of *Mycobacterium tuberculosis* in clinical specimens. J Clin Microbiol 1994;32:393–397.

210. Miller N, Infante S, Cleary T. Evaluation of the LiPA MYCOBACTERIA assay for identification of mycobacterial species from BACTEC 12B bottles. J Clin Microbiol 2000;38:1915–1919.

211. Miliner RA, Stottmeier KD, Kubica GP. Formaldehyde: a photothermal activated toxic substance produced in Middlebrook 7H10 medium. Am Rev Respir Dis 1969;99:603–607.

212. Mitaral S, Kato S, Ogata H, et al. Comprehensive multicenter evaluation of a new line probe assay kit for identification of Mycobacterium species and detection of drug-resistant *Mycobacterium tuberculosis*. J Clin Microbiol 2012;50:884–890.

213. Mitchison DA, Allen BW, Carrol L, et al. A selective oleic acid albumin agar medium for tubercle bacilli. J Med Microbiol 1972;5:165–175.

214. Mizuguchi Y, Ogawa M, Odou T. Morphological changes induced by beta-lactam antibiotics in *Mycobacterium avium-intracellulare* complex. Antimicrob Agents Chemother 1985;27:541–547.

215. Modilevsky T, Sattler FR, Barnes PF. Mycobacterial disease in patients with human immunodeficiency virus infection. Arch Intern Med 1989;149:2201–2205.

216. Morgan MA, Horstmeier CD, DeYoung DR, et al. Comparison of a radiometric method (BACTEC) and conventional culture media for recovery of mycobacteria from smear negative specimens. J Clin Microbiol 1983;18:384–388.

217. Moulsdale MT, Harper JM, Thatcher GN, et al. Infection by *Mycobacterium haemophilum*, a metabolically fastidious acid-fast bacillus. Tubercle 1983;64:29–36.

218. Murdoch ME, Leigh IM. Sporotrichoid spread of cutaneous *M. chelonei* infection. Clin Exp Dermatol 1989;14:309–312.

219. Murray PR. Mycobacterial cross-contamination with the modified BACTEC 460 TB system. Diagn Microbiol Infect Dis 1991;14:33–35.

220. Musial CE, Tice LS, Stockman L, et al. Identification of mycobacteria from culture by using the Gen-Probe rapid diagnostic system for *Mycobacterium avium* complex and *Mycobacterium tuberculosis* complex. J Clin Microbiol 1988;26:2120–2123.

221. Nardell EA, Keegan J, Cheney SA, et al. Airborne infection: theoretical limits of protection achievable by building ventilation. Am Rev Respir Dis 1991;144:302–306.

222. Newton JA Jr, Weiss PJ. Aspiration pneumonia caused by *Mycobacterium smegmatis*. Mayo Clin Proc 1994;69:296.

223. Newton JA Jr, Weiss PJ, Bowler WA, et al. Soft-tissue infection due to *Mycobacterium smegmatis*: report of two cases. Clin Infect Dis 1993;16:531–533.

224. Nightingale SD, Byrd LT, Southern PM, et al. Incidence of *Mycobacterium avium-intracellulare* complex bacteremia in human immunodeficiency virus-positive patients. J Infect Dis 1992;165:1082–1085.

225. Nolan CM. Failure of therapy for tuberculosis in human immunodeficiency virus infection. Am J Med Sci 1992;304:168–173.

226. Nolte FS, Metchock B, McGowan JE Jr, et al. Direct detection of *Mycobacterium tuberculosis* in sputum by polymerase chain reaction and DNA hybridization. J Clin Microbiol 1993;31:1777–1782.

227. Noordhoek GT, Kolk AH, Bjune G, et al. Sensitivity and specificity of PCR for detection of *Mycobacterium tuberculosis*: a blind comparison study among seven laboratories. J Clin Microbiol 1994;32:277–284.

228. O'Sullivan CE, Miller DR, Schneider PS, et al. Evaluation of Gen-Probe amplified Mycobacterium tuberculosis direct test by using respiratory and nonrespiratory specimens in a tertiary care center laboratory. J Clin Microbiol 2002;40:1723–1727.

229. Pai S, Esen N, Pan X, et al. Routine rapid *Mycobacterium* species assignment based on species-specific allelic variation in the 65-kilodalton heat shock protein gene (hsp65). Arch Pathol Lab Med 1997;121:859–864.

230. Parrish N, Dionne K, Sweeney A, et al. Differences in time to detection and recovery of *Mycobacterium* spp. between the MGIT 960 and the BacT/ALERT MB automated culture systems. Diagn Microbiol Infect Dis: 2009;63:342–345.

231. Patel JB, Leonard DG, Pan X, et al. Sequence-based identification of *Mycobacterium* species using the MicroSeq 500 16S rDNA bacterial identification system. J Clin Microbiol 2000;38:246–251.

232. Patterson KV, McDonald CL, Miller BF, et al. Use of UV ParaLens adapter for detection of acid-fast organisms. J Clin Microbiol 1995;33:239–241.

233. Pauls RJ, Turenne CY, Wolfe JN, et al. A high proportion of novel mycobacteria species identified by 16S rDNA analysis among slowly growing AccuProbe-negative strains in a clinical setting. Am J Clin Pathol 2003;120:560–566.

234. Perchere M, Opravil M, Wald A, et al. Clinical and epidemiologic features of infection with *Mycobacterium genavense*. Swiss HIV Cohort Study. Arch Intern Med 1995;155:400–404.

235. Peters EJ, Morice R. Miliary pulmonary infection caused by *Mycobacterium terrae* in an autologous bone marrow transplant patient. Chest 1991;100:1449–1450.

236. Peters M, Schurmann D, Mayr AC, et al. Immunosuppression and mycobacteria other than *Mycobacterium tuberculosis*: results from patients with and without HIV infection. Epidemiol Infect 1989;103:293–300.

237. Peterson EM, Lu R, Floyd C, et al. Direct identification of *Mycobacterium tuberculosis*, *Mycobacterium avium*, and *Mycobacterium intracellulare* from amplified primary cultures in BACTEC media using DNA probes. J Clin Microbiol 1989;27:1543–1547.

238. Petran EI, Vera HD. Media for selective isolation of mycobacteria. Health Lab Sci 1971;8:225–230.

239. Petrini B. 16S rDNA sequencing in the species identification of nontuberculous mycobacteria. Scand J Infect Dis 2003;35:519–520.

240. Petrini B, Svartengren G, Hoffner SE, et al. Tenosynovitis of the hand caused by *Mycobacterium terrae*. Eur J Clin Microbiol Infect Dis 1989;8:722–724.

241. Pfaller MA. Application of new technology to the detection, identification, and antimicrobial susceptibility testing of mycobacteria. Am J Clin Pathol 1994;101:329–337.

242. Pfyffer GE, Kissling P, Wirth R, et al. Direct detection of *Mycobacterium tuberculosis* complex in respiratory specimens by a target-amplified test system. J Clin Microbiol 1994;32:918–923.

243. Pfyffer GE, Palicova F, Rüsch-Gerdes S. Testing of susceptibility of *Mycobacterium tuberculosis* to pyrazinamide with the nonradiometric BACTEC MGIT 960 system. J Clin Microbiol 2002;40:1670–1674.

244. Piersimoni C, Felici L, Penati V, et al. *Mycobacterium malmoense* in Italy. Tuber Lung Dis 1995;76:171–172.

245. Piersimoni C, Mustazzolu A, Giannoni F, et al. Prevention of false resistance results obtained in testing the susceptibility of *Mycobacterium tuberculosis* to pyrazinamide with the BACTEC MGIT 960 system using a reduced inoculum. J Clin Microbiol 2013;51:291–294.

246. Piersimoni C, Scarparo C, Callegaro A, et al. Comparison of MB/Bact alert 3D system with radiometric BACTEC system and Löwenstein-Jensen medium for recovery and identification of mycobacteria from clinical specimens: a multicenter study. J Clin Microbiol: 2001;39:651–657.

247. Piersimoni C, Tortoli E, de Lalla F, et al. Isolation of *Mycobacterium celatum* from patients infected with human immunodeficiency virus. Clin Infect Dis 1997;24:144–147.

248. Pinheiro MD, Ribeiro MM. Comparison of the Bactec 460TB system and the Bactec MGIT 960 system in recovery of mycobacteria from clinical specimens. Clin Microbiol Infect 2000;6:171–173.

249. Plikaytis BB, Marden JL, Crawford JT, et al. Multiplex PCR assay specific for multidrug-resistant strain W of *Mycobacterium tuberculosis*. J Clin Microbiol 1994;32:1542–1546.

250. Pollock HM, Wieman EJ. Smear results in the diagnosis of mycobacteriosis using blue light fluorescence microscopy. J Clin Microbiol 1977;5:329–331.

251. Prantera C, Bothamley G, Levenstein S, et al. Crohn's disease and mycobacteria: two cases of Crohn's disease with high anti-mycobacterial antibody levels cured by dapsone therapy. Biomed Pharmacother 1989;43:295–299.

252. Preda VA, Maley M, Sullivan JR. *Mycobacterium chelonae* infection in a tattoo site. Med J Aust 2009;190:278–279.

253. Prissick FH, Mason AM. Cervical lymphadenitis in children caused by chromogenic Mycobacteria. Can Med Assoc J 1956;75:798–803.

254. Prosser AJ. Spinal infection with *Mycobacterium xenopi*. Tubercle 1986;67:229–232.

255. Raad II, Vartivarian S, Khan A, et al. Catheter-related infections caused by the *Mycobacterium fortuitum* complex: 15 cases and review. Rev Infect Dis 1991;13:1120–1125.

256. Radford A. *Mycobacterium ulcerans* in Australia. Aust N Z J Med 1975;5:162–169.

257. Radhika S, Gupta SK, Chakrabarti A, et al. Role of culture for mycobacteria in fine-needle aspiration diagnosis of tuberculous lymphadenitis. Diagn Cytopathol 1989;5:260–262.

258. Rahman MA, Phongsathorn V, Hughes T, et al. Spinal infection by *Mycobacterium xenopi* in a non-immunosuppressed patient. Tuber Lung Dis 1992; 73:392–395.

259. Rantakokko-Jalava K, Nikkari S, Jalava J, et al. Direct amplification of rRNA genes in diagnosis of bacterial infections. J Clin Microbiol 2000;38: 32–39.

260. Rastogi N, Frehel C, Ryter A, et al. Multiple drug resistance in *Mycobacterium avium*: is the wall architecture responsible for the exclusion of antimicrobial agents? Antimicrob Agents Chemother 1981;20:666–677.

261. Ratnam SM, March SB. Effect of relative centrifugal force and centrifugation time on sedimentation of mycobacteria in clinical specimens. J Clin Microbiol 1986;23:582–585.

262. Ratnam SM, Stead FA, Howes M. Simplified acetylcysteine-alkali digestion-decontamination procedure for isolation of mycobacteria from clinical specimens. J Clin Microbiol 1987;25:1428–1432.

263. Reiner E. Identification of bacterial strains by pyrolysis-gas-liquid chromatography. Nature 1965;206:1272–1273.

264. Reisner BS, Gatson AM, Woods GL. Use of Gen-Probe AccuProbes to identify *Mycobacterium avium* complex, *Mycobacterium tuberculosis* complex, *Mycobacterium kansasii*, and *Mycobacterium gordonae* directly from BACTEC TB broth cultures. J Clin Microbiol 1994;32:2995–2998.

265. Richardson P, Crawford GJ, Smith DW, et al. *Mycobacterium chelonae* keratitis. Aust N Z J Ophthalmol 1989;17:195–196.

266. Rickman TW, Moyer NP. Increased sensitivity of acid fast smears. J Clin Microbiol 1980;11:618–620.

267. Ringuet H, Akoua-Koffi C, Honore S, et al. hsp65 sequencing for identification of rapidly growing mycobacteria. J Clin Microbiol 1999;37:852–857.

268. Roberts GD, Goodman NL, Heifets L, et al. Evaluation of the BACTEC radiometric method for recovery of mycobacteria and drug susceptibility testing of *Mycobacterium tuberculosis* from acid-fast smear positive specimens. J Clin Microbiol 1983;18:689–696.

269. Rodrigues C, Jani J, Shenai S, et al. Drug susceptibility testing of *Mycobacterium tuberculosis* against second-line drugs using the Bactec MGIT 960 system. Int J Tuberc Lung Dis 2008;12:1449–1455.

270. Rodriquez-Barradas MC, Clarridge J, Darouiche R. Disseminated *Mycobacterium fortuitum* disease in an AIDS patient. Am J Med 1992;93:473–474.

271. Rogers PL, Walker RE, Lane HC, et al. Disseminated *Mycobacterium haemophilum* infection in two patients with the acquired immunodeficiency syndrome. Am J Med 1988;84:640–642.

272. Rohner P, Ninet B, Benri AM, et al. Evaluation of the Bactec 960 automated nonradiometric system for isolation of mycobacteria from clinical specimens. Eur J Clin Microbiol Infect Dis 2000;19:715–717.

273. Roiz MP, Palenque E, Guerrero C, et al. Use of restriction fragment length polymorphism as a genetic marker for typing *Mycobacterium avium* strains. J Clin Microbiol 1995;33:1389–1391.

274. Rondini S, Mensah-Quainoo E, Troll H, et al. Development and application of real-time PCR assay for quantification of *Mycobacterium ulcerans* DNA. J Clin Microbiol 2003;41:4231–4237.

275. Rose HD, Dorff GJ, Lauwasser M, et al. Pulmonary and disseminated *Mycobacterium simiae* infection in humans. Am Rev Respir Dis 1982;126:1110–1113.

276. Ruiz P, Zerolo FJ, Casal MJ. Comparison of susceptibility testing of *Mycobacterium tuberculosis* using the ESP culture system II with that using the BACTEC method. J Clin Microbiol: 2000;38:4663–4664.

277. Runyon EH. Identification of mycobacterial pathogens utilizing colony characteristics. Am J Clin Pathol 1970;54:578–586.

278. Rüsch-Gerdes S, Domehl C, Nardi G, et al. Multicenter evaluation of the mycobacteria growth indicator tube for testing susceptibility of *Mycobacterium tuberculosis* to first-line drugs. J Clin Microbiol 1999;37:45–48.

279. Rüsch-Gerdes S, Pfyffer GE, Casal M, et al. Multicenter laboratory validation of the Bactec MGIT 960 techniques for testing susceptibilities of *Mycobacterium tuberculosis* to classical second-line drugs and new antimicrobials. J Clin Microbiol 2006;44:688–692.

280. Saito H, Tomioka H. Susceptibilities of transparent, opaque, and rough colonial variants of *Mycobacterium avium* complex to various fatty acids. Antimicrob Agents Chemother 1988;32:400–402.

281. Salfinger M, Hale YM, Driscoll JR. Diagnostic tools in tuberculosis. Present and future. Respiration 1998;65:163–170.

282. Sanderson JD, Moss MT, Tizard ML, et al. *Mycobacterium paratuberculosis* DNA in Crohn's disease tissue. Gut 1992;33:890–896.

283. Sanguinetti M, Ardito F, Fiscarelli E, et al. Fatal pulmonary infection due to multidrug-resistant *Mycobacterium abscessus* in a patient with cystic fibrosis. J Clin Microbiol 2001;39:816–819.

284. Scarparo C, Piccoli P, Rigon A, et al. Direct identification of mycobacteria from MB/BacT alert 3D bottles: comparative evaluation of two commercial probe assays. J Clin Microbiol 2001;39:3222–3227.

285. Scarparo C, Ricordi P, Ruggiero G, et al. Evaluation of the fully automated BACTEC MGIT 960 system for testing susceptibility of *Mycobacterium tuberculosis* to pyrazinamide, streptomycin, isoniazid, rifampin, and ethambutol and comparison with the radiometric BACTEC 460TB. J Clin Microbiol 2004;42:1109–1114.

286. Schaefer WB, Davis CL, Cohn ML. Pathogenicity of transparent, opaque and rough variants of *Mycobacterium avium* in chickens and mice. Am Rev Respir Dis 1970;102:499–506.

287. Schlossberg D, Aaron T. Aortitis caused by *Mycobacterium fortuitum*. Arch Intern Med 1991;151:1010–1011.

288. Schroder KH, Juhlin I. *Mycobacterium malmoense* sp. nov. Int J Syst Bacteriol 1977;27:241–246.

289. Schuurman T, de Boer RF, Kooistra-Smid AM, et al. Prospective study of use of PCR amplification and sequencing of 16S ribosomal DNA from cerebrospinal fluid for diagnosis of bacterial meningitis in a clinical setting. J Clin Microbiol 2004;42:734–740.

290. Sewell DL, Rashad AL, Rourke WJ, et al. Comparison of the Septi-Chek BAAR and BACTEC systems and conventional culture for recovery of mycobacteria. J Clin Microbiol 1993;31:2689–2691.

291. Shafer RW, Sierra MF. *Mycobacterium xenopi, Mycobacterium fortuitum, Mycobacterium kansasii*, and other nontuberculous mycobacteria in an area of endemicity for AIDS. Clin Infect Dis 1992;15:161–162.

292. Shah RR, Dye WE. The use of dithiothreitol to replace N-acetyl-L-cysteine for routine sputum digestion-decontamination for the culture of mycobacteria. Am Rev Respir Dis 1966;94:454.

293. Sharma M, Sethi S, Mishra B, et al. Rapid detection of mutations in *rpoB* gene of rifampicin resistant *Mycobacterium tuberculosis* strains by line probe assay. Indian J Med Res 2003;117:76–80.

294. Sherer R, Sable R, Sonnenberg M, et al. Disseminated infection with *Mycobacterium kansasii* in the acquired immunodeficiency syndrome. Ann Intern Med 1986;105:710–712.

295. Shrestha NK, Tuohy MJ, Hall GS, et al. Detection and differentiation of *Mycobacterium tuberculosis* and nontuberculous mycobacterial isolates by real-time PCR. J Clin Microbiol 2003;41:5121–5126.

296. Siddiqi SH, Hawkin JE, Laszlo A. Interlaboratory drug susceptibility testing of *Mycobacterium tuberculosis* by a radiometric procedure and two conventional methods. J Clin Microbiol 1985;22:919–923.

297. Silcox VA, Good RC, Floyd MM. Identification of clinically significant *Mycobacterium fortuitum* complex isolates. J Clin Microbiol 1981;14:686–691.

298. Simons SO, van Ingen J, van der Laan T, et al. Validation of *pncA* gene sequencing in combination with the Mycobacterial Growth Indicator Tube method to test susceptibility of *Mycobacterium tuberculosis* to pyrazinamide. J Clin Microbiol: 2012;50:428–434.

299. Simor AE, Salit IE, Vellend H. Role of *Mycobacterium xenopi* in human disease. Am Rev Respir Dis 1984;129:435–438.

300. Singh M, Bofinger A, Cave G, et al. *Mycobacterium fortuitum* endocarditis in a patient with chronic renal failure on hemodialysis. Pathology 1992;24:197–200.

301. Slosarek M, Kubin M, Jaresova M. Water-borne household infections due to *Mycobacterium xenopi*. Cent Eur J Public Health 1993;1:78–80.

302. Slutsky AM, Arbeit RD, Barber TW, et al. Polyclonal infections due to *Mycobacterium avium* complex in patients with AIDS detected by pulsed-field gel electrophoresis of sequential clinical isolates. J Clin Microbiol 1994;32:1773–1778.

303. Smith MB, Bergmann JS, Harris SL, et al. Evaluation of the Roche AMPLICOR MTB assay for the detection of *Mycobacterium tuberculosis* in sputum specimens from prison inmates. Diagn Microbiol Infect Dis 1997;27:113–116.

304. Smithwick RW, Stratigos CB, David HL. Use of cetylpyridinium chloride and sodium chloride for the decontamination of sputum specimens that are transported to the laboratory for the isolation of *Mycobacterium tuberculosis*. J Clin Microbiol 1975;1:411–413.

305. Somoskovi A, Song Q, Mester J, et al. Use of molecular methods to identify the *Mycobacterium tuberculosis* complex (MTBC) and other mycobacterial species and to detect rifampin resistance in MTBC isolates following growth detection with the BACTEC MGIT 960 system. J Clin Microbiol 2003;41:2822–2826.

306. Sompolinsky D, Lagziel A, Naveh D, et al. *Mycobacterium haemophilum* sp. nov., a new pathogen of humans. Int J Syst Bacteriol 1978;28:67–75.

307. Soriano F, Rodriquez-Tudela JL, Gomez-Garces JL, et al. Two possibly related cases of *Mycobacterium fortuitum* peritonitis associated with continuous ambulatory peritoneal dialysis. Eur J Clin Microbiol Infect Dis 1989;8:895–897.

308. Springer B, Stockman L, Teschner K, et al. Two-laboratory collaborative study on identification of mycobacteria: molecular versus phenotypic methods. J Clin Microbiol 1996;34:296–303.

309. Stahl DA, Urbance JW. The division between fast- and slow-growing species corresponds to natural relationships among the mycobacteria. J Bacteriol 1990;172:116–124.

310. Steingrube VA, Gibson JL, Brown BA, et al. PCR amplification and restriction endonuclease analysis of a 65-kilodalton heat shock protein gene sequence for taxonomic separation of rapidly growing mycobacteria. J Clin Microbiol 1995;33:149–153.

311. Stone BL, Cohn DL, Kane MS, et al. Utility of paired blood cultures and smears in diagnosis of disseminated *Mycobacterium avium* complex infections in AIDS patients. J Clin Microbiol 1994;32:841–842.

312. Stormer RS, Falkingham JO III. Differences in antimicrobial susceptibility of pigmented and unpigmented colonial variants of *Mycobacterium avium*. J Clin Microbiol 1989;27:2459–2465.

313. Strand CL, Epstein C, Verzosa S, et al. Evaluation of a new blood culture medium for mycobacteria. Am J Clin Pathol 1989;91:316–318.

314. Straus WL, Ostroff SM, Jernigan DB, et al. Clinical and epidemiologic characteristics of *Mycobacterium haemophilum*, an emerging pathogen in immunocompromised patients. Ann Intern Med 1994;120:118–125.

315. Suffys PN, da Silva Rocha A, de Oliveira M, et al. Rapid identification of Mycobacteria to the species level using INNO-LiPA Mycobacteria, a reverse hybridization assay. J Clin Microbiol 2001;39:4477–4482.

316. Taylor LQ, Williams AJ, Santiago S. Pulmonary disease caused by *Mycobacterium asiaticum*. Tubercle 1990;71:303–305.

317. Tenover FC, Crawford JT, Huebner RE, et al. The resurgence of tuberculosis: is your laboratory ready? J Clin Microbiol 1993;31:767–770.

318. Thibert L, Lebel F, Martineau B. Two cases of *Mycobacterium haemophilum* infection in Canada. J Clin Microbiol 1990;28:621–623.

319. Tholcken CA, Huang S, Woods GL. Evaluation of the ESP Culture System II for recovery of mycobacteria from blood specimens collected in isolator tubes. J Clin Microbiol: 1997;35:2681–2682.

320. Tisdall PA, Roberts GD, Anhalt JP. Identification of clinical isolates of mycobacteria with gas-liquid chromatography alone. J Clin Microbiol 1979;10:506–514.

321. Tonner JA, Hammond MD. Pulmonary disease caused by *Mycobacterium terrae* complex. South Med J 1989;82:1279–1282.

322. Torrea G, Levee G, Grimont P, et al. Chromosomal DNA fingerprinting analysis using the insertion sequence IS6110 and the repetitive element DR as strain-specific markers for epidemiologic study of tuberculosis in French Polynesia. J Clin Microbiol 1995;33:1899–1904.

323. Tortoli E, Cichero P, Piersimoni C, et al. Use of BACTEC MGIT 960 for recovery of mycobacteria from clinical specimens: multicenter study. J Clin Microbiol 1999;37:3578–3582.

324. Tortoli E, Mariottini A, Mazzarelli G, et al. Evaluation of INNO-LiPA MYCOBACTERIA v2: improved reverse hybridization multiple DNA probe assay for mycobacterial identification. J Clin Microbiol 2003;41:4418–4420.

325. Tortoli E, Nanetti A, Piersimoni C, et al. Performance assessment of new multiplex probe assay for identification of mycobacteria. J Clin Microbiol 2001;39:1079–1084.

326. Tortoli E, Simonetti MT, Labardi C, et al. Mycobacterium xenopi isolation from clinical specimens in the Florence area: review of 46 cases. Eur J Epidemiol 1991;7:677–681.

327. Tortoli E, Simonetti MT, Lacchini C, et al. Evaluation of a commercial DNA probe assay for the identification of Mycobacterium kansasii. Eur J Clin Microbiol Infect Dis 1994;13:264–267.

328. Tortoli E, Simonetti MT, Lacchini C, et al. Tentative evidence of AIDS-associated biotype of Mycobacterium kansasii. J Clin Microbiol 1994;32:1779–1782.

329. Troesch A, Nguyen H, Miyada CG, et al. Mycobacterium species identification and rifampin resistance testing with high-density DNA probe arrays. J Clin Microbiol 1999;37:49–55.

330. Uribe-Botero G, Prichard JG, Kaplowitz HJ. Bone marrow in HIV infections: a comparison of fluorescent staining and cultures in the detection of mycobacteria. Am J Clin Pathol 1989;91:313–315.

331. Vadney FS, Hawkins JE. Evaluation of a simple method for growing Mycobacterium haemophilum. J Clin Microbiol 1985;22:884–885.

332. Valainis GT, Cardona LM, Greer DL. The spectrum of Mycobacterium kansasii disease associated with HIV-1 infected patients. J Acquir Immune Defic Syndr 1991;4:516–520.

333. van Ingen J, Simons S, de Zwaan R, et al. Comparative study on genotypic and phenotypic second-line drug resistance testing of Mycobacterium tuberculosis complex isolates. J Clin Microbiol 2010;48:2749–2753.

334. van Soolingen D, de Haas PE, Haagsma J, et al. Use of various genetic markers in differentiation of Mycobacterium bovis strains from animals and humans and for studying epidemiology of bovine tuberculosis. J Clin Microbiol 1994;32:2425–2433.

335. Vetter E, Torgerson C, Feuker A, et al. Comparison of the BACTEC MYCO/F Lytic bottle to the isolator tube, BACTEC Plus Aerobic F/bottle, and BACTEC Anaerobic Lytic/10 bottle and comparison of the BACTEC Plus Aerobic F/bottle to the Isolator tube for recovery of bacteria, mycobacteria, and fungi from blood. J Clin Microbiol 2001;39:4380–4386.

336. Viader-Salvado JM, Luna-Aguirre CM, Reyes-Ruiz JM, et al. Frequency of mutations in rpoB and codons 315 and 463 of katG in rifampin- and/or isoniazid-resistant Mycobacterium tuberculosis isolates from northeast Mexico. Microb Drug Resist 2003;9:33–38.

337. von Reyn CF, Maslow JN, Barber TW, et al. Persistent colonization of potable water as a source of Mycobacterium avium infection in AIDS. Lancet 1994;343:1137–1141.

338. Vuorinen P, Miettinen A, Vuento R, et al. Direct detection of Mycobacterium tuberculosis complex in respiratory specimens by Gen-Probe Amplified Mycobacterium tuberculosis Direct Test and Roche Amplicor Mycobacterium tuberculosis Test. J Clin Microbiol 1995;33:1856–1859.

339. Wallace RJ Jr, Brown BA, Onyi GO. Skin, soft tissue, and bone infections due to Mycobacterium chelonae chelonae: importance of prior corticosteroid therapy, frequency of disseminated infections, and resistance to oral antimicrobials other than clarithromycin. J Infect Dis 1992;166:405–412.

340. Wallace RJ Jr, Dunbar D, Brown BA, et al. Rifampin-resistant Mycobacterium kansasii. Clin Infect Dis 1994;18:736–743.

341. Wallace RJ Jr, Swenson JM, Silcox VA, et al. Spectrum of disease due to rapidly growing mycobacteria. Rev Infect Dis 1983;5:657–679.

342. Wang SX, Sng LH, Tay L. Preliminary study on rapid identification of Mycobacterium tuberculosis complex isolates by the BD ProbeTec ET system. J Med Microbiol 2004;53(Pt 1):57–59.

343. Warren NG, Body BA, Silcox VA, et al. Pulmonary disease due to Mycobacterium malmoense. J Clin Microbiol 1984;20:245–247.

344. Wasilauskas B, Morrell R Jr. Optimum recovery of Mycobacterium avium complex from blood specimens of human immunodeficiency virus-positive patients by using small volumes of isolator concentrate inoculated into BACTEC 12B bottles. J Clin Microbiol 1995;33:784–785.

345. Wayne LG. Simple pyrazinamidase and urease tests for routine identification of mycobacteria. Am Rev Respir Dis 1974;109:147–151.

346. Wayne LG, Sramek HA. Agents of newly recognized or infrequently encountered mycobacterial diseases. Clin Microbiol Rev 1992;5:1–25.

347. Weber J, Mettang T, Staerz E, et al. Pulmonary disease due to Mycobacterium xenopi in a renal allograft patient. Rev Infect Dis 1989;11:964–969.

348. Weinberger M, Berg SL, Feuerstein IM, et al. Disseminated infection with Mycobacterium gordonae: report of a case and critical review of the literature. Clin Infect Dis 1992;14:1229–1239.

349. Weissfeiler J, Karassova V, Holland J. Atypical mycobacteria in monkeys. Acta Microbiol Acad Sci Hung 1964;11:403–407.

350. Weiszfeiler JG, Karczag E. Synonymy of Mycobacterium simiae Karasseva et al. 1965 and Mycobacterium habana Valdivia et al. Int J Syst Bacteriol 1976;26:474–477.

351. Weitzman I, Osadczyi K, Corrado ML, et al. Mycobacterium thermoresistible: a new pathogen for humans. J Clin Microbiol 1981;14:593–595.

352. Wendt SL, George KL, Parker BC, et al. Epidemiology of infection by nontuberculous mycobacteria. III. Isolation of potentially pathogenic mycobacteria from aerosols. Am Rev Respir Dis 1980;122:259–263.

353. Whelen AC, Felmlee TA, Hunt JM, et al. Direct genotypic detection of Mycobacterium tuberculosis rifampin resistance in clinical specimens by using single-tube heminested PCR. J Clin Microbiol 1995;33:556–561.

354. Whyte T, Cormican M, Hanahoe E, et al. Comparison of BACTEC MGIT 960 and BACTEC 460 for culture of Mycobacteria. Diagn Microbiol Infect Dis 2000;38:123–126.

355. Whyte T, Hanahoe B, Collins T, et al. Evaluation of the BACTEC MGIT 960 and MB Bac/T systems for routine detection of Mycobacterium tuberculosis. J Clin Microbiol 2000;38:3131–3132.

356. Wiid IJ, Werely C, Beyers N, et al. Oligonucleotide (GTS)5 as a marker for Mycobacterium tuberculosis strain identification. J Clin Microbiol 1994;32:1318–1321.

357. Wilkins EG, Griffiths RJ, Roberts C. Pulmonary tuberculosis due to Mycobacterium bovis. Thorax 1986;41:685–687.

358. Williams DL, Gillis TP, Dupree WG. Ethanol fixation of sputum sediments for DNA-based detection of Mycobacterium tuberculosis. J Clin Microbiol 1995;33:1558–1561.

359. Williams-Bouyer N, Yorke R, Lee HI, et al. Comparison of the BACTEC MGIT 960 and ESP culture system II for growth and detection of mycobacteria. J Clin Microbiol 2000;38:4167–4170.

360. Willocks L, Leen C, Brettle RP, et al. Isolation of Mycobacterium malmoense from HIV-positive patients. J Infect 1993;26:345–346.

361. Witebsky FG, Keiser J, Conville P, et al. Comparison of BACTEC 13A medium and DuPont Isolator for detection of mycobacteremia. J Clin Microbiol 1988;26:1501–1505.

362. Wobeser WL, Krajden M, Conly J, et al. Evaluation of Roche Amplicor PCR assay for Mycobacterium tuberculosis. J Clin Microbiol 1996;34:134–139.

363. Wolfe JM, Moore DF. Isolation of Mycobacterium thermoresistible following augmentation of mammaplasty. J Clin Microbiol 1992;30:1036–1038.

364. Wolinski E. Nontuberculous mycobacteria and associated diseases. Am Rev Respir Dis 1979;119:107–159.

365. Wong B, Edwards FF, Kiehn TE, et al. Continuous high-grade Mycobacterium avium-intracellulare bacteremia in patients with the acquired immune deficiency syndrome. Am J Med 1985;78:35–40.

366. Woodley CL. Evaluation of streptomycin and ethambutol concentrations for susceptibility testing of Mycobacterium tuberculosis by radiometric and conventional procedures. J Clin Microbiol 1986;23:385–386.

367. Woods GL, Brown-Elliott; BA, Desmond EP, et al. Susceptibility testing of mycobacteria, nocardiae, and other aerobic actinomycetes: approved standard. Wayne, PA: National Committee for Clinical Laboratory Standards, 2003.

368. Woods GL, Fish G, Plaunt M, et al. Clinical evaluation of Difco ESP culture system II for growth and detection of mycobacteria. J Clin Microbiol 1997;35:121–124.

369. Woods GL, Pentony E, Boxley MJ, et al. Concentration of sputum by cytocentrifugation for preparation of smears for detection of acid-fast bacilli does not increase sensitivity of the fluorochrome stain. J Clin Microbiol 1995;33:1915–1916.

370. Woods GL, Washington JA II. Mycobacteria other than Mycobacterium tuberculosis: review of microbiologic and clinical aspects. Rev Infect Dis 1987;9:275–294.

371. World Health Organization. Global tuberculosis report, 2013. http://www.who.int/tb/publications/global_report/en/

372. Xu J, Millar BC, Moore JE, et al. Employment of broad-range 16S rRNA PCR to detect aetiological agents of infection from clinical specimens in patients with acute meningitis—rapid separation of 16S rRNA PCR amplicons without the need for cloning. J Appl Microbiol 2003;94:197–206.

373. Yakrus MA, Hernandez SM, Floyd MM, et al. Comparison of methods for Identification of *Mycobacterium abscessus* and *M. chelonae* isolates. J Clin Microbiol 2001;39:4103–4110.

374. Yakrus MA, Straus WL. DNA polymorphisms detected in *Mycobacterium haemophilum* by pulsed-field gel electrophoresis. J Clin Microbiol 1994;32:1083–1084.

375. Yamori S, Tsukamura M. Comparison of prognosis of pulmonary diseases caused by *Mycobacterium avium* and by *Mycobacterium intracellulare*. Chest 1992;102:89–90.

376. Yang ZH, de Haas PE, van Soolingen D, et al. Restriction fragment length polymorphism *Mycobacterium tuberculosis* strains isolated from Greenland during 1992: evidence of tuberculosis transmission between Greenland and Denmark. J Clin Microbiol 1994;32:3018–3025.

377. Yang ZH, Mtoni I, Chonde M, et al. DNA fingerprinting and phenotyping of *Mycobacterium tuberculosis* isolates from human immunodeficiency virus (HIV)-seropositive and HIV-seronegative patients in Tanzania. J Clin Microbiol 1995;33:1064–1069.

378. Zala L, Nunziker T, Braathen LR. Chronic cutaneous infection caused by *Mycobacterium gordonae*. Dermatology 1993;187:301–302.

379. Zaugg M, Salfinger M, Opravil M, et al. Extrapulmonary and disseminated infections due to *Mycobacterium malmoense*: case report and review. Clin Infect Dis 1993;16:540–549.

380. Zeka AN, Tasbakan S, Cavusoglu C. Evaluation of the GeneXpert MTB/RIF assay for rapid diagnosis of tuberculosis and detection of rifampin resistance in pulmonary and extrapulmonary specimens. J Clin Microbiol 2011;49:4138–4141.

381. Zwadyk P Jr, Down JA, Myers N, et al. Rendering of mycobacteria safe for molecular diagnostic studies and development of a lysis method for strand displacement amplification and PCR. J Clin Microbiol 1994;32:2140–2146.

Infecciones por espiroquetas

Espiroquetas

Las espiroquetas son patógenos humanos dentro de la clase *Spirochaetes* que causan un gran número de enfermedades en todo el mundo; la confirmación del laboratorio de la infección puede ser difícil porque algunos microorganismos han sido cultivados sólo *in vivo*, y algunos aún no son cultivables en el laboratorio clínico. Aunque el diagnóstico de laboratorio de infecciones por espiroquetas ha dependido históricamente de las pruebas serológicas en el hospedero, se están desarrollando cada vez más métodos moleculares para mejorar la sensibilidad de la detección. El objetivo de este capítulo es abordar las manifestaciones clínicas y el diagnóstico de laboratorio de las infecciones por *Treponema*, *Borrelia*, *Leptospira* y *Spirillum*. *Treponema pallidum*, subespecie *pallidum*, el agente que causa la sífilis, ha sido durante siglos una importante infección de transmisión sexual (ITS) y mostró una espectacular reincidencia a finales del siglo XX, en parte debido a la coinfección con el virus de la inmunodeficiencia humana (VIH).[128,215,514] Por el contrario, *Borrelia burgdorferi sensu lato*, el agente que causa la enfermedad de Lyme, fue descubierto hace sólo 25 años, pero posteriormente se convirtió en la infección por espiroquetas más frecuente en los Estados Unidos[75,80] y muchas partes de Europa, donde el vector, la garrapata *Ixodes*, reside y desempeña un papel clave en la transmisión de la espiroqueta

de animales a humanos.[440,441] La fiebre recurrente transmitida por garrapatas, causada por especies de *Borrelia*; la leptospirosis, producida por especies de *Leptospira*; y la fiebre por mordedura de rata (FMR, también conocida como *sodoku*, del japonés "veneno de rata"), provocada por *Spirillum minus*, son zoonosis clásicas adquiridas por contacto con reservorios animales debido a la exposición, principalmente ocupacional.[36,125,157]

Taxonomía

Las espiroquetas pertenecen a un grupo característico de bacterias gramnegativas largas que se enroscan en espiral, dando por resultado células en forma de espiral que miden 0.1-3.0 µm de diámetro y 5-120 µm de largo (fig. 20-1).[345] Las espiroquetas son quimiótrofas y móviles a través de un mecanismo único.[87,345] Son extremadamente móviles por medio de endoflagelos que dan a estos microorganismos su forma característica de sacacorchos y movimiento oscilante. Las espiroquetas tienen filamentos axiales que son orgánulos de tipo flagelar dentro de una vaina externa que se envuelve en espiral alrededor de la pared celular de la bacteria y facilitan su rápida motilidad de rotación en forma de sacacorchos, incluso en líquidos de alta viscosidad.[177,231,345] Los filamentos axiales se unen a la pared celular mediante discos de inserción situados en el extremo final de la célula.[231,345]

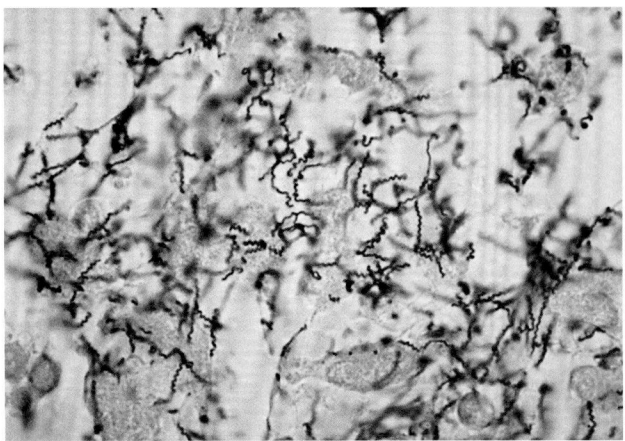

■ **FIGURA 20-1** Espiroqueta *T. pallidum* (cortesía de www.Glown.com).

El número de filamentos axiales y discos de inserción, junto con algunas características fenotípicas metabólicas, se utilizan para distinguir a grandes rasgos los géneros dentro de la familia *Spirochaetaceae*.[345] *Treponema* son microorganismos delgados con espiral cerrada (6-10 filamentos axiales unidos por un disco único de inserción), *Borrelia* tiene un aspecto de mayor grosor con espiral más abierta (30-40 filamentos axiales unidos por dos discos de inserción) y *Leptospira* se asemeja a *Borrelia*, excepto que tiene extremos en forma de gancho (dos filamentos axiales unidos por 3-5 discos de inserción).[320,345] Por otra parte, el género *Spirillum* tiene un flagelo externo para la movilidad.

La clasificación de las bacterias dentro del filo *Spirochaetes* se muestra en la tabla 20-1. Todos los patógenos humanos dentro

de los géneros *Treponema*, *Borrelia* y *Leptospira* se clasifican en el orden *Spirochaetales*, y después dentro de las familias *Spirochaetaceae* y *Leptospiraceae*.[345] *Brevinema andersonii* infecta a las musarañas de cola corta (*Blarina brevicauda*) y los ratones de patas blancas (*Peromyces leucopus*),[108] mientras que *Cristispira* se ha encontrado en una variedad de organismos acuáticos, como los moluscos de agua dulce.[346] *Spirochaeta* son espiroquetas de vida libre en ambientes acuáticos o marinos.[345] *Spirochaeta plicatilis* se ha encontrado en sedimentos de aguas marinas profundas, mientras que *Spirochaeta americana* es una bacteria haloalcalófila y anaerobia estricta que se desarrolla en aguas alcalinas, saladas y profundas del lago Mono de California.[197,346] Algunas especies de *Brachyspira* (*Serpulina*) dentro de la familia *Brachyspiraceae* son causa importante de diarrea en humanos, animales y aves.[345] *Brachyspira aalborgi* sólo afecta a los humanos y primates superiores.[49,196,424] *Brachyspira pilosicoli* causa espiroquetosis intestinal y diarrea en cerdos y puede ser transmitida al humano por la ruta fecal-oral.[424] La mayoría de los casos de espiroquetosis colónica tienen lugar en los países en desarrollo, y la espiroquetosis colónica humana causada por *B. pilosicoli* o *B. aalborgi* se manifiesta como diarrea, sangrado rectal y cólicos abdominales.[424,475] *Brachyspira hyodysenteriae* causa disentería en cerdos, mientras que *Brachyspira alvinipulli* es un enteropatógeno en pollos.[424] La principal especie de *Leptonema* es *L. illini*, que fue separada del género *Leptospira* debido a su estructura única y composición con base en ADN.[345,346] Aún se desconoce la patogenia de *L. illini*.

Se pueden encontrar nuevas especies de espiroquetas adicionales que tienen potencial patógeno en animales y humanos. El aislamiento reciente de varias espiroquetas nuevas de patas de mosquitos y moscas negras en la República Checa, y la secuenciación del gen 16S del ARNr muestra que se diferencia de *B. burgdorferi sensu lato*, así como de otros miembros del orden *Spirochaetales*.[420] Muchas otras espiroquetas "no cultivables"

TABLA 20-1 Clasificación de las espiroquetas

Microorganismo	Localización geográfica	Enfermedad
Orden *Spirochaetales*		
Familia *Spirochaetaceae*		
Género I. *Spirochaeta*		
Género IV. *Treponema*		
T. pallidum subsp. *pallidum*	En todo el mundo	Sífilis, sífilis congénita, neurosífilis
T. pallidum subsp. *pertenue*	Asia tropical, África, Sudamérica y Centroamérica	Pian
T. pallidum subsp. *endemicum*	África, sudeste asiático, Medio Oriente, occidente de la península balcánica	Sífilis endémica no venérea
T. carateum	Sudamérica y Centroamérica	Pinta
T. denticola y otras "espiroquetas bucales de tipo *T. pallidum*"	En todo el mundo	Gingivitis necrosante, infección odontógena
Género V. *Borrelia*		
B. burgdorferi/afzelii	Norteamérica, Europa	Enfermedad de Lyme, eritema crónico migratorio, neuroborreliosis
B. hermsii/duttoni/parkeri	En todo el mundo	Fiebre recurrente transmitida por garrapatas
B. recurrentis	Sudamérica, Europa, África, Asia	Fiebre recurrente transmitida por piojos
Familia *Leptospiraceae*		
Género I. *Leptospira*		
L. interrogans	En todo el mundo	Leptospirosis

Adaptado de la referencia 345.

todavía faltan por ser descubiertas y clasificadas. La diversidad filogénica y la patogenia de las espiroquetas seguirán evolucionando a medida que los investigadores estudien el microbioma de los tubos digestivos de mamíferos, aves, insectos y los ambientes acuáticos y marinos.

Treponema

La tabla 20-2 describe los cuatro principales patógenos del género *Treponema*.[345,346] Aunque ninguna de las subespecies de *T. pallidum* están relacionadas genéticamente, producen enfermedades muy particulares. No han sido cultivadas indefinidamente *in vitro*. *T. pallidum* subespecie *pallidum* (en lo sucesivo *T. pallidum*) es el principal patógeno "venéreo" entre las espiroquetas que se transmiten por contacto sexual. *T. pallidum* subespecie *pertenue* (en lo sucesivo *T. pertenue*) no se transmite sexualmente y causa una enfermedad cutánea llamada *pian*, que difiere en muchos aspectos de la sífilis.[226] El genoma completo de la cepa Nichols de *T. pallidum* (aislada en 1912) fue secuenciado inicialmente en 1998,[155] pero la reciente secuenciación del genoma completo y la documentación de la cepa de Chicago de *T. pallidum* (aislada en 1951), que se ha utilizado extensamente en la investigación de la sífilis, muestra importantes diferencias entre las cepas.[162] La alineación del genoma de *T. pertenue* con el de *T. pallidum* muestra homología del genoma casi completa entre estas dos espiroquetas.[179] La diferencia en un solo nucleótido en el gen codifica para una proteína de 19 kDa se informó en un solo estudio; sin embargo, la inmunorreactividad de esta proteína fue idéntica en las dos subespecies.[321,322] La sífilis endémica (bejel) es causada por *T. pallidum* subespecie *endemicum* (en lo sucesivo *T. endemicum*), y *T. pallidum* subespecie *carateum* (en lo sucesivo *T. carateum*) es responsable de la pinta.[15,226] Estas importantes subespecies de *Treponema* todavía no han sido totalmente secuenciadas.

Las espiroquetas son también una parte importante de la microflora bucal humana. *T. denticola*, *T. pectinovorum*, *T. socranskii* y *T. vincentii* son las cuatro especies que se han cultivado, pero una gran variedad de otras espiroquetas bucales pertenecen a la microflora y probablemente son patógenos oportunistas importantes en la enfermedad periodontal.[95,112] El Proyecto del microbioma bucal humano ha mostrado recientemente que alrededor del 8% del espectro completo está compuesto por 49 taxones de treponemas bucales dentro de las espiroquetas: 11 especies nombradas; 3 taxones que fueron cultivados, pero sin nombre; y 35 taxones que aún

no han sido cultivados ni nombrados.[112] Como especie tipo, se ha observado que *T. denticola* puede unirse a los fibroblastos gingivales humanos, a las proteínas de la membrana basal y otros sustratos, dando lugar a citotoxicidad y muerte celular.[85] Junto con otros anaerobios bucales, *T. denticola* puede diseminarse desde la cavidad bucal y colonizar las placas ateroescleróticas.[70]

Sífilis

Treponema pallidum

T. pallidum, la causa de la sífilis venérea, ha tenido mala fama durante 500 años, aunque el origen de esta infección todavía es incierto.[107,303,384] La enfermedad no apareció de forma importante en Europa hasta el siglo XVI. Fornaciari y cols.[153] estudiaron una momia del Renacimiento que contenía estructuras identificadas como *T. pallidum* por inmunofluorescencia y microscopia electrónica. Algunos investigadores creen que Colón y sus marineros trajeron la enfermedad desde el Nuevo Mundo (el Caribe y Sudamérica),[385] mientras que otros piensan que la urbanización extendió la sífilis endémica en Europa.[107,384,472] En dicho continente se produjo una pandemia denominada "Gran Viruela" (el virus de la viruela generó la "pequeña viruela") poco después de que Colón regresó de América, pero también ocurrió simultáneamente el incremento de la movilidad de los ejércitos y las personas por Europa.[472] Se han descrito cambios óseos atribuidos a la sífilis en esqueletos del Nuevo Mundo;[385] sin embargo, también se han informado lesiones similares en esqueletos del Viejo Mundo precolombino. Algunos estudios filogenéticos recientes de los datos disponibles sobre la secuencia de *Treponema* apoyan la importación de la sífilis desde el Nuevo Mundo.[179] Más interesante es la cuestión de cómo la limitada divergencia entre las especies y subespecies de *Treponema* da lugar a las diferencias en la patogenia de la enfermedad. Un análisis por microarreglos y mapeo de restricción entre el genoma completo de *T. pallidum* (cepa Nichols) en comparación con *T. paraluiscuniculi* (cepa Cuniculi A) demostró que estas espiroquetas estrechamente relacionadas que causa espiroquetosis venérea en conejos, tiene diferencias limitadas entre sus secuencias, las que se localizan principalmente en los genes *tpr* o en genes aledaños.[171] Es posible que la evolución de los genes dentro del locus *tpr* sea la principal responsable de las diferencias en las manifestaciones de la enfermedad y la susceptibilidad del hospedero.[171,231,461]

TABLA 20-2 Transmisión de las espiroquetas

Microorganismo	Transmisión
T. pallidum	Infección de transmisión sexual Transmisión vertical de madre a bebé Transfusión de sangre (sólo humanos)
T. pertenue	Contacto directo con la piel (sólo humanos)
T. carateum	Contacto directo con la piel (sólo humanos)
T. endemicum	Contacto directo con mucosas (sólo humanos) Recipientes contaminados de comida o bebida
B. recurrentis	Hospedero humano, vector piojo humano (*Pediculus humanus humanus*)
B. hermsii/duttonii/parkeri	Roedores, primates, hospedero humano; vector garrapata (*Ornithodoros*, *Rhipicephalus*)
B. burgdorferi/afzelii	Roedor, hospedero venado; vector garrapata (*Ixodes*)
L. interrogans	Hospedero rata; agua contaminada

Epidemiología. Los treponemas son inoculados y penetran en el cuerpo a través de un defecto de la piel o las membranas mucosas. Por lo tanto, la sífilis puede ser transmitida por contacto sexual,[378] inoculación directa en el sistema vascular por compartir agujas o por transfusiones,[84] contacto directo cutáneo con lesiones infecciosas o transferencia transplacentaria de la espiroqueta (tabla 20-2).[231] Sin embargo, el contacto sexual con una persona infectada en una etapa temprana de la sífilis (etapa I o II) es el mecanismo más frecuente de diseminación de la enfermedad.[77,185] Los hombres se diagnostican generalmente durante la etapa primaria, mientras que la lesión primaria con frecuencia no se detecta en las mujeres, quienes se diagnostican durante la fase de latencia temprana, a menos que sean examinadas por otra razón (p. ej., embarazo).[240] En promedio, un tercio de los pacientes se infectan por el contacto sexual con una persona infectada, pero el riesgo varía y puede ser mayor.[231,393] La sífilis congénita se adquiere por transmisión de treponemas al niño a través de la placenta.[74,256,296] La detección precoz utilizada por los servicios actuales de transfusión de sangre ha llevado a que la transmisión de la sífilis por esta vía sea extremadamente rara. Los estudios experimentales en voluntarios humanos han documentado que la ID50 para *T. pallidum* (el número de organismos necesarios para infectar el 50% de los sujetos expuestos) es de tan sólo 57 microorganismos.[273] Poco después de la inoculación, las espiroquetas se disemina por todo el cuerpo, donde eventualmente pueden causar la enfermedad. El período de incubación varía de 3 a 90 días, con una media de tres semanas.[231]

Prevalencia de sífilis, grupos de riesgo y coinfección por VIH. A pesar de la introducción de un tratamiento eficaz para *T. pallidum* y los programas de prevención, la diseminación por vía sexual de la sífilis todavía es un problema,[382] y las tasas en los Estados Unidos han aumentado.[71] Aunque en este documento se presentan datos epidemiológicos de los Estados Unidos, se han observado tendencias similares de aumento en los casos de sífilis primaria y secundaria (PyS), particularmente entre hombres que tienen sexo con hombres (HSH), en muchas otras regiones del mundo.[214,239,431,470,503] La figura 20-2 muestra la prevalencia global de sífilis PyS y de casos de sífilis tardía informados a los Centers for Disease Control and Prevention (CDC), en Atlanta, Georgia, desde

1941, cuando comenzó la vigilancia, hasta el año 2012.[71] Antes de la introducción del tratamiento con penicilina en 1941, la tasa de sífilis fue de aproximadamente 350-400 casos por cada 100 000 personas en los Estados Unidos.[71] Aunque el tratamiento eficaz, los programas de seguimiento de contacto y el tratamiento de los contactos de casos infectados posteriormente disminuyeron y estabilizaron las tasas de sífilis durante varias décadas, el objetivo de erradicar la sífilis nunca se alcanzó.[389] En los Estados Unidos se presentó una epidemia de sífilis 1981 a 1989, cuando la incidencia de casos de sífilis PyS entre heterosexuales y minorías aumentó de 13.7 a 18.4 casos por cada 100 000 personas, un incremento del 34%.[379] Durante la década de 1990, la tasa de casos de sífilis PyS disminuyó de nuevo debido a la aplicación eficaz de medidas de control en todos los grupos raciales y étnicos.[71] Desde el año 2001, la tasa de sífilis ha comenzado a aumentar de nuevo, principalmente a causa de la diseminación entre HSH que presentan prácticas sexuales inseguras.[41,56,71,89] La tasa de sífilis entre 2008 y 2012 se ha incrementado entre todos los grupos raciales y étnicos, excepto en nativos americanos/nativos de Alaska (fig. 20-3).[71] En general, la tasa de casos de sífilis PyS para la población negra en el 2012 fue 6.1 veces mayor que para la población blanca de ascendencia europea, con 16.4 casos/100 000 en los primeros y 2.7 casos/100 000 en los segundos.[71] Las tasas más altas en el 2012 se produjeron en hombres negros de 20-24 años de edad (96.7/100 000), seguido por los hombres negros de 25-29 años (89.2/100 000).[71] Las tendencias en las tasas de sífilis en hombres negros jóvenes son preocupantes debido a la alta incidencia de VIH en esta población.[79] Se observaron tendencias similares para las mujeres negras de 20-24 años de edad; este grupo tuvo la incidencia más alta entre las mujeres, con 19.1 casos/100 000.[71] En el 2012, las tasas fueron 17 veces más altas para las mujeres negras de 20-24 años que para las mujeres de ascendencia europea en este mismo grupo de edad.[71]

Entre 2008 y 2012, la tasa de sífilis PyS aumentó un 40.9% entre la población latinoamericana (2.4-2.9 casos/100 000), 17.8% entre nativos americanos/nativos de Alaska (2.9-3.4 casos/100 000), 21.4% entre la población blanca (2.4-2.9/100 000) y 55% entre los asiáticos (1.4-2.1/100 000).[71] Las tasas disminuyeron un 0.7% en este período para la población negra (17.1-6.9 casos/100 000).[71]

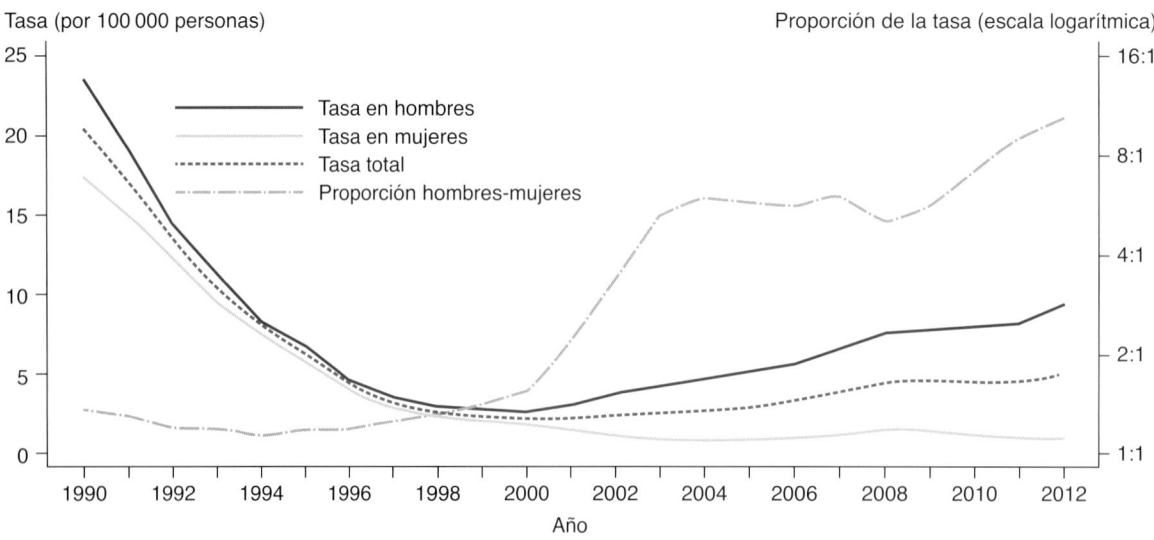

■ **FIGURA 20-2** Distribución de casos de sífilis por sexo, Estados Unidos (1994-2012) (adaptado con autorización de la referencia 71).

Tasa (por 100 000 personas)

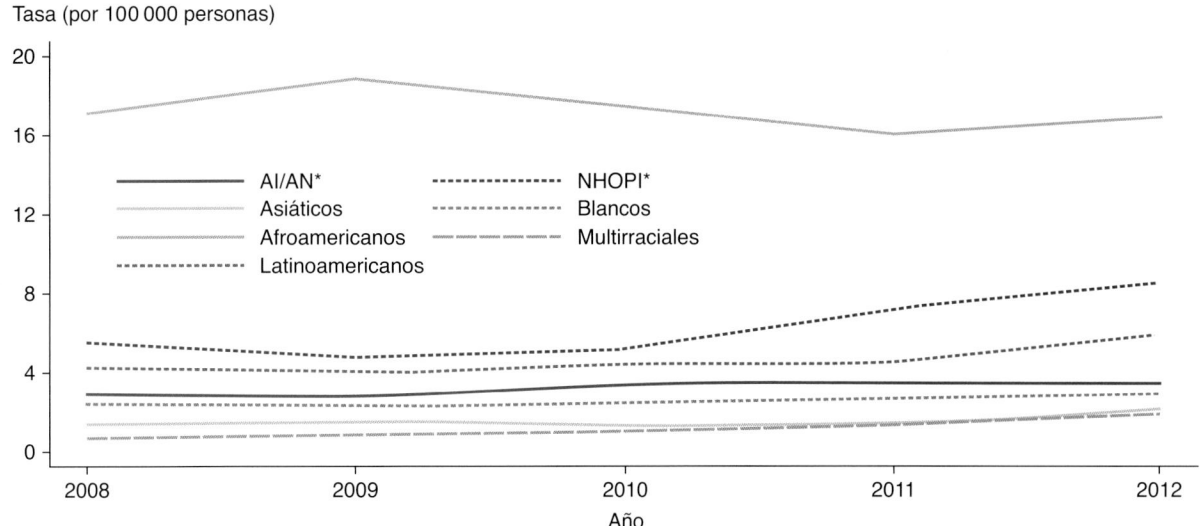

*AI/AN = Nativos americanos/Nativos de Alaska; NHOPI = Nativos de Hawái y otros asiáticos

■ **FIGURA 20-3** Distribución de los casos de sífilis por etnicidad, Estados Unidos (1994-2012) (adaptado con autorización de la referencia 71).

Las tasas de sífilis congénita aumentaron un 18% entre 2006 y 2008. Esto fue seguido por un período de declive en el cual la tasa disminuyó 25% entre 2009 y 2012 (es decir, una reducción de 10.4 a 7.8 casos/100 000).[71] Las tasas más altas de sífilis congénita siguen presentándose en el sur de EE. UU., aunque han disminuido de 16.7/100 000 en el 2008 a 12.7/100 000 en el 2012.[71] De manera significativa, ha habido una sustancial disminución en las tasas de sífilis congénita en Puerto Rico; en el 2008, se registraron 17.5 casos/100 000, mientras que en 2012 esta tasa se redujo a sólo 2.2 casos/100 000).[71] La tasa general de infección por sífilis en mujeres en edad fértil debe controlarse para disminuir esta tendencia ascendente de sífilis congénita. Se requiere el acceso temprano a la atención prenatal para mujeres de todas las razas/etnias, a fin de que la detección precoz contribuya a la prevención de la transmisión maternofetal de la sífilis.

Otros factores, además de edad, raza u origen étnico, se han relacionado claramente con las mayores tasas de transmisión de la sífilis en los Estados Unidos y otros países. *T. pallidum* y el VIH interactúan de diversas maneras.[470,513,514] Se ha sugerido que las úlceras genitales de una variedad de etiologías facilitan la adquisición del VIH.[439,471] En individuos sanos, las pruebas serológicas son uniformemente reactivas durante la fase secundaria de la sífilis, pero la inmunosupresión a causa de la infección por VIH puede afectar la respuesta serológica a la sífilis.[514] La reactividad biológica y la presentación de falsos positivos en las pruebas no treponémicas también son más frecuentes en pacientes infectados por VIH, particularmente aquellos con coinfección por el virus de la hepatitis C (VHC).[16,417] Haas y cols.[175] evaluaron la sensibilidad de las pruebas treponémicas como marcador de sífilis previa en una cohorte de 109 hombres homosexuales con infección por VIH que tenían antecedentes documentados de tratamiento de sífilis. Los individuos que recibieron terapia antirretroviral mantuvieron reactividad a las pruebas treponémicas; sin embargo, el 7% de los hombres sintomáticos que tenían infección subclínica por VIH y el 38% de las personas con infección por VIH perdieron la reactividad frente a estos antígenos.[175] Otros métodos de confirmación, además de la prueba de absorción de anticuerpos treponémicos fluorescentes (FTA-ABS, *fluorescent treponemal antibody absorption test*), pueden ser necesarios para diagnosticar la sífilis en personas con VIH cuando la prueba inicial es negativa.[136]

Aunque los médicos deben ser conscientes de la posibilidad de aparición de respuestas serológicas inusuales en pacientes infectados por VIH, la interpretación de las pruebas serológicas no treponémicas y treponémicas para las sífilis es la misma que la de aquellos que no tienen una infección por VIH.[71]

Los pacientes con VIH tienen más probabilidades de presentar sífilis secundaria y chancros persistentes que aquellos sin la infección.[513,514] Algunos expertos han documentado que la epidemia del VIH ha estado acompañada de un mayor riesgo de desarrollar neurosífilis.[152,468] También se ha informado una correlación entre alteraciones en los resultados del análisis del líquido cefalorraquídeo (LCR) congruentes con neurosífilis y enfermedad por VIH avanzada.[277,279] El fracaso en el tratamiento de la sífilis en pacientes infectados por VIH ha sido informado por varios investigadores.[161,166,198]

Prevención y control. Los abordajes epidemiológicos tradicionales utilizados para el control de la sífilis incluyen el informe de todos los casos a las instancias de salud pública que después harán el seguimiento de contacto y notificarán a las parejas. El tratamiento activo de todos los casos confirmados en el laboratorio y el seguimiento, como se indicó anteriormente, también resulta fundamental para detener la transmisión continua. Sin embargo, las técnicas epidemiológicas tradicionales solas están resultando insuficientes[69] y las herramientas electrónicas se utilizan cada vez más para comunicarse y educar a las personas en riesgo de contraer la enfermedad, así como para mejorar la notificación a las parejas dentro de las redes sexuales.[220,221,291] La sífilis también se debe evaluar para todos los pacientes diagnosticados con VIH u otra ITS.[71] La epidemiología molecular también debe mejorar el seguimiento de los contactos y la identificación de grupos de transmisión. No obstante, en varias aplicaciones informadas de epidemiología molecular, se han identificado numerosos subtipos genéticos en un área geográfica.[278,281]

La erradicación de la sífilis congénita requiere de estrategias adicionales para disminuir la transmisión de madre a hijo. Los resultados adversos del embarazo debido a la sífilis pueden evitarse mediante la identificación temprana de infecciones maternas a través de programas de detección precoz prenatal y el tratamiento oportuno de las mujeres con pruebas positivas.[256]

Aunque los Estados Unidos y casi todos los países tienen políticas que recomiendan la detección precoz universal de la sífilis durante el embarazo, existen barreras importantes dentro de muchas jurisdicciones de salud que limitan la detección precoz y el tratamiento eficaces.[71,516] Esto es particularmente cierto para algunos de los pacientes de más alto riesgo, como las personas de algunos grupos raciales étnicos, clases socioeconómicas más bajas y usuarios de drogas inyectables.[71] Estas mujeres con frecuencia tienen acceso limitado a servicios clínicos prenatales tempranos, no sólo en países de escasos recursos,[230,476] sino también en las naciones desarrolladas donde no se ofrece una cobertura universal en salud. El tratamiento también puede retrasarse cuando los resultados de laboratorio no se transmiten de manera oportuna o cuando las mujeres embarazadas tienen que viajar a otros lugares para el tratamiento específico de la sífilis.[304] Si bien los datos epidemiológicos se recogen en la detección precoz de la sífilis materna y en casos de sífilis congénita, el acceso a los servicios de salud y la provisión y distribución del tratamiento deben incluirse con el fin de identificar deficiencias en los programas existentes.

Enfermedad clínica y tratamiento. La sífilis es conocida como "el gran imitador" porque las variadas y complejas manifestaciones clínicas de esta enfermedad pueden ser similares a las de muchas otras.[349] Sir William Osler, uno de los fundadores de la medicina moderna, dijo en 1891: "conocer la sífilis en todas sus manifestaciones y relaciones, y todas las otras cosas clínicas se darán por añadidura". Aunque la sífilis no tratada es una infección sistémica progresiva crónica, se han definido algunas etapas clínicas algo arbitrarias que se superponen para guiar la evaluación, el tratamiento y el seguimiento (tabla 20-3).

Enfermedad temprana (etapas I y II)

Sífilis primaria (etapa I). La primera señal de sífilis es el desarrollo de una lesión ulcerada primaria llamada *chancro* en el sitio de inoculación, que resulta de una respuesta inflamatoria intensa. Al inicio se desarrolla una pápula localizada indurada, eritematosa e indolora que evoluciona en cuestión de días con necrosis de la superficie de la piel en un chancro típico.[86,421] El chancro

típico es una úlcera indolora con exudado mínimo que tiene una base limpia y lisa con bordes elevados, firme, bien circunscrita. Sin embargo, las lesiones infectadas de manera secundaria tienen un eritema circundante y son dolorosas y purulentas. Los pacientes con sospecha de sífilis se deben explorar de forma minuciosa en las superficies cutáneas y de las mucosas en busca de chancro primario. Por lo general, se encuentra un chancro solitario en los genitales de hombres que no padecen otra enfermedad (p. ej., en el glande, el surco coronal y el prepucio) y en las mujeres (p. ej., en los labios, el frenillo de los labios vulvares y el perineo).[10,86,421] Las lesiones extragenitales se producen en menos del 2% de los casos y se encuentran principalmente en la cavidad bucal y en el labio; no obstante, se han descrito otros lugares (dedos, miembros, tronco, pezones y párpados).[8,365] Los HSH pueden presentar múltiples úlceras y síntomas de infección anorrectal, incluyendo dolor rectal y lesiones papulares nodulares que rodean la zona perianal.[363,382,514] El diagnóstico de sífilis puede retrasarse, particularmente en las mujeres que padecen una lesión vaginal o endocervical, HSH con lesiones anales atípicas o en aquellos con úlceras no erosivas.[302,421,437] La base del chancro contiene espiroquetas que pueden visualizarse después del raspado de la lesión y el frotis por microscopia de campo oscuro o inmunofluorescencia directa.[195,235] También puede presentarse simultáneamente una linfadenopatía firme, gomosa, indolora, bilateral, regional con el desarrollo del chancro primario, pero no siempre ocurre de esta manera. El chancro se cura en 3-6 semanas (rango: 1-12).

Sífilis secundaria (etapa II). Aproximadamente la mitad de los pacientes no tratados para sífilis primaria desarrollarán los síntomas de la segunda etapa 6-8 semanas después de la aparición de un chancro, mientras que la otra mitad entra directamente en la fase latente. Los pacientes coinfectados por VIH pueden presentar síntomas que superponen las fases primaria y secundaria de la enfermedad.[215] La etapa secundaria es la parte más intensa de la enfermedad y es el resultado de la diseminación hematógena de *T. pallidum*. La mayoría de los pacientes presentan una erupción generalizada que puede ser macular, maculopapular, papuloescamosa o pustular, pero no vesicular.[236] Los pacientes positivos para VIH con frecuencia tienen un curso

TABLA 20-3 Definición de las etapas de la sífilis

Etapa	Duración	Manifestaciones
Período de incubación	Tres semanas (9-90 días)	
Sífilis primaria (etapa I)	Seis semanas	Formación de chancro en el sitio de inoculación, infección regional
Sífilis secundaria (etapa II)	Meses	Varias erupciones cutáneas, lesiones de membranas mucosas, linfoadenopatía generalizada, implicación de órganos, diseminación hematógena
Latente temprana	Menos de 1 año (CDC), menos de 2 años (OMS)	Seropositividad, fase asintomática
Latente tardía	Más de 1 año (CDC), más de 2 años (OMS)	Seropositividad, fase asintomática
Sífilis terciaria	Años (1-50)	Sífilis benigna tardía (nódulos granulomatosos, placas psoriasitiformes, gomas, sífilis tuberoserpiginosa). Afección gomosa de varios órganos, sífilis cardiovascular, afección neurológica
Neurosífilis	Años	
Temprana (en la etapa II de la sífilis latente)		Meningitis sifilítica aguda, sífilis meningovascular (sintomática o asintomática), neurosífilis gomosa
Tardía (en la sífilis terciaria, llamada a veces *metasífilis*)		Neurosífilis parenquimatosa tardía (tabes dorsal, parálisis general)

OMS, Organización Mundial de la Salud.
Adaptado de Syphilis—Physician's Pocket Guide, Centers for Disease Control and Prevention (CDC).

secundario más grave con formas pustulares, granulomatosas o nodulares extendidas.[236,514] Por lo general, la erupción de la sífilis afecta tronco, cara, miembros, palmas de las manos y plantas de los pies. El exantema palmoplantar puede ser hiperqueratósico (*clavi syphilitici*), mientras las lesiones alrededor de la línea capilar forman un patrón en forma de corona llamado *corona veneris*.[236] En áreas intertriginosas húmedas se pueden encontrar placas amplias, húmedas, de color blanco llamadas *condilomata lata*, que están repletas de espiroquetas infecciosas y pueden visualizarse por medio del raspado de las lesiones y el frotis para microscopia de campo oscuro o inmunofluorescencia directa.[195,235] Asimismo, las lesiones infecciosas llamadas *parches mucosos* se encuentran en las membranas mucosas. Puede haber pérdida de cabello o adelgazamiento de las cejas.

Los síntomas sistémicos incluyen fiebre, malestar general, dolor de garganta, cefalea, mialgias y linfadenopatía generalizada. Prácticamente cualquier órgano puede verse afectado por la sífilis secundaria, pero la afección más frecuente se produce en los ojos (uveítis), oídos (sordera repentina), ciertos órganos viscerales (hepatitis, nefritis) y el sistema nervioso central (meningitis).[421] Aunque la infección del sistema nervioso central (SNC) se produce en cualquier etapa de la sífilis, es más frecuente durante la fase secundaria.[390] La meningitis aséptica se presenta con cefalea y meningismo. Las espiroquetas han sido cultivadas a partir de LCR, pero sin ninguna evidencia de inflamación y sin enfermedad clínica.[264] Por lo general, la sífilis secundaria se resuelve espontáneamente después de 4-12 semanas, pero la recaída puede presentarse en pacientes no tratados dentro de 1 año después de la presentación inicial. Los pacientes coinfectados por VIH pueden recaer a pesar del tratamiento.[39]

Enfermedad latente y tardía (etapa III)

Sífilis latente. Después de las etapas primaria y secundaria, la enfermedad se vuelve latente y se caracteriza por la presencia de serología positiva a sífilis y ausencia de síntomas. Los pacientes en quienes las manifestaciones de la sífilis primaria o secundaria pasaron inadvertidas y sin tratamiento pueden continuar infectados asintomáticamente hasta que desarrollen los síntomas de la fase terciaria. Este período ha sido dividido arbitrariamente en etapas de latencia temprana y tardía por los organismos de salud pública. Los CDC definen la *latencia temprana* como una infección de hasta un año de duración, mientras que la infección mayor de un año se denomina *latencia tardía*, cuando el paciente ya no se considera contagioso.[71] Aunque la Organización Mundial de la Salud (OMS) toma en cuenta dos años como la línea divisoria entre los períodos de latencia temprana y tardía de la sífilis, estas distinciones no son a menudo clínicamente posibles y ambas fases de latencia son tratadas de manera similar. La neurosífilis debe excluirse en los pacientes con infección latente, y se debe realizar una punción lumbar en las personas que presenten síntomas neurológicos, oftalmológicos y otológicos, particularmente en aquellos con coinfección por VIH.[71,470,514]

Sífilis tardía (etapa III). Alrededor de una tercera parte de los pacientes no tratados progresarán a la última etapa o sífilis terciaria. Esta etapa de la enfermedad es infrecuente en los países desarrollados, pero los casos se diagnostican con una frecuencia cada vez mayor en todo el mundo debido a la coinfección por VIH.[470,514] Las tres diferentes formas de sífilis terciaria son sífilis tardía "benigna", sífilis cardiovascular y neurosífilis.

Sífilis tardía "benigna". Esta manifestación se produce en la mitad de los casos de sífilis. La mayoría de los pacientes presentan varias lesiones cutáneas, pero la formación de lesiones granulomatosas inespecíficas llamadas *gomas* ocurre en aproximadamente el 15% de los individuos no tratados. La formación

del granuloma indica una respuesta inmunitaria celular totalmente activa. La goma puede destruir el tejido circundante a medida que crece;[377] clínicamente, son lesiones destructivas en masa que pueden producirse casi en cualquier órgano y confundirse al inicio con carcinomas.

Sífilis cardiovascular. La aortitis sifilítica tiene lugar en aproximadamente el 1% de los casos no tratados. Es causada por la inflamación de los pequeños vasos que irrigan la aorta (endarteritis sifilítica) y afecta principalmente a la aorta ascendente.[421] Pueden aparecer dos complicaciones: un aneurisma de la aorta y la dilatación del anillo aórtico, que causa insuficiencia y regurgitación de la sangre a través de la válvula aórtica. Los aneurismas de la aorta pueden crecer hasta tal tamaño que se erosionan a través del esternón y se visualizan debajo de la piel del pecho.

Neurosífilis. El intervalo entre la enfermedad primaria y la complicación neurológica es de 5-10 años para la sífilis meningovascular, de 15-20 años para la parálisis general y de 25-30 años para el tabes dorsal. La sífilis neurovascular tardía puede ser sintomática o asintomática.[390] La enfermedad asintomática se caracteriza por anomalías del LCR en ausencia de síntomas. La pleocitosis y las concentraciones elevadas de proteínas o disminuidas de glucosa se encuentran con frecuencia en el LCR. Una prueba serológica positiva de LCR, en general el análisis del laboratorio de investigación de enfermedades venéreas (VDRL, *Venereal Disease Research Laboratory*), define la enfermedad, aunque raras veces se pueden demostrar las espiroquetas mediante cultivo o métodos moleculares.[235,274,276] La infección sintomática es meningovascular o parenquimatosa; sin embargo, hay una considerable superposición en las categorías. La sífilis meningovascular se parece a la meningitis aséptica de la etapa secundaria. Cualquier nervio craneal puede verse afectado por la inflamación, y puede conducir a sordera o impedimento visual. La enfermedad parenquimatosa puede afectar a las neuronas del cerebro o la médula espinal. La afección cerebral se manifiesta como una gran variedad de trastornos neuropsiquiátricos, incluyendo cambios físicos, por ejemplo parálisis, y problemas psiquiátricos, como delirios de grandeza ("paresia general del demente"). Las columnas posteriores (vías sensitivas) de la médula espinal resultan afectadas de manera preferencial, causando graves dolores e incapacidad para percibir los impulsos sensitivos de los miembros. La enfermedad llamada *tabes dorsal* incluye una marcha atáxica peculiar y rodillas deformes (articulaciones de Charcot), y es causada por la falta de propiocepción y el sistema de retroalimentación que permite el adecuado uso de la fuerza durante la deambulación.

Los pacientes con coinfección por VIH pueden tener un riesgo mayor de complicaciones neurológicas, incluso en las primeras etapas de la sífilis,[470,477,514] y mostrar mayores tasas de fracaso del tratamiento serológico con los regímenes actualmente recomendados.[470] Las personas coinfectadas por VIH y sífilis presentan alteraciones clínicas y de LCR congruentes con la neurosífilis, con un recuento de linfocitos CD4 igual o menor de 350 células/mL y títulos de reagina plasmática rápida (RPR) iguales o mayores de 1:32.[514]

Tratamiento. Los CDC publicaron recientemente las directrices integrales para el tratamiento de las ITS, incluida la sífilis.[71] La penicilina G administrada por vía parenteral es el fármaco preferido para el tratamiento de todas las etapas de la sífilis. Los regímenes de sífilis utilizados para tratar a pacientes no infectados por VIH también son eficaces en la prevención de la neurosífilis en individuos infectados por este virus.[71] La bencilpenicilina administrada por vía i.m. es la preparación farmacéutica recomendada para el tratamiento de adultos y niños con este diagnóstico que no tienen afección del SNC, independientemente de su estado de infección por VIH. Los adultos confirmados con sífilis primaria o secundaria deben tratarse con bencilpenilina, 2.4 millones de unidades i.m. en una sola dosis, mientras que los bebés y los niños deben recibir 50 000 unidades/kg i.m. en una sola dosis; no obstante, la cantidad total administrada no debe exceder la dosis del adulto (2.4 millones de unidades).[71] Aunque la sífilis latente no se transmite sexualmente, los pacientes aún deben ser tratados en esta etapa de la enfermedad para prevenir complicaciones. Los adultos con sífilis latente temprana deben tratarse con bencilpenicilina, 2.4 millones de unidades i.m. en una sola dosis, mientras que los bebés y los niños deben recibir una dosis de 50 000 unidades/kg i.m. en una sola dosis, pero la cantidad total administrada no debe exceder la dosis del adulto (2.4 millones de unidades).[71] Los adultos con sífilis latente tardía de duración desconocida se deben tratar con dosis altas de bencilpenicilina, 7.2 millones de unidades totales administradas en tres dosis de 2.4 millones de unidades i.m. en intervalos de una semana. Del mismo modo, los niños en esta etapa deben recibir tres dosis semanales de 50 000 unidades/kg i.m. hasta la dosis de adultos (un total de 150 000 unidades/kg hasta la dosis total de adultos de 7.2 millones de unidades).[71]

Si los pacientes muestran evidencia clínica de afección neurológica (p. ej., afección cognitiva, déficit motor o sensorial, síntomas oftálmicos o auditivos, parálisis de nervios craneales y síntomas o signos de meningitis) o enfermedad ocular sifilítica (p. ej., uveítis, neurorretinitis y neuritis óptica), se debe realizar un examen del LCR. Todos los pacientes con neurosífilis o enfermedad sifilítica oftálmica deben tratarse con bencilpenicilina cristalina acuosa, 18-24 millones de unidades por día administrada como 3-4 millones de unidades i.v. cada 4 h o infusión continua, con una duración de 10-14 días.[71]

Los pacientes con enfermedad primaria y secundaria que tienen una alergia fuerte a la penicilina pueden tratarse con un régimen alternativo.[71] La eficacia de las alternativas a la penicilina en el tratamiento de la sífilis latente no está bien documentada. Las pacientes no embarazadas diagnosticadas en la etapa latente temprana de la enfermedad deben responder a los regímenes de antibióticos alternativos recomendados para las primeras etapas de la sífilis, pero se deben seguir clínica y serológicamente después de completar el régimen del tratamiento. Los pacientes con sífilis tardía latente deben tratarse con penicilina después de someterse a una desensibilización.[71] Las pacientes embarazadas también son desensibilizadas y tratadas con el régimen de penicilina apropiado para la etapa de la infección en la que se encuentran.

Sífilis congénita. La sífilis congénita se presenta cuando la infección fetal por *T. pallidum* se adquiere a partir de una madre con sífilis no tratada o inadecuadamente tratada. Como la mayoría de los bebés en riesgo de sífilis congénita pueden identificarse fácilmente por una prueba serológica positiva en la madre,[493] es trágico que las tasas hayan aumentado de manera constante desde 1983 junto con las de la población general.[71,74,120] Es más probable que la infección transplacentaria ocurra durante las etapas primarias o secundarias de la sífilis (lám. 20-1A); sin embargo, las espiroquetas pueden infectar al feto en cualquier momento durante el embarazo. Las tasas estimadas de transmisión vertical en mujeres no tratadas son del 70-100% para sífilis primaria, del 67% para sífilis secundaria y del 40-83% para la sífilis latente temprana.[35] Las madres con sífilis latente tardía también pueden transmitir la infección, pero la tasa es baja (10%).[35] Las mujeres que tienen lesiones genitales activas también pueden contagiar la infección durante el parto si hay un intervalo corto (< 4 semanas) entre el tratamiento y el parto.[35,71] Los síntomas y signos de la sífilis congénita temprana pueden presentarse en cualquier

momento durante los primeros dos años, pero rara vez después de los 3-4 meses después del nacimiento. Los casos de sífilis congénita temprana incluyen el parto de un producto muerto debido a infección por espiroquetas en el útero.[493] En algunas áreas, la sífilis congénita es la causa más frecuente de hidropesía no inmunitaria, una enfermedad de la placenta que provoca la muerte fetal.[28] Aunque la probabilidad de padecer enfermedad clínica aumenta a medida que avanza el embarazo, más de la mitad de los recién nacidos infectados son asintomáticos al nacer, y los signos en los niños sintomáticos pueden ser inespecíficos. La presentación clínica más frecuente de la sífilis congénita temprana incluye neonatos prematuros y de bajo peso al nacer (10-40%), hepatomegalia o esplenomegalia (33-100%), erupciones cutáneas que pueden asemejarse a las lesiones de la sífilis secundaria (40%) y tibias con deformidades (tibias en sable), o dientes (molares en mora) (75-100%) con cambios radiológicos asociados, entre otros hallazgos.[254,497] Puede haber seudoparálisis, dificultad respiratoria, hemorragia, anemia y fiebre a principios de la sífilis congénita.[149,497] La sífilis congénita tardía puede presentarse si el diagnóstico de sífilis se omitió en el período neonatal y la infancia temprana. Los casos de sífilis congénita tardía se presentan después de los dos años de edad y los síntomas clínicos afectan principalmente los huesos, los dientes y el sistema nervioso.[208,294,497] La sífilis congénita se puede prevenir mediante la detección clínica precoz de la infección por sífilis de mujeres embarazadas. En las poblaciones de alto riesgo, el suero materno y neonatal deben someterse a pruebas serológicas para anticuerpos contra *T. pallidum* en el parto. La sangre del cordón no tiene tan buenos resultados como el suero neonatal.[90]

Tratamiento. La interpretación de las pruebas serológicas reactivas para sífilis en bebés puede ser difícil debido a la transferencia transplacentaria del treponema y los anticuerpos IgG treponémicos de la madre al feto. Los lactantes en riesgo de contraer sífilis congénita deben tratarse incluso si no se puede hacer un diagnóstico de laboratorio definitivo debido a las limitaciones de las pruebas disponibles (*véase* el apartado sobre diagnóstico de laboratorio de enfermedades treponémicas, en la sección sobre *sífilis congénita*). Por lo tanto, las decisiones de tratamiento se realizan de acuerdo con varios factores, a saber: (1) diagnóstico de la sífilis en la madre, (2) idoneidad del tratamiento materno, (3) presencia de datos clínicos, de laboratorio, o evidencia por imagenología de sífilis congénita en el parto, y (4) comparación de los títulos serológicos no treponémicos de la madre (en el parto) y del infante utilizando la misma prueba realizada en el laboratorio. Los regímenes de tratamiento que utilizan diferentes preparaciones de penicilina con base en una combinación de estos factores han sido claramente definidos por el documento guía de los CDC;[71] la descripción detallada de los diferentes escenarios clínicos, la evaluación recomendada y el tratamiento están más allá del alcance de este capítulo.

Respuesta de anticuerpos, perfil serológico e inmunidad. Se ha denominado a *T. pallidum* el "microorganismo invisible", ya que su membrana externa contiene pocas proteínas, de tal manera que hay pocos antígenos diana en la superficie celular que son reconocidos por las células o anticuerpos inmunitarios del hospedero. Las respuestas de anticuerpos séricos de inmunoglobulina (Ig) M e IgG contra *T. pallidum* han sido el foco de diversos estudios en animales y humanos.[263] Ciertas lipoproteínas de membrana (p. ej., TpN47, TpN17 y TpN15) median principalmente los efectos inflamatorios de la infección por *T. pallidum*.[231,263] La TpN47 es altamente inmunógena y activa las células endoteliales, y TpN17 y TpN15 inducen las respuestas de anticuerpos.[30] Diversos antígenos recombinantes, incluyendo las proteínas Tp0453,

Tp92 y *Gpd*, también mostraron una respuesta de anticuerpos séricos equivalente a la de la infección por *T. pallidum*.[483] Los anticuerpos IgM e IgG antitreponema se pueden detectar desde tres días después de la aparición del chancro de la sífilis primaria.[23] Las primeras respuestas de los anticuerpos se dirigen hacia TpN47 y algunas proteínas de los flagelos, seguidas por TpN15 y TpN17.[231] Las respuestas específicas de IgG3 antitreponémicas aumentan en la sífilis secundaria y pueden formarse complejos inmunitarios por acoplamiento de anticuerpos IgG1 o IgG3, y los antígenos de *T. pallidum*.[29]

En los pacientes con sífilis se observan patrones frecuentes de reactividad serológica con producción de anticuerpos IgM e IgG.[23,231] La producción de anticuerpos anti-IgM treponémica inicia aproximadamente 14 días después de la exposición, antes de la aparición de un chancro, con títulos en constante aumento hasta por 10-12 semanas, después de lo cual se disminuyen de manera gradual. La producción de anticuerpos anti-IgG treponémicos y no treponémicos comienza alrededor de 14 días después de la producción de IgM y la aparición de un chancro, pero los anticuerpos IgG persisten durante años después del momento de la infección sin importar el tratamiento. Cuando un paciente tiene sífilis latente no tratada, hay una considerable disminución de la respuesta IgM, pero una fuerte respuesta de IgG. Los pacientes en una etapa aún posterior de la enfermedad tienen una mayor reducción de IgM (es decir, débil o ausente), y mayor variabilidad en el número de antígenos reactivos de IgG en comparación con aquellos con sífilis latente temprana.[23]

El sistema inmunitario celular desempeña un papel importante en la resistencia a la infección por *T. pallidum* repetida. Existe evidencia firme de que en los humanos la inmunidad contra *T. pallidum* puede ser parcial o retrasada en el desarrollo.[231] Hay adolescentes que tenían sífilis congénita y voluntarios que anteriormente tenían sífilis natural que han sido reinfectados. La probabilidad de que se presente una nueva infección disminuye conforme avanza el tiempo después de la infección primaria.[231] Se desarrolla un período de resistencia parcial, en el que se puede producir la reinfección sin la presencia de un chancro. En la última etapa, el paciente es completamente inmune a la reinfección.

Treponematosis endémica

Las enfermedades treponémicas endémicas en los trópicos incluyen pian, pinta y bejel, causadas por diferentes especies de *Treponema* (tabla 20-3). Todas estas enfermedades tienen manifestaciones cutáneas prominentes, ocurren principalmente en niños y se diseminan por falta de ropa, mala higiene, condiciones de hacinamiento y acceso deficiente a los servicios de salud. Las características epidemiológicas y clínicas de estas interesantes enfermedades se revisan a detalle en otra parte y sólo se describen brevemente en este capítulo.[15,226]

Treponema pertenue

T. pertenue causa pian, que es la treponematosis no venérea más prevalente (tabla 20-1).[15] Es endémica de regiones tropicales con gran pluviosidad y temperaturas anuales de 27 °C o mayores, incluyendo África central y parte del subcontinente indio, Sudamérica y el sudeste asiático. El pian es una enfermedad crónica que suele afectar a niños menores de 15 años de edad. Los treponemas se inoculan por contacto con lesiones cutáneas abiertas, habitualmente excoriaciones y mordeduras.[15,138,226] Hay fases primaria, secundaria y terciaria de la enfermedad (tabla 20-2). El pian primario comienza con una lesión centinela

(úlcera prurítica pero insensible, con costra color miel) que se desarrolla 2-4 semanas después de la inoculación, generalmente en los glúteos o los miembros inferiores. El pian secundario comienza varias semanas a meses después, y principalmente afecta la piel y los huesos.[15,138] Se desarrollan múltiples lesiones cutáneas (bubas hijas) cerca de orificios como la boca y la nariz, pero después se diseminan de forma difusa y se ulceran, secretando treponemas infecciosos. La resolución central en estas lesiones simula una infección micótica; por lo tanto, es conocida como "tiña buba". Se puede desarrollar una "marcha de cangrejo" debido a la formación de placas hiperqueratósicas en las palmas de las manos y las plantas de los pies, y "oniquia piánica" como resultado de máculas hiperqueratósicas y pápulas en las hendiduras de las uñas.[138] La periostitis y la osteítis causan dolor intenso en las manos, los pies y los miembros. Es posible palpar el engrosamiento perióstico y la radiografía simple es posible observar cambios óseos tempranos.[138] El pian terciario se desarrolla en el 10% de los pacientes, entre 5 y 10 años después de la inoculación. La infección de la piel de larga duración es destructiva y deformante. Los nódulos subcutáneos gomosos difusos causan grandes úlceras necróticas en la piel que se curan mediante cicatrización y contracción.[15] La osteítis destructiva lleva a la deformidad denominada *nariz en silla de montar*, una rinofaringitis llamada *gangosa*, o arqueamiento de la tibia (tibias en sable).[138,226] Los sitios periarticulares son las localizaciones más frecuentes de la goma ósea, y un aspecto único del pian terciario es el desarrollo de exostosis del maxilar paranasal (*gondou*).[138] La enfermedad del SNC rara vez se atribuye a treponemas endémicos, aunque el pian tardío puede relacionarse con atrofia óptica.[299] La bencilpenicilina es curativa, pero puede tardar meses para que las lesiones remitan. Los anticuerpos contra *T. pertenue* son indistinguibles de aquellos contra *T. pallidum*.

Treponema endemicum

T. endemicum causa la sífilis endémica (*véase* la tabla 20-1).[15] Los beduinos árabes la llaman *bejel*. Esta enfermedad treponémica se encuentra aislada geográficamente a los climas secos y áridos de la península arábiga y el Sahel (frontera sur del desierto del Sahara) y sur de África, y no se ha erradicado debido a la falta de higiene en las zonas rurales.[138,226] El bejel se extiende en las familias y afecta principalmente a niños de 2-15 años de edad. Varios estudios serológicos demuestran que la seropositividad oscila entre el 7.5 y 27% en los niños en estas regiones.[138] El bejel imita a la sífilis venérea tanto en su presentación clínica como en su evolución. Las lesiones primarias de la piel se desarrollan como pequeñas pápulas indoloras o úlceras en la mucosa bucal y nasofaríngea. Las espiroquetas se transmiten por contacto bucal directo o por contacto con comida, vasos o utensilios de cocina contaminados (tabla 20-2). El bejel no se diagnostica hasta 3-6 meses después de la exposición durante la etapa secundaria, ya que las lesiones bucales primarias no son visibles. Después se desarrolla una erupción cutánea difusa no prurítica, maculopapular, papuloescamosa o anular, y también se producen nuevas lesiones en la cavidad bucal y nasofaríngea que por lo general descienden y causan laringitis.[138,226] La osteítis y la periostitis también son signos importantes del bejel secundario. La fase latente tiene lugar dentro de 6-9 meses y es mucho más breve que la de pian. El bejel terciario comienza desde seis meses después de la resolución de los síntomas iniciales y se caracteriza por nódulos gomosos en la piel que progresan hasta formar cicatrices despigmentadas, no contráctiles, con márgenes oscuros. La destrucción nasofaríngea se produce mediante necrosis y puede progresar a una infección secundaria con una cicatriz mucosa gomosa y gangosa.[138,226] El bejel rara vez produce los marcados cambios óseos característicos del pian terciario, pero puede verse la goma ósea en las radiografías simples y la mayoría de los pacientes padecen artralgias y dolor óseo por la periostitis. El mejoramiento de la nutrición y el acceso temprano al tratamiento antibiótico eficaz pueden atenuar el curso del bejel para que el dolor de la pierna debido a la periostitis pueda ser la única manifestación.[138]

La bencilpenicilina es el tratamiento de elección. La corrección de las malas condiciones de salubridad e higiene puede ser preventiva. Los pacientes con sífilis endémica producen anticuerpos que reaccionan de manera cruzada contra *T. pallidum*.

Treponema carateum

T. carateum, el agente etiológico de la pinta, es probablemente el más antiguo de los treponemas humanos.[15] La pinta es la menos grave de las treponematosis no venéreas y sólo causa lesiones cutáneas ulcerosas o papuloescamosas que suelen generar despigmentación.[138,226] Esta enfermedad se produce sólo en el hemisferio occidental y continúa siendo endémica en las regiones remotas de México (estados de Oaxaca, Guerrero, Michoacán y Chiapas), Centroamérica y Sudamérica (sobre todo en el occidente de la región amazónica de Brasil) (tabla 20-1). No existen datos recientes de encuestas serológicas de la pinta en estas regiones. La pinta, como las otras treponematosis endémicas, afecta en gran medida a los niños menores de 15 años de edad.[138,226] Los treponemas se transmiten probablemente mediante contacto directo de piel a piel (tabla 20-2). La lesión centinela cutánea primaria se desarrolla 1-8 semanas después de la inoculación. Un pequeño número de pápulas o máculas eritematosas se extienden y se unen en una placa escalonada no prurítica y no ulcerativa rodeada por un halo rojo.[138] La lesión centinela se encuentra en los miembros inferiores expuestos y es rica en treponemas. Entre 3 y 5 años después de la inoculación, se presenta una erupción cutánea secundaria con lesiones difusas, dispersas, similares a la lesión primaria, llamada *píntide*.[138] El píntide se desarrolla, después se encoge y disminuye durante 2-4 años, cuando las lesiones pueden cambiar de color y formar lesiones coalescentes más grandes que conducen a la despigmentación extensa. Después de otros 3-10 años, se desarrollan cambios generalizados en la pigmentación de la piel sobre prominencias óseas que se asemejan al vitiligo.[138] Las espiroquetas pueden verse en las secciones histopatológicas de las biopsias de la piel hipopigmentada tardía, pero estas lesiones de la etapa tardía no son infecciosas.

La bencilpenicilina es el tratamiento de elección. La pinta no tiene ningún efecto sistémico en la salud a largo plazo, pero la discapacidad estética es considerable. Los antisueros de pacientes con pinta presentan reacción cruzada con antígenos específicos contra *T. pallidum*.[281]

Diagnóstico de laboratorio para trepanomatosis

Larsen y cols. revisaron de forma amplia los abordajes tradicionales para el diagnóstico de laboratorio de la sífilis,[235] pero más recientemente los laboratorios clínicos cambiaron el algoritmo de detección precoz, utilizando nuevos enzimoinmunoanálisis (EIA) treponémicos comerciales altamente sensibles, análisis de inmunoquimioluminiscencia e inmunocromatografía rápida como prueba inicial.[81] Esta sección describe las pruebas actualmente disponibles para diagnosticar la sífilis, la capacidad de varios métodos para detectar la infección a lo largo de las distintas etapas de la enfermedad, el uso y los resultados de la aplicación de un algoritmo de prueba de una secuencia inversa y el empleo de pruebas moleculares.

Cultivo. Antes del desarrollo de los análisis serológicos, el cultivo era la prueba de referencia para el diagnóstico de sífilis, pero ahora sólo se realiza como una herramienta de investigación (tabla 20-4). Al inicio, Noguchi (1911)[319] utilizó el tejido testicular de conejos para cultivar 10 diferentes cepas de *T. pallidum* en cultivo puro (prueba de infectividad en conejos [PIC]). Mucho tiempo después, Fieldsteel y cols.[146] también propagaron la cepa virulenta Nichols de *T. pallidum* en un cultivo de tejidos en monocapa de células epiteliales de conejo cola de algodón, cultivada en una atmósfera con 1.5% de oxígeno. La PIC se había utilizado para diagnosticar la infección fetal en el útero mediante la inoculación de conejos con líquido amniótico.[311] Los métodos de detección molecular ahora han reemplazado el uso de la PIC, pero un estudio reciente encontró que la reacción en cadena de la polimerasa (PCR) era menos sensible para la detección de *T. pallidum* en muestras neonatales debido a los inhibidores de la PCR en las muestras clínicas.[194]

Microscopia. El diagnóstico de la sífilis primaria temprana tradicionalmente ha dependido de la detección directa de las espiroquetas en el exudado de lesiones de piel activas (chancro primario) mediante microscopia de campo oscuro (MCO) u observación histológica directa del tejido (protocolo 20-1). La visualización de las espiroquetas (microorganismos con forma espiral con extremos en punta que tienen rápida motilidad en forma de sacacorchos) por MCO en muestras de raspado de la superficie de un chancro establece el diagnóstico de infección primaria. La MCO tiene un límite de resolución más bajo que la microscopia de campo brillante (0.1 frente a 0.2 µm) para que la espiroqueta, si está presente, pueda visualizarse fácilmente como microorganismo en forma de espiral luminoso sobre un fondo oscuro (fig. 20-4). La exploración de lesiones bucales o rectales no se recomienda por la frecuente presencia de espiroquetas saprobias en estas zonas. Las lesiones cutáneas y viscerales de la sífilis secundaria también pueden contener gran cantidad de espiroquetas que se pueden detectar mediante

TABLA 20-4 Cultivo de espiroquetas

Microorganismo	In vivo	In vitro
T. pallidum	Testículo de conejo, hámster, cobayo	Ninguno
T. pertenue	Testículo de conejo, hámster, cobayo	Ninguno
T. endemicum	Testículo de conejo, hámster, cobayo	Ninguno
T. carateum	Ninguno	Ninguno
B. recurrentis	Varios	Medio modificado de Kelly
Borrelia spp.	Varios	Medio modificado de Kelly
B. burgdorferi	Varios	Medio modificado de Kelly
L. interrogans	Varios	Medio de Fletcher, medio de Korthof, medio de Tween 80-albúmina

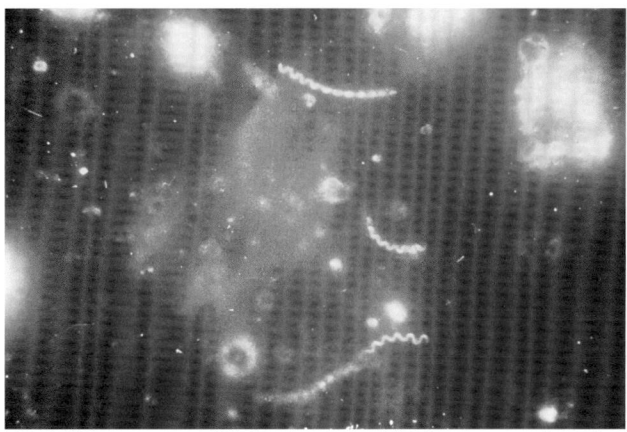

■ **FIGURA 20-4** Observación mediante microscopia de campo oscuro positiva para *T. pallidum*.

MCO a partir de raspados o improntas. La MCO también se ha utilizado para detectar infección fetal mediante la búsqueda de la espiroqueta en el líquido amniótico, pero la muestra debe ser fresca y analizarse sin demora.[194] Dados los requerimientos de transporte, las pruebas de MCO no son factibles y, por lo tanto, no se encuentran ampliamente disponibles en los laboratorios clínicos. Las muestras deben examinarse de inmediato después de su obtención, a fin de visualizar espiroquetas móviles viables, y antes de dar un resultado negativo, se deben examinar hasta tres muestras recogidas secuencialmente. Sin embargo, algunas clínicas de ITS siguen realizando pruebas de MCO en el sitio como un medio para detectar a pacientes en las fases tempranas de la sífilis.

La tinción de *T. pallidum* es difícil de realizar con las tinciones habituales de laboratorio, pero una tinción con anticuerpos fluorescentes directos (AFD) empleando anticuerpos monoclonales mejora la detección de las espiroquetas en las lesiones tempranas de la piel (lám. 20-1B).[204,235] En general, las tinciones de MCO y AFD tienen una sensibilidad del 74-86% y 73-100%, y una especificidad del 85-100% y 89-100%, respectivamente.[235] Con el propósito de realizar la prueba de anticuerpos fluorescentes directos para *T. pallidum* (AFD-TP), se toma una muestra de la lesión o tejido como se describe para el examen de campo oscuro, excepto que la muestra se deja secar en el portaobjetos (protocolo 20-1). Como alternativa, los frotis secos o los exudados pueden enviarse a un laboratorio de referencia, donde se recogen en tubos capilares, se sellan y se almacenan a 4 °C para el traslado. El método de inmunofluorescencia directa también ha resultado eficaz para el diagnóstico de *T. pertenue* y *T. pallidum*.[351]

Hook y cols.[195] utilizaron anticuerpos policlonales de *T. pallidum* y detectaron treponemas fluorescentes en 30 pacientes con sífilis primaria, 29 de ellos también con exámenes de campo oscuro positivos. Recientemente, Cummings y cols.[100] compararon las tinciones de MCO y AFD monoclonales con un análisis temprano de inmunoadsorción enzimática de fase sólida para la detección de *T. pallidum* en exudados de lesiones de 188 pacientes; 64 (34%) de ellos presentaron lesiones de sífilis temprana diagnosticada por uno o más de estos métodos. Mientras que la MCO y el EIA temprano fueron positivos en 55 (85.9%) y 52 (81.3%) de los 64 pacientes, respectivamente, la prueba AFD demostró la presencia de *T. pallidum* en 59 (92.2%) de los pacientes. Una prueba de AFD puede dar reacciones falsas positivas, incluso utilizando un anticuerpo monoclonal altamente específico, cuando las pruebas se realizan a partir de lesiones bucales, ya que las espiroquetas bucales que presentan reacción cruzada con los antígenos de *T. pallidum* se han descrito en casos de gingivitis necrosante.[376]

El diagnóstico de las primeras etapas de la sífilis puede ser difícil en los pacientes coinfectados por VIH u otros individuos inmunodeprimidos, ya que los títulos de anticuerpos pueden ser tan bajos como para que no sea posible detectarlos, dando falsos negativos en las pruebas serológicas. La sífilis puede diagnosticarse mediante biopsia de las lesiones de piel, pero a menudo no existen características morfológicas.[134,207,423] Tradicionalmente, se han detectado espiroquetas en tejidos fijados con formol por una de las varias tinciones de impregnación argéntica, como los procedimientos de Steiner, Warthin-Starry o Dieterle (lám. 20-1A).[482] Las tinciones de plata a veces son difíciles de interpretar debido a la intensa tinción de fondo.[193] La detección de espiroquetas en la histopatología en la fase clínica apropiada es evidencia presuntiva, pero no específica, de sífilis. La inmunohistoquímica con aplicación de un anticuerpo fluorescente proporciona mayor especificidad y sensibilidad. Ito y cols.[204] han detectado *T. pallidum* en tejidos fijados con formol utilizando antisueros policlonales o anticuerpos monoclonales después del tratamiento con hidróxido de amonio o tripsina para abrir sitios antigénicos. Recientemente, se han utilizado la PCR y la PCR en tiempo real para mejorar la detección de *T. pallidum* en biopsias de tejido.[31]

Serología. La mayoría de los casos de sífilis se confirman por serología, seguida de la confirmación mediante una segunda prueba serológica u otro método, como Western blot, o más recientemente por una prueba de inmunocromatografía rápida o PCR en tiempo real. Las pruebas serológicas para la sífilis abarcan pruebas treponémicas y no treponémicas, incluyendo nuevos EIA disponibles en el mercado que tienen características distintivas que los hacen útiles para diversos propósitos. El rendimiento global de las diferentes pruebas para el diagnóstico de la sífilis según el estadio de la enfermedad se resume en la tabla 20-5.[412] El servicio de salud pública de los Estados Unidos ha publicado procedimientos estandarizados para la ejecución de las pruebas treponémicas y no treponémicas tradicionales,[235] y deben seguirse las instrucciones del fabricante al realizar un análisis comercial para sífilis.

Pruebas no treponémicas. Los anticuerpos no treponémicos dirigidos contra un lípido tisular llamado *cardiolipina* comienzan a producirse en los estadios tardíos de la sífilis primaria cuando aparece el chancro (21 días después de la inoculación), pero la seroconversión puede presentarse hasta seis semanas después de la infección.[235] La asociación fue reconocida a principios de este siglo y formó la base para el desarrollo de una variedad de pruebas de fijación del complemento.[227] La unión de la cardiolipina y otros lípidos del hospedero a la espiroqueta puede convertirlos en inmunógenos.[344] Existen actualmente tres pruebas disponibles en los Estados Unidos que utilizan una forma sintética de la cardiolipina que forma complejos con lecitinas y colesterol como antígeno y dependen de la floculación en la reacción con los anticuerpos IgM y IgG, incluyendo: (1) VDRL, (2) RPR y (3) prueba de rojo de toluidina en suero sin calentar (TRUST, *toluidine red unheated serum test*).[68,235] Todas estas pruebas no treponémicas se realizan manualmente porque no se han adecuado a los métodos de automatización actuales. Se han utilizado pruebas no treponémicas de manera inicial para detectar a pacientes con sífilis, pero ahora se utilizan con mayor frecuencia como pruebas de confirmación secundaria en los algoritmos de prueba más recientes (fig. 20-5) (*véase* el algoritmo de prueba inversa).

La VDRL fue el primer método no treponémico introducido para analizar el suero, y continúa siendo la única prueba

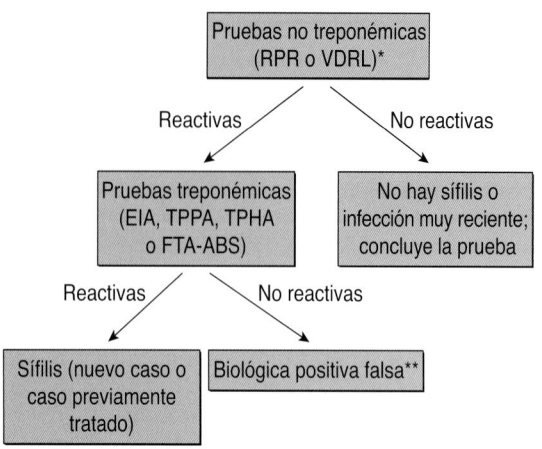

* Si la prueba no treponémica es cualitativamente reactiva, se cuantifica un título.
** Los resultados biológicos falsos positivos (BFP) de las pruebas no treponémicas pueden registrarse en el ajuste de edad avanzada, enfermedad autoinmunitaria, uso de drogas intravenosas, vacunación reciente o ciertas infecciones.

■ **FIGURA 20-5** Algoritmo convencional previo de pruebas para sífilis.

serológica para sífilis que puede realizarse en LCR que es aceptada universalmente para el diagnóstico de la neurosífilis. El plasma y la sangre de cordón no pueden emplearse porque podrían ocurrir reacciones limítrofes.[235] El análisis VDRL es algo difícil de realizar debido a la precisión necesaria para preparar el antígeno. El cese de la fabricación de las botellas para la preparación del antígeno VDRL también incitó la búsqueda de una alternativa aceptable.[358] En la figura 20-6 se muestran algunos ejemplos de reacciones de VDRL. El procedimiento se resume en el protocolo 20-2.

La técnica de RPR es una prueba de floculación adaptada a un formato de tarjeta (fig. 20-7). El procedimiento se describe en el protocolo 20-3. La visibilidad de la floculación se ve reforzada por la incorporación de partículas de carbón. La prueba RPR se realiza en muestras de suero, pero no se ha validado para pruebas en LCR. Como se mencionó, el plasma y la sangre de cordón no pueden utilizarse porque existe riesgo de obtener reacciones limítrofes.[235] Debido a la sencillez de la prueba RPR, la mayoría de los laboratorios realizan este análisis como su prueba primaria de detección precoz de sífilis no treponémica. El análisis TRUST se realiza de la misma manera que la prueba RPR en tarjeta, pero

TABLA 20-5 Sensibilidad y especificidad de las pruebas serológicas para sífilis

Prueba	Primaria	Secundaria	Latente	Tardía	Especificidad
Pruebas NTP[a]					
VDRL	78 (74-87)	100	96 (88-100)	71 (37-94)	98 (96-99)
TRUST	85 (77-86)	100	98 (95-100)	ND	99 (98-99)
RPR	86 (77-99)	100	98 (95-100)	73	98 (93-99)
Pruebas TP tempranas[a,b]					
MHA-TP	76 (69-90)	100	97 (97-100)	94	99 (98-100)
TPPA	88 (86-100)	100	100	ND	96 (95-100)
TPHA[c]	86	100	100	99	96
FTA-ABS	84 (70-100)	100	100	96	97 (94-100)
IAS enzimático					
ELISA IgG[d]	100	100	100	ND	100
EIA IgM[e]	93	85	64	ND	ND
ICE[f]	77	100	100	100	99
Análisis IQL					
CLIA[g]	98	100	100	100	99

[a]*Véase* la referencia 235.
[b]*Véase* la referencia 368.
[c]Lesinski J, Krach J, Kadziewicz E. Specificity, sensitivity, and diagnostic value of the TPHA test. Br J Vener Dis 1974;50:334-340.
[d]Castro R, Prieto ES, Santo I, et al. Evaluation of an enzyme immunoassay technique for detection of antibodies against *Treponema pallidum*. J Clin Microbiol 2003;41:250–253.
[e]Lefevre JC, Bertrand MA, Bauriavud R. Evaluation of the CAPTIA enzyme immunoassays for detection of immunoglobulins G and M to *Treponema pallidum* in syphilis. J Clin Microbiol 1990;28:1704-1707.
[f]*Véase* la referencia 509.
[g]*Véase* la referencia 510.
NTP, no treponémicas; VDRL, prueba del análisis de laboratorio de investigación de enfermedades venéreas; TRUST, prueba de suero sin calentar de rojo de toluidina; RPR, reagina plasmática rápida; TP, treponémicas; MHA-TP, análisis de microhemaglutinación de *T. pallidum*; TPPA, aglutinación de partículas para *T. pallidum*; TPHA, análisis de hemaglutinación de *T. pallidum*; FTA-ABS, prueba de absorción de anticuerpos treponémicos fluorescentes; EIA, enzimoinmunoanálisis; ELISA, análisis de inmunoadsorción enzimática; ICE, EIA de captura inmune; IQL, inmunoquimioluminiscencia; CLIA, análisis de quimioluminiscencia (*chemiluminescence assay*).

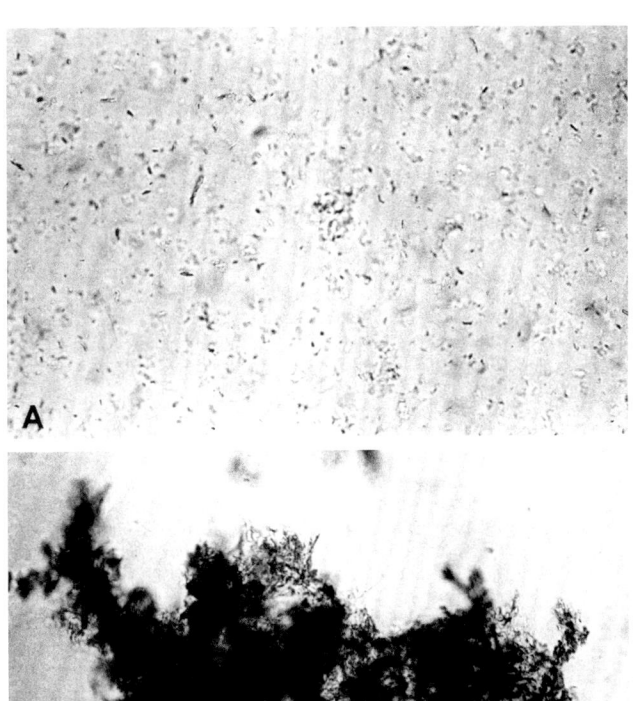

■ FIGURA 20-6 Pruebas de VDRL: las reacciones en esta prueba se evalúan microscópicamente. **A.** Suero no reactivo. Las partículas del antígeno VDRL son uniformes, libremente dispersas y sin aglutinación. **B.** Suero reactivo: las partículas del antígeno de VDRL se aglutinan con firmeza por este suero sifilítico. Las partículas individuales se agregan en gavillas y grumos grandes (100×) (cortesía de Burton Wilcke, PhD y Mary Celotti).

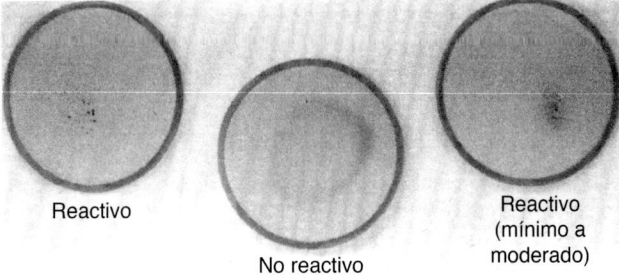

Reactivo
No reactivo
Reactivo
(mínimo a moderado)

■ FIGURA 20-7 Prueba RPR de tarjeta: las reacciones en esta prueba se pueden leer a simple vista, con iluminación de luz incandescente. Esta tarjeta de control contiene suero reactivo (R), reactivo débil (D) y no reactivo (N). El antígeno VDRL modificado se hace visible por la formación de complejos con las partículas de carbono. Las partículas del antígeno de carbono se dispersan de manera uniforme y son finamente distribuidas en el suero no reactivo y aglutinadas de forma gruesa. El suero con actividad mínima a moderada produce pequeños agregados y grumos de partículas del antígeno de VDRL de carbono.

el antígeno se basa en el VDRL. Además, se agregan ácido etilendiaminotetracético (EDTA), cloruro de colina y rojo de toluidina para producir una reacción de floculación visible.[352] Este análisis también tiene características similares de rendimiento a la prueba RPR (tabla 20-5).

Las pruebas no treponémicas se ven afectadas por el tratamiento antimicrobiano y, por lo tanto, la presencia de títulos cuantitativos al inicio permite la supervisión de la respuesta al tratamiento.[235,23] Los resultados de cualquier prueba positiva se deben titular hasta un punto final de dilución. Además, el suero de pacientes con grandes cantidades de anticuerpos puede producir un fenómeno prozona, dando lugar a un resultado falso negativo. Cuando se presenta un efecto prozona, las grandes concentraciones relativas de anticuerpos relacionadas con el antígeno evitan que se presente precipitación o floculación. Los resultados prozona a menudo están marcados por un aspecto "rugoso" del antígeno floculado. Cualquier suero que produce este aspecto rugoso debe titularse. El suero también se debe diluir y analizar de nuevo si se sospecha fuertemente, en función del cuadro clínico, que un paciente con resultados negativos en los análisis padece sífilis. En la población general, la frecuencia de las reacciones prozona es suficientemente baja como para que la dilución habitual de suero no sea coste-efectiva.[132]

El fracaso del tratamiento se debe considerar también si los títulos de anticuerpos no treponémicos no disminuyen progresivamente como se esperaba después de un curso de antibióticos. Debe haber al menos una reducción de cuatro veces en los títulos de anticuerpos a los tres meses después del tratamiento antitreponémico. Los pacientes tratados en las últimas etapas de la sífilis o que son reinfectados pueden desarrollar títulos que disminuyen muy lentamente o que permanecen estables. Algunos de estos pacientes "persistentes crónicos" pueden mantener las pruebas no treponémicas positivas de por vida.

Las pruebas no treponémicas tienen una sensibilidad del 70-99%, dependiendo de la etapa de la enfermedad (tabla 20-5).[412] Las pruebas no treponémicas pueden ser negativas en la sífilis temprana, y la serología debe repetirse siete días, un mes y tres meses después de obtener un resultado negativo en un paciente con sospecha de sífilis. Durante la fase secundaria, la sensibilidad de las pruebas de VDRL o RPR se acerca al 100%. La sífilis tardía, en especial si se trata, también puede no ser diagnosticada mediante una prueba no treponémica porque los títulos de anticuerpos finalmente disminuirán a niveles indetectables (tablas 20-5 y 20-6).[368,412]

La falta de especificidad (98%, rango: 93-99%) de las pruebas no treponémicas limita su empleo para la detección precoz, particularmente en poblaciones de baja prevalencia (tabla 20-5). Las reacciones biológicas falsas positivas no sólo se presentan en los pacientes con otras infecciones treponémicas, sino también en aquellos con otras afecciones inflamatorias, incluso infecciones víricas donde los anticuerpos pueden producirse transitoriamente, así como embarazo, edad avanzada, cáncer y

TABLA 20-6 Interpretación de pruebas serológicas para sífilis

Pruebas no treponémicas	Pruebas treponémicas	Interpretación probable
Positiva	Positiva	Sífilis, pian y pinta
Positiva	Negativa	Falsos positivos (no sífilis)
Negativa	Positiva	Sífilis primaria o latente, sífilis previamente tratada o sin tratar, pian o pinta
Negativa	Negativa	No hay sífilis, sífilis en incubación

Adaptado de la referencia 368.

TABLA 20-7 Causas de pruebas serológicas falsas positivas para sífilis

Pruebas no treponémicas	Pruebas treponémicas
Personas mayores	Personas mayores
Adicción a drogas/uso de drogas intravenosas	Adicción a drogas/uso de drogas intravenosas
Vacunas	Vacunas
Anomalías de la inmunoglobulina	Anomalías de la inmunoglobulina (hiperglobulinemia)
Embarazo	Embarazo
Infección sistémica: endocarditis bacteriana, brucelosis, chancroide, varicela, hepatitis, mononucleosis infecciosa, lepra, linfogranuloma venéreo, sarampión, paperas, pinta, neumonía neumocócica, enfermedad por rickettsias, tuberculosis, neumonía viral, pian	Infección sistémica: brucelosis, herpes genital, mononucleosis infecciosa, leptospirosis, lepra, enfermedad de Lyme, paludismo, pinta, fiebre recurrente, pian
Otras afecciones inflamatorias: púrpura trombocitopénica idiopática, neoplasia, poliarteritis nodosa, artritis reumatoide, lupus eritematoso sistémico, tiroiditis, colitis ulcerosa, vasculitis	Otras enfermedades inflamatorias: cirrosis, esclerodermia, lupus eritematoso sistémico, tiroiditis

Adaptado de la referencia 368.

enfermedades autoinmunitarias (tabla 20-7).[368] También se han informado reacciones biológicas falsas positivas en usuarios de drogas intravenosas, una población con mayor riesgo de contraer sífilis,[218,188] y en pacientes seropositivos para hepatitis C y VIH.[16,514] Una prueba no treponémica positiva exige la confirmación mediante otra prueba treponémica debido a esta limitación. Sin embargo, las pruebas treponémicas también pueden presentar resultados falsos negativos en pacientes inmunodeprimidos o con coinfección por VIH.[215]

Pruebas treponémicas. Las pruebas treponémicas detectan anticuerpos dirigidos contra antígenos de superficie de *T. pallidum*, y los títulos de anticuerpos se correlacionan mal con la fase o actividad de la enfermedad. Una vez positivas, estas pruebas continúan siendo reactivas durante años, independientemente del estado del tratamiento (tablas 20-5 y 20-6). Por lo tanto, las pruebas treponémicas no pueden utilizarse para supervisar la respuesta terapéutica o detectar recaídas o reinfecciones en pacientes con tratamiento previo. Las pruebas treponémicas también pueden presentar reacciones cruzadas en pacientes con treponematosis endémicas (pian y pinta) y, por lo tanto, no se pueden utilizar para distinguir a pacientes con sífilis de aquellos con otros tipos de infección por espiroquetas (tabla 20-6). Las pruebas treponémicas tradicionales, como la FTA-ABS o la prueba de aglutinación de partículas para *T. pallidum* (TPPA, T. pallidum *particle agglutination*), se han utilizado principalmente para confirmar la prueba de reactividad, o como pruebas de diagnóstico en pacientes con sífilis tardía con una prueba negativa. Sin embargo, recientemente los inmunoanálisis altamente sensibles a treponemas se encuentran disponibles en varios formatos que se utilizan cada vez más para realizar estudios de detección precoz en las poblaciones con baja prevalencia de sífilis.

El primer análisis treponémico desarrollado fue la prueba de inmovilización de *T. pallidum* (TPI, T. pallidum *inmobilization*), en la cual se inhibía la motilidad de treponemas vivos y virulentos mediante la presencia de un anticuerpo específico.[295] Debido a los problemas técnicos y el coste de este análisis, progresivamente se han desarrollado otros formatos de prueba en los últimos 60 años. Los disponibles actualmente para la detección de antígenos específicos de *T. pallidum* incluyen inmunoanálisis de partículas y enzimas tempranas, EIA comerciales más recientes, incluyendo algunos análisis de inmunoquimioluminiscencia que incorporan antígenos recombinantes y análisis rápidos inmunocromatográficos que se utilizan en casos de recursos

limitados.[129,130,139,176,412] Esta sección describe de forma breve los principios detrás de cada uno de estos tipos de pruebas, incluyendo su rendimiento y limitaciones.

Pruebas treponémicas tradicionales. Las primeras pruebas treponémicas se emplearon durante varias décadas para confirmar el diagnóstico de sífilis en pacientes con resultados reactivos; sin embargo, estos análisis ahora se utilizan principalmente como pruebas de referencia desde la implementación de EIA muy sensibles para la detección de sífilis (fig. 20-5; *véase* el algoritmo de prueba de secuencia inversa). Las cuatro pruebas treponémicas que han estado en uso en los Estados Unidos incluyen la FTA-ABS, la TPPA (Fujirebio Inc., Japón), el análisis de microhemaglutinación para *T. pallidum* (MHA-TP, *microhemagglutination assay for* T. pallidum) (Fujirebio Inc, Japón) y el análisis de hemaglutinación de *T. pallidum* (TPHA, T. pallidum *hemagglutination assay*).[235] El MHA-TP utiliza eritrocitos de oveja sensibilizados revestidos con *T. pallidum* (cepa Nichols), que aglutinan con anticuerpos antitreponémicos IgM e IgG. El TPHA es un análisis de microhemaglutinación para anticuerpos IgM e IgG. Los análisis MHA-TP y TPHA son menos sensibles que las otras pruebas treponémicas para el diagnóstico de sífilis temprana (tabla 20-5), y todas las reacciones equívocas requieren confirmación por medio de otra prueba treponémica (p. ej., FTA-ABS).[462] Por lo tanto, MHA-TP y TPHA han sido reemplazados por pruebas treponémicas más sensibles. Las pruebas treponémicas permanecen reactivas de por vida excepto en pacientes con sífilis primaria que se diagnostican y reciben tratamiento;[235] en consecuencia, no pueden utilizarse para controlar los efectos del tratamiento.

La FTA-ABS es una prueba de inmunofluorescencia indirecta cualitativa que requiere un tratamiento previo de las muestras de suero con un absorbente para eliminar los anticuerpos inespecíficos (protocolo 20-4). El análisis utiliza *T. pallidum* fijados para unir anticuerpos IgM e IgG fluorescentes. Originalmente, se utilizó iluminación en campo oscuro; no obstante, el procedimiento de tinción doble, que también emplea anticuerpos antitreponémicos IgG conjugados con rodamina como un contraste de contratinción, mejora la ubicación de las espiroquetas. El rendimiento de los procedimientos tradicionales y de aquellos de doble tinción de FTA-ABS son comparables.[375] La prueba FTA-ABS es más sensible que el MHA-TP o el TPHA y las pruebas no treponémicas para la detección de anticuerpos en la sífilis temprana; sin embargo, todas estas pruebas son mejores en la detección de pacientes en los estadios tardíos de la sífilis (tabla 20-5). La prueba FTA-ABS tiene una sensibilidad cercana al 100% durante la etapa secundaria; asimismo, cuenta con una especificidad alta que puede aumentarse por medio de la absorción de los sueros con una espiroqueta no patógena, la cepa Reiter de *Treponema phagedenis*.[22,202] Se ha estimado que el 1% de la población sana tendrá una prueba de FTA-ABS con resultados falsos positivos. Aunque este tipo de resultados de la FTA-ABS son poco frecuentes, los pacientes que presenten lupus eritematoso sistémico u otras enfermedades del tejido conectivo y otras infecciones pueden generar una reacción inusual de tinción granulada.[229] Las reacciones cruzadas pueden observarse con otros treponemas patógenos.[22] Las reacciones falsas positivas pueden ocurrir incluso con esta prueba altamente específica si la prueba de FTA-ABS se utiliza para analizar poblaciones con baja prevalencia de sífilis.

Como el TPPA es menos costoso y menos complejo de realizar que la FTA-ABS, es una de las pruebas treponémicas tradicionales que se emplean con mayor frecuencia. El TPPA es un análisis cuantitativo de aglutinación para la detección de anticuerpos contra *T. pallidum* en suero o plasma; utiliza el mismo antígeno treponémico que la prueba MHA-TP, pero emplea partículas de gel coloreado sensibilizadas con antígenos de *T. pallidum* en vez de eritrocitos, eliminando así las reacciones falsas positivas en muestras de plasma.[235] La prueba TPPA es tan sensible como la FTA-ABS para la sífilis primaria, pero no puede utilizarse para supervisar el tratamiento (tabla 20-5).

Enzimoinmunoanálisis. Los investigadores han desarrollado EIA altamente sensibles y específicos para la sífilis desde la década de 1970.[483] El EIA comercial inicial de sífilis detectaba los anticuerpos antitreponémicos IgG empleando antígenos de *T. pallidum* de tipo silvestre en los pocillos de una placa de microtitulación.[508] Este EIA temprano tuvo una sensibilidad del 98.4% y una especificidad del 99.3% en comparación con las pruebas de referencia (FTA-ABS y TPPA). En la tabla 20-8 se presentan los antígenos treponémicos, las dianas de los anticuerpos y el rendimiento documentado de varias pruebas de EIA actualmente disponibles en el mercado, basadas en treponemas, así como un rango estimado de valores predictivos positivos en función de la prevalencia de sífilis en la población de los Estados Unidos.[412] Los EIA comerciales para sífilis ahora utilizan principalmente uno o más antígenos treponémicos recombinantes (Tp15, Tp17 o Tp47), aunque algunas pruebas todavía usan antígenos de tipo silvestre. Los EIA que emplean antígenos de tipo silvestre o solamente un antígeno recombinante pueden ser menos sensibles, pero esto no se ha verificado con un gran número de muestras. Por ejemplo, un EIA de captura inmunitaria (ICE Syphilis; Abbott Murex) que utiliza antígenos recombinantes TpN15, TpN17 y TpN47 tuvo una mayor sensibilidad que CAPTIA SelectSyph-G® (Centocor), el cual emplea antígenos de tipo silvestre (99% frente a 91.4%; $p < 0.01$).[509]

Estos análisis se han adoptado cada vez más como las principales pruebas de detección precoz de sífilis utilizadas en laboratorios clínicos, ya que los EIA tienen un rendimiento comparable a las pruebas treponémicas tradicionales (FTA-ABS y TPPA), pero se realizan en sistemas automatizados que permiten analizar un mayor volumen de pruebas empleando menos tiempo de personal técnico. La mayoría de las pruebas de EIA detectan anticuerpos tanto IgG como IgM contra uno o más antígenos de *T. pallidum* y, por lo tanto, no pueden distinguir infecciones de sífilis tratadas o no tratadas. Aunque se han informado muchas evaluaciones sobre el rendimiento de los EIA en comparación con las pruebas de referencia, estos estudios han utilizado métodos de referencia y algoritmos de evaluación diferentes, lo que hace difícil comparar directamente estos análisis. Se ha informado sólo un

pequeño número de estudios que evaluaron diferentes EIA que utilizaron antígenos de *T. pallidum* recombinante de tipo silvestre para la detección de anticuerpos antitreponémicos IgG e IgM empleando la misma población de pacientes. Cole y cols.[92] compararon 15 análisis serológicos (10 EIA comerciales frente a 4 TPHA y 1 kit TPPA) para la detección de la sífilis utilizando el mismo panel de muestras, el cual incluyó 114 muestras de suero y plasma de pacientes con sífilis (40 con primaria, 43 con secundaria, 19 en etapa latente temprana y 12 con infecciones de etapa latente tardía) y 249 muestras de donantes de sangre no seleccionados. La sensibilidad de los diez EIA (Trepanostika TP Recombinant®, bioMérieux; Syphilis EIA II®, Newmarket Laboratories; Abbott Murex ICE Syphilis®; Enzygost Syphilis®, Dade Behring; Diesse Enzywell Syphilis®; Biokit BioelisaSyphilis 3.0®; Bio-Rad Syphilis Total®; Omega Pathozyme Syphilis®; Mercia Syphilis®, Microgen Bioproducts; Trinity Biotech CAPTIA Syphilis®) y cinco kits de TPHA/TPPA fue del 93.9 al 99.1%, y en términos generales, los EIA tuvieron la mayor sensibilidad para la detección de casos de sífilis temprana. Solamente el EIA de Trinity Biotech y tres análisis de TPHA no pudieron detectar muestras de la categoría de sífilis secundaria no tratada. Todas las muestras del resto de las etapas de la enfermedad de sífilis fueron detectadas por los otros análisis. Todos los kits tuvieron una especificidad final del 100%, excepto los kits Abbott Murex ICE Syphilis y el Biokit TPHA, que fueron repetidamente reactivos con muestras que fueron negativas de acuerdo con pruebas complementarias.

Binnicker y cols.[37] compararon recientemente el rendimiento de siete análisis treponémicos (BioPlex 2200 Syphilis IgG®, Bio-Rad; Zeus ScientificFTA-ABS®; Serodia TP particle agglutination® [Fujirebio Diagnostics]; Trep-Sure EIA® [Phoenix Biotech]; Trep-Chek EIA® [Phoenix Biotech]; Trep-IDEIA® [Phoenix Biotech]; y *Treponema* ViraBlot IgG® [Viramed Biotech]) utilizando 303 muestras de suero en un laboratorio de referencia para la detección de sífilis. Todas las muestras en este estudio también se analizaron utilizando una prueba RPR y Western blot de IgM treponémica (Viramed VirBlot®). En comparación con un "consenso del panel de prueba" (definido como 4/7 pruebas treponémicas concordantes) como prueba de referencia, los siete análisis evaluados tuvieron un rendimiento comparable, con un rango desde el 95.7% (IC 95%, 92.7-97.5%) para Trep-Sure EIA hasta el 99.3% (97.5-99.9%) para Trep-ID EIA. A pesar del rendimiento general de estos análisis, todos dieron resultados discordantes. Por ejemplo, cuando se compararon los resultados de FTA-ABS con el consenso del panel, se encontraron tres muestras discordantes con una prueba FTA-ABS positiva y resultados negativos del panel.[37] Una de estas muestras también fue positiva por el análisis Trep-Sure, pero negativa para todas las demás pruebas, incluyendo las pruebas RPR e IgM, y fue interpretada como resultados probablemente falsos positivos de FTA-ABS.[37] Los resultados discrepantes de las pruebas en este estudio no pudieron correlacionarse con la presentación clínica o los antecedentes de tratamiento porque no se presentaron datos clínicos con estas muestras.

Aunque la mayoría de los EIA comerciales de sífilis tuvieron un rendimiento comparable, los laboratorios deben validar los análisis para determinar sus limitaciones, incluyendo la posibilidad de resultados falsos positivos y falsos negativos en la población a evaluar. Las muestras de suero positivas mediante inmunoanálisis treponémico, pero negativas por la prueba RPR, deben analizarse con una segunda prueba treponémica que sea diferente de la prueba inicialmente utilizada (*véase* el algoritmo de pruebas de laboratorio).

Análisis de inmunoquimioluminiscencia. Dos análisis de inmunoquimioluminiscencia comerciales están disponibles en sistemas automatizados de alto rendimiento (tabla 20-8). Estos

TABLA 20-8 Antígenos treponémicos, objetivos de los anticuerpos y desempeño de varias pruebas treponémicas y sus valores predictivos positivos estimados en función de la prevalencia de sífilis en un rango de 0.7-4.0% en la población de los Estados Unidos

Prueba	Fabricante	Antígenos treponémicos	Objetivos de anticuerpos treponémicos	Pruebas de referencia	Sensibilidad (%)	Especifici-dad (%)	VPP (%)
Pruebas de diagnóstico rápido							
Syphilis fast[a]	Diesse	Recombinante (TpN15, TpN17, TpN47)	IgM, IgG	VDRL, TPHA, FTA-ABS	95.6	99.9	87.1-97.5
Determine Syphilis TP[b]	Laboratorios Abbott	Recombinante TpN47	IgM, IgG, IgA	TPHA, TPPA	97.2	94.1	10.4-40.7
Espline TP[b]	Fujirebio	Recombinante (TpN15, TpN17, TpN47)	IgM, IgG, IgA	TPHA, TPPA	97.7	93.4	9.4-38.1
SD Bioline Syphilis 3.0[b]	Standard Diagnostics	Recombinante (TpN15, TpN17, TpN47)	IgM, IgG, IgA	TPHA, TPPA	95.0	94.9	11.6-43.7
Enzimoinmunoanálisis							
BioElisa Syphilis 3.0[c]	Biokit	Tipo silvestre	IgG	TPHA, FTA-ABS	99.5	99.4	53.9-87.4
CAPTIA Syphilis-G[d]	Trinity Biotech	Tipo silvestre	IgG	FTA-ABS	96.7	98.3	28.6-70.3
Eti-syphilis G[e]	Diasorin	Tipo silvestre	IgG	RPR, MHA-TP, FTA-ABS	99.4	100	58.4-89.2[f]
Trep-Chek IgG EIA[g]	Phoenix Biotech	Recombinante (no especificado)	IgG	RPR, VDRL, TPPA, FTA-ABS	85.3	95.6	12.0-44.7
Syphilis EIA II[h]	Newmarket Laboratories	Recombinante (TpN15, TpN17, TpN47)	IgM, IgG	TPHA, TPPA	99.1	100	58.3-89.2[f]
Syphilis Total[h]	Bio-Rad	Recombinante (TpN15, TpN17, TpN47)	IgM, IgG	TPHA, TPPA	97.4	100	57.9-89.0[f]
Enzywell Syphilis Screen Recombinant[h]	Diesse	Recombinante (TpN15, TpN17, TpN47)	IgM, IgG	TPHA, TPPA	98.2	100	58.1-89.1[f]
Inmunoquimioluminiscencia							
LIASON Chemilumines-cence Assay[i]	Diasorin	Recombinante TpN17	IgM, IgG	RPR, TPPA	95.8	99.1	42.9-81.6
Architect Chemilumines-cence Assay[j]	Laboratorios Abbott	Recombinante (TpN15, TpN17, TpN47)	IgM, IgG	VDRL, TPPA	98.4	99.1	43.5-82.0

[a]Young H, Moyes A, de Ste Croix I, et al. A new recombinant antigen latex agglutination test (Syphilis Fast) for the rapid serological diagnosis of syphilis. Int J STD AIDS 1998;9:196–200.
[b]World Health Organization. The sexually transmitted diagnostics initiative (SDI): special programme for reaserch and training in tropical diseases (TDr). Geneva, Switzerland; 2003.
[c]*Véase* la referencia 129.
[d]Halling VW, Jones MF, Bestrom JE, et al. Clinical comparison of the *Treponema pallidum* CAPTIA syphilis-G enzyme immunoassay with the fluorescent treponemal antibody absorption immunoglobulin G assay for syphilis testing. J Clin Microbiol 1999;37:3233–3234.
[e]Castro R, Prieto ES, Santo I, et al. Evaluation of an enzyme immunoassay technique for detection of antibodies against *Treponema pallidum*. J Clin Microbiol 2003;41:250–253.
[f]VPP calculado usando una estimación más baja del 99.5% debido a los intervalos de confianza del 95% alrededor de las especificidades informadas.
[g]Tsang RS, Martin IE, Lau A, et al. Serological diagnosis of syphilis: comparison of the Trep-Chek IgG enzyme immunoassay with other screening and confirmatory tests. FEMS Immunol Med Microbiol 2007;51:118–124.
[h]*Véase* la referencia 92.
[i]*Véase* la referencia 224.
[j]*Véase* la referencia 510.
EIA, enzimoimmunoanálisis; FTA-ABS, prueba de absorción de anticuerpos treponémicos fluorescentes; MHA-TP análisis de microhemaglutinación; TPHA, análisis de hemaglutinación de *T. pallidum*; TPPA, aglutinación de partículas para *T. pallidum*.

análisis utilizan micropartículas paramagnéticas recubiertas con antígenos recombinantes de *T. pallidum* que detectan anticuerpos monoclonales IgG e IgM antihumanos marcados. El análisis LIASON® (Diasorin) utiliza el antígeno TpN17, mientras que Architect Syphilis Chemiluminescence Assay® (CLIA, Abbott) incluye los antígenos recombinantes Tp15, Tp17 y Tp47. Estos análisis proporcionan alta sensibilidad para la detección de sífilis temprana, pero como otras pruebas treponémicas, no pueden distinguir entre infecciones por espiroquetas recientes, remotas o tratadas previamente. Young y cols. evaluaron recientemente 129 sueros de casos caracterizados serológicamente de sífilis no tratada y 1 107 sueros sometidos a pruebas de sífilis de rutina. Los análisis Architect Syphilis y TPPA estuvieron en total acuerdo para todas las infecciones no tratadas, con una sensibilidad del 98.4% que fue significativamente mayor que la del Murex immunocapture EIA® (EIC), el inmunoanálisis de IgM o la prueba de VDRL.[510] Por otra parte, la diferencia de sensibilidad entre el análisis Architect Syphilis y el análisis Murex ICE se debió a la mayor detección de casos de sífilis de etapa primaria (97.5% frente a 77.2%, $p < 0.001$), pero la especificidad fue mayor para el Murex ICE (99.9%) frente al análisis Architect (99.1%) ($p = 0.016$).[510] Knight y cols.[224] recientemente mostraron características similares para el análisis LIASON en comparación con el CAPTIA Syphilis-G EIA utilizando un algoritmo que también incluyó las pruebas RPR y TPPA. Como prueba de detección precoz, comparado con el EIA, el LIASON mostró niveles congruentes con el algoritmo de prueba del 94.1 y 100% para 51 muestras obtenidas de pacientes con sífilis primaria o secundaria, respectivamente; del 93.2 y 98.7%, en 999 muestras enviadas al laboratorio para las pruebas de rutina de sífilis; del 84.5 y 94.0% para 200 muestras de pacientes positivos al VIH; del 98.0 y 100% para 200 muestras de mujeres embarazadas, y del 94.3 y 98.3% para 992 muestras de adultos aparentemente sanos.[224] Como prueba de confirmación, LIASON mostró una concordancia del 99% para 204 muestras positivas a RPR con EIA. Después de la resolución con la prueba TPPA adicional y el descarte de una muestra inadecuada, hubo una congruencia del 100% para las 203 muestras restantes. Para el grupo total de 2 645 muestras, la sensibilidad relativa global fue del 95.8% y la especificidad relativa fue del 99.1%.[224]

Los dos análisis CLIA muestran excelente sensibilidad como prueba de detección precoz para sífilis entre diferentes poblaciones de pacientes, incluyendo poblaciones específicas con informes de tasas mayores de resultados falsos positivos de pruebas no treponémicas. Sin embargo, debido a su especificidad algo menor en comparación con algunos análisis EIA (tabla 20-8), se podría necesitar un pequeño aumento en las pruebas de confirmación para excluir resultados falsos positivos en algunas poblaciones de pacientes.

Pruebas de diagnóstico rápido. Las pruebas comerciales que se realizan en el centro de atención para el diagnóstico rápido de sífilis son prometedoras para la detección precoz de la enfermedad y se utilizan con una frecuencia cada vez mayor en luagres con recursos limitados en donde otros análisis treponémicos de la sífilis no están fácilmente disponibles en el sitio. Los análisis rápidos para sífilis se encuentran a disposición como pruebas de aglutinación empleando partículas de látex cubiertas con antígenos treponémicos o como tiras inmunocromatográficas (TIC), donde una línea de color indica una reacción positiva (fig. 20-8). Estos análisis se han desarrollado para cumplir los criterios ASSURED (*Affordable, Sensitive, Specific, User-friendly, Rapid/robust, Equipment-free, and Delivered*) establecidos por la OMS para entornos con recursos limitados. Las pruebas más rápidas pueden almacenarse a temperatura ambiente y son fáciles de realizar, pues requieren un entrenamiento mínimo y ningún equipo, y los resultados se pueden leer de forma visual en menos de 30 min. Otra ventaja de este formato es que la prueba puede llevarse a cabo con sangre entera, suero o plasma.

Actualmente hay más de 20 pruebas rápidas para la detección de sífilis disponibles en el mercado, pero ninguna ha sido aprobada aún para su uso en Norteamérica. La OMS, los CDC y otras agencias de salud pública han evaluado varias pruebas de diagnóstico rápido, sobre todo del formato TIC. Bronzan y cols.[48] valoraron la detección precoz rápida prenatal de la sífilis *in situ* en Sudáfrica con una TIC en comparación con una RPR en el sitio y pruebas RPR y TPHA fuera del sitio, y encontraron

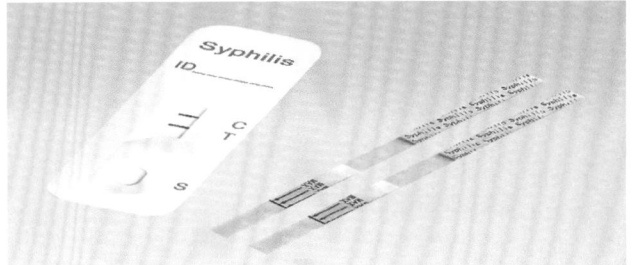

■ **FIGURA 20-8** TP Syphilis Test Card: prueba rápida de sífilis positiva (Boson; LumiQuick, EE. UU.). Esta prueba rápida antitreponémica emplea un dispositivo de prueba de flujo lateral cromatográfico en un formato de casete. Los antígenos recombinantes conjugados con oro coloidal (Au, Ag) correspondientes a los antígenos TP (P47, P45, P17, P15) son inmovilizados en seco en el extremo de la tira de la membrana de nitrocelulosa. Los antígenos treponémicos se enlazan en la zona de prueba (T) y los anticuerpos antitreponémicos de conejo se unen en la zona de control (C). Cuando se agrega la muestra, migra por difusión capilar rehidratando el conjugado de oro. Si están presentes en la muestra, los anticuerpos treponémicos (antitreponémicos) se unen con los antígenos conjugados con oro, formando partículas. Estas partículas continuarán migrando a lo largo de la tira hasta la zona de prueba (T), donde son capturados por los antígenos treponémicos, generando una línea roja visible. Si no hay anticuerpos antitreponémicos en la muestra, no se formará una línea roja en la zona de prueba (T). El conjugado de oro sigue migrando solo hasta ser capturado en la zona de control (C) por el conejo antitreponémico que se agrega en una línea roja, lo cual indica la validez de la prueba. La presencia de dos bandas de color "C" y "T" dentro de la ventana de resultados indica una reacción positiva, mientras que una sola banda "C" es negativa.

que 79/1250 (6.4%) de las mujeres tenían sífilis según el laboratorio de referencia. La TIC en el sitio llevó a una mayor cantidad de mujeres embarazadas correctamente diagnosticadas y tratadas para sífilis (89.4% frente a 63.9% para RPR en el sitio y 60.8% para RPR/TPHA fuera del sitio). La RPR en el área tuvo una sensibilidad baja (71.4%) para sífilis con títulos altos y el abordaje fuera de la zona dio lugar a menores tasas de retorno del paciente para el tratamiento. En otro estudio, estos investigadores también mostraron que la detección precoz prenatal en el sitio utilizando una TIC también fue coste-efectiva.[38]

Aunque se ha hecho un análisis sistemático limitado de las pruebas rápidas en contextos clínicos, las evaluaciones clínicas y las investigaciones de laboratorio *in vitro* sugieren que las pruebas treponémicas rápidas tienen sensibilidades y especificidades similares que las pruebas tradicionales (RPR). Recientemente se informó un metanálisis exhaustivo sobre las pruebas de sífilis que utilizan TIC para detectar anticuerpos de *T. pallidum*, ya que este formato de prueba se ha evaluado en contextos clínicos más que en otros tipos de dispositivos.[476] Tucker y cols.[476] obtuvieron datos clínicos de más de 22 000 muestras de sangre total, plasma o digitopunción analizadas mediante TIC en clínicas de ITS y clínicas prenatales durante 15 estudios separados. Las pruebas de TIC para sífilis tienen una sensibilidad alta (mediana 0.86, rango intercuartilo 0.75-0.94) y una especificidad mayor (0.99, 0.98-0.99) en comparación con la prueba de detección precoz no treponémica de la RPR.[476]

Recientemente se han desarrollado varias pruebas inmunocromatográficas rápidas que detectan de manera simultánea anticuerpos treponémicos y no treponémicos. Los CDC evaluaron en años recientes un dispositivo inmunocromatográfico de Chembio Diagnostics Systems Inc. (Medford, NY).[67] El dispositivo contiene dos tiras de membrana de nitrocelulosa perpendiculares entre sí dentro de un casete de plástico que permite la liberación independiente de la muestra (una tira) y los reactivos conjugados de detección (segunda tira), compuestos por partículas de oro coloidal

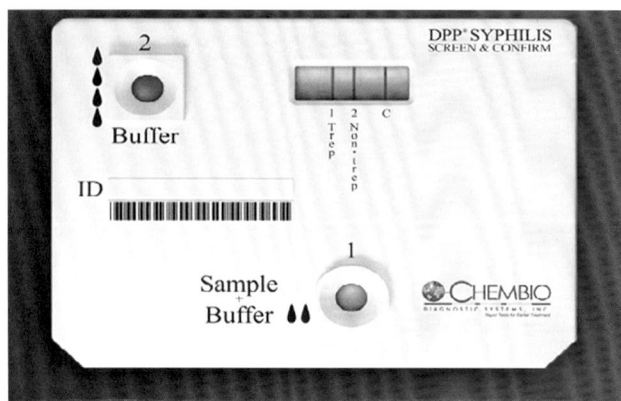

■ **FIGURA 20-9** Prueba rápida de sífilis: Tecnología Dual Path Platform de Chembio. El antígeno recombinante *T. pallidum* (T1) y el antígeno no treponémico sintético (T2) se unen a la fase sólida de la membrana, mientras que una tercera línea sirve como control del procedimiento. La hidratación de los reactivos conjugados en el segundo pocillo provoca la migración a lo largo de la segunda tira a la zona de prueba, donde los anticuerpos contra los antígenos treponémicos y no treponémicos son detectados y leídos visualmente en la ventana del casete como líneas de color rojo/magenta dentro de 15 min.

conjugados con la proteína A y un anticuerpo anti-IgM humana (fig. 20-9). Este análisis ha sido utilizado por los CDC para evaluar 1 601 muestras de suero almacenadas, y los resultados se compararon con los análisis mediante RPR y TPPA.[67] En comparación con la prueba de RPR, el estudio rápido doble tuvo una concordancia reactiva del 98.4% cuando los títulos de RPR de sueros fueron ≥ 1:2, y la concordancia no reactiva fue del 98.6%. En comparación con el TPPA, las concordancias reactivas y no reactivas de la línea treponémica fueron del 96.5 y 95.5%, respectivamente.

Estos datos y los resultados de otras evaluaciones de pruebas rápidas sugieren que estos análisis podrían utilizarse para el diagnóstico serológico de sífilis en clínicas de atención médica primaria o centros con pocos recursos para mejorar la tasa de tratamiento cuando los pacientes presenten poca probabilidad de regresar por los resultados de laboratorio.[476] Se necesita investigar más para evaluar la TIC y otras pruebas rápidas para sífilis entre los pacientes con sífilis primaria y los infectados por VIH antes de implementar ampliamente estas pruebas rápidas en programas mundiales de detección precoz de sífilis.[476]

Inmunotransferencias. Las inmunotransferencias también se han utilizado principalmente como pruebas de confirmación para sífilis.[63] Una ventaja de esta tecnología es que el antígeno purificado se puede utilizar como sustrato, y el patrón de reactividad del suero puede emplearse para determinar positividad. Sin embargo, si los criterios para determinar la positividad de las pruebas de inmunotransferencia no son estandarizados, la variación en la interpretación entre laboratorios puede causar

problemas de diagnóstico. El análisis por Western blot (inmunotransferencia) para la detección de anticuerpos contra *T. pallidum* se desarrolló originalmente utilizando el microorganismo completo (cepa Nichols de *T. pallidum*) como antígeno,[114,324,388] detectando los principales antígenos de superficie de *T. pallidum* (TpN15, TpN17, TpN44.5 y TpN47). La sensibilidad de un análisis temprano mediante inmunotransferencia Western blot para la detección de anticuerpos IgM en 14 recién nacidos sintomáticos fue del 92%, pero fue sólo del 83% en 12 recién nacidos asintomáticos que más adelante se demostró que estaban infectados.[388]

Los análisis de inmunotransferencia comerciales se encontraron disponibles posteriormente como análisis de confirmación para anticuerpos de *T. pallidum*, los cuales tienen un rendimiento comparable al de una prueba simple multiparamétrica en contraste con la confirmación mediante una combinación de pruebas serológicas. El kit INNO-LIA Syphilis® (Innogenetics NV, Gante, Bélgica) es un inmunoanálisis lineal (LIA, *line immunoassay*) que utiliza tres proteínas inmunodominantes de membrana (TpN15, TpN17 y TpN47) derivadas de *T. pallidum* (cepa Nichols) y un péptido sintético (TmpA) derivado de la proteína A transmembranaria.[130,176,232] Además de los antígenos de sífilis, las líneas de control se utilizan para una evaluación semicuantitativa de los resultados y para verificar que se han añadido los reactivos y la muestra. La figura 20-10 presenta el diseño de la tira del kit INNO-LIA Syphilis. El algoritmo de interpretación de este análisis de inmunotranferencia se ha optimizado para la lectura visual mediante un conjunto de muestras positivas y negativas conocidas. En la figura 20-10 se muestran varios patrones de reactividad representativos del kit INNO-LIA Syphilis. En resumen, una muestra es negativa a anticuerpos de *T. pallidum* si no existe ninguna banda o si hay una banda aislada con una intensidad mínima igual a 0.5. Si varias bandas con una intensidad mínima igual a 0.5 resultan visibles, la muestra se considera positiva. Una muestra se considera indeterminada si aparece una sola banda con una intensidad mínima igual a 1. Ebel y cols.[130] informaron una sensibilidad del 99.6% (95% IC, 98.5-99.9%) y una especificidad del 99.5% (95% IC, 98.1-99.9%) para este análisis de inmunotransferencia en comparación con el resultado de consenso (es decir, los resultados de los análisis serológicos clásicos y la historia clínica). Seis de siete muestras indeterminadas en este estudio mediante análisis serológicos clásicos resultaron positivos con el uso del kit de INNO-LIA Syphilis. En otra evaluación que utilizó 289 muestras seronegativas, 219 seropositivas y 23 indeterminadas en función de la prueba serológica, el análisis INNO-LIA tuvo una sensibilidad y especificidad del 100% (219 de 219) y del 99.3% (286 de 288), respectivamente, y se obtuvo un número considerablemente mayor de resultados correctos que con los análisis TPHA o FTA-ABS (IgG).[176]

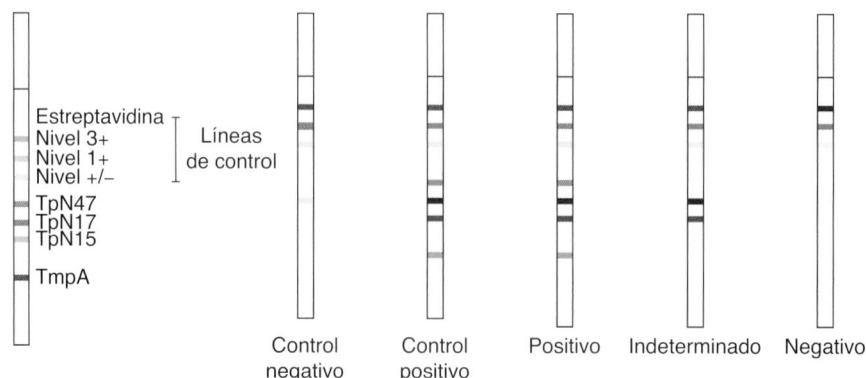

■ **FIGURA 20-10** Syphilis INNO-LIA, reacción de inmunotransferencia (adaptado de INNOGENETICS y de las referencias 176, 232).

Otros análisis de inmunotransferencia y Western blot fueron evaluados recientemente para la detección de anticuerpos de *T. pallidum*. Dos análisis de inmunotransferencia de IgG (kit de prueba *Treponema ViraBlot IgG*® [Viralab, Inc., Oceanside, CA] y el *Treponema pallidum IgG line immunoblot*® [Genzyme ViroTech, GmbH, Russelsheim, Alemania]) y un análisis de IgG por Western blot (*T. pallidum* IgG Marblot strip test system® [MarDx Diagnostics, Inc. , Calsbad, CA]) se compararon con los resultados de las pruebas RPR, FTA-ABS y TPPA para 200 muestras presentadas a un laboratorio de referencia que recibe un alto porcentaje de muestras concluyentes de FTA-ABS de laboratorios de detección precoz primaria.[492] Los niveles de congruencia de los análisis Viramed, Virotech y MarDx fueron del 97.0, 96.4 y 99.4%, y la concordancia de las muestras concluyentes mediante FTA-ABS y resueltos por TPPA fueron del 91.7, 83.3 y 69.4%, respectivamente. El rendimiento de los dos análisis de Western blot (análisis de IgG Western blot [*T. pallidum* IgG Marblot strip test system (MarDx Diagnostics, Inc., Carlsbad, CA)] e INNO-LIA Syphilis) también se ha comparado con las pruebas de Murex ICE Syphilis EIA, FTA-ABS y TPPA para el diagnóstico serológico de sífilis en 135 pacientes que asistían a una clínica de higiene social (39 en fase primaria, 20 en fase secundaria, 19 en fase latente temprana y 58 en fase latente de duración desconocida) en Hong Kong.[232] El análisis LIA tuvo una sensibilidad global del 94.1% (IC 95%, 88.7-97%), mientras que en el análisis MarDx fue del 65.2% (IC 95%, 56.8-72.7%), pero ambos análisis de Western blot tuvieron una especificidad del 100%. El análisis LIA tuvo una concordancia positiva con los resultados de consenso de los otros análisis (EIA, FTA-ABS y TPPA) del 98.5% (IC 95%, 94.5-99.6%), mientras que el análisis MarDx fue significativamente menor al 68.2% (IC 95%, 59.8-75.6%). Por lo tanto, los análisis de Western blot y de inmunotransferencia ofrecen pruebas treponémicas adicionales precisas que pueden confirmar las pruebas actualmente recomendadas en el algoritmo para la sífilis, aunque algunos análisis pueden ser mejores que otros para confirmar los resultados de otros tipos de análisis treponémicos. El análisis de inmunotransferencia ViraBlot y el análisis INNO-LIA Syphilis Western blot tienen el mejor rendimiento como pruebas de confirmación en la actualidad. Sin embargo, el número y calidad de las pruebas de inmunotransferencia y de Western blot se ampliarán probablemente a medida que aumente la comprensión de la naturaleza de la respuesta inmunitaria para otros antígenos proteicos de *T. pallidum*.[231,438]

Sífilis congénita. Una excelente revisión de pruebas de diagnóstico para sífilis congénita en recién nacidos ofrece una visión general del empleo actual y el rendimiento de varias pruebas, incluyendo el uso de nuevos EIA, inmunotransferencias y PCR.[190] El diagnóstico serológico de la sífilis congénita aún es difícil porque los resultados de las pruebas de laboratorio pueden ser indeterminados en el período neonatal debido a la presencia de anticuerpos maternos (IgG); por lo tanto, no puede utilizarse una sola prueba para realizar el diagnóstico. Las pruebas no treponémicas tienen una aplicación limitada para el diagnóstico de la sífilis congénita debido a una sensibilidad muy baja (4-13%) en los sueros del bebé, siendo los títulos del VRDL/RPR al menos cuatro veces (dos o más diluciones) mayores al nacer que los del suero de la madre.[443] Sin embargo, si las pruebas VDRL/RPR se vuelven no reactivas antes de seis meses de edad en un niño que no ha recibido tratamiento, se excluye el diagnóstico de sífilis congénita.[190] La neurosífilis puede confirmarse también en neonatos con sífilis congénita sintomática por la presencia de anomalías del LCR, incluyendo pleocitosis, concentraciones altas de proteínas y un VDRL de LCR reactivo.[294]

La detección de IgM antitreponémica específica aún es la prueba inicial más sensible para el diagnóstico de sífilis congénita.[348] A diferencia de los anticuerpos IgG que atraviesan la placenta y entran en la circulación fetal, las inmunoglobulinas de la clase M no cruzan la barrera placentaria; por lo tanto, la detección de anticuerpos específicos IgM antitreponémicos en un neonato indica infección intrauterina.[9] Herremans y cols.[190] resumen el rendimiento informado de diferentes tipos de análisis de IgM en neonatos en riesgo o con sífilis congénita clínica o asintomática, y en aquellos sanos. Actualmente se utilizan tres métodos diferentes para detectar IgM treponémica específica en neonatos para diagnosticar sífilis, los cuales incluyen: (1) 19S FTA-ABS, (2) inmunotransferencias de IgM y (3) EIA de IgM. Como puede producirse reactividad de anticuerpos para algunos antígenos de *T. pallidum* en suero normal, la prueba IgM 19S FTA-ABS incluye el fraccionamiento del suero (separación de la fracción de IgG materna para la fracción de IgM 19S fetal), a fin de obtener la especificidad para IgM antes de realizar la prueba FTA-ABS.[217,459] La sensibilidad de la prueba 19S FTA-ABS en casos clínicos de sífilis congénita es del 72-77%, con una especificidad del 100%. Rosen y Richardson demostraron un buen rendimiento en un estudio; sin embargo, encontraron problemas al utilizar reactivos comerciales.[383] Unos cuantos niños asintomáticos en riesgo presentaron resultados falsos positivos para IgM mediante este análisis.[383] Las reacciones falsas positivas pueden generarse en presencia de antiglobulinas, como factores reumatoides o anticuerpos antiidiotipo, en el suero fetal. Las reacciones falsas negativas pueden ocurrir debido a cantidades excesivas de anticuerpos IgG que bloquean los sitios antigénicos. En consecuencia, la prueba 19S FTA-ABS tiene mejor especificidad; de esta manera, se puede utilizar como un procedimiento de confirmación, pero su menor sensibilidad en comparación con el análisis FTA-ABS evita que pueda emplearse como prueba de detección precoz.

Se han evaluado varios EIA de IgM para el diagnóstico de sífilis congénita. La sensibilidad (88-100%) y especificidad (100%) de estos análisis son altos y las pruebas positivas de IgM se detectan en el 3-7% de los pacientes asintomáticos con riesgo de sífilis congénita.[190] El CAPTIA Syphilis-M EIA® (Trinity Biotech) sólo detecta anticuerpos antitreponémicos IgM y fue autorizado por la Food and Drug Administration (FDA) de los EE. UU. para el diagnóstico de sífilis congénita, así como también para el diagnóstico de sífilis primaria debido a su alta sensibilidad.[241,502] Aunque se han realizado algunos estudios que comparen el EIA de IgM comercial con inmunotransferencias de IgM, este último puede ser un poco más sensible para el diagnóstico de sífilis congénita. En general, 21/25 (84%) niños con una inmunotransferencia de IgM positiva también fueron positivos para el EIA de IgM, y dos de las pruebas de EIA con resultados falsos negativos se presentaron en pacientes con solo una banda antigénica en la inmunotransferencia.[189] Otro estudio de 97 pares de madre-bebé evidenció que 18 eran positivos mediante inmunotransferencia de IgM (7 niños tenían sífilis congénita), mientras que el EIA de IgM sólo fue positivo en 14 neonatos (5 niños tenían sífilis congénita, mientras que 2 fueron falsos positivos y tenían una inmunotransferencia negativa).[371] En este estudio, las pruebas no treponémicas (RPR) también demostraron ser inferiores a una prueba de IgM treponémica para el diagnóstico de sífilis congénita.[371]

Una proteína de 47 kDa es uno de los principales inmunógenos en la sífilis congénita que estimulan la producción de anticuerpos IgM neonatales, los cuales también pueden detectarse en la sangre fetal.[388] Sánchez y cols.[388] utilizaron el análisis por Western blot para identificar a este antígeno de 47 kDa que no se encontró en los pacientes de control y que se correlaciona con la infección intrauterina. Las reacciones de inmunotransferencia de IgM se informan como positivas en recién nacidos cuando están presentes una o más de las bandas reactivas de 47, 45, 30 y 15/17 kDa.[190] En el LCR, cualquier banda reactiva de IgM en los rangos de 47 y 15.5 se considera positiva.[294] La inmunotransferencia de IgM es muy eficaz para confirmar sífilis congénita en niños sintomáticos, con sensibilidad de entre el 83 y 100% y especificidad del 100%.[189,190] En niños asintomáticos con riesgo de sífilis congénita, el 4-22% pueden tener una inmunotransferencia de IgM reactiva, pero la especificidad continúa siendo alta.[190] La sensibilidad de la inmunotransferencia para la detección de anticuerpos de IgM en 14 recién nacidos sintomáticos fue del 92%, mientras que solamente fue del 83% en 12 recién nacidos asintomáticos en quienes más adelante se demostró que estaban infectados mediante inmunotransferencia por Western blot.[293] Se caracterizó correctamente a 27 de los 30 (90%) recién nacidos no infectados.[293] Dobson y cols.[114] demostraron la reactividad a los antígenos de la proteína de 47 y 37 kDa en el suero de niños infectados congénitamente. Aunque el factor reumatoide en teoría podría causar problemas en el análisis de inmunotransferencia, retirar dicho factor de los sueros no afectó los resultados.

Las pruebas secuenciales aún son una parte importante de la vigilancia de la sífilis congénita en el laboratorio. Si el niño o la madre son serorreactivos a IgM en el nacimiento, el tratamiento debe iniciar y se deben programar pruebas de seguimiento para 1, 2, 3, 6 y 12 meses después del nacimiento, a fin de evaluar la respuesta terapéutica. Si se brinda el tratamiento adecuado, las pruebas serológicas (VDRL/RPR e IgM) en los niños sintomáticos disminuyen en tres meses y desaparecen a los seis. Las pruebas treponémicas son menos eficaces en el control de la respuesta a la terapia porque el bebé puede presentar IgG materna persistente hasta los 15 meses de edad.[190] Sin embargo, los niños con pruebas treponémicas reactivas persistentes a los 18 meses de edad pueden tener sífilis congénita si el VDRL-RPR aún es reactivo, y deben evaluarse de nuevo.

Métodos moleculares. La implementación de técnicas moleculares ha incrementado crecientemente para la detección directa de las espiroquetas en tejidos y líquidos. Los investigadores han centrado su atención en la infección intrauterina y del SNC, ya que las técnicas serológicas no son adecuadas para estas graves afecciones clínicas.[172,323] Las sondas de ADN no han sido lo suficientemente sensibles; por lo tanto, los esfuerzos se han concentrado en técnicas de amplificación, como la PCR.

T. pallidum se ha detectado con éxito con la PCR dirigida a regiones génicas específicas de muestras clínicas.[83,172] Se ha usado el gen de *T. pallidum* que codifica para la proteína de 47 kDa como región diana para la mayoría de los estudios por PCR, pero el gen que codifica para la ADN polimerasa I puede ser una diana más sensible.[255]

La detección de *T. pallidum* mediante PCR en líquido amniótico, suero neonatal y LCR ha demostrado ser un método alterno moderadamente sensible (76-86%), con una especificidad del 100% para el diagnóstico de sífilis congénita, en comparación con la prueba de infectividad en conejos (PIC).[172] Aunque la PCR debe ser más sensible que la PIC, la presencia de inhibidores en muestras clínicas puede llevar a pruebas falsas negativas, sobre todo en LCR. El ADN treponémico en LCR se encuentra estable, por lo que los resultados negativos probablemente no se deban al deterioro de los ácidos nucleicos en las muestras.[487] La detección de *T. pallidum* por PCR ha ayudado a confirmar el diagnóstico de sífilis congénita en recién nacidos de madres con sífilis.[294] En este estudio, las espiroquetas fueron detectadas en el LCR de 17 de 76 lactantes sin exposición a antibióticos previa a la PIC.[294] La mayoría de estos niños (16/17) presentaron anomalías en la exploración física y en los resultados de laboratorio o radiografías

sugestivas de sífilis congénita. En general, un resultado positivo en la inmunotransferencia de IgM o mediante PCR de suero, sangre o LCR fue el mejor predictor de infección del SNC.

La PCR también se ha utilizado para encontrar *T. pallidum* en tejidos fijados con formol, embebidos en parafina. Genest y cols.[159] desarrollaron un análisis de PCR para detectar el antígeno treponémico de membrana de 47 kDa y evaluar el rendimiento de este análisis utilizando 49 placentas fijadas con formol, embebidas en parafina (38 de madres con serología positiva para sífilis y 11 con serología negativa) frente a la histopatología y tinción de Steiner. La PCR se relacionó significativamente con los resultados histopatológicos de la placenta para el diagnóstico de sífilis congénita y la detección de espiroquetas mediante la tinción de Steiner, pero también detectó algunos otros pacientes con histología negativa. Behrhof y cols.[31] desarrollaron un análisis de PCR semianidado dirigido al gen de la ADN polimerasa I, abordaje que se comparó con la inmunohistoquímica y la tinción de plata (Dieterle) para la detección de *T. pallidum* en 36 muestras de biopsia de piel de pacientes con diagnóstico clínico y/o serológico de sífilis. Veinte muestras de biopsia de piel contenían *T. palladium*: 17 positivas mediante técnicas de inmunohistoquímica, 14 positivas por PCR y sólo 9 detectadas por medio de la tinción de Dieterle. La PCR fue altamente dependiente de la calidad de la muestra de tejido y de la integridad del ADN, pero fue positiva en todos los casos excepto uno, cuando se excluyeron las muestras de mala calidad, incluyendo tres casos negativos por los otros métodos.

Se han informado algunos estudios que compararon los análisis de PCR de sífilis con los resultados serológicos. Bruisten y cols.[53] utilizaron el gen de una proteína básica de membrana (bmp) como diana para una PCR con cebadores internos (*nested*) en gel, y compararon los resultados con los de RPR, TPHA y FTA-ABS en una cohorte de 364 pacientes de una clínica de ITS en los Países Bajos. El análisis por PCR tuvo una correlación del 96% con los otros métodos, pero sólo se detectaron 12 pacientes mediante PCR, 7 por serología y sólo 3 por medio de PCR y serología. Palmer y cols.[340] utilizaron un análisis de PCR en gel para detectar el gen de la lipoproteína integral de membrana de 47 kDa de *T. pallidum* en 98 pacientes de una clínica para ITS en el Reino Unido y se compararon los resultados con serología (RPR, TPPA/TPHA y EIA de IgM e IgG). Aunque la PCR tuvo una sensibilidad del 94.7% y una especificidad del 98.6% para la detección de sífilis primaria, la sensibilidad disminuyó al 80% en comparación con la serología para la detección de casos secundarios, probablemente debido a un error de muestreo o falta de sensibilidad de la PCR.[340] Recientemente, los investigadores se han centrado en el desarrollo de análisis fiables de PCR en tiempo real para detectar *T. pallidum* en diversas muestras clínicas. Leslie y cols.[242] desarrollaron un análisis de PCR en tiempo real dirigido al gen *polA* de *T. pallidum* (TpPCR) con una sensibilidad analítica de 1.75 copias diana por reacción. Los resultados de TpPCR se compararon con la serología de 301 pacientes y el análisis del TpPCR mostró una concordancia del 95%, con una sensibilidad del 80.39% y una especificidad del 98.40%, aunque se encontró discrepancia para 14 pacientes (10 tuvieron serología positiva, pero reacciones de PCR negativas; 4 mostraron serología negativa, pero reacciones de PCR positivas). Una vez más, la falta de sensibilidad del análisis de PCR se atribuyó a una programación o sitio de muestreo incorrectos. Un análisis de PCR en tiempo real en el gen que codifica para la proteína de 47 kDa de *T. pallidum* se utilizó para diagnosticar sífilis en una cohorte de 74 pacientes con y sin infección por VIH que se encontraban en diferentes etapas de la sífilis (primaria [n = 26], secundaria [n = 40] y latente) por medio del análisis de diversas muestras de sangre, hisopados de las lesiones y muestras de orina y LCR.[158] En general, la sensibilidad de la PCR (independientemente del tipo de muestras) fue del 65% para la sífilis primaria y del 53% para la secundaria, pero no se detectaron casos de sífilis latente. No se encontraron diferencias en los resultados de serología o PCR entre pacientes infectados por VIH. La realización de una PCR en tiempo real contra el gen *polA* de *T. pallidum* se comparó recientemente con el diagnóstico de sífilis realizado en una clínica de ITS (incluyendo el resultado mediante MCO) para 716 pacientes con sífilis primaria y 133 pacientes con sífilis secundaria.[191] Para los pacientes con sífilis primaria, el análisis de PCR tuvo una sensibilidad del 72.8%, especificidad del 95.5%, valor predictivo positivo del 89.2% y valor predictivo negativo del 95%. Sin embargo, para aquellos con sífilis secundaria, la sensibilidad del análisis de PCR en tiempo real fue mucho menor (43%) en comparación con los resultados en piel o mucosas, además de un título de RPR de 1:8 o mayor.[191]

La PCR múltiple en tiempo real o los microarreglos pueden ser el mejor abordaje para el diagnóstico integral de la presencia de *T. pallidum* y otros patógenos que causan enfermedad ulcerativa de genitales. Suntoke y cols.[465] desarrollaron dos análisis de PCR dúplex en tiempo real para la detección de *T. pallidum, Haemophilus ducreyi* (agente causal del chancroide) y virus del herpes simple (VHS) 1 y 2, y los utilizaron para detectar estos patógenos en frotis de úlceras de 100 personas con síntomas en la Uganda rural. De los 100 hisopos analizados provenientes de 43 pacientes positivos y 57 negativos a VIH, el 71% fueron positivos para uno o más patógenos de ITS por PCR en tiempo real (61% para VHS-2, 5% para *T. pallidum*, 3% para VHS-1, 1% para *H. ducreyi* y 1% para infección dual por *H. ducreyi/*VHS-2). Una PCR en tiempo real dirigida al gen de la proteína de membrana de 47 kDa de *T. pallidum* se realizó de manera múltiple con una PCR en tiempo real existente de VHS 1 y 2, y se utilizó para evaluar 692 muestras de pacientes que asistían a clínicas genitourinarias en Glasgow.[404] De las 692 muestras, 139 fueron positivas para VHS-1, 136 para VHS-2, 15 para sífilis y 1 para la combinación de sífilis y VHS-1. Todos los casos de sífilis positivos en PCR fueron confirmados por un segundo análisis de PCR, y este método fue más sensible que la MCO y la prueba serológica para el diagnóstico de sífilis primaria y casos inesperados de sífilis con sospecha clínica de VHS como causa de la enfermedad ulcerativa en genitales. La detección múltiple de *T. pallidum* y VIH también se ha llevado a cabo empleando microarreglos de ADN visual con base en una tinción de plata con marca de oro y acompañada de PCR asimétrica múltiple.[467] Esta técnica de detección visual del gen identificó con precisión VIH y *T. pallidum* en 169 muestras clínicas, en comparación con EIA y PCR cuantitativa de fluorescencia en tiempo real.[467]

Dado el éxito inicial de estos métodos internos de detección molecular, probablemente se desarrollen análisis de detección múltiple que, de manera simultánea, detecten *T. pallidum* y otros importantes patógenos de las ITS (p. ej., el análisis Luminex basado en microesferas), comercializados para el diagnóstico confiable, rápido y eficaz de sífilis y coinfecciones en pacientes en riesgo.

Algoritmo de la prueba inversa. El abordaje tradicional de laboratorio para la detección precoz de la sífilis ha sido realizar una prueba no treponémica (VDRL o RPR) y después una treponémica, debido a su especificidad percibida más alta para confirmar resultados positivos de VDRL o RPR, o para evaluar a pacientes con una prueba no treponémica negativa cuando haya una alta sospecha clínica de infección. Sin embargo, la percepción de una "mayor" especificidad de algunas pruebas treponémicas es básicamente un artificio de su empleo como pruebas confirmatorias después de realizar una prueba no treponémica.[180] Cuando las pruebas se comparan frente a frente como procedimiento serológico inicial, la prueba VDRL no treponémica es en realidad tan específica o más que la prueba treponémica FTA-ABS.[234]

Dada la disponibilidad comercial de análisis para sífilis mediante EIA de IgG e IgM automatizados altamente sensibles, en fechas recientes ha habido una creciente implementación en el laboratorio clínico de un algoritmo de secuencia inversa para la prueba de sífilis que invierte el orden de uso de las pruebas treponémicas y no treponémicas. Las ventajas clínicas de este abordaje son que los resultados de la prueba pueden estar disponibles el mismo día y que los anticuerpos antitreponémicos específicos se encuentran antes en el curso de la infección, aumentando la detección de casos de sífilis primaria. La prueba se detiene en el nuevo algoritmo si la prueba treponémica mediante EIA es no reactiva, aunque una prueba treponémica reactiva de EIA conduce a la realización de una prueba no treponémica con cuantificación de títulos y a otros análisis si las pruebas VDRL/RPR no son reactivas. Todos los nuevos algoritmos producen una combinación de resultados (EIA treponémica reactiva, pero VDRL/RPR no reactivas) que no se obtenían por el abordaje tradicional de la prueba. Una investigación reciente de los CDC sobre el uso del nuevo algoritmo para detectar sífilis determinó las discrepancias destacadas en las pruebas de laboratorio y las prácticas de notificación que complicarían más la interpretación de las combinaciones de resultados que podrían generarse según la etapa de la enfermedad y los antecedentes terapéuticos (fig. 20-11).[81] Los investigadores revisaron los datos de 116 822 muestras analizadas entre 2005 y 2006 en cuatro laboratorios de la ciudad de Nueva York utilizando algoritmos de prueba de sífilis que iniciaron con un EIA treponémico.[81] Un total de 6 548 (6%) fueron reactivos para una prueba treponémica de EIA y la mayoría (99%) tuvieron evaluaciones secundarias con una prueba RPR, mientras que no se realizaron estudios adicionales en las muestras no reactivas (94%).[81] De las 6 548 muestras, el 44% se confirmaron como positivas por medio de RPR y las restantes fueron no reactivas.[81] Los pacientes con resultado positivo en ambas pruebas (EIA + RPR) tenían un caso nuevo o antiguo de sífilis, de acuerdo con los títulos de RPR, como se mencoina a continuación: (1) los títulos de RPR no se habían cuadruplicado, ningún tratamiento adicional fue necesario, y (2) los títulos de RPR mostraron un aumento de cuatro veces, el retratamiento fue necesario. Los pacientes con resultados positivos para EIA, pero con RPR negativo, tenían sífilis reciente, sífilis antigua o previamente tratada, o un EIA con resultado falso positivo. Las pruebas treponémicas mediante EIA con resultados falsos positivos pueden resolverse realizando una prueba treponémica diferente (TPPA, FTA-ABS) o una inmunotransferencia con alta sensibilidad (INNO-LIA).[81] Aunque sólo el 69% de las 3 664 muestras (EIA+, pero RPR–) fueron evaluadas con una segunda prueba treponémica, el 83% de las 2 528 evaluadas por un segundo método treponémico fueron positivas.[81] Es importante determinar el estado y tratar estos pacientes, a menos que exista un tratamiento previo contra sífilis documentado. El 17% de los pacientes que tuvieron resultados discrepantes entre el EIA reactivo inicial y la segunda prueba treponémica pueden considerarse como resultados falsos positivos de EIA por el laboratorio, pero deben revisarse clínicamente para determinar si se requiere una tercera prueba treponémica para resolver la discrepancia.

Sólo dos estudios han evaluado la coste-efectividad para el abordaje más reciente del algoritmo para la detección de sífilis. Se ha utilizado un análisis de decisión de cohorte para estimar los costos y efectos esperados, incluyendo el seguimiento y el sobretratamiento de un algoritmo de prueba de sífilis tradicional (no treponémica primero) frente al más reciente (treponémica primero) en el sistema de salud de los Estados Unidos.[333] Para una cohorte de 200 000 pacientes (1 000 infecciones actuales y 10 000 infecciones previas), los costes netos fueron de 1.6 millones de dólares (treponémica primero) y 1.4 millones de dólares (no treponémica primero). El abordaje "treponémica primero" condujo al tratamiento de otros 118 casos (986 frente a 868), y un aumento considerable en el número de pacientes que fueron diagnosticados (964 frente a 38) o que debían ser objeto de seguimiento

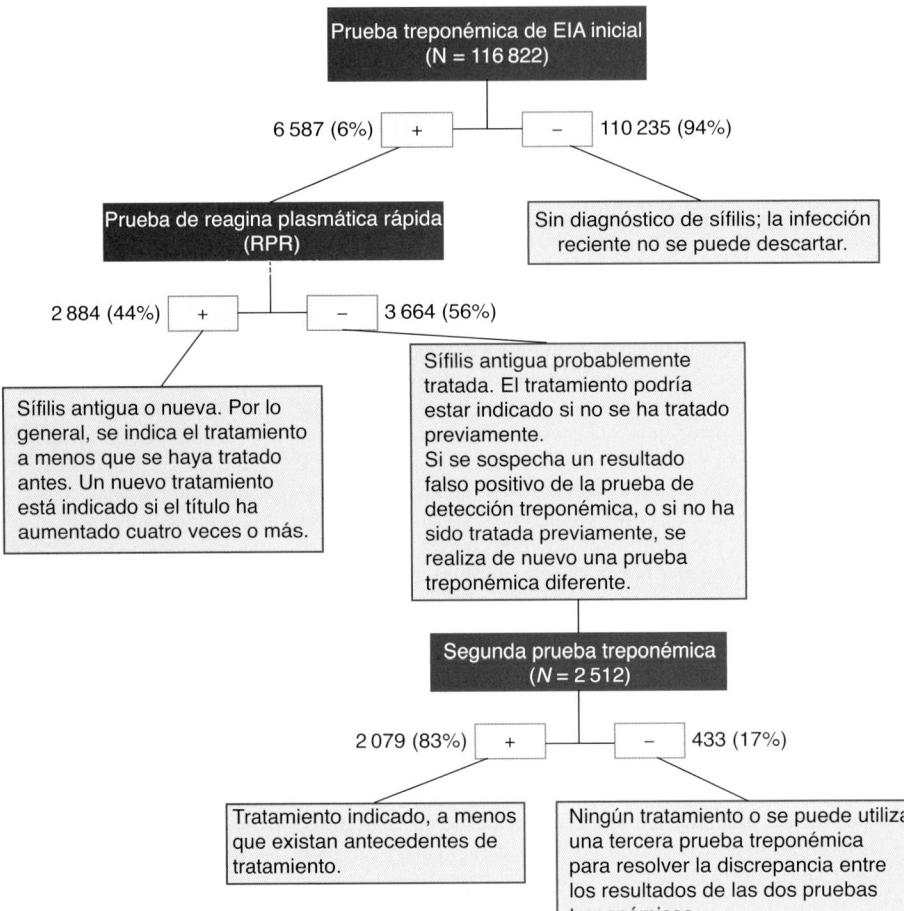

■ **FIGURA 20-11** Algoritmo de detección precoz de sífilis mediante secuencia inversa (adaptado de la referencia 81).

(11 450 frente a 3 756). Los cocientes de coste-efectividad estimados fueron de US$1 671 (treponémica primero) y U$ 1 621 (no treponémica primero) por caso tratado. Un análisis canadiense de coste-efectividad comparó el abordaje tradicional de la prueba (no treponémica primero) para la detección precoz de sífilis, frente al algoritmo más reciente que utiliza un EIA treponémico inicial y la inmunotransferencia de sífilis INNO-LIA (EIA + IL) para las pruebas de confirmación de los resultados reactivos mediante EIA.[91] El aumento en el índice de coste-efectividad fue de CAD$461 por diagnóstico correcto adicional (menos costosa y más eficaz) empleando el algoritmo EIA + IL en comparación con RPR + TPPA/FTA-ABS para la detección y diagnóstico de sífilis.[91]

Borrelia

Taxonomía

En la actualidad, el género *Borrelia* está conformado por 37 especies, varias de ellas patógenas para los humanos y animales domésticos (tabla 20-9). Las especies de *Borrelia* son bacterias helicoidales que miden 0.2-0.5 μm de diámetro y 8-20 μm de longitud, con 3-10 espirales sueltas.[27] La mayoría tienen 15-30 flagelos periplásmicos, pero los microorganismos aislados de *B. burgdorferi* tienen sólo 7-11 (*véanse* las láms. 20-1C, D y F). *B. burgdorferi* y otras especies que se han cultivado *in vitro* son microaerófilas (tabla 20-9). La tinción de las bacterias tiene un buen rendimiento con Giemsa, pero en la tinción de Gram, estos microorganismos no son gramnegativos ni grampositivos.[27,40] Las especies de *Borrelia* que son patógenos humanos se transmiten mediante insectos vectores, piojos o garrapatas (tabla 20-2). Las borrelias de la fiebre recurrente se diferencian de

las de la enfermedad de Lyme por sus vectores artrópodos.[27] Las garrapatas de cuerpo blando de la familia *Argasidae* (género *Ornithodoros*) y los piojos (*Pediculus humanus*) son los vectores biológicos de las borrelias para la fiebre recurrente, mientras que las borrelias de la enfermedad de Lyme están restringidas a las garrapatas de cuerpo duro de la familia *Ixodidae*. La fiebre recurrente transmitida por piojos (FRTP) es causada por *B. recurrentis,* la fiebre recurrente transmitida por garrapatas (FRTG) por una variedad de especies y la enfermedad de Lyme por *B. burgdorferi* y especies relacionadas. Las espiroquetas borrelias también causan infección en animales, en especial roedores, aunque algunas especies aún no se relacionan con un proceso de enfermedad.[27]

Las especies de *Borrelia* tienen genomas únicos que constan de un pequeño cromosoma lineal de aproximadamente 1 000 kb y plásmidos lineales y circulares que tienen muy bajo contenido de G + C (alrededor del 30%). Los datos genómicos de la secuenciación de los *rrs* (genes ARNr 16S) y genes de *flagelina* muestran la clasificación filogénica y la taxonomía de las especies de *Borrelia* de la fiebre recurrente (*véase* el sitio web del Pathosystems Resource Integration Center en www.patricbrc.org).[156,367] Tres grupos principales se encuentran en el género *Borrelia*, incluyendo (1) el complejo de *Borrelia* de Lyme (enfermedad de Lyme); (2) *Borrelia* de FRTG del Nuevo Mundo; y (3) *Borrelia* del Viejo Mundo, que incluye *B. recurrentis* transmitido por piojos.

Enfermedad de Lyme

Clínicamente, la enfermedad de Lyme fue reconocida como un trastorno inflamatorio multisistémico de piel, articulaciones, corazón y SNC en los Estados Unidos en la década de 1970,[451]

TABLA 20-9 Características de las genoespecies de *B. burgdorferi sensu lato*

Especie	Cultivo	Vector(es)	Enfermedad	Localización
Genoespecies de *B. burgdorferi sensu stricto*	Microaerófilo	*Ixodidae* (garrapatas de cuerpo duro)	Enfermedad de Lyme	
B. burgdorferi	Microaerófilo	*Ixodes scapularis*	Enfermedad de Lyme	Estados Unidos
B. burgdorferi	Microaerófilo	*I. pacificus*	Enfermedad de Lyme	Estados Unidos
B. burgdorferi	Microaerófilo	*I. ricinus*	Enfermedad de Lyme	Europa
B. garinii	Microaerófilo	*I. ricinus, I. persulcatus*	Enfermedad de Lyme	Eurasia
B. afzelii	Microaerófilo	*I. ricinus, I. persulcatus*	Enfermedad de Lyme	Eurasia
B. valaisiana	Microaerófilo	*I. ricinus*	Enfermedad de Lyme	Eurasia
B. lusitaniae	Microaerófilo	*I. ricinus*	Enfermedad de Lyme	Europa (Portugal), norte de África, Asia
B. bissettii	Microaerófilo	*I. scapularis, I. pacificus*	Enfermedad de Lyme	Estados Unidos y Europa
B. spielmanii	Microaerófilo	*I. ricinus*	Enfermedad de Lyme	Europa
B. japonica	Microaerófilo	*I. ovatus*	Enfermedad de Lyme	Japón
B. tanukii	Microaerófilo	*I. tanukii, I. ovatus*	Enfermedad de Lyme	Japón
B. turdae	Microaerófilo	*I. tardus*	Enfermedad de Lyme	Japón
B. sinica	Microaerófilo	*I. ovatus*	Enfermedad de Lyme	China
B. andersonii	Microaerófilo	*I. dentatus*	Enfermedad de Lyme	Estados Unidos
B. carolinensis	Microaerófilo	*I. minor*	Desconocida	Estados Unidos
B. californiensis	Microaerófilo	Desconocido	Desconocida	Estados Unidos

[a]*B. burgdorferi, B. garinii* y *B. afzelii* son los agentes causales más frecuentes de la borreliosis de Lyme.
Adaptado de las referencias 354 y 441.

RECUADRO 20-1

Investigaciones europeas de la enfermedad de Lyme

1921-1923	Afzelius en Suecia y Lipschütz en Austria describieron el eritema crónico migratorio. Más adelante, la lesión atrófica crónica de la piel descrita por Herxheimer en 1902 fue reconocida como parte de la misma afección.
1944	Bannwarth describió una radiculitis crónica, a veces precedida por eritema, acompañada de meningitis linfocítica crónica y neuritis craneal o periférica. Más tarde, la enfermedad se relacionó con garrapatas.
1948	Lennhoff describió la presencia de la espiroqueta en la lesión del eritema crónico migratorio.
1951	Hollström describió el tratamiento eficaz del eritema crónico migratorio con penicilina.

aunque ha habido una larga historia de investigaciones europeas que se resumen en el recuadro 20-1.[445,446] Investigadores de la Universidad de Yale informaron una epidemia de artritis que se presentó en los residentes de varias comunidades aledañas de Connecticut desde por lo menos 1972 tras la investigación de varios casos de artritis inusual en niños.[451] La artritis de Lyme fue precedida casi siempre por un sarpullido muy característico, una pápula eritematosa que se convirtió en una lesión anular creciente que concuerda con el eritema crónico migratorio,[450] que había sido descrito previamente en Europa, en particular en los países escandinavos. Aunque sólo se informó una mordedura de garrapata en uno de los primeros casos de Connecticut, la naturaleza de la lesión cutánea primaria y el hecho de que los casos iniciales tuvieron lugar en el verano y a inicios de otoño sugirieron un vector artrópodo. Recientemente, se publicaron varias revisiones de la enfermedad de Lyme,[142,275,312,444] y Sood resumió los sitios web para consultar información clínica.[433,434]

Borrelia burgdorferi sensu lato

B. burgdorferi es la borrelia más larga y estrecha. El análisis molecular demostró que esta espiroqueta se relaciona con otras especies de *Borrelia*,[391] pero no comparte casi ninguna homología con las especies de *Treponema* y *Leptospira*.[203,210] Varias genoespecies son reconocidas como patógenos humanos definidos dentro del complejo de *B. burgdorferi* (*B. burgdorferi sensu lato*). *B. burgdorferi sensu stricto* tiene una distribución global, mientras que las otras especies patógenas, *B. garinii*, *B. afzelii* y en rara ocasión *B. spielmanii*, también se han aislado en Europa,[110,441] Asia[181] y otras partes del mundo.[25] *B. garinii* por lo general se aísla de LCR[331] y parece estar relacionado con neuroborreliosis,[117] mientras que *B. afzelii* se asocia frecuentemente con artritis y enfermedad crónica de la piel (acrodermatitis crónica atrófica [ACA]).[117,446,460,480] Una cantidad importante de garrapatas *I. ricinus* en Europa está infectada por más de un miembro del complejo de *B. burgdorferi*.[369,370,435] Las cepas encontradas en los Estados Unidos son relativamente homogéneas y se ajustan a la definición de *B. burgdorferi sensu stricto*.[257] La homogeneidad inmunológica de la mayoría de las cepas americanas fue demostrada mediante análisis de anticuerpos de borrelias *in vitro*.[260] Sin embargo, entre las cepas de *B. burgdorferi sensu stricto*, algunos investigadores han observado una gran variación entre las cepas de los Estados Unidos y Europa.[11,12] Un hallazgo potencialmente importante para los estudios de homogeneidad genética es la documentación de mayor variación en *B. burgdorferi* cuando se compararon los productos de amplificación de las lesiones de piel con espiroquetas aisladas de las mismas lesiones, lo que sugiere que las técnicas actuales de cultivo pueden seleccionar ciertos tipos genéticos.[258]

Se ha documentado una cantidad creciente de otras especies genómicas dentro del complejo de *B. burgdorferi sensu lato*,[354,441] pero aún no es claro el grado de asociación con la enfermedad humana. Existe evidencia de participación en enfermedad humana de *B. lusitaniae* y *B. valaisiana*, que han demostrado causar algunos casos de borreliosis de Lyme en Europa, Asia y el norte de África.[102,164] Además, una enfermedad humana que se asemeja a la enfermedad de Lyme se ha relacionado con una espiroqueta no cultivable, denominada *B. lonestari*, llamada así porque se encuentra en *Amblyomma americanum*, la "garrapata de la estrella solitaria".[206,396] Esta especie puede ser responsable de muchos de los casos de enfermedad de Lyme en el sureste de los Estados Unidos.[19,163,484]

Ciclo de vida. *B. burgdorferi* es transmitida a los humanos mediante garrapatas *Ixodes* infectadas, pero el ciclo de vida implica también varias otras especies animales (fig. 20-12).[200]

La garrapata adquiere con mayor frecuencia la espiroqueta *Borrelia* cuando se alimenta de un hospedero infectado durante su etapa larvaria.[354] El ciclo de *B. burgdorferi*[442] y de *Babesia microti*[436] en la naturaleza se mantiene por una serie de pequeños roedores, en particular el ratón de patas blancas (*Peromyscus leucopus*) en Norteamérica, y el ratón de madera (*Apodemus sylvaticus*), el ratón de cuello amarillo (*Apodemus flavicolis*) y el topillo rojo (*Clethrionomys glareolus*) en Europa;[12,354] todos ellos mantienen una parasitemia o espiroquetemia asintomática. Las aves también se han identificado en ambos lados del Atlántico como reservorios para *B. burgdorferi sensu lato*.[354] El venado de cola blanca es importante para la supervivencia de la garrapata. Aunque los venados no están directamente involucrados en la transmisión de la infección, la reducción de las poblaciones de venado disminuye el número de garrapatas vectores, y después de esto también ha disminuido la incidencia de la infección.[200,442] Aunque la interacción de las garrapatas con ratones y venados generalmente se produce en las zonas rurales, la enfermedad de Lyme puede adquirirse también en las ciudades en la áreas endémicas.[58]

Las garrapatas *Ixodidae* se desarrollan en tres etapas distintas con una vida de 2 años. Se alimentan en el verano tardío como larvas y al año siguiente como ninfas (inicio de primavera) y adultos (verano tardío).[354,355] Requieren sangre como alimento para llevar a cabo las mudas de larva a ninfa y de ninfa a adulto, y para que la hembra adulta realice la ovoposición. La etapa de la garrapata más eficaz para la transmisión es la ninfa, que predomina durante la primavera tardía y al comienzo del verano, cuando se producen la mayoría de los casos de la enfermedad humana. La transmisión de ninfas también depende de su pequeño tamaño, el cual les permite escapar de la detección por más tiempo que las garrapatas

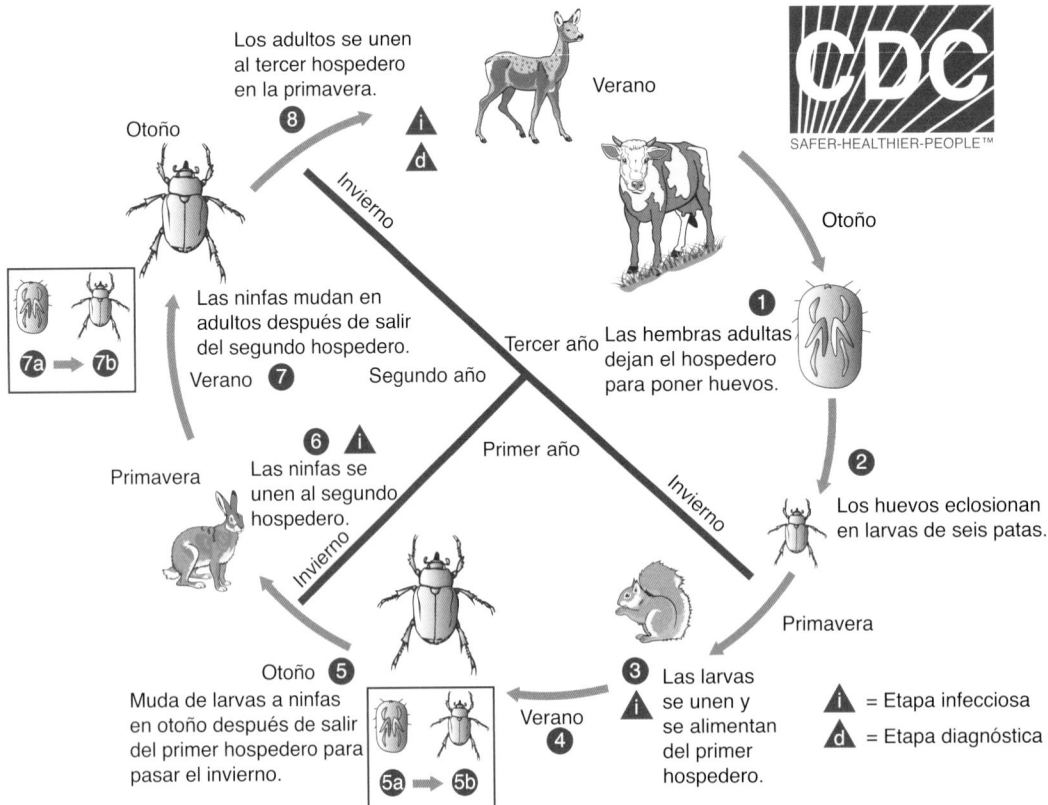

■ **FIGURA 20-12** Ciclo de vida de las garrapatas *Ixodes*, Estados Unidos.

adultas. Son tan pequeñas en las etapas de larvas y ninfas que muchos pacientes no recuerdan que los hayan mordido. Sin embargo, para transmitir la infección, una garrapata se tuvo que alimentar con la sangre de un roedor infectado. *B. burgdorferi* no se transmite verticalmente de padres a hijos; por lo tanto, las etapas larvarias de las garrapatas que no se han alimentado de un hospedero infectado no están infectadas y no pueden transmitir la infección. Como las garrapatas adultas macho rara vez se alimentan de los humanos, pues no necesitan alimentarse de sangre, es poco probable que ocurra la transmisión de la infección por esta vía.

Patogenia. La espiroqueta causal de la enfermedad de Lyme fue descubierta en 1982,[60] y fue descrita como una nueva especie y bautizada como *Borrelia burgdorferi* en 1984 por el investigador principal.[61,211,391] Burgdorfer y cols.[60] aislaron una espiroqueta proveniente del vector garrapata implicado, demostrando que la espiroqueta produce lesiones cutáneas en conejos y que el suero de los pacientes con artritis de Lyme contenía anticuerpos contra la espiroqueta. Después, Steere y cols.[448] fueron capaces de aislar esta espiroqueta de sangre, lesiones de la piel o LCR de pacientes infectados, así como de garrapatas. Poco después, las espiroquetas se aislaron de las lesiones de eritema migratorio y de aquellos con el síndrome de Bannwarth (es decir, meningitis linfocítica crónica y polirradiculitis) en Europa.[32,361]

Sin embargo, la enfermedad de Lyme probablemente ha existido desde hace mucho más tiempo. El examen retrospectivo de garrapatas *Ixodes ricinus* que se conservaron en museos húngaros y austríacos en 1884 y 1888, respectivamente, documentó la presencia de ADN de un miembro del complejo de *B. burgdorferi*.[287] Del mismo modo, las secuencias de *OspA* de *B. burgdorferi* se han revelado mediante técnicas moleculares en ratones de patas blancas atrapados en Massachusetts en 1894.[280] Por lo tanto, los focos americanos y europeos de la enfermedad de Lyme han estado presentes de forma independiente durante al menos 100 años.

La secuenciación completa del genoma de *B. burgdorferi* ha permitido la comprensión de la patogenia de la enfermedad de Lyme.[154] Una gran parte del genoma codifica lipoproteínas, de las cuales las proteínas de la superficie exterior son las más estudiadas. Las proteínas A y C de la superficie externa son especialmente importantes en la biología de la enfermedad de Lyme. La composición antigénica de la membrana externa cambia drásticamente cuando se hinchan las garrapatas *Ixodes* infectadas. Los estudios en animales demostraron que los genes *OspA* y *OspB* desempeñan un papel importante en la persistencia de la espiroqueta en la garrapata.[313,337,504] El gen *OspA* se expresa de forma predominante en el intestino medio de las garrapatas, donde es responsable de la adherencia al epitelio a través de un receptor de la garrapata, señalado como el receptor de la garrapata para *OspA* (TROSPA, *tick receptor for* OspA).[338] Las altas concentraciones de TROSPA permiten que la espiroqueta persista en el intestino de la garrapata cuando no se alimenta de sangre. Después de que la garrapata se alimenta de sangre, la espiroqueta migra a través del hemocele a las glándulas salivales. En el proceso, se regula la expresión de *OspA* y hay un aumento drástico en la cantidad de *OspC* que se produce.[337,339] Aunque la inmunidad mediada por vía celular y humoral se desencadenan contra diversos antígenos, la respuesta predominante de los anticuerpos tempranos se dirige contra *OspC*. El aumento de la expresión del gen *salp15* que codifica para una proteína de 15 kDa de las glándulas salivales inducida por la alimentación protege a la espiroqueta de que sea destruida por los anticuerpos.[394] El gen *salp15* inhibe la activación de linfocitos T al unirse a los correceptores CD4,[14] inhibe la muerte de *B. burgdorferi* mediada por complemento[395] y facilita la unión a *OspC*. El gen *OspC* también

es un factor determinante de la enfermedad clínica, ya que ciertas variantes se hallan sólo en las garrapatas, mientras que otras están relacionadas con la enfermedad localizada o limitada, o producen infecciones diseminadas más graves.[410,411] Lin y cols.[252] encontraron que los aislamientos predominantes de *B. burgdorferi stricto sensu* en el sureste de los Estados Unidos contienen variantes de *OspC* que no están relacionadas con enfermedad invasiva, lo cual puede explicar la relativa escasez de casos bien documentados de la enfermedad de Lyme clásica en esta región.

Epidemiología. La distribución de la enfermedad de Lyme por todo el mundo se correlaciona con la diversidad de vectores de garrapatas *Ixodes* en diferentes ubicaciones geográficas. *I. scapularis*, *I. ricinus* e *I. persulcatus* son los vectores más importantes de borreliosis de Lyme en todo el mundo.[200,354,435] En las regiones noreste y centro-norte de los Estados Unidos, el vector habitualmente es *I. scapularis* (lám. 20-1E), mientras que *I. pacificus* es portador de la espiroqueta en el noroeste.[449] Estas especies comparten muchas características y también se conocen como *garrapatas de patas negras* o *garrapatas de venado*. Ha existido controversia sobre la nomenclatura de las garrapatas de patas negras en el este de los Estados Unidos, pero la mayoría de los investigadores considerada a *I. dammini* como sinónimo de *I. scapularis*.[330,436] Las garrapatas de venado (*I. scapularis* y otras garrapatas en el complejo *I. ricinus*) pueden multiplicarse infectadas con *B. burgdorferi* y otros patógenos, incluyendo *B. microti* y el agente más recientemente reconocido de la anaplasmosis granulocítica humana (AGH), *Anaplasma phagocytophilum*. Como resultado, estas infecciones transmitidas por garrapatas comparten una distribución similar con la borreliosis de Lyme.[58] No es extraño que la coinfección por diversas combinaciones de *B. microti*, *A. phagocytophilum* y *B. burgdorferi* también se presente con tasas de hasta el 39% de los casos.[13] En el este de los Estados Unidos, la babesiosis y la borreliosis de Lyme se observan generalmente juntas y en aproximadamente el 80% de todas las coinfecciones diagnosticadas.[13] En Connecticut y Wisconsin, la coinfección de AGH y borreliosis de Lyme se presenta con menor frecuencia, en sólo el 3-15% de los pacientes.[13] En Europa, *I. ricinus* es el vector más frecuente, mientras que *I. persulcatus* es el principal hospedero artrópodo en Eurasia y partes de Asia.[66,99,354,435] Una enfermedad clínica que se asemeja a la artritis de Lyme se ha informado en Australia,[386] pero a pesar de la presencia de las garrapatas (*I. holocyclus* e *I. cornuatus*) que causan parálisis en perros y otros mamíferos,[432] no se ha identificado ninguna de las especies de garrapata *Ixodes* portadoras del complejo *B. burgdorferi sensu lato*, a pesar de realizar pruebas exhaustivas en garrapatas mediante cultivo y PCR.[386]

Otros factores ambientales también influyen en el desarrollo de la enfermedad humana en una región geográfica particular. Aunque en el norte de Colorado se presenta un ciclo enzoótico de la infección por *B. burgdorferi* en garrapatas *I. spinipalpus* y ratas de madera, la enfermedad de Lyme no es endémica en esta área.[289] La lejanía de esta zona puede llevar a la falta de contacto entre los seres humanos y esta especie de garrapatas, y ésta puede ser la explicación para la ausencia de la infección humana. La enfermedad de Lyme también está presente en la región Pacífico noroeste,[52] donde el vector es *I. pacificus*, pero ocurren casos con mucho menor frecuencia que en los estados norcentrales y del noreste. La diferencia en el ciclo de vida de las garrapatas *Ixodes* en los hospederos animales relevantes ofrece una explicación posible. En los estados centrales y orientales, el ratón de patas blancas actúa como el principal reservorio animal en el cual la espiroqueta crece fácilmente y se transmite a las

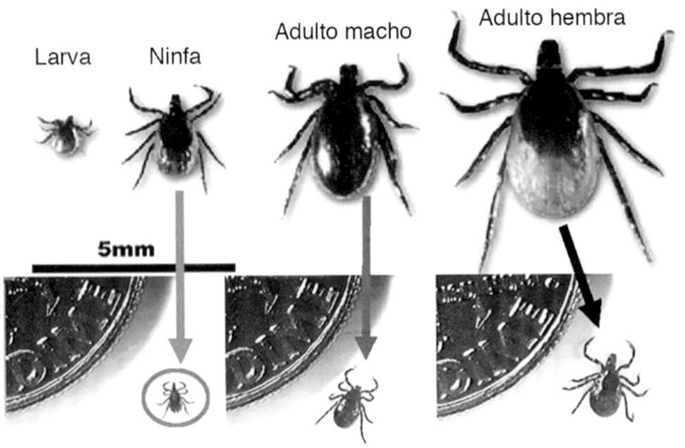

■ **FIGURA 20-13** Etapas de las garrapatas *Ixodides* (con autorización de www.permatreat.com).

garrapatas hambrientas. Por el contrario, las garrapatas en los estados de la región Pacífico se alimentan de lagartijas, en las cuales las borrelias se multiplican de forma escasa, limitando la intensidad de la infección en las poblaciones de garrapatas.[52] Las lagartijas también producen una sustancia borreliacida no identificada que puede limitar el crecimiento y la transmisión de este reservorio de espiroquetas. Una situación similar existe en los estados del sudeste, donde las garrapatas *I. scapularis* también se alimentan preferentemente de lagartijas, en lugar de ratones, que de igual forma pueden contribuir a la poca frecuencia de la enfermedad de Lyme típica en esta región.

También en Europa la presencia de roedores particulares dentro de un área geográfica aumenta la transmisión de la neuroborreliosis de Lyme. Se ha demostrado que la presencia de lirones comestibles (*Glis glis*) amplifica la transmisión de las espiroquetas en Europa central.[281] Los ratones con rayas negras también parecen ser un importante reservorio de roedores en dicha región y dan cuenta de la abundancia de garrapatas *I. ricinus* infectadas por espiroquetas, caso contrario a las lagartijas.[286] Las garrapatas *Ixodes* en fase de ninfa también pueden alimentarse de ratas en zonas urbanas; por lo tanto, la presencia de las ratas infectadas puede aumentar el riesgo de la enfermedad de Lyme para citadinos y visitantes por igual.[285] La intensidad de la transmisión de las espiroquetas en sitios particulares de Europa central parece correlacionarse de forma directa con la presencia de poblaciones de roedores y de manera inversa con la de lagartijas.

La enfermedad de Lyme es la infección transmitida por vector que se informa con mayor frecuencia en los Estados Unidos (fig. 20-13). En áreas endémicas, la probabilidad de contraer la enfermedad de Lyme después de una mordedura de garrapata es de 0.012-0.05.[266] La frecuencia de la infección por garrapatas en ciertas áreas de los Estados Unidos es de hasta el 75%,[177] y la densidad de las espiroquetas en garrapatas adultas varía de varios cientos a miles en estudios de campo publicados.[26,27,80,99] Un estudio epidemiológico detallado de varias zonas endémicas ha documentado la magnitud del problema. En Fire Island, Nueva York, la enfermedad sintomática se desarrolló en el 0.7-1.2% de los residentes de verano.[178] Se desarrollaron anticuerpos en 4 (3.1%) de 129 personas estudiadas serológicamente al inicio y al final del verano, pero sólo 2 de ellas eran sintomáticas. En Great Island, Massachusetts, se desarrolló la enfermedad de Lyme en aproximadamente un 3% de la población cada año, y la enfermedad se presentó en el 16% de la población durante los 4 años de estudio.[457] En retrospectiva, el caso más temprano tuvo lugar en 1962. La proporción clínica/subclínica estimada fue de 1:1.

Como ocurre con la sífilis, *B. burgdorferi* puede transmitirse de madre a bebé;[74, 415, 416, 501] sin embargo, los efectos totales de

la infección congénita aún no se conocen. Aunque no hay casos de la enfermedad de Lyme relacionados con transfusión sanguínea,[501] *B. burdorferi* causa espiroquetemia[167,490] y los microorganismos sobreviven durante largos períodos en eritrocitos almacenados. Por lo tanto, los pacientes que reciben tratamiento para la enfermedad de Lyme no deben donar sangre. Los criterios de elegibilidad específicos para la donación de sangre para los pacientes que completaron un curso de tratamiento antibiótico para la enfermedad de Lyme u otra infección grave están en www.redcrossblood.org/donating-blood/eligibility-requirements.

Las definiciones de caso de vigilancia en los Estados Unidos incluyen criterios tanto clínicos como de laboratorio por notificar sobre la enfermedad de Lyme.[20] Un caso de enfermedad de Lyme se define por tener los siguientes criterios clínicos: 1) diagnóstico médico de eritema migratorio ≥ 5 cm de diámetro o 2) al menos una manifestación objetiva tardía (musculoesquelética, cardiovascular o neurológica) con confirmación de laboratorio de la infección por *B. burdorferi*.[20] La confirmación del laboratorio requiere: 1) aislamiento de *B. burdorferi* de una muestra clínica o 2) demostración de concentraciones diagnósticas de anticuerpos IgM o IgG para *B. burdorferi* en suero o LCR.[20]

Un total de 248 074 casos de la enfermedad de Lyme se informaron a los CDC como parte del Sistema nacional de vigilancia de enfermedades de notificación obligatoria entre 1992 y 2006.[20] Durante este período de 15 años, el número anual de casos se multiplicó en más del doble, de 9 908 en 1992 a un total de 19 931 casos en 2006 (fig. 20-14). Aunque se han informado casos en casi cada estado, la distribución geográfica de los casos es altamente concentrada (93%) en el noreste y las regiones centro-norte, mientras que una cantidad mucho menor de los casos se registra en la costa oeste (fig. 20-15). La incidencia fue más alta entre niños de 5-14 años de edad, y el 53% de los casos de la enfermedad de Lyme se produjeron entre los hombres. Más pacientes que se presentaron con eritema migratorio tenían enfermedad con inicio en junio y julio, en comparación con sólo el 37% de los pacientes con artritis.

La enfermedad de Lyme es también el vector de transmisión informado con mayor frecuencia en Europa.[440] Las estimaciones recientes muestran que la borreliosis de Lyme presenta un gradiente de incidencia cada vez mayor de oeste a este, con las incidencias más altas en Europa central (p.ej., Eslovenia, 155/100 000) y la más baja en el Reino Unido (0.7/100 000) e Irlanda (0.6/100 000). Un gradiente de la disminución de la incidencia también se encuentra de sur a norte en Escandinavia y de norte a sur en Italia, España y Grecia.[253] La borreliosis de Lyme también se ha informado por todo el hemisferio norte, incluyendo los estados postsoviéticos.[109]

Con base en datos experimentales, las garrapatas *Ixodes* deben permanecer unidas durante al menos 24 h para transmitir la espiroqueta de manera eficaz.[356] Durante las primeras 12 h después de la fijación, el cuerpo de la garrapata permanece plano, pero después de la alimentación durante 24 h el cuerpo posterior de la ninfa comienza a extenderse y aproximadamente el 5% de las garrapatas infectadas transmiten las espiroquetas en este momento. Después de 48 h de alimentación, el cuerpo posterior se encuentra distendido por completo y se muestra opalescente; aproximadamente el 50% de las garrapatas infectadas transmiten las espiroquetas en este momento. Después de cuatro días de alimentación, casi todas las garrapatas infectadas transmitirán espiroquetas, momento en que las garrapatas son opacas y están tan hinchadas que el cuerpo es igual de grueso y ancho.[288] Los intentos por cultivar espiroquetas de la piel inmediatamente después de que se retira una garrapata infectada en un área hiperendémica tuvieron éxito en solamente 2 de 48 pacientes en quienes la garrapata había estado unida aproximadamente durante 24 h.[33]

La visualización del grado de congestión de la garrapata es una valoración subjetiva. Una medición más objetiva de la

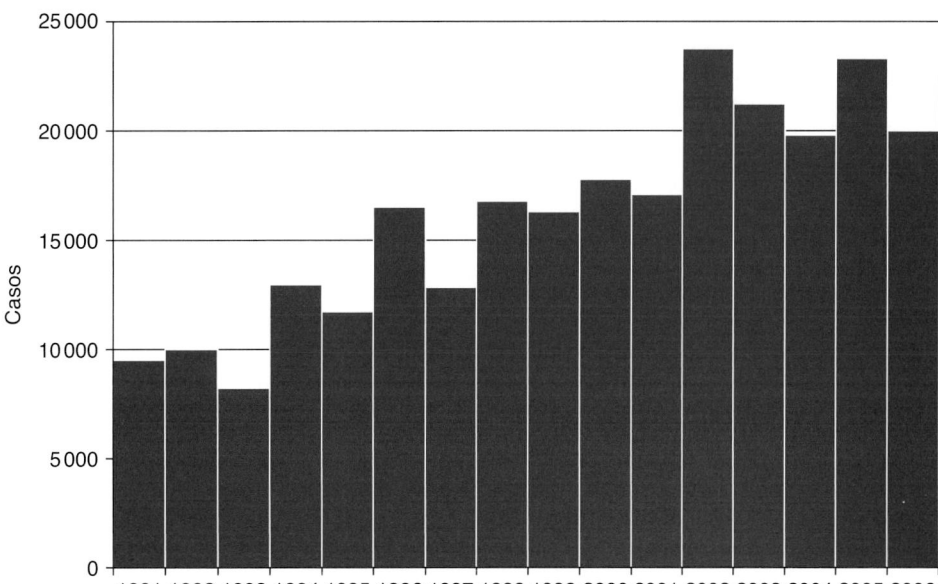

■ FIGURA 20-14 Número de casos informados de enfermedad de Lyme, Estados Unidos (1991-2006) (adaptado de las referencias 80 y 457).

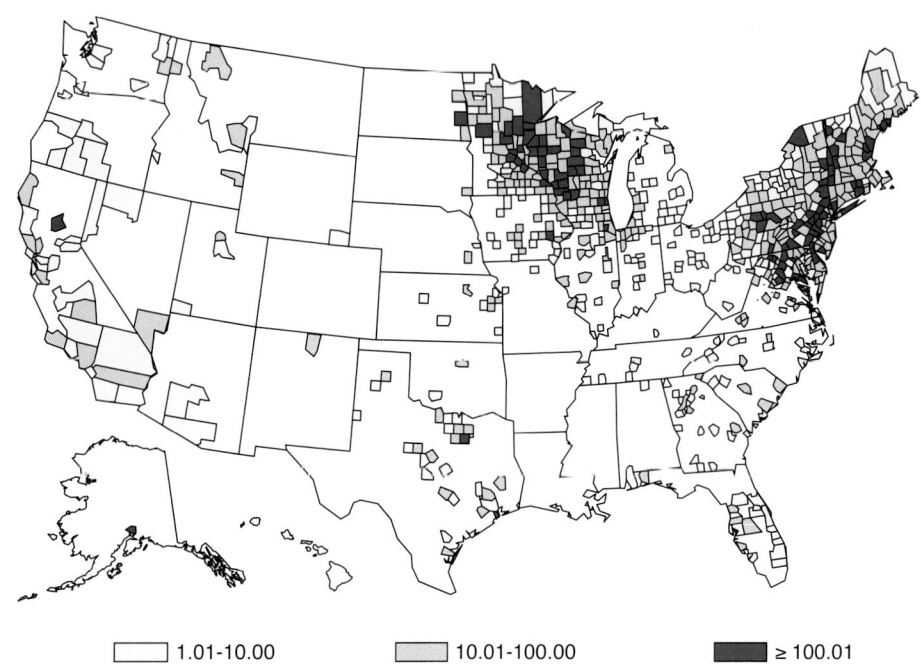

■ FIGURA 20-15 Distribución de la enfermedad de Lyme, Estados Unidos (2006) (adaptado de las referencias 80 y 457).

1.01-10.00   10.01-100.00   ≥ 100.01

congestión de la garrapata se ha propuesto como el "índice escutal".[137,356] Este índice se basa en que el cuerpo de una ninfa o una hembra adulta se hinchará mientras se alimenta de sangre; sin embargo, el escudo rígido permanecerá sin cambios. Por lo tanto, la relación entre el escudo y el cuerpo es una indicación aproximada del grado de congestión. El requisito para la alimentación prolongada antes de la transmisión proviene de varios factores: las espiroquetas deben pasar desde el intestino medio al hemocele, y de allí a las glándulas salivales, y las espiroquetas deben desestimular la producción de *OspA* y estimular la de *OspC*.[337,339]

El período de incubación desde la inoculación a través de una mordedura de garrapata hasta la aparición de síntomas clínicos es generalmente de 1-2 semanas, pero tiene una amplia variabilidad y puede ser mucho más corto (días) o mucho más largo,

hasta de meses o años. A menos que los pacientes se presenten con infección localizada temprana y una lesión de piel clásica, la enfermedad de Lyme puede ser difícil de diagnosticar clínicamente, ya que muchos de los últimos síntomas son inespecíficos y pueden observarse en otras enfermedades.

Prevención. Evitar la exposición a los vectores artrópodos es el mejor método disponible para prevenir una infección transmitida por garrapatas.[501] Sin embargo, la exposición a las garrapatas es inevitable en zonas endémicas de Lyme, y la mayoría de las personas contraen la infección en los patios arbolados de sus hogares. Otras medidas recomendadas para reducir el riesgo de infección incluyen utilizar camisas de manga larga y pantalones largos y repelentes de insectos, pero no se ha documentado la eficacia de estas medidas en estudios controlados. También se recomienda el control rutinario de la superficie entera del cuerpo después de estar en el exterior y la pronta extirpación de las garrapatas incrustadas. Se deben retirar las garrapatas intactas si es posible usando pinzas de punta fina que sujeten con firmeza la garrapata tan cerca de la piel como sea posible, y luego tirando con cuidado hacia arriba. No lograr quitar las piezas bucales de la garrapata no es motivo de alarma, ya que las espiroquetas se encuentran en sus glándulas salivales. No se recomienda el uso de un cerillo caliente, esmalte de uñas, petrolato u otros instrumentos de tortura. Después de la eliminación de la garrapata, se limpia el área con un antiséptico (http://www.cdc.gov/ncidod/dvbid/lyme/prevent. htm).

No se recomienda el uso rutinario de profilaxis antibiótica para prevenir la enfermedad de Lyme tras una mordedura de garrapata reconocida.[501] Des Vignes y cols.[111] investigaron la transmisión de *B. burgdorferi* de garrapatas infectadas extirpadas de pacientes en un área endémica. Se alimentó a estas garrapatas en ratones que después fueron evaluados para la infección. Se estima que la tasa de transmisión global fue del 4.6% para estas garrapatas infectadas. Magid y cols.[266] realizaron un análisis de decisión para evaluar los resultados, costes y coste-efectividad de tres estrategias alternativas para tratar la enfermedad de Lyme en pacientes mordidos por garrapatas *Ixodes* en áreas endémicas. El tratamiento empírico de pacientes no estuvo justificado cuando el riesgo de desarrollar la enfermedad de Lyme fue menor de 0.01.[266] La fijación prolongada de una garrapata alimentándose en una región endémica aumenta la probabilidad de transmisión, y el tratamiento empírico estará indicado cuando la probabilidad de infección de *B. burgdorferi* sea de 0.036 o superior.[266] Aunque la recuperación de la garrapata puede permitir su examen y confirmación como *Ixodes*, la detección de *B. burgdorferi* por cultivo o métodos moleculares no se correlaciona necesariamente con el desarrollo de la enfermedad de Lyme. Aunque la duración de la fijación de la garrapata y el grado de congestión medido por el índice escutal demostraron predecir la transmisión de *B. burgdorferi*,[137,356] la evaluación mediante PCR de la garrapata no vaticinó la transmisión.

Una dosis única de doxiciclina administrada dentro de las 72 h de la mordedura de *I. scapularis* es tan eficaz como los ciclos de antibióticos más prolongados para prevenir el desarrollo posterior de la enfermedad de Lyme.[307] La eficacia del tratamiento comparado con un placebo fue del 87%. Una dosis única de doxiciclina puede ofrecerse a adultos (200 mg) y niños mayores de 8 años de edad (4 mg/kg hasta 200 mg) si se cumplen los siguientes criterios: (1) la garrapata puede identificarse confiablemente como una garrapata *I. scapularis* adulta o ninfa que se estima que ha estado incrustada durante 36 h o más según el grado de ingurgitación de sangre de la garrapata o la certeza sobre el tiempo de exposición a la garrapata, (2) la profilaxis puede iniciar dentro de las 72 h siguientes a la extirpación de la garrapata, (3) la información ecológica indica que la tasa local de infección de las garrapatas con *B. burgdorferi* es del 20% o mayor (lugares de Nueva Inglaterra, de los estados del Atlántico y de Minnesota y Wisconsin) y (4) el tratamiento con doxiciclina no está contraindicado.[501] La opción de prescribir la profilaxis no debe tener una base empírica debido a los efectos secundarios, que aunque leves, fueron más frecuentes en los pacientes que recibieron una dosis única de doxiciclina que en quienes recibieron placebo.

Una vacuna recombinante contra la enfermedad de Lyme basada en la proteína de la superficie externa (*OspA*) de *B. burgdorferi* llamada *LYMErix*® fue desarrollada por GlaxoSmithKline y aprobada para su uso por la FDA en 1998. Dos estudios controlados que incluían a más de 100 000 personas que usaron LYMErix demostraron que la vacuna confiere inmunidad frente a *Borrelia* en el 49-68% de los pacientes en el primer año después

de dos dosis, y aumentó al 76-92% de eficacia después de que se administró una tercera dosis en el segundo año.[419,455] Sería necesaria una inyección de refuerzo regular para mantener la eficacia. El gen *OspA* fue elegido como el antígeno inmunizante, pues los anticuerpos borreliacidas que se obtuvieron pudieron matar la espiroqueta en la glándula salival de la garrapata y en el sitio de la mordedura antes de que se diseminara la infección. Un panel nacional de revisión recomienda que el uso de la vacuna se limite a individuos entre 15 y 70 años de edad expuestos a áreas de riesgo alto o moderado durante un período considerable. Aunque los efectos secundarios de la vacuna mostraron ser mínimos en los informes originales, se revelaron efectos secundarios autoinmunitarios en los receptores de la vacuna, lo que dio lugar a una investigación por parte de la FDA y los CDC. No se encontró ninguna conexión entre la vacuna y estos problemas de salud. Después de que se publicaron los temores acerca de los efectos secundarios de la vacuna, se rechazó la viabilidad comercial de LYMErix y se suspendió su fabricación en febrero del 2002. En la actualidad, la vacuna de Lyme sólo está disponible para perros (Novibac Lyme, Intervet/ScheringPlough Animal Health) y se basa en los antígenos de *OspA* y *OspC*. También se están investigando nuevas vacunas humanas usando la proteína C (*OspC*) de superficie exterior y glicolipoproteína como agentes de inmunización.[395]

Enfermedad clínica. La infección por *B. burgdorferi sensu stricto*, *B. afzelii* y *B. garinii* produce una enfermedad multisistémica con una amplia gama de síntomas específicos e inespecíficos. Aunque la progresión general de la enfermedad es similar y puede dividirse en tres etapas clínicas en Norteamérica y Europa, se pueden alterar las manifestaciones clínicas de cada etapa según la ubicación geográfica del paciente y el tipo de especie de *Borrelia* (tabla 20-10). Las primeras dos etapas de la enfermedad tienen lugar dentro de semanas o meses después de la infección por *Borrelia*, mientras que la tercera o última etapa se registra varios meses o años después. También puede producirse cierto grado de superposición entre estas etapas de la enfermedad de Lyme. Las manifestaciones clínicas de la afección en pacientes europeos tienen características distintivas no experimentadas con tanta frecuencia o no comparadas en lo absoluto con las de los Estados Unidos,[335,442] en particular con respecto al desarrollo de la enfermedad del SNC y a las manifestaciones crónicas de la piel. Esto se atribuye a que la infección en Europa ocurre sobre todo por *B. garinii*, que es altamente neurótropo. Por el contrario, la infección generalizada diseminada parece ser más frecuente en los Estados Unidos que en Europa. Como se comentó, se han observado diferencias clínicas entre los pacientes infectados en Nueva York por *B. burgdorferi sensu stricto* y los pacientes eslovenos infectados por *B. afzelii*. Se han publicado varias revisiones detalladas de las manifestaciones clínicas de la borreliosis de Lyme.[306,415,416,446,447,501]

Como se indica a continuación, el diagnóstico clínico de la enfermedad de Lyme en ausencia de lesiones cutáneas patognomónicas puede ser difícil debido a la naturaleza vaga de las quejas de muchos pacientes, particularmente durante las etapas tardías de la enfermedad o en la fase posterior a la enfermedad de Lyme (dolores musculoesqueléticos, malestar general, dolor de cabeza, fatiga, síntomas neurológicos inespecíficos, incluso trastornos del sueño). En una clínica universitaria de la enfermedad de Lyme, se encontró que el 38% de los niños fueron sobrediagnosticados y el 8% subdiagnosticados.[141] La cuarta parte de los pacientes que se diagnosticaron correctamente se trataron después de manera incorrecta. En un estudio de pruebas diagnósticas en un plan de salud por prepago en California, sólo el 19% de las pruebas de laboratorio fueron

TABLA 20-10 Diferencias de la neuroborreliosis de Lyme (NBL) europea y norteamericana

Característica clínica	NBL norteamericana	NBL europea
Subespecie de *Borrelia* causal	*B. burgdorferi sensu stricto*	En su mayoría *B. garinii*, ocasionalmente *B. afzelii*
NBL como porcentaje de los casos de Lyme	< 10%	> 35%
Varias lesiones de eritema migratorio	Frecuente	Infrecuente
Radiculitis dolorosa	Infrecuente (< 10%)	Frecuente (> 50%)
Presentación como meningitis "aséptica"	Mayoría	Minoría
Implicación de nervios craneales	VII, otros muy infrecuentes	Por lo general el VII, pero puede incluir otros
Manifestación crónica de la piel relacionada (linfadenosis o ACA)	Nunca	No infrecuente
Relacionada con artritis de Lyme	Frecuente	Casi nunca
Encefalomielorradiculitis crónica	Muy infrecuente (< 0.1% de NBL)	Más frecuente, pero inusual (< 3% de NBL)
Producción intratecal de anticuerpos	Minoría de los casos	Frecuente (> 50%)

ACA, acrodermatitis crónica atrófica.
Adaptado de la referencia 442.

ordenadas porque el médico sospechaba de la enfermedad de Lyme.[250] El 60% de las pruebas se ordenaron en su totalidad como parte de una batería de pruebas para los pacientes con quejas vagas. En una zona donde la enfermedad de Lyme es infrecuente, tal forma indiscriminada de ordenar las pruebas sólo agrava las limitaciones inherentes del diagnóstico de la borreliosis de Lyme descritos en la siguiente sección y contribuye al problema de los diagnósticos falsos positivos.

Enfermedad temprana (etapa I). El signo clínico clásico de infección localizada temprana de *B. burgdorferi* es una erupción circular que se extiende hacia el exterior llamada *eritema crónico migratorio* (ECM).[105,416,454] Esta lesión clásica se desarrolla en el sitio de la mordedura de la garrapata, de modo que el ECM puede encontrarse en múltiples localizaciones anatómicas y en diferentes grados. Se estima que se presenta en la mayoría de los pacientes infectados. También pueden informarse síntomas parecidos a los de la gripe, como dolor de cabeza, dolor muscular, fiebre y malestar general.[140,416] En New Jersey, el ECM se desarrolló en el 93% de los pacientes y aproximadamente la mitad tenían síntomas sistémicos, incluyendo linfadenopatía regional.[45] Asimismo, el 90% de los niños infectados en Connecticut mostraron erupción de la piel.[160]

De forma habitual, la erupción es roja y puede ser caliente, pero en general es indolora. De manera típica, el ECM se describe como una erupción en "diana" porque la parte más interna es de color rojo oscuro e indurada, la porción más externa es de color rojo, pero la del centro se aclara (fig. 20-16). Se ha puesto énfasis en el edema periférico con un aclaramiento en el centro de la lesión; no obstante, el enrojecimiento homogéneo o central fue más característico en un gran número de casos confirmados microbiológicamente.[425] El aclaramiento central fue más frecuente en pacientes eslovenos infectados por *B. afzelii* que en neoyorquinos infectados por *B. burgdorferi sensu stricto*.[460] La espiroqueta se cultiva con mayor facilidad a paritr del ECM durante la infección temprana, o puede visualizarse en el 40% de las muestras de biopsia por tinción con impregnación argéntica.

Infección diseminada temprana (etapa II). La segunda etapa de la enfermedad de Lyme resulta de la diseminación de las espiroquetas por todo el cuerpo.[447] El ECM se puede desarrollar en sitios del cuerpo distintos al área de la mordedura original de la garrapata. Los pacientes europeos pueden presentar también linfadenosis cutánea, una tumoración discreta

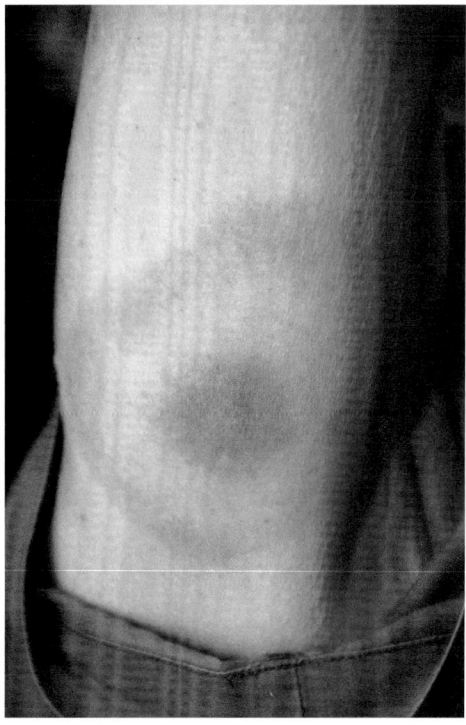

■ **FIGURA 20-16** Eritema migratorio, enfermedad de Lyme (cortesía de www.microbewiki.kenyon.edu/*Borrelia*).

violácea que por lo general se desarrolla en la cara, el lóbulo de la oreja, el pezón o el escroto.[440] Las manifestaciones de inflamación aguda grave, asimétrica, oligoarticular de las articulaciones[453] y neuroborreliosis son síntomas frecuentes de la infección diseminada temprana en pacientes no tratados.[334] Bowen y cols.[44] documentaron artritis en el 26% de sus pacientes, meningitis en el 10% y parálisis de nervio craneal en el 8%. La meningitis puede parecer purulenta. Los pacientes con neuroborreliosis también pueden tener síntomas de meningorradiculoneuritis (síndrome de Bannwarth) y encefalitis leve, aunque el estado mental alterado es el único síntoma informado en algunos casos de infección temprana del SNC.[332,334] Además, la infección diseminada de *Borrelia* también puede causar una hepatitis aguda, miocarditis aguda con bloqueo auriculoventricular asociado e infección oftálmica.

Infección persistente tardía (etapa III). La fase crónica de la enfermedad de Lyme se caracteriza en Norteamérica principalmente por artritis crónica y, por lo general, síntomas menos persistentes del sistema nervioso.[442] En contraste, los pacientes europeos infectados por *B. afzelli* o *B. garinii* tienen lesiones crónicas de la piel (ACA relacionada con infección por *B. afzelli*), síntomas neurológicos crónicos y artritis crónica (tabla 20-11).[440,442] Los episodios recurrentes de artritis disminuyen en frecuencia y gravedad cada año, pero algunos pacientes desarrollan sinovitis crónica y discapacidad permanente.

TABLA 20-11 Manifestaciones clínicas y abordaje diagnóstico recomendado para el diagnóstico de borreliosis de Lyme en la práctica clínica habitual

	Pruebas de diagnóstico primarias	Pruebas de diagnóstico auxiliares	Resultados clínicos de apoyo
Eritema migratorio			
Diagnóstico en función de antecedentes e inspección visual de la lesión cutánea.[a]	Las pruebas de laboratorio no son necesarias ni son recomendables si la lesión es típica. Las pruebas serológicas de la fase aguda y convaleciente[b] se recomiendan para pacientes con lesiones atípicas.[c]	Cultivo o PCR de una muestra de biopsia de piel	Mordedura de garrapata en la zona; linfadenopatía regional en pacientes de Norteamérica
Linfadenosis (manifestación infrecuente)			
Nódulo indoloro de color rojo azulado o placa, más frecuente en niños (especialmente en la oreja) que en adultos.	Pruebas serológicas[b] generalmente positivas al momento de la presentación; si es negativa, realizar la prueba de suero en la fase convaleciente (2-6 semanas más tarde).	Cultivo o PCR de una muestra de biopsia de piel	Mordedura de garrapata en la zona; eritema migratorio reciente o concomitante
Neuroborreliosis de Lyme			
Adultos: meningorradiculitis, meningitis y parálisis facial periférica; rara vez encefalitis, mielitis; muy rara vez vasculitis cerebral. Niños: meningitis y parálisis facial periférica.	Pleocitosis en LCR y síntesis de anticuerpos intratecales contra *B. burgdorferi sensu lato*.[d] Pruebas serológicas[b] por lo general positivas al momento de la presentación; si es negativa, realizar la prueba de suero en la fase convaleciente (2-6 semanas más tarde).	Detección de la borrelia de Lyme por cultivo o PCR de LCR Síntesis intratecal de IgM, IgG e IgA totales	Eritema migratorio reciente o concomitante
Borreliosis de Lyme cardíaca (manifestación infrecuente)			
Comienzo agudo de trastornos de conducción auriculoventricular, trastornos del ritmo y a veces miocarditis o pericarditis. Se deben excluir otros diagnósticos.	Pruebas serológicas[b] generalmente positivas al momento de la presentación; si es negativa, realizar la prueba de suero en la fase convaleciente (2-6 semanas más tarde).	No se recomienda	Eritema migratorio reciente o concomitante, trastornos neurológicos o ambos
Manifestaciones oculares (infrecuentes)			
Conjuntivitis, uveítis, papilitis, epiescleritis, queratitis.	Pruebas serológicas.[b]	Detección de *B. burgdorferi sensu lato* por cultivo o PCR del líquido ocular	Manifestaciones concomitantes o anteriores distintas a las definidas en la borreliosis de Lyme
Artritis de Lyme			
Episodios recurrentes o persistentes de hinchazón en una o más articulaciones grandes. Se deben excluir otros diagnósticos.	Pruebas serológicas.[b] Como regla general, se presentan altas concentraciones de anticuerpos IgG del suero específico.	Análisis de líquido sinovial Detección de *B. burgdorferi sensu lato* mediante PCR del líquido sinovial o tejido	Manifestaciones concomitantes o anteriores distintas a las definidas en la borreliosis de Lyme
Acrodermatitis crónica atrófica			
Lesiones persistentes de color rojo o rojo azulado, por lo general en las superficies externas de las extremidades; hinchazón pastosa inicial; las lesiones finalmente se volverán atróficas.	Pruebas serológicas.[b] Como regla general, se presentan altas concentraciones de anticuerpos IgG del suero específico.	Histología Cultivo o PCR de una muestra de biopsia de piel	Manifestaciones concomitantes o anteriores distintas a las definidas en la borreliosis de Lyme

[a]Si es menor de 5 cm de diámetro, se requieren antecedentes de mordedura de garrapata, un retraso en la aparición después de la mordedura de garrapata de al menos dos días y una erupción que se expande en el sitio de la mordedura de la garrapata.
[b]Se recomiendan pruebas serológicas de dos niveles, pero las más nuevas del primer nivel y el análisis de inmunotransferencia están incorporando cada vez más los mismos péptidos o antígenos recombinantes inmunodominantes de *B. burgdorferi sensu lato*; sin embargo, no está claro si continuar con el segundo nivel de la inmunotransferencia aumenta la especificidad global de la prueba serológica.
[c]Como regla, se tienen que evaluar en paralelo las muestras iniciales y las de seguimiento para evitar malinterpretar los cambios causados por la variación interanálisis.
[d]En los casos tempranos, los anticuerpos específicos producidos por la vía intratecal podrían seguir ausentes.
Adaptado de la referencia 442.

Tratamiento. El tratamiento antimicrobiano oportuno en las etapas iniciales de la enfermedad de Lyme es generalmente eficaz para controlar los síntomas y prevenir la progresión de la enfermedad. La Infectious Diseases Society of America proporcionó guías para la práctica.[250] En los estadios posteriores de la enfermedad, la utilidad de la terapia antimicrobiana es menos clara.[222,501]

Respuesta de anticuerpos, perfil serológico e inmunidad. *B. burgdorferi sensu lato* expresa diferentes proteínas de superficie en respuesta a su ambiente.[200] Los estudios recientes de la expresión de microarreglos empleando genes muestran que la bacteria expresa diferencialmente genes en el hospedero mamífero, y que distintos antígenos se expresan en las diferentes etapas de la enfermedad de la borreliosis de Lyme.[200,327] Además, la conformación antigénica también es diferente entre especies distintas de *B. burgdorferi sensu lato*.[7] Por lo tanto, la composición antigénica compleja de las borrelias hace que la selección de antígenos particulares para los análisis serológicos de diagnóstico de la borreliosis de Lyme sea un desafío, y la selección de antígenos afecta la realización de las pruebas serológicas de este trastorno en pacientes que se presentan en las diferentes etapas de la infección.[7,499] Las respuestas fuertes de IgM e IgG se desarrollan unos cuantos días después de la infección ante la proteína flagelar *flagelina* (41 kDa), o *FlaB*, y la proteína *FlaA* de la envoltura externa flagelar, como algunos de los antígenos inmunodominantes en la borreliosis de Lyme temprana.[4,5] No obstante, estos antígenos tienen alta reactividad cruzada con otros antígenos bacterianos y epítopos en tejidos de mamíferos,[261] de forma que las pruebas que utilizan estas proteínas carecen de especificidad. Otro antígeno inmunodominante encontrado en la infección temprana es la proteína *OspC* codificada por plásmidos (21-25 kDa). Este antígeno es heterogéneo entre las especies de *B. burgdorferi sensu lato*,[5,495] pero las regiones del epítopo conservadas dentro de esta proteína han permitido el desarrollo de un péptido sintético que contiene *OspC* conservado con extremo C-terminal de 10 aminoácidos (pepC10).[282,336] La proteína *BmpA* es inmunógena (39 kDa) y es codificada por un gen localizado en el grupo *bmp* (genes *BmpA* a *D*).[55] Debido a la heterogeneidad de las secuencias de la proteína de *BmpA* de diferentes especies de *B. burgdorferi sensu lato*, este antígeno tiene una utilidad diagnóstica limitada.[55] Una lipoproteína de la membrana externa codificada por el plásmido lineal lp-28-1 de *B. burgdorferi* B31, designada como *proteína con expresión de secuencia tipo Vmp* (*VlsE*) (34-35 kDa), se conserva en la especie *B. burgdorferi sensu lato* y es bastante inmunógena, esto la ha hecho viable como antígeno inmunodominante ampliamente reactivo para el diagnóstico de la borreliosis de Lyme.[237,251] Por último, hay otros antígenos que se expresan en el hospedero mamífero que se utilizan para el diagnóstico, incluyendo P35/BBK32 (47-kDa), P37 y P66.[147,270] Estos antígenos se encuentran en las garrapatas durante su alimentación con sangre[147] y aparecen durante las primeras etapas de la infección humana como antígenos inmunodominantes altamente específicos.[270]

La detección de anticuerpos IgM frente a IgG a uno o más antígenos de *B. burgdorferi sensu lato* depende de la duración de la infección, las manifestaciones de la borreliosis de Lyme y el tipo y fuente del antígeno utilizado. Empleando Western blot para IgM Western, la cantidad de antígenos detectados y la fuerza de la respuesta inmunitaria según la intensidad de la banda son más robustas en muestras de pacientes sintomáticos con ECM, con múltiples ECM o con ECM durante más de dos semanas.[7] Los pacientes con neuroborreliosis de Lyme temprana también presentan una respuesta inmunitaria ampliada y mejorada.[5] En contraste, los pacientes asintomáticos con ECM solitario que ha estado presente por lo menos dos semanas tienen una respuesta inmunitaria más débil y menos amplia. Los anticuerpos pueden estar ausentes al inicio, pero aparecen después de varias semanas.

Una respuesta a la *OspA* tiende a presentarse tarde, pero se puede detectar en títulos bajos o en complejos con espiroquetas temprano en el curso de la infección si se utilizan técnicas especiales.[397] Una respuesta a la proteína *OspC* o al antígeno menos específico flagelina se presenta generalmente en el suero temprano.[269] Para la máxima sensibilidad en la enfermedad de Lyme temprana, se ha recomendado el empleo de un análisis de IgM, ya sea por técnicas de inmunofluorescencia[297] o inmunotransferencia.[4] Los títulos de IgM específicos pueden permanecer aumentados durante todo el curso de la enfermedad y años después del tratamiento; por lo tanto, la presencia de IgM no puede utilizarse para establecer la infección aguda.[194] Se ha recomendado la obtención de una segunda muestra 8-14 días después de la muestra de referencia para documentar la seroconversión en la enfermedad de Lyme temprana. Si se detecta IgM sola un mes o más después de la infección, el resultado de la IgM probablemente sea un falso positivo.

La mayoría de los pacientes con *B. burgdorferi* presentan una respuesta inmunitaria eficaz que es protectora de la reinfección por una cepa similar. Aunque aparentemente infrecuentes, ha habido ejemplos bien documentados de reinfección por una nueva cepa de *B. burgdorferi* (según lo determinado por análisis molecular de los aislamientos secuenciales) en pacientes que han recibido tratamiento temprano para ECM.[326] No es claro si se producen reinfecciones después de una enfermedad natural sin tratar.

La infección sintomática no parece presentarse en la vida silvestre, pero la enfermedad puede desarrollarse en animales domésticos.[148,267] Kornblatt y cols.[228] describieron la artritis de Lyme en perros. Duray describió la histopatología de la enfermedad de Lyme.[122]

Diagnóstico de laboratorio. Se han publicado varias excelentes revisiones detalladas sobre el diagnóstico de laboratorio de la enfermedad de Lyme.[7,372,494] Las pruebas serológicas que documentan la presencia de anticuerpos específicos que se dirigen hacia uno o más antígenos de *Borrelia* son todavía el principal método utilizado para el diagnóstico de la borreliosis de Lyme, aunque también puede diagnosticarse mediante el cultivo de la espiroqueta y por la demostración de espiroquetas en el tejido a través de técnicas inmunológicas o moleculares. La eficacia general comparativa de diversas técnicas de laboratorio en el diagnóstico de enfermedades de Lyme en 47 pacientes con ECM se resume en el recuadro 20-2.

RECUADRO 20-2

Investigación de laboratorio de 47 pacientes adultos con eritema migratorio

Procedimiento de laboratorio	Rendimiento diagnóstico (%)
PCR cuantitativa de biopsia de piel	80.9
Prueba serológica de dos etapas de muestras convalecientes	66.0
PCR con cebadores internos convencional	63.8
Cultivo de piel	51.1
Hemocultivo	44.7
Prueba serológica de muestras agudas	40.4
Adaptado de la referencia 325.	

Las recomendaciones sobre métodos de diagnóstico proporcionados por un grupo de consenso en 1997[478] se actualizaron recientemente,[501,233] pero no han cambiado claramente. Se debe evaluar al paciente para la enfermedad de Lyme sólo cuando la probabilidad antes de la prueba en función de sus antecedentes de exposición y síntomas clínicos se ubique entre 0.2 y 0.8.[478] Sin embargo, puede ser difícil determinar la probabilidad antes de la prueba en cada paciente debido a lo inespecífico de los síntomas (fatiga, artralgias, dolor de cabeza). El uso indiscriminado de pruebas diagnósticas para borreliosis de Lyme en pacientes no seleccionados con probabilidad baja previa a la prueba dará más resultados falsos positivos que casos verdaderos.[7] La prueba para la borreliosis de Lyme de pacientes con ECM clásico no es necesaria, ya que el tratamiento empírico sólo ha demostrado ser más coste-efectivo debido a la baja sensibilidad de los análisis de anticuerpos de borreliosis de Lyme en esta etapa temprana de la infección.[316] Incluso después de más de tres décadas de experiencia, ordenar pruebas diagnósticas para borreliosis de Lyme de manera inapropiada y los resultados inexactos que conllevan al tratamiento antimicrobiano inadecuado aún son un problema.[3,7,150,305,347,364]

Detección directa. Esta sección se refiere a una variedad de pruebas de laboratorio para detectar e identificar la espiroqueta *B. burgdorferi sensu lato* en muestras biológicas, como vectores de garrapatas, reservorios de hospederos, animales que han sido inoculados de forma experimental y tejidos y muestras de líquidos corporales de pacientes con borreliosis de Lyme. Actualmente, existen cuatro abordajes diferentes que se han utilizado para la detección directa de la infección por *B. burgdorferi*, incluyendo la exploración microscópica, la detección de antígenos específicos, el cultivo *in vitro* del microorganismo y el análisis molecular de los ácidos nucleicos específicos de *B. burgdorferi*. De éstos, tanto las pruebas directas de detección microscópica como las de captura de antígeno tienen utilidad clínica limitada en el laboratorio clínico, por lo que se proporciona sólo una breve descripción.

Detección morfológica. Se distribuyen cantidades escasas de espiroquetas de manera irregular en las muestras clínicas, haciendo la visualización microscópica de *B. burgdorferi* en tejidos demasiado insensible para la mayoría de las etapas de la enfermedad.[7,106,123] La morfología de las espiroquetas también es variable y puede ser difícil de distinguir a partir de los tejidos del hospedero en cortes histológicos.[123] Aunque los métodos de impregnación argéntica (Warthin-Starry, Steiner, Dieterle)[106] tiñen *B. burgdorferi* y se utilizan para detectar el microorganismo en el tejido, este método de tinción es muy inespecífico y puede detectar cualquier tipo de bacteria. Por lo tanto, se deben utilizar antisueros específicos para confirmar la identificación de espiroquetas en las muestras clínicas. La observación microscópica se utiliza principalmente para la detección de *B. burgdorferi* en vectores de garrapatas durante estudios de campo o estudios de vigilancia.

Análisis de detección de antígenos. Se dispone de dos tipos de pruebas de detección de antígenos en el mercado: el análisis de inmunoadsorción enzimática (ELISA) de captura del antígeno y la Western blot inversa. Aunque estos análisis se realizan fácilmente en el laboratorio clínico, no se deben utilizar para el diagnóstico de laboratorio de la borreliosis de Lyme activa o supuesta debido a su bajo rendimiento y reproducibilidad.[7,97,223] Klempner y cols.[223] realizaron pruebas del antígeno de Lyme en muestras de orina de 10 controles sanos y encontraron resultados discrepantes de la prueba en alícuotas de la misma muestra en ocho y, de manera concordante, resultados falsos positivos en los otros dos. Se han encontrado problemas similares usando un análisis de la captura del antígeno para detectar antígenos de *B. burgdorferi* en muestras de LCR de pacientes con sospecha de borreliosis de Lyme.[96]

Cultivo. El cultivo de *B. burdorferi* fue el primer método de detección utilizado y aún es el estudio de referencia para el diagnóstico de laboratorio de la borreliosis de Lyme. *B. burgdorferi* se ha aislado empleando el medio de Kelly libre de células modificado para el dagnóstico de espiroquetas desarrollado por

---

RECUADRO 20-3

Medio de Barbour-Stoenner-Kelly para el cultivo de *B. burgdorferi* (medio BSK II)

1. Limpiar todo el material de vidrio con detergente, enjuagar en agua destilada en vidrio y esterilizar en autoclave.

2. A 900 mL de agua destilada en vidrio agregar 100 mL de concentrado 10× de medio CMRL 1066 sin glutamina.

3. Añadir a 10× CMRL 1066 en el siguiente orden:
   5 g de neopeptona (Difco Laboratories, Detroit, MI)
   60 g de albúmina sérica bovina, fracción V (Miles Laboratories, Elkhart, IN; No.81-003)
   2 g de Yeastolate (Difco)
   6 g de ácido *N*-2-hidroxietilpiperazina-*N*-2-etanesulfónico (HEPES; SigmaChemical Co., St. Louis, MO)
   5 g de glucosa
   0.7 g de citrato de sodio
   0.8 g de piruvato de sodio
   0.4 g *N*-acetilglucosamina (Sigma)
   2.2 g de bicarbonato de sodio

4. Ajustar el pH del medio a 20-25 °C a 7.6 con 1 N NaOH.

5. Añadir 200 mL de gelatina al 7% (Difco) que se ha disuelto en agua hirviendo.

6. Esterilizar por filtración con presión de aire (0.2 fm nitrocelulosa, Millipore Corp., Bedford, MA). Almacenar el medio a 4 °C.

7. Antes de su uso, agregar suero de conejo sin calentar ("trazas hemolizadas," Pel Freez Biologicals, Inc., Rogers, AR) a una concentración final del 6%.

8. Dispensar en tubos o botellas de vidrio o poliestireno. Llenar recipientes al 50-90% de la capacidad y tapar con firmeza.

De la referencia 26.

Barbour[26] (tabla 20-11 y recuadro 20-3), aunque se han hecho varias modificaciones a este medio con el tiempo.[357] Las preparaciones de medios actuales, como Barbour-Stoenner-Kelly II (BSK II) (recuadro 20-3) demuestran mejor crecimiento y aislamiento de la espiroqueta en inóculos inferiores en menos tiempo. El proceso es relativamente fácil cuando las garrapatas infectadas se trituran y cultivan (*véase* la lám. 20-1E). El subcultivo en agar a partir de caldo lleva a la formación de colonias de espiroquetas con morfología diferente.

El cultivo es más eficaz en la enfermedad de Lyme temprana y rara vez es positivo en etapas posteriores. *B. burgdorferi sensu lato* puede cultivarse a partir de líquidos corporales (p. ej., LCR, sangre, líquido sinovial) y biopsias (p. ej., lesiones de piel, incluyendo ECM, ACA, linfocitoma por borrelia y ocasionalmente tejido cardíaco) de pacientes con borreliosis de Lyme.[7] Sin embargo, incluso en la etapa primaria, las espiroquetas se aislaron a partir de lesiones de piel sólo en el 51% y a partir de sangre en el 45% de los 47 pacientes adultos con diagnóstico clínico de enfermedad de Lyme.[325] Por lo general, *B. burgdorferi sensu stricto* no puede aislarse a partir de cultivos de la piel de lesiones de ECM en pacientes que reciben tratamiento con antibióticos. La producción parece ser mayor cuando las lesiones son grandes y múltiples, como en la fase secundaria diseminada de la enfermedad.[298] Se debe cultivar sangre citratada[298] y los tubos se incuban a 34-37 °C en la oscuridad. Después de la incubación durante 2-3 semanas, los cultivos se observan por microscopia en campo oscuro o microscopia de fluorescencia con tinción de fluorocromo naranja de acridina o un anticuerpo específico marcado con fluorescencia.[372] La identidad de cualquier microorganismo espiralado detectado se debe confirmar como *B. burgdorferi sensu lato* por la demostración de la reactividad con reactivos monoclonales específicos o por la detección de secuencias específicas de ADN mediante PCR.

Detección molecular. Schmidt,[392] Dumler[119] y, recientemente, Aguero-Rosenfeld[3,7] proporcionaron una extensa revisión de los métodos de amplificación molecular en el diagnóstico de la enfermedad de Lyme. Los métodos basados en PCR se han utilizado principalmente para el diagnóstico de borreliosis de Lyme, ya sea mediante PCR convencional, PCR con cebadores internos, PCR cuantitativa, PCR competitiva o, cada vez más, PCR en tiempo real. Por lo general, las dianas utilizadas en la PCR son genes del cromosoma de *B. burgdorferi*, como *rrs, flaB, recA, p66* y el gen *OspA* derivado del plásmido.[3,392] La realización de un análisis basado en PCR de *B. burgdorferi sensu lato* depende de la selección de los genes diana y el conjunto de cebadores para la amplificación. Los análisis de detección molecular para la enfermedad de Lyme no han sido aplicados de forma amplia por los laboratorios clínicos debido a su comportamiento variable para diferentes muestras clínicas, menor confiabilidad debido a la potencial contaminación de la muestra, sensibilidad más baja después de la administración del tratamiento antibiótico y las dificultades con la interpretación clínica de un resultado positivo. Como la cantidad de espiroquetas en tejidos infectados o líquidos corporales de pacientes es baja, la recolección, el transporte y la preparación rápida de ADN a partir de muestras clínicas son críticos para proporcionar resultados de PCR consistentes y confiables. Las pruebas de amplificación de *B. burdorferi* también son susceptibles a presentar resultados falsos positivos debido a contaminación cruzada o por las secuencias de ácidos nucleicos compartidas con otros microorganismos.[300,392] Las pruebas de amplificación totalmente validadas para *B. burgdorferi* sólo están disponibles a través de la remisión de las muestras clínicas específicas (p. ej. sangre y LCR) a un laboratorio de referencia.

Las técnicas de amplificación han demostrado mayor sensibilidad que el cultivo o detección morfológica en la piel de las lesiones de ECM,[375] en sangre periférica y en líquido articular.[333] La detección de ADN de *B. burgdorferi* por PCR en lesiones de ECM oscila entre el 36 y 88%.[7] Las biopsias de piel tomadas de los pacientes con ECM durante la fase III de un estudio de vacunas en los Estados Unidos fueron positivas en el 64% de los pacientes.[455] En Europa, el ADN de *B. burgdorferi* fue detectado en el 54-100% de las muestras de biopsia de piel de pacientes con ACA, dependiendo de las secuencias diana utilizadas para la detección.[7] En general, la sensibilidad de la PCR para la detección de ADN de *B. burgdorferi sensu lato* en muestras de sangre, plasma o suero de pacientes con ECM y enfermedad diseminada temprana es baja e insignificante en los pacientes con síndromes posteriores de la enfermedad de Lyme. El ADN de las borrelias se documentó prospectivamente en el suero de 14 de 76 pacientes (18.4%) con ECM,[167] y el número de síntomas clínicos fue el predictor independiente más fuerte de espiroquetemia. Parece que la espiroquetemia en pacientes con enfermedad de Lyme aguda es tanto de bajo nivel como intermitente.[490] Sin embargo, ninguno de los 78 pacientes con síndromes posteriores de la enfermedad de Lyme, incluso en los 39 pacientes por Western blot para IgG positiva, tenía ADN de la espiroqueta detectado en las muestras de sangre mediante PCR.[222] La detección del ADN de *B. burgdorferi* por PCR en líquido sinovial tiene una buena sensibilidad para el diagnóstico de artritis de Lyme.[7,318,362] Un total de 75 (85%) pacientes con artritis de Lyme tenían una PCR positiva en líquido sinovial para *B. burgdorferi* en un estudio de los Estados Unidos, y de los 73 pacientes no tratados o tratados de forma incompleta con antibióticos, el 95% tenían una PCR positiva.[318] Este estudio también demostró una amplia variabilidad en la sensibilidad de la prueba PCR según el conjunto de cebadores utilizado.

Las muestras de LCR de pacientes con una amplia gama de síntomas neurológicos en los Estados Unidos y en Europa han sido evaluadas mediante PCR específica para *B. burgdorferi*.[119,238,317,318,331] A pesar de los informes de que el ADN de espiroquetas se encuentra en el LCR de algunos pacientes con síntomas neurológicos,[262] la interpretación de un resultado positivo de PCR de LCR puede ser difícil debido a la falta de una definición estandarizada para apoyar el diagnóstico clínico de neuroborreliosis de Lyme. El examen del LCR de pacientes con ECM documentó ADN de borrelia en 8 de 12 pacientes, 4 de los cuales no tenían anomalías ni síntomas neurológicos. La sensibilidad de la PCR a partir de LCR en pacientes con enfermedad sintomática neurológica también ha sido baja.[238] La sensibilidad de la PCR en LCR fue del 38% en la neuroborreliosis temprana y del 25% en la final, respectivamente, en un estudio en los Estados Unidos, y los resultados de la PCR fueron afectados por la administración de tratamiento antibiótico previo.[317] Estudios similares en Europa demostraron que la PCR de LCR fue positiva sólo en pacientes con borreliosis de Lyme con pleocitosis en LCR.[331] Los resultados de la detección molecular en la orina también han sido decepcionantes.[119] Bergmann y cols. crearon recomendaciones para aumentar el rendimiento de la PCR en orina.[34]

Los análisis de PCR en tiempo real han sido validados con una variedad de muestras clínicas.[17,259,398] La gran ventaja de los análisis de PCR en tiempo real es la capacidad para cuantificar el número de espiroquetas en las muestras clínicas. Se utilizó un análisis en tiempo real para detectar ADN de *recA* en el 80% de 50 pacientes con ECM en los Estados Unidos, y la cantidad de espiroquetas osciló entre 10 y 11 000 (media = 2 462) en una muestra de biopsia de piel de 2 mm.[259] La PCR en tiempo real también se ha utilizado para cuantificar el número de espiroquetas en las biopsias de la membrana sinovial y el líquido sinovial en pacientes con artropatía de Lyme.[398]

Aunque la PCR es muy sensible para la detección de ADN de *B. burgdorferi* en las muestras de biopsia de piel de pacientes con ECM, las pruebas de amplificación no añaden un valor significativo para el diagnóstico precoz de la enfermedad de Lyme, ya que la prueba es rara vez necesaria a medida que la lesión de la piel es patognomónica. El diagnóstico de borreliosis de Lyme diseminada puede apoyarse por medio de la PCR de líquido sinovial o tejido en pacientes con artritis de Lyme, y menos frecuentemente por PCR de LCR en pacientes con sospecha de neuroborreliosis. La detección de ADN de borrelia en LCR, a pesar de una baja sensibilidad, puede ser útil debido a la dificultad en la interpretación de anticuerpos en el SNC. Sin embargo, la especificidad de una prueba molecular puede incrementarse con una evaluación inicial del paciente en busca de la presencia de anticuerpos de borrelia, los cuales deben estar uniformemente presentes en suero en las etapas avanzadas de la enfermedad; esta proyección aumentaría la probabilidad previa a la prueba de muestras analizadas y el rendimiento de la prueba.

Serología. Como los métodos para la detección directa de *B. burgdorferi sensu lato* en muestras clínicas carecen de sensibilidad y no son factibles para su uso en el laboratorio clínico, los métodos de detección de anticuerpos aún son la vía principal para confirmar el diagnóstico clínico de borreliosis de Lyme. El desarrollo de análisis serológicos precisos y confiables para diagnosticar borreliosis de Lyme ha sido difícil por la cantidad de antígenos que se expresan diferencialmente en la garrapata y el hospedero mamífero (*véase* la sección de respuesta de anticuerpos, el perfil serológico y la inmunidad). Las diferencias antigénicas entre la especie *B. burgdorferi sensu lato* significan que los kits de prueba también deben modificarse dependiendo de la ubicación geográfica donde se adquiere la infección (Estados Unidos o Europa).[7] Por último, las pruebas serológicas han tenido una limitada validación en pacientes en los que se ha confirmado un diagnóstico clínico de la borreliosis de Lyme por cultivo como método de referencia; por lo tanto, la serología también tiene varias limitaciones para el diagnóstico, las cuales serán descritas.

Análisis de anticuerpos inmunofluorescentes. Los análisis serológicos tempranos incluyeron pruebas indirectas de anticuerpos inmunofluorescentes (AIF), que utilizan espiroquetas cultivadas fijadas en portaobjetos de vidrio, seguido de la dilución del suero de un paciente, absorción de anticuerpos no

específicos, adición de anticuerpos marcados con isotiocianato de fluoresceína y, finalmente, detección de la presencia de anticuerpos por microscopia de fluorescencia.[272] Los títulos positivos de 1:256 o de 1:128 para IgG e IgM, respectivamente, se consideran indicadores de borreliosis de Lyme. Debido a la subjetividad de la interpretación de la microscopia de fluorescencia, este análisis se modificó para utilizar antígenos unidos a una membrana (FIAX) con el grado de fluorescencia detectado por un sistema automatizado. Aunque se han utilizado AIF,[272] inmunoanálisis de fluorescencia cuantitativa[350] y fluoroinmunoanálisis,[184] fueron reemplazados por el EIA por un mejor desempeño y por la eficacia secundaria a su automatización.

Enzimoinmunoanálisis. Se deben realizar pruebas serológicas de la sangre periférica en todos los pacientes que cumplan los criterios de sospecha de borreliosis de Lyme. Los CDC recomiendan un abordaje en dos etapas para diagnosticar una enfermedad activa e infecciones anteriores, como se indica en la figura 20-17.[78] Un EIA altamente sensible o, con menor frecuencia, un AIF deben utilizarse como prueba inicial seguida de un Western blot. No es necesario estudiar más los sueros negativos, pero se deben obtener los sueros convalecientes (extraídos cuatro semanas después de la primera) si está clínicamente indicado. Si un paciente con sospecha temprana de borreliosis de Lyme tiene serología negativa, debe repetirse la serología realizando pruebas pareadas de las muestras de suero en la fase aguda y en la convaleciente. Todas las muestras positivas o ambiguas según la prueba EIA o AIF inicial se deben confirmar mediante Western blot estándar. A los pacientes que se encuentran en la fase temprana de la enfermedad (es decir, las primeras cuatro semanas desde el inicio de la enfermedad) se les deben realizar la prueba Western blot para IgM e IgG. Un resultado positivo de la prueba de IgM por sí mismo no debería utilizarse en la determinación de la enfermedad activa en personas con enfermedad de mayor duración, debido a la gran probabilidad de un resultado falso positivo en ellos.[78] Se debe encontrar una fuerte reacción en la prueba Western blot para IgG para antígenos específicos de *B. burgdorferi* en las muestras de suero de pacientes con enfermedad de Lyme diseminada o tardía (*véase* la sección inmunotransferencias).[78] La exploración del LCR para anticuerpos producidos intratecalmente también debe realizarse para el diagnóstico de

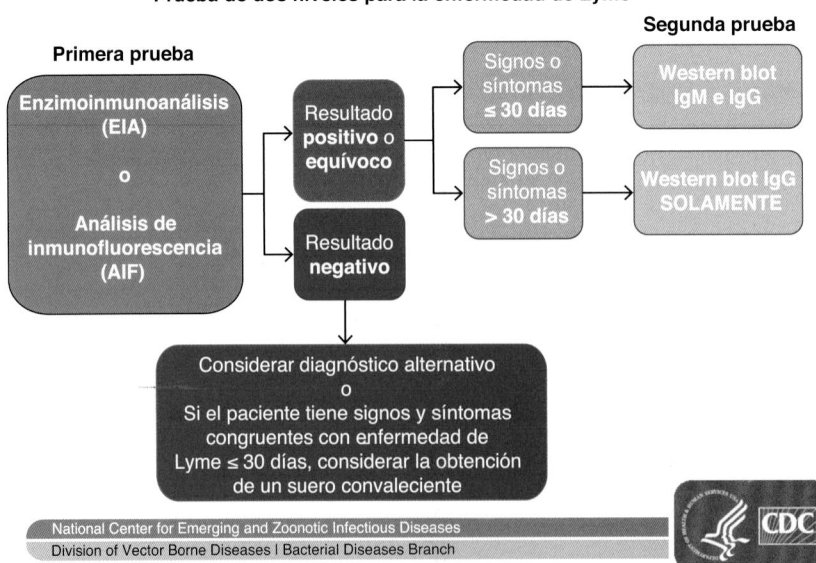

Prueba de dos niveles para la enfermedad de Lyme

■ **FIGURA 20-17** Algoritmo de la prueba de diagnóstico para la enfermedad de Lyme.

neuroborreliosis de Lyme, aunque los pacientes europeos tienen tasas de positividad más altas que los de los Estados Unidos. Esta discrepancia puede ocurrir debido a la diferencia de especies de *B. burgdorferi sensu lato* que causan borreliosis de Lyme en estos continentes. La producción de anticuerpos intratecales positivos del LCR se mide por el índice de LCR/suero de anticuerpos de *B. burgdorferi sensu lato,* y la presencia de títulos más altos de anticuerpos en el LCR en relación con la sangre periférica (índice de anticuerpos = relación de densidad óptica de LCR/suero > 1.3), junto con pleocitosis del LCR, revela una infección del sistema nervioso.[440,496,501,512] Sin embargo, tomando en cuenta las muchas dificultades con el análisis serológico de la sangre periférica, estos abordajes deben reservarse para los laboratorios de referencia experimentados que han documentado la exactitud de sus pruebas.[73]

En los Estados Unidos hay más de 70 análisis serológicos que tienen aprobación de la FDA para el diagnóstico de la enfermedad de Lyme, pero pocas o ninguna de estas pruebas están estandarizadas contra un panel de sueros bien caracterizado. En Europa se presenta una situación similar, donde los inmunoanálisis se modificaron para detectar mejor *B. burgdorferi sensu stricto, B. afazelii* y *B. garinii.* En general, las tasas de detección de anticuerpos séricos que utilizan estos análisis no son óptimas para la enfermedad temprana (20-50% de casos detectados) y las primeras etapas de la diseminación de la enfermedad (70-90% de los casos detectados). Sin embargo, para la enfermedad de la etapa tardía, casi todos los pacientes con la enfermedad de Lyme presentarán una prueba positiva.[7,494] Se ha demostrado una variabilidad considerable entre análisis debido a su diferente composición antigénica y, en particular, en la detección confiable de los anticuerpos IgM.[5] La mayoría de los primeros análisis de EIA para borreliosis de Lyme comercialmente disponibles utilizan mezclas de antígenos compuestos de sonicados de células completas de *B. burgdorferi sensu lato* para la detección, con mayor frecuencia, de anticuerpos IgG e IgM. Debido a la falta de estandarización del antígeno, ha habido serios problemas con la reproducibilidad y exactitud de los EIA, agravando las dificultades del diagnóstico clínico. En un programa de pruebas de competencia, el 21% de las pruebas participantes no reconocen la presencia de anticuerpos en un título de 512 o más alto.[24] Con concentraciones menores de anticuerpos, hasta el 55% de las pruebas fracasaron en reconocer el suero como positivo. Por el contrario, la tasa de falsos positivos fue de hasta el 7% con un conjugado polivalente y tan alta como el 27% con un conjugado de IgG. La reproducibilidad de los resultados cuando se presentó el mismo suero como un desafío en diferentes momentos también fue subóptima. Estos problemas de comptenecia de las pruebas se destacan en el informe de un centro de referencia de la enfermedad de Lyme, donde el 45% de los pacientes que habían sido referidos con un diagnóstico erróneo de enfermedad de Lyme habían tenido pruebas serológicas positivas para *B. burgdorferi* que no se pudieron confirmar en el laboratorio de referencia.[456] Además, en un sólo laboratorio, únicamente el 16.3% de los resultados positivos mediante un EIA podría confirmarse por medio de una inmunotransferencia.[101]

La especificidad de los EIA para *B. burgdorferi* puede ser subóptima, particularmente en pacientes con otras infecciones o exposición a agentes de enfermedades infecciosas, inflamatorias o inmunitarias subyacentes. Se han encontrado reacciones cruzadas con diversos agentes infecciosos en sueros de pacientes en quienes se sospecha enfermedad de Lyme. Los sueros de pacientes con otras infecciones por borrelias, infecciones por treponemas, VIH, virus de Epstein-Barr e infecciones por rickettsias pueden reaccionar en el análisis para *B. burgdorferi.*[268,308,366] Los informes de reacción cruzada con antisueros de *Leptospira* son contradictorios. Aunque las reacciones cruzadas se desarrollan con

antígenos treponémicos específicos, la prueba VDRL no es positiva en los pacientes con enfermedad de Lyme. En varias instancias se han informado reacciones inespecíficas concentradas en la clase IgG2 de anticuerpos.[414] Kaell y cols.[212] también demostraron un aumento de anticuerpos contra *B. burgdorferi* en 13 de 30 pacientes (43%) con endocarditis no producida por espiroquetas, probablemente a causa de reactividad cruzada. La especificidad de la serología para Lyme en esta población fue de sólo el 60%. Cuando se realizaron inmunotransferencias, sólo un paciente tenía un patrón de reactividad sugerente de exposición previa a la espiroqueta. La serología de Lyme también puede presentar resultados falsos positivos en pacientes con otras enfermedades inmunitarias multisistémicas, como lupus eritematoso sistémico.[491]

Por lo tanto, los resultados serológicos de la enfermedad de Lyme se deben interpretar en el contexto de los antecedentes de riesgo de exposición a la garrapata y el cuadro inicial de manifestaciones clínicas y su evolución. Los resultados positivos de la serología de EIA suelen ser sencillos cuando el paciente presenta lesiones cutáneas patognomónicas, pero pueden ser engañosos cuando la presentación clínica es atípica o los síntomas del paciente son vagos. Steere[445] demostró situaciones en las que hay evidencia serológica de exposición a *B. burgdorferi,* pero la borreliosis de Lyme ya no estaba activa y los síntomas tenían otra causa. La administración de la vacuna de proteína de superficie externa *OspA* de la enfermedad de Lyme también puede dar un resultado positivo mediante el EIA que detecta este antígeno, pero la inmunotransferencia no tendrá un número suficiente de bandas para confirmar la infección aguda (*véase* la sección de inmunotransferencia).[6]

Con el fin de aumentar la sensibilidad para la enfermedad temprana (etapas I y II) y la especificidad general de los análisis serológicos, aquellos desarrollados recientemente para la enfermedad de Lyme utilizan un antígeno péptido purificado, recombinante o sintético para la detección de IgM, IgG o anticuerpos polivalentes contra *B. burgdorferi.* Sin embargo, como Agüero-Rosenfeld[3,7] revisó en detalle, un solo antígeno no ha demostrado tener un rendimiento suficiente para permitir el reemplazo del algoritmo de prueba de dos niveles. Se han evaluado diversos inmunoanálisis utilizando antígenos recombinantes y péptidos; sin embargo, se han realizado pocos estudios comparando estos EIA más nuevos para el algoritmo de prueba de dos niveles.[46,47] La tabla 20-12 brinda un resumen de la actuación de los antígenos recombinantes y los péptidos seleccionados que se evaluaron para la detección de una respuesta serológica a *B. burgdorferi* durante las distintas etapas de la borreliosis de Lyme en los Estados Unidos y Europa. Los antígenos recombinantes utilizados hasta el momento incluyen proteínas de superficie externa, particularmente *OspC,*[270,282,336,342] la porción interna de la flagelina (P41), así como *FlaA,*[213,270,343] *BBK,*[32,186] *DbpA*[187] y *VlsE.*[18,271,360] Los análisis de *OspC* recombinante han mejorado el rendimiento para el diagnóstico de pacientes con borreliosis de Lyme temprana en los Estados Unidos cuando se evalúan los anticuerpos IgM,[336] pero esto no ha sido el caso para los pacientes europeos.[342] Los análisis de *VlsE* recombinante también tienen una sensibilidad comparable con los análisis del antígeno recombinante de la *OspC* durante la enfermedad temprana, pero son más sensibles para el diagnóstico de neuroborreliosis o enfermedad de etapa tardía.[18,271] La evaluación de los antígenos recombinantes *DbpA* y *BBK32* en Europa muestra una alta sensibilidad para la detección de anticuerpos IgG en pacientes con neuroborreliosis o en etapas finales, y aunque el antígeno *BBK32* también demostró una alta sensibilidad (74-100%) para la detección de anticuerpos en cualquier etapa de la enfermedad, incluyendo ECM, este método detecta anticuerpos IgM.[186,187]

Los inmunoanálisis basados en péptidos han incluido dos péptidos *pepC10* (región del *OspC*) y C6 (región invariable VlsE o *IR6*) altamente conservados entre especies diferentes de

TABLA 20-12 Antígenos recombinantes y péptidos seleccionados utilizados para la detección de IgM, IgG o anticuerpos polivalentes contra *B. burgdorferi*

Antígeno recombinante del péptido	Localización	Rango % positivo en la etapa de la borreliosis indicada									Referencias
		EM			Neurológica			Tardía			
		IgM	IgG	PV	IgM	IgG	PV	IgM	IgG	PV	
OspC	Estados Unidos	41-73	35-43								100, 102, 183, 184, 241
	Europa	35-44	5-35		47-53	6-33		7-53	3-60		144, 196, 244, 275
pepC10	Estados Unidos	40-53			53			9			15
	Europa	36	5		45	8		0	0		196
Fragmento interno P41	Estados Unidos	43-53	35-52								183, 184
	Europa				49	34-60					119, 144, 273
VlsE	Estados Unidos	19-40	44-63	63	73	100	100	39	97	87	15, 161, 185
Región invariable 6 (IR-6, péptido C6)	Estados Unidos										
	Etapa aguda		45-74			60-95			94-100		15, 171, 255
	Convalecencia		70-90			64			83-98		122, 169
	Europa		87								
FlaA (37 kDa)	Estados Unidos	45-68	15								104
	Europa	27			58	74		37	79		246
DbpA	Europa	9	17			100			93-98		122, 123
BBK32	Europa	13	74-100			100			96-100		122, 123, 160
P66	Estados Unidos	80	24		50	57		35-63	75-100		228

PV, enzimoinmunoanálisis polivalente. Adaptado de la referencia 7.

B. burgdorferi sensu lato, de los cuales se ha demostrado que son antígenos de proteína inmunodominantes.[18,47,360,452] Una gran ventaja de utilizar estos péptidos bien estudiados es que presentan menos reactividad cruzada que los antígenos completos. El péptido *pepC10* se une de forma preferencial a los anticuerpos IgM, y aunque la sensibilidad en pacientes con ECM o neuroborreliosis temprana es similar a su antígeno padre *OspC*, las especificidades informadas son mucho mayores para el análisis de péptidos.[18] Una de las principales limitaciones del péptido *pep10* es que no detecta anticuerpos en pacientes con borreliosis de Lyme tardía.[282] Los análisis de péptidos C6 tienen una gran sensibilidad en todas las etapas de la borreliosis de Lyme, y se ha encontrado una sensibilidad mucho mayor que en los análisis de *VlsE* recombinante en pacientes con ECM.[271] Sin embargo, Bacon y cols.[18] demostraron que el análisis de *VlsE* recombinante fue mejor que el de un péptido C6 o el abordaje de dos niveles de prueba para la detección de anticuerpos IgG en pacientes con neuroborreliosis aguda. Todos los pacientes se diagnosticaron utilizando el análisis de *VlsE* en comparación con sólo 9/15 (69%) para los anticuerpos IgG frente a C6, y 13/15 (87%) utilizando el algoritmo de dos niveles. Burbelo y cols. también compararon recientemente el rendimiento de un inmunoanálisis del péptido C6 empleando una proteína sintética designada *VOVO*, la cual está conformada por una secuencia de péptidos antigénicos repetidos *VlsE-OspC-VlsE-OspC* para el diagnóstico de la enfermedad de Lyme. El análisis de un conjunto independiente de muestras de suero (n = 139) reveló que la prueba del sistema de inmunoprecipitación luciferasa *VOVO* tuvo un rendimiento similar al análisis del péptido

C6.[59] Recientemente se desarrollaron y utilizaron péptidos de otra proteína de superficie *BBK07* para evaluar la reactividad de sueros de humanos y perros con enfermedad de Lyme.[94] Aunque los estudios de EIA de los péptidos de la proteína de superficie *BBK07* tienen una menor sensibilidad general que los péptidos *pepC10* o *C6* para la detección de la enfermedad de Lyme en humanos, un subconjunto de las muestras de suero fue reactivo a péptidos de *BBK07* a pesar de que no reaccionó con *VlsE* o péptidos de *OspC*. *BBK07* puede ser un marcador serodiagnóstico adicional que podría utilizarse como prueba complementaria para la enfermedad de Lyme.

Cada vez se evalúa más la utilización de una combinación de antígenos recombinantes o péptidos en inmunoanálisis serológicos con la esperanza de mejorar la detección de la enfermedad de Lyme en etapas tempranas. Bacon y cols. compararon el empleo de *VlsE* recombinante para la detección de anticuerpos IgG e IgM, el péptido *pepC10* para la detección de anticuerpos IgM y el péptido *C6* para la detección de anticuerpos IgG en comparación con el abordaje de dos niveles. El mejor rendimiento se encontró empleando los análisis C6 IgG y pepC10 IgM en las pruebas de 280 sueros de pacientes con borreliosis de Lyme (se detectó el 78% frente al 68% utilizando un abordaje de dos niveles), particularmente en pacientes con ECM (se detectó en el 63% en comparación con sólo el 38% utilizando un abordaje de dos niveles). Porwancher y cols.[360] estudiaron recientemente el uso de un inmunoanálisis múltiple de microesferas para medir simultáneamente anticuerpos VslE IgG y pepC10 IgM recombinantes, y se comparó su rendimiento con la inmunotransferencia Western blot de la misma muestra de 82 pacientes con enfermedad temprana,[47]

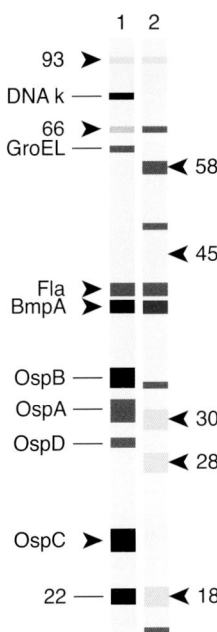

1 2

93 ➤
DNA k —
66 ➤
GroEL —
◄ 58
◄ 45
Fla ➤
BmpA ➤
OspB —
OspA —
◄ 30
OspD —
◄ 28
OspC ➤
22 — ◄ 18

■ **FIGURA 20-18** Inmunotransferencia de confirmación de la enfermedad de Lyme, Western blot positivo. Tira 1: se describen los antígenos
de *Borrelia* contra los cuales se desarrollan anticuerpos en contra en
los pacientes con enfermedad de Lyme. Tira 2: resalta los antígenos de
Borrelia a los que un paciente con la enfermedad de Lyme es reactivo,
proporcionando la confirmación de este diagnóstico de acuerdo con los
criterios de interpretación de inmunotransferencia de los CDC (cortesía
de los Centers for Disease Control and Prevention, EE. UU.).

en la etapa I o II de la enfermedad, 34 pacientes después del tratamiento antibiótico y un gran número de controles negativos.
En comparación con la prueba Western blot, el análisis múltiple tuvo la misma especificidad, aunque fue mucho más sensible
como prueba diagnóstica para enfermedad de Lyme.[360] Es necesario realizar más estudios de combinación utilizando paneles
de sueros estandarizados y un mayor número de pacientes para
determinar el abordaje óptimo para el diagnóstico serológico de
la enfermedad de Lyme.

Inmunotransferencia. Con el fin de mejorar la especificidad
de la serología para borreliosis de Lyme similar en abordaje a la
utilizada para el diagnóstico serológico de VIH, se recomienda
que todos los ELISA positivos se confirmen mediante Western
blot (fig. 20-18). Dressler y cols.[118] desarrollaron los criterios
para inmunotransferencias positivas en un estudio retrospectivo. Se obtuvo la mejor discriminación cuando se requirió una
detección de 2 de las 8 bandas más frecuentes de IgM (18, 21,
28, 37, 41, 45, 58 y 93 kDa) para la positividad en la enfermedad temprana, y se requirió la detección de al menos 5 de las 10
bandas más frecuentes de IgG (18, 21, 28, 30, 39, 41, 45, 58, 66 y
93 kDa) para el diagnóstico después de las primeras semanas de
infección. La aplicación de estos criterios a más de 300 pacientes
en un estudio prospectivo generó una sensibilidad del 32% y una
especificidad del 100% para el análisis de IgM. La sensibilidad y
especificidad de la prueba de IgG fueron del 83 y 95%, respectivamente. Engstrom y cols.[135] sugirieron criterios ligeramente
diferentes. Sus criterios para la positividad de inmunotransferencias IgM incluyen el reconocimiento de por lo menos dos
de las siguientes proteínas: 24 (*OspC*), 39 y 41 (*flagelina*) kDa.
Las sensibilidades de las inmunotransferencias IgG e IgM en
55 pacientes con ECM documentados fueron del 58.5 y 54.6%,
respectivamente, al momento del diagnóstico, y del 100% después de un período adicional de 8-12 días. Ma y cols.[265] hicieron

hincapié en la importancia de los anticuerpos contra el antígeno
de 39 kDa para el diagnóstico específico.

Los CDC y la Association of State and Territorial Public
Health Laboratory Directors recomiendan en la actualidad los
criterios para IgM de Engstrom y los criterios para IgG de Dressler. Mediante el empleo de estos criterios, Aguero-Rosenfeld y
cols.[6] observaron inmunotransferencias IgM positivas al momento del estudio inicial en el 43% de 46 pacientes con ECM
con cultivo positivo y en el 84% de los pacientes 8-14 días más
tarde. Aunque se desarrollaron anticuerpos contra *B. burgdorferi*
en el 89% de los pacientes, las inmunotransferencias IgG fueron
positivas por los criterios recomendados en sólo el 22% de los
sueros convalecientes. Después de 1 año, el 38% de las inmunotransferencias IgM eran todavía positivas. Los anticuerpos IgM
reactivos con antígenos de 39, 58, 60, 66 y 93 kDa se observaron
con mayor frecuencia en el primer mes después del diagnóstico,
y estos investigadores sugieren que la presencia de estas bandas
puede ser útil para sugerir una infección reciente en pacientes
procedentes de zonas endémicas.

Hilton y cols.[192] sugieren que se añadan dos antígenos adicionales a los criterios de positividad para IgG: antígenos de 31 kDa
(*OSPA*) y de 34 kDa (*OspB*). De los 136 pacientes evaluados para
la enfermedad de Lyme, cuatro (8%) se habrían considerado
positivos sólo si estos dos antígenos se hubieran incluido en los
criterios. Estos cuatro pacientes tenían ECM o artritis y vivían
en zonas endémicas. Es obvio que los criterios de interpretación
de las inmunotransferencias siguen evolucionando.

La afinación de los criterios para las pruebas serológicas positivas, sin duda, continúa, pero la confirmación de un resultado indeterminado o cuestionable con un EIA debe buscarse
mediante la realización de una inmunotransferencia en un laboratorio con experiencia. Sin embargo, Wormser y cols.[500]
observaron que se reducen los aspectos de confirmación de las
inmunotransferencias porque los dos análisis no son completamente independientes.

Fiebre recurrente

La fiebre recurrente es una enfermedad clínica distintiva que probablemente fue reconocida por Herodoto en la antigua Grecia.
Existen dos formas: (1) FRTP epidémica y (2) FRTG endémica.
Las especies de *Borrelia* que causan la fiebre recurrente varían
sus antígenos de superficie exterior, lo que conduce a la exposición repetida del sistema inmunitario del hospedero a una nueva
espiroquetemia, la cual causa fiebre en el hospedero.[436] Las características epidemiológicas, ecológicas y clínicas se comparan
y contrastan en la tabla 20-13. Se dispone de varias revisiones
pertinentes,[125,54,145,168] y en distintas partes del mundo la FRTG
está emergiendo como una importante enfermedad transmitida
por vectores.[374,400,401]

Epidemiología

La infección por *Borrelia recurrentis* causa la FRTP. Las espiroquetas se transmiten a los humanos por contacto con la hemolinfa de un piojo del cuerpo humano (*Pediculus humanus*)
infectado.[54] El piojo se aplasta por el rascado, lo que libera la
hemolinfa del artrópodo e inocula la piel o membranas mucosas. El piojo del cuerpo humano habita solamente en humanos
y *B. recurrentis* no se transmite verticalmente a sucesivas generaciones de piojos. La borrelia se debe mantener por el paso
del piojo a un hospedero humano y luego de regreso a otro
piojo. El piojo permanece infectado durante toda su vida. Dicha

TABLA 20-13 Características de la fiebre recurrente

Características	Transmitida por piojos	Transmitida por garrapatas
Epidemiología	Epidémica	Por lo general endémica
Agente etiológico	*B. recurrentis*	Varios; *B. hermsii, B. turicatae, B. parkeri* en los EE. UU.
Vector	*P. humanus* spp. *humanus*	Varios; *Ornithodoros hermsii, O. turicatae, O. parkeri* en los EE. UU.
Duración media del ataque primario	5.5 días	3.1 días
Duración media (rango) del intervalo asintomático	9.25 días (3-27)	6 8 días (1-63)
Número medio (rango) de recaídas		
Duración media de las recaídas	1.9 días	2.5 días

Adaptado de 54, 125, 145, 168.

fiebre es una enfermedad fomentada por la pobreza, el hacinamiento y la falta de condiciones sanitarias, como en el tifus transmitido por piojos. Por lo tanto, la enfermedad epidémica sólo se produce en condiciones de privación extrema, y se han notificado brotes en África, Medio Oriente y Asia, pero no recientemente en el Nuevo Mundo. Para la primera mitad del siglo pasado, las epidemias se produjeron más o menos cada 20 años. En los últimos tiempos, Etiopía ha sido el único emplazamiento geográfico importante de infección.[464] Los viajeros a los países en desarrollo en ocasiones importan dicha fiebre a los Estados Unidos.

La FRTG se distribuye en todo el mundo. En Norteamérica, de donde es endémica, se encuentra en el oeste de los Estados Unidos, el sur de la Columbia Británica y las regiones de la meseta de México.[124,125,126] Muchas garrapatas de cuerpo blando de la familia *Argasidae* (especies de *Ornithodoros*) portan borrelias distintivas. Aunque la mayoría de los casos de fiebre recurrente ocurren después de las mordeduras de garrapata, las borrelias también se han transmitido por el uso de drogas intravenosas, transfusiones de sangre y accidentes de los trabajadores de laboratorio, incluyendo la mordedura de un mono infectado.[125] En los Estados Unidos, los taxonomistas han intentado utilizar el mismo nombre para una garrapata y su espiroqueta asociada. Por lo tanto, *O. hermsii* es el vector de *B. hermsii*, *O. turicata* es el vector de *B. turicatae* y *O. parkeri* es el vector de *B. parkeri*.[145] *O. turicata* es mucho más grande que *O. hermsii* y tiene proyecciones con forma de pezón y dorsales cónicas explícitas en el segmento distal de las patas delanteras. Las garrapatas *Ornithodoros* tienen un ciclo de vida similar, pero habitan en diferentes nichos ecológicos y hospederos. Su ciclo de vida incluye huevo, larva individual y varias ninfas sucesivas antes de convertirse en adultos. Todas las etapas son alimentadores obligados que pueden transmitir espiroquetas cuando obtienen rápidamente su alimentación con sangre dentro de 15-90 min después de unirse. Las garrapatas se alimentan por la noche, cuando sus hospederos naturales o incidentales están durmiendo. Las garrapatas blandas hembras ponen nidadas de huevos después de cada alimentación de sangre, lo que prolonga drásticamente su longevidad en comparación con las garrapatas duras.

Las características epidemiológicas de la fiebre recurrente dependen de los hábitos de los vectores locales. *O. hermsii* es el vector más habitual y *B. hermsii* es la borrelia más frecuente en California, el noroeste del Pacífico y Canadá.[125,126] *O. hermsii* vive en los restos de árboles muertos y parasita ardillas de tierra, ardillas de árbol y ardillas que viven cerca de lagos de agua dulce, que a menudo alojan cabañas turísticas rústicas. *O. parkeri* habita en cuevas y madrigueras de ardillas y perros de la pradera del oeste de los Estados Unidos. *B. parkeri* es un patógeno relativamente

infrecuente de humanos debido a la inaccesibilidad de su vector. *O. turicata* habita en cuevas y madrigueras de animales en el oeste de los Estados Unidos, México y Sudamérica, pero también se ha encontrado en una relación más estrecha con los humanos bajo los cimientos de las casas en Texas. *O. parkeri* se encuentra en madrigueras, nidos de roedores y cuevas en las regiones áridas y los pastizales en gran parte del oeste de los Estados Unidos. Hasta ahora, la transmisión de la fiebre recurrente después de la mordedura de *O. parkeri* ha sido poco frecuente.[125] Las borrelias transmitidas por garrapatas tienen un nicho ecológico sólido sin prácticamente ninguna posibilidad de erradicación. La espiroqueta puede transmitirse de generación en generación de garrapatas sin la intervención de un hospedero vertebrado. Se ha informado que *O. turicata* puede sobrevivir en un estado de hambre durante 5 años, y se han informado hasta 12 años de supervivencia de borrelias en las garrapatas sin pérdida de infectividad.[126]

La mayoría de las FRTG son endémicas, afectan a la persona desafortunada que habita o visita un área endémica donde residen las garrapatas *Ornithodoros*, y se vuelven un hospedero incidental. Sin embargo, bajo condiciones adecuadas, se puede producir una enfermedad epidémica. En 1968 hubo un brote de FRTG entre 42 niños exploradores y guías que estaban acampando cerca de Spokane, Washington.[469] La enfermedad clínica se desarrolló en una de las 42 personas en situación de riesgo. En nueve pacientes pudo calcularse un período de incubación exacto porque sólo estuvieron en riesgo por una noche (media, 6.9 días; rango, 3-9). La tasa de ataque fue mayor en los que dormían en cabañas abandonadas que en los que dormían en tiendas de campaña, una tendencia que también fue observada por Horton y Blaser en Colorado.[199] Los autores señalaron la justicia poética en la concentración de la enfermedad entre los guías y los exploradores de mayor edad, que se apropiaron de las cabañas para sí mismos, dejando a los exploradores más jóvenes las condiciones más "rudas".

En las zonas que no tienen espiroquetas transmisoras de fiebre recurrente, la importación de la enfermedad de regiones endémicas presenta un reto diagnóstico.[93] La infección transmitida por garrapatas es más probable que la infección transmitida por piojos para los turistas que visitan África. Los parasitólogos deben tener en mente esta posibilidad diagnóstica al examinar frotis recogidos para la detección de los parásitos del paludismo.

Enfermedad clínica

La presentación clínica de los dos tipos de fiebre recurrente es similar. El período de incubación promedio de la FRTG es de 7 días (de 4 a menos de 18 días).[125] Las diferencias en la frecuencia y ocurrencia de las recaídas se observan en la tabla 20-13. Las garrapatas *Ornithodoros* se alimentan de humanos muy discretamente y por períodos más cortos. Por lo tanto, la mayoría de los pacientes no recuerdan la mordedura de la garrapata. Las manifestaciones clínicas de la fiebre recurrente fueron bien descritas por Dworkin y cols.[124] en un número relativamente grande de casos adquiridos en el noroeste de los Estados Unidos y el sudoeste de Canadá. La aparición de la enfermedad suele ser brusca, con fiebre alta, por lo general cerca de 40 °C, con escalofríos, delirio, fuertes dolores musculares y dolores óseos y articulares. Puede presentarse hepatoesplenomegalia y sensibilidad, así como ictericia. Las complicaciones neurológicas, incluyendo meningitis linfocitaria y parálisis facial, se asemejan a las de la infección por *B. burgdorferi*.[65] Las manifestaciones infrecuentes de la infección incluyen iritis, uveítis, iridociclitis, parálisis de nervios craneales y otros déficits neurológicos localizados, rotura del bazo, miocarditis y síndrome de dificultad respiratoria aguda (SDRA).[124,125] Sin embargo, el SDRA se ha descrito con más frecuencia en los casos informados en años recientes de fiebre recurrente.[72] El episodio inicial de FRTG dura 3 días (entre 12 h y 17 días) y suele terminar con una crisis.[168] De manera habitual, la FRTP dura más tiempo, en promedio 5.5 días (4-10 días). Las muertes son muy infrecuentes en la FRTG, aunque sin tratamiento tiene una mortalidad más alta (5%).[168] Un brote de fiebre recurrente transmitida por piojos en las tropas etíopes tras el cese de la guerra civil ofreció una oportunidad para revisar las características clínicas.[43] La tasa de mortalidad fue del 3.6%, y del 1.8% para los pacientes que tenían recurrencia de la enfermedad. El tiempo promedio entre el episodio inicial y la primera recaída fue de siete días para la FRTG y de nueve días para la FRTP.[168] Cuando se producen recaídas, cada ciclo tiende a ser menos grave que el anterior, pero el paciente suele tener malestar general y no se encuentra bien a pesar de la ausencia de fiebre entre los episodios. Puede desarrollarse una erupción durante el ataque inicial, pero no suele aparecer en las recaídas. Aunque la penicilina es eficaz contra *Borrelia*, la tetraciclina o la eritromicina son mejores en la eliminación de espiroquetas. La reacción de Jarisch-Herxheimer puede presentarse durante el tratamiento; en una epidemia de FRTP en Etiopía, el 43% de los pacientes experimentaron esta complicación. El uso de la penicilina en dosis bajas conduce a recaídas más frecuentes, pero hay menos de estas reacciones que con tetraciclina o dosis mayores de penicilina.[405] La administración de paracetamol e hidrocortisona modificó los cambios en las constantes vitales durante la reacción, pero no impidió el rigor dramático que se produce.[62] Los aumentos transitorios en el factor de necrosis tumoral y las interleucinas 6 y 8 se correlacionan temporalmente con la reacción,[314] aunque no todos los investigadores han sido capaces de detectar los aumentos de estas citocinas. El control del vector también es esencial para el control de la infección epidémica transmitida por piojos.[464]

Diagnóstico de laboratorio

Detección y aislamiento. La confirmación de laboratorio de la fiebre recurrente se realiza mediante la detección o aislamiento de espiroquetas en la sangre del paciente durante la enfermedad febril (lám. 20-1C). El diagnóstico se lleva a cabo con frecuencia en el laboratorio de hematología, pues la presentación clínica puede ser enigmática para los médicos que no están acostumbrados a la enfermedad. Horton y Blaser[199] informaron un caso en el que las espiroquetas se detectaron mediante un escáner diferencial automatizado, pero fue un técnico astuto quien revisó el frotis. En contraste con otras espiroquetas, la fiebre recurrente por borrelias se tiñe bien con anilinas ácidas, como las tinciones de Wright o Giemsa. Las borrelias son microorganismos delgados, ondulantes o en espiral abierta que son más visibles cuando

se encuentran entre los eritrocitos de la sangre (lám. 20-1C).[40] Felsenfeld[145] es partidario de la tinción con Wright seguida de la aplicación de una solución al 1% de cristal violeta durante 10-30 s.

La sensibilidad de la detección de borrelias mediante tinción de frotis periféricos durante un episodio febril se estima en el 70%. Sin embargo, es poco probable que las espiroquetas se detecten cuando el paciente está en remisión durante los intervalos entre ataques afebriles, aunque las borrelias todavía están presentes en el cuerpo. Se deben realizar películas gruesas y delgadas como para el paludismo, ya que en algunos casos las espiroquetas se detectarán únicamente mediante el examen de la película gruesa.[40] Está disponible un anticuerpo monoclonal para identificar *B. hermsii* en frotis de sangre periférica, pero su uso no es extendido.[399]

Como alternativa, se puede utilizar el análisis cuantitativo de la capa leucocitaria, el cual es mucho más sensible (100×) que la observación del frotis grueso. Goldschmid y Mahomed[165] usaron una técnica de centrifugación de microhematócrito para concentrar las borrelias en y por encima de la capa leucocitaria. Aunque el procedimiento de capa leucocitaria no se ha empleado mucho, su utilidad se confirmó en un estudio realizado en África occidental que incluyó el aislamiento de *B. crocidurae*.[481] Sciotto y cols.[403] utilizaron la técnica de naranja de acridina fluorescente para demostrar borrelias en frotis periférico (lám. 20-1D). El procedimiento de fluorescencia aumenta en gran medida la visibilidad de las espiroquetas.

La fiebre recurrente por *Borrelia* también puede cultivarse a partir de la sangre de un paciente infectado en un medio modificado[26] del medio de Kelly para *Borrelia*;[219] sin embargo, el aislamiento no es una prueba diagnóstica práctica en la mayoría de los laboratorios clínicos, ya que es necesario observar los cultivos para espiroquetas utilizando microscopia en campo oscuro 2-6 semanas después de la inoculación.

Serología. La confirmación de la FRTG mediante serología se muestra con un aumento de cuatro veces en los títulos de anticuerpos entre una muestra de suero aguda y convaleciente o con una sola muestra de suero convaleciente que es reactiva. Sin embargo, sólo unos pocos laboratorios de referencia realizan la serología para diagnosticar fiebre recurrente porque es necesario cultivar las borrelias para su uso en un AIF indirecto y para producir grandes cantidades de lisado de células enteras para utilizarlas en los estudios de ELISA. Un título mediante AIF de 1:128 a 1:256 o mayor se considera positivo. Los resultados de las pruebas de ELISA generalmente se presentan como un valor de absorbancia (0.85) después de evaluarlo en una dilución. Las muestras positivas por cualquiera de los estudios AIF o ELISA se deben confirmar por medio de inmunotransferencia, a fin de determinar el patrón de reactividad a otros antígenos específicos para fiebre recurrente por borrelias. Dada la reactividad cruzada con la proteína flagelina, los pacientes pueden tener pruebas de serología con resultados falsos positivos para fiebre recurrente si también tienen pruebas de reactivos para otras especies de espiroquetas. Cerca del 5% de los pacientes tendrán una prueba de VDRL positiva. Los pacientes con fiebre recurrente también pueden presentar serología reactiva a la enfermedad de Lyme.[124]

Con el fin de mejorar la sensibilidad y especificidad de las pruebas de serología, se ha identificado una proteína inmunorreactiva, la glicerofosforil diéster fosfodiesterasa (*GlpQ*), en borrelias que causan fiebre recurrente, pero no en aquellas que provocan la enfermedad de Lyme o sífilis.[359,402] Aunque la proteína recombinante *GlpQ* no está ampliamente disponible, recientemente se utilizó en una inmunotransferencia para confirmar fiebre recurrente causada por *B. hermsii* en un paciente expuesto en las montañas cercanas al condado de Los Ángeles, California.[401]

Métodos moleculares. Los análisis de garrapatas se han realizado utilizando técnicas de amplificación de ácidos nucleicos de borrelias y el posterior análisis de la secuencia de ácidos nucleicos para la identificación y caracterización. Se emplearon métodos moleculares para identificar y caracterizar cepas de *B. hermsii* encontradas en seis garrapatas en el condado de Los Ángeles después de la confirmación de la infección humana en el paciente previamente expuesto.[401] Se usaron los métodos descritos antes para PCR y la secuencia de ADN para caracterizar varios genes, incluyendo ARNr 16S, la proteína flagelar B (*flaB*), girasa B (*gyrB*), *glpQ* y proteínas de garrapata variables (*vtp*). Sin embargo, las técnicas similares no han tenido un uso extendido para el diagnóstico de la enfermedad humana.

Leptospira

En la taxonomía, *Leptospira*, junto con los géneros *Leptonema* y *Turneria*, es un miembro de la familia *Leptospiraceae*. Las leptospiras son bacilos móviles, aerobios estrictos helicoidales con extremos en forma de gancho característicos que miden 0.1 μm de diámetro y de 6-12 μm de longitud. Son gramnegativos y sólo se tiñen débilmente por sondas de anilina. Se debe utilizar microscopia en campo oscuro para visualizar a *Leptospira* sin tinción (fig. 20-18). Originalmente sólo había dos especies reconocidas de *Leptospira* que podían ser separadas en función de pruebas bioquímicas: *Leptospira interrogans sensu lato*, que comprendía todas las especies patógenas humanas, y *Leptospira biflexa sensu lato*, que comprendía todas las especies saprófitas ambientales. Las leptospiras se dividieron aún más en serovariedades utilizando la aglutinación después de la absorción cruzada con antisueros homólogos dirigida a los epítopos expuestos en la superficie de los antígenos lipopolisacáridos (LPS).[113] *L. biflexa sensu lato* contiene más de 60 serovariedades diferentes, mientras que *L. interrogans sensu lato* contiene más de 260. Una única serovariedad podría encontrarse en varias especies. Para efectos de clasificación epidemiológica, las serovariedades y las especies de *Leptospira* relacionadas antigénicamente también se recogen en serogrupos. El tipo de cepa patógena es *L. interrogans* serovariedad Icterohaemorrhagiae,[209] y la enfermedad clínica es la leptospirosis. Muchas de las revisiones, algunas de literatura médica más antigua, reflejan el estado de los conocimientos en muchas áreas.[1,131,143,182,183,225,243,290]

Los estudios sobre las relaciones en el ADN entre las serovariedades de *Leptospira*[505] han identificado genoespecies, y el número en todo el mundo continuará aumentando conforme se descubran especies únicas.[1,243,244] Las genoespecies actualmente reconocidas y los correspondientes serogrupos de *Leptospira* se detallan en la tabla 20-14. Recientemente, la taxonomía de *Leptospira* cambió cuando se decidió dar el estatus de especie a las genoespecies anteriormente descritas 1, 3, 4 y 5. Ahora se reconocen trece especies patógenas de *Leptospira*, incluyendo *L. interrogans*, *L. alexanderi*, *L. alstonii* (genoespecie 1), *L. borgpetersenii*, *L. inadai*, *L. fainei*, *L. kirchneri*, *L. licerasiae*, *L. noguchi*, *L. santarosai*, *L. terpstrae* (genoespecie 3), *L. weilii* y *L. wolffii*, que contienen más de 260 serovariedades. Las especies saprófitas de *Leptospira* incluyen *L. biflexa*, *L. meyeri*, *L. yanagawae* (genoespecie 5), *L. kmetyi*, *L. vantheilii* (genoespecie 4) y *L. wolbachii*, que contienen más de 60 serovariedades.

Se han publicado las secuencias del genoma completo por lo menos para seis cepas de leptospiras, incluyendo dos serovariedades (Lai y Copenhagen) de *L. interrogans*, dos cepas de *L. borgpetersenii* serovariedad Hardjo y dos cepas de *L. biflexa* serovariedad Patoc.[57,309,353,373] Estos análisis revelan algunas características únicas de la genética de *Leptospira*, y están permitiendo la identificación de diferentes genes de virulencia en patógenos en comparación con las cepas saprófitas. El genoma se compone de dos cromosomas circulares, y hay un alto grado de homología entre las serovariedades patógenas a pesar de las diferencias en la especificidad del hospedero.[309] La comparación de las dos especies patógenas y una especie saprófita ha identificado 2 052 genes

TABLA 20-14 Genoespecies y serogrupos de *Leptospira*

Genoespecies	Serogrupos
L. interrogans	Icterohaemorrhagiae, Canicola, Pomona, Australis, Autumnalis, Pyrogenes, Grippotyphosa, Djasiman, Hebdomadis, Sejroe, Bataviae, Ranarum, Louisiana, Mini, Sarmin
L. noguchii	Panama, Autumnalis, Pyrogenes, Louisiana, Bataviae, Tarassovi, Australis, Shermani, Djasiman, Pomona
L. santarosai	Shermani, Hebdomadis, Tarassovi, Pyrogenes, Autumnalis, Bataviae, Mini, Grippotyphosa, Sejroe, Pomona, Javanica, Sarmin, Cynopteri
L. meyeri	Ranarum, Semaranga, Sejroe, Mini, Javanica
L. wolbachiia	Codice
L. biflexaa	Semaranga, Andamana
L. fainei	Hurstbridge
L. borgpetersenii	Javanica, Ballum, Hebdomadis, Sejroe, Tarassovi, Mini, Celledoni, Pyrogenes, Bataviae, Australis, Autumnalis
L. kirschneri	Grippotyphosa, Autumnalis, Cynopteri, Hebdomadis, Australis, Pomona, Djasiman, Canicola, Icterohaemorrhagiae, Bataviae
L. weilii	Celledoni, Icterohaemorrhagiae, Sarmin, Javanica, Mini, Tarassovi, Hebdomadis, Pyrogenes, Manhao, Sejroe
L. inadia	Lyme, Shermani, Icterohaemorrhagiae, Tarassovi, Manhao, Canicola, Panama, Javanica
L. parva[a]	Turneria
L. alexanderi	Manhao, Hebdomadis, Javanica, Mini

[a]No hay serogrupos patógenos relacionados con esta especie hasta la fecha.
Adaptado de la referencia 113.

que constituyen el núcleo del genoma de *Leptospira*, lo que sugiere un origen común para todas las leptospiras patógenas y saprófitas.[1] La comparación de los genomas de *L. interrogans* y *L. hardjo* también muestra un alto grado de plasticidad y reordenamiento del genoma a gran escala con un número mucho mayor de seudogenes, secuencias de inserción y remanentes genéticos que en la cepa de saprófitos.[57] *L. interrogans* también tiene una cantidad mucho mayor de genes (aproximadamente 500) que codifican proteínas de función desconocida, lo cual apoya la idea de que *Leptospira* tiene factores de virulencia únicos que no se han identificado en otras espiroquetas o bacterias. *Leptospira* tiene más de 70 genes con un papel regulador putativo, que es mucho mayor que el encontrado en otras espiroquetas; algunos permiten que el microorganismo sobreviva durante períodos prolongados en el hospedero y el medio ambiente externo.[309] En particular, tres sistemas toxina-antitoxina pueden controlar la regulación de genes en momentos de estrés nutricional.[515] La pérdida de la función génica en *L. hardjo* puede deberse a que las cepas de leptospiras saprófitas no sobreviven en el ambiente y tienen un ciclo de transmisión más estricto de un hospedero a otro.[57]

La transmisión de *Leptospira* a los humanos se produce por contacto directo o indirecto con la orina de un animal infectado, agua contaminada o suelo. Por lo general, las leptospiras entran en el cuerpo a través de pequeños cortes de abrasión o por contacto con las membranas mucosas, como la conjuntiva o a través de la piel mojada. Durante la fase bacteriémica inicial de la enfermedad, las espiroquetas circulan en el torrente sanguíneo durante un máximo de siete días. Una vez que el hospedero genera una respuesta de anticuerpos, los microorganismos se eliminan del torrente sanguíneo. Sin embargo, en casos graves, *Leptospira* puede penetrar rápidamente y difundirse en el cuerpo, estableciendo una colonización persistente en los túbulos renales. No se han establecido los mecanismos patógenos que causan la enfermedad del receptor de *Leptospira* y daños en los tejidos del hospedero, aunque las leptospiras probablemente migren a través de las uniones intercelulares. Las toxinas de las leptospiras o los componentes celulares tóxicos son la causa probable que participa en el desarrollo de los síntomas. El daño al endotelio de los vasos sanguíneos pequeños conduce a la isquemia localizada de órganos, lo que provoca necrosis tubular renal, daño pulmonar, daño hepatocelular e inflamación de meninges, miocardio, músculos y placenta.[103,104,169,406,511]

Leptospirosis

La leptospirosis es una enfermedad sistémica de humanos y animales. Aunque generalmente se conoce como *enfermedad de Weil*, en la literatura médica más antigua también se han relacionado muchos otros nombres con la enfermedad (p. ej., fiebre canícola, fiebre nanukayami, fiebre de siete días, *Rat Catcher's Yellows*, fiebre Fort Bragg, ictericia negra y fiebre pretibial).[243] Adolf Weil informó por primera vez un caso de "fiebre icterohemorrágica" en 1886 en la que el paciente tenía una infección aguda con esplenomegalia, ictericia y nefritis.[131] Las espiroquetas *Leptospira* se observaron inicialmente a partir de cortes de tejido renal *post mortem* en 1907. La leptospirosis como causa de enfermedad febril ha sido mal diagnosticada en todo el mundo, pero la atención mundial ha establecido recientemente que esta zoonosis es un problema desatendido que tiene un impacto importante en la salud en los países con recursos limitados en las zonas tropicales.

Epidemiología. La leptospirosis es una zoonosis de espiroquetas que está resurgiendo a nivel mundial debido a las epidemias urbanas en las comunidades pobres de los países industrializados y con recursos limitados. *Leptospira* se distribuye en todo el mundo e infecta muchos tipos de animales domésticos y silvestres. Los humanos se convierten en los hospederos "finales", ya que la transmisión de humanos a animales o a otros humanos no es factible. La mayoría de los casos humanos se producen en los países tropicales porque las espiroquetas son más capaces de sobrevivir en condiciones cálidas y húmedas. Por lo tanto, la leptospirosis es una enfermedad estacional en los climas templados, con casos que se presentan en el verano o el otoño.

Las ratas domésticas infectadas con cepas patógenas de *Leptospira* se han relacionado habitualmente con esta enfermedad, pero los animales domésticos, en especial los perros, las vacas y los cerdos, pueden contagiarse al igual que los seres humanos como hospederos incidentales. Los zorros, mapaches, mofetas, musarañas y erizos se encuentran entre los muchos tipos de animales silvestres en todo el mundo que también pueden portar leptospiras. Los hospederos animales no suelen ser sintomáticos y no desarrollan anticuerpos aunque tengan una infección generalizada. Un solo género animal puede portar varias serovariedades diferentes de *Leptospira*; sin embargo, una sola serovariedad puede estar relacionada con más de un hospedero animal. El ganado lechero puede infectarse por las serovariedades Pomona y Hardjo, los cerdos con Bratislava, Tarassovi o Pomona, y los perros con Canicola.[243]

Un factor clave para la persistencia y la epidemiología de la leptospirosis es el estado renal portador de los animales enfermos. Las leptospiras tienen una propensión a colonizar la superficie de las células epiteliales de los túbulos renales proximales. Las espiroquetas se excretan en la orina del hospedero en altas concentraciones, ya sea de manera continua o intermitente, sobreviviendo mejor en la orina alcalina.

La leptospirosis tiene patrones epidemiológicos divergentes para las personas pobres en las zonas rurales y urbanas de los países con recursos limitados, en comparación con las personas con recursos en estos mismos países. La leptospirosis en todo el mundo se adquiere a través de la exposición a un ambiente con agua o tierra contaminado, ya sea debido a la ocupación, las actividades cotidianas o por recreación. La leptospirosis ocupacional se ha concentrado en los trabajadores de alcantarillas, mataderos y agricultura, en particular los agricultores de subsistencia en los campos de arroz y caña de azúcar en los países en vías de desarrollo.[243] Los factores epidemiológicos que se relacionaron con la leptospirosis en Hawái incluyen la captación del agua de lluvia para uso doméstico, el contacto con ganado y orina del ganado, o la manipulación de tejidos animales.[216] Desde la década de 1970, sólo se ha producido un pequeño número de casos en los Estados Unidos a causa del contacto ocupacional.

Recientemente, la leptospirosis se ha reconocido cada vez más como un problema urbano en todo el mundo. La migración drástica de la población rural pobre a los barrios marginales urbanos y el aumento en la cantidad de personas sin hogar en áreas urbanas crean condiciones ecológicas para la transmisión por roedores. La leptospirosis urbana se reconoció inicialmente en los Estados Unidos en poblaciones de personas sin hogar en zonas urbanas. Los brotes anuales de leptospirosis también se presentan en las comunidades urbanas pobres de Brasil, India y otras partes del mundo durante el mismo período del monzón estacional de lluvias torrenciales.

La leptospirosis también es un riesgo para las personas con recursos que ejercen actividades recreativas en las zonas endémicas, en particular quienes participan en actividades campestres y en deportes extremos. Por lo tanto, debe considerarse la enfermedad importada en los viajeros que presentan enfermedad febril.[479] Se ha informado que la leptospirosis se relaciona con la práctica del kayak.[418] Se produjeron enfermedades epidémicas durante un triatlón en Illinois, donde se relacionó con una breve exposición al agua en un estanque,[205] y entre los *rafters* en rápidos de Costa Rica.[76] Los participantes de una carrera Eco-Challenge en Borneo también contrajeron leptospirosis aguda durante la carrera debido al contacto con el río Segama durante la práctica del kayak, espeleología y natación.[82]

La enfermedad epidémica también puede presentarse a partir de inundaciones u otras fuentes de agua. Un gran brote de "fiebre hemorrágica" siguió a inundaciones en zonas rurales de Nicaragua en 1995, cuando 2 259 habitantes desarrollaron una enfermedad febril y 15 murieron a causa de hemorragia pulmonar grave.[474] En Brasil, cada año se informan más de 10 000 casos de leptospirosis grave a causa de epidemias urbanas relacionadas con la lluvia en barrios urbanos pobres.[380] También se han producido varios brotes grandes en la India después de monzones o ciclones.[407,408] En Italia, se produjo un brote a causa de un erizo infectado con leptospiras por estar atrapado en un depósito de agua.[64] También han ocurrido varios brotes hídricos en los Estados Unidos.[507] Un brote de leptospirosis transmitida por agua también se produjo en Illinois, el cual fue rastreado hasta un estanque contaminado; se planteó la hipótesis de que había aumentado el riesgo de exposición a los excrementos de animales infectados por una sequía.[205]

Un pequeño brote debido a la exposición al suelo contaminado también se produjo en un suburbio de St. Louis, Missouri.[144] Se aisló *L. interrogans* serovariedad Icterohaemorrhagiae de ratas y animales domésticos, y del suelo en los patios de las casas. Algunos perros de los que se aislaron habían sido vacunados con vacunas anti-*Leptospira* disponibles comercialmente.

Enfermedad clínica. La leptospirosis en los humanos varía en gravedad en función de diversos factores del hospedero y la serovariedad de *Leptospira* de la infección. La leptospirosis clásica es una enfermedad bifásica que consiste en una fase bacteriémica inicial con una duración de una semana y una fase secundaria inmunitaria que se caracteriza por la producción de anticuerpos, la difusión de las espiroquetas en los tejidos, en particular de los túbulos renales, y la excreción de leptospiras en la orina. Después de un intervalo asintomático de 1-3 días, se desarrolla la fase inmunitaria de la infección. Las leptospiras se eliminan rápidamente de la sangre y el LCR, y se genera un proceso inflamatorio. En el 90% de los pacientes se presenta pleocitosis del LCR durante la segunda semana de la enfermedad, pero sólo la mitad tienen síntomas de meningitis aséptica.

La leptospirosis inicia bruscamente con fiebre, dolor de cabeza, mialgia, malestar general, inyección conjuntival y, ocasionalmente, una erupción transitoria. Los pacientes pueden presentar erupciones en la piel, las cuales son maculares, maculopapulares, urticariformes o hemorrágicas. Una erupción pretibial distintiva acompañada de una epidemia de infección por *L. interrogans* serovariedad Autumnalis y fiebre fue nombrada *Fort Bragg*. Esta erupción pretibial ha acompañado a infecciones con otras serovariedades. Aunque los síntomas son incapacitantes en la etapa inicial, la mayoría de los pacientes se recuperan sin desarrollar las complicaciones que se observan en las formas más graves de la enfermedad. Pueden registrarse manifestaciones importantes de la enfermedad con infecciones causadas por cualquiera de las serovariedades patógenas, así como una enfermedad más leve, por lo general causada por Hardjo y otras.[1] A pesar de la curación de los síntomas de la enfermedad, los pacientes pueden permanecer débiles, cansados y deprimidos durante semanas o meses después de la enfermedad inicial.

La infección por las serovariedades Icterohaemorrhagiae, Copenhagen, Lai y otras está relacionada con una enfermedad grave.[1] Aunque la mayoría de los pacientes con leptospirosis son asintomáticos o desarrollan una enfermedad leve, hay una importante carga de enfermedad en todo el mundo debido a sus formas graves: la enfermedad de Weil (ictericia, lesión renal aguda y hemorragia) y el síndrome de hemorragia alveolar grave (SHAG). Los pacientes con SHAG tienen una tasa de mortalidad alta (> 50%), mientras que más del 10% de aquellos con enfermedad de Weil también mueren. Los adultos de mayor edad (> 30-40 años) son más propensos a morir.[103,104] Varios estudios también han demostrado que la lesión renal aguda, insuficiencia respiratoria, hipotensión, arritmias y alteraciones del estado mental son marcadores pronósticos independientes de la mortalidad.[121]

La leptospirosis causa inicialmente una forma única hipocalémica no oligúrica de lesión renal aguda que, si se diagnostica a tiempo, puede ser tratada con la reposición de volumen y de potasio.[406] La SHAG causada por la infección por leptospirosis en general se manifiesta como SDRA, infiltrados pulmonares y hemoptisis que pueden no ser evidentes hasta la intubación.[169] La carga de leptospira en los pulmones de pacientes con SHAG es extremadamente alta, a pesar de que se han observado pocas espiroquetas en la autopsia, lo que sugiere que se trata de una alteración mediada por el sistema inmunitario.

Las pacientes embarazadas con formas leves o graves de leptospirosis están en riesgo de infección intrauterina y muerte fetal. No se ha informado la transmisión congénita de leptospirosis de la madre al bebé.

Los pacientes con leptospirosis grave requieren con frecuencia cuidados intensivos, incluyendo apoyo respiratorio y diálisis, para sobrevivir. Como la reacción de Jarisch-Herxheimer se ha informado después del tratamiento, se debe tener precaución con la prescripción de antibióticos en los pacientes con enfermedad leve autolimitada.[133] Sin embargo, se ha revisado el fundamento para el tratamiento de pacientes con enfermedad grave con antibióticos.[488] Los estudios clínicos en Tailandia también han demostrado una eficacia equivalente del tratamiento con ceftriaxona, cefotaxima y doxiciclina en comparación con el que utiliza penicilina.[466]

La inmunidad humoral a leptospirosis, mediada por la producción de anticuerpos específicos, se produce en humanos y animales. El LPS es el principal antígeno reconocido en los sueros de personas convalecientes, y la inmunidad está restringida tras la infección natural de las serovariedades antigénicamente relacionadas con LPS.[2] Los estudios recientes también han demostrado que los ratones necesitan las vías de activación intactas TLR2 y TLR4 para controlar una infección letal.[88]

Diagnóstico de laboratorio. El laboratorio debe confirmar el diagnóstico de leptospirosis debido a la amplia gama de manifestaciones clínicas de la enfermedad. A pesar de que el cultivo permite un diagnóstico definitivo, se realiza con poca frecuencia, ya que es lento y no está ampliamente disponible. La leptospirosis también puede demostrarse con la detección de microorganismos en las muestras o la detección de antígenos o ácidos nucleicos, aunque la serología aún es el método de diagnóstico principal. Se han utilizado anticuerpos monoclonales para detectar el antígeno de las leptospiras en la orina en muestras procedentes de Tailandia, pero no hay pruebas de antígenos comerciales; por lo tanto, no se abordará con mayor detalle.[387]

Detección directa. Las leptospiras pueden detectarse mediante observación microscópica de sangre, LCR u orina; sin embargo, las espiroquetas en la sangre sólo pueden detectarse durante la fase bacteriémica temprana de la enfermedad. Se ha recomendado la centrifugación a baja velocidad de las muestras de sangre heparinizada oxalatada para eliminar los elementos celulares y, a continuación, a alta velocidad para concentrar las leptospiras. Se puede intentar la observación microscópica en campo oscuro; no obstante, debe estar presente una concentración alta de leptospiras (10^4/mL) para que sea posible visualizar las espiroquetas.[486] La falta de especificidad también es un problema al utilizar la observación en campo oscuro, pues las fibrillas o extrusiones de los eritrocitos son malinterpretadas como espiroquetas. Aunque es un tanto menos probable que los exámenes de LCR y orina contengan artificios que puedan producir un resultado falso positivo, se aplican advertencias similares.[426] La tinción argéntica de Warthin-Starry se ha utilizado ampliamente para el examen histológico de los tejidos. La tinción inmunohistoquímica también puede realizarse en un laboratorio de referencia (CDC).[511]

Cultivo. La leptospira puede aislarse de sangre, líquido de diálisis peritoneal y LCR durante la primera semana de la enfermedad. Durante la etapa inmune, las leptospiras desaparecen de la sangre y el LCR, pero se excretan en la orina por hasta un mes (lám. 20-1G). Los medios de cultivo comerciales utilizados con más frecuencia son el medio semisólido de Fletcher (Difco, BD Diagnostic Systems, Sparks, MD) o el medio de albúmina de suero bovino semisólido-Tween 80® (ácido oleico) (Ellinghausen- McCullough-Johnson-Harris [EMJH, Difco]), que contiene 200 µg de 5-fluorouracilo. Es posible almacenar los medios a temperatura ambiente durante largos períodos. Se recomienda que sean inoculados con la muestra clínica al menos cuatro tubos de 10 mL con medios de cultivo de dos lotes diferentes. Para el aislamiento de los serotipos con requerimientos nutricionales especiales, también se puede añadir suero estéril de conejo al 0.4-1% al medio de albúmina de suero bovino-Tween 80. Solo se deben inocular volúmenes muy pequeños de sangre o de orina (50 µL), ya que las cantidades mayores introducirán sustancias interferentes. Los medios deben inocularse con 1-2 gotas de muestra por tubo. Si no es posible realizar el procedimiento junto al paciente, se puede enviar la sangre oxalatada o heparinizada al laboratorio. También es viable inocular un coágulo triturado; sin embargo, la sangre citrada puede ser inhibitoria. Cuando se evalúa la orina, el pH debe ser inmediatamente neutralizado con bicarbonato de sodio y se inoculan una muestra sin diluir y una dilución 10 veces mayor. Cuando se utiliza LCR, se deben inocular entre 0.5 y 5.0 mL.

Los cultivos se incuban en la oscuridad a 28-30 °C durante 6-12 semanas y se observan semanalmente mediante microscopia en campo oscuro para detectar la presencia de espiroquetas (fig. 20-19). El crecimiento se retrasa frecuentemente por varias semanas, pero se presenta mucho antes en los medios EMJH. Las leptospiras por lo general crecen como una banda de 0.5-1.0 cm debajo de la superficie de medios semisólidos, conocidos como *anillos de Dinger* (lám. 20-1H).

Palmer y cols.[341] demostraron que los sistemas comerciales de hemocultivo tienen una capacidad variable para mantener la viabilidad de las leptospiras. En general, la combinación de un hemocultivo aerobio y una temperatura de incubación de 30 °C mejora la viabilidad de las leptospiras por hasta una semana en algunos sistemas. Sin embargo, no es probable que se presente una señal positiva de un sistema de hemocultivo automatizado en una muestra del paciente, ya que los microorganismos no crecen en medios convencionales.

La identificación de *Leptospira* en cultivo se debe realizar por métodos serológicos de aglutinación cruzada de absorción para establecer una serovariedad.[113] Los aislamientos se deben remitir a un laboratorio de referencia que tenga un banco extenso de antisueros para este propósito. La identificación de genoespecies también debe realizarse mediante análisis de secuencias de ARNr 16S u otros genes.[301]

Serología. La leptospirosis se diagnostica principalmente por la detección de anticuerpos mediante pruebas serológicas. Los pacientes comienzan a producir anticuerpos hacia el final de la enfermedad inicial de siete días.

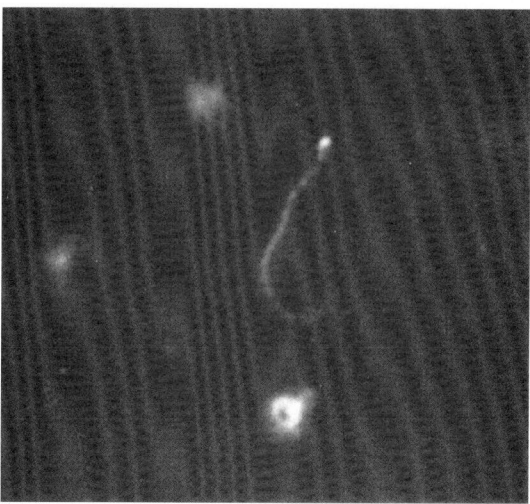

■ **FIGURA 20-19** Observación en campo oscuro de cultivo de *L. interrogans*. Las espirales, que no se visualizan con claridad, aparecen como áreas brillantes y oscuras de forma alterna. El extremo superior muy brillante del microorganismo puede representar el extremo curvo que poseen muchas leptospiras. Es fácil para los observadores inexpertos confundir restos celulares y artificios con las leptospiras en las muestras clínicas (1 000×) (microfotografía cortesía de David Miller, DVM, MS).

Prueba de microaglutinación. La prueba serológica de referencia aún es la prueba de microaglutinación (MAT), mediante la cual se hacen reaccionar las suspensiones de antígeno de leptospira con el suero.[473] La MAT se prepara mezclando suero diluido del paciente con los cultivos de *Leptospira* en una proporción 1:1, incubando la mezcla durante 2-4 h a 30 °C o a temperatura ambiente, y utilizando microscopia en campo oscuro para observar si presentan aglutinación. La reacción es positiva cuando la proporción de leptospiras libres es menor del 50% en comparación con la suspensión de control. La mayor dilución del suero que muestra aglutinación del 50% en comparación con la mezcla de control determina la concentración final. De hecho, aunque a menudo se considera específica para serovariedades, es específica para serogrupos. Sólo algunos laboratorios de referencia realizan la MAT porque es una prueba compleja de implementar e interpretar. Además, la sensibilidad de la prueba en la fase aguda es baja y los sueros apareados deberán recolectarse para confirmar una infección leptospirósica. Es evidente la dificultad para mantener grandes cantidades de cultivos de leptospiras. Las leptospiras que perecen con formol se utilizan como un compromiso práctico, aunque de alguna manera presentan menor sensibilidad. Se debe evaluar una gran cantidad de antígenos contra los sueros; la OMS recomienda 19 serovariedades o 16 serogrupos. La serovariedad que muestra los títulos más altos mediante MAT se considera la serovariedad infectante (serogrupo); no obstante, la prueba ha demostrado ser un predictor impreciso.[245,430] Los sueros pueden examinarse para la detección precoz empleando antígenos de leptospiras específicos para serogrupo disponibles comercialmente en una prueba de aglutinación macroscópica, pero las reacciones positivas deben confirmarse a través de la prueba MAT en un laboratorio de referencia.

Un título igual o mayor de 1:100 en la prueba MAT suele considerarse evidencia de infección previa. Los CDC han sugerido títulos mayores de 1:200 en una muestra de suero única mediante la prueba MAT como evidencia de leptospirosis presuntiva en un paciente con enfermedad clínica compatible, pero en áreas endémicas; otros expertos han sugerido títulos de 1:800 o 1:1 600 como mejores límites. Los títulos pueden alcanzar concentraciones extremadamente altas y tomar meses o años para disminuir; por lo tanto, la concentración del título no puede utilizarse para la determinación de una infección reciente.[380,381]

Otras pruebas de serología. Se han desarrollado otras pruebas de detección de anticuerpos que permiten la detección precoz; sin embargo, de manera similar a la prueba MAT, tienen una sensibilidad subóptima durante las primeras etapas de la infección, y también algunos de estos análisis pueden tener una exactitud deficiente en las zonas endémicas.[21,127,243,246,247,428,429,489] Se publicó un análisis exhaustivo de otras evaluaciones de la prueba serológica.[243,473] Se informaron técnicas como aglutinación de látex,[413,428] tira reactiva,[174,409,427,506] EIA,[21,127,246] hemaglutinación indirecta (HAI)[243,247] y análisis de flujo lateral,[413,429] pero algunas no se han evaluado de manera amplia. Estos análisis contienen antígenos lipopolisacáridos de la *Leptospira* no patógena *biflexa* serovariedad Patoc,[283] y detectan anticuerpos IgM o IgG contra LPS de todas las serovariedades patógenas debido a la reactividad cruzada con LPS de Patoc. Una HAI desarrollada por los CDC fue aprobada por la FDA. Esta prueba utiliza eritrocitos sensibilizados para detectar anticuerpos IgM e IgG, y al inicio mostró una sensibilidad del 92% y una especificidad del 95% en comparación con la prueba MAT.[463] No obstante, en estudios más recientes, la HAI fue positiva en sólo el 44% de los sueros de fase aguda tomados aproximadamente cinco días después del inicio de los síntomas.[249] Hull-Jackson y cols.[201] evaluaron recientemente una prueba de aglutinación de látex comercial utilizando un banco de sueros bien caracterizado que incluyó a 40 pacientes con leptospirosis, y realizaron un estudio prospectivo de pacientes consecutivos ingresados al hospital con enfermedad febril aguda. Aunque la sensibilidad de la prueba de aglutinación de látex fue similar en los dos grupos de pacientes, la especificidad fue bastante menor al emplear el banco de sueros bien caracterizados (81%) frente al estudio prospectivo (98%). Este estudio demuestra que las pruebas más recientes para leptospirosis deben evaluarse y validarse en diferentes poblaciones antes de implementarse para su utilización rutinaria.

Los pacientes con leptospirosis también producen anticuerpos contra varios otros antígenos de proteínas, algunas de ellas presentes durante la fase aguda de la enfermedad.[116,173] La identificación de uno o más antígenos ha llevado al desarrollo de estudios diagnósticos basados en proteínas recombinantes para leptospirosis, pero el rendimiento de los análisis EIA rLipL41 y rOmoL1 ha demostrado una sensibilidad variable.[115,151,310] Las proteínas (Lig) de tipo inmunoglobulina de *Leptospira* (proteínas de membrana externa) han demostrado ser mejores para el diagnóstico de la enfermedad temprana mediante un análisis de inmunotransferencia, ya sea en análisis basados en toda la *Leptospira* o en recombinantes.[98] Otros antígenos utilizados recientemente en análisis de diagnóstico basados en recombinantes incluyen Lp29 MPL17, MPL21 y LipL21 en EIA,[315,329] LipL32 en un estudio de tira reactiva[42] y Lip41 en una aglutinación de látex e inmunoanálisis de flujo.[413] En las áreas endémicas, se necesitan pruebas diagnósticas mejoradas y rápidas para leptospirosis que sean capaces de detectar la fase aguda de la enfermedad. La identificación y utilización de otros antígenos de la proteína inmunógena que se conservan entre las leptospiras patógenas permitirá el desarrollo y la evaluación de una cantidad de pruebas rápidas cada vez mayor con este fin.

Detección molecular. Varios genes han sido la diana de la amplificación del ADN de la *Leptospira* por PCR, particularmente para el diagnóstico de la fase aguda de la enfermedad. Aunque la PCR se ha utilizado para la investigación, se evaluaron algunos métodos para su uso en el diagnóstico.[50,51,170,292] Merien y cols.[292] amplificaron un fragmento de 331 pb del gen *rrs* (ARNr 16S) de leptospiras patógenas y no patógenas. Dos conjuntos de cebadores, G1/G2 para el gen *secY* y B64I/64II para el gen de la flagelina, se incluyen en el manual de la OMS.[498] Los cebadores G1/G2 no amplifican todas las serovariedades patógenas, lo que

hace necesario el uso de un análisis múltiple.[170] Estos dos conjuntos de cebadores se han empleado clínicamente para detectar ADN de *Leptospira* en el suero, orina, humor acuoso, LCR y tejidos en la autopsia de pacientes con leptospirosis.[243,473] Recientemente, se han utilizado varias dianas (*rrs*, *ligA* y B, *lip32*, *secY* y el locus genómico *LA0322* de la serovariedad Lai) para desarrollar una PCR en tiempo real con sondas de hidrólisis (TaqMan®) y fluorescencia verde de SYBR.[248,422,458,473]

Fiebre por mordedura de rata (*sodoku*)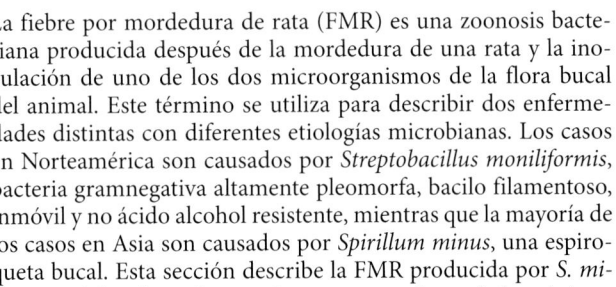

La fiebre por mordedura de rata (FMR) es una zoonosis bacteriana producida después de la mordedura de una rata y la inoculación de uno de los dos microorganismos de la flora bucal del animal. Este término se utiliza para describir dos enfermedades distintas con diferentes etiologías microbianas. Los casos en Norteamérica son causados por *Streptobacillus moniliformis*, bacteria gramnegativa altamente pleomorfa, bacilo filamentoso, inmóvil y no ácido alcohol resistente, mientras que la mayoría de los casos en Asia son causados por *Spirillum minus*, una espiroqueta bucal. Esta sección describe la FMR producida por *S. minus*, o *sodoku*, el nombre usado para esta enfermedad en Asia.

Spirillum minus

S. minus es una espiroqueta gramnegativa en forma de espiral que mide 0.2-0.5 μm de ancho y 1.7-5 μm de largo. La bacteria es activamente móvil mediante paquetes bipolares de flagelos y seis espirales que le confieren su aspecto. *S. minus* fue descrito por primera vez como la causa de FMR en 1916, y 30 años después se encontraron bacterias en espiral llamadas "*Spirillum minor*" en muestras húmedas para microscopia de sangre de rata silvestre.[157] Se dieron otros nombres a este microorganismo en la literatura médica más antigua, antes de nombrarlo *S. minus* en 1924.[157]

La FMR por *S. minus* es una infección que ocurre de manera habitual en Asia, pero se produce en rara ocasión en los Estados Unidos. La frecuencia de la infección se relaciona con la cantidad de contacto entre las ratas, otros roedores y los humanos. Aunque por lo general es una infección infrecuente, la FMR aún es una amenaza cuando hay exposición a roedores. También se han producido algunos casos en niños y adolescentes en contacto con ratones silvestres del campo, o en personas que tienen jerbos como animales de compañía.[157] Las ratas también se utilizan como mascotas; por lo tanto, los empleados de las tiendas de mascotas y los dueños de roedores también pueden estar en riesgo de padecer FMR.[328] No se ha documentado la transmisión de persona a persona. De 1 a 4 semanas después de la mordedura se presenta una enfermedad sistémica, caracterizada por escalofríos, dolor de cabeza, vómitos y fiebre. El sitio de la mordedura, que había sanado, se ulcera para formar una lesión de tipo chancro y se acompaña de linfadenitis regional y una erupción maculopapular que puede afectar las palmas de las manos y las plantas de los pies. En contraste con la forma estreptobacilar de FMR, la poliartritis rara vez se presenta en el *sodoku*. La fiebre recurrente con una periodicidad de cada 2-3 días puede observarse durante semanas, meses o años en los pacientes no tratados. Las complicaciones incluyen endocarditis, miocarditis, meningitis, nefritis, hepatitis y esplenomegalia.[157]

S. minus no puede cultivarse en medios artificiales; se conoce muy poco sobre las características fenotípicas o genotípicas de este microorganismo. La inoculación de animales aún es la única manera de aislar el microorganismo y no hay pruebas serológicas específicas disponibles. Las pruebas serológicas falsas positivas para sífilis se presentan en el 50% de los pacientes con FMR.

La espiroqueta puede visualizarse en sangre, exudados o tejidos por medio de las tinciones de Giemsa o Wright, o de microscopia en campo oscuro.

REFERENCIAS

1. Adler B, de la Pena Moctezuma A. *Leptospira* and leptospirosis. Vet Microbiol 2010;140:287–296.

2. Adler B, Faine S. The antibodies involved in the human immune response to leptospiral infection. J Med Microbiol 1978;11:387–400.

3. Aguero-Rosenfeld ME. Lyme disease: laboratory issues. Infect Dis Clin North Am 2008;22:301–313.

4. Aguero-Rosenfeld ME, Nowakowski J, Bittker S, et al. Evolution of the serologic response to *Borrelia burgdorferi* in treated patients with culture-confirmed erythema migrans. J Clin Microbiol 1996;34:1–9.

5. Aguero-Rosenfeld ME, Nowakowski J, McKenna DF, et al. Serodiagnosis in early Lyme disease. J Clin Microbiol 1993;31:3090–3095.

6. Aguero-Rosenfeld ME, Roberge J, Carbonaro CA, et al. Effects of OspA vaccination on Lyme disease serologic testing. J Clin Microbiol 1999;37:3718–3721.

7. Aguero-Rosenfeld ME, Wang G, Schwartz I, et al. Diagnosis of lyme borreliosis. Clin Microbiol Rev 2005;18:484–509.

8. Alam F, Argiriadou AS, Hodgson TA, et al. Primary syphilis remains a cause of oral ulceration. Br Dent J 2000;189:352–354.

9. Alford CA Jr, Polt SS, Cassady GE, et al. Gamma-M-fluorescent treponemal antibody in the diagnosis of congenital syphilis. N Engl J Med 1969;280:1086–1091.

10. Anderson J, Mindel A, Tovey SJ, et al. Primary and secondary syphilis, 20 years' experience. 3: diagnosis, treatment, and follow up. Genitourin Med 1989;65:239–243.

11. Anderson JF, Magnarelli LA, LeFebvre RB, et al. Antigenically variable *Borrelia burgdorferi* isolated from cottontail rabbits and Ixodes dentatus in rural and urban areas. J Clin Microbiol 1989;27:13–20.

12. Anderson JF. Epizootiology of *Borrelia* in *Ixodes* tick vectors and reservoir hosts. Rev Infect Dis 1989;11(Suppl 6):S1451–S1459.

13. Anderson JM, Swanson KI, Schwartz TR, et al. Mammal diversity and infection prevalence in the maintenance of enzootic *Borrelia burgdorferi* along the western Coastal Plains of Maryland. Vector Borne Zoonotic Dis 2006;6:411–422.

14. Anguita J, Ramamoorthi N, Hovius JW, et al. Salp15, an *Ixodes scapularis* salivary protein, inhibits CD4(+) T cell activation. Immunity 2002;16:849–859.

15. Antal GM, Lukehart SA, Meheus AZ. The endemic treponematoses. Microbes Infect 2002;4:83–94.

16. Augenbraun M, French A, Glesby M, et al. Hepatitis C virus infection and biological false-positive syphilis tests. Sex Transm Infect 2010;86:97–98.

17. Babady NE, Sloan LM, Vetter EA, et al. Percent positive rate of Lyme real-time polymerase chain reaction in blood, cerebrospinal fluid, synovial fluid, and tissue. Diagn Microbiol Infect Dis 2008;62:464–466.

18. Bacon RM, Biggerstaff BJ, Schriefer ME, et al. Serodiagnosis of Lyme disease by kinetic enzyme-linked immunosorbent assay using recombinant VlsE1 or peptide antigens of *Borrelia burgdorferi* compared with 2-tiered testing using whole-cell lysates. J Infect Dis 2003;187:1187–1199.

19. Bacon RM, Gilmore RD Jr, Quintana M, et al. DNA evidence of *Borrelia lonestari* in *Amblyomma americanum* (Acari: Ixodidae) in southeast Missouri. J Med Entomol 2003;40:590–592.

20. Bacon RM, Kugeler KJ, Mead PS. Surveillance for Lyme disease—United States, 1992–2006. MMWR Surveill Summ 2008;57:1–9.

21. Bajani MD, Ashford DA, Bragg SL, et al. Evaluation of four commercially available rapid serologic tests for diagnosis of leptospirosis. J Clin Microbiol 2003;41:803–809.

22. Baker-Zander SA, Lukehart SA. Antigenic cross-reactivity between *Treponema pallidum* and other pathogenic members of the family *Spirochaetaceae*. Infect Immun 1984;46:116–121.

23. Baker-Zander SA, Roddy RE, Handsfield HH, et al. IgG and IgM antibody reactivity to antigens of *Treponema pallidum* after treatment of syphilis. Sex Transm Dis 1986;13:214–220.

24. Bakken LL, Case KL, Callister SM, et al. Performance of 45 laboratories participating in a proficiency testing program for Lyme disease serology. JAMA 1992;268:891–895.

25. Baranton G, Postic D, Saint Girons I, et al. Delineation of *Borrelia burgdorferi* sensu stricto, *Borrelia garinii* sp. nov., and group VS461 associated with Lyme borreliosis. Int J Syst Bacteriol 1992;42:378–383.

26. Barbour AG. Isolation and cultivation of Lyme disease spirochetes. Yale J Biol Med 1984;57:521–525.

27. Barbour AG, Hayes SF. Biology of *Borrelia* species. Microbiol Rev 1986;50:381–400.

28. Barton JR, Thorpe EM Jr, Shaver DC, et al. Nonimmune hydrops fetalis associated with maternal infection with syphilis. Am J Obstet Gynecol 1992;167:56–58.

29. Baughn RE, Jorizzo JL, Adams CB, et al. Ig class and IgG subclass responses to *Treponema pallidum* in patients with syphilis. J Clin Immunol 1988;8:128–139.

30. Baughn RE, McNeely MC, Jorizzo JL, et al. Characterization of the antigenic determinants and host components in immune complexes from patients with secondary syphilis. J Immunol 1986;136:1406–1414.

31. Behrhof W, Springer E, Brauninger W, et al. PCR testing for *Treponema pallidum* in paraffin-embedded skin biopsy specimens: test design and impact on the diagnosis of syphilis. J Clin Pathol 2008;61:390–395.

32. Berger BW, Clemmensen OJ, Ackerman AB. Lyme disease is a spirochetosis. A review of the disease and evidence for its cause. Am J Dermatopathol 1983;5:111–124.

33. Berger BW, Johnson RC, Kodner C, et al. Cultivation of *Borrelia burgdorferi* from human tick bite sites: a guide to the risk of infection. J Am Acad Dermatol 1995;32:184–187.

34. Bergmann AR, Schmidt BL, Derler AM, et al. Importance of sample preparation for molecular diagnosis of Lyme borreliosis from urine. J Clin Microbiol 2002;40:4581–4584.

35. Berman SM. Maternal syphilis: pathophysiology and treatment. Bull World Health Organ 2004;82:433–438.

36. Bharti AR, Nally JE, Ricaldi JN, et al. Leptospirosis: a zoonotic disease of global importance. Lancet Infect Dis 2003;3:757–771.

37. Binnicker MJ, Jespersen DJ, Rollins LO. Treponema-specific tests for serodiagnosis of syphilis: comparative evaluation of seven assays. J Clin Microbiol 2011;49:1313–1317.

38. Blandford JM, Gift TL, Vasaikar S, et al. Cost-effectiveness of on-site antenatal screening to prevent congenital syphilis in rural eastern Cape Province, Republic of South Africa. Sex Transm Dis 2007;34:S61–S66.

39. Blank LJ, Rompalo AM, Erbelding EJ, et al. Treatment of syphilis in HIV-infected subjects: a systematic review of the literature. Sex Transm Infect 2011;87:9–16.

40. Blevins SM, Greenfield RA, Bronze MS. Blood smear analysis in babesiosis, ehrlichiosis, relapsing fever, paludismo, and Chagas disease. Cleve Clin J Med 2008;75:521–530.

41. Blocker ME, Levine WC, St Louis ME. HIV prevalence in patients with syphilis, United States. Sex Transm Dis 2000;27:53–59.

42. Boonyod D, Poovorawan Y, Bhattarakosol P, et al. LipL32, an outer membrane protein of *Leptospira*, as an antigen in a dipstick assay for diagnosis of leptospirosis. Asian Pac J Allergy Immunol 2005;23:133–141.

43. Borgnolo G, Denku B, Chiabrera F, et al. Louse-borne relapsing fever in Ethiopian children: a clinical study. Ann Trop Paediatr 1993;13:165–171.

44. Bowen GS, Griffin M, Hayne C, et al. Clinical manifestations and descriptive epidemiology of Lyme disease in New Jersey, 1978 to 1982. JAMA 1984;251:2236–2240.

45. Bowen GS, Schulze TL, Parkin WL. Lyme disease in New Jersey, 1978–1982. Yale J Biol Med 1984;57:661–668.

46. Branda JA, Aguero-Rosenfeld ME, Ferraro MJ, et al. 2-tiered antibody testing for early and late Lyme disease using only an immunoglobulin G blot with the addition of a VlsE band as the second-tier test. Clin Infect Dis 2010;50:20–26.

47. Branda JA, Linskey K, Kim YA, et al. Two-tiered antibody testing for Lyme disease with use of 2 enzyme immunoassays, a whole-cell sonicate enzyme immunoassay followed by a VlsE C6 peptide enzyme immunoassay. Clin Infect Dis 2011;53:541–547.

48. Bronzan RN, Mwesigwa-Kayongo DC, Narkunas D, et al. On-site rapid antenatal syphilis screening with an immunochromatographic strip improves case detection and treatment in rural South African clinics. Sex Transm Dis 2007;34:S55–S60.

49. Brooke CJ, Riley TV, Hampson DJ. Comparison of prevalence and risk factors for faecal carriage of the intestinal spirochaetes *Brachyspira aalborgi* and *Brachyspira pilosicoli* in four Australian populations. Epidemiol Infect 2006;134:627–634.

50. Brown PD, Gravekamp C, Carrington DG, et al. Evaluation of the polymerase chain reaction for early diagnosis of leptospirosis. J Med Microbiol 1995;43:110–114.

51. Brown PD, Levett PN. Differentiation of *Leptospira* species and serovars by PCR-restriction endonuclease analysis, arbitrarily primed PCR and low-stringency PCR. J Med Microbiol 1997;46:173–181.

52. Brown RN, Lane RS. Lyme disease in California: a novel enzootic transmission cycle of *Borrelia burgdorferi*. Science 1992;256:1439–1442.

53. Bruisten SM, Cairo I, Fennema H, et al. Diagnosing genital ulcer disease in a clinic for sexually transmitted diseases in Amsterdam, The Netherlands. J Clin Microbiol 2001;39:601–605.

54. Bryceson AD, Parry EH, Perine PL, et al. Louse-borne relapsing fever. Q J Med 1970;39:129–170.

55. Bryksin AV, Godfrey HP, Carbonaro CA, et al. *Borrelia burgdorferi* BmpA, BmpB, and BmpD proteins are expressed in human infection and contribute

to P39 immunoblot reactivity in patients with Lyme disease. Clin Diagn Lab Immunol 2005;12:935–940.

56. Buchacz K, Klausner JD, Kerndt PR, et al. HIV incidence among men diagnosed with early syphilis in Atlanta, San Francisco, and Los Angeles, 2004 to 2005. J Acquir Immune Defic Syndr 2008;47:234–240.

57. Bulach DM, Zuerner RL, Wilson P, et al. Genome reduction in *Leptospira borgpetersenii* reflects limited transmission potential. Proc Natl Acad Sci U S A 2006;103:14560–14565.

58. Bunnell JE, Price SD, Das A, et al. Geographic information systems and spatial analysis of adult *Ixodes scapularis* (Acari: Ixodidae) in the Middle Atlantic region of the U.S.A. J Med Entomol 2003;40:570–576.

59. Burbelo PD, Issa AT, Ching KH, et al. Rapid, simple, quantitative, and highly sensitive antibody detection for Lyme disease. Clin Vaccine Immunol 2010;17:904–909.

60. Burgdorfer W, Barbour AG, Hayes SF, et al. Lyme disease-a tick-borne spirochetosis? Science 1982;216:1317–1319.

61. Burgdorfer W. Discovery of the Lyme disease spirochete and its relation to tick vectors. Yale J Biol Med 1984;57:515–520.

62. Butler T, Jones PK, Wallace CK. *Borrelia recurrentis* infection: single-dose antibiotic regimens and management of the Jarisch-Herxheimer reaction. J Infect Dis 1978;137:573–577.

63. Byrne RE, Laska S, Bell M, et al. Evaluation of a *Treponema pallidum* western immunoblot assay as a confirmatory test for syphilis. J Clin Microbiol 1992;30:115–122.

64. Cacciapuoti B, Ciceroni L, Maffei C, et al. A waterborne outbreak of leptospirosis. Am J Epidemiol 1987;126:535–545.

65. Cadavid D, Barbour AG. Neuroborreliosis during relapsing fever: review of the clinical manifestations, pathology, and treatment of infections in humans and experimental animals. Clin Infect Dis 1998;26:151–164.

66. Cao WC, Zhao QM, Zhang PH, et al. Prevalence of *Anaplasma phagocytophila* and *Borrelia burgdorferi* in *Ixodes persulcatus* ticks from northeastern China. Am J Trop Med Hyg 2003;68:547–550.

67. Castro AR, Esfandiari J, Kumar S, et al. Novel point-of-care test for simultaneous detection of nontreponemal and treponemal antibodies in patients with syphilis. J Clin Microbiol 2010;48:4615–4619.

68. Castro AR, Morrill WE, Shaw WA, et al. Use of synthetic cardiolipin and lecithin in the antigen used by the venereal disease research laboratory test for serodiagnosis of syphilis. Clin Diagn Lab Immunol 2000;7:658–661.

69. Cates W Jr, Rothenberg RB, Blount JH. Syphilis control. The historic context and epidemiologic basis for interrupting sexual transmission of *Treponema pallidum*. Sex Transm Dis 1996;23:68–75.

70. Cavrini F, Sambri V, Moter A, et al. Molecular detection of *Treponema denticola* and *Porphyromonas gingivalis* in carotid and aortic atheromatous plaques by FISH: report of two cases. J Med Microbiol 2005;54:93–96.

71. Centers for Disease Control and Prevention. 2012 Sexually Transmitted Diseases Surveillance. Syphilis. http://www.cdc.gov/std/stats12/syphilis.htm

72. Centers for Disease Control and Prevention. Acute respiratory distress syndrome in persons with tickborne relapsing fever—three states, 2004–2005. MMWR Morb Mortal Wkly Rep 2007;56:1073–1076.

73. Centers for Disease Control and Prevention. Caution regarding testing for Lyme disease. MMWR Morb Mortal Wkly Rep 2005;54:125.

74. Centers for Disease Control and Prevention. Congenital syphilis—United States, 2003–2008. MMWR Morb Mortal Wkly Rep 2010;59:413–417.

75. Centers for Disease Control and Prevention. Lyme disease—United states, 2003–2005. MMWR Morb Mortal Wkly Rep 2007;56:573–576.

76. Centers for Disease Control and Prevention. Outbreak of leptospirosis among whitewater rafters—Costa Rica, 1996. MMWR Morb Mortal Wkly Rep 1997;46:577–579.

77. Centers for Disease Control and Prevention. Primary and secondary syphilis—United States, 2003–2004. MMWR Morb Mortal Wkly Rep 2006;55:269–273.

78. Centers for Disease Control and Prevention. Recommendations for test performance and interpretation from the Second National Conference on serologic diagnosis of Lyme disease. MMWR Morb Mortal Wkly Rep 1995;44:590–591.

79. Centers for Disease Control and Prevention. Results of the expanded HIV testing initiative—25 jurisdictions, United States, 2007–2010. MMWR Morb Mortal Wkly Rep 2011;60:805–810.

80. Centers for Disease Control and Prevention. Surveillance for Lyme disease—United States, 1992–2006. MMWR Surveill Summ 2008;57:1–9.

81. Centers for Disease Control and Prevention. Syphilis testing algorithms using treponemal tests for initial screening—four laboratories, New York City, 2005–2006. MMWR Morb Mortal Wkly Rep 2008;57:872–875.

82. Centers for Disease Control and Prevention. Update: outbreak of acute febrile illness among athletes participating in Eco-Challenge-Sabah 2000-Borneo, Malaysia, 2000. JAMA 2001;285:728–730.

83. Centurion-Lara A, Castro C, Shaffer JM, et al. Detection of *Treponema pallidum* by a sensitive reverse transcriptase PCR. J Clin Microbiol 1997;35:1348–1352.

84. Chambers RW, Foley HT, Schmidt PJ. Transmission of syphilis by fresh blood components. Transfusion 1969;9:32–34.

85. Chan EC, McLaughlin R. Taxonomy and virulence of oral spirochetes. Oral Microbiol Immunol 2000;15:1–9.

86. Chapel TA. The variability of syphilitic chancres. Sex Transm Dis 1978;5:68–70.

87. Charon NW, Greenberg EP, Koopman MB, et al. Spirochete chemotaxis, motility, and the structure of the spirochetal periplasmic flagella. Res Microbiol 1992;143:597–603.

88. Chassin C, Picardeau M, Goujon JM, et al. TLR4- and TLR2-mediated B cell responses control the clearance of the bacterial pathogen, *Leptospira interrogans*. J Immunol 2009;183:2669–2677.

89. Chesson HW, Sternberg M, Leichliter JS, et al. Changes in the state-level distribution of primary and secondary syphilis in the USA, 1985–2007. Sex Transm Infect 2010;86(Suppl 3):58–62.

90. Chhabra RS, Brion LP, Castro M, et al. Comparison of maternal sera, cord blood, and neonatal sera for detecting presumptive congenital syphilis: relationship with maternal treatment. Pediatrics 1993;91:88–91.

91. Chuck A, Ohinmaa A, Tilley P, et al. Cost effectiveness of enzyme immunoassay and immunoblot testing for the diagnosis of syphilis. Int J STD AIDS 2008;19:393–399.

92. Cole MJ, Perry KR, Parry JV. Comparative evaluation of 15 serological assays for the detection of syphilis infection. Eur J Clin Microbiol Infect Dis 2007;26:705–713.

93. Colebunders R, De Serrano P, Van Gompel A, et al. Imported relapsing fever in European tourists. Scand J Infect Dis 1993;25:533–536.

94. Coleman AS, Rossmann E, Yang X, et al. BBK07 immunodominant peptides as serodiagnostic markers of Lyme disease. Clin Vaccine Immunol 2011;18:406–413.

95. Colombo AP, Boches SK, Cotton SL, et al. Comparisons of subgingival microbial profiles of refractory periodontitis, severe periodontitis, and periodontal health using the human oral microbe identification microarray. J Periodontol 2009;80:1421–1432.

96. Coyle PK, Deng Z, Schutzer SE, et al. Detection of *Borrelia burgdorferi* antigens in cerebrospinal fluid. Neurology 1993;43:1093–1098.

97. Coyle PK, Schutzer SE, Deng Z, et al. Detection of *Borrelia burgdorferi*-specific antigen in antibody-negative cerebrospinal fluid in neurologic Lyme disease. Neurology 1995;45:2010–2015.

98. Croda J, Ramos JG, Matsunaga J, et al. *Leptospira* immunoglobulin-like proteins as a serodiagnostic marker for acute leptospirosis. J Clin Microbiol 2007;45:1528–1534.

99. Crowder CD, Matthews HE, Schutzer S, et al. Genotypic variation and mixtures of Lyme *Borrelia* in *Ixodes* ticks from North America and Europe. PLoS One 2010;5:e10650.

100. Cummings MC, Lukehart SA, Marra C, et al. Comparison of methods for the detection of *Treponema pallidum* in lesions of early syphilis. Sex Transm Dis 1996;23:366–369.

101. Cutler SJ, Wright DJ. Predictive value of serology in diagnosing Lyme borreliosis. J Clin Pathol 1994;47:344–349.

102. da Franca I, Santos L, Mesquita T, et al. Lyme borreliosis in Portugal caused by *Borrelia lusitaniae*? Clinical report on the first patient with a positive skin isolate. Wien Klin Wochenschr 2005;117:429–432.

103. Daher EF, Lima RS, Silva Junior GB, et al. Clinical presentation of leptospirosis: a retrospective study of 201 patients in a metropolitan city of Brazil. Braz J Infect Dis 2010;14:3–10.

104. Daher EF, Silva GB Jr, Karbage NN, et al. Predictors of oliguric acute kidney injury in leptospirosis. A retrospective study on 196 consecutive patients. Nephron Clin Pract 2009;112:c25–c30.

105. Dandache P, Nadelman RB. Erythema migrans. Infect Dis Clin North Am 2008;22:235–60, vi.

106. De Koning J, Bosma RB, Hoogkamp-Korstanje JA. Demonstration of spirochaetes in patients with Lyme disease with a modified silver stain. J Med Microbiol 1987;23:261–267.

107. de Melo FL, de Mello JC, Fraga AM, et al. Syphilis at the crossroad of phylogenetics and paleopathology. PLoS Negl Trop Dis 2010;4:e575.

108. Defosse DL, Johnson RC, Paster BJ, et al. *Brevinema andersonii* gen. nov., sp. nov., an infectious spirochete isolated from the short-tailed shrew (*Blarina brevicauda*) and the white-footed mouse (*Peromyscus leucopus*). Int J Syst Bacteriol 1995;45:78–84.

109. Dekonenko EJ, Steere AC, Berardi VP, et al. Lyme borreliosis in the Soviet Union: a cooperative US-USSR report. J Infect Dis 1988;158:748–753.

110. Demaerschalck I, Ben Messaoud A, De Kesel M, et al. Simultaneous presence of different *Borrelia burgdorferi* genospecies in biological fluids of Lyme disease patients. J Clin Microbiol 1995;33:602–608.

111. des Vignes F, Piesman J, Heffernan R, et al. Effect of tick removal on transmission of *Borrelia burgdorferi* and *Ehrlichia phagocytophila* by *Ixodes scapularis* nymphs. J Infect Dis 2001;183:773–778.

112. Dewhirst FE, Chen T, Izard J, et al. The human oral microbiome. J Bacteriol 2010;192:5002–5017.

113. Dikken H, Kmety E. Serological typing methods of leptospires. Methods Microbiol 1978;11:259–307.

114. Dobson SR, Taber LH, Baughn RE. Recognition of *Treponema pallidum* antigens by IgM and IgG antibodies in congenitally infected newborns and their mothers. J Infect Dis 1988;157:903–910.

115. Dong H, Hu Y, Xue F, et al. Characterization of the ompL1 gene of pathogenic *Leptospira* species in China and cross-immunogenicity of the OmpL1 protein. BMC Microbiol 2008;8:223.

116. Doungchawee G, Kositanont U, Niwetpathomwat A, et al. Early diagnosis of leptospirosis by immunoglobulin M immunoblot testing. Clin Vaccine Immunol 2008;15:492–498.

117. Dressler F, Ackermann R, Steere AC. Antibody responses to the three genomic groups of *Borrelia burgdorferi* in European Lyme borreliosis. J Infect Dis 1994;169:313–318.

118. Dressler F, Whalen JA, Reinhardt BN, et al. Western blotting in the serodiagnosis of Lyme disease. J Infect Dis 1993;167:392–400.

119. Dumler JS. Molecular diagnosis of Lyme disease: review and meta-analysis. Mol Diagn 2001;6:1–11.

120. Dunn RA, Webster LA, Nakashima AK, et al. Surveillance for geographic and secular trends in congenital syphilis—United States, 1983–1991. MMWR CDC Surveill Summ 1993;42:59–71.

121. Dupont H, Dupont-Perdrizet D, Perie JL, et al. Leptospirosis: prognostic factors associated with mortality. Clin Infect Dis 1997;25:720–724.

122. Duray PH. Clinical pathologic correlations of Lyme disease. Rev Infect Dis 1989;11(Suppl 6):S1487–S1493.

123. Duray PH. Histopathology of clinical phases of human Lyme disease. Rheum Dis Clin North Am 1989;15:691–710.

124. Dworkin MS, Anderson DE Jr, Schwan TG, et al. Tick borne relapsing fever in the northwestern United States and southwestern Canada. Clin Infect Dis 1998;26:122–131.

125. Dworkin MS, Schwan TG, Anderson DE Jr. Tick-borne relapsing fever in North America. Med Clin North Am 2002;86:417–433, viii–ix.

126. Dworkin MS, Schwan TG, Anderson DE Jr, et al. Tick-borne relapsing fever. Infect Dis Clin North Am 2008;22:449–468.

127. Eapen CK, Sugathan S, Kuriakose M, et al. Evaluation of the clinical utility of a rapid blood test for human leptospirosis. Diagn Microbiol Infect Dis 2002;42:221–225.

128. Eaton M. Syphilis and HIV: old and new foes aligned against us. Curr Infect Dis Rep 2009;11:157–162.

129. Ebel A, Bachelart L, Alonso JM. Evaluation of a new competitive immunoassay (BioElisa Syphilis) for screening for *Treponema pallidum* antibodies at various stages of syphilis. J Clin Microbiol 1998;36:358–361.

130. Ebel A, Vanneste L, Cardinaels M, et al. Validation of the INNO-LIA syphilis kit as a confirmatory assay for *Treponema pallidum* antibodies. J Clin Microbiol 2000;38:215–219.

131. Edwards GA, Domm BM. Human leptospirosis. Medicine (Baltimore) 1960;39:117–156.

132. el-Zaatari MM, Martens MG, Anderson GD. Incidence of the prozone phenomenon in syphilis serology. Obstet Gynecol 1994;84:609–612.

133. Emmanouilides CE, Kohn OF, Garibaldi R. Leptospirosis complicated by a Jarisch-Herxheimer reaction and adult respiratory distress syndrome: case report. Clin Infect Dis 1994;18:1004–1006.

134. Engelkens HJ, ten Kate FJ, Judanarso J, et al. The localisation of treponemes and characterisation of the inflammatory infiltrate in skin biopsies from patients with primary or secondary syphilis, or early infectious yaws. Genitourin Med 1993;69:102–107.

135. Engstrom SM, Shoop E, Johnson RC. Immunoblot interpretation criteria for serodiagnosis of early Lyme disease. J Clin Microbiol 1995;33:419–427.

136. Erbelding EJ, Vlahov D, Nelson KE, et al. Syphilis serology in human immunodeficiency virus infection: evidence for false-negative fluorescent treponemal test. J Infect Dis 1997;176:1397–1400.

137. Falco RC, Fish D, Piesman J. Duration of tick bites in a Lyme disease-endemic area. Am J Epidemiol 1996;143:187–192.

138. Farnsworth N, Rosen T. Endemic treponematosis: review and update. Clin Dermatol 2006;24:181–190.

139. Fears MB, Pope V. Syphilis fast latex agglutination test, a rapid confirmatory test. Clin Diagn Lab Immunol 2001;8:841–842.

140. Feder HM Jr, Gerber MA, Krause PJ, et al. Early Lyme disease: a flu-like illness without erythema migrans. Pediatrics 1993;91:456–459.

141. Feder HM Jr, Hunt MS. Pitfalls in the diagnosis and treatment of Lyme disease in children. JAMA 1995;274:66–68.

142. Feder HM Jr, Johnson BJ, O'Connell S, et al. A critical appraisal of "chronic Lyme disease". N Engl J Med 2007;357:1422–1430.

143. Feigin RD, Anderson DC. Human leptospirosis. CRC Crit Rev Clin Lab Sci 1975;5:413–467.

144. Feigin RD, Lobes LA Jr, Anderson D, et al. Human leptospirosis from immunized dogs. Ann Intern Med 1973;79:777–785.

145. Felsenfeld O. Borreliae, human relapsing fever, and parasite-vector-host relationships. Bacteriol Rev 1965;29:46–74.

146. Fieldsteel AH, Cox DL, Moeckli RA. Cultivation of virulent *Treponema pallidum* in tissue culture. Infect Immun 1981;32:908–915.

147. Fikrig E, Feng W, Barthold SW, et al. Arthropod- and host-specific Borrelia burgdorferi bbk32 expression and the inhibition of spirochete transmission. J Immunol 2000;164:5344–5351.

148. Fikrig E, Magnarelli LA, Chen M, et al. Serologic analysis of dogs, horses, and cottontail rabbits for antibodies to an antigenic flagellar epitope of *Borrelia burgdorferi*. J Clin Microbiol 1993;31:2451–2455.

149. Fiumara NJ, Lessell S. The stigmata of late congenital syphilis: an analysis of 100 patients. Sex Transm Dis 1983;10:126–129.

150. Fix AD, Strickland GT, Grant J. Tick bites and Lyme disease in an endemic setting: problematic use of serologic testing and prophylactic antibiotic therapy. JAMA 1998;279:206–210.

151. Flannery B, Costa D, Carvalho FP, et al. Evaluation of recombinant *Leptospira* antigen-based enzyme-linked immunosorbent assays for the serodiagnosis of leptospirosis. J Clin Microbiol 2001;39:3303–3310.

152. Flood JM, Weinstock HS, Guroy ME, et al. Neurosyphilis during the AIDS epidemic, San Francisco, 1985–1992. J Infect Dis 1998;177:931–940.

153. Fornaciari G, Castagna M, Tognetti A, et al. Syphilis in a Renaissance Italian mummy. Lancet 1989;2:614.

154. Fraser CM, Casjens S, Huang WM, et al. Genomic sequence of a Lyme disease spirochaete, *Borrelia burgdorferi*. Nature 1997;390:580–586.

155. Fraser CM, Norris SJ, Weinstock GM, et al. Complete genome sequence of *Treponema pallidum*, the syphilis spirochete. Science 1998;281:375–388.

156. Fukunaga M, Okada K, Nakao M, et al. Phylogenetic analysis of Borrelia species based on flagellin gene sequences and its application for molecular typing of Lyme disease borreliae. Int J Syst Bacteriol 1996;46:898–905.

157. Gaastra W, Boot R, Ho HT, et al. Rat bite fever. Vet Microbiol 2009;133:211–228.

158. Gayet-Ageron A, Ninet B, Toutous-Trellu L, et al. Assessment of a real-time PCR test to detect syphilis from diverse biological samples. Sex Transm Infect 2009;85:264–269.

159. Genest DR, Choi-Hong SR, Tate JE, et al. Diagnosis of congenital syphilis from placental examination: comparison of histopathology, Steiner stain, and polymerase chain reaction for *Treponema pallidum* DNA. Hum Pathol 1996;27:366–372.

160. Gerber MA, Shapiro ED, Burke GS, et al. Lyme disease in children in southeastern Connecticut. Pediatric Lyme Disease Study Group. N Engl J Med 1996;335:1270–1274.

161. Ghanem KG, Moore RD, Rompalo AM, et al. Antiretroviral therapy is associated with reduced serologic failure rates for syphilis among HIV-infected patients. Clin Infect Dis 2008;47:258–265.

162. Giacani L, Jeffrey BM, Molini BJ, et al. Complete genome sequence and annotation of the *Treponema pallidum* subsp. pallidum Chicago strain. J Bacteriol 2010;192:2645–2646.

163. Goddard J, Sumner JW, Nicholson WL, et al. Survey of ticks collected in Mississippi for *Rickettsia*, *Ehrlichia*, and *Borrelia* species. J Vector Ecol 2003;28:184–189.

164. Godfroid E, Min Hu C, Humair PF, et al. PCR-reverse line blot typing method underscores the genomic heterogeneity of *Borrelia valaisiana* species and suggests its potential involvement in Lyme disease. J Clin Microbiol 2003;41:3690–3698.

165. Goldsmid JM, Mahomed K. The use of the microhematocrit technic for the recovery of *Borrelia duttonii* from the blood. Am J Clin Pathol 1972;58:165–169.

166. Gonzalez-Lopez JJ, Guerrero ML, Lujan R, et al. Factors determining serologic response to treatment in patients with syphilis. Clin Infect Dis 2009;49:1505–1511.

167. Goodman JL, Bradley JF, Ross AE, et al. Bloodstream invasion in early Lyme disease: results from a prospective, controlled, blinded study using the polymerase chain reaction. Am J Med 1995;99:6–12.

168. Goubau PF. Relapsing fevers. A review. Ann Soc Belg Med Trop 1984;64:335–364.

169. Gouveia EL, Metcalfe J, de Carvalho AL, et al. Leptospirosis-associated severe pulmonary hemorrhagic syndrome, Salvador, Brazil. Emerg Infect Dis 2008;14:505–508.

170. Gravekamp C, Van de Kemp H, Franzen M, et al. Detection of seven species of pathogenic leptospires by PCR using two sets of primers. J Gen Microbiol 1993;139:1691–1700.

171. Gray RR, Mulligan CJ, Molini BJ, et al. Molecular evolution of the tprC, D, I, K, G, and J genes in the pathogenic genus *Treponema*. Mol Biol Evol 2006;23:2220–2233.

172. Grimprel E, Sanchez PJ, Wendel GD, et al. Use of polymerase chain reaction and rabbit infectivity testing to detect *Treponema pallidum* in amniotic fluid, fetal and neonatal sera, and cerebrospinal fluid. J Clin Microbiol 1991;29:1711–1718.

173. Guerreiro H, Croda J, Flannery B, et al. Leptospiral proteins recognized during the humoral immune response to leptospirosis in humans. Infect Immun 2001;69:4958–4968.

174. Gussenhoven GC, van der Hoorn MA, Goris MG, et al. LEPTO dipstick, a dipstick assay for detection of *Leptospira*-specific immunoglobulin M antibodies in human sera. J Clin Microbiol 1997;35:92–97.

175. Haas JS, Bolan G, Larsen SA, et al. Sensitivity of treponemal tests for detecting prior treated syphilis during human immunodeficiency virus infection. J Infect Dis 1990;162:862–866.

176. Hagedorn HJ, Kraminer-Hagedorn A, De Bosschere K, et al. Evaluation of INNO-LIA syphilis assay as a confirmatory test for syphilis. J Clin Microbiol 2002;40:973–978.

177. Hampp EG, Scott DB, Wyckoff RW. Morphologic characteristics of certain cultured strains of oral spirochetes and *Treponema pallidum* as revealed by the electron microscope. J Bacteriol 1948;56:755–769.

178. Hanrahan JP, Benach JL, Coleman JL, et al. Incidence and cumulative frequency of endemic Lyme disease in a community. J Infect Dis 1984;150:489–496.

179. Harper KN, Ocampo PS, Steiner BM, et al. On the origin of the treponematoses: a phylogenetic approach. PLoS Negl Trop Dis 2008;2:e148.

180. Hart G. Syphilis tests in diagnostic and therapeutic decision making. Ann Intern Med 1986;104:368–376.

181. Hashimoto Y, Kawagishi N, Sakai H, et al. Lyme disease in Japan. Analysis of *Borrelia* species using rRNA gene restriction fragment length polymorphism. Dermatology 1995;191:193–198.

182. Heath CW Jr, Alexander AD, Galton MM. Leptospirosis in the United States. Analysis of 483 cases in man, 1949, 1961. N Engl J Med 1965;273:915–922 concl.

183. Heath CW Jr, Alexander AD, Galton MM. Leptospirosis in the United States. N Engl J Med 1965;273:857–864 contd.

184. Hechemy KE, Harris HL, Wethers JA, et al. Fluoroimmunoassay studies with solubilized antigens from *Borrelia burgdorferi*. J Clin Microbiol 1989;27:1854–1858.

185. Heffelfinger JD, Swint EB, Berman SM, et al. Trends in primary and secondary syphilis among men who have sex with men in the United States. Am J Public Health 2007;97:1076–1083.

186. Heikkila T, Seppala I, Saxen H, et al. Recombinant BBK32 protein in serodiagnosis of early and late Lyme borreliosis. J Clin Microbiol 2002;40:1174–1180.

187. Heikkila T, Seppala I, Saxen H, et al. Species-specific serodiagnosis of Lyme arthritis and neuroborreliosis due to *Borrelia burgdorferi* sensu stricto, *B. afzelii*, and *B. garinii* by using decorin binding protein A. J Clin Microbiol 2002;40:453–460.

188. Hernandez-Aguado I, Bolumar F, Moreno R, et al. False-positive tests for syphilis associated with human immunodeficiency virus and hepatitis B virus infection among intravenous drug abusers. Valencian Study Group on HIV Epidemiology. Eur J Clin Microbiol Infect Dis 1998;17:784–787.

189. Herremans M, Notermans DW, Mommers M, et al. Comparison of a *Treponema pallidum* IgM immunoblot with a 19S fluorescent treponemal antibody absorption test for the diagnosis of congenital syphilis. Diagn Microbiol Infect Dis 2007;59:61–66.

190. Herremans T, Kortbeek L, Notermans DW. A review of diagnostic tests for congenital syphilis in newborns. Eur J Clin Microbiol Infect Dis 2010;29:495–501.

191. Heymans R, van der Helm JJ, de Vries HJ, et al. Clinical value of *Treponema pallidum* real-time PCR for diagnosis of syphilis. J Clin Microbiol 2010;48:497–502.

192. Hilton E, Devoti J, Sood S. Recommendation to include OspA and OspB in the new immunoblotting criteria for serodiagnosis of Lyme disease. J Clin Microbiol 1996;34:1353–1354.

193. Hoang MP, High WA, Molberg KH. Secondary syphilis: a histologic and immunohistochemical evaluation. J Cutan Pathol 2004;31:595–599.

194. Hollier LM, Harstad TW, Sanchez PJ, et al. Fetal syphilis: clinical and laboratory characteristics. Obstet Gynecol 2001;97:947–953.

195. Hook EW III, Roddy RE, Lukehart SA, et al. Detection of *Treponema pallidum* in lesion exudate with a pathogen-specific monoclonal antibody. J Clin Microbiol 1985;22:241–244.

196. Hookey JV, Barrett SP, Reed CS, et al. Phylogeny of human intestinal spirochaetes inferred from 16S rDNA sequence comparisons. FEMS Microbiol Lett 1994;117:345–349.

197. Hoover RB, Pikuta EV, Bej AK, et al. Spirochaeta americana sp. nov., a new haloalkaliphilic, obligately anaerobic spirochaete isolated from soda Mono Lake in California. Int J Syst Evol Microbiol 2003;53:815–821.

198. Horberg MA, Ranatunga DK, Quesenberry CP, et al. Syphilis epidemiology and clinical outcomes in HIV-infected and HIV-uninfected patients in Kaiser Permanente Northern California. Sex Transm Dis 2010;37:53–58.

199. Horton JM, Blaser MJ. The spectrum of relapsing fever in the Rocky Mountains. Arch Intern Med 1985;145:871–875.

200. Hovius JW, van Dam AP, Fikrig E. Tick-host-pathogen interactions in Lyme borreliosis. Trends Parasitol 2007;23:434–438.

201. Hull-Jackson C, Glass MB, Ari MD, et al. Evaluation of a commercial latex agglutination assay for serological diagnosis of leptospirosis. J Clin Microbiol 2006;44:1853–1855.

202. Hunter EF, Russell H, Farshy CE, et al. Evaluation of sera from patients with Lyme disease in the fluorescent treponemal antibody-absorption test for syphilis. Sex Transm Dis 1986;13:232–236.

203. Hyde FW, Johnson RC. Genetic relationship of lyme disease spirochetes to *Borrelia*, *Treponema*, and *Leptospira* spp. J Clin Microbiol 1984;20:151–154.

204. Ito F, Hunter EF, George RW, et al. Specific immunofluorescent staining of pathogenic treponemes with a monoclonal antibody. J Clin Microbiol 1992;30:831–838.

205. Jackson LA, Kaufmann AF, Adams WG, et al. Outbreak of leptospirosis associated with swimming. Pediatr Infect Dis J 1993;12:48–54.

206. James AM, Liveris D, Wormser GP, et al. *Borrelia lonestari* infection after a bite by an *Amblyomma americanum* tick. J Infect Dis 2001;183:1810–1814.

207. Jeerapaet P, Ackerman AB. Histologic patterns of secondary syphilis. Arch Dermatol 1973;107:373–377.

208. Jensen HB. Congenital syphilis. Semin Pediatr Infect Dis 1999;10:183–194.

209. Johnson RC. Faine AS. Leptospira Noguchi 1917. In Krieg NR, Holt JG, eds. Bergey's Manual of Systemic Bacteriology. Baltimore, MD: Williams & Wilkins, 1984:62–67.

210. Johnson RC, Hyde FW, Rumpel CM. Taxonomy of the Lyme disease spirochetes. Yale J Biol Med 1984;57:529–537.

211. Johson RC, Schmid GP, Hyde FW, et al. *Borrelia burgdorfer* sp. nov.: etiological agent of Lyme disease. Int J Syst Bacteriol 1984;34:496–497.

212. Kaell AT, Redecha PR, Elkon KB, et al. Occurrence of antibodies to *Borrelia burgdorferi* in patients with nonspirochetal subacute bacterial endocarditis. Ann Intern Med 1993;119:1079–1083.

213. Kaiser R, Rauer S. Advantage of recombinant borrelial proteins for serodiagnosis of neuroborreliosis. J Med Microbiol 1999;48:5–10.

214. Karp G, Schlaeffer F, Jotkowitz A, et al. Syphilis and HIV co-infection. Eur J Intern Med 2009;20:9–13.

215. Karumudi UR, Augenbraun M. Syphilis and HIV: a dangerous duo. Expert Rev Anti Infect Ther 2005;3:825–831.

216. Katz AR, Ansdell VE, Effler PV, et al. Leptospirosis in Hawaii, 1974-1998: epidemiologic analysis of 353 laboratory-confirmed cases. Am J Trop Med Hyg 2002;66:61–70.

217. Kaufman RE, Olansky DC, Wiesner PJ. The FTA-ABS (IgM) test for neonatal congenital syphilis: a critical review. J Am Vener Dis Assoc 1974;1:79–84.

218. Kaufman RE, Weiss S, Moore JD, et al. Biological false positive serological tests for syphilis among drug addicts. Br J Vener Dis 1974;50:350–353.

219. Kelly R. Cultivation of *Borrelia hermsi*. Science 1971;173:443–444.

220. Klausner JD, Levine DK, Kent CK. Internet-based site-specific interventions for syphilis prevention among gay and bisexual men. AIDS Care 2004;16:964–970.

221. Klausner JD, Wolf W, Fischer-Ponce L, et al. Tracing a syphilis outbreak through cyberspace. JAMA 2000;284:447–449.

222. Klempner MS, Hu LT, Evans J, et al. Two controlled trials of antibiotic treatment in patients with persistent symptoms and a history of Lyme disease. N Engl J Med 2001;345:85–92.

223. Klempner MS, Schmid CH, Hu L, et al. Intralaboratory reliability of serologic and urine testing for Lyme disease. Am J Med 2001;110:217–219.

224. Knight CS, Crum MA, Hardy RW. Evaluation of the LIAISON chemiluminescence immunoassay for diagnosis of syphilis. Clin Vaccine Immunol 2007;14:710–713.

225. Ko AI, Goarant C, Picardeau M. *Leptospira*: the dawn of the molecular genetics era for an emerging zoonotic pathogen. Nat Rev Microbiol 2009;7:736–747.

226. Koff AB, Rosen T. Nonvenereal treponematoses: yaws, endemic syphilis, and pinta. J Am Acad Dermatol 1993;29:519–535; quiz 536–538.

227. Kolmer JA. The serology of syphilis with special reference to cardiolipin and Kolmer antigens. Am J Med Technol 1949;15:293–298.

228. Kornblatt AN, Urband PH, Steere AC. Arthritis caused by *Borrelia burgdorferi* in dogs. J Am Vet Med Assoc 1985;186:960–964.

229. Kraus SJ, Haserick JR, Lantz MA. Fluorescent treponemal antibody-absorption test reactions in lupus erythematosus. N Engl J Med 1970;282:1287–1290.

230. Kwiek JJ, Mwapasa V, Alker AP, et al. Socio-demographic characteristics associated with HIV and syphilis seroreactivity among pregnant women in Blantyre, Malawi, 2000–2004. Malawi Med J 2008;20:80–85.

231. Lafond RE, Lukehart SA. Biological basis for syphilis. Clin Microbiol Rev 2006;19:29–49.

232. Lam TK, Lau HY, Lee YP, et al. Comparative evaluation of the INNO-LIA syphilis score and the MarDx *Treponema pallidum* immunoglobulin G Marblot test assays for the serological diagnosis of syphilis. Int J STD AIDS 2010;21:110–113.

233. Lantos PM, Charini WA, Medoff G, et al. Final report of the Lyme disease review panel of the Infectious Diseases Society of America. Clin Infect Dis 2010;51:1–5.

234. Larsen SA, Hambie EA, Pettit DE, et al. Specificity, sensitivity, and reproducibility among the fluorescent treponemal antibody-absorption test, the microhemagglutination assay for *Treponema pallidum* antibodies, and the hemagglutination treponemal test for syphilis. J Clin Microbiol 1981;14:441–445.

235. Larsen SA, Steiner BM, Rudolph AH. Laboratory diagnosis and interpretation of tests for syphilis. Clin Microbiol Rev 1995;8:1–21.

236. Lautenschlager S. Cutaneous manifestations of syphilis: recognition and management. Am J Clin Dermatol 2006;7:291–304.

237. Lawrenz MB, Hardham JM, Owens RT, et al. Human antibody responses to VlsE antigenic variation protein of *Borrelia burgdorferi*. J Clin Microbiol 1999;37:3997–4004.

238. Lebech AM, Hansen K, Brandrup F, et al. Diagnostic value of PCR for detection of *Borrelia burgdorferi* DNA in clinical specimens from patients with erythema migrans and Lyme neuroborreliosis. Mol Diagn 2000;5:139–150.

239. Leber A, MacPherson P, Lee BC. Epidemiology of infectious syphilis in Ottawa. Recurring themes revisited. Can J Public Health 2008;99:401–405.

240. Lee CB, Brunham RC, Sherman E, et al. Epidemiology of an outbreak of infectious syphilis in Manitoba. Am J Epidemiol 1987;125:277–283.

241. Lefevre JC, Bertrand, Andreo M, et al. Evaluation of an IgM antibody capture enzyme immunoassay Captia Syphilis-M in treated and untreated syphilis. J Chemother 1989;1:898–899.

242. Leslie DE, Higgins N, Fairley CK. Dangerous liaisons—syphilis and HIV in Victoria. Med J Aust 2008;188:676–677.

243. Levett PN. Leptospirosis. Clin Microbiol Rev 2001;14:296–326.

244. Levett PN. Sequence-based typing of leptospira: epidemiology in the genomic era. PLoS Negl Trop Dis 2007;1:e120.

245. Levett PN. Usefulness of serologic analysis as a predictor of the infecting serovar in patients with severe leptospirosis. Clin Infect Dis 2003;36:447–452.

246. Levett PN, Branch SL. Evaluation of two enzyme-linked immunosorbent assay methods for detection of immunoglobulin M antibodies in acute leptospirosis. Am J Trop Med Hyg 2002;66:745–748.

247. Levett PN, Branch SL, Whittington CU, et al. Two methods for rapid serological diagnosis of acute leptospirosis. Clin Diagn Lab Immunol 2001;8:349–351.

248. Levett PN, Morey RE, Galloway RL, et al. Detection of pathogenic leptospires by real-time quantitative PCR. J Med Microbiol 2005;54:45–49.

249. Levett PN, Whittington CU. Evaluation of the indirect hemagglutination assay for diagnosis of acute leptospirosis. J Clin Microbiol 1998;36:11–14.

250. Ley C, Le C, Olshen EM, et al. The use of serologic tests for Lyme disease in a prepaid health plan in California. JAMA 1994;271:460–463.

251. Liang FT, Steere AC, Marques AR, et al. Sensitive and specific serodiagnosis of Lyme disease by enzyme-linked immunosorbent assay with a peptide based on an immunodominant conserved region of *Borrelia burgdorferi* vlsE. J Clin Microbiol 1999;37:3990–3996.

252. Lin T, Oliver JH Jr, Gao L. Genetic diversity of the outer surface protein C gene of southern *Borrelia* isolates and its possible epidemiological, clinical, and pathogenetic implications. J Clin Microbiol 2002;40:2572–2583.

253. Lindgren E, Jaenson TGT. Lyme borreliosis in Europe: influences of climate and climate change, epidemiology, ecology and adaptation measures.: WHO Regional Office for Europe; 2006. Report No.: 92890229.

254. Liu CC, So WC, Lin CH, et al. Congenital syphilis: clinical manifestations in premature infants. Scand J Infect Dis 1993;25:741–745.

255. Liu H, Rodes B, Chen CY, et al. New tests for syphilis: rational design of a PCR method for detection of *Treponema pallidum* in clinical specimens using unique regions of the DNA polymerase I gene. J Clin Microbiol 2001;39:1941–1946.

256. Liu JB, Hong FC, Pan P, et al. A risk model for congenital syphilis in infants born to mothers with syphilis treated in gestation: a prospective cohort study. Sex Transm Infect 2010;86:292–296.

257. Liveris D, Gazumyan A, Schwartz I. Molecular typing of *Borrelia burgdorferi* sensu lato by PCR-restriction fragment length polymorphism analysis. J Clin Microbiol 1995;33:589–595.

258. Liveris D, Varde S, Iyer R, et al. Genetic diversity of *Borrelia burgdorferi* in lyme disease patients as determined by culture versus direct PCR with clinical specimens. J Clin Microbiol 1999;37:565–569.

259. Liveris D, Wang G, Girao G, et al. Quantitative detection of *Borrelia burgdorferi* in 2-millimeter skin samples of erythema migrans lesions: correlation of results with clinical and laboratory findings. J Clin Microbiol 2002;40:1249–1253.

260. Lovrich SD, Callister SM, Lim LC, et al. Seroprotective groups of Lyme borreliosis spirochetes from North America and Europe. J Infect Dis 1994;170:115–121.

261. Luft BJ, Dunn JJ, Dattwyler RJ, et al. Cross-reactive antigenic domains of the flagellin protein of *Borrelia burgdorferi*. Res Microbiol 1993;144:251–257.

262. Luft BJ, Steinman CR, Neimark HC, et al. Invasion of the central nervous system by *Borrelia burgdorferi* in acute disseminated infection. JAMA 1992;267:1364–1367.

263. Lukehart SA, Baker-Zander SA, Sell S. Characterization of the humoral immune response of the rabbit to antigens of *Treponema pallidum* after experimental infection and therapy. Sex Transm Dis 1986;13:9–15.

264. Lukehart SA, Hook EW III, Baker-Zander SA, et al. Invasion of the central nervous system by *Treponema pallidum*: implications for diagnosis and treatment. Ann Intern Med 1988;109:855–862.

265. Ma B, Christen B, Leung D, et al. Serodiagnosis of Lyme borreliosis by western immunoblot: reactivity of various significant antibodies against *Borrelia burgdorferi*. J Clin Microbiol 1992;30:370–376.

266. Magid D, Schwartz B, Craft J, et al. Prevention of Lyme disease after tick bites. A cost-effectiveness analysis. N Engl J Med 1992;327:534–541.

267. Magnarelli LA, Anderson JF, Johnson RC. Analyses of mammalian sera in enzyme-linked immunosorbent assays with different strains of *Borrelia burgdorferi* sensu lato. J Wildl Dis 1995;31:159–165.

268. Magnarelli LA, Anderson JF, Johnson RC. Cross-reactivity in serological tests for Lyme disease and other spirochetal infections. J Infect Dis 1987;156:183–188.

269. Magnarelli LA, Fikrig E, Padula SJ, et al. Use of recombinant antigens of *Borrelia burgdorferi* in serologic tests for diagnosis of lyme borreliosis. J Clin Microbiol 1996;34:237–240.

270. Magnarelli LA, Ijdo JW, Padula SJ, et al. Serologic diagnosis of Lyme borreliosis by using enzyme-linked immunosorbent assays with recombinant antigens. J Clin Microbiol 2000;38:1735–1739.

271. Magnarelli LA, Lawrenz M, Norris SJ, et al. Comparative reactivity of human sera to recombinant VlsE and other *Borrelia burgdorferi* antigens in class-specific enzyme-linked immunosorbent assays for Lyme borreliosis. J Med Microbiol 2002;51:649–655.

272. Magnarelli LA, Meegan JM, Anderson JF, et al. Comparison of an indirect fluorescent-antibody test with an enzyme-linked immunosorbent assay for serological studies of Lyme disease. J Clin Microbiol 1984;20:181–184.

273. Magnuson HJ, Thomas EW, Olansky S, et al. Inoculation syphilis in human volunteers. Medicine (Baltimore) 1956;35:33–82.

274. Marangoni A, Moroni A, Tridapalli E, et al. Antenatal syphilis serology in pregnant women and follow-up of their infants in northern Italy. Clin Microbiol Infect 2008;14:1065–1068.

275. Marques A. Chronic Lyme disease: a review. Infect Dis Clin North Am 2008;22:341–360, vii–viii.

276. Marra CM, Critchlow CW, Hook EW III, et al. Cerebrospinal fluid treponemal antibodies in untreated early syphilis. Arch Neurol 1995;52:68–72.

277. Marra CM, Maxwell CL, Smith SL, et al. Cerebrospinal fluid abnormalities in patients with syphilis: association with clinical and laboratory features. J Infect Dis 2004;189:369–376.

278. Marra CM, Sahi SK, Tantalo LC, et al. Enhanced molecular typing of *Treponema pallidum*: geographical distribution of strain types and association with neurosyphilis. J Infect Dis 2010;202:1380–1388.

279. Marra CM, Tantalo LC, Sahi SK, et al. CXCL13 as a cerebrospinal fluid marker for neurosyphilis in HIV-infected patients with syphilis. Sex Transm Dis 2010;37:283–287.

280. Marshall WF III, Telford SR III, Rys PN, et al. Detection of *Borrelia burgdorferi* DNA in museum specimens of *Peromyscus leucopus*. J Infect Dis 1994;170:1027–1032.

281. Martin IE, Tsang RS, Sutherland K, et al. Molecular typing of *Treponema pallidum* strains in western Canada: predominance of 14d subtypes. Sex Transm Dis 2010;37:544–548.

282. Mathiesen MJ, Christiansen M, Hansen K, et al. Peptide-based OspC enzyme-linked immunosorbent assay for serodiagnosis of Lyme borreliosis. J Clin Microbiol 1998;36:3474–3479.

283. Matsuo K, Isogai E, Araki Y. Occurrence of [--> 3)-beta-D-Manp-(1 --> 4)-beta-D-Manp-(1 -->]n units in the antigenic polysaccharides from Leptospira biflexa serovar patoc strain Patoc I. Carbohydr Res 2000;328:517–524.

284. Matuschka FR, Eiffert H, Ohlenbusch A, et al. Amplifying role of edible dormice in Lyme disease transmission in central Europe. J Infect Dis 1994;170:122–127.

285. Matuschka FR, Endepols S, Richter D, et al. Risk of urban Lyme disease enhanced by the presence of rats. J Infect Dis 1996;174:1108–1111.

286. Matuschka FR, Fischer P, Heiler M, et al. Capacity of European animals as reservoir hosts for the Lyme disease spirochete. J Infect Dis 1992;165:479–483.

287. Matuschka FR, Ohlenbusch A, Eiffert H, et al. Antiquity of the Lyme-disease spirochaete in Europe. Lancet 1995;346:1367.

288. Matuschka FR, Spielman A. Risk of infection from and treatment of tick bite. Lancet 1993;342:529–530.

289. Maupin GO, Gage KL, Piesman J, et al. Discovery of an enzootic cycle of *Borrelia burgdorferi* in *Neotoma mexicana* and *Ixodes spinipalpis* from northern Colorado, an area where Lyme disease is nonendemic. J Infect Dis 1994;170:636–643.

290. McBride AJ, Athanazio DA, Reis MG, et al. Leptospirosis. Curr Opin Infect Dis 2005;18:376–386.

291. McFarlane M, Kachur R, Klausner JD, et al. Internet-based health promotion and disease control in the 8 cities: successes, barriers, and future plans. Sex Transm Dis 2005;32:S60–S64.

292. Merien F, Perolat P, Mancel E, et al. Detection of Leptospira DNA by polymerase chain reaction in aqueous humor of a patient with unilateral uveitis. J Infect Dis 1993;168:1335–1336.

293. Meyer MP, Eddy T, Baughn RE. Analysis of western blotting (immunoblotting) technique in diagnosis of congenital syphilis. J Clin Microbiol 1994;32:629–633.

294. Michelow IC, Wendel GD Jr, Norgard MV, et al. Central nervous system infection in congenital syphilis. N Engl J Med 2002;346:1792–1798.

295. Miller JL, Slatkin MH, Lupton ES, et al. Studies on the value of the TPI test in the diagnosis of syphilis. Am J Syph Gonorrhea Vener Dis 1952;36:559–565.

296. Miller R, Karras DJ. Commentary. Update on emerging infections: news from the Centers for Disease Control and Prevention. Congenital syphilis—United States 2003–2008. Ann Emerg Med 2010;56:296–297.

297. Mitchell PD, Reed KD, Aspeslet TL, et al. Comparison of four immunoserologic assays for detection of antibodies to *Borrelia burgdorferi* in patients with culture-positive erythema migrans. J Clin Microbiol 1994;32:1958–1962.

298. Mitchell PD, Reed KD, Vandermause MF, et al. Isolation of *Borrelia burgdorferi* from skin biopsy specimens of patients with erythema migrans. Am J Clin Pathol 1993;99:104–107.

299. Mohamed KN. Late yaws and optic atrophy. Ann Trop Med Parasitol 1990;84:637–639.

300. Molloy PJ, Persing DH, Berardi VP. False-positive results of PCR testing for Lyme disease. Clin Infect Dis 2001;33:412–413.

301. Morey RE, Galloway RL, Bragg SL, et al. Species-specific identification of *Leptospiraceae* by 16S rRNA gene sequencing. J Clin Microbiol 2006;44:3510–3516.

302. Muldoon EG, Hogan A, Kilmartin D, et al. Syphilis consequences and implications in delayed diagnosis: five cases of secondary syphilis presenting with ocular symptoms. Sex Transm Infect 2010;86:512–513.

303. Mulligan CJ, Norris SJ, Lukehart SA. Molecular studies in *Treponema pallidum* evolution: toward clarity? PLoS Negl Trop Dis 2008;2:e184.

304. Munkhuu B, Liabsuetrakul T, Chongsuvivatwong V, et al. One-stop service for antenatal syphilis screening and prevention of congenital syphilis in Ulaanbaatar, Mongolia: a cluster randomized trial. Sex Transm Dis 2009;36:714–720.

305. Murray T, Feder HM Jr. Management of tick bites and early Lyme disease: a survey of Connecticut physicians. Pediatrics 2001;108:1367–1370.

306. Murray TS, Shapiro ED. Lyme disease. Clin Lab Med 2010;30:311–328.

307. Nadelman RB, Nowakowski J, Fish D, et al. Prophylaxis with single-dose doxycycline for the prevention of Lyme disease after an *Ixodes scapularis* tick bite. N Engl J Med 2001;345:79–84.

308. Naesens R, Vermeiren S, Van Schaeren J, et al. False positive Lyme serology due to syphilis: report of 6 cases and review of the literature. Acta Clin Belg 2011;66:58–59.

309. Nascimento AL, Ko AI, Martins EA, et al. Comparative genomics of two *Leptospira interrogans* serovars reveals novel insights into physiology and pathogenesis. J Bacteriol 2004;186:2164–2172.

310. Natarajaseenivasan K, Vijayachari P, Sharma S, et al. Serodiagnosis of severe leptospirosis: evaluation of ELISA based on the recombinant OmpL1 or LipL41 antigens of *Leptospira interrogans* serovar autumnalis. Ann Trop Med Parasitol 2008;102:699–708.

311. Nathan L, Bohman VR, Sanchez PJ, et al. *In utero* infection with *Treponema pallidum* in early pregnancy. Prenat Diagn 1997;17:119–123.

312. Nau R, Christen HJ, Eiffert H. Lyme disease—current state of knowledge. Dtsch Arztebl Int 2009;106:72–81; quiz 2, I.

313. Neelakanta G, Li X, Pal U, et al. Outer surface protein B is critical for *Borrelia burgdorferi* adherence and survival within *Ixodes* ticks. PLoS Pathog 2007;3:e33.

314. Negussie Y, Remick DG, DeForge LE, et al. Detection of plasma tumor necrosis factor, interleukins 6, and 8 during the Jarisch-Herxheimer Reaction of relapsing fever. J Exp Med 1992;175:1207–1212.

315. Neves FO, Abreu PA, Vasconcellos SA, et al. Identification of a novel potential antigen for early-phase serodiagnosis of leptospirosis. Arch Microbiol 2007;188:523–532.

316. Nichol G, Dennis DT, Steere AC, et al. Test-treatment strategies for patients suspected of having Lyme disease: a cost-effectiveness analysis. Ann Intern Med 1998;128:37–48.

317. Nocton JJ, Bloom BJ, Rutledge BJ, et al. Detection of *Borrelia burgdorferi* DNA by polymerase chain reaction in cerebrospinal fluid in Lyme neuroborreliosis. J Infect Dis 1996;174:623–627.

318. Nocton JJ, Dressler F, Rutledge BJ, et al. Detection of *Borrelia burgdorferi* DNA by polymerase chain reaction in synovial fluid from patients with Lyme arthritis. N Engl J Med 1994;330:229–234.

319. Noguchi H. Method for the pure cultivation of pathogenic *Treponema pallidum* (Spirochaeta pallida). J Exp Med 1911;14:99–108.

320. Noguchi H. Morphological characteristics and nomenclature of Leptospira (Spirochaeta) icterohaemorrhagiae (Inada and Ido). J Exp Med 1918;27:575–592.

321. Noordhoek GT, Cockayne A, Schouls LM, et al. A new attempt to distinguish serologically the subspecies of *Treponema pallidum* causing syphilis and yaws. J Clin Microbiol 1990;28:1600–1607.

322. Noordhoek GT, Hermans PW, Paul AN, et al. *Treponema pallidum* subspecies pallidum (Nichols) and *Treponema pallidum* subspecies pertenue (CDC 2575) differ in at least one nucleotide: comparison of two homologous antigens. Microb Pathog 1989;6:29–42.

323. Noordhoek GT, Wolters EC, de Jonge ME, et al. Detection by polymerase chain reaction of *Treponema pallidum* DNA in cerebrospinal fluid from neurosyphilis patients before and after antibiotic treatment. J Clin Microbiol 1991;29:1976–1984.

324. Norgard MV, Selland CK, Kettman JR, et al. Sensitivity and specificity of monoclonal antibodies directed against antigenic determinants of *Treponema pallidum* Nichols in the diagnosis of syphilis. J Clin Microbiol 1984;20:711–717.

325. Nowakowski J, Schwartz I, Liveris D, et al. Laboratory diagnostic techniques for patients with early Lyme disease associated with erythema migrans: a comparison of different techniques. Clin Infect Dis 2001;33:2023–2027.

326. Nowakowski J, Schwartz I, Nadelman RB, et al. Culture-confirmed infection and reinfection with *Borrelia burgdorferi*. Ann Intern Med 1997;127:130–132.

327. Ohnishi J, Piesman J, de Silva AM. Antigenic and genetic heterogeneity of *Borrelia burgdorferi* populations transmitted by ticks. Proc Natl Acad Sci U S A 2001;98:670–675.

328. Ojukwu IC, Christy C. Rat-bite fever in children: case report and review. Scand J Infect Dis 2002;34:474–477.

329. Oliveira TR, Longhi MT, de Morais ZM, et al. Evaluation of leptospiral recombinant antigens MPL17 and MPL21 for serological diagnosis of leptospirosis by enzyme-linked immunosorbent assays. Clin Vaccine Immunol 2008;15:1715–1722.

330. Oliver JH Jr, Owsley MR, Hutcheson HJ, et al. Conspecificity of the ticks *Ixodes scapularis* and *I. dammini* (Acari: Ixodidae). J Med Entomol 1993;30:54–63.

331. Ornstein K, Berglund J, Bergstrom S, et al. Three major Lyme *Borrelia* genospecies (*Borrelia burgdorferi* sensu stricto, *B. afzelii* and *B. garinii*) identified by PCR in cerebrospinal fluid from patients with neuroborreliosis in Sweden. Scand J Infect Dis 2002;34:341–346.

332. Oschmann P, Dorndorf W, Hornig C, et al. Stages and syndromes of neuroborreliosis. J Neurol 1998;245:262–272.

333. Owusu-Edusei K Jr, Hoover KW, Tao G. Estimating the direct outpatient medical cost per episode of primary and secondary syphilis in the United States: insured population perspective, 2003–2007. Sex Transm Dis 2011;38:175–179.

334. Pachner AR, Steere AC. The triad of neurologic manifestations of Lyme disease: meningitis, cranial neuritis, and radiculoneuritis. Neurology 1985;35:47–53.

335. Pachner AR, Steiner I. Lyme neuroborreliosis: infection, immunity, and inflammation. Lancet Neurol 2007;6:544–552.

336. Padula SJ, Dias F, Sampieri A, et al. Use of recombinant OspC from *Borrelia burgdorferi* for serodiagnosis of early Lyme disease. J Clin Microbiol 1994;32:1733–1738.

337. Pal U, de Silva AM, Montgomery RR, et al. Attachment of *Borrelia burgdorferi* within *Ixodes scapularis* mediated by outer surface protein A. J Clin Invest 2000;106:561–569.

338. Pal U, Li X, Wang T, et al. TROSPA, an *Ixodes scapularis* receptor for *Borrelia burgdorferi*. Cell 2004;119:457–468.

339. Pal U, Yang X, Chen M, et al. OspC facilitates *Borrelia burgdorferi* invasion of *Ixodes scapularis* salivary glands. J Clin Invest 2004;113:220–230.

340. Palmer HM, Higgins SP, Herring AJ, et al. Use of PCR in the diagnosis of early syphilis in the United Kingdom. Sex Transm Infect 2003;79:479–483.

341. Palmer MF, Zochowski WJ. Survival of leptospires in commercial blood culture systems revisited. J Clin Pathol 2000;53:713–714.

342. Panelius J, Lahdenne P, Heikkila T, et al. Recombinant OspC from *Borrelia burgdorferi* sensu stricto, *B. afzelii* and *B. garinii* in the serodiagnosis of Lyme borreliosis. J Med Microbiol 2002;51:731–739.

343. Panelius J, Lahdenne P, Saxen H, et al. Recombinant flagellin A proteins from *Borrelia burgdorferi* sensu stricto, *B. afzelii*, and *B. garinii* in serodiagnosis of Lyme borreliosis. J Clin Microbiol 2001;39:4013–4019.

344. Panghorn MC. Further studies on cardiolipin and lecithin. Annu Rep N Y State Dept Health Division Lab Res 1946;1:18–20.

345. Paster B, Phylum XV. Spirochaetes Garrity and Holt 2001. In Krieg NR, Staley JT, Brown DR, Hedlund BP, Paster BJ, Ward NL, Ludwig W, Whitman WB, eds. Bergey's Manual of Systemic Bacteriology:The Bacteroidetes, Spirochaetes, Tenericutes (Mollicutes), Acidobacteria, Fibrobacteres, Fusobacteria, Dictyoglomi, Gemmatimonadetes, Lentisphaerae, Verrucomicrobia, Chlamydiae, and Planctomycetes. New York, NY: SpringerLink, 2010:471–566.

346. Paster BJ, Dewhirst FE. Phylogenetic foundation of spirochetes. J Mol Microbiol Biotechnol 2000;2:341–344.

347. Patel R, Grogg KL, Edwards WD, et al. Death from inappropriate therapy for Lyme disease. Clin Infect Dis 2000;31:1107–1109.

348. Pedersen NS, Sheller JP, Ratnam AV, et al. Enzyme-linked immunosorbent assays for detection of immunoglobulin M to nontreponemal and treponemal antigens for the diagnosis of congenital syphilis. J Clin Microbiol 1989;27:1835–1840.

349. Peeling RW, Hook EW III. The pathogenesis of syphilis: the Great Mimicker, revisited. J Pathol 2006;208:224–232.

350. Pennell DR, Wand PJ, Schell RF. Evaluation of a quantitative fluorescence immunoassay (FIAX) for detection of serum antibody to *Borrelia burgdorferi*. J Clin Microbiol 1987;25:2218–2220.

351. Perine PL, Nelson JW, Lewis JO, et al. New technologies for use in the surveillance and control of yaws. Rev Infect Dis 1985;7(Suppl 2):S295–S299.

352. Pettit DE, Larsen SA, Harbec PS, et al. Toluidine red unheated serum test, a nontreponemal test for syphilis. J Clin Microbiol 1983;18:1141–1145.

353. Picardeau M, Bulach DM, Bouchier C, et al. Genome sequence of the saprophyte *Leptospira biflexa* provides insights into the evolution of *Leptospira* and the pathogenesis of leptospirosis. PLoS One 2008;3:e1607.

354. Piesman J, Gern L. Lyme borreliosis in Europe and North America. Parasitology 2004;129(Suppl):S191–S220.

355. Piesman J, Mather TN, Dammin GJ, et al. Seasonal variation of transmission risk of Lyme disease and human babesiosis. Am J Epidemiol 1987;126:1187–1189.

356. Piesman J, Mather TN, Sinsky RJ, et al. Duration of tick attachment and *Borrelia burgdorferi* transmission. J Clin Microbiol 1987;25:557–558.

357. Pollack RJ, Telford SR III, Spielman A. Standardization of medium for culturing Lyme disease spirochetes. J Clin Microbiol 1993;31:1251–1255.

358. Pope V, Castro A. Replacement for 30-milliliter flat-bottomed, glass-stoppered, round bottles used in VDRL antigen preparation. J Clin Microbiol 1999;37:3053–3054.

359. Porcella SF, Raffel SJ, Schrumpf ME, et al. Serodiagnosis of Louse-Borne relapsing fever with glycerophosphodiester phosphodiesterase (GlpQ) from *Borrelia recurrentis*. J Clin Microbiol 2000;38:3561–3571.

360. Porwancher RB, Hagerty CG, Fan J, et al. Multiplex immunoassay for Lyme disease using VlsE1-IgG and pepC10-IgM antibodies: improving test performance through bioinformatics. Clin Vaccine Immunol 2011;18:851–859.

361. Preac Mursic V, Wilske B, Schierz G, et al. Repeated isolation of spirochetes from the cerebrospinal fluid of a patient with meningoradiculitis Bannwarth. Eur J Clin Microbiol 1984;3:564–565.

362. Priem S, Burmester GR, Kamradt T, et al. Detection of *Borrelia burgdorferi* by polymerase chain reaction in synovial membrane, but not in synovial fluid from patients with persisting Lyme arthritis after antibiotic therapy. Ann Rheum Dis 1998;57:118–121.

363. Quinn TC, Lukehart SA, Goodell S, et al. Rectal mass caused by *Treponema pallidum*: confirmation by immunofluorescent staining. Gastroenterology 1982;82:135–139.

364. Qureshi MZ, New D, Zulqarni NJ, et al. Overdiagnosis and overtreatment of Lyme disease in children. Pediatr Infect Dis J 2002;21:12–14.

365. Ramoni S, Cusini M, Boneschi V, et al. Primary syphilis of the finger. Sex Transm Dis 2010;37:468.

366. Raoult D, Hechemy KE, Baranton G. Cross-reaction with *Borrelia burgdorferi* antigen of sera from patients with human immunodeficiency virus infection, syphilis, and leptospirosis. J Clin Microbiol 1989;27:2152–2155.

367. Ras NM, Lascola B, Postic D, et al. Phylogenesis of relapsing fever *Borrelia spp*. Int J Syst Bacteriol 1996;46:859–865.

368. Ratnam S. The laboratory diagnosis of syphilis. Can J Infect Dis Med Microbiol 2005;16:45–51.

369. Rauter C, Hartung T. Prevalence of *Borrelia burgdorferi* sensu lato genospecies in *Ixodes ricinus* ticks in Europe: a metaanalysis. Appl Environ Microbiol 2005;71:7203–7216.

370. Rauter C, Oehme R, Diterich I, et al. Distribution of clinically relevant *Borrelia* genospecies in ticks assessed by a novel, single-run, real-time PCR. J Clin Microbiol 2002;40:36–43.

371. Rawstron SA, Mehta S, Bromberg K. Evaluation of a *Treponema pallidum*-specific IgM enzyme immunoassay and *Treponema pallidum* western blot antibody detection in the diagnosis of maternal and congenital syphilis. Sex Transm Dis 2004;31:123–126.

372. Reed KD. Laboratory testing for Lyme disease: possibilities and practicalities. J Clin Microbiol 2002;40:319–324.

373. Ren SX, Fu G, Jiang XG, et al. Unique physiological and pathogenic features of *Leptospira interrogans* revealed by whole-genome sequencing. Nature 2003;422:888–893.

374. Richter D, Schlee DB, Matuschka FR. Relapsing fever-like spirochetes infecting European vector tick of Lyme disease agent. Emerg Infect Dis 2003;9:697–701.

375. Riggsbee JH, Lamke, CL. An evaluation of the double-staining procedure for the fluorescent treponemal antibody-absorption (FTA-ABS) test. Lab Med 1981;12:232–234.

376. Riviere GR, Wagoner MA, Baker-Zander SA, et al. Identification of spirochetes related to *Treponema pallidum* in necrotizing ulcerative gingivitis and chronic periodontitis. N Engl J Med 1991;325:539–543.

377. Rodriguez S, Teich DL, Weinman MD, et al. Gummatous syphilis: a reminder. J Infect Dis 1988;157:606–607.

378. Rolfs RT, Goldberg M, Sharrar RG. Risk factors for syphilis: cocaine use and prostitution. Am J Public Health 1990;80:853–857.

379. Rolfs RT, Nakashima AK. Epidemiology of primary and secondary syphilis in the United States, 1981 through 1989. JAMA 1990;264:1432–1437.

380. Romero EC, Bernardo CC, Yasuda PH. Human leptospirosis: a twenty-nine-year serological study in Sao Paulo, Brazil. Rev Inst Med Trop Sao Paulo 2003;45:245–248.

381. Romero EC, Caly CR, Yasuda PH. The persistence of leptospiral agglutinins titers in human sera diagnosed by the microscopic agglutination test. Rev Inst Med Trop Sao Paulo 1998;40:183–184.

382. Rompalo AM, Joesoef MR, O'Donnell JA, et al. Clinical manifestations of early syphilis by HIV status and gender: results of the syphilis and HIV study. Sex Transm Dis 2001;28:158–165.

383. Rosen EU, Richardson NJ. A reappraisal of the value of the IgM fluorescent treponemal antibody absorption test in the diagnosis of congenital syphilis. J Pediatr 1975;87:38–42.

384. Rothschild BM. History of syphilis. Clin Infect Dis 2005;40:1454–1463.

385. Rothschild BM, Calderon FL, Coppa A, et al. First European exposure to syphilis: the Dominican Republic at the time of Columbian contact. Clin Infect Dis 2000;31:936–941.

386. Russell RC, Doggett SL, Munro R, et al. Lyme disease: a search for a causative agent in ticks in south-eastern Australia. Epidemiol Infect 1994;112:375–384.

387. Saengjaruk P, Chaicumpa W, Watt G, et al. Diagnosis of human leptospirosis by monoclonal antibody-based antigen detection in urine. J Clin Microbiol 2002;40:480–489.

388. Sanchez PJ, McCracken GH Jr, Wendel GD, et al. Molecular analysis of the fetal IgM response to *Treponema pallidum* antigens: implications for improved serodiagnosis of congenital syphilis. J Infect Dis 1989;159:508–517.

389. Satcher D. From the CDC: syphilis elimination: history in the making—closing remarks. Sex Transm Dis 2000;27:66–67.

390. Scheck DN, Hook EW III. Neurosyphilis. Infect Dis Clin North Am 1994;8:769–795.

391. Schmid GP, Steigerwalt AG, Johnson SE, et al. DNA characterization of the spirochete that causes Lyme disease. J Clin Microbiol 1984;20:155–158.

392. Schmidt BL. PCR in laboratory diagnosis of human *Borrelia burgdorferi* infections. Clin Microbiol Rev 1997;10:185–201.

393. Schober PC, Gabriel G, White P, et al. How infectious is syphilis? Br J Vener Dis 1983;59:217–219.

394. Schuijt TJ, Hovius JW, van Burgel ND, et al. The tick salivary protein Salp15 inhibits the killing of serum-sensitive *Borrelia burgdorferi* sensu lato isolates. Infect Immun 2008;76:2888–2894.

395. Schuijt TJ, Hovius JW, van der Poll T, et al. Lyme borreliosis vaccination: the facts, the challenge and the future. Trends Parasitol 2011;27:40–47.

396. Schulze TL, Bowen GS, Bosler EM, et al. *Amblyomma americanum*: a potential vector of Lyme disease in New Jersey. Science 1984;224:601–603.

397. Schutzer SE, Coyle PK, Dunn JJ, et al. Early and specific antibody response to OspA in Lyme disease. J Clin Invest 1994;94:454–457.

398. Schwaiger M, Peter O, Cassinotti P. Routine diagnosis of *Borrelia burgdorferi* (sensu lato) infections using a real-time PCR assay. Clin Microbiol Infect 2001;7:461–469.

399. Schwan TG, Gage KL, Karstens RH, et al. Identification of the tick-borne relapsing fever spirochete *Borrelia hermsii* by using a species-specific monoclonal antibody. J Clin Microbiol 1992;30:790–795.

400. Schwan TG, Policastro PF, Miller Z, et al. Tick-borne relapsing fever caused by *Borrelia hermsii*, Montana. Emerg Infect Dis 2003;9:1151–1154.

401. Schwan TG, Raffel SJ, Schrumpf ME, et al. Tick-borne relapsing fever and *Borrelia hermsii*, Los Angeles County, California, USA. Emerg Infect Dis 2009;15:1026–1031.

402. Schwan TG, Schrumpf ME, Hinnebusch BJ, et al. GlpQ: an antigen for serological discrimination between relapsing fever and Lyme borreliosis. J Clin Microbiol 1996;34:2483–2492.

403. Sciotto CG, Lauer BA, White WL, et al. Detection of *Borrelia* in acridine orange-stained blood smears by fluorescence microscopy. Arch Pathol Lab Med 1983;107:384–386.

404. Scott LJ, Gunson RN, Carman WF, et al. A new multiplex real-time PCR test for HSV1/2 and syphilis: an evaluation of its impact in the laboratory and clinical setting. Sex Transm Infect 2010;86:537–539.

405. Seboxa T, Rahlenbeck SI. Treatment of louse-borne relapsing fever with low dose penicillin or tetracycline: a clinical trial. Scand J Infect Dis 1995;27:29–31.

406. Seguro AC, Lomar AV, Rocha AS. Acute renal failure of leptospirosis: nonoliguric and hypokalemic forms. Nephron 1990;55:146–151.

407. Sehgal SC, Murhekar MV, Sugunan AP. Outbreak of leptospirosis with pulmonary involvement in north Andaman. Indian J Med Res 1995;102:9–12.

408. Sehgal SC, Sugunan AP, Vijayachari P. Outbreak of leptospirosis after the cyclone in Orissa. Natl Med J India 2002;15:22–23.

409. Sehgal SC, Vijayachari P, Sharma S, et al. LEPTO Dipstick: a rapid and simple method for serodiagnosis of acute leptospirosis. Trans R Soc Trop Med Hyg 1999;93:161–164.

410. Seinost G, Dykhuizen DE, Dattwyler RJ, et al. Four clones of *Borrelia burgdorferi* sensu stricto cause invasive infection in humans. Infect Immun 1999;67:3518–3524.

411. Seinost G, Golde WT, Berger BW, et al. Infection with multiple strains of *Borrelia burgdorferi* sensu stricto in patients with Lyme disease. Arch Dermatol 1999;135:1329–1333.

412. Sena AC, White BL, Sparling PF. Novel *Treponema pallidum* serologic tests: a paradigm shift in syphilis screening for the 21st century. Clin Infect Dis 2010;51:700–708.

413. Senthilkumar T, Subathra M, Phil M, et al. Rapid serodiagnosis of leptospirosis by latex agglutination test and flow-through assay. Indian J Med Microbiol 2008;26:45–49.

414. Seppala IJ, Kroneld R, Schauman K, et al. Diagnosis of Lyme borreliosis: nonspecific serological reactions with *Borrelia burgdorferi* sonicate antigen caused by IgG2 antibodics. J Mcd Microbiol 1994,40.293–302.

415. Shapiro ED, Gerber MA. Lyme disease. Clin Infect Dis 2000;31:533–542.

416. Shapiro ED. Lyme disease. Adv Exp Med Biol 2008;609:185–195.

417. Sharma M, Wanchu A, Biswal M, et al. Syphilis serology in human immunodeficiency virus patients: a need to redefine the VDRL test cut-off for biological false-positives. J Med Microbiol 2010;59:130–131.

418. Shaw RD. Kayaking as a risk factor for leptospirosis. Mo Med 1992;89:354–357.

419. Sigal LH, Zahradnik JM, Lavin P, et al. A vaccine consisting of recombinant *Borrelia burgdorferi* outer-surface protein A to prevent Lyme disease. Recombinant Outer-Surface Protein A Lyme Disease Vaccine Study Consortium. N Engl J Med 1998;339:216–222.

420. Sikutova S, Halouzka J, Mendel J, et al. Novel spirochetes isolated from mosquitoes and black flies in the Czech Republic. J Vector Ecol 2010;35:50–55.

421. Singh AE, Romanowski B. Syphilis: review with emphasis on clinical, epidemiologic, and some biologic features. Clin Microbiol Rev 1999;12:187–209.

422. Slack A, Symonds M, Dohnt M, et al. Evaluation of a modified Taqman assay detecting pathogenic *Leptospira spp.* against culture and *Leptospira*-specific IgM enzyme-linked immunosorbent assay in a clinical environment. Diagn Microbiol Infect Dis 2007;57:361–366.

423. Smith EB, Bartruff JK, Blanchard V. Skin biopsy in cases of secondary syphilis. Br J Vener Dis 1970;46:426.

424. Smith JL. Colonic spirochetosis in animals and humans. J Food Prot 2005;68:1525–1534.

425. Smith RP, Schoen RT, Rahn DW, et al. Clinical characteristics and treatment outcome of early Lyme disease in patients with microbiologically confirmed erythema migrans. Ann Intern Med 2002;136:421–428.

426. Smith TF, Wold AD, Fairbanks VF, et al. Pseudospirochetes, a cause of erroneous diagnoses of leptospirosis. Am J Clin Pathol 1979;72:459–463.

427. Smits HL, Ananyina YV, Chereshsky A, et al. International multicenter evaluation of the clinical utility of a dipstick assay for detection of *Leptospira*-specific immunoglobulin M antibodies in human serum specimens. J Clin Microbiol 1999;37:2904–2909.

428. Smits HL, Chee HD, Eapen CK, et al. Latex based, rapid and easy assay for human leptospirosis in a single test format. Trop Med Int Health 2001;6:114–118.

429. Smits HL, Eapen CK, Sugathan S, et al. Lateral-flow assay for rapid serodiagnosis of human leptospirosis. Clin Diagn Lab Immunol 2001;8:166–169.

430. Smythe LD, Wuthiekanun V, Chierakul W, et al. The microscopic agglutination test (MAT) is an unreliable predictor of infecting Leptospira serovar in Thailand. Am J Trop Med Hyg 2009;81:695–697.

431. Snowden JM, Konda KA, Leon SR, et al. Recent syphilis infection prevalence and risk factors among male low-income populations in coastal Peruvian cities. Sex Transm Dis 2010;37:75–80.

432. Song S, Shao R, Atwell R, et al. Phylogenetic and phylogeographic relationships in *Ixodes holocyclus* and *Ixodes cornuatus* (Acari: Ixodidae) inferred from COX1 and ITS2 sequences. Int J Parasitol 2011;41:871–880.

433. Sood SK, Salzman MB, Johnson BJ, et al. Duration of tick attachment as a predictor of the risk of Lyme disease in an area in which Lyme disease is endemic. J Infect Dis 1997;175:996–999.

434. Sood SK. Effective retrieval of Lyme disease information on the Web. Clin Infect Dis 2002;35:451–464.

435. Sorouri R, Ramazani A, Karami A et al. Isolation and characterization of *Borrelia burdorferi* strains from *Ixodes ricinus* ticks in the southern England. Bioimpacts 2015;5(2):71-78.

436. Spach DH, Liles WC, Campbell GL, et al. Tick-borne diseases in the United States. N Engl J Med 1993;329:936–947.

437. Sperling LC, Hicks K, James WD. Occult primary syphilis: the nonerosive chancre. J Am Acad Dermatol 1990;23:514–515.

438. Stamm LV, Dallas WS, Ray PH, et al. Identification, cloning, and purification of protein antigens of *Treponema pallidum*. Rev Infect Dis 1988;10(Suppl 2):S403–S407.

439. Stamm WE, Handsfield HH, Rompalo AM, et al. The association between genital ulcer disease and acquisition of HIV infection in homosexual men. JAMA 1988;260:1429–1433.

440. Stanek G, Fingerle V, Hunfeld KP, et al. Lyme borreliosis: clinical case definitions for diagnosis and management in Europe. Clin Microbiol Infect 2011;17:69–79.

441. Stanek G, Reiter M. The expanding Lyme Borrelia complex—clinical significance of genomic species? Clin Microbiol Infect 2011;17:487–493.

442. Stanek G, Wormser GP, Gray J, et al. Lyme borreliosis. Lancet 2012;379:461–473.

443. Starling SP. Syphilis in infants and young children. Pediatr Ann 1994;23:334–340.

444. Steere AC. Lyme borreliosis in 2005, 30 years after initial observations in Lyme Connecticut. Wien Klin Wochenschr 2006;118:625–633.

445. Steere AC. Lyme disease. N Engl J Med 1989;321:586–596.

446. Steere AC. Lyme disease. N Engl J Med 2001;345:115–125.

447. Steere AC, Bartenhagen NH, Craft JE, et al. The early clinical manifestations of Lyme disease. Ann Intern Med 1983;99:76–82.

448. Steere AC, Grodzicki RL, Kornblatt AN, et al. The spirochetal etiology of Lyme disease. N Engl J Med 1983;308:733–740.

449. Steere AC, Malawista SE. Cases of Lyme disease in the United States: locations correlated with distribution of *Ixodes dammini*. Ann Intern Med 1979;91:730–733.

450. Steere AC, Malawista SE, Hardin JA, et al. Erythema chronicum migrans and Lyme arthritis. The enlarging clinical spectrum. Ann Intern Med 1977;86:685–698.

451. Steere AC, Malawista SE, Snydman DR, et al. Lyme arthritis: an epidemic of oligoarticular arthritis in children and adults in three connecticut communities. Arthritis Rheum 1977;20:7–17.

452. Steere AC, McHugh G, Damle N, et al. Prospective study of serologic tests for lyme disease. Clin Infect Dis 2008;47:188–195.

453. Steere AC, Schoen RT, Taylor E. The clinical evolution of Lyme arthritis. Ann Intern Med 1987;107:725–731.

454. Steere AC, Sikand VK. The presenting manifestations of Lyme disease and the outcomes of treatment. N Engl J Med 2003;348:2472–2474

455. Steere AC, Sikand VK, Meurice F, et al. Vaccination against Lyme disease with recombinant *Borrelia burgdorferi* outer-surface lipoprotein A with adjuvant. Lyme Disease Vaccine Study Group. N Engl J Med 1998;339:209–215.

456. Steere AC, Taylor E, McHugh GL, et al. The overdiagnosis of Lyme disease. JAMA 1993;269:1812–1816.

457. Steere AC, Taylor E, Wilson ML, et al. Longitudinal assessment of the clinical and epidemiological features of Lyme disease in a defined population. J Infect Dis 1986;154:295–300.

458. Stoddard RA, Gee JE, Wilkins PP, et al. Detection of pathogenic *Leptospira spp.* through TaqMan polymerase chain reaction targeting the LipL32 gene. Diagn Microbiol Infect Dis 2009;64:247–255.

459. Stoll BJ, Lee FK, Larsen S, et al. Clinical and serologic evaluation of neonates for congenital syphilis: a continuing diagnostic dilemma. J Infect Dis 1993;167:1093–1099.

460. Strle F, Nadelman RB, Cimperman J, et al. Comparison of culture-confirmed erythema migrans caused by *Borrelia burgdorferi* sensu stricto in New York State and by *Borrelia afzelii* in Slovenia. Ann Intern Med 1999;130: 32–36.

461. Strouhal M, Smajs D, Matejkova P, et al. Genome differences between *Treponema pallidum* subsp. pallidum strain Nichols and *T. paraluiscuniculi* strain Cuniculi A. Infect Immun 2007;75:5859–5866.

462. Su SJ, Huang S, Chung CY, et al. Evaluation of the equivocal test results of *Treponema pallidum* haemagglutination assay. J Clin Pathol 1990;43:166–167.

463. Sulzer CR, Jones WL. Leptospirosis: Methods in Laboratory Diagnosis. Atlanta, GA: Department of Health, Education and Welfare; 1978.

464. Sundnes KO, Haimanot AT. Epidemic of louse-borne relapsing fever in Ethiopia. Lancet 1993;342:1213–1215.

465. Suntoke TR, Hardick A, Tobian AA, et al. Evaluation of multiplex real-time PCR for detection of *Haemophilus ducreyi*, *Treponema pallidum*, herpes simplex virus type 1 and 2 in the diagnosis of genital ulcer disease in the Rakai District, Uganda. Sex Transm Infect 2009;85:97–101.

466. Suputtamongkol Y, Niwattayakul K, Suttinont C, et al. An open, randomized, controlled trial of penicillin, doxycycline, and cefotaxime for patients with severe leptospirosis. Clin Infect Dis 2004;39:1417–1424.

467. Tang J, Zhou L, Gao W, et al. Visual DNA microarrays for simultaneous detection of human immunodeficiency virus type-1 and *Treponema pallidum* coupled with multiplex asymmetric polymerase chain reaction. Diagn Microbiol Infect Dis 2009;65:372–378.

468. Taylor MM, Aynalem G, Olea LM, et al. A consequence of the syphilis epidemic among men who have sex with men (MSM): neurosyphilis in Los Angeles, 2001–2004. Sex Transm Dis 2008;35:430–434.

469. Thompson RS, Burgdorfer W, Russell R, et al. Outbreak of tick-borne relapsing fever in Spokane County, Washington. JAMA 1969;210:1045–1050.

470. Thurnheer MC, Weber R, Toutous-Trellu L, et al. Occurrence, risk factors, diagnosis and treatment of syphilis in the prospective observational Swiss HIV Cohort Study. AIDS 2010;24:1907–1916.

471. Tobian AA, Quinn TC. Herpes simplex virus type 2 and syphilis infections with HIV: an evolving synergy in transmission and prevention. Curr Opin HIV AIDS 2009;4:294–299.

472. Tognotti E. The rise and fall of syphilis in Renaissance Europe. J Med Humanit 2009;30:99–113.

473. Toyokawa T, Ohnishi M, Koizumi N. Diagnosis of acute leptospirosis. Expert Rev Anti Infect Ther 2011;9:111–121.

474. Trevejo RT, Rigau-Perez JG, Ashford DA, et al. Epidemic leptospirosis associated with pulmonary hemorrhage-Nicaragua, 1995. J Infect Dis 1998;178:1457–1463.

475. Tsinganou E, Gebbers JO. Human intestinal spirochetosis—a review. Ger Med Sci 2010;8:Doc01.

476. Tucker JD, Bu J, Brown LB, et al. Accelerating worldwide syphilis screening through rapid testing: a systematic review. Lancet Infect Dis 2010;10:381–386.

477. Tucker JD, Li JZ, Robbins GK, et al. Ocular syphilis among HIV-infected patients: a systematic analysis of the literature. Sex Transm Infect 2011;87:4–8.

478. Tugwell P, Dennis DT, Weinstein A, et al. Laboratory evaluation in the diagnosis of Lyme disease. Ann Intern Med 1997;127:1109–1123.

479. van Crevel R, Speelman P, Gravekamp C, et al. Leptospirosis in travelers. Clin Infect Dis 1994;19:132–134.

480. van Dam AP, Kuiper H, Vos K, et al. Different genospecies of *Borrelia burgdorferi* are associated with distinct clinical manifestations of Lyme borreliosis. Clin Infect Dis 1993;17:708–717.

481. van Dam AP, van Gool T, Wetsteyn JC, et al. Tick-borne relapsing fever imported from West Africa: diagnosis by quantitative buffy coat analysis and in vitro culture of *Borrelia crocidurae*. J Clin Microbiol 1999;37:2027–2030.

482. Van Orden AE, Greer PW. Modification of the Dieterle spirochete stain. J Histotechnol 1977;1:51–53.

483. Van Voorhis WC, Barrett LK, Lukehart SA, et al. Serodiagnosis of syphilis: antibodies to recombinant Tp0453, Tp92, and Gpd proteins are sensitive and specific indicators of infection by *Treponema pallidum*. J Clin Microbiol 2003;41:3668–3674.

484. Varela AS, Luttrell MP, Howerth EW, et al. First culture isolation of *Borrelia lonestari*, putative agent of southern tick-associated rash illness. J Clin Microbiol 2004;42:1163–1169.

485. Veldkamp J, Visser AM. Application of the enzyme-linked immunosorbent assay (ELISA) in the serodiagnosis of syphilis. Br J Vener Dis 1975;51:227–231.

486. Vijayachari P, Sugunan AP, Umapathi T, et al. Evaluation of darkground microscopy as a rapid diagnostic procedure in leptospirosis. Indian J Med Res 2001;114:54–58.

487. Villanueva AV, Podzorski RP, Reyes MP. Effects of various handling and storage conditions on stability of *Treponema pallidum* DNA in cerebrospinal fluid. J Clin Microbiol 1998;36:2117–2119.

488. Vinetz JM. A mountain out of a molehill: do we treat acute leptospirosis, and if so, with what? Clin Infect Dis 2003;36:1514–1515.

489. Wagenaar JF, Falke TH, Nam NV, et al. Rapid serological assays for leptospirosis are of limited value in southern Vietnam. Ann Trop Med Parasitol 2004;98:843–850.

490. Wallach FR, Forni AL, Hariprashad J, et al. Circulating *Borrelia burgdorferi* in patients with acute Lyme disease: results of blood cultures and serum DNA analysis. J Infect Dis 1993;168:1541–1543.

491. Weiss NL, Sadock VA, Sigal LH, et al. False positive seroreactivity to *Borrelia burgdorferi* in systemic lupus erythematosus: the value of immunoblot analysis. Lupus 1995;4:131–137.

492. Welch RJ, Litwin CM. Evaluation of two immunoblot assays and a Western blot assay for the detection of antisyphilis immunoglobulin g antibodies. Clin Vaccine Immunol 2010;17:183–184.

493. Wendel GD. Gestational and congenital syphilis. Clin Perinatol 1988;15:287–303.

494. Wilske B. Diagnosis of lyme borreliosis in Europe. Vector Borne Zoonotic Dis 2003;3:215–227.

495. Wilske B, Jauris-Heipke S, Lobentanzer R, et al. Phenotypic analysis of outer surface protein C (OspC) of *Borrelia burgdorferi* sensu lato by monoclonal antibodies: relationship to genospecies and OspA serotype. J Clin Microbiol 1995;33:103–109.

496. Wilske B, Schierz G, Preac-Mursic V, et al. Intrathecal production of specific antibodies against *Borrelia burgdorferi* in patients with lymphocytic meningoradiculitis (Bannwarth's syndrome). J Infect Dis 1986;153:304–314.

497. Woods CR. Syphilis in children: congenital and acquired. Semin Pediatr Infect Dis 2005;16:245–257.

498. World Health Organization. Human Leptospirosis: Guidance for Diagnosis, Surveillance, and Control. Geneva, Switzerland: World Health Organization, 2003.

499. Wormser GP, Aguero-Rosenfeld ME, Nadelman RB. Lyme disease serology: problems and opportunities. JAMA 1999;282:79–80.

500. Wormser GP, Carbonaro C, Miller S, et al. A limitation of 2-stage serological testing for Lyme disease: enzyme immunoassay and immunoblot assay are not independent tests. Clin Infect Dis 2000;30:545–548.

501. Wormser GP, Dattwyler RJ, Shapiro ED, et al. The clinical assessment, treatment, and prevention of lyme disease, human granulocytic anaplasmosis, and babesiosis: clinical practice guidelines by the Infectious Diseases Society of America. Clin Infect Dis 2006;43:1089–1134.

502. Woznicova V, Valisova Z. Performance of CAPTIA SelectSyph-G enzyme-linked immunosorbent assay in syphilis testing of a high-risk population: analysis of discordant results. J Clin Microbiol 2007;45:1794–1797.

503. Wu J, Huang J, Xu D, et al. Infection status and risk factors of HIV, HBV, HCV, and syphilis among drug users in Guangdong, China—a cross-sectional study. BMC Public Health 2010;10:657.

504. Yang XF, Pal U, Alani SM, et al. Essential role for OspA/B in the life cycle of the Lyme disease spirochete. J Exp Med 2004;199:641–648.

505. Yasuda PH, Steigerwalt AG, Sulzer KR, et al. Deoxyribonucleic acid relatedness between serogroups and serovars in the family *Leptospiraceae* with proposals for seven new *Leptospira* species. Int J Syst Bacteriol 1987;37:407–415.

506. Yersin C, Bovet P, Smits HL, et al. Field evaluation of a one-step dipstick assay for the diagnosis of human leptospirosis in the Seychelles. Trop Med Int Health 1999;4:38–45.

507. Yoder JS, Hlavsa MC, Craun GF, et al. Surveillance for waterborne disease and outbreaks associated with recreational water use and other aquatic facility-associated health events—United States, 2005–2006. MMWR Surveill Summ 2008;57:1–29.

508. Young H, Moyes A, McMillan A, et al. Screening for treponemal infection by a new enzyme immunoassay. Genitourin Med 1989;65:72–78.

509. Young H, Moyes A, Seagar L, et al. Novel recombinant-antigen enzyme immunoassay for serological diagnosis of syphilis. J Clin Microbiol 1998;36:913–917.

510. Young H, Pryde J, Duncan L, et al. The Architect Syphilis assay for antibodies to *Treponema pallidum*: an automated screening assay with high sensitivity in primary syphilis. Sex Transm Infect 2009;85:19–23.

511. Zaki SR, Shieh WJ. Leptospirosis associated with outbreak of acute febrile illness and pulmonary haemorrhage, Nicaragua, 1995. The Epidemic Working Group at Ministry of Health in Nicaragua. Lancet 1996;347:535–536.

512. Zbinden R, Goldenberger D, Lucchini GM, et al. Comparison of two methods for detecting intrathecal synthesis of *Borrelia burgdorferi*-specific antibodies and PCR for diagnosis of Lyme neuroborreliosis. J Clin Microbiol 1994;32:1795–1798.

513. Zetola NM, Engelman J, Jensen TP, et al. Syphilis in the United States: an update for clinicians with an emphasis on HIV coinfection. Mayo Clin Proc 2007;82:1091–1102.

514. Zetola NM, Klausner JD. Syphilis and HIV infection: an update. Clin Infect Dis 2007;44:1222–1228.

515. Zhang YX, Li J, Guo XK, et al. Characterization of a novel toxin-antitoxin module, VapBC, encoded by *Leptospira interrogans* chromosome. Cell Res 2004;14:208–216.

516. Zhou H, Chen XS, Hong FC, et al. Risk factors for syphilis infection among pregnant women: results of a case-control study in Shenzhen, China. Sex Transm Infect 2007;83:476–480.

Micología

Pleurostomophora (*Phialophora*)
richardsiae
Scedosporium prolificans
Especies de *Exophiala*
**Identificación de levaduras
en el laboratorio**
Especies de *Candida* y candidosis
Tubo germinal
Preparación de agar harina
de maíz
Patrones de crecimiento
de levaduras en agar
harina de maíz
CHROMagar
Candida albicans
Candida glabrata
Candida tropicalis

Candida parapsilosis
Candida kefyr
Especies que no producen hifas
verdaderas
Cryptococcus neoformans
y criptococosis
Especies de *Rhodotorula*
Especies de *Saccharomyces*
Wickerhamomyces anomalus
(antes *Hansenula anomala*)
Especies de *Malassezia*
Especies que producen hifas
verdaderas
Identificación de laboratorio
de hongos de componentes
dematiáceos y hialinos

Aureobasidium pullulans
y *Hormonema*
dematioides
Identificación de "levaduras negras"
en el laboratorio
Hortaea (*Phaeoannellomyces*)
werneckii
**Sistemas comercialmente disponibles
para la identificación de levaduras**
Pruebas de sensibilidad antimicótica
Hongos de aparición infrecuente
Pneumocystis jirovecii
Microsporidia
**Diagnóstico serológico
de enfermedades micóticas**

Introducción

El diagnóstico de una infección micótica requiere la cooperación del médico, el anatomopatólogo y el microbiólogo. El equipo clínico es responsable del reconocimiento de los signos y síntomas de las infecciones micóticas y la apropiada recolección y traslado de las muestras al laboratorio. Es importante para los médicos comunicar sus consideraciones clínicas al microbiólogo cuando se sospechen ciertos tipos de infección micótica que lleguen a requerir procedimientos especiales. Por ejemplo, cuando se sospeche de cigomicosis, entonces se utilizarán técnicas de procesamiento de la muestra más delicadas. El patólogo quirúrgico y el citopatólogo deben estar alerta a las reacciones de tejido que sugieran una infección micótica y deben ser capaces de reconocer elementos micóticos en cortes de tejidos teñidos. El micólogo es responsable de implementar las técnicas de laboratorio para la óptima detección y aislamiento de hongos en el cultivo, para hacer una identificación exacta y, si es necesario, para realizar las pruebas de sensibilidad antimicótica.

Pacientes en riesgo de infecciones micóticas

Los siguientes son pacientes inmunodeprimidos:

- Pacientes con infección por VIH avanzada.
- Receptores de trasplante de órganos, particularmente durante el período de inmunodepresión posterior al trasplante.[201]
- Pacientes con neoplasias malignas, en particular aquellos con leucemia y linfoma, o durante períodos de quimioterapia.
- Pacientes con diversos trastornos inmunitarios y metabólicos debilitantes, incluyendo lupus eritematoso sistémico (LES) y otras enfermedades vasculares del colágeno,

diabetes mellitus, disgammaglobulinemia y abuso de alcohol o drogas intravenosas (i.v).
- Receptores de corticoesteroides, fármacos citotóxicos, antibioticoterapia prolongada y de los moduladores más recientes del sistema inmunitario (p. ej., inhibidores del factor de necrosis tumoral α).

Los viajeros o habitantes de las regiones del mundo conocidas por ser endémicas para infecciones micóticas también están en riesgo. Los participantes en actividades u ocupaciones que implican contacto directo con animales, humanos infectados o materiales contaminados están en riesgo de sufrir infecciones micóticas.

Signos y síntomas generales que sugieren infección micótica

Los primeros síntomas que hacen sospechar infección micótica suelen ser atípicos, vagos e inespecíficos, reduciendo las probabilidades de hacer el diagnóstico clínico correcto. Febrícula, diaforesis nocturna, pérdida de peso, lasitud, fatigabilidad fácil, tos y dolor torácico son síntomas que se observan con frecuencia. Las enfermedades micóticas profundas o diseminadas pueden parecerse a otras infecciones, como tuberculosis, brucelosis, sífilis, sarcoidosis y cáncer metastásico. Siempre debe realizarse una exploración cuidadosa de piel y mucosas, ya que las infecciones micóticas sistémicas suelen presentar lesiones mucocutáneas.

- Lesiones ulcerosas en intestino, laringe, faringe, genitales y lengua pueden complicar la histoplasmosis diseminada en hasta el 50% de los pacientes.
- Los pacientes con blastomicosis pueden presentar inicialmente lesiones verrucosas o pustulosas de la piel o granulomas ulcerantes de las membranas mucosas, como laringe,[72] esófago y cavidad bucal, incluyendo la lengua.[210]
- La coccidioidomicosis en pacientes con inmunodepresión grave puede presentarse como lesiones cutáneas papulares o maculares, o como meningitis eosinófila basilar.[227]

Los signos, síntomas y probables agentes de las micosis pulmonares se incluyen en la tabla 21-1. Los signos, síntomas y probables agentes de las micosis extrapulmonares se resumen en la tabla 21-2.

Los hallazgos de laboratorio inespecíficos, como velocidad de sedimentación globular acelerada, aumento de la proteína C-reactiva, incrementos en la γ-globulina o aumentos bajos o persistentes de neutrófilos en sangre periférica o monocitos, pueden ofrecer pistas iniciales sobre la presencia de una infección micótica.

Clasificación clínica de las infecciones micóticas

Las micosis generalmente se caracterizan por la localización de la infección. Pueden referirse como *superficiales*, *subcutáneas* y *sistémicas*, que también se conocen como *profundas*. Aunque estas categorizaciones generales todavía son útiles, es importante reconocer que, en el contexto de la inmunodepresión profunda, los hongos que con frecuencia son superficiales pueden causar infección subcutánea y aquellos que son subcutáneos pueden diseminarse. Además, los hongos que son patógenos infrecuentes o incluso contaminantes frecuentes, pueden causar enfermedad en ausencia de una respuesta inmunitaria. Los siguientes términos permiten mejorar la comunicación entre clínicos y micólogos.

Los términos *profundo* y *sistémico* se refieren de manera clásica a un grupo de micosis causadas por agentes que sí pueden ser bastante virulentas, que pueden invadir profundamente tejidos y órganos, y que tienen la capacidad de diseminarse de manera amplia en todo el cuerpo. Tradicionalmente, estos términos se utilizan para referirse a las infecciones causadas por hongos dimorfos, los cuales existen en forma de hongo filamentoso en el medio ambiente (a temperatura de incubación) y como levaduras u hongos similares a levaduras en el cuerpo. Todos los hongos dimorfos, excepto *Coccidioides*, son térmicamente dimorfos, lo que significa que la levadura o forma similar a levadura puede demostrarse por medio de la incubación del hongo a 35-37 °C (temperatura corporal). En la actualidad, debido al aumento en el número de individuos inmunodeprimidos, muchos hongos que antes eran considerados sólo como "saprobios" o "contaminantes" ahora son agentes causales de enfermedad sistémica. Un ejemplo es el hongo hialino *Penicillium marneffei*, el cual causa una infección reticuloendotelial diseminada en pacientes con sida en el sudeste de Asia que se asemeja de manera clínica y patológica a la histoplasmosis.

El término *oportunista* ahora se utiliza para describir hongos que pueden estar presentes en el ambiente o como parte de nuestra microbiota comensal que no suelen causar infección, pero que son capaces de infectar cuando las condiciones cambian

TABLA 21-1 Signos y síntomas de micosis pulmonar

Tipo de infección	Signos y síntomas
General	Un síndrome de tipo influenza transitorio o neumonía localizada en un lóbulo o diseminación a otros lóbulos. Tos, producción de esputo mínima, disnea, taquipnea, hemoptisis. Dolor en el pecho con frecuencia de naturaleza pleurítica. Pueden detectarse estertores o roncus y un roce pleural durante la auscultación. La radiografía de tórax puede revelar pequeños infiltrados pulmonares y adenopatía hiliar u opacidades más difusas y confluentes.
Broncopulmonares alérgicos	Síntomas característicos del asma: tos no productiva, sibilancias y opresión torácica. Broncoespasmo episódico. Atelectasia segmentaria causada por el taponamiento de los bronquiolos por moco. Cristales de Charcot-Leyden y eosinófilos en esputo; eosinofilia en sangre periférica. Reacción de hipersensibilidad cutánea a los antígenos de especies de *Aspergillus*. Concentración elevada de IgE en el suero y anticuerpos IgG anti-*Aspergillus*.
Bola micótica	Crecimiento de colonias micóticas dentro de una cavidad preexistente. Hemoptisis, a pesar de la escasa o nula invasión de la pared de la cavidad. Rara vez hay diseminación, incluso en pacientes que reciben corticoesteroides.
Invasora	Síntomas de neumonía aguda. Fiebre ligera, ondulante. La tos puede ser productiva o no productiva; suele presentarse dolor torácico. Disnea progresiva y dificultad respiratoria. La hemoptisis puede indicar infarto y necrosis parenquimatosa. La radiografía de tórax puede revelar un infiltrado difuso que emana desde el hilio, fibrosis finamente nodular, abscesos multifocales o cavitación, dependiendo de la especie de hongo. Pistas para agentes específicos: Fibrosis de "semillas de mijo": histoplasmosis. Lesión periférica en moneda: coccidioidomicosis. Lesiones cavitarias: histoplasmosis, aspergilosis y otras causas de hialohifomicosis o coccidioidomicosis.

TABLA 21-2   Signos, síntomas y probables agentes de micosis extrapulmonares

Tipo de infección	Signos y síntomas
Cutánea	Lesiones superficiales de descamación, que varían en tamaño, forma y color, del tórax o espalda: tiña versicolor secundaria a infección por *Malassezia furfur*.
	Picazón, descamación de las lesiones conocidas como tinea o tiña: dermatofitosis.
	Afección micótica engrosada, costrificada, hiperqueratósica y exofítica conocida como favo: *Trichophyton tonsurans, T. violaceum y T. schoenleinii*.
	La descamación o costras confinadas a las áreas intertriginosas húmedas de la piel sugieren infecciones por levaduras: *Candida albicans*.
	Infección primaria subcutánea pustular en el sitio de inoculación, con diseminación proximal y evolución de úlceras en la piel secundarias a lo largo del curso de los linfáticos: complejo *Sporothrix schenckii*.
	Pústulas que no cicatrizan, úlceras o fístulas que drenan: enfermedades micóticas dimorfas diseminadas y micetomas secundarios a diversos agentes micóticos.
	Lesiones purpúricas y quistes subcutáneos: feohifomicosis.
	Lesiones fungiformes, descoloridas, hemorrágicas: cromoblastomicosis.
Sistema nervioso central (SNC)	Inicio insidioso de dolores de cabeza que aumentan en frecuencia y gravedad, acompañados de náuseas, irritabilidad y torpeza: criptococosis.
	Meningitis y meningoencefalitis: cigomicosis, particularmente en pacientes con diabetes.
	Absceso cerebral: *Cladophialophora bantiana*, otros hongos dematiáceos; especies de *Aspergillus*.
Vías urinarias	Pielitis y pielonefritis asociada con la administración a largo plazo de antibióticos, corticoesteroides, inmunodepresores, fármacos antineoplásicos e inserción prolongada de sondas para drenaje urinario, particularmente en las mujeres mayores: candidosis.
	Piuria limitada, dolor abdominal bajo, aumento en la frecuencia de la micción: cistitis no bacteriana en mujeres de mediana edad: *Candida glabrata*.
Ocular	Conjuntivitis, infecciones de la córnea y queratoconjuntivitis: especies de *Fusarium, Aspergillus, Cladosporium/Cladophialophora, Acremonium, Bipolaris* y otros.
	Infecciones intraoculares, por lo general después de traumatismo o de cirugía ocular: *C. albicans*, especies de *Aspergillus* y cigomicetos.
Endocarditis	Febrícula, soplos cardíacos, ecocardiograma positivo: especies de *Candida, Aspergillus, Paecilomyces* y otros.
Sinusitis	Dolor facial e hiperemia cutánea, dolor de cabeza, febrícula, evidencia radiográfica del relleno de una fístula o niveles de aire y líquido: *Aspergillus fumigatus*, especies de *Alternaria*, complejo *Pseudallescheria boydii* y otros.

(cuando se presenta la oportunidad). Son hongos que por lo general presentan virulencia inherentemente baja o limitada. Las condiciones que favorecen la infección oportunista son los cambios en la microbiota de la mucosa (p. ej., antibióticos que inhiben a las bacterias y promueven la candidosis), supresión inmunitaria (p. ej., cigomicosis invasoras en pacientes con diabetes mellitus mal controlada), material extraño (p. ej., infecciones por *Candida* de catéteres intravasculares permanentes) y físicas (p. ej., esporotricosis por inoculación después de un traumatismo).

Las especies de *Aspergillus*, de *Candida* y miembros de los cigomicetos (agentes de la mucormicosis) son los tres grupos de hongos que causan la mayoría de las infecciones oportunistas. Sin embargo, como se señaló antes, cualquier hongo es un patógeno potencial en el hospedero gravemente inmunodeprimido. Esto incluye varios géneros de hongos hialinos y pigmentados de color oscuro que se encuentran con menor frecuencia (dematiáceos), que antes se consideraban contaminantes.

El término general para las infecciones invasoras causadas por hongos hialinos, que por lo general se utiliza antes de la identificación del agente etiológico, es *hialohifomicosis*, mientras que el término general para las infecciones

invasoras causadas por los hongos dematiáceos es *feohifomicosis*.[5,6] Cuando el agente etiológico específico es conocido, entonces puede emplearse la terminología específica de la infección, como *aspergilosis* o *fusariosis*. También se podría afirmar que la enfermedad en un paciente particular era una hialohifomicosis causada por *Pseudallescheria*, por ejemplo. El punto relevante de toda esta terminología es la comunicación, ya que si no se conoce el tipo de agente etiológico, entonces se utilizarán antimicóticos de amplio espectro, mientras que, si se conoce el agente etiológico específico, existe la posibilidad de adaptar el tratamiento.

Términos micológicos frecuentes

Algunos términos adicionales justifican la definición. El término *micología* se deriva de la palabra griega *mykes*, una contraparte directa de la palabra latina *fungus*, que a su vez se cree es una modificación de la palabra griega *sponges*, de la cual se deriva nuestra palabra "esponja". Persiste la controversia acerca de los miembros conocidos tradicionalmente como *cigomicetos*. En cuanto a la taxonomía, éstos se han reasignado del filo

Zygomycota al filo *Glomeromycota*, lo cual es problemático, puesto que los términos *cigomycosis* y *mucormicosis* están muy arraigados en la práctica y literatura médicas para enfermedades causadas por estos hongos. Los médicos no sabrían a qué se refiere el término *glomeromicosis* si se utilizara universalmente el día de mañana. Muchos han continuado empleando el término *cigomicosis*, hasta que la terminología más novedosa sea más reconocida. Esto es aceptable, ya que el objetivo del micólogo es comunicar al médico la causa de la enfermedad para que pueda dar el tratamiento adecuado. Por último, con respecto a los cigomicetos, el término *hifas aseptadas* se ha vuelto habitual en la práctica y literatura médicas, aunque no es técnicamente correcto, puesto que puede llegar a haber algún septo. Por lo tanto, se recomienda el término *pauciseptadas* (con pocos septos) o *hifas mucoráceas*. Esto es importante, ya que el fracaso en el reconocimiento de las hifas de los cigomicetos debido a la presencia de septos infrecuentes podría llevar a una decisión terapéutica inadecuada, ya que los cigomicetos son resistentes de manera natural al voriconazol. Antiguamente, era frecuente referirse al hongo que mostraba sólo estructuras reproductivas asexuales con el nombre de **anamorfo**, mientras que si había presencia de estructuras reproductivas sexuales, se podría utilizar el término **teleomorfo**. Esto también era confuso para nuestros colegas clínicos y podía contribuir a errores en la medicación. Por fortuna, con el extenso análisis genómico de la mayor parte de estos microorganismos, ahora la mejor práctica indica referirse al hongo por un solo nombre. Esto fue una verdadera contribución de los métodos moleculares a la micología médica. La aplicación de técnicas moleculares debe definir mejor la posición taxonómica de los hongos de importancia médica y es una suerte

que no se asociará con demasiada reclasificación, lo cual suele causar confusión.

Los hongos se incluyen en su propio reino, *Fungi*, debido a las características únicas de este grupo, así como la falta de características presentes en otros microorganismos. Los hongos son **eucarióticos** (poseen un núcleo delimitado por una membrana, así como orgánulos, como mitocondrias, retículo endoplasmático y aparato de Golgi). También cuentan con una pared celular rígida compuesta por quitina (*N*-acetil-D-glucosamina unida por enlaces β1-4 glucósido) y mananos (polímeros de glucosa en enlaces de glucósido α o β). Estos componentes de la pared celular absorben tinciones diversas, lo cual facilita la aplicación de tinciones especiales que permiten identificarlos en montajes de laboratorio y cortes de tejido.

Los hongos que existen como células individuales, en especial en un medio líquido, y se reproducen por gemación, se conocen como **levaduras**. Aquellos con múltiples células que forman un micelio filamentoso, más adaptados al cultivo en un sustrato sólido, se conocen como **hongos filamentosos**. Los hongos se reproducen mediante la producción de **esporas**, que pueden derivarse sexual o asexualmente. Las esporas que se hallan de forma habitual en el laboratorio derivan asexualmente y se denominan **conidios**. Hay una variedad de diferentes tipos de esporas o conidios, que pueden derivarse de forma directa del micelio vegetativo, como **artrosporas**, **clamidosporas** y **blastoesporas**, o cuerpos de fructificación especiales (**conidióforos**). La morfología, disposición y modo de derivación de las esporas sirven como importantes criterios para identificar género y especie, lo cual eventualmente puede realizarse. Los términos adicionales utilizados en el diagnóstico de laboratorio de los hongos se presentan en el recuadro 21-1.

Términos útiles en el examen de hongos

La unidad microscópica fundamental de un hongo filamentoso es la estructura filiforme llamada *hifa*. Varias hifas se combinan para formar el entramado de crecimiento conocido como *micelio*. Las hifas que se subdividen en células individuales por paredes transversales o septos relativamente abundantes se llaman *septadas*; aquellas con muy pocos septos (*cigomicetos*) son *pauciseptadas*. A veces, en un preparado individual no se observan septos, así que las hifas se han descrito como *aseptadas*, cuando en realidad son pauciseptadas. Las *seudohifas* se forman a partir del alargamiento de los brotes de células de levaduras (*blastoconidios*) y muestran estrechamientos entre los segmentos parecidos a una tira de chorizo (fig. 21-1).

La parte del micelio que se extiende en el sustrato del medio de cultivo y es responsable de la absorción de agua y nutrientes, es la del *micelio vegetativo*; la parte que se proyecta sobre el sustrato es el *micelio aéreo*, también llamado *micelio reproductivo*, ya que se derivan esporas o cuerpos de fructificación especiales que sostienen los conidios (*conidióforos*) de esta porción del micelio.

La identificación y clasificación tradicional de los hongos se basa principalmente en las diferencias morfológicas en las estructuras reproductivas y la manera en que las esporas o conidios se forman a partir de células especializadas llamadas *células conidiógenas*.

Habitualmente se observan tres tipos generales de reproducción en las especies micóticas de importancia médica: esporulación *vegetativa*, esporulación *aérea* y esporulación *sexual*.

Reproducción vegetativa

Se pueden formar tres tipos de esporas o conidios de manera directa a partir del micelio vegetativo: *blastoconidios*, *clamidoconidios* y *artroconidios*. El término *espora* técnicamente debería reservarse para los elementos reproductivos que surgen de la meiosis (reproducción sexual), como ascosporas, oosporas o cigosporas, mientras que aquellos que se derivan de la mitosis (reproducción asexual) se llaman *conidios*. El término *endosporas* también se utiliza para las estructuras derivadas asexualmente en la esférula de especies de *Coccidioides*.

Los *blastoconidios* son las formas familiares de florecimiento característico producidas por las levaduras. Una cicatriz del brote (disyuntor) a menudo permanece en el punto en el cual se desprende el conidio.

Los *clamidoconidios* (clamidosporas) se forman a partir de células preexistentes en las hifas, que se engrosan y a menudo se ven agrandadas. Aunque *clamidoconidios* es la terminología correcta, el término *clamidosporas* es también de uso general. Las *clamidosporas* pueden encontrarse dentro (*intercalarmente*), a lo largo (*sésiles*) o en la punta (*terminales*) de las hifas. Este tipo de conidiación es característico de *C. albicans*.

Los *artroconidios* también se forman a partir de las células preexistentes en las hifas, que se vuelven más grandes y gruesas. Este tipo de conidiación es característico de la forma del hongo *Coccidioides immitis* y especies de *Geotrichum*, entre otros.

Reproducción aérea

Con origen en las hifas y extendiéndose desde la superficie micelial, existen cuerpos de fructificación especializados que dan lugar a una variedad de conidios. Los cuerpos de fructificación pueden formar sacos cerrados llamados *esporangios*, dentro de los cuales se producen esporas llamadas *esporangiósporos* (nota: se denominan *esporangiósporos* aun cuando se originan de forma asexual, que es una desviación de la regla descrita antes). El segmento especializado de la hifa que apoya el esporangio se llama *esporangióforo* (el sufijo "foro" [del griego *phoros*] significa "portador") (fig. 21-2). Este tipo de esporulación es característico de los cigomicetos. Muchos otros hongos producen cuerpos de fructificación elaborados que dan lugar a los *conidios*, término derivado de una palabra que significa "polvo". El segmento especializado de las hifas que soporta una cabeza de fructificación portadora de los conidios se llama *conidióforo* (fig. 21-2).

El conidióforo puede producir las células llamadas *métulas*, que a su vez originan segmentos productores de conidios, llamados *fiálides*. Esta propiedad de ramificarse en métulas y fiálides es característica del cuerpo de fructificación digitiforme de las especies de *Penicillium*. Las fiálides, por definición, son células conidiogénicas que producen conidios a partir de un lugar en su ápice, que no aumenta en anchura o longitud durante la conidiogénesis. Esto contrasta con la formación del *anélido*, donde la punta de la célula conidiogénica se extiende de manera cíclica y se retrae cuando se forman conidios, dejando una sucesión de cicatrices o anillos. Los conidios de las especies de *Scopulariopsis* y de las especies de *Exophiala*, por ejemplo, son *anélidoconidios*, es decir, se forman en secuencia basípeta, donde la parte conidiógena de cada conidio se alarga en el momento en que se forma un nuevo conidio, y luego se contrae para formar una cicatriz *anular*, en forma de anillo o collar en la base truncada. Los conidios pueden observarse individualmente, en cadenas largas (*catenulados*) o en grupos bien consolidados. *Acrópeta* es un término usado para describir el proceso de formación de la cadena en la que cada nuevo conidio se deriva en secuencia del anterior; por lo tanto, es la célula más joven en la punta (p. ej., *Penicillium* spp). En contraste, en la esporulación basípeta, en la que cada nuevo conidio se forma en la base de la cadena, se empuja a todos los otros conidios de la cadena hacia adelante, de manera que la célula más antigua está en la punta (p. ej., *Paecilomyces* spp).

Los conidios pequeños de una célula, generalmente portados por cualquiera de los lados de las hifas o soportados por un conidióforo piloso, se llaman *microconidios*, en contraste con los que son mucho más grandes, *macroconidios multicelulares*, que asumen una variedad de tamaños y formas. El macroconidio multicelular dividido por septos transversales y longitudinales, que da un aspecto de mosaico, es una *dictiospora*, conocida de forma habitual como *muriforme* (semejante a un muro de piedra). El término *aleuriospora* se refiere a un conidio, por lo general un macroconidio, que se une a la hifa por una célula de apoyo que se fractura cuando el conidio es liberado (p. ej., *Microsporum canis*). La detección de la aleurospora unicelular producida por las hifas vegetativas sumergidas es importante para la identificación de *Aspergillus terreus*.

Esporulación sexual

La esporulación sexual requiere la recombinación nuclear y fusión de dos células fértiles especializadas haploides (las células sexuales derivadas de la meiosis). Si las células reproductivas se forman por fusión de células morfológicamente idénticas, a menudo de la misma hifa (homotálica), la espora se denomina *cigospora*, característica de los cigomicetos. Si las células reproductivas que se fusionan se derivan de dos células diferentes, a menudo derivadas de segmentos de hifas separados, la espora resultante se llama *oospora* (fig. 21-3).

Las esporas sexuales de varios miembros de la clase *Ascomicetos*, mencionadas antes y que son de importancia médica, se llaman *ascosporas*. Por ejemplo, ciertas cepas de especies de *Aspergillus*, en particular de los grupos *A. nidulans* y *A. glaucus*, producen grandes estructuras cerradas con forma de bolsa, llamadas *cleistotecios*, que a su vez contienen pequeñas estructuras también en forma de bolsa llamadas *ascos* (fig. 21-3). Dentro de cada asco hay cuatro ascosporas, el producto de la división meiótica. Los hongos médicamente importantes, distintos a las especies de *Aspergillus*, en los que se puede observar esporulación sexual incluyen especies de *Saccharomyces* y miembros del complejo *Pseudallescheria boydii* (fig. 21-3).

La forma sexual de un hongo es conocida como un *teleomorfo*, en contraste con el término *anamorfo*, que se refiere a las diferentes formas de reproducción asexual o estructuras producidas por el hongo imperfecto (como fiálides, anélidos, cadenas ramificadas, etc.). El abordaje tradicional para asignar diferentes nombres anamorfos y teleomorfos cuando se conocen los estados asexuales y sexuales se está modificando, ya que ahora es posible asignar de manera definitiva a un hongo un género y especie en función del análisis genético. Por lo tanto, se espera que la nomenclatura en micología sea menos confusa en el futuro.

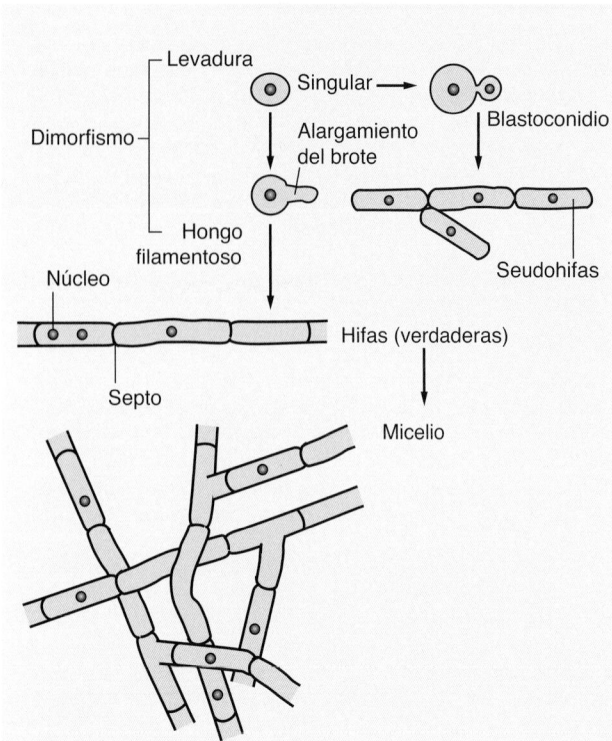

■ **FIGURA 21-1** Ilustraciones que muestran las estructuras micóticas básicas.

Abordaje de laboratorio para el diagnóstico de infecciones micóticas

Una vez que un hongo es reconocido en el cultivo, se logra una identificación presuntiva definitiva mediante el examen visual de la morfología de las colonias, junto con las observaciones microscópicas de una preparación de montaje directo. Si sólo es posible realizar una identificación presuntiva, la consulta al médico

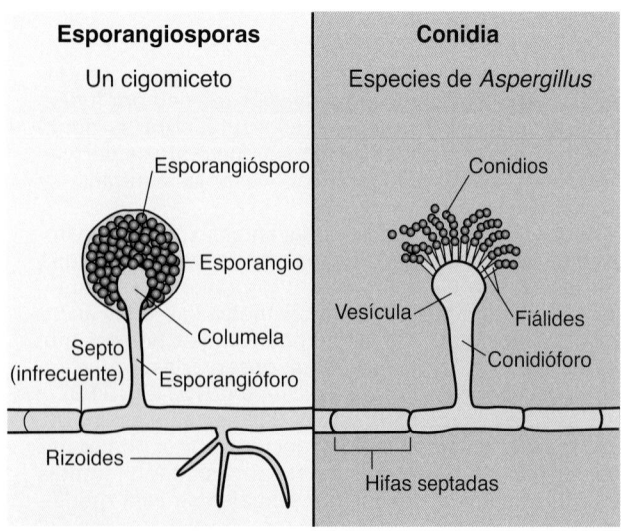

■ **FIGURA 21-2** Ilustraciones que muestran el complejo de estructuras reproductivas asexuales de un cigomiceto y *Aspergillus*.

primario puede ayudar a determinar si se requiere la identificación plena de la especie y el género.

Aunque la mayoría de las identificaciones de hongos se basan principalmente en la evaluación de la morfología de las colonias y las características microscópicas, puede ser necesario llevar a cabo pruebas bioquímicas clave para diferenciar especies o géneros bastante relacionados. Existen estudios de sondas de ácidos nucleicos para la identificación definitiva de los hongos patógenos dimorfos que en general se encuentran en Norteamérica. Los estudios serológicos y las pruebas de detección de antígenos están disponibles para algunos hongos; se utilizan en algunos casos para ayudar en el diagnóstico, evaluar el estado de una micosis diagnosticada o determinar la eficacia del tratamiento. Por lo tanto, en este capítulo se establecerán las directrices para apoyar al micólogo en la realización de estas tareas, a fin de ampliar las observaciones de laboratorio, que incluyen evaluaciones de los parámetros clínicos y los criterios histopatológicos que deben estar entrelazados para lograr un diagnóstico definitivo. Además, existe una guía del Clinical Laboratory Standards Institute (CLSI) sobre este tema: *Principles and Procedures for Detection of Fungi in Clinical Specimens: Direct Examination and Culture; Approved Guideline (M54-A)*.[49]

La identificación final en el laboratorio de un hongo aislado, con base en sus características de formación de colonias y microscópicas, se abordará más adelante en este capítulo. La fase analítica inicia con el examen directo, que puede proporcionar la primera evidencia definitiva de una infección micótica. Después de esto, se revisa si existe crecimiento en el cultivo. También se deben implementar procedimientos que sirvan de guía para el diagnóstico de una cepa desconocida, que debe incluir la selección apropiada de pruebas diferenciales, cuando sea necesario, para hacer una identificación de género y especie. Estos pasos se detallan en los párrafos siguientes.

Cuando corresponda, también se incluirán las secciones para describir brevemente los métodos que no utilizan cultivos para establecer la identidad de una especie determinada de hongos, empleando técnicas de anticuerpos, antígenos y moleculares. La secuenciación de ácidos nucleicos es una opción para los hongos difíciles de identificar, en particular aquellos no esporulados. Antes de enviarlos a identificación con base en la secuencia, es prudente asegurar que en verdad se consideran responsables de la enfermedad del paciente. Estos métodos por lo general se utilizan en entornos académicos y en laboratorios de referencia.[116] En este momento, debido a los requisitos de experiencia técnica y al coste de la instrumentación y de los insumos, esta tecnología no será implementada en los laboratorios más pequeños, en los que se realizan sólo las prácticas básicas. Sin embargo, la identificación basada en espectrometría de masas, introducida en años recientes, se está convirtiendo en la práctica de rutina para la identificación en muchos laboratorios con un buen equilibrio de coste y beneficio. Estos métodos han demostrado un buen rendimiento para la identificación de levaduras, y se están elaborando protocolos para los hongos filamentosos.

Quizá el sistema disponible en el mercado más utilizado para la identificación de hongos con base en la secuencia ha sido el kit de secuenciación de hongos MicroSeq D2 large-subunit rDNA® de Applied Biosystems (Foster City, CA). Un estudio del uso de secuenciación de ácidos nucleicos para la identificación de levaduras demostró que el 98% de 19 especies diferentes de *Candida* en el laboratorio clínico se identificaron correctamente con identificación por métodos fenotípicos.[115] La secuenciación de ADN identificó 32 cepas de levaduras pertenecientes a nueve géneros, incluyendo *Trichosporon*, *Cryptococcus* y otros. Alrededor del 81% se identificaron de forma correcta, y la razón

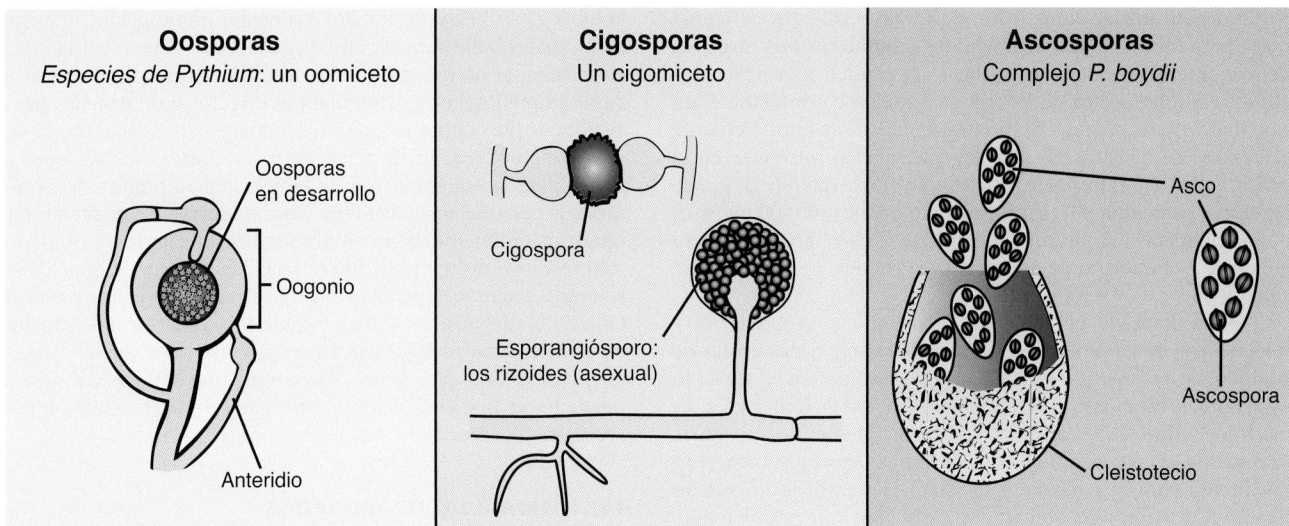

FIGURA 21-3 Ilustraciones que muestran las estructuras de reproducción sexual.

principal de los errores en la identificación fue producto de la falta de entradas de datos en la biblioteca que contiene secuencias de muchas levaduras. Muchas de estas cuestiones se abordaron desde estos primeros estudios. Es importante reconocer que la calidad de la identificación depende en gran medida de la calidad de la base de datos de secuencias, ya que la generación de secuencias de ADN de alta calidad ya no suele ser un desafío técnico. Otras opciones incluyen la utilización de bases de datos públicas; aunque informativas, éstas no se han depurado de manera adecuada y, debido a ello, las personas que asumen esta perspectiva deben revisar la calidad de la secuencia, las credenciales del laboratorio que presenta la secuencia y utilizar esta información junto con las características fenotípicas, siempre que sea posible. SmartGene (www.smartgene.com) proporciona acceso gratuito a sus bases de datos depuradas, lo cual representa otra opción.

La identificación de hongos filamentosos ha demostrado ser más difícil que la de levaduras. En otro estudio realizado en la Mayo Clinic para determinar la utilidad de la secuenciación en la identificación de hongos, la secuenciación de ácidos nucleicos identificó 234 aislamientos (67.5%) al nivel de género o especie de manera correcta.[116] Las identificaciones erróneas ocurrían principalmente a causa de una lista incompleta de secuencias en la base de datos. Cada laboratorio puede generar una base de datos personalizada de secuencias u obtener acceso a bases de datos depuradas, lo cual mejora en gran medida la precisión de su funcionamiento. Esta tecnología ofrece la gran promesa de simplificar la identificación de levaduras y hongos filamentosos aislados de muestras clínicas, así como de aquellos importantes para la industria y agricultura. El CLSI publicó la guía *Interpretive Criteria for Identification of Bacteria and Fungi by DNA Target Sequencing; Approved Guideline (MM18-A)*, esencial para quienes trabajan en esta área. La medida en que la identificación basada en la secuenciación de ADN deberá utilizarse en el laboratorio de rutina todavía está por determinarse, pero quizá seguirá siendo el medio por el cual se caractericen de forma definitiva los hongos.

El método de la espectrometría de masas de tiempo de vuelo por desorción/ionización láser asistida por matriz (MALDI-TOF, *matrix-assisted laser desorption/ionization time of flight*) se ha introducido en muchos laboratorios como uno de los dos instrumentos aprobados por la Food and Drug Administration (FDA) de los Estados Unidos. Ambos tienen bibliotecas aprobadas por la FDA para la identificación de levaduras, pero aún no se ha aprobado ninguna biblioteca para hongos filamentosos. Como con las bacterias, este abordaje, en su mayor parte, es rápido, preciso y económico. Ya está cambiando el abordaje tradicional de identificación de levaduras (productos bioquímicos, asimilaciones y morfología de agar harina de maíz) en los laboratorios que validan e implementan esta tecnología. Westblade y cols. evaluaron una colección de 852 levaduras de importancia médica por espectrometría de masas MALDI-TOF e informaron que el 96.6% se identificaron a nivel de género y el 96.1% a nivel de especie. La secuenciación de ADN de la región D2 se utilizó como el método de referencia comparativo.[287] Otros autores han informado resultados similares, lo que demuestra la utilidad de esta tecnología. Se están desarrollando aplicaciones para hongos filamentosos.

Recolección y transporte de muestras de laboratorio

Existen muchos parámetros preanalíticos que son importantes para el aislamiento óptimo de hongos a partir de muestras clínicas. Un lapso en cualquiera de éstos puede conducir a un fallo o retraso en el aislamiento del agente patógeno, que a su vez podría producir inconvenientes consecuencias clínicas. Los parámetros preanalíticos importantes empezaron sólo con el cultivo en los pacientes con presunción de micosis. Una vez que se determina esto, resulta primordial la correcta recolección de la muestra. El uso de hisopos es inadecuado para detectar infecciones causadas por hongos filamentosos debido a la toma inadecuada de la muestra y la incapacidad para disociar los elementos de las hifas y de los tejidos humanos que están invadiendo. Lo siguiente que se debe considerar es el transporte o procesamiento subóptimos de la muestra, que pueden llevar a una pérdida de viabilidad. Las muestra se deben enviar de inmediato al laboratorio. Las muestras que no se procesan de inmediato deben conservarse a temperatura ambiente. *Cryptococcus neoformans*, *Histoplasma capsulatum* y *Blastomyces dermatitidis* no sobreviven bien en muestras congeladas o en hielo. Varias especies de hongos, incluidas las mencionadas anteriormente y las especies de *Aspergillus* pueden aislarse de muestras que han estado en tránsito durante 16 días si no se dejan secar; por lo tanto, siempre se debe intentar aislar los hongos, incluso si se retrasa el procesamiento.[244]

Se deben utilizar contenedores estériles y sellados de transporte para todas las muestras líquidas o húmedas. Los raspados de piel, fragmentos de uñas y cabellos se pueden transportar secos en un sobre, placa de Petri u otro medio conveniente. Para restringir el crecimiento de bacterias comensales posiblemente presentes en muestras no estériles que pueden retrasarse en el procesamiento o transporte a un laboratorio de referencia, puede agregarse penicilina (20 U/mL), estreptomicina (100 000 mg/mL) o cloranfenicol (0.2 mg/mL). Las instrucciones para el correcto embalaje y etiquetado de muestras para el envío se analiza en el capítulo 2.

Los médicos, el personal de enfermería y hospitalario, y los técnicos de laboratorio deben colaborar en el desarrollo de protocolos que aseguren la adecuada recolección y traslado oportuno de las muestras enviadas para cultivo de hongos. La selección de dispositivos de recolección y recipientes de transporte adecuados, la colocación de etiquetas que incluyan información pertinente para el paciente y el establecimiento de un medio de comunicación para solicitudes especiales, son posiblemente las consideraciones más importantes para garantizar el diagnóstico preciso de las infecciones micóticas.

Las directrices generales para la recolección y traslado de muestras para cultivo se exponen en el capítulo 2. Las directrices para la recolección de varios tipos de muestras se presentan en la tabla 21-3. Los criterios por los cuales una muestra se juzga como inaceptable para el cultivo y se rechaza deben consignarse en el manual de procedimientos de laboratorio. Esta información también debe registrarse en el directorio de pruebas para el laboratorio y comunicarse a los médicos. En el recuadro 21-2, se presentan criterios de selección de rechazo y las acciones a tomar para la manipulación de muestras inaceptables. Los médicos, el personal de enfermería y otros encargados de recolectar muestras también deben comprender estos criterios, ya que no sólo se ahorrará tiempo y dinero en el laboratorio de micología, sino que además se puede evitar un retraso inaceptable para establecer el diagnóstico. Deben establecerse criterios individuales en cada escenario de práctica para adecuar la actividad al entorno local. Con experiencia, la persona que obtiene la muestra puede hacer una evaluación preliminar del material obtenido y recolectar de inmediato una segunda muestra si es necesaria.

Procesamiento de muestras

Por lo tanto, después del rápido traslado de la muestra y la recepción en el laboratorio, es importante que las muestras se inoculen en los medios de cultivo de hongos primarios adecuados. Una vez que se recibe en el laboratorio, la muestra se debe evaluar lo más pronto posible. Como se mencionó, las muestras de hisopados

TABLA 21-3 Recomendaciones para la recolección de muestras para el cultivo de hongos

Muestra	Procedimiento recomendado
Esputo	La primera muestra, que se obtiene temprano por la mañana, se debe recolectar después de levantarse, pero antes del desayuno. Los pacientes son instruidos para que enjuaguen la cavidad bucal con agua de manera vigorosa inmediatamente antes de toser 15-30 mL de esputo en un recipiente estéril con tapa de rosca. Se puede necesitar la inducción de esputo con una suspensión salina climatizada en aerosol si no es posible obtener una muestra adecuada.
Broncoscopia	Las muestras de cepillado bronquial, biopsia o líquido de lavado broncoalveolar deben transportarse rápidamente al laboratorio en contenedores estériles y sellados. El caldo de Middlebrook 7H11 se utiliza en algunos laboratorios como un medio de transporte, ya que también se conservan las micobacterias.
Líquido cefalorraquídeo	Se debe utilizar tanto LCR como sea posible para el cultivo de hongos. Si el procesamiento se retrasa, las muestras se deben dejar a temperatura ambiente porque el LCR es un medio de cultivo líquido adecuado en el que los elementos micóticos pueden sobrevivir hasta que se subcultivan.
Orina	Se recomienda recolectar la primera muestra de orina de la mañana; las muestras aleatorias son aceptables. Las muestras deben recolectarse de forma aséptica en recipientes estériles, con tapa de rosca y enviarse de inmediato para su procesamiento. Si se prevé un retraso en el procesamiento de más de 2 h, la muestra de orina debe refrigerarse a 4 °C para inhibir el crecimiento excesivo de bacterias de crecimiento rápido.
Secreciones prostáticas	Algunas micosis profundas, en particular las blastomicosis y, con menor frecuencia, las histoplasmosis o coccidioidomicosis, pueden infectar la próstata. La vejiga se vacía primero, seguido por un masaje prostático. Las secreciones se deben inocular directamente en medios de cultivo para hongos apropiados; además, deben recolectarse 5-10 mL de orina en un recipiente separado.
Exudados	La piel sobre las lesiones pustulosas debe desinfectarse y los exudados deben aspirarse con una jeringa y aguja estéril. El material aspirado debe descargarse en un recipiente de transporte para muestras estériles, y la jeringa que sostiene la aguja debe desecharse en un recipiente de riesgo biológico apropiado (para "objetos punzocortantes"). La jeringa que sostiene la aguja debe enviarse al laboratorio, pues representa un riesgo ocupacional. La biopsia de la lesión puede ser necesaria si en el aspirado no se producen los hongos.
Piel, uñas, cabello	En primer lugar, limpiar el área de la piel para tomar la muestra con alcohol al 70% con el fin de eliminar contaminantes bacterianos de la superficie. Tomar una muestra del borde de crecimiento periférico y eritematoso de las lesiones típicas de la tiña, con el borde de un portaobjetos de vidrio o de una hoja de bisturí. Las muestras de uñas infectadas se deben obtener debajo de la placa ungueal para obtener material suave del lecho de la uña. Si esto no es posible, raspar la superficie de la uña antes de recoger las virutas de las porciones más profundas. Los cabellos se deben recoger de las áreas de descamación o alopecia, o los que fluorescen cuando se observan bajo la lámpara de luz ultravioleta (onda larga) de Wood.
Biopsias de tejido	Las biopsias de sitios sospechosos de infección deben transportarse en una gasa estéril humedecida con solución salina estéril fisiológica, no bacteriostática, en un recipiente con tapa de rosca. La muestra no debe congelarse ni se debe permitir que se deshidrate antes de cultivarla. Si la biopsia de tejido no es bisseccionada a la mitad, se debe enviar para revisión histopatológica; una segunda biopsia, adyacente a la primera, debe enviarse con este propósito.
Sangre	Los hemocultivos estándar son suficientes para el aislamiento de la mayoría de las levaduras. Sin embargo, un hemocultivo de hongos que utiliza sistemas de lisis y centrifugación, como el Isolator® (Wampole Laboratories, Cranbury, NJ), es muy recomendable, especialmente para el aislamiento de *H. capsulatum*.

Criterios para el rechazo de muestras

Situación. Ausencia de identificación del paciente en el recipiente o discrepancia entre la información en el formulario de solicitud y la etiqueta del envase.
Acción. Devolver al remitente para su solución.

Situación. Muestra de esputo con > 25 células epiteliales escamosas por campo de bajo aumento (criterios de rechazo de muestras respiratorias para cultivo bacteriano).
Acción. Los criterios de rechazo de muestras enviadas para cultivo bacteriano no pertenecen a las muestras de hongos. Los hongos patógenos pueden ser aislados de estas muestras en presencia de contaminación bucal si se utiliza un medio de cultivo selectivo que contenga antibióticos, lo cual es recomendable.

Situación. Se recibe un hisopo seco o el material recolectado es insuficiente en volumen.
Acción. Informar a la persona que presenta la muestra para que envíe una segunda muestra, si es posible. Como criterio general, las muestras en hisopo no son adecuadas para el aislamiento de hongos, con la excepción de levaduras de una superficie mucosa (p. ej., vagina), y se deben rechazar, excepto en circunstancias poco habituales. Más bien, puede requerirse un aspirado profundo o biopsia del sitio afectado, dependiendo de la presentación clínica

Situación. La muestra se presenta en un envase incorrecto o en condiciones inadecuadas (pruebas de secado, fugas o falta de esterilidad).
Acción. Notificar a la persona que envió la muestra que la posibilidad de obtener resultados relevantes se encuentra comprometida. Si no puede obtenerse una segunda muestra de forma práctica, procesar la muestra, pero indicar en el informe final que se vio comprometida su calidad y que el resultado se puede interpretar solamente a la luz de la presentación clínica.

Situación. Se recibe una muestra de esputo o de orina de 24 h para el cultivo de hongos.
Acción. Debe quedar claro en el protocolo de rechazo que las muestras de esputo y orina de 24 h son subóptimas para el aislamiento e identificación de hongos. Las posibilidades de contaminación con bacterias y hongos filamentosos ambientales son altas, creando confusión en los resultados. Establecer en el protocolo que se deben obtener las primeras muestras por la mañana en tres días sucesivos. Como en el caso del aislamiento del cultivo de micobacterias, los hongos también tienden a ser eliminados a intervalos intermitentes, por lo que las posibilidades de aislamiento son mucho mayores si se recolectan muestras sucesivas en tres días.

son insuficientes para el aislamiento de hongos. No obstante, son aceptables para el aislamiento de levaduras en pacientes con candidosis de mucosas (p. ej., aftas o candidosis vulvovaginal). Siempre que sea posible, debe enviarse material de aspiración o tejido de biopsias, ya que son las muestras óptimas. Los montajes húmedos directos o frotis deben estar preparados (*véase* a continuación) si procede, y una porción de la muestra se debe transferir a medios de cultivo para hongos apropiados. Es fundamental que cuando se presenten muestras histológicas, las porciones de tejido se coloquen en los medios de agar y se realicen punciones para que los penetren, a fin de mejorar el aislamiento. El procesamiento adecuado de las muestras es fundamental en el aislamiento final de los hongos y no debe descuidarse o delegarse a personal poco capacitado. Las nuevas directrices para el examen directo y procesamiento de las muestras clínicas se presentan en la tabla 21-4.

Observación directa

Se recomienda en gran medida realizar una observación microscópica directa sobre la mayoría de las muestras enviadas para el cultivo de hongos. Esto puede proporcionar la primera evidencia definitiva de una infección micótica para el médico. También puede ayudar en la selección de medios de cultivo apropiados, pero en sentido práctico, la inoculación de los medios se realiza de manera simultánea con la preparación de los portaobjetos para la obervación directa. Los montajes de KOH/calcoflúor son probablemente la preparación para observación directa más

utilizada, aunque los laboratorios sin equipo de microscopia de fluorescencia pueden realizar preparaciones de KOH y microscopia tradicional. La ventaja del primero es la facilidad de la detección de elementos micóticos, que son fluorescentes cuando se tiñen con blanco de calcoflúor. En cualquier preparación, el KOH sirve para disolver las células humanas, que carecen de pared celular.

En entornos donde existe una alta prevalencia de VIH, la tinción de tinta china todavía es útil. Aunque este método de observación directa no es tan sensible como la prueba de antígeno criptocócico, es rápido, económico y puede ser muy específico cuando es utilizado por un microscopista experimentado. La evaluación del corte congelado de los tejidos extirpados durante cirugías es también una forma de examen directo. Todos estos métodos ofrecen la oportunidad de obtener resultados rápidos para el médico clínico, lo que puede traducirse en la administración más rápida de tratamiento antimicótico y mejores resultados para el paciente.

Cuando los elementos micóticos se reconocen en una observación directa, debe intentarse la caracterización de las estructuras presentes. El informe de los elementos micóticos como tales sólo tiene utilidad clínica marginal. Esto debe brindarse sólo en casos en los cuales no es posible caracterizar las estructuras presentes. Ante esta situación, se debe considerar una consulta con un microscopista más experimentado. El microscopista que realiza el examen directo debe tratar de caracterizar los elementos micóticos como brotes de levaduras, levaduras con seudohifas o hifas verdaderas, hifas septadas hialinas, hifas de dematiáceos o hifas de

TABLA 21-4   Directrices para la observación directa y el procesamiento de muestras enviadas para cultivos micóticos

Respiratorio	El sistema de clasificación de la calidad del esputo que se describe en el capítulo 2 no es aplicable a las muestras enviadas para cultivos micóticos. Seleccionar las partes más purulentas o jaspeadas de sangre de la muestra. Si la muestra es considerablemente viscosa, se debe homogeneizar mediante la adición de una pequeña cantidad de N-acetil-L-cistina cristalina a la muestra. El NaOH u otros agentes digestivos, utilizados para el procesamiento de muestras para el aislamiento de micobacterias, no deben emplearse antes de un cultivo micótico. Preparar un montaje de la muestra homogeneizada para examen microscópico directo y sembrar aproximadamente 0.5 mL a cada uno de los medios de cultivo a utilizar.
	Como las secreciones respiratorias a menudo están contaminadas con bacterias, pueden emplearse medios que contienen antibióticos. Se recomienda una combinación de un agar no selectivo, como agar de hojuelas de papa (patata) y un agar inhibidor como el de infusión de cerebro y corazón con cloranfenicol y cicloheximida.
Líquido cefalorraquídeo	Las muestras de LCR pueden centrifugarse a 1 500-2 000 g por 20 min y el sedimento debe inocularse en la superficie de medios de cultivo no inhibitorios, tales como agar de hojuelas de papa. De preferencia, si se dispone de más de 2 mL de líquido, pasar líquido a través de un filtro de membrana de 0.45 μm. Colocar la cara de filtrado del papel de filtro hacia abajo sobre la superficie del medio de cultivo apropiado. El papel debe cambiarse a otros sitios en el medio usando pinzas estériles en un esquema de cada tercer día (un día sí, un día no). Si sólo se proporciona una cantidad escasa de líquido, inocular puntos en la superficie del medio de agar directamente en alícuotas de 3-4 gotas.
	Se deben preparar montajes de tinta china (la nigrosina es un sustituto aceptable) cuando se sospeche *C. neoformans*, pero se recomiendan las pruebas de antígeno criptocócico como método más sensible. Para preparar el montaje, se mezcla una gota del sedimento centrifugado o una pequeña cantidad de material de la superficie de la membrana con una gota de tinta china en un portaobjetos de microscopio. Se aplica un cubreobjetos y el montaje examinado al microscopio para detectar la presencia de brotes de levaduras encapsuladas.
Orina	Centrifugar aproximadamente 10 mL de una muestra de orina; luego inocular 0.5 mL de sedimento en un agar no inhibitorio, como agar de hojuelas de papa, y en un medio inhibitorio, como agar infusión de cerebro y corazón, que contiene cloranfenicol y cicloheximida. Los montajes directos pueden prepararse y examinarse al microscopio en busca de levaduras o formas de hifas, pero rara vez se realiza en la práctica.
Piel, uñas, cabello	La piel, uñas, escamas de cuero cabelludo, raspados de uñas y cabellos se deben examinar tras el tratamiento mediante KOH. La preparación de KOH se realiza emulsionando la muestra en una gota de KOH al 10% en un portaobjetos de microscopio. El propósito del KOH es limpiar cualquier descamación de fondo o membrana de la célula que puedan confundirse con elementos de hifas. El aclaramiento puede acelerarse calentando levemente la mezcla sobre la llama de un mechero de Bunsen o, con mayor frecuencia, en un calentador de portaobjetos. Se aplica un cubreobjetos y se examina la muestra en busca de hifas estrechas y regulares que característicamente se dividen en artroconidios. La visualización de las hifas mejora mediante la adición de blanco de calcoflúor al reactivo de hidróxido de potasio y observando con un microscopio de fluorescencia con filtros de longitudes de onda apropiadas. Con los cabellos, puede observarse la disposición en forma de mosaico de las esporas o fragmentos de hifas en la superficie del tallo (infección ectótrix) y los artroconidios internamente (infección endótrix).
	Las escamas de piel, raspados de uñas o cabellos deben colocarse directamente sobre la superficie del medio de cultivo como agar infusión de cerebro y corazón con cloranfenicol y cicloheximida (comercialmente disponibles como agares Mycosel® o Mycobiotic®). Con un asa recta de inoculación, sumergir algunos de los fragmentos debajo de la superficie del agar. Examinar en las áreas de inoculación en intervalos frecuentes en busca de colonias en la superficie. Conservar los cultivos durante un mínimo de 30 días antes de descartarlos como negativos.
Tejido	Durante el procesamiento de tejidos para el aislamiento de hongos, debe evitarse el empleo de un mortero y mano de mortero o un molinillo de tejido. Las formas de hifas pueden destruirse fácilmente mediante molido, lo cual dificulta el aislamiento de microorganismos viables en cultivo, en especial si están presentes las hifas pauciseptadas de uno de los cigomicetos. Más bien, se debe picar el tejido en cubos de 1 mm con una tijera estéril o una hoja de bisturí afilado, y colocar pequeños fragmentos directamente sobre el agar; sumergirlos ligeramente debajo de la superficie con una aguja de inoculación.
	Debe colocarse una muestra de tejido homogeneizado de 5-10 mL, médula ósea o sedimento de la muestra líquida sobre la superficie de los medios de cultivo adecuados. Los medios de cultivo no selectivos, sin antibióticos, como el agar de hojuelas de papa, son adecuados, ya que estas muestras por lo general son estériles y la inhibición de antibióticos no es necesaria.
Sangre	Los frascos de hemocultivo comerciales diseñados para el aislamiento de bacterias de la sangre son adecuados para el aislamiento de levaduras relacionadas con infecciones del torrente sanguíneo (p. ej., *Candida* spp.). El Wampole Isolator Blood Culture System® (Alere) se recomienda para la detección de *H. capsulatum*. Los hongos filamentosos rara vez crecen en hemocultivos, excepto las especies de *Fusarium*.

mucoráceos (hifas amplias, pauciseptadas). Si se observan formas micóticas especializadas, como la esférula de *Coccidioides* o los brotes de base amplia y doble contorno de las paredes celulares de *B. dermatitidis*, se deben informar, ya que proporcionan un diagnóstico definitivo de la muestra directa.

Preparación de montajes de aislamientos cultivados

La preparación en fresco por disección, preparación con excavación, preparación con cinta adhesiva y técnica de microportaobjetos son cuatro métodos utilizados habitualmente para la

observación microscópica de hongos filamentosos (mohos).[153] La preparación con cinta adhesiva (fig. 21-4) se logra mediante la obtención de hifas de superficie o aéreas, y conidióforos con un asa o gancho. El montaje de excavación se emplea con poca frecuencia, pero como su nombre lo indica, se utiliza el asa o gancho para sacar el micelio que está sumergido, a fin de demostrar las estructuras producidas en esta zona, como aleuroconidios. La preparación de cinta adhesiva (fig. 21-5) utiliza este tipo de cinta para tocar las hifas aéreas y conidióforos, que se adhieren a la cinta para su posterior evaluación microscópica. Por último, la técnica de cultivo en microportaobjetos (fig. 21-6) por lo general se reserva para aquellos casos en los que no se puede identificar

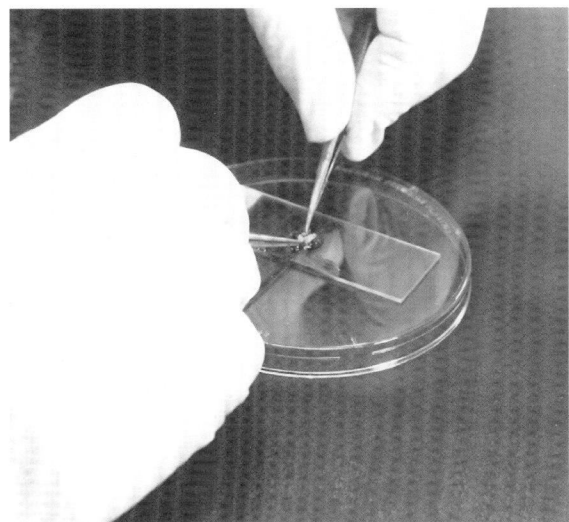

■ FIGURA 21-4 Preparación para examen directo que ilustra la disección del fragmento de la colonia con agujas en una gota de azul de anilina de lactofenol antes de la colocación del cubreobjetos. Estas preparaciones deben realizarse en una cabina de seguridad biológica.

un hongo filamentoso mediante los métodos anteriores, pero se considera clínicamente importante. Este método consiste en el cultivo de hongos filamentosos directamente sobre los portaobjetos, lo que permite la evaluación de su morfología microscópica con una mínima interrupción mecánica.

En cada caso, se monta una porción de la colonia del hongo filamentoso en una gota de tinción de azul de anilina (algodón) de lactofenol sobre un portaobjetos de vidrio y se observa a través del microscopio. Se presentan las técnicas para realizar la preparación para examen directo (recuadro 21-3), preparación de cinta adhesiva (recuadro 21-4) y cultivo de microportaobjetos (recuadro 21-5). Los términos adicionales utilizados en el diagnóstico de laboratorio de los hongos se presentan en el recuadro 21-1.

Selección e inoculación de medios de cultivo

No es necesario elaborar la batería de medios de cultivo para el aislamiento de hongos de muestras clínicas. Aunque el índice de aislamiento puede mejorar en cierta medida con el empleo de una variedad de medios de aislamiento, las consideraciones de costes, almacenamiento, espacio de incubadora y demandas de tiempo del técnico dictan generalmente un acercamiento más conservador en la mayoría de los laboratorios.

Tres tipos generales de medios de cultivo son esenciales para asegurar el aislamiento primario de todos los hongos clínicamente importantes de muestras clínicas. Uno de los medios debe ser no selectivo, como la dextrosa de papa, el agar de hojuelas de papa o el agar infusión de cerebro y corazón. Este tipo de medio no sólo permitirá el crecimiento de casi todas las especies de hongos clínicamente relevantes, sino que también apoyará el crecimiento de algunas bacterias. Se desaconseja el uso de agar dextrosa de Sabouraud (SDA, *Sabouraud's dextrose agar*) como medio primario de aislamiento, porque es suficientemente rico para aislar ciertas especies patógenas con requerimientos nutricionales especiales, en particular la mayoría de los hongos dimorfos. Por el contrario, se recomienda el empleo de agar de hojuelas de papa (PFA, *potate flake agar*), agar dextrosa de papa (PDA, *potato dextrose* agar), agar inhibidor de hongos filamentosos (IMA, *inhibitory mold agar*) o la combinación de agar dextrosa de Sabouraud con agar infusión de corazón (SABHI, *Sabouraud's dextrose agar with heart infusion*).[153] El SDA es suficiente para el aislamiento de los dermatofitos a partir de muestras cutáneas o levaduras de cultivos de mucosa. Puede considerarse el uso de agar Mycosel® o Mycobiotic®, que en esencia son SDA con cicloheximida y cloranfenicol añadidos, para el aislamiento de los dermatofitos.

El agar V8 o el agar hojas de clavel son medios deficientes en glucosa que son útiles para el subcultivo de los hongos aislados en medio enriquecido, a fin de mejorar la esporulación típica. El agar de Czepak se ha utilizado clásicamente para el subcultivo de especies de *Aspergillus*, si la morfología de las colonias no es típica y se considera importante para la identificación de una cepa desconocida.

Para el aislamiento de los hongos dimorfos con más requerimientos nutricionales especiales, como *B. dermatitidis* e *H. capsulatum*, se debe considerar un agar enriquecido como IMA, SABHI o infusión cerebro y corazón (con cicloheximida y cloranfenicol). En la tabla 21-5 se incluyen los medios de aislamiento micótico más utilizados, los ingredientes clave en cada formulación y las aplicaciones específicas para las que cada uno está diseñado.

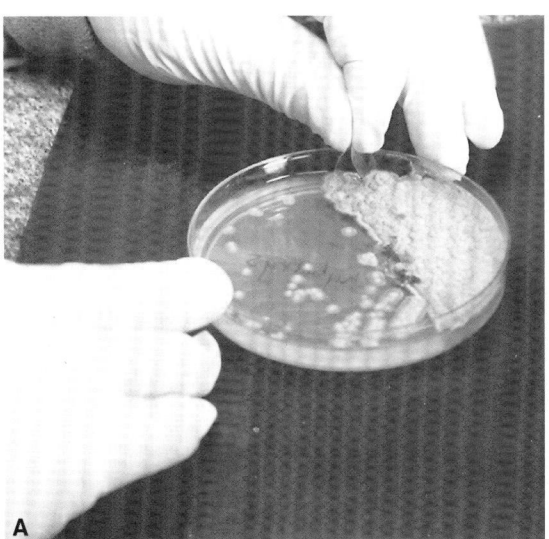
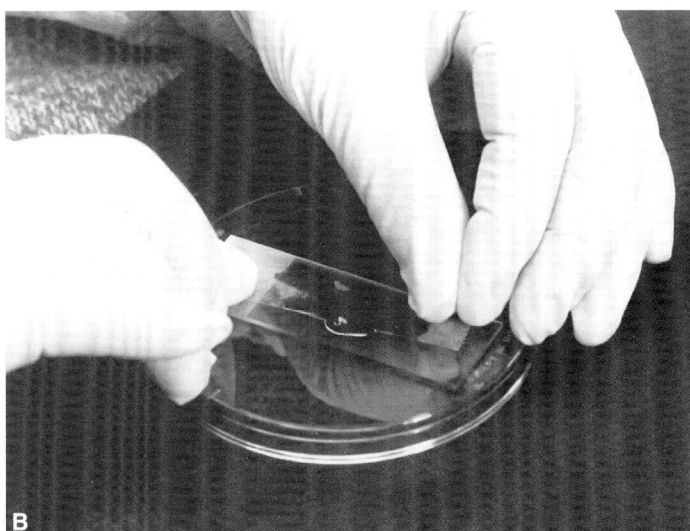

■ FIGURA 21-5 A. Preparación de la cinta adhesiva: el lado adhesivo de la cinta se presiona sobre la superficie de la colonia de hongos. **B.** Preparación de la cinta adhesiva: estirar la cinta inoculada sobre una gota de azul de anilina lactofenol en la superficie de un portaobjetos de microscopio. Estas preparaciones deben realizarse en una cabina de seguridad biológica.

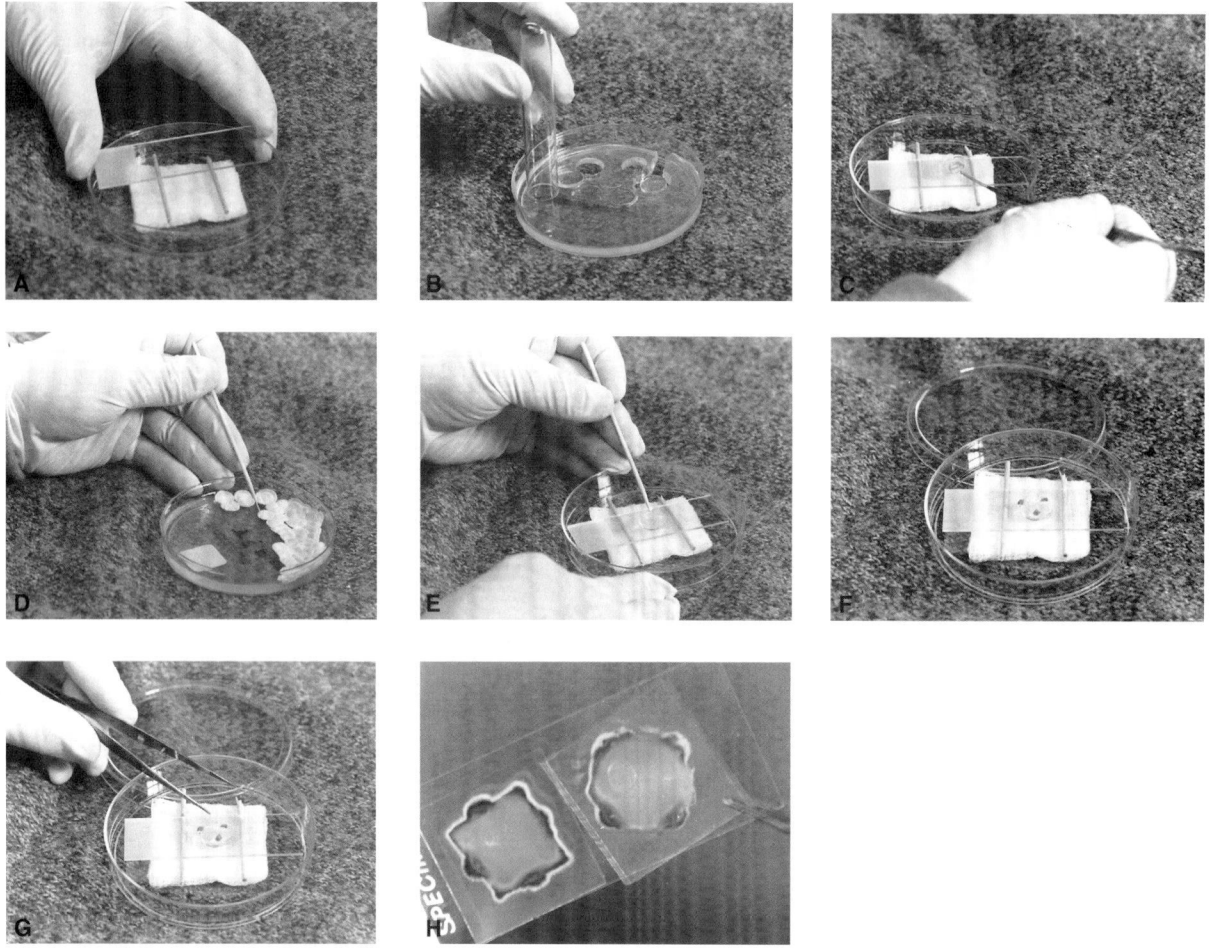

■ **FIGURA 21-6** Serie de fotografías sobre la preparación de un microcultivo. *Véase* el recuadro 21-5 para consultar más detalles. Estas preparaciones deben realizarse en una cabina de seguridad biológica.

21-3

RECUADRO

Procedimiento: preparación en fresco por disección

- Con un par de agujas de disección o aplicadores con punta, sacar una pequeña porción de la colonia a ser examinada, incluyendo porciones del agar subsuperficial.
- Colocar el fragmento de la colonia en un portaobjetos de microscopio en una gota de azul de anilina de lactofenol, cortar la colonia con las agujas de disección (fig. 21-4) y sobreponer un cubreobjetos.
- Presionar suavemente sobre la superficie del cubreobjetos con el extremo de la goma de borrar de un lápiz puede ayudar a dispersar la preparación, en especial si hay pequeños trozos de agar.
- Examinar el preparado al microscopio, primero bajo el objetivo de baja potencia (10×) y el objetivo de alta potencia (40×) o en aceite de inmersión (100×), de ser necesario. Por lo general, la microscopia con aceite de inmersión no es necesaria, pero es útil para visualizar anélidos.
- El desprendimiento de la colonia con frecuencia interrumpe las delicadas estructuras de fructificación de los hongos filamentosos, lo que dificulta en algunos casos observar los característicos arreglos de las esporas o apéndices de las hifas, necesarios para una identificación definitiva. En estos casos, puede requerirse una preparación de cinta adhesiva o cultivo de microportaobjetos.

Se debe utilizar un medio secundario que contenga antibióticos para el cultivo de hongos de muestras clínicas provenientes de sitios anatómicos que habitualmente contienen microbiota bacteriana. La adición de uno o más antibióticos, incluyendo penicilina (20 U/mL), estreptomicina (40 U/mL), gentamicina (5 mg/mL) o cloranfenicol (16 mg/mL), puede ser útil para inhibir el crecimiento de las bacterias. El IMA es un medio quizás mal nombrado que en realidad contiene antibióticos que inhiben el crecimiento bacteriano (no inhibe el crecimiento de hongos filamentosos).

Así como el sobrecrecimiento bacteriano puede interferir con el aislamiento de un patógeno micótico de crecimiento lento, de igual forma, también los hongos contaminantes de crecimiento rápido pueden crecer en exceso en una placa de cultivo e interferir o inhibir el aislamiento del patógeno micótico de crecimiento lento. Este tercer tipo de medio contiene cicloheximida (Acti-Dione®)

21-4

RECUADRO

Procedimiento: preparado con cinta adhesiva

- El método de cinta adhesiva (de celofán) de preparación de cultivos para el examen microscópico suele ser útil porque se conservan mejor los arreglos conidiales de los hongos filamentosos más delicados.
- Presionar el lado adhesivo de una cinta adhesiva transparente, sin congelar, suave pero firmemente a la superficie de la colonia, recogiendo una porción del micelio aéreo (fig. 21-5A). Esta operación debe realizarse en una cabina de seguridad biológica. Siempre se deben emplear guantes, pero aun así debe tenerse cuidado de no tocar la superficie de las colonias y contaminar los guantes.
- La preparación se realiza colocando una gota de tinción de azul de anilina lactofenol sobre un portaobjetos de microscopio.
- Pegar un extremo de la cinta a la superficie del portaobjetos junto a la gota de tinción.
- Estirar la cinta sobre la tinción y bajarla suavemente para que la tinción penetre al micelio (fig. 21-5B).
- Jalar la cinta tensa y pegar el extremo opuesto al cristal, evitando la captura de burbujas de aire en la mayor medida posible.
- Puede requerirse cierta práctica para la eliminación de la superficie pegajosa de la cinta mientras se utilizan los guantes.
- El preparado puede examinarse ahora al microscopio de la misma manera como se describió con anterioridad para la preparación en fresco por disección, con la excepción de que la observación con aceite de inmersión generalmente es menos que satisfactoria debido a la interferencia de la sustancia de la cinta.
- El método de la cinta adhesiva es económico, rápido, fácil de realizar y, con pocas excepciones, permite hacer una identificación exacta.

21-5

RECUADRO

Procedimiento: técnica de cultivo en microportaobjetos

La técnica de cultivo en microportaobjetos se recomienda en los casos en que ni la preparación en fresco por disección ni por cinta adhesiva establecen una identificación exacta, o cuando se desean montajes en portaobjetos permanentes para el estudio adicional o con fines educativos. Aunque es un poco tedioso, se pueden hacer preparados de alta calidad donde las estructuras y arreglos de las esporas son conservados de manera óptima. Esta técnica se efectúa de la siguiente manera:

1. Colocar una pieza redonda de papel de filtro o gasa en la parte inferior de una placa de Petri estéril. Poner un par de varillas de vidrio delgadas o aplicadores cortados a lo largo para encajar en la parte superior del papel de filtro, a fin de que funcione como soporte para un portaobjetos de vidrio de 7.62 × 2.54 cm (fig. 21-6A).

2. Colocar un bloque o tapón de agar harina de maíz o PDA (fig. 21-6B) en la superficie del portaobjetos del microscopio (fig. 21-6C). Se pueden colocar dos bloques, separados por 2.5 cm, sobre el mismo portaobjetos si se desea más de un montaje.

3. Inocular los márgenes del tapón de agar en tres o cuatro lugares con una pequeña porción de la colonia a estudiar, utilizando un asa recta de inoculación o la punta de una aguja de disección (figs. 21-6D y E).

4. Calentar levemente un cubreobjetos pasándolo rápido por la llama de un mechero de Bunsen y de inmediato colocarlo sobre la superficie del bloque de agar inoculado. El calentamiento del cubreobjetos produce un sello hermético entre la parte inferior del cubreobjetos y la superficie del agar, que se funde brevemente por el vidrio caliente.

5. Pipetear una pequeña cantidad de agua en la parte inferior de la placa de Petri para saturar el papel de filtro o la gasa. Colocar la tapa sobre la placa de Petri e incubar el conjunto a temperatura ambiente (o 30 °C) durante 3-5 días.

6. Cuando el crecimiento parece visualmente maduro (fig. 21-6F), el cubreobjetos puede levantarse de forma suave desde la superficie del agar con un par de pinzas, con cuidado de no romper el micelio adherido a la parte inferior del cubreobjetos (fig. 21-6G).

7. Colocar el cubreobjetos sobre una pequeña gota de azul de anilina lactofenol aplicada a la superficie de un segundo portaobjetos de 7.62 × 2.54 cm (fig. 21-6H). El montaje puede conservarse para un estudio futuro bordeando los márgenes externos del cubreobjetos con esmalte de uñas transparente o líquido de montaje. Esta operación debe realizarse en una cabina de seguridad biológica.

8. Después de que el cubreobjetos se ha retirado desde el bloque de agar (o bloques), se puede retirar por apalancamiento del portaobjetos de vidrio con un aplicador. Esta operación se realiza sobre un vaso o recipiente que contenga líquido de descontaminación de fenol al 5%, en el cual se colocan los bloques de agar. El micelio adherido a la superficie del portaobjetos de vidrio original después de retirar el bloque también puede teñirse con azul de anilina lactofenol y un cubreobjetos superpuesto, que sirve como un segundo montaje teñido. De nuevo, el montaje puede conservarse para un estudio futuro bordeando los márgenes externos del cubreobjetos con esmalte de uñas transparente o líquido de montaje, como se describió antes.

TABLA 21-5 Medios de cultivo de hongos frecuentes e indicaciones para su empleo

Medio de cultivo	Ingredientes esenciales	Indicaciones de empleo
Agar infusión de cerebro y corazón	Infusiones de cerebro y corazón y cerebro de ternera; proteosa peptona, NaCl, fosfato disódico y agar (puede añadirse ciclohexímida y cloranfenicol para el aislamiento selectivo de hongos dermatofitos y dimorfos)	Aislamiento primario de hongos saprobios y dimorfos.
Agar inhibitorio de hongos filamentoso	Triptona, extracto de carne, extracto de levadura, dextrosa, almidón, dextrina, cloranfenicol, gentamicina y solución amortiguadora (*buffer*) salina	Aislamiento primario de hongos de muestras que contengan microbiota bacteriana.
Agares Mycosel/Mycobiotic	Fitona peptona, dextrosa, agar, ciclohexímida, cloranfenicol	Aislamiento primario de dermatofitos y hongos dimorfos.
Agar infusión de corazón de Sabouraud (SABHI)	Hojuelas de papa, dextrosa, agar	Aislamiento primario de hongos saprobios y dimorfos, cepas con requerimientos nutricionales particularmente especiales.
Agar dextrosa Sabouraud	Dextrosa, neopeptona, agar	Aunque se trata de un medio utilizado tradicionalmente, no es óptimo. Los hongos crecen bien en el medio, pero no esporulan adecuadamente por el alto contenido de glucosa.
Agar de hojuelas de papa	Hojuelas de papa, dextrosa, agar	Aislamiento primario de hongos saprobios y dimorfos, cepas con requerimientos nutricionales particularmente especiales y de crecimiento lento.

en una concentración de 0.5 mg/mL que se agrega para evitar el crecimiento excesivo de ciertos hongos filamentosos ambientales de crecimiento rápido. Si un medio que incorpora ciclohexímida se utiliza en la batería de medios para hongos, es imperativo que se emplee un medio no selectivo siempre en paralelo. Los hongos patógenos oportunistas, como *C. neoformans* y *Aspergillus fumigatus*, son parcial o totalmente inhibidos por la ciclohexímida y podrían perderse si sólo un medio que contiene ciclohexímida es utilizado para el cultivo de hongos. Los medios que contienen ciclohexímida son particularmente útiles para los cultivos de hongos dermatofitos y hongos dimorfos. En especial, resultan de utilidad para cultivos de dermatofitos, ya que algunas muestras, como uñas, pueden contener microbiota micótica transitoria que puede crecer en exceso y ocultar la presencia de los dermatofitos. Del mismo modo, algunos patógenos dimorfos, como *H. capsulatum*, son de crecimiento lento y podrían ser invadidos por una espora perdida de una especie contaminante (p. ej., *Aspergillus niger*). La presencia de ciclohexímida inhibe el crecimiento de hongos contaminantes y permite que crezca el patógeno.

De nuevo, cuando se emplea ciclohexímida, es fundamental incluir un medio similar sin ciclohexímida en paralelo. Esto es porque la enfermedad del paciente puede ser causada por una especie de hongos sensible a la ciclohexímida, y si se utiliza un medio que contiene ciclohexímida sola, entonces se podría presentar un resultado falso negativo del cultivo.

Incubación de cultivos micóticos

En la actualidad, se recomienda que todos los cultivos de hongos se incuben a una temperatura controlada de 30 °C. Una antigua práctica de la incubación de un segundo conjunto de placas a 35 °C para el aislamiento de las formas de levadura de hongos dimorfos no es coste-efectiva ni necesaria, dados los métodos moleculares disponibles hoy en día para confirmar los patógenos micóticos dimorfos. Del mismo modo, la práctica anterior de intentar convertir aislamientos micóticos sospechosos de hongos dimorfos a su forma de levadura se ha sustituido en gran medida por estudios de sondas de ácidos nucleicos u otros métodos moleculares. El estudio de sondas puede realizarse tan pronto se visualicen las colonias en los medios primarios de aislamiento, antes de la observación de la esporulación diagnóstica, en los casos en los cuales se sospeche una enfermedad secundaria a estos hongos.

Todos los cultivos micóticos deben incubarse durante un mínimo de 30 días antes de descartarlos como negativos, incluso si aparecen placas contaminadas con bacterias u otros hongos. Por ejemplo, se puede observar que las colonias de *H. capsulatum* crecen en la superficie de las colonias de *Candida albicans* o en la parte superior de los hongos filamentosos contaminantes.

La elección entre el empleo de tubos de cultivo o placas es opcional. Algunos laboratorios de bajo volumen, dotados de personal que puede no estar tan familiarizado con la manipulación de hongos, o cuando no existe suficiente equipo de incubación y espacio de almacenamiento, han optado por el empleo de tubos. Se recomienda el uso de tubos de cultivo grandes (150 × 25 mm) con tapas de rosca. Los medios se deben verter en tubos inclinados gruesos para evitar la deshidratación durante el período de incubación prolongado. Después de inocular el medio, la tapa no debe apretarse demasiado, ya que el ambiente anaerobio que se alcanza rápidamente inhibirá el crecimiento de los hongos. La tapa debe apretarse lo suficiente para que no se caiga, pero no tanto como para que sea hermética (debe "bailar" cuando se sacude de manera ligera). La facilidad de transporte de los cultivos aislados en tubos es una ventaja adicional. La principal desventaja es la dificultad en la preparación de montajes de tinción para la observación microscópica. El empleo de tubos ha disminuido de forma importante en los últimos años, quizá a causa de esta última desventaja.

Las placas de Petri, en contraste con los tubos, tienen la ventaja de proporcionar una superficie mayor para el crecimiento, lo que conduce a una mejor separación de colonias y a facilitar el estudio y subcultivo de los cultivos. Las colonias de hongos en cultivos mixtos son más fáciles de separar y trabajar que las colonias individuales. Los montajes en fresco o preparaciones de cinta adhesiva se hacen de manera más eficaz a partir de cultivos en placas, ofreciendo mayor probabilidad de establecer una identificación más rápida. Como los cultivos en placa pueden deshidratarse durante el período de incubación prolongado, pueden colocarse en una bolsa de poliéster sellada e hidratada, o el borde de la placa de Petri se puede sellar con cinta permeable al oxígeno. Si se utiliza una incubadora sólo para cultivos de hongos, la colocación de un recipiente plano y abierto de agua en el estante inferior sirve para proporcionar la humedad necesaria para un aislamiento óptimo. Sin embargo, la limpieza de rutina de la bandeja de agua es necesaria para controlar el crecimiento de hongos filamentosos ambientales en el agua.

Abordaje de laboratorio para la identificación presuntiva de aislamientos micóticos

Una vez que la observación de una placa de cultivo revela el crecimiento de un hongo probable, se pueden evaluar varias características de la colonia para determinar a cuál grupo de hongos importante puede pertenecer el aislamiento. En la tabla 21-6 se presenta una guía para la identificación del género y especie de los hongos médicamente importantes con base en la morfología de las colonias y las características microscópicas de los aislamientos clínicos; esta tabla se basa en la observación de aislamientos primarios de hongos incubados a 30 °C. Si el aislamiento micótico presenta un micelio aéreo lanoso o algodonoso distinto, debe considerarse una de las diversas especies de hongos filamentosos. Si el hongo filamentoso está creciendo rápido, no muestra un borde externo y llena la placa de Petri en 48-72 h, debe considerarse alguno de los cigomicetos (cuadro 21-1 al final de este capítulo).

Los hongos filamentosos que crecen en 3-5 días tienen un borde nítido y son de color blanco o pastel en la superficie, a menudo con un delantal blanco de un nuevo crecimiento en la periferia, probablemente pertenezcan al grupo de hongos filamentosos hialinos septados. Las claves para identificarlos se presentan en el cuadro 21-2, y para hacer lo propio con los hongos filamentosos hialinos aislados de muestras de piel, uñas o pelos (potencialmente dermatofitos), se puede consultar el cuadro 21-3.

Se deberá considerar una especie con dimorfismo al observar hongos filamentosos que suelan tener crecimiento lento (7-14 días), presenten un micelio delicado o aéreo como telaraña, y sean generalmente de color blanco a gris. Los hongos filamentosos dimorfos muestran una forma filamentosa cuando se incuban a temperatura ambiente (25-30 °C), y una forma de levadura al incubarse a la temperatura corporal (35-37 °C). En su aislamiento inicial, las colonias de ciertos hongos pueden parecerse de manera localizada a las levaduras cuando se incuban a 30 °C; éstos se volverán más filamentosos con el tiempo, pero es importante reconocer esta característica para evitar errores de identificación. Los hongos filamentosos dimorfos se pueden convertir, a veces con dificultad, de la forma de hongo filamentoso a la de levadura mediante la incubación de un subcultivo en agar enriquecido a 35-37 °C, pero como se mencionó anteriormente, esto rara vez se realiza dada la disponibilidad de los métodos moleculares. La aproximación a la identificación de las especies de hongos filamentosos dimorfos se presenta en el cuadro 21-4.

Se deberá considerar uno de los hongos filamentosos dematiáceos cuando las colonias desarrollen un micelio color gris oscuro a negro, el cual se determina mejor mediante la observación de la región posterior de la colonia de color café o negro. La separación del género y la especie de los hongos saprobios de crecimiento más rápido de este grupo se muestra en el cuadro 21-5. Las claves para la identificación de las especies patógenas de dematiáceos de crecimiento más lento, relacionadas con cromoblastomicosis y micetoma, se muestran en el cuadro 21-6.

Si la colonia tiene un aspecto pastoso, viscoso, cremoso y liso, debe considerarse que se trata de una levadura. Para la identificación del género y la especie de las levaduras encontradas con mayor y menor frecuencia, incluso las especies de tipo levaduriforme, especies productoras de artroconidios que pueden producir un micelio aéreo bajo y las "levaduras negras", se puede consultar el cuadro 21-7.

Una vez realizadas las observaciones iniciales expuestas en la tabla 21-6, y después de haber asignado un aislamiento micótico dentro de alguno de los grupos, serán necesarios más estudios para hacer una identificación final de género/especie, utilizando los siguientes criterios microscópicos:

- Si se observan hifas, determinar su estructura.
  - ¿Son septadas o coenocíticas (pauciseptadas/aseptadas)?
  - ¿Presentan ramificación (en caso afirmativo, ¿en qué ángulos?) o no se observan ramificadas?
  - ¿Pigmentadas o no pigmentadas?
  - ¿Tienen un ancho regular o irregular?
  - ¿Están compuestas por artroconidios o seudohifas?
- Determinar la estructura y la derivación de los cuerpos de fructificación.
  - Visualizar el tipo de conidiación.
  - Tamaño, forma y disposición de los conidios.
- Buscar la presencia de estructuras diagnósticas especiales: picnidios, cleistotecios, células de Hülle.
- Si sólo se observan células de levadura:
  - Tener en cuenta su tamaño, forma y disposición.
  - Buscar la presencia o ausencia de una cápsula.
  - Determinar el tipo de blastoconidiación: ¿las células hijas son una o varias?
- Las nuevas directrices para la identificación presuntiva de hongos basada en la observación microscópica directa de muestras clínicas se presentan en la tabla 21-7.

Grado de identificación a nivel de género y especie en el laboratorio

El cuadro 21-6 también puede utilizarse como una guía para el grado de identificación que se requiere de géneros y especies en la mayoría de las situaciones clínicas. Como casi cualquier hongo filamentoso aislado en cultivo puro de sitios habitualmente estériles del cuerpo, puede representar un patógeno oportunista, y se recomienda establecer correlaciones clínicas antes de que el aislamiento sea descartado como insignificante. Las identificaciones de especies no necesitan ir más allá de las incluidas en el algoritmo; otros aislamientos no identificados de manera específica deben informarse con el nombre apropiado del género y, si se realiza de forma general, de la especie (p. ej., *A. fumigatus* y especies de *Fusarium*).

Como las levaduras por lo general se aíslan como comensales a partir de muestras de piel y respiratorias, el estudio diagnóstico definitivo se debe limitar y realizar sólo cuando esté indicado clínicamente. Los aislamientos de levaduras clínicamente importantes obtenidos a partir de tejidos (en especial si se observan elementos micóticos en cortes de tejido teñidos), líquidos corporales habitualmente estériles y aspirados, deben identificarse a nivel de género y especie. Esto se logra fácilmente por métodos comercialmente disponibles. La identificación de ciertas especies, como *Candida krusei*, predice resistencia para seleccionar agentes antimicóticos, como los imidazoles. Los aislamientos obtenidos de hisopos o heridas superficiales deben evaluarse en relación con su importancia clínica. A continuación se mencionan los criterios por los cuales los hongos incluidos en la tabla 21-6

TABLA 21-6 Identificación de hongos médicamente importantes, crecimiento inicial a 30°C

Colonias de hongos filamentosos hialinos				Hongos dematiáceos		Colonias de levaduras	Colonias levaduriformes
Crecimiento <3 días Hifas amplias y pauciseptadas **Sospechar cigomicetos** Rhizopus Mucor Rhizomucor Lichtheimia Syncephalastrum Circinella Cunninghamella	Crecimiento en 3-5 días Hifas hialinas y septadas **Sospechar agentes de hialohifomicosis** Conidios en cadenas: Aspergillus Penicillium Paecilomyces/Purpureocillium Scopulariopsis Conidios en racimos: Acremonium Fusarium Trichoderma Gliocladium Conidios sujetados individualmente: Complejo Pseudallescheria boydii Chrysosporium Sepedonium	Crecimiento > 5 días Hifas hialinas y delgadas Colonias a menudo granulares y pigmentadas; hifas septadas, hialinas **Sospechar dermatofitos** Género **Microsporum** Frecuentes: Microsporum canis Microsporum gypseum Infrecuentes: Microsporum audouinii Microsporum nanum Género **Trichophyton** Frecuentes: Trichophyton rubrum Trichophyton mentagrophytes Trichophyton tonsurans Trichophyton verrucosum Infrecuentes: Trichophyton violaceum Trichophyton schoenleinii Género **Epidermophyton:** Epidermophyton floccosum	Crecimiento > 5 días Hifas hialinas y septadas Crecimiento en agar de cicloheximida Formas de levadura cuando se incuban a 35°C, excepto para especies de Coccidioides **Sospechar hongos dimorfos:** Blastomyces dermatitidis Coccidioides spp. Histoplasma capsulatum Complejo Sporothrix schenkii Paracoccidioides brasiliensis	Crecimiento en 3-5 días Colonia oscura; reverso negro; hifas café dorado y septadas **Sospechar agentes de feohifomicosis** Conidios muriformes: Alternaria Ulocladium Stemphylium Epicoccum Conidios únicamente divididos por septos transversales: Curvularia Bipolaris (Dreshslera) Exserohilum Picnidios producidos: Phoma Chaetomium Conidios sujetados individualmente: Scedosporium prolificans	Crecimiento > 5 días Colonia oscura; reverso negro; hifas café dorado y septadas **Sospechar agente de cromoblastomicosis o micetoma** Esporulación de tipo **Cladosporium:** Cladophialophora carrionii Cladophialophora bantianum Esporulación de tipo **Phialophora:** Phialophora verrucosa Pleurostomophora richardsiae Exophiala spp. Esporulación de tipo **Acrotheca:** Fonsecaea pedrosoi Fonsecaea compacta	Crecimiento en 2-5 días Colonias lisas, pastosas o mucoides: **Sospechar levaduras** Frecuentes: Candida albicans Candida spp. Cryptococcus neoformans Otras Cryptococcus spp. Rhodotorula spp. Infrecuentes: Hansenula anomala Malassezia spp. Saccharomyces cerevisiae **Levaduras negras:** Exophiala werneckii **Formas de levadura de hongos dimorfos (incubación a 35°C)**	Crecimiento en 2-5 días Colonias levaduriformes con micelio aéreo bajo **Artroconidios producidos** Sospechar: Geotrichum candidum Trichosporon spp. Blastoschizomyces capitus
Véase el cuadro 21-1 para la identificación de especies características.	*Véase* el cuadro 21-2 para la identificación de especies características.	*Véase* el cuadro 21-3 para la identificación de especies características.	*Véase* el cuadro 21-4 para la identificación de especies características.	*Véase* el cuadro 21-5 para la identificación de especies características.	*Véase* el cuadro 21-6 para la identificación de especies características.	*Véase* el cuadro 21-7 para la identificación de especies características.	*Véase* el cuadro 21-7 para la identificación de especies características.

TABLA 21-7 Identificación presuntiva de hongos basada en la observación microscópica directa del material de muestras clínicas

Observaciones microscópicas directas presuntivas	Identificación
Hifas relativamente pequeñas (3-6 µm) y regulares en tamaño, ramificación dicotómica en ángulos de 45° con distintos septos entrecruzados.	Especies de *Aspergillus* u otros hongos filamentosos hialinos (p. ej., *Fusarium* o *Pseudallescheria*)
Hifas de tamaño irregular (6-50 µm), parecidas a listones y pauciseptadas.	Cigomicetos: *Rhizopus, Mucor, Lichtheimia*
Hifas pequeñas (2-3 µm) y regulares, algunas ramificaciones, con artrosporas rectangulares observadas en ocasiones; únicamente se encuentran en la piel, raspaduras de uña y pelo.	Grupo de dermatofitos Especies de *Microsporum* Especies de *Trichophyton* Especies de *Epidermophyton*
Hifas de diámetro regular (3-6 µm), paredes paralelas, ramificación irregular, septadas, color café dorado oscuro.	Hongos dematiáceos
Hifas, distintos puntos de constricción parecidos a una tira de chorizo (seudohifas), con formas de brotes de levadura (blastoesporas) observadas con frecuencia.	Especies de *Candida*
Células de levadura esféricas e irregulares en tamaño (5-20 µm), clásicamente con una cápsula de polisacáridos gruesa (no todas las células se observan encapsuladas), con uno o más brotes por una constricción estrecha.	*Cryptococcus neoformans* Especies de *Cryptococcus*
Pequeños brotes de levadura, con tamaño relativamente uniforme (3-5 µm), con un solo brote conectado por una base estrecha, extracelular o dentro de macrófagos.	*Histoplasma capsulatum, Candida glabrata* y otras levaduras pequeñas
Formas de levadura grandes (8-20 µm), con células que tienen una pared gruesa, doble contorno, con un solo brote unido por una base amplia.	*Blastomyces dermatitidis*
Esférulas grandes, de paredes gruesas de tamaño irregular (10-50 µm), muchas de ellas contienen endosporas pequeñas (2-4 µm) y redondas.	Especies de *Coccidioides*

pueden identificarse. La presentación de criterios más detallados de identificación para varios grupos de hongos seguirá el orden de las columnas de la tabla 21-6, con vínculos con los cuadros 21-1 a 21-7, localizados al final de este capítulo.

Cigomicetos (glomeromicetos) y cigomicosis

Principales géneros de cigomicetos

Los hongos pertenecientes al filo *Zygomycota* han sido objeto de reclasificación taxonómica y ahora se conocen como *Glomerulomycota*. De manera tradicional, se conserva la terminología, ya que es muy frecuente en la práctica médica. Los hongos de este grupo son habitantes ambientales del suelo, estiércol y materia vegetal ampliamente distribuidos. Por lo general, se encuentran como hongos filamentosos del pan. Los humanos se infectan habitualmente a través de la inhalación de esporas aéreas, aunque la ingestión de alimentos contaminados puede producir enfermedad digestiva primaria. La inoculación y contaminación directa de las heridas pueden conducir a la infección cutánea primaria. La mayoría de los miembros de los cigomicetos tienen una propensión para la invasión de hifas de las paredes de los vasos sanguíneos (angioinvasión) una vez que se establece la infección primaria, con frecuencia dando por resultado la difusión de trombos micóticos y el desarrollo de focos metastásicos en muchos órganos. Además, estos hongos pueden abrirse camino a lo largo de los nervios circundantes del tejido conectivo holgado (el perineuro) como medio de difusión local de la infección.

Los cigomicetos médicamente importantes se dividen en dos órdenes: *Mucorales* y *Entomophtorales*.[159] Es el hongo en la categoría anterior que se encuentra con mayor frecuencia en la medicina clínica. Los seis miembros de los *Mucorales* que se presentan aquí, como se indica en el cuadro 21-1, son especies de *Rhizopus, Mucor, Lichtheimia* (antes *Absidia*), *Syncephalastrum, Circinella* y *Cunninghamella*. Éstos pueden identificarse a través de los criterios descritos. *Rhizomucor pusillus, Saksenaea vasiformis, Apophysomyces elegans* y agentes entomoftoromicóticos, *Conidiobolomyces coronatus* y especies de *Basidiobolobus*, se encuentran rara vez en los laboratorios clínicos y no se abordarán en este texto.

Como se indica en el cuadro 21-1, la clave inicial para el diagnóstico de la cigomicosis es el aislamiento de una colonia de crecimiento rápido en medio de cultivo primario de aislamiento de hongos, generalmente dentro de 48-72 h, con la superficie del agar que se cubre con un micelio lanoso que se extiende de borde a borde en la placa de Petri; éstos han sido referidos como "elevadores de tapa" debido a su rápido crecimiento (láms. 21-1A y B). El examen microscópico de un montaje de la colonia revela hifas amplias de ancho irregular con aspecto de listón. Las hifas son pauciseptadas (los septos son raros) y pueden ser aseptadas en cualquier campo microscópico (fig. 21-7). Las esporas, llamadas *esporangiosporas*, se producen en estructuras en forma de saco llamadas *esporangios* (fig. 21-8) en las especies que se encuentran con mayor frecuencia (p. ej., *Rhizopus* y *Mucor*). Después de la detección y caracterización de los esporangios, el microscopista debe buscar la presencia o ausencia de estructuras con forma de raíz, llamadas *rizoides* (fig. 21-9).

La identificación a nivel de género, que es todo lo que es médicamente necesario, puede realizarse siguiendo los criterios descritos en el cuadro 21-1; a continuación se presentan las referencias cruzadas de descripciones y figuras.

Especies de Rhizopus. La clave para la identificación de especies de *Rhizopus* es la producción y localización de distintas estructuras radiculares llamadas *rizoides*. Los rizoides, que característicamente se derivan de las hifas inmediatamente en la

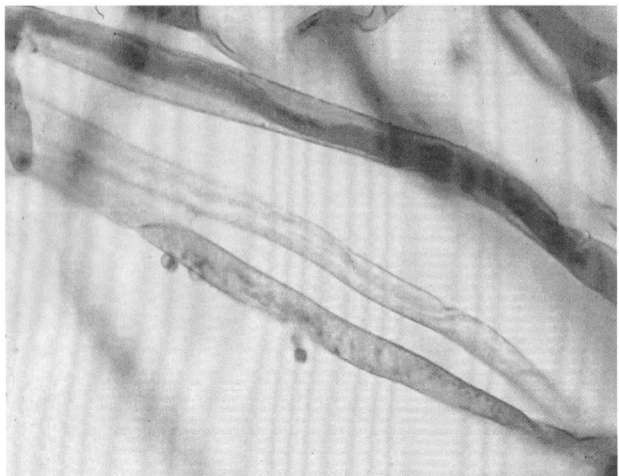

■ **FIGURA 21-7** Microfotografía de hifas amplias con forma de listón de las especies de cigomicetos. Obsérvese el citoplasma transparente y la ausencia de septos transversales en este campo.

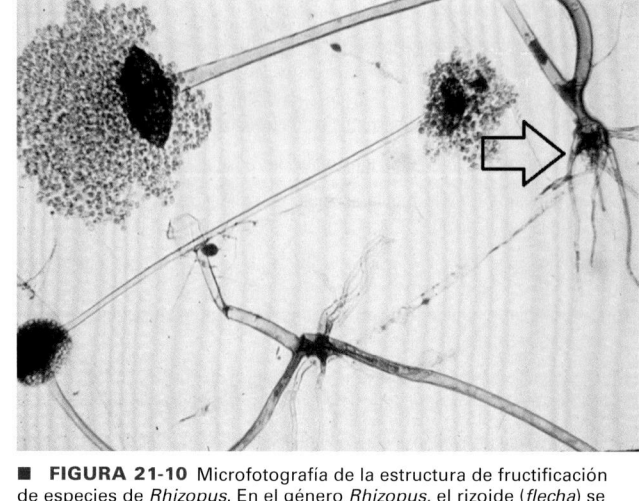

■ **FIGURA 21-10** Microfotografía de la estructura de fructificación de especies de *Rhizopus*. En el género *Rhizopus*, el rizoide (*flecha*) se produce en la base del esporangióforo, en lo que se denomina una ubicación "*nodal*". En este preparado, los esporangióforos eclosionan liberando las esporangiosporas.

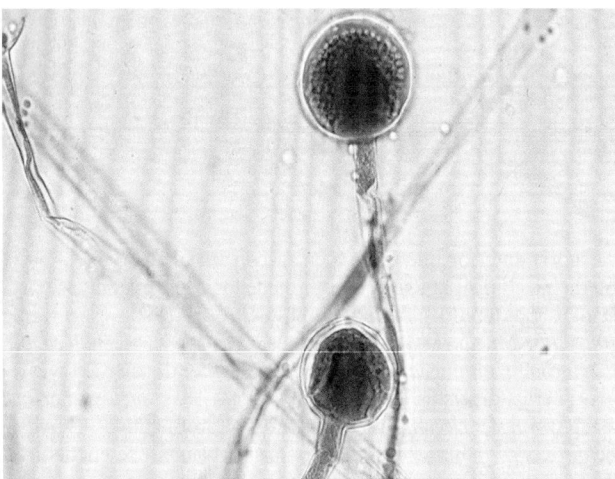

■ **FIGURA 21-8** Microfotografía de un esporangio de las especies del género *Mucor*, la estructura reproductiva asexual producida por muchos de los cigomicetos.

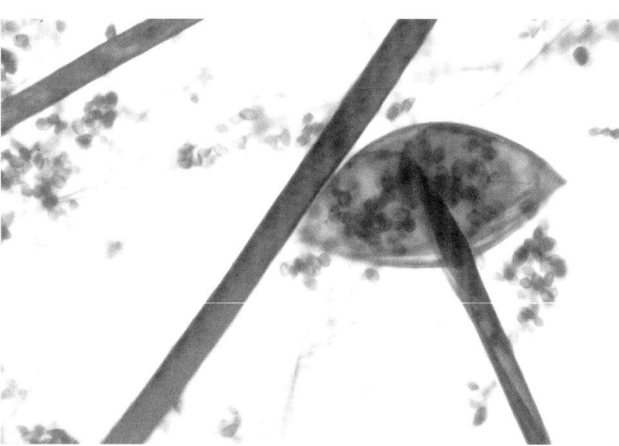

■ **FIGURA 21-11** Vista de primer plano de un esporangio posmaduro de especies de *Rhizopus*, que ilustra el característico colapso de tipo paraguas.

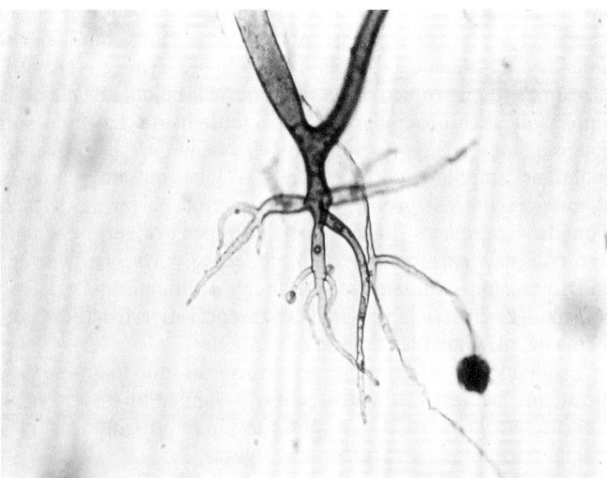

■ **FIGURA 21-9** Microfotografía de los rizoides radiculares de las especies del género *Rhizopus*, una característica importante que permite la diferenciación dentro de los cigomicetos.

base de los esporangióforos se denominan "*nodales*" (fig. 21-10). Los esporangióforos de las especies de *Rhizopus* pueden medir hasta 1 000 µm y terminan en una columela cóncava que se extiende hasta el esporangio en forma de saco. El colapso de tipo paraguas del esporangio posmaduro se ilustra mejor en la vista de primer plano en la figura 21-11. Este colapso, que con frecuencia se observa como una característica secundaria en cultivos antiguos, es particularmente útil para hacer una identificación preliminar cuando los rizoides están poco desarrollados.

Especies de (anteriormente) *Lichtheimia*. Las especies de *Lichtheimia* son similares a las especies de *Rhizopus* por la producción de rizoides. Sin embargo, sus rizoides difieren de las de las especies del género *Rhizopus* en cuanto a que, por lo general, son más delicados y tienen un origen en las hifas entre los conidióforos, una derivación conocida como **internodal** (fig. 21-12). Los esporangióforos pueden ramificarse. Una característica secundaria importante, particularmente en las cepas en las que los rizoides están poco desarrollados, es la extensión en forma

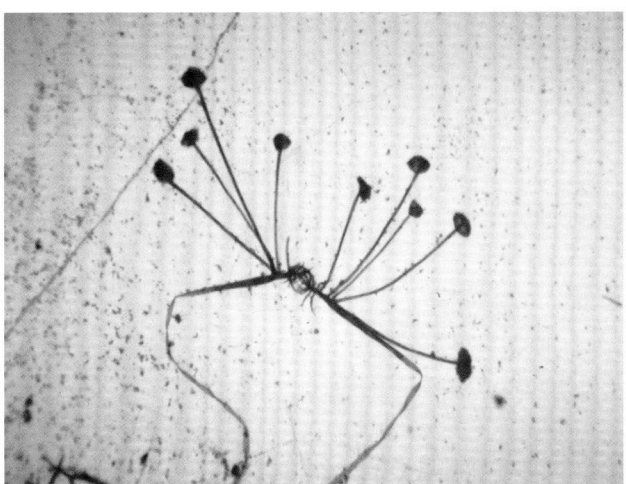

de embudo del conidióforo terminal en una estructura conocida como la **apófisis** (fig. 21-13).

Especies de *Syncephalastrum*. Las especies de *Syncephalastrum* difieren de los otros cigomicetos en la forma y disposición de los esporangios. En lugar de presentar la forma de un esporangio esférico, *Syncephalastrum* produce merosporangios, que son cilíndricos y están dispuestos como "pétalos de margarita" alrededor de una columela esférica relativamente pequeña (10-50 µm) (fig. 21-14). Las esporangiosporas están alineadas una tras otra en paralelo dentro de cada merosporangio. En ampliaciones de bajo aumento, este aspecto evoca a *Aspergillus flavus*; no obstante, cuando se evalúa la morfología de las colonias, la estructura de las hifas y los detalles del cuerpo de fructificación permiten hacer la diferenciación fácilmente. Se observan ocasionalmente rizoides rudimentarios con este hongo.

Especies de *Circinella*. La característica clave de identificación de las especies de *Circinella* es la curva hacia atrás distintiva de los esporangióforos, los cuales nacen lateralmente a la hifa, se curvan directo hacia atrás y terminan en un esporangio globoso que por lo general se llena de esporangióforos teñidos de color marrón (fig. 21-15). Las especies de *Circinella* no producen rizoides.

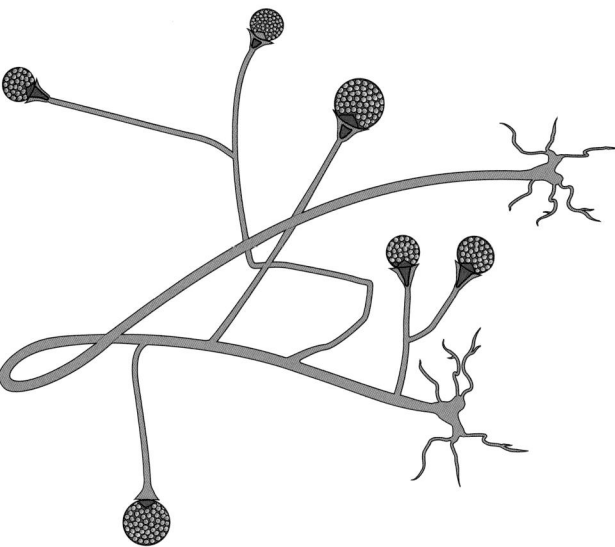

■ **FIGURA 21-12** Microfotografía e ilustración de la estructura de fructificación de las especies de *Lichtheimia*, que muestran la derivación internodal característica de los conidióforos. Se debe tomar en cuenta la localización intranodal del rizoide (no en la base del esporangióforo).

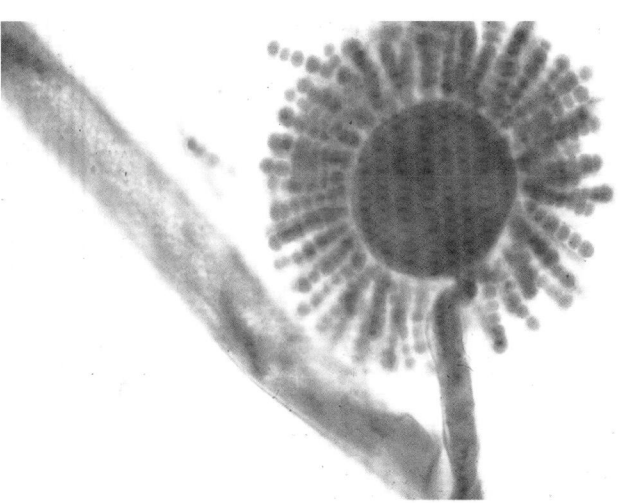

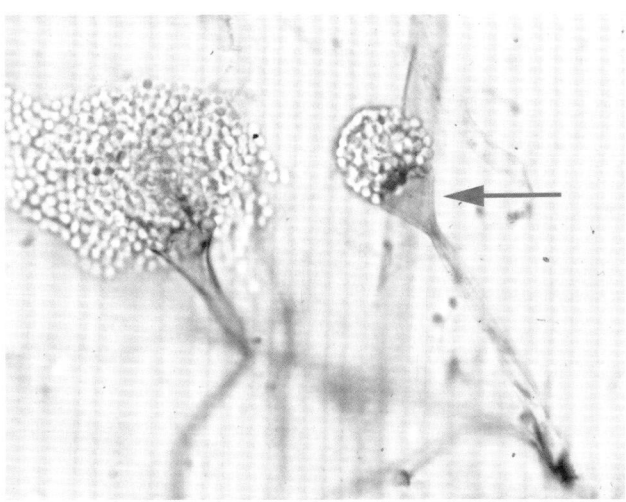

■ **FIGURA 21-13** Aumento mayor de la apófisis (*flecha*) de las especies de *Lichtheimia*, con la ampliación en forma de embudo del extremo terminal de un esporangióforo.

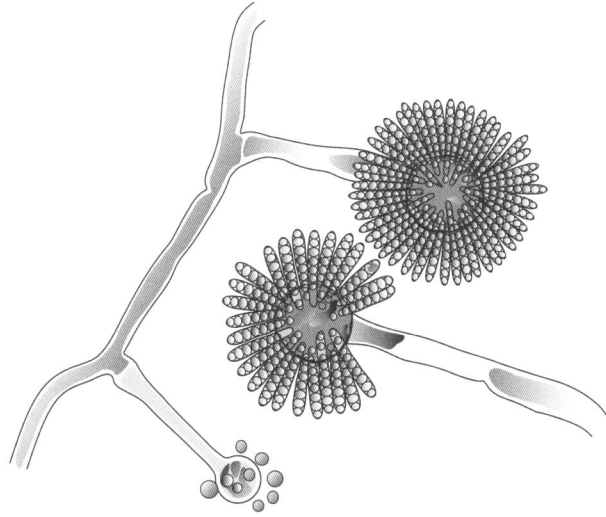

■ **FIGURA 21-14** Microfotografía e ilustración de la estructura de fructificación de especies de *Syncephalastrum*, que muestra la radiación de los esporangios alrededor de una columela esférica. Con aumento bajo pueden confundirse con especies de *Aspergillus* por el micólogo principiante.

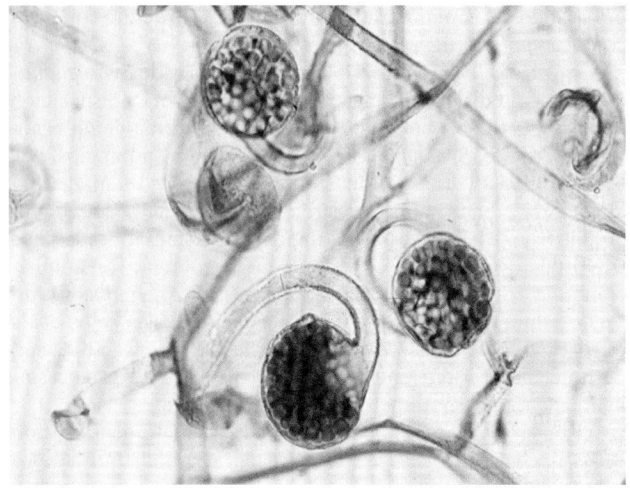

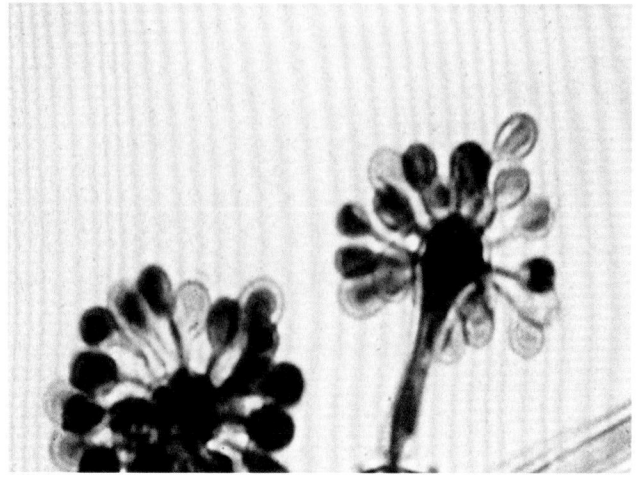

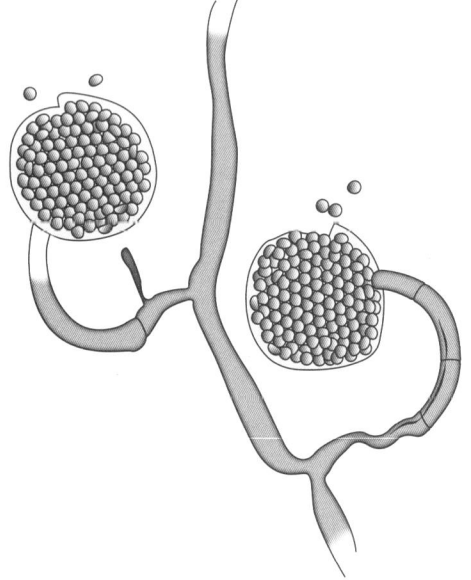

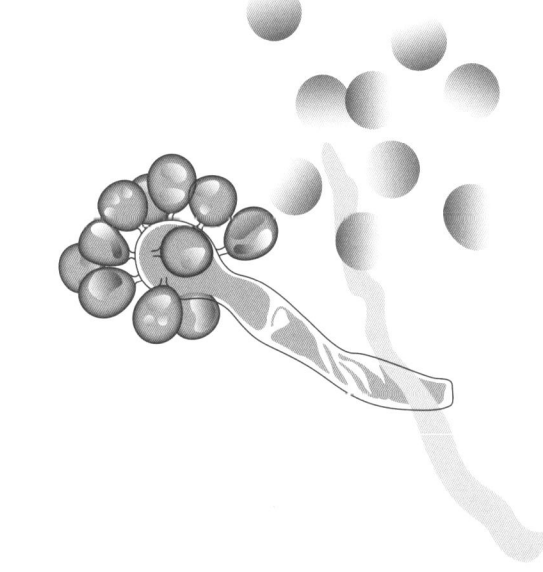

■ **FIGURA 21-15** Microfotografía e ilustración de la estructura de fructificación de especies de *Circinella*, que muestra la curva inversa característica de los esporangióforos.

■ **FIGURA 21-16** Microfotografía e ilustración de la estructura de fructificación de las especies de *Cunninghamella*, que muestran la esporangiola esférica que se origina en la superficie de una columela en forma de globo.

Especies de *Cunninghamella*. La esporulación de las especies de *Cunninghamella* difiere de la de los otros cigomicetos al producir esporas esféricas especializadas, llamadas *esporangiolas*, desde la superficie de una columela grande y globosa; a diferencia de los otros cigomicetos descritos, éstos no están contenidos dentro de un esporangio (fig. 21-16). Un diminuto dentículo piloso puede observarse con un aumento mayor que conecta cada esporangiola con una mancha en la columela.

Especies de *Mucor*. La identificación de las especies de *Mucor* se hace con frecuencia después de que se han excluido cada uno de los otros cigomicetos descritos. Las especies de *Mucor* no producen rizoides. Los esporangióforos se derivan individualmente del micelio y pueden ser ramificados o no ramificados. Cada esporangióforo termina en una columela ligeramente bulbosa, que se extiende dentro de un esporangio esférico de paredes lisas (fig. 21-17). Los esporangiósporos son esféricos o elipsoidales y pueden ser hialinos o pigmentados de color amarillo marrón.

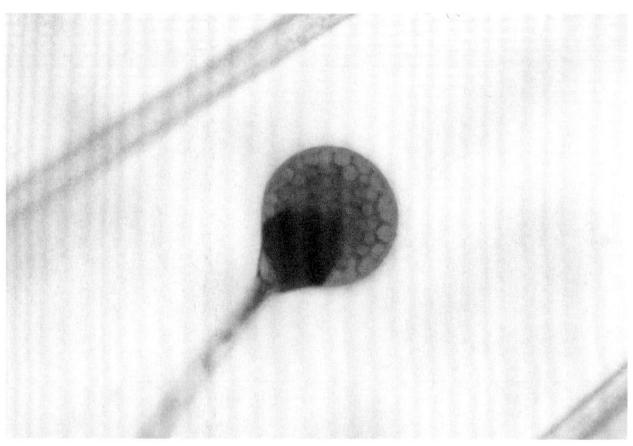

■ **FIGURA 21-17** Microfotografía de la estructura de fructificación de especies de *Mucor*. Obsérvese la falta de rizoides. Los esporangióforos terminan en una columela con forma de globo dentro de los esporangios que contienen esporangióforos.

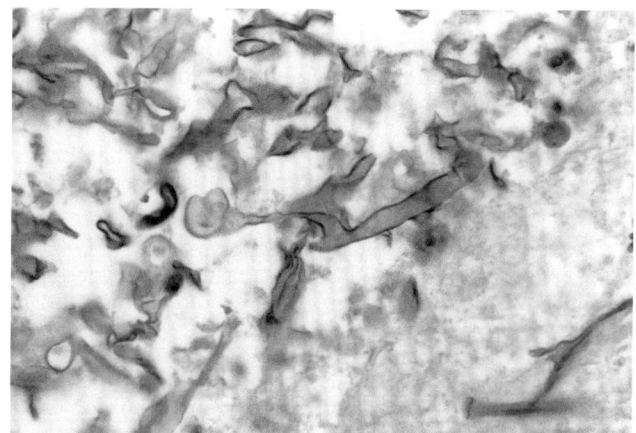

■ **FIGURA 21-18** Microfotografía de una sección de tejido que ilustra las hifas de tamaño irregular, amplias, fragmentadas, aseptadas a pauci-septadas características de uno de los cigomicetos (H&E, 400×).

Histopatología de las infecciones causadas por cigomicetos

Las hifas en forma de listón, amplias, pauciseptadas a aseptadas de los cigomicetos suelen diferir de las hifas de otros hongos filamentosos en los cortes tisulares. El rango de tamaño de las hifas es de 3-25 μm de ancho, tienen paredes no paralelas y con frecuencia tienden a romperse en pequeños fragmentos

(fig. 21-18). A menudo no se tiñen bien con ácido peryódico de Schiff (PAS, *periodic acid-Schiff*) o la tinción micótica de plata metenamina de Gomori (GMS, *Gomori methenamine silver*). La reacción del tejido de fondo por lo general es purulenta y las hifas fragmentadas e intactas suelen observarse en medio de neutrófilos y sus desechos. Pueden observarse ocasionalmente septos, razón por la cual la designación de pauciseptada es preferible a la de aseptada. Se ha sugerido un nuevo término, *hifa de mucor*, para describir a las hifas de estos hongos. Los cigomicetos también tienen predilección por invadir los vasos sanguíneos, causando infarto hemorrágico, que es una de las razones por las cuales el tejido infectado parece carbonizado. Estos hongos con frecuencia rodean el perineurio, como un mecanismo de invasión local. Además de la cigomicosis invasora, estos hongos también pueden presentarse como un aspergiloma en cavidades del cuerpo; en estos sitios, las típicas cabezas de fructificación completas con esporangios y esporangiosporos pueden observarse ocasionalmente.

Los síndromes clínicos producidos por los cigomicetos se presentan en el recuadro de correlación clínica 21-1.

Hongos filamentosos hialinos y hialohifomicosis

Ajello[6] originalmente acuñó el término *"hialohifomicosis"* para representar a un grupo de infecciones micóticas oportunistas causadas por una variedad de hongos filamentosos de crecimiento rápido, saprobios. Consideró que esta designación era

---

RECUADRO DE CORRELACIÓN CLÍNICA **21-1** Cigomicosis

Los hongos de este grupo son habitantes ambientales del suelo, estiércol y materia vegetal ampliamente distribuidos. Los humanos por lo general se infectan en las vías respiratorias a causa de la inhalación de esporas aéreas, aunque la ingestión de alimentos contaminados puede producir enfermedad digestiva primaria, y la inoculación directa en roturas traumáticas en la piel y las membranas mucosas puede conducir a infección mucocutánea primaria. La propensión de las hifas a invadir las paredes de los vasos sanguíneos una vez establecida una infección primaria conduce a la difusión de trombos micóticos y a la formación de focos metastásicos en numerosos órganos.

La cigomicosis se presenta habitualmente como infección oportunista en hospederos inmunodeprimidos. Los factores de riesgo del hospedero incluyen diabetes mellitus, particularmente durante períodos de neutropenia, acidosis, tratamiento inmunodepresivo sostenido (como puede producirse tras el trasplante de médula ósea),[60] empleo prolongado de antibióticos y rotura de la integridad de la barrera cutánea secundaria a traumatismo, heridas quirúrgicas, punciones con aguja o quemaduras.[233] Estos autores también indican que la enfermedad angioinvasiva es una complicación frecuente, llevando a trombosis vascular, infarto del tejido involucrado y destrucción del tejido debido a la acción de las proteasas, lipasas y micotoxinas. La liberación de trombos micóticos de los sitios principales puede llevar a enfermedad diseminada. Las formas rinocerebral, pulmonar, cutánea y diseminada de la enfermedad son las que se encuentran con mayor frecuencia.

Una revisión de Prabhu y Patel[226] reitera la mayoría de los factores de riesgo de fondo ya mencionados. En particular, los cánceres hemáticos, el trasplante de médula ósea o de células madre de sangre periférica, la neutropenia, los trasplantes de órganos sólidos, la diabetes mellitus con o sin cetoacidosis, el empleo excesivo de corticoesteroides y el tratamiento con deferoxamina para sobrecarga de hierro son citados como causantes de que los pacientes sean propensos a la infección. Se hace énfasis en reducir los altos índices de letalidad, que pueden alcanzar hasta el 100%, dependiendo de las enfermedades subyacentes. El éxito de los resultados depende del diagnóstico precoz, el tratamiento de la enfermedad subyacente, la cirugía cuando está indicada y el tratamiento con anfotericina B. Las formulaciones de dosis altas de lípidos de anfotericina B y el uso de oxígeno hiperbárico son las estrategias específicas que han mostrado valor potencial para tratar la cigomicosis, señalados por González, Rinaldi y Sugar.[103] De vital importancia es el hecho de que estos hongos son naturalmente resistentes al voriconazol. *Rhizopus* es el género de cigomicetos que se aísla con mayor frecuencia en el cultivo de las infecciones humanas, seguido en incidencia por las especies de *Mucor*. Se observan otros cigomicetos con menor frecuencia. Las especies de *Cunninghamella* son infrecuentes en los laboratorios clínicos. Sin embargo, varios informes de caso indican que este microorganismo se ha aislado como agente causal de cada una de las formas más frecuentes de cigomicosis: rinocerebral, pulmonar, cutánea y diseminada de la enfermedad.

(continúa)

Kontoyianis y cols.[155] describen las frecuentes predisposiciones clínicas de las infecciones por *Cunninghamella bertholetiae*, es decir, tratamiento previo con corticoesteroides, granulocitopenia grave prolongada y diabetes mellitus. La fiebre y la neumonía fueron las presentaciones clínicas más frecuentes en esta serie de pacientes, generalmente una indicación de enfermedad diseminada. Las infecciones por *Cunninghamella* tienden a ser rápidamente progresivas y el resultado en la mayoría de los casos informados en la literatura médica ha sido casi completamente mortal. El tratamiento intensivo con anfotericina B, la resección de los tejidos infectados y el control de la enfermedad subyacente pueden revertir esta tendencia.

Enfermedad rinocerebral

Esta forma de infección con frecuencia comienza como sinusitis, progresa a enfermedad invasiva local, con edema de los párpados, proptosis, anestesia malar y oftalmoplejia interna y externa. En muchos casos, la infección es rápidamente progresiva, aunque también se han informado las formas lentamente progresivas, crónicas.[121] Puede observarse una secreción nasal espesa, oscura, teñida de sangre; un material desbridado de los senos paranasales puede aparecer ennegrecido y hemorrágico debido a infarto e invasión vascular. Pueden desarrollarse meningitis y encefalitis por extensión directa, y generalmente son mortales. La enfermedad cerebral localizada es infrecuente, se presenta con mayor frecuencia entre usuarios de drogas intravenosas.[187] Nenoff y cols.[197] informan el caso de una infección cerebral ascendente en un paciente después del trasplante, quien desarrolló amaurosis total bilateral (ceguera). La enfermedad cerebral también se ha informado en pacientes con sida, probablemente relacionada con la inyección de drogas. Los síntomas más frecuentes de implicación cerebral son confusión y alteraciones del estado de ánimo. Se observan lesiones que ocupan espacio y abscesos cerebrales en personas con adicción a drogas. Una vez que se establecen los síntomas cerebrales, el proceso es rápidamente mortal. También pueden verse infecciones por bola micótica no invasiva de los senos paranasales.

Enfermedad pulmonar

Pueden verse radiológicamente infiltrados mal definidos, finamente nodulares o difusos.[193] Puede observarse la implicación de una bola micótica en lesiones cavitarias preexistentes naturales o también postinfección. Algunas presentaciones clínicas frecuentes incluyen dolor torácico, hemoptisis y tos productiva con esputo purulento o teñido de sangre, además de enfermedad pulmonar subaguda, generalmente intrabronquial, con formación de tapones de mucina. La pleura puede verse implicada en ocasiones. Las infecciones pulmonares se presentan en hospederos inmunodeprimidos, incluyendo a los receptores de trasplante de pulmón.

Afección cutánea

La enfermedad cutánea se produce generalmente secundaria a traumatismos y contaminación del suelo,[277] en pacientes con quemaduras,[56] y episódicamente, a través de la implantación directa con vendajes de Elastoplast®.[214] En ocasiones, la participación subcutánea por vía hematógena puede complicar la enfermedad diseminada. Pueden observarse lesiones que van desde pequeñas placas violáceas a celulitis, ulceración y gangrena. Algunos cigomicetos pertenecientes al orden *Entomophthorales* se han citado recientemente en casos de enfermedad subcutánea, particularmente en niños y adultos jóvenes en lugares tropicales o subtropicales. Gugnani[105] revisó las infecciones causadas por *Basidiobolus ranarum*, las cuales presentan lesiones granulomatosas fluctuantes principalmente en las piernas y el tronco, secundarias a traumatismos de la piel o picaduras de insectos. Se han utilizado con éxito el yoduro de potasio, la anfotericina B y los azoles en el tratamiento de estos casos.

Enfermedad diseminada

Prácticamente cualquier órgano puede estar implicado, propagándose de infecciones primarias en el pulmón, senos paranasales y tubo digestivo.[235] Los más afectados son individuos inmunodeprimidos debido a su edad (muy jóvenes y muy viejos), tratamiento farmacológico o enfermedades subyacentes como neoplasias hemáticas (especialmente durante los períodos de leucopenia profunda), diabetes mellitus y lupus eritematoso.[133] Aunque no es una enfermedad definitoria del sida, es más probable que la enfermedad diseminada se presente en pacientes VIH positivos, como lo describieron Van den Saffele y Boelaert.[280] La diseminación metastásica se produce por la propensión de las hifas que invaden la vasculatura, llevando a trombosis y a la liberación de émbolos micóticos en la circulación. La cigomicosis también se ha informado en casos de sobrecarga de hierro, específicamente en pacientes en hemodiálisis que reciben tratamiento con deferoxamina.[26] El crecimiento de muchos microorganismos, incluyendo a los miembros de los cigomicetos, se ve reforzado por una mayor concentración de hierro. La relación entre la cigomicosis y el tratamiento con deferoxamina depende de la acción quelante principal del fármaco, la cual produce una concentración mayor de hierro local que estimula la proliferación del hongo.

menos confusa para los médicos que utilizar nombres individuales, como *penicilliosis*, *fusariosis*, *paecilomicosis* y similares. No obstante, desde entonces, el personal de laboratorio se ha vuelto más competente en la identificación del género de los diversos hongos incluidos en este grupo, y los médicos han tenido experiencia adicional en la utilización clínica de los informes de laboratorio que incluyen los nombres de género y especie de los hongos filamentosos hialinos que se aíslan con mayor frecuencia. Debe hacerse la identificación por cultivo del agente causal de hialohifomicosis. Es importante distinguir estos hongos por la existencia de más alternativas que nunca de antimicóticos y que algunos de éstos son resistentes a la anfotericina B. La identificación mediante cultivos es particularmente importante, ya que las especies de *Aspergillus* y otros hongos filamentosos hialinos pueden ser similares en los cortes histológicos. Cada micólogo debe determinar el grado en que se informan las identificaciones de género y especie para satisfacer mejor las necesidades de los médicos.

Especies de Aspergillus *y aspergilosis*

Las especies de *Aspergillus* habitualmente se describen como un subconjunto separado de hongos filamentosos hialinos, dada su ubicuidad en la naturaleza y la frecuencia con la que se aíslan en los laboratorios clínicos como agentes de enfermedades micóticas. Las especies de *Aspergillus* están ampliamente distribuidas en la naturaleza; se encuentran en el suelo, en vegetación en descomposición y en una amplia variedad de materia orgánica. La inhalación de polvo contaminado con esporas es el modo más frecuente de infección en humanos, llevando a sinusitis o enfermedad broncopulmonar. Schubert[249] describe tres rinosinusitis micóticas invasoras (necrosante aguda, crónica invasora y granulomatosa invasora) y dos formas no invasoras (bola micótica y alérgica micótica).

Puede haber un aumento en la tasa de infección durante los períodos de construcción de edificios, sobre todo en zonas alrededor de los hospitales; por lo tanto, es importante controlar la salida de polvo de las áreas de construcción a las áreas de atención al paciente. Un buen ejemplo es el informe de un brote de aspergilosis de hace muchos años entre pacientes con cáncer, relacionado con la realización de pruebas contra incendio en un hospital.[4] Los estudios de vigilancia siempre deben incluir muestras de los filtros de aire del hospital, que habitualmente revelan recuentos altos de esporas de hongos.[258] Los conductos de ventilación en particular pueden contaminarse con suciedad y fragmentos de materia vegetativa que son transportados en el aire por su desprendimiento del suelo y subsuelo vegetativo.[208] La incidencia de aspergilosis hospitalaria está en proporción directa del recuento medio de esporas aerotransportadas en el ambiente, que es mayor cuando se liberan minirráfagas de esporas a través de la agitación de la ropa contaminada o desprendidas del polvo contaminado acumulado en pisos u otras superficies durante las labores de limpieza.[232] Los pacientes inmunodeprimidos o que reciben fármacos inmunodepresores, en particular los receptores de trasplante de médula ósea y de órganos, así como aquellos con neoplasias hemáticas, son particularmente sensibles a la infección. Por lo tanto, algunas instituciones han optado por hepafiltrar el aire que entra a las salas de pacientes altamente inmunodeprimidos.

Presentación de laboratorio. Las especies de *Aspergillus* que se hallan habitualmente en los laboratorios clínicos incluyen *A. fumigatus, A. flavus, A. niger* y *A. terreus*. La mayoría de las infecciones graves son causadas por *A. fumigatus.* [161] *A. nidulans* se menciona también en esta sección porque la mayoría de las cepas producen fácilmente las formas sexuales o telomórficas en cultivo. Estas formas, llamadas *cleistotecios*, incluyen las ascosporas originadas por meiosis, en forma de limón.

Morfología de las colonias. Se pueden sospechar colonias de especies de *Aspergillus* si un aislamiento crece en 3-5 días y tiene un margen externo distintivo (un delantal blanco en la zona de avance de crecimiento). El aspecto, como se describe a continuación, puede variar según el medio de cultivo que se utilice. Las primeras colonias pueden tener una consistencia algodonosa; sin embargo, con la madurez, la superficie se vuelve más granular a medida que se producen los conidios. A continuación se mencionan las descripciones de las colonias cuando se cultivan en SDA y las características de cada una de las especies mencionadas.

Características microscópicas. Al microscopio, las especies de *Aspergillus* se caracterizan por la producción de **hifas hialinas**, **septadas**, con paredes paralelas, uniformes, de 4-6 μm de diámetro. La ramificación dicotómica en ángulo de 45° tan característica del micelio invasor que se observa

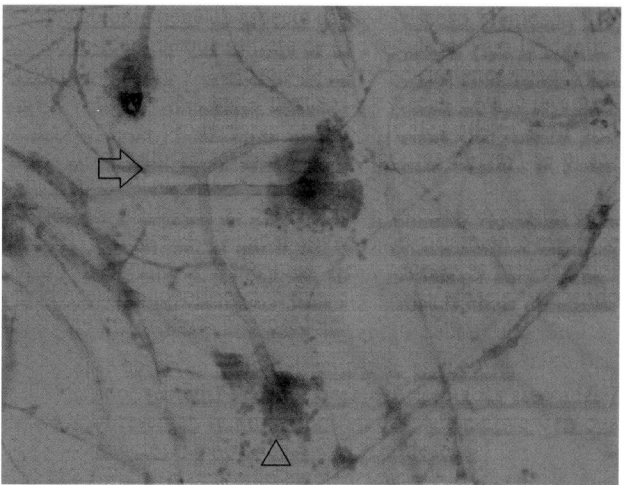

■ **FIGURA 21-19** Microfotografía de un aspergilo (*punta de flecha*), el cuerpo de fructificación de las especies de *Aspergillus*, a partir de *A. nidulans*. El conidióforo (el aspergilo en este caso) deriva de una célula basal (*flecha*).

en los cortes de tejidos es menos frecuente en los montajes microscópicos de placas. Un segmento de hifas especializado, conocido como **célula basal**, sirve como la base del origen del **conidióforo** (fig. 21-19). Los conidióforos terminan en una vesícula hinchada, desde la superficie de la que nacen una (**uniseriadas**) o dos filas (**biseriadas**) de células. Las **fiálides** surgen directamente de la vesícula en un conidióforo uniseriado, mientras que con el conidióforo biseriado hay una hilera interior de células llamadas ***métula*** que surge de la vesícula y que a su vez da lugar a las fiálides. Las *fiálides* son las **células originadas en los conidios** que dan lugar a cadenas de conidios pigmentados (fig. 21-20). La longitud, anchura y textura (áspero frente a liso) de los conidióforos, el tamaño y el contorno de la vesícula, la presencia o ausencia de métulas (uniseriados y biseriados), la disposición de las fiálides, y el color y el tamaño de los conidios, son características que se utilizan al realizar identificaciones de la especie. La presencia de "estructuras especiales" adicionales que pueden ser producidas por algunas especies de *Aspergillus* es útil para la identificación de estas especies. Éstas incluyen los cleistotecios (fig. 21-21) antes mencionados, así como células de Hülle y aleuroconidios.

Aspergillus fumigatus. Las colonias de *A. fumigatus* son granulares a algodonosas y suelen tener algún tono de pigmentación azul a azul verdoso (lám. 21-1C).

Al microscopio, se presenta una sola fila de fiálides que cubre el tercio superior de una vesícula en forma de garrote (fig. 21-22). Los conidios son esféricos, generalmente lisos y dispuestos de forma columnar. Los conidióforos son relativamente largos (300-500 μm) y, como se indica anteriormente, cada uno se deriva de un segmento especial de una hifa septada, conocido como *célula basal* (fig. 21-19).

Aspergillus flavus. Las colonias de *A. flavus* son granulares a lanosas y con algún tono de amarillo, verde amarillo o amarillo marrón (lám. 21-1D).

En la observación microscópica, las fiálides cubren la vesícula entera y los conidios se disponen en lo que algunos opinan se parece a un diseño de pétalos de margarita. Los conidióforos pueden ser uniseriados o biseriados (fig. 21-23). Los conidióforos son relativamente largos (500-800 μm). La textura de los conidióforos proximales a la vesícula es claramente rugosa, una característica clave utilizada para la identificación de estas especies. Los conidios son esféricos, lisos o ligeramente rugosos

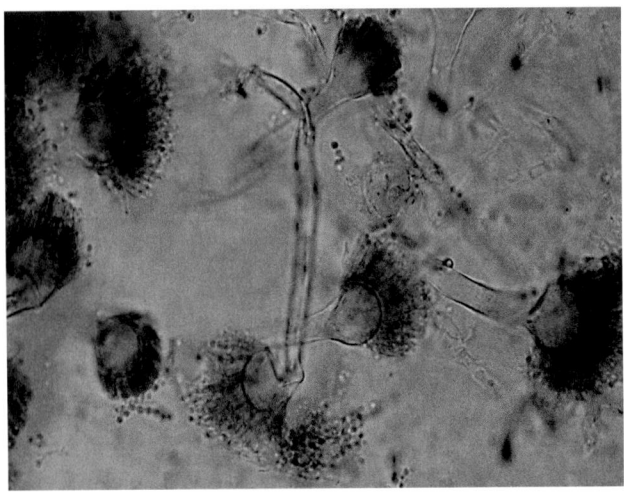

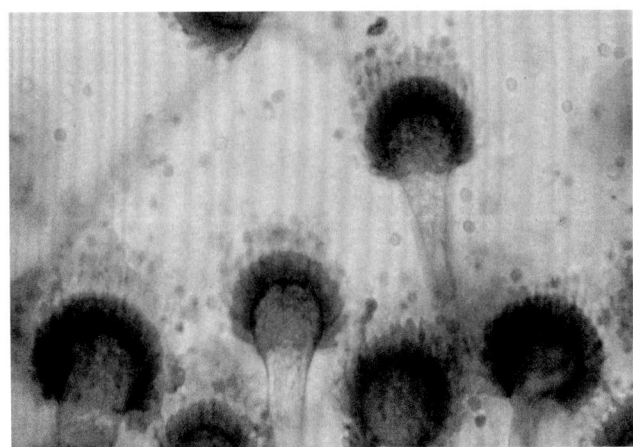

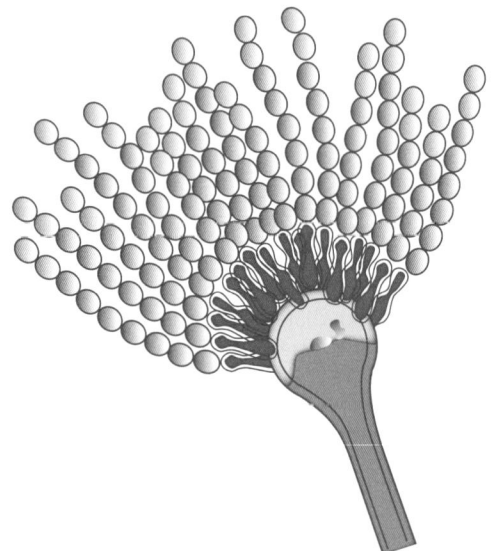

■ **FIGURA 21-20** Microfotografía e ilustración de una cabeza de fructificación genérica de una especie de *Aspergillus*, que muestra la vesícula inflamada que da lugar a fiálides, de las cuales se producen cadenas de conidios.

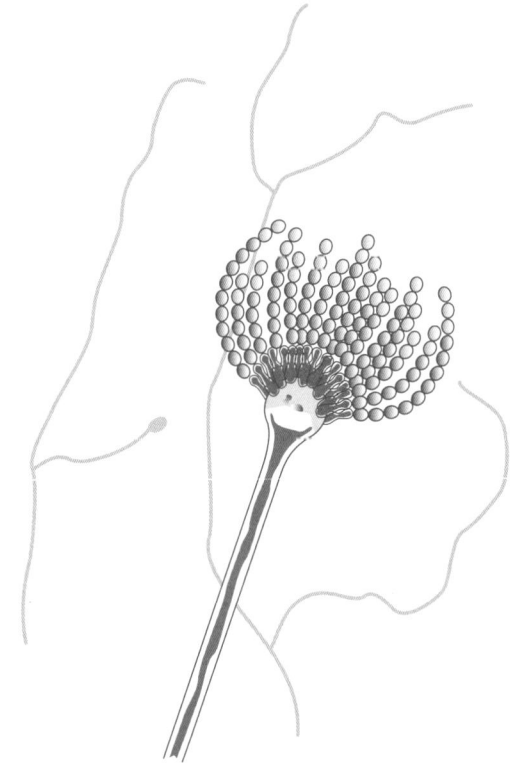

■ **FIGURA 21-22** Microfotografía e ilustración de la estructura de fructificación de *A. fumigatus*, que muestra una sola fila de fiálides derivada de la parte superior de la mitad de una vesícula, de la cual se producen cadenas de conidios.

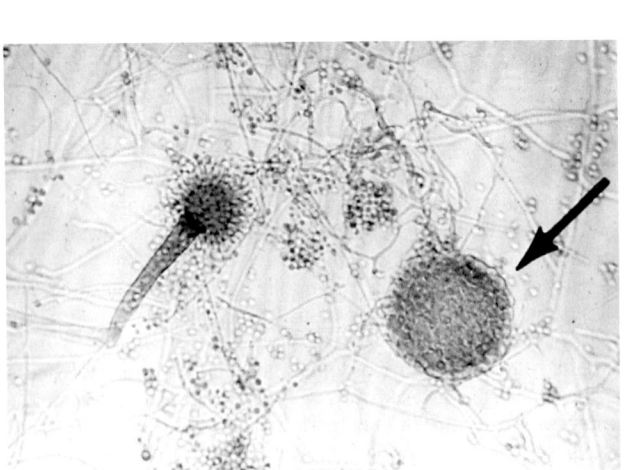

■ **FIGURA 21-21** Microfotografía de un cleistotecio (*flecha*) de *A. laucus*, que ilustra la forma de reproducción sexual o telomorfa. A la izquierda se aprecia una típica cabeza de fructificación anamorfa (aspergilo).

con la madurez, y presentan una pigmentación de color amarillo marrón.

Aspergillus niger. La superficie de una colonia madura de *A. niger* se observa cubierta por un denso agregado de conidios negro azabache, dando un efecto característico de pimienta (lám. 21-1E). La región posterior de la colonia es de color crema o amarillo grisáceo, en contraste con la más profunda pigmentación marrón negro de los hongos dematiáceos que se describirán más adelante.

Al microscopio, por lo general se observa una cantidad profusa de conidiación, con densos agregados de cadenas simples y cortas de conidios de color negro azabache, ásperos (equinulados). Se cubre toda la superficie de la vesícula (fig. 21-24A). Los conidióforos de *A. niger* son biseriados y la vesícula es globosa (figs. 21-24B y C).

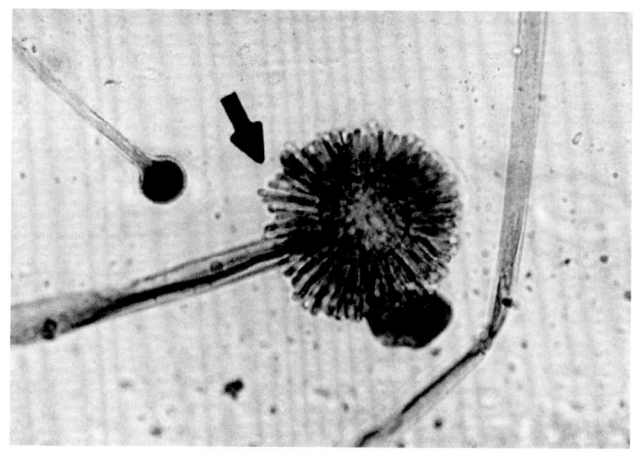

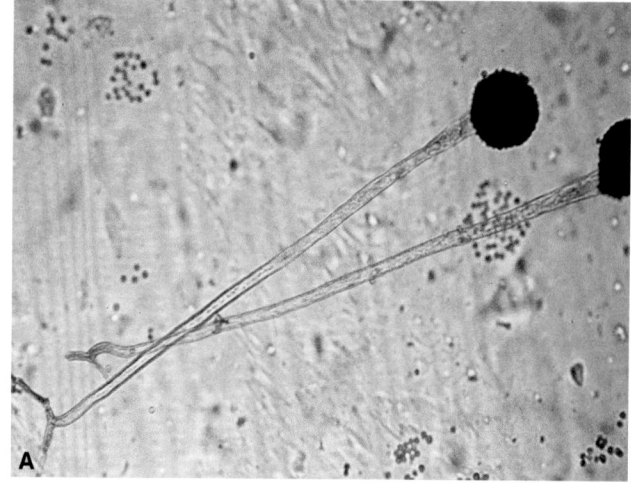

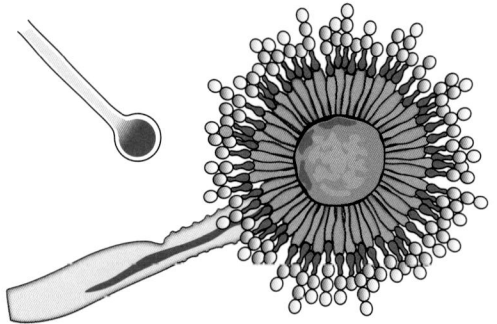

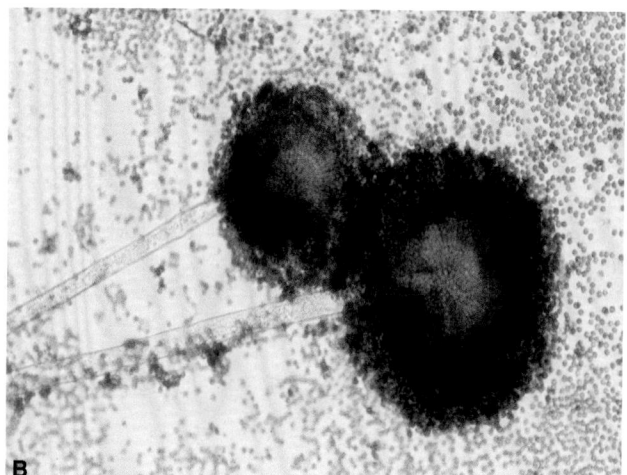

■ **FIGURA 21-23** Microfotografía e ilustración de la estructura de fructificación de *A. flavus*, que muestran una vesícula esférica central que sostiene una doble fila de fiálides derivadas de toda la superficie.

Aspergillus terreus. Las colonias de *A. terreus* son granulares, radialmente rugosas, de color crema, canela, marrón o naranja marrón (lám. 21-1F). Este color no se encuentra con frecuencia, así que cuando se observa, deberá plantear la posibilidad de *A. terreus*, el cual es importante identificar de forma correcta por razones terapéuticas.

Los cuerpos de fructificación (conidióforos) de *A. terreus* son similares a los de *A. fumigatus* en el sentido de que las fiálides cubren los dos tercios superiores de la vesícula. Sin embargo, la observación con detalle revela que las vesículas de *A. terreus* son más pequeñas, las fiálides son mucho más largas, y el conidióforo es biseriado; no obstante, las fiálides y métulas son algo interdigitadas, lo que oculta la línea de división entre las dos células (fig. 21-25). La identificación definitiva de *A. terreus* se logra demostrando aleuroconidios esféricos que surgen directamente de las hifas debajo de la superficie; se utiliza un montaje de excavación para demostrar estas estructuras (fig. 21-26).

Aspergillus nidulans. *A. nidulans* se encuentra de manera infrecuente en los laboratorios clínicos, pero se incluye una breve descripción porque esta especie habitualmente produce estructuras reproductoras sexuales (cleistotecios y ascosporas) en cultivo, las cuales se analizan a continuación. Las colonias suelen ser de color blanco o gris blanquecino, algodonosas a granulares en su consistencia y pueden tener rugosidad radial (lám. 21-1G). Puede observarse un efecto puntiforme oscuro en las colonias maduras a medida que se producen los cleistotecios. *A. glaucus* es otra especie de *Aspergillus* que se debe considerar si se observan cleistotecios y ascosporas. La colonia es generalmente algodonosa a granular y tiene una pigmentación jaspeada de color verde y amarillo (lám. 21-1H).

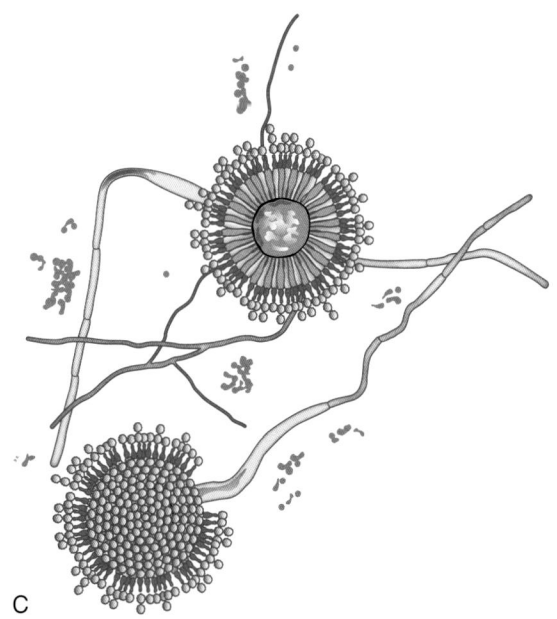

C

■ **FIGURA 21-24** Estas microfotografías **(A, B)** y dibujo **(C)** de *A. niger* muestran los conidióforos largos característicos de esta especie **(A)**. La conidiación es por lo general densa y se presenta alrededor de la vesícula entera **(B)**. La naturaleza biseriada de los conidióforos se ve más claramente en el esbozo **(C)** que en las microfotografías.

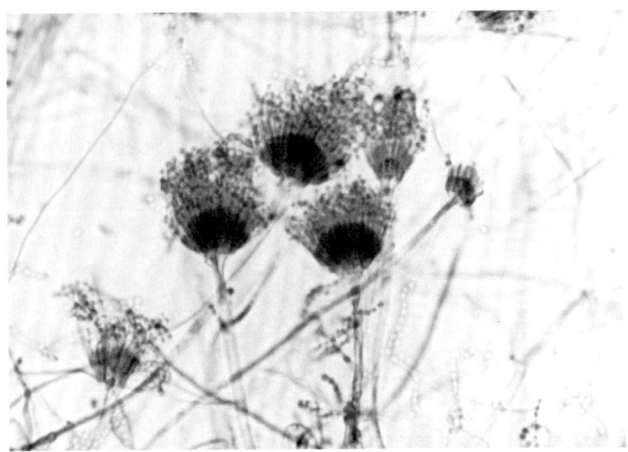

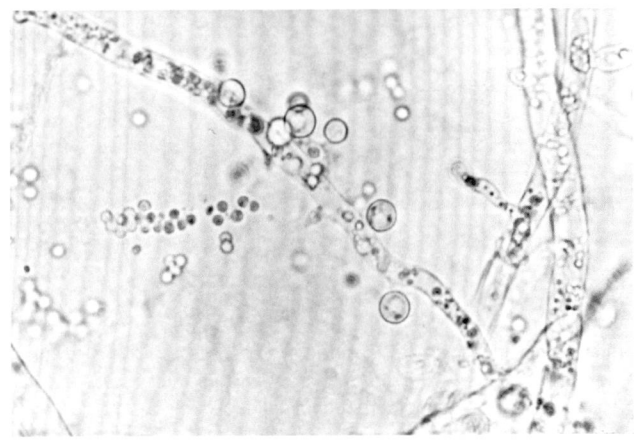

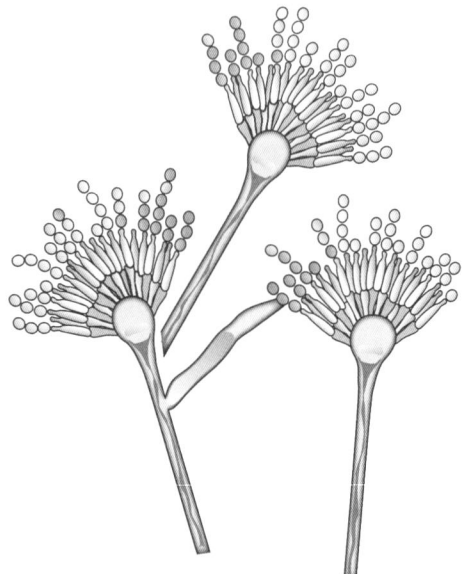

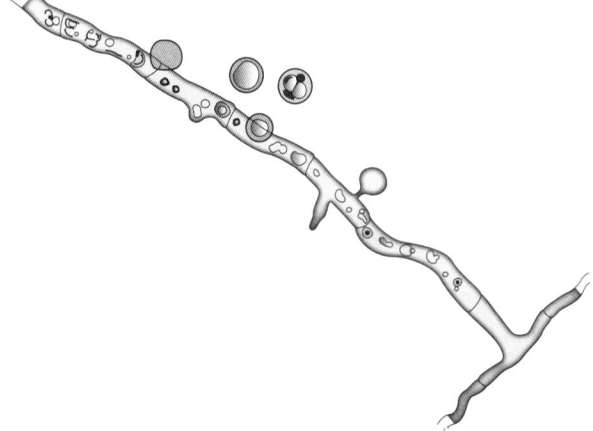

■ **FIGURA 21-26** Microfotografía e ilustración de los micelios vegetativos por debajo de la superficie de *A. terreus*, que muestran aleuroconidios esféricos característicos de la especie.

■ **FIGURA 21-25** Microfotografía e ilustración de la estructura de fructificación que muestra conidióforos que terminan en una vesícula inflamada de la parte superior de la mitad, de los cuales se deriva una doble fila de esterigmas que dan lugar a cadenas de conidios de *A. terreus*.

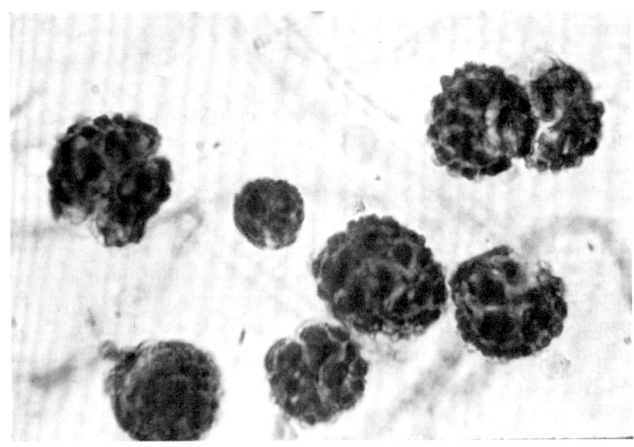

■ **FIGURA 21-27** Microfotografía de varios cleistotecios de *A. nidulans*, estructuras en forma de saco que contienen ascosporas.

Los aspergilos, pertenecientes a la clase *Ascomycetes*, son capaces de recombinarse sexualmente a través de la unión de dos células derivadas por meiosis (haploides). La estructura reproductora sexual que se produce en estos y algunos otros hongos médicamente importantes son estructuras esféricas sin poros o aperturas, los cuales se denominan *cleistotecios* (fig. 21-27). Dentro de cada cleistotecio hay innumerables ascos, cada uno con cuatro u ocho ascosporas. Además de los cleistotecios, algunas cepas producen también cuerpos hialinos esféricos conocidos como *células de Hülle*, los grandes cuerpos esféricos en la figura 21-28. Se desconoce la función precisa de estas células. Sin embargo, la detección de células de Hülle es similar a la de cleistotecios en que su presencia limita la identificación de las especies de *Aspergillus* posibles a aquellas capaces de producir estas estructuras. Ni los cleistotecios ni las células de Hülle suelen considerarse en las muestras clínicas.

Histopatología. Las hifas de las especies de *Aspergillus*, como se observa en los cortes histológicos teñidos o preparados citológicos, son característicamente hialinas, septadas, con contorno regular y paredes paralelas. Miden en promedio 3-6 μm de diámetro y están divididas por septos transversales (fig. 21-29). La ramificación dicotómica regular es en un ángulo de aproximadamente 45°. Aunque estas características son útiles en la distinción de las hifas de los cigomicetos, no sirven para la diferenciación de las especies de *Aspergillus* de otras causas de hialohifomicosis invasoras, como las especies de *Fusarium* o miembros del complejo *Pseudallescheria boydii*. Las hifas de las especies de *Aspergillus*

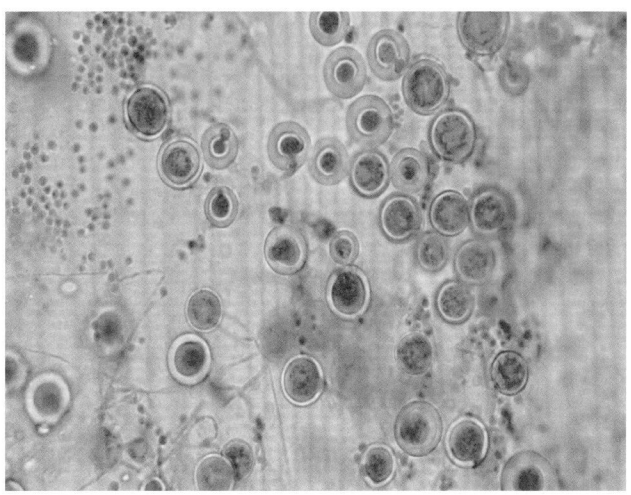

■ **FIGURA 21-28** Microfotografía de racimos de células de Hülle hialinas, esféricas, de paredes delgadas, producidas por *A. nidulans*.

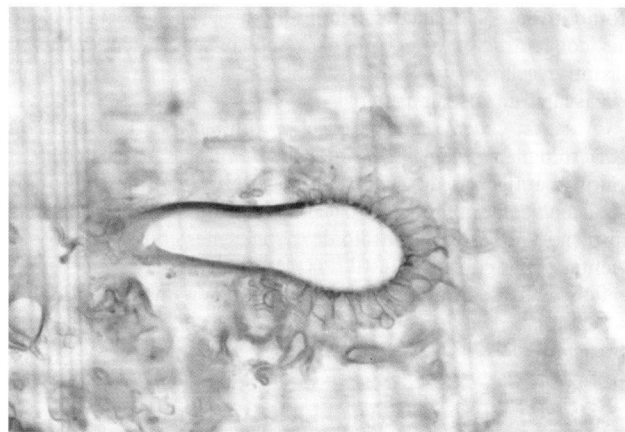

■ **FIGURA 21-30** Esta microfotografía de una bola micótica de *Aspergillus* ilustra un típico aspergilo con el conidióforo que termina en una vesícula en forma de garrote del que surgen las fiálides (tinción H&E, 400×).

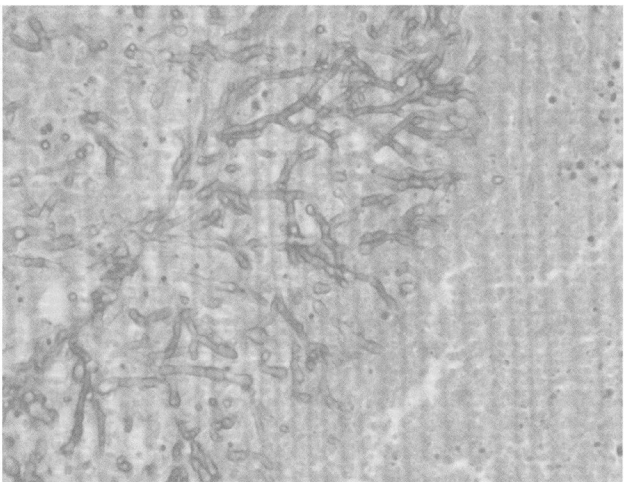

■ **FIGURA 21-29** La ramificación dicotómica de las hifas de *A. fumigatus* se ilustra en los tejidos necróticos de este paciente con aspergilosis invasora.

tienden a ser visibles en cortes teñidos con hematoxilina y eosina (H&E), pero se destacan mejor con las tinciones PAS y GMS. La reacción del tejido en hospederos inmunocompetentes infectados por estos hongos puede ser purulenta, pero en algunos estadios de enfermedad puede ser granulomatosa. En hospederos con inmunodepresión grave, en quienes las infecciones son más probables, la invasión tisular por hifas se acompaña de una respuesta celular mínima o nula, dependiendo del grado de neutropenia. En tales casos, la necrosis de los tejidos puede ser la única respuesta a la lesión. Las especies de *Aspergillus*, como los cigomicetos y algunos otros hongos, tienen una particular predilección por invadir los vasos sanguíneos, provocando trombosis e infarto hemorrágico.

Cuando una colonia micótica crece, generalmente de manera no invasora, dentro de una cavidad preexistente como un seno nasal, vías respiratorias bronquioectásicas o dentro de un quiste pulmonar congénito o inflamatorio, la lesión se conoce como *bola micótica*. Las hifas con frecuencia tienen un aspecto amorfo y su tinción es deficiente. Las cabezas de fructificación con cadenas de conidios y vesículas bien formadas pueden observarse dentro de las cavidades que están conectadas a los bronquios

abiertos y expuestos al aire (fig. 21-30). El revestimiento de la cavidad suele estar intacto, sin evidencia de extensión en el tejido circundante. Aunque cualquier hongo filamentoso puede causar una bola micótica, *A. niger* es reconocido como una causa frecuente de formación de esta estructura. La presencia de conidios ásperos (equinulados) negros es un indicio de la presencia de este hongo filamentoso, si se produce la esporulación. Además, este hongo forma ácido oxálico como un subproducto metabólico y cristales de oxalato birrefringente, que tienen un aspecto de "gavilla de trigo". Es importante que se considere la morfología exacta del cristal, puesto que otros hongos pueden producir otros tipos de cristales.

La *aspergilosis broncopulmonar* es una enfermedad mal denominada, ya que hongos distintos a *Aspergillus*, como los actinomicetos aerobios, también causan la enfermedad. Es causada por la inhalación de grandes cantidades de estos microorganismos. La aerosolización de fragmentos de hifas y bacterias filamentosas ocurre cuando se manipula el material (p. ej., al cosechar maíz u otros granos) donde crecen estos microorganismos. Los bronquios y bronquiolos se encuentran con frecuencia dilatados y llenos de material mucinoso y viscoso en el que están atrapados detritos celulares, muchos eosinófilos, neutrófilos dispersos, linfocitos, células plasmáticas, cristales de Charcot-Leyden y fragmentos de hifas o bacterias. La invasión en el tejido no es visible.

Diagnóstico mediante técnicas distintas al cultivo. El análogo de galactomanano es un kit de análisis de inmnoadsorción enzimática (ELISA, *enzyme-linked immunosorbent assay*) que hoy en día está disponible en muchos laboratorios de referencia. Este estudio proporciona un medio para la detección y supervisión del galactomanano en la circulación.[185] Aunque se ha observado variación en la sensibilidad y la especificidad de este procedimiento en diferentes estudios clínicos y de investigación, si se emplea apropiadamente, este estudio representa un avance importante en la detección precoz de la aspergilosis invasora en pacientes con riesgo de sufrir enfermedad diseminada. Se encuentran bajo estudio los posibles factores que afectan la liberación del antígeno de *Aspergillus*, la naturaleza del epítopo que reacciona con el anticuerpo monoclonal utilizado en la prueba de ELISA, su difusión desde el sitio de la infección y la manera en que se une a sustancias presentes en la sangre. Este estudio se utiliza mejor para controlar las concentraciones de galactomanano en la sangre de los pacientes en riesgo, en lugar de emplearlo como prueba de diagnóstico individual. La supervisión de las concentraciones permite al médico seguir tendencias y disminuye la posibilidad de actuar en una sola reacción con cifras altas de falsos positivos.

Musher y cols.[195] evaluaron el rendimiento de la prueba de galactomanano (GM EIA Bio-Rad®, Benicia, CA) en la detección de antígenos de *Aspergillus* o ADN en líquido de lavado broncoalveolar obtenido de pacientes con aspergilosis pulmonar invasora (API). En el estudio de 47 pacientes con API y 46 pacientes como control, el estudio GM EIA (enzimoinmunoanálisis) se realizó con una sensibilidad del 76% y una especificidad del 94%. Estos autores citan el coste relativamente bajo, la facilidad de procesamiento y los rápidos resultados generados por este análisis mediante broncoscopia como una alternativa viable a una biopsia invasiva para establecer un diagnóstico de aspergilosis invasora, particularmente en pacientes con riesgo alto. Del mismo modo, Hayden y cols.[122] encontraron que la antigenemia del galactomanano precedió a la evidencia clínica microbiológica y radiológica de la aspergilosis invasora en pacientes de oncología pediátrica.

Las diversas presentaciones clínicas de la aspergilosis se incluyen en el recuadro de correlación clínica 21-2.

RECUADRO DE CORRELACIÓN CLÍNICA **21-2** Aspergilosis

La aspergilosis puede presentarse como síndrome clínico bien definido que implica una gama de sitios y sistemas de órganos: pulmonar, diseminada, sistema nervioso central, cutánea, endocárdica y nasoorbitaria. La aspergilosis pulmonar es la más frecuente, ya que los conidios infecciosos suelen acceder al cuerpo por inhalación. Tres amplias categorías que se han utilizado para describir la participación de los pulmones por especies de *Aspergillus* son: (1) aspergiloma, (2) aspergilosis broncopulmonar alérgica y (3) aspergilosis invasiva, que puede subclasificarse.[254]

Estas formas clínicas de la enfermedad pulmonar son entidades distintas, pero se puede desarrollar aspergilosis invasiva de cualquiera de las anteriores, dependiendo en gran medida del estado inmunitario del paciente. La aspergilosis diseminada, que se presenta habitualmente en pacientes gravemente inmunodeprimidos, por lo general comienza como API. La diseminación puede implicar cualquier órgano en el cuerpo, incluyendo el cerebro mediante la formación de un absceso cerebral micótico.

Bola micótica

La *bola micótica* es una masa de hifas (un micelio) de uno o más hongos filamentosos que estén creciendo de forma saprobia en una cavidad preexistente. Las antiguas lesiones cavitarias en pulmones causadas por tuberculosis son un sitio predilecto de crecimiento en las áreas con una alta prevalencia de tuberculosis. Las cavidades sinusales, las vías aéreas patológicamente dilatadas (bronquiectásicas) y el canal auditivo externo también son sitios donde pueden observarse las bolas micóticas. Una gran variedad de hongos pueden ser la causa de una bola micótica, pero las especies de *Aspergillus*, particularmente *A. niger*, son causas bien reconocidas. La bola micótica causada por una especie de *Aspergillus* puede denominarse *aspergiloma*. Curiosamente, en muchos casos el hongo puede superar su alimentación saprobia y morir; así, la bola micótica identificada por el patólogo quirúrgico u observada en el examen directo no puede crecer en cultivo. Cuando el hongo está presente en una cavidad que conecta con el suministro de aire, puede haber conidiación; por lo tanto, un aspergiloma puede identificarse definitivamente por su carácter morfológico si se detecta una cabeza de fructificación del aspergilo.

En la mayoría de los casos, la bola micótica permanece confinada a la cavidad sin invasión del parénquima circundante. A pesar de todo, el histopatólogo debe examinar el tejido asociado para asegurar la ausencia de invasión. De manera relevante, Nolan y cols.[200] advierten que los aspergilomas no deben considerarse una afección indolente, pues se han informado casos de hemoptisis intermitente o sangrando; además, la erosión en las estructuras adyacentes puede llevar a morbilidad o muerte.

Aspergilosis broncopulmonar alérgica

La *aspergilosis broncopulmonar alérgica* no es una denominación totalmente adecuada dado que, por lo general, es causada por la inhalación de una gran variedad de actinomicetos y hongos aerobios, no necesariamente de especies de *Aspergillus*. Los rasgos propios de la enfermedad incluyen inflamación peribronquial, infiltración de eosinófilos y cristales de Charcot-Leyden atrapados dentro de tapones de mucina expectorados en muestras de esputo. Lee y cols.[162] sugieren que los siguientes criterios sirven para hacer un diagnóstico de aspergilosis broncopulmonar alérgica: obstrucción bronquial episódica, eosinofilia en sangre periférica, reactividad cutánea al antígeno de *A. fumigatus*, anticuerpos contra *A. fumigatus* precipitados en suero, concentración sérica alta de IgE total, antecedentes de infiltrados pulmonares, concentración elevada en suero de IgE y IgG contra *A. fumigatus* y bronquiectasias proximales.

En los casos de aspergilosis broncopulmonar, la concentración en suero de IgE e IgG contra *A. fumigatus* puede estar elevada en las muestras de suero y de lavado broncoalveolar. Las especies de *Aspergillus* que causan enfermedad broncopulmonar alérgica con mayor frecuencia son *A. flavus* y *A. fumigatus*.

Aspergilosis pulmonar invasora

Esta forma se produce casi exclusivamente en pacientes inmunodeprimidos o con neutropenia, especialmente en aquellos con leucemias y linfomas.[283] La enfermedad se presenta con frecuencia como neumonía (tos, fiebre, signos de dificultad respiratoria). La invasión pleural puede causar dolor torácico y un roce pleural. Debido a la propensión para el avance de hifas que invaden los vasos sanguíneos, es posible que evolucione a enfermedad diseminada con metástasis a otros órganos y al sistema nervioso central.

A pesar de que *A. fumigatus* y, con menor frecuencia, *A. flavus*, son las dos especies involucradas,[161] *A. terreus* también se implicó en años recientes. Woods y Goldsmith[303] informaron cuatro casos de enfermedad diseminada causada por *A. terreus* y revisaron cinco casos adicionales informados en la literatura médica. En una revisión más reciente de las infecciones invasivas por *A. terreus*, Iwen y cols.[134] detectaron 13 pacientes en la literatura médica, 10 de los cuales murieron tras la diseminación distal de la enfermedad. La mayoría de las cepas involucradas eran resistentes a la anfotericina B.

Aspergilosis diseminada

Como las especies de *Aspergillus* tienen una propensión a invadir los vasos sanguíneos, su amplia diseminación en prácticamente cualquier órgano o tejido aún es una amenaza en los casos de enfermedad localizada. Denning y Stephens,[67] en una revisión de más de 2 000 casos de aspergilosis entresacadas de la literatura médica, encontró que la aspergilosis en los receptores de trasplante de médula ósea es particularmente devastadora, con una tasa de letalidad del 94%, a pesar del tratamiento. La tasa global de respuesta al tratamiento de la anfotericina B de todos los casos revisados en esta serie fue del 55%.

Ho y Yuen[127] postularon que la alta tasa de letalidad causada por la aspergilosis invasora entre los receptores de trasplante de médula ósea se debe al retraso en el diagnóstico, ya que la respuesta inflamatoria es atenuada por la inmunodepresión.

Aunque el sida propiamente no se considera un factor de riesgo para la API, los factores de riesgo subyacentes, incluyendo leucopenia y el empleo de corticoesteroides y drogas i.v., ponen a estos pacientes en riesgo particular. En una serie de pacientes con sida con aspergilosis revisada por Singh y cols.,[259] se encontró que el 79% tenían uno o más de estos factores de riesgo predisponentes conocidos. La aspergilosis invasiva se presenta habitualmente en los estadios avanzados del sida, cuando el recuento de CD4+ es bajo, y al momento del diagnóstico tiene un pronóstico poco esperanzador. Sólo el diagnóstico precoz puede mejorar el pronóstico.[144]

Diversas afecciones relacionadas con infecciones por *Aspergillus* incluyen la otitis externa ("oído del nadador," una inflamación crónica local del canal auditivo caracterizada por comezón, dolor y descamación), que es causada con frecuencia por *A. niger*. La mayoría de los casos pueden curarse con tratamiento antimicótico tópico y evitando el contacto con el agua. La sinusitis por *Aspergillus*, con frecuencia indistinguible clínicamente de la vírica, bacteriana o alérgica, y que se produce en hospederos inmunocompetentes, se ha registrado en al menos 29 casos informados desde 1987.[47] Se han notificado varios casos aislados de aspergilosis con compromiso de prácticamente todos los sistemas de órganos; los estudios relacionadas por lo general mencionan afecciones predisponentes como neutropenia prolongada, cánceres hemáticos, traumatismo o cirugía vertebral y uso prolongado de corticoesteroides.

Otros hongos filamentosos hialinos septados

Características de la colonia. En el cuadro 21-2 se describen algunos de los otros hongos filamentosos hialinos septados o hialohifomicetos importantes. Se puede suponer su presencia si hay colonias de crecimiento rápido, algodonosas, lanosas o granulares, aisladas en cultivo de 3-5 días, presentándose generalmente con una variedad de colores superficiales, a menudo de la variedad de los colores pastel. Las colonias por lo general están completas y tienen un margen externo, a excepción de las especies de *Gliocladium* y *Trichoderma*, cuyas colonias crecen de un extremo a otro sobre la superficie, formando un "césped" de color verde o amarillo. Las colonias aparecen más o menos granulares en la superficie, dependiendo del grado de esporulación. La región posterior de los hongos es de color gris claro o crema.

Aunque anteriormente muchos de ellos se consideraban saprobios inofensivos, varios hongos filamentosos hialinos han surgido durante las últimas dos décadas como causantes de infecciones micóticas oportunistas con morbilidad y mortalidad importantes. Los pacientes en riesgo de padecer infecciones por estos hongos son los mismos que los de la aspergilosis invasora (aquellos con enfermedades subyacentes graves y con compromiso inmunitario). Estas infecciones emergentes están directamente relacionadas con el éxito de la comunidad médica en controlar o curar ciertas enfermedades, pero con tratamientos que producen inmunodepresión transitoria o permanente. Los ejemplos incluyen quimioterápicos que producen supresión de la médula ósea, regímenes inmunodepresores utilizados para el rechazo de control en pacientes sometidos a trasplante y nuevos fármacos inmunomoduladores, como los inhibidores del factor de necrosis tumoral α empleados para controlar o suprimir la inflamación en enfermedades como artritis reumatoide, entre otros. Los hongos oportunistas que causan la enfermedad en este entorno incluyen especies de *Fusarium, Acremonium, Paecilomyces*, complejo *Pseudallescheria boydii* y *Scedosporium prolificans,* entre otros.

Los hongos filamentosos hialinos individuales de importancia médica y la mayoría de los que se aíslan con mayor frecuencia en los laboratorios clínicos se dividen en tres subgrupos, dependiendo de si los conidios: (1) se generan en cadenas de fiálides, (2) aparecen en grupos de conidióforos, o (3) se sostienen de manera individual y directamente de las hifas (cuadro 21-2). Cada uno de estos subgrupos se presenta en los párrafos siguientes.

Géneros de hongos filamentosos hialinos productores de conidios en cadenas

Los hongos filamentosos hialinos descritos aquí se caracterizan por la producción de conidios en cadenas (cuadro 21-2).

Especies de *Penicillium*. Las colonias de las especies de *Penicillium* son granulares e íntegras, y las que se encuentran con mayor frecuencia suelen generar colores en la superficie del producto en varios tonos de verde, aunque a veces se observan variantes de color amarillo y amarillo marrón (lám. 21-2A). El color es una característica importante para la diferenciación de estos microorganismos de las especies de *Paecilomyces*, que pueden producir un conidióforo superficial similar; *Paecilomyces* no es verde. La gran mayoría de las especies de *Penicillium* son contaminantes. Es importante identificarlas con exactitud para concluir su cultivo y para distinguirlas de *Paecilomyces*, que puede ser patógeno. La especie *Penicillium marneffei* ha demostrado ser patógena en pacientes con sida. Esta especie es un patógeno dimorfo que produce un tipo de levadura en el cuerpo humano y una infección similar a la de histoplasmosis diseminada en esta población. Esta especie, que se encuentra geográficamente limitada al sudeste de Asia, produce un pigmento de color vino tinto que se difunde en el agar (lám. 21-2B). La identidad de los aislamientos sospechosos de *P. marneffei* puede confirmarse demostrando dimorfismo térmico o a través de métodos moleculares.

A nivel microscópico, todas las especies de *Penicillium* producen estructuras *penicillus* (cepillo). Se trata de un conidióforo con la producción terminal de métulas primarias y fiálides secundarias, y las últimas generan cadenas de conidios (fig. 21-31). Es importante observar que los extremos de las fiálides son romos, en contraste con las fiálides largas y cónicas producidas por *Paecilomyces* y *Purpureocillium*. Los conidios son esféricos, de tamaño regular y se tiñen de manera uniforme, representando una conidiación de tipo **acrópeto** en la que se producen conidios idénticos en secuencia originados en los extremos de los conidios formados previamente (recuadro 21-1).

Especies de *Paecilomyces* y de *Purpureocillium.*

En el pasado, estos dos tipos de hongos se incluyeron en el género *Paecilomyces*, pero posteriormente la especie *lilacinus* se reasignó al género recién formado *Purpureocillium*. Las colonias de *Paecilomyces variotii* tienden a ser de color crema, bronceado o marrón claro, mientras que las *Purpureocillium lilacinus*, como el nombre lo sugiere, son de color púrpura claro. La superficie de las colonias de estos hongos suele ser bastante granular por la producción de conidios múltiples (lám. 21-2C).

Dos importantes observaciones microscópicas son útiles para la identificación de especies de *Paecilomyces* y *Purpureocillium*. Los extremos de las fiálides de estos microorganismos son largos y afilados, con terminación en punta, en contraste con los extremos romos de las fiálides observadas en las especies de *Penicillium* (fig. 21-32). En segundo lugar, los conidios son ovalados a elípticos, irregulares en tamaño y desiguales en la tinción, presentando conidiación basípeta, en la cual cada nuevo conidio se forma directamente en el extremo de la fiálide, empujando el conidio anterior delante de él. Por consiguiente, los conidios "más viejos" son más grandes y se tiñen más profundamente en los extremos que los producidos previamente.

Especies de *Scopulariopsis.*

Hay dos especies de *Scopulariopsis* de importancia médica: una especie de dematiáceos, *S. brumptii*, y la especie hialina *S. brevicaulis*, que se abordan aquí. Las colonias tienen un característico color amarillo marrón a crema, son granulares y desarrollan arrugas radiales que emanan desde el centro a la periferia (lám. 21-2D).

La identificación de las especies de *Scopulariopsis* puede realizarse al microscopio a partir de la observación del tamaño y la morfología de los conidios. Los conidios son 2-3 veces más grandes que los de las especies de *Penicillium* y *Paecilomyces*, y son completamente esféricos, excepto por la presencia de una distintiva base plana o truncada. Se disponen en cadenas, con la base truncada de cada conidio sucesivo conectado a la terminal redonda del conidio anterior (fig. 21-33). Los conidios son lisos inicialmente; sin embargo, a medida que la colonia madura, la pared exterior se vuelve claramente rugosa (**equinulada**). Un enfoque nítido del objetivo del microscopio puede revelar una conexión corta, en forma de bastón. La producción de conidios de especies de *Scopulariopsis* es anelogénica, es decir, cuando se produce cada nuevo conidio, allí se queda una porción

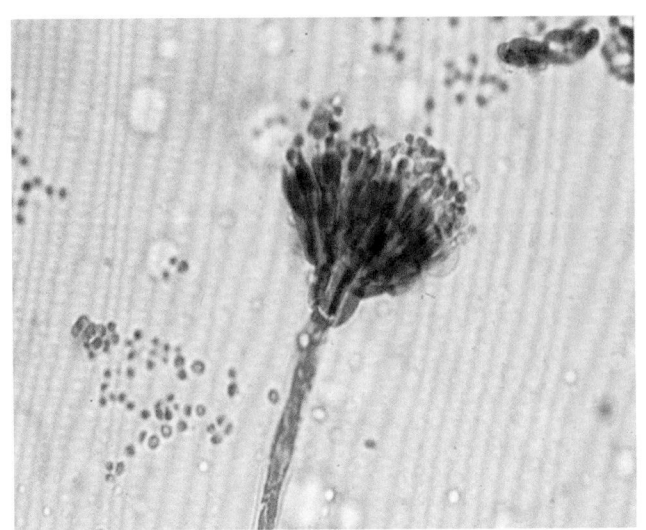

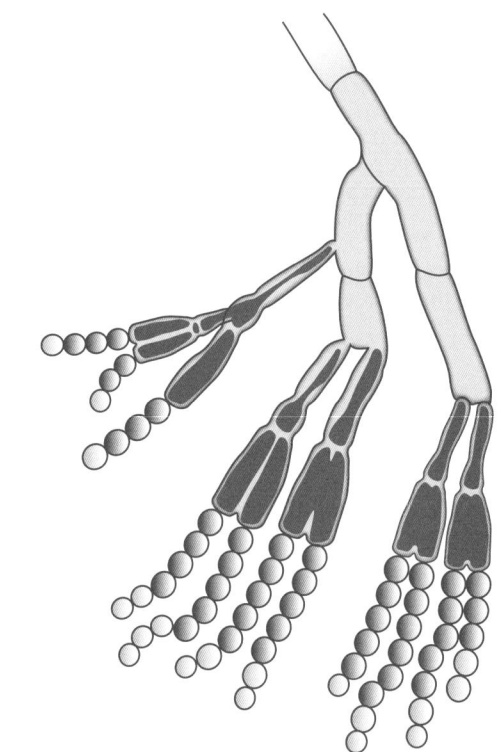

■ **FIGURA 21-31** Microfotografía e ilustración de la estructura de fructificación de las especies de *Penicillium*, que muestran las fiálides ramificadas de donde se producen las cadenas de conidios esféricos.

de la base truncada engrosada o cicatriz conocida como *anélido*. Cuando se forma un nuevo conidio, empuja al conidio anterior hacia adelante y se forma la cadena de conidios.

Identificación de hongos hialinos productores de conidios en racimos

Este grupo de hongos hialinos se caracteriza por la formación de conidios en racimos. Los conidios pueden ser alargados o elípticos, como en las especies de *Acremonium* y *Fusarium*, o esféricos, como con *Gliocladium* y las especies de *Trichoderma*.

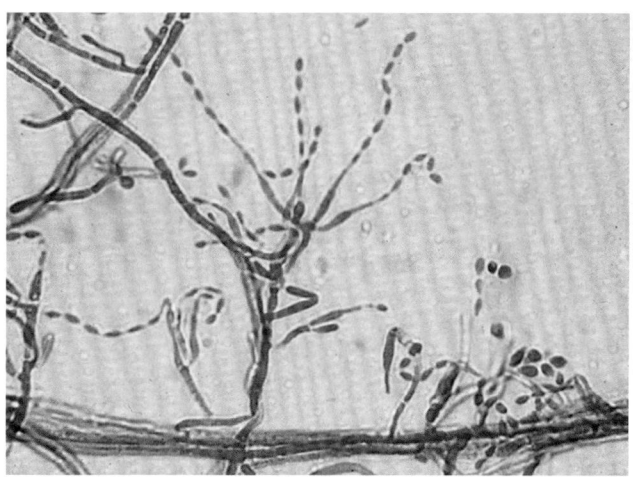
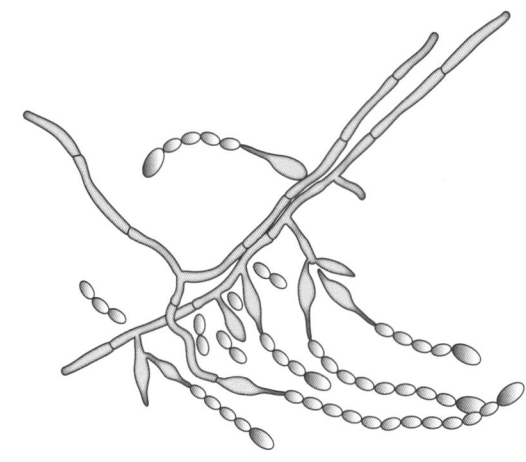

■ **FIGURA 21-32** Microfotografía e ilustración de la estructura de fructificación de las especies de *Paecilomyces*, que muestran las fiálides alargadas y ahusadas de cuyas puntas se producen cadenas de conidios elípticos. Nota: el conidio terminal por lo general es ligeramente más grande que el resto.

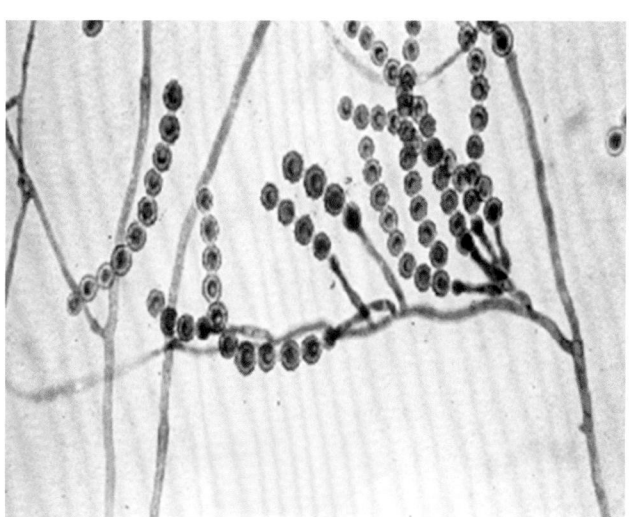
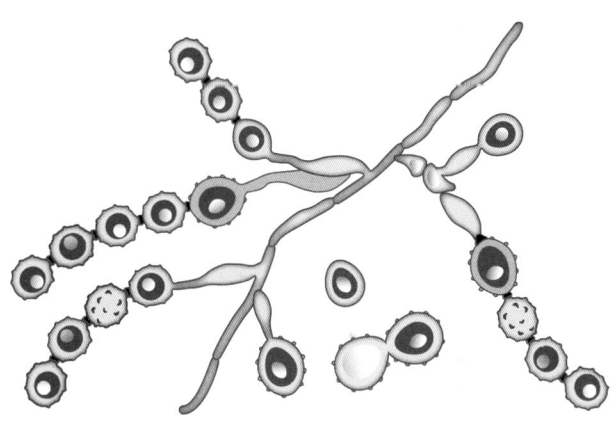

■ **FIGURA 21-33** Microfotografía e ilustración de la estructura de fructificación de las especies de *Scopulariopsis*, que muestra las cadenas de los aneloconidios característicos grandes y circulares.

Entre estos cuatro, las especies de *Fusarium* son las únicas que producen tanto microconidos como macronidios. Las directrices para la separación de estas tres especies se describen en el cuadro 21-2.

Especies de *Acremonium*. Las colonias de las especies de *Acremonium* no tienden a ser lanosas o granulares como con otros hongos filamentosos hialinos; más bien son suaves, glabras o algodonosas en su aspecto debido a la producción de un micelio muy delicado. Las colonias pueden ser de color blanco o de diferentes tonos de verde o amarillo pastel claro (lám. 21-2E).

Como se observa en el microscopio, los conidios de las especies de *Acremonium* son alargados y esféricos, dispuestos en racimos sueltos (fig. 21-34). Cada racimo se sujeta del extremo de un conidióforo largo, delgado y delicado que termina en una punta roma. La presencia de un septo en la base del coniodóforo ahusado (un septo basal) es importante para la identificación de *Acremonium*. No se observan macroconidios.

Especies de *Fusarium*. Hay una amplia variedad de especies de *Fusarium*, muchas de las cuales son patógenos de las plantas. En la mayoría de los casos, no se intenta realizar una identificación a nivel de especie. Éstos deben identificarse rápidamente, ya que son una causa importante de hialohifomicosis (fusariosis) en pacientes inmunodeprimidos. Las colonias por lo general son algodonosas o lanosas, y tienen una coloración distintiva en colores pastel; su superficie puede ser de color lavanda, rosa, rojo más intenso o magenta. El área posterior también suele mostrar un poco de pigmentación (lám. 21-2F).

De los hongos filamentosos hialinos revisados aquí, las especies de *Fusarium* son las únicas que producen microconidios y macroconidios. Los microconidios son similares a los producidos por las especies de *Acremonium*. La característica clave utilizada para la identificación de especies de *Fusarium* es la observación de macroconidios multicelulares largos, en forma de hoz; septos transversales separan las células entre sí dentro de los macroconidios (fig. 21-35). Un enfoque exacto sobre la célula hiliar revela una extensión pilosa, que permite designarla la "**célula basal**." La

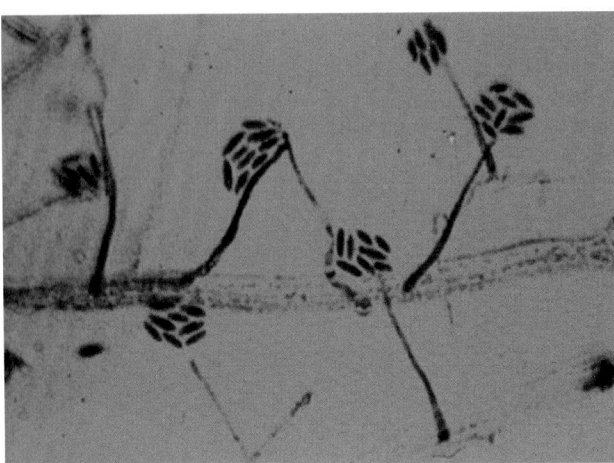
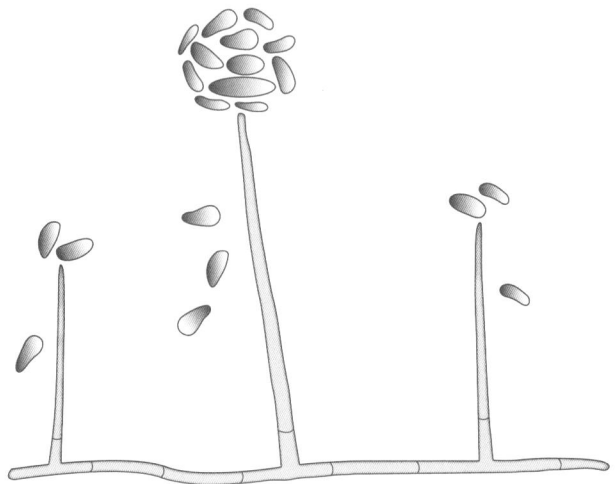

■ **FIGURA 21-34** Microfotografía e ilustración de la estructura de fructificación de las especies de *Acremonium*, que muestran el delicado conidióforo que sirve de sostén a un grupo individual de conidios elípticos dispuestos en un patrón "diftroidal".

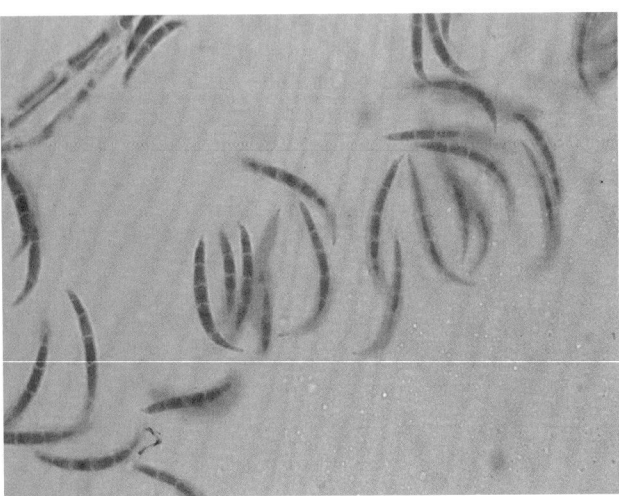
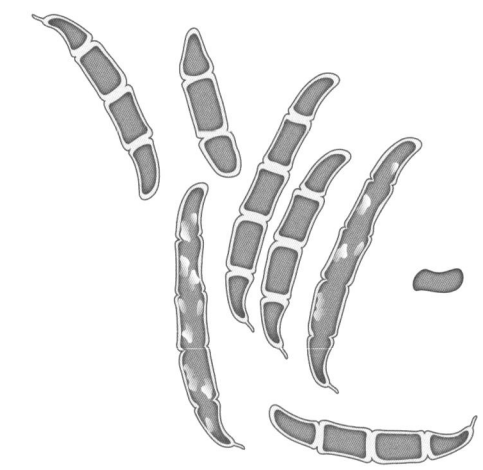

■ **FIGURA 21-35** Microfotografía e ilustración de los macroconidios característicos largos, pluricelulares, con forma de canoa, de las especies de *Fusarium*.

presencia de una célula basal es útil en la separación de especies de *Fusarium* (célula basal presente) de especies de *Cylindrocarpon* (célula basal ausente), siendo este último un microorganismo del suelo que rara vez se encuentra en los laboratorios clínicos.

Especies de *Gliocladium*. Las colonias de las especies de *Gliocladium* son de color verde o verde amarillo y se extienden de borde a borde de la placa de agar como un "césped" de crecimiento, sin un margen. La superficie es generalmente de aspecto polvoso (lám. 21-2H).

Los conidios esféricos y de tamaño regular de las especies de *Gliocladium* que se observan en el microscopio también están estrechamente agrupados y parecen similares a los producidos por las especies de *Trichoderma* (*véase* a continuación). Sin embargo, a diferencia de las especies de *Trichoderma*, en las que cada conidio se deriva de la punta de un solo conidióforo, el grupo de conidios producidos por las especies de *Gliocladium* se sujeta de las puntas de tres o cuatro conidios ahusados en lo que parece ser una estructura rudimentaria de penicilo (fig. 21-36).

Especies de *Trichoderma*. Las colonias son similares a las de especies de *Gliocladium*, produciendo también un "césped"

granulado de crecimiento que se extiende desde un borde de la placa de agar al otro. Los colores tienden a ser amarillo y verde.

Los conidios de las especies de *Trichoderma*, como se observa al microscopio, son regulares en tamaño, esféricos, y se aglomeran de manera estrecha (fig. 21-37). Los conidios se adhieren uno al otro en el extremo del conidióforo. Aunque una masa de esporas similar es producida por las especies de *Gliocladium*, las generadas por las especies de *Trichoderma* se encuentran en las puntas de las fiálides ahusadas individuales. Aunque suelen ser más pequeños, para algunos se parecen a los de las especies de *Paecilomyces* en que el conidióforo se deriva lateralmente de la hifa.

Identificación de los géneros de hialohifomicetos productores de conidios individuales

Durante muchos años se consideró que *P. boydii* era la forma teleomorfa o sexual de *Scedosporium apiospermum*. Sin embargo, como con muchos otros grupos de hongos, el análisis de la secuencia de ADN de los genes taxonómicamente importantes ha revelado las deficiencias de la taxonomía basada únicamente en la morfología. Ahora se sabe que hay varios

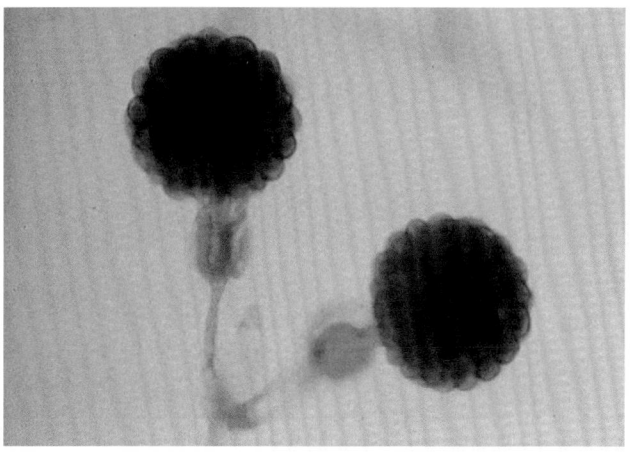
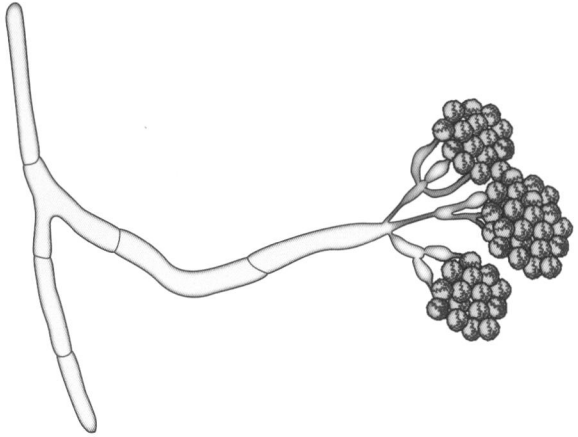

■ **FIGURA 21-36** Microfotografía e ilustración de la estructura de fructificación de las especies de *Gliocladium*, que muestran las fiálides digitiformes que sirven de sostén a los grupos compactos de conidios esféricos.

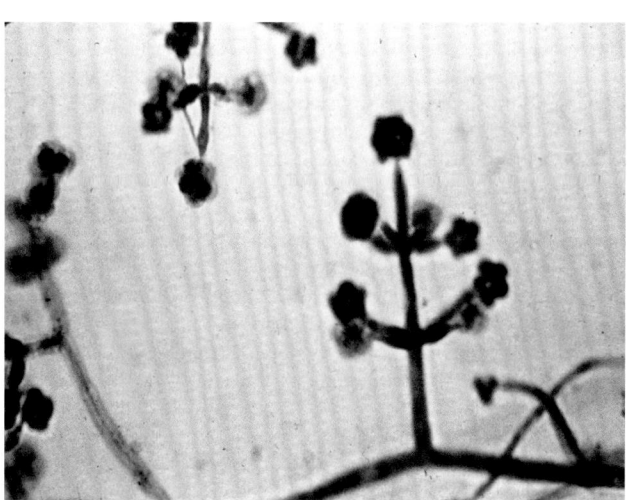
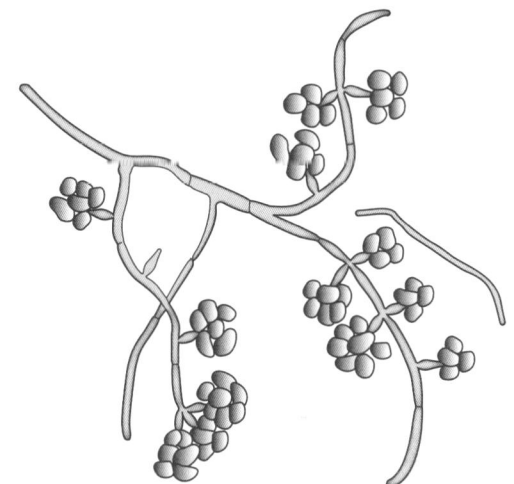

■ **FIGURA 21-37** Microfotografía e ilustración de la estructura de fructificación de las especies de *Trichoderma*, que muestran las fiálides ahusadas ubicadas lateralmente que dan sostén a grupos compactos de conidios esféricos.

microorganismos diferentes dentro del grupo, a los cuales se les referirá como complejo *Pseudallesheria boydii*. Este grupo genera colonias con una coloración llamada "gris de ratón doméstico". El lado contrario puede ser de color crema a marrón claro, y se oscurece con el tiempo. La morfología de las colonias de los otros hongos tratados aquí (*Chyrsosporium*, etc.) no es distintiva. Estas colonias suelen ser íntegras, de color blanco a gris, lisas a ligeramente granulares y con frecuencia rugosas. La observación microscópica es necesaria para hacer una separación de género, como se abordará a continuación. Este grupo de hongos hialinos se caracteriza por la formación de conidios solos originados de la punta de los conidióforos individuales, rectos o ramificados. Las características microscópicas únicas de cada una de estas especies se describen a continuación, como se indica en el cuadro 21-2.

Complejo *Pseudallescheria boydii*. Los miembros del complejo *P. boydii* son una causa importante de infección en pacientes inmunodeprimidos. Curiosamente, existe también una relación con eventos cercanos al ahogamiento.

A nivel microscópico, se presentan hifas hialinas septadas de las cuales se derivan conidióforos rectos no descritos. Los miembros del complejo *P. boydii* producen conidios característicos delgados con paredes lisas, piriformes a ovoides, de 3-5 μm de diámetro de las puntas de conidióforos no ramificados (fig. 21-38). Es importante tener en cuenta que los conidióforos no están hinchados o "inflados" en la base, lo cual es la característica de una variante dematiácea de *Scedosporium*, *S. prolificans* (fig. 21-39). Los conidios maduros adquieren una pigmentación oscura con la edad, lo que da origen a la colonia color gris ratón doméstico descrita. Las puntas de los conidióforos en realidad se extienden cuando se produce una espora, con la formación de anélidos que son difíciles de observar mediante microscopia óptica, pero son evidentes en las microfotografías de escaneo. La aneloconidiación también produce un extremo plano en el extremo más pequeño de los conidios piriformes. En algunas cepas puede haber agrupación paralela de conidióforos para formar los anamorfos *graphium* (fig. 21-40). Los conidios separados pueden presentarse solos o agregados como racimos.

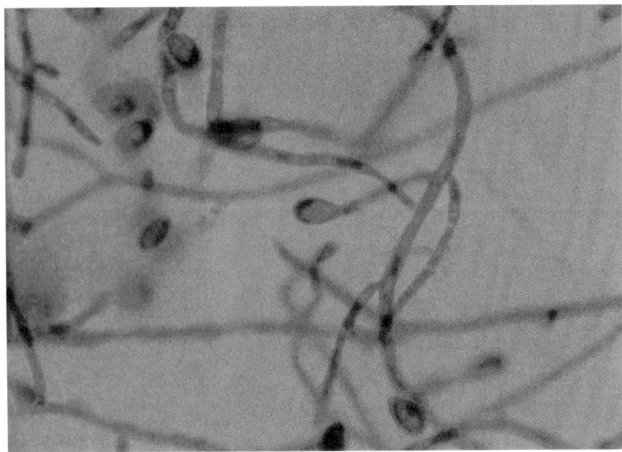

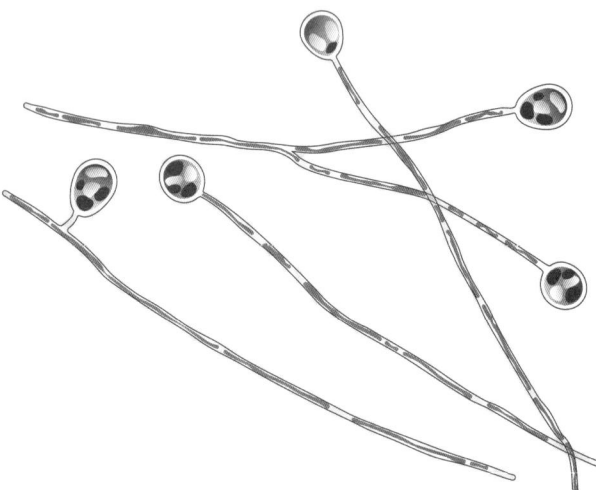

■ **FIGURA 21-38** Microfotografía e ilustración de los conidióforos largos, rectos, delicados, cada uno apoyando un solo óvalo, y coloración oscura característica del conidio de un miembro del complejo *P. boydii*.

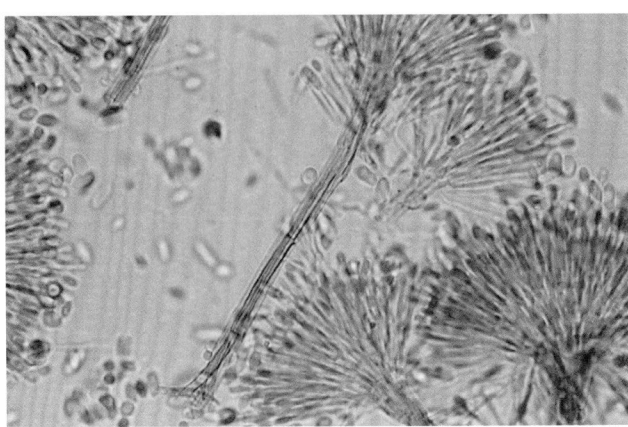

■ **FIGURA 21-40** Microfotografía del anamorfo *graphium* de un miembro del complejo *P. boydii*, cuya disposición es en paquetes en forma de abanico, simulando gavillas de trigo (cortesía del Dr. Glenn Roberts, PhD).

Especies de *Chrysosporium*. Las colonias de las especies de *Chrysosporium* no son distintivas. Son de color blanco a gris, algodonosas o lanosas y se desarrollan después de 2-4 días de incubación. Los conidios, microscópicamente esféricos, globosos o piriformes, nacen sólo en las puntas de conidióforos largos laterales, muy parecidos a los conidios de *B. dermatitidis* (fig. 21-41). Las bases de los conidios pueden observarse aplanadas y marcadas con una cicatriz de conidiación en anélidos. Las colonias de las especies de *Chrysosporium* suelen crecer más rápidamente que las de *B. dermatitidis*; a diferencia de *B. dermatitidis*, no crecen en medios de cultivo selectivos que contienen cicloheximida; y de manera distinta de *B. dermatitidis*, no pueden convertirse en una forma de levadura con incubación a 35-37 °C. En la práctica, las sondas de ácidos nucleicos u otros estudios moleculares (p. ej., secuenciación de ADN) pueden realizarse con extractos de colonias para excluir la posibilidad de *B. dermatitidis* y apoyar la identificación de *Chrysosporium*.

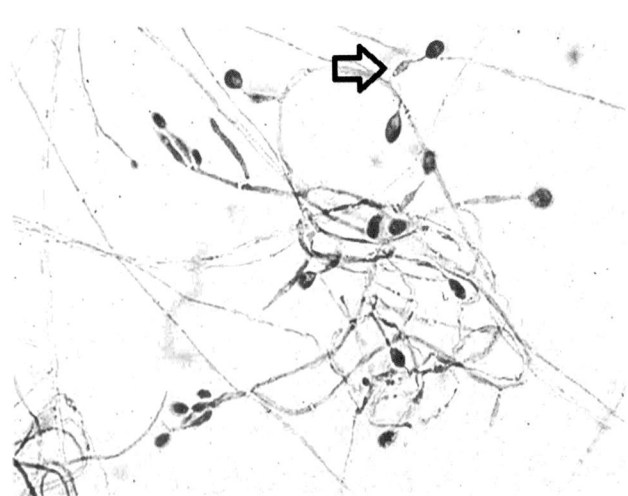

■ **FIGURA 21-39** Microfotografía de los conidios de *S. prolificans* que ilustra la característica inflamación en forma de urna de la base del conidióforo (*flecha*).

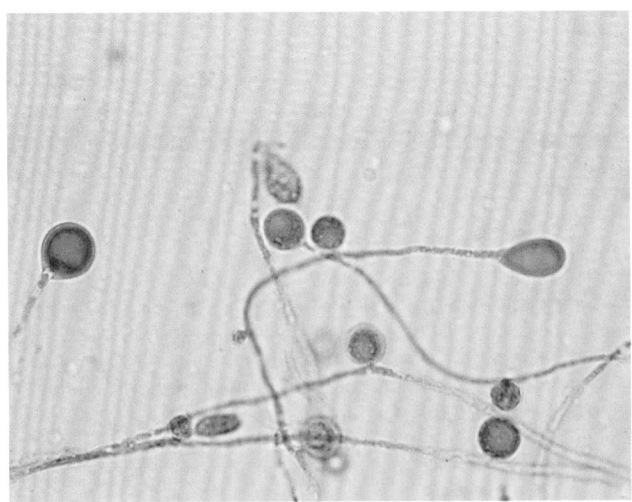

■ **FIGURA 21-41** Microfotografía de una especie de *Chrysosporium* que ilustra los conidios esféricos a ovalados, cada uno apoyado de un conidióforo corto y recto ("paletas" o "pirulíes"). Este microorganismo simula morfológicamente a los miembros del complejo *P. boydii* y *B. dermatitidis*.

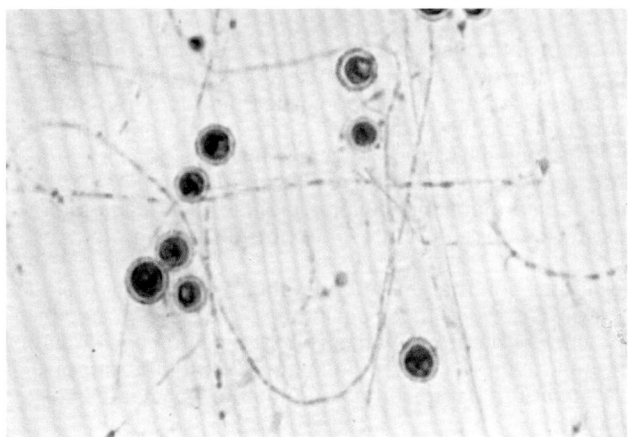

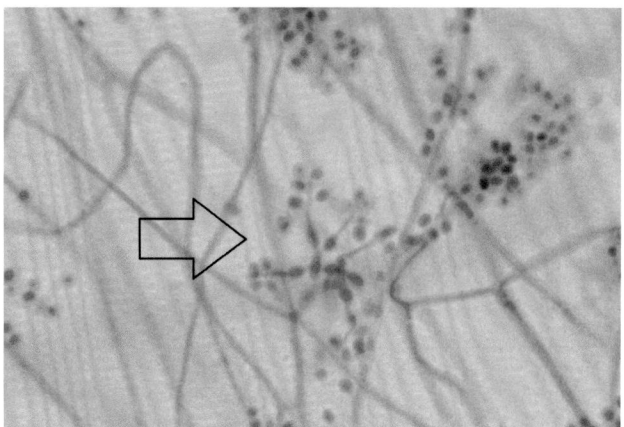

■ **FIGURA 21-42** Microfotografía que ilustra conidios grandes, esféricos, finamente equinulados, característicos de las especies de *Sepedonium*.

Especies de *Sepedonium*. Las colonias de las especies de *Sepedonium* son similares a las especies de *Chrysosporium* descritas anteriormente y no pueden diferenciarse de manera visual. Al microscopio, la observación de grandes macroconidios esféricos, con puntas romas, simulando los de *H. capsulatum*, es característica (fig. 21-42). Las colonias de las especies de *Sepedonium* crecen más rápidamente que las de *H. capsulatum*, pero a diferencia de éste, *Sepedonium* se inhibe en medios selectivos que contienen ciclohexímida, además de que no puede convertirse en una forma de levadura en incubación a 35-37 °C. Los conidios pequeños, ovalados, sujetados de manera individual en conidióforos cortos, también se pueden observar en algunas cepas, pero no son frecuentes. Estos microconidios alargados son útiles en la distinción de las especies de *Sepedonium*, en comparación con *H. capsulatum*, el cual produce microconidios esféricos. En la práctica, se utiliza una sonda de ADN u otra técnica molecular (p. ej., secuenciación de ADN) para excluir la posibilidad de *H. capsulatum* y apoyar la identificación del hongo como *Sepedonium*.

Especies de *Beauveria*. *Beauveria* es un patógeno humano muy infrecuente. Sin embargo, es un importante patógeno de insectos y fue responsable de la muerte de innumerables gusanos de seda y de la decadencia de esa industria que Louis Pasteur fue llamado a investigar. Las colonias tienen una superficie blanca y algodonosa. La parte posterior de la colonia es de color crema claro.

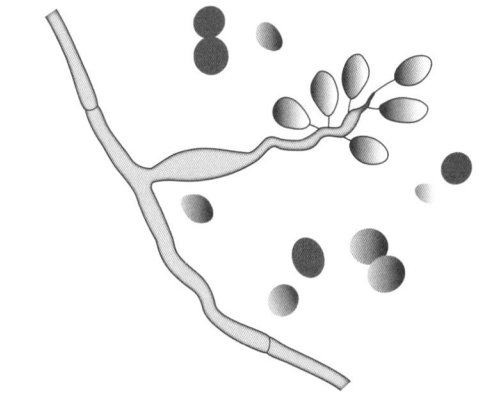

■ **FIGURA 21-43** Microfotografía e ilustración que muestran los conidióforos delicados en zigzag de las especies de *Beauveria*, con dentículos que dan soporte a un solo conidio de forma ovalada.

A nivel microscópico, los microconidios pequeños y globosos se hallan agregados densamente alrededor del conidióforo delicado, corto, hinchado y que cerca de la terminal se dobla en forma de *zigzag*. Esta configuración de "rodilla doblada" se denomina *articulada* (fig. 21-43). Cada conidio está sujeto en un plano, después de lo cual el conidióforo se convierte, antes de sujetar otro conidio, en otro plano, y así sucesivamente. Por lo tanto, el tipo de conidiación produce conidios desde todos los lados del conidióforo, una configuración que se denomina *simpódica*.

Las diferentes manifestaciones clínicas de las infecciones oportunistas por hongos filamentosos hialinos se presentan en el recuadro de correlación clínica 21-3.

RECUADRO DE CORRELACIÓN CLÍNICA 21-3 Hialohifomicosis

El micetoma, la onicomicosis[106] y la queratitis micótica[160] son las infecciones causadas con mayor frecuencia por este grupo de hongos filamentosos. Los informes de otras infecciones, como sinusitis con o sin otomicosis, meningitis, osteomielitis, endocarditis y formación de bola micótica, indican que también pueden ser causadas por hongos filamentosos hialinos septados. Muchos de los informes anteriores fueron resumidos por Rippon.[235]

Las especies de *Aspergillus* son la causa más frecuente de hialohifomicosis y se presentan en el recuadro de correlación clínica 21-2. Las especies de *Fusarium* y los miembros del complejo *P. boydii* son la siguiente causa más frecuente de enfermedad invasiva en el hospedero inmunodeprimido, pero hay que recordar que cualquier hongo puede causar enfermedad en el paciente profundamente inmunodeprimido.

Vajpayee y cols.[278] encontraron que las especies de *Fusarium* fueron la causa más frecuente de queratitis micótica entre 156 pacientes con úlcera corneal micótica, generalmente como complicación de una conjuntivitis alérgica y una combinación de antibioticoterapia y corticoesterona. Una revisión exhaustiva de la taxonomía,

(continúa)

micología, características de laboratorio y síndromes clínicos relacionados con especies de *Fusarium* fue publicada por Nielsen y cols.[198] Estos autores citan también a las especies de *Fusarium* como la causa más frecuente de queratitis micótica en los Estados Unidos, generalmente después de traumatismo córneo debido a implantación ocular de fragmentos vegetales o materia del suelo durante las actividades al aire libre. La queratitis micótica se ha informado en un 4-27% de los portadores de lentes de contacto, en quienes las especies de *Fusarium* se aíslan con mayor frecuencia.[296] Low y cols.[173] informaron un caso de queratitis relacionada con *Beauveria* que fue curado con disección profunda. Algunas situaciones predisponentes incluyen el cuidado inadecuado de la lente de contacto, la presencia de una infección córnea subyacente, como infección por herpes simple, y el empleo prolongado de corticoesteroides locales y antibióticos.

En un estudio retrospectivo de 10 años (1986-1995) de pacientes con malignidad hemática,[29] Boutati y Anaissie encontraron casos de infección diseminada por especies de *Fusarium* en 43 pacientes, 40 con enfermedad diseminada y tres con infección pulmonar invasora. Aunque el tratamiento fue eficaz en 13 de estos pacientes, en general, la recuperación de la infección tuvo lugar sólo en la reversión de la mielosupresión y neutropenia. Krcmery y cols.[157] informaron el aislamiento de especies de *Fusarium* del torrente sanguíneo en pacientes con diversas neoplasias malignas.

Se pueden presentar infecciones cutáneas de penetración directa de la piel por material vegetativo contaminado. El autor sirvió como asesor en un caso no denunciado de micetoma postraumático de *Fusarium* en una mujer de 35 años de edad. Inicialmente, una especie de *Alternaria* sensible a la anfotericina B por estudios *in vitro* se aisló de una biopsia superficial de la lesión. Cuando la paciente no mejoró con el tratamiento con anfotericina B, se realizó una biopsia profunda, de la cual se aisló una cepa resistente a la anfotericina B de especies de *Fusarium*. La enfermedad remitió cuando se administró itraconazol.

Los miembros del complejo *P. boydii*, que incluye el apiospermio de *Scedosporium*, son una de las causas más frecuentes de micetomas subcutáneos en los Estados Unidos. La presencia de granos esféricos de suaves a firmes, de color blanco a amarillo, apunta a este microorganismo, pero este resultado no es específico. Las infecciones pulmonares por el complejo *P. boydii* se asemejan a menudo a las infecciones por especies de *Aspergillus*, y las hifas tienen un aspecto similar en cortes de tejido teñido. Además de causar enfermedad en pacientes inmunodeprimidos, las infecciones por *P. boydii* también se relacionan con episodios de ahogamiento. La sinusitis, incluyendo la formación de bola micótica, meningitis, osteomielitis, endocarditis, queratitis micótica, endoftalmía y otomicosis, son otras infecciones por *P. boydii* evaluadas exhaustivamente por Rippon.[235] Pérez y cols.[217] informaron de el caso de un paciente con un absceso cerebral causado por *P. boydii* en asociación con un catéter venoso central infectado. Tamm y cols.[271] notificaron infecciones por *P. boydii* en siete destinatarios de trasplante de pulmón en quienes se desarrolló infección pulmonar. Este microorganismo se documentó en muestras de lavado broncoalveolar de los siete pacientes y todos mostraron problemas de vías aéreas, incluyendo estenosis temprana de vías respiratorias isquémicas en uno y síndrome de bronquiolitis obliterante en los otros seis. El tratamiento combinado con itraconazol y fluconazol no pudo erradicar la infección. Cuatro de los siete pacientes murieron por bronquiolitis obliterante avanzada 3-35 meses después del diagnóstico.

Scedosporium prolificans (antes *S. inflatum*) es un hongo dematiáceo, pero que se menciona aquí dada su similitud morfológica con *P. boydii* y otros miembros de este complejo. Salkin y cols.[241] informaron 15 infecciones en humanos. Wilson y cols.[300] agregaron otros 11 casos de infección por *S. prolificans* a la literatura médica, casi siempre en pacientes que experimentaron cirugía o traumatismo penetrante. Las especies de *Scedosporium*, en particular *S. prolificans*, se han encontrado resistentes a anfotericina B, miconazol, ketoconazol y otros agentes antimicóticos, una razón importante para distinguirlos de las especies de *Aspergillus*. No obstante, Pickles y cols.[225] informaron éxito tras realizar curaciones con fluconazol, y los nuevos triazoles son aún más prometedores.

Álvarez y cols.[10] informaron un brote hospitalario de cuatro infecciones mortales por *S. prolificans* en pacientes con neutropenia grave como resultado de la quimioterapia para leucemia. Las infecciones ocurrieron de manera secuencial dentro de un período de un mes en dos salas durante una fase de reconstrucción del hospital cuando los pacientes fueron alojados en una unidad de hematología provisional. Los autores concluyen que, a pesar de la incapacidad para aislar *S. proliferans* de las habitaciones de los pacientes o corredores adyacentes, la evidencia circunstancial indica un brote hospitalario. Simarro y cols.[257] informaron dos infecciones similares relacionadas. Ambos pacientes fueron ingresados a la sala de hematología en habitaciones cercanas durante las obras de construcción en el hospital. Después de un episodio anterior de sepsis bacteriana en la fase neutropénica, que mejoró con tratamiento antibiótico, se deterioró el estado respiratorio en ambos pacientes, quienes presentaron disnea aguda, con un infiltrado pulmonar en uno de ellos. Unas horas más tarde, ambos pacientes murieron. Los hemocultivos fueron positivos para *S. prolificans*. De Battle y cols.[64] describieron el caso de un paciente con leucemia que desarrolló una infección diseminada por *S. prolificans* durante un período de neutropenia inducida por la quimioterapia. *S. prolificans* se aisló de cuatro hemocultivos. En la autopsia, se halló infección micótica diseminada con múltiples trombosis micóticas intravasculares en pulmones, hígado, bazo y otros órganos. Los autores afirman que deben hacerse todos los esfuerzos para proteger a los pacientes con leucemia de la invasión por hongos saprobios durante los períodos de neutropenia inducida por el tratamiento.

Una gama de otros hongos filamentosos hialinos puede causar enfermedad en el individuo predispuesto. Chan y cols.[40] informaron un caso de peritonitis relacionada con diálisis peritoneal causada por *Paecilomyces variotii* en dos pacientes. Cada uno de ellos había recibido múltiples antibióticos como tratamiento para la peritonitis bacteriana, lo cual posiblemente contribuyó a la aparición de la infección oportunista por *Paecilomyces*.

Las infecciones relacionadas con especies de *Paecilomyces* también fueron informadas por Chan-Tack y cols.[41] (fungemia en un receptor adulto de trasplante de médula ósea), Gucalp y cols.[104] (sinusitis refractaria a anfotericina B en adultos inmunodeprimidos), Okhravi y cols.[204] (endoftalmitis después de la queratoplastia penetrante) y Westenfeld y cols.[288] (un paciente con infección subcutánea con bursitis prerrotuliana). Castro y cols.[37] informaron un caso de infección profunda subcutánea del antebrazo izquierdo por *P. lilacinum* (antes *Paecilomyces lilacinus*) en un receptor de trasplante de riñón, la cual respondió al tratamiento oral con griseofulvina. Estos autores revisaron 42 casos de micosis humanas ocasionadas por especies de *Paecilomyces*, por lo general, en combinación con implantes de prótesis o inmunodepresión. La diferenciación de estos hongos similares a nivel microscópico es importante, ya que la mayoría de las cepas de *P. lilacinus* son resistentes a la anfotericina B, mientras que la mayoría de las cepas de *P. variotii* son sensibles.

Se ha informado a las especies de *Scopulariopsis* como causantes de infecciones de tejido subcutáneo, uñas y pulmones.[274] Phillips y cols.[224] informan los casos de varios pacientes con micosis por *S. brevicaulis* con implicación de la uña del dedo gordo del pie en un receptor de trasplante alógeno de médula ósea. Otras infecciones citadas fueron la neumonitis por hipersensibilidad, formación de bolas micóticas en el pulmón e infecciones profundas subcutáneas en hospederos inmunodeprimidos. Las infecciones por diversas especies de *Scopulariopsis* incluyen sinusitis micótica invasiva, informada por Ellison y cols.[79] y por Jabor y cols.,[135] en el último caso con destrucción nasal invasiva de un hospedero inmunodeprimido; un caso mortal de endocarditis de válvula protésica por *S. brevicaulis* informado por Migriño y cols.,[186] y una infección subcutánea recurrente en un paciente de seis años de edad después de un trasplante hepático, por Sellier y cols.[251]

Schell y Perfect[247] informan el caso de un paciente con neutropenia que desarrolló una infección diseminada causada por *Acremonium strictum*. En este paciente, el microorganismo se aisló de hemocultivos después del aislamiento previo a partir de muestras fecales; se sugiere al tubo digestivo como la fuente primaria de infección.

Identificación de dermatofitos

Los dermatofitos son un grupo distinto de los hongos que infectan piel, pelo y uñas de humanos y animales, que producen una variedad de infecciones cutáneas, coloquialmente conocidas como "tiña". Cualquier hongo filamentoso aislado en el cultivo de las muestras etiquetadas de piel, uñas y cabello debe evaluarse para determinar si es un dermatofito. Sin embargo, se debe estar atento a la posibilidad de otros hongos patógenos, incluyendo los filamentosos dimorfos, que también pueden colonizar la piel y tener características similares a los dermatofitos, como hifas delicadas de diámetro estrecho y resistencia a cicloheximida. Además, pueden aislarse muchos hongos filamentosos ambientales saprobios, especialmente de las uñas. La determinación de la naturaleza patógena de estos hongos es difícil, ya que podrían representar un contaminante o la causa de la infección. El aislamiento repetido de tales hongos, la exclusión de la presencia de un dermatofito y la demostración de la forma micótica invasora por histopatología proporcionarían evidencia que apoya que la onicomicosis es causada por el hongo.

El examen directo mediante la preparación de KOH/blanco de calcoflúor es útil para la detección directa de los dermatofitos. La observación de segmentos típicos de hifas directamente de escamas de la piel (fig. 21-44), o invasión de tipo *ectótrix* o *endótrix* de cabellos infectados, es un resultado preliminar útil (fig. 21-45).

Las colonias de las diferentes cepas de dermatofitos varían considerablemente en cuanto a tasas de crecimiento, morfología y producción de pigmento, a veces incluso dentro de la misma especie. Por lo tanto, la designación de género y especie depende de la observación de las características microscópicas. En algunos casos, la identificación a nivel de especie, particularmente para las especies de *Trichophyton*, no es posible sin pruebas bioquímicas y biofísicas complementarias. La identificación a nivel de especie, aunque de interés epidemiológico, no es necesaria para el tratamiento. No obstante, hay algunas características de las colonias que pueden ser útiles en la identificación de una especie determinada, las cuales se analizan a continuación. Las colonias

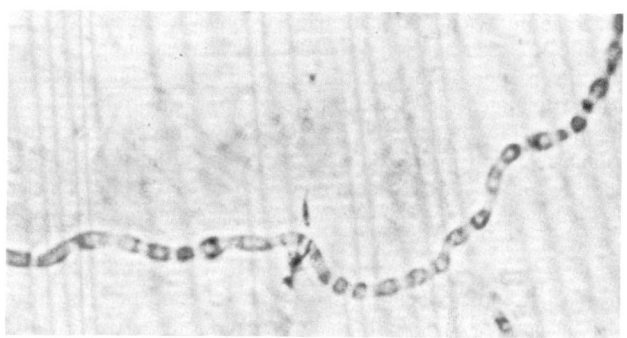

■ **FIGURA 21-44** Microfotografía de un montaje con KOH de un raspado de piel que ilustra un segmento de hifa de uno de los hongos dermatofíticos. Obsérvese que el fragmento de hifa se rompe en pequeños artroconidios (1 000×, aceite de inmersión).

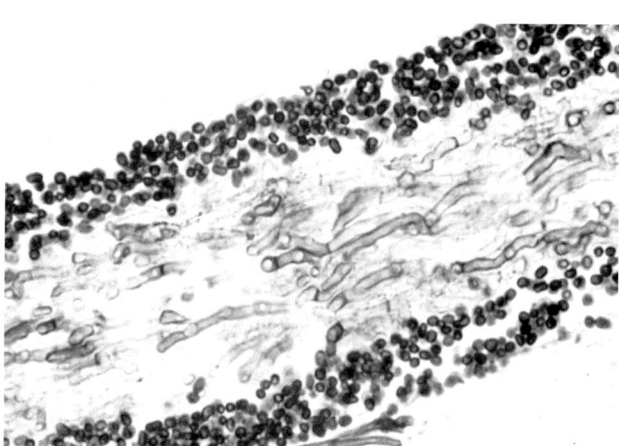

■ **FIGURA 21-45** Microfotografía tomada a través de una sección longitudinal de un tallo piloso de un paciente con dermatofitosis. Obsérvese la invasión endótrix con hifas septadas centralmente y conidios en la periferia (tinción GMS, 400×).

de dermatofitos representativos se ilustran en la lámina 21-4. Las especies de importancia médica que se encuentran con mayor frecuencia en los laboratorios clínicos son *Microsporum canis*, *Microsporum gypseum*, *Trichophyton mentagrophytes*, *Trichophyton rubrum*, *Trichophyton tonsurans*, *Trichophyton verrucosum* y *Epidermophyton floccosum*.

En un estudio de infecciones por dermatofitos en los Estados Unidos llevado a cabo por Weitzman,[286] *T. tonsurans* fue la especie de dermatofitos que se aisló con mayor frecuencia (el 44.5% de los casos), seguida por *T. rubrum* (41.3%), *T. mentagrophytes* (8.5%), *M. canis* (3.5%) y *E. floccosum* (1.1%).

Los dermatofitos se dividen en tres géneros: *Microsporum*, *Trichophytony* y *Epidermophyton*, principalmente en función de las diferencias observadas al microscipio y en las formas de esporulación. En el cuadro 21-3 se presenta una aproximación a la identificación de los géneros y especies de los dermatofitos.

El género **Microsporum** se caracteriza por la producción de muchos macroconidios y pocos o ningún microconidio. Los macroconidios son multicelulares y de pared gruesa, y tienen una pared celular verrucosa, equinulada y gruesa. Las identificaciones de especies se basan en las diferencias en la morfología de los macroconidios. Los microconidios, cuando están presentes, son pequeños, hialinos y de forma de lágrima o elíptica, y están unidos directamente a los lados de las hifas.

El género **Trichophyton** se caracteriza por la producción de muchos microconidios y pocos o ningún macroconidio. Los macroconidios, cuando se forman, en contraste con los de especies de *Microsporum*, son de paredes delgadas y lisas. El tamaño y la disposición de los microconidios son importantes para alcanzar una identificación a nivel de especie. La producción de pigmento, la actividad de la ureasa, las capacidades de penetración en el pelo y los patrones de crecimiento diferencial en medios de cultivo con y sin tiamina y niacina (agares diferenciales *Trichophyton*) también se utilizan para lograr una identificación a nivel de especie.

El género **Epidermophyton** se caracteriza por la producción de macroconidios claviformes, con paredes lisas y de 2-4 células que nacen por separado de las hifas o, más característicamente, en grupos de 2-3. La ausencia de microconidios es de vital importancia para la identificación de *Epidermophyton*.

Identificación de especies de Microsporum

Microsporum canis. Se trata de un dermatofito zoófilo. La infección se contrae con frecuencia de la mascota de la familia. El crecimiento es rápido, entre 3 y 5 días. Las colonias son inicialmente blancas y sedosas, y más tarde desarrollan un pigmento de color amarillo limón del faldón periférico de la colonia (lám. 21-4A). La región posterior de la colonia se vuelve amarillo ocre a medida que la colonia madura.

Al microscopio, se pueden observar macroconidios y microconidios, con predominio de los primeros. La producción de macroconidios multicelulares con forma de huso (fusiforme), con puntas y que pueden girarse ligeramente hacia un lado en la punta es característica de *M. canis* (fig. 21-46). Pueden observarse microconidios dispersos en los lados directamente desde la hifa. En las infecciones del pelo, los racimos de microconidios en mosaico se desarrollan en la parte exterior del tallo (*ectótrix*).

Microsporum gypseum. Es un dermatofito geófilo y la infección se contrae generalmente por contacto con el suelo.

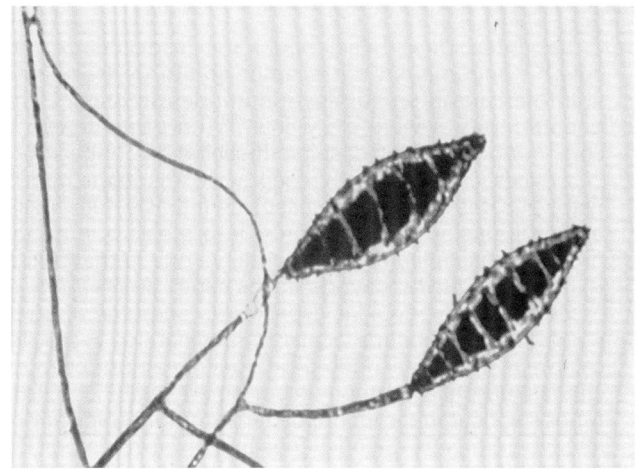

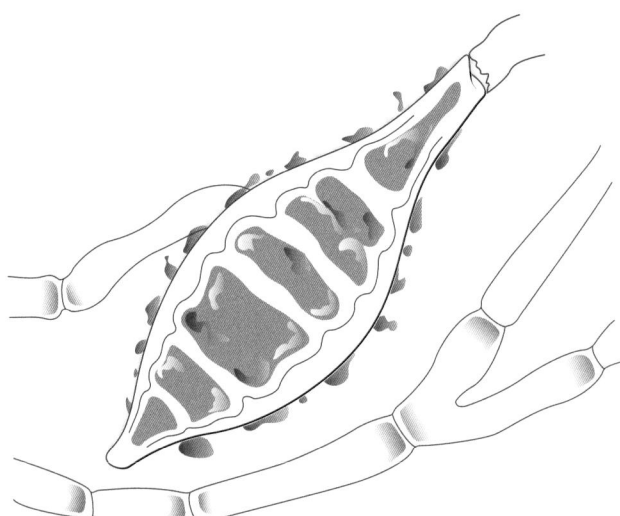

■ **FIGURA 21-46** Microfotografía e ilustración de un macroconidio multicelular de *M. canis*, que muestran la forma de huso, la pared gruesa equinulada, los septos transversales y la punta ahusada.

El crecimiento es rápido, entre 3 y 5 días. Las colonias son planas, inicialmente blancas, pero se vuelven de color leonado marrón a rojizo al madurar (lám. 21-4B). La superficie se observa como granos de azúcar a medida que producen los conidios.

Los macroconidios de *M. gypseum* generalmente son más numerosos que los que se encuentran en *M. canis*, son menos fusiformes y tienen puntas redondeadas (fig. 21-47). Los antecedentes de exposición al suelo y animales posiblemente infectados, así como la morfología de las colonias, pueden ser útiles al realizar la identificación diferencial.

Microsporum nanum. Es un dermatofito zoófilo que se relaciona con los cerdos y es una causa relativamente infrecuente de dermatofitosis.[236] Las colonias de *M. nanum* crecen rápidamente, en 3-5 días. La superficie es algodonosa, inicialmente blanca y después de color crema, volviéndose de color marrón rojizo en el dorso. Pueden aparecer penachos en la superficie con la madurez.

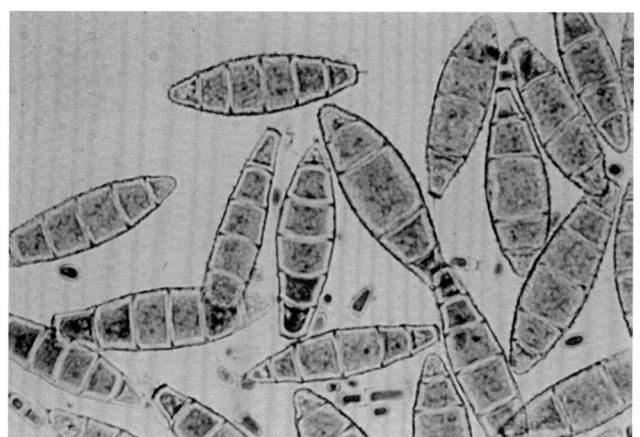

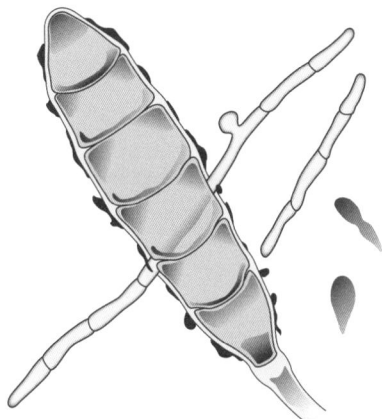

■ **FIGURA 21-47** Microfotografía e ilustración de un macroconidio multicelular de *M. gypseum* que revelan una pared gruesa, equinulada, septos transversales y una célula terminal redondeada.

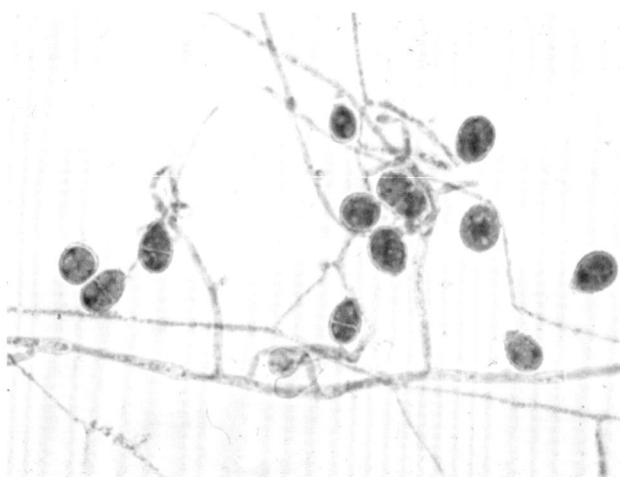

■ **FIGURA 21-48** Microfotografía de los macroconidios de *M. nanum*. Se diferencian de los de *E. floccosum* por tener dos células y una pared gruesa, equinulada.

Al microscopio, suelen observarse los macroconidios característicos de 2-3 células, ovales a claviformes. En la evaluación rápida, los macroconidios producidos pueden parecerse a los de *E. floccosum*. Las paredes celulares son finamente verrucosas (fig. 21-48), en contraste con los conidios de *E. floccosum*, que

tienen paredes lisas. Pequeños microconidios claviformes a cilíndricos de 3-5 mm se derivan desde los lados de las hifas, hallazgo importante adicional al diferenciar *M. nanum* de *E. floccosum*.

Identificación de especies de Trichophyton

Trichophyton mentagrophytes. Es un dermatofito zoófilo y la infección puede contraerse de una gran variedad de animales. El crecimiento es relativamente rápido, con maduración de 3-5 días. Se puede observar uno de los dos tipos de colonia: algodonosa o granular. Las variantes algodonosas son inicialmente blancas, pero pueden ser de color crema a bronce a medida que alcanzan la madurez. Con frecuencia se desarrolla una zona central elevada de hifas estériles en forma de telaraña. La periferia y la región posterior de la colonia pueden ser color de rosa a bronce (lám. 21-4D). Las variantes granulares producen colonias planas y en expansión con una superficie granular fina a gruesa. Las colonias son inicialmente blancas o amarillentas, pero más tarde se vuelven de color bronce o marrón. Se observa un pigmento rojo similar al que presenta *T. rubrum*; sin embargo, la pigmentación no es tan intensa como con *T. mentagrophytes*, particularmente cuando las colonias se cultivan de forma paralela en agar harina de maíz o PDA (lám. 21-4F).

Los microconidios tienden a agruparse en racimos individuales constituidos (*en grappe*) (fig. 21-49). Habitualmente, los

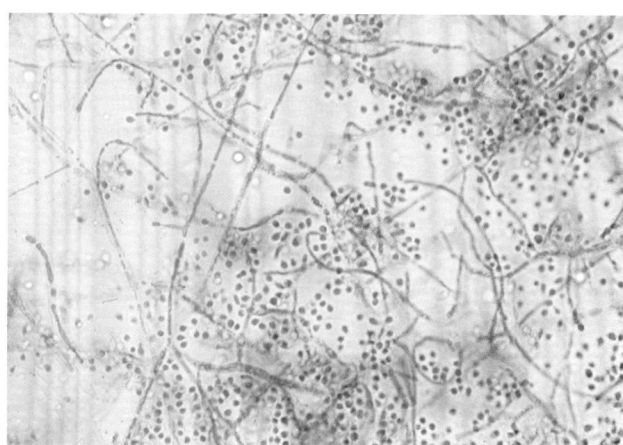

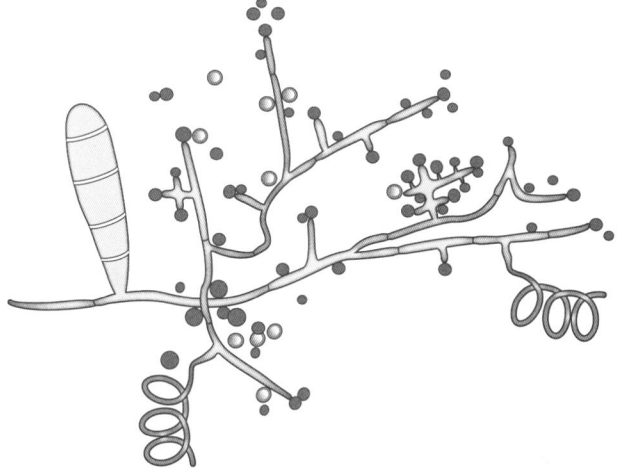

■ **FIGURA 21-49** Microfotografía e ilustración de las formas microscópicas de *T. mentagrophytes*.

macroconidios están ausentes o presentes en pequeñas cantidades; son más frecuentes en los cultivos granulares. Si se encuentran presentes, son largos, multicelulares, con forma de puro y tienen paredes delgadas y lisas. Con frecuencia se observan hifas en espiral y clamidosporas en las hifas vegetativas. La mayoría de las cepas son ureasa positivas y, en infecciones del pelo, las hifas invaden los tallos (**endótrix**). Hay crecimiento similar en los agares diferenciales de *Trichophyton*.

Trichophyton rubrum. Es un dermatofito antropófilo que infecta generalmente la piel y las uñas. El crecimiento en SDA es relativamente lento: requiere 4-7 días hasta su madurez. La superficie de la colonia es inicialmente blanca, y la consistencia puede ser algodonosa, aterciopelada o granular, dependiendo de la cepa, el medio de cultivo que se utilice y la magnitud de la esporulación. Como el nombre lo indica, una observación clave es la producción de un pigmento soluble en agua, color vino tinto, en la región posterior de la colonia que se difunde en el agar (lám. 21-4E y F). La producción de pigmento es más intensa en las colonias en agar harina de maíz o PDA que en SDA.

Al observarse con el microscopio, los microconidios de *T. rubrum* suelen tener forma de lágrima (piriforme) y, por lo general, se distribuyen en ambos lados de los filamentos de las hifas, produciendo el aspecto de "pájaros en un alambrado", más que los racimos individuales que se observan con *T. mentagrophytes* (fig. 21-50). En raras ocasiones pueden observarse macroconidios multicelulares; si están presentes, son alargados y tienen forma de puro, con paredes lisas, delgadas, similares a los producidos por *T. mentagrophytes*. Esta especie no produce ureasa y el tallo piloso no es invadido en la prueba de cebado o penetración del pelo. Hay crecimiento similar en los agares diferenciales de *Trichophyton*.

Trichophyton tonsurans. Es un dermatofito antropófilo que causa infecciones de las uñas, piel y cuero cabelludo. El crecimiento es lento: requiere 7-10 días para alcanzar la madurez. Las colonias tienen una superficie granular característica, color crema, con el desarrollo de arrugas radiales profundas al alcanzar la maduración (lám. 21-4G). La identificación puede confirmarse demostrando un crecimiento pobre en agar *Trichophyton* 1, que es deficiente en tiamina; la tiamina es un requerimiento nutricional de crecimiento absoluto para *T. tonsurans*. Hay buen crecimiento en agar *Trichophyton* 4, que contiene tiamina.

Al observarse al microscopio, los microconidios suelen ser distintivos. Varían considerablemente en tamaño y van desde alargados con forma de garrote hasta grandes con forma de globo; pueden mezclarse con microconidios con formas ovaladas más pequeñas o de lágrima (fig. 21-51). Rara vez se observan macroconidios en los aislamientos de laboratorio.

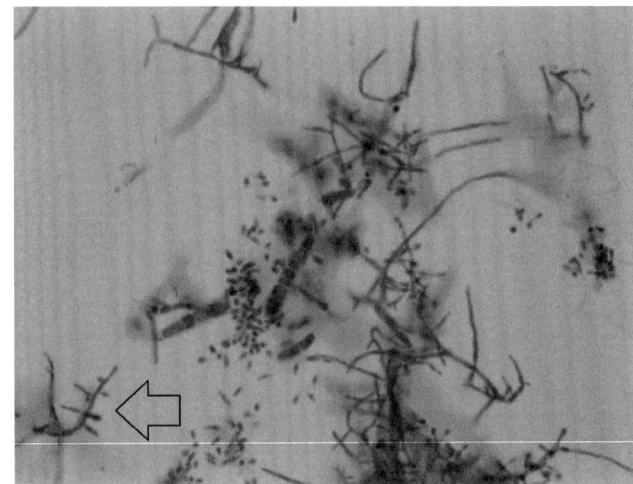

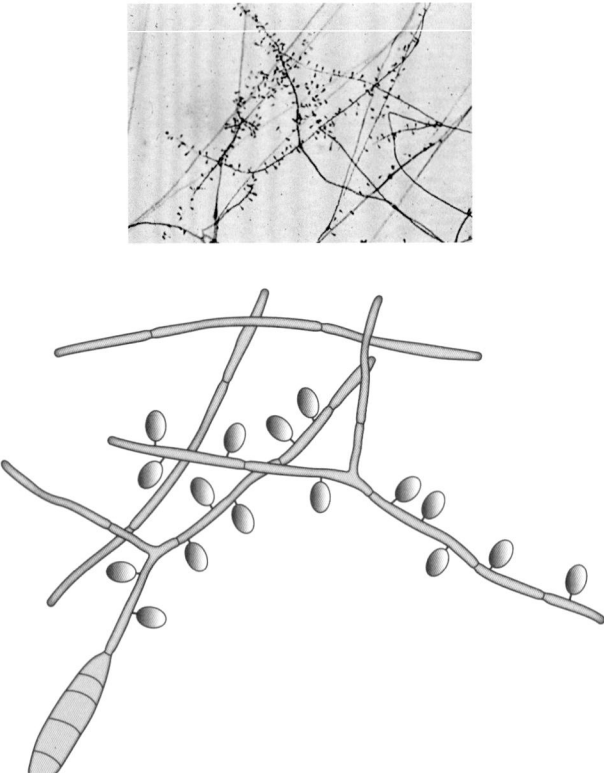

■ **FIGURA 21-50** Microfotografía e ilustración de las formas microscópicas de *T. rubrum* que muestran la producción de conidios diminutos a los lados de las hifas, en una disposición como "pájaros en un alambrado".

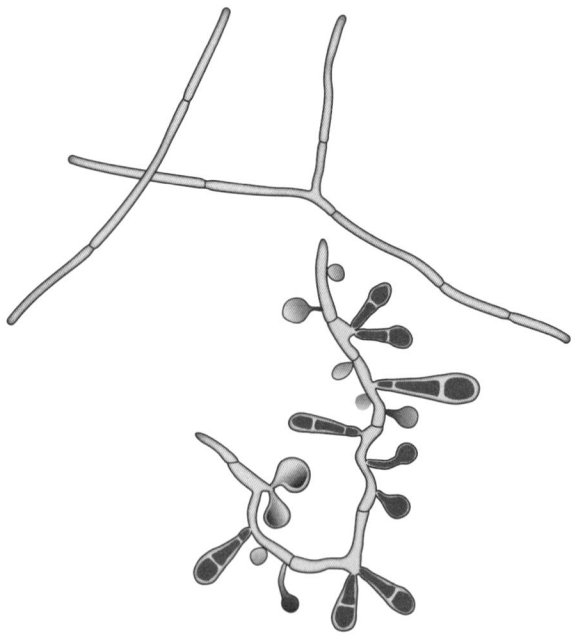

■ **FIGURA 21-51** Fotografía e iliustración de los microconidios esféricos y en forma de *T. tonsurans* libres y soportados lateralmente por las delicadas hifas (*flecha*). Además, se encuentran presentes varios macroconidios de paredes lisas y delgadas en el preparado.

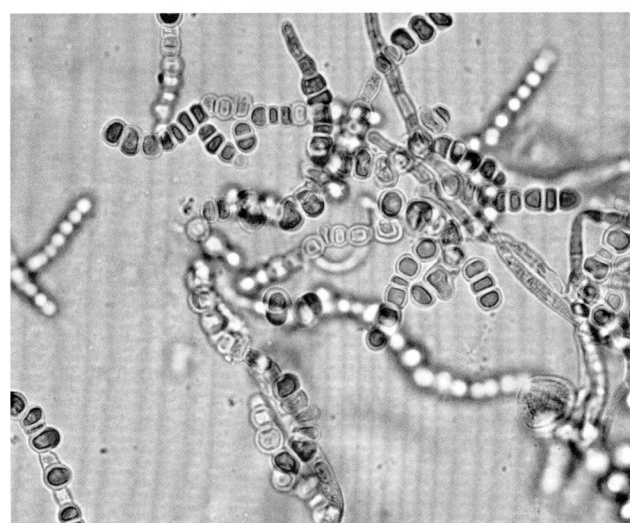

■ **FIGURA 21-52** Microfotografía del aspecto microscópico de las cadenas de clamidosporas, características de *T. verrucosum*.

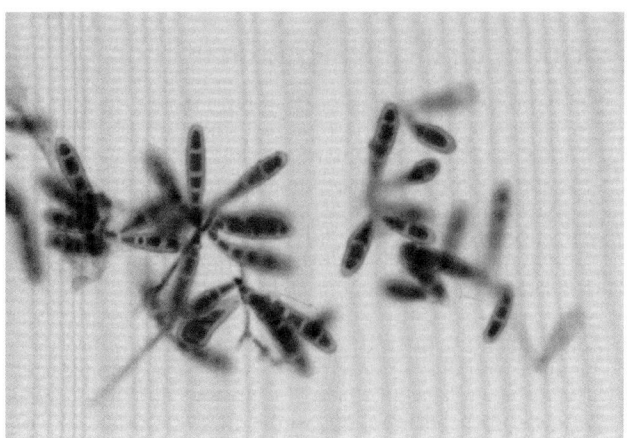

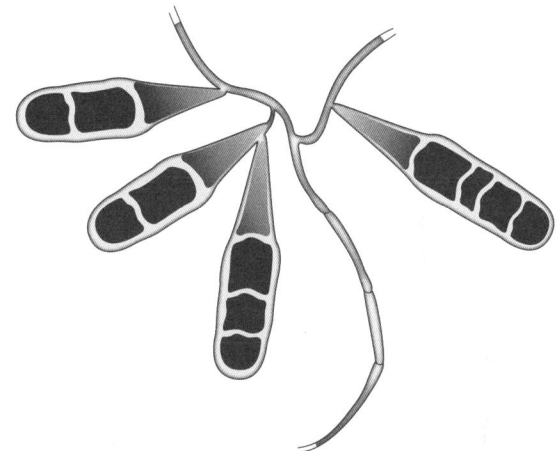

■ **FIGURA 21-53** Microfotografía e ilustración de un racimo de macroconidios alargados, de forma cilíndrica de *E. floccosum*, con paredes lisas y septos transversales. Este hongo no produce microconidios.

Trichophyton verrucosum. Es un hongo zoófilo que causa infecciones en el ganado. Aunque se transmite por contacto directo, también puede transmitirse por fómites. Pueden infectar la piel y el pelo. El crecimiento es lento: requiere 7-14 días para alcanzar la madurez. El desarrollo es deficiente en agar *Trichophyton* 1, el cual no contiene tiamina ni inositol. Sin embargo, se observa crecimiento en agares *Trichophyton* 2, 3 y 4, todos ellos con tiamina, inositol o ambos. Las colonias son pequeñas, circulares, planas, glabras inicialmente o lanosas más tarde y blancas a amarillentas. La región posterior de la colonia permanece incolora.

Al observarse al microscopio, la esporulación por lo general es escasa. Pueden verse hifas de tipo asta y también es habitual la producción de numerosas clamidosporas que suelen estar dispuestas en cadenas (fig. 21-52). Los macroconidios son infrecuentes, pero son característicos cuando están presentes. Son multicelulares, tienen paredes delgadas y lisas, y son delgados con una disposición en paleta, "chícharo" (guisante/arveja) o "cola de rata". Los microconidios, cuando están presentes, son pequeños, piriformes y están sujetos directamente a lo largo de los lados de las hifas.

Epidermophyton floccosum. Es un dermatofito antropófilo, causa importante de la tiña crural (inguinal) y de los pies (pie de atleta). Las colonias crecen rápidamente, dentro de 3-5 días; inicialmente son de color blanco y después desarrollan un pigmento característico verde caqui al madurar. Pueden observarse bandas de hifas de color amarillento irradiando desde el centro de la colonia hacia la periferia (lám. 21-4H). La superficie se vuelve granular al haber mayor madurez a medida que se producen los conidios.

Nunca se producen microconidios, un hallazgo clave. De esta manera, si se observan microconidios en un cultivo desconocido de un dermatofito, se puede descartar *E. floccosum*. Los **macroconidios** generalmente se producen en abundancia y cuentan con forma de garrote, 3-5 células y paredes delgadas y lisas (fig. 21-53). Los macroconidios se agrupan a menudo en grupos de tres a cuatro. Los clamidoconidios se encuentran con frecuencia, sobre todo en los cultivos de mayor antigüedad.

Diagnóstico mediante técnicas distintas al cultivo

Se han descrito estudios de diagnóstico molecular que permiten detectar los dermatofitos, pero aún no se utilizan con frecuencia. Por lo tanto, esta sección se encuentra limitada. Liu y cols.[167] utilizaron una reacción en cadena de la polimerasa (PCR, *polymerase chain reaction*) preparada arbitrariamente y fueron capaces de identificar 20 de las 25 especies o subespecies de dermatofitos del estudio. Aunque rara vez puede requerirse el empleo de dicha tecnología, se hace referencia a ella para considerarla en los casos en los que se precise una definición más exigente.

Las manifestaciones clínicas de las diferentes infecciones por dermatofitos se encuentran en el recuadro de correlación clínica 21-4.

Hongos dimorfos

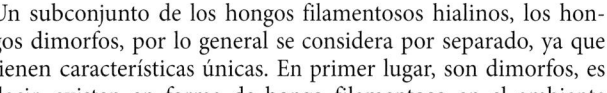

Un subconjunto de los hongos filamentosos hialinos, los hongos dimorfos, por lo general se considera por separado, ya que tienen características únicas. En primer lugar, son dimorfos, es decir, existen en forma de hongo filamentoso en el ambiente

RECUADRO DE CORRELACIÓN CLÍNICA 21-4 Dermatofitos

Tiña de la cabeza, *tiña del cuerpo*, *tiña de los pies* y *tiña crural* son los nombres dados a las distintas formas de infecciones por dermatofitos. El término *onicomicosis* se refiere a las infecciones de las uñas. Con el advenimiento del tratamiento antimicótico oral más eficaz, la identificación de laboratorio de los dermatofitos ahora se requiere con menos frecuencia. En la mayoría de las prácticas clínicas, se observan preparados blancas de KOH o KOH/calcoflúor de escamas de piel, raspados de uñas o pelos, para la detección de las hifas características que tienden a dividirse en los artroconidios. Por lo general, se administra el tratamiento sin obtener un cultivo si el examen directo muestra elementos micóticos, y el examen se realiza en el consultorio médico (microscopia realizada por un proveedor). Aunque la gran mayoría de las infecciones son superficiales, ha habido informes de enfermedad localmente invasiva, que es más probable en un individuo inmunocomprometido.[250]

El término *tinea* (tiña), que se remonta a la Edad Media, se refiere a los agujeros circulares en prendas de vestir producidas por la polilla de la ropa, una apariencia similar a las lesiones anulares de la piel producidas por los hongos dermatofíticos. El término ahora se utiliza para describir los diferentes síndromes clínicos causados por los dermatofitos. Las infecciones de tiña son también frecuentes en perros, gatos, caballos, ganado y otros animales, proporcionando una fuente de infecciones zoófilas a los humanos. A continuación se presenta un breve resumen de los varios tipos clínicos de las infecciones de tiña.

Tiña de la cabeza: dermatofitosis de cuero cabelludo
Se pueden observar varios tipos de infección:

1. Tiña de parche gris, una infección ectótrix transmisible de los niños causada por *Microsporum audouinii* o *M. canis*;
2. Infección inflamatoria ectótrix por *T. mentagrophytes*, de origen animal;
3. Tiña negra, una infección endótrix en la que pelos infectados y degenerados se rompen en la superficie de la piel produciendo lo que parece ser una mancha negra, causada por *T. tonsurans*; y
4. Masas fungosas exofíticas (queriones) producidas por *T. tonsurans*, o infecciones favus causadas por *T. schoenleinii* (en Escandinavia y norte de Europa) y por *T. violaceum* (en Europa mediterránea meridional).

Durante los últimos 50 años, *T. tonsurans* ha sustituido a *T. audouinii* como el agente etiológico predominante de la tiña de la cabeza en los Estados Unidos y Europa occidental.[76,107,299] Las infecciones por *T. tonsurans* son contagiosas, evidenciadas por un brote de tiña del cuerpo entre cuatro trabajadores de atención médica en una sala de rehabilitación para pacientes hospitalizados que contrajeron la enfermedad de un paciente infectado.[166] La propagación contagiosa de *T. tonsurans* se ha vuelto un problema entre jóvenes atletas. Las lesiones se observan con ciertas diferencias en un subconjunto de atletas jóvenes en comparación con la población pediátrica en general; se ha aplicado el término "tiña del gladiador" a esta forma de infección.[152] La tiña de la cabeza con más frecuencia se adquiere ya sea por contacto directo con una persona infectada o por una variedad de fómites; un estado de portador asintomático en los adultos puede contribuir a la persistencia de la infección en un entorno determinado.[19] En un estudio de la infección por dermatofitos en 202 niños que residen en Kuwait, al-Fouzan y cols.[7] encontraron que la tiña de la cabeza es la infección más frecuente y que *M. canis* fue la causa más habitual (96% de los pacientes en esta serie). Aunque en la gran mayoría de los pacientes la infección permanece confinada a la piel superficial, existen informes de que el hongo puede invadir los tejidos más profundos en hospederos inmunodeprimidos. King y cols.[148] informan el caso de una infección subcutánea papular en un receptor de trasplante de riñón en quien se observaron elementos micóticos invasores en una biopsia profunda de la piel. Del mismo modo, se observó penetración profunda subcutánea de nódulos eritematosos del cuero cabelludo y la cara en un paciente con sida.

Tiña del cuerpo
Lesiones anulares características en la piel de las partes suaves del cuerpo, con bordes hemorrágicos que se extienden; son causadas generalmente por *T. rubrum*, *T. mentagrophytes* y *T. tonsurans*. *T. tonsurans* se aísla con mayor frecuencia como causa de tiña del cuerpo en los Estados Unidos. *T. rubrum* se encuentra particularmente bien adaptado para sobrevivir en la superficie de la piel, dando lugar a una infección crónica, a menudo durante toda la vida del paciente.[58] Los mananos de *T. rubrum* parecen ser más capaces de suprimir las reacciones inmunitarias mediadas por células que los mananos de otros hongos, modulando así la respuesta del hospedero y permitiendo la supervivencia. *T. rubrum* también puede sobrevivir fuera del cuerpo humano como esporas en escamas descamadas de la piel, y promover la transmisión de persona a persona en varios hábitats humanos. Las infecciones zoófilas por *M. canis* y geófilas por *T. gypseum* también se encuentran ocasionalmente en la práctica clínica.

Tiña de la barba
Esta infección zoófila se ha encontrado habitualmente en granjeros. *T. mentagrophytes* es la causa más frecuente de infecciones humanas y las lesiones tienden a ser inflamatorias. *T. verrucosum* también se asocia generalmente con la tiña de la barba, adquirida de la piel de ganado vacuno. Sabota y cols.[239] informaron la infección por *T. verrucosum* en cinco pacientes, tres de los cuales tenían una tiña pustulosa grave de la barba, y dos de ellos erupciones en los antebrazos. Los cinco pacientes eran granjeros. Una preparación con KOH mostró las hifas y los cultivos generaron *T. verrucosum* en los tres casos. *T. verrucosum* puede causar tiña pustular de la barba en los agricultores que puede ser confundida con una infección por *Staphylococcus aureus* por los médicos,

incluyendo a expertos en enfermedades infecciosas. La respuesta a la simple pregunta "¿trabaja usted en la granja?" puede sugerir la posibilidad de *T. verrucosum* en el entorno clínico apropiado.

Tiña crural (de la ingle)

Las lesiones tienden a ser circinadas y serpiginosas, con agrandamiento de bordes inflamatorios, vesiculares, causadas con frecuencia por *Epidermophyton floccosum*. Esta infección puede alcanzar proporciones epidémicas en los atletas, los soldados y las tripulaciones de barcos, entre los cuales pueden compartir toallas, ropa de cama y uniformes.

Tiña de los pies (pie de atleta)

Es la infección micótica más frecuente en los humanos; por lo general, se manifiesta con lesiones que producen picazón, descamación o filtración en las plantas o entre los dedos de los pies. Las infecciones son más frecuentes durante los meses cálidos y húmedos. *T. mentagrophytes*, *T. rubrum* y *E. floccosum* son las especies de dermatofitos que se aíslan con mayor frecuencia. La mayor cantidad de queratina en la planta de los pies y las palmas de las manos hace que sean dos sitios selectivamente vulnerables a la infección por *T. mentagrophytes* y otros dermatofitos. La capacidad de *T. rubrum* para sobrevivir como esporas en escamas de la piel descamadas hace que estas áreas hiperqueratósicas sean especialmente vulnerables a contraer infecciones por toallas contaminadas, suelo del área de vestidores de deportistas y otros hábitats humanos.

Tiña de las uñas

La *tiña de las uñas* es el término utilizado para describir las infecciones ungueales por hongos dermatofitos, para diferenciarse de la *onicomicosis*, que se refiere a las infecciones ungueales causadas por una amplia variedad de hongos que incluye a los no dermatofíticos, como *Scopulariopsis*, entre otros microorganismos. Las infecciones de tiña de las uñas comienzan en el borde lateral o distal de la placa de la uña y producen inflamación paroniquial. A medida que avanza la lesión, la uña se vuelve más gruesa y quebradiza, con acumulación de detritos con queratina subungueal. Los dermatofitos habitualmente involucrados son *T. rubrum* y *T. mentagrophytes*.

Lugo-Somolinos y Sánchez,[174] en un estudio de 100 pacientes consecutivos con diabetes, encontraron una incidencia mayor de infecciones por dermatofitos en comparación con una población de control. Las infecciones por dermatofitos de un tipo u otro se encontraron en el 31% de los pacientes con diabetes mellitus y en el 33% del grupo de control. Así, contrariamente a la noción popular, la diabetes mellitus al parecer no predispone a la dermatofitosis.

("temperatura ambiente de incubación"), mientras que las formas levaduriformes o levaduras se producen durante la infección (*in situ* en el cuerpo humano). Todos los anteriores, salvo las especies de *Coccidioides*, son térmicamente dimorfos (producen la levadura o forma levaduriforme cuando se incuban de 35-37 °C). La forma filamentosa se produce en el nicho ambiental del hongo y da lugar a los conidios infecciosos. Los humanos y los animales se infectan predominantemente a través de la inhalación de conidios aéreos para todos los hongos dimorfos patógenos, excepto *Sporothrix schenckii*, que causa la infección predominantemente a través de la inoculación traumática directa. Una vez en el cuerpo (temperatura de 35-37 °C), los conidios se transforman en una forma de levadura o esférula si el patógeno infectante es una especie de *Coccidioides*. Además de *S. schenckii*, los hongos dimorfos patógenos son causa importante de infecciones "profundas" en humanos. La gravedad de la infección está determinada por el microorganismo infectante, el sitio de la infección y la carga de enfermedad, el estado inmunitario del hospedero y la disponibilidad y rapidez del tratamiento antimicótico.

A continuación se presentan las especies de importancia médica que se revisan en este texto:

Blastomyces dermatitidis
Coccidioides immitis/C. posadasii
Histoplasma capsulatum
Complejo *Sporothrix schenckii*
Paracoccidioides brasiliensis

Las colonias de estos hongos, con la excepción de las especies de *Coccidioides*, por lo general crecen lentamente (10-30 días) cuando se aíslan en cultivo primario de muestras clínicas. En casos donde la carga de microorganismos micóticos en una muestra clínica es alta, puede observarse crecimiento en 4-7 días. El crecimiento de *Coccidioides* es suficientemente rápido para que se pueda observar un crecimiento fino dentro de 24-72 h en placas de agar de sangre de empleo habitual incubadas a 35 °C. Esto representa un riesgo para los bacteriólogos; por lo tanto, todas las placas que contienen hongos filamentosos deben manipularse dentro de una cabina de seguridad biológica. A 30 °C, la temperatura habitual de incubación del laboratorio, las colonias aparecen como un hongo filamentoso con un micelio delicado, sedoso, piloso o similar a telaraña. En algunos casos, ciertas áreas pueden adoptar formas levaduriformes, particularmente durante las primeras fases de crecimiento o si se aíslan en medios que contienen sangre (lám. 21-5A). Las colonias habitualmente son blancas grisáceas o color crema, aunque algunas cepas pueden mostrar un color amarillo pastel claro que adquiere una pigmentación rosa. Las colonias de *S. schenckii* pueden tener una apariencia oscura, lo que aumenta con la incubación prolongada. Los hongos dimorfos como grupo también tienen la capacidad de crecer en medios de cultivo que contienen ciclохeximida, una valiosa propiedad para la diferenciación de estos hongos de los filamentosos saprobios, incluyendo a sus simuladores ambientales, que crecen poco o nada.

Si se intenta la conversión de hongo filamentoso a levadura (se aumenta la temperatura de incubación a 35-37 °C), se puede observar una fase espiculada de transformación antes de las típicas colonias levaduriformes (lám. 21-5C). Cuando la conversión a levadura se ha completado, las colonias tienen un aspecto pastoso, de tipo levadura, son glabras, generalmente íntegras y tienen una pigmentación de color crema a amarillo (lám. 21-5E). Aunque es demostrable, la conversión a levaduras de los cultivos de hongos filamentosos en rara ocasión se realiza en la mayoría de los laboratorios; la confirmación de los aislamientos sospechosos se logra utilizando sondas de ácidos nucleicos disponibles comercialmente u otras técnicas moleculares.

Incluso antes de la producción de conidios, puede considerarse a nivel microscópico la posibilidad de hongos filamentosos dimorfos si se observan hifas hialinas, septadas y muy finas, y hay crecimiento en medios que contienen cicloheximida. Las hifas suelen alinearse en haces paralelos. El siguiente paso en la identificación a nivel de especie se realiza a partir de la exploración microscópica de las colonias en cultivo, en función del tamaño, forma, posición y derivación de los conidios. La confirmación se logra generalmente mediante una sonda de ácidos nucleicos específica u otra tecnología molecular (p. ej., secuenciación de ADN). También es posible realizar una identificación con base en la morfología de la levadura o con las formas levaduriformes, como se ha observado en cortes tisulares teñidos. Los criterios para la identificación de hongos filamentosos dimorfos individuales se presentarán en los párrafos siguientes.

Blastomyces dermatitidis *y blastomicosis*

B. dermatitidis es un hongo filamentoso del suelo y plantas en descomposición. Es endémico en los estados adyacentes a los valles de los ríos Mississippi y Ohio (Kentucky, Arkansas, Mississippi, Carolina del Norte, Tennessee, Louisiana, Illinois y Wisconsin).[21,150] En contraste con la histoplasmosis, en la que la extensión de la zona endémica se ha trazado claramente en función de pruebas cutáneas positivas, las regiones de la blastomicosis se determinaron únicamente con base en resultados individuales debido a la falta de una prueba de sensibilidad cutánea.[62] Se considera que los humanos se infectan mediante la inhalación de los conidios aéreos, posiblemente tras la rotura mecánica de la forma del hongo filamentoso. Un paciente contrajo blastomicosis después de esparcir abono, el cual se presume albergaba al hongo filamentoso. También es una enfermedad de los animales y tiene una alta incidencia de infección en los perros.

Presentación de laboratorio. Las colonias se caracterizan por su crecimiento lento en cultivo primario (10-30 días), excepto en los casos de infecciones masivas, en donde el crecimiento puede observarse dentro de una semana. A 30 °C, las colonias se ven como un hongo filamentoso de color blanco grisáceo o crema claro con un micelio delicado, sedoso o piloso (lám. 21-5B). El crecimiento se produce en medios que contienen cicloheximida, que es una característica de diferenciación importante para los hongos filamentosos que pueden ser simuladores morfológicos de *Blastomyces*. En la conversión a la forma de levadura, puede observarse una fase espiculada durante la transformación, antes de desarrollar las colonias levaduriformes características. Las colonias se vuelven lisas y más levaduriformes, salvo en algunos casos por la saliente aérea de puntas delicadas (lám. 21-5C).

Al observarse al microscopio, en la forma de hongo filamentoso, las hifas son delicadas (aproximadamente 2 μm de diámetro), hialinas y septadas. Los conidios esféricos a ovalados que miden 1-4 μm de diámetro están sujetos de manera individual por las puntas de conidióforos largos o cortos (algunos consideran que son similares a "paletas" o "pirulíes") (fig. 21-54). Los conidios de los saprobios del suelo, las especies de *Chrysosporium*, tienen un aspecto microscópico similar. Cabe señalar que la observación microscópica de las colonias muy jóvenes de *Blastomyces* puede contener restos de las formas de levadura que no se han convertido por completo a la fase de hongo filamentoso.

Las colonias de conversión a levaduras que crecen a 35 °C en agar enriquecido son pequeñas, completas, ligeramente convexas,

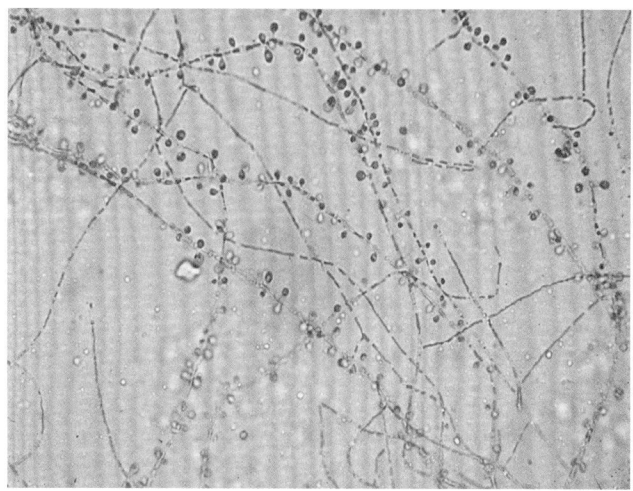

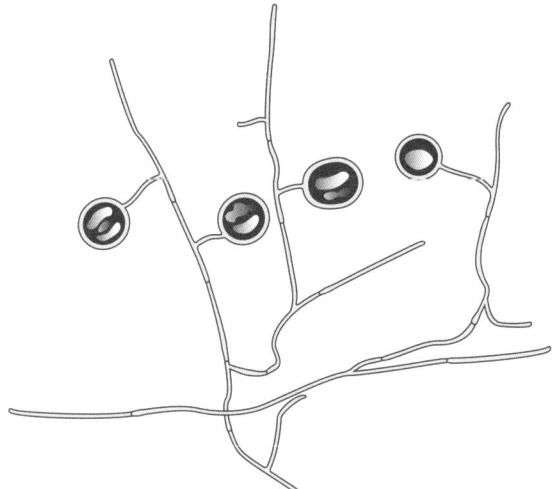

■ **FIGURA 21-54** Microfotografía e ilustración de los conidios pequeños, individuales de *B. dermatitidis*, unidos a las hifas por conidióforos delicados, cortos.

lisas y pueden tener una pigmentación de color amarillo o crema. A nivel microscópico, las formas de levadura son grandes (10-15 μm) y característicamente tienen una sola yema unida por una base amplia (fig. 21-55). Estas formas de levadura que brotan de una base amplia también pueden observarse en cortes de tejido relacionados con frecuencia a una respuesta inflamatoria piogranulomatosa (fig. 21-56, izquierda). Estas formas pueden confundirse en cortes de tejido con endosporas y esférulas inmaduras de *C. immitis* que pueden yacer unas junto a otras. Sin embargo, el desarrollo de endoesporas dentro de las esférulas permite la identificación verdadera de *C. immitis* (fig. 21-56, derecha).

Diagnóstico mediante técnicas distintas al cultivo. Las pruebas serológicas para la detección del anticuerpo por lo general se consideran inadecuadas para el diagnóstico de blastomicosis. No obstante, un resultado positivo es útil en un paciente en quien la blastomicosis forma parte del diagnóstico diferencial. Las pruebas de inmunodifusión y fijación del complemento son positivas únicamente en alrededor del 25% de los casos. Los EIA son más sensibles que la inmunodifusión, pero menos específicos. Se informó un gran brote de origen común en el que la sensibilidad del EIA (77%) fue mayor que la de inmunodifusión (28%) o fijación de complemento (9%), pero

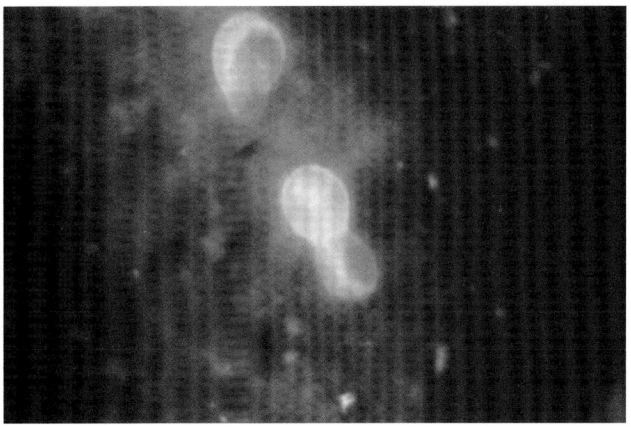

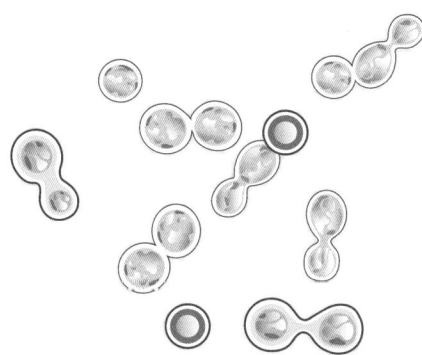

■ **FIGURA 21-55** Microfotografía e ilustración de células grandes de levadura de *B. dermatitidis*, muchas produciendo una yema de base amplia.

adecuados para las pruebas de antígeno. El antígeno se ha detectado en suero, líquido cefalorraquídeo (LCR) y lavados broncoalveolares (LBA). La detección de antígeno en LBA puede mejorar la sensibilidad para el diagnóstico en pacientes con enfermedad pulmonar, particularmente en los casos más leves. La detección del antígeno en LCR puede ser útil para establecer un diagnóstico de meningitis por *Blastomyces*, ya que las células de las levaduras no se perciben en las observaciones directas y los cultivos son negativos en cerca del 50% de los pacientes. La falla del antígeno durante el curso de un tratamiento puede anunciar que se ha fracasado; la recurrencia de la enfermedad puede detectarse si las concentraciones del antígeno aumentan 2-3 veces.[74] Aunque Connolly y cols.[55] encontraron que el estudio tiene una alta sensibilidad y especificidad, también informaron que las pruebas de antígeno urinario de *Blastomyces* mostraron reactividad cruzada en el 95.6% de los pacientes con histoplasmosis. Las manifestaciones clínicas de la blastomicosis se presentan en el recuadro de correlación clínica 21-5.

Coccidioides immitis, Coccidioides posadasii *y coccidioidomicosis*

Las especies de *Coccidioides* son endémicas de zonas áridas y semiáridas, como desiertos. Ahora hay dos especies reconocidas del género *Coccidioides*: *C. immitis* y *C. posadasii*. *C. immitis* es la especie endémica en California (p. ej., en el valle de San Joaquín), mientras *C. posadasii* es la especie que se encuentra en otros lugares (p. ej., áreas del sur de Arizona y partes de México). Estas especies son morfológicamente indistinguibles y sólo pueden diferenciarse utilizando métodos moleculares avanzados. *Coccidioides* es un hongo dimorfo, pero es un patógeno dimorfo en donde el dimorfismo no se debe únicamente a las diferencias de temperatura (no es térmicamente dimorfo). La forma micelial crece en los desiertos calientes, donde las altas temperaturas de la subsuperficie son ideales para su propagación. Las hifas se ramifican y se fragmentan en artroconidios individuales cuando el suelo se ve alterado. Estos artroconidios son pequeños, ligeros y fácilmente llevados por el viento en forma de nubes de arena y polvo. Al ser inhalados, estos artroconidios escapan a las defensas mecánicas de las vías respiratorias altas y alcanzan las porciones más profundas del árbol bronquial. Dentro de los alvéolos,

su especificidad fue baja (92%) en comparación con el 100% de la inmunodifusión y la fijación del complemento.[73]

El antígeno urinario de *Blastomyces* puede emplearse como una prueba de diagnóstico auxiliar. En un estudio se detectó antigenuria en el 92.9% de los pacientes con blastomicosis, el 89.3% de formas diseminadas y el 100% de las formas pulmonares de la enfermedad.[74] Otros líquidos corporales también pueden ser

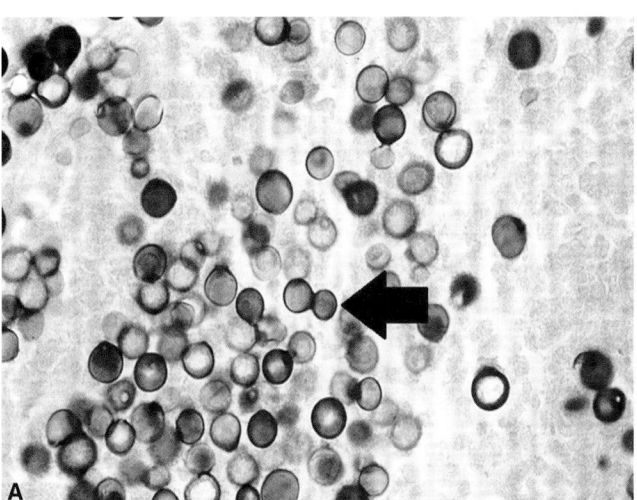

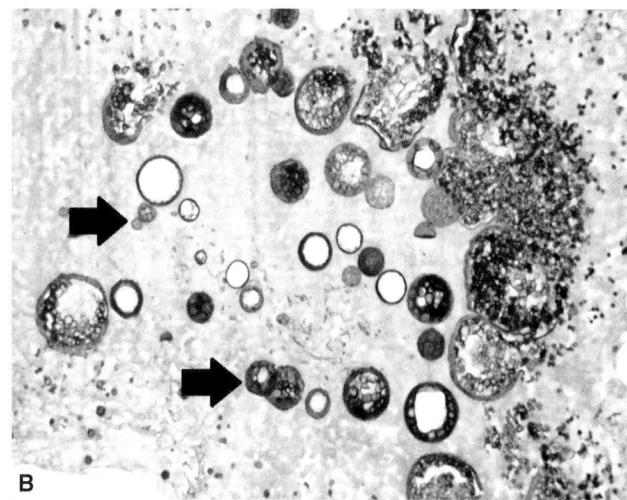

■ **FIGURA 21-56 A.** Microfotografía de un corte de tejido teñido con GMS que muestra racimos sueltos de coloración negra de las células de levadura de *B. dermatitidis*, algunos con un brote de base amplia característico (*flecha*). **B.** Microfotografía de un corte de tejido con tinción H&E que ilustra pequeñas esférulas inmaduras vacías de *C. immitis*, junto con grandes formas maduras que contienen endosporas. Las esférulas vacías que yacen de lado a lado pueden simular las formas de florecimiento de base amplia de *B. dermatitidis* (*flechas*).

RECUADRO DE CORRELACIÓN CLÍNICA 21-5 Blastomicosis

Las presentaciones clínicas de blastomicosis fueron categorizadas por Davies y Sarosi[62,63] como sigue:

1. Asintomática, generalmente descubierta sólo en situaciones de brote;
2. Enfermedad de tipo gripal de breve duración que se asemeja a otras infecciones respiratorias superiores;
3. Enfermedad que se parece a la neumonía bacteriana, con inicio agudo de fiebre alta, infiltrados lobulares y tos productiva;
4. Enfermedad respiratoria subaguda o crónica con un síntoma complejo que simula tuberculosis o cáncer de pulmón, con presentación radiográfica de infiltrados fibronodulares o lesiones tumorales; y
5. Síndrome de dificultad respiratoria en adultos fulminante infecciosa con insuficiencia respiratoria progresiva, fiebre alta e infiltrados difusos.

En entornos clínicos, la blastomicosis casi siempre comienza en los pulmones como la forma pulmonar primaria de la enfermedad; la neumonía es la manifestación clínica inicial más frecuente.[30] La neumonía puede ser a corto plazo, imitando la neumonía bacteriana, o puede llegar a ser más indolente; en ocasiones, puede ser progresiva y grave. Por lo general, los síntomas se resuelven espontáneamente después de un breve síndrome de tipo gripal. La tos seca, febrícula, pérdida de peso, diaforesis nocturna, dolor torácico pleurítico y mialgias pueden ser síntomas tempranos en infecciones agudas. Los signos y síntomas como dolor torácico persistente localizado, pérdida de peso, diaforesis nocturna y malestar puede indicar progresión hacia una forma crónica de la enfermedad.

Mississippi se ha destacado por una alta prevalencia de blastomicosis.[163] Incluso con este conocimiento médico de la prevalencia en esta área endémica, el diagnóstico de blastomicosis era difícil de reconocer. La blastomicosis fue la consideración correcta durante el examen inicial en sólo el 18% de 123 pacientes evaluados en el University of Mississippi Medical Center en Jackson.[164] Neumonía inespecífica (40%), tumores malignos (16%) y tuberculosis (14%) fueron los errores diagnósticos más frecuentes. Sólo cuando se detectó la presencia de afectación cutánea hubo sospecha inicial en un 64%. Estos diagnósticos equivocados condujeron a menudo a cirugías innecesarias, retrasos en el tratamiento o a la administración de antibioticoterapia ineficaz durante meses. Las afecciones predisponentes más frecuentes fueron inmunodepresión (25% de los pacientes) y diabetes mellitus (22% de los pacientes).

Las mujeres embarazadas rara vez contraen blastomicosis.[165] El riesgo fetal supera el riesgo materno en esta revisión. De 20 bebés nacidos de madres con blastomicosis, sólo 2 (10%) tuvieron infección transplacentaria, y ambos murieron. De las 18 madres afectadas, no sólo ninguna murió de la enfermedad, sino que no hubo progresión, con 14 curas completas y considerables regresiones posparto de las lesiones en las otras 4 mujeres.

Los huesos son un sitio frecuente de infección extrapulmonar. En la literatura médica más antigua, Farr y cols. informan el caso de un paciente con osteomielitis del hueso temporal secundaria a *B. dermatitidis*, manifestada como otitis media serosa.[85] En un estudio de 17 pacientes de MacDonald y cols.,[176] la metáfisis de huesos largos y los huesos pequeños estuvieron implicados con mayor frecuencia. Las lesiones metafisarias tienden a ser excéntricas, bien circunscritas y líticas. Recientemente, Hadjupavlou y cols.[109] informaron el caso de un paciente con blastomicosis de la columna lumbar que causó deformidad grave e invalidante. Los autores enfatizan la importancia del tratamiento temprano e intensivo para prevenir la deformidad y la discapacidad.

Las vías genitourinarias, en particular la próstata, el epidídimo y el riñón; el cerebro, con formación de abscesos locales; los ganglios linfáticos; y la glándula suprarrenal son otros sitios extrapulmonares afectados mencionados por Kwon-Chung y Bennett[160] en la literatura médica. Las manifestaciones clínicas generalmente son la prostatitis y epididimitis inespecífica, y el diagnóstico debe establecerse demostrando la presencia de microorganismos en el material de biopsia, y puede perderse en la ausencia de un alto grado de sospecha.

Blastomyces puede diseminarse a la piel y otros sitios con epitelio escamoso. Existe un informe de Hanson y cols.[120] de dos pacientes con blastomicosis laríngea que fue diagnosticada de forma equivocada como carcinoma de células escamosas, lo cual es de preocupación. En uno de estos pacientes, este diagnóstico erróneo condujo a radioterapia y laringectomía. En el segundo paciente, aunque se llegó a un diagnóstico clínico de carcinoma de células escamosas de glotis, las formas de brotes de levadura de la blastomicosis se identificaron en una muestra de la biopsia. La revisión de la literatura médica en el idioma inglés demuestra que la blastomicosis puede diagnosticarse clínica y microscópicamente de manera errónea como carcinoma de células escamosas.

Reder y cols.[229] revisaron una serie grande de blastomicosis diagnosticada en la Mayo Clinic. La afectación de la piel y las membranas mucosas (incluyendo la laringe) fue bastante frecuente, habitualmente con características clínicas e histológicas que se asemejan al carcinoma de células escamosas bien diferenciado. La participación de la piel o las membranas mucosas por lo general indica enfermedad sistémica, y en muchos casos pueden ser las lesiones manifiestas. El diagnóstico de la blastomicosis debe considerarse en el diagnóstico diferencial de cualquier paciente con lesiones de piel que no cicatrizan relacionadas con factores de riesgo como vivir en un área endémica y tener una ocupación o vocación que implique contacto frecuente con el suelo.[16] Las pápulas o pústulas ulcerosas simples o múltiples de la piel, que generalmente involucran cara, manos o piernas, pueden progresar de forma lenta a un granuloma verrucoso ulcerado con un borde serpiginoso que se extiende. Las lesiones cutáneas primarias presentes en el sitio de lesiones penetrantes de la piel no se propagan de manera sistémica.

La blastomicosis no se considera una de las infecciones de definición del sida; sin embargo, en algunos centros médicos se ha observado un aumento característico en la incidencia y gravedad de la enfermedad presente en hospederos inmunodeprimidos.[289] La enfermedad es particularmente progresiva en los pacientes con sida, en especial cuando el recuento de CD4 disminuye por debajo de 200/mL.[213] Fraser y cols.[92] estudiaron en paralelo dos amigos, uno de ellos con sida, que estaban infectados con la misma cepa de *B. dermatitidis* (demostrada mediante análisis de restricción de endonucleasas). En el paciente con sida se desarrolló la blastomicosis pulmonar mortal grave, progresiva, a pesar del tratamiento intensivo con fluconazol y anfotericina B; su amigo VIH negativo respondió por completo al mismo regimen de tratamiento. Los autores concluyeron que la inmunidad celular desempeña un papel crítico en la progresión de la enfermedad en los pacientes con blastomicosis.

Cabe destacar la revisión de 123 expedientes de pacientes con diagnóstico de blastomicosis en el University of Mississippi Medical Center para determinar el papel de la preparación húmeda, citología, histología y cultivo en el diagnóstico de esta enfermedad micótica.[164] El agente etiológico fue detectado por citología en el 56.1% de los casos generales y en el 71.8% de los casos pulmonares. La preparación húmeda fue la segunda en sensibilidad para detectar al hongo (37.4%); la histología fue la tercera (32.5%). Los cultivos fueron positivos en el 64.2% de los pacientes, pero proporcionaron el diagnóstico inicial en sólo el 3.2% del total. Hubo afección pulmonar en el 87% de los pacientes, cutánea en el 20%, ósea en el 15% y del SNC en el 3%. También se ha informado diseminación con enfermedad intraocular.[172]

los artroconidios se transforman en esférulas de paredes gruesas que, en su madurez, se llenan de endosporas. Las esférulas que contienen endosporas son las formas diagnósticas observadas en cortes de tejidos teñidos.

Rara vez se encuentran las formas de hifa en cortes de tejido, especialmente si el sitio afectado fue expuesto al aire. Hagman y cols.[110] informaron cinco casos de coccidioidomicosis en los cuales se encontraron hifas en el tejido de cerebro o el LCR. Propusieron que la presencia de materia contaminante en el sistema nervioso central de estos pacientes se relaciona con la reversión morfológica a la forma saprobia.

La incidencia de coccidioidomicosis en zonas endémicas ha variado en parte con base en las condiciones atmosféricas; hubo aumentos en la incidencia de la enfermedad entre 1991 y 1992 durante períodos alternados en los cuales las lluvias torrenciales fueron seguidas por sequía.[38] La alteración del suelo también se ha relacionado con un aumento en la frecuencia de la enfermedad; hubo un marcado aumento en la incidencia, que también se produjo en la década después del terremoto de Simi Valley.[211] Kirkland y Fierer[149] estimaron que este brote costó más de $66 millones de dólares en gastos médicos directos y de tiempo perdido de trabajo sólo en el condado de Kern, California. En las áreas endémicas, debe prestarse especial atención a ganaderos, agricultores, trabajadores de la construcción y otras personas que participan en actividades al aire libre que requieran exposición al polvo y al suelo. Los arqueólogos que participan en las excavaciones en áreas endémicas están particularmente expuestos a contraer la infección.

La coccidioidomicosis aún es un problema creciente en el suroeste de los Estados Unidos.[12] Lo anterior está relacionado con un aumento paralelo en el número de individuos con inmunidad celular deprimida, particularmente aquellos con infección por VIH sometidos a trasplante alogénico y otros medicamentos inmunodepresores.[276] Logan y cols.[169] informan que la coccidioidomicosis aún es la micosis endémica más frecuente en Norteamérica, en gran parte relacionada con el aumento de trasplantes de órganos sólidos. Citan como factores que aumentan el riesgo de contraer coccidioidomicosis entre estos pacientes la nefropatía y hepatopatía subyacentes, la supresión de linfocitos T por medicamentos antirrechazo y la activación de virus inmunomoduladores, como el citomegalovirus. Curiosamente, la mitad de los casos de los pacientes que desarrollaron coccidioidomicosis durante el primer año después del trasplante fueron considerados como reactivación de la infección coccidioidal adquirida anteriormente, en lugar de la adquisición de una nueva infección.

Las personas con piel oscura, mujeres embarazadas y personas de ascendencia filipina corren un mayor riesgo de padecer enfermedad diseminada, además de aquellos con sistema inmunitario comprometido. Los individuos que viajan a las regiones endémicas también están en riesgo de contraer la infección, la cual puede presentarse después a su regreso a las regiones no endémicas.[86] Por lo tanto, los antecedentes del viaje aún son una parte importante de la historia clínica. Los pacientes con coccidioidomicosis aguda que acuden a atención médica suelen presentar manifestaciones pulmonares, como neumonía, cavitaciones y nódulos. Un coccidioma viejo e inactivo puede detectarse en una radiografía de tórax habitual y ser extirpado para excluir malignidad. Por lo tanto, la coccidioidomicosis es de importancia en todos los Estados Unidos. Los médicos en todas partes deben ser más conscientes de esta enfermedad y obtener los antecedentes detallados sobre el viaje de pacientes que presentan síntomas pulmonares, a fin de evitar retrasos en el diagnóstico y tratamiento.

Presentación de laboratorio. Las colonias de *C. immitis* varían en morfología, aunque por lo general aparecen como un delicado micelio en forma de telaraña de color blanco grisáceo. Cuando crecen en agar que contiene sangre, las colonias pueden tener un aspecto de color verde oscuro a negro en áreas donde los pigmentos de hemoglobina han sido adsorbidos (lám. 21-5F). Debe tenerse mucho cuidado al examinar cultivos en los que se sospeche este hongo, ya que los artroconidios se esparcen con facilidad en el aire. Es importante que los bacteriólogos examinen inicialmente sus placas con la tapa en su lugar para asegurar que no haya hongos filamentosos presentes, ya que este hongo crece lo suficientemente rápido como para aislarse en los medios bacteriológicos de rutina dentro de los días que se examinan estas placas.

Al examen microscópico, en la forma de hongo filamentoso que crece a 30 °C, las hifas son delicadas y todas las otras células en las hifas vegetativas se convierten en un artroconidio en forma de barril. Las células entre los artroconidios, las células disyuntoras, son células vegetativas que han muerto. Éstas aparecen como espacios vacíos entre los artroconidios. El patrón alternante de artroconidio, célula disyuntora, artroconidio, etcétera, determina y alterna el patrón de tinción (fig. 21-57). Las especies de *Malbranchia* y *Gymnoascus* son hongos saprobios que pueden ser morfológicamente similares a *Coccidioides*; sin embargo, son inhibidos por la cicloheximida, a diferencia de *Coccidioides*. Este hongo no es térmicamente dimorfo, así que la confirmación de la identidad se realiza mediante análisis de sondas genéticas u otro método molecular.

No existe una forma de levadura verdadera para *C. immitis*. Como se mencionó anteriormente, las formas diagnósticas observadas en los cortes de tejido son esférulas que van de 20-200 μm de diámetro, y cuando maduran se llenan de endosporas que miden 2-4 μm de diámetro (fig. 21-58).

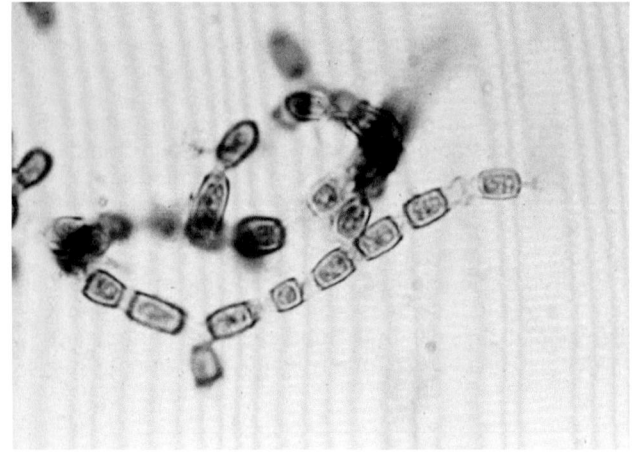

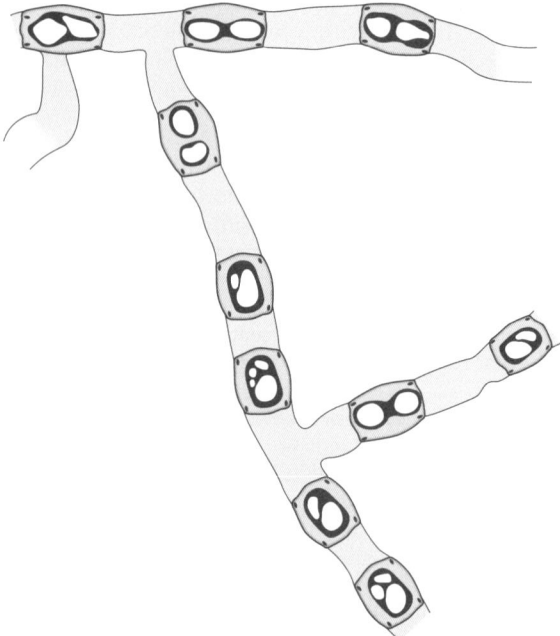

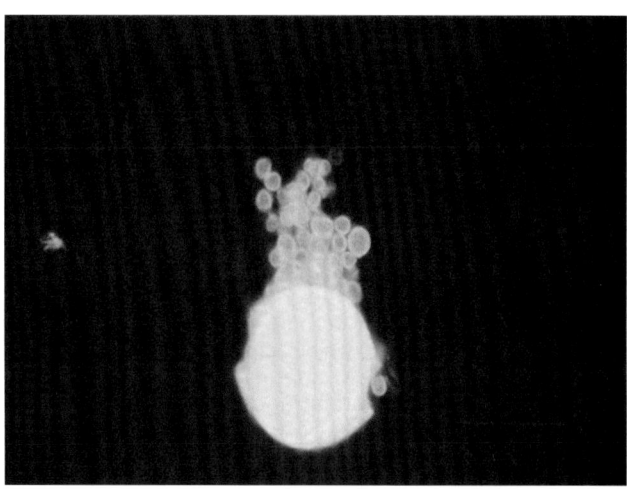

■ **FIGURA 21-58** Microfotografía de una esférula de *Coccidioides* descargando sus endosporas.

■ **FIGURA 21-57** Microfotografía e ilustración de formas de hifa de *C. immitis* que muestran la característica forma de barril que alterna los artroconidios, con células individuales separadas por espacios vacíos de tinción pálida (células disyuntoras).

Las manifestaciones clínicas de la blastomicosis se presentan en el recuadro de correlación clínica 21-6.

Histoplasma capsulatum *e histoplasmosis*

La histoplasmosis, provocada por el hongo dimorfo *H. capsulatum*, es una causa frecuente de enfermedad micótica sistémica en los Estados Unidos. También es la infección micótica más frecuente en pacientes con sida y es la micosis más definitoria del sida.[188] Las principales áreas endémicas de histoplasmosis en Norteamérica son las cuencas de los valles de St. Lawrence, Ohio, Mississippi y el río Missouri, donde un alto porcentaje de la población presenta resultados positivos en piel, indicando infección previa. La histoplasmosis se encuentra también en Centroamérica.

Se han informado casos aislados en Europa: Alemania, Bélgica, Holanda, España, Italia y Dinamarca.[34,54,207] *H. capsulatum* es el hongo dimorfo con la distribución geográfica más amplia.

RECUADRO DE CORRELACIÓN CLÍNICA 21-6 Coccidioidomicosis

Después de la exposición a los artroconidios de *Coccidioides*, un síndrome parecido a la gripe conocido como "fiebre del valle" se desarrolla en la mayoría de los individuos; por lo general se encuentra confinado al pulmón y es autolimitado, al resolverse en un período de semanas o meses sin tratamiento.[96] El 60% de las personas infectadas son asintomáticas; muchos pacientes con resultados positivos en piel no recuerdan haber tenido síntomas. Aquellos que son sintomáticos experimentan una infección aguda y a corto plazo de vías respiratorias bajas, con diferentes grados de tos, producción de esputo, dolor torácico, fiebre y artralgia. El síndrome similar a una neumonía bacteriana es infrecuente, aunque se han informado estos dos casos.[171] Una enfermedad pulmonar crónica con secuelas se desarrolla en última instancia en sólo el 2- 5% de las personas infectadas. Las "lesiones de moneda" solitarias o los granulomas, sólidos o cavitarios, generalmente situados a nivel periférico en el parénquima del pulmón, son resultados residuales frecuentes.

Con base en la obra original de Fish y cols.,[89] más adelante refinada por Minamoto y Rosenberg,[188] existen seis categorías de la enfermedad en función de la presentación clínica primaria:

Grupo 1, enfermedad pulmonar localizada. Infiltrados alveolares localizados; nódulos pulmonares discretos, sólidos o cavitarios; adenopatía hiliar.

Grupo 2, enfermedad pulmonar difusa. Un síndrome clínico que simula infección por *Pneumocystis jirovecii.*

Grupo 3, coccidioidomicosis cutánea. Por lo general se presenta de manera concomitante con neumopatía, pápulas, pústulas, nódulos, abscesos subcutáneos, úlceras y granulomas verrucosos.

Grupo 4, meningitis. Pleocitosis en el LCR, principalmente linfocitos, pero posiblemente con aumento de eosinófilos, con concentraciones disminuidas de glucosa y elevadas de proteínas.

Grupo 5, enfermedad diseminada. Ganglio linfático extratorácico (generalmente inguinal) o implicación del hígado; diseminación distante, informada con mayor frecuencia en riñones, tiroides, corazón, hipófisis, esófago y páncreas.

Grupo 6, serología coccidioidal positiva. Sin foco clínico de infección.

En áreas endémicas, la infección por VIH también es un factor de riesgo para la coccidioidomicosis más grave.[12] En un estudio realizado por Singh y cols.[260] de 91 pacientes coinfectados por VIH y *C. immitis*, los síntomas más frecuentes fueron fiebre, escalofríos, pérdida de peso y diaforesis nocturna. La tasa de letalidad en este grupo fue del 60%, con enfermedad pulmonar difusa y un recuento de linfocitos CD4 < 510/µL, que constituyen predictores independientes de muerte. Los títulos de serología coccidioidal en suero fueron positivos en sólo dos tercios (68%) de estos pacientes, con resultados negativos encontrados en el 23%. El mayor porcentaje de reacciones falsas negativas de serología fue en el grupo de pacientes con neumopatía progresiva e invasora.

Antoniskis y cols.[15] encontraron que 2 de 8 pacientes en su estudio con coccidioidomicosis e infección por VIH fueron repetidamente seronegativos, concluyendo que la histopatología y el cultivo todavía son los métodos más confiables para el diagnóstico en pacientes con sida. Por el contrario, Arguinchona y cols.[17] encontraron que los individuos asintomáticos con títulos positivos en el suero de FC desarrollaron coccidioidomicosis activa. En cuanto a la precisión de las biopsias de tejido, de 54 pacientes con coccidioidomicosis evaluados por diTomasso y cols.,[68] la biopsia transbronquial fue 100% sensible en la obtención de un diagnóstico rápido, en contraste con el examen citológico del líquido bronquial o el lavado broncoalveolar, que llevaron al diagnóstico en sólo el 34% de los pacientes.

La asociación de mayor riesgo de padecer coccidioidomicosis diseminada durante el embarazo aún es polémica. Wack y cols.[287] refutaron muchos estudios anteriores en los que la coccidioidomicosis gestacional se consideraba una enfermedad devastadora con alta mortalidad, al encontrar a sólo 10 pacientes en 47 120 embarazos entre mujeres de Tucson, Arizona. La infección se resolvió en siete mujeres en quienes se diagnosticó la coccidioidomicosis durante el primer o segundo trimestre, y se desarrolló enfermedad progresiva en 2 de 3 mujeres diagnosticadas en el tercer trimestre. La mejoría en la atención médica y la introducción del tratamiento antimicótico relativamente temprano en el curso de la coccidioidomicosis pueden explicar la baja tasa de mortalidad entre las mujeres embarazadas, en comparación con lo informado en el pasado.

Aunque es principalmente una enfermedad pulmonar, Arnold y cols.[18] informan el desarrollo de enfermedad diseminada que afecta piel, tejido subcutáneo, hueso, articulaciones y meninges, en alrededor del 0.5-1.0% de las personas infectadas. En una revisión de la literatura médica que abarcó 47 pacientes, estos autores encontraron que casi todas las manifestaciones de cabeza y cuello en personas con coccidioidomicosis diseminada tenían afectación cutánea, con una predilección por la cara central. Las lesiones a menudo tienden a ser múltiples, incluyendo lesiones de vías aéreas potencialmente mortales. Un informe de prostatitis coccidioidal por Truett y Crum[275] sirve como un recordatorio de que los agentes micóticos deben incluirse en el diagnóstico diferencial de afecciones en las que serían muy poco consideradas. La piuria estéril persistente, prostatitis y enfermedad granulomatosa de la próstata fueron los signos y síntomas presentes en los pacientes informados.

La forma micelial de *H. capsulatum* está presente en suelo cálido y húmedo, rico en nitrógeno y otros contenidos orgánicos, como el que se produce en el guano de pájaros o murciélagos. Los refugios de aves, gallineros, cuevas o edificios viejos frecuentados por murciélagos son áreas que se han asociado con la infección. Se advierte a los pacientes con infección avanzada por VIH (sida), o con grave inmunodepresión por otra causa, que eviten frecuentar estas áreas tanto como sea posible. La alteración de estas áreas por topadoras o esfuerzos de limpieza puede exponer a los humanos a un gran número de conidios aéreos. En 1978 se registraron tres grandes brotes de histoplasmosis en Indianápolis, Indiana, y su área metropolitana, junto con la demolición de un parque de diversiones; en 1980, en relación con la construcción de una piscina; y en el período 1988-1993, durante la construcción de un gran complejo de tenis.[298]

Durante uno de estos brotes, Williams y cols.[298] detectaron antígeno en el 92, 21 y 39% de los pacientes con las formas pulmonares crónica, diseminada y autolimitada, respectivamente.

Los autores concluyeron que las pruebas para el antígeno del suero son más útiles en pacientes con hallazgos clínicos de la infección diseminada o durante el primer mes de la enfermedad en casos de implicación pulmonar grave cuando las pruebas serológicas para anticuerpos pueden ser negativas.

Presentación de laboratorio. La forma de hongo filamentoso de *H. capsulatum* suele ser el crecimiento más lento de los hongos filamentosos dimorfos, tomando de manera habitual entre 10 y 30 días. Rara vez, los cultivos de las muestras con una concentración muy alta de microorganismos pueden mostrar crecimiento a los cinco días de incubación. Las colonias son algodonosas y pueden desarrollar un delicado micelio aéreo en forma de telaraña o piloso; inicialmente son blancos, pero pueden volverse gris o gris marrón con la edad (lám. 21-5D).

En el examen microscópico, las estructuras diagnósticas observadas en la forma de hongo filamentoso son macroconidios grandes, rugosos/espiculados (tuberculados) de 10-20 µm de diámetro (fig. 21-59). En cultivos anteriores, pueden verse

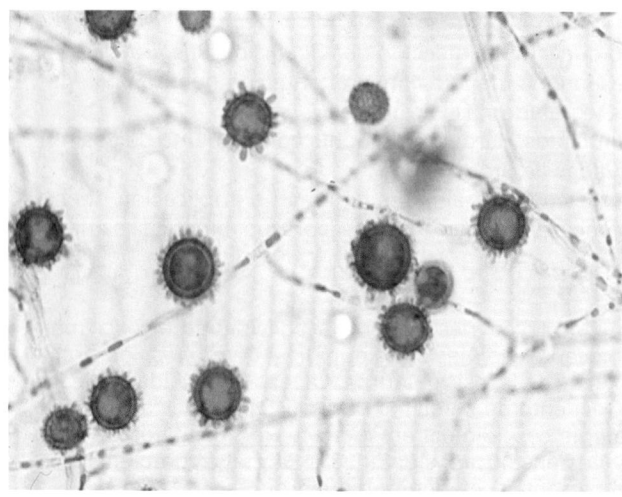

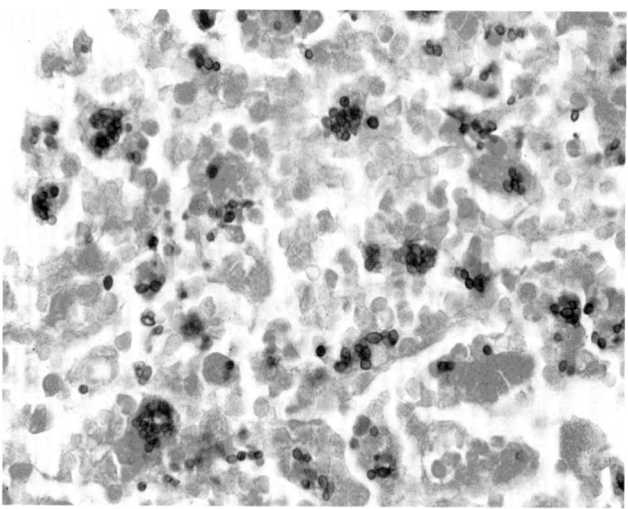

■ **FIGURA 21-60** Microfotografía de un corte de tejido que muestra macrófagos que contienen racimos individuales de formas de levadura intracitoplasmáticas de *H. capsulatum* (tinción GMS, 400×) seudoencapsuladas con tinción negra, de 2-3 µm de diámetro.

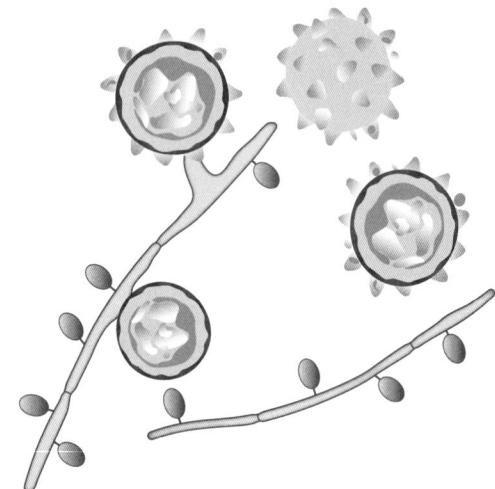

■ **FIGURA 21-59** Microfotografía e ilustración que muestran la forma de hongo filamentoso de *H. capsulatum* formando grandes macroconidios esféricos tuberculados (espiculados).

microconidios ovalados pequeños portados por los conidióforos pequeños que simulan a los de *B. dermatitidis*. Las características microscópicas de especies de *Sepedonium* parecen similares, pero esta especie es inhibida por la cicloheximida y sería negativa en el análisis de la sonda genética para *H. capsulatum*.

Las colonias de levaduras de *H. capsulatum*, procedentes de cultivos primarios que se incubaron a 37 °C o después de la conversión de la forma del hongo filamentoso, son por lo general lisas, de color blanco amarillento y algo brillantes, con una consistencia pastosa (lám. 21-5E).

En el examen microscópico, las células de levaduras de *H. capsulatum* son pequeñas, de 2-4 µm de diámetro, y pueden mostrar un solo brote unipolar. En los cortes histológicos, las células de levadura a menudo aparecen agrupadas ya sea dentro de un macrófago o persistiendo después de que el macrófago ha muerto. En algunos casos, las levaduras están rodeadas por un espacio transparente que parece ser una cápsula (fig. 21-60), aunque, de hecho, no es una cápsula, sino más bien un artificio de retracción debido al procesamiento de tejido, pero es responsable del nombre de la especie de este microorganismo. La reacción inflamatoria de fondo es granulomatosa en personas inmunocompetentes. Los granulomas pueden ser necrosantes o no necrosantes. Con la enfermedad progresiva puede haber cavitación, la cual clínica

y radiológicamente simula a la tuberculosis. Los pacientes con inmunodepresión profunda, particularmente inmunodepresión relacionada con linfocitos, pueden no ser capaces de generar una respuesta granulomatosa. En estas personas, las levaduras de *H. capsulatum* aparecen en histiocitos y macrófagos a través del sistema reticuloendotelial.

La forma de hongo filamentoso de *H. capsulatum* es a menudo difícil de convertir a la forma de levadura en el cultivo. Por esta razón, se recomienda la prueba de la sonda de ácido nucleico u otros métodos moleculares para confirmar la identificación final. La prueba de sondas de ácidos nucleicos es relativamente fácil de realizar y requiere una masa de mínimo crecimiento (se puede llevar a cabo exactamente dentro de un día después de la aparición de crecimiento inicial en cultivo). No se requiere que los cultivos sean maduros o hayan desarrollado conidios para que se lleve a cabo la prueba de sonda. Huffnagle y Gander[132] evaluaron 95 hongos en fase de hongo filamentoso, incluyendo 41 aislamientos de *H. capsulatum*, y demostraron una sensibilidad y especificidad del 100%. Padhye y cols.[209] identificaron correctamente 103 de 105 cultivos de *H. capsulatum* utilizando una sonda de ADN monocatenario, marcado con éster de acridina, quimioluminiscente, complementaria para el ARNr de formas de hongo filamentoso de *H. capsulatum* (AccuProbe; Gen Probe, San Diego, CA). Asimismo, Hall y cols.[114] identificaron de forma adecuada 53 de 54 aislamientos de *H. capsulatum* y Stockman y cols.[264] demostraron un 100% de sensibilidad y especificidad en el estudio de 86 cepas de *H. capsulatum* y de otros 154 hongos fuera de objetivo utilizando también el análisis de AccuProbe®. La edad del cultivo, el medio de aislamiento y el estado morfológico no afectaron los resultados, lo que indica que se puede hacer una identificación antes de que se produzcan esporas características.

El diagnóstico de la histoplasmosis puede lograrse o fundamentarse identificando las pequeñas células de levadura intracelulares brotando en cortes de tejido o frotis teñidos. Blumenfeld y cols.[25] lograron identificar microorganismos intracitoplasmáticos en frotis Diff-Quik® y con tinción Papanicoláu en el lavado broncoalveolar. Estudios de seguimiento de cortes de tejidos teñidos con plata metenamina revelaron florecimiento de levaduras en una ubicación intracelular, confirmando que eran *H. capsulatum*. Sin embrago, se recomienda tomar precauciones puesto que otras levaduras (p. ej., *C. glabrata*) tienen el mismo aspecto morfológico. En tales casos, el tipo de respuesta inflamatoria presente puede sugerir el patógeno más probable. *C. glabrata* produce una respuesta neutrófila, mientras que *Histoplasma* provoca granulomas en personas inmunocompetentes y estará presente en histiocitos en pacientes gravemente inmunodeprimidos.

Diagnóstico mediante técnicas distintas al cultivo.

Las técnicas moleculares, en especial las sondas de ácidos nucleicos disponibles en el mercado, son un método frecuente para confirmar aislamientos como *H. capsulatum*.[294] Algunos han utilizado las sondas en todos los aislamientos sospechosos antes de la esporulación, en un esfuerzo por reducir el tiempo de identificación. La PCR micótica de amplio margen con secuenciación de ADN y la PCR de ciclo rápido específica de la especie son métodos moleculares alternativos que pueden usarse para la confirmación de cepas sospechosas. Éstos se han empleado también con éxito para la detección de *Histoplasma* directamente en muestras clínicas. Las pruebas serológicas para anticuerpos anti-*Histoplasma* son estudios útiles en pacientes con presunta histoplasmosis. Los estudios serológicos son positivos en más del 90% de los pacientes con las formas cavitaria o diseminada de histoplasmosis. Sin embargo, estas pruebas serológicas son menos sensibles en pacientes inmunodeprimidos (50-80%), muchos de los cuales no pueden producir anticuerpos. Las pruebas para anticuerpos también tienen la desventaja de un retraso de 4 6 semanas antes de alcanzar títulos suficientemente altos del anticuerpo que permitan la detección. Los anticuerpos de *Histoplasma* también pueden ser altos en pacientes con blastomicosis, coccidioidomicosis y paracoccidioidomicosis.[293]

La prueba de fijación del complemento que utiliza antígenos miceliales y de levaduras es más sensible que la de identificación. En la histoplasmosis pulmonar aguda, la prueba de fijación del complemento es positiva con títulos de 1:8 por lo menos en el 90% de los pacientes, mientras que en la de inmunodifusión, hay presentes bandas M en alrededor del 76% y bandas H en el 23% de los pacientes.[73] Los títulos en el rango de 1:8 a 1:16 podrían ser residuales de infecciones pasadas. Un solo título de 1:32 o mayor o un aumento cuádruple en el título es diagnóstico de histoplasmosis activa. La inmunodifusión es lo suficientemente insensible como para recomendar otras pruebas serológicas.

Tampoco pueden recomendarse el radioinmunoanálisis y el EIA, aunque se pueden detectar anticuerpos antes y en una mayor proporción de pacientes. Estos estudios están mal estandarizados y son difíciles de cuantificar e interpretar. La especificidad también es baja, con tasas relativamente altas de falsos positivos en personas con otras infecciones micóticas o por micobacterias.[293]

La detección de antígenos constituye una prueba útil en el diagnóstico de histoplasmosis, en particular la diseminada en pacientes inmunodeprimidos. La evaluación de este antígeno en la orina de pacientes con histoplasmosis tiene mayor sensibilidad en comparación con la serología. Por lo tanto, la orina es la muestra preferida para la prueba. En un estudio de 226 pacientes de 18 años de edad o menores en quienes se detectó el antígeno de *H. capsulatum* en muestras de orina por radioinmunoanálisis, Fojtasek y cols.[90] encontraron que el 85% tenían enfermedad diseminada y el 15% enfermedad pulmonar autolimitada, cuando al menos una de las otras pruebas estándar de corroboración fue positiva. También se ha estudiado el uso de esta prueba en otros tipos de muestra, como las de LBA. El antígeno de *H. capsulatum* fue detectado en líquido de LBA en 19 de 27 casos (70.3%) de histoplasmosis pulmonar estudiada por Wheat y cols.[291] Las pruebas de antígeno urinario de *Histoplasma* ahora se utilizan con frecuencia en pacientes con sospecha de histoplasmosis. Las diversas manifestaciones clínicas de la histoplasmosis se presentan en el recuadro de correlación clínica 21-7.

RECUADRO DE CORRELACIÓN CLÍNICA 21-7 Histoplasmosis

La mayoría de los pacientes con histoplasmosis llegan a la curación después de una aguda enfermedad pulmonar de diferentes grados de gravedad, caracterizada por fiebre, dolor de cabeza, escalofríos, tos y dolor torácico. En la mayor parte de los casos, los pacientes padecen una enfermedad de tipo influenza que resuelve sin tratamiento. Puede haber progresión a neumonía y extensión a los ganglios linfáticos mediastínicos. En menos del 1% de los pacientes, se puede desarrollar una forma pulmonar crónica, caracterizada por tos persistente, febrícula y episodios ocasionales de hemoptisis. Pueden desarrollarse lesiones cavitarias en adultos u observarse uno o más "histoplasmomas" gruesos, laminados, calcificados al observarse en radiografías de tórax. Se ha informado la formación del granuloma mediastínico seguida de mediastinitis fibrosante, pero la participación de *H. capsulatum* en la etiología de esta enfermedad sigue en debate.[181] Las complicaciones relacionadas son disnea, hemoptisis, neumonía postobstructiva y obstrucción de la vena cava superior. La fibrosis intensa encontrada en estos casos dificulta la cirugía. Kilburn y McKinsey[147] informaron una complicación rara de derrame pleural y fibrosis pericárdica. La pericarditis constrictiva, desarrollada más adelante en el paciente, se confirmó en la autopsia. Como *H. capsulatum* es un microorganismo intracelular obligado que reside en los macrófagos del sistema reticuloendotelial, pueden verse diversos grados de hepatomegalia, esplenomegalia y linfadenopatía en casos de enfermedad diseminada aguda y crónica, que por lo general se presentan en hospederos inmunodeprimidos.

Histoplasmosis diseminada progresiva

La histoplasmosis diseminada progresiva es una enfermedad definitoria del sida y constituye la primera manifestación en el 50-75% de los pacientes con sida e histoplasmosis.[245,292] Las manifestaciones clínicas son fiebre, fatiga y pérdida de peso, por lo general en forma de síndrome de emaciación.[112] Nightingale y cols.[199] encontraron una prevalencia del 4% de histoplasmosis entre 980 pacientes con sida en Dallas, Texas; el examen del frotis de sangre periférica y de médula ósea estableció el diagnóstico en el 88% de estos pacientes. En la actualidad se utiliza la prueba de antígeno urinario para histoplasma, con una sensibilidad muy alta en este contexto (enfermedad diseminada). Además, Huang y cols.[131] informaron los casos de cinco pacientes con histoplasmosis diseminada y sida; todos tenían fungemia y tres fallecieron cuatro semanas después de establecer el diagnóstico.

Se recomienda el empleo del sistema de aislamiento de lisis-centrifugación para hemocultivos de los pacientes con sospecha de fungemia por *H. capsulatum*.

La presencia del sida suele implicar que la histoplasmosis será refractaria al tratamiento. Kurtin y cols.[158] revisaron muestras de médula ósea y sangre periférica en 13 pacientes con sida e histoplasmosis diseminada. Se encontró anemia, leucopenia y trombocitopenia en 12, 10 y 7 pacientes, respectivamente. Se observaron microorganismos en frotis de sangre o preparaciones de capa leucocitaria en cinco pacientes, generalmente asociados con la presencia de normoblastos circulantes y monocitopenia absoluta grave. Las muestras de médula ósea revelaron uno de los cuatro patrones morfológicos: (1) sin evidencia morfológica de infección, (2) granulomas discretos, (3) agregados linfohistocíticos o (4) infiltrados difusos de macrófagos.

La centrifugación por lisis para el aislamiento del microorganismo a partir de hemocultivos y cultivos de muestras respiratorias y aspirados de médula ósea, en conjunto con el examen morfológico de la médula ósea, los frotis de sangre periférica y las secreciones respiratorias, suelen confirmar el diagnóstico.[194]

Otros sistemas de órganos involucrados en la histoplasmosis en pacientes con sida incluyen el sistema nervioso central, que puede tomar la forma de meningitis crónica, lesiones tumorales de cerebro o médula espinal que simulan neoplasias, o encefalitis, así como un caso raro de sinusitis descrito por Butt y Carreon.[13,33,290]

Wheat y cols.[290] encontraron manifestaciones del SNC en el 10-20% de los pacientes con histoplasmosis diseminada, y que el microorganismo puede ser la causa de meningitis crónica sin ninguna otra evidencia de diseminación en pacientes seleccionados. Las lesiones tumorales cerebrales o de la médula espinal similares a neoplasias o abscesos y encefalitis fueron las formas más frecuentes de presentación en esta serie.

Tubo digestivo

La histoplasmosis del tubo digestivo, generalmente del intestino delgado, puede presentarse como úlceras o como un tumor, a menudo parecido a un carcinoma o enfermedad inflamatoria intestinal.[42] El tubo digestivo participa de forma secundaria en un 70-90% de los casos de histoplasmosis diseminada, aunque la implicación primaria del tubo digestivo es infrecuente.[266] Jain y cols.[136] informaron el caso de un hombre de 67 años de edad que presentó diarrea crónica sin respuesta al tratamiento convencional. Resultó tener una infección aislada de histoplasmosis colónica, que fue tratada con itraconazol.

Además, se han informado pacientes con histoplasmosis de la bucofaringe, cuyas lesiones se pueden confundir con carcinoma en la presentación inicial,[126] en especial cuando implica las cuerdas vocales. Sataloff y cols.,[246] en una revisión de la literatura médica, encontraron menos de 100 casos de histoplasmosis con presentación como carcinoma laríngeo, ya que el primer caso se informó en 1952. Tal vez de mayor importancia, Economopoulou y cols.[75] revisaron 20 informes de caso de la literatura médica sobre histoplasmosis bucal en pacientes infectados por VIH; en muchos casos, las lesiones bucales parecen ser la manifestación primaria o única de la enfermedad.

Aunque la histoplasmosis diseminada cobró relevancia en la comunidad médica a principios de la epidemia del VIH, antes del empleo del tratamiento antirretroviral de gran actividad (HAART, *highly active antiretroviral therapy*), se observa con menor frecuencia en los países ricos en recursos que pueden proporcionar el tratamiento necesario para los pacientes con VIH. El nuevo riesgo de padecer histoplasmosis diseminada es secundario al empleo aprobado y extendido de agentes inmunomoduladores (llamados "biológicos"). Estos fármacos, que se utilizan en pacientes con psoriasis, artritis reumatoide y enfermedad inflamatoria intestinal, incluyen infliximab, etanercept y adalimumab. La modulación del sistema inmunitario en estos pacientes, además de ayudar en el control de su enfermedad subyacente, aumenta el riesgo de contraer infecciones micóticas diseminadas y tuberculosis.[276]

Histoplasmosis cutánea

Las lesiones cutáneas pueden ser la presentación inicial de la histoplasmosis en aproximadamente el 10% de los pacientes con enfermedad diseminada. Las manifestaciones cutáneas más frecuentes son pápulas eritematosas o hiperpigmentadas, pústulas, foliculitis, cambios eccematosos, eritema multiforme y erupciones de rosácea.[289] Chalub y cols.[39] informaron los casos de cuatro pacientes con histoplasmosis diseminada que tenían sida. Se observaron múltiples maculopápulas eritematosas pequeñas (de hasta 3 mm de diámetro) en los miembros, la cara y el tronco, por lo general centradas alrededor de los folículos pilosos, parecidas a las lesiones causadas por molusco contagioso. En el examen histológico, se observan infiltrados perivasculares con leucocitoclasia manifiesta, falta de una respuesta del macrófago y ausencia de granulomas y microorganismos libres en la dermis, intraneuralmente y en los anexos cutáneos.

Histoplasmosis genitourinaria

Aunque las infecciones micóticas de las vías genitourinarias se observan con mayor frecuencia en la blastomicosis, se ha informado compromiso genitourinario en la histoplasmosis. Kahn y Thommes[139] describieron el caso de un paciente con orquitis granulomatosa masiva y epididimitis con necrosis caseosa. Friskel y cols.[93] notificaron el caso en dos pacientes adicionales.

Histoplasmosis ocular

El síndrome de histoplasmosis ocular fue revisado por Ciulla y cols.[46] La tríada clínica clásica incluye cicatrices atróficas discretas de la coroideas en la mácula o en la periferia media (conocidas como "*histo spots*"), atrofia peripapilar y neovascularización de coroides. La pérdida grave de la visión central es una complicación grave.

Septicemia

Aunque la septicemia por agentes micóticos es infrecuente, la oportunidad para establecer un diagnóstico precoz puede perderse si las técnicas de cultivo de sangre que se utilizan son insuficientes. Paya y cols.[215] encontraron que el empleo de los tubos de lisis de hemocultivos centrifugados es la técnica óptima para el aislamiento de levaduras de *H. capsulatum* de la sangre en casos sospechosos de enfermedad diseminada, lo cual aumenta de manera significativa el desarrollo de cultivos positivos y acorta el tiempo de aislamiento. La superioridad de este sistema también se ve sustentada por las observaciones de Murray,[194] quien en un estudio de 182 aislamientos de todo tipo, encontró que *H. capsulatum* se aisló sólo mediante el sistema de lisis-centrifugación. El diagnóstico temprano es importante, ya que la diseminación puede ser rápidamente progresiva y mortal en pacientes inmunodeprimidos.

Complejo Sporothrix schenckii *y esporotricosis*

El análisis de la secuencia de ácidos nucleicos ha demostrado que los hongos considerados tradicionalmente como *S. schenckii* son en realidad un grupo de hongos morfológicamente similares.[179] La diferenciación de estos microorganismos no es necesaria para el tratamiento de la enfermedad, por lo que el empleo del término *complejo* es aceptable, hasta el momento que se demuestre que la diferenciación es necesaria. Los miembros del complejo *S. schenckii* (en lo sucesivo, simplemente *S. schenckii*) son hongos que se encuentran en todo el mundo en el suelo y en materia vegetativa, especialmente el musgo *sphagnum*, astillas de madera y espinas de rosal. Estos hongos, cuando encuentran su camino en una localización subcutánea, generalmente a través de la inoculación traumática, son el agente causal de la esporotricosis, una infección crónica de los humanos y animales domésticos y silvestres. Los humanos se infectan cuando el microorganismo penetra en la piel de las personas que manejan sustancias contaminadas. La infección se caracteriza por el desarrollo de las lesiones nodulares de los tejidos cutáneos y subcutáneos y, si no se trata, el desarrollo de compromiso linfático (enfermedad linfocutánea). Los senos de drenaje a partir de los focos de infección subcutánea pueden formarse en las infecciones crónicas. La diseminación es rara, pero puede presentarse en pacientes inmunodeprimidos, con extensión sistémica al sistema musculoesquelético, el sistema nervioso central y los pulmones. También es rara la implicación pulmonar solitaria, pero se ha observado después de la inhalación de conidios provenientes de sustancias altamente contaminadas.

Ciertas ocupaciones laborales implican un mayor riesgo de infección. Hajjeh y cols.[113] informaron de un brote de esporotricosis en los trabajadores de un vivero forestal de Florida. Se observó esporotricosis linfocutánea en 9 de 65 (14%) trabajadores involucrados en la producción de figuras de musgo *sphagnum*. El riesgo se relaciona directamente con la duración del trabajo con el musgo *sphagnum*, en particular con la tarea de llenar los topiarios, y en personas con menos experiencia en jardinería. El empleo de guantes brindó una protección eficaz.

Un brote interesante fue informado por Dooley y cols.[71] dentro de un período de cinco semanas, en el que cinco pacientes que vivían en Oklahoma presentaron esporotricosis cutánea, cuatro de los cuales habían mantenido fardos de heno en una casa encantada en Halloween. Un quinto paciente aparentemente contrajo la enfermedad durante su visita a la casa. Por lo tanto, el contacto con el heno puede representar un factor de riesgo.

Pappas y cols.[212] informaron de un área de endemicidad alta para la esporotricosis en la sierra sur central del Perú, donde 238 pacientes con esporotricosis probada mediante cultivo fueron observados en un período de tres años. La incidencia de la esporotricosis en esta región se calcula de entre 48 y 60 casos por cada 100 000 personas, con mayor incidencia entre los niños de 7-14 años de edad. La piel de la cara era el sitio afectado con mayor frecuencia. La enfermedad estuvo clínicamente confinada a la piel y el tejido subcutáneo en todos los pacientes.

Presentación de laboratorio. El crecimiento de *S. schenckii* en cultivo generalmente toma de 3 a 5 días a 30 °C, aunque ya pueden desarrollarse colonias lisas en forma de levadura a las 36-48 h en agar sangre de carnero al 5% incubado a 35 °C. En algunos casos, el crecimiento inicial a 30 °C puede aparecer como levadura, dado que la conversión completa de levadura a micelio no ha tenido lugar todavía. Estas células de levadura pueden ser alargadas con el extremo algo acentuado, que se asemeja al hongo del maíz *Ustilago* (*huitlacoche*). La morfología colonial varía en función de los medios utilizados y la presencia o ausencia de sangre en los medios. Las colonias suelen ser lisas y pueden llegar a ser resistentes y arrugadas o plegadas. Se desarrolla un micelio delicado, oscuro, borroso, aéreo cuando maduran las colonias. El color es inicialmente blanquecino, pero puede volverse crema, marrón o marrón oscuro a medida que la colonia madura (lám. 21-5G). Las colonias se vuelven claramente en forma de levadura cuando se incuban a 35-37 °C, y pueden volverse marrón oscuro o negras al madurar (lám. 21-5H).

La identificación puede hacerse a nivel microscópico mediante la observación en la forma de hongo filamentoso de hifas septadas, delicadas, que nacen como conidios lisos de forma ovalada, de 2-4 µm de diámetro. Las hifas y los conidios son hialinos, pero algunas variantes pueden aumentar la pigmentación con el tiempo. Los conidios están conectados por una estructura delicada y pilosa (un dentículo) al conidióforo. Mediante el ajuste del enfoque del microscopio y usando un objetivo de inmersión de aceite, es posible observar los característicos apéndices pilosos entre los conidios y el conidióforo (del cual se deriva el nombre de la especie). La publicación de Sigler y cols.[255] incluye excelentes microfotografías que ilustran esta característica microscópica. Los conidios de *S. schenckii* se encuentran dispuestos lateralmente a lo largo de las hifas o en racimos de tipo margarita desde la punta de un conidióforo recto y delicado (morfología de flor) (fig. 21-61).

Las formas de levadura de *S. schenckii* miden 2-4 µm de diámetro y pueden ser esféricas, ovaladas o elípticas, a menudo con una sola yema (fig. 21-62). Pueden observarse en la evaluación histológica de una biopsia de piel, el examen directo (KOH/blanco de calcoflúor) o después de la conversión térmica de micelio a levadura. Más útil para la identificación microscópica de formas de levaduras de *S. schenckii* es la observación de formas ovaladas alargadas (como puro) de 3 × 10 µm. Estas formas de

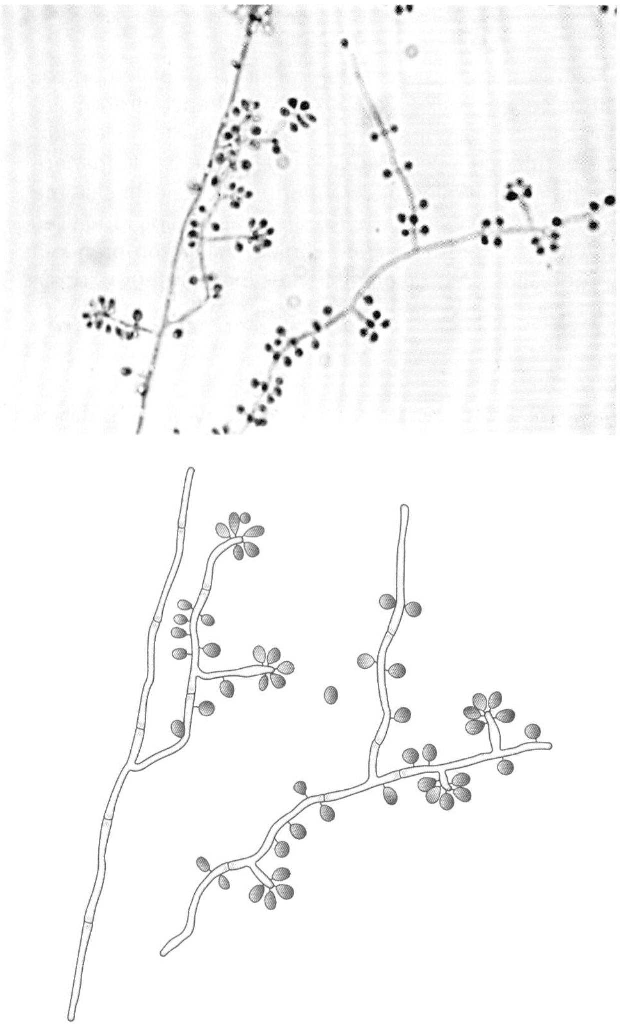

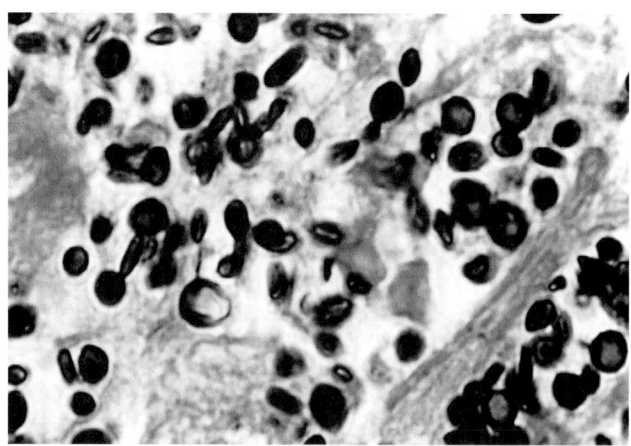

■ **FIGURA 21-61** Microfotografía e ilustración de la forma de hongo filamentoso de *S. schenckii* que muestran las hifas delicadas y el agrupamiento en forma de margarita de conidios pequeños, ovalados, desde los lados de las puntas de conidióforos rectos.

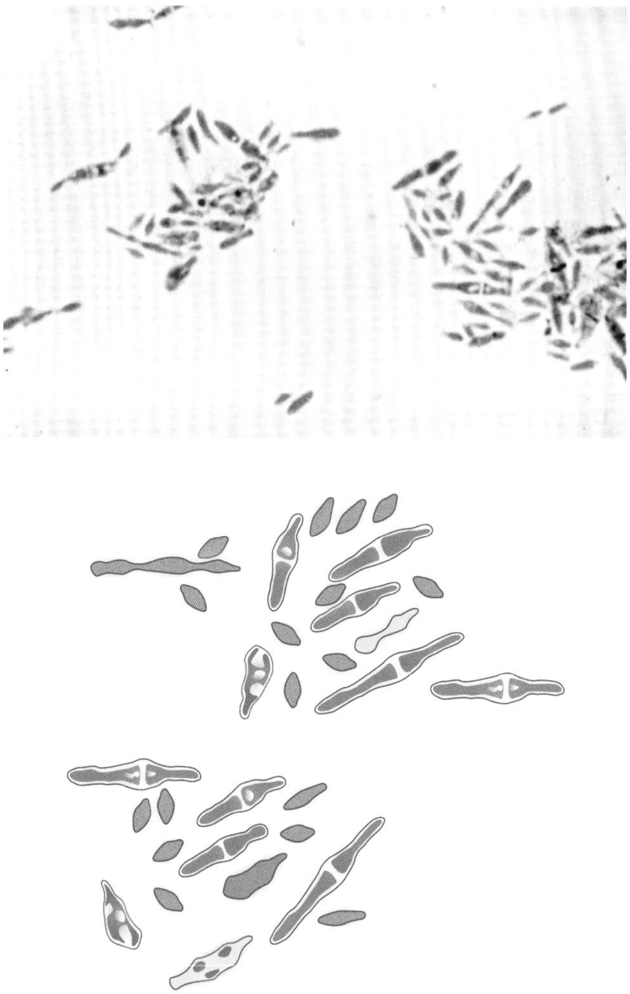

■ **FIGURA 21-62** Microfotografía e ilustración de la forma de levadura de *S. schenckii* que muestra células de levadura alargadas, de dos células, muchas de ellas con una forma de "puro".

levadura pueden ser difíciles de detectar en la tinción H&E de rutina de cortes de tejido humano, así que si se sospecha infección con base en la respuesta inflamatoria presente, entonces debe realizarse una tinción de plata metenamina. Esto demostrará una mezcla de levaduras esféricas con las células de levadura elíptica más características (fig. 21-63).

Diagnóstico mediante técnicas distintas al cultivo.
Las técnicas distintas al cultivo no se emplean habitualmente para el diagnóstico de la esporotricosis. Aunque se han desarrollado estudios moleculares, no se utilizan de forma rutinaria. La aplicación de técnicas serológicas ha demostrado ofrecer un beneficio mínimo en el diagnóstico de la esporotricosis. Las pruebas de aglutinación de látex se han utilizado en el pasado con un éxito limitado, especialmente en el diagnóstico de infecciones primarias de la piel, en las que los resultados son generalmente negativos. Los títulos de aglutinación de 1:80 o mayores han sido útiles para el diagnóstico de infecciones extracutáneas activas.[61] Las manifestaciones clínicas de la blastomicosis se presentan en el recuadro de correlación clínica 21-8.

■ **FIGURA 21-63** Microfotografía de una biopsia cutánea de un paciente con esporotricosis que muestra numerosas células de levadura esféricas a ovaladas de *S. schenckii*, algunas de las cuales revelan brotes alargados en forma de puro, de dos células (tinción de plata metenamina, alta potencia).

RECUADRO DE CORRELACIÓN CLÍNICA 21-8 Esporotricosis

En los Estados Unidos, las micosis subcutáneas son causadas generalmente por un miembro del complejo *Sporothrix schenckii.*[11] Los estudios de secuencia de ADN han revelado que un número de especies morfológicamente similares conforman lo que se ha denominado "*S. schenckii*".[188] Aunque su diferenciación resulta posible, se recomienda el término "complejo", ya que producen una enfermedad similar y no hay diferencias en el tratamiento.

La forma más frecuente de esporotricosis es la linfocutánea. La aparición de una pústula pequeña, roja y sin dolor en un miembro, junto con la presencia de múltiples lesiones pustulosas o ulcerantes secundarias colocadas linealmente a lo largo de los linfáticos proximales, es suficiente para sospechar el diagnóstico. La pústula primaria puede crecer lentamente, ulcerarse y secretar una pequeña cantidad de exudado serosanguinolento. Pueden observarse diversos grados de celulitis con edema y enrojecimiento del tejido subcutáneo circundante. Las lesiones satélite secundarias se presentan inicialmente como placas eritematoides, verrucosas, o como parches escamosos, a menudo convirtiéndose en úlceras que también exudan material purulento. El diagnóstico a menudo se retrasa debido a que la colonización bacteriana secundaria asociada se puede confundir con el agente infeccioso primario. Las sobreinfecciones bacterianas también pueden confundir el aspecto general.

En los pacientes con enfermedad progresiva, la infección puede extenderse a las articulaciones, vainas de los tendones, bursas, huesos y músculos.[302] Purvis y cols.[228] informan el caso de un paciente con artritis poliarticular bilateral de los codos y las muñecas. Aunque la artritis es una manifestación infrecuente de la esporotricosis, este informe señala el espectro más amplio de enfermedad que puede ser causada por este hongo.[43]

La artritis esporotrical es una enfermedad infrecuente. Howell y Toohey[129] informaron los resultados de 13 pacientes con artritis esporotrical que habían sido tratados en hospitales de la zona de Wichita, Estados Unidos. La presentación típica era de un paciente afebril con una articulación caliente levemente hinchada sin eritema. Había 17 articulaciones involucradas, incluyendo 10 rodillas, 3 o más articulaciones interfalángicas, 1 codo, 1 metatarso, 1 articulación intercarpiana y 1 articulación metatarsofalángica. La mayoría de los pacientes eran hombres de mediana edad y se observó un consumo considerable de alcohol en el 77%. Wang y cols.[284] describieron el caso de un paciente con una bursa prerrotuliana infectada por *S. schenckii*. La infección persistió a pesar del tratamiento con itraconazol, y la curación se logró solamente después de la extirpación quirúrgica de la bursa.

La esporotricosis pulmonar primaria es infrecuente. Sin embargo, England y Hochholzer informaron esporotricosis pulmonar primaria en ocho pacientes después de la inhalación de conidios aéreos, algo infrecuente en condiciones habituales. Los síntomas observados generalmente incluyen tos, producción de esputo y febrícula.

En los pacientes inmunodeprimidos, la esporotricosis puede tener presentaciones anómalas, pero la enfermedad tiende a ser generalizada y diseminada. La enfermedad cutánea comienza como lesiones localizadas que pueden extenderse a otros sitios de la piel, con la extensión a las meninges en uno de los pacientes informados, una presentación que el autor también ha observado.[70] El diagnóstico puede ser difícil cuando la esporotricosis se presenta inicialmente como fungemia y enfermedad diseminada.[9] Aunque la esporotricosis localizada es un trastorno inofensivo que responde bien al tratamiento, estos autores encontraron que, en hospederos inmunodeprimidos, la enfermedad es potencialmente peligrosa para la vida y habitualmente difícil de tratar, y los pacientes requieren tratamiento prolongado con medicamentos potencialmente tóxicos, como anfotericina B. La interrupción de la inmunodepresión, en combinación con antimicóticos, es un tratamiento proscrito.

Paracoccidioides brasiliensis
y paracoccidioidomicosis

La *paracoccidioidomicosis* es una micosis sistémica progresiva, subaguda a crónica, granulomatosa, causada por el hongo térmicamente dimorfo *P. brasiliensis*. La forma micelial del hongo se encuentra en el suelo, y la infección pulmonar se desarrolla en los humanos por inhalación de los pequeños conidios (4 μm de diámetro). Las infecciones cutáneas y mucocutáneas tienen lugar por inoculación directa de material contaminado con esporas. En Sudamérica, el 80% de las infecciones se han informado en Brasil, seguidas en orden de incidencia de los informes de caso por Colombia y Venezuela; existen áreas endémicas en el sur de México y en todos los países de Centroamérica, excepto Belice y Nicaragua.[32]

La tasa de prevalencia global de la paracoccidioidomicosis es difícil de estimar, ya que las infecciones tienen lugar por lo general en los países pobres en recursos con una infraestructura de salud pública limitada. Aunque se han hecho estimaciones de un millón o más pacientes infectados, muchos casos no son informados o siguen sin ser diagnosticados. Botteon y cols.[28] estudiaron dos grupos de donantes de sangre. Un grupo estuvo conformado por donantes que vivían en una zona rural donde la paracoccidioidomicosis es endémica, mientras que el otro fue un grupo de residentes urbanos que vivían en Sao Paulo. Los estudios de serología demostraron que el 21% de 700 pacientes de las áreas rurales endémicas tenían evidencia de la enfermedad actual o de tiempo atrás, mientras que solamente el 0.9% de 350 pacientes urbanos eran positivos serológicamente. Así, con una población de aproximadamente 169 millones, utilizando incluso la menor prevalencia urbana de paracoccidioidomicosis, más de 1.5 millones de residentes de Brasil han resultado infectados.

Los países en el Caribe, las Guayanas y Chile han estado libres de informes de la enfermedad. En áreas endémicas, la mayoría de las infecciones tienen lugar en regiones boscosas húmedas y sus alrededores. La enfermedad habitualmente afecta a adultos mayores de 30 años de edad, es rara en niños y se presenta en hombres con mayor frecuencia que en mujeres, con una tasa general de 15:1. Aunque la mayoría de los pacientes son agricultores, se han informado infecciones en individuos con rara exposición directa al suelo y la vegetación, como se indica en el informe citado más arriba. Los blancos son más propensos a las infecciones que los nativos americanos; los inmigrantes procedentes de áreas endémicas tienden a desarrollar infecciones más graves.[32]

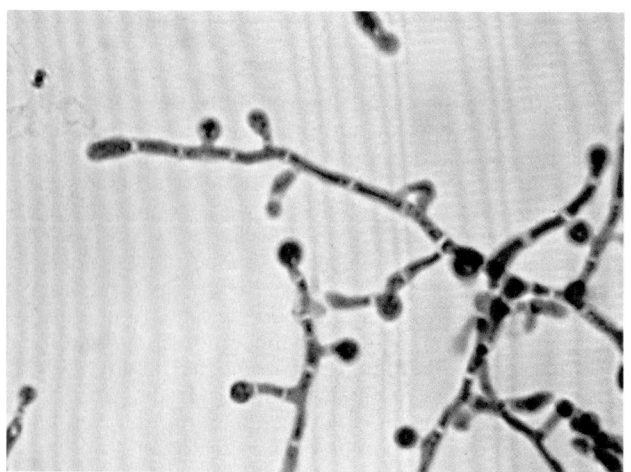

■ **FIGURA 21-64** Microfotografía de la forma de hongo filamentoso de *P. brasiliensis* que muestra los conidios pequeños, lisos y esféricos sustentados de forma lateral y terminal por conidióforos cortos derivados de las hifas septadas.

Presentación de laboratorio. Las colonias son similares en apariencia a las de *B. dermatitidis*. Son de crecimiento lento a 30 °C, requieren 10-20 días para madurar, son blanco grisáceas y tienen un delicado micelio sedoso o piloso.

Cuando se incuban a 25-30 °C, *P. brasiliensis* crece muy lentamente durante 10-30 días como un hongo filamentoso sedoso, blanco y gris tostado. Es posible realizar la identificación y diferenciación de otros hongos filamentosos de aspecto similar mediante la observación microscópica de las hifas septadas hialinas, delicadas que forman el micelio de fondo. Sus conidios ovalados, incoloros, de 2-4 μm, están sujetos de manera individual de conidióforos cortos y delgados de las hifas, a manera de "paletas" o "pirulíes", de apariencia similar a los producidos por *B. dermatitidis* (fig. 21-64).

Puede confirmarse la identificación por la conversión del hongo filamentoso a la forma de levadura, lo cual se logra inoculando una pequeña porción de la colonia de hongo filamentoso a medio enriquecido de agar infusión de cerebro y corazón. No obstante, la conversión a la forma de levadura es lenta. Las células de levadura madre de *P. brasiliensis* en cultivo suelen ser de 6-15 μm de diámetro, pero pueden crecer más. Éstas se distinguen de las de tamaño similar de *B. dermatitidis* por la presencia de múltiples brotes de cuello estrecho (en contraste con las formas de florecimiento individuales y base amplia de *B. dermatitidis*). Aunque no haya una sonda genética disponible comercialmente para *P. brasiliensis*, la sonda existente en el mercado para *B. dermatitidis* reacciona de forma cruzada con *P. brasiliensis* y puede utilizarse conjuntamente con otros resultados para asegurar la identificación.

La misma forma de levadura está presente en los tejidos de pacientes infectados. Por lo tanto, el diagnóstico de la paracoccidioidomicosis se puede establecer más rápidamente demostrando directamente en los materiales clínicos las células de la levadura características de 10-30 μm, esféricas, de pared gruesa, con múltiples brotes hijos, cada una unida por un botón de cuello estrecho, que ha sido comparado a una "rueda de timón" (fig. 21-65). Estas formas de levadura se pueden observar mejor en las preparaciones de KOH/blanco de calcoflúor. En algunos casos, las células hijas de los brotes pueden formar cadenas cortas. En cortes histológicos, la inflamación de fondo suele ser granulomatosa a piogranulomatosa (inflamación granulomatosa que

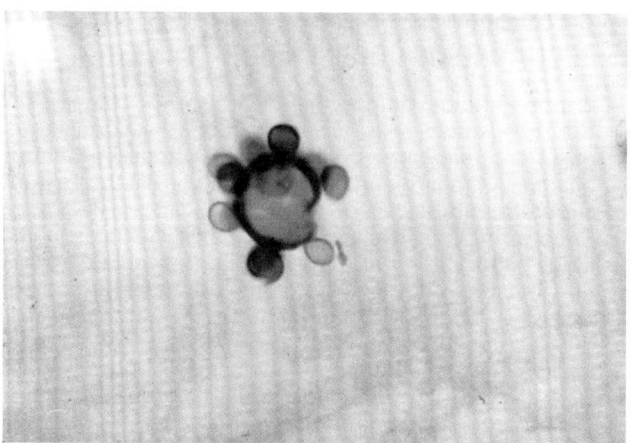

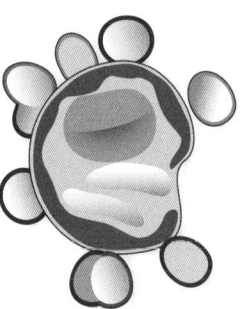

■ **FIGURA 21-65** Microfotografía e ilustración de la forma de levaduras de *P. brasiliensis*, que muestran a la célula de levadura central grande que da lugar a varios brotes, formando una "rueda de timón".

se mezcla con diferentes concentraciones de leucocitos polimorfonucleares). Las formas de levadura se observan mejor en los cortes teñidos con PAS o GMS.

Diagnóstico mediante técnicas distintas al cultivo. La prueba de exoantígeno, refinada por Camargo y cols.,[35] es un medio para confirmar la identificación en cultivo de cepas desconocidas. Las técnicas de inmunofluorescencia indirecta, análisis inmunoenzimático y métodos moleculares han sido utilizados por los investigadores para establecer el diagnóstico de la paracoccidioidomicosis. Los métodos de inmunodiagnóstico para la paracoccidioidomicosis han sido revisados por Brummer y cols. y Camargo.[32,65] Los títulos de IgG en suero permanecen elevados durante al menos un año después de la infección.

Mendes-Giannini y cols.[184] demostraron los anticuerpos IgG, IgA e IgM específicos para un antígeno de *P. brasiliensis* en pacientes con paracoccidioidomicosis de 43 kDa, y además demostraron que una disminución de los títulos durante un curso de tratamiento se correlacionó con una mejoría en los síntomas. Gómez y cols.,[102] utilizando un anticuerpo monoclonal dirigido a la forma de levadura de *P. brasiliensis*, fueron capaces de desarrollar una prueba ELISA de inhibición capaz de detectar pequeñas cantidades de antígeno circulante en el suero de pacientes con enfermedad activa. De 46 pacientes con paracoccidioidomicosis, 37 fueron positivos (80.4%).

Se utilizan estudios de detección de antígeno para el diagnóstico de paracoccidioidomicosis. La detección de los antígenos gp43 y gp70 de *Paracoccidioides* es el objetivo de estos análisis.[65] Además de detectarlos en sangre, se han determinado en LCR y líquido del lavado broncoalveolar. La naturaleza cuantitativa o semicuantitativa de estos estudios permite analizar la tendencia de los títulos del antígeno; la disminución y eliminación del antígeno deben lograrse con el tratamiento acertado.

Los métodos moleculares también han sido empleados para el diagnóstico de la paracoccidioidomicosis. Sandu y cols.[242] han desarrollado una sonda específica de ADN de 14 bases específicas para los extremos 5' de las secuencias de genes ribosómicos 28S de los hongos de *P. brasiliensis*. Aplicando un protocolo

de diagnóstico uniforme, consistente en procedimientos de lisis celular frecuentes y de purificación de ADN seguidos de la amplificación por PCR, estos autores demostraron identificación selectiva de *P. brasiliensis* de 47 especies de hongos que representan a 25 géneros. La PCR y otros métodos moleculares proporcionan medios alternativos para establecer el diagnóstico de la paracoccidioidomicosis.

Las manifestaciones clínicas de la paracoccidioidomicosis se presentan en el recuadro de correlación clínica 21-9.

RECUADRO DE CORRELACIÓN CLÍNICA 21-9 Paracoccidioidomicosis

Cuando se inhala el polvo contaminado con esporas, los conidios pequeños (4 µm de diámetro) alcanzan la porción distal del parénquima pulmonar, donde se desarrollan en las células de levadura que se pueden confinarse localmente o donde se pueden propagar y diseminar a órganos distales en pacientes con enfermedad diseminada progresiva. En un hospedero inmunocompetente, se retrasa el crecimiento local y la infección puede terminar sin el desarrollo de una lesión. Cuando es sintomática, Brummer y cols.[32] han dividido la paracoccidioidomicosis en dos categorías generales: (1) forma juvenil, aguda o subaguda y (2) forma crónica, de adultos.

Forma juvenil, aguda o subaguda
La forma juvenil de la enfermedad incluye sólo del 3-5% de todas las infecciones, afectando principalmente a niños o adultos jóvenes, la mayoría de los cuales están inmunodeprimidos. El curso de la enfermedad es relativamente rápido (semanas a meses) y se caracteriza por la afección difusa del sistema reticuloendotelial. Algunas presentaciones clínicas frecuentes incluyen hepatoesplenomegalia, linfadenopatía e hiperplasia de médula ósea. La disfunción de la médula ósea puede ser tan grave como para simular un trastorno linfoproliferativo.[170] Las biopsias de órganos o tejidos involucrados revelan con frecuencia una gran cantidad de células de levadura activamente proliferativas, en ausencia de la formación de granulomas. En esta forma de la enfermedad, los pulmones rara vez se afectan, aunque los microorganismos pueden detectarse en las secreciones respiratorias. Los ganglios linfáticos mesentéricos en ocasiones pueden agrandarse tanto como para causar obstrucción intestinal. El pronóstico de la forma juvenil de la enfermedad es malo.

Forma crónica, de adultos
Aproximadamente el 90% de los pacientes tienen esta forma de enfermedad, que es más frecuente en hombres adultos. Curiosamente, las altas concentraciones de estrógenos en las mujeres premenopáusicas actúan para inhibir la conversión de micelio a levadura, necesaria para la infección; esto explica en parte las diferencias en la incidencia de la infección entre hombres y mujeres. La enfermedad es lentamente progresiva, tiende a permanecer confinada principalmente a los pulmones y puede tardar meses o años para establecerse por completo. Los pulmones están afectados en alrededor del 90% de los pacientes infectados, y en muchos casos son el único sitio de la infección. Las lesiones pulmonares, según lo observado en radiografías de tórax, pueden ser nodulares, infiltrativas, fibróticas o cavitarias, y se localizan preferencialmente en los lóbulos más bajos de los pulmones.[170] La tos, expectoración del esputo y falta de aliento son los síntomas frecuentes, acompañados habitualmente por febrícula intermitente, pérdida de peso y anorexia. Los resultados clínicos y radiológicos a menudo son similares a los de la tuberculosis. La enfermedad crónica puede ser leve, moderada o grave, dependiendo del estado general del paciente y de su estado inmunitario; la fibrosis grave que conduce a la enfermedad pulmonar obstructiva crónica y al *cor pulmonale* son secuelas mortales.

Brummer y cols.[32] citan varios ejemplos de afección extrapulmonar, como la infección de los ojos, sistema nervioso central, huesos y vías genitourinarias. Sant' Anna y cols.[243] revisaron los resultados de siete pacientes con enfermedad laríngea. Todos ellos eran hombres de mediana edad, predominantemente campesinos. Los principales síntomas que presentaron fueron disfonía, disfagia, disnea y tos. La primera impresión diagnóstica fue carcinoma en cada uno de estos pacientes.

Estas y otras infecciones por hongos dimorfos también pueden implicar la cavidad bucal.[8,100] Almeida y cols.[8] informan que las infecciones bucales por hongos (micosis) se han vuelto de particular importancia desde la aparición de las infecciones por VIH, así como por el impresionante aumento de los viajes en el mundo, con mayor exposición a infecciones endémicas en el trópico. Almeida y cols. informaron a 21 pacientes argentinos que vivían en la provincia de Corrientes que se presentaron con manifestaciones bucales a causa de *P. brasiliensis*. Todos excepto uno tenían afección pulmonar detectable. La administración a largo plazo de itraconazol proporcionó la cura a estos pacientes. Los autores enfatizan la necesidad de realizar un diagnóstico precoz y contar con un tratamiento adecuado para evitar la destrucción extensa del tejido. Además, el seguimiento a largo plazo es obligatorio, ya que la tasa de recurrencia es alta.

El cuadro clínico que se encontró entre los 27 pacientes con sida informado por Goldani y Sugar[101] varió de infección indolente a curso rápidamente progresivo. La enfermedad diseminada es la forma más frecuente, con pulmón, piel y ganglios linfáticos como los sitios más frecuentes de infección, además de fiebre prolongada, linfadenopatías, hepatoesplenomegalia y lesiones cutáneas. El diagnóstico se establece mejor mediante examen

(continúa)

directo y cultivo de muestras de esputo, biopsias de piel y aspirados de ganglios linfáticos. Como se mencionó con anterioridad, el análisis mediante PCR de estas muestras promete mejorar de forma importante la capacidad diagnóstica. Cerca de la mitad de los pacientes en esta serie fallecieron a pesar del intensivo tratamiento antimicótico.

Severo y cols.[252] informaron la afección de la zona genital masculina en un nativo de Brasil, así como también se informa en una revisión de 18 pacientes adicionales obtenidos de la literatura médica brasileña. Manns y cols.[177] describieron el caso de un hombre de 59 años de edad que presentó paracoccidioidomicosis más de 15 años después de salir de Sudamérica. Los profesionales en todo el mundo deben tener esta infección en cuenta al evaluar a un paciente con antecedentes apropiados de viajes que tengan manifestaciones pulmonares, mucosas o cutáneas que sugieran esta enfermedad, junto con pérdida de peso y otros síntomas constitucionales.

Hongos dematiáceos

Agentes de la feohifomicosis

En contraste con el grupo hialino de hongos con paredes celulares no pigmentadas, hay un segundo grupo grande y genéticamente heterogéneo de hongos filamentosos saprobios que producen melanina y pigmentos similares en sus paredes celulares, que lleva a la formación de hifas pigmentadas de colores oscuros. Tanto el reverso como la superficie de las colonias son visiblemente oscuros, de aspecto gris, marrón o negro. El examen de la región posterior de la colonia da la mejor indicación de la naturaleza hialina o dematiácea de un hongo filamentoso, ya que algunos de los primeros, como *A. niger*, producen esporas negras.

El término *feohifomicosis* (del griego *phaeo*, oscuro, gris) se ha aplicado a infecciones micóticas causadas por este grupo de hongos dematiáceos. El concepto de "feohifomicosis" fue propuesto por Ajello y cols.[6] en 1986 para "cubrir todas las infecciones de naturaleza cutánea, subcutánea y sistémica causadas por hongos hifomicetos que se desarrollan en los tejidos del hospedero en forma de elementos miceliales septados, dematiáceos, de paredes oscuras". Así, tal como se describió originalmente, la *feohifomicosis* fue un término empleado para describir una entidad histopatológica en lugar de una enfermedad clínica particular o especies micóticas identificadas en cultivos de laboratorio.[66,234] Actualmente, ha llegado a ser utilizado como el equivalente dematiáceo de la hialohifomicosis (es decir, un término genérico que refiere una infección micótica invasora causada por un hongo filamentoso dematiáceo). La cromoblastomicosis y el micetoma son entidades clínicas distintivas diferentes de la feohifomicosis. La primera es causada por algunos hongos dematiáceos, mientras que el segundo puede ser causado por bacterias y hongos filamentosos hialinos o dematiáceos. Algunos agentes etiológicos de feohifomicosis, cromoblastomicosis y micetoma se describen a continuación.

Presentación de laboratorio. Estos hongos dematiáceos, en el sentido más amplio, producen colonias lanosas de color gris, marrón o negro oscuro o colonias que tienen una superficie aterciopelada. Como se señaló anteriormente, el reverso de la colonia es pigmentado de color oscuro, representando la estera hifal de los dematiáceos. Aunque la morfología de las colonias no es distintiva entre este grupo de hongos y el examen microscópico es necesario para hacer una identificación del género y especie, el tipo de colonia (lanosa o aterciopelada) proporciona pistas sobre las posibles alternativas. Por ejemplo, *Curvularia*, *Alternaria* y *Bipolaris* producen colonias lanosas, mientras que *Fonsecaea*, *Phialophora* y *Cladosporium* o *Cladophialophora* forman colonias aterciopeladas. En las láminas 21-3A-D aparecen colonias representativas de los hongos filamentosos dematiáceos de más rápido crecimiento. En general, los agentes de la cromoblastomicosis y el micetoma suelen producir colonias aterciopeladas, pequeñas y de crecimiento más lento.

En el examen microscópico, los hongos filamentosos dematiáceos presentan un micelio marrón oscuro compuesto por hifas uniformes con paredes paralelas y diferentes septos. El pigmento puede no ser evidente en algunas especies en las primeras fases del crecimiento, pero se desarrollará con un período de incubación adicional. Los siguientes géneros son hongos de crecimiento rápido (colonias lanosas) que producen macroconidios multicelulares, de tinción oscura: *Alternaria*, *Ulocladium*, *Stemphylium*, *Epicoccum*, *Bipolaris*, *Dreshslera*, *Curvularia* y *Exserohilum*.

La identificación de estos hongos puede simplificarse separándolos primero en una de dos categorías con base en la morfología de los conidios: (1) Macroconidios (conidios multicelulares) que tienen septos longitudinales y perpendiculares (transversales) con respecto al eje longitudinal del conidio; estos conidios a menudo también presentan septos oblicuos y se refieren habitualmente como *muriformes*. (2) Macroconidios que contienen solamente septación perpendicular (transversal) con respecto al eje longitudinal del conidio.

Macroconidios con septos transversales y longitudinales (muriformes)

Los géneros de hongos de importancia médica incluidos en este grupo son:

- Especies de *Alternaria*
- Especies de *Ulocladium*
- Especies de *Stemphylium*
- Especies de *Epicoccum*

Especies de *Alternaria*. La formación de cadenas cortas de grandes macroconidios, de paredes lisas, multicelulares, heterótrofas, separadas por septos transversales y longitudinales (muriformes) es característica de las especies de *Alternaria*. Los macroconidios tienen forma de palillos de tambor, con el pico alargado de un conidio topando contra el extremo redondeado, romo del siguiente (fig. 21-66). Los hongos son en su mayoría contaminantes y sólo rara vez provocan infecciones humanas. De hecho, son causa de enfermedad tan pocas veces que se recomienda la confirmación de la correspondiente evidencia histopatológica de infección antes de considerar el inicio del tratamiento.

Especies de *Ulocladium*. Las especies de *Ulocladium* también producen macroconidios muriformes; sin embargo, los conidios de estos hongos son más esféricos que los de las especies de *Alternaria*. No se forman en cadenas, sino que nacen de conidióforos cortos, torcidos, curvos o articulados (fig. 21-67). Los conidióforos surgen como en circunferencia (alrededor), que es una derivación simpodial. Esta conidiación simpodial y articulada es un tipo de conidiogénesis que se encuentra en otros hongos dematiáceos.

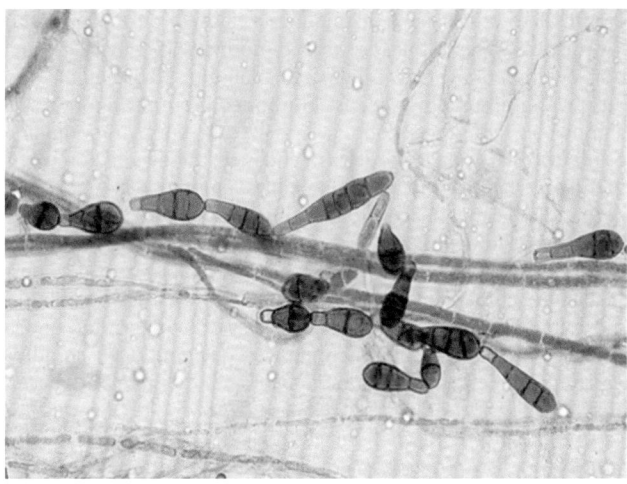

■ **FIGURA 21-66** Microfotografía de una cadena corta de macroconidios muriformes de coloración oscura, característica de las especies de *Alternaria*.

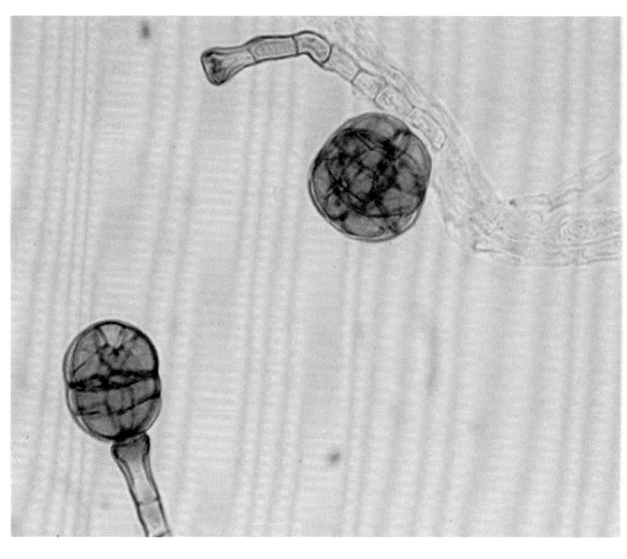

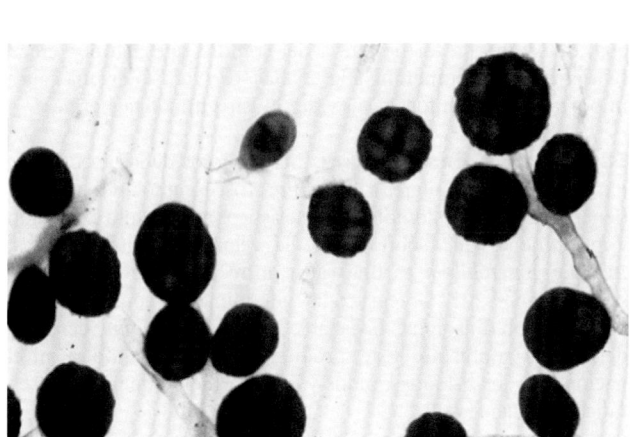

■ **FIGURA 21-67** Microfotografía de macroconidios muriformes teñidos de oscuro, derivados de conidióforos geniculados, característicos de las especies de *Ulocladium*.

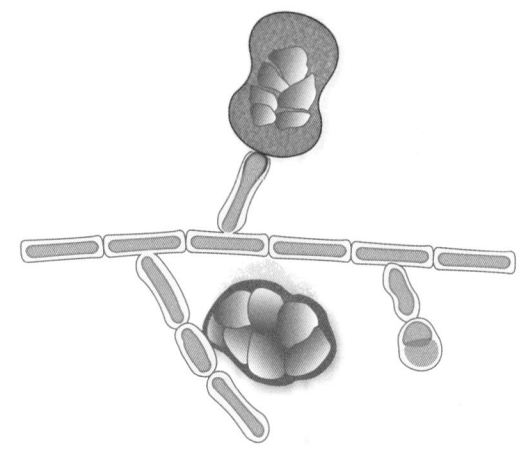

■ **FIGURA 21-68** Microfotografía e ilustración de macroconidios muriformes sostenidos de forma característica en el extremo de un conidióforo corto y recto, en "paca de algodón en un palillo", característico de las especies de *Stemphylium*.

Especies de *Stemphylium*. Los macroconidios muriformes producidos por especies de *Stemphylium* son superficialmente similares a los de las especies de *Ulocladium*. No obstante, una inspección más cercana revelará que se encuentran ligeramente constreñidos en el aspecto medio del conidio, lo que da al mismo un aspecto de "8". Además, son portados por separado en el ápice de un conidióforo corto y recto (la conidiación simpodial geniculada de *Ulocladium* está ausente). El aspecto terminal del conidióforo se hincha y en general presenta pigmentación más oscura que el resto del conidióforo (fig. 21-68).

Especies de *Epicoccum*. Las hifas de *Epicoccum* forman de manera habitual una ramificación focal repetida y nuevas ramificaciones de los focos de conidiación, dando lugar a tumores denominados ***esporodoquios***. Los conidióforos cortos, en forma de garrote, que se observan surgen de estos tumores, que portan macroconidios multicelulares, muriformes, esféricos a ligeramente en forma de garrote, que pueden ser rugosos en la superficie, dando un aspecto de verruga negruzca (fig. 21-69). Una característica importante de las colonias es la producción de un pigmento amarillo que se difunde en el agar.

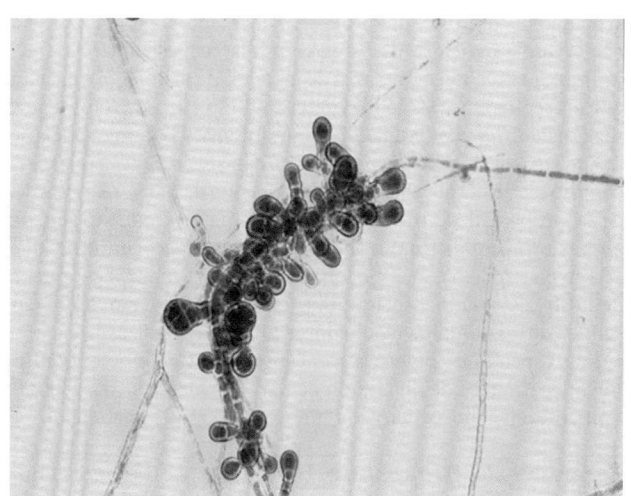

■ **FIGURA 21-69** Microfotografía de macroconidios muriformes inmaduros y maduros de especies de *Epicoccum*, sostenidos de manera característica en racimos holgados llamados *esporodoquios*.

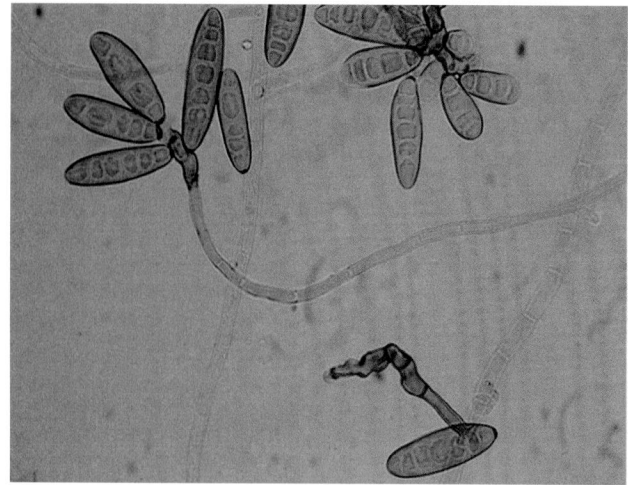

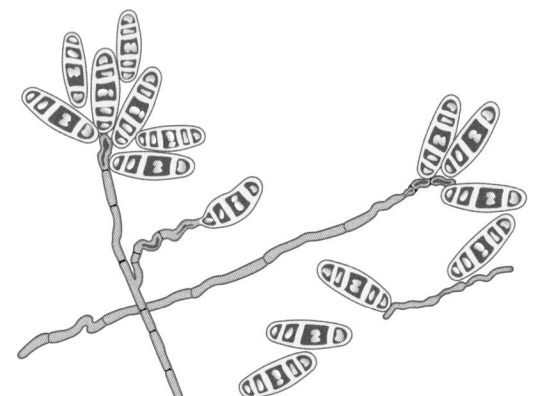

■ **FIGURA 21-70** Microfotografía e ilustración de macroconidios multicelulares cilíndricos, de paredes lisas, característicos de las especies de *Bipolaris*.

Macroconidios con septos transversales

Especies de *Bipolaris*. La característica distintiva de las especies de *Bipolaris* es la producción de macroconidios heterótrofos, elípticos a ovales, de pared gruesa con superficies lisas, los cuales son producidos por conidiación simpodial, articulada, como se describe anteriormente (fig. 21-70). La inspección minuciosa de estos conidios en preparaciones que utilizan una tinción como azul de algodón de lactofenol, revelará que los septos entre las células del conidio son incompletos. Éstos se llaman *distoseptos* y, cuando están presentes, con frecuencia se puede visualizar la continuidad del citoplasma de una célula en el conidio a la célula adyacente. La designación de *Bipolaris* se deriva de la propiedad de producir tubos germinales que **surgen de ambas (*bi*) células finales (*polares*) de los macroconidios**, que crecen en paralelo con el eje longitudinal de la célula. Esto puede demostrarse cuando se examina en agua directa o montajes salinos de los conidios incubados a 25 °C durante 8-24 h.

Las especies de *Bipolaris* son causa importante de queratitis micótica después de una lesión ocular y pueden provocar feohifomicosis en el hospedero con inmunidad comprometida.

Especies de *Dreshslera*. Las especies de *Dreshslera* también producen macroconidios cilíndricos, multicelulares y de conidiación simpodial geniculada, indistinguibles de los de las especies de *Bipolaris*. Los conidios tienen contorno redondo que no sobresale en la base de la célula. La prueba de tubo germinal se utiliza para distinguir este hongo de *Bipolaris*. En las preparaciones salinas, se puede producir un tubo germinal por cualquiera de las células del conidio pluricelular. Una búsqueda microscópica de los conidios en germinación muestra algunos en donde el tubo germinal está surgiendo de una célula interna y no sólo de las células terminales. Estos tubos germinales son fácilmente reconocibles, puesto que se extienden perpendicularmente al eje longitudinal del conidio.

Las especies de *Dreshslera* son muy poco frecuentes en la práctica clínica. *Dreshslera* no es una causa importante de enfermedad en humanos y se presenta aquí debido a las similitudes morfológicas con los conidios de *Bipolaris*. Se determinó que la mayoría de los aislamientos micóticos que producen conidios morfológicamente parecidos a *Bipolaris* o *Dreshslera* pertenecen al género *Bipolaris*.

Especies de *Curvularia*. Los macroconidios de especies de *Curvularia* son fáciles de reconocer: tienen cuatro a cinco células separadas por septos transversales, cargados a través de conidiación geniculada simpodial. La segunda célula del extremo terminal (extremo no hiliar) del conidio continúa creciendo después de que los otros han dejado de hacerlo, lo cual determina la forma curva del conidio que algunos creen se asemeja a un búmerang (fig. 21-71). *Curvularia* es una causa importante de feohifomicosis y de sinusitis micótica alérgica.

Especies de *Exserohilum*. Los conidios de las especies de *Exserohilum* son similares a los de *Bipolaris*, excepto que son más y tienen más células y conidios característicos con un hilo extendido y prominente que sobresale de la célula hiliar (fig. 21-72). Aunque *Exserohilum* es una causa infrecuente de enfermedad humana, en el 2014 se registró la contaminación considerable de una metilprednisolona inyectable con *Exserohilum* derivado del medio ambiente. Este producto fue distribuido a nivel nacional en los Estados Unidos y fue una fuente de infección en muchos pacientes.[154]

Otros hongos dematiáceos de crecimiento moderado a rápido

Existen tres géneros de hongos que se considerarán aquí en gran parte porque no están bien clasificados en otra parte. Se trata de las especies de *Nigrospora*, *Phoma* y *Chaetomium*. Los últimos dos hongos se pueden confundir uno con el otro, así que es importante prestar atención para diferenciar las características.

Especies de *Nigrospora*. Las colonias de especies de *Nigrospora* son de crecimiento rápido y algodonoso; inicialmente son de color blanco sucio, pero se vuelven grises al madurar a medida que las hifas vegetativas se vuelven pigmentadas. La región posterior de la colonia también se torna pigmentada de color oscuro. En el examen microscópico, los conidios son solitarios, grandes, globosos, lisos y de color negro azabache, y nacen de las puntas de los conidióforos inflados en forma de urna (fig. 21-73). Los conidios de *Nigrospora*, para algunos, se asemejan a un balón de rugby o de fútbol americano de color negro azabache.

Especies de *Phoma*. Las colonias de *Phoma* son de color crema a marrón oscuro, extendiéndose sobre la superficie con un margen externo indistinto. La consistencia es más glabra que algodonosa debido al escaso desarrollo de hifas aéreas. En el examen microscópico, se osbervan de manera característica estructuras grandes de color marrón oscuro a negro, de paredes

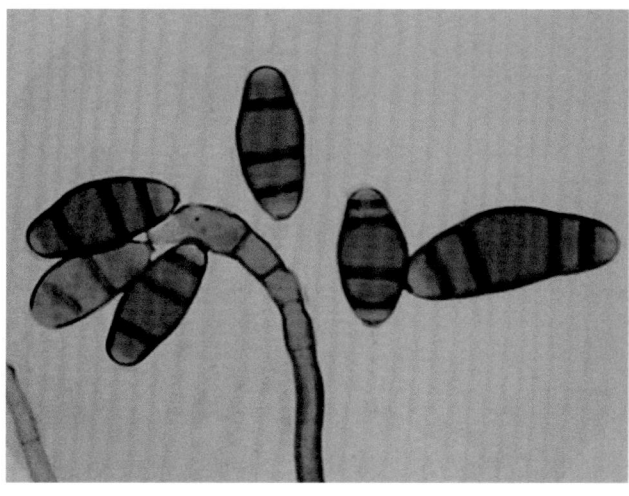
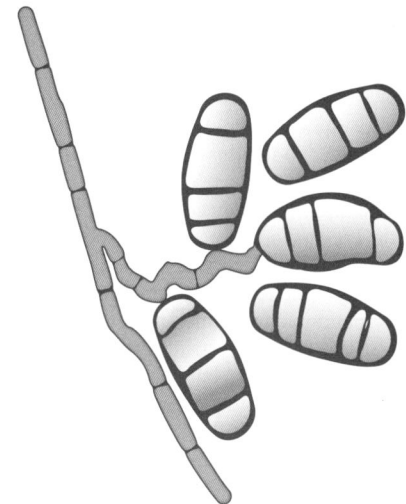

■ **FIGURA 21-71** Microfotografía e ilustración de macroconidios multicelulares con tinción oscura, divididos por septos transversales y doblados debido a la proliferación de la célula próxima a la terminal, característica de las especies de *Curvularia*.

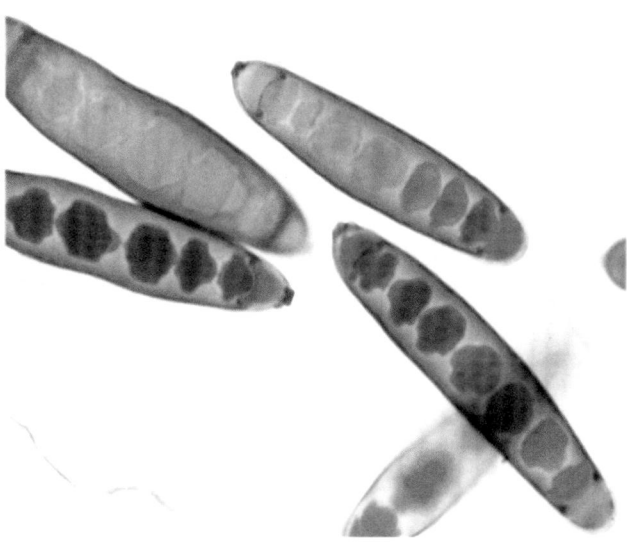

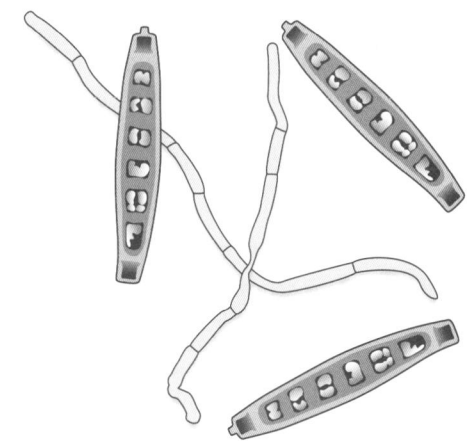

■ **FIGURA 21-72** Microfotografía e ilustración de macroconidios largos, en forma de lápiz, de las especies de *Exserohilum*, caracterizadas por una protrusión terminal de la célula hiliar.

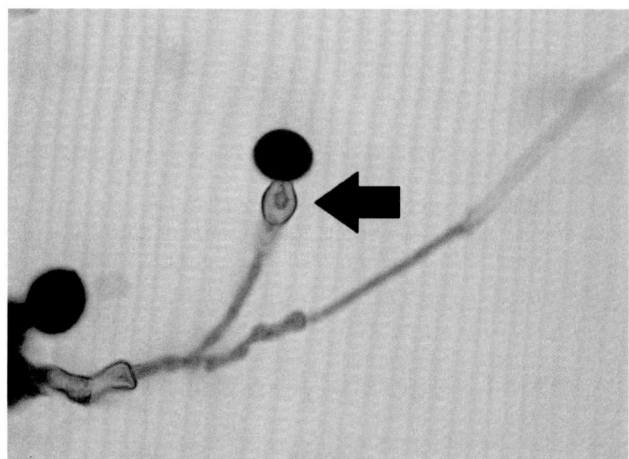

■ **FIGURA 21-73** Esta microfotografía de *Nigrospora* muestra un conidio negro azabache sostenido por un conidióforo con bulbo.

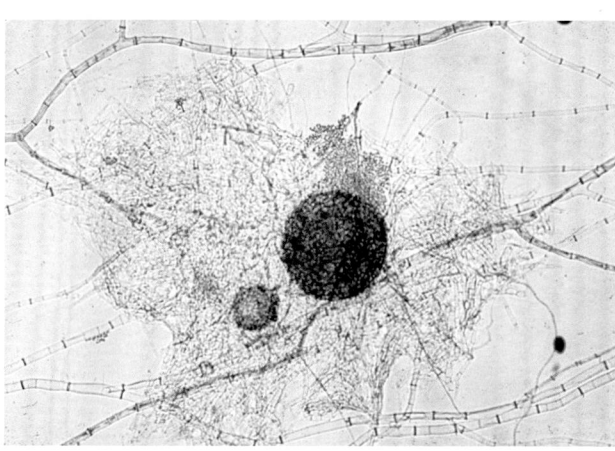

■ **FIGURA 21-74** Microfotografía de un picnidio grande en forma de saco de una especie de *Phoma*, con conidios hialinos pequeños dispersos observados en el fondo.

lisas, coriáceas, de forma de saco llamadas *picnidios* (fig. 21-74). Dentro de los picnidios, nacen innumerables conidios cilíndricos, fusiformes o esféricos, hialinos, unicelulares, que son derivados asexualmente y lanzados a través de un orificio u ostiolo. Dado que los picnidios pueden aparecer similares a los cleistotecios producidos por especies de *Aspergillus*, *Chaetomium* y otros hongos telomorfos, se debe determinar si las esporas contenidas son conidios, como es el caso de las especies de *Phoma*, o si son las ascosporas más grandes y teñidas de oscuro características de los hongos ascosporógenos. Esta diferenciación puede hacerse en preparaciones de cinta adhesiva presionando suavemente la superficie de la cinta con la punta de un lápiz sobre la estructura desconocida en forma de bolsa, mientras se visualiza bajo el objetivo de análisis de un microscopio hasta que se rompe. La liberación de los conidios hialinos unicelulares, como se describe anteriormente, confirma la identificación de las especies de *Phoma*.

Especies de *Chaetomium*. Las colonias de las especies de *Chaetomium* son inicialmente blancas, pero pueden llegar a ser de color amarillo, verde amarillo o cobre en su madurez. Aparecerán puntos oscuros con la formación de cleistotecios. Al observarse con el microscopio, se forman hifas septadas, además de grandes setas (elementos espiculados como hifas) que pueden observarse extendiéndose desde la pared de los cleistotecios en forma de bolsa. La palabra *setas* se deriva del término latino para cerdas; estas estructuras pueden ser rectas, en espiral o curvadas. Algunos creen que la combinación de estas estructuras simula las patas extensibles de una araña (fig. 21-75).

Hongos dematiáceos de crecimiento lento

Los hongos filamentosos dematiáceos de crecimiento lento son responsables de toda una gama de infecciones, incluyendo feohifomicosis, cromoblastomicosis y micetoma. La feohifomicosis fue descrita anteriormente, por lo que se dará una breve revisión de la cromoblastomicosis y el micetoma.

La cromoblastomicosis es una infección de la piel y del tejido subcutáneo que se caracteriza clínicamente por la formación de vegetaciones elevadas, rugosas, multicolores y verrucosas, que se extienden generalmente sobre la superficie dorsal de los pies y la pantorrilla. Estos agentes entran a la piel a través de heridas

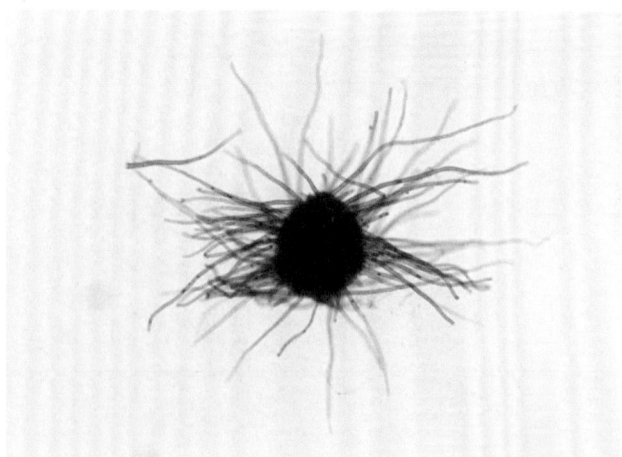

■ **FIGURA 21-75** Microfotografía del picnidio como telaraña de las especies *Chaetomium*.

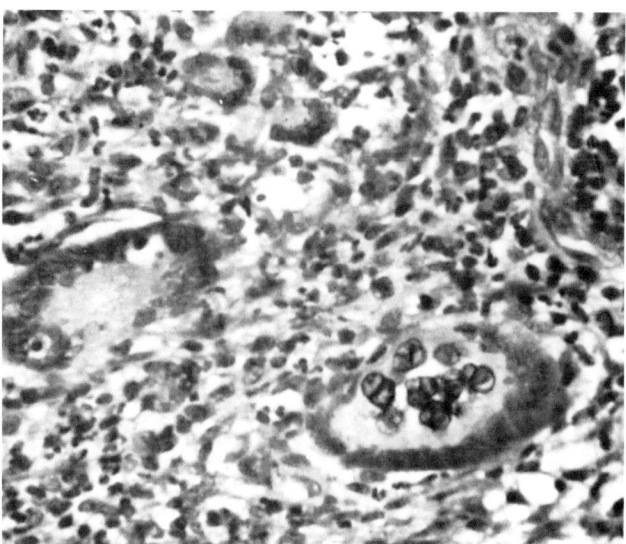

■ **FIGURA 21-76** Microfotografía de un corte de tejido de un paciente con cromoblastomicosis subcutánea. Obsérvese la inclusión de varios cuerpos escleróticos esféricos dentro de la célula gigante situada en el cuadrante inferior derecho en el campo de visión (H&E, 400×).

traumáticas y lesiones penetrantes. Las formas diagnósticas son cuerpos muriformes, de color amarillo claro a marrón y forma ovalada a esférica que se agrupan en racimos. Se observan septos internos en algunas de estas formas levaduriformes; sin embargo, no se produce el florecimiento. Éstos se denominan *cuerpos escleróticos* o, más familiarmente, peniques de cobre (fig. 21-76). Los cambios histológicos frecuentes incluyen microabscesos y nódulos granulomatosos (una respuesta piogranulomatosa), acantosis extrema e hiperplasia seudoepiteliomatosa con grados variables de fibrosis y cicatrización.

La cromoblastomicosis es causada por un grupo de hongos dematiáceos de crecimiento lento, perteneciente a los géneros *Cladophialophora/Cladosporium*, *Phialophora* y *Fonseceae*.[77] El micetoma es una infección que se encuentra principalmente en el tejido subcutáneo, formando un absceso o masa granulomatosa con el desarrollo de conductos sinusales que llegan a la superficie de la piel. Un *micetoma* es una masa tumifactiva que daña los tejidos a través de la erosión y la presión, en lugar de la invasión. Los micetomas pueden ser causados por bacterias (micetoma eubacteriano) u hongos (p. ej., micetoma eumicótico). Los granos que contienen material purulento o gránulos de elementos microbianos se excretan con frecuencia de los conductos sinusales y también se observan en exámenes directos y cortes histológicos. Los granos son de color blanco si el micetoma eumicótico es causado por un hongo filamentoso hialino, mientras que los granos son de color marrón o negro si el micetoma eumicótico es causado por un hongo filamentoso dematiáceo.

Las siguientes especies de hongos dematiáceos de crecimiento lento son las causas más frecuentes de cromoblastomicosis, micetoma y otras infecciones micóticas profundas:

- *Cladophialophora (Cladosporium) carrionii*
- *Cladophialophora (Xylohypha) bantiana*
- *Phialophora verrucosa*
- *Pleurostomophora (Phialophora) richardsiae*
- *Fonsecaea pedrosoi*
- Especies de *Exophiala*

La diferenciación entre cada especie mencionada depende del hallazgo de diferencias en el modo de conidiación, la estructura de los conidióforos y fiálides o anélidos, y la morfología y disposición de los conidios.

Los agentes causales de la cromoblastomicosis incluyen *Cladophialophora*, que se reproduce con la conidiación típica de tipo *Cladosporium* que puede complementarse con la producción de fiálides. En la esporulación de tipo *Cladosporium*, se producen conidios elípticos de tinción oscura en cadenas largas y ramificadas, cada uno separado por una delicada cicatriz conocida como *disyuntor* (fig. 21-77). *P. verrucosa* es otra causa de cromoblastomicosis y se reproduce con esporulación de tipo *Phialophora*, que se caracteriza por la producción de fiálides individuales ya sea en forma de urna o largas y cónicas. Las fiálides, que pueden medir 4-7 μm, nacen directamente de los lados de las hifas. La porción terminal de la fiálide característica es alargada, simulando la parte superior de una botella de refresco. Los conidios esféricos a ovalados, pigmentados de amarillo, se producen dentro de cada fiálide

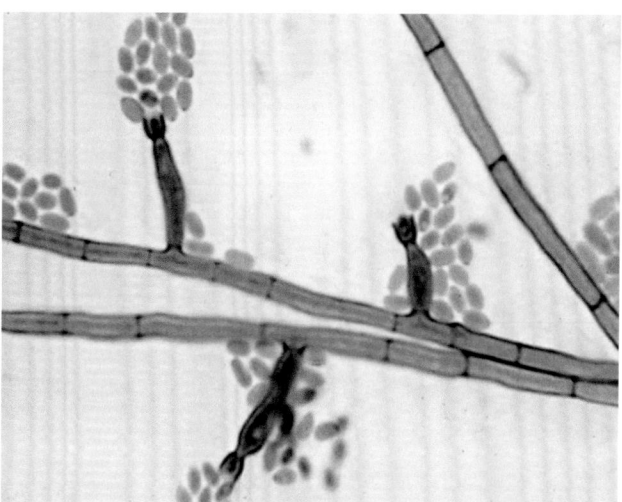

■ **FIGURA 21-78** Microfotografía de la esporulación de tipo fialófora que muestra conidióforos cortos con forma de urna, cada uno con una boca estrecha con forma de botella de refresco gaseoso, del cual se producen los conidios esféricos, distribuidos en racimos holgados en la punta.

y se agregan en racimos de tipo bola en la apertura terminal. Estos conidios pueden descolocarse y agregarse a lo largo de los lados de las fiálides y a lo largo de las hifas de soporte adyacentes (fig. 21-78). En la esporulación de tipo acroteca, se producen ramas simpodiales de conidióforos por los lados de las hifas, simulando los brazos de un perchero. De estos racimos nacen cadenas cortas de conidios (fig. 21-79). Aunque las especies de *Rhinocladiella* no son una causa de cromoblastomicosis, las especies de *Fonsecaea* pueden producir la esporulación de tipo *Rhinocladiella*. Se trata de una variante de esporulación de tipo acroteca, en la que los conidios se producen individualmente, directa y lateralmente por los lados de las hifas (fig. 21-80). Es importante tener en cuenta que, además de la típica esporulación de tipo *Fonsecaea*, esta especie de *Fonsecaea* puede también producir esporulación de tipo *Cladosporium*, *Phialophora* y *Rhinocladiella*. Estos hongos se denominan *polimórficos*, ya que producen una variedad de formas morfológicas. Los conidios de una especie relacionada, *Fonsecaea compacta*, encontrada con menor frecuencia, están dispuestos en racimos más compactos.

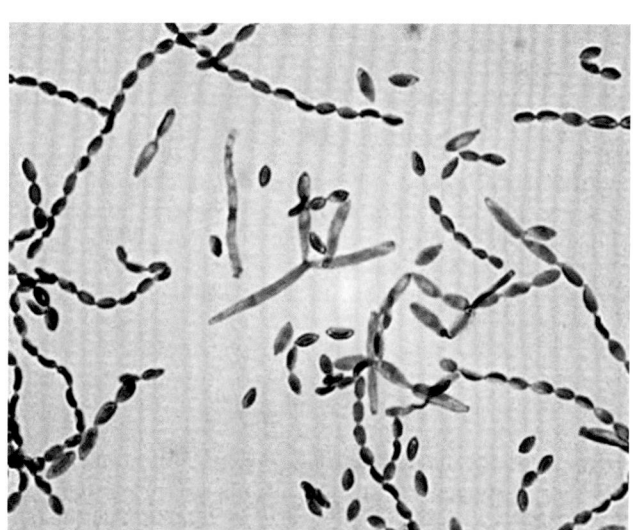

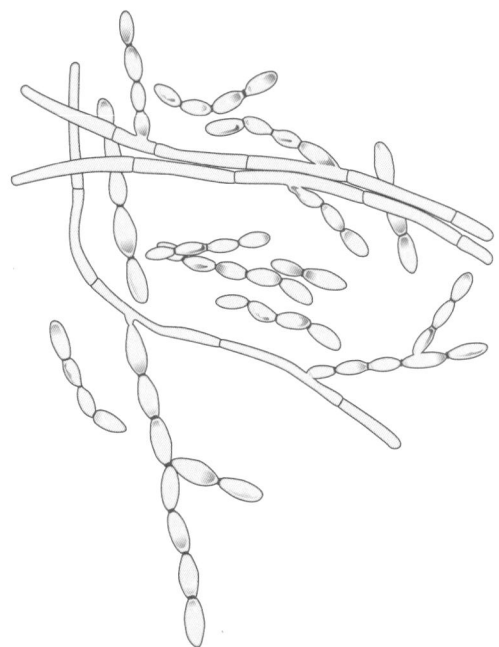

■ **FIGURA 21-77** Microfotografía e ilustración que muestran la esporulación de tipo *Cladosporium*, en la cual las cadenas de conidios elípticos están conectadas mediante disyuntores de tinción oscura.

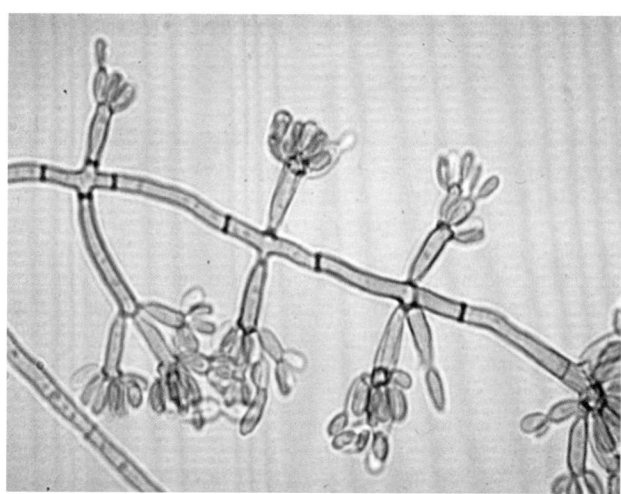

■ **FIGURA 21-79** Microfotografía de esporulación de tipo acroteca, en la que las cadenas cortas de conidios elípticos se producen de forma simpodial desde los extremos de los conidióforos.

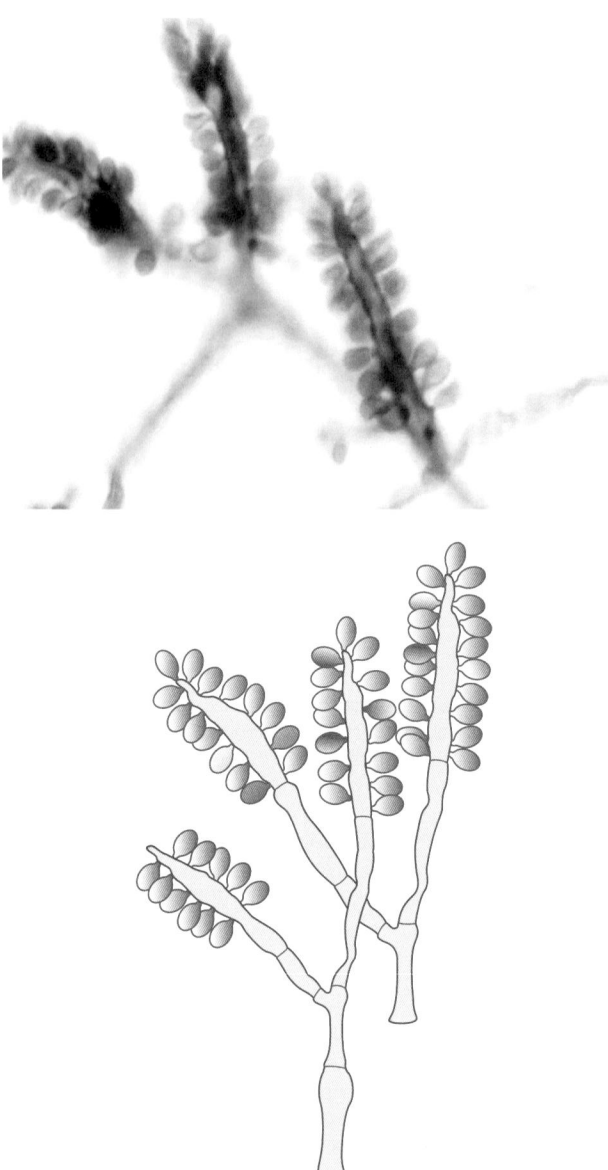

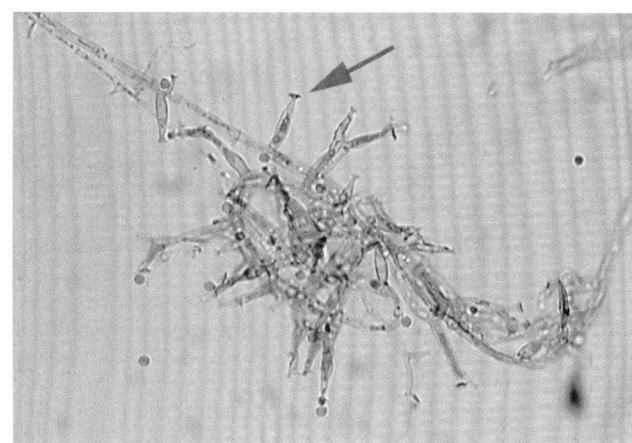

■ **FIGURA 21-81** Microfotografía de los conidióforos largos de *P. richardsiae* que muestra el extremo terminal en forma de plato plano característico de las fiálides.

■ **FIGURA 21-80** Microfotografía e ilustración de la esporulación de tipo *Rhinocladiella,* en la que los conidios elípticos están sujetos directa y lateralmente en filas compactas desde los costados del conidióforo.

Especies de *Cladophialophora/Cladosporium.* Hay una gran variedad de especies de *Cladosporium* y *Cladophialophora*. Las dos más frecuentes o de mayor importancia médica se destacan aquí. *Cladosporium carrionii* produce hifas libremente ramificadas que dan lugar a cadenas largas de conidios elípticos, teñidas de oscuro. Las llamadas "células escudo" son los puntos donde se produce la ramificación. Los conidios y las células escudo con frecuencia muestran cicatrices o disyuntores con pigmento más oscuro que el resto de la hifa o los conidios, y representan los puntos de fijación anterior (fig. 21-77).

Cladophialophora bantiana (antes *Xylohypha* o *Phialophora bantianum*). Especie estrechamente relacionada que también produce conidios de tipo *Cladosporium*; sin embargo, las cadenas de conidios son muy largas, con hasta 30 células, y forma conidios incoloros sin disyuntores. *C. bantiana* crece a

42 °C y no licúa la gelatina, que son dos características adicionales que permiten distinguirlo de *C. carrionii*, que no presenta estas propiedades.

Pleurostomophora (Phialophora) richardsiae. En contraste con las fiálides en forma de botellas estrechas de *P. verrucosum*, las de *P. richardsiae* son planas y con forma de plato (fig. 21-81). Este hongo se aísla con frecuencia de los quistes feohifomicóticos y puede causar feohifomicosis invasora. Los conidios esféricos a elípticos, hialinos, nacen en racimos compactos en las puntas de estas fiálides, unidos por un material mucinoso. Estos conidios también pueden desprenderse y agregarse a lo largo de los lados de las fiálides.

Scedosporium prolificans. *S. prolificans* (*inflatum*) se halla de forma infrecuente, pero representa una causa importante de feohifomicosis en humanos, particularmente en aquellos con alteraciones que afectan el sistema inmunitario. En el examen microscópico, se puede confundir con los miembros del complejo *P. boydii*. La morfología de las colonias de este microorganismo es más claramente dematiácea, con una superficie que a menudo aparece como un monótono verde oliva, en contraste con el gris ratón doméstico del complejo *P. boydii* (lám. 21-2G).

Especies de *Exophiala.* Hay varias especies de *Exophiala*. Muchas de ellas tienen las características fenotípicas de *E. jeanselmei*, por lo que se incluirán en el complejo *E. jeanselmei*. La otra especie de *Exophiala*, que morfológicamente casi es idéntica, pero puede distinguirse por las características biofísicas, es *E. dermatitidis*, antes conocida como *Wangiella dermatitidis*. Ambas especies a menudo producen colonias levaduriformes húmedas a mucoides con aislamiento inicial. Un breve examen microscópico revela células levaduriformes. No obstante, en un examen más detallado es evidente que cierta gemación está ausente y en su lugar hay formas unicelulares que se reproducen a través de aneloconidiación (se producen anélidos en lugar de fiálides). Las colonias se transforman de húmedas y levaduriformes a un hongo filamentoso aterciopelado con incubación prolongada. Se producen conidióforos largos y ahusados que se extienden desde las hifas en ángulo recto u obtuso. Las puntas de los conidióforos parecen ser filosas debido a la formación progresiva de anélidos (fig. 21-82). Los anillos o anélidos se pueden observar debajo de la punta ahusada de la fiálide con el enfoque preciso del microscopio y la disminución

de la luz del condensador.[160] Las manifestaciones clínicas de la feohifomicosis, cromoblastomicosis y micetoma se presentan en el recuadro de correlación clínica 21-10.

Identificación de levaduras en el laboratorio

Las especies monomorfas de levaduras de importancia médica que se encuentran con más frecuencia en los laboratorios de microbiología clínica incluyen:

- *C. albicans* y otras especies de *Candida*
- Especies de *Trichosporon*
- Especies de *Rhodotorula*
- Especies de *Saccharomyces*
- *Wickerhamomyces (Hansenula/Pichia) anomalus*
- *Malassezia furfur*

Especies de Candida y candidosis

Las especies de *Candida* son las levaduras que se aíslan con mayor frecuencia de las muestras clínicas. De los datos obtenidos de 180 hospitales de los Estados Unidos que participan en el Sistema Nacional de Vigilancia de las Infecciones Hospitalarias (NNIS, National Nosocomial Infections Surveillance), se registraron 27 200 aislamientos micóticos relacionados con infecciones hospitalarias en los Estados Unidos entre enero de 1980 y abril de 1990. De éstos, las especies de *Candida* dieron cuenta de 19 621 (72.1%).[137] Los factores predisponentes a esta alta frecuencia de las infecciones por hongos incluyen:

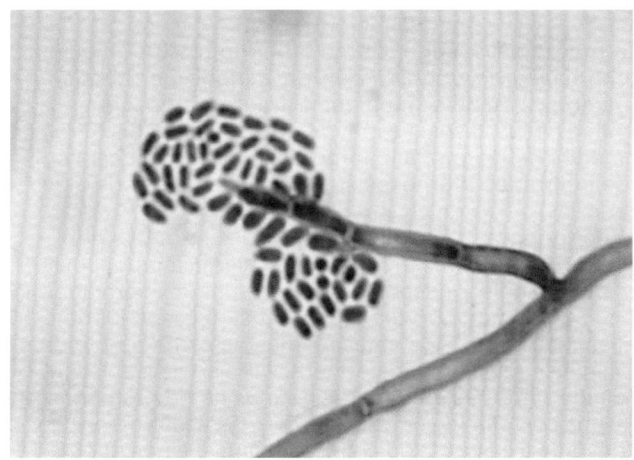

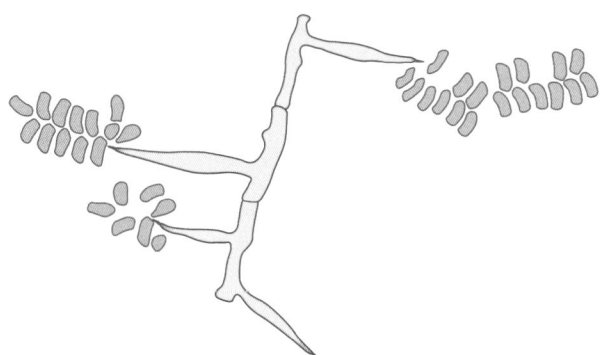

■ **FIGURA 21-82** Microfotografía e ilustración de las especies de *Exophiala* que muestra los largos conidióforos afilados de las puntas de los cuales emergen aneloconidios alargados dispuestos en racimos holgados.

RECUADRO DE CORRELACIÓN CLÍNICA **21-10** Feohifomicosis, cromoblastomicosis y micetoma eumicótico

Brandt y Warnock,[31] de los CDC, publicaron una revisión sobre la epidemiología, manifestaciones clínicas y tratamiento de las infecciones causadas por estos hongos dematiáceos. Incluyen en la lista a las especies de *Alternaria* y *Bipolaris*, *Cladophialophora bantiana*, especies de *Curvularia* y *Exophiala*, *Fonsecaea pedrosoi*, especies de *Madurella* y *Phialophora*, *Scedosporium prolificans*, *Scytalidium dimidiatum* y *Exophiala dermatitidis* como los patógenos humanos más importantes dentro de este grupo. Describen a estos hongos como diseminados en el medio ambiente y encontrados en suelo, madera y restos de plantas en descomposición. Las infecciones cutáneas, subcutáneas y corneales relacionadas con estos hongos dematiáceos ocurren en todo el mundo, pero son más frecuentes en climas tropicales y subtropicales. La infección suele resultar de la implantación traumática en la piel u otro tejido. La mayoría de los casos progresivos tienen lugar en individuos inmunocompetentes. Además, citan a los hongos filamentosos dematiáceos como causas importantes de sinusitis invasiva y sinusitis micótica alérgica, con frecuencia después de la inhalación de conidios infecciosos.

Feohifomicosis

La *feohifomicosis* es una infección micótica invasiva causada por un hongo filamentoso feoide o dematiáceo. Aunque la infección cerebral es la forma más importante de las feohifomicosis sistémicas, se han informado otras formas localizadas profundas de la enfermedad, tales como artritis y endocarditis. La infección diseminada es infrecuente, pero la incidencia es mayor entre los individuos inmunodeprimidos. *S. prolificans* es una causa importante de infección diseminada en pacientes inmunodeprimidos y es difícil de erradicar, ya que es resistente a múltiples fármacos. Se han informado cientos de casos aislados de infecciones micóticas causadas por especies de crecimiento rápido y saprobias de hongos filamentosos dematiáceos en la literatura médica reciente. El espacio disponible en este libro sólo permite abordar algunos ejemplos. Las tres manifestaciones clínicas más frecuentes de la feohifomicosis causada por hongos saprobios son onicomicosis, queratitis y sinusitis.

(*continúa*)

Como ejemplo de queratitis, Wilhelmus y Jones[297] informaron su experiencia de laboratorio con el aislamiento e identificación de las especies de *Curvularia* como causa de queratitis en un período de 30 años. Estaban disponibles para el análisis los expedientes de 32 personas. Se determinó que el traumatismo, generalmente con plantas o suciedad, fue el factor de riesgo en la mitad de los casos. La mayoría de los pacientes (69%) adquirieron la infección durante los meses calurosos y húmedos del verano a lo largo de la costa del Golfo en los Estados Unidos. Los síntomas presentes variaron desde infiltrados plumosos superficiales en el centro de la córnea hasta la ulceración supurativa de la córnea periférica.

La sinusitis también es una forma frecuente de infección por hongos dematiáceos. Desde las primeras publicaciones, Adam y cols.[2] informaron a nueve pacientes con sinusitis que presentaban rinitis alérgica o poliposis nasal causada por especies de *Bipolaris* y *Exserohilum*. Fernández y cols.[87] describieron los resultados derivados de una búsqueda de la literatura médica de infecciones pediátricas por *Curvularia*, y de los 16 casos identificados, 13 tenían sinusitis alérgica, una forma única de sinusitis en la cual los antecedentes de asma o pólipos nasales fueron las afecciones predisponentes. Los pacientes en esta revisión generalmente eran adolescentes inmunocompetentes que tuvieron una duración prolongada de los síntomas, generalmente más de tres semanas.

La onicomicosis causada por especies de *Alternaria* se informa con una frecuencia cada vez, particularmente en pacientes con inmunodeficiencia. Romano y cols.[237] notificaron nueve casos de onicomicosis causada por *Alternaria alternata* en Toscana, Italia. El diagnóstico se estableció en funcion del cultivo y el examen micológico microscópico directo y repetido. En la mayoría de los pacientes, las principales manifestaciones clínicas fueron distrofia e hiperqueratosis subungueal distal de una o dos uñas de los pies o las manos. Siete casos se trataron con itraconazol por vía oral; este tratamiento fue eficaz en seis casos. Es relevante que las infecciones crónicas de la uña pueden servir como nidos para la diseminación de hongos no dermatofíticos en pacientes inmunodeprimidos.

Varios hongos dematiáceos son neurotrópicos, incluyendo *C. bantiana*, *Ramichloridium mackenziei (Rhinocladiella)*, *Ochroconis gallopava* y *E. dermatitidis*. Aunque ha habido infecciones en personas inmunodeprimidas, la feohifomicosis cerebral es más frecuente en individuos inmunocompetentes que pueden tener factores de riesgo obvios.[69] Revankar y cols.[230] revisaron 101 casos de feohifomicosis primaria del sistema nervioso central probada mediante cultivo e informada en la literatura médica de lengua inglesa de 1966 a 2002. Encontraron que las especies aisladas con mayor frecuencia fueron del microorganismo *C. bantiana*. Las tasas de mortalidad fueron altas entre estos casos, independientemente del estado inmunitario. El tratamiento no se ha estandarizado, aunque la combinación de anfotericina B y los nuevos triazoles, como posaconazol, junto con un abordaje médico y quirúrgico intensivo, puede mejorar las tasas de supervivencia.

Cromoblastomicosis

La cromoblastomicosis se encuentra generalizada en el área tropical de Sudamérica, por lo general en granjeros y trabajadores de las plantaciones. Silva y cols.[256] revisaron 325 casos notificados en la región de drenaje del río Amazonas de Brasil. Los datos obtenidos revelaron un rango de edad promedio de las personas afectadas entre 41 y 70 años de edad, el 93.2% de los cuales eran hombres. Los trabajadores agrícolas representaron el 86.1% del total. Se encontraron lesiones en los miembros inferiores (pies y piernas) en el 80.7%. En el 24% de los pacientes (78 casos), el agente etiológico se aisló e identificó a través de cultivo. *F. pedrosoi* esutvo presente en 77 pacientes y *P. verrucosa* en tan sólo un caso. Minotto y cols.[189] informaron resultados similares en un estudio de 100 pacientes residentes de Rio Grande do Sul, Brasil. De nuevo, los pacientes masculinos predominaron (4:1); la mayoría eran agricultores caucásicos de 50-59 años de edad. Por lo general aparecieron lesiones verrucosas graves en los miembros inferiores, con un tiempo promedio entre la aparición de la enfermedad y el diagnóstico médico de 14 años. Las heridas de la columna se relacionaron con la enfermedad en el 16% de los casos. El análisis estadístico demostró la reactivación de la enfermedad en el 43% de los casos a pesar del tratamiento utilizado. *F. pedrosoi* se aisló en el 96% de los casos; *P. verrucosa* en el 4%.

Como se señaló anteriormente, estos hongos suelen ingresar a través de la inoculación traumática. Por ejemplo, Wortman[304] informa el caso de un paciente con cromoblastomicosis causada simultáneamente por *F. pedrosoi* y *Nocardia brasiliensis* como complicación de un traumatismo penetrante.

Micetoma

El término *micetoma* se refiere a una infección subcutánea en la que el tejido se hincha notablemente con la formación de fístulas que penetran profundamente a través de la piel y que segregan material purulento. Las manos y pies (pie de madura) suelen resultar afectados y, en las infecciones graves, terminan con hinchazón y deformidad notables. Los micetomas tienen dos causas principales: bacterias pertenecientes a la familia *Actinomycetales* (especies de *Actinomyces*, *Nocardia* y *Streptomyces*) y hongos verdaderos (micetomas eumicóticos), principalmente el hongo dematiáceo *E. jeanselmei* y el hongo hialino *P. boydii* en los casos esporádicos en los Estados Unidos.

El micetoma suele observarse en otras partes del mundo, particularmente en el occidente y oriente de África. Es frecuente que existan antecedentes de traumatismos. Los miembros inferiores tienden a estar involucradas en la mayoría de los casos, y con menor frecuencia se afectan los miembros superiores y otros sitios, como la región glútea, la zona lumbar, la zona submaxilar y la cara.

La descripción del micetoma de un paciente que vivió en la India, realizada por Thammayya y cols.[273] hace muchos años, continúa siendo clásica para la afección: "La parte inferior de la pierna y el pie derechos estaban irregularmente hinchados, firmes, sin dolor ni sensibilidad, y tenían muchos nódulos pequeños y trayectos fistulosos sobre el área hinchada. El extremo inferior de la tibia y los huesos del pie estuvieron afectados.

La secreción de las fístulas y los nódulos contenían gránulos irregulares de 0.5-2.00 mm de color negro marrón, suaves, vermiculares, en forma de media luna y compuestos principalmente por células esféricas inflamadas, de 4-8 µm de diámetro y algunas hifas de 2.5-3.0 µm de diámetro".

Además, se ha encontrado una incidencia relativamente alta en Japón. Murayama y cols.[191] informaron el caso de una mujer de 34 años de edad con lupus eritematoso sistémico que desarrolló un micetoma en miembros inferiores. En una revisión de la literatura médica de infecciones por *E. jeanselmei* en Japón, estos autores encontraron referencia a 54 casos (24 en hombres y 30 en mujeres). Cincuenta de estas infecciones (21 hombres y 29 mujeres, un cambio interesante en la relación hombre:mujer) fueron causadas por hongos dematiáceos. Aproximadamente la mitad de estos pacientes padecían enfermedades subyacentes y los sitios de las lesiones se encontraban principalmente en los miembros.

- Alteraciones inmunodepresoras asociadas con quimioterapia y trasplantes de células madre y órganos sólidos
- Hospitalización prolongada
- Cateterismos vasculares
- Administración prolongada de agentes antibacterianos de amplio espectro

Wright y Wenzel,[305] en una revisión de pacientes con candidosis hospitalaria, citan las quemaduras, la asistencia mediante ventilación mecánica, la colonización por especies de *Candida* y las transfusiones repetidas como factores de riesgo adicionales. Estos autores mencionan un estudio a nivel nacional de 1996 de hospitales participantes, llevado a cabo bajo el programa de Vigilancia y Control de Patógenos de Importancia Epidemiológica (SCOPE, Surveillance and Control of Pathogens of Epidemiologic Importance), que afirma que las especies de *Candida* se han establecido detrás las especies de *Staphylococcus* como la causa más frecuente de septicemia en pacientes hospitalizados.

Los pacientes con cáncer, particularmente aquellos con trastornos linfoproliferativos por leucemia, en los que el recuento de leucocitos periféricos está disminuido, también corren mayor riesgo. Kalin y Petrini[141] citan un aumento en la mortalidad en pacientes con leucemia causada por infecciones micóticas de baja frecuencia del 5% antes de la era antibiótica, a una frecuencia del 40% en la actualidad. Las especies de *Candida* se aislaron con mayor frecuencia como agentes primarios. La edad avanzada, aunque no está directamente relacionada con las infecciones por levaduras, contribuye al aumento de la morbilidad y mortalidad. Por ejemplo, la candidosis mucocutánea en la tercera edad, incluyendo aftas y estomatitis de prótesis dentales, se asocia habitualmente con la irritación mecánica local de la mucosa bucal.[124]

En el extremo opuesto del espectro de edad, los recién nacidos críticamente enfermos también están en alto riesgo de adquirir infecciones micóticas hospitalarias, particularmente con afectación del sistema nervioso central. Otras afecciones predisponentes a las infecciones por hongos incluyen defensas del hospedero alteradas debido al compromiso de las reservas de proteína o la producción de anticuerpos, supresión de la flora bacteriana habitual, embarazo y diabetes mellitus u otras enfermedades metabólicas crónicas.

Las especies de *Candida* son identificadas por una variedad de métodos que incluyen la prueba del tubo germinal, el empleo de medios cromógenos, las pruebas bioquímicas o de asimilación, la morfología en agar harina de maíz y, cada vez más, los métodos moleculares y la espectrometría de masas.

Las pruebas de sensibilidad antimicótica *in vitro* se han estandarizado a través de los esfuerzos del CLSI. Esto ha hecho posible determinar el grado de resistencia de algunas cepas de levadura.[220,231] Las aplicaciones de la prueba E también han ofrecido a los laboratorios clínicos la capacidad de determinar perfiles selectos de sensibilidad antimicótica.[221,222] Las manifestaciones clínicas clave de las candidosis se presentan en el recuadro de correlación clínica 21-11 (*C. albicans*) y en el recuadro de correlación clínica 21-12 (especies de *Candida* no *albicans*).

RECUADRO DE CORRELACIÓN CLÍNICA **21-11** Candidosis (*C. albicans*)

La candidosis humana es causada generalmente por *Candida albicans*. La germinación rápida en los tejidos después de la siembra en la circulación sanguínea; la producción de proteasas, adhesinas, proteínas de matriz extracelular y receptores de unión al complemento; y la conmutación fenotípica, son los factores de virulencia más importantes que contribuyen a su mayor infecciosidad.[57,202] Los antecedentes, taxonomía, epidemiología y factores de virulencia de *C. albicans* fueron revisados por McCullough[182] y Pfaller.[219] Las manifestaciones clínicas de *C. albicans* son principalmente de tres tipos: mucocutánea, cutánea y sistémica.

Candidosis mucocutánea

La candidosis de las mucosas afecta habitualmente en la cavidad bucal y la cavidad vaginal. La candidosis bucal, una afección conocida en inglés como *thrush* (un término derivado de la palabra escandinava *trosk*), es una de las manifestaciones clínicas de candidosis más frecuentes en humanos. La infección se manifiesta como manchas blancas o placas en la mucosa bucal y la lengua[20] que, en infecciones más graves, pueden fusionarse en una membrana. Éstas se adhieren firmemente al epitelio, revelando una base enrojecida y edematosa al retirarla. El diagnóstico se puede establecer observando al microscopio la característica seudohifa y los blastoconidios

(continúa)

en preparados con tinción de Gram y frotis preparados de algunos de los exudados (fig. 21-89). La alteración de la flora habitual después de la antibioticoterapia prolongada, el pH bajo de las secreciones salivales en los recién nacidos, la hipertrofia de las papilas gustativas ("lengua vellosa negra") y la glositis crónica son causas predisponentes.[25] La candidosis bucal ahora se reconoce como una alteración definitoria del sida, que aparece en prácticamente el 100% de los pacientes con esta condición.[270]

Aunque clásicamente ha sido causada por *C. albicans*, algunas especies cercanas relacionadas, como *C. dubliniensis*, también pueden producir candidosis bucal.[180,203,267] Las membranas mucosas de la tráquea y bronquios, y casi cualquier parte del tubo digestivo, pueden albergar las infecciones por *Candida*, que por lo general representan extensiones de la enfermedad bucofaríngea. Se han informado casos de esofagitis, gastritis, enteritis y enfermedad perianal. La unión gastroesofágica en particular es un lugar frecuente para las infecciones por *Candida*. Un entorno con un pH bajo puede explicar esta predisposición, particularmente en sujetos con cánceres hemáticos. Los síntomas asociados incluyen disfagia, dolor retroesternal, hemorragia del tubo digestivo y náuseas. La candidosis esofágica puede presentarse también como una extensión de la candidosis bucofaríngea, sobre todo en recién nacidos.

Candidosis cutánea

Las infecciones de la piel generalmente afectan las áreas intertriginosas y húmedas, como las áreas interdigitales de manos y pies, debajo de las mamas femeninas, en las axilas y en los pliegues de la ingle. La infección de las uñas se conoce como *onicomicosis,* y *paroniquia* si están comprometidos los pliegues de la piel que encierran a las uñas. El exantema del pañal en recién nacidos también es una manifestación frecuente. La candidosis mucocutánea crónica es una infección oportunista de la piel y las membranas mucosas relacionada con varios defectos genéticos que implican el compromiso de la función leucocitaria o del sistema endocrino. Entre las afecciones predisponentes se encuentran la displasia tímica con y sin hipogammaglobulinemia, hipoparatiroidismo y enfermedad granulomatosa crónica; esta última implica un defecto de la mieloperoxidasa de los fagocitos que impide la destrucción posfagocítica de las formas de levadura.[235]

Candidosis diseminada

La candidosis sistémica es una enfermedad relativamente infrecuente que tiene lugar principalmente como un evento terminal en los pacientes con enfermedad debilitante, neoplásica (p. ej., crisis blástica de la leucemia), inmunodepresora y posterior a un trasplante de órganos, en particular durante un síndrome de rechazo agudo. Las afecciones subyacentes a la candidosis hematógena son revisadas por Abi-Said.[1]

Candidosis del aparato urinario

Esta presentación es relativamente infrecuente y se manifiesta como cistitis (generalmente causada por *Candida glabrata*) y pielonefritis ascendente de una infección de la vejiga o hematógena desde un sitio primario distante de infección.

Pueden observarse agregados de seudohifas y blastoconidios en el examen histológico de los glomérulos, presumiblemente en un microambiente propicio para el crecimiento debido al pH disminuido por los intercambios de iones Na^+ y H^+. Actualmente, *C. glabrata* ocupa el segundo o tercer lugar como agente causal de infecciones superficiales (bucal, esofágica, vaginal o urinaria) o sistémicas de *Candida*, como informaron Fidel y cols.[88] La aparición de *C. glabrata* como patógeno hospitalario puede estar relacionada con la resistencia parcial o completa al fluconazol, que se ha utilizado con eficacia para el tratamiento de otras infecciones por esta levadura. Zmierczak y cols.[310] describieron el caso de un paciente con artritis crónica recurrente por *C. glabrata*, inicialmente en el tobillo derecho. Un año después del tratamiento eficaz, la infección se repitió en la rodilla izquierda, lo cual se consideró una manifestación de la diseminación hematógena.

Fungemia y endocarditis

C. albicans es la causa más frecuente de fungemia, a saber generalmente entre el 50 y 60% de los aislamientos. El resto son las especies de *Candida* no *albicans* predominantes, entre las cuales la más frecuente es *C. glabrata*. La mayoría de los casos de fungemia están asociados con un dispositivo de acceso intravascular. La endocarditis por *Candida* se observa habitualmente en personas con enfermedad valvular preexistente, en especial después de episodios de septicemia relacionados con el uso de catéteres, infusiones intravenosas prolongadas y abuso de drogas i.v. Hogevik y Alestig[128] presentan una revisión de siete pacientes con endocarditis que tuvo lugar en el occidente de Suecia. En cuatro pacientes, las infecciones se asociaron con la colocación de válvula protésica; en tres pacientes estaban implicadas las válvulas nativas. Debido a la alta mortalidad, los autores destacan la necesidad de contar con un diagnóstico precoz, tratamiento antimicótico inmediato y cirugía de emergencia si la ecografía revela una falta de respuesta.

La mayoría de las cepas de *C. albicans* pueden aislarse de hemocultivos en casi todos los frascos para ese fin, disponibles de forma comercial. Marcelis y cols.[178] informan que los medios de cultivo que contienen resina (de manera específica la resina de alto volumen sanguíneo BACTEC PLUS, que utilizaron en su estudio) pueden mejorar el aislamiento, particularmente en pacientes que reciben fármacos antimicóticos.

Meningitis por *Candida*

Esta afección rara es secundaria a la diseminación de los sitios de infección en el tubo digestivo o vías respiratorias, desde émbolos sépticos de las válvulas cardíacas infectadas y traumatismos hasta complicaciones de una neurocirugía. En un estudio retrospectivo de 21 pacientes con especies de *Candida* aisladas en líquido cefalorraquídeo después de una neurocirugía, Geers y Gordon[97] encontraron que el 86% de estos pacientes tenían dispositivos (derivaciones) cefalorraquídeos implantados. Gelfand y cols.[98] registraron casos de sobreinfección después de meningitis bacteriana aguda en adultos que experimentaron traumatismo en el SNC o intervención quirúrgica. Aconsejan evaluar a cualquier paciente con meningitis bacteriana que no mejore con la quimioterapia antimicrobiana en busca de una superinfección por *Candida*, particularmente en los pacientes con catéteres permanentes.

RECUADRO DE CORRELACIÓN CLÍNICA 21-12 Infecciones por especies de *Candida* no *albicans*

Las especies de *Candida* distintas a *C. albicans* son también parte de la microflora habitual de la superficie cutánea y mucocutánea. Wingard,[301] en una revisión de las 1 591 infecciones por *Candida* publicadas en 37 informes, mostró que las especies de *Candida* no *albicans* fueron los agentes causales en el 46% de las infecciones sistémicas. *C. tropicalis* representó el 25% de las infecciones, *C. glabrata* el 8%, *C. parapsilosis* el 7% y *C. krusei* el 4%. De estos informes, los pacientes con leucemia fueron más propensos a ser infectados por *C. albicans* o *C. tropicalis*, mientras que los receptores de trasplante de médula ósea eran más propensos a infectarse por *C. krusei* o *C. lusitaniae*.

En un estudio similar, Wright y Wenzel[305] encontraron que se aisló *C. albicans* del 58% de las infecciones hospitalarias, *C. tropicalis* del 25%, *C. parapsilosis* del 15%, *C. glabrata* del 6% y *C. lusitaniae* del 2%. *C. tropicalis* y *C. krusei* se aislaron con mayor frecuencia de pacientes con neutropenia que tenían linfoma o leucemia, *C. parapsilosis* de neonatos que recibieron líquidos de hiperalimentación y *C. glabrata* de pacientes posquirúrgicos a quienes se les habían extirpado tumores sólidos. Las especies de *Candida* no *albicans* se encuentran con frecuencia; por lo tanto, es importante que los laboratorios mantengan la capacidad para identificar con precisión estas cepas.[52]

En una extensa revisión de los agentes patógenos nuevos y emergentes de levadura, Hazen evaluó lo que en el momento se consideraron 30 patógenos emergentes de levadura en 168 referencias.[123] Aunque entre las especies dictintas a *C. albicans*, *C. parapsilosis*, *C. glabrata* (particularmente aislados en hemocultivos), *C. krusei*, *C. guilliermondii*, *C. lipolytica* y *C. kefyr* (antes *C. pseudotropicalis*) han ido en aumento, Hazen menciona también la aparición y el incremento significativo de la incidencia de *Malassezia*, *Rhodotorula*, *Wickerhamomyces* (*Hansenula/Pichia*) anómala y especies de *Trichosporon* como aislados de especies distintas de *Candida* a partir de materiales clínicos, con varias citas de informes de caso específicos de las infecciones causadas por estos agentes.

Se han propuesto varias causas para la aparición repentina de especies de levaduras como agentes de infecciones invasivas. Incluyen el empleo de antibióticos de amplio espectro y agentes antineoplásicos, la administración generalizada de vancomicina, el cateterismo intravenoso y la mayor cantidad de pacientes con neutropenia e inmunodepresión. El amplio empleo de fluconazol puede explicar la disminución relativa del aislamiento de *C. albicans* de hemocultivos en relación con otras especies de *Candida*.

La contaminación cruzada por personal del hospital también puede explicar los aumentos en las infecciones por levaduras en determinados entornos. Por ejemplo, un examen del personal hospitalario realizado por Strausbaugh y cols.[265] reveló que el 70% del personal de enfermería y de otros tipos portaba las levaduras en sus manos, y se aislaron con mayor frecuencia las especies de *Rhodotorula* y *C. parapsilosis*. Con respecto a esto, los neonatos con quienes el personal de enfermería tiene contacto íntimo representan otra población susceptible a la candidosis.[145] *Véase* Weems para una revisión completa de la patología clínica de *C. parapsilosis*.[285]

El cuadro 21-7 ofrece una guía para la identificación de laboratorio de estas levaduras. La mayoría de los aislamientos importantes de levadura crecen en un plazo de 36-72 h en cultivo en agar de sangre de carnero, dextrosa de papa y la mayoría de los otros medios primarios no selectivos de aislamiento. Las colonias suelen ser blancas o amarillentas con una consistencia suave o pastosa (lám. 21-6A). Cuando un aislamiento presenta colonias que sugieren una levadura monomórfica, por tradición, el primer paso es determinar si la cepa tiene la capacidad para producir un tubo germinal. Si éste se produce durante la prueba, entonces puede indicarse una identificación presuntiva de *C. albicans* y, por lo general, no será necesario mayor trabajo diagnóstico. Se reconoce que *C. dubliniensis* también puede producir un tubo germinal. Si se desea distinguir entre *C. albicans* y *C. dubliniensis*, será necesaria una prueba adicional, pero en la mayoría de los casos los aislamientos que producen el tubo germinal se informan simplemente como *C. albicans*.

Tubo germinal. Un *tubo germinal* se define como una extensión filamentosa de una célula de levadura que es aproximadamente la mitad del ancho y tres a cuatro veces la longitud de la célula madre (fig. 21-83). El tubo germinal verdadero producido por *C. albicans* no tiene ninguna constricción en el cuello (la base en donde la extensión de la hifa se conecta con la célula madre). El tubo germinal es la fase inicial de la verdadera producción de hifas y carece de la constricción en la base característica de las seudohifas. *C. tropicalis* se conoce por producir un tubo seudogerminal, que puede confundirse con un tubo germinal si no se presta atención a la base de la extensión de las hifas. Una descripción del procedimiento de tubo germinal se incluye en el recuadro 21-6. Como ya se mencionó, se puede lograr una identificación presuntiva de *C. albicans* si se producen tubos germinales. Sin embargo, no todas las cepas de *C. albicans* los forman; por lo tanto, si no se produce un tubo germinal, el cultivo debe enviarse para análisis bioquímico e inocularse en una placa de agar harina de maíz. Al final de la incubación, la preparación de harina de maíz se observa al microscopio para detectar la presencia de clamidosporas y blastoconidios espaciados de forma regular, que, de estar presentes, también permiten la identificación presuntiva de *C. albicans* (fig. 21-84).

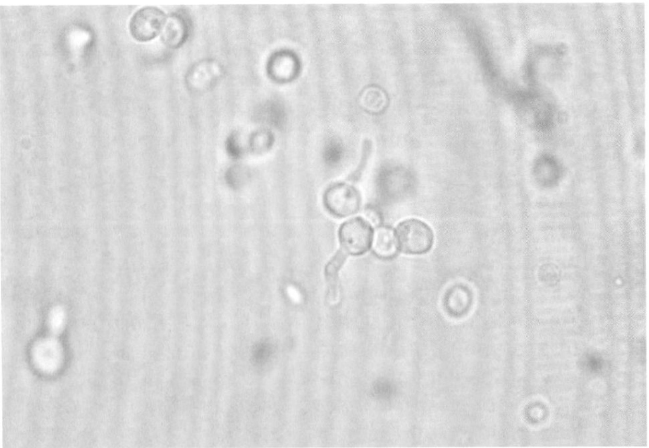

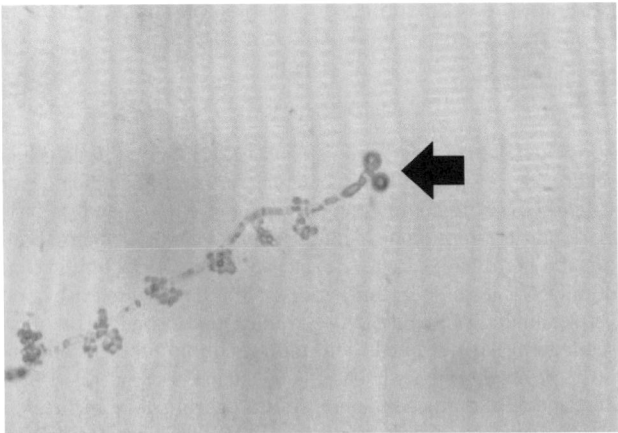

■ **FIGURA 21-83** Microfotografía de un tubo germinal, característico de *C. albicans* (aceite de inmersión).

21-7

RECUADRO

Procedimiento para la inoculación de agar harina de maíz-Tween 80®

1. Formar tres rayas paralelas a 1 cm de distancia en la superficie de agar harina de maíz, sosteniendo el alambre de inoculación con un ángulo de 45°.

2. Colocar un cubreobjetos sobre la superficie del agar, cubriendo una porción de las estrías inoculadas.

3. Incubar las placas inoculadas a 30°C durante 24-48 h en una cámara cerrada, hidratada. Al final del período de incubación, examinar al microscopio con el cubreobjetos y observar el patrón de crecimiento.

21-6

RECUADRO

Procedimiento: prueba de tubo germinal

1. Se suspende una pequeña porción de una colonia del aislamiento de la levadura en un tubo de estudio que contenga 0.5 mL de plasma o suero de conejo o humano.

2. El tubo de estudio se inocula a 35°C durante no más de 2 h.

3. Se coloca una gota de la suspensión de la levadura en suero en un portaobjetos de microscopio, se cubre con un cubreobjetos y se examina al microscopio en busca de los tubos germinales (fig. 21-83).

4. La prueba no es válida si se examina después de 2 h.

■ **FIGURA 21-84** Este preparado de agar harina de maíz de *C. albicans* muestra clamidosporas (*flecha*) y el agrupamiento regular de blastoconidios.

Preparación de agar harina de maíz. En el recuadro 21-7 se describe la preparación del montaje de agar harina de maíz.

Otra vez se debe seguir el cuadro 21-7. Si se observan seudohifas y blastoconidios, puede hacerse una identificación presuntiva de especies de *Candida*. Los diferentes patrones de crecimiento en la preparación de agar harina de maíz suelen ser lo suficientemente distintivos para establecer la identificación presuntiva de la especie.

Patrones de crecimiento de levaduras en agar harina de maíz. Al observar el crecimiento en una preparación de agar harina de maíz, se debe determinar al inicio si existen seudohifas presentes. La observación de seudohifas y blastoconidios coloca a un aislamiento desconocido en el género *Candida*. La mayoría de las infecciones humanas son causadas por *C. albicans*. Sin embargo, con el aumento en la inmunodepresión relacionada con trasplante de órganos y otras afecciones asociadas, y la aparición de los hongos patógenos oportunistas, el aislamiento de las especies de *Candida* no *albicans* en cultivo puro o predominante de la sangre o de otros sitios estériles del cuerpo no puede ignorarse. Se requiere una cuidadosa correlación clínica para determinar si es necesario más trabajo diagnóstico. Los patrones de crecimiento en el agar harina de maíz son útiles para hacer una identificación presuntiva y que sirve como un control de calidad sobre las identificaciones de especie proporcionadas por los biocódigos indicados por los sistemas y kits automatizados. Como ninguno de los patrones en agar harina de maíz son diagnósticos (con excepción de la producción de clamidosporas por *C. albicans*), se requieren estudios de asimilación de hidratos de carbono o los resultados derivados de uno de los sistemas de identificación de levaduras comerciales, antes de que pueda indicarse una identificación definitiva.

Si no se puede realizar una identificación presuntiva al observar la preparación de agar harina de maíz, las pruebas para evaluar la reducción de nitrato, la actividad de la ureasa, la asimilación de inositol y la producción de ácido cafeico (utilizando una placa de agar sembrado de níger o una prueba de tira de papel de filtro), además de los estudios de asimilación de hidratos de carbono, resultan útiles en la separación de las distintas especies. Aunque estos estudios se pueden llevar a cabo mediante técnicas convencionales, actualmente se emplean kits de identificación de levaduras o sistemas automatizados en la mayoría de los laboratorios. En los raros casos en que se requiera una referencia a perfiles de asimilación de hidratos de carbono, el lector puede consultar los cuadros 19-8, 19-9 y 19-10 en las páginas 1045, 1050 y 1054 de la 5.ª edición de este libro de texto.

CHROMagar. CHROMagar®, un medio de cultivo diferencial cromógeno, está siendo utilizado en muchos laboratorios para facilitar el aislamiento y la identificación presuntiva de algunas especies de levaduras clínicamente importantes, en particular *C. albicans*. La observación de la morfología de las colonias y los patrones distintivos de color se utilizan para separar las especies de levaduras, particularmente cuando se observan en cultivos mixtos. *C. albicans* forma colonias de un distintivo color verde amarillo a azul-verde.

Ainscough y Kibbler[3] evaluaron la coste-efectividad y la ventaja de tiempo de CHROMagar en comparación con el SDA. Se observó una sensibilidad global del 95.2% en el estudio de 21 aislamientos de levaduras aisladas de 298 muestras clínicas de pacientes con neutropenia y aquellos con sida. En este mismo estudio CHROMagar tuvo una sensibilidad y una especificidad del 100% para *C. albicans*. Proporciona el abordaje más económico y que requiere menos tiempo para el cultivo inicial y la identificación presuntiva de levaduras aisladas. Los autores también recomiendan la inoculación directa de los hemocultivos al observar las células de levadura en el microscopio.

Candida albicans. Dos patrones de crecimiento en el agar harina de maíz son útiles en la identificación de *C. albicans*: (1) la producción de clamidosporas y (2) blastoconidios dispuestos en densos racimos distribuidos de manera uniforme a lo largo de las seudohifas (fig. 21-84). Una revisión de estos patrones de agar harina de maíz es particularmente útil para identificar cepas negativas a la prueba del tubo germinal.

El crecimiento de colonias de *C. albicans* también puede llevar a una identificación presuntiva. Los bordes de las colonias con frecuencia presentan espículas que eclosionan de manera radiante en los cultivos de mayor edad (lám. 21-6B).

Si el tubo germinal es negativo y no se observan clamidosporas en la preparación de agar harina de maíz, probablemente se aisló una célula de levadura distinta de *C. albicans*. Aunque cerca del 5% de las cepas de *C. albicans* puede no producir tubos germinales, sería muy raro tener una variedad que también fuera incapaz de formar clamidosporas. Según el cuadro 21-7, el siguiente paso es observar los patrones de crecimiento en el agar harina de maíz para identificar presuntivamente otras especies de *Candida*. Cabe reiterar la importancia de revisar los patrones de crecimiento en el agar harina de maíz para comprobar el control de calidad de las especies identificadas por los kits y sistemas automatizados, ya que no siempre son correctos. Para ello, se analizan a continuación los patrones clásicos para estas especies de *Candida* no *albicans* que se encuentran con mayor frecuencia.

Candida glabrata. *C. glabrata* es el nombre aceptado en la actualidad para este microorganismo. Es el agente de infecciones del aparato genitourinario, que comprende aproximadamente el 20% de los aislamientos de levadura de las muestras de orina. Se han informado[94] casos de endocarditis[36] y de infección diseminada[125] causados por *C. glabrata*. Esta levadura asimila glucosa y trehalosa, un patrón de asimilación que es útil en la identificación de laboratorio.

Las colonias de *C. glabrata* crecen más lentamente que otras levaduras: a menudo requieren 48-72 h para evolucionar. Así, si se aísla una levadura de crecimiento más lento en agar sangre de una muestra clínica (sobre todo de la orina), que crece como colonias lisas, pequeñas, enteras, convexas, brillantes (lám. 21-6E) y que a nivel microscópico se observan como células de levadura de 2-3 mm de diámetro, de gemación única, tamaño regular, sin formación de seudohifas, deberá considerarse *C. (Torulopsis) glabrata*. En las preparaciones de agar harina de maíz, las células de *C. glabrata* se distribuyen en grupos relativamente compactos, sin separación o variación de tamaño, como se observa en las especies de *Cryptococcus* (fig. 21-85).

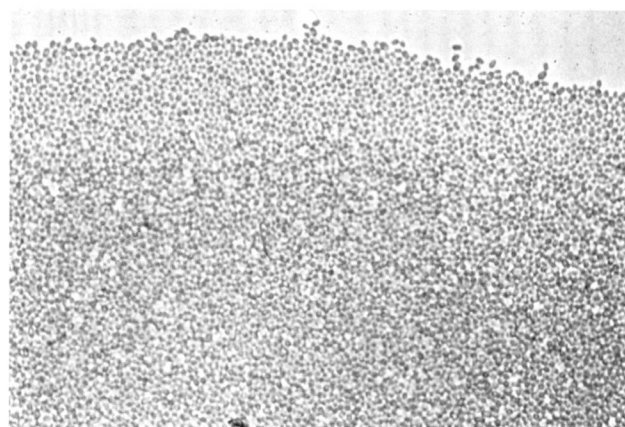

■ **FIGURA 21-85** Microfotografía de un preparado de agar harina de maíz de *C. glabrata* que muestra racimos compactos de células de levadura pequeñas, uniformes, no separadas por material capsular.

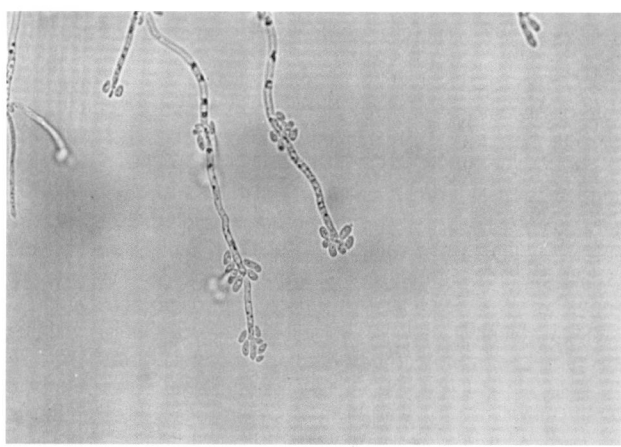

■ **FIGURA 21-86** Microfotografía de un preparado de agar harina de maíz de *C. tropicalis* que muestra la ligera producción de conidios irregulares a lo largo de las hifas.

Candida tropicalis. *C. tropicalis* produce seudohifas con blastoconidios sostenidos de manera individual o en pequeños grupos irregulares a lo largo de la seudohifa en los puntos de constricción (fig. 21-86). Dado que este patrón no es específico, se requieren estudios de asimilación de hidratos de carbono o el empleo de uno de los sistemas de identificación de levaduras.

Candida parapsilosis. La clave para la identificación presuntiva de *C. parapsilosis* en los preparados de agar harina de maíz consiste en la observación de múltiples áreas localizadas de crecimiento satélite adyacentes a las líneas de siembra, formando lo que se ha denominado de manera coloquial como un patrón de "artemisa" (fig. 21-87). Una vez observado, este patrón siempre coincidirá con los códigos de identificación de los sistemas comerciales.

Candida kefyr. Resulta clave el hallazgo de la producción abundante de blastoconidios alargados a rectangulares que forman distintos grupos holgados y cruzados, comparados con la distribución de los "leños en una corriente" (fig. 21-88). *C. krusei* también produce un patrón similar, excepto que los puntos de derivación se agrupan secuencialmente más como ramas de un árbol. Pueden requerirse estudios de asimilación de hidratos de carbono para diferenciar estas dos especies.

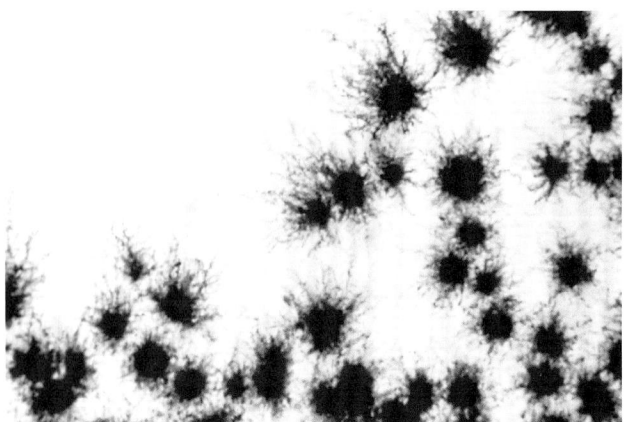

■ **FIGURA 21-87** Microfotografía de un preparado de agar harina de maíz de *C. parapsilosis* que muestra la característica formación de "colonias de araña o artemisa" satélites a lo largo de la línea de siembra.

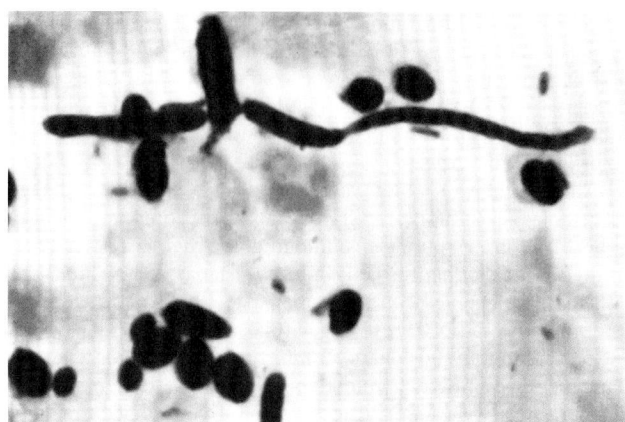

■ **FIGURA 21-89** Microfotografía de esputo con tinción de Gram que muestra seudohifas y brotes de blastoconidios característicos de las especies de *Candida* (tinción de Gram, 1000×).

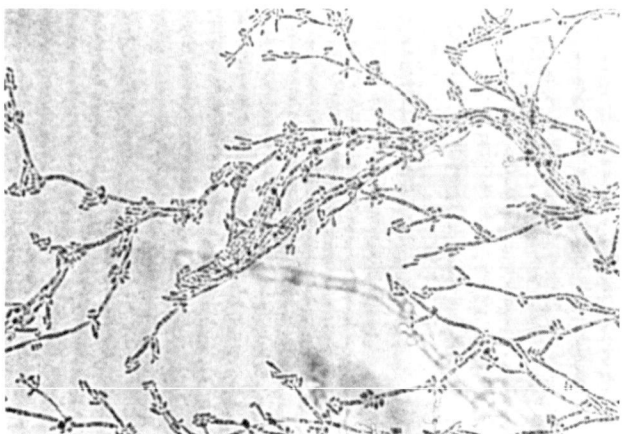

■ **FIGURA 21-88** Microfotografía de un preparado de agar harina de maíz que muestra la distribución de "leños en una corriente" de los blastoconidios alargados característicos de *C. kefyr*.

Otros patógenos emergentes de especies de *Candida*. La identificación definitiva de las especies de *Candida* no *albicans* es importante para detectar nuevas cepas patógenas, particularmente aquellas que han adquirido resistencia a los fármacos antimicóticos.[202] *C. krusei* puede ser resistente al fluconazol.[301] *C. dubliniensis*, fenotípicamente relacionada con *C. albicans*, en especial las cepas aisladas de pacientes con candidosis bucofaríngea, puede haber adquirido resistencia inducida al fluconazol.[180] No está claro si estos mecanismos de resistencia adquirida se deben a presiones selectivas o innatas, porque cuando se ha examinado un gran número de aislamientos de *C. dubliniensis*, el perfil de resistencia es similar al de *C. albicans*. Las siguientes características resultan de ayuda en la distinción de *C. dubliniensis* de *C. albicans*:

- Incapacidad para crecer a 45 °C
- Producción más abundante de clamidosporas (fig. 21-89)
- Características de crecimiento en medios especializados
- Perfil de asimilación de hidratos de carbono
- Secuenciación de ADN o patrón de MALDI-TOF
- Prueba de tubo germinal positiva, pero resultado negativo utilizando las pruebas de PNA FISH para *C. albicans*

La resistencia esporádica a la anfotericina B ha evolucionado en ciertos linajes de *C. lusitaniae* a través de un mecanismo de cambio de colonias previamente sensibles.[306] Otra vez, no está claro si esta resistencia es adquirida o inducible, puesto que la mayoría de los aislamientos de *C. lusitaniae* prueban ser sensibles a anfotericina B.

Especies que no producen hifas verdaderas

Los aislamientos que no producen hifas en agar harina de maíz incluyen especies de *Cryptococcus*, *C. glabrata* y especies de *Rhodotorula* y de *Saccharomyces*. Las células de levaduras de especies de *Cryptococcus* son esféricas, varían en tamaño y están ampliamente separadas por material capsular. Las células de levadura de *C. glabrata* son más pequeñas, de tamaño regular y tienden a organizarse en grupos compactos. Las características de género se analizarán con más detalle a continuación, junto con los rasgos distintivos de otros géneros que se encuentran con menor frecuencia, como *Rhodotorula*, *Saccharomyces*, "*W. anomalus* (*Hansenula/Pichia*) y *Malassezia*. Las cepas ocasionales de especies de *Candida* pueden producir sólo seudohifas rudimentarias o ninguna; por lo tanto, los preparados de agar harina de maíz deben elaborarse para cualquier colonia que sea sospechosa de ser una especie de *Candida*.

***Cryptococcus neoformans* y criptococosis.** El aislamiento de *C. neoformans* de muestras clínicas debe siempre considerarse importante hasta que se demuestre lo contrario. Hasta el inicio de la epidemia del sida en la década de 1980, la incidencia de criptococosis en los Estados Unidos fue baja (alrededor de 300 casos por año). La mayoría de estos primeros casos tuvo lugar en pacientes con inmunodeficiencias celulares, particularmente en individuos con linfoma de Hodgkin.[156] Actualmente, *C. neoformans* es miembro de un grupo selecto de microorganismos causantes de infección en pacientes con sida, presente en el 6-13% de los casos, dependiendo del lugar de residencia.[190] La incidencia de la criptococosis en pacientes con sida puede ser hasta del 15% o mayor en algunos lugares en el África subsahariana.[188]

Entre los criptococos, *C. neoformans* es responsable de la mayoría de las infecciones humanas. Esta especie es una levadura encapsulada con su hábitat natural en el suelo. El suelo contaminado con excrementos de paloma, gallina o pavo, en el que el pH es alcalino y la concentración de nitrógeno se incrementa, promueve de forma particular la replicación del microorganismo. Las células de levadura se pueden aerotransportar en nubes de polvo generadas durante el barrido, la limpieza y proyectos de excavación. Por lo tanto, los trabajadores de granjas de aves de corral, los encargados de parques urbanos frecuentados por estorninos y otros pájaros, y los espeleólogos (que pueden explorar cuevas infestadas de murciélagos) están particularmente en riesgo de contraer la infección. Se recomienda que las personas inmunodeprimidas, en especial aquellos con sida, no participen en estas actividades. En los casos en que una exposición inmediata no sea evidente, el inicio de la criptococosis aguda puede representar el desenmascaramiento de infecciones latentes.

La síntesis de la cápsula es un factor importante determinante de la virulencia, que proporciona un mecanismo de adherencia a los revestimientos de la mucosa y protección de la fagocitosis, tanto durante el transporte por el torrente sanguíneo como en los sitios de infección.[119] *C. neoformans* tiene una especial predilección por el sistema nervioso central, y en un inicio muchos casos se manifiestan clínicamente como meningitis. La producción del pigmento de melanina también es un factor determinante de la virulencia, al proteger a la levadura contra el daño inducido por el oxidante. La producción de proteinasas y manoproteínas y la liberación de metabolitos de poliol dan cuenta de la invasión y la destrucción celular observadas en los sitios de infección.

Se puede sospechar *C. neoformans* si una levadura produce colonias que son claramente mucoides. Sin embargo, debe mencionarse que no todas las cepas pueden producir cápsulas evidentes. Las cepas con cápsulas evidentes con frecuencia provocan una reacción granulomatosa más pronunciada, como se observa en los cortes de tejido, a diferencia de la necrosis de licuefacción, que por lo general se relaciona con la invasión por cepas deficientemente encapsuladas. Se observa generalmente crecimiento dentro de 36-72 h en agar sangre de carnero al 5% y en la mayoría de los otros medios de aislamiento primario (lám. 21-6).

En el examen microscópico, la identificación de las especies de *Cryptococcus* puede hacerse demostrando células de levadura esféricas, de tamaño irregular (4-10 µm), rodeadas por una cápsula polisacárida gruesa (las células pueden medir hasta 20 µm o más de diámetro si la cápsula está incluida en la medición). En la preparación de agar harina de maíz, no se producen seudohifas; las células de levadura de tamaño irregular, esféricas, están separadas unas de otras por espacios producidos por el material capsular (fig. 21-90). Las células de la levadura encapsulada, a menudo con un solo brote unido por un filamento piloso, también pueden considerarse en la preparación de tinta china (fig. 21-91). Debido a su insensibilidad, el procedimiento de la tinta china se está realizando con menos frecuencia en muestras de LCR enviadas a laboratorios clínicos, dando paso a las pruebas de detección de antígeno criptocócico, que son más sensibles.

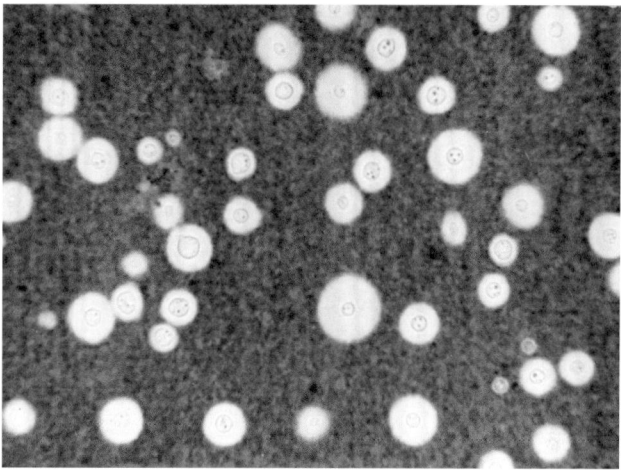

■ **FIGURA 21-91** Microfotografía de un preparado de tinta china que muestra las células de tamaño irregular, encapsuladas y esféricas de las levaduras de *C. neoformans*.

Un aislamiento bajo sospecha de ser *C. neoformans* puede confirmarse demostrando la producción de ácido cafeico, ya sea a través de la formación de un pigmento marrón rojo en agar "alpiste" (lám. 21-6D) o directamente mediante la inoculación de una tira de papel de filtro impregnada con reactivo con una porción de la colonia desconocida y observando el desarrollo de un pigmento negro.

Aunque otras especies de *Cryptococcus* pueden aislarse de los humanos, su participación como agentes causales de infección es infrecuente. Las presentaciones clínicas de estos casos van desde lesiones de piel hasta fungemia. La mayoría de los casos de fungemia no *neoformans* se adquieren en el hospital, por lo general en pacientes con neutropenia relacionada con catéteres intravasculares permanentes.[138] Estos autores también informan dos casos de fungemia por *C. laurentii* y advierten que la mayoría de los criptococos no *neoformans* son más resistentes a fluconazol y flucitosina que la mayoría de los *C. neoformans*; por lo tanto, se requiere una identificación de especie en los casos clínicamente relevantes.

Diagnóstico mediante técnicas distintas al cultivo. Los análisis de detección de antígeno en muestras de LCR se utilizan habitualmente para establecer el diagnóstico de la meningitis criptocócica, reemplazando en gran medida la técnica ancestral pero menos sensible de la tinta china. El material capsular sirve como reactivo, dando lugar a la reacción de aglutinación para los reactivos utilizados en estos estudios.[91] Las pruebas de aglutinación de látex, actualmente disponibles de varios fabricantes, son confiables, fáciles de realizar y suficientemente sensibles y específicas para ser implementadas ampliamente en la mayoría de los laboratorios clínicos de micología. No se requiere equipo especial y el procedimiento de prueba es fácil de dominar. Las reacciones de falsos positivos pueden producirse de manera secundaria a la utilización de recipientes inadecuados para el transporte de muestras y contaminantes, desinfectantes o jabones.[23] El líquido de sinéresis de placas de agar puede contaminar las agujas de inoculación durante el muestreo de la colonia, conduciendo a resultados falsos positivos, por lo que no se recomienda el empleo de estos estudios para la identificación de los aislamientos. En el recuadro de correlación clínica 21-13 se presenta información clínica adicional sobre la criptococosis.

Especies de *Rhodotorula*. Las especies de *Rhodotorula* son hongos ambientales que pueden formar parte de la microbiota humana y se han aislado de la orina y heces. El aislamiento a partir de las secreciones respiratorias suele ser

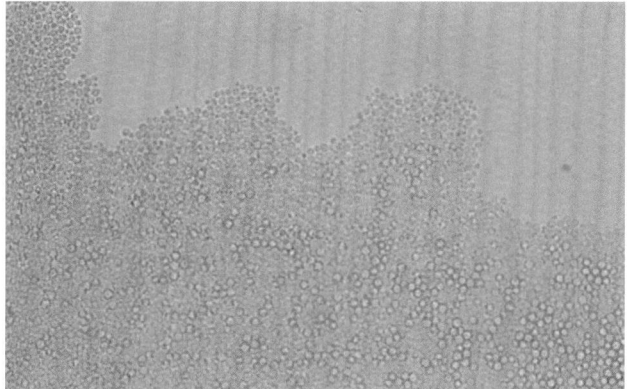

■ **FIGURA 21-90** Microfotografía de un preparado de agar harina de maíz de *C. neoformans* que muestra las levaduras de tamaño irregular, esféricas, separadas por material polisacárido. Algunos micólogos consideran que se asemejan a "perlas de cristal".

RECUADRO DE CORRELACIÓN CLÍNICA 21-13 Criptococosis

La criptococosis se presenta en pacientes inmunocompetentes e inmunodeprimidos. La mayoría de los pacientes inmunocompetentes pueden nunca saber que han sido infectados, a menos que se descubra un criptococoma nodular en la radiografía de tórax. Los pacientes inmunodeprimidos no pueden montar la respuesta granulomatosa para contener la infección y diseminación a través de la sangre al sistema nervioso central que se produce, causando meningitis o meningoencefalitis.[138] A continuación, se incluyen las diversas manifestaciones clínicas de la criptococosis. La criptococosis es una enfermedad definitoria de sida y la prueba del VIH debe considerarse siempre que se aísle *C. neoformans* de muestras clínicas o cuando las pruebas de detección de antígeno sean positivas.

Aunque es infrecuente, las especies de *Cryptococcus* no *neoformans* también pueden ser agentes causales de fungemia y enfermedad diseminada.[138] En años recientes, *Cryptococcus gattii* ha emergido como causa de meningitis criptocócica en hospederos inmunocompetentes.

Sistema nervioso central

Puede haber enfermedades del sistema nervioso central con o sin evidencia de enfermedad en otra parte. La aparición de los síntomas puede ser insidiosa, con leves dolores de cabeza, lapsos de memoria o cambios de personalidad como únicas pistas; también puede presentarse febrícula. A medida que progresa la enfermedad, se desarrollan lentamente signos y síntomas sugestivos de meningitis, a saber rigidez de nuca, dolor de cuello y pruebas positivas de flexión de la pierna y la rodilla (signos de Brudzinski y de Kérnig). En los casos con granulomas criptocócicos localizados, pueden ser evidentes signos y síntomas como parálisis, hemiparesia y convulsiones jacksonianas. Algunas alteraciones como visión borrosa, diplopia, oftalmoplejia, trastornos del habla e inestabilidad de la marcha tienden a ser manifestaciones de una lesión creciente (criptococoma). El papiledema suele ser un signo de aumento de la presión intracraneal. Ante la progresión de la enfermedad se puede experimentar pérdida de peso, malestar, persistencia de fiebre, náuseas, vómitos y mareos. En casos progresivos fulminantes o mortales, los cambios mentales pueden ser marcados (agitación, irritabilidad, confusión, alucinaciones, psicosis), pasando por delirio, coma y finalmente la muerte. El examen del LCR puede revelar un aumento de linfocitos, glucosa baja y proteínas altas. El inicio espontáneo de criptococosis del SNC es una enfermedad definitoria del sida. De manera paradójica, debido a la inmunodepresión inducida por el VIH en pacientes con sida, puede haber un gran número de levaduras en el LCR, pero signos y síntomas relativamente mínimos. Ello es porque la respuesta inflamatoria es en gran parte responsable de los signos y síntomas.

Criptococosis pulmonar

Se considera que el criptococo ingresa en el cuerpo a través de los pulmones, aunque la neumonía criptocócica es bastante inrecuente en comparación con la meningitis criptocócica. Sin embargo, se puede observar neumonía localizada o generalizada. Sweeney y cols.[268] informaron los resultados de un niño de 10 años de edad con un histiocitoma fibroso maligno de hueso y nódulo pulmonar que resultó ser secundario a una infección por *C. neoformans*. Este diagnóstico fue sugerido por la aparición de una lesión pulmonar en un estudio mediante tomografía computarizada. La enfermedad pulmonar criptocócica se reconoce con frecuencia como resultado de estudios por imagen realizados por otras razones. Zhu y cols.[308] también describieron cuatro casos de criptococosis pulmonar en pacientes no infectados por VIH, relacionados con meningitis criptocócica. De nuevo, los cuatro pacientes no tenían ningún síntoma evidente de enfermedad pulmonar.

La historia natural, presentación clínica, diagnóstico y tratamiento de la criptococosis pulmonar primaria fueron descritas en una revisión de 41 pacientes de Kerking y cols.[143] Este grupo fue capaz de establecer el diagnóstico cuando una radiografía de tórax anómala se relacionó con el aislamiento de *C. neoformans* de secreciones respiratorias o la observación de microorganismos positivos a mucicarmina de aspecto típico en los cortes de tejido de pulmón. La mayoría de los pacientes de su serie tenían afecciones subyacentes que predisponían a la infección criptocócica: tratamiento inmunodepresor (28/41), diabetes mellitus (20/41), neoplasias hemáticas o linforreticulares (12/41), trasplante renal reciente (10/41) y enfermedades del tejido conectivo u otras enfermedades subyacentes (5/41). Siete de los pacientes no tenían ninguna anomalía subyacente detectable. Los síntomas constitucionales, como fiebre y malestar general, se presentaron en más de la mitad de los pacientes. Se informó dolor de tórax, disnea, pérdida de peso y diaforesis nocturna en diferentes combinaciones en un cuarto a un tercio de los casos. Sólo siete de los pacientes presentaron tos. Siete más fueron asintomáticos y se estudiaron sólo por las radiografías anómalas. Las anomalías observadas durante la evaluación de la radiografía de tórax incluían lesiones tumorales circunscritas, infiltrados alveolares o intersticiales, abscesos con niveles hidroaéreos o lesiones cavitarias (7/41), lesiones numulares solitarias y múltiples opacidades redondeadas pequeñas.

La mayoría de los pacientes con exposición pulmonar a *Cryptococcus* desarrollan una infección subclínica que se traduce en un criptococoma. Esto se evidencia por el hecho de que la incidencia de criptococomas es mucho mayor que la incidencia de neumonía criptocócica que requiere atención médica. El criptococoma puede descubrirse años después de la infección primaria en los estudios radiológicos que se realizan por otras razones. La aspiración o extirpación de la lesión numular es necesaria para desartar un tumor. Otras causas infecciosas en el diagnóstico diferencial clínico y radiológico incluyen histoplasmoma, coccidioma y tuberculosis.

Criptococosis cutánea

La infección criptocócica primaria de la piel es infrecuente; la enfermedad cutánea tiende a ser una manifestación de la infección sistémica.[111] Murakawa y cols.[190] encontraron en su institución que el 5.9% de los pacientes tratados por infección criptocócica y sida también tenían lesiones cutáneas. Los autores describen una variedad de aspectos de estas lesiones: pápulas umbilicadas, nódulos y placas violáceas, con el primero que se asemeja a un molusco contagioso y el último más similar al sarcoma de Kaposi. En esta revisión, las lesiones se observan con mayor frecuencia en la cabeza y el cuello. Pema y cols.[216] presentaron una comparación de las manifestaciones clínicas de la criptococosis cutánea en las épocas anterior y posterior al sida. Hamann y cols.[117] informaron el caso de un hombre de 75 años de edad originario de Australia con celulitis criptocócica en el brazo derecho. En retrospectiva, cabe preguntar si esto pudo haber sido *C. gattii*, una especie de *Cryptococcus* que es morfológica y bioquímicamente similar a *C. neoformans* y causa enfermedad en hospederos inmunocompetentes.

Criptococosis diseminada

C. neoformans produce material capsular que ayuda al hongo a sobrevivir a la fagocitosis por los neutrófilos segmentados y fagocitos mononucleares. Estos hongos pueden distribuirse ampliamente en el hospedero humano. En pacientes con enfermedad diseminada, prácticamente cualquier sistema de órganos o víscera puede estar involucrado. La naturaleza neurotrópica de este hongo implica que suele haber un componente meníngeo, y como se mencionó antes, la diseminación a la piel es frecuente en estos pacientes. Minamoto y Rosenberg[188] informaron que la prostatitis criptocócica persiste después del tratamiento aparentemente exitoso en el 29% de los hombres con enfermedad diseminada y sirve como reservorio para la recaída. Liu[168] obtuvo información de la literatura médica de 40 pacientes con osteomielitis criptocócica, la cual, en el 75% de los casos, se encontró limitada a un solo hueso. Las vértebras fueron el sitio más frecuente. Las principales causas predisponentes de criptococosis en estos pacientes fueron sarcoidosis, tuberculosis y tratamiento esteroideo previo. La miositis criptocócica sólo se informa rara vez y por lo general se encuentra presente en pacientes con infección por VIH, pero puede tener lugar en individuos con inmunodepresión por otras causas. Por ejemplo, O'Neill y cols.[206] informaron miositis en un receptor de trasplante de corazón sometido a tratamiento inmunodepresor. La enfermedad hepática primaria puede predisponer a peritonitis criptocócica, aunque la infección del peritoneo es un evento raro.[263] Las infecciones criptocócicas del aparato urinario también son infrecuentes.[261] Cuando *C. neoformans* se aísla de las vías urinarias, debe hacerse una búsqueda de enfermedad diseminada.

de poca importancia. Las especies de *Rhodotorula* se han aislado de cortinas de baño, lechada de bañeras y cepillos de dientes. En el pasado, las infecciones han sido infrecuentes; sin embargo, actualmente *R. mucilaginosa* (anteriormente *R. rubra*) y *R. glutinis* se consideran patógenos oportunistas. La fungemia generalmente se asocia con catéteres colonizados o soluciones intravenosas contaminadas.[44,146] La septicemia relacionada con catéteres implantados, meningitis y peritonitis en pacientes que reciben diálisis peritoneal continua están entre las infecciones infrecuentes causadas por este microorganismo.

Es más probable que la observación de una colonia tipo levadura con una pigmentación roja o naranja rojo (lám. 21-6F) se identifique como una especie de *Rhodotorula*. La morfología microscópica no es diagnóstica. No se forman seudohifas; en su lugar, se observan células de levadura de florecimiento oval en racimos holgados irregulares. La mayoría de las cepas son rápidamente positivas a la ureasa. Los estudios de asimilación se utilizan más para la diferenciación a nivel de especie.

Especies de *Saccharomyces*. Las colonias, que aparecen dentro de 36-48 h, son de color blanco y pastosas, con arrugas irregulares. El aspecto es inespecífico, y el estudio de asimilación de hidratos de carbono es el método más frecuentemente empleado para confirmar la identificación. La no asimilación de celobiosa y xilosa es útil en la distinción de especies de *Saccharomyces* de otras especies bioquímicamente relacionadas.

La morfología microscópica no es específica. Los racimos holgados de levaduras gemantes grandes y ovaladas se observan en los preparados en agar harina de maíz. Cuando las colonias crecen en el agar de ascospora deficiente en nutrientes, que contiene acetato de potasio, extracto de levadura, glucosa, agua y agua destilada, la identificación puede confirmarse mediante la observación de las ascosporas. Después de la incubación de una placa inoculada durante 7-10 días, puede prepararse un frotis de una de las colonias aisladas y teñidas con una tinción acidorresistente. Se deben observar ascosporas, que aparecen como grandes células esféricas, de pared gruesa, con un pigmento rojo distintivo en una preparación ácido alcohol resistente (lám. 21-6H).

Saccharomyces cerevisiae, la levadura habitual del "panadero" o el "cervecero", generalmente coloniza las mucosas de los humanos, pero no suele considerarse patógena. Se han informado casos ocasionales de fungemia en pacientes inmunodeprimidos en la literatura médica más antigua.[45,83,198,272] Oliver y cols.[205] describen tres receptores de trasplante de médula ósea en una unidad de hematología en la cual se desarrolló infección invasora por *S. cerevisiae*. Dos de los pacientes murieron. La genotipificación de las cepas invasoras y las cepas portadoras demostró una cepa indistinguible de los pacientes que habían estado en la unidad al mismo tiempo, lo que sugiere infección cruzada.

***Wickerhamomyces anomalus* (antes *Hansenula anomala*).** *W. anomalus*, aislamiento infrecuente en los laboratorios clínicos, se incluye aquí puesto que, además de las especies de *Saccharomyces*, también produce ascosporas ácido alcohol resistentes cuando se observa en una citología de este tipo. Las ascosporas de *Wickerhamomyces* difieren de las de *Saccharomyces* en que son planas de un lado en lugar de esféricas, con un borde exterior o labio distintivo en la base plana, simulando el sombrero de hongo de un policía inglés (fig. 21-92). Algunos de los instrumentos de identificación automatizada reconocen este hongo por el nombre anamorfo *C. pelliculosa*. Se han informado infecciones aisladas en pacientes inmunodeprimidos, generalmente relacionadas con catéteres permanentes. Murphy y Buchanan[192] informaron de 52 recién nacidos que fueron

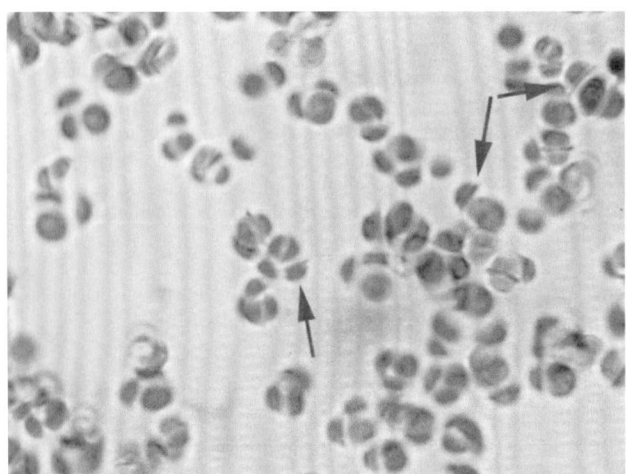

■ **FIGURA 21-92** Microfotografía de un preparado con tinción ácido alcohol resistente que muestra células de levadura positivas para ácido alcohol resistencia de *W. anomalus* (*C. pelliculosa*), con la característica forma de sombrero de policía inglés, con borde (*flechas*).

colonizados por el entonces denominado *Hansenula anomala*, algunos de los cuales tenían evidencia de infección sistémica. Ma y cols.[175] informaron el caso de un niño prematuro con osteomielitis estafilocócica que fue encontrado con fungemia por *W. anomalus* justo antes de comenzar el tratamiento antimicrobiano con teicoplanina. El niño se curó tras 10 días de tratamiento antimicótico. Kalenic y cols.[140] informan de un brote reciente de infección de *W. anomalus* de ocho pacientes adultos tratados en una unidad quirúrgica de cuidados intensivos. La fuente de las infecciones y la vía de transmisión no fueron identificados. Al buscar en la literatura médica información sobre este o cualquier otro hongo que haya sufrido cambios de nomenclatura, es importante recordar que se debe buscar bajo el nombre anterior y actual, así como cualquier nombre anamorfo, como con este hongo.

Especies de *Malassezia*. El aislamiento en cultivo de algunos de estos microorganismos puede ser difícil porque hay un subconjunto de las especies de *Malassezia* que requieren ácidos grasos de cadena larga para el crecimiento. Cuando se espera el aislamiento del microorganismo en función de la historia clínica, se deben agregar unas gotas de aceite de oliva virgen a la superficie de una placa de agar sangre de carnero inmediatamente después de la inoculación. En algunos laboratorios de micología, es habitual superponer las placas de agar preparadas de todos los hemocultivos provenientes de la sala de cuidados intensivos neonatales, porque los recién nacidos que reciben alimentación parenteral total son de alto riesgo para septicemia por *Malassezia*.[59] Los microorganismos crecen como colonias de levadura pequeñas debajo de las gotitas de aceite (lám. 21-6G). En el examen microscópico, el microorganismo de la placa aparece como células de levadura pequeñas, incipientes, que yacen de forma individual y en racimos holgados. Los brotes de levaduras por lo general tienen una morfología de tipo "pino de bolos", y en muchos casos se distingue un "rodete" en la base de la yema.

En el pasado, si la cepa de *Malassezia* era lipófila, se llamaba *M. furfur*, mientras que se denominaba *M. pachydermatis* si no era lipófila. No obstante, con el advenimiento de la secuenciación de ADN, se descubrió que había de hecho varias especies dentro

de cada uno de estos grupos. Por simplicidad y para propósitos de identificación clínica, puesto que no hay diferencias en el tratamiento con base en la especie exacta, las especies dependientes de lípidos se denominan "complejo" *M. furfur*, mientras que las especies independientes de lípidos se denominan "complejo" *M. pachydermatis*.

Los miembros del complejo *M. furfur* son levaduras lipófilas comensales frecuentes de la piel. Este microorganismo causa una infección cutánea superficial: la tiña versicolor, que se presenta como lesiones de descamación de la piel, principalmente del tórax y la espalda, y a veces se extiende a cuello, cara y brazos. Las lesiones son planas, irregulares en su contorno, pueden tener una pigmentación marrón o bronceada, y a menudo aparecen como manchas blancas de decoloración, especialmente en la piel expuesta a la luz solar. Los elementos micóticos en estas lesiones producen una fluorescencia rojo ladrillo cuando se valoran con luz ultravioleta de onda larga (lámpara de Wood). El examen directo de raspados de la piel revela elementos de hifas y células de brotes de levadura de 3-5 μm de diámetro, esféricas (familiarmente referidas como "espaguetis y albóndigas"), con la formación de un rodete distintivo en el margen entre la célula madre y la célula hija. Se debe observar la morfología de la lesión, la cual es diferente a la vista de la placa (*véase* anteriormente), en donde no se presenta producción de elementos de hifa.

Además, se han informado infecciones sistémicas y septicemia por lo general relacionadas con catéteres vasculares profundos, particularmente en pacientes que reciben tratamiento a largo plazo de hiperalimentación que contiene un suplemento lipídico. Rosales y cols.[238] informaron el caso de un niño de muy bajo peso al nacer que recibía alimentación parenteral total e infusión de líquido intralipídico en el espacio subaracnoideo, quien desarrolló meningitis por *M. furfur*. Muchas de las emulsiones de hiperalimentación son ricas en ácidos grasos de cadena larga. Se trata de un microambiente ideal para apoyar el crecimiento de los microorganismos endógenos lipófilos que están presentes en la superficie de la piel. El catéter rompe la barrera cutánea, con lo cual los microorganismos proliferantes pueden entrar al torrente sanguíneo.

Especies que producen hifas verdaderas

Existen tres microorganismos que con frecuencia se consideran juntos debido a sus semejanzas morfológicas y dificultades para diferenciarlos. Son *Geotrichum candidum*, especies de *Trichosporon* y *Blastoschizomyces capitatus*. Las colonias de estos hongos son de color blanco a crema y al principio de tipo levadura. Sin embargo, poco después del aislamiento desarrollan una superficie delicada y sedosa a medida que maduran las hifas verdaderas y artroconidios. Las características morfológicas y bioquímicas se utilizan para la diferenciación.

Se producen en montajes de agar harina de maíz, levaduras, seudohifas e hifas verdaderas. La hifa verdadera se transforma en artroconidio en algunas áreas. Morfológicamente, *G. candidum* produce con frecuencia un tubo germinal único de una esquina de los artroconidios, que simula un palo de hockey (fig. 21-93). Por el contrario, las especies de *Trichosporon* habitualmente forman blastoconidios desde ambas esquinas de un artroconidio, simulando "orejas de conejo" (fig. 21-94). *B. capitatus* genera racimos de aneloconidios, que se acoplan en el punto de conexión.

Bioquímicamente, las especies de *Trichosporon* son positivas a ureasa y con frecuencia resistentes a la cicloheximida, pero hay variabilidad de la cepa para la última prueba. *G. candidum*

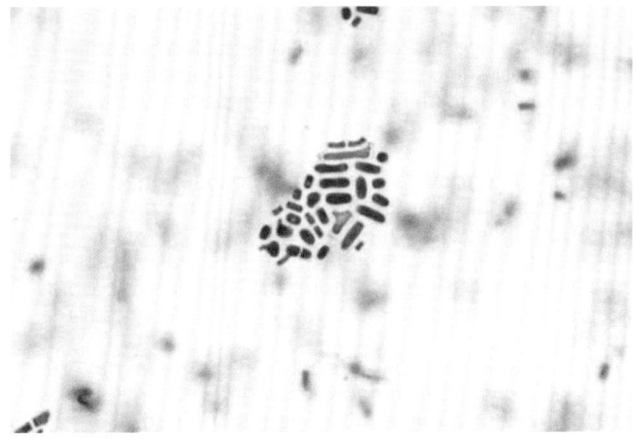

■ FIGURA 21-93 Microfotografía de *G. candidum*, que muestra los artroconidios, algunos de los cuales presentan la extensión característica de tubo germinal desde una esquina, simulando un "palo de hockey".

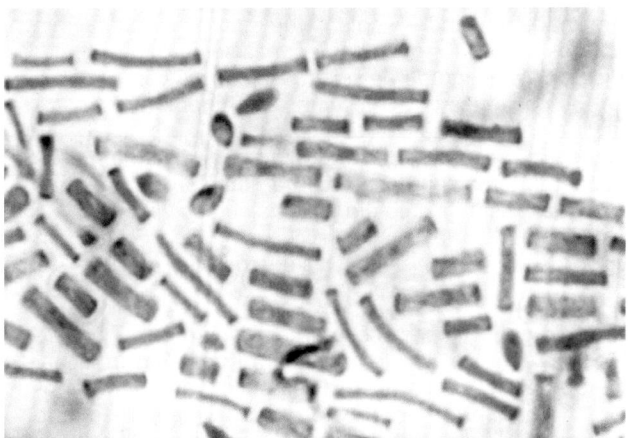

■ FIGURA 21-94 Microfotografía de una especie de *Trichosporon* que muestra los artroconidios, uno de los cuales presenta los brotes de blastoconidios característicos de dos esquinas, simulando "orejas de conejo".

es ureasa negativo y sensible a la cicloheximida. *B. capitatus* es resistente a la cicloheximida y no produce ureasa.

Las manifestaciones clínicas de las infecciones por estos microorganismos se presentan en el recuadro de correlación clínica 21-14.

Identificación en laboratorio de hongos de componentes dematiáceos y hialinos

Aureobasidium pullulans y Hormonema dematioides. *Aureobasidium* y *Hormonema* crecen como colonias lisas, húmedas y bronceadas sobre el aislamiento temprano, que llegan a ser más oscuras y más similares a un hongo filamentoso tras una incubación prolongada. En el examen microscópico, producen hifas dematiáceas grandes, oscuras, que con frecuencia aparecen como artroconidios; también se forman hifas septadas hialinas. Se generan incontables conidios pequeños, elípticos, unicelulares y hialinos de las yemas de los centros de los segmentos de hifas individuales (fig. 21-95). Se han informado casos ocasionales de feohifomicosis cutánea secundaria a *A. pullulans* en humanos.[240] Bolignano y Criseo describieron algunos casos raros de infección micótica diseminada hospitalaria debida a *A. pullulans* variedad *melanigenum* en un paciente gravemente traumatizado.[27] El caso de un paciente de 50 años de edad con una úlcera corneal infectada por este microorganismo fue notificado por Gupta y Elewski.[108] En este paciente, la escleritis se desarrolló cinco días después de la cirugía y el paciente se volvió asintomático después de recibir tratamiento antimicótico, desbridamiento quirúrgico y crioterapia. Es aceptable identificar un aislamiento como complejo *Aureobasidium/Hormonema* si se torna difícil llegar a una identificación definitiva, ya que generalmente son contaminantes. La diferenciación se logra observando la conidiación sincrónica frente a asincrónica, y se determina con facilidad si los conidios son producidos por las células hialinas o por células hialinas y dematiáceas. *Aureobasidium* sufre conidiación sincrónica y los conidios surgen sólo de células hialinas. *Hormonema* sufre conidiación asincrónica y los conidios surgen de las células hialinas y dematiáceas.

RECUADRO DE CORRELACIÓN CLÍNICA 21-14 Levaduras que producen artroconidios y hongos levaduriformes

Tricosporonosis

Las especies de *Trichosporon* han sufrido una reclasificación importante con base en la secuenciación de ADN. *Trichosporon beigelii* no es reconocido ya como especie, pero es importante recordar esta nomenclatura anterior al buscar en la literatura médica. Ahora hay muchas especies reconocidas de *Trichosporon*, y *T. asahii, T. mucoides, T. cutaneum, T. inkin, T. ovoides* son los de mayor relevancia clínica. Las tres últimas especies son causas importantes de piedra blanca. Este hongo se puede llevar en la piel, en especial alrededor del ano. La piedra blanca es una infección que implica al pelo del cuero cabelludo, los vellos del cuerpo o vellos púbicos, que se presenta como nódulos pequeños circunscritos o concreciones en los ejes del pelo. Cada nódulo contiene hifas trenzadas de los hongos que pueden observarse fácilmente en preparaciones de KOH/blanco de calcoflúor directas, y de las que el microorganismo puede aislarse de manera sencilla. La infección puede erradicarse con frecuencia simplemente por afeitado; sólo rara vez es necesario para la erradicación de la infección el empleo de azoles tópicos o sistémicos.

La enfermedad diseminada, probablemente endógena en su origen, que representa extensiones de sitios cutáneos o digestivos colonizados, puede desarrollarse en personas inmunodeprimidas y ser potencialmente mortal en algunos casos.[82] Hoy y cols.[130] revisaron 19 casos de infección por *Trichosporon* diseminado (referido como *T. beigelii*, pero probablemente era *T. asahii*) en pacientes con una variedad de enfermedades neoplásicas que fueron

(continúa)

tratados en el M.D. Anderson Hospital en Houston, Texas, en un período de 10 años. La manifestación clínica más frecuente entre este grupo de pacientes fue una enfermedad febril inespecífica o neumonía. Tres cuartas partes de estos pacientes fallecieron; en relación con otros trabajos, el diagnóstico no se sospechó antes de la muerte en el 25% de los casos sometidos a autopsia. Otras especies de *Trichosporon* pueden causar infección invasiva, particularmente en pacientes con malignidad hemática.[142]

El informe de Sweet y Reed[269] indica que los recién nacidos no son inmunes a la enfermedad diseminada. Yoss y cols.[307] encontraron que los bebés de bajo peso al nacer eran particularmente sensibles, una situación de gran preocupación porque la mayoría de las infecciones en este grupo han sido mortales.

Lamentablemente, en muchos casos el diagnóstico se retrasa porque la afección no se puede reconocer o porque el microorganismo no se identifica de manera rápida en el laboratorio. Es importante que los microbiólogos reconozcan los artroconidios característicos en montajes de harina de maíz como la pista inicial para la identificación y realizar las pruebas de confirmación correspondientes.

T. asahii es rápidamente positivo a ureasa y absolutamente sacarolítico, y produce ácido a partir de la mayoría de los hidratos de carbono. Conviene aclarar que las especies de *Trichosporon* comparten determinantes antigénicos con *C. neoformans*; por lo tanto, el suero y el LCR de los pacientes con enfermedad diseminada pueden producir una reacción falsa positiva con la prueba de aglutinación de látex para criptococos.

Geotricosis

Las infecciones diseminadas por *Geotrichum candidum* se encuentran con menor frecuencia. Se han informado casos aislados de pacientes con infección diseminada por *G. candidum*, dos con leucemia aguda.[248] En uno de estos pacientes, se desarrolló insuficiencia renal tres días antes de la muerte. Los glomérulos fueron bloqueados con segmentos de hifas de *G. candidum*. La otra paciente, informada por André y cols.,[14] fue una joven que recibía tratamiento para hepatoblastoma. Después de las complicaciones con infecciones bacterianas secundarias, la paciente sobrevivió tras un curso de cinco semanas de anfotericina B i.v., seguido de seis meses de itraconazol oral. Aunque no se han establecido regímenes de tratamiento en los pacientes con infección diseminada por *Geotrichum*, se recomienda el empleo de altas dosis de itraconazol y de anfotericina B liposomal.[248]

Aunque se han informado pacientes con neumonitis secundaria a especies de *Geotrichum*, el aislamiento de este microorganismo a partir de secreciones respiratorias generalmente representa contaminación o comensalismo y deben descartarse otras causas de enfermedad. *G. candidum* asimila sólo glucosa, galactosa y xilosa, que, salvo por la utilización de xilosa, es un patrón similar al de *B. capitatus*. La mayoría de las cepas de *Geotrichum* son negativas a ureasa, lo que es útil en la distinción de este microorganismo de las especies de *Trichosporon*.

Blastoesquizomicosis

Las infecciones por *Blastoschizomyces capitatus* son raras. Por lo general, se presentan en pacientes con enfermedad subyacente grave y se observan con mayor frecuencia en el hospedero inmunodeprimido. Birrenbach y cols.[22] informaron su experiencia con cinco pacientes infectados por *B. capitatus*. Tres se encontraban inmunodeprimidos debido a la quimioterapia para leucemia, mientras tenían inmunodepresión secundaria a trasplante renal. Tres de los pacientes presentaban fungemia, mientras que la levadura se aisló del líquido peritoneal en uno y de la orina en otro. Los tres pacientes con fungemia tenían afección pulmonar, uno padecía una implicación adicional del cerebro, mientras el tercero también tenía compromiso de hígado, bazo, piel y cerebro. Los tres pacientes con fungemia fallecieron, lo que no es raro, ya que existe una alta mortalidad relacionada con las infecciones por *B. capitatus*.

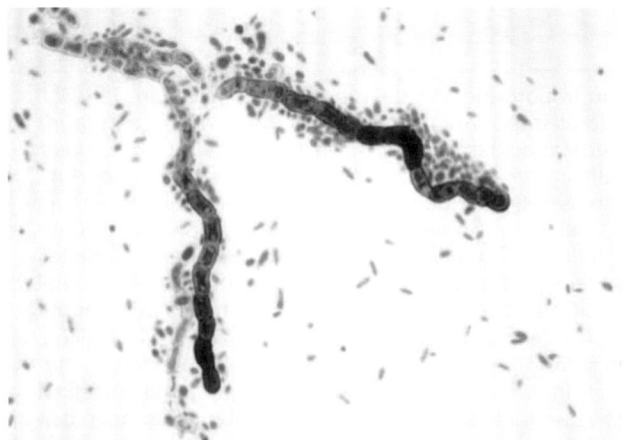
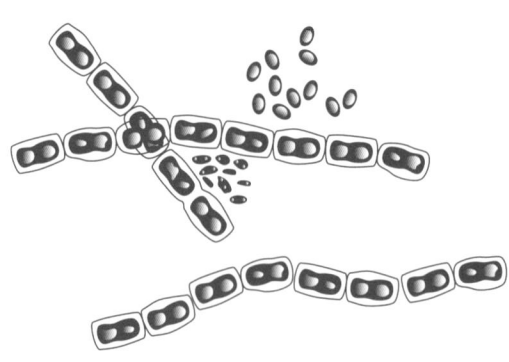

■ **FIGURA 21-95** Microfotografía e ilustración del aspecto microscópico de *A. pullulans* que muestran las cadenas grandes de células similares a artroconidios de tinción oscura, con conidios hialinos y pequeños en el fondo.

Identificación de "levaduras negras" en el laboratorio

Hortaea (Phaeoannellomyces) werneckii. El género "*Phaeoannellomyces*" fue creado en 1985 por McGinnis y cols.[183] "para dar cabida a estas levaduras negras que se caracterizaron por el desarrollo de las células de levadura que funcionan como anélidos" (*phaeo* = oscuro; *annello* = anélidos; *myces* = hongo). Desafortunadamente, este hongo de hermoso nombre ha sido reclasificado en el género *Hortaea*.

A nivel microscópico, *H. werneckii* produce células de levadura de dos células. La célula hija se produce de una extensión de la célula madre, que luego se contrae para formar una cicatriz (anélido), que aparece como un septo de tinción profunda que separa las dos células (fig. 21-96). Engleberg y cols.[81] informaron el caso de un paciente con un quiste feohifomicótico causado por este o por un microorganismo relacionado. Con frecuencia, este hongo se conoce como la causa de la tiña nigra, una infección micótica de las palmas de las manos. Las células levaduriformes de esta especie son unicelulares y pueden desarrollar paredes gruesas oscuras y seudohifas en su madurez.

Todavía existe controversia respecto a este grupo de microorganismos,[160] que son morfológicamente similares a las formas levaduriformes negras observadas en cultivos tempranos de especies de *Exophiala* (descritas anteriormente).

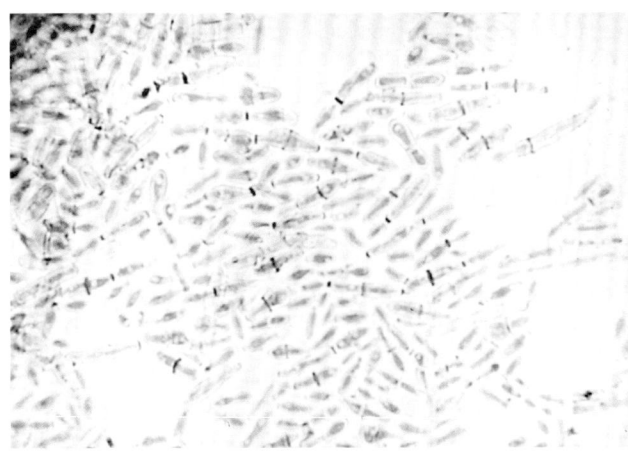

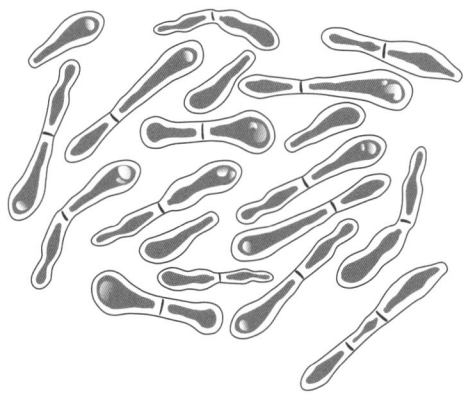

■ **FIGURA 21-96** Microfotografía e ilustración de las formas de levadura de *Hortaeawerneckii* que muestran levaduras de doble célula alargadas y separadas por una barra transversal característica de tinción profunda (anélido).

Sistemas comercialmente disponibles para la identificación de levaduras

Varios kits empaquetados para la identificación de levaduras fueron introducidos por las empresas comerciales.[281] Estos equipos cambian con el tiempo, con el desarrollo de productos nuevos y mejorados. En años recientes se introdujo la espectrometría de masas MALDI-TOF, para la cual se dispone de dos excelentes aplicaciones aprobadas por la FDA para las levaduras. Aunque los costes iniciales de capital son algo mayores para los equipos de espectrometría de masas que para otros sistemas de identificación, el coste se recupera muy rápido debido al ahorro en los reactivos. Otra ventaja de la MALDI-TOF es el tiempo más rápido para la identificación, que potencialmente podría tener un impacto clínico.

El empleo de cualquiera de estos sistemas requiere de conocimientos técnicos y suficiente familiaridad con cada prueba realizada para permitir interpretaciones precisas. En cada caso, las instrucciones del fabricante deben seguirse muy de cerca. Cada director o supervisor de laboratorio debe sopesar factores como costes, disponibilidad y abasto, vida útil y estabilidad de reactivos, adaptabilidad a flujos de trabajo y las necesidas específicas de los servicios clínicos, antes de que pueda tomarse una decisión para implementar estos sistemas en su laboratorio.

Pruebas de sensibilidad antimicótica

El subcomité del CLSI para pruebas de sensibilidad antimicótica ha establecido métodos estandarizados y reproducibles para las pruebas de sensibilidad antimicótica de levaduras.[196,223,220,231] Estos estándares de laboratorio, particularmente para las levaduras, han proporcionado directrices valiosas para el tratamiento antimicótico, con mejor correlación con los resultados clínicos.[99] Existen estándares establecidos para la prueba de sensibilidad de dilución de caldo para levaduras (M27-A2), sensibilidad de difusión de disco para levaduras (M44-A) y los estándares de dilución de caldo para hongos filamentosos (M38-A).[48-51,55]

Sewell y cols.,[253] en un estudio comparativo de las pruebas de sensibilidad para fluconazol, demostraron que la epsilometría Etest® (bioMérieux) se compara favorablemente con los métodos de referencia, con una coincidencia global del 84%, llegando a ser tan alta como del 90% para la mayoría de las especies de *Candida*, a excepción de *C. tropicalis* (56%). *C. (Torulopsis) glabrata* también tuvo valores de comparación bajos en este estudio (34%).

La Etest® utiliza una tira de plástico que contiene un gradiente continuo definido de fármaco antimicrobiano, que se coloca en la superficie de una placa de agar después de que ha sido uniformemente sembrada con un inóculo que contenga una concentración estandarizada de los microorganismos de la levadura a evaluar (fig. 21-97). La tira de plástico libera el agente antimicótico en el agar circundante, produciendo un aumento logarítmico de la concentración de antibiótico desde 0.002 µg/mL hasta tan alto como 256 µg/mL, dependiendo del agente antimicótico evaluado. Los detalles para realizar la Etest, incluyendo el medio de estudio recomendado, la preparación del inóculo estándar, los pasos del procedimiento y la lectura, pueden encontrarse en la publicación de Colombo y cols.[53]; este informe también incluye los resultados para la Etest frente a 200 cepas de levadura, en comparación con los métodos estándar para varios fármacos individuales. Las coincidencias fundamentales entre los dos métodos dentro de una dilución de ± 1 fueron del 71% para ketoconazol, el 80% para fluconazol y el 84% para itraconazol. Desde la publicación de este artículo, el empleo de un

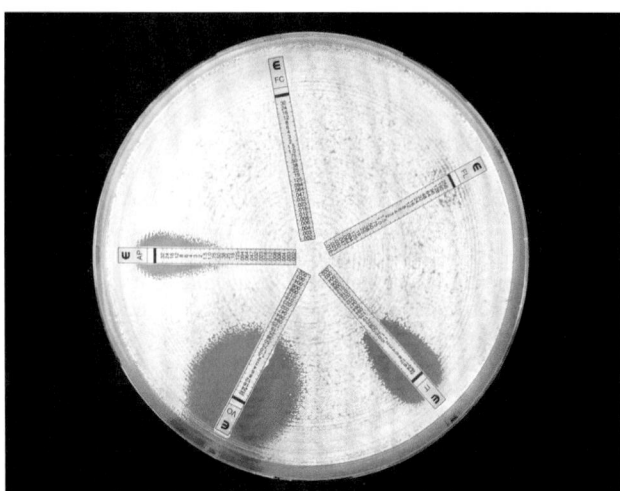

■ **FIGURA 21-97** Fotografía de la superficie de la placa de agar de una prueba Etest. Se han colocado varias tiras de gradiente de difusión en un "césped" de crecimiento de *C. kruzei*. Las interpretaciones de la CIM para la lectura de las tiras, comenzando con el fluconazol en la posición de las 11 del reloj y avanzando en sentido horario, son: FC (fluconazol) > 256 µg/mL, FL (flucitosina) > 32 µg/mL, IT (itraconazol) 0.38 µg/mL, VO (voriconazol) 0.38 µg/mL y AP (anfotericina B), 2 µg/mL.

medio estandarizado (RMPI 1640), una lectura final a las 48 h y otros ajustes, han aumentado el porcentaje de coincidencia esencial suficiente para establecer a la Etest como método alternativo para la prueba de sensibilidad antimicótica de la mayoría de las especies de levaduras. Como se mencionó antes, dado que la Etest requiere menos personal dedicado y es fácil de realizar, las pruebas de sensibilidad antimicótica interna están ahora al alcance de muchos laboratorios de microbiología clínica. Algunos han empleado la Etest para hongos filamentosos.

Pfaller y cols.[221] demostraron en un estudio multicéntrico un alto nivel de reproducibilidad del método de concentración inhibitoria mínima (CIM) de la Etest entre cuatro instituciones participantes. Cada laboratorio participante recibió subcultivos de dos cepas de la American Type Culture Collection (ATCC) QC *Candida* (*C. parapsilosis*, ATCC 22019 y *C. krusei*, ATCC 6258), tiras de Etest y suficientes placas de agar RPMI para realizar 20 pruebas repetidas con cada uno de los cinco medicamentos: anfotericina B, fluconazol, flucitosina, itraconazol y ketoconazol. En casi todas las combinaciones de fármaco y cepas evaluadas se observó una distribución muy estrecha, entre el 98 y el 100% de las CIM, entrando en un rango de tres diluciones. Las discrepancias selectivas de resultados entre la Etest y el método estándar para la flucitosina y el fluconazol frente a *C. krusei* se relacionó con un crecimiento desigual entre el agar glucosa enriquecido de la Etest y el caldo sin complemento utilizado en la prueba de macrocaldo de referencia.

La Etest detectó una subpoblación resistente de cepas no detectadas por el método de referencia. Después de analizar todos los datos, los autores concluyeron que el estudio estableció excelentes niveles interlaboratorio e intralaboratorio de coincidencia entre los dos métodos, ofreciendo más fundamento sobre la utilidad de la Etest en la determinación de perfiles de sensibilidad antimicótica. Esta estandarización de los métodos de prueba y el establecimiento de puntos de corte interpretativos para ciertas combinaciones de fármacos, levadura y reproducibilidad de los resultados, tanto dentro como entre laboratorios clínicos, servirán de base para poder medir los resultados clínicos.[84]

La motivación para poner en práctica las pruebas de sensibilidad antimicótica *in vitro* en laboratorios clínicos va más allá de establecer los perfiles de resistencia de una cepa determinada. La aparición de resistencia antimicótica se está convirtiendo en un problema de creciente preocupación. Por ejemplo, con el empleo más generalizado del fluconazol, los informes de resistencia a este fármaco en las especies de *Candida* y *C. neoformans* han aumentado.[279] Peyron y cols.[218] encontraron que la Etest constituye el medio óptimo para la discriminación entre aislamientos de *C. lusitaniae* resistente a la anfotericina B y sensible a la anfotericina B. Se ha observado una sensibilidad disminuida al itraconazol frente a aislamientos selectos de *A. fumigatus*. También se ha observado resistencia a azoles en cepas de *C. albicans* en pacientes con sida, probablemente por el empleo prolongado de este fármaco en el tratamiento de la candidosis bucofaríngea (aftas). La resistencia intrínseca de *C. krusei* a los imidazoles y la resistencia emergente de *C. glabrata* a este grupo de antimicóticos también son problemáticas. White y cols.[295] publicaron una revisión de los factores clínicos, celulares y moleculares que subyacen en el desarrollo de cepas resistentes, sobre todo de *C. albicans*. Este trabajo sirve como manual para aquellos que desean más información. En años recientes, el CLSI ha publicado puntos de corte específicos para las levaduras habitualmente encontradas para las cuales hubo datos adecuados, así como valores de corte epidemiológicos, que reflejan la distribución de sensibilidad de tipo silvestre a un medicamento en particular. Ambos representan avances en nuestra capacidad para ofrecer un tratamiento más adaptado para los pacientes. En resumen, es imprescindible que los laboratorios de microbiología clínica proporcionen datos de sensibilidad antimicótica *in vitro* con el fin de orientar el uso más apropiado de los nuevos antimicóticos, así como para detectar a estos patrones emergentes de resistencia.

Hongos de aparición infrecuente

Pneumocystis jirovecii

Como lo indica el nombre del género, en un inicio se pensó que *P. jirovecii* era un parásito. No obstante, según el análisis de la secuencia de ADN, *P. jirovecii* ha demostrado ser genéticamente más similar a hongos, y así se ha reclasificado como un hongo ascosporógeno. Además, se ha demostrado que la especie que infecta a los humanos, *P. jirovecii*, es distinta de la que infecta a las ratas, *P. carinii*, que es la razón para el cambio de nomenclatura. Los criterios de Hadley y Ng[121] con respecto a la reclasificación de este microorganismo son los siguientes:

- Hay semejanzas ultraestructurales entre los exoesqueletos de los quistes de *P. jirovecii* y los de otros hongos.
- Las crestas en la mitocondria de *P. jirovecii* son laminares, mientras que los protozoos tienen crestas tubulares.
- Las formas del quiste que contiene cuerpos intraquísticos se asemejan a los de las ascosporas formadas por los ascomicetos.
- Una alta homología de los dominios más conservados del gen ADNr comparada con la de los ascomicetos.
- El gen β-tubulina tiene homoogía del 89-91% respecto a algunos de los hongos filamentosos.
- *P. jirovecii* tiene proteínas separadas para la actividad de la timidilato sintetasa y la dihidrofolato reductasa, mientras los protozoos producen una sola proteína bifuncional.
- Las subunidades de deshidrogenasa NADH 1, 2, 3 y 6, citocromo oxidasa subunidad II y una subunidad pequeña

del ARNr tienen una similitud promedio del 60% con respecto a los hongos, pero sólo del 20% con protozoos.

La neumocistosis se reconoció de manera temprana en la epidemia del VIH como una neumonía rápidamente progresiva, bilateral, que contribuyó a menudo a la muerte del paciente. Aunque la infección por este microorganismo se conocía antes de las epidemias del VIH, era raro contraerla. Las infecciones infrecuentes se informaron como comorbilidades en pacientes con cáncer y desnutrición grave. Esta enfermedad se reconoce ahora en pacientes con otras afecciones por inmunodepresión secundarias a recibir quimioterapia o inmunosupresión para controlar el rechazo del trasplante o autoinmunidad. En pacientes con inmunodepresión grave, el material espumoso rellena los alvéolos terminales de los pulmones, que se ven como "infiltrados de césped" en la radiografía de tórax. En los pacientes con un menor grado de inmunodepresión o reconstitución del sistema inmunitario, los microorganismos aparecen dentro de granulomas; en esta presentación, el patólogo debe tener cuidado de no confundir las formas del quiste de *Pneumocystis* con las levaduras morfológicamente similares de *H. capsulatum*.

Hasta hace poco, la evaluación morfológica de las muestras respiratorias había sido la base del diagnóstico y aún es utilizada en la mayoría de los laboratorios. Las opciones de tinción inespecífica incluyen tinción de Diff-Quik®, blanco de calcoflúor, azul de toluidina y tinción de GMS. Todas, excepto Diff-Quik, se basan en la detección de la forma del quiste del microorganismo, algunos de los cuales informarán los cuerpos intraquísticos característicos en forma de paréntesis. Las tinciones inmunofluorescentes también son una opción. Aunque estas tinciones son útiles, los estudios en la Clínica Cleveland han demostrado que son significativamente menos sensibles que la PCR, que puede surgir como el nuevo estándar diagnóstico.

Microsporidia

Los diminutos microorganismos del filo *Microsporidia* no se tiñen bien con la mayoría de las tinciones. La tinción de Weber[284a] y la tinción de Ryan[238a] se han utilizado con éxito en los laboratorios clínicos. La tinción chromotrope R fue desarrollada en los Centers for Disease Control and Prevention (CDC) de los Estados Unidos para la tinción de este grupo de microorganismos. En esta tinción, la concentración del componente chromotrope 2R se ha aumentado 10 veces para facilitar la penetración de la tinción en las formas micóticas diminutas. Es importante preparar un frotis delgado utilizando alrededor de 10 μL de suspensión al 10% de heces no concentradas fijadas con formol en un portaobjetos de vidrio (también pueden emplearse concentrados de formol, pero el número de microorganismos, que no se concentran bien, por campo de visión no aumenta considerablemente). El procedimiento rápido hotGram-chromotrope® es una tinción alternativa que resulta veloz, confiable y fácil de realizar.[194] Con esta técnica, primero se realiza una tinción de Gram de rutina en el frotis fino, pero en vez de safranina, el portaobjetos se coloca en una tinción chromotrope caliente (50-55 °C) durante al menos un minuto. Las esporas del microsporidio aparecen como estructuras ovoides violetas de tinción oscura contra un fondo verde pálido. Debe incluirse un portaobjetos de control que contenga esporas de microsporidio de un espécimen conservado en formol al 10% para cada tinción. Este control proporciona un punto de referencia para distinguir las esporas verdaderas de objetos de apariencia similar. Estas tinciones se describen con mayor detalle a continuación.

Los microsporidios son parásitos intracelulares obligados que son lo suficientemente exclusivos para clasificarse en un filo separado: *Microsporidia*.[169] La característica distintiva del filo *Microsporidia* es la producción de esporas que contienen un mecanismo complejo de extrusión tubular (túbulo polar o filamento polar) mediante el cual se inyecta el material infeccioso ("esporoplasma") en las células hospederas. Esto tiene lugar cuando una célula hospedera apropiada estimula las esporas de *Microsporidia* (p. ej., cambios en el pH y la concentración iónica del contenido intestinal para los microsporidios intestinales). Con el estímulo apropiado, el túbulo en espiral es evertido y penetra en la célula hospedera. Dentro de esta última, tiene lugar la replicación asexual en una vacuola parasitófora o dentro del citoplasma, dependiendo de la especie. Por último, los microsporidios son liberados de la célula completamente funcionales y listos para infectar a la célula hospedera siguiente.

Se incluyen más de 140 géneros y 1 200 especies en este grupo llamado *Microsporidia*. Estos parásitos unicelulares diminutos causan enfermedades en una variedad de hospederos no humanos, incluyendo insectos, peces, roedores de laboratorio, conejos, animales de peletería y primates.[24] Son microorganismos eucarióticos verdaderos (tal vez descendientes de una rama temprana de organismos eucarióticos) y cuentan con un núcleo, una envoltura nuclear y una variedad de membranas intracitoplasmáticas. Dentro del filo, 15 géneros han demostrado causar enfermedades en los humanos. Entre ellos, los más importantes son especies de *Encephalitozoon, Nosema, Pleistophora* y *Enterocytozoon*. Un antiguo género de importancia médica, *Septata*, fue reclasificado dentro de *Encephalitozoon*. La diferenciación de especies es prácticamente imposible por microscopia óptica. La diferenciación clásica se ha logrado utilizando morfología ultraestructural mediante microscopia electrónica de transmisión. Los estudios moleculares también son importantes para la caracterización definitiva.

Identificación en laboratorio. El diagnóstico de microsporidiosis puede hacerse mediante la identificación de esporas de microsporidios en las heces, como se señaló anteriormente, o en tejidos fijados con formol embebidos en parafina. Aunque pueden verse racimos de microsporidios intracelulares en cortes teñidos con H&E, se observan mejor en preparaciones de tejido con tinción de Gram. También se pueden emplear preparados en cortes con tinción PAS, plata metenamina (GMS), acidorresistente o Giemsa. Las esporas aparecen dentro de los enterocitos intestinales, situados de forma distintiva entre el núcleo y la luz del intestino. En los preparados con tinción de PAS, se pueden observar gránulos positivos en el extremo anterior de cada espora. Éstas aparecen como puntos de coloración oscura cuando se tiñen con Giemsa. Varias microfotografías con estas esporas se pueden encontrar en la publicación de García.[102]

La microscopia electrónica continúa sirviendo como el estándar morfológico de referencia. La identificación de las esporas con un tubo polar es característica de todos los géneros. Los miembros del género *Encephalitozoon* están encerrados en una vesícula limitante como un fagosoma, producida por el hospedero (vacuola parasitófora). Ambas especies, *Enterocytozoon* y *Nosema*, se desarrollan en contacto directo con el citoplasma de la célula hospedera sin una vesícula limitante; las especies de *Nosema* se distinguen por tener núcleos adosados y en pares.[24]

El diagnóstico de laboratorio se hace generalmente en la sección de parasitología clínica mediante la constatación de esporas en preparaciones teñidas de muestras fecales.

Microsporidia tiene las siguientes características:

- Las esporas son pequeñas; miden 1.5-2.5 × 2.5-4.0 μm.

- Son ovaladas, de forma cilíndrica y poseen paredes gruesas que las hacen resistentes al ambiente y difíciles de teñir.
- Una banda transversal de tinción color rosa a mitad de camino en las células es una característica clave de identificación (lám. 22-4H).
- Las esporas presentan tinción H&E insuficiente, pero pueden visualizarse mejor con tinción PAS, Giemsa, Gram, ácido alcohol resistencia y una tinción tricrómica modificada.
- Son grampositivas y algunas son ácido alcohol resistentes; en tinción PAS se observa un gránulo anterior positivo a PAS.
- La tinción creada por Weber y cols.[280] puede recomendarse para la detección de esporas del microsporidio en aspirados duodenales y en materia fecal (recuadro 21-8).

DeGirolami y cols.[65a] encontraron que la tinción tricrómica de Weber modificada y el fluorocromo Uvitex 2B eran igualmente y altamente sensibles en comparación con biopsias duodenales en la detección de esporas de microsporidios en frotis aspirados duodenales del material de biopsia de 43 pacientes. Ryan y cols.[238a] describieron una tinción modificada en la cual se disminuye el ácido fosfotúngstico a 0.25 g/dL y se utiliza azul de anilina en vez de verde rápido como contratinción. Cada procedimiento de tinción requiere 90 min, y la selección entre la tinción de Weber y de Ryan es una preferencia personal. Kokoskin y cols.[152a] vieron que realizando la tinción a 50 °C y disminuyendo el tiempo de tinción a 10 min producían una tinción más profunda, más fácil de interpretar. Dado que las esporas del microsporidio son muy pequeñas y pueden parecer bacterias o células de levadura muy pequeñas, la tinción del material de control positivo siempre es necesaria cuando se utilice cualquiera de estas tinciones.

Aunque todas las especies de microsporidios pueden causar infecciones diseminadas y los microorganismos pueden encontrarse en varios órganos, como hígado, riñón y cerebro, *E. bieneusi* es la especie que tiende a infectar de manera preferencial enterocitos de la mucosa del intestino delgado, particularmente en pacientes con sida.[91] Sin embargo, varios informes de caso, como fue revisado por Pol y cols.,[225a] indican que *E. bieneusi* puede colonizar el epitelio del conducto biliar llevando a la

colangitis. La prevalencia estimada de infección por microsporidios intestinales en pacientes con sida puede ser hasta del 12%,[163] o aún más si se utilizan técnicas especiales como citocentrifugado, detección de anticuerpos fluorescentes y serología. *Encephalitozoon cuniculi* suele relacionarse con infección diseminada, con predilección por el cerebro y los riñones. *Nosema corneum* se ha encontrado en varios casos de queratoconjuntivitis;[32] sin embargo, *E. cuniculi* y *E. hellem* también se han aislado de la córnea y la conjuntiva en pacientes con sida con queratoconjuntivitis.[73] Conjuntivitis, escleritis, sensación de cuerpo extraño y visión borrosa son síntomas frecuentes. Curiosamente, las infecciones de la córnea no suelen mostrar inflamación significativa, a pesar de que haya abundantes microorganismos, incluso en hospederos inmunocompetentes.

Las personas con experiencia pueden identificar las esporas intracitoplasmáticas pequeñas (2 μm de diámetro) características en cortes de tejido teñidos de biopsias intestinales. Las esporas se demuestran mejor mediante las tinciones de Gram modificadas por Brown-Brenn o Brown-Hopps para tejidos o de preparados teñidos con Giemsa. Los microorganismos también pueden observarse en los cortes de plástico semifinos teñidos con azul de metileno-azul II con fucsina básica o contratinciones azul de toluidina.[24] Siempre deben prepararse portaobjetos de control positivo en paralelo al utilizar cualquiera de estas tinciones. Las esporas también se han demostrado en LCR y orina mediante el empleo de microscopia de inmunofluorescencia. La poca frecuencia con que se reconoce la infección por estos microorganismos, especialmente en los países ricos en recursos con tratamiento eficaz del VIH, hace que el diagnóstico sea un desafío.

Aldras y cols.[6a] demostraron la superioridad de detectar esporas del microsporidio en heces de pacientes con sida con tinciones de anticuerpos de inmunofluorescencia indirecta, utilizando antisueros policlonales contra *E. cuniculi* y *E. hellem* y anticuerpos monoclonales frente a *E. hellem*. Del mismo modo, Zierdt y cols.[309] emplearon diversos antisueros policlonales de ratón y conejo frente a *E. cuniculi* y esporas de *E. hellem* en una prueba indirecta de anticuerpos fluorescentes para identificar de manera correcta las esporas de microsporidios en 11 de 12 muestras fecales, además de detección de antígeno en colon y líquido duodenal y en preparaciones de biopsia duodenal. Franzen y cols.[91a] usaron con éxito la amplificación de ADN de microsporidios por PCR en seis

---

RECUADRO 21-8

Tinción de Weber para la detección de esporas de microsporidios en muestras de heces[284a]

1. Preparar portaobjetos para examen de microscopia óptica de materia fecal tomando una alícuota de 10 μL de concentrado de heces líquidas no concentradas en formol al 10% (proporción 12:3), esparcidas finamente en un área de 45 × 25 mm^2.
2. Fijar el frotis en metanol durante 5 min.
3. Tinción durante 90 min en tinción cromótropa de Weber. Para preparar la tinción, mezclar:
   - Chromotrope 2R® (Harleco, Gibbstown, NJ), 6.00 g
   - Fast green® (Allied Chemical & Dye, New York), 0.15 g
   - Ácido fosfotúngstico, 0.70 g
   - Permitir que estos ingredientes reposen durante 30 min en 3 mL de ácido acético glacial. Luego se mezclan con 100 mL de agua destilada
4. Después de la tinción, enjuagar los portaobjetos en alcohol ácido (4.5 mL de ácido acético y 995.5 mL de alcohol etílico al 90%) durante 10 s y luego enjuagar brevemente en alcohol al 95%.
5. Deshidratar sucesivamente los frotis en:
   - Alcohol al 95% durante 5 min
   - Alcohol al 100% durante 10 min
   - Hemo-De® (sustituto de xileno, Fisher Scientific) durante 10 min
6. Examinar 100 campos en aceite de inmersión en portaobjetos, con un tiempo de lectura de 10 min aproximadamente. Buscar las esporas cilíndricas pequeñas, de 1-4 μm, que se tiñen de color rosado a rojo brillante.

muestras de biopsias duodenales confirmadas como positivas para detectar el fragmento de 353 bp de ADN específico para *E. bieneusi*. Sugieren que la PCR puede ser un abordaje útil para el diagnóstico de microsporidiosis en pacientes infectados por VIH. De hecho, el diagnóstico molecular con los cebadores de PCR específicos de las especies probablemente sea el método de referencia para la detección e identificación de especies de microsporidios.[59] Un reto para el abordaje diagnóstico molecular para *Microsporidia* es que los estudios de PCR son específicos para cada especie (no se ha desarrollado un estudio de "amplio rango" que detecte todas las especies de microsporidios). Un abordaje puede ser evaluar las especies más frecuentes, con el reconocimiento de que los resultados negativos no excluyen la microsporidiosis causada por una especie no cubierta por el análisis.

El tratamiento eficaz para la microsporidiosis es limitado. El tratamiento de infecciones intestinales por *E. bieneusi* con metronidazol y pirimetamina y trimetoprima-sulfametoxazol (SXT) puede funcionar. De Groote y cols.[65b] informaron el tratamiento efectivo de un paciente con sida con albendazol, una situación en donde se utilizó PCR para proporcionar un diagnóstico precoz. Para una revisión completa de infecciones por microsporidios en humanos, incluyendo más de 250 referencias, *véase* Weber y cols.,[284b] quienes introducen varias opciones de diagnóstico que facilitarán futuros estudios sobre incidencia, factores de riesgo, origen de la infección, modos de transmisión, manifestaciones clínicas, patogenia y tratamiento de este patógeno emergente.

Diagnóstico serológico de enfermedades micóticas

Por lo general, la serología de hongos se realiza en laboratorios de referencia. Los procedimientos tradicionales, incluyendo las precipitinas en tubo, inmunodifusión, aglutinación de látex, y pruebas de fijación del complemento, están dando paso a tecnologías más nuevas y sensibles. Entre éstas, todavía se utilizan la fijación del complemento y la inmunodifusión. Las técnicas de EIA que emplean anticuerpos monoclonales específicos de la especie se usan más ampliamente en los laboratorios de micología clínica.[118]

Como regla general, sólo las reacciones serológicas específicas con títulos de 1:32 o más indican enfermedad; sin embargo, demostrar títulos en aumento de cuatro veces o mayor en las muestras extraídas con tres semanas de diferencia puede ser de mayor importancia. [61] Los títulos menores de 1:32 o que no muestran un aumento de cuatro veces entre las muestras pareadas generalmente indican la presencia de infección temprana o de reactividad cruzada con otros antígenos. Sin embargo, los resultados de los estudios serológicos deben considerarse presuntivos y correlacionarse con los hallazgos clínicos y microbiológicos.

Los anticuerpos de la clase IgM suelen ser perceptibles casi dos semanas después de adquirida la enfermedad, e indican infección reciente. Por lo general, los anticuerpos IgM no son detectables después de seis meses. Los anticuerpos IgG aparecen pronto después del aumento en el título de IgM, no alcanzan el máximo hasta cerca de 6-12 semanas y pueden permanecer elevados durante muchos meses después de la infección. Por lo tanto, un único título alto de anticuerpos IgG no puede utilizarse para distinguir entre infecciones recientes y remotas. El empleo de estudios de IgM y de IgG es cada vez más extendido y puede ayudar a diferenciar una infección aguda de una remota.

Las técnicas serológicas y moleculares que no utilizan cultivos pertinentes a los distintos tipos de infecciones por hongos fueron revisadas en las secciones respectivas. La atención se está desplazando ahora hacia estudios sensibles que se encuentran en desarrollo para la detección directa de antígenos micóticos en muestras clínicas y líquidos biológicos, los cuales de manera habitual arrojan resultados el mismo día. Los continuos avances en el diagnóstico molecular obligan a los directores y supervisores de laboratorios de micología clínica a leer la literatura médica actual para determinar cuál de estas técnicas puede ser aplicable a contextos clínicos específicos.[151] Los siguientes son los cambios de denominación taxonómica propuestos o confirmados de hongos médicamente importantes. La nomenclatura tradicional se ha mantenido de forma predominante a lo largo del capítulo, pero los lectores deben ser conscientes de estos cambios (tabla 21-8).

TABLA 21-8 Cambios de denominación taxonómica de hongos médicamente importantes

Nombre anterior	Nombre nuevo
Bipolaris australiensis	*Curvularia tsudae*
Bipolaris hawaiiensis	*Curvularia hawaiiensis*
Bipolaris spicifera	*Curvularia spicifera*
Blastoschizomyces capitatus	*Saprochaete capitata*
Cunninghamella bertholletiae	*Cunninghamella elegans*
Geotrichum candidum	*Dipodascus geotrichum*
Madurella grisea	*Trematosphaeria grisea*
Ochroconis constricta	*Scolecobasidium constrictum*
Ochroconis gallopava	*Verruconis gallopava*
Paecilomyces lilacinus	*Purpureocillium lilacinum*
Paecilomyces variotii	*Paecilomyces divaricatus*
Penicillium marneffei	*Talaromyces marneffei*
Rhizopus oryzae	*Rhizopus arrhizus*
Scedosporium prolificans	*Lomentospora prolificans*

Observaciones preliminares que sugieren la presencia de cigomicetos

- Colonias de crecimiento rápido con un margen mal definido, que llenan la placa de Petri en 48-72 h.
- La superficie de la colonia es de consistencia lanosa y puede llegar a teñirse a medida que se producen los esporangios.
- Las hifas son irregulares y de diámetro amplio, como cintas, y aseptadas a pauciseptadas.
- Las esporangiosporas nacen dentro de esporangios esféricos o cilíndricos, saculares, sujetos de las puntas de los esporangióforos.

Formación de rizoides similares a raíces

Si

Esporangióforos que nacen de forma nodal.	Esporangióforos que nacen de forma intemodal. Apófisis prominente.
***Rhizopus* spp.**	***Lichtheimia* spp.**

No

Conidios esféricos que se originan en la superficie de un esporangio globoso.	Esporangios que se originan en esporangios cilíndricos y dispuestos como pétalos de margarita alrededor de una columela esférica.	Esporangióforos ampliamente curvados hacia atrás.	Esporangióforos con frecuencia ramificados, sin hinchazón, donde se fusionan el esporangióforo y el esporangio.
***Cunninghamella* spp.**	***Syncephalastrum* spp.**	***Circinella* spp.**	***Mucor* spp.**

■ **CUADRO 21-1** Algoritmo que muestra la identificación por género de los cigomicetos.

Observaciones preliminares que sugieren la presencia de hongos filamentosos hialinos

- Colonias de crecimiento rápido, íntegras, algodonosas, granulares, de color blanco o con distintos colores pastel
- Hifas estrechas, septadas, hialinas, con paredes paralelas

Conidios en cadenas

Colonias verdes y granulares; fiálides en ramificación y romas; conidios de 2-3 µm, esféricos.	Colonias de color verde a amarillo bronceado o púrpura claro; fiálides ahusadas; conidios de 2-3 µm, elípticos, irregulares en tamaño y tinción.	Colonias color crema, granulares y radialmente rugosas; 4-6 µm, aneloconidios circulares, de paredes rugosas con base truncada.
Aspergillus fumigatus	***Aspergillus terreus***	***Scopulariopsis brevicaulis***
***Penicillium* spp.**	***Paecilomyces* o ***Pleurostomophora* spp.**	

Conidios en racimos

Colonias blanquecinas a color salmón, glabras; conidios elípticos dispuestos en racimos en la punta de la fiálide.	Colonias algodonosas, con la superficie y el reverso de color rosa intenso o púrpura, grandes, multicelulares, macroconidios en forma de hoz.	Colonias verdes que se extienden como un césped sin una frontera; bolas de conidios esféricos sujetados por fiálides adelgazadas y en forma de dedo.	Colonias que se extienden como un césped de color amarillo o verde sin una frontera; bolas de conidios esféricos sujetados lateralmente en las puntas de fiálides ahusadas.
***Acremonium* spp.**	***Fusarium* spp.**	***Gliocladium* spp.**	***Trichoderma* spp.**

Conidios sujetados individualmente

Colonias color gris ratón doméstico y algodonosas; conidios elípticos, que se vuelven oscuros con la edad, emergen de puntas de conidióforos delicados.	Colonias grisáceas y algodonosas; conidios incoloros elípticos sujetados de puntas de conidióforos delicados, que se asemejan a *B. dermatitidis*.	Colonias de color blanquecino y algodonosas; macroconidios grandes, esféricos, de paredes rugosas que se asemejan a *H. capsulatum*.	Colonias de color blanco y algodonosas; pequeños conidios elípticos en racimos individuales, cada uno unido por un denticulo delicado a un conidióforo articulado.
Complejo *Pseudallescheria boydi*	***Chrysosporium* spp.**	***Sepedonium* spp.**	***Beauveria* spp.**

Género *Aspergillus*

Esporulación desde la mitad superior de la vesícula

Fiálides uniseriadas.	Fiálides biseriadas. Aleuroconidios compactos.	Colonias azul verdosas, granulares y con frecuencia rugosas.
Aspergillus fumigatus	***Aspergillus terreus***	***Aspergillus versicolor***

Fiálides colocadas en forma de circunferencia

Fiálides biseriadas. Producción de estructuras parecidas a peniciclos individuales.	Conidios lisos y claros o color crema. Rugosos. Los conidióforos pueden ser uniseriados o biseriados.	Conidios ásperos y negros. Rugosos. Los conidióforos son muy largos.
Colonias amarillo/verde, algodonosas o granulares.		Superficie de la colonia como con pimienta negra.
Aspergillus flavus		***Aspergillus niger***

Observación de cleistotecios

Colonias blancas y lisas. Los conidióforos son cortos y pigmentados de marrón.	Colonias variegadas, verdes, amarillas, blancas.
Aspergillus nidulans	***Aspergillus glaucus***

■ **CUADRO 21-2** Algoritmo que muestra la identificación de laboratorio de los hongos filamentosos hialinos en crecimiento.

Observaciones preliminares sugestivas de dermatofitos

- Las colonias crecen en 3-5 días con márgenes definidos.
- La superficie de la colonia es de consistencia algodonosa a granular. La pigmentación de la superficie va de gris blanco a amarillo crema.
- Hifas estrechas, septadas, hialinas.
- Se producen combinaciones de microconidios y macroconidios; su tamaño, forma y distribución permiten la identificación de especie y género.

Observación microscópica

Macroaleureoesporas grandes, con forma de garrote, paredes delgadas y lisas, multicelulares, paredes finas y lisas.	Macroaleureosporas heterótrofas, paredes gruesas y ásperas. Pocos microconidos o ausentes.		Microconidios abundantes; pocas macroaleureosporas o ausentes, paredes delgadas y lisas.			Las aleureosporas generalmente no están presentes; sólo se observan las hifas.
No producen microconidios.	Las macroaleureoesporas son fusiformes, con punta, extremo curvo.	Las macroaleureoesporas tienen forma de garrote amplio con punta redondeada.	Microconidios esféricos, uniformes en racimos sueltos.	Microconidios en forma de lágrima, sujetados en región lateral de la hifa.	Microconidios irregulares en tamaño; se observan formas en globo.	Se observan astas de hifas y clamidosporas en cadenas.
Colonia de color caqui.	Región posterior de la colonia de color limón amarillo.	Colonia color canela.		Pigmento color vino tinto en agar.	No hay crecimiento en agar *Trichophyhton #* 1.	Crecimiento lento. Colonia suave en la superficie, cargada y parcialmente sumergida.
Epidermophyton flocossum	***Micrsporum canis***	***Micrsporum gypseum***	***Trichophyton mentagrophytes***	***Trichophyton rubrum***	***Trichophyton tonsurans***	***Trichophyton verrucosum***

■ **CUADRO 21-3** Algoritmo que muestra la identificación por género de los dermatofitos que se encuentran con frecuencia.

Observaciones preliminares que sugieren la presencia de un hongo dimorfo

- Las colonias crecen de manera lenta; por lo general se requieren de 7-14 días para el aislamiento primario.
- La superficie de la colonia es de color blanco grisáceo y tiene consistencia de telaraña.
- Las hifas son delicadas, septadas y hialinas. Puede observarse disposición en haces paralelos.
- La identificación de las especies se logra en función del tamaño, la forma, la morfología y la disposición de los conidios.

Observación microscópica

Conidios esféricos, con paredes lisas y delgadas, sujetados en extremos de conidióforos cortos, rectos (pirulíes).	Segmento de hifa en artroconidios en forma de barril, separados por las células que no se tiñen (coloración alterna).	Microconidios diminutos de aparición temprana. Macroconidios posteriores, esféricos, grandes, espiculados, son importantes para la identificación.	Conidios pequeños, en forma de garrote que emergen de manera radial en el extremo de un conidióforo recto, en una disposición en forma de pétalos de margarita.	Conidios pequeños, de paredes delgadas, que emergen de las puntas de conidióforos largos, rectos, cuando se producen.
Blastomyces dermatitidis	***Coccidioides spp.***	***Histoplasma capsulatum***	***Complejo Sporothrix schenckii***	***Paracoccidioides brasiliensis***

Confirmar la identificación de las especies por la conversión de levadura (o sondas de ácidos nucleicos)				
Células de levadura esféricas, de 10-15 µm de diámetro, con un brote generalizado individual.	Grandes esférulas, de 75-200 µm de diámetro, que contienen endosporas de 3-5 µm en cortes teñidos de tejido.	Conidios diminutos, esféricos, hialinos, de paredes lisas, dispuestos en racimos. Observado intracelularmente en cortes de tejidos teñidos.	Brotes de levadura alargados, de 2-8 µm de longitud, a menudo se les conoce como "cuerpos de puro".	Célula madre grande, esférica, lisa, de pared gruesa con múltiples brotes, rueda de timón.

■ **CUADRO 21-4** Algoritmo que muestra la identificación por género de los hongos dimorfos.

Observaciones preliminares que sugieren la presencia de hongos filamentosos dematiáceos

- Las colonias crecen en 3-5 días, son algodonosas o lanosas, de color gris marrón o marrón; reverso color negro azabache.
- Hifas estrechas, septadas, hialinas, pigmentadas de marrón, con paredes paralelas.

Macroconidios muriformes

Alternaria spp.	Ulocladium spp.	Stemphilium spp.	Epicoccum spp.
Macroconidios multicelulares, muriformes, en forma de pico o baqueta de tambor, surgidos en cadenas simples o ramificadas, con el extremo romo de uno adosado al extremo ahusado del siguiente.	Macroconidios multicelulares muriformes surgidos individualmente de las puntas de conidióforos geniculados, en una derivación simpodial.	Macroconidios multicelulares muriformes surgidos individualmente de las puntas de conidióforos cortos, simulando un fardo de algodón en un palillo.	Macroconidios multicelulares muriformes, maduros e inmaduros, surgidos individualmente, se agregan en racimos individuales.

Macroconidios transversales

Curvularia spp.	Bipolaris spp.	Drechslera spp.	Exserohilum spp.
Macroconidios de 3-4 células divididos por septos transversales únicamente. Las células subterminales crecen rápidamente, se agrandan, dando por resultado un aspecto de búmerang.	Conidióforos oscuros, simples o ramificados, geniculados, que sujetan conidios cilíndricos en un patrón simpodial. Conidios con células múltiples, dentro de las paredes septales engrosadas. Tubos germinales en cada extremo de los conidios en germinación.	Conidióforos y conidios similares en aspecto a los de especies de Bipolaris. Un solo tubo germinal se observa que emana en ángulo recto de los conidios en germinación. Cualquier célula puede germinar en la prueba de tubo germinal, no sólo las células terminales.	Conidióforos oscuros, erguidos y articulados. Conidios multiseptados, alargados en forma de lápiz, sujetados individualmente en un patrón simpodial. Cada conidio tiene un brote oscuro prominente que sobresale de la célula hilar.

Picnidios o conidios individuales

Nigrospora spp.	Phoma spp.	Chaetomium spp.
Conidios grandes, esféricos a oblongos, de color negro azabache, sujetados individualmente de las puntas de conidióforos amplios, cortos, cada uno con una concavidad tipo taza dentro de la cual descansan los conidios.	Conidios pequeños, hialinos, esféricos a elípticos sujetados por dentro en picnidios saculares, globosos a subglobosos, dispersos en medio de las hifas septadas teñidas de marrón con paredes paralelas.	Peritecios grandes, color marrón oscuro a negro, globosos o como botellas, formados en el sustrato en medio de las hifas septadas teñidas de marrón. Hifas pilosas distintivas, alargadas, sobresalen desde el interior, simulando las patas de una araña.

■ CUADRO 21-5 Algoritmo que muestra la identificación de laboratorio de los hongos filamentosos hialinos dematiáceos en crecimiento.

Observaciones preliminares que sugieren la presencia de agentes de feohifomicosis/cromomicosis/micetoma

- Las colonias crecen en 3-5 días con márgenes definidos.
- La superficie de la colonia es de consistencia algodonosa a granular. Pigmentación de la superficie gris blanco a marrón negro; reverso color negro azabache.
- Las hifas son relativamente amplias, tienen paredes paralelas, están claramente septadas y son de color amarillo oscuro a marrón.
- Los conidios nacen en cadenas, racimos o individualmente de las puntas o lados de las fiálides distintivas para cada género.

Observación microscópica

Conidios en cadenas			Conidios en racimos			Conidios sujetados individualmente		
Cadenas ramificadas cortas de conidios elípticos con cicatrices disyuntoras.	Cadenas largas (>35 células) de conidios elípticos sin cicatrices disyuntoras.	Colonias de crecimiento rápido; sin crecimiento a 42 °C. Esporulación de tipo *Cladosporium*.	Fiálides cortas, en forma de urna.		Fiálides largas y ahusadas.	Fiálides simpodiales, sujetando conidios elípticos (esporulación de tipo acroteca).		Conidios sujetados en región lateral de la hifa (esporulación de tipo rinocladiela).
			Punta de la fiálide en forma de botella.	Punta de la fiálide en forma de plato.		Conidios dispuestos sueltos.	Conidios dispuestos firmes.	
Cladophialophora carrionii	*Cladophialophora bantiana*	*Cladosporium* spp.	*Phialophora verrucosa*	*Pleurostomophora richardsiae*	*Exophiala* spp.	*Fonsecaea* * *pedrosoi*	*Fonsecaea compacta*	*Rhinocladiella* spp.

* Diferentes especies de *Fonsecaea* pueden mostrar varias combinaciones de tipos de esporulación: *Cladosporium, Phialphora, Acrotheca* y *Cladosporium*.

■ **CUADRO 21-6** Algoritmo de identificación por género de los agentes de feohifomicosis, cromoblastomicosis y micetoma.

Observaciones preliminares que sugieren la presencia de levaduras

- Las colonias crecen en 24-72 h.
- La superficie de la colonia es lisa a mucoide; pueden desarrollar micelios basales o aéreos bajos. La pigmentación de la superficie va desde blanco, amarillo, rojo, rosado hasta negro.
- Hifas verdaderas pueden estar presentes o ausentes.
- Puede haber o no seudohifas.
- Se producen blastoconidios, cuyo tamaño, forma y disposición permiten la identificación por especie y género.

Observación microscópica

Seudohifas y blastoconidios producidos		Hifas verdaderas y artroconidios producidos		Ausencia de hifas			Levaduras negras	
Prueba del tubo germinal		Prueba de ureasa		Prueba de ureasa			Aneloconidios	
Positivo	Negativo	Positivo	Negativo	Positivo (Prueba de ácido cafeico)		Negativo	No	Si
Clamidosporas en agar harina de maíz	No hay clamidosporas en agar harina de maíz	*Trichosporon spp.*	Negativo	Positivo: *Cryptococcus neoformans* / Negativo: *Cryptococcus spp.* · Inositol Negativo: *Rhodotorula spp.* (Colonias de rojo a naranja)		*Saccharomyces spp.* *Wickerhamomyce spp.* *Malassezia spp.* *Blastoschizomyces spp.*	Hifas con tinción oscura productoras de blastoconidios hialinos.	Células de la levadura de dos células con la división de septos transversales (anélido).
Candida albicans	*Candida spp.*		*Geotrichum spp.*	Buscar células de levadura de tamaño irregular rodeadas de material capsular.			*Aureobasidium pullulans*	*Exophiala spp.*
Hacer identificación presuntiva basada en patrones de crecimiento en el agar harina de maíz.	Buscar blastoconidios en esquinas de artroconidios, orejas de conejo en agar harina de maíz.		Buscar tubos germinales de ángulo recto de las esquinas (cayados) en agar harina de maíz.					Puede producir hifas y fiálides al madurar.

■ **CUADRO 21-7** Algoritmo tradicional que muestra la identificación por género de las levaduras que se encuentran con frecuencia.

REFERENCIAS

1. Abi-Said D, Anaissie E, Uzun O, et al. The epidemiology of hematogenous candidosis caused by different *Candida* species. Clin Infect Dis 1997;24:1122–1128.

2. Adam RD, Paquin ML, Petersen EA, et al. Phaeohyphomycosis caused by the fungal genera *Bipolaris* and *Exserohilum*: a report of 9 cases and review of the literature. Medicine (Baltimore) 1986;65:203–217.

3. Ainscough S, Kibbler CC. An evaluation of the cost-effectiveness of using CHROMagar for yeast identification in a routine microbiology laboratory. J Med Microbiol 1998;47:623–628.

4. Aisner JA, Schimpff SC, Bennett JE, et al. *Aspergillus* infection in cancer patients: association with fire-proofing materials in a new hospital. JAMA 1996;235:411–412.

5. Ajello L. Hyalohyphomycosis: a disease entity whose time has come. Newslett Med Mycol Soc NY 1982;10:3–5.

6. Ajello L. Hyalohyphomycosis and phaeohyphomycosis: two global disease entities of public health importance. Eur J Epidemiol 1986;2:243–251.

6a. Aldras AM, Orenstein JM, Kotler DP, et al. Detection of microsporidia by indirect immunofluorescence antibody test using polyclonal and monoclonal antibodies. J Clin Microbiol 1994;32:608–612.

7. al-Fouzan AS, Nanda A, Kubec K. Dermatophytosis of children in Kuwait: a prospective survey. Int J Dermatol 1993;32:798–801.

8. Almeida OP, Jacks J Jr, Scully C. Paracoccidioidomycosis of the mouth: an emerging deep mycosis. Crit Rev Oral Biol Med 2003;14:377–383.

9. al-Tawfiq JA, Wools KK. Disseminated sporotrichosis and *Sporothrix schenckii* fungemia as the initial presentation of human immunodeficiency virus infection. Clin Infect Dis 1998;26:1403–1406.

10. Alvarez M, Ponga BL, Rayon C, et al. Hospitalaria outbreak caused by *Scedosporium prolificans* (*inflatum*): four fatal cases in leukemic patients. J Clin Microbiol 1995;33:3290–3295.

11. Amanio PC. Fungal infections of the hand. Hand Clin 1998;14:605–612.

12. Ampel NM, Dols CL, Galgiani JN. Coccidioidomycosis during human immunodeficiency virus infection: results of a prospective study in a coccidioidal endemic area. Am J Med 1993;94:235–240.

13. Anaissie E, Fainstein V, Samo T, et al. Central nervous system histoplasmosis. An unappreciated complication of the acquired immunodeficiency syndrome. Am J Med 1988;84:215–217.

14. Andre N, Coze C, Gentet JC, et al. *Geotrichum candidum* septicemia in a child with hepatoblastoma. Pediatr Infect Dis J 2004;23:86.

15. Antoniskis D, Larsen RA, Akil B, et al. Sero-negative disseminated coccidioidomycosis in patients with HIV infection. AIDS 1990;4:691–693.

16. Areno JP IV, Campbell GD Jr, George RB. Diagnosis of blastomycosis. Semin Respir Infect 1997;12:252–262.

17. Arguinchona HL, Ampel NM, Dols CL, et al. Positive coccidioidal serologies in HIV-infected patients without evidence of active coccidioidomycosis. International Conference on AIDS, August 7–12, 1994. 10:160.

18. Arnold MG, Arnold JC, Bloom DC, et al. Head and neck manifestations of disseminated coccidioidomycosis. Laryngoscope 2004;114:747–752.

19. Babel DE, Rogers AL, Beneke ES. Dermatophytosis of the scalp: incidence, immune response, and epidemiology. Mycopathologia 1990;109:69–73.

20. Bassiouny A, El-Refai HA, Abdel Nabi EA, et al. *Candida* infection in the tongue and pharynx. J Laryngol Otol 1984;98:609–611.

21. Baumgardner DJ, Buggy BP, Mattson BJ, et al. Epidemiology of blastomycosis in a region of high endemicity in north central Wisconsin. Clin Infect Dis 1992;15:629–635.

22. Birrenbach T, Bertschy S, Aebersold F, et al. Emergence of *Blastoschizomyces capitatus* yeast infections, Central Europe. Emerg Infect Dis 2012;18:98–101.

23. Blevens LB, Fenn J, Segal H, et al. False positive cryptococcal antigen latex agglutination caused by disinfectants and soaps. J Clin Microbiol 1995;33:1674–1675.

24. Blinkhorn RJ, Adelstein D, Spagnuolo PJ. Emergence of a new opportunistic pathogen, *Candida lusitaniae*. J Clin Microbiol 1989;27:236–240.

25. Blumenfeld W, Gan GL. Diagnosis of histoplasmosis in bronchoalveolar lavage fluid by intra-cytoplasmic localization of silver-positive yeast. Acta Cytol 1991;35:710–712.

26. Boelaert JR, vanRoost GF, Vergauwe PL, et al. The role of desferrioxamine in dialysis-associated mucormycosis: report of three cases and review of the literature. Clin Nephrol 1988;29:261–266.

27. Bolignano G, Criseo G. Disseminated hospitalaria fungal infection by *Aureobasidium pullulans* var. *melanigenum*: a case report. J Clin Microbiol 2003;41:4483–4485.

28. Botteon FA, Camargo ZP, Benard G, et al. *Paracoccidioides brasiliensis*-reactive antibodies in Brazilian blood donors. Med Mycol 2002;40:387–391.

29. Boutati EI, Anaissie EJ. *Fusarium*, a significant emerging pathogen in patients with hematologic malignancy: ten years' experience at a cancer center and implications for management. Blood 1997;90:999–1008.

30. Bradsher RW. Clinical features of blastomycosis. Semin Respir Infect 1997;12:229–234.

31. Brandt ME, Warnock DW. Epidemiology, clinical manifestations, and therapy of infections caused by dematiaceous fungi. J Chemother 2003;15(Suppl 2):36–47.

32. Brummer E, Castaneda E, Restrepo A. Paracoccidioidomycosis: an update. Clin Microbiol Rev 1993;6:89–117.

33. Butt AA, Carreon J. *Histoplasma capsulatum* sinusitis. J Clin Microbiol 1997;35:2649–2650.

34. Calza L, Manfredi R, Donzelli C, et al. Disseminated histoplasmosis with atypical cutaneous lesions in an Italian HIV-infected patient: another autochthonous case. HIV Med 2003;4:145–148.

35. Camargo ZP, Taborda CP, Rodrequez EG, et al. The use of cell-free antigens of *Paracoccidioides brasiliensis* in serological tests. J Med Vet Mycol 1991;29:31–38.

36. Carmody TJ, Kane KK. *Torulopsis (Candida) glabrata* endocarditis involving a bovine pericardial xenograft heart valve. Heart Lung 1986;15:40–42.

37. Castro LG, Salebian A, Sotto MN. Hyalohyphomycosis by *Paecilomyces lilacinus* in a renal transplant patient and a review of human *Paecilomyces* species infections. J Med Vet Mycol 1990;28:15–26.

38. Centers for Disease Control and Prevention (CDC). Coccidioidomycosis—United States, 1991–1992. MMWR Morb Mortal Wkly Rep 1993;42:21–24.

39. Chalub E, Sambuelli R, Armando R, et al. Histologic response of disseminated histoplasmosis in AIDS patients with skin lesions. International Conference on AIDS, August 7–12, 1994. 10:148.

40. Chan TH, Koehler A, Li PK. *Paecilomyces variotii* peritonitis in patients on continuous ambulatory peritoneal dialysis. Am J Kidney Dis 1996;27:138–142.

41. Chan-Tack RM, Thio CL, Miller NS, et al. *Paecilomyces lilacinus* fungemia in an adult bone marrow transplant recipient. Med Mycol 1999;37:57–60.

42. Chappell MS, Mandell W, Grimes MM, et al. Gastrointestinal histoplasmosis. Dig Dis Sci 1988;33:353–360.

43. Chowdhary G, Weinstein A, Klein R, et al. Sporotrichal arthritis. Ann Rheum Dis 1991;50:112–114.

44. Chung JW, Kim BN, Kim YS. Central venous catheter-related *Rhodotorula rubra* fungemia. J Infect Chemother 2002;8:109–110.

45. Cimolai N, Gill MJ, Church D. *Saccharomyces cerevisiae* fungemia: a case report and review of the literature. Diagn Microbiol Infect Dis 1987;8:113–117.

46. Ciulla TA, Piper HC, Xiao M, et al. Presumed ocular histoplasmosis syndrome: update on epidemiology, pathogenesis, and photodynamic, antiangiogenic, and surgical therapies. Curr Opin Ophthalmol 2001;12:442–449.

47. Clancy CJ, Nguyen MH. Invasive sinus aspergillosis in apparently immunocompetent hosts. J Infect 1998;37:229–240.

48. Clinical and Standards Institute. Method for Antifungal Disk Diffusion Susceptibility Testing of Yeasts; Approved Guideline – Second Edition (M44-A2) Pennsylvania, USA 2009.

49. Clinical and Standards Institute. Principles and Procedures for Detection of Fungi in Clinical Specimens – Direct Examination and Culture; Approved Guideline (M54-A) Pennsylvania, USA 2012.

50. Clinical and Standards Institute. Reference Method for Broth Dilution Antifungal Susceptibility Testing of Filamentous Fungi; Approved Standard – Second Edition (M38-A2) Pennsylvania, USA 2008.

51. Clinical and Standards Institute. Reference Method for Broth Dilution Antifungal Susceptibilty Testing of Yeasts; Approved Standard- Second Edition (M27-A3) Pennsylvania, PA, 2008.

52. Coleman DC, Rinaldi MG, Haynes KA, et al. Importance of *Candida* species other than *Candida albicans* as opportunistic pathogens. Med Mycol 1998;36(Suppl 1):156–165.

53. Colombo AL, Barchiesi F, McGough DA, et al. Comparison of Etest and National Committee for Clinical Laboratory Standards broth macrodilution method for azole antifungal susceptibility testing. J Clin Microbiol 1995;33:535–540.

54. Confalonieri M, Nanetti A, Gandola L, et al. *Histoplasmosis capsulatum* in Italy: autochthonous or imported? Eur J Epidemiol 1994;10:435–439.

55. Connolly P, Hage CA, Bariola JR, et al. *Blastomyces dermatitidis* antigen detection by quantitative enzyme immunoassay. Clin Vaccine Immunol 2012;19:53–56.

56. Cooter RD, Lim IS, Ellis DH, et al. Burn wound zygomycosis caused by *Apophysomyces elegans*. J Clin Microbiol 1990;28:2151–2153.

57. Cutler JE. Putative virulence factors of *Candida albicans*. Annu Rev Microbiol 1991;45:187–218.

58. Dahl MV, Grando SA. Chronic dermatophytosis: what is special about *Trichophyton rubrum*? Adv Dermatol 1994;9:97–109.

59. Danker WM, Spector SA, Fierer J, et al. *Malassezia* fungemia in neonates and adults: complication of hyperalimentation. Rev Infect Dis 1987;9:743–753.

60. Darrisaw L, Hanson G, Vesole DH, et al. *Cunninghamella* infection post bone marrow transplant: case report and review of the literature. Bone Marrow Transplant 2000;25:1213–1216.

61. Davies SF, Sarosi GA. Blastomycosis. Eur J Clin Microbiol Infect Dis 1989;8:474–479.

62. Davies SF, Sarosi GA. Epidemiological and clinical features of pulmonary blastomycosis. Semin Respir Infect 1997;12:206–218.

63. Davies SF, Sarosi GA. Role of sero-diagnostic tests and skin tests in the diagnosis of fungal disease. Clin Chest Med 1987;8:135–146.

64. de Battle J, Motje M, Balanza R, et al. Disseminated infection caused by *Scedosporium prolificans* in a patient with acute multi-lineal leukemia. J Clin Microbiol 2000;38:1694–1695.

65. de Camargo ZP. Serology of paracoccidioidomycosis. Mycopathologia 2008;165:289–302.

65a. DeGirolami PC, Ezratty CR, Desai G, et al. Diagnosis of intestinal microsporidiosis by examination of stool and duodenal aspirate with Weber's modified trichrome and Uvitex 2B stains. J Clin Microbiol 1995;33:805–810.

65b. De Groote MA, Visvesvara GS, Wilson ML, et al. Polymerase chain reaction and culture confirmation of disseminated *Encephalitozoon cuniculi* in patient with AIDS: successful therapy with albendazole. J Infect Dis 1995;171:1375–1378.

66. de Hoog GS. Significance of fungal evolution for the understanding of their pathogenicity, illustrated with agents of phaeohyphomycosis. Mycoses 1997;40(Suppl 2):5–8.

67. Denning DW, Stephens DA. Antifungal and surgical treatment of invasive aspergillosis: review of 2,121 published cases. Rev Infect Dis 1990;12:1147–1201.

68. diTommasso JP, Ampel NM, Sobonya RE, et al. Bronchoscopic diagnosis of pulmonary coccidioidomycosis: comparison of cytology, culture, and transbronchial biopsy. Diagn Microbiol Infect Dis 1994;18:83–87.

69. Dixon DM, Walsh TJ, Merz WG, et al. Infections due to *Xylohypha bantiana* (*Cladosporium trichoides*). Rev Infect Dis 1989;11:515–525.

70. Donabedian H, O'Donnell E, Olszewski C, et al. Disseminated cutaneous and meningeal sporotrichosis in an AIDS patient. Diagn Microbiol Infect Dis 1994;18(2)111–115.

71. Dooley DP, Bostic PS, Beckius ML. Spook house sporotrichosis: a point-source outbreak of sporotrichosis associated with hay bale props in a Halloween haunted-house. Arch Intern Med 1997;157:1885–1887.

72. Dumich PS, Neel HB III. Blastomycosis of the larynx. Laryngoscope 1983;93:1266–1270.

73. Durkin MM, Connolly PA, Wheat LJ. Comparison of radioimmunoassay and enzyme-linked immunoassay methods for detection of *Histoplasma capsulatum* var. *capsulatum* antigen. J Clin Microbiol 1997;35:2252–2255.

74. Durkin M, Witt J, LeMonte A, et al. Antigen assay with the potential to aid in diagnosis of blastomycosis. J Clin Microbiol 2004;42:4873–4875.

75. Economopoulou P, Laskaris G, Kittas C. Oral histoplasmosis as an indicator of HIV infection. Oral Surg Oral Med Oral Pathol Oral Radiol Endod 1998;86:203–206.

76. Elewski BE. Tinea capitis: a current perspective. J Am Acad Dermatol 2000;42:1–20.

77. Elgart GW. Chromoblastomycosis. Dermatol Clin 1996;14:77–83.

78. Ellepola AN, Hurst SF, Elie CM, et al. Rapid and unequivocal differentiation of *Candida dubliniensis* from other *Candida* species using species-specific DNA probes: comparison with phenotypic identification methods. Oral Microbiol Immunol 2003;18:379–388.

79. Ellison MD, Hung RT, Harris K, et al. Report of the first case of invasive fungal sinusitis caused by *Scopulariopsis acremonium*: review of *Scopulariopsis* infections. Arch Otolaryngol Head Neck Surg 1998;124:1014–1016.

80. England DM, Hochholzer I. Primary pulmonary sporotrichosis: report of eight cases with clinicopathologic review. Am J Surg Pathol 1985;9:193–204.

81. Engleberg NC, Johnson J IV, Bluestein J, et al. Phaeohyphomycotic cyst caused by a recently described species, *Phaeoannellomyces elegans*. J Clin Microbiol 1987;25:605–608.

82. Erer B, Galimberti M, Lucarelli G, et al. *Trichosporon beigelii*: a life-threatening pathogen in immuno-compromised hosts. Bone Marrow Transplant 2000;25:745–749.

83. Eschete ML, West BC. *Saccharomyces cerevisiae* septicemia. Arch Intern Med 1980;140:1539.

84. Espenel-Ingroff A. Etest for antifungal susceptibility testing of yeasts. Diagn Microbiol Infect Dis 1994;19:217–220.

85. Farr RC, Gardner G, Acker JD, et al. Blastomycotic cranial osteomyelitis. Am J Otol 1992;13:580–586.

86. Feldman BS, Snyder LS. Primary pulmonary coccidioidomycosis. Semin Respir Infect 2001;16:231–237.

87. Fernandez M, Noyola D, Rossmann SN, et al. Cutaneous phaeohyphomycosis caused by *Curvularia lunata* and a review of *Curvularia* infections in pediatrics. Pediatr Infect Dis J 1999;18:727–731.

88. Fidel PL Jr, Vazquez JA, Sobel JD. *Candida glabrata*: review of epidemiology, pathogenesis, and clinical disease with comparison to *C. albicans*. Clin Microbiol Rev 1999;12:80–96.

89. Fish DG, Ampel NM, Galgiani JN, et al. Coccidioidomycosis during human immunodeficiency virus infection: a review of 77 patients. Medicine (Baltimore) 1990;69:384–391.

90. Fojtasek MF, Kleiman MB, Connolly-Stringfield P, et al. The *Histoplasma capsulatum* antigen assay in disseminated histoplasmosis in children. Pediatr Infect Dis J 1994;13:801–805.

91. Frank UK, Nishimura SL, Li NC, et al. Evaluation of an enzyme immunoassay for detection of cryptococcal capsular polysaccharide antigen in serum and cerebrospinal fluid. J Clin Microbiol 1993;31:97–101.

91a. Franzen C, Muller A, Hegener P, et al. Detection of microsporidia (*Enterocytozoon bieneuzi*) in intestinal biopsy specimens from human immunodeficiency virus-infected patients by PCR. J Clin Microbiol 1995;33:2294–2296.

92. Fraser VJ, Keath EJ, Powderly WG. Two cases of blastomycosis from a common source: use of DNA restriction analysis to identify strains. J Infect Dis 1991;163:1278–1281.

93. Friskel E, Klotz SA, Bartholomew W, et al. Two unusual presentations of urogenital histoplasmosis and a review of the literature. Clin Infect Dis 2000;31:189–191.

94. Frye RR, Donovan JM, Drach GW. *Torulopsis glabrata* urinary tract infections. A review. J Urol 1988;139:1245–1249.

95. Gales AC, Pfaller MA, Houston AK, et al. Identification of *Candida dubliniensis* based on temperature and utilization of xylose and α-methyl-D-glucoside as determined with the API 20C AUX and Vitek YBC systems. J Clin Microbiol 1999;37:3804–3808.

96. Galgiani JN. Coccidioidomycosis: a regional disease of national importance: rethinking approaches for control. Ann Intern Med 1999;130:293–300.

97. Geers TA, Gordon SM. Clinical significance of *Candida* species isolated from cerebrospinal fluid following neurosurgery. Clin Infect Dis 1999;28:1139–1147.

98. Gelfand MS, McGee ZA, Kaiser AB, et al. Candidal meningitis following bacterial meningitis. South Med J 1990;83:567–570.

99. Ghannoum MA. Susceptibility testing of fungi and correlation with clinical outcome. J Chemother 1997;9(Suppl 1):19–24.

100. Godoy H, Reichart PA. Oral manifestations of paracoccidioidomycosis: report of 21 cases from Argentina. Mycoses 2003;46:412–417.

101. Goldani LZ, Sugar AM. Paracoccidioidomycosis and AIDS: an overview. Clin Infect Dis 1995;21:1275–1281.

102. Gomez BL, Figueroa JI, Hamilton AJ, et al. Use of monoclonal antibodies in diagnosis of paracoccidioidomycosis: new strategies for detection of circulating antigens. J Clin Microbiol 1997;35:3278–3283.

103. Gonzalez CE, Rinaldi MG, Sugar AM. Zygomycosis. Infect Dis Clin North Am 2002;16:895–914.

104. Gucalp R, Carlisle P, Gialanella P, et al. *Paecilomyces* sinusitis in an immunocompromised adult patient: case report and review. Clin Infect Dis 1996;23:391–393.

105. Gugnani HC. A review of zygomycosis due to *Basidiobolus ranarum*. Eur J Epidemiol 1999;15:923–929.

106. Gupta AK, Elewski BE. Non-dermatophyte causes of onychomycosis and superficial mycoses. Curr Top Med Mycol 1996;7:87–97.

107. Gupta AK, Summerbell RC. Increased incidence of *Trichophyton tonsurans* tinea capitis in Ontario, Canada between 1985 and 1996. Med Mycol 1998;36:55–60.

108. Gupta V, Chawla R, Sen S. *Aureobasidium pullulans* scleritis following keratoplasty: a case report. Ophthalmic Surg Lasers 2001;32:481–482.

109. Hadjipavlou AG, Mader JT, Nauta HJ, et al. Blastomycosis of the lumbar spine: case report and review of the literature, with emphasis on diagnostic laboratory tools and management. Eur Spine J 1998;7:416–421.

110. Hagman HM, Madnick EG, D'Agostino AN, et al. Hyphal forms in the central nervous system of patients with coccidioidomycosis. Clin Infect Dis 2000;30:349–353.

111. Haight DO, Esperanza LE, Greene JN. Case report: cutaneous manifestations of cryptococcosis. Am J Med Sci 1994;308:192–195.

112. Hajjeh RA. Disseminated histoplasmosis in persons infected with human immunodeficiency virus. Clin Infect Dis 1995;21(Suppl 1):S108–S110.

113. Hajjeh R, McDonnell S, Reef S, et al. Outbreak of sporotrichosis among tree nursery workers. J Infect Dis 1997;176:499–504.

114. Hall GS, Pratt-Rippin K, Washington JA. Evaluation of a chemiluminescent probe assay for identification of *Histoplasma capsulatum* isolates. J Infect 1991;22:179–182.

115. Hall L, Wohlfiel SL, Roberts GD. Experience with the MicroSeq D2 large subunit ribosomal DNA sequencing kit for identification of

commonly encountered, clinically important yeast species. J Clin Microbiol 2003;41:5099–5102.

116. Hall L, Wohlfiel SL, Roberts GD. Experience with the MicroSeq D2 large-subunit ribosomal DNA sequencing kit for identification of filamentous fungi encountered in the clinical laboratory. J Clin Microbiol 2004;42:622–626.

117. Hamann ID, Gillespie RJ, Ferguson JK. Primary cryptococcal cellulitis caused by *Cryptococcus neoformans* var. *gattii* in an immunocompetent host. Australas J Dermatol 1997;38:29–32.

118. Hamilton AJ. Serodiagnosis of histoplasmosis, paracoccidioidomycosis and penicilliosis marneffei: current status and future trends. Med Mycol 1998;36:351–364.

119. Hamilton AJ, Goodley J. Virulence factors of *Cryptococcus neoformans*. Curr Top Med Mycol 1996;7:19–42.

120. Hanson JM, Spector G, El-Mofty SK. Laryngeal blastomycosis: a commonly missed diagnosis: Report of two cases and review of the literature. Ann Otol Rhinol Laryngol 2000;109:281–286.

121. Harril WC, Stewart MG, Lee AG, et al. Chronic rhinocerebral mucormycosis. Laryngoscope 1996;106:1292–1297.

122. Hayden R, Pounds S, Knapp K, et al. Galactomannan antigenemia in pediatric oncology patients with invasive aspergillosis. Pediatr Infect Dis J 2008;27:815–819.

123. Hazen KC. New and emerging yeast pathogens. Clin Microbiol Rev 1995;8:462–478.

124. Hedderwick S, Kauffman CA. Opportunistic fungal infections: superficial and systemic candidosis. Geriatrics 1997;52:50–54.

125. Hickey WF, Sommerville LH, Schoen FJ. Disseminated *Candida glabrata*: report of a uniquely severe infection and a literature review. Am J Clin Pathol 1983;80:724–727.

126. Hiltbrand JB, McGuirt WF. Oropharyngeal histoplasmosis. South Med J 1990;83:227–231.

127. Ho PL, Yuen KY. Aspergillosis in bone marrow transplant recipients. Crit Rev Oncol Hematol 2000;34:55–69.

128. Hogevik H, Alestig K. Fungal endocarditis—a report on seven cases and a brief review. Infection 1996;24:17–21.

129. Howell SJ, Toohey JS. Sporotrichal arthritis in south central Kansas. Clin Orthop Relat Res 1998;346:207–214.

130. Hoy J, Hsu KC, Rolston K, et al. *Trichosporon beigelii* infection: a review. Rev Infect Dis 1986;8:959–967.

131. Huang CT, McGarry T, Cooper S, et al. Disseminated histoplasmosis in the acquired immunodeficiency syndrome: report of five cases from a non-endemic area. Arch Intern Med 1987;147:1181–1184.

132. Huffnagle KE, Gander RM. Evaluation of Gen-Probe's *Histoplasma capsulatum* and *Cryptococcus neoformans* AccuProbes. J Clin Microbiol 1993;31(2):419–421.

133. Ingram CW, Sennesh J, Cooper JN, et al. Disseminated zygomycosis: report of four cases and review. Rev Infect Dis 1989;11:741–754.

134. Iwen PC, Rupp ME, Langnas AN, et al. Invasive pulmonary aspergillosis due to *Aspergillus terreus*: 12-year experience and review of the literature. Clin Infect Dis 1998;26:1092–1097.

135. Jabor MA, Greer DL, Amedee RG. *Scopulariopsis*: an invasive nasal infection. Am J Rhinol 1998;12:367–371.

136. Jain S, Koirala J, Castro-Pavia F. Isolated gastrointestinal histoplasmosis: case report and review of the literature. South Med J 2004;97:172–174.

137. Jarvis WR. Epidemiology of hospitalaria fungal infections, with emphasis on *Candida* species. Clin Infect Dis 1995;20:1526–1530.

138. Johnson LB, Bradley SF, Kauffman CA. Fungemia due to *Cryptococcus laurentii* and a review of non-neoformans cryptococcemia. Mycoses 1998;41:277–280.

139. Kahn DG, Thommes J. Granulomatous orchitis and epididymitis secondary to *Histoplasma capsulatum* and CMV in AIDS. International Conference on AIDS, July 19–24, 1992. 8:93.

140. Kalenic S, Jandrlic M, Vegar V, et al. *Hansenula anomala* outbreak at a surgical intensive care unit: a search for risk factors. Eur J Epidemiol 2001;17:491–496.

141. Kalin M, Petrini B. Clinical and laboratory diagnosis of invasive *Candida* infection in neutropenic patients. Med Oncol 1996;13:223–231.

142. Kataoka-Nishimura S, Akiyama H, Saku K, et al. Invasive infection due to *Trichosporon cutaneum* in patients with hematologic malignancies. Cancer 1998;82:484–487.

143. Kerkering TM, Duma RJ, Shadomy S. The evolution of pulmonary cryptococcosis: clinical implications from a study of 41 patients with and without compromising host factors. Ann Intern Med 1981;94:611–616.

144. Khoo SH, Denning DW. Invasive aspergillosis in patients with AIDS. Clin Infect Dis 1994;19(Suppl 1):S41–S48.

145. Khoory BJ, Vino L, Dall'Agnola A, et al. *Candida* infections in newborns: a review. J Chemother 1999;11:367–378.

146. Kiehn TE, Gorey E, Browth AE, et al. Sepsis due to *Rhodotorula* related to use of indwelling central venous catheters. Clin Infect Dis 1992;14:841–846.

147. Kilburn CD, McKinsey DS. Recurrent massive pleural effusion due to pleural, pericardial, and epicardial fibrosis in histoplasmosis. Chest 1991;100:1715–1717.

148. King D, Cheever LW, Hood A, et al. Primary invasive cutaneous *Microsporum canis* infections in immunocompromised patients. J Clin Microbiol 1996;34:460–462.

149. Kirkland TN, Fierer J. Coccidioidomycosis: a re-emerging infectious disease. Emerg Infect Dis 1996;2:192–199.

150. Klein BS, Vergeront JM, DiSlavo AF, et al. Two outbreaks of blastomycosis along rivers in Wisconsin. Isolation of *Blastomyces dermatitidis* from riverbank soil and evidence of transmission along waterways. Am Rev Respir Dis 1987;136:1333–1338.

151. Kobayashi GS. Molecular genetics and the diagnostic mycology laboratory. Arch Med Res 1995;26:293–296.

152. Kohl TD, Lisney M. Tinea gladiatorum: wrestling's emerging foe. Sports Med 2000;29:439–447.

152a. Kokoskin E, Gyorkos TW, Camus A, et al. Modified technique for efficient detection of microsporidia. J Clin Microbiol 1994;32:1947–1975.

153. Koneman EW, Roberts GD. Practical Laboratory Mycology. 3rd Ed. Baltimore, MD: Williams & Wilkins, 1985.

154. Kontoyiannis DP, Perlin DS, Roilides E, et al. What can we learn and what do we need to know amidst the iatrogenic outbreak of *Exserohilum rostratum* meningitis? Clin Infect Dis 2013;57:853–859.

155. Kontoyianis DP, Vartivarian S, Anaissie EJ, et al. Infections due to *Cunninghamella bertholletiae* in patients with cancer: report of three cases and review. Clin Infect Dis 1994;18:925–928.

156. Korfel A, Menssen HD, Schwartz S, et al. Cryptococcosis in Hodgkin's disease: description of two cases and review of the literature. Ann Hematol 1998;76:283–286.

157. Krcmery V Jr, Jesenska Z, Spanik S, et al. Fungaemia due to *Fusarium* spp. in cancer patients. J Hosp Infect 1997;36:223–228.

158. Kurtin PJ, McKinsey DS, Gupta MR, et al. Histoplasmosis in patients with acquired immunodeficiency syndrome: hematologic and bone marrow manifestations. Am J Clin Pathol 1990;93:367–372.

159. Kwon-Chung KJ. Taxonomy of fungi causing mucormycosis and entomophthoramycosis (zygomycosis) and nomenclature of the disease: molecular mycologic perspectives. Clin Infect Dis 2012;54(Suppl 1):S8–S15.

160. Kwon-Chung KJ, Bennett JE. Medical Mycology. Philadelphia, PA: Lea & Febiger, 1992:136.

161. Latge JP. *Aspergillus fumigatus* and aspergillosis. Clin Microbiol Rev 1999;12:310–350.

162. Lee TM, Greenberger PA, Patterson R, et al. Stage V (fibrotic) allergic bronchopulmonary aspergillosis: a review of 17 cases followed from diagnosis. Arch Intern Med 1987;147:319–323.

163. Lemos LB, Baliga M, Guo M. Blastomycosis: the great pretender can also be an opportunist. Initial clinical diagnosis and underlying diseases in 123 patients. Ann Diagn Pathol 2002;6:194–203.

164. Lemos LB, Guo M, Baliga M. Blastomycosis: organ involvement and etiologic diagnosis: A review of 123 patients from Mississippi. Ann Diagn Pathol 2000;4:391–406.

165. Lemos LB, Soofi, M, Amir E. Blastomycosis and pregnancy. Ann Diagn Pathol 2002;6:211–215.

166. Lewis SM, Lewis BG. Hospitalaria transmission of *Trichophyton tonsurans* tinea corporis in a rehabilitation hospital. Infect Control Hosp Epidemiol 1997;18:322–325.

167. Liu D, Coloe S, Baird R, et al. Application of PCR to the identification of dermatophyte fungi. J Med Microbiol 2000;49:493–497.

168. Liu PY. Cryptococcal osteomyelitis: case report and review. Diagn Microbiol Infect Dis 1998;30:33–35.

169. Logan JL, Blair JE, Galgiani JN. Coccidioidomycosis complicating solid organ transplantation. Semin Respir Infect 2001;16:251–256.

170. Londero AT, Melo IS. Paracoccidioidomycosis in childhood: a critical review. Mycopathologia 1983;82:49–55.

171. Lopez AM, Williams PL, Ampel NM. Acute pulmonary coccidioidomycosis mimicking bacterial pneumonia and septic shock: a report of two cases. Am J Med 1993;95:236–239.

172. Lopez R, Mason JO, Parker JS, et al. Intraocular blastomycosis: case report and review. Clin Infect Dis 1994;18:805–807.

173. Low CD, Badenoch PR, Coster DJ. *Beauveria bassiana* keratitis cured by deep lamellar dissection. Cornea 1997;16:698–699.

174. Lugo-Somolinos A, Sanchez JL. Prevalence of dermatophytosis in patients with diabetes. J Am Acad Dermatol 1992;26:408–410.

175. Ma JS, Chen PY, Chen CH, et al. Neonatal fungemia caused by *Hansenula anomala*: a case report. J Microbiol Immunol Infect 2000;33:267–270.

176. MacDonald PB, Black GB, MacKenzie R. Orthopaedic manifestations of blastomycosis. J Bone Joint Surg Am 1990;72:860–864.

177. Manns BJ, Baylis BW, Urbanski SJ, et al. Paracoccidioidomycosis: case report and review. Clin Infect Dis 1996;23:1026–1032.

178. Marcelis L, Verhaegen J, Vandeven J, et al. Evaluation of Bactec high blood volume resin media. Diagn Microbiol Infect Dis 1992;15:385–391.

179. Marimon R, Cano J, Gené J, et al. *Sporothrix brasiliensis, S. globose,* and *S. mexicana,* three new *Sporothrix* species of clinical interest. J Clin Microbiol 2007;45:3198–3206.

180. Martinez M, Lopez-Ribot JL, Kirkpatrick WR, et al. Replacement of *Candida albicans* with *C. dubliniensis* in HIV-infected patients with oropharyngeal candidosis treated with fluconazole. J Clin Microbiol 2002;40:3135–3139.

181. Mathisen DJ, Grillo HC. Clinical manifestations of mediastinal fibrosis and histoplasmosis. Ann Thorac Surg 1992;54:1053–1057.

182. McCullough MJ, Ross BC, Reade PC. *Candida albicans*: a review of its history, taxonomy, epidemiology, virulence attributes, and methods of strain differentiation. Int J Oral Maxillofac Surg 1996;25:136–144.

183. McGinnis MR, Schell WA, Carson J. *Phaeoannellomyces* and the *Phaeococcomycetaceae*: new dematiaceous blastomycete taxa. J Med Vet Mycol 1985;232:179–188.

184. Mendes-Giannini MJ, Bueno JP, Shikanai-Yasuda MA, et al. Antibody response to the 43 kDa glycoprotein of *Paracoccidioides brasiliensis* as a marker for the evaluation of patients under treatment. Am J Trop Med Hyg 1990;43:200–206.

185. Mennink-Kersten MA, Donnelly JP, Verweij PE. Detection of circulating galactomannan for the diagnosis and management of invasive aspergillosis. Lancet Infect Dis 2004;4:349–357.

186. Migrino RQ, Hall GS, Longworth DL. Deep tissue infections caused by *Scopulariopsis brevicaulis*: report of a case of prosthetic valve endocarditis and review. Clin Infect Dis 1995;21:672–674.

187. Miller NS, Nance MA, Brummitt CF, et al. Fungal infections associated with intravenous drug abuse: a case of localized cerebral phycomycosis. J Clin Psychiatry 1988;49:320–322.

188. Minamoto GY, Rosenberg AS. Fungal infections in patients with acquired immunodeficiency syndrome. Med Clin North Am 1997;81:381–409.

189. Minotto R, Bernardi CD, Mallmann LF. Chromoblastomycosis: a review of 100 cases in the state of Rio Grande do Sul, Brazil. J Am Acad Dermatol 2001;44:585–592.

190. Murakawa GJ, Kerschmann R, Berger T. Cutaneous cryptococcus infection and AIDS: report of 12 cases and review of the literature. Arch Dermatol 1996;132:545–548.

191. Murayama N, Takimoto R, Kawai M, et al. A case of subcutaneous phaeohyphomycotic cyst due to *Exophiala jeanselmei* complicated with systemic lupus erythematosus. Mycoses 2003;46:145–148.

192. Murphy N, Buchanan CR, Damjanovic V, et al. Infection and colonization of neonates by *Hansenula anomala*. Lancet 1986;1:290–293.

193. Murphy RA, Miller WT Jr. Pulmonary mucormycosis. Semin Roentgenol 1996;31:83–87.

194. Murray PR. Comparison of the lysis-centrifugation and agitated biphasic blood culture system for detection of fungemia. J Clin Microbiol 1991;29:96–98.

195. Musher B, Fredricks D, Leisenring W, et al. Aspergillus galactomannan enzyme immunoassay and quantitative PCR for diagnosis of invasive aspergillosis with bronchoalveolar lavage fluid. J Clin Microbiol 2004;42:5517–5522.

196. National Committee for Clinical Laboratory Standards. Reference Method for Broth Dilution Antifungal Susceptibility Testing of Yeasts: Approved standard M27-A. Wayne, PA: National Committee for Clinical Laboratory Standards, 1997.

197. Nenoff P, Kellermann S, Scholber R, et al. Rhinocerebral zygomycosis following bone marrow transplantation in chronic myelogenous leukemia: report of a case and review of the literature. Mycoses 1998;41:365–372.

198. Nielsen H, Stenderup J, Bruun B. Fungemia with *Sacharomycetaceae*: report of four cases. Scand J Infect Dis 1990;22:582–584.

199. Nightingale SD, Parks JM, Pounders SM, et al. Disseminated histoplasmosis in patients with AIDS. South Med J 1990;83:624–630.

200. Nolan MT, Long JP, Macrean DP, et al. Aspergillomas and lung fibrosis—a review of cases in a general hospital. Ir J Med Sci 1985;154:336–342.

201. Nucci M. Emerging moulds: *Fusarium, Scedosporium* and Zygomycetes in transplant recipients. Curr Opin Infect Dis 2003;16:607–612.

202. Odds FC. Pathogenesis of *Candida* infections. J Am Acad Dermatol 1994;31(3 Pt 2):S2–S5.

203. Odds FC, Van Nuffel L, Dams G. Prevalence of *Candida dubliniensis* isolates in a yeast stock collection. J Clin Microbiol 1998;36:2869–2873.

204. Okhravi N, Dart JK, Towler HM, et al. *Paecilomyces lilacinus* endophthalmitis with secondary keratitis: a case report and literature review. Arch Ophthalmol 1997;115:1320–1324.

205. Oliver WJ, James SA, Lennard A, et al. Hospitalaria transmission of *Saccharomyces cerevisiae* in bone marrow transplant patients. J Hosp Infect 2002;52:268–272.

206. O'Neill KM, Ormsby AH, Prayson RA. Cryptococcal myositis: a case report and review of the literature. Pathology 1998;30:316–317.

207. O'Sullivan MV, Whitby M, Chahoud C, et al. Histoplasmosis in Australia: a report of a case with a review of the literature. Aust Dent J 2004;49:94–97.

208. Opal SM, Asp AA, Cannady PB Jr, et al. Efficacy of infection control measures during a hospitalaria outbreak of disseminated aspergillosis associated with hospital construction. J Infect Dis 1986;153:634–637.

209. Padhye AA, Smith G, McLaughlin D, et al. Comparative evaluation of a chemiluminescent DNA probe and an exoantigen test for rapid identification of *Histoplasma capsulatum*. J Clin Microbiol 1992;30:3108–3111.

210. Page LR, Drummond JF, Daniels HT, et al. Blastomycosis with oral lesions: report of two cases. Oral Surg Oral Med Oral Pathol 1979;47:157–160.

211. Pappagianis D. Marked increase in cases of coccidioidomycosis in California, 1991, 1992, and 1993. Clin Infect Dis 1994;19(Suppl 1):S14–S18.

212. Pappas PG, Tellez I, Deep AE, et al. Sporotrichosis in Peru: description of an area of hyperendemicity. Clin Infect Dis 2000;30:65–70.

213. Pappas PG, Threlkeld MG, Bedsole GD, et al. Blastomycosis in patients with the acquired immunodeficiency syndrome. Medicine (Baltimore) 1993;72:322–325.

214. Patterson JE, Barden GE, Bia FJ. Hospital acquired gangrenous mucormycosis. Yale J Biol Med 1986;59:453–459.

215. Paya CV, Roberts GD, Cockerill FR III. Laboratory methods for the diagnosis of disseminated histoplasmosis: clinical importance of the lysis-centrifugation blood culture technique. Mayo Clin Proc 1987;62:480–485.

216. Pema K, Diaz J, Guerra LG, et al. Disseminated cutaneous cryptococcosis. Comparison of clinical manifestations in the pre-AIDS and AIDS eras. Arch Intern Med 1994;154:1032–1034.

217. Perez RE, Smith M, McClenndon J, et al. *Pseudallescheria boydii* brain abscess: complication of an intravenous catheter. Am J Med 1988;84:359–362.

218. Peyron F, Favel A, Michel-Nguyen A, et al. Improved detection of amphotericin B-resistant isolates of *Candida lusitaniae* by E test. J Clin Microbiol 2001;39:339–342.

219. Pfaller MA. Epidemiology of candidosis. J Hosp Infect 1995;30(Suppl):329–338.

220. Pfaller MA, Bale M, Buschelman B, et al. Quality control guidelines for National Committee for Clinical Laboratory Standards recommended broth macrodilution testing of amphotericin b, fluconazole, and flucytosine. J Clin Microbiol 1995;33:1104–1107.

221. Pfaller MA, Messer SA, Blomström A, et al. Multi-site reproducibility of the E-test MIC method for antifungal susceptibility testing of yeast isolates. J Clin Microbiol 1996;34:1691–1693.

222. Pfaller MA, Messer SA, Mills K, et al. Evaluation of Etest method for determining caspofungin (MK-0991) susceptibilities of 726 clinical isolates of *Candida* species. J Clin Microbiol 2001;39:4387–4389.

223. Pfaller MA, Rex JH, Rinaldi MG. Antifungal susceptibility testing: technical advances and potential clinical applications. Clin Infect Dis 1997;24:776–784.

224. Phillips P, Wood WS, Phillips G, et al. Invasive hyalohyphomycosis caused by *Scopulariopsis brevicaulis* in a patient undergoing allogeneic bone marrow transplant. Diagn Microbiol Infect Dis 1989;12:429–432.

225. Pickles RW, Pacey DE, Muir DB, et al. Experience with infection by *Scedosporium prolificans* including apparent cure with fluconazole therapy. J Infect 1996;33:193–197.

225a. Pol S, Romana CA, Richard S, et al. *Microsporidia* infection in patients with the human immunodeficiency virus and unexplained cholangitis. N Engl J Med 1993;328:95–99.

226. Prabhu RM, Patel R. Mucormycosis and entomophthoramycosis: a review of the clinical manifestations, diagnosis and treatment. Clin Microbiol Infect 2004;10(Suppl 1):31–47.

227. Prichard JB, Sorotzkin RA, Rames RE III. Cutaneous manifestations of disseminated coccidioidomycosis in the acquired immunodeficiency syndrome. Cutis 1987;39:203–205.

228. Purvis RS, Diven DG, Drechsel RD, et al. Sporotrichosis presenting as arthritis and subcutaneous nodules. J Am Acad Dermatol 1993;28:879–884.

229. Reder PA, Neel HB III. Blastomycosis in otolaryngology: review of a large series. Laryngoscope 1993;103:53–58.

230. Revankar SG, Sutton DA, Rinaldi MG. Primary central nervous system phaeohyphomycosis: a review of 101 cases. Clin Infect Dis 2004;38:206–216.

231. Rex JH, Pfaller MA, Lancaster M, et al. Quality control guidelines for National Committee for Clinical Laboratory Standards: recommended broth macrodilution testing of ketoconazole and itraconazole. J Clin Microbiol 1996;34:816–817.

232. Rhame FS. Prevention of hospitalaria aspergillosis. J Hosp Infect 1991;18:466–472.

233. Ribes JA, Vanover-Sams CL, Baker DJ. Zygomycosis in human disease. Clin Microbiol Rev 2000;13:236–301.

234. Rinaldi MG. Phaeohyphomycosis. Dermatol Clin 1996;14:147–153.

235. Rippon RW. Medical Mycology: The Pathogenic Fungi and the Pathogenic Actinomycetes. 3rd Ed. Philadelphia, PA: WB Saunders, 1988.

236. Roller JA, Westblom TU. *Microsporum nanum* infection in hog farmers. J Am Acad Dermatol 1986;15:935–939.

237. Romano C, Paccagnini E, Difonzo EM. Onychomycosis caused by *Alternaria* spp. in Tuscany, Italy from 1985 to 1999. Mycoses 2001;44:73–76.

238. Rosales CM, Jackson MA, Zwick D. *Malassezia furfur* meningitis associated with total parenteral nutrition subdural effusion. Pediatr Dev Pathol 2004;7:86–90.

238a. Ryan NJ, Sutherland G, Coughlan K, et al. A new trichrome-blue stain for detection of microsporidial species in urine, stool and nasopharyngeal specimens. J Clin Microbiol 1993;31:3264–3269.

239. Sabota J, Brodell R, Rutecki GW, et al. Severe tinea barbae due to *Trichophyton verrucosum* infection in dairy farmers. Clin Infect Dis 1996;23:1308–1310.

240. Salkin IF, Martinez JA, Kemma ME. Opportunistic infection of the spleen caused by *Aureobasidium pullulans*. J Clin Microbiol 1986;23:828–831.

241. Salkin IF, McGinnis MR, Dykstra MJ, et al. *Scedosporium inflatum*: an emerging pathogen. J Clin Microbiol 1988;26:498–503.

242. Sandhu GS, Aleff RA, Kline BC, et al. Molecular detection and identification of *Paracoccidioides brasiliensis*. J Clin Microbiol 1997;35:1894–1896.

243. Sant'Anna GD, Mauri M, Arrarte JL, et al. Laryngeal manifestations of paracoccidioidomycosis (South American blastomycosis). Arch Otolaryngol Head Neck Surg 1999;125:1375–1378.

244. Sarosi GA, Armstrong D, Davies SF, et al. Laboratory diagnosis of mycotic and specific fungal infections. Am Rev Respir Dis 1985;132:1373–1379.

245. Sarosi GA, Johnson PC. Disseminated histoplasmosis in patients infected with human immunodeficiency virus. Clin Infect Dis 1992;14(Suppl 1):S60–S67.

246. Sataloff RT, Wilborn A, Prestipino A, et al. Histoplasmosis of the larynx. Am J Otolaryngol 1993;14:199–205.

247. Schell WA, Perfect JR. Fatal, disseminated *Acremonium strictum* infection in a neutropenic host. J Clin Microbiol 1996;34:1333–1336.

248. Schiemann R, Glasmacher A, Bailly E, et al. *Geotrichum capitatum* septicemia in neutropenic patients: case report and review of the literature. Mycoses 1998;41:113–116.

249. Schubert MS. Allergic fungal sinusitis: pathogenesis and management strategies. Drugs 2004;64:369–374.

250. Seddon ME, Thomas MG. Invasive disease due to *Epidermophyton floccosum* in an immunocompromised patient with Behçet's syndrome. Clin Infect Dis 1997;25:153–154.

251. Sellier P, Monsuez JJ, Lacroix C, et al. Recurrent subcutaneous infection due to *Scopulariopsis brevicaulis* in a liver transplant recipient. Clin Infect Dis 2000;30:820–823.

252. Severo LC, Kauer CL, Oliveira FD, et al. Paracoccidioidomycosis of the male genital tract: report of eleven cases and review of Brazilian literature. Rev Inst Med Trop Sao Paulo 2000;42:38–40.

253. Sewell DL, Pfaller MA, Barry AL. Comparison of broth macrodilution, broth microdilution, and E test antifungal susceptibility tests for fluconazole. J Clin Microbiol 1994;32:2099–2102.

254. Sharma OP, Chwogule R. Many faces of pulmonary aspergillosis. Eur Respir J 1998;12:705–715.

255. Sigler I, Harris JL, Dixon DM, et al. Microbiology and potential virulence of *Sporothrix cyanescens*, a fungus rarely isolated from blood and skin. J Clin Microbiol 1990;28:1009–1015.

256. Silva JP, de Souza W, Rozental S. Chromoblastomycosis: a retrospective study of 325 cases on Amazonic region (Brazil). Mycopathologia 1998–1999;143:171–175.

257. Simarro E, Marin F, Morales A, et al. Fungemia due to *Scedosporium prolificans*: a description of two cases with fatal outcome. Clin Microbiol Infect 2001;7:645–647.

258. Simmons RB, Price DL, Noble JA, et al. Fungal colonization of air filters from hospital. Am Ind Hyg Assoc J 1997;58:900–904.

259. Singh G, Wijesurendra CS, Green JT. Disseminated aspergillosis in the acquired immunodeficiency syndrome. Int J STD AIDS 1994;5:63–66.

260. Singh VR, Smith DK, Lawrence J, et al. Coccidioidomycosis in patients infected with human immunodeficiency virus: review of 91 cases at a single institution. Clin Infect Dis 1996;23:563–568.

261. Sobel JD, Vazquez JA. Fungal infections of the urinary tract. World J Urol 1999;17:410–414.

262. Staib F, Arasteh K. Chlamydospore formation on Staib agar: observations made before *Candida dubliniensis* was described. Mycoses 2001;44:23–27.

263. Stiefel P, Pamies E, Miranda ML, et al. Cryptococcal peritonitis: report of a case and review of the literature. Hepatogastroenterology 1999;46:1618–1622.

264. Stockman L, Clark KA, Hung JM, et al. Evaluation of commercially available acridinium ester-labeled chemiluminescent DNA probes for culture identification of *Blastomyces dermatitidis*, *Coccidioides immitis*, *Cryptococcus neoformans*, and *Histoplasma capsulatum*. J Clin Microbiol 1993;31:845–850.

265. Strausbaugh LJ, Sewell DL, Ward TT, et al. High frequency of yeast carriage on hands of hospital personnel. J Clin Microbiol 1994;32:2299–2300.

266. Suh KN, Anekthananon T, Mariuz PR. Gastrointestinal histoplasmosis in patients with AIDS: case report and review. Clin Infect Dis 2001;32:483–491.

267. Sullivan DJ. Westerneng TJ, Haynes KA, et al. *Candida dubliniensis* sp. nov.: phenotypic and molecular characterization of a novel species associated with oral candidosis in HIV-infected individuals. Microbiology 1995;141:1507–1521.

268. Sweeney DA, Caserta MT, Korones DN, et al. A ten year old boy with pulmonary nodule secondary to *Cryptococcus neoformans*: case report and review of the literature. Pediatr Infect Dis J 2003;22:1089–1093.

269. Sweet D, Reid M. Disseminated neonatal *Trichosporon beigelii* infection: successful treatment with liposomal amphotericin B. J Infect 1998;36:120–121.

270. Syrjanen S, Valle SL, Antonen J, et al. Oral candidal infection as a sign of HIV infection in homosexual men. Oral Surg Oral Med Oral Pathol 1988;65:36–40.

271. Tamm M, Malouf M, Glanville A. Pulmonary *Scedosporium* infection following lung transplantation. Transpl Infect Dis 2001;3:189–194.

272. Tawfick OW, Papasian CJ, Dixon AY, et al. *Saccharomyces cerevisiae* pneumonia in a patient with acquired immune deficiency syndrome. J Clin Microbiol 1989;27:1689–1691.

273. Thammayya A. Sanyal M. *Exophiala jeanselmei* causing mycetoma pedis in India. Sabouraudia 1980;18:91–95.

274. Tosti A, Piraccini BM, Stinchi C, et al. Onychomycosis due to *Scopulariopsis brevicaulis*: clinical features and response to systemic antifungals. Br J Dermatol 1996;135:799–802.

275. Truett AA, Crum NF. Coccidioidomycosis of the prostate gland: two cases and a review of the literature. South Med J 2004;97:419–422.

276. U.S. Food and Drug Administration. FDA requires stronger fungal infection warning for TNF blockers. Available at: http://www.fda.gov/ForConsumers/ConsumerUpdates/ucm107878.htm.

277. Vainrub B, Macareno A, Mandel S, et al. Wound zygomycosis (mucormycosis) in otherwise healthy adults. Am J Med 1988;84:546–548.

278. Vajpayee RB, Gupta SK, Bareja U, et al. Ocular atopy and mycotic keratitis. Ann Ophthalmol 1990;22:369–372.

279. Vanden Bossche H, Dromer F, Improvisi I, et al. Antifungal drug resistance in pathogenic fungi. Med Mycol 1998;36(Suppl 1):119–128.

280. Van den Saffele JK, Boelaert JR. Zygomycosis in HIV-positive patients: a review of the literature. Mycoses 1996;39:77–84.

281. Verweij PE, Breuker IM, Rijs AJ, et al. Comparative study of seven commercial yeast identification systems. J Clin Pathol 1999;52:271–273.

282. Wack EE, Ampel NM, Galgiani NJ, et al. Coccidioidomycosis during pregnancy. An analysis of ten cases among 47,120 pregnancies. Chest 1988;94:376–379.

283. Walsh TJ. Invasive pulmonary aspergillosis in patients with neoplastic diseases. Semin Respir Infect 1990;5:111–122.

284. Wang JP, Granlund KF, Bozzette SA, et al. Bursal sporotrichosis: case report and review. Clin Infect Dis 2000;31:615–616.

284a. Weber R, Bryan RT, Juranek DD. Improved stool concentration procedure for detection of *Cryptosporidium* oocysts in fecal specimens. J Clin Microbiol 1992;30:289–2873.

284b. Weber R, Bryan RT, Schwartz DA, Owen RL. Human microsporidial infections. Clin Microbiol Rev 1994;7:426–461.

285. Weems JJ Jr. *Candida parapsilosis*: epidemiology, pathogenicity, clinical manifestations, and antimicrobial susceptibility. Clin Infect Dis 1992;14:756–766.

286. Weitzman I. A survey of dermatophytes isolated from human patients in the United States from 1993–1995. J Med Vet Mycol 1998;34:285–287.

287. Westblade LF, Jennemann R, Branda JA, et al. Multicenter study evaluating the Vitek MS system for identification of medically important yeasts. J Clin Microbiol 2013; 51:2267–2272.

288. Westenfeld F, Alston WK, Winn WC Jr. Complicated soft tissue infection with prepatellar bursitis caused by *Paecilomyces lilacinus* in an immunocompetent host: case report and review. J Clin Microbiol 1996;34:1559–1562.

289. Wheat J. Endemic mycoses in AIDS: a clinical review. Clin Microbiol Rev 1995;8:146–159.

290. Wheat LJ, Batteiger DE, Sathapatayavongs B. *Histoplasma capsulatum* in the central nervous system: a clinical review. Medicine (Baltimore) 1990;69:244–260.

291. Wheat LJ, Connolly-Stringfield P, Williams B, et al. Diagnosis of histoplasmosis in patients with the acquired immunodeficiency syndrome by detection of *Histoplasma capsulatum* polysaccharide antigen in bronchoalveolar lavage fluid. Am Rev Respir Dis 1992;145:1421–1424.

292. Wheat LJ. Histoplasmosis in the acquired immunodeficiency syndrome. Curr Top Med Mycol 1996;7:7–18.

293. Wheat LJ. Laboratory diagnosis of histoplasmosis: a review. Semin Respir Infect 2001;16:131–140.

294. Wheat LJ, Kauffman CA. Histoplasmosis. Infect Dis Clin North Am 2003;17:1–19.

295. White TC, Bowden RA, Marr KA. Clinical, cellular, and molecular factors that contribute to antifungal drug resistance. Clin Microbiol Rev 1998;11:382–402.

296. Wilhelmus KR, Robinson NM, Font RA, et al. Fungal keratitis in contact lens wearers. Am J Ophthalmol 1988;106:708–714.

297. Wilhelmus KR, Jones DB. *Curvularia* keratitis. Trans Am Ophthalmol Soc 2001;99:111–130.

298. Williams B, Fojtasek M, Connolly-Stringfield P, et al. Diagnosis of histoplasmosis by antigen detection during an outbreak in Indianapolis, Ind. Arch Pathol Lab Med 1994;118:1205–1208.

299. Wilmington M, Aly R, Frieden IJ. *Trichophyton tonsurans* tinea capitis in the San Francisco Bay area: increased infection demonstrated in a 20-year survey of fungal infections from 1974 to 1994. J Med Vet Mycol 1996;34:285–287.

300. Wilson CM, O'Rourke EJ, McGinnis MR, et al. *Scedosporium inflatum*: clinical spectrum of a newly recognized pathogen. J Infect Dis 1990;161:102–107.

301. Wingard JR. Importance of *Candida* species other than *C. albicans* as pathogens in oncology patients. Clin Infect Dis 1995;20:115–125.

302. Winn RE, Anderson J, Piper J, et al. Systemic sporotrichosis treated with itraconazole. Clin Infect Dis 1993;17:210–217.

303. Woods GL, Goldsmith JC. *Aspergillus* infection of the central nervous system in patients with acquired immunodeficiency syndrome. Arch Neurol 1990;47:181–184.

304. Wortman PD. Concurrent chromoblastomycosis caused by *Fonsecaea pedrosoi* and actinomycetoma caused by *Nocardia brasiliensis*. J Am Acad Dermatol 1995;32:390–392.

305. Wright WL, Wenzel RP. Hospitalaria candida: epidemiology, transmission, prevention. Infect Dis Clin North Am 1997;11:411–425.

306. Yoon SA, Vazquez JA, Steffan PE, et al. High frequency, reversible switching of *Candida lusitaniae* clinical isolates from amphotericin B susceptibility to resistance. Antimicrob Agents Chemother 1999;43:836–845.

307. Yoss BS, Sautter RL, Brenker HJ. *Trichosporon beigelii*, a new neonatal pathogen. Am J Perinatol 1997;14:113–117.

308. Zhu LP, Shi YZ, Weng XH, et al. Pulmonary cryptococcosis associated with cryptococcal meningitis in non-AIDS patients. Mycoses 2002;45:111–117.

309. Zierdt CH, Gill VJ, Zierdt WS. Detection of microsporidian spores in clinical samples by indirect fluorescent-antibody assay using whole-cell antisera to *Encephalitozoon cuniculi* and *Encephalitozoon hellem*.

310. Zmierczak H, Goemaere S, Mielants H, et al. *Candida glabrata* arthritis: case report and review of the literature of arthritis. Clin Rheumatol 1999;18:406–409.

CAPÍTULO 22

Parasitología

Introducción

El conocimiento de los parásitos comunes se remonta a la Antigüedad. Los parásitos intestinales que coinciden con la descripción de *Enterobius vermicularis, Ascaris lumbricoides* y las solitarias se mencionaron en textos antiguos de muchos países; asimismo, se han descrito ciertos síntomas que se sabe son producidos por estos parásitos.[124] Los ectoparásitos, como los piojos, las pulgas y las garrapatas, probablemente tampoco eran desconocidos. Ruffer[217] informó la observación de huevos calcificados de *Schistosoma haematobium* en los restos de dos momias de la dinastía xx (1200-1090 a. C.), probando la existencia de esta infección en el antiguo Egipto. Los habitantes de la China antigua estaban familiarizados con el cuadro clínico de la infección grave por anquilostoma, que fue llamada "enfermedad lenta" o "enfermedad amarilla perezosa".

Los parásitos imaginarios también han desempeñado un papel importante en la medicina desde tiempos antiguos. El dolor de muelas se atribuyó a la acción de un extraño "parásito dental" terebrante. Del mismo modo, se consideró que los exudados purulentos del oído y el ojo eran producidos por parásitos auriculares y oculares, respectivamente. Los parásitos cardíacos eran responsables de la muerte súbita; también se describieron los parásitos "sonoros", posiblemente relacionados con masas de áscaris en el intestino, advirtiendo a quienes tomaban medicamentos que debían permanecer en silencio durante el tratamiento por temor a que el parásito escuchara y no pudiera ser eliminado.[124]

Durante siglos, se pensó que la generación espontánea explicaba el origen de los parásitos y de otras pequeñas criaturas. Se creía que cierta combinación de elementos podía generar parásitos y otros microorganismos vivos. Las tenias eran conocidas por estar asociadas con la ingestión de carne cruda; por lo tanto, se pensaba que se originaban en el estómago a partir del alimento macerado, antes de que fuera eliminado en las heces. Desde la época romana, se pensaba que las tenias eran transformadas en tiras de mucosa intestinal; de acuerdo con muchas personas, las áscaris se producían en las flemas. Según los teóricos antiguos, existía algo invisible o imperceptible dotado de todas las potencialidades; luego, por acción de un principio metafísico o de una fuerza primordial, eran creados los seres vivos visibles.[24]

Las mejoras en el microscopio compuesto permitieron aumentar la comprensión de los parásitos protozoarios. Se atribuye a Van Leeuwenhoek la primera observación de protozoos, un "animáculo móvil" en el intestino de un tábano que poco después encontró presente en sus propias heces. La opinión actual es que lo que observó fue una *Giardia duodenalis*, lo cual continúa siendo materia de debate. Sin embargo, después de estas observaciones, transcurrió más de un siglo antes de que se avanzara en el estudio de los protozoos. Con el empleo generalizado del microscopio compuesto a comienzos del siglo xx, la morfología y los ciclos de vida de prácticamente todos los parásitos que afectan a los humanos ya habían sido bien definidos. La cronología de estos avances se presenta de manera detallada en el relato histórico de Foster, para quienes deseen profundizar en este tema.[76]

A pesar de la aplicación de medidas preventivas para minimizar la prevalencia de enfermedades parasitarias en la mayoría de los países con recursos limitados, los parásitos humanos todavía son responsables de una cantidad inestimable de muertes, morbilidad extensa y retrasos del desarrollo económico. Citando un informe de la distribución de los parásitos humanos en China, "las tasas de prevalencia (de enfermedades parasitarias) son de una magnitud tan asombrosa que es difícil concebir la estadística descriptiva".[275] Como se señala en el mismo informe, "el número total de infecciones protozoarias y helmínticas actualmente existentes a nivel global supera a la población mundial total, ya que las infecciones múltiples son más la regla que la excepción". El recuadro 22-1 muestra la prevalencia mundial estimada de enfermedades parasitarias, según las estadísticas publicadas por la Organización Mundial de la Salud (OMS) y otras fuentes.

En los Estados Unidos, algunas especies de parásitos se encuentran con más frecuencia que otras, y la especialización en su identificación debe ser prioritaria. De acuerdo con información del programa de vigilancia de parásitos intestinales de los Centers for Disease Control and Prevention (CDC), se encontraron formas parasitarias en 64 901 (15.6%) de las más de 400 000 muestras de heces examinadas.[26] Se encontró *Giardia intestinalis* (antes *G. duodenalis*) en el 3.8% de todas las muestras de heces, huevos de *Trichuris trichiura* en el 2.7%, huevos de *Ascaris lumbricoides* en el 2.3%, huevos de *Enterobius vermicularis* en el 1.6% (no representa un reflejo fiel de la incidencia de esta enfermedad, ya que el examen de muestras de heces no es el método más sensible para establecer un diagnóstico) y *Entamoeba histolytica* en el 0.6% de todas las muestras de heces. Se ha registrado un aumento de casos de difilobotriosis, esparganosis y anisaquiosis debido a la cada vez más popular ingestión de pescado crudo. Los profesionales y funcionarios de salud pública deben estar alertas sobre un posible aumento en las infecciones por tenia, incluyendo cisticercosis y otras parasitosis, relacionado con la mayor frecuencia de viajes y con el libre intercambio de productos alimenticios entre Norteamérica y otros países.[223]

Bruckner y cols.[21] publicaron un resumen de los parásitos encontrados en un estudio de seis meses de muestras de heces en pacientes ambulatorios tratados en el Olive View Medical Center y el Harbor General Hospital (recuadro 22-2). En este estudio, se identificaron otros protozoos en alrededor del 3% de todas las muestras de heces; se identificaron otros nematodos en el 3% y cestodos en el 0.5% de las muestras. Asimismo, Amin,[6] en un estudio realizado por el Parasitology Center en Tempe, Arizona, informó que un tercio de 5 792 muestras de heces estudiadas de 2 896 pacientes en 48 estados y el Distrito de Columbia durante el año 2000, dieron positivo para parásitos intestinales. Las infecciones múltiples con 2-4 especies parasitarias constituyen el 10% de 916 casos infectados. Se halló *Blastocystis hominis* en 662 pacientes (72% de los

Prevalencia mundial estimada de enfermedades parasitarias[a]

Enfermedad parasitaria	Prevalencia mundial (millones de personas)
Amebosis	500
Giardiosis	200
Ascariosis	800
Tricurosis (tricuro)	800
Anquilostomosis	900
Estrongiloidosis	50-100
Enterobiosis (enterobio)	42 (países desarrollados)
Teniosis (incluyendo cisticercosis)	1% de la población en países endémicos
Difilobotriosis	5-10
Esquistosomosis	200
Fasciolosis	1-2
Clonorquiosis	20 (Asia)
Paragonimosis	4-5
Paludismo	100-270
Leishmaniosis	12
Tripanosomosis (africana)	20 000 casos nuevos/año
Tripanosomosis	15 (enfermedad de Chagas)
Oncocercosis	20
Filariosis	90
Equinococosis	1/100 000-150/100 000

[a]Las cifras de incidencia registradas aquí son aproximaciones previstas sólo para ilustrar la enorme magnitud de las infecciones. Hay variaciones en las cifras publicadas en diversas fuentes, que probablemente reflejen el acceso incompleto a la información o a diferencias en la extrapolación de los datos conocidos de la población general.

Incidencia de parásitos en muestras de heces[21]

Microorganismo	Olive View (1 350 muestras) %	Harbor General (493 muestras) %
Giardia intestinalis	14.5	8.7
Endolimax nana	13.0	8.5
Entamoeba coli	10.5	7.7
Entamoeba histolytica	4.5	5.3
Ascaris lumbricoides	3.9	2.0
Hymenolepis nana	3.3	1.4
Dietamoeba fragilis	2.1	2.8

916 casos). Se identificaron 18 especies de parásitos intestinales: *Cryptosporidium parvum* y *Entamoeba histolytica/E. dispar*, clasificadas como segundo y tercer lugar en prevalencia, respectivamente. La prevalencia de infección fue menor (22-27%) en el invierno boreal, poco a poco aumentó durante la primavera y alcanzó su máximo (36-43%) entre julio y octubre; después, la prevalencia disminuyó gradualmente hasta el 32% en diciembre. Estos estudios proporcionan ejemplos de los tipos de parásitos encontrados con mayor probabilidad. Los tipos de parásitos presentes en una comunidad dependen de numerosas variables, como la migración y los viajes entre los poblados locales.

El paludismo o malaria es infrecuente en los Estados Unidos; habitualmente se encuentra en individuos que han viajado a áreas endémicas. Los CDC recibieron informes de 1 687 casos de paludismo con el inicio de los síntomas durante el 2012 en la población estadounidense o de alguno de sus territorios.[268] Aunque esto representa una disminución del 12% de los 1 925 casos registrados en el 2011, se ha presentado un aumento constante generalizado en la tendencia del número total de casos. En promedio, ha habido un incremento de 28.6 casos por año desde que comenzó este registro en 1973. *Plasmodium falciparum, P. vivax, P. malariae* y *P. ovale* se identificaron en el 54.4, 16.6, 3.2 y 3.5% de los casos, respectivamente. En el resto, la infección era mixta o las especies no fueron determinadas. Las infecciones se adquirieron en África (n = 1 200), Asia (n = 200), Centroamérica y el Caribe (n = 68) y Sudamérica (n = 48) o en otra parte, o el lugar de la adquisición era desconocido.

Debido al crecimiento de los viajes internacionales y de la presencia militar en el extranjero, los estudiantes y tecnólogos que trabajan en laboratorios de diagnóstico deben poseer competencias para el reconocimiento de los agentes de todas las enfermedades parasitarias. Los acuerdos comerciales entre países, algunos conocidos por ser endémicos para las enfermedades parasitarias, también abren las fronteras para la entrada de mercancías, sobre todo alimentos, potencialmente contaminados con parásitos animales. Los viajeros de países desarrollados también deben recordar que varias enfermedades parasitarias son endémicas en muchos países de recursos limitados y que deben tomarse las precauciones necesarias para evitar la infección. Lamentablemente, las cifras exactas de las enfermedades parasitarias y la prevalencia de parásitos específicos no están disponibles en muchos países debido a la falta de un sistema obligatorio de notificación para ciertas enfermedades. Las enfermedades parasitarias generalmente se pasan por alto o son mal diagnosticadas porque los síntomas con frecuencia resultan inespecíficos y tienen similitudes con otras enfermedades.

La frecuente manifestación de ciertas infecciones parasitarias en pacientes inmunodeprimidos ha estimulado un nuevo interés en la parasitología de laboratorio entre los trabajadores de este ámbito en áreas no endémicas. Aunque esto comenzó con la introducción del virus de la inmunodeficiencia humana (VIH), el número cada vez mayor de trasplantados y personas que reciben tratamiento con inmunomoduladores para diversas enfermedades contribuye de forma importante a la cohorte de pacientes inmunodeprimidos en las comunidades.[253] Por ejemplo, las especies de *Cryptosporidium* rara vez se reconocieron en humanos antes de 1983; no obstante, en 1984 comprendieron el 13.8% de todos los protozoos patógenos. En un estudio realizado en el centro médico Columbia-Presbyterian de Nueva York, de 41 958 muestras de heces sometidas a examen durante el período de 1971 a 1984, *Strongyloides stercoralis* fue acercándose a la incidencia de *Trichuris trichiura* como el nematodo identificado con mayor frecuencia. Harms y Feldmeier[111] postulan que el VIH y las infecciones parasitarias pueden interactuar y se afectan mutuamente. Por ejemplo, se sabe que los individuos con otras enfermedades de transmisión sexual, como tricomonosis, se encuentran en mayor riesgo de contraer el VIH, probablemente a través de alteraciones en las membranas mucosas.[170]

Riesgo y prevención de infecciones parasitarias

Los factores de riesgo para adquirir infecciones parasitarias durante viajes a áreas del mundo infestadas y las medidas profilácticas han sido revisadas por Warren y Mahmoud.[257] En menor riesgo está el empresario que se hospeda en hoteles de primera clase en las grandes ciudades durante períodos cortos. En el extremo opuesto del espectro están los voluntarios y misioneros que viven en carpas o viviendas autóctonas en entornos rurales.

La mayoría de las enfermedades se contraen por la ingestión de agua o alimentos contaminados o por la picadura de un artrópodo vector.[264] Beber agua sin tratamiento o cepillarse los dientes con agua contaminada puede ser particularmente peligroso. Como la mayoría de los parásitos intestinales resisten la congelación, el agua de hielo contaminado es igualmente insegura, un factor frecuentemente olvidado por el viajero. Se sienten seguros al beber bebidas embotelladas, pero olvidan que el hielo está hecho con agua local, posiblemente contaminada. El agua caliente del grifo es relativamente segura porque las formas infecciosas de los parásitos intestinales son más sensibles al calor; sin embargo, el agua del grifo no puede exceder la temperatura crítica de 43 °C; por lo tanto, no puede garantizarse su seguridad. También se debe evitar la ingestión de leche fresca, sin pasteurizar, en áreas endémicas por una variedad de razones. La leche pasteurizada y embotellada, y las bebidas carbonatadas, por lo general son seguras.

La ingestión de carne cruda o pescado crudo/ahumado puede conducir a la infección por trematodos, tenias, nematodos como *Trichinella spiralis* y protozoos como *Toxoplasma gondii*. Los vegetales crudos son relativamente seguros si se pelan antes de comer; sin embargo, en la lechuga y otros vegetales de hoja es particularmente difícil eliminar los quistes y huevos de parásitos infecciosos.

Se deben tomar precauciones para evitar las mordeduras de insectos en las regiones tropicales. El uso de mosquiteros, bombas insecticidas, repelentes y ropa protectora de manga larga es altamente recomendable. Los CDC y otros expertos recomiendan que los repelentes de insectos contengan al menos el 20% de DEET (*N,N*-dietil-*m*-toluamida o *N,N*-dietil-3-metil-benzamida), que está presente en muchos productos disponibles comercialmente. Los viajeros a países extranjeros, particularmente a los países de recursos limitados en los climas tropicales o subtropicales, deben consultar el *Libro Amarillo* de los CDC, disponible en línea (http://wwwnc.cdc.gov/travel/page/yellowbook-home-2014), relativo a los programas adecuados de vacunación y otros avisos a los viajeros.

También se debe advertir a quienes viajan a las regiones tropicales sobre nadar en estuarios de agua dulce naturales. Las cercarias infecciosas de especies de *Schistosoma* abundan en muchos ríos dulce, lagos y canales de agua, y pueden penetrar fácilmente la piel intacta de alguien que camine desprevenido por el agua. El cloro en la concentración utilizada en piscinas no garantiza que el agua sea segura. Las cercarias de esquitosoma que infestan a los humanos no se encuentra en el agua de mar; sin embargo, puede presentarse una cercariosis cutánea después

de vadear en agua salobre por penetración de la piel de cercarias de especies que infectan a los animales.

Los médicos que llevan a cabo la exploración deben hacer un esfuerzo para obtener los antecedentes de viajes recientes a regiones donde sean endémicas las enfermedades parasitarias y preguntar a los pacientes cuidadosamente sobre las condiciones en las que vivieron. Se debe informar al laboratorio si un médico sospecha una enfermedad parasitaria para que se puedan recoger las muestras y realizar los procedimientos apropiados para el aislamiento óptimo del parásito. Los estudios serológicos para detectar infecciones subclínicas por *S. stercoralis* se deben realizar antes de iniciar medicamentos inmunodepresores; también se puede considerar, aunque es menos sensible, una prueba de heces.

Manifestaciones clínicas de enfermedad parasitaria

El síntoma más frecuente de infección parasitaria intestinal es la diarrea, que puede ser acuosa, sanguinolenta o purulenta. Los cólicos abdominales suelen ser una característica prominente en las enfermedades en las que la mucosa o la pared intestinal se ve invadida por el parásito, como en las infecciones por anquilostomas, esquistosomas o trematodos intestinales. Las infecciones con numerosos ejemplares de *Ascaris lumbricoides* pueden llevar a la obstrucción del intestino delgado. Los pacientes con solitarias pueden ser asintomáticos, excepto por la pérdida de peso, a pesar de un aumento del apetito y de la ingestión de alimentos. En los pacientes con giardiosis se puede ver distensión abdominal, eructos y esteatorrea.[238,272]

La eosinofilia en sangre periférica (15-50% o superior) es uno de los marcadores más importantes de alguna infestación parasitaria. La eosinofilia puede verse también en varias secreciones del cuerpo, como el esputo, heces diarreicas, exudado supurativo o líquidos de seudoquistes o varias cavidades del cuerpo. Sin embargo, la ausencia de eosinófilos en la sangre o los líquidos corporales no excluye la posibilidad de una enfermedad parasitaria, ya que la eosinofilia no es una manifestación frecuente de algunas enfermedades o la carga de parásitos puede ser mínima. Las infecciones por parásitos helmínticos habitualmente generan una respuesta inflamatoria eosinófila, mientras que las infecciones por protozoos no lo hacen. *Cystoisospora*, sin embargo, puede ser una excepción a esta regla. Una erupción cutánea generalizada, que se considera una reacción de hipersensibilidad secundaria a productos metabólicos o líticos de microorganismos muertos que son absorbidos en la circulación, también puede sugerir infección parasitaria. Aunque no es específica, una mayor concentración de inmunoglobulina (Ig) en suero, particularmente de IgE, puede ser un factor que hace más probable la presencia de una enfermedad parasitaria, sobre todo junto con eosinofilia.

La hepatoesplenomegalia es una manifestación habitual de la leishmaniosis (*kala-azar*) y la infección por trematodos (duelas) hepáticos.[179] La hipertensión portal, en particular, puede ser causada por *Schistosoma mansoni* y *S. japonicum*, con presencia de ictericia como un signo frecuente. Las lesiones quísticas ocupativas de hígado, cerebro y otros órganos pueden encontrarse en la amebosis, equinococosis y cisticercosis (infección por la fase larvaria de *Taenia solium*).

El dolor suprapúbico, las ganas frecuentes de orinar (polaquiuria) y la hematuria sugieren en gran medida una infección por *Schistosoma haematobium*. La presencia del serogrupo de *Salmonella typhi* en la orina es evidencia de una infección por

S. haematobium, ya que se considera que esta bacteria coloniza los huevos del parásito que son incrustados en la pared de la vejiga y actúa como un nido. Puede haber una neumonitis transitoria (neumonía de Loeffler) durante la fase de larva migratoria (*migrans*) de las infecciones por *Ascaris*, anquilostomas y *Strongyloides*. La sospecha de esta enfermedad es pertinente si se observa una gran cantidad de eosinófilos en el esputo. Cuando hay tos más intensa, dolor torácico y hemoptisis con formación de quistes parabronquiales, entonces se debe sospechar una infección pulmonar por trematodos (paragonimosis). La febrícula, pérdida de peso, edema facial y dolor musculoesquelético indican una posible infección por *Trichinella spiralis*. Puede presentarse prurito local en los sitios de penetración de las larvas de anquilostomas o las cercarias de especies de *Schistosoma*.

Los síntomas generales se experimentan con mayor frecuencia después de infecciones por parásitos sanguíneos. La fiebre, escalofríos, diaforesis nocturna, cansancio, mialgias y pérdida de peso son manifestaciones frecuentes de paludismo, leishmaniosis y tripanosomosis. También se observan grados variables de hepatoesplenomegalia y linfadenopatía con estas enfermedades. Las muestras neurológicas y los síntomas secundarios a la encefalitis, la meningitis o la localización de neuropatías pueden verse en diversas enfermedades parasitarias. El compromiso del sistema nervioso central (SNC) es habitualmente difuso en la tripanosomosis africana (enfermedad del sueño) y el paludismo por *P. falciparum*, mientras que los abscesos o quistes ocupativos se observan con mayor frecuencia en las infecciones por *E. histolytica*, *T. solium* (cisticercosis) y *Echinococcus granulosus*. Las infecciones primarias por *T. gondii* se presentan con linfadenopatía y síntomas generales similares a la mononucleosis aguda, mientras que la enfermedad por reactivación en el SNC del paciente inmunodeprimido se presenta radiológicamente como una "lesión con reforzamiento en anillo" y a menudo clínicamente como encefalitis/meningoencefalitis.[144] La miocardiopatía es una de las complicaciones más graves de la tripanosomosis sudamericana (*Trypanosoma cruzi*), la toxoplasmosis y varias infecciones por larvas migratorias.[165] Las grandes hinchazones de las piernas, brazos y escroto (elefantiasis) son síntomas frecuentes de los filarioides porque los parásitos adultos bloquean los vasos linfáticos, lo que produce inflamación crónica extensa y fibrosis. Los nódulos subcutáneos o las áreas inflamatorias serpiginosas localizadas en la piel pueden verse en enfermedades como la oncocercosis, la dracunculosis o por larva migratoria cutánea, que representan las formas de larvas migratorias de los anquilostomas de perros y otros animales.

Tan[243] publicó un resumen sucinto de los aspectos clínicos y de laboratorio de varias enfermedades parasitarias frecuentes e infrecuentes.[243]

Recolección, transporte y procesamiento de muestras

Se debe realizar la recolección de muestras apropiadas del paciente y trasladarlas al laboratorio suficientemente conservadas como para permitir la detección e identificación de parásitos o sus huevos. El diagnóstico de infecciones parasitarias se basa en gran parte en el examen macroscópico o microscópico de heces, orina, sangre, esputo y tejidos. La aplicación de técnicas de procesamiento de laboratorio confiables es un paso integral. No es posible revisar más que algunos de los procedimientos de laboratorio utilizados que pueden ayudar en el aislamiento e identificación de formas parasitarias en muestras clínicas. Para consultar un resumen práctico, sucinto y actualizado de estos procedimientos, se invita al lector a revisar la sección "Procedimientos de diagnóstico" que se encuentra en la edición actual del texto clásico de García.[87]

Muestras de heces

Las muestras de heces deben recolectarse en un recipiente limpio, de boca ancha, con una tapa que se ajuste de manera adecuada. Las muestras que contienen agua (contaminación del inodoro o del cómodo) u orina son inadecuadas porque los trofozoítos pueden perder su movilidad o experimentar lisis. Los medicamentos que contienen aceite mineral, bismuto, antibióticos, antipalúdicos u otras sustancias químicas pueden comprometer la detección de protozoos intestinales. Por lo tanto, las pruebas sobre muestras de heces deberán posponerse una o más semanas después de haber suspendido los procedimientos de diagnóstico (enema de bario) o alguno de estos tratamientos. Los pacientes que recibieron un enema de bario podrían no excretar microorganismos en las heces durante al menos una semana después del procedimiento. La tapa del recipiente debe colocarse de manera firme inmediatamente después de la recolección de la muestra para mantener la humedad adecuada. Se debe etiquetar debidamente cada recipiente de muestra, como se indica en el capítulo 1 de este texto.

En la obtención de muestras de heces para la identificación de parásitos, deben evitarse los laxantes a base de aceite, ya que retrasan la movilidad de los trofozoítos y distorsionan la morfología de otras formas. Las muestras también deben recogerse antes de la administración de ciertos fármacos y compuestos que pueden comprometer la prueba o se debe esperar a hacer la recolección hasta después de los efectos de dichos agentes. Estas sustancias incluyen antiácidos, caolín, aceite mineral y otros materiales aceitosos, preparados antidiarreicos no absorbibles, bario o bismuto (se requieren 7-10 días para que desaparezcan los efectos), fármacos antimicrobianos (se necesitan de 2-3 semanas para su desaparición) y los colorantes utilizados para visualizar la vesícula biliar (se requieren tres semanas para su eliminación).

La recolección de tres muestras de heces generalmente es suficiente para establecer el diagnóstico de enfermedades parasitarias intestinales; se recomienda que sean dos obtenidas en días sucesivos durante una defecación normal y una tercera después de realizar una purga con Fleet Fosfosoda® o sulfato de magnesio. No se debe aceptar más de una muestra de heces por día. Algunos defienden que sólo se requiere una muestra para diagnosticar la mayoría de las infecciones parasitarias intestinales, a menos que haya una muy alta sospecha clínica de infección parasitaria. Este abordaje depende de la experiencia del microscopista y la carga parasitaria en la muestra, o puede aplicarse si el paciente se vuelve asintomático entre las recolecciones de muestras.[87] Hiatt y cols.[121] encontraron que, con pruebas complementarias, el rendimiento de la detección de *E. histolytica* aumentó un 22.7%, la de *G. duodenalis* un 11.3% y la de *Dientamoeba fragilis* un 31.1%. En cambio, Morris y cols. evaluaron los resultados del rendimiento de 2 015 pruebas de heces para determinar el rendimiento de las muestras obtenidas de pacientes que habían sido hospitalizados más de tres días.[178] Concluyeron que las parasitosis son poco probables en esta población de pacientes. Otros han corroborado este hallazgo, pero existen excepciones para los ancianos y pacientes inmunodeprimidos. Se deben examinar las muestras posteriores al tratamiento unas 3-4 semanas después del tratamiento en las personas con infecciones por protozoos y 5-6 semanas después del tratamiento para las infecciones por tenia.

Si se solicita un análisis basado en una reacción en cadena de polimerasa (PCR, *polymerase chain reaction*) para una muestra de heces, se debe aplicar el protocolo para el traslado de la muestra recomendado por el fabricante. Las siguientes sugerencias se hacen para las pruebas desarrolladas por el laboratorio:

1. Recolectar la muestra en ausencia de los conservadores que suelen emplearse para el examen microscópico de las heces (p. ej., formol y alcohol de polivinilo [PVA, *polyvinyl alcohol*]).
2. Almacenar y transportar la muestra refrigerada (4 °C) o congelada (transportada con hielo seco).
3. Como alterantiva, mezclar las muestras de heces en dicromato de potasio (dilución 1:1 con 5% p/v) o en etanol absoluto (dilución 1:1) y transportar la muestra refrigerada.

Los detalles del procedimiento de extracción y los pasos a seguir en la amplificación del ADN están publicados.[113]

Preservación de las muestras clínicas de heces.

Muchas muestras de heces para la identificación de huevos y parásitos se obtienen en el hogar, en un consultorio médico o en una clínica cercana al laboratorio que realiza la prueba. Como los trofozoítos se desintegran rápidamente después de la defecación y no se enquistan, las muestras de heces líquidas se deben examinar dentro de 30 min después de la recolección (no 30 min después de la recepción en el laboratorio), y las heces semiformadas en 60 min, para detectar trofozoítos móviles, particularmente en presuntas infecciones por *E. histolytica*. Las heces formadas, en las que no se espera que haya trofozoítos, pueden examinarse hasta 24 h después de su excreción para detectar la presencia de huevos de helmintos. Las muestras de heces nunca se deben congelar y descongelar o colocar en una incubadora porque las formas parasitarias pueden deteriorarse rápidamente.

Varios conservadores están disponibles para la fijación permanente de las muestras de heces que se utilizarán para propósitos de enseñanza futura o que se deben enviar a laboratorios de referencia para el análisis. El protocolo 22-6 y el recuadro 22-3 presentan la formulación y preparación de varios conservadores utilizados en la actualidad. A continuación, se resumen las ventajas y desventajas.

Formol y alcohol de polivinilo. Las muestras de heces presentadas en dos frascos, uno con formol y el otro con PVA, habían sido el método estándar para la preservación de las muestras para el examen morfológico de huevos, larvas y parásitos protozoarios. Aunque continúan siendo excelentes conservadores, existen alternativas aceptables que se indican a continuación. Como se ha señalado en ediciones anteriores de este texto, los huevos de *T. trichiura* y los quistes de *Giardia* no se concentran con la misma facilidad con el PVA que con el material fijado en formol; del mismo modo, el estudio de la morfología de las formas larvarias de *S. stercoralis* es inadecuada en las heces fijadas con PVA y los ooquistes de *Cystoisospora* (*Isospora*) *belli* pueden ser indetectables.

Fijadores alternativos. Las preocupaciones sobre la toxicidad del formol y la dificultad de la eliminación de los conservadores que contienen cloruro de mercurio han llevado a varias compañías a comercializar alternativas al estándar de referencia, el reactivo PVA de baja viscosidad (LV-PVA, *low-viscosity PVA*). En un estudio de 68 muestras de heces frescas, que en conjunto contenían 31 formas parasitarias, Jensen y cols.[135] concluyeron que Proto-Fix® (Alpha-Tec Systems, Vancouver, WA) y EcoFix® (Meridian Diagnostics, Cincinnati, OH) fueron sustitutos ambientalmente seguros para el PVA, dando como resultado la menor distorsión del parásito. Pietrzak-Johnston y cols.[203] también llegaron a la

conclusión que EcoFix es comparable con la tradicional LV-PVA para visualizar protozoos en frotis con teñido permanente en un estudio de 20 muestras de heces positivas que contenían uno o más parásitos en distintas etapas, a saber, huevos, larvas y quistes; estos resultados confirmaron los hallazgos previos de García y Shimizu.[85] En cada uno de estos estudios, las formas parasitarias mostraban el detalle nuclear bien definido, siendo ciertos parásitos aún más fáciles de identificar en las muestras preservadas con EcoFix que en las tradicionales muestras fijadas con PVA.

Cuando se tiñen adecuadamente con técnicas estándar, los microorganismos tienen un citoplasma verde azul o morado, y cromatina de color rojo intenso a rojo púrpura sobre un fondo de coloración verde. Las larvas y los huevecillos de helmintos tienen un aspecto rojo o púrpura.

En años recientes se han comercializado varios fijadores en presentación de frasco individual. Éstos tienen varias ventajas y relativamente pocas limitaciones. El frotis permanente y el concentrado se pueden hacer con un solo frasco. Estos fijadores están libres de cloruro de mercurio, que hace su eliminación más simple y menos costosa. Por fortuna, la mayoría de los inmunoanálisis de heces son compatibles con estos fijadores. En algunos casos, éstos pueden ser ligeramente más caros que los fijadores tradicionales. Hay algunas diferencias de color en comparación con la tinción de muestras de heces con colorantes tradicionales, pero esto se puede aprender. En general, son una opción aceptable y respetuosa del medio ambiente para los fijadores tradicionales de formol/PVA. Existen varios dispositivos de concentración fecal comercialmente disponibles, como el tubo de FPC JUMBO® y los sistemas de conector FPC HYBRID® (Evergreen Scientific, Los Ángeles, CA), el sistema de concentración PARA-SED® (Medical Chemical, Torrance, CA) y el sistema de concentración MACRO-CON® (Meridian Diagnostics, Cincinnati, OH), además de una estación de trabajo automatizado para el análisis microscópico de concentrados fecales (DiaSys, Waterbury, CT), presentado por García.[84] Se puede recomendar cada uno de estos productos de empleo actual en los laboratorios clínicos.

Exploración visual.

Las muestras recientes de heces enviadas para la detección de parásitos deben examinarse visualmente para detectar la presencia de bario, aceites u otros materiales que puedan hacerlas inaceptables para su posterior procesamiento. Las partes de sangre o moco deben seleccionarse específicamente para el estudio microscópico porque pueden provenir directamente de úlceras o abscesos purulentos, donde la concentración de amebas u otros parásitos (p. ej., *Balantidium*) puede ser más alta. Es posible utilizar la inspección visual para determinar los procedimientos adecuados que se realizarán. Las heces formadas no contienen trofozoítos; de este modo, los preparados en fresco suelen ser innecesarias y sólo se requiere preparar concentrados. Los huevos de helmintos, las larvas y los quistes de protozoos pueden verse en el sedimento de los concentrados. Los preparados directos deben limitarse a heces de líquidas a semiformadas y se deben preparar frotis teñidos para demostrar mejor las estructuras internas de todas las formas parasitarias observadas. Estos abordajes se describen con más detalle en las secciones siguientes.

Procesamiento de muestras de heces frescas para observación de huevos y parásitos.

Si las muestras de heces a estudiar son frescas, lo cual es infrecuente, entonces las muestras de heces líquidas deben examinarse dentro de 30 min después de haber sido excretadas (no dentro de 30 min después haber llegado al laboratorio) para tener las mayores probabilidades de observar trofozoítos móviles.

22-3

RECUADRO

Fijadores frecuentes de muestras de heces: formulaciones y preparación

Solución salina y de formol al 10%
En un recipiente apropiado con una tapa firmemente cerrada, añadir 100 mL de formaldehído en 900 mL de cloruro de sodio al 0.85%.

Ventajas
- Se consigue y prepara fácilmente, y sirve como un fijador de uso múltiple.
- El reactivo preparado tiene una larga vida útil.
- La morfología de los huevos de helmintos, larvas, quistes de protozoos y formas de coccidios se conservan de manera muy satisfactoria.
- Las muestras conservadas en formol son adecuadas para procedimientos de concentración, microscopia de epifluorescencia y realización de tinciones de ácido alcohol resistencia, de safranina y cromotrópicas, y son compatibles con los equipos de inmunoanálisis.

Desventajas
- Las muestras conservadas en formol no son adecuadas para la preparación de frotis con tinción tricrómica.
- La conservación es insuficiente para mantener la morfología de los trofozoítos de protozoos.
- Las concentraciones de formol deben controlarse de acuerdo con las normas vigentes, aunque éstas son generalmente muy bajas y se encuentran dentro de los niveles de seguridad establecidos.

Algunos parasitólogos prefieren una fórmula que contenga formol al 5%, que pretende ser menos perjudicial para los protozoos y emite menos vapores de formol en el entorno del laboratorio.

Alcohol de polivinilo de baja viscosidad (LV-PVA)
Formulación
 PVA, 10.0 g
 Alcohol etílico al 95%, 62.5 mL
 Cloruro de mercurio, solución acuosa saturada, 125.0 mL
 Glicerina, 3.0 mL

Preparación
Se mezclan los ingredientes líquidos en un vaso de precipitado de 500 mL y se añade el PVA en polvo sin mezclar. Cubrir el vaso con papel de aluminio y dejar el PVA remojando toda la noche. Calentar lentamente la mezcla a 75 °C y agitar suavemente durante unos 30 s hasta obtener una suspensión lechosa ligera.

Ventajas
- La morfología de los quistes y trofozoítos de protozoos se mantiene muy bien conservada.
- Se preparan frotis permanentes para la tinción tricrómica.
- Las formas parasitarias se conservan y se adhieren al portaobjetos.
- Las muestras conservadas permanecen estables durante varios meses.

Desventajas
- La morfología de huevos y larvas de helmintos, coccidios y microsporidios se conserva de forma inadecuada.
- El cloruro de mercurio es el principal ingrediente, lo que hace difícil y costoso eliminar el fijador.
- El reactivo es difícil de preparar en el laboratorio.
- No puede utilizarse para los procedimientos de concentración o equipos de inmunoanálisis.
- Inadecuado para tinciones de ácido alcohol resistencia, de safranina y cromotrópicas.

Mertiolate-yodo-formaldehído (MIF)
Formulación
Las dos soluciones se deben preparar y almacenar por separado, y sólo se deben mezclar inmediatamente antes de utilizarse.
Solución I
 Tintura de timerosal, 1:1 000, 40 mL
 Formaldehído, solución acuosa al 10% (USP), 5 mL
 Glicerol, 1 mL
 Agua destilada, 50 mL
Solución II
 Cristales de yoduro de potasio (KI), 10 g
 Cristales de yodo (añadir después de que el KI se disuelva), 5 g de agua destilada, 100 mL

Preparación
La vida útil de cada solución es de muchos meses si se almacena a temperatura ambiente en una botella color ámbar. En un frasco pequeño, combinar 9.4 mL de la solución I con 0.6 mL de solución II justo antes de emplearla. Añadir el equivalente de aproximadamente 1/4 cucharadita de heces frescas y mezclar bien con una varilla de aplicación. Permitir que la suspensión repose 24 h; después, con una pipeta, quitar una pequeña

(*continúa*)

porción de la capa media de color naranja pálido y la capa inferior más profunda de tinción para la preparación de frotis.

Ventajas
- Los componentes reactivos fijan y tiñen las formas parasitarias.
- La preparación es fácil y la vida útil es larga.
- Es adecuado para los procedimientos de concentración.

Desventajas
- Al igual que al usar el conservador formol, no es adecuado para la preparación de tinciones tricrómicas permanentes.
- La morfología de los trofozoítos de los protozoos se mantiene muy poco conservada.
- El componente de yodo puede interferir con otras tinciones y fluorescencia, y distorsionar los protozoos.

Acetato de sodio-ácido acético-formaldehído (SAF)
Formulación
    Formaldehído (solución al 37-40%), 0.6 mL
    Ácido acético glacial, 0.3 mL
    Acetato de sodio, 225.0 mg
    Agua destilada, 13.88 mL

Preparación
Disolver el acetato de sodio en agua destilada, añadir lentamente las soluciones de ácido acético glacial y formol, mezclar y almacenar. La vida útil es de varios meses.

Ventajas
- Es fácil de preparar y el reactivo tiene una larga vida útil.
- Es adecuado para tinciones de ácido alcohol resistencia, de safranina y cromotrópicas.
- No hay interferencia con los análisis del equipo de inmunoanálisis.
- Libre del cloruro de mercurio tóxico.

Desventajas
- La albúmina-glicerina o los aditivos similares se deben usar para la adherencia de la muestra a los portaobjetos.
- Las tinciones permanentes son inferiores a las obtenidas con PVA o fijador de Schaudinn.

Fijador de Schaudinn
Formulación
    Cloruro de mercurio, solución acuosa saturada (HgCl$_2$), 110 g
    Agua destilada, 1 000 mL

Preparación
En un vaso de precipitados colocado dentro de un baño María en una campana, hervir el cloruro de mercurio hasta que se disuelva y dejar reposar durante varias horas hasta que se formen cristales.
Fijador de Schaudinn (solución de reserva)
    Cloruro de mercurio, solución acuosa saturada, 600 mL
    Alcohol etílico al 95%, 300 mL

        Añadir 5 mL de ácido acético glacial por cada 100 mL de solución de reserva justo antes de su empleo.

Ventajas
- Los trofozoítos y los quistes de protozoos se mantienen bien conservados.
- Los frotis con tinción permanente se preparan fácilmente.

Desventajas
- El cloruro de mercurio es el principal ingrediente, lo que hace difícil y costoso eliminar el fijador.
- La morfología de huevos y larvas de helmintos, coccidios y microsporidios se conserva de forma inadecuada.
- La albúmina-glicerina, o aditivos similares, se deben emplear para la adherencia de la muestra al portaobjetos.
- Menos adecuados que otros agentes de conservación para los procedimientos de concentración.

PVA modificado (cobre o cinc)
Ventajas
- Conveniente para realizar frotis con tinción tricrómica permanente.
- Sin cloruro de mercurio.

Desventajas
- Tinción inconsistente.
- Mala morfología del microorganismo, en particular con las modificaciones de cobre.

Fijadores de vial individual

(Incluye EcoFix, Unifix, Proto-fix, STF y Parasafe)

Ventajas
- El frotis permanente y el concentrado se pueden realizar a partir de un solo frasco.
- Sin cloruro de mercurio.
- Muchos inmunoanálisis pueden realizarse con este fijador.

Desventajas
- Existen algunas limitaciones con respecto a qué tinciones se pueden utilizar con qué fijadores.
- Puede tener un mayor coste.
- Algunas diferencias y posibles inconsistencias de tinción.

Las muestras blandas, que pueden contener trofozoítos o quistes, se deben examinar dentro de 1 h después de su excreción. En los casos en los que se retrasa el examen (p. ej., a causa de un tiempo de traslado prolongado), la muestra debe conservarse como se ha descrito para evitar la posible desintegración de los trofozoítos. Las muestras de heces formadas deben conservarse de manera similar o en refrigeración hasta por un día; no contendrán parásitos protozoarios, pero pueden contener huevos de helmintos. Deberán realizarse tres tipos de preparación de muestras frescas de heces líquidas y blandas que se vayan a someter a examen parasitológico: (1) preparados directos en fresco, (2) concentrados y (3) frotis con tinción permanente. Únicamente los concentrados y los frotis con tinción permanente necesitan prepararse en muestras de heces fecales recibidas en algún conservador.

Los montajes en solución salina directa son valiosos para la detección de trofozoítos móviles. También se pueden observar huevos de helmintos, larvas y quistes de protozoos; la adición de una gota de yodo puede ayudar a visualizar estas formas. Para muestras de heces acuosas o líquidas, la centrifugación de la muestra sola puede ser suficiente, ya que los trofozoítos no se concentran bien a partir de heces líquidas y los quistes que pueden estar presentes podrán observarse en el sedimento. El examen directo puede ser omitido para el procesamiento de heces semiformadas, ya que cualquier forma parasitaria aún estará presente en el preparado concentrado.

La identificación final de parásitos no se debe hacer solamente a partir del examen del preparado directo; más bien, los frotis con tinción permanente deben prepararse y examinarse para confirmar los atributos morfológicos característicos. Las tinciones permanentes deben ser preparadas en cualquier muestra para las cuales se prevea un retraso en el transporte (*véase* más adelante).

Preparados directos en fresco. El procedimiento de preparado en fresco es útil para la identificación de trofozoítos de protozoos, quistes, ooquistes y huevos de helmintos y larvas. La preparación con solución salina se logra al emulsionar una pequeña porción de materia fecal en una gota de solución salina fisiológica en un portaobjetos de microscopio; luego se cubre la mezcla con un cubreobjetos. Idealmente, se pueden hacer dos preparados en el mismo portaobjetos, el segundo de ellos usando yodo. Los preparados deben tener el espesor suficiente como para poder leer apenas las letras de un periódico a través del portaobjetos. Si los preparados son demasiado gruesos, especialmente los de yodo, las formas parasitarias a menudo se tiñen mal y puede ser difícil distinguirlas de los detritos del fondo. Si el frotis es demasiado fino, las formas parasitarias en cantidades bajas pueden quedar diluidas y pasarse por alto durante el examen microscópico de rutina. Los preparados de solución salina también sirven para observar la movilidad de los trofozoítos. Los quistes

de protozoos también se observan más refringentes en solución salina que en los preparados de yodo. Las estructuras internas de los trofozoítos o quistes de protozoos con frecuencia aparecen poco definidas en los preparados en solución salina, dificultando la identificación definitiva. Siempre se deberían preparar frotis con tinción permanente, especialmente si se sospecha *Giardia*.

Los ooquistes de especies de *Cyclospora* pueden observarse microscópicamente en preparados en fresco utilizando microscopia de fluorescencia UV, en la cual se observan con un color azul intenso (el filtro de excitación UV se fija a 330-365 nm). El empleo de la microscopia de campo claro y fluorescencia proporciona un abordaje eficiente y confiable para garantizar este diagnóstico. Además, se deben preparar frotis de transferencia adicionales en caso de que la identificación no sea posible a partir de los preparados originales.

El yodo se utiliza como tinción para resaltar las estructuras internas de los parásitos intestinales. Pueden usarse soluciones de yodo al 1% (p. ej., yodo de D'Antoni, preparada mediante la adición de 1.0 g de yoduro de potasio y 1.5 g de cristales de yodo en polvo en 100 mL de agua destilada). El yodo de Lugol, empleado para las tinciones de Gram, en su potencia completa es demasiado fuerte para la tinción de formas de protozoos, pero es posible utilizarlo como solución recién preparada diluida 1:5 con agua destilada. Sin embargo, el examen de los preparados de yodo solos puede no ser satisfactorio, puesto que los trofozoítos ya no son móviles. Los preparados de solución salina y de yodo se pueden realizar en un portaobjetos de microscopio simple, lo cual facilita comparar todas las formas sospechosas.

Es posible sellar el cubreobjetos si se considera oportuno. Se puede aplicar una preparación de petrolato fundido y parafina en una proporción 1:1 en los bordes del cubreobjetos usando la punta de un hisopo de algodón. La parafina y el petrolato deben calentarse aproximadamente a 70 °C para mezclarlas justo antes de emplearse. El sello se realiza asegurando primero las cuatro esquinas con una gota de sellador caliente para anclar el cubreobjetos. Después se extiende una capa delgada de la mezcla alrededor de los bordes. El sellado de cubreobjetos evita que los microorganismos se muevan al utilizar objetivos con aceite de inmersión e impide que el preparado se seque. Si se desea, pueden utilizarse otros preparados de sellado adecuados (p. ej., barniz de uñas transparente).

El área completa del cubreobjetos debe analizarse sistemáticamente con un movimiento superpuesto hacia atrás y adelante, con el objetivo de 10×. Si se observa una forma sospechosa, puede ser necesaria un aumento más alto para estudiar los detalles internos.

Métodos de concentración fecal. Trofozoítos, quistes y huevos se encuentran a menudo en cantidades tan bajas en la materia fecal que son difíciles de detectar en frotis o preparados en fresco; por lo tanto, siempre se deben realizar procedimientos de concentración. Los dos más utilizados son (1) flotación y (2) sedimentación. Ambos están diseñados para separar protozoos intestinales y huevos de helmintos de los desechos fecales en exceso. Los detalles para estos procedimientos se encuentran en el protocolo 22-1.

Técnicas de flotación. Las técnicas de flotación se utilizan con menos frecuencia en los laboratorios clínicos que el procedimiento de sedimentación. El método de flotación emplea soluciones que tienen mayor peso específico que los microorganismos que se espera que floten para que ciertas formas parasitarias asciendan a la parte superior, mientras que los restos fecales se hunden hasta el fondo. Habitualmente se utiliza el sulfato de cinc con un peso específico de 1.18. En comparación, la gravedad específica de los protozoos y de muchos de los huevos de helmintos es menor. Por ejemplo, la gravedad específica de un huevo de anquilostoma es 1.055; la de un huevo de *Ascaris*, 1.110; la de uno de *Trichiura*, 1.150; y la de los quistes de *Giardia*, 1.060.

La principal ventaja de la técnica de flotación es que produce un material más limpio en el cual las formas parasitarias son fáciles de distinguir. Las desventajas principales son que las paredes de los quistes y huevos a menudo se colapsan, dificultando así la identificación; además, algunos huevos de parásitos no flotan. Por otra parte, los huevos operculados de trematodos y cestodos pueden no detectarse debido a que la alta concentración de la suspensión de sulfato de cinc provoca que los opérculos se abran y el huevo se llene de líquido y se hunda hasta el fondo del tubo. Por esta razón, el filtrado superior y el sedimento del fondo deben examinarse al microscopio.

Bartlett y cols.[13] describieron una técnica de flotación de sulfato de cinc modificado que puede ser adaptada para su empleo con muestras que han sido fijadas con formol. La fijación con formol no sólo evita que los huevos operculados se abran de forma que puedan ser detectados en eluidos de la flotación, sino también evita la distorsión de la morfología causada por las soluciones salinas de alta gravedad específica.

Técnicas de sedimentación. Se utilizan soluciones de una gravedad específica inferior a la de los parásitos, concentrando así los huevos, quistes y otras formas en el sedimento. Se recomiendan las técnicas de sedimentación para los laboratorios de diagnóstico general, ya que son más fáciles de realizar y menos propensas a presentar errores técnicos.

La concentración de parásitos intestinales, ya sea por gravedad o centrifugación, conduce al aislamiento eficiente de protozoos, huevos y larvas, aunque pueden ser más difíciles de detectar en preparados microscópicos y en frotis teñidos debido a la cantidad comparativamente alta de suciedad de fondo. El acetato de etilo ha sido sustituido para el éter dietílico en el procedimiento de concentración del formol utilizado en la mayoría de los laboratorios. Young y cols.[284] demostraron que el acetato de etilo es menos inflamable y menos peligroso que el éter dietílico sin que la capacidad para concentrar quistes y huevos se vea comprometida. Se debe tener cuidado durante los pasos en el procedimiento de lavado para decantar el sobrenadante con cuidado; de lo contrario, puede perderse una cantidad significativa de formas parasitarias. Neimeister y cols.[185] demostraron que HemoDe®, disponible comercialmente, es un sustituto eficaz del acetato de etilo. HemoDe es un solvente con una gravedad específica y solubilidad similar a la del acetato de etilo; no es inflamable ni tóxico pero sí biodegradable (clasificado como "generalmente considerado como seguro" [GRAS, *generally regarded as safe*] por la US Food and Drug Administration [FDA] de los EE. UU.).

Frotis con tinción permanente. Aunque los preparados en fresco temporales de materia fecal para el examen microscópico directo facilitan la rápida detección de parásitos intestinales en muestras de heces, los protozoarios más pequeños pueden pasarse por alto. Por lo tanto, García[87] y cols. recomiendan preparar tinciones permanentes como parte del examen de toda muestra de materia fecal sometida a la observación parasitológica. La detección e identificación de *E. histolytica*, *G. duodenalis* (también conocida como *G. lambli*), *G. intestinalis* y otras infecciones por protozoos, pueden mejorarse considerablemente mediante esta técnica.[231] La morfología de los quistes y los trofozoítos se visualiza mejor en los frotis teñidos. También es posible realizar preparados permanentes a partir de frotis teñidos para emplearlos como material de enseñanza e investigación con expertos y cuando se observen formas inusuales.

Dos tipos de tinciones permanentes se utilizan para visualizar protozoos intestinales en frotis fecales: (1) la tinción de hematoxilina férrica, y (2) las tinciones tricrómicas de Gomori modificadas (de Wheatley). La tinción de hematoxilina férrica es la técnica clásica utilizada para la mejor definición de la morfología de los parásitos intestinales. El procedimiento de tinción es algo difícil de controlar y debe hacerlo una persona con experiencia para obtener resultados óptimos. Por lo tanto, la tinción tricrómica es ampliamente utilizada en los laboratorios de diagnóstico. Es fácil de realizar y se obtienen buenos resultados con heces frescas y preservadas en PVA. El procedimiento de tinción tricrómica se revisa con detalle en el protocolo 22-2.

Existen enfermedades parasitarias generadas por protozoos que no son fácilmente detectables mediante tinción de hematoxilina férrica o tricrómica modificada. Es el caso de la criptosporidiosis, que se produce con mayor frecuencia en pacientes inmunodeprimidos, y la ciclosporidiosis, que suele ocurrir por intoxicación alimentaria.[267] Las infecciones por microsporidios, inicialmente considerados parásitos, pero ahora clasificados como hongos, se tratan en el capítulo dedicado a la micología.

Se descubrieron nuevos microorganismos causantes de diarrea a principios de la epidemia del VIH, que ahora se sabe que infectan a una amplia población. Entre los principales están las especies de *Cryptosporidium*. Se sabe que *Cystoisospora belli*, antes denominado *Isospora belli*, también infecta a individuos inmunodeprimidos. Por último, *Cyclospora*, un parásito generalmente relacionado con enfermedades transmitidas por alimentos, ha sido estudiado y puede infectar a hospederos inmunocompetentes e inmunodeprimidos por igual. Todos estos microorganismos se tiñen bien con tinción de ácido alcohol resistencia modificada, en la que se utiliza ácido sulfúrico al 1% como decolorante. Además, también está disponible un método de anticuerpos fluorescentes para la detección visual de las especies de *Cryptosporidium*. En muchos productos, esto está disponible en combinación con un anticuerpo monoclonal dirigido contra quistes de *G. duodenalis* (el tema se trata a detalle más adelante en este capítulo). Debe utilizarse material fresco o fijado con formol para realizar las técnicas de ácido alcohol resistencia y de anticuerpos monoclonales; no se pueden usar las muestras conservadas en PVA.[84]

Examen de muestras intestinales distintas a heces

Algunos parásitos, como *G. duodenalis* y *S. stercoralis*, viven habitualmente en el duodeno y el yeyuno. Se requieren muestras de contenido duodenal para constatar la presencia de estos microorganismos. Se puede elaborar un preparado en fresco en solución salina a partir del material aspirado y examinarse al microscopio. Si se observan microorganismos móviles, el examen de una segunda preparación de yodo puede ser útil para resaltar las estructuras internas, por lo que es posible hacer una identificación definitiva. Otra vez, el examen de aspirados frescos de duodeno o yeyuno se realiza con poca frecuencia. Por lo general, el patólogo quirúrgico realizará y evaluará una pequeña biopsia intestinal.

En el pasado, el contenido duodenal generalmente era examinado mediante la prueba del hilo o cordón.[137] El instrumento utilizado es una cápsula de gelatina ponderada con un hilo de nailon en espiral (disponible comercialmente como Enterotest®). Uno de los extremos del cordón sobresale de la cápsula, que se fija con cinta a la cara del paciente. La cápsula se ingiere y el peristaltismo lleva el hilo ponderado dentro del duodeno. Después de 4-6 h, se retira el hilo y cualquier mucosa teñida de bilis adherida al extremo distal se utiliza para realizar los preparados directos y frotis teñidos para su estudio microscópico. El examen del contenido duodenal sólo debe realizarse en pacientes con signos y síntomas que sugieren giardiosis. McHenry y cols.[172] obtuvieron aspirados duodenales de 144 pacientes que fueron sometidos a endoscopia por otras razones. *G. duodenalis* fue aislada en sólo un paciente (0.7%).

E. vermicularis infecta el intestino grueso, pero la hembra migra y deposita los huevos en una localización perianal. Esta infección se detecta mejor utilizando una cinta de celulosa o productos similares, disponibles comercialmente en la actualidad. En resumen, la superficie adhesiva de la cinta de celulosa transparente de 3 o 4 pulgadas se aplica a los pliegues perianales de un paciente en quien se sospecha una infección por oxiuros (protocolo 22-5). Las muestras recolectadas temprano por la mañana, poco después de que el paciente se levante y antes de bañarse, son óptimas para la detección de los huevos. Se puede utilizar un depresor lingual o abatelenguas para proporcionar un apoyo firme para la cinta. La cinta se coloca después con el lado adhesivo hacia abajo sobre un portaobjetos de vidrio y se examina en busca de los huevos característicos de *E. vermicularis*. Una "paleta" disponible en el mercado con una superficie plana y adhesiva (BD FalconSWUBE Pinworm Paddle®) puede ser útil para obtener la muestra. El aspecto microscópico de un preparado positivo se ilustra en la figura 22-1.

Examen de muestras extraintestinales

Esputo y otras muestras de vías respiratorias. En raras
ocasiones, las etapas larvarias de anquilostoma, *A. lumbricoides* o *S. stercoralis* o los huevos de *P. westermani* pueden verse en otras muestras de vías respiratorias o de esputo. El preparado directo en solución salina es suficiente. Si el esputo es inusualmente espeso o mucoide, puede añadirse una cantidad igual de *N*-acetil-L-cisteína al 3% para licuar la muestra, que después se mezcla durante 2-3 min y se centrifuga. Una vez concluida la centrifugación, se realiza un preparado en fresco del sedimento para el examen microscópico. Si el estudio de la muestra de esputo se retrasa por cualquier razón, se debe agregar formol al 10% para preservar los huevos de helmintos y larvas. El citopatólogo también puede detectar los microorganismos presentes en las vías respiratorias.

Orina y líquidos corporales. Las muestras de gran volumen se deben dejar reposar durante 1-2 h. Después, se pueden tomar aproximadamente 50 mL del sedimento de fondo para realizar la centrifugación. Entonces, se puede examinar el sedimento altamente concentrado mediante un preparado directo en fresco. Si se observan objetos que sugieran la presencia de parásitos, el examen de un preparado de yodo o una tinción puede ser útil para resaltar las estructuras internas para el diagnóstico.

Aspirados y biopsias de tejido. Las úlceras cutáneas (como se ve en la leishmaniosis), los nódulos de piel (observados en infecciones de oncocercosis y *Mansonella streptocerca*) y los ganglios linfáticos pueden ser aspirados con una aguja fina o una biopsia. En los casos sospechosos de leishmaniosis cutánea, el material debe aspirarse con una aguja y una jeringa por debajo del lecho de la úlcera. Puede obtenerse una biopsia de piel para diagnosticar la enfermedad subcutánea por *Leishmania* tomando una pequeña porción de piel con pinzas o elevándola con la punta de una aguja. Después se corta la punta del pequeño "cono" de piel con un bisturí. El corte debe ser suficientemente profundo para incluir las papilas cutáneas; sin embargo, no debe ser tan profundo como para producir una hemorragia extensa.

Todos los tejidos para biopsia deben enviarse al laboratorio sin agregar fijador de formol. Si no se puede evitar el retraso en el procesamiento, las muestras deben colocarse en fijador de PVA. Si la muestra es blanda, debe rasparse una pequeña porción y colocarla en una gota de solución salina para el examen del preparado en fresco. También se preparan frotis de impronta realizados mediante presión de una superficie recién obtenida del tejido contra la superficie de un portaobjetos de vidrio y colocando éste inmediatamente en un fijador, por ejemplo, solución de Schaudinn. Se puede aplicar tinción tricrómica y otras.

La porción restante del material de biopsia debe enviarse en formol amortiguado al 10% para la observación histológica. Como se indica arriba, la observación histológica de las biopsias intestinales puede revelar una amplia variedad de infecciones. Los huevos de *Schistosoma*, *Cryptosporidium*, *Giardia*, *E. histolytica* y, en algunos casos, secciones de *E. vermicularis*, pueden observarse en el material obtenido mediante biopsia, entre otros. Otros ejemplos incluyen la evaluación de las muestras extirpadas o biopsias pulmonares que pueden revelar larvas de *Strongyloides*, huevos o parásitos de *Paragonimus*, o el nematodo degenerado *Dirofilaria immitis*. El patólogo infectólogo trabaja en conjunto con el microbiólogo para determinar la causa de las enfermedades infecciosas. Gracias a la comunicación entre ellos, el paciente recibe la mejor atención posible.

Raspados o biopsias corneales. Los raspados corneales son útiles para determinar el diagnóstico en los casos presuntivos de queratitis por *Acanthamoeba*; estos raspados, obtenidos por un médico, se colocan en un portaobjetos y se fijan en alcohol

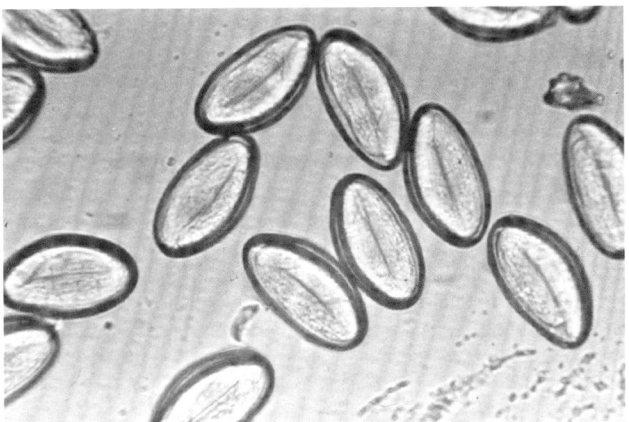

■ **FIGURA 22-1** Microfotografía de un preparado realizado con cinta de celulosa positiva de un paciente con sospecha de infección por oxiuros, ilustrando varios huevos ovales de paredes delgadas de *Enterobius vermicularis*.

metílico durante 3-5 min. García[87] sugiere que la coloración se realice utilizando blanco de calcofluór, un blanqueador de textiles disponible comercialmente. Una solución de blanco de calcofluór al 0.1% y azul de Evans al 0.1% se disuelve en agua destilada. Se colocan unas gotas de esta solución en el frotis fijado en metanol durante 5 min. El portaobjetos se inclina para drenar el líquido en una toalla de papel absorbente; se añade un cubreobjetos y se examina para determinar la presencia de quistes amébicos característicos (los trofozoítos no se tiñen), que tienen una fluorescencia verde manzana o azul blanco dependiendo de la combinación utilizada de luz y filtro excitador.

Biopsia muscular. Las formas larvarias en espiral características de *Trichinella spiralis* se muestran mejor en un preparado tomado de una biopsia de músculo esquelético (lám. 22-11G). García[87] sugiere tratar el material de la biopsia con un líquido digestivo antes del examen. Este líquido se prepara agregando 5 g de pepsina a una mezcla de 1 000 mL de agua destilada y 7 mL de HCl concentrado. El tejido se coloca en un matraz de Erlenmeyer de boca ancha y el líquido digestivo se añade en proporción de 1 parte de tejido a 20 partes de líquido. La mezcla de la digestión se lleva a cabo a 37 °C durante 12-24 h. Después de la digestión, se examinan en el microscopio algunas gotas del eluido para determinar la presencia de larvas. Si no se observan, se debe centrifugar una alícuota de 15 mL de la mezcla y se examina el sedimento.

Sangre. Aunque rara vez se realiza el examen de sangre fresca, se puede hacer para la evaluación de parásitos móviles. Se coloca una gota de sangre anticoagulada sobre un portaobjetos, al cual se agrega un cubreobjetos; la muestra se examina en el microscopio para evaluar la presencia de formas extraeritrocitarias grandes, a menudo móviles, como tripanosomas y microfilarias. La presencia de microfilarias en la sangre circulante presenta una marcada periodicidad que depende de la especie implicada; por lo tanto, el momento de recolección de la muestra es crítico. Si se sospecha una infección por filarias, los momentos óptimos para la recolección para demostrar su presencia son: *Loa loa*, al mediodía (10:00-14:00 h); *Brugia* o *Wuchereria*, por la noche, después de las 20:00 h; *Mansonella*, en cualquier momento; *Onchocerca*, en cualquier momento. No hay ninguna ventaja de la evaluación directa de la sangre sobre la evaluación estándar del frotis de sangre de gota fina y gruesa. Además, esa evaluación expone innecesariamente a los patógenos de la sangre. Por lo tanto, no se recomienda.

Cuando se examina por primera vez un frotis de sangre teñido, se debe revisar con un aumento de 250× o menos en busca de las formas parasitarias más grandes, que pueden pasarse por alto si se utiliza sólo microscopia con aceite de inmersión. La morfología de los parásitos intraeritrocíticos (*Plasmodium* y *Babesia*) se observa mejor en los frotis de sangre periférica teñidos con Wright o Giemsa.

Los frotis de sangre preparados para la detección de parásitos sanguíneos deben recolectarse específicamente para este propósito. Los frotis deben prepararse con muestras de sangre anticoagulada lo antes posible después de la recolección, ya que la exposición prolongada al anticoagulante puede distorsionar la morfología de los esquizontes maduros y los gametocitos. Asimismo, puede presentarse exflagelación y los estadios sexuales pueden continuar su desarrollo durante el almacenamiento de la muestra de sangre en un ambiente de laboratorio, que es más fresco que la temperatura corporal. Los gametocitos exflagelados pueden confundirse con especies de *Borrelia* al observarse al microscopio. Los merozoítos, en particular los de *P. vivax*, pueden liberarse de los esquizontes maduros y reinvadir otros eritrocitos,

donde pueden aparecer con un aspecto similar a las pequeñas formas en "anillo de sello" de *P. falciparum*. Estas son las razones por las que es preferible la recolección de muestras de sangre capilar con la inmediata preparación de frotis de sangre de gota fina y gruesa. Por lo general, esto se realiza en estudios de campo, pero rara vez en el entorno hospitalario.

Ambos tipos de frotis de sangre, de gota fina y gruesa, deben prepararse. El frotis de gota gruesa constituye la parte de la sensibilidad de este estudio y generalmente sólo se utiliza para detectar la presencia de un parásito sanguíneo. En cambio, la gota fina corresponde a la especificidad del estudio y se emplea para identificar al agente etiológico, a menudo a nivel de especie.

Los frotis de gota gruesa constan de una capa gruesa de eritrocitos deshemoglobinizados (lisados). Un frotis grueso de densidad apropiada es el que apenas permite leer las palabras de un periódico a través de la película. Estos frotis contienen una concentración de 30× de elementos parasitarios cuando se compara con un área igual de una gota fina. Por lo tanto, la preparación de frotis de gota gruesa tiene una utilidad particular para la detección de los parásitos del paludismo en las infecciones leves; sin embargo, la morfología de los trofozoítos muchas veces está afectada, lo que dificulta la identificación de la especie. Si se observan elementos sospechosos de paludismo, debe prepararse una gota fina para hacer la identificación de la especie.

El frotis de gota gruesa se prepara colocando 2-3 gotas de sangre en la superficie de un portaobjetos para cubrir un área del tamaño de una moneda de diez centavos de dólar estadounidense. La sangre debe obtenerse por punción del pulpejo del dedo y dejar que fluya libremente; se debe evitar presionar el dedo. La gota de sangre no coagulada se revuelve por unos 30 s para evitar la formación de coágulos de fibrina. Si se utiliza sangre anticoagulada (que en la actualidad es la práctica habitual), no es necesario revolver la muestra, ya que no se forman filamentos de fibrina. El ácido de potasio etilendiaminotetracético (EDTA) es el anticoagulante de elección.

Es necesario dejar el portaobjetos sobre una mesa plana y permitir que los frotis se sequen por completo al aire, ya que cualquier resto de humedad puede causar su desprendimiento. El tiempo de secado será de al menos 30 min, pero puede prolongarse si el clima es húmedo. El tiempo de secado puede acortarse si se ventila con un abanico o con un secador de pelo (en modalidad de "frío"). La posibilidad de desprendimiento aumenta en los frotis elaborados con sangre anticoagulada. Una vez seca la película, debe lisarse la sangre colocando el portaobjetos en agua o solución amortiguadora (*buffer*) inmediatamente antes de la tinción.

El frotis fino de sangre se utiliza principalmente para la identificación definitiva de género y especie del parásito sanguíneo presente. Se prepara exactamente igual que el utilizado para realizar el recuento diferencial de leucocitos. Deben prepararse al menos dos frotis por paciente. Los de gota fina se elaboran con sangre esparcida en una capa de modo tal que el espesor de la capa disminuya progresivamente hacia el borde emplumado, donde los eritrocitos no se superponen. Este extremo debe tener 1.5-2 cm de largo. Se debe tener cuidado al preparar un frotis de gota fina para ver que el extremo emplumado esté esparcido de forma regular y no presente espacios vacíos, rayas u otros artificios de la técnica. La preparación de frotis sanguíneos finos y gruesos se describe en el protocolo 22-3. Se deben recolectar al menos tres muestras en los días sucesivos si las muestras iniciales son negativas para parásitos.

García (comunicación personal) describió una técnica en la cual pueden realizarse los frotis de gota gruesa y fina en el mismo portaobjetos. Se colocan 2-3 gotas de sangre anticoagulada en uno de los extremos del portaobjetos y después, con el palillo aplicador, se extiende la gota sobre la superficie del resto del portaobjetos usando un movimiento rodante continuo. Se formarán ambas áreas, fina y gruesa, en las intersecciones de los círculos concéntricos. Ambos frotis deben teñirse lo antes posible después del preparado, siempre dentro de 48 h, con la técnica de Giemsa o de Wright. El pH de la tinción y del amortiguador debe ser cuidadosamente controlado y debe estar entre 7.0 y 7.2. Las tinciones utilizadas habitualmente en el laboratorio de hematología tienen un pH cercano a 6.8, lo que elimina la posibilidad de observar los gránulos de Schuffner o los puntos de James. Es necesario evitar el empleo de instrumentos de tinción automatizados. Los frotis de gota gruesa pueden requerir un tiempo de exposición algo más prolongado que el utilizado en los preparados de gota fina.

Se recomienda examinar al menos 300 campos microscópicos con un objetivo con aceite de inmersión con aumento 1 000× en gota fina, y alrededor de 100 campos en los de gota gruesa. La cantidad de microorganismos puede ser muy escasa en los pacientes con recidivas, en los que presentan infección temprana y en aquellos que recibieron un tratamiento inadecuado o profilaxis parcial. En estos casos, debe duplicarse la cantidad de campos examinados. La interpretación adecuada del frotis de gota gruesa requiere experiencia considerable y la realización de controles positivos para su comparación.

Identificación y diferenciación de parásitos

Aunque ciertos signos y síntomas clínicos pueden sugerir la posibilidad de una enfermedad parasitaria, el diagnóstico definitivo se realiza mediante la demostración del microorganismo causal en muestras recolectadas de manera adecuada. Debido a que muchos artificios se asemejan a las formas parasitarias, la identificación final se debe realizar siempre con base en criterios morfológicos establecidos. En particular, las interpretaciones microscópicas no pueden basarse en conjeturas y no debe establecerse un diagnóstico de laboratorio de una enfermedad parasitaria hasta que puedan demostrarse con claridad y de modo objetivo las características de identificación adecuadas. Algunos artificios seleccionados con características que sugieren ciertos parásitos se ilustran en la lámina 22-1.

De manera tradicional, los parásitos se clasifican en diversos grupos taxonómicos y morfológicos (p. ej., protozoos, nematodos, cestodos, trematodos, etc.). Se debe reconocer que incluso los parásitos relacionados de forma estrecha o agrupados taxonómicamente pueden tener muy diferentes modos de infección y mecanismos de contagio. Por ejemplo, aunque los anquilostomas y los oxiuros se incluyen desde el punto de vista taxonómico en los nematodos, existen considerables diferencias en lo que respecta a sus ciclos de vida, los modos de infección y la gravedad de las enfermedades que causan. De hecho, cada especie de parásito es única y los intentos de agruparlos con cualquiera de los criterios siempre conllevan algún grado de deficiencia.

El microscopio será la herramienta más utilizada para identificar parásitos. Por lo tanto, debe tener un ocular al cual se adapte un micrómetro ocular calibrado con precisión. El procedimiento para la calibración de un micrómetro ocular se presenta en el protocolo 22-4. La capacidad para medir exactamente el tamaño de las formas parasitarias encontradas en las muestras clínicas es esencial para la correcta identificación de los parásitos. En las descripciones que siguen se destacan las variaciones de tamaño de diversas formas parasitarias diagnósticas.

Ciclos de vida de parásitos humanos

Muchos de los ciclos de vida de los parásitos humanos se incluyen en las secciones sobre identificación de laboratorio que siguen. No se pretende que los estudiantes memoricen las fases de cada ciclo de vida; más bien, estas descripciones son útiles para indicar las formas infecciosas, invasivas y diagnósticas de cada parásito, un conocimiento necesario para el diagnóstico. DPDx es un excelente recurso para estudiantes y profesionales por igual. Este sitio (http://www.cdc.gov/dpdx/) es mantenido por la división de enfermedades parasitarias y paludismo de los CDC. Contiene información actualizada, imágenes a color y ciclos de vida ilustrados de los parásitos más frecuentemente encontrados y de algunos menos habituales.

La figura 22-2 fue diseñada para proporcionar una orientación global de los ciclos de vida de los parásitos importantes para los humanos. Los parásitos pueden dividirse en tres grupos principales en función de sus ciclos de vida: (1) los que no tienen hospedero intermedio, (2) los que utilizan un hospedero intermedio, y (3) los que requieren dos o más hospederos intermedios.

Los parásitos que no tienen hospedero intermedio se transmiten directamente entre los humanos o entre animales a través de agua o alimentos contaminados con heces. Este es el caso para la mayoría de los parásitos protozoarios intestinales y de algunos nematodos, como *E. vermicularis* y *T. trichiura*. La transmisión entre humanos tiene lugar por la transferencia de quistes o huevos que pueden sobrevivir en las condiciones ambientales externas y contaminan los alimentos o los suministros de agua. Los huevos de *A. lumbricoides*, *T. trichiura* y anquilostomas requieren un período de maduración después de la eliminación por las heces al ambiente antes de convertirse en formas infecciosas.

Ciclos de vida de nematodos, directos frente a indirectos. *E. vermicularis* y *T. trichiura* son dos parásitos humanos habituales con un ciclo de vida directo. Esto significa que una vez que el huevo es ingerido y que la larva eclosiona, ésta se desarrolla en el tubo digestivo hasta alcanzar la forma adulta. En cambio, en los ciclos de vida indirectos, las larvas inmaduras migran hacia y a través de los pulmones después de ser ingeridas, y después se desarrollan a su forma adulta dentro del tubo digestivo. Esto puede presentarse con parásitos transmitidos por la vía fecal-oral, como los huevos de *A. lumbricoides*, o con parásitos en fase larvaria que pueden penetrar a través de la piel humana intacta, como los anquilostomas y *S. stercoralis*.

Los parásitos que requieren un hospedero intermedio generalmente involucran un gran mamífero, un roedor, un crustáceo o un insecto vector en el que completan su ciclo de vida. Este proceso puede ser simple o complejo. Por ejemplo, los humanos constituyen el hospedero definitivo de especies de *Taenia* que residen en el tubo digestivo. El hospedero definitivo es aquel en donde se produce la reproducción sexual. El cerdo y la vaca son hospederos intermedios para *T. solium* y *T. saginata*, respectivamente. Están presentes como larvas enquistadas y residen en el músculo esquelético de los animales. El ciclo parasitario se completa cuando los humanos ingieren la forma parasitaria enquistada en la carne cruda o mal cocida. Las larvas liberadas finalmente llegan al intestino y maduran hasta convertirse en parásitos adultos. En las infecciones por *T. solium*, los humanos también pueden actuar como hospedero intermedio para el parásito si ingieren un huevo viable. Cuando la forma larvaria de esta solitaria está presente en los humanos, la enfermedad se llama *cisticercosis*.[259] La equinococosis es otro ejemplo de enfermedad larvaria

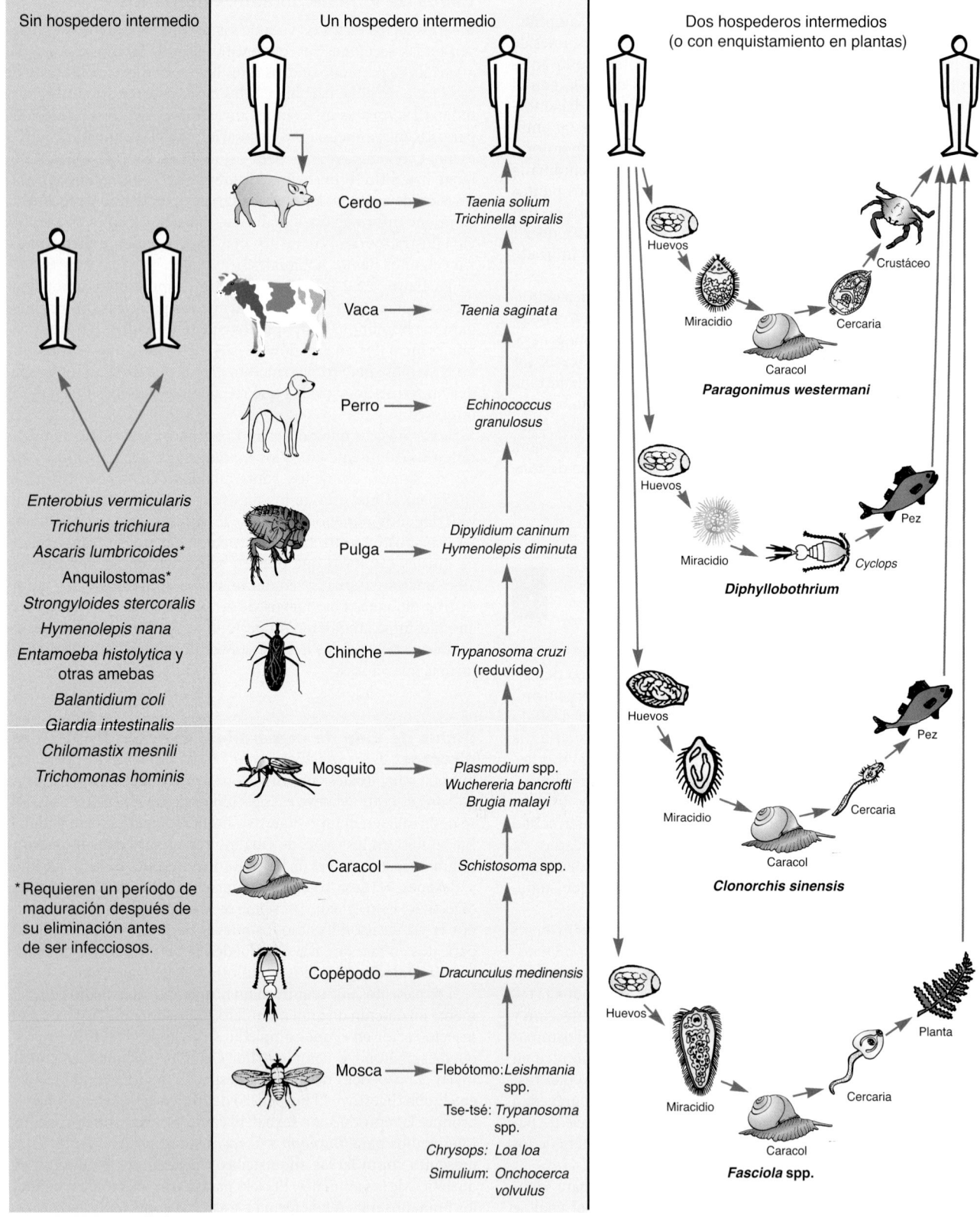

■ **FIGURA 22-2** Resumen de los ciclos de vida de algunos parásitos de importancia para los humanos. Las especies de parásitos se clasifican según el número de hospederos intermedios que requieren (ninguno, uno o dos). También se incluyen diagramas de los hospederos intermedios frecuentes.

enquistada en los humanos. En ella, los cánidos son el hospedero definitivo o primario y albergan la tenia *Echinococcus* en el intestino. En el ciclo de vida habitual de la equinococosis, las ovejas desempeñan el papel de hospedero secundario o intermedio, en el que, después de la ingestión de huevos infectantes, se forman las lesiones enquistadas, principalmente en el hígado. El ciclo de vida del parásito se completa cuando los perros y otros carnívoros ingieren restos de ovejas muertas infectadas por larvas. Los humanos se infectan de forma accidental cuando ingieren los huevos encontrados en las heces del perro.

Los parásitos que afectan a crustáceos e insectos siguen una serie compleja de estadios de desarrollo antes de que se libere la forma infectante. Por ejemplo, en el paludismo, los plasmodios experimentan la recombinación sexual con la producción del oocineto en el mosquito antes de que se formen los esporozoítos infectantes en las glándulas salivales del insecto. Estos esporozoítos son inoculados después en el hospedero humano mientras se alimentan de su sangre. Hay semejanzas en los ciclos de vida en enfermedades como la tripanosomosis, la leishmaniosis y la filariosis.

Los parásitos que requieren dos hospederos intermedios (*Diphyllobothrium latum* y la mayoría de los trematodos) siguen ciclos de vida similares. Los huevos eliminados por el parásito adulto que infectan al hospedero primario eclosionan en un ambiente acuático adecuado y liberan formas ciliadas que nadan libremente denominadas *miracidios*. Éstos son muy móviles y se desplazan con mucha rapidez (2 mm/s). Por la acción de fotorreceptores, receptores del tacto y quimiorreceptores, los miracidios son atraídos a su hospedero caracol complementario. La adherencia ocurre en algunas horas porque su vida es muy breve. En su parte anterior tienen glándulas que segregan enzimas proteolíticas para atravesar el tegumento del caracol. La penetración en el caracol se produce en alrededor de 30 min, tiempo durante el cual el miracidio pierde su epitelio ciliado. Una vez en su interior, cada uno se transforma en el estadio de esporoquiste, en el cual tiene lugar la multiplicación a la siguiente forma, conocida como *redias*. Después de esto, se forman numerosas cercarias infecciosas que nadan libremente.

Las cercarias presentan diversas formas dependiendo de la especie. Cuando se liberan del caracol, buscan e invaden la carne de crustáceos o peces (es decir, el segundo hospedero intermedio), a través de la acción de enzimas producidas por las distintas glándulas de penetración parabucal. El hospedero definitivo se infecta por la ingestión de la metacercaria contenida en la carne cruda o insuficientemente cocida de crustáceos o peces. Hay algunas excepciones a este ciclo de vida general entre los trematodos. Por ejemplo, en el ciclo de vida de *Fasciola* y de las especies de *Fasciolopsis*, las cercarias se adhieren a las plantas acuáticas como metacercarias encapsuladas e inactivas, en lugar de infectar a un segundo hospedero intermedio. Los humanos se infectan por estos parásitos por la ingestión de plantas acuáticas crudas o mal cocidas.

Protozoos intestinales

En la actualidad se reconocen cuatro amplios grupos de protozoos intestinales, como se mencionan a continuación: (1) amebas, (2) flagelados, (3) ciliados y (4) coccidios. La tarea de aprender las características diferenciales de estos protozoos es algo menor cuando se comprende que sólo unas pocas especies son de importancia médica dentro de cada uno de estos grupos principales. De acuerdo con la clasificación propuesta por

Levine y cols.,[152] los siguientes son los protozoos intestinales que presentaremos aquí:

Amebas
Entamoeba histolytica/E. dispar/E. hartmanni
Entamoeba dispar
Entamoeba coli
Entamoeba polecki
Iodamoeba bütschlii
Endolimax nana
Flagelados
Giardia intestinalis (antes *G. duodenalis*)
Chilomastix mesnili
Dietamoeba fragilis
Pentatrichomonas hominis
Ciliados
Balantidium coli
Coccidios
Especies de *Cryptosporidium*
Cystoisospora (Isospora) belli
Especies de *Sarcocystis*
Especies de *Cyclospora*

Amebas intestinales

Tres géneros de amebas pueden habitar en el tubo digestivo de los humanos: *Entamoeba*, *Iodamoeba* y *Endolimax*. Algunos de ellos, como *Entamoeba coli*, son considerados no patógenos. Es importante que se identifiquen objetivamente en muestras de heces y no deben confundirse con otros protozoos que pueden causar enfermedad. Además, por lo general es evidente que el paciente ha estado expuesto a agua o alimentos contaminados. De las amebas, *E. histolytica* es el patógeno principal para los humanos. En el inicio de la formación, los estudiantes deben desarrollar un abordaje mediante el cual puedan identificar con precisión este parásito cuando se encuentra en muestras de heces. *E. histolytica* puede confundirse con *E. hartmanni* y con especies recién designadas, como *E. dispar*, que serán descritas después con mayor detalle; se han encontrado como patógenas y de poca importancia clínica cuando se observan en muestras de heces.[59]

Amebosis y *Entamoeba histolytica*. La disentería amebiana es causada por las cepas patógenas de *E. histolytica*.[210] El microorganismo se transmite por la vía fecal-oral directa a través de fuentes de agua o alimentos contaminados, ya sea directamente con las heces de personas infectadas o indirectamente por cucarachas o moscas, los cuales pueden desempeñar un papel de vector mecánico. Las mejoras en las medidas de higiene, las condiciones socioeconómicas y las alteraciones en prácticas específicas, como el lavado de manos, el control de moscas, el mejoramiento de la calidad del agua y las instalaciones sanitarias, son necesarias para el control de la transmisión de parásitos. Se estima que el 5-50% de las personas en áreas endémicas son portadoras intestinales de *E. histolytica*. El 10% de estas personas desarrollarán la enfermedad intestinal invasora, antidisentérica, mientras que el 0.5% presentarán enfermedad extraintestinal, presentándose con mayor frecuencia como abscesos hepáticos. De los casos de abscesos hepáticos, el 2-10% de los pacientes fallecen. La tasa de mortalidad puede ser tan alta como el 70% en los pacientes que padecen colitis fulminante. Los síndromes clínicos relacionados con las infecciones por *E. histolytica* se presentan en el recuadro de correlación clínica 22-1. El ciclo

Recuadro de correlación clínica 22-1 Amebosis

Guerrant señaló la existencia de síndromes de padecimientos secundarios a la infección por *E. histolytica*.[105] La mayoría de los humanos infectados por *E. histolytica* (80-99%) se encuentran asintomáticos, como lo determinan la observación de la excreción de quistes en las pruebas sistemáticas de heces o los datos de estudios serológicos. La mayoría de las personas que presentan síntomas tienen enfermedad limitada al tubo digestivo después de un período medio de incubación de 1-4 semanas posterior a la infección. Las lesiones típicas del intestino grueso se denominan *úlceras en ojal* porque los trofozoítos que penetran a través de la mucosa son incapaces de digerir la musculatura de la pared del intestino y, por lo tanto, se extienden lateralmente a lo largo de la submucosa (la lámina 22-2D ilustra varios trofozoítos en la submucosa). Los síntomas habituales son dolor abdominal bajo, febrícula y diarrea sanguinolenta con o sin tenesmo. El embarazo, la desnutrición, las enfermedades metabólicas subyacentes y la terapia de corticoesteroides predisponen a una enfermedad más grave. Las complicaciones son relativamente infrecuentes, se desarrollan en el 1-4% de los casos, e incluyen peritonitis y perforación intestinal. Se han informado casos de amebomas paracecales que a veces forman una masa inflamatoria anular que simulan ser un carcinoma de colon. La amebosis extraintestinal se produce con frecuencia variable en diferentes áreas geográficas. En México, la enfermedad invasora se desarrolla en aproximadamente una de cada cinco personas infectadas, en comparación con sólo una en 100-1 000 en los Estados Unidos. El comienzo de los síntomas puede ser en el transcurso de días después del episodio agudo de disentería, o retrasarse meses o años. El hígado es el órgano extraintestinal que con mayor frecuencia se ve comprometido. Adams y McLeod[3] informan que hasta en el 50% de los casos de abscesos hepáticos amebianos se carece de antecedentes de amebosis intestinal y no se detectan trofozoítos o quistes en las muestras de heces. Los síntomas son pérdida de peso, febrícula, debilidad y sensación de malestar en el cuadrante superior derecho y dolor provocado a la palpación entre las costillas. Otros resultados que sustentan el diagnóstico son anemia, leucocitosis y concentraciones altas de fosfatasa alcalina. El diagnóstico por lo general se establece mediante la observación de un defecto único, grande, característico en el lóbulo derecho observado en la gammagrafía hepática. Es infrecuente la extensión directa a la pleura o al pericardio, o la presencia de focos metastásicos en cerebro, pulmón o riñón.

de vida de *E. histolytica*, como prototipo para todas las amebas intestinales, se muestra en la figura 22-3.

Identificación de laboratorio. Los quistes y trofozoítos de amebas intestinales deben diferenciarse de una variedad de artificios de fondo que pueden estar presentes en los preparados microscópicos y frotis de heces.[96] Welsh[265] indica que la correcta identificación de las amebas depende de llevar a cabo observaciones precisas realizadas por personal competente de un laboratorio especializado y lamenta la alta frecuencia de excesos y errores en la identificación de amebas en las muestras de heces. Esto se manifiesta a menudo por los resultados deficientes de las encuestas nacionales de evaluación de competencias. Se citaron varios estudios que indican que hasta en un tercio de los laboratorios de los Estados Unidos y otros países, *E. histolytica* no se identificó de manera correcta; además, varios brotes de presunta amebosis investigados por los CDC fueron falsas alarmas debido a errores en la identificación de laboratorio. Los granos de polen, los elementos vegetales digeridos y algunas células somáticas derivadas del hospedero son algunos de los artificios que pueden prestarse a confusión. Varios artificios encontrados con frecuencia se ilustran en la lámina 22-1.

Específicamente, los quistes amebianos deben diferenciarse de los leucocitos polimorfonucleares activados, que pueden tener dos o más lóbulos en sus núcleos. No obstante, el citoplasma de los leucocitos es grueso, sin evidencia en el núcleo de un cariosoma distintivo y la membrana nuclear es gruesa sin evidencia de cromatina adherida (lám. 22-2A). Los microscopistas pueden minimizar las probabilidades de error asegurándose de que las estructuras parasitarias sean reconocidas objetivamente antes de realizar una identificación positiva. Si existe alguna duda, se deben revisar y buscar formas más convincentes en la misma preparación, examinar preparados adicionales de la misma muestra o solicitar la recolección de muestras de heces nuevas.

Una vez que se determina que la forma observada en una muestra de heces es realmente una ameba, sea trofozoíto o quiste, es necesario investigar si los núcleos tienen cromatina depositada en la membrana externa, lo que da el aspecto de un anillo teñido intensamente (lám. 22-2B). Este anillo de cromatina es característico de un núcleo de tipo "*Entamoeba*". Los núcleos de amebas pertenecientes a los géneros *Iodamoeba* y *Endolimax* carecen de esta disposición periférica de la cromatina y se asemejan más a una "bola en un hoyo" con un cariosoma grande en un núcleo carente de cromatina periférica gruesa (láms. 22-2I, J y K).

Entamoeba histolytica frente a *Entamoeba coli*
Criterios microscópicos definitivos para la diferenciación

- Los trofozoítos de *E. histolytica* presentan una movilidad unidireccional, es decir, extienden sus seudópodos a lo largo de un único plano cuando se observan en una preparación microscópica. Por el contrario, los trofozoítos de *Entamoeba coli* extienden sus seudópodos en planos múltiples. Estas características pueden observarse únicamente en preparados en fresco de materia fecal, rara vez disponibles.
- Los trofozoítos de *E. histolytica* también cuentan con la capacidad única de ingestión de eritrocitos; es extremadamente raro que los eritrocitos se logren observar en los trofozoítos de *Entamoeba coli*. González Ruiz y cols.[95] encontraron que las cepas eritrofagocitarias de *E. histolytica* siempre muestran un patrón enzimático o zimodemo patógeno. Finalmente, concluyeron que la fagocitosis de los eritrocitos resulta prácticamente 100% específica para *E. histolytica* y, cuando se observa en preparados de heces, es predictiva de la infección por una cepa invasora.

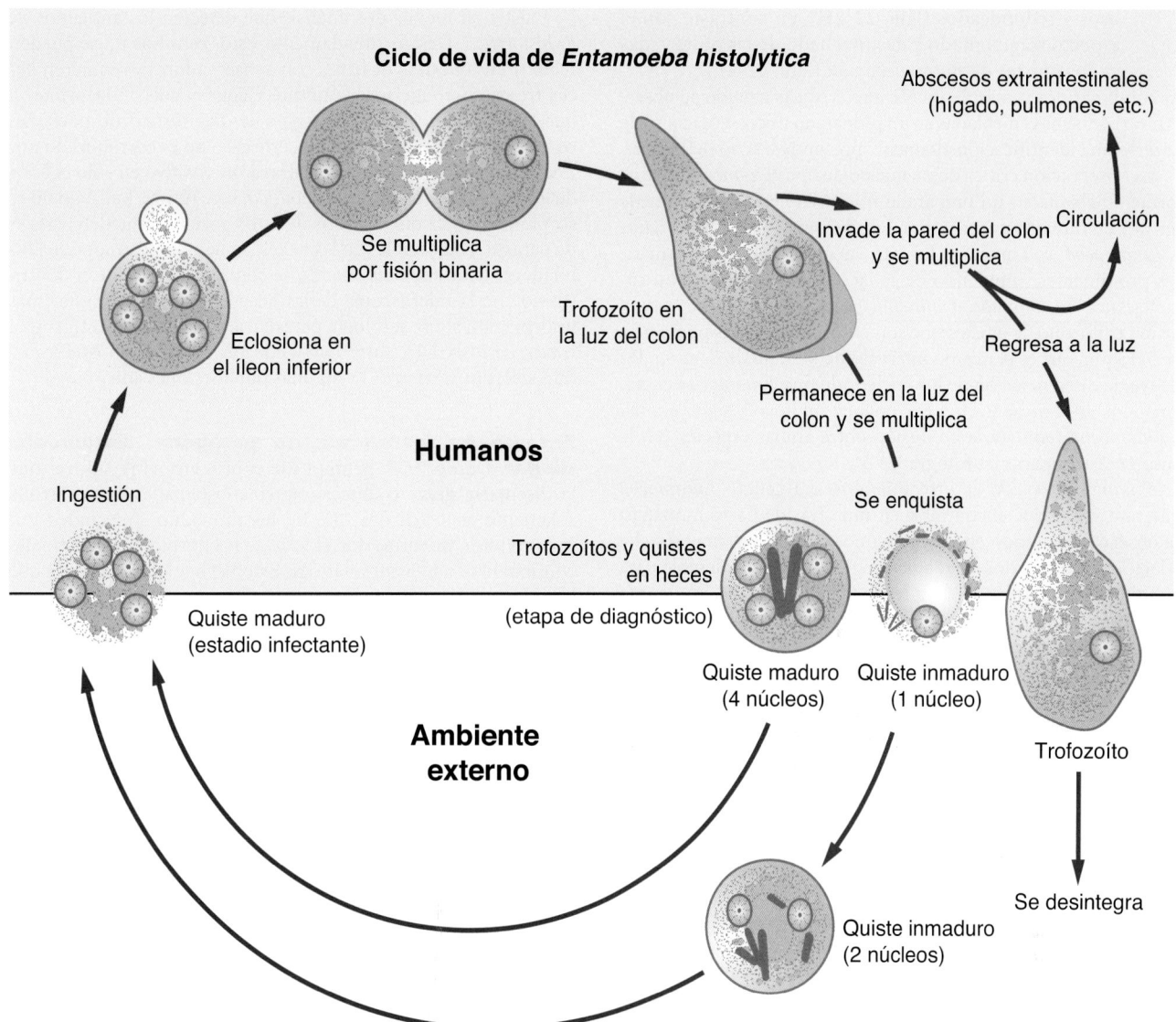

Ciclo de vida de *Entamoeba histolytica*

Abscesos extraintestinales
(hígado, pulmones, etc.)

Se multiplica
por fisión binaria

Eclosiona en
el íleon inferior

Trofozoíto en
la luz del colon

Invade la pared del colon
y se multiplica

Circulación

Regresa a la luz

Permanece en la luz del
colon y se multiplica

Humanos

Ingestión

Se enquista

Trofozoítos y quistes
en heces

(etapa de diagnóstico)

Quiste maduro
(estadio infectante)

Quiste maduro
(4 núcleos)

Quiste inmaduro
(1 núcleo)

Trofozoíto

**Ambiente
externo**

Se desintegra

Quiste inmaduro
(2 núcleos)

■ **FIGURA 22-3** El ciclo de vida de *E. histolytica* es simple, sin ningún hospedero intermedio necesario. Las formas quísticas resistentes se encuentran en el ambiente externo; cuando son ingeridas por una persona en alimentos contaminados o agua, eclosionan en el intestino y se convierten en formas de vida libre, móviles, alimentando a los trofozoítos. Estos trofozoítos pueden invadir la mucosa intestinal, alcanzar la circulación y causar abscesos extraintestinales en diversos órganos, particularmente el hígado.

- Un quiste de tipo *Entamoeba* que tiene más de cuatro núcleos descarta la presencia de *E. histolytica* (lám. 22-2F).

Criterios microscópicos secundarios para la diferenciación entre *Entamoeba histolytica* y *Entamoeba coli*. Todas las otras características para la identificación entre estas dos amebas son secundarias, pueden ser variables y sólo conducen a una identificación presuntiva cuando se observan.

- Los trofozoítos y los quistes de *Entamoeba coli* (de 15-50 μm [margen normal: 20-30 μm] y 10-35 μm [margen normal: 15-20 μm], respectivamente) en promedio son más grandes que los de *E. histolytica* (de 12-40 μm [por lo general de 10-20 μm] y 10-20 μm [por lo general de 12-14 μm], respectivamente); sin embargo, hay suficiente superposición en el tamaño para simplificar la importancia de esta observación.

- Los cariosomas intranucleares de *E. histolytica*, observados en trofozoítos o en quistes, tienden a ser diminutos y se ubican en la región central (lám. 22-2B), a diferencia de los cariosomas relativamente más grandes y con localización excéntrica en *Entamoeba coli* (lám. 22-2E).
- El anillo de cromatina nuclear de *E. histolytica* está disperso de manera uniforme y se asemeja a cuentas de rosario (lám. 22-2B), mientras que en *Entamoeba coli* se observa una distribución más moteada (sólida) (lám. 22-2E).
- El citoplasma de los trofozoítos de *E. histolytica* tiende a ser liso o finamente granular (lám. 22-2B), mientras que el citoplasma de los trofozoítos de *Entamoeba coli* está más lleno de detritos y bacterias o levaduras fagocitadas (lám. 22-2E).
- Aunque las barras de los cuerpos cromatoides sólo se observan en el 10-15% de los quistes, cuando están presentes, en *E. histolytica* (y *E. hartmanni*) tienen extremos

lisos y redondeados (lám. 22-2H), en contraste con el aspecto fragmentado y deshilachado de las observadas en los quistes de *Entamoeba coli* (lám. 22-2F).

Al combinar dos o más de estas características cuando se observan varias formas amebianas en un preparado microscópico, suele hacerse una identificación altamente presuntiva, si no definitiva.

La observación crítica de un núcleo de tipo *Entamoeba* de una forma amebiana en un preparado microscópico también puede ser útil en otras dos situaciones. Los prequistes de *E. histolytica* y *Entamoeba coli* pueden formar vacuolas intracitoplasmáticas prominentes, simulando de cerca la masa de glucógeno característica de *Iodamoeba bütschlii* (lám. 22-2I). *E. hartmanni* forma trofozoítos y quistes que son en promedio más pequeños, de 5-15 μm, que es el mismo intervalo de tamaño de *E. nana*. De nuevo, la diferenciación de los núcleos de tipo *Entamoeba* característicos de la presentación en "bola en un hoyo" de *Endolimax* e *Iodamoeba* reducirá la confusión entre ambas especies (en la lám. 22-2, comparar las fotografías B y K).

Entamoeba polecki es otro miembro del género *Entamoeba* que rara vez puede encontrarse en muestras de heces humanas; se observa sobre todo en los individuos que tienen una estrecha relación con los cerdos. Se requiere experiencia considerable para identificar de manera objetiva las formas microscópicas de este microorganismo en las muestras de heces. El trofozoíto se asemeja a *Entamoeba coli* en tamaño, comparte el patrón lento de movilidad, la localización excéntrica del cariosoma nuclear y el aspecto "sucio" del citoplasma. Los quistes habitualmente tienen un único núcleo (nunca más de dos) con un pequeño cariosoma excéntrico y una distribución fina y regular de la cromatina a lo largo de la membrana nuclear. En el citoplasma pueden observarse masas pequeñas y múltiples de glucógeno que se tiñen con yodo. Se informó un caso de infección humana producida por este parásito en un refugiado japonés.

Diagnóstico serológico de amebosis. Lotter y cols. demostraron algunos métodos sensibles y específicos para el serodiagnóstico de la amebosis invasora,[160] mediante técnicas de inmunotransferencia y análisis de inmunoadsorción enzimática (ELISA, *enzyme-linked immunosorbent assay*) para detectar la proteína recombinante específica de la superficie de *E. histolytica* patógena. Cummins y cols.[48] realizaron un trabajo pionero para utilizar la prueba rápida de aglutinación de látex con la finalidad de detectar pacientes con amebosis extraluminal. Más recientemente, van Doorn y cols. evaluaron tres estudios, una prueba rápida de tira reactiva, una prueba de aglutinación de látex y ELISA en pacientes bien caracterizados con amebosis extraintestinal, amebosis intestinal y eliminación de quistes. Todos los estudios tuvieron una sensibilidad del 93.3%, con especificidades que variaron en 98.1, 99.5 y 97.1%, respectivamente.[249] Existen varios enzimoinmunoanálisis (EIA) disponibles comercialmente para la detección serológica de los pacientes con *E. histolytica*. Éstos han sustituido a los estudios serológicos más engorrosos que se utilizaban anteriormente. Estos estudios son más útiles para los pacientes con la enfermedad extraintestinal que no tienen parásitos detectables presentes en las heces. Los CDC informaron que estos EIA detectan aproximadamente el 95% de los pacientes con enfermedad extraintestinal. La sensibilidad disminuye al 70% para los pacientes con enfermedad intestinal activa y al 10% en los portadores asintomáticos, pero tiene un buen desempeño (95%) en la población de pacientes en quienes el diagnóstico puede ser más difícil debido a la ausencia de parásitos en las heces.

Existen al menos dos análisis que detectan los antígenos de *E. histolytica*. Desafortunadamente, estos estudios no se pueden realizar en muestras de heces con conservadores y requieren heces frescas o congeladas. Aunque Haque y cols.[108] informaron que estos estudios son útiles para el diagnóstico de pacientes con absceso hepático amebiano, este caso no es corroborado por Zeehaida y cols., quienes lo encontraron positivo en sólo el 8.6% de los pacientes con absceso hepático. Este último hallazgo no es sorprendente, ya que muchos de estos pacientes pueden carecer de parásitos detectables en las heces. Se han demostrado sensibilidades mucho mejores cuando se comparó la detección del antígeno con la microscopia de las heces. Se puede consultar más información sobre serología parasitaria y pruebas de antígenos a través de los CDC (http://www.cdc.gov/dpdx/diagnosticProcedures/serum/tests.html) y algunas publicaciones adicionales.[109]

***Entamoeba histolytica* no patógena: *Entamoeba dispar*.** Desde 1925, Brumpt fue el primero en reconocer que la disentería grave o absceso amebiano hepático se desarrolla solamente en cerca del 10% de los individuos infectados por *E. histolytica*, mientras que el 90% de los portadores intestinales continúan siendo asintomáticos. Esto llevó a la hipótesis de que las infecciones amebianas son causadas por dos especies con la misma morfología, pero con diferente patogenicidad.[22] Así, la presencia de quistes de *E. histolytica* en muestras de heces no necesariamente indica infección activa; demuestra que sólo algunas cepas son capaces de presentar invasión tisular.[234]

En 1978, Sargeaunt y Williams[219] utilizaron la electroforesis en gel de almidón para demostrar que los extractos obtenidos de amebas en cultivos axénicos tenían patrones de isoenzimas diferentes. Específicamente, la reactividad de cuatro enzimas (isomerasa de fosfato de glucosa, fosfoglucomutasa, malato deshidrogenasa y hexocinasa) produjo 18 patrones de zimodemo. Este grupo de investigadores más tarde encontró que sólo las cepas de *E. histolytica* que mostraban ciertos patrones de zimodemos se asociaron con las infecciones humanas. Además, únicamente se encontraron los patrones de zimodemos no patógenos en el 20% de hombres homosexuales que se atendían en clínicas de enfermedades de transmisión sexual y albergaban *E. histolytica* intestinal.[5] La demostración posterior realizada por Weinke y cols.[262] de que sólo las cepas de *E. histolytica* con zimodemos patógenos se aislaron en cinco viajeros que regresaban de los trópicos, en contraste con un grupo de 320 varones homosexuales que no presentaban zimodemos patógenos ni síntomas de amebosis, generó la necesidad de crear métodos en los cuales pudieran diferenciarse las cepas patógenas de las no patógenas.[220]

Durante la década de 1980 y el inicio de la década de 1990, surgieron muchas preguntas sin respuesta sobre la patogenicidad de ciertas cepas de *E. histolytica*. Se consideró que la microbiota bacteriana autóctona y la capacidad de *E. histolytica* para modular su virulencia dependiendo de las condiciones de cultivo desempeñaban cierto papel.[173] Geurrant[105] y Ravdin[209] describieron otros mecanismos característicos de virulencia de *E. histolytica* para producir enfermedad: (1) factores de adherencia químicamente definidos (adhesina específica de galactosa) que determinan si el microorganismo puede adherirse a la mucosa intestinal, (2) secreción de citotoxinas, como hialuronidasa, tripsina, pepsina, gelatinasa y enzimas hidrolíticas para caseína, fibrina y hemoglobina, y (3) producción de enzimas proteolíticas.

El hospedero utiliza varias defensas para protegerse de la invasión de los parásitos.[200] Las proteasas pancreáticas, sales biliares y glucosidasas bacterianas pueden destruir la adhesina específica de la galactosa en la superficie de la ameba y bloquear la adherencia. Las mucinas colónicas, producidas en respuesta al contacto de las células epiteliales con las amebas, también pueden bloquear la adherencia uniéndose al dominio de reconocimiento de hidratos de carbono de la adhesina de la galactosa. Los humanos con enfermedades debilitantes, desnutridos o con respuestas inmunitarias defectuosas son particularmente propensos a la enfermedad intestinal y extraintestinal.

El mecanismo subyacente de la patogenicidad de *E. histolytica* fue finalmente determinado por Clark y Diamond,[39] quienes utilizaron métodos moleculares basados en el análisis de polimorfismos de ADN estables para identificar los patrones de ADN únicos en las diferentes cepas de *E. histolytica*. A través de estos estudios basados en la biología molecular, junto con los realizados por Orozco y cols.,[191] quienes clonaron, secuenciaron y caracterizaron diversos clones y cepas de *E. histolytica*, se pudo establecer que las diferencias en las cepas patógenas y no patógenas de *E. histolytica*, y la expresión de sus varias diferencias en los patrones de zimodemo, dependían de las diferencias en su código genético. Clark y Diamond[39] retuvieron de modo oficial el nombre de la cepa clásica y patógena como *Entamoeba histolytica* y denominaron a la cepa no patógena como *Entamoeba dispar*.[22]

Se han desarrollado técnicas eficientes para distinguir entre estas dos especies. La detección de antígenos y los métodos apoyados con PCR basados en la amplificación de los genes del ARNr son los más utilizados. Las pruebas para la detección de antígenos son de realización relativamente simple, proporcionan resultados rápidos y se adaptan mejor para su empleo en la mayoría de los laboratorios de diagnóstico parasitológico y para estudios de campo. Existen equipos de EIA disponibles comercialmente para la detección de antígenos fecales para el diagnóstico de la amebosis intestinal. Estos estudios emplean anticuerpos monoclonales que detectan la proteína de adhesión inhibible por la galactosa en la *E. histolytica* patógena. El principal inconveniente de estos estudios es el requisito de las muestras de heces frescas sin conservadores. En los Estados Unidos se dispone de varios equipos de EIA para la detección de antígenos del grupo de *E. histolytica/E. dispar*; al evaluarlos, es importante determinar si el estudio es específico para *E. histolytica* o si detecta *E. histolytica* y *E. dispar*.

Yau y cols.[281] desarrollaron anticuerpos monoclonales contra una subunidad recombinante de 170 kDa de la lectina Gal o GalNAc de *E. histolytica* que reconoce específicamente a *E. histolytica*, pero no a *E. dispar*, en las muestras de heces conservadas. Se encontró que estos anticuerpos no reaccionan de forma cruzada con otros protozoos intestinales, como *Entamoeba coli*, *G. duodenalis* y *D. fragilis*. Haque y cols.[109] demostraron que el rendimiento del equipo de detección de antígenos, las pruebas para *E. histolytica* de TechLab (Blacksburg, VA), diseñadas específicamente para identificar *E. histolytica* y diferenciarla de la *E. dispar* en muestras de heces, es comparable en sensibilidad a un procedimiento de PCR con cebadores internos (anidada) que se llevó a cabo en paralelo.

Otros investigadores encontraron que las pruebas basadas en la PCR fueron más sensibles que los procedimientos de localización del antígeno en la detección de *E. histolytica/E. dispar*. Katzwinkel-Wladarsch y cols.,[138] utilizando un simple método de extracción de ADN y amplificación por PCR, fueron capaces de detectar el gen que codifica para un antígeno específico de *E. histolytica* directamente en muestras de heces que contenían únicamente un trofozoíto por cada miligramo de heces. Acuna-Soto y cols.[2] demostraron que podrían utilizarse también técnicas de PCR para detectar *E. histolytica* en muestras de heces fijadas con formol. Blessmann y cols.,[18] con una técnica de PCR en tiempo real, fueron capaces de detectar desde 0.1 parásitos por cada gramo de heces. Cabe destacar que la sensibilidad de este procedimiento de PCR indicó que tanto el examen microscópico de muestras de heces como el cultivo subestiman la presencia de infecciones por *E. histolytica*. Las desventajas de los procedimientos de PCR son la cantidad de tiempo consumido en la realización de la prueba, su complejidad relativa, la complejidad de funcionamiento, la necesidad de equipo especial y el coste relativamente alto. Los estudios de PCR mútiple recientemente disponibles en el mercado para patógenos entéricos, algunos de los cuales son parásitos patógenos, son fáciles de emplear, tienen precio competitivo y pueden ser ampliamente utilizados.

Debido a que existe un alto porcentaje de personas en quienes se observan elementos morfológicos que se asemejan a *E. histolytica/E. dispar* en muestras de heces que pueden no requerir tratamiento, en el futuro se deberá realizar el seguimiento de la detección del antígeno específico de *E. histolytica* o de procedimientos de PCR para identificar de manera correcta el subgrupo de *E. dispar* no patógeno. Los equipos de reactivos actualmente disponibles para el traslado de las muestras a un laboratorio de referencia requieren el procesamiento de una muestra de heces frescas para la detección del antígeno. Si no se prescribe un tratamiento para los pacientes en quienes se identifican microorganismos de *E. histolytica/E. dispar* en muestras de heces, al menos se debe informar que son portadores de microorganismos potencialmente virulentos y exigir que implementen las medidas preventivas correspondientes. El metronidazol es el tratamiento de elección, cuando está indicado.

Otras amebas intestinales. Otros dos protozoos intestinales encontrados habitualmente, *I. bütschlii* y *E. nana*, ameritan mayor consideración. Los CDC las siguen caracterizando entre las amebas que generalmente no se consideran patógenas. Es importante desde el punto de vista de laboratorio identificar correctamente estos microorganismos en muestras de heces y no se deben confundir con otros protozoos que pueden causar una enfermedad. Por lo tanto, los criterios de identificación para cada uno son los siguientes:

Iodamoeba bütschlii
- El trofozoíto, que mide entre 6 y 25 μm, posee un núcleo de tipo de "bola en un hoyo". Las formas más pequeñas son difíciles de distinguir de *E. nana*, y debe hacerse una búsqueda para detectar los quistes más distintivos (lám. 22-2I).
- El quiste, de entre 6 y 15 μm, además del núcleo de la "bola en el hoyo", tiene una vacuola de glucógeno única, grande, que se tiñe positiva con yodo (de cuya estructura se deriva el nombre del género) (lám. 22-2J).
- Nota: los prequistes tempranos de *Entamoeba coli* y, con menor frecuencia de *E. histolytica*, también pueden tener inclusiones citoplasmáticas que parecen similares (lám. 22-2G). Sin embargo, se puede observar más de un núcleo, cada uno con un anillo de cromatina en la membrana nuclear, que son distintivos del llamado núcleo de tipo *Entamoeba*.

Endolimax nana
- Tamaño relativamente pequeño, entre 5 y 8 μm.
- Se observan trofozoítos con un solo núcleo sin cromatina periférica y un cariosoma grande de "bola en el hoyo" (lám. 22-2 K).

- Los quistes son pequeños (5-14 μm) y tienen hasta cuatro núcleos, cada uno de los cuales tiene un cariosoma relativamente grande, como un manchón (lám. 22-2L).
- *E. hartmanni*, aunque con las mismas variaciones de tamaño que *E. nana*, puede distinguirse sobre todo porque tanto el trofozoíto como los quistes tienen un núcleo de tipo *Entamoeba*, a diferencia del núcleo en "bola en un hoyo" de *E. nana*.
- Los quistes de *E. hartanni* contienen típicamente una o más barras de cromatoide, con bordes lisos y redondeados (lám. 22-2H).

Otros protozoos: *Blastocystis hominis*.

B. hominis, que se pensaba que era una levadura, se ha clasificado como perteneciente al filo *Bigyra*. Existe cierto debate sobre si este filo reside mejor en el reino *Protista* o el *Cromista*, que contiene ciertas algas. Zierdt[286] consideró que este microorganismo tiene las siguientes características:

- No tiene pared celular.
- Crece sólo en presencia de bacterias y no en medios de cultivo para hongos.
- Tiene una preferencia por el pH alcalino y un ambiente ligeramente hipotónico.
- Se reproduce por fisión binaria y no por gemación.
- Extiende y retrae seudópodos e ingiere bacterias.
- Es óptimamente activo a 37 °C, no crece a 25 °C y muere a 4 °C.

Yet, Stenzel y Boreham[240] señalan que se sabe poco sobre la biología básica del microorganismo y la controversia sobre su taxonomía y la patogenicidad. Se han descrito tres formas morfológicas (vacuolar, granular y ameboide), aunque también se han observado las formas adicionales (quiste, avacuolar y multivacuolar). Se sabe poco sobre la bioquímica del microorganismo, y en las células existen orgánulos y estructuras de función y composición desconocida. Se han propuesto varios ciclos de vida, pero no se han validado experimentalmente y la forma de transmisión no ha sido definida.

Morfológicamente, las formas de *B. hominis* en muestras humanas tienen las siguientes características:

- Aparecen como células esféricas irregulares de tamaños que van desde 5 hasta 15 μm de diámetro, aunque pueden encontrarse formas más pequeñas ocasionalmente (lám. 22-2M).
- Poseen un cuerpo central con tinción homogénea (verde en tinción tricrómica) que ocupa el 70% de la célula.[3]
- Tiene material nuclear o disperso en fragmentos indefinidos entre el cuerpo central y la membrana externa.
- Aparecen como una o dos masas alargadas en una distribución bipolar.

MacPherson y MacQueen[162] describen la variabilidad morfológica en tamaño, forma, detalles nucleares y características del cuerpo central entre las células, que puede explicar en cierta medida las diferencias en la incidencia de la detección de *B. hominis* en varios estudios documentados.

Los primeros estudios de Zierdt[286] y estudios adicionales a mediados de la década de 1980[81,150,251] se ofrecieron como prueba de que *B. hominis* puede ser una causa de enfermedad gastrointestinal. El posible carácter patógeno de *B. hominis* es apoyado por los casos de diarrea recurrente asociados con este microorganismo según Vannatta[251] y Lebar.[150] En este último estudio, se observaron numerosas formas de *B. hominis* (cinco por campo de alta potencia) en muestras de heces en pacientes cuyos cultivos para patógenos bacterianos y pruebas de partículas de rotavirus fueron negativos. Los síntomas remitieron cuando los pacientes recibieron terapia antiprotozoaria. Los principales síntomas son diarrea recurrente sin fiebre, episodios de dolor abdominal tipo cólico y vómitos.

B. hominis puede ser un patógeno cuando no se encuentra otra causa, o cuando la carga de parásitos es alta.[270] García y cols.,[82] en una revisión de más de 6 000 muestras de heces, encontraron que 289 (4.8%) fueron positivas para *B. hominis*. Este microorganismo fue el único parásito encontrado en dos tercios de los pacientes. Dentro de este grupo, se observaron síntomas gastrointestinales en 24 individuos, la mayoría de los cuales tenían enfermedad debilitante subyacente o estaban inmunodeprimidos. El cuadro clínico de los pacientes con *B. hominis* consiste en dolor abdominal inespecífico, diarrea acuosa, anorexia, vómitos y pérdida de peso. Rara vez puede presentarse una forma más invasiva de la enfermedad con hemorragia rectal. Antonelli y cols.[8] describen a una niña de 10 años que fue hospitalizada por diarrea, dolor abdominal y fiebre. Se registraron numerosas formas de *B. hominis* en sus heces, y la paciente respondió favorablemente al tratamiento con metronidazol. Por lo tanto, los autores citan este incidente como elemento de soporte para considerar a *B. hominis* como patógeno humano.

Markell y Udkow,[166] a manera de réplica, en un estudio de 32 personas con *B. hominis* detectado en las heces, en quienes se realizaron al menos seis pruebas de heces, encontraron que 27 tenían otros patógenos reconocidos: *E. histolytica*, *Giardia* o *D. fragilis*. En todos estos pacientes, los síntomas remitieron con el tratamiento. En los cinco individuos restantes en quienes se encontró únicamente *B. hominis*, el tratamiento farmacológico con iodoquinol erradicó los microorganismos, pero persistieron los síntomas más concordantes con el síndrome de intestino irritable. Nagler y cols.,[180] en un estudio de 12 sujetos con enfermedad inflamatoria intestinal exacerbada en quienes las muestras de heces fueron positivas para *B. hominis*, también concluyeron que este microorganismo no es un patógeno importante para esta entidad. Todos los pacientes mejoraron con el tratamiento farmacológico, tres en con la terapia con corticoesteroides solos y uno con reposo del intestino sin el tratamiento. Cinco pacientes no lograron mejorar con metronidazol, pero cuatro respondieron a cursos subsecuentes de corticoesteroides. Keystone y Kozarsky,[142] mediante la aplicación de análisis de antígenos, isoenzimas y ADN, indican que *B. hominis* puede ser más de un microorganismo, con cepas virulentas y avirulentas identificadas. Estos hallazgos podrían explicar las diferencias en virulencia aparente según lo informado por varios investigadores, y serían similares al fenómeno descubierto para *E. histolytica* y *E. dispar*.

Hasta que se logre tener mayor certeza en cuanto al tema de la patogenicidad, los parasitólogos de laboratorio clínico deberán indicar todavía la detección de *B. hominis* en muestras de heces en el informe final. Se debe hacer alguna forma de cuantificación (p. ej., escaso, leve, moderado, abundante); específicamente, la presencia de cinco o más formas de *B. hominis* por campo de alta potencia se considera en la categoría de moderado a abundante y es informada por la mayoría de los laboratorios. El médico debe evaluar si tales informes tienen importancia clínica y decidir si se debe iniciar tratamiento en función de la presentación clínica.

Flagelados intestinales

Todos los microorganismos de este grupo son móviles por medio de uno o más flagelos. Otras estructuras también forman parte integral del orgánulo locomotor, es decir, el cinetoplasto al que se unen los flagelos y los cuerpos axostilo y parabasal. Por lo tanto, cuando cualquiera de estas estructuras se identifica en la forma parasitaria, el parásito puede ser agrupado tentativamente con los flagelados. A diferencia de las amebas, que asumen formas variables, los flagelados son más rígidos y tienden a retener formas distintivas, una característica a menudo útil para lograr su identificación. *G. intestinalis, Pentatrichomonas hominis, Chilomastix mesnili* y *D. fragilis* son las especies de flagelados observados con mayor frecuencia en muestras de heces humanas sometidas a estudio.

Giardia intestinalis (antes *Giardia duodenalis*).

A finales de la década de 1980, *G. intestinalis* se había convertido en la causa más frecuente de parasitosis gastrointestinal en los Estados Unidos,[202] y en un desafío importante de salud pública en todo el mundo.[70,127,149,228] En un reciente estudio de vigilancia, *Giardia* se registró en el 3.8% de 414820 muestras de heces presentadas a laboratorios gubernamentales de salud.[27] Han aparecido varios brotes de giardiosis, con nuevos brotes que se notifican cada año.[77,100,176] En el año 2010, hubo 19927 casos de giardiosis informados, que es significativamente menor de los 27778 casos de 1996; ha habido una tendencia constante a la baja en la incidencia de la enfermedad año tras año.[80,283] También se han notificado varios brotes de giardiosis en niños en entornos de guardería.[239,274] La alta prevalencia de la giardiosis se observa en todo el mundo, con áreas endémicas en Inglaterra, Rusia, varios países de Europa oriental y muchas zonas costeras del Mediterráneo.[228] *G. intestinalis* se encontró en el 10% de los niños que residen en los orfanatos de Ain-Shams y El-Mowassa en El Cairo;[222] es la enfermedad parasitaria más frecuente (11.63%) entre los musulmanes procedentes de las peregrinaciones "Hajj y Omra" anuales a La Meca.

El ciclo de vida de *G. intestinalis*, representante de los flagelados intestinales, se muestra en la figura 22-4. Los síndromes clínicos asociados con las infecciones por *Giardia* se presentan en el recuadro de correlación clínica 22-2.

G. intestinalis se identifica fácilmente en los preparados microscópicos de las muestras de heces. Las características clave de identificación son las siguientes:

Trofozoíto

- El tamaño se extiende de 9 a 21 µm de largo por 5 a 15 µm de ancho, es bilateralmente simétrico, y tiene dos núcleos, uno a cada lado de un axostilo central (dando la apariencia de una "cara") (lám. 22-2O).
- El citoplasma es finamente granular. Dos cuerpos parabasales medianos que semejan un "bigote" están situados a ambos lados del axostilo. Los discos de aspiración ocupan la mitad de la superficie ventral.
- Los microorganismos se fijan a la superficie de las células epiteliales, una característica importante para el patólogo (lám. 22-2N).
- En los preparados en fresco, presentan una movilidad grácil como de "hoja cayendo", aunque esto no se observa con frecuencia. Si alguna vez es necesario, esta característica es útil para la distinción de *C. mesnili*, que tiene un movimiento más lento y rígido, y de *P. hominis*, con movimiento rápido, entrecortado y como de dardo.

Quiste

- Mide de 8 a 12 µm, tiene un contorno ovalado y puede estar ligeramente teñido de bilis.
- Al madurar, los quistes poseen cuatro núcleos con un cariosoma pequeño colocado de forma excéntrica.
- No hay cromatina periférica en la membrana nuclear.
- Hay un espacio libre debajo de la pared delgada del quiste, produciendo un efecto de "halo" fácil de reconocer (lám. 22-2P).
- Tiene fibrillas mal definidas longitudinales y están presentes cuatro cuerpos medianos.

Debido a que los microorganismos se eliminan de manera irregular en las heces, deben obtenerse varias muestras en días no sucesivos para establecer el diagnóstico en casos sospechosos, especialmente en la enfermedad crónica. En un estudio informado por Heymans y cols.,[120] el 53% de los pacientes tenían síntomas atribuibles a giardiosis de seis meses o más de duración. Es posible mejorar el rendimiento mediante la preparación de frotis teñidos de concentrados de muestras de heces, ya que los microorganismos a menudo son pasados por alto cuando se realizan preparados en solución salina.[86,231] Heymans y cols.[120] también encontraron que la evaluación de tres muestras de heces en días no consecutivos tenía una sensibilidad del 95.7% para la detección de microorganismos en pacientes con giardiosis confirmada. Los parásitos se encontraron en sólo tres de 109 biopsias duodenales en pacientes cuyos exámenes de heces fueron negativos (tasa de falsos negativos del 2.8%). Del mismo modo, McHenry y cols.[172] encontraron solamente una prueba positiva en 144 aspirados duodenales en pacientes con síntomas gastrointestinales inespecíficos. Por lo tanto, se puede concluir que no es necesario realizar procedimientos extraordinarios para establecer el diagnóstico de giardiosis si hubo exámenes de heces negativos.

La prueba del hilo es una alternativa a la aspiración duodenal o la biopsia para los pacientes con alta sospecha de giardiosis en quienes no se ha establecido un diagnóstico.[137] Este procedimiento, descrito antes, rara vez se utiliza en la práctica.

Detección por inmunofluorescencia. García y cols.[84] informaron un 100% de sensibilidad y especificidad en la detección de quistes de *G. duodenalis* y ooquistes de *Cryptosporidium* en muestras de heces utilizando el sistema de detección de inmunofluorescencia directa MERIFLUOR® (Meridian Diagnostics). Los quistes de *Giardia* aparecieron como formas ovaladas, con fluorescencia verde y de 11-14 µm de diámetro, mientras que los ooquistes de *Cryptosporidium* miden 4-6 µm de diámetro y muestran la misma fluorescencia.[260] Una ventaja de esta tecnología es la capacidad para estudiar los frotis con magnificación de baja potencia, y la posibilidad de detectar formas en baja concentración es la principal ventajas del sistema de fluorescencia directa.[80] No es raro encontrar microorganismos gracias al procedimiento de fluorescencia que no se observan mediante el examen de rutina de huevos y parásitos.

Detección de antígenos. La detección de antígenos en la superficie o de los desprendidos de los parásitos en muestras de heces es la prueba de referencia actual para el diagnóstico de la giardiosis.[133] Este estudio proporciona una mayor sensibilidad sobre las técnicas de microscopia habituales. Hay varios productos comerciales para el inmunodiagnóstico de la giardiosis. Se trata de inmunoanálisis colorimétricos basados en placa o inmunoanálisis de flujo lateral. La mayoría se pueden emplear en muestras de heces frescas o congeladas, y en aquellas conservadas en formol, mertiolate-yodo-formol (MIF) y los fijadores acetato de sodio-ácido acético-formol (SAF), pero no en PVA.

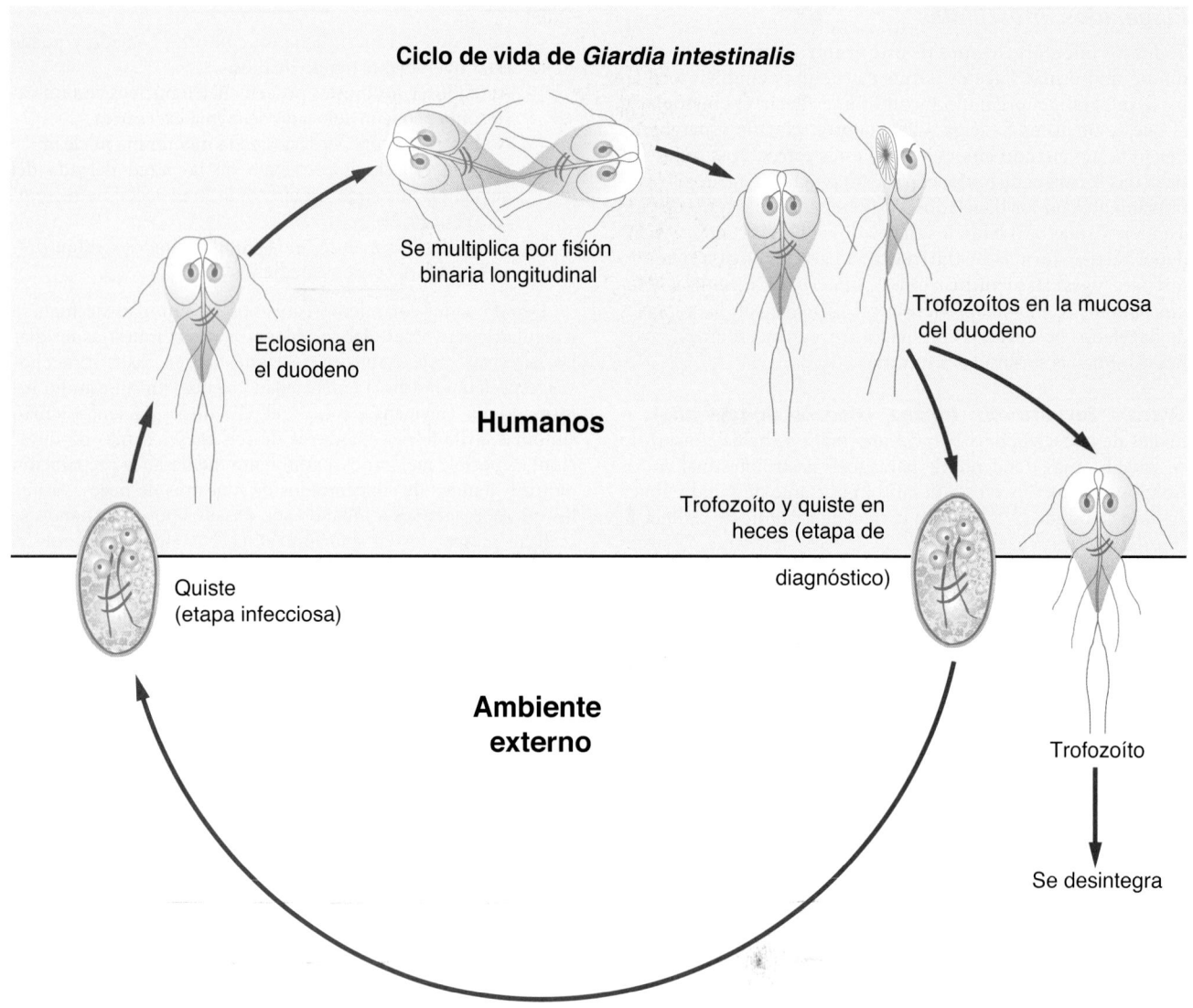

Ciclo de vida de *Giardia intestinalis*

Se multiplica por fisión binaria longitudinal

Eclosiona en el duodeno

Humanos

Trofozoítos en la mucosa del duodeno

Trofozoíto y quiste en heces (etapa de diagnóstico)

Quiste (etapa infecciosa)

Ambiente externo

Trofozoíto

Se desintegra

■ **FIGURA 22-4** El ciclo de vida de *G. intestinalis* también se completa simplemente por una vía de transmisión fecal-oral, con los quistes dotando al parásito de una supervivencia a largo plazo en el medio externo en condiciones ambientales adversas. Los quistes habitualmente encuentran su camino en arroyos y alcantarillados inadecuadamente controlados, y los arroyos de montaña río abajo provenientes de zonas pobladas por lo general están contaminados. Algunos animales también albergan las formas de *Giardia*. Los humanos se infectan por la ingestión de agua contaminada con materia fecal o alimentos frescos mal lavados. En el intestino humano, la multiplicación de trofozoítos tiene lugar a través de la fisión binaria. Los trofozoítos y los quistes son eliminados en las heces para completar el ciclo de vida.

Recuadro de correlación clínica **22-2** Giardiosis[272]

Síntomas

G. intestinalis, también denominada *G. duodenalis*, es causa conocida de diarrea aguda, dolor abdominal y, en algunos casos, de síntomas generales como pérdida de peso y lasitud. Los pacientes con infecciones crónicas pueden experimentar mala absorción y esteatorrea que simula esprúe. No se conoce el mecanismo exacto por el cual *Giardia* causa enfermedad. La oclusión física de la mucosa, la desconjugación de las sales biliares, la producción de enterotoxinas, la liberación de prostaglandina y la lesión de los bordes en cepillo de las células epiteliales de la mucosa son diversas hipótesis analizadas por Smith y Wolfe.[238] Los fármacos de elección en el tratamiento de la giardiosis, cuando está clínicamente indicado, son metronidazol o tinidazol.

Epidemiología

La mayoría de las infecciones son esporádicas, contraídas después de la exposición a alimentos o agua contaminados bajo diversas circunstancias. Los brotes producidos por fuentes de agua han sido revisados por Smith y Wolfe[238] en localidades tan diversas como Colorado, Rusia y Nueva York, y entre los campistas en el oeste de los Estados Unidos. En un seguimiento al brote en Aspen/Snowmass, Lapham y cols.[149] encontraron solamente dos casos de giardiosis entre los 225 visitantes, un índice mucho más bajo que el informado durante el brote antes citado. La giardiosis se ha informado entre personas que bebieron de un bebedero de agua municipal no filtrada en Dunedin, Nueva Zelanda,[77] de un suministro de agua tratada con cloro de la comunidad en Penticton, British Columbia,[176] entre niños de edad preescolar que bebían de suministros de agua en Lesotho[70] y del empleo de un nuevo tobogán de agua en un hotel, el cual había sido limpiado con bromuro y filtración de arena.[100] Aunque Holtan[127] y cols. han citado a los campistas como un grupo de alto riesgo de contraer giardiosis, Welch[264] encontró que ese riesgo es mínimo con base en la revisión de 104 manuscritos en relación con agua de montaña como una fuente potencial de infección. El autor coloca el mayor énfasis en la observación cuidadosa de las técnicas de lavado de manos sobre las de purificación del agua para disminuir el riesgo de infección. Existe un potencial zoonótico de que la giardiosis sea también transmitida por animales domésticos como terneros y corderos (y tal vez también por roedores silvestres), que constituyen un reservorio de la infección. Los niños que asistieron a centros de cuidado diurno en el pasado también se encuentran en un grupo de alto riesgo de contraer giardiosis, según lo evidenciado por tres brotes recientes informados en Wisconsin,[239] con tasas de ataque del 47, 17 y 37%, respectivamente, y en el sur de Ontario, Canadá,[274] donde casi el 10% de los niños de entre 2 y 5 años resultaron ser portadores de quistes de *Giardia*.

La sensibilidad y especificidad de estos equipos se aproxima al 100% en comparación con la microscopia.

Varios de estos estudios inmunocromatográficos (ICT) rápidos están disponibles en un formato combinado que incluye la detección de *Cryptosporidium* o *Giardia*. Al menos un producto también ofrece la detección de *C. parvum*, *G. duodenalis* y *E. histolytica*, pero este estudio requiere de heces frescas. Éstas ofrecen la ventaja del corto tiempo de prueba y múltiples resultados en un dispositivo de una reacción con excelente sensibilidad y especificidad.

Desde la década de 1990, se estableció el diagnóstico de giardiosis mediante el uso de métodos inmunológicos diseñados para detectar directamente el antígeno de *G. duodenalis* en muestras de heces.[147] Los EIA que utilizan anticuerpos preparados contra una variedad de antígenos de *Giardia* se convirtieron en la tecnología más utilizada.[241] Knisley y cols.[147] emplearon antisueros de conejo y cabra después de la inmunización con trofozoítos de *Giardia*, e informaron una sensibilidad del 92 y 87%, y una especificidad del 87 y 91%, respectivamente. Carlson y cols.[26] notificaron una correlación del 97% entre el EIA y el examen microscópico directo en 353 muestras de personas en los Estados Unidos. Stibbs,[241] utilizando un EIA de captura del antígeno basado en anticuerpos monoclonales para la detección de antígeno de *G. duodenalis* en muestras de heces humanas, encontró también una correlación del 97% con los exámenes microscópicos, incluyendo las muestras fijadas en formol.

Rostoff y cols.[216] evaluaron un EIA disponible comercialmente (ProSpecT/*Giardia*®; Alexon, Mountain View, CA) que detecta el antígeno específico de *Giardia* 65 (GAS 65). Las 93 muestras de heces obtenidas de pacientes sintomáticos que fueron positivas para *Giardia* en el examen microscópico fueron fuertemente positivas también en el examen visual y espectrofotométrico. De las 232 muestras recolectadas de forma aleatoria, sólo seis con resultados negativos en el examen microscópico tuvieron resultados positivos por EIA. Una revisión de la evidencia clínica sugiere fuertemente que estos seis pacientes tenían giardiosis. Con base en estos resultados, la prueba de EIA se realizó con una sensibilidad del 96% y una especificidad del 100%. Del mismo modo, Scheffler y Van Etta[224]

también demostraron que la detección de antígenos también presenta una alta sensibilidad y especificidad al evaluar las muestras de heces conservadas en formol. El equipo ProSpecT/*Giardia* mostró una sensibilidad del 95%, especificidad del 100%, valor predictivo positivo de 99.5% y valor predictivo negativo del 100%, en comparación con la microscopia convencional en el estudio de 223 muestras de heces conservadas en formol. En resumen, los EIA para *Giardia* representan métodos fáciles de utilizar y confiables para la evaluación rápida de las muestras de heces para el parásito intestinal más frecuente en América del Norte.

Otros flagelados intestinales

Chilomastix mesnili. Flagelado de distribución cosmopolita, con mayor frecuencia en las personas que viven en climas cálidos. Se considera no patógeno y no se requiere tratamiento cuando se encuentra en muestras de heces. Las infecciones se adquieren a través de la ingestión de alimentos y agua contaminados con heces; una mejor higiene personal y el saneamiento son fundamentales para reducir la incidencia de colonización por este microorganismo.

Las características clave para la identificación del flagelado son las siguientes:

Trofozoítos

- De contorno con forma de pera (piriformes), miden 6-24 μm de largo y 4-8 μm de ancho (lám. 22-3A).
- Hay un solo núcleo grande inmediatamente debajo de la membrana externa.
- Presenta un citostoma prominente adyacente al núcleo.
- Hay tres flagelos anteriores inmediatamente adyacentes al núcleo, que a menudo son difíciles de visualizar, pero se observan mejor al reducir la cantidad de luz del condensador y ajustando el foco.

Quistes

- Tienen forma de limón o de pera y miden 6-10 μm de largo, por 4-6 μm de ancho (lám. 22-3B).
- Presentan un botón hialino característico en un lado (lám. 22-3C).

- Poseen un solo núcleo con un pequeño cariosoma central.
- Presentan un citostoma curvo característico, que aparece como un "cayado de pastor", que es de valor diagnóstico cuando se observa.

Dientamoeba fragilis. Es un flagelado,[279] aunque los flagelos no se observan con el microscopio óptico. En la práctica, este microorganismo puede encontrarse como un trofozoíto ambiano, más que como un flagelado, en preparados microscópicos. Es patógeno, produce un síndrome caracterizado por diarrea persistente, dolor abdominal, pérdida de apetito, pérdida de peso, flatulencias y prurito anal.[269] Los microbiólogos en los laboratorios clínicos deben ser conscientes de que *D. fragilis* se aísla en muestras de heces cada vez con mayor frecuencia. Se ha informado en el 1.4-19% de las muestras enviadas para examen de rutina y hasta en el 47% de las poblaciones definidas, como en los pacientes de instituciones psiquiátricas.[279] En ciertos ámbitos, la identificación de *D. fragilis* en muestras de heces es tan frecuente como la de *G. duodenalis*; de hecho, en los laboratorios donde *G. duodenalis* se identifica para la exclusión de *D. fragilis*, puede ser necesaria una revisión de los métodos de recolección y de diagnóstico. Como los microorganismos son frágiles y no producen quistes, *D. fragilis* puede ser difícil de identificar en preparados en fresco y concentrados. Una revisión cuidadosa de la preparación teñida de forma permanente es prácticamente obligatoria para la detección de este parásito.

Grendon y cols.[101] advierten que la identificación de *D. fragilis* se vuelve prácticamente imposible si no se utilizan las técnicas recomendadas de fijación y de tinción permanente. Para aumentar las probabilidades, se recomienda la fijación en PVA, SAF o Schaudinn de todas las muestras de heces presentadas para su examen, y, asimismo, independientemente de su consistencia, deben teñirse de forma permanente antes de su estudio microscópico. Chan y cols.[30] utilizaron de manera eficaz una prueba de anticuerpos de fluorescencia indirecta para mejorar el estudio de muestras de heces preservadas para *D. fragilis*, y sugieren además que la realización de pruebas de ELISA para detectar antígenos de *D. fragilis* en las muestras de heces mejora la eficacia.

La identificación de *D. fragilis* se hace en preparados fecales mediante la observación del trofozoíto. No se ha identificado una etapa quística de manera convincente. Existe la noción de que se ha descubierto una forma de quiste, pero esto no ha sido corroborado de forma independiente. A pesar de ello, los quistes no son fácilmente observables en las muestras clínicas, así que, aunque finalmente se produzcan, no son de valor diagnóstico. Las características morfológicas diagnósticas de *D. fragilis* son las siguientes:

- La aparición de una forma asimétrica "ameboide", de 5-12 μm de largo.
- La presencia de dos núcleos (lám. 22-3D). Aproximadamente el 20% de las formas llegan a poseer un núcleo único, las cuales son difíciles de distinguir de los trofozoítos de *E. nana*. El análisis de los frotis generalmente revelará las formas de doble núcleo, que resultan más diagnósticas.
- Se pueden observar cariosomas prominentes que se fragmentan en cuatro a ocho gránulos y cuya presencia es útil para el diagnóstico.
- Seudópodos claros, de lóbulos relativamente amplios, que proporcionan movilidad útil cuando se observan en preparados en fresco; lo anterior es de utilidad limitada por la escasa frecuencia con la que se realizan preparados directos en fresco sobre heces frescas.

Como *D. fragilis* no cuenta con un estadio quístico identificado o bien caracterizado, el contagio directo por alimentos o agua de un hospedero a otro es menos probable. La nueve veces mayor incidencia de *D. fragilis* en los pacientes con infección por oxiuros sugiere que los huevos de *Enterobius vermicularis* pueden estar infectados con los flagelados o servir de vector para la transferencia entre los humanos. Esta posibilidad también puede explicar por qué casi el 50% de los casos informados de dientamebosis se presentan en pacientes menores de 20 años de edad. Los tratamientos de los pacientes sintomáticos incluyen tetraciclina y metronidazol, entre otros.

Pentatrichomonas hominis. Conocido anteriormente como *Trichomonas*, este parásito se ha encontrado en todas las partes del mundo. Aunque se ha aislado de muestras de heces diarreicas, no se considera patógeno. Se dificulta su identificación definitiva en preparados de heces teñidos porque los trofozoítos son frágiles y no se tiñen bien. No cuentan con estadio quístico.

La identificación se realiza mediante la detección de trofozoítos, que poseen las siguientes características:

- Miden 7-15 μm largo por 4- 7 μm de ancho, tienen forma de lágrima y poseen un solo núcleo anterior, ligeramente desplazado de la membrana externa, lo que ayuda a distinguirlo de *C. mesnili* (lám. 22-3E).
- Poseen una membrana ondulante que se extiende a todo lo largo, ayudando a la distinción de este microorganismo de *Trichomonas vaginalis*, cuya membrana ondulante se extiende sólo la mitad o un poco más de la mitad de su cuerpo. En la práctica, esto es no útil, pues las membranas ondulantes no se observan en los frotis regulares con tinción tricrómica, más bien se requieren preparados de cultivos anóxicos para demostrar esta característica.
- En los preparados en fresco, que también son poco habituales en estos microorganismos, tienen una movilidad algo rígida, rotativa, mediante la acción de un único flagelo que se encuentra a lo largo de una membrana ondulante que se extiende a todo lo largo del cuerpo.
- Las formas típicas observadas en muestras de heces son probablemente *P. hominis*. Es importante no confundir *P. hominis* con *T. vaginalis*, ya que esta última es una enfermedad de transmisión sexual.

Ciliados: Balantidium coli

Balantidium coli es el único miembro de los ciliados conocido por infectar a los humanos. El modo de transmisión entre humanos es a través de una vía simple fecal-oral, y no es necesario un hospedero intermedio para completar el ciclo de vida. El ciclo de vida de *B. coli* se muestra en la figura 22-5. Aunque *B. coli* se encuentra principalmente en los cerdos y con menor frecuencia en otros animales, tiene una distribución mundial. La balantidiosis humana es más frecuente en lugares donde se crían y sacrifican cerdos.[86] Los informes de infección son infrecuentes, con la mayor parte de casos en Latinoamérica, el Lejano Oriente y Nueva Guinea. La infestación en humanos por lo general es no invasiva, asintomática y autolimitada. En pacientes debilitados que portan una carga alta de trofozoítos, puede producir diarrea con sangre, deshidratación grave o, en raras ocasiones, la muerte. Forman "úlceras en forma de matraz" similares a las producidas por *E. histolytica*. La lámina 22-3F muestra varios trofozoítos de *B. coli* que invaden la submucosa del intestino. Esta microfotografía fue preparada a partir de un raro caso mortal de infección por

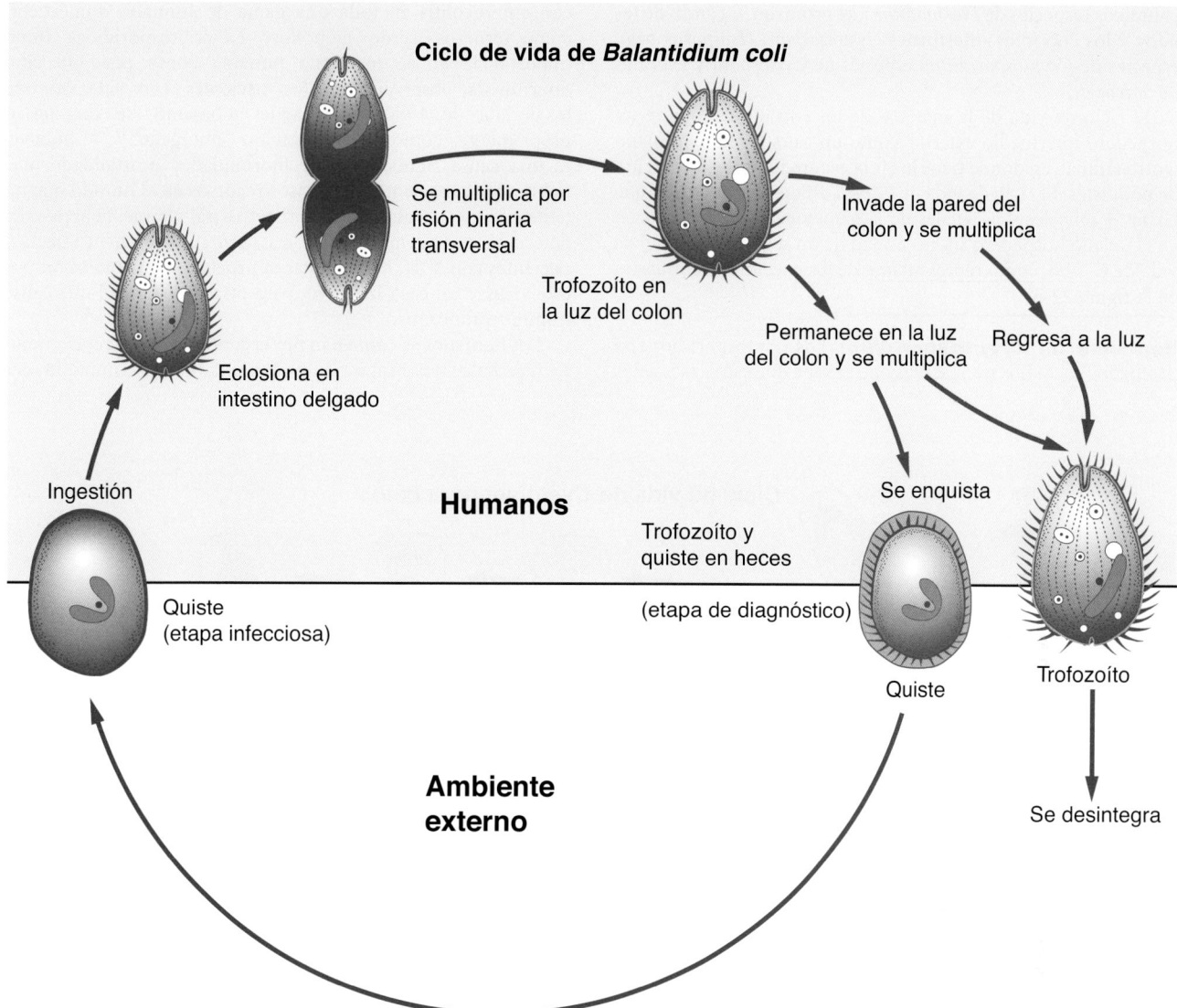

Ciclo de vida de *Balantidium coli*

Se multiplica por fisión binaria transversal

Trofozoíto en la luz del colon

Invade la pared del colon y se multiplica

Permanece en la luz del colon y se multiplica

Regresa a la luz

Eclosiona en intestino delgado

Ingestión

Humanos

Se enquista

Trofozoíto y quiste en heces

(etapa de diagnóstico)

Quiste (etapa infecciosa)

Quiste

Trofozoíto

Ambiente externo

Se desintegra

■ **FIGURA 22-5** El ciclo de vida de *B. coli* es sencillo, pues no requiere de ningún hospedero intermedio. Los quistes se eliminan en las heces en el ambiente externo. Después de la ingestión de agua o alimentos contaminados con quistes, éstos eclosionan en el intestino. Después, ocurre la multiplicación por fisión binaria y los trofozoítos ocupan el colon. Después de la enquistación, los quistes se eliminan otra vez en las heces para completar el ciclo de vida.

Balantidium. Las úlceras intestinales, la linfadenitis mesentérica y la poco frecuente extensión extraintestinal al hígado, pulmón y otros órganos se han informado en pacientes aislados.[146] Se ha utilizado con eficacia tetraciclina, metronidazol e iodoquinol.

B. coli es reconocido fácilmente en muestras de heces debido a su gran tamaño (100 μm o mayor en diámetro). Las características adicionales del diagnóstico incluyen:

Trofozoíto
- La membrana de la célula está cubierta a lo largo de toda la circunferencia de cilios cortos y delicados.
- Hay un macronúcleo grande, en forma de riñón. Éste es más visible en preparados directos teñidos con yodo (lám. 22-3G).
- Un micronúcleo pequeño y esférico se presenta junto al macronúcleo. Esto no siempre es evidente en cada microorganismo.

- Se observa un movimiento rotatorio y lento en los preparados en fresco.

Quiste
- Los quistes son de forma esférica a elipsoide y miden 50-65 μm.
- Un solo macronúcleo en forma de riñón, a menudo con un micronúcleo pequeño, esférico (lám. 22-3H).
- Persisten pequeñas vacuolas en el citoplasma.
- Los cilios están retraídos dentro de una pared gruesa y resistente.

Coccidios

Los microorganismos conocidos como *coccidios* son miembros del filo *Apicomplexa*, clase *Coccidia* y orden *Eimeriida*. Son parásitos tisulares estrictos con estadios sexuales y asexuales en su ciclo de vida. En este grupo se encuentran los parásitos palúdicos (especies de *Plasmodium*), el protozoo *T. gondii* de tejidos y los coccidios intestinales *Cystoisospora* (*Isospora*) *belli*, especies de *Cryptosporidium*, especies de *Cyclospora* y especies de *Sarcocystis*.

El ciclo de vida de la mayoría de los coccidios requiere un hospedero intermedio externo, como un gato, ternero, humano u otro animal, en donde tiene lugar la esporogénesis y formación de ooquistes. El ciclo de vida de *C. belli* difiere solamente en que las fases sexuales y asexuales de la gametogénesis se producen en el mismo hospedero sin necesidad de un segundo. El ciclo de vida de *C. belli*, como representante de los coccidios, se muestra en la figura 22-6.

Especies de *Cryptosporidium*. Los criptosporidios son protozoos coccidios minúsculos que se sabe que están asociados

con enterocolitis en toda una gama de animales domésticos, como terneros, cerdos y pollos.[7] La criptosporidiosis tomó importancia en la medicina humana como una infección oportunista observada en los pacientes con sida durante la década de 1980.[248] En aquel momento, se caracterizó propiamente como una infección emergente.[49,184] Todavía es una causa significativa de morbilidad y mortalidad en la población de pacientes de escasos recursos en el mundo que no tienen acceso a tratamiento antirretroviral altamente activo. La detección de *Cryptosporidium* o *C. belli*, que también infecta a pacientes con VIH, debe incitar la prueba para la infección por este virus y, en caso negativo, para otra enfermedad que cause inmunocompromiso.

Los humanos se contagian por el contacto directo con animales infectados o por ingestión de agua o alimentos contaminados

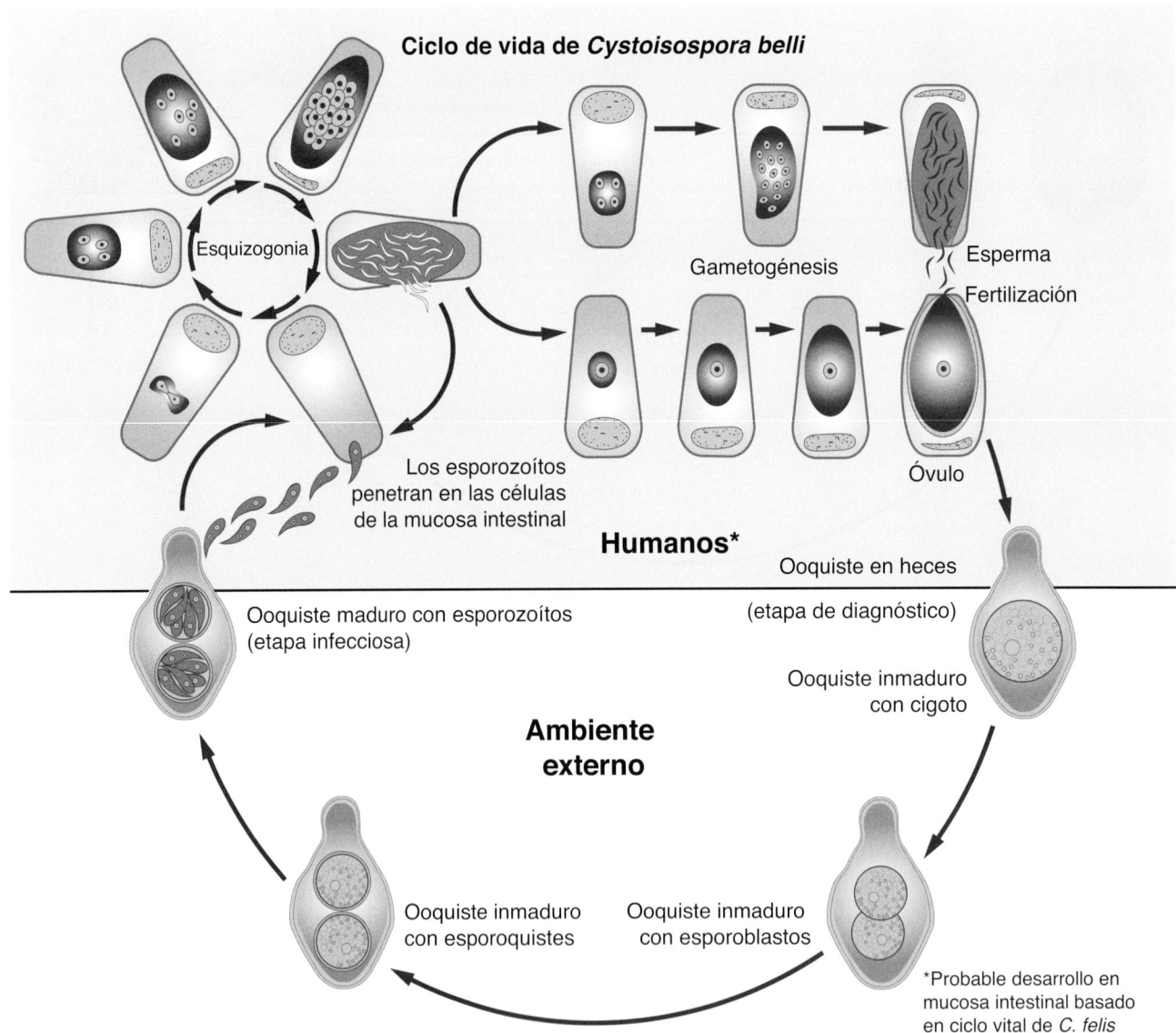

Ciclo de vida de *Cystoisospora belli*

Esquizogonia

Gametogénesis

Esperma

Fertilización

Óvulo

Los esporozoítos penetran en las células de la mucosa intestinal

Humanos*

Ooquiste en heces

(etapa de diagnóstico)

Ooquiste maduro con esporozoítos (etapa infecciosa)

Ooquiste inmaduro con cigoto

Ambiente externo

Ooquiste inmaduro con esporoquistes

Ooquiste inmaduro con esporoblastos

*Probable desarrollo en mucosa intestinal basado en ciclo vital de *C. felis*

■ **FIGURA 22-6** Ciclo de vida de *C. belli*. Los ooquistes inmaduros que contienen un esporoquiste son liberados en las heces en el ambiente externo. Bajo condiciones ambientales ideales, los ooquistes maduran y se desarrollan dos esporozoitos que constituyen la forma infecciosa. Ante la ingestión de ooquistes infecciosos en alimentos o agua contaminados por un hospedero humano, la eclosión tiene lugar en el intestino. El esporoquiste liberado invade las células epiteliales mucosas en las que se produce la esquizogonia. Los esporozoítos maduros son liberados desde las células intestinales. En el proceso de gametogénesis se forman los gametocitos masculinos y femeninos. Después de la fecundación, se desarrolla un ooquiste con una gruesa pared celular. La liberación de estos ooquistes inmaduros en el entorno externo completa el ciclo de vida.

con heces. Reducir la transmisión mediante el agua de *Cryptosporidium* es particularmente difícil, puesto que los ooquistes son resistentes a la cloración y pueden persistir en los suministros de agua tratada.[237] Dos importantes brotes de gastroenteritis y enfermedad diarreica han sido informados en individuos inmunocompetentes: uno en Milwaukee,[161] con más de 300 000 personas afectadas, y otro en Carroll County, Georgia,[114] con unas 90 000 personas documentadas con criptosporidiosis aguda. El único factor de riesgo colectivo determinado en cada uno de estos brotes fue la exposición a fuentes públicas de agua, la cual era filtrada y clorada en cumplimiento de las directrices de las autoridades de protección ambiental.

El microorganismo se limita a las microvellosidades de las células epiteliales intestinales durante todas las etapas de desarrollo. Por lo tanto, el diagnóstico puede realizarse en cortes de intestino delgado teñidos con hematoxilina y eosina (H&E) mediante la observación de los ooquistes pequeños, frecuentemente en gran número, unidos a la superficie de las células epiteliales que recubren las vellosidades (lám. 22-4A). Los ooquistes tienen una propensión a adherirse al borde en cepillo de las células epiteliales con pérdida o degeneración de las microvellosidades en el área de adhesión.[184] La pérdida de microvellosidades puede producir diarrea, mala absorción y digestión deteriorada, que constituyen el síndrome clínico. Los volúmenes importantes de diarrea en el hospedero inmunodeprimido con infección grave causan alteraciones de electrólitos y pueden ser potencialmente mortales. Las manifestaciones clínicas de la criptosporidiosis se presentan en el recuadro de correlación clínica 22-3.

El diagnóstico se hace frecuentemente mediante la identificación de ooquistes en las muestras de heces.[136] Son extremadamente difíciles de identificar en los preparados en fresco de yodo estándar y en frotis modificados con tinción tricrómica permanente. La detección eficaz se basa en el uso de EIA/pruebas inmunofluorescentes o en la utilización de tinción de ácido alcohol resistencia modificada. Los criptosporidios tienen las siguientes características:

- Los criptosporidios miden 5-6 μm de diámetro, presentan una forma ovoide a esférica y se muestran muy refringentes cuando se observan en preparados de flotación (fig. 22-7).[156]
- Internamente, se logran observar pequeños gránulos o, con microscopia de contraste de fase, se pueden ver hasta

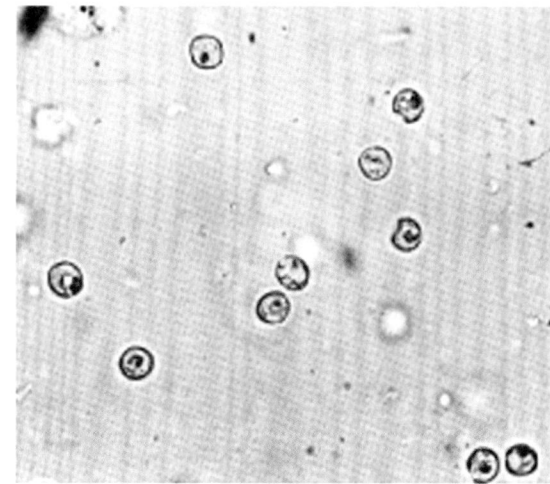

■ **FIGURA 22-7** Ooquistes de criptosporidios como se observan en un preparado de heces por flotación (ampliación original 1 280×) (cortesía de Bruce C. Anderson).

cuatro esporozoítos delgados en forma de arco en cada ooquiste.[49,184] Esto no se observa frecuentemente en la preparación estándar.

- Estos microorganismos se observan como ooquistes esféricos teñidos de rojo homogéneo, de 4-6 μm de diámetro, cuando se estudian preparados de heces con tinción de ácido alcohol resistencia (lám. 22-4B).

Con las infecciones fuertes, las técnicas de concentración utilizadas de manera rutinaria para el aislamiento de huevos y parásitos en la mayoría de los laboratorios son adecuadas para la obtención de ooquistes de *Cryptosporidium*. Con las infecciones leves, se puede realizar el método de flotación de azúcar de Sheather, según describe Garza[89] (recuadro 22-4), aunque esto se emplea de manera infrecuente en la práctica actual. Una técnica modificada de concentración de heces de formol-etil acetato (FEA) para detectar ooquistes de *Cryptosporidium* en muestras de heces es de uso generalizado. Siguiendo el procedimiento habitual de la FEA, el sedimento fue separado en capas y sometido a flotación sobre una solución salina hipertónica para separar los parásitos de los residuos de las heces. Esta técnica demostró la mejoría más significativa en el aislamiento de

Recuadro de correlación clínica 22-3 Criptosporidiosis

El síndrome clínico de la criptosporidiosis incluye una diarrea similar a la del cólera, acuosa o mucosa, gastroenteritis persistente con grados variables de vómitos y cólicos abdominales, malabsorción y febrícula. En pacientes inmunocompetentes, el síndrome es autolimitado, con síntomas que disminuyen durante 7-14 días. Sin embargo, la criptosporidiosis en pacientes con sida u otras enfermedades con profundo inmunocompromiso a menudo es particularmente problemática debido a la diarrea acuosa prolongada y progresiva grave que puede durar meses. En estos pacientes, el tratamiento debe ser agresivo, sobre todo si el recuento de CD4 está por debajo de 200/mm^3.

Después de la infección, las heces positivas para ooquistes se observan una vez que transcurrieron de 7-28 días de la infección, con un período de incubación promedio de 7.2 días. Por el contrario, Shepherd y cols.,[229] en un estudio de 49 pacientes, encontraron que la mayoría de los sujetos de estudio dejaron de eliminar ooquistes por 20 días, con síntomas relacionados con la eliminación en 25 de los 49 individuos. Así, la duración de la diarrea y el inicio y duración de la eliminación de ooquistes son dependientes del paciente.[136] Los regímenes terapéuticos se han desarrollado en gran medida en personas gravemente inmunodeprimidas, quizá debido a la vacuola parasitófora única que se forma dentro de la célula del hospedero, protegiendo al parásito de los antimicrobianos.

Hoy en día, el tratamiento con azitromicina,[267] nitazoxanida y paromomicina[73] es parcialmente activo, pero la reversión de la inmunodepresión, si es posible, es importante para lograr la eliminación del parásito.[40] Se han publicado excelentes revisiones de la clínica, epidemiología y aspectos de parasitología de la criptosporidiosis.[184,267]

Técnica de flotación de Sheather para el aislamiento de ooquistes de *Cryptosporidium* en muestras de heces

1. Se prepara una suspensión densa de heces en solución salina fisiológica y se filtra a través de una gasa en un tubo de centrifugadora hasta la mitad de su capacidad.

2. Añadir un volumen igual de solución de azúcar de Sheather (500 g de sacarosa, 320 mL de agua destilada y 615 g de fenol fundido) para llevar la superficie del líquido un poco más arriba de la parte superior del tubo. Mezclar suavemente la suspensión con una varilla.

3. Colocar un cubreobjetos de 18 o 22 mm² sobre la superficie de la suspensión y dejar en reposo completo durante 45 min.

4. Retirar suavemente el cubreobjetos y montar en un portaobjetos de vidrio. Observar bajo el microscopio de contraste de fase para detectar los ooquistes esféricos, altamente refringentes, de 5 μm de diámetro.[87]

ooquistes de las muestras de heces que eran formadas y no grasas. Con frecuencia se emplea una tinción de ácido alcohol resistencia modificada para detectar ooquistes de *Cryptosporidium* en frotis secados al aire, fijados en metanol, preparados directamente de una muestra de heces.[89] La tinción de fucsina fenicada se aplica al frotis de la misma manera que la tinción acidorresistente de rutina; sin embargo, el ácido sulfúrico (H_2SO_4) al 1% se utiliza como decolorante en vez del alcohol ácido. Los ooquistes se observan de color rosa y rojo contra el fondo verde claro de la contratinción.

Varios equipos de inmunoanálisis están disponibles comercialmente para la detección de ooquistes de *Cryptosporidium* en muestras de heces.[88] En un estudio comparativo, García y Shimizu[85] encontraron una sensibilidad del 98-99% y una especificidad del 100% para la detección de ooquistes de *Cryptosporidium* usando ProSpecT® (Alexon), el Meridian Premier *Cryptosporidium*® y los equipos de Meridian MERIFLUOR *Cryptosporidium/Giardia* EIA® (Meridian Diagnostics). Esto confirma resultados similares informados previamente por Kehl y cols.,[140] quienes encontraron que el estudio de Color Vue *Cryptosporidium*® (Seardyn, Indianápolis, IN), el estudio de microtitulación ProSpecT *Cryptosporidium* y el equipo de MERIFLUOR *Cryptosporidium*, mencionados anteriormente, fueron igualmente sensibles y específicos para la detección de *Cryptosporidium*, aunque en su experiencia el procedimiento de inmunofluorescencia fue considerado el más fácil de leer y requirió el menor tiempo de trabajo de los técnicos.

La extrema sensibilidad y especificidad de los métodos basados en PCR para la detección de ooquistes de *Cryptosporidium* los hacen bastante atractivos, particularmente en el análisis de agua potable. Estos estudios de PCR pueden detectar desde un solo ooquiste en una muestra, lo que los hace los métodos más sensibles disponibles.[79,177] La detección de PCR de los ooquistes también puede verse afectada por numerosas sustancias que se encuentran en las muestras, para las cuales se han desarrollado técnicas de extracción de ácidos nucleicos especiales.[52,285] Esto ha requerido la optimización de métodos para evitar la inhibición de la amplificación. Más recientemente, varios estudios de PCR múltiple han salido al mercado, los cuales adoptan un abordaje sindrómico para el diagnóstico de la gastroenteritis infecciosa. Los estudios están aprobados por la FDA o pendientes de aprobación, son fáciles de emplear y detectan una amplia variedad de patógenos, como las causas más frecuentes de gastroenteritis bacteriana, vírica y parasitaria, incluyendo *Cryptosporidium*. Clark ha examinado la biología, el diagnóstico, los procedimientos para la identificación de laboratorio y el tratamiento de la criptosporidiosis para quienes deseen abundar en el tema.[40]

Cyclospora cayetanensis. Los microorganismos que hoy se incluyen en el género *Cyclospora* originalmente se consideraban cianobacterias o algas verdeazules.[155,187,192,236] Las especies de *Cyclospora* poseen características morfológicas similares a *Cystoisospora* y *Cryptosporidium*, excepto que tienen dos esporoquistes por ooquiste y dos esporozoítos por esporoquiste (*C. belli* tiene dos esporoquistes por ooquiste y cuatro esporozoítos por esporoquiste; las especies de *Cryptosporidium* tienen cuatro esporozoítos no enquistados por ooquiste).[75] El nombre de la especie, *Cyclospora cayetanensis*, rinde homenaje a la Universidad Peruana Cayetano Heredia en Lima, Perú, la institución donde se realizó gran parte de la investigación epidemiológica y taxonómica original.

En muestras de heces sin teñir, no concentradas, los ooquistes de *Cyclospora* se observan como especies no refringentes, esféricas a ovales y con cuerpos ligeramente arrugados, y miden 8-10 μm de diámetro. Esto es casi dos veces el tamaño de los ooquistes de las especies de *Cryptosporidium* y un rasgo diferenciador importante. Hay un conglomerado interno de glóbulos unidos a la membrana dentro de la célula.[16] Estos parásitos son ácido alcohol resistentes y se tiñen con un color rosa rojo o rosado pálido con tinción más oscura de las estructuras internas (lám. 22-4C). Las células más viejas pueden no teñirse. Por lo tanto, es frecuente encontrar formas teñidas y sin teñir, y es también un rasgo diferenciador útil. Los ooquistes se tiñen de color rojo anaranjado con safranina. No se tiñen con hematoxilina férrica, plata de metenamina de Grocott-Gomori, yodo o ácido peryódico de Schiff (PAS, *periodic acid-Schiff*).[155] La autofluorescencia de los ooquistes es de color verde oscuro (filtro de excitación de 450-490 DM) o azul intenso (filtro de excitación de 365 DM) bajo epifluorescencia. Los directores y supervisores de los laboratorios de microbiología deben decidir si las muestras de heces se examinarán de manera habitual para detectar la presencia de *Cryptosporidium* y *Cyclospora*. En muchos entornos, el desempeño de una tinción de ácido alcohol resistencia en una muestra de heces requiere una orden separada. Esta tinción adicional podría añadirse fácilmente a los estudios de heces de rutina en situaciones de brotes. Uno de los estudios de PCR múltiple recientemente aprobados por la FDA incluye reactivos cuyo objetivo es *Cyclospora*.

El ciclo de vida de *Cyclospora*, que también es miembro del apicomplejo, es similar a la de las especies de *Cryptosporidium*. Los esporozoítos eclosionan de los ooquistes en el tubo digestivo poco después de la ingestión de agua o alimentos contaminados. Los esporozoítos entran a las células epiteliales en el intestino delgado. No se conoce el mecanismo por el cual se produce la diarrea; la endoscopia revela eritema moderado a marcado del duodeno distal. Las biopsias de duodeno y yeyuno revelan vellosidades romas, atrofia de las vellosidades e hiperplasia de la cripta en diferentes grados. La ausencia de leucocitos y eritrocitos en heces indica que el proceso no es invasivo; la alteración en la absorción de D-xilosa implica un síndrome de malabsorción.

La enfermedad por lo general sigue a la ingestión de agua o alimentos contaminados y se presenta principalmente en los meses de verano. Hay numerosos brotes que se han informado, cuya revisión resulta instructiva. Sólo unos pocos serán mencionados aquí. La leche en polvo diluida con agua antes de su consumo ha sido implicada.[277] En un brote en Chicago en el Cook County Hospital, se desarrolló diarrea en el personal interno y los empleados después de una falla de la bomba de agua en un dormitorio.[276] La enfermedad ligada a *Cyclospora* se presenta con frecuencia como diarrea del viajero, con varias citas en la literatura médica sobre la diarrea en los viajeros que vuelven de Haití, México, Guatemala, Puerto Rico, Marruecos, Camboya, Pakistán, India, Islas Salomón y, sobre todo, Nepal.[125,205] En concreto, los brotes en los Estados Unidos y Canadá durante los meses de las primaveras de 1996 y 1997 se relacionan con la ingestión de frambuesas importadas de Guatemala.[117] Han ocurrido 27 brotes notificados de ciclosporidiosis en los Estados Unidos desde el año 2000 al 2013. Aunque las frambuesas fueron la causa sospechada en al menos cuatro de estos brotes, otros alimentos implicados incluyen albahaca, moras, chícharos (guisantes) dulces, y ensalada embolsada (http://www.cdc.gov/parasites/cyclosporiasis/outbreaks/foodborneoutbreaks.html). Sifuentes-Osornio y cols.[232] revisaron y compararon ciclosporidiosis en pacientes con y sin sida. El período de incubación fue de 2-7 días. La aparición de diarrea puede ser abrupta (68% de los casos) o gradual (32%).[225] La diarrea acuosa, que es autolimitada en los pacientes inmunocompetentes (rara vez más de 12 días de duración), puede acompañarse de náuseas leves, calambres abdominales, fatiga y malestar.[229] En los pacientes inmunodeprimidos, la diarrea puede ser prolongada, durando de 4 a 6 semanas, puede simular esprúe tropical y puede estar asociada con enfermedad biliar. La diarrea voluminosa que puede presentarse en estos pacientes conduce a deshidratación mortal y alteraciones de electrólitos. En una revisión de muestras de heces de 450 pacientes con sida, Pappe y cols.[192] encontraron especies de *Cryptosporidium* en las muestras de heces de 135 (30%), *C. belli* en el 12%, *Cyclospora* en el 11%, *Giardia* en el 3% y *E. histolytica* en el 1%.

El tratamiento farmacológico específico ha demostrado tener una eficacia limitada. Trimetoprima-sulfametoxazol oral ha sido eficaz en el tratamiento de algunos pacientes; el metronidazol, norfloxacino, quinacrina, ácido nalidíxico y furoato de diloxanida se han utilizado con éxito variable en otros casos.[126,192] En individuos con inmunodepresión grave, el tratamiento se limita con frecuencia al cuidado de sostén con hidratación y suplementos nutricionales, aunque Pappe y cols.[192] encontraron que trimetoprima-sulfametoxazol es eficaz en algunos pacientes, particularmente cuando se prescribieron dosis crecientes. En un estudio realizado en Nepal, la diseminación de ooquistes y la desaparición de síntomas ocurrió después de siete días de tratamiento.[125] Se deben realizar todos los esfuerzos para revertir la inmunodepresión si es posible, pues el sistema inmunitario restaurado ayudará en la eliminación de la infección.

Cystoisospora belli. La cistoisosporiosis, una enfermedad caracterizada por diarrea y malabsorción, antes se encontraba sólo rara vez y se consideraba de importancia clínica limitada. La enfermedad grave puede presentarse en hospederos inmunodeprimidos en quienes es posible observar fuertes concentraciones de microorganismos en el intestino. En casos prolongados, puede aparecer fiebre, dolor de cabeza, esteatorrea y pérdida de peso; se han informado muertes debido a deshidratación y desequilibrio electrolítico en infecciones intensas. La enfermedad puede persistir durante meses en estos pacientes. Se aísla con mayor frecuencia en individuos con sida y la detección de este microorganismo debe incitar preguntas con respecto a comportamientos de alto riesgo, la prueba del VIH u otras afecciones que implican inmunodepresión. García[87] informó sobre varios pacientes con sida que tenían enfermedad intestinal y extraintestinal debilitante causada por este microorganismo. También se recomienda que los pacientes con VIH que planeen viajar a Centro y Sudamérica, o a países con recursos limitados, se mantengan alertas sobre la transmisión de *C. belli* a través del agua y los alimentos, y que consideren la quimioprofilaxis. Aunque los individuos inmunodeprimidos están en riesgo de enfermedad grave, la cistoisosporiosis puede infectar también a individuos inmunocompetentes.[199] El fármaco de elección es trimetoprima-sulfametoxazol; también la pirimetamina es una alternativa eficaz.

Las infecciones por *C. belli* en humanos difieren de las de otros coccidios en tanto las formas sexuales y asexuales habitan el intestino humano. Por lo tanto, un segundo hospedero no es necesario para completar el ciclo de vida. La transmisión de persona a persona puede presentarse después de la ingestión de ooquistes infectantes en alimentos y agua contaminados con heces; así, la enfermedad no es una zoonosis.

Los ooquistes son las formas diagnósticas en las muestras de heces humanas. Miden 25-30 µm de diámetro, poseen una pared delgada y lisa, y son inmóviles en heces frescas. Los ooquistes inmaduros contienen un único esporoquiste (lám. 22-4E); por lo general, se observan ooquistes maduros que contienen dos esporoquistes en muestras de heces (lám. 22-4F).

Especies de *Sarcocystis*. Las especies de *Sarcocystis* utilizan dos mamíferos para la fase sexual y la fase asexual de su ciclo de vida. Los humanos pueden servir como el hospedero intermedio o definitivo. Como hospedero definitivo, los humanos contraen la infección por la ingestión de carne de res o cerdo infectada y mal cocida; el ciclo sexual del microorganismo se desarrolla en la porción subepitelial de la mucosa del intestino delgado. Las infecciones intestinales se relacionan con *S. hominis* o *S. suihominis*; a menudo son asintomáticas, pero en ocasiones pueden causar un síndrome diarreico similar al que se produce por *C. belli*. Las formas de diagnóstico en las muestras de heces son ooquistes ampliamente ovalados, que miden entre 10 y 20 µm. Contienen dos esporoquistes que se asemejan a los de *C. belli*. También se pueden observar esporoquistes únicos que miden 13-17 µm.

Con el ser humano como hospedero intermedio, lo cual sucede cuando ingiere accidentalmente ooquistes provenientes de otras fuentes de heces de animales, la sarcocistosis se desarrolla en el músculo esquelético y puede observarse en las biopsias de músculo esquelético, o se ha visto en músculo esquelético en la autopsia.[14] La sarcocistosis en músculo esquelético mide aproximadamente 100 por 300 µm (lám. 22-4G). Esta forma es generalmente asintomática; sin embargo, en raras ocasiones se informaron antecedentes de polimiositis y eosinofilia. Arness y otros autores[9] notificaron un brote de miositis eosinofílica aguda entre un equipo militar de 15 hombres estadounidenses que trabajaban en la Malasia rural. Los grados variables de fiebre, mialgia, broncoespasmo, erupciones pruríticas fugaces, linfadenopatía transitoria y nódulos subcutáneos en siete soldados fueron los síntomas más frecuentes de la sarcocistosis. Las alteraciones de laboratorio incluyen eosinofilia, velocidad de sedimentación globular alta y concentraciones altas de creatina-cinasa en músculo. Las especies de *Sarcocystis* se aislaron de una biopsia de músculo esquelético del paciente que fue identificado como el caso cero. Los síntomas persistieron en algunos soldados por hasta cinco años. En estos casos más prolongados, la miositis crónica, la fascitis y la mionecrosis con calcificación se puede observar histológicamente.

Nematodos

Los nematodos son parásitos helmintos; los adultos se caracterizan por un cuerpo cónico, cilíndrico, con músculos orientados longitudinalmente y un esófago trirradiado. Las especies de nematodos intestinales (ascárides) que con mayor frecuencia infectan a los humanos son las siguientes:

Ascaris lumbricoides
Trichuris trichiura
Anquilostomas: *Necator americanus* y *Ancylostoma duodenale*
Strongyloides stercoralis
Enterobius vermicularis

Se ha estimado que la cantidad de personas en todo el mundo infectadas por nematodos intestinales asciende a miles de millones, y aumenta a medida que crece la población mundial, particularmente en áreas de recursos limitados.[20,24,31] La magnitud de estas cifras se traduce en considerable morbilidad y mortalidad humana como consecuencia de este parásito, debido a una variedad de mecanismos, como obstrucción intestinal, desnutrición y pérdida de sangre. Por lo tanto, es muy probable que los laboratorios clínicos detecten los huevos, larvas o incluso algún adulto de uno de estos parásitos.

Los ciclos de vida de este grupo de helmintos varían en complejidad y modos de infección. Sin embargo, ninguno de estos nematodos utiliza un hospedero intermedio en su ciclo de vida (fig. 22-8). No obstante, la mayoría requieren una etapa fuera del hospedero humano para que los óvulos se desarrollen en una forma contagiosa.

El óvulo es un gameto maduro producido por las hembras adultas que residen en el intestino y se eliminan con las heces. Esta forma es la fase latente, que funciona como forma infecciosa en la mayoría de los casos. También es la forma que se observa en el examen microscópico de las heces y se utilizará para hacer el diagnóstico definitivo. Los óvulos de la mayoría de las especies de nematodos requieren fases intermedias de desarrollo en el medio externo para desarrollar larvas viables. Este desarrollo depende de la temperatura, la humedad y la naturaleza del suelo en donde se excretan. En este capítulo se presentan ilustraciones del ciclo de vida con leyendas para varias de las especies de nematodos.

Ascariosis y Ascaris lumbricoides

Se ha estimado que *A. lumbricoides* sólo afecta a aproximadamente al 25% de la población mundial, lo que asciende a 1.7 mil millones de personas.[24] La mayor prevalencia de la enfermedad se presenta en personas a menudo desnutridas que residen en países de escasos recursos. Las áreas urbanas con servicios de agua y tratamiento de residuos tienen una baja incidencia de la enfermedad. *A. lumbricoides* experimenta un ciclo de vida conocido como *indirecto*. Después de la ingestión de un huevo fertilizado y su eclosión, la larva penetra la pared del intestino y comienza una migración a los pulmones. Penetra en los pulmones, entra en los bronquiolos y eventualmente es deglutida. La segunda exposición al tubo digestivo provoca el desarrollo

de la forma adulta. Estos nematodos presentan una alta adaptación a su hospedero humano y, por lo tanto, el daño tisular producido con la migración es mínimo. La neumonía eosinófila transitoria o neumonitis que se produce se denomina *neumonía de Löeffler*. La migración de numerosos parásitos debido a la exposición a múltiples huevos estaría asociada con un daño tisular más extenso. Este ciclo de vida indirecto será muy importante en términos médicos para otro nematodo que se describirá a continuación, *S. stercoralis*. Aunque las infecciones por algunos parásitos pueden pasar inadvertidas médicamente, la obstrucción mecánica del intestino puede presentarse con las grandes infecciones.[12] El ciclo de vida de *A. lumbricoides* se muestra en la figura 22-8.

Las manifestaciones clínicas de la ascariosis[245] se presentan en el recuadro de correlación clínica 22-4.

Identificación de laboratorio. El diagnóstico de laboratorio de la ascariosis se hace mediante la observación de los parásitos adultos que sobresalen o son eliminados a través de los orificios corporales, o que se visualizan *in situ* en el intestino o en los sistemas contiguos, como los conductos biliares o pancreáticos en endoscopia, cirugía o autopsia.[107,163] En algunos casos, pueden detectarse radiológicamente. Por lo general, la identificación se hace por medio de la localización de los huevos característicos en muestras de heces. Las características clave de identificación de *A. lumbricoides* son las siguientes:

Parásitos adultos
- Los parásitos adultos miden entre 15 y 35 cm de largo.
- Los parásitos machos son más pequeños y se pueden identificar por su cola curva (lám. 22-5A).
- La cutícula es lisa y carecen de las estrías musculares anulares características de las lombrices de tierra. Es importante que los parasitólogos tengan conocimiento de la morfología de las lombrices de tierra, pues ocasionalmente éstas se envían al laboratorio para su identificación.

Huevos
- Los huevos fecundados miden entre 45 y 60 µm; los óvulos no fecundados miden 90 por 40 µm.
- Son de color amarillo marrón (teñido de bilis), ovalados o esféricos y característicamente tienen una cubierta gruesa, transparente, hialina, recubierta por una capa albuminada (lám. 22-5B).
- Los huevos que han tenido una exposición prolongada a las secreciones pancreáticas pueden estar desprovistos de la capa albuminada (decorticados).
- Los huevos fecundados pueden reconocerse por el segmentación de la yema interna. Por el contrario, carece de organización interna en los óvulos no fecundados. Los huevos embrionados en etapas posteriores de desarrollo pueden contener la larva (lám. 22-5 C).
- Los huevos no fecundados, decorticados, pueden parecerse a las células vegetales y ser muy difíciles de reconocer en las muestras de heces (lám. 22-5D). En la mayoría de los casos, el examen de campos adicionales generalmente revelará huevos con capa externa albuminoide mamelonada de espesor característico.

Los huevos de *Ascaris lumbricoides* no fecundados son demasiado pesados para flotar en el procedimiento de flotación sulfato de zinc y pueden perderse si no se examinan también los

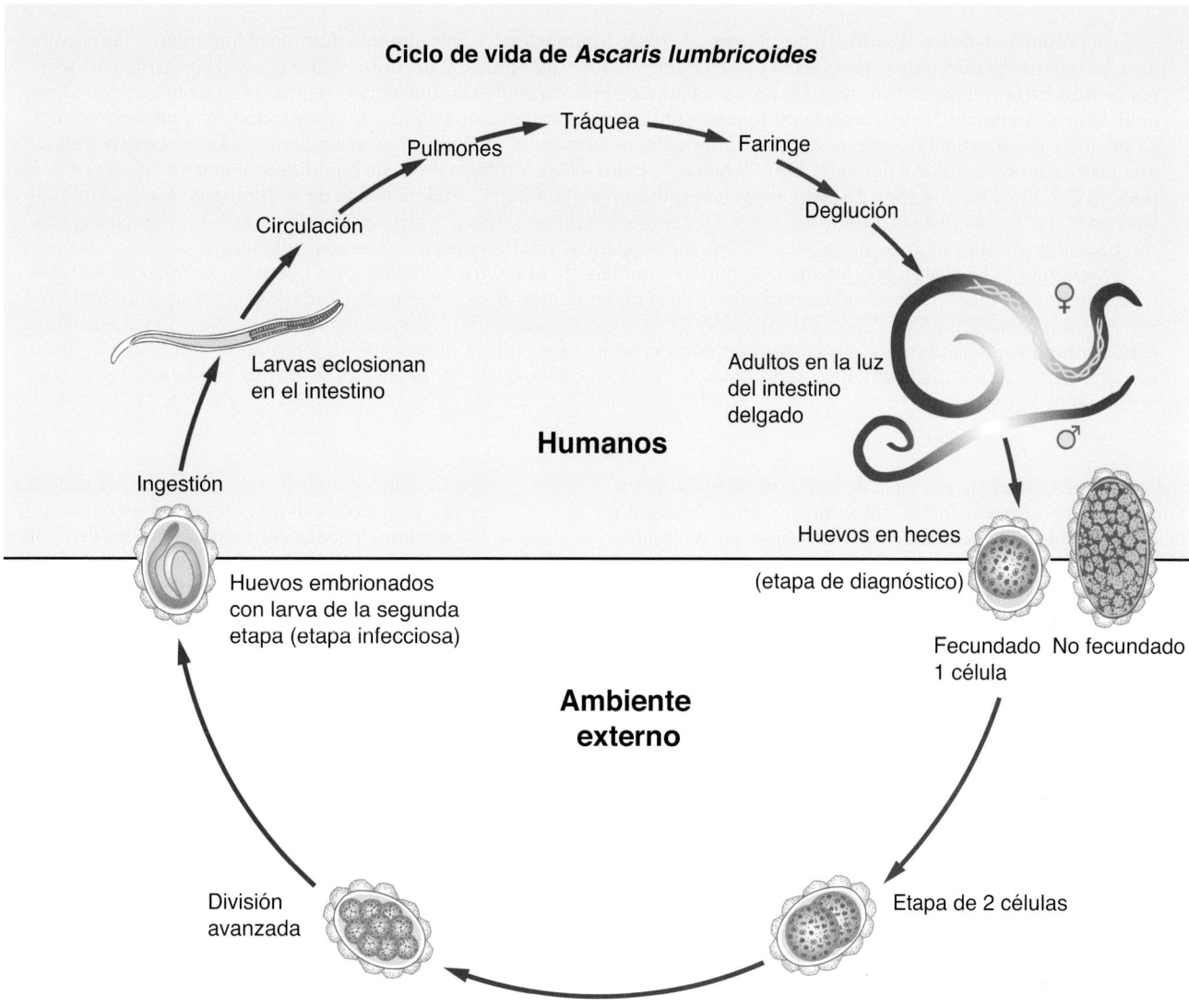

Ciclo de vida de *Ascaris lumbricoides*

Tráquea

Pulmones → Faringe

Circulación → Deglución

♀

Larvas eclosionan
en el intestino

Humanos

Adultos en la luz
del intestino
delgado

♂

Ingestión

Huevos en heces

Huevos embrionados
con larva de la segunda
etapa (etapa infecciosa)

(etapa de diagnóstico)

Fecundado No fecundado
1 célula

**Ambiente
externo**

División
avanzada

Etapa de 2 células

■ **FIGURA 22-8** Ciclo de vida de *A. lumbricoides*. El ciclo de vida no implica un hospedero intermedio externo. Es algo complejo, que requiere un período de maduración de los huevos en el ambiente externo y una fase migratoria transpulmonar de las larvas en humanos, que puede producir síntomas transitorios de tipo asmático en las infecciones con cantidades considerables de patógenos. Los huevos fecundados en el suelo requieren de 2-3 semanas bajo condiciones ideales de humedad y temperatura para desarrollarse desde la primera etapa de dos células a la etapa avanzada de división y a la etapa final embrionada infecciosa. Después de la ingestión de alimentos o agua contaminados con huevos infectantes de un hospedero humano, las larvas eclosionan en el intestino y entran en la circulación. Después de pasar por los capilares del pulmón, las larvas salen en los alvéolos pulmonares, son tosidas y se ingieren. En el intestino, maduran a parásitos adultos machos o hembras, donde pueden permanecer confinados a la luz intestinal o migrar a varios conductos u orificios. Las hembras grávidas ponen un gran número de huevos que se eliminan con las heces para completar el ciclo de vida.

Recuadro de correlación clínica 22-4 Ascariosis

Los pacientes con infecciones leves pueden ser asintomáticos. En infecciones intestinales con grandes cantidades de parásitos, son frecuentes el dolor abdominal, el malestar y la diarrea. En contraste con los anquilostomas, para los que se requiere de una fuerte carga de parásitos previa a la presentación de la enfermedad, una infestación intestinal humana con un solo parásito de *A. lumbricoides*, debido a su gran tamaño, puede ser importante. Los ascárides adultos muestran una propensión a migrar y desplazarse en la luz del apéndice, las vías biliares y los conductos pancreáticos, y rara vez pueden penetrar en el intestino. Maddern y cols.[163] informaron un deceso causado por pancreatitis aguda donde se encontró un solo ejemplar de *A. lumbricoides* impactado dentro de la ampolla de Vater. La formación de abscesos hepáticos, obstrucción biliar, pancreatitis y apendicitis son todas posibles complicaciones, incluso en infecciones leves.[107]

(*continúa*)

Esta propensión de las ascárides a desplazarse desde la luz intestinal, especialmente durante el tratamiento farmacológico, es una de las razones por las que los cursos inadecuados o incompletos del tratamiento pueden ser particularmente peligrosos. En las infecciones graves, los parásitos adultos pueden sobresalir del recto o ser tosidos. La obstrucción intestinal, la intususcepción, el vólvulo y la perforación del intestino son otras posibles complicaciones de la infección grave. La obstrucción intestinal tiene lugar en aproximadamente 2 de cada 1 000 individuos infectados, dando como resultado una tasa de mortalidad de 6 por cada 100 000 niños.[245] Baird y cols.[12] informaron una hiperinfección de ascariosis en una niña de Sudáfrica de dos años de edad a quien le retiraron en la autopsia 796 parásitos de *A. lumbricoides*, pesando un total de 550 g. La causa de la muerte fue torsión y gangrena del íleo fuertemente infestado de parásitos. También se aislaron parásitos en estómago, esófago, vías biliares intrahepáticas y extrahepáticas, y en vesícula biliar.

El tratamiento se realiza con albendazol, que es también eficaz contra *T. trichiura*, un microorganismo coinfectante frecuentemente encontrado. El mebendazol es un tratamiento alterno. Los efectos secundarios incluyen dolor abdominal y diarrea, especialmente cuando la infección es densa y se expulsan muchos parásitos. El empleo de los fármacos está contraindicado durante el embarazo, en cuyo caso el pamoato de pirantel es la alternativa. También hay poca evidencia de que los medicamentos sean útiles durante la fase migratoria de las larvas, por lo que puede requerirse tratamiento adicional.[87]

sedimentos. La presencia exclusiva de óvulos no fecundados en muestras de heces puede indicar infección con un solo parásito hembra. Un adulto femenino de *A. lumbricoides* puede producir aproximadamente 200 000 huevos por día; por lo tanto, la cuantificación de los huevos en muestras de heces mediante el recuento de huevos, un procedimiento valioso para evaluar la magnitud de la anquilostomosis, no refleja necesariamente la carga de parásitos en la ascariosis.

Tricurosis y Trichuris trichiura *(tricocéfalos)*

La incidencia global de infecciones por *Trichuris trichiura* se desconoce, aunque se ha citado una prevalencia del 90% en ciertas poblaciones en Camerún, Malasia y países del Caribe. Vermud y cols.[253] encontraron que *T. trichiura* fue el nematodo aislado con mayor frecuencia de 41 958 muestras de heces enviadas al Columbia-Presbyterian Medical Center en Nueva York.

El ciclo de vida de *T. trichiura* sigue una vía simple de transmisión fecal-oral sin una fase intermedia en un hospedero externo. Este parásito tiene un supuesto ciclo de vida "directo", debido a que, a partir de la ingestión del huevo, el adulto se desarrolla eventualmente en el tubo intestinal sin migración transpulmonar. El ciclo de vida se ilustra en la figura 22-9. Las manifestaciones clínicas de la tricurosis se presentan en el recuadro de correlación clínica 22-5.

Identificación de laboratorio. El diagnóstico de laboratorio de la tricurosis con frecuencia se realiza observando los huevos con la forma de barril característica en muestras de heces. Los adultos miden 30-50 mm de largo; las hembras son un poco más largas en promedio. Los machos se pueden reconocer por su morfología ahusada larga y delgada que forma una espiral de 360°, de la cual se deriva el término familiar de "lombriz látigo". En infecciones intestinales, el parásito entierra la cabeza en la mucosa del intestino grueso; por lo tanto, los adultos rara vez se observan en muestras de heces. En la lámina 22-5G, izquierda, se muestra una fotografía ampliada de un parásito adulto.

Huevos

- Los huevos miden alrededor de 54 × 22 μm.
- Se encuentran entre los huevos de nematodos más fácilmente reconocibles en preparados microscópicos

por su forma de barril clara y tapones polares refringentes, convexos, hialinos en los extremos (lám. 22-5F).
- Estos huevos pueden confundirse con los de *Capillaria philippinensis*. Sin embargo, los tapones polares de *C. philippinensis* son menos prominentes, planos, y la cubierta es más gruesa y estriada (lám. 22-5P).

Enterobius vermicularis

Las infecciones por "oxiuros" se han conocido desde la Antigüedad y posiblemente representan la más frecuente de las infecciones por nematodos. Una frase bien conocida es "Usted puede haber tenido una infección cuando era niño o, si no, es probable que la adquiera cuando tenga niños". El ciclo de vida de *Enterobius vermicularis*, como *T. trichiura*, es directo. Los huevos se transmiten por la vía fecal-oral. Es importante destacar que los huevos son infecciosos cuando se depositan en el área perianal, lo que significa que tiene lugar la transmisión directa de persona a persona, y que es similar a la de las amebas intestinales.

Identificación de laboratorio. El diagnóstico de infección por oxiuros puede establecerse mediante la observación de parásitos adultos en la apertura anal o por examen microscópico en preparados con cinta adhesiva transparente. Éste se prepara presionando el lado adhesivo de tira corta de cinta en los pliegues perianales o la piel perineal; después se pega la cinta a la superficie de un portaobjetos para el estudio microscópico (lám. 22-4F). Los huevos característicos rara vez se observan en las muestras de heces (es decir, el diagnóstico no se establece mediante un examen de huevos y parásitos). Las muestras recolectadas de niños temprano por la mañana, cuando es máxima la migración del parásito, tienen la mayor eficacia. Las manifestaciones clínicas de la enterobiosis se ilustran en el recuadro de correlación clínica 22-6. Las características de identificación son las siguientes:

Parásitos adultos

- La hembra adulta mide aproximadamente 8-13 mm de largo por 0.4 mm de diámetro.
- Puede reconocerse por la expansión alar de la cutícula en el extremo anterior (lám. 22-5G) y la cola larga puntiaguda (en forma de "alfiler").

Huevos

- Miden aproximadamente 30 × 50 μm.
- Tienen una cubierta delgada, lisa y transparente.

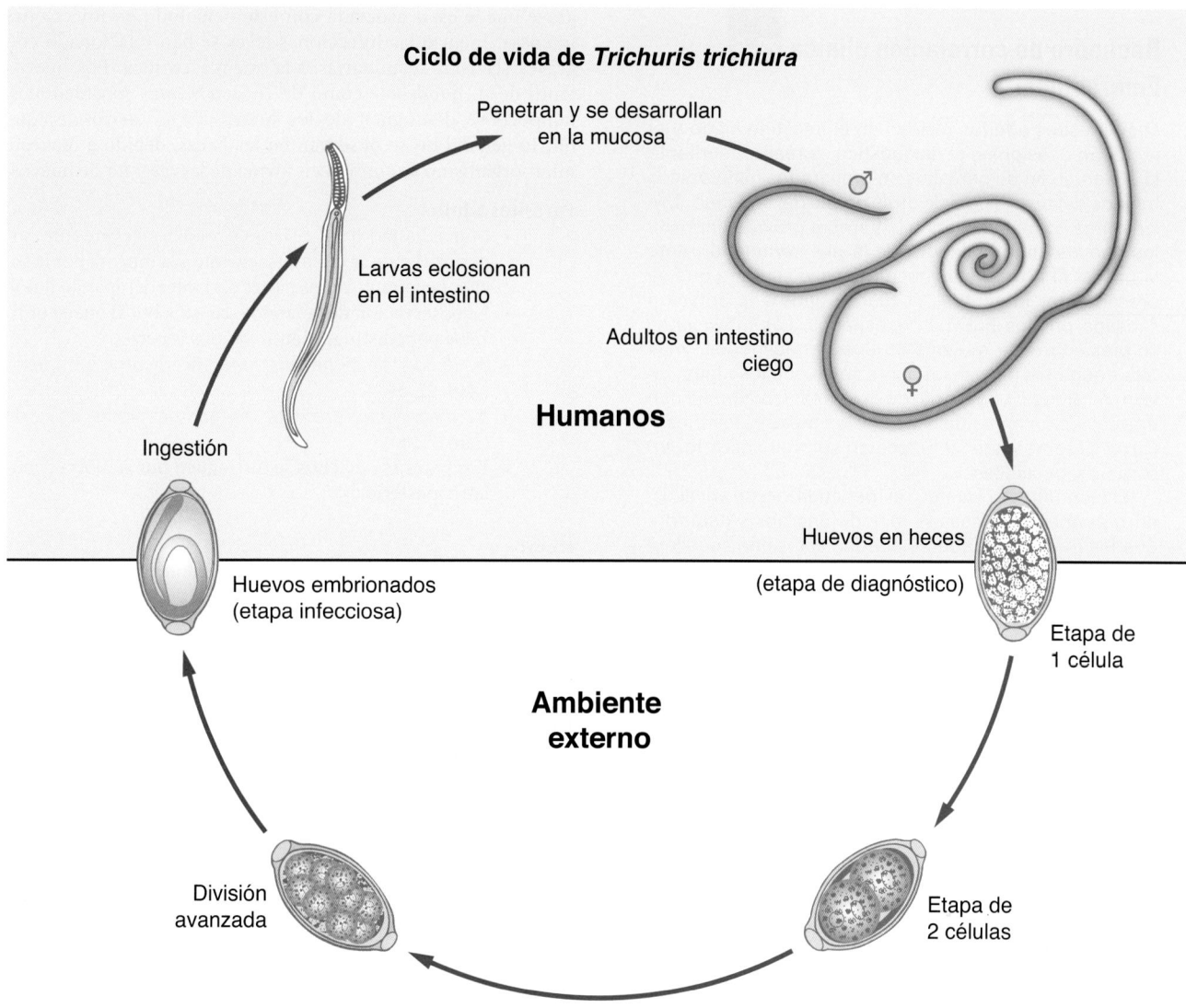

Ciclo de vida de *Trichuris trichiura*

Penetran y se desarrollan en la mucosa

Larvas eclosionan en el intestino

♂

Adultos en intestino ciego

♀

Humanos

Ingestión

Huevos en heces

(etapa de diagnóstico)

Etapa de 1 célula

Huevos embrionados (etapa infecciosa)

Ambiente externo

División avanzada

Etapa de 2 células

■ **FIGURA 22-9** El ciclo de vida de *T. trichiura* es lo que se ha llamado un ciclo de vida *directo*, ya que después de la ingestión se produce el desarrollo directamente en el tubo digestivo, sin migración transpulmonar. Los huevos, después de excretarse en el ambiente externo, también necesitan un período de cerca de 21 días bajo condiciones favorables antes de que sean infectantes. Después de que un hospedero humano ingiere los huevos embrionados, las larvas eclosionan en el intestino. Sin embargo, en contraste con las ascárides, estas larvas penetran en la mucosa del intestino, principalmente en el ciego, donde se anclan y se desarrollan en parásitos adultos machos y hembras. Las hembras grávidas eliminan huevos en las heces para completar el ciclo de vida.

Recuadro de correlación clínica 22-5 Tricurosis

En las infecciones leves, los pacientes no suelen presentar síntomas. Los parásitos adultos habitan en el intestino. En las infecciones graves, se puede presentar diarrea, disentería y malestar abdominal, que se producen en gran medida debido a daños mecánicos a la mucosa intestinal. La filtración intestinal, la anemia y el retraso del crecimiento se han identificado como las consecuencias previsibles de una infección grave y pueden servir como indicador de la intensidad de la infestación.[41] También es posible observar grados variables de malabsorción y, como la diarrea suele ser acuosa, los desequilibrios electrolíticos de sodio y potasio pueden ser un problema. El prolapso rectal en niños es una de las complicaciones de la infección con fuertes cantidades de microorganismos de *Trichuris*.[254] Como los delgados parásitos adultos pueden observarse a simple vista, se utiliza el término "pastel de coco" para describir este tipo de prolapso.

El mebendazol es el fármaco de elección, pero puede ser necesaria más de una dosis para lograr la cura. El albendazol es una alternativa menos eficaz.

Los parásitos adultos residen en el intestino ciego y el recto. En ocasiones, el diagnóstico se realiza mediante la observación de parásitos en preparados histológicos teñidos del apéndice o de otras partes del intestino. Los síntomas aparecen cuando la hembra grávida deposita los huevos en los pliegues de la piel perianal durante la noche. El prurito anal nocturno es el síntoma que se presenta por lo general, el cual se debe a la irritación causada por los huevos depositados. Las infecciones se presentan con mayor frecuencia en los niños, y las niñas son más propensas a infectarse que los niños. En las infecciones graves, puede presentarse vaginitis con una secreción mucoide o uretritis en mujeres jóvenes.[87] Otros síntomas que se presentan son nerviosismo, insomnio y pesadillas.

El pamoato de pirantel o el mebendazol son eficaces, pero puede ser necesaria más de una dosis debido a que las formas inmaduras pueden ser menos susceptibles al fármaco. Las infecciones pueden reaparecer, y es posible que se necesite repetir el tratamiento después de 1 o 2 semanas si los síntomas reaparecen.

- Son ovalados y asimétricos, con un lado aplanado. A veces se observa un surco en el huevo del lado aplanado (lám. 22-5F).
- Por lo general, cada huevo contiene una larva bien desarrollada (lám. 22-5E, derecha).

Anquilostomas o uncinarias

Ancylostoma duodenale es el anquilostoma del Viejo Mundo, y *Necator americanus* es la especie del Nuevo Mundo, definido por las áreas predominantes de enfermedades endémicas. Debido a que los ciclos de vida de estas dos especies son esencialmente iguales y no pueden diferenciarse con base en el aspecto de los huevos, el término general de *anquilostoma* o *uncinaria* se utiliza frecuentemente para ambas especies. Un estimado de 700 a 900 millones de personas en todo el mundo están infectadas por anquilostomas (principalmente *A. duodenale*), y 0.2% de ellos sufren de anemia grave.

A diferencia de *Ascaris*, que logra ingresar en el hospedero por la ingestión de los huevos, el anquilostoma es uno de los pocos parásitos con la capacidad para penetrar la piel humana intacta. Después de la penetración, sobreviene un ciclo indirecto de vida, que da lugar a un parásito adulto. Este parásito se fija al intestino y se alimenta de la sangre de la lámina propia rica en capilares intestinales.[41] El ciclo de vida se ilustra en la figura 22-10. Las manifestaciones clínicas de la enfermedad por anquilostomas se presentan en el recuadro de correlación clínica 22-7.

Diagnóstico de laboratorio. El diagnóstico de laboratorio se establece con frecuencia mediante la observación de los huevos característicos en las muestras de heces, aunque rara vez puede efectuarse observando parásitos adultos en el intestino, ya que se anclan al recubrimiento de la mucosa del intestino. Es importante considerar que los huevos de los anquilostomas son identificados en las muestras de heces y que pueden realizar recuentos debido a que una enfermedad potencialmente

grave puede estar asociada con este nematodo en infecciones intensas. Incluso las infecciones leves se han relacionado con graves secuelas secundarias a la anemia crónica. Los huevos tanto de *A. duodenale* como de *N. americanus* son idénticos; tampoco se distinguen de los huevos de *S. stercoralis*, que por lo general no se observan en las heces, debido a que este microorganismo se elimina en forma de larvas y no de huevos.

Parásitos adultos

- Miden hasta 1.5 cm de largo y residen en el intestino superior, donde se unen firmemente a la mucosa por la acción penetrante de las partes cortantes del aparato bucal.
- La observación del aparato o cápsula bucal puede utilizarse para distinguir entre las dos especies.
- *A. duodenale* tiene dos pares de dientes quitinosos (lám. 22-5I).
- *N. americanus* presenta un par de placas de corte (lám. 22-5J).
- Los parásitos machos se distinguen por su bolsa copulatriz posterior.

Huevos

- Los huevos miden aproximadamente 60×40 µm y son claramente ovalados.
- Las cubiertas son delgadas, lisas, transparentes e incoloras.
- Las células de la yema se retraen, dejando un espacio libre debajo de la cubierta (lám. 22-5K).

Larvas rabditoides

- Las larvas rabditoides rara vez se observan en las heces, ya que los huevos se eliminan en infecciones por *Anquilostoma*. Sin embargo, es importante distinguir éstos de las larvas de *Strongyloides*, que son superficialmente similares.
- Las larvas rabditoides de los anquilostomas poseen una cavidad bucal larga (lám. 22-5L, izquierda), que lo distingue de *S. stercoralis*, el cual tiene una corta cavidad bucal (lám. 22-5L, derecha).
- Las larvas rabditoides de los anquilostomas carecen de un primordio genital, que está presente en las larvas rabditoides de *S. stercoralis*.

Estrongiloidosis y **Strongyloides stercoralis**

Las peculiaridades del ciclo de vida distinguen las infecciones por *S. stercoralis* de las de otros nematodos. Lo más importante de éstas es que el diagnóstico de laboratorio de estrongiloidosis por lo general se realiza observando las larvas rabditoides en lugar de los huevos en muestras de heces (lám. 22-5M). Como con los anquilostomas, *Strongyloides* es capaz de penetrar la piel humana intacta; después de ello experimenta un ciclo de vida indirecto, según se describe. El ciclo de vida se ilustra en la figura 22-11. Curiosamente, *Strongyloides* también sobrevive en el medio ambiente en un ciclo no parasitario; por lo tanto, la parasitosis no es necesaria para la propagación de *Strongyloides*.

En todo el mundo, la magnitud de la estrongiloidosis es similar a la prevalencia de infecciones por *Anquilostoma*, con más de 800 millones de personas infectadas, que implica hasta un 10% de la población en algunos lugares.[129] La incidencia de la infección en una región es variable, ya que las larvas filariformes requieren humedad considerable y sobreviven mejor donde el nivel freático es alto. Ha habido brotes entre personal militar estacionado en áreas endémicas.[141] En los Estados Unidos, la

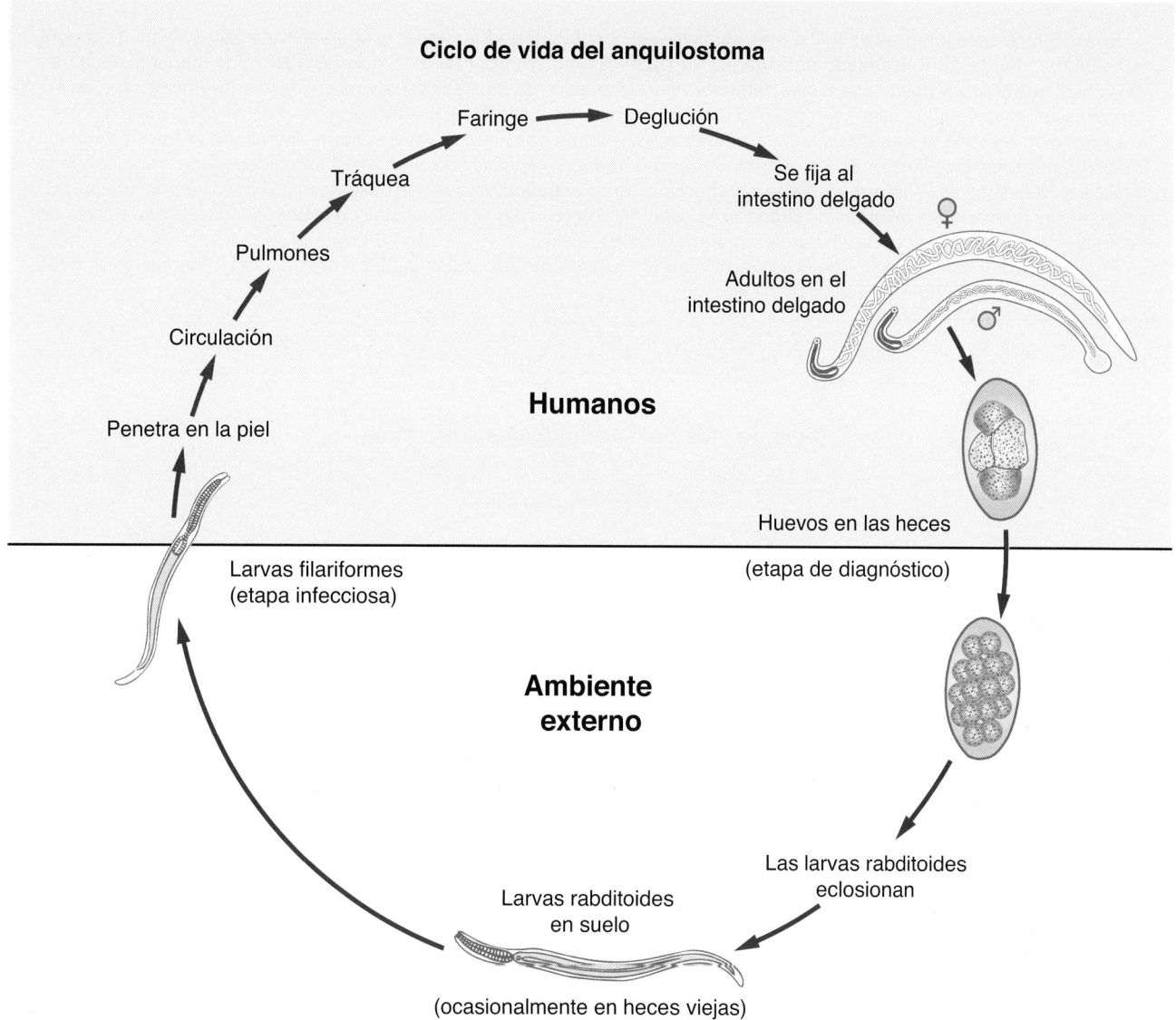

Ciclo de vida del anquilostoma

Faringe → Deglución

Tráquea

Pulmones

Se fija al
intestino delgado ♀

Circulación

Adultos en el
intestino delgado ♂

Penetra en la piel

Humanos

Larvas filariformes
(etapa infecciosa)

Huevos en las heces

(etapa de diagnóstico)

**Ambiente
externo**

Las larvas rabditoides
eclosionan

Larvas rabditoides
en suelo

(ocasionalmente en heces viejas)

■ **FIGURA 22-10** Ciclo de vida del anquilostoma. Los huevos de anquilostoma se eliminan generalmente en etapas tempranas de la división en las heces a partir de las hembras grávidas. Después de cerca de 24 h en un suelo con contenido de humedad y temperatura ideales, los huevos eclosionan en el primer estadio larval, la larva rabditoide que se alimenta libremente. Cerca de 5-7 días más tarde, las larvas rabditoides se transforman en larvas filariformes de tercer nivel, la forma infecciosa para los humanos. Dependiendo de la temperatura y la humedad del suelo, las larvas filariformes pueden continuar siendo infecciosas hasta durante seis semanas. Los humanos se infectan por la penetración de la larva filariforme en contacto con la piel, ya sea de las manos cuando cavan en suelo infestado de larvas o si caminan descalzos en el suelo contaminado con heces humanas. De forma similar a las ascárides, las larvas de anquilostoma también penetran la mucosa intestinal, entran en la circulación, eclosionan en los alvéolos pulmonares, y son tosidas y deglutidas. Las larvas penetran otra vez en la mucosa intestinal, donde se desarrollan en parásitos adultos machos y hembras. Estos parásitos adultos permanecen firmemente adheridos a la mucosa y se alimentan de la sangre del hospedero cortándolo con placas o pares de dientes según la especie. Las hembras ponen una gran cantidad de huevos que se eliminan en las heces para completar el ciclo de vida.

Recuadro de correlación clínica 22-7 Infecciones por anquilostoma

Los síntomas pueden presentarse en relación con las diferentes etapas del ciclo de vida. Las infecciones de la piel se pueden experimentar en los sitios de penetración de larvas filariformes, particularmente cuando los humanos se infectan por especies de anquilostoma no humanas ("prurito del suelo").[254] El síndrome de Loeffler en los pulmones y la eosinofilia pueden observarse durante la fase migratoria larvaria pulmonar. Los anquilostomas hembra adultos producen de 2 500-5 000 huevos por día; por lo tanto, el recuento de huevos en las heces puede reflejar el número de los anquilostomas adultos y, a su vez, indican la gravedad de la infección. La presencia de más de 2 000 huevos de anquilostoma por mililitro de heces en mujeres y niños, y más de 5 000 por mililitro en los hombres, se relaciona con anemia. Las técnicas de recuento de los huevos son descritas por García.[87]

(continúa)

En las infecciones intensas de 500 o más parásitos, el hospedero podría perder el equivalente a 250-500 mL de sangre por semana, dando como resultado una anemia ferropénica hipocrómica grave e hiperplasia eritroide marcada de la médula ósea, que a su vez puede conducir a osteoporosis y formación de quistes óseos. En las infecciones graves pueden ser complicaciones la debilidad, fatiga, retraso del crecimiento, edema periférico e insuficiencia cardíaca congestiva. De gran preocupación en todo el mundo es la falta de desarrollo mental por hipoxia asociada con anemia en millones de niños infectados por los anquilostomas. La diarrea, dolor abdominal y náuseas son manifestaciones de la fase intestinal de la infección. Kelley y cols.[141] informaron que las infecciones por anquilostoma desarrolladas en 35 684 soldados que participaron en las operaciones militares de Granada se relacionaron con mayor frecuencia con la exposición a la tierra cerca de las casas donde las prácticas de saneamiento eran mínimas.

El albendazol y otros bencimidazoles constituyen un tratamiento eficaz; los suplementos de hierro deben darse a los pacientes con anemia por deficiencia de hierro.

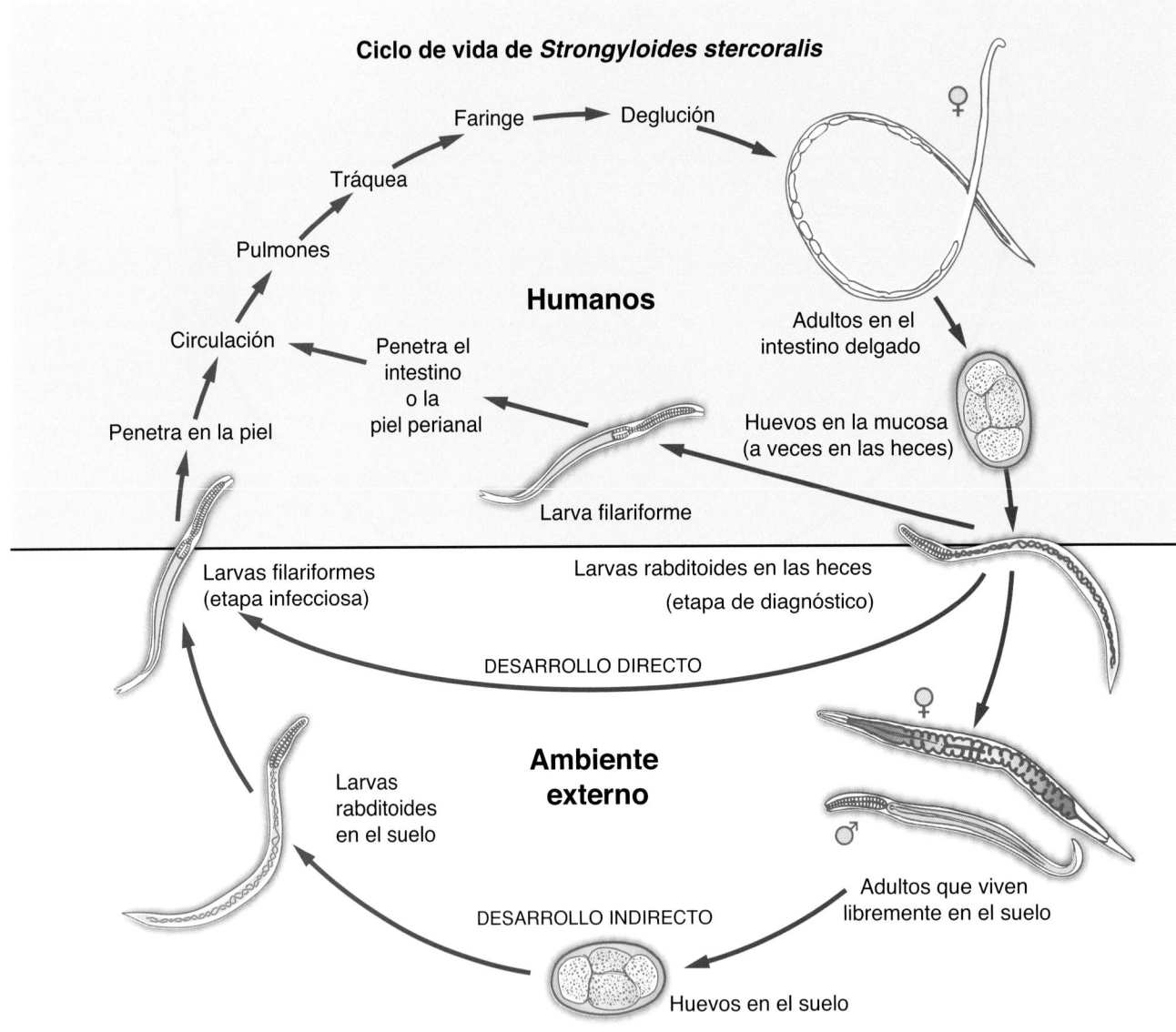

Ciclo de vida de *Strongyloides stercoralis*

■ **FIGURA 22-11** Ciclo de vida de *S. stercoralis*. El ciclo de vida de *S. stercoralis* es similar al de los anquilostomas, excepto que la mayoría de los huevos eclosionan en larvas rabditoides aún estando en la luz intestinal. Algunas de las larvas rabditoides se pueden transformar en larvas filariformes mientras están todavía dentro de la luz intestinal. Éstas pueden invadir directamente la mucosa o la piel perianal, llevando a un ciclo de reinfecciones crónicas.[151] Esto ocurre en el hospedero inmunocompetente y en un nivel relativamente bajo (el ciclo de reinfección no se elimina, pero se mantiene en un estado estacionario bajo por el sistema inmunitario). Sin embargo, una vez que el hospedero está inmunodeprimido, la tasa de reinfección aumenta, provocando lo que podría ser un síndrome mortal de hiperinfección.[132,145] En los casos de enfermedad diarreica, se pueden observar ocasionalmente huevos, indistinguibles de los de anquilostoma, en las heces. En condiciones ideales de humedad y temperatura en el ambiente externo, las larvas rabditoides eclosionan y rápidamente se transforman en larvas filariformes infecciosas. Los humanos se infectan por penetración directa de larvas filariformes a la piel en contacto directo. La migración de estas larvas invasoras en la circulación es similar a la de los anquilostomas, dando lugar al desarrollo de parásitos adultos en el intestino.

estrongiloidosis es endémica en áreas rurales del sur y sureste, con el 3-5% de las personas infectadas en algunos lugares.[254] Las infecciones tienen también una alta prevalencia entre pacientes en centros de salud mental, en reclusos en centros de detención y en inmigrantes que solían habitar en las regiones tropicales endémicas.

A diferencia de otros nematodos, *Strongyloides* reinfecta frecuentemente al mismo hospedero, estableciendo una infección parasitaria crónica. Esto ocurre porque algunas de las larvas que se eliminan en las heces pueden penetrar la pared del intestino o la piel perianal. Las infecciones crónicas son, por lo general, subclínicas, a menos que el hospedero se encuentre inmunodeprimido.[97,110] Esto se puede presentar a causa de la edad o por algún tratamiento (p. ej., inmunodepresores para controlar el rechazo a trasplantes).[53] En tal caso, sobreviene el síndrome de hiperinfección de *Strongyloides*, que suele ser mortal.[36,100,207] Con menor frecuencia, se han observado complicaciones como hemorragia y perforación.[17] Las manifestaciones clínicas de la estrongiloidosis se presentan en el recuadro de correlación clínica 22-8.[112]

Recuadro de correlación clínica 22-8 Estrongiloidosis

Se puede ver irritación de la piel y prurito en forma de dermatitis crónica de bajo grado en la puerta de ingreso.[34] Por lo general, no se observa el prurito característico de las infecciones cutáneas de la anquilostomosis no humana. Sin embargo, Leighton y MacSween[151] informaron el caso de una mujer de 74 años de edad con antecedente de erupciones de urticaria de 65 años, desde la infancia. Finalmente, estos síntomas se correlacionaron con estrongiloidosis crónica o de largo plazo. Gordon y cols.[97] también realizaron el diagnóstico de estrongiloidosis diseminada a través del reconocimiento de larvas filariformes en biopsias de la piel.[97]

Las manifestaciones intestinales de las infecciones por *Strongyloides* varían de pocos a ningún síntoma en las infecciones leves, hasta enfermedad intestinal grave necrosante en las infecciones graves. Los síntomas pueden sugerir la enfermedad de úlcera péptica en algunos pacientes; en otros, el daño del intestino puede simular la enfermedad de Crohn en las radiografías. También se informó un caso de hemorragia gastrointestinal superior masiva de un inmigrante negro africano de 29 años de edad causada por una infección intensa del duodeno por *S. stercoralis*.[17]

Ante una gran cantidad de parásitos, puede presentarse enfermedad pulmonar que sugiera neumonía de Loeffler, manifestada como sibilancias y eosinofilia; o en casos de síndrome de hiperinfección, que se describirá más adelante en este capítulo, los pacientes pueden desarrollar neumonía, tos y dificultad respiratoria. Harris y cols.[112] informaron los casos de dos pacientes con estrongiloidosis diseminada en la cual el diagnóstico se realizó en primer lugar mediante la observación de larvas en el esputo. Los autores sugieren que, en los pacientes inmunodeprimidos en los que se desarrolla neumonía no bacteriana, particularmente en presencia de eosinofilia, deben tomarse muestras de heces y esputo, y examinarlas en busca de la infección por *S. stercoralis*.

El tratamiento prolongado con corticoesteroides también puede predisponer a infecciones diseminadas por *Strongyloides*. Chu y cols.[36] describen a un hombre de 65 años de edad con enfermedad pulmonar obstructiva crónica dependiente de esteroides que desarrolló neumonía secundaria a *Strongyloides*. El diagnóstico se realizó con base en larvas que fueron detectadas en una muestra de esputo expectorada. En general, la neumonitis causada por larvas de nematodos es transitoria y se caracteriza por tos y fiebre; en casos más graves, se caracteriza por hemoptisis, disnea y dolor torácico.

Los pacientes inmunodeprimidos son especialmente vulnerables a las infecciones diseminadas por *Strongyloides*. La propensión de los huevos de *S. stercoralis* a eclosionar rápidamente y producir larvas filariformes intraintestinales (lám. 22-5N) vuelve a los pacientes vulnerables a la autoinfección, produciendo una afección conocida como *síndrome de hiperinfección*.[132] Purtilo y cols.,[207] después de observar la falta de respuesta del tejido granulomatoso a las larvas en varios casos de autopsia de estrongiloidosis mortal, concluyeron que es necesario un sistema inmunitario intacto mediado por células para mantener al microorganismo controlado. Una vez que la inmunidad se ve deprimida o anulada, es probable que se presente hiperinfección por invasión directa de la mucosa intestinal (lám. 22-5O) con diseminación de larvas a muchos órganos y tejidos en pacientes que albergan al parásito. Genta[90] ofrece el argumento alternativo de que los corticoesteroides, en lugar de producir la depresión de la inmunidad, pueden actuar directamente sobre el parásito como hormonas "estimulantes de la muda" que promueven directamente la proliferación del microorganismo, aumentando la posibilidad de diseminación de la enfermedad. Aunque el síndrome de hiperinfección por *Strongyloides* no se ha asociado específicamente con la positividad del VIH y sida, se han informado algunos casos.[110]

Debido a que *S. stercoralis* puede ser portado por humanos como una infestación subclínica durante muchos años después del contacto inicial, los pacientes en quienes se desarrolla estrongiloidosis diseminada no requieren haber sufrido una exposición reciente. Klein y cols.[145] reiteran la necesidad de contar con muestras de heces para buscar estrongiloidosis antes de tratar a los pacientes que viven en áreas endémicas con un curso de terapia inmunodepresora. Los receptores de trasplantes de órganos representan otro grupo de alto riesgo, el cual debe someterse a pruebas de detección serológica antes de comenzar con la terapia inmunosupresora. Algunos han abogado por una prueba de heces, que se puede realizar, aunque es un método insensible de detección.[53] El síndrome de hiperinfección es más complicado debido al riesgo creciente de desarrollar sepsis por microorganismos gramnegativos, probablemente porque las bacterias intestinales acompañan a las larvas de *Strongyloides* penetrantes.

El tiabendazol y la ivermectina son antihelmínticos utilizados generalmente para tratar la estrongiloidosis y son superiores al albendazol. La ivermectina suele emplearse en pacientes con síndrome de hiperinfección.

Identificación de laboratorio

Larvas rabditoides

- Las larvas rabditoides de *S. stercoralis* tienen una cavidad bucal corta (lám. 22-5L, derecha), en contraste con los anquilostomas de cavidad bucal larga (lám. 22-5 L, izquierda).
- Las larvas rabditoides de *S. stercoralis* tienen también un primordio genital prominente y ovalado de alrededor de un tercio de la distancia desde la cola.
- Las infecciones crónicas a menudo se asocian con una cantidad muy baja de parásitos, dificultando un diagnóstico objetivo. Puede ser necesario el examen de varias muestras de heces en días sucesivos o se puede indicar el procedimiento de concentración de Baermann, en el cual las larvas activas son inducidas a migrar desde una masa de materia fecal en un tanque de agua a través de una malla de alambre cubierta con una almohadilla de gasa, según lo descrito por García.[87] DeKaminsky,[57] en un estudio de 427 muestras de heces, encontró que 33 pacientes fueron diagnosticados mediante la técnica de Baermann modificada y que 28 pacientes adicionales fueron diagnosticados utilizando el método de cultivo en placa con agar.

Especies de Trichostrongylus

Detectadas con poca frecuencia en los Estados Unidos, las especies de *Trichostrongylus* son pequeños nematodos adultos similares a los anquilostomas que residen con las cabezas enterradas en el epitelio intestinal delgado. Los parásitos adultos suelen habitar en el tubo digestivo de ovinos, bovinos, caprinos y otros herbívoros. La infección tiene lugar por la ingestión de larvas de tercer nivel que se encuentran en la hierba y otra vegetación. Estos parásitos no poseen los aparatos bucales especiales característicos de los anquilostomas y, por lo tanto, no sucede la filtración de la sangre. Las infecciones graves pueden producir dolor abdominal, diarrea y eosinofilia leve, pero en su mayor parte los síntomas son mínimos. Los huevos de *Trichostrongylus* se asemejan a los de los anquilostomas, pero son más largos (78-98 μm × 40-50 μm), con extremos más puntiformes. Es importante reconocer estas diferencias sutiles en la morfología del huevo para no realizar un diagnóstico incorrecto de infección por anquilostoma. El pamoato de pirantel se utiliza con frecuencia para el tratamiento, con albendazol y mebendazol como alternativas.

Capillaria philippinensis

C. philippinensis es un nematodo extremadamente pequeño; los adultos miden 1.5-3.9 μm de largo y su ancho va de 5 μm en la cabeza filamentosa hasta 30 μm en la parte media del cuerpo. Después de una intensa investigación para encontrar a los hospederos portadores, ahora se considera que las aves que se alimentan de peces son hospederos naturales dentro del ciclo de vida entre peces y aves.[44] Los humanos se infectan cuando comen pescado mal cocido, frecuentemente consumido por aves.

La enfermedad es endémica de Filipinas, Tailandia y las regiones adyacentes al mar de China Meridional. Los hábitos locales incluyen la ingestión de órganos animales crudos y el empleos de los jugos intestinales de animales para sazonar el arroz y otros productos alimenticios. Además, comer cangrejos y pequeños peces de agua dulce sin cocinar se considera un manjar en muchas poblaciones autóctonas. La infección por *C. philippinensis* siempre causa enfermedad y puede conducir a la muerte si no se trata. De 1967 a 1990, se documentaron 1 884 casos confirmados de capilariosis intestinal, de los cuales murieron 110 personas.[44]

La aparición gradual de dolor abdominal, borborigmos (gorgoteo estomacal) y diarrea intermitente durante un período de 4-8 semanas es el cuadro clínico de presentación general. Con frecuencia, se observa enteropatía con pérdida grave de proteínas, malabsorción de grasas y azúcares, y baja excreción de xilosa. Se deben considerar los desequilibrios hidroelectrolíticos y la pérdida de líquidos caracterizada por concentraciones bajas en plasma de potasio, sodio y calcio. Se observan concentraciones altas de IgE y bajas de IgG, IgM e IgA. Los exámenes *post mortem* de pacientes que fallecen debido a esta enfermedad informaron una infección intensa en el yeyuno, con atrofia localizada de la mucosa en los sitios de invasión del microorganismo.[44]

Identificación de laboratorio

- Los huevos de *C. philippinensis* se pueden confundir con los huevos de *T. trichiura* debido a una morfología similar.
- En contraste con *T. trichiura*, los huevos de *C. philippinensis* poseen tapones polares menos notorios y una cubierta estriada y gruesa o moteada (lám. 22-5 P).
- Una identificación errónea podría originar secuelas graves, enfermedad innecesaria o incluso la muerte de los pacientes infectados por *C. philippinensis*, si esta infección evoluciona sin tratamiento.

Cestodos

Los cestodos son una subclase de los helmintos que comprenden ciertas tenias, que tienen un escólex y una serie de segmentos hermafroditas que producen huevos, denominados *proglótides*. Los cestodos de importancia humana que se presentarán son los siguientes:

Taenia saginata
Taenia solium
Diphyllobothrium latum
Hymenolepis nana
Hymenolepis diminuta
Dipylidium caninum

El cuerpo de un cestodo adulto o tenia (solitaria), llamado *estróbilo*, consta de dos partes: un escólex y los proglótides (lám. 22-6A). El *escólex* es la porción anterior con ganchos o ventosas que el parásito utiliza para conectarse y anclarse a la mucosa intestinal. La corona del escólex, denominada *rostelo*, puede tener ganchos (armada) (lám. 22-6B) o estar desprovisto de ellos y ser lisa (inerme). Estas diferencias morfológicas son útiles en el establecimiento de una identificación a nivel de especie.

La mayor parte del cuerpo de una solitaria consiste en una larga serie de segmentos llamados *proglótides*. Cada proglótide posee órganos reproductivos masculinos y femeninos, cuyas ramas uterinas están repletas de huevos cuando maduran (lám. 22-6C). Los huevos o los proglótides llenos de huevos se eliminan en las heces. Las sutiles diferencias en el tamaño, forma y estructuras internas de los proglótides sirven como ayuda en la identificación a nivel de especie. La evaluación de las heces en preparados microscópicos para la detección de huevos es el medio más frecuente para establecer un diagnóstico de laboratorio.

Con la excepción de *Hymenolepis nana*, en la que puede presentarse transmisión de persona a persona de infecciones a través de la ingestión de alimentos contaminados con materia fecal o agua que contiene huevos infectantes, los ciclos de vida de los

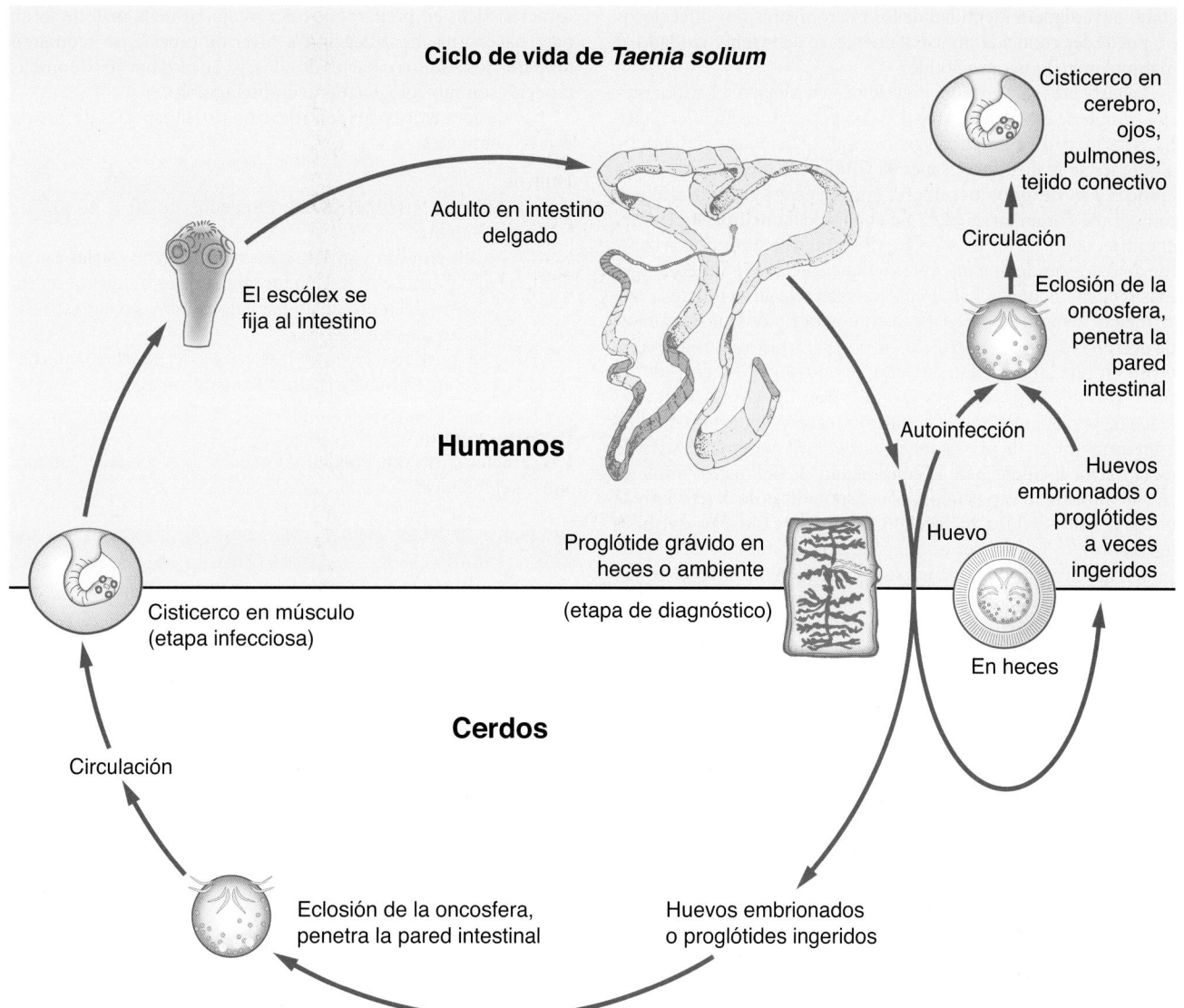

Ciclo de vida de *Taenia solium*

Adulto en intestino delgado

El escólex se fija al intestino

Humanos

Cisticerco en músculo (etapa infecciosa)

Circulación

Eclosión de la oncosfera, penetra la pared intestinal

Cerdos

Huevos embrionados o proglótides ingeridos

Proglótide grávido en heces o ambiente

(etapa de diagnóstico)

Huevo

En heces

Autoinfección

Huevos embrionados o proglótides a veces ingeridos

Eclosión de la oncosfera, penetra la pared intestinal

Circulación

Cisticerco en cerebro, ojos, pulmones, tejido conectivo

■ **FIGURA 22-12** Ciclo de vida de *T. solium*. Una persona infectada por una tenia intestinal elimina proglótides o huevos maduros en el ambiente externo, donde el suelo, el agua y la materia vegetal se contaminan con materia fecal. En el caso de *T. solium*, los huevos embrionados son ingeridos por un cerdo, en cuyo intestino la oncosfera eclosiona y penetra en la mucosa. Las larvas liberadas entran en la circulación y migran al músculo esquelético, donde se enquistan en la forma de un quiste parecido a una vejiga, llamado *cisticerco*. Cuando un humano desprevenido ingiere carne de cerdo infestada de cisticercos, el escólex se evagina en el intestino y se adhiere a la mucosa intestinal. Con el tiempo, la solitaria crece a través de la proliferación de cientos de proglótides, hasta alcanzar una longitud de varios metros. Los huevos y los proglótides nuevamente son liberados en la luz intestinal y se eliminan a través de las heces para completar el ciclo de vida. El lado derecho de la figura muestra que los humanos también pueden actuar como un hospedero intermedio para este parásito si se ingiere un huevo. Esta enfermedad es la *cisticercosis*.

cestodos requieren de uno o más hospederos intermedios para apoyar el desarrollo de las larvas. El ciclo de vida de *T. solium*, como representante de cestodos, se ilustra en la figura 22-12.

Taenia solium y Taenia saginata

Las infecciones por *Taenia* se conocen desde tiempos bíblicos, conocimiento primitivo que puede estar relacionado con la prohibición judía de la ingestión de carne de cerdo. Los humanos adquieren las infecciones intestinales con una tenia adulta solitaria a través de la ingestión de carne de cerdo con larvas enquistadas (*T. solium*) o carne de vacuno (*T. saginata*) mal cocida (lám. 22-6D).

Las infecciones intestinales con solitarias adultas de estas dos especies producen síntomas similares en los humanos, como se explica a continuación. De mayor importancia médica es el hecho de que los humanos también pueden servir como un hospedero intermedio para *T. solium*a, lo cual sucede cuando el humano ingiere huevos de este parásito. En este tipo de infección, llamada *cisticercosis*, las larvas viajan extensamente en todo el cuerpo y pueden enquistarse en los tejidos, pero tienen una propensión a enquistarse en el cerebro (lám. 22-6E).[266] Los trabajadores de laboratorio deben tener cuidado al manipular los proglótides llenos de huevos de *T. solium* para evitar la transmisión accidental de la mano a la boca. La cisticercosis humana no sucede con *T. saginata*; sin embargo, como la verdadera identidad de los microorganismos infecciosos no puede ser conocida inmediatamente, se debe tener cuidado al manipular cualquier proglótide.

La cisticercosis tiene alta prevalencia en México y Latinoamérica, donde se estima que unas 350 000 personas están infectadas. La enfermedad se ha encontrado en el 2-3% de los individuos a quienes se realizó autopsia en la Ciudad de México, representando el 25% de todos los tumores intracraneales encontrados por tomografía computarizada.[204] En el pasado, la neurocisticercosis era infrecuente en los Estados Unidos, con sólo unos pocos cientos de casos desde que inició la vigilancia en 1957. Sin embargo, más recientemente ha habido un considerable aumento de la enfermedad, debido en parte al aumento paralelo de la inmigración de personas de áreas endémicas.[42] En 1989, la cisticercosis se convirtió en una enfermedad de declaración obligatoria en California.[68] Durante el primer año se registraron 134 casos, casi todos (117) de personas de origen latinoamericano y la mayoría de ellos eran inmigrantes de países donde *T. solium* es endémica. Además de la mayor incidencia de la enfermedad en California, también se han informado varias infecciones esporádicas de diversas áreas en los Estados Unidos, incluyendo Texas, Colorado, Pennsylvania y Missouri.[171] Tal vez por esta experiencia, Roman y cols.[213] proponen que la neurocisticercosis se declare una enfermedad de notificación obligatoria internacional. Varias publicaciones reflejan altas tasas de incidencia de la cisticercosis sintomática en muchas regiones del mundo, como se ejemplifica en las áreas endémicas en las comunidades andinas y en Burundi, como lo informaron Cruz y cols.[45] y Newell y cols.,[186] respectivamente. Las manifestaciones clínicas de las teniosis y cisticercosis se presentan en el recuadro de correlación clínica 22-9.

Identificación de laboratorio. El diagnóstico por medio de laboratorio de infecciones por tenia solitaria (teniosis) se realiza habitualmente mediante la observación de los huevos característicos en preparados microscópicos de la materia fecal; para hacer una identificación a nivel de especie, se requieren los parásitos adultos o partes de ellos, ya que los huevos de ambas especies son morfológicamente indistinguibles.

Las características de identificación de las especies de *Taenia* son las siguientes:

Huevos

- Forma esférica, miden alrededor de 30 × 45 μm de diámetro.
- Cubierta lisa y gruesa característica, con estrías radiadas (lám. 22-6H). Una fotografía de estos huevos *in situ* dentro del útero de un parásito hembra grávido se ilustra en la lámina 22-6G.
- Se pueden observar tres pares de ganchos internamente, en una estructura llamada *oncosfera*.

Parásitos adultos

Las características que pueden diferenciar *T. saginata* y *T. solium* son las siguientes:

	Tenia saginata	Taenia solium
Estróbilo	4-10 m de largo	2-4 m de largo
	Hasta 2 000 proglótides	800-1 000 proglótides
Escólex	Cuatro ventosas	Cuatro ventosas
	Rostelo inerme	Rostelo armado (lám. 22-6B)
Proglótides	Más de 13 ramificaciones uterinas laterales	Menos de 13 ramificaciones uterinas laterales (lám. 22-6C)

Recuadro de correlación clínica 22-9   Teniosis y cisticercosis

Teniosis

Los síntomas intestinales suelen ser insignificantes. La eliminación de los proglótides en heces puede ser el primer indicio de la enfermedad. Puede haber dolor epigástrico, malestar abdominal difuso, nerviosismo y aumento de apetito. La pérdida de peso es mínima. La eosinofilia por lo general es moderada.

Cisticercosis

La cisticercosis se refiere al desarrollo de formas larvarias enquistadas extraintestinales de *T. solium* en varios órganos después de la ingestión de huevos grávidos en agua o alimentos contaminados con heces. Aunque las infecciones humanas son causadas con mayor frecuencia por *T. solium*, las tenias de otras especies de animales en raras ocasiones también pueden producir cisticercos morfológicamente similares (p. ej., cenurosis). El SNC está involucrado en el 60-96% de los pacientes, una afección conocida como *neurocisticercosis* (lám. 22-6E). La mayoría de los pacientes con esta forma presentan más de un quiste, con hasta 200 en un caso de autopsia.[171]

Los síntomas varían considerablemente de paciente a paciente y dependen de la localización anatómica del cisticerco. Las lesiones en la corteza cerebral pueden causar convulsiones o déficits neurológicos focalizados, además de parálisis de nervios craneales, en particular con los nervios V y VII, y por lo general se encuentran reflejos anómalos. La cisticercosis es la causa más frecuentemente identificada de epilepsia en adultos jóvenes que viven en áreas endémicas, y es la única manifestación en hasta un tercio de los pacientes.[221] Las convulsiones focales tienen lugar en hasta tres cuartas partes de los individuos infectados. Los quistes intraventriculares cerebrales pueden obstruir el flujo de líquido cefalorraquídeo, llevando a síntomas de hipertensión intracraneal aguda (dolor de cabeza, vértigo, náuseas, vómitos, papiledema y alteraciones visuales); los cambios en la personalidad y en el estado mental se presentan en el 40% de los pacientes.[171]

Las larvas invasoras (oncosferas) son sensibles a los anticuerpos circulantes y al complemento en el hospedero humano;[266] sin embargo, los títulos significativos se desarrollan sólo después de que las larvas se han transformado en metacestodos resistentes a anticuerpos. De hecho, los anticuerpos pueden unirse al parásito mediante receptores Fc, que pueden utilizarlo como fuente de proteínas. La taeniaestatina y otras moléculas del parásito pueden interferir con la función de proliferación de los linfocitos y macrófagos, paralizando así la respuesta inmunitaria celular.

El praziquantel y el albendazol se han probado extensamente y se han empleado con éxito para el tratamiento de la neurocisticercosis, por lo general en combinación con corticoesteroides.[259] Existe un debate sobre la terapéutica de la neurocisticercosis extensa, porque los cisticercos moribundos provocan una mayor respuesta inflamatoria, que puede llevar a edema cerebral, herniación y muerte. También se puede requerir el empleo de corticoesteroides. En algunos casos se requiere cirugía.

Se llevó a cabo un esfuerzo masivo de tratamiento de la cisticercosis en una comunidad rural en México, dando a todos los ciudadanos participantes una sola dosis de praziquantel 5 mg/kg. La teniosis humana se redujo un 56% y las convulsiones tardías un 70% en un período de 42 meses.[221] En este mismo estudio, las concentraciones de anticuerpos anticisticercos se redujeron en los humanos en un 75%, y en un 55% en los cerdos tratados. Se han desarrollado vacunas contra la hidatidosis que emplean antígenos recombinantes, y en estudios experimentales en ovejas se halló que inducen una protección mayor del 90% cuando se exponen a la enfermedad, lo que alienta la investigación de una probable vacuna para administrarse también en humanos.[154]

Chapman y cols.[32] desarrollaron una sonda de ADN específica que diferencia los huevos de *T. solium* y *T. saginata*. Los autores describen el aislamiento y caracterización de clones recombinantes que contienen secuencias repetitivas de ADN (una secuencia de 158 pb) para *T. solium* y una secuencia no relacionada de *T. saginata* que codifica una porción del gen mitocondrial de la *citocromo-c-oxidasa I*, cada una hibridando específicamente con ADN genómico de las especies respectivas. En ausencia de estas sondas, no es posible diferenciar a *T. solium* de *T. saginata* sólo con base en la morfología del huevo. Esto debe ser comunicado claramente al médico que pidió el examen de heces, ya que los individuos, especialmente los niños, que habitan en la casa de un paciente que arroja huevos de *T. solium* tienen un gran riesgo de padecer neurocisticercosis. Sloan y cols.[235] evaluaron la utilización de un estudio inmunoenzimático para el diagnóstico serológico de la cisticercosis. Un análisis de inmunotransferencia está disponible en los CDC para confirmar el diagnóstico de la cisticercosis; los tipos de muestras aceptables incluyen suero y líquido cefalorraquídeo (LCR).

Diphyllobothrium latum: *la tenia gigante de los peces*

Diphyllobothrium latum, la tenia gigante de los peces, utiliza dos hospederos intermedios en el desarrollo de sus formas larvarias. Las áreas endémicas son las regiones de lagos cristalinos y fríos de Escandinavia, norte de Europa y de Japón, el medio oeste superior de Estados Unidos, Canadá y Alaska. La figura 22-13 es una ilustración del ciclo de vida de *D. latum*. El cuadro clínico de la difilobotriosis se presenta en el recuadro de correlación clínica 22-10.

Identificación de laboratorio

Parásito adulto

Aunque los proglótides rara vez se eliminan en las heces, cuando se encuentran son distintivos.
- Un estróbilo intacto mide 3-10 m de largo y tiene más de 3 000 proglótides.
- En la mayoría de los casos sólo se aísla una parte del estróbilo.
- Los segmentos individuales (proglótides) son característicamente más anchos que largos (*latum* es el término en latín que significa *ancho*) (lám. 22-6I).

- El escólex rara vez se aísla a partir de muestras de heces. Si se aísla, las características incluyen:
- Tiene forma almendrada y mide 2-3 × 1 mm.
- Se distingue por sus dos surcos profundos dorsoventrales (*bothria* = fosa [botrios], demarcados por pliegues similares a labios laterales (*phyllon* = hojas) (lám. 22-6J).
- Cada proglótide incluye un útero indefinido en espiral en forma de una roseta compacta (lám. 22-6K).

Huevos

El diagnóstico de laboratorio de la infección humana por *D. latum* frecuentemente se establece mediante la identificación de los huevos operculados característicos en muestras de heces. Se trata del único huevo operculado de un cestodo, todos los otros huevos operculados que serán cubiertos son de trematodos.

Los huevos de *D. latum*:
- Miden aproximadamente 55-75 × 40-55 µm y son alargados.
- Tienen una cubierta lisa con un opérculo discreto y no saliente en un extremo y un engrosamiento nudoso en el otro extremo (el extremo abopercular) (lám. 22-6L).
- Se distinguen de los huevos operculados de *Paragonimus westermani* (descrito más adelante) por la ausencia de un opérculo claramente saliente y la falta de un botón abopercular (lám. 22-7P).

Especies de Hymenolepis

Hymenolepis nana, conocida como la tenia enana, tiene una distribución mundial y constituye una de las causas más frecuentes de infecciones por cestodos en el ser humano, particularmente en los niños. En cambio, *Hymenolepis diminuta* es sobre todo un parásito de ratas y ratones, y es infrecuente encontrarlo en los humanos. Varias especies de artrópodos (p. ej., "escarabajos de la harina") que albergan las formas larvarias infectantes actúan como hospederos intermedios. En la lámina 22-6F se muestra una fotografía de un cisticerco de *Hymenolepis* como se observa dentro del insecto. Los humanos contraen la infección por la ingestión de insectos infectados por las larvas. Tal hospedero intermedio no es obligatorio para la transmisión entre humanos de *H. nana*. Con frecuencia, las personas se infectan por la ingestión

Ciclo de vida de *Diphyllobothrium latum*

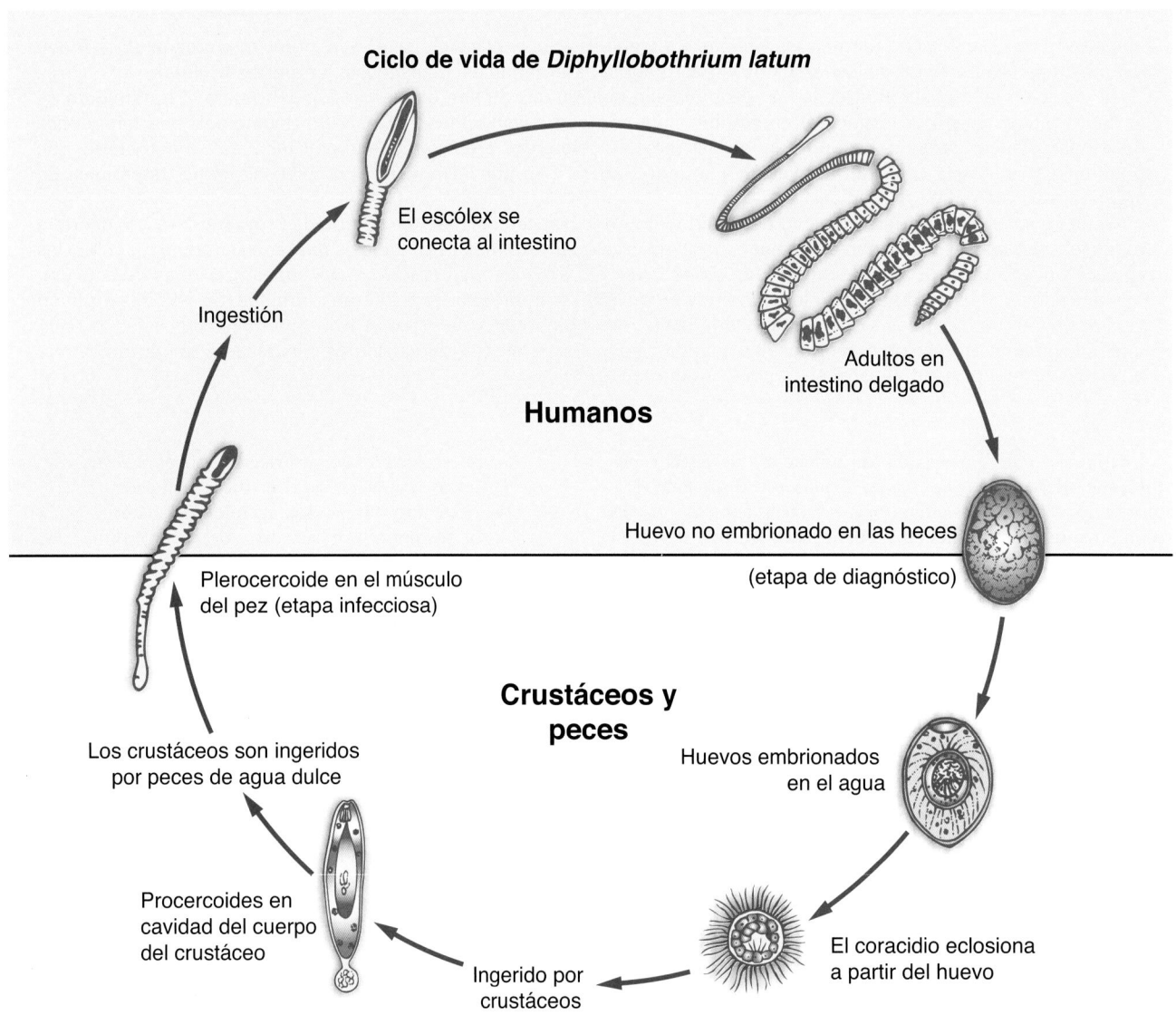

El escólex se
conecta al intestino

Ingestión

Adultos en
intestino delgado

Humanos

Huevo no embrionado en las heces

Plerocercoide en el músculo
del pez (etapa infecciosa)

(etapa de diagnóstico)

**Crustáceos y
peces**

Los crustáceos son ingeridos
por peces de agua dulce

Huevos embrionados
en el agua

Procercoides en
cavidad del cuerpo
del crustáceo

Ingerido por
crustáceos

El coracidio eclosiona
a partir del huevo

■ **FIGURA 22-13** El ciclo de vida de *D. latum* incluye dos hospederos intermedios. Los huevos no embrionados, eliminados en la materia fecal de un humano infectado en un estuario de agua dulce, pasan por un proceso de embrionación durante varios días y eclosionan, expulsando un coracidio que nada libremente. Estos coracidios a su vez son ingeridos por un crustáceo (copépodos o *Cyclops*), en cuyo interior se desarrollan las larvas procercoides. Los copépodos constituyen una de las principales fuentes de alimento para una gran variedad de peces de agua dulce en Norteamérica. Después de la ingestión de los copépodos por los peces, las larvas plerocercoides del parásito (espargano) se desarrollan dentro de la carne de los peces. Los humanos ingieren estas larvas plerocercoides en pescados crudos o mal cocidos, donde se desarrollan en parásitos adultos en el intestino. En la maduración, el parásito adulto elimina huevos en las heces, para completar el ciclo de vida.

Recuadro de correlación clínica **22-10** Difilobotriosis

Los pacientes pueden albergar un parásito adulto por hasta 20 años. Los síntomas intestinales son mínimos. Los parásitos adultos grandes son capaces de provocar obstrucción mecánica del intestino, acompañada de diarrea y dolor abdominal. En una minoría de pacientes infectados con *D. latum*, particularmente en el norte de Europa, en especial Finlandia, tiene lugar la anemia megaloblástica secundaria a deficiencia de vitamina B_{12}, secundaria a la competencia selectiva del parásito para esta vitamina esencial. El praziquantel es una terapia eficaz, con niclosamida como alternativa.

Los humanos también pueden infectarse por larvas plerocercoides de cestodos difilobotroides relacionadas con *D. latum*, causando una infección conocida como *esparganosis*. Los parásitos adultos se encuentran en perros y gatos; la forma larvaria se desarrolla en humanos después de la ingestión de copépodos infectados por larvas o carne cruda de anfibios y reptiles. Las larvas plerocercoides (espargano) se convierten en nódulos pruriginosos en los tejidos subcutáneos durante un período de meses. La eosinofilia de la sangre periférica es un indicio no específico de la posibilidad de esparganosis; sin embargo, las larvas características se deben mostrar en nódulos subcutáneos, antes de establecer un diagnóstico definitivo.

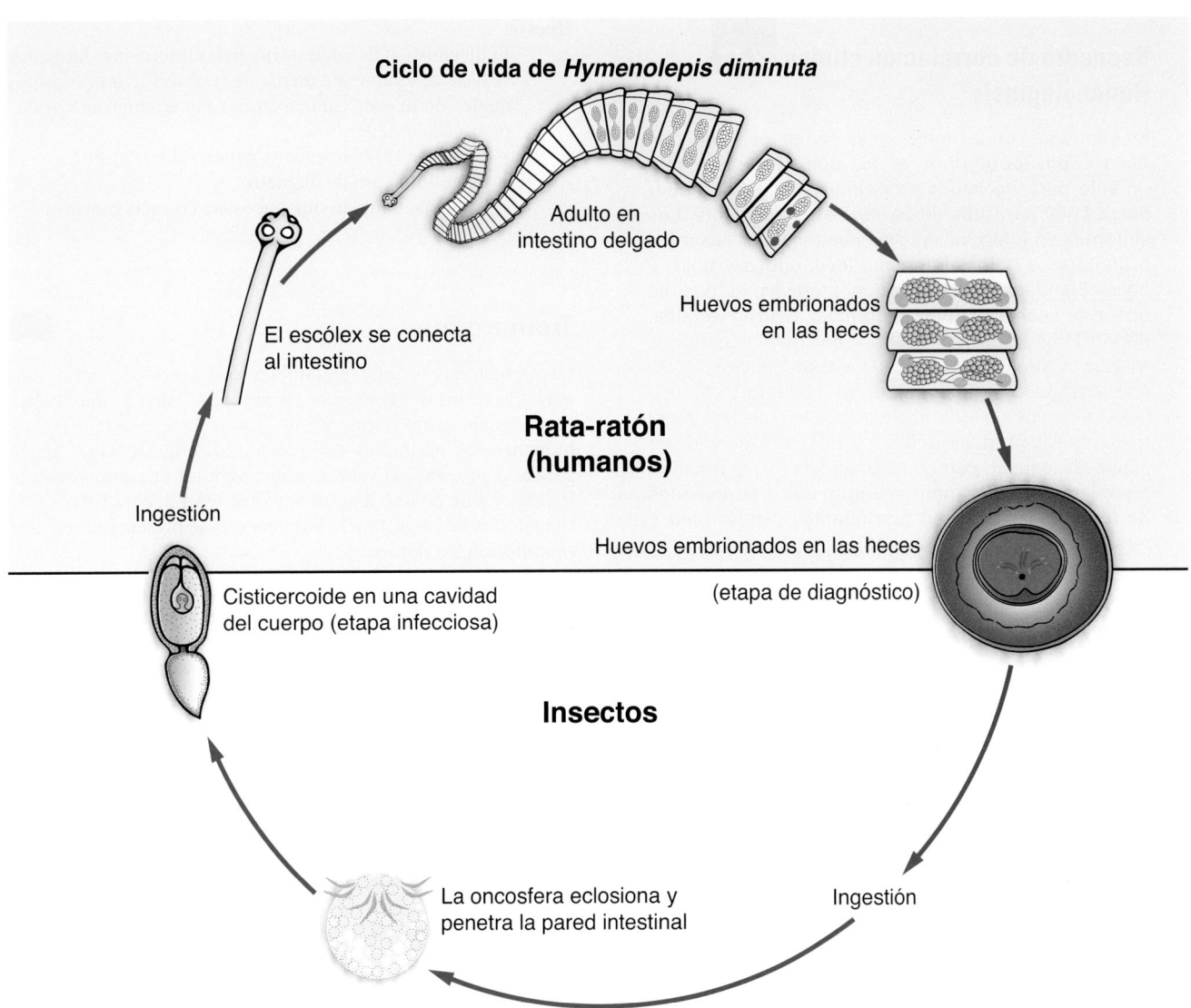

Ciclo de vida de *Hymenolepis diminuta*

Adulto en
intestino delgado

El escólex se conecta
al intestino

Huevos embrionados
en las heces

**Rata-ratón
(humanos)**

Ingestión

Huevos embrionados en las heces

Cisticercoide en una cavidad
del cuerpo (etapa infecciosa)

(etapa de diagnóstico)

Insectos

La oncosfera eclosiona y
penetra la pared intestinal

Ingestión

■ **FIGURA 22-14** Ciclo de vida de *H. diminuta*. Los huevos embrionados, eliminados en el suelo o el agua a partir de una persona infectada a través de las heces, a su vez son ingeridos por un insecto. Una oncosfera eclosiona en el intestino del insecto y penetra la pared intestinal. Después se desarrolla un cisticercoide contagioso en la cavidad del cuerpo. En la ingestión accidental del insecto infectado por un humano, las larvas se liberan y penetran en las vellosidades de la parte superior del intestino delgado. El escólex se adhiere a la mucosa intestinal, donde se desarrollan hasta llegar a parásitos adultos. En la madurez, los huevos embrionados procedentes de proglótides grávidas se eliminan en las heces, para completar el ciclo de vida.

de alimentos o agua contaminados con huevos de *Hymenolepis*. La figura 22-14 representa un ciclo de vida ilustrado de *H. diminuta*. Las infecciones por *Hymenolepis* son en gran parte subclínicas. Las manifestaciones clínicas de la himenolepiosis se presentan en el recuadro de correlación clínica 22-11.

Identificación de laboratorio. El diagnóstico de laboratorio de infecciones por especies de *Hymenolepis* se lleva a cabo generalmente para detectar los huevos característicos del parásito por examen microscópico en preparados de muestras de heces.

Huevos

- Los huevos son morfológicamente distintivos entre *H. nana* y *H. diminuta*. Cada uno tiene una cubierta externa lisa y una membrana interna, que contiene un embrión hexacanto (seis ganchos).

- Los huevos de *H. nana* son ovalados, pequeños (47 × 57 µm) y poseen un característico par de filamentos polares que se originan de engrosamientos polares a cada lado de la membrana del embrión hexacanto (lám. 22-6 M).

- Los huevos de *H. diminuta* son esféricos, más grandes (58 × 86 µm) que los de *H. nana* y están desprovistos de filamentos polares (lám. 22-6N).

Parásitos adultos

- Los parásitos adultos de *H. nana* son pequeños, miden no más de 3.8 cm al madurar.
- Por lo general simulan filamentos de moco; por lo tanto, no se observan frecuentemente en muestras de heces.
- El escólex pequeño tiene un rostelo protuberante, armado con una hilera de 20-30 ganchos.

Recuadro de correlación clínica 22-11
Himenolepiosis

En contraste con las infecciones por especies de *Taenia y Diphyllobothrium*, en las que frecuentemente un solo parásito habita en el intestino, puede haber hasta 1000 parásitos de *H. nana* en un paciente. Los síntomas en infecciones leves pueden estar ausentes o limitarse a dolor abdominal leve, difuso y bajo, y heces blandas. En las infecciones graves, es posible observar anorexia, dolor abdominal, diarrea, cefalea, nerviosismo y prurito anal. La eosinofilia periférica es leve a moderada (4-16%). La autoinfección, en la que los huevos eclosionan en el intestino y reinfectan vía el ciclo de vida habitual que se describe en el texto, puede producir una carga de parásitos enorme capaz de causar complicaciones graves, particularmente en pacientes inmunodeprimidos. Las opciones de tratamiento incluyen praziquantel, niclosamida y nitazoxanida.

Dipylidium caninum

El ciclo de vida de *Dipylidium caninum* es similar al de *H. diminuta*. Los humanos actúan como un hospedero accidental y se infectan por la ingestión de pulgas de perro o gato que están infectados con la forma cisticercoide de los cestodos. La tenia adulta vive en el intestino de perros y gatos. Los huevos en las heces son ingeridos por varias especies de pulgas o piojos de perro; los cisticercoides infecciosos se desarrollan dentro de la cavidad del cuerpo del insecto. Después de que un humano ingiere una pulga de perro, la larva cisticercoide penetra la mucosa del intestino delgado y se desarrolla *in situ* en parásitos adultos. Las infecciones humanas ocurren con mayor frecuencia en los niños, pues tienen un contacto más íntimo con los animales domésticos y, cuando son muy jóvenes, suelen comer objetos contaminados del suelo. Los síntomas son generalmente mínimos o ausentes. En las infecciones graves, pueden experimentar diversos grados de indigestión, pérdida de apetito y malestar abdominal difuso.

El praziquantel es el tratamiento de elección; la niclosamida también es eficaz. La infección humana es evitable manteniendo a mascotas, perros y gatos libres de pulgas y tenias.

Identificación de laboratorio. Los parásitos adultos no se observan con frecuencia. La identificación basada en el laboratorio se logra por lo general mediante la detección de paquetes de huevos característicos en las heces.

Parásito adulto

- El estróbilo oscila entre 15 y 70 cm de largo y posee 60-175 proglótides.
- El escólex es de forma romboide y posee un rostelo armado retráctil, cónico.
- Los proglótides miden 12 × 2.7 mm y son característicos por poseer un doble poro genital (*Dipylos* significa dos puertas) (lám. 22-6P).
- Los proglótides pueden separarse del estróbilo y migrar solos o como cadenas cortas desde el ano de gatos y perros, que aparecen como pequeños granos de arroz cuando los eliminan sobre la alfombra o el piso.

Huevos

El diagnóstico de laboratorio en las infecciones humanas se hace generalmente mediante la observación de los paquetes de huevos característicos por examen microscópico; cada uno de ellos:

- Contiene 15-25 huevos globulares (lám. 22-6P).
- Mide 35-60 µm de diámetro.
- Contiene también una oncosfera con seis ganchos.

Trematodos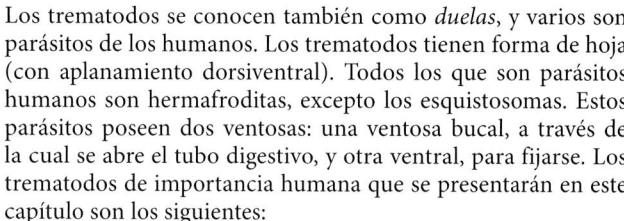

Los trematodos se conocen también como *duelas*, y varios son parásitos de los humanos. Los trematodos tienen forma de hoja (con aplanamiento dorsiventral). Todos los que son parásitos humanos son hermafroditas, excepto los esquistosomas. Estos parásitos poseen dos ventosas: una ventosa bucal, a través de la cual se abre el tubo digestivo, y otra ventral, para fijarse. Los trematodos de importancia humana que se presentarán en este capítulo son los siguientes:

Esquistosomas: *Schistosoma mansoni, S. haematobium, S. japonicum*
Duelas de hígado: *Fasciola hepatica* y *Clonorchis sinensis*
Duela intestinal gigante: *Fasciolopsis buski*
Duela del pulmón: especies de *Paragonimus*, frecuentemente *P. westermani*

Las etapas iniciales en los ciclos de vida de los parásitos trematodos son prácticamente idénticas, con miracidios de nado libre liberados de huevos grávidos en estuarios de agua dulce en las heces de una persona infectada. Todos los trematodos tienen a los caracoles como hospedero intermedio, y muchos requieren también de un segundo hospedero intermedio. El tipo de animal utilizado como hospedero intermedio depende de la especie de trematodo. Las etapas de desarrollo de las especies de trematodos incluidas en este capítulo se representan en los ciclos de vida que se muestran.

Esquistosomas

El nombre *esquistosoma* se deriva del aspecto del adulto macho, cuyo cuerpo tiene un surco genital longitudinal o canal que sirve como un receptáculo para la hembra durante la cópula (lám. 22-7A). Tres especies de *Schistosoma* (*S. haematobium, S. mansoni* y *S. japonicum*) causan la mayoría de las infecciones humanas. *S. mekongi* es un parásito humano que es endémico a lo largo del río Mekong; los huevos de éste son morfológicamente indistinguibles de *S. japonicum. S. intercalatum* es otro patógeno encontrado con menor frecuencia. El huevo de este parásito asemeja a los de *S. haematobium*, pero provoca una enfermedad que clínicamente simula la causada por *S. mansoni. S. intercalatum* es endémica en el centro y el oeste de África.[242] El ciclo de vida de los esquistosomas es similar al de otros trematodos, excepto que un segundo hospedero intermedio no está obligado a transmitir la esquistosomosis.[54] El ciclo se ilustra en la figura 22-15.

Dependiendo de la especie, los adultos de esquistosoma se encuentran en diversas partes del sistema portal: (1) en la vena porta del intestino para *S. mansoni* y *S. intercalatum*, (2) en el intestino delgado y grueso para *S. japonicum* y *S. mekongi*, y (3) en las venas de la vejiga para *S. haematobium*. Los parásitos adultos miden cerca de 2.5-3 cm de largo y 0.5 mm de

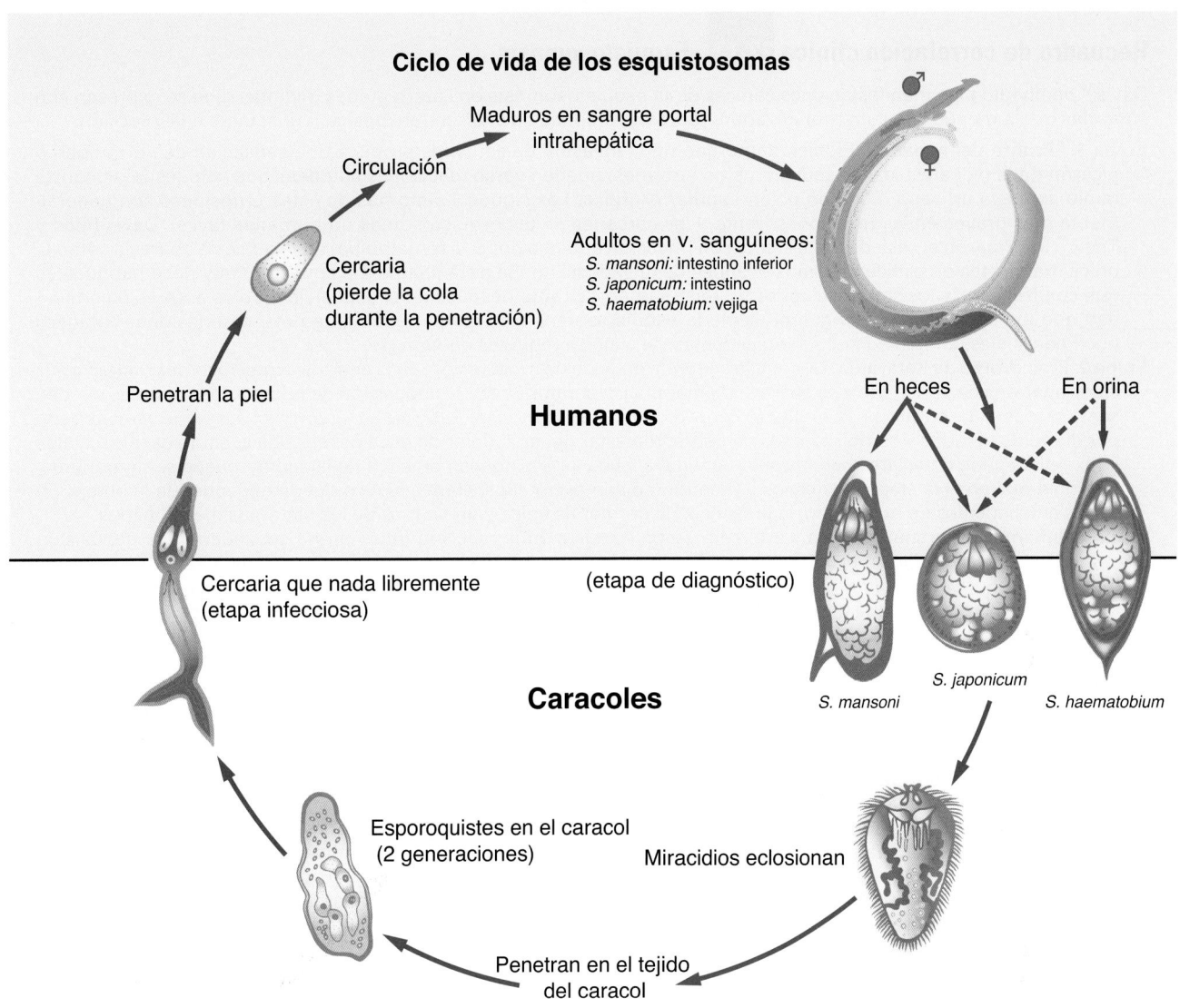

Ciclo de vida de los esquistosomas

Maduros en sangre portal
intrahepática

Circulación

Cercaria
(pierde la cola
durante la penetración)

Adultos en v. sanguíneos:
S. mansoni: intestino inferior
S. japonicum: intestino
S. haematobium: vejiga

Penetran la piel

Humanos

En heces   En orina

Cercaria que nada libremente
(etapa infecciosa)

(etapa de diagnóstico)

Caracoles

S. mansoni   *S. japonicum*   *S. haematobium*

Esporoquistes en el caracol
(2 generaciones)

Miracidios eclosionan

Penetran en el tejido
del caracol

■ **FIGURA 22-15** Ciclo de vida de los esquistosomas. Empieza por la eclosión de los huevos, que son eliminados en las heces en agua dulce de lagos, canales y similares, bajo condiciones adecuadas, expulsando un miracidio que nada libremente. El miracidio penetra en los tejidos de un caracol específico correspondiente, dentro del cual sufre división de maduración para formar cientos de cercarias. La cercaria de nado libre, liberada de caracoles infectados, tiene la capacidad de penetrar directamente en la piel ablandada por el agua de nadadores desprevenidos y limícolas en los estuarios de agua dulce. Una vez en los tejidos subcutáneos, las cabezas de las cercarias entran en la circulación y migran hacia el sistema portal, donde se desarrollan en duelas adultas masculinas y femeninas. Las hembras, que ocupan el canal ginecóforo del macho, producen un gran número de huevos que son liberados en un estuario acuático adecuado para completar el ciclo de vida.

diámetro cuando maduran. Las infecciones graves pueden causar obstrucción de la vena porta en los sitios donde residen, además de que pueden conducir a hipertensión portal. El daño tisular extenso también es el resultado de la deposición de una gran cantidad de huevos que la hembra produce diariamente.[242] También se han descrito las manifestaciones cutáneas de la esquistosomosis.[55] Una explicación de las manifestaciones clínicas de la esquistosomosis se encuentra en el recuadro de correlación clínica 22-12.

Identificación de laboratorio. El diagnóstico de laboratorio se logra mediante la detección de los huevos característicos en las heces o la orina, dependiendo de la especie.

Huevos

- Los huevos son muy grandes. A continuación se presentan las dimensiones de las tres especies humanas frecuentemente encontradas:
  - *S. mansoni:* 116-180 × 45-58 μm.
  - *S. haematobium:* 112-180 × 40-70 μm.
  - *S. japonicum:* 75-90 × 60-68 μm.
- Los huevos de *S. mansoni* y *S. haematobium* son claramente ovalados.
- Los huevos de *S. mansoni* poseen una espícula lateral prominente (lám. 22-7B).
- Los huevos de *S. hematobium* poseen una espícula terminal (lám. 22-7C).

Recuadro de correlación clínica 22-12 Esquistosomosis

Davis[54] ha dividido las manifestaciones clínicas de la esquistosomosis en cuatro etapas distintas, que se expresan con síntomas que a menudo se superponen, sobre todo en personas que sufren reexposición constante a la infección:

Etapa 1: "Prurito del nadador". El inicio temprano de la invasión de cercarias produce una sensación de hormigueo o picazón de la piel afectada. En individuos no inmunes, pueden verse reacciones cutáneas que van desde petequias mínimas hasta urticaria o una erupción papular prurítica. Los signos y síntomas de estas erupciones son generalmente más graves en las reacciones frente a las cercarias de los esquistosomas no humanos (aves). Davis-Reed y Theis[55] informaron el caso de un paciente con infección cutánea por *S. haematobium* en la que ésta aparecía como la única manifestación clínica tres años después de la exposición. Se trata de una presentación muy poco habitual, ya que con frecuencia los síntomas aparecen relativamente pronto después de la exposición. Estos autores recomiendan que los dermatólogos tengan presente la esquistosomosis en los pacientes que presentan lesiones cutáneas poco habituales, en particular con antecedentes de viajes a regiones endémicas.

Etapa 2: El síndrome de Katayama. Durante la segunda etapa, o de maduración, en la cual los esquistosomas migran a sus sitios anatómicos preferidos y se aparean de manera preparatoria para la deposición de huevos, los síntomas pueden ser mínimos o desarrollarse en lo que se conoce como el *síndrome de Katayama* o *fiebre de Katayama*, caracterizado por diferentes grados y combinaciones de fiebre, malestar general, dolor de espalda, artralgias, anorexia, tos, cefalea y toxemia. Puede detectarse hepatoesplenomegalia leve y la eosinofilia periférica de la sangre puede ser importante. Debido a que en esta etapa los huevos a menudo no son excretados, el diagnóstico puede depender de la obtención de los antecedentes de exposición, la presencia de dermatitis típica y uno o más de los síntomas mencionados.

Etapa 3: Inflamación granulomatosa. La tercera etapa consiste en la reacción inflamatoria secundaria a la deposición y la migración de los huevos en los tejidos. La deposición de huevos es aproximadamente de 300 por día para las hembras de *S. haematobium* y *S. mansoni*, y de 3000 por día para *S. japonicum*. Después de invadir la pared de las venas en las que reside la hembra adulta, los huevos tienen una propensión a penetrar en las vísceras adyacentes, provocando una grave inflamación supurativa y granulomatosa, en última instancia dando por resultado fibrosis y cicatrización. Se produce el marcado engrosamiento de las paredes del intestino o la vejiga urinaria, con pérdida de la función. Puede observarse diarrea sanguinolenta, dolor abdominal difuso y, en casos graves, obstrucción intestinal con infecciones por *S. mansoni*, *S. japonicum* y *S. mekongi*. *S. haematobium* produce inflamación de la vejiga urinaria, causando hematuria intermitente, dolor del abdomen bajo y, en última instancia, contracción.

Etapa 4: Inflamación crónica. En la cuarta etapa, o crónica, de la enfermedad, se produce una marcada fibrosis progresiva alrededor de las áreas del granuloma, con evidente disminución en el número de huevos excretados. Los pacientes con infección crónica por *S. haematobium* tienen polaquiuria y disuria persistente a medida que la vejiga sigue contrayéndose; también están en alto riesgo de desarrollar carcinoma de las células escamosas de la vejiga urinaria. En la última etapa de las infecciones por *S. mansoni,* la hepatoesplenomegalia, la cirrosis y la ascitis son complicaciones frecuentes a medida que los huevos son arrastrados "corriente arriba" en las venas portales y se alojan en el hígado. También se pueden observar poliposis intestinales y masas inflamatorias en el colon simulando carcinoma del intestino. *S. japonicum* puede producir síntomas similares; sin embargo, debido a su mayor capacidad de deposición de huevos, la morbilidad puede ser mucho mayor.

El tratamiento recomendado es praziquantel. Los corticoesteroides pueden ser necesarios en la infección aguda (síndrome de Katayama) o con el compromiso del SNC.

- Los huevos de las especies encontradas con menor frecuencia, como *S. intercalatum*, también poseen una espícula terminal.
- Los huevos de *S. japonicum* son ampliamente ovalados a semiesféricos; puede observarse una espícula pequeña, rudimentaria, lateral, en forma de botón, si el plano del enfoque es correcto (lám. 22-7D).
- Los huevos de *S. mekongi* son morfológicamente indistinguibles de los de *S. japonicum*.

Una microfotografía de una cercaria de cola bifurcada, la forma infecciosa en el ciclo de vida de las especies de *Schistosoma*, se ilustra en la lámina 22-7E.

Varias técnicas inmunológicas, incluyendo los procedimientos de anticuerpos inmunofluorescentes, ELISA, radioinmunoanálisis y fijación del complemento, se utilizan en los laboratorios de referencia para ayudar a establecer el diagnóstico. Utilizando un anticuerpo monoclonal contra un antígeno de 15 kDa tegumentario de parásitos adultos de *S. mansoni*, Da Silva y cols.[51] desarrollaron un ELISA competitivo que informaron como sensible en la detección del antígeno de *S. mansoni* en el 94% de los pacientes infectados. De Jonge y cols.[56] y otros autores realizaron un trabajo considerable para mejorar el serodiagnóstico de la esquistosomosis. Van Etten y cols.[250] notificaron una sensibilidad del 95.5% y una especificidad del 96.7% en la detección del antígeno catódico circulante del esquistosoma en la orina de pacientes infectados por *S. mansoni*, mediante una tira reactiva de nitrocelulosa o de polivinilo recubierta con anticuerpos monoclonales. Esta tira pretende tener valor diagnóstico cualitativo para las infecciones por *S. mansoni* en los programas de control.

Fasciola hepatica *y* Fasciolopsis buski

La fasciolosis es principalmente una causa de enfermedad hepática parasitaria zoonótica en ovejas. Las duelas pueden permanecer en los conductos biliares durante muchos años y causar mucho daño por irritación mecánica en los sitios de invasión local y la síntesis de productos tóxicos. Por el contrario, los adultos de *F. buski* permanecen en el intestino, donde se fijan a la mucosa del duodeno y del yeyuno. Otros herbívoros, como ciervos, conejos, ganado, cabras, cerdos y caballos, entre otros, también pueden infectarse. *F. hepatica* y *F. buski* son morfológicamente similares en muchos aspectos. Los ciclos de vida de estos dos parásitos son los mismos, los cuales requieren de dos hospederos intermedios.

El ciclo de vida de la *F. hepatica* se ilustra en la figura 22-16. Las manifestaciones clínicas de la fasciolosis y fasciolopsosis se presentan en el recuadro de correlación clínica 22-13.

Identificación de laboratorio
Duela adulta

Las duelas adultas se observan sólo a través de la endoscopia o si se retiran quirúrgicamente. Es posible reconocerlas por lo siguiente:

- Los adultos de *F. hepatica*, que miden 20-30 × 8-13 mm, son aplanados y tienen forma de hoja, con una saliente en forma de cono anterior (lám. 22-7F); los trematodos adultos de *F. buski* tienen un extremo cefálico redondeado (lám. 22-7G).
- Cada duela adulta tiene una ventosa anterior y una ventral, y es hermafrodita, con un intrincado útero anterior.

Huevos

El diagnóstico de laboratorio con mayor frecuencia se realiza mediante la detección de huevos en preparados en heces. Los huevos pueden ser reconocidos por:

- Tamaño muy grande (150 × 80 µm), forma ovoide y coloración amarillo marrón.
- Cubierta delgada y lisa, con un opérculo indistinto (lám. 22-7H).
- El material dentro del huevo está mal organizado y se extiende hasta el margen de la cubierta sin dejar un espacio libre.

Debido a que los huevos del parásito se pueden diseminar sólo después de ocho semanas o más tras la infección, o intermitentemente concluida ésta, se han utilizado pruebas serológicas en los laboratorios de referencia para el diagnóstico de fasciolosis. Espino y Finlay[69] desarrollaron un anticuerpo monoclonal de ratón contra antígenos excretores, secretor de *F. hepatica* y un anticuerpo

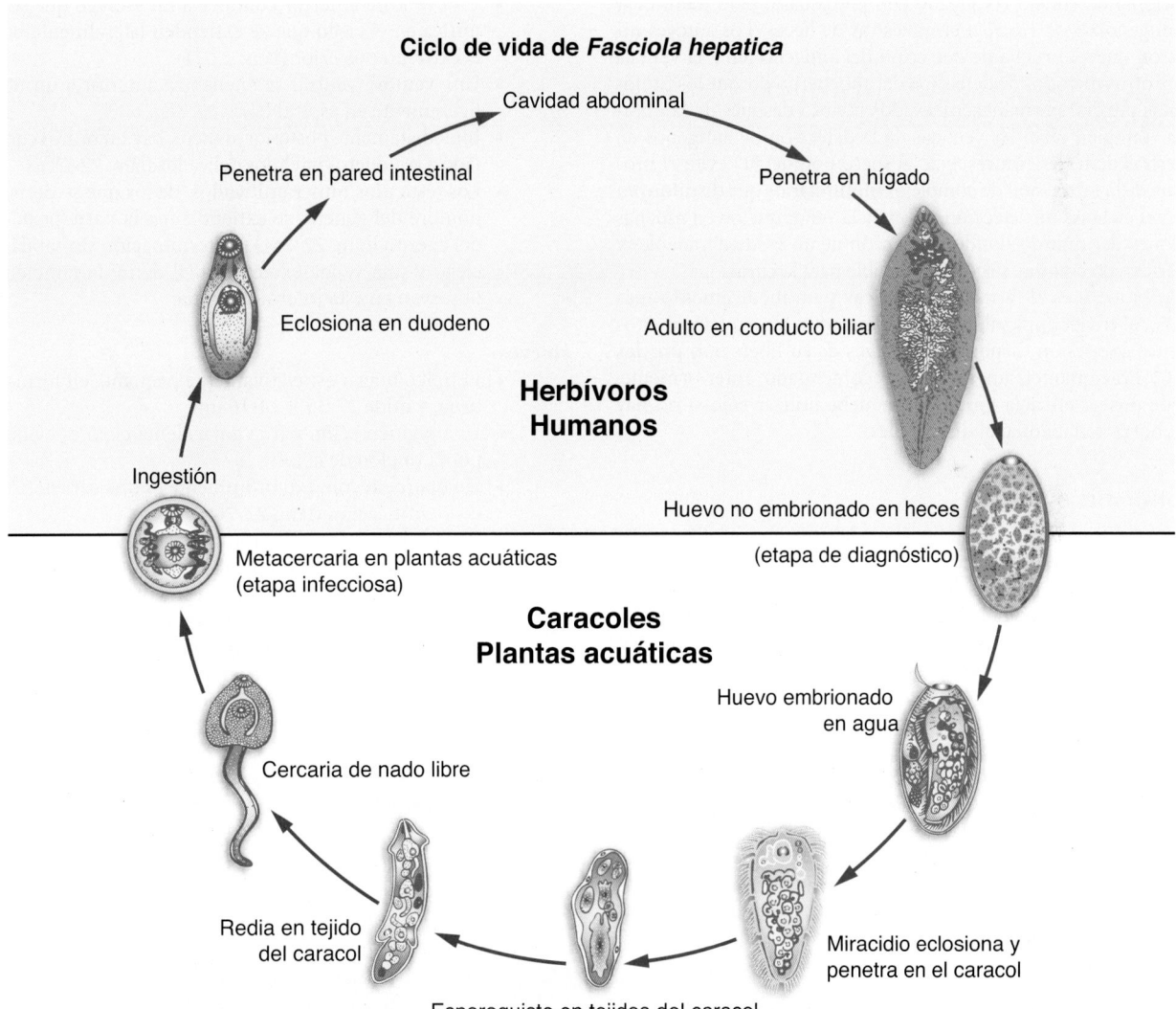

Ciclo de vida de *Fasciola hepatica*

Cavidad abdominal

Penetra en pared intestinal

Penetra en hígado

Eclosiona en duodeno

Adulto en conducto biliar

Herbívoros Humanos

Ingestión

Huevo no embrionado en heces

Metacercaria en plantas acuáticas (etapa infecciosa)

(etapa de diagnóstico)

Caracoles Plantas acuáticas

Huevo embrionado en agua

Cercaria de nado libre

Redia en tejido del caracol

Esporoquiste en tejidos del caracol

Miracidio eclosiona y penetra en el caracol

■ **FIGURA 22-16** Ciclo de vida de *F. hepatica*. Tras la deposición de huevos maduros a través de las heces en agua dulce, los huevos embrionados eclosionan y sueltan miracidios de nado libre. Después de la penetración en la carne de un caracol adecuado, se forman macroquistes en el tejido. Dentro del caracol, ocurre la maduración y la multiplicación en redias, que conducen finalmente a la liberación de cientos de cercarias de nado libre con cola recta. La cercarias se fijan a las plantas de agua y se enquistan como metacercaria infecciosa. Los humanos se infectan por la ingestión de plantas crudas o mal cocidas, infestadas de metacercarias. Después de la ingestión, las metacercarias eclosionan en el duodeno humano con la liberación de las formas larvarias. Éstas penetran en la pared intestinal, migran a la cavidad abdominal y entran en el hígado, donde se desarrollan las duelas maduras en los conductos biliares. Estos trematodos son hermafroditas y liberan huevos en la luz de los conductos biliares. Los huevos son transportados a su vez en el tubo intestinal, donde son descargados en las heces, completando el ciclo de vida.

Recuadro de correlación clínica 22-13   Fasciolosis y fasciolopsosis

Después de la ingestión de hígado crudo de oveja o cabra infectado con parásitos adolescentes, las duelas pueden fijarse a la mucosa faríngea y causar laringofaringitis local, llamada *halzoun*. La fasciolosis humana se manifiesta por dolor de cabeza, escalofríos, fiebre y dolor del cuadrante superior derecho. En infecciones graves, puede presentarse hepatomegalia, ictericia, diarrea y anemia; la cirrosis biliar hepática es una complicación tardía. El bitionol es el fármaco más eficaz, pero debe ser liberado por los CDC para el tratamiento. Un nuevo tratamiento con triclabendazol parece prometedor. El praziquantel, un fármaco recomendado anteriormente, puede tener una eficacia limitada.

F. buski es una duela similar a *F. hepatica*, excepto que es algo más grande (20-75 × 8-20 mm) y tiene una porción redondeada en lugar de una porción anterior cónica (lám. 22-7G). Estos trematodos residen en el intestino y se sujetan a la mucosa intestinal por medio de una ventosa bucal pequeña. Las úlceras de la mucosa local producen grados variables de dolor epigástrico, náuseas y diarrea, especialmente en la mañana. La ascitis y la obstrucción intestinal se pueden observar en infecciones intensas. El diagnóstico de laboratorio se realiza mediante la identificación de los huevos en las heces, que son idénticos en apariencia a los de *F. hepatica*.

policlonal de conejo conjugado con peroxidasa, para identificar el antígeno ES de *Fasciola* en muestras de heces. Los autores indicaron que su prueba de detección del antígeno tenía la ventaja sobre otros métodos de detección del anticuerpo porque los títulos séricos pueden permanecer elevados incluso después de la curación. También citan las ventajas de la detección de antígenos en muestras de heces con respecto al suero porque: (1) evita el problema de la formación de complejos inmunitarios que disminuyen la potencial tasa de detección, (2) evita la venopunción en muchas regiones del mundo donde el procedimiento es desagradable, y (3) se cuenta con una prueba disponible para la curación.

El bitionol es el fármaco más eficaz y un medicamento más nuevo, el triclabendazol, parece prometedor. Sin embargo, estos agentes sólo están disponibles a través de su liberación por los CDC. Praziquantel, un fármaco recomendado anteriormente, puede poseer eficacia limitada y se debe utilizar sólo si no hay bitionol o triclabendazol disponibles.

Clonorchis sinensis

Clonorchis sinensis, la duela hepática de China, es relativamente pequeña, de tamaño variable (12-20 × 3-5 mm). Cuando madura, reside dentro de los conductos biliares o en la vesícula biliar de los humanos. El ciclo de vida es similar al de *F. hepatica*, excepto que el hospedero intermedio es un pez de agua dulce en lugar de plantas acuáticas. Los humanos se infectan por *C. sinensis* al ingerir carne cruda o mal cocida de varias especies de peces de agua dulce. La figura 22-17 es una ilustración del ciclo de vida de estos parásitos.

El nombre del género (del griego *clon*, dividir, y *orchis*, testículo) se deriva del órgano testicular libremente ramificado en la duela hermafrodita adulta. La enfermedad es más frecuente en una amplia zona de Asia, particularmente en China Meridional, Indochina, Japón y Corea. Lo importante es que este microorganismo es causa de colangiocarcinoma.[226,230] Las manifestaciones clínicas de la clonorquiosis se presentan en el recuadro de correlación clínica 22-14.

Identificación de laboratorio. Los trematodos adultos se encuentran rara vez. El diagnóstico de laboratorio se logra mediante la identificación de los huevos pequeños característicos, en forma de urna, en preparados de materia fecal.

Duela adulta
- La duela adulta es plana y flácida; mide 12-20 × 3-5 mm.
- Se observa una cabeza protruyente en forma de botella en el extremo cefálico (lám. 22-7I).

- Una ventosa anterior conduce a un esófago que se ramifica en el ciego que se extienden lateralmente hasta el extremo posterior (lám. 22-7J).
- Una ventosa ventral se encuentra anterior a un útero ligeramente en espiral (lám. 22-7K).
- Inmediatamente posterior al útero, hay un ovario conectado a conductos vitelinos delicados (lám. 22-7L).
- Los testículos muy ramificados, de los que se deriva el nombre del género, se extienden en la parte posterior del cuerpo (lám. 22-7M). La terminación sin salida del ciego y una vejiga excretora mal definida también se observan en esta microfotografía.

Huevos
- El típico huevo es relativamente pequeño, en forma de urna, y mide 27-35 × 14-16 μm.
- Una pigmentación parda amarillenta clara es evidente por la tinción de la bilis.
- Un opérculo convexo prominente es una característica de identificación (lám. 22-7O).
- Puede observarse un botón posteriormente en un examen microscópico con plano de enfoque correcto.
- Nota: este huevo es morfológicamente similar a los de *Heterophyes heterophyes*, *Opisthorchis viverrini* y *Metagonimus yokogawai*, tres trematodos intestinales pequeños que también son frecuentes en Asia e infectan a los humanos que ingieren pescados crudos o en vinagre.

Especies de Paragonimus, con mayor frecuencia P. westermani

Las especies de *Paragonimus* están presentes en todos los continentes, excepto en Australia y la Antártida. *Paragonimus westermani* es la especie que se encuentra con mayor frecuencia. Los parásitos adultos miden 8-16 × 4-8 mm y tienen forma de cuchara, con un extremo contraído y el otro alargado. Las ventosas anteriores y ventrales son de igual tamaño.

El ciclo de vida de estos trematodos comienza cuando los huevos de un hospedero infectado se eliminan en el medio ambiente. El miracidio infecta el caracol, que es el primer hospedero intermedio. Las formas posteriores infectan y se desarrollan dentro de cangrejos de agua dulce o cangrejos de río, que son el segundo hospedero intermedio. Los humanos se infectan después de la ingestión de carne de cangrejo o langosta cruda o mal cocida, que contiene metacercaria enquistada. Después de la ingestión, las metacercarias eclosionan en

Ciclo de vida de *Clonorchis sinensis*

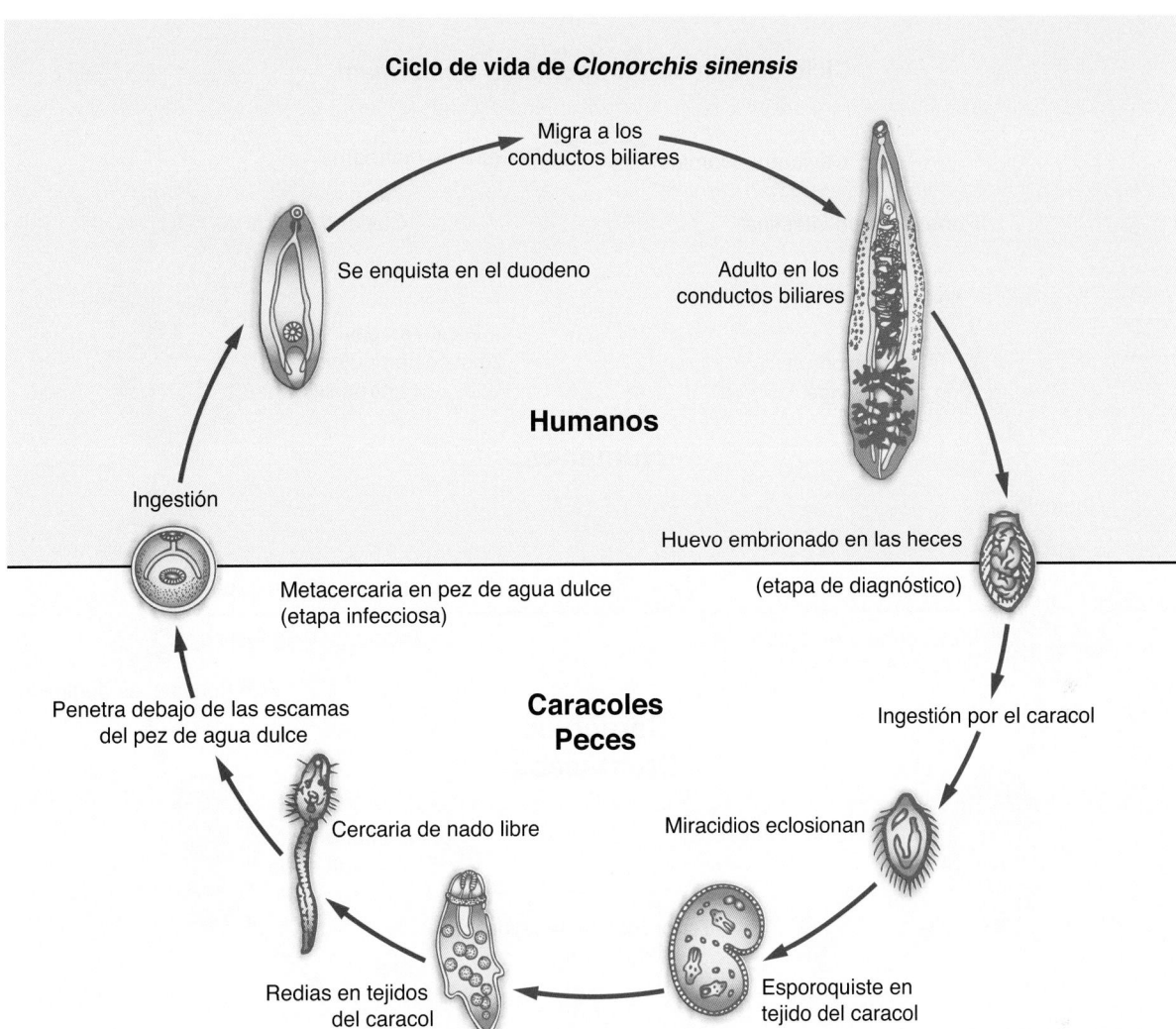

Migra a los
conductos biliares

Se enquista en el duodeno

Adulto en los
conductos biliares

Humanos

Ingestión

Huevo embrionado en las heces

Metacercaria en pez de agua dulce
(etapa infecciosa)

(etapa de diagnóstico)

**Caracoles
Peces**

Penetra debajo de las escamas
del pez de agua dulce

Ingestión por el caracol

Cercaria de nado libre

Miracidios eclosionan

Redias en tejidos
del caracol

Esporoquiste en
tejido del caracol

■ **FIGURA 22-17** Ciclo de vida de *C. sinensis*. Tras la deposición de huevos maduros en agua dulce, los huevos embrionados eclosionan y sueltan miracidios que nadan libremente. Los miracidios son ingeridos por un caracol adecuado, en el que eclosionan y forman un esporoquiste en el tejido del caracol. El esporoquiste a su vez madura en redias, dentro de las cuales tiene lugar la maduración y multiplicación, conduciendo a la liberación de cientos de cercarias de nado libre, con cola recta. Las cercarias se unen y penetran debajo de las escamas de varias especies de peces de agua dulce, formando la metacercaria. Los humanos se infectan por la ingestión de carne cruda o mal cocida de peces infestados de metacercarias. Tras la ingestión, las metacercarias eclosionan en el duodeno humano, con liberación de las formas larvarias que migran a los conductos biliares. Estos trematodos son hermafroditas y liberan huevos en la luz de los conductos biliares. Los huevos se transportan a su vez en el tubo digestivo, donde son descargados en las heces, completando el ciclo de vida.

Recuadro de correlación clínica 22-14   Clonorquiosis

En infecciones leves, el daño al hígado es mínimo y no se presenta cirrosis. Pueden observarse eosinofilia y leucocitosis leve en las infecciones. Aunque los conductos biliares en infecciones humanas pueden verse engrosados y dilatados, particularmente en los puntos donde se unen las duelas al revestimiento interno; la ictericia y la obstrucción biliar son raras excepto en infecciones muy graves (lám. 22-7N). En la mayoría de las infecciones, la enfermedad tiende a permanecer de grado bajo y crónica, con microorganismos que persisten por 4 o 5 décadas, produciendo sólo síntomas menores de malestar abdominal, diarrea intermitente y dolor o sensibilidad abdominal. El potencial desarrollo de colangiocarcinoma en asociación con las infecciones crónicas por *Clonorchis* es de preocupación.[226,230]

el duodeno, liberando larvas que se adhieren a la mucosa duodenal. Las larvas penetran la pared del intestino, entran en la cavidad abdominal y transmigran el diafragma para entrar en el espacio pleural. Las larvas invaden el tejido pulmonar, donde se realiza la maduración. La figura 22-18 es una ilustración del ciclo de vida. Las manifestaciones clínicas de la paragonimosis se presentan en el recuadro de correlación clínica 22-15.

Identificación de laboratorio. El diagnóstico de laboratorio se realiza frecuentemente mediante la detección de los huevos característicos por examen microscópico en preparados de heces o muestras respiratorias.

Huevos
• Los huevos miden 80-120 × 48-60 μm.

Ciclo de vida de *Paragonimus westermani*

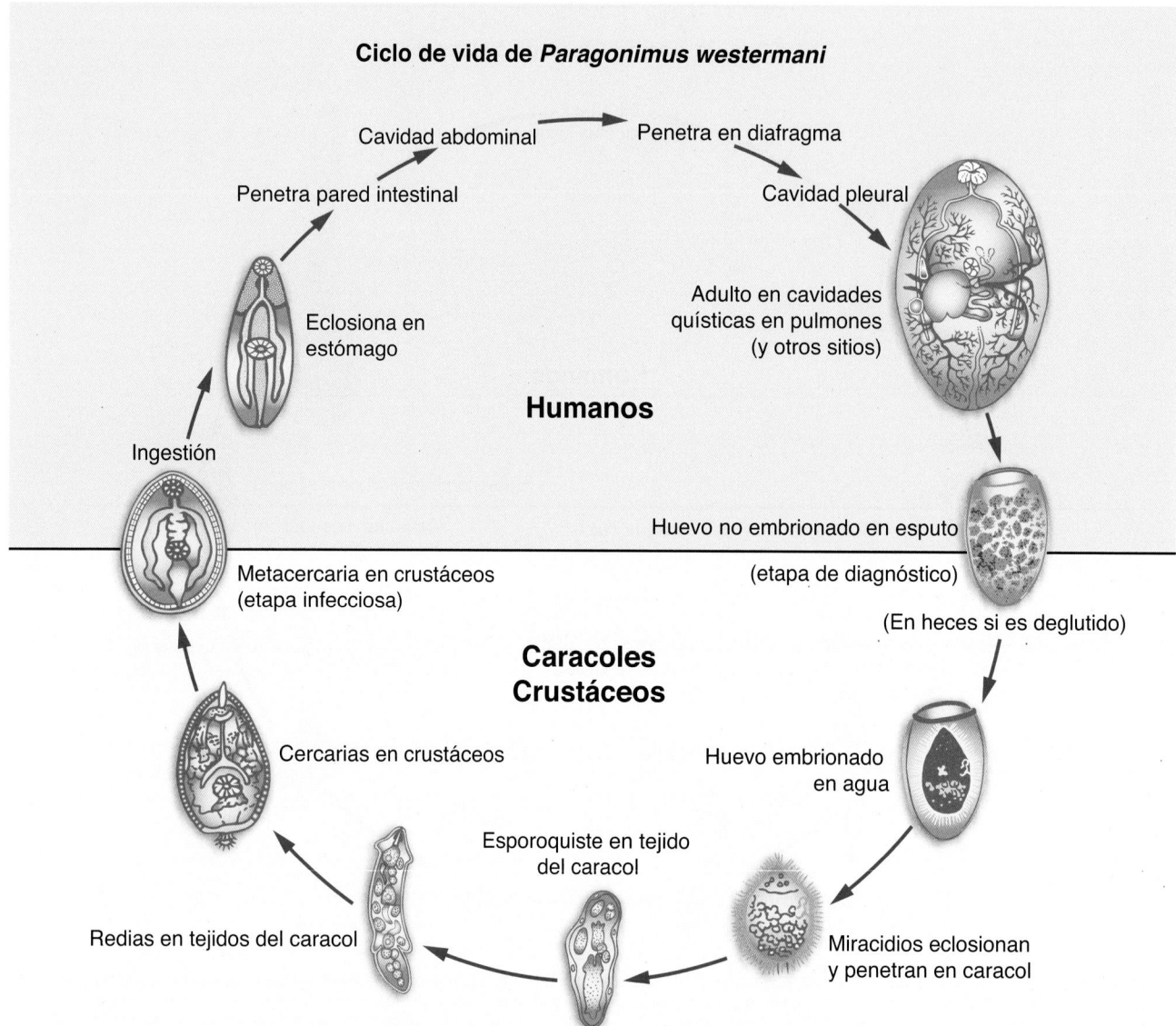

Cavidad abdominal → Penetra en diafragma

Penetra pared intestinal

Cavidad pleural

Eclosiona en estómago

Adulto en cavidades quísticas en pulmones (y otros sitios)

Humanos

Ingestión

Huevo no embrionado en esputo

Metacercaria en crustáceos (etapa infecciosa)

(etapa de diagnóstico)

(En heces si es deglutido)

Caracoles Crustáceos

Cercarias en crustáceos

Huevo embrionado en agua

Esporoquiste en tejido del caracol

Redias en tejidos del caracol

Miracidios eclosionan y penetran en caracol

■ **FIGURA 22-18** Ciclo de vida de *P. westermani*. Los huevos no embrionados se descargan en el esputo o en las heces en un ambiente acuático. Estos huevos después embrionan en el agua, soltando miracidios de nado libre que penetran en los tejidos de un caracol específico. Los macroquistes y las redias se desarrollan en el caracol, dentro del cual se multiplican las cercarias. Cuando maduran, las cercarias nadan libremente para salir del caracol y penetran en las branquias, los músculos o las vísceras de crustáceos de agua dulce, dentro de los cuales se enquistan como metacercarias latentes. Los humanos se infectan después de la ingestión de carne de cangrejo o langosta cruda o mal cocida infestada de metacercarias. Después de la ingestión, las metacercarias eclosionan en el duodeno, liberando larvas que penetran en el espesor completo de la pared del intestino, entran en la cavidad peritoneal, transmigran al diafragma y entran en el espacio pleural. Las larvas luego taladran el tejido pulmonar periférico; en esta zona maduran en trematodos adultos que residen dentro de los quistes parabronquiales. Los huevos se liberan en el esputo, donde se expectoran o se ingieren para eliminarse finalmente en las heces, para completar el ciclo de vida.

Recuadro de correlación clínica 22-15 Paragonimosis

Se pueden observar escalofríos, fiebre y eosinofilia marcada durante la fase migratoria del parásito. Con el tiempo, la duela adulta llega a residir dentro de un seudoquiste pequeño en el pulmón. El quiste se expande a medida que la duela adulta crece y se puede romper en un bronquiolo adyacente. Cuando un seudoquiste se rompe en un bronquio, la tos y la hemoptisis son síntomas frecuentes. Los huevos producidos por trematodos maduros son descargados en los bronquios y finalmente el paciente los ingiere a partir de las secreciones tosidas en la bucofaringe. La enfermedad tiende a ser crónica, llevando a grados variables de fibrosis pulmonar y cicatrización. Los episodios intermitentes de dolor en el tórax, fiebre y escalofríos pueden ser manifestaciones finales. Ocasionalmente, pueden producirse migraciones ectópicas. El parásito puede llegar a residir en el SNC. Por desgracia, esta migración ectópica tiene lugar más frecuentemente en los niños. El praziquantel es el tratamiento recomendado.

- Son de color pardo amarillo oscuro y tienen una cubierta gruesa y lisa con un opérculo saliente prominente.
- Las salientes sirven para distinguir los huevos de *Paragonimus* de los de *D. latum*, cuyos opérculos son lisos y desprovistos de salientes (lám. 22-7P).
- Los huevos de *P. westermani* tampoco poseen una protuberancia antiopercular, tipo botón, característica de los huevos de *Diphyllobothrium*.

Parásitos de tejidos y sangre

Los parásitos que se encuentran en la sangre o en otros órganos generalmente se describen por separado de los que habitan en el tubo digestivo. Los parásitos de la sangre y los tejidos que se abordan aquí incluyen protozoos, nematodos y cestodos. Varias partes de sus ciclos de vida son morfológicamente similares a sus contrapartes intestinales. Por ejemplo, *T. gondii* es un coccidio tisular, con muchas similitudes a los coccidios abordados antes. Del mismo modo, la larva migratoria visceral y cutánea es causada por formas larvarias de nematodos de perro o gato. La equinococosis es la forma larvaria de un cestodo de perro que se presenta en los humanos.

En general, los ciclos de vida de los parásitos de la sangre y los tejidos son más complejos que los de sus homólogos intestinales, con fases sexuales y asexuales. La mayoría de los parásitos de la sangre se transmiten a los humanos por un vector artrópodo en el que se desarrolla la fase sexual del ciclo de vida. Como alternativa, algunos de estos parásitos utilizan insectos simplemente como un sitio para el desarrollo de las etapas intermedias (muda) y como vectores (no se produce la replicación sexual ni asexual dentro del vector, simplemente el desarrollo y transporte).

Los parásitos del tejido pueden ser intracelulares o extracelulares, dependiendo de la especie y la fase del ciclo del parásito. Un esquema de parásitos de sangre y tejidos en humanos que también servirá como una guía para la descripción para el resto de este capítulo es el siguiente:

Protozoos de sangre y tejidos	
Paludismo	*Plasmodium falciparum*
	Plasmodium vivax
	Plasmodium malariae
	Plasmodium ovale
Babesiosis	*Babesia microti* y otras especies
Leishmaniosis	*Leishmania donovani*
	Leishmania tropica
	Leishmania brasiliensis
	Leishmania mexicana
Tripanosomosis	*Trypanosoma brucei gambiense*
	Trypanosoma brucei rhodesiense
	Trypanosoma cruzi
	Trypanosoma rangeli
Toxoplasmosis	*Toxoplasma gondii*

Helmintos de sangre y tejidos	
Nematodos filarioides y filariosis	*Wuchereria bancrofti*
	Brugia malayi
	Loa loa
	Mansonella ozzardi
	Mansonella perstans
	Onchocerca volvulus
	Dirofilaria immitis

Nematodos de tejidos: parásitos no filarioides	*Trichinella spiralis*
	Toxocara canis (larva migratoria visceral)
	Ancylostoma braziliensis o *A. caninum* (larva migratoria cutánea)
	Dracunculus medinensis
	Especies de *Anisakis*
	Especies de *Gnathostoma*
Cestodos de tejidos	*Echinococcus granulosus*
	Echinococcus multilocularis
	Taenia multiceps y *T. serialis* (cenurosis)
	Spirometra mansonoides (esparganosis)

Paludismo

En los Estados Unidos, la gran mayoría de los pacientes con paludismo o malaria son viajeros, estudiantes extranjeros o inmigrantes que estuvieron expuestos a mosquitos en áreas endémicas. En el 2011, se documentaron 1 925 casos de paludismo a los CDC, un aumento con respecto de los años anteriores (1 691 en 2010, 1 484 en 2009 y 1 298 en 2008).[47] Estos números representan aumentos sustanciales sobre los 165 casos registrados en 1988.[28] Aunque la gran mayoría de los pacientes con paludismo recientemente diagnosticado en los Estados Unidos nacieron en el extranjero o regresaron de regiones endémicas, los vectores anofelinos se encuentran en muchos sitios locales. Por ejemplo, se han informado casos crípticos de paludismo en el condado de San Diego en California y en el condado de Bay en Florida.[91] Ninguno de los individuos afectados tenían antecedentes de viajes recientes al extranjero, transfusiones recientes o uso de drogas intravenosas. En algunos casos, los pacientes infectados habían acampado en áreas infestadas de mosquitos junto a campamentos de trabajadores migrantes. Los estudios epidemiológicos revelaron que ninguno de los trabajadores migrantes tenía antecedentes clínicos que sugirieran paludismo; sin embargo, se encontró el mosquito vector competente, *Anopheles hermsi*, a lo largo del río San Luis Rey en California. Del mismo modo, se informaron dos casos de paludismo autóctono en el condado de Suffolk, Nueva York, en personas que no tenían antecedentes de viajes fuera de los Estados Unidos.[29] Además, hay informes de personas que contrajeron el paludismo que viven en las proximidades de aeropuertos internacionales (paludismo de aeropuerto). La hipótesis es que los mosquitos infectados ocasionalmente pueden ser transportados en aviones entrantes. Por lo tanto, el paludismo se debe incluir en el diagnóstico diferencial de cualquier paciente con inicio agudo de fiebre cíclica, incluso si no hay ningún antecedente de viajes recientes al extranjero.

La incidencia mundial de paludismo es asombrosa, con infecciones estimadas por la Organización Mundial de la Salud (OMS) de 207 millones de infecciones en el 2010, dando como resultado 627 000 muertes. Se estima que el 91% de las muertes ocurrieron en África. Por lo tanto, los médicos deben mantenerse alertas ante la posibilidad del paludismo en ciertos grupos poblacionales. Aunque se han tenido grandes avances en la eliminación del paludismo de ciertas configuraciones regionales, esta enfermedad aún es un desafío en todo el mundo, con el resurgimiento que se produce en áreas de control anterior, particularmente cuando no se mantienen los esfuerzos de control. Martens y Hall[167] atribuyen este resurgimiento del paludismo a la reubicación de la gente con escasos recursos, a menudo más propensos a ser infectados, de áreas endémicas a lugares sin paludismo en busca de una vida mejor. Las manifestaciones clínicas del paludismo dependen de la especie infectante; las infecciones causadas por *P. falciparum* tienen la mayor probabilidad de causar la muerte. El cuadro clínico se presenta en el recuadro de correlación clínica 22-16.

Recuadro de correlación clínica 22-16 Paludismo

La fiebre es el síntoma de presentación más constante en las infecciones por todas las especies de *Plasmodium*. Los picos de temperatura comienzan 7-10 días después de la picadura de un mosquito anófeles infectado por un período en el que los microorganismos experimentan la multiplicación preeritrocítica en los hepatocitos. Durante este período pueden experimentarse los síntomas prodrómicos, como cefalea, mialgia, malestar y fatiga, que sugieren un síndrome seudogripal. Sin embargo, una vez que una progenie de merozoítos deja las células hepáticas e invade los eritrocitos, en muchos casos inician los ciclos de fiebre espaciados con regularidad. La menos sincrónica de las especies de *Plasmodium* es *P. falciparum*. La periodicidad de cada episodio de fiebre alta se relaciona con la destrucción de los eritrocitos a medida que los merozoítos son liberados a la circulación. Las designaciones de este ciclo de fiebre "terciana" para *P. vivax*, *P. ovale* y *P. falciparum* y fiebre "cuartana" para el paludismo por *P. malariae* son algo confusas. Los picos de fiebre por paludismo terciano se producen en un esquema de cada tercer día; sin embargo, ya que cualquier episodio de fiebre determinado se cuenta como día 1, el siguiente pico no se producirá hasta el tercer día (por eso es terciano). Del mismo modo, los picos de la fiebre del paludismo cuartano tienen lugar en un ciclo de cada tres días; sin embargo, contando el primer episodio como día 1, el punto próximo se producirá en el cuarto día. No obstante, estos patrones de fiebre clásica a menudo pueden ser irregulares y no se puede confiar en ellos de manera exclusiva para hacer un diagnóstico presuntivo.

Cada episodio de fiebre se caracteriza por un corto período "frío" que dura aproximadamente 1 h, cuando la piel está fría y los labios y lechos ungueales parecen cianóticos debido a la vasoconstricción periférica. Este período viene seguido por el inicio repentino de la "etapa caliente", cuando la piel se siente caliente y seca, y se experimentan picos de fiebre de hasta 40-41 °C, de 3-6 h de duración. Los picos de fiebre vienen acompañados de cefalea, dolor de pecho y espalda, taquicardia, tos, vómitos y delirio de diferentes grados de intensidad. La fatiga y el sueño siguen a cada episodio febril. Los pacientes son esencialmente asintomáticos entre los episodios febriles.

La anemia hemolítica, la esplenomegalia y la hepatomegalia dolorosa se encuentran en diferentes grados. Los pacientes son altamente susceptibles a la rotura del bazo, y la palpación profunda de la parte superior izquierda del abdomen y el flanco debe evitarse durante la exploración física. La linfadenopatía está ausente y siempre señala alguna otra enfermedad si los ganglios linfáticos están agrandados. De mayor preocupación son las complicaciones del SNC que pueden presentarse secundarias a las infecciones por *P. falciparum*. Los eritrocitos infectados con trofozoítos de *P. falciparum* experimentan cambios de la membrana en la que aparecen "bultos" en la superficie, haciendo que se vuelvan "pegajosos" y se adhieran a receptores específicos sobre el revestimiento de las células endoteliales de los capilares.[37] La microcirculación del cerebro es particularmente vulnerable a la obstrucción con eritrocitos infectados por *P. falciparum*, dando como resultado pequeñas áreas de infarto y hemorragia cerebrales.[4] Pueden presentarse alteraciones de la consciencia que van desde somnolencia hasta coma, cambios de comportamiento, alucinaciones, convulsiones motoras y ocasionalmente temblores, parálisis muscular focal y otros signos localizados. En casos fulminantes, puede observarse un curso rápidamente progresivo hacia la muerte.

El ciclo de vida del parásito *Plasmodium* tiene dos fases: un ciclo sexual, conocido como *esporogonia*, que tiene lugar en el tubo digestivo del mosquito, y un ciclo asexual, conocido como *esquizogonia*, que se presenta en el hospedero humano. El ciclo de vida de *P. malariae*, como prototipo de todas las especies del paludismo, se muestra en la figura 22-19.

Identificación de laboratorio. La identificación por el laboratorio de los parásitos del paludismo en humanos, como se describió anteriormente, se hace por análisis de frotis de sangre periférica de gota fina y gruesa. Se requiere más de una evaluación de la sangre para descartar el diagnóstico. Los frotis se deben obtener en diferentes momentos del día de los pacientes con presuntas infecciones porque la parasitemia puede ser intermitente y el número de parásitos que circulan varía según la fase del ciclo del plasmodio.

Ahora hay cinco especies de *Plasmodium* que se ha demostrado que producen enfermedad en humanos. Las tres especies de *Plasmodium* que causan el paludismo humano con mayor frecuencia son *P. vivax*, *P. falciparum* y *P. malariae*. Una cuarta especie, *P. ovale*, es rara en gran parte del mundo, pero es relativamente frecuente en el oeste de África. La especie más recientemente descrita, *P. knowlesi*, es endémica sólo en ciertas partes de Asia; este parásito se encuentra tan rara vez que no será descrito aquí. Las características diferenciales de las tres especies comunes se describen a continuación. La morfología microscópica de las formas intraeritrocíticas se ilustra en la lámina 22-8.

La identificación de laboratorio de las distintas especies de *Plasmodium* no es difícil si se sigue un abordaje ordenado con base en la observación de unas estructuras morfológicas principales. Ante todo, la detección de la presencia de un parásito de la sangre es primordial, la cual se logra más eficazmente mediante el análisis de la película gruesa de sangre. Una vez que se detecta un parásito, se utiliza la película fina de sangre para lograr la identificación a nivel de especie. Es importante que las infecciones por *P. falciparum* se reconozcan lo antes posible, ya que la enfermedad puede ser particularmente grave y progresa rápidamente a un desenlace mortal. La característica más importante en la diferenciación de especies de *Plasmodium* es el tamaño de los eritrocitos infectados en comparación con los eritrocitos no infectados. La comparación sólo podrá concluirse después de cotejar muchas células infectadas y no infectadas. Si los eritrocitos infectados son del mismo tamaño que los no infectados (anemia normocítica), la especie infectante es *P. falciparum* o *P. malariae*. Si los eritrocitos infectados se agrandan en comparación con los no infectados, el agente causal es *P. vivax* o *P. ovale*. Un abordaje de laboratorio recomendado para la identificación de especies de *Plasmodium* es el siguiente:

Ciclos de vida de *Plasmodium vivax*, *Plasmodium malariae*, *Plasmodium falciparum*

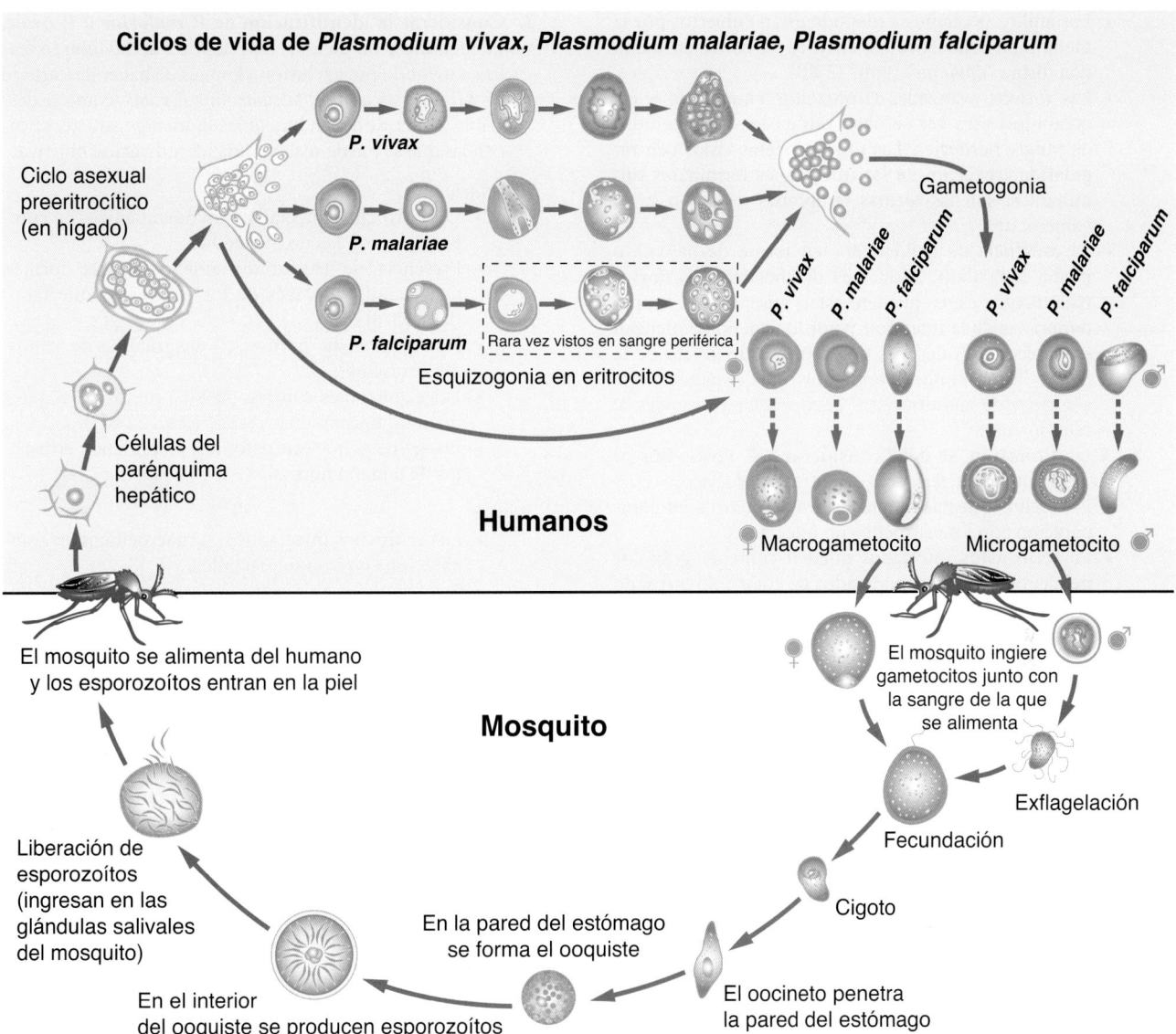

FIGURA 22-19 Ciclos de vida de *P. vivax*, *P. malariae* y *P. falciparum*. Después de que han ocurrido varios ciclos de eritrocitos, algunos de los merozoítos se transforman en macrogametocitos sexuales (femenino) y microgametocitos (masculino). Cuando un mosquito libre de *Plasmodium* pica a un humano que padece paludismo, los gametocitos son ingeridos junto con los eritrocitos infectados que contienen trofozoítos como parte de la sangre con la que se alimenta. En el estómago del mosquito, los microgametocitos masculinos desarrollan de 6-8 flagelos. Los microgametocitos penetran en los macrogametocitos femeninos y producen cigotos fecundados. Estos cigotos entran entonces en la pared del estómago del mosquito, donde los esporozoítos finalmente eclosionan en la cavidad del cuerpo y emigran a las glándulas salivales. Cuando el mosquito pica a un nuevo hospedero, los esporozoítos son expulsados de las glándulas salivales e inyectados a través de la probóscide.

La saliva que contiene esporozoítos infectantes se inyecta en el torrente sanguíneo de los humanos a través de la probóscide del mosquito. Después, circula en la sangre periférica durante 20-30 min y los esporozoítos ingresan a las células parenquimatosas del hígado, donde comienzan a multiplicarse (ciclo exoeritrocítico). En unos 10 días, múltiples formas pequeñas, llamadas *merozoítos*, se liberan de las células del hígado a la circulación, donde infectan a los eritrocitos. Dentro de los eritrocitos (ciclo eritrocítico), se produce una serie de etapas de desarrollo (lám. 22-8). Estos microorganismos se desarrollan en una "forma de anillo" conocida como *trofozoíto*, que se agranda en un trofozoíto ameboide. Éste se divide posteriormente en un estado segmentado conocido como *esquizonte*. Los segmentos individuales de los esquizontes son merozoítos. Al madurar, los esquizontes rompen los eritrocitos y los merozoítos son liberados a la circulación. Estos merozoítos luego buscan eritrocitos no infectados, y continúa el ciclo eritrocítico.

1. **En primer lugar, es necesario descartar a *P. falciparum*.** Como se mencionó, esta especie es potencialmente la más peligrosa, y las infecciones deben diagnosticarse lo antes posible. En el frotis de sangre periférica, se debe buscar lo siguiente:
   - Los eritrocitos infectados pueden considerarse como normocíticos en comparación con los eritrocitos no infectados.

   - Las formas anulares pequeñas ocupan menos de un tercio del diámetro del eritrocito (lám. 22-8A).
   - A menudo se observan múltiples formas dentro de uno de los eritrocitos.
   - Con frecuencia tienen dos núcleos en el mismo anillo.
   - Las infecciones pueden ser intensas, afectando al 20% o más de los eritrocitos, lo que indica una infección fulminante (hiperparasitemia).

- Los anillos pequeños a menudo están cubiertos por la membrana celular de los eritrocitos, conocida como una forma "appliqué" (lám. 22-8B).
- Las formas avanzadas (trofozoítos ameboides y esquizontes) rara vez se observan en los frotis teñidos de sangre periférica. Las únicas formas vistas con regularidad, excepto en las infecciones terminales fulminantes, son las formas tempranas de anillo y los gametocitos.
- La presencia de gametocitos en forma de banana o media luna (lám. 22-8C) es diagnóstica. Desafortunadamente, éstos pueden estar ausentes en etapas tempranas de la infección y por lo general comienzan a aparecer sólo después de 7-10 días del inicio de la fiebre. Por lo tanto, es imperativo que el parasitólogo sea capaz de identificar a *P. falciparum* en ausencia de estas formas.

2. **A continuación, se debe considerar a *P. vivax*.** Buscar las siguientes características en el frotis periférico:
   - Eritrocitos infectados que sean macrocíticos en comparación con los eritrocitos no infectados.
   - Los eritrocitos infectados pueden contener gránulos pequeños, regulares, punteados de color rojo o rosado en las membranas de eritrocitos, llamados *gránulos de Schüffner* (lám. 22-8D).
     - Nota: estos gránulos dependen del pH de la tinción y no siempre están presentes. La tinción de Wright utilizada en hematología, por ejemplo, no tiene un pH equilibrado y, en consecuencia, los gránulos de Schüffner no estarán presentes. Cabe señalar que *P. falciparum* muy rara vez contiene puntos rojos más grandes "en forma de coma", llamados *hendiduras de Maurer*; por lo tanto, la presencia de puntos no debe ser el único criterio para la identificación. Se debe utilizar en conjunto con las otras características morfológicas presentes.
   - Las formas anulares pueden presentarse en todas las etapas del desarrollo.
   - Los anillos jóvenes miden más de un tercio del diámetro del eritrocito infectado.
   - A medida que los trofozoítos maduran, se transforman de trofozoítos de anillo a trofozoítos ameboides.
   - Los trofozoítos ameboides experimentan ciclos consecutivas de mitosis para así formar un aglomerado de merozoítos conocido como *esquizonte*. Los esquizontes de *P. vivax* constan de 12-14 o más merozoítos (lám. 22-8E).
   - Los gametocitos son grandes y circulares.
     - Nota: cualquier célula con un núcleo único que ocupa la mayor parte del diámetro de la célula es probablemente un gametocito.
   - Los trofozoítos ameboides pueden distinguirse siempre de los gametocitos porque para el momento en el que un trofozoíto ameboide alcanza el tamaño de la mitad del diámetro de la célula, experimentará la división celular para formar el esquizonte. Por el contrario, el gametocito seguirá creciendo, ocupando más de la mitad del citoplasma; sin embargo, todavía queda un núcleo. A menudo también se observa pigmento abundante asociado con el leucocito palúdico (lám. 22-8F).
   - Puede haber pigmento palúdico en forma de pigmento parduzco, finamente granular, que puede ser abundante en el gametocito y el esquizonte.

3. **Considerar la identificación de *P. malariae* o *P. ovale*.** La identificación de estas especies de *Plasmodium* se realiza a menudo por exclusión, después de haber descartado las características de *P. falciparum* y *P. vivax*, como se describió arriba. Se deben buscar las siguientes características con las que se puede realizar una identificación objetiva:

   P. malariae
   - Los eritrocitos infectados son normocíticos en comparación con los no infectados.
   - Presencia de trofozoítos ameboides que forman una "banda" a través de los eritrocitos infectados (lám. 22-8G).
   - No siempre hay "puntos" (p. ej., gránulos de Schüffner) presentes.
   - Los esquizontes constan de 6-12 merozoítos, que a menudo forman una "roseta" (lám. 22-8H).
   - Los gametocitos son redondos y contienen eritrocitos de tamaño normal.

   P. ovale
   - Los eritrocitos infectados son macrocíticos en comparación con los no infectados.
   - Pueden observarse células infectadas que son ovaladas y tienen un borde fimbriado.
   - El trofozoíto ameboide es más compacto que el de *P. vivax*, generalmente ocupando sólo un tercio del citoplasma de la célula infectada.
   - Puede observarse el "punteado de James", que son puntos indistinguibles de los gránulos de Schüffner, pero también dependen del pH.
   - Los esquizontes contienen de 6-12 merozoítos.
   - Los gametocitos son redondos en lugar de tener forma de media luna, lo que no ayuda a diferenciarlos de *P. vivax* de *P. malariae*, pero sí los de *P. falciparum*.

La identificación de especies de *Plasmodium* no suele ser difícil si se aplican los principios descritos anteriormente. Sin embargo, surgen problemas en la interpretación de los frotis de sangre periférica en los pacientes que han sido tratados parcial o inadecuadamente cuando la maduración habitual de los parásitos puede interrumpirse y se observan sólo formas atípicas. La interpretación de la película de sangre periférica también puede ser confusa si un determinado individuo es infectado por más de una especie de *Plasmodium*. Se ha avanzado mucho en la última década en los aspectos moleculares de la infección palúdica. Chen y cols.[35] revisaron estos avances en una publicación, incluyendo una explicación de los diversos genes *var* que codifican la proteína de membrana I del eritrocito de *P. falciparum* y los que codifican las proteínas rosetina y rifina en la superficie de los hematíes infectados.

Los individuos que planean viajar por sitios del mundo donde el paludismo es endémico deben consultar el *Libro Amarillo de los CDC* (http://wwwnc.cdc.gov/travel/page/yellowbook) para asesorarse de manera integral sobre la protección y profilaxis del viajero. El tipo de profilaxis recomendada se basará en la prevalencia del paludismo cloroquina-resistente, las reacciones previas a medicamentos contra el paludismo y la disponibilidad de atención médica en la región a visitar.

La profilaxis con cloroquina debe comenzar de 1-2 semanas antes del viaje previsto y prolongarse por 4 semanas después del regreso. Las cepas de *P. falciparum* resistentes a cloroquina se han encontrado en todas las regiones endémicas para paludismo. Hay una gama de opciones terapéuticas y profilácticas para el paludismo, pero su estudio está más allá del alcance de este texto.[43]

Babesiosis

La babesiosis en Norteamérica, que es el foco de esta sección, es causada por *Babesia microti*.[197] *B. divergens* produce una enfermedad más grave en los pacientes en Europa. *Babesia* se transmite por la picadura de un vector garrapata; *B. microti* es transmitido por la garrapata *Ixodes*, que es el mismo vector de *Borrelia burgdorferi*, la espiroqueta que produce la enfermedad de Lyme. Se ha demostrado que hasta el 40% de las garrapatas infectadas están coinfectadas por ambos parásitos. Tal vez esto no deba sorprendernos, ya que ambos agentes tienen al ratón de pata blanca, *Peromyscus leucopus*, como principal hospedero reservorio. La mayoría de los brotes se han producido en la región noreste de los Estados Unidos, especialmente en Connecticut, Long Island, la isla de Nantucket y Cape Cod. La mucho menor incidencia de babesiosis en relación con la enfermedad de Lyme en los humanos que viven en áreas endémicas puede reflejar la tendencia de *B. microti* a producir infecciones subclínicas. Los estudios serológicos indican que el 10% de los casos de *B. burgdorferi* seropositivos en nativos de Connecticut también tienen anticuerpos contra *B. microti*, lo que indica que las infecciones son mucho más frecuentes de lo sospechado con anterioridad. La babesiosis también se puede contraer a través de la transfusión de sangre contaminada o el abuso de drogas por vía i.v. mediante el uso compartido de agujas contaminadas. También se han informado infecciones relacionadas con la transfusión, en concreto, un grupo de seis casos asociados con la transfusión de la babesiosis en el estado de Nueva York fueron rastreados hasta llegar a un solo donante asintomático.[62] Se ha establecido que *B. microti* puede mantener su capacidad infecciosa a 4 °C durante 30 días, el tiempo de almacenamiento habitual de la sangre de los donantes.[67] También se notificó recientemente un caso de infección relacionada con la transfusión de la cepa BA1 en el estado de Washington.[119] Asimismo, se han informado microorganismos similares a *Babesia* en el norte de California.[198] Aunque muchas infecciones por *Babesia* son subclínicas, la enfermedad grave a potencialmente mortal se produce en pacientes sin bazo. En raras ocasiones se han requerido transfusiones.[64] Las manifestaciones clínicas de la babesiosis se presentan en el recuadro de correlación clínica 22-17.

Las formas de diagnóstico intracritrocítico descritas son escasas en las primeras etapas de la infección y pueden ser pasadas por alto, incluso por microscopistas experimentados. Mattia y cols.[168] utilizaron una técnica de capa leucocítica para mejorar la detección de la parasitemia en pacientes con babesiosis. García[87] ha publicado una nota de advertencia sobre posibles problemas de diagnóstico con resultados derivados de los instrumentos de diagnóstico. La cantidad de campos examinada de rutina en frotis con lecturas instrumentales es bastante pequeño, y estos instrumentos no están diseñados para detectar parásitos intracelulares. Por lo tanto, a menos que se ordenen exámenes de la película de sangre gruesa y fina, se pueden omitir pacientes con babesiosis y paludismo.

Identificación de laboratorio. El diagnóstico de laboratorio se establece con mayor frecuencia mediante la detección de las inclusiones intraeritrocíticas parasitarias en frotis de sangre periférica teñida. Tienen las siguientes características de identificación:

- Las formas del anillo son pequeñas, varían entre 1.0 y 3.0 μm, y se asemejan a los trofozoítos tempranos de *P. falciparum* (lám. 22-9A).
- Los núcleos son muy pequeños, generalmente sólo un punto único de cromatina.

Recuadro de correlación clínica 22-17
Babesiosis

Los síntomas de babesiosis temprana pueden ser mínimos: malestar general, anorexia y fatiga son síntomas inespecíficos que se confunden fácilmente con otras enfermedades infecciosas.[197] Los síntomas de las infecciones en el noreste de los Estados Unidos tienden a ser relativamente leves, aunque informes recientes de estudios de caso en California y otras partes del mundo indican que pueden presentarse formas de la enfermedad hemolítica, febril y fulminante.[198] Los estudios genéticos revelan que estas infecciones más graves pueden ser causadas por una cepa relacionada más estrechamente con un conocido patógeno canino, *B. gibsoni*, o con especies de *Theileria*, en lugar de *B. microti*.[197] Se ha descrito esta cepa, designada WA1 (Washington 1), y otros de estos agentes. Dorman y cols.[64] informaron el caso de un hombre de 58 años de edad infectado mediante una picadura de garrapata, quien desarrolló anemia hemolítica grave, seguida de coagulación intravascular diseminada e insuficiencia renal y respiratoria aguda. Se observó una mejoría clínica rápida después del tratamiento con clindamicina, 300 mg cuatro veces al día (iniciado dos días antes de la admisión), quinina (650 mg tres veces al día) en hospitalización y una transfusión, en la que la proporción de eritrocitos parasitados se redujo de 13.8% hasta 4.2%.

- Las formas maduras pueden aparecen como dobletes, simulando orejas de conejo; o en tétradas, parecido a una cruz de Malta.
- Los eritrocitos no están agrandados (son normocíticos) y no desarrollan el punteado.
- Pueden verse formas extracelulares, que es una característica claramente distintiva de las especies de *Plasmodium*.
- No se produce el pigmento palúdico relacionado con gametocitos y leucocitos.

Hemoflagelados: especies de Leishmania y Trypanosoma

La orden de protozoos *Trypanosomatida* incluye a miembros de los géneros *Leishmania* y *Trypanosoma*, que son flagelados que viven en la sangre y los tejidos de los humanos. Tres especies y subespecies de *Trypanosoma* se asocian con enfermedad en humanos: *T. brucei* subespecie *gambiense* y *T. brucei* subespecie *rhodesiense* causan la enfermedad del sueño africana, mientras que *T. cruzi* es el responsable de la tripanosomosis sudamericana o enfermedad de Chagas. *Leishmania donovani*, la causa del *kala-azar* visceral en los humanos y el complejo de *L. tropica*, agentes de úlceras cutáneas tropicales, son las especies de *Leishmania* más frecuentemente relacionadas con enfermedades en el humano.[195]

Se pueden observar cuatro etapas de desarrollo de los parásitos. Las etapas de desarrollo de leptomonas y critidias están albergadas en el insecto vector, y este último representa la forma infecciosa para los humanos. Las formas adultas, o tripanosómicas, tienen un cuerpo alargado con un flagelo posterior unido por una delicada membrana ondulante que recorre el cuerpo.

La forma del tejido de estos protozoos se llama *amastigote*. Carece de flagelos y se encuentran como parásitos intracelulares. Los amastigotes de las especies de *Trypanosoma* infectan las células somáticas, mientras que los de *Leishmania* invaden células del sistema reticuloendotelial (monocitos y macrófagos).

Leishmaniosis y especies de *Leishmania*. La leishmaniosis humana puede tomar tres formas: una enfermedad diseminada, *kala-azar*, que afecta hígado, bazo y otras partes del sistema reticuloendotelial; una forma cutánea primaria que se manifiesta clínicamente como úlceras de la piel; y una forma mucocutánea (lám. 22-9B). Los humanos se infectan a través de la regurgitación de las formas promastigóticas infectantes del parásito en el tejido subcutáneo conforme los flebótomos *Phlebotomus hematofagis* ingieren su alimento. La figura 22-20 describe el ciclo de vida de las especies de *Leishmania*.

Aunque algunas especies son más propensas a causar ciertos tipos de leishmaniosis, existe superposición. *Leishmania* tradicionalmente es clasificada en especies individuales y complejos. El complejo de *Leishmania donovani* contiene *L. donovani* y *L. infantum*, que se denomina también *L. chagasi*. *L. donovani* es una causa importante de leishmaniosis visceral.[214] Algunos agentes causales relevantes de la leishmaniosis son los complejos *L. mexicana*, *L. tropica*, *L. major* y *L. braziliensis*, entre otros.

Cuando los microorganismos flagelados acceden a los humanos, primero invaden monocitos inflamatorios en el tejido subcutáneo en el sitio de la mordedura. Cuando estas células inflamatorias se rompen, liberan parásitos libres que, a su vez, invaden otros monocitos y macrófagos, dentro de los cuales se difunden a través del sistema reticuloendotelial. El período de incubación es de 3-8 meses. La progresión de la enfermedad o la curación es el resultado de la interacción hospedero-parásito. Las manifestaciones clínicas de la leishmaniosis se presentan en el recuadro de correlación clínica 22-18.

Identificación de laboratorio. El diagnóstico de laboratorio de leishmaniosis se establece por demostración de los amastigotes en frotis teñidos, en improntas o en biopsias de tejidos infectados, que pueden incluir una aspiración esplénica en pacientes con leishmaniosis visceral. Para las lesiones cutáneas y mucocutáneas, deben prepararse frotis de impronta o secciones de tejidos a

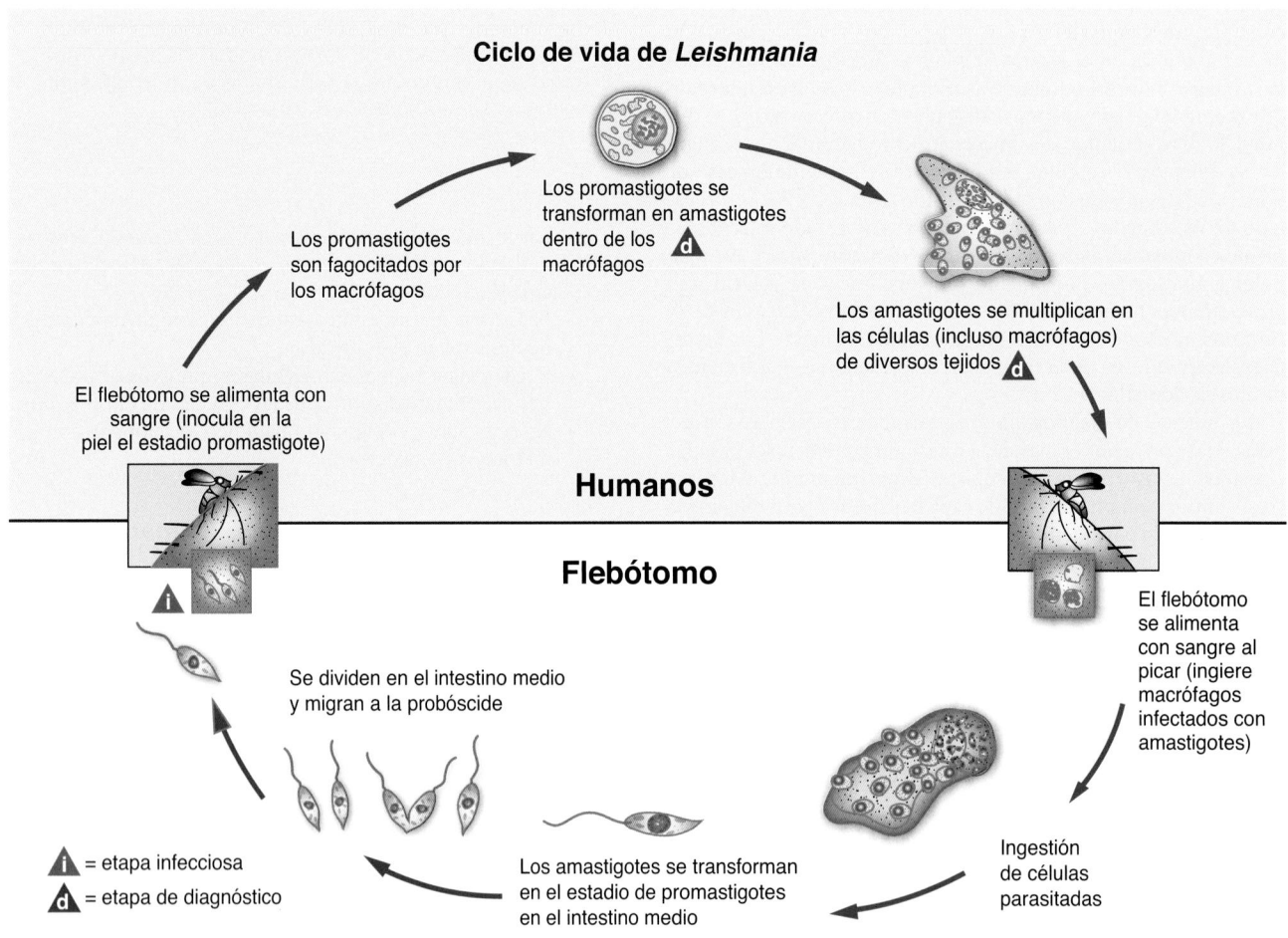

Ciclo de vida de *Leishmania*

Los promastigotes son fagocitados por los macrófagos

Los promastigotes se transforman en amastigotes dentro de los macrófagos **d**

Los amastigotes se multiplican en las células (incluso macrófagos) de diversos tejidos **d**

El flebótomo se alimenta con sangre (inocula en la piel el estadio promastigote)

Humanos

Flebótomo

El flebótomo se alimenta con sangre al picar (ingiere macrófagos infectados con amastigotes)

Se dividen en el intestino medio y migran a la probóscide

i = etapa infecciosa

d = etapa de diagnóstico

Los amastigotes se transforman en el estadio de promastigotes en el intestino medio

Ingestión de células parasitadas

■ **FIGURA 22-20** Ciclo de vida de las especies de *Leishmania*. Se desarrolla una pequeña pápula en la piel sobre el sitio de picadura del flebótomo, pero rara vez progresa a una úlcera. Los promastigotes se transforman en amastigotes, que proliferan localmente en el tejido subcutáneo en formas amastigóticas que se diseminan a través del sistema reticuloendotelial para implicar el bazo, hígado, médula ósea y ganglios linfáticos, donde los microorganismos se encuentran como parásitos intracelulares estrictos (lám. 22-9C). El ciclo de vida simple se completa cuando los amastigotes son ingeridos otra vez por un flebótomo durante su posterior alimentación con sangre. Los amastigotes se transforman en promastigotes infecciosos en el intestino medio del insecto.

Recuadro de correlación clínica 22-18 Leishmaniosis

Leishmaniosis diseminada: *kala-azar*

Los síntomas pueden ser leves y autolimitados. Por el contrario, pueden ser de inicio repentino, incluyendo picos febriles (un patrón de dos o tres picos por día), anorexia, malestar y una sensación de malestar que simula la fiebre tifoidea o el paludismo. Si la enfermedad progresa y se vuelve crónica, puede haber febrícula, dolor abdominal difuso, agrandamiento del abdomen por hepatomegalia y esplenomegalia (que puede ser enorme), linfadenopatías generalizadas, anemia y leucopenia persistentes. Recientemente, esta enfermedad ha sido reconocida como una infección oportunista relacionada con el sida.[179]

Leishmaniosis cutánea primaria

La enfermedad se clasifica tradicionalmente en las formas del Viejo Mundo y el Nuevo Mundo. La enfermedad del Viejo Mundo, antes llamada *úlcera de Oriente*, es causada con mayor frecuencia por los miembros del complejo *L. tropica* (que comprende *L. major*, *L. tropica minor* y *L. aethiopica*). Esta forma de la enfermedad es endémica de las regiones tropicales y subtropicales de Asia Menor, China, el Mediterráneo, India y África. En el sitio de las picaduras de insectos en las partes expuestas del cuerpo, los promastigotes inyectados en la piel son tomados por las células reticuloendoteliales, donde se desarrollan en amastigotes. Las especies que causan leishmaniosis cutánea no circulan excepto en muy raras ocasiones. Se desarrolla una pápula intensamente pruriginosa en el sitio de la picadura, que en el curso de varias semanas o meses evoluciona a una úlcera crónica bien circunscrita con un margen elevado, eritematoso, y un lecho superficial (lám. 22-9B). Las úlceras producidas van desde húmedas y múltiples a secas con tendencia a la costración. La mayoría de las lesiones son benignas y se curan solas, y se desarrolla inmunidad permanente. Las lesiones cutáneas por *L. aethiopica* pueden no ulcerarse, pero a menudo llevan a la diseminación profunda de infecciones subcutáneas; esta especie también tiene predilección por causar enfermedad diseminada indistinguible de las infecciones por *L. donovani*.[195]

La leishmaniosis cutánea del Nuevo Mundo es causada por *L. braziliensis*, que es endémica en casi todos los países de Sudamérica y en varias regiones de América Latina, y por el complejo *L. mexicana*, incluyendo distintas especies endémicas en varias regiones de México, Guatemala, Venezuela y en la cuenca del Amazonas de Brasil. *L. braziliensis* es la causa de úlceras cutáneas agresivas, crónicas, con extensión a la membrana mucosa (oral, nasal y faríngea), un cuadro clínico denominado *espundia*. Los microorganismos del complejo *L. mexicana* son más propensos a producir úlceras cutáneas autolimitadas (60% de las lesiones tienen lugar en el lóbulo de la oreja,[87] y se conocen como "úlceras del chiclero"). Las mucosas se ven implicadas con menor frecuencia, aunque es probable que *L. peruviana* produzca una enfermedad cutánea más difusa, conocida como "*uta*" en Perú.

El estibogluconato sódico es el tratamiento de elección; el tratamiento debe ser individualizado con base en las terapias disponibles, el estado del paciente y la extensión de la enfermedad.

partir de lesiones activas. Es necesario obtener biopsias del margen elevado e inflamado de la lesión; se deben conseguir aspirados mediante la extensión de la punta de la aguja muy por debajo del lecho de la úlcera. Los parásitos en esta etapa tienen las siguientes características:

- Estos microorganismos tienen forma ovalada y son intracelulares y muy pequeños, con un tamaño promedio que va de 2-4 µm.
- Simulan las células de levaduras de *Histoplasma capsulatum* en muchos preparados teñidos, por ejemplo, con tinciones de H&E y de Wright.
  - Nota: estos parásitos no se tiñen con tinción argéntica GMS, lo que es útil para la diferenciación.
- Los amastigotes de *Leishmania* poseen un cinetoplasto con forma de barra adyacente al núcleo.
  - Nota: esta estructura es útil en la distinción de estos microorganismos de las formas de levaduras de *H. capsulatum* (láms. 22-9C, D y E).
- Estos parásitos se encuentran en buena medida dentro de los macrófagos, lo que permite distinguirlos de los amastigotes de *Trypanosoma*, con células somáticas infectadas.
  - Nota: esta diferencia resulta de importancia, ya que los amastigotes de tripanosoma también cuentan con un cinetoplasto.

Los métodos de cultivo, utilizados principalmente en los laboratorios al servicio de clínicas en las áreas endémicas, son descritos a detalle por García.[87] López-Valdez y cols.[159] también describen un método de cultivo empleando muestras de la capa leucocítica de sangre periférica que fue eficaz para el diagnóstico de leishmaniosis en pacientes con sida que presentaron resultados clínicos anómalos. También se utilizan técnicas de inoculación animal en estos laboratorios para el diagnóstico de infecciones cuando las concentraciones de parásitos son bajas.

Las técnicas de ELISA que utilizan anticuerpos monoclonales específicos para cada especie, inmunohistoquímica y técnicas de amplificación de ácidos nucleicos, se han empleado con éxito en la detección directa de *Leishmania* en los extractos de muestras de tejidos en los laboratorios donde están disponibles los reactivos. Por ejemplo, Piarroux y cols.[201] usaron la PCR amplificando una secuencia repetida del genoma de *L. infantum* en un estudio de 73 pacientes con diagnóstico clínico de leishmaniosis visceral; demostraron la sensibilidad superior del método (82%) en la determinación del diagnóstico en comparación con el examen de aspirados de médula ósea (55%) y los mielocultivos (55%). Concluyeron que la PCR puede servir como ayuda en el diagnóstico de leishmaniosis visceral en pacientes inmunodeprimidos. Rodríguez y cols.,[212] utilizando una técnica de hibridación de PCR con oligonucleótidos dirigidos contra regiones conservadas del ADN del cinetoplasto, pudieron detectar la presencia de células de *Leishmania* en el 98% de los pacientes clínicamente diagnosticados con leishmaniosis cutánea por una prueba de piel positiva de Montenegro. Otros creen que la técnica es epidemiológicamente valiosa en la discriminación taxonómica entre las especies.

Tripanosomosis y especies de *Trypanosoma*

Tripanosomosis africana: enfermedad del sueño africana.
La tripanosomosis humana es causada por un protozoo flagelado que habita en la sangre y los tejidos. La forma tripomastigote, que mide 15-30 μm × 1.5-3.5 μm, tiene un cuerpo alargado con un flagelo posterior y una delicada membrana ondulante que recorre el cuerpo. En África, los animales de caza silvestres actúan como hospedero reservorio. Un núcleo y un cinetoplasto posterior por lo general fáciles de ver. Estas formas diagnósticas pueden observarse en los frotis teñidos de sangre periférica (lám. 22-9F)

y en el líquido cefalorraquídeo en ciertas etapas de la infección. Sin embargo, en infecciones crónicas o leves, Bailey y Smith,[11] en un estudio de muestras de sangre obtenidas de 134 pacientes con infección por *T. brucei* subespecie *gambiense*, encontraron que la prueba cuantitativa de la capa leucocítica desarrollada para el diagnóstico del paludismo era la prueba diagnóstica más sensible para la detección de las formas tripanosómicas.

El ciclo de vida incluye animales y humanos como hospederos, en donde los tripanosomas maduros circulan y se dividen en la sangre periférica y finalmente invaden el SNC; un hospedero intermedio y vector, la mosca tse-tsé, también está involucrado. Las formas inmaduras se desarrollan en la glándula salival de la mosca, dando lugar finalmente a tripomastigotes metacíclicos infecciosos. El ciclo de vida de este organismo se ilustra en la figura 22-21.

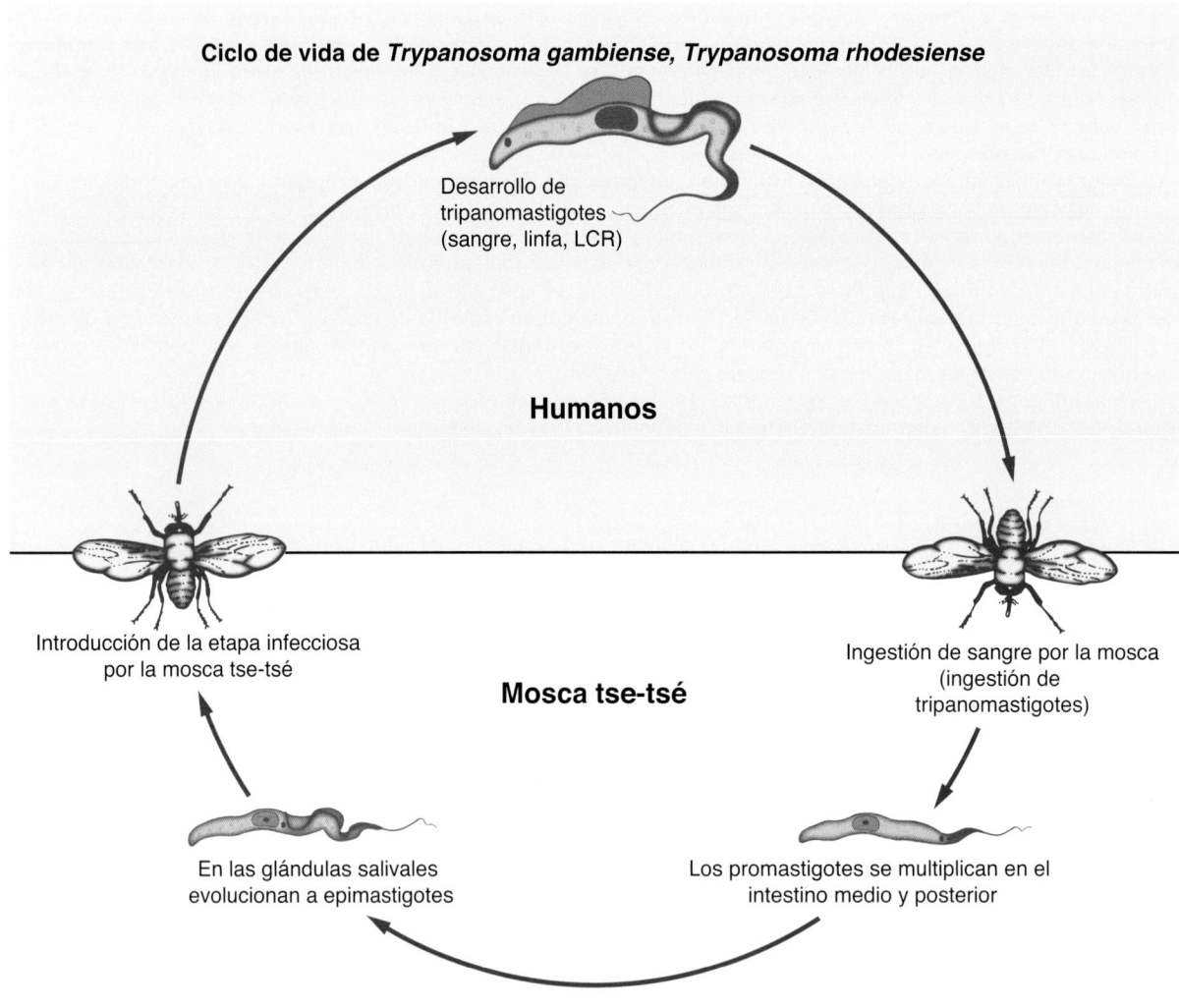

Ciclo de vida de *Trypanosoma gambiense, Trypanosoma rhodesiense*

Desarrollo de tripanomastigotes (sangre, linfa, LCR)

Humanos

Introducción de la etapa infecciosa por la mosca tse-tsé

Mosca tse-tsé

Ingestión de sangre por la mosca (ingestión de tripanomastigotes)

En las glándulas salivales evolucionan a epimastigotes

Los promastigotes se multiplican en el intestino medio y posterior

■ **FIGURA 22-21** Ciclo de vida de *T. brucei* subespecie *gambiense* y subespecie *rhodesiense*. El ciclo de vida que se muestra involucra a humanos y un insecto, la mosca tse-tsé; sin embargo, en la naturaleza existe una relación entre la mosca tse-tsé y sus hospederos animales. Con la ingestión de tripomastigotes a partir de un humano infectado mediante la ingestión de sangre, los promastigotes se liberan en el estómago de la mosca y se multiplican en el intestino medio y posterior; finalmente, migran a las glándulas salivales como epimastigotes. Los humanos se contagian a su vez por la picadura de una mosca infectada por epimastigotes. Se desarrolla un chancro en el sitio de la picadura del insecto, dentro del cual, durante un período de varias semanas, los tripanosomas experimentan multiplicación y maduración. Por último, invade el sistema linfático y el torrente sanguíneo, se disemina ampliamente a los ganglios linfáticos y, en última instancia, al SNC. La multiplicación del microorganismo persiste en el torrente sanguíneo a pesar de la inmunidad humoral del hospedero infectado, una diferencia fundamental respecto de las infecciones causadas por *T. cruzi*.

Ha habido un avance sustancial en el control de la tripanosomosis africana. En un informe de la OMS publicado en 1986, había aproximadamente 20 000 nuevos casos diagnosticados cada año.[275] En el 2009, se rompió el umbral de los "10 000" (se notificaron 9 878 casos) debido a los esfuerzos de control sostenidos. En el 2012, se notificaron 7 216 casos ante la OMS. En la forma africana de la tripanosomosis, los humanos se contagian a través de las picaduras de moscas tse-tsé (*Glossina*) infectadas que albergan tripomastigotes infecciosos procíclicos en sus glándulas salivales. Las moscas tse-tsé se encuentran solamente en África. La capacidad de estos microorganismos para permanecer viables en una población de personas crónicamente infectadas se debe a su característica única de cambiar periódicamente la estructura antigénica de las glicoproteínas en sus membranas superficiales, obviando los efectos de los anticuerpos del hospedero.[63] Las manifestaciones clínicas de la tripanosomosis africana se presentan en el recuadro de correlación clínica 22-19.

Se han desarrollado métodos de detección de antígenos para diagnosticar la tripanosomosis africana.[182,183] En un estudio de campo en la República Democrática del Congo, Nantulya y cols.[183] utilizaron de manera eficaz un ELISA para antígenos, a fin de evaluar 77 casos probados de tripanosomosis gambiense. De estos pacientes, 69 (89.6%) tuvieron antígenos en el suero y 35 (45.5%) presentaron antígenos en el líquido cefalorraquídeo. De ellos, 34 (97.1%) tenían recuentos altos de leucocitos en el LCR, 29 (82.9%) presentaron concentraciones elevadas de proteínas y en 23 (65.7%) se identificaron tripanosomas por microscopio en el LCR. Los autores indican que la prueba de ELISA puede ser útil para estadificar la enfermedad y para el seguimiento del tratamiento. Kyambadde y cols.[148] encontraron que la PCR demostró infección en 20 de 35 (57%) muestras de sangre obtenidas de pacientes con sospecha de tripanosomosis en Uganda y en 21 de 34 muestras de LCR (61%). De 21 muestras de sangre negativas para las formas diagnósticas circulantes, 6 fueron positivas por PCR (28.6%) y 8 de 21 muestras de LCR (38.0%) que resultaron negativas por centrifugación doble después fueron positivas por PCR.

La subespecie particular causante de la infección y la etapa de la enfermedad son importantes al considerar el tratamiento. La pentamidina es útil para tratar pacientes en las primeras etapas de las infecciones causadas por *T. brucei* subespecie *gambiense*. Otros tratamientos, como suramina, melarsoprol, nifurtimox, etcétera, están disponibles sólo a través de los CDC.

Tripanosomosis sudamericana: enfermedad de Chagas. La tripanosomosis sudamericana, también conocida como la *enfermedad de Chagas*, es causada por *T. cruzi*. Este parásito se encuentra desde el sur de los Estados Unidos, a través de Centro y Sudamérica, hasta Argentina. Unas 10-12 millones de personas están infectadas, aproximadamente la mitad de las cuales viven en Brasil.[60] Aunque se ha encontrado *T. cruzi* en perros, mamíferos silvestres e insectos vectores en el sur de los Estados Unidos, los casos humanos autóctonos se han inforado sólo en raras ocasiones.[106,244] El diagnóstico puede establecerse mediante la observación de los tripomastigotes circulantes en sangre periférica, aunque el período de circulación es menor que el observado en la tripanosomosis africana. Los tripomastigotes son similares en apariencia a los de sus homólogos africanos, excepto que hay una tendencia distinta al enrollamiento sobre sí mismos formando una letra "C" (lám. 22-9G).

Una infección autóctona notificada en los Estados Unidos sucedió en la región rural de Tennessee, cuando una madre encontró un triatoma en la cuna de su hijo de 18 meses de edad.[118] El contenido intestinal de la chinche resultó estar infectado con *T. cruzi* por microscopia óptica y PCR. Un preparado de la capa leucocítica a partir de una muestra de sangre del niño fue negativo para los microorganismos; sin embargo, fue positivo por PCR, lo que indica baja parasitemia. En consecuencia, esta infección autóctona de *T. cruzi* en los Estados Unidos se hubiese pasado por alto si la madre no hubiese atendido el caso y sin la técnica de PCR altamente sensible.

El ciclo de vida de *T. cruzi* difiere del de la especie africana, en el cual el triatoma actúa como el artrópodo vector. Los roedores y animales domésticos, incluyendo a perros, gatos y cerdos, actúan como hospederos reservorios para *T. cruzi* y, por lo tanto, no es factible la erradicación de las áreas endémicas. En los Estados Unidos, se han encontrado zarigüeyas y mapaches infectados. En el incidente antes informado, tres mapaches encontrados cerca del hogar del niño infectado tuvieron hemocultivos positivos para

Recuadro de correlación clínica **22-19** Tripanosomosis africana

La tripanosomosis africana, también conocida como *enfermedad del sueño africana*, es causada por una de dos subespecies de *T. brucei*. La subespecie *rhodesiense* es endémica de la Sabana y los bosques de las regiones de África central y oriental, mientras que *T. brucei* subespecie *gambiense* es endémica de los bosques tropicales de África central y occidental. La enfermedad clínica causada por *T. brucei* subespecie *rhodesiense* suele ser de inicio más veloz con una mayor tendencia a ser rápidamente progresiva, llevando incluso a la muerte. La tripanosomosis gambiense es más crónica, caracterizada por deterioro neurológico que culmina en la "enfermedad del sueño".

Los pacientes infectados por *T. brucei* subespecie *gambiense* primero experimentan fiebre intermitente recurrente asociada con linfadenopatías. Con frecuencia están involucrados los ganglios linfáticos en la región cervical posterior del cuello, produciendo una lesión conocida como *signo de Winterbottom*. Ormerod[190] demostró evidencias experimentales de una conexión fisiológica entre los ganglios linfáticos cervicales y los ventrículos del cerebro, sugiriendo que el signo de Winterbottom puede ser un marcador de infección cerebral.

La hepatoesplenomegalia también puede ser evidente durante esta etapa temprana de la infección. La enfermedad se vuelve crónica y la invasión del microorganismo al SNC produce la etapa de la enfermedad del sueño, caracterizada inicialmente por cambios de comportamiento y personalidad, que luego conduce a apatía, fatiga, confusión y somnolencia, que son signos de meningoencefalitis progresiva. La emaciación y el coma profundo, finalmente, llevan a la muerte.

T. cruzi. Las casas construidas con adobe, barro o material vegetativo, en el que hay numerosas grietas en las paredes, proporcionan criaderos óptimos para las chinches triatomas en áreas endémicas (lám. 22-9H). Estos insectos son nocturnos y se alimentan de las víctimas mientras duermen. La prevención de la enfermedad en gran medida tiene como objetivo mejorar las condiciones de vivienda y reducir el ambiente de la cría de insectos. El ciclo de vida de *T. cruzi* se ilustra en la figura 22-22.

La infección primaria va desde asintomática hasta incluir fiebre, linfadenopatías e inflamación facial unilateral. El gran peligro de la tripanosomosis sudamericana es que los órganos viscerales pueden estar infectados por los amastigotes del parásito. Ello conduce a una enfermedad grave que puede ser mortal. Las presentaciones clínicas de la tripanosomosis sudamericana se muestran en el recuadro de correlación clínica 22-20.

Trypanosoma rangeli es otro microorganismo tripanosómico transmitido a humanos por triatomas. Las infecciones de humanos y animales son asintomáticas. Los tripomastigotes se pueden identificar en frotis de gota gruesa y fina de sangre periférica, y morfológicamente se asemejan a los que se ven en la tripanosomosis africana. Sin embargo, se deben investigar los antecedentes clínicos de forma detallada para evitar un diagnóstico erróneo de infección por *T. cruzi*. La prueba serológica puede ser útil en la distinción de las infecciones por *T. rangeli* causadas por la enfermedad de Chagas; sin embargo, pueden presentar infecciones dobles que produzcan resultados confusos.

Se han desarrollado métodos serológicos para detectar anticuerpos de *T. cruzi* en suero como ayuda para el diagnóstico de la enfermedad de Chagas.[93] Godsel y cols.[92] identificaron en el suero de pacientes con enfermedad de Chagas un nuevo

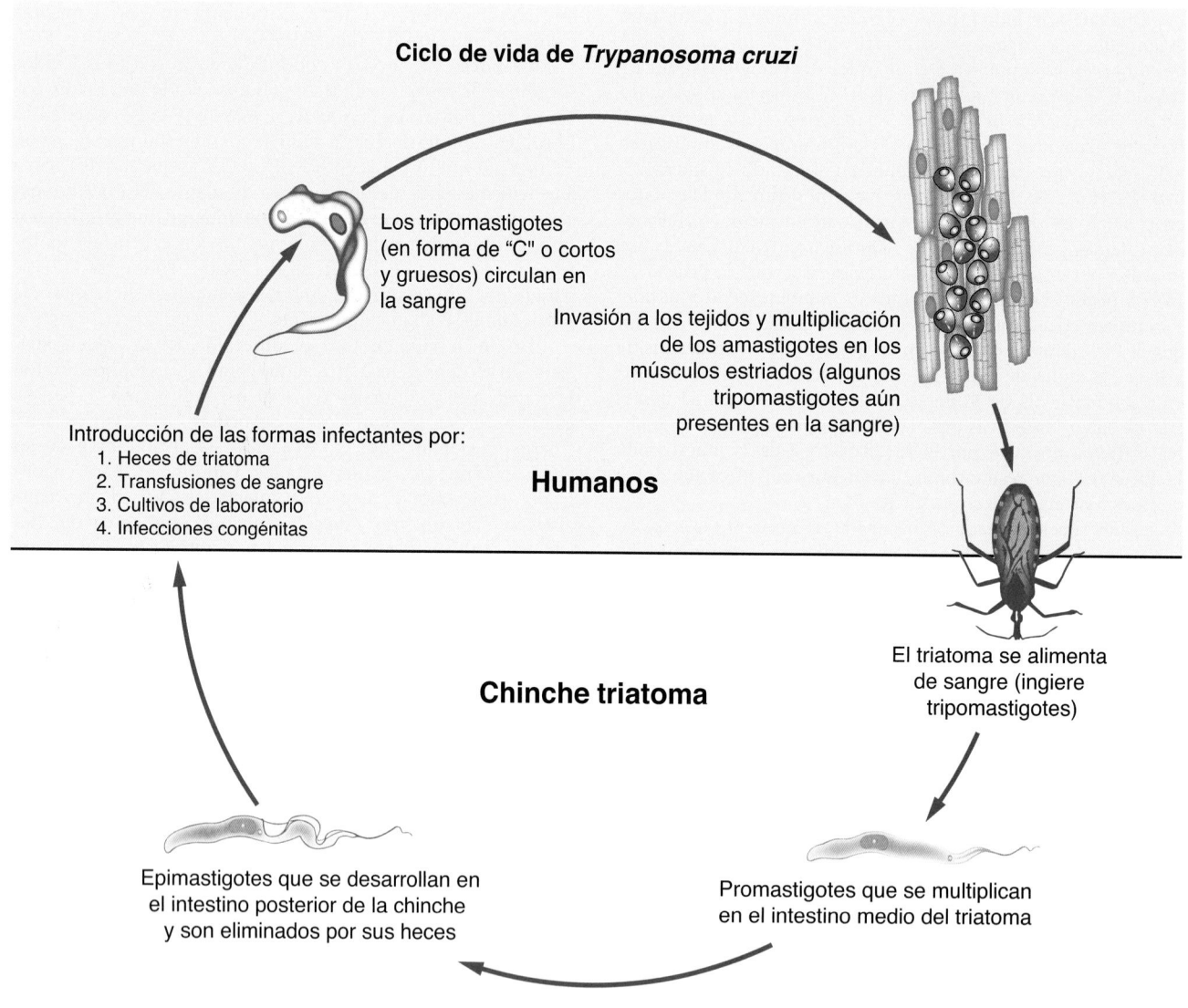

Ciclo de vida de *Trypanosoma cruzi*

Los tripomastigotes (en forma de "C" o cortos y gruesos) circulan en la sangre

Invasión a los tejidos y multiplicación de los amastigotes en los músculos estriados (algunos tripomastigotes aún presentes en la sangre)

Introducción de las formas infectantes por:
1. Heces de triatoma
2. Transfusiones de sangre
3. Cultivos de laboratorio
4. Infecciones congénitas

Humanos

El triatoma se alimenta de sangre (ingiere tripomastigotes)

Chinche triatoma

Epimastigotes que se desarrollan en el intestino posterior de la chinche y son eliminados por sus heces

Promastigotes que se multiplican en el intestino medio del triatoma

■ **FIGURA 22-22** Ciclo de vida del *T. cruzi.* Los humanos se contagian cuando la materia fecal infectada por tripanosomas de la chinche se descarga en la herida producida al alimentarse. La mordedura es bastante dolorosa y las heces infectadas se frotan en la herida. En el hospedero humano, los tripanosomas en forma de "C", con un cinetoplasto ampliado en comparación con *T. brucei*, circulan en el torrente sanguíneo durante la fase aguda temprana de la enfermedad (lám. 22-9G), y se experimentan episodios febriles intermitentes. El ciclo se completa cuando una chinche triatoma (lám. 22-9H) pica otra vez a un hospedero infectado.

Recuadro de correlación clínica 22-20   Tripanosomosis sudamericana: enfermedad de Chagas

T. cruzi es el agente etiológico de la tripanosomosis sudamericana o enfermedad de Chagas. Los humanos se infectan a través de la mordedura de un insecto triatoma (chinche) llamado coloquialmente *chinche besucona*. La mordedura de este vector no transmite el parásito, sino que éstos están presentes en las heces del insecto. El paciente frota el sitio de la mordedura e inadvertidamente inocula las heces contaminadas. Por lo general, la infección aguda es asintomática o produce sólo síntomas leves, pero con el tiempo se presentan reacciones más graves. La fiebre y la hinchazón en el sitio de la mordedura son frecuentes en los pacientes sintomáticos. La hinchazón periorbitaria unilateral (signo de Romaña) se produce cuando las heces contaminadas se frotan en el ojo. Pueden verse los tripomastigotes en la sangre del paciente durante la fase aguda de la enfermedad.

La infección entonces puede volverse crónica, con replicación de amastigotes dentro de las células somáticas, como los miocitos del corazón. En muchos casos, los pacientes no saben que se han infectado, sobre todo si la infección aguda es asintomática o produce enfermedad subclínica con síntomas y signos inespecíficos. El daño a las células somáticas de los pacientes continúa durante años, hasta que fallan los sistemas de órganos. La infección del corazón puede causar arritmias o miocardiopatía dilatada e insuficiencia cardíaca congestiva. Otras manifestaciones frecuentes son los "síndromes de mega", que incluyen megaesófago y megacolon, donde estos órganos tubulares se dilatan masivamente y pierden la capacidad para producir un peristaltismo eficaz. Estas enfermedades en su fase final pueden abordarse de forma eficaz únicamente mediante cirugía, incluyendo el trasplante cardíaco.

antígeno recombinante llamado FCaBP, una proteína de unión a calcio flagelar de 24 kDa. Esta proteína puede utilizarse como componente de una preparación de antígeno recombinante múltiple eficaz en la detección de *T. cruzi* en fuentes de sangre de donantes. Tantowitz y cols.,[244] en una revisión exhaustiva, analizaron la importancia de la detección en la sangre de donantes de la enfermedad de Chagas. El problema afecta no sólo a los individuos que viven en países con enfermedades endémicas, sino también es motivo de preocupación en los Estados Unidos, donde más de 50 000 inmigrantes de países donde la enfermedad es endémica pueden estar infectados. Ávila y cols.[10] sugirieron una prueba sensible para el diagnóstico de la enfermedad crónica de Chagas en donantes de bancos de sangre. Demostraron una sensibilidad del 100% en comparación con las pruebas serológicas en la detección de productos del ADN minicircular del cinetoplasto de *T. cruzi* amplificados por PCR en 114 muestras de sangre obtenidas de pacientes crónicos con y sin enfermedad de Chagas, utilizando una sonda del oligonucleótido marcada con digoxigenina. Como se mencionó, una infección crónica por *T. cruzi* puede permanecer latente durante años. El daño a los órganos que se produce a lo largo de este período silente es irreversible y grave, lo que a menudo requiere una cirugía extensa o un trasplante cardíaco. Por lo tanto, aunque haya pocos individuos en los Estados Unidos con la enfermedad de Chagas, se ha vuelto el estándar de la práctica examinar la sangre donada para encontrar evidencia de esta infección.

Como el número de tripomastigotes circulantes es muy bajo en la enfermedad de Chagas crónica, la detección basada en PCR de *T. cruzi* de ADN del cinetoplasto proporciona un método altamente sensible para establecer un diagnóstico. Muchos estudios han demostrado un alto grado de sensibilidad, comparable con el xenodiagnóstico, capaz de detectar un solo tripomastigote circulante en 20 mL de sangre.[19,94] Este método también ha resultado útil como prueba de curación en el seguimiento de pacientes sometidos a tratamiento.

Toxoplasmosis y *Toxoplasma gondii*. *Toxoplasma gondii* es un protozoo parásito de los felinos, y las infecciones de los humanos son en gran medida accidentales (en la mayoría de los casos, la infección humana es un callejón sin salida sin

posterior propagación del parásito en un hospedero definitivo felino). El ciclo de vida de *T. gondii* se ilustra en la figura 22-23. Las infecciones humanas son importantes debido a una particular predilección de la infección por el SNC del niño en gestación.

Tres modos de transmisión conducen a las infecciones humanas: (1) por la ingestión directa de ooquistes infecciosos en los alimentos (p. ej., verduras sin lavar) o agua contaminada con heces de gatos, (2) indirectamente, ingestión de carne cruda o mal cocida de animales que ingirieron ooquistes (se estima que el 25% de la carne de cordero y de cerdo vendida en los supermercados contiene quistes de tejido viables), y (3) transferencia transplacentaria al feto de una madre infectada durante el embarazo. Las tasas de infección materna durante la edad reproductiva se estiman entre el 3 y 5%, pero varían dependiendo de la prevalencia de la enfermedad en mujeres embarazadas.[78] Se debe recomendar evitar el manejo de los gatos, manipular sus heces (cambiar la caja de arena) y la ingestión de carne mal cocida. Los síntomas clínicos pueden ser mínimos o estar ausentes en la fase aguda de la infección, y los bebés pueden mostrar algunos de los signos cardinales de infección (coriorretinitis, calcificación cerebral,[215] hidrocefalia o microcefalia) durante varios meses o incluso años. Las infecciones adquiridas en los adultos se manifiestan generalmente como una enfermedad similar a mononucleosis aguda, linfadenitis o linfadenopatía. Las infecciones más agudas producen enquistamiento de los microorganismos si el hospedero es inmunocompetente.

Las infecciones humanas conllevan dos fases parasitarias. Después de la ingestión de ooquistes o las formas infecciosas enquistadas en la carne cruda, los taquizoítos (fig. 22-24 y lám. 22-10F) se liberan en el intestino y primero invaden las células epiteliales mucosas, de donde entran en la circulación y entonces se distribuyen ampliamente por todo el cuerpo. Puede presentarse daño considerable del tejido a medida que los taquizoítos destruyen las células que parasitan; sin embargo, conforme se desarrolla la respuesta inmunitaria, los taquizoítos se vuelven menos activos y finalmente se agregan dentro de un quiste incrustado en la membrana (fig. 22-25, láms. 22-10G y H). Aunque inactivos, los bradizoítos dentro de estos quistes pueden permanecer viables por semanas o años.

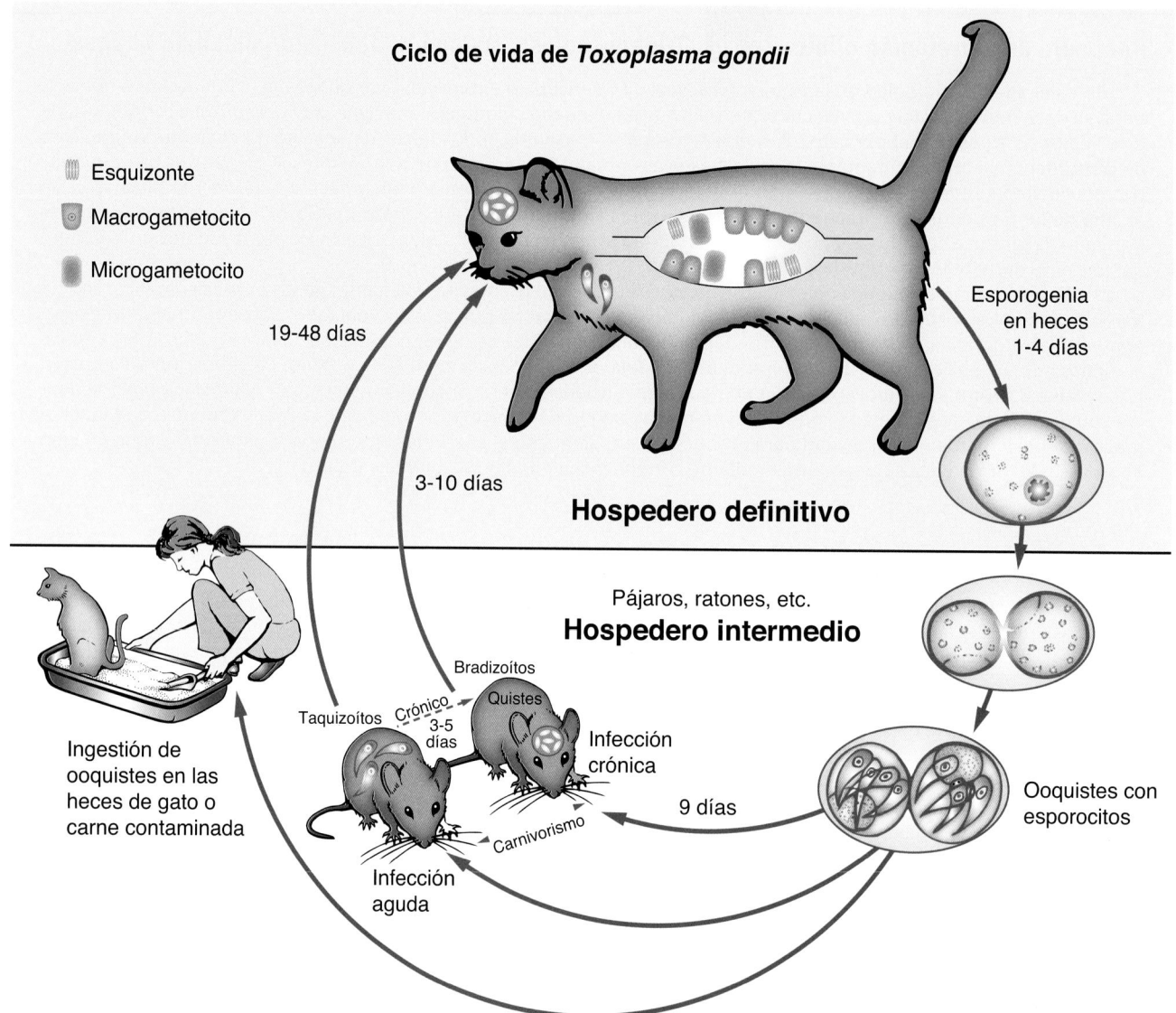

Ciclo de vida de *Toxoplasma gondii*

Esquizonte

Macrogametocito

Microgametocito

19-48 días

3-10 días

Hospedero definitivo

Esporogenia
en heces
1-4 días

Pájaros, ratones, etc.
Hospedero intermedio

Bradizoítos

Taquizoítos   Crónico   Quistes
3-5
días   Infección
crónica

Carnivorismo   9 días

Infección
aguda

Ingestión de
ooquistes en las
heces de gato o
carne contaminada

Ooquistes con
esporocitos

■ **FIGURA 22-23** Ciclo de vida de *T. gondii*. El ciclo de vida de *T. gondii* tiene etapas sexuales y asexuales. La etapa sexual se produce en el intestino de los gatos, donde los ooquistes infecciosos, que miden 10-12 μm de diámetro, se multiplican dentro de las células epiteliales de la mucosa intestinal y se excretan en las heces. La fase asexual tiene lugar frecuentemente en una variedad de animales herbívoros y carnívoros que ingieren los ooquistes infectantes, cuando se alimentan a través del suelo contaminado y la materia vegetal. Los humanos también pueden infectarse por la ingestión de alimentos o agua contaminados con ooquistes. Las cucarachas, lombrices, caracoles y babosas también pueden servir como hospederos de transporte para los ooquistes.

Por lo general, en última instancia se desintegran y quedan enredados en una cicatriz hialina o sufren calcificación. La detección de calcificación intracerebral en radiografías del cráneo es un método para establecer la infección previa.

Si el hospedero se encuentra inmunodeprimido, incluso años después de la infección primaria, el parásito puede eclosionar; los bradizoítos se transforman en taquizoítos y comienzan a reproducirse causando una variedad de enfermedades, incluyendo miocarditis, meningoencefalitis, neumonía atípica y rinocoroiditis.

Identificación de laboratorio. El diagnóstico de toxoplasmosis aguda en un individuo inmunocompetente se hace generalmente mediante métodos serológicos. En pacientes inmunodeprimidos con enfermedad progresiva, se puede realizar demostrando grupos de taquizoítos en los frotis teñidos empleando tinciones de PAS, Giemsa o H&E. Se han utilizado técnicas de tinción y peroxidasa-antiperoxidasa de anticuerpos fluorescentes para demostrar mejor los microorganismos en tejidos fijados con formol y embebidos en parafina. Los taquizoítos quizás se observen mejor en aspirados con aguja o frotis de impronta teñidos con Wright-Giemsa.

- Los taquizoítos suelen presentar su característica forma de media luna, miden 3-4 × 6-7 μm y tienen un núcleo central teñido de oscuro (fig. 22-26 y lám. 22-10F).
- Cuando se observan uno o más quistes en cortes de tejido de los pacientes, por lo general indican una etapa de la infección crónica y habitualmente inactiva, pero constituyen una importante fuente de toxoplasmosis de reactivación aguda.

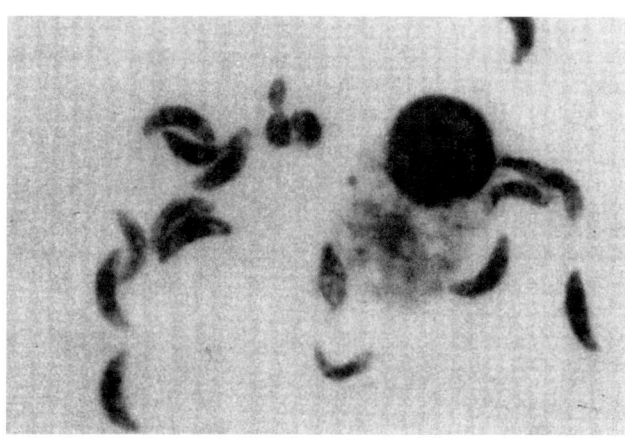

■ **FIGURA 22-24** Proyección de alta potencia de un frotis de impronta con tinción de Giemsa que muestra los taquizoítos de *Toxoplasma*. Cabe notar la característica forma de arco o en media luna, con un núcleo central de tinción oscura (1 000×).

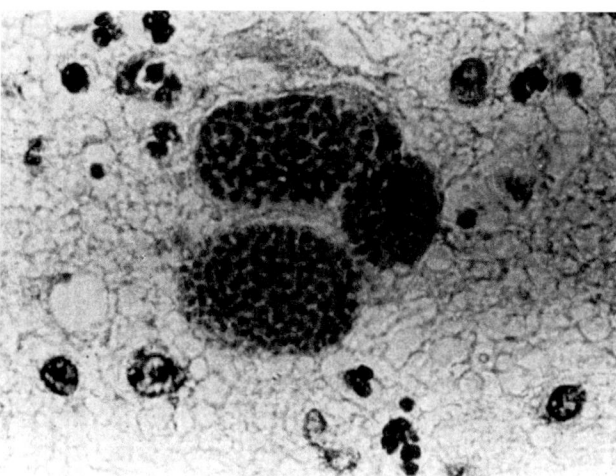

■ **FIGURA 22-25** Proyección de alta potencia de los quistes de bradizoítos de toxoplasma. Cada seudoquiste contiene varias decenas de trofozoítos. Estos quistes de bradizoítos se observan con mayor frecuencia en pacientes que padecen enfermedad latente. Conviene tener en cuenta la ausencia de una reacción inflamatoria adyacente a estos seudoquistes (H&E, 1 000×).

- Los quistes miden hasta 200 μm de diámetro y contienen varios cientos de bradizoítos de 2-3 μm de diámetro (fig. 22-27 y láms. 22-10G y H).

El diagnóstico serológico de la toxoplasmosis es complejo, y un relato completo está fuera del alcance de esta presentación. McCabe y Remington realizaron un trabajo pionero[169] que se resume en el recuadro 22-5. Debido a la alta prevalencia de títulos altos de anticuerpos contra *Toxoplasma* en la población general,

los resultados de la prueba deben ser interpretados cuidadosamente antes de que pueda establecerse un diagnóstico definitivo. La prueba clásica de tinción de Sabin-Feldman, basada en el principio de que los taquizoítos de *T. gondii* vivos pierden su afinidad por el colorante azul de metileno en presencia de suero inmune, siendo sensible y específica, puede utilizarse como

---

RECUADRO 22-5

Interpretación de los resultados serológicos en síndromes clínicos de toxoplasmosis[169]

A. Toxoplasmosis adquirida aguda: paciente inmunocompetente

   El diagnóstico tiene un alto índice de sospecha si:

   1. Se demuestra seroconversión de negativo a positivo.
   2. Existe un aumento del doble en los títulos entre una muestra basal y una prueba repetida tres semanas más tarde.
   3. Hay títulos altos de IgM con un solo título alto de IgG (> 1:1 000).
   4. Hay títulos bajos de IgM indicando que la infección se adquirió cuatro meses antes o más. Los títulos de IgM vuelven generalmente a lo habitual dentro de nueve meses.
      Nota: un estudio negativo de tinción o inmunofluorescencia en una persona inmunocompetente prácticamente descarta el diagnóstico de toxoplasmosis aguda.

B. Toxoplasmosis aguda adquirida: paciente inmunodeprimido

   Los criterios citados para los pacientes inmunocompetentes se aplican a individuos inmunodeprimidos. Sin embargo, los anticuerpos IgM o el doble de anticuerpos IgG a menudo no se detectan; por lo tanto, una prueba negativa no descarta toxoplasmosis aguda. Los microorganismos deben aparecer en biopsias o frotis de impronta de aspirados antes de establecer un diagnóstico seguro en este grupo de pacientes (o por PCR).

C. Toxoplasmosis ocular

   El diagnóstico puede sospecharse si:

   1. Hay títulos bajos de anticuerpos IgG en presencia de una típica lesión retiniana.
   2. "C" es igual o superior a 8 utilizando la siguiente fórmula cuando se prueba el líquido del humor acuoso:

      (Título de anticuerpos en líquido × concentración de γ-globulina en suero)/(título de anticuerpos en suero × concentración de γ-globulina en el líquido del cuerpo)

D. Toxoplasmosis congénita

   El diagnóstico de la infección por *Toxoplasma* en el recién nacido puede establecerse si:

   1. Hay títulos persistentes o un aumento en los estudios serológicos.
   2. Hay una prueba de IgM positiva en cualquier título después del nacimiento en ausencia de filtración placentaria o el microorganismo se demuestra en biopsias de tejido o frotis de impronta de aspirados o por PCR.

método de referencia, pero no se emplea en la práctica clínica. Hoy en día se emplean técnicas más nuevas, a veces automatizadas, en la mayoría de los laboratorios de referencia, las cuales evitan la necesidad de tener que trabajar con microorganismos vivos. Los estudios actuales evalúan la IgM y la IgG, por lo que una valoración de la fase de infección (aguda frente a remota) puede determinarse en muchos casos con un único estudio serológico, en lugar de tener que comparar títulos agudos y convalecientes. Se han explorado diversos métodos para el diagnóstico serológico de toxoplasmosis.[46,153,273]

Las técnicas de amplificación de ácidos nucleicos para la detección de *Toxoplasma* también han mejorado de manera importante durante la última década, en particular con la introducción de la tecnología PCR en tiempo real. Varios informes describen al gen *B1* de *T. gondii* como un objetivo valioso para el procedimiento de amplificación de PCR.[71,123,143,193] El gen *B1* es suficientemente sensible para detectar un solo parásito aislado y tan pocos como 10 parásitos en un fondo de 100 000 leucocitos.[193] Las técnicas de amplificación de ácidos nucleicos son más sensibles y casi han reemplazado al cultivo celular como el método de elección en el diagnóstico de parasitemia por *Toxoplasma* aguda o activa, de manera especial en los hospederos inmunodeprimidos.[123] Esto se ha utilizado para detectar parasitemias de *Toxoplasma* en pacientes con sida y fiebre inexplicable o alteraciones en el SNC.[71] El estudio de la sangre por PCR también puede ser útil en el diagnóstico de toxoplasmosis extracerebral a partir de la reactivación local de quistes latentes en el cerebro.[66] Dupon y cols.[65] también describieron el estudio de LCR o sangre por PCR como un complemento valioso en la detección de la reactivación de la toxoplasmosis cerebral latente. Además de detectar las secuencias del ácido nucleico del gen *B1* de *T. gondii*, se citan otros estudios exitosos con los genes *p30* y *TGR1* del ADNr 18S como objetivos. La PCR del LCR para *Toxoplasma* ha sustituido en gran medida la necesidad de la biopsia de cerebro para establecer el diagnóstico, así como la PCR para el virus de herpes simple (VHS) y el virus JC ha sustituido de manera contundente a la biopsia cerebral para el diagnóstico de meningoencefalitis asociada con VHS y de leucoencefalopatía multifocal progresiva relacionada con virus JC. Cuando se aplica al líquido amniótico, la PCR también ha demostrado ser útil para el diagnóstico de toxoplasmosis congénita.[104]

Tricomonosis y *Trichomonas vaginalis*. La tricomonosis, causada por *Trichomonas vaginalis*, representa una de las enfermedades de transmisión sexual más frecuentes, y lo más importante es que es curable. Se estima que 3.7 millones de personas en los Estados Unidos están infectadas, pero sólo aproximadamente el 30% son sintomáticas. Por lo tanto, es importante la prueba en personas que han tenido relaciones sexuales sin protección.

La tricomonosis sintomática ocurre con mayor frecuencia en las mujeres en quienes se presenta una secreción espumosa verde, mal olor y malestar vaginal, como prurito y dolor al orinar. Aunque de manera sorprendente las infecciones en los hombres a menudo son asintomáticas, si se presentan síntomas, pueden incluir una secreción uretral y dolor al orinar y eyacular. Las tricomonas no se diseminan. Sin embargo, el tratamiento de pacientes infectados es importante, ya que la infección por este parásito aumenta la probabilidad de contraer otra enfermedad de transmisión sexual, sobre todo infección por VIH.

Tradicionalmente, se ha diagnosticado la tricomonosis mediante "preparados en fresco" que se realizan a menudo en el consultorio médico. La identificación de *Trichomonas* es bastante simple cuando la secreción vaginal de mujeres sintomáticas se examina al microscopio, puesto que las tricomonas son móviles. Aunque esta prueba es muy específica en este contexto, la sensibilidad del examen microscópico se reduce en los pacientes infectados, pero asintomáticos. Un estudio demostró que el examen directo tuvo una sensibilidad de tan sólo el 58% en comparación con el cultivo. La sensibilidad del examen microscópico también disminuye si no se examina la muestra inmediatamente, sino que es transportada a un laboratorio distante. Los estudios no microscópicos para la detección de *Trichomonas* se han visto favorecidos como consecuencia de la mayor regulación de la microscopia realizada por el médico y la consolidación del laboratorio.

Identificación de laboratorio. La evaluación morfológica de *T. vaginalis* por lo general resulta sencilla cuando se examinan las secreciones de una mujer infectada, sintomática y con observación de tricomonas móviles. Sin embargo, es importante que los parasitólogos tengan la capacidad para diferenciar *T. vaginalis*, la cual se transmite sexualmente, de *Pentatrichomonas hominis*, que es parte de la microbiota normal del tubo digestio. Los criterios morfológicos utilizados para identificar *T. vaginalis* son los siguientes:

- Las tricomonas son piriformes, miden 10-12 μm y tienen un núcleo ovalado único.
- No hay ninguna forma de quiste.
- Presentan un cuerpo basal en un extremo del cual surgen numerosos flagelos.
- Hay un axostilo, que se extiende a todo lo largo del microorganismo y desde el extremo distal.
- Existe una membrana ondulante que se extiende desde el cuerpo basal.
  - *T. vaginalis*: la membrana ondulante mide de 1/2 a 3/4 de la longitud del microorganismo.
  - *P. hominis*: la membrana ondulante recorre todo el microorganismo.

Se ha utilizado el cultivo de tricomonas para preservar su viabilidad con el empleo del medio de Diamond. Aunque el cultivo de *Trichomonas* es factible, se requiere un tiempo más largo para alcanzar el resultado y no se ha convertido en el estándar de referencia. La prueba rápida de tricomonas OSOM® es un análisis inmunocromatográfico de flujo lateral que obedece los criterios CLIA y detecta los antígenos de *T. vaginalis*. Éstos tienen una concordancia del 95%, según el prospecto, con el preparado en fresco, lo que representa una alternativa avalada para que los consultorios médicos realicen la evaluación de pacientes sintomáticos.

El sistema BD Affirm VPIII® es una tecnología basada en la sonda diseñada para detectar a los agentes más frecuentes de vaginitis e incluye *T. vaginalis*. Según el prospecto, la sensibilidad y especificidad de este estudio alcanzó el 93 y 99.9% en comparación con el examen directo, y el 90 y 99.9% en relación con el cultivo, respectivamente. Este producto representa una opción para evaluar simultáneamente numerosas causas de vaginitis.

Los métodos de amplificación de ácidos nucleicos están emergiendo como el estudio de referencia para la detección de *T. vaginalis*. Es importante señalar que esta tecnología altamente sensible brinda la oportunidad de detectar a personas que están infectadas, pero que son asintomáticas. Este estudio utiliza la amplificación mediada por transcripción, que se ha empleado con éxito durante muchos años para la detección de *N. gonorrhoeae* y *C. trachomatis*. El sistema APTIMA *Trichomonas vaginalis*® es actualmente el único estudio de amplificación de ácidos nucleicos aprobado por la FDA. Chapin y Andrea encontraron que este estudio tiene una sensibilidad clínica del 95% y una especificidad del 98%.[33] Es importante señalar que esta tecnología permite la detección en hombres, que es un grupo que ha pasado bastante inadvertido y que representa un importante reservorio.[227]

El metronidazol es el tratamiento utilizado con mayor frecuencia. El tinidazol es una alternativa aprobada por la FDA que es igualmente eficaz.

Helmintos de sangre y tejidos

Nematodos filarioides y filariosis

Los parásitos filarioides descritos aquí son nematodos filiformes.[194] Los adultos habitan principalmente en los vasos linfáticos y circulatorios, pero pueden encontrarse también en las cavidades serosas, los músculos y los tejidos conectivos. Algunas especies forman un nódulo subcutáneo. Aquí se describiran tres importantes especies de parásitos filarioides que frecuentemente causan enfermedad en humanos: *Wuchereria bancrofti*, *Brugia malayi* y *Loa loa*.

Se han realizado esfuerzos sustanciales para luchar contra la filariosis en las últimas décadas. No obstante, la OMS calcula que 120 millones de personas están infectadas en la actualidad, con 40 millones que están desfigurados o serán discapacitados por la enfermedad; aunque se informaron cifras similares en 1989 y 1999, esto todavía representa un avance, dado el crecimiento de la población en las áreas afectadas.[139] El 90% de los pacientes tienen la filariosis de Bancroft, mientras que la filariosis brugiana da cuenta de la mayor parte del resto.[181] La filariosis se presenta principalmente en las zonas urbanas debido a las malas condiciones de salubridad y a la reproducción intensa de mosquitos *Culex*. La filariosis brugiana es principalmenteuna enfermedad rural transmitida por los mosquitos *Anopheles* y *Aedes*. El número de personas infectadas varía dependiendo de las condiciones económicas asociadas con mayor exposición al insecto vector y la formación de sitios favorables para la reproducción de mosquitos.[256]

Los humanos adquieren la enfermedad después de la picadura de un mosquito infectado (*W. bancrofti* y *B. malayi*), o tábanos para *L. loa*. Los flebótomos picadores sirven para transmitir las especies sin vaina, *Mansonella perstans* y *M. ozzardi*. El ciclo de vida de *W. bancrofti* como prototipo para los parásitos filarioides se ilustra en la figura 22-26.

Identificación de laboratorio. El diagnóstico de laboratorio se establece por observación de microfilarias circulantes en los frotis de sangre periférica teñidos.[102] Las microfilarias circulan en la sangre periférica con una periodicidad regular que depende de la especie del parásito. Las especies *W. bancrofti* y *B. malayi* son nocturnas, mientras *L. loa* es diurna.[208] Por lo tanto, para diagnosticar la filariosis de Bancroft de manera óptima, la sangre debe obtenerse entre la medianoche y las 2:00 a.m. en pacientes con infecciones leves o, cuando las muestras se recolectan en momentos subóptimos, la filtración de membrana, la centrifugación, la sedimentación (concentración de Knott) y la preparación de frotis gruesos son técnicas que pueden ayudar a detectar un número bajo de microfilarias en la circulación.[211] El empleo de filtros de policarbonato (Nuclepore®) para atrapar la microfilaria en un filtro después de que los eritrocitos han sido lisados es una técnica de concentración alterna.[58] Como los filtros con poros de 3-5 µm son transparentes cuando están mojados, pueden ser examinados directamente en busca de la presencia de microfilarias en el portaobjetos de un microscopio.

Long y cols.[157] describen un interesante abordaje para el diagnóstico de laboratorio de la filariosis utilizando una técnica de tubo de microhematócrito/naranja de acridina. Un tubo de microhematócrito con heparina, además de EDTA y naranja de acridina, sirven como base para esta prueba. Durante la centrifugación, los parásitos se concentran en la capa leucocítica y pueden visualizarse a través de la pared de cristal del tubo. El colorante naranja de acridina tiñe el ADN de los parásitos, y las características morfológicas, incluyendo los patrones nucleares en las secciones de la cola, se pueden examinar por microscopia de fluorescencia para lograr una identificación a nivel de especie.

Las hembras maduras producen innumerables larvas conocidas como *microfilarias*, que circulan en la sangre y constituyen el modo de transmisión cuando el vector mosquito se alimenta de ésta. Se puede realizar una identificación mediante la observación de las características clave únicas para cada especie de filaria.

Microfilaria:

- Mide 240-300 × 7-10 µm.
- Se asemejan a un listón y pueden verse en preparados microscópicos de sangre con anticoagulante por su movimiento ondulante, desplazando a los eritrocitos de un lado a otro mientras se mueven.
  - Nota: esto se hace rara vez. En la mayoría de los casos, se observan en los preparados de película de sangre gruesa y fina. Como varias de las especies causan fiebres cíclicas, se encuentran en el diagnóstico diferencial de las especies de *Plasmodium*. Por lo tanto, el examen de cada película de sangre gruesa y fina debe comenzar con una potencia baja (100×; usar el objetivo de 10×) para identificar la presencia de microfilarias.
- Las microfilarias de las especies aquí descritas están rodeadas por una vaina prominente. Es evidente en los frotis de sangre periférica teñidos para algunas especies, pero para otras aparece como un área sin teñir alrededor de la microfilaria. La vaina se extiende más allá de la sección de la cola; es una membrana ajustada que envuelve la microfilaria de estos parásitos, que representa los restos de la membrana del óvulo de la que derivan.
- Las especies de microfilaria con vaina se pueden distinguir mediante la observación del tamaño y el patrón de la extensión de los núcleos en las secciones de la cola:
  - *W. bancrofti*: los núcleos no se extienden hasta la punta de la cola (lám. 22-10A).
  - *B. malayi*: dos núcleos que se extienden hasta la cola, separados por unos 10 µm (lám. 22-10B).
  - *L. loa*: una columna ininterrumpida de núcleos se extiende en y hasta la punta de la cola (lám. 22-10C). Es importante destacar que la vaina de *L. loa* no se tiñe, menos aún con la tinción de Giemsa común; a menudo se observa como un área sin teñir alrededor de las microfilarias.

Las microfilarias de otras dos especies, *M. perstans* y *M. ozzardi*, también se observan en la sangre periférica; sin embargo, los pacientes con estas infecciones a menudo son asintomáticos. En ocasiones, se han registrado casos con eosinofilia, linfadenitis, febrícula, erupción maculopapular y urticaria en los individuos infectados. Las microfilarias de estas especies son mucho más pequeñas que las ya mencionadas y están desprovistas de una vaina.

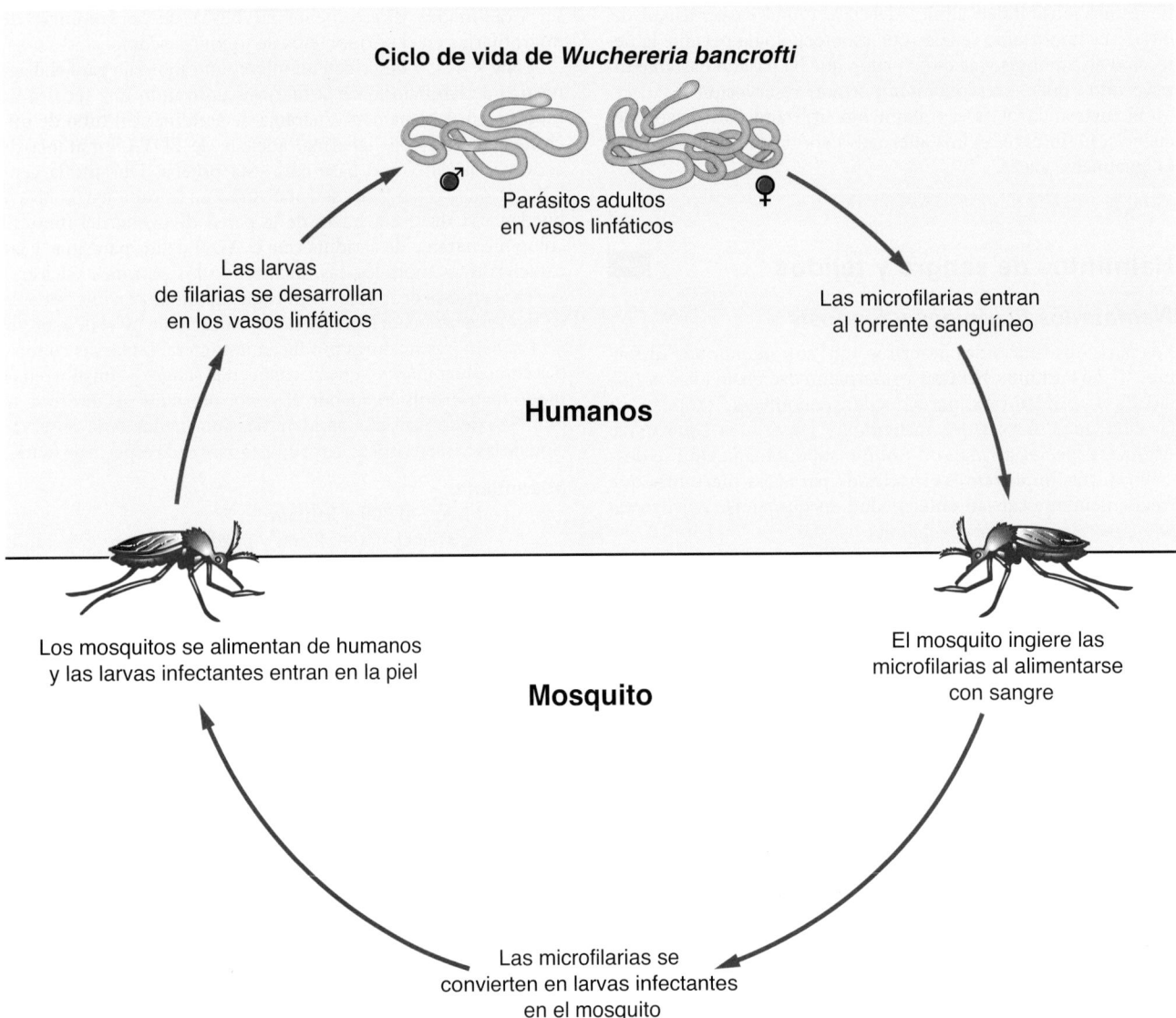

Ciclo de vida de *Wuchereria bancrofti*

Parásitos adultos
en vasos linfáticos

Las larvas
de filarias se desarrollan
en los vasos linfáticos

Las microfilarias entran
al torrente sanguíneo

Humanos

Los mosquitos se alimentan de humanos
y las larvas infectantes entran en la piel

El mosquito ingiere las
microfilarias al alimentarse
con sangre

Mosquito

Las microfilarias se
convierten en larvas infectantes
en el mosquito

■ **FIGURA 22-26** Ciclo de vida de *W. bancrofti*. Los humanos adquieren la enfermedad después de la picadura de un mosquito (*W. bancrofti* y *B. malayi*) o tábano (*L. loa*) infectado. Los flebótomos picadores actúan como hospederos intermedios para las especies sin vaina *M. perstans* y *M. ozzardi*. Cuando el vector pica a un hospedero humano infectado, las microfilarias infectantes son ingeridas y penetran la pared del estómago del insecto. Una tercera etapa larvaria infecciosa se desarrolla en el estómago, que a su vez migra a los músculos torácicos del insecto y luego a la probóscide. Cuando el insecto pica a un nuevo hospedero humano, estas larvas infectantes descienden a la probóscide y se inyectan en la herida cutánea mientras el mosquito se alimenta de sangre. Estas larvas infectantes se reproducen localmente en el tejido subcutáneo y, por último, entran en los vasos linfáticos periféricos, donde encuentran su camino a los ganglios y vasos linfáticos en diferentes partes del cuerpo. Durante varias semanas, las larvas se desarrollan para convertirse en parásitos adultos blancos, filiformes. Los ganglios linfáticos de las extremidades inferiores, epitrocleares y femorales son los sitios con mayor frecuencia involucrados. Las hembras maduras liberan microfilarias que circulan en la sangre y son ingeridas por el insecto adecuado durante la siguiente ingestión de sangre, para completar el ciclo de vida.

Debido a que la detección de microfilarias en circulación por observación directa de la sangre es relativamente insensible para establecer un diagnóstico de filariosis y depende de la recolección de muestras en momentos específicos del día, se han introducido varios procedimientos de detección de antígenos. Weil y cols.[261] demostraron antígenos de filaria en el suero de 56 de 57 pacientes con microfilaremia bancroftiana que viven en un área endémica del sur de la India. La liberación de antígenos puede ser irregular, en especial durante momentos en los que la microfilaria circulante no puede ser detectada; así, incluso estos abordajes carecen de sensibilidad. Simonson y Dunyo[233] también encontraron que tres abordajes recientemente introducidos para la detección de antígenos también son muy prometedores: la tarjeta de inmunocromatografía y el TropBio ELISA® para muestras de suero, y el TropBio ELISA para muestras en papel de filtro.

El advenimiento del análisis por PCR está demostrando ser útil no sólo para establecer un diagnóstico en los casos de infecciones leves o amicrofilarémicas, sino también para su empleo en el seguimiento del tratamiento y para discriminar entre infecciones pasadas y presentes.[72] De mucho interés en la actualidad es la aplicación de la tecnología de PCR en el diagnóstico de la filariosis de Bancroft mediante el estudio de muestras de esputo recolectadas en el día.[1] Los datos preliminares de este estudio son alentadores y auguran grandes posibilidades en el futuro.

Oncocercosis y *Onchocerca volvulus*. La oncocercosis es una enfermedad causada por filarias que compromete principalmente la porción subcutánea de la piel, en donde se forman nódulos densos y fibrosos que pueden medir 5-25 mm de diámetro.[189] Lo anterior ocurre en los sitios de las picaduras del vector, la mosca negra o mosca búfalo del género *Simulium*. Los nódulos tienden a estar distribuidos en el tronco, muslos y brazos de individuos africanos, pero más probablemente se localizan en el cuello y los hombros de habitantes de Centroamérica. Las lesiones de la piel y los ojos son secundarias a las microfilarias muertas y agonizantes producidas por el parásito femenino en el nódulo subcutáneo.[15] Se estima que 25 millones de personas en todo el mundo están infectadas con *Onchocerca volvulus*, de las cuales 300 000 están ciegas y otras 800 000 tienen discapacidad visual. La oncocercosis es la principal causa de ceguera en el mundo.[115] Aunque estos números son alarmantes, se han logrado avances sustanciales. Dos países anteriormente endémicos han sido declarados libres de oncocercosis: Colombia en el 2013 y Ecuador en el 2014. Estos éxitos son consecuencia del tratamiento comunitario a gran escala de las poblaciones en riesgo con ivermectina (www.who.int).

La mosca *Simulium* tiene su hábitat principal en la maleza de las orillas de los arroyos de corriente rápida. La oncocercosis africana ocurre principalmente en la cuenca del Congo, la República Democrática del Congo, Angola y Sudán; en América, se encuentra en las tierras altas de Guatemala, los estados de Oaxaca y Chiapas en México, en Colombia y en la región nororiental de Venezuela. El ciclo de vida de *O. volvulus* se ilustra en la figura 22-27.

La sospecha clínica del diagnóstico surge cuando un paciente de un área endémica se presenta con nódulos subcutáneos pruríticos con dermatitis asociada, pérdida de elasticidad e hiperpigmentación. El prurito es el síntoma principal en algunos pacientes, llevando a fatiga, debilidad e incapacidad para dormir hasta el punto de ser física y socialmente debilitante. Las áreas afectadas de la piel pueden volverse calientes y edematosas, descoloridas y prematuramente arrugadas, una afección conocida como "mal morado" en Centroamérica. En África, la afectación de la zona de la cadera, particularmente alrededor de los ganglios linfáticos inguinales, conduce a una afección conocida como "ingle colgante", la cual frecuentemente ocasiona hernias inguinales y femorales. Diversas excelentes fotografías que ilustran estas presentaciones clínicas fueron publicadas por García.[87]

La lámina 22-10D es un corte teñido con H&E a través de un nódulo, incluyendo la sección transversal de una hembra grávida que contiene muchas microfilarias. Aunque las microfilarias pueden permanecer localizadas en el sitio de la infección, pueden desplazarse a través de la piel adyacente y alcanzar otros tejidos, incluyendo el ojo. El daño ocular es la complicación más grave y a menudo lleva a grados variables de pérdida de visión, conocida como "ceguera de los ríos". El ojo funciona como una trampa para las microfilarias, que se pueden encontrar ya sea vivas o muertas en la cámara anterior, la córnea, la coroides y el humor vítreo. Se cree que la acción mecánica o los efectos de las toxinas secretoras liberadas por el parásito adulto en un paciente hipersensible o en la respuesta inflamatoria a las microfilarias dan cuenta del desarrollo de la ceguera bilateral. La gravedad de la ceguera en varias regiones endémicas depende de la cepa de *O. volvulus* involucrada, según lo determinado por la secuencia del análisis del ADN.[188]

Zimmerman y cols.[287] utilizaron la PCR para detectar microfilarias en biopsias de piel, proporcionando una sensibilidad significativamente mayor para la detección de una infección activa que la alcanzada mediante el examen microscópico de rutina o las pruebas serológicas. También se ha utilizado el enzimoinmunoanálisis para ayudar a establecer el diagnóstico en pacientes que presentan principalmente ceguera de los ríos. Ogunrinade y cols.[188] evaluaron un EIA empleando los antígenos recombinantes de *O. volvulus* OC 3.6 y OC 9.3 como ayuda en el diagnóstico de pacientes con sospecha de oncocercosis. Demostraron que 40 de 42 muestras de suero (95%) evaluadas de pacientes con oncocercosis conocida fueron reactivas con el antígeno OC 3.6, mientras que el 81% fueron positivas para el antígeno OC 9.3. Los estudios adicionales revelaron que el antígeno OC 3.6 era más útil para la detección de infecciones preclínicas en humanos; el antígeno OC 9.3 fue más sensible en pacientes con infecciones maduras evidentes.

El tratamiento consiste en la extirpación quirúrgica de los nódulos detectables cuando sea posible. La ivermectina es considerada el fármaco de elección en el tratamiento de la oncocercosis cuando no es posible la extirpación quirúrgica de las lesiones. Este fármaco reduce la cantidad de microfilarias al bloquear su liberación del parásito femenino. El fármaco es bien tolerado y los efectos secundarios, como prurito, artralgias y edema de la piel, por lo general son de importancia menor. La dietilcarbamazina, comenzando con pequeñas dosis, además de la suramina, son fármacos alternos que se han utilizado con éxito, aunque los efectos secundarios de la muerte de las microfilarias pueden requerir la adición de fármacos antiinflamatorios. La administración de mebendazol o flubendazol (derivados del bencimidazol) también ha sido exitosa, con pocos efectos secundarios.

Dracunculosis y *Dracunculus medinensis*. *D. medinensis* constituye un nematodo tisular taxonómicamente diferente a otros nematodos. Se ha sugerido que *D. medinensis*, también conocido como el *parásito de Guinea*, posiblemente represente la "serpiente abrasadora" de la tradición bíblica.[124] Se realizó una campaña internacional para la erradicación de *D. medinensis* con un éxito considerable. Hubo una reducción constante debido a la intervención sistemática y los esfuerzos de erradicación de esta parasitosis. La dracunculosis se limita ahora a únicamente cuatro países de África (Chad, Etiopía, Malí y Sudán del Sur). Las infecciones han disminuido de un asombroso 3.2 millones en 1986 a 78 557 casos en 1998 (reducción del 97%), 148 casos en 2013 y 126 casos de 2014.[128] Un importante revés en los esfuerzos de erradicación ha sido el descubrimiento de que este parásito, que se pensaba que solamente afectaba a humanos, también infecta a los perros, que pueden servir como reservorio.

Los humanos se contagian por la ingestión de copépodos infectados presentes en el agua potable. Las larvas se convierten en parásitos adultos en las cavidades serosas y, posteriormente, las hembras grávidas migran al tejido subcutáneo. Estos parásitos hembra pueden medir hasta 100 cm y causar una sensación de ardor y ulceración de la piel. El ciclo de vida del parásito se completa cuando las larvas producidas por la hembra escapan de la ampolla de la piel y se depositan en el agua donde viven los copépodos.

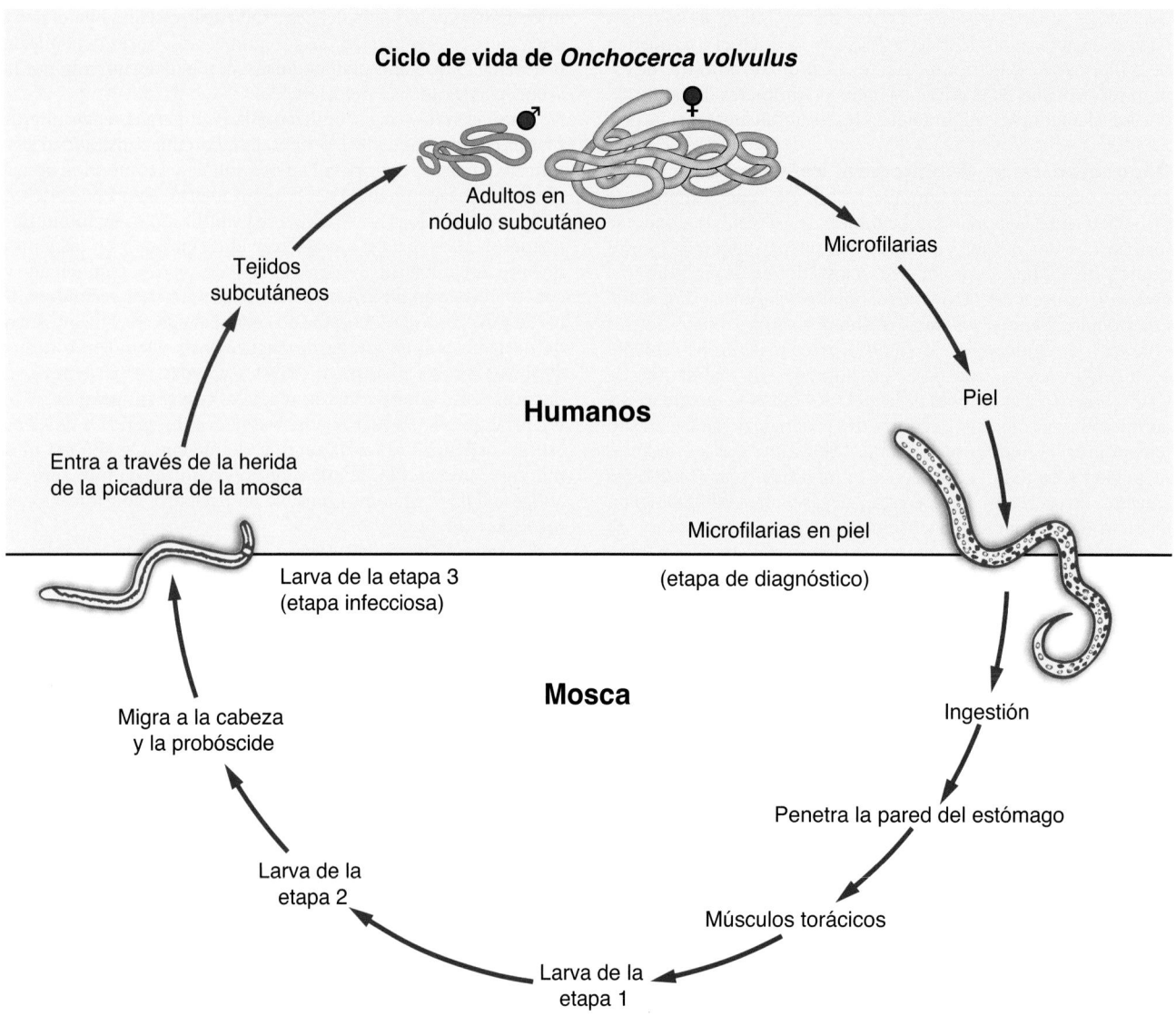

Ciclo de vida de *Onchocerca volvulus*

Adultos en nódulo subcutáneo

Tejidos subcutáneos

Microfilarias

Humanos

Piel

Entra a través de la herida de la picadura de la mosca

Microfilarias en piel

Larva de la etapa 3 (etapa infecciosa)

(etapa de diagnóstico)

Mosca

Migra a la cabeza y la probóscide

Ingestión

Penetra la pared del estómago

Larva de la etapa 2

Músculos torácicos

Larva de la etapa 1

■ **FIGURA 22-27** Ciclo de vida de *O. volvulus.* En el ciclo de vida, los humanos se infectan por la picadura de una mosca *Simulium*, cuyo aparato bucal posee las formas larvarias contagiosas de la tercera etapa. Los parásitos adultos se vuelven masas enredadas dentro de nódulos debajo de la piel, y las hembras producen microfilarias (lám. 22-9D). Las microfilarias permanecen en los sitios de infección y no circulan en la sangre periférica, excepto en casos raros. El ciclo de vida se completa cuando una mosca negra pica otra vez a un humano enfermo en uno de los sitios de infección, recogiendo las microfilarias en su aparato bucal. Las microfilarias se desarrollan después en la mosca al penetrar la pared del estómago, entrando en los músculos torácicos y transformándose a través de las larvas de primera y segunda etapa. Maduran a las larvas infectantes de la tercera etapa para completar el ciclo de vida.

La interrupción de este ciclo de vida en el área endémica mediante el tratamiento de personas infectadas y la producción de agua potable promete eventualmente erradicar la dracunculosis.

Tradicionalmente, estos parásitos se han extraído del tejido subcutáneo enrollándolos poco a poco en un palo. Las modificaciones de esta técnica todavía se utilizan, con énfasis en la condición sanitaria y la prevención de infecciones secundarias.

Dirofilariosis y especies de *Dirofilaria*. Las especies de *Dirofilaria* son filarias de los animales que infectan a los humanos de forma accidental mediante la picadura del vector mosquito. En el hospedero definitivo, las formas larvarias infectantes inyectadas en el tejido subcutáneo de la probóscide del mosquito entran en la circulación y, finalmente, encuentran el camino hacia el corazón, donde se desarrollan en adultos (parásitos del corazón) (lám. 22-10E). De éstos, el mejor conocido es *D. immitis*, el parásito de corazón de perro, pero hay otras especies de *Dirofilaria* que infectan a otros animales (p. ej., *D. tenuis* y *D. repens*). El diagnóstico se hace en perros infectados por observación de microfilarias circulantes en la sangre periférica. Sin embargo, cuando los humanos son picados por mosquitos infectados, las larvas, debido a que están en el hospedero incorrecto, son incapaces de completar su ciclo de vida. Más bien, se alojan y obstruyen las arteriolas pulmonares, donde pueden causar un infarto y volverse nódulos granulomatosos locales que pueden, en ocasiones, alcanzar el tamaño suficiente para que sean diagnosticados como "moneda" en la radiografía de tórax. Las microfilarias nunca se producen ni circulan en la sangre humana. El diagnóstico se establece por observación histológica de larvas inmaduras de filarias dentro de los nódulos pulmonares granulomatosos. Flieder y Moran[74] revisaron recientemente 39 casos de infección pulmonar dirofilarial histológicamente probada. Casi la mitad de este grupo no tuvo síntomas, con sólo un nódulo pulmonar detectado en estudios radiológicos obtenidos para exploraciones físicas de rutina; la mitad restante presentaba síntomas respiratorios. Sólo el 10% mostró eosinofilia periférica de la sangre.

Nematodos tisulares no filarioides

Los humanos pueden ser hospederos accidentales de varios nematodos y cestodos que tienen ciclos de vida en otros animales. Los adultos de estas especies residen habitualmente en el tubo intestinal o en tejidos selectos de los hospederos definitivos; los humanos se infectan por ingestión de larvas en carne mal cocida, penetración cutánea o ingestión de huevos fértiles. De particular preocupación en los Estados Unidos es la mayor exposición potencial a una variedad de parásitos helmínticos por la ingestión de mariscos crudos en forma de platillos como sushi, sashimi, salmón lomilomi y arenque en vinagre, entre otros. A continuación se presenta una breve descripción de algunos de estos tipos de enfermedades parasitarias.

Triquinosis y *Trichinella spiralis*. La triquinosis es una enfermedad de los carnívoros causada predominantemente mediante la infección por el nematodo *Trichinella spiralis*, que es consecuencia de la ingestión de carne cruda o mal cocida. Los humanos son hospederos accidentales y resultan infectados con mayor frecuencia por la ingestión de carne de cerdo o productos que contienen larvas enquistadas.[99] También se han informado infecciones después de la ingestión de carne de oso y morsa mal cocida.[38] El ahumado, salado o secado de la carne no destruye las formas larvarias infectantes; sin embargo, la congelación prolongada (20 días a −15 °C) descontamina la carne. La enfermedad tiene una distribución mundial. En los países ricos

en recursos, la prevalencia de la enfermedad disminuye con las prácticas de ganadería mejorada. Por ejemplo, en los Estados Unidos, el 4% de los cadáveres humanos estaban infectados en 1968; sin embargo, desde 1985, menos de 50 casos nuevos han sido notificados cada año en dicho país,[38] un tributo al programa de inspección de la carne y las estrictas leyes sobre ganadería mejorada (p. ej., contra dar basura cruda como alimento a los cerdos). El ciclo de vida se ilustra en la figura 22-28. Las manifestaciones clínicas de la triquinosis se presentan en el recuadro de correlación clínica 22-21.

Identificación de laboratorio. El diagnóstico de laboratorio de la triquinosis se establece con frecuencia mediante la detección de las larvas en espiral en el tejido muscular (lám. 22-11G y H). El músculo deltoides del brazo o el músculo gastrocnemio de la pantorrilla suelen seleccionarse para realizar la biopsia. La muestra se puede examinar al microscopio mediante la digestión primero de las fibras del músculo con tripsina y después parte del tejido digerido preparado en un portaobjetos para microscopio. Como alternativa, se puede llevar a cabo una preparación presionando un pequeño fragmento del músculo en una gota de solución salina entre dos portaobjetos de cristal, en cada caso para explorar microscópicamente si hay formas larvarias en espiral. Las formas larvarias lineales o espirales pueden observarse también en cortes de tejidos teñidos, aunque su morfología a menudo no está tan bien definida.

Las pruebas serológicas también son útiles para establecer un diagnóstico. Mahannop y cols.[164] emplearon antígenos crudos obtenidos de la etapa infecciosa de larvas de *T. spiralis* en un sistema ELISA para la detección de anticuerpos de IgG en suero contra *T. spiralis*, informando una sensibilidad del 100% en un grupo de pacientes con triquinosis confirmada. Encontraron reacciones cruzadas en los sueros de pacientes con capilariosis, natostomosis, opistorquiosis y estrongiloidosis. Las pruebas serológicas para la triquina se encuentran comercialmente disponibles en los laboratorios de referencia.

Larva migratoria (*migrans*) visceral y especies de *Toxocara*. *Toxocara canis* y *T. cati* son los áscaris intestinales de perros y gatos, respectivamente. Estos parásitos tienen un ciclo de vida similar al de las ascárides de *A. lumbricoides* en humanos. Representan las causas más frecuentes de larva migratoria

---

Recuadro de correlación clínica 22-21 | Triquinosis

Los síntomas en la mayoría de los pacientes son leves, ya que la cantidad de larvas a menudo es pequeña. Muchas personas tienen síntomas de gripe. El número mínimo de larvas ingeridas necesario para producir síntomas es alrededor de 100, y una dosis letal se estima en 300 000.[99] Tras la ingestión de carne contaminada, los síntomas gastrointestinales son los primeros en aparecer, incluyendo náuseas, diarrea y cólicos abdominales, lo que sugiere intoxicación aguda. Estos síntomas pueden persistir con diversos grados de intensidad durante 10 semanas. Se desarrolla dolor, hinchazón y debilidad de los músculos involucrados durante la etapa de invasión larvaria, acompañada de fiebre. La eosinofilia de sangre periférica con recuento diferencial llega a ser hasta del 50%, observada durante la fase de invasión muscular. El edema periorbitario es un signo diagnóstico, ya que los músculos extraoculares están frecuentemente involucrados. El daño a los músculos puede causar anomalías en la masticación, la deglución y la respiración, dependiendo de los músculos implicados y el grado de participación. En aproximadamente el 10-20% de los pacientes, el SNC puede estar involucrado en diferentes grados, con síntomas que sugieren polineuritis, miastenia grave o parálisis de grupos musculares localizados. La miocarditis aguda es la complicación más grave, que puede causar la muerte en infecciones con un recuento alto de parásitos. Watt y cols.[258] llevaron a cabo una revisión de medicamentos antiparasitarios eficaces para la miositis por triquinosis. El mebendazol y el albendazol son efectivos para eliminar los parásitos adultos, pero no erradican las larvas enquistadas.

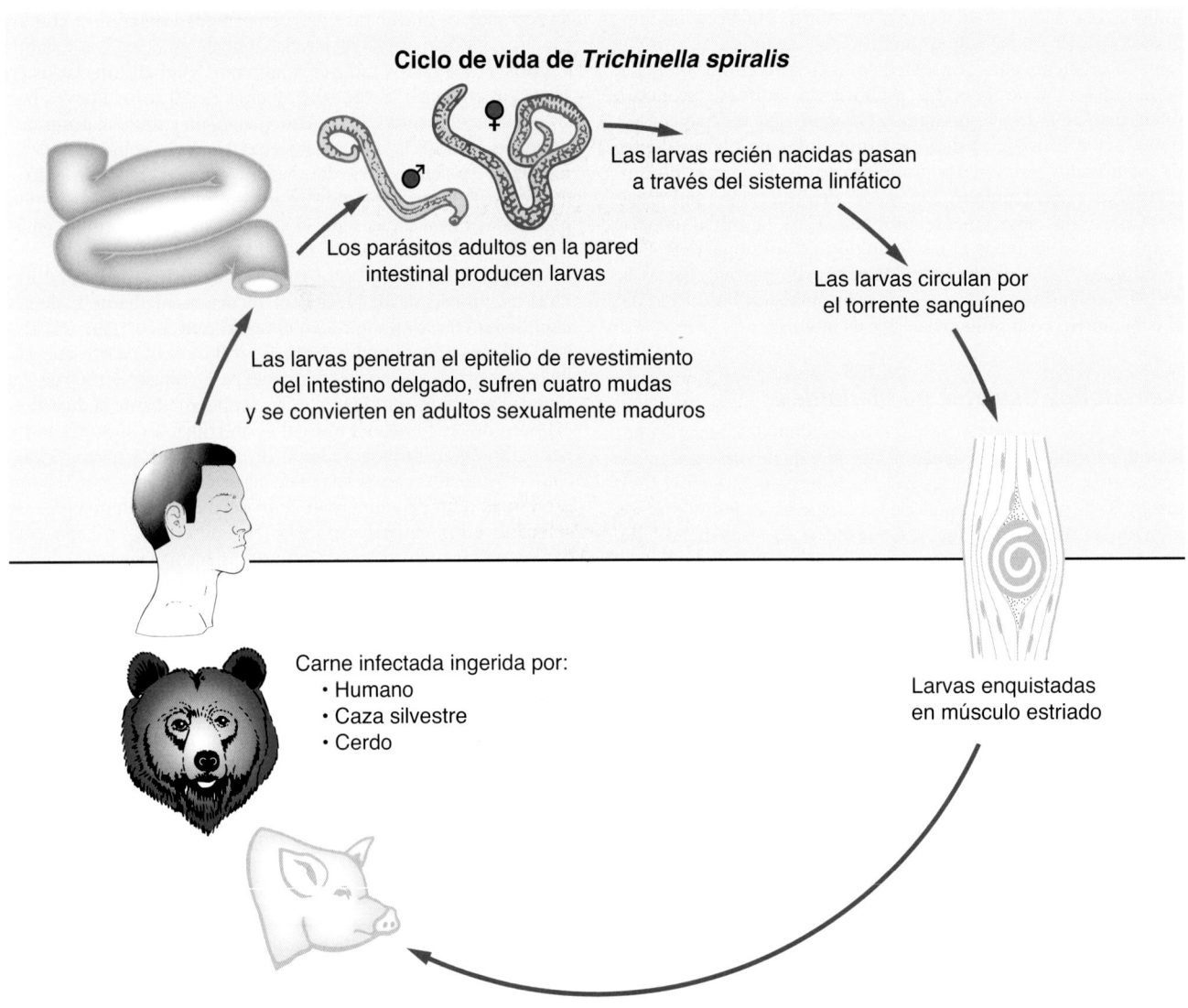

Ciclo de vida de *Trichinella spiralis*

Los parásitos adultos en la pared intestinal producen larvas

Las larvas recién nacidas pasan a través del sistema linfático

Las larvas circulan por el torrente sanguíneo

Las larvas penetran el epitelio de revestimiento del intestino delgado, sufren cuatro mudas y se convierten en adultos sexualmente maduros

Carne infectada ingerida por:
• Humano
• Caza silvestre
• Cerdo

Larvas enquistadas en músculo estriado

■ **FIGURA 22-28** Ciclo de vida de *T. spiralis*. Cuando los humanos ingieren carne contaminada con triquinelas, se liberan las larvas enquistadas en el intestino y penetran en las vellosidades. Las larvas maduran, se aparean y se vuelven adultos machos y hembras, que miden 2-4 mm de largo. La vida media de los adultos en el intestino humano es aproximadamente de un mes. Durante este lapso, cada hembra libera hasta 3 000 larvas. Estas crías pasan a través del sistema linfático, entran en la circulación y se depositan en los tejidos del cuerpo. La mayoría de estas larvas mueren; sin embargo, muchas de las que alcanzan el músculo esquelético se enquistan y sobreviven. El mayor período de invasión muscular es alrededor del día 10 después de la infección. En los días 17 a 20 posteriores a la infección, estas formas larvarias se diferenciarán y serán encapsuladas, formando una espiral de dos y media vueltas, rodeadas al principio por una reacción inflamatoria aguda y más tarde por una reacción granulomatosa crónica (lám. 22-11G y M). Las fibras musculares adyacentes sufren degeneración, dejando un quiste que mide aproximadamente 0.25-0.50 mm. En aproximadamente tres meses, los parásitos mueren y las lesiones enquistadas se someten a un proceso de calcificación que se completa en 6-12 meses.

humana. La larva migratoria visceral es una afección en la cual las larvas de nematodos parásitos de animales inferiores infectan a humanos, y puesto que el parásito se encuentra en un hospedero inadecuado, migra por los tejidos sin mayor desarrollo.

La infección comienza en los humanos, un hospedero accidental, a través de la ingestión de huevos embrionados en el suelo. La enfermedad es más frecuente en los niños debido a la ingestión inadvertida de tierra y su estrecha asociación con los perros. Los huevos embrionados eclosionan en el intestino del hospedero humano, liberando las larvas que, a su vez, penetran la pared intestinal y entran en la circulación. Sin embargo, como

los humanos son hospederos atípicos, no se termina el ciclo pulmonar; más bien, las larvas deambulan en varios órganos, principalmente el hígado. También puede presentarse afectación de los ojos y del SNC. Las larvas migratorias causan reacciones de tejido locales o granulomas. En la mayoría de los casos, las larvas mueren con el tiempo sin dejar secuelas. La infección se puede sospechar en un niño con hepatomegalia, enfermedad pulmonar inespecífica y eosinofilia de sangre periférica, alcanzando hasta un 50-90%.

Aunque el diagnóstico definitivo se confirma mediante la identificación de larvas en muestras de biopsia o autopsia, la prueba serológica se recomienda para orientar el manejo y tratamiento. La detección de títulos altos en las muestras de secreción ocular confirma el compromiso ocular (larvas migratorias oculares).

Buijs y cols.[23] informaron que la seroprevalencia de *Toxocara* en jóvenes escolares en los Países Bajos a partir de 1994 fue del 11% en La Haya y del 6% en Rotterdam. Encontraron una correlación significativa de bronquitis y asma recurrente en niños seropositivos a *Toxocara*. Especularon que el aumento de la IgE específica para el alérgeno en estos pacientes puede explicar el asma. Jacquier y cols.[134] evaluaron un equipo de ELISA comercializado por Biokema-Affinity Products (Crissier-Lausanne, Suiza), que se basa en la detección de antígenos excretores/secretores provenientes de las larvas del segundo estadio de *T. canis*. En un estudio de 1 000 muestras de suero recolectadas al azar de donantes de sangre sanos y niños de Suiza, la seroprevalencia de toxocariosis fue del 2.7%. De las muestras positivas, el equipo de Biokema tuvo una sensibilidad diagnóstica global del 91% y una especificidad del 86%. La especificidad más baja ocurrió a causa de la reactividad del suero de los pacientes con triquinosis, filariosis y estrongiloidosis cruzada. En la interpretación de los resultados serológicos, se debe recordar que un pequeño porcentaje de la población de los Estados Unidos, estimado en 2%, puede tener títulos bajos residuales de una infección anterior. Los CDC ofrecen actualmente un estudio inmunoenzimático para *T. canis*; las muestras aceptables incluyen suero y humor vítreo.

Larva migratoria cutánea: infecciones por anquilostomas animales.

Las larvas filariformes de los anquilostomas de perro o gato, frecuentemente de las especies *Ancylostoma braziliense* y *A. caninum*, son capaces de penetrar en la piel de los humanos, produciendo una alteración prurítica y papular conocida como "erupción reptante". Las larvas penetran profundamente en el tejido subcutáneo y producen trayectos lineales que se extienden por varios milímetros cada día. El impétigo, las reacciones alérgicas vesiculares y el prurito intenso son las principales manifestaciones clínicas locales de infecciones cutáneas, que persisten por largos períodos.[34] La migración a tejido profundo (larva migratoria visceral) puede presentarse, pero es menos frecuente que con especies de *Toxocara*, como se describió antes. El diagnóstico se realiza por antecedentes de la exposición y la presencia de trayectos lineales subcutáneos. Tremblay y cols.[247] describieron un brote de larva migratoria cutánea en un grupo de 140 personas en Barbados. Los factores de riesgo eran la menor edad, la utilización infrecuente de calzado de protección y caminar descalzo en la playa.

Las biopsias de lesiones sospechosas suelen ser de poca utilidad para establecer un diagnóstico, mostrando sólo necrosis y un infiltrado eosinófilo. Yamasaki y cols.[278] han desarrollado un antígeno recombinante de *T. canis* que resultó altamente específico para toxocariosis, proporcionando un abordaje diagnóstico confiable en entornos de práctica donde esta prueba está disponible. Camous[25] informó el tratamiento satisfactorio de esta afección con una dosis oral única de 400 mg de albendazol (tasa de curación, 46-100%) o una sola dosis de 12 mg de ivermectina (tasa de curación, 81-100%). El mebendazol y el albendazol se recomiendan en la actualidad como tratamiento.

Anisaquiosis y *Anisakis* y especies relacionadas.

La anisaquiosis es la enfermedad azoonótica en la que los humanos, por la ingestión de mariscos crudos, en vinagre, ahumados o mal cocidos (p. ej., sushi, sashimi y pescados ahumados o conservados en vinagre), se vuelven hospederos accidentales de los nematodos larvarios. Las causas predominantes son *Anisakis simplex* y *Pseudoterranova decipiens*. El número de infecciones en los Estados Unidos ha aumentado a medida que el pescado crudo, como el sashimi, el sushi y el salmón lomilomi, se han vuelto populares. Deardorff y Kent[61] informaron que sólo los salmones capturados estaban infectados; los cultivados estaban libres de infección. Por lo tanto, saber el origen del pescado puede ayudar a evitar las infecciones.

Al entrar en el estómago, las larvas penetran en la pared intestinal, formando pequeños túneles en medio de una densa reacción inflamatoria granulomatosa. En algunos casos, se pueden identificar úlceras de la mucosa. Las náuseas y los vómitos son síntomas cuya aparición se presenta dentro de las 24 h después de ingerir el pescado contaminado. Más adelante, algunas manifestaciones incluyen dolor abdominal intenso y periódico en el área superior y diarrea, a veces simulando gastritis, úlcera duodenal o, en ocasiones, apendicitis aguda. Daschner y cols.[50] informaron manifestaciones alérgicas de hipersensibilidad en una serie de 40 pacientes con anisaquiosis. Los síntomas frecuentes fueron urticaria, angioedema, eritema, broncoespasmo y grados variables de anafilaxia. López-Serrano y cols.[158] informaron los casos de 22 pacientes adicionales con anisaquiosis gastroalérgica. Dos o más parásitos fueron detectados por gastroscopia en tres de estos pacientes. Moneo y cols.[174] demostraron que estas reacciones alérgicas ocurren en respuesta a un alérgeno potente (Ani S 1) producido en la glándula excretora del parásito adulto de *A. simplex*. Como estos síntomas se retrasan con frecuencia, el diagnóstico de anisaquiosis puede ser difícil, pero se debe considerar particularmente si hay antecedentes clínicos de ingestión de pescado crudo o poco cocido. Las larvas de *Anisakis* en ocasiones pueden migrar más allá del estómago, produciendo infecciones metastásicas en epiplón, hígado, páncreas y pulmones.[218] Ikeda y cols.[131] informaron el tratamiento satisfactorio de nueve pacientes con anisaquiosis gástrica extrayendo las larvas causales a través de un endoscopio, con lo cual se alivió inmediatamente el dolor abdominal agudo. Se recomienda la extirpación quirúrgica del granuloma parasitario o el tratamiento con albendazol.

Yaquihashi y cols.[280] informaron casos de diagnóstico exitoso de anisaquiosis utilizando un estudio de inmunosorción microenzimática, con un anticuerpo monoclonal dirigido contra larvas específicas de *A. simplex*. Sin embargo, este abordaje está limitado a unos pocos laboratorios de investigación o referencia, ya que los reactivos comerciales no están disponibles en la actualidad.

Natostomosis y *Gnathostoma spinigerum*.

Gnathostoma spinigerum es un nematodo que suele infectar el tubo digestivo de gatos y perros; sin embargo, los humanos pueden volverse hospederos accidentales por la ingestión de mariscos mal cocidos o conservados en vinagre que contienen formas larvarias inmaduras. La enfermedad es endémica en gatos y perros en Asia. Después de que un perro o gato ingiere peces contaminados, las larvas liberadas se desarrollan en el estómago o la pared intestinal para convertirse en adultos que quedan encerrados en nódulos inflamatorios granulomatosos. Sin embargo, las larvas no maduran en los humanos, al contrario, penetran la pared gástrica y migran por los tejidos. Se pueden desarrollar túneles cutáneos o subcutáneos profundos, simulando las larvas migratorias cutáneas o como tumefacciones que se presentan como duras y dolorosas que, además, no son depresibles. Hira y cols.[122] informaron el caso de un residente tailandés en

Kuwait que contrajo natostomosis y presentó dolor agudo en la fosa ilíaca derecha. Se le extirpó una masa de íleon terminal y ciego, revelando un parásito *G. spinigerum* macho inmaduro. Grobusch y cols.[103] informaron la eliminación de este parásito de un granuloma cutáneo del brazo de una mujer de Bangladesh que residía en el país de Alemania. También se observaron eosinofilia considerable y una IgE muy elevada en esta paciente. El diagnóstico se realizó mediante la demostración de los anticuerpos del suero específicos de *Gnathostoma* a través de un estudio inmunoenzimático.

Paraestrongilosis (angioestrongilosis) y especies de *Parastrongylus*.

La paraestrongilosis humana, previamente y a menudo todavía llamada *angioestrongilosis*, es causada por las larvas de nematodos; los adultos viven en las ratas, que son el hospedero definitivo. La enfermedad se presenta en los humanos en dos formas clínicas, dependiendo de la especie: *Parastrongylus cantonensis*, endémica de Tailandia, Tahití y Taiwán, entre otras localidades del sur del Pacífico, causa un síndrome de meningitis, pleocitosis eosinófila en LCR y eosinofilia en sangre periférica (conocida como *meningitis eosinófila*); *P. costaricensis*, el parásito pulmonar de la rata, endémica principalmente en Costa Rica, con infecciones también documentadas en México, Centroamérica y Sudamérica, causa enfermedad abdominal sobre todo en el intestino delgado distal y el colon ascendente, que son los sitios de penetración de las larvas en desarrollo.

La hembra adulta produce huevos en el sitio de la infección en el pulmón de la rata, los cuales deglute y se eliminan en las heces. Las babosas, los caracoles de tierra y otros moluscos (con menor frecuencia también los langostinos de agua dulce, cangrejos terrestres y ranas) ingieren estos huevos y actúan como un hospedero intermedio dentro del cual se desarrollan las larvas infectantes de tercer nivel. Los humanos adquieren la infección por la ingestión de alimentos, generalmente vegetales, llenos de caracoles y babosas infectados, o por la capa de limo que producen. Después de que los humanos ingieren las larvas de *P. cantonensis*, éstas migran al cerebro, causando meningitis eosinófila. Los síntomas varían desde dolor de cabeza, rigidez en el cuello y debilidad, hasta síntomas más graves, incluyendo náuseas, vómitos, erupción prurítica de la piel y una gama de síntomas neurológicos, como parestesias, parálisis de nervios craneales IV y VI y, en las infecciones graves, coma y muerte.

Witoonpanich y cols.[271] informaron dos casos de infecciones mortales que se notificaron entre tres miembros infectados de una familia. Dos días después de la ingestión de caracoles Pila, se presentó una erupción maculopapular generalizada y pruriginosa en los tres pacientes, seguida de mialgias, parestesias marcadas, fiebre y cefalea. Dos de los pacientes experimentaron debilidad de las extremidades, retención urinaria y obnubilación que progresó a coma con resultados mortales. La autopsia reveló múltiples trayectos y cavidades con la presencia de *P. cantonensis* en el cerebro y varios niveles de la médula espinal.

En el hospedero habitual, la rata, los parásitos adultos de *P. costaricensis* ocupan las arterias y las arteriolas en la parte ileocecal del intestino. Los huevos depositados en el tejido de la rata eclosionan y se eliminan en las heces. Las babosas también actúan como hospederos intermedios y los humanos se infectan por la ingestión de alimentos contaminados con babosas. Las larvas penetran en los tejidos en la porción ileocecal del intestino humano, incluyendo el apéndice, donde una combinación de los parásitos adultos y los huevos depositados provoca una reacción inflamatoria granulomatosa grave, dando como resultado la formación de una masa tumoral. Hulbert y cols.[130] informaron

la infección en dos niños que adquirieron *P. costaricensis* en los Estados Unidos. Un paciente presentó síntomas que sugerían apendicitis aguda, y se pensó que el otro posiblemente padecía un divertículo de Meckel.

El diagnóstico suele realizarse en pacientes de áreas endémicas, de acuerdo con los síntomas descritos en conjunto con el aumento de eosinófilos en el LCR y en la sangre periférica. Las larvas o los adultos jóvenes pueden aislarse en el LCR. Los títulos positivos mediante ELISA, en especial cuando se encuentra en el suero y en el LCR, también pueden ayudar a establecer el diagnóstico.[258,260]

Equinococosis (hidatidosis) y especies de *Echinococcus*.

La equinococosis o hidatidosis es posiblemente una de las enfermedades parasitarias más difíciles de entender debido a las lesiones quísticas poco habituales que se forman cuando los estadios larvarios del parásito invaden las vísceras.[246] Existen dos especies principales que pueden infectar a los humanos, pero tienen una morfología y patrones de comportamiento algo diferentes: *Echinococcus granulosus* y *E. multilocularis*. Los humanos son hospederos accidentales para ambas especies. El ciclo de vida habitual de *E. granulosus* involucra a perros o zorros como los hospederos definitivos, en cuyos intestinos residen los cestodos adultos. Estas tenias son muy pequeñas, miden 3-6 mm de largo, poseen tres proglótides y un escólex armado con una doble hilera de ganchos (lám. 22-11F). Las ovejas, vacas o cerdos sirven de hospederos intermedios para que se desarrolle la enfermedad larvaria, lo cual se describirá a continuación. *E. multilocularis* difiere ligeramente en este sentido, ya que los hospederos definitivos incluyen los perros, zorros, lobos y gatos, mientras que los hospederos intermedios son pequeños roedores, como ratones, ardillas y ratones de campo. Si infectan los humanos, también son hospederos intermedios que albergan la forma larvaria del parásito. El ciclo de vida de *Echinococcus* se ilustra en la figura 22-29.

Los quistes de *E. granulosus* crecen lentamente y por lo general permanecen inactivos durante muchos años. Sólo rara vez los quistes se rompen, a veces en la zona biliar y otras veces a través de la cápsula hepática en la cavidad peritoneal. Si el quiste se rompe espontáneamente o durante la cirugía, el riesgo de muerte por *shock* anafiláctico es alto. Las lesiones quísticas metastásicas también pueden desarrollarse en prácticamente cualquiera de los órganos viscerales tras la rotura del quiste primario en la cavidad peritoneal. Si el material del quiste se disemina al revestimiento peritoneal, puede presentarse proliferación masiva con invasión vascular y diseminación a otros órganos. Ocasionalmente también pueden encontrarse quistes cerebrales. Los quistes de *E. multilocularis* crecen más rápido, con invasión del parénquima hepático que simula un carcinoma. En las láminas 22-11B y C se ilustran ejemplos de los quistes hidatídicos.

Identificación de laboratorio. El diagnóstico de laboratorio puede establecerse demostrando los quistes o las cápsulas prolígeras con protoescólices en el tejido extirpado quirúrgicamente. El revestimiento interno del quiste es una membrana germinal de la que se desarrollan numerosos embriones hijos. Estas formas son estructuras polipoides pequeñas (cápsulas prolígeras) que recubren la membrana reproductiva interna a partir de la cual se producen grandes cantidades de quistes hijos (lám. 22-11D). Cuando las formas inmaduras (protoescólices) se liberan de la membrana y flotan en el líquido dentro del quiste, se conocen como *arenilla hidatídica* (lám. 22-11E). Si se examina bajo un microscopio, cada "grano de arena" es,

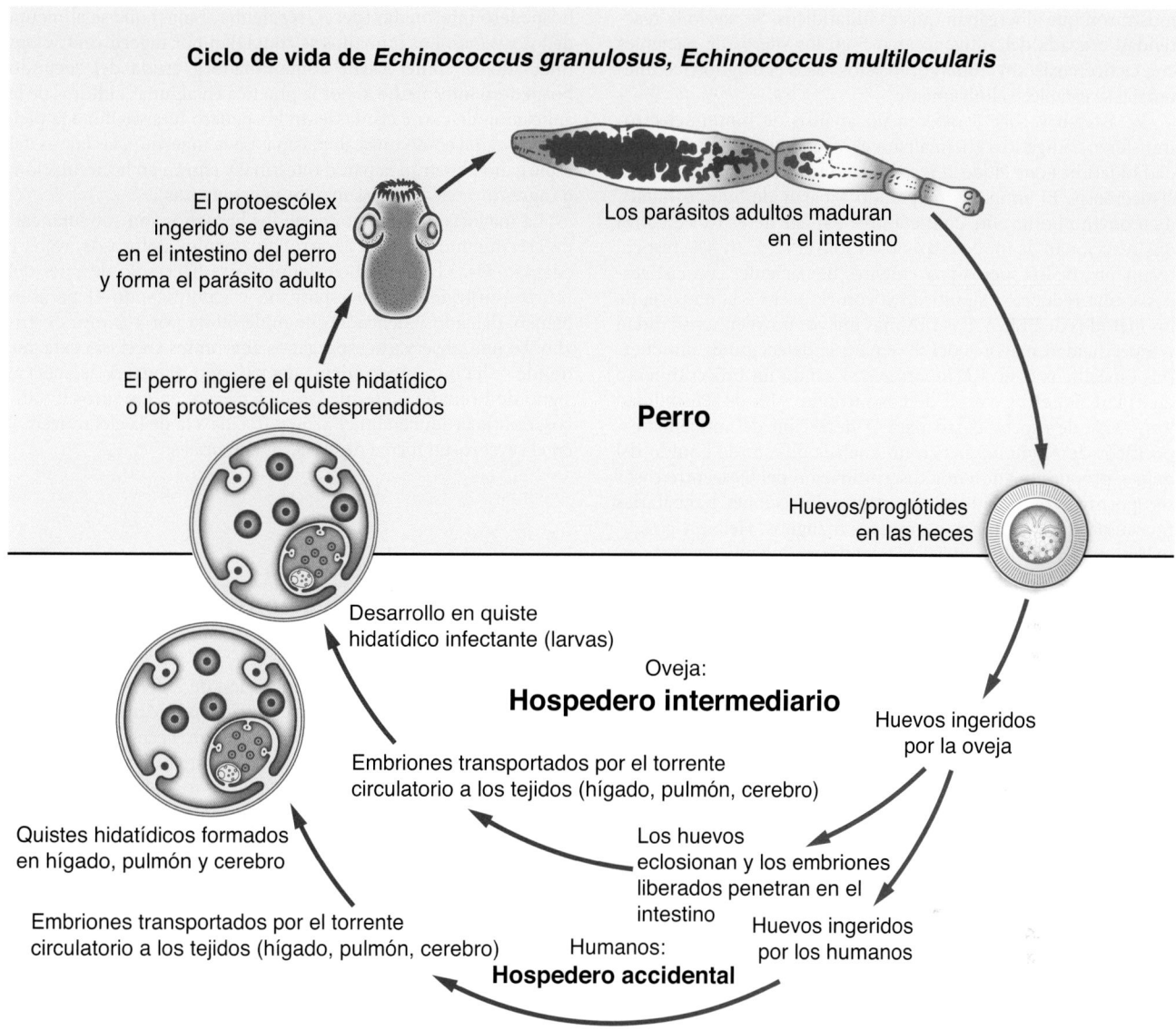

Ciclo de vida de *Echinococcus granulosus, Echinococcus multilocularis*

El protoescólex ingerido se evagina en el intestino del perro y forma el parásito adulto

Los parásitos adultos maduran en el intestino

El perro ingiere el quiste hidatídico o los protoescólices desprendidos

Perro

Huevos/proglótides en las heces

Desarrollo en quiste hidatídico infectante (larvas)

Oveja:
Hospedero intermediario

Huevos ingeridos por la oveja

Embriones transportados por el torrente circulatorio a los tejidos (hígado, pulmón, cerebro)

Los huevos eclosionan y los embriones liberados penetran en el intestino

Quistes hidatídicos formados en hígado, pulmón y cerebro

Embriones transportados por el torrente circulatorio a los tejidos (hígado, pulmón, cerebro)

Humanos:
Hospedero accidental

Huevos ingeridos por los humanos

■ **FIGURA 22-29** Ciclo de vida de *E. granulosus*. Los huevos hexacanto, ya sea individualmente o dentro de proglótides, muy parecidos a los de las especies de *Taenia*, se eliminan en las heces del perro y son embrionados en el suelo. En circunstancias normales, estos huevos son ingeridos por los hospederos intermedios naturales: ovejas, vacas o cerdos, o por pequeños roedores mencionados anteriormente en el caso de *E. multilocularis*. Las larvas son libradas de los huevos en el intestino de los hospederos intermedios y, por medio de sus ganchos, penetran la pared intestinal y entran en la circulación.

Los embriones circulantes se filtran en los capilares de varios órganos, generalmente el hígado, porque es el primer órgano para drenar la sangre mesentérica. *E. granulosus* produce un único quiste de varias capas, a partir del cual se pueden formar pequeños quistes llamados *parásitos de la vejiga* (lám. 22-11B). Los quistes de *E. multilocularis,* como lo indica el nombre de la especie, tienen múltiples lóculos. En algunos casos, pueden observarse quistes múltiples hasta de 5 cm de diámetro, que se asemejan a lo que Aristóteles denominó *granizo* (lám. 22-11C). El ciclo de vida se completa cuando las vísceras infectadas del hospedero definitivo son ingeridas por un perro, zorro u otros carnívoros relacionados. Los humanos también pueden volverse hospederos intermedios por la ingestión de los huevos de *Echinococcus*, cuyas larvas también pueden migrar a diferentes órganos, particularmente al hígado y los pulmones.

de hecho, un minúsculo principio embrionario de una solitaria nueva con un escólex invertido y un rostelo armado con ganchos (lám. 22-11E).

Existen varias técnicas de inmunodiagnóstico por las que se puede confirmar un diagnóstico clínico. Gottstein[98] proporciona una revisión exhaustiva de los métodos moleculares e inmunológicos para el diagnóstico de la enfermedad hidatídica. La mayoría de las técnicas de inmunodiagnóstico incluyen la detección de anticuerpos específicos de *Echinococcus* en el suero de pacientes en quienes se sospecha la enfermedad a través de una variedad de antígenos crudos. El problema con los métodos que emplean este tipo de antígenos es la reactividad serológica cruzada de las pruebas para anticuerpos contra la hidatidosis con otras enfermedades parasitarias, cirrosis hepática y colagenopatía. Los problemas de reactividad cruzada han mejorado sustancialmente con el desarrollo de un antígeno seleccionado llamado *arco-5*. En un estudio realizado por Schantz y McAuley,[223] un alto porcentaje de las personas positivas para arco-5 mostraron que albergaban quistes hidatídicos. Se reveló la reactividad cruzada del antígeno arco-5 en los sueros de pacientes con cisticercosis; sin embargo, en estos casos el diagnóstico diferencial se establece clínicamente.

Verástegui y cols.[252] ofrecen un análisis de inmunoelectrotransferencia ligado a enzima para el diagnóstico de la enfermedad hidatídica que elude la reactividad cruzada en pacientes con cisticercosis. El antígeno, preparado a partir de líquido hidatídico bovino liofilizado, contiene tres bandas de 8, 16 y 21 kDa que reaccionan de modo cruzado en sólo el 12.4, 4 y 4%, respectivamente, de los sueros provenientes de pacientes con cisticercosis, una reducción significativa con respecto a la mayoría de los métodos de ELISA. Los EIA más nuevos proveen sensibilidad y especificidad mayores del 90% para la detección de anticuerpos específicos contra *Echinococcus*. Usando un procedimiento de ELISA, Poretti y cols.[206] demostraron un 91% de sensibilidad y un 82% de especificidad para la detección de antígenos específicos de *E. granulosus* en un análisis directo de líquido del quiste, proporcionando una discriminación del 99% entre casos seropositivos de hidatidosis quística e infecciones parasitarias no causadas por cestodos o procesos malignos. Helbig y cols.[116] fueron capaces de diferenciar entre enfermedad quística y alveolar con un estudio que utiliza antígenos recombinantes larvarios, cuyos resultados demostraron que son más específicos que los estudios por imagen radiológicos. En la actualidad, los CDC ofrecen estudios de EIA y de transferencia en suero para ayudar en el diagnóstico de la equinococosis.

Aunque se han diseñado pruebas de amplificación de ácidos nucleicos para la detección de *Echinococcus*, no han llegado a establecerse en la práctica. En concreto, si el quiste es aspirado o extirpado, por lo general el diagnóstico es morfológicamente evidente, y si el quiste está intacto, los estudios serológicos son superiores.[98]

Cenurosis y *Taenia multiceps* y *Taenia serialis*. La cenurosis es otra enfermedad humana relacionada con solitarias de perros y zorros, *Taenia multiceps* y *Taenia serialis*. Los hospederos intermedios habituales son conejos, ovejas, ganado, caballos y otros animales herbívoros. Los humanos se infectan por la ingestión de alimentos o agua contaminados con heces de perro que contienen los huevos de estas especies de *Taenia*. La enfermedad en los humanos afecta sobre todo el SNC, donde se desarrollan las larvas migratorias del metacestodo (un cenuro) que evoluciona como un quiste de cisticerco. Estos quistes difieren de los de los equinococos por tener varias escólices, pero sin ganchos. No se observan cápsulas prolígeras ni quistes. Los síntomas suelen ser los que se producen con una lesión ocupativa, incluyendo cefaleas, vómitos y localización de síntomas neurológicos como hemiplejía, paraplejía, afasia y convulsiones. La aracnoiditis basal que conduce al síndrome de la fosa posterior e hidrocefalia interna también es un síntoma informado. El diagnóstico se hace generalmente después de la extirpación quirúrgica del quiste y el reconocimiento histológico del cenuro.

Esparganosis y *Spirometra* y especies de *Sparganum*. Los perros y los gatos constituyen el hospedero definitivo para numerosas especies de tenias difilobotroides pertenecientes al género *Spirometra*. Los huevos de *Spirometra* se eliminan en las heces de perro o gato, eclosionan en agua dulce y posteriormente son ingeridos por crustáceos *Cyclops* diminutos, en los que se desarrollan en larvas procercoides. Estas larvas a su vez se convierten en larvas plerocercoides, conocidas individualmente como *esparganos*, en la carne de un segundo hospedero intermedio (peces, serpientes, ranas) que se alimenta de los *Cyclops*. Los humanos se contagian por ingerir un *Cyclops* infectado al comer carne contaminada y cruda del segundo hospedero intermedio, o por la práctica en algunas culturas de la aplicación de carne cruda de un hospedero intermedio a la piel, ojos o vagina como una cataplasma. En la ingestión, las larvas del espargano penetran la pared intestinal y entran en la circulación, o ingresan a través de las membranas mucosas.

La mayoría de las lesiones en los humanos son subcutáneas, de crecimiento lento, y desarrollan nódulos dolorosos, rojos y edematosos. El diagnóstico definitivo se hace sólo después del retiro quirúrgico de un espargano e identificando el parásito blanco, delgado y delicado que mide 60-80 por 1-2 mm de ancho. Se han observado esparganos aberrantes en el ojo externo, donde se ha informado edema del párpado, el cual se asemeja al signo de Romaña (enfermedad de Chagas), en los vasos linfáticos, donde producen hinchazón parecida a la de la elefantiasis, y en el cerebro, en forma de abscesos cerebrales.

Diagnóstico serológico y molecular de infecciones parasitarias

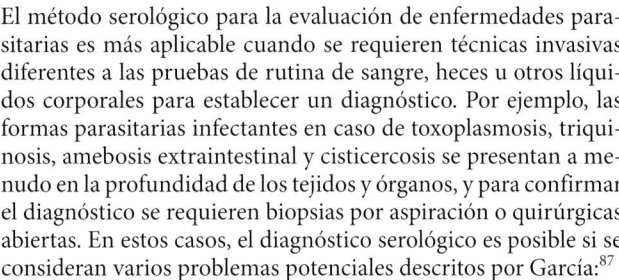

El método serológico para la evaluación de enfermedades parasitarias es más aplicable cuando se requieren técnicas invasivas diferentes a las pruebas de rutina de sangre, heces u otros líquidos corporales para establecer un diagnóstico. Por ejemplo, las formas parasitarias infectantes en caso de toxoplasmosis, triquinosis, amebosis extraintestinal y cisticercosis se presentan a menudo en la profundidad de los tejidos y órganos, y para confirmar el diagnóstico se requieren biopsias por aspiración o quirúrgicas abiertas. En estos casos, el diagnóstico serológico es posible si se consideran varios problemas potenciales descritos por García:[87]

1. Ciertos parásitos que atraviesan varias fases del desarrollo pueden no proporcionar estímulos antigénicos suficientemente constantes o continuos para provocar la formación de anticuerpos.

2. Las respuestas de los anticuerpos en individuos específicos pueden estar ausentes, ya sea por un estímulo antigénico limitado, que el individuo está demasiado inmunodeprimido como para generar una respuesta de anticuerpos, o porque un antígeno relevante no está presente en el sistema de prueba.

3. Los antígenos utilizados en los análisis son mezclas heterogéneas o extractos de formas parasitarias mal definidos. Estos preparados de antígeno pueden mostrar reactividad cruzada que afecta la especificidad, dificultando la interpretación.

4. Los pacientes que viven en áreas endémicas pueden tener títulos de anticuerpos de referencia mayores que aquellos de áreas no endémicas; por ello, si es posible, se deben evaluar los cambios en el título. Las pruebas serológicas suelen ser más valiosas en los viajeros a áreas endémicas. No se espera que estos individuos tengan anticuerpos preexistentes; por lo tanto, una respuesta serológica sería evidencia de una infección recientemente adquirida.

5. Los equipos de prueba confiables para uso diagnóstico general a menudo no están disponibles de forma comercial. Incluso cuando están disponibles, la incidencia de la enfermedad parasitaria generalmente es demasiado baja

en la mayoría de las áreas no endémicas. La baja prevalencia de la enfermedad tiene una influencia negativa en el valor predictivo positivo de cualquier prueba.

Varias de las aplicaciones de detección de antígenos y anticuerpos en la revisión de García se reflejan en las secciones breves que se incluyen en la descripción de cada parásito en este libro de texto. Se decidió incluir estas descripciones dentro de cada sección en lugar de hacer aquí una presentación independiente. Muchos de los detalles de los diferentes métodos que se utilizan actualmente en los laboratorios de investigación están más allá del alcance de este libro. En un sentido práctico, el volumen de enfermedades parasitarias encontradas en la mayoría de los contextos de atención en los Estados Unidos es bajo, lo que hace que las pruebas serológicas sean poco prácticas en los laboratorios de microbiología diagnóstica. En la mayoría de los casos, las muestras de pacientes con sospecha de tener una determinada enfermedad parasitaria se envían a laboratorios de referencia locales y regionales, incluyendo los diversos laboratorios de salud pública estatales. Cada laboratorio de referencia

tendrá en operación una combinación de técnicas tradicionales y nuevas tecnologías exclusivas de ese laboratorio, y será necesario consultar para saber qué aplicación y tipos de muestras requeridas pueden ser más aplicables. La figura 22-30 muestra la lista de pruebas serológicas realizadas en los CDC para diversas enfermedades parasitarias, junto con los títulos considerados importantes desde el punto de vista diagnóstico, como lo publicaron originalmente Walls y Smith.[255]

La mayoría de los adelantos en parasitología clínica diagnóstica durante los últimos cinco años implican la introducción de nuevas técnicas moleculares para la detección de los ácidos nucleicos de parásitos selectos. Existen dos productos de diagnóstico molecular comercialmente disponibles aprobados por la FDA. Éstos adoptan un abordaje sindrómico para el diagnóstico de la gastroenteritis infecciosa e incluyen un panel de patógenos bacterianos, víricos y parasitarios. *Giardia*, *Cryptosporidium* y *E. histolytica* están incluidos en el Panel Gastrointestinal Luminex®. El FilmArray® incorpora a *Cyclospora cayetanensis*, además de los tres parásitos incluidos en el panel de Luminex. Hay productos similares en desarrollo por parte de otras compañías.

Muestras de suero/plasma

Pruebas de detección de anticuerpos en los CDC

Enfermedad	Microorganismo	Prueba	Muestras aceptables
Amebosis	*Entamoeba histolytica*	Enzimoinmunoanálisis (EIA)	Suero
Babesiosis	*Babesia microti* *Babesia* sp. WA1	Inmunofluorescencia (AFI)	Suero
Baylisascaris	*Baylisascaris procyonis*	Inmunotransferencia	Suero o LCR
Enf. de Chagas	*Trypanosoma cruzi*	AFI	Suero
Cisticercosis	*Taenia solium* larvaria	Blot	Suero, LCR
Equinococosis	*Echinococcus granulous*	EIA, inmunotransferencia	Suero
Filariosis	*Wuchereria bancrofti* y *Brugia malayi*	EIA	Suero
Leishmaniosis	*Leishmania braziliensis* *L. donovani* *L. tropica*	AFI	Suero
Paludismo	*Plasmodium falciparum* *P. malariae* *P. ovale* *P. vivax*	AFI	Suero
Paragonimosis	*Paragonimus westermani*	Inmunotransferencia	Suero
Esquistosomosis	*Schistosoma* spp. *S. mansoni* *S. haematobium* *S. japonicum*	FAST-ELISA Inmunotransferencia	Suero
Estrongiloidosis	*Strongyloides stercoralis*	EIA	Suero
Toxocariosis	*Toxocara canis*	EIA	Suero, humor vítreo
Triquinelosis (triquinosis)	*Trichinella spiralis*	EIA	Suero

■ **FIGURA 22-30** Estudios serológicos disponibles en los CDC.

La aplicación de técnicas moleculares finalmente se ha incorporado en la parasitología diagnóstica. Es esperanzador que estos métodos muy sensibles ayudarán a la mayor detección de pacientes con parasitosis.[196,263]

Medicamentos utilizados en el tratamiento de enfermedades parasitarias

El tratamiento farmacológico de enfermedades parasitarias está dirigido a interrumpir la capacidad invasora de los parásitos. Las infecciones que ocurren principalmente en el tubo digestivo se tratan mejor con compuestos que se absorben mal, produciendo altas concentraciones de fármaco activo dentro de la luz intestinal. Los medicamentos que se absorben bien y logran altas concentraciones en suero y tejidos son necesarios para el tratamiento de enfermedades parasitarias invasoras, particularmente de las formas larvarias. En pacientes con amebosis intestinal y extraintestinal, se puede requerir una combinación de un fármaco absorbible y otro no absorbible para tratar microorganismos residuales en el intestino. Muchos parásitos existen en forma de quistes, que muchas veces no pueden ser penetrados por los medicamentos, llevando a la posible reactivación de la infección en una fecha posterior. Por ejemplo, las formas enquistadas e inactivadas de *T. gondii* son resistentes a los medicamentos y pueden reactivarse cuando se pierde la inmunidad.

La tabla 22-1 resume el modo de acción y otros atributos de algunos medicamentos antiparasitarios utilizados. Para una revisión completa de todos los medicamentos actuales, incluyendo los fármacos recomendados y las dosis para enfermedades parasitarias humanas, se recomienda al lector que consulte publicaciones y textos sobre enfermedades infecciosas.[87,175]

TABLA 22-1 Medicamentos utilizados habitualmente en el tratamiento de infecciones parasitarias

Medicamento	Tipo de fármaco	Modo de acción	Comentarios
Anfotericina B	Macrólido polieno	Aumenta la permeabilidad de la membrana celular, dando lugar a una pérdida por fugas, primero de iones y después de otros contenidos celulares. El enlace se efectúa por los esteroles en la membrana.	También puede afectar las células de mamíferos, con efectos secundarios graves. Se usa para tratar infecciones producidas por especies de *Acanthamoeba* y en casos avanzados de leishmaniosis mucocutánea.
Cloroquina	4 amino quinolina (quinina)	La concentración del fármaco alcanzada en los eritrocitos parasitados por paludismo es de varios cientos de veces mayor que en los eritrocitos sanos. El fármaco se une a la ferriprotoporfirina DC (FP), un producto de degradación de la hemoglobina presente en la vacuola alimentaria del parásito. El complejo cloroquina-FP causa la lisis del parásito.	Pilar en la terapia del paludismo durante más de dos décadas. En cepas de *P. falciparum* que pueden secuestrar algo de FP, puede haber farmacorresistencia, de modo que no se une a la cloroquina. Este fármaco no es curativo para *P. vivax*, debido a la presencia de hipnozoítos hepáticos.
Emetina	Alcaloide (cicloheximida)	Es directamente letal para los trofozoítos de *E. histolytica*, pues causa cambios degenerativos. El fármaco interrumpe la división celular mediante la inhibición irreversible de la síntesis de proteínas, la cual se realiza impidiendo el movimiento del ARNm a lo largo de la subunidad ribosómica 60S.	Se utiliza en el tratamiento de amebosis intestinal grave o en el absceso amébico del hígado como una alternativa al metronidazol. Las células de mamíferos también se ven afectadas, lo que produce efectos secundarios graves y limita su uso terapéutico.
Dietilcarbamazina	Derivado de la piperazina (dos nitrógenos en el anillo de benceno)	Se considera que el fármaco modifica las propiedades de superficie y la movilización de las microfilarias, haciendo que abandonen la circulación por un efecto neuromuscular específico. Las microfilarias quedan atrapadas en el hígado y sufren fagocitosis.	Se utiliza principalmente en el tratamiento de infecciones por filarias. El fármaco se absorbe bien, alcanzando las concentraciones séricas pico dentro de 3 h, y se distribuye ampliamente por todo el cuerpo.
Ivermectina	Un derivado de la dihidrotestosterona 22,23 de avermectina B, un complejo lactónico macrocíclico producido por *Streptomyces avermitilis*	Actúa sobre los receptores para ácido gamma-aminobutírico (GABA) en la musculatura del parásito. Se estimulan las neuronas inhibidoras que causan la liberación de GABA desde las terminales presinápticas, bloqueando la transmisión de la señal desde las terminaciones a las neuronas excitadoras. Causa la pérdida de la actividad locomotora del parásito, haciéndolos muy susceptibles a las diversas defensas del hospedero.	El fármaco posee un amplio espectro de actividad antinematodo, pero no tiene efectos en los trematodos y cestodos. Se ha utilizado con eficacia en casos de oncocercosis cutánea, larva migratoria visceral, *Angiostrongylus meningitis* y varias infecciones por nematodos gastrointestinales.

TABLA 22-1 Medicamentos utilizados habitualmente en el tratamiento de infecciones parasitarias (*continuación*)

Medicamento	Tipo de fármaco	Modo de acción	Comentarios
Mebendazol	Benzimidazol, bencina + estructura de cinco anillos, que incluye tres moléculas de carbono y dos de nitrógeno	Inhibición selectiva de la absorción de la glucosa en nematodos y cestodos, conduce a mayor empleo del glucógeno del parásito; los parásitos carecen así de sus fuentes de energía principales. Bajo la acción del fármaco, el parásito se inmoviliza y se interrumpe el desarrollo *in vitro* de las larvas.	El mebendazol es activo frente a nematodos y se utiliza principalmente en el tratamiento de tricurosis, ascariosis, anquilostomosis e infecciones por *Strongyloides*. El fármaco es mínimamente absorbido desde el tubo digestivo; así, es más eficaz en el tratamiento de parásitos intraintestinales.
Melarsoprol	Arsenical (derivado del dimercaprol del óxido de melarsen)	Los arsenóxidos se adhieren a los tripanosomas por enlaces covalentes; los grupos que contienen azufre en el arsenóxido ejercen un efecto letal por el bloqueo de grupos enzimáticos glucolíticos esenciales biológicamente activos. Los arsenicales reaccionan con grupos sulfhidrilo, lo que lleva a la inactivación de varias enzimas sintetizadas por el parásito para la glucólisis.	Se utiliza en el tratamiento de la tripanosomosis. El fármaco entra en las células del parásito más rápidamente que en las células humanas; por lo tanto, es más tóxico para el parásito. Cruza la barrera hematoencefálica y entra en el líquido cefalorraquídeo, lo que es altamente eficaz en el tratamiento de la infección del SNC.
Metronidazol	5-nitroimidazol	El metronidazol se metaboliza en derivados, como los radicales superóxido, que interfieren con el metabolismo del ADN de los parásitos, causando extensas roturas en los filamentos del ADN e interrumpiendo la estructura helicoidal. Así se detiene la síntesis de proteínas en el parásito.	Se utiliza en el tratamiento de la amebosis invasora y también para las infecciones por *Trichomonas vaginalis* y *Giardia intestinalis*. Debido a que sólo el 10% del fármaco está ligado a las proteínas del suero, alcanza altas concentraciones en los tejidos, incluyendo pulmón, bilis, hueso, hígado y cerebro, excediendo los niveles requeridos para inhibir los microorganismos contra los que es activo.
Niclosamida	Derivado de la pirazinoisoquinolina heterocíclica	Interrumpe la fosforilación oxidativa de las mitocondrias de los cestodos. El efecto sobre los parásitos adultos maduros es letal, induciendo parálisis muscular completa en ciertas especies. El fármaco induce el desprendimiento de los escólices y los parásitos se desintegran antes de ser eliminados por las heces.	La niclosamida es un medicamento alternativo para el tratamiento de cestodos. El tratamiento de los parásitos *Hymenolepis* se incrementa a cinco días porque las oncosferas se desarrollan en las vellosidades del yeyuno, y los cisticercoides emergen en la luz intestinal aproximadamente cuatro días más tarde.
Praziquantel (pirazinoquinolina)	Derivado de la 8-aminoquinolina	El fármaco actúa aumentando la permeabilidad de la membrana al calcio, provocando contracciones y parálisis de la musculatura de los parásitos. Los efectos neuromusculares producen un aumento de la movilidad y la parálisis espástica, que hace que los parásitos se desprendan y se desintegren en el intestino.	Se emplea en el tratamiento de la esquistosomosis, cisticercosis, teniosis e infecciones por trematodos hepáticos, pulmonares e intestinales. El fármaco logra excelentes concentraciones terapéuticas en el tejido muscular, hígado y bilis, y cruza la barrera hematoencefálica para llegar al cerebro y el líquido cefalorraquídeo.
Primaquina	Tetrahidropirimidina	El medicamento es gametocida y esporonticida para todas las especies del paludismo humano. Su mecanismo de acción es desconocido, aunque lo más probable es la inhibición de la síntesis de ADN.	La primaquina es un mal esquizonticida sanguíneo, pero es eficaz contra los hipnozoítos exoeritrocíticos. Por consiguiente, es eficaz para evitar las recidivas por *P. vivax* y *P. ovale*. La curación radical del paludismo puede lograrse por una combinación de cloroquina y primaquina.
Pamoato de pirantel	Ácido sulfónico de naftilamina, una tinción polianiónica	El pirantel (y sus análogos) actúa como un antagonista colinérgico y causa la despolarización de las células musculares dentro del parásito, produciendo contracciones irreversibles.	Es utilizado principalmente en el tratamiento de infecciones por ascárides, oxiuros, anquilostomas y *Trichostrongylus*. El fármaco es insoluble en agua y mal absorbido desde el tubo digestivo, produciendo escasa toxicidad.

(continúa)

TABLA 22-1   Medicamentos utilizados habitualmente en el tratamiento de infecciones parasitarias (*continuación*)

Medicamento	Tipo de fármaco	Modo de acción	Comentarios
Suramina		El fármaco inhibe la glicerol 3-fosfato oxidasa y la glicerol 3-fosfato deshidrogenasa, evitando la reoxidación del nicotinamida-adenina dinucleótido y disminuyendo la síntesis de adenosina-trifosfato. Esta interrupción del metabolismo es letal para el parásito.	El fármaco se distribuye ampliamente en el cuerpo, pero, debido a la unión a proteínas del suero, no pasa la barrera hematoencefálica. El fármaco se utiliza en el tratamiento de la tripanosomosis temprana; sin embargo, como no penetra en el SNC, no es eficaz en el tratamiento de enfermedades de este sistema.
Tiabendazol	Benzimidazol	Se desconoce el mecanismo de acción exacto del tiabendazol, pero se cree que es probable que inhiba la fumarato reductasa de los helmintos. La inhibición de la fumarato reductasa interrumpe el ciclo del ácido cítrico y posteriormente la producción de energía.	El fármaco es idóneo para el tratamiento de la infección diseminada de *Strongyloides* y cualquier forma larvaria que produzca larva migratoria visceral y cutánea. La mayor parte del fármaco absorbido se metaboliza en el hígado y se excreta como metabolitos en la orina.
Estibogluconato de sodio	Un compuesto que contiene antimonio	Se considera que el fármaco actúa sobre las enzimas que contienen sulfhidrilo sódico dentro del parásito, lo que disminuye el flujo de glucosa en el ciclo del ácido tricarboxílico y causa la acumulación de subproductos glucolíticos que son tóxicos para los amastigotes en desarrollo.	Se utiliza principalmente en el tratamiento de la leishmaniosis. Después de la administración i.m. o i.v., se logra un pico en el suero en 2 h, y más del 90% del fármaco es excretado en 8 h. Sin embargo, el fármaco se acumula poco a poco en los tejidos, explicando por qué se requiere un tratamiento prolongado.

REFERENCIAS

1. Abbasi I, Githure J, Ochola JJ, et al. Diagnosis of *Wuchereria bancrofti* infection by the polymerase chain reaction employing patients' sputum. Parasitol Res 1999;85:844–849.
2. Acuna-Soto R, Samuelson J, De Girolami P, et al. Application of the polymerase chain reaction to the epidemiology of pathogenic and nonpathogenic *Entamoeba histolytica*. Am J Trop Med Hyg 1993;48:48–70.
3. Adams EB, MacLeod IN. Invasive amebosis. II. Amebic liver abscess and its complications. Medicine (Baltimore) 1977;56:325–334.
4. Aikawa M, Tseki M, Barnwell JW, et al. The pathology of human cerebral malaria. Am J Trop Med Hyg 1990;43:30–37.
5. Allason-Jones E, Mindel A, Sargeaunt P, et al. *Entamoeba histolytica* as a commensal intestinal parasite in homosexual men. N Engl J Med 1986;315:353–356.
6. Amin OM. Seasonal prevalence of intestinal parasites in the United States during 2000. Am J Trop Med Hyg 2002;66:799–803.
7. Anderson BX. Cryptosporidiosis. Lab Med 1983;14:55–56.
8. Antonelli F, Cantelli L, De Maddi F, et al. *Blastocystis hominis* infection: a case report. Minerva Pediatr 1996;48:571–573.
9. Arness M, Brown KJ, Dubey JP, et al. An outbreak of acute eosinophilic myositis attributed to human sarcocystis parasitism. Am J Trop Med Hyg 1999;61:548–553.
10. Avila HA, Pereira JB, Thiemann O, et al. Detection of *Trypanosoma cruzi* in blood specimens of chronic chagasic patients by polymerase chain reaction amplification of kinetoplast minicircle DNA: comparison with serology and xenodiagnosis. J Clin Microbiol 1993;33:2421–2426.
11. Bailey JW, Smith DH. The quantitative buffy-coat for the diagnosis of trypanosomes. Trop Doc 1994;24:54–56.
12. Baird JK, Mistrey M, Pimsler M, et al. Fatal human ascariosis following secondary massive infection. Am J Trop Med Hyg 1986;35:314–318.
13. Bartlett MS, Harper K, Smith N, et al. Comparative evaluation of a modified zinc sulfate flotation technique. J Clin Microbiol 1977;7:524–528.
14. Beaver PC, Gadgel PK, Morera P. Sarcocystis in man: a review and report of five cases. Am J Trop Med Hyg 1979;28:819–844.
15. Beaver PC. Intraocular filariasis: a brief review. Am J Trop Med Hyg 1989;40:40–46.
16. Berlin OG, Novak SM, Porchen RK. Recovery of *Cyclospora* organisms from patients with prolonged diarrhea. Clin Infect Dis 1994;18:606–609.
17. Bhatt RD, Chappell MS, Smilow PC, et al. Recurrent massive upper gastrointestinal hemorrhage due to *Strongyloides stercoralis* infection. Am J Gastroenterol 1990;85:1034–1036.
18. Blessmann J, Buss H, Nu PA, et al. Real-time PCR for detection and differentiation of *Entamoeba histolytica* and *Entamoeba dispar* in fecal specimens. J Clin Microbiol 2002;40:4413–4417.
19. Britto C, Carsoso MA, Vanni CM, et al. Polymerase chain reaction detection of *Trypanosoma cruzi* in human blood samples as a tool for diagnosis and treatment evaluation. Parasitology 1995;220:241–247.
20. Brooker S. Estimating the global distribution and disease burden of intestinal nematode infections: adding up the numbers – a review. Int J Parasitol 2010;40:1037–1144.
21. Bruckner DA, Garcia LS, Voge M. Intestinal parasites in Los Angeles, California. Am J Med Technol 1979;45:1020–1024.
22. Brumpt E. Etude sommarie de l' "*Entamoeba dispar*" n. sp. Amibe á kystes quadrinuclées, parasite de l'homme. Bull Acad Med Paris 1925;94:943–952.
23. Buijs J, Barsboom G, van Gemund J, et al. Toxocara seroprevalence in 5-year-old elementary schoolchildren: relation with allergic asthma. Am J Epidemiol 1994;140:839–847.
24. Bundy DA. Immunoepidemiology of intestinal helminthic infections. I. The global burden of intestinal nematode disease. Trans R Soc Trop Med Hyg 1994;88:259–261.
25. Camous E. Treatment of cutaneous larva migratoria. Clin Infect Dis 2000;30:811–814.
26. Carlson JR, Sullivan PS, Harryu DJ, et al. Enzyme immunoassay for the detection of *Giardia lamblia*. Eur J Clin Microbiol Infect Dis 1988;7:538–540.
27. Centers for Disease Control and Prevention. Intestinal parasite surveillance: United States 1976. MMWR Morb Mortal Wkly Rep 1976;27:167.
28. Centers for Disease Control and Prevention. Summary of malarial diseases 1988. MMWR Morb Mortal Wkly Rep 1988;37:3.
29. Centers for Disease Control and Prevention. Probable locally acquired mosquito-transmitted *Plasmodium vivax* infection—Suffolk County, New York, 1999. MMWR Morb Mortal Weekly Rep 2000;49:495–498.

30. Chan FT, Guan MX, Mackenzie AM. Application of indirect immunofluorescence to detection of *Dientamoeba fragilis* trophozoites in fecal specimens. J Clin Microbiol 1993;1:1710–1714.

31. Chan MS. The global burden of intestinal nematode infections—fifty years on. Parasitol Today 1997;13:438–443.

32. Chapman A, Vallejo V, Mossie KG, et al. Isolation and characterization of species-specific DNA probes from *Taenia solium* and *Taenia saginata* and their use in an egg detection assay. J Clin Microbiol 1995;33:1283–1288.

33. Chapin K, Andrea S. APTIMA® *Trichomonas vaginalis* a transcription-mediated amplification assay for the detection of *Trichomonas vaginalis* in urogenital specimens. Expert Rev Mol Diagn 2011;11:679–688.

34. Chaudhry AZ, Longworth DL. Cutaneous manifestations of intestinal helminth infection. Dermatol Clin 1989;7:275–290.

35. Chen Q, Schlichtherle M, Wahlgren M. Molecular aspects of severe malaria. Clin Microbiol Rev 2000;13:439–450.

36. Chu E, Whitlock WL, Dietrich RA. Pulmonary hyperinfection syndrome with *Strongyloides stercoralis*. Chest 1990;97:1475–1477.

37. Chuley JD, Ockenhouse CF. Host receptors for malaria-infected erythrocytes. Am J Trop Med Hyg 1990;43:6–14.

38. Clark PS, Brownsberger KM, Saslow AR, et al. Bear meat trichinosis: epidemiologic, serologic, and clinical observations from two Alaskan outbreaks. Ann Intern Med 1972;76:951–956.

39. Clark CG, Diamond LS. Differentiation of pathogenic *Entamoeba histolytica* from other intestinal protozoa by riboprinting. Arch Med Res 1992;23:15–16.

40. Clark DP. New insights into human cryptosporidiosis. Clin Microbiol Rev 1999;12:554–563.

41. Cooper ES, Thyte-Alleng CA, Finzi-Smith JS, et al. Intestinal nematode infection in children: the pathophysiological price paid. Parasitology 1992;104(Supp l):S91–S103.

42. Couldwell WT, Apuzzo ML. Cysticercosis cerebri. Neurosurg Clin N Am 1992;3:471–481.

43. Croft AM, Garner P. Mefloquine for preventing malaria in non-immune adult travelers. Cochrane Database Syst Rev 2000;2:CD-000138.

44. Cross JH. Intestinal capillariasis. Clin Microbiol Rev 1992;5:120–129.

45. Cruz ME, Schantz PM, Cruz I, et al. Epilepsy and neurocysticercosis in an Andean community. Int J Epidemiol 1999;28:799–803.

46. Cubitt WD, Ades AE, Peckham CS. Evaluation of five commercial assays for screening antenatal sera for antibodies to *Toxoplasma gondii*. J Clin Pathol 1992;45:435–438.

47. Cullen KA, Arguin PM. Malaria Surveillance – United States, 2011. MMWR Surveill Summ 2013;62:1–18.

48. Cummins AJ, Moody AH, Lalloo K, et al. Rapid latex agglutination test for extra-luminal amoebiasis. J Clin Pathol 1994;47:647–648.

49. Current WL, Owens RL. Cryptosporidiosis and microsporidiosis. In Farthing MJ, Keusch FT, eds. Enteric Infection: Mechanisms, Manifestations and Management. London: Chapman & Hall Medical, 1989:223–249.

50. Daschner A, Slonso-Gomez A, Cabanas R, et al. Gastroallergic anisaquiosis: borderline between food allergy and parasitic disease: clinical and allergologic evaluation of 20 patients with confirmed acute parasitism by *Anisakis simplex*. J Allergy Clin Immunol 2000;105:176–181.

51. da Silva AJ, Piuverzam MR, De Moura H, et al. Rapid competitive enzyme-linked immunosorbent assay using a monoclonal antibody reacting with a 15-kilodalton tegumental antigen of *Schistosoma mansoni* for serodiagnosis of schistosomiasis. J Clin Microbiol 1993;31:2315–2319.

52. da Silva AJ, Bornay-Llinares FJ, Moura IN, et al. Fast and reliable extraction of protozoan parasite DNA from fecal specimens. Mol Diagn 1999;4:57–63.

53. Davidson RA, Fletcher RH, Chapman EF. Risk factors for strongyloidiasis—a controlled study. Arch Intern Med 1984;144:321–325.

54. Davis A. Recent advances in schistosomiasis. Q J Med 1986;226:95–110.

55. Davis-Reed L, Theis JH. Cutaneous schistosomiasis: report of a case and review of the literature. J Am Acad Dermatol 2000;42:678–680.

56. De Jonge N, Rabello AL, Kruger FW, et al. Levels of the schistosome circulating anodic and cathodic antigens in the serum diagnosis of schistosomiasis patients from Brazil. Trans R Soc Trop Hyg 1991;85:756–759.

57. DeKaminsky RG. Evaluation of three methods for laboratory diagnosis of *Strongyloides stercoralis* infection. J Parasitol 1993;79:277–280.

58. Dennis DT, Kean BH. Isolation of microfilariae: report of a new method. J Parasitol 1971;57:1146–1147.

59. Diamond LS, Clark CG. A re-description of *Entamoeba histolytica* Schaudinn, 1903 (Emended Walker, 1911) separating if from Entamoeba dispar Brumpt, 1925. J Eukaryot Microbiol 1994;40:340–344.

60. Diaz JC. Control of Chagas' disease in Brazil. Parasitol Today 1987;3:336–341.

61. Deardorff TL, Kent ML. Prevalence of larval *Anisakis simplex* in pen-reared and wild-caught salmon (*Salmonidae*) from Puget Sound, Washington. J Wildl Dis 1991;25:416–419.

62. Dobroszycki J, Herwaldt BL, Boctor F, et al. A cluster of transfusion-associated babesiosis cases traced to a single asymptomatic donor. JAMA 1999;281:927–930.

63. Donelson JE. Antigenic variation in African trypanosomes. Contrib Microbiol Immunol 1987;8:138–175.

64. Dorman SE, Cannon ME, Telford SR III, et al. Fulminant babesiosis treated with clindamycin, quinine, and whole-blood exchange transfusion. Transfusion 2000;40:375–380.

65. Dupon M, Cazenave J, Pellegrin JL, et al. Detection of *Toxoplasma gondii* by PCR and tissue culture in cerebrospinal fluid and blood of human immuno-deficiency virus-seropositive patients. J Clin Microbiol 1995;33:2421–2426.

66. Dupouy-Camet J, De Souza SL, Maslo C, et al. Detection of *Toxoplasma gondii* in venous blood from AIDS patients by polymerase chain reaction. J Clin Microbiol 1993;31:1866–1869.

67. Eberhard ML, Walker EM, Steurer FJ. Survival and infectivity of Babesia in blood maintained at 25°C and 2–4°C. J Parasitol 1995;38:790–792.

68. Ehnert KL, Roberto RR, Barrett L, et al. Cysticercosis: first 12 months of reporting in California. Bull Pan Am Health Organ 1992;26:165–172.

69. Espino AM, Finlay CM. Sandwich enzyme-linked immunosorbent assay for detection of excretory secretory antigens in human fasciolosis. J Clin Microbiol 1994;32:190–193.

70. Esrey SA, Collett J, Mikoitis MD, et al. The risk of infection from Giardia lamblia due to drinking water supply, use of water and latrines among preschool children in rural Lesotho. Int J Epidemiol 1989;18:248–253.

71. Filice GA, Hitt JA, Mitchell CD, et al. Diagnosis of toxoplasma parasitemia in patients with AIDS by gene detection after amplification with polymerase chain reaction. J Clin Microbiol 1993;32:2327–2331.

72. Fischer P, Liu XL, Lizotte-Waniewski M, et al. Development of a quantitative, competitive polymerase chain reaction enzyme linked immunosorbent assay for the detection of *Wuchereria bancrofti* DNA. Parasitol Res 1999;85:176–183.

73. Flanigan TP, Ramratnam B, Graeber C, et al. Prospective trial of paromomycin for cryptosporidiosis in AIDS. Am J Med 1996;100:370–372.

74. Flieder DB, Moran CA. Pulmonary dirofilariosis: a clinicopathologic study of 41 lesions in 39 patients. Hum Pathol 1999;30:251–256.

75. Flynn PM. Emerging diarrheal pathogens: *Cryptosporidium parvum, Isospora belli, Cyclospora* species, and microsporidia. Pediatr Ann 1996;25:480–487.

76. Foster WE. A History of Parasitology. Edinburgh, SCT: E & S Livingstone, 1965.

77. Fraser GG, Cooke KR. Endemic giardiosis and municipal water supply. Am J Public Health 1991;81:760–762.

78. Frenkel JK. Toxoplasmosis. Pediatr Clin N Am 1985;32:917–932.

79. Fricker CR, Crabb JH. Water-borne cryptosporidiosis: detection methods and treatment options. Adv Parasitol 1998;40:241–278.

80. Furness BW, Beach MJ, Roberts JM. Giardiosis surveillance—United States, 1992–1997. MMWR Morb Mortal Wkly Rep 2000;49:1.

81. Gallagher PG, Venglarcik JS III. *Blastocystis hominis* enteritis. Pediatr Infect Dis 1985;4:556–557.

82. Garcia LS, Bruckner DA, Clancy MN. Clinical relevance of *Blastocystis hominis*. Lancet 1984;1:1233–1234.

83. Garcia LS, Schum AC, Bruckner DA. Evaluation of a new monoclonal antibody combination reagent for direct fluorescence detection of *Giardia* cysts and *Cryptosporidium* oocysts in human fecal specimens. J Clin Microbiol 1992;30:3255–3257.

84. Garcia LS, Shimizu RY. Evaluation of nine immunoassay kits (enzyme immunoassay and direct fluorescence) for detection of *Giardia lamblia* and *Cryptosporidium parvum* in human fecal specimens. J Clin Microbiol 1997;38:1526–1529.

85. Garcia LS, Shimizu RY. Evaluation of intestinal protozoan morphology in human fecal specimens preserved in EcoFix: comparison of Wheatley's trichrome stain and EcoStain. J Clin Microbiol 1998;36:1974–1976.

86. Garcia LS. Flagellates and ciliates 1999. Clin Lab Med 1999;19:621–638.

87. Garcia LS. Diagnostic Medical Parasitology. 5th Ed. Washington, DC: ASM Press, 2007.

88. Garcia LS, Shimizu RY, Bernard CN. Detection of *Giardia lamblia*, *Entamoeba histolytica*/E. dispar, and *Cryptosporidium parvum* antigens in human fecal specimens using the EIA Triage parasite panel. J Clin Microbiol 2000;38:3337–3340.

89. Garza D. Diarrhea caused by a universal coccidian parasite. Lab Med 1983;14:283–286.

90. Genta RM. Dysregulation of strongyloidiasis: a new hypothesis. Clin Microbiol Rev 1992;5:345–355.

91. Ginsberg M, Hung S, Bartzen M, et al. Mosquito-transmitted malaria—California and Florida. MMWR Morb Mortal Wkly Rep 1991;40:106–108.

92. Godsel LM, Tibbits RS, Olson CL, et al. Utility of recombinant flagellar calcium–binding protein for serodiagnosis of *Trypanosoma cruzi* infection. J Clin Microbiol 1995;33:2082–2085.

93. Gomes ML, Galvao LM, Macedo AM, et al. Chagas' disease diagnosis: comparative analysis of parasitologic, molecular, and serologic methods. Am J Trop Med Hyg 1999;60:205–210.

94. Gomes ML, Macedo AM, Vago AR, et al. *Trypanosoma cruzi*: optimization of polymerase chain reaction for detection in human blood. Exp Parasitol 1998;88:28–33.

95. Gonzalez-Ruiz A, Haque R, Rehman T, et al. Diagnosis of amebic dysentery by detection of *Entamoeba histolytica* fetal antigen by an invasive strain-specific monoclonal antibody-based enzyme-linked immunosorbent assay. J Clin Microbiol 1994;32:1964–1970.

96. Gonzalez-Ruiz A, Haque R, Aguirre A, et al. Value of microscopy in the diagnosis of dysentery associated with invasive *Entamoeba histolytica*. J Clin Pathol 1994;47:236–239.

97. Gordon SM, Gal AA, Solomon AR, et al. Disseminated strongyloidiasis with cutaneous manifestation in an immunocompromised host. J Am Acad Dermatol 1994;32:255–259.

98. Gottstein B. Molecular and immunological diagnosis of echinococcosis. Clin Microbiol Rev 1992;5:248–261.

99. Gould SE. The story of trichinosis. Am J Clin Pathol 1970;55:2–11.

100. Greensmith CT, Stanwick S, Elliot BE, et al. Giardiosis associated with use of a water slide. Pediatr Infect Dis J 1988;7:91–94.

101. Grendon JH, Digiacomo RF, Frost FJ. *Dientamoeba fragilis* detection methods and prevalence: a survey of state public health laboratories. Public Health Rep 1991;106:322–325.

102. Grimaldi G Jr, Tesh RB. Leishmaniasis of the new world: current concepts and implications for the future. Clin Microbiol Res 1993;6:230–250.

103. Grobusch MP, Bergmann F, Teishmann D, et al. Cutaneous gnathostomiasis in a woman from Bangladesh. Int J Infect Dis 2000;51–54.

104. Grover CM, Thulliez P, Remington JS, et al. Rapid prenatal diagnosis of congenital toxoplasma infection by using polymerase chain reaction and amniotic fluid. J Clin Microbiol 1990;28:2295–2301.

105. Guerrant RL. The global problem of amebosis: current status, research needs, and opportunities for progress. Rev Infect Dis 1986;8:218–227.

106. Hagar JM, Rahimtoola SH. Chagas' disease in the United States. N Engl J Med 1991;325:763–768.

107. Hamalogue E. Biliary ascariosis in fifteen patients. Int Surg 1992;77:77–79.

108. Haque R, Ali IK, Akther S, et al. Comparison of PCR, isoenzyme analysis, and antigen detection for diagnosis of *Entamoeba histolytica* infections. J Clin Microbiol 1998;136:449–452.

109. Haque R, Mollah NU, Ibne Karim M, et al. Diagnosis of amebic liver abscess and intestinal infection with the Tech Lab *Entamoeba histolytica* II antigen detection and antibody tests. J Clin Microbiol 2000;38:3235–3239.

110. Harcourt-Webster JN, Scaravilli F, Darwish AH. *Strongyloides stercoralis* hyperinfection in an HIV positive patient. J Clin Pathol 1991;44:346–348.

111. Harms G, Feldmeier H. HIV infection and tropical parasitic diseases: deleterious interactions in both directions. Trop Med Int Health 2002;7:479–488.

112. Harris RA Jr, Musher DM, Fainstein V, et al. Disseminated strongyloidiasis: diagnosis made by sputum examination. JAMA 1980;244:65–68.

113. Hawash Y. DNA extraction from protozoan oocysts/cysts in feces for diagnostic PCR. Korean J Parasitol 2014;52:263–271.

114. Hayes EB, Matte TD, O'Brien TR, et al. Large community outbreak of cryptosporidiosis due to contamination of a filtered public water supply. N Engl J Med 1989;320:1372–1376.

115. Hazll LR, Pearman F. Pathogenesis of onchocercal keratitis (river blindness). Clin Microbiol Rev 1999;12:445–453.

116. Helbig M, Frosch P, Kern P, et al. Serological differentiation between cystic and alveolar echinococcus by use of recombinant larval antigens. J Clin Microbiol 1993;31:3211–3215.

117. Herwaldt BL, Akers ML; the Cyclospora Working Group. An outbreak in 1996 of cyclosporiasis associated with imported raspberries. N Engl J Med 1997;336:1548–1556.

118. Herwaldt BL, Grijalva MJ, Newsome AL, et al. Use of polymerase chain reaction to diagnose the fifth reported US case of autochthonous transmission of *Trypanosoma cruzi* in Tennessee. J Infect Dis 1998;181:395–399.

119. Herwaldt BL, Kjemtrup AM, Conrad RC, et al. Transfusion-transmitted babesiosis in Washington state: first reported case caused by a WA1-type parasite. J Infect Dis 1997;175:1259–1262.

120. Heymans HS, Aronson DC, vanHooft MA. Giardiosis in childhood: an unnecessarily expensive diagnosis. Eur J Pediatr 1987;146:401–403.

121. Hiatt RA, Markell EK, Ng E. How many stool examinations are necessary to detect pathogenic intestinal protozoa? Am J Trop Med Hyg 1995;53:36–39.

122. Hira PR, Naefie R, Prakash B, et al. Human gnathostomiasis: infection with an immature male *Gnathostoma spinigerum*. Am J Trop Med Hyg 1989;41:91–94.

123. Hitt JA, Filice GA. Detection of *Toxoplasma gondii* parasitemia by gene amplification, cell culture, and mouse inoculation. J Clin Microbiol 1992;30:3181–3184.

124. Hoeppli R. Parasites and Parasitic Infections in Early Medicine and Science. Singapore: University of Malaya Press, 1959.

125. Hoge CW, Schlim DR, Rajah R, et al. Epidemiology of diarrheal illness associated with coccidian-like organisms among travelers and foreign residents in Nepal. Lancet 1993;349:1175–1179.

126. Hoge CW, Shlim DR, Ghimire M, et al. Placebo-controlled trial of cotrimoxazole for cyclospora infections among travelers and foreign residents in Nepal. Lancet 1995;345:691–693.

127. Holtan NR. Giardiosis. A crimp in the life-style of campers, travelers, and others. Postgrad Med 1988;83:54–57.

128. Hopkins DR, Ruiz-Tiben E, Reubush TK, et al. Dracunculosis eradication: delayed, not denied. Am J Trop Med Hyg 2000;62:163–168.

129. Hotez PJ, Pritchard DI. Hookworm infection. Sci Am 1995;272:68–74.

130. Hulbert TV, Larsen RA, Chandrasoma PT. Abdominal angiostrongyliasis mimicking acute appendicitis and Meckel's diverticulum: report of a case in the United States and review. Clin Infect Dis 1992;14:836–840.

131. Ikeda K, Kumashiro R, Kifune T. Nine cases of acute gastric anisaquiosis. Gastrointest Endosc 1989;35:304–308.

132. Ingra-Siegman Y, Kapila R, Sen P, et al. Syndrome of hyperinfection with *Strongyloides stercoralis*. Rev Infect Dis 1981;3:397–407.

133. Isaac-Renton JL. Immunological methods of diagnosis in giardiosis: an overview. Ann Clin Lab Sci 1991;21:116–122.

134. Jacquier P, Tottstein B, Stringelin Y, et al. Immunodiagnosis of toxocariosis in humans: evaluation of a new enzyme-linked immunosorbent assay kit. J Clin Microbiol 1991;29:1831–1835.

135. Jensen B, Kepley W, Guarner J, et al. Comparison of polyvinyl alcohol fixative with three less hazardous fixatives for detection and identification of intestinal parasites. J Clin Microbiol 2000;138:1592–1598.

136. Jokiph I, Jokiph AM. Timing of symptoms and oocysts excretion in human cryptosporidiosis. N Engl J Med 1986;315:1643–1647.

137. Jones JE. String test for diagnosing giardiosis. Am Fam Physician 1986;34:123–126.

138. Katzwinkel-Wladarsch S, Loscher T, Rinder H. Direct amplification and differentiation of pathogenic and nonpathogenic *Entamoeba histolytica* DNA from stool specimens. Am J Trop Med Hyg 1994;52:115–118.

139. Kazura JW. Filariasis. In Guerrant RL, Walker DH, Weller PF, eds. Tropical Infectious Diseases—Principles, Pathogens, and Practice. Philadelphia, PA: Churchill Livingstone, 1999:852–860.

140. Kehl KS, Cicirello H, Havens PL. Comparison of four different methods for detection of *Cryptosporidium* species. J Clin Microbiol 1995;33:416–418.

141. Kelley PW, Takafuji ET, Wiener H, et al. An outbreak of hookworm infection associated with military operations in Grenada. Mil Med 1989;154:55–59.

142. Keystone JS, Kozarsky P. *Blastocystis hominis*. In Mandell GL, Bennett JE, Dolin R, eds. Principles and Practices of Infectious Diseases. 5th Ed. Philadelphia, PA: Churchill Livingstone, 2000:2915.

143. Khalifa KE, Roth A, Roth B, et al. Value of PCR for evaluating occurrence of parasitemia in immunocompromised patients with cerebral and extracerebral toxoplasmosis. J Clin Microbiol 1994;32:2813–2819.

144. Kirchoff LV. Toxoplasmosis. In Mandell GL, Bennett JE, Dolin R, eds. Principles and Practices of Infectious Disease. 5th Ed. Philadelphia, PA: Churchill Livingstone, 2000:2858.

145. Klein RA, Cleri DJ, Doshi V, et al. Disseminated *Strongyloides stercoralis*: a fatal case eluding diagnosis. South Med J 1983;76:1438–1440.

146. Knight R. Giardiosis, isosporiasis, and balantidiasis. Clin Gastroenterol 1978;7:31–47.

147. Knisley CV, Englekirk PG, Pickering LK, et al. Rapid detection of Giardia antigen in stool with the use of enzyme immunoassays. Am J Clin Pathol 1989;91:704–708.

148. Kyambadde JW, Enyaru JC, Motavu E, et al. Detection of trypanosomes in suspected sleeping sickness patients in Uganda using the polymerase chain reaction. Bull World Health Organ 2000;78:119–124.

149. Lapham SC, Hopkins RS, White MC, et al. A prospective study of giardiosis and water supplies in Colorado. Am J Public Health 1987;77:354–355.

150. Lebar WD, Larsen EC, Patei K. Afebrile diarrhea and *Blastocystis hominis*. Ann Intern Med 1985;103:806.

151. Leighton PM, MacSween HM. *Strongyloides stercoralis*. The cause of an urticarial-like eruption of 65 years' duration. Arch Intern Med 1990;150:1747–1748.

152. Levine ND, Corliss JO, Cox FE, et al. A newly revised classification of the protozoa. J Protozool 1980;27:37–58.

153. Li S, Maine G, Yasuhiro S, et al. Serodiagnosis of recently acquired *Toxoplasma gondii* infection with recombinant antigen. J Clin Microbiol 2000;38:179–184.

154. Lightowlers MW, Flisser A, Gauci CG, et al. Vaccination against cysticercosis and hydatid disease. Parasitol Today 2000;16:191–196.

155. Long EG, Ebrahimzadeh A, White EH, et al. Alga associated with diarrhea in patients with acquired immunodeficiency syndrome and in travelers. J Clin Microbiol 1990;28:1101–1104.

156. Long EG, White EH, Charmichael WW, et al. Morphologic and staining characteristics of a cyanobacterium-like organism associated with diarrhea. J Infect Dis 1991;164:199–202.

157. Long GW, Rickman LS, Cross JH. Rapid diagnosis of *Brugia malayi* and *Wuchereria bancrofti* filariasis by an acridine orange/microhematocrit tube technique. J Parasitol 1990;76:278–281.

158. Lopez-Serrano MC, Gomez AA, Daschner A, et al. Gastroallergic anisaquiosis: findings in 22 patients. J Gastroenterol Hepatol 2000;15:503–506.

159. Lopez-Valdez R, Laguna J, Alvar J, et al. Parasitic culture of buffy-coat for diagnosis of visceral leishmaniasis in human immunodeficiency virus-infected patients. J Clin Microbiol 1995;33:937–939.

160. Lotter H, Mannweiler E, Schreier M, et al. Sensitive and specific serodiagnosis of invasive ameboS1s by using a recombinant surface protein of pathogenic *Entamoeba histolytica*. J Clin Microbiol 1992;30:3163–3167.

161. MacKenzie WR, Hoxie NJ, Proctor ME. Massive outbreak in Milwaukee of *Cryptosporidium* infection transmitted through the public water supply. N Engl J Med 1994;331:161–167.

162. MacPherson EW, MacQueen WM. Morphological diversity of *Blastocystis hominis* in sodium acetate-acetic acid-formalin-preserved stool samples stained with iron hematoxylin. J Clin Microbiol 1994;32:267–268.

163. Maddern GJ, Dennison AR, Blumgart LH. Fatal ascaris pancreatitis: an uncommon problem in the west. Gut 1992;33:402–403.

164. Mahannop P, Chaicumpa W, Setasuban P, et al. Immunodiagnosis of human trichinellosis using excretory-secretory (ES) antigen. J Helminthol 1992;66:297–304.

165. Manzullo EC, Chuit R. Risk of death due to chronic chagasic cardiopathy. Mem Inst Oswaldo Cruz 1999;94(Suppl 1):S317–S320.

166. Markell EK, Udkow MP. *Blastocystis hominis*: pathogen or fellow traveler? Am J Trop Med Hyg 1986;35:1023–1026.

167. Martens P, Hall L. Malaria on the move: human population movement and malaria transmission. Emerg Infect Dis 2000;6:103–109.

168. Mattia AR, Waldron MA, Sierra LS. Use of the quantitative buffy coat system for detection of parasitemia in patients with babesiosis. J Clin Microbiol 1993;32:2816–2818.

169. McCabe RE, Remington JS. *Toxoplasma gondii*. In Mandell GI, Douglas RG Jr, Bennett JE, eds. Principles and Practice of Infectious Diseases. New York, NY: Churchill Livingstone, 1990:2090–2101.

170. McClelland RS, Sangare L, Hassan WM, et al. Infection with *Trichomonas vaginalis* increases the risk of HIV-1 acquisition. J Infect Dis 2007;195:698–702.

171. McCormick GF, Zee CS, Heiden J. Cysticercosis cerebri: review of 127 cases. Arch Neurol 1982;39:534–539.

172. McHenry R, Bartlett MS, Lehman GA, et al. The yield of routine duodenal aspiration for *Giardia lamblia* during esophagogastroduodenoscopy. Gastrointest Endosc 1987;33:425–426.

173. Mirelman D, Bracha R, Chayen A. *Entamoeba histolytica*: effect of growth conditions and bacterial associates on isoenzyme patterns and virulence. Exp Parasitol 1986;621:142–148.

174. Moneo I, Caballero ML, Gomez F, et al. Isolation and characterization of a major allergen from the fish parasite *Anisakis simplex*. J Allergy Clin Immunol 2000;106:177–182.

175. Moore T. Therapy for parasitic infections. In Harrison's Principles of Internal Medicine. 15th Ed. New York, NY: McGraw Hill, 2001:1192.

176. Moorhead WP, Guasparini R, Donovan CA, et al. Giardiosis outbreak from a chlorinated community water supply. Can J Public Health 1990;81:358–362.

177. Morgan UM, Thompson RC. PCR detection of *Cryptosporidium*: the way forward? Parasitol Today 1998;14:241–246.

178. Morris AJ, Wilson ML, Reller LB. Application of rejection criteria for stool ovum and parasite examinations. J Clin Microbiol 1992;30:3213–3216.

179. Murray HW. Kala-azar as an AIDS-related opportunistic infection. AIDS Patient Care STDS 1999;13:459–465.

180. Nagler J, Brown M, Soave R. *Blastocystis hominis* in inflammatory bowel disease. J Clin Gastroenterol 1993;16:109–112.

181. Nanduri J, Kazura JW. Clinical and laboratory aspects of filariasis. Clin Microbiol Rev 1989;2:39–50.

182. Nantulya VM, Doua F, Molisho S. Diagnosis of *Trypanosoma brucei gambiense* sleeping sickness using an antigen detection enzyme-linked immunosorbent assay. Trans R Soc Trop Med Hyg 1992;86:42–45.

183. Nantulya VM. TrypTect CIATT—a card indirect agglutination trypanosomiasis test for diagnosis of *Trypanosoma brucei gambiense* and *T. brucei rhodesiense* infections. Trans R Soc Trop Med Hyg 1997;91:551–553.

184. Navin TR, Juranek DD. Cryptosporidiosis: clinical, epidemiological and parasitologic review. Rev Infect Dis 1984;6:313–317.

185. Neimeister R, Logan AL, Egleton JH. Modified trichrome staining technique with xylene substitution. J Clin Microbiol 1985;22:306–307.

186. Newell EF, Vyungimana S, Geerts IK, et al. Prevalence of cysticercosis in epileptics and members of their families in Burundi. Trans R Soc Trop Med Hyg 1997;92:389–391.

187. Orgeta YR, Sterling CR, Gilman RH, et al. *Cyclospora* species—a new protozoan pathogen of humans. N Engl J Med 1993;328:1308–1312.

188. Ogunrinade AF, Chandrashekar R, Ebberhard ML, et al. Preliminary evaluation of recombinant *Onchocerca volvulus* antigens for serodiagnosis of onchocerciasis. J Clin Microbiol 1993;31:1741–1745.

189. Ogunrinade A, Boakye D, Merriweather A, et al. Distribution of the blinding and nonblinding strains of *Onchocerca volvulus* in Nigeria. J Infect Dis 1999;179:1577–1579.

190. Ormerod WE. Hypothesis: the significance of Winterbottom's sign. J Trop Med Hyg 1991;94:338–340.

191. Orozco E, Baez-Camargo M, Gamboa L, et al. Molecular karyotype of related clones of *Entamoeba histolytica*. Mol Biochem Parasitol 1993;59:29–40.

192. Pappe JW, Verdier RI, Boney M, et al. *Cyclospora* infection in adults infected with HIV: clinical manifestations, treatment and prophylaxis. Ann Intern Med 1994;121:654–657.

193. Parmley SF, Goebel FD, Remington JS. Detection of *Toxoplasma gondii* in cerebrospinal fluid from AIDS patients by polymerase chain reaction. J Clin Microbiol 1992;30:3000–3002.

194. Partona F. The spectrum of disease in lymphatic filariasis. Ciba Found Symp 1987;127:15–31.

195. Pearson RD, De Queiroz Sousa A. *Leishmania* species: visceral (kala-azar), cutaneous and mucosal leishmaniasis. In Mandell GL, Bennett JE, Dolan R, eds. Principles and Practices of Infectious Diseases. 3rd Ed. New York, NY: Churchill Livingstone, 1995:2067–2077.

196. Persing DH. Polymerase chain reaction: trenches to the benches. J Clin Microbiol 1991;29:1281–1285.

197. Persing DH, Mathiesen D, Marshall WF, et al. Detection of *Babesia microti* by polymerase chain reaction. J Clin Microbiol 1992;30:2097–2103.

198. Persing DH, Herwaldt BL, Glaser C, et al. Infection with a babesia-like organism in northern California. N Engl J Med 1995;332:298–303.

199. Peters CS, Kathpalia SB, Chitton-Swialto AL, et al. *Isospora belli* and *Cryptosporidium* spp. from a patient not suspected of having acquired immunodeficiency syndrome. Diagn Microbiol Infect Dis 1987;8:197–199.

200. Petri WA Jr, Clark CG, Diamond LS. Host-parasite relationships in ameboS1s: conference report. J Infect Dis 1994;169:483–484.

201. Piarroux R, Gambarelli F, Dumon H, et al. Comparison of PCR with direct examination of bone marrow aspiration, myeloculture, and serology for diagnosis of visceral leishmaniasis in immunocompromised patients. J Clin Microbiol 1994;32:746–749.

202. Pickering LK, Engelkirk PG. *Giardia lamblia*. Pediatr Clin North Am 1988;35:536–577.

203. Pietrzak-Johnston SM, Bishop H, Wahlquist S, et al. Evaluation of commercially available preservatives for the laboratory detection of helminths and protozoa in human fecal specimens. J Clin Microbiol 2000;38:1959–1964.

204. Polly SM. Neurocysticercosis. Infect Dis Newslett 1986;5:89–91.

205. Pollok RC, Bendall RP, Moody A, et al. Traveler's diarrhea associated with cyanobacterium-like bodies. Lancet 1992;340:556–557.

206. Poretti D, Felleisen E, Grimm F, et al. Differential immunodiagnosis between cystic hydatid disease and other cross-reactive pathologies. Am J Trop Med Hyg 1999;60:193–198.

207. Purtillo DT, Myers WM, Conner DH. Fatal strongyloidiasis in immunocompromised patients. Am J Med 1974;56:488–493.

208. Rakita RM, White AC Jr, Keilhofner MA. *Loa loa* infection as a cause of migratory angioedema: report of three cases from the Texas Medical Center. Clin Infect Dis 1993;17:691–694.

209. Ravdin JI. Pathogenesis of disease caused by *Entamoeba histolytica*: studies of adherence, secreted toxins, and contact-dependent cytolysis. Rev Infect Dis 1986;8:247–260.

210. Ravdin JI. *Entamoeba histolytica*—amebosis. In Mandell GL, Bennett JE, Dolin R, eds. Principles and Practices of Infectious Disease. 5th Ed. Philadelphia, PA: Churchill Livingstone, 2000:2035–2049.

211. Rawlins SC, Chailett P, Ragoonanansingh RN, et al. Microscopical and serological diagnosis of *Wuchereria bancrofti*. West Indian Med J 1994;43:75–79.

212. Rodriguez N, Guzman B, Rodas A, et al. Diagnosis of cutaneous leishmaniasis and species discrimination of parasites by PCR and hybridization. J Clin Microbiol 1994;32:2246–2252.

213. Roman G, Sotelo J, Del Brutto O, et al. A proposal to declare neurocysticercosis an international reportable disease. Bull World Health Organ 2000;78:399–406.

214. Rosenthal EP, Marty P, le Fichoux Y, et al. Clinical manifestations of visceral leishmaniasis associated with HIV infection: a retrospective study of 91 French cases. Ann Trop Med Parasitol 2000;94:37–42.

215. Rossitch E Jr, Carrazana EJ, Samuels MA. Cerebral toxoplasmosis in patients with AIDS. Am Fam Physician 1990;42:867–873.

216. Rostoff JD, Sanders CA, Sonnad SS, et al. Stool diagnosis of giardiosis using a commercially available enzyme immunoassay to detect giardia-specific antigen 65 (GAS 65). J Clin Microbiol 1989;27:1997–2002.

217. Ruffer MA. Note on the Presence of *Bilharzia haematobia* in Egyptian mummies of the 20th dynasty (1250–1000 B.C.). BMJ 1910:16.

218. Sakanari JA, McKerrow JH. Anisaquiosis. Clin Microbiol Rev 1989;2:278–284.

219. Sargeaunt PG, Williams JE. Electrophoretic isoenzyme patterns of *Entamoeba histolytica* and *Entamoeba coli*. Trans R Soc Trop Med Hyg 1978;72:164–166.

220. Sargeaunt PG. The reliability of *Entamoeba histolytica* zymodemes in clinical diagnosis. Parasitol Today 1987;3:40–43.

221. Sarti E, Schantz PM, Avila G, et al. Mass treatment against human taeniasis for the control of cysticercosis: a population-based intervention study. Trans R Soc Trop Med Hyg 2000;94:85–89.

222. Sarwaut MA, al Shaiby AL. Parasitic infections among patients of Al Nour specialized hospital. J Egypt Soc Parasitol 1993;23:821–827.

223. Schantz PM, McAuley J. Current status of food-borne parasitic zoonoses in the United States. Southeast Asian J Trop Med Public Health 1991;22(Suppl):65–71.

224. Scheffler EH, Van Etta LL. Evaluation of rapid commercial enzyme immunoassay for detection of *Giardia lamblia* in formalin-preserved stool specimens. J Clin Microbiol 1994;32:1807–1808.

225. Schlim DR, Cohen MT, Eaton M, et al. An alga-like organism associated with an outbreak of prolonged diarrhea among foreigners in Nepal. Am J Trop Med Hyg 1991;45:383–389.

226. Schwartz DA. Cholangiocarcinoma with liver fluke infection: a preventable source for morbidity in Asian immigrants. Am J Gastroenterol 1986;81:76–79.

227. Schwebke JR, Lawing LF. Improved detection by DNA amplification of *Trichomonas vaginalis* in males. J Clin Microbiol 2002;40:3681–3683.

228. Shandera WX. From Leningrad to the day-care center. The ubiquitous *Giardia lamblia*. West J Med 1990;153:154–159.

229. Shepherd RC, Reed CL, Sinha GP. Shedding of oocysts of *Cryptosporidium* in immunocompetent patients. J Clin Pathol 1988;42:1104–1106.

230. Sher L, Shunmzaburo I, Lebeau G, et al. Hilar cholangiocarcinoma associated with *Clonorchis*. Dig Dis Sci 1989;34:1121–1123.

231. Shetty N, Brabhu T. Evaluation of fecal preservation and staining methods in the diagnosis of acute amoebiasis and giardiosis. J Clin Pathol 1988;412:694–699.

232. Sifuentesosornio J, Porrascortes G, Bendall RP, et al. *Cyclospora cayetanensis* infection in patients with and without AIDS: biliary disease as another clinical manifestation. Clin Infect Dis 1995;21:1092–1097.

233. Simonson PE, Dunyo SK. Comparative evaluation of three new tools for diagnosis of bancroftian filariasis based on detection of specific circulating antigens. Trans R Soc Trop Med Hyg 1999;93:278–282.

234. Singh BN. Pathogenic and Non-pathogenic Amoebae. New York, NY: Wiley, 1975.

235. Sloan L, Schneider S, Rosenblatt J. Evaluation of enzyme-linked immunoassay for serological diagnosis of cysticercosis. J Clin Microbiol 1995;33:3124–3128.

236. Soave R. State of the art clinical article. *Cyclospora*: an overview. Clin Infect Dis 1996;23:429–437.

237. Smith JW, Patterson WJ, Hardie R, et al. An outbreak of waterborne cryptosporidiosis caused by post-treatment contamination. Epidemiol Infect 1989;103:703–715.

238. Smith JW, Wolfe MS. Giardiosis. Annu Rev Med 1980;32:373.

239. Steketee RW, Reid S, Cheng T, et al. Recurrent outbreaks of giardiosis in a child day center, Wisconsin. Am J Public Health 1989;79:485–490.

240. Stenzel DJ, Boreham PF. *Blastocystis hominis* revisited. Clin Microbiol Rev 1996;9:563–584.

241. Stibbs HH. Monoclonal antibody-based enzyme immunoassay for *Giardia lamblia* antigen in human stool. J Clin Microbiol 1989;27:2582–2588.

242. Strickland GT, Abdel-Wahab M. Schistosomiasis. In Strickland GT, ed. Hunter's Tropical Medicine. 7th Ed. Philadelphia, PA: Saunders, 1991:781–802.

243. Tan JS. Common and uncommon parasitic infections in the United States. Med Clin North Am 1978;62:1959–1081.

244. Tantowitz HB, Korchhoff LV, Simon D, et al. Chagas' disease. Clin Microbiol Rev 1992;5:400–419.

245. Tietze PE, Tietze PH. The roundworms, *Ascaris lumbricoides*. Prim Care 1991;18:23–41.

246. Todorov T, Bopeva V. Echinococcus in children and adolescents in Bulgaria: a comparative study. Ann Trop Med Parasitol 2000;94:135–144.

247. Tremblay A, MacLean JD, Gyorkos T, et al. Outbreak of cutaneous larva migratoria in a group of travelers. Trop Med Int Health 2000;5:330–334.

248. Ungar BL. Cryptosporidiosis. In Mandell GL, Bennett JE, Dolin R, eds. Principles and Practices of Infectious Diseases. 5th Ed. Philadelphia, PA: Churchill Livingstone, 2000:2903.

249. van Doorn HR, Hofwegen H, Koelewijn R, et al. Use of rapid dipstick and latex agglutination tests and enzyme-linked immunosorbent assay for serodiagnosis of amebic liver abscess, amebic colitis and *Entamoeba histolytica* cyst passage. J Clin Microbiol 2005;43:4801–4806.

250. van Etten L, Folman CC, Eggelte TA. Rapid diagnosis of schistosomiasis by antigen detection in urine with a reagent strip. J Clin Microbiol 1994:2404–2406.

251. Vannatta JB, Adamson D, Mujllican K. *Blastocystis hominis* infection presenting as recurrent diarrhea. Ann Intern Med 1985;102:495–496.

252. Verastegui M, Moro P, Guevera A, et al. Enzyme linked immunoelectrotransfer test for diagnosis of human hydatid disease. J Clin Microbiol 1992;L30:1557–1561.

253. Vermud SH, Lalleur F, MacLoed S. Parasitic infections in a New York City hospital: trends from 1971 to 1984. Am J Public Health 1986;76:1024–1026.

254. Walden J. Parasitic diseases: other roundworms: trichiuris, hookworm, and strongyloides. Prim Care 1991;18:53–74.

255. Walls KW, Smith JW. Serology of parasitic infections. Lab Med 1979;10:329–336.

256. Wamae CN. Advances in the diagnosis of human lymphatic filariasis: a review. East Afr Med J 1994;74:171–182.

257. Warren KS, Mahmoud AA. Algorithms in the diagnosis and management of exotic diseases. XII. Prevention of exotic diseases: advice to travelers. J Infect Dis 1976;133:596–601.

258. Watt G, Saisorn S, Jongsakul K, et al. Blinded, placebo-controlled trial of antiparasitic drugs for trichinosis myositis. J Infect Dis 2000;182:371–374.

259. Webbe G. Human cysticercosis: parasitology, pathology, clinical manifestations and available treatment. Pharmacol Ther 1994;64:175–200.

260. Weber R, Bryan RT, Juranek DD. Improved stool concentration procedure for detection of *Cryptosporidium* oocysts in fecal specimens. J Clin Microbiol 1992;30:289–2873.

261. Weil GJ, Jain DC, Santhanasa S, et al. A monoclonal antibody-based enzyme immunoassay for detecting parasite antigenemia in bancroftian filariasis. J Infect Dis 1987;165:350–355.

262. Weinke T, Friedrich-Janichke B, Hopp P, et al. Prevalence and clinical importance of *Entamoeba histolytica* in two high-risk groups: travelers returning from the tropics and male homosexuals. J Infect Dis 1990;161:1029–1031.

263. Weiss JB. DNA probes and PCR for the diagnosis of parasitic infections. Clin Microbiol Rev 1995;8:113–130.

264. Welch TP. Risk of giardiosis from consumption of wilderness water in North America: a systematic review of epidemiologic data. Int J Infect Dis 2000;4:100–103.

265. Welsh JA. Problems in recognition and diagnosis of amebosis: estimation of the global magnitude of morbidity and mortality. Rev Infect Dis 1986;8:118–238.

266. White AC Jr, Tato P, Molinari JL. Host-parasite interactions in *Taenia solium* cysticercosis. Infect Agents Dis 1992;1:185–193.

267. Whittner M, Tanowitz HB, Weiss LM. Parasitic infection in AIDS patients: cryptosporidiosis, isosporiasis, microsporidiosis, cyclosporiasis. Infect Dis Clin 1993;7:569–586.

268. Williams HA, Roberts J, Kachur P. Malaria surveillance—United States, 1995. Centers for Disease Control and Prevention, Epidemiology Program Office, Atlanta, 1995.

269. Windsor JJ, Johnson EH. *Dientamoeba fragilis*: the unflagellated human flagellate. Br J Biomed Sci 1999;56:293–306.

270. Windsor JJ, Macfarlane L, Hughes-Thapa G, et al. Incidence of *Blastocystis hominis* in faecal samples submitted for routine microbiological analysis. Br J Biomed Sci 2002;59:154–157.

271. Witoonpanich R, Chuahirun S, Soranastaporn S, et al. Eosinophilic myelomeningoencephalitis caused by *Angiostrongylus cantonensis*: a report of three cases. Southeast Asian J Trop Med Public Health 1991;22:262–267.

272. Wolf MS. Giardiosis. Clin Microbiol Rev 1992;5:93–100.

273. Wong SY, Jaidu MP, Ramirez R, et al. Role of specific immunoglobulin E in diagnosis of acute toxoplasma infection and toxoplasmosis. J Clin Microbiol 1993;32:2952–2959.

274. Woo PT, Paterson WB. *Giardia lamblia* in children in day-care centers in southern Ontario, Canada, and susceptibility to animals to *G. lamblia*. Trans R Soc Trop Med Hyg 1986;80:56–59.

275. World Health Organization. Epidemiology and control of African trypanosomiasis: report of a WHO expert committee. World Health Organ Tech Rep Ser 1986;739:36–58.

276. Wurtz R, Kocka FE, Peters CS, et al. Clinical characteristics of seven cases of diarrhea associated with a novel acid-fast organism in the stool. Clin Infect Dis 1991;16:136–138.

277. Wurtz R. *Cyclospora*: a newly identified intestinal pathogen of humans. Clin Infect Dis 1994;18:620–626.

278. Yamasaki H, Araki K, Lim PK, et al. Development of a highly specific recombinant *Toxocara canis* second-stage larva excretory-secretory antigen for immunodiagnosis of human toxocariosis. J Clin Microbiol 2000;38:1409–1413.

279. Yang J, Scholton T. *Dientamoeba fragilis*: a review with notes on epidemiology, pathogenicity, modes of transmission, and diagnosis. Am J Trop Med Hyg 1979;26:16–22.

280. Yaquihashi A, Sato N, Takahashi S, et al. A serodiagnostic assay by microenzyme-linked immunosorbent assay for human *Anisaquiosis* using a monoclonal antibody specific for *Anisaquiosis* larvae antigen. J Infect Dis 1990;161:995–998.

281. Yau YC, Crandall I, Kain KC. Development of monoclonal antibodies which specifically recognize *Entamoeba histolytica* in preserved stool samples. J Clin Microbiol 2001;39:716–719.

282. Yen CM, Chen ER. Detection of antibodies to *Angiostrongylus cantonensis* in serum and cerebrospinal fluid of patients with eosinophilic meningitis. Int J Parasitol 1991;21:17–21.

283. Yoder JS, Gargano JW, Wallace RM, et al. Giardiosis Surveillance – United States, 2009–2010. MMWR Surveill Summ 2012;61:13–23.

284. Young DK, Bullock SL, Melvin DM, et al. Ethyl acetate as a substitute for diethyl ether in the formalin-ether sedimentation technique. J Clin Microbiol 1979;10:852–853.

285. Zhu G, Marchweka MJ, Ennis JG, et al. Direct isolation of DNA from patient stools for polymerase chain reaction detection of *Cryptosporidium parvum*. J Infect Dis 1998;177:1443–1446.

286. Zierdt CH. *Blastocystis hominis*: an intestinal protozoan parasite of man. Public Health Lab 1978;36:147–160.

287. Zimmerman PA, Guderian RH, Araujo E, et al. Polymerase chain reaction-based diagnosis of Onchocerca volvulus infection: improved detection of patients with onchocerciasis. J Infect Dis 1994;169:686–689.

CAPÍTULO **23**

Diagnóstico de infecciones causadas por virus, *Chlamydia/Chlamydophila, Rickettsia* y microorganismos relacionados

Introducción

La virología diagnóstica ha evolucionado rápidamente en los últimos años de un servicio basado en el cultivo celular a otro dominado por el diagnóstico molecular. En este período de transición, se ha decidido mantener las descripciones de las técnicas tradicionales, ya que muchas de ellas todavía se utilizan en los laboratorios que aún no cuentan con capacidades moleculares. Sin embargo, se enfatizará el empleo de los nuevos estudios de diagnóstico molecular que han transformado el laboratorio de virología clínica, a fin de ofrecer a los médicos la rápida y precisa detección de patógenos víricos de manera oportuna.

Reseña histórica

La primera etapa de interés histórico abarca los años durante los cuales se estableció la existencia de infecciones por partículas submicroscópicas. Por muchas décadas, después de que Carlos Finlay planteara la hipótesis de que la fiebre amarilla se transmitía por la picadura de un mosquito, el único medio disponible para el aislamiento de agentes víricos era la inoculación de animales o huevos embrionados. Se siguieron descubriendo agentes patógenos mediante el empleo tradicional de primates subhumanos (p. ej., los del kuru y la enfermedad de Creutzfeldt-Jakob),[158] microscopia electrónica (p. ej., síndrome respiratorio agudo grave [SRAG]),[178] e incluso humanos voluntarios (p. ej., el agente de Norwalk de la gastroenteritis infecciosa).[259] La siguiente fase utilizó cultivos celulares como medio de propagación de los virus. Hoy en día, estos métodos previamente utilizados se complementan con sofisticados métodos de diagnóstico molecular, incluyendo la secuenciación de nueva generación.[19]

Evolución de las técnicas de cultivo celular

Uno de los principales avances históricos en la virología diagnóstica fue alcanzado por Enders y cols.,[129] quienes demostraron que el virus causante de la poliomielitis podía aislarse en células no neuronales *in vitro*. En las décadas de 1950 y 1960, hubo una rápida expansión del conocimiento sobre las características clínicas, epidemiológicas y de diagnóstico de infecciones víricas frecuentes, debido en gran parte al empleo creciente de cultivos celulares.

Los esfuerzos de diagnóstico, que eran parte integral de los estudios clínicos, se incorporaron a los laboratorios de investigación universitarios y gubernamentales. Se combinaron el alto coste de la identificación definitiva de los aislamientos, la ausencia de quimioterapia antiviral eficaz y la escasez de instalaciones de cultivo celular, limitando la importación de estas pruebas al laboratorio de microbiología diagnóstica. Una revisión más detallada del desarrollo histórico de la virología es proporcionada por Levine.[292]

Evolución de los servicios de diagnóstico de virología

El primer paso fue la incorporación de servicios de diagnóstico en los laboratorios de microbiología clínica, muchos de los cuales anteriormente habían limitado su alcance a la bacteriología (incluyendo la micobacteriología), la micología y la parasitología. En el recuadro 23-1 se enumeran algunos de los factores que facilitaron y fomentaron la transferencia de tecnología y técnicas desde el dispositivo del laboratorio de investigación al de un laboratorio diagnóstico clínico, generalmente en un departamento de patología o microbiología. Una descripción más detallada de esta transición puede encontrarse en las ediciones anteriores de este libro.

La complejidad y sofisticación del diagnóstico vírico tradicional limitó la introducción de estos métodos a laboratorios clínicos ubicados en grandes centros médicos, muchos de los cuales estaban asociados con centros académicos. En la década anterior, se aceleró el ritmo de desarrollo tecnológico, particularmente en el campo del diagnóstico molecular, al grado de que algunas pruebas de diagnóstico vírico para múltiples agentes patógenos (p. ej., el panel respiratorio vírico) pueden introducirse en hospitales comunitarios.

Además de las cuestiones científicas, un factor determinante fue la promulgación y aplicación de las enmiendas CLIA 88 (*Clinical Laboratory Improvement Amendments* o Ley de mejoramiento de laboratorios clínicos de 1988), el primer desarrollo importante en la supervisión de los laboratorios desde la CLIA de 1967. Los numerosos requisitos para el personal y la realización de pruebas eran conocidos para la mayoría de los laboratorios clínicos, pero ajenos (y extremadamente poco accesibles) para la mayoría de los laboratorios de investigación y prácticamente fuera del alcance de los laboratorios de los consultorios médicos. Aunque muchos de los estudios moleculares que tienen como objetivo a los virus están aprobados por la Food and Drug Administration (FDA),

Algunos factores que facilitan la transferencia de un laboratorio de investigación a un laboratorio de diagnóstico

Factores que alentaron el traslado de pruebas al laboratorio clínico	Avances en virología diagnóstica
• Aparición de escenarios clínicos en los que el diagnóstico vírico es esencial; por ejemplo, herpes simple en mujeres embarazadas.	• Aumento de la frecuencia de escenarios clínicos que dependen del diagnóstico vírico; por ejemplo, seguimiento de cargas víricas en receptores de trasplantes y aumento de la sensibilidad de los análisis de papilomavirus.
• Desarrollo de la quimioterapia antiviral.	• Aumento en el número de enfermedades para las cuales es posible la quimioterapia antiviral, incluyendo la terapia de combinación.
• Disponibilidad de fuentes comerciales fiables de células de mamíferos para cultivo.	• Existen fuentes comerciales de materiales de cultivo celular, que incluyen células sobre cubreobjetos para cultivos en frascos ampolla especiales (*shell vial*), el desarrollo de líneas de células mixtas (p. ej., R-Mix®) y la disponibilidad de líneas celulares genéticamente modificadas para mejorar la detección (p. ej., sistema de ELVIS®).
• Aplicación de la tecnología de anticuerpos monoclonales al diagnóstico, con disponibilidad comercial de reactivos confiables.	• La disponibilidad comercial de reactivos de inmunofluorescencia de alta calidad; algunos de ellos son combinados (p. ej., virus respiratorios) o mejoran la eficiencia de las pruebas de diagnóstico precoz.
• Facilitación de un diagnóstico más rápido mediante la aplicación de análisis moleculares dirigidos a virus de importancia clínica.	• El traslado de la tecnología de amplificación de ácidos nucleicos desde el laboratorio de investigación a la clínica en forma de pruebas desarrolladas en laboratorio; disponibilidad comercial de sistemas o reactivos validados para estudios cuantitativos múltiples e individuales, muchos de los cuales están aprobados por la FDA y están disponibles en plataformas fáciles de utilizar.
• Aplicación de enzimoinmunoanálisis (EIA) para dirigir el diagnóstico.	• Aunque la mayoría de los inmunoanálisis son rápidos y económicos, tienen poca sensibilidad; se han desarrollado inmunoanálisis mejorados para aumentar la sensibilidad, que emplean dispositivos lectores. Estos estudios están siendo amenazados por los estudios moleculares realizados en el punto de atención.
• Aplicación de métodos de diagnóstico molecular más simples de utilizar.	
• Apoyo para la epidemiología de salud pública de enfermedades transmisibles.	• Apoyo a la investigación de brotes y su seguimiento; algunos de los dispositivos de inmunoanálisis más nuevos cuentan con tecnología inalámbrica para informar resultados de influenza al laboratorio de salud pública de una manera compatible con la ley HIPPA.

todavía hay muchas pruebas desarrolladas en laboratorio (PDL) que aún se utilizan en los Estados Unidos. La FDA ha citado la necesidad de supervisar estos estudios, pero la forma de llevarlo a cabo aún no se ha determinado. Muchos de estos estudios, para los cuales en la actualidad no hay opciones disponibles aprobadas por la FDA (p. ej., reacción en cadena de la polimerasa [PCR, *polymerase chain reaction*] cuantitativa para el virus de Epstein-Barr), son cruciales para el cuidado del paciente. Existe preocupación de que las reglas de supervisión impuestas por la FDA sean demasiado estrictas, llevando a que los estudios locales de estos patógenos, que proporcionan un tiempo de respuesta superior, se suspendan.

Niveles de servicio

Todo director o supervisor de laboratorio debe determinar el nivel de servicio adecuado para las necesidades clínicas locales, lo cual debe hacerse previa consulta con el personal médico. Es mucho mejor limitar el esfuerzo a las pruebas que pueden realizarse con alta competencia que tratar de ampliar la cobertura cuando los recursos son insuficientes y la competencia puede perderse debido a su empleo infrecuente. En el recuadro 23-2 se muestran varios niveles posibles de servicio.

La mayoría de los laboratorios de los hospitales pequeños probablemente entren en el nivel 1 o 2,[428] mientras los laboratorios de hospitales comunitarios más grandes y universitarios pueden ofrecer servicios de nivel 3, 4 o 5. Estos hospitales son más propensos a atender a los pacientes que necesitan servicios de virología integral. Es factible utilizar estos laboratorios como recursos de diagnóstico regional. Los niveles de servicio posibles han cambiado drásticamente en los últimos años con la introducción de pruebas de diagnóstico molecular de uso sencillo, algunas de ellas realizadas de conformidad con las disposiciones de la CLIA.

Taxonomía y nomenclatura

La *taxonomía* es la ciencia de la clasificación sistemática mediante reglas y principios generales; el término suele utilizarse para el estudio de los seres vivos. La *nomenclatura* es la actividad de atribuir nombres a las entidades taxonómicas.

Muchas infecciones víricas, como influenza, varicela, sarampión y hepatitis, también fueron caracterizadas clínicamente mucho antes de que fuera reconocido el agente etiológico. Una vez aislado, el virus recibió el nombre de la afección clínica correspondiente. En un intento por poner orden en el esquema de clasificación, los taxónomos han utilizado el conocimiento moderno de la estructura vírica y su composición antigénica para construir una clasificación sistemática.[93] Los órdenes, las familias y los géneros tienen raíces latinas, pero el concepto de especie ha sido más difícil para los virólogos.[48,463] Con frecuencia, los nombres comunes tradicionales se utilizan como designaciones de la especie.

El Comité Internacional de Taxonomía de Virus (ICTV, *International Committee on Taxonomy of Viruses*) ha propuesto el *Sistema Universal de Taxonomía de los Virus*. En el recuadro 23-3 se ofrece un resumen de los convenios de la nomenclatura vírica. Los nombres jerárquicos están en cursivas y pueden ir precedidos del grupo taxonómico, que no está en cursivas. En el caso de los nombres de las especies, se presenta la peculiar situación de que las mismas palabras pueden ir en cursivas o no, dependiendo de si son parte de una designación taxonómica o si se utilizan como nombre común. La designación taxonómica sólo debe emplearse una vez en una publicación científica. Por ejemplo, una descripción puede referirse al virus del sarampión (*virus del sarampión*, género *Morbillivirus*, familia *Paramyxoviridae*). Por el momento, este abordaje de taxonomía y nomenclatura parece tener preferencia, pero el tema no se ha resuelto de forma definitiva.

Niveles de servicio diagnóstico

Nivel 1. No se realiza ningún servicio de virología. Las muestras se recolectan para su traslado a un laboratorio de referencia.

Nivel 2. Los procedimientos de virología son limitados. Estos laboratorios también pueden tener la capacidad de detectar antígenos víricos en los líquidos y secreciones corporales; de la misma manera, pueden ser capaces de inocular las muestras en cultivos de tejido para su traslado a los laboratorios de referencia. Estos laboratorios pueden utilizar plataformas completamente automatizadas (es decir, de muestra a resultado) para llevar a cabo pruebas moleculares.

Nivel 3. Estos laboratorios son capaces de aislar determinados grupos víricos que crecen en los cultivos celulares utilizados. También pueden realizar la identificación limitada de agentes seleccionados para los cuales existan sistemas de transporte disponibles comercialmente, aislamiento de células y confirmación inmunológica simple, con traslado de otros aislamientos a laboratorios de referencia. Estos laboratorios pueden emplear pruebas diagnósticas moleculares más complejas aprobadas por la FDA en sus formas no modificadas.

Nivel 4. Estos laboratorios deben tener personal con un alto grado de especialización en virología, que sean capaces de aislar a todos los grupos víricos frecuentes y realizar identificaciones clínicamente relevantes. Estos laboratorios son capaces de realizar complejas pruebas desarrolladas en laboratorio (PDL), además de estudios aprobados por la FDA y posiblemente la secuenciación tradicional del ADN.

Nivel 5. Además de un alto grado de especialización en virología, estos laboratorios pueden realizar pruebas de sensibilidad antiviral. Además de PDL, realizan secuenciaciones de nueva generación.

Convenciones de nomenclatura de virus

Jerarquía taxonómica	Terminación	Ejemplo
Orden	-virales	Mononegavirales
Familia	-viridae	Paramyxoviridae
Subfamilia	-virinae	Pneumovirinae
Género	-virus	*Pneumovirus*
Especie	Ninguna	*Virus sincitial respiratorio humano*

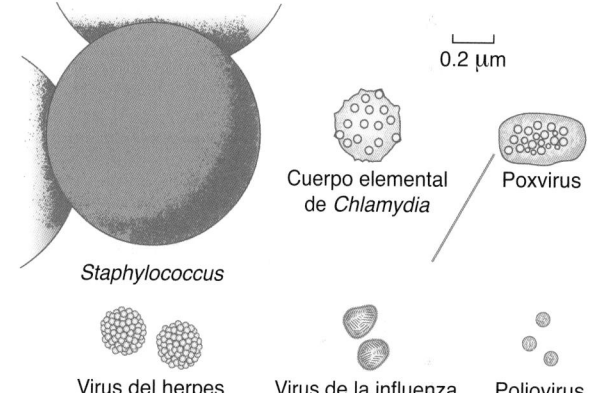

■ **FIGURA 23-1** Los virus son uno de los agentes infecciosos más pequeños. El tamaño relativo de una bacteria (estafilococo) se compara con el de *Chlamydia*, con el del grupo de virus de mayores dimensiones (poxvirus) y con uno de los virus más pequeños (poliovirus, un miembro del grupo de los enterovirus).

Gran parte de la taxonomía vírica tradicional deriva de un conocimiento detallado de la estructura de los virus, pero ahora se complementa con estudios de los ácidos nucleicos. Los virus constituyen uno de los agentes infecciosos más pequeños (fig. 23-1). Los poxvirus, que son los miembros más grandes de la familia de virus y similares en tamaño a las bacterias más pequeñas, están cerca de la resolución del microscopio óptico; es necesario un microscopio electrónico para visualizar el resto de los virus.

Casi sin excepción, los virus contienen ADN o ARN, pero no ambos. La mayoría de los virus de ADN médicamente importantes tienen doble cadena, con excepción de los parvovirus; la mayoría de los virus de ARN de trascendencia médica son monocatenarios, aunque una excepción es el rotavirus (reovirus). El centro de cualquier partícula vírica, el núcleo de la ribonucleoproteína, contiene ácido nucleico enrollado y proteínas.[204] Alrededor del centro hay una cubierta protectora compuesta por unidades de proteína llamadas *capsómeros*, que conforman en su conjunto la envoltura de la cápside. Junto con el núcleo de nucleoproteína, la unidad de la nucleocápside se encuentra completa. La arquitectura de la mayoría de los virus tiene una simetría helicoidal, similar al ácido nucleico, o icosaédrica, la arquitectura de un domo geodésico. Estas dos simetrías, ilustradas en la figura 23-2, proporcionan el medio más eficaz para el montaje de las envolturas estructurales, una economía que es esencial para estas diminutas partículas con recursos genéticos limitados.

Como regla general, los virus ADN se replican y se ensamblan en el núcleo; los virus ARN se ensamblan en el citoplasma. Las principales excepciones al sitio de replicación son los virus de la influenza (ARN), que comienzan la replicación en el núcleo, y los poxvirus (ADN), que replican en el citoplasma. Los complejos procesos que ocurren después de que un virus infecta una célula se reflejan sólo de forma incompleta en los cambios morfológicos celulares. En algunos casos, sin embargo, se puede ver claramente cómo el virus se ha apropiado de los recursos genéticos de la célula (fig. 23-3). El ensamble final de algunos virus tiene lugar en la membrana nuclear o citoplasmática. La formación de la "envoltura" para los virus envueltos se produce a medida que el virión se mueve desde el núcleo hasta el citoplasma o pasa del citoplasma al espacio extracelular; es durante estas transiciones que una envoltura que contiene lípidos externos se agrega a la nucleocápside (figs. 23-2 y 23-3A-F).

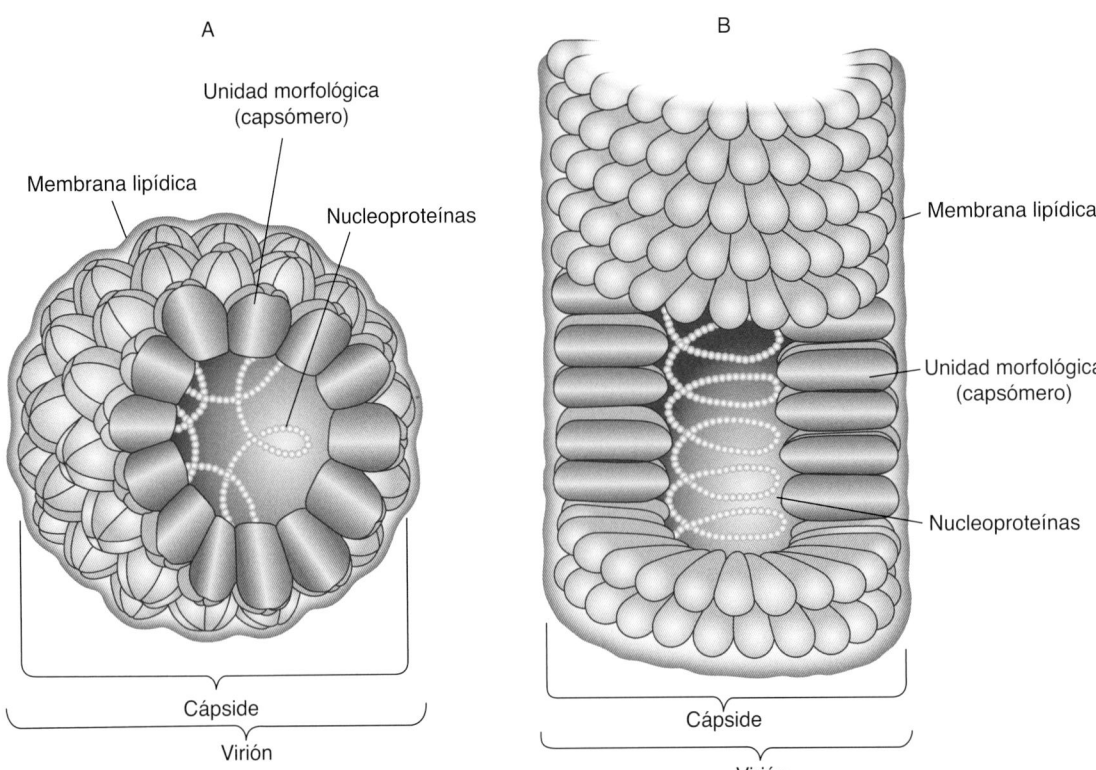

■ **FIGURA 23-2** Morfología del virus. Los virus poseen una arquitectura altamente económica. Un núcleo central de nucleoproteínas está rodeado por una cápside de proteínas, la cual se compone de capsómeros individuales. Algunos virus también tienen una membrana de lipoproteínas derivada del hospedero alrededor de la nucleocápside. Los dos patrones de organización de simetría más frecuentes son el icosaédrico (**A**) y el helicoidal (**B**). Ultraestructuralmente, los virus icosaédricos son redondos, aunque en ocasiones se pueden observar las facetas (*véase* la ilustración de adenovirus en la tabla 23-2).

Los detergentes y los solventes de lípidos inactivan fácilmente a los virus envueltos, mientras que aquellos sin envoltura no se ven afectados. La replicación de algunos virus causa la muerte de la célula, frecuentemente por lisis celular, con liberación de la nucleocápside ensamblada. Los virus envueltos que maduran en la membrana citoplasmática se liberan de la célula por "gemación" a través de la membrana (figs. 23-3F y 23-4). En este proceso, la envoltura acumula porciones de la membrana lipídica celular, así como las glicoproteínas específicas del virus que se han insertado en esa membrana.

En las tablas 23-1 y 23-2 se resumen los principales grupos de virus. Las microfotografías electrónicas ilustrativas de partículas víricas con tinción negativa (proporcionadas por Frederick A. Murphy) se yuxtaponen con una breve descripción de las familias y los géneros. La lista no es exhaustiva, pero incluye los patógenos más importantes en humanos. Las características taxonómicas se resumen en las tablas, pero en el texto se utilizan en adelante los nombres comunes.

Entre las características estructurales y bioquímicas que se utilizan para la clasificación están las de los ácidos nucleicos, la configuración o simetría de la nucleocápside (helicoidal, icosaédrica o compleja), la presencia o ausencia de una envoltura lipídica, el tamaño del virión, el número de capsómeros, la estabilidad del virión ante el tratamiento químico y la composición antigénica.

La polaridad de los virus ARN se considera positiva si pueden funcionar como ARN mensajero (ARNm) (las proteínas necesarias para la construcción del virión se pueden sintetizar directamente en el ácido nucleico vírico una vez que se libera

en la célula mediante la rotura de la cápside del virión). Un virus de ARN con polaridad negativa debe utilizar una ARN polimerasa dependiente de ARN (una enzima que debe empacarse con el ácido nucleico en el virión infectante) con la finalidad de hacer una molécula de ARN complementaria (una molécula de ARN con una polaridad positiva), después de lo cual se pueden sintetizar las proteínas necesarias. El genoma de la mayoría de los virus ARN está contenido en un segmento lineal, pero algunos virus tienen un genoma segmentado. Este último permite un mayor potencial de redistribución genética cuando dos cepas infectan la misma célula. Una de las explicaciones de la asombrosa habilidad de los virus gripales para cambiar drásticamente (la causa del cambio antigénico) y adaptarse es su genoma segmentado, el cual facilita la recombinación de segmentos cuando dos viriones distintos infectan la misma célula.

Manifestaciones clínicas de las infecciones víricas

Las manifestaciones clínicas de las infecciones víricas son innumerables. Los síntomas generales incluyen fiebre con o sin escalofríos, malestar general y mialgias. Los síntomas específicos se derivan principalmente de la propensión del virus a infectar diversas células y tejidos (tropismo); sin embargo, también pueden depender de la vía de infección, la virulencia de la cepa, el estado inmunitario del paciente y otros factores predisponentes, como

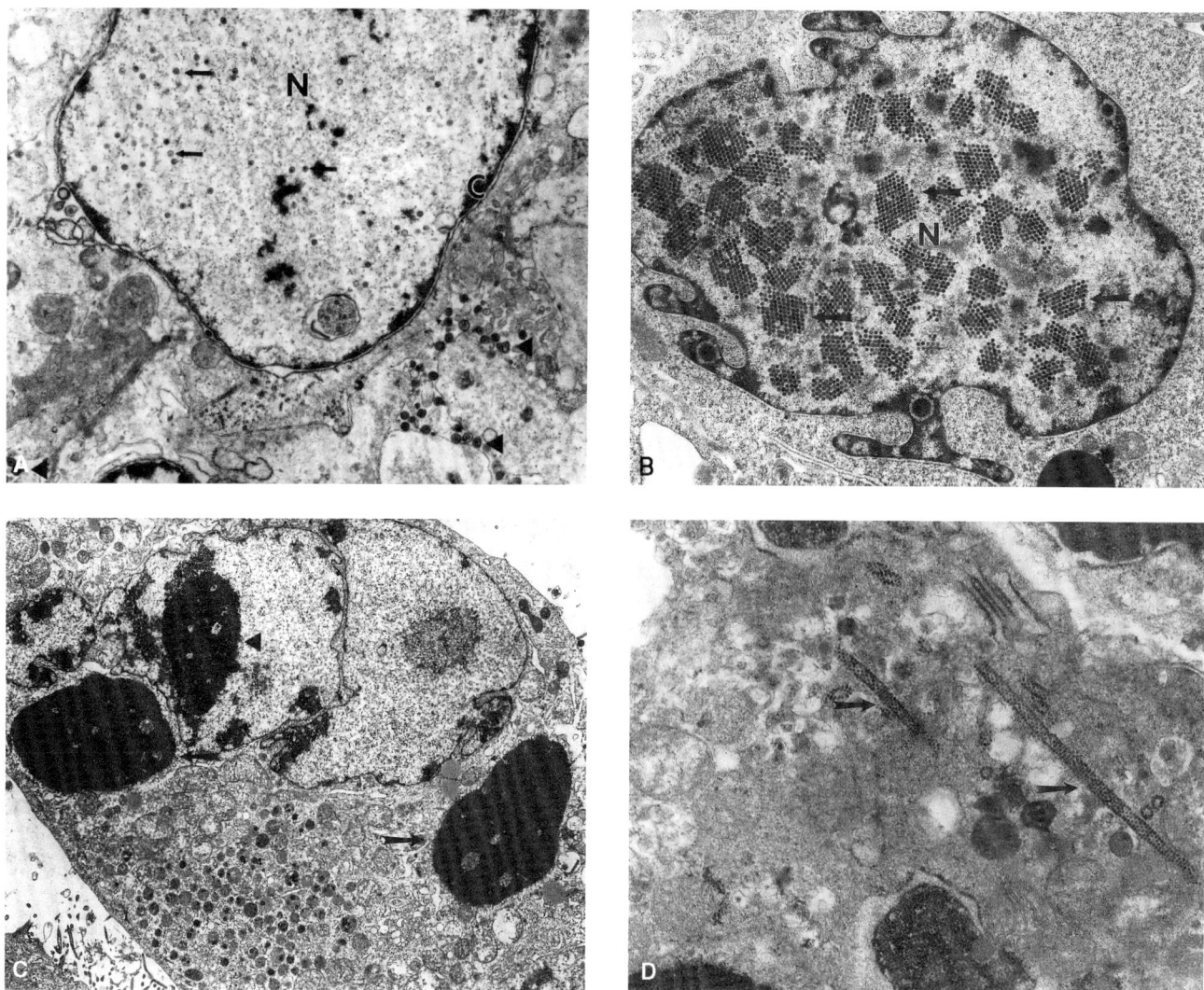

■ **FIGURA 23-3** Ultraestructura del virus. **A.** Virus del herpes simple. Los virus del herpes se ensamblan en el núcleo de la célula (N). La cromatina celular (C) es empujada al borde del núcleo por la desoxirribonucleoproteína vírica, que presenta tinción ligera en la microfotografía. Este material corresponde a la inclusión intranuclear eosinófila observada con el microscopio óptico (lám. 23-1). Los viriones sin envoltura (*flechas*) están ensamblados en el núcleo. Fuera del núcleo, se observan algunos viriones maduros que han adquirido una envoltura lipídica de la célula hospedera (*puntas de flecha*) (células MRC-5, infectadas por el virus del herpes simple de tipo 1, 22400×). **B.** Los adenovirus se ensamblan en el núcleo (N). Tienen simetría icosaédrica y no están envueltos. Con frecuencia se agrupan en estructuras paravidrioinas (*flechas*). A medida que se acumulan los virus, el núcleo entero puede llenarse de viriones, produciendo los cuerpos de inclusión que se observan con el microscopio óptico (lám. 23-1E) (células HEp-2 infectadas, 22400×). **C.** El virus sincitial respiratorio se ensambla en el citoplasma y madura en la membrana celular. Pueden verse inclusiones en el citoplasma de las células infectadas, tanto *in vivo* como *in vitro* (lám. 23-1G). Los cuerpos de inclusión (*flecha*) son intracitoplasmáticos y se componen de ribonucleoproteína fibrilar. Contrastar la densidad del nucléolo (*flecha*) con el de los cuerpos de inclusión (células HEp-2 infectadas, 3150×). **D.** Virus Coxsackie B. Los enterovirus son pequeños virus que contienen ARN que muestran simetría icosaédrica y con frecuencia adquieren paquetes de disposición paravidrioina (*flechas*). Se ensamblan en el citoplasma. Los cuerpos de inclusión no se observan con el microscopio óptico (células infectadas de riñón de *M. mulatta*, 56000×). **E.** Virus de la rabia. Este rabdovirus en forma de bala se ensambla en el citoplasma. La nucleoproteína fibrilar (P) y los virus alargados (*flechas*) se encuentran juntos. La masa de material vírico corresponde al cuerpo de Negri, que se observa con el microscopio óptico (lám. 23-1H). La estructura interna que puede observarse en los cuerpos de Negri clásicos proviene de la incorporación de material citoplasmático en el cuerpo de inclusión (cerebro humano infectado, 25000×). **F.** Virus de la encefalitis equina oriental. Este togavirus ilustra la maduración de las partículas del virus en la superficie de la célula. Los viriones maduros (*flechas*) están presentes en el espacio extracelular. Se puede reconocer un virión en maduración (gemación) por un núcleo denso de nucleoproteína y una condensación de la membrana celular donde se está formando la envoltura (*flecha*). Algunos virus, como los mixovirus, insertan sus hemaglutininas en la membrana en esta etapa; en la virología clásica, esto produjo su detección por la adherencia de eritrocitos a la hemaglutinina vírica en la membrana de la célula (hemadsorción) (cerebro de ratón infectado, 60000×). (E, cortesía de Daniel Perl; F, cortesía de Frederick Murphy).

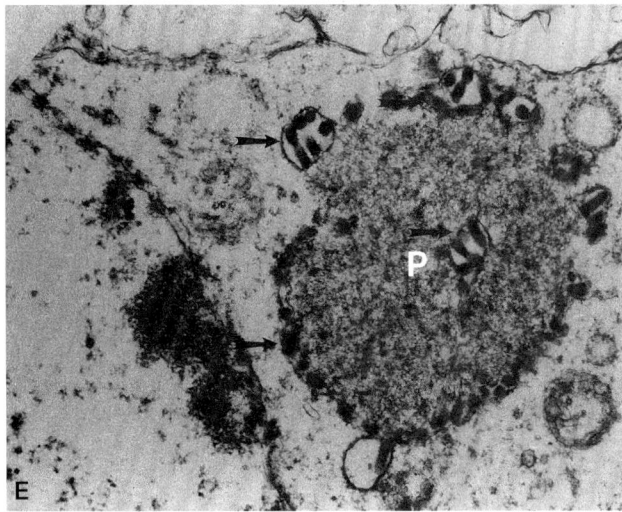

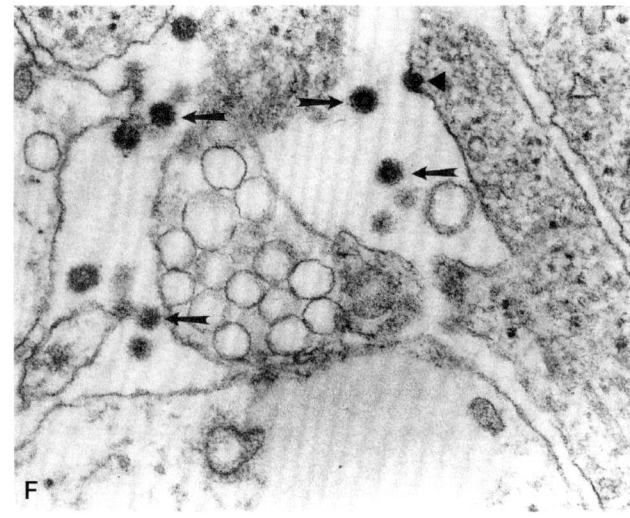

■ **FIGURA 23-3** (*continuación*)

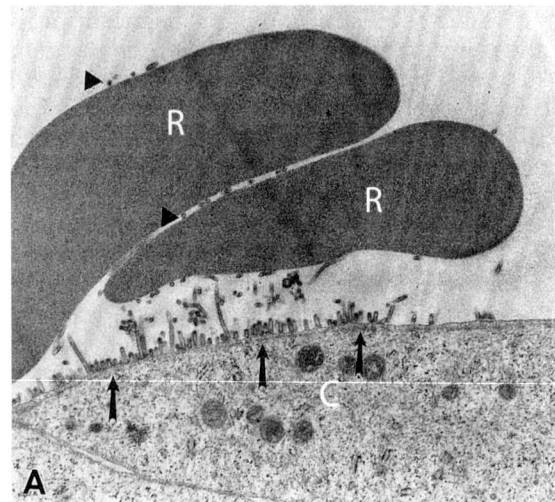

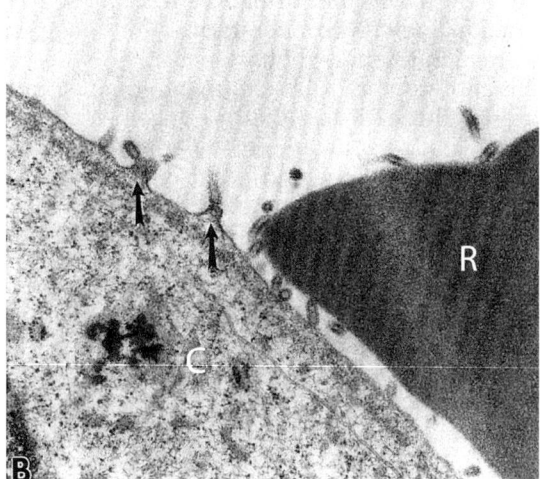

■ **FIGURA 23-4** Microscopia electrónica de hemadsorción y hemaglutinación del virus de la influenza **A**. Dos glóbulos rojos (R) se han adherido a una monocapa de células de riñón de *M. mulatta* (C). La adherencia celular entre los eritrocitos es causada por la gran cantidad de viriones de la influenza que se encuentran en "gemación" a partir de la superficie de las células renales (*flechas*) o adhiriéndose a los eritrocitos (*flecha*) (35 000×). **B.** A mayor aumento, las protuberancias en la membrana celular en el punto de gemación se pueden ver claramente (*flechas*). Los picos de la hemaglutinina y neuraminidasa en las partículas de virus aparecen como "franja" (80 000×).

enfermedad pulmonar o cardíaca subyacente. El lector puede consultar varios de los excelentes libros de texto que existen para obtener mayor información.[285,395]

Ortomixovirus

Los ortomixovirus, que incluyen los virus de la influenza A, B y C, producen una gran variedad de infecciones respiratorias.[50,368] El síndrome de la influenza o "gripe" comienza con el inicio brusco de dolor de cabeza, fiebre, escalofríos y tos seca; más tarde, se presentan anorexia, mialgias, malestar general y fiebre alta. En niños pequeños, los síntomas gastrointestinales pueden ser prominentes. Casi todas las infecciones por influenza tienen lugar durante el invierno. Los virus de la influenza A y B representan la mayoría de las enfermedades respiratorias epidémicas en las que hay exceso de mortalidad. Rara vez se aíslan en ausencia de infección. El virus de la influenza A infecta a diversas especies de mamíferos y aves. La transmisión de la influenza porcina y aviar de los cerdos o pollos a los humanos se ha descrito ocasionalmente.[481] El virus de la influenza C es una causa de infección

humana infrecuente, pero puede producir bronquitis y neumonía.[335] El virus de la influenza puede producir directamente una enfermedad grave de las vías respiratorias bajas o, con mayor frecuencia, predisponer al paciente a una infección bacteriana secundaria.[510] Un giro afortunadamente infrecuente al estado de infección secundaria ha sido la producción de síndrome de *shock* tóxico por *Staphylococcus aureus* invasor.[300] Por lo general, *S. aureus* causaría una neumonía de necrotización en caso de postinfluenza. Otras complicaciones incluyen miocarditis[130] y encefalopatía,[222,443] aunque el virus no se detecta con frecuencia en estas situaciones.

La estructura y función del virus de la influenza están íntimamente relacionadas con la patogenia y el diagnóstico de laboratorio.[279] El antígeno de nucleoproteína en el núcleo vírico define el tipo de virus, por ejemplo, influenza A o B. Este antígeno es estable y es reconocido por muchos de los antisueros diagnósticos, que son capaces de detectar todas las cepas circulantes de un tipo particular. Dos antígenos de glicoproteínas en la superficie de los virus de la influenza son importantes para la patogenia, epidemiología y tratamiento.

(*el texto continúa en la p. 1514*)

TABLA 23-1 Clasificación de los virus ARN (selección de géneros y especies que infectan a los humanos)

Familia: *Orthomyxoviridae*
Especie: *Virus de la influenza A*
Especie: *Virus de la influenza B*
Especie: *Virus de la influenza C*

Tamaño: 80-120 nm, esférico o pleomorfo
Ácido nucleico: una cadena de ARN, de polaridad negativa, segmentada
Simetría: helicoidal
Envoltura lipídica: presente
Antígenos: hemaglutinina y neuraminidasa
Hábitat natural: humanos y animales
Distribución: mundial

Modo de transmisión: gotitas de aerosol esparcidas de persona a persona, rara vez de animal a persona
Vía de infección: respiratoria
Enfermedades: infecciones respiratorias, incluyendo coriza (resfriado común), traqueobronquitis y neumonía. Los síntomas extrapulmonares son prominentes en el síndrome de la influenza; rara vez puede haber enfermedad extrapulmonar, como miocarditis

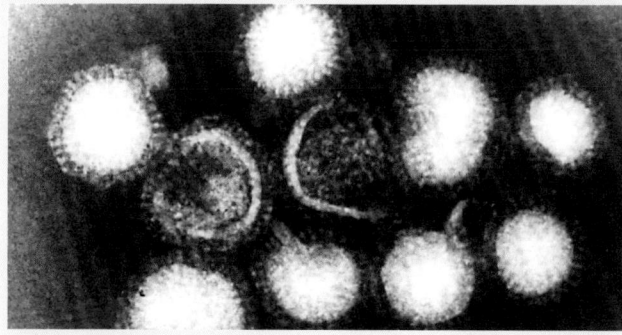

Virus de la influenza A. Las partículas son aproximadamente esféricas, pero irregulares. La estructura helicoidal interna es difícil de apreciar, pero las proyecciones tipo franja de hemaglutinina y neuraminidasa se muestran bien. 135 000×.

Familia: *Paramyxoviridae*
Subfamilia: *Paramyxovirinae*
Género: *Respirovirus*
Especie: *Virus de la parainfluenza humana 1*
Especie: *Virus de la parainfluenza humana 3*
Género: *Rubulavirus*
Especie: *Virus de la parainfluenza humana 2*
Especie: *Virus de la parainfluenza humana 4*
Especie: *Virus de la parotiditis*
Género: *Morbillivirus*
Especie: *Virus del sarampión*
Subfamilia: *Pneumovirinae*
Género: *Pneumovirus*
Especie: *Virus sincitial respiratorio humano*
Género: *Metapneumovirus*
Especie: *Metapneumovirus humano*

Tamaño: 150-300 nm, pleomorfo
Ácido nucleico: una cadena de ARN, de polaridad negativa, no segmentada
Simetría: helicoidal
Envoltura lipídica: presente
Antígenos: hemaglutinina, neuraminidasa, proteína de fusión, nucleocápside (dependiendo del virus)
Hábitat natural: humanos y animales
Distribución: mundial

Modo de transmisión: gotitas de aerosol o inoculación directa
Vía de infección: respiratoria
Enfermedades: resfriado común, traqueobronquitis, rara vez neumonía (parainfluenza); traqueobronquitis, bronquiolitis y neumonía (virus sincitial respiratorio); parotiditis, pancreatitis, orquitis, meningitis (paperas); erupción cutánea, neumonía, encefalitis, panencefalitis esclerosante subaguda (sarampión)

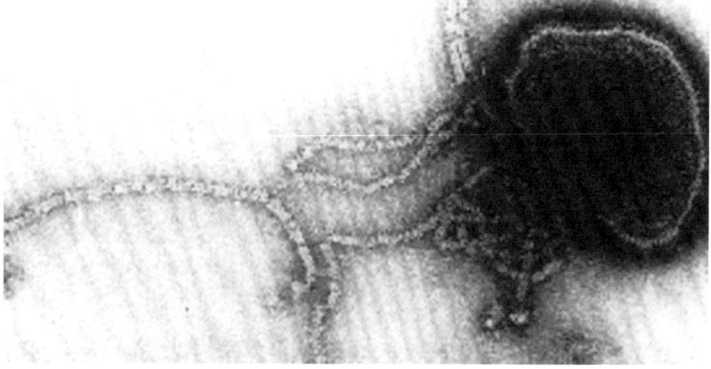

Virus 1 de la parainfluenza humana. El virión irregular se ha visto alterado, soltando un largo filamento de ARN desenrollado. Las franjas de hemaglutinina en el virión son evidentes. 72 000×.

Familia: *Rhabdoviridae*
Género: *Lyssavirus*
Especie: *Virus de la rabia*

Tamaño: 50-95 nm por 130-389 nm, con forma de bala
Ácido nucleico: una cadena de ARN, de polaridad negativa, no segmentada
Simetría: helicoidal
Envoltura lipídica: presente
Hábitat natural: animales silvestres y domésticos
Distribución: mundial

Modo de transmisión: secreciones infectadas, rabia transmitida generalmente por morduras
Vía de transmisión: cutánea o respiratoria
Enfermedad: encefalitis (rabia)

(continúa)

TABLA 23-1 Clasificación de los virus ARN (*continuación*)

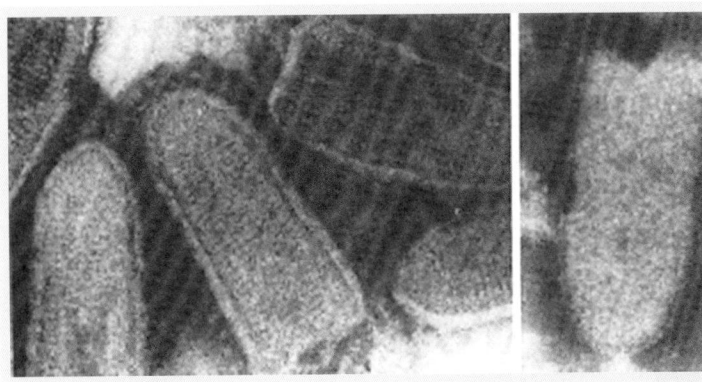

Virus de la estomatitis vesicular. La forma de bala del virión es evidente. La naturaleza helicoidal en espiral de la ribonucleoproteína interna se refleja en las estrías. 216 000×.

Familia: *Filoviridae*
Género: *Marburgvirus*
Especie: *Marburgvirus de Marburgo*
Género: *Ebolavirus*
Especie: *Ebolavirus Zaire*
Especie: *Ebolavirus Bundibugyo*
Especie: *Ebolavirus Tai Forest*
Especie: *Ebolavirus Sudán*

Tamaño: 80 nm por 800-1 000 nm, filamentosos
Ácido nucleico: una cadena de ARN, de polaridad negativa, no segmentada
Simetría: helicoidal
Envoltura lipídica: presente
Hábitat natural: primates no humanos
Distribución: África, Filipinas

Modo de transmisión: desconocido, pero requiere contacto estrecho
Enfermedades: fiebre hemorrágica con tasas de mortalidad de hasta el 90%

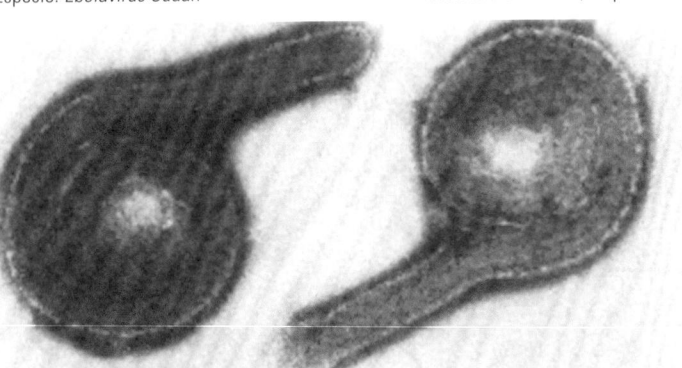

Virus del Ébola. Contorno largo y filamentoso que asume una forma de "cayado". 59 000×.

Familia: *Bunyaviridae*
Género: *Orthobunyavirus*
Especie: *Virus de la encefalitis de California*
Especie: *Virus LaCrosse*
Género: *Hantavirus*
Especie: *Virus Hantaan*
Especie: *Virus Sin Nombre*
Género: *Nairovirus*
Especie: *Virus de la fiebre hemorrágica de Crimea-Congo*
Especie: *Virus de la fiebre del Valle del Rift*
Especie: *Virus de la fiebre napolitana por flebótomos*

Tamaño: 80-120 nm
Ácido nucleico: ARN segmentado, monocatenario. Probablemente de polaridad negativa (*Bunyavirus*, *Hantavirus* y *Nairovirus*) o contienen ejemplos de cada polaridad (*Phlebovirus*)
Simetría: helicoidal
Envoltura lipídica: presente
Antígenos: hemaglutinina de superficie
Hábitat natural: animales pequeños

Distribución: mundial
Modo de transmisión: picadura de mosquitos infectados (*Bunyavirus*, *Phlebovirus* y *Nairovirus*), exposición a excretas de roedores (*Hantavirus*)
Enfermedades: enfermedad febril, meningitis aséptica (*Bunyavirus*); enfermedad febril, fiebre hemorrágica, insuficiencia respiratoria (*Hantavirus*); enfermedad febril, fiebre hemorrágica (*Nairovirus*); enfermedad febril, encefalitis, fiebre hemorrágica (*Phlebovirus*)

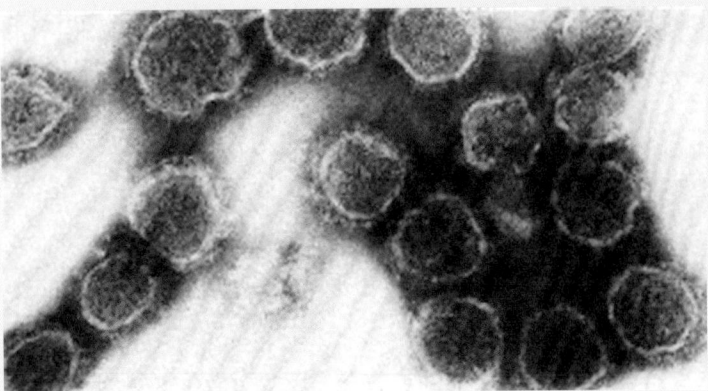

Virus LaCrosse. Partículas irregulares del virus; la envoltura lipídica y las proyecciones de la superficie son evidentes. 117 000×.

TABLA 23-1 Clasificación de los virus ARN (*continuación*)

Familia: *Coronaviridae*
Género: *Alphacoronavirus*
Especie: *Coronavirus humano 229E*
Especie: *Coronavirus humano OC43*
Género: *Betacoronavirus*
Especie: *Virus del síndrome respiratorio agudo grave* (SARG)

Tamaño: 120-160 nm
Ácido nucleico: ARN monocatenario no segmentado; de polaridad negativa
Simetría: helicoidal
Envoltura lipídica: presente
Hábitat natural: humanos o animales (Coronavirus)

Distribución: mundial
Transmisión: persona a persona, probablemente por aerosoles
Vía de infección: respiratoria
Enfermedades: resfriado común; en raras ocasiones, enfermedades de vías respiratorias inferiores; síndrome respiratorio agudo grave

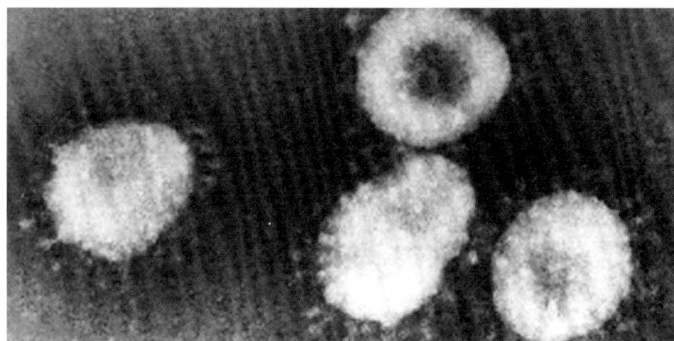

Coronavirus humano OC43. Las proyecciones en forma de garrote son las características más distintivas de estas partículas pleomorfas. 180 000×.

Familia: *Picornaviridae*
Género: *Enterovirus*
Especie: *Enterovirus C (poliovirus humano 1-3)*
Especie: *Enterovirus A (coxsackievirus humano A2)*
Especie: *Enterovirus B (echovirus humano)*
Especie: *Rinovirus A-C*
Género: *Hepatovirus*
Especie: *Virus de la hepatitis A*
Género: *Parechovirus (rinovirus)*
Especie: *Parechovirus humano*

Tamaño: 22-30 nm
Ácido nucleico: una cadena de ARN, de polaridad positiva, no segmentada
Simetría: icosaédrica
Envoltura lipídica: ausente
Hábitat natural: tubo digestivo humano, sobrevive en el medio ambiente (*Enterovirus, Hepatovirus, Parechovirus*); vías respiratorias humanas (*Rhinovirus*)

Distribución: mundial
Transmisión: fecal-oral de humano a humano o agua contaminada (*Enterovirus, Hepatovirus, Parechovirus*); vías respiratorias humanas por aerosol o en manos (*Rhinovirus*)
Vía de infección: gastrointestinal (*Enterovirus, Hepatovirus, Parechovirus*); respiratoria (*Rhinovirus*)
Enfermedades: enfermedad febril, meningitis, encefalitis, miocarditis (*Enterovirus, Parechovirus*); hepatitis (*Hepatovirus*); resfriado común (*Rhinovirus*)

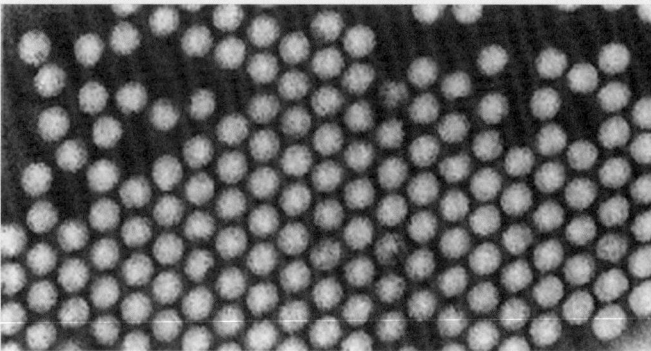

Poliovirus 1. Las partículas son pequeñas, regulares y sin envoltura. 180 000×.

Familia: *Caliciviridae*
Género: *Norovirus*
Especie: *Virus Norwalk*
Género: *Sapovirus*
Especie: *Virus Sapporo*

Tamaño: 35-40 nm
Ácido nucleico: una cadena de ARN, de polaridad positiva, no segmentada
Simetría: icosaédrica
Envoltura lipídica: ausente
Hábitat natural: tubo digestivo humano

Distribución: mundial
Transmisión: fecal-oral, agua contaminada
Puerta de entrada: gastrointestinal
Enfermedades: gastroenteritis

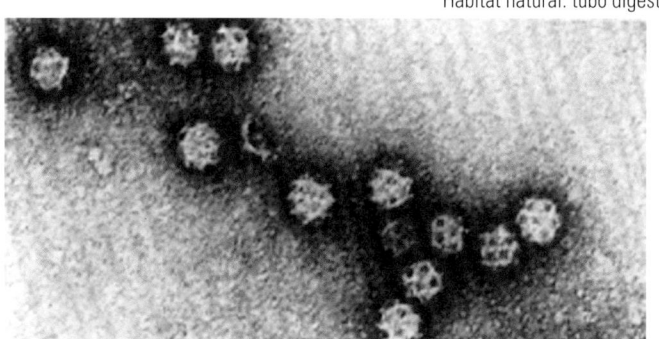

Virus del exantema porcino. Partículas muy pequeñas, regulares, con depresiones prominentes en forma de taza. Las depresiones superficiales de los virus de tipo Norwalk del humano no son tan pronunciadas.

(*continúa*)

TABLA 23-1 Clasificación de los virus ARN (*continuación*)

Familia: *Reoviridae*
Género: *Orthoreovirus*
Especie: *Orthoreovirus de mamífero*
Género: *Rotavirus*
Especie: *Rotavirus A-C*
Género: *Coltivirus*
Especie: *Virus de la fiebre por garrapatas de Colorado*

Tamaño: 60-85 nm, morfología variable
Ácido nucleico: doble cadena de ARN segmentada
Simetría: icosaédrica
Envoltura lipídica: ausente
Hábitat natural: tubo digestivo de los humanos (*Rotavirus*) y de los animales (*Rotavirus*)

Distribución: mundial
Transmisión: fecal-oral por contacto directo, animal a humano
Puerta de entrada: tubo digestivo humano
Enfermedades: gastroenteritis (*Rotavirus*); ninguna (*Reovirus*)

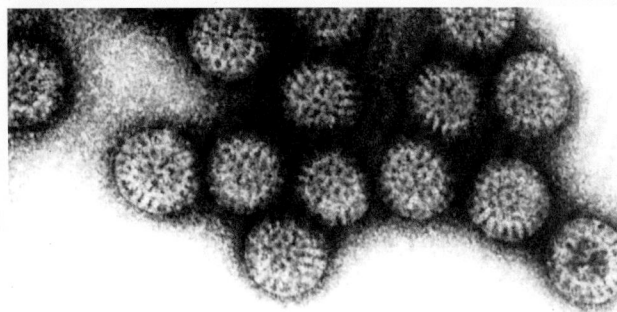

Rotavirus. La característica distintiva de *Reoviridae* es la presencia de una cubierta doble, cada una con simetría icosaédrica. 135 000×.

Familia: *Astroviridae*
Género: *Mamastrovirus*
Especie: *Mamastrovirus 1, 6, 8 y 9*

Tamaño: 28-30 nm
Ácido nucleico: una cadena de ARN, de polaridad positiva, no segmentada
Simetría: icosaédrica
Envoltura lipídica: ausente
Hábitat natural: tubo digestivo humano

Distribución: mundial
Transmisión: fecal-oral, agua contaminada
Puerta de entrada: tubo digestivo humano
Enfermedades: gastroenteritis

Familia: *Togaviridae*
Género: *Alphavirus*
Especie: *Virus de la encefalitis equina oriental*
Especie: *Virus de la encefalitis equina venezolana*
(otras especies portadas por artrópodos)
Especie: *Virus de Chikungunya*
Género: *Rubivirus*
Especie: *Virus de la rubéola*

Tamaño: 60-70 nm
Ácido nucleico: ARN monocatenario no segmentado de polaridad positiva
Simetría: icosaédrica
Envoltura lipídica: presente
Hábitat natural: mamíferos pequeños e insectos (*Alphavirus*); humanos (*Rubivirus*)

Distribución: mundial
Transmisión: por picadura de mosquitos (*Alphavirus*); aerosoles o vía transplacentaria (*Rubivirus*)
Puerta de entrada: cutánea (*Alphavirus*); vías respiratorias o vascular (*Rubivirus*)
Enfermedades: hepatitis, meningitis, encefalitis, artritis, enfermedad febril (*Alphavirus*); enfermedad exantemática, infección congénita (*Rubivirus*)

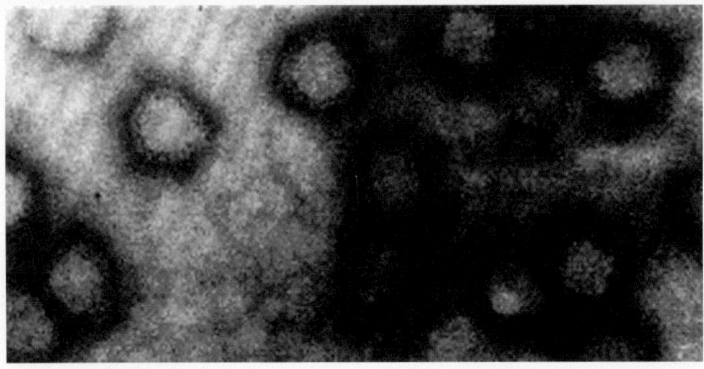

Virus de la rubéola. Los viriones esféricos tienen una membrana lipídica y proyecciones de hemaglutinina en la superficie. 135 000×.

Familia: *Flaviviridae*
Género: *Flavivirus*
Especie: *Virus de la fiebre amarilla*
Especie: *Virus de la encefalitis de San Luis*
Especie: *Virus de la encefalitis japonesa*
Especie: *Virus del Nilo occidental*
Especie: *Virus del dengue*

Tamaño: 40-60 nm
Ácido nucleico: una cadena de ARN, de polaridad positiva, no segmentada
Simetría: icosaédrica
Envoltura lipídica: presente
Hábitat natural: mamíferos pequeños e insectos (*Flavivirus*); humanos (*Hepacivirus*)

Distribución: mundial
Transmisión: por picadura de mosquito o garrapata (*Flavivirus*); por la sangre (*Hepacivirus*)
Vía de entrada: cutáneo (*Flavivirus*); vascular, sexual (*Hepacivirus*)
Enfermedades: hepatitis, meningitis, enfermedad febril de la encefalitis, fiebre hemorrágica (*Flavivirus*); hepatitis, cirrosis, carcinoma hepatocelular (*Hepacivirus*)

TABLA 23-1 Clasificación de los virus ARN (*continuación*)

(Numerosas especies, muchas transmitidas por
   artrópodos)
Género: *Hepacivirus*
Especie: *Virus de la hepatitis C*
Género: *Hepevirus*
Especie: *Virus de la hepatitis E*

Familia: *Retroviridae*
Género: *Deltaretrovirus*
Especie: *Virus linfotrópicos de linfocitos T humanos
   de tipos 1 y 2 (VLTH)*
Género: *Lentivirus*
Especie: *Virus de la inmunodeficiencia humana* de
   tipos 1 y 2 (VIH)

Tamaño de 80-100 nm
Ácido nucleico: dímero de ARN monoca-
   tenario, no segmentado, de polaridad
   positiva (empaquetado con polimerasa
   de ADN dependiente de ARN)
Simetría: variable
Envoltura lipídica: presente
Hábitat natural: humanos

Distribución: mundial
Transmisión: sexual, agujas contaminadas, transfusio-
   nes, materno-fetal/recién nacido
Vía de entrada: mucosas, vascular
Enfermedades: leucemia linfocítica y linfoma (VLTH); sín-
   drome de inmunodeficiencia adquirida o sida (VIH)

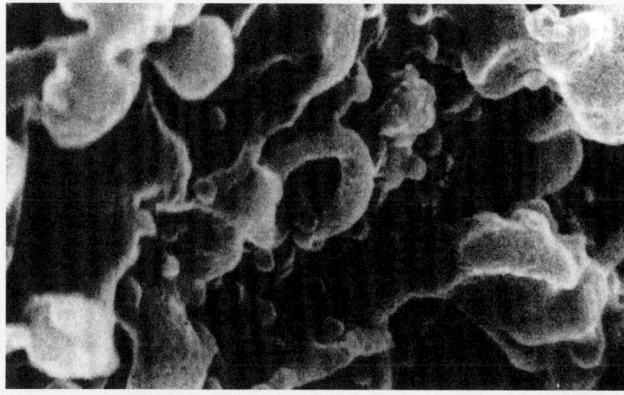

VIH. Micrografía electrónica de linfocitos T humanos con partículas del virus floreciendo sobre la superficie.

Familia: *Arenaviridae*
Género: *Arenavirus*
Grupo del Viejo Mundo
Especie: *Virus de la coriomeningitis linfocítica (CML)*
Especie: *Virus Lassa*
Grupo del Nuevo Mundo
Especie: *Virus Junín*
Especie: *Virus Machupo*
Especie: *Virus Sabia*
Especie: *Virus Guanarito*

Tamaño: 50-300 nm
Ácido nucleico: una cadena, bisegmentada,
   ambipolar
Simetría: pleomorfa
Envoltura lipídica: presente
Hábitat natural: roedores

Distribución: mundial (CML); Sudamérica (Junín, Machupo, Sabia, Guanarito); África (Lassa)
Transmisión: contacto con las secreciones de roedores
   o humanos
Puerta de entrada: vías respiratorias, cutánea
   (laceraciones)
Enfermedades: enfermedad febril, meningitis (CML); fiebre hemorrágica (virus Lassa, Junín, Machupo, Sabia,
   virus Guanarito)

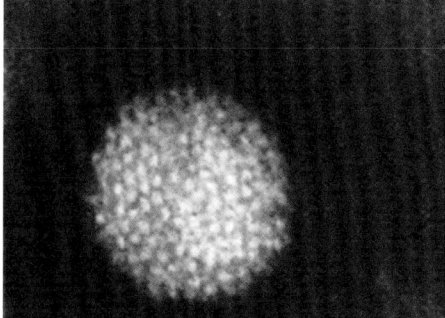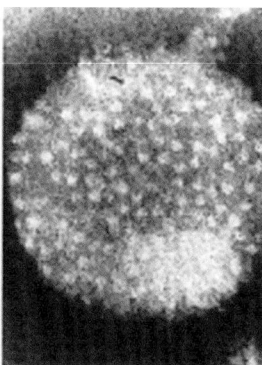

Virus de la coriomeningitis linfocítica. El virus esférico tiene grandes proyecciones superficiales. El nombre de *Arenavirus* se deriva
de la palabra latina *arenosus* (arenoso), que fue sugerido por las
partículas internas parecidas a ribosomas que se observan por
microscopia electrónica de transmisión. 225 000×.

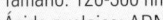

TABLA 23-2 Clasificación de los virus ADN (selección de géneros y especies que infectan a los humanos)

Familia: *Herpesviridae*
Subfamilia: *Alphaherpesvirinae*
Género: *Simplexvirus*
Especie: *Herpesvirus humano 1*
(virus del herpes simple de tipo 1, VHS1)
Especie: *Herpesvirus humano 2*
(virus del herpes simple de tipo 2, VHS2)
Género: *Varicellovirus*
Especie: *Herpesvirus humano 3* (virus varicela zóster, VVZ)
Subfamilia: *Betaherpesvirinae*
Género: *Cytomegalovirus*
Especie: *Herpesvirus humano 5* (citomegalovirus, CMV)
Género: *Roseolovirus*
Especie: *Herpesvirus humano 6A* (virus del herpes humano 6A, VHH6A)
Especie: *Herpesvirus humano 6B* (virus del herpes humano 6B, VHH6B)
Especie: *Herpesvirus humano 7* (virus del herpes humano 7, VHH7)
Subfamilia: *Gammaherpesvirinae*
Género: *Lymphocryptovirus*
Especies: *Herpesvirus humano 4* (virus de Epstein-Barr, VEB)
Género: *Rhadinovirus*
Especie: *Herpesvirus humano 8* (herpesvirus asociado con sarcoma de Kaposi, VHH8)

Tamaño: 120-300 nm
Ácido nucleico: ADN de doble cadena, no segmentado
Simetría: icosaédrica
Envoltura lipídica: presente
Hábitat natural: humanos
Distribución: mundial
Transmisión: por las secreciones bucales o genitales infectadas, sangre o vía transplacentaria
Puerta de entrada: respiratoria, cutánea, intravascular, transplacentaria
Enfermedades: faringitis, cervicitis, lesiones cutáneas locales, neumonía, esofagitis, encefalitis, infección diseminada (VHS1); lesiones cutáneas, meningitis, sepsis neonatal (VHS2); infección congénita, hepatitis, mononucleosis, neumonía (CMV); varicela, infección diseminada, herpes zóster (VVZ); faringitis, mononucleosis, hepatitis (VEB); exantema súbito (VHH6, VHH7); sarcoma de Kaposi, linfoma (VHH8)

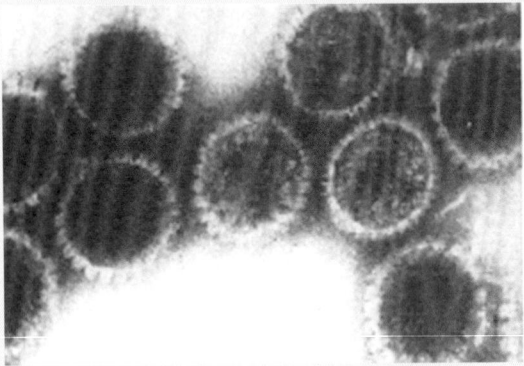
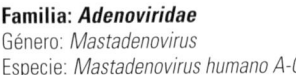
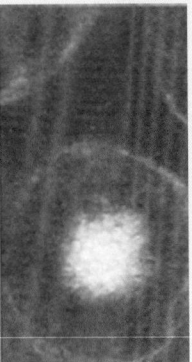

Virus del herpes simple. (*Izquierda*). La nucleocápside desnuda muestra la estructura regular del virión. Las unidades estructurales claramente definidas parecen tener una depresión central. (*Derecha*). La partícula envuelta tiene, además, una membrana lipídica derivada de la célula infectada. 189 000×.

Familia: *Adenoviridae*
Género: *Mastadenovirus*
Especie: *Mastadenovirus humano A-G*

Tamaño: 70-90 nm
Ácido nucleico: ADN de doble cadena, no segmentado
Distribución: mundial
Simetría: icosaédrica
Transmisión: fecal-oral, posiblemente por gotas de aerosol
Envoltura lipídica: ausente
Puerta de entrada: respiratoria, gastrointestinal
Hábitat natural: humanos
Enfermedades: conjuntivitis, queratitis, faringitis, traqueobronquitis, neumonía, cistitis, gastroenteritis (tipos 40 y 41)

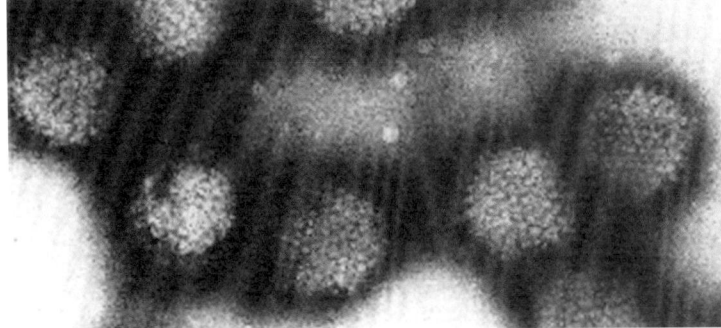

Adenovirus de tipo 5. La distribución regular de las unidades estructurales del virión es evidente. 234 000×.

TABLA 23-2 Clasificación de los virus de ADN (*continuación*)

Familia: *Papillomaviridae*
Género: *Alphapapillomavirus*
Especie: *Alphapapillomavirus 1* (virus del papiloma humano 32; VPH)
Género: *Betapapillomavirus*
Especie: *Betapapillomavirus 1* (virus del papiloma humano 5; VPH)

Tamaño: 55 nm
Ácido nucleico: ADN de doble cadena, no segmentado
Envoltura lipídica: ausente
Simetría: icosaédrica
Distribución: mundial
Transmisión: contacto con las secreciones infectadas, sexual; el virus permanece inactivo en los tejidos y se integra en el genoma del hospedero
Puerta de entrada: cutánea, mucocutánea (bucal y/o genital), respiratoria
Enfermedades: papilomas cutáneos, genitales y respiratorios (es decir, verrugas), y neoplasia epitelial, predominantemente carcinoma de células escamosas del cuello uterino y de la cabeza y el cuello

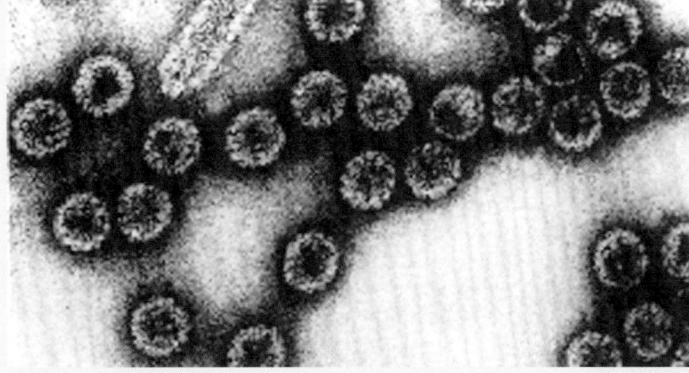

Papilomavirus humano. Estos virus nunca se han propagado con éxito en cultivos celulares. Las enfermedades han sido asociadas por la demostración de viriones, antígenos víricos o ácidos nucleicos en las lesiones. 135 000×.

Familia: *Polyomaviridae*
Género: *Polyomavirus*
Especie: *Poliomavirus BK*
Especie: *Poliomavirus JC*

Envoltura lipídica: ausente
Simetría: icosaédrica
Distribución: mundial
Transmisión: desconocida; se proponen mecanismos respiratorios y urinarios o bucales. El virus permanece latente y puede reactivarse en presencia de un sistema inmunitario deprimido
Puerta de entrada: probablemente respiratoria o bucal
Enfermedades: cistitis hemorrágica y nefropatía del trasplante renal (virus BK); leucoencefalopatía multifocal progresiva (virus JC)

Familia: *Parvoviridae*
Subfamilia: *Parvovirinae*
Género: *Erythroparvovirus*
Especie: *Eritroparvovirus de primates* (parvovirus humano B19)

Tamaño: 21-26 nm
Distribución: mundial
Ácido nucleico: ADN monocatenario; no segmentado
Simetría: icosaédrica
Envoltura lipídica: ausente
Hábitat natural: humanos
Transmisión: persona a persona (vía desconocida); transfusión
Puerta de entrada: desconocida; vascular
Enfermedades: eritema infeccioso (quinta enfermedad), enfermedad hemolítica del recién nacido, anemia

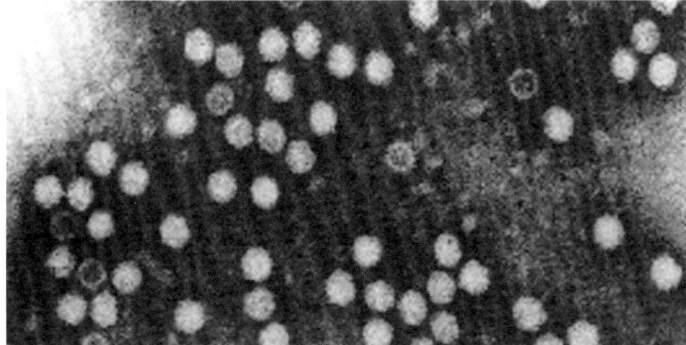

Virus H-1. Los viriones son muy pequeños y regulares en cuanto a tamaño y forma. Los parvovirus son atípicos en el sentido de que contienen ADN monocatenario.

(*continúa*)

TABLA 23-2 Clasificación de los virus ADN (*continuación*)

Familia: *Hepadnaviridae*
Género: *Orthohepadnavirus*
Especie: *Virus de la hepatitis B*

Tamaño: 42-50 nm
Distribución: mundial
Ácido nucleico: ADN de doble cadena, no segmentado
Transmisión: secreciones infectadas y sangre, sexual, transfusión
Simetría: compleja
Puerta de entrada: piel, vascular, genital
Envoltura lipídica: presente
Enfermedades: hepatitis, cirrosis, carcinoma hepatocelular
Hábitat natural: humanos
Antígenos:
    Antígeno de superficie (HBsAg)
    Antígeno nuclear (HBcAg)
    Antígeno temprano (HBeAg)

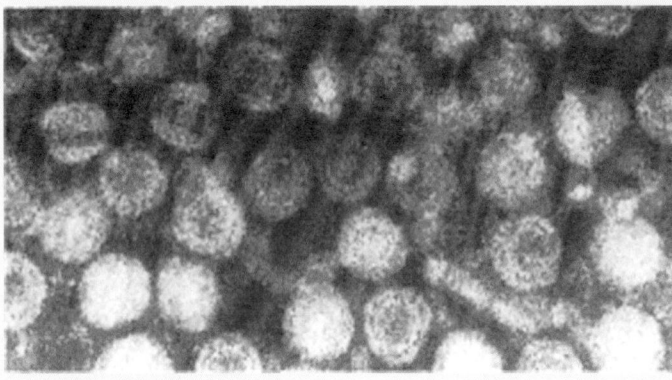

Virus de la hepatitis B. Estas partículas de 42 nm, que son el agente infeccioso, originalmente eran conocidas como partículas de Dane. 225 000×.

Familia: *Poxviridae*
Subfamilia: *Chordopoxvirinae*
Género: *Orthopoxvirus*
Especie: *Virus variola* (viruela)
Especie: *Virus vaccinia*
Especie: *Virus de la viruela vacuna* (*cowpox*)
Especie: *Virus de la viruela del mono* (*monkeypox*)
Género: *Parapoxvirus*
Especie: *Virus orf*
Género: *Molluscipoxvirus*
Especie: *Virus del molusco contagioso*
Género: *Yatapoxvirus*
Especie: *Virus Yaba del tumor del mono*

Tamaño: 140-260 × 220-450 nm
Ácido nucleico: ADN de doble cadena, no segmentado
Simetría: compleja
Envoltura lipídica: habitualmente presente
Hábitat natural: humanos y animales
Distribución: mundial, viruela "erradicada"
Transmisión: respiratoria, cutánea
Puerta de entrada: respiratoria, cutánea
Enfermedades: lesiones ulcerosas cutáneas, enfermedad diseminada (*Orthopoxvirus*); lesiones cutáneas ulcerosas (*Parapoxvirus, Yatapoxvirus*); molusco contagioso (*Molluscipoxvirus*)

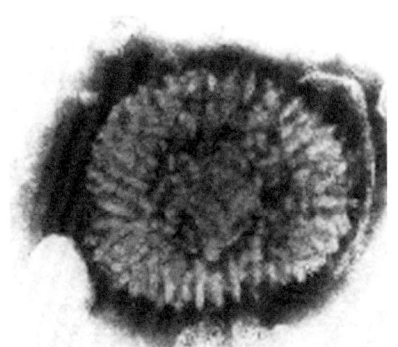

Virus vaccinia. La capa externa enrollada de estas partículas grandes en forma de ladrillo es evidente. Cuando existía la viruela, la microscopia electrónica de tinción negativa era una herramienta útil para la diferenciación del virus de la viruela y el de la varicela. 49 500×.

El antígeno dominante es la hemaglutinina, la cual es responsable de la fijación a las células epiteliales respiratorias, y por lo tanto es un objetivo importante para las vacunas contra la influenza. La enzima neuraminidasa superficial participa en el ingreso del virus en la célula. Estos antígenos de superficie cambian constantemente, de forma que son un blanco móvil para anticuerpos terapéuticos y de diagnóstico. Las variaciones constantes, progresivas y menores (*drift* antigénico) y las variaciones periódicas, cuánticas y mayores (*shift* antigénico) permiten que aparezcan epidemias y pandemias recurrentes, respectivamente, de la influenza.

Los virus son nombrados por su estructura y ubicación geográfica. Por ejemplo, un aislamiento puede ser caracterizado como influenza A/Leningrado/360/86 (H3N2). El nombre significa que esta cepa fue el aislamiento número 360 de la influenza A en Leningrado en 1986, y contiene el tercer tipo antigénico de la hemaglutinina y el segundo tipo de neuraminidasa.

La hemaglutinina y la neuraminidasa no son antígenos útiles para propósitos de diagnóstico, pero son esenciales para los estudios del epidemiólogo, de forma que la vacuna del año siguiente pueda contener anticuerpos contra los antígenos que circulan actualmente. Aunque no se ha logrado todavía, persisten los intentos por predecir las futuras variaciones de las cepas del virus de la influenza A, a fin de que la vacuna para la próxima temporada de la enfermedad pueda ser formulada de manera más racional.[44]

Hasta la fecha, se identificaron varios tipos diferentes de hemaglutinina. Se presumió que el antígeno inicial (H1) era un componente de la cepa que causó la pandemia de influenza en 1918, con base en el análisis serológico. Se ha desarrollado evidencia independiente con este propósito utilizando técnicas moleculares modernas en tejidos de las víctimas de influenza.[390] Dos muestras procedentes de Inglaterra eran de tejidos de pulmón fijados en formol, pero se tomó la muestra que rindió la secuencia más completa del cuerpo de una mujer inuit que había sido enterrada en el hielo de Alaska. Hubo una notable homogeneidad entre las tres muestras de distintas localidades.

Las grandes epidemias posteriores se han relacionado con cambios importantes en la hemaglutinina: H2 durante la epidemia de influenza asiática en 1957 y H3 durante la epidemia de Hong Kong de 1968. Posteriormente, las cepas con hemaglutinina H1 o H3 circularon hasta que una nueva cepa de gripe aviar (hemaglutinina H5) provocó la muerte a 6 de 18 individuos infectados en Hong Kong. Este virus, que se diseminó directamente de los pollos a los humanos sin otro intermediario, tenía características particularmente virulentas.[205] Por fortuna, el contagio fue limitado entre humanos. Después, otra cepa (hemaglutinina H9) apareció en Hong Kong con características epidemiológicas similares, pero con menor mortalidad. El virus H5 ha reaparecido en el sudeste asiático, una vez más con altas tasas de mortalidad en los pacientes que fueron expuestos a aves de corral, pero sin transmisión significativa de persona a persona.[214,269]

Los brotes de lo que se denominó *influenza asiática aviar A de alta patogenicidad* (HPAI, *highly pathogenic Asian avian influenza A*) (H5N1) ocurrieron en 15 países, con infecciones registradas en más de 700 personas. La mayoría de las infecciones tuvieron lugar en Indonesia, Vietnam y Egipto, pero ha habido personas infectadas que han viajado a Europa y Canadá. La mayoría de los pacientes infectados tuvieron una exposición epidemiológica a aves infectadas. Buena parte de las infecciones han ocurrido en adultos menores de 40 años de edad y en niños. Esta cepa puede causar neumonía, insuficiencia respiratoria y muerte, pero en algunos, especialmente los niños, se ha informado una enfermedad más leve.[72] Lo más importante es que el virus HPAI H5N1 no se transmite eficientemente de persona a persona.

El hecho de que el virus de la gripe aviar haya cruzado la barrera entre las especies para infectar a los humanos es causa de vigilancia constante. Las pandemias devastadoras sólo esperan la aparición de una cepa con una combinación de alta virulencia y transmisión eficiente entre los humanos.

La pandemia de influenza más reciente fue la de H1N1 de 2009.[71] Esta cepa en particular, que epidemiológicamente se relacionó con los cerdos, fue muy contagiosa; sin embargo, por suerte no fue más virulenta que las cepas de influenza A que suelen encontrarse cada año. La enfermedad, por lo tanto, varió de leve a grave. El nuevo virus se originó en México, pero se extendió rápidamente a California. Por fortuna, este virus fue inicialmente susceptible al oseltamivir, el cual se utilizó bastante para el tratamiento. Hubo dos observaciones interesantes derivadas de la pandemia en los años siguientes. En primer lugar, la cepa H1N1 pandémica no desapareció, sino más bien se convirtió en una cepa endémica de influenza (muy similar a la endemicidad actual del virus del Nilo occidental en Norteamérica). El otro hallazgo interesante fue la velocidad a la que el virus desarrolló resistencia al oseltamivir.

Paramixovirus

Los paramixovirus constituyen un grupo variado que incluye virus de la parainfluenza, virus de la parotiditis, virus del sarampión, virus sincitial respiratorio (VSR) y metaneumovirus humano (MPVh).

Virus de la parainfluenza. Los virus de la parainfluenza, de los cuales hay cuatro serotipos, son causa importante de enfermedad respiratoria, que suele ser leve en los adultos, aunque puede ser grave en los niños pequeños o los pacientes inmunodeprimidos.[208] Los virus de la parainfluenza 1 y 2 causan crup (laringotraqueobronquitis) en niños de 2-6 años de edad durante la temporada de virus respiratorios invernales. El virus de la parainfluenza 3 es una causa importante de bronquiolitis en los niños menores de dos años de edad; las infecciones se producen durante todo el año, con picos en otoño y primavera. El virus de la parainfluenza 4 causa infecciones menos intensas, lo que constituye la razón más probable por la que se aísla con menor frecuencia en el laboratorio de virología clínica (los pacientes con enfermedad subclínica no se realizan estudios). Numerosos estudios, incluyendo los reactivos de anticuerpos fluorescentes directos (AFD) y las pruebas de diagnóstico moleculares, no detectan la presencia del virus de la parainfluenza 4.

Virus de la parotiditis. El virus de la parotiditis (paperas) produce la parotiditis infecciosa. También causa meningitis aséptica, que por lo general es leve y también puede afectar el páncreas, las gónadas y, con menor frecuencia, las articulaciones. La introducción de una vacuna eficaz ha reducido enormemente la incidencia de infecciones por el virus de la parotiditis, aunque la vacuna no es 100% eficaz. Curiosamente, después de la introducción de la vacuna de las paperas, las cepas circulantes, que habían sido homogéneas, se hicieron más diversas.[247] Existen pequeños brotes de parotiditis cada año, los cuales ocurren con frecuencia en el otoño o el invierno, cuando hay aglomeraciones, o entre individuos con convivencia cercana, por ejemplo, en los equipos deportivos. Según los Centers for Disease Control and Prevention (CDC) de los Estados Unidos, hubo 1 151 personas que contrajeron paperas en el año 2014 (http://www.cdc.gov/mumps/outbreaks.html).

Virus del sarampión. Resulta poco probable encontrar el virus del sarampión en el laboratorio clínico;[427] sin embargo, por desgracia este virus sigue causando brotes localizados, el más reciente de ellos en California. La laxitud en la vigilancia y aplicación de prácticas de vacunación ha llevado a la aparición de brotes explosivos en jóvenes y adultos, que pueden mostrar alteraciones inmunitarias. Otras poblaciones en riesgo son los niños, especialmente en áreas del centro de las ciudades, donde los niveles de inmunización son bajos y hay individuos que rechazan la vacunación por una amplia gama de razones.[54] El análisis molecular sugiere la existencia de múltiples cepas importadas, en lugar de una sola cepa endémica.[400]

Las implicaciones de salud pública de la exposición en nuestra sociedad móvil fueron ilustradas por una epidemia clásica de 247 individuos que comenzó en una zona de esquí de Breckenridge, Colorado.[58] Después de la dispersión de los individuos infectados, se detectaron pacientes con sarampión en detectados en 10 estados. Tres factores reducen la probabilidad de aislar el virus del sarampión: el diagnóstico se realiza generalmente en contextos clínicos y las muestras no suelen enviarse al laboratorio. Además, el virus se aísla de secreciones respiratorias y orina solamente en etapas tempranas de la infección. Por último, muchos laboratorios están cambiando del cultivo celular, que apoyaría el crecimiento de los virus, a estudios moleculares de diagnóstico específico. Por lo tanto, el virus del sarampión no sería detectado mediante los análisis moleculares habituales de virus respiratorios, a menos que se busque específicamente (se debe solicitar un análisis de reacción en cadena de polimerasa de transcripción inversa [RT-PCR, *reverse transcription-polymerase chain reaction*] específico, dirigido al virus del sarampión).

El exantema diagnóstico es producido por complejos de antígeno vírico y anticuerpos. Así, en el momento en que el médico realiza el diagnóstico, el virus está siendo neutralizado y los cultivos suelen ser negativos. Se llegaron a observar síntomas clínicos atípicos en pacientes que habían recibido vacunas inactivas tempranas contra el sarampión,[10] pero este fenómeno no es frecuente. La neumonía y la encefalitis son las complicaciones más graves del sarampión.[128,253] Además, en algunas raras ocasiones el virus del sarampión puede producir una encefalitis crónica conocida como *panencefalitis esclerosante subaguda*.[365]

Virus sincitial respiratorio. El virus sincitial respiratorio (VSR) provoca infec-ciones respiratorias recurrentes desde la infancia hasta la vida adulta. Las epidemias son frecuentes y pueden estar asociadas con el entorno hospitalario. Hay dos grupos serológicos de VSR: A y B. Un solo grupo predomina en la mayoría de las epidemias,[343] aunque el tipo vírico no se correlaciona con la gravedad de la infección.[313] La enfermedad se concentra en los meses de invierno, aunque se pueden presentar infecciones de verano en climas cálidos.[478]

La infección se propaga mediante gotitas de partículas relativamente grandes y por fómites (p. ej., partículas ambientales contaminadas, como el polvo), en lugar de aerosoles de partículas pequeñas. Esta infección vírica es una causa importante de infección hospitalaria; es esencial prestar atención a los principios de control de infecciones.[177] Un buen apoyo diagnóstico de laboratorio, el cual se logra de manera más eficaz mediante el diagnóstico molecular rápido, es necesario no sólo para el tratamiento de cada paciente, sino también para limitar la diseminación hospitalaria de la infección.

El VSR puede producir crup, bronquitis, bronquiolitis o neumonía intersticial.[196] Es la causa más frecuente de enfermedad respiratoria en lactantes hospitalizados de menos de un año de edad, rivalizado solamente por el MPVh (*véase* más adelante). Las infecciones por VSR suelen ser graves en los niños pequeños. Si se presenta enfermedad cardíaca congénita o deficiencia inmunitaria, la enfermedad puede ser especialmente mortal. En un estudio, 8 (73%) de 11 niños con cardiopatía congénita e hipertensión pulmonar murieron por la infección.[301] Muchos niños previamente sanos, en especial lactantes, presentan un grado de enfermedad que requiere apoyo ventilatorio. La apnea es una parte importante del síndrome.

La inmunidad al VSR es incompleta y de vida corta. Durante mucho tiempo se pensó que el VSR era una enfermedad de lactantes y niños pequeños, pero la infección en adultos, incluyendo la enfermedad grave, ahora se reconoce como un problema clínico importante.[138,197] Se han informado epidemias en hogares para ancianos.[139]

Se ha reconocido la gravedad de la infección por VSR en los adultos inmunodeprimidos.[314] La infección por VSR se presenta también en adultos con enfermedades crónicas, como diabetes, cirrosis y enfermedad pulmonar obstructiva crónica.[193]

Otros paramixovirus. Se han reconocido otros paramixovirus como causa importante de infecciones humanas. Entre ellos destaca el MPVh. Este virus fue identificado inicialmente en Hong Kong, pero ahora se ha documentado en todo el mundo. Es un miembro de la subfamilia *Pneumovirinae*, que incluye el VRS;[325] el virus humano se relaciona estrechamente con dos virus aviares. La enfermedad producida por el MPVh se asemeja a la del VSR clínica y epidemiológicamente.[31] Se ha aislado utilizando células LLC-MK2 (una línea celular continua de riñón de mono *Macaca mulatta*), un método que no se emplea en los laboratorios de diagnóstico. El virus fue reconocido por su efecto citopático, pero en la actualidad la identificación se realiza de manera más eficaz mediante técnicas moleculares. Ahora existen pruebas moleculares disponibles comercialmente para la detección del MPVh, pero su uso generalizado no es frecuente.

Otros dos paramixovirus identificados más recientemente se han asociado con enfermedad neurológica grave y con infección respiratoria. Ambos virus se transmiten a los humanos desde los animales (infecciones zoonóticas). El virus Nipah ha causado encefalitis en granjeros de cerdos en Malasia y Singapur.[176] Los murciélagos *Pteropus* (frugívoros) son el depósito natural del virus Nipah. El daño producido por este virus va desde una enfermedad asintomática hasta infecciones respiratorias o encefalitis mortales. El virus Nipah se relaciona estrechamente con el virus Hendra, que comparte el mismo reservorio natural. Este último provoca enfermedades en caballos y se han registrado algunas infecciones humanas en Australia. La gama de presentaciones clínicas es como la del virus Nipah descrita anteriormente. También se han observado infecciones adquiridas en el laboratorio.

Picornavirus

Los picornavirus, que incluyen rinovirus y enterovirus, constituyen el otro gran grupo importante de virus de ARN. Los rinovirus son causa frecuente del resfriado común. Son lábiles en presencia de ácido y no infectan el tubo digestivo. La transmisión del rinovirus tiene lugar por la generación de aerosoles respiratorios[96] y a través del contacto con superficies contaminadas inanimadas (fómites).

Existen tantos serotipos de rinovirus que el diagnóstico inmunológico es poco práctico y carece de valor clínico. En el pasado, sólo rara vez se ha solicitado el cultivo porque las infecciones del rinovirus son molestas, pero casi nunca peligrosas para la vida y no existe tratamiento. Algunos de los nuevos estudios para virus respiratorios múltiples incluyen rinovirus o el resultado de la combinación de rinovirus/enterovirus. Éstos pueden ser útiles en hospederos inmunodeprimidos, en quienes las infecciones. incluso con virus que sólo suelen ser "molestos" podrían contribuir al aumento de la morbilidad general.

Los enterovirus clásicos son los poliovirus 1 a 3, los coxsackievirus A y B, y los echovirus.[359] El grupo Coxsackie recibió su nombre de un pequeño pueblo en el norte de Nueva York, donde fueron realizados los primeros aislamientos. "Echo" se refiere a *Enteric cytopathic human orphan* (enterovirus humano citopatógeno y huérfano), un nombre aplicado antes de que fuera apreciado el potencial patogénico de los virus. Posteriormente, otros miembros del género han sido reconocidos y señalados como enterovirus 68 a 71. Sin embargo, un estudio molecular cuidadoso ha cambiado esta taxonomía.[290] Los enterovirus se dividen ahora en cuatro especies, enterovirus A a D, y cada una contiene varios serotipos. Este grupo taxonómico también contiene el rinovirus. Los enterovirus pueden aislarse en el 40-80% de los pacientes con meningitis "aséptica".[84] Muchos más casos de meningitis aséptica esporádica y epidémica probablemente sean causados por enterovirus, con base en el hallazgo de que la curva epidémica para todos los casos de meningitis aséptica es exactamente paralela a la curva para los casos en los que se han aislado enterovirus. Esto es cada vez más claro a medida que se emplean con mayor frecuencia los métodos moleculares de diagnóstico. La incidencia máxima de la enfermedad se presenta en el verano y el otoño temprano.

Los enterovirus, especialmente los coxsackievirus B, también producen miocarditis, pericarditis y pleurodinia epidémica. Estos virus también se asocian con la miocardiopatía, un trastorno no inflamatorio del músculo cardíaco.[456] Los coxsackievirus A causan herpangina y exantema vírico de manos, pies y boca. Los enterovirus también producen enfermedad febril con exantema, que suele ser maculopapular, pero rara vez vesicular. El enterovirus 70 causa conjuntivitis hemorrágica epidémica, mientras que el enterovirus 71 produce infecciones del sistema nervioso central (SNC), incluyendo una parálisis parecida a la poliomielitis. Más recientemente, el enterovirus D68 causó epidemias importantes en la temporada de virus respiratorios de los años 2014 a 2015. Este virus produce infecciones respiratorias que van de leves a graves y son potencialmente mortales (www.cdc.gov/non-polio-enterovirus/about/ev-d68.html).

La infección enterovírica es más frecuente en lactantes y niños pequeños. Paradójicamente, la enfermedad del virus de la poliomielitis paralítica es más frecuente en los adultos jóvenes. La propagación de los enterovirus se facilita por falta de higiene y limpieza, así como por el hacinamiento. En las poblaciones entre las que el virus se propaga activamente (p. ej., grupos de bajo nivel socioeconómico), la infección se produce a una edad temprana y la enfermedad paralítica es infrecuente. Las personas de alto nivel socioeconómico escapan de la infección cuando son bebés y son más propensas a experimentar la parálisis después de la infección cuando son adolescentes. Se ha documentado un fenómeno similar con el virus varicela zóster (VVZ), virus de Epstein-Barr (VEB) y virus de la rubéola. Por fortuna, la enfermedad paralítica fue provocada casi en su totalidad por serotipos de poliovirus virulentos y ha sido prácticamente eliminada mediante la vacunación en la mayoría de los países. El poliovirus de tipo silvestre ahora se ha erradicado de gran parte del mundo. La Organización Mundial de la Salud (OMS) informa que nunca antes se ha logrado una mejor posición para erradicar el polio a nivel mundial.[65,497] Las áreas clave donde persiste la transmisión de la enfermedad son Nigeria, África central y el Cuerno de África, donde ha habido brotes, así como Pakistán y Afganistán. La enfermedad paralítica puede ser causada por coxsackievirus y enterovirus tradicionales, pero sólo muy rara vez. Se ha observado que el enterovirus 71 produce enfermedad paralítica.

La patogenia de la mayoría de las infecciones por enterovirus incluye la infección primaria de las vías respiratorias o gastrointestinales, seguida por la viremia e infección de un órgano diana distante, como piel, corazón o meninges. La vacuna de poliovirus inactivada (Salk) produce anticuerpos de neutralización en suero, pero no inmunidad en mucosas. La vacuna funciona porque los anticuerpos en el suero bloquean la propagación virémica hacia las meninges. La incapacidad de la vacuna de Salk para prevenir la infección gastrointestinal leve no es un problema grave para el paciente, aunque permite la circulación continua de la cepa virulenta.

En los últimos años, la mayoría de los casos de poliomielitis paralítica en los países desarrollados han sido causados por las cepas de vacuna atenuadas (Sabin). En consecuencia, una vez más se recomiendan las vacunas inactivadas de virus de la polio

(Salk) para su empleo en los Estados Unidos. La información actualizada sobre la vacuna contra la poliomielitis puede encontrarse en el sitio web de los CDC (http://www.cdc.gov/vaccines/vpd-vac/polio/vacc-in-short.htm).

Los síntomas de la mayoría de las infecciones por enterovirus se producen por efecto citopático vírico directo sobre el órgano diana. La meningoencefalitis se acompaña de infección productiva del SNC por el virus en replicación activa. Por el contrario, el síndrome clínico de la miocarditis es causado por una reacción inmunitaria al tejido cardíaco infectado por enterovirus. Cuando el paciente se vuelve sintomático, el virus generalmente ha sido eliminado del corazón. Es claro en la patogenia de la infección enterovírica que el cultivo o la detección molecular del virus en pacientes con meningitis aséptica (es decir, infección productiva) tiene sentido, pero es poco probable que las pruebas similares de pacientes con miocarditis (enfermedad inmunopatológica) arrojen un resultado positivo o permitan el aislamiento del virus.

El *parechovirus* humano es otro miembro de los *Picornaviridae* que ha sido descubierto y cuya patogenia aún no se ha descrito.[441] Este virus se ha relacionado con diarrea, sepsis, hepatitis y, lo más importante, meningitis y encefalitis, que es similar a la causada por enterovirus.[30,142] Los métodos moleculares, que son necesarios para detectar este virus en tiempo y forma, están disponibles en grandes laboratorios de referencia.

Rabdovirus

Se han descrito muchos otros virus ARN importantes, algunos de los cuales causan infecciones altamente letales. Estos virus son principalmente tropicales, y por lo tanto, es menos probable que sean encontrados por los laboratorios clínicos que los picornavirus y mixovirus. Entre ellos están el rabdovirus, incluido el agente de la rabia, que es importante en todo el mundo.

El diagnóstico de rabia se establece por la detección de los antígenos o de los ácidos nucleicos víricos en muestras clínicas de animales o humanos. El cultivo del virus de la rabia se realiza con poca frecuencia debido a la simplicidad, exactitud y velocidad de la inmunofluorescencia directa. Este flagelo histórico es endémico en los animales silvestres en los Estados Unidos, pero es extremadamente infrecuente en los humanos. Sin embargo, la exposición humana continúa a través de los perros de caza expuestos a animales infectados, de murciélagos infectados y de animales domésticos.[353] Aunque los murciélagos pueden ser insectívoros y el contacto puede ser sólo ocasional, estos animales todavía son un importante reservorio para el virus. En algunos casos, el único antecedente identificado era encontrar un murciélago en una habitación en ausencia de una mordedura reconocida. En otros casos, puede ser imposible identificar alguna fuente de rabia humana. No es infrecuente que el diagnóstico sea posible hasta la autopsia.

La potencial exposición causa gran ansiedad debido a la letalidad de la infección. El coste de la prevención de las enfermedades humanas puede ser enorme, como se demostró en New Hampshire cuando una gran cantidad de personas estuvieron expuestos a un gatito rabioso en una tienda de mascotas.[59] La inversión estimada para la investigación epidemiológica y la profilaxis fue de $1.5 millones de dólares. La enfermedad epizoótica en mapaches en el este de los Estados Unidos es de particular preocupación debido a la frecuencia con la que estos animales agresivos invaden los hogares humanos. La estructura molecular de las cepas de rabia refleja su hospedero animal. Ahora es posible identificar la fuente probable de una cepa a partir de la composición del ácido nucleico del virus.

Desafortunadamente, la rabia se ha agregado a la lista de infecciones transmitidas por trasplantes.[438,439] En el 2004, se produjeron casos de encefalitis, que con el tiempo se determinó era causada por el virus de la rabia, en tres receptores de órganos (un receptor de hígado y dos de riñón). El donante, que murió de complicaciones de una hemorragia subaracnoidea, no sospechó que tuviera una enfermedad infecciosa y la rabia no se encuentra entre los virus que se investigan en estudios de rutina antes de la donación de órganos. Fue sólo durante la investigación posterior que los amigos del donante recordaron que había sido mordido por un murciélago. La investigación subsecuente y un informe de la autopsia revelaron a un cuarto paciente, también receptor de tejido hepático infectado, que también murió de la enfermedad. Además de este desafortunado incidente, también hubo un caso de transmisión quirúrgica inadvertida de la rabia como resultado de un trasplante de córnea notificado.[234]

Arenavirus

Los arenavirus son una familia de virus ARN que comparten características biológicas fascinantes.[42] Su hospedero natural son una variedad de roedores, que son persistentemente infectados sin una respuesta eficaz del hospedero o enfermedad sintomática. El virus infeccioso se excreta en la orina, que es la fuente de infección humana. Por lo tanto, aquellos con riesgo de infección son individuos que entran en contacto con excretas de roedores infectados, en sus casas o en el trabajo en los campos. La transmisión persona a persona sólo suele presentarse con los virus Lassa, por lo general en trabajadores de la salud que han estado expuestos a líquidos corporales infectados, especialmente durante la autopsia. Varios de los virus de la fiebre hemorrágica parecen transmitirse a los compañeros sexuales por hombres convalecientes. El paciente infectado no plantea un riesgo importante para las personas con contacto casual. Las infecciones de laboratorio han sido infrecuentes, pero pueden ocurrir (p. ej., un trabajador de laboratorio estuvo infectado por virus de Sabia).[56] Las fuentes de infección han sido la aerosolización de líquidos de cultivo y probablemente la orina de roedores. Se han producido epidemias de virus de la coriomeningitis linfocítica (CML) entre trabajadores de laboratorio que trabajaban con hámsteres y entre individuos que poseían estos animales como mascotas.[186] Los patógenos humanos más importantes, la distribución geográfica, el reservorio de roedores, la enfermedad clínica y la fecha de descubrimiento se resumen en la tabla 23-3.

El virus CML fue descubierto durante la investigación de la epidemia del virus de la encefalitis de San Luis en 1933. Pronto se reconoció que el virus causa meningitis aséptica en humanos. La frecuencia de la infección probablemente se subestima porque los médicos no sospechan la infección y no existen aún herramientas de diagnóstico disponibles. Los investigadores encontraron anticuerpos contra el virus CML en el 5.1% de las mujeres sanas en Birmingham, Alabama.[445] El virus Junín fue la primera causa reconocida de arenavirus para una fiebre hemorrágica, específicamente la fiebre hemorrágica argentina, en la región pampeana. Los misterios de la epidemiología fueron revelados unos años más tarde por Karl Johnson y cols. durante la investigación de un brote de fiebre hemorrágica boliviana en la provincia de Beni, causada por el virus de Machupo.[249] Siguió una mayor notoriedad para los virus tras el reconocimiento de la enfermedad hemorrágica grave en varios países de África occidental, causada por el virus Lassa. Otros miembros de este grupo proceden de Sudamérica: el virus Guanarito de Venezuela y el virus Sabia de Brasil. Los virus antiguos continúan siendo una causa importante de enfermedad, como lo demuestra el brote de fiebre hemorrágica boliviana de 1994 en las provincias de Beni y Santa Cruz.[57]

El virus tiene una morfología distintiva (tabla 23-1) que condujo al reconocimiento del grupo.[345] Son partículas envueltas más o menos esféricas, con estructuras prominentes de tipo ribosoma en el centro. El nombre del grupo deriva de la palabra latina *arenosus* (arena), que fue sugerida por las partículas internas. La propuesta original, *arenovirus*, fue modificada posteriormente a *arenavirus* para evitar la confusión con *adenovirus*.

Filovirus

Durante muchos años, el único miembro conocido de este grupo fue el virus de Marburgo, que causó una enfermedad misteriosa y mortal entre los cuidadores de monos en un laboratorio en Marburgo, Alemania, en 1967.[405] La fuente del virus fueron monos verdes africanos, pero fracasaron los intentos por identificar el agente en monos recién capturados en África.

TABLA 23-3   Características de los arenavirus patógenos para los humanos

Virus	Distribución geográfica	Hospedero roedor	Enfermedad humana	Tasa de mortalidad	Año de descubrimiento
Virus de la coriomeningitis linfocítica (CML)	Europa, Norte y Sudamérica	*Mus domesticus, Mus musculus*	Meningitis aséptica	< 1%	1939
Virus Junín	Argentina	*Calomys musculinus*	Fiebre hemorrágica	15-30%	1958
Virus Machupo	Bolivia	*Calomys callosus*	Fiebre hemorrágica	25%	1963
Virus Lassa	África occidental	*Mastomys* spp.	Fiebre hemorrágica	15%	1969
Virus Guanarito	Venezuela	*Zygodontomys brevicauda, Sigmodon alsoni*	Fiebre hemorrágica	25%	1990
Virus Sabia	Brasil	Desconocido	Fiebre hemorrágica	Muy pocos casos para determinarlo	1990
Virus Arroyo Agua Blanca	Sudoeste de EE. UU.	*Neotoma albicula*	Fiebre hemorrágica	Varios casos identificados presuntivamente	1999
Virus Lujo	Sudáfrica	Desconocido	Fiebre hemorrágica	80%	2008

En la siguiente década, hubo pocos aislamientos del virus, que seguía siendo una curiosidad, aunque mortal. En 1977, un virus nuevo, denominado *virus Ébola*, fue aislado de focos simultáneos de enfermedad en Zaire (hoy República Democrática del Congo) y Sudán. Los brotes comparten características epidemiológicas y clínicas, y los virus resultaron estar estrechamente vinculados, a pesar de ser antigénicamente distintos. La enfermedad se caracteriza por fiebre alta, *shock*, compromiso de múltiples sistemas de órganos y hemorragia difusa. La tasa de mortalidad para el virus de Marburgo fue del 25%; para Ébola Sudán, 50%; y Ébola Zaire, 90%. Como en el caso de Marburgo, se desconocía la fuente de la infección, pero la transmisión estaba claramente relacionada con la exposición a sangre y líquidos corporales de pacientes infectados. El personal médico de algunos hospitales misioneros pequeños fue diezmado por la misteriosa enfermedad.

Las dos epidemias en zonas remotas de Sudán y Zaire causaron alarma en los círculos de enfermedades infecciosas y salud pública, pero no tuvo un impacto en el público en general. Esta situación cambió drásticamente cuando tuvo lugar un brote grande en 1995 en Kikwit, Nigeria. Se registraron más de 300 casos en un período corto, aproximadamente una tercera parte en trabajadores de la salud, y la tasa de mortalidad fue de casi el 80%. La epidemia finalmente fue controlada mediante la introducción de estrictas precauciones de barrera para evitar que las familias y trabajadores de la salud tuvieran contacto con las secreciones de pacientes infectados. El origen de esta epidemia extensa no fue claro.

Una tercera cepa del virus Ébola fue identificada en Costa de Marfil en 1994. Las hipótesis acerca de la fuente en la naturaleza del virus Ébola se había centrado en los monos debido al origen simiano del virus de Marburgo, pero no se había encontrado ninguna evidencia para apoyar estas conjeturas. Una cepa del virus Ébola más estrechamente relacionada con el de tipo Zaire se aisló de la sangre de un investigador, que probablemente adquirió la infección mientras realizaba una autopsia a un chimpancé infectado. La epidemia altamente mortal entre chimpancés fue la primera manifestación de infección natural en animales silvestres. El aseo y otro contacto cercano no fue un factor de riesgo para adquirir la infección de un chimpancé, pero sí el consumo de carne.[150] La alta tasa de mortalidad entre los chimpancés hace poco probable que estos primates sean el reservorio natural de la infección.

Algunas evidencias adicionales del origen simiano del virus Ébola proviene de una epidemia de infección mortal entre monos cangrejeros (*Macaca fascicularis*) en dos centros de resguardo de animales, el primero en Reston, Virginia, y el segundo en Texas. En ambos casos, los animales habían sido importados de las Filipinas; el virus era antigénicamente distinto de las cepas aisladas en Zaire, Sudán y Costa de Marfil. Se han documentado solamente cinco casos de infección humana con la cepa de Reston del virus Ébola, que fueron asintomáticos. Había evidencia de transmisión de la infección de animal a animal mediante aerosoles, una característica epidemiológica aterrorizante que afortunadamente ha estado ausente en las epidemias humanas. También se han informado datos que indican enfermedad epidémica entre monos cangrejeros cautivos en las Filipinas antes de la exportación. La tasa de letalidad entre los monos infectados fue del 82%, y la infección fue más propensa a desarrollarse en los monos en una jaula colectiva que en aquellos alojados en jaulas individuales.

La epidemia de Ébola de 2014 a 2016 seguía en aumento en África occidental al momento de escribir este capítulo, pero afortunadamente, debido a las extensas medidas de control y esfuerzos heroicos realizados por muchos, parece estar bajo control. A partir del 9 de junio de 2015, se documentaron 27 273 casos de enfermedad por virus Ébola, con 11 173 muertes.[70] Esto equivale a una tasa de letalidad del 41%. Esta epidemia se ha centrado en los países de África occidental de Sierra Leona, Guinea y Liberia. Se ha producido la transmisión a países fuera de las áreas endémicas en buena parte a través del transporte aéreo; se han informado pacientes infectados en los Estados Unidos, España, Malí e Italia.[70]

Los filovirus son virus de ARN con una ultraestructura característica (tabla 23-1) y una morfología filamentosa distintiva que da el nombre a la familia. Los dos virus, Marburgo y Ébola, se pueden distinguir por la morfología ultraestructural, y los diferentes tipos de virus Ébola son antigénicamente distintos.

Es poco probable que estos agentes de nivel 4 de bioseguridad sean encontrados por los laboratorios de diagnóstico clínico. Sin embargo, la infección y las medidas de control de las muestras han sido revisadas, dada la importación de algunos pacientes infectados o expuestos al virus Ébola en la epidemia actual.[70] El lector interesado puede consultar varios comentarios excelentes de la biología de estos virus fascinantes y las enfermedades que producen.[369,405]

Togavirus y flavivirus

Los *Togaviridae* y *Flaviviridae* ahora incluyen muchos de los virus que anteriormente eran conocidos como *arbovirus* (virus transmitidos por artrópodos), así como algunos otros virus que no son transmitidos por estos animales.[70] Estos grupos son virus de ARN monocatenario con una envoltura lipídica.[411,413] Los togavirus fueron nombrados por sus lípidos "toga", que envuelven al virus. Estos agentes biológicamente diversos tienen una ecología compleja. Habitualmente infectan pequeños mamíferos o aves y se transmiten de animal a animal por garrapatas o mosquitos vectores. Muchos de estos virus se mantienen dentro del linaje de artrópodos por traspaso transovárico de la hembra grávida a la larva. Los humanos son hospederos accidentales cuando son infectados inadvertidamente en lugar de los reservorios animales habituales.

Tres miembros de estos grupos no cuadran en el perfil tradicional y serán abordados en su contexto habitual. Se trata de los virus de la rubéola, un togavirus, y los virus de la hepatitis C y de la hepatitis E, que son flavivirus. La otra división dentro de los *Togaviridae*, los alfavirus, incluye a los agentes de la encefalitis equina oriental, la encefalitis equina occidental y la encefalitis venezolana, así como el virus Chikungunya, que es un patógeno emergente. Los flavivirus incluyen a los agentes de la encefalitis de San Luis, el dengue (fiebre quebrantahuesos), la fiebre amarilla y la fiebre del Nilo occidental.

Cada año se presentan unas cuantas infecciones humanas por encefalitis equina oriental y encefalitis equina occidental. La enfermedad humana puede predecirse por un aumento de la incidencia de la enfermedad en caballos. Las epidemias de encefalitis de San Luis se producen aproximadamente cada 10 años en la parte sur de los Estados Unidos, especialmente en Texas, en los estados de la costa del Golfo de México y en Florida. El reservorio para el virus de la encefalitis de San Luis son las aves, y los mosquitos vectores varían con la ubicación geográfica. La enfermedad es más grave en los ancianos y las infecciones tienden a concentrarse en barrios muy arbolados y en hogares que carecen de mosquiteros.

La fiebre del dengue es frecuente en el Caribe y en el sudeste asiático. Se ven casos importados en los Estados Unidos cada vez con mayor frecuencia, y ocasionalmente se ha informado la transmisión autóctona del virus en la parte continental de aquel país, con mayor frecuencia en Texas. Una vía muy inusual de entrada en los Estados Unidos fue revelada cuando se hallaron los mosquitos infectados en el agua estancada que había acumulada en neumáticos importados del sudeste asiático. La infección no complicada de dengue es una enfermedad febril indiferenciada, acompañada a veces por una erupción y artralgias o artritis. El diagnóstico diferencial incluye otras infecciones víricas como la rubéola. Existen cuatro serotipos diferentes del virus del dengue. Como postuló Halstead, las infecciones seriales por diferentes serotipos desencadenan mecanismos inmunopatológicos que producen el síndrome de fiebre hemorrágica del dengue.[199,308] Limitada originalmente al sudeste asiático, la forma hemorrágica mortal de la enfermedad ha tenido lugar con mayor frecuencia en el Caribe y actualmente se encuentra en aumento.

El virus de Nilo occidental produce un espectro de enfermedades neurológicas, incluyendo encefalitis, meningitis y un síndrome de tipo poliomielitis.[417] Hasta 1999, se habían producido infecciones localizadas en África, Oriente Medio y Europa oriental. En aquel año, fue descubierto en la ciudad de Nueva York y posteriormente se extendió a lo largo de los Estados Unidos. Se pensó que el primer paciente con encefalitis padecía la enfermedad producida por el virus de la encefalitis de San Luis, el cual se encuentra muy relacionado inmunológicamente con el virus del Nilo occidental. Estos dos virus comparten otras características, como el que las aves sean un hospedero frecuente (una característica que puede estar relacionada con la rápida propagación del virus). La importación y la propagación del virus del Nilo occidental demuestra qué tan rápidamente un agente infeccioso puede pasar de ser sólo una curiosidad exótica a tener una relevancia cotidiana.[371]

El virus de Zika es un flavivirus que se considera responsable de la epidemia extensa de microcefalia en Brasil y otros lugares tropicales.

El virus de Chikungunya puede describirse con precisión como un *patógeno emergente*, que es un término frecuentemente sobreutilizado. Esto se justifica por la aparición de una variante genética que incrementa la capacidad de replicación del virus en el mosquito, así como otras características. El virus de Chikungunya, como se señaló anteriormente, es un togavirus. La enfermedad es transmitida por los mosquitos *Aedes aegypti* y *Aedes albopictus*, que también transmiten el virus del dengue. El virus de Chikungunya provoca fiebres altas, similares a las producidas por el dengue, pero es más probable que cause poliartralgias intensas. La incubación es generalmente de 3-7 días, pero puede ser de 1 día o de hasta 12. Por lo general, la infección aguda se resuelve en 10 días; en ocasiones, puede haber complicaciones como nefritis, meningoencefalitis y síndrome de Guillain-Barré. No existe tratamiento específico, pero puede ser necesario ofrecer cuidados paliativos. Es importante establecer un diagnóstico definitivo, pues los síntomas se traslapan con los del dengue y los agentes antiinflamatorios no esteroideos, que pueden ser útiles en pacientes con Chikungunya, no se deben utilizar en pacientes con dengue. Esta información y otra referente al virus de Chikungunya está disponible en los CDC (www.cdc.gov/chikungunya/).

Bunyavirus

Bunyaviridae es un grupo grande y diverso de virus que se transmiten a los humanos por vectores artrópodos, principalmente chinches y mosquitos, y por las excretas de roedores infectados. Se describen cuatro géneros médicamente importantes: (1) bunyavirus, incluido el grupo del virus de la encefalitis de California; (2) nairovirus, que comprende virus de fiebre hemorrágica de Congo-Crimea; (3) flebovirus, que cuenta con el virus de la fiebre del Valle del Rift, el virus de la fiebre por flebótomos; y (4) hantavirus, que incluye los agentes de la fiebre hemorrágica de Corea, la nefropatía epidémica y el síndrome pulmonar por hantavirus.[70,352]

Virus de la encefalitis de California. Uno de los más importantes grupos de bunyavirus en los Estados Unidos es el de la encefalitis de California. A pesar del nombre de "California", estos virus producen la enfermedad con mayor frecuencia en la región del oeste medio y norcentral de aquel país. El grupo de virus de la encefalitis de California generalmente causa meningitis aséptica, una enfermedad que se produce en el verano y es clínicamente indistinguible de la enfermedad enterovírica.[47,352] Las infecciones por el virus de la encefalitis de California son infrecuentes; el virus de LaCrosse es el patógeno humano más frecuente en el grupo. La mayoría de los pacientes se recuperan de la infección sin incidentes.

Hantavirus. Los hantavirus pasaron de ser agentes infecciosos a amenazas endémicas en los Estados Unidos.[413] Las características más constantes del grupo incluyen la infección asintomática y persistente de un hospedero roedor, la transmisión a los humanos a través de orina y excretas infectadas, y la infección del endotelio vascular. La situación de los virus, sus hospederos roedores y las enfermedades clínicas asociadas se resumen en la tabla 23-4.

Durante la guerra de Corea se reconoció una fiebre hemorrágica grave entre los soldados estadounidenses. El *shock* y la insuficiencia renal, que eran síntomas prominentes, le dieron el nombre descriptivo de *fiebre hemorrágica con síntomas renales* (FHSR). La fiebre, la trombocitopenia y la insuficiencia renal constituyen el cuadro clínico clásico de esta enfermedad. En el entorno clínico, la recuperación de las concentraciones de plaquetas pronostica la restauración de la función renal normal. El *shock* y el fallo multiorgánico, que simulan la sepsis bacteriana, caracterizan a los casos más graves. Las manifestaciones menos frecuentes incluyen edema pulmonar y hemorragia retroperitoneal. Algunos pacientes experimentan enfermedad febril indiferenciada con función renal normal. Se ha descrito un síndrome clínico de la enfermedad hepática grave en Grecia, donde las cepas prevalentes se asemejan a los virus asociados con las infecciones en Corea.

Después de documentar la enfermedad en Corea, se reconoció que este síndrome clínico grave tuvo lugar en el oriente de la antigua Unión Soviética y Manchuria. El agente etiológico no se aisló hasta 1982, cuando el virus Hantaan fue nombrado como el río de Corea donde ocurrió la enfermedad epidémica. Este virus produce una infección asintomática y persistente en su hospedero roedor, *Apodemus agrarius*. Posteriormente, se aisló un segundo agente relacionado con el virus de Seúl, que produce una infección menos intensa. Los roedores hospederos del virus de Seúl son ratas urbanas, *Rattus norvegicus* y *Rattus rattus*. El virus de Seúl se ha encontrado en ratas de laboratorio y provocó infecciones en trabajadores de laboratorio. No hay ningún caso registrado de infección por el virus Hantaan en los Estados Unidos, pero se han documentado serológicamente casos de FHSR inducidos por virus de Seúl en Baltimore. El hantavirus asociado con ratas en los Estados Unidos se ha relacionado con enfermedad renal hipertensiva, pero no con otras enfermedades renales crónicas.[171] Aunque la enfermedad renal hipertensiva no suele vincularse con agentes infecciosos, la lección sobre la relación entre *Helicobacter pylori* y la gastritis debe advertir que no se debe descartar totalmente la asociación.

TABLA 23-4 Hantavirus selectos: hospederos y enfermedades clínicas

Virus	Distribución geográfica	Hospedero roedor	Enfermedad clínica
Hantaan	Oriente lejano	*Apodemus agrarius* (forma oriental)	Fiebre hemorrágica con síndrome renal (FHSR)
Seúl	Mundial	*Rattus rattus, Rattus norvegicus* (ratas urbanas)	FHSR leve
Dobrava	Balcanes	*Apodemus flavicollis*	FHSR
Puumala	Escandinavia, Europa	*Clethrionomys glariolus* (ratón de campo)	Nefropatía endémica
Sin Nombre	Sudoeste de los Estados Unidos	*Peromyscus maniculatus* (ratón ciervo)	Síndrome pulmonar de hantavirus (SPH)
Bayou	Louisiana	*Oligoryzomys palustris* (rata arrocera)	SPH
Black Creek Canal	Florida	*Sigmodon hispidus* (rata algodonera)	Desconocido
Nueva York	Noreste de los Estados Unidos	*Peromyscus leucopus* (ratón de patas blancas)	SPH
Monongahela	Este de los Estados Unidos	*Peromyscus maniculatus nubiterrae* (forma de bosque del ratón ciervo)	SPH
Andes	Centroamérica y Sudamérica	*Oligoryzomys longicaudatus*	SPH

Para información sobre otros virus, consultar la referencia 441.

Una versión más leve de esta infección, conocida como *nefropatía epidémica*, es producida por el virus Puumala y se presenta en Escandinavia (tabla 23-4).[413] El virus causa infecciones asintomáticas en los ratones de campo; en los humanos, es una enfermedad febril aguda con dolor lumbar y poliuria, aunque sin manifestaciones hemorrágicas ni *shock* (o son leves). Los pacientes se recuperan sin secuelas. Los síntomas son con frecuencia inespecíficos y el diagnóstico clínico fue correcto en sólo el 28% de los casos en un estudio finlandés.

En 1993, la atención se centró en los hantavirus cuando un brote de enfermedad respiratoria grave tuvo lugar en el área de Four Corners, en el suroeste de los Estados Unidos.[370,413] Los pacientes tenían un síndrome prodrómico de fiebre, mialgia, tos o disnea, síntomas gastrointestinales y cefalea, que progresó rápidamente a edema pulmonar irreversible. Con sorprendente rapidez, el agente causal fue reconocido como un nuevo miembro del género *Hantavirus*: el virus Sin Nombre (inicialmente llamado *virus Four Corners*). El roedor hospedero del virus Sin Nombre es el ratón *Peromyscus maniculatus*. Se presume que las fuertes lluvias aumentaron las fuentes alimenticias durante aquel año o el anterior, causando un gran incremento en el número de roedores, aumentando la frecuencia de contacto entre los humanos y los ratones, y alterando la epidemiología de enfermedad endémica esporádica a infección epidémica. No existe evidencia de transmisión de humano a humano del síndrome pulmonar por hantavirus. El diagnóstico retrospectivo de casos de infección por el virus Sin Nombre o relacionados, que data de 1978, se ha realizado por tinción con inmunoperoxidasa de tejidos incluidos en parafina conservados desde entonces.[505] Las 12 infecciones identificadas retrospectivamente tuvieron lugar al oeste del río Misisipi, la mayoría en el extremo oeste de los Estados Unidos.

Tras el descubrimiento del virus Sin Nombre, se han identificado otros hantavirus relacionados en los Estados Unidos, incluyendo Luisiana, Florida y el oriente del país (tabla 23-4). Se desconoce la frecuencia de la infección por hantavirus fuera de las áreas endémicas.

El pulmón es el órgano diana patológica y clínicamente.[370] El edema y el depósito de fibrina con membranas hialinas en los espacios aéreos se acompañan de un exudado intersticial mononuclear. Algunas células inmunoblásticas grandes infiltran muchos órganos. Los resultados hemáticos incluyen leucocitosis neutrofílica con desviación a la izquierda, trombocitopenia, inmunoblastos en circulación y, en casos graves, hemoconcentración. El antígeno vírico se concentra en las células endoteliales, particularmente en la vasculatura pulmonar; las partículas del virus pueden observarse en estas células.[504] Los antígenos de hantavirus también se encuentran en las células dendríticas foliculares, los macrófagos y los linfocitos.

Virus de la gastroenteritis humana

La gastroenteritis vírica es la segunda causa de morbilidad asociada con virus en los Estados Unidos, sólo después de la enfermedad respiratoria por virus. La incidencia de gastroenteritis vírica se ha estimado en aproximadamente un 11% por año.[114] La mortalidad es rara. Se ha aprendido mucho acerca de los agentes etiológicos de la enfermedad, pero en la actualidad sólo se puede asignar una etiología a cerca del 50% de las gastroenteritis infecciosas. La mayoría de estos agentes se identificaron inicialmente por microscopia inmunoelectrónica, pero ahora se establece con mayor frecuencia mediante técnicas moleculares avanzadas, incluyendo la secuenciación de nueva generación (SNG). En la microscopia inmunoelectrónica, el suero inmune se mezcla con una suspensión de virus o de una muestra de heces. La aglutinación de las partículas víricas submicroscópicas puede observarse cuando se examinan preparados teñidos negativamente con el microscopio electrónico. La mayoría de estos agentes no se pueden cultivar con facilidad. Por lo tanto, los detalles de su composición no se conocen o apenas se están describiendo; por conveniencia, se abordarán con el patógeno más frecuente, el rotavirus.

Los agentes de la gastroenteritis vírica pueden dividirse en cuatro grupos. La clasificación es cambiante debido a nuevas evidencias sobre algunos de los agentes:

Rotavirus
Calicivirus
    Virus de Norwalk (p. ej., Norovirus)
    Virus Sapporo
Astrovirus
Adenovirus entéricos

La frecuencia de estos virus se resume en la tabla 23-5.[195] Los datos provienen de un estudio de muestras de heces enviadas a una organización de mantenimiento de la salud en Georgia. La detección de los virus en este estudio se realizó en su totalidad por métodos moleculares y se llevó a cabo en los CDC.

Muchos aspectos de estas infecciones gastrointestinales víricas son similares. Causan vómitos agudos o diarrea, la cual es generalmente leve, autolimitada y no inflamatoria. No se produce diarrea con sangre. El análisis microscópico de las biopsias de voluntarios humanos que han ingerido estos agentes infecciosos muestran embotamiento de las vellosidades intestinales y cambios inflamatorios leves en la submucosa, cambios que son indicativos de mala absorción del intestino delgado. Las células dañadas en las puntas de las vellosidades son reemplazadas por las células de las bases de las criptas durante 5-10 días después de la lesión. La diarrea que dura más de 7-10 días es probable que sea vírica. El tratamiento consiste en el reemplazo de la pérdida de líquidos y electrólitos, en general causada por los vómitos. Lamentablemente, la inmunidad parece ser sólo parcial.[114]

Cabe destacar la ausencia de virus intestinales convencionales en la lista de patógenos. Hay poca evidencia de que los enterovirus o adenovirus respiratorios causen enfermedades gastrointestinales.

Rotavirus. Los rotavirus son los patógenos humanos más importantes de la familia *Reoviridae*. Los reovirus no están asociados con enfermedad humana, pero han sido útiles en el estudio de mecanismos moleculares de la patogenia vírica. "Reo" se refiere al huérfano entérico respiratorio (*respiratory-enteric orphan*), derivado de los virus aislados y la falta de asociación con enfermedad clínica. El rotavirus debe su nombre a la apariencia de rueda del virión en las microfotografías electrónicas (tabla 23-1).

Los rotavirus incluyen patógenos humanos y animales, pero los de animales no infectan a los humanos. Los rotavirus humanos han sido clasificados serológicamente; la mayoría de las cepas patógenas humanas en los Estados Unidos y Europa fueron asignadas al grupo A. Los rotavirus humanos son causa frecuente de gastroenteritis en lactantes y niños pequeños.[258]

TABLA 23-5 Carga estimada (porcentaje) de gastroenteritis aguda causada por virus en la comunidad

Cualquier virus	26.80%
Norovirus	15.90%
Astrovirus	4.40%
Rotavirus	2.1%[a]
Sapovirus	2.20%
Adenovirus	2.40%
Bacterias	4.10%
Parásitos	1.00%
No identificado	68.30%

[a]La incidencia varía por edad. Las cifras incluyen todas las edades. En el estudio referenciado, el rotavirus fue más frecuente que el norovirus en el grupo de edad de 5 a 15 años.
Adaptado de la referencia 195.

La presentación clínica es variada, pero el vómito y la deshidratación son características prominentes en comparación con la gastroenteritis producida por otros virus. La combinación de vómitos y presentación estacional en los meses de invierno ha llevado a los investigadores a nombrar a la enfermedad como "vómitos de invierno". La frecuencia y especificidad de los síntomas respiratorios en la infección por rotavirus son motivo de polémica. Es posible que la prevalencia de vómitos en la infección por rotavirus refleje la edad del paciente, y no una propiedad del virus, dado que el virus de Norwalk produce considerablemente más vómitos en niños que en adultos. Uhnoo y Svensson estudiaron las características comparativas del grupo A, subgrupos 1 y 2, en niños suecos.[459] Los pacientes con cepas del subgrupo 1 desarrollaron fiebre de hasta 39 °C con una frecuencia significativamente mayor de los del subgrupo 2, pero los niños que tuvieron infecciones por el subgrupo 2 estaban más enfermos, fueron hospitalizados con mayor frecuencia y eran más propensos a tener síntomas respiratorios. La frecuencia de diarrea y vómitos en los dos grupos fue similar.

Puede presentarse una infección crónica por rotavirus en niños inmunodeprimidos. En los adultos, la infección por rotavirus suele ser asintomática. Estos virus son causa notoria de infección hospitalaria, incluyendo epidemias, en los niños.

Calicivirus. Estos virus fueron identificados originalmente por microscopia electrónica y han sido descritos como virus pequeños, de estructura redonda.[201] Existen dos grupos principales de virus dentro de la familia *Caliciviridae*: los norovirus, con las especies del virus de Norwalk, y los sapovirus, con la especie del virus de Sapporo.

Virus de Norwalk. Este agente, conocido originalmente como el *agente de la gastroenteritis de Norwalk*, fue reconocido como una partícula de 27 nm en muestras de heces obtenidas de un brote de gastroenteritis en la comunidad de Norwalk, Ohio. Posteriormente, se aislaron virus de ARN similares a partir de otras epidemias. El análisis molecular ha revelado que hay dos grupos principales.[9] Estos agentes se conocen también como *norovirus*.[261]

Los virus de Norwalk con frecuencia han producido epidemias y también causan infecciones esporádicas.[201] Estos virus provocan infecciones y enfermedad activa en personas de todas las edades, en contraste con la mayoría de los otros agentes víricos, que originan la enfermedad sintomática predominantemente en lactantes y niños pequeños. Son la causa más importante de gastroenteritis infecciosa en los adultos. Los agentes similares a Norwalk se han asociado con agua y alimentos contaminados, y son una de las posibilidades a considerar cuando un paciente ha ingerido recientemente mariscos y desarrolla gastroenteritis. La enfermedad epidémica se ha descrito en lugares que varían desde partidos de fútbol hasta cruceros o asilos.

Virus Sapporo. Estos agentes se asemejan morfológicamente a los virus de Norwalk, pero se diferencian inmunológica y genéticamente. Este virus, como el de Norwalk, recibe su nombre por la ciudad de Sapporo, Japón, donde en 1977 se descubrió como causa de gastroenteritis en niños. Puede provocar brotes de gastroenteritis infantil; aunque se ha transmitido por los alimentos, no es la ruta habitual de propagación.[81]

Astrovirus. Los astrovirus también contienen ARN y ha sido difícil cultivarlos *in vitro*, aunque algunas cepas se han obtenido con éxito.[320] Toman su nombre de su apariencia ultraestructural en forma de estrella.

Los astrovirus, identificados primero en 1975 como causa de diarrea en niños, son considerados por algunos como la segunda causa de gastroenteritis infantil, sólo después de los rotavirus.[105] Estos virus también son una causa importante de infección en una amplia gama de animales.[105] Han producido epidemias en niños, salas pediátricas, guarderías y hogares para ancianos. Se ha descrito infección concurrente con astrovirus y calicivirus.

Adenovirus entéricos. No se pudo establecer una relación causal de los serotipos de adenovirus clásico con la enfermedad diarreica, pero los serotipos "no cultivables" fueron demostrados por microscopia inmunoelectrónica. Los tipos de adenovirus 40 y 41, que no crecen bien en las células de cultivo tisular habituales, son patógenos intestinales.[245] Estos adenovirus entéricos son la segunda causa más frecuente de gastroenteritis vírica en la población pediátrica y se han relacionado con invaginación intestinal.[191] Producen infección esporádica, aunque se han descrito epidemias. La mayoría de los pacientes tienen menos de dos años de edad.

Coronavirus

Los coronavirus clásicos son una causa del resfriado común.[225] La mayoría necesita el uso de cultivos de órganos para el aislamiento fiable y es poco probable que se encuentren en el laboratorio clínico.

Una incorporación importante al género tuvo lugar en el 2003, cuando un nuevo coronavirus fue identificado como la causa de una misteriosa enfermedad respiratoria nueva en China. Se cree que las civetas de las palmeras enmascaradas (*Paguma larvata*) del Himalaya posiblemente contrajeron el virus al inicio, pero también se ha aislado de otros animales, como los hurones chinos.[190] Esta infección fue llamada *síndrome respiratorio agudo grave* (SRAG), aunque también se conoce por sus siglas en inglés como SARS. En contraste con las infecciones de coronavirus previamente reconocidas, el SRAG se caracteriza por causar infecciones de vías respiratorias bajas que a menudo requieren la admisión a la unidad de cuidados intensivos y pueden ser mortales.[33,82]

El período de incubación para el SRAG es de 2-10 días, con un promedio de entre 4 y 6 días.[425] No existe ninguna evidencia convincente de la transmisión antes del desarrollo de síntomas o después de los 10 días siguientes a la resolución de la fiebre. Puede haber una enfermedad prodrómica parecida a la influenza que incluye fiebre, mialgias y dolor de cabeza. A medida que evoluciona la evidencia radiológica de la neumonía y empeora el estado del paciente, se desarrollan síntomas adicionales, tales como escalofríos, disnea y tos. Se observa leucopenia y linfopenia. Los pacientes se tornan más infecciosos en el día 10 de la enfermedad. De manera interesante, la diarrea acuosa también se ha descrito como un síntoma prominente de los pacientes con SRAG.[495] El medio de transmisión predominante es a través de las gotitas respiratorias, pero los fómites y la aerosolización de otros líquidos corporales o heces pueden transmitir la enfermedad. Si el paciente sobrevive, la enfermedad comenzará a resolverse alrededor de la tercera semana de la enfermedad. Entre el 6 y 20% de los pacientes supervivientes presentan algún tipo de deterioro pulmonar. El virus, curiosamente, sólo rara vez infecta a los niños y los infectados presentan enfermedad leve.

Otra característica preocupante de esta infección es la propensión a la infección del personal hospitalario, particularmente aquellos que tienen contacto cercano con el paciente.[219] Más del 40% de las infecciones en Canadá y Singapur fueron adquiridas en el hospital, lo que demuestra la necesidad de un estricto seguimiento de las medidas para prevenir infecciones respiratorias en pacientes con infecciones de las vías aéreas.[498] Con increíble rapidez y con la colaboración de científicos en todo el mundo utilizando microscopia electrónica y técnicas moleculares avanzadas, la causa de la infección fue identificada como un nuevo coronavirus. El significado de un MPVh aislado de algunos pacientes es motivo de confusión, pero es probable que sólo haya representado un patógeno coinfectante.[75] Cabe mencionar que un coronavirus convencional, OC243, recientemente produjo un brote de infecciones respiratorias que incluyen neumonía.

Hubo 8 096 casos de SRAG en 26 países diferentes al concluir la epidemia.[425] Hubo una tasa de letalidad del 10% durante esta primera pandemia del siglo XXI.

Aunque el coronavirus del síndrome respiratorio agudo grave (CoV-SRAG) ha retrocedido a su nicho zoológico, al momento de escribir esto ha emergido el coronavirus del síndrome respiratorio de Oriente Medio (CoV-SROM), causando infecciones de importancia en todo el mundo.[387] Este nuevo coronavirus, que se encuentra asociado zoológicamente con camellos, fue descrito por primera en España en el 2012.[394] Es endémico de los países alrededor de la península arábiga. Se han documentado un total de 1 026 infecciones a partir de febrero del 2015, con una tasa de mortalidad del 36.7% (376 muertes). Esta infección, como el SRAG, se ha propagado a partes distantes del mundo por la facilidad de realizar viajes aéreos. El CoV-SROM se ha extendido a 19 países y en la actualidad existe una epidemia en Corea del Sur.[394]

En fechas recientes, ha habido una ligera preponderancia masculina y la edad promedio de los individuos infectados es de 50 años. Estas cifras pueden cambiar si se descubren más infecciones asintomáticas o subclínicas. Hay una alta probabilidad de transmisión del virus a los proveedores de atención médica, a menos que se sigan estrictamente las precauciones respiratorias. Hasta la fecha, el 18% de las infecciones han ocurrido en trabajadores de la salud.[496]

El SROM se caracteriza por la presencia de fiebre, tos y disnea, pero los pacientes también pueden tener escalofríos, mialgias, náuseas, vómitos, dolor abdominal y diarrea. Como con el SRAG, los pacientes pueden desarrollar leucopenia y linfopenia.[394] Se han descrito tanto trombocitopenia como trombocitosis, así como enzimas hepáticas elevadas.[394]

Coltivirus

Este grupo incluye el virus de la fiebre por garrapatas de Colorado, una enfermedad febril indiferenciada que por lo general es leve y autolimitada, pero en ocasiones puede ser grave o incluso mortal.[401] Se transmite por la picadura de garrapatas. Anteriormente, este virus fue incluido en el grupo de los orbivirus, que se compone de patógenos animales. Los orbivirus son miembros de la familia *Reoviridae*, junto con el rotavirus.

Retrovirus

Los retrovirus son virus de ARN; fueron llamados así debido a que contienen una enzima que transcribe el ARN en ADN, la inversión de la secuencia habitual en la que el ADN se transcribe en ARN (es decir, *retro*). Durante muchos años, estos virus eran conocidos por producir tumores en animales. En la década de 1970, dos virus que causaron linfomas linfocíticos de linfocitos T en humanos fueron reconocidos y clasificados como virus de linfoma linfocítico humano (VLTH-I y VLTH-II). Este descubrimiento fue muy importante biológicamente, aunque estos tumores son infrecuentes.[175]

El grupo de retrovirus asumió prominencia repentina y creciente notoriedad en 1983, cuando un tercer retrovirus humano fue identificado como la causa del síndrome de inmunodeficiencia adquirida (o sida).[165] El sida había sido reconocido clínicamente varios años antes cuando se detectaron infecciones oportunistas en hombres jóvenes que eran homosexuales, bisexuales o farmacodependientes, pero no tenían factores de riesgo convencionales para neumonía por *Pneumocystis* o candidosis.

Se aislaron virus similares en varios laboratorios, que recibieron nombres como VLTH-III, virus asociado con linfadenopatía (VAL) y virus asociado con el sida (VAS). Se estableció un grupo de expertos sobre el virus de la inmunodeficiencia humana (VIH). Aunque el VIH se aisló por primera vez en 1983, el análisis retrospectivo de suero y tejido congelado sugiere que un virus similar había infectado a un adolescente sexualmente activo en San Luis, Misuri, en 1968.[163] Posteriormente, un virus serológicamente relacionado fue aislado y llamado *VIH-2*. La distribución del VIH-1 es mundial, mientras que el VIH-2 se encuentra predominantemente en África occidental, donde

también causa sida. Se han informado pacientes con infección por VIH-2 en los Estados Unidos, pero la mayoría de los sujetos han tenido alguna relación con África occidental. Existen reacciones cruzadas inmunitarias entre VIH-1 y VIH-2, pero se han diseñado estudios avanzados para su resolución. Estos inmunoanálisis específicos deben realizarse para distinguir entre las dos infecciones y también para detectar los antígenos específicos de cada tipo con la máxima sensibilidad. Para complicar aún más las cosas, se ha identificado por lo menos un paciente que estaba infectado por ambos virus. El VIH es un miembro de la subfamilia de los lentivirus (*lenti* = lento) de *Retroviridae*. Otros virus de este grupo producen infecciones crónicas con largos períodos de latencia clínica. Algunos retrovirus animales también causan inmunodeficiencia, como el virus de la inmunodeficiencia de los simios y el virus de la leucemia felina. No se ha demostrado infección entre especies.

En contraste con los otros lentivirus, el VIH es genéticamente muy heterogéneo, en la medida en que prácticamente cada aislamiento es único (conocido como *cuasiespecies*). Hay, sin embargo, grupos genéticamente relacionados que a su vez se dividen en subtipos o clados. Las cepas del grupo M (mayor) se componen en un 95% de los aislamientos globales y se divide en al menos ocho clados (A, B, C, D, F, G, H y J). Todos los clados están presentes en África, mientras que en los Estados Unidos y Europa el clado B es el subtipo dominante (cabe señalar que los clados genéticos no se mapean en serotipos víricos definidos).

Las cepas del grupo O (otros), que se encuentran predominantemente en África occidental, comparten menos del 50% de homología con las cepas del grupo M. Los virus del grupo N (no M u O) se encuentran en Camerún.

Para complicar un poco más las cosas, todos los retrovirus tienen una propensión a la recombinación cuando se yuxtaponen varias cepas. Se suponía que los pacientes infectados por el virus del VIH eran resistentes a la infección por una segunda cepa. Desafortunadamente, la ausencia de inmunidad completa y la frecuencia de exposiciones múltiples al virus han conducido a infecciones con varias cepas, una situación en la que puede haber recombinación.[27]

Es indudable que el VIH es la plaga más devastadora de las epidemias recientes. Ha cambiado nuestra sociedad y continúa causando estragos en países subdesarrollados, a pesar de los esfuerzos internacionales. El advenimiento de una quimioterapia antirretroviral combinada eficaz (es decir, la terapia antirretroviral de gran actividad) en muchos sentidos ha transformado esta infección en una enfermedad crónica en los países desarrollados que pueden pagar los medicamentos. Sin embargo, la epidemia continúa propagándose y en países de escasos recursos ha aumentado la diseminación de otras enfermedades infecciosas como la tuberculosis. Se resumen algunos datos clave sobre la epidemia mundial del VIH en la tabla 23-6.

La siguiente descripción es un breve intento por capturar algunas de las características más sobresalientes de este virus multifacético y las enfermedades que produce. Es un homenaje a la ciencia moderna que un agente infeccioso se haya descrito solamente tres años después de los primeros informes del síndrome clínico. Sin el arsenal moderno de biología molecular y virología, todavía estaríamos indefensos contra esta calamidad.

El virus del VIH-1 es icosaédrico y contiene 72 picos externos.[152] Es considerablemente más complejo que el VLTH-I y el VLTH-II, en consonancia con su historia natural más complicada. Los productos del gen pueden dividirse en tres grupos. Las proteínas víricas que representan los antígenos diagnósticos más importantes se resumen en la tabla 23-7.

TABLA 23-6 Datos clave: epidemia global del VIH

- El VIH aún es un problema de salud pública global.
- El VIH ha cobrado más de 39 millones de vidas hasta la fecha.
- Aproximadamente 1.5 millones de personas murieron por causas relacionadas con el VIH en el 2013.
- Había aproximadamente 35 millones de personas viviendo con el VIH a finales de 2013.
- Hubo aproximadamente 2.1 millones de nuevas infecciones por VIH en el 2013.
- El África subsahariana todavía es la región más afectada, con 24.7 millones de personas que vivían con VIH en el 2013.
- Casi el 70% de las nuevas infecciones ocurren en el África subsahariana.
- Aproximadamente 12.9 millones de personas que vivían con el VIH recibían tratamiento antirretroviral (TAR) a nivel mundial en el 2013.
  - De ellas, 11.7 millones de personas estaban recibiendo TAR en países de ingresos bajos y medianos.
  - Los 11.7 millones de personas con TAR representan el 36% de los 32.6 millones de personas que viven con VIH en países de ingresos bajos y medianos.
- El tratamiento del VIH en niños es todavía insuficiente en países de ingresos bajos y medianos.
  - Menos de 1 de cada 4 niños que viven con el VIH tuvieron acceso al TAR en el 2013, frente a más de 1 de cada 3 adultos.

Modificado de http://www.who.int/mediacentre/factsheets/fs360/en/

TABLA 23-7 Principales antígenos del virus de la inmunodeficiencia humana de tipo 1

Gen	Productos del gen
Antígeno específico de grupo/núcleo (GAG)	p (proteína) 18, p24, p55
Polimerasa *(POL)*	p31, p51, p66
Envoltura *(ENV)*	gp (glucoproteína) 41, gp120, gp160

Adaptado de la referencia 57.

La proteína gp120 facilita la entrada del virus VIH-1 en la célula.[152] Esta proteína tiene una afinidad notable por un complejo de receptores en la superficie de las células en todo el cuerpo. El componente principal del complejo, el receptor CD4, se encuentra en los linfocitos T colaboradores, macrófagos y células de Langerhans en la piel. La segunda parte del complejo del receptor es un receptor de quimiocinas. Las cepas víricas que interactúan con el receptor CXCR4 tienen más probabilidades de infectar a los linfocitos T *in vitro*; las cepas que interactúan con el receptor CCR5 (virus R5) se asocian con líneas celulares de macrófagos *in vitro*. Algunos virus que interactúan con los correceptores de quimiocinas pueden infectar a los linfocitos y macrófagos.

La mayor susceptibilidad a la infección por VIH en los pacientes con úlceras genitales u otras infecciones de transmisión sexual puede resultar de la accesibilidad de los macrófagos y linfocitos CD4+ en las bases inflamadas de las úlceras y otras alteraciones en la inmunidad de la mucosa.[418]

Las células más importantes afectadas por el virus, sin embargo, son los linfocitos T CD4+.[103] Estos linfocitos "colaboradores" (*helper*) ayudan a la organización de muchas respuestas inflamatorias mediadas por células, como la producción de granulomas. Sin ellas, el cuerpo está en mayor riesgo de padecer muchas infecciones oportunistas. Además de la alteración de los linfocitos T, también se ha documentado la respuesta defectuosa de los linfocitos B a los antígenos independientes de los linfocitos T. Los macrófagos son muy importantes, ya que proporcionan un lugar para que los virus queden ocultos, incluso después de la destrucción de los linfocitos T infectados y la eliminación de la mayoría de los virus por el tratamiento antirretroviral.

El encuentro inicial con el virus VIH-1 produce una enfermedad febril transitoria que puede ir acompañada de linfadenopatía, faringitis o un exantema difuso.[90] Durante las primeras fases de la enfermedad aguda, se registran recuentos altos de virus circulantes en la ausencia de anticuerpos específicos. Es en esta fase que se establece el diagnóstico a través de la detección del antígeno p24 o de ácidos nucleicos víricos. Los anticuerpos se desarrollan dentro de varias semanas a varios meses en el curso natural de la infección. La detección de estos anticuerpos es la base del diagnóstico, ya que la mayoría de los pacientes no los presentan en las primeras etapas de la enfermedad (es decir, antes de la producción de anticuerpos).

La fase subclínica posterior de la enfermedad viene acompañada por la producción de anticuerpos, antígeno p24, complejos inmunitarios y recuentos bajos de virus circulantes. La realización de pruebas en hemoderivados para detectar el virus con tecnología de amplificación molecular ha reducido considerablemente el riesgo de trasfundir unidades infectadas. Durante la viremia crónica, las mutaciones repetitivas en el genoma vírico frustran los intentos del sistema inmunitario del hospedero por eliminar la infección. El inicio de la enfermedad clínica se relaciona con un aumento en la cantidad de virus, tanto dentro de las células mononucleares de sangre periférica como en el plasma.

Puede presentarse un amplio espectro de cuadros clínicos después de la infección por VIH-1. La clasificación de los CDC de la enfermedad por VIH y otras alteraciones se resumen en las tablas 23-8 y 23-9.[56] Ciertas enfermedades (categoría C en la tabla 23-9) se asocian de manera frecuente con el VIH y se denominan *enfermedades definitorias del sida*.

Las complicaciones de la infección por VIH incluyen una gama de infecciones por virus, hongos, micobacterias, bacterias y parásitos. La práctica de la infectología y la microbiología clínica se ha visto irrevocablemente alterada por el VIH. Numerosas infecciones antes consideradas raras o exóticas se han vuelto frecuentes en centros que atienden un gran número de pacientes con el VIH. Las viejas reglas que indicaban buscar un solo patógeno como la causa de una enfermedad deben excluirse cuando el paciente está gravemente inmunodeprimido, como aquellos con sida, leucemia o trasplantes de células madre. Puede presentarse una amplia variedad de infecciones cuando la respuesta inflamatoria del hospedero se encuentra significativamente disminuida o ausente. Lo que en un paciente normal se consideraría un "Ave María" en términos de microbiología, en estos pacientes se convierte en una práctica aceptable. Es necesaria la integración de los datos clínicos, epidemiológicos y de laboratorio para decidir qué recursos de laboratorio deben utilizarse para cada paciente.

Las infecciones oportunistas que afectan con mayor frecuencia a pacientes infectados por el VIH se encuentran entre las enfermedades definitorias del sida que se incluyen en la tabla 23-9. Algunas de las infecciones son características de una fase particular de la enfermedad. Por ejemplo, la candidosis oral es a menudo una característica de presentación de la enfermedad. La neumonía por *P. jirovecii* se produce en primer lugar cuando el recuento de linfocitos es relativamente alto al principio del proceso de la enfermedad. En etapas tardías de la enfermedad con frecuencia tienen lugar infecciones por el complejo *Mycobacterium avium*, cuando el recuento de linfocitos CD4+ es bajo. Aunque las infecciones por patógenos relacionados con la célula (microorganismos intracelulares facultativos) están relacionadas más estrechamente con defectos en la inmunidad celular, las infecciones bacterianas (para las cuales la inmunidad humoral es una defensa importante del hospedero) también son más frecuentes en pacientes infectados por el VIH. La búsqueda de la causa de una infección oportunista no debe detenerse al identificar al primer agente, porque muchos pacientes con sida presentan infecciones simultáneas.

TABLA 23-8 Sistema de clasificación de los CDC para adultos y adolescentes infectados por el VIH

Categorías según recuento de linfocitos T CD4+	Categorías clínicas		
	A Asintomático, VIH agudo o LGP	**B** Cuadro sintomático, distinto de A y C	**C** Enfermedades definitorias de sida
≥ 500 células/μL	A1	B1	C1
200-499 células/μL	A2	B2	C2
< 200 células/μL	A3	B3	C3

LGP, linfadenopatía generalizada persistente.
Véase la tabla 23-9 para conocer las descripciones por categoría.
A partir de la referencia 56.

TABLA 23-9 Enfermedades sintomáticas (categoría B) y definitorias (categoría C) de sida incluidas en el sistema de clasificación de los CDC para adultos y adolescentes infectados por el VIH

Categoría B (enfermedades sintomáticas)

Se trata de las enfermedades sintomáticas que se producen en una persona infectada por el VIH que: (1) son atribuidas a la infección por el VIH o indican un defecto en la inmunidad mediada por células, o (2) se considera que tienen un curso clínico o tratamiento que se complica por la infección por el VIH.
Algunos ejemplos son:
 Angiomatosis bacilar
 Candidosis bucofaríngea (muguet)
 Candidosis vulvovaginal, persistente, frecuente o con mala respuesta al tratamiento
 Displasia cervical (moderada o grave) y carcinoma *in situ*
 Síntomas generales como fiebre (> 38.5 °C) o diarrea que dura más de un mes
 Leucoplasia vellosa bucal
 Herpes zóster que implica al menos dos episodios distintos o más de un dermatoma
 Púrpura trombocitopénica idiopática
 Neuropatía periférica

Categoría C (enfermedades definitorias de sida)

Neumonía bacteriana recurrente (dos o más episodios en un año)
Candidosis bronquial, traqueal o pulmonar
Candidosis esofágica
Cáncer cervical, invasivo
Coccidioidomicosis, diseminada o extrapulmonar
Criptococosis, extrapulmonar
Criptosporidiosis, intestinal crónica (> un mes de duración)
Enfermedad por citomegalovirus (excepto hígado, bazo, ganglios linfáticos)
Encefalopatía, relacionada con el VIH
Herpes simple: úlceras crónicas (> un mes de duración), o bronquitis, neumonitis o esofagitis
Histoplasmosis, diseminada o extrapulmonar
Cistoisosporiosis, crónica intestinal (> un mes de duración)
Sarcoma de Kaposi
Linfoma, de Burkitt, inmunoblástico o primario del sistema nervioso central
Complejo *Mycobacterium avium* o *Mycobacterium kansasii,* diseminado o extrapulmonar
Mycobacterium tuberculosis, pulmonar o extrapulmonar
Mycobacterium, otras especies o especies no identificadas, diseminadas o extrapulmonares
Neumonía por *Pneumocystis jirovecii*
Leucoencefalopatía multifocal progresiva
Septicemia por *Salmonella*, recurrente
Toxoplasmosis cerebral
Síndrome de emaciación por VIH

A partir de la referencia 56.

No todas las enfermedades relacionadas con el VIH son causadas por infecciones oportunistas. El VIH es citopático y produce enfermedad clínica, como encefalitis y demencia relacionadas con el sida. El colapso del sistema inmunitario celular y sus mecanismos de vigilancia llevan a complicaciones neoplásicas, algunas de las cuales pueden ser inducidas por el virus. Con frecuencia se encuentran los linfomas.[330] Una neoplasia antes inhabitual, el sarcoma de Kaposi, se encuentra bien descrito en los pacientes con sida, habitualmente como una manifestación temprana de la enfermedad. Otras manifestaciones del padecimiento pueden tener un mecanismo inmunopatológico, o los mecanismos ser desconocidos. Algunas infecciones que podrían haber sido previstas para los pacientes con sida, como legionelosis y aspergilosis, son relativamente infrecuentes. El sistema inmunitario celular sin duda alguna contribuye al control de la aspergilosis y legionelosis invasoras, pero otros mecanismos, que no son destruidos por el VIH-1, también deben participar de manera importante.

A medida que ha ido mejorando el tratamiento para la infección por VIH y las complicaciones infecciosas de la inmunodeficiencia, también ha cambiado el patrón de las infecciones encontradas. Un análisis de las autopsias de Los Ángeles durante el período de 1982 a 1993 documentó una disminución en el número de infecciones mortales causadas por *P. jirovecii*, sepsis bacteriana, citomegalovirus (CMV), complejo *M. avium* y *Toxoplasma gondii* de 1989 a 1993, en comparación con el lapso de 1982 a 1988.[268] Esta tendencia ha continuado en los Estados Unidos. Con el tiempo, la implementación de la profilaxis para las infecciones relacionadas con el sida y el tratamiento más eficaz han disminuido significativamente el número de muertes en los países desarrollados a causa del sida.[297] Aunque las enfermedades definitorias del sida continúan siendo importantes, otras enfermedades crónicas y complicaciones de la terapia antirretroviral se han vuelto igualmente importantes.

Las directrices para los niños están incluidas en la norma, mientras que las recomendaciones para los estudios de detección precoz de mujeres embarazadas han sido publicadas por separado[68] (www.cdc.gov/hiv/risk/gender/pregnantwomen/facts/). El VIH-1 se excreta en la saliva, la leche, el semen y otros líquidos corporales. La lactancia materna no es recomendable para las mujeres con VIH y aquellas que toman terapia antirretroviral, según los CDC (www.cdc.gov/breastfeeding/disease).

Los grupos más importantes en términos de riesgo de infección por el VIH son los que han compartido agujas contaminadas (farmacodependientes), quienes han tenido relaciones sexuales con un individuo infectado y los recién nacidos de una madre infectada. En los países desarrollados, la transmisión del virus a través de la administración terapéutica de hemoderivados ha sido mitigada en gran medida por el mejoramiento de las técnicas de filtrado de donantes.

Al comienzo de la epidemia, la mayoría de las infecciones de transmisión sexual en los Estados Unidos y Europa ocurrían entre hombres homosexuales o bisexuales (o, como actualmente se describen, hombres que tienen sexo con hombres [HSH]), pero pronto se documentó la transmisión heterosexual. La transmisión heterosexual del VIH-1 ha sido la forma dominante de transmisión en África desde el comienzo de la epidemia. El riesgo de transmisión del VIH de madre a hijo y la gravedad de la enfermedad en el niño se relacionan directamente con la gravedad de la infección en la madre en el momento del parto.

El tratamiento para la infección por VIH ha representado una constante batalla entre el virus y la industria farmacéutica, dando como resultado la alternancia entre euforia y desesperación entre pacientes y trabajadores de la salud. En 1996, los esfuerzos terapéuticos se centraron en la quimioterapia de combinación, utilizando un inhibidor de la ADN polimerasa dependiente de ARN (la transcriptasa inversa) junto con un inhibidor de la proteasa vírica.[125] El inhibidor de la transcriptasa inversa puede ser nucleósido/nucleótido (ITIAN) o no nucleósido (ITINN). El tratamiento de los pacientes con estos potentes fármacos combinados, conocido como terapia antirretroviral de gran actividad (HAART, *highly active antiretroviral therapy*), se ha convertido en una subespecialidad de las enfermedades infecciosas. Por supuesto, el virus también ha sido resiliente, desarrollando resistencia a las principales clases de fármacos antivirales,[87] especialmente si el tratamiento es incompleto o inadecuado. En estos casos, la genotipificación del VIH (la secuencia de los objetivos en los ácidos nucleicos que codifican para las proteínas a las que va dirigido el fármaco antirretroviral) es un medio importante para determinar las cuasiespecies predominantes y resistentes. Una de las aplicaciones útiles de la SNG es la capacidad para determinar el genotipo de las cuasiespecies mayor y menor presentes. Lo anterior permite determinar qué combinación de medicamentos antirretrovirales tendrá actividad frente a las cuasiespecies predominantes, así como aquellas mutaciones que codifican la resistencia a los fármacos que están presentes en la mezcla de cuasiespecies menores.

Aunque ningún tratamiento ha probado todavía ser capaz de suprimir la infección por el VIH, la sentencia de muerte que antes implicaba un diagnóstico de infección por VIH ha sido revertida gracias a la HAART en las sociedades que pueden permitirse la adquisición de fármacos costosos. Al combinarse con una mejor instrucción de los grupos de alto riesgo, por primera vez la HAART dio lugar a una incidencia estable o a la disminución de las nuevas infecciones. El reto actual es encontrar recursos para ofrecer las nuevas terapias a países subdesarrollados, y mucho han hecho en este sentido los filántropos, las sociedades y los gobiernos. No obstante, sin la vigilancia continua, la curva epidémica puede comenzar a ascender debido a una variedad de causas, entre ellas la continua aparición de resistencia a los fármacos, dificultades para llegar a los usuarios de drogas intravenosas y un resurgimiento en la actividad sexual sin protección una vez que se percibe (erróneamente) que ya no existe la sentencia de muerte.[66]

El riesgo de transmisión del VIH por transfusiones de sangre se ha reducido drásticamente con la detección precoz y sistemática de anticuerpos en todas las unidades de sangre e impidiendo que los miembros de grupos de alto riesgo donen sangre. El resultado ha sido una disminución sustancial en la incidencia de infecciones por VIH relacionadas con la transfusión a medida que ha aumentado la sensibilidad de las pruebas de detección utilizadas antes de la transfusión de hemoderivados. La introducción de estudios de amplificación de ácidos nucleicos altamente sensibles para la detección de todas las unidades de sangre en los Estados Unidos probablemente haya reducido el riesgo de contagio por transfusión a un mínimo absoluto.

La exposición ocupacional a los agentes infecciosos es una realidad para el personal médico. Los patógenos de la sangre son una parte importante del problema, debido a la frecuencia de patógenos y de la exposición a sangre. Los objetos afilados (p. ej., agujas e instrumentos quirúrgicos) son los vehículos de transmisión más frecuentes. Los agentes víricos representan el riesgo ocupacional más grande. Los CDC formularon las recomendaciones para el ode las exposiciones ocupacionales, preferiblemente por prevención.[60-63] Se ofrece un resumen de las recomendaciones generales en el recuadro 23-4.

RECUADRO 23-4

Manejo de la exposición ocupacional a sangre[a]

Proporcionar atención inmediata en el sitio de exposición:

　Lavar las heridas y la piel con agua y jabón

　Lavar las membranas mucosas con agua

Determinar el riesgo asociado con la exposición por:

　Tipo de líquido (p. ej., sangre, líquido visiblemente sanguinoliento, otros líquidos potencialmente infecciosos o tejido o virus concentrados)

　Tipo de exposición (p. ej., lesión percutánea, exposición de mucosas o piel no intacta o mordeduras que implican exposición a sangre)

Evaluar la fuente de exposición:

　Valorar el riesgo de infección utilizando la información disponible

　Estudiar las fuentes conocidas en busca de anticuerpos contra HBsAg, VHC y VIH (considerar la prueba rápida)

　Para las fuentes desconocidas, determinar el riesgo de exposición a la infección por VHB, VHC o VIH

　No estudiar la contaminación del virus en agujas o jeringas descartadas

Evaluar a la persona expuesta:

　Evaluar el estado inmunitario de la infección por VHB (por antecedentes de vacunación contra VHB y la respuesta a la vacuna)

　Dar profilaxis después de una exposición que implica riesgo de infección, según las recomendaciones actuales

Realizar pruebas de seguimiento y brindar asesoramiento

---

[a]Virus de la hepatitis B (VHB), virus de la hepatitis C (VHC) y virus de la inmunodeficiencia humana (VIH). Adaptado de las referencias 67, 73, 74 y 76.

TABLA 23-10 Apoyo de laboratorio para el diagnóstico y tratamiento de los pacientes infectados por el VIH

Parámetro	Abordaje primario	Abordaje secundario y de confirmación
Diagnóstico inicial	Inmunoanálisis VIH-1/2 de cuarta generación	Análisis de puntos múltiples con o sin amplificación de ácidos nucleicos
Pronóstico e inicio del tratamiento	Concentración cuantitativa de virus en plasma (carga vírica) y genotipificación del VIH de referencia	
Iniciar tratamiento y profilaxis para infecciones oportunistas	Cuantificación de linfocitos T CD4	
Seguimiento del tratamiento	Concentración cuantitativa de virus en plasma (carga vírica)	
Evaluación de recaída clínica o virológica	Genotipificación del VIH	Rara vez, fenotipificación del VIH

El tratamiento de los pacientes con infección por el VIH es complicado y requiere del apoyo de muchas áreas del laboratorio. De alguna manera, la mayor cantidad de posibilidades diagnósticas ha simplificado el abordaje, como se resume en la tabla 23-10.

Herpesvirus

Los virus del grupo del herpesvirus humano están entre los aislamientos más frecuentes en los laboratorios generales. El grupo consta de los siguientes virus:

Virus del herpes simple de tipo 1 (VHS1)
Virus del herpes simple de tipo 2 (VHS2)
Citomegalovirus humano (CMV)
Virus de Epstein-Barr (VEB)
Virus varicela zóster (VVZ)
Herpesvirus humano 6 (VHH6)
Herpesvirus humano 7 (VHH7)
Herpesvirus humano 8 (VHH8)

Algunos miembros del grupo de herpesvirus pueden integrar su ADN con el de la célula hospedera. Estos virus producen una infección latente en las células linfoides o en los ganglios del SNC y posteriormente se reactivan para causar enfermedad recurrente. En general, las infecciones primarias son más graves que las recaídas. La infección primaria producida por diversos virus de este grupo es más fuerte cuando ocurre durante la adolescencia o la edad adulta que en la infancia (p. ej., VVZ). Los virus circulan más libremente y más temprano en la vida entre los grupos socioeconómicos bajos y hasta la adolescencia en los grupos más acomodados. Las infecciones en los grupos socioeconómicos altos, por lo tanto, tienden a ser más graves.

Virus del herpes simple. El VHS es el agente causal de una amplia gama de infecciones.[486] Dos serotipos del virus infectan a los humanos. Los antígenos compartidos entre los tipos 1 y 2 complican la diferenciación serológica temprana de antígenos y anticuerpos, pero hoy en día existen reactivos confiables disponibles comercialmente. En las personas sanas, predominan las infecciones de la cavidad bucal y del aparato genital. Las infecciones de tipo 1 son más frecuentes en la parte superior del cuerpo, mientras que las de tipo 2 producen lesiones genitales; sin embargo, hay excepciones frecuentes a la regla. Por ejemplo, hasta un tercio de los aislamientos del aparato genital representan cepas de tipo 1.

La tipificación de aislamientos de herpes procedentes de fuentes genitales no es necesaria para el tratamiento, pero proporciona información pronóstica valiosa, ya que las infecciones genitales causadas por el VHS 1 tienen menor probabilidad de recurrir que

aquellas causadas por el VHS2.[277] En un grupo de 457 mujeres que tuvieron una infección genital primaria (definida por la ausencia de anticuerpos de tipo 2 y un cultivo positivo de lesiones genitales), el 89% tuvo una recaída después de un promedio de 391 días.[23] Hubo por lo menos seis recidivas durante el primer año en el 38% de las pacientes, y el 20% tuvo más de 10 recidivas. Un estudio secuencial de personas con infección recurrente demostró que el paciente era asintomático y carecía de lesiones visibles durante un tercio del período durante el cual eliminaba virus.[469] Las infecciones genitales por cualquier tipo de virus tienen mayores probabilidades de recurrir que las infecciones bucales con el mismo tipo.[277] Además, el mecanismo de infección puede ser diferente para los dos serotipos. La exposición al VHS1 empieza en la niñez y el 25-50% de los estudiantes universitarios presentan anticuerpos. La adquisición de anticuerpos del VHS2 no comienza hasta la adolescencia y continúa durante todo el período de actividad sexual. El aislamiento de virus del serotipo 2 de un sitio genital implica una posible transmisión sexual, mientras que la vía de transmisión del serotipo 1 puede ser por autoinoculación con secreciones bucales.

El herpesvirus se pasa de persona a persona mediante las lesiones o secreciones infectadas. La infección suele ser esporádica, pero se describió una epidemia de infección cutánea en un campamento de lucha grecorromana (*Herpes gladiatorum*).[21]

Las infecciones más graves por VHS son la encefalitis, que generalmente afecta el lóbulo temporal y la cara orbitaria del lóbulo frontal en adultos, y la infección diseminada en los recién nacidos, que se puede adquirir ya sea durante o después del nacimiento. El VHS causa encefalitis de forma esporádica. En el período neonatal, las cepas infectantes suelen ser de tipo 2, lo cual refleja su origen en el aparato genital materno. Las cepas de tipo 1 son abrumadoramente predominantes en niños mayores y adultos. El diagnóstico se realiza mediante biopsia de cerebro y cultivo. El cultivo de líquido cefalorraquídeo (LCR) es demasiado insensible para ser útil en el diagnóstico. El VHS se aísla con poca frecuencia del LCR. En un estudio colaborativo en los Estados Unidos, se lograron aislamientos a partir de LCR en sólo 2 de 45 (4%) casos probados por biopsia de encefalitis.[371] El diagnóstico serológico es demasiado insensible, inespecífico y lento para ser de utilidad en las decisiones terapéuticas. La disponibilidad generalizada de la reacción en cadena de la polimerasa (PCR, *polymerase chain reaction*) para VHS sobre muestras de LCR ha reducido considerablemente la necesidad de la biopsia de cerebro, que ahora se realiza rara vez. Sin embargo, en presencia de una PCR de LCR negativa para VHS, aún puede ser necesaria una biopsia de cerebro a fin de establecer este diagnóstico o detectar otras causas tratables de la enfermedad.[487] El advenimiento de técnicas sofisticadas de imagenología también ha revolucionado el abordaje diagnóstico.

La resonancia magnética (RM) es más sensible que la tomografía computarizada (TC). La encefalitis por herpesvirus sucede muy rara vez, si acaso, en presencia de un estudio de RM normal. Sin embargo, las lesiones no se limitan a lesiones unilaterales del lóbulo temporal. Las alteraciones de la RM pueden ser multifocales o difusas.[412] Al comienzo de la enfermedad, pueden ser las únicas alteraciones en el electroencefalograma.[399]

El herpesvirus permanece latente en los ganglios raquídeos después de la infección inicial. El virus de tipo 1 generalmente se aísla de los ganglios torácicos, mientras que el de tipo 2 se aísla sobre todo de los ganglios sacros. La meningitis aséptica herpética se presenta con poca frecuencia y por lo general es causada por el virus de tipo 2. La meningitis vírica se asocia de forma característica con una concentración normal de glucosa en el LCR, en contraste con los valores evidentemente disminuidos de la glucosa en la meningitis bacteriana. Sin embargo, la cantidad de glucosa en el LCR en la meningitis herpética puede ser muy baja, y el recuento de células puede ser de millares.[337] Desde el inicio de cualquier meningitis vírica pueden predominar los neutrófilos, lo cual confunde el cuadro clínico y sugiere la posibilidad de un proceso bacteriano. El VHS, por lo general de tipo 2, también causa meningitis linfocítica recurrente (meningitis de Mollaret); el cultivo es casi uniformemente negativo, pero el genoma vírico puede demostrarse en el LCR mediante PCR.[451]

Se estima que la infección por herpes neonatal se presenta en 1:2 000 a 1:5 000 partos. Casi siempre es sintomática y con frecuencia es mortal. En un estudio colaborativo, la tasa de letalidad fue del 50-60% en los neonatos con infección diseminada tratados con aciclovir o vidarabina.[485] En contraste, no hubo muertes entre los lactantes con enfermedad limitada a la nariz, ojos o cavidad bucal. El diagnóstico lo sugiere el desarrollo de lesiones vesiculares de la piel, pero éstas pueden estar ausentes en el 20% de los pacientes. Los factores para un mal pronóstico incluyen enfermedad diseminada, estado de coma cuando se ingresa al hospital, coagulación intravascular diseminada o prematurez.

La morbilidad y mortalidad elevadas de la enfermedad en lactantes ha motivado grandes esfuerzos por diagnosticar la infección materna. La mayoría de los casos de infección por VHS neonatal se contraen durante el parto vaginal y se pueden prevenir mediante la cesárea. Se han desarrollado protocolos complejos para la detección de mujeres embarazadas, pero desgraciadamente no han funcionado bien. La infección materna asintomática en el momento del parto se produce con regularidad, aunque el riesgo para los niños parece ser bajo si la infección es recidivante y si están presentes anticuerpos maternos del virus de tipo 2. Muchas mujeres no reconocen su infección genital primaria. En un estudio, se detectaron anticuerpos específicos de VHS2 en 439 de 1 355 mujeres embarazadas que no tenían antecedentes clínicos de herpes genital (32%).[154] Se detectó la presencia asintomática del virus al final del embarazo y durante el parto en 5 de los 1 160 cultivos (0.43%). En el embarazo, 43 de las mujeres que tenían anticuerpos del virus de tipo 2 reconocieron su primera infección genital sintomática.

Los esfuerzos para prevenir la infección neonatal han llevado a la evaluación del estado de los anticuerpos en mujeres embarazadas y al examen cuidadoso de la enfermedad clínica activa en el momento del parto. La disponibilidad comercial de pruebas confiables de anticuerpos específicos por serotipo facilita la identificación de las mujeres que están en riesgo de infección primaria.[338]

Las personas inmunodeprimidas están predispuestas a padecer esofagitis por herpes simple, traqueobronquitis o neumonía, e infección diseminada, incluyendo la hepatitis. Las infecciones por herpes simple pueden ser necrosantes y sugerir una etiología bacteriana si los cuerpos de inclusión característicos no se reconocen o no se realizan cultivos víricos.[350] La inmunodepresión no es un requisito previo para presentar infección de las vías respiratorias inferiores o esofagitis. Los factores de riesgo para estas infecciones incluyen la intubación, lo que sugiere que la patogenia puede ser similar a la de la neumonía bacteriana (aspiración de secreciones bucofaríngeas contaminadas).[384] Los pacientes con quemaduras extensas están en riesgo de padecer una infección de la piel denudada y de las vías respiratorias inferiores.[146]

La infección del ojo incluye conjuntivitis, que puede acompañarse de linfadenopatía regional, fiebre y fotofobia. La queratitis herpética, que tiene un aspecto de ramificación o dendrítico, es la segunda causa más frecuente de ceguera corneal (después del traumatismo) en los Estados Unidos.

El VHS es una de las causas víricas de faringitis y amigdalitis, generalmente como una infección primaria. La mucosa puede estar ulcerada y las lesiones limitadas a la faringe posterior.[174] La amigdalitis necrosante puede parecerse al absceso periamigdalino bacteriano. Se han informado casos de cistitis hemorrágica como parte de una infección diseminada,[108] y la proctitis herpética se puede presentar en pacientes homosexuales.[179]

Citomegalovirus. El CMV es miembro de una familia de virus relacionados que son específicos para especies determinadas.[331] El CMV de ratón, por ejemplo, no infecta a humanos, y viceversa. Este virus primero fue aislado de ratones por Margaret Smith, quien posteriormente aisló el virus humano de tejidos de glándula salival a partir de un lactante infectado. Smith reconoció la especificidad de la especie del virus, aunque no lo hicieron los revisores de su manuscrito, que fue rechazado inicialmente.[479] El aislamiento del virus humano fue informado de manera simultánea por Smith, Weller y Rowe. Con la generosidad de un caballero, que también llegó a ser un ganador del premio Nobel, el Dr. Weller cedió a la Dra. Smith el crédito por la primacía de su descubrimiento. El CMV es un patógeno oportunista que puede producir infecciones persistentes, incluso toda la vida.[361] Fue reconocido muchas décadas atrás como patógeno humano por la distintiva citopatología que produce (lám. 23-1D). En un inicio, los investigadores consideraron al CMV como un protozoario invasor del tejido humano.[246]

Este virus se asocia con leucocitos y puede transmitirse por transfusión de sangre u órganos trasplantados, una de las razones del cambio hacia hemoderivados leucorreducidos. Cuando se detecta mediante anticuerpos monoclonales o sondas genéticas, el CMV se concentra en la fracción neutrófila de la capa leucocítica, en lugar de la fracción mononuclear. Este hecho constituyó la base para las pruebas de antigenemia del CMV que eran ampliamente utilizadas antes de ser suplantadas por los análisis de carga vírica. Se han encontrado múltiples variantes genéticas de CMV en un mismo paciente infectado.[85] Los virus también se excretan en la saliva y el semen. La transmisión venérea es sugerida con firmeza por la presencia de conglomerados de infecciones relacionadas epidemiológicamente. El CMV puede transmitirse de la madre a su descendencia a través de la placenta, las secreciones cervicales durante el parto o la leche materna.

La variedad de enfermedades infecciosas producidas por este patógeno es considerable, e incluye infección congénita, infección neonatal, mononucleosis infecciosa negativa a heterófilos, hepatitis, neumonía en pacientes inmunodeprimidos e infección diseminada en pacientes inmunodeprimidos.[361] En el pasado, era difícil determinar si un paciente determinado tenía enfermedad inducida por CMV o si sólo tenía una infección persistente, dado que la replicación del virus se puede encontrar en órganos y líquidos corporales habitualmente estériles en ausencia de enfermedad clínica. El empleo de la PCR cuantitativa para el CMV ha cambiado esta situación en gran medida, donde esta mayor carga vírica se correlaciona con enfermedad histológicamente probada.

Resulta relativamente fácil informar la infección mediante cultivo del virus o demostrando la presencia de anticuerpos específicos. En contraste con la documentación de la infección por CMV, la prueba de que un proceso de enfermedad particular es causado por CMV generalmente requiere biopsia y examen histológico, que es más definitivo. Incluso en este caso, la evaluación no siempre es fácil. Por ejemplo, en ocasiones, las células con inclusiones de CMV pueden verse en la base de una úlcera del colon. No está claro si esto es ulceración secundaria a CMV o reactivación local del virus en un lecho de la úlcera por otra causa. En estos casos, es esencial la correlación con la carga vírica del CMV en plasma. Del mismo modo, el aislamiento simple de CMV del lavado broncoalveolar tiene una muy baja correlación con la neumonía por CMV,[402] pero se incrementa el valor predictivo si se demuestra una alta carga vírica en el líquido de lavado broncoalveolar.

La detección de anticuerpos en el suero es el método más sensible para determinar si el paciente alguna vez estuvo infectado por CMV. La presencia del anticuerpo de inmunoglobulina M (IgM) en suero es útil para determinar la posibilidad de una infección reciente. Esto es útil para los pacientes con un síndrome similar a mononucleosis negativa a heterófilos, que puede ser una infección primaria por CMV, y para la detección de infecciones primarias durante el embarazo. Un virus latente o uno que es clínicamente silente pueden reactivarse para producir la enfermedad. Un paciente puede experimentar la enfermedad por CMV después de la reactivación de una infección latente o después de una exposición primaria al virus. La distinción es importante para el pronóstico, ya que las infecciones primarias son clínicamente más graves y tienen más probabilidades de causar enfermedad sintomática en un recién nacido.

Los donantes y receptores de trasplantes deben ser examinados serológicamente para que los pacientes seronegativos no reciban sangre o un órgano de un donante seropositivo.

Como se mencionó antes, la infección primaria por CMV de personas previamente sanas por lo general se manifiesta como un síndrome de mononucleosis autolimitada. Al igual que en la infección por VEB, hay evidencia para la mononucleosis por CMV de que los síntomas son provocados por los linfocitos citotóxicos, que tratan de eliminar las células infectadas por CMV.

El espectro de la enfermedad es considerablemente más amplio en los pacientes que están inmunodeprimidos, en función del grado y tipo de inmunodepresión. En los pacientes que moderadamente inmunodeprimidos, como los receptores de trasplante de riñón, la neumonía por CMV es una manifestación frecuente. Cuando la inmunodepresión es más extrema, puede conducir a una infección extensa y abrumadora. Los receptores de trasplantes de corazón, hígado o médula ósea, o los pacientes con sida, pueden sufrir hepatitis o complicaciones inéditas, como la perforación a través de una pared intestinal infectada.

La mayoría de las infecciones adquiridas de forma congénita y neonatal son asintomáticas, pero pueden desarrollarse síntomas sutiles en algunos recién nacidos que parecen normales al nacer. En el otro extremo está la infección diseminada con enfermedad multiorgánica y graves alteraciones congénitas, como la microcefalia. La frecuencia de la transmisión intrauterina del virus durante una infección materna primaria se ha estimado en un 20-40%, y el riesgo de un resultado adverso se incrementa durante la primera mitad de la gestación.

Virus de Epstein-Barr. El VEB es la causa primaria de la mononucleosis infecciosa.[396] Este virus produce enfermedad versátil que va desde la infección aguda autolimitada hasta neoplasias malignas. El síndrome de mononucleosis consta de fiebre, malestar, faringitis exudativa, linfadenopatías y linfocitos atípicos que circulan en la sangre periférica. La esplenomegalia es frecuente, y la rotura del bazo es una complicación grave, pero afortunadamente no se presenta con frecuencia. La hepatitis aguda puede ser también parte del síndrome.

El virus fue reconocido originalmente durante los estudios sobre linfoma de Burkitt en África y sólo más tarde se asoció con la mononucleosis.[396] El virus logra entrar al cuerpo infectando el epitelio faríngeo. Sin embargo, su diana celular principal son los linfocitos B circulantes, los cuales infecta y despúes inmortaliza. El linfoblasto B activado, junto con su VEB acompañante, madura en un linfocito de memoria de larga duración en el centro germinal del ganglio linfático.[455] El resultado de esta interacción es una estimulación policlonal del sistema inmunitario humoral, que produce una gran variedad de anticuerpos para muchos antígenos. Al mismo tiempo, el sistema inmunitario celular se activa para combatir la infección por VEB. Se trata de los linfocitos T activados que se observan en el frotis de sangre periférica como linfocitos atípicos. El círculo se cierra cuando el virus se excreta a través de la mucosa bucal en la saliva. Los niños pequeños suelen tener una infección asintomática o con síntomas mínimos, y la prueba de anticuerpos heterófilos de diagnóstico es a menudo negativa.

Si se produce la integración del genoma del VEB en ciertos tipos de células, puede haber una neoplasia en lugar de una infección aguda. El crecimiento no regulado del VEB en los pacientes con infección por el VIH, quienes han perdido el control regulador de la inmunidad celular, puede llevar a un aumento de los tumores relacionados con el VEB. La mayoría de estos tumores son del linaje de los linfocitos B, como el linfoma de Burkitt y el linfoma primario del cerebro; sin embargo, el carcinoma nasofaríngeo también se asocia con el VEB. Un subconjunto de carcinomas gástricos y de colon también se ha atribuido a la infección por VEB. Otros posibles procesos incluyen neumonía intersticial linfocítica y síndrome hemofagocítico. El establecimiento de la asociación con un virus latente o persistente, como el VEB, no es suficiente para demostrar una relación causal, que sólo puede venir de la relación repetitiva y el análisis molecular cuidadoso, que a menudo se emplea en estudios de hibridación *in situ*. La relación entre el VEB y el linfoma parece ser particularmente compleja.[455]

A mediados de la década de 1980 se sugirió que un síndrome mal definido de fatiga crónica podría representar la infección crónica por este virus. La infección por VEB crónica existe y puede ser molesta, pero el síndrome de fatiga crónica no específica no parece estar relacionado con el VEB.[102]

Las células que mejor soportan la replicación vírica con desprendimiento de partículas infecciosas son las células epiteliales de la bucofaringe. La saliva de los pacientes con enfermedad aguda o crónicamente infectados contiene virus viables, lo cual se puede demostrar por cocultivo con linfocitos de sangre periférica normales. De forma alternativa, los linfocitos de sangre periférica de individuos infectados se pueden cultivar en presencia de un agente que reduce los linfocitos T, como la ciclosporina. El diagnóstico de manifestaciones neoplásicas se lleva a cabo mediante la demostración molecular de que el virus se ha integrado en el genoma de las células malignas. Las células de tumores inducidos por VEB por lo general se pueden cultivar como líneas celulares inmortalizadas *in vitro*.

Los linfomas asociados con el VIH se encuentran con menos frecuencia en los países desarrollados, donde la HAART se encuentra fácilmente disponible. En estas situaciones, las poblaciones con mayor riesgo de padecer linfomas asociados con VEB son los receptores de trasplantes. La enfermedad, llamada adecuadamente "trastorno linfoproliferativo postrasplante" (TLP), va de proliferaciones linfoides mal caracterizadas a linfomas definitivos. La detección precoz se vuelve imprescindible, ya que las proliferaciones son estimuladas por el VEB y reversibles o tratables si se detectan antes del desarrollo de un linfoma franco. Por lo tanto, la prueba de la carga vírica cuantitativa del VEB se ha establecido como un medio para controlar el aumento de las concentraciones de VEB en los receptores de trasplante en cuanto a inminencia o desarrollo de TLP.

Virus varicela zóster. El VVZ causa varicela como infección primaria.[11] El virus puede permanecer latente en los ganglios sensoriales de la médula espinal durante muchos años antes de reactivarse y producir la enfermedad en un segundo momento. Las lesiones de la enfermedad reactivada se asemejan a la varicela, pero se limitan al dermatoma inervado por el nervio infectado. La reactivación de la enfermedad es conocida como *herpes zóster*. El dermatoma de mayor preocupación es la rama oftálmica del nervio trigémino porque puede haber infección corneal destructiva como parte de la reactivación de la enfermedad. La reactivación del virus en los nervios de la cabeza y el cuello también se relaciona con la posterior meningitis y meningoencefalitis por VVZ. Antes de comprender que había una reactivación, el virus de la varicela fue llamado con este mismo nombre, y el del herpes zóster se denominó *virus herpes zóster*, lo que explica las variaciones en la nomenclatura.

El VVZ produce malestar considerable en personas sanas y puede causar neumonía, pero en individuos inmunodeprimidos la enfermedad puede convertirse en una infección diseminada potencialmente mortal. Las mujeres embarazadas están en mayor riesgo de padecer varicela grave, y los recién nacidos que nacen dentro de cuatro días de la infección de la madre corren un gran riesgo, ya que los anticuerpos maternos aún no se han desarrollado. El riesgo de embriopatía en el feto después de la infección materna por VVZ en las primeras 20 semanas de embarazo es de aproximadamente el 2%.

La sabiduría popular afirma que la inmunidad a la varicela es de por vida y que toda enfermedad posterior es por recrudecimiento. Sin embargo, se ha sugerido un mecanismo de reinfección mediante el estudio serológico cuidadoso de personas inmunes en una casa donde vivía una persona con varicela.[12] Los compañeros de casa que tenían anticuerpos preexistentes se mantuvieron bien, pero desarrollaron aumento de los títulos de anticuerpos, lo que indica una infección subclínica.

Existe una gran preocupación en los hospitales por la seguridad de los pacientes inmunodeprimidos que entran en contacto con una persona infectada. La exposición puede ocurrir inadvertidamente porque los pacientes con VVZ son infecciosos justo antes del inicio de la erupción característica. Las medidas para reducir el riesgo incluyen la participación de personal de salud inmune con los pacientes inmunodeprimidos y la limitación de los visitantes. La pronta administración de inmunoglobulina zóster después de la exposición involuntaria tiene un efecto protector.

Herpesvirus humanos 6 y 7. El virus del herpes humano 6 (VHH6) se aisló de pacientes con síndromes linfoproliferativos y se nombró *virus linfótropo B humano*.[367] El virus tiene la estructura morfológica de un herpesvirus, pero no se encuentra relacionado

genéticamente con los cinco herpesvirus identificados antes. Por lo tanto, fue nombrado *herpesvirus humano 6*. Hay dos subtipos reconocidos en la actualidad, designados A y B; el subtipo B es predominante. Este virus comparte con el VEB la capacidad de crecer en linfocitos humanos. En contraste con el VEB, que infecta a los linfocitos en una etapa latente y no crece activamente en las células, el VHH6 parece producir infección productiva solamente en linfocitos humanos (es decir, se producen partículas víricas infecciosas maduras en las células infectadas).

En 1990, se aisló un nuevo herpesvirus de los linfocitos T CD4 de un individuo sano empleando técnicas que causan la activación de linfocitos T. El virus, nombrado *herpesvirus humano 7* (VHH7), es diferente, pero está estrechamente relacionado con el VHH6. Los dos virus no producen inmunidad cruzada.

El VHH6 y el VHH7 producen una enfermedad infantil frecuente llamada *exantema súbito* (también conocida como *roséola infantum*, *roséola súbita*, *enfermedad de Duke* o *cuarta enfermedad*). El exantema súbito tiene lugar en niños de entre 6 meses y 3 años de edad. Casi todos los niños mayores de 13 meses tienen anticuerpos contra el VHH6. Los anticuerpos contra el VHH7 aparecen a una edad un poco mayor.

El exantema súbito comienza con una fiebre brusca, seguida por una erupción a medida que la fiebre disminuye en el tercer o cuarto día. Las convulsiones febriles se presentan en alrededor del 8% de los pacientes con infección aguda. Esta infección es muy poco probable en un niño sin fiebre. La enfermedad se resuelve generalmente sin secuelas, pero puede presentarse enfermedad grave en ocasiones raras. En adultos inmunodeprimidos, el VHH6 ha producido enfermedad intensa después del trasplante de médula y de órganos sólidos, y en los pacientes infectados por VIH. Estos virus se han sugerido como agentes etiológicos en casos de síndrome de fatiga crónica, esclerosis múltiple y enfermedad neoplásica, pero aún no existen datos que lo fundamenten. La reactivación frecuente de herpesvirus durante el curso de otras enfermedades complica el establecimiento definitivo de un papel etiológico.

Herpesvirus humano 8. La siguiente adición al grupo de herpesvirus linfotrópicos es el virus relacionado con el sarcoma de Kaposi, que se ha nombrado *herpesvirus humano 8* (VHH8). Como el nombre lo indica, el virus fue detectado por primera vez en el tejido del sarcoma de Kaposi en pacientes con infección por el VIH mediante técnicas moleculares.[333] La investigación posterior demostró que las secuencias de genes víricos estaban presentes en varios tipos clínicos de sarcoma de Kaposi: el que se produce en los pacientes con sida, el sarcoma de Kaposi clásico que no está relacionado con la infección por el VIH y el sarcoma de Kaposi en hombres homosexuales que no están infectados por el VIH. Se han identificado secuencias en linfomas de cavidades corporales relacionados con sida que también contenían las secuencias genéticas del VEB. Este tipo de linfoma asociado con el VHH8 se ha clasificado como "linfoma primario de cavidades". Por último, el VHH8 se asocia con un subconjunto de pacientes con enfermedad de Castleman multicéntrica, una hiperplasia linfoide atípica que puede progresar a linfoma. Las secuencias también se encuentran en el tejido no neoplásico de los pacientes infectados por VIH con el sarcoma de Kaposi.

Virus B. En la década de 1930, un virus del grupo herpes se aisló de un paciente que desarrolló una enfermedad neurológica mortal después de que un mono lo mordió. Casi al mismo tiempo, Sabin logró aislar un virus de otro paciente en quien se desarrolló mielitis transversa después de una mordedura de mono. Lo denominó "virus B" por el nombre del paciente afectado. También se ha llamado *herpesvirus simiae*, lo que resulta inapropiado, ya que se puede encontrar una gran variedad de herpesvirus en los monos. El nombre taxonómico real es *cercopithecine herpesvirus 1*, pero "virus B" se utiliza con mayor frecuencia. En una revisión de las infecciones por virus B, 16 de las 25 infecciones fueron mortales.[488]

El virus B tiene la característica inusual de cruzar la barrera entre especies y causar infecciones. Es originario de monos del Viejo Mundo, como *Macaca mulata* y *Macaca fascicularis*, en los que muestra latencia. Se han informado infecciones localizadas en humanos, pero la mayoría son graves y sistémicas. Una mordedura animal es el medio habitual de transmisión, pero también se han informado infecciones después de una lesión por pinchazo de aguja. Por lo general se desarrolla una erupción vesicular alrededor de la mordedura, seguida por linfadenopatía y fiebre regional. La encefalitis, la mielitis transversa o la necrosis visceral acompañan a la diseminación sistémica.

El primer episodio documentado de transmisión entre humanos fue causa de preocupación, ya que se produjo como parte de un conjunto de infecciones en un centro de investigación. Otra preocupación en el pasado fue el descubrimiento de que las células de riñón de mono que se habían suministrado comercialmente para los laboratorios de diagnóstico estaban contaminadas con el virus B. Afortunadamente, no produjeron infecciones humanas, pero las células se retiraron del mercado.[482] La capacidad del virus B para replicarse en monocapas de riñón de mono se conoce desde hace años. De hecho, el estrés del procesamiento de riñones puede estimular la activación del virus B latente. El efecto citopático del virus consiste en la ampliación y fusión de la célula, que puede extenderse a través de la monocapa. Se pueden observar inclusiones Cowdry de tipo A idénticas a las del VHS o VVZ en preparados celulares teñidos. El subcultivo a otras células de riñón de mono o del riñón de conejo, que se utilizan para el aislamiento del VHS, transmite el virus.

Adenovirus

Los adenovirus fueron reconocidos originalmente cuando se registró degeneración espontánea en cultivos de tejido adenoideo. Fueron llamados *agentes de degeneración adenoidea* (AD), adeno-faríngeo-conjuntival (AFC) o de enfermedad respiratoria aguda (ERA).[423] Estos virus pueden estar presentes en la faringe y en las heces sin causar enfermedad perceptible. La designación de un agente infeccioso como el agente etiológico se debe realizar con cuidado, de manera que no se confunda con una asociación fortuita. Por ejemplo, los adenovirus se consideraron alguna vez como las causas del síndrome porque se aislaron en ausencia de la causa bacteriana común, *Bordetella pertussis*. El papel del adenovirus en el síndrome *pertussis* es polémico. Se ha sugerido que, como tiene requerimientos especiales de cultivo, *B. pertussis* no se pudo aislar en muchos casos de tosferina, mientras que los adenovirus representaron aislamientos fortuitos o patógenos coinfectantes.[233]

La enfermedad por adenovirus puede ser esporádica o epidémica. Estos virus producen aproximadamente el 5% de las enfermedades respiratorias agudas en niños menores de cinco años de edad y pueden ser responsables del 10% de los casos de neumonía infantil. Producen una faringitis exudativa que puede simular la enfermedad por estreptococos β-hemolíticos del grupo A. Los adenovirus pueden causar otitis, faringitis y gastroenteritis. Ciertos serotipos están relacionados con conjuntivitis aguda, con o sin faringitis. Las infecciones por adenovirus del aparato digestivo se analizaron antes con las otras causas víricas de la gastroenteritis. Las infecciones adenovíricas principales y sus serotipos relacionados se resumen en la tabla 23-11.

Poxvirus

Los poxvirus conforman un grupo diverso.[155] La mayoría son patógenos animales, pero algunos también pueden infectar a los humanos. El mejor conocido del grupo poxvirus fue el virus de la viruela y es el único miembro del grupo que infecta sólo a humanos. En la actualidad, de manera esperanzadora, ha pasado del estado de *al borde de la extinción* al de *extinto*.[132] Después de que se registró la última infección natural, las poblaciones de virus estuvieron restringidas a los Estados Unidos y la antigua Unión Soviética; sin embargo, con la disolución de esta última, la posibilidad de la dispersión de las poblaciones víricas más allá de Moscú ha sido un motivo de preocupación. Se ha secuenciado el genoma de la viruela y otros cinco virus de esta enfermedad.[341]

El reconocimiento de que la viruela representa una amenaza importante como agente de bioterrorismo ha estimulado un renovado interés. La población mundial actual es en buena medida susceptible o sólo parcialmente inmune, y los médicos no están familiarizados con la presentación y el diagnóstico

TABLA 23-11 Infecciones por adenovirus

Síndrome	Grupos etarios	Serotipos
Faringitis febril aguda	Niños pequeños	1, 2, 3, 5, 6, 7
Fiebre faringoconjuntival	Niños y adolescentes	3, 7, 14
Enfermedad respiratoria aguda	Reclutas militares	3, 4, 7, 14, 21
Neumonía	Niños pequeños Reclutas militares	1, 2, 3, 7 4, 7
Queratoconjuntivitis epidémica	Todos	8, 11, 19, 37
Cistitis hemorrágica aguda	Niños pequeños	11, 21
Gastroenteritis	Niños pequeños	39, 40
Meningoencefalitis	Niños y pacientes inmunodeprimidos	1, 2, 5
Hepatitis	Niños y pacientes inmunodeprimidos	1, 2, 5

Adaptado de la referencia 245.

clínico de la viruela. Los registros de brotes históricos, incluyendo una epidemia en Boston a principios del siglo xx, se han reexaminado para refrescar la memoria.[3,36] La inmunización con el virus vaccinia, uno de los hitos de la medicina moderna, fue abandonada en la década de 1970 debido a los efectos secundarios bien caracterizados de la vacuna.[38] El cambio de circunstancias ha afectado claramente el equilibrio coste-beneficio de la vacunación,[156,157] pero aún se debate el curso apropiado.[39,302] Se han mostrado anticuerpos residuales en individuos previamente inmunizados, pero la eficacia de estos anticuerpos resulta confusa.[160]

Los ortopoxvirus de animales, como el pox vacuno y el pox simiano, pueden infectar ocasionalmente a los humanos. Estas infecciones se asemejan clínicamente a la viruela. Una nueva dimensión al riesgo de la viruela simiana se agregó mediante el reconocimiento de la infección humana adquirida a partir de los perros de la pradera domésticos.[389] Las mascotas pudieron haberse infectado por roedores africanos importados que son conocidos por ser susceptibles al virus de la viruela símica. El diagnóstico diferencial de las infecciones por poxvirus incluye el VVZ.[326] Por lo tanto, el apoyo del laboratorio es fundamental cuando se plantea la posibilidad de viruela.

El origen del virus de la vaccinia no resulta claro. Tiene muchas características de ser una especie distinta, pero pudo haberse derivado de uno de varios virus posibles (incluyendo el virus de la viruela vacuna o cowpox) por mutación o recombinación.

Los miembros de otros dos géneros, *Parapoxvirus* y *Yatapoxvirus*, son patógenos animales, pero pueden infectar a los humanos. El virus tanapox causa infección humana en zonas de África, pero provocó enfermedad en viajeros después de que volvieron de un área endémica.[111]

El virus del molusco contagioso, el único miembro del género *Molluscipoxvirus*, causa una lesión cutánea característica; como la viruela, infecta solamente a humanos.[132]

Los parapoxvirus son agentes causantes de enfermedades en el ganado ovino (virus orf o de la dermatitis pustulosa contagiosa) y bovino (virus de la seudoviruela bovina o s de los ordeñadores). También pueden producir infecciones localizadas en los seres humanos que están expuestos a los virus en el trabajo. Resulta muy poco probable aislar poxvirus en el laboratorio clínico.

Papilomavirus

El virus del papiloma humano (VPH) causa verrugas comunes, verrugas venéreas transmitidas sexualmente y tumores de las vías respiratorias, intestinales y genitales. La naturaleza vírica de las verrugas ya era conocida a principios de siglo xx, cuando fueron transferidas con filtrados libres de células, y Shope definió el virus del papiloma del conejo como la causa de los papilomas en 1933.[298] El extenso y minucioso estudio del VPH se detuvo hasta que se desarrollaron técnicas moleculares suficientes para la tarea en la década de 1970.

Se han descrito más de 60 tipos genéticos del VPH. Hay una estrecha relación entre ciertos genotipos y las lesiones clínicas (tabla 23-12). La verruga común es la lesión más frecuente, pero la atención se ha centrado en las infecciones genitales, incluyendo su asociación con neoplasias. Las parejas sexuales de los pacientes infectados por VPH también se infectan frecuentemente con el mismo genotipo.

La relación causal entre el VPH y la neoplasia cervicouterina se ha logrado determinar a partir de numerosos estudios. Aunque el VPH confiere el mayor riesgo, otros factores parecen ser necesarios para desarrollar cáncer. En lugar de un cambio drástico de epitelio habitual a neoplásico en el cuello uterino, existe un espectro continuo, reconocido como grados cada vez más graves de neoplasia intraepitelial cervicouterina. La etapa final del proceso es el desarrollo de malignidad abierta, carcinoma invasivo, que puede ser con mayor frecuencia escamoso o glandular. Asimismo, existe una continuidad en la expresión de genes y antígenos del VPH. En el epitelio habitual, las células de la capa basal se diferencian progresivamente a formas no queratinizadas del epitelio escamoso en la superficie. A medida que los cambios epiteliales cervicouterinos progresan de leve a gravemente displásicos, se observan los siguientes cambios: (1) las células se vuelven menos diferenciadas a lo largo del epitelio, (2) el contenido cromosómico de los núcleos se vuelve cada vez más anómalo, (3) la expresión de los productos de los genes del VPH (antígenos) se hace menos intensa y (4) la expresión de genes del VPH es cada vez más difícil de demostrar. Una característica de la célula infectada por el VPH es la coilocitosis, un halo perinuclear en el epitelio escamoso acompañado de atipia nuclear, aunque este aspecto no está presente en todas las células infectadas. La aparición de atipias coilocíticas en las células cervicales exfoliadas se muestra en la figura 23-5.

La biología celular del VPH apoya un papel primordial en el desarrollo de la neoplasia.[316] Los tipos víricos más estrechamente asociados con el cáncer cervicouterino, especialmente los VPH 16 y 18, son capaces de transformar las células en cultivo, por lo que pierden sus mecanismos de control del crecimiento normal. El ADN de estos tipos se integra en el ADN hospedero. La integración vírica puede causar cambios cromosómicos y dar lugar a una diferenciación celular anómala *in vitro*. Zur Hausen ha presentado la hipótesis de que la neoplasia cervical es el resultado de la falta de un mecanismo de vigilancia celular primordial que fue diseñado para el control de genomas víricos persistentes.[510]

El ADN del virus del papiloma se ha encontrado en el epitelio cervical habitual adyacente a cánceres y verrugas genitales. No extirpar todo el tejido infectado puede causar recidivas. El ADN del VPH también se puede demostrar en el 5-10% de las mujeres con frotis o biopsias cervicouterinos normales. La infección puede ser transitoria; la asociación de genotipos de alto riesgo aun con la neoplasia cervical es más notoria cuando el ADN del VPH se encuentra de forma persistente.

Las recomendaciones del consenso nacional para el tratamiento de pacientes con riesgo de neoplasia cervicouterina, que evolucionan continuamente, incluyen parámetros morfológicos (citología exfoliativa cervical) y determinantes víricos (detección de VPH). La evaluación molecular para detectar la presencia de VPH es ahora parte de la norma para la detección sistemática de mujeres con cáncer cervicouterino y sus precursores. El abordaje actual para clasificar la citología endocervical es el sistema Bethesda.[434] La tabla 23-13 resume las directrices del American College of Obstetricians and Gynecologists (ACOG) para la detección del cáncer cervicouterino.

El papel del laboratorio en el tratamiento de la enfermedad endocervical tiene muchos aspectos.[101] Las recomendaciones para el manejo de la enfermedad por VPH continúan evolucionando. La ACOG incluye ahora la realización de una prueba de VPH junto con la prueba de Papanicoláu cada cinco años como alternativa a una sola prueba de Papanicoláu sólo cada tres años. Los métodos moleculares diseñados para detectar la presencia de VPH son más sensibles que la citología, mientras que ésta, y en algunos casos la biopsia, proporcionan la especificidad necesaria para caracterizar con precisión el tipo y la extensión de la enfermedad presente.

TABLA 23-12 Asociación de virus del papiloma humano (VPH) seleccionados con la enfermedad clínica

Tipo de virus	Enfermedad clínica	Potencial neoplásico
VPH 1	Verruga plantar profunda	No se ha descrito
VPH 2	Verruga común Verruga en mosaico Lesiones de labio	No se ha descrito
VPH 3	Verrugas planas	No se ha descrito
VPH 4	Verruga común	No se ha descrito
VPH 5	Placas en epidermodisplasia verruciforme	El carcinoma escamoso puede desarrollarse en áreas expuestas al sol
VPH 6	Genitales: condiloma exofítico, condiloma plano, condiloma gigante Papiloma respiratorio Papilomas conjuntivales	Asociación débil, especialmente en la vulva
VPH 7	Verrugas de carnicero comunes	No se ha descrito
VPH 11	*Véase* VPH 6	*Véase* VPH 6
VPH 13	Hiperplasia epitelial localizada de cavidad bucal	No se ha descrito
VPH 16	Anogenital: papulosis bowenoide, condiloma plano	Alta asociación en cuello uterino Asociación moderada en vagina, vulva, ano y pene También se encuentra en las vías respiratorias, incluyendo laringe, amígdalas y cavidad bucal, relacionado con carcinoma de células escamosas de cabeza y cuello
VPH 18	Genitales: condilomas planos	Alta asociación en cuello uterino, hallado con poca frecuencia en lesiones precursoras. Relacionado con carcinoma de células escamosas de cabeza y cuello
VPH 31	Genitales: condilomas planos	Alta asociación con el cáncer cervicouterino
VPH 32	Hiperplasia epitelial localizada de la cavidad bucal	No se ha descrito
VPH 33, 35 39, 51, 52, 56, 58, 59, 68	Genital	Asociación moderada con el cáncer cervicouterino
VPH 45	Genital	Alta asociación con cáncer cervicouterino

Adaptado de la referencia 316.

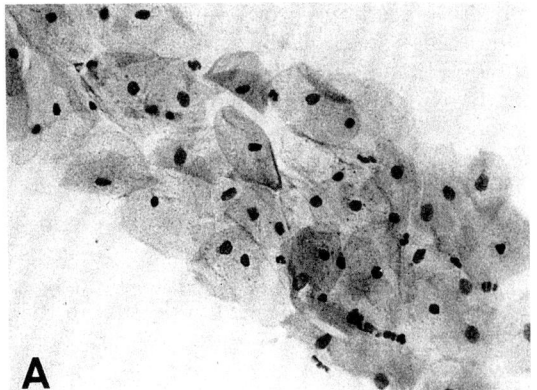
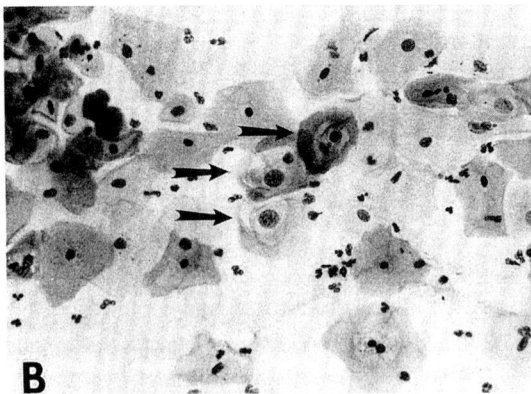

■ **FIGURA 23-5** Citología cervical **A.** Células epiteliales escamosas cervicales exfoliadas habituales. El núcleo es pequeño y compacto, y el citoplasma es abundante en estas células epiteliales queratinizadas maduras. **B.** Atipia coilocítica. Los núcleos de algunas de estas células superficiales se agrandan con la cromatina en grumos gruesos y se observa una palidez o halo en el citoplasma alrededor del núcleo (halo perinuclear) (*flechas*) (tinción de Papanicoláu 250×).

TABLA 23-13 Directrices para la detección del cáncer cervicouterino del American College of Obstetricians and Gynecologists

- La detección del cáncer cervicouterino debe iniciar a los 21 años de edad.
- Las mujeres de 21-29 años se deben realizar una prueba de Papanicoláu cada tres años.
- Las mujeres de 30-65 años de edad se deben realizar una prueba de Papanicoláu y una de VPH cada cinco años. La prueba de Papanicoláu sola cada tres años puede ser una alternativa.
- Las mujeres sin antecedentes de cáncer o displasia moderada o grave deberían detener la detección precoz cervical después de los 65 años, si han tenido de forma consecutiva tres pruebas de Papanicoláu negativas o dos pruebas de VPH negativas, habiéndose realizado la prueba más reciente en los últimos cinco años.

Nota: las mujeres con antecedentes de cáncer cervicouterino, quienes tienen VIH y las expuestas a dietilestilbestrol (DES) antes de nacer no deben seguir estas pautas rutinarias.
Modificada de http://www.acog.org/-/media/For-Patients/pfs004.pdf?dmc=1&ts=20150618T1250230513.

Poliomavirus

Hay toda una gama de virus del polioma, pero sólo unos pocos que son de importancia médica para los humanos. Se trata de virus pequeños de ADN bicatenario que infectan a la mayoría de las personas en algún momento de su vida y que generalmente producen enfermedad subclínica. La enfermedad discernible es causada por la reactivación de estos virus en hospederos inmunodeprimidos.

Los virus JC y BK, ambos nombrados con las iniciales de los pacientes de los cuales fueron inicialmente aislados, son los virus del polioma más frecuentemente encontrados en la medicina humana. El virus JC produce una enfermedad desmielinizante destructiva denominada *leucoencefalopatía multifocal progresiva* en pacientes inmunodeprimidos.[304] El virus BK causa cistitis hemorrágica, a menudo en los receptores de trasplante de células madre durante los períodos de neutropenia profunda; también provoca nefropatía del riñón trasplantado en los pacientes que lo recibieron. La detección de virus BK y JC se basa predominantemente en la PCR cuantitativa, aunque existen otros métodos.

El virus del carcinoma de células de Merkel es el virus del polioma descrito más recientemente y, como su nombre lo indica, se relaciona con el carcinoma de células de Merkel, rara vez encontrado. Por lo general, este carcinoma neuroendocrino se presenta en individuos inmunodeprimidos, de forma particular en quienes reciben el trasplante.

Parvovirus

Como su nombre lo indica, los parvovirus son muy pequeños; son raros en el sentido de que contienen ADN monocatenario. Se ha demostrado que el único parvovirus humano, conocido como *B19*, causa una enfermedad febril frecuente de la infancia con exantema. El eritema infeccioso también es conocido como la "quinta enfermedad" (la quinta enfermedad de la infancia después de rubéola, sarampión, varicela y roséola).[28,503] Se caracteriza por fiebre y un exantema característico, parecida a "mejillas abofeteadas", en los niños pequeños. La mayoría de las personas son inmunes para cuando llegan a la edad adulta, pero las personas susceptibles pueden padecer artritis o artralgias. Este patrón de enfermedad de exantema leve en la infancia y la artritis grave en los adultos se asemeja al que presenta el

virus de la rubéola. La erupción cutánea en el eritema infeccioso es maculopapular, pero se ha informado una lesión vesiculopustular en adultos.

El parvovirus B19 tiene una afinidad por los eritroblastos (precursores de eritrocitos inmaduros). El receptor de los eritrocitos humanos para el parvovirus B19 es el antígeno P; los individuos que carecen de este antígeno son naturalmente resistentes a la infección. Desafortunadamente, muy pocos individuos carecen de los antígenos P eritrocíticos. El parvovirus B19 puede producir anemia transitoria en personas normales y anemia crónica grave o crisis aplásica en pacientes con tumores, hemoglobinopatías o inmunodeficiencias. Si las mujeres embarazadas contraen una infección primaria por parvovirus, puede conducir a una eritroblastosis fetal con hidropesía mortal. En este caso, el virus produce anemia crónica grave, mientras que en la eritroblastosis inmunitaria (enfermedad por Rh) los anticuerpos contra los eritrocitos fetales producen el daño. Asimismo, se ha asociado un síndrome hemofagocítico vírico en niños y adultos con el parvovirus humano. Se ha documentado la transmisión de la infección del parvovirus de pacientes fuertemente infectados a trabajadores de la salud susceptibles.

El cuadro clínico de la infección por parvovirus en humanos durante una epidemia en Cádiz, España, incluyó manifestaciones hemáticas en el 13.9% de 43 pacientes, lesiones dérmicas en el 53.4%, artralgias o artritis en el 20.9% e infección durante el embarazo en el 7.0% (dos de estas mujeres sufrieron abortos). La fiebre y las linfadenopatías estuvieron presentes en el 37% de los pacientes.[162]

Virus de la hepatitis

Muchos virus pueden producir daño infeccioso en el hígado. El VEB y el CMV ocasionalmente causan hepatitis sintomáticas como parte del síndrome de mononucleosis. Los virus de la hepatitis primaria son un grupo diverso. El "alfabeto" de la hepatitis se resume en la tabla 23-14. Otros virus que se han descrito como agentes de la hepatitis se cubren más ampliamente en textos especializados. Por ejemplo, el virus de la hepatitis G, también denominado *virus GB*, es un miembro de la familia *Flaviviridae* y es una causa poco frecuente de hepatitis.[295,375,489] Del mismo modo, algunos agentes, como los virus transmitidos por transfusión (virus TT) y el virus SEN, ambos miembros de la familia *Circoviridae*, se abordan de forma más adecuada en otras partes. Las siguientes secciones se concentran en los virus hepatotrópicos más importantes.

Virus de la hepatitis A. El virus de la hepatitis A produce hepatitis infecciosa esporádica y epidémica. La enfermedad se conoce desde la Antigüedad, pero el virus no fue identificado hasta la década de 1970. El VHA fue clasificado primero como enterovirus 72 con base en las características bioquímicas y físicas. Posteriormente, se reconoció que existían diferencias considerables respecto de los enterovirus clásicos. Ahora, se colocó en un nuevo género, *Hepatovirus*, dentro de la familia *Picornaviridae*.[223] Existen siete genotipos de VHA; la mayoría de las cepas pertenecen al genotipo I.

El VHA produce hepatitis aguda autolimitada que puede ser fulminante. El período de incubación entre la exposición y la enfermedad clínica es corto (< un mes). Durante 7-10 días antes de la enfermedad clínica, hay replicación vírica no citopática en los hepatocitos, viremia y eliminación fecal del virus infeccioso. Sigue un período de replicación vírica con daño del

TABLA 23-14 Principales causas víricas de la hepatitis

Virus	Taxonomía	Transmisión	Cronicidad	Neoplasia
Hepatitis A	*Picornaviridae* *Hepatovirus*	Entérica: agua, comida, mariscos	No	No
Hepatitis B	*Hepadnaviridae* *Orthohepadnavirus*	Parenteral: sangre, sexual, agujas, entérica	Sí	Sí
Hepatitis C	*Flaviviridae* *Hapacivirus*	Parenteral: sangre, contacto sexual menos frecuente	Sí	Sí
Hepatitis D	*Deltavirus*	Parenteral: sangre, requiere el virus de la hepatitis B	Sí	Sí
Hepatitis E	*Hepeviridae* *Hepevirus*	Entérica	No	No

hepatocito, incluyendo la clásica degeneración por "dilatación" de las células del hígado. En este punto, el período de contagio casi llega a su fin. La infección por VHA rara vez se transmite por transfusiones de sangre porque existe poca presencia del virus en la sangre y la duración de la viremia es limitada. La transmisión de la infección a los pacientes con hemofilia en el concentrado del factor de coagulación, que contiene muestras de muchos donantes, se ha descrito en Europa y los Estados Unidos. La necrosis hepática masiva y la cirrosis postinfecciosa son infrecuentes. La neoplasia y la hepatitis crónica no son complicaciones.

La hepatitis A se transmite por alimentos y agua contaminados. Los moluscos bivalvos de aguas contaminadas han producido numerosos brotes porque a menudo se comen crudos o al vapor a una temperatura que no inactiva al virus.[272] En un brote en Shanghái, más de 300 000 personas resultaron infectadas después de comer almejas crudas procedentes de aguas contaminadas.[223] También se transmite por la vía sexual.[255]

La transmisión del VHA, como el VEB y el poliovirus, se determina en parte por las condiciones de sanidad y la posición socioeconómica. El virus circula libremente en condiciones insalubres e infecta a los humanos a una edad temprana, cuando la infección por lo general es asintomática. Los ciudadanos de mayor nivel socioeconómico escapan de la infección hasta una etapa más tardía de la vida, cuando se encuentra una hepatitis sintomática[223] (*véanse* los textos sobre "poliovirus" y el "virus de Epstein-Barr").

Virus de la hepatitis B. El virus de la hepatitis B es un hepatovirus de ADN. Produce hepatitis aguda y crónica, y es el agente etiológico del carcinoma hepatocelular.[161] El VHB tiene un período de incubación prolongado (45-120 días) y se transmite principalmente por vía parenteral.[224] Hasta que se implementó la detección de rutina de hemoderivados para este virus, la hepatitis B fue la causa más frecuente de hepatitis relacionada con transfusión. Otras vías parenterales incluyen acupuntura y tatuajes. El antígeno de la hepatitis B se ha demostrado en mosquitos, pero no se ha confirmado la transmisión de la infección por artrópodos. Este virus se puede transmitir por contacto sexual y ha producido epidemias en hombres homosexuales, trabajadoras sexuales y consumidores de drogas intravenosas. Puede haber infección perinatal, pero la leche materna no parece desempeñar un papel en la transmisión. El VHB puede producir hepatitis aguda fulminante, llamada *necrosis hepática masiva*. Se ha sugerido que una mutación en el virus puede provocar esta manifestación grave.

El conjunto de mecanismos para la transmisión de la infección del VHB recuerda los del VIH. La concentración del VHB en la sangre y los líquidos corporales es mucho mayor de la del VIH, y la infección hospitalaria, en consecuencia, es un problema importante. La hepatitis B ha sido una causa importante de infecciones ocupacionales en el personal médico, pero la frecuencia ha disminuido considerablemente por el empleo generalizado de vacunas en el personal de salud.

El VHB es un virus esférico de 47 nm que posee varios antígenos de importancia para determinar el diagnóstico y la patogenia. Varios genotipos del VHB tienen implicaciones clínicas distintas. Clásicamente, el genotipo A muestra mayor supervivencia de los pacientes y una enfermedad menos grave; el genotipo B se encuentra con mayor frecuencia en las infecciones que conducen a carcinoma hepatocelular; el genotipo C produce enfermedad grave; el genotipo D tiene lugar en los casos de hepatitis fulminante.[224]

Existen tres polipéptidos de envoltura de particular importancia: HBsAg (antígeno de superficie del VHB), HBcAg (antígeno del núcleo [*core*] del VHB) y HBeAg (antígeno e del VHB). Este virus no ha sido cultivado *in vitro*, pero la variedad de antígenos y anticuerpos correspondientes proporciona amplias herramientas para documentar la enfermedad clínica. Aunque no es absoluta, la presencia del antígeno e se correlaciona bien con la presencia de ADN, polimerasa de ADN y la virulencia del virus. La fascinante historia del descubrimiento del antígeno Australia (ahora conocido como HBsAg) y su relación con la hepatitis ha sido revisada por Blumberg.[29] Sirve como un recordatorio de que nadie puede predecir dónde tendrá sus repercusiones clínicas la investigación básica. ¿Quién hubiera predicho que un grupo de investigación interesado en los polimorfismos genéticos de las proteínas de la sangre descubriría la clave para una causa importante de la hepatitis humana?

Por razones que no son claras, en algunas personas que están infectadas se desarrollan anticuerpos para el VHB y el virus se elimina de su sistema, mientras que otros continúan teniendo en circulación los antígenos víricos. Un subgrupo de estos portadores crónicos desarrolla enfermedad hepática crónica. Otra complicación grave de esta infección es la integración del ADN vírico en el genoma de las células del hígado y el desarrollo de carcinoma hepatocelular.

Virus de la hepatitis C. Después de que se logró disponer de los reactivos de diagnóstico para los virus de la hepatitis A y B, fue evidente que había otras causas de la hepatitis relacionada con transfusión.[305] Los virus desconocidos se nombraron hepatitis no A, no B. Gracias a la sofisticada tecnología de biología molecular, ahora se reconoce al virus de la hepatitis C como la causa de la mayoría de los casos de hepatitis asociados con transfusión no A, no B que se presentaron en aquel momento. El virus, que no podía ser cultivado, se caracterizó finalmente mediante técnicas moleculares, uno de los primeros triunfos de la biología molecular. De forma sorprendente, el agente recién caracterizado tenía una relación más estrecha con un grupo de virus que se transmiten por artrópodos; ahora es un género (*Hepacivirus*) de la familia *Flaviviridae*. Los conceptos de las relaciones genéticas entre cepas del virus de la hepatitis C están evolucionando. Hay seis genotipos, 1 a 6, con los subtipos 1a y 1b en el grupo 1, numerosos subtipos dentro de los grupos 2 a 4 y solamente un subtipo en los genotipo 5 y 6. Los pacientes que resultan infectados por cepas de los subtipos 1a y 1b (correspondientes a los genotipos 1a y 1b) responden peor al tratamiento con interferón y progresan más rápido a hepatopatía crónica que los individuos infectados por otras cepas. Sin embargo, los tratamientos más nuevos prometen que pronto harán que la subclasificación genotípica pierda importancia. En otros sentidos, parece que hay pocas diferencias fenotípicas entre cepas genéticamente diferentes.

La epidemiología de las infecciones por VHC tiene muchas similitudes con aquellas por VHB, pero son evidentes algunas diferencias significativas. La vía más frecuente de propagación en el pasado fue mediante los hemoderivados, incluyendo la inmunoglobulina. La transmisión a través de la exposición a la sangre todavía puede ocurrir accidentalmente durante la cirugía, y los consumidores de drogas intravenosas siguen teniendo un riesgo elevado de enfermedad. La detección del VHC en hemoderivados ha reducido sustancialmente el riesgo de transmisión por esta vía. La sexual es otra forma de transmisión, pero la frecuencia es mucho menor que en la infección por VHB. El predominio de anticuerpos contra VHC entre los trabajadores de la salud en Baltimore fue similar al de la población en general, lo que sugiere que los trabajadores están expuestos a bajos niveles de virus o que la transmisibilidad no es alta.[453]

La infección por VHC aguda tiende a ser menos grave que la de VHB, pero la frecuencia de hepatitis C crónica es alta. El tema ha sido revisado por Iwarson y cols.[244]

La mortalidad a largo plazo de los pacientes que están infectados por el VHC es similar a la de los controles, aunque los pacientes infectados tienen un riesgo ligeramente mayor de fallecer por enfermedad hepática. Se espera que las nuevas terapias, introducidas en fechas recientes, logren curaciones en la mayoría de los pacientes infectados por el VHC. Sin embargo, una vez que un paciente tiene una infección crónica documentada, el pronóstico es mucho peor. La cirrosis es una complicación significativa de la infección crónica. La infección por VHC es un factor independiente de riesgo para carcinoma hepatocelular después del desarrollo de la cirrosis. Las manifestaciones inmunitarias extrahepáticas, como la crioglobulinemia y los factores reumatoides, son una parte prominente de la hepatitis C, así como de la hepatitis B.

Virus de la hepatitis D. El virus de la hepatitis D, también conocido como el *agente delta*, es un virus de ARN de 35 nm de doble cápsula que es incapaz de multiplicarse sin el antígeno de superficie del VHB.[169] El virus delta en proceso de maduración se cubre en la capa de HBsAg antes de infectar a otras células. Así, la biología de la hepatitis D se encuentra ligada inextricablemente a la de la hepatitis B. La hepatitis D puede producir infección y enfermedad sólo en los pacientes infectados simultáneamente

con hepatitis B o que están produciendo HBsAg por una infección anterior. No en vano, la infección por el VHD se concentra en focos de la población con infección por VHB, como farmacodependientes y hombres homosexuales.

Cuando se produce coinfección, la enfermedad clínica es similar a la de la hepatitis B y generalmente es autolimitada. Cuando la hepatitis D infecta a un paciente que es portador crónico de hepatitis B, la enfermedad clínica es mucho más grave, el padecimiento se vuelve crónico en el 80% de los casos y las tasas de letalidad pueden aumentar hasta el 12%.

Virus de la hepatitis E. La hepatitis E, una de las adiciones más recientes a los virus de la hepatitis, es un virus lábil de ARN de 27 nm.[382] El VHE produce una hepatitis aguda transmitida por vía entérica que se asemeja más estrechamente a la hepatitis A. El genoma vírico ha sido clonado mediante técnicas similares a las utilizadas para identificar la hepatitis C. El estatus taxonómico de este virus aún no está claro. Tiene similitudes con los calicivirus, pero su pariente genético más cercano es el virus de la rubéola, clasificado actualmente como un togavirus. Se producen grandes epidemias transmitidas por el agua en condiciones de saneamiento deficientes, pero la infección aún no ha sido reconocida como una causa de enfermedad autóctona en los Estados Unidos. Sin embargo, los individuos que viajaron a áreas endémicas han vuelto a aquel país con la infección.

Enfermedades por priones (encefalopatías espongiformes transmisibles)

Las encefalopatías espongiformes transmisibles son un grupo fascinante de infecciones del SNC. Se definen por una patología celular distintiva, caracterizada por un aspecto vacuolado de la materia blanca cerebral. Las infecciones y sus hospederos naturales se resumen en la tabla 23-15. Se ha propuesto una clasificación molecular y clínica de las enfermedades causadas por priones.[466]

Desde hace décadas se ha reconocido que el agente del *scrapie* (tembladera) era un agente transmisible sin evidencia de presentar algún tipo de ácido nucleico. El patógeno responsable inicialmente fue considerado un "virus lento", pero el agente era más resistente a la inactivación por rayos X, luz ultravioleta y tratamiento químico riguroso, incluyendo inmersión en formol al 10%, que cualquier otra partícula infecciosa conocida. En la década de 1960, Pattison propuso que el agente era una proteína básica y Griffith sugirió varios mecanismos hipotéticos, uno de los cuales logró su objetivo.[380] La naturaleza de las partículas infecciosas fue aclarada cuidadosamente por Prusiner, quien persistió en su batalla para convencer a sus colegas escépticos y finalmente ganó el premio Nobel por sus esfuerzos. Este muy particular agente infeccioso, que fue nombrado *prión*, resultó ser una proteína celular normal (PrP^c) que fue modificada por un cambio conformacional. La proteína PrP^c se convierte en la proteína anómala PrP^sc mediante el plegamiento adicional de una porción de la estructura α helicoidal en una hoja β.[379,380] Aunque la hipótesis de la proteína infecciosa ha sido generalmente aceptada, el acuerdo en cuanto a la naturaleza del agente infeccioso no es universal.[80]

Las enfermedades producidas por priones se denominan *encefalopatías espongiformes transmisibles* (EST).[252,380,381] Fueron de interés veterinario hasta que se reconoció la primera EST humana. El *kuru* se produjo en una tribu remota y aislada de aborígenes en las tierras altas de Nueva Guinea.[158] Gajdusek ganó el premio Nobel por desentrañar la misteriosa enfermedad que

TABLA 23-15   Encefalopatías espongiformes transmisibles (enfermedades por priones)

Agente	Hospedero natural	Infección humana
Prurigo lumbar o tembladera (scrapie)	Oveja	No
Encefalopatía transmisible del visón	Visón	No
Enfermedad crónica debilitante	Ciervos y alces	No
Kuru	Humanos	Sí
Enfermedad de Creutzfeldt-Jakob (ECJ) (forma familiar, esporádica y yatrógena)	Humanos	Sí
Síndrome de Gerstmann-Straussler-Scheinker (GSS)	Humanos	Sí
Insomnio mortal (formas esporádicas y familiares)	Humanos	Sí
Encefalopatía espongiforme bovina (EEB)	Ganado vacuno	Sí

comenzó con ataxia cerebelosa y un temblor similar al de los escalofríos, progresó a la pérdida completa de la función motora y del habla, y condujo a la muerte dentro de un año. El agente se transmite a través de la práctica del canibalismo como parte de sus rituales de luto por los muertos. La transmisión de la infección se detuvo cuando se convenció a la tribu que modificara sus prácticas. Posteriormente, se reconoció que dos demencias humanas raras (enfermedad de Creutzfeldt-Jakob [CJD] y una variante, la enfermedad de Gerstmann-Sträussler-Scheinker [GSS]) eran causadas por un agente similar. Estas enfermedades degenerativas, que se presentan de forma familiar y esporádica, producen la rápida aparición de la demencia. En la mayoría de los pacientes habrá una pérdida de la memoria y problemas de conducta en algún momento. La muerte ocurre en algunos meses o dentro del año desde el inicio de los síntomas.

La encefalopatía espongiforme bovina (EEB) apareció en el sur de Inglaterra en 1986, y a finales de 1993 habían sido documentados aproximadamente 100 000 casos.[39] La tembladera ha pasado de ovinos a bovinos experimentalmente,[170] y se propone que la enfermedad fue transmitida al ganado a través de cerebros de ovejas incluidos en la alimentación como un suplemento de proteína.[37] Por otra parte, la EEB pudo haberse presentado por una mutación aleatoria, como sucede en la ECJ humana esporádica. Sea cual sea el origen del primer caso, la inclusión de productos de origen animal en la alimentación animal permite la difusión de la infección en el ganado.[255]

Lo que fue un desastre económico se convirtió en una catástrofe política y científica en 1996, cuando se anunció que algunos pacientes con "enfermedad de Creutzfeldt-Jakob atípica" en Inglaterra habían sido contagiados al comer carne de res con EEB. El gobierno británico reaccionó de forma insuficiente, los gobiernos europeos reaccionaron en exceso y sobrevino una crisis más política que científica. Pronto se hizo evidente que la variante de la enfermedad de Creutzfeldt-Jakob (vECJ) era real. Varios autores consideran que fue causada por el consumo de carne contaminada,[91,255,466] aunque Prusiner ha sido más prudente en su análisis.[379-381] La vECJ difiere de la forma clásica de varias maneras, incluyendo el inicio a temprana edad. La epidemia de EEB y aparentemente de Creutzfeldt-Jakob en Gran Bretaña fue eventualmente controlada mediante la matanza generalizada de ganado y la prohibición de los productos de origen animal en la alimentación animal. Los largos períodos de incubación de las EET advierten que es una política prudente esperar antes de cantar victoria.[243]

La saga de la EEB y la vECJ destrozó la teoría antes aceptada y reconfortante de que las enfermedades priónicas son propias de cada especie. Aunque las EET se conocen desde hace muchos años, nunca antes la transmisión había superado la barrera de la especie. Resultó devastador reconocer que la barrera de las especies no puede ser absoluta y que los humanos no son inmunes al riesgo. Además, suergieron preocupaciones adicionales tras reconocer que por lo menos una víctima de ECJ había participado en banquetes donde se comieron animales de caza.[64] No se sabe si los animales de caza silvestres se encontraban afectados por una enfermedad debilitante crónica, como la que afecta a las manadas de alces y ciervos en la zona occidental y norcentral de los Estados Unidos. Sin embargo, la posibilidad de que aparezcan riesgos adicionales para los seres humanos es más que obvia. Otra reconfortante ilusión quedó destruida cuando se identificó la EEB en Canadá y los Estados Unidos.[67,115]

Hasta la fecha, todas las transmisiones de enfermedades priónicas han ocurrido a través de tejido neural, incluyendo la transmisión de la ECJ por hormonas derivadas de tejido hipofisario humano, por trasplante de duramadre y córneas, y a través de electrodos electroencefalográficos contaminados.[381] Algunas infecciones se han vuelto clínicamente evidentes después de más de 14 años de la supuesta exposición. No se cuenta con evidencias definitivas de la transmisión por tejidos extraneurales,[252] pero se ha documentado la presencia de priones fuera del SNC en la ECJ[172] clásica y en la vECJ.[466]

Cuando se sospecha clínicamente una EET, se deben tomar precauciones extremas en la sala de autopsia y en el laboratorio de histología, ya que los agentes de estas infecciones sobreviven a la fijación con formol y se logran aislamientos incluso después de que el tejido se incrusta en bloques de parafina.

Clasificación clínica de las infecciones víricas

Aunque la taxonomía virológica es científicamente importante, los esquemas clínicos de clasificación tienen validez práctica cuando se considera a cada paciente de forma individual. Los síndromes clínicos y virus asociados que se encuentran con mayor frecuencia se resumen en la tabla 23-16. Es importante reconocer que los virus de diferentes grupos taxonómicos pueden producir los mismos síntomas.

TABLA 23-16 Síndromes clínicos asociados con infecciones víricas

Sistema clínico	Síndrome	Agentes más probables	Agentes menos probables
Respiratorio	Rinitis aguda (resfriado común)	Rinovirus Coronavirus Adenovirus Parainfluenza 3	Influenza A y B Parainfluenza 1 y 2 VSR Enterovirus
	Faringitis	Adenovirus Herpes simple 1 Enterovirus VEB	Influenza A y B VSR Parainfluenza 1 y 2 Rinovirus Coronavirus
	Crup	Parainfluenza 1 Parainfluenza 2 Parainfluenza 3	Influenza A VSR Sarampión Coronavirus
	Bronquiolitis	Parainfluenza 3 VSR MPVh	Adenovirus Parainfluenza 1 y 2 Influenza A y B Rinovirus
	Neumonía	Influenza A VSR Parainfluenza 3 Adenovirus CMV (hospederos inmunodeprimidos)	Parainfluenza 1 y 2 Rinovirus VEB Influenza B Coronavirus SRAG MPVh
	Pleurodinia	Coxsackievirus B	Coxsackievirus A Echovirus
Sistema nervioso central	Meningitis aséptica	Echovirus Coxsackievirus A Coxsackievirus B	Virus de la parotiditis CML Herpes simple 2 VVZ Adenovirus Bunyavirus Parainfluenza 3 Virus de la poliomielitis (cepas de la vacuna)
	Encefalitis	Herpes simple 1	Togavirus Flavivirus Bunyavirus VEB Enterovirus Rabia CMV VVZ
Gastrointestinal	Diarrea (infantil)	Rotavirus Adenovirus 40 y 41 Astrovirus	Calicivirus (Norwalk)
	Diarrea (adultos)	Calicivirus	Rotavirus Adenovirus 40 y 41 Astrovirus
Hígado	Hepatitis	Hepatitis A Hepatitis B Hepatitis C	VEB CMV Hepatitis D Hepatitis E
Glándula parótida	Parotiditis	Virus de la parotiditis	Parainfluenza
Cutáneo	Exantema vesicular	Herpes simple 1 y 2 VVZ	Echovirus Coxsackievirus A Vacuna

(*continúa*)

TABLA 23-16 Síndromes clínicos asociados con infecciones víricas (*continuación*)

Sistema clínico	Síndrome	Agentes más probables	Agentes menos probables
	Erupción maculopapular	Echovirus Coxsackievirus Herpesvirus humano 6 y 7	Adenovirus VEB Dengue Sarampión Rubéola
	Erupción petequial	Ninguno frecuente	Adenovirus Echovirus Coxsackievirus Virus de fiebre hemorrágica
Genitourinario	Cistitis aguda hemorrágica	Virus BK (hospedero inmunodeprimido)	Adenovirus Herpes simple 1
Cardíaco	Miocarditis/pericarditis	Coxsackievirus A, B Echovirus	Adenovirus Herpes simple 1 Influenza A Paperas
Ocular	Queratitis/conjuntivitis	Herpes simple 1 VVZ Adenovirus	Vaccinia Sarampión

Adaptado de McIntosh K. Diagnostic virology. En: Fields BN, Knipe DM, Melnick JL, et al., eds. Virology. 2nd ed. New York: Raven Press, 1990:411-440.

Diagnóstico de infecciones víricas

La principal técnica de diagnóstico para la mayoría de las infecciones víricas ha cambiado en la última década desde el aislamiento del virus en cultivo celular hasta la detección de los ácidos nucleicos de los virus a través de toda una gama de métodos moleculares, la mayoría de los cuales implican la amplificación de ácidos nucleicos. Las técnicas serológicas aún son útiles en varios entornos, entre ellos, determinar el estado inmunitario de donantes y receptores antes del trasplante y el diagnóstico de enfermedades en los que la viremia pudo haber sido transitoria (p. ej., el virus del Nilo Occidental). La detección directa de antígenos víricos en los líquidos o tejidos corporales también ha sido eficaz para algunos virus, pero hay limitaciones para este abordaje que se detallan a continuación. El papel preciso que desempeñará la detección de antígenos sigue siendo incierto, ya que los estudios de diagnóstico molecular se vuelven cada vez más fáciles de usar, algunos de las cuales están incluso disponibles como pruebas "avaladas" en el punto de atención. En la tabla 23-17 se resumen los métodos más utilizados en los laboratorios hospitalarios para diagnosticar infecciones víricas. Las ventajas y desventajas de cada uno de estos abordajes se comparan en la tabla 23-18. Los lectores interesados deberán consultar referencias generales para obtener mayor información.[249,436]

Obtención de muestras para diagnóstico

En general, se debe intentar obtener material de los órganos infectados. Para las infecciones víricas más frecuentes de la piel, los raspados o aspirados de las lesiones cutáneas ofrecen las mejores muestras para las pruebas que, dependiendo del laboratorio, pueden ser análisis con anticuerpos fluorescentes directos (AFD) y cultivos o diagnóstico exclusivamente molecular. Para el diagnóstico de las infecciones de las vías respiratorias y gastrointestinales, deben enviarse las secreciones de estos aparatos. Como los métodos moleculares se desarrollaron cuando los AFD

y el cultivo eran el estándar de referencia, muchos de los medios de transporte utilizados para el cultivo vírico han sido validados para las pruebas moleculares. Esto no sólo resulta práctico, sino que estabiliza el virus si llega a ser necesario el cultivo para realizar estudios epidemiológicos o pruebas de sensibilidad antiviral. La mayoría de los virus ingresan al cuerpo a través de las vías respiratorias o gastrointestinales. Aunque las manifestaciones clínicas más evidentes de la enfermedad pueden presentarse en un órgano distante, por lo general es apropiado recolectar una muestra desde el punto de entrada. La toma de muestras de varios sitios es particularmente útil en los casos en los que resulta difícil obtener una muestra de un órgano interno o si el virus es difícil de aislar del órgano diana. Por ejemplo, la piel es la parte más ostensiblemente afectada en el caso del sarampión, pero el virus del sarampión se puede aislar de las vías respiratorias o de la orina. Del mismo modo, el sistema cardiovascular y el SNC a menudo se ven afectados en las infecciones enterovíricas graves, pero se puede aislar el virus a partir de las vías respiratorias altas o del tubo digestivo.

Si el virus rara vez se aísla de estos sitios no estériles (como es el caso del sarampión), el aislamiento del virus establece un diagnóstico etiológico. Si el virus es aislado de sitios donde se puede encontrar en ausencia de enfermedad (p. ej., el enterovirus en muestras de garganta y heces), el aislamiento de un virus potencialmente patógeno proporciona a lo más un diagnóstico presuntivo.

Los virus colonizan superficies de la mucosa con menor frecuencia que las bacterias, pero por lo general pueden presentarse durante los meses cuando tiene lugar la mayor circulación de virus: el invierno para los virus respiratorios y el verano para los enterovirus. La frecuencia con la que los enterovirus colonizan el tubo digestivo es mayor en niños y menor en adultos. En un estudio realizado en Cincinnati, la tasa de portador para echovirus fue del 5.2% entre los niños de 1-4 años de edad, del 2.6% en los de 5-9 años de edad y sólo del 0.2% en los de 10-14 años de edad.[404] El VHS y el CMV pueden producir infecciones crónicas y filtrar de manera intermitente secreciones y líquidos.[361,486]

TABLA 23-17 Métodos para el diagnóstico de infecciones víricas

Virus	Método principal	Método acelerado	Método auxiliar	Comentarios
Adenovirus, no entérico	PAAN-DC PDL	AF PAAN-DC PDL	Histología del cultivo con IHQ	
Adenovirus, entérico	PAAN-DC PDL	AF, EIA	MEI	
Alfavirus	PDL Cultivo	PDL	Serología	
Arenavirus	PDL Cultivo	PDL EIA	Serología	Pruebas realizadas en laboratorios NBS-4.
Astrovirus	PAAN-DC PDL	PAAN-DC PDL	EIA, MEI y serología	
Bunyavirus	PDL	PDL	Serología	Se recomiendan serología y pruebas moleculares para hantavirus.
Calicivirus	PAAN-DC PDL	PAAN-DC PDL	EIA, MEI y serología	
Coronavirus	PAAN-DC PDL	PAAN-DC PDL	Serología	Algunos de los coronavirus frecuentes son ahora parte de paneles víricos respiratorios múltiples disponibles comercialmente. Las pruebas para el coronavirus de SRAG o SROM se realizan de forma predominante en los centros de salud pública.
Citomegalovirus	PAAN-DC PDL Cultivo	PAAN-DC PDL	Serología Histología, posible-mente con IHQ	La serología es para determinar el estado inmunitario asociado con el trasplante. La PCR cuantitativa se utiliza para supervisar las cargas víricas de CMV para pacientes con riesgo de enfermedad por el virus.
Enterovirus	PAAN-DC PDL Cultivo	PAAN-DC PDL	Serología	El gran número de serotipos hace que la serología sea desafiante.
Virus de Epstein-Barr	Serología EIA PAAN-DC PDL	EIA PAAN-DC PDL	Histología con hibrida-ción *in situ*	El método depende de la necesidad. El EIA y la serología se utilizan predominante para la evaluación de la infección primaria. La PCR cuantitativa se utiliza para determinar la carga vírica de VEB en un esfuerzo por evitar el desarrollo de un trastorno linfoproliferativo postrasplante.
Filovirus	PAAN-DC PDL	PAAN-DC PDL	Cultivo Serología	Pruebas realizadas sólo en laboratorios NBS-4.
Flavivirus	PDL	PDL	Serología Cultivo	
Hepatitis A	Serología de IgM		PDL	
Hepatitis B	Serología	PAAN-DC	PAAN-DC	La serología se utiliza para el diagnóstico y para dar seguimiento a los pacientes; la prueba PAAN-DC se utiliza para controlar a los pacientes.
Hepatitis C	Serología PAAN-DC	PAAN-DC	Genotipificado Histología con IHQ	La serología con PAAN-DC refleja se utiliza para el diagnóstico; después la PAAN-DC se utiliza para el seguimiento. La disponibilidad de nuevos medica-mentos puede hacer que la necesidad de genotipifi-cación sea obsoleta.
Hepatitis D	Serología		PDL	
Hepatitis E	Serología		PDL	
Herpes simple	PAAN-DC Cultivo PDL	AF PAAN-DC PDL	Histología, posible-mente con IHQ Serología, de tipo específica	También deben considerarse las variaciones del cultivo, como el análisis de frascos ampolla y líneas celulares modificadas (p. ej., sistema inducible por virus ligado a enzimas [ELVIS, *enzyme-linked virus-inducible system*]).
Herpesvirus humano 6 y 7	PDL	PDL	Serología	

(*continúa*)

TABLA 23-17 Métodos para el diagnóstico de infecciones víricas (*continuación*)

Virus	Método principal	Método acelerado	Método auxiliar	Comentarios
Herpesvirus humano 8	PDL	PDL	Histología con IHQ Serología	
Inmunodeficiencia adquirida	Serología PAAN-DC	EIA	Genotipificación	Serología con reflejo, según sea necesario, para hacer PAAN-DC para el diagnóstico. RT-PCR cuantitativa para dar seguimiento a la carga vírica. La genotipificación se utiliza para determinar la presencia de mutaciones asociadas con resistencia.
Influenza	PAAN-DC	PAAN-DC AF EIA	Cultivo	Los métodos basados en el cultivo están siendo en gran parte reemplazados por la PAAN-DC. La amplificación nueva, con excención y simple de emplear en el punto de atención puede reemplazar a los EIA insensibles.
Sarampión	Serología PDL		Cultivo	
Metapneumovirus	PAAN-DC PDL	PAAN-DC PDL AF	Cultivo	
Paperas	Cultivo PDL	PDL	Serología	
Papilomavirus	AS PAAN-DC		Prueba Pap Histología	
Parainfluenza	PAAN-DC	AF PAAN-DC	Cultivo	
Parvovirus B19	PDL		Histología Serología	
Polyomavirus	PDL Histología con IHQ o hibridación *in situ*		Serología Citología	La PCR cuantitativa se utiliza para detectar y dar seguimiento a los virus del polioma en pacientes con riesgo o sospecha de padecer una enfermedad relacionada.
Poxvirus	PDL Histología Cultivo		Serología	La serología se realiza para determinar el estado inmunitario; se realizan cultivos en laboratorios NBS-4 si se sospecha la amenaza de viruela.
Rabia	Cultivo AF PDL	AF PDL		Pruebas realizadas predominantemente en los centros de salud pública.
Virus sincitial respiratorio	PAAN-DC	PAAN-DC AF EIA	Cultivo	
Rotavirus	EIA PAAN-DC	EIA PAAN-DC	MEI	
Rubéola	Serología	PDL	Cultivo	
Varicela zóster	PDL AF	PDL AF	Cultivo	El cultivo para VVZ tiene poca sensibilidad.

AF, análisis de anticuerpos fluorescentes directos o indirectos; AS, amplificación de la señal; EIA, enzimoinmunoanálisis; IHQ, inmunohistoquímica; MEI, microscopia electrónica inmunitaria; NBS-4, laboratorio con nivel de bioseguridad 4; PAAN-DC, prueba de amplificación de ácidos nucleicos disponible comercialmente; PDL, prueba desarrollada en laboratorio, generalmente basada en PCR.

La asociación de una enfermedad clínica con un virus que se aisló de un sitio no estéril puede reforzarse mediante la demostración de una respuesta serológica al virus aislado, aunque rara vez se utiliza esta estrategia impráctica.

Las muestras óptimas para el diagnóstico vírico son los aspirados de líquidos, exudados o secreciones, tejidos, lavados de las vías respiratorias superiores, muestras de heces y plasma o sangre entera. Las muestras por frotis, que son prácticas y más toleradas por los pacientes que los lavados o aspirados, son aceptables en la mayoría de las situaciones. Los hisopados y los lavados nasofaríngeos generalmente son igualmente útiles para el aislamiento de virus respiratorios. Se recomiendan los nuevos hisopos flocados, ya que proporcionan una mayor cantidad de muestra clínica en comparación con los hisopos convencionales. Algunos investigadores han encontrado que el VSR se aísla de manera más confiable a partir de aspirados nasofaríngeos que de los hisopados,[212] pero esta experiencia no ha sido universal.[429] Prácticamente cualquier material puede utilizarse para la punta del hisopo, con la notable excepción del alginato de calcio (por lo menos para el VHS).[429]

TABLA 23-18 Comparación de métodos de diagnóstico

Método	Tiempo	Ventajas	Desventajas
Cultivo	Días a semanas	Especificidad máxima, sensibilidad generalmente adecuada, pero depende del virus; aislamiento disponible para caracterización.	Se requiere equipo de cultivo celular; el tiempo para el diagnóstico puede ser largo, pero puede acortarse con la amplificación por centrifugación.
Detección de antígeno	Horas a un día	Velocidad de diagnóstico, utilizada para virus difíciles de cultivar.	Los falsos negativos por sensibilidad limitada son un problema con los métodos de detección de antígenos no AFD (p. ej., EIA de flujo lateral); pruebas difíciles de realizar por lotes.
Diagnóstico molecular	Horas a un día	Excelente sensibilidad y especificidad, velocidad de diagnóstico; se ha convertido en el método de elección para detectar la mayoría de los virus.	Algunos, pero no todos, requieren equipos moleculares; existe una posibilidad de contaminación cruzada para algunos estudios.
Serología	Dentro de una semana	Evaluación de la inmunidad, utilizada para virus que son difíciles de cultivar.	Posibles reacciones cruzadas; la sensibilidad y especificidad varían entre fabricantes.

Con frecuencia en las infecciones víricas puede haber viremias, pero a menudo pasan desapercibidas. El VIH, el VHB, el VHC y los virus asociados con trasplantes (CMV, EBV y BK) causan viremias y pueden detectarse cuantitativamente por varios métodos, generalmente aquellos basados en la PCR. La sangre también puede ser una muestra útil para el diagnóstico de la infección enterovírica en niños pequeños y bebés.[376]

Para el cultivo de lesiones vesiculares cutáneas, se debe limpiar la piel con un algodón empapado en alcohol y dejar secar durante al menos 1 min. Luego, se abre la vesícula con un bisturí estéril y un hisopo estéril, tocando varias veces la base. El hisopo debe colocarse en un medio de transporte vírico, como se describe a continuación. Como alternativa, el contenido de la vesícula se puede aspirar con una jeringa de tuberculina y una aguja de calibre 26, si la vesícula es suficientemente grande. Se puede recolectar material para un preparado de Tzanck (el cual por lo general no se realiza), raspando enérgicamente la base de la lesión con el borde de una hoja de bisturí; el material de la hoja se aplica a un portaobjetos de vidrio y se deja secar al aire. El preparado de Tzanck ha sido reemplazado por el AFD y cultivo, y en años más recientes por métodos de PCR aprobados por la FDA para el VHS. Estos estudios a menudo se producen de manera que se distingan los tipos 1 y 2 del VHS, sin coste ni esfuerzo adicional.

Como regla general, la frecuencia con la que son aislados los virus disminuye a medida que aumenta la duración de la enfermedad, de forma que debe empeñarse el máximo esfuerzo por obtener muestras de la infección tan pronto como sea posible. Además, hay algunos virus que son especialmente difíciles de aislar y que se pueden perder en el traslado si se utilizan métodos basados en el cultivo, por ejemplo, VSR y VVZ. Aunque el cultivo de estos virus puede fallar, la presencia del patógeno puede demostrarse por AFD tradicional o por métodos moleculares más sensibles. Por ejemplo, al estudiar la detección de VVZ mediante cuatro métodos, AFD, cultivo y dos estudios de PCR, se encontró que la sensibilidad del cultivo fue tan baja como del 46.3%, en comparación con el 87.8% para el AFD. Los estudios de PCR tuvieron una sensibilidad del 97.6% y 100%.[491]

Transporte y almacenamiento de muestras

Las aspirados, los líquidos y los tejidos se deben transportar al laboratorio en un envase estéril, hermético. Si se utilizan métodos basados en el cultivo, se debe hacer todo lo posible para reducir al mínimo el intervalo entre la recolección de la muestra y su inoculación en el cultivo celular. En el pasado, la inoculación de cultivos celulares en la cabecera había sido recomendada para algunos virus frágiles, particularmente VSR, pero es poco práctico y generalmente no se realiza, especialmente en la era de la detección de ácidos nucleicos.[429]

Los hisopos deben colocarse en un medio de transporte que incluya antibióticos; los hisopos secos no son aceptables. El tipo de medio de transporte no es crítico, aunque es difícil realizar estudios comparativos definitivos en los que se controlen todas las variables. Los datos están más completos para el VHS. Los sistemas de transporte comerciales, como los hisopos Culturette® (BD Diagnostics, Franklin Lakes, NJ), han sido satisfactorios. El medio de glutamato fosfato sacarosa (SPG, *sucrose–phosphate–glutamate*) diseñado para *Chlamydia trachomatis* (CT) ha sido eficaz, como lo ha sido una variante sin glutamato (medio 2SP).[248] Tradicionalmente, un medio nutritivo se complementa con una fuente de proteínas en un intento de estabilizar el virus frágil, y con antibióticos para minimizar la contaminación bacteriana. Los medios de transporte que actualmente se utilizan incluyen M4 y medios de transporte universal, entre otros.

Las muestras deben refrigerarse si los cultivos celulares van a ser inoculados. Para seleccionar la mejor temperatura para el almacenamiento, se debe equilibrar la disminución del título de virus que tiene lugar progresivamente a 4 °C contra la disminución repentina que se produce cuando las muestras son congeladas y descongeladas. Está claro que: (1) las muestras deben mantenerse a −70 °C si se almacenarán por un lapso muy prolongado (semanas o meses), y (2) la mejor temperatura es 4 °C si el retraso será corto (p. ej., menos de 24 h). Una recomendación razonable es refrigerar las muestras hasta por 96 h y congelarlas a −70 °C si el retraso va a ser ser mayor. La peor temperatura es −20 °C, especialmente en un congelador sin escarcha, donde los ciclos repetidos de descongelación y congelación son extremadamente traumáticos para todas las formas de vida. Las muestras no deben congelarse en el compartimento de congelación de un refrigerador estándar. Johnson ha revisado en su totalidad el transporte de las muestras para diagnóstico vírico tradicional.[261]

Aislamiento de virus en cultivo

Aunque algunos de los más grandes laboratorios de investigación y salud pública pueden tener equipos para la inoculación de animales, la mayoría de los centros de diagnóstico están restringidos al empleo de análogos *in vitro*. Incluso estos análogos *in vitro* (p. ej., los sistemas de cultivo celular) han ido desapareciendo a medida que se emplean métodos cada vez más rápidos y fáciles de usar, con frecuencia moleculares. Las siguientes secciones del texto se reservan para aquellos que realizan cultivos celulares.

Preparación y mantenimiento de cultivos celulares

El cultivo celular son el cultivo *in vitro* de células disociadas. El cultivo de un órgano y tejido representa el mantenimiento *in vitro* de una porción de un órgano, generalmente durante períodos cortos y delimitados. El empleo del cultivo de un órgano se ha restringido casi en su totalidad al laboratorio de investigación. Por ejemplo, los cultivos de tráquea se han utilizado para aislar coronavirus humanos, muchos de los cuales no crecen en cultivos celulares. En ocasiones, los cultivos de órganos y celulares deben ser combinados. Por ejemplo, se utilizó un explante de cerebro infectado y una monocapa indicadora de células sensibles para el aislamiento del virus del sarampión de pacientes con panencefalitis esclerosante subaguda. Los huevos embrionados son un método económico para el cultivo de virus seleccionados, como el ortomixovirus, pero dada la complejidad de su uso y el desarrollo de métodos superiores, rara vez se utilizan en los laboratorios de diagnóstico.[285]

Los cultivos de células son de tres tipos básicos (tabla 23-19). Los cultivos celulares *primarios* consisten en una mezcla de células, generalmente riñón, pulmón o piel, obtenidos por la disociación de las células a partir del órgano molido. Estas células pueden mantenerse en cultivo por un tiempo limitado. Una vez que se ha realizado un subcultivo de manera repetida *in vitro*, un cultivo celular primario se vuelve una *línea celular*. Las líneas celulares más utilizadas están compuestas por fibroblastos obtenidos de la piel o el pulmón embrionario. Una línea celular es *diploide* si al menos el 75% de las células tienen un complemento normal de cromosomas. Una línea celular es *heteroploide* si más del 25%

de las células tienen un complemento anómalo de cromosomas. Los lectores interesados en las opciones de líneas celulares detalladas deben ver la edición anterior de este texto. El pensamiento creativo ha generado aún más variedad en las opciones de cultivos celulares. Mediante la combinación de líneas celulares, se puede ampliar el espectro de virus detectados mientras se limita el número de tubos requeridos, incluso evitando la necesidad de cultivos celulares primarios.[238] Algunas de las combinaciones de líneas celulares que se han desarrollado como células frescas o R-Mix® (Quidel, Atenas, OH) se incluyen en la tabla 23-19. Las *líneas celulares mezcladas* pueden combinarse con otros abordajes, como la amplificación por centrifugación (frascos ampolla con cubreobjetos o técnica de *shell vial*) para mejorar aún más la detección.[18,123] Otra innovación es el almacenamiento de los cultivos mixtos a −80 °C hasta cuatro meses antes de la inoculación.[240]

Otra innovación ha sido la ingeniería de cultivos celulares para facilitar el aislamiento de virus específicos o para mejorar su detección. Una de las líneas celulares que se ha utilizado con éxito para la detección de enterovirus son las células de riñón de mono verde búfalo (BGMK, *buffalo green monkey kidney*). Mediante la ingeniería de células BGMK para expresar un receptor para enterovirus (factor acelerador de degradación [DAF, *decay-accelerating factor*]), los investigadores fueron capaces de aumentar el rendimiento diagnóstico.[239]

Un abordaje diferente a la ingeniería celular es el ELVIS para la detección del VHS (Quidel). En este caso, una secuencia promotora específica para VHS de la línea celular de riñón de hámster lactante (BHK, *baby hamster kidney*) está ligada a un gen indicador, β-galactosidasa. Cuando las células se infectan por cualquier serotipo de VHS, el gen promotor se enciende y el gen indicador se activa produciendo un cambio visible en el color de la monocapa.[362] Como ocurre con las líneas celulares mezcladas,

TABLA 23-19   Tipos de cultivos celulares

Tipo de cultivo	Características	Ejemplos	Uso principal
Primario	Diploide, tipos de células mezclados, uno o dos pasajes	Riñón primario de mono	Influenza, parainfluenza, algunos enterovirus
		Riñón primario de conejo	Herpes simple
Líneas celulares	Diploide, fibroblástica, pasajes limitados (< 50-70)	Fibroblastos diploides humanos (WI-38, MRC-5, HEL, FS-9)	Herpes simple, citomegalovirus, varicela zóster, rinovirus
Líneas celulares establecidas	Heteroploide, pasaje continuo *in vitro*	HeLa, HEp-2	Adenovirus, VSR, virus Coxsackie B
		A549	Herpes simple, adenovirus, varicela-zóster, algunos enterovirus
		MDCK	Virus de la influenza
		LLC-MK2	Virus de la parainfluenza
		Vero, células ML	Herpes simple
		Células RD	Algunos virus Coxsackie A
		Células BGM	Virus Coxsackie B
		293 células	Adenovirus entéricos
Líneas celulares mezcladas	Combinaciones de las líneas celulares establecidas	MRC-5 + CV-1	Herpes simple, varicela-zóster
		Células ML + A549	Virus respiratorios
		RD + H292, BGMK + A549	Enterovirus
Líneas celulares genéticamente modificadas	Introducción de un gen para producir un indicador visible después de la infección	Sistema inducible por virus ligado a enzimas (ELVIS)	Herpes simple

las células ELVIS pueden almacenarse a −80 °C hasta que se utilicen.[240] El VHS es el virus que se busca con mayor frecuencia en los laboratorios de diagnóstico, y los abordajes orientados a la detección de este agente pueden ser muy útiles.

La esperanza de vida de las células diploides habituales es aproximadamente 50 pasajes seriales *in vitro*;[208] las líneas celulares que se han transferido al menos 70 veces se consideran las líneas celulares establecidas. Estas líneas establecidas o continuas se pueden derivar de tejido normal, como fue la línea de células Vero de las células renales de mono verde africano. De manera alterna, se pueden originar del epitelio neoplásico, como las células HeLa que vinieron de un adenocarcinoma cervical y las células HEp-2 que derivaron de un carcinoma de laringe. La aparición de cultivos celulares no inoculados se ilustra en la figura 23-6. Las células fibroblásticas suelen ser largas, fusiformes y orientadas en paralelo, mientras las líneas celulares establecidas consisten en células epiteliales poligonales. Los cultivos primarios contienen naturalmente una mezcla de tipos celulares.

Las condiciones para el crecimiento y mantenimiento de cultivos celulares varían considerablemente, y sólo se pueden hacer algunas generalizaciones. La temperatura de incubación es óptima a 36-37 °C pero puede bajar a 35 °C tras alcanzar la confluencia de las células. Esta maniobra puede facilitar el aislamiento de virus, como mixovirus y rinovirus, que crecen idealmente a 33 °C. Debe mantenerse un pH fisiológico. Por lo general, se utiliza un sistema amortiguador de CO_2-bicarbonato, con CO_2 suministrado por las células de metabolización en un tubo cerrado o matraz. En un sistema abierto, se debe brindar una mezcla de CO_2-aire. Los compuestos amortiguadores que no dependen de CO_2-bicarbonato, como el HEPES (*N*-2-hidroxietilpiperazina-*N*-2-ácido etanosulfónico), se pueden emplear en sistemas abiertos si no está disponible un incubador con CO_2. Suele incluirse un indicador de pH en los medios para vigilar de cerca los cambios en este parámetro durante la incubación. Se utiliza con frecuencia el rojo fenol, que es de color rojo a pH fisiológico, tornándose de color amarillo a pH ácido y púrpura a pH alcalino.

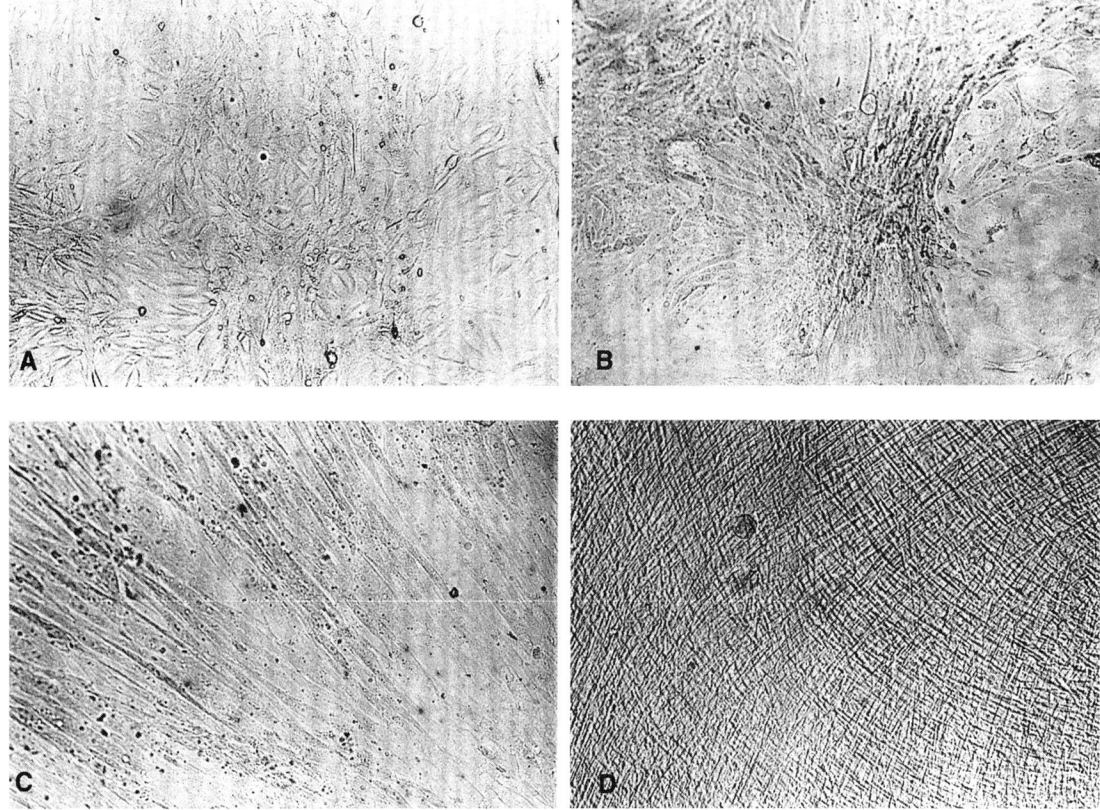

■ **FIGURA 23-6** Cultivos de células normales. **A.** Monocapa habitual de riñón de mono *M. mulatta*. Este cultivo primario está justo en la confluencia, no hay espacios entre las células, pero las células no han comenzado a apilarse unas sobre otras. La variabilidad de las células de la monocapa es un reflejo de su origen de diversos tipos celulares (180×). **B.** Monocapa habitual de riñón de *M. mulatta*. Después de la incubación continua, las áreas de crecimiento más abundante se han vuelto evidentes. La variabilidad de las células de la monocapa todavía se puede apreciar (180×). **C.** Monocapa habitual de fibroblastos MRC-5. Estas células diploides fibroblásticas tienen un carácter alargado y delgado, propio de su tipo celular. Apenas alcanzan la confluencia; quedan pocos espacios entre algunas de las células (180×). **D.** Monocapa habitual de fibroblastos MRC. Después de la incubación continua, el patrón de entrecruzamiento de fibroblastos apilados uno encima del otro es evidente. El detalle de las células individuales es menos evidente. Estas monocapas senescentes no se deben inocular (180×). **E.** Células HEp-2 habituales. Se ha subcultivado una línea celular establecida, y las nuevas células han comenzado a crecer. Hay grandes espacios entre las células individuales, que tienen forma de huso al extenderse sobre la nueva superficie de vidrio (180×). **F.** Células HEp-2 habituales. Las células subcultivadas ahora se han multiplicado hasta el punto de confluencia, pero todavía son fácilmente accesibles como células poligonales distintas. El punto ideal para la inoculación de la mayoría de los virus es en esta etapa o un poco antes (180×). **G.** Células HEp-2 normales. Después de la incubación continua, la línea celular se ha multiplicado para que las células se apilen unas encima de otras. Las células divididas o separadas del vidrio aparecen redondeadas. Al envejecer las monocapas, llegan a ser menos susceptibles al efecto citopático de los virus, y se hace cada vez más difícil detectar visualmente el efecto citopático. **H.** Células de McCoy habituales. Esta línea celular establecida, cuyo origen es desconocido, se representa en un punto en el que se obtuvo un crecimiento confluente. Las células son compactas y poligonales. Las muestras se deben inocular en esta etapa o cuando las células son ligeramente menos confluentes (180×).

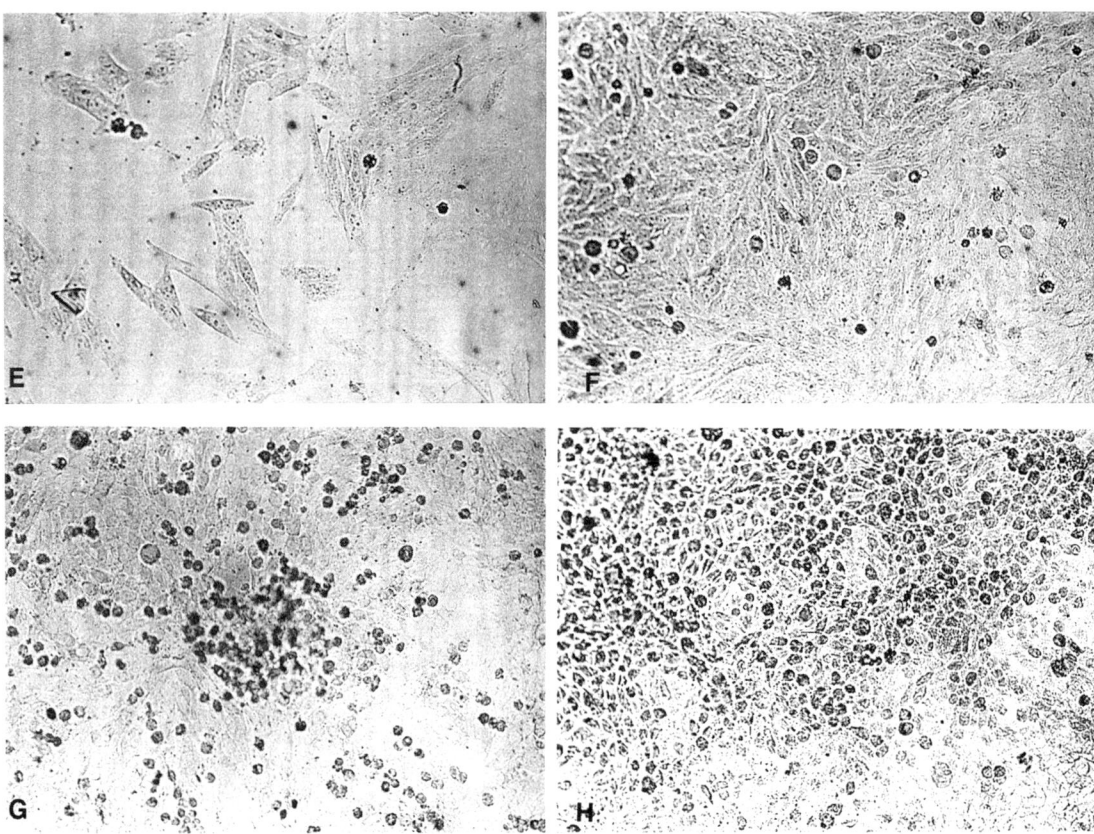

■ **FIGURA 23-6** (*continuación*)

Se deben suministrar vitaminas y aminoácidos esenciales en los medios de cultivo vírico.[249] Estos compuestos son estables cuando se almacenan a 4 °C, con excepción de L-glutamina, que debe reponerse periódicamente.[340] El medio esencial mínimo de Eagle (MEM, *minimum essencial medium*) suele usarse para el crecimiento y mantenimiento de las células. Por lo general, se complementa con pequeñas cantidades de suero (hasta 5%) para mantener una monocapa después de que las células han alcanzado un crecimiento confluente. Para mejorar el crecimiento inicial, se utilizan grandes cantidades de suero (por lo general, 10%). Es importante que el suero esté libre de agentes infecciosos, incluyendo micoplasmas, y que no contenga anticuerpos para cualquier tipo de virus que pueda estar presente en las muestras clínicas. Por esta razón, a menudo se emplea suero fetal, de recién nacido o gammaglobulinémico de ternera. Otras formulaciones, como el medio 199 o RPMI 1640, contienen una mezcla más rica de nutrientes y pueden ser óptimos para mantener algunas líneas celulares. Se utilizan dos formas de solución salina equilibrada con mayor frecuencia, tanto para el lavado de las células como para la incorporación en medios completos. La formulación de las soluciones de Hanks y Earle difiere en varios aspectos, en particular la capacidad de amortiguación. Las dos soluciones se utilizan prácticamente de manera intercambiable, pero la solución salina equilibrada de Earle, con su mayor poder de amortiguación, pueden ser deseables para el mantenimiento prolongado de las monocapas.

Contaminación de cultivos celulares

La contaminación de los medios se reduce mediante la inclusión de antibióticos. La penicilina (200 mg/mL) y la estreptomicina (200 mg/mL) o gentamicina (50 mg/mL) suelen utilizarse para la supresión del crecimiento bacteriano; la anfotericina B (1.25 mg/mL) es útil para la inhibición del crecimiento micótico.[249] Sin embargo, el uso de antibióticos no sustituye a una técnica aséptica cuidadosa.

La contaminación de los medios de cultivo por especies de *Mycoplasma* es un hecho frecuente y problemático.[324] Las especies de *Mycoplasma* generalmente se introducen en los aditivos de suero o de virus de reserva contaminados; una vez en el cultivo, son muy difíciles de erradicar. Los efectos en las células incluyen el crecimiento subóptimo y alteraciones en las interacciones entre células y virus. La presencia de contaminación por especies de *Mycoplasma* puede supervisarse mediante su aislamiento en cultivo, tinción del ADN del *Mycoplasma*, medición bioquímica de la incorporación de uracilo o por técnicas de actividad de la nucleósido fosforilasa. Los proveedores comerciales de células deben ser capaces de documentar sus esfuerzos en la vigilancia y control de calidad.

Además, los cultivos de células pueden estar contaminados con virus (por lo general, con los que estaban presentes en el tejido original)[249] o incluso con otras células.[351] El tipo más frecuente de contaminación vírica es la presencia de virus de simio autóctonos en cultivos primarios de células de mono, como el agente vacuolizante (SV40), virus espumosos o virus de la parainfluenza en mono (SV5). Los virus de simio que tienen hemaglutininas (p. ej., virus SV5) producen resultados engañosos cuando se realizan pruebas de hemadsorción para detectar virus respiratorios humanos. Afortunadamente, estas pruebas han sido sustituidas en gran medida por los AFD para aquellos que deseen confirmar un efecto citopático (los interesados en la hemaglutinación y hemadsorción deben consultar las ediciones anteriores de este texto) (*véase* la fig. 23-12E). La frecuencia con la que los tubos en un envío de células de riñón de mono están contaminados puede variar del 5 al 100%. Reservar unos cuantos tubos inoculados para los controles de hemadsorción no resulta infalible. Si un número poco habitual de pacientes tienen virus hemadsorbentes en un día determinado, se debe considerar la posibilidad de contaminación por virus de simio. La contaminación de un lote comercial de las células A549 con el virus de la rinotraqueítis infecciosa bovina ha causado problemas de diagnóstico en varios laboratorios.[148] Un problema extremadamente raro, pero potencialmente grave, puede ser provocado por la presencia de virus patógenos en los tejidos de monos. Aunque afortunadamente es muy infrecuente, el virus del herpes y los virus de simio de Marburgo, que producen fiebre hemorrágica, han causado infecciones de laboratorio mortales.[89,403,405] Estos agentes ofrecen la justificación para trabajar con cultivos celulares primarios de origen simiano en una cabina de seguridad biológica.

La contaminación de los cultivos celulares con otras células se ha traducido en la suposición errónea de que se ha establecido una nueva línea celular en más de un laboratorio de investigación. De hecho, una célula HeLa resistente puede haberse colado en el matraz y progresado.[374] En el laboratorio de diagnóstico, la contaminación cruzada de una línea celular establecida sobre una línea de células diploides o cultivo de células primarias puede llevar a pensar en la presencia de efectos citopáticos en la línea de cultivo celular original (fig. 23-7D).

Aspectos técnicos del cultivo celular

Se utiliza toda una gama de recipientes para el sostén de las monocapas de células. Los cultivos de células de uso más frecuente están disponibles comercialmente en tubos o frascos listos para la inoculación de las muestras. Por motivos económicos, muchos centros pueden preferir mantener líneas celulares en sus propios laboratorios. Los frascos de plástico en forma de "T" en general han sustituido a las botellas de vidrio para la propagación de líneas celulares (fig. 23-8).

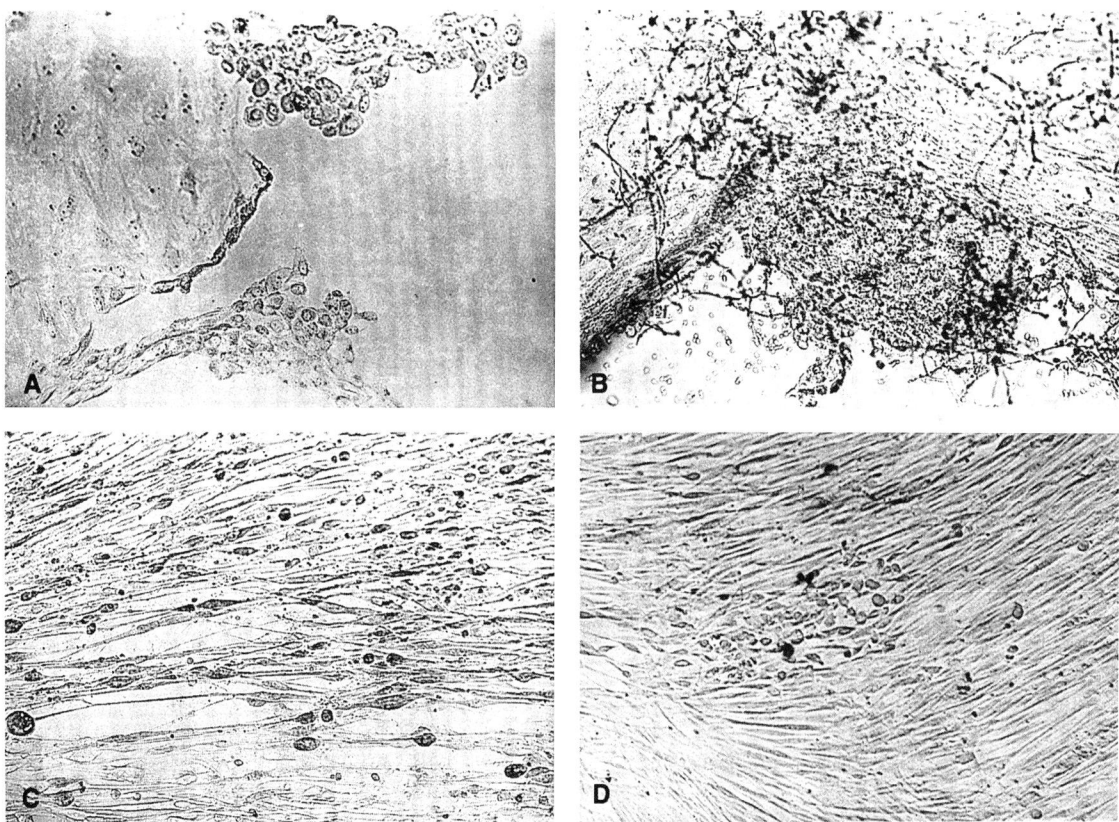

■ **FIGURA 23-7** Artificios en el cultivo celular. **A.** Células de riñón de mono *M. mulatta*. El tubo se inoculó con una muestra que contenía material tóxico no especificado. Las células en la monocapa se redondearon focalmente, y muchas células se separaron del vidrio. El efecto no vírico se puede distinguir del efecto citopático vírico por el patrón general, la rapidez de producción y la incapacidad para reproducir el efecto no específico después del subcultivo en monocapas frescas (180×). **B.** Cultivo de células de riñón de *M. mulatta*. Una muestra de heces fue descontaminada de forma inadecuada antes de la inoculación. Las hifas de hongos y bacterias son evidentes en la monocapa, que es granular y con degeneración rápida. Los medios pueden volverse ácidos y nebulosos. Se requiere la repetición del tratamiento de la muestra con antibióticos adicionales. La muestra también puede ser filtrada, pero los virus asociados con células pueden perderse (180×). **C.** Fibroblastos MRC-5. Un filtrado de heces que contenía *Clostridium difficile* se inoculó en la monocapa 24 h antes. La desorganización generalizada de la monocapa con el redondeo y el desprendimiento de las células es típico de esta toxina. La identificación específica de la causa de toxicidad se logra mediante la neutralización del efecto con antisuero específico. La toxina de *C. difficile* puede dar una impresión inicial de efecto citopático vírico, pero el efecto no se reproducirá cuando el material del tubo sospechoso se subcultive en monocapas adicionales (180×). **D.** Fibroblastos MRC-5. El redondeo y la ampliación localizados de la célula aparecieron en estos fibroblastos que habían sido inoculados con LCR, sugiriendo un efecto citopático vírico. La progresión anómala del efecto y de la observación citopáticos de que algunos de los focos estuvieron sobrepuestos en los fibroblastos sugirió contaminación celular. Posteriormente se aislaron células HEp-2 del tubo y se demostró que tenían un cariotipo que era idéntico al de las células HEp-2 utilizadas en el laboratorio. El mecanismo por el cual ocurrió la contaminación nunca fue aclarado (180×).

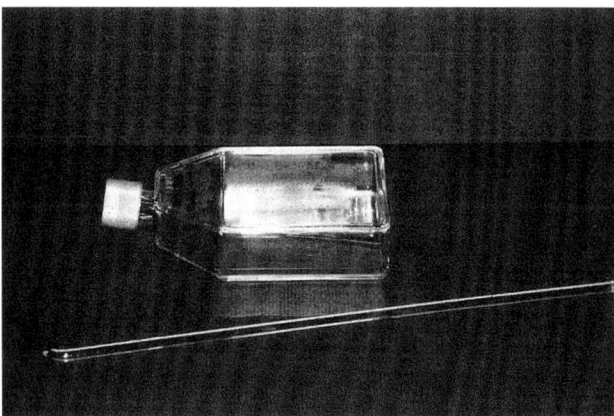

■ **FIGURA 23-8** Frasco de plástico en forma de "T" y varilla de vidrio con punta de goma, conocida como "*rubber policeman*" (policía de goma). Las monocapas de líneas celulares se pueden cultivar en frascos grandes. Muchos tubos individuales para el cultivo de virus se pueden preparar a partir de un solo frasco grande. La rotura mecánica con la pipeta o la punta de goma ayuda a desprender las células durante el tratamiento con tripsina para el subcultivo.

Procedimiento para el mantenimiento de líneas celulares

1. La monocapa se lava con solución salina amortiguada con fosfato, pH 7.5.
2. Se añade una suspensión de tripsina al 0.25% o partes iguales de tripsina al 0.25% y Versene 1:2 000 durante 15-30 s, y luego se retira.
3. Se incuba la monocapa a 35 °C hasta que las células se han disociado. La agitación suave del frasco puede aumentar la disociación.
4. Se añade medio de cultivo y las células se resuspenden a la concentración deseada para subcultivo. Como alternativa, las células se pueden dividir arbitrariamente (1:2 o 1:3), según lo determinen las experiencias anteriores.

Las líneas celulares se pueden mantener en el laboratorio mediante la disociación de las células, que después se distribuyen en nuevos vasos (recuadro 23-5).

Las monocapas establecidas se disocian mediante una breve incubación en una solución de tripsina o una mezcla de tripsina y ácido etilendiaminotetraacético (EDTA), que también se conoce como Versene®. Puede haber daño celular si la suspensión de la tripsina está demasiado concentrada o si el contacto es demasiado prolongado. La neutralización de la tripsina se logra gracias al suero en el medio de crecimiento que se añade después de que se han disociado las células. El desprendimiento de las células de la superficie se puede mejorar físicamente por agitación o por raspado con una varilla de vidrio con punta de goma, un dispositivo conocido coloquialmente como "*rubber policeman*" (policía de goma) (fig. 23-8). Luego, las células disociadas se colocan dentro de los tubos para la inoculación de muestras o en frascos adicionales para continuar la propagación de las células de reserva. La densidad de la suspensión se puede ajustar para proporcionar monocapas confluentes después de uno o más días de incubación. Tras la inoculación de muestras clínicas, se puede utilizar el mismo protocolo con el objeto de preparar las células infectadas para el subcultivo a monocapas adicionales.

Tradicionalmente, se han utilizado tubos de vidrio de fondo redondo (16 × 125 mm) para el aislamiento vírico (fig. 23-9). Estos tubos se incuban en un ángulo fijo de 5º, de manera que se forma la monocapa en un lado del tubo. La agregación más frecuente se produce cerca del centro y en el fondo de los tubos; la capa más delgada está en los bordes y hacia la boca. También se pueden utilizar placas de Petri redondas o portaobjetos de vidrio sobre los cuales se adosan cámaras de plástico con fines diagnósticos. El sistema de portaobjetos-cámara es costoso pero útil si se planea el estudio morfológico de una monocapa sin interrupciones.

El empleo de frascos ampolla, utilizados originalmente para el aislamiento de *C. trachomatis*, ha sustituido en gran medida los tubos convencionales, dados los requisitos de reducción de espacio, la facilidad de uso y el tiempo más rápido para la detección que se pueden lograr cuando se utiliza junto con AFD. Una monocapa de células se prepara sobre un cubreobjetos de vidrio redondo que se ha colocado en el fondo de un frasco de fondo plano (fig. 23-10). Si el inóculo se centrifuga sobre la monocapa, como es esencial para el aislamiento de *C. trachomatis*, y la monocapa se tiñe con antisuero conjugado con fluoresceína o se prueba con una sonda molecular, se pueden detectar casi todos los aislamientos de VHS dentro de 24 h.[134] Presumiblemente,

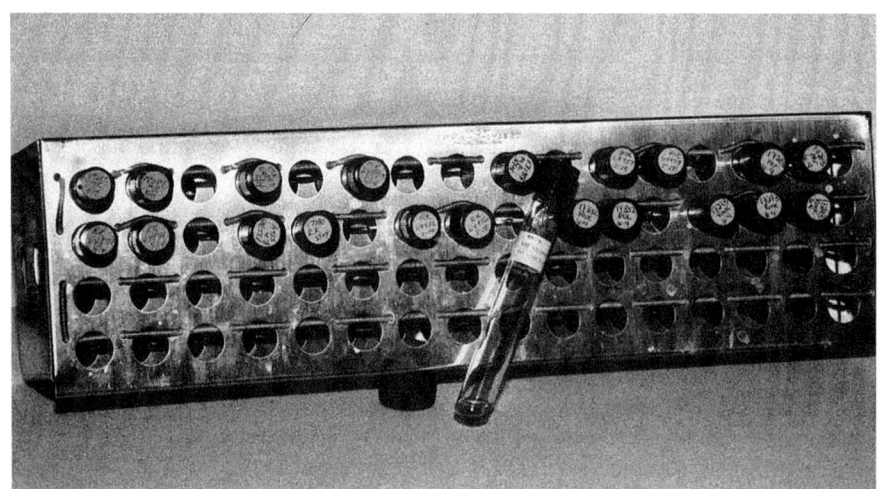

■ **FIGURA 23-9** Los tubos de cultivo para virus se inclinan en un ángulo fijo de 5º en una rejilla inmóvil. Los resortes metálicos sostienen los tubos en su lugar. Las etiquetas redondas para las tapas de los tubos facilitan la identificación de los cultivos sin retirar los tubos de la rejilla.

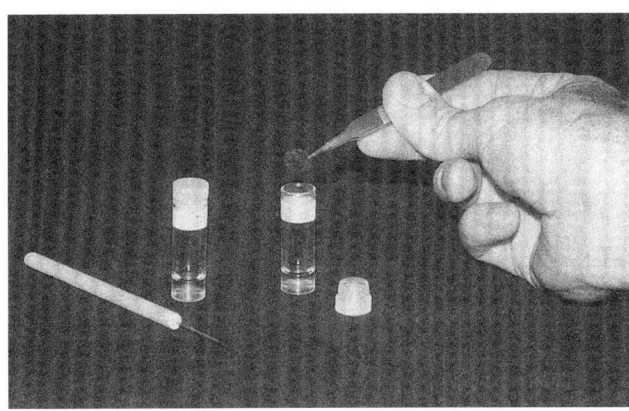

■ FIGURA 23-10 Frascos ampolla para el aislamiento de *Chlamydia trachomatis* y virus (técnica de *shell vial*). Los frascos son redondos con un fondo plano y contienen un cubreobjetos redondo en el que se cultivan las células. La parte superior puede ser de goma o plástico, como se muestra aquí. El cubreobjetos se retira con unas pinzas o con una aguja.

la técnica de centrifugación con frascos ampolla aumenta el contacto del inóculo con la monocapa celular.

Para el CMV se ha informado una mejoría mucho más notoria en la velocidad de aislamiento.[149,363] La técnica es más sensible que el cultivo convencional para la mayoría de las muestras que no son de sangre, pero el empleo de ambos abordajes maximiza los resultados. El método preferido para la detección de CMV en la sangre es la PCR cuantitativa (*véase* a continuación). Los beneficios del cultivo en el frasco ampolla provienen tanto de la centrifugación como de la utilización de un anticuerpo monoclonal marcado con fluoresceína de alta calidad. Incluso los reactivos supuestamente uniformes, como los anticuerpos monoclonales, pueden variar de un lote a otro. Con algunos lotes de antisuero puede producirse la tinción inespecífica de los núcleos celulares. En la lámina 23-2F se muestra la aparición de un cultivo en frasco ampolla que contiene CMV. Una ventaja de esta técnica es que las células infectadas se detectan antes del desarrollo del efecto citopático.

Payá y cols.[364] estudiaron el número de frascos para centrifugación requeridos para cada muestra. Encontraron que se necesitaban tres frascos para obtener un rendimiento máximo a partir de muestras de sangre, mientras que se requieren dos frascos de orina, lavado broncoalveolar y tejido. Fedorko y cols.[140] encontraron que la edad de los fibroblastos en los frascos ampolla es importante para el aislamiento de CMV. Las monocapas viejas (8-15 días) eran menos sensibles para el aislamiento del virus, pero más sensibles a los componentes tóxicos en las muestras que las monocapas jóvenes. Es difícil para los fabricantes proporcionar monocapas muy jóvenes, y desafortunadamente la mayoría de los laboratorios dependen de los proveedores comerciales para obtener los frascos ampolla.

Gleaves y cols.[173] informaron éxito con un tercer herpesvirus asociado con células, el VVZ. Se examinaron 68 muestras de 60 pacientes. El VVZ fue identificado por algún método en el 57% de los pacientes. La sensibilidad de las técnicas de diagnóstico en orden decreciente fue: inmunofluorescencia directa de escamas de la piel, cultivo en frasco ampolla y cultivo convencional. Wilson y cols.[491] también demostraron que los AFD fueron superiores al cultivo para VVZ, pero también mostraron que el método más sensible fue la PCR.

La técnica de frasco ampolla también se ha aplicado a virus distintos a los del grupo herpes, especialmente al virus de la influenza.[123] Otros virus respiratorios también se detectan mediante la técnica de frasco ampolla, pero la experiencia es más limitada y algo menos satisfactoria que con la influenza. La técnica de frasco ampolla también se ha utilizado para el virus BK.[311] Como se señaló en otro lugar, aunque el aislamiento de estos virus resulta factible con este método, las pruebas se han orientado en gran medida a las plataformas de diagnóstico molecular (*véase* a continuación).

Selección de cultivos celulares para aislamiento de virus

Los requisitos básicos para el aislamiento de virus en cultivo son un cultivo primario de células de riñón de mono (para el aislamiento de mixovirus y enterovirus) y una línea celular diploide de origen humano (esencial para el aislamiento de CMV, rinovirus y VVZ; útil para aislamiento de VHS). La adición de una línea celular establecida de origen humano (p. ej., HEp-2 o A549) también es útil para el aislamiento de adenovirus y VSR.

Otras líneas celulares pueden proporcionar sustitutos satisfactorios para estos tres tipos de células básicas, si se desea el aislamiento de un virus específico (tabla 23-19). La calidad y la procedencia de las células empleadas para el aislamiento son importantes. Estudios detallados de los fibroblastos clonados de un solo feto demostraron una gran variación en el grado en que los clones apoyan el crecimiento de los virus respiratorios.[458] Las variantes de líneas celulares establecidas, tales como HeLa y células HEp-2, difieren también en la sensibilidad con la que apoyan a algunos virus. Es importante asegurarse de que la variante de la célula seleccionada sea de una sensibilidad adecuada.

Una vez que una línea celular es considerada como aceptable, se deben congelar múltiples alícuotas en nitrógeno líquido. Las células para el uso diario se pueden mantener en cultivo continuo. La población original se debe utilizar periódicamente para reponer el material de trabajo, de manera que las células no muten a un estado que sea menos susceptible al crecimiento vírico.

Las células de riñón de mono *Macaca fascicularis* y *Macaca mulatta* son comparables para el aislamiento de mixovirus. Por otra parte, se ha notificado que los fibroblastos del Medical Research Council 5 (MRC-5) son más sensibles que los fibroblastos WI-38 para el aislamiento de CMV.[187] La sensibilidad de todas las líneas celulares diploides disminuye a medida que aumenta el número de pasajes. Debe procurarse el número más bajo de pasajes disponible de un proveedor confiable. Si las láminas de células, en particular las de las líneas celulares establecidas, son demasiado gruesas, el aislamiento de los virus puede reducirse y la evaluación de los efectos citopáticos se dificulta. Para algunos virus, las islas de células o una monocapa apenas confluente son preferibles a una lámina de células totalmente confluente.[457]

Además, las células deben estar en suficientemente buen estado, a fin de que perduren las semanas necesarias para el aislamiento de los virus que crecen lentamente. Se debe evitar la contaminación con especies de *Mycoplasma* con el objeto de garantizar las máximas tasas de aislamiento. Los virus como VVZ, que se extienden directamente de una célula a otra en lugar de a través del medio de cultivo, requieren una monocapa sana.

El empleo de medios de crecimiento con 10% de suero puede mejorar el desarrollo y la progresión de los efectos citopáticos causados por estos virus,[480] aunque no existe consenso en que esta manipulación sea necesaria. En contraste, el suero contiene inhibidores de mixovirus y paramixovirus. El medio de mantenimiento en las células utilizadas para estos virus (por lo general, de riñón de mono primario) debe estar libre de suero.

Inoculación e incubación de cultivos celulares

Los recipientes de transporte que contienen hisopos deben agitarse de forma mecánica y se debe exprimir el material del hisopo en el medio, el cual contiene antibióticos. Los tejidos se maceran y se homogeneizan en un pequeño volumen de caldo de transporte. Puede ser necesario suspender las muestras fecales en 10 volúmenes de medio de transporte. Las heces, los tejidos y los aspirados respiratorios que contienen residuos o exceso de moco se pueden eliminar por centrifugación a baja velocidad. La mayoría de los transportes y de los medios de cultivo de tejidos presentan antibióticos. Si se espera la contaminación bacteriana o micótica de la muestra, se deben añadir antibióticos adicionales antes de la inoculación (penicilina y estreptomicina o gentamicina más anfotericina al doble de la concentración utilizada en los medios de cultivo celular).[249] Después del procesamiento, la muestra puede inocularse en el medio de cultivo. Como alternativa, el inóculo se puede colocar directamente sobre la monocapa después de que se haya eliminado la mayor parte del medio de cultivo. El contacto más directo de las partículas víricas con las células aumenta la virulencia y puede incrementar tanto el número de aislamientos como la velocidad con la que se realizan. Después de la adsorción del inóculo sobre la monocapa durante 30-60 min a 36-37 °C, el medio se reemplaza y se continúa la incubación del cultivo. Las sustancias tóxicas presentes en la muestra también pueden ser más evidentes después de la adsorción del inóculo. Si se utilizan dos tubos de cada tipo celular, uno se puede inocular mediante la introducción de una muestra en el medio y el otro por adsorción. Cualquier muestra restante se debe conservar a 4 °C o congelarse a −70 °C en caso de toxicidad o si se produce contaminación bacteriana. Si se produce crecimiento de bacterias u hongos, pueden añadirse antibióticos adicionales a la muestra, la cual se puede pasar a través de un filtro de microporos de 0.45 μm antes de que se inoculen los cultivos adicionales, pero se pueden perder los virus que están asociados con las células, como CMV y VVZ, cuando las células infectadas quedan atrapadas en el filtro.[291] La toxicidad no específica para la monocapa suele ser evidente dentro de 24 h; en ese caso, la muestra se puede inocular después de hacer una dilución 1:10 en solución salina equilibrada. El pH de la muestra también se debe revisar y ajustar a la neutralidad si la muestra es muy ácida o alcalina. Si se produce la degeneración no específica de la monocapa después de la incubación durante varios días, las células y el líquido se pueden subcultivar en monocapa fresca.

Las monocapas se deben incubar a 36-37 °C para el aislamiento de la mayoría de los virus. La temperatura óptima de incubación de los virus respiratorios, especialmente los rinovirus, es de 33 °C, pero el aislamiento de otros virus puede reducirse a esta temperatura. La utilización de un tambor giratorio (fig. 23-11) facilita el aislamiento de patógenos en riñón de mono primario y células de fibroblastos diploides, especialmente de muestras respiratorias.

Dos semanas de incubación son suficientes para el aislamiento de la mayoría de los otros virus. El CMV puede requerir de una incubación más larga, pero Gregory y Menegus encontraron que el 92% de los aislamientos de CMV se realizaron dentro de los 14 días en que se utilizaron fibroblastos MRC-5.[187] Si se busca el aislamiento de sólo el VHS, el período de incubación se puede hacer aún más breve, a siete días. La centrifugación del inóculo y la detección de antígenos acortará drásticamente el tiempo de detección para varios virus, incluyendo CMV y VVZ.

Detección de virus e identificación presuntiva

Efecto citopático. El método más frecuente para la detección de virus en cultivos es el examen de éstos en busca de daño

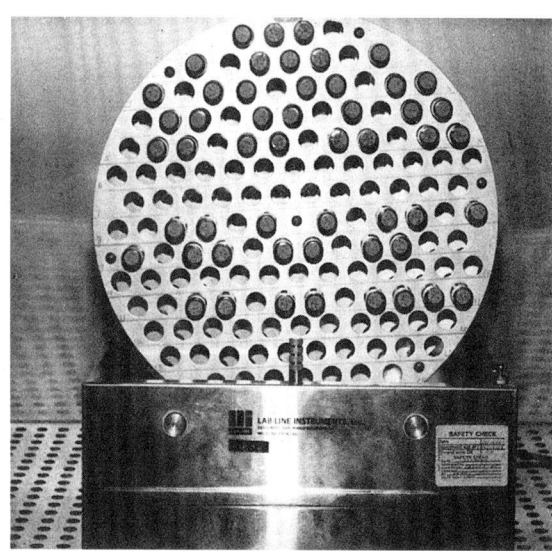

■ **FIGURA 23-11** Tambor giratorio para cultivos víricos. El efecto citopático de muchos virus, especialmente los que causan infecciones respiratorias, se ve reforzado por la lenta rotación de los tubos, de modo que se produce una revolución cada 3 min.

inducido por el virus a las monocapas o algún efecto citopático. Las monocapas se deben examinar diariamente si se busca VHS y por lo menos tres veces a la semana si se sospecha de virus de crecimiento más lento. Los tubos de vidrio se pueden examinar con un microscopio óptico convencional, utilizando soportes sencillos para evitar que los tubos redondos rueden sobre la platina del microscopio (fig. 23-12). Si la monocapa debe examinarse en frascos ampolla, se debe utilizar un microscopio invertido.

La identificación provisional del virus específico (o al menos el grupo vírico) generalmente se puede lograr con base en el tipo de efecto citopático y el tipo de célula que se ve afectada. Los patrones típicos de efecto citopático y la tasa de aislamiento

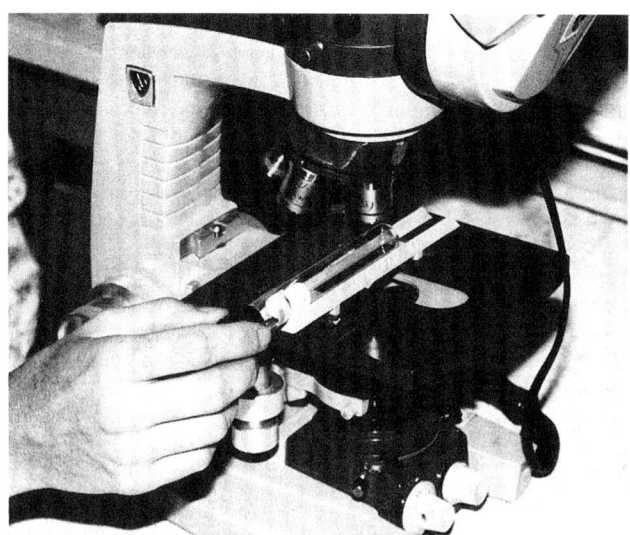

■ **FIGURA 23-12** Observación de cultivos en busca de efecto citopático. El examen de los cultivos con este fin se realiza generalmente con un microscopio invertido, pero también se puede realizar utilizando un microscopio tradicional, como se muestra aquí. Una soporte que calza en el soporte para muestras de la platina del microscopio evita que se rueden los tubos redondos. No se pueden alcanzar aumentos grandes, pero no se necesitan para reconocer y describir el efecto citopático.

de los virus más frecuentemente aislados en los laboratorios de hospitales se resumen en la tabla 23-20.

Cuando se examina un cultivo en el laboratorio, se conoce el patrón del efecto citopático, pero no así el nombre del virus. Para los lectores interesados en obtener más información sobre este tema, en la edición anterior de este texto se presenta un diagrama de flujo para el análisis de los efectos citopáticos en una muestra clínica.

Los efectos del virus sobre las células pueden ser sutiles al principio. Aunque la cuantificación del inóculo vírico basado en el efecto citopático no es precisa, es útil realizar un registro de laboratorio de la estimación semicuantitativa para fines comparativos (1+, < 25% de la monocapa afectada; 2+, 25-50%; 3+, 51-75%; 4+, > 75%). Estas estimaciones hacen más fácil documentar la progresión del efecto citopático y establecer la presencia de un agente citopático. Puede ser necesario el subcultivo de las células de un tubo con un posible efecto citopático sobre monocapas frescas. Si es posible, este subcultivo se debe

realizar después de alcanzar el efecto citopático 2+ mediante tripsinización, interrupción física de la monocapa con la varilla de vidrio con punta de goma o varios ciclos rápidos de congelación/descongelación. Posteriormente, se inocula una alícuota en el tipo de célula en el cual se observó originalmente el efecto citopático y cualquier otro tipo de células que podrían ayudar a realizar una identificación provisional.

En las figuras 23-13 a 23-16 se muestran secuencialmente los efectos citopáticos víricos de tres cultivos celulares de empleo generalizado. Aunque el cultivo celular en gran parte está siendo reemplazado por los métodos de detección molecular, se ha optado por conservar estas imágenes a través de este período de transición. Además, el cultivo celular todavía se utiliza para la "prueba de curación" en algunos lugares, en laboratorios en los cuales no se ha introducido el diagnóstico molecular y en determinados centros de salud pública y laboratorios de referencia. En la mayoría de los casos se han representado cambios tempranos y tardíos.

(*el texto continúa en la p. 1556*)

TABLA 23-20 Diagnóstico diferencial del efecto citopático del virus

| Virus | Cultivo celular | | | Días de aislamiento | | Descripción |
	PMK	HDF	HEP-2	Medio Mayo[a]	Medio Mt. Zion[b]	
Virus de la influenza	+++	−	−	4	3.8	Ninguna o células granulares agrandadas localizadas, seguidas por desprendimiento; progresión rápida.
Virus de la parainfluenza	+++	+	+	11	6.4	Ninguna o células redondas localizadas y gigantes multinucleadas (de tipos 2 y 3).
Virus sincitial respiratorio	++	+	+++	8.3	6.1	Células gigantes sinciciales agrandadas, vidriosas; o células granulares redondas.
Virus de la parotiditis	+++	+	−	6.9		Células gigantes sinciciales agrandadas.
Virus del sarampión	+	−	+			Células gigantes sinciciales, vacuoladas; rara vez se aíslan.
Poliovirus	+++	+++	+++	4.6		Células dispersas, hinchadas, vidriosas; de progresión rápida y desprendimiento de células del vidrio.
Coxsackievirus B	+++	+	+++	3.5	4.2	Células localizadas, hinchadas, vidriosas; desprendimiento de células del vidrio.
Echovirus	+++	+++	+	3.9	4.2	Células localizadas, hinchadas, vidriosas; desprendimiento de células del vidrio.
Rinovirus	+	+++	−	6.6		Células localizadas, hinchadas o granulares.
Adenovirus	++	+	+++	6.2	6.4	Células agrupadas, agrandadas (como racimos de uvas o malla).
Virus del herpes simple	++	+++	++	3.5	2.7	Células granulares agrandadas o contraídas a partir del borde, con progresión rápida y descamación; puede haber células gigantes.
Virus varicela zóster	++	++	−	7.6	6.1	Focos bien definidos, alargados, de células agrandadas o contraídas; progresión por contigüidad lenta mejorada con el empleo de medio de cultivo.
Citomegalovirus	−	+++	−	10	5.8	Focos compactos de células alargadas, progresión lenta por contigüidad.

[a]De Mayo Clinic, resumido de Herrmann EC Jr. Experience in providing a viral diagnostic laboratory compatible with medical practice. Mayo Clin Proc 1967;42: 112-123; y Herrmann EC Jr. Efforts toward a more useful viral diagnostic laboratory. Am J Clin Pathol 1971;56:681-686.
[b]De Mount Zion Hospital and Medical Center, San Francisco, resumido de Drew WL. Controversies in viral diagnosis. Rev Infect Dis 1986;8:814-824.
+++, células óptimas para detectar efecto citopático (ECP); ++, ECP frecuente, puede ser el mejor sistema para detectar ECP; +, ECP observado en ocasiones; −, no suele observarse ECP; PMK, células de riñón de mono primario; HDF, células de fibroblastos diploides humanos; HEp-2, línea celular continua de origen humano. Adaptado de McIntosh K. Diagnostic virology. En: Fields BN, Knipe DM, Melnick JL, et al., eds. Virology. 2nd Ed. New York, NY: Raven Press, 1990:411-440.

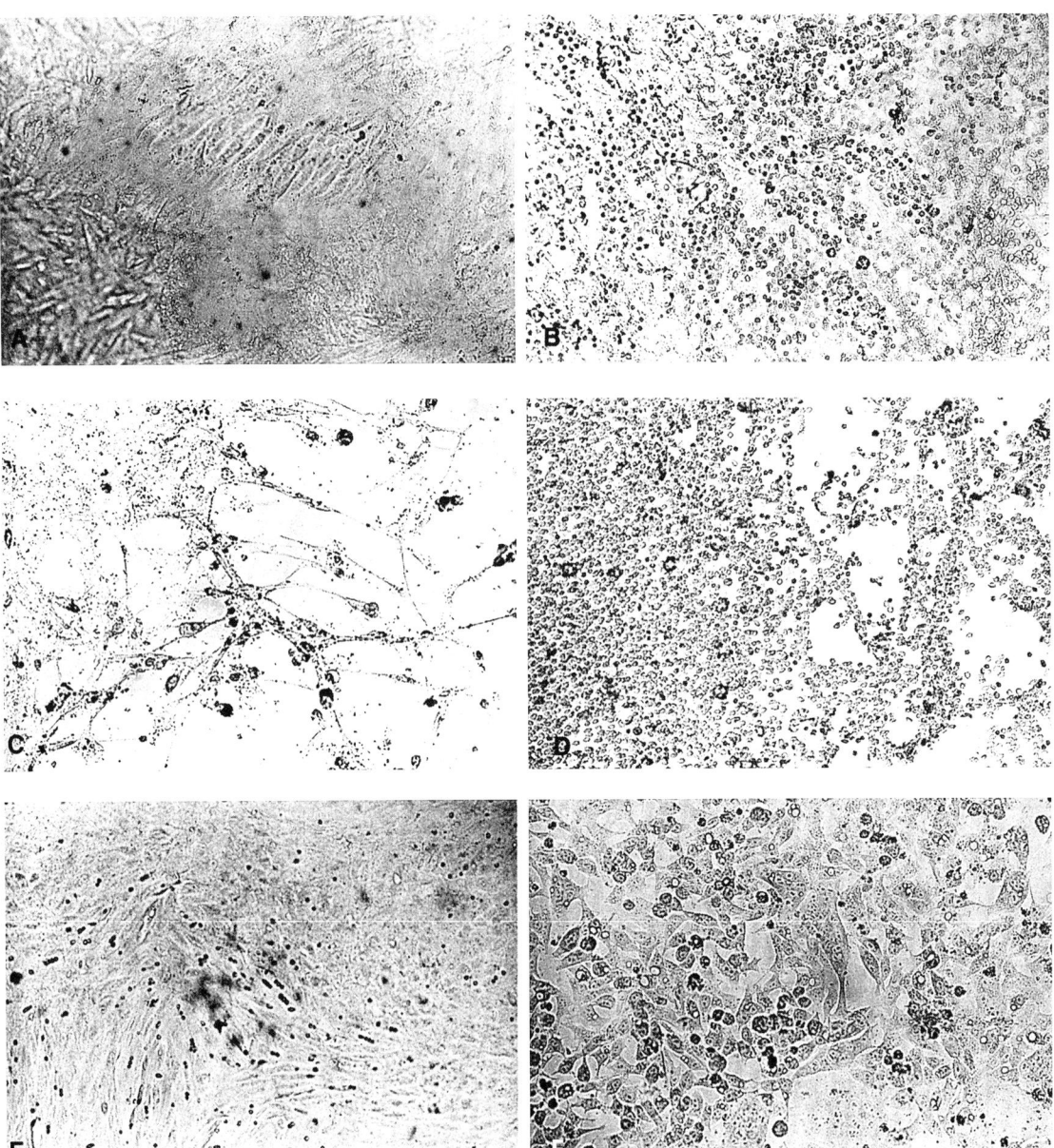

■ **FIGURA 23-13** Efecto citopático de los mixovirus. **A.** Células de riñón de mono *M. mulatta* infectadas por el virus de la influenza A. Este aislante no produce ningún efecto citopático en la monocapa. Una prueba de hemadsorción identificó la presencia de un virus. Muchas de las cepas actuales del virus de la influenza A y la mayoría de las cepas de la influenza B producen un efecto citopático, que se desarrolla por lo general más rápido que el causado por el virus de la parainfluenza (180×). **B.** Células de riñón de mono *M. mulatta* infectadas por el virus de la influenza A. La monocapa está intacta, pero se encuentra cubierta por numerosos eritrocitos de cobayo. Los eritrocitos se han adherido a las hemaglutininas víricas en la superficie de las células infectadas. Por lo general puede observarse la hemaglutinación de eritrocitos en la fase líquida por el virus libre, pero no se muestra en la fotografía (180×). **C.** Células de riñón de *M. mulatta* infectadas por el virus de la parainfluenza 3. La monocapa ha degenerado, y las células se han desprendido del vidrio. Muchas de las células restantes están agrandadas o son granulares. Con frecuencia, los aislamientos de virus de la parainfluenza no producen efecto citopático evidente y se deben detectar por hemadsorción (180×). **D.** Células de riñón de *M. mulatta* infectadas por el virus de la parainfluenza 3. Se ha realizado una prueba de hemadsorción. Las células restantes se cubren con eritrocitos de cobayo que se han unido a la hemaglutinina vírica en las membranas de la célula (180×). **E.** Células de riñón de *M. mulatta* que no están infectadas; demuestran una prueba negativa de hemadsorción. Algunos eritrocitos de cobayo se han adherido a la monocapa, pero no se presenta la adhesión masiva de los eritrocitos que caracteriza a una prueba positiva. Las células sedimentadas también se desprenden con mayor facilidad de una monocapa no infectada que de una monocapa infectada por mixovirus agitando el tubo. **F.** Células HEp-2 infectadas por virus de la parainfluenza 3. Células gigantes multinucleadas agrandadas (conocidas como *células sincitiales*) formadas en la monocapa por fusión de células adyacentes. Este tipo de efecto citopático es característico de los virus de la parainfluenza 2 y 3 en células de riñón de mono, y virus de parainfluenza 3 en células HEp-2. También se forman células sincitiales por otros virus, en especial el VSR. El virus de la parainfluenza se puede distinguir fácilmente del VSR realizando una prueba de hemadsorción (180×).

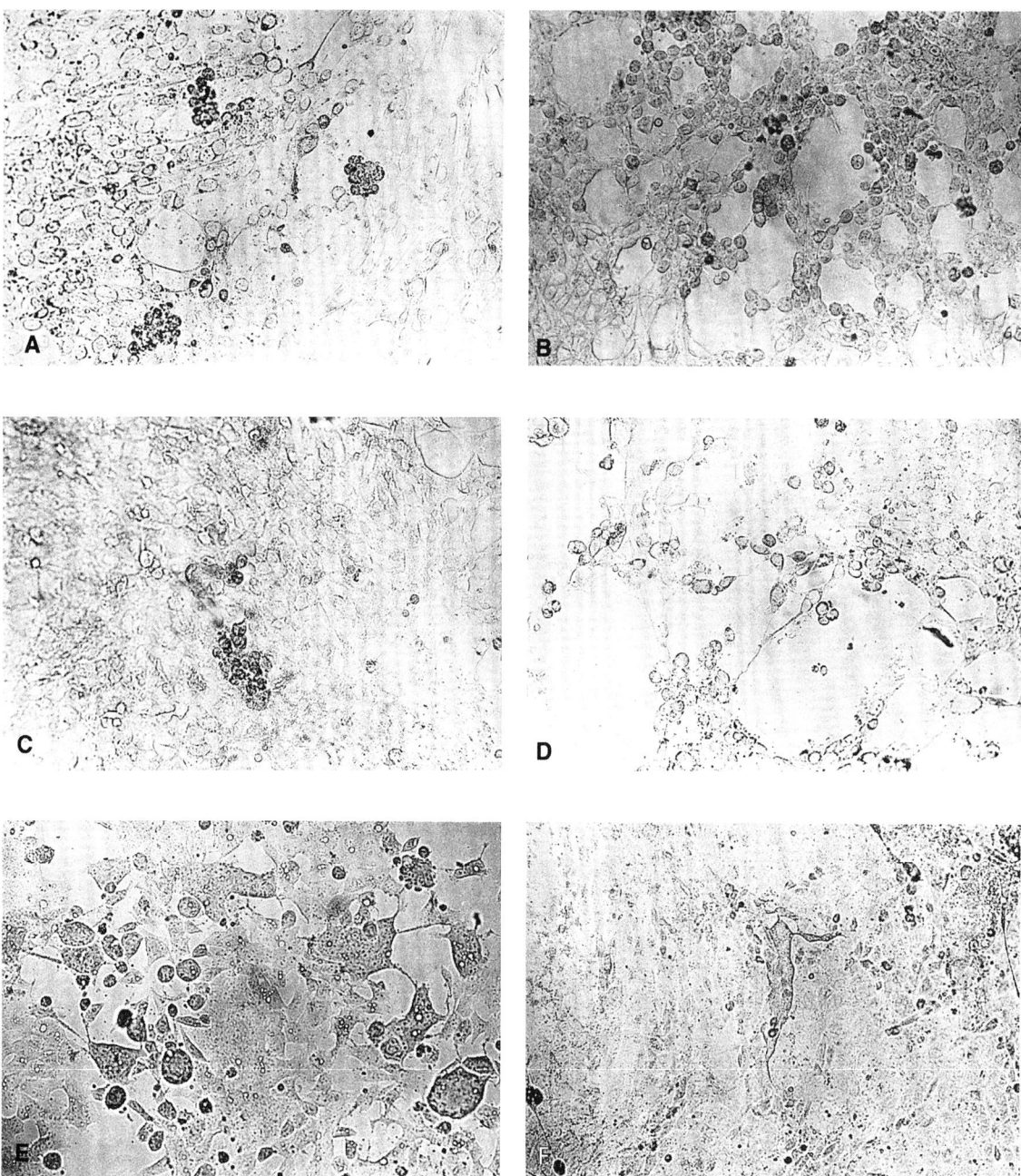

■ **FIGURA 23-14** Efecto citopático de otros virus respiratorios. **A.** Células HEp-2 infectadas por adenovirus. Se observan varios focos de células granulares agrandadas. Las células de adenovirus suelen agruparse como racimos de uvas, así como los estafilococos en la tinción Gram (180×). **B.** Células HEp-2 infectadas por adenovirus. La mayoría de las células de la monocapa ahora se observan redondas; numerosas células se han desprendido del vidrio, dejando múltiples agujeros. En varios sitios se observa la agrupación de células. Los filamentos de citoplasma conectan algunas de las células infectadas residuales, produciendo el inicio de un efecto de entramado (180×). **C.** Células de riñón de mono *M. mulatta* infectadas por el virus de la parainfluenza 3. Es evidente un grupo de células granulares agrandadas. Se podría emitir un informe preliminar en caso de haber varios focos presentes en el cultivo. Si sólo se observaran unos cuantos, lo mejor sería examinar la monocapa en busca de progresión del efecto citopático (180×). **D.** Células de riñón de mono *M. mulatta* infectadas por el virus de la parainfluenza 3. El grado de efecto citopático aumentó considerablemente. Se observan células agrupadas e hinchadas con puentes citoplasmáticos intercelulares. Muchas células se desprendieron del vidrio. Finalmente, sólo quedarán células dispersas adheridas al tubo de vidrio como evidencia de que hubo una monocapa (180×). **E.** Células HEp-2 infectadas por virus sincitial respiratorio. Muchas de las células de la monocapa se fusionaron por el virus para formar células gigantes sincitiales, al igual que las formadas por los virus de la parainfluenza. Otras células se agrandan o se desprenden del vidrio. Una prueba de hemadsorción en esta monocapa sería negativa (180×). **F.** Células de riñón de *M. mulatta* infectadas por el virus sincitial respiratorio. Se formó un sincitio grande en la monocapa. Se podría distinguir este aislamiento del virus de la parainfluenza por hemadsorción o por la identificación del antígeno específico.

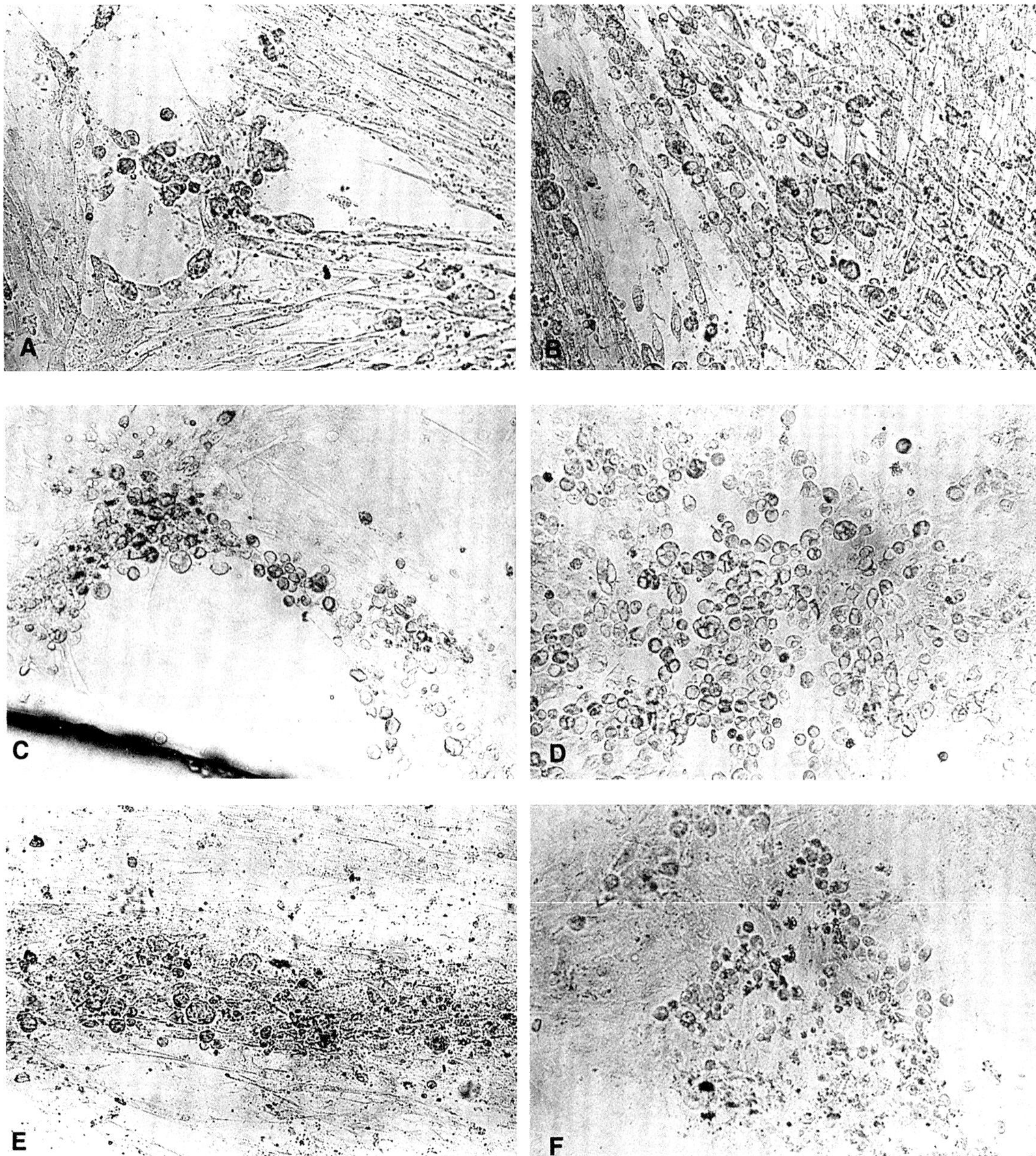

■ **FIGURA 23-15** Efecto citopático de los herpesvirus. **A.** Fibroblastos MRC-5 infectados por virus del herpes simple. Hay un foco de células agrandadas y redondas en la monocapa. Muchas células se han desprendido del vidrio. Estos focos se agrandan de forma rápida, y generalmente se ve implicada la monocapa completa en unos cuantos días (180×). **B.** Fibroblastos MRC-5 infectados por el virus del herpes simple. El efecto citopático ha progresado, por lo que prácticamente todas las células de la monocapa se encuentran afectadas. Una vez más, las células son agrandadas, incluso hinchadas y granulares. Este tipo de efecto citopático generalizado puede verse en ocasiones por CMV si hay recuentos muy grandes del virus. El CMV puede distinguirse del virus del herpes simple por la identificación de antígenos específicos (180×). **C.** Células de riñón de mono *M. mulatta* infectadas por el virus del herpes simple. Como sucede generalmente al comienzo, este foco de efecto citopático se encuentra en el borde de la monocapa. Las células agrandadas e hinchadas rodean el centro del foco, donde las células se han desprendido ya del vidrio (180×). **D.** Células HEp-2 infectadas por virus del herpes simple. Hay un gran foco de células hinchadas en la monocapa. Algunas de las células tienen el aspecto de las células gigantes multinucleadas, aunque es difícil delinear la estructura celular en un preparado no teñido y con bajo aumento (180×). **E.** Fibroblastos MRC-5 infectados por el virus varicela zóster. Un foco citopático consta de células inflamadas grandes y células granulares degeneradas. El foco se alarga en dirección a los fibroblastos subyacentes. La aparición y progresión lentas de los focos son características de este virus. La transferencia del efecto citopático requiere la inclusión de las células infectadas. El efecto citopático tiene algunas semejanzas con el de los CMV; los focos del CMV tienden a ser más compactos y se desprenden mediante centrigugación sin una orientación lineal pronunciada (180×). **F.** Células de riñón de mono *M. mulatta* infectadas por el virus de varicela zóster. Un foco de células agrandadas, hinchadas, es menos distintivo que el efecto citopático en células MRC-5. Se puede distinguir del efecto producido por el virus del herpes simple por la velocidad con la que aparece y progresa. El citomegalovirus no produce efecto citopático en células de mono (180×). **G.** Fibroblastos WI-38 infectados por CMV. Hay un pequeño foco de células granulares agrandadas en la monocapa (180×). **H.** Fibroblastos MRC-5 infectados por CMV. Es evidente un foco en desarrollo del efecto citopático. Las células se hinchan y el foco es bastante compacto. El efecto citopático del CMV aparece tarde y progresa lentamente. Tiende a ser más compacto y menos lineal que el del virus varicela zóster. La diferenciación de la varicela se realiza por la historia clínica, mediante la demostración de células gigantes multinucleadas en monocapas de varicela y por la demostración de antígenos específicos (180×).

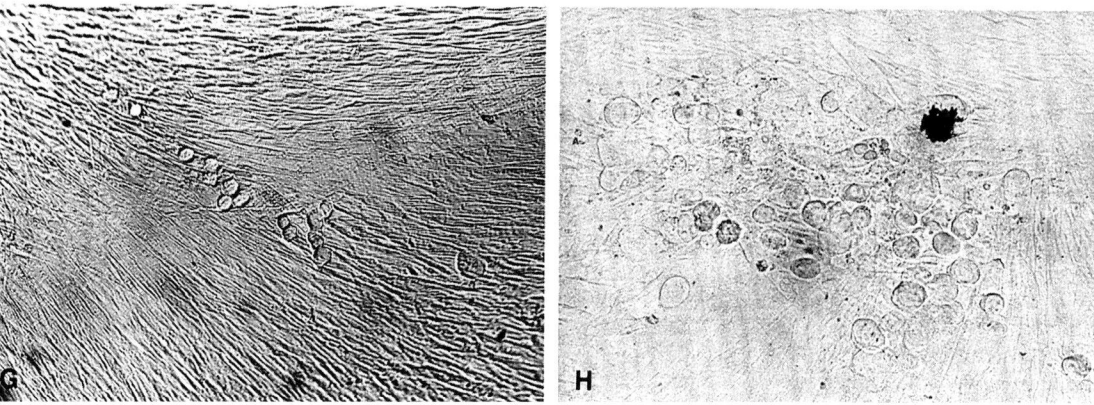

■ **FIGURA 23-15** (*continuación*)

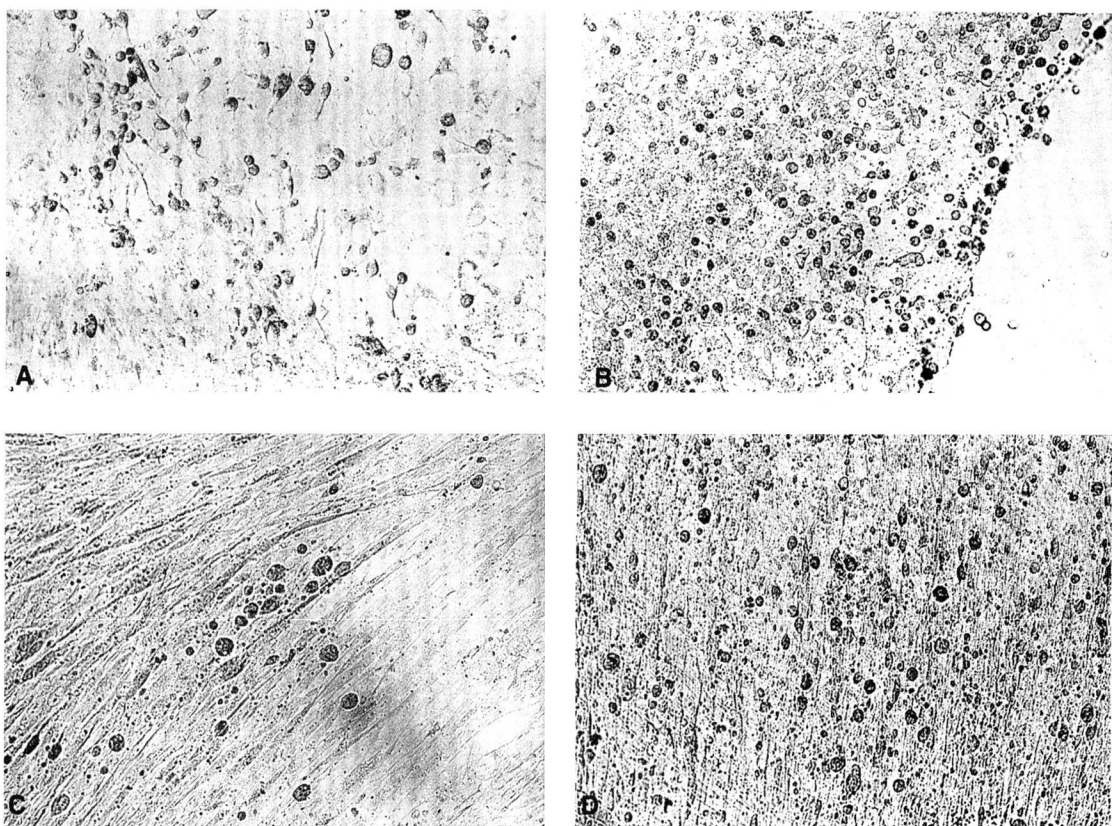

■ **FIGURA 23-16** Efecto citopático de los enterovirus. **A.** Células de riñón de mono *M. mulatta* infectadas por el virus Coxsackie B. Hay un foco de efecto citopático en el cual las células se observan pequeñas y contraídas o agrandadas. Algunas de las células tienen aspecto refringente o brillante, que es típico del efecto citopático enterovírico. Las células alargadas con forma de "renacuajo" también son típicas de la citopatología producida por este grupo de virus (180×). **B.** Células de riñón de mono *M. mulatta* infectadas por virus de Coxsackie B. El efecto citopático progresa relativamente rápido con los enterovirus; el virus de la poliomielitis puede causar destrucción completa de la monocapa durante la noche. En esta microfotografía, casi todas las células de la monocapa han resultado dañadas, y grandes segmentos de la lámina celular (*abajo a la derecha*) se han desprendido por completo (180×). **C.** Fibroblastos MRC-5 infectados por echovirus 11. Un foco temprano del efecto citopático enterovírico es evidente. Las células aparecen agrandadas y granulares. Sería muy difícil adivinar en esta etapa la identidad del virus. La mayoría de los aislamientos de echovirus crecen bien en fibroblastos humanos diploides, pero no los aislados de virus Coxsackie (180×). **D.** Fibroblastos MRC-5 infectados por echovirus 11. El efecto citopático se ha extendido para afectar prácticamente a toda la monocapa. El virus se separa extracelularmente a través del medio de modo que el efecto citopático tiende a cambiar en su naturaleza de localizado a generalizado de manera relativamente rápida (180×). **E.** Células HEp-2 infectadas por el coxsackievirus B. Un foco pequeño del efecto citopático en las células HEp-2 se vuelve evidente por las células granulares contraídas y redondeadas y el desprendimiento de las células del vidrio. El efecto citopático temprano es mucho más difícil de reconocer si la lámina celular es demasiado pesada y las células se apilan una encima de la otra (180×). **F.** Células HEp-2 infectadas por el coxsackievirus B. Casi todas las células en la monocapa se han desprendido del vidrio, y las que permanecen son anómalas. La mayoría de los aislamientos de virus Coxsackie B crecen bien en células HEp-2, pero no así el virus Coxsackie A ni el echovirus (180×).

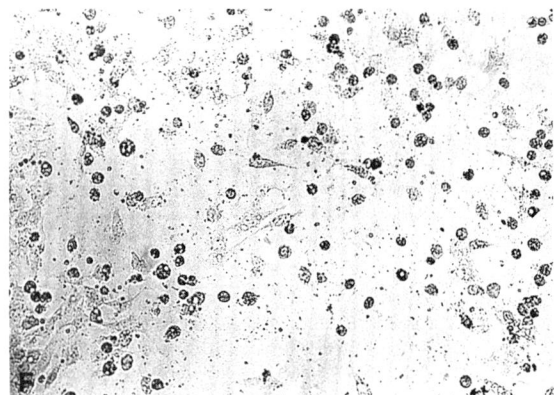

■ **FIGURA** 23-16 (*continuación*)

Existen relativamente pocas maneras de que las células pueden expresar citotoxicidad. El redondeo es una expresión frecuente de daño, pero las células pueden verse hinchadas o contraídas y granulares o vidriosas. Algunos virus producen factores que causan la fusión de la célula, conduciendo a la formación de células gigantes multinucleadas, que también se llaman *células sincitiales*; los VSR, los virus de la parainfluenza 2 y 3, el virus del sarampión y el virus de la parotiditis pueden producir células gigantes sincitiales. Además, el VHS y el VVZ dan origen a pequeñas células gigantes multinucleadas.

No todos los aislamientos de VSR generan células sincitiales. La producción de la glicoproteína F (de fusión) por el virus es necesaria para la fusión de la célula. Shahrabadi y Lee demostraron que el calcio debe estar presente en el medio de cultivo para la fusión inducida por VSR de las células HEp-2.[422] La formación de células gigantes sincitiales también parece relacionada, al menos en parte, con la concentración de glutamina en el medio de cultivo.[309]

El efecto citopático comienza por lo general de manera localizada y con frecuencia se observa más fácilmente en los bordes de la monocapa, donde la concentración de células es baja. Para los virus que se propagan de célula a célula a través de los medios de cultivo, el efecto citopático progresa de la focalidad a la totalidad, a veces con gran rapidez. Si el número de viriones en la muestra es muy grande, la mayor parte de la monocapa puede resultar infectada simultáneamente; en este caso, la degeneración generalizada debe diferenciarse de la citotoxicidad inespecífica por subcultivo del líquido a los cultivos celulares frescos. Para los virus que se propagan directamente de célula a célula (CMV y VVZ), el efecto citopático progresa de manera más lenta y por extensión local de los focos iniciales. Cuando hay una gran cantidad de CMV en la muestra, el efecto citopático se puede producir a través de la monocapa entera, imitando el efecto generado por el VHS.

Por supuesto, es algo artificial intentar capturar la considerable variabilidad de un proceso biológico en un solo cuadro fotográfico. En un laboratorio clínico, será posible examinar otras partes de la monocapa, ver otros cultivos celulares e incluso reexaminar un cultivo sospechoso después de la incubación durante unas horas más. A menudo será posible, por lo tanto, detectar cambios citológicos que incluso son anteriores a los que provocan que las fotografías sean convincentes.

La mayoría de los virus respiratorios se detectan ahora por métodos moleculares directos en lugar de cultivo. Sin embargo, en algunos casos, los médicos pueden solicitar una "prueba de curación", particularmente para pacientes inmunodeprimidos que tienen dificultades para eliminar el virus. Además, el cultivo vírico para estos patógenos se ha mantenido en laboratorios altamente especializados y otros centros. Por lo tanto, las figuras 23-13 y 23-14 se mantienen en esta edición del texto. Sin embargo, el empleode eritrocitos de cobayo (prueba de hemadsorción) ha sido reemplazado por la detección directa de antígenos (AFD) utilizando productos de alta calidad disponibles en el mercado.

Microscopia óptica. A medida que se replican, algunos virus producen masas de nucleoproteínas y viriones en diversas fases de su ensamblado. El anatomopatólogo o citólogo utiliza estos cuerpos de inclusión víricos con el propósito de detectar la presencia de una infección por virus e identificar al agente de forma presuntiva.[446,494] En la actualidad, el anatomopatólogo complementa las características de la morfología presentes en los cortes histológicos o los preparados citológicos teñidos de forma rutinaria utilizando tinciones inmunohistoquímicas altamente específicas. Estas tinciones emplean anticuerpos, por lo general monoclonales, que tienen un alto grado de especificidad para el destino vírico particular.

El virólogo también utiliza la microscopia óptica. Se emplea con el objeto de examinar monocapas celulares sin teñir en busca del efecto citopático causado por el virus en replicación. Aunque las características del efecto citopático en monocapas sin teñir suelen ser suficientes para hacer un diagnóstico provisional, el virólogo puede obtener información adicional utilizando tinciones simples (lám. 23-1). Aunque es factible, esto rara vez se realiza en la práctica. Hoy en día se utilizan las tinciones inmunofluorescentes específicas del virus para determinar la causa del efecto citopático.

Microscopia electrónica. Para los laboratorios con acceso a un microscopio electrónico, la morfología ultraestructural de un aislamiento puede identificar el grupo al que pertenece.[4,344] Estos métodos se utilizaron con mucha mayor frecuencia en el pasado, antes de la disponibilidad de los reactivos inmunohistoquímicos y de inmunofluorescencia específicos. La microscopia de tinción negativa es simple y puede realizarse rápidamente en el líquido sobrenadante o lisado de células. Esta técnica puede ser especialmente útil para la diferenciación de la toxicidad no específica de un gran inóculo vírico. En la actualidad, la microscopia electrónica es más útil para la clasificación de los virus emergentes, como se logró con el brote de SRAG.[190,425]

Diferenciación bioquímica. Los cambios citolíticos producidos por rinovirus pueden ser similares a los de enterovirus, aunque los primeros se replican con menor rapidez y demuestran labilidad a un medio ácido. Para hacer esta evaluación, las alícuotas de cultivos celulares infectados se ajustan a un pH de 3.0 o 7.4 durante 3 h. Después, se obtiene una estimación de la virulencia mediante la inoculación de diluciones seriadas de 10 veces las alícuotas en los cultivos celulares. Debe observarse una reducción de la virulencia de 2-4 $\log_{10}$ si el virus es un rinovirus.[249] Esto se realiza actualmente sólo en laboratorios altamente especializados, pero continúa siendo importante para investigar la reactividad cruzada de estudios moleculares para enterovirus y rinovirus, lo cual se registró recientemente con el brote del enterovirus EV D-68.

Asociación celular. La demostración de la asociación de viriones con células infectadas es útil para distinguir a los miembros del grupo herpesvirus. El VHS se libera al medio de cultivo, mientras que CMV y VVZ permanecen asociados con las células. El VHS infecta con rapidez toda la monocapa (fig. 23-15B). En contraste, el efecto citopático de CMV y VVZ tiende a ser localizado (fig. 23-15E-H), ya que los viriones no se propagan a través del medio. El tipo de efecto citopático presente informa al virólogo con respecto al tipo de AFD que debe seleccionar para realizar los estudios confirmatorios. Sin embargo, en algunas ocasiones una gran cantidad de partículas víricas de CMV o VVZ en el inóculo puede producir un efecto citopático generalizado semejante al del herpes simple. En este caso, las tinciones de AFD para VHS serían negativas, mientras que los estudios posteriores con reactivos de AFD para CMV o VVZ deberían confirmar la identificación.

Detección de antígenos víricos. Además de la confirmación de la identidad de un agente citopático, la demostración de antígenos específicos en el cultivo se ha utilizado como un método para detectar la presencia de virus, incluso si el efecto citopático está ausente. Las pruebas para el antígeno se pueden realizar después de una incubación breve si se desea un diagnóstico rápido, un abordaje que se ha utilizado con mayor frecuencia con el empleo de los frascos ampolla. Las mejoras más drásticas en la rapidez con que se detectan cepas tendrán lugar con los virus que poseen el crecimiento más lento en los sistemas convencionales, como VSR, CMV y VVZ (láms. 23-2D, E, y F).

La literatura médica está repleta de informes dispares sobre la sensibilidad de estos abordajes acelerados para el diagnóstico vírico. Por ejemplo, el porcentaje de aislamientos de virus de la influenza que se realizaron después de la amplificación por centrifugación, la incubación durante la noche y la tinción con anticuerpos monoclonales ha variado del 56[135] al 98%.[123] Las diferencias en variables operacionales, como las líneas celulares y la fuente de anticuerpos monoclonales, así como diversas poblaciones de pacientes, hacen que las recomendaciones universales se vuelvan engañosas. Quizás sea afortunado que en la actualidad la detección de este virus en particular se realiza predominantemente con métodos moleculares.

Está claro que las técnicas de cultivo acelerado pueden aportar información útil, pero hay una relación inversa entre la sensibilidad y la rapidez al momento de decidir la duración de la incubación. La inclusión de cultivos convencionales o la toma de muestras en frascos ampolla en varios momentos aumenta la sensibilidad, aunque también incrementa los costes. A pesar de que es difícil de documentar, la provisión más rápida de resultados puede tener repercusiones clínicas y financieras.[17] Estas técnicas también se han utilizado para facilitar la detección de virus con requisitos especiales de cultivo, como el de la rubéola.[414]

La practicidad del empleo de reactivos para AFD para la confirmación del efecto citopático consiste en que éstos suelen ser los mismos reactivos empleados en los laboratorios que realizan estas pruebas para la evaluación directa de las células infectadas por virus en las muestras clínicas; por lo tanto, hay dos usos para un mismo reactivo.

Artificios y cambios inducidos por microorganismos distintos a los virus. Como las células envejecen en el cultivo, pueden presentarse cambios morfológicos no relacionados con la infección vírica (fig. 23-7). La densidad de las células en las líneas celulares diploides y, en particular, las líneas celulares establecidas, puede ser muy alta; las células que están muriendo o dividiéndose pueden observarse redondeadas o granulares. Puede haber células anómalas dispersas en cualquier cultivo y son especialmente sensibles en áreas menos densas, como el borde de la monocapa, donde el efecto citopático vírico también puede hacerse evidente en primer lugar. Por lo tanto, es importante mantener controles sin inocular de células de un mismo lote del utilizado para las muestras.

Los cultivos primarios de células de riñón de mono pueden estar infectados por virus de simios que producen una variedad de cambios degenerativos,[249] incluyendo un aspecto espumoso o vacuolado en la monocapa.

La presencia de células extrañas en la monocapa también puede causar confusión (fig. 23-7D). Puede parecer que hay un efecto citopático porque las células contaminantes difieren en apariencia de las de la monocapa original. El efecto a menudo es similar al de un virus que produce anomalías localizadas en la monocapa, como CMV. Puede sospecharse un artificio porque las células están sobre la monocapa, en lugar de volverse parte integral de ella. Las células contaminantes pueden ser de origen humano, por ejemplo, las células epiteliales o mesoteliales presentes en la muestra, o pueden tener su origen en otros cultivos celulares, sobre todo si se realiza un subcultivo de una línea celular a otra.

Toda una gama de agentes no víricos o sustancias en las muestras clínicas pueden ser tóxicos para las monocapas celulares (fig. 23-7A). En caso de que exista crecimiento bacteriano o micótico (fig. 23-7B), la naturaleza del problema es evidente; la muestra se debe tratar otra vez con antibióticos o filtrarse e inocularse en cultivos celulares adicionales.

Por lo general, la naturaleza de la citotoxicidad es desconocida. El recurso habitual consiste en diluir la muestra y sembrar monocapas adicionales. Howell y cols.[236] encontraron que la toxicidad del semen de pacientes con sida podría evitarse sembrando la monocapa con un sedimento celular, obtenido por centrifugación de alta velocidad. El CMV, que es un patógeno frecuente en pacientes con sida, se relaciona con leucocitos. Por el contrario, las sustancias tóxicas se concentraron en la fracción sobrenadante.

En ocasiones, el efecto citopático puede ser "específico", aunque la causa sea inesperada y tal vez no deseada. La toxina de *C. difficile*, por ejemplo, en las muestras de heces (fig. 23-7C) puede producir un efecto citopático que es similar al daño por enterovirus.[415]

Gentry y cols.[168] informaron el aislamiento de *Trichomonas vaginalis* en cultivos de células BHK. Estos flagelados produjeron un efecto citopático que simula el del VHS; dicho efecto citopático se reprodujo cuando *Trichomonas* o los lisados viables de cultivos axénicos se añadieron a los cultivos celulares. Las tricomonas móviles eran observables cuando los cultivos se examinaron de cerca.

Se ha informado el aislamiento de *P. jirovecii* de pacientes inmunodeprimidos con sida. La proliferación seriada de este hongo atípico es difícil de conseguir en el laboratorio, pero los microorganismos han crecido en cultivos celulares, incluyendo fibroblastos diploides humanos MRC-5.[286] Los aislamientos de *P. jirovecii* produjeron un efecto citopático semejante al de los virus. *T. gondii* puede aislarse también en líneas de cultivo celulares, como los fibroblastos diploides humanos, aunque no se ha evaluado la sensibilidad del cultivo.[79]

Identificación definitiva de aislamientos

En un laboratorio de diagnóstico, la combinación de la historia clínica y el efecto citopático proporciona información suficiente para identificar algunos virus, incluyendo VHS, CMV, VVZ, adenovirus y VSR. Por lo general los enterovirus se pueden identificar a nivel de género. Por desgracia, con demasiada frecuencia sólo se dispone de información clínica limitada. La identificación completa de los aislamientos, incluyendo la tipificación, requiere la caracterización inmunológica de los antígenos víricos o del ácido nucleico de los virus.

Las pruebas inmunológicas pueden estar bien adaptadas para la identificación de antígenos o anticuerpos específicos contra esos antígenos. Los antisueros, tradicionalmente policlonales, están siendo reemplazados cada vez más por los monoclonales (*véase* el cap. 3). La prueba inmunológica más específica para la mayoría de las infecciones víricas es el estudio de neutralización, que ya no se realiza en los laboratorios clínicos. Hay una revisión de estos métodos en las ediciones anteriores de este texto.

Muchas pruebas víricas son importantes para el análisis epidemiológico, pero rara vez son necesarias para el diagnóstico de rutina. En los casos en los que se requiere la caracterización completa (p. ej., enfermedad paralítica), el aislamiento puede enviarse a un laboratorio de referencia. El lector interesado en profundizar en la caracterización antigénica, que está fuera del alcance de este capítulo, puede consultar los libros de virología y diagnóstico vírico citados en las referencias.[237,271,436]

Para muchos hospitales, los estudios de inmunofluorescencia de laboratorio ofrecen una alternativa viable, por la que se puede realizar la identificación definitiva de muchos virus a nivel de género o especie. Por fortuna, el creciente catálogo de reactivos comercialmente disponibles, que son cada vez de mayor calidad, simplifica la tarea. Los enterovirus y los rinovirus son excepciones notables porque su composición antigénica compleja dificulta la identificación definitiva sin pruebas de neutralización.

La prueba de inmunofluorescencia se ha utilizado durante muchos años y con muchas variantes. La más simple de realizar es el análisis de AFD, pero también se requieren los antisueros conjugados específicos. Los anticuerpos fluorescentes indirectos (AFI), que utilizan antiglobulina, proteína estafilocócica A o complemento, son más sensibles, pero a menudo sufren de baja especificidad. En contraste con la prueba directa, no se requieren múltiples reactivos conjugados para realizar la prueba indirecta, pero el procedimiento es más lento debido a los pasos en serie necesarios. Los AFD son fáciles de realizar y en las manos de un microscopista experto ofrecen una muy alta sensibilidad y especificidad, en algunos casos rivalizando con la PCR. Estos estudios representan una alternativa viable al diagnóstico molecular, si así lo exigen el dispositivo clínico y los volúmenes de prueba. Las limitaciones de estas pruebas incluyen que requieren microscopia fluorescente, y si los volúmenes de prueba son altos (p. ej., durante la temporada de influenza), los análisis pueden resultar tediosos y requerir mucho tiempo; en consecuencia, se observa una preferencia por los métodos de diagnóstico molecular.

Almacenamiento de aislamientos víricos

Si parece probable la necesidad de caracterizar con mayor detalle un aislamiento, el líquido del cultivo celular infectado debe congelarse a −70 °C. Como regla general, las células mamíferas deben congelarse con lentitud, mientras que los agentes infecciosos se deben congelar con rapidez. La drástica disminución en la viabilidad que acompaña el proceso de congelación se minimiza si los cultivos se congelan de manera instantánea y si se incluye un agente estabilizador en el medio. Una mezcla de hielo seco y alcohol constituye un medio conveniente para los aislamientos víricos de congelación instantánea. Se han utilizado muchos agentes estabilizadores y muchos se encuentran en el mercado. Howell y Miller descubrieron que el caldo de fosfato de sacarosa que se utiliza para el transporte de hisopos para el aislamiento de *Chlamydia* funcionó tan bien como el sorbitol al 70% para el mantenimiento de algunos de los virus con más necesidades especiales de cultivo, incluyendo CMV y VSR.[235]

Resumen de detección basada en el cultivo e identificación de virus

Los ortomixovirus, los paramixovirus y el VSR (figs. 23-13 y 23-14) producen toda una gama de efectos citopáticos en los cultivos celulares. Muchas cepas de los virus de la influenza y la parainfluenza no producen ningún cambio visible en la monocapa y se deben detectar por otros medios. Las cepas citopáticas pueden diferenciarse de otros virus con efectos similares señalando la restricción del efecto citopático en células de riñón de mono, en el pasado por hemadsorción y actualmente mediante el empleo de reactivos de inmunofluorescencia para virus específicos. Las células gigantes multinucleadas se presentan en monocapas infectadas por sarampión, VSR (fig. 23-14E y F), parainfluenza (fig. 23-13F) y virus de la parotiditis; se producen por fusión dirigida de células adyacentes causada por el virus (formación de sincitio). Estas células también pueden verse en las muestras clínicas de pacientes infectados (láms. 23-1F y G).[446,494]

Los aislamientos son ahora identificados de forma definitiva por medios inmunológicos. Se dispone de antisueros de buena calidad para la mayoría de los mixovirus comunes. El género o tipo de virus (p. ej., virus de la influenza A o VSR) se puede identificar mediante la inmunofluorescencia de células infectadas.

Los adenovirus (fig. 23-14A-D) pueden identificarse presuntivamente observando la citopatología característica en cultivos celulares. Son típicos los racimos de células infectadas hinchadas o un aspecto de entramado de la monocapa. Se han identificado antígenos específicos de grupo que son comunes a todos los serotipos de adenovirus, y se han preparado anticuerpos monoclonales contra los determinantes comunes. Para la mayoría de las aplicaciones clínicas es suficiente la confirmación del género del adenovirus por inmunofluorescencia. Si se va a determinar el tipo de adenovirus, se dispone de pruebas de neutralización en los laboratorios especializados.

El grupo de herpesvirus produce una variedad de efectos citopáticos en cultivos celulares. El VEB no crece en los cultivos celulares utilizados en los laboratorios clínicos; las infecciones humanas por este virus por lo general se diagnostican serológicamente. Los CMV y los VVZ están altamente integrados con la célula (fig. 23-15E-H). Crecen con dificultad en cultivos celulares, y lo hacen lentamente. El subcultivo exitoso requiere la transferencia de las células infectadas. Los CMV y los VVZ producen células hinchadas en focos que poco a poco se agrandan por propagación directa; las placas de VVZ, en particular, tienden a seguir la orientación de las células de cultivo del tejido fibroblástico.

Por el contrario, el VHS se transmite extracelularmente (fig. 23-15A-D); el efecto citopático comienza de manera localizada, pero se extiende rápidamente a otras partes de la monocapa.

La centrifugación del inóculo sobre la monocapa ha acelerado el aislamiento de CMV, VHS y VVZ. Los anticuerpos monoclonales han demostrado ser valiosos para la detección e identificación de CMV, VVZ y VHS. La separación de los aislamientos de herpes simple en los tipos 1 y 2 puede lograrse de manera confiable con los anticuerpos monoclonales marcados con fluoresceína.[294]

El enterovirus crece relativamente rápido en cultivos celulares, produciendo un efecto citopático generalizado (fig. 23-16). Aunque hay un estudio autorizado por la FDA de RT-PCR para enterovirus, sólo está aprobado para LCR, por lo que las heces y otras muestras generalmente se envían para cultivo enterovírico. En el cultivo celular, las células afectadas pueden verse contraídas y granulares o tener una apariencia refringente y vidriosa. La mayoría de los serotipos de coxsackievirus A no crecen bien en los cultivos celulares que se utilizan de manera habitual. Las cepas de coxsackievirus B habitualmente no crecen bien en líneas de fibroblastos diploides humanos, al igual que las cepas de echovirus en células HEp-2. La identificación definitiva de un enterovirus requiere de métodos inmunológicos. Se dispone comercialmente de anticuerpos monoclonales marcados con fluoresceína dirigidos contra un antígeno específico del género y los serotipos selectos. La inmunofluorescencia no es infalible, en especial para los enterovirus distintos al polio.[397] El método de referencia para la identificación es la prueba de neutralización, pero la diferenciación suele llevarse a cabo por secuenciación de ácidos nucleicos.[307]

Detección directa de virus en muestras clínicas

El deseo de una mayor rapidez en el diagnóstico de infecciones víricas ha sido estimulado por la disponibilidad de métodos diagnósticos rápidos en otras áreas del laboratorio y por el desarrollo de la quimioterapia antiviral eficaz. Se dispone de numerosos métodos, que van desde lo tradicional hasta lo experimental. La mayor área de crecimiento, que se analiza minuciosamente más adelante, es la introducción de métodos moleculares de detección avanzados y, por lo general, fáciles de utilizar.

Detección de inclusiones por microscopia óptica

La detección de inclusiones víricas en los frotis o tejidos por microscopia óptica ha sido el medio tradicional para demostrar directamente las infecciones víricas.[446,494] En general, los virus que se ensamblan en el núcleo (generalmente los virus de ADN) producen inclusiones intranucleares, mientras que el ensamble citoplasmático (de manera predominante en virus de ARN) da lugar a inclusiones citoplasmáticas. Afortunadamente, algunos virus generan cambios citopáticos evidentes en las muestras teñidas de forma habitual. La identidad de estos virus, que puede ser altamente sospechada con base en los resultados de pruebas por H&E de rutina, puede confirmarse definitivamente con las tinciones inmunohistoquímicas específicas.

Puede haber inclusiones intranucleares en las células infectadas por VHS, VVZ, CMV, adenovirus, virus del papiloma y virus del polioma BK y JC. Los cuerpos de inclusión de VHS

(láms. 23-1A, B y C) y VVZ son indistinguibles en el material teñido de manera habitual, pero pueden distinguirse con tinciones inmunohistoquímicas específicas. Los núcleos infectados tienen un aspecto homogéneo, eosinófilo o ligeramente basófilo, y la cromatina nuclear granular y basófila es empujada contra el borde de la membrana nuclear (marginización de la cromatina). Otras células infectadas pueden tener una inclusión más eosinófila que resulta acentuada por un halo entre la inclusión y la membrana nuclear. Este halo es un artificio de la fijación, pero es útil para el diagnóstico. Ultraestructuralmente, los cuerpos de inclusión se componen de una mezcla de desoxirribonucleoproteínas y de los viriones ensamblados (fig. 23-3A); a medida que estos últimos pasan a través de la membrana nuclear, adquieren una membrana lipídica. Las células infectadas pueden ser mononucleares o multinucleares.

El CMV produce cuerpos de inclusión nucleares basófilos en una célula agrandada (lám. 23-1D). Al comienzo se creía que estas células distintivas, esencialmente patognomónicas de infección por CMV, eran protozoos que invadían el tejido.[259] Con frecuencia hay un halo presente alrededor de la inclusión. Los cuerpos de inclusión granulares basófilos pueden encontrarse en el citoplasma de algunas células infectadas.

Se puede observar una gran variedad de inclusiones en las infecciones por adenovirus. Los cuerpos de inclusión tempranos son eosinófilos y pueden parecerse a las células infectadas por herpesvirus. Las inclusiones se vuelven más basófilas a medida que maduran y llenan el núcleo cada vez más (lám. 23-1E). Por último, se vuelven extremadamente basófilas y pueden distorsionar completamente la célula; estas células diagnósticas se denominan "células tiznadas" y deben distinguirse de las células no infectadas con los núcleos hipercrómicos. Los cuerpos de inclusión de adenovirus se componen de nucleoproteínas y numerosos viriones, que a menudo muestran una ordenamiento paracristalino porque su forma icosaédrica permite la agrupación cercana de las partículas (fig. 23-3B).

Los cuerpos de inclusión intranucleares de los virus del papiloma no se encontraban con frecuencia por los virólogos clínicos porque estos virus son difíciles o imposibles de hacer crecer en cultivo. Las inclusiones en las verrugas humanas comienzan como material granular eosinófilo, con condensación posterior en masas redondas y basófilas; los cuerpos de inclusión citoplasmáticos en las células epidérmicas de las verrugas están compuestos por queratina condensada y no son específicos del virus. En muestras de citología cervical, los núcleos de los coilocitos se observan agrandados e hipercrómicos con un halo perinuclear transparente.

Los cuerpos de inclusión intranucleares de los virus del polioma BK y JC tampoco son observados por los virólogos clínicos, puesto que estos virus no crecen en las líneas celulares que se utilizan habitualmente. Las inclusiones en la leucoencefalopatía multifocal progresiva se presentan en la oligodendroglía (células no nerviosas que realizan una función de apoyo); los cuerpos de inclusión varían de material granular pequeño a grandes masas basófilas que llenan el núcleo. Los cuerpos de inclusión de los virus BK aparecen del mismo modo, pero se producen en células epiteliales tubulares y células uroteliales. Los estudios de inmunohistoquímica, inmunofluorescencia o hibridación in situ pueden ser útiles para confirmar la naturaleza de los cuerpos de inclusión.

También es posible encontrar inclusiones intracitoplasmáticas en las células infectadas por VSR, virus de la rabia y virus del grupo pox. Los cuerpos de inclusión intracitoplasmáticos de VSR son eosinófilas brillantes (lám. 23-1G); por lo general, están presentes en el cultivo celular, pero con menos frecuencia en las muestras clínicas. Ultraestructuralmente, los cuerpos de inclusión de VSR constan de ribonucleoproteínas fibrilares (fig. 23-3C).

Los cuerpos de inclusión intracitoplasmáticos del virus de la rabia se conocen como *cuerpos de Negri* (lám. 23-1H). Pueden ser únicas o múltiples, y se producen en las neuronas que en otros sentidos se observan normales. Los bordes de los cuerpos de inclusión están bien delimitados, como si estuvieran contenidos por una membrana. Los espacios transparentes o el punteado basófilo que pueden mostrar son el resultado de la incorporación de algún material citoplasmático en la masa de ribonucleoproteínas víricas (fig. 23-3E). Afortunadamente, hoy en día es poco probable encontrar los cuerpos de inclusión intracitoplasmáticos de los poxvirus, conocidos como *cuerpos de Guarneri*.

En la infección por virus del sarampión se observan inclusiones intranucleares e intracitoplasmáticas. Durante la fase prodrómica del sarampión, las células gigantes se observan en el tejido linfático en todo el cuerpo. Estas células gigantes, llamadas *de Warthin-Finkeldey*, contienen hasta 100 núcleos y rara vez pueden contener cuerpos de inclusión. Más tarde puede surgir un segundo tipo de células gigantes del tejido epitelial, como el que recubre las vías respiratorias bajas. Estas células gigantes presentan menos núcleos, pero los cuerpos de inclusión son casi constantes. Los cuerpos de inclusión intranucleares se asemejan a los producidos por los herpesvirus, pueden ser únicos o múltiples y varían en su grado de eosinofilia (lám. 23-1F).

La detección de inclusiones proporciona información valiosa en el entorno clínico. La prueba de Tzanck, realizada mediante la preparación de un frotis con tinción de Giemsa de raspados vesiculares, puede ser útil para documentar la presencia de un herpesvirus demostrando células gigantes multinucleadas (lám. 23-1C). Aunque este abordaje se realiza con menor frecuencia, también puede hacerse tinción con H&E o Papanicoláu, enviando la muestra a patología quirúrgica y citología, respectivamente. Los núcleos deben tener un aspecto de vidrio esmerilado y moldeado o multifacético.[433] Los cuerpos de inclusión intranucleares, acentuados en los cortes histológicos por el artificio de halo producido por la fijación de tejidos en formol, no siempre pueden detectarse en los frotis. Puede hacerse un diagnóstico presuntivo de infección por herpes, aunque el empleo exclusivo de la morfología no permitirá la diferenciación entre VHS y VVZ.

Solomon y cols. descubrieron pruebas de Tzanck positivas en 11 pacientes con varicela clínica (virus de la varicela) y en 12 de 15 pacientes (80%) con herpes zóster. Sin embargo, el virus de la varicela fue aislado en sólo 7 de los 11 pacientes con varicela, lo que corrobora la insensibilidad del cultivo para VVZ.[433] Se observaron tanto células gigantes multinucleadas como inclusiones, o ambas, en las lesiones de piel de 18 de los 21 pacientes (86%) de quienes se aisló el VHS.[342] Un análisis sobre la destreza con la que los dermatólogos interpretaron correctamente el estudio de un conjunto de 10 muestras demostró una "curva de aprendizaje inversa".[188] Los residentes de segundo y tercer año interpretaron correctamente una media del 91% de los portaobjetos, frente al 84% de quienes tenían por lo menos 10 años de práctica y el 67% de aquellos con más de 10 años.

Aunque los frotis directos han funcionado bien en el estudio de las lesiones cutáneas, la sensibilidad ha sido baja para otras aplicaciones. Sólo una minoría de las muestras de cultivo positivas tomadas del aparato genital[452] o las vías respiratorias[349] contenía células que presentaban la inserción. Del mismo modo, Nahmias y cols.[348] encontraron inclusiones intranucleares en sólo el 56% de 113 casos de encefalitis por herpes simple. La especificidad fue considerablemente mayor (86%) que la sensibilidad en este estudio colaborativo de la quimioterapia antiviral, pero los resultados falsos positivos eran potencialmente peligrosos si se omitía el tratamiento para otras enfermedades, como el absceso cerebral bacteriano. Se informaron inclusiones intranucleares en 10 pacientes en quienes no se aisló VHS; en siete de estos pacientes, se estableció un diagnóstico alternativo no asociado con los cuerpos de inclusión. Estos resultados enfatizan la importancia de verificar la naturaleza de la inclusión mediante análisis de inmunohistoquímica, inmunofluorescencia y otros estudios.

La detección histológica de inclusiones de CMV en el tejido es menos sensible que el cultivo, pero puede ser equivalente utilizando técnicas más "sofisticadas", como la inmunohistoquímica y la hibridación *in situ*, para revelar el CMV en el tejido.[447] Los métodos morfológicos poseen la ventaja de tener una mejor correlación con la enfermedad producida por CMV que el cultivo más sensible, ya que se pueden liberar pequeñas cantidades de virus sin producir enfermedad evidente.

En la infección por el parvovirus B19, también se encuentran inclusiones intranucleares en pronormoblastos gigantes que se localizan en la médula ósea.[274] Estas células características también se pueden observar en sangre periférica y otros tejidos en fetos infectados.

Detección de partículas víricas por microscopia electrónica

La microscopia electrónica puede aplicarse al estudio de muestras clínicas y cultivos celulares, ya sea en cortes delgados de tejido o por microscopia con tinción negativa. La dificultad para acceder a los microscopios electrónicos de la mayoría de los laboratorios clínicos y los errores de muestreo inherentes al examen de las muestras pequeñas de tejido han limitado la aplicación rutinaria de esta técnica para el diagnóstico virológico. El empleo de la microscopia electrónica resultó específico para el diagnóstico de la encefalitis por herpes simple en un estudio (98%), pero se detectaron los viriones del herpes en sólo el 45% de los pacientes infectados.[348] La técnica se ha utilizado con eficacia para la detección de agentes víricos de gastroenteritis, especialmente aquellos que no se pueden aislar por cultivo celular convencional (rotavirus, agentes tipo Norwalk y adenovirus entéricos). Sin embargo, el diagnóstico ultraestructural aún es una técnica de investigación en la mayoría de los laboratorios.

La microscopia electrónica con tinción negativa ha suscitado un renovado interés como consecuencia de la creciente preocupación por el bioterrorismo. Al examinar una muestra con el microscopio electrónico, no hay ningún requisito para predeterminar los antígenos o ácidos nucleicos a detectar. El diagnóstico de infecciones víricas importantes, como la viruela, puede hacerse rápidamente y con seguridad si la muestra puede inactivarse antes de ser estudiada.[209]

Detección inmunológica de antígenos víricos

Se ha utilizado toda una gama de métodos inmunológicos para acelerar el diagnóstico de ciertas infecciones víricas. Las tinciones de inmunofluorescencia de las muestras clínicas y las tinciones inmunohistoquímicas de tejidos son técnicas que se utilizan con frecuencia. Estos métodos tienen muchas ventajas y funcionan bien cuando las aplican personas capacitadas. Los riesgos de obtener resultados erróneos son altos si no se cuenta con el equipo ni la capacitación adecuados.[116] La sensibilidad de los estudios de inmunofluorescencia directa varía según el patógeno, como se tratará con más detalle a continuación. Comprender el funcionamiento de la prueba ayuda al director del laboratorio a determinar si estas pruebas son sensibles y específicas por sí solas, o si deben realizarse en conjunto con el cultivo o, más recientemente, con estudios moleculares.

Los inmunoanálisis, con frecuencia de flujo lateral, se han utilizado en el consultorio médico y en otros laboratorios durante muchos años, dado que algunos de éstos son pruebas avaladas por CLIA. Aunque estos estudios generalmente se eligen por la rapidez con que se obtienen y la facilidad de su uso, los resultados pueden ser incorrectos. Por lo tanto, gran parte del prospecto explica la necesidad de dar seguimiento a las pruebas negativas con estudios más sensibles. Estas pruebas son más útiles cuando hay una elevada prevalencia de individuos infectados (p. ej., temporada de virus respiratorios), situación en la que las pruebas tienen un alto valor predictivo positivo (una prueba positiva probablemente sea válida y diagnóstica de la afección). La limitación real de estos estudios es su sensibilidad (los resultados negativos pueden ser falsos negativos). Es posible reducir la probabilidad de obtener un falso negativo obteniendo las muestras de mayor calidad posible. Sin embargo, se deben seguir las indicaciones de los prospectos, por lo que las muestras con resultados negativos se deben someter a pruebas más rigurosas.

Virus respiratorios.

El método antigénico más confiable para la detección de virus respiratorios son los anticuerpos fluorescentes directos (AFD). En un estudio, la prueba de AFD fue tan eficiente como el cultivo de todos los virus respiratorios, excepto los adenovirus. Cuando los portaobjetos para inmunofluorescencia se preparan en una citocentrífuga, menos del 10% de las muestras presentan una cifra inadecuada de células respiratorias.[280] En contraste, la sensibilidad de los enzimoinmunoanálisis (EIA), en particular los formatos rápidos, ha sido considerablemente menor en la mayoría de los informes.[1,73,281,391] Además, algunos inmunoanálisis han producido un número suficiente de falsos positivos y falsos negativos como para hacer recomendable la confirmación mediante un segundo método.[1]

Aunque la inmunofluorescencia directa es claramente el mejor de los dos abordajes, algunas consideraciones prácticas habitualmente conducen a la selección del EIDA, particularmente para las pruebas en consultorio. Estos estudios pueden realizarse de manera rápida y sencilla sin la necesidad de un microscopio de fluorescencia o personal muy capacitado. Aunque las pruebas positivas son muy útiles durante la temporada de virus respiratorio, es imprescindible que los médicos conozcan las limitaciones de estos estudios y el requisito de realizar pruebas reflejas (o de repetición) de las muestras para las cuales se ha obtenido un resultado negativo.

Virus del grupo herpes

Virus del herpes simple. La inmunofluorescencia directa en general ha tenido resultados favorables en comparación con el cultivo, particularmente cuando se lleva a cabo en lesiones visibles y se mejora por citocentrifugación.[282,392,406] Los resultados variables pueden reflejar las diferencias de reactivos, poblaciones de pacientes, tipos de lesiones y serotipos del virus. No se deben realizar pruebas de AFD para VHS en muestras de LCR debido a su insuficiente sensibilidad. Se dispone de tinciones inmunohistoquímicas de mayor calidad para el anatomopatólogo que examina una muestra de tejido con cambios patológicos que sugieren VHS. Sin embargo, el VHS crece rápidamente, por lo que los beneficios del diagnóstico veloz no son tan marcados como con los virus que crecen más lentamente.

Virus varicela zóster. El VVZ crece con lentitud en cultivo. No en vano, la inmunofluorescencia directa se desempeña comparativamente mejor para el VVZ que para el VHS. De hecho, la prueba de AFD de las lesiones cutáneas puede ser una mejor vía diagnóstica que el cultivo.[97] Wilson y cols.[491] descubrieron que esta prueba

tuvo una sensibilidad del 87.8%, mientras que la sensibilidad del cultivo fue de sólo el 46.3%; únicamente la PCR fue más sensible que la prueba de AFD, pero también más costosa. Además del examen directo de frotis, la tinción de los preparados obtenidos por citocentrifugación del medio de transporte resultó útil.[322]

Citomegalovirus. Los anticuerpos monoclonales han facilitado el diagnóstico inmunológico rápido de las infecciones por CMV en muestras de pacientes, así como en cultivo celular. Hackman y cols.[194] fueron capaces de detectar el CMV por inmunofluorescencia en 25 de las 27 muestras de biopsia de pulmón de las que posteriormente se cultivó el virus; se demostraron inclusiones por microscopia óptica en sólo 20 de las muestras. Los estudios preliminares con las muestras de lavado broncoalveolar de pacientes inmunodeprimidos[94,127,312] han producido estimaciones muy diferentes de sensibilidad, variando del 31.6 al 100%. El número de pacientes en estos estudios fue pequeño, los anticuerpos fueron diferentes y la composición de los grupos de pacientes pudo haber sido diferente. La correlación entre la detección inmunológica del antígeno vírico en tejido (sin inclusiones ni anomalías histopatológicas) y la enfermedad clínica no es clara. En la actualidad, el anatomohistopatólogo dispone de excelentes tinciones inmunohistoquímicas para detectar CMV.

Rotavirus.

El rotavirus humano es difícil de aislar en cultivo celular. Las infecciones por estos virus se pueden diagnosticar con eficacia a través de EIA o mediante aglutinación de partículas de látex. La sensibilidad de ambos métodos varía del 80 al 90%; la especificidad ha sido del 90-100%.[86,126,454] Krause y cols.[275] han puesto en duda la fiabilidad del inmunoanálisis Rotazyme® en recién nacidos.

Virus de la inmunodeficiencia humana.

La detección de antígenos es un componente relativamente nuevo en los estudios de detección del VIH. La nueva prueba de VIH de cuarta generación incluye la detección del antígeno p24, además de la localización de anticuerpos para VIH-1 y VIH-2; fue diseñada para detectar a individuos infectados por el VIH que se encuentran al inicio del curso de la enfermedad y aún no han generado una respuesta de anticuerpos. Los CDC recomiendan el algoritmo de prueba que puede encontrarse en www.cdc.gov/hiv/pdf/hivtestingalgorithmrecommendation-final.pdf.

Técnicas moleculares

La era molecular se ha entrelazado intrincadamente con las enfermedades infecciosas desde el comienzo, y el ritmo de innovación no muestra señales de desaceleración. Se ha pasado por varias etapas, comenzando por la hibridación de ácidos nucleicos, por la tecnología de amplificación molecular y ahora la secuenciación de nueva generación (*véase* el cap. 4). La PCR y otros métodos de diagnóstico molecular se han convertido en la tendencia principal de los laboratorios clínicos. Existe un número considerable de productos de diagnóstico molecular disponibles en el mercado, de alta calidad, para la detección y, en algunos casos, cuantificación de patógenos importantes.[464] El avance es tan rápido en este campo del saber que esta sección se habrá vuelto obsoleta antes de que se haya secado la tinta de esta publicación. Hay laboratorios de hospitales que han sustituido el departamento de virología completo con pruebas moleculares para detectar a los virus. Sin embargo, la mayoría de los laboratorios se ubican en algún lugar intermedio, utilizando el diagnóstico molecular cuando es lo más apropiado, conservando la prueba de AFD, el inmunoanálisis y el cultivo para los casos en los que tienen más sentido.

El director del laboratorio tendrá que evaluar las necesidades clínicas y los volúmenes de prueba a nivel local para determinar qué prueba emplear.

Virus de la inmunodeficiencia humana. Las pruebas serológicas para detectar el VIH incluyen los estudios de antígenos, así como la RT-PCR cuantitativa. En resumen, las recomendaciones actuales para detectar la infección por VIH utilizan lo que se ha denominado un *estudio de cuarta generación*; las recomendaciones de los CDC pueden encontrarse en www.cdc.gov/hiv. Este análisis evalúa los anticuerpos para VIH-1 y VIH-2, e incluye la detección del antígeno p24. Este último fue agregado en un esfuerzo por evaluar a más personas en el período de ventana. En caso de presentar resultados indeterminados en el estudio de detección precoz, el algoritmo recomendado (fig. 23-17) refleja la detección y cuantificación de ARN del VIH. Del mismo modo, si hay un alto índice de sospecha y las pruebas de detección sistemática son negativas, muchos médicos solicitarán estudios de ARN del VIH.

Después de realizado el diagnóstico, el tratamiento de la infección por VIH-1 se basa en métodos moleculares. La carga vírica cuantitativa determinada por RT-PCR es el estándar de referencia para dar seguimiento a los pacientes con VIH. Aunque la RT-PCR es el método generalmente utilizado para determinar la carga vírica, en el momento de escribir el presente texto, una pequeña minoría de los laboratorios todavía utilizan un método de ADNb. Las versiones manuales y automáticas de RT-PCR desarrolladas durante la última década funcionan del mismo modo.[227] Una carga vírica creciente puede revelar el incumplimiento del régimen terapéutico o indicar la aparición de resistencia del virus ante el actual régimen antirretroviral. Hay varios proveedores que ofrecen análisis comerciales de RT-PCR para el VIH. En muchos casos están aprobados por la FDA, lo cual con frecuencia es valorado por los usuarios. Los informes del VIH han migrado de notificar copias a valores Log_{10}. Aunque puede haber variación entre los médicos, por lo general, un cambio de 0.5 log se considera clínicamente significativo, ya que es un cambio de una carga vírica indetectable a una carga vírica detectable.

Se han evaluado los tubos Vacutainer® de plástico y vidrio para la recolección de sangre para pruebas de carga vírica, y funcionan de manera equivalente.[283] Los tubos Vacutainer de preparación de plasma (TPP) son un método práctico para recolectar la sangre con el objetivo de congelarla y enviarla a un laboratorio de referencia para la prueba.[226] Por otra parte, se ha observado una amplia variación en la calidad de los informes de pacientes que proporcionan los laboratorios clínicos a los médicos, incluyendo informes incompletos o inservibles.[151]

Existen dos situaciones en las que las pruebas de carga vírica son apropiadas para el diagnóstico inicial. En ambas situaciones, puede no haber habido tiempo para el desarrollo de una respuesta serológica. La primera situación es la infección aguda por VIH, que puede manifestarse como una enfermedad febril multifacética con síntomas referidos a cualquier sistema de órganos.[256] Esta enfermedad inicial es transitoria, generalmente no dura más de 14 días. Pueden encontrarse grandes cantidades de virus antes de haberse generado la respuesta inmunitaria. El segundo escenario clínico es la infección neonatal cuando se sabe que la madre ha sido infectada. La detección molecular del virus es necesaria, ya que los anticuerpos transferidos pasivamente al recién nacido a través de la placenta complican los análisis serológicos.

El VIH es difícil de erradicar porque se integra en el ADN humano y persiste como ADN provírico. Hay estudios de PCR que suelen utilizarse en los recién nacidos de madres infectadas para determinar si está presente el ADN provírico (ADN del VIH integrado). La única empresa (Roche) que fabrica estos análisis los ha sustituido por un análisis cualitativo del VIH que puede detectar la presencia del ADN y ARN integrados del VIH, lo cual representa una mejoría en las pruebas.

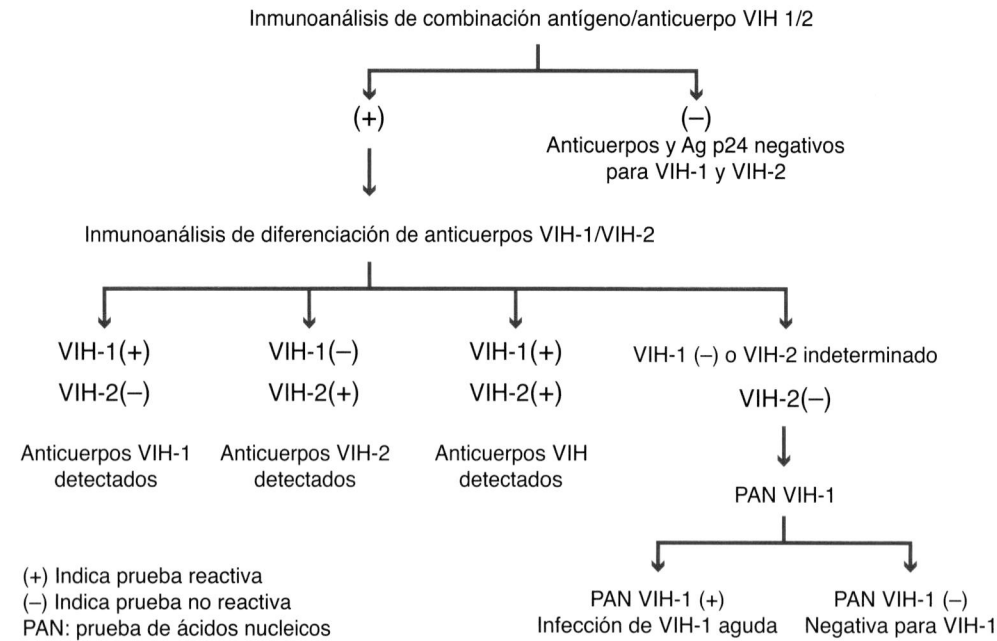

■ FIGURA 23-17 Algoritmo de detección del VIH actualizado de los Centers for Disease Control and Prevention y de la Association of Public Health Laboratories.

Con el advenimiento de la quimioterapia antiviral eficaz, la detección de resistencia en los aislamientos clínicos se ha convertido en una prioridad. La relevancia clínica de las pruebas de resistencia pronto se hizo evidente,[124] y se han promulgado recomendaciones consensuadas que continúan evolucionando.[218] En las mujeres embarazadas, se recomiendan las pruebas de resistencia y, después del fracaso de la quimioterapia antiviral, el tratamiento primario o los regímenes posteriores. Ahora está claro que la evaluación de la resistencia es útil para el tratamiento de pacientes recién infectados (dentro de los 12 meses de ser evaluados), particularmente si se sabe que la persona que es la fuente de la infección ha estado tomando medicamentos antirretrovirales. Esto proporciona al médico la información básica acerca de los determinantes genéticos de resistencia que pueden estar presentes en la cepa del paciente. Además, las pruebas para detectar pacientes infectados hasta por dos años (y quizás más) han sido útiles para el diseño de regímenes terapéuticos.[217]

Se han utilizado dos métodos para detectar la resistencia. La evaluación de la resistencia fenotípica implica el aislamiento del virus y la evaluación tradicional de la inhibición causada por los fármacos antivirales. La complejidad del aislamiento vírico ha llevado a un mecanismo alternativo en el que el ARN del plasma de los genes de la polimerasa y la proteasa se amplifica y se utiliza para formar un virus recombinante con construcciones de laboratorio. Se ha mejorado la estandarización de la prueba utilizando una estructura de virus estándar en la que se han insertado los dos genes más importantes de la cepa del paciente. La prueba de sensibilidad a medicamentos puede realizarse al cabo de varias semanas utilizando métodos automatizados y genes indicadores. Los estudios fenotípicos incluyen PhenoSense® (Monogram Biosciences, LabCorp Specialty Testing Group, South San Francisco, CA) y Antivirogram® (Virco, Mechelin, Bélgica).

En contraste con los estudios fenotípicos, que miden la sensibilidad vírica, los estudios genotípicos identifican las mutaciones que confieren resistencia fenotípica.[421] El paso inicial en estudios basados en PCR es similar al abordaje fenotípico recombinante: amplificación de secuencias del VIH-1 de las muestras de plasma que contienen 500-1 000 copias por mililitro. Como resultado, este abordaje genotípico no funciona con muestras que contienen una cantidad pequeña de virus. El siguiente paso consiste en la genotipificación de todos los codones o la detección de codones selectos por hibridación.[201,218] Varias empresas han intentado predecir el fenotipo mediante el análisis del resultado genotípico, un supuesto fenotipo virtual. Los estudios genotípicos más utilizados en la actualidad son TruGene® (Siemens), ViroSeq® (Celera) o estudios de secuenciación desarrollados por el laboratorio. Los estudios fenotípicos tienen el atractivo de la evaluación más directa (y tradicional) de la resistencia, aunque la interpretación clínica de los resultados no está totalmente definida ni es inequívoca. Además, son estudios muy costosos, consumen tiempo y algunos argumentan que tienen poco valor que ofrecer, si acaso, sobre las pruebas genotípicas.

Los estudios genotípicos son más claros, más rápidos y menos costosos; la preocupación ha sido que no se puede identificar una resistencia fenotípica importante y que el significado de las nuevas mutaciones puede no ser evidente. Para ambos abordajes, la reproducibilidad y la sofisticación del análisis representan factores importantes. Una preocupación adicional es que puede faltar una minoría de viriones resistentes en la diversa población de viriones que componen la cepa infectante en cada paciente (similar al problema de detectar las células resistentes en una población de bacterias heterorresistentes, como se analizó en el cap. 17).[421]

Aunque el interés sobre los estudios genotípicos no se ha disipado, investigaciones comparativas han demostrado buena correspondencia de los estudios genotípicos y fenotípicos para los mecanismos de resistencia clínicamente importantes.[40] A medida que se gana experiencia y se optimizan los productos comerciales, se ha ido estableciendo la reproducibilidad y fiabilidad de la genotipificación.[159,183]

Hay evidencia de que las pruebas de resistencia pueden predecir la respuesta al tratamiento antiviral o el tiempo hasta la supresión del virus.[182,509] Sin embargo, los factores que determinan el éxito o el fracaso del tratamiento de cualquier infección son complejos. Como ocurre con todos los informes de laboratorio, los resultados de las pruebas de resistencia de VIH deben ser interpretados por un médico experimentado a la luz de todos los datos disponibles. Continúan los intentos por desarrollar algoritmos útiles para facilitar las decisiones clínicas.[421] La genotipificación del VIH consiste en la evaluación de cuatro genes del virus, que inicialmente se amplifican usando la RT-PCR. Se determina la secuencia de ADN de los genes y las secuencias se comparan después con las bases de datos genéticas que incluyen mutaciones que inducen resistencia. La genotipificación del VIH ayuda al médico a personalizar o individualizar el tratamiento. Se espera que algunas de las ventajas de la secuenciación de nueva generación mejoren esto aún más. Esta técnica proporcionará no sólo la secuencia de las cuasiespecies predominantes del VIH, sino también las secuencias de las cuasiespecies menos frecuentes. De esta manera, la terapia puede adaptarse para abordar no sólo las principales cuasiespecies, sino también las cuasiespecies menores, que pueden representar el siguiente clon resistente emergente.

Virus de la hepatitis C. El abordaje diagnóstico para las infecciones por el virus de la hepatitis C y el VIH ha sido similar.[22,373] La identificación de pacientes infectados mejora con el empleo de técnicas serológicas. Sin embargo, para diferenciar a los pacientes que han eliminado la infección de las personas crónicamente infectadas y en riesgo de enfermedad crónica, es necesario determinar si hay virus circulantes.[373] La detección molecular es la única opción, ya que el VHC nunca se ha cultivado *in vitro*.

La detección cuantitativa del VHC es actualmente el estándar de referencia para los pacientes con la infección.[273,334] Las cargas víricas se utilizan para supervisar la respuesta a la terapia y también proporcionar un amplicón para la genotipificación del VHC. Hoy en día, la mayoría de los estudios cuantitativos en uso emplean RT-PCR (Roche y Abbott), pero aún hay algunos laboratorios que utilizan ADNb (Siemens). Como con el VIH, la presentación de los datos estándar es en valores $\log_{10}$.

Existen en la actualidad seis genotipos del VHC y el genotipo 1 tradicionalmente ha sido subtipificado en 1a y 1b para fines terapéuticos y pronósticos. La genotipificación del VHC se puede lograr utilizando distintos métodos.[24,164,354] Los estudios actuales incluyen PCR en tiempo real (Real-Time HCV Genotype II®; Abbott Molecular), un estudio de hibridación inversa (VERSANT HCV Genotype 2®; Siemens), secuencias de ADN (estudios desarrollados por el laboratorio y TRUGENE HCV Genotyping Assay®; Siemens) y, más recientemente, por matriz bioeléctrica (GenMark). La necesidad y utilidad de la genotipificación y subtipificación del VHC se han ido adaptando conforme van surgiendo nuevos tratamientos. Por ejemplo, se aprobó una nueva terapia que consta de múltiples agentes antirretrovirales en combinación con el tratamiento del genotipo VHC 1, que evita la necesidad de subtipificación.

Virus de la hepatitis B. Las pruebas de diagnóstico molecular para el virus de la hepatitis B no han alcanzado la popularidad de las de la hepatitis C, ya que la variedad de pruebas serológicas disponibles para la primera ha satisfecho gran parte de la necesidad. Sin embargo, la detección de ADN vírico en la sangre, la definición de infección activa, es más sensible que la presencia de HBeAg y puede encontrarse con mutantes prenúcleo en ausencia de seroconversión de HBeAg.[24]

La detección molecular de ADN del VHB es útil en algunos escenarios. Suele utilizarse para distinguir la infección activa crónica de una infección inactiva. Esto es de importancia pronóstica, ya que los pacientes con infección activa crónica corren mayor riesgo de padecer secuelas más graves. La medida cuantitativa del ADN del VHB también se utiliza para dar seguimiento a la respuesta del paciente al tratamiento, con la supresión del virus a largo plazo como objetivo final, con una carga vírica imperceptible e indetectable. Una carga vírica que va en aumento puede anunciar la aparición de una cepa resistente. Por último, como con el ARN del VIH, la detección del ADN del VHB es posible en el período de ventana, antes de la aparición del HBsAg.

La PCR cuantitativa de ciclo rápido es la prueba utilizada con mayor frecuencia por los laboratorios para detectar el VHB. Existen pruebas aprobadas por la FDA disponibles comercialmente (Roche Diagnostics y Abbott Molecular). Además, se han desarrollado varios estudios comerciales de genotipificación. Conforme aumente la experiencia con el tratamiento de la hepatitis B crónica y se vuelva más frecuente la resistencia, estas pruebas, sin duda, asumirán un mayor protagonismo.

Papilomavirus humano. La detección molecular del VPH es ahora parte de las guías de detección de cervicouterino para mujeres de 30-65 años de edad. Las mujeres en este grupo deben someterse a citología cervical cada tres años o pueden alargar el intervalo de las pruebas de detección a cinco años si se realizaron citología cervical y pruebas de VPH de alto riesgo que fueron negativas. La recomendación de consenso es que las pruebas deben incluir solamente subtipos del VPH de alto riesgo.[499]

El empleo del diagnóstico molecular es el único abordaje práctico para la detección y caracterización de este grupo de virus. Las técnicas más antiguas, que requerían mucha mano de obra, como la hibridación de ácidos nucleicos mediante el método de Southern blot (*véase* la edición anterior de este libro), han sido sustituidas por métodos más prácticos y sensibles. Ahora hay cuatro métodos aprobados por la FDA para la detección de subtipos de VPH de alto riesgo.

La prueba de captura de híbridos (Digene HC2 High-Risk HPV DNATest®, Qiagen, Gaithersburg, MD) fue el primer estudio en el mercado y fue la única opción disponible durante un tiempo considerable. Las generaciones subsiguientes de esta prueba han mejorado enormemente la sensibilidad respecto de la versión inicial.[51,52] La prueba Digene HPVGenotyping PS Test® (Qiagen) está disponible como prueba refleja para determinar si están presentes los tipos 16, 18 o 45.

Los métodos de amplificación dirigida, como la amplificación mediada por transcripción (AMT) y la PCR en tiempo real, fueron avalados por la FDA para la detección de VPH de alto riesgo. La prueba Aptima HPV® (Hologic) utiliza la tecnología AMT y adopta el novedoso abordaje de dirigirse al E6/E7 del ARNm del VPH. Los que proponen este abordaje afirman que al localizar el ARNm E6/E7 del VPH activamente oncogénico, el usuario cuenta con mayores probabilidades de detectar que el VPH causa displasia en contraste con el que causa una infección transitoria que sería eliminada de forma natural. Este estudio se realiza en los equipos Tigris® y Panther® altamente automatizados; este último permite el acceso aleatorio.

Cervista HPV® es otro estudio de Hologic cuyo objetivo es el VPH de alto riesgo. Este estudio utiliza la tecnología de amplificación Invader®.

La prueba Cobas® del VPH es el primer estudio que ha sido avalado por la FDA para la detección primaria. Si esto es cierto, las recomendaciones de las sociedades profesionales como el ACOG y la American Society of Cytopathology (ASC) aún no han adoptado este empleo de la prueba en ausencia de la citología vaginal. Una de las ventajas declaradas de este estudio es que, además de detectar la gran cantidad de genotipos de VPH de alto riesgo que causan displasia, también informa la presencia de los tipos más oncogénicos (16 y 18) sin necesidad de realizar pruebas reflejas posteriores. Este estudio se realiza en el altamente automatizado Sistema 4800 Cobas®.

Parvovirus B19. Por lo general, las infecciones por parvovirus se diagnostican clínica o serológicamente; la evaluación del riesgo se fundamenta en el estado inmunitario del paciente. A veces pueden observarse inclusiones víricas en precursores eritrocitarios en muestras de biopsia de médula ósea. Sin embargo, en ocasiones es útil documentar una infección vírica grave. El parvovirus no crece en cultivo, por lo que la detección molecular es el único abordaje disponible. Se han desarrollado varios estudios de amplificación;[98,109,202] aunque no han sido avalados por la FDA. Los estudios están disponibles como reactivos específicos de analitos (REA) o *primers*, y las sondas pueden derivarse de la literatura médica. Independientemente del abordaje, el laboratorio de pruebas es responsable de llevar a cabo una validación completa y exhaustiva, ya que la prueba se considera una PDL. Además, como los volúmenes de prueba de un sitio determinado suelen ser bajos, la opción de enviarlos a un laboratorio de referencia de alta calidad puede ser la mejor opción.

Virus de la influenza, VSR y otros virus respiratorios. Probablemente, uno de los avances de mayor impacto en los últimos años ha sido la mayor disponibilidad y empleo de productos de diagnóstico molecular para el virus de la influenza A y B, y el VSR. No hace mucho tiempo, estas herramientas eran inasequibles y los pacientes eran estudiados por inmunoanálisis insensibles que requerían AFD dependientes de un trabajo intenso o cultivos que consumían mucho tiempo para brindar resultados definitivos. Los análisis más tempranos se dirigían a la influenza A y B; éstos se ofrecían como una RT-PCR de influenza sola o en combinación con el VSR. La prueba de VSR también se proporcionaba como prueba independiente. Estos estudios, originalmente producidos por Prodesse, ahora son vendidos por Hologic, que está trabajando para automatizar el proceso de amplificación, como lo han hecho con tanto éxito en sus otros estudios. Estas pruebas, y muchas de las otras que siguieron, han recibido autorización de la FDA. Cepheid siguió con productos dirigidos a estos virus mediante su sistema Xpert®, que fue muy atractivo para los laboratorios con experiencia limitada en diagnóstico molecular. Todavía otros grupos hacen intentos por abordar la necesidad de obtener resultados pronto y, si así se desea, de realizar pruebas por lotes. Por ejemplo, el grupo Focus ofrece dos aplicaciones en su ciclador (*cycler*) integrado. El primero es un cartucho de ocho pocillos en donde cada uno puede utilizarse individualmente, hasta haber empleado los ocho. Esto brinda la oportunidad de realizar pruebas a medida que se reciben las muestras, con las aplicaciones de Cepheid. Además, ofrecen un disco de reacción que se adapta a muchas muestras adicionales para realizar pruebas por lotes.

La siguiente aplicación importante que se ha introducido es el panel respiratorio múltiple. En algunos casos, estos estudios incluyen los virus respiratorios que se observan con mayor frecuencia, así como los patógenos bacterianos respiratorios *Mycoplasma pneumoniae*, *Bordetella pertussis* y *Chlamydophila pneumoniae*. Estos estudios también han recibido autorización de la FDA y son relativamente fáciles de realizar. El empleo apropiado de estos estudios es importante, ya que son más costosos que los estudios dirigidos hacia un solo objetivo (p. ej., VSR). Sin embargo, pueden ser más rentables para los casos en que todos los analitos presentes habrían sido solicitados individualmente. Éstos han sustituido en gran parte a las pruebas tradicionales de virología para virus respiratorios en muchos laboratorios. Además, existen oportunidades en relación con la administración de antimicrobianos (como suspender antibióticos innecesarios una vez que se ha identificado una etiología vírica), pero esto requiere una coordinación importante con un equipo de administración de antibióticos y descartar la posibilidad de una sobreinfección bacteriana.

Virus del herpes simple. El principal abordaje diagnóstico para las infecciones por VHS ha sido el cultivo, pero los estudios rápidos, rentables y aprobados por la FDA están desafiando este paradigma. Los VHS tienen la proliferación más rápida entre los virus aislados con frecuencia en el laboratorio clínico. Los resultados del cultivo celular con base en el efecto citopático pueden estar disponibles dentro de unos días, mientras que los resultados basados en sistemas de cultivo modificados, como el sistema ELVIS descrito anteriormente, pueden recabarse dentro de 24 h. Además de estos estudios, los AFD del VHS para uso en muestras de lesiones vesiculares son muy sensibles y tienen un alto valor predictivo positivo.

Ahora se cuenta con varios análisis de PCR disponibles comercialmente avalados por la FDA para su empleo en muestras genitales. Además del alto nivel de sensibilidad ofrecido por estos estudios, son atractivos porque el tiempo de respuesta es menor de un día y la prueba no es complicada. Esto contrasta con los métodos basados en cultivos celulares, en los que después de que se inocula el cultivo celular, éste debe ser incubado y posteriormente examinado o procesado. Estos estudios de amplificación de ácidos nucleicos han demostrado ser más sensibles que el cultivo para la detección del VHS en infecciones de mucosas.[468]

En el pasado, el diagnóstico de la encefalitis por VHS era considerablemente más difícil. Después de obtener resultados radiológicos con alto nivel de sospecha, solía requerirse una biopsia del cerebro para obtener una muestra adecuada para el diagnóstico con base en el cultivo del agente de la encefalitis herpética o el diagnóstico histopatológico. El empleo de la PCR en muestras de LCR es suficientemente sensible para detectar ADN vírico en casos de encefalitis y meningitis recurrente para los pacientes más afectados.[329,426] Se han descrito varios análisis del VHS mediante PCR, algunos de ellos validados como PDL. Sin embargo, recientemente la FDA aprobó el primer estudio basado en PCR sobre LCR para el diagnóstico de meningitis/meningoencefalitis, y en la actualidad se están probando otros análisis en estudios clínicos.

El preparado de ADN para amplificación puede tener resultados igualmente aceptables si se realiza por métodos manuales o automatizados.[133] Por fortuna, el ADN es lo suficientemente estable como para que las muestras puedan conservarse a 4 °C sin disminuir su sensibilidad, ya sea como ADN extraído o como una muestra sin extraer, hasta 16 meses antes de la prueba por PCR en tiempo real.[245] Se pueden aprovechar mejor los recursos de laboratorio realizando estudios de detección de pleocitosis en las muestras de LCR antes de la prueba, ya que los neutrófilos han mostrado estar presentes en todas las muestras positivas, al menos en adultos.[424] Sin embargo, los niños con encefalitis pueden tener muy pocos neutrófilos en el LCR y las pruebas de PCR iniciales pueden ser negativas si se aplican al inicio de la infección.[106] La utilización de la PCR en el LCR para diagnosticar enfermedades del SNC por VHS representa un considerable avance en el diagnóstico sobre los métodos cruentos, como la biopsia de cerebro.

Citomegalovirus. La capacidad para determinar la cantidad de CMV presente en la sangre del paciente de manera confiable y reproducible brindó la oportunidad de cambiar el tratamiento antiviral profiláctico por la terapia antiviral preventiva para pacientes con riesgo de infectarse por CMV. La prueba de antigenemia del CMV fue un método de referencia temprano, pero era lento y se interpretaba de manera visual; por lo tanto, era especialmente susceptible a los errores del operador. Posteriormente, los estudios cuantitativos de distintas variedades correlacionaron bien con la enfermedad clínica y con la prueba de antigenemia. Los métodos utilizados con éxito incluyen PCR, PCR en tiempo real y captura de híbridos.[46,112,221,293]

Debe tenerse en cuenta una salvedad para los usuarios de la amplificación molecular. A diferencia del VHS, los primeros estudios demostraron que la cantidad de CMV detectada en plasma aumentaba con el tiempo cuando la muestra se almacenaba a 4 °C, al parecer mediante la fuga de ácidos nucleicos de los leucocitos infectados.[409] Para las muestras que fueron positivas en el estudio de antigenemia, hubo poco efecto sobre el resultado de la amplificación; sin embargo, si el paciente estaba infectado de forma latente y la prueba de antigenemia era negativa, la cantidad de virus en el plasma aumentó significativamente con el tiempo.

La detección cuantitativa de CMV se logra de manera uniforme o casi uniforme mediante métodos de PCR de ciclo rápido. Aunque los laboratorios que utilizan PDL son los menos, hay productos disponibles comercialmente y aprobados por la FDA que se prefieren con frecuencia. Hay una serie de REA que facilita la validación de las PDL. Si los laboratorios desean prolongar el tiempo de transporte aceptable más allá del autorizado por la FDA, deben realizarse estudios de validación de la estabilidad.

Enterovirus. Se sospecha que el cultivo, que ha sido el pilar del diagnóstico enterovírico, es relativamente insensible. Esta impresión se validó poco después de la aparición de las pruebas genéticas por amplificación. Hay un estudio aprobado por la FDA, el cual, junto con algunas PDL validadas, están disponibles en muchos laboratorios de referencia. Los estudios tempranos utilizan RT-PCR tradicional y la amplificación basada en la secuencia de ácidos nucleicos (NASBA, *nucleic acid sequence-based amplification*), considerando que los estudios actuales son predominantemente análisis de RT-PCR modificados para una plataforma en tiempo real.[34,278,284] Como no hay fármacos antivirales de uso habitual para la infección por enterovirus, el diagnóstico expedito no es tan imperativo como para el VHS, aunque el diagnóstico oportuno de laboratorio puede aprovecharse para facilitar el manejo clínico.

Existe reactividad cruzada confirmada entre rinovirus y enterovirus en los estudios moleculares. En algunos casos, los fabricantes simplemente consideran una reacción positiva si es positiva para enterovirus/rinovirus. Otros han recorrido grandes distancias para intentar diseñar un estudio específico para rinovirus, sólo para confirmar que todavía existe reactividad cruzada con algunas cepas de enterovirus.

Coronavirus SRAG y SROM. Durante el brote de SRAG, se descubrió que el ARN vírico era detectable en las muestras clínicas durante más de un mes en algunos pacientes. Se encontró que el aislamiento del ácido nucleico aumenta progresivamente hasta un máximo de 11 días después del inicio de la enfermedad clínica.[84] El ácido nucleico del virus podía detectarse en el 60%

de las personas con infección clínicamente diagnosticada y en un número muy pequeño de pacientes sin enfermedad clínicamente evidente. Los aspirados nasofaríngeos, los exudados faríngeos y el esputo fueron las muestras más útiles en los primeros cinco días de la enfermedad. Más adelante, el virus se detectó con mayor facilidad en las muestras de heces.[84] También se han desarrollado estudios de PCR en tiempo real para este virus.[508] En este momento, las pruebas de diagnóstico están limitadas en gran medida a los laboratorios de salud pública.

El SROM-CoV también es detectable usando el análisis de RT-PCR de ciclo rápido desarrollado por los CDC y está disponible ahí y en la mayoría de los laboratorios de salud pública. La prueba está restringida a pacientes con antecedentes de viajes o exposición y resultados clínicos congruentes.

Otras infecciones víricas. Se han desarrollado estudios de amplificación molecular para casi todos los virus médicamente importantes, muchos de los cuales son estudios de PCR en tiempo real. Los ejemplos incluyen virus exóticos, como los causantes de fiebre hemorrágica,[117] y agentes altamente virulentos que tienen potencial de bioterrorismo, como la viruela.[432] También se desarrollaron pruebas para virus considerados con poca frecuencia, como los poliomavirus JC y BK[483] y los virus de sarampión,[122] rubéola[122] y parotiditis.[374] Estos estudios están disponibles a través de los laboratorios de referencia y en algunos casos los proveedores comerciales pueden vender materiales para realizar los estudios. Más recientemente, se desarrollaron análisis de RT-PCR para el virus Chikungunya, que se pueden utilizar para la detección en los primeros ocho días de la enfermedad. Recientemente se desarrolló la primera RT-PCR para el diagnóstico del virus Zika, disponible gracias a la labor de los investigadores del Texas Children's Hospital y el Houston Methodist Hospital.

En el pasado, también se disponía de estudios basados en la amplificación de ácidos nucleicos, predominantemente sólo a través de laboratorios de referencia o universitarios. Con la creciente disponibilidad de reactivos comerciales confiables, los cuales son aprobados por la FDA cada vez con mayor frecuencia, se está viendo la misma clase de desarrollo que se produjo después de que se volvieran ampliamente disponibles los reactivos de inmunofluorescencia y enzimoinmunoanálisis. Éstos incluyen la localización de virus que eran detectados rutinariamente por AFD y cultivo, como los virus respiratorios y otros del grupo herpes.[95,189,462,465,484] Varios fabricantes ofrecen estas pruebas en una amplia gama de formatos; por lo tanto, la mayoría de los laboratorios debe ser capaces de encontrar una plataforma que se adapte a sus necesidades específicas. Más recientemente, surgió por lo menos una plataforma molecular aprobada y otra está en la búsqueda de esta certificación. Es probable que en un futuro muy próximo se lleven a cabo estudios de virología molecular para patógenos selectos en el punto de atención para numerosos pacientes.

Selección de pruebas de diagnóstico rápido

La elección de una técnica para la detección directa de virus debe depender principalmente del desempeño de la prueba, pero también de la disponibilidad de equipos, la experiencia del personal y el número de muestras a analizar. La detección microscópica de cuerpos de inclusión es simple y económica, pero la sensibilidad en comparación con el cultivo o la PCR varía según la aplicación. Por ejemplo, actúa adecuadamente para documentar las lesiones herpéticas de la piel, pero no así para el virus de la influenza en comparación con la RT-PCR y el cultivo. La microscopia electrónica tiene indicaciones restringidas y no se considera rápida ni rentable para los patógenos frecuentes. Los inmunoanálisis en fase sólida microscópicos (estudios de inmunofluorescencia

y enzimáticos) tienen ventajas sobre los estudios para antígenos solubles: (1) la ubicación y el tipo de tinción pueden ser evaluados morfológicamente y (2) se puede procesar rápidamente una pequeña cantidad de muestras. Estos atributos pueden ser superados por las desventajas de la subjetividad en la interpretación y la necesidad de adquirir un costoso microscopio para fluorescencia.

Los EIA pueden realizarse por lotes, pero en la mayoría de los casos en que se utilizan, se desea un resultado rápido; por lo tanto, suelen llevarse a cabo poco después de la recolección y por lo general en el punto de atención. El punto final en muchos de estos casos se determina visualmente en un momento determinado, lo cual introduce errores y decisiones subjetivas. Se dispone de algunos estudios nuevos que están asociados con instrumentos pequeños, de bajo coste, que realizan la interpretación automatizada a la hora señalada, lo cual reduce los errores asociados con la interpretación visual manual. Uno de estos estudios, el Sofia® (Quidel, San Diego, CA), utiliza la detección fluorométrica en lugar de la detección colorimétrica, y declara tener una mayor sensibilidad debido a este método. Para estudiar los elementos víricos en cortes histológicos, por lo general se emplean métodos de inmunoperoxidasa. Las peroxidasas endógenas en los cortes se deben bloquear en su totalidad. El aislamiento de antígenos mediante técnicas de microondas o tratamiento con un agente proteolítico, como la tripsina, mejora la sensibilidad.[76,228] La hibridación *in situ* también ha resultado ser útil para detectar muchos virus. Sin embargo, la disponibilidad comercial de anticuerpos de alta calidad y la capacidad para realizar la tinción en una plataforma automatizada generalmente inclina la balanza a favor de la inmunohistoquímica.

Han existido, y aún los hay, avances significativos en productos moleculares disponibles para el laboratorio clínico. Para la próxima edición de este texto se habrán experimentado muchos de los aportes de la secuenciación de nueva generación, y entenderemos cómo se adaptan mejor en el laboratorio clínico. En la actualidad, se dispone de aplicaciones moleculares comerciales para casi cualquier entorno de laboratorio para buscar los patógenos más frecuentes. Ahora, los pacientes en hospitales comunitarios de 200 camas tendrán los mismos beneficios que los de un centro médico de tercer nivel y los hospitales universitarios. Se están haciendo realidad las promesas del diagnóstico molecular rápido, y lo más emocionante es que aún queda mucho por venir.

Diagnóstico serológico de infecciones víricas

Las pruebas serológicas son el pilar del diagnóstico de ciertas infecciones víricas, como las causadas por virus de la rubéola, la hepatitis y el VEB. Cada vez que el aislamiento del virus en el cultivo se torne difícil o imposible, la documentación de una respuesta inmunitaria al agente continuará siendo importante. En ciertos casos, como el estudio de infecciones por rubéola, el diagnóstico serológico puede ser tan rápido como el cultivo del virus, incluso si es necesario esperar dos o tres semanas para la obtención de una muestra de suero del período convaleciente. En las situaciones en que el cultivo del virus es confiable y fácil de real, el diagnóstico serológico tiene un papel de apoyo o complementario. Incluso en la era molecular, la serología conserva un papel importante. Por ejemplo, la viremia y el ARN vírico en el plasma y el LCR tienen una duración relativamente breve en el caso del virus del Nilo occidental, por lo que la serología es una herramienta importante de diagnóstico para la enfermedad causada por este y otros virus similares.

Los principios inmunológicos generales también se aplican cuando se establece un diagnóstico de enfermedad vírica mediante métodos serológicos. Los anticuerpos contra los antígenos víricos permanecen durante meses o años después de una infección aguda. La demostración de un aumento significativo (considerado generalmente como un aumento de cuatro veces) de los títulos de anticuerpos se considera diagnóstico de infección reciente por el agente, a menos que exista la posibilidad de una reacción inmunitaria cruzada.

Si los anticuerpos no estaban presentes en la muestra inicial, este aumento diagnóstico de los títulos de anticuerpos se conoce como una *seroconversión*. En este caso, la infección probablemente representa un encuentro primario con el virus. La infección puede ser primaria, una repetición o la reactivación de una infección latente si los anticuerpos están presentes, incluso en concentraciones bajas, en el momento de las pruebas iniciales.[348] El diagnóstico serológico de las infecciones por herpes con frecuencia resulta complicado por la enfermedad recidivante. Por ejemplo, en un paciente con enfermedad del SNC, las lesiones herpéticas bucales pueden reactivarse por la tensión de la enfermedad aguda. Una respuesta serológica que puede ser consecuencia de las lesiones bucales reactivadas podría ser mal interpretada como una prueba de que la enfermedad del SNC fue causada por herpesvirus.

Existen reacciones serológicas cruzadas dentro de muchos grupos de virus e incluso a través de los grupos, en particular, entre enterovirus, paramixovirus y togavirus. Por lo tanto, todos los diagnósticos serológicos deben considerarse presuntivos hasta cierto punto.

Una disminución de cuatro veces o mayor en los títulos de anticuerpos indica una infección en algún momento del pasado. Sin embargo, la mayoría de los anticuerpos desaparecen lentamente; por lo tanto, suele ser difícil determinar el momento de la infección original.

Un avance importante desde la última edición de este texto ha sido el rápido desarrollo y validación de los estudios de IgM e IgG específicos, los cuales en gran parte terminan con la necesidad tradicional de realizar una comparación de los títulos séricos en las etapas aguda y de convalescencia.

En general, los anticuerpos IgM aparecen antes que los IgG después de una infección aguda y son más transitorios. Además, la IgM, a diferencia de la IgG, no cruza la placenta con facilidad, de manera que la demostración de este anticuerpo en un recién nacido indica una infección congénita o perinatal, en lugar de transferencia pasiva de anticuerpos de la madre.

Por lo tanto, la demostración de anticuerpos IgM a cualquier antígeno microbiano sugiere una infección reciente. Es muy importante que el procedimiento para la detección de la clase IgM sea específica de forma demostrable.

Si se utiliza un anticuerpo anti-IgM con el propósito de determinar la gravedad de una infección, la especificidad de la antiglobulina debe documentarse. Pueden generarse resultados falsos negativos ante las concentraciones altas de IgG que puedan bloquear los sitios que habrían reaccionado con IgM. Los resultados falsos positivos se pueden encontrar si hay antiglobulinas presentes, como el factor reumatoide, en el suero del paciente. Si un suero reacciona con antígenos múltiples (rubéola, CMV, VHS y *T. gondii*), se debe sospechar una antiglobulina.

Por último, aunque los anticuerpos IgM en suero generalmente sean transitorios, hay casos documentados en los que dichos anticuerpos han persistido durante meses o incluso años. Además, ahora se reconoce que la IgM puede detectarse al reactivarse algunas infecciones latentes.[116]

Se debe considerar el entorno clínico al asignar un diagnóstico. Incluso una seroconversión documenta solamente una infección reciente con el agente; la asociación con la enfermedad clínica es por inferencia.

Virus de la inmunodeficiencia humana

El VIH persiste en pacientes que han desarrollado anticuerpos para el virus. Las pruebas serológicas para el VIH se han utilizado como una herramienta de detección porque el aislamiento del virus en cultivo celular es difícil y no está fácilmente disponible. Las pruebas moleculares para la detección de ácido nucleico vírico se utilizan de forma predominante para el seguimiento de los pacientes que ya han documentado serológicamente la infección, pero pueden usarse también para documentar la infección temprana (antes del desarrollo de anticuerpos).

El método serológico tradicional, que reactiva repetidamente el EIA, seguido por la prueba Western blot, ha sido sustituido por el análisis de cuarta generación, el cual incluye la detección de anticuerpos contra VIH-1 y VIH-2, así como el antígeno p24 (fig. 23-17). El ARCHITECT HIV Ag/Ab Combo® (Abbott Park, IL) y el GS HIV Combo Ag/Ab EIA® son los dos análisis de VIH de cuarta generación aprobados por la FDA. El Western blot ha sido sustituido por el Multi-Spot Assay® (Bio-Rad) como prueba de confirmación. Las muestras de pruebas de detección precoz que no se pueden confirmar por Multi-Spot se envían para estudios de amplificación de ácidos nucleicos. Este nuevo método de detección precoz estándar generalmente se realiza por lotes en laboratorios de referencia o más grandes (los resultados no están rápidamente disponibles para fines de prevención de la infección [p. ej., evaluación de los individuos después de una punción]).

Existen dos pruebas de VIH aprobadas por la FDA para empleo en el hogar: el Home Access HIV-1 Test System® (Home Access Health Corporation, Hoffman Estates, IL) y la prueba OraQuick In-Home HIV® (OraSure Technologies, Inc., Bethlehem, PA). El primero utiliza una muestra de sangre obtenida de una punción en el dedo que se envía a un laboratorio autorizado. Hay dos opciones para esta prueba, la versión *estándar*, en la que los resultados están disponibles dentro de los siete días después de que la muestra llega al laboratorio, o la *exprés*, en la que los resultados están disponibles el mismo día en que llega al laboratorio. La prueba OraQuick In-Home HIV utiliza una muestra oral para estudiar las secreciones bucales, similar a sus otros productos. Los resultados de esta prueba están disponibles en aproximadamente 20 min. Ambos fabricantes ofrecen asesoramiento, y se recomiendan pruebas de seguimiento de laboratorio para la confirmación.

Se dispone de inmunoanálisis rápidos adicionales para su utilización en el laboratorio. El VIKIA VIH ½® (bioMérieux) emplea sangre de una punción en el dedo y afirma tener una sensibilidad y especificidad mayores del 99%. Aunque se utiliza ampliamente en todo el mundo, no ha sido aprobada por la FDA para su uso en los Estados Unidos.

Los estudios que se describen como inmunoanálisis rápidos por parte de la FDA incluyen el Multi-Spot HIV-1/HIV-2 Assay® (Bio-RadLaboratories, Redmond, WA), que utiliza plasma o suero; SURE CHECK HIV 1/2 ASSAY® (Chembio Diagnostic Systems, Medford, NY), que está aprobada para su empleo con sangre de una punción en el dedo, sangre venosa entera, suero o plasma; HIV 1/2STAT-PAK® (Chembio Diagnostic Systems), aprobado para los mismos tipos de muestras que el CHECK HIV 1/2 ASSAY; OraQuick ADVANCE Rapid HIV 1/2 Antibody Test®, que además de la sangre entera venosa o plasma, se puede utilizar con líquidos bucales; Uni-Gold Recombigen HIV 1/2® (Trinity Biotech, Jamestown, NY), y un estudio rápido inmunocromatográfico, el Chembio DPP HIV 1/2 Assay®, que al igual que el OraQuick ADVANCE, además de la sangre total y el plasma, se puede realizar con líquidos bucales. Revisar las comparaciones de estos estudios está más allá del alcance de este texto. Sin embargo, se recomienda que todos los pacientes estudiados mediante inmunoanálisis rápidos positivos se sometan a estudios de laboratorio tradicionales de seguimiento. Los resultados negativos deben ser objeto de seguimiento con las nuevas pruebas de VIH de cuarta generación. Estos estudios rápidos son particularmente útiles en situaciones de prevención de infecciones (p. ej., después de una punción de aguja) para determinar si se necesita una terapia antirretroviral para la persona en situación de riesgo.

Virus de la hepatitis B y virus de Epstein-Barr

Hay algunas cuantas excepciones a la regla general que dice que se debe documentar una seroconversión para establecer un diagnóstico. En algunas infecciones víricas se presentan anticuerpos dirigidos contra una variedad de antígenos en diferentes momentos después de la infección y que persisten durante períodos variables. Es posible establecer un diagnóstico definitivo con una sola muestra de suero cuando se detecta un anticuerpo que sólo aparece en la fase aguda. Los dos principales ejemplos son la mononucleosis infecciosa causada por el VEB (fig. 23-18) y la hepatitis B (fig. 23-19). Si el agente infeccioso no es eliminado por la respuesta inmunitaria, la presencia del anticuerpo significa que el paciente aún puede albergar al microorganismo. Por ejemplo, los pacientes que tienen anticuerpos frente a CMV, que a menudo producen una infección latente, son más propensos a transmitir el virus que si se trasplanta un órgano o sangre desde un individuo seronegativo.[220]

Conocer la secuencia de eventos es particularmente importante para el diagnóstico de la infección por VHB. La detección del antígeno vírico, especialmente el antígeno de superficie (HBsAg), desempeña un papel importante en el diagnóstico de infección aguda. El antígeno e del VHB se localiza al mismo tiempo que la actividad de la ADN polimerasa, que es un marcador de infección vírica; la presencia del antígeno e se ha correlacionado con la enfermedad aguda y contagiosa en muchos estudios,[346] como se analizó anteriormente. El anticuerpo contra el núcleo vírico (HBc) es importante para el diagnóstico en el lapso entre que el antígeno de superficie se ha eliminado de la circulación y el anticuerpo contra el antígeno de superficie aún no es detectable. La presencia del antígeno del núcleo se correlaciona con la circulación de ADN vírico.[266] En algunos pacientes se desarrolla una infección crónica en la que persiste la antigenemia en ausencia de anticuerpos en el suero; este grupo tiene un mayor riesgo para el desarrollo de enfermedad hepática crónica. Ahora es evidente que muchos de estos pacientes presentan anticuerpos circulantes que pasan desapercibidos por los sistemas comerciales, ya que forman un complejo con el antígeno.[316] Además, se ha demostrado que algunos pacientes que presentan anticuerpos circulantes y antígenos de superficie indetectables han tenido ADN vírico circulante demostrable por técnicas de amplificación hasta por cinco años.[327]

Del mismo modo, se puede lograr el diagnóstico de la mononucleosis infecciosa en una sola muestra de suero si están presentes el anticuerpo contra el antígeno temprano (EA, *early antigen*) y el IgM contra el antígeno de la cápside vírica (VCA, *viral capsid antigen*). Un título alto de anticuerpos IgG contra VCA en ausencia de anticuerpos contra EA e IgM contra VCA sugiere una infección previa. Es importante conocer la evolución de la infección en la interpretación de los resultados serológicos.[388]

El estudio utilizado con mayor frecuencia para detectar infecciones por VEB es la prueba de anticuerpos heterófilos, que son inmunoglobulinas que reaccionan con las sustancias de otra especie. En el curso de una infección por VEB, se producen anticuerpos contra una variedad de antígenos extraños. Se sintetizan aglutininas para eritrocitos de ovejas y caballo,

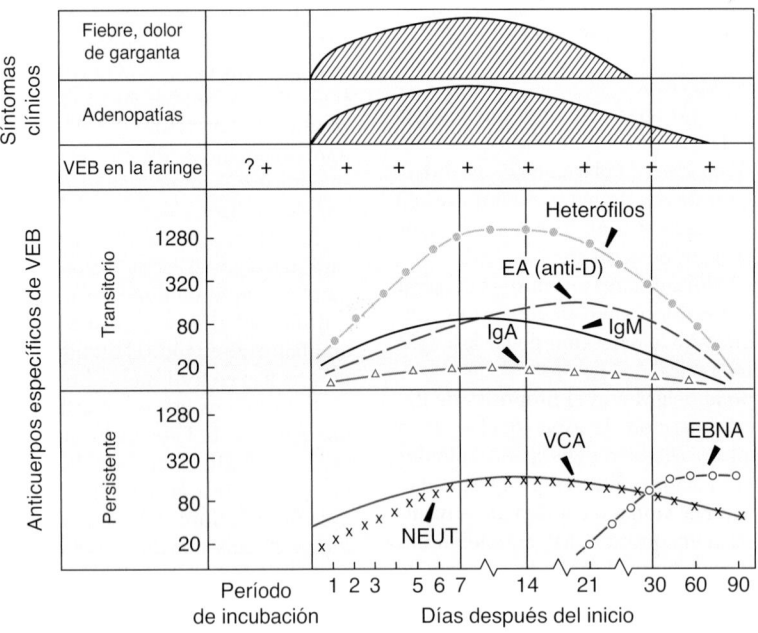

■ **FIGURA 23-18** Evolución de una infección por el virus de Epstein-Barr (VEB) y la respuesta serológica. Aunque el virus puede ser identificado en las secreciones bucales, las técnicas para el cultivo son difíciles y sólo están disponibles en los laboratorios de investigación. La respuesta de anticuerpos heterófilos (es decir, la prueba de anticuerpos heterófilos) es el medio clásico de documentación de la mononucleosis infecciosa y aún es la prueba más útil. La aparición transitoria de anticuerpos heterófilos, anticuerpos IgM contra el antígeno de la cápside vírica y anticuerpos contra el antígeno temprano (EA), permite asociar la presencia de anticuerpos con el padecimiento actual. Los anticuerpos IgG contra el antígeno de cápside vírica (ACV) y el anticuerpo neutralizante persisten durante meses o años. Estas pruebas son útiles para determinar si el paciente ha estado infectado anteriormente y, por lo tanto, es inmune; también pueden ser útiles para el diagnóstico si la primera muestra se recoge suficientemente temprano y se documenta una seroconversión. Si el paciente es estudiado tarde en el curso de la enfermedad, el diagnóstico puede establecerse mediante la detección de una seroconversión para el antígeno nuclear de virus (EBNA) (modificado con autorización de James C. Niederman, Yale University School of Medicine, New Haven, CT).

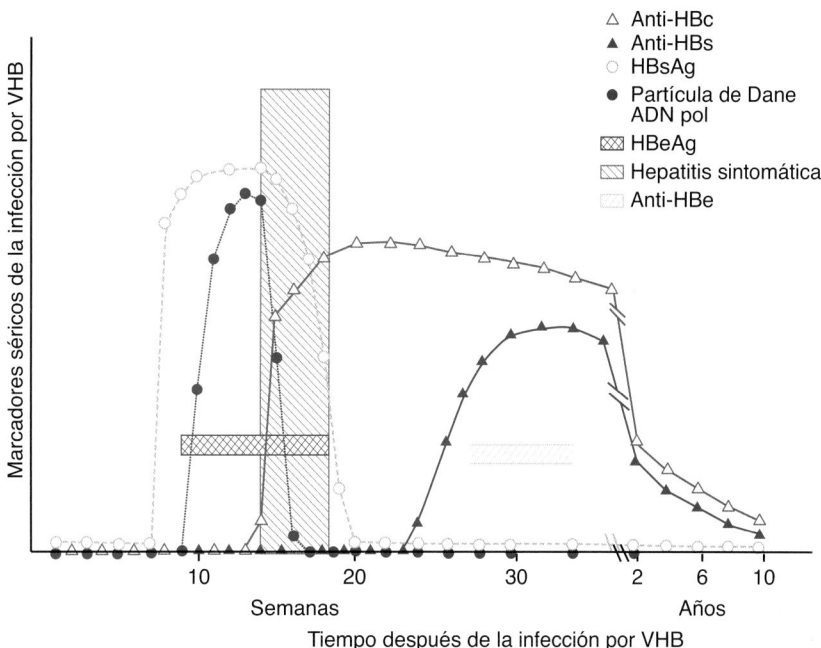

■ **FIGURA 23-19** Antígenos y anticuerpos después de la infección autolimitada por el virus de la hepatitis B. La aparición de antígenos y anticuerpos después de una infección autolimitada por VHB es un ejemplo de cómo el conocimiento de la biología de la infección llevó a generar estrategias de diagnóstico muy eficaces, aunque el virus mismo era difícil o imposible de cultivar. Se requiere una evaluación de antígenos y anticuerpos para detectar los casos de manera eficaz. El antígeno de superficie de la hepatitis B (HBsAg) aparece primero; después de que se elimina de la sangre, se pueden detectar los anticuerpos contra ese antígeno (anti-HBsAg). No obstante, puede haber un lapso entre que el antígeno es eliminado y el anticuerpo se vuelve perceptible; se requiere la medición del anticuerpo contra el antígeno base (anti-HBc) para detectar a pacientes en el período de "ventana". La presencia de HBsAg no equivale a infección aguda y autolimitada porque algunas personas se vuelven portadores crónicos (modificado con permiso de William S. Robinson, MD, Stanford University Medical Center, Stanford, CA).

hemolisinas para eritrocitos bovinos y anticuerpos contra el antígeno *Proteus* OX19, detectables mediante la prueba de Weil-Felix. Los anticuerpos heterófilos que son muy específicos para la mononucleosis infecciosa son absorbidos por los eritrocitos bovinos, pero no por el riñón de cobayo. La prueba de Paul-Bunnell-Davidsohn diferencial para la mononucleosis infecciosa está diseñada para caracterizar estos anticuerpos heterófilos, es altamente específica para VEB y permite confirmar el diagnóstico de laboratorio de mononucleosis infecciosa.[103] Ahora se dispone comercialmente de una gama de pruebas simplificadas para detectar la respuesta heterófila de la mononucleosis infecciosa.[145,232] Los resultados que no se ajustan a los datos clínicos o hemáticos se deben evaluar a través de la prueba de anticuerpos contra VEB específica o se debe realizar la prueba de tubo diferencial. Los estudios de aglutinación de anticuerpos heterófilos son pruebas "simples", que "cualquiera" puede realizar sin dificultad. En 1990, se reconoció en Puerto Rico una seudoepidemia de mononucleosis infecciosa.[55] El control de calidad y los resultados de las pruebas de competencia no dieron ningún indicio de problemas, pero una investigación cuidadosa reveló que dos técnicos con experiencia limitada habían informado como positivos los exámenes que presentaban una "reactividad débil", una categoría que no existía para el método utilizado.

El 90% de los adultos con mononucleosis infecciosa tendrán anticuerpos heterófilos. La frecuencia con la que se desarrollan estos anticuerpos en los niños pequeños es mucho menor. Los anticuerpos heterófilos aparecen en sólo 3 de cada 11 niños menores de dos años de edad después de una infección por VEB primaria, en comparación con los 16 de cada 21 niños entre 2 y 4 años.[230] La mononucleosis infecciosa con heterófilos negativos

y linfocitos atípicos circulantes generalmente es causada por el VEB (es decir, demostrable por los anticuerpos específicos contra los componentes víricos) o por el CMV.[231] Horwitz y cols.[231] encontraron que el suero del 38.1% de los pacientes con mononucleosis positiva a anticuerpos heterófilos presentaron reactividad cruzada en una prueba de IgM CMV, pero el suero de pacientes con infección aguda por CMV no reaccionó en la prueba VCA-IgM de VEB. Se detectaron anticuerpos con reactividad cruzada a los componentes D o R del EA en las muestras de suero de 9 de los 36 pacientes (25%) con mononucleosis causada por agentes distintos a VEB (seis casos de infección por CMV, uno por toxoplasmosis, una probable hepatitis y uno de causa desconocida).

Los anticuerpos IgG contra el VEB persisten durante largos períodos; otros anticuerpos, como aquellos contra el EA del VEB, aparecen transitoriamente y pueden servir como indicadores de infección aguda.[388]

Virus de la hepatitis A

El VHA es el único virus de hepatitis primaria que se ha logrado cultivar *in vitro*. El virus se cultiva en una variedad de células de simio, destacando en los primeros pasajes tempranos de células de riñón de mono verde africano.[25] No obstante, el cultivo no es una opción diagnóstica viable porque el aislamiento de muestras primarias no es confiable. La hepatitis A se diagnostica serológicamente por la detección de anticuerpos IgM específicos.[383,431,448] En las primeras etapas de la infección, los anticuerpos IgM pueden ser indetectables, por lo que la prueba debe repetirse después de dos semanas si la sospecha clínica es alta.[216]

Virus de la hepatitis C

El diagnóstico de laboratorio de las infecciones por VHC requiere una combinación de pruebas serológicas y moleculares. Los primeros métodos emplearon una detección precoz con EIA, con pruebas reflejas de un Western blot especializado.[5]

Al momento de escribir esto, existen varios inmunoanálisis que han sido autorizados por la FDA para su empleo en el diagnóstico. Éstos incluyen el Abbott HCV EIA 2.0® y el Abbott PRISM EIA® (Abbott Laboratories), el eChiron RIBA HCV 3.0 StripImmunoblot Assay® (Chiron Corp), el Ortho HCV version 3.0 Elisa® (Ortho-Clinical Diagnostics, Raritan, NJ) y el Vitros Anti-HCV Assay® (un estudio de quimioluminiscencia mejorada; Ortho-Clinical Diagnostics). La utilización de antígenos recombinantes de VHC codificados ha sido importante en el desarrollo de pruebas de detección del VHC.[6]

El algoritmo actual ha conservado la detección precoz a través del EIA, pero refiere a la muestra positiva a la RT-PCR cuantitativa para el VHC, en lugar de la inmunotransferencia.

Parvovirus

Las infecciones por parvovirus en los niños suelen ser transitorias y no requieren apoyo de laboratorio para el diagnóstico. La preocupación se centra en los pacientes inmunodeprimidos, aquellos con anemia drepanocítica y las mujeres embarazadas. Se han desarrollado enzimoinmunoanálisis, pruebas de inmunotransferencia y radioinmunoanálisis.[41] La determinación de IgG es suficiente para establecer el estado inmunitario de una mujer embarazada que ha sido expuesta al virus; se requiere la medición de IgM para documentar la infección aguda. Si se teme o sospecha hidropesía fetal, una combinación de abordajes serológicos y virológicos puede ser un complemento.[507]

Virus del herpes simple

En el pasado, el diagnóstico serológico de las infecciones por VHS no era útil debido a la alta prevalencia de anticuerpos contra el virus de tipo 1 a temprana edad y la incapacidad de los estudios disponibles comercialmente para distinguir entre los dos serotipos. Sin embargo, se ha demostrado que el antígeno de la glicoproteína G del herpes simple produce anticuerpos específicos por tipo, para los cuales ahora se dispone comercialmente de análisis enzimáticos y de inmunotransferencia para IgG. Los estudios serológicos modernos para IgM e IgG proporcionan una manera práctica de documentar el estado inmunitario o de infección reciente en las mujeres embarazadas.[13,467] Cuando se compara contra las infecciones genitales con cultivo documentado, los estudios serológicos específicos por tipo tienen una adecuada sensibilidad y especificidad.[339] Los estudios también están disponibles para el virus de tipo 1, aunque la necesidad de diagnóstico es menos convincente que para el virus de tipo 2.[467]

En teoría, el principal uso de estos estudios serológicos puede ser definir el riesgo de una infección primaria por herpes que se desarrolla en el corto plazo en mujeres embarazadas, cuando es posible que se transmita al recién nacido. El mayor riesgo se observa en una mujer que carece de anticuerpos (es decir, sin infección previa) y en una pareja que es seropositiva. Evitar una infección primaria es fundamental en esta situación. Cabe señalar que la liberación recurrente del virus no es infrecuente en las mujeres seropositivas,[470] aunque el riesgo para el recién nacido es menor en la infección recurrente que en la enfermedad primaria.

Virus varicela zóster

Un uso importante de la serología en el diagnóstico de las infecciones por VVZ consiste en determinar el estado inmunitario de pacientes y personal sanitario. Se han desarrollado diversos métodos, incluyendo aglutinación de látex y una prueba de fluorescencia;[270,442] se determinó que éstas son más sensibles que un EIA.[442] Sin embargo, otros autores han encontrado que los EIA rindieron resultados satisfactorios.[113]

Citomegalovirus

La serología es útil en algunos entornos clínicos y es de importancia secundaria en otros.[310] La infección por CMV, que con frecuencia es asintomática o subclínica, puede estar acompañada por ADN en sangre periférica durante muchos meses después de la infección primaria, incluso en presencia de una respuesta vigorosa de anticuerpos.[506] La recidiva del virus latente puede venir acompañada de una respuesta de IgM, por lo que este marcador habitual de la infección primaria no es de utilidad en esta situación.[116] Algunos problemas con la detección válida de anticuerpos IgM complican la interpretación de los resultados. En un estudio minucioso de la enfermedad por CMV intrauterina, sólo el 10% de las mujeres con anticuerpos IgM, según lo determinado por un EIA, dan a luz a un producto con infección congénita.[287] Sin embargo, cuando se confirmó la presencia de anticuerpos IgM con un análisis de inmunotransferencia específico,[288] el riesgo fue similar al de la infección documentada en el primer trimestre. No obstante, la detección de la infección primaria por CMV durante el embarazo continúa siendo un uso importante de la serología.

La serología también desempeña un papel importante en la evaluación del riesgo de los receptores de trasplante para padecer una futura enfermedad por CMV, ello con base en el estado serológico del donante y del receptor. El mayor riesgo de desarrollar infección grave por CMV lo representa el trasplante de un órgano de un donante seropositivo a un receptor seronegativo.[449] Cuando es posible, se intenta evitar esta combinación.

Una vez que se confirma que un individuo inmunodeprimido contrajo CMV, la serología ya no es útil. La detección y cuantificación de CMV se realiza mediante métodos moleculares, predominantemente la PCR cuantitativa de ciclo rápido.

Virus del Nilo occidental y virus Chikungunya

Como con otros flavivirus, el virus del Nilo occidental no crece fácilmente en la mayoría de los cultivos celulares utilizados en los laboratorios de virología. El diagnóstico de esta infección se logra por serología y, en menor medida, por técnicas moleculares. La enfermedad clínica es principalmente la encefalitis, por lo que el foco está en el LCR. Los anticuerpos IgG e IgM pueden detectarse de manera confiable en suero y LCR.[377] La presencia de anticuerpos IgM específicos documenta una infección reciente. Al comienzo se consideró que el brote inicial era causado por el virus de la encefalitis de San Luis, pues los dos flavivirus comparten antígenos comunes. La recomendación para las pruebas de anticuerpos positivos tempranos era que los resultados positivos se confirmaran con un abordaje diferente al serológico.[306]

El virus Chikungunya genera una respuesta de anticuerpos cerca de la primera semana de enfermedad que puede ser utilizada para el diagnóstico.

Rubéola

La prueba tradicional para evaluar la inmunidad a los virus de la rubéola fue la inhibición de la hemaglutinación, pero ha sido sustituida por análisis más prácticos, sobre todo el EIA.[181] Estas pruebas funcionan bien para determinar el estado inmunitario. Para el diagnóstico de infección congénita se requiere evaluar anticuerpos IgM con un método validado con rigor.

Coronavirus SRAG y SROM

Los anticuerpos contra coronavirus del SRAG pueden detectarse en más del 90% de los pacientes con enfermedad clínicamente evidente utilizando una técnica de inmunofluorescencia indirecta.[74] Se observa una respuesta IgM transitoria en aproximadamente 20 días desde el inicio de la enfermedad, que pronto es sustituida por una respuesta IgG. Un porcentaje muy pequeño de pacientes sin enfermedad clínica evidente también mostró seroconversión. En la actualidad, el diagnóstico serológico parece ser el método más sensible para el diagnóstico de la infección.

Las pruebas serológicas para estos coronavirus están disponibles en los CDC para realizar estudios de prevalencia y vigilancia, pero no para propósitos de diagnóstico.

Diversos procedimientos serológicos

Se puede utilizar una amplia variedad de procedimientos para el diagnóstico serológico de las infecciones víricas (tabla 23-21). Las pruebas de EIA y de inmunofluorescencia están ganando adeptos en los laboratorios clínicos; muchas de estas pruebas están disponibles comercialmente en forma de kit.

Diagnóstico de otras infecciones víricas

El diagnóstico de algunas infecciones víricas está fuera del alcance de la mayoría de los laboratorios hospitalarios porque las infecciones son raras o exóticas, los agentes etiológicos son peligrosos o se requieren instalaciones de diagnóstico especiales. Las pruebas para la rabia, los arbovirus y las fiebres hemorrágicas víricas suelen realizarse en un laboratorio de referencia, como los departamentos estatales de salud o en los CDC.

Cuando el Ébola fue importado a los Estados Unidos a través de un individuo infectado, los CDC ofrecieron orientación sobre medios seguros para realizar las pruebas de laboratorio de rutina en personas potencialmente infectadas, así como las instrucciones para el empaquetado y envío de muestras para pruebas (www.cdc.gov/vhf/ebola/healthcare-us/).[69] Las directrices se recopilaron en el sitio de internet del College of American Pathologist para facilitar el acceso a todos los laboratorios. Aunque se liberaron estudios autorizados para su "uso de emergencia", las muestras acompañantes de personas con sospecha de padecer enfermedad por el virus Ébola deben enviarse también al laboratorio de salud pública estatal competente para realizar la prueba.

Pruebas de sensibilidad antivírica

La resistencia a los antivirales ocurre con mayor frecuencia en los virus ARN que en los de ADN, ya que la ARN polimerasa carece de las funciones de corrección de la ADN polimerasa. La falta de corrección provoca una mayor tasa de errores en la replicación del ARN, que se traduce en un gran número de cuasiespecies, además de la replicación de la molécula de ARN parental. Aunque algunas de estas mutaciones pueden producir virus disfuncionales, otras pueden dar origen a virus con alguna ventaja evolutiva. Esta ventaja es la resistencia a un fármaco antiviral.

En algunos casos, la población vírica adquiere resistencia tan rápidamente que las pruebas de sensibilidad se vuelven innecesarias, ya que la mayor parte de la población es resistente. Esto fue lo que sucedió durante la epidemia de influenza H1N1. Inicialmente, los aislamientos fueron uniformemente sensibles a oseltamivir, pero pronto la resistencia a este fármaco se convirtió en la regla.[207]

El área en la que habitualmente se evalúa la resistencia antiviral es en el cuidado de individuos infectados por el VIH. Aunque se dispone de estudios fenotípicos, que son costosos, lentos y complejos, la mayor parte de esta evaluación se realiza mediante secuenciación de ácidos nucleicos (genotipificación de VIH). Esto se hace generalmente para establecer un punto de partida después de la infección inicial, lo cual determina el patrón de resistencia del virus con el que el paciente ha sido infectado. La genotipificación del VIH también se realiza en pacientes que tienen aumento de la carga vírica y recuentos de CD4 decrecientes, a pesar del cumplimiento del tratamiento. En resumen, el ARN del virus pasa por transcripción inversa y los genes selectos son amplificados mediante RT-PCR. Los productos de amplificación de los hospederos son enviados para secuenciación del ADN, a fin de determinar si está presente la secuencia silvestre (*wild type*) o mutaciones inductoras de resistencia.

La resistencia en otros agentes víricos, especialmente el grupo de virus del herpes, también se ha reconocido, pero afortunadamente es poco frecuente. Aunque extremadamente rara, la resistencia al ganciclovir se puede presentar de forma ocasional en pacientes con tratamiento supresivo crónico con este fármaco. Las pruebas de sensibilidad de aislamientos clínicos, que deberían utilizarse juiciosamente, están disponibles en laboratorios de referencia seleccionados.[450]

Infecciones por especies de *Chlamydia* y *Chlamydophila*

Los miembros de *Chlamydia* son patógenos bacterianos intracelulares obligados. Aunque los estudios genéticos demuestran que los tres microorganismos considerados a continuación están estrechamente relacionados, ha habido cambios taxonómicos.[165] Desde la última edición de este texto, dos de las tres especies de *Chlamydia* se han reasignado a un nuevo género, *Chlamydophila*.[444] *Chlamydophila psittaci* produce una infección respiratoria aguda que se transmite generalmente por aves infectadas.[410] *Chlamydophila pneumoniae* también causa infecciones respiratorias, pero se transmite de persona a persona. Esta bacteria fue referida originalmente como el bacilo TWAR, usando las iniciales de dos pacientes en quienes se aisló la bacteria. *Chlamydia trachomatis*, que incluye 15 variantes serológicas (serotipos), todavía pertenece al género *Chlamydia*. Las infecciones causadas por *C. trachomatis* son frecuentes, dados los medios sexuales de transmisión y las infecciones asintomáticas que causa en las mujeres.[407] *C. trachomatis,* serotipos L1, L2 y L3, produce otra infección de transmisión sexual, el linfogranuloma venéreo. Finalmente, el *tracoma*, una conjuntivitis crónica a menudo complicada por la ceguera, se asocia con los serotipos A, B1, B2 y C. El tracoma continúa siendo una causa importante de ceguera en países subdesarrollados en todo el mundo.

Todos los microorganismos *Chlamydia* pueden aislarse en huevos embrionados y cultivos celulares. El aislamiento de *C. psittaci* en cultivos celulares no debe intentarse a menos de que se cuente con instalaciones estrictas de aislamiento para la protección del personal de laboratorio. Debe extremarse el cuidado para evitar infecciones adquiridas en el laboratorio si se sospechan los serotipos causantes del linfogranuloma venéreo. Es raro

TABLA 23-21 Diagnóstico serológico de infecciones víricas

Virus	Pruebas realizadas generalmente	Comentarios
Infecciones respiratorias		
Influenza A y B	FC, IHA, EIA	IHA empleada para antígeno específico de cepa
Parainfluenza	FC, IHA, EIA	
Virus sincitial respiratorio	IF, EIA, IT	
Adenovirus	FC, IHA, EIA	Eritrocitos de *M. mulatta* o rata para IHA
Coronavirus	PN, EIA, IF, IT	Datos limitados para los virus SRAG y SROM
Infecciones del sistema nervioso central		
Enterovirus	PN	No suele realizarse
Parotiditis	FC, IHA, IF, EIA	
Herpes simple	EIA, IT	Se requieren reactivos específicos de tipo
Rabia	PN, EIA	Para el estado inmunitario
Hepatitis		
Hepatitis A	EIA	
Hepatitis B	EIA, RIA	*Véase* el texto
Hepatitis C	EIA, IT	Prueba de detección seguida de estudio confirmatorio
Hepatitis D	EIA, RIA	Rara vez se realizan
Hepatitis E	EIA	
Infecciones cutáneas		
Sarampión	IHA, EIA	
Varicela zóster	EIA, IFAC, AFAM, AL	Para el estado inmunitario
Infecciones genitales		
Herpes simple	EIA, IT	Se requieren reactivos específicos de tipo
VIH	EIA, IT	Prueba de detección seguida de estudio confirmatorio
Otras infecciones		
Citomegalovirus	EIA, AFI, aglutinación pasiva de látex	El estado inmunitario
Rubéola	IHA, EIA, AL, IT	IHA es el método de referencia
Epstein-Barr	FC, IF, EIA	*Véase* la explicación
Parvovirus	RIA, EIA	
Herpesvirus humano 6 y 7	PN, IF, EIA, IT	

AFAM, tinción del anticuerpo fluorescente de antígenos de membrana; AFI, anticuerpos fluorescentes indirectos; AL, aglutinación de látex; EIA, enzimoinmunoanálisis; FC, fijación del complemento; IF, inmunofluorescencia; IFAC, inmunofluorescencia de anti-complemento; IHA, inhibición de la hemaglutinación; IT, inmunotransferencia o inmunocromatografía; PN, prueba de neutralización (la prueba de referencia para la mayoría de los virus, aunque rara vez sea necesario); RIA, radioinmunoanálisis.

el cultivo de estos patógenos en los laboratorios modernos, ya que las infecciones generalmente están documentadas por métodos moleculares o serológicos.

Chlamydia trachomatis

Epidemiología y características clínicas. La conjuntivitis de inclusión (una infección que se distingue del tracoma por la ausencia de cicatrización de la córnea), la neumonía en neonatos y las infecciones de transmisión sexual en adultos, las cuales son causadas por los serotipos D a K, son las enfermedades por clamidias de mayor importancia para los laboratorios de

diagnóstico.[254] Las infecciones de transmisión sexual incluyen uretritis y cervicitis mucopurulenta y salpingitis. Las infecciones de transmisión sexual y las neonatales están directamente relacionadas. Schachter y cols.[408] siguieron a 131 lactantes nacidos de madres de cuyo cuello uterino se cultivó *C. trachomatis*. El 18% de los niños desarrollaron conjuntivitis de inclusión confirmada por cultivo, y el 16% persentaron neumonía neonatal por clamidia.

Obtención de muestras. Las muestras cervicales y oculares se obtienen de preferencia mediante raspado de la mucosa. Los hisopos son fáciles de conseguir y producen traumatismo mínimo. Deben evitarse los aplicadores con punta de madera y de alginato de calcio; algunos hisopos de algodón han resultado tóxicos para *Chlamydia*. Se prefiere el material de dacrón o rayón.[100] Las muestras uretrales y nasofaríngeas pueden recolectarse con un hisopo delgado colocado sobre un cable flexible. El hisopo debe insertarse 3-5 cm en la uretra. El semen y la secreción uretral purulenta no se consideran muestras adecuadas para el cultivo.[88] *C. trachomatis* se puede detectar en las primeras muestras de orina de la mañana con técnicas de amplificación, como se explica más adelante.

Las muestras de cuello uterino se recogen desde el endocérvix después de retirar cuidadosamente el moco. La tasa de aislamiento aumenta si un hisopo uretral y cervical se colocna en el mismo frasco de transporte. Las muestras vaginales también son aceptables para muchos de los estudios de amplificación.

Aislamiento de *Chlamydia trachomatis* en cultivos celulares.

Aunque las clamidias son bacterias, son patógenos intracelulares estrictos. Los métodos para el aislamiento en cultivo son similares a los utilizados en el laboratorio de virología. Sin embargo, es esencial que los cuerpos elementales infectantes de las clamidias sean centrifugados en la monocapa en un frasco ampolla (fig. 23-10). El aislamiento de las bacterias se optimiza si se logra una fuerza de 3 000 *g* durante 60 min.[430] Las células que han sido irradiadas o tratadas con un inhibidor metabólico se utilizan para el cultivo. Las células de McCoy tratadas con cicloheximida son la línea celular más utilizada;[502] los cuerpos de inclusión de *C. trachomatis* contienen glucógeno, que se puede teñir con yodo. Después de la incubación durante 48-72 h, el cubreobjetos se retira y se tiñe con yodo o, para mayor sensibilidad, con un anticuerpo monoclonal con fluoresceína[438] (lám. 23-2C). Hay anticuerpos monoclonales específicos dirigidos contra proteínas de membrana externa y anticuerpos específicos de género dirigidos contra lipopolisacáridos. Los cuerpos de inclusión de clamidia son estructuras citoplasmáticas bien delimitadas.

El cultivo de las clamidias no suele realizarse en muchos laboratorios por la sensibilidad superior de los métodos moleculares para la detección de infecciones de transmisión sexual por clamidia. La información adicional sobre los métodos basados en el cultivo se puede consultar en las ediciones anteriores de este libro de texto.

Detección directa de *Chlamydia trachomatis* en muestras clínicas

Detección morfológica de cuerpos de inclusión. Si hay gran cantidad de cuerpos de inclusión por clamidia, se podrá establecer fácilmente un diagnóstico provisional mediante frotis con tinción de Giemsa o Giménez. Se prefiere la tinción de Giménez, que contiene carbolfucsina, debido a que los cuerpos de inclusión se tiñen bien, pero la tinción de Giemsa generalmente se encuentra con mayor facilidad. Los cuerpos de inclusión, hallados en el citoplasma de las células epiteliales, con frecuencia tienen una localización perinuclear y se deben distinguir de algunos artificios, como los núcleos fragmentados (lám. 23-2A). La frecuencia con la que se detectan los cuerpos de inclusión en el frotis es mayor en la conjuntivitis neonatal, menor en la conjuntivitis de inclusión de los adultos y en el tracoma, y menor aún en la uretritis y cervicitis, donde rara vez se encuentran inclusiones. En la práctica es raro intentar realizar la visualización directa.

Detección de antígenos. Los abordajes iniciales de diagnóstico de laboratorio diferentes al cultivo fueron la inmunofluorescencia directa (lám. 23-2B) y posteriormente el enzimoinmunoanálisis. Aunque todavía existen productos comerciales para algunas de estas pruebas, se reemplazaron por métodos moleculares más sensibles. El lector interesado deberá consultar la edición anterior de este libro.

Detección de ácidos nucleicos. La primera prueba molecular comercial aplicada para *C. trachomatis* fue una sonda de ADN contra ARNr (Pace 2 Systems Assays®, Gen-Probe, San Diego, CA). La sensibilidad de la prueba ha sido de aproximadamente 80-95%, dependiendo de la población de pacientes estudiados, la fuente de la muestra, la versión de la prueba evaluada y el "estándar de referencia" aplicado.

Las pruebas moleculares de segunda generación fueron estudios de amplificación de varias clases, muchas de las cuales constituyen el estándar de la práctica actual. La mayoría de los estudios comparativos han evaluado los métodos de hibridación (o pruebas de antígenos) frente al cultivo, o métodos de amplificación y cultivo. Se han llevado a cabo numerosos estudios para comparar diversos métodos de detección. Los más valiosos son los que compararon los tres abordajes frente a frente;[500] los estudios de amplificación son más sensibles que las tecnologías anteriores, y ahora están significativamente más automatizados.

Las principales pruebas moleculares en la actualidad utilizan PCR (Amplicor CT/NG Test® y Cobas Amplicor *Chlamydia trachomatis* [CT]/Neisseria gonorrhoeae [NG] Test®; Roche Diagnostics),[296] amplificación por desplazamiento de cadena (BDProbeTec CT® y CT/GC assays®; BD Diagnostic)[461] y AMT (Gen-Probe Aptima Combo 2 assay®; Hologic).[166] Hay métodos de captura de híbridos (Hybrid Capture 2 CT/NGDNA test®; Qiagen) todavía disponibles, pero se utilizan con menos frecuencia que los estudios de amplificación de ácidos nucleicos.[99] Los diferentes métodos de amplificación parecen funcionar de manera similar. Todos son más sensibles que otros métodos basados en el cultivo y el inmunoanálisis, pero también son más costosos.[20] Además de la sensibilidad, los métodos de amplificación también ofrecen practicidad. Algunas plataformas incluyen a la orina como un tipo de muestra válida, lo cual aumenta la comodidad de la obtención; los usuarios deben consultar los prospectos individuales para conocer los tipos de muestra aprobados. Los estudios de investigación han documentado la aceptación de exudados vaginales recogidos por la propia paciente,[420] lo que puede ser un método de obtención aprobado en el futuro. En general, las muestras endocervicales son ligeramente más sensibles que la orina en las mujeres, pero la orina es más sensible que el frotis uretral en los hombres asintomáticos.[250]

Debe tenerse en cuenta que la mayoría de las autoridades consideran todos los resultados positivos de las pruebas de selección como presuntivos,[251] que requieren confirmación, a menos que la especificidad sea absoluta (un criterio que sólo se cumple con el cultivo). La cuestión es más apremiante para *N. gonorrhoeae* que para *C. trachomatis* porque la prevalencia de la primera es menor. Se realizan más estudios para *C. trachomatis* en ausencia de síntomas clínicos y, por lo tanto, son pruebas de detección. Cada director del laboratorio debe tomar una decisión. Si bien la economía de repetición de pruebas hace improbable la adopción universal de las pruebas de confirmación, es cierto que si está indicada la repetición de la prueba, no deben existir dudas sobre la validez de los resultados desde una perspectiva clínica. La complejidad de la cuestión ha sido cuidadosamente revisada por un panel de expertos.[264] Por ejemplo, si se repite la prueba, ¿se debe utilizar un método diferente?, ¿una segunda muestra? Si los dos resultados son diferentes, ¿cuál es el correcto? Aunque estos estudios se consideran "pruebas de selección", habitualmente se utilizan como pruebas definitivas, y por lo general no se llevan a cabo las pruebas de seguimiento y confirmación.

Un desafío con cualquier análisis basado en la amplificación es la presencia de inhibidores de la amplificación en las muestras clínicas. Este problema se aborda mediante la inclusión de un control de amplificación. Teniendo en cuenta las cuestiones relativas a la acreditación de los laboratorios y la competencia entre los proveedores, existen controles internos de amplificación en los productos aprobados por la FDA, disponibles en el mercado. Algunos métodos, como el AMT y la amplificación dependiente de helicasa, parecen estar menos afectados por los inhibidores.[83]

Un abordaje frecuente para la citología endocervical es el uso de un medio de obtención líquido. Este tipo de muestra ha sido validado para la detección molecular de *C. trachomatis*, VPH, *N. gonorrhoeae* y en algunos casos *T. vaginalis*.[24]

Diagnóstico serológico. Los anticuerpos contra *C. psittaci* y los serotipos del linfogranuloma venéreo por *C. trachomatis* son útiles para el diagnóstico de enfermedades causadas por estos microorganismos. Una prueba de microinmunofluorescencia para anticuerpos contra *C. trachomatis* ha resultado más sensible para el diagnóstico de linfogranuloma venéreo y también puede utilizarse para documentar las infecciones por otros serotipos.[153] Esta prueba se encuentra menos ampliamente disponible, y se deben probar múltiples antígenos. Es más útil para los estudios seroepidemiológicos de poblaciones en alto riesgo de infección por *Chlamydia*.[264]

Otros métodos de diagnóstico. La detección citológica de *Chlamydia/Chlamydophila* generalmente no se ha considerado confiable. Sin embargo, Kiviat y cols.[267] informaron un patrón citológico inflamatorio que sugiere fuertemente la presencia de infección por *Chlamydia*. En los casos donde hubo linfocitos "transparentes" y aumento en el número de histiocitos, se aisló *C. trachomatis* en el 53% de los pacientes; ante la ausencia de estos hallazgos, *C. trachomatis* se aisló sólo en el 4% de los pacientes. Si se observan estas características citológicas en un frotis cervical, se deben considerar pruebas específicas para *Chlamydia*.

Diagnóstico de abuso sexual. El abuso sexual de niños o miembros de otras poblaciones vulnerables puede provocar la presencia de infecciones de transmisión sexual, incluyendo *C. trachomatis*, entre otras.[100] El tipo de pruebas que son admisibles en un juzgado varía entre los distintos países, por lo que se recomienda orientación local sobre el uso de métodos de amplificación de ácidos nucleicos en estos casos. Tradicionalmente, ha sido la prueba de elección en los Estados Unidos para la investigación de sospechas de abuso sexual o, en el caso de otras consideraciones legales, la obtención de un cultivo.[251] Esto, sin embargo, puede cambiar en el futuro.

Chlamydophila psittaci

Chlamydophila psittaci es el agente causal de la psitacosis u ornitosis. La fuente de infección es una variedad de aves, especialmente las especies psitácidas, como los periquitos.[203] Un brote de psitacosis se produjo en una planta procesadora de pavos en Carolina del Norte.[53] Muchos sistemas de órganos pueden resultar afectados en el hospedero natural. Cuando este agente infecta a los humanos, el objetivo principal es el pulmón.[410] La neumonía resultante suele ser subaguda o crónica, pero puede provocar infección leve o subclínica,[336] o infección aguda fulminante.[45] *C. psittaci* también constituye una causa rara de endocarditis con cultivo negativo.[477]

El diagnóstico de psitacosis se establece generalmente por serología. La prueba tradicional era la fijación del complemento, pero la prueba de microinmunofluorescencia se ha vuelto la prueba serológica de referencia.[153] En pacientes sospechosos de infección por *Chlamydophila*, los anticuerpos de fijación de complemento contra *C. psittaci* se detectaron en 36 de 78 muestras de suero (46%) presentadas para serología de clamidia.[492] Otras 12 muestras de suero (15%) fueron positivas para microinmunofluorescencia, y 9 más tenían anticuerpos contra *C. pneumoniae* por microinmunofluorescencia.

El microorganismo puede aislarse en cultivos celulares utilizando métodos diseñados para *C. trachomatis*, pero este agente tiene alto potencial para la producción de infecciones de laboratorio, y por lo tanto se desaconseja esta práctica. Si se realiza el cultivo, debe tenerse gran cuidado con la muestra. Los antisueros específicos son necesarios para la identificación definitiva de la cepa. Se ha informado la identificación presuntiva de *C. psittaci* directamente en las secreciones respiratorias mediante el uso de antisueros para lipopolisacárido de *Chlamydia*.[355] La PCR se ha utilizado para identificar el microorganismo directamente en muestras clínicas[107] y después del aislamiento en cultivo.[136]

Chlamydophila pneumoniae

C. pneumoniae se aisló originalmente de pacientes con infecciones respiratorias y primero fue llamado el *agente TWAR*, debido a los pacientes de origen. Produce enfermedad de vías respiratorias inferiores de forma esporádica y epidemias caracterizadas como neumonías atípicas.[185] Se ha estimado que el 10% de las neumonías en todo el mundo son causadas por *C. pneumoniae*,[264] pero la mayoría de las infecciones no requieren ingreso en el hospital. La infección asintomática tiene lugar en el 2-5% de los individuos. *C. pneumoniae* fue detectado por cultivo o PCR en la nasofaringe de 2 de 104 (1.9%) adultos asintomáticos.[242] La prevalencia de anticuerpos contra *C. pneumoniae* en esta población fue del 82%.

La infección primaria se presenta en niños y adultos jóvenes, pero la inmunidad no es protectora y las reinfecciones son una posibilidad.[264] La aparición de la neumonía suele ser insidiosa, sin esputo purulento ni leucocitosis. La radiografía de tórax varía desde normal hasta afectación extensa, y no hay ninguna característica de diagnóstico. En la infección primaria, el patrón más frecuente son los infiltrados alveolares unilaterales.[323] Se presentan infecciones pulmonares crónicas, y los pacientes pueden ser sintomáticos durante semanas o meses.[200]

C. pneumoniae constituye una causa de faringitis; puede ser la causa única o aparecer en combinación con otros agentes.[241] También se ha informado como agente causal de endocarditis con cultivo negativo.[167] Varios estudios han documentado una asociación entre *C. pneumoniae* y la ateroesclerosis con o sin enfermedad coronaria.[257] El microorganismo se ha demostrado repetidamente en las lesiones patológicas. Sin embargo, la causalidad de la asociación sigue siendo un tema de discusión y análisis adicional.[184]

Se puede cultivar *C. pneumoniae* en el laboratorio usando una variedad de líneas celulares, pero por lo general no se intenta. El medio mínimo esencial (MEM) de Eagle o el glutamato-sacarosa fosfato (SPG), con una fuente de proteína agregada (p. ej., suero de ternera fetal), como se utiliza para virus y *C. trachomatis*, Él sirve como un medio de transporte útil.[299] Las cepas de *C. pneumoniae* adaptadas al laboratorio son relativamente estables, pero las cepas silvestres son más lábiles y no sobreviven por más de unas horas, incluso a 4 °C. Si es indispensable intentar el cultivo, las muestras deben congelarse, de preferencia a

70 °C, si no se puede procesar en el mismo día de la recolección. Los cultivos se incuban durante 72 h. Se dispone de antisueros monoclonales conjugados con fluoresceína para la detección e identificación de los aislamientos en cultivo.[332] El diagnóstico de laboratorio de las infecciones por *C. pneumoniae* se complica por la dificultad del cultivo y la ausencia de un estándar alternativo fiable. La mayoría de las infecciones se diagnostican serológicamente. La serología puede ser más complicada de lo que se considera en la actualidad. La variación antigénica entre las cepas aisladas fue suficientemente grande en un estudio, de forma que algunos pacientes producen anticuerpos medibles sólo contra su propia cepa.[26] La prueba de referencia es la microinmunofluorescencia. Se han desarrollado EIA, pero varían en su desempeño.[213] La demostración de la seroconversión se ha utilizado tradicionalmente, pero se está reemplazando por estudios de IgM e IgG específicos.[366] La reproducibilidad de las determinaciones de IgM entre los laboratorios participantes fue muy variable.[366]

Se desarrollaron métodos de amplificación molecular para la detección directa de *C. pneumoniae* en muestras respiratorias debido a las dificultades inherentes de los abordajes de cultivo y serológicos. La falta de estandarización limita la utilidad de estos estudios potencialmente importantes en la actualidad.[32] Estas pruebas están disponibles a través de los laboratorios de referencia.

Infecciones por *Rickettsia, Coxiella, Ehrlichia* y *Anaplasma*

El orden *Rickettsiales* incluye las familias *Rickettsiaceae* y *Anaplasmataceae*.[121] El género más numeroso e importante es *Rickettsia*. La antes conocida como *Rickettsia tsutsugamushi* ha sido reclasificada como *Orientia tsutsugamushi*. Estos microorganismos se encuentran en el subgrupo alfa-1 de *Proteobacteria*. *Coxiella*, alguna vez clasificada en el orden *Rickettsiales*, se encuentra en realidad más relacionada con *Legionella* y *Francisella*, el subgrupo gamma de *Proteobacteria*.[321] El diagnóstico de laboratorio de las infecciones por *Rickettsia* y la identificación de estos patógenos en las garrapatas fueron revisados por La Scola y Raoult.[276] Un siglo después del descubrimiento de estos agentes infecciosos, el Dr. David Walker describió los orígenes del campo de la rickettsiología y la vida de Howard Ricketts, quien finalmente murió de tifus en la Ciudad de México.[474]

Rickettsia *y* Coxiella

Epidemiología y características clínicas. Las especies de *Rickettsia* infectan las células endoteliales vasculares. Las manifestaciones clínicas de la infección son, por lo tanto, proteicas y pueden reflejar daño a cualquier sistema de órganos. La piel, el pulmón y el cerebro se ven afectados más frecuentemente de forma sintomática. *Rickettsia* puede dividirse en los grupos de tifus, tifus de las malezas y fiebre manchada (tabla 23-22). El agente de la fiebre Q, *Coxiella burnetii*, también es un patógeno intracelular obligado. El principal medio de transmisión de la rickettsiosis es por la picadura de un artrópodo infectado, con la excepción de *C. burnetii*, que se transmite habitualmente a través de la leche infectada o por aerosoles.

El tifus epidémico ha sido uno de los grandes flagelos de la humanidad, que aparece durante los períodos de hacinamiento y hambre. *R. prowazekii* se ha presentado en las ardillas voladoras en el oriente de los Estados Unidos,[493] y ha ocurrido un pequeño número de infecciones humanas asociadas. También se registró un paciente con tifus epidémico en el sudoeste de aquel país.[317]

Aunque el tifus epidémico (por piojos) no es un problema grave en Norteamérica, tan sólo de 1996 a 1997 esta enfermedad clásica mató a 6 000 personas en Burundi. En los Estados Unidos, el tifus endémico (transmitido por pulgas o murinos) ha recibido una atención renovada. Un foco de tifus murino fue identificado en el sur de California y el sur de Texas en la década de 1990. Se encontró que se transmite por la pulga de gato y se mantiene en gatos y zarigüeyas.[435] El agente etiológico es el clásico *R. typhi*,[435] y además una *Rickettsia* recién descubierta llamada inicialmente *agente El Labs* (ELB).[416,490] Es difícil distinguir las dos rickettsias serológicamente, así que se requiere el análisis molecular.[416] La rickettsia ELB se clasifica ahora como *R. felis*.[215] Por análisis molecular, pertenece al grupo de la fiebre manchada, en lugar de al grupo tifus de *Rickettsia*.[35]

En los Estados Unidos, la más importante infección por *Rickettsia* es la fiebre manchada de las Montañas Rocosas, causada por *R. rickettsii*.[471] Esta enfermedad febril multisistémica suele acompañarse de un exantema que comienza en las extremidades.[472] La infección está ampliamente distribuida en todo el país, donde existen los vectores de garrapatas (*véase* el cap. 22, Apéndice I). Paradójicamente, es más frecuente en los estados centrales del sur y del oeste medio que en los estados occidentales y de la montaña.[206] Algunas infecciones similares causadas por otras especies de *Rickettsia* tienen distribución mundial (tabla 23-22).[385s]

El tifus de la maleza, causado por *O. tsutsugamushi*, no es endémico en los Estados Unidos. El tifus de la maleza viene acompañado a menudo por una escara primaria, que sólo rara vez se observa en la fiebre manchada de las Montañas Rocosas. Las escaras primarias también se observan en la viruela por *Rickettsia*, que es provocada por *R. akari*. La infección fue documentada por primera vez en la ciudad de Nueva York y se encuentra asociada con las mordeduras de ácaros hematófagos. La *viruela por Rickettsia* es una enfermedad leve y generalmente pasa desapercibida, pero tiene lugar en todo el mundo. Continúa siendo endémica de la ciudad de Nueva York.[262]

La fiebre Q por lo general causa infección asintomática, enfermedad febril indiferenciada, hepatitis granulomatosa o neumonía atípica,[321,386] que se pueden transmitir a través de la leche, productos de la concepción o excretas de vacas, ovejas y cabras infectadas. El microorganismo se transmite con facilidad a los humanos sensibles, y ha habido epidemias en los laboratorios que utilizan ovejas para fines de investigación.[198] Una forma crónica de la infección puede causar endocarditis bacteriana subaguda. El exantema es infrecuente en la fiebre Q.

Obtención de muestras. El cultivo de rickettsias, que resulta peligroso, se realiza sólo en los laboratorios de referencia o de salud pública con precauciones. La sangre o los tejidos para biopsia de una lesión se congelan a −70 °C. La inmunofluorescencia directa se puede realizar en una muestra de biopsia o una muestra de autopsia congelada o fijada con formol. La rickettsiosis por lo general se diagnostica serológicamente, utilizando muestras de suero obtenidos en la fase aguda y de convalecencia.

Aislamiento de *Rickettsia* y *Coxiella* en cultivo. *Rickettsia* y *Coxiella* se pueden aislar en animales de laboratorio pequeños o en huevos embrionados.[475] *C. burnetii* se ha aislado en cultivos en frascos ampolla de fibroblastos de pulmón embrionario humano en la sangre del 17% de los pacientes no tratados con fiebre Q aguda y el 53% de los pacientes no tratados con enfermedad crónica.[347] Todas estas bacterias son muy

TABLA 23-22 Infecciones por *Rickettsia*

Enfermedad	Especie	Insectos vectores
Grupo del tifus		
Tifus epidémico[a]	*Rickettsia prowazekii*	Piojo del cuerpo humano
Tifus recurrente (enfermedad de Brill-Zinsseri)[a]	*R. prowazekii*	Pulga
Tifus murino[a]	*R. typhi*	
Grupo de fiebres manchadas		
Fiebre manchada de las Montañas Rocosas[a]	*R. rickettsia*	*Dermacentor* spp.
Fiebre manchada mediterránea (fiebre botonosa)	*R. conorii*	*Haemaphysalis* spp.
Tifus por garrapata siberiana	*R. sibirica*	*Haemaphysalis* spp., *Dermacentor* spp.
Tifus por garrapata de Queensland	*R. australis*	*Ixodes holocyclus* *Ixodes tasmanii*
Fiebre manchada japonesa	*R. japonica*	*Haemaphysalis longicornis, Dermacentor taiwanensis*
Fiebre manchada de la isla Flinders	*R. honei*	*Aponomma hydrosauri*
Fiebre por picadura de garrapata africana	*R. africae*	*Amblyomma* spp.
Viruela por *Rickettsia*[a]	*R. akari*	*Allodermanyssus sanguineus* (ácaro)
Fiebre manchada transmitida por pulgas	*R. felis*	*Ctenocephalides felis* (pulgas de gato)
Grupo del tifus de la maleza		
Tifus de la maleza	*Orientia tsutsugamushi*	Niguas de *Leptotrombidium* (larvas de ácaros)
Grupo de la fiebre Q		
Fiebre Q[a]	*Coxiella burnetii*	Animales parturientos, alimentos lácteos sin pasteurizar

[a]Encontrado en los Estados Unidos.
Adaptado de la referencia 410.

infecciosas cuando se forman aerosoles. Han sido responsables de muchas infecciones adquiridas en el laboratorio, algunas de las cuales fueron mortales.[356] El aislamiento de los agentes debe realizarse únicamente en laboratorios donde sea posible la contención adecuada de la infección. Se puede cultivar la sangre entera o los tejidos obtenidos por biopsia.

Detección directa de antígenos y ácidos nucleicos en muestras clínicas. Los antígenos de *R. rickettsii*, la causa de la fiebre manchada de las Montañas Rocosas, se pueden detectar directamente por tinción de los cortes de las lesiones cutáneas infectadas utilizando técnicas inmunoenzimáticas o de inmunofluorescencia directa o indirecta.[378,475] La sensibilidad del procedimiento es cercana al 70% y la especificidad se aproxima al 100%. Por lo general, se realiza biopsia de las lesiones cutáneas petequiales. Las rickettsias pueden encontrarse con mayor probabilidad en los vasos sanguíneos en la parte central de la lesión, razón por la cual es importante asegurar que dichos vasos se incluyan en el corte histológico. Los antígenos también pueden demostrarse en muestras incluidas en parafina y fijadas con formol, si el corte es tratado primero con proteasas para exponer los antígenos.[476] Aunque la prueba de inmunofluorescencia es valiosa para hacer un diagnóstico precoz de la fiebre manchada de las Montañas Rocosas, está disponible en muy pocos laboratorios.

Los pacientes con enfermedad mortal pueden fallecer antes de que se desarrolle una respuesta serológica. La identificación de antígenos de *Rickettsia* en el tejido es el único método disponible para establecer un diagnóstico etiológico específico en esa situación.[358]

Se han descrito estudios de amplificación molecular para la documentación de *Rickettsia* en las muestras clínicas, pero no están extensamente disponibles.[131,276]

Diagnóstico serológico. La mayoría de los diagnósticos de rickettsiosis se realizan por serología.[118] El análisis de la microinmunofluorescencia se ha vuelto la prueba de referencia.[372] Este procedimiento parece ser el método más sensible y específico para el diagnóstico de las rickettsiosis.[260] El grado de reacción cruzada entre especies de *Rickettsia* varía de paciente a paciente.[372] Las reacciones cruzadas son más fuertes en los subgrupos de *Rickettsia*. Puede ser difícil distinguir entre el tifus epidémico y el endémico o entre la fiebre manchada de las Montañas Rocosas y la viruela por *Rickettsia*.[475] Los anticuerpos aparecen 7-10 días después de la infección. Se desea un aumento cuádruple del anticuerpo del suero para el diagnóstico, pero un título único de más de 1:64 sugiere en gran medida una infección.

La prueba de microimmunofluorescencia exige personal altamente capacitado y un microscopio de fluorescencia. Las pruebas de aglutinación de látex, que están actualmente disponibles en el mercado para la fiebre manchada de las Montañas Rocosas, son de empleo más general. Las pruebas de látex parecen producir reacciones positivas sólo durante una infección aguda, por lo que una sola prueba positiva es diagnóstica.[210] La sensibilidad ha sido del 70-95%.[210,260] Después de la infección por *C. burnetii*, se pueden producir anticuerpos para dos fases biológicas del microorganismo. En primer lugar, se generan anticuerpos de fase II. Los anticuerpos para la fase I, que aparecen semanas o meses más tarde, pueden alcanzar concentraciones altas en pacientes con endocarditis de la fiebre Q. Si hay anticuerpos altos para ambas fases de *Coxiella* en un paciente con endocarditis con cultivo negativo, es probable un diagnóstico de la fiebre Q.[265,437]

Históricamente, la prueba de diagnóstico de empleo más frecuente para la enfermedad por *Rickettsia* ha sido la Weil-Felix, en la que se detectan los anticuerpos anti-*Rickettsia* con reacción cruzada con las cepas de especies *Proteus*. La prueba se originó de la observación casual de que los sueros de los pacientes con tifus aglutinaban cepas de *Proteus vulgaris*. Conforme se ha acumulado experiencia con pruebas serológicas inmunológicamente específicas, se ha hecho evidente que la prueba de Weil-Felix es insensible e inespecífica.[211,260,475] En algunas poblaciones, un resultado positivo de la prueba de Weil-Felix ha sido más frecuente en aquellos que no tenían fiebre manchada de las Montañas Rocosas que en aquellos que estaban infectados.[475] Esta prueba, por lo tanto, ha sido apropiadamente relegada a los archivos de la historia de la medicina de laboratorio.

Especies de Ehrlichia y Anaplasma

La familia *Anaplasmataceae* comprende bacterias de tipo *Rickettsia* que pueden infectar a los humanos y una gran variedad de especies animales, produciendo enfermedades como pancitopenia canina tropical y fiebre equina del Potomac (tabla 23-23).[398] Estos patógenos son parásitos intracelulares obligados y, como *Rickettsia*, crecen en el citosol de las células infectadas.

La infección humana por *Ehrlichia*, que es un fenómeno recientemente reconocido, es causada por varias especies distintas, de las cuales dos son las más importantes: *Ehrlichia chaffeensis*, que infecta a las células monocíticas humanas,[6,104] y *Anaplasma phagocytophilum*, que infecta las células granulocíticas.[77] Ambas especies son transmitidas por garrapatas a los humanos y producen una enfermedad febril con leucopenia, trombocitopenia y aminotransferasa sérica elevada.[120]

Erliquiosis monocítica humana. La variedad monocítica de la erliquiosis, causada por *E. chaffeensis*, fue la primera en ser reconocida. Se distribuye ampliamente por el sudeste, oeste medio y lejano oeste de los Estados Unidos. Se han documentado erliquias monocíticas en todo el mundo. En las zonas donde las garrapatas son vectores frecuentes, las seroconversiones a *R. rickettsii* tuvieron lugar en el 2.5% del personal militar y a *E. chaffeensis* en el 1.3%.[501] En Georgia meridional, la erliquiosis monocítica humana fue 7-8 veces más frecuente que la fiebre manchada de las Montañas Rocosas.[144] El contacto con las garrapatas es un factor de riesgo para la erliquiosis monocítica y la fiebre manchada de las Montañas Rocosas.[7] Se produjo un brote de la erliquiosis monocítica en una comunidad de retiro orientada al golf (comunidad A) que incluía un área de vida silvestre natural.[440] Por otro lado, no se observaron casos en una comunidad cercana y su campo de golf (comunidad B), que no estaba rodeado por un área natural. La prevalencia de anticuerpos contra *E. chaffeensis* en la comunidad A fue del 12.5%, mientras que en la comunidad B fue del 3.3%. Se encontraron miles de garrapatas *A. americanum* en la comunidad A, pero sólo se detectaron tres en la comunidad B. Los factores de riesgo para erliquiosis incluyen mordeduras de garrapata, contacto con la fauna silvestre, no usar repelente de insectos y jugar golf. Entre los golfistas, quienes corren el mayor riesgo son los jugadores que constantemente deben recuperar las pelotas de zonas silvestres. La moraleja es que, si se juega golf en una zona rural, se debe usar repelente de insectos y golpear bien la bola.

Los síntomas clínicos de la erliquiosis monocítica van desde enfermedad febril inespecífica hasta infección sistémica grave con fallo multiorgánico.[120,143] En un estudio de 237 pacientes infectados, el 60.8% fueron hospitalizados.[156] La erliquiosis monocítica grave con insuficiencia multiorgánica ha sido confundida con la púrpura trombótica trombocitopénica[315] y el síndrome de *shock* tóxico.[141] Puede producir una enfermedad potencialmente mortal en las personas infectadas por el VIH.[357]

Dentro del citoplasma de los monocitos infectados se pueden observar masas (mórulas) de erliquias (lám. 23-2G), pero estas estructuras diagnósticas se detectan con poca frecuencia en caso de infección por *E. chaffeensis*.[120,122] El diagnóstico se logra por serología, con menor frecuencia mediante el cultivo del agente,[78] y generalmente por métodos moleculares.[8,137]

Anaplasmosis granulocítica humana. El segundo patógeno de importancia es el agente de la anaplasmosis granulocítica humana (AGH), que fue reconocido primero en Minnesota y Wisconsin por un médico dedicado a emitir alertas de enfermedades infecciosas, que reconoce la similitud que presentan los cuerpos de inclusión granulocíticos intracelulares descritos para la infección por *E. chaffeensis*.[15,87] El agente de la AGH ha sido clasificado como *Anaplasma phagocytophilum*; está genéticamente relacionado con los agentes monocíticos humanos *E. chaffeensis* y *E. equi*, pero es suficientemente distinto para justificar una nueva designación de género.[121] Aunque se han descrito variantes,[318] las cepas de *A. phagocytophilum* en los Estados Unidos muestran un alto grado de uniformidad genética.[119]

TABLA 23-23   Algunos *Ehrlichia* y microorganismos relacionados con sus enfermedades[a]

Microorganismo	Enfermedad	Hospedero
Ehrlichia chaffeensis	Erliquiosis monocítica humana	Humanos
Ehrlichia ewingii	Erliquiosis granulocítica canina	Perros
	Erliquiosis por *E. ewingii*	Humanos
Ehrlichia canis	Erliquiosis monocítica canina	Perros
Anaplasma phagocytophilum	Anaplasmosis granulocítica humana	Humanos
	Anaplasmosis granulocítica canina	Perros
	Anaplasmosis granulocítica equina	Caballos
Neorickettsia sennetsu	Fiebre *sennetsu*	Humanos
Neorickettsia risticii	Fiebre equina del Potomac	Caballos
Neorickettsia helminthoeca	Enfermedad por intoxicación por salmón	Salmón

[a]Cortesía de J. Stephen Dumler, M.D.

El vector más importante en los Estados Unidos es *Ixodes scapularis* (caps. 20 y 22; apéndice I), la misma garrapata que transmite los microorganismos que causan la enfermedad de Lyme y la babesiosis.[360] La duración de la fijación necesaria para la transmisión de *A. phagocytophilum* parece ser algo menor de la requerida para la infección por *Borrelia burgdorferi*,[110,263] pero la dinámica exacta aún no se conoce del todo. Los pacientes en el área norcentral de los Estados Unidos muestran, a partir de estudios serológicos, que pueden estar infectados por los tres patógenos.[328] No es de extrañar que la distribución de la AGH se extiende hasta cubrir el rango de la garrapata hospedera. Se han informado infecciones de varias áreas en el área norcentral y ortiental de los Estados Unidos. La AGH también se ha documentado en California,[147] así como en Europa y Asia. En algunas partes del país, las infecciones por *Rickettsia* y *Ehrlichia* se deben incluir en el diagnóstico diferencial de la enfermedad febril.[49] Se han descrito infecciones duales por *Ehrlichia* y *Rickettsia*.[419] Puede ser importante, por lo tanto, incluir antígenos de todos los patógenos posibles cuando se trata de un diagnóstico serológico; la demostración de seroconversión asume aún mayor importancia diagnóstica.[92]

La enfermedad clínica muestra ser similar a la producida por *E. chaffeensis*. La trombocitopenia es una manifestación que se presenta de manera más frecuente que la leucopenia. La leucocitosis se acompaña de linfopenia relativa y absoluta.[14] También se producen casos de neumonitis intersticial[393] y diplejia facial.[289] Se ha informado reinfección.[229]

El diagnóstico de laboratorio favorece el empleo del diagnóstico serológico y molecular.[2] Los cuerpos de inclusión intracelulares (mórulas) en los granulocitos (lám. 23-2H) parecen ser más frecuentes que los cuerpos de inclusión en la erliquiosis monocítica,[15] pero esto puede ser un sesgo de la evaluación sin apoyo diagnóstico de laboratorio. La detección morfológica de mórulas en cualquiera de estas infecciones es un método de detección insensible, pero si es positivo, es altamente específico. Se ha informado el cultivo del microorganismo *in vitro*,[180] pero la confirmación de la mayoría de los casos es mediante técnicas serológicas, que están disponibles en los laboratorios de referencia.[473] La técnica más habitual es la inmunofluorescencia indirecta. Los anticuerpos alcanzan su pico dentro de un mes después de la infección y son detectables todavía un año más tarde en aproximadamente la mitad de los pacientes.[2] La gran mayoría de los pacientes experimentan seroconversión y un pequeño porcentaje permanece seropositivo durante años.[16] Aunque algunos antígenos bacterianos presentan reacción cruzada entre los agentes de anaplasmosis/erliquiosis granulocítica y monocítica, las principales proteínas de membrana externa no comparten determinantes antigénicos.[460] El análisis de Western blot puede ayudar a resolver los resultados serológicos confusos.

Se han descrito estudios de amplificación molecular de estos agentes, y existen reactivos disponibles comercialmente.[319] se cuenta con estudios validados a través de los laboratorios de referencia.

Otras infecciones por *Ehrlichia*. *Ehrlichia ewingii* y *Ehrlichia canis* son agentes de erliquiosis granulocítica canina que también pueden causar enfermedad en humanos.[43,143,303] También se han descrito otros agentes dentro de este grupo, denominado *Neorickettsia*, y causan enfermedad en humanos (*N. sennetsu*), caballos (*N. risticii*) y salmones (*N. helminthoeca*).[398] Otros agentes que probablemente se clasificarán en un futuro como *Ehrlichia, Anaplasma* o especies de *Neorickettsia* son objeto de investigación.

REFERENCIAS

1. Abels S, et al. Reliable detection of respiratory syncytial virus infection in children for adequate hospital infection control management. J Clin Microbiol 2001;39:3135-3139.
2. Aguero-Rosenfeld ME, et al. Serology of culture-confirmed cases of human granulocytic erliquiosis. J Clin Microbiol 2000;38:635-638.
3. Albert MR, et al. Smallpox manifestations and survival during the Boston epidemic of 1901 to 1903. Ann Intern Med 2002;137:993-1000.
4. Almeida JD. Uses and abuses of diagnostic electron microscopy. Curr Top Microbiol Immunol 1983;104:147-158.
5. Alter MJ, et al. Guidelines for laboratory testing and result reporting of antibody to hepatitis C virus. Centers for Disease Control and Prevention. MMWR Recomm Rep 2003;52(RR-03):1-15.
6. Anderson BE, et al. *Ehrlichia chaffeensis*, a new species associated with human erliquiosis. J Clin Microbiol 1991;29:2838-2842.
7. Anderson BE, et al. *Amblyomma americanum*: a potential vector of human erliquiosis. Am J Trop Med Hyg 1993;49:239-244.
8. Anderson BE, et al. Detection of the etiologic agent of human erliquiosis by polymerase chain reaction. J Clin Microbiol 1992;30:775-780.
9. Ando T, et al. Genetic classification of "Norwalk-like viruses." J Infect Dis 2000;181(Suppl 2):S336-S348.
10. Annunziato D, et al. Atypical measles syndrome: pathologic and serologic findings. Pediatrics 1982;70:203-209.
11. Arvin AM. Varicella-zoster virus. In Fields BN, Knipe DM, Melnick JL, et al., eds. Virology. 2nd Ed. New York, NY: Raven Press, 1990:2731-2767.
12. Arvin AM, et al. Immunologic evidence of reinfection with varicella-zoster virus. J Infect Dis 1983;148:200-205.
13. Ashley RL, et al. Genital herpes: review of the epidemic and potential use of type-specific serology. Clin Microbiol Rev 1999;12:1-8.
14. Bakken JS, et al. Serial measurements of hematologic counts during the active phase of human granulocytic erliquiosis. Clin Infect Dis 2001;32:862-870.
15. Bakken JS, et al. Human granulocytic erliquiosis in the upper Midwest United States: a new species emerging? JAMA 1994;272:212-218.
16. Bakken JS, et al. The serological response of patients infected with the agent of human granulocytic erliquiosis. Clin Infect Dis 2002;34:22-27.
17. Barenfanger J, et al. Clinical and financial benefits of rapid detection of respiratory viruses: an outcomes study. J Clin Microbiol 2000;38:2824-2828.
18. Barenfanger J, et al. R-Mix cells are faster, at least as sensitive and marginally more costly than conventional cell lines for the detection of respiratory viruses. J Clin Virol 2001;22:101-110.
19. Barzon L, Lavezzo E, Militello V, et al. Applications of next-generation sequencing technologies to diagnostic virology. Int J Mol Sci 2011;12:7861-7884.
20. Battle TJ, et al. Evaluation of laboratory testing methods for *Chlamydia trachomatis* infection in the era of nucleic acid amplification. J Clin Microbiol 2001;39:2924-2927.
21. Belongia EA, et al. An outbreak of herpes gladiatorum at a high-school wrestling camp. N Engl J Med 1991;325:906-910.
22. Bendinelli M, et al. Blood-borne hepatitis viruses: hepatitis B, C, D, and G viruses and TT virus. In Specter S, Hodinka RL, Young SA, eds. Clinical Virology Manual. 3rd Ed. Washington, DC: ASM Press, 2000:306-337.
23. Benedetti J, et al. Recurrence rates in genital herpes after symptomatic first-episode infection. Ann Intern Med 1994;121:847-854.
24. Bianchi A, et al. PreservCyt transport medium used for the ThinPrep Pap test is a suitable medium for detection of *Chlamydia trachomatis* by the COBAS Amplicor CT/NG test: results of a preliminary study and future implications. J Clin Microbiol 2002;40:1749-1754.
25. Binn LN, et al. Primary isolation and serial passage of hepatitis A virus strains in primate cell cultures. J Clin Microbiol 1984;20:28-33.
26. Black CM, et al. Antigenic variation among strains of *Chlamydia pneumoniae*. J Clin Microbiol 1991;29:1312-1316.
27. Blackard JT, et al. Human immunodeficiency virus superinfection and recombination: current state of knowledge and potential clinical consequences. Clin Infect Dis 2002;34:1108-1114.
28. Bloom ME, et al. Parvoviruses. In Fields BN, Knipe DM, Melnick JL, et al., eds. Virology. 2nd Ed. New York, NY: Raven Press, 1990:2361-2379.
29. Blumberg BS. Australia antigen and the biology of hepatitis B. Science 1977;197:17-25.
30. Boivin G, Abed Y, Boucher FD, et al. Human parechovirus 3 and neonatal infections. Emerg Infect Dis 2005;11:103-105
31. Boivin G, et al. Virological features and clinical manifestations associated with human metapneumovirus: a new paramyxovirus responsible for acute respiratory-tract infections in all age groups. J Infect Dis 2002;186:1330-1334.
32. Boman J, et al. Molecular diagnosis of *Chlamydia pneumoniae* infection. J Clin Microbiol 1999;37:3791-3799.

33. Booth CM, et al. Clinical features and short-term outcomes of 144 patients with SARS in the greater Toronto area. JAMA 2003;289:2801-2809.

34. Bourlet T, et al. New PCR test that recognizes all human prototypes of enterovirus: application for clinical diagnosis. J Clin Microbiol 2003;41:1750-1752.

35. Bouyer DH, et al. *Rickettsia felis*: molecular characterization of a new member of the spotted fever group. Int J Syst Evol Microbiol 2001;51:339-347.

36. Boylston AW. Clinical investigation of smallpox in 1767. N Engl J Med 2002;346:1326-1328.

37. Bradley R, et al. Epidemiology and control of bovine spongiform encephalopathy (BSE). Br Med Bull 1993;49:932-959.

38. Bray M, et al. Progressive vaccinia. Clin Infect Dis 2003;36:766-774.

39. Breman JG, et al. Preventing the return of smallpox. N Engl J Med 2003;348:463-466.

40. Brindeiro PA, et al. Testing genotypic and phenotypic resistance in human immunodeficiency virus type 1 isolates of clade B and other clades from children failing antiretroviral therapy. J Clin Microbiol 2002;40:4512-4519.

41. Bruu AL, et al. Evaluation of five commercial tests for detection of immunoglobulin M antibodies to human parvovirus B19. J Clin Microbiol 1995;33:1363-1365.

42. Buchmeier MJ, et al. *Arenaviridae*: the viruses and their replication. In Fields BN, Knipe DM, Melnick JL, et al., eds. Virology. 2nd Ed. New York, NY: Raven Press, 1990:1635-1668.

43. Buller RS, et al. *Ehrlichia ewingii*, a newly recognized agent of human erliquiosis. N Engl J Med 1999;341:148-155.

44. Bush RM, et al. Predicting the evolution of human influenza A. Science 1999;286:1921-1925.

45. Byrom NP, et al. Fulminant psittacosis. Lancet 1979;1:353-356.

46. Caliendo AM, et al. Distinguishing cytomegalovirus (CMV) infection and disease with CMV nucleic acid assays. J Clin Microbiol 2002;40:1581-1586.

47. Calisher CH. Medically important arboviruses of the United States and Canada. Clin Microbiol Rev 1994;7:89-116.

48. Calisher CH, Mahy BW. Taxonomy: get it right or leave it alone. Am J Trop Med Hyg 2003;68:505-506.

49. Carpenter CF, et al. The incidence of ehrlichial and rickettsial infection in patients with unexplained fever and recent history of tick bite in central North Carolina. J Infect Dis 1999;180:900-903.

50. Carrat F, et al. Evaluation of clinical case definitions of influenza: detailed investigation of patients during the 1995-1996 epidemic in France. Clin Infect Dis 1999;28:283-290.

51. Castle PE, et al. Results of human papillomavirus DNA testing with the hybrid capture 2 assay are reproducible. J Clin Microbiol 2002;40:1088-1090.

52. Castle PE, et al. Comparison between prototype hybrid capture 3 and hybrid capture 2 human papillomavirus DNA assays for detection of high-grade cervical intraepithelial neoplasia and cancer. J Clin Microbiol 2003;41:4022-4030.

53. Centers for Disease Control and Prevention. Psittacosis at a turkey processing plant—North Carolina, 1989. MMWR Morb Mortal Wkly Rep 1990;39:460-469.

54. Centers for Disease Control and Prevention. Update: measles outbreak—Chicago, 1989. MMWR Morb Mortal Wkly Rep 1990;39:317-326.

55. Centers for Disease Control and Prevention. Pseudo-outbreak of infectious mononucleosis—Puerto Rico, 1990. MMWR Morb Mortal Wkly Rep 1991;40:552-555.

56. Centers for Disease Control and Prevention. Arenavirus infection—Connecticut, 1994. MMWR Morb Mortal Wkly Rep 1994;43:635-636.

57. Centers for Disease Control and Prevention. Bolivian hemorrhagic fever—El Beni Department, Bolivia, 1994. MMWR Morb Mortal Wkly Rep 1994;43:943-946.

58. Centers for Disease Control and Prevention. Interstate measles transmission from a ski resort—Colorado, 1994. MMWR Morb Mortal Wkly Rep 1994;43:627-629.

59. Centers for Disease Control and Prevention. Mass treatment of humans exposed to rabies—New Hampshire, 1994. MMWR Morb Mortal Wkly Rep 1995;44:484-486.

60. Centers for Disease Control and Prevention. Appendix A: practice recommendations for health-care facilities implementing the U.S. public health service guidelines for management of occupational exposures to bloodborne pathogens. MMWR Recomm Rep 2001;50(RR-11):43-44.

61. Centers for Disease Control and Prevention. Appendix B: management of occupational blood exposures. MMWR Recomm Rep 2001;50(RR-11):45-46.

62. Centers for Disease Control and Prevention. Appendix C: basic and expanded HIV postexposure prophylaxis regimens. MMWR Recomm Rep 2001;50(RR-11):47-52.

63. Centers for Disease Control and Prevention. Updated U.S. public health service guidelines for the management of occupational exposures to HBV, HCV, and HIV and recommendations for postexposure prophylaxis. MMWR Recomm Rep 2001;50(RR-11):1-42.

64. Centers for Disease Control and Prevention. Fatal degenerative neurologic illnesses in men who participated in wild game feasts—Wisconsin, 2002. MMWR Morb Mortal Wkly Rep 2003;52:125-127.

65. Centers for Disease Control and Prevention. Global progress toward certifying polio eradication and laboratory containment of wild polioviruses—August 2002-August 2003. MMWR Morb Mortal Wkly Rep 2003;52:1158-1160.

66. Centers for Disease Control and Prevention. Increases in HIV diagnoses-29 states, 1999-2002. MMWR Morb Mortal Wkly Rep 2003;52:1145-1148.

67. Centers for Disease Control and Prevention. Bovine spongiform encephalopathy in a dairy cow—Washington State, 2003. MMWR Morb Mortal Wkly Rep 2004;52:1280-1285.

68. Centers for Disease Control and Prevention. Revised recommendations for HIV testing of adults, adolescents, and pregnant women in health-care settings. MMWR Recomm Rep 2006;55(RR-14):1-17.

69. Centers for Disease Control and Prevention. Ebola (Ebola Virus Disease). http://www.cdc.gov/vhf/ebola/healthcare-us/laboratories/safe-specimen-management.html Accessed June 11, 2015.

70. Centers for Disease Control and Prevention. Ebola (Ebola Virus Disease). Case Count. http://www.cdc.gov/vhf/ebola/outbreaks/2014-west-africa/case-counts.html.

71. Centers for Disease Control and Prevention. H1N1. http://www.cdc.gov/h1n1flu/qa.htm Accessed June 12, 2015.

72. Centers for Disease Control and Prevention. Influenza (Flu). Highly pathogenic Asian Avian Influenza A in people. http://www.cdc.gov/flu/avianflu/h5n1-people.htm. Accessed June 12, 2015.

73. Chan KH, et al. Evaluation of the Directigen FluA + B test for rapid diagnosis of influenza virus type A and B infections. J Clin Microbiol 2002;40:1675-1680.

74. Chan KH, et al. Detection of SARS coronavirus in patients with suspected SARS. Emerg Infect Dis 2004;10:294-299.

75. Chan PK, et al. Human metapneumovirus detection in patients with severe acute respiratory syndrome. Emerg Infect Dis 2003;9:1058-1063.

76. Chandler FW, et al. Immunofluorescence staining of adenovirus in fixed tissues pretreated with trypsin. J Clin Microbiol 1983;17:371-373.

77. Chen SM, et al. Identification of a granulocytotropic *Ehrlichia* species as the etiologic agent of human disease. J Clin Microbiol 1994;32:589-595.

78. Chen SM, et al. Cultivation of *Ehrlichia chaffeensis* in mouse embryo, Vero BGM, and L929 cells and study of *Ehrlichia*-induced cytopathic effect and plaque formation. Infect Immun 1995;63:647-655.

79. Chernin E, et al. Serial propagation of *Toxoplasma gondii* in roller tube cultures of mouse and of human tissues. Proc Soc Exp Biol Med 1954;85:68-72.

80. Chesebro B. Introduction to the transmissible spongiform encephalopathies or prion diseases. Br Med Bull 2003;66:1-20.

81. Chiba S, et al. Sapporo virus: history and recent findings. J Infect Dis 2000;181(Suppl 2):S303-S308.

82. Choi KW, et al. Outcomes and prognostic factors in 267 patients with severe acute respiratory syndrome in Hong Kong. Ann Intern Med 2003;139:715-723.

83. Chong S, et al. Specimen processing and concentration of *Chlamydia trachomatis* added can influence false-negative rates in the LCx assay but not in the APTIMA Combo 2 assay when testing for inhibitors. J Clin Microbiol 2003;41:778-782.

84. Chonmaitree T, et al. Role of the virology laboratory in diagnosis and management of patients with central nervous system disease. Clin Microbiol Rev 1989;2:1-14.

85. Chou S. Reactivation and recombination of multiple cytomegalovirus strains from individual organ donors. J Infect Dis 1989;160:11-15.

86. Christy C, et al. Comparison of three enzyme immunoassays to tissue culture for the diagnosis of rotavirus gastroenteritis in infants and young children. J Clin Microbiol 1990;28:1428-1430.

87. Clavel F, et al. HIV drug resistance. N Engl J Med 2004;350:1023-1035.

88. Clyde WA, et al. Diagnosis of *Chlamydia* infection. Washington DC: American Society for Microbiology, 1984.

89. Cohen JI, et al. Recommendations for prevention of and therapy for exposure to B virus (cercopithecine herpesvirus 1). Clin Infect Dis 2002;35:1191-1203.

90. Cohen OJ, et al. Pathogenesis and medical aspects of HIV-1 infection. In Knipe DM, Howley PM, eds. Fields Virology. 4th Ed. Philadelphia, PA: Lippincott Williams & Wilkins, 2001:2043-2094.

91. Collinge J. Variant Creutzfeldt-Jakob disease. Lancet 1999;354:317-323.

92. Comer JA, et al. Serologic testing for human granulocytic erliquiosis at a national referral center. J Clin Microbiol 1999;37:558-564.

93. Condit RC. Principles of virology. In Knipe DM, Howley PM, eds. Fields Virology. 4th Ed. Philadelphia, PA: Lippincott Williams & Wilkins, 2001:19-51.

94. Cordonnier C, et al. Evaluation of three assays on alveolar lavage fluid in the diagnosis of cytomegalovirus pneumonitis after bone marrow transplantation. J Infect Dis 1987;155:495-500.

95. Cote S, et al. Comparative evaluation of real-time PCR assays for detection of the human metapneumovirus. J Clin Microbiol 2003;41:3631-3635.

96. Couch RB. Rhinoviruses. In Knipe DM, Howley PM, eds. Fields Virology. 4th Ed. Philadelphia, PA: Lippincott Williams & Wilkins, 2001:777-797.

97. Dahl H, et al. Antigen detection: the method of choice in comparison with virus isolation and serology for laboratory diagnosis of herpes zoster in human immunodeficiency virus-infected patients. J Clin Microbiol 1997;35:347-349.

98. Daly P, et al. High-sensitivity PCR detection of parvovirus B19 in plasma. J Clin Microbiol 2002;40:1958-1962.

99. Darwin LH, et al. Comparison of Digene Hybrid Capture 2 and conventional culture for detection of *Chlamydia trachomatis* and *Neisseria gonorrhoeae* in cervical specimens. J Clin Microbiol 2002;40:641-644.

100. Dattel BJ, et al. Isolation of *Chlamydia trachomatis* from sexually abused female adolescents. Obstet Gynecol 1988;72:240-242.

101. Davey DD, Zarbo RJ. Introduction and commentary, Strategic Science Symposium: human papillomavirus testing—are you ready for a new era in cervical cancer screening? Arch Pathol Lab Med 2003;127:927-996.

102. David AS, et al. Postviral fatigue syndrome: time for a new approach. BMJ 1988;296:696-699.

103. Davidsohn I, et al. The laboratory in the diagnosis of infectious mononucleosis with additional notes on epidemiology, etiology and pathogenesis. Med Clin North Am 1962;46:225-244.

104. Dawson JE, et al. Isolation and characterization of an *Ehrlichia* sp. from a patient diagnosed with human erliquiosis. J Clin Microbiol 1991;29:2741-2745.

105. De Benedictis P, Schultz-Cherry S, Burnham A, et al. Astrovirus infections in humans and animals—molecular biology, genetic diversity, and interspecies transmissions. Infect Genet Evol 2011;11:1529-1544.

106. De Tiege X, et al. Limits of early diagnosis of herpes simplex encephalitis in children: a retrospective study of 38 cases. Clin Infect Dis 2003;36:1335-1339.

107. Dean D, et al. Molecular identification of an avian strain of *Chlamydia psittaci* causing severe keratoconjunctivitis in a bird fancier. Clin Infect Dis 1995;20:1179-1185.

108. DeHertogh DA, et al. Hemorrhagic cystitis due to herpes simplex virus as a marker of disseminated herpes infection. Am J Med 1988;84:632-635.

109. del Mar MM, et al. Simultaneous detection of measles virus, rubella virus, and parvovirus b19 by using multiplex PCR. J Clin Microbiol 2002;40:111-116.

110. des Vignes F, et al. Effect of tick removal on transmission of *Borrelia burgdorferi* and *Ehrlichia phagocytophila* by *Ixodes scapularis* nymphs. J Infect Dis 2001;183:773-778.

111. Dhar AD, et al. Tanapox infection in a college student. N Engl J Med 2004;350:361-366.

112. Diaz-Mitoma F, et al. Comparison of DNA amplification, mRNA amplification, and DNA hybridization techniques for detection of cytomegalovirus in bone marrow transplant recipients. J Clin Microbiol 2003;41:5159-5166.

113. Doern GV, et al. Comparison of the Vidas and Bio-Whittaker enzyme immunoassays for detecting IgG reactive with varicella-zoster virus and mumps virus. Diagn Microbiol Infect Dis 1997;28:31-34.

114. Dolin R, et al. Novel agents of viral enteritis in humans. J Infect Dis 1987;155:365-376.

115. Donnelly CA. Bovine spongiform encephalopathy in the United States-an epidemiologist's view. N Engl J Med 2004;350:539-542.

116. Drew WL. Controversies in viral diagnosis. Rev Infect Dis 1986;8:814-824.

117. Drosten C, et al. Rapid detection and quantification of RNA of Ebola and Marburg viruses, Lassa virus, Crimean-Congo hemorrhagic fever virus, Rift Valley fever virus, dengue virus, and yellow fever virus by real-time reverse transcription-PCR. J Clin Microbiol 2002;40:2323-2330.

118. Dumler JS. Serodiagnosis of rickettsial infections. In Isenberg HD, ed. Clinical Microbiology Procedures Handbook. 2nd Ed. Washington, DC: ASM Press, 2004:11.7.1.1-11.7.4.3.

119. Dumler JS, et al. Analysis of genetic identity of North American *Anaplasma phagocytophilum* strains by pulsed-field gel electrophoresis. J Clin Microbiol 2003;41:3392-3394.

120. Dumler JS, et al. Ehrlichial diseases of humans: emerging tick-borne infections. Clin Infect Dis 1995;20:1102-1110.

121. Dumler JS, et al. Reorganization of genera in the families *Rickettsiaceae* and *Anaplasmataceae* in the order *Rickettsiales*: unification of some species of *Ehrlichia* with *Anaplasma*, *Cowdria* with *Ehrlichia* and *Ehrlichia* with *Neorickettsia*, descriptions of six new species combinations and designation of *Ehrlichia equi* and `HGE agent' as subjective synonyms of *Ehrlichia phagocytophila*. Int J Syst Evol Microbiol 2001;51:2145-2165.

122. Dumler JS, et al. Persistent infection with *Ehrlichia chaffeensis*. Clin Infect Dis 1993;17:903-905.

123. Dunn JJ, et al. Sensitivity of respiratory virus culture when screening with R-mix fresh cells. J Clin Microbiol 2004;42:79-82.

124. Durant J, et al. Drug-resistance genotyping in HIV-1 therapy: the VIRADAPT randomised controlled trial. Lancet 1999;353:2195-2199.

125. Dybul M, et al. Guidelines for using antiretroviral agents among HIV-infected adults and adolescents: recommendations of the panel on clinical practices for treatment of HIV. MMWR Recomm Rep 2002;51(RR-07).

126. Eing BR, et al. Evaluation of two enzyme immunoassays for detection of human rotaviruses in fecal specimens. J Clin Microbiol 2001;39:4532-4534.

127. Emanuel D, et al. Rapid immunodiagnosis of cytomegalovirus pneumonia by bronchoalveolar lavage using human and murine monoclonal antibodies. Ann Intern Med 1986;104:476-481.

128. Enders JF, et al. Isolation of measles virus at autopsy in cases of giant-cell pneumonia without rash. N Engl J Med 1959;261:875-881.

129. Enders JF, et al. Cultivation of the Lansing strain of poliomyelitis virus in cultures of various human embryonic tissues. Science 1949;109:85-87.

130. Engblom E, et al. Fatal influenza A myocarditis with isolation of virus from the myocardium. Acta Med Scand 1983;213:75-78.

131. Eremeeva ME, et al. Evaluation of a PCR assay for quantitation of *Rickettsia rickettsii* and closely related spotted fever group rickettsiae. J Clin Microbiol 2003;41:5466-5472.

132. Esposito JJ, et al. Poxviruses. In Knipe DM, Howley PM, eds. Fields Virology. 4th Ed. Philadelphia, PA: Lippincott Williams & Wilkins, 2001:2885-2921.

133. Espy MJ, et al. Detection of herpes simplex virus DNA in genital and dermal specimens by LightCycler PCR after extraction using the IsoQuick, MagNA Pure, and BioRobot 9604 methods. J Clin Microbiol 2001;39:2233-2236.

134. Espy MJ, et al. Detection of herpes simplex virus in conventional tube cell cultures and in shell vials with a DNA probe kit and monoclonal antibodies. J Clin Microbiol 1988;26:22-24.

135. Espy MJ, et al. Rapid detection of influenza virus by shell vial assay with monoclonal antibodies. J Clin Microbiol 1986;24:677-679.

136. Essig A, et al. Diagnosis of ornithosis by cell culture and polymerase chain reaction in a patient with chronic pneumonia. Clin Infect Dis 1995;21:1495-1497.

137. Everett ED, et al. Human erliquiosis in adults after tick exposure: diagnosis using polymerase chain reaction. Ann Intern Med 1994;120:730-735.

138. Falsey AR, et al. Respiratory syncytial virus infection in adults. Clin Microbiol Rev 2000;13:371-384.

139. Falsey AR, et al. Serologic evidence of respiratory syncytial virus infection in nursing home patients. J Infect Dis 1990;162:568-569.

140. Fedorko DP, et al. Effect of age of shell vial monolayers on detection of cytomegalovirus from urine specimens. J Clin Microbiol 1989;27:2107-2109.

141. Fichtenbaum CJ, et al. Erliquiosis presenting as a life-threatening illness with features of the toxic shock syndrome. Am J Med 1993;95:351-357.

142. Fischer TK, et al. Human parechovirus infection, Denmark. Emerg Infect Dis 2014;20:83-87. http://dx.doi.org/10.3201/edi2001.130569.

143. Fishbein DB, et al. Human erliquiosis in the United States, 1985 to 1990. Ann Intern Med 1994;120:736-743.

144. Fishbein DB, et al. Human erliquiosis: prospective active surveillance in febrile hospitalized patients. J Infect Dis 1989;160:803-809.

145. Fleisher GR, et al. Limitations of available tests for diagnosis of infectious mononucleosis. J Clin Microbiol 1983;17:619-624.

146. Foley FD, et al. Herpesvirus infection in burned patients. N Engl J Med 1970;282:652-656.

147. Foley JE, et al. Human granulocytic erliquiosis in Northern California: two case descriptions with genetic analysis of the ehrlichiae. Clin Infect Dis 1999;29:388-392.

148. Fong CKY, et al. An adventitious viral contaminant in commercially supplied A-549 cells: identification of infectious bovine rhinotracheitis virus and its impact on diagnosis of infection in clinical specimens. J Clin Microbiol 1992;30:1611-1613.

149. Forbes BA, et al. Detection of cytomegalovirus in clinical specimens using shell vial centrifugation and conventional cell culture. Diagn Microbiol Infect Dis 1988;10:121-124.

150. Formenty P, et al. Ebola virus outbreak among wild chimpanzees living in a rain forest of Cote d'Ivoire. J Infect Dis 1999;179:S120-S126.

151. Francis DP, et al. Viral load test reports: a description of content from a sample of US laboratories. Arch Pathol Lab Med 2001;125:1546-1554.

152. Freed ER, et al. HIVs and their replication. In Knipe DM, Howley PM, eds. Fields Virology. 4th Ed. Philadelphia, PA: Lippincott Williams & Wilkins, 2001:1971-2041.

153. Freidank HM, et al. Evaluation of a new commercial microimmunofluorescence test for detection of antibodies to *Chlamydia pneumoniae*,

Chlamydia trachomatis, and *Chlamydia psittaci*. Eur J Clin Microbiol Infect Dis 1997;16:685-688.

154. Frenkel LM, et al. Clinical reactivation of herpes simplex virus type 2 infection in seropositive pregnant women with no history of genital herpes. Ann Intern Med 1993;118:414-418.

155. Frey SE, et al. Poxvirus zoonoses-putting pocks into context. N Engl J Med 2004;350:324-327.

156. Fulginiti VA, et al. Smallpox vaccination: a review, part I. Background, vaccination technique, normal vaccination and revaccination, and expected normal reactions. Clin Infect Dis 2003;37:241-250.

157. Fulginiti VA, et al. Smallpox vaccination: a review, part II. Adverse events. Clin Infect Dis 2003;37:251-271.

158. Gajdusek DC. Unconventional viruses and the origin and disappearance of kuru. Science 1977;197:943-960.

159. Galli RA, et al. Sources and magnitude of intralaboratory variability in a sequence-based genotypic assay for human immunodeficiency virus type 1 drug resistance. J Clin Microbiol 2003;41:2900-2907.

160. Gallwitz S, et al. Smallpox: residual antibody after vaccination. J Clin Microbiol 2003;41:4068-4070.

161. Ganem D, et al. Hepatitis B virus infection-natural history and clinical consequences. N Engl J Med 2004;350:1118-1129.

162. Garcia-Tapia AM, et al. Spectrum of parvovirus B19 infection: analysis of an outbreak of 43 cases in Cadiz Spain. Clin Infect Dis 1995;21:1424-1430.

163. Garry RF, et al. Documentation of an AIDS virus infection in the United States in 1968. JAMA 1988;260:2085-2087.

164. Gault E, et al. Evaluation of a new serotyping assay for detection of anti-hepatitis C virus type-specific antibodies in serum samples. J Clin Microbiol 2003;41:2084-2087.

165. Gaydos CA, et al. Phylogenetic relationship of *Chlamydia pneumoniae* to *Chlamydia psittaci* and *Chlamydia trachomatis* as determined by analysis of 16S ribosomal DNA sequences. Int J Syst Bacteriol 1993;43:610-612.

166. Gaydos CA, et al. Performance of the APTIMA Combo 2 Assay for detection of *Chlamydia trachomatis* and *Neisseria gonorrhoeae* in female urine and endocervical swab specimens. J Clin Microbiol 2003;41:304-309.

167. Gdoura R, et al. Culture-negative endocarditis due to *Chlamydia pneumoniae*. J Clin Microbiol 2002;40:718-720.

168. Gentry GA, et al. Isolation and differentiation of herpes simplex virus and *Trichomonas vaginalis* in cell culture. J Clin Microbiol 1985;22:199-204.

169. Gerin JL, et al. Hepatitis delta virus. In Knipe DM, Howley PM, eds. Fields Virology. 4th Ed. Philadelphia: Lippincott Williams & Wilkins, 2001: 3037-3050.

170. Gibbs CJ Jr, et al. Experimental transmission of scrapie to cattle. Lancet 1990;335:1275.

171. Glass GE, et al. Infection with a ratborne hantavirus in US residents is consistently associated with hypertensive renal disease. J Infect Dis 1993;167:614-620.

172. Glatzel M, et al. Extraneural pathologic prion protein in sporadic Creutzfeldt-Jakob disease. N Engl J Med 2003;349:1812-1820.

173. Gleaves CA, et al. Use of murine monoclonal antibodies for laboratory diagnosis of varicella-zoster virus infection. J Clin Microbiol 1988;26:1623-1625.

174. Glezen WP, et al. Acute respiratory disease of university students with special reference to the etiologic role of herpesvirus hominis. Am J Epidemiol 1975;101:111-121.

175. Goff SP. *Retroviridae*: the retroviruses and their replication. In Knipe DM, Howley PM, eds. Fields Virology. 4th Ed. Philadelphia, PA: Lippincott Williams & Wilkins, 2001:1871-1939.

176. Goh KJ, et al. Clinical features of Nipah virus encephalitis among pig farmers in Malaysia. N Engl J Med 2000;342:1229-1235.

177. Goldmann DA. Epidemiology and prevention of pediatric viral respiratory infections in health-care institutions. Emerg Infect Dis 2001;7:249-253.

178. Goldsmith CS, et al. Modern uses for electron microscopy for the detection of viruses. Clin Microbiol Rev 2009;22:552-563.

179. Goodell SE, et al. Herpes simplex virus proctitis in homosexual men. Clinical, sigmoidoscopic, and histopathological features. N Engl J Med 1983;308:868-871.

180. Goodman JL, et al. Direct cultivation of the causative agent of human granulocytic erliquiosis. N Engl J Med 1996;334:209-215.

181. Grangeot-Keros L, et al. Evaluation of a new enzyme immunoassay based on recombinant rubella virus-like particles for detection of immunoglobulin M antibodies to rubella virus. J Clin Microbiol 1997;35:398-401.

182. Grant RM, et al. Time trends in primary HIV-1 drug resistance among recently infected persons. JAMA 2002;288:181-188.

183. Grant RM, et al. Accuracy of the TRUGENE HIV-1 genotyping kit. J Clin Microbiol 2003;41:1586-1593.

184. Grayston JT. Background and current knowledge of *Chlamydia pneumoniae* and atherosclerosis. J Infect Dis 2000;181:S402-S410.

185. Grayston JT, et al. Community- and hospital-acquired pneumonia associated with Chlamydia TWAR infection demonstrated serologically. Arch Intern Med 1989;149:169-173.

186. Gregg MB. Recent outbreaks of lymphocytic choriomeningitis in the United States of America. Bull World Health Organ 1975;52:549-554.

187. Gregory WW, et al. Practical protocol for cytomegalovirus isolation: use of MRC-5 cell monolayers incubated for 2 weeks. J Clin Microbiol 1983;17:605-609.

188. Grossman MC, et al. The Tzanck smear: can dermatologists accurately interpret it? J Am Acad Dermatol 1992;27:403-405.

189. Gu Z, et al. Multiplexed, real-time PCR for quantitative detection of human adenovirus. J Clin Microbiol 2003;41:4636-4641.

190. Guan Y, et al. Isolation and characterization of viruses related to the SARS coronavirus from animals in southern China. Science 2003;302:276-278.

191. Guarner J, et al. Intestinal Intussusception associated with adenovirus infection in Mexican children. Am J Clin Pathol 2003;120:845-850.

192. Guide for HIV/AIDS Clinical Care. HIV Classification: CDC and WHO Staging Systems. Aidsetc.org/guide/hiv-classification-cdc-and-who-staging-systems. Accessed June 17, 2015.

193. Guidry GG, et al. Respiratory syncytial virus infection among intubated adults in a university medical intensive care unit. Chest 1991;100:1377-1384.

194. Hackman RC, et al. Rapid diagnosis of cytomegaloviral pneumonia by tissue immunofluorescence with a murine monoclonal antibody. J Infect Dis 1985;151:325-329.

195. Hall AJ, et al. Incidence of acute gastroenteritis and role of norovirus, Georgia, USA, 2004-2005. Emerg Infect Dis 2011;17:1381-1388.

196. Hall CB. Respiratory syncytial virus and parainfluenza virus. N Engl J Med 2001;344:1917-1928.

197. Hall CB, et al. Respiratory syncytial virus infections in previously healthy working adults. Clin Infect Dis 2001;33:792-796.

198. Hall CJ, et al. Laboratory outbreak of Q fever acquired from sheep. Lancet 1982;1:1004-1006.

199. Halstead SB, et al. Observations related to the pathogenesis of dengue hemorrhagic fever. II. Antigenic and biologic properties of dengue viruses and their association with disease response in the host. Yale J Biol Med 1970;42:276-292.

200. Hammerschlag MR, et al. Persistent infection with *Chlamydia pneumoniae* following acute respiratory illness. Clin Infect Dis 1992;14:178-182.

201. Hanna GJ, et al. Comparison of sequencing by hybridization and cycle sequencing for genotyping of human immunodeficiency virus type 1 reverse transcriptase. J Clin Microbiol 2000;38:2715-2721.

202. Harder TC, et al. New LightCycler PCR for rapid and sensitive quantification of parvovirus B19 DNA guides therapeutic decision-making in relapsing infections. J Clin Microbiol 2001;39:4413-4419.

203. Harding HB. The epidemiology of sporadic urban ornithosis. Am J Clin Pathol 1962;38:230-243.

204. Harrison SC. Principles of virus structure. In Knipe DM, Howley PM, eds. Fields Virology. 4th Ed. Philadelphia, PA: Lippincott Williams & Wilkins, 2001:53-85.

205. Hatta M, et al. Molecular basis for high virulence of Hong Kong H5N1 influenza A viruses. Science 2001;293:1840-1842.

206. Hattwick MA, et al. Rocky Mountain spotted fever: epidemiology of an increasing problem. Ann Intern Med 1976;84:732-739.

207. Hayden FG, et al. Emerging influenza antiviral resistance. J Infect Dis 2011;203:6-10.

208. Hayflick L. The limited in vitro lifetime of human diploid cell strains. Exp Cell Res 1965;37:614-636.

209. Hazelton PR, et al. Electron microscopy for rapid diagnosis of infectious agents in emergent situations. Emerg Infect Dis 2003;9:294-303.

210. Hechemy KE, et al. Detection of Rocky Mountain spotted fever antibodies by a latex agglutination test. J Clin Microbiol 1980;12:144-150.

211. Hechemy KE, et al. Discrepancies in Weil-Felix and microimmunofluorescence test results for Rocky Mountain spotted fever. J Clin Microbiol 1979;9:292-293.

212. Heikkinen T, et al. Nasal swab versus nasopharyngeal aspirate for isolation of respiratory viruses. J Clin Microbiol 2002;40:4337-4339.

213. Hermann C, et al. Comparison of eleven commercial tests for *Chlamydia pneumoniae*-specific immunoglobulin G in asymptomatic healthy individuals. J Clin Microbiol 2002;40:1603-1609.

214. Hien TT, et al. Avian influenza-a challenge to global health care structures. N Engl J Med 2004;351:2363-2365.

215. Higgins JA, et al. *Rickettsia felis*: a new species of pathogenic *Rickettsia* isolated from cat fleas. J Clin Microbiol 1996;34:671-674.

216. Hirata R, et al. Patients with hepatitis A with negative IgM-HA antibody at early stages. Am J Gastroenterol 1995;90:1168-1169.

217. Hirsch MS, et al. Antiretroviral drug resistance testing in adults infected with human immunodeficiency virus type 1: 2003 recommendations of an International AIDS Society-USA Panel. Clin Infect Dis 2003;37:113-128.

218. Hirsch MS, et al. Antiretroviral drug resistance testing in adult HIV-1 infection: recommendations of an International AIDS Society-USA Panel. JAMA 2000;283:2417-2426.

219. Ho AS, et al. An outbreak of severe acute respiratory syndrome among hospital workers in a community hospital in Hong Kong. Ann Intern Med 2003;139:564-567.

220. Ho M, et al. The transplanted kidney as a source of cytomegalovirus infection. N Engl J Med 1975;293:1109-1112.

221. Ho SK, et al. Comparison of the CMV brite turbo assay and the digene hybrid capture CMV DNA (version 2.0) assay for quantitation of cytomegalovirus in renal transplant recipients. J Clin Microbiol 2000;38:3743-3745.

222. Hochberg FH, et al. Influenza type B-related encephalopathy. The 1971 outbreak of Reye syndrome in Chicago. JAMA 1975;231:817-821.

223. Hollinger FB, et al. Hepatitis A virus. In Knipe DM, Howley PM, eds. Fields Virology. 4th Ed. Philadelphia, PA: Lippincott Williams & Wilkins, 2001:799-840.

224. Hollinger FB, et al. Hepatitis B virus. In Knipe DM, Howley PM, eds. Fields Virology. 4th Ed. Philadelphia, PA: Lippincott Williams & Wilkins, 2001:2971-3036.

225. Holmes KV. Coronaviruses. In Knipe DM, Howley PM, eds. Fields Virology. 4th Ed. Philadelphia, PA: Lippincott Williams & Wilkins, 2001:1187-1203.

226. Holodniy M, et al. Stability of plasma human immunodeficiency virus load in VACUTAINER PPT plasma preparation tubes during overnight shipment. J Clin Microbiol 2000;38:323-326.

227. Holzl G, et al. Entirely automated quantification of human immunodeficiency virus type 1 (HIV-1) RNA in plasma by using the ultrasensitive COBAS AMPLICOR HIV-1 monitor test and RNA purification on the MagNA pure LC instrument. J Clin Microbiol 2003;41:1248-1251.

228. Hondo R, et al. Enzymatic treatment of formalin-fixed and paraffin-embedded specimens for detection of antigens of herpes simplex, varicella-zoster and human cytomegaloviruses. Jpn J Exp Med 1982;52:17-25.

229. Horowitz HW, et al. Reinfection with the agent of human granulocytic erlichiosis. Ann Intern Med 1998;129:461-463.

230. Horwitz CA, et al. Clinical and laboratory evaluation of infants and children with Epstein-Barr virus-induced infectious mononucleosis: report of 32 patients (aged 10-48 months). Blood 1981;57:933-938.

231. Horwitz CA, et al. Heterophil-negative infectious mononucleosis and mononucleosis-like illnesses. laboratory confirmation of 43 cases. Am J Med 1977;63:947-957.

232. Horwitz CA, et al. Spurious rapid infections mononucleosis test results in non- infectious mononucleosis sera: the role of high-titer horse agglutinins. Am J Clin Pathol 1982;78:48-53.

233. Horwitz MA. Adenoviruses. In Knipe DM, Howley PM, eds. Fields Virology. 4th Ed. Philadelphia, PA: Lippincott Williams & Wilkins, 2001:2301-2326.

234. Houff SA, et al. Human-to-human transmission of rabies virus by corneal transplant. N Engl J Med 1979;300:603-604.

235. Howell CL, et al. Effect of sucrose phosphate and sorbitol on infectivity of enveloped viruses during storage. J Clin Microbiol 1983;18:658-662.

236. Howell CL, et al. Elimination of toxicity and enhanced cytomegalovirus detection in cell cultures inoculated with semen from patients with acquired immunodeficiency syndrome. J Clin Microbiol 1986;24:657-660.

237. Hsiung GD. Diagnostic virology illustrated by light and electron microscopy. 3rd Ed. New Haven, CT: Yale University Press, 1982.

238. Huang YT, et al. Application of mixed cell lines for the detection of viruses from clinical specimens. Clin Microbiol Newslett 2000;22:89-92.

239. Huang YT, et al. Engineered BGMK cells for sensitive and rapid detection of enteroviruses. J Clin Microbiol 2002;40:366-371.

240. Huang YT, et al. Cryopreserved cell monolayers for rapid detection of herpes simplex virus and influenza virus. J Clin Microbiol 2002;40:4301-4303.

241. Huovinen P, et al. Pharyngitis in adults: the presence and coexistence of viruses and bacterial organisms. Ann Intern Med 1989;110:612-616.

242. Hyman CL, et al. Prevalence of asymptomatic nasopharyngeal carriage of *Chlamydia pneumoniae* in subjectively healthy adults: assessment by polymerase chain reaction-enzyme immunoassay and culture. Clin Infect Dis 1995;20:1174-1178.

243. Irani DN, et al. Diagnosis and prevention of bovine spongiform encephalopathy and variant Creutzfeldt-Jakob disease. Annu Rev Med 2003;54:305-319.

244. Iwarson S, et al. Hepatitis C: natural history of a unique infection. Clin Infect Dis 1995;20:1361-1370.

245. Jerome KR, et al. Quantitative stability of DNA after extended storage of clinical specimens as determined by real-time PCR. J Clin Microbiol 2002;40:2609-2611.

246. Jesionek K. Über einen Befund von protozoenartigen Gebilden in den Organen eines Feten. Münch Med Wochenschr 1904;51:1905-1907.

247. Jin L, et al. Genetic heterogeneity of mumps virus in the United Kingdom: identification of two new genotypes. J Infect Dis 1999;180:829-833.

248. Johnson FB. Transport of viral specimens. Clin Microbiol Rev 1990;3:120-131.

249. Johnson KM, et al. Virus isolations from human cases of hemorrhagic fever in Bolivia. Proc Soc Exp Biol Med 1965;118:113-118.

250. Johnson RE, et al. Evaluation of nucleic acid amplification tests as reference tests for *Chlamydia trachomatis* infections in asymptomatic Men. J Clin Microbiol 2000;38:4382-4386.

251. Johnson RE, et al. Screening tests to detect *Chlamydia trachomatis* and *Neisseria gonorrhoeae* infections—2002. MMWR Recomm Rep 2002;51(RR-15):1-38.

252. Johnson RT, et al. Creutzfeldt-Jakob disease and related transmissible spongiform encephalopathies. N Engl J Med 1998;339:1994-2004.

253. Johnson RT, et al. Measles encephalomyelitis—clinical and immunologic studies. N Engl J Med 1984;310:137-141.

254. Jones RB, et al. *Chlamydia trachomatis* (trachoma, perinatal infections, lymphogranuloma venereum, and other genital infections). In Mandell GL, Bennett JE, Dolin R, eds. Mandell, Douglas, and Bennett's Principles and Practice of Infectious Diseases. 5th Ed. Philadelphia, PA: Churchill Livingstone, 2000:1989-2004.

255. Kahn J. Preventing hepatitis A and hepatitis B virus infections among men who have sex with men. Clin Infect Dis 2002;35:1382-1387.

256. Kahn JO, et al. Acute human immunodeficiency virus type 1 infection. N Engl J Med 1998;339:33-39.

257. Kalayoglu MV, et al. *Chlamydia pneumoniae* as an emerging risk factor in cardiovascular disease. JAMA 2002;288:2724-2731.

258. Kapikian AZ, et al. Rotaviruses. In Knipe DM, Howley PM, eds. Fields Virology. 4th Ed. Philadelphia, PA: Lippincott Williams & Wilkins, 2001:1787-1833.

259. Kapikian AZ, et al. Visualization by immune electron microscopy of a 27-nm particle associated with acute infectious nonbacterial gastroenteritis. J Virol 1972;10:1075-1081.

260. Kaplan JE, et al. The sensitivity of various serologic tests in the diagnosis of Rocky Mountain spotted fever. Am J Trop Med Hyg 1986;35:840-844.

261. Karim MR, et al. Detection of noroviruses in water-summary of an international workshop. J Infect Dis 2004;189:21-28.

262. Kass EM, et al. Rickettsialpox in a New York City hospital, 1980 to 1989. N Engl J Med 1994;331:1612-1617.

263. Katavolos P, et al. Duration of tick attachment required for transmission of granulocytic erlichiosis. J Infect Dis 1998;177:1422-1425.

264. Kauppinen M, et al. Pneumonia due to *Chlamydia pneumoniae*: prevalence, clinical features, diagnosis, and treatment. Clin Infect Dis 1995;21:S244-S252.

265. Kimbrough RC, et al. Q fever endocarditis in the United States. Ann Intern Med 1979;91:400-402.

266. Kimura T, et al. New enzyme immunoassay for detection of hepatitis B virus core antigen (HBcAg) and relation between levels of HBcAg and HBV rDNA. J Clin Microbiol 2003;41:1901-1906.

267. Kiviat NB, et al. Cytologic manifestations of cervical and vaginal infections. II. Confirmation of *Chlamydia trachomatis* infection by direct immunofluorescence using monoclonal antibodies. JAMA 1985;253:997-1000.

268. Klatt EC, et al. Evolving trends revealed by autopsies of patients with the acquired immunodeficiency syndrome. 565 autopsies in adults with the acquired immunodeficiency syndrome, Los Angeles, Calif, 1992-1993. Arch Pathol Lab Med 1994;118:884-890.

269. Klempner MS, et al. Crossing the species barrier-one small step to man, one giant leap to mankind. N Engl J Med 2004;350:1171-1172.

270. Klevjer-Anderson P, et al. Comparison of a new latex agglutination assay with indirect immunofluorescence to detect varicella-zoster antibodies. Diagn Microbiol Infect Dis 1993;17:247-249.

271. Knipe DM, et al., eds. Fields Virology. 4th Ed. Philadelphia, PA: Lippincott Williams & Wilkins, 2001.

272. Koff RS, et al. Viral hepatitis in a group of Boston hospitals. III. Importance of exposure to shellfish in a nonepidemic period. N Engl J Med 1967;276:703-710.

273. Krajden M, et al. Qualitative detection of hepatitis C virus RNA: comparison of analytical sensitivity, clinical performance, and workflow of the Cobas Amplicor HCV test version 2.0 and the HCV RNA transcription-mediated amplification qualitative assay. J Clin Microbiol 2002;40:2903-2907.

274. Krause JR, et al. Morphological diagnosis of parvovirus B19 infection. A cytopathic effect easily recognized in air-dried, formalin-fixed bone marrow smears stained with hematoxylin-eosin or Wright-Giemsa. Arch Pathol Lab Med 1992;116:178-180.

275. Krause PJ, et al. Unreliability of Rotazyme ELISA test in neonates. J Pediatr 1983;103:259-262.

276. La Scola B, et al. Laboratory diagnosis of rickettsioses: current approaches to diagnosis of old and new rickettsial diseases. J Clin Microbiol 1997;35:2715-2727.

277. Lafferty WE, et al. Recurrences after oral and genital herpes simplex virus infection. Influence of site of infection and viral type. N Engl J Med 1987;316:1444-1449.

278. Lai KK, et al. Evaluation of real-time PCR versus PCR with liquid-phase hybridization for detection of enterovirus RNA in cerebrospinal fluid. J Clin Microbiol 2003;41:3133-3141.

279. Lamb RA, et al. *Orthomyxoviridae:* the viruses and their replication. In Knipe DM, Howley PM, eds. Fields Virology. 4th Ed. Philadelphia, PA: Lippincott Williams & Wilkins, 2001:1487-1531.

280. Landry ML, et al. SimulFluor respiratory screen for rapid detection of multiple respiratory viruses in clinical specimens by immunofluorescence staining. J Clin Microbiol 2000;38:708-711.

281. Landry ML, et al. Suboptimal detection of influenza virus in adults by the Directigen Flu A + B enzyme immunoassay and correlation of results with the number of antigen-positive cells detected by cytospin immunofluorescence. J Clin Microbiol 2003;41:3407-3409.

282. Landry ML, et al. Detection of herpes simplex virus in clinical specimens by cytospin-enhanced direct immunofluorescence. J Clin Microbiol 1997;35:302-304.

283. Landry ML, et al. Use of plastic Vacutainer tubes for quantification of human immunodeficiency virus type 1 in blood specimens. J Clin Microbiol 2001;39:354-356.

284. Landry ML, et al. Comparison of the NucliSens Basic kit (Nucleic Acid Sequence-Based Amplification) and the Argene Biosoft Enterovirus Consensus Reverse Transcription-PCR assays for rapid detection of enterovirus RNA in clinical specimens. J Clin Microbiol 2003;41:5006-5010.

285. Landry ML, et al. Primary isolation of viruses. In Specter S, Hodinka RL, Young SA, eds. Clinical Virology Manual. 3rd Ed. Washington, DC: ASM Press, 2000:27-42.

286. Latorre CR, et al. Serial propagation of *Pneumocystis carinii* in cell line cultures. Appl Environ Microbiol 1977;33:1204-1206.

287. Lazzarotto T, et al. Prenatal diagnosis of congenital cytomegalovirus infection. J Clin Microbiol 1998;36:3540-3544.

288. Lazzarotto T, et al. Development of a new cytomegalovirus (CMV) immunoglobulin M (IgM) immunoblot for detection of CMV-specific IgM. J Clin Microbiol 1998;36:3337-3341.

289. Lee FS, et al. Human granulocytic erliquiosis presenting as facial diplegia in a 42-year-old woman. Clin Infect Dis 2000;31:1288-1291.

290. Lefkowitz EJ. Taxonomy and classification of viruses. Chapter 78. In Jorgensen JH, Pfaller MA, eds. Manual of Clinical Microbiology. 11th Ed. Washington, DC: ASM Press, 2015.

291. Levin MJ, et al. Factors influencing quantitative isolation of varicella-zoster virus. J Clin Microbiol 1984;19:880-883.

292. Levine AJ. The origins of virology. In Knipe DM, Howley PM, eds. Fields Virology. 4th Ed. Philadelphia, PA: Lippincott Williams & Wilkins, 2001:1-18.

293. Li H, et al. Measurement of human cytomegalovirus loads by quantitative real-time PCR for monitoring clinical intervention in transplant recipients. J Clin Microbiol 2003;41:187-191.

294. Liljeqvist JA, et al. Typing of clinical herpes simplex virus type 1 and type 2 isolates with monoclonal antibodies. J Clin Microbiol 1999;37:2717-2718.

295. Lindenbach BD, et al. *Flaviviridae:* the viruses and their replication. In Knipe DM, Howley PM, eds. Fields Virology. 4th Ed. Philadelphia, PA: Lippincott Williams & Wilkins, 2001:991-1041.

296. Livengood CH III, et al. Evaluation of COBAS AMPLICOR (Roche): accuracy in detection of *Chlamydia trachomatis* and *Neisseria gonorrhoeae* by coamplification of endocervical specimens. J Clin Microbiol 2001;39:2928-2932.

297. Louie JK, et al. Trends in causes of death among persons with acquired immunodeficiency syndrome in the era of highly active antiretroviral therapy, San Francisco, 1994-1998. J Infect Dis 2002;186:1023-1027.

298. Lowy DR, et al. Papillomaviruses. In Knipe DM, Howley PM, eds. Fields Virology. 4th Ed. Philadelphia, PA: Lippincott Williams & Wilkins, 2001:2231-2264.

299. Maass M, et al. Transport and storage conditions for cultural recovery of *Chlamydia pneumoniae*. J Clin Microbiol 1995;33:1793-1796.

300. MacDonald KL, et al. Toxic shock syndrome. A newly recognized complication of influenza and influenzalike illness. JAMA 1987;257:1053-1058.

301. MacDonald NE, et al. Respiratory syncytial viral infection in infants with congenital heart disease. N Engl J Med 1982;307:397-400.

302. Mack T. A different view of smallpox and vaccination. N Engl J Med 2003;348:460-463.

303. Maeda K, et al. Human infection with *Ehrlichia canis*, a leukocytic rickettsia. N Engl J Med 1987;316:853-856.

304. Major EO. Human polyomavirus. In Knipe DM, Howley PM, eds. Fields Virology. 4th Ed. Philadelphia, PA: Lippincott Williams & Wilkins, 2001:2175-2196.

305. Major ME, et al. Hepatitis C viruses. In Knipe DM, Howley PM, eds. Fields Virology. 4th Ed. Philadelphia, PA: Lippincott Williams & Wilkins, 2001:1127-1161.

306. Malan AK, et al. Evaluations of commercial West Nile virus immunoglobulin G (IgG) and IgM enzyme immunoassays show the value of continuous validation. J Clin Microbiol 2004;42:727-733.

307. Manayani DJ, et al. Comparison of molecular and conventional methods for typing of enteroviral isolates. J Clin Microbiol 2002;40:1069-1070.

308. Marchette NJ, et al. Studies on the pathogenesis of dengue infection in monkeys. III. Sequential distribution of virus in primary and heterologous infections. J Infect Dis 1973;128:23-30.

309. Marquez A, et al. Influence of glutamine on multiplication and cytopathic effect of respiratory syncytial virus. Proc Soc Exp Biol Med 1967;124:95-99.

310. Marsano L, et al. Comparison of culture and serology for the diagnosis of cytomegalovirus infection in kidney and liver transplant recipients. J Infect Dis 1990;161:454-461.

311. Marshall WF, et al. Rapid detection of polyomavirus BK by a shell vial cell culture assay. J Clin Microbiol 1990;28:1613-1615.

312. Martin WJ, et al. Rapid detection of cytomegalovirus in bronchoalveolar lavage specimens by a monoclonal antibody method. J Clin Microbiol 1986;23:1006-1008.

313. Martinello RA, et al. Correlation between respiratory syncytial virus genotype and severity of illness. J Infect Dis 2002;186:839-842.

314. Martino R, et al. Respiratory virus infections in adults with hematologic malignancies: a prospective study. Clin Infect Dis 2003;36:1-8.

315. Marty AM, et al. Erliquiosis mimicking thrombotic thrombocytopenic purpura. Case report and pathological correlation. Hum Pathol 1995;26: 920-925.

316. Maruyama T, et al. The serology of chronic hepatitis B infection revisited. J Clin Invest 1993;91:2586-2595.

317. Massung RF, et al. Epidemic typhus meningitis in the southwestern United States. Clin Infect Dis 2001;32:979-982.

318. Massung RF, et al. Genetic variants of *Ehrlichia phagocytophila*, Rhode Island and Connecticut. Emerg Infect Dis 2002;8:467-472.

319. Massung RF, et al. Comparison of PCR assays for detection of the agent of human granulocytic erliquiosis, *Anaplasma phagocytophilum*. J Clin Microbiol 2003;41:717-722.

320. Matsui SM, et al. Astroviruses. In Knipe DM, Howley PM, eds. Fields Virology. 4th Ed. Philadelphia, PA: Lippincott Williams & Wilkins, 2001: 875-893.

321. Maurin M, et al. Q fever. Clin Microbiol Rev 1999;12:518-553.

322. McCarter YS, et al. Comparison of virus culture and direct immunofluorescent staining of cytocentrifuged virus transport medium for detection of varicella-zoster virus in skin lesions. Am J Clin Pathol 1998;109:631-633.

323. McConnell CT Jr, et al. Radiographic appearance of *Chlamydia pneumoniae* (TWAR strain) respiratory infections. CBPIS Study Group. Community-based Pneumonia Incidence Study. Radiology 1994;192:819-824.

324. McGarrity GJ, et al. Cell culture techniques. ASM 1985;51:170-183.

325. McIntosh K, et al. Human metapneumovirus-an important new respiratory virus. N Engl J Med 2004;350:431-433.

326. Meyer H, et al. Outbreaks of disease suspected of being due to human monkeypox virus infection in the Democratic Republic of Congo in 2001. J Clin Microbiol 2002;40:2919-2921.

327. Michalak TI, et al. Hepatitis B virus persistence after recovery from acute viral hepatitis. J Clin Invest 1994;93:230-239.

328. Mitchell PD, et al. Immunoserologic evidence of coinfection with *Borrelia burgdorferi*, *Babesia microti*, and human granulocytic *Ehrlichia* species in residents of Wisconsin and Minnesota. J Clin Microbiol 1996;34:724-727.

329. Mitchell PS, et al. Laboratory diagnosis of central nervous system infections with herpes simplex virus by PCR performed with cerebrospinal fluid specimens. J Clin Microbiol 1997;35:2873-2877.

330. Mitsuyasu R. Oncological complications of human immunodeficiency virus disease and hematologic consequences of their treatment. Clin Infect Dis 1999;29:35-43.

331. Mocarski ES Jr, et al. Cytomegaloviruses and their replication. In Knipe DM, Howley PM, eds. Fields Virology. 4th Ed. Philadelphia, PA: Lippincott Williams & Wilkins, 2001:2629-2673.

332. Montalban GS, et al. Performance of three commercially available monoclonal reagents for confirmation of *Chlamydia pneumoniae* in cell culture. J Clin Microbiol 1994;32:1406-1407.

333. Moore PS, et al. Kaposi's sarcoma-associated herpesvirus. In Knipe DM, Howley PM, eds. Fields Virology. 4th Ed. Philadelphia, PA: Lippincott Williams & Wilkins, 2001:2803-2833.

334. Morishima C, et al. Strengths and limitations of commercial tests for hepatitis C virus RNA quantification. J Clin Microbiol 2004;42:421-425.

335. Moriuchi H, et al. Community-acquired influenza C virus infection in children. J Pediatr 1991;118:235-238.

336. Moroney JF, et al. Detection of chlamydiosis in a shipment of pet birds, leading to recognition of an outbreak of clinically mild psittacosis in humans. Clin Infect Dis 1998;26:1425-1429.

337. Morrison RE, et al. Adult meningoencephalitis caused by herpesvirus hominis type 2. Am J Med 1974;56:540-544.

338. Morrow RA, et al. Inaccuracy of certain commercial enzyme immunoassays in diagnosing genital infections with herpes simplex virus types 1 or 2. Am J Clin Pathol 2003;120:839-844.

339. Morrow RA, et al. Performance of the Focus and Kalon enzyme-linked immunosorbent assays for antibodies to herpes simplex virus type 2 glycoprotein G in culture-documented cases of genital herpes. J Clin Microbiol 2003;41:5212-5214.

340. Morton HJ. A survey of commercially available tissue culture media. In Vitro 1970;6:89-108.

341. Moss B. *Poxviridae*: the viruses and their replication. In Knipe DM, Howley PM, eds. Fields Virology. 4th Ed. Philadelphia, PA: Lippincott Williams & Wilkins, 2001:2849-2883.

342. Motyl MR, et al. Diagnosis of herpesvirus infections: correlation of Tzanck preparation with viral isolation. Diagn Microbiol Infect Dis 1984;2:157-160.

343. Mufson MA, et al. Respiratory syncytial virus epidemics: variable dominance of subgroups A and B strains among children, 1981-1986. J Infect Dis 1988;157:143-148.

344. Murphy FA. Virus taxonomy. In Fields BN, Knipe DM, Howley PM, et al., eds. Fields Virology. 3rd Ed. Philadelphia, PA: Lippincott-Raven,1996:15-57.

345. Murphy FA, et al. Morphologic comparison of Machupo with lymphocytic choriomeningitis virus: basis for a new taxonomic group. J Virol 1969;4:535-541.

346. Mushahwar IK, et al. Radioimmunoassay for detection of hepatitis B e antigen and its antibody: results of clinical evaluation. Am J Clin Pathol 1981;76:692-697.

347. Musso D, et al. *Coxiella burnetii* blood cultures from acute and chronic Q-fever patients. J Clin Microbiol 1995;33:3129-3132.

348. Nahmias AJ, et al. Herpes simplex virus encephalitis: laboratory evaluations and their diagnostic significance. J Infect Dis 1982;145:829-836.

349. Naib ZM, et al. Cytological features of viral respiratory tract infections. Acta Cytol 1968;12:162-171.

350. Nash G. Necrotizing tracheobronchitis and bronchopneumonia consistent with herpetic infection. Hum Pathol 1972;3:283-291.

351. Nelson-Rees WA, et al. Banded marker chromosomes as indicators of intraspecies cellular contamination. Science 1974;184:1093-1096.

352. Nichol ST. Bunyaviruses. In Knipe DM, Howley PM, eds. Fields Virology. 4th Ed. Philadelphia, PA: Lippincott Williams & Wilkins, 2001:1603-1633.

353. Noah DL, et al. Epidemiology of human rabies in the United States, 1980 to 1996. Ann Intern Med 1998;128:922-930.

354. Nolte FS, et al. Clinical evaluation of two methods for genotyping hepatitis C virus based on analysis of the 5' noncoding region. J Clin Microbiol 2003;41:1558-1564.

355. Oldach DW, et al. Rapid diagnosis of *Chlamydia psittaci* pneumonia. Clin Infect Dis 1993;17:338-343.

356. Oster CN, et al. Laboratory-acquired Rocky Mountain spotted fever. The hazard of aerosol transmission. N Engl J Med 1977;297:859-863.

357. Paddock CD, et al. Infections with *Ehrlichia chaffeensis* and *Ehrlichia ewingii* in persons coinfected with human immunodeficiency virus. Clin Infect Dis 2001;33:1586-1594.

358. Paddock CD, et al. Hidden mortality attributable to Rocky Mountain spotted fever: immunohistochemical detection of fatal, serologically unconfirmed disease. J Infect Dis 1999;179:1469-1476.

359. Pallansch MA, et al. Enteroviruses: polioviruses, coxsackieviruses, echoviruses, and newer enteroviruses. In Knipe DM, Howley PM, eds. Fields Virology. 4th Ed. Philadelphia, PA: Lippincott Williams & Wilkins, 2001:723-775.

360. Pancholi P, et al. *Ixodes dammini* as a potential vector of human granulocytic erliquiosis. J Infect Dis 1995;172:1007-1012.

361. Pass RF. Cytomegalovirus. In Knipe DM, Howley PM, eds. Fields Virology. 4th Ed. Philadelphia, PA: Lippincott Williams & Wilkins, 2001:2675-2705.

362. Patel N, et al. Confirmation of low-titer, herpes simplex virus-positive specimen results by the enzyme-linked virus-inducible system (ELVIS) using PCR and repeat testing. J Clin Microbiol 1999;37:3986-3989.

363. Paya CV, et al. Rapid shell vial culture and tissue histology compared with serology for the rapid diagnosis of cytomegalovirus infection in liver transplantation. Mayo Clin Proc 1989;64:670-675.

364. Paya CV, et al. Evaluation of number of shell vial cell cultures per clinical specimen for rapid diagnosis of cytomegalovirus infection. J Clin Microbiol 1988;26:198-200.

365. Payne FE, et al. Isolation of measles virus from cell cultures of brain from a patient with subacute sclerosing panencephalitis. N Engl J Med 1969;281:585-589.

366. Peeling RW, et al. *Chlamydia pneumoniae* serology: interlaboratory variation in microimmunofluorescence assay results. J Infect Dis 2000;181(Suppl 3):S426-S429.

367. Pellett PE, et al. Human herpesviruses 6A, 6B, and 7. In Knipe DM, Howley PM, eds. Fields Virology. 4th Ed. Philadelphia, PA: Lippincott Williams & Wilkins, 2001:2769-2801.

368. Peltola V, et al. Influenza A and B virus infections in children. Clin Infect Dis 2003;36:299-305.

369. Peters CJ. Ebola virus. J Infect Dis 1999;179:S1-S288.

370. Peters CJ, et al. Hantavirus pulmonary syndrome: the new American hemorrhagic fever. Clin Infect Dis 2002;34:1224-1231.

371. Petersen LR, et al. West Nile virus: a primer for the clinician. Ann Intern Med 2002;137:173-179.

372. Philip RN, et al. Microimmunofluorescence test for the serological study of Rocky Mountain spotted fever and typhus. J Clin Microbiol 1976;3:51-61.

373. Podzorski RP. Molecular testing in the diagnosis and management of hepatitis C virus infection. Arch Pathol Lab Med 2002;126:285-290.

374. Poggio GP, et al. Nested PCR for rapid detection of mumps virus in cerebrospinal fluid from patients with neurological diseases. J Clin Microbiol 2000;38:274-278.

375. Pomerantz RJ, et al. HIV and GB virus C-can two viruses be better than one? N Engl J Med 2004;350:963-965.

376. Prather SL, et al. The isolation of enteroviruses from blood: a comparison of four processing methods. J Med Virol 1984;14:221-227.

377. Prince HE, et al. Utility of the focus technologies West Nile virus immunoglobulin M capture enzyme-linked immunosorbent assay for testing cerebrospinal fluid. J Clin Microbiol 2004;42:12-15.

378. Procop GW, et al. Immunoperoxidase and Immunofluoroescent staining of *Rickettsia rickettsii* in skin biopsies: a comparative study. Arch Pathol Lab Med 1997;121:894-899.

379. Prusiner SB. Prions. Proc Natl Acad Sci USA 1998;95:13363-13383.

380. Prusiner SB. Prions. In Knipe DM, Howley PM, eds. Fields Virology. 4th Ed. Philadelphia, PA: Lippincott Williams & Wilkins, 2001:3063-3087.

381. Prusiner SB. Neurodegenerative diseases and prions. N Engl J Med 2001;344:1516-1526.

382. Purcell RH, et al. Hepatitis E virus. In Knipe DM, Howley PM, eds. Fields Virology. 4th Ed. Philadelphia, PA: Lippincott Williams & Wilkins, 2001:3051-3061.

383. Rabinowitz M, et al. A modified, solid phase radioimmunoassay for the differential diagnosis of acute and convalescent phases of hepatitis A infection. Am J Clin Pathol 1987;88:738-742.

384. Ramsey PG, et al. Herpes simplex virus pneumonia: clinical, virologic, and pathologic features in 20 patients. Ann Intern Med 1982;97:813-820.

385. Raoult D, et al. Rickettsioses as paradigms of new or emerging infectious diseases. Clin Microbiol Rev 1997;10:694-719.

386. Raoult D, et al. Q fever 1985-1998. Clinical and epidemiologic features of 1,383 infections. Medicine (Baltimore) 2000;79:109-123.

387. Rasmussen SA, et al. Middle East respiratory syndrome coronavirus: update for clinicians. Clin Infect Dis 2015;60:1686-1689.

388. Rea TD, et al. A systematic study of Epstein-Barr virus serologic assays following acute infection. Am J Clin Pathol 2002;117:156-161.

389. Reed KD, et al. The detection of monkeypox in humans in the Western Hemisphere. N Engl J Med 2004;350:342-350.

390. Reid AH, et al. 1918 influenza pandemic caused by highly conserved viruses with two receptor-binding variants. Emerg Infect Dis 2003;9:1249-1253.

391. Reina J, et al. Evaluation of a new dot blot enzyme immunoassay (directigen flu A+B) for simultaneous and differential detection of influenza A and B virus antigens from respiratory samples. J Clin Microbiol 2002;40:3515-3517.

392. Reina J, et al. Evaluation of a direct immunofluorescence cytospin assay for the detection of herpes simplex virus in clinical samples. Eur J Clin Microbiol Infect Dis 1997;16:851-854.

393. Remy V, et al. Human anaplasmosis presenting as atypical pneumonitis in France. Clin Infect Dis 2003;37:846-848.

394. Rha B, et al. Update on the epidemiology of Middle East respiratory syndrome coronavirus (MERS-CoV) infection, and guidance for the public, clinicians, and public health authorities—January 2015. MMWR Morb Mortal Wkly Rep 2015;64:61-62.

395. Richman DD, et al. Clinical Virology. 2nd Ed. Washington, DC: ASM Press, 2002.

396. Rickinson AB, et al. Epstein-Barr virus. In Knipe DM, Howley PM, eds. Fields Virology. 4th Ed. Philadelphia, PA: Lippincott Williams & Wilkins, 2001:2575-2627.

397. Rigonan AS, et al. Use of monoclonal antibodies to identify serotypes of enterovirus isolates. J Clin Microbiol 1998;36:1877-1881.

398. Rikihisa Y. The tribe *Ehrlichieae* and ehrlichial diseases. Clin Microbiol Rev 1991;4:286-308.

399. Rose JW, et al. Atypical herpes simplex encephalitis: clinical, virologic, and neuropathologic evaluation. Neurology 1992;42:1809-1812.

400. Rota PA, et al. Molecular epidemiology of measles viruses in the United States, 1997-2001. Emerg Infect Dis 2002;8:902-908.

401. Roy P. Orbiviruses. In Knipe DM, Howley PM, eds. Fields Virology. 4th Ed. Philadelphia, PA: Lippincott Williams & Wilkins, 2001:1835-1869.

402. Ruutu P, et al. Cytomegalovirus is frequently isolated in bronchoalveolar lavage fluid of bone marrow transplant recipients without pneumonia. Ann Intern Med 1990;112:913-916.

403. Sabin AB. Studies of B virus. I: the immunological identity of a virus isolated from a human case of ascending myelitis associated with visceral necrosis. Br J Exp Pathol 1934;15:248-268.6

404. Sabin AB. The significance of viruses recovered from the intestinal tracts of healthy infants and children. Ann NY Acad Sci 1956;66:226-230.

405. Sanchez A, et al. *Filoviridae:* Marburg and Ebola viruses. In Knipe DM, Howley PM, eds. Fields Virology. 4th Ed. Philadelphia, PA: Lippincott Williams & Wilkins, 2001:1279-1304.

406. Sanders C, et al. Cytospin-enhanced direct immunofluorescence assay versus cell culture for detection of herpes simplex virus in clinical specimens. Diagn Microbiol Infect Dis 1998;32:111-113.

407. Schachter J. Chlamydial infections. N Engl J Med 1978;298:428-434.

408. Schachter J, et al. Prospective study of perinatal transmission of *Chlamydia trachomatis.* JAMA 1986;255:3374-3377.

409. Schafer P, et al. False-positive results of plasma PCR for cytomegalovirus DNA due to delayed sample preparation. J Clin Microbiol 2000;38:3249-3253.

410. Schaffner W, et al. The clinical spectrum of endemic psittacosis. Arch Intern Med 1967;119:433-443.

411. Schlesinger S, et al. *Togaviridae:* the viruses and their replication. In Knipe DM, Howley PM, eds. Fields Virology. 4th Ed. Philadelphia, PA: Lippincott Williams & Wilkins, 2001:895-916.

412. Schlesinger Y, et al. Expanded spectrum of herpes simplex encephalitis in childhood. J Pediatr 1995;126:234-241.

413. Schmaljohn CS, et al. *Bunyaviridae:* the viruses and their replication. In Knipe DM, Howley PM, eds. Fields Virology. 4th Ed. Philadelphia, PA: Lippincott Williams & Wilkins, 2001:1581-1602.

414. Schmidt NJ, et al. Application of immunoperoxidase staining to more rapid detection and identification of rubella virus isolates. J Clin Microbiol 1981;13:627-630.

415. Schmidt NJ, et al. *Clostridium difficile* toxin as a confounding factor in enterovirus isolation. J Clin Microbiol 1980;12:796-798.

416. Schriefer ME, et al. Identification of a novel rickettsial infection in a patient diagnosed with murine typhus. J Clin Microbiol 1994;32:949-954.

417. Sejvar JJ, et al. Neurologic manifestations and outcome of West Nile virus infection. JAMA 2003;290:511-515.417.

418. Serwadda D, et al. Human immunodeficiency virus acquisition associated with genital ulcer disease and herpes simplex virus type 2 infection: a nested case-control study in Rakai, Uganda. J Infect Dis 2003;188:1492-1497.

419. Sexton DJ, et al. Dual infection with *Ehrlichia chaffeensis* and a spotted fever group rickettsia: a case report. Emerg Infect Dis 1998;4:311-316.

420. Shafer MA, et al. Comparing first-void urine specimens, self-collected vaginal swabs, and endocervical specimens to detect *Chlamydia trachomatis* and *Neisseria gonorrhoeae* by a nucleic acid amplification test. J Clin Microbiol 2003;41:4395-4399.

421. Shafer RW. Genotypic testing for human immunodeficiency virus type 1 drug resistance. Clin Microbiol Rev 2002;15:247-277.

422. Shahrabadi MS, et al. Calcium requirement for syncytium formation in HEp-2 cells by respiratory syncytial virus. J Clin Microbiol 1988;26:139-141.

423. Shenk TE. *Adenoviridae:* the viruses and their replication. In Knipe DM, Howley PM, eds. Fields Virology. 4th Ed. Philadelphia, PA: Lippincott Williams & Wilkins, 2001:2265-2300.

424. Simko JP, et al. Differences in laboratory findings for cerebrospinal fluid specimens obtained from patients with meningitis or encephalitis due to herpes simplex virus (HSV) documented by detection of HSV DNA. Clin Infect Dis 2002;35:414-419.

425. Skowronski DM, et al. Severe Acute Respiratory Syndrome (SARS): a year in review. Annu Rev Med 2005;56:357-381.

426. Smalling TW, et al. Molecular approaches to detecting herpes simplex virus and enteroviruses in the central nervous system. J Clin Microbiol 2002;40:2317-2322.

427. Smith TF. Clinical uses of the diagnostic virology laboratory. Med Clin North Am 1983;67:935-951.

428. Smith TF. Diagnostic virology in the community hospital. Extent and options. Postgrad Med 1984;75:215-223.

429. Smith TF. Specimen requirements: selection, collection, transport, and processing. In Specter S, Hodinka RL, Young SA, eds. Clinical Virology Manual. 3rd Ed. Washington, DC: ASM Press, 2000:11-26.

430. Smith TF, et al. Diagnosis of *Chlamydia trachomatis* infections by cell cultures and serology. Lab Med 1982;13:92-100.

431. Snydman DR, et al. Use of IgM-hepatitis A antibody testing. Investigating a common-source, food borne outbreak. JAMA 1981;245:827-830.

432. Sofi IM, et al. Real-time PCR assay to detect smallpox virus. J Clin Microbiol 2003;41:3835-3839.

433. Solomon AR, et al. A comparison of the Tzanck smear and viral isolation in varicella and herpes zoster. Arch Dermatol 1986;122:282-285.

434. Solomon D, et al. The 2001 Bethesda System: terminology for reporting results of cervical cytology. JAMA 2002;287:2114-2119.

435. Sorvillo FJ, et al. A suburban focus of endemic typhus in Los Angeles County: association with seropositive domestic cats and opossums. Am J Trop Med Hyg 1993;48:269-273.

436. Specter S, et al. Clinical Virology Manual. 3rd Ed. Washington, DC: ASM Press, 2000.

437. Spelman DW. Q fever: a study of 111 consecutive cases. Med J Aust 1982;1:547-553.

438. Srinivasan A, et al. Transmission of rabies virus from an organ donor to four transplant recipients. N Engl J Med 2005;352:1103-1111.

439. Stamm WE, et al. Detection of *Chlamydia trachomatis* inclusions in McCoy cell cultures with fluorescein-conjugated monoclonal antibodies. J Clin Microbiol 1983;17:666-668.

440. Standaert SM, et al. Erliquiosis in a golf-oriented retirement community. N Engl J Med 1995;333:420-425.

441. Stanway G, et al. Parechoviruses. J Virol 1999;73:5249-5254.

442. Steinberg SP, et al. Measurement of antibodies to varicella-zoster virus by using a latex agglutination test. J Clin Microbiol 1991;29:1527-1529.

443. Steininger C, et al. Acute encephalopathy associated with influenza A virus infection. Clin Infect Dis 2003;36:567-574.

444. Stephens RS, et al. Divergence without difference: phylogenetics and taxonomy of *Chlamydia* resolved. FEMS Immunol Med Microbiol 2009;55:115-119.

445. Stephensen CB, et al. Prevalence of serum antibodies against lymphocytic choriomeningitis virus in selected populations from two U.S. cities. J Med Virol 1992;38:27-31.

446. Strano AJ. Light microscopy of selected viral diseases (morphology of viral inclusion bodies). Pathol Annu 1976;11:53-75.

447. Strickler JG, et al. Comparison of *in situ* hybridization and immunohistochemistry for detection of cytomegalovirus and herpes simplex virus. Hum Pathol 1990;21:443-448.

448. Supran EM, et al. Report of a joint DMRQC/Organon field trial to detect hepatitis A IgM by ELISA. J Clin Pathol 1983;36:1111-1115.

449. Sutherland S, et al. Donated organ as a source of cytomegalovirus in orthotopic liver transplantation. J Med Virol 1992;37:170-173.

450. Swierkosz EM. Antiviral drug susceptibility testing. In Specter S, Hodinka RL, Young SA, eds. Clinical Virology Manual. 3rd Ed. Washington, DC: ASM Press, 2000:154-168.

451. Tedder DG, et al. Herpes simplex virus infection as a cause of benign recurrent lymphocytic meningitis. Ann Intern Med 1994;121:334-338.

452. Thin RNT, et al. Value of Papanicoláu-stained smears in the diagnosis of trichomoniasis, candidiasis, and cervical herpes simplex virus infection in women. Br J Vener Dis 1975;51:116-118.

453. Thomas DL, et al. Viral hepatitis in health care personnel at The Johns Hopkins Hospital. The seroprevalence of and risk factors for hepatitis B virus and hepatitis C virus infection. Arch Intern Med 1993;153:1705-1712.

454. Thomas EE, et al. The utility of latex agglutination assays in the diagnosis of pediatric viral gastroenteritis. Am J Clin Pathol 1994;101:742-746.

455. Thorley-Lawson DA, et al. Persistence of the Epstein-Barr virus and the origins of associated lymphomas. N Engl J Med 2004;350:1328-1337.

456. Tracy S, et al. Molecular approaches to enteroviral diagnosis in idiopathic cardiomyopathy and myocarditis. J Am Coll Cardiol 1990;15:1688-1694.

457. Treuhaft MW, et al. Practical recommendations for the detection of pediatric respiratory syncytial virus infections. J Clin Microbiol 1985;22:270-273.

458. Tyrrell DAJ, et al. Clones of cells from a human embryonic lung: their growth and susceptibility to respiratory viruses. Arch Virol 1979;61:69-85.

459. Uhnoo I, et al. Clinical and epidemiological features of acute infantile gastro-enteritis associated with human rotavirus subgroups 1 and 2. J Clin Microbiol 1986;23:551-555.

460. Unver A, et al. Western blot analysis of sera reactive to human monocytic erliquiosis and human granulocytic erliquiosis agents. J Clin Microbiol 2001;39:3982-3986.

461. Van Der PB, et al. Multicenter evaluation of the BDProbeTec ET system for detection of *Chlamydia trachomatis* and *Neisseria gonorrhoeae* in urine speci-mens, female endocervical swabs, and male urethral swabs. J Clin Microbiol 2001;39:1008-1016.

462. van Elden LJ, et al. Simultaneous detection of influenza viruses A and B using real-time quantitative PCR. J Clin Microbiol 2001;39:196-200.

463. van Regenmortel MH, et al. Emerging issues in virus taxonomy. Emerg Infect Dis 2004;10:8-13.

464. Versalovic J. Diagnostic molecular microbiology: nucleic acid probes and mi-crobes. Pathol Case Rev 2003;8:137-144.

465. Wadowsky RM, et al. Measurement of Epstein-Barr virus DNA loads in whole blood and plasma by TaqMan PCR and in peripheral blood lymphocytes by competitive PCR. J Clin Microbiol 2003;41:5245-5249.

466. Wadsworth JD, et al. Molecular and clinical classification of human prion dis-ease. Br Med Bull 2003;66:241-254.

467. Wald A, et al. Serological testing for herpes simplex virus (HSV)-1 and HSV-2 infection. Clin Infect Dis 2002;35:2-82.

468. Wald A, et al. Polymerase chain reaction for detection of herpes simplex virus (HSV) DNA on mucosal surfaces: comparison with HSV isolation in cell cul-ture. J Infect Dis 2003;188:1345-1351.

469. Wald A, et al. Virologic characteristics of subclinical and symptomatic genital herpes infections. N Engl J Med 1995;333:770-775.

470. Wald A, et al. Reactivation of genital herpes simplex virus type 2 infection in asymptomatic seropositive persons. N Engl J Med 2000;342:844-850.

471. Walker DH. Rocky Mountain spotted fever: a disease in need of microbiologi-cal concern. Clin Microbiol Rev 1989;2:227-240.

472. Walker DH. Rocky Mountain spotted fever: a seasonal alert. Clin Infect Dis 1995;20:1111-1117.

473. Walker DH. Diagnosing human ehrlichioses: current status and recommen-dations. Despite shortcomings, immunofluorescence testing remains the best choice, with PCR and culture methods being valuable adjuncts. Task Force on Consensus Approach for Erliquiosis. ASM 2001;66:287-291.

474. Walker DH. Ricketts creates rickettsiology, the study of vector-borne obli-gately intracellular bacteria. J Infect Dis 2004;189:938-955.

475. Walker DH, et al. Laboratory diagnosis of Rocky Mountain spotted fever. South Med J 1980;73:1443-1447.

476. Walker DH, et al. A method for specific diagnosis of Rocky Mountain spotted fever on fixed, paraffin-embedded tissue by immunofluorescence. J Infect Dis 1978;137:206-209.

477. Ward C. Acquired valvular heart-disease in patients who keep pet birds. Lan-cet 1974;2:734-736.

478. Washburne JF, et al. Summertime respiratory syncytial virus infection: epide-miology and clinical manifestations. South Med J 1992;85:579-583.

479. Weller TH. Cytomegaloviruses: the difficult years. J Infect Dis 1970;122:532-539.

480. Weller TH. Varicella and herpes zoster. In Lennette EH, Schmidt NJ, eds. Di-agnostic Procedures for Viral, Rickettsial and Chlamydial Infections. 5th Ed. Washington, DC: American Public Health Association, 1979:375-398.

481. Wells DL, et al. Swine influenza virus infections: transmission from ill pigs to humans at a Wisconsin agricultural fair and subsequent probable person-to-person transmission. JAMA 1991;265:478-481.

482. Wells DL, et al. Herpesvirus simiae contamination of primary rhesus monkey kidney cell cultures. CDC recommendations to minimize risks to laboratory personnel. Diagn Microbiol Infect Dis 1989;12:333-336.

483. Whiley DM, et al. Detection and differentiation of human polyomaviruses JC and BK by LightCycler PCR. J Clin Microbiol 2001;39:4357-4361.

484. Whiley DM, et al. Detection of human respiratory syncytial virus in respi-ratory samples by LightCycler reverse transcriptase PCR. J Clin Microbiol 2002;40:4418-4422.

485. Whitley R, et al. Predictors of morbidity and mortality in neonates with herpes simplex virus infections. N Engl J Med 1991;324:450-454.

486. Whitley RJ. Herpes simplex viruses. In Knipe DM, Howley PM, eds. Fields Virology. 4th Ed. Philadelphia, PA: Lippincott Williams & Wilkins, 2001:2461-2509.

487. Whitley RJ, et al. Diseases that mimic herpes simplex encephalitis: diagno-sis, presentation, and outcome. NIAD Collaborative Antiviral Study Group. JAMA 1989;262:234-239.

488. Whitley RJ, et al. Cercopithecine herpesvirus (B virus). In Knipe DM, How-ley PM, eds. Fields Virology. 4th Ed. Philadelphia, PA: Lippincott Williams & Wilkins, 2001:2835-2848.

489. Williams CF, et al. Persistent GB virus C infection and survival in HIV-infected men. N Engl J Med 2004;350:981-990.

490. Williams SG, et al. Typhus and typhuslike rickettsiae associated with opos-sums and their fleas in Los Angeles County, California. J Clin Microbiol 1992;30:1758-1762.

491. Wilson DA, et al. Should varicella-zoster virus culture be eliminated? A com-parison of direct immunofluorescence antigen detection, culture, and PCR, with a historical review. J Clin Microbiol 2012;50:4120-4122.

492. Wong KH, et al. Utility of complement fixation and microimmunofluores-cence assays for detecting serologic responses in patients with clinically diag-nosed psittacosis. J Clin Microbiol 1994;32:2417-2421.

493. Woodman DR, et al. Biological properties of Rickettsia prowazekii strains iso-lated from flying squirrels. Infect Immun 1977;16:853-860.

494. Woods GL, et al. Detection of infection or infectious agents by use of cytologic and histologic stains. Clin Microbiol Rev 1996;9:382-404.

495. World Health Organization. Alert verification and public health manage-ment of SARS in the post-outbreak period. 2003. http://www.who.int/csr/sars/postoutbreak/en/

496. World Health Organization. Coronavirus infections—disease outbreak news. Available at: http://www.who.int/csr/don/archive/disease/coronavirus_infec tions/en/. Accessed February 25, 2015.

497. World Health Organization. Polio Global Eradication Initiative. Status Report July-December 2014. http://www.polioeradication.org/Portals/0/Document/AnnualReport/2014/GPEI_StatusReport2014Jul-Dec.pdf

498. World Health Organization. Summary of probable SARS cases with onset of illness from 1 November 2002 to 31 July 2003. 2003. Communicable Dis-ease Surveillance & Response (CSR). http://www.who.int/csr/sars/country/table2004_04_21/en.

499. Wright TC Jr, et al. 2001 Consensus guidelines for the management of women with cervical cytological abnormalities. JAMA 2002;287:2120-2129.

500. Wylie JL, et al. Comparative evaluation of Chlamydiazyme, PACE 2, and AMP-CT assays for detection of *Chlamydia trachomatis* in endocervical speci-mens. J Clin Microbiol 1998;36:3488-3491.

501. Yevich SJ, et al. Seroepidemiology of infections due to spotted fever group rickettsiae and *Ehrlichia* species in military personnel exposed in ar-eas of the United States where such infections are endemic. J Infect Dis 1995;171:1266-1273.

502. Yoder BL, et al. Microtest procedure for isolation of *Chlamydia trachomatis*. J Clin Microbiol 1981;13:1036-1039.

503. Young NS, et al. Parvovirus B19. N Engl J Med 2004;350:586-597.

504. Zaki SR, et al. Hantavirus pulmonary syndrome. Pathogenesis of an emerging infectious disease. Am J Pathol 1995;146:552-579.

505. Zaki SR, et al. Retrospective diagnosis of hantavirus pulmonary syndrome, 1978-1993: implications for emerging infectious diseases. Arch Pathol Lab Med 1996;120:134-139.

506. Zanghellini F, et al. Asymptomatic primary cytomegalovirus infection: viro-logic and immunologic features. J Infect Dis 1999;180:702-707.

507. Zerbini M, et al. Comparative evaluation of virological and serological meth-ods in prenatal diagnosis of parvovirus B19 fetal hydrops. J Clin Microbiol 1996;34:603-608.

508. Zhai J, et al. Real-time polymerase chain reaction for detecting SARS corona-virus, Beijing, 2003. Emerg Infect Dis 2004;10:300-303.

509. Zolopa AR, et al. HIV-1 genotypic resistance patterns predict response to saquinavir-ritonavir therapy in patients in whom previous protease inhibitor therapy had failed. Ann Intern Med 1999;131:813-821.

510. zur Hausen H. Intracellular surveillance of persisting viral infections. Human genital cancer results from deficient cellular control of papillomavirus gene expression. Lancet 1986;2:489-491.

Ectoparásitos y otros invertebrados en el laboratorio clínico: una guía breve

Los **ectoparásitos** son organismos que viven dentro o sobre la piel de un hospedero, del cual reciben sus nutrientes. Por lo tanto, la relación es parasitaria o posiblemente simbiótica. La cercanía del contacto varía en cuanto al tiempo requerido para alimentarse con sangre, de días a semanas e incluso meses de asociación. Los organismos que se ponen en contacto con un hospedero de forma casual (p. ej., moscas) o sin sacar provecho (p. ej., escorpiones, abejas y arañas) no son, en sentido estricto, ectoparásitos, pero son de importancia médica.[64]

Los **artrópodos** son invertebrados con patas articuladas (de ahí el nombre) y exoesqueleto de quitina. Se han reconocido como causas directas o indirectas de enfermedad en humanos desde tiempos remotos. Además de producir lesión directa al hospedero humano, pueden funcionar como vectores para la transmisión de agentes infecciosos y facilitar la entrada del agente en el hospedero humano. En algunos casos, el artrópodo se desempeña como mero portador, depositando el agente infeccioso en el entorno cercano, donde puede entrar en contacto con

la posible víctima. Un ejemplo de este escenario es la transmisión de patógenos bacterianos, como *Shigella*, de un sitio a otro en el cuerpo de moscas o cucarachas.[2,45] Se observa una relación mucho más íntima cuando el artrópodo es el mediador directo del daño celular o cuando un insecto picador transmite un agente infeccioso en el tejido de la víctima. La mayoría de los insectos picadores ingieren el agente infeccioso cuando se alimentan con la sangre de un ser humano o mamífero no humano infectado, lo cual se conoce como *reservorio de infección*. Cuando el insecto pica al animal o al humano, a menudo inyecta secreciones salivales que contienen enzimas y anticoagulantes diseñados para permitir la ingestión de sangre. Si el agente infeccioso pasa de los intestinos del insecto a la hemolinfa y de ahí a las glándulas salivales, la infección se transmite mediante las secreciones salivales al momento de picar.[43] Si el agente infeccioso se encuentra en los intestinos (con o sin material infeccioso en la saliva), el agente microbiano puede excretarse en las heces cuando defeca el artrópodo tras la ingestión de la sangre. La entrada del agente desde las heces hasta el sitio de inyección se ve facilitada cuando el hospedero rasca el sitio de irritación.

La lista de artrópodos importantes desde el punto de vista médico sigue creciendo, al igual que la de las enfermedades que producen. Al mismo tiempo, los laboratorios clínicos reciben cada vez más especímenes para su identificación. Muchos artrópodos muy importantes como transmisores de infección en los seres humanos rara vez, si acaso, se observan en los laboratorios de microbiología clínica porque no se encontraron los insectos, se eliminaron o no se obtuvieron para su examinación. Otros insectos de importancia, como los escorpiones, se hallan en distribuciones geográficas localizadas. Por otra parte, los microbiólogos clínicos pueden ser convocados para identificar insectos cuya presencia es causa de alarma, incluso sin producir daño.

Esta sección se diseñó para ayudar al lector a comprender el significado médico y las formas de identificación de laboratorio de algunos artrópodos que se observan en el laboratorio clínico. En la tabla A-1 se detalla un esquema de clasificación abreviado, y en el recuadro A-1 se presentan algunas definiciones y una taxonomía asociada de los ectoparásitos de importancia para los humanos. Se recomienda al lector consultar numerosas referencias excelentes si requiere información más detallada.[17-20,40,49,54,56]

Envío de especímenes al laboratorio ▪

Dada la diversidad de organismos que se observan en la entomología médica, es difícil recomendar un solo método para el envío de los especímenes. En general, el etanol al 70% funciona bien como conservador de la mayoría de los organismos, y también evita que escapen y causen infecciones. Debe introducirse el espécimen en un recipiente limpio de modo que quede completamente sumergido. Los especímenes pueden oscurecerse si permanecen en estado de conservación durante un lapso prolongado, impidiendo la identificación por medio del color. No se ha observado degradación del color en artrópodos conservados en etanol al 70% en un lapso de días, lo cual representa el tiempo habitual desde la recolección hasta el procesamiento.

El formol y la solución salina estéril también pueden funcionar, pero suelen tener mayores desventajas si se comparan con el etanol. Los insectos voladores deben matarse con gases, como el cloroformo, y luego conservarse como preparados secos.[18] García describe una fórmula para el medio de Berelese, el cual esta autora señala como una solución adecuada para la mayoría de los especímenes.[18] Se ha sugerido la eliminación con agua caliente para el examen de las larvas de mosca.[17] En caso de duda, conviene confirmar con el centro que analizará el espécimen si existen recomendaciones específicas.

El método preferido para la extracción de garrapatas consiste en tomar a los artrópodos con pinzas finas tan cerca del sitio de penetración como resulte posible sin pellizcar la piel. Ejercer presión constante hacia el exterior mientras se levanta la garrapata hacia arriba y adelante suele permitir la extracción intacta del espécimen.[36] El gnatosoma (*capitulum*) de las garrapatas duras es un rasgo distintivo importante. Los especímenes deteriorados por extracción inadecuada son más difíciles de identificar.

Los materiales y técnicas necesarios para el examen de los artrópodos son sencillos. Se puede obtener un aumento reducido con una lupa o, de manera óptima, con un estereomicroscopio. También se puede lograr un aumento bajo a moderado con un objetivo de bajo aumento (2 o 4×) y un microscopio compuesto. Resulta fundamental contar con una fuente adecuada de luz. Las luces de fibra óptica ofrecen una iluminación excelente sin calentar o secar el espécimen de manera excesiva. Las lámparas con brazos flexibles permiten un mayor control sobre el ángulo de iluminación. La manipulación del espécimen se facilita con un par de agujas de disección.

TABLA A-1 Clasificación de artrópodos de importancia médica

Clase	Orden o subclase	Ejemplos	Lesión directa o infección que transmite
Diplopoda		Milpiés	Directa
Chilopoda		Cienpiés	Directa
Hexapoda (*Insecta*)	*Hemiptera*	Chinches Chinche besucona	Directa
Hexapoda (*Insecta*)	*Siphonaptera*	Pulgas	Directa
Hexapoda (*Insecta*)	*Anoplura*	Piojos	Directa, tifus, fiebre de las trincheras, fiebre recurrente
Hexapoda (*Insecta*)	*Dictyoptera*	Cucarachas	Problemas sanitarios, reacciones alérgicas
Hexapoda (*Insecta*)	*Hymenoptera*	Hormigas, avispas, abejas	Directa
Hexapoda (*Insecta*)	*Coleoptera*	Escarabajos	Directa
Hexapoda (*Insecta*)	*Diptera*	Moscas, mosquitos, moscas enanas	Directa, arbovirus, infección parasitaria, *Bartonella*, *Francisella*
Hexapoda (*Insecta*)	*Lepidoptera*	Polillas, mariposas, orugas	Directa
Pentastomida		Gusanos con forma de lengua	Directa
Arachnida	Subclase: *Scorpiones*	Escorpiones	Directa
Arachnida	Subclase: *Araneae*	Arañas	Directa
Arachnida	Subclase: *Acari*	Garrapatas, ácaros, niguas	Directa, *Borrelia*, arbovirus, *Ehrlichia*, *Anaplasma*, *Rickettsia*, *Francisella*

Ectoparásitos: definiciones y taxonomía

Filo *Arthropoda*. Los organismos de este filo presentan un exoesqueleto duro y articulado, así como patas simétricas, articuladas y en pares. De las cinco clases de artrópodos, sólo *Arachnida* e *Insecta* se desempeñan como vectores de enfermedad en los seres humanos.

Clase *Arachnida* (garrapatas, ácaros y arañas). Este grupo de artrópodos se caracteriza por la ausencia de alas, la presencia de cuatro pares de patas y la fusión de la cabeza y el tórax en un solo cefalotórax.

Las garrapatas son más grandes que los ácaros, tienen un cuerpo coriáceo que carece de pelos o está cubierto con pelos cortos, un hipostoma expuesto y un par de espiráculos cerca del coxal del cuarto par de patas. Se clasifican en argásidos, o garrapatas blandas (las especies de *Ornithodoros* son de importancia para los seres humanos), e ixodídeos, o garrapatas duras, incluyendo los géneros *Dermacentor*, *Amblyomma* e *Ixodes*, responsables de transmitir enfermedades producidas por rickettsias, virus, bacterias y espiroquetas.

Los ácaros son más pequeños que las garrapatas, no presentan recubrimiento coriáceo y cuentan con un hipostoma que puede ser inerme. De importancia médica son los ácaros trombicúlidos, que incluyen las niguas, y los ácaros de la sarna, de la familia *Sarcoptidae*, que incluyen *S. scabiei*, el agente de la sarna, y *Demodex folliculorum*, que infesta los folículos pilosos y las glándulas sebáceas.

Las arañas no presentan segmentación y cuentan con un abdomen velloso al cual se anclan cuatro pares de patas a una estructura estrecha. También poseen un par de mandíbulas venenosas a través de las cuales fluye el veneno desde un par de glándulas en el cefalotórax. Las arañas pardas, las viudas negras y las vagabundas son las principales causantes de mordeduras dolorosas y tóxicas en los sere humanos.

Clase *Insecta* (moscas, mosquitos, chinches, pulgas y piojos). Este grupo de artrópodos incluye organismos con un cuerpo dividido en tres partes: cabeza, tórax y abdomen, y cuentan con tres pares de patas. El orden *Hemiptera* incluye a las chinches aladas y no aladas, mientras los piojos pertenecen al orden *Phthiraptera*, que presentan adaptaciones en la boca para perforar y succionar. El orden *Diptera* (dos alas) incluye moscas, jejenes y mosquitos, y el orden *Siphonaptera* incluye las pulgas, que carecen de alas y cuentan con un aparato bucal adaptado para succionar sangre.

Las moscas son insectos con dos alas que se desempeñan como vectores que transmiten numerosos agentes de enfermedades humanas. Entre ellas están las "moscas de arena" *Phlebotomus* (leishmaniosis), la mosca negra *Simulium* (oncocercosis), la mosca de los venados *Chrysops* (*Loa loa*) y la mosca tsé-tsé o *Glossina* (tripanosomosis). Los mosquitos transmiten diversas enfermedades por virus, protozoos y helmintos; destacan el paludismo (malaria) y la filariosis. Los humanos también pueden infestarse con las formas larvarias de las moscas, enfermedad conocida como *miasis*.

Las chinches picadoras y succionadoras de sangre de importancia para el ser humano incluyen *Cimex lectularius*, la chinche común, y las chinches "besuconas" de la familia *Reduviidae*, que transmiten el agente causal de la tripanosomosis sudamericana (enfermedad de Chagas).

Las pulgas son insectos chupasangre pequeños, marrones, sin alas, comprimidos lateralmente, cuya importancia radica en su condición de vectores para los agentes de la peste bubónica y el tifus murino. Las pulgas también participan en la transmisión de enfermedades parasitarias, incluyendo la tenia del perro (*Dipylidium caninum*) y de la rata (*Hymenolepis diminuta*).

Los piojos son insectos sin alas, aplanados dorsoventralmente, que incluyen tres especies de importancia para los seres humanos: *Pediculus humanus* subespecie *capitis* (piojo de la cabeza), *Pediculus humanus* subespecie *corporis* (piojo del cuerpo) y *Phthirus pubis* (piojo cangrego). El orden incluye piojos tanto picadores como succionadores; sin embargo, sólo estos últimos, pertenecientes al suborden *Anoplura*, son ectoparásitos de los humanos. Los piojos son vectores importantes del tifus epidémico y la fiebre recurrente.

En el caso excepcional de considerar realizar el cultivo de un potencial patógeno a partir del vector, el insecto no debe fijarse. Si el espécimen se fijó antes del envío al laboratorio, los métodos moleculares modernos permiten la identificación específica de agentes infecciosos mediante la amplificación de sus ácidos nucleicos.

Arachnida: garrapatas, ácaros y arañas

Las garrapatas son artrópodos del suborden *Ixodida*, que se divide en tres familias, dos de las cuales, *Ixodidae* (garrapatas duras) y *Argasidae* (garrapatas blandas), se reconocen como vectores de enfermedad en humanos.[36,51] En la familia *Ixodidae*, la porción anterior del cuerpo se esclerosa e incluye un escudo ("escudo dorsal") y un gnatosoma o *capitulum* ("cabeza") de orientación anterior, de donde proviene el nombre de "garrapata dura".[51] Los géneros más frecuentemente enviados a los laboratorios de microbiología son *Ixodes*, *Dermacentor* y *Amblyomma*. Los miembros de *Argasidae* presentan una superficie externa coriácea sin escudo y con un aparato bucal localizado ventralmente.[51] En las décadas recientes, se ha reconocido con mayor frecuencia a las garrapatas duras como importantes vectores de una amplia gama de enfermedades humanas, con una diversidad mayor que en cualquier otro grupo de artrópodos.[51] En los Estados Unidos, las garrapatas duras son más prevalentes que las blandas y son vectores más importantes de patógenos humanos. La identificación de la garrapata enviada debe incluir la descripción de la especie, etapa del ciclo de vida, sexo de los adultos, nivel de ingurgitación del cuerpo y estado del aparato bucal.

Ixodidae

Biología de las garrapatas duras. Las garrapatas duras tienen un ciclo de vida de cuatro etapas (estadios): huevos, larvas, ninfas y adultos sexualmente dimórficos. Las larvas de la garrapata tienen seis patas, rasgo clave para la identificación (lám. A-1A), mientras que las ninfas y adultos presentan ocho. Los estadios inmaduros carecen de orificio o poro genital, pero en otros aspectos son similares a las hembras adultas. Ambos poseen un escudo que cubre de la tercera parte a la mitad del dorso en las hembras, lo que permite una ingestión abundante de sangre y líquidos tisulares (lám. A-1B). Las hembras requieren ingerir sangre para lograr la fertilidad, y su peso corporal puede aumentar hasta 100 veces durante la alimentación.[36,51] Los machos tienen un escudo que cubre la totalidad del dorso (lám. A-1B), y placas ventrales esclerosadas que limitan la ingurgitación en la mayoría de las especies, en los casos en que se alimenta la garrapata macho.

Los vectores importantes de enfermedad humana en los Estados Unidos son garrapatas de tres hospederos, lo que significa que cada estadio se alimenta una vez en el hospedero, tras lo cual la garrapata lo deja para hacer la muda hacia el siguiente estadio en un microambiente favorable, como en hojas muertas o un nido.[51] El proceso continúa hasta que se lleva a cabo el apareamiento de los adultos, el cual puede ocurrir en el hospedero, según la especie. Después del apareamiento, la hembra encuentra un ambiente favorable, deposita cientos a miles de huevos (según la especie)[36,51] y luego muere. La duración de un ciclo de vida, de 1-2 años en promedio, varía de acuerdo con la presencia o ausencia de condiciones ambientales favorables y la disponibilidad de un hospedero adecuado.[51] En condiciones adversas, las garrapatas son capaces de entrar en largos períodos de *diapausa*, una fase latente en la que la garrapata secreta una saliva higroscópica que le permite absorber humedad, aumentando las probabilidades de supervivencia hasta que mejoren las condiciones para buscar un hospedero.

La mayoría de las garrapatas duras viven en madrigueras o nidos; habitan en ambientes cerrados, alimentándose de hospederos fácilmente disponibles. Rara vez tienen contacto con el humano o simplemente no lo hay.[51] *Ixodes spinipalpus* y las ratas de la madera perpetúan el ciclo enzoótico de la infección por *Borrelia burgdorferi* en Colorado.[31] La ausencia de infección humana puede atribuirse a la falta de contacto entre *I. spinipalpus* y los humanos.

En muy pocos casos la especificidad del hospedero pone a las garrapatas infectadas en un ambiente que promueva el contacto con humanos, lo cual los vuelve más competentes como vectores de enfermedad. El hospedero preferido de *Ixodes scapularis* en sus estadios tempranos es *Peromyscus leucopus*, un ratón de patas blancas conocido por ser reservorio de *Babesia microti* y *B. burgdorferi* en estos sitios. Aunque el reservorio de *Anaplasma* (*Ehrlichia*) *phagocytophila* aún se desconoce, *I. scapularis* es el vector registrado. El hospedero preferido de las garrapatas adultas es el venado cola blanca (*Odocoileus virginianus*), animal de amplia distribución que se está extendiendo a áreas densamente habitadas por humanos. Con su capacidad para albergar y transmitir numerosos patógenos y la predisposición a alimentarse de humanos, *I. scapularis* es un vector competente. En contraste, *I. scapularis* en la región sudeste de los Estados Unidos e *I. pacificus* en la región noroeste son vectores menos competentes de la borreliosis de Lyme. La razón parece ser la selectividad del hospedero. Los hospederos preferidos en ambos casos son las lagartijas, en las cuales las espiroquetas no se reproducen bien. Este fenómeno biológico puede explicar la menor cantidad de casos informados en la región oeste y su virtual ausencia en el sudeste de dicho país.[31,55]

Las garrapatas buscan a su hospedero al acecho, mediante una emboscada pasiva en la que escalan pastos bajos y vegetación herbácea, buscando aferrarse a un hospedero que se encuentre de paso.[51] Algunas especies, por otro lado, buscan a sus presas de manera activa. *Amblyomma americanum* es la única especie en el grupo de las garrapatas aquí tratado que busca a su hospedero de forma activa.[36] Las especies que buscan hospederos humanos con mayor frecuencia parecen tener preferencias anatómicas para aferrarse a ellos.[14] *Dermacentor variabilis* prefiere la cabeza y el cuello, mientras que *A. americanum* tiene mayor afinidad por las nalgas, las ingles o los miembros inferiores. *I. scapularis* es ubicua y se aferra a todas las partes del cuerpo, sin una preferencia evidente por algún sitio en particular.

La distribución geográfica de las garrapatas parece estarse extendiendo. Una causa puede ser la explosión demográfica del venado cola blanca en áreas densamente pobladas por humanos. Otra explicación sería que los estilos de vida actuales en los Estados Unidos promueven la realización de actividades al aire libre, llevando a las personas al territorio natural de las garrapatas.

En el ciclo de vida de la garrapata, los patógenos pueden adquirirse de dos formas distintas: (1) transestadial (horizontal, es decir, de larva a ninfa o de ninfa a adulto) o (2) transovárica (vertical, o sea, de hembra grávida a huevo).[51] Las formas larvarias de *I. scapularis* son incapaces de transmitir la enfermedad de Lyme porque *B. burgdorferi* no se transmite verticalmente, sino que debe ser adquirida por un hospedero reservorio.[36,51,54] El hospedero preferido por las larvas y ninfas de *I. scapularis* es el ratón de patas blancas (*P. leucosis*), reservorio importante de *B. burgdorferi*, *B. microti* y *A. phagocytophilum* en regiones endémicas. Se ha documentado un ciclo paralelo para *A. phagocytophilum* entre los conejos del desierto e *Ixodes dentatus*,[21] aunque esta especie se alimenta mucho menos de los humanos que *I. scapularis*. Las garrapatas adquieren *B. burgdorferi* o *A. phagocytophilum* durante la alimentación. En contraste, *Rickettsia rickettsii*, el agente de la fiebre manchada de las Montañas Rocosas, se transmite verticalmente de las hembras infectadas de *D. variabilis* a su progenie,[36,51] convirtiendo a sus larvas en vectores potenciales.

El grado de ingurgitación permite calcular el tiempo de alimentación. *B. burgdorferi* habita en el intestino medio de los especímenes infectados de *I. scapularis*. Cuando la garrapata se alimenta, la espiroqueta se multiplica y comienza a migrar por la hemolinfa. Se requieren 2-3 días para que alcance las glándulas salivales de la garrapata,[13,41,52] y después, en el proceso de excretar el exceso de agua para dar cabida a la sangre, la garrapata regurgita en el sitio de alimentación, con lo cual inocula e infecta al hospedero con la espiroqueta.[50] En estudios experimentales, se permitió a ninfas y hembras de *I. scapularis* alimentarse de roedores hospederos durante períodos determinados. Como la longitud corporal aumenta mientras el tamaño del escudo rígido permanece constante, se desarrollaron ecuaciones de regresión con base en un cociente de longitud corporal a ancho del escudo, denominadas *índice de escudo*. Este índice se considera un factor de predicción más preciso del tiempo de alimentación que los cálculos visuales subjetivos.[13,52] En el caso de la borreliosis de Lyme, la identificación de un espécimen no ingurgitado de *I. scapularis* con un aparato bucal intacto sugeriría un contacto breve con el hospedero y permitiría poner en duda la transmisión, incluso si el paciente hubiese viajado a una región endémica. *A. phagocytophilum* parece transmitirse un tanto más rápido que *B. burgdorferi*, por lo que el grado de ingurgitación y el índice de escudo pueden ser menos útiles para valorar las probabilidades de inoculación del patógeno en el paciente.[10,26] Se requieren más estudios para dilucidar este asunto.

Se considera a las ninfas como el estadio más probable en el que se puede transmitir la enfermedad, ya que su reducido tamaño les permite completar la alimentación sin ser detectadas (lám. A-1B). Un alto porcentaje de enfermedades relacionadas con garrapatas se presenta a finales de la primavera y durante los meses de verano, gracias a la mayor actividad de las ninfas.

TABLA A-2 Garrapatas duras y enfermedades relacionadas con la distribución geográfica

Especie de garrapata	Enfermedad	Distribución geográfica
Ixodes scapularis	Enfermedad de Lyme Anaplasmosis granulocítica humana Babesiosis	Este y región norcentral de los Estados Unidos
Ixodes pacificus	Enfermedad de Lyme	Noroeste de los Estados Unidos
Dermacentor variabilis	Fiebre manchada de las Montañas Rocosas Tularemia Parálisis por garrapata	Dos tercios orientales de los Estados Unidos, costa oeste de los Estados Unidos
Dermacentor andersoni	Fiebre manchada de las Montañas Rocosas Fiebre por garrapatas de Colorado Parálisis por garrapata	Estados aledaños a las Montañas Rocosas
Amblyomma americanum	Erliquiosis monocítica humana	Región surcentral y sudeste de los Estados Unidos, estados mesoatlánticos hasta la parte sur del estado de Nueva York
Ixodes cookei	Tularemia Virus de Powassan	Región noreste de los Estados Unidos y sudeste de Canadá
Ixodes marxi	Virus de Powassan	Región noreste de los Estados Unidos y sudeste de Canadá

Relación con la enfermedad. *Ixodidae* tiene una larga historia en la medicina veterinaria y en años recientes se ha intensificado en la enfermedad humana. *Ixodidae* (garrapatas duras) incluye vectores de una amplia gama de patógenos relacionados con enfermedades en humanos,[51] entre ellos, espiroquetas, *Rickettsia*, bacilos gramnegativos, virus, protozoos y neurotoxinas. Las especies aquí descritas se asocian con uno de estos agentes o sus combinaciones (tabla A-2).

Las infecciones transmitidas por garrapatas pueden presentarse con síntomas generales tempranos como fiebre, fatiga y otros similares a los de la gripe, lo que dificulta realizar un diagnóstico rápido y preciso,[11,32,36,54] sobre todo si se considera que la antibioticoterapia varía según el agente implicado. En la mayoría de los casos, las enfermedades transmitidas por garrapatas son leves y se resuelven con un diagnóstico temprano y preciso, seguido por el tratamiento adecuado. Los diagnósticos erróneos pueden conducir a una mayor morbilidad, infección crónica y, en casos raros, la muerte.

Las coinfecciones posteriores a una picadura de garrapata parecen probables.[32,39] Aunque no son prueba de coinfección en contraposición a una infección secuencial, los estudios serológicos han mostrado que, en las regiones endémicas que se superponen, los pacientes con enfermedad de Lyme clínica también tienen anticuerpos frente a *Babesia* o *Ehrlichia*.[32] En cierto momento, las babesias fueron consideradas agentes de la enfermedad de Lyme porque los pacientes con diagnóstico de babesiosis se presentaban con eritema migratorio, ahora considerado distintivo de la infección por *B. burgdorferi*.

Ciertas especies son vectores de patógenos específicos. Por ejemplo, la borreliosis de Lyme está bien documentada en todo el mundo. *I. scapularis* se define como el vector de *B. burgdorferi*, la espiroqueta de la enfermedad de Lyme, en las regiones noreste y norcentral de los Estados Unidos. En otras regiones, *I. ricinus* (Europa), *I. persulcatus* (Asia) e *I. pacificus* (noroeste de EE. UU.) son vectores. Hoy en día, otras especies de *Ixodes* no se consideran vectores competentes. En el oriente de los Estados Unidos, la identificación de una especie de *Ixodes* distinta a *I. scapularis* descartaría por completo la enfermedad de Lyme, aunque si se presentara el cuadro clínico clásico (eritema migratorio presente),[35,50,54] se tendría que considerar la presencia de otra garrapata pasada por alto. En el sur de los Estados Unidos, una borreliosis similar a la de Lyme causada por *Borrelia lonestari*, semejante a *Borrelia theileri* (agente de la borreliosis bovina), se ha atribuido a la exposición a *A. americanum* (la garrapata de la estrella solitaria).[24]

La parálisis por garrapatas es una enfermedad fascinante de patogenia desconocida.[12,15,46] La parálisis flácida aguda puede simular la del botulismo y el síndrome de Guillain-Barré; la extracción de la garrapata produce una regresión rápida y notoria de la parálisis. No quedan secuelas. Aunque más de 60 especies de garrapatas pueden producir parálisis por garrapatas en animales, sólo *Dermacentor andersoni*, *D. variabilis* e *Ixodes holocyclus* (garrapata de marsupiales australianos) pican a los humanos. En América del Norte, la enfermedad se presenta con mayor frecuencia en los estados al sudeste y noroeste de los Estados Unidos y en la Columbia Británica.

Distribución geográfica. La distribución geográfica de las garrapatas duras se resume en la tabla A-2; también se encuentra disponible en línea en el sitio de los Centers for Disease Control and Prevention (CDC) en http://www.cdc.gov/ticks/geographic_distribution.html y en otros sitios.

Ixodes scapularis. En algún momento conocido como *Ixodes dammini* en el noreste de los Estados Unidos y como *I. scapularis* en los demás sitios, la mayoría de las autoridades las consideran variedades del norte y el sur de la misma especie por su capacidad para aparearse entre sí de forma exitosa.[34,54] La denominación *I. scapularis* tiene precedencia taxonómica. *I. scapularis* se extiende ampliamente desde el oriente de las Montañas Rocosas, aunque las poblaciones infecciosas parecen localizarse en las regiones norcentral y noreste de los Estados Unidos, desde Maryland hasta la parte sur de Nueva Inglaterra.

Ixodes cookei. La distribución de *I. cookei* (garrapata de la marmota) se superpone con la de *I. scapularis*; se halla principalmente en el noreste de los Estados Unidos y el sudeste de Canadá.

Ixodes marxi. *I. marxi* (garrapata de la ardilla) también tiene una distribución que se superpone con la de *I. scapularis* en el noreste de los Estados Unidos y el sudeste de Canadá.

Especies de *Dermacentor*. *D. variabilis* (garrapata del perro) tiene distribución amplia por todos los Estados Unidos desde el oriente de las Montañas Rocosas. La amplia distribución y los hábitos de búsqueda de hospedero de *D. variabilis* aumentan la incidencia de contactos con el humano si se compara con otras especies del género.

D. andersoni se distribuye en los estados de las Montañas Rocosas y fue la garrapata descrita por Ricketts como vector de la fiebre manchada de las Montañas Rocosas en el valle de Bitter Root en el estado de Idaho.[60]

Amblyomma americanum. A. *americanum* (la garrapata de la estrella solitaria) se distribuye ampliamente en el sur (al este de las Montañas Rocosas) y el oriente hasta la parte sur del estado de Nueva York. Hay indicios de que la distribución se puede estar extendiendo hasta Nueva Inglaterra. A. *americanum* es única entre las especies de garrapatas aquí descritas por buscar un hospedero de manera activa.[36,51]

Identificación. Los miembros de la familia *Acari* (garrapatas y ácaros) se distinguen de otros arácnidos por la ausencia de una segmentación evidente. El prosoma anterior (apéndices) se fusiona con el opistosoma (abdomen). El gnatosoma (*capitulum*) que soporta el aparato bucal es característico de esta familia.[51] Las figuras A-1 y A-2 representan las vistas dorsal y ventral, respectivamente, de una garrapata dura genérica. Las ilustraciones fueron elaboradas pensando en incluir la mayor cantidad de rasgos distintivos como fuera posible. A continuación se presenta un glosario de rasgos distintivos en las siguientes figuras. Todos estos rasgos son útiles para la identificación de las garrapatas; el tamaño, la localización, el color y la presencia o ausencia de cada uno puede ser importante.

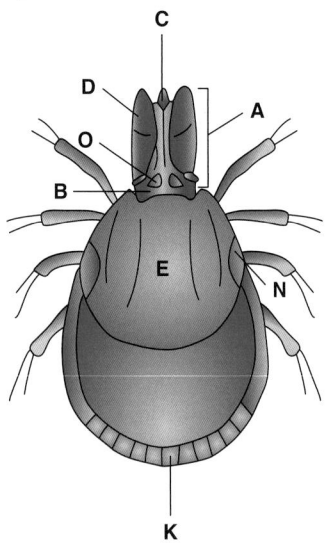

■ **FIGURA A-1** Diagrama genérico del dorso de una garrapata dura.

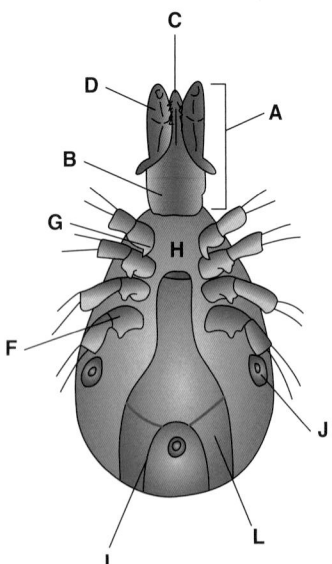

■ **FIGURA A-2** Diagrama genérico de la cara ventral de una garrapata dura.

A. Gnatosoma. La porción anterior del cuerpo, que incluye la base del gnatosoma, el hipostoma, los quelíceros y los palpos.

B. Base del gnatosoma. Base a la cual se conecta el aparato bucal (la longitud del gnatosoma en proporción con su base es un rasgo útil para la identificación).

C. Hipostoma. Estructura media del aparato bucal paralela a los palpos y entre ellos. El hipostoma sostiene estructuras similares a dientes llamadas *dentículos*. Los dentículos aparecen en el hipostoma en un patrón específico llamado *fórmula de dentición* (cociente de dentículos izquierdos y dentículos derechos). Por ejemplo, I. *scapularis* tiene una fórmula de dentición de 3/3, que se convierte en 2/2 conforme avanza en sentido posterior.

D. Palpos. Apéndices móviles en pares que yacen paralelos al hipostoma.

E. Escudo. Placa dorsal esclerosada posterior al gnatosoma.

F. Coxales. Segmentos basales de las patas. Los coxales se numeran del I al IV, donde el I es el más cercano al gnatosoma.

G. Espolones coxales. Proyecciones del borde posterior de los coxales. Los espolones de la cara medial se denominan *internos* mientras que los de la cara lateral se conocen como *externos*. Hay poca o nula variación en el tamaño o configuración de los espolones entre distintos organismos de la misma especie.

H. Poro genital. Orificio externo de los órganos genitales, situado ventralmente en el eje medio entre los coxales.

I. Surco anal. Surco semicircular que rodea al ano de algunas especies. En las especies de *Ixodes*, la curvatura es anterior al ano. En otros géneros, la curva es posterior o se encuentra ausente.

J. Placas de los espiráculos. Orificio externo del aparato respiratorio, situado ventralmente, posterior al coxal IV en los bordes laterales. Resultan útiles para diferenciar los machos de I. *scapularis* de los machos de I. *cookei* e I. *marxi.*

K. Festones. Áreas rectangulares separadas por distintos surcos localizados en el borde posterior de algunas garrapatas duras. Las especies de *Ixodes* carecen de festones.

L. Placas ventrales. Grupo de placas de forma y tamaño definidos, localizadas sobre la superficie ventral de los machos adultos. Se hace referencia específicamente a la placa anal al describir las especies de *Ixodes*.

M. Ornamentos. Algunos especímenes se conocen como *garrapatas ornadas* por la presencia de marcas coloreadas distintivas de ciertas especies. D. *variabilis* y A. *americanum* son garrapatas ornadas.

N. Ojos. Marcas ovoides ornadas de los bordes laterales del escudo de algunas garrapatas.

O. Áreas porosas. Zonas que simulan ser "ojos" observadas en la base dorsal del gnatosoma de algunas garrapatas adultas.

Ixodes scapularis. Un rasgo importante de todas las especies de *Ixodes* es un surco anterior con forma de "U" que rodea al ano y termina en el borde posterior de la superficie ventral (fig. A-3 y lám. A-1C). Otros géneros de garrapatas duras carecen de este rasgo.[51] Las ninfas y hembras adultas de I. *scapularis* presentan un escudo con forma ovalada (lám. A-1B) que tiene aproximadamente la mitad del tamaño del dorso de los especímenes no ingurgitados. El escudo de los machos adultos básicamente cubre la totalidad del dorso (lám. A-1B), una característica de todas las garrapatas duras que no se mencionará en las descripciones

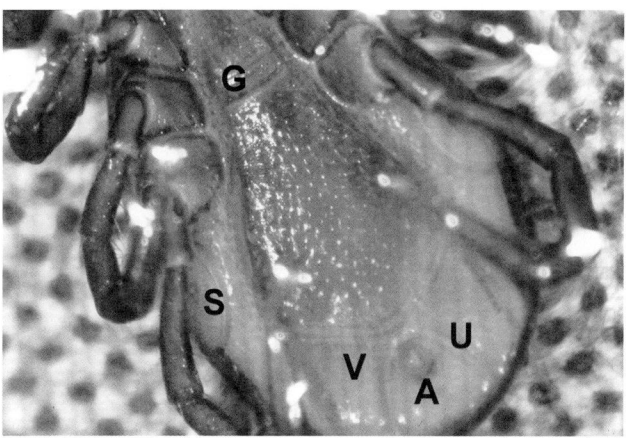

■ **FIGURA A-3** Cara ventral del macho adulto de *Ixodes scapularis*, que muestra el ano (A), el surco con forma de "U" (U), el poro genital (G), las placas ventrales (V) y las placas de los espiráculos (S).

posteriores. La presencia de pelos gruesos sobre la totalidad del escudo es una de las características que distinguen a los machos de *I. scapularis* de los especímenes de *I. cookei* e *I. marxi*, en los que son finos o están ausentes. Cuando se observa el vientre (lám. A-1C), el aparato bucal se percibe del doble de largo que la base del gnatosoma. El hipostoma de las ninfas y las hembras adultas tiene una fórmula de dentición de 3/3, que evoluciona a 2/2 de adelante hacia atrás. Los machos adultos tienen un hipostoma más "serios" que la mayoría de las otras especies de *Ixodes*, con dentículos laterales agudos que se tornan de romos a crenados conforme avanzan a la línea media.

El color puede ayudar a distinguir entre *I. scapularis* y otras especies de *Ixodes*. La porción anterior esclerosada de las ninfas y hembras adultas (incluyendo el gnatosoma, las patas y el escudo) es de color marrón oscuro, marcando un fuerte contraste con el abdomen, que se observa de color café rojizo en los especímenes no ingurgitados (lám. A-1B) a gris bronceado en los ingurgitados, y de ahí el nombre de *garrapatas de patas negras*. Los machos adultos son de color marrón oscuro en su totalidad (lám. A-1B). Se pueden observar espolones coxales (lám. A-1D y fig. A-4), y el coxal I tiene un espolón agudo interno que se

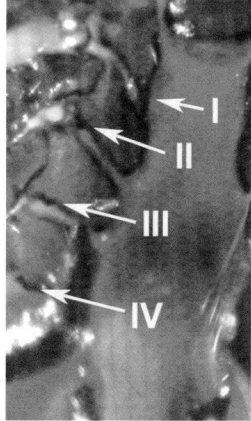

■ **FIGURA A-4** Detalle de la lámina A-1D. Espolones coxales de *Ixodes scapularis* adulto. El espolón en el coxal I es largo, puntiagudo y con orientación interna. Los espolones en los coxales II-IV son cortos, romos y con orientación externa.

superpone al coxal II. Los coxales I-IV tienen espolones externos romos. El espolón interno del coxal I parece ser menos agudo en las ninfas. Las placas de los espiráculos en las ninfas y las hembras son redondas (lám. A-1C); en los machos se observan elongadas de adelante hacia atrás (fig. A-3). En los machos de *I. cookei* e *I. marxi*, estas estructuras son redondas. La placa anal de los machos es corta en dirección anteroposterior si se compara con *I. cookei* e *I. marxi*.

Ixodes cookei. El escudo de las ninfas y hembras adultas es angulado desde el vértice posterior hacia la parte media de los bordes laterales (lám. A-1E). En las hembras adultas, el escudo parece tener las mismas dimensiones a lo largo y a lo ancho, mientras que en las ninfas el escudo parece ser más ancho que largo. El aparato bucal de todos los estadios se observa proporcional a la base del gnatosoma en términos de longitud (lám. A-1E). Si se compara con *I. scapularis*, el hipostoma de las hembras y las ninfas es similar, con una fórmula de dentición de 3/3 que avanza a 2/2, aunque en las hembras de *I. cookei* el vértice es más redondo. El hipostoma de las ninfas es todavía más redondeado, mientras que el de los machos es corto, redondo y crenado. Un rasgo interesante, más pronunciado en la ninfa de esta especie, es la proyección del primer segmento de los palpos en sentido lateral desde el margen posterior. Estas proyecciones tienen aspecto de espolón y a menudo se conocen como *espolones de los palpos*. En todos los estadios, el color es un marrón similar al café con poca leche. El color es constante en toda la garrapata. La distribución de los espolones coxales es semejante a la de *I. scapularis*, con un espolón interno pronunciado en el coxal I y espolones externos romos en los coxales II-IV. Las placas de los espiráculos de las ninfas y las hembras son similares a las de *I. scapularis*. En los machos se observan más redondas, no elongadas, como en el caso de los machos de *I. scapularis*. La placa anal de los machos de esta especie se observa del doble de largo que de ancho, lo que ayuda a distinguir esta especie de *I. scapularis*.

Ixodes marxi. El escudo de las ninfas y hembras de esta especie es similar al de *I. cookei*, en tanto que es angulado desde la parte media de los bordes laterales hacia la parte posterior del vértice (lám. A-1F). Este hecho puede llevar a una confusión en la identificación de estas especies. En las hembras se observan diferencias en el largo y el ancho. El escudo de *I. marxi* es notablemente más largo en relación con el ancho. En *I. cookei*, el largo y ancho guardan la misma proporción. En *I. marxi*, el largo y ancho son básicmente iguales, mientras que en *I. cookei* el escudo se percibe más ancho que largo. Dada la similitud en las proporciones del escudo de una ninfa de *I. marxi* y una hembra adulta de *I. cookei*, la identificación se logra observando la presencia o ausencia del poro genital. El escudo del macho parece carecer de vellosidades.

Cuando se observa ventralmente, la longitud del aparato bucal de los tres estadios parece proporcional respecto a la base del gnatosoma. El hipostoma de las ninfas y hembras es similar al de *I. scapularis*, con una fórmula de dentición de 3/3 en el vértice y luego de 2/2 conforme avanza hacia el extremo posterior. El vértice en las hembras es extremadamente agudo. El hipostoma del macho se observa corto, redondeado en el vértice y crenado. El color de esta especie es parecido al de *I. cookei*, en tanto la totalidad del cuerpo en los tres estadios parece café con poca leche. La distribución de los espolones coxales es una característica clave para identificar a *I. marxi*. Las ninfas y las hembras presentan un espolón interno romo y un esbozo de espolón externo en el coxal I. La notable ausencia de espolones en los coxales II-IV distingue a las hembras y las ninfas de esta especie de las otras especies de *Ixodes* aquí descritas.

La distribución del espolón coxal de los machos es semejante a la de *I. cookei*, salvo un espolón interno menos angulado en el coxal I y la notable ausencia de espolones en el coxal IV. Las placas de los espiráculos redondas en todos los estadios ayudan a distinguir a los machos de esta especie de los de *I. scapularis*, en los que se observan elongados. La placa anal en el macho de *I. marxi* es más larga que ancha en comparación con *I. scapularis*, en los que largo y ancho guardan la misma proporción.

Dermacentor variabilis. *D. variabilis* es una garrapata ornada, lo que quiere decir que es muy colorida y tiene marcas contrastantes. La coloración de las garrapatas ornadas se describe según el color base (el color predominante de la garrapata) y su patrón de colores (las marcas contrastantes) (láms. A-1G y A-1H).[8] Se observa un patrón de colores en el escudo y en las patas de *D. variabilis*. Se pueden ver 11 festones distribuidos en un semicírculo alrededor del borde posterior (lám. A-1G). Se aprecian tanto en la cara dorsal como en la ventral en todos los estadios. El escudo de las hembras es angulado y tiene más o menos el mismo ancho que largo. El patrón de colores es principalmente blanco perlado a gris y contrasta fuertemente con el resto de la garrapata, con un color base pardo. Puede haber líneas y manchas marrones en patrones aleatorios, que no son constantes entre las distintas especies. Se puede observar la presencia de "ojos" en la parte media de los bordes laterales (lám. A-1H). Tanto el color como el contraste son semejantes en hembras y machos. Las marcas de ornamentación cubren la totalidad del dorso por la naturaleza del escudo del macho. Las áreas con el color base se vuelven más grandes conforme hay un acercamiento a la parte media de los bordes laterales y el borde posterior. Las marcas en ambos lados del eje medio son a grandes rasgos simétricas. El escudo de las ninfas es largo y no se observa tan angulado como en la hembra; se redondea desde la parte media de los bordes laterales hasta la línea media posterior. Los patrones de color se observan más prominentes. Se pueden observar "ojos" en los ángulos de los bordes laterales conforme avanzan hacia el vértice posterior. Las ninfas no suelen verse en el laboratorio y pocas veces se informa su contacto con humanos.[8]

La base del gnatosoma de todos los estadios se observa más ancha que profunda (lám. A-1H). La cara dorsal de la base del gnatosoma de las ninfas presenta proyecciones similares a espolones posterolaterales que le dan una apariencia triangulada a la base. El hipostoma de todos los estadios es corto y redondo. Los palpos se observan cortos y gruesos en los adultos, pero estrechos en las ninfas. Los espolones coxales son similares en los adultos. El coxal I muestra espolones internos y externos grandes que convergen en la línea media, lo que les da un aspecto de muesca. Los coxales II-IV tienen espolones externos más pequeños. Las ninfas cuentan con espolones externos prominentes y espolones internos menos dominantes en el coxal I, con espolones poco distintivos en los coxales II y III, y ausentes en el coxal IV. En la región noreste de los Estados Unidos, *D. variabilis* no debe confundirse con *D. albipictus* (garrapata del alce o invernal). Al igual que el alce es más grande que un perro o venado, *D. albipictus* es visiblemente mayor que *D. variabilis* o *I. scapularis* (fig. A-5). Una media de 2 mm separa a los especímenes no ingurgitados de estas especies.[8] Un *D. variabilis* alimentado puede alcanzar dimensiones impresionantes (lám. A-1G), pero una hembra ingurgitada de *D. albipictus* puede crecer al tamaño de la uña del cuarto dedo de un adulto. En condiciones ambientales óptimas, se ha informado de alces exanguinados por *D. albipictus* por la cantidad de garrapatas alimentándose de manera simultánea. Por suerte, el contacto entre humanos y *D. albipictus* es mínimo o inexistente.

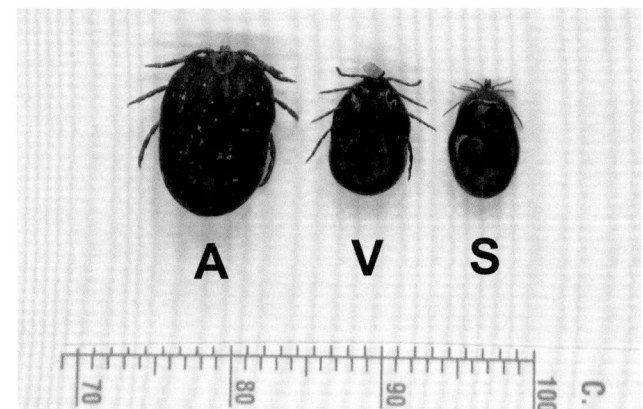

■ **FIGURA A-5** Comparativo del tamaño de garrapatas ingurgitadas. Una garrapata del alce ingurgitada, *Dermacentor albopictus* (A), eclipsa a la garrapata americana del perro ingurgitada, *Dermacentor variabilis* (V), que a su vez es más grande que la garrapata del venado *Ixodes scapularis* (S). Todas son hembras adultas.

Amblyomma americanum. *A. americanun* es otra garrapata ornada (lám. A-2A). Presenta 11 festones. El color base es más predominante que en *D. variabilis*, y los patrones de color son más constantes. El escudo de las hembras es angulado y tiene el mismo largo y ancho. Conforme se avanza sobre los bordes laterales, se vuelve más oscuro que el color base, un rojo tostado. Se observan "ojos" en los vértices laterales (lám. A-2B). El distintivo patrón del escudo de las hembras es un parche iridiscente en el vértice posterior (lám. A-2A). Según el ángulo de la fuente luminosa, estas marcas pueden verse verde azulado a rosa aperlado, que recuerdan el efecto que produce la gasolina en el agua. El escudo de las ninfas es más ancho que largo, con "ojos" en los vértices laterales. El parche iridiscente hallado en el vértice posterior de las ninfas femeninas está ausente. El escudo masculino destaca aún más por la preencia de dos "herraduras" invertidas coloreadas en el borde posterior (lám. A-2C). Se observan "ojos" en los bordes laterales. Las marcas de color continúan por debajo de los "ojos" hacia la línea media, dando la apariencia de un seudoescudo que semeja al de la hembra. Los especímenes macho y hembra pueden ser confundidos por un observador sin experiencia. También hay marcas de color con patrones aleatorios a lo largo de los bordes laterales posteriores.

El aparato bucal en todas las etapas es largo en relación con la base del gnatosoma. El hipostoma se observa bulboso por ser angosto en la parte posterior y ancho y redondeado en la anterior. La distribución de los espolones coxales es similar en todos los estadios. En el coxal I hay varios espolones internos y un espolón externo corto y redondeado. Se aprecia un espolón corto y puntiagudo en los coxales II-IV más cerca de la línea media, aunque es más probable que sea un espolón interno. Los machos tienen varios espolones internos angulados en el coxal IV (lám. A-2D). Todos los estadios presentan surco anal, el cual se observa como un semicírculo posterior al ano. Un solo surco desciende hacia el borde posterior desde la línea media del semicírculo. El aspecto general recuerda a una copa de vino o cáliz (lám. A-2D).

Resumen de identificación. La siguiente secuencia de observaciones resulta útil para la identificación de las garrapatas. Cuando se presenta un espécimen con un surco con forma de "U" en la cara anterior, se debe identificar o descartar *I. scapularis*. Al momento de distinguir entre *I. cookei* e *I. marxi*, la distribución del espolón coxal y la configuración del escudo resultan clave. Cuando la garrapata es ornada, las distinciones se basan en la configuración del escudo, el patrón de las marcas de color frente al color base, la configuración del patrón de las marcas de color, la longitud del aparato bucal en relación con la base del gnatosoma y la distribución de los espolones coxales. Los rasgos diagnósticos se resumen en la tabla A-3.

En un buen libro de referencia se pueden encontrar descripciones más exhaustivas.[8,9,27,37] Se debe lograr una identificación adecuada de la garrapata, ya que que algunas enfermedades emergentes, así como algunas establecidas, se relacionan con la transmisión por este artrópodo. La identificación precisa de una garrapata obtenida a partir de un paciente con síntomas generales de gripe puede y debe influir en las decisiones terapéuticas iniciales.

Especies de Ornithodoros

Relación con la enfermedad. Las especies del género *Ornithodoros* transmiten las especies de *Borrelia* que causan fiebres recurrentes endémicas.

Identificación. Las especies de *Ornithodoros* son garrapatas blandas. Por definición, sus aparatos bucales no son visibles desde arriba, y no presentan escudo. Cuentan con un hipostoma prominente cubierto con dientes (lám. A-2E).

Distribución geográfica. Resulta difícil diferenciar entre las diversas especies que transmiten la fiebre recurrente. En el noroeste de los Estados Unidos y el oeste de Canadá, *Ornithodoros hermsi* es el vector principal. Esta especie se alimenta de roedores pequeños y de humanos, y suele habitar hendiduras y orificios de chozas y cabañas. Un brote famoso en un grupo de escultistas (*Boy Scouts*) se concentró en los exploradores mayores y los guías que se refugiaron en una cabaña abandonada, dejando a los exploradores más jóvenes pasar la noche bajo las estrellas sin que resultaran picados.[58]

En la región sudoeste y surcentral de los Estados Unidos, el vector más frecuente es *Ornithodoros turicata*, hallado en varios mamíferos grandes y pequeños, roedores, aves y reptiles. Esta especie suele habitar en madrigueras.

Ácaros

Existen numerosas especies de ácaros en la naturaleza. Las especies de la familia *Trombiculidae* (niguas) producen un prurito intenso o dermatitis transitorios cuando se están alimentando. Los miembros del género *Leptotrombidium* transmiten la fiebre de los matorrales (o *Tsutsugamushi*) en el sudeste asiático y Australia.[65] Los ácaros del polvo doméstico del género *Dermatophagoides* son alérgenos para algunas personas. El ácaro del ratón, *Liponyssoides (Allodermanyssus) sanguineus*, transmite a *Rickettsia akari*, agente causal del tifus pustuloso (*rickettsialpox*). Esta enfermedad fue descrita en la ciudad de Nueva York, donde continúa siendo un problema.[25]

Tanto el ácaro de la sarna, *Sarcoptes scabiei*, como el ácaro de los folículos, *Demodex folliculorum*, han mostrado tener una asociación parasitaria íntima y prolongada con el ser humano.

Sarcoptes scabiei (sarna)

Relación con la enfermedad. *S. scabiei* se conoce como el *ácaro de la comezón*. Causa la sarna al cavar en la piel para depositar sus huevos en "madrigueras". Los estadios de larva y ninfa del ácaro viven en las madrigueras y en los folículos pilosos adyacentes. Las deposiciones de los ácaros producen un prurito intenso que conduce a una irritación y pérdida de vello considerables. Las recurrencias de la enfermedad suelen ocurrir por reinfestación a partir de los ácaros de algún conocido del paciente tratado de forma inadecuada, pero también pueden presentarse en el curso habitual del tratamiento.[61]

Identificación. El estudio microscópico de los raspados cutáneos revela al ácaro característico, que mide 0.2-0.4 mm de largo, además de sus huevos y deposiciones (escíbalos) (lám. A-2F). Los especímenes se obtienen tras colocar una gota de vaselina líquida en una navaja estéril de bisturí y permitir que la vaselina cubra la pápula. Se debe raspar la pápula de manera vigorosa seis o siete veces para retirar el techo; luego se transfiere el material raspado, que debe incluir algunas trazas de sangre en el aceite, a un portaobjetos usando palillo aplicador, en la medida necesaria. Después de añadir un par de gotas de la vaselina líquida al preparado y mezclarlas, se coloca el cubreobjetos.[18]

Distribución geográfica. Los ácaros de la sarna tienen distribución mundial.

Demodex folliculorum (folículos pilosos) y Demodex brevis (glándulas sebáceas)

Relación con la enfermedad. Las infecciones suelen encontrarse en el rostro. Los organismos pueden causar prurito y reacciones tisulares locales al introducirse en la piel. Sin embargo, también se encuentran en personas asintomáticas.

Identificación. El estudio microscópico de las muestras a partir de la piel revela el ácaro característico, que mide 0.1-0.4 mm de largo.

Distribución geográfica. Los ácaros de los folículos tienen distribución mundial.

Arañas

Existen miles de especies de arañas en la naturaleza. La mayoría poseen potentes toxinas, pero sólo una pequeña cantidad puede penetrar la piel humana al momento de morder.[17]

Loxosceles reclusa

Relación con la enfermedad. *Loxosceles reclusa*, conocida como *araña reclusa parda*, prefiere habitar en ropa almacenada y bolsas para dormir, sótanos, armarios y otros sitios con actividad humana reducida.[17,18] Inyecta su veneno por medio de la mordedura, y puede causar descamación y necrosis cutánea graves. Las dosis grandes de veneno se relacionan con diseminación y mortalidad importante. La mordedura de la araña parda no produce una lesión que permita el diagnóstico; varios informes sugieren que las lesiones dermonectróticas muchas veces se atribuyen de manera incorrecta a las arañas.[59]

Identificación. La araña reclusa parda mide 1-2 cm y se caracteriza por su coloración amarilla marrón y la marca con forma de violín en la parte posterior del cefalotórax (lám. A-2G).[17,18] Existen numerosas especies relacionadas, por lo que se puede necesitar la ayuda de un experto para su identificación.

Distribución geográfica. La araña reclusa parda se encuentra en la mayor parte de la región continental de los Estados Unidos, excepto en el extremo poniente.

Latrodectus mactans

Relación con la enfermedad. Existen varias especies de arañas viudas negras. *Latrodectus mactans*, la viuda negra que se observa con mayor frecuencia, puede producir reacciones sistémicas graves, incluso la muerte, después de inyectar el veneno.

TABLA A-3 Rasgos diagnósticos de las garrapatas duras

Especie	Estadio	Escudo	Surco anal	Espolones	Aparato bucal/base del gnatosoma	Ojos	Festones	Color
Ixodes scapularis	Ninfa	Ovalado; cubre un tercio del dorso y es oscuro en contraste con el abdomen.	Forma de "U", viendo hacia el frente, rodea al ano	Espolón interno prominente en el coxal I, espolones externos romos en coxales I-IV	Aparato bucal del doble de largo que la base del gnatosoma en vista ventral	No	Ausentes	Gnatosoma, patas y escudo de color del café negro que contrasta con el rojo tostado del abdomen
	Hembra adulta	Cubre la mitad del dorso, en otros sentidos similar al de la ninfa.	Igual que la ninfa	Igual que la ninfa	Igual que la ninfa	No	Ausentes	Igual que la ninfa
	Macho adulto	Cubre todo el dorso, velludo.	Igual que la ninfa	Igual que la ninfa	Igual que la ninfa; hipostoma más "serio" que el de otras *Ixodes* spp.	No	Ausentes	En general, color del café negro
Dermacentor variabilis	Ninfa	Cubre la mitad del dorso, patrón de color predominante.	Ausente	Espolón interno prominente en coxal I, espolones externos romos en coxales II y III	Base dorsal del gnatosoma con aspecto triangular, palpos estrechos	Sí	Presentes	Patrones de color más predominantes
	Hembra adulta	Angulado, largo igual que ancho, patrón de color con marcas aleatorias sobre el color base.	Ausente	Espolones internos y externos prominentes en coxal I, dando aspecto de muescas	Palpos gruesos, base del gnatosoma más ancha que el largo del aparato bucal	Sí	Presentes	Color base castaño, patrón de colores blanco aperlado
	Macho adulto	Color base y patrones de color más o menos iguales.	Forma de cáliz	Igual que la hembra	Igual que la hembra	Sí	Presentes	Igual que la hembra
Amblyomma americanum	Ninfa	Angulado, más ancho que largo, color base predominante, "ojos" en vértices laterales.	Forma de cáliz	Espolones en la porción media posterior de los cuatro coxales; espolón del coxal I más pronunciado	Aparato bucal mucho más largo que la base del gnatosoma; hipostoma bulboso	Sí	Presentes	Color base predominantemente caramelo; patrón de color iridiscente de verde azulado a amarillo
	Hembra adulta	Angulado, ancho casi igual que largo, color base predominante con "ojos", parche de color (estrella solitaria) en vértice posterior.	Forma de cáliz	Coxal I con espolón prominente en línea media, espolones aparentemente ausentes en coxales II-IV	Igual que la ninfa	Sí	Presentes	Igual que la ninfa
	Macho adulto	Color base predominante, patrón de color de "herradura" invertida en borde posterior.	Forma de cáliz	Similar a la hembra con espolón interno agudo en coxal IV	Igual que la ninfa	Sí	Presentes	Igual que la ninfa

Ixodes cookei	Ninfa	Angulado, más ancho que largo.	Con forma de "U" viendo hacia el frente, alrededor del ano	Parecido a *I. scapularis*	Aparato bucal igual de largo que base del gnatosoma, hipostoma similar al de *I. scapularis*, aunque más redondo en el vértice, presenta espolones en los palpos	No	Ausentes	Café con poca leche
	Hembra adulta	Angulado, largo igual que ancho.	Igual que la ninfa	Igual que la ninfa	Igual que la ninfa	No	Ausentes	Igual que la ninfa
	Macho adulto	Menos velludo en comparación con *I. scapularis*.	Igual que la ninfa	Igual que la ninfa	Proporcional a la ninfa, hipostoma redondo y crenado	No	Ausentes	Igual que la ninfa
Ixodes marxi	Ninfa	Angulado, largo igual que ancho.	Con forma de "U" viendo hacia el frente, alrededor del ano	Espolón interno romo y presencia de espolón externo en coxal I; ausencia de espolones en coxales II-IV	Aparato bucal igual de largo que base del gnatosoma	No	Ausentes	Café con poca leche
	Hembra adulta	Angulado, más largo que ancho.	Igual que la ninfa	Igual que la ninfa	Igual que la ninfa, hipostoma muy puntiagudo	No	Ausentes	Igual que la ninfa
	Macho adulto	Sin vellosidades.	Igual que la ninfa	Coxal I con espolón interno prominente y espolón externo romo, coxales II-IV con espolones externos romos, espolones ausentes en coxal IV	Proporcional a la ninfa, hipostoma redondo y crenado	No	Ausentes	Igual que la ninfa

Por suerte, la mayoría de los pacientes no enferman de manera grave y se recuperan con rapidez.[17,18] La mayoría de las mordeduras ocurren en las manos.[56] Las arañas macho producen síntomas leves o ninguno después de picar.[20]

Identificación. La hembra de la viuda negra mide 3 cm de largo (incluidas las patas), es de color negro brillante y muestra una marca roja característica con forma de reloj de arena en el abdomen (lám. A-2H).[17,18,56] La diferenciación de las especies relacionadas es complicada y es mejor dejarla en manos expertas.

Distribución geográfica. Existen varias especies de arañas viudas negras en toda la región continental de los Estados Unidos. *L. mactans* habita del sur de Nueva Inglaterra, al sur de Florida y al oeste en California y Oregon; se observa con mayor frecuencia en la región sur de esta distribución. La viuda negra del norte, *L. variolus*, se encuentra presente en Nueva Inglaterra y el sur de Canadá, al sur de Florida y al oeste de la parte oriental de Texas, Oklahoma y Kansas; es más habitual en la región norte de esta distribución.

Tegenaria agrestis

Relación con la enfermedad. Cada vez hay más informes sobre reacciones tóxicas a la mordedura de la araña vagabunda, *Tegenaria agrestis*. Muchas mordeduras no producen reacciones graves, pero otras pueden causar lesiones dermonecróticas similares a las de la araña reclusa parda. Después del eritema sigue el desarrollo de ampollas y úlceras. Aparece una escara que luego se esfacela, con o sin formación de cicatriz. Los efectos sistémicos suelen ser leves, pero pueden ser graves. La araña macho es más venenosa que la hembra.[7]

Identificación. Las arañas vagabundas son de color marrón con marcas grises. Son moderadamente grandes, al medir 7-14 mm de largo y 27-45 mm con las patas estiradas.

Distribución geográfica. *T. agrestis* se distribuye a lo largo de la región noroeste de los Estados Unidos, el sudeste de Canadá y la franja territorial de Alaska. La distribución de esta araña no se empalma con la de *L. reclusa*. La araña vagabunda teje telarañas con forma de embudo en ambientes húmedos, como pilas de madera y hendiduras. Rara vez se observa por encima de los cimientos o a nivel de piso.

Insecta: moscas, chinches, pulgas y piojos

Larvas de moscas productoras de miasis

La miasis ocurre cuando las larvas de mosca infectan a humanos, ya sea por accidente o por penetración directa para formar lesiones subcutáneas, con el propósito de alimentarse de los tejidos. Cada vez hay más casos importados de miasis por la cantidad creciente de viajes a zonas endémicas.[4,62] Los dos géneros que más parasitan al ser humano son *Dermatobia* y *Cordylobia*. Las larvas de moscas de los géneros *Wohlfahrtia*, *Cochliomyia*, *Hypoderma* y *Oestrus* afectan a los humanos con mucha menor frecuencia, por lo que no se tratan en este texto.[17,20,49]

Dermatobia hominis (larva de la mosca humana)

Relación con la enfermedad. El fascinante ciclo de vida de este organismo requiere un abordaje más detallado para comprender la infección. La hembra coloca sus huevos sobre otro insecto vector, a menudo un mosquito. Cuando el insecto pica al hospedero, los huevos liberan las larvas, que inmediatamente penetran en la piel. Las larvas maduran en la piel durante aproximadamente 6-12 semanas, después de las cuales dejan el tejido subcutáneo en busca de la tierra, donde requieren otras tres semanas de maduración antes de que surja la mosca adulta.[4,49,62]

Durante su estancia en la piel, las larvas producen una lesión que se parece a un "furúnculo", que a menudo causa prurito y en ocasiones dolor. La extracción completa de la larva termina con la enfermedad y permite confirmar el diagnóstico. En ocasiones puede haber infecciones bacterianas secundarias en la lesión.

Identificación. Las larvas de mosca pueden medir de algunos milímetros hasta 18-25 mm, lo cual depende del grado de madurez al momento de la extracción. Se encuentran rodeadas de varias filas de espinas fácilmente observables con un microscopio de disección (lám. A-3A). Las larvas presentan una forma característica de "frasco", con un cuello largo que se va adelgazando. El estudio microscópico de los espiráculos (placas de los estigmas) resulta útil para lograr la identificación.[17,18]

Distribución geográfica. *D. hominis* es frecuente en Centro y Sudamérica.[4,17,47]

Cordylobia anthropophaga (mosca Tumbu)

Relación con la enfermedad. Las larvas emergen de huevos que contaminan la ropa de cama, la indumentaria y otros materiales, y penetran la piel del hospedero poco después del contacto.[4,28] El desarrollo en la capa subdérmica ocurre mucho más rápido que en *D. hominis*, por lo general en dos semanas,[4] reduciendo el número relativo de infecciones importadas.[28] Los pacientes suelen exponerse a una mayor cantidad de huevos, por lo que es más probable que presenten lesiones múltiples por la infección por *Cordylobia* en relación con la de *Dermatobia*.[4]

Identificación. Las larvas alcanzan los 7-12 mm en la madurez. Su forma más cónica permite distinguirlas de las de *Dermatobia*.[28] Los espiráculos aparecen en el extremo más ancho.

Distribución geográfica. *Cordylobia* se observa sobre todo en el África subsahariana.

Otras moscas

Hay otras moscas de importancia médica que justifican una mención breve, aunque rara vez se envían especímenes al laboratorio clínico.

Las "moscas de la arena" pertenecientes a los géneros *Lutzomyia* y *Phlebotomus* son responsables de la transmisión de la leishmaniosis. Estas moscas son velludas, pequeñas y tienden a presentar alas con forma de "V" erecta. Las especies de *Chrysops*, habitualmente conocidas como *moscas del venado*, participan en la transmisión del *Loa loa*, la filaria ocular africana. Las moscas negras (*Simulium* spp.) son vectores de las microfilarias que causan la oncocercosis. Hay distintas especies de *Simulium* en diferentes regiones geográficas, pero todas se reproducen en corrientes de agua de flujo rápido, que es donde ocurre el mayor número de picaduras. Las moscas tsé-tsé (*Glossina* spp.) sólo existen en las regiones tropicales de África y transmiten la tripanosomosis africana (enfermedad del sueño). Estas moscas alargadas poseen una probóscide poderosa capaz de producir picaduras dolorosas.[56]

Mosquitos

Los mosquitos son responsables de la transmisión de enfermedades que causan mayor morbilidad y mortalidad que cualquier otro artrópodo.[17,18,20,56]

Relación con la enfermedad. Los mosquitos producen lesiones cutáneas pruriginosas que aparecen poco después de alimentarse con sangre, y puede transmitir infecciones graves. Las especies de *Anopheles* son artrópodos vectores responsables de transmitir el paludismo. Las filariosis son diseminadas por algunas especies de *Aedes, Mansonia* y *Anopheles.* Diversos virus transmitidos por artrópodos (arbovirus) utilizan especies de *Aedes, Culex, Culiseta, Haemagogus* y *Sabethes* como vectores de infecciones graves, como encefalitis equina, fiebre del Nilo Occidental, fiebre amarilla, dengue y, hoy en día, virus del Zika.[5,42,56] Ambos sexos del mosquito se alimentan de néctar y polinizan las flores. Sin embargo, la hembra debe alimentarse con sangre para completar el desarrollo de los huevos.[20]

Los mosquitos se orientan por pistas olfatorias para encontrar a sus objetivos humanos. Se ha identificado un componente específico del sudor humano como compuesto importante para *Anopheles gambiae,* un vector importante para *Plasmodium falciparum.*[22] Se dispone de varios repelentes de insectos para ahuyentar a los mosquitos y evitar su picadura. Los productos sintetizados a partir de componentes botánicos son alternativas atractivas para aquellos que deseen evitar los repelentes químicos; desafortunadamente, estas opciones no son tan eficaces como aquellas que contienen *N,N*-dietil-3-metilbenzamida (DEET).[16] Quizá en el futuro los compuestos que bloqueen componentes relevantes del sudor puedan funcionar como repelentes eficaces.

Identificación. Los mosquitos son insectos voladores de aspecto delicado, fáciles de reconocer por la mayoría de las personas. La identificación a nivel de género y especie requiere un grado importante de experiencia y queda en manos expertas. Las picaduras de mosquito son tan frecuentes que los pacientes rara vez llevan especímenes al laboratorio clínico para su identificación.

Distribución geográfica. Los mosquitos tienen distribución mundial, pero las especies particulares tienen nichos ambientales bien definidos. Por ejemplo, la fiebre amarilla clásica era una enfermedad urbana porque el vector principal, *Aedes aegypti,* se limitaba a las aguas estancadas en la cercanía de poblaciones humanas. Existía la esperanza de erradicar la enfermedad en su totalidad al controlar al mosquito vector. Por desgracia, el control de la fiebre amarilla urbana reveló un ciclo selvático entre los monos y varias especies de mosquitos selváticos, dejando en claro que el virus podría controlarse pero nunca erradicarse.[56]

La distribución de ciertos mosquitos se ha expandido como consecuencia secundaria al comercio global. *Aedes albopictus,* conocido como el *mosquito tigre,* es residente habitual del sudeste asiático, pero logró viajar a los Estados Unidos depositando sus huevos en el agua que se acumulaba en las ruedas de los automóviles.[33] Esta especie agresiva de mosquito es un vector competente de patógenos importantes para el ser humano. Los virus de la encefalitis equina oriental, de la fiebre del Valle de Cache y del Zika son transmitidos por esta especie de mosquito.

Chinches o Hemiptera

Las chiches de cama (*Cimex* spp.) y los reduvídeos (familia *Reduviidae*) succionan la sangre de vertebrados, incluidos los humanos, y los segundos actúan como vectores importantes en la transmisión de enfermedad.[17,56] Son animales nocturnos: se alimentan en la noche y se ocultan y descansan en el día. Últimamente, la chinche común (*C. lectularius*) es enviada con mayor frecuencia a laboratorios de microbiología con fines de identificación como consecuencia de un aumento en las infestaciones por estos insectos.

Cimex lectularius

Relación con la enfermedad. La chinche de cama habitual puede causar numerosas lesiones cutáneas en la piel en los diferentes sitios de alimentación. La gravedad de las lesiones se relaciona con la sensibilidad de cada individuo. Las chinches se alimentan sobre todo por las noches, y el resto del tiempo se esconden en la ropa de cama, tapices sueltos y colchones.[17] No actúan como vectores de agentes infecciosos.

Identificación. Las chinches de cama son de color marrón claro a anaranjado, y miden 5 mm de largo por 3 mm de ancho.[17,18,20] Los adultos presentan pequeños apéndices alares no funcionales (lám. A-3B).

Distribución geográfica. *C. lectularius* tiene distribución mundial, aunque se observa con mayor frecuencia en zonas templadas, mientras que *C. hemipterus* es más habitual en climas tropicales.[56]

Chinches besuconas: especies de *Panstrongylus, Rhodnius* y *Triatoma*

Relación con la enfermedad. La familia *Reduviidae* tiene varios nombres populares. Estos insectos a veces se conocen como "chinches con nariz de cono" por la forma alargada de su cabeza. La mayoría de los integrantes se conocen como "chinches asesinas" por sus ataques letales a otros insectos. Las chinches asesinas también pican a los humanos y causan lesiones dolorosas.[20]

Desde el punto de vista médico, el grupo más importante es el de las "chinches besuconas" o "vinchucas", llamadas así por alimentarse de la sangre proveniente de la piel que rodea los labios. Las chinches besuconas transmiten el agente causal de la enfermedad de Chagas, *Trypanosoma cruzi.* No logran morder a través de la ropa, por lo que las lesiones suelen localizarse en las partes expuestas del cuerpo.[20] Las heces con *T. cruzi* se depositan en el hospedero mientras se alimentan las chinches. El rascado resultado del prurito en el sitio de la picadura introduce el microorganismo en la herida. La transmisión también puede ocurrir al frotar las manos contaminadas con heces contra ojos, nariz o boca.[56]

Identificación. A diferencia de las chinches de la cama, los reduvídeos (triatomídeos) cuentan con alas funcionales. Miden 1-4 cm, son más elongados que las chinches de cama y tienen una cabeza relativamente larga y delgada (lám. A-3C).[17,18,20,56]

Distribución geográfica. Las chinches besuconas habitan en las regiones del sur de los Estados Unidos y en Centro y Sudamérica.

Pulgas

Relación con la enfermedad. Las pulgas producen mordeduras irritantes y pruriginosas después de aspirar la sangre del hospedero. En este apartado se consideran las especies que transmiten las enfermedades más graves en humanos. La pulga de la rata oriental, *Xenopsylla cheopis,* es el vector clásico de la peste[30] y el tifus murino.[20] *Tunga penetrans,* o pulga *jigger,* nigua o pique, se halla en África y Centro y Sudamérica; penetra la piel y deposita sus huevos mientras está en el hospedero (lám. A-3D).

La pulga del gato (*Ctenocephalides felis*) y la del perro (*Ctenocephalides canis*) pueden infectar cualquiera de estas especies de animales domésticos (lám. A-3E). En Norteamérica, la pulga del perro es infrecuente, y la mayoría de los casos de enfermedad en humanos son causados por la del gato.[20] Ambas especies pueden morder al humano. La tenia del perro, *Dipylidium caninum,* en ocasiones puede infectar al ser humano cuando una pulga que contiene al cisticerco de la tenia es ingerida por accidente.[17,18] Varias especies de pulgas, además de otros insectos, pueden transmitir las larvas de la tenia de la rata, *Hymenolepis diminuta*, a los humanos. Se sabe que la peste endémica puede relacionarse con la exposición a los gatos, y que el tifus endémico, causado por *Rickettsia typhi*, puede ser transmitido por la pulga del gato.[53] Una *Rickettsia*, conocida como *agente ELB*[48,63] también infecta a la pulga del gato y causa una enfermedad similar al tifus murino. La rickettsia se puede mantener por transmisión transovárica en las pulgas del gato.[1] El agente ELB se clasificó en años recientes como *Rickettsia felis*.[23] En los países desarrollados, los gatos pueden ser más importantes que las ratas para la transmisión de estas infecciones.

Identificación. El reconocimiento de las pulgas es relativamente sencillo. Carecen de alas y tienen patas largas y musculosas[17,18,56] que cuelgan de un cuerpo que parece estar "encorvado" (láms. A-3D y E). En contrastse, la diferenciación a nivel de especie de las pulgas resulta muy complicada y suele requerir una pericia considerable.

Distribución geográfica. Las pulgas tienen distribución mundial, siguiendo la distribución del hospedero mamífero. *X. cheopis* se relaciona principalmente con la rata parda (*Rattus norvegicus*, conocida también como *rata noruega de las cloacas*) y la rata negra (*Rattus rattus*, rata doméstica o del tejado). Las especies de *Ctenocephalides* se encuentran en gatos y perros.

Piojos

Los piojos se consideran un problema de salud pública importante al producir enfermedades que van desde benignas hasta las que ponen en peligro la vida. Como agentes de lesión indirecta, causan infestaciones cutáneas y capilares poco graves, aunque irritantes. Como artrópodos vectores, son capaces de transmitir patógenos bacterianos importantes. Cada subespecie particular de *Pediculus humanus* se relaciona con una parte distinta del cuerpo, aunque hay algunas superposiciones, mientras que *Phthirus pubis* sólo reside en la región pélvica.

Pediculus humanus subespecie humanus

Relación con la enfermedad. *P. humanus* subespecie *humanus* también se conoce como *piojo del cuerpo humano*. Parasita la mayoría de las partes del cuerpo humano distintos a la cabeza. Estos piojos se encuentran sobre todo en las regiones más vellosas, donde migran de un lugar a otro desde la ropa hasta la piel para alimentarse con sangre.[17] Pueden hallarse en los dobladillos y pliegues de la ropa de las personas infestadas. La succión produce heridas irritantes y pruriginosas en el lugar de la mordedura, característica general de las infestaciones por piojos. La mayoría de los huevos, conocidos como *liendres*, se depositan en la ropa.

Los piojos del cuerpo transmiten *Borrelia recurrentis*, una causa poco frecuente de fiebre recurrente,[3,57] así como *Rickettsia prowazekii* y *Bartonella quintana*,[29] que causan el tifus epidémico y la fiebre de las trincheras, respectivamente.[17,56] En la fiebre recurrente, los piojos aplastados liberan patógenos hacia la piel, los cuales ingresan a través de las abrasiones probablemente causadas por las picaduras. Los agentes del tifus y de la fiebre de las trincheras, presentes en los excrementos de los piojos, entran con el rascado de la piel por parte del hospedero.[56] La tasa de mortalidad si no se trata el tifus epidémico puede alcanzar hasta el 60%,[56] quizá por la presencia de otras complicaciones, pero un tratamiento antimicrobiano eficaz puede controlar la infección.[38]

Los piojos del cuerpo se diseminan por contacto cercano con individuos infectados. La transmisión se relaciona con compartir la vestimenta, la ropa de cama y convivir en habitaciones comunales cerradas.[17] Por ello, no es motivo de sorpresa que las infecciones transmitidas por piojos ocurran en condiciones de carencia extrema, como la guerra y la hambruna.

Identificación. Los piojos del cuerpo pueden medir 2-4 mm de largo, con un abdomen relativamente largo y delgado. Cuentan con tres pares de patas con ganchos en forma de garra en los extremos que les ayudan a fijarse a su hospedero (lám. A-3F).

Distribución geográfica. Los piojos del cuerpo tienen distribución mundial.

Pediculus humanus subespecie capitis

Relación con la enfermedad. Los piojos de la cabeza producen infecciones irritantes de cabeza, cabello y cuello.[44] Sólo infectan humanos; las mascotas y otros animales no son susceptibles. A diferencia de los piojos del cuerpo, los de la cabeza no actúan como vectores transmisores de bacterias, aunque puede haber infecciones bacterianas secundarias en las mordeduras.[6] Las liendres (huevos) de 1 mm a menudo se adhieren al tallo del pelo cerca del cuero cabelludo (lám. A-3G).

Las infestaciones son más frecuentes en niños.[6] Ocurren por contacto cercano y por compartir fómites como peines, sombreros y bufandas.[17]

Identificación. Los piojos de la cabeza se parecen mucho a los del cuerpo. Aunque hay cierta superposición en los tamaños, pueden ser más pequeños que los piojos del cuerpo, con un promedio de 1-3 mm.[17,18,20] El abdomen alargado y los tres pares de patas con ganchos son casi idénticos a los de los piojos del cuerpo. Las liendres son fáciles de confundir con la caspa, escamas seborreicas, fijador para cabello o infecciones micóticas (lám. A-3G).[6]

Distribución geográfica. Este piojo tiene distribución mundial.

Phthirus pubis

Relación con la enfermedad. *P. pubis*, también conocido como *piojo cangrejo* o *púbico*, causa una infección irritante de la región púbica. Se halla con menor frecuencia en las axilas, el tórax, los muslos y en vello facial corto, como el del bigote, las cejas y las pestañas.[17,18,20] La picadura de los piojos produce una lesión cutánea pruriginosa después de succionar la sangre. Puede haber infecciones secundarias a la picadura, aunque son poco frecuentes. Las liendres se depositan en la parte inferior de los tallos pilosos, del mismo modo que los piojos de la cabeza. Los piojos del pubis no transmiten agentes infecciosos. La transmisión ocurre principalmente por el contacto íntimo.

Identificación. Los piojos de pubis miden 1-2 mm de largo y presentan un abdomen corto y redondo. Se les ha descrito como con forma de "tortuga". Los piojos púbicos poseen tres pares de patas con garras que se aprecian más largas y gruesas que las de los piojos del cuerpo y la cabeza (lám. A-3H).

Distribución geográfica. Los piojos del pubis tienen distribución mundial.

REFERENCIAS

1. Azad AF, Sacci JB Jr, Nelson WM, et al. Genetic characterization and transovarial transmission of a typhus-like rickettsia found in cat fleas. Proc Natl Acad Sci U S A 1992;89:43–46.
2. Bennett G. Cockroaches as carriers of bacteria. Lancet 1993;341:732–732.
3. Borgnolo G, Hailu B, Ciancarelli A, et al. Louse-borne relapsing fever: a clinical and an epidemiological study of 389 patients in Asella Hospital, Ethiopia. Trop Geogr Med 1993;45:66–69.

4. Brewer TF, Wilson ME, Gonzalez E, et al. Bacon therapy and furuncular myiasis. JAMA 1993;270:2087–2088.

5. Calisher CH. Medically important arboviruses of the United States and Canada. Clin Microbiol Rev 1994;7:89–116.

6. Carson DS. Detection and treatment of pediculosis capitis. IM 1990;11:74–86.

7. Centers for Disease Control and Prevention. Necrotic arachnidism—Pacific northwest, 1988–1996. MMWR Morb Mortal Wkly Rep 1996;45:433–436.

8. Cooley RA. The genus *Dermacentor* and *Otocenter* (*Ixodidae*) in the United States, with studies in variation. National Institutes of Health Bulletin No. 171. Washington, DC: United States Government Printing Office, 1938.

9. Cooley RA, Kohls GM. The genus *Ixodes* in North America. National Institutes of Health Bulletin No. 184. Washington, DC: United States Government Printing Office, 1945.

10. des Vignes F, Piesman J, Heffernan R, et al. Effect of tick removal on transmission of *Borrelia burgdorferi* and *Ehrlichia phagocytophila* by *Ixodes scapularis* nymphs. J Infect Dis 2001;183:773–778.

11. Dumler JS, Bakken JS. Ehrlichial diseases of humans: emerging tick-borne infections. Clin Infect Dis 1995;20:1102–1110.

12. Dworkin MS, Shoemaker PC, Anderson DE, et al. Tick paralysis: 33 human cases in Washington State, 1946–1996. Clin Infect Dis 1999;29:1435–1439.

13. Falco RC, Fish D, Piesman J, et al. Duration of tick bites in a Lyme disease-endemic area. Am J Epidemiol 1996;143:187–192.

14. Felz MW, Durden LA. Attachment sites of four tick species (*Acari: Ixodidae*) parasitizing humans in Georgia and South Carolina. J Med Entomol 1999;36:361–364.

15. Felz MW, Smith CD, Swift TR, et al. A six-year-old girl with tick paralysis. N Engl J Med 2000;342:90–94.

16. Fradin MS, Day JF. Comparative efficacy of insect repellents against mosquito bites. N Engl J Med 2002;347:13–18.

17. Fritsche TR. Arthropods of medical importance. In: Murray PR, Baron EJ, Jorgensen JH, et al., eds. Manual of Clinical Microbiology. 8th Ed. Washington, DC: ASM Press, 2003:2061–2078.

18. Garcia LS. Diagnostic Medical Parasitology. 4th Ed. Washington, DC: ASM Press, 2001.

19. Goddard J. Arthropods, tongue worms, leeches, and arthropod-borne diseases. In: Guerrant RL, Walker DH, Weller PF, eds. Tropical Infectious Diseases. Principles, Pathogens, & Practice. Philadelphia, PA: Churchill Livingstone, 1999:1325–1342.

20. Goddard J. Physician's Guide to Arthropods of Medical Importance. 4th Ed. Boca Raton, FL: CRC Press, 2003.

21. Goethert HK, Telford SR III. Enzootic transmission of the agent of human granulocytic ehrlichiosis among cottontail rabbits. Am J Trop Med Hyg 2003;68:633–637.

22. Hallem EA, Nicole Fox A, Zwiebel LJ, et al. Olfaction: mosquito receptor for human-sweat odorant. Nature 2004;427:212–213.

23. Higgins JA, Radulovic S, Schriefer ME, et al. *Rickettsia felis*: a new species of pathogenic *Rickettsia* isolated from cat fleas. J Clin Microbiol 1996;34:671–674.

24. James AM, Liveris D, Wormser GP, et al. *Borrelia lonestari* infection after a bite by an *Amblyomma americanum* tick. J Infect Dis 2001;183:1810–1814.

25. Kass EM, Szaniawski WK, Levy H, et al. Rickettsialpox in a New York City hospital, 1980 to 1989. N Engl J Med 1994;331:1612–1617.

26. Katavolos P, Armstrong PM, Dawson JE, et al. Duration of tick attachment required for transmission of granulocytic ehrlichiosis. J Infect Dis 1998;177:1422–1425.

27. Keirans JE, Litwak TR. Pictorial key to the adults of hard ticks, Family *Ixodidae* (*Ixodida:Ixodoidea*), east of the Mississippi river. J Med Entomol 1989;26:435–448.

28. Lane RP, Lowell CR, Griffiths WA, et al. Human cutaneous myiasis: a review and report of three cases due to *Dermatobia hominis*. Clin Exp Dermatol 1987;12:40–45.

29. Logan JS. Trench fever in Belfast, and the nature of the "relapsing fevers" in the United Kingdom in the nineteenth century. Ulster Med J 1989;58:83–88.

30. Mann JM, Martone WJ, Boyce JM, et al. Endemic human plague in New Mexico: risk factors associated with infection. J Infect Dis 1979;140:397–401.

31. Maupin GO, Gage KL, Piesman J, et al. Discovery of an enzootic cycle of *Borrelia burgdorferi* in *Neotoma mexicana* and *Ixodes spinipalpus* from northern Colorado, an area where Lyme disease is nonendemic. J Infect Dis 1994;170:636–643.

32. Mitchell PD, Reed KD, Hofkes JM. Immunoserologic evidence of coinfection with *Borrelia burgdorferi*, *Babesia microti*, and human granulocytic *Ehrlichia* species in residents of Wisconsin and Minnesota. J Clin Microbiol 1996;34:724–727.

33. Moore CG, Mitchell CJ. *Aedes albopictus* in the United States: ten-year presence and public health implications. Emerg Infect Dis 1997;3:329–334.

34. Oliver JH Jr, Owsley MR, Hutcheson HJ, et al. Conspecificity of the ticks *Ixodes scapularis* and *I. dammini* (*Acari: Ixodidae*). J Med Entomol 1993;30:54–63.

35. Orloski KA, Hayes EB, Campbell GL, et al. Surveillance for Lyme disease—United States, 1992–1998. MMWR CDC Surveill Summ 2000;49:1–11.

36. Parola P, Raoult D. Ticks and tickborne bacterial diseases in humans: an emerging infectious threat. Clin Infect Dis 2001;32:897–928.

37. Patterson FC, Winn WC Jr. Practical identification of hard ticks in the parasitology laboratory. Pathol Case Rev 2003;8:187–198.

38. Perine PL, Chandler BP, Krause DK, et al. A clinico-epidemiological study of epidemic typhus in Africa. Clin Infect Dis 1992;14:1149–1158.

39. Persing DH. The cold zone: a curious convergence of tick-transmitted diseases. Clin Infect Dis 1997;25:S35–S42.

40. Peters W. A Colour Atlas of Arthropods in Clinical Medicine. London: Wolfe, 1992.

41. Piesman J, Mather TN, Sinsky RJ, et al. Duration of tick attachment and *Borrelia burgdorferi* transmission. J Clin Microbiol 1987;25:557–558.

42. Ramirez-Ronda CH, Garcia CD. Dengue in the Western Hemisphere. Infect Dis Clin North Am 1994;8:107–128.

43. Ribeiro JM, Mather TN, Piesman J, et al. Dissemination and salivary delivery of Lyme disease spirochetes in vector ticks (*Acari: Ixodidae*). J Med Entomol 1987;24:201–205.

44. Roberts RJ. Clinical practice. Head lice. N Engl J Med 2002;346:1645–1650.

45. Rosef O, Kapperud G. House flies (*Musca domestica*) as possible vectors of *Campylobacter fetus* subsp. *jejuni*. Appl Environ Microbiol 1983;45:381–383.

46. Schaumburg HH, Herskovitz S. The weak child: a cautionary tale. N Engl J Med 2000;342:127–129.

47. Schembre DB, Spillert CR, Khan MY, et al. *Dermatobia hominis* myiasis masquerading as an infected sebaceous cyst. Can J Surg 1990;33:145–146.

48. Schriefer ME, Sacci JB Jr, Dumler JS, et al. Identification of a novel rickettsial infection in a patient diagnosed with murine typhus. J Clin Microbiol 1994;32:949–954.

49. Service MW. A Guide to Medical Entomology. London: Macmillan, 1980.

50. Shapiro ED, Gerber MA. Lyme disease. Clin Infect Dis 2000;31:533–542.

51. Sonenshine DE, Azad AF. Ticks and mites in disease transmission. In: Strickland GT, ed. Hunter's Tropical Medicine. 8th Ed. Philadelphia, PA: Saunders, 2000:992–999.

52. Sood SK, Salzman MB, Johnson BJ, et al. Duration of tick attachment as a predictor of the risk of Lyme disease in an area in which Lyme disease is endemic. J Infect Dis 1997;175:996–999.

53. Sorvillo FJ, Gondo B, Emmons R, et al. A suburban focus of endemic typhus in Los Angeles County: association with seropositive domestic cats and opossums. Am J Trop Med Hyg 1993;48:269–273.

54. Spach DH, Liles WC, Campbell GL, et al. Tick-borne diseases in the United States. N Engl J Med 1993;329:936–947.

55. Steere AC. Lyme disease. N Engl J Med 2001;345:115–125.

56. Strickland GT. Hunter's Tropical Medicine and Emerging Diseases. 8th Ed. Philadelphia, PA: Saunders, 2000.

57. Sundnes KO, Haimanot AT. Epidemic of louse-borne relapsing fever in Ethiopia. Lancet 1993;342:1213–1215.

58. Thompson RS, Burgdorfer W, Russell R, et al. Outbreak of tick-borne relapsing fever in Spokane County, Washington. JAMA 1969;210:1045–1050.

59. Vetter RS, Bush SP. Reports of presumptive brown recluse spider bites reinforce improbable diagnosis in regions of North America where the spider is not endemic. Clin Infect Dis 2002;35:442–445.

60. Walker DH. Ricketts creates rickettsiology, the study of vector-borne obligately intracellular bacteria. J Infect Dis 2004;189:938–955.

61. Walton SF, McBroom J, Mathews JD, et al. Crusted scabies: a molecular analysis of *Sarcoptes scabiei* variety *hominis* populations from patients with repeated infestations. Clin Infect Dis 1999;29:1226–1230.

62. Westenfeld F. Cutaneous myiasis caused by *Dermatobia hominis*. Clin Microbiol Newslett 1993;15:3.

63. Williams SG, Sacci JB Jr, Schriefer ME, et al. Typhus and typhuslike rickettsiae associated with opossums and their fleas in Los Angeles County, California. J Clin Microbiol 1992;30:1758–1762.

64. Wilson BB. Ectoparasites: introduction. In: Mandell GL, Bennett JE, Dolin R, eds. Principles and Practice of Infectious Diseases. 4th Ed. New York, NY: Churchill Livingstone, 1995:2258–2258.

65. Yamashita T, Kasuya S, Noda N, et al. Transmission of *Rickettsia tsutsugamushi* strains among humans, wild rodents, and trombiculid mites in an area of Japan in which tsutsugamushi disease is newly endemic. J Clin Microbiol 1994;32:2780–2785.

Amebas de vida libre

Introducción

Las pequeñas amebas de vida libre de los géneros *Naegleria*, *Acanthamoeba* y *Balamuthia* que habitan el agua y el suelo son capaces de producir infecciones oportunistas en humanos. Las enfermedades más importantes ocasionadas por este grupo son formas devastadoras de meningoencefalitis, generalmente mortales. Las especies de *Acanthamoeba* también pueden producir queratitis, una infección ulcerativa que puede ocasionar ceguera que afecta la córnea, la cual no es causada por *Naegleria* ni *Balamuthia*.[30] En raras ocasiones, *Acanthamoeba* y *Balamuthia* pueden llevar a infecciones cutáneas.[9,45] Las amebas de vida libre no están relacionadas con las amebas intestinales tratadas anteriormente y no habitan los intestinos del humano ni de otros mamíferos.

Ecología, epidemiología, patogenia y enfermedad

Naegleria, *Acanthamoeba* y *Balamuthia*, junto con muchos otros géneros de amebas de vida libre, tienen distribución mundial en varios hábitats de agua dulce, incluyendo ríos, lagos, estanques, aguas termales y manantiales, sistemas domésticos de agua, sistemas de aire acondicionado, humidificadores y torres de enfriamiento.[19,20] Se considera que desempeñan un papel en la neumonitis por hipersensibilidad conocida como *fiebre del humidificador*.[41] Son ubicuos en suelos, polvo, aire y compostas, se han hallado en superficies de vegetales, y se han aislado del fango de las cloacas y aguas contaminadas por desechos domésticos o industriales. Algunas especies de *Acanthamoeba* y *Balamuthia* se han aislado del suelo y agua de mar, y se relacionan de modo particular con derrames de aguas inadecuadamente tratadas de hoteles y vertederos municipales (D. A. Munson, comunicación personal, 1991).[20,42] También se han encontrado muestras de *Naegleria* y *Acanthamoeba* en vertederos con contaminación térmica, en lagos y estanques de plantas eléctricas y nucleares, y otras fábricas que producen este tipo de contaminación.[19,20]

En la naturaleza, las amebas de vida libre se alimentan de bacterias, incluyendo especies de *Legionella*,[3,37,41,46] y forman quistes resistentes a las condiciones ambientales adversas, como la desecación de los suelos. De Jonckheere y Van de Voorde informaron que los quistes de algunas cepas de *Acanthamoeba* son altamente resistentes al cloro y que no suelen ser eliminadas por las concentraciones habituales de esta sustancia utilizadas en los suministros municipales o domésticos de agua o en las piscinas.[21] Por otro lado, los quistes de *Naegleria fowleri* son más sensibles al cloro; estos autores concluyen que no es probable encontrar *N. fowleri* viables en reservas limpias de agua con bajas concentraciones de cloro (p. ej., 0.5 mg de cloro libre disponible por litro).[21] Rowbotham fue el primero en mostrar que *L. pneumophila* puede crecer dentro de algunas especies de *Acanthamoeba*, con lo cual se ofrece una explicación de por qué las legionelas con necesidades nutricionales especiales pueden mantener su viabilidad en aguas prístinas y con baja cantidad de nutrientes.[41] Algunas especies de *Legionella* también proliferan dentro de varias otras amebas de vida libre.[46] Se ha especulado que las legionelas podrían ser transmitidas por el aire en aerosoles a los humanos, por medio de gotitas de agua mientras residen en las amebas,[41] lo cual parece factible, sobre todo si se considera que los quistes de las amebas podrían proteger a las legionelas del cloro de los suministros domésticos de agua (cap. 10).

Además, se han aislado amebas de vida libre, incluyendo *N. fowleri* y especies de *Harmanella* y *Acanthamoeba*, de la garganta y vías nasales de humanos,[1,6,28,40,46,47] probablemente en forma de quistes inhalados en el polvo del aire, aerosoles, o que estaban presentes en los alimentos o agua ingeridos.[17] No se ha demostrado la presencia de trofozoítos de *Naegleria* o *Acanthamoeba* en la nasofaringe humana en ausencia de enfermedad del sistema nervioso central (SNC).[17]

Meningoencefalitis amebiana primaria

Antes de 1958, ninguna de las amebas de vida libre en el agua o el suelo se reconocía como patógena. Luego, Culbertson y cols. observaron un contaminante amebiano en células de un cultivo de tejido.[18] Cuando se inocula intranasalmente esta cepa, ahora conocida como *Acanthamoeba culbertsoni* cepa A-1, en ratones jóvenes o algunos otros animales, produce infección en la mucosa y submucosa nasal que se disemina por el nervio olfatorio, por la placa cribiforme del cráneo, para invadir el cerebro y producir una meningoencefalitis rápidamente letal.[13,14,18] Con base en sus experimentos con animales, Culbertson predijo que podría ocurrir una enfermedad similar en el ser humano.[13,16,18] En 1965, Fowler y Carter informaron el primer caso en humanos en un niño australiano.[23] El año siguiente, Butt, de Florida, notificó otros tres pacientes infectados y denominó a la enfermedad *meningoencefalitis amebiana primaria*.[10] Por lo tanto, conceptualmente se distingue de la enfermedad amebiana del SNC causada por *Entamoeba histolytica* por no ser "secundaria" a una enfermedad amebiana de colon.

Ahora se sabe que la puerta de entrada de *Naegleria* es la nariz y que el verdadero sitio "primario" de infección son las vías respiratorias superiores.[11,14,17] La mayoría de los pacientes con infecciones del SNC por *Naegleria* han sido niños o adultos jóvenes que estaban nadando en lagos o ríos, o en quienes por alguna razón les entró agua con *Naegleria* por la nariz.[3,4,31,33] Tras infectar la mucosa nasal, *N. fowleri* se disemina por el nervio olfatorio y atraviesa la placa cribiforme para llegar al cerebro por la vía observada originalmente por Culbertson y cols.[13,18] Los hallazgos patológicos en los humanos con meningoencefalitis aguda causada por *N. fowleri* han sido notablemente similares a aquellos observados originalmente en los modelos experimentales en animales de Culbertson y cols. con *A. culbertsoni* cepa A-1, la especie más virulenta de *Acanthamoeba*.[10,11,14-17,25,30,32] Otras especies de *Acanthamoeba* no son tan virulentas y tienden a producir abscesos cerebrales subagudos o crónicos, con o sin granulomas.

N. fowleri produce una meningoencefalitis difusa y fulminante caracterizada por áreas grandes de necrosis hemorrágica, que afecta sobre todo los bulbos olfatorios, los lóbulos frontales, la base del encéfalo, la médula espinal proximal y los lóbulos temporales del cerebro. Los lóbulos parietales y la corteza occipital también pueden resultar comprometidos. Se observan exudados purulentos agudos en las leptomeninges y dentro de la corteza. También hay trofozoítos amebianos dispersos o en racimos localizados en la corteza necrótica. Muestran especial predilección por los vasos sanguíneos; las pequeñas arterias, arteriolas, venas, vénulas y capilares pueden estar rodeados por trofozoítos de *Naegleria* de 10-15 µm que contienen un cariosoma grande y prominente.[14,16,33] Cabe destacar que *Naegleria* no forma quistes en el tejido, lo cual lo distingue de las especies tanto de *Acanthamoeba* como de *Balamuthia mandrillaris*.

Encefalitis amebiana granulomatosa

En los humanos, dos géneros de amebas pueden causar una infección más indolente del SNC. Desde hace tiempo se reconoció a las especies de *Acanthamoeba* como causa de meningoencefalitis, con una presentación distinta a la de *N. fowleri*. Se considera una enfermedad rara vez observada y una infección no notificable, por lo que se desconoce su incidencia; sin embargo, se encuentra bien documentada en la literatura médica.[30] En 1986, también se demostró que *B. mandrillaris* es causa de una meningoencefalitis amebiana granulomatosa crónica. La mayoría

de los pacientes con encefalitis amebiana granulomatosa (EAG) presentan inmunodepresión y, a diferencia de la meningoencefalitis amebiana primaria, no tienen antecedentes de exposición a cuerpos de agua.[17,30,32,33] Incluso más raro es que se informen infecciones en individuos sanos desde otros puntos de vista.

Los quistes de estos microorganismos son ubicuos y pueden encontrarse en la tierra o el polvo; los microorganismos también pudieron ser inhalados hacia la cavidad nasal o incluso las vías respiratorias inferiores.[17] Es posible que, en los humanos, las especies de *Acanthamoeba* se diseminen al cerebro ya sea por la cavidad nasal mediante el nervio olfatorio o, en su defecto, intravascularmente desde los pulmones o incluso desde lesiones cutáneas (se informa de manera infrecuente).[17,33]

Dentro del cerebro, las especies de *Acanthamoeba* producen inflamación aguda en las etapas tempranas en modelos animales. Sin embargo, las especies menos virulentas que *A. culbertsoni* cepa A-1 tienden a producir abscesos crónicos localizados o multifocales, con o sin granulomas. Los trofozoítos y los quistes pueden hallarse localizados o dispersos en pequeñas cantidades a lo largo de las áreas afectadas, pero también pueden ubicarse en espacios perivasculares y observarse en las paredes de los vasos sanguíneos pequeños relacionados con hemorragia perivascular y trombosis intravascular. Se observan quistes amebianos en los tejidos en casos de infección por *Acanthamoeba* y *Balamuthia*, pero no se han encontrado en tejidos infectados por *Naegleria*.[14,16,33] Los quistes y trofozoítos de *Acanthamoeba* y *Balamuthia* son indistinguibles desde el punto de vista morfológico. Se requieren técnicas moleculares para diferenciar estas amebas. Se dispone de análisis basados en la reacción en cadena de la polimerasa (PCR, *polymerase chain reaction*) en los Centers for Disease Control and Prevention (CDC) de los Estados Unidos.

Queratitis por Acanthamoeba

La queratitis por *Acanthamoeba* es una infección grave y a menudo devastadora de la córnea en la que participan algunas especies de esta ameba (p. ej., *A. polyphaga*, *A. castellanii*, *A. rhysodes*, *A. culbertsoni* y *A. hatchetti*).[5,30,35] Desde la primera descripción de un paciente infectado en 1975,[26] se han informado más de 200 casos en todo el mundo; es probable que esta cifra sea considerablemente menor que la frecuencia real de la infección, ya que no es una enfermedad que se pueda informar públicamente.[30] Más o menos hasta 1984, la mayoría de las infecciones estaban relacionadas con algún traumatismo de la córnea y la exposición a aguas contaminadas. Aunque aún es una vía de infección, hoy en día muchas infecciones se asocian con el empleo de lentes de contacto, sobre todo los lentes suaves de uso diario o prolongado.[5,12,35,44] Otros factores implicados en la queratitis por *Acanthamoeba* incluyen traumatismos de la córnea y el empleo de enjuagues contaminados con agua de grifo o solución salina casera para limpiar los lentes, no desinfectar los lentes correctamente o con la frecuencia recomendada por los fabricantes y la utilización de lentes durante la práctica de natación.[8,30,44] Las acantamebas pueden estar presentes en los estuches de los lentes de contacto o en las soluciones de limpieza, y pueden adherirse a las superficies de los lentes.[8,29,35,44,48] La queratitis por *Acanthamoeba* representa una urgencia oftalmológica. La mayoría de los grupos etarios pueden resultar afectados, desde niños hasta adultos mayores. La infección avanza de manera implacable produciendo úlceras corneales y puede causar ceguera. Es una enfermedad difícil de diagnosticar y de tratar. La enfermedad con frecuencia se diagnostica erróneamente como queratitis por herpes simple, queratitis micótica o infección bacteriana o micobacteriana, lo que en ocasiones conduce a retrasos de semanas o meses antes de realizar el diagnóstico y comenzar el tratamiento adecuado. Se han publicado hallazgos clínicos detallados en numerosas revisiones excelentes.[29,35,39,44,48]

Diagnóstico de laboratorio

Obtención y transporte de muestras

Cuando se sospecha de enfermedad amebiana, se debe obtener líquido cefalorraquídeo o tejido (p. ej., biopsia de córnea, raspado corneal, tejido del SNC) fresco de forma aséptica para enviarlo a examinar. Las muestras para cultivo deben congelarse o refrigerarse y mantenerse a 20-30 °C durante el transporte al laboratorio.[3,15] Si no es posible o práctico realizar un examen de manera inmediata, las amebas pueden sobrevivir en líquido estéril o en tejidos estériles durante varios días a temperatura ambiente antes del procesamiento, pero no se recomienda extender los tiempos de transporte. Si se requiere un medio de transporte para trasladar las muestras para biopsia de tejido o los raspados corneales, se prefiere el medio esencial mínimo utilizado en laboratorios de virología (cap. 23) a la solución salina de Page para amebas (D. Place, F. Curtis, E. Powell y A. Newsome, comunicación personal, 1991).

Examen microscópico directo

Se deben examinar las gotas pequeñas de líquido cefalorraquídeo, otros líquidos corporales o suspensiones de tejido como preparados en fresco (con portaobjetos y cubreobjetos) mediante microscopia óptica con luz reducida, o mediante microscopia de contraste de fase para los trofozoítos móviles (con un objetivo de 40×). Al mantener la platina del microscopio a una temperatura de 30-37 °C, se puede mejorar la movilidad, sobre todo en especies de *Acanthamoeba*.[15] *Naegleria* puede ser activamente móvil a 22-25 °C, pero la movilidad de las especies de *Acanthamoeba* a temperatura ambiente es muy lenta. Estas amebas tienden a ser más móviles que los leucocitos, y los núcleos y nucléolos de las especies de *Naegleria* y *Acanthamoeba* son diferentes a los de los granulocitos o macrófagos.

El material que se va a teñir en los portaobjetos primero debe fijarse en formol al 10% en amortiguador (*buffer*) neutro. Tras secar el portaobjetos al aire, se puede teñir con tinción tricrómica, tinción de Papanicoláu o hematoxilina y eosina.[3,15] Los cortes de tejidos deberán teñirse con hematoxilina y eosina. Otras tinciones preferidas por algunos autores para los preparados para la observación directa incluyen azul de algodón de lactofenol, Giemsa, naranja de acridina y blanco de calcoflúor.[30] Se dispone de métodos de detección específicos, como procedimientos de inmunofluorescencia indirecta, inmunohistoquímica y análisis mediante PCR, por medio de los CDC (http://www.cdc.gov/dpdx/dxassistance.html) y algunos laboratorios de referencia.[3,30]

Cultivo de amebas de vida libre

El método de Culbertson para cultivar amebas con *Escherichia coli* en agua con agar sin sales,[15] ligeramente modificado del procedimiento original de Singh, ha resultado útil para cultivar líquidos corporales, suspensiones de tejido ocular y otras muestras. Las placas de agar se preparan con 20-25 mL de agar al 1.5%

en agua destilada sin sales o nutrientes añadidos. Se coloca un asa o una gota de suspensión densa de *E. coli* procedente de un cultivo de 24-48 h en placas de agar sangre, en el centro de una placa en una superficie de 1 cm de diámetro, o, en su defecto, se dispersa en la placa.

El inóculo (una gota de suspensión celular, sedimento o fragmentos de tejido) se coloca al centro del extendido bacteriano y se sella la placa con cinta adhesiva. Se incuban placas duplicadas a 30 y 37 °C, o de lo contrario se incuba una sola placa a 34-35 °C. Después de una incubación de 18-24 h, la placa se mantiene sellada y se observa con el lado del agar viendo hacia arriba con un objetivo de 10×. Como alternativa, se puede utilizar un microscopio invertido. Si no se observan amebas, la placa se vuelve a incubar y se observa diariamente durante los 10 días siguientes. Las amebas pueden hallarse en racimos de células o presentarse como pequeños cuerpos refringentes que migran desde el inóculo, a menudo dejando rastros irregulares o trayectos tortuosos cuando se mueven a través de las bacterias.[15] Se pueden transferir amebas individuales desde el agar hasta el portaobjetos para observarlas en fresco o teñidas. Es posible hacer un subcultivo cortando un cilindro de agar del "frente" que contiene las amebas (con un bisturí estéril) por fuera de la zona de bacterias, donde resulta más probable que las amebas estén libres de bacterias; luego se transfieren las amebas a otra placa con agua y agar que contiene *E. coli* (si se añade anfotericina B a una concentración final de 2.5 mg/mL en el agar, se reducen al mínimo los contaminantes micóticos) (E. Powell, comunicación personal, 1991). De allí, las amebas se transfieren a un medio líquido (p. ej., caldo de tripticasa de soya [soja]) con antibióticos (p. ej., penicilina 1 000 µg/mL y estreptomicina 0.1 mg/mL, concentración final).

Una vez que las amebas se encuentran libres de bacterias (axénicas), se pueden transferir al caldo de tripticasa de soya sin antibióticos para utilizarse como medio de desarrollo.[3,15] *Naegleria* no crece en el caldo de tripticasa de soya a menos que contenga el 10% de suero fetal bovino estéril. El crecimiento de las amebas en dicho caldo se optimiza utilizando tubos de plástico para cultivos de tejido, a fin de que estos microorganismos se adhieran a los tubos.[3,15] Los cultivos se incuban a 35 °C casi horizontalmente, a un ángulo de 15-20°, parecido a lo que se hace a menudo en los cultivos celulares de los laboratorios de virología. No todas la amebas crecen en caldo de tripticasa de soya. Algunos medios alternativos incluyen el Plate Count Broth® (BD, Sparks, MD) y los medios líquidos recomendados en el American Type Culture Collection (www.atcc.org), a saber, medio *Acanthamoeba*, medio PYNFH y medio Fresh Water Ameba® (E. Powell, comunicación personal, 1991). Neroad y cols.[36] también describieron un medio definido químicamente para cultivar especies patógenas y tolerantes a las altas temperaturas de *Naegleria*.

Cultivo de tejidos

Las amebas de vida libre más virulentas (p. ej., *A. culbertsoni* cepa A-1) crecen en cultivos celulares de mamíferos, incluyendo riñón de mono y células de McCoy, entre otros, y pueden producir efectos citopatógenos similares a los de los virus.[18,47] Las amebas menos virulentas se desarrollan poco en cultivos de tejido (celular), sin que produzcan efectos citopatógenos. Las amebas pueden ser extremadamente difíciles de observar cuando se desarrollan en células de cultivo tisular; se debe extraer el líquido del tubo o frasco de cultivo, centrifugar a 500-800 *g* (durante 5 min), o se puede preparar utilizando un Cytospin®. Luego se utiliza el sedimento para hacer un preparado en fresco que se examina mediante microscopia por contraste de fase u óptica con poca iluminación. Como alternativa, se puede secar el preparado, fijarse en formol y teñirse con hematoxilina y eosina para ayudar a observar los rasgos amebianos.[3] Una vez aisladas en el cultivo tisular, las cepas se pueden transferir a un medio líquido o agua con agar con *E. coli*, como se describe en la sección anterior.

Características morfológicas

Cuando se redondean, los trofozoítos de *Naegleria* miden 8-15 µm y suelen ser más pequeños que los de especies de *Acanthamoeba*, que suelen medir 10-25 µm de diámetro.[2,4] Los núcleos de ambos géneros son similares y presentan cariosomas grandes y prominentes. Los miembros de *Naegleria* cuentan con uno o más seudópodos lisos y lobulados, y son activamente móviles a temperatura ambiente o a 35-37 °C. Las especies de *Acanthamoeba* son muy lentas a 22-25 °C, pero se vuelven más móviles a 35-37 °C. Las acantamebas presentan numerosos seudópodos espinosos sobre su superficie, llamados *acantópodos*. Las especies de *Naegleria* se caracterizan por su estadio ameboflagelado transitorio; cuando los trofozoítos de este género se sumergen en agua destilada, pueden desarrollar formas piriformes móviles que presentan dos o más flagelos (en 1-3 h). Los quistes de las acantamebas y *Balamuthia* tienen paredes más gruesas que los de *Naegleria* y tienen un aspecto distintivo que ayuda a su identificación.[38] Además, las especies de *Naegleria* exhiben una forma característica de mitosis (promitosis) en la que la membrana nuclear permanece intacta.[38] En contraste, las acantamebas muestran un tipo más clásico de mitosis (metamitosis), en la cual el nucléolo y la membrana nuclear desaparecen y el huso mitótico se presenta con los cromosomas en metafase.[15,38] Para consultar información descriptiva más detallada, *véanse* las referencias.[3,15,17,27,30,38]

La identificación de *Naegleria*, *Acanthamoeba* y *Balamuthia* más allá del nivel de género hoy en día suele hacerse mediante secuenciación de ácidos nucleicos. En el pasado era más frecuente realizar estudios morfológicos detallados, aunque también se llevaban a cabo otros procedimientos, como pruebas con reactivos inmunológicos específicos de especie (p. ej., inmunofluorescencia, coaglutinación) y pruebas de patogenia (en ratones). La identificación de estos microorganismos a nivel de especie puede ser útil en investigaciones epidemiológicas o trabajos de investigación, pero no se ha comprobado su valor práctico para el laboratorio clínico a fin de ayudar a los profesionales de la salud con el tratamiento de los pacientes.

Interpretación del significado de las amebas de vida libre aisladas en cultivo

Como las amebas de vida libre son ubicuas en el agua, la tierra, el polvo y el aire, es posible que los quistes transportados en el aire puedan contaminar la superficie de los raspados corneales, las biopsias de tejidos y las muestras de líquidos durante la obtención de las muestras, su procesamiento, la inspección del desarrollo en las placas primarias o en la prolongada incubación subsiguiente. También podría haber amebas en la piel, los bordes de los párpados o en el saco conjuntival del ojo sin causar queratitis, aunque ello no ha sido demostrado. Al igual que con cualquier cultivo positivo, se deberá correlacionar con los hallazgos de la observación microscópica directa de la muestra, las pruebas histopatológicas y los hallazgos clínicos.[3]

Tratamiento

El tratamiento de la meningoencefalitis amebiana primaria y la encefalitis amebiana granulomatosa no se ha estandarizado. Al menos dos pacientes con meningoencefalitis por *Naegleria* han sobrevivido. Ambos recibieron anfotericina B. Uno de los pacientes, además de recibir este medicamento, también recibió miconazol, rifampicina y sulfasoxazol.[3,7,39,43]

El tratamiento de elección para la enfermedad del SNC causada por *Acanthamoeba* no ha sido determinado. Resulta claro que se debe administrar un tratamiento oportuno y que se debe considerar un régimen con múltiples fármacos. Los medicamentos que muestran actividad incluyen a los azoles (fluconazol, itraconazol y otros fármacos relacionados), paromomicina, pentamidina, sulfadiazina y trimetoprima-sulfametoxazol, entre otros.[3,17,24]

El tratamiento de la queratitis por *Acanthamoeba* ha resultado exitoso en varios pacientes que se sometieron a un protocolo terapéutico intensivo que incluyó isetionato de pentamidina tópico (gotas) y gotas de sulfato de neomicina/sulfato de polimixina B/gramicidina.[34,35,39,49]

REFERENCIAS

1. Abraham SN, Lawande RV. Incidence of free-living amoebae in the nasal passages of local population of Zaria, Nigeria. J Trop Med Hyg 1982;85:217–222.
2. Adams EB, MacLaud IN. Invasive amebiasis, II. Amebic liver abscess and its complications. Medicine (Baltimore) 1977;56(4):325–334.
3. Allen SD, Culbertson CG. *Naegleria* and *Acanthamoeba*. In Feigin R, Cherry J, eds. Textbook of Pediatric Infectious Diseases. 3rd Ed. Philadelphia, PA: WB Saunders, 1992:2020.
4. Arrowood MJ, Sterling CR. Comparison of conventional staining methods and monoclonal antibody-based methods for *Cryptosporidium* oocyst detection. J Clin Microbiol 1989;27:1490–1495.
5. Auran JD, Starr MB, Jakobiec FA. *Acanthamoeba* keratitis: a review of the literature. Cornea 1987;6:2–26.
6. Badenoch PR, Grimmond TR, Cadwgan J, et al. Nasal carriage of free-living amoebae. Microb Ecol Health Dis 1988;1:209–211.
7. Blackett K. Amoebic pericarditis. Int J Cardiol 1988;21:183–187.
8. Brandt FH, Ware DA, Visvesvara GS. Viability of *Acanthamoeba* cysts in ophthalmic solutions. Appl Environ Microbiol 1989;55:1144–1146.
9. Bravo FG, Alvarez PJ, Gotuzzo E. *Balamuthia mandrillaris* infection of the skin and central nervous system: an emerging disease of concern to many specialties in medicine. Curr Opin Infect Dis 2011;24:112–117.
10. Butt CG. Primary amebic meningoencephalitis. N Engl J Med 1966;274:1473–1476.
11. Carter RF. Description of a *Naegleria* sp. isolated from two cases of primary amoebic meningoencephalitis, and of the experimental pathological changes induced by it. J Pathol 1970;100:217–244.
12. Centers for Disease Control. *Acanthamoeba* keratitis associated with contact lenses—United States. MMWR Morb Mortal Wkly Rep 1986;35:405–408.
13. Culbertson CG. Pathogenic *Acanthamoeba* (*Hartmanella*). Am J Clin Pathol 1961;35:195–202.
14. Culbertson CG. The pathogenicity of soil amebas. Ann Rev Microbiol 1971;25:231–254.
15. Culbertson CG. Soil amoeba infection. In Lennette EH, Spaulding EH, Truant JP, eds. Manual of Clinical Microbiology. 2nd Ed. Washington, DC: American Society for Microbiology, 1974:970.
16. Culbertson CG. Amebic meningoencephalitides. In Binford CH, Connoe DH, eds. Pathology of Tropical and Extraordinary Diseases, An Atlas. Vol. 1. Washington, DC: Armed Forces Institute of Pathology, 1976:356–359.
17. Culbertson CG. Amebic meningoencephalitis. Antibiot Chemother 1981;30:28–53.
18. Culbertson CG, Smith JW, Minner JR. *Acanthamoeba*: observations on animal pathogenicity. Science 1958;127(3313):1506.
19. De Jonckheere JF. Epidemiology. In Rondanelli EG, ed. Amphizoic Amoebae Human Pathology. Padua, Italy: Piccin Nuova Libraria, 1987:127–147.
20. De Jonckheere JF. Ecology of *Acanthamoeba*. Rev Infect Dis 1991;13(Suppl 5):S385–S387.
21. De Jonckheere JF, Van De Vorde H. Differences in destruction of cysts of pathogenic and nonpathogenic *Naegleria* and *Acanthamoeba* by chlorine. Appl Environ Microbiol 1976;31:294–297.

22. Flores BM, Garcia CA, Stamm WE, et al. Differentiation of *Naegleria fowleri* from *Acanthamoeba* species by using monoclonal antibodies and flow cytometry. J Clin Microbiol 1990;28:1999–2005.

23. Fowler M, Carter RF. Acute pyogenic meningitis probably due to *Acanthamoeba* sp.: a preliminary report. Br Med J 1965;2:740–742.

24. Gupta D, Panda GS, Bakhshi S. Successful treatment of acanthamoeba meningoencephalitis during induction therapy of childhood acute lymphoblastic leukemia. Pediatr Blood Cancer 2008;50:1292–1293.

25. John DT. Primary amoebic meningoencephalitis and the biology of *Naegleria fowleri*. Ann Rev Microbiol 1982;36:101–123.

26. Jones DB, Visvesvara GS, Robinson NM. *Acanthamoeba polyphaga* keratitis and *Acanthamoeba* uveitis associated with fatal meningoencephalitis. Trans Ophthalmol Soc U K 1975;95:221–232.

27. Kilvington S, Larkin DFP, White DG, et al. Laboratory investigation of *Acanthamoeba* keratitis. J Clin Microbiol 1990;28:2722–2725.

28. Lawande RV, Abraham SN, John I, et al. Recovery of soil amebas from the nasal passages of children during the dusty harmattan period in Zaria. Am J Clin Pathol 1979;71:201–203.

29. Lindquist TD, Sher NA, Doughman DJ. Clinical signs and medical therapy of early *Acanthamoeba* keratitis. Arch Ophthalmol 1988;106:73–77.

30. Ma P, Visvesvara GS, Martinez AJ, et al. *Naegleria* and *Acanthamoeba* infection: review. Rev Infect Dis 1990;12:490–513.

31. Marciano-Cabral F. Biology of *Naegleria* spp. Microbiol Rev 1988;52:114–133.

32. Martinez AJ. Is *Acanthamoeba* encephalitis an opportunistic infection? Neurology 1980;30:567–574.

33. Martinez AJ. Free-Living Amebas: Natural History, Prevention, Diagnosis, Pathology, and Treatment of Disease. Boca Raton, FL: CRC Press, 1985.

34. Moore MB. Parasitic infections. In Kaufman HE, Barron BA, McDonald MB, et al. eds. The Cornea. New York, NY: Churchill Livingstone, 1988:271–297.

35. Moore MB, McCulley JP. *Acanthamoeba* keratitis associated with contact lenses: six consecutive cases of successful management. Br J Ophthalmol 1989;73:271–275.

36. Neroad TA, Visvesvara GS, Daggett PM. Chemically defined media for the cultivation of *Naegleria*: pathogenic and high temperature tolerant species. J Protozool 1983;30:383–387.

37. Newsome AL, Baker RL, Miller RD, et al. Interactions between *Naegleria fowleri* and *Legionella pneumophila*. Infect Immun 1985;50:449–452.

38. Page FC. A New Key to Freshwater and Soil Gymnamoebae. Ambleside, Cumbria: Freshwater Biological Association, The Ferry House, 1988.

39. Petri WA Jr, Rardin JI. Free-living amebae. In Mandell GL, Douglas RG Jr, Bennett JE, eds. Principles and Practices of Infectious Diseases. New York, NY: Churchill Livingstone, 1990:2049–2056.

40. Rivera F, Rosas I, Castillo M, et al. Pathogenic and free-living protozoa cultured from the nasopharyngeal and oral regions of dental patients: II. Environ Res 1986;39:364–371.

41. Rowbotham TJ. Preliminary report on the pathogenicity of *Legionella pneumophila* for freshwater and soil amoebae. J Clin Pathol 1980;33:1179–1183.

42. Schuster FL, Dunnebacke TH, Booton GC, et al. Environmental isolation of *Balamuthia mandrillaris* associated with a case of amebic encephalitis. J Clin Microbiol 2003;41:3175–3180.

43. Seidel JS, Harmatz P, Visvesvara GS, et al. Successful treatment of primary amebic meningoencephalitis. N Engl J Med 1982;306:346–348.

44. Stehr-Green JK, Bailey TM, Visvesvara GS. The epidemiology of *Acanthamoeba* keratitis in the United States. Am J Ophthalmol 1989;107:221–336.

45. Tan B, Weldon-Linne CM, Rhone DP, et al. *Acanthamoeba* infection presenting as skin lesions in patients with acquired immunodeficiency syndrome. Arch Pathol Lab Med 1993;117:1043–1046.

46. Wadowsky RM, Butler LJ, Cook MK, et al. Growth-supporting activity for *Legionella pneumophila* in tap water cultures and implication of Hartmanellid amoebae as growth factors. Appl Environ Microbiol 1988;54:2677–2682.

47. Wang SS, Feldman HA. Isolation of *Hartmannella* species from human throats. N Engl J Med 1967;277:1174–1179.

48. Wilhelmus KR, Jones DB, eds. International symposium on *Acanthamoeba* and the eye. Rev Infect Dis 1991;13(Suppl 5):S367–S450.

49. Wright P, Warhurst D, Jones BR. *Acanthamoeba* keratitis successfully treated medically. Br J Ophthalmol 1985;69:778–782.

Índice alfabético de materias

Nota: los folios seguidos por "r" indican recuadros; aquellos con "f" señalan figuras; los folios con "t" indican tablas y los que tienen "lám." se refieren a láminas.

#

3-desoxi-D-manooctulosonato, 191

A

A. baumannii, 1083, 1148, 1149, 1149t
Abiotrophia spp., 774-776
  identificación, lám. 13-3D, 808, 808t
Absceso(s), 6, 94, 95
  cerebral, 91-92
  diagnóstico, 94, 95
    cultivo, 95
    estudio microscópico de muestras, 94, 95
    recolección de muestras, 94
  presentación clínica, 94
  pulmonar, 74
Absidia spp., identificación, 1340, 1341f
Abuso/agresión sexual
  en niños, infecciones por *C. trachomatis*, 1574
  identificación de *N. gonorrhoeae*, 647, 648
Acanthamoeba spp.,
  A. culbertsoni, 1603
  queratitis, 1603, 1604
Ácaro(s), lám. A-2F, 1595
  de la comezón, lám. A-2F, 1595
  de los folículos, 1595
  especies, 1595
  identificación, lám. A-1A-G, lám. A-2A-D, 1592-1594, 1592f-1594f
AccuProbe, prueba de confirmación de cultivo para *Neisseria gonorrhoeae*, identificación de *N. gonorrhoeae*, 643
AccuProbe, prueba para *Staphylococcus aureus*, identificación de *S. aureus*, 704
Acetobacter indonesiensis, 359
Acetobacteraceae, lám. 7-3G-H, 359, 360, 367, 368
Achromobacter spp., 369-372, 371t, 374, 375
  asacarolíticas, 369, 371t
  grupos B, E y F, 318t
  sacarolíticas, 369, 371t, 372
Ácido(s)
  derivados del glicerol en presencia de eritromicina, diferenciación de micrococos y estafilococos, 694
  dipicolínico, 194
  graso
    celular, *Legionella* spp., 606, 608t
    volátil, identificación, determinación de productos metabólicos de anaerobios, 1022
  micólico, 192

no volátil, determinación de productos metabólicos de anaerobios, 1023
nucleico. *Véase* Ácido(s) nucleico(s)
teicoico,
  S. aureus, 681, 682r
  S. pneumoniae, 756
Ácido desoxirribonucleico (ADN). *Véase* ADN
  bacterias, 183-186
  bases de nucleótidos, 138, 139f
  descripción, 138
  estructura, 138, 138f
  función, 139, 139f, 140f
  monofosfatos de nucleótidos, 138, 139f
  ramificado, 143
  replicación, 139, 139f, 140f
Ácido dipicolínico, 194
Ácido etilendiaminotetracético (EDTA), tripsina, diagnóstico de infecciones víricas, 1548
Ácido lipoteicoico, 747
  factor de virulencia de *Enterococcus* spp., 768, 771
  S. aureus, 681, 682r
  S. pneumoniae, 756
Ácido mesodiaminopimélico, 868
Ácido *N*-acetilmurámico, 187, 188f
Ácido ribonucleico (ARN)
  bases de nucleótidos, 138, 139f
  estructura, 138-139
  función, 139-140, 141f
Acidomonas methanolica, 359
Ácidos grasos
  celulares, *Legionella* spp., 606, 608t
  volátiles, identificación, determinación de productos metabólicos de anaerobios, 1022
Ácidos micólicos, 192
Ácidos no volátiles, análisis, determinación de productos metabólicos de aerobios, 1023
Ácido(s) nucleico(s), 138-140, 138f-141f. *Véase también* los tipos específicos, p. ej. Ácido desoxirribonucleico (ADN)
  bases, estructura molecular, 185f
  C. trachomatis, detección, 1573-1574
  categorías, 137
  Coxiella spp., detección directa, 1576
  infecciones del SNC, detección, 93
  observación de *Legionella* spp., lám. 10-1A-D, 605-660, 607t, 608t
  prueba de hibridización, identificación de *N. gonorrhoeae*, 643
  Rickettsia spp., detección directa, 1576
  sondas, 140-141
    métodos moleculares, 1251
Ácido 2-ceto-3-desoxioctonoico (CDO), 191

Ácidos teicoicos
  S. aureus, 681-682r
  S. pneumoniae, 756
Acidovorans, grupo *Comamonadaceae*, lám. 7-2C, 356
Acidovorax spp., 357
Acinetobacter spp., lám. 7-5A-B, 373t, 385-387
  A. baumannii, lám. 7-5A-B, 373t, 386
  identificación, lám. 7-5A, 390
  A. calcoaceticus, 386
Acremonium spp., racimos de conidios producidos por, lám. 21-2E, F, H, 1353, 1354f
Acrópeta, 1327r
Acroteca, 1385, 1385f
Actinobacillus spp., 473, 513, 515, 516
  A. arthritidis, 515r
  A. capsulatus, 474r, 516r
  A. delphinicola, 474r, 516r
  A. equuli, 513, 515r
  A. hominis, 473, 474r, 513, 515r
    identificación, características fenotípicas, 516t
  A. indolicus, 474r, 516r
  A. lignieresii, 513, 515r
  A. minor, 474r, 516r
  A. muris, 474r, 515r
  A. pleuropneumoniae, 515r
  A. porcinus, 474r, 516r
  A. porcitonsillarum, 474r, 515r
  A. rossii, 474r, 516r
  A. scotiae, 474r, 516r
  A. seminis, 474r, 516r
  A. succinogenes, 474r, 516r
  A. suis, 513, 515r
  A. ureae, 473, 474r, 513, 515r
    identificación, características fenotípicas, 516t
  características de cultivo, 513, 516
  identificación, características fenotípicas, 476, 517t, 518t
  importancia clínica, 513
  taxonomía, 513
Actinobacterias, 180r
Actinobaculum spp., 897-899, 900t
  enfermedad clínica, 971
  epidemiología, 971
  identificación
    características fenotípicas, 900t
    diagrama de flujo, 898f
  patología, 971
  taxonomía y clasificación, 971
Actinomiceto(s), 972, 973r
  aerobios, 960-978
    agrupamiento fenotípico, 961
    aislamiento principal, 973, 974
    clasificación, 926f, 926t, 960-963

Láminas en color

Evaluación de frotis de esputo por tinción de Gram

La calidad de las muestras de esputo puede evaluarse mediante el recuento de la cantidad relativa de células epiteliales escamosas y neutrófilos segmentados por campo de bajo aumento en un frotis con tinción de Gram. La presencia de células epiteliales escamosas señala contaminación con secreciones bucofaríngeas. En contraste, la neumonía bacteriana produce grandes cantidades de neutrófilos detectables en las muestras de esputo. A continuación se presentan microfotografías de frotis con tinción de Gram de muestras de esputo que ilustran la presencia relativa de varios componentes celulares.

A. Vista de un campo de bajo aumento de un frotis de esputo teñido con Gram que revela la presencia de un campo cubierto con células epiteliales escamosas y la ausencia de neutrófilos segmentados. Esta muestra representa saliva, daría una puntuación de baja calidad y no es aceptable para cultivo.

B. Esta célula epitelial escamosa se encuentra altamente colonizada por bacterias grampositivas. El sobrecrecimiento de células bacterianas en muestras de esputo suele indicar que la muestra ha tardado en llegar al laboratorio y que los resultados semicuantitativos serán de escaso valor.

C. Este frotis de esputo teñido con Gram muestra una mezcla de células escamosas y neutrófilos segmentados. La presencia de neutrófilos segmentados indica que hay un foco de infección en algún sitio de las vías respiratorias; sin embargo, las células epiteliales escamosas señalan que hay contaminación con secreciones de las vías respiratorias superiores. Este tipo de frotis de esputo es difícil de interpretar porque las infecciones de las vías respiratorias superiores no pueden distinguirse de las de vías inferiores (es decir, el valor predictivo del resultado disminuye considerablemente).

D. Campo cubierto con neutrófilos y ausencia prácticamente total de células epiteliales escamosas. Se trata de una muestra de esputo de alta calidad que ofrece una buena oportunidad de obtener resultados relevantes.

E. Vista de un campo con gran aumento de la muestra observada en **D**, que revela neutrófilos segmentados dispersos sobre un fondo de hebras de moco teñido de color rosa.

F. Este frotis de una muestra inducida de esputo, teñida con Diff-Quik®, presenta varias células epiteliales cilíndricas ciliadas. Estas células tienen su origen en las vías respiratorias inferiores, y cuando se presentan en un frotis de esputo como este, indican que hay una muestra de alta calidad de la cual se pueden obtener resultados relevantes.

G. Vista de campo de gran aumento de una muestra de esputo teñida con Gram que ilustra la morfología de una célula epitelial cilíndrica ciliada. Obsérvense los cilios distintivos sobre el extremo terminal brillante de esta célula epitelial cilíndrica eosinófila.

H. Tinción con azul de toluidina de una muestra de esputo inducida que exhibe células inflamatorias mononucleares compatibles con macrófagos alveolares. Al igual que con las células epiteliales cilíndricas, los macrófagos alveolares tienen su origen en la profundidad de las vías respiratorias inferiores y su presencia en las muestras de esputo aumenta la importancia de cualquier especie de bacteria que se aísle.

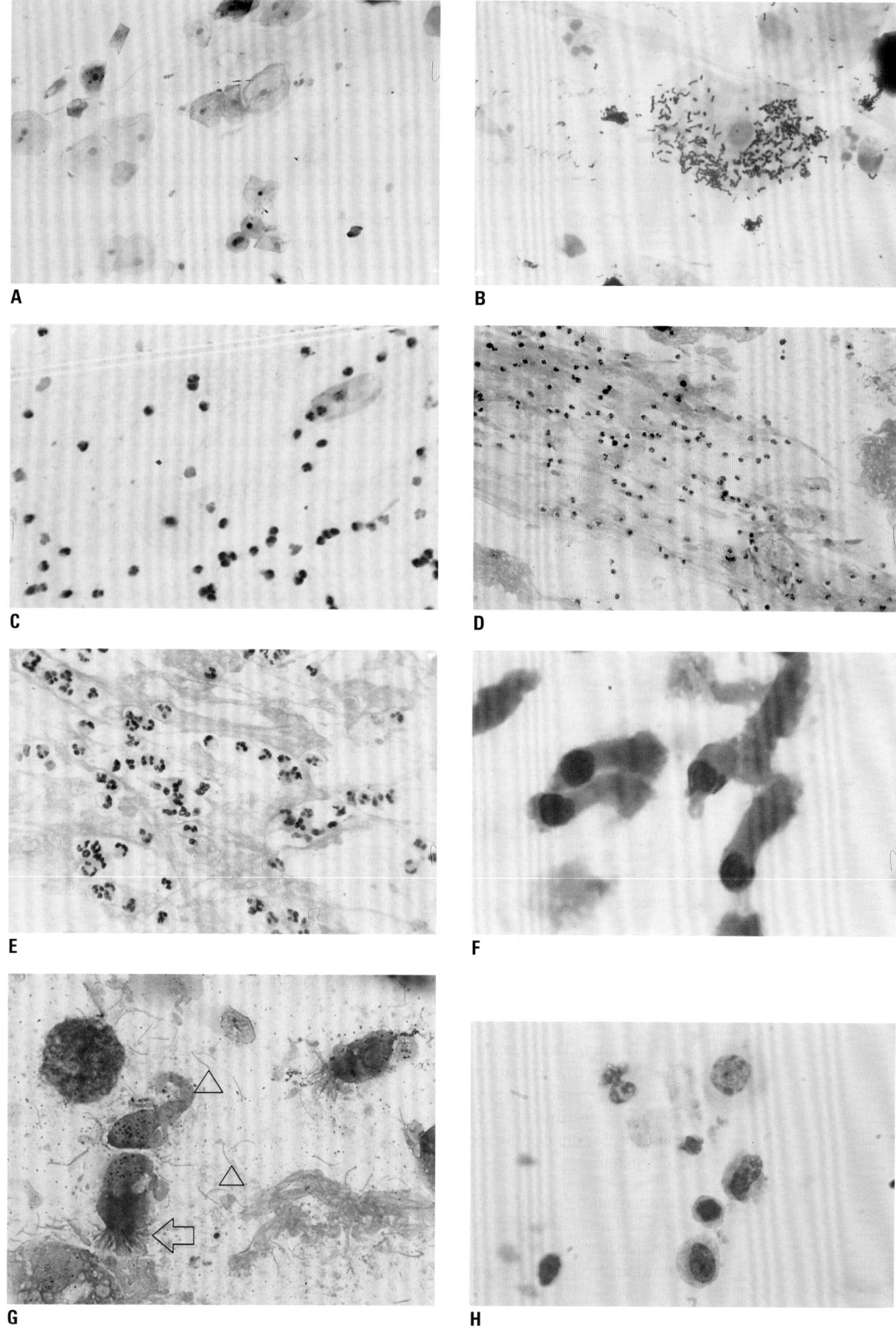

Distintas tinciones utilizadas en microbiología

Las tinciones o coloraciones son necesarias para detectar y estudiar muchos de los microbios de importancia médica, puesto que cuentan con índices de refracción cercanos a los del agua. Con el paso de los años se han desarrollado numerosas tinciones, cada una diseñada para acentuar los componentes específicos de la pared celular o aspectos específicos de la célula (p. ej., flagelos o esporas). A continuación se presentan ejemplos de ciertas tinciones y algunas de sus aplicaciones.

A. Tinción de Gram. La tinción de empleo más frecuente en el laboratorio de microbiología fue diseñada para diferenciar las bacterias que pueden retener el colorante violeta de genciana (cristal violeta) y presentarse de color negro azulado tras la decoloración (bacterias grampositivas), de aquellas que carecen de esta capacidad y se tiñen de rojo (bacterias gramnegativas). Aquí se muestra un preparado teñido con Gram que muestra bacilos gramnegativos teñidos de rojo.

B. Tinción para bacilos ácido alcohol resistentes. Esta tinción y uno de sus derivados (la tinción parcial o modificada) se utilizan con frecuencia para confirmar la presencia de diversos microorganismos "ácido alcohol resistentes", incluidas especies de *Nocardia* en muestras de esputo y ooquistes de *Cryptosporidium* en muestras de heces. En la imagen se muestran cúmulos de bacilos ácido alcohol resistentes teñidos de rojo en una muestra hepática de un paciente con sida. Los microorganismos se tiñen de rojo con esta coloración. Los que aquí se muestran se identificaron como parte del complejo *Mycobacterium avium/Mycobacterium intracellulare*.

C. Fluorescencia directa. Las tinciones fluorescentes (rodamina y auramina) reaccionan directamente con la pared celular de las micobacterias. También se dispone de anticuerpos conjugados con fluoresceína para demostrar la presencia de numerosos agentes microbianos mediante la prueba directa con anticuerpos fluorescentes. Aquí se presentan micobacterias fluorescentes de color amarillo verdoso en un concentrado de esputo de un paciente con tuberculosis pulmonar.

D. Naranja de acridina. Esta tinción fluorescente rápida se emplea para confirmar la presencia de formas bacterianas en frotis directos y líquidos biológicos. Resulta particularmente útil para detectar bacterias gramnegativas en hemocultivos positivos, lo cual puede pasar desapercibido en las tinciones de Gram debido a la intensa coloración roja de los detritos del fondo. Aquí se muestra una bacteria larga con forma de bastón con un brillo característico de color naranja, observado mediante un microscopio de fluorescencia.

E. Azul de metileno. Esta prueba rápida inespecífica se emplea en ocasiones para detectar bacterias y otros microbios en frotis directos. Aquí se ilustran bacilos que se han teñido de azul. Una aplicación importante es la detección de bacterias en frotis directos de líquido cefalorraquídeo en muestras de pacientes bajo sospecha de padecer meningitis aguda, sobre todo de especies gramnegativas, que pueden quedar ocultas por la coloración roja del fondo en materiales proteicos.

F. Blanco de calcoflúor. Este agente blanqueador autofluorescente tiene la propiedad de unirse a los hidratos de carbono de la pared celular de los hongos. Aquí se presentan hifas teñidas de amarillo verdoso brillante en un preparado directo teñido con blanco de calcoflúor observado en un microscopio de fluorescencia.

G. Wright-Giemsa. Esta tinción suele utilizarse para demostrar la presencia de elementos celulares en frotis de sangre periférica y médula ósea. En microbiología, la tinción se emplea con mayor frecuencia en parasitología para detectar parásitos intraeritrocíticos (plasmodios, babesias) y exoeritrocíticos (tripanosomas, microfilarias). Con esta tinción se destacan las inclusiones de clamidias, así como las levaduras intracelulares de *Histoplasma capsulatum* (como aquí se muestra).

H. Ácido peryódico de Schiff (PAS, *periodic acid-Schiff*). Esta tinción general se utiliza para observar paredes celulares ricas en polisacáridos. Tiene aplicaciones específicas para detectar hongos en cortes tisulares y frotis. Aquí se oberva el cuerpo de fructificación de una especie de *Aspergillus* en un aspirado de un aspergiloma pulmonar rodeado por conidios de *Aspergillus* teñidos de rojo.

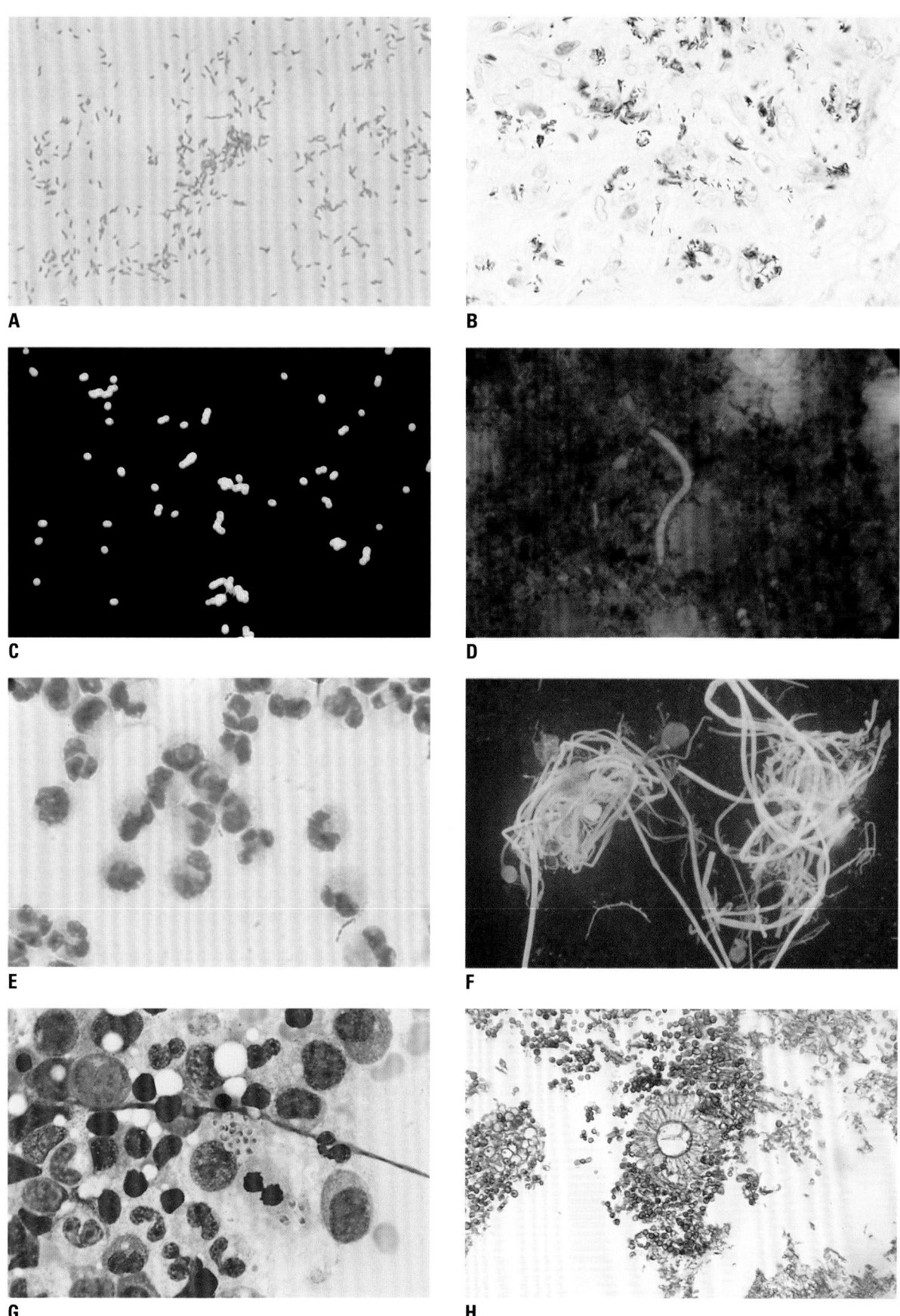

IDENTIFICACIÓN PRESUNTIVA DE BACTERIAS EN FUNCIÓN DE LA OBSERVACIÓN DE LA MORFOLOGÍA CELULAR MICROSCÓPICA EN PREPARADOS DE FROTIS TEÑIDOS

La coloración de bacterias con tinción de Gram, además de otras técnicas de tinción, resulta una de las pruebas más importantes en la identificación presuntiva de microorganismos. La morfología de las células bacterianas, su disposición y sus características de tinción a menudo resultan lo suficientemente distintivas para permitir la identificación presuntiva en un frotis con tinción de Gram. En esta lámina se incluyen características microscópicas que sugieren diversos grupos de bacterias.

A. Bacilos grampositivos relativamente delgados dispuestos en patrón de "letras chinas", que sugieren la presencia de una bacteria corineforme (difteroide).

B. Bacilos grampositivos que forman esporas. Las bacterias aerobias formadoras de esporas pertenecen al género *Bacillus*, mientras que las anaerobias pertenecen a *Clostridium*. Aquí se ilustran células formadoras de esporas de *Bacillus sphaericus*.

C. Tinción de Gram directa de exudados purulentos que muestra cocos grampositivos dispuestos en cúmulos pequeños, característicos de algunas especies de *Staphylococcus*.

D. Frotis directo de exudado necrótico de un paciente con mionecrosis. Los pequeños cocos grampositivos observados en esta microfotografía son estreptococos.

E. Esta tinción de Gram directa de un frotis de esputo purulento muestra diplococos grampositivos, característicos de *Streptococcus pneumoniae*.

F. Este exudado purulento proviene de la pared torácica de un paciente con empiema supurativo agudo. Estos bacilos grampositivos ramificados con forma de trébol sugieren la presencia de especies de *Bifidobacterium*, aisladas de un cultivo anaerobio. Algunas especies de *Actinomyces* pueden tener morfología similar.

G. Preparado con tinción de Gram de frotis directo de sedimentos urinarios de un paciente con cistitis aguda. Obsérvense los numerosos bacilos gramnegativos entre los neutrófilos segmentados en el fondo. *Escherichia coli* aislado de cultivo puro.

H. Preparado con tinción de Gram de frotis directo a partir de exudados uretrales purulentos de un hombre sexualmente activo, el cual muestra los diplococos gramnegativos intracelulares característicos de *Neisseria gonorrhoeae*. Las células bacterianas en esta imagen son más pálidas que las que suelen obervarse en la examinación microscópica directa.

I. Esta microfotografía de un frotis de esputo ilustra algunos neutrófilos segmentados en el fondo y una infiltración difusa con numerosos bacilos gramnegativos cortos, que parecen estar rodeados por un halo. *Klebsiella pneumoniae* obtenido en cultivo.

J. Esta microfotografía de filamentos grampositivos ramificados y delicados sugiere la presencia de *Propionibacterium acnes*, obtenido a partir de cultivo. Algunas especies de *Actinomyces* pueden tener morfología similar en la tinción de Gram.

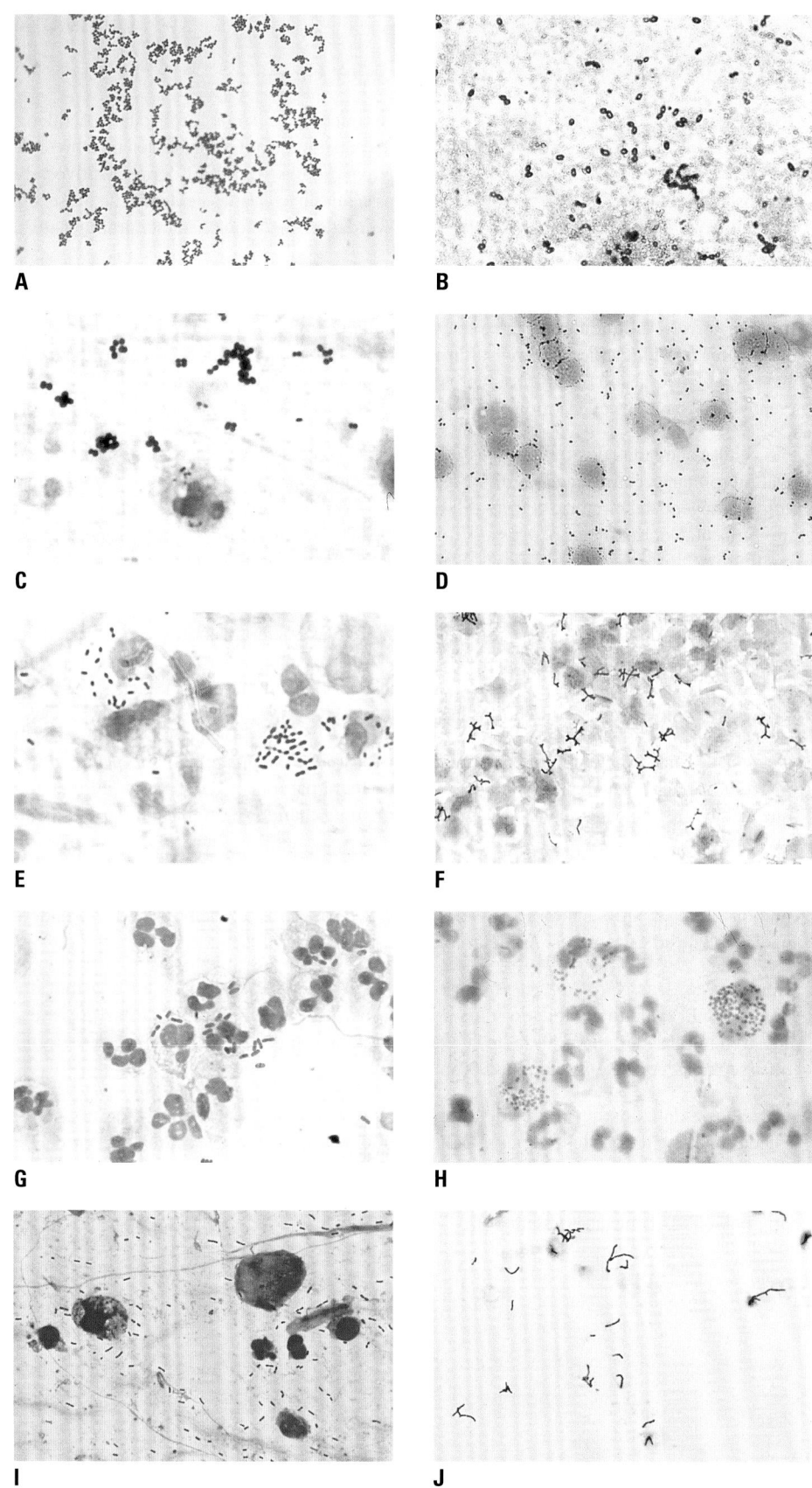

A

B

C

D

E

F

G

H

I

J

Dificultades y artificios de la tinción de Gram

A. Especies de *Acinetobacter* en un hemocultivo. Estos microorganismos cocobacilares tienden a retener la violeta de genciana. Por lo tanto, los frotis con tinción de Gram pueden interpretarse de forma equivocada como cocos grampositivos (*flechas*) o bacilos grampositivos. El microscopista debe evaluar el patrón de todas las células bacterianas del frotis. La presencia de células que se tiñen de magenta sugiere que la verdadera reacción puede ser gramnegativa. Aumento original, 1 000×.

B. Estafilococos sobredecolorados en muestra genital mal interpretada como cocos gramnegativos. Aunque algunos gonococos y estafilococos pueden aparentar ser diplococos, salvo raras ocasiones (*flecha*), en esta imagen no se observan los gonococos con forma de haba, y las bacterias no son intracelulares. Es importante no inferir la presencia de *Neisseria gonorrhoeae* a menos que la morfología sea característica. Aumento original, 1 000×.

C. Las células alargadas de *Streptococcus pneumoniae* (*flechas*) en un frotis de esputo pueden malinterpretarse como bacilos grampositivos, y puede pasarse por alto su importancia como patógeno respiratorio. Otras células en el frotis mostraban la característica forma de "lancenta" de los neumococos. El microscopista debe evaluar el patrón general y no confundirse por imágenes engañosas ocasionales. Aumento original, 1 000×.

D. *Clostridium perfringens* se decolora con facilidad y puede aparentar ser gramnegativo. Algunas claves de la verdadera naturaleza de las células bacterianas provienen de algunas células grampositivas menos frecuentes (*flecha*) y su apariencia de "contenedor" grande, que no semeja la del bacilo entérico típico. Las especies de *Bacillus* también pueden decolorarse y parecer gramnegativas. Aumento original, 1 000×.

E. Detritos de tinción de Gram que simulan ser cocos grampositivos. El tamaño pequeño y la marcada variación en el tamaño sugieren la verdadera naturaleza del material. El material que produce artificios a menudo se aprecia refringente cuando se cambia el foco. Aumento original, 1 000×.

F. Los conos y bastones de la retina parecen cocos y bacilos grampositivos en una muestra de humor vítreo. El sitio anatómico y su apariencia refringente orientan sobre la verdadera naturaleza de las estructuras. Aumento original, 1 000×.

G. Conidios de *Aspergillus fumigatus* que simulan ser cocos grampositivos en una muestra de esputo. El tamaño agrandado y los bordes ásperos de los conidios, de estar presentes, sugieren la verdadera naturaleza de la estructura. Una inspección del frotis puede detectar hifas septadas. Aumento original, 1 000×.

H. Los cilios exfoliados de una célula respiratoria (*flecha*) parecen bacilos gramnegativos. Puede sugerirse un bacilo de tinción pálida, como *Fusobacterium nucleatum*. Sin embargo, tras una inspección más detallada, las estructuras no presentan el detalle morfológico de una bacteria. Una búsqueda más detallada suele revelar células intactas con sus cilios. Aumento original, 1 000× (imagen aumentada).

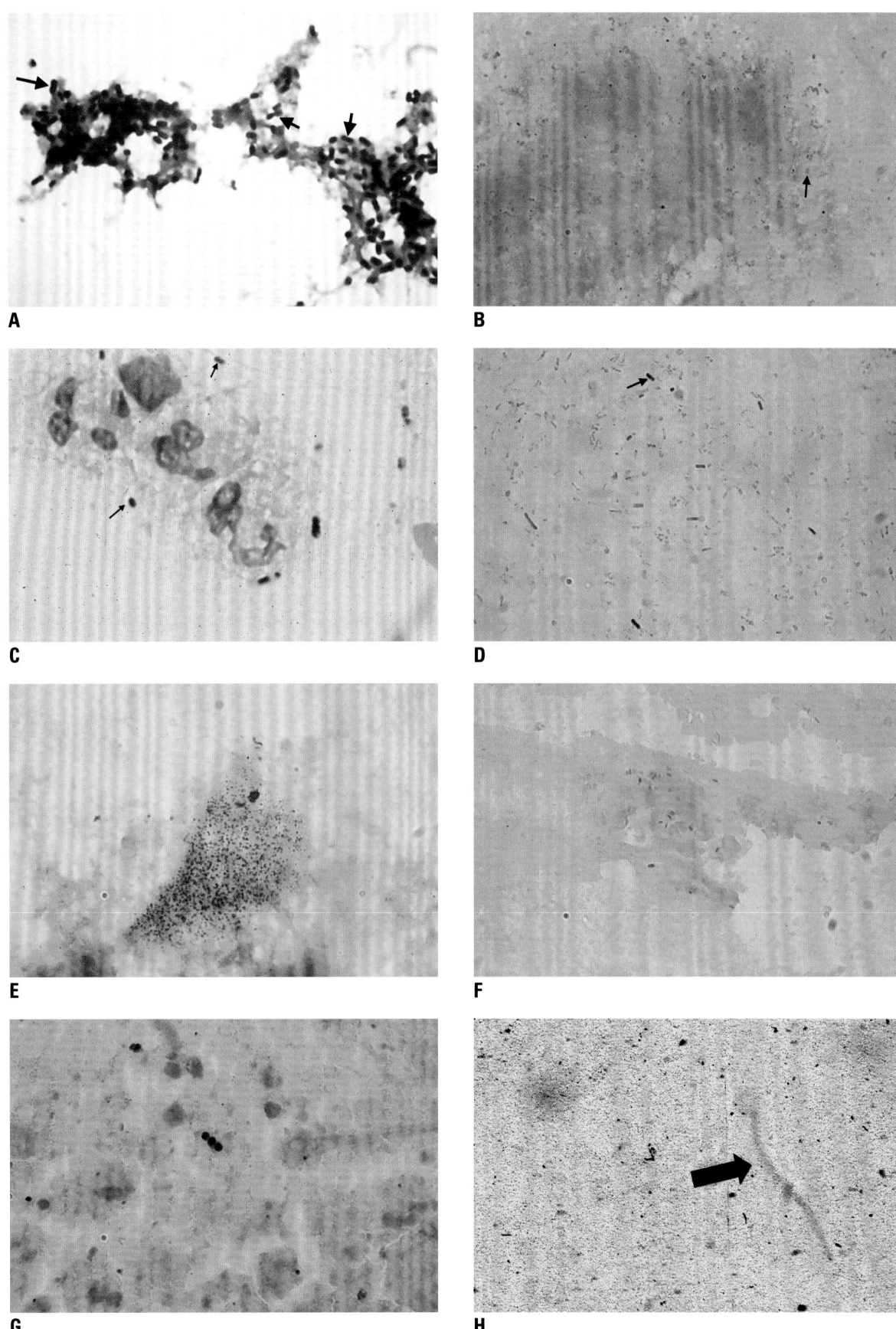

A

B

C

D

E

F

G

H

IDENTIFICACIÓN PRESUNTIVA DE BACTERIAS EN FUNCIÓN DE LA OBSERVACIÓN DE LA MORFOLOGÍA DE LA COLONIA

Los microbiólogos utilizan diversas características de las colonias bacterianas que crecen en las superficies de los cultivos con agares para realizar la identificación presuntiva del grupo o género y como guía para elegir diferentes pruebas que permitan la identificación final de la especie. El tamaño, la forma, la consistencia, el color y la producción de pigmento de las colonias, así como la presencia de reacciones hemolíticas en agar sangre, son los criterios utilizados con mayor frecuencia.

A. Placa con agar sangre con colonias redondas, amarillas blanquecinas, íntegras, convexas y no hemolíticas de especies de *Staphylococcus* coagulasa negativas.

B. Colonias en agar sangre que muestran distintas zonas de β-hemólisis alrededor de las colonias. La relación entre el tamaño de las colonias y las zonas de hemólisis es útil para hacer la diferenciación entre ciertas especies. Aquí se muestran especies de *Streptococcus*, que suelen tener una menor proporción de tamaño de la colonia a zonas de hemólisis, en comparación con las especies de *Staphylococcus*, con un tamaño relativo de las colonias generalmente mayor.

C. Estas colonias blanquecinas de *Listeria monocytogenes* son poco β-hemolíticas a la transiluminación (en esta fotografía se observa el color de la colonia, pero no su hemólisis). Este microorganismo se cultivó a partir de una muestra de líquido cefalorraquídeo (LCR) de un paciente con meningitis.

D. Colonias opacas, grises, un tanto húmedas que crecen sobre agar sangre (*derecha*) y agar de MacConkey (*izquierda*), que sugieren la presencia de alguno de los miembros de la familia *Enterobacteriaceae*. El crecimiento sobre agar de MacConkey no muestra pigmentación roja, lo cual indica que el microorganismo no fermenta lactosa. El aislamiento que se muestra pertenece a especies de *Salmonella*.

E. Colonias secas y arrugadas de una especie de *Bacillus*. También se observan colonias rugosas de apariencia similar con *Pseudomonas stutzeri*.

F. Colonias pigmentadas de amarillo en agar sangre. La producción de pigmento es un rasgo importante para la identificación diferencial de numerosas especies bacterianas, sobre todo aquellas que pertenecen a varios grupos de bacilos no fermentadores. Se muestran colonias de *Flavobacterium* tras una incubación de 48 h, con al menos 24 h de incubación a temperatura ambiente. La intensidad del pigmento suele acentuarse tras un período adicional de incubación a temperatura ambiente.

G. Colonias claramente mucoides que crecen en agar sangre. La consistencia mucoide de las colonias en ocasiones es secundaria a la producción de cápsulas, un mecanismo de defensa utilizado por diversas especies bacterianas para protegerse frente a la fagocitosis. Especies de *Pseudomonas*, *Klebsiella pneumoniae*, *Streptococcus pneumoniae* y *Cryptococcus neoformans* son algunos de los agentes microbianos más frecuentemente aislados que producen colonias mucoides. La colonia mostrada pertenece a *S. pneumoniae*.

H. Colonias grises semitraslúcidas de *Eikenella corrodens* que crecen en agar sangre. Obsérvese el halo alrededor de las colonias, que ilustra el "poceado" que distingue a la especie.

I. Colonias grises, lisas y semitransparentes de *Capnocytophaga ochracea*. Obsérvese la extensión parecida a bruma de las colonias, que ilustra la movilidad característica de las especies de *Capnocytophaga*.

J. Colonias blancas, secas y calcáreas de especies de *Nocardia*. Algunas especies de *Streptomyces* producen colonias de aspecto similar. La identificación presuntiva puede confirmarse en caso de percibirse el aroma característico de la humedad de los sótanos.

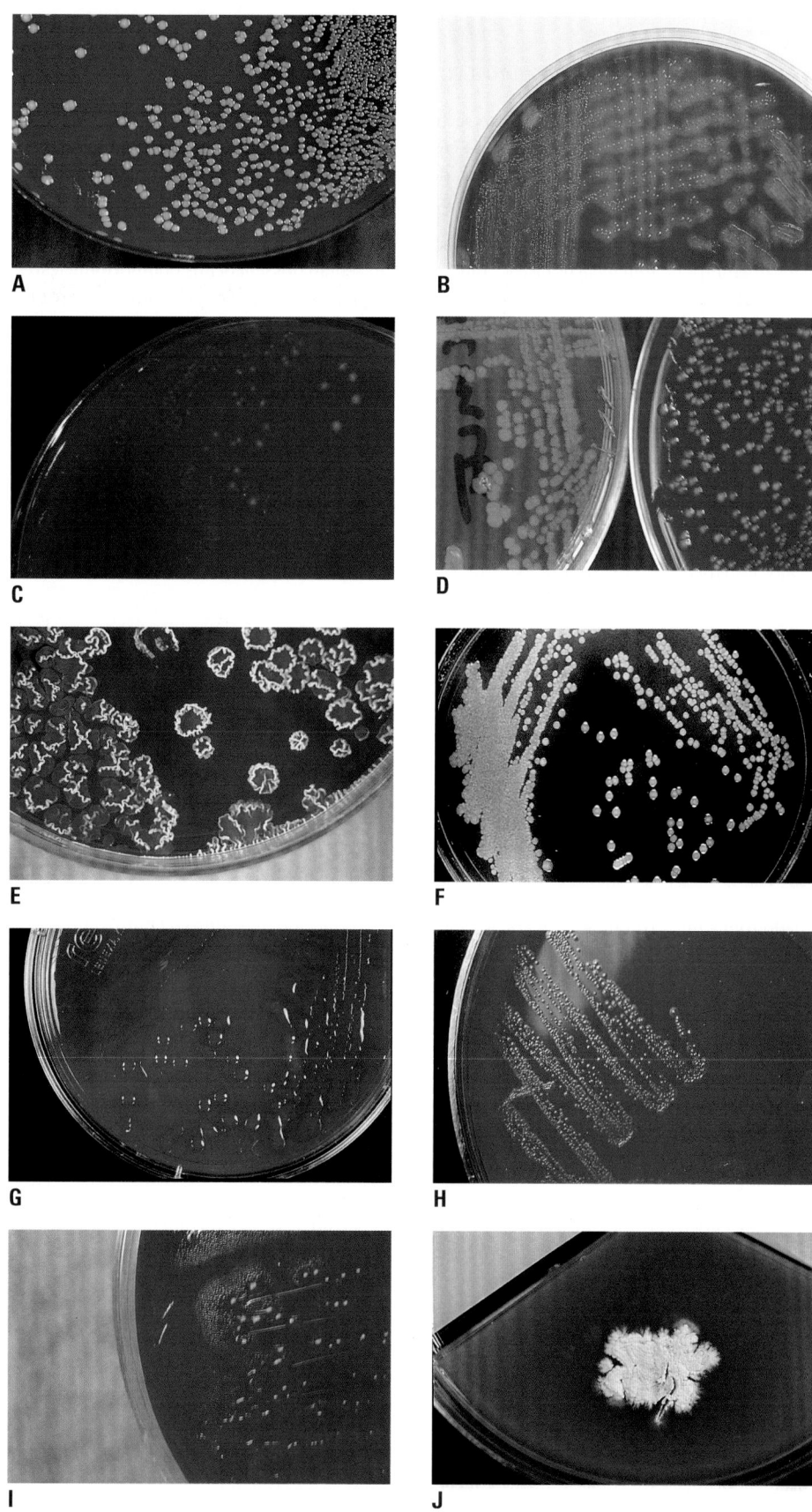

Identificación presuntiva de *Enterobacteriaceae*

La identificación presuntiva de *Enterobacteriaceae* se basa en el aspecto de las colonias que crecen en medios de aislamiento primario y en la valoración de ciertas reacciones bioquímicas. Por definición, para clasificar a un microorganismo en *Enterobacteriaceae*, debe fermentar glucosa y producir ácido o ácido y gas, reducir nitratos a nitritos y no mostrar actividad de citocromo-c-oxidasa.

A. Tinción de Gram de frotis de esputo que muestra los bacilos gramnegativos cortos y pletóricos característicos de los miembros de *Enterobacteriaceae*. También se presentan dos leucocitos polimorfonucleares, lo cual sugiere un proceso infeccioso que continúa en este paciente. En este caso, el cultivo confirmó el microorganismo causal: *Klebsiella pneumoniae*.

B. Cultivos mixtos que muestran crecimiento de 24 h en agar sangre de dos morfotipos de bacilos gramnegativos grandes y un tercer morfotipo de un microorganismo similar bajo sospecha de ser una especie grampositiva. Uno de los morfotipos se observa como una colonia grande, blanca y brillante, mientras que el otro como colonias grises grandes con bordes irregulares. Se puede sospechar que ambos tipos de colonias son bacilos gramnegativos típicos de los miembros de *Enterobacteriaceae*. También se observan colonias pequeñas, blancas e íntegras, típicas de los cocos grampositivos.

C. Colonias grandes, mucoides, brillosas y rosadas sobre agar de MacConkey, típicas de muchas especies de *Klebsiella* y *Enterobacter*. Por su puro aspecto, se puede sospechar que estas colonias pertenecen a una especie de *Enterobacteriaceae*.

D. Patrón en forma de enjambre de una cepa móvil de especies de *Proteus* en una placa con agar chocolate.

E. Series de tubos con agar hierro de Kligler que muestran diversos patrones de reacción. El tubo del extremo izquierdo muestra una porción inclinada ácida (amarilla) y un extremo ácido (amarillo), que indica fermentación tanto de glucosa como de lactosa. Obsérvese también el espacio en el fondo del tubo y la división en el agar a la mitad del tubo, que indican producción de gas (CO_2) por parte del microorganismo. Si la cantidad de CO_2 es importante, como aquí se muestra, suele ser producida únicamente por microorganismos que pertenecen a la tribu V (*Klebsielleae*). El segundo tubo desde la izquierda muestra una reacción ácido-ácido, pero sin la presencia de gas, típico de las reacciones observadas con *E. coli*. El tercer tubo desde la izquierda muestra un agar inclinado alcalino y una profundidad ácida característicos de los agentes que no fermentan lactosa. El cuarto tubo presenta un agar inclinado rojo y una profundidad negra, lo cual indica producción de sulfuro de hidrógeno (H_2S). Cuando se observa este tipo de reacción con un microorganismo oxidasa negativo, se considera que la parte profunda del tubo es ácida (amarilla), indicando fermentación de glucosa incluso si la coloración amarilla se ve ocultada por la producción de H_2S. La reacción en el quinto tubo (extremo derecho; rojo/rojo) es habitual en los bacilos gramnegativos no fermentadores, que no fermentan ni lactosa ni glucosa.

F. Tres tubos de medios de cultivo violeta que contienen tubos de Durham para comprobar la formación de gas. Los dos tubos de la derecha muestran ácido a partir de glucosa (amarillo), en comparación con el control negativo de la izquierda. El tubo del extremo derecho muestra un cúmulo de gas dentro del tubo de Durham, característico de un microorganismo que produce tanto ácido como gas a partir de glucosa.

G. La prueba de la citocromo-c-oxidasa revela una reacción positiva de color violeta (*izquierda*) en comparación con una reacción negativa (*derecha*; sin coloración azul a los 10 s; *véase* el protocolo 1-5). Todo microorganismo con capacidad para producir una reacción positiva puede excluirse de la familia *Enterobacteriaceae*.

H. Medios para la prueba de nitrato que contienen tubos de Durham para demostrar la formación de gas nitrógeno. El tubo de la izquierda muestra una reacción positiva (roja) tras añadir α-naftilamina y ácido sulfanílico. El microorganismo de la prueba había reducido los nitratos del medio a nitritos, que reaccionaron con los reactivos para formar el pigmento rojo *p*-sulfobenceno-azo-naftilamina (protocolo 6-2). El tubo en el centro también muestra una reacción positiva al nitrato, pero en este caso la sustancia primero se redujo a nitrito y luego se redujo aún más a gas nitrógeno, señalado por el cúmulo de gas dentro del tubo de Durham. Como no hay nitrito en el tubo, no exhibe una coloración roja cuando se añade el reactivo. El tubo del extremo derecho no muestra coloración roja ni presencia de gas, representando una prueba negativa para reducción de nitrato.

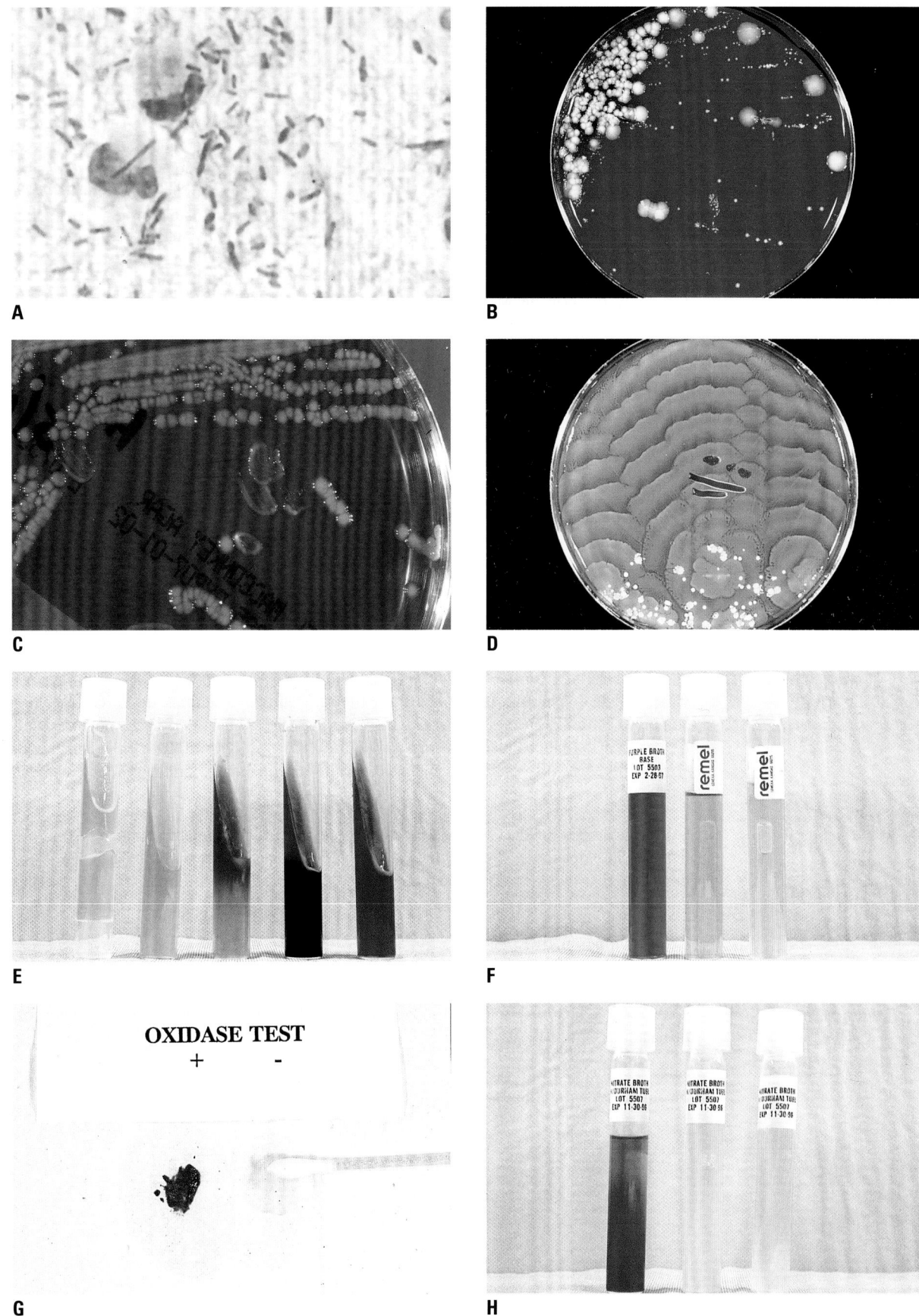

A

B

C

D

E

F

+ −

G

H

Aspecto de las colonias de *Enterobacteriaceae* sobre los agares de MacConkey y EMB

Los agares de MacConkey y eosina azul de metileno (EMB, *eosin methylene blue*) son dos medios de aislamiento primario selectivos utilizados con frecuencia para la diferenciación presuntiva de los miembros de *Enterobacteriaceae* que fermentan lactosa de aquellos que no. En el agar de MacConkey, las colonias que fermentan lactosa se observan rojas por la conversión ácida del indicador, el rojo neutro. En el agar EMB, los fermentadores ávidos de lactosa producen un brillo verde metálico cuando la producción de ácido es suficiente para bajar el pH a aproximadamente 4.5 o menos.

A. Superficie de agar de MacConkey con crecimiento de colonias violeta fermentadoras de lactosa en 24 h. El color violeta difuso del agar que rodea las colonias es causado por microorganismos que fermentan la lactosa con avidez, producen grandes cantidades de ácidos mixtos y provocan la precipitación de sales biliares en el medio que rodea las colonias (p. ej., *Escherichia coli*).

B. Superficie de agar de MacConkey que muestra tanto colonias violetas fermentadoras de lactosa como otras, más pequeñas, que no fermentan este compuesto (claras).

C y **D.** Superficie de placas con agar EMB que exhiben el brillo verdoso producido por los miembros fermentadores de lactosa (o sacarosa) de *Enterobacteriaceae*. La mayoría de las cepas de *E. coli* producen colonias con este aspecto en el agar EMB, y como estas bacterias están entre las más aisladas en las muestras clínicas, la aparición de dichas colonias a menudo permite la identificación presuntiva de *E. coli*. Sin embargo, se deben valorar otras características además de la producción del brillo verde en el agar EMB antes de que un microorganismo pueda confirmarse como *E. coli*, puesto que otros miembros fermentadores de lactosa de *Enterobacteriaceae* pueden tener un aspecto similar.

E y **F.** Superficie de placas con agar EMB que muestran un cultivo mixto de *E. coli* (colonias con brillo verde) y especies de *Shigella*. La mayoría de las especies de *Shigella* no fermentan lactosa, por lo que producen colonias no pigmentadas y semitraslúcidas en el agar EMB. Otras especies incapaces de fermentar lactosa producen colonias similares a las ilustradas en estas fotografías.

G. Superficie de agar de MacConkey que ilustra el crecimiento de colonias pigmentadas en rojo de *Serratia marcescens*. Nótese que esta especie no fermenta lactosa y que las colonias se observan rojas por la producción de pigmento, lo cual debe diferenciarse del aspecto violáceo de las colonias fermentadoras de lactosa, cómo se observa en las láminas 6-2A y B.

H. Colonias hipermucoviscosas de *K. pneumoniae* en placas de agar sangre que muestran una prueba del hilo positiva. La prueba del hilo es positiva cuando un asa o aguja de inoculación es capaz de generar un hilo viscoso mayor de 5 mm de largo mediante el contacto con la colonia bacteriana y alzando el asa sobre el borde de la placa de agar, creando un cordón de bacterias.

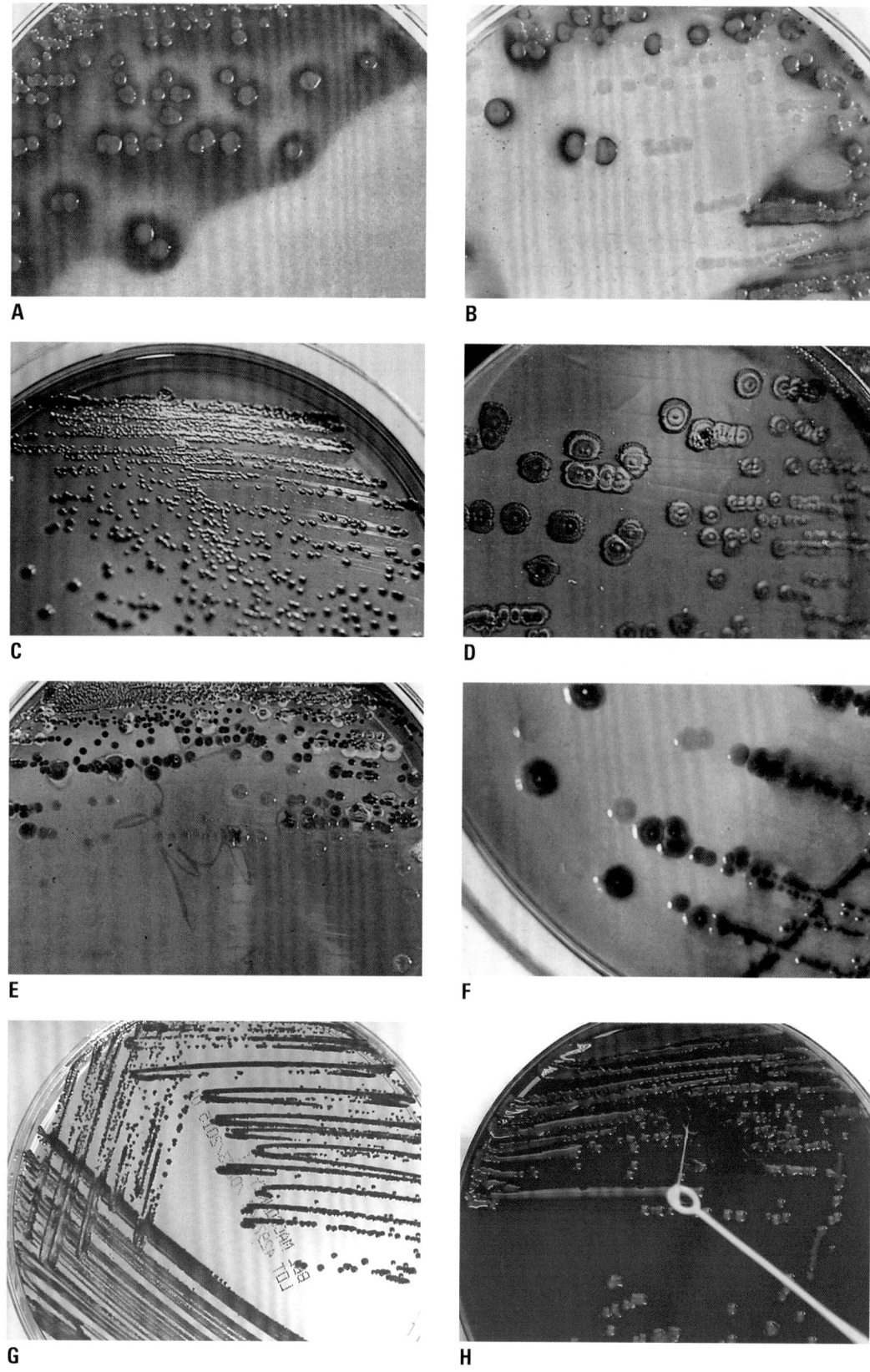

A

B

C

D

E

F

G

H

Aspecto de *Enterobacteriaceae* en las placas de agar de XLD y HE

En los laboratorios de microbiología clínica resulta habitual utilizar varios tipos de medios más selectivos que los agares de MacConkey y EMB con el objeto de aislar algunos miembros de *Enterobacteriaceae*. Los agares de xilosa-lisina-desoxicolato (XLD) y entérico de Hektoen (HE, *Hektoen enteric*) son los de empleo más frecuente; algunos medios altamente selectivos, como el agar sulfato de bismuto, sólo se utilizan para aplicaciones especiales. Estos medios no sólo son capaces de separar fermentadores de lactosa de los no fermentadores, sino que pueden detectar microorganismos productores de sulfuro de hidrógeno (H_2S).

A. Superficie de agar XLD que ilustra la conversión a amarillo del medio por colonias productoras de ácido de *Escherichia coli*.

B. Colonias no fermentadoras de lactosa (sin conversión a ácido del medio) de especies de *Salmonella* que crecen sobre la superficie del agar XLD. Obsérvese la pigmentación negra de algunas de las colonias, lo que indica producción de H_2S.

C. Fotografía que ilustra una placa de agar XLD inoculada con una mezcla 50/50 de *E. coli* y especies de *Salmonella*. Obsérvese el crecimiento preponderante de las especies de *Salmonella* (colonias rojas) en comparación con las pocas colonias fermentadoras de lactosa amarillas de *E. coli* que se han inhibido de manera eficaz. El claro halo rosado alrededor de las colonias de *Salmonella* indica la descarboxilación de la lisina, un rasgo útil para la diferenciación (positiva) de especies de *Salmonella* de las colonias productoras de H_2S de las especies de *Proteus*.

D. Placa de agar XLD inoculada con una cepa productora de H_2S de especies de *Proteus*. Obsérvese la falta de halo rosa claro alrededor de las colonias, lo cual indica la ausencia de descarboxilación de la lisina (compárese con las colonias mostradas en la imagen **C**).

E. Superficie de agar HE que muestra en amarillo la producción de ácido de las colonias de *E. coli*.

F. Superficie de agar HE donde se observan colonias de un color verde tenue (casi sin color) de algunos miembros no fermentadores de *Enterobacteriaceae*.

G. Agar *Salmonella Shigella* (agar SS) de Thermo Scientific Remel, que ilustra las colonias negras típicas de las especies de *Salmonella* productoras de H_2S. El tiosulfato de sodio y el citrato férrico del medio permiten detectar la producción de sulfuro de hidrógeno, como lo demuestran las colonias con centros negros.

H. Agar *Salmonella Shigella*® (agar SS) de Thermo Scientific Remel, que ilustra el crecimiento de bacterias coliformes fermentadoras de lactosa. Los microorganismos que fermentan lactosa producen ácidos que, en presencia del indicador rojo neutro, dan lugar a la formación de colonias rojas.

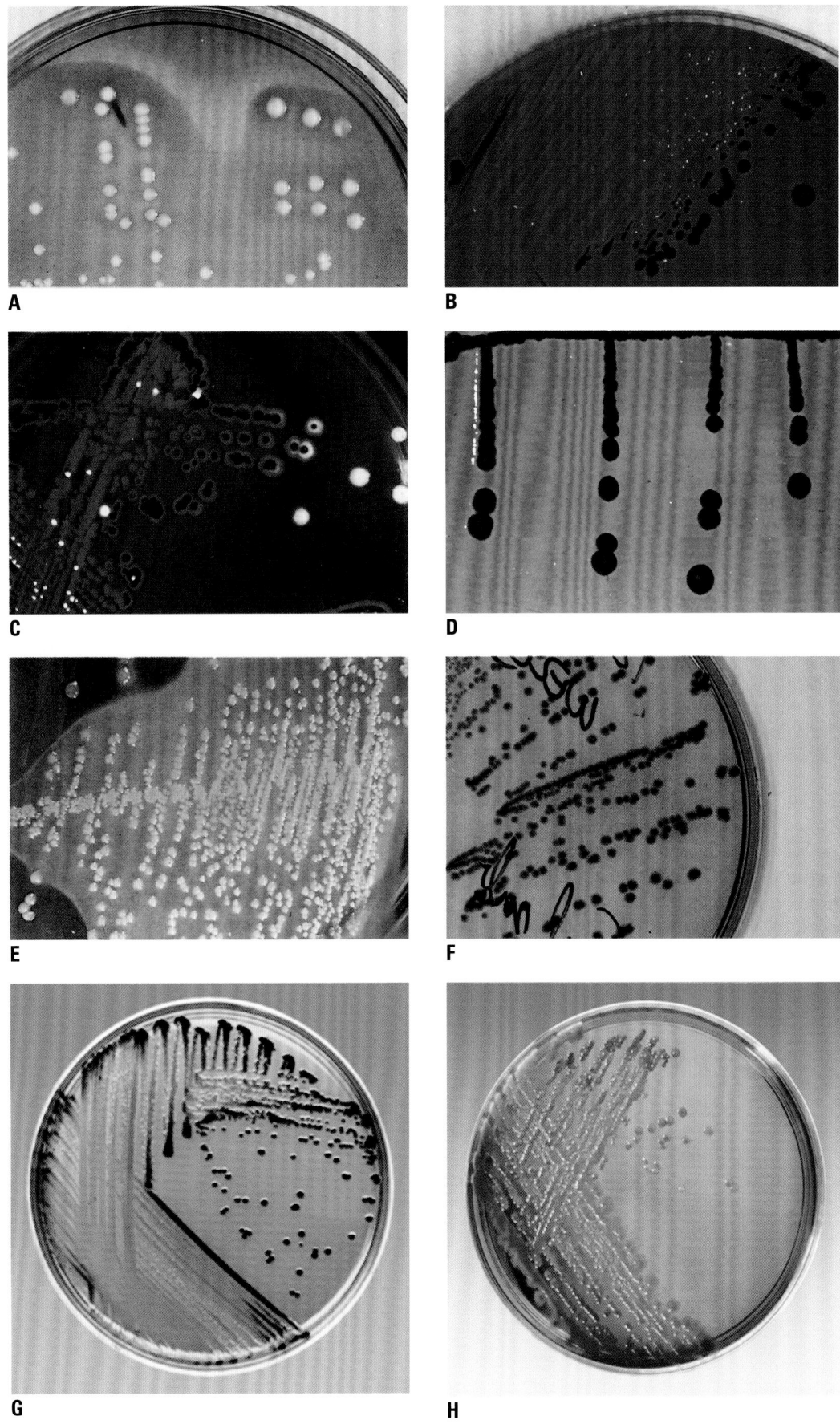

A

B

C

D

E

F

G

H

CARACTERÍSTICAS DIFERENCIALES DE *ENTEROBACTERIACEAE*

A. La prueba de *o*-nitrofenil-β-D-galactopiranósido (ONPG) muestra una reacción positiva (amarilla) (*izquierda*) cuando se compara con el control negativo (*derecha*). Una reacción positiva indica que el microorganismo es capaz de producir β-galactosidasa, una enzima necesaria para la degradación inicial de la lactosa, liberando el *orto*-nitrofenol amarillo.

B. El tubo de agar semisólido SIM (*sulfide indole motility*) y el agar hierro de Kligler (KIA, *Kligler's iron agar*) "en pico de flauta" ilustran las diferencias de sensibilidad para la detección de sulfuro de hidrógeno (H_2S) de los distintos medios. El leve oscurecimiento difuso del tubo SIM es producido por microorganismos móviles con poca producción de H_2S (en este caso, *S. enterica* serogrupo Typhi). Obsérvese que el H_2S producido en los tubos KIA menos sensibles sólo aparece en el centro del tubo, en la interfase entre la parte inclinada y el fondo, y es una forma de aparición típica de *S. typhi* en este medio.

C y **D.** Cuatro tubos que muestran las pruebas de indol (I), rojo de metilo (MR, *methyl red*), Voges-Proskauer (VP) y citrato (C). Cuando se realizan de manera conjunta, estas cuatro pruebas constituyen las reacciones clásicas IMViC. La formación de indol a partir de triptófano viene indicada por la coloración roja al agregar el reactivo de Kovac (extremo izquierdo, imagen **C**). La aparición de una coloración roja en el tubo MR indica un descenso en el pH a 4.4 o menos, lo cual señala la presencia mixta de fermentadores de ácido potentes (segundo tubo desde la izquierda, imagen **C**). Una coloración roja del tubo VP señala la presencia de acetoína (acetilmetilcarbinol) formada a partir del piruvato en las vías metabólicas de los glicolbutilenos (tercer tubo desde la izquierda, imagen **D**). El crecimiento en el agar inclinado de citrato de Simmon y el paso del indicador azul de bromotimol a un azul alcalino indica que el microorganismo puede utilizar citrato de sodio como única fuente de carbono (tubo en el extremo derecho, imagen **D**). **C** muestra las reacciones para *E. coli* (+, +, −, −). La imagen **D** muestra las reacciones para *Klebsiella/Enterobacter* (−, −, +, +).

E. Los dos tubos de la izquierda muestran una reacción negativa (amarillo claro) y positiva (verde oscuro) a la fenilalanina deaminasa. El color verde es producido por la reacción entre el reactivo $FeCl_3$ y el ácido fenilpirúvico del medio, resultado de la deaminación de la fenilalanina (protocolo 6-8). Los tres tubos de la derecha son agares de urea de Christensen inclinados. El tercer tubo desde la derecha muestra una fuerte reacción positiva (color rojo en todo el medio, que indica reacción alcalina a partir de la degradación de la urea), comparada con el control negativo del extremo derecho (coloración amarilla). La reacción en el segundo tubo desde la derecha (rojo solamente en la parte inclinada) es producida por microorganismos como *Klebsiella* y algunas especies de *Enterobacter* que son productores débiles de ureasa.

F. Cuatro tubos que contienen medio descarboxilasa de Møller cubiertos con una capa de aceite mineral para propiciar un ambiente anaerobio (protocolo 6-7). De izquierda a derecha: tubo de control de crecimiento desprovisto de aminoácidos (el crecimiento queda indicado por la conversión a color amarillo por la fermentación de la glucosa en el medio), arginina, lisina y ornitina. El indicador violeta de bromocresol se torna amarillo ante un pH ácido y violeta ante un pH alcalino. Por lo tanto, todo tubo que se observe de color violeta indica un pH alcalino, la reacción producida por microorganismos que pueden descarboxilar los aminoácidos contenidos en el medio. El microorganismo aquí presentado es negativo a arginina y positivo a lisina y ornitina, y es la reacción típica que se observa con *Enterobacter aerogenes*.

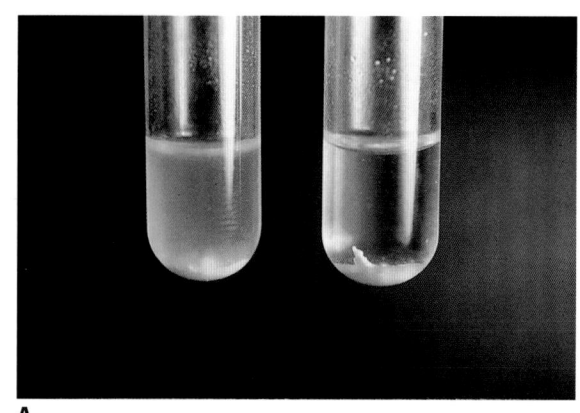

A

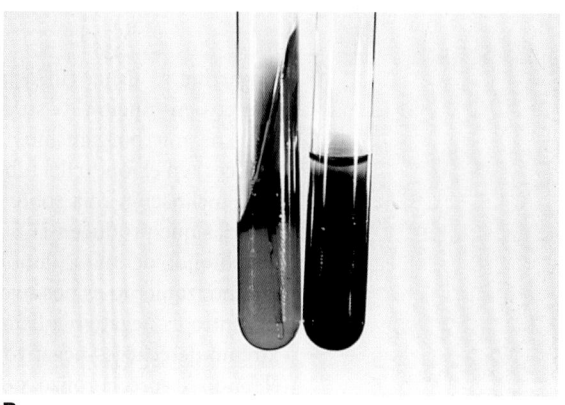

B

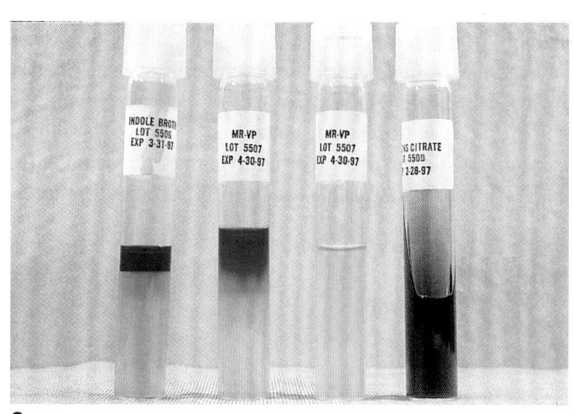

C

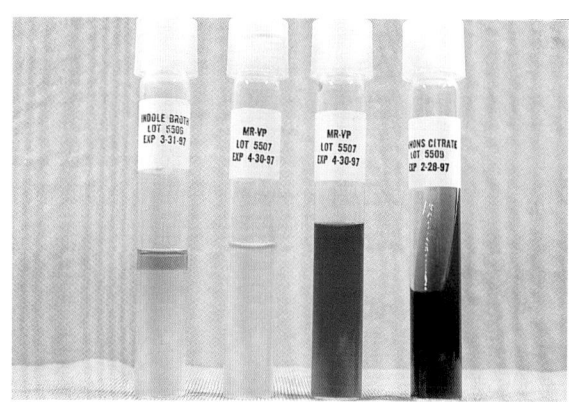

D

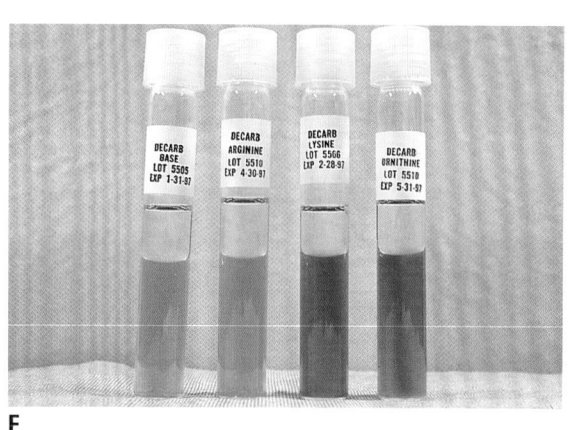

E

F

G. El agar hierro lisina (LIA, *lysine iron agar*) se utiliza para diferenciar microorganismos entéricos en función de su capacidad para descarboxilar o deaminar la lisina y producir H_2S. Los microorganismos que descarboxilan la lisina generan una reacción alcalina (violácea) en el fondo del tubo (tubo del centro). Aquellos que deaminan la lisina dan lugar a una inclinación roja sobre un fondo ácido (amarillo) (tubo del extremo izquierdo). Las bacterias que producen H_2S hacen que el medio se vuelva negro, sobre todo en el centro y en el fondo del tubo (también se aprecia en el tubo del extremo izquierdo). El tubo en el extremo izquierdo es positivo a lisina deaminasa y negativo a lisina descarboxilasa. El tubo del centro es negativo a lisina deaminasa y positivo a lisina descarboxilasa. El tubo en el extremo derecho es negativo tanto para lisina deaminasa como para lisina descarboxilasa (el fondo se aprecia rojizo, pero no amarillo).

H. Tubos de medio de motilidad. Los microorganismos móviles muestran crecimiento difuso que se aleja de la línea de inoculación (*tubo de la izquierda*); los inmóviles muestran crecimiento a lo largo de la línea de corte (*tubo de la derecha*). También se dispone de medios de motilidad a los cuales se añade cloruro de 2,3,5-trifeniltetrazolio (TTC). El crecimiento de los microorganismos capaces de reducir el TTC se observa de color rojo a lo largo de la línea de corte, así como en el área a la cual migraron las células, facilitando la diferenciación entre bacterias móviles e inmóviles (lám. 7-1E) (fotografía de Health and Education Resources, Bethesda, MD).

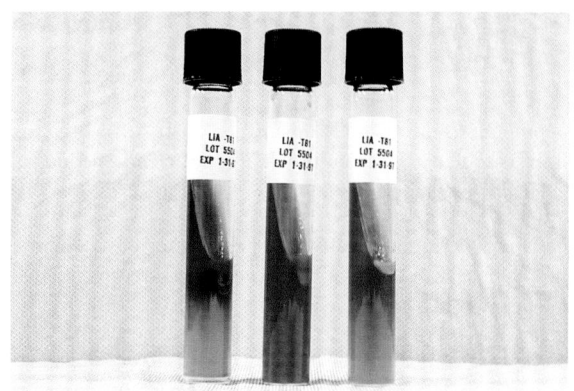

G

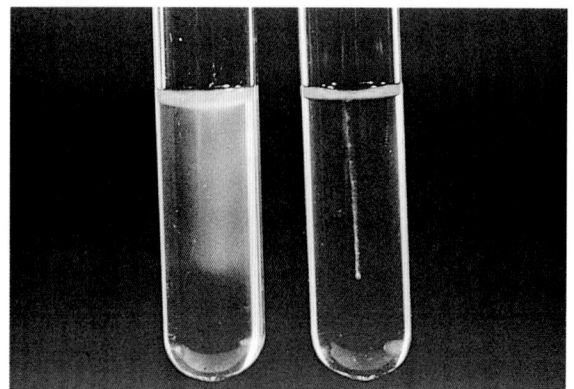

H

Peste humana

A. La diseminación hematógena de *Yersinia pestis* desde la vía de entrada hasta otros órganos y tejidos puede causar coagulación intravascular y *shock* endotóxico, produciendo pequeñas hemorragias cutáneas (CDC, Public Health Image Library).

B. Tinción de Gram de *Y. pestis* que muestra bacilos gramnegativos cortos y pletóricos mediante tinción bipolar. Los microorganismos se observan de color rosado en los extremos polares con un área blanca que no se tiñe en el centro.

C. Frotis de sangre periférica teñido con tinción de Wright que muestra el aspecto de "seguro" o "imperdible" de *Y. pestis*. Las bacterias se tiñen de azul oscuro, los leucocitos de azul claro con núcleos teñidos de violeta y los eritrocitos de café claro (CDC, Public Health Image Library).

D. Colonias de *Y. pestis* que crecen en una placa de agar sangre a las 72 h. *Y. pestis* crece bien en la mayoría de los medios de laboratorio, tras 48-72 h, mostrando una morfología elevada e irregular de "huevo estrellado" gris blanquecino a amarillo ligeramente opaco; como alternativa, las colonias pueden tener una superficie brillante como de "cobre repujado" (CDC, Public Health Image Library).

Agar cromógeno

E. BBL CHROMagar O157® se diseñó para su utilización como placa principal para cultivos de heces durante las búsquedas sistemáticas de *E. coli* O157. Puede distinguir entre *E. coli* O157 (colonias malva) y *E. coli* no O157 (colonias azules). Además, inhibe a la mayoría de las cepas de *Proteus*, *Pseudomonas* y *Aeromonas* con el empleo de agentes selectivos (cortesía de BD Diagnostic Systems).

F y G. BBL CHROMagar Orientation® es un medio diferencial no selectivo para la identificación presuntiva de aislamientos bacterianos de muestras clínicas primarias. Permite el aislamiento e identificación presuntiva de patógenos tanto grampositivos como gramnegativos en una sola placa. Es útil para identificar y enumerar patógenos de las vías urinarias. Identifica *E. coli* (colonias rosadas) y *Enterococcus* (pequeñas colonias azul turquesa) a partir de la placa primaria. La imagen **F** muestra el agar Orientation con un cultivo puro de *E. coli*. La imagen **G** presenta un cultivo mixto de *E. coli* y *Enterococcus* junto con algunas colonias de *Proteus* (beige con halo marrón) (cortesía de BD Diagnostic Systems).

H. BBL CHROMagar *Salmonella*® se diseñó para utilizarse en la detección sistemática de *Salmonella*, ya sea de muestras clínicas o industriales. Detecta *Salmonella* mediante una reacción cromógena altamente específica (colonias violeta con halos violáceos), al tiempo que disminuye la interferencia de otras colonias productoras de sulfuro de hidrógeno, como especies de *Proteus* y *Citrobacter* (cortesía de BD Diagnostic Systems).

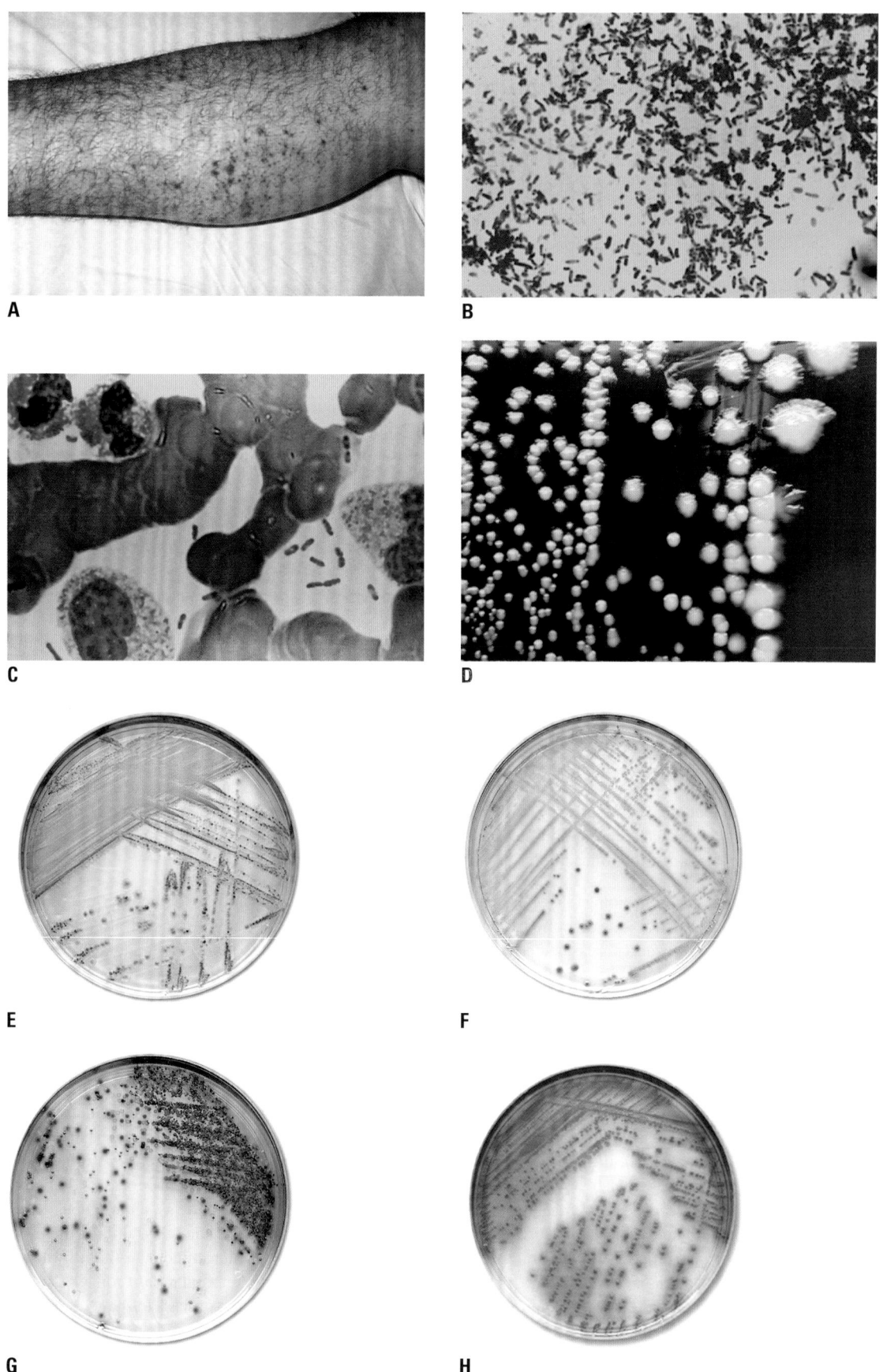

A

B

C

D

E

F

G

H

Sistemas de identificación comerciales

Actualmente se dispone de diversos sistemas de identificación en el mercado que contienen reactivos y medios estables diseñados para determinar características bioquímicas. Estos productos van desde aquellos que se inoculan y leen manualmente hasta aquellos que están totalmente automatizados.

A. Tiras API 20E® que ilustran el método de inoculación y el aspecto de una tira después de la inoculación e incubación. Con una pipeta, se transfiere una suspensión del microorganismo que será evaluado a cada uno de los 20 compartimentos con distintos medios. Las reacciones cromáticas se leen transcurridas 18-24 h de incubación a 35 °C. El fabricante proporciona hojas de trabajo para registrar la interpretación visual de las reacciones cromáticas, que luego se convierten en un número de biotipo de siete dígitos.

B. El sistema de identificación BBL Crystal Enteric/Nonfermenter® contiene una cubierta con 30 sustratos deshidratados sobre los extremos de unas pinzas de plástico. Se prepara una suspensión de prueba y se añade a los 30 pocillos en la unidad base. Después se alinea la cubierta con la base y se cierra en su posición, mientras el inóculo de la prueba rehidrata los sustratos desecados y comienzan las reacciones. Después de la incubación, los paneles se leen de abajo hacia arriba empleando el transiluminador de BBL Crystal. Los pocillos se observan en busca de cambios cromáticos y se genera e introduce un número de perfil de 10 dígitos en un sistema de cómputo personal que incluye el libro de códigos BBL Crystal Electronic®, a fin de lograr la identificación.

C. El panel REMEL RapID ONE® (*Enterobacteriaceae* oxidasa negativas) cuenta con 19 sustratos para lograr la identificación de más de 70 microorganismos pertenecientes a la familia *Enterobacteriaceae*. El sistema está conformado por una bandeja de plástico con 18 pocillos de reacción, los cuales contienen reactivos deshidratados; la bandeja permite la inoculación simultánea de cada pocillo con una cantidad predeterminada de inóculo. La prueba 19 es bifuncional, al incluir dos pruebas distintas en el mismo pocillo. Cada prueba se interpreta visualmente en busca de cambios cromáticos tras 4 h de incubación a 35 °C. Los 19 resultados más la oxidasa se registran en los apartados adecuados del formulario anexo y se genera un código de siete dígitos similar al que se muestra en **A**. El número de biocódigo se introduce en un sistema de cómputo que incluye el Electronic RapID Compendium® (ERIC), a fin de lograr la identificación.

D. El sistema Biolog GN Microplate® es una placa de microtitulación de 96 pocillos que contiene 95 sustratos de carbono y un indicador rédox-tinción de tetrazolio. Si el sustrato de carbono es utilizado por las bacterias inoculadas, la tinción incolora se reduce de manera irreversible y adquiere un color púrpura. Con el empleo de un monitor, los pocillos púrpura se clasifican como positivos y los incoloros como negativos. Luego, el sistema de cómputo compara el perfil metabólico del microorganismo inoculado con la de la base de datos y genera la identificación más probable.

E y **F.** En el panel de identificación de gramnegativos MicroScan®, los pocillos de microtitulación se inoculan con una suspensión concentrada del microorganismo que va a ser identificado y luego se incuban a 35 °C durante 15-18 h. Los paneles se pueden interpretar visualmente (imagen **E**), después de lo cual los resultados bioquímicos se convierten en números de biotipos de siete u ocho dígitos que se buscan en un libro de códigos proporcionado por el fabricante. El sistema autoSCAN-4®, un lector automatizado de bandejas, también puede ser útil junto con el administrador de información LabPro®. Algunas bandejas también incluyen antibióticos para realizar pruebas de susceptibilidad a la microdilución e identificación bacteriana en el mismo panel. Los mismos paneles también funcionan con el sistema totalmente automatizado WalkAway® (imagen **F**). El instrumento procesa los paneles rápidos y convencionales (durante toda la noche) en un solo sistema, con modelos con capacidad para 40 y 96 paneles (cortesía de Dade Behring).

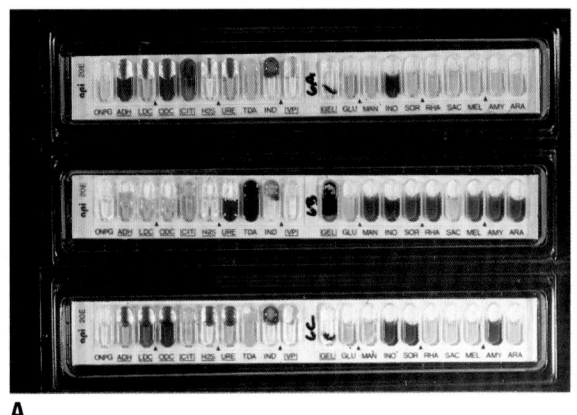

A

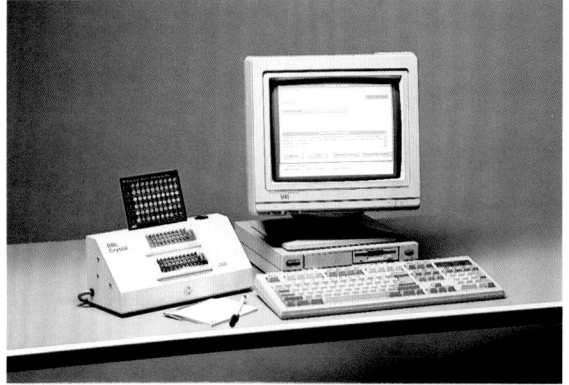

B

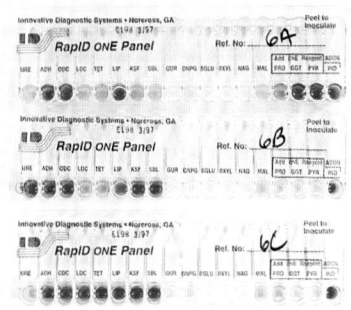

C

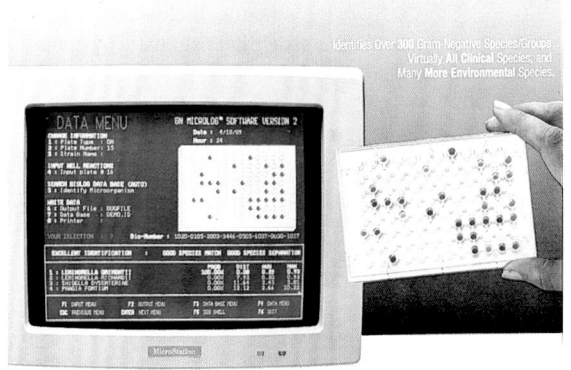

D

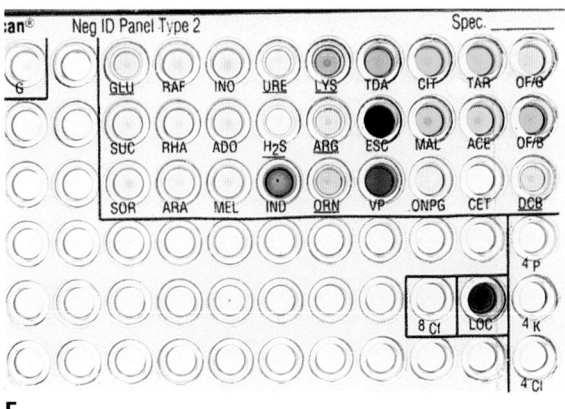

E

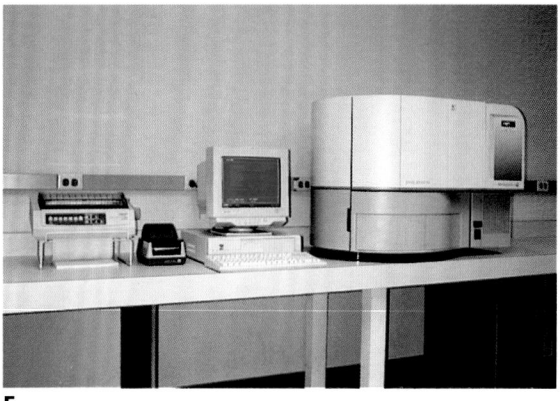

F

G. Vitek 2® es un sistema de bioMérieux que realiza un análisis de identificación bacteriana y pruebas de sensibilidad utilizando un inóculo estandarizado. Vitek 2 presenta el Advanced Expert System® (AES), que integra tecnologías de inteligencia artificial en el instrumento Vitek 2. El AES interpreta los resultados de las pruebas de sensibilidad a antibióticos mediante una base de datos con tecnología de punta. La base contiene la mayoría de los mecanismos de resistencia conocidos (alrededor de 2 000 fenotipos, 20 000 concentraciones inhibitorias mínimas) (cortesía de bioMérieux).

H. El sistema BD Phoenix Automated Microbiology System for Identification and Susceptibility Testing® ofrece pruebas de identificación y sensibilidad totalmente automatizadas sin la necesidad de realizar pruebas fuera de línea, etiquetas escritas a mano o adiciones de reactivos. El panel sellado de la prueba nunca se mueve una vez instalado en su lugar, por lo que no se puede salir, bloquear, romper o filtrar, ya que se encuentra en el instrumento. El sistema Phoenix incluye un programa integrado combinado con el sistema BD EpiCenter® (cortesía de BD Diagnostic Systems).

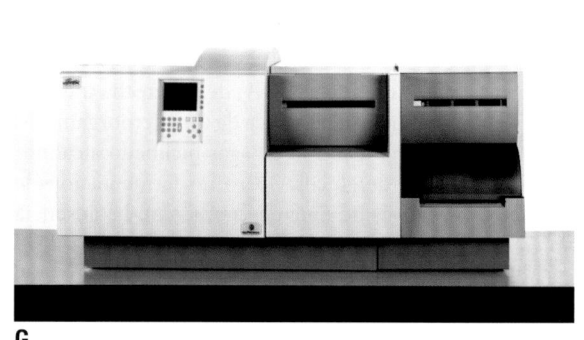

G

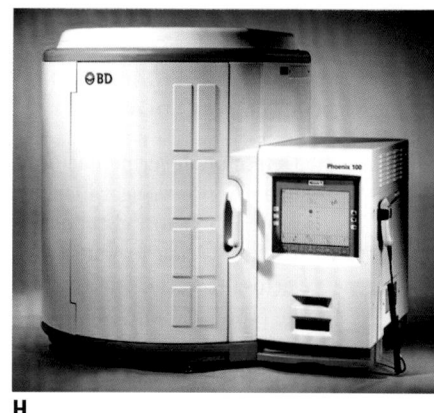

H

Características importantes para distinguir bacilos gramnegativos no fermentadores

A. Detección de fermentación. El tubo con agar hierro de Kligler (KIA) de la derecha muestra una reacción de agar inclinado alcalino/fondo alcalino característica de un microorganismo no fermentador; el tubo de la izquierda muestra una reacción de agar inclinado alcalino/ reacción ácida profunda, que indica fermentación de glucosa, pero no fermentación de lactosa (característica de las especies lactosa negativas de *Enterobacteriaceae*). La ausencia de producción de ácido en el KIA o en el agar triple azúcar hierro (TSI, *triple sugar iron*) indica la incapacidad de las bacterias no fermentadoras para utilizar la lactosa o glucosa del KIA (o la lactosa, glucosa o sacarosa del TSI).

B. Prueba de citocromo-c-oxidasa. La aparición de un color azulado dentro de los 10 s después de extender una colonia de prueba sobre papel de filtro saturado con el reactivo oxidasa (dihidrocloruro de tetrametil-*p*-fenilenediamina) indica actividad de la citocromo-c-oxidasa, una característica útil para identificar muchas especies no fermentadoras. Todos los miembros de *Enterobacteriaceae* son citocromo-c-oxidasa negativos.

C. El fracaso para cultivar en agar de MacConkey o el crecimiento inhibido en este medio sugiere que el bacilo gramnegativo puede ser no fermentador. Aunque muchas especies no fermentadoras son capaces de crecer en el agar de MacConkey, la ausencia de crecimiento en este medio, como se ilustra del lado *derecho* de esta vista doble, exluye la presencia de algún miembro de *Enterobacteriaceae*, puesto que todos crecen bien en el agar de MacConkey (*lado izquierdo*).

D. Utilización oxidativa de la glucosa. Aquí se muestran dos tubos con medio oxidativo fermentativo (OF) de Hugh-Leifson. El tubo de la derecha está abierto a la atmósfera, mientras que el de la izquierda se cubre con aceite mineral para descartar la exposición al oxígeno atmosférico. El ácido (amarillo) sólo se observa en la parte superior del tubo abierto, indicando que el microorganismo es capaz de oxidar la glucosa, pero no de fermentarla.

E. Tubos con medio de motilidad B que contienen cloruro de 2,3,5-trifeniltetrazolio (TTC). A menudo es difícil observar la motilidad en las bacterias no fermentadoras puesto que los microorganismos tienden a crecer sólo en la parte superior (más aerobia) del tubo. Añadir tetrazolio ayuda a detectar la motilidad porque los microorganismos capaces de reducir el TTC se observarán rojos a lo largo de la línea de corte así como en el área a la cual han migrado las células, facilitando la diferenciación entre bacterias móviles (*izquierda*) e inmóviles (*derecha*).

F. Placa de agar sangre inoculada con una bacteria productora de pigmento amarillo. La producción de pigmentos es una característica diferencial importante para identificar a los bacilos gramnegativos no fermentadores. El microorganismo presentado es *Sphingomonas paucimobilis*.

G. Tubos de agar Flo® y Tech® inoculados con *Pseudomonas aeruginosa* vistos bajo luz visible. Estos medios se utilizan para aumentar la producción de dos pigmentos: pioverdina (fluoresceína), que se observa como un pigmento diseminable amarillo en agar Flo (*izquierda*) en la luz visible, y piocianina, que se aprecia como un pigmento azul turquesa en el agar Tech (*derecha*) en la luz visible. Aunque las tres especies de bacilos no fermentadores producen pioverdina (*P. aeruginosa, P. fluorescens* y *P. putida*), sólo *P. aeruginosa* sintetiza piocianina.

H. Tubos con agar Flo y Tech inoculados con *P. aeruginosa* vistos bajo luz ultravioleta (UV) empleando una lámpara de Wood. Obsérvese que el tubo con agar Flo (*izquierda*) fluoresce, mientras que el que tiene agar Tech (*derecha*) no fluoresce bajo la luz ultravioleta. Sólo el pigmento pioverdina, que aumenta debido al crecimiento del microorganismo en agar Flo, fluoresce bajo la luz ultravioleta.

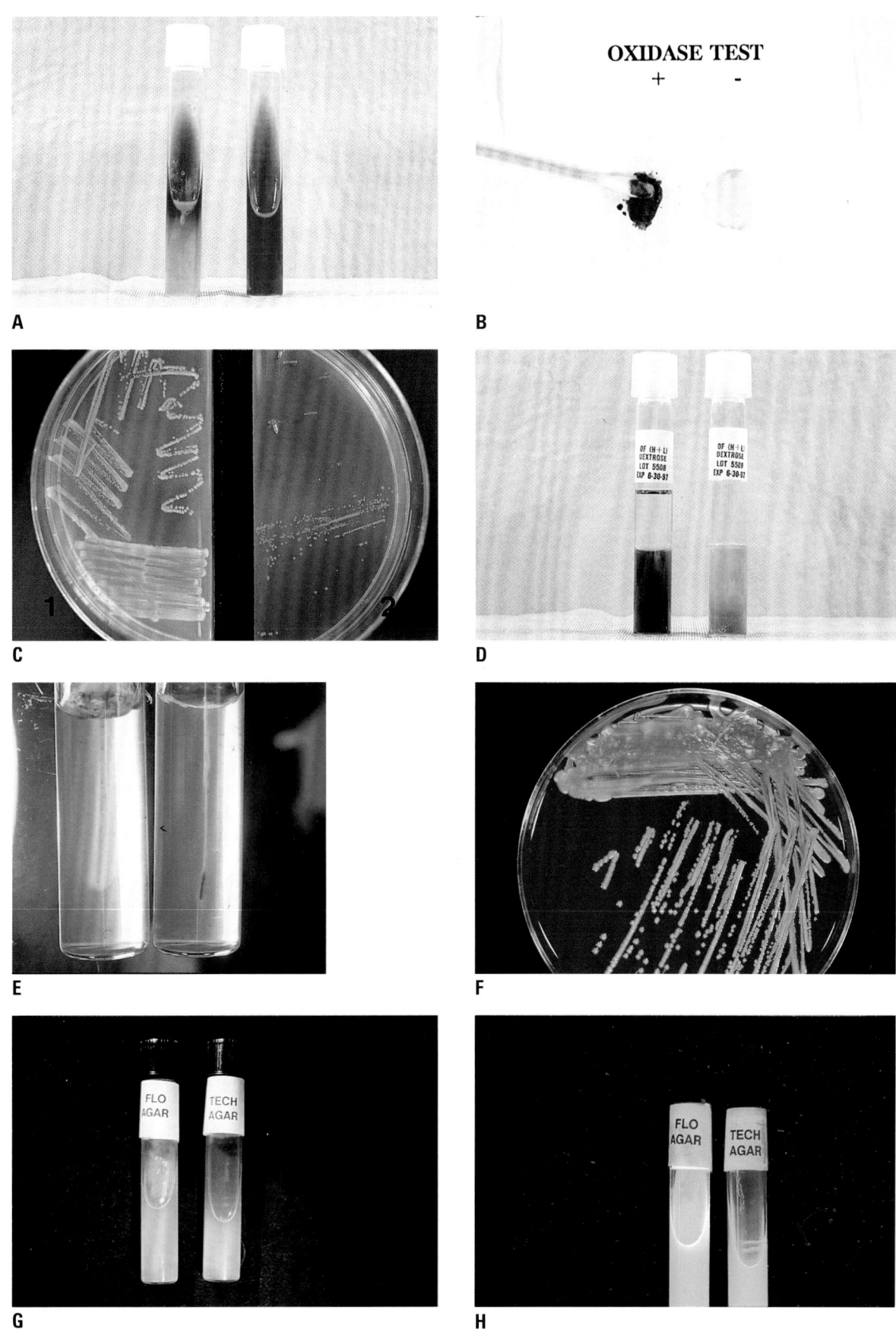

A

OXIDASE TEST
+   -

B

C

D

E

F

G

H

PRUEBAS UTILIZADAS PARA IDENTIFICAR BACILOS GRAMNEGATIVOS NO FERMENTADORES

A. Dos tubos con urea de Christensen que muestran el color rojo fucsia de la prueba positiva (*derecha*) en comparación con el control negativo (*izquierda*). Se observa una rápida reacción de ureasa positiva (4 h) con las siguientes especies de bacilos no fermentadores: *Bergeyella zoohelcum*, *Bordetella bronchiseptica*, *Cupriavidus pauculus* y *Oligella ureolytica*.

B. Dos tubos que muestran reducción de nitrato (*izquierda*) y reducción de nitrito (*derecha*). Ambos tubos contienen un tubo de Durham para confirmar la formación de gas nitrógeno. El tubo de la izquierda muestra la reducción del nitrato a gas nitrógeno, y el de la derecha la reducción del nitrito a gas nitrógeno. Obsérvese que hay más gas formado en el tubo de la derecha, lo cual indica que, cuantitativamente, se formó más gas nitrógeno a partir del nitrito que del nitrato durante el mismo período de incubación. La producción de gas a partir tanto de nitrato como de nitrito es característica del grupo *Pseudomonas stutzeri* y de *Achromobacter denitrificans*.

C. Tres tubos de caldo de infusión de corazón que muestran una reacción de indol positiva (*izquierda*), una reacción de indol naranja (*centro*) y una reacción de indol negativa (*derecha*). Las reacciones aquí mostradas se obtuvieron mediante el método de extracción de xileno, y después añadiendo el reactivo de Ehrlich (protocolo 1-4). Se observa una reacción de indol positiva por la aparición de una banda roja en la interfaz del caldo de triptófano y la capa de xileno. Los bacilos no fermentadores positivos al indol incluyen *Balneatrix*, *Bergeyella*, *Chryseobacterium*, *Elizabethkingia*, *Empedobacter*, *Weeksella* y algunos grupos de los CDC que carecen de nombre. Se observa una particular reacción de indol naranja (*tubo del centro*) con *Delftia acidovorans*, que se debe a la formación de ácido antranílico a partir de triptófano por parte de la bacteria. Se produce un pigmento anaranjado al agregar ya sea reactivo de Ehrlich o de Kovac. La reacción puede tardar más de 1 h en desarrollarse después de agregar el reactivo.

D. Cuatro tubos que contienen medio descarboxilasa de Møller cubiertos con una capa de aceite mineral. Lectura de izquierda a derecha: lisina, arginina, ornitina y el tubo de control carente de aminoácidos. En el caso de los bacilos no fermentadores, las pruebas negativas permanecen del mismo color que en los tubos originales no inoculados, mientras las reacciones de descarboxilación positivas se observan violeta oscuro por la formación de aminas alcalinas que generan un pH más alcalino en el tubo. La reacción de lisina descarboxilasa positiva, aquí ilustrada, sólo se presenta con dos especies de bacilos no fermentadores: *Stenotrophomonas maltophilia* y el complejo *Burkholderia cepacia*.

E. Imagen doble que muestra dos tubos de agar esculina observados bajo luz visible (*izquierda*), y los mismos dos tubos vistos bajo luz ultravioleta con una lámpara de Wood (*derecha*). Cuando el microorganismo hidroliza la esculina, este glucósido se convierte en esculetina y glucosa. La esculetina reacciona con una sal de hierro (citrato férrico) en el medio para formar un café oscuro de pigmento negro (segundo tubo desde la *izquierda*). La producción de un café oscuro a partir de pigmento negro puede ser difícil de distinguir si el microorganismo produce por su cuenta un pigmento marrón u oscuro. Como la esculina es un compuesto fluorescente, se puede confirmar una verdadera hidrólisis de esculina si no logra observarse fluorescencia. El tubo con fluorescencia brillante de la *derecha* (*segundo tubo desde el extremo derecho*) muestra la reacción de esculina negativa. El tubo del extremo derecho muestra una marcada atenuación de la fluorescencia, sobre todo en la parte inclinada, lo cual indica que el microorganismo evaluado es capaz de hidrolizar esculina.

F. Placa de agar sangre que muestra el aspecto típico de *Pseudomonas aeruginosa* después de una incubación de 24 h a 35 °C. Las colonias se observan grandes y se extienden a la periferia, y con frecuencia son β-hemolíticas. Las colonias en las áreas de mayor crecimiento parecen tener un brillo metálico con aspecto escamoso, que en ocasiones se describe como morfología "en piel de lagarto". Las colonias con este aspecto suelen producir un aroma dulce similar al de las uvas.

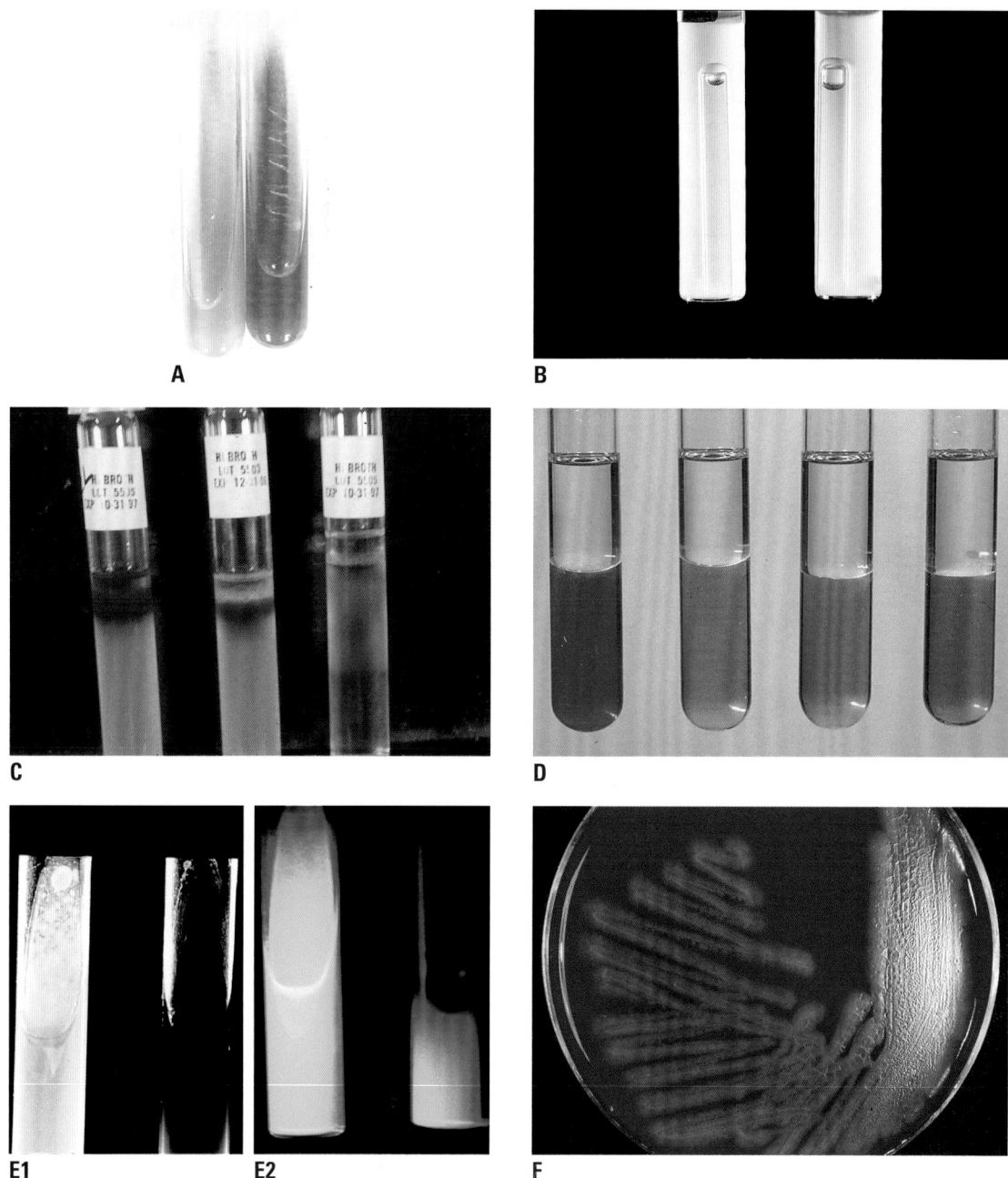

G. Placa con agar de MacConkey que muestra el crecimiento de dos tipos de colonias. Las colonias de color violeta oscuro son positivas a la lactosa y tienen el aspecto típico de *E. coli.* Las negativas a la lactosa producen un pigmento difundible azul turquesa que se observa mejor en las zonas de mayor crecimiento. Este es el aspecto típico de las colonias de *P. aeruginosa* que producen piocianina.

H. Placa con agar de MacConkey que muestra el crecimiento de una variedad mucoide de *P. aeruginosa*, típica de las cepas aisladas del esputo de pacientes con fibrosis quística. Las colonias pueden ser extremadamente mucoides y líquidas. Nótese que se pueden observar numerosas variantes en las colonias, lo cual es una presentación típica de las formas mucoides de *P. aeruginosa.* Obsérvese que, en el área de mayor crecimiento, parece haber desarrollo del pigmento piocianina.

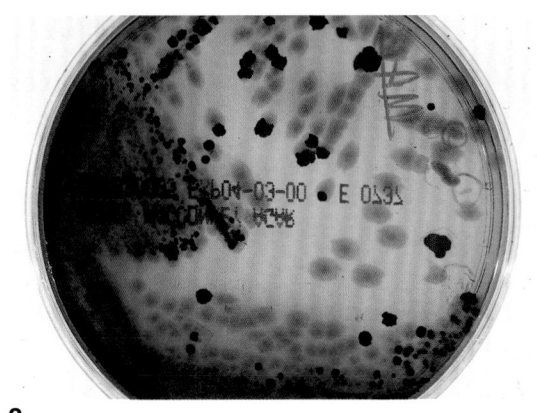

G

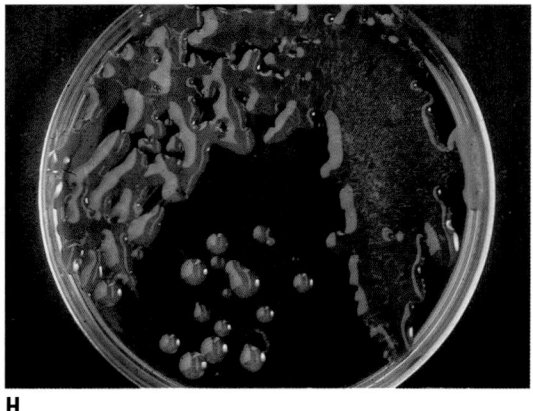

H

Morfología microscópica y de las colonias de algunos bacilos no fermentadores

Algunas especies de bacilos gramnegativos no fermentadores presentan rasgos característicos que pueden observarse en medios de cultivo o preparados con tinción de Gram. Conocer estas funciones puede ayudar a realizar la identificación correcta de las especies.

A. *Pseudomonas stutzeri* en medio de agar sangre. Obsérvense las colonias secas y rugosas que distinguen a esta especie. Se debe pensar inmediatamente en *P. stutzeri* cuando un bacilo no fermentador oxidasa positivo produzca este tipo de colonia en agar sangre.

B. Placa de agar sangre que muestra el aspecto amarillo, seco y rugoso de *Pseudomonas luteola*. Las colonias suelen adherirse al agar y son difíciles de retirar. La morfología de la colonia se parece a la de *Pseudomonas oryzihabitans* y *P. stutzeri*. Tanto *P. luteola* como *P. oryzihabitans* son oxidasa negativos, mientras que *P. stutzeri* es oxidasa positivo.

C. Placas con agar de MacConkey (*izquierda*) y agar sangre (*derecha*) inoculadas con un cultivo puro de *Brevundimonas vesicularis*. Obsérvese que este microorganismo no logra crecer en agar de MacConkey y aparece con un color amarillo profundo y ligeramente rugoso en agar sangre. Este microorganismo también es sensible a vancomicina y resistente a polimixina B, otros rasgos que pueden ayudar a su identificación.

D. Placa de agar sangre que muestra el crecimiento de *Stenotrophomonas maltophilia*. El pigmento amarillo mate es característico de esta especie, pero en ocasiones puede ser difícil de observar. Las colonias también pueden percibirse como de color ocre oscuro a lavanda si se continúa con su incubación, sobre todo si se dejan a temperatura ambiente.

E. Especies de *Methylobacterium* en crecimiento en agar dextrosa de Sabouraud. Las colonias se observan secas y muestran una pigmentación rosa oscuro o coral. Estas colonias absorben luz ultravioleta y se aprecian oscuras bajo una lámpara de Wood.

F. Tinción de Gram de especies de *Methylobacterium* que muestra bacilos gramnegativos característicos que contienen vacuolas.

G. Tinción de Gram de especies de *Roseomonas*, que exhibe sus formas cocoides gramnegativas de tinción débil características, algunas con vacuolas.

H. Especies de *Roseomonas* en crecimiento en agar dextrosa de Sabouraud. Se perciben como colonias color rosa claro, mucoides y casi líquidas. Al igual que con las especies de *Methylobacterium*, las especies de *Roseomonas* crecen mejor en agar de Sabouraud; sin embargo, no absorben la luz ultravioleta y no se ven oscuras cuando se colocan bajo una lámpara de Wood.

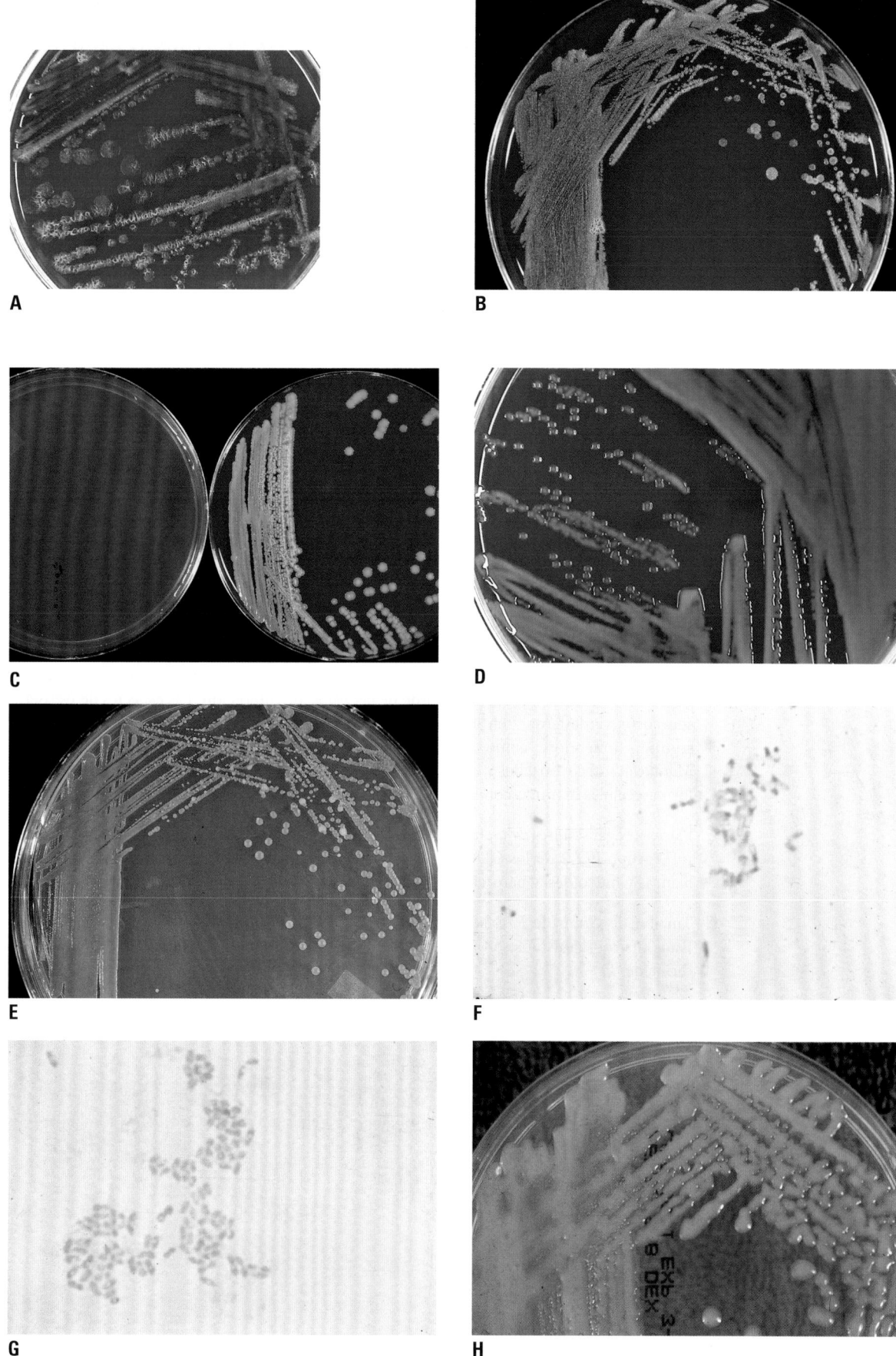

A

B

C

D

E

F

G

H

MORFOLOGÍA MICROSCÓPICA Y DE LAS COLONIAS DE ALGUNOS BACILOS NO FERMENTADORES (*CONTINUACIÓN*)

A. Placa de agar sangre que muestra el crecimiento de *Alcaligenes faecalis* tras 48 h de incubación a 35 °C. Las colonias son blancas y brillantes; en los cultivos más antiguos, tienden a dispersarse al margen externo de la colonia y tornan al agar de color verde. Esta especie suele despedir un aroma frutal que en ocasiones se describe como olor a manzanas verdes.

B. Placa con agar de MacConkey que muestra el crecimiento de *Rhizobium radiobacter*. Aunque estas bacterias no son fermentadoras, oxidan la lactosa con rapidez y, como consecuencia, aparecen colonias rosadas extremadamente mucoides en el agar de MacConkey. Estos microorganismos pueden confundirse fácilmente por fermentadores positivos a la lactosa; sin embargo, son oxidasa positivos, lo que descarta la posibilidad de cualquier miembro de *Enterobacteriaceae*.

C. Placa de agar sangre que muestra crecimiento de *Chryseobacterium indologenes*. Las colonias tienen un aspecto de amarillo oscuro a anaranjado tras 48 h de incubación, sobre todo si se incuban a 30 °C. Fenotípicamente, estos microorganismos son difíciles de distinguir de *Chryseobacterium gleum*, y algunos laboratorios deciden informar estos aislamientos como *C. indologenes/gleum*.

D. Placa de agar sangre que muestra el crecimiento característico de *Myroides odoratus*. Las colonias tienen una pigmentación amarilla oscura y pueden diseminarse. La mayoría de las cepas despiden un olor frutal característico parecido al de *Alcaligenes faecalis*.

E y **F**. Una prueba útil para distinguir entre especies de *Neisseria* y *Moraxella* consiste en cultivar los microorganismos en agar sangre alrededor de un disco de penicilina. Ambos microorganismos son sensibles a este fármaco y mostrarán una zona de inhibición alrededor del disco (**E**). Tras su incubación durante toda la noche, se puede aplicar una tinción de Gram a las colonias tomadas del borde de las zonas de inhibición. Las especies de *Neisseria* son cocos verdaderos y en la presencia de concentraciones subinhibitorias de penicilina seguirán tiñiéndose como diplococos gramnegativos (*izquierda*, **F**). Las especies de *Moraxella* son cocobacilos y en la presencia de concentraciones subinhibitorias de penicilina forman células extrañas con forma de barras (*derecha*, **F**).

G. Placas de agar sangre (*izquierda*) y de MacConkey que muestran el crecimiento de *Paracoccus yeei* (grupo EO-2 de los CDC) tras 72 h de incubación a 30 °C. Las colonias se observan blancas y mucoides, y parecen ser levemente rosadas sobre agar de MacConkey.

H. Tinción de Gram de *P. yeei* (grupo EO-2 de los CDC) preparada para cultivo en caldo. Estos microorganismos se tiñen de manera periférica, dando la apariencia de células con forma de "O".

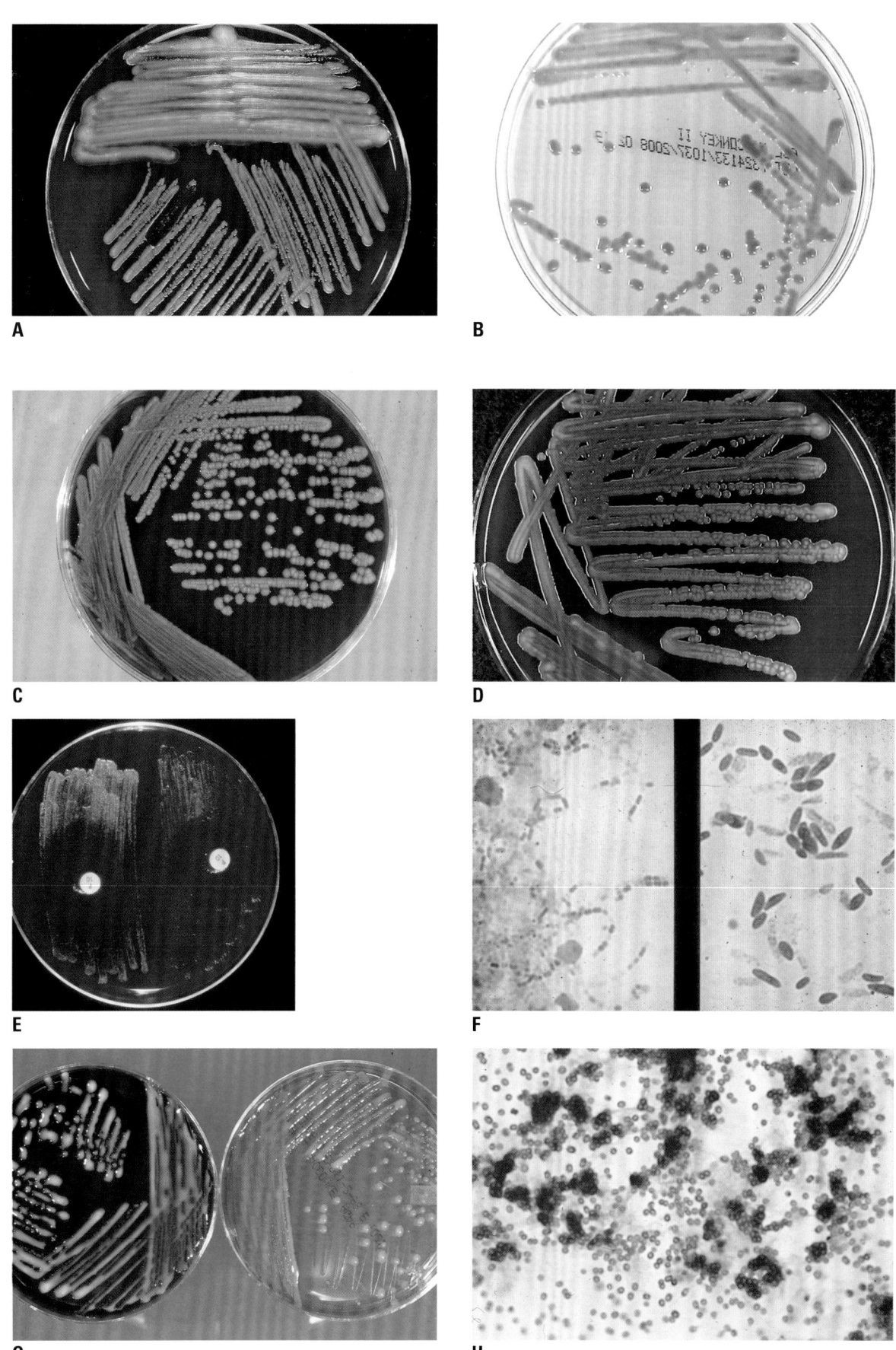

A

B

C

D

E

F

G

H

Morfología microscópica y de las colonias de algunos bacilos no fermentadores (*continuación*)

A. Tinción de Gram que muestra cocobacilos gramnegativos. Las especies de *Acinetobacter* y *Moraxella* son bacilos no fermentadores que suelen presentar esta morfología característica a la tinción. El frotis mostrado se obtuvo a partir de un cultivo en caldo de *A. baumannii*. Las especies de *Acinetobacter* tienden a retener la violeta de genciana y pueden aparecer como grampositivas en algunas tinciones de Gram, sobre todo en aquellas tomadas directamente de frascos de hemocultivo positivos.

B. *A. baumannii* sobre agar de MacConkey que muestra un aspecto rosado a lavanda claro, típico de la especie. A menudo puede observarse una pigmentación azulada, particularmente notable en las colonias cultivadas en agar EMB, donde se describe como de color "azul aciano".

C. Algunas acinetobacterias que oxidan la glucosa pueden producir una decoloración marrón muy partricular en los agares de infusión de corazón con tirosina o agar sangre en el que se añade glucosa. Este fenómeno también se puede observar en los agares de MacConkey y de Mueller-Hinton. Aquí se muestra un aislamiento clínico de *A. baumannii* que produce un pigmento marrón que se difunde en agar de MacConkey.

D. Tinción de Gram de *Laribacter hongkongensis* preparado en placas de agar sangre durante 48 h. Nótese que los microorganismos aparecen como gramnegativos, con forma de gaviota o como bastones espiralados.

E. *L. hongkongensis* sobre agar de MacConkey tras una incubación de 48 h a aire ambiente. Las colonias son pequeñas y negativas a la lactosa, pero pueden tener un aspecto color lavanda similar al de las especies de *Acinetobacter* por la entrada de la violeta de genciana contenida en el medio.

F. *Kerstersia gyiorum* sobre agar de MacConkey tras una incubación de 24 h a aire ambiente. Las colonias son grises, mate y están diseminadas, dando un aspecto de enjambre.

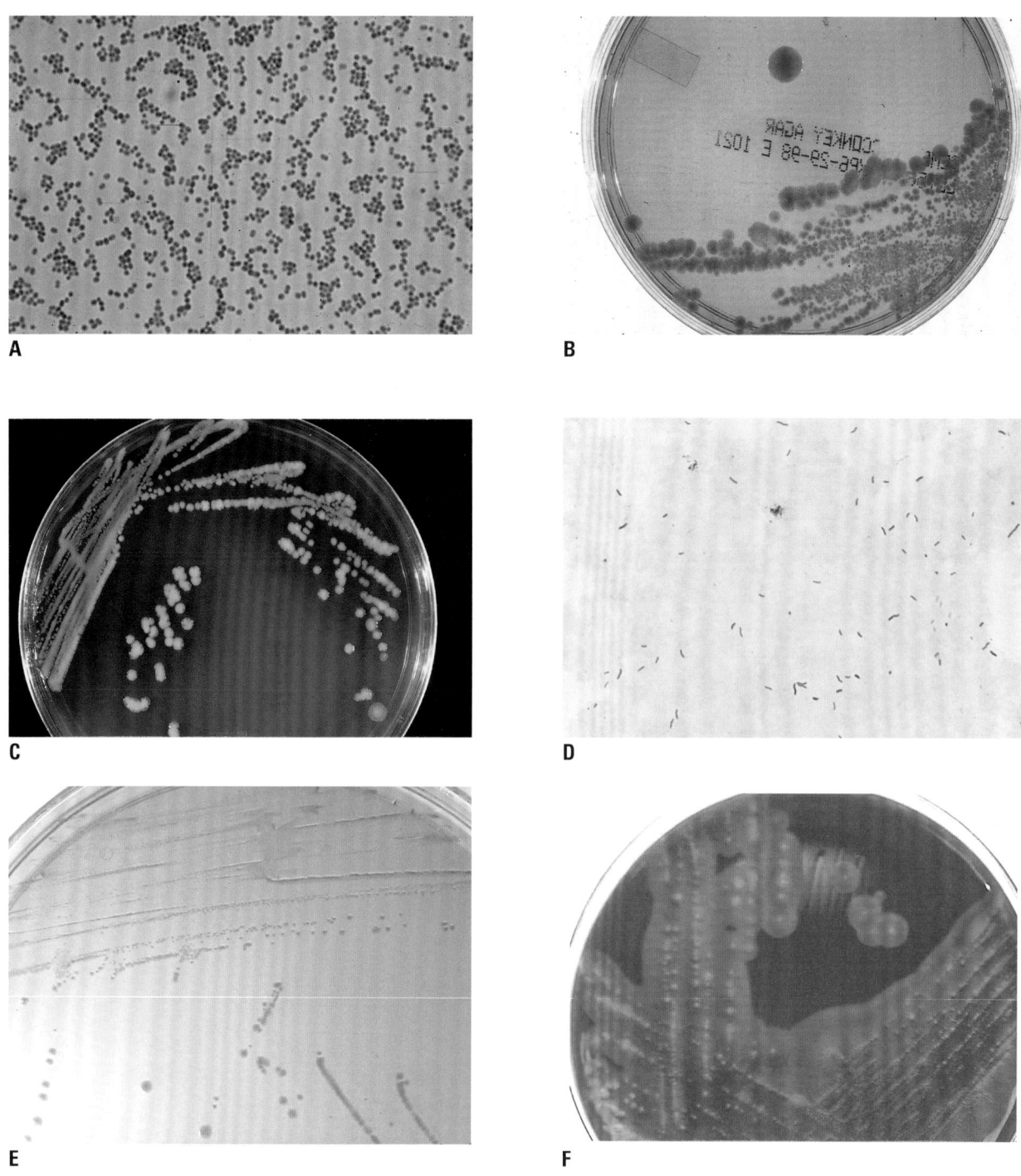

A

B

C

D

E

F

G. *Kerstersia gyiorum* sobre agar de MacConkey tras una incubación de 24 h a aire ambiente. Las colonias son pequeñas y negativas a la lactosa, con un aspecto disperso característico.

H-1. (*Imagen superior*) Tiras API 20 NE® que ilustran las reacciones de 24 h (*arriba*) y de 48 h (*abajo*). Obsérvese que las primeras ocho pruebas (*de izquierda a derecha*) son reacciones colorimétricas convencionales, mientras que las 12 pruebas restantes son reacciones de asimilación de carbono que se leen como positivas si se observan turbias y como negativas en ausencia de turbidez. Los usuarios de este sistema deben revisar que la tira se incube a 30 °C y no a los 35 °C habituales de la mayoría de los otros kits de identificación comerciales.

H-2. (*Imagen inferior*) Sistema Remel RapID NF Plus®, conformado por una bandeja de plástico que contiene 10 pocillos reactivos. Siete de los pocillos (4-10) son bifuncionales, ya que contienen dos pruebas separadas en el mismo pocillo. El sistema se inocula con una suspensión concentrada de microorganismos de prueba y se incuba durante 4 h a 35 °C. Después de la incubación, primero se evalúan las pruebas bifuncionales antes de añadir el reactivo, proporcionando los primeros resultados (*fila superior*). Los mismos pocillos vuelven a evaluarse tras agregar el reactivo para registrar los segundos resultados (*fila inferior*). Las reacciones obtenidas con estas 17 pruebas más la oxidasa ofrecen 18 resultados.

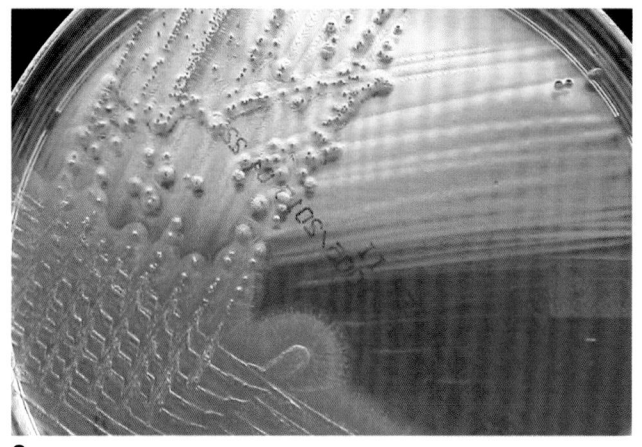

G

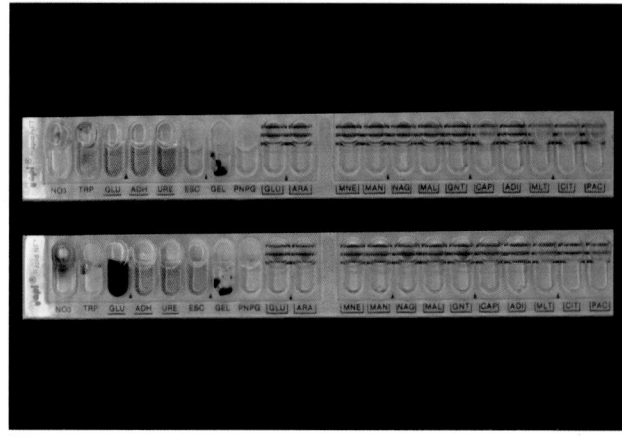

H1

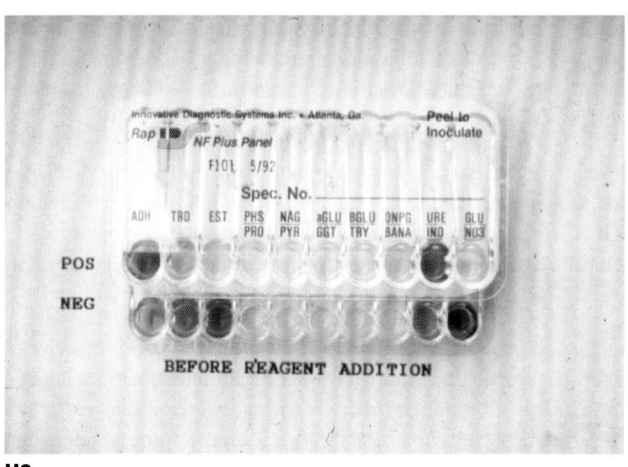

H2

IDENTIFICACIÓN DE LABORATORIO DE ESPECIES DE *CAMPYLOBACTER*

A. Tinción de Gram de *Campylobacter jejuni* que ilustra bacilos gramnegativos pleomorfos de forma corta, curva y espiral. Obsérvese que algunas células se conectan para adquirir un aspecto de alas de gaviota y de "S".

B. *Campylobacter jejuni* en crecimiento en una placa de agar para *Brucella* no selectivo después de aislarlo de materia fecal mediante la técnica de filtro de membrana (descrita en el texto). Obsérvese que el crecimiento se presentó sólo en el área de la placa debajo de donde se colocó el filtro.

C. Vista ampliada de *Campylobacter jejuni* en agar sangre que muestra colonias elevadas, grises blanquecinas y un tanto mucoides.

D. Crecimiento de *Campylobacter jejuni* en agar Campy BAP®, que ilustra la tendencia del microorganismo a crecer a lo largo de las líneas de siembra estriadas.

E. Tubos que muestran una reacción de hipurato rápida. El color violeta aparece al añadir ninhidrina cuando el hipurato ha sido hidrolizado para formar glicina y ácido benzoico (a la *izquierda*, el tubo positivo, en contraste con el tubo negativo a la *derecha*). De las otras especies de *Campylobacter*, sólo *C. jejuni* produce una reacción de hipurato positiva.

F. Placa de agar sangre para *Brucella* que muestra crecimiento de *C. jejuni* alrededor de discos de cefalotina y ácido nalidíxico. Obsérvese que con *C. jejuni* se forma una zona de inhibición alrededor del ácido nalidíxico (*derecha*), el cual indica que esta especie es sensible a este fármaco pero resistente a cefalotina. Esta prueba es fácil de realizar y permite la identificación presuntiva de *C. jejuni*.

G. "Picos de flauta" en agar triple azúcar hierro (TSI, *triple sugar iron*) que muestran las reacciones de sulfuro de hidrógeno (H_2S) de varias especies. El tubo del extremo izquierdo ilustra la falta de H_2S, característico de *C. jejuni*, *C. fetus* subespecie *fetus* y *C. fetus* subespecie *venerealis*. Los tubos 2, 4 y 5 (de *izquierda* a *derecha*) muestran una reacción fuerte en el fondo, característica de *C. sputorum* biovariedad *bubulus*, *C. sputorum* biovariedad *fecalis* o *C. sputorum* biovariedad *sputorum*. El tubo 3 ilustra una fuerte reacción en pico de flauta característica de *C. mucosalis*.

H. Corte tisular con tinción argéntica de la mucosa gástrica superficial que muestra grupos de bacilos teñidos de negro azulado a lo largo del revestimiento epitelial, congruente con la aparición de formas bacilares de *Helicobacter pylori*. En los preparados con tinción de Gram, las células individuales se observan alargadas, gruesas y curvas.

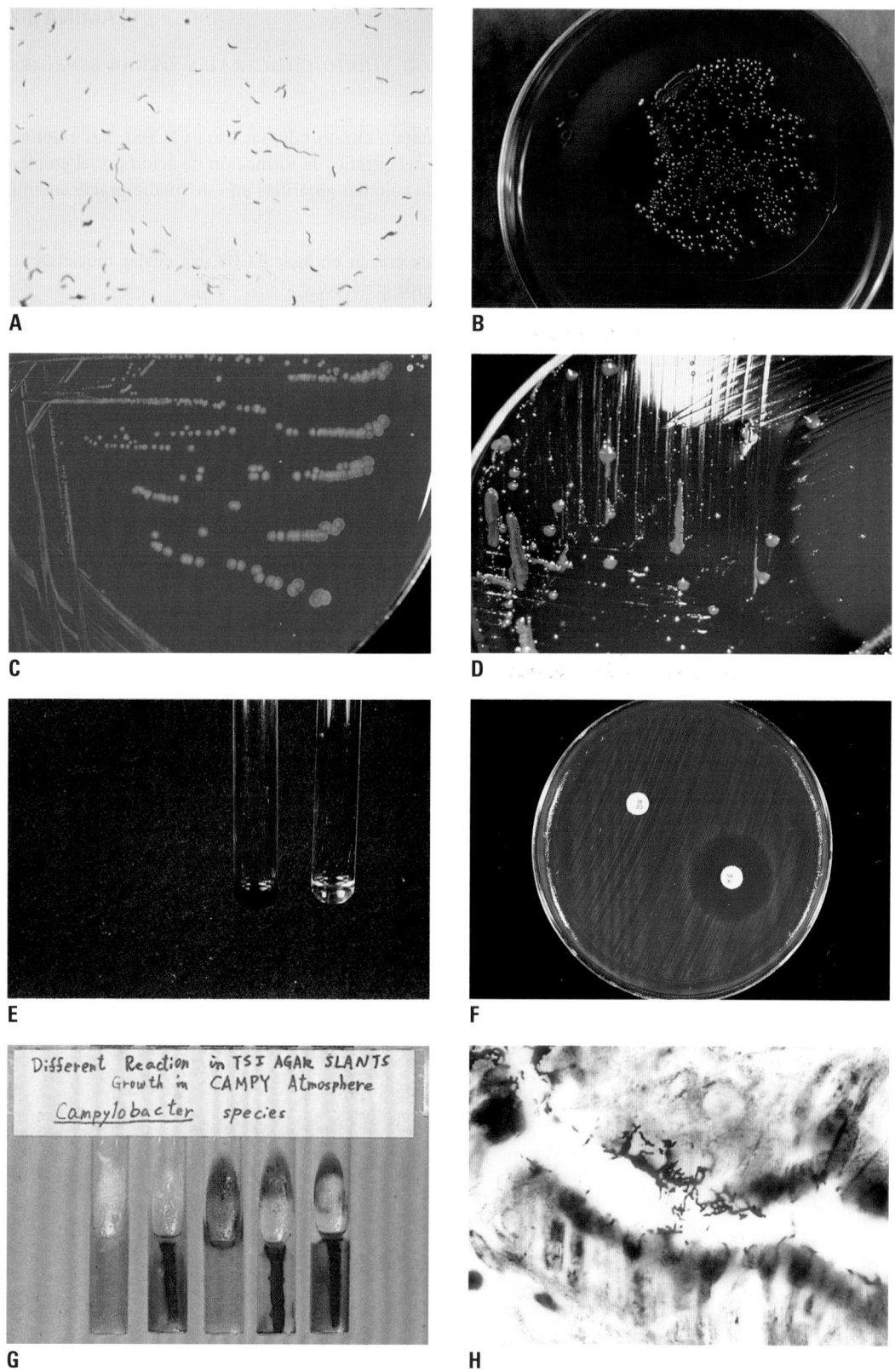

A

B

C

D

E

F

G Different Reaction in TSI AGAR SLANTS Growth in CAMPY Atmosphere
   Campylobacter species

H

Identificación de laboratorio de *Vibrio cholerae* y otras especies de *Vibrio*

A. Aspecto de *Vibrio cholerae* en agar tiosulfato-citrato-bilis-sacarosa (TCBS). Las colonias amarillas son resultado de la utilización del citrato y la formación de ácido por el empleo de la sacarosa del medio. La aparición de colonias amarillas en este medio prácticamente confirma el diagnóstico de *V. cholerae*.

B. Colonias de *Vibrio parahaemolyticus* que crecen en agar TCBS, las cuales muestran su característico aspecto semitraslúcido y verde grisáceo.

C. Agar gelatina con colonias opacas blancas de *V. cholerae*. Obsérvese la opalescencia del agar adyacente a las colonias, lo cual indica hidrólisis y desnaturalización de la gelatina.

D. Tinción de Gram de *Vibrio vulnificus* que muestra células bacterianas gramnegativas con la morfología de bacilos curvos típica de las especies de *Vibrio*.

E. Prueba del hilo positiva para *V. cholerae*. Cuando las colonias de *V. cholerae* se mezclan con una gota de desoxicolato de sodio al 0.5%, producen una suspensión viscosa que puede convertirse en un hilo cuando se eleva lentamente el asa inoculadora desde el costado.

F. Prueba de aglutinación en portaobjetos positiva para *V. cholerae* mediante el empleo del antisuero O polivalente.

G. Placa de agar sangre que muestra colonias relativamente grandes e intensamente hemolíticas del biotipo El Tor de *V. cholerae*.

H. Prueba de aglutinación de eritrocitos de pollo. Las cepas clásicas de *V. cholerae* no aglutinan los eritrocitos de pollo (*arriba*), mientras que el biotipo El Tor (*abajo*) sí puede aglutinarlos.

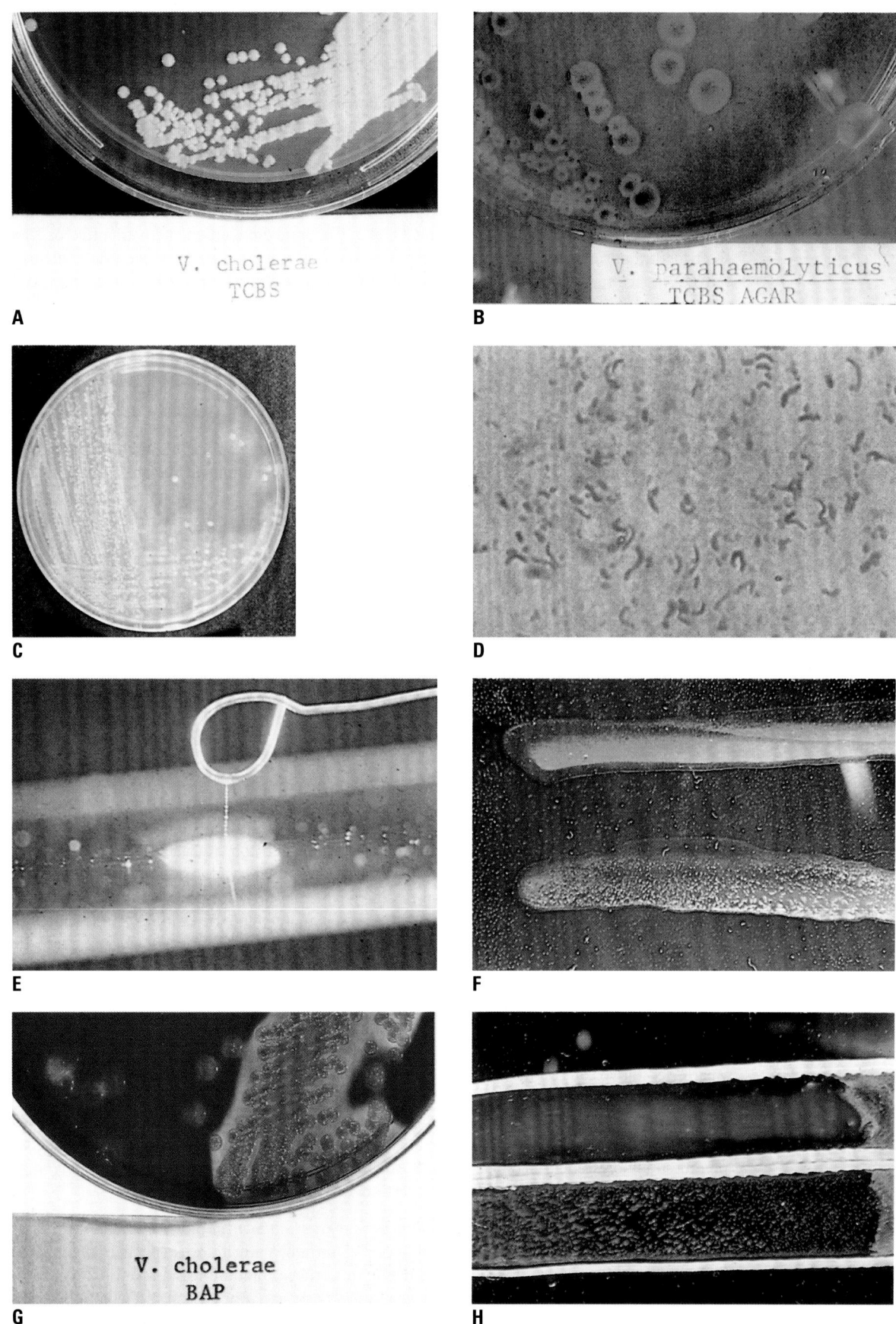

A V. cholerae TCBS

B V. parahaemolyticus TCBS AGAR

C

D

E

F

G V. cholerae BAP

H

IDENTIFICACIÓN DE ESPECIES DE *HAEMOPHILUS* Y *AGGREGATIBACTER*

A. Frotis con tinción de Gram de líquido cefalorraquídeo centrifugado que muestra células polimorfonucleares y bacilos gramnegativos dispersos de *Haemophilus influenzae*. De forma distintiva, estos microorganismos aparecen como cocobacilos pequeños que no se tiñen bien con Gram en las muestras clínicas. En ocasiones se han observado bacilos filamentosos.

B. Crecimiento de colonias húmedas, lisas y grises de *H. influenzae* de tipo b en agar chocolate después de una incubación de 24 h a 35-37 °C en CO_2 al 5-7%. El medio contiene hematina (factor X) y se encuentra enriquecido con otros cofactores, como dinucleótido de nicotinamida y adenina (NAD V o factor V), que permiten el crecimiento de *Haemophilus* y otros microorganismos con requerimientos nutricionales especiales.

C. Crecimiento satélite de *Haemophilus* alrededor de estrías de *Staphylococcus aureus* en agar sangre de carnero. El factor X, o hemina, es aportado por los eritrocitos lisados de carnero que rodean las estrías de *Staphylococcus*, mientras los estafilococos mismos proporcionan el factor V o NAD. Estos factores permiten a las pequeñas colonias de *Haemophilus* crecer junto a las estrías de *Staphylococcus*.

D. Prueba de factor de crecimiento para la identificación de *H. influenzae*. El microorganismo se inocula en una placa de agar tripticasa de soya (soja) o agar infusión de cerebro y corazón, y se colocan los discos con los factores X y V uno junto al otro sobre la superficie de la placa inoculada. Tras su incubación en un ambiente enriquecido con CO_2 a 35-37 °C, los requerimientos del factor se determinan observando el patrón de crecimiento del microorganismo en relación con ambos discos. En esta imagen, el crecimiento se observa entre los discos de los factores X y V, lo cual indica que el microorganismo requiere factores X y V exógenos para crecer.

E. Prueba de factor de crecimiento para la identificación de *H. parainfluenzae*. El microorganismo es inoculado como se describe en **D**, pero en esta imagen las tiras de papel de filtro impregnadas con factor X, factor V o ambos factores se colocan sobre la siembra del inóculo. Tras su incubación en un ambiente enriquecido con CO_2 a 35-37 °C, se observa crecimiento alrededor de la tira con factores V y XV, pero no en la de factor X. Este patrón de crecimiento indica que el microorganismo únicamente requiere factor V para crecer.

F. Prueba de agar ALA-porfirina. Esta prueba representa un método alterno para determinar los requerimientos de factor X de los aislamientos de *Haemophilus*. El medio del agar contiene ácido δ-aminolevulínico (ALA, δ-*aminolevulinic acid*). Los microorganismos se inoculan en el medio, y tras ser incubados toda la noche en un ambiente enriquecido con CO_2 a 35-37 °C, se observa el crecimiento bajo la luz ultravioleta de una lámpara de Wood. Si la colonia muestra fluorescencia "rojo ladrillo", el microorganismo es capaz de sintetizar factor X (hemina) a partir del ALA y no lo requiere de manera exógena. La imagen muestra el crecimiento tanto de *H. influenzae* (*izquierda*), con su prueba de ALA-porfirina negativa (requiere hemina exógena para crecer), como de *Haemophilus parainfluenzae* (*derecha*), con su prueba de ALA-porfirina positiva (sintetiza hemina a partir de ALA).

G. Método del disco de ALA-porfirina. Esta imagen muestra la prueba de ALA-porfirina, pero en este abordaje se utiliza un disco impregnado de ácido δ-aminolevulínico. El disco se humedece con agua y parte del cultivo con colonias se frota sobre la superficie del disco. Tras su incubación durante 4 h a 35-37 °C, los discos se observan en la oscuridad con una lámpara de Wood. Si el disco muestra fluorescencia "rojo ladrillo", el microorganismo es capaz de sintetizar su propio factor X. En caso contrario, el microorganismo requiere factor X exógeno. En esta imagen, *H. influenzae* (*izquierda*) no muestra fluorescencia (requiere factor X exógeno), mientras que *H. parainfluenzae* (*derecha*) sí muestra fluorescencia (sintetiza factor X a partir del ALA).

H. Reacciones de reducción de nitrato y biotipificación para *H. influenzae* biotipo I. Los aislamientos de *H. influenzae* y *H. parainfluenzae* reducen el nitrato a nitrito y se pueden agrupar en distintos biotipos según sus reacciones mediante tres pruebas bioquímicas: producción de indol, ornitina descarboxilasa y ureasa. Esta imagen muestra las reacciones de nitrato y biotipificación de *H. influenzae* biotipo I. Las pruebas mostradas (*izquierda* a *derecha*) son reducción de nitrato positiva, producción de indol en caldo de triptona después de una extracción de xileno (positiva), base de caldo descarboxilasa de Møller (positiva) y agar inclinado de urea (positivo).

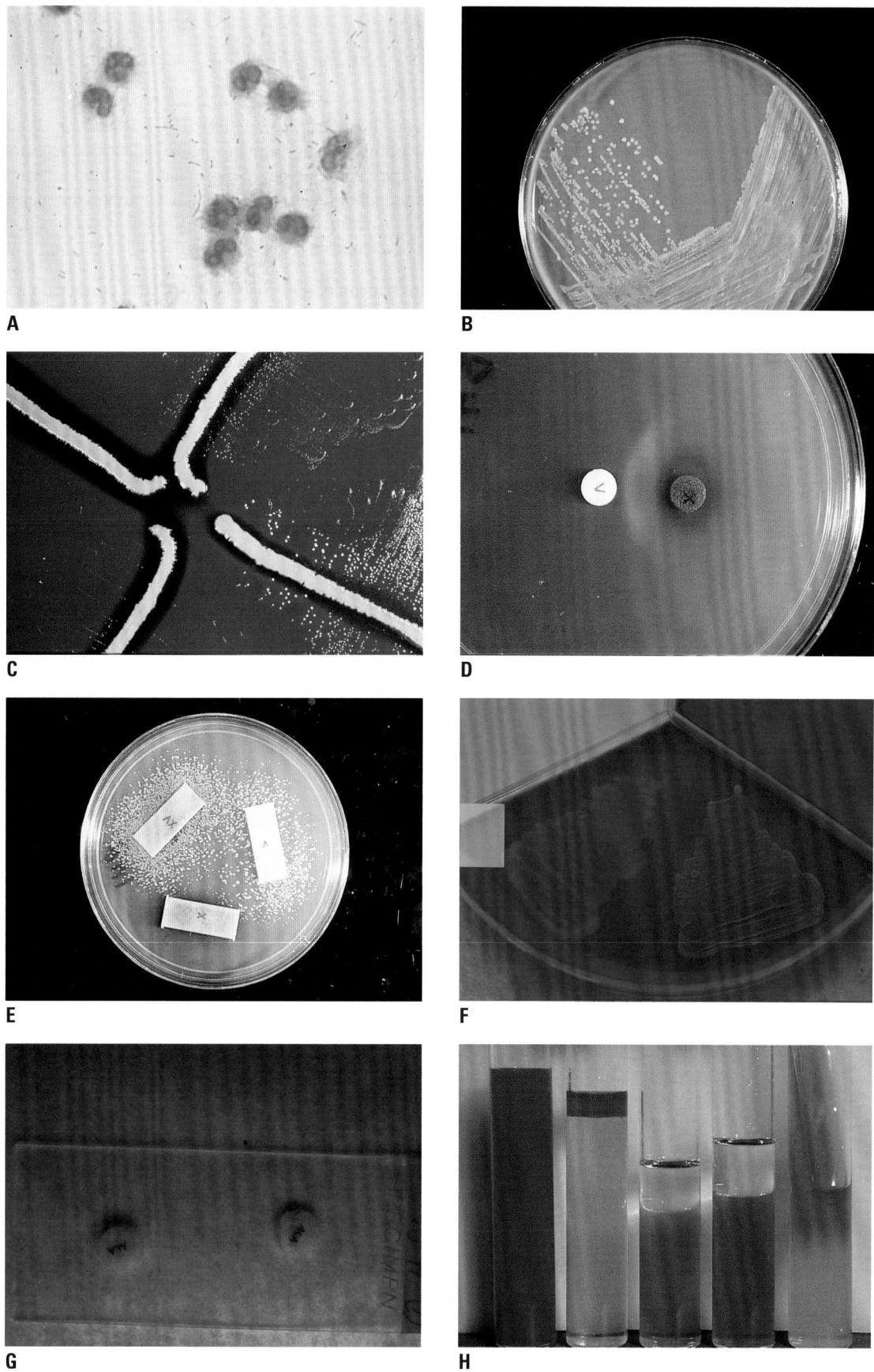

IDENTIFICACIÓN DE ESPECIES DE *HAEMOPHILUS* Y *AGGREGATIBACTER* (*CONTINUACIÓN*)

A. Panel MicroScan *Haemophilus-Neisseria* Identification® (HNID) (Dade-MicroScan, West Sacramento, CA). El sistema de microtitulación de formato manual identifica especies tanto de *Haemophilus* como de *Neisseria* y proporciona designaciones de biotipos para *Haemophilus influenzae* y *Haemophilus parainfluenzae*. Esta imagen muestra un panel inoculado con *H. influenzae* biotipo I (ureasa [URE] positiva, ornitina descarboxilasa [ODC] positiva e indol [IND] positivo) (cortesía de Dade-MicroScan).

B. Lesión chancroide en genitales externos femeninos. Los chancroides pueden parecerse a los chancros de la sífilis; sin embargo, las lesiones chancroides suelen ser blandas y dolorosas, mientras las lesiones de la sífilis primaria tienden a ser indoloras e induradas. El agente etiológico del chancroide, *Haemophilus ducreyi*, puede cultivarse a partir de estas lesiones.

C. Panel RapID NH® (Remel) inoculado con *H. ducreyi*. Se muestra el panel de arriba antes de agregar los reactivos a las tres celdas bifuncionales de la cubeta (PO_4/NO_2, ORN/NO_3 y URE/IND), mientras el panel de abajo se presenta antes de añadir el reactivo para el desarrollo de las reacciones de NO_2, NO_3 e IND. Las únicas reacciones positivas que se observan con *H. ducreyi* en el panel RapID NH son la de fosfatasa (*arriba*, octava reacción desde la izquierda [amarillo]) y la de nitrato reductasa (*abajo*, novena reacción desde la izquierda [rojo]).

D. Frotis con tinción de Gram de *Aggregatibacter aphrophilus*, que muestra algunos cocobacilos pequeños de tinción pálida.

E. Crecimiento de *A. aphrophilus* en agar sangre de carnero (*izquierda*) y agar chocolate (*derecha*) después de una incubación de 48 h a 35-37 °C en CO_2 al 5-7%. *A. aphrophilus* no requiere los factores X o V exógenos y, en consecuencia, puede crecer en agar sangre de carnero. Las colonias se distinguen por ser pequeñas y tener una pigmentación ligeramente amarilla.

F. *Haemophilus paraphrophilus* en agar sangre de carnero (*izquierda*) y agar chocolate (*derecha*) después de una incubación de 48 h a 35-37 °C en CO_2 al 5-7%. *H. paraphrophilus* resulta bioquímicamente idéntico a *A. aphrophilus*, pero requiere factor V para crecer. Por lo tanto, *H. paraphrophilus* crece en agar chocolate (*derecha*), pero no en agar sangre de carnero (*izquierda*).

G. Pruebas bioquímicas para identificar cepas de *A. aphrophilus*. Los tubos mostrados en esta fotografía (*izquierda* a *derecha*) incluyen caldo de nitrato, caldo de indol-triptona, caldo base de descarboxilasa de Møller, caldo de lisina descarboxilasa de Møller, caldo de ornitina descarboxilasa de Møller y agar inclinado de urea. Como se puede observar, *A. aphrophilus* es positivo a nitrato, pero negativo a indol, lisina descarboxilasa, ornitina descarboxilasa y ureasa.

H. Prueba de utilización rápida de hidratos de carbono para detectar *A. aphrophilus*. En este procedimiento, se vierte una solución balanceada de sales rojo fenol (BSS, *balanced salts-phenol red solution*) en una serie de tubos en alícuotas de 0.10 mL. Se añade una sola gota de solución de hidratos de carbono esterilizada con filtro (20% p/v) a cada tubo. Se prepara una suspensión considerable del microorganismo en la BSS sin hidratos de carbono añadidos, y luego se agrega una sola gota de la suspensión a cada uno de los tubos con BSS-hidratos de carbono. Tras 4 h de incubación a 35-37 °C, se interpretan las reacciones. Con la producción de ácido, el indicador rojo fenol pasa de rojo a amarillo. En esta imagen, los tubos son (*izquierda* a *derecha*) la suspensión de microorganismos en BSS (sin hidratos de carbono añadidos), BSS con glucosa (G), maltosa (M), sacarosa (S), lactosa (L), manitol (MN), xilosa (X) y manosa (MA). Como se puede observar en estas reacciones, *A. aphrophilus* produce ácido a partir de glucosa, maltosa, sacarosa, lactosa y manosa, pero no de manitol ni xilosa. En el protocolo 11-1 se presentan los detalles de este procedimiento, que también resulta útil para identificar especies de *Neisseria*.

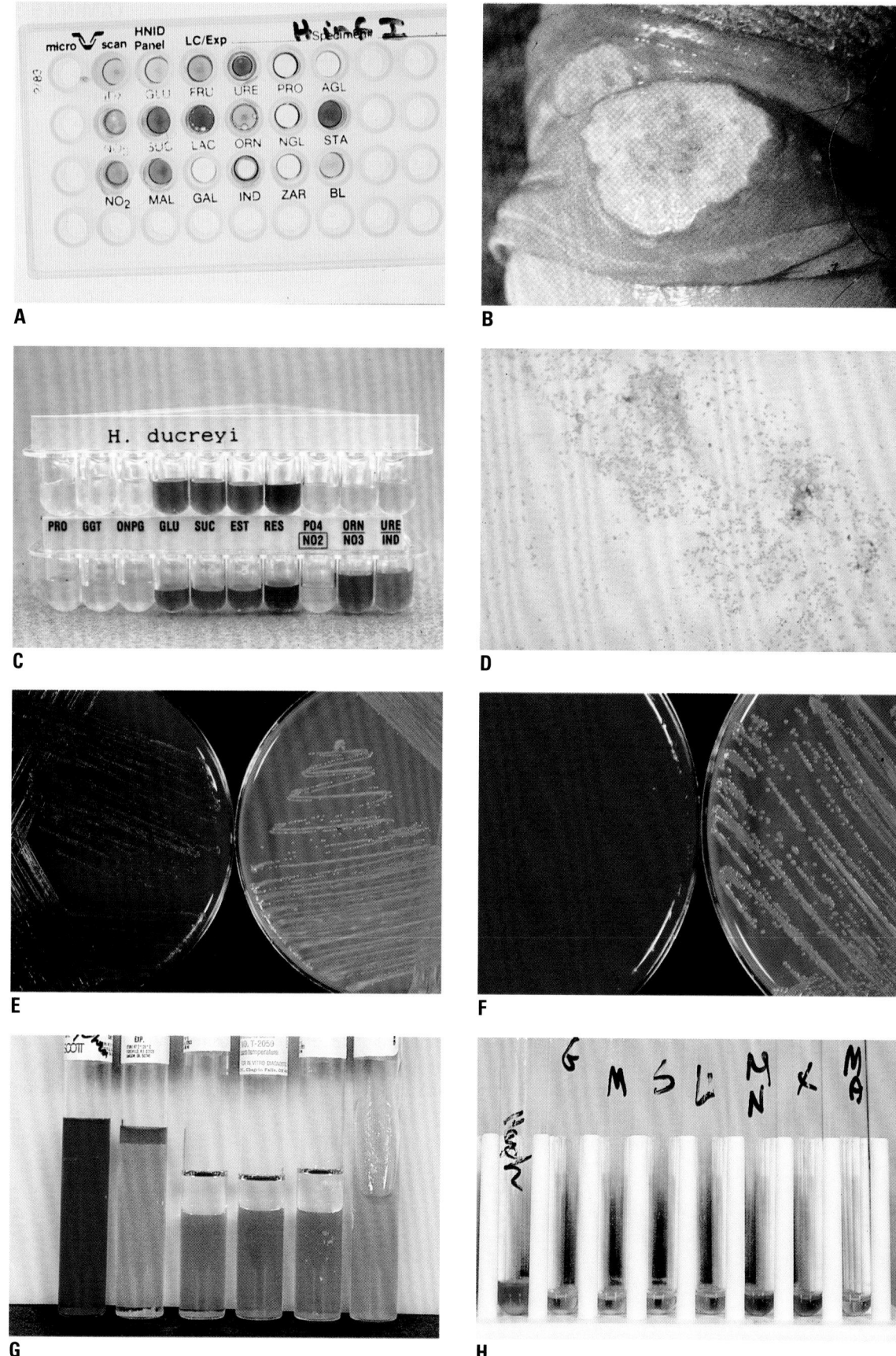

ESPECIES DE *AGGREGATIBACTER*, *CARDIOBACTERIUM* Y *EIKENELLA*

A. Frotis con tinción de Gram de *Aggregatibacter actinomycetemcomitans*, que presenta los bacilos y cocobacilos gramnegativos de tinción pálida de esta especie.

B. *A. actinomycetemcomitans* que crece en agar chocolate después de una incubación de 72 h a 35-37 °C en CO_2 al 5-7%.

C. Prueba de utilización rápida de hidratos de carbono para detectar *A. actinomycetemcomitans*. Como se muestra, produce ácido a partir de glucosa (G), manitol (MN) y manosa (MA), pero no de maltosa (M), sacarosa (S), lactosa (L) o xilosa (X). La incapacidad para producir ácido a partir de lactosa, así como una prueba de catalasa positiva, ayudan a diferenciar a *A. actinomycetemcomitans* de *Aggregatibacter aphrophilus* (*véase* la lám. 9-2H en páginas anteriores). La reducción de nitrato y las reacciones de lisina, ornitina descarboxilasa y ureasa son iguales tanto para *A. actinomycetemcomitans* como para *A. aphrophilus* (*véase* la lám. 9-2H en páginas anteriores).

D. Frotis con tinción de Gram de *Cardiobacterium hominis*. Estos microorganismos a menudo son gramvariables, pero en esta fotografía se tiñen de manera uniformemente gramnegativa. Las células de *C. hominis* suelen ser más largas que las de las otras bacterias HACEK y muestran pleomorfismo considerable (p. ej., células con puntas hinchadas o con forma de lágrima o pesa, etc.). También se observa la formación de una empalizada característica con forma de "cerca" y el agrupamiento de las células para dar lugar a rosetas compactas.

E. Crecimiento de *C. hominis* en agar sangre de carnero después de una incubación de 72 h a 35-37 °C en CO_2 al 5-7%. Las colonias de este microorganismo son pequeñas, opacas y brillantes. Algunas cepas también pueden hacer pequeñas depresiones en el agar, como *Eikenella corrodens*.

F. Frotis con tinción de Gram de *E. corrodens*. Las células de *E. corrodens* se observan como bacilos gramnegativos "regulares", y no son cocobacilares o pleomorfas como otros miembros del grupo HACEK.

G. Crecimiento de *E. corrodens* en agar sangre de carnero después de una incubación de 72 h a 35-37 °C en CO_2 al 5-7%. La luz incidente sobre la placa de esta fotografía permite observar las depresiones de la superficie del agar que son distintivas de la mayoría de las cepas. Las cepas que no producen estas depresiones también son identificables, y ambas variantes pueden observarse en un mismo cultivo.

H. Pruebas bioquímicas para identificar *E. corrodens*. Los tubos que se muestran en esta fotografía (*izquierda a derecha*) incluyen caldo de nitrato, caldo de indol-triptona, caldo base de descarboxilasa de Møller, caldo de lisina descarboxilasa de Møller, caldo de ornitina descarboxilasa de Møller y agar inclinado de urea. *E. corrodens* es nitrato positivo y ureasa negativo, y es el único miembro de HACEK que es positivo tanto a lisina como a ornitina descarboxilasa. *E. corrodens* también se diferencia de otras bacterias HACEK en tanto no produce ácido a partir de hidratos de carbono ya sea por fermentación u oxidación.

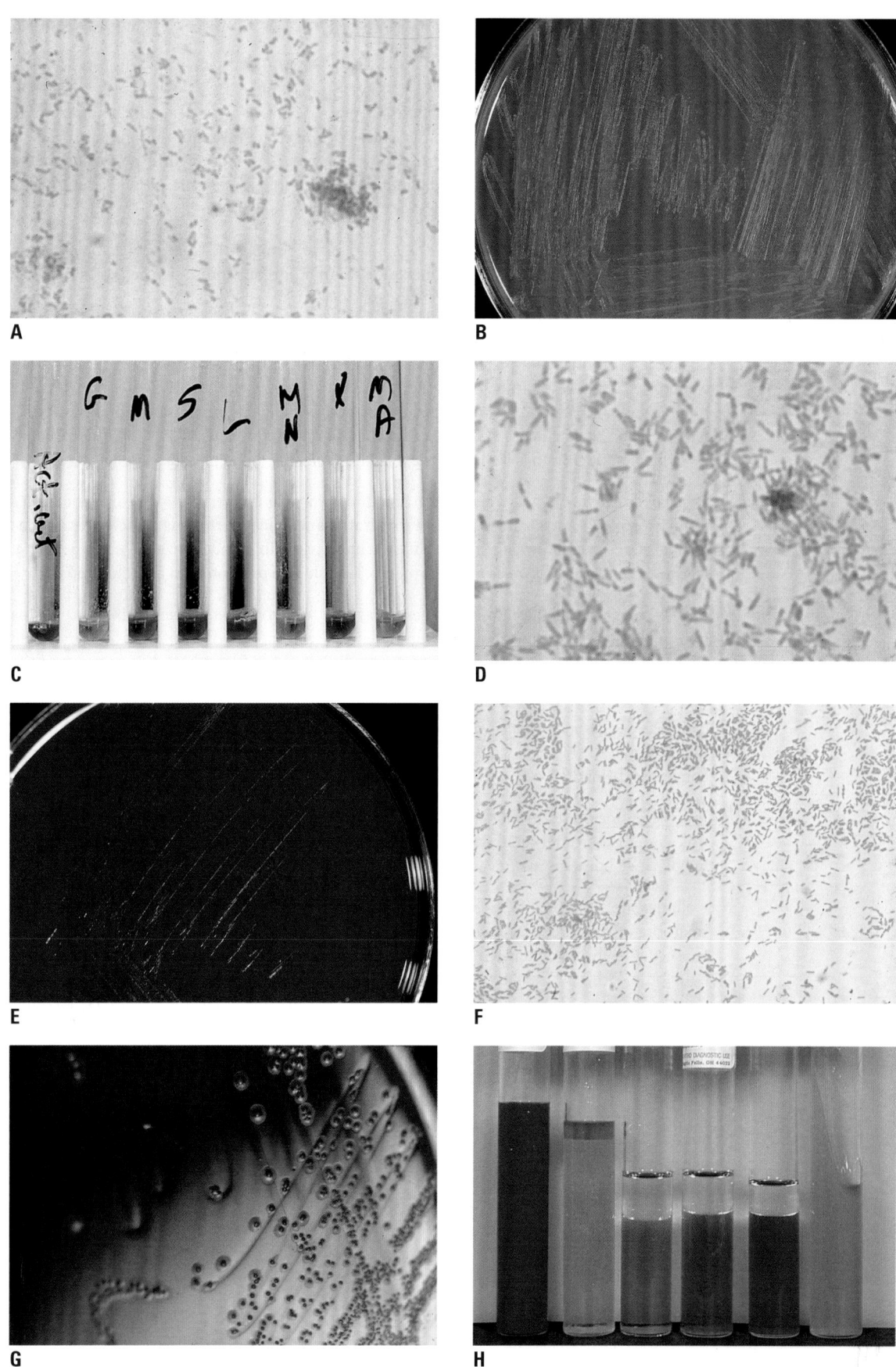

A

B

C

D

E

F

G

H

ESPECIES DE *KINGELLA*, *CAPNOCYTOPHAGA* Y *DYSGONOMONAS*

A. *Kingella kingae* en agar sangre de carnero. La placa de la *izquierda* tiene una incubación de 24 h a 35-37 °C en CO_2 al 5-7%, mientras que la de la *derecha* es el mismo aislamiento después de 48 h de incubación. La β-hemólisis producida por este microorganismo posiblemente sólo sea observable debajo e inmediatamente adyacente a la colonia después de 24 h de incubación, aunque se vuelve más evidente después de 48 h.

B. Colonias de *Kingella dentrificans* en agar chocolate después de una incubación de 24 h a 35-37 °C en CO_2 al 5-7%. Las colonias de este microorganismo se parecen a las colonias pequeñas de *Neisseria gonorrhoeae*.

C. Panel RapID NH® (Remel) inoculado con *K. dentrificans*. En esta fotografía se presentan dos paneles idénticos. El panel superior se muestra antes de añadir los reactivos de nitrato e indol a las cubetas bifuncionales adecuadas. Las reacciones positivas del panel a este microorganismo oxidasa positivo y catalasa negativo incluyen prolilaminopeptidasa (PRO), fermentación de la glucosa (GLU) y reducción de nitrito positiva (NO_2), así como pruebas de reducción de nitrato (NO_3). Todos los otros resultados de las pruebas son negativos.

D. Especies de *Capnocytophaga* aisladas en humano incubadas en agar sangre de carnero después de 48 h a 35-37 °C en CO_2 al 5-7%. Esta fotografía muestra la morfología característica de las colonias de estos microorganismos e ilustra la banda de "motilidad deslizante" en su periferia. Hacia los centros de las áreas de crecimiento, las colonias presentan un aspecto moteado.

E. Frotis con tinción de Gram de especies de *Capnocytophaga* en humanos. Estos microorganismos suelen aparecer como bacilos gramnegativos fusiformes, ligeramente curvos, con extremos que terminan en punta. En este sentido, las bacterias se parecen a la especie anaerobia obligada *Fusobacterium nucleatum*.

F. Colonias de *Capnocytophaga canimorsus* en agar sangre de carnero después de cinco días de incubación a 35-37 °C en CO_2 al 5-7%. Las colonias de esta especie son íntegras, circulares, convexas y brillantes, como se muestra aquí.

G. Frotis con tinción de Gram de *C. canimorsus*. Esta fotografía muestra las células fusiformes típicas del género. Al igual que las especies de *Capnocytophaga* que se encuentran en la bucofaringe humana, algunas células de esta especie también son ligeramente curvas.

H. Colonias de *Dysgonomonas capnocytophagoides* (antes grupo DF-3 de los CDC). Este microorganismo crece en colonias puntiformes tras una incubación de 24 h; de manera subsecuente, forma colonias más grandes de color gris a blanco. Esta fotografía muestra un cultivo de 48 h de *D. capnocytophagoides* que crece en agar sangre de carnero después de una incubación a 35-37 °C en CO_2 al 5-7%. Se informa que el crecimiento de las colonias de este microorganismo tiene un característico aroma "dulce".

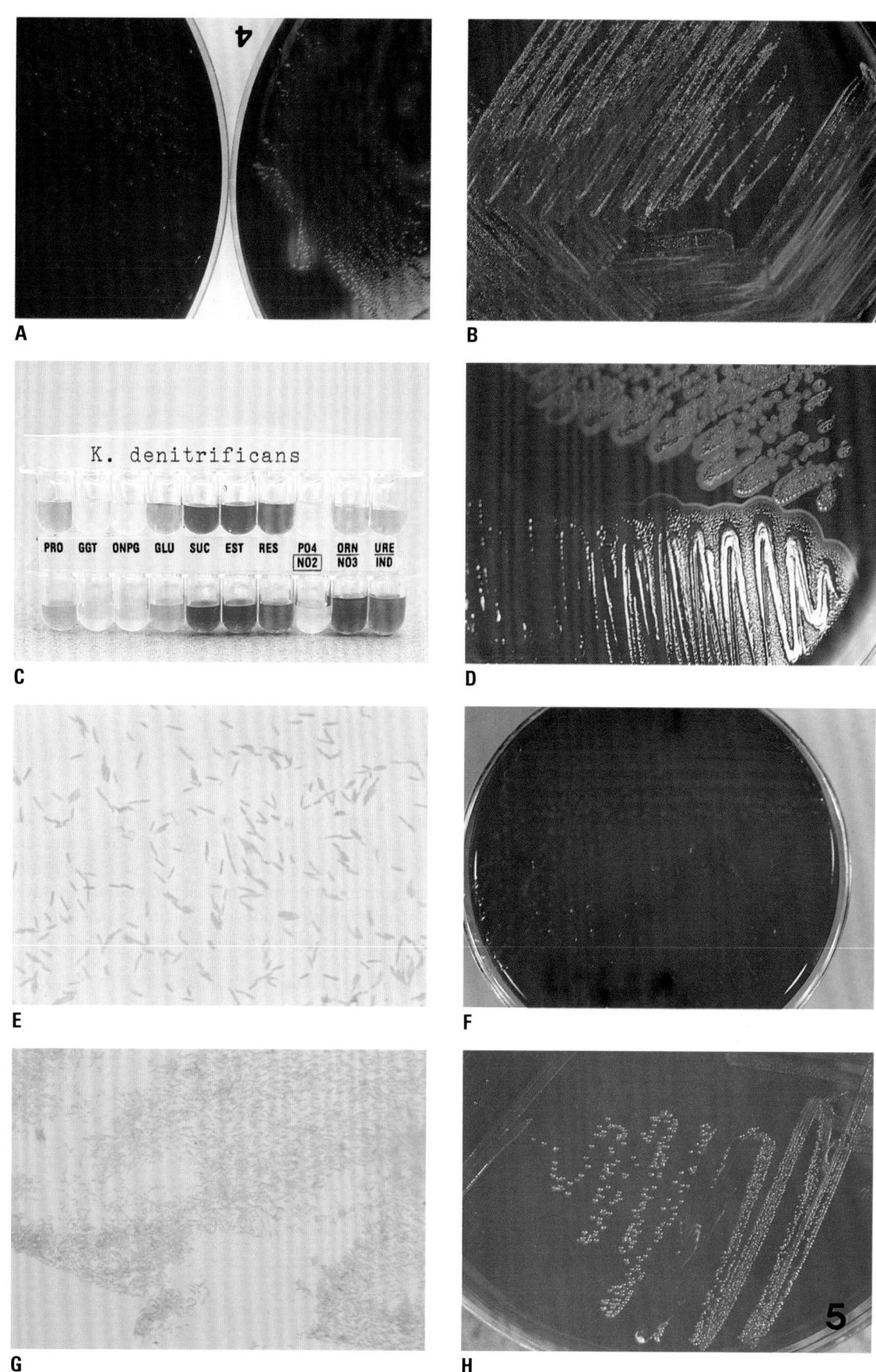

C

K. denitrificans

PRO GGT ONPG GLU SUC EST RES PO4 ORN URE
NO2 NO3 IND

Especies de *Pasteurella*, *Brucella* y *Bordetella*

A. Colonias de *Pasteurella multocida* que crecen en agar sangre de carnero después de una incubación de 48 h a 35-37 °C en CO_2 al 5-7%. Este microorganismo no es hemolítico y no crece en agares como MacConkey o EMB, ni en medios entéricos selectivos/diferenciales. *P. multocida* se aísla con mayor frecuencia de mordeduras de animales domésticos, sobre todo gatos y perros.

B. Frotis con tinción de Gram de *P. multocida* que muestra cocobacilos gramnegativos pequeños, distintivos de esta y otras especies del género *Pasteurella*.

C. Reacción inmediata indol positiva de *P. multocida*. Se satura un trozo de papel de filtro con unas cuantas gotas del reactivo *p*-dimetilaminocinamaldehído, se retira el crecimiento de la colonia de la superficie del agar y se frota al reactivo junto con un microorganismo de control negativo. La aparición de un color turquesa en el papel de filtro constituye una prueba positiva, mientras que un control negativo da lugar a un color rosa pálido, como aquí se muestra. *P. multocida* también es oxidasa positivo.

D. *Brucella melitensis* que crecen en agar sangre de carnero después de una incubación de 48 h a 35-37 °C en una atmósfera enriquecida con CO_2 al 5-7%. Las colonias son pequeñas, no pigmentadas, no hemolíticas, íntegras y convexas.

E. Prueba de anticuerpos fluorescentes directa (AFD) para *Bordetella pertussis*. La prueba de AFD es un complemento importante del cultivo para detectar *B. pertussis* en muestras nasofaríngeas. Esta fotografía muestra un preparado de AFD positivo, en la que los microorganismos aparecen como cocobacilos fluorescentes de color verde manzana. Como aquí se muestra, las bacterias pueden aparecer de forma individual o en grupos que son resultado del atrapamiento de las bacterias en las bandas mucosas (fotografía cortesía de Marty Roe, Children's Hospital, Denver, CO).

F. Frotis con tinción de Gram de *B. pertussis* que muestra su característica morfología cocobacilar pequeña.

G. Crecimiento de *B. pertussis* sobre agar Regan-Lowe con (*derecha*) y sin (*izquierda*) cefalexina incorporada en el medio. Las colonias blancas y pequeñas presentes en ambas placas corresponden a *B. pertussis*, mientras que las más grandes en el medio sin cefalexina representan microorganismos contaminantes presentes en la muestra. El cultivo de *B. pertussis* debe incluir medios con y sin antibióticos, puesto que algunas cepas tanto de *B. pertussis* como de *Bordetella parapertussis* pueden inhibirse con la cefalexina.

H. Colonias de *B. pertussis* en agar Regan-Lowe después de una incubación de 72 h a 35-37 °C en CO_2 al 5-7%. Este medio contiene sangre de equino (10% p/v) en una base de agar carbón. La elevada concentración de sangre y la incorporación de carbón activado en el medio ayudan a neutralizar cualquier material tóxico que pudiera estar presente en la muestra y a facilitar el aislamiento de las bacterias.

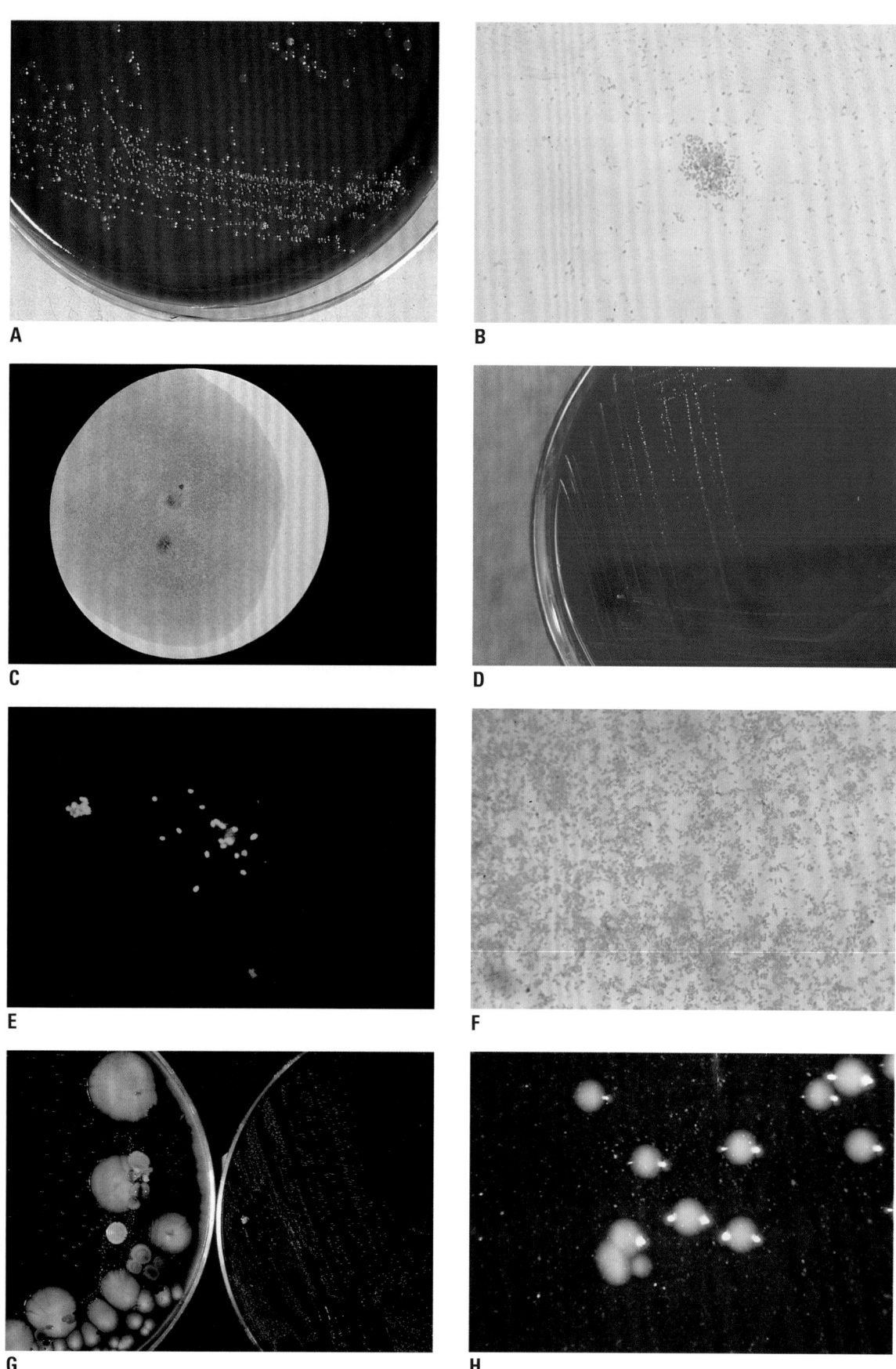

A

B

C

D

E

F

G

H

DIAGNÓSTICO DE LABORATORIO DE LEGIONELOSIS

A. Tinción de Gram de cultivo de *Legionella pneumophila* que emplea fucsina básica en lugar de safranina para la tinción de contraste. Los microorganismos son bacilos delgados de longitud variable.

B. Preparado por impronta con tinción de Gram-Weigert de muestra de biopsia pulmonar a tórax abierto que muestra pequeños bacilos delgados intracelulares y extracelulares (aumento original, 100×; lente objetivo). Obsérvense los bacilos cortos y romos en el macrófago más cercano al centro del portaobjetos. *L. pneumophila* serogrupo 1 fue el único microorganismo aislado en el cultivo; una impronta tisular del pulmón fue positiva a la prueba de anticuerpos fluorescentes directa (AFD) cuando se tiñó con el conjugado específico para este microorganismo.

C. El crecimiento considerable en agar carbón-extracto de levadura con amortiguador (BCYE, *buffered charcoal yeast extract agar*) después de tres días o más de incubación y sin crecimiento en agar sangre son distintivos de las especies de *Legionella*.

D. Vista con microscopio de disección de colonias de *L. pneumophila* en BCYE. Obsérvense las estructuras internas de aspecto cristalino dentro de las colonias de 3-5 mm con márgenes íntegros (aumento original, aproximadamente 40×).

E. Autofluorescencia azul blanquecina de *Legionella bozemanii* en BCYE; fotografiado bajo luz ultravioleta de onda larga. Otras especies que autofluorescen con esta tonalidad incluyen *L. dumoffii*, *L. gormanii*, *L. anisa*, *L. tucsonensis*, *L. cherrii*, *L. parisiensis* y *L. steigerwaltii*. Esta característica se encuentra ausente en *L. pneumophila*, *L. micdadei*, *L. feeleii*, *L. longbeachae*, *L. oakridgensis* y muchas otras especies de *Legionella*.

F. Tinción ácido alcohol resistente de Kinyoun modificada de *L. micdadei* que crece en BCYE. Algunas bacterias con forma de bacilo en el preparado son ácido alcohol resistentes (rojas), mientras que otras no (azules). Se trata de bacterias parcialmente ácido alcohol resistentes. Utilizando la tinción tradicional de Ziehl-Neelsen o una de auramina-rodamina, es poco probable que sean ácido alcohol resistentes (*véase* el texto para consultar más detalles).

G. Corte con parafina de tejido pulmonar de un paciente con legionelosis aguda. El corte muestra un área de consolidación. Los exudados inflamatorios están conformados por fibrina, numerosos neutrófilos, unos cuantos macrófagos y algunos eritrocitos que llenan los espacios y conductos alveolares (tinción de hematoxilina y eosina; aumento original, aproximadamente de 200×).

H. Esta tinción de Gram tradicional de un paciente con legionelosis muestra leucocitos y macrófagos polimorfonucleares, pero "no se observan microorganismos". Esto sucede a menudo en la tinción de Gram, puesto que las legionelas no se tiñen bien con la tinción de contraste con safranina (tinción de Gram, aumento de 1 000×).

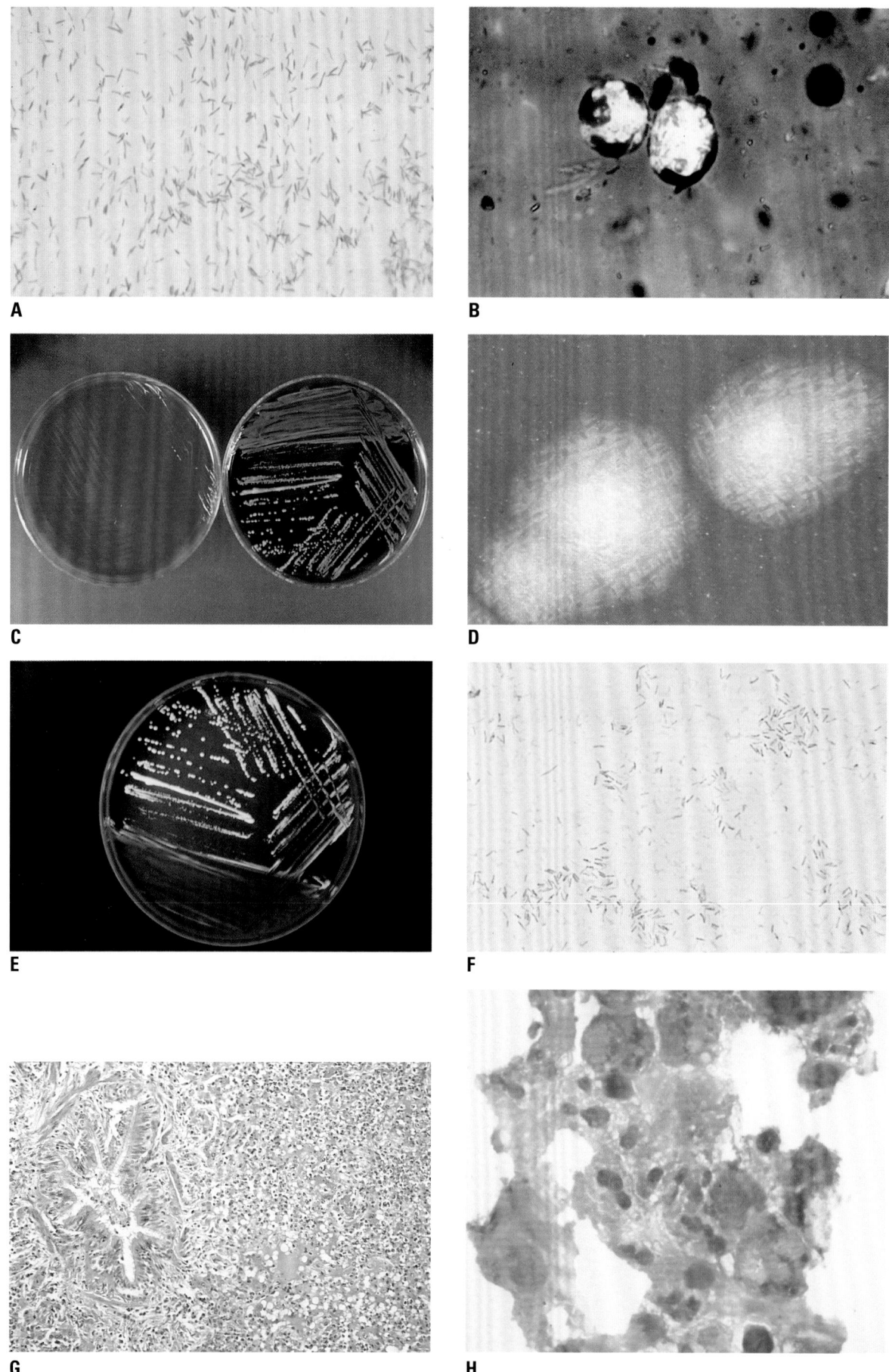

A

B

C

D

E

F

G

H

LC-57

IDENTIFICACIÓN DE ESPECIES DE *NEISSERIA*

A. Frotis con tinción de Gram de secreción uretral de un hombre con uretritis gonocócica. Obsérvese la presencia de diplococos gramnegativos intracelulares dentro de los neutrófilos segmentados de tinción pálida.

B. Lesión cutánea de infección gonocócica diseminada en el dedo índice de la mano izquierda. Las lesiones cutáneas asociadas con esta enfermedad suelen localizarse en las extremidades.

C. Colonias típicas de *Neisseria gonorrhoeae* en medio de Thayer-Martin (MTM) modificado después de una incubación de 24 h a 35-37 °C en CO_2 al 5-7%. El agar MTM es una formulación con base de agar chocolate que contiene vancomicina, colistina y nistatina para inhibir microorganismos grampositivos, gramnegativos y micóticos. Las especies patógenas de *Neisseria*, sobre todo *N. gonorrhoeae* y *Neisseria meningitidis*, crecen de manera adecuada en el medio MTM.

D. Vista de cerca de colonias de *N. gonorrhoeae* que crecen en agar MTM después de una incubación de 24 h a 35-37 °C en CO_2 al 5-7%.

E. Agar semisólido digerido de cistina y tripticasa (CTA, *cystine-tryptic agar*) para la identificación de especies de *Neisseria*. Esta fotografía muestra la batería típica de hidratos de carbono utilizados para su identificación. La batería incluye (de *izquierda* a *derecha*) CTA-glucosa, CTA-maltosa, CTA-sacarosa y CTA-lactosa (el tubo CTA de control sin hidratos de carbono no se muestra). El medio basal CTA contiene un indicador rojo fenol, y un cambio en el color del medio de rojo a amarillo indica la producción de ácido a partir del hidrato de carbono respectivo. En esta fotografía, se ha producido ácido únicamente a partir de glucosa, lo que permite identificar a *N. gonorrhoeae*.

F. Vista de cerca de colonias de *N. meningitidis* que crecen en agar sangre de carnero después de una incubación de 24 h a 35-37 °C en CO_2 al 5-7%.

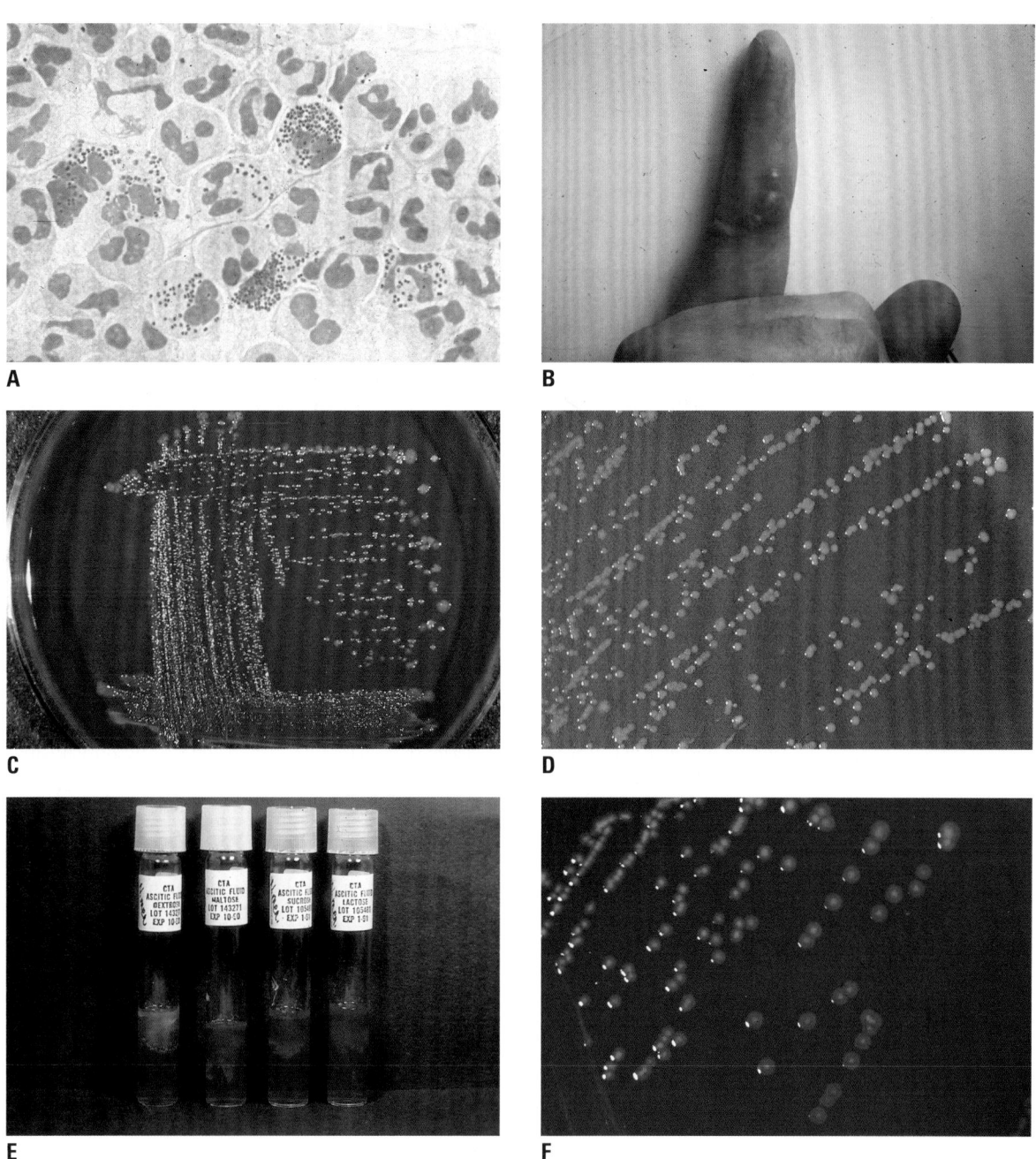

A

B

C

D

E

F

G. Prueba de utilización rápida de hidratos de carbono para identificar especies de *Neisseria* (*véase* el protocolo 11-1). Dicha prueba se realiza mediante una solución de rojo fenol salina balanceada (BSS, 0.10 mL por tubo), añadiendo una sola gota del hidrato de carbono (20% p/v de solución acuosa, esterilizada por filtro) que se evalúa en cada caso. Se prepara una suspensión considerable del microorganismo en la BSS sin hidratos de carbono, y luego se agrega una sola gota de esta suspensión a cada uno de los tubos con BSS-hidratos de carbono. Los tubos inoculados se incuban a 35 °C durante 4 h. Esta fotografía muestra una serie de hidratos de carbono-BSS compuestos (de *izquierda* a *derecha*), únicamente de BSS (para la suspensión de microorganismos), BSS-glucosa, BSS-maltosa, BSS-fructosa, BSS-sacarosa y BSS-lactosa. Como el ácido se produjo en los tubos de BSS-glucosa y BSS-maltosa (cambio de color de rojo a amarillo), el microorganismo se identifica como *N. meningitidis*.

H. El kit CarboFerm *Neisseria*® consta de una cubeta con ocho pocillos para reactivos, y viene empacado como 12 tiras adheridas a un marco de plástico. El marco se etiqueta de la A a la H. Los pocillos de la cubeta están sellados con una tira de plástico, que se retira antes de la inoculación. Los pocillos de la fila A contienen una base de medio de peptona deshidratada con indicador de rojo fenol sin hidratos de carbono añadidos (pocillos de control). Los pocillos de las filas C, D, E y F contienen la misma base con hidratos de carbono agregados; estos pocillos incluyen glucosa (fila C), maltosa (fila D), lactosa (fila E) y sacarosa (fila F), junto con el medio de peptona deshidratada y el indicador de rojo fenol. Los pocillos de la fila H contienen bromocloroindolil butirato (sustrato butirato esterasa) impregnado en un disco de papel de filtro al fondo del pocillo. Los pocillos de las filas B y G se encuentran vacíos. El kit también incluye tubos de prueba con tapa de rosca que incluyen líquido de inoculación. El kit fue diseñado para identificar diplococos gramnegativos oxidasa positivos pertenecientes al género *Neisseria* y a *Moraxella catarrhalis*.

A fin de inocular el CarboFerm *Neisseria*, se prepara una suspensión de microorganismos con una turbidez igual o superior al estándar 4 de McFarland en el amortiguador (*buffer*) de inoculación. Este inóculo se prepara a partir de un cultivo de 18-24 h del microorganismo en chocolate, sangre o algún medio selectivo (p. ej., medio de Thayer-Martin modificado). Se instilan 4-5 gotas del inóculo en los pocillos A (control), C (glucosa), D (maltosa), E (lactosa), F (sacarosa) y H (sustrato butirato esterasa). La cubeta se coloca en una incubadora con aire ambiental a 35 °C.

Transcurridos 15 min, el pocillo H (con el sustrato butirato esterasa) se examina en busca de una coloración azul. Si el disco de papel de filtro es color azul turquesa, el microorganismo se identifica como *M. catarrhalis* y se termina la prueba. Si el disco del pocillo H es incoloro (blanco), la reacción de butirato esterasa se registra como negativa, y la cubeta se vuelve a incubar durante un total de 4 h. En este momento, el control de hidratos de carbono y cada uno de los pocillos de hidratos de carbono se inspeccionan en busca de cambios cromáticos. Un color rojo o rojo anaranjado se registra como negativo, mientras que el naranja, el amarillo anaranjado y el amarillo se registran como positivos.

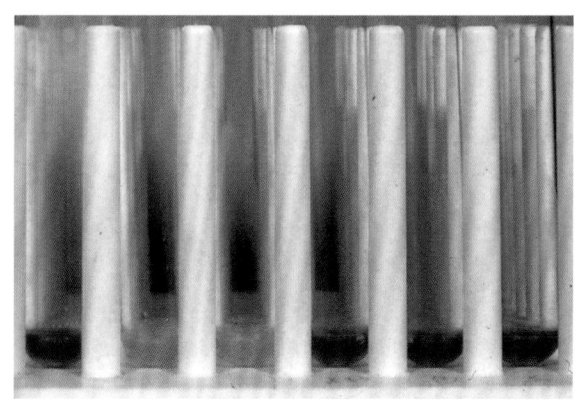

G

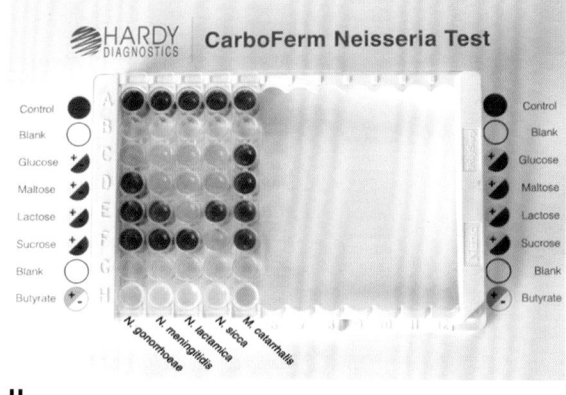

H

IDENTIFICACIÓN DE ESPECIES DE *NEISSERIA* Y *MORAXELLA CATARRHALIS*

A. GONOCHEK II® (EY Laboratories, San Mateo, CA). Se incluyen tres sustratos cromógenos en un solo tubo de plástico a fin de detectar las enzimas glucosidasa y aminopeptidasa, halladas específicamente en *Neisseria meningitidis*, *Neisseria lactamica* y *Neisseria gonorrhoeae*. La hidrólisis de los sustratos en el tubo tiene como resultado la transformación del pequeño volumen de inóculo en varios colores. Los patrones de identificación observados incluyen: azul (*superior izquierdo*): *N. lactamica* (hidrólisis de β-galactosidasa); amarillo (*superior derecho*): *N. meningitidis* (hidrólisis de γ-glutamil-*p*-nitroanilida); y rojo (*inferior izquierdo*): *N. gonorrhoeae* (hidrólisis de prolil-naftilamida). La falta de reacción cromática (*inferior derecho*) después de 30 min de incubación permite la identificación presuntiva de *Moraxella catarrhalis*.

B. BactiCard *Neisseria*® (Remel Laboratories, Lenexa, KS). La tira de identificación contiene cuatro pruebas de sustrato de enzimas cromógenas para identificar especies patógenas de *Neisseria* y *M. catarrhalis*. Tras la hidratación de los cuatro círculos de prueba con una gota de amortiguador, se aplica el crecimiento en un medio selectivo o un subcultivo apropiado a cada una de las cuatro áreas de prueba. Si aparece un color azul verdoso en el área de prueba IB (butirato esterasa) dentro de 2 min (*tira de la izquierda*), el microorganismo se identifica como *M. catarrhalis*. Si no aparece color, la tira se incuba durante 13 min adicionales. Si aparece un color azul verdoso en el área de prueba BGAL (β-galactosidasa) durante este lapso (*tira del extremo derecho*), el microorganismo se identifica como *N. lactamica*. Si no se observa una reacción cromática en esta área durante el período de incubación, se añade una sola gota de reactivo cromógeno a las pruebas PRO y GLUT. La aparición del color rojo en el área PRO (prolilaminopeptidasa) identifica al aislamiento como *N. gonorrhoeae* (*segunda tira desde la izquierda*), mientras que si el rojo aparece en el área GLUT (γ-glutamilaminopeptidasa), se identifica al aislamiento como *N. meningitidis* (*tercera tira desde la izquierda*).

C. Sistema RapID NH® (Remel). El RapID NH es un sistema comercial que tarda 4 h en identificar especies de *Neisseria*, *Haemophilus* y varias otras especies de bacterias gramnegativas con requerimientos nutricionales especiales. La fotografía muestra dos paneles duplicados inoculados con *N. meningitidis*. El panel superior muestra al sistema antes de agregar los reactivos, mientras que el inferior es el sistema tras añadir los reactivos a los últimos tres pocillos de prueba bifuncionales. Las reacciones que identifican el aislamiento como *N. meningitidis* son positivas a prolilaminopeptidasa (PRO) y γ-glutamilaminopeptidasa (GLUT), la reacción positiva a glucosa (GLU) y la prueba positiva a NO_2 (reducción de nitrito).

D. Panel MicroScan HNID® (Dade-MicroScan, West Sacramento, CA). El MicroScan HNID es un panel de pruebas de 4 h para identificar especies de *Haemophilus* y *Neisseria*. Las pruebas positivas del panel que se muestran en la fotografía incluyen la reducción de nitrato (NO_3) y de nitrito (NO_2) y la producción de ácido a partir de glucosa (GLU), sacarosa (SUC), maltosa (MAL), fructosa (FRU) y prolilaminopeptidasa (PRO). Estas características identifican a este aislamiento como *Neisseria mucosa*.

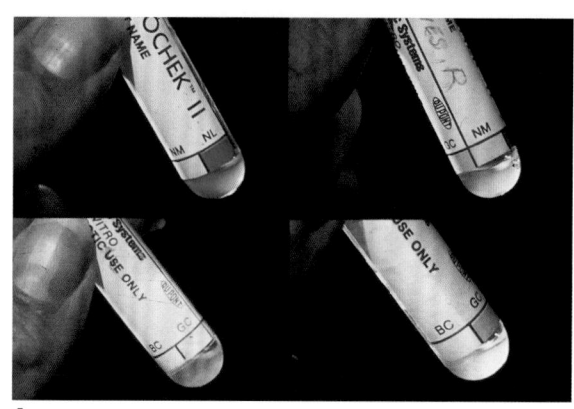

A

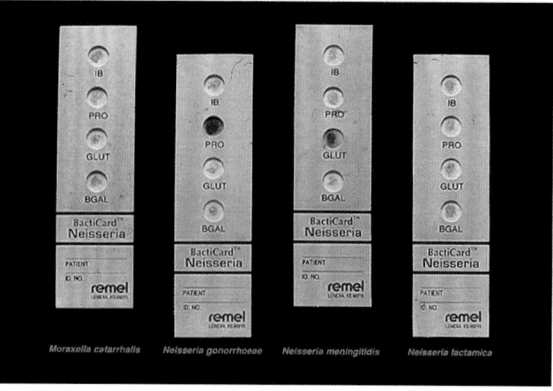

B

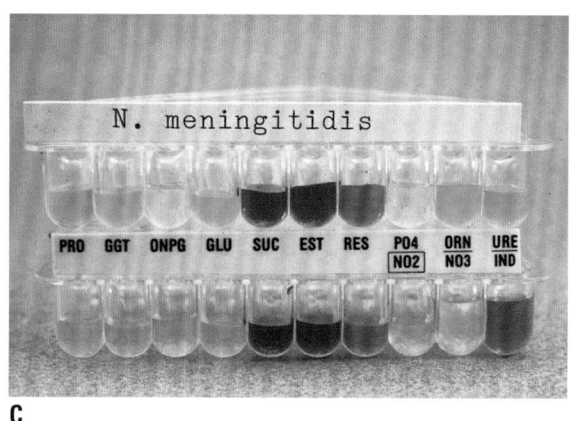

C

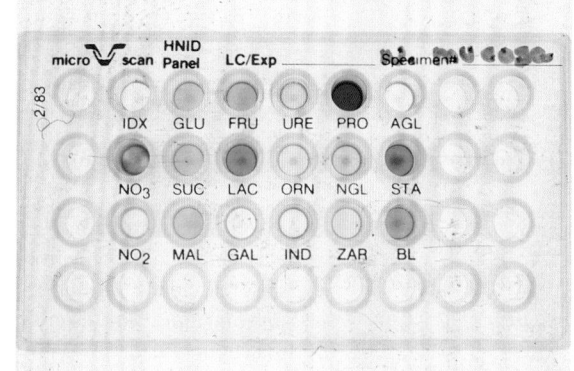

D

E. Panel API NH® (bioMérieux, Durham, NC). El API NH es un sistema de identificación en formato de tira para identificar especies de *Neisseria* y *Haemophilus* en 2 h. La tira incluye siete cúpulas de un solo sustrato y tres cúpulas bifuncionales. Las pruebas de un solo sustrato incluyen (de *izquierda* a *derecha*) la prueba de β-lactamasa (PEN) y producción de ácido a partir de glucosa (GLU), fructosa (FRU), maltosa (MAL), sacarosa (SAC), ornitina descarboxilasa (ODC) y ureasa (URE). Las cúpulas bifuncionales incluyen butirato esterasa más prolilaminopeptidasa (LIP/PRO A), fosfatasa alcalina (PAL) más γ-glutamilaminopeptidasa (PAL/GGT) y β-galactosidasa más indol (GAL/IND). Primero se lee la tira en su totalidad, incluyendo las pruebas de LIP, PAL y GAL, y luego se añade el reactivo cromógeno a los pocillos de PRO A y GGT, además del reactivo indol al pocillo IND. Estas últimas tres cúpulas se vuelven a leer para registrar el cuarto número del biocódigo de cuatro dígitos. Las cúpulas de hidratos de carbono, LIP, PRO A, GGT y GAL, permiten la identificación de especies de *Neisseria* y *M. catarrhalis*, mientras que las cúpulas ODC, URE, PAL, GAL e IND se utilizan para identificar y biotipificar especies de *Haemophilus*. En esta fotografía, las pruebas de GLU y PRO A son positivas, arrojando el biocódigo 1001. La consulta en la base de datos de API NH lleva a la identificación de *N. gonorrhoeae*. El pocillo PEN es una cúpula de detección acidométrica de β-lactamasa que no se utiliza con fines de identificación. En este caso la prueba PEN es positiva, lo cual indica que el aislamiento es β-lactamasa positivo.

F. API NH inoculado con *N. meningitidis*. Las pruebas positivas en la tira incluyen glucosa (GLU), maltosa (MAL), prolilaminopeptidasa (PRO A) y γ-glutamilaminopeptidasa (GGT). Estas reacciones producen el biocódigo API 5003, que permite la identificación de *N. meningitidis*. Este aislamiento es β-lactamasa negativo, como lo indica la coloración azul de la cúpula PEN.

G. Prueba en disco M. cat butyrate® (Carr-Scarborough Microbiologicals, Decatur, GA). Las cepas de *M. catarrhalis* producen una enzima butirato esterasa capaz de hidrolizar indoxilbutirato. El disco de papel de filtro impregnado con indoxilbutirato se humedece con agua y el cultivo con la colonia se frota sobre la superficie del disco. La enzima butirato esterasa hidroliza el compuesto y aparece una coloración azul verdosa sobre el disco dentro de 2 min. Esta figura muestra tres discos M. cat butyrate en un portaobjetos de vidrio.

H. API NH inoculado con *M. catarrhalis*. En esta fotografía, la única prueba positiva es la cúpula LIP (el azul indica una reacción positiva). El biocódigo API para estas reacciones es 0010, que permite identificar a *M. catarrhalis*. La cúpula PEN no se utiliza para determinar el biocódigo API, sino para detectar la producción de β-lactamasa. La coloración azul de la cúpula PEN indica que esta cepa es β-lactamasa negativa.

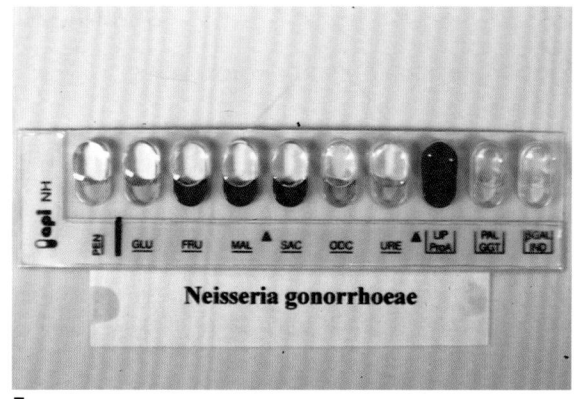

E

Neisseria gonorrhoeae

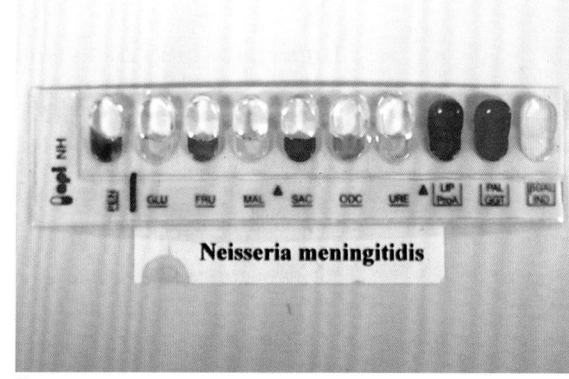

F

Neisseria meningitidis

G

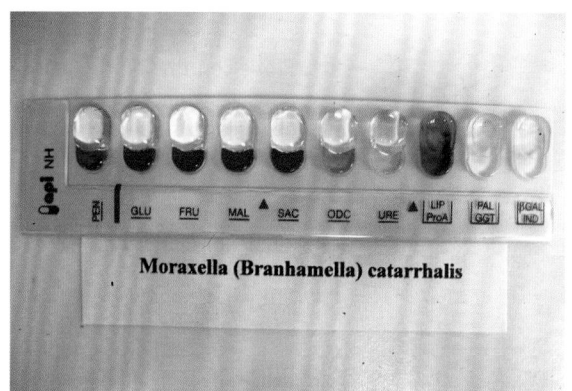

H

Moraxella (Branhamella) catarrhalis

IDENTIFICACIÓN DE ESTAFILOCOCOS Y DE ESPECIES RELACIONADAS

A. Paciente adulto con celulitis estafilocócica en el labio superior.

B. Paciente adulto con lesiones ampulares y vesiculares resultado del impétigo estafilocócico en el rostro. El cultivo del líquido serohemático de estas vesículas revela una gran cantidad de *Staphylococcus aureus*.

C. Neonato con síndrome estafilocócico de la piel escaldada. El síndrome se observa en recién nacidos infectados por cepas de *S. aureus* productoras de exfoliatinas (toxinas epidermolíticas). Estas toxinas disuelven la matriz de mucopolisacáridos de la epidermis, llevando a la división intraepitelial de los enlaces celulares en el estrato granuloso. Se observa la formación de ampollas sobre áreas extensas del cuerpo, con la descamación subsecuente de las capas superficiales de la piel, como se muestra.

D. Frotis con tinción de Gram de lesión por celulitis estafilocócica. Los microorganismos se observan como cocos grampositivos extracelulares pequeños dispuestos en grupos a lo largo de leucocitos polimorfonucleares teñidos de rosa.

E. Colonias de *S. aureus* en agar sangre de carnero. Esta fotografía muestra las colonias típicas de *S. aureus* tras 24 h de incubación a 35-37 °C. Se observa una zona de β-hemólisis alrededor de las colonias.

F. Frotis de tinción de Gram de un cultivo en caldo de *S. aureus* que muestra los cocos grampositivos típicos en racimos.

G. Prueba de la catalasa positiva. La prueba de la catalasa permite diferenciar a los estafilococos y micrococos de los estreptococos, enterococos y bacterias similares a estreptococos (cap. 13). La prueba se realiza colocando el cultivo de una colonia en un portaobjetos de vidrio y añadiendo una gota de peróxido de hidrógeno al 3% en el inóculo. La aparición inmediata de un burbujeo intenso debido a la producción de oxígeno, como se observa aquí, indica una prueba positiva. Los micrococos y estafilococos son catalasa positivos, mientras que los estreptococos y enterococos son catalasa negativos.

H. Colonias de *Micrococcus luteus* en agar sangre de carnero. Esta especie produce colonias pigmentadas de amarillo. Otros micrococos y microorganismos de géneros relacionados pueden observarse sin pigmento o producir colonias pigmentadas de naranja o rojo en los agares. Los micrococos y otros microorganismos relacionados pueden diferenciarse de los estafilococos por su resistencia a furazolidona, su sensibilidad a bacitracina u otros métodos, como se muestra en la tabla 12-1.

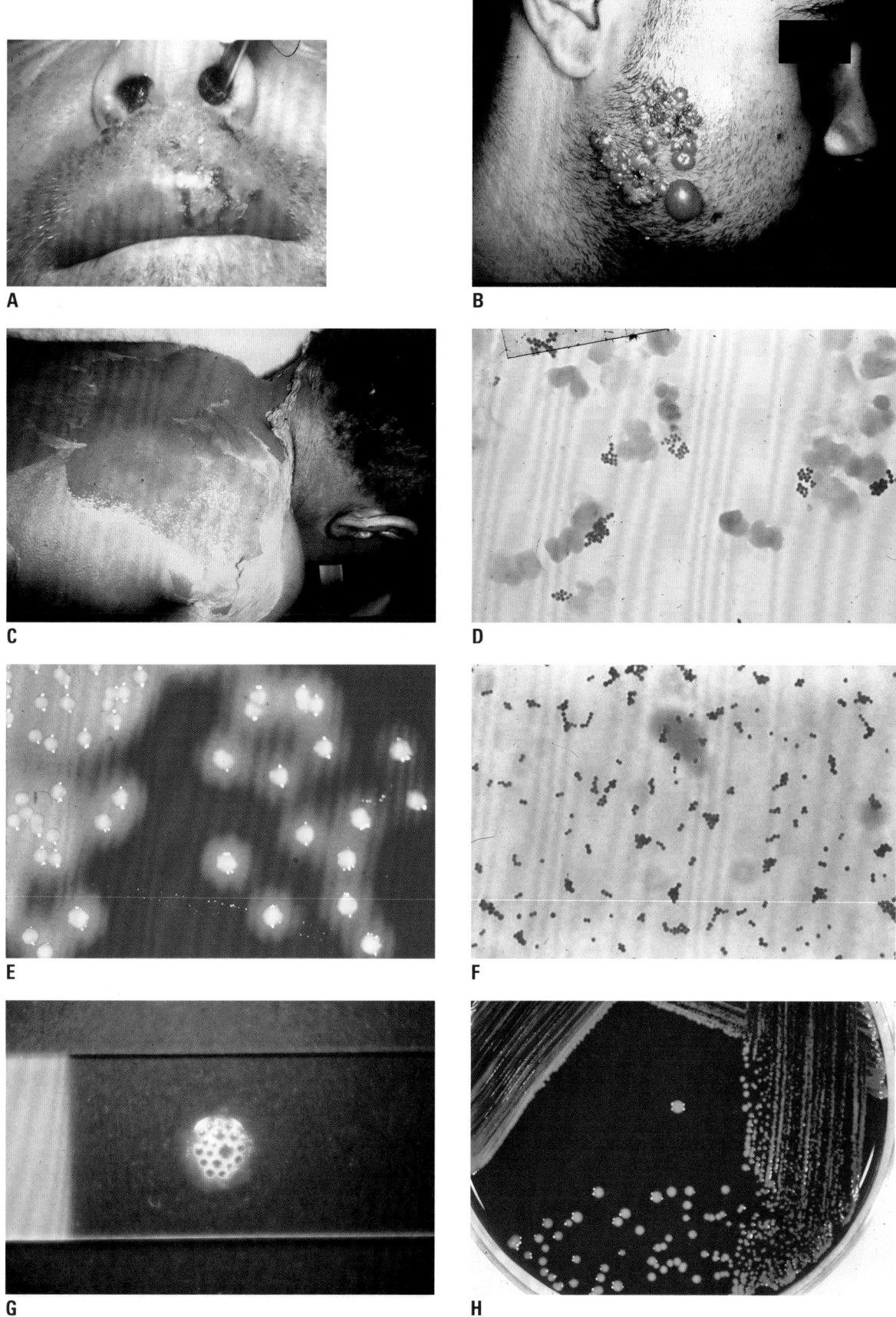

A

B

C

D

E

F

G

H

IDENTIFICACIÓN DE ESTAFILOCOCOS

A. Prueba de disco de furazolidona con una especie de *Micrococcus*. Se dispone de varias pruebas para diferenciar a los micrococos y los géneros relacionados de estafilococos. La prueba de sensibilidad a furazolidona es un método confiable para lograr la diferenciación en el transcurso de una noche. Los micrococos son resistentes a furazolidona y, por lo general, crecen hasta el borde de un disco de 6 mm de furazolidona.

B. Prueba de disco de furazolidona con una especie de *Staphylococcus*. El crecimiento de los estafilococos se ve inhibido por la furazolidona y muestra un área de inhibición del crecimiento alrededor del disco, como se observa en esta imagen.

C. Prueba de la oxidasa modificada. Esta prueba consiste en un método rápido de 30 s para diferenciar a estafilococos de micrococos y otras especies relacionadas. El reactivo oxidasa (dihidrocloruro de tetrametil-*p*-fenilenediamina) está compuesto por dimetilsulfóxido (DMSO), que permite al reactivo penetrar la pared celular de los estafilococos. La prueba se realiza frotando parte del cultivo de la colonia de la placa en un disco de papel de filtro impregnado con el reactivo. La mayoría de los micrococos y especies relacionadas son positivos a la oxidasa modificada, generando una coloración azul violácea en el disco dentro de 30 s, mientras que la mayoría de las especies de *Staphylococcus* son negativas a la oxidasa modificada.

D. Prueba de la coagulasa en portaobjetos. Esta prueba es un método rápido para identificar *Staphylococcus aureus*. La mayoría de las cepas de esta especie producen una coagulasa unida a la célula o "factor de aglutinación" detectada al mezclar la suspensión salina del microorganismo con plasma de conejo con ácido etilendiaminotetraacético (EDTA, *ethylenediaminetetraacetic acid*). Se debe incluir un control con solución salina (*izquierda*) en cada prueba para evaluar la autoaglutinación. No todas las cepas de *S. aureus* presentan factor de aglutinación, por lo que las pruebas de la coagulasa en portaobjetos negativas deben confirmarse con la prueba de la coagulasa en tubo en aquellas colonias con una morfología que sugiera *S. aureus* (lám. 12-2E).

E. Prueba de la coagulasa en tubo. En esta prueba, la coagulasa extracelular producida por *S. aureus* forma un complejo con un componente en el plasma denominado *factor reactante de coagulasa*. Este complejo, a su vez, reacciona con el fibrinógeno del plasma para formar fibrina y, en consecuencia, desarrolla un coágulo visible en el tubo. En la parte inferior de la figura se muestra una prueba positiva, mientras la prueba negativa se observa en el tubo de la parte superior.

F. Prueba de aglutinación de látex para identificar *S. aureus*. Esta prueba de la coagulasa alterna utiliza partículas de látex recubiertas con plasma. El fibrinógeno unido al látex detecta el factor de aglutinación, y las inmunoglobulinas, también presentes en el látex, detectan la proteína A de superficie de *S. aureus*. Las formulaciones más nuevas de estas pruebas contienen partículas de látex recubiertas con anticuerpos contra *S. aureus* capsular, tipos 5 y 8, lo cual permite una detección más confiable de las cepas de *S. aureus* resistentes a oxacilina. La mezcla del cultivo de la colonia de *S. aureus* con el reactivo de látex lleva a una aglutinación rápida (*izquierda*). También se presenta un estafilococo coagulasa negativo que produce una reacción de aglutinación de látex negativa (*derecha*).

G. Medio de ADNasa con azul de toluidina. Este medio detecta la producción de desoxirribonucleasa por parte de *S. aureus*. Los microorganismos se inoculan de manera inmediata e intensa en la superficie del agar y la placa se incuba a 35-37 °C. Se determina que la prueba es positiva por la aparición de una coloración rosada debajo y alrededor del inóculo. Como aquí se muestra, *S. aureus* ("SA" en la placa) es positivo a la ADNasa, mientras que el control (*S. saprophyticus*, o "SS") es ADNasa negativo. La prueba de ADNasa representa un complemento útil para evaluar cepas de *S. aureus* con resultados deficientes o erróneos en las pruebas de la coagulasa.

H. Sistema API ID32 *Staph*® (bioMérieux) para identificar estafilococos y micrococos. Este sistema de identificación en formato de tiras contiene 26 sustratos bioquímicos. Las reacciones positivas y negativas se registran para generar un número de biotipo utilizado junto con una base de datos (APIWEB®) para identificar el microorganismo.

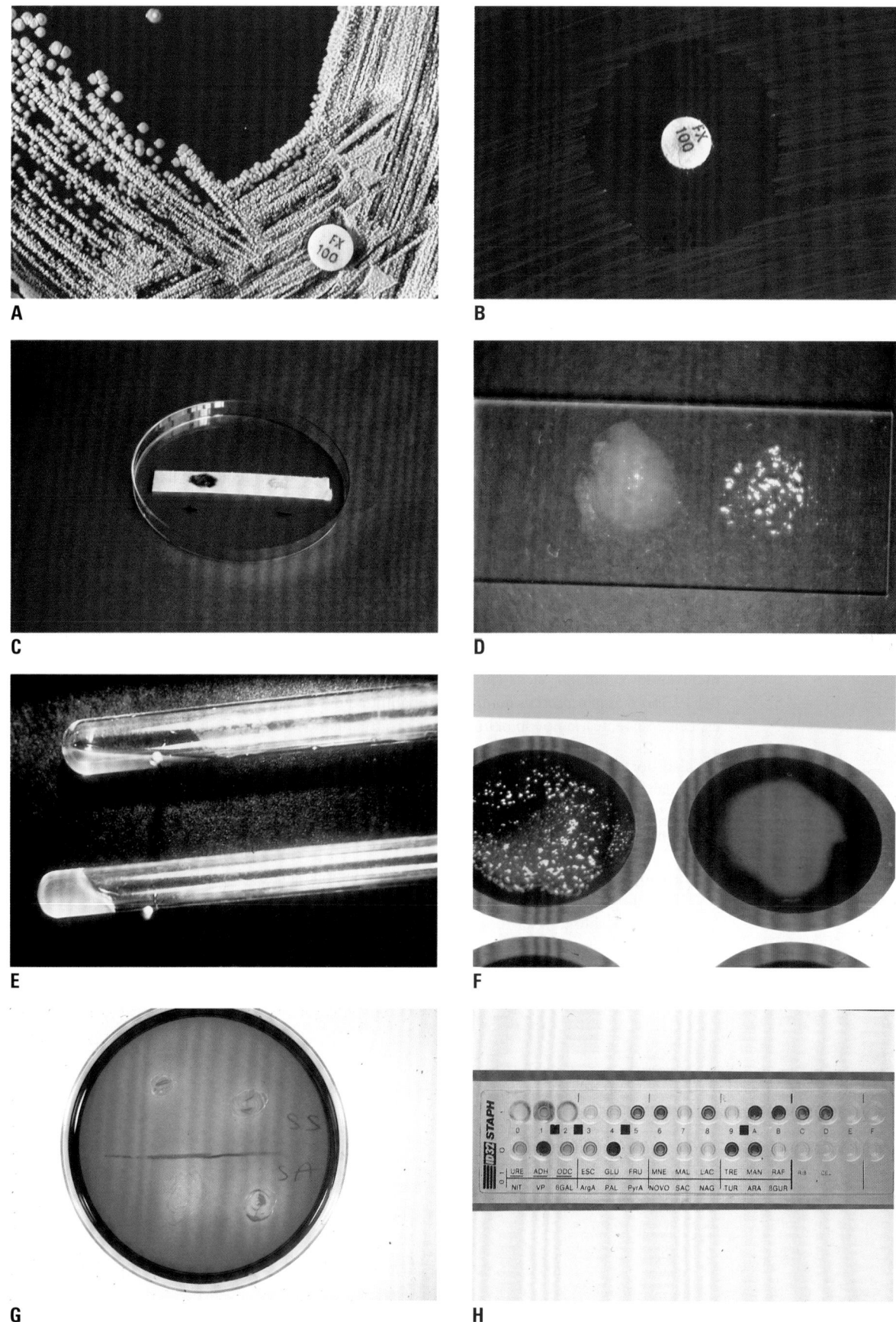

A

B

C

D

E

F

G

H

IDENTIFICACIÓN DE ESTAFILOCOCOS (*CONTINUACIÓN*)

A. Colonias de *Staphylococcus epidermidis* que crecen en agar sangre de carnero (ASC) después de una incubación de 24 h a 35-37 °C.

B. *S. saprophyticus* en ASC con discos de furazolidona y novobiocina. *S. saprophyticus* es un agente causal de infecciones de vías urinarias en mujeres jóvenes. Al igual que otros estafilococos, esta especie es sensible a la furazolidona (FX), como se observa en la zona de inhibición alrededor del disco FX. El otro disco (designado c−) en este portaobjetos es de novobiocina. *S. saprophyticus* es una de varias especies de *Staphylococcus* resistentes a novobiocina.

C. Panel de identificación API *Staph*® inoculado con *S. saprophyticus*. La imagen muestra las reacciones en la primera mitad del panel. Las interpretaciones de las reacciones de la prueba son como sigue:

CHO Control	Negativo	GLU	Positivo	FRU	Positivo
MNE	Negativo	MAL	Positivo	LAC	Positivo
TRE	Positivo	MAN	Positivo	XLT	Negativo
MEL	Negativo				

D. Panel de identificación API *Staph* inoculado con *S. saprophyticus*. La imagen muestra la segunda mitad del panel. Las interpretaciones de las reacciones de la prueba son como sigue:

		NIT	Negativo	PAL	Positivo
VP	Positivo	RAF	Negativo	XYL	Negativo
SAC	Positivo	MDG	Negativo	NAG	Negativo
ADH	Negativo	URE	Positivo		

El biocódigo API de estas reacciones, mostradas en la lámina 12-3C y D, es 6634112. Consultar la base de datos API *Staph* permite ver una lista de posibles identificaciones, incluyendo *S. saprophyticus* (probabilidad del 71.9%), *Staphylococcus warneri* (probabilidad del 19.3%) o *Staphylococcus hominis* (probabilidad del 6.6%). Como *S. saprophyticus* es la única especie resistente a la novobiocina, este microorganismo puede identificarse mediante este rasgo.

E. Este portaobjetos muestra un aislamiento que crece en agar sangre de carnero después de una incubación de 24 h a 35-37 °C. La bacteria se aisló de varios hemocultivos de un paciente de 38 años bajo sospecha de presentar endocarditis estafilocócica. El aislamiento carece de pigmentación y hemólisis; además, es sensible a furazolidona y novobiocina (no se muestra).

F. Esta fotografía muestra la reacción de aglutinación de látex del aislamiento de la lámina 12-3E. Según esta prueba es coagulasa positivo. Como el aislamiento no "parecía" *Staphylococcus aureus*, el laboratorista inoculó una tira de identificación API *Staph*. Estas reacciones se muestran en las láminas 12-3G y H.

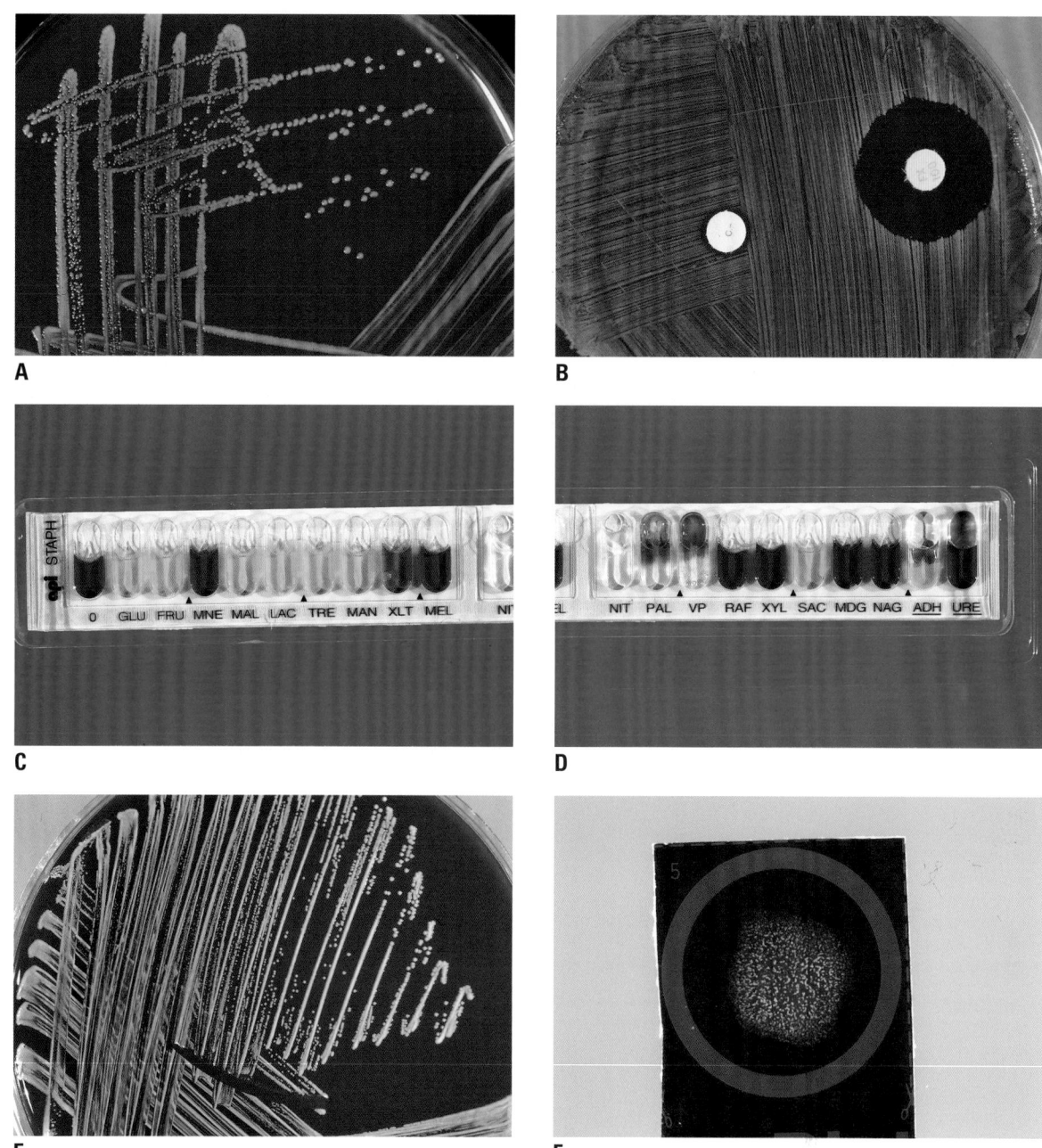

A

B

C

| 0 | GLU | FRU | MNE | MAL | LAC | TRE | MAN | XLT | MEL | NIT |

D

| NIT | PAL | VP | RAF | XYL | SAC | MDG | NAG | ADH | URE |

E

F

G. Tira de identificación API *Staph* inoculada con el aislamiento del hemocultivo que se muestra en la lámina 12-3E. Esta fotografía muestra las reacciones en la primera mitad del panel. Las interpretaciones de las reacciones de la prueba son como sigue:

CHO Control	Negativo	GLU	Positivo	FRU	Negativo
MNE	Positivo	MAL	Negativo	LAC	Negativo
TRE	Positivo	MAN	Negativo	XLT	Negativo
MEL	Negativo				

H. Tira de identificación API *Staph* inoculada con el aislamiento del hemocultivo de la lámina 12-3E. Esta fotografía muestra las reacciones en la segunda mitad del panel. Las interpretaciones de las reacciones de la prueba son como sigue:

	NIT	Positivo	PAL	Positivo
VP Positivo	RAF	Negativo	XYL	Negativo
SAC Negativo	MDG	Negativo	NAG	Positivo
ADH Positivo	URE	Negativo		

El biocódigo API para las reacciones mostradas en las láminas 12-3G y H es 2116141. La consulta en la base de datos de API *Staph* lleva a la identificación de este aislamiento como *Staphylococcus schleiferi*. Lo anterior concuerda con la reacción de látex positiva que se observa en la lámina 12-3F, puesto que esta especie puede ser coagulasa positiva en portaobjetos, látex o tubo.

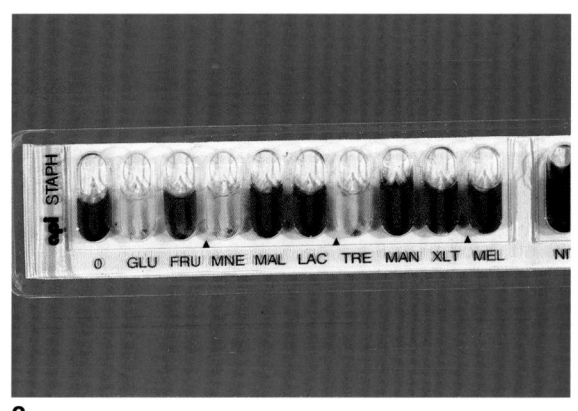

G

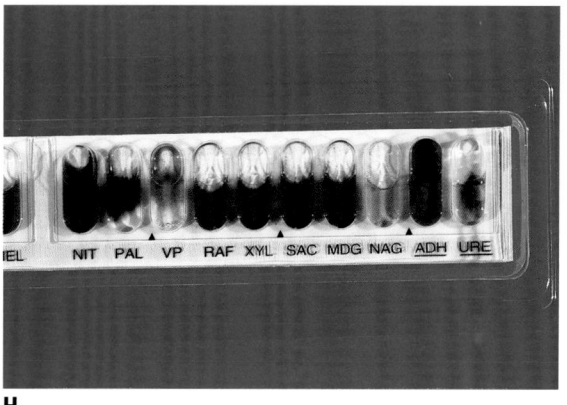

H

IDENTIFICACIÓN DE ESTREPTOCOCOS

A. Pacientes con erisipela debida a la presencia de estreptococos β-hemolíticos del grupo A. Esta infección afecta los tejidos blandos y linfáticos cutáneos, y produce manifestaciones sistémicas, incluida la fiebre. Obsérvense las lesiones ampulares adyacentes al mentón.

B. Frotis con tinción de Gram de estreptococos que crecen en un cultivo en caldo. Como sugiere su nombre, los estreptococos suelen crecer en cadenas, las cuales se observan con mayor frecuencia cuando los microorganismos crecen en caldos. En los frotis con tinción de Gram preparados a partir de cultivos en agares, los microorganismos a menudo aparecen en pares o en cadenas más cortas.

C. Frotis con tinción de Gram de *Streptococcus pneumoniae*. Esta fotografía muestra el aspecto típico de los neumococos en el caldo para hemocultivo. Estas bacterias se distinguen por crecer en pares en los que las células muestran una morfología "lanceolada" ligeramente alargada. En algunas células de esta fotografía, se puede observar un área transparente o "halo" alrededor de los pares de microorganismos, que indica la presencia de la cápsula de polisacáridos de *S. pneumoniae*.

D. Estreptococos β-hemolíticos en agar sangre de carnero. Los estreptococos β-hemolíticos producen hemolisinas que lisan los eritrocitos de carnero, lo que lleva al aclaramiento del medio que rodea las colonias. Los estreptococos del grupo A, aquí mostrados, presentan este tipo de hemólisis, al igual que los del B, C y G. Sin embargo, las zonas de β-hemólisis alrededor de las colonias de los estreptococos del grupo B no son tan grandes en relación con el tamaño de la colonia como se observa en los grupos A, C y G de estreptococos β-hemolíticos.

E. Estreptococos α-hemolíticos en agar sangre de carnero. Inicialmente, los estreptococos pueden clasificarse con base en sus propiedades hemolíticas en el agar sangre de carnero. La hemólisis parcial de eritrocitos lleva al "enverdecimiento" del agar que rodea las colonias (α-hemólisis). Los estreptococos β-hemolíticos incluyen *S. pneumoniae*, el grupo viridans de estreptococos y la mayoría de las especies de *Enterococcus* (antes parte de *Streptococcus*).

F. Estreptococos α-hemolíticos en agar sangre de carnero. Se observa una β-hemólisis más intensa en las áreas donde fue "punzado" el medio, llevando a algunas de las bacterias bajo la superficie del medio. La hemólisis en estas áreas se debe a la acción combinada de las estreptolisinas O y S, las principales hemolisinas de los estreptococos del grupo A. La estreptolisina O es lábil ante el oxígeno y no muestra su máxima actividad en la superficie del agar; la β-hemólisis de la superficie se debe en buena parte a la estreptolisina S, que es estable ante el oxígeno.

G. Prueba directa de aglutinación de látex para estreptococos del grupo A. En la actualidad se dispone tanto de la aglutinación de látex como de los enzimoinmunoanálisis rápidos para la detección directa de los estreptococos del grupo A en hisopados faríngeos. Con el método de aglutinación de látex aquí presentado, el hisopado faríngeo es tratado con enzimas para extraer el antígeno del grupo A, y el extracto se hace reaccionar con una suspensión de partículas de látex recubierta con anticuerpos anti-estreptococos del grupo A y con una suspensión de látex no recubierta como control. La aglutinación del látex con el reactivo de prueba (*izquierda*) pero no con el control (*derecha*) arroja una prueba positiva. Aunque la mayoría de estas pruebas tienen gran especificidad por el antígeno de la pared celular del grupo A, las sensibilidades de estos análisis varían ampliamente.

H. Strep OIA® (Biostar, Boulder, CO). Strep OIA es un inmunoanálisis para la detección directa de estreptococos del grupo A en muestras de hisopados faríngeos. El hisopado se extrae con ácido acético, se neutraliza y luego se mezcla con anticuerpos anti-grupo A unidos a peroxidasa de rábano picante (PRP). Se coloca una gota de esta mezcla sobre la superficie de un portaobjetos OIA recubierto con anticuerpos anti-estreptococos del grupo A. Tras 2 min de incubación, se lava el portaobjetos y se añade el sustrato PRP; luego se le permite reaccionar en el portaobjetos durante 4 min. Después del lavado, el portaobjetos se lee examinando el color de luz reflejada del área de reacción en el portaobjetos OIA. De estar presente el antígeno del estreptococo del grupo A, el portaobjetos muestra una mancha púrpura (*izquierda*). En caso contrario, la superficie del portaobjetos mantiene su color dorado, con o sin un pequeño punto azul, como se muestra en la figura (*derecha*).

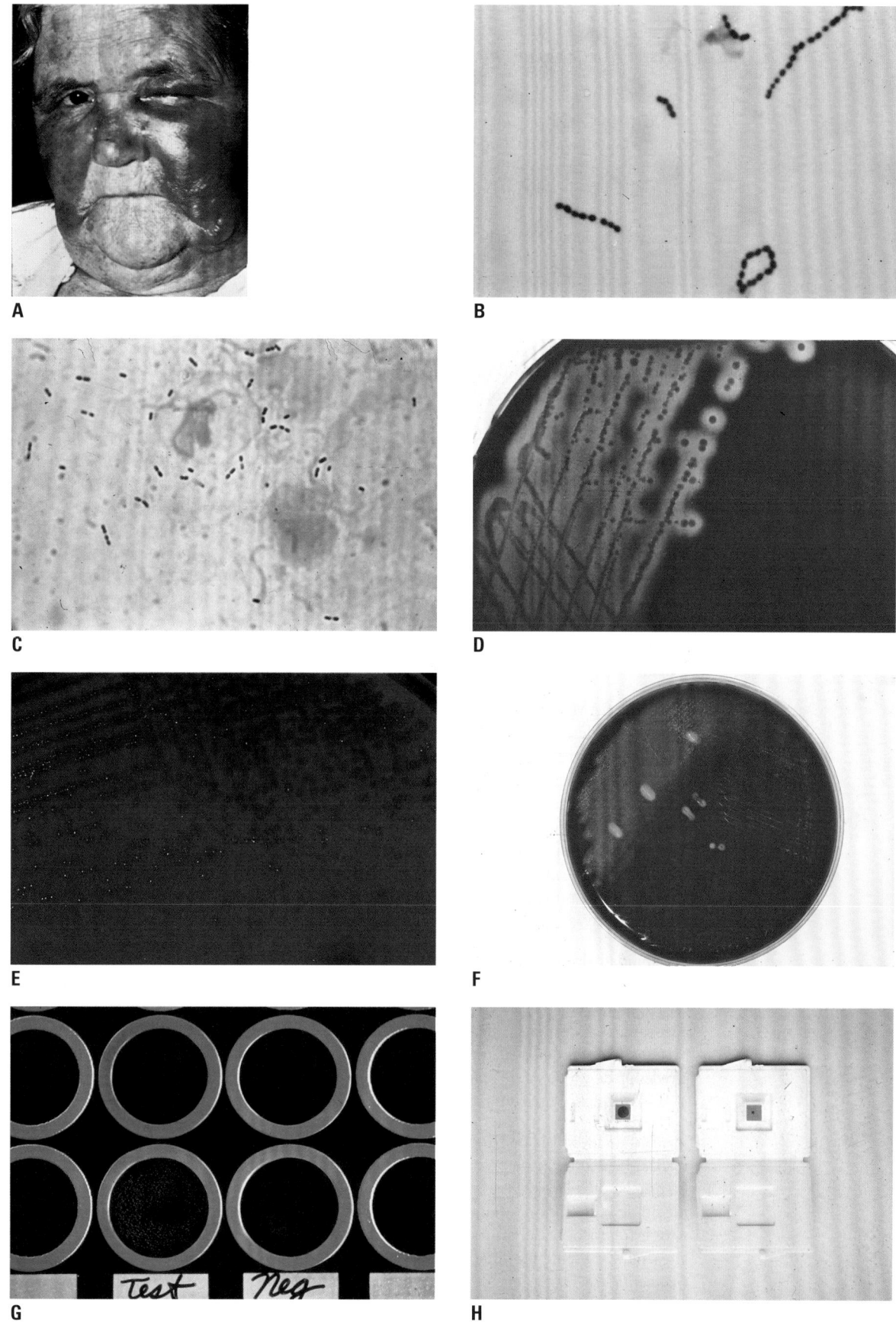

A

B

C

D

E

F

G   Test   Neg

H

IDENTIFICACIÓN DE ESTREPTOCOCOS Y ENTEROCOCOS

A. Colonias de *Streptococcus pneumoniae* en agar sangre de carnero. Se pueden aprovechar dos características de *S. pneumoniae* para realizar la identificación presuntiva. A la *izquierda* se muestra una típica cepa mucoide α-hemolítica de *S. pneumoniae* que crece sobre agar sangre de carnero. Su aspecto se debe a la producción de grandes cantidades de polisacárido capsular. A la derecha se observa una vista ampliada del colapso de la porción central de las colonias que se debe a la autólisis de los microorganismos, que lleva a las morfologías denominadas colonias "en piezas de damero" y "cabezas de clavo" que se muestran en la imagen.

B. Prueba de sensibilidad a bacitracina. Los estreptococos del grupo A son sensibles a las concentraciones bajas de bacitracina. El disco de bacitracina Taxo A® (BD Microbiology Systems) que aquí se muestra contiene 0.04 unidades de bacitracina. La fotografía muestra las reacciones de la prueba de bacitracina para estreptococos β-hemolíticos del grupo A (*izquierda*) y del grupo B (*derecha*). Cualquier zona de inhibición alrededor del disco de bacitracina se considera como prueba positiva.

C. Sensibilidad a bacitracina y trimetoprima-sulfametoxazol. Los estreptococos β-hemolíticos aquí mostrados son sensibles a bacitracina (*derecha*), pero también muestran una zona grande de inhibición del crecimiento alrededor del disco de trimetoprimaa-sulfametoxazol (SXT) (*izquierda*). Los estreptococos β-hemolíticos del grupo A son sensibles a bacitracina, pero resistentes a tripetoprima-sulfametoxazol, mientras que los del grupo B son resistentes a ambos fármacos. Algunos estreptococos β-hemolíticos que no pertenecen al grupo A (grupos C, F y G) son sensibles a bacitracina, pero también a trimetoprima-sulfametoxazol, como aquí se muestra. Por lo tanto, el desempeño de estas dos pruebas en conjunto aumenta la especificidad de la identificación presuntiva en comparación con el uso en solitario de la prueba de bacitracina. El aislamiento podría denominarse entonces "presunto estreptococo β-hemolítico, no A no B, por bacitracina/SXT".

D. Prueba de CAMP para identificación presuntiva de estreptococos β-hemolíticos del grupo B. La reacción de la prueba de CAMP depende de la interacción entre el factor CAMP, un producto de estreptococos del grupo B, con la β-hemolisina de *Staphylococcus aureus*. Los posibles estreptococos del grupo B son sembrados en estría en ángulo recto respecto de una estría de *S. aureus* (sin que se toquen las estrías) en una placa de agar sangre de carnero. Tras una incubación de toda la noche a 35-37 °C, se observa un área con forma de cabeza de flecha de hemólisis sinérgica en la zona de intersección donde se difunden el factor CAMP y la β-hemolisina en el medio. Las variantes no hemolíticas de los estreptococos del grupo B también serán positivas en la prueba de CAMP. Esta fotografía muestra tres pruebas de CAMP positivas.

E. Sensibilidad a la optoquina para identificación de *S. pneumoniae*. La sensibilidad al clorhidrato de hidrocupreno etílico (optoquina) resulta útil para diferenciar *S. pneumoniae* de otros estreptococos del grupo viridans. Las colonias α-hemolíticas se subcultivan en una placa de agar sangre de carnero y luego se coloca un disco de optoquina (P disk®; BD Microbiology Systems) en el inóculo. La presencia de una zona de inhibición de crecimiento de 14 mm alrededor de un disco de optoquina de 6 mm tras una incubación de toda la noche de 35-37 °C identifica al microorganismo como *S. pneumoniae*.

F. Pruebas de hidrólisis de bilis esculina y de tolerancia a la sal. Estas pruebas se utilizan para realizar la identificación presuntiva de especies de *Enterococcus* y estreptococos del grupo D. La prueba de bilis esculina se lleva a cabo mediante la inoculación en pico de flauta de un medio de bilis esculina y su incubación durante toda la noche a 35-37 °C. Los enterococos y los estreptococos del grupo D pueden crecer ante la presencia de bilis al 40% e hidrolizar la esculina a esculetina (que forma el precipitado negro). La prueba de tolerancia a la sal (*izquierda*) se realiza en un medio líquido que contenga NaCl al 6.5%. Las especies de *Enterococcus* proliferarán, mientras los estreptococos del grupo D no enterococos no crecerán en este medio. La fotografía muestra una reacción positiva en ambas pruebas, permitiendo identificar a estos microorganismos como especies de *Enterococcus* del grupo D.

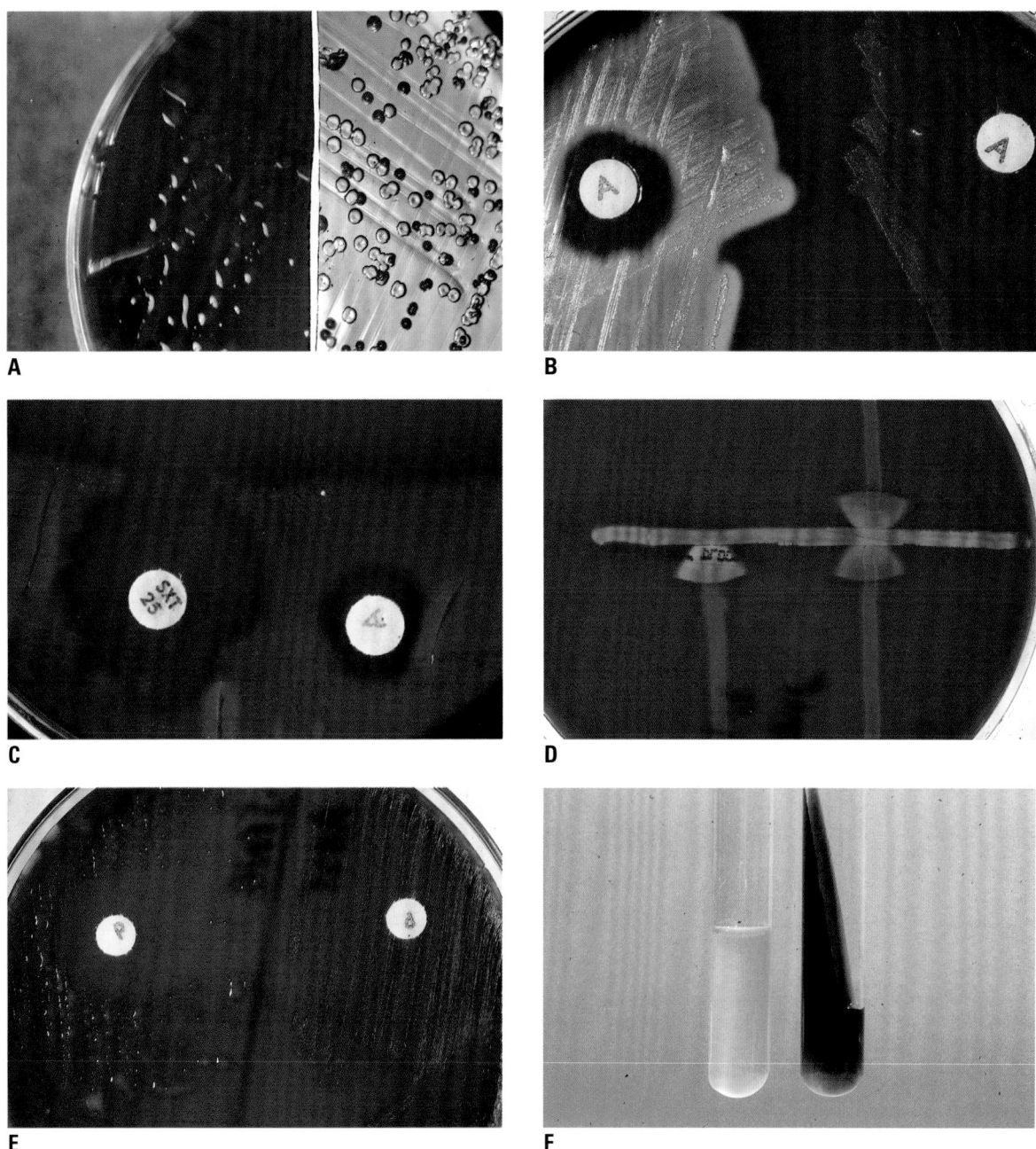

A

B

C

D

E

F

G. Prueba PYR. La hidrólisis de la ʟ-pirrolidonil-naftilamida (PYR o PIR) es una prueba presuntiva para identificar estreptococos β-hemolíticos del grupo A y especies de *Enterococcus* que puede sustituir a las pruebas de bacitracina-SXT y de tolerancia a la sal, respectivamente. En la prueba de disco que se muestra, se aplica el cultivo de la colonia a un disco húmedo impregnado con el sustrato de PYR. Transcurridos 2 min, se coloca una gota del reactivo dimetilaminocinamaldehído sobre el disco para detectar la naftilamida libre liberada con la hidrólisis de la PYR (rojo).

H. Tri-placa para la identificación presuntiva de estreptococos. Esta placa única fue diseñada para proporcionar los resultados de varias pruebas para lograr la identificación presuntiva de estreptococos y enterococos. Los tres sectores de la placa contienen agar sangre de carnero, agar bilis esculina y agar PYR, respectivamente. Se realiza la determinación de la hemólisis y una prueba de CAMP en el sector de agar sangre, y en los otros dos sectores se leen las reacciones de bilis esculina y PYR. Esta fotografía muestra una tri-placa inoculada con una especie de enterococos α-hemolítica, negativa a la prueba de CAMP y positiva a las de bilis esculina y PYR.

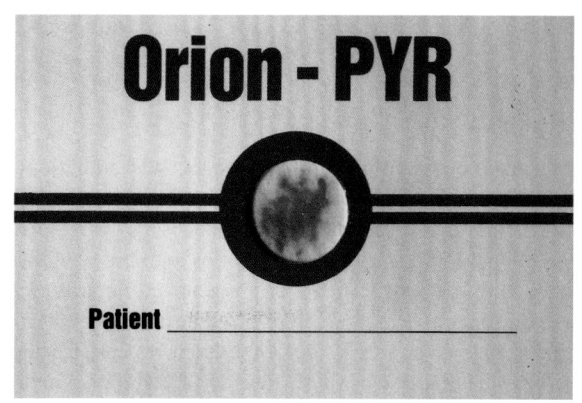

G

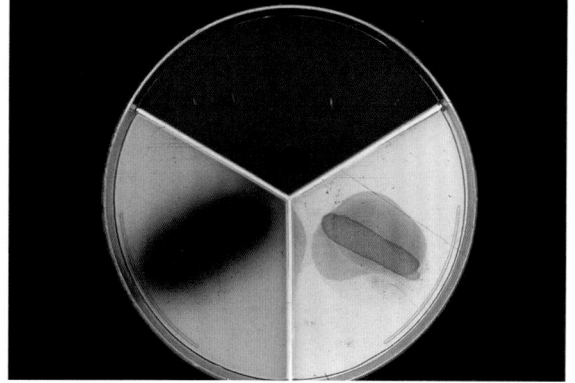

H

Identificación de estreptococos, enterococos y bacterias similares a estreptococos

A. Prueba de aglutinación de látex para agrupamiento serológico de estreptococos β-hemolíticos. Aunque el método de extracción de Lancefield y las pruebas de precipitina capilar son técnicas clásicas para lograr la identificación definitiva de los estreptococos agrupables, en la mayoría de los laboratorios se han adoptado otros métodos, como los aquí presentados, y se consideran procedimientos habituales. En esta prueba, el antígeno que permite el agrupamiento por pared celular se extrae enzimáticamente de la pared bacteriana, y luego se hace reaccionar el extracto con partículas de látex a las cuales se unen los anticuerpos específicos de cada grupo. Se determina que una prueba es positiva con la aglutinación de las partículas de látex en el reactivo de látex homólogo. En esta imagen se muestra que hubo aglutinación con el reactivo del grupo A, pero no con los de los grupos B, C, D, F o G, lo que permite identificar al aislamiento como un estreptococo β-hemolítico del grupo A.

B. Prueba de Quellung para identificación de *Streptococcus pneumoniae*. Esta "prueba de precipitina" microscópica puede ser útil para identificar neumococos o determinar el serotipo capsular de aislamientos neumocócicos individuales. La reacción de los anticuerpos anticapsulares con los hidratos de carbono de la cápsula causa una reacción de microprecipitina en la superficie del microorganismo y un cambio en el índice de refracción de la cápsula misma. Microscópicamente, la cápsula parece "hincharse". Se añade una pequeña cantidad de azul de metileno al preparado para permitir la visualización de las células y ofrecer un contraste a fin de facilitar el discernimiento de los cambios sutiles en la refracción de la cápsula.

C. Prueba de aglutinación de látex Pneumoslide® (BD Microbiology Systems). La prueba Pneumoslide utiliza partículas de látex sensibilizadas con anticuerpos antineumocócicos. La mezcla del látex sensibilizado con el material de la colonia de una placa de cultivo lleva a la aglutinación visible de la suspensión, permitiendo la identificación de *S. pneumoniae*.

D. Especies de *Abiotrophia/Granulicatella*. Estos microorganismos fueron conocidos como *estreptococos satélites* o *variantes nutricionales* porque requieren compuestos de tiol, cisteína o la forma activa de la vitamina B$_6$ (piridoxal o piridoxamina) para su crecimiento en los medios. Los requerimientos pueden cumplirse realizando siembras cruzadas en estrías con *Staphylococcus* a través de un inóculo de la probable variante nutricional, como se muestra en esta fotografía. Se observan las pequeñas colonias del microorganismo creciendo junto a la estría de *Staphylococcus* después de la incubación de una forma similar a la de la prueba satélite para la identificación presuntiva de especies de *Haemophilus*. Los miembros de los estreptococos satélites fueron colocados ya sea en el género *Abiotrophia* o en el género *Granulicatella*.

E. *Enterococcus faecium*. Esta fotografía muestra una placa de agar sangre de carnero inoculada con *E. faecium*. Las colonias de este microorganismo son lisas, grises y no hemolíticas o α-hemolíticas. El hisopo, utilizado para tomar parte del crecimiento de la colonia de la placa, muestra que el microorganismo no está pigmentado. Esto es importante para la identificación de algunas otras especies enterocócicas.

F. Panel de identificación API Strep® (bioMérieux) inoculado con *E. faecium*. Esta fotografía muestra la primera mitad del panel de identificación. Las interpretaciones de las reacciones mostradas son como sigue:

VP	Positivo	HIP	Negativo	ESC	Positivo
PYRA	Positivo	α-GAL	Positivo	β-GUR	Negativo
β-GAL	Positivo	PAL	Negativo	LAP	Positivo

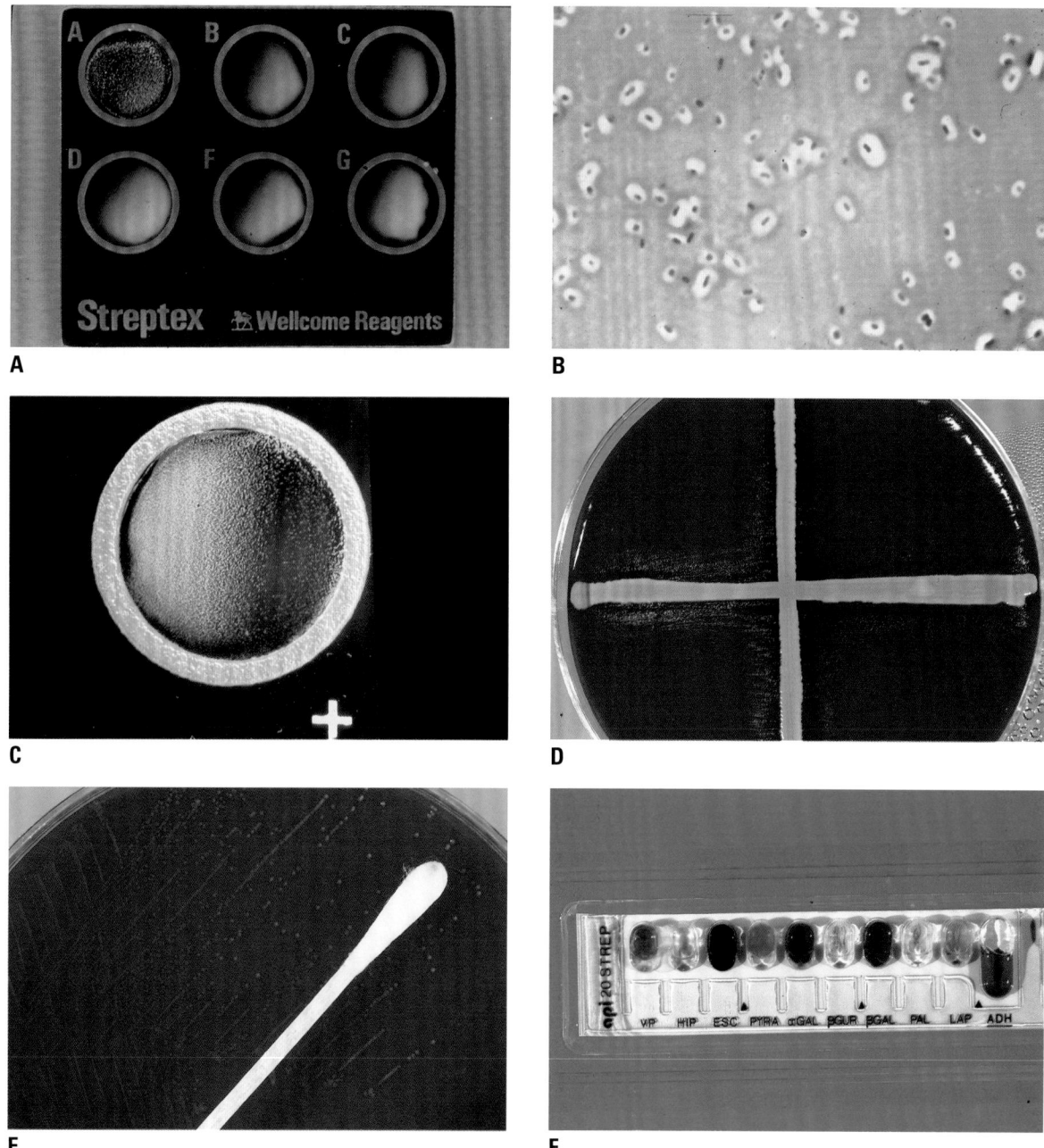

A

B

C

D

E

F

G. Panel de identificación API *Strep* inoculado con *E. faecium*. Esta fotografía muestra la segunda mitad del panel de identificación. Las interpretaciones de las reacciones mostradas son como sigue:

ADH	Positivo	RIB	Positivo	ARA	Positivo
MAN	Positivo	SOR	Positivo	LAC	Positivo
TRE	Positivo	INU	Negativo	RAF	Positivo
AMD	Negativo	GLYG	Negativo	HEM	Negativo

El biocódigo API para las reacciones mostradas en las láminas 13-3F y G es 5357750. La consulta en la base de datos lleva a la identificación de *E. faecium* con una probabilidad del 99%.

H. Agar de tamizaje para vancomicina. El agar de tamizaje para vancomicina consiste en un agar infusión de cerebro y corazón que contiene vancomicina (6 g/mL). Este medio puede ser útil para detectar enterococos resistentes a vancomicina, la mayoría de los cuales son *E. faecium*. Como se muestra en esta fotografía, los aislamientos A, B, C y D son resistentes a vancomicina y son capaces de crecer en este medio. El aislamiento E es una cepa de *Enterococcus faecalis*, la mayoría de las cuales son sensibles a vancomicina, como lo muestra la inhibición del crecimiento en este medio.

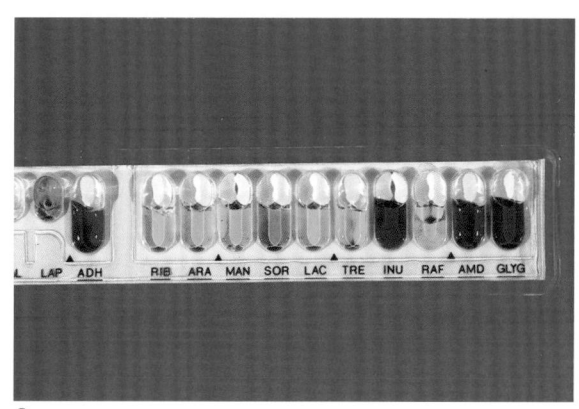

G

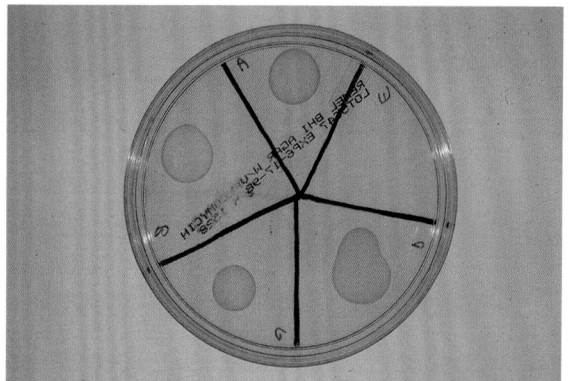

H

IDENTIFICACIÓN DE ENTEROCOCOS Y ESTREPTOCOCOS DEL GRUPO VIRIDANS

A. *Enterococcus casseliflavus* en agar sangre de carnero. *E. casseliflavus* es una de las dos especies móviles de *Enterococcus*. Además, *E. casseliflavus* produce un pigmento amarillo. Este pigmento es evidente a la inspección del hisopo en la fotografía, que ha sido utilizado para tomar parte del crecimiento de la colonia.

B. *Enterococcus gallinarum* en agar semisólido para motilidad. Como se mencionó arriba, *E. gallinarum* y *E. casseliflavus* constituyen las dos especies móviles de *Enterococcus*. En esta fotografía, *E. gallinarum* se inoculó con corte en un tubo de medio semisólido de motilidad que contiene tetrazolio. Al incubar el tubo inoculado, los microorganismos móviles salen de la línea de estría para enturbiar el medio. El color violeta es resultado de que los microorganismos móviles reducen el tetrazolio a formazán, el cual se observa como un precipitado violeta en cualquier lugar donde se encuentren microorganismos viables.

C. *Streptococcus bovis* en agar sangre de carnero. *S. bovis* es miembro de los estreptococos no enterocócicos del grupo D. Este microorganismo es positivo a bilis esculina, pero no crece en caldo de NaCl al 6.5% y es PYR negativo. El aislamiento de *S. bovis* a partir de hemocultivos se relaciona con neoplasias colónicas.

D. Panel de identificación API *Strep*® inoculado con *S. bovis*. Esta fotografía muestra la primera mitad del panel de identificación. Las interpretaciones de las reacciones mostradas son:

VP	Positivo	HIP	Negativo	ESC	Positivo
PYRA	Negativo	α-GAL	Positivo	β-GUR	Negativo
β-GAL	Positivo	PAL	Negativo	LAP	Positivo

E. Panel de identificación API *Strep* inoculado con *S. bovis*. Esta fotografía muestra la segunda mitad del panel de identificación. Las interpretaciones de las reacciones mostradas son:

ADH	Negativo	RIB	Negativo	ARA	Negativo
MAN	Positivo	SOR	Negativo	LAC	Positivo
TRE	Positivo	INU	Positivo	RAF	Positivo
AMD	Positivo	GLYG	Positivo	β-HEM	Negativo

El biocódigo API para las reacciones mostradas en las láminas 13-4D y E es 5250573. La consulta en la base de datos de API lleva a la identificación de este aislamiento como *S. bovis* I (probabilidad del 99.9%). Según la nueva nomenclatura para este complejo de microorganismos, *S. bovis* I hoy en día se conoce como *Streptococcus gallolyticus* subespecie *gallolyticus* (tabla 13-7).

F. *Streptococcus mitis* que crece en agar sangre de carnero después de una incubación de 24 h. Este aislamiento en particular parece ser γ-hemolítico o no hemolítico. Otras cepas de esta especie pueden ser α-hemolíticas.

G. Panel de identificación API *Strep* inoculado con *S. mitis*. Esta fotografía muestra la primera mitad del panel de identificación. Las interpretaciones de las reacciones son como sigue:

VP	Negativo	HIP	Negativo	ESC	Negativo
PYRA	Negativo	α-GAL	Negativo	β-GUR	Negativo
β-GAL	Negativo	PAL	Positivo	LAP	Positivo

H. Panel de identificación API *Strep* inoculado con *S. mitis*. Esta fotografía muestra la segunda mitad del panel de identificación. Las interpretaciones de las reacciones son como sigue:

ADH	Negativo	RIB	Negativo	ARA	Negativo
MAN	Negativo	SOR	Negativo	LAC	Positivo
TRE	Positivo	INU	Negativo	RAF	Negativo
AMD	Positivo	GLGY	Negativo	β-HEM	Negativo

El biocódigo API para las reacciones mostradas en las láminas 13-4G y H es 0060411. La consulta en la base de datos API lleva a la identificación de *S. mitis* (80%)/*oralis* (20%). *S. mitis* y *S. oralis* pertenecen al "grupo Mitis" de estreptococos viridans. Se ha demostrado que algunos aislamientos de *S. mitis* son resistentes a penicilina y que también pueden ser resistentes a otros antimicrobianos.

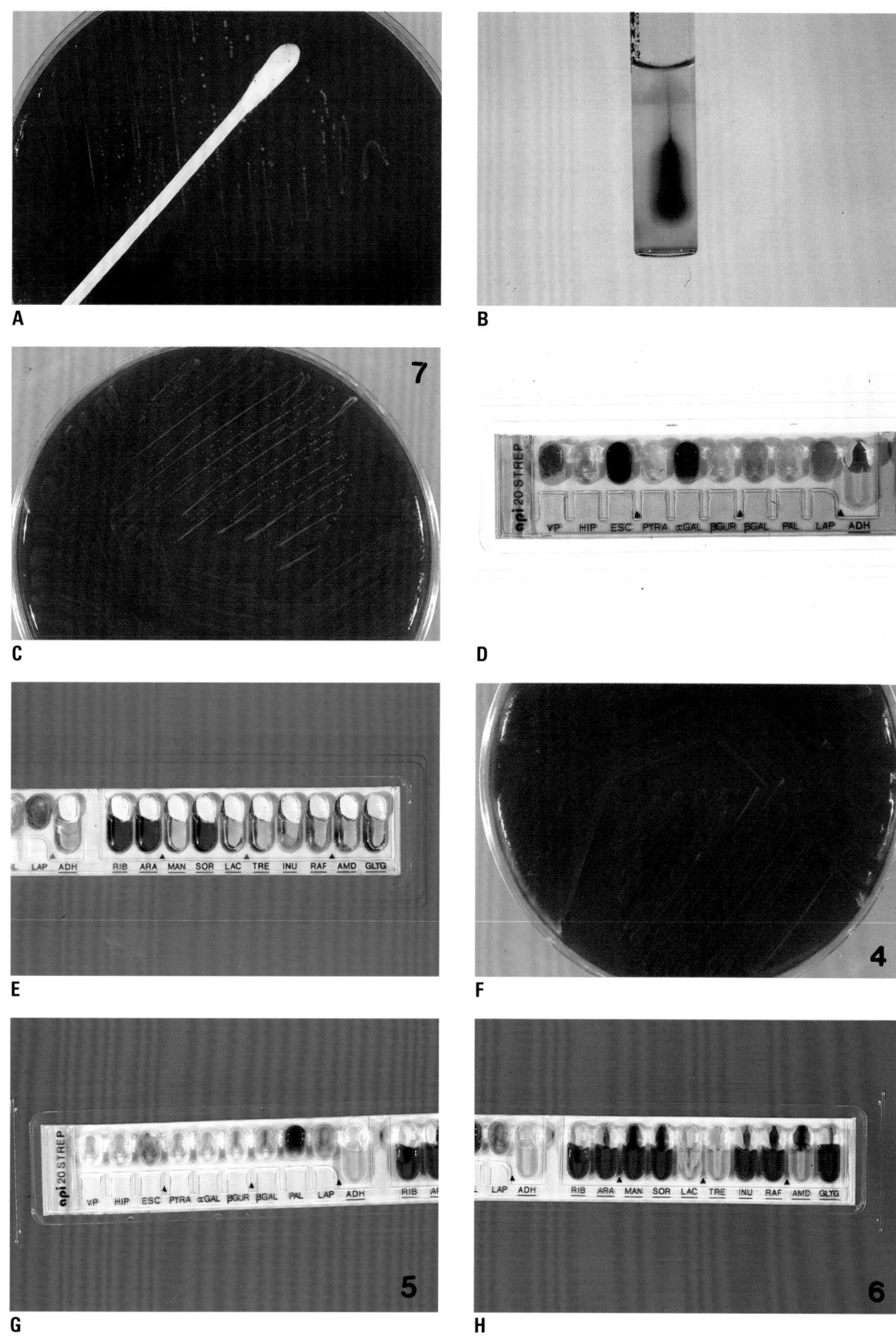

A

B

C 7

D

E

F 4

G 5

H 6

ESPECIES DE *LISTERIA* Y *ERYSIPELOTHRIX*

A. Frotis con tinción de Gram de *Listeria monocytogenes*, que muestra bacilos grampositivos cortos.

B. Pequeñas colonias de *L. monocytogenes* β-hemolíticas que crecen en agar sangre de carnero después de una incubación de 72 h a 35-37 °C.

C. *L. monocytogenes* que crece en agar sangre de carnero tras una incubación de 24 h (*izquierda*) y 48 h (*derecha*). Después de 24 h, la naturaleza β-hemolítica del microorganismo puede no ser tan evidente. Pasadas las 48 h, la zona de hemólisis se extiende más allá del margen de la colonia, pero aún es sutil.

D. *L. monocytogenes* en agar bilis esculina (*derecha*). El tubo de la izquierda es un agar inclinado de bilis esculina. Al igual que los enterococos, *L. monocytogenes* es capaz de hidrolizar esculina en presencia de bilis al 40%. La hidrólisis de esculina se indica por la coloración negra del medio.

E. Zona de crecimiento móvil con forma de sombrilla producida por *L. monocytogenes* después de 24 h de crecimiento en medio semisólido de motilidad a 25 °C.

F. Panel API *Coryne*® inoculado con *L. monocytogenes*. El biocódigo API de aislamiento mostrado es 0170164. La consulta del Índice de Perfiles API permite la identificación de "*Listeria monocytogenes/innocua* con una probabilidad del 97.1%". La diferenciación de *L. monocytogenes* y *L. innocua* se determina mediante la valoración de la hemólisis en agar sangre de carnero y por la reactividad de *L. monocytogenes* en la prueba de CAMP con *Staphylococcus aureus*.

G. Frotis con tinción de Gram de *Erysipelothrix rhusiopathiae*, que muestra los bacilos grampositivos largos y delgados de esta especie.

H. Colonias de *E. rhusiopathiae* que crecen en agar sangre de carnero después de una incubación de 24 h a 35 °C.

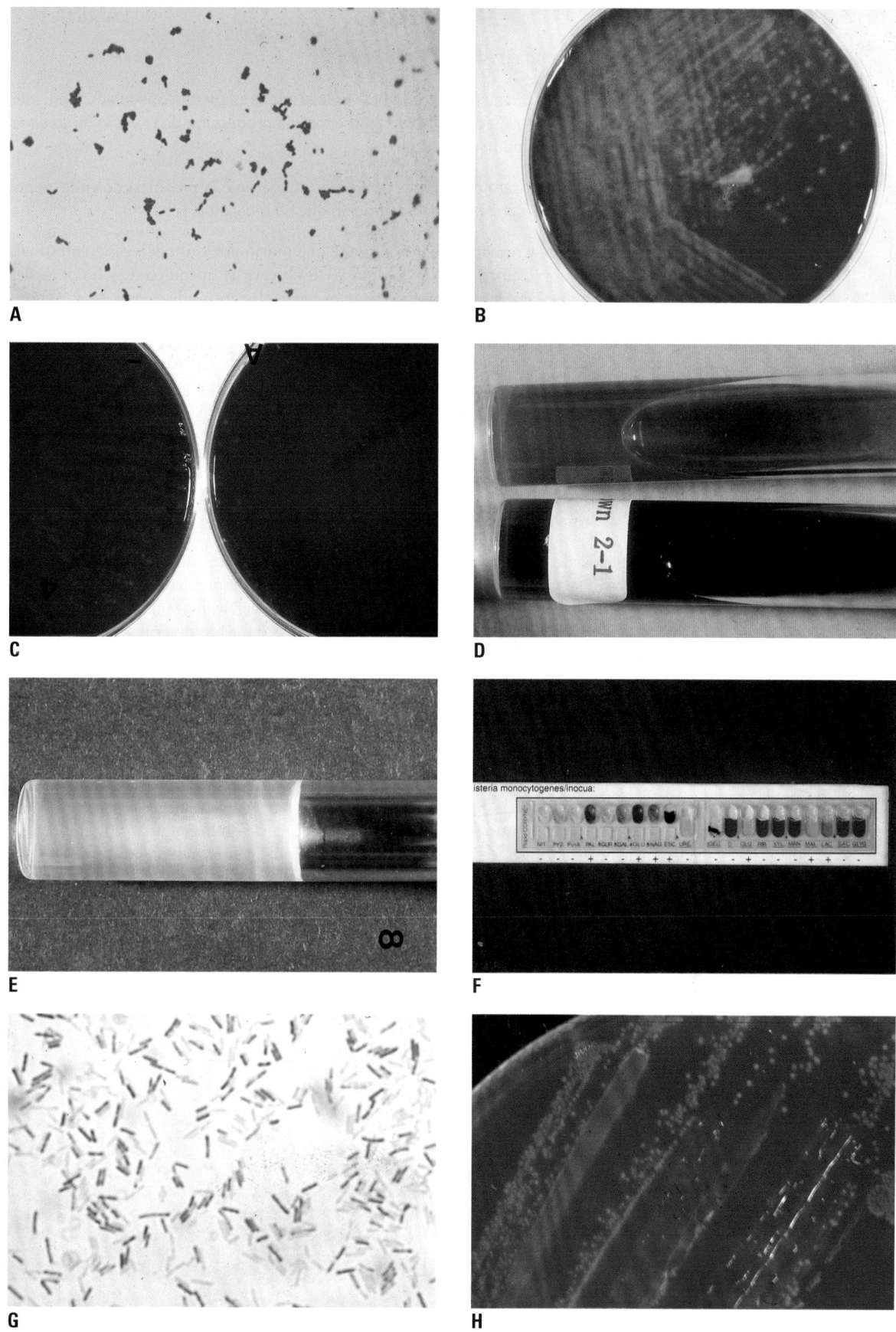

A

B

C

D

E

F

G

H

ESPECIES DE *ERYSIPELOTHRIX* Y *BACILLUS*

A. *Erysipelothrix rhusiopathiae* tras un cultivo de toda la noche en un tubo inoculado mediante estría y punción en agar hierro de Kligler. Obsérvese la producción de H_2S a lo largo de la línea de punción en el fondo del tubo.

B. Frotis con tinción de Gram de especies de *Bacillus*. Obsérvese la presencia de endosporas centrales/subterminales sin capacidad de tinción que no hinchan la célula.

C. Muestra intestinal macroscópica de un paciente que murió por carbunco gastrointestinal. En la parte inferior izquierda de la fotografía se observa el apéndice. Las lesiones del carbunco gastrointestinal suelen observarse en el ciego y las áreas adyacentes del intestino. Los síntomas incluyen dolor abdominal, hematemesis y diarrea sanguinolenta.

D. Tinción de Gram (*izquierda*) y tinción de esporas con verde de malaquita (*derecha*) de *Bacillus anthracis*. La especie *B. anthracis* crece como bacilos grampositivos relativamente grandes, cuyas células tienen extremos cuadrados o ligeramente cóncavos. A menudo, los microorganismos están dispuestos en cadenas parecidas al bambú, como puede observarse. La tinción de las esporas muestra que son ovoides y que no hinchan la célula (cortesía de Elmer W. Koneman).

E. Colonias no hemolíticas color hueso mate de *B. anthracis* en agar sangre de carnero.

F. Vista ampliada de colonias de *B. anthracis* en agar sangre de carnero. Las colonias de *B. anthracis* tienen una morfología con aspecto de vidrio esmerilado y excrecencias en forma de coma a lo largo de los márgenes, como se muestra en la imagen. Estas excrecencias son todavía más evidentes al microscopio. Las colonias han sido descritas como "cabezas de Medusa", aludiendo a la hechicera griega con cabellera de serpientes (cortesía de Elmer W. Koneman).

G. Acercamiento de colonias no hemolíticas rugosas de *B. anthracis*. Algunas entraron en contacto con un asa inoculadora, haciendo que las colonias "se eleven" como claras de huevo batido.

H. Colonias β-hemolíticas de *Bacillus cereus* en agar sangre de carnero. *B. cereus* es una de las especies de *Bacillus* que se aíslan con mayor frecuencia en los laboratorios clínicos. A diferencia de *B. anthracis*, esta especie es hemolítica, móvil y α-lactamasa positiva.

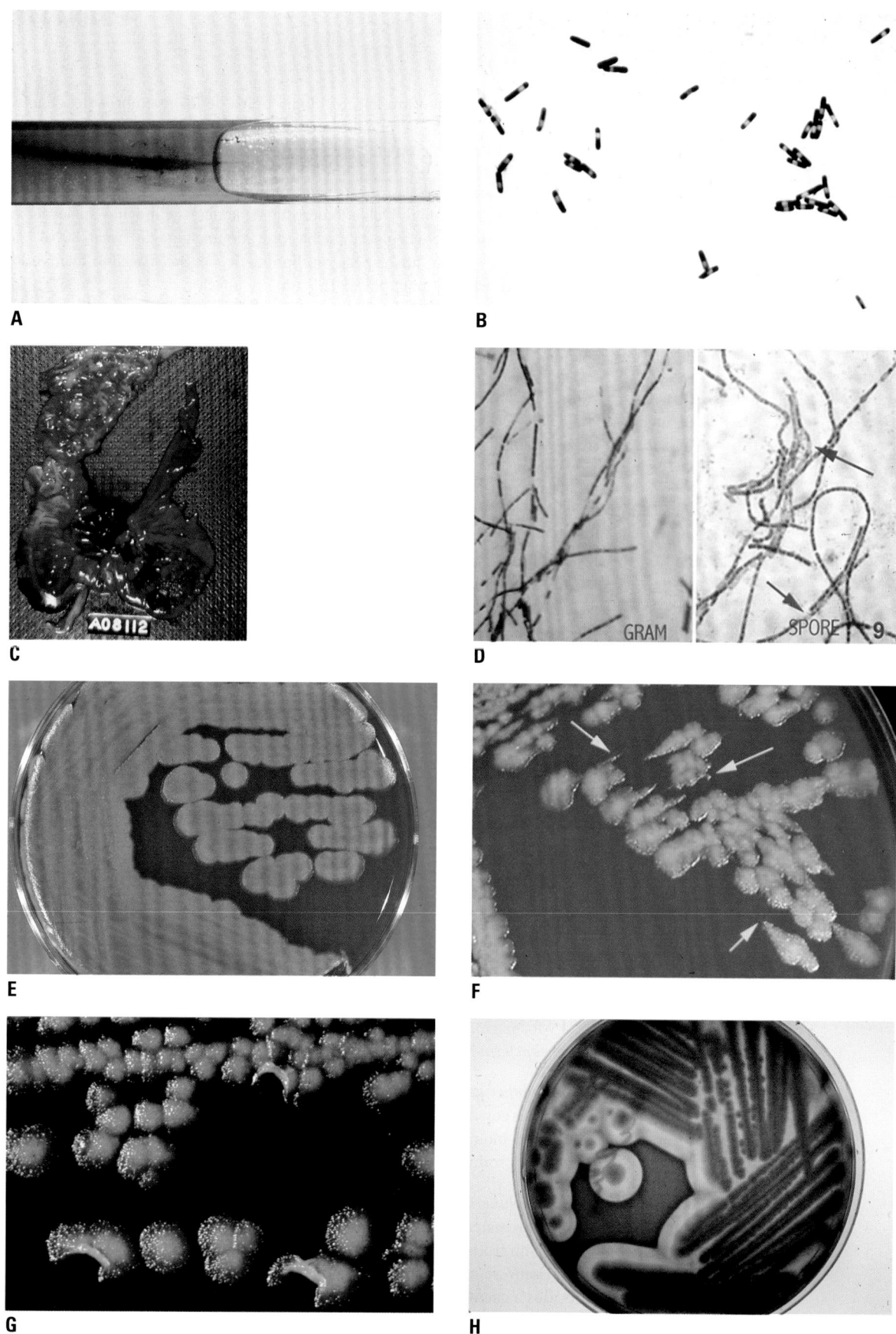

A

B

C

D GRAM   SPORE   9

E

F

G

H

Especies de *Corynebacterium*

A. Frotis con tinción de Gram que muestra la morfología típica de los miembros del género *Corynebacterium*. En esta fotografía se pueden observar bacilos de formas regulares, con forma de maza o porra, y en disposición en "letras chinas" y en "cerca".

B. Agar infusión cerebro y corazón (BHI, *brain heart infusion*) inoculado con especies de *Corynebacterium* lipófilas y no lipófilas. Del lado derecho de la placa se inoculó una especie lipófila formando una capa fina sobre la placa, y se ha colocado una gota de Tween 80® al 1% en el centro del inóculo. Se inocula una especie no lipófila de *Corynebacterium* formando una capa fina en la mitad derecha de la placa. Tras una incubación de 24 h a 35-37 °C, se observa el crecimiento de especies lipófilas únicamente en el lugar donde se colocó la gota de Tween 80, mientras que las no lipófilas crecen sobre toda la superficie del medio en el lado derecho de la placa.

C. *Corynebacterium amycolatum* que crecen en agar sangre de carnero después de tres días de incubación a 35 °C. Obsérvese el aspecto mate y seco de las colonias y el crecimiento "rugoso" en las áreas confluentes. *C. amycolatum* es la especie de *Corynebacterium* que se aísla con mayor frecuencia y se encuentra sobre la piel.

D. Panel API *Coryne*® inoculado con *C. amycolatum*. La fotografía muestra la primera mitad del panel de identificación. Las interpretaciones de las reacciones mostradas son:

NIT	Positivo	PYZ	Positivo	PYRA	Negativo
PAL	Positivo	β-GUR	Negativo	β-GAL	Negativo
α-GLU	Negativo	β-NAG	Negativo	ESC	Negativo
URE	Negativo				

E. Panel API *Coryne*® inoculado con *C. amycolatum*. Esta fotografía muestra la segunda mitad del panel de identificación. Las interpretaciones de las reacciones mostradas son:

GEL	Negativo	CHO Control	Negativo		
GLU	Positivo	RIB	Positivo	XYL	Negativo
MAN	Negativo	MAL	Negativo	LAC	Negativo
SAC	Positivo	GLYG	Negativo	CAT	Positivo

El biocódigo API *Coryne* para las reacciones mostradas en las láminas 14-3D y E es 3100305, que permite una identificación cruzada de *Corynebacterium* del grupo G, *Corynebacterium striatum* o *C. amycolatum*. *C. amycolatum* no es lipófilo, mientras que las cepas corineformes del grupo G sí lo son; por lo tanto, este aislamiento no pertenece al grupo G. Se requieren algunas pruebas adicionales (p. ej., cromatografía gas-líquido de cultivo en caldo de glucosa) a fin de diferenciar *C. amycolatum* y *C. striatum* de otras especies. Este aislamiento produjo ácido propiónico a partir de glucosa, según lo determinado por la cromatografía gas-líquido del cultivo en caldo, por lo que este microorganismo puede identificarse como *C. amycolatum*.

F. Inflamación local y formación de seudomembranas en la bucofaringe producidas por cepas toxígenas de *Corynebacterium diphtheriae*.

G. Crecimiento de *C. diphtheriae* en agar de Tinsdale modificado. En este medio, *C. diphtheriae* crece en colonias negras con halos pardos. Los aislamientos con colonias con esta morfología primero se identifican bioquímicamente como *C. diphtheriae*, y las pruebas ulteriores requieren demostrar la producción de la toxina diftérica.

H. Crecimiento de *C. diphtheriae* a partir de medio de suero coagulado de Loeffler. Este medio se inocula con material de la parte posterior de la faringe (la seudomembrana diftérica), se prepara un frotis aproximadamente 8 h después de la incubación y se tiñe con azul de metileno. Como se muestra en la imagen, *C. diphtheriae* se observa como bacilos pleomorfos parecidos a cuentas de rosarios. Su aspecto se debe a la producción de gránulos metacromáticos por parte del microorganismo en este medio.

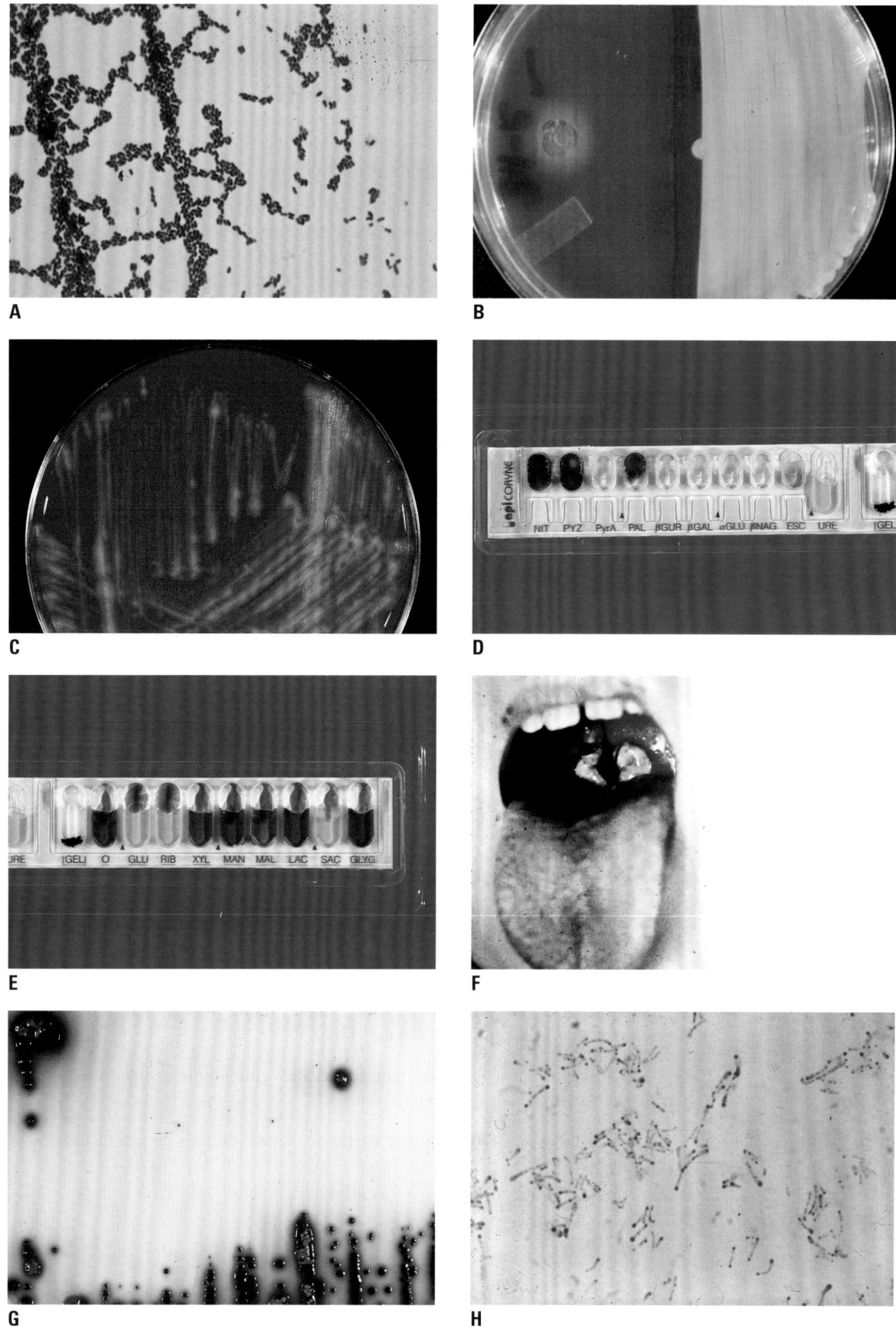

A

B

C

D

E

F

G

H

ESPECIES DE *CORYNEBACTERIUM* (*CONTINUACIÓN*)

A. Crecimiento de *Corynebacterium diphtheriae* en agar sangre de carnero tras 24 h de incubación a 35 °C. Las colonias de este microorganismo son no lipófilas, blancas y cremosas. El aislamiento se inoculó en un kit de identificación API *Coryne*, y las reacciones bioquímicas para su identificación se muestran en **B** y **C**.

B. Panel API *Coryne®* inoculado con *C. diphtheriae*. Esta fotografía muestra la primera mitad del panel de identificación. Las interpretaciones de las reacciones mostradas son:

NIT	Positivo	PYZ	Negativo	PYRA	Negativo
PAL	Negativo	β-GUR	Negativo	β-GAL	Negativo
α-GLU	Positivo	β-NAG	Negativo	ESC	Negativo
URE	Negativo				

C. Panel API *Coryne* inoculado con *C. diphtheriae*. Esta fotografía muestra la otra mitad del panel de identificación. Las interpretaciones de las reacciones mostradas son:

GEL	Negativo	CHO Control	Negativo		
GLU	Positivo	RIB	Negativo	XYL	Negativo
MAN	Negativo	MAL	Positivo	LAC	Negativo
SAC	Negativo	GLYG	Negativo	CAT	Positivo

El biocódigo API *Coryne* para estas reacciones es 1010124, que corresponde a la identificación de *C. diphtheriae* (probabilidad del 97.8%). Se requieren pruebas adicionales para deteriminar si el aislamiento produce toxina diftérica.

D. *Corynebacterium jeikeium* que crecen en agar sangre de carnero después de una incubación de 48 h a 35-37 °C. Esta especie lipófila produce pequeñas colonias no hemolíticas en este agar.

E. Panel API *Coryne* inoculado con *C. jeikeium*. Esta fotografía muestra la primera mitad del panel de identificación. Las interpretaciones de las reacciones mostradas son:

NIT	Negativo	PYZ	Positivo	PYRA	Negativo
PAL	Positivo	β-GUR	Negativo	β-GAL	Negativo
α-GLU	Negativo	β-NAG	Negativo	ESC	Negativo
URE	Negativo				

F. Panel API *Coryne* inoculado con *C. jeikeium*. Esta fotografía muestra la segunda mitad del panel de identificación. Las interpretaciones de las reacciones mostradas son:

GEL	Negativo	CHO Control	Negativo		
GLU	Positivo	RIB	Positivo	XYL	Negativo
MAN	Negativo	MAL	Negativo	LAC	Negativo
SAC	Negativo	GLYG	Negativo	CAT	Negativo

El biocódigo API *Coryne* para estas reacciones es 2100304, que corresponde a la identificación de *C. jeikeium* (probabilidad del 93.6%).

G. Frotis con tinción de Gram que muestra bacilos grampositivos algo pletóricos de *Corynebacterium glucuronolyticum* ("*C. seminale*").

H. *C. glucuronolyticum* que crecen en agar sangre de carnero después de una incubación de 24 h a 35-37 °C.

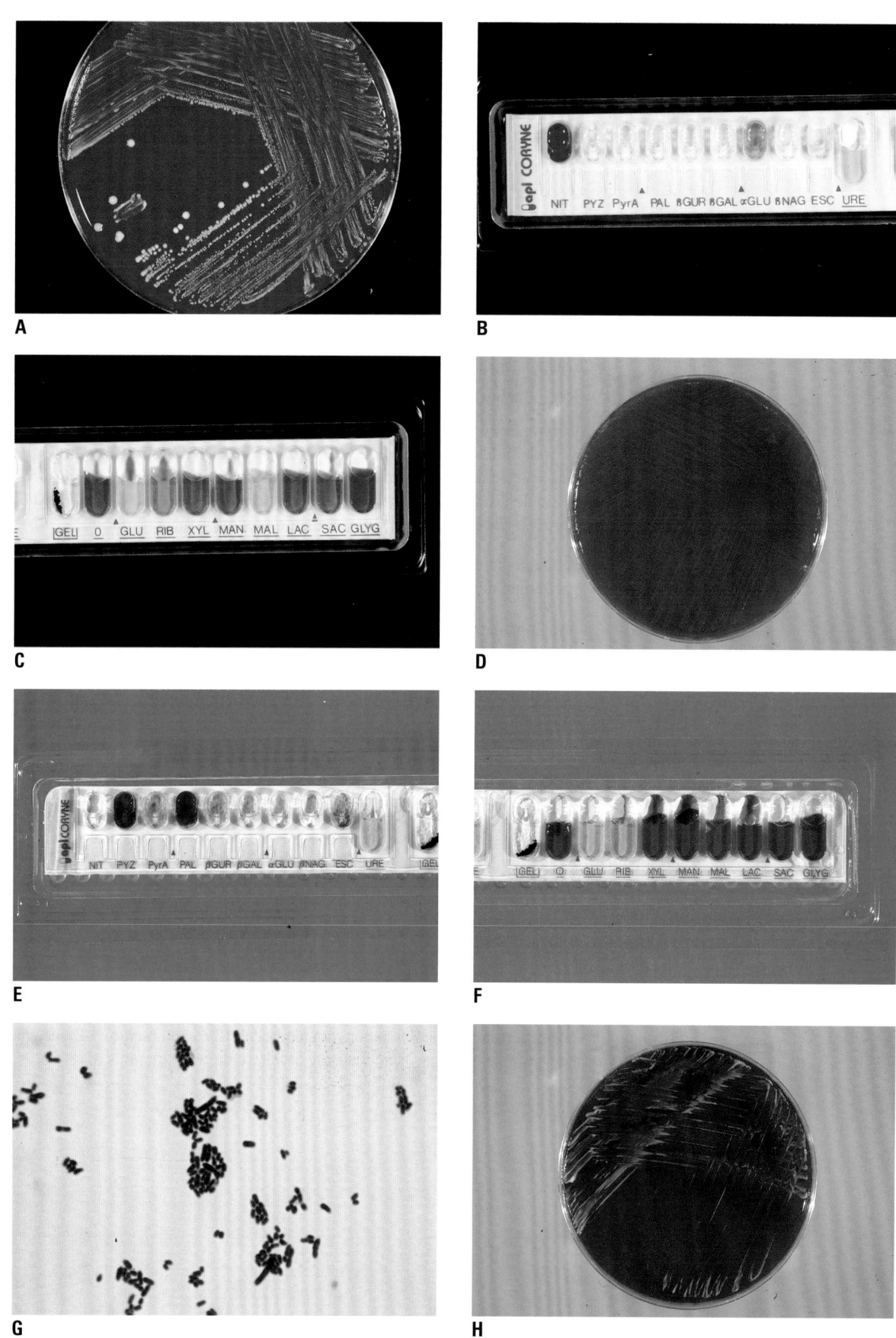

A

B

C

D

E

F

G

H

Especies de Corynebacterium (continuación)

A. Panel API *Coryne* inoculado con *C. glucuronolyticum*. Esta fotografía muestra la primera mitad del panel de identificación. Las interpretaciones de las reacciones mostradas son:

NIT	Negativo	PYZ	Positivo	PYRA	Negativo	Negativo
PAL	Negativo	β-GUR	Positivo	β-GAL		Negativo
α-GLU	Negativo	β-NAG	Negativo	ESC		Positivo
URE	Positivo					

B. Panel API *Coryne* inoculado con *C. glucuronolyticum*. Esta fotografía muestra la segunda mitad del panel de identificación. Las interpretaciones de las reacciones mostradas son:

GEL	Negativo	CHO Control	Negativo		
GLU	Positivo	RIB	Negativo	XYL	Negativo
MAN	Negativo	MAL	Positivo	LAC	Negativo
SAC	Positivo	GLYG	Negativo	CAT	Positivo

El biocódigo API para estas reacciones es 2241125, que corresponde a la identificación de *C. glucuronolyticum* (probabilidad del 99.9%). Esta especie se ha aislado a partir de muestras de semen y es la única especie de *Corynebacterium* que es β-glucuronidasa (β-GUR) positiva. Esta especie también fue descrita por otro grupo de investigación y se denominó "*C. seminale*". Sin embargo, el nombre "*C. glucuronolyticum*" ha adquirido predominancia taxonómica.

C. *Corynebacterium pseudodiphtheriticum*. Colonias cremosas, lisas, no lipófilas y no hemolíticas que crecen en agar sangre de carnero después de una incubación de 24 h a 35-37 °C.

D. Panel API *Coryne* inoculado con *C. pseudodiphtheriticum*. Las interpretaciones de las reacciones mostradas son:

NIT	Positivo	PYZ	Positivo	PYRA	Negativo
PAL	Negativo	β-GUR	Negativo	β-GAL	Negativo
α-GLU	Negativo	β-NAG	Negativo	ESC	Negativo
URE	Positivo	GEL	Negativo	CHO Control	Negativo
GLU	Negativo	RIB	Negativo	XYL	Negativo
MAN	Negativo	MAL	Negativo	LAC	Negativo
SAC	Negativo	GLYG	Negativo	CAT	Positivo

El biocódigo API *Coryne* para estas reacciones es 3001004, que corresponde a la identificación de *C. pseudodiphtheriticum* (probabilidad del 96.7%).

E. *Corynebacterium riegelii*. Colonias cremosas, no lipófilas y no hemolíticas que crecen en agar sangre de carnero después de una incubación de 24 h a 35-37 °C.

F. Reacción de ureasa rápida de *C. riegelii*. Al igual que *Corynebacterium urealyticum*, *C. riegelii* es rápidamente ureasa positiva. La fotografía muestra un agar inclinado de urea no inoculado (*arriba*) y un agar inclinado de urea inoculado con *C. riegelii* (*abajo*). La reacción fue fotografiada después de que el agar inclinado se incubase durante 30 min a 35-37 °C.

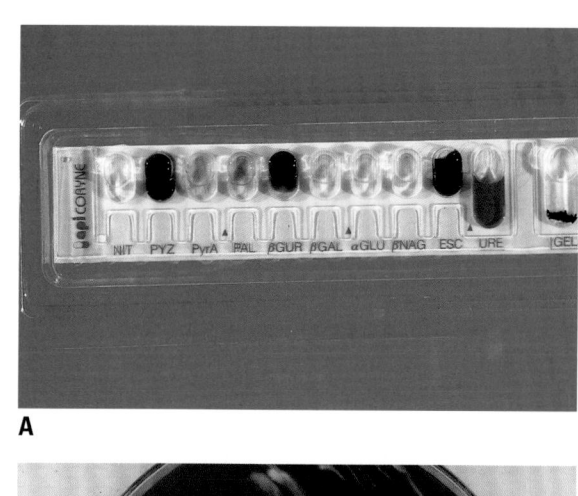

A

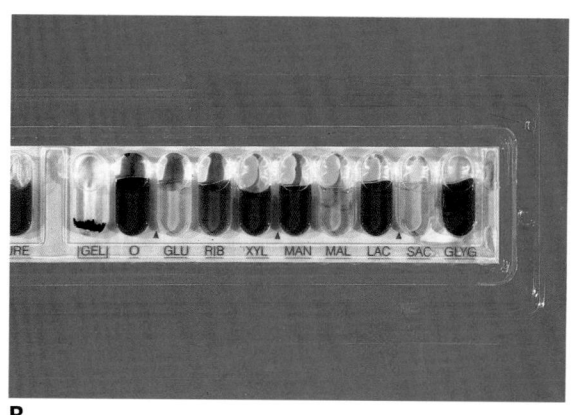

B

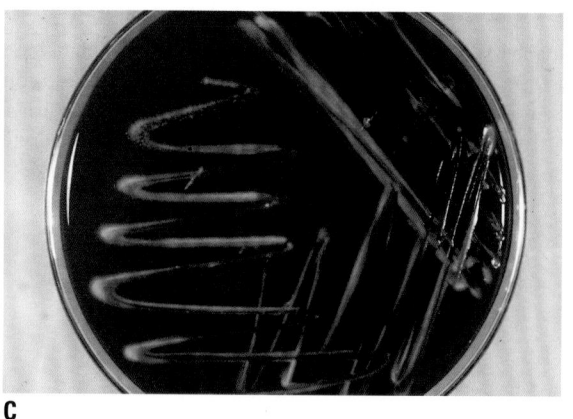

C

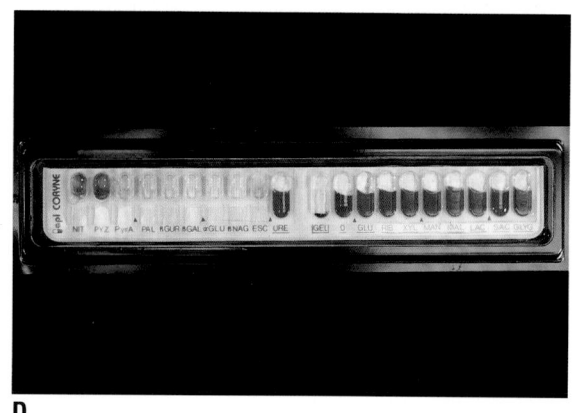

D

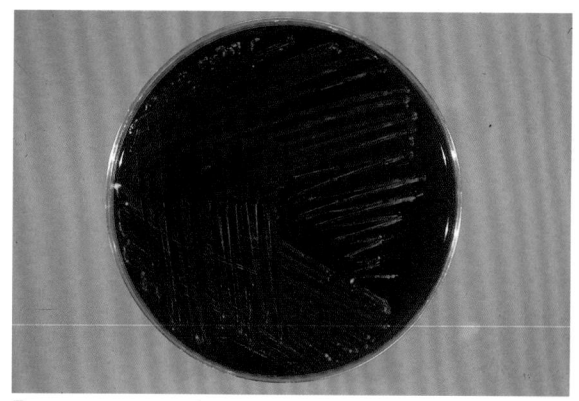

E

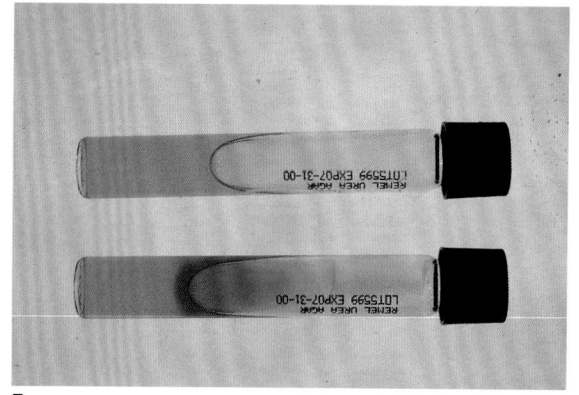

F

G. Panel API *Coryne* inoculado con *C. riegelii*. Esta fotografía permite observar la primera mitad del panel de identificación. Las interpretaciones de las reacciones mostradas son:

NIT	Negativo	PYZ	Positivo	PYRA	Negativo
PAL	Negativo	β-GUR	Negativo	β-GAL	Negativo
α-GLU	Negativo	β-NAG	Negativo	ESC	Negativo
URE	Positivo				

H. Panel API *Coryne* inoculado con *C. riegelii*. Esta fotografía presenta la segunda mitad del panel de identificación. Las interpretaciones de las reacciones mostradas son:

GEL	Negativo	CHO Control	Negativo		
GLU	Negativo	RIB	Positivo	XYL	Negativo
MAN	Negativo	MAL	Positivo	LAC	Negativo
SAC	Negativo	GLYG	Negativo	CAT	Positivo

El biocódigo API para estas reacciones es 2001204. Este biocódigo no se incluyó en la base de datos de API *Coryne* cuando se tomó esta imagen, pero es el mismo biocódigo publicado con la descripción original de *C. riegelii*. Esta especie se ha relacionado con infecciones urinarias. Además de ser rápidamente ureasa positiva, la especie también es atípica en el sentido de que produce ácido a partir de maltosa y ribosa, pero no de glucosa, como se muestra.

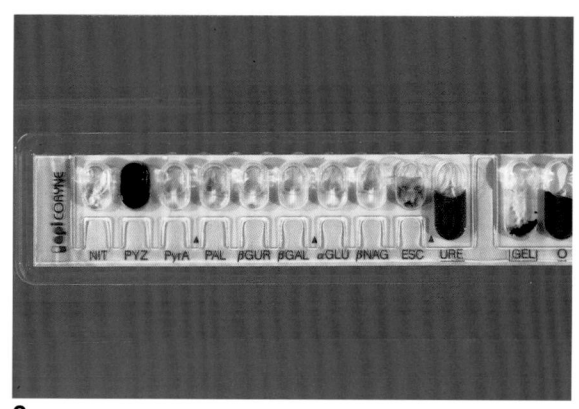

G

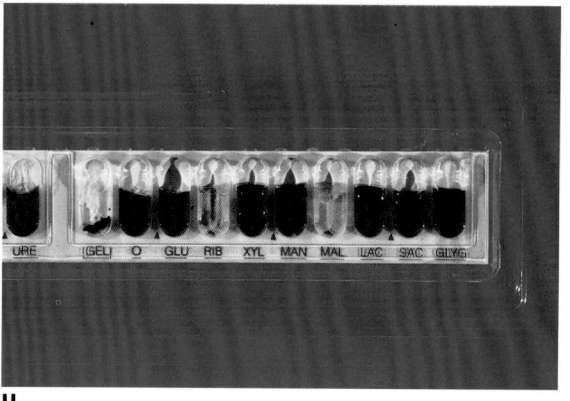

H

ESPECIES DE *CORYNEBACTERIUM*, *ARCANOBACTERIUM* Y *BREVIBACTERIUM*

A. Colonias cremosas, no lipófilas y no hemolíticas de *Corynebacterium striatum* que crecen en agar sangre de carnero después de una incubación de 48 h a 35-37 °C. Obsérvese la morfología con forma de "diana" o "tiro al blanco" de cada colonia.

B. Panel API *Coryne* inoculado con *C. striatum*. Las interpretaciones de las reacciones mostradas son:

NIT	Positivo	PYZ	Positivo	PYRA	Negativo
PAL	Positivo	β-GUR	Negativo	β-GAL	Negativo
α-GLU	Negativo	β-NAG	Negativo	ESC	Negativo
URE	Negativo	GEL	Negativo	CHO Control	Negativo
GLU	Positivo	RIB	Negativo	XYL	Negativo
MAN	Negativo	MAL	Negativo	LAC	Negativo
SAC	Positivo	GLYG	Negativo	CAT	Positivo

El biocódigo API *Coryne* para estas reacciones es 3100105, que corresponde a la identificación de *Corynebacterium* del grupo G, 55.5%/*C. striatum-amycolatum*, 43.6%. Como las cepas del grupo G son lipófilas, este microorganismo puede ser ya sea *C. striatum* o *C. amycolatum*. Este aislamiento no produce ácido propiónico a partir de glucosa en la cromatografía gas-líquido del cultivo, por lo que este aislamiento puede identificarse como *C. striatum*.

C. *Corynebacterium* del grupo G después de una incubación de 24 h a 35-37 °C. Después de 24 h, cada colonia es extremadamente pequeña, por lo que los crecimientos adecuados sólo se observan en las áreas de mayor inoculación. Esta especie lipófila se ha aislado de muestras de vítreo, sangre, líquido cefalorraquídeo y vías urogenitales.

D. Panel API *Coryne* inoculado con *Corynebacterium* del grupo G. Las interpretaciones de las reacciones mostradas son como sigue:

NIT	Negativo	PYZ	Positivo	PYRA	Negativo
PAL	Positivo	β-GUR	Negativo	β-GAL	Negativo
α-GLU	Negativo	β-NAG	Negativo	ESC	Negativo
URE	Negativo	GEL	Negativo	CHO Control	Negativo
GLU	Positivo	RIB	Positivo	XYL	Negativo
MAN	Negativo	MAL	Positivo	LAC	Negativo
SAC	Positivo	GLYG	Negativo	CAT	Positivo

El biocódigo API para estas reacciones es 2100325. Consultar la base de datos permite la identificación de *Corynebacterium* del grupo G (probabilidad del 76.6%)/*C. striatum/amycolatum* (probabilidad del 22.7%). Como este microorganismo es lipófilo y tanto *C. striatum* como *C. amycolatum* no lo son, este aislamiento puede identificarse como *Corynebacterium* del grupo G.

E. Crecimiento de *Arcanobacterium haemolyticum* en agar sangre de carnero después de una incubación de 48 h a 35-37 °C. Obsérvese la zona de β-hemólisis alrededor de las colonias.

F. Panel API *Coryne* inoculado con *A. haemolyticum*. Las interpretaciones de las reacciones mostradas son:

NIT	Negativo	PYZ	Positivo	PYRA	Positivo
PAL	Positivo	β-GUR	Negativo	β-GAL	Positivo
α-GLU	Positivo	β-NAG	Positivo	ESC	Negativo
URE	Negativo	GEL	Negativo	CHO Control	Negativo
GLU	Positivo	RIB	Positivo	XYL	Negativo
MAN	Negativo	MAL	Positivo	LAC	Positivo
SAC	Negativo	GLYG	Negativo	CAT	Negativo

El biocódigo API *Coryne* para estas reacciones es 6530360, que corresponde a la identificación de *A. haemolyticum* con una probabilidad del 99.9% (identificación excelente).

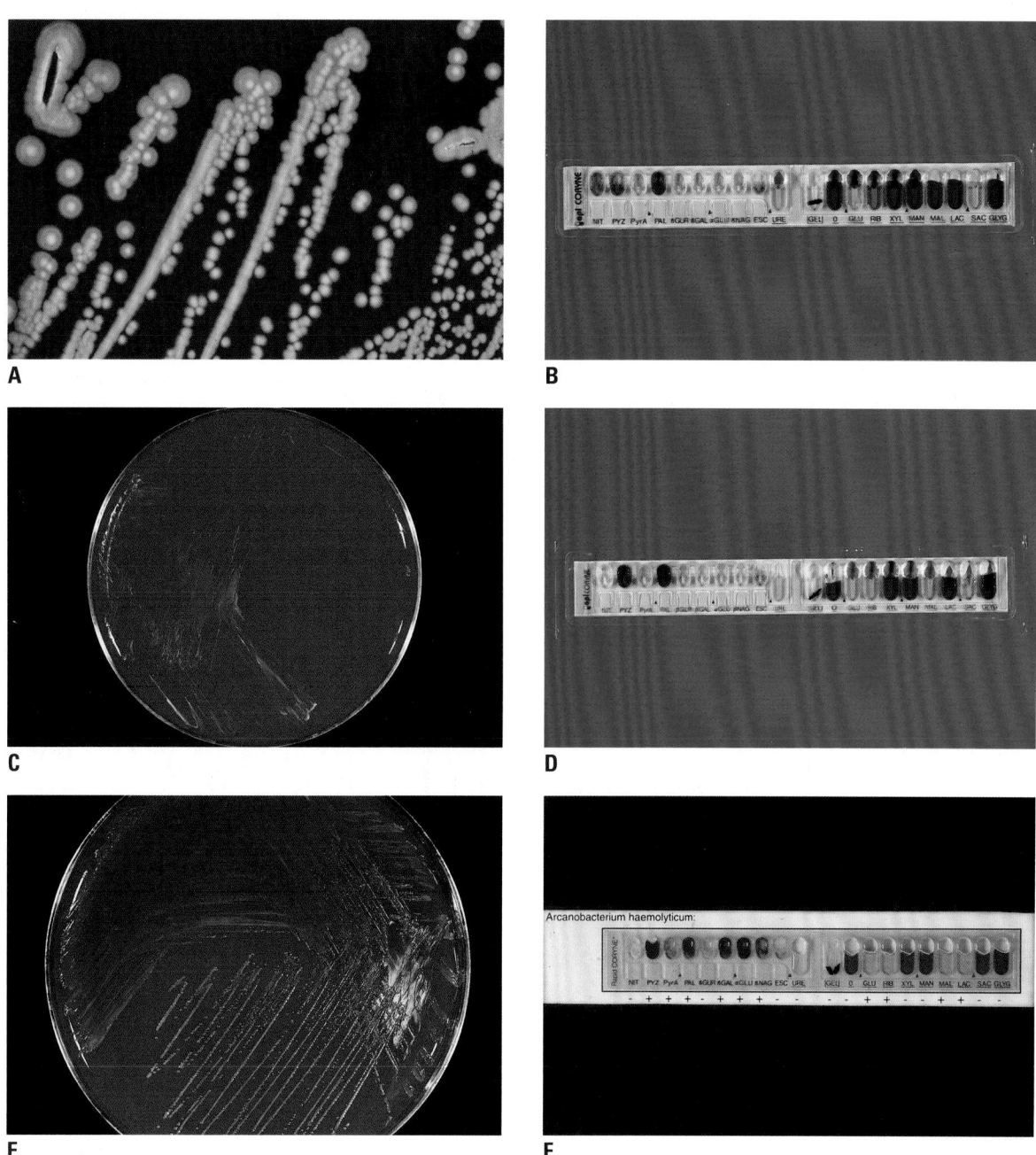

A

B

C

D

E

F Arcanobacterium haemolyticum:

G. Crecimiento de *Brevibacterium casei* en agar sangre de carnero después de una incubación de 24 h a 35-37 °C. Las colonias de este microorganismo están pigmentadas de amarillo pálido, que se intensifica durante la incubación pasadas las 24 h. Estos aislamientos también emiten un aroma fuerte que recuerda a "pies malolientes". Este aislamiento en particular se tomó de un hemocultivo múltiple de un paciente con sida con una infección relacionada con un catéter central.

H. Panel API *Coryne* inoculado con *B. casei*. Las interpretaciones de las reacciones mostradas son:

NIT	Negativo	PYZ	Positivo	PYRA	Positivo
PAL	Positivo	β-GUR	Negativo	β-GAL	Negativo
α-GLU	Positivo	β-NAG	Negativo	ESC	Negativo
URE	Negativo	GEL	Positivo	CHO Control	Negativo
GLU	Negativo	RIB	Negativo	XYL	Negativo
MAN	Negativo	MAL	Negativo	LAC	Negativo
SAC	Negativo	GLYG	Negativo	CAT	Positivo

El biocódigo API *Coryne* para estas reacciones es 6112004, que corresponde a la identificación de especies de *Brevibacterium*. Algunas pruebas posteriores confirmaron que el aislamiento de este hemocultivo en efecto se trataba de *B. casei*.

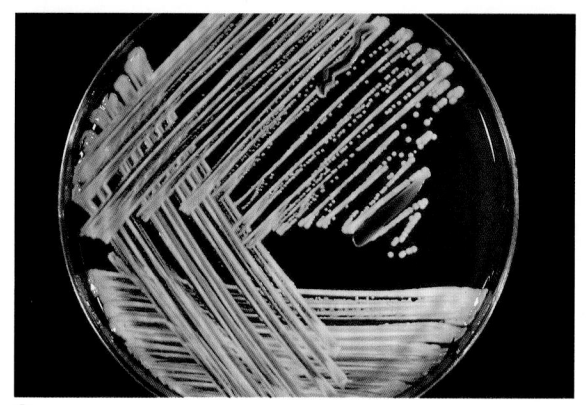

G

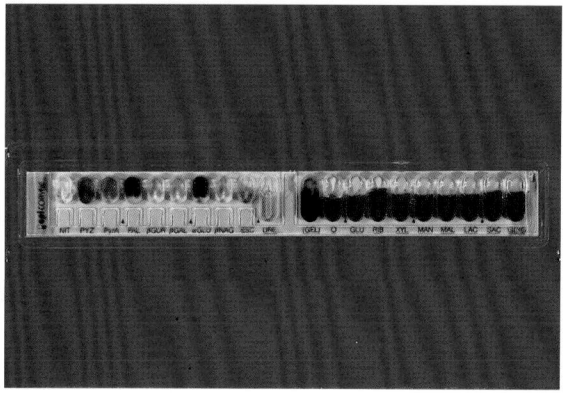

H

ESPECIES DE *ROTHIA*, *CELLULOSIMICROBIUM*, *CELLULOMONAS*/
MICROBACTERIUM Y *LACTOBACILLUS*

A. Crecimiento de *Rothia dentocariosa* en agar sangre de carnero después de una incubación de 48 h a 35-37 °C. Este bacilo grampositivo se encuentra relacionado con microorganismos nocardiformes y forma colonias secas, blancas y cerebriformes en agares, como se muestra.

B. Panel API *Coryne* inoculado con *R. dentocariosa*. Las interpretaciones de las reacciones mostradas son:

NIT	Positivo	PYZ	Positivo	PYRA	Positivo
PAL	Negativo	β-GUR	Negativo	β-GAL	Negativo
α-GLU	Positivo	β-NAG	Negativo	ESC	Positivo
URE	Negativo	GEL	Negativo	CHO Control	Negativo
GLU	Positivo	RIB	Negativo	XYL	Negativo
MAN	Negativo	MAL	Positivo	LAC	Negativo
SAC	Positivo	GLYG	Negativo	CAT	Positivo

El biocódigo API para estas reacciones es 7050125, que corresponde a la identificación de *R. dentocariosa* (probabilidad del 99.5%).

C. Crecimiento de *Cellulosimicrobium cellulans* en agar sangre de carnero después de una incubación de 24 h a 35-37 °C. Este microorganismo de pigmento amarillo brillante antes se denominó *Oerskovia xanthineolytica*.

D. Panel API *Coryne* inoculado con *C. cellulans*. Las interpretaciones de las reacciones mostradas son:

NIT	Positivo	PYZ	Positivo	PYRA	Positivo
PAL	Positivo	β-GUR	Negativo	β-GAL	Positivo
α-GLU	Positivo	β-NAG	Positivo	ESC	Positivo
URE	Negativo	GEL	Positivo	CHO Control	Negativo
GLU	Positivo	RIB	Positivo	XYL	Positivo
MAN	Negativo	MAL	Positivo	LAC	Negativo
SAC	Positivo	GLYG	Positivo	CAT	Positivo

El biocódigo API para estas reacciones es 7572727, que corresponde a la identificación de *Oerskovia xanthineolytica* (*C. cellulans*), con una probabilidad del 99.9%.

E. Crecimiento de *Microbacterium* de pigmento amarillo en agar sangre de carnero después de 24 h a 35-37 °C.

F. Panel API *Coryne* inoculado con especies de *Microbacterium*. Las interpretaciones de las reacciones mostradas son:

NIT	Negativo	PYZ	Positivo	PYRA	Negativo
PAL	Positivo	β-GUR	Negativo	β-GAL	Positivo
α-GLU	Positivo	β-NAG	Positivo	ESC	Positivo
URE	Negativo	GEL	Negativo	CHO Control	Negativo
GLU	Positivo	RIB	Positivo	XYL	Positivo
MAN	Positivo	MAL	Positivo	LAC	Negativo
SAC	Positivo	GLYG	Positivo	CAT	Positivo

El biocódigo API para estas reacciones es 2570737, que corresponde a la identificación de especies de *Cellulomonas*/*Microbacterium* (probabilidad del 99.9%). Se requieren pruebas adicionales para distinguir entre estos dos géneros.

G. Frotis con tinción de Gram de hemocultivo donde se desarrollaron especies de *Lactobacillus*. Estos microorganismos son bacilos grampositivos de forma regular que se observan solos, en pares o en cadenas cortas.

H. Pequeñas colonias de especies no hemolíticas de *Lactobacillus* que crecen en agar sangre de carnero después de una incubación de 24 h a 35-37 °C.

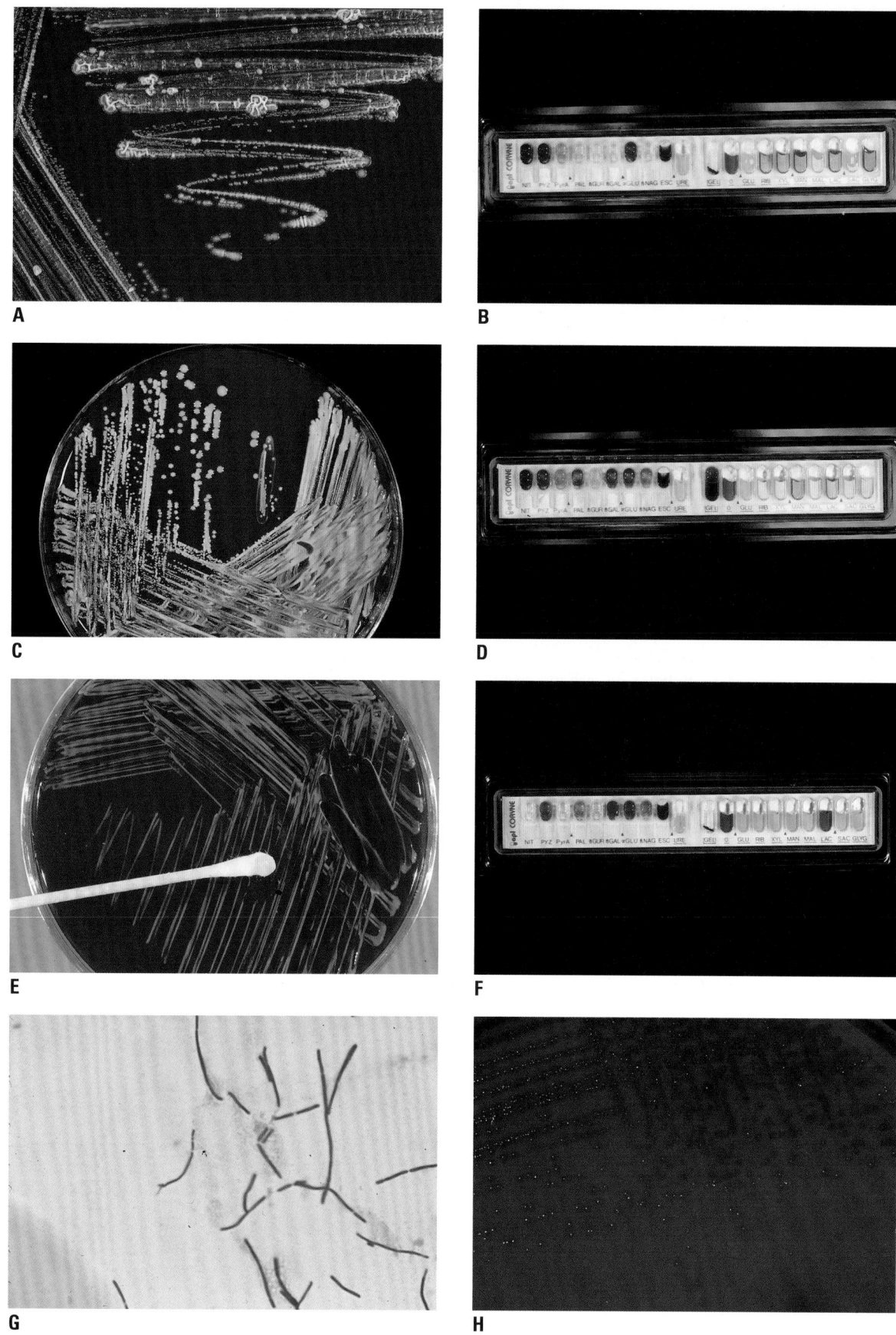

ESPECIES DE *LACTOBACILLUS* Y *GARDNERELLA*

A. Especies de *Lactobacillus* inoculadas formando una capa fina en una placa de agar sangre de carnero con un disco de vancomicina. Algunos lactobacilos son resistentes a los glucopéptidos vancomicina y teicoplanina, como lo indica el crecimiento de microorganismos en el borde del disco de vancomicina, tal como se muestra en la imagen.

B. Frotis con tinción de Gram de una muestra de una vagina sana. Obsérvese la presencia de células epiteliales grandes y bacilos grampositivos que corresponden al "morfotipo de *Lactobacillus*".

C. Frotis con tinción de Gram de material obtenido de la vagina de una paciente con vaginosis bacteriana. La célula epitelial que se observa en el portaobjetos está cubierta principalmente por bacilos y cocobacilos gramnegativos, que constituyen bacilos gramnegativos anaerobios y "morfotipos de *Gardnerella*".

D. Crecimiento de *Gardnerella vaginalis* en agar sangre CNA después de una incubación de 48 h a 35-37 °C en CO_2 al 5-7%. Transcurrido este lapso, las colonias se tornan muy pequeñas y se observan mejor en las áreas de crecimiento confluente.

E. Pequeñas colonias β-hemolíticas de *G. vaginalis* que crecen en medio bicapa de sangre humana-Tween® (HBT, *human blood bilayer-Tween*) después de una incubación de 72 h a 35-37 °C en CO_2 al 5-7%. Este microorganismo es β-hemolítico en medios que contienen sangre humana (como el agar HBT).

F. Técnica de utilización rápida de hidratos de carbono para la identificación de *G. vaginalis*. Este procedimiento de identificación de 4 h de duración es parecido al que se utiliza para especies de *Neisseria* (cap. 11). Se coloca solución salina balanceada con rojo fenol y sin hidratos de carbono en tubos pequeños a razón de 0.10 mL, y a cada uno se añade una gota de hidratos de carbono al 20% esterilizados con filtro. Se prepara una suspensión considerable del microorganismo en agar BSS sin hidratos de carbono, y luego se agrega una sola gota de esta suspensión a cada uno de los tubos con BSS-hidratos de carbono. En la fotografía, los tubos son (*izquierda* a *derecha*) la suspensión de microorganismos en BSS, BSS-glucosa, BSS-maltosa y BSS-manitol. El último tubo (*extremo derecho*) es la prueba de hidrólisis de hipurato. Como se puede observar, *G. vaginalis* produce ácido a partir de glucosa y maltosa, pero no de manitol, y es altamente positivo a la hidrólisis de hipurato.

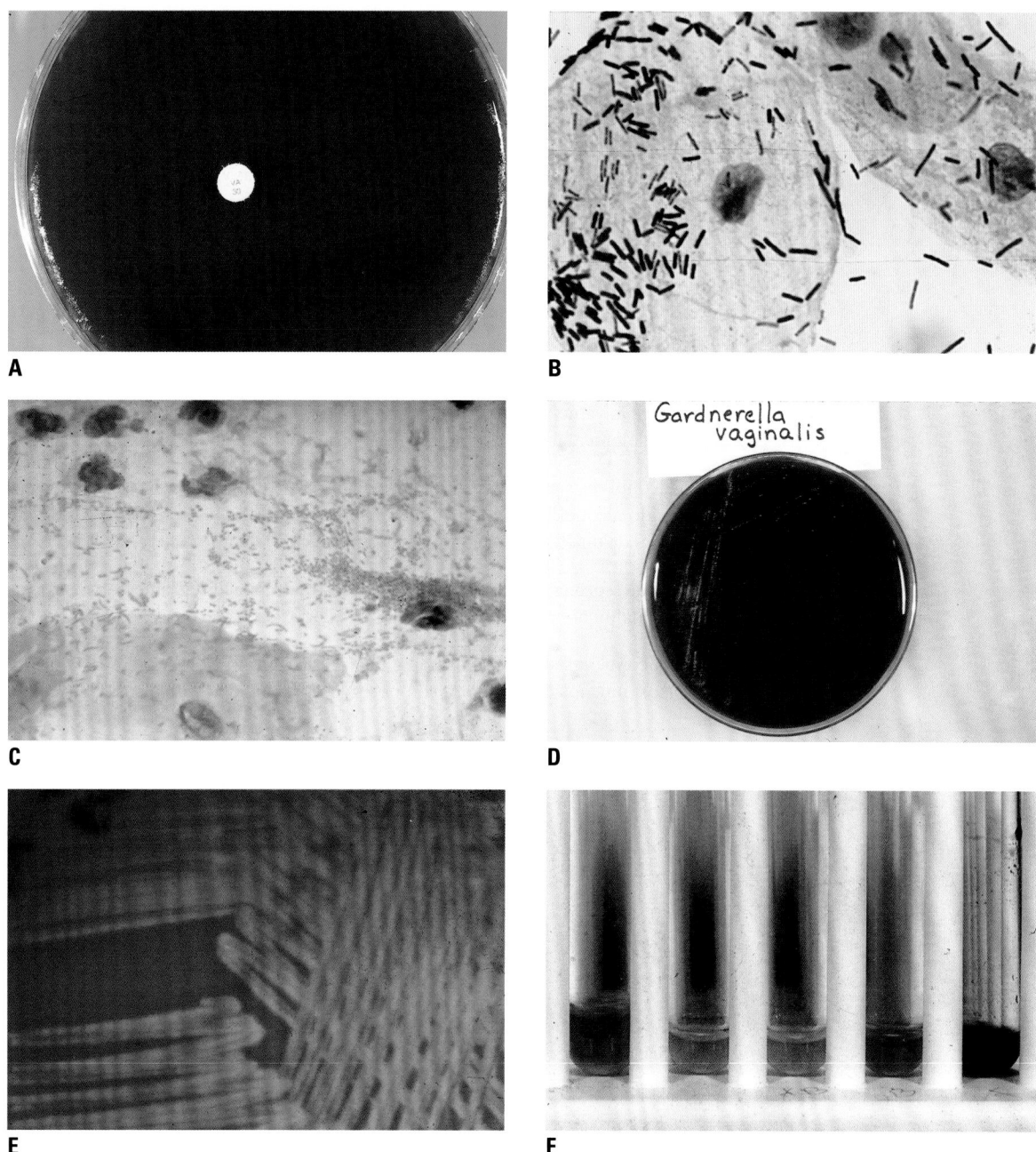

A

B

C

D

Gardnerella
vaginalis

E

F

IDENTIFICACIÓN DE BACILOS GRAMPOSITIVOS AEROBIOS Y ANAEROBIOS FACULTATIVOS

A. Vista ampliada de *Nocardia asteroides* después de siete días de incubación a 30 °C en agar Middlebrook 7H11. Se observan las típicas colonias naranjas, lisas y onduladas que tienden a adherirse a la superficie del agar. Otras especies producen colonias blancas, secas y calcáreas (lám. 1-5J). Cabe notar que las especies de *Nocardia* crecen en los medios de aislamiento selectivos utilizados para aislar las especies de *Mycobacterium*; de hecho, el diagnóstico de laboratorio de nocardiosis suele sospecharse inicialmente en el sector de micobacteriología del laboratorio. La detección de un olor distintivo a humedad es una pista inicial para su identificación.

B. Placa de agar Middlebrook 7H11 en la que crece un cultivo de 48 h de especies de *Rhodococcus*. Las colonias son relativamente grandes, de 2-4 mm de diámetro, y se observan íntegras y lisas. Obsérvese la pigmentación rosa salmón, una pista inicial para identificar esta especie.

C. Tinción ácido alcohol resistente parcial de un exudado que contiene los filamentos suaves, ramificados y ácido alcohol resistentes característicos de las especies de *Nocardia*. Se aisló *Nocardia asteroides* de un cultivo obtenido de esta muestra.

D. Tinción de Gram de especies de *Rhodococcus* que muestra cocobacilos grampositivos cortos dispuestos individualmente y en grupos con forma de letras chinas.

E. Tinción ácido alcohol resistente modificada de especies de *Rhodococcus* que muestra cocobacilos cortos, muchos de los cuales son positivos a la tinción ácido alcohol resistente modificada.

F. En algunos casos, cuando *Nocardia* se tiñe en una muestra clínica directa, es posible que los filamentos no absorban la tinción y que el microorganismo se tiña a manera de "rosario", en el que únicamente las "cuentas del rosario" serían positivas a la tinción ácido alcohol resistente. Tinción ácido alcohol resistente modificada, aumento 1 000×.

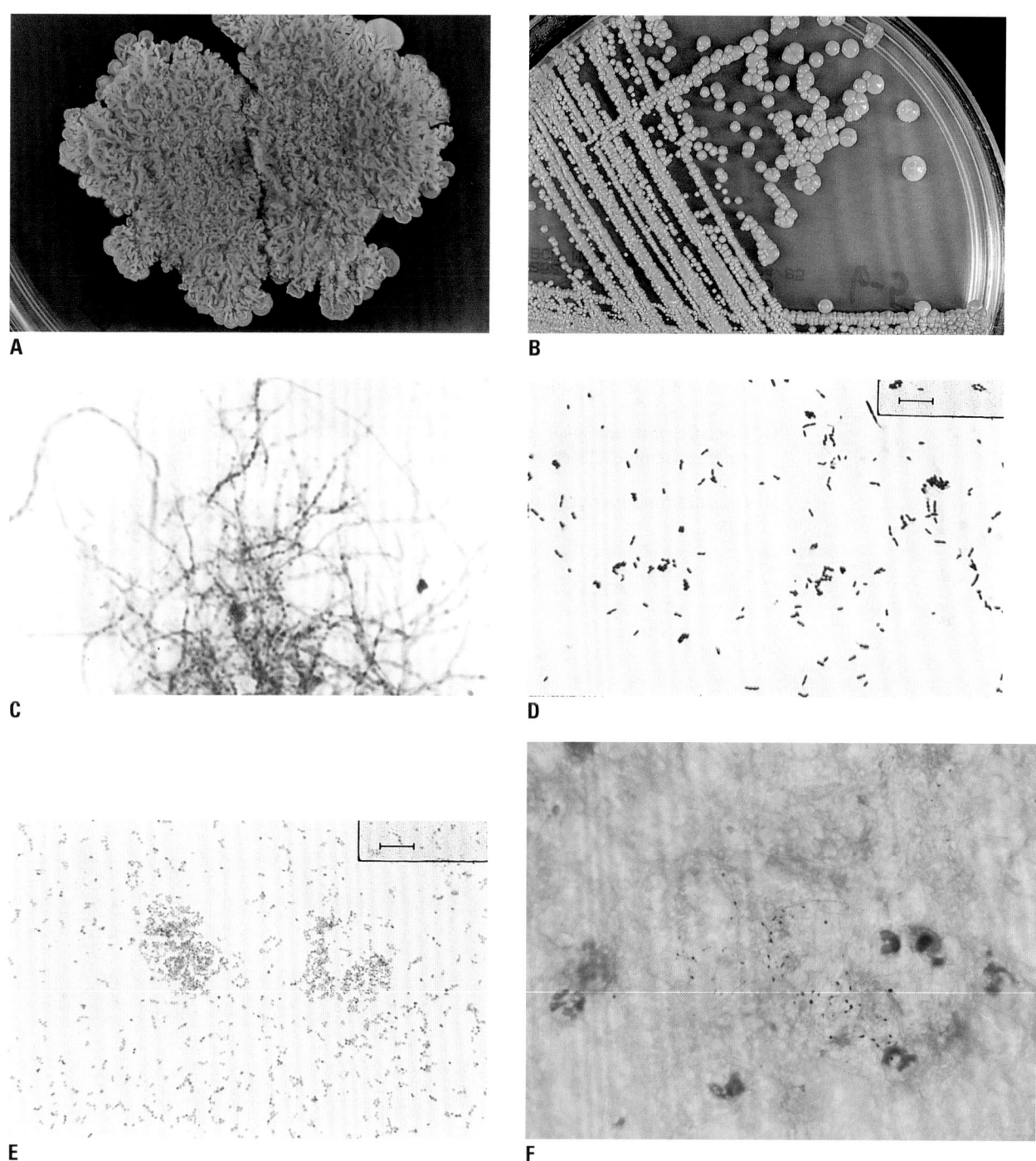

A

B

C

D

E

F

IDENTIFICACIÓN DE BACTERIAS ANAEROBIAS: BACILOS GRAMNEGATIVOS

A. *Bacteroides fragilis.* Tinción de Gram de células en cultivo en caldo de tioglicolato de 48 h.

B. *Bacteroides fragilis.* Colonias en agar sangre anaerobio tras 48 h de incubación a 35 °C.

C. *Prevotella melaninogenica.* Tinción de Gram de células de una colonia de 48 h en agar sangre.

D. *Prevotella melaninogenica.* Colonias negras en agar sangre tras 5 h de incubación a 35 °C.

E. *Fusobacterium nucleatum.* Tinción de Gram de células de una colonia de 48 h en agar sangre anaerobio. Obsérvense los bacilos gramnegativos largos con extremos en punta.

F. *Fusobacterium nucleatum.* Colonias características en agar sangre anaerobio tras 48 h de incubación a 35 °C, que muestran el efecto opalescente.

G. *Fusobacterium necrophorum.* Tinción de Gram de células de una colonia de 48 h en agar sangre anaerobio. Obsérvese el pleomorfismo.

H. *Fusobacterium necrophorum.* Colonias en agar sangre anaerobio tras 48 h de incubación a 35 °C.

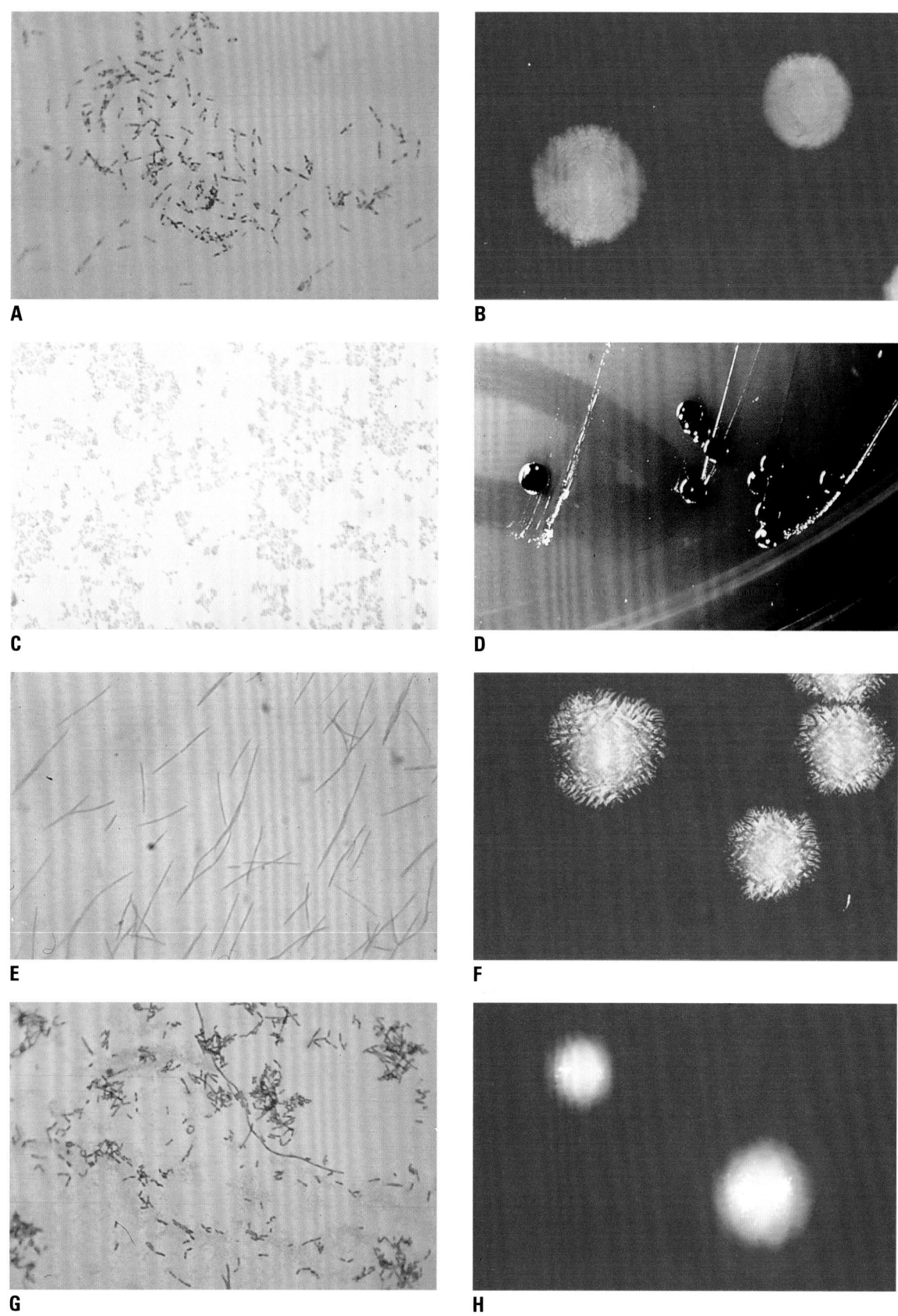

A

B

C

D

E

F

G

H

IDENTIFICACIÓN DE BACTERIAS ANAEROBIAS: MICROORGANISMOS GRAMPOSITIVOS QUE NO FORMAN ESPORAS

A. Frotis directo con tinción de Gram de un exudado purulento en el que se observan neutrófilos degenerados y una mezcla de bacilos gramnegativos de distintos tamaños. Los cocobacilos más pequeños sugieren una de las especies pigmentadas de *Prevotella-Porphyromonas*; los bacilos pleomorfos más grandes sugieren un miembro del grupo *Bacteroides fragilis*.

B. Frotis directo con tinción de Gram de exudado purulento de un absceso intraabdominal, que muestra neutrófilos segmentados, cocos grampositivos en pares y cadenas cortas, y pequeños bacilos gramnegativos. Las infecciones anaerobias suelen tener una mezcla de bacterias.

C. Vista microscópica de los gránulos de azufre actinomicóticos. Este exudado, proveniente de la infección de una herida abdominal, fue fotografiado dentro de una placa de Petri.

D. Aspecto del frotis con tinción de Gram de la misma muestra que en **C**, en la que se observan los gránulos de azufre con filamentos delgados y ramificados de una especie de *Actinomyces*.

E. *Actinomyces israelii*. Preparado con tinción de Gram de una colonia en agar sangre. Obsérvese la ramificación de las células.

F. Las características colonias con forma de "muela" de *A. israelii*, aquí mostradas, fueron producidas en agar infusión cerebro y corazón tras siete días de incubación anaerobia a 35 °C.

G. Esta tinción de Gram muestra las células de *Eubacterium alactolyticum* a partir de un cultivo en caldo de tioglicolato enriquecido tras 48 h de incubación a 35 °C.

H. Se muestran las colonias de *E. alactolyticum* en agar sangre anaerobio después de 48 h de incubación.

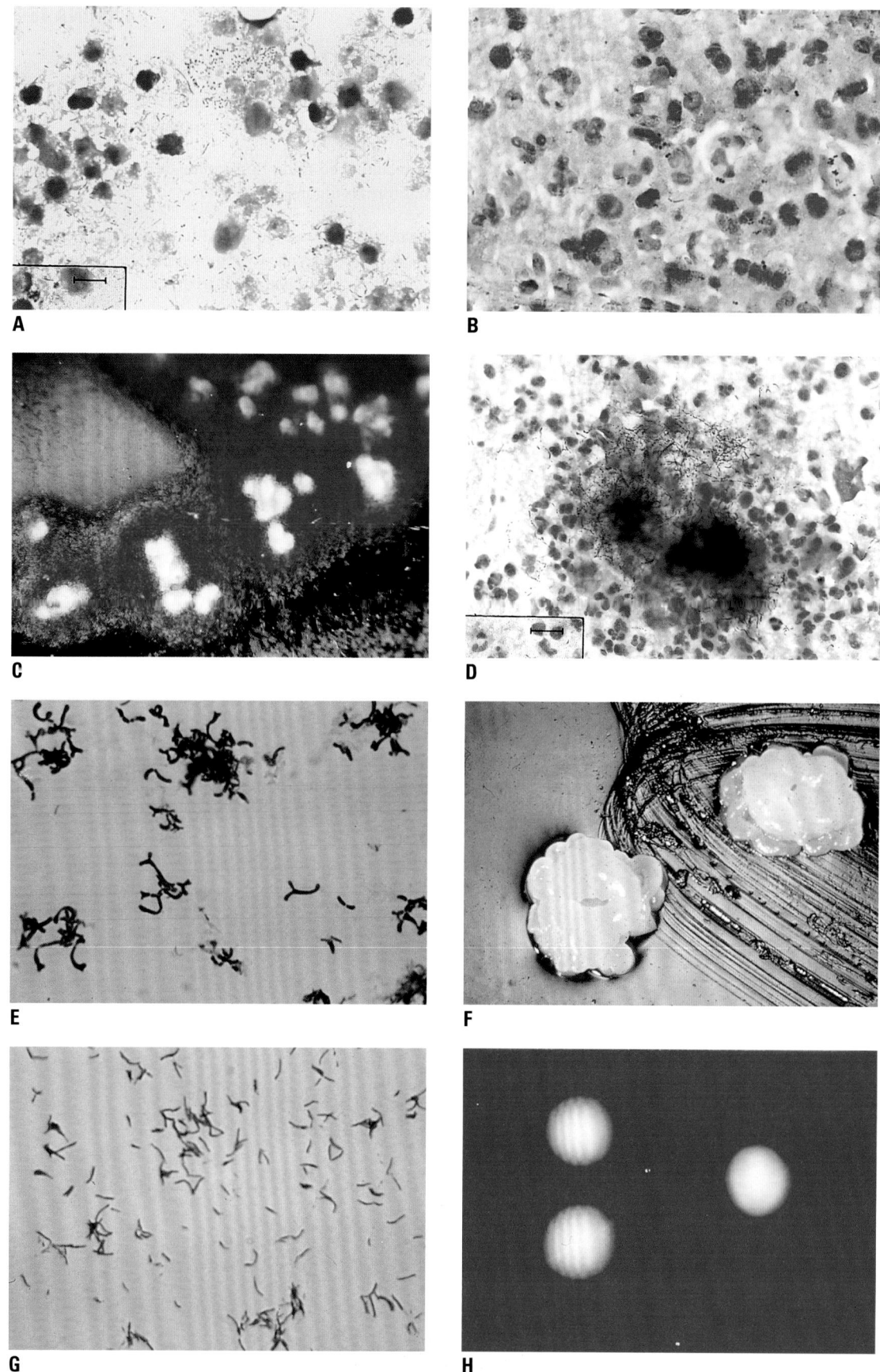

IDENTIFICACIÓN DE BACTERIAS ANAEROBIAS: CLOSTRIDIOS

A. Tinción de Gram de *Clostridium perfringens* de una colonia de 24 h en agar sangre. Obsérvese la falta de esporas y que algunas células tienden a teñirse de rojo (gramnegativas).

B. Tinción de Gram de *C. perfringens* en un cultivo en caldo tioglicolato de 24 h. Obsérvese la falta de esporas y la presencia de algunas formas filamentosas.

C. Aspecto habitual de *C. perfringens* en agar sangre anaerobio tras 24 h de incubación a 35 °C. Obsérvese la zona doble de hemólisis. La zona interna de hemólisis completa se debe a la toxina theta, y la zona externa de hemólisis incompleta a la toxina alfa (con actividad de lecitinasa).

D. *Clostridium perfringens*. Tinción de Gram directa de un aspirado de tejido muscular de un paciente con mionecrosis por gangrena gaseosa. Se percibe un fondo necrótico sin células inflamatorias intactas ni células musculares, bacilos gramnegativos relativamente grandes con forma de "vagón de carga" y un bacilo gramnegativo que puede ser una célula de *C. perfringens* gramvariable u otro microorganismo.

E. Colonias de *C. perfringens* en agar yema de huevo de McClung modificado. El precipitado alrededor de las colonias indica la actividad de lecitinasa de la toxina alfa producida por el microorganismo.

F. Producción de lipasa en agar yema de huevo. Algunos clostridios, como *Clostridium botulinum*, *Clostridium sporogenes* y *Clostridium novyi* de tipo A, muestran actividad de lipasa en el agar yema de huevo, como se muestra. Obsérvese la capa aperlada opalescente de las colonias que se extiende hacia la superficie del medio circundante.

G. Estas colonias rugosas, irregulares, planas, rizoides y extendidas sobre una placa de agar sangre anaerobia durante 48 h son distintivas de *Clostridium septicum*.

H. Frotis directo con tinción de Gram de hemocultivo positivo que contiene *C. septicum*. Se observan numerosas esporas subterminales con forma de huevo o limón.

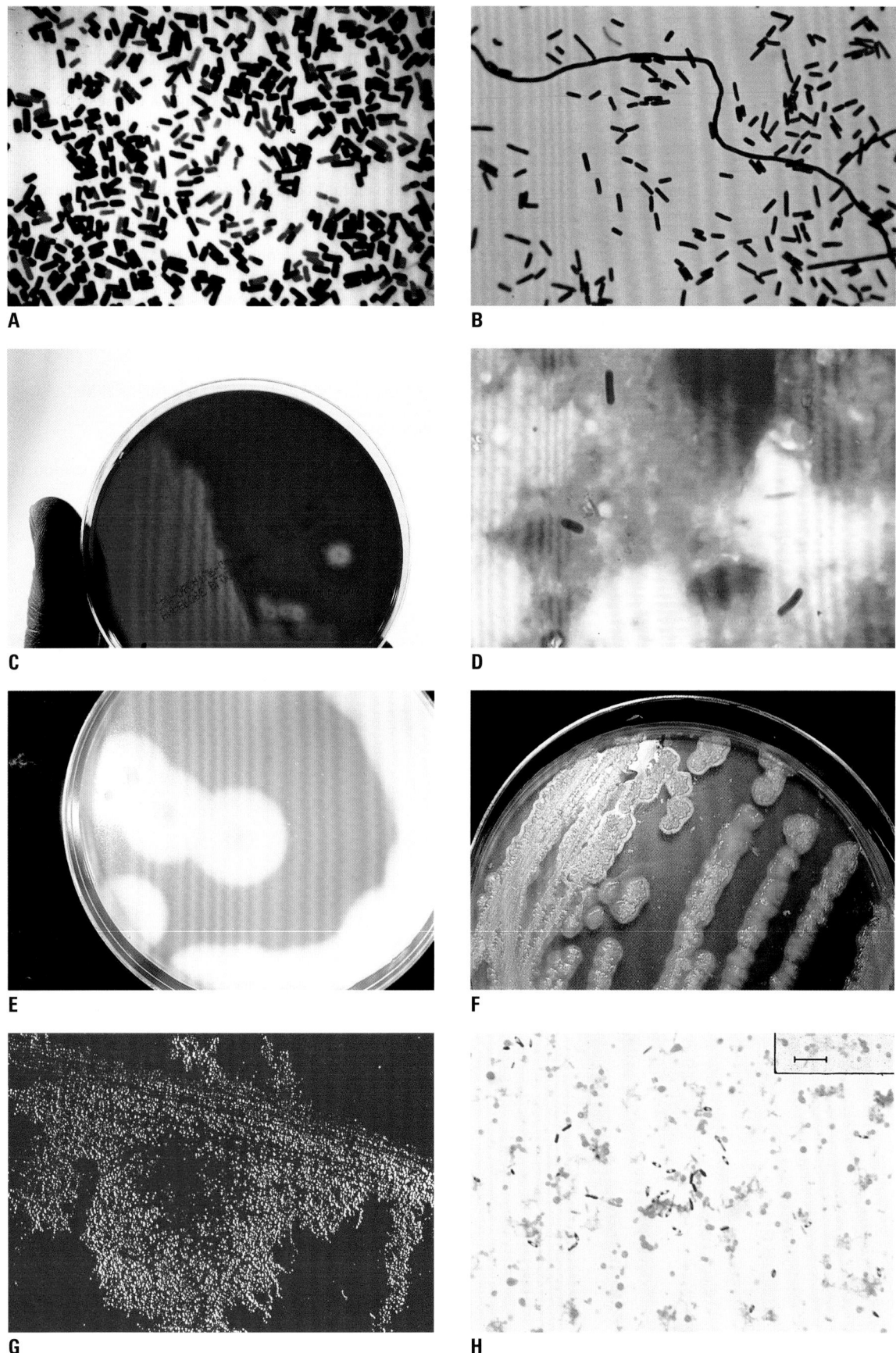

A

B

C

D

E

F

G

H

IDENTIFICACIÓN DE BACTERIAS ANAEROBIAS: CLOSTRIDIOS (*CONTINUACIÓN*)

A. Colonias de *Clostridium tetani* en agar sangre condensado (4% de agar), que se utiliza para inhibir la aglomeración de microorganismos, a fin de que pueda aislarse respecto de otras bacterias presentes en los cultivos mixtos.

B. Tinción de Gram de *C. tetani* en un cultivo en caldo con glucosa y carne picada. Algunas de estas células tienen esporas terminales redondas, distintivas de *C. tetani*.

C. Las colonias en "cabeza de Medusa" en agar sangre anaerobio tras 48 h de incubación a 35 °C son características de *Clostridium sporogenes*.

D. Tinción de Gram de *Clostridium ramosum* de un cultivo en caldo de tioglicolato tras una incubación de 48 h.

E. Colonias de *Clostridium difficile* en agar sangre anaerobio tras 48 h de incubación.

F. *C. difficile* en agar fructosa cicloserina-cefoxitina tras 48 h de incubación.

G. *Clostridium sordellii* en agar sangre anaerobio después de un prolongado período de incubación anaerobia. La colonia mide 5 por 10 mm.

H. Tinción de Gram de *C. sordellii* de placa de agar sangre de dos días. Muestra grupos de esporas libres y bacterias distendidas con esporas subterminales ovoides.

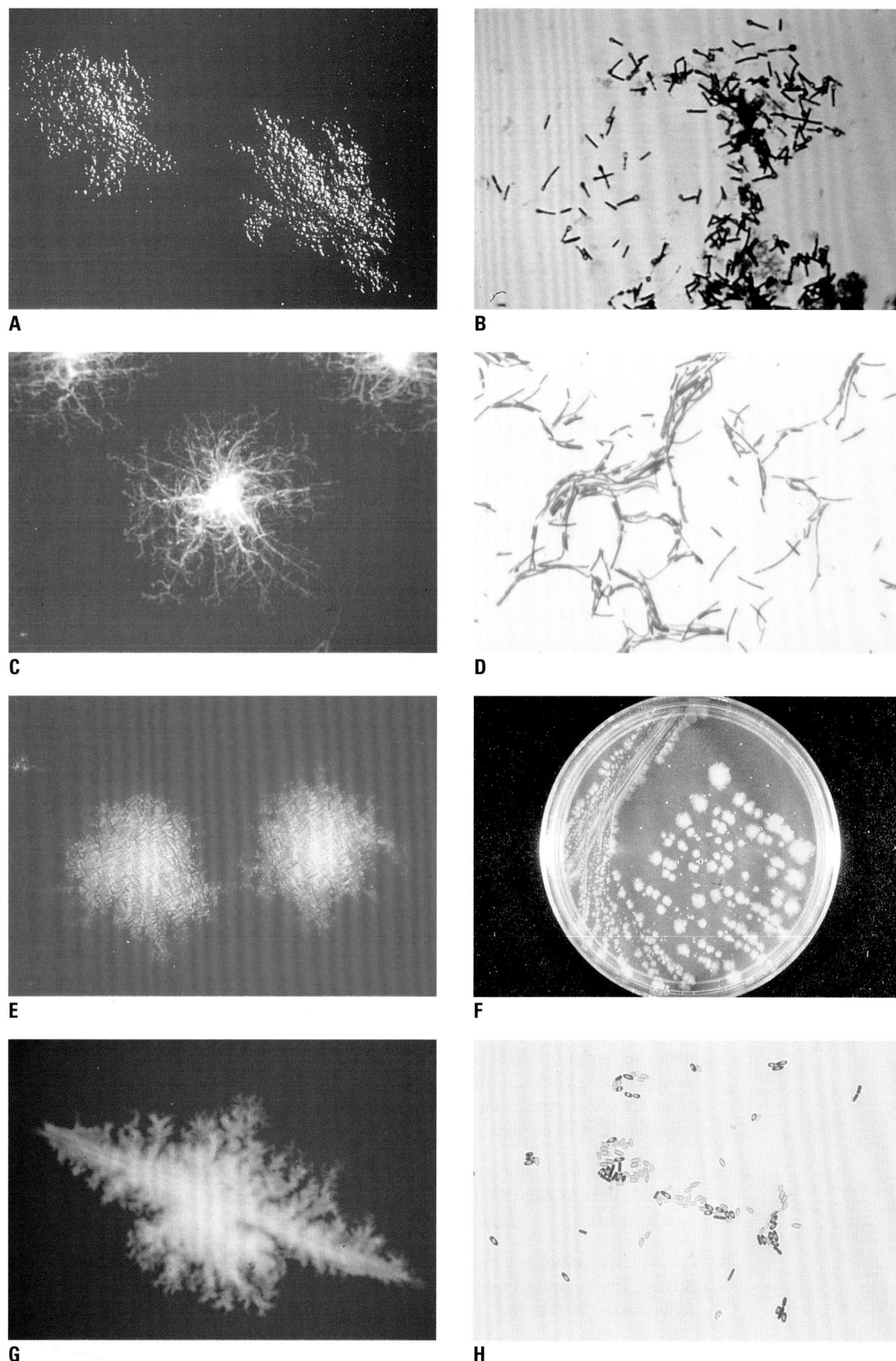

A

B

C

D

E

F

G

H

IDENTIFICACIÓN DE BACTERIAS ANAEROBIAS: USO DE PLACAS Y DISCOS PRESUMPTO QUADRANT® EN AGAR SANGRE ANAEROBIO

A. Vista general de tres placas en cuadrantes (descritas a detalle en el texto).

B. Placa en cuadrantes Presumpto 1® y placa de agar sangre anaerobio de los CDC. Tras la inoculación con un cultivo en caldo activo o la suspensión celular del aislamiento a ser identificado, se colocan los discos de antibióticos (penicilina, 2 U; rifampicina, 15 g; kanamicina, 1 000 g) en el agar sangre, y se pone un disco de papel de filtro en blanco en la porción de agar LD de la placa en cuadrantes, útil para detectar la producción de indol. La placa Presumpto 1 contiene los siguientes medios: agar LD, esculina LD, agar yema de huevo LD y agar bilis LD.

C. Crecimiento de *Bacteroides fragilis* en placa Presumpto 1 tras una incubación de 48 h a 35 °C. En el primer cuadrante (*superior derecho*), el agar LD muestra un crecimiento moderado. La producción de indol se detecta añadiendo una gota de para-dimetilaminocinamaldhído al disco de papel (*véase* **F**). El agar esculina LD, a la izquierda del agar LD, se observa difusamente oscuro por la hidrólisis de esculina. El agar yema de huevo LD debajo del agar esculina muestra un crecimiento adecuado, pero no se observa actividad de lecitinasa, de lipasa o proteolítica. Hay un crecimiento abundante en agar bilis LD (*inferior derecho*), y la cepa produjo un precipitado característico en el medio.

D. Pruebas de disco antibiótico. Se observa una zona de inhibición del crecimiento alrededor del disco de 15 g de rifampicina, a diferencia de lo que sucede con el disco de 2 U de penicilina o el de 1 000 g de kanamicina. Este patrón es distintivo del grupo *B. fragilis*.

E. Reacciones de *Bacteroides thetaiotaomicron* en la placa en cuadrantes Presumpto 1. El primer cuadrante (*superior derecho*) muestra una reacción positiva débil al indol, como lo indica la coloración azul pálida del disco en agar LD tras añadir el reactivo de para-dimetilaminocinamaldehído. El aspecto negro (ámbar) del agar esculina (*izquierda en el primer cuadrante*) indica que hay hidrólisis de esculina. Existe un crecimiento adecuado, pero no se observa actividad de lecitinasa, de lipasa o protéolisis en el agar yema de huevo LD (*inferior izquierdo*). Se observa un crecimiento adecuado en el agar bilis LD, pero no hay precipitado como el que muestra *B. fragilis* (*inferior derecho*).

F. Reacciones de *Fusobacterium necrophorum* en la placa en cuadrantes Presumpto 1 tras una incubación de 48 h a 35 °C. El primer cuadrante (*inferior derecho*) muestra una reacción fuerte al indol, como lo indica la coloración azul oscuro del disco de papel en agar LD tras añadir el reactivo de para-dimetilaminocinamaldehído. El crecimiento se encuentra inhibido en el agar bilis (*superior derecho*). Aunque no se observa en la fotografía por la iluminación, hay un crecimiento adecuado en el agar yema de huevo LD (*superior izquierdo*) y la característica actividad de lipasa, como lo muestra el brillo opalescente (capa aperlada) sobre la superficie de las colonias y el medio que circunda el crecimiento bacteriano. Lo anterior se confirma mejor con luz reflejada. En el agar esculina LD (*inferior izquierdo*), *F. necrophorum* muestra crecimiento adecuado y producción de sulfuro de hidrógeno, como se muestra por el aspecto negro de las colonias, pero sin oscurecimiento del medio que sugiera hidrólisis de esculina.

G. Placa en cuadrantes Presumpto 2® (no inoculada). La placa contiene los siguientes cuadrantes (en sentido horario, empezando a las 12): agar almidón LD, agar glucosa LD, agar ADN-LD y agar leche LD.

H. Placa en cuadrantes Presumpto 2 después de la inoculación, incubación y adición de los reactivos. Obsérvense las reacciones positivas de hidrólisis, actividad desoxirribonucleasa y fermentación de glucosa.

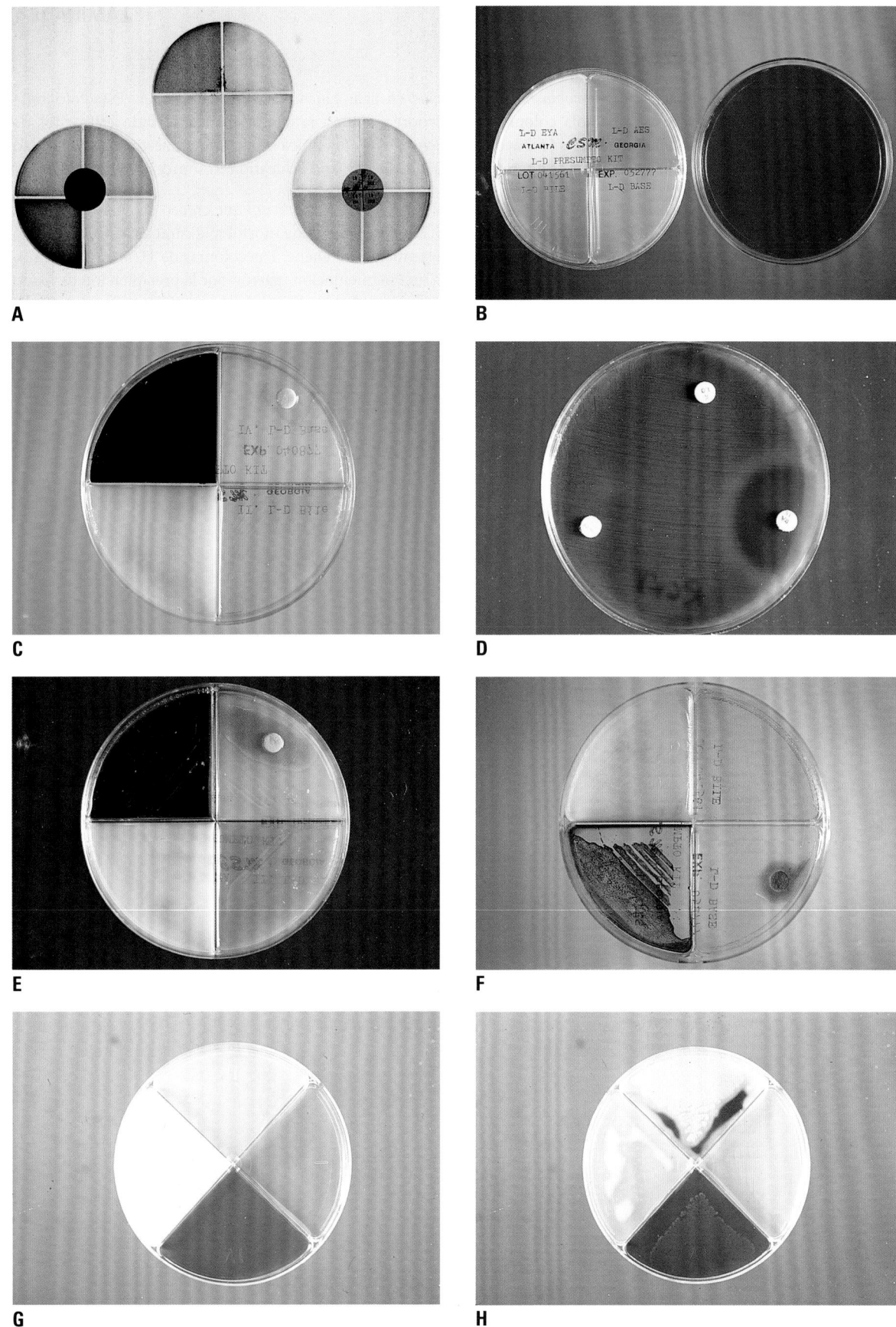

A

B

C

D

E

F

G

H

Micoplasmas y ureaplasmas

A. Colonia de *Mycoplasma pneumoniae* en agar glucosa para micoplasmas. Esta fotografía muestra una sola colonia del microorganismo a la cual se han adsorbido eritrocitos de conejillo de Indias (cobayo). *M. pneumoniae* es la única especie que muestra esta capacidad de hemadsorción (fotografía cortesía de Health and Education Resources, Bethesda, MD).

B. Colonias de *Mycoplasma hominis* y *Ureaplasma urealyticum* que crecen en agar de Shepard A7B diferencial. Las colonias de *M. hominis* tienen una morfología característica de "huevo frito"; la coloración azul se debe a la tinción de Diene. Las colonias de *U. urealyticum* son más pequeñas y densas, y muestran una pigmentación marrón por la precipitación de óxido de manganeso en la colonia por la acción de las enzimas ureasas (fotografía cortesía de Health and Education Resources, Bethesda, MD).

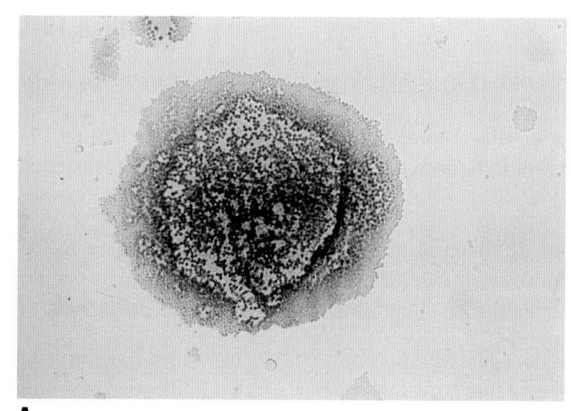

A

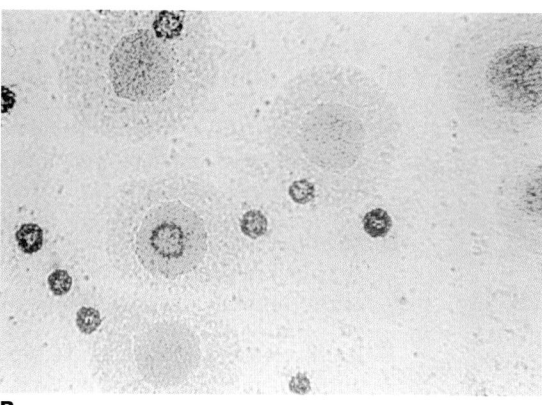

B

IDENTIFICACIÓN DE LABORATORIO DE ESPECIES DE *MYCOBACTERIUM TUBERCULOSIS*

A. Microfotografía de frotis preparado a partir de una colonia similar a la ilustrada en la lámina 19-1C, teñida con auramina-rodamina. Obsérvese la fluorescencia amarilla brillante de estos bacilos muy cortos y ligeramente curvos.

B. Microfotografía de frotis preparado a partir de material obtenido de un tuberculoma necrótico de pulmón teñido con tinción ácido alcohol resistente de Kinyoun. Obsérvense los bacilos ácido alcohol resistentes teñidos de rojo, cortos, delgados, en cuentas de rosario y ligeramente curvos.

C. Microcolonia que crece en la superficie de agar Middlebrook 7H10, bajo observación con microscopio óptico de baja potencia. Obsérvese que las células bacterianas están dispuestas en un patrón ondulatorio y serpiginoso, lo cual apunta hacia la síntesis de factor productor de cordones, como se ilustra en la tinción ácido alcohol resistente de la lámina 19-1I.

D. Prueba de acumulación de niacina. El tubo contiene una tira de papel de filtro impregnada con bromuro de cianógeno. El líquido en el tubo de la derecha se extrajo de la superficie de un cultivo en medio de Löwenstein-Jensen tras el desarrollo de una colonia de una especie desconocida de *Mycobacterium*, en comparación con un control negativo de agua a la izquierda. La aparición de una coloración amarilla en la tira y el líquido subyacente indica la presencia de niacina. *Mycobacterium tuberculosis* tiene la propiedad poco frecuente de acumular niacina cuando las colonias se cultivan en medio de Löwenstein-Jensen, propiedad que comparte con especies observadas con menor frecuencia, como *Mycobacterium simiae* y cepas ocasionales de *Mycobacterium marinum*.

E. Tubos que ilustran la prueba de reducción de nitratos. El tubo de la derecha se inoculó con una especie desconocida de *Mycobacterium*, que se comparó con un control no inoculado a la izquierda. El desarrollo de una coloración roja tras añadir los reactivos sulfonamida y α-naftiletilenediamina indica la presencia de nitritos y una prueba positiva. *M. tuberculosis* es un reductor activo de nitratos.

F. Placa en cuadrante con agar Middlebrook 7H10 en la que se incorporó hidrazida del ácido tiofeno-2-carboxílico (T2H). Los tres cuadrantes en donde se observan crecimientos son cepas distintas de *M. tuberculosis* (resistentes a T2H); el cuadrante sin crecimiento se inoculó con una cepa de *Mycobacterium bovis*. La capacidad o incapacidad para crecer en medios con T2H es útil para distinguir *M. tuberculosis* de *M. bovis*, respectivamente.

G. Frasco con medio de Löwenstein-Jensen en el que se desarrollan colonias de *M. tuberculosis* tras una incubación de 22 días a 35 °C en una incubadora con CO_2 al 10%. Las colonias que se observan tienen una consistencia áspera distintiva. Aunque en este caso se determinó que el aislamiento era de *M. tuberculosis*, debe considerarse un hallazgo poco frecuente, ya que presenta una pigmentación amarilla y no la beige que suele verse habitualmente en estas colonias.

H. Colonias típicas de un subcultivo de *M. tuberculosis* que crecen en agar Middlebrook 7H10 tras una incubación de 25 días a 35 °C en una incubadora con CO_2 al 10%. Las colonias tienen un aspecto beige y rugoso distintivo de la especie.

I. Microfotografía de tinción ácido alcohol resistente de Kinyoun preparada a partir del caldo de un hemocultivo BACTEC 12A® tras una incubación de 10 días a 35 °C. Se observan numerosos bacilos ácido alcohol resistentes, dispuestos en vainas paralelas. Cuando se observa un agregado de células bacterianas, como aquí se ilustra, en frotis preparados a partir de un caldo, es probable que el aislamiento sea *M. tuberculosis*, ya que el fenómeno se debe a la síntesis de factor productor de cordones, considerado un factor de virulencia.

J. Microfotografía de tinción de Gram preparada a partir de un frotis de líquido pleural de un paciente con sida que desarrolló empiema. Obsérvense los bacilos grampositivos mal teñidos, largos, delgados y un poco arrosariados. Debido a su revestimiento exterior ceroso, las células micobacterianas no se tiñen bien con violeta de genciana, la tinción que se utiliza principalmente para la tinción de Gram. *M. tuberculosis* creció a partir de un cultivo de muestras del paciente.

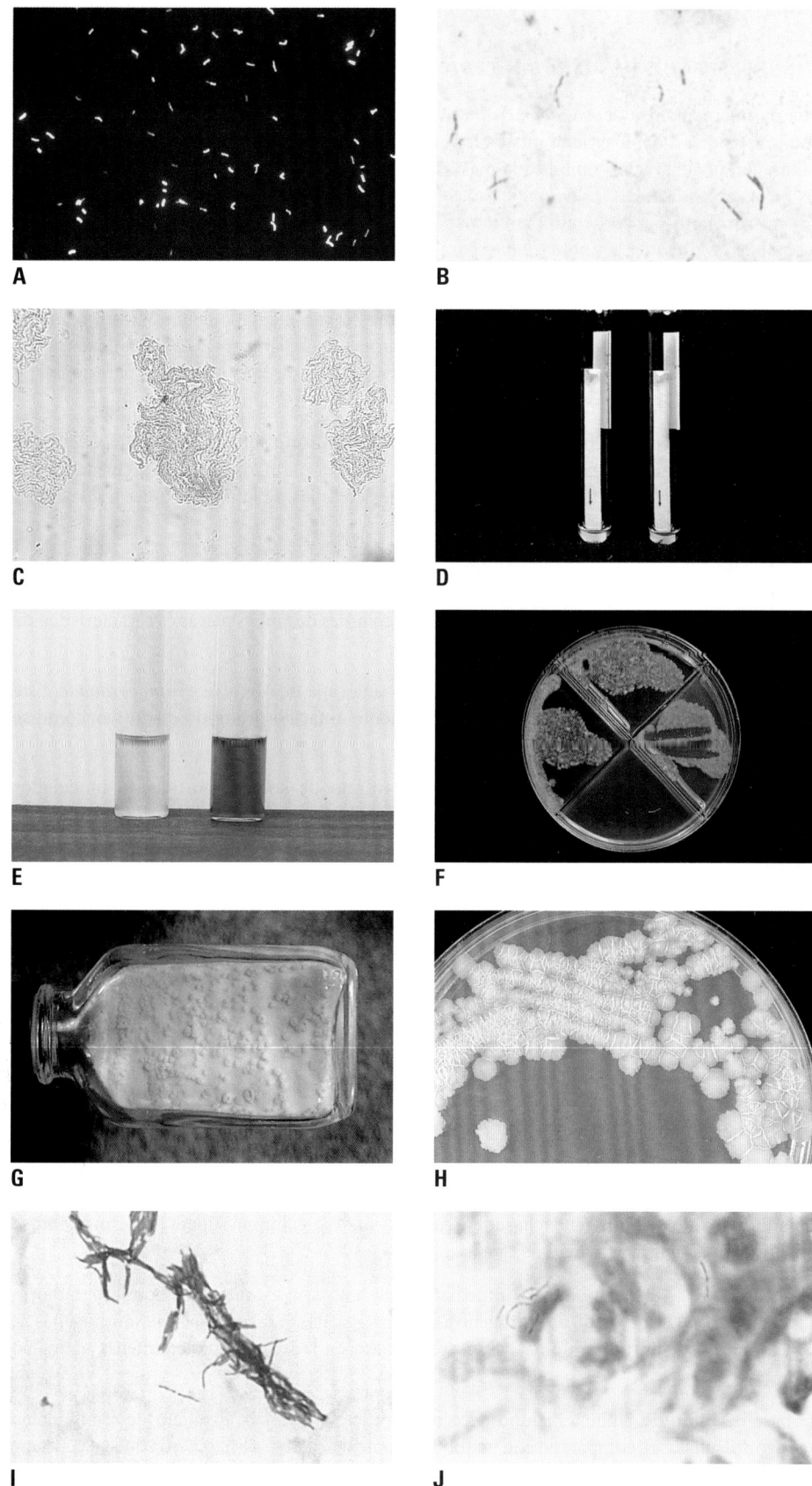

A

B

C

D

E

F

G

H

I

J

IDENTIFICACIÓN DE ESPECIES DE *MYCOBACTERIUM* DISTINTAS A *M. TUBERCULOSIS*

A. Microfotografía de microcolonias de *Mycobacterium avium* que crecen en agar Middlebrook 7H10 tras una incubación de seis días a 35 °C en una incubadora con CO_2 al 10%. Las microcolonias translúcidas, delgadas y planas, con una elevación umbilicada más oscura en el centro, que recuerda a un huevo frito, son distintivas de las cepas lisas de *M. avium*, aisladas frecuentemente en pacientes con sida. Obsérvese que este tipo de microcolonia puede ser útil para tomar la desición de realizar una investigación de ácidos nucleicos del complejo *M. avium/M. intracellulare* para lograr la confirmación rápida con cultivo de un aislamiento desconocido.

B. Vista ampliada de una microfotografía de una sola microcolonia del complejo *M. avium/M. intracellulare*, que vuelve a ilustrar las colonias traslúcidas y delgadas descritas en la lámina 19-2A. Las extensiones periféricas rizoides mostradas en la imagen se observan a menudo y ofrecen otra pista para lograr la identificación presuntiva de los microorganismos del complejo *M. avium/M. intracellulare*.

C. Dos placas de agar Middlebrook 7H10, cada una inoculada con el mismo subcultivo de *Mycobacterium kansasii*. La placa de la izquierda se expuso a la luz; la de la derecha permaneció en la oscuridad hasta justo antes de tomar la fotografía. El pigmento amarillo de las colonias de la placa expuesta a la luz es característico de un fotocromógeno.

D. Dos placas de agar Middlebrook 7H10, cada una inoculada con el mismo subcultivo de *Mycobacterium scrofulaceum*. La placa de la izquierda se expuso a la luz; la de la derecha permaneció en la oscuridad hasta justo antes de tomar la fotografía. El pigmento amarillo de las colonias de ambas placas es característico de un escotocromógeno.

E. Placa de agar Middlebrook 7H10 previamente inoculada con una cepa de *Mycobacterium gordonae*. Este microorganismo es un escotocromógeno y produce un pigmento amarillo profundo distintivo, como se ilustra en la imagen.

F. Varios tubos que contienen concentraciones variables de nitrato de sodio amortiguado inoculados con varias cepas de *Mycobacterium*, a fin de ilustrar las reacciones 1+ (*segundo tubo desde la izquierda*) a 4+ (*tubo del extremo derecho*). La coloración roja aparece tras añadir los reactivos sulfanilamida y *N*-naftiletilenediamina; la intensidad del color refleja la concentración de nitritos que fue producida. La prueba cuantitativa de reducción de nitratos puede ser útil para diferenciar las cepas de *M. tuberculosis* (4+ positiva) de las de *M. bovis* (1+ positiva), así como las de *M. kansasii* (4+ positiva) de las de otros fotocromógenos (negativo a 1+ positivo).

G. Dos tubos con el reactivo Tween 80®. El tubo de la izquierda se inoculó con una cepa de control negativa, mientras que el de la derecha lo fue con un subcultivo de *M. kansasii*. La aparición de una coloración roja (*tubo derecho*) tras la incubación durante 3-10 días representa una prueba positiva, lo que indica la capacidad de la cepa evaluada para hidrolizar el Tween 80. El cambio de color de amarillo a rojo en la prueba no se debe a una variación en el pH, sino al cambio en la densidad óptica conforme se generan ácido oleico y sorbitol polioxietilado como productos de degradación de la hidrólisis del Tween 80.

H. Dos tubos de Löwenstein-Jensen previamente inoculados con un control catalasa negativo (*tubo izquierdo*) y un subcultivo de *M. kansasii* (*tubo derecho*). Obsérvese la columna de burbujas formada en el tubo derecho tras añadir peróxido de hidrógeno a la superficie del agar. Si la columna supera los 45 mm, indica una prueba positiva y una intensa actividad de catalasa.

I. Prueba de catalasa positiva. En el momento inmediatamente anterior a tomar la microfotografía, se agregaron unas cuantas gotas de peróxido de hidrógeno a colonias aisladas de las colonias fotocromógenas de *M. kansasii*. La evolución de burbujas rápidas, como se muestra en la imagen, indica intensa actividad de catalasa.

J. Dos tubos de base de caldo de Dubos. El tubo derecho contiene el reactivo disulfato de fenolftaleína tripotasio (reactivo arilsulfatasa), comparado con un tubo de control negativo a la izquierda que no contiene el reactivo. Ambos tubos se inocularon previamente con un subcultivo de una cepa de *Mycobacterium fortuitum*. El desarrollo de una coloración rosada tras añadir reactivo de carbonato de sodio en el tubo derecho indica una prueba positiva y la presencia de actividad de arilsulfatasa de la cepa evaluada.

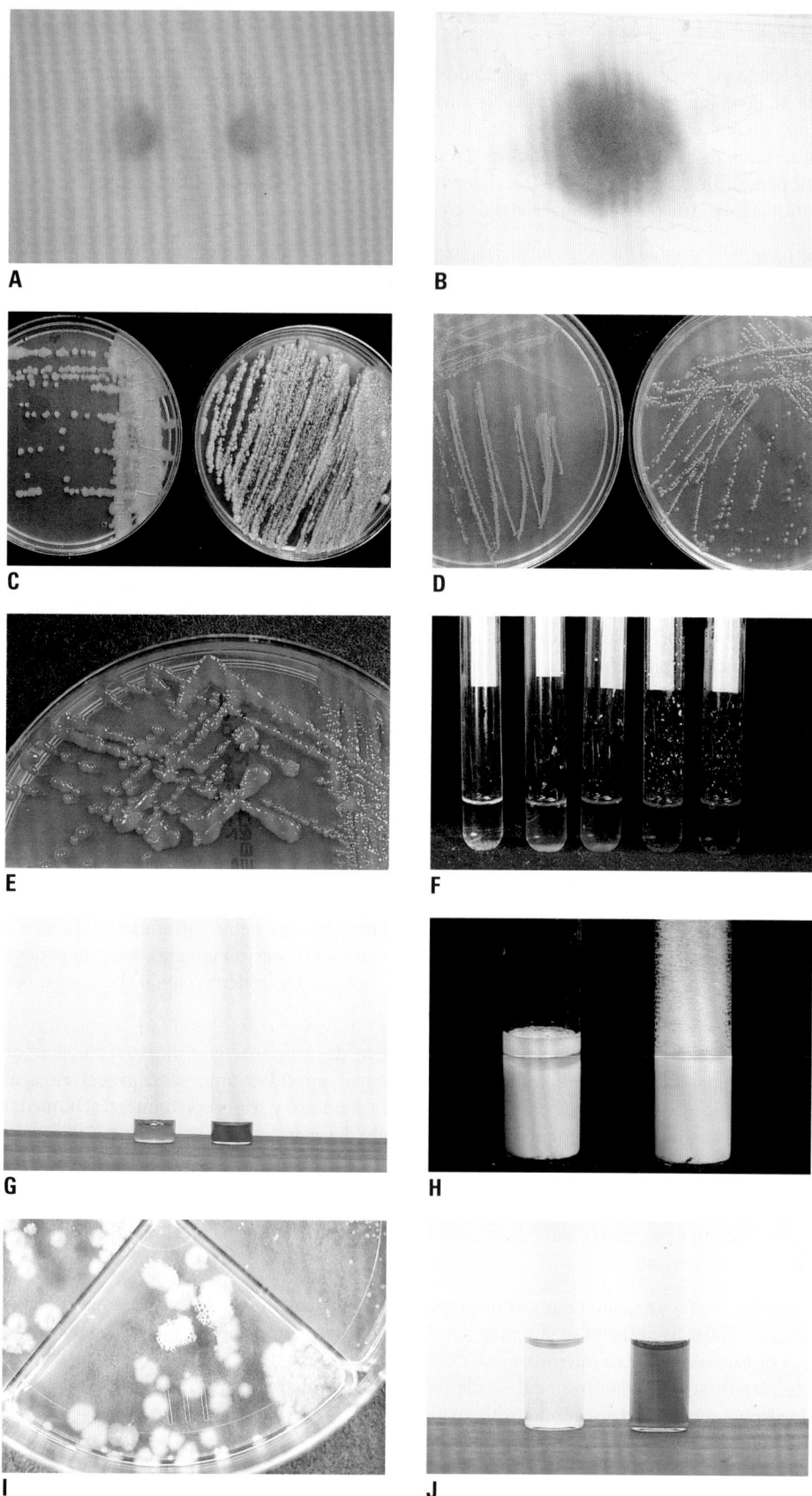

K. Dos tubos de caldo de urea previamente inoculados con un control negativo (*tubo izquierdo*) y un subcultivo de *M. gordonae* (tubo derecho). Las cepas micobacterianas con actividad de ureasa confieren una coloración rosada al caldo en un lapso de algunas horas (fuertemente positivo) a algunos días, debido a la liberación de amoníaco y la alcalinización del medio. La evaluación de la actividad de ureasa puede ser útil para distinguir *M. gordonae* (fuertemente positivo) de otros escotocromógenos, así como *M. fortuitum/M. chelonae* de otras micobacterias de crecimiento rápido.

L. Dos tubos de base de caldo de Dubos. El tubo de la izquierda contiene pirazinamida, mientras que el de la derecha es un control negativo que carece del reactivo. Ambos tubos se inocularon previamente con un subcultivo de una cepa de *M. avium*. El desarrollo de una banda rosa rojiza en la capa de reactivo hacia la superficie del agar en el tubo de la izquierda tras añadir el reactivo sulfato de amonio ferroso, indica que la prueba es positiva y la capacidad de la cepa para desaminar la pirazinamida.

M. Microfotografía de un frotis ácido alcohol resistente preparado a partir de un subcultivo de *M. kansasii*. Las células bacterianas de *M. kansasii* se describen como rectangulares, rectas y con bandas, lo cual se representa razonablemente bien en la imagen. Dadas las variaciones entre las cepas y otras especies, no se recomienda la identificación presuntiva de una especie de *Mycobacterium* en función de la morfología de la tinción ácido alcohol resistente; sin embargo, las bandas de *M. kansasii* son el mejor indicador de esta especie, sobre todo para el micobacteriólogo experimentado.

N. Placa de agar Middlebrook 7H10 previamente inoculada con un subcultivo de una cepa clásica de *M. avium*. Las cepas clásicas de *M. avium* se incluyeron originalmente en el grupo III de los no fotocromógenos de la clasificación de Runyon. Obsérvese que las colonias mostradas son relativamente pequeñas, lisas, blanco grisáceas y sin evidencia de pigmentación.

O. Placa de agar Middlebrook 7H10 previamente inoculada con una cepa del complejo *M. avium/ M. intracellulare* (MAI), aislada de un paciente con sida. Muchas de las cepas de MAI aisladas de personas con sida muestran esta pigmentación amarilla particular. Estas llamativas colonias con forma de dona tienen una morfología bien descrita, pero no en todas las cepas.

P. Microfotografía de baja potencia de una biopsia de hígado de un paciente con sida que también estaba infectado por un miembro del complejo *M. avium/M. intracellulare*. Obsérvense los densos cúmulos intracelulares de bacilos ácido alcohol resistentes cortos en la parte central de la fotografía.

Q. Placa de agar Middlebrook 7H10 inoculada tres días antes con una cepa de *M. fortuitum* e incubada a 35 °C en CO_2 al 10%. Las colonias promedian 1-2 mm de diámetro y se observan íntegras, lisas, húmedas y carentes de pigmentación. *M. fortuitum* es una de las micobacterias de crecimiento rápido clasificadas por Runyon como parte del grupo IV.

R. Placa de agar de MacConkey modificado, carente de violeta de genciana, que muestra colonias de *M. fortuitum*. Las cepas de *M. fortuitum-chelonae* tienen una capacidad única para crecer en agar de MacConkey modificado. Las colonias promedian 2 mm de diámetro y se observan íntegras, húmedas y con un ligero brillo amarillo rosado por el pigmento derivado del agar.

S. Placa de agar sangre de carnero al 5% con un crecimiento de 48 h de *M. fortuitum*. Las micobacterias de crecimiento rápido como éstas crecen de manera rutinaria en agar sangre de carnero al 5% dentro de 48-72 h y pueden confundirse con otros microorganismos bacilares grampositivos si no se realiza una tinción ácido alcohol resistente parcial.

T. Microfotografía de tinción de Gram de un frotis preparado de una colonia aislada que se muestra en la lámina 19-2S. Las células bacterianas se observan como cocobacilos grampositivos cortos, delgados, casi filamentosos y de tinción débil. Los microscopistas deben estar atentos ante estos hallazgos microscópicos y no hacer la identificación presuntiva equivocada de especies de *Actinomyces* o *Corynebacterium*. La tinción ácido alcohol resistente del segundo frotis ayuda a realizar la identificación.

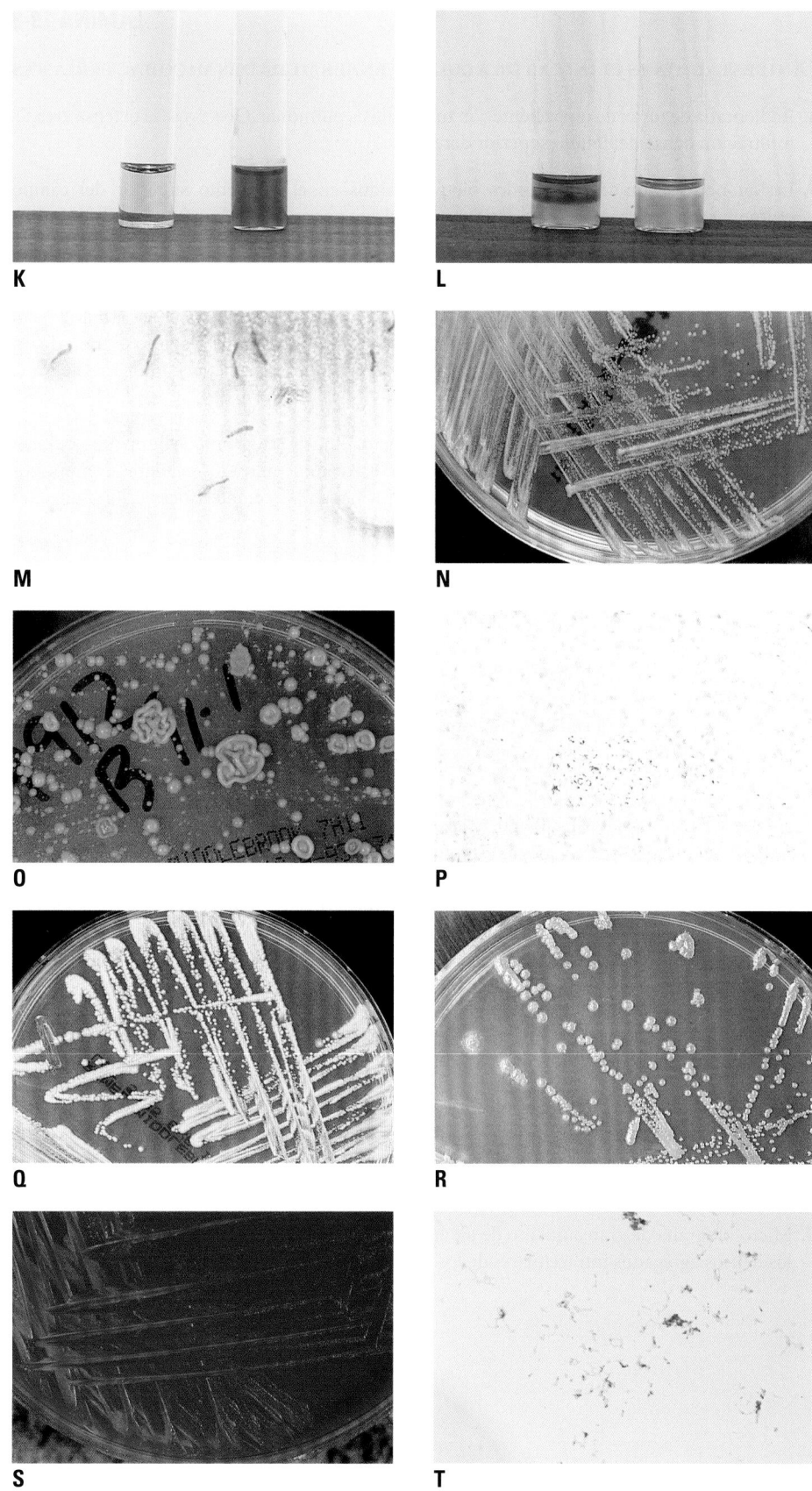

K

L

M

N

O

P

Q

R

S

T

MANIFESTACIONES CLÍNICAS DE ALGUNAS ENFERMEDADES MICOBACTERIANAS

A. Radiografía de tórax de un paciente con tuberculosis pulmonar. Obsérvese la extensa área de infiltración densa del lóbulo superior derecho.

B. Lesión nodular única con bordes bien definidos en el segmento superior del campo pulmonar inferior izquierdo. Las lesiones numulares por coccidioidomicosis, histoplasmosis o criptococosis pulmonares se deben incluir en el diagnóstico diferencial de estas lesiones, así como una posible neoplasia. La lesión resultó ser un tuberculoma.

C. Lóbulo pulmonar resecado que muestra en el centro un nódulo bien circunscrito de 2.5 cm de diámetro, blanco, de aspecto firme. Desde el punto de vista histológico, se trató de un tuberculoma, similar al que se podría haber extirpado de un paciente con una radiografía como la de la lámina 19-3B.

D. Esta microfotografía de un corte teñido con hematoxilina y eosina tomado de un tuberculoma muestra varios grados de fibrosis en el fondo, así como infiltrados celulares compuestos por linfocitos y macrófagos; muchos de estos formaban las características células gigantes de Langhans.

E. Base del encéfalo de un paciente que murió por meningitis tuberculosa. La leptomeninge que cubre la base del encéfalo, particularmente el área del quiasma óptico, se observa nebulosa como manifestación de la reacción inflamatoria crónica.

F. Paciente con tuberculosis cutánea del quinto dedo. La lesión se observa activa e inflamatoria. La radiografía reveló daño óseo y articular de las falanges media y distal. Durante cierta época, las lesiones de los dedos similares a las que se muestra fueron hallazgos frecuentes entre las personas que se dedicaban a la ordeña de vacas.

G. La cara posterior del cuello de este paciente muestra un ganglio linfático postauricular agrandado con trayectos fistulosos cicatrizados a lo largo de las vías de drenaje linfático. Se trata de una imagen clásica de la "escrófula" o linfadenitis micobacteriana, con frecuencia causada por *M. scrofulaceum* y micobacterias distintas a *M. tuberculosis*, como *M. avium*. La vía de infección es la oral, y suele ocurrir en dos grupos etarios durante los períodos de dentición: en niños de 3-7 años de edad, cuando erupcionan los dientes secundarios, y en la adolescencia tardía, cuando erupcionan los molares. El agente causal de la linfadenitis micobacteriana en áreas de alta prevalencia de tuberculosis es *M. tuberculosis*.

H. La porción anterior del cuello muestra varios trayectos fistulosos cicatrizados en este paciente con linfadenitis tuberculosa crónica.

I. Microfotografía de baja potencia de un corte de intestino delgado teñido con tinción ácido alcohol resistente con base de carbol fucsina. El moteado rosado que se observa en la submucosa se trata de agregados densos de bacilos ácido alcohol resistentes de un paciente con sida y una infección intestinal causada por el complejo *M. avium/M. intracellulare*.

J. Microfotografía de gran aumento de un área mostrada en la lámina 19-3I, que ilustra mejor los densos agregados intracelulares de los bacilos ácido alcohol resistentes.

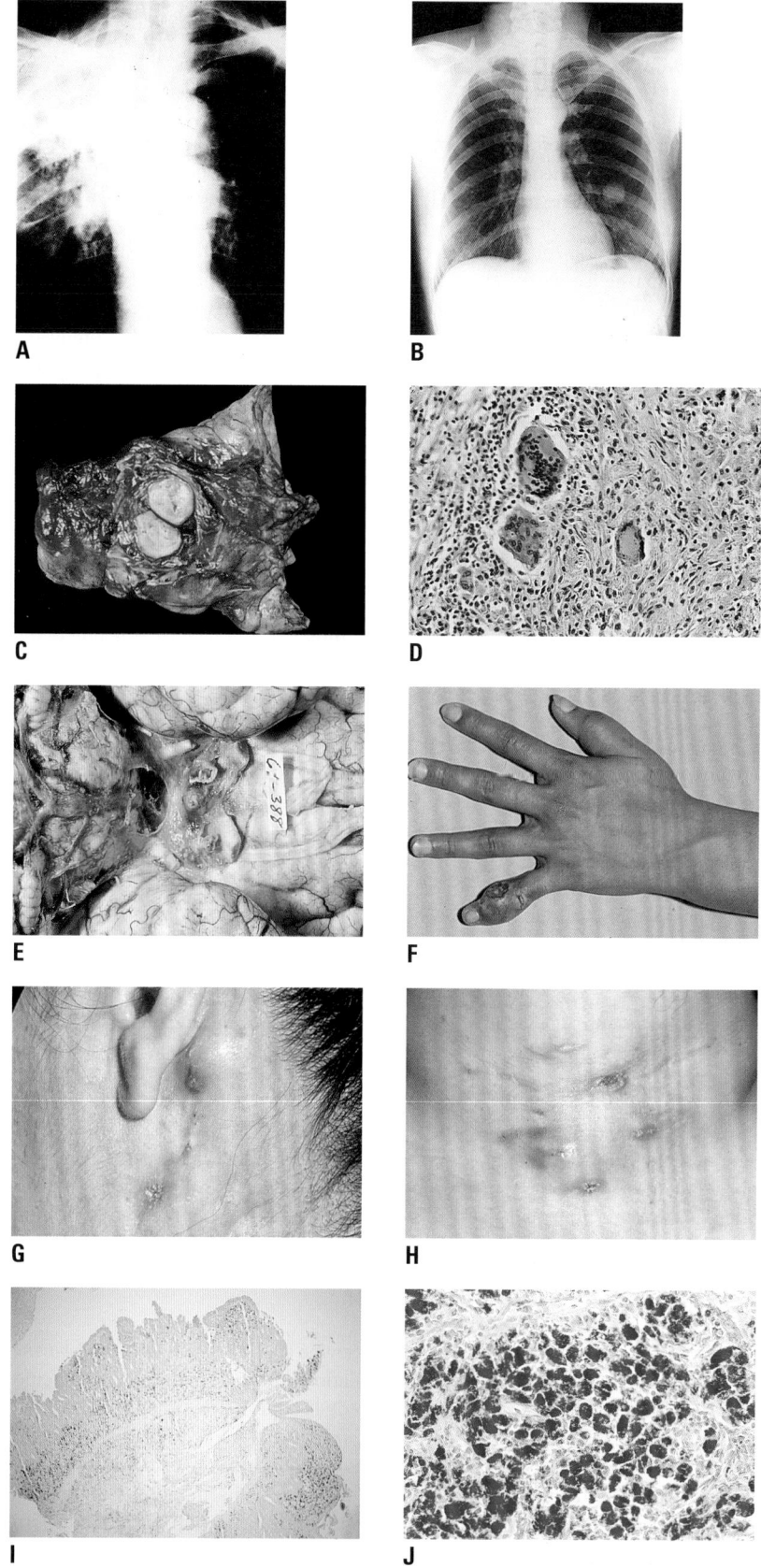

A

B

C

D

E

F

G

H

I

J

DIAGNÓSTICO DE LABORATORIO DE ENFERMEDADES CAUSADAS POR ESPIROQUETAS

A. *Treponema pallidum.* Esta microfotografía muestra una tinción de Warthin-Starry de un corte histológico de la placenta de un paciente con sífilis congénita. Se observan claramente las espirales muy compactas (aumento original, 1 000×).

B. *Treponema pallidum.* Este control de la prueba FTA-ABS muestra una tinción 4+ de las espiroquetas. La forma helicoidal es evidente, y se observan las espirales compactas en algunas de las células bacterianas. Esta microfotografía permite observar un preparado con inmunofluorescencia indirecta de *T. pallidum* que emplea antiglobulina humana conjugada con fluoresceína (aumento original, 600×) (cortesía de Burton Wilcke, PhD, y Mary Celotti, Vermont Department of Public Health, Burlington, VT).

C. Frotis de sangre periférica con tinción de Wright de un caso de infección por *Borrelia.* Las espirales abiertas de *Borrelia* son evidentes, pero es fácil pasarlas por alto por su estructura delgada. Estas espiroquetas pueden detectarse al examinar frotis en busca de paludismo o al observar la morfología celular, incluso si el médico no sospecha el diagnóstico (aumento original, 1 000×) (cortesía de Thomas Fritsche, MD, PhD).

D. Esta tinción con naranja de acridina de sangre periférica muestra de manera clara la presencia de especies de *Borrelia.* Si se sospecha el diagnóstico, esta técnica, que puede ser más sensible que las tinciones de Giemsa o Wright, puede ser útil (aumento original, 1 000×) (cortesía de Brian Lauer, MD).

E. Garrapatas *Ixodes scapularis (dammini).* Estas garrapatas duras y oscuras, también conocidas como *garrapatas de patas negras* o *del venado*, presentan un escudo dorsal que cubre la totalidad del dorso del macho (M), pero sólo parte del dorso del espécimen femenino (F), las ninfas (N) y las larvas (L). Es el principal vector de *Borrelia burgdorferi*, el agente causal de la enfermedad de Lyme, en la parte oriental de los Estados Unidos. *Ixodes pacificus*, el vector de la región del Pacífico, tiene un aspecto muy similar. Los vectores principales son las ninfas y las hembras adultas. Los machos adultos muerden muy rara vez, y por lo general las larvas no están infectadas al momento de morder a los humanos. Las ninfas constituyen un problema particular, ya que su pequeño tamaño dificulta su detección.

F. *B. burgdorferi* en el sedimento de un cultivo teñido con anticuerpos monoclonales frente a la proteína OspA conjugada con estreptavidina-fosfatasa alcalina. Se observa el polimorfismo típico de *B. burgdorferi* (cortesía de Paul Duray, MD).

G. Corte histológico de riñón de perro teñido con técnica de impregnación argéntica (Warthin-Starry), que muestra varios túbulos renales en sentido longitudinal. Incluso con aumentos bajos, se observan masas de *Leptospira* que oscurecen la superficie del epitelio tubular. Resulta evidente que este sitio privilegiado, donde las leptospiras quedan protegidas frente a las defensas del hospedero, puede asegurar la diseminación de la infección conforme la orina contaminada con leptospiras sale al suelo (aumento original, 1 000×) (cortesía de David Miller, DVM, MS).

H. Tubos con medio semisólido polisorbado 80-albúmina bovina (PSO-BA, *polysorbate 80-bovine albumin*). A la izquierda se muestra un tubo no inoculado. El tubo de la derecha se inoculó con *Leptospira interrogans.* El crecimiento por debajo de la superficie en medios de cultivo semisólidos es típico de las leptospiras, tales como *L. interrogans* serovariedad *pomona.* El crecimiento se observa como una banda horizontal gris blanquecina aproximadamente 1 cm por debajo de la superficie del medio tras una incubación de 2-6 semanas a temperatura ambiente. La banda se vuelve más densa conforme se continúa con la incubación, pero puede ser muy difusa en los aislamientos con requerimientos nutricionales especiales, como los de *L. interrogans* serovariedad *hardjo* (cortesía de David Miller, DVM, MS).

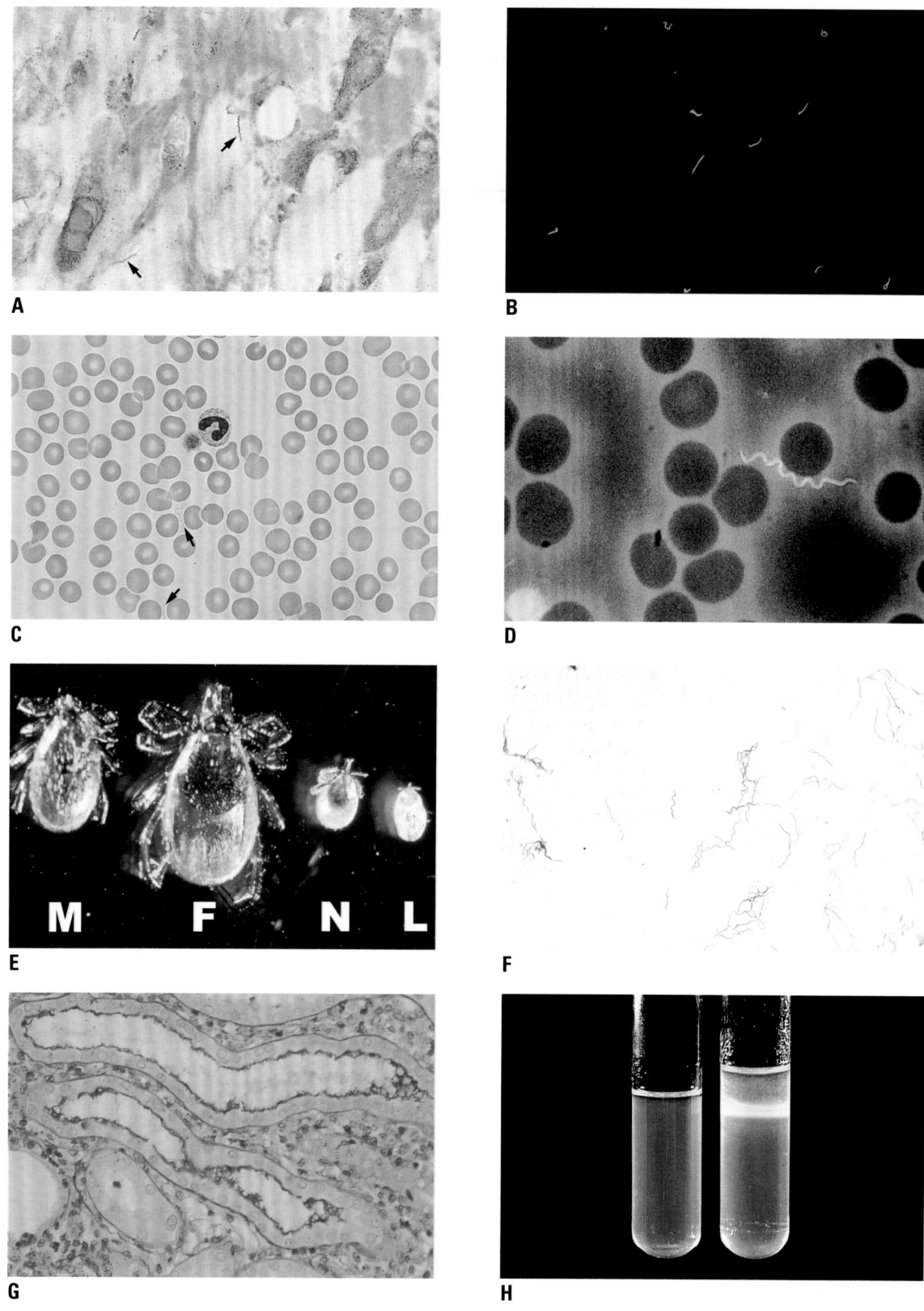

Morgología de las colonias de *Zygomycetes* y algunas especies de *Aspergillus*

Los miembros de *Zygomycetes* y algunas especies de *Aspergillus* pueden hallarse con frecuencia en los laboratorios clínicos como agentes causales de infecciones oportunistas. Estos hongos crecen de forma rápida en cultivo, sobre todo las especies de *Zygomycetes*, que pueden llenar una placa de cultivo en 48 h. Entre las especies de *Aspergillus*, *A. fumigatus*, *A. flavus*, *A. niger* y *A. terreus* son las que se aíslan con mayor frecuencia entre las muestras obtenidas de pacientes con aspergilosis. Cuando se aíslan otras especies, no suelen identificarse a nivel de especie. *A. nidulans* y *A. glaucus* son dos especies rara vez detectadas que a menudo producen cleistotecios, la forma teleomorfa que contiene las ascosporas.

A. Placa de agar dextrosa de Sabouraud inoculada con especies de *Zygomycetes*. Obsérvese que toda la placa está repleta del micelio con superficie gris blanquecina y vellosa.

B. Vista ampliada de una colonia de *Zygomycetes* tras una incubación de 96 h. Conforme madura la colonia de este hongo, adopta un color marrón grisáceo, a menudo con puntos negros parecidos a la pimienta, lo que indica la producción de esporangios.

C. Superficie de una colonia de *Aspergillus fumigatus* tras una incubación de cinco días en agar dextrosa de Sabouraud. Las colonias maduras de *A. fumigatus* suelen ser polvorosas o granulares y muestran cierto tono verde azulado por la producción de conidios pigmentados. El margen de crecimiento suele observarse como una zona blanca, como se muestra en la imagen, que representa la extensión del nuevo micelio.

D. Superficie de una colonia de *Aspergillus flavus* que crece en agar dextrosa de Sabouraud. La textura de las colonias maduras suele ser granular por la producción de conidios, y como lo sugiere el nombre de la especie, cierta pigmentación amarilla es característica, la cual con el tiempo se mezcla con una tonalidad verde oscuro.

E. Superficie de una colonia de *Aspergillus niger* tras una incubación de cuatro días en agar dextrosa de Sabouraud. La superficie negra densamente punteada resulta distintiva. La pigmentación negra de *A. niger* puede distinguirse de la de varios hongos dematiáceos por observación del lado contrario. La cara inversa de *A. niger* es de color gris claro o beige, puesto que la pigmentación es causada por los conidios de la superficie; en contraste, la cara inversa de los hongos dematiáceos es negro azabache, por el pigmento que contienen las hifas vegetativas.

F. Superficie de una colonia de *Aspergillus terreus* tras una incubación de seis días en agar dextrosa de Sabouraud. *A. terreus* suele tener una superficie granular y cierta pigmentación amarilla o marrón, a menudo descrita como "canela". Suelen observarse pliegues que irradian desde el centro, y no son raras las zonas concéntricas de pigmentación clara y oscura que se aprecian en la imagen.

G. Superficie de cepa albina de *Aspergillus nidulans*. Aunque la mayoría de las cepas tienen cierta pigmentación clara, en ocasiones se pueden encontrar cepas albinas de la mayoría de las especies de *Aspergillus*, las cuales deben incluirse en la identificación diferencial. También es frecuente observar la superficie granular con pliegues radiales.

H. Superficie de una colonia de *Aspergillus glaucus*. El aspecto variegado verde y amarillo que aquí se observa no es específico, ya que otras especies de *Aspergillus* pueden tener una apariencia similar. Se requiere de la observación microscópica para identificar la especie.

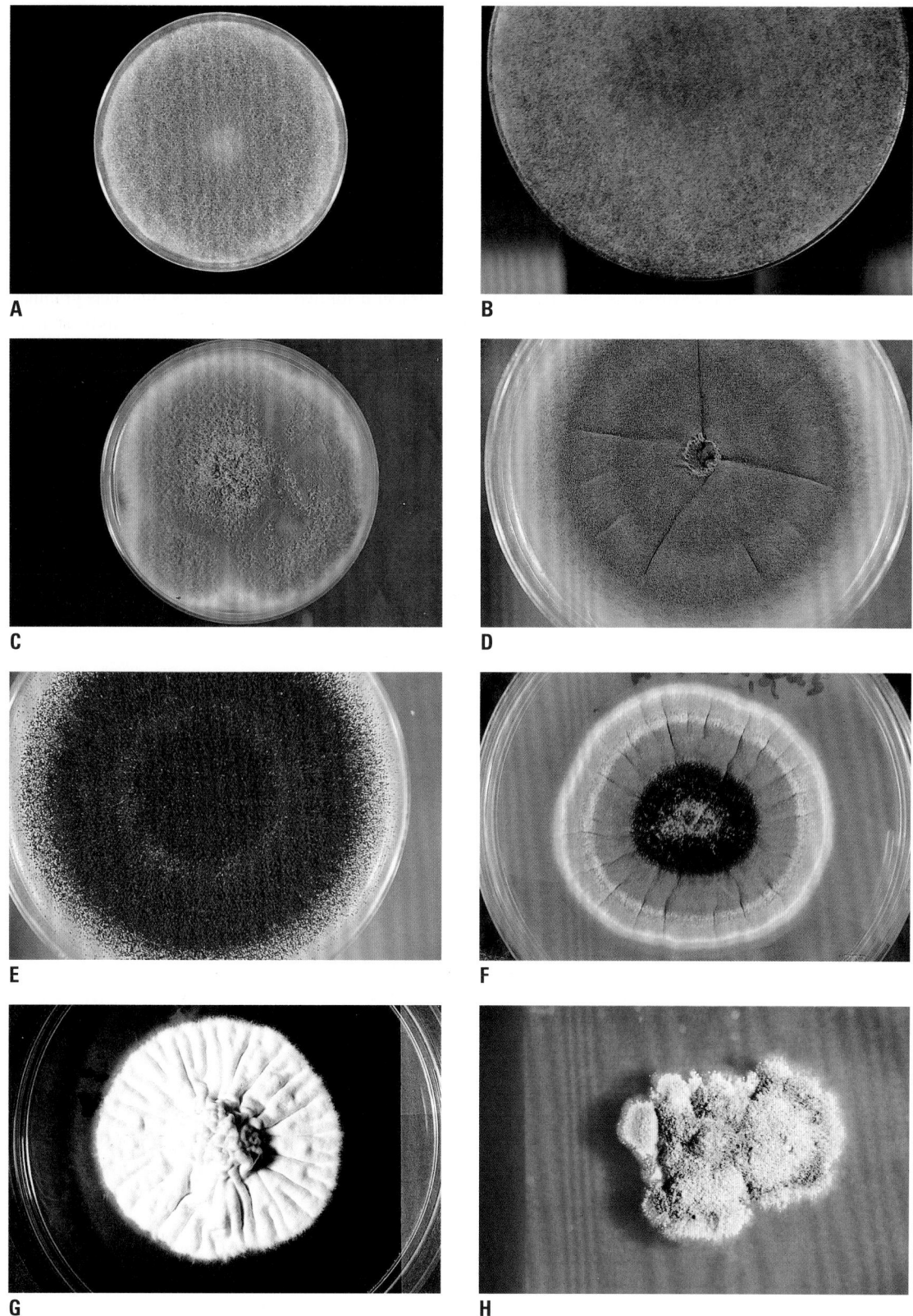

A

B

C

D

E

F

G

H

MORFOLOGÍA DE LAS COLONIAS DE OTROS HONGOS FILAMENTOSOS HIALINOS OBSERVADOS CON FRECUENCIA

Las colonias de los hongos hialinos pueden tener aspectos muy variados. La mayoría muestran una pigmentación pastel o más intensa, con combinaciones de tonos verdes, amarillos, anaranjados y marrones. La textura de las colonias puede ser lisa, granular, algodonosa o vellosa, según su madurez y grado de esporulación. Se deben realizar estudios microscópicos para confirmar la identificación por género y especie.

A. Superficie de una colonia de especies de *Penicillium* tras una incubación de cinco días en agar dextrosa de Sabouraud, que muestra su distintivo color verde, la superficie granular, los pliegues radiales y la zona blanca de crecimiento nuevo en la periferia. La mayoría de las cepas de *Penicillium* muestran alguna tonalidad verde; los colores de la colonia, así como sus rasgos microscópicos, resultan útiles para diferenciar las especies de *Penicillium* de las de *Paecilomyces*.

B. Superficie de una colonia de *Penicillium marneffei*, un hongo dimorfo, tras una incubación de cuatro días en agar dextrosa de Sabouraud, que muestra la distintiva pigmentación roja de parte de la colonia. Obsérvese que el pigmento se ha filtrado hacia el agar, que adquiere una coloración rojo vino clara. La superficie tiende a ser granular a esponjosa, según el grado de esporulación; nótese la zona blanca y bien definida de crecimiento nuevo en la periferia.

C. Superficie de una colonia de *Paecilomyces variotii*. Las colonias de *Paecilomyces* suelen ser granulares y a menudo muestran una pigmentación amarilla marrón, como se muestra en la imagen.

D. Superficie de una colonia de *Scopulariopsis brevicaulis* tras cinco días de crecimiento en agar dextrosa de Sabouraud. La pigmentación amarilla, la textura granular y los pliegues radiales, que aquí se muestran, son distintivos.

E. Superficie de una colonia de especies de *Acremonium* tras cinco días de incubación en agar dextrosa de Sabouraud. Las colonias de este hongo pueden tener un aspecto liso, casi de levadura, como se observa en la imagen, en las fases tempranas de crecimiento, las cuales se volverán más parecidas a las de los hongos filamentosos conforme avance la producción de las delicadas hifas y los cuerpos de fructificación. Se pueden observar tonalidades pastel en amarillo, verde claro y durazno rojizo.

F. Superficie de una colonia típica de especies de *Fusarium* tras seis días de crecimiento en agar dextrosa de Sabouraud. Se puede sospechar de una especie de *Fusarium* al observar una colonia granular o algodonosa de crecimiento rápido, con una característica pigmentación roja a rosada, lavanda o violeta.

G. Superficie de una típica colonia algodonosa color "gris ratón" de un miembro del complejo *Pseudallescheria boydii* tras cinco días de incubación en agar dextrosa de Sabouraud. Las colonias de crecimiento rápido de color "gris ratón", como se observa en la imagen, siempre sugieren este hongo. La pigmentación distintiva es causada por sus conidios con pigmentación oscura.

H. Superficie de una colonia de *Gliocladium* tras cinco días de crecimiento en agar dextrosa de Sabouraud. El pigmento verde, la extensión de la colonia de lado a lado sin un margen de crecimiento bien definido y la textura granular (conocida como "*césped verde*") resultan distintivas de las especies de *Gliocladium* y *Trichoderma*. Esta última puede mostrar con mayor frecuencia una pigmentación amarilla, más que verde.

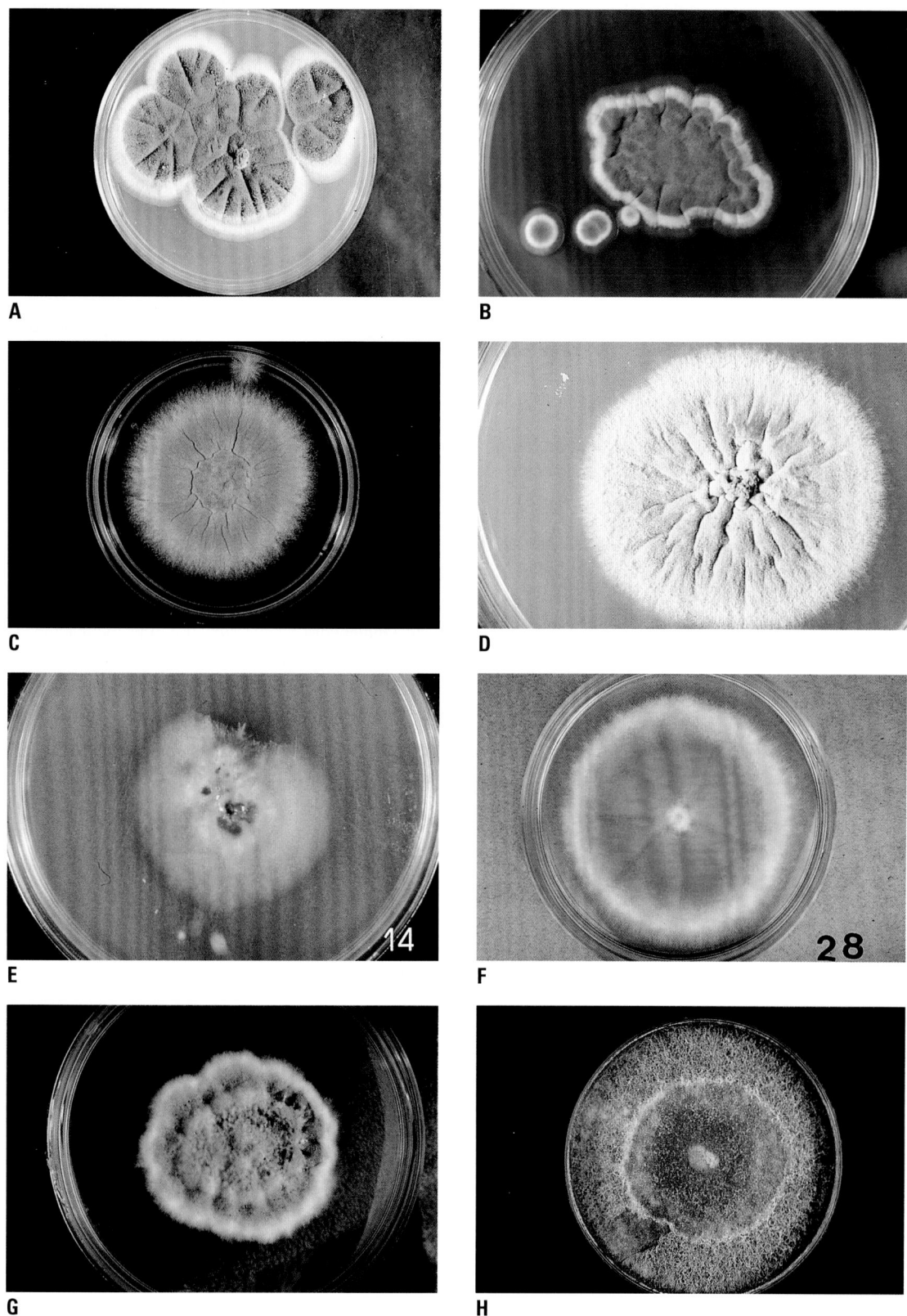

A

B

C

D

E   14

F   28

G

H

MORFOLOGÍA DE LAS COLONIAS DE HONGOS FILAMENTOSOS DEMATIÁCEOS OBSERVADOS CON FRECUENCIA

Los hongos filamentosos dematiáceos (oscuros) se distinguen por la aparición de colonias de color verde oscuro, marrón o negro, con pigmentación negra en la superficie inversa. La mayoría de las especies que crecen en el ambiente lo hacen de manera rápida, produciendo colonias maduras en cinco días. Las especies de crecimiento más lento, que en ocasiones requieren dos semanas o más antes de tener colonias maduras, suelen aislarse de muestras clínicas de pacientes con feohifomicosis, micetomas o cromomicosis. Fotografías de colonias representativas de algunos hongos filamentosos que crecen en agar dextrosa de Sabouraud.

A. Superficie de una colonia algodonosa y negra grisácea de especies de *Alternaria* tras seis días de crecimiento. El aspecto que se muestra aquí es característico, aunque no es distintivo de una especie de *Alternaria*, puesto que se puede observar en otras especies de hongos filamentosos dematiáceos del ambiente.

B. Superficie invertida de hongo filamentoso dematiáceo, que muestra el aspecto oscuro causado por la pigmentación marrón de las hifas vegetativas.

C. Vista de la superficie de un subcultivo de especies de *Ulocladium*, que muestra una pigmentación algodonosa que va de café oscuro a negro. Aunque se observan con frecuencia en ciertas cepas de hongos dematiáceos, los anillos concéntricos claros y oscuros que se aprecian en la imagen no son distintivos de ninguna especie.

D. Vista de la superficie de una colonia de *Phialophora verrucosum* tras una incubación de 14 días. Esta cepa en particular tiene una tonalidad que va de gris oscuro a negro, con textura de cabello. Se requiere un estudio microscópico, ya que las otras especies de crecimiento lento pueden producir colonias de aspecto similar.

E. Vista de la superficie de una colonia de *Fonsecaea pedrosoi* tras una incubación de 16 días. La colonia es bastante pequeña, típico para la especie, y la pigmentación café oscuro a negro distintiva es evidente. Esta cepa tiene una consistencia más plana, casi como de gamuza o terciopelo.

F. Vista de la superficie de una colonia de la cepa ambiental de crecimiento mucho más rápido (cinco días) de *Cladosporium*, que muestra una superficie verde oscuro como de gamuza, interrumpida por pliegues rugosos irregulares. Las cepas ambientales de *Cladosporium* pueden observarse de color verde oscuro, como en la imagen, o ser grises, gris marrón o negro marrón, simulando ser otros hongos dematiáceos.

G. Vista de la superficie de otra variante de una especie ambiental de *Cladosporium* que muestra un color gris oscuro y una consistencia similar al cuero. Las texturas de las colonias entre los hongos filamentosos dematiáceos van de algodonosas a velludas, similares a la gamuza o el cuero.

H. Aspecto de la superficie plana, lisa y levaduriforme de *Aureobasidium pullulans* tras seis días de incubación. Deben considerarse *A. pullulans* y *Hormonema dematioides*, morfológicamente similar, cuando se aísle una colonia ocre a blanca parecida a una levadura que con el tiempo se va oscureciendo como un hongo dematiáceo. Cuando la colonia levaduriforme sea marrón a negra en el primer aislamiento, deben considerarse las especies de *Exophiala*.

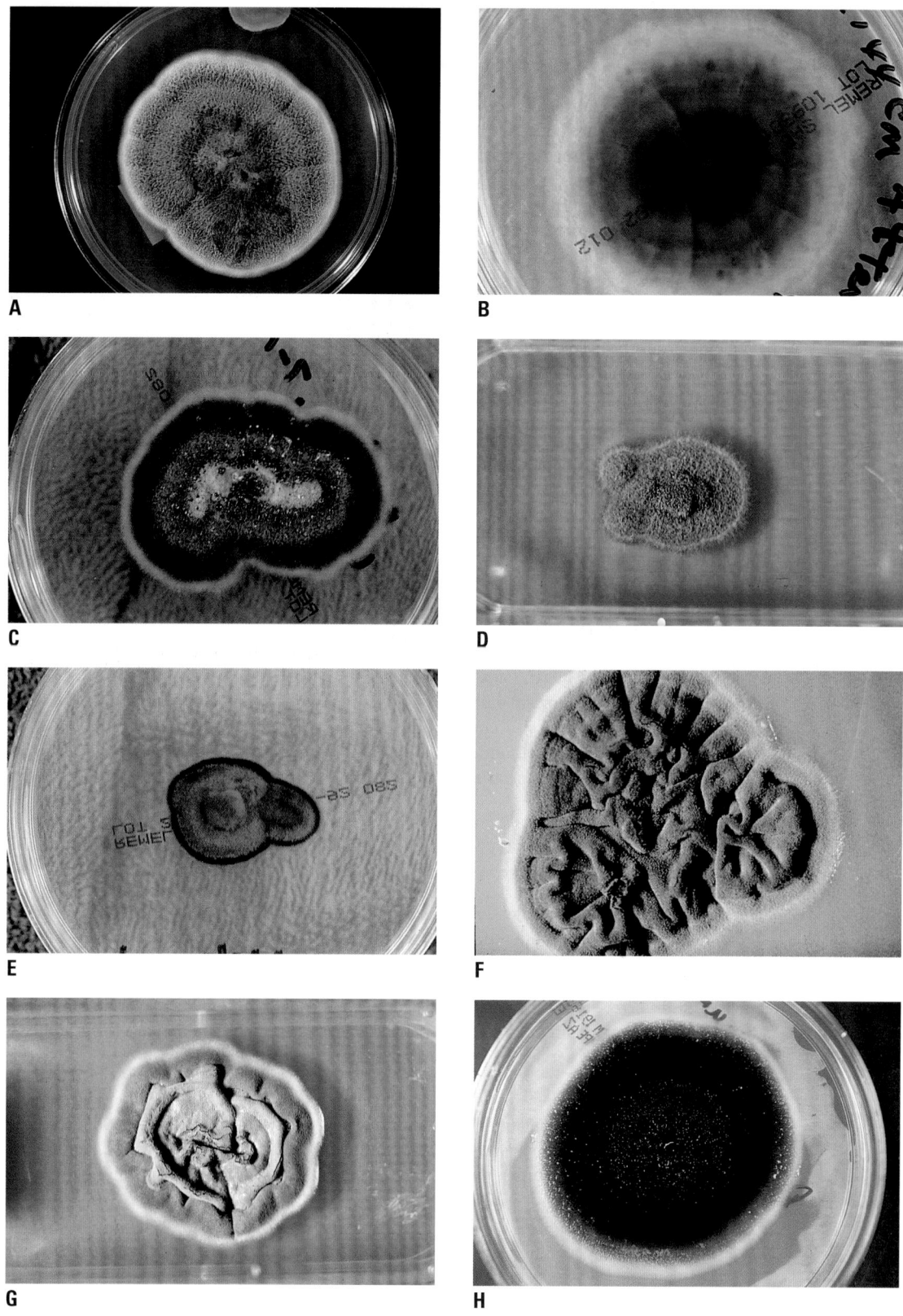

A

B

C

D

E

F

G

H

MORFOLOGÍA DE LAS COLONIAS DE DERMATOFITOS

Las colonias representativas de los hongos filamentosos dermatofitos en los medios de cultivo no son distintivas. Hay suficiente variabilidad y diferencias en el aspecto de una misma cepa, según el tipo de medio de cultivo utilizado y las condiciones ambientales durante la incubación, por las cuales la morfología de la colonia no constituye un criterio confiable para realizar la identificación presuntiva a nivel de especie en la mayoría de los casos. Casi siempre se requieren estudios microscópicos para lograr la identificación definitiva. Aquí se muestran fotografías de las colonias de algunos dermatofitos que crecen en agar dextrosa de Sabouraud a 30 °C, elegidos por mostrar ciertas características que pueden ofrecer pistas para realizar la identificación presuntiva.

A. Colonia de *Microsporum canis* tras cinco días de incubación. Las colonias tienden a ser algodonosas o, en ocasiones, granulares si la conidiación es intensa. La zona de crecimiento nuevo amarillo limón que se observa en la imagen, con pigmento que se extiende hasta la superficie inversa, es una de las claves que sugieren la presencia de *M. canis*.

B. Superficie de una colonia polvorosa y amarillenta de *Microsporum gypseum* tras seis días de incubación. *M. gypseum* tiende a esporular de manera intensa; por lo tanto, es más proclive a producir colonias granulares que *M. canis*.

C. Superficie de una variante lisa y blanca de *Trichophyton mentagrophytes*, sin evidencia de pigmentación en el fondo del agar. La colonia que se muestra no es distintiva, y se requiere un estudio microscópico para lograr la identificación.

D. Superficie de una variante algodonosa de *T. mentagrophytes* que muestra una pigmentación rojiza en el fondo del agar. La pigmentación rojo vino es un rasgo que sugiere la presencia de *Trichophyton rubrum*; sin embargo, algunas cepas de *T. mentagrophytes* también pueden producir un pigmento rojizo cuando crecen en agar dextrosa de Sabouraud. No obstante, la pigmentación de estos aislamientos nunca es tan intensa como con *T. rubrum* cuando las colonias se cultivan en agar harina de maíz o agar dextrosa de papa (patata).

E. Cara inversa de una colonia de *T. rubrum* que crece en agar dextrosa de papa. La pigmentación rojo vino es distintiva de la especie, y resulta particularmente intensa cuando la colonia se cultiva en agar dextrosa de papa o agar harina de maíz.

F. Crecimiento comparativo de *T. mentagrophytes* (*abajo*) y *T. rubrum* (*arriba*) en agar harina de maíz que muestra las diferencias distintivas en la pigmentación entre ambas especies.

G. Superficie de una colonia pequeña de *Trichophyton tonsurans* tras 14 días de incubación. *T. tonsurans* crece más lentamente en el agar dextrosa de Sabouraud. La mayoría de las cepas producen un pigmento de tonalidad amarillo marrón. La superficie tiende a ser granular y con frecuencia se observan los pliegues radiales.

H. Superficie de *Epidermophyton floccosum* tras seis días de incubación. Esta colonia se observa más algodonosa que granular y presenta una pigmentación amarillenta. Las colonias clásicas de *E. floccosum* se describen como de color verde caqui. La textura de la colonia tiende a ser más algodonosa que granular, puesto que este género no produce microconidios.

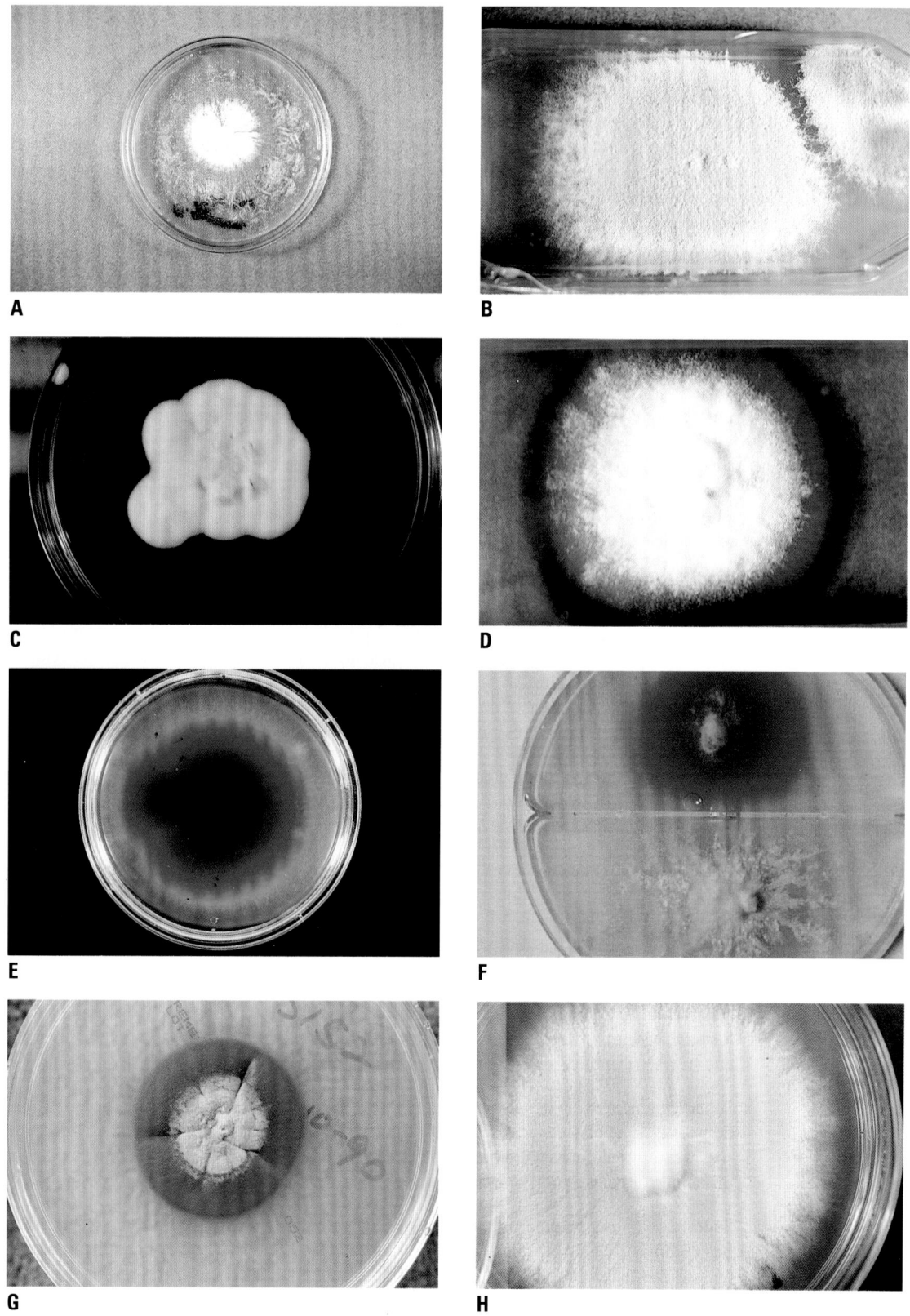

A

B

C

D

E

F

G

H

Morfología de las colonias de hongos dimorfos

Los hongos dimorfos reciben su nombre por crecer en forma de hongo filamentoso a 25-30 °C (temperatura ambiente) y en forma de levadura dentro del cuerpo humano y a 37 °C, con la excepción de algunas especies de *Coccidioides*. Estos hongos son patógenos para el humano y causan micosis profundas. Aunque la identificación definitiva de la especie requiere de un estudio microscópico, la confirmación de que una especie determinada pertenece a un grupo dimorfo depende ya sea de un estudio molecular o de la demostración de las formas de hongo filamentoso y levadura en los aislamientos de laboratorio. La forma filamentosa se puede convertir en levadura incubando subcultivos en medios enriquecidos a 37 °C y mediante la observación microscópica del aspecto de las levaduras típicas de la especie. Las especies de *Coccidioides* son la excepción y no son térmicamente dimorfas. En el pasado, se utilizó la técnica de exoantígeno para lograr la identificación más rápida de un hongo dimorfo, pero ha sido reemplazada en buena medida por pruebas de ácidos nucleicos disponibles en el mercado.

A. Superficie de la colonia de un hongo filamentoso dimorfo, con evidencia de residuos de la forma de levadura en el centro que aún no se convierte a la forma filamentosa, que se observa en la periferia. Esta colonia se incubó durante 14 días a 30 °C. Al observar la textura de esta mezcla de levaduras y filamentos, se puede sospechar un hongo dimorfo, sobre todo si la colonia muestra un crecimiento relativamente lento y el hongo filamentoso tiene consistencia de cabello o telaraña.

B. Colonias de *Blastomyces dermatitidis* en agar sangre de carnero al 5% después de cinco días de incubación. Obsérvese el aspecto de telaraña de estas colonias, una pista de que el aislamiento puede ser un hongo dimorfo. Todos los hongos filamentosos deben manipularse dentro de gabinetes de seguridad biológica adecuados a fin de evitar las infecciones adquiridas en el laboratorio.

C. Aspecto de colonias de *B. dermatitidis* incubadas a 37 °C, durante la conversión de hongo filamentoso a levadura. Existe una forma intermedia, que se muestra en la imagen, de las colonias entre hongo filamentoso y levadura, conocida como "fase espinosa". Obsérvense las espículas toscas formadas por estas colonias blancas. Un preparado microscópico mostraría la mezcla de hifas, levaduras gemantes y formas intermedias.

D. Colonias de *Histoplasma capsulatum* en agar infusión de cerebro y corazón tras 25 días de incubación a 30 °C. Las colonias se observan blancas y con consistencia de telaraña. Estas colonias carecen de características distintivas y podrían representar una variedad de hongos filamentosos. Se requiere de la observación microscópica para lograr la identificación.

E. Superficie en placa de agar sangre de carnero al 5% incubada a 37 °C en la que crecen pequeñas colonias de levaduras amarillentas de *H. capsulatum* tras su conversión exitosa desde la forma filamentosa. Las formas de levadura son similares a otras levaduras verdaderas, salvo que su crecimiento es muy lento y las colonias permanecen muy pequeñas.

F. Superficie de colonias de *Coccidioides immitis* que crecen en agar sangre de carnero al 5% después de siete días de incubación. Las colonias son de color gris blanquecino y tienen una suave textura vellosa. Las colonias de *C. immitis* que crecen en agar sangre a menudo muestran un cambio de color a rojo por la hemoglobina que toman del medio de cultivo (no se muestra).

G. Superficie de una colonia de levaduras lisa de color gris marrón de *Sporothrix schenckii*. Las colonias de *S. schenckii* a menudo parecen más levaduras que hongos filamentosos en las fases tempranas del aislamiento, incluso si se incuban a 25-30 °C; luego se vuelven filamentosas conforme avanza la incubación. Después de una incubación prolongada, las colonias de *S. schenckii* también tienden a oscurecerse considerablemente, tornándose casi negro azabache en algunas cepas (*véase* la lám. 21-5H).

H. Tubos con agar infusión de cerebro y corazón que contrastan las formas de levadura (*arriba*) y filamentosa (*abajo*) de *S. schenckii*. Las colonias de la forma filamentosa sometidas a incubación prolongada tienden a oscurecerse al alcanzar la madurez, en algunos casos tornándose claramente negras, como se muestra en la imagen.

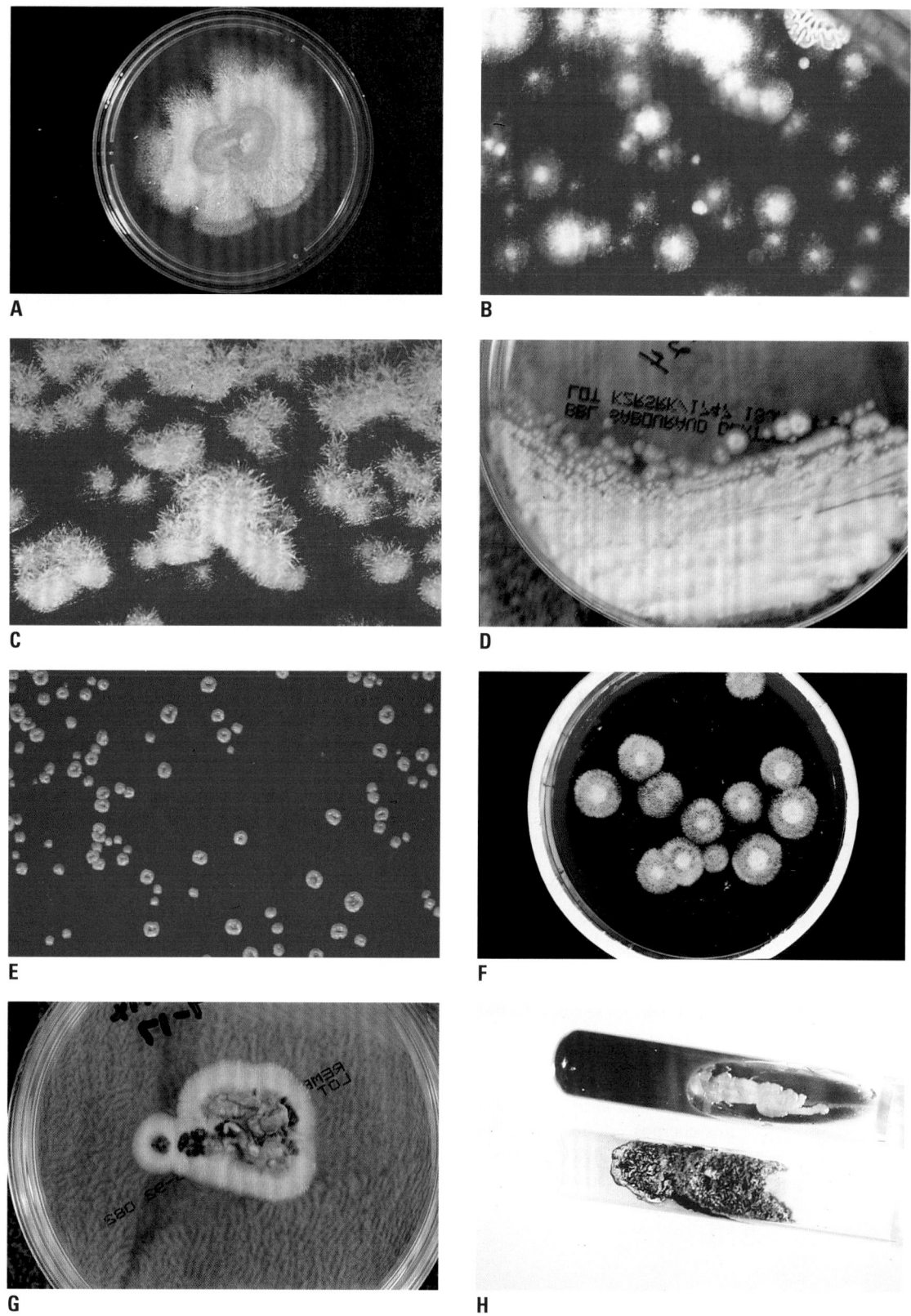

A

B

C

D

E

F

G

H

Morfología de levaduras aisladas con frecuencia

La identificación de laboratorio de las levaduras de importancia médica implica la inspección visual de las características de la colonia y la interpretación de los resultados complementarios. Tradicionalmente, éstos incluyen la fermentación de hidratos de carbono y las pruebas de asimilación, que aún se utilizan en caso de necesidad. Los más frecuente es emplear la espectrofotometría de masas de tiempo de vuelo por desorción/ionización láser asistida por matriz (MALDI-TOF MS, *matrix-assisted laser desorption/ionization time-of-flight mass spectometry*) y, en algunos casos, los análisis moleculares para identificar a estos hongos.

A. Superficie de una colonia de levaduras lisa y blanquecina, obtenida de un subcultivo de *Candida albicans* tras tres días de incubación. La colonia mostrada no es característica de *C. albicans*, puesto que puede verse con otras especies de *Candida* y levaduras. Se requieren otros estudios al momento de aislar una colonia levaduriforme, como se muestra aquí.

B. Superficie en placa de agar sangre de carnero al 5% en la que crecen colonias blancas de una levadura. Las extensiones con forma de pie desde los márgenes de las colonias suelen ser producidas por *C. albicans*.

C. Superficie de una colonia de *Cryptococcus neoformans* tras cuatro días de incubación en agar dextrosa de Sabouraud. La característica consistencia mucoide de las colonias apunta hacia una levadura formadora de cápsulas, lo cual sugiere una especie de *Cryptococcus*. Se requieren pruebas adicionales para identificar a *C. neoformans*.

D. Colonias de *C. neoformans* que crecen en agar semillas de níger. Las colonias con pigmento oscuro son características de este hongo.

E. Colonias de *Candida glabrata* que crecen en agar dextrosa de Sabouraud tras tres días de incubación a 30 °C. Se debe sospechar *C. glabrata* si se observan colonias de levaduras pequeñas más translúcidas, aunque se requieren estudios adicionales para confirmar la identificación.

F. Colonias de una especie de *Rhodotorula*, que ilustra la pigmentación rojo naranja distintiva del género. Se necesitan algunos estudios adicionales para lograr la identificación definitiva a nivel de especie.

G. Superficie en placa de agar sangre en la que crecen colonias de *Malassezia furfur*, únicamente en el área donde se agregó aceite de oliva. *M. furfur* es una levadura lipófila hallada con frecuencia en la piel humana. Para aislar esta levadura, se requiere de un medio rico en ácidos grasos de cadena larga, que puede obtenerse mediante una capa de aceite de oliva en la superficie, como se muestra en la imagen, o con Tween®. Se debe dar aviso al personal de laboratorio si se sospecha de una infección por especies de *Malassezia*, para que se pueda preparar la capa de aceite.

H. Microfotografía de un frotis con tinción ácido alcohol resistente a partir de una colonia aislada de *Saccharomyces cerevisiae*, que crece sobre la superficie de agar para ascosporas. Los cuerpos esféricos teñidos de rojo (ácido alcohol resistentes) que se observan son las ascosporas. *Wickerhamomyces (Hansenula) anomalus* también produce ascosporas ácido alcohol resistentes si se cultiva en agar para ascosporas; sin embargo, no presentan forma esférica.

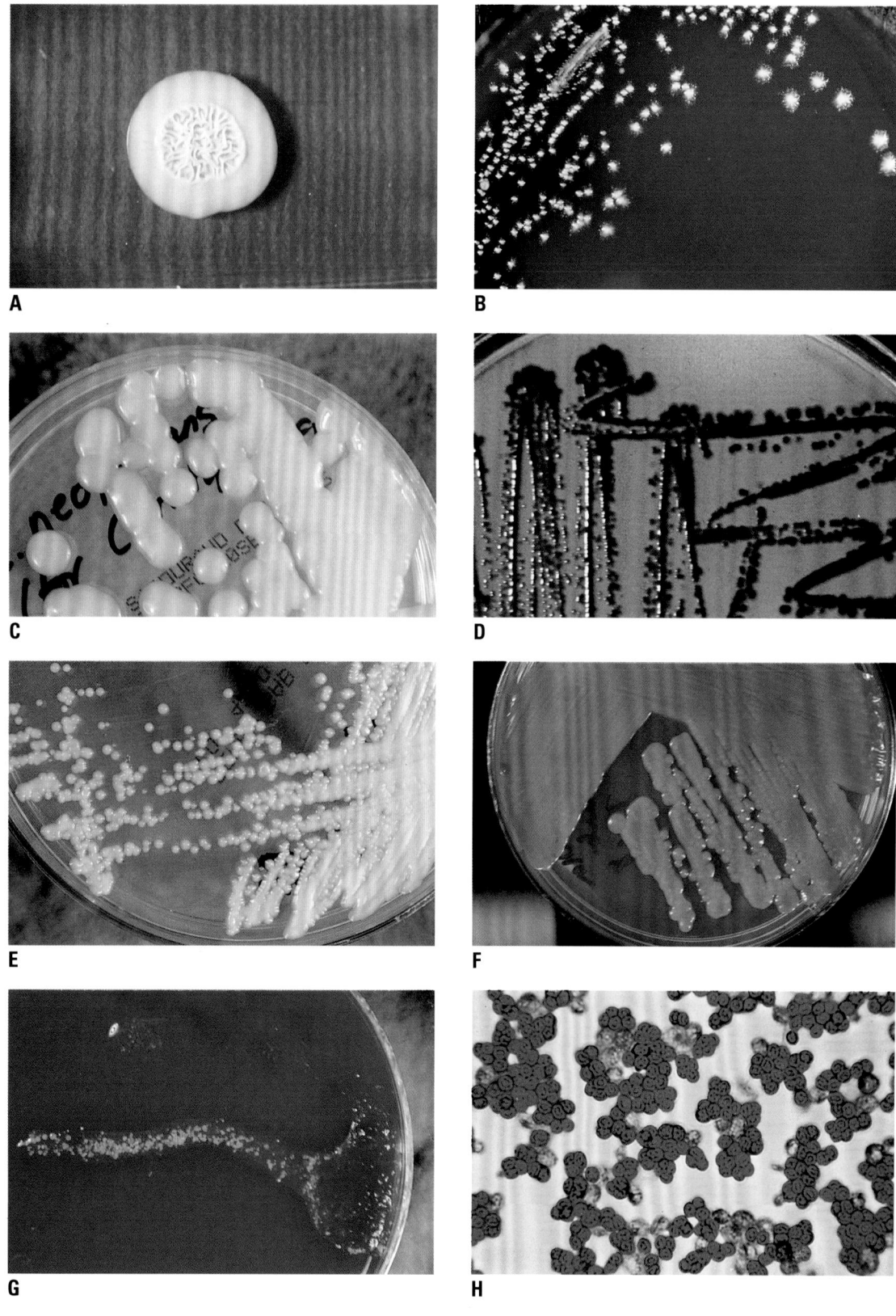

A

B

C

D

E

F

G

H

ARTIFICIOS: "NADIE SABE LAS COSAS QUE HE VISTO"

A. Materia vegetal que simula ser un huevo de *Ascaris lumbricoides* decorticado.

B. Fibra de músculo esquelético de carne roja ingerida que simula ser una larva de parásito.

C. Fragmentos de talco, que a menudo contaminan las muestras tomadas con el empleo de guantes de goma, que simulan ser quistes de amebas.

D. Cristales que simulan ser huevos de parásitos.

E. Fibra vegetal que simula ser una larva rabditoide.

F. Grano de polen equinulado que simula ser el huevo de una especie de *Taenia*.

G. Grano de polen que simula ser un huevo de uncinarias, *Strongyloides* o *Ascaris* decortidado.

H. Vellosidad de durazno que simula ser una larva filariforme.

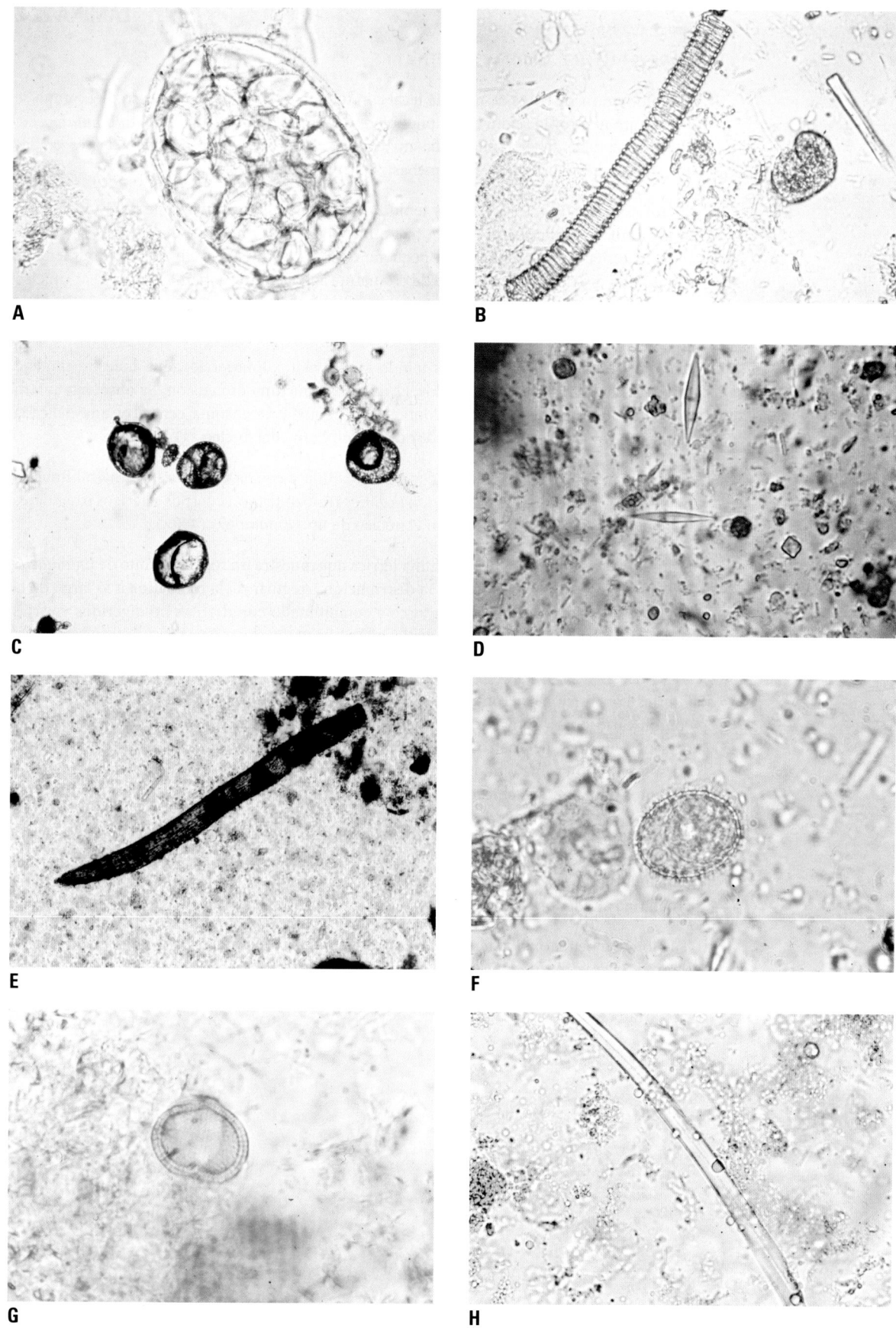

A

B

C

D

E

F

G

H

AMEBAS Y FLAGELADOS INTESTINALES

A. Microfotografía de frotis de materia fecal con tinción tricrómica. En el centro del campo se observa un neutrófilo segmentado bilobulado que simula ser un quiste del tipo *Entamoeba*. Siempre se debe tener cuidado de no confundir leucocitos polimorfonucleares en las muestras de heces por quistes de amebas.

B. Microfotografía de frotis de heces teñido con hematoxilina férrica, que muestra un solo trofozoíto de *Entamoeba histolytica*, que mide 10 µm en su máxima dimensión. Obsérvese el núcleo esférico que contiene un pequeño cariosoma compacto ubicado centralmente, e incluso una distribución en rosario de cromatina a lo largo de la membrana nuclear (núcleo de tipo *Entamoeba*). La extensión de un solo seudópodo refleja una movilidad direccional de propósito definido.

C. Microfotografía de frotis de heces teñido con hematoxilina férrica, que muestra un solo trofozoíto de *E. histolytica*, que mide 12 µm en su máxima dimensión. Se observan cuatro núcleos, cada uno de los cuales contiene un pequeño cariosoma central y una delicada banda de cromatina nuclear alrededor de la membrana del núcleo.

D. Corte de mucosa colónica teñido con hematoxilina y eosina que muestra una infiltración por numerosos trofozoítos de *E. histolytica*. Los trofozoítos son cuerpos esféricos irregulares de tinción pálida; algunos muestran el núcleo de tipo *Entamoeba* (400×).

E. Frotis de heces teñido con hematoxilina férrica que muestra un solo trofozoíto de *Entamoeba coli*. Obsérvese el gran cariosoma, la distribución irregular de la cromatina a lo largo de la membrana nuclear y el citoplasma tosco y contaminado con detritos no digeridos y varias vacuolas de distintos tamaños. Los trofozoítos de *Entamoeba coli* tienden a ser más grandes que los de *E. histolytica*, que miden en promedio 14-25 µm de diámetro.

F. Quistes con tinción tricrómica de *Entamoeba coli* que muestra cinco núcleos, cada uno con un cariosoma relativamente grande de ubicación central o ligeramente excéntrico. La presencia de más de cuatro núcleos descarta la posibilidad de *E. histolytica*. Se aprecia un solo cuerpo cromatoide intracitoplasmático que se tiñe de rojo con forma de barra y extremos puntiagudos, ubicado en la posición de las 8 del reloj.

G. Tinción con hematoxilina férrica de un prequiste de *E. histolytica* que mide 8 µm de diámetro. Los prequistes a menudo presentan una sola vacuola que simula ser un quiste de *Iodamoeba bütschlii*. Obsérvese en la fotografía la distribución distintiva "de tipo *Entamoeba*" de la cromatina alrededor de la membrana nuclear, lo cual descarta la posibilidad de *I. bütschlii*.

H. Tinción con hematoxilina férrica de un pequeño quiste de *Entamoeba hartmanni* que mide 6 µm de diámetro. El tamaño se encuentra en el mismo rango que el de *Endolimax nana*; sin embargo, el núcleo de tipo *Entamoeba* y los cuerpos cromatoides con forma de barra descartan dicha posibilidad.

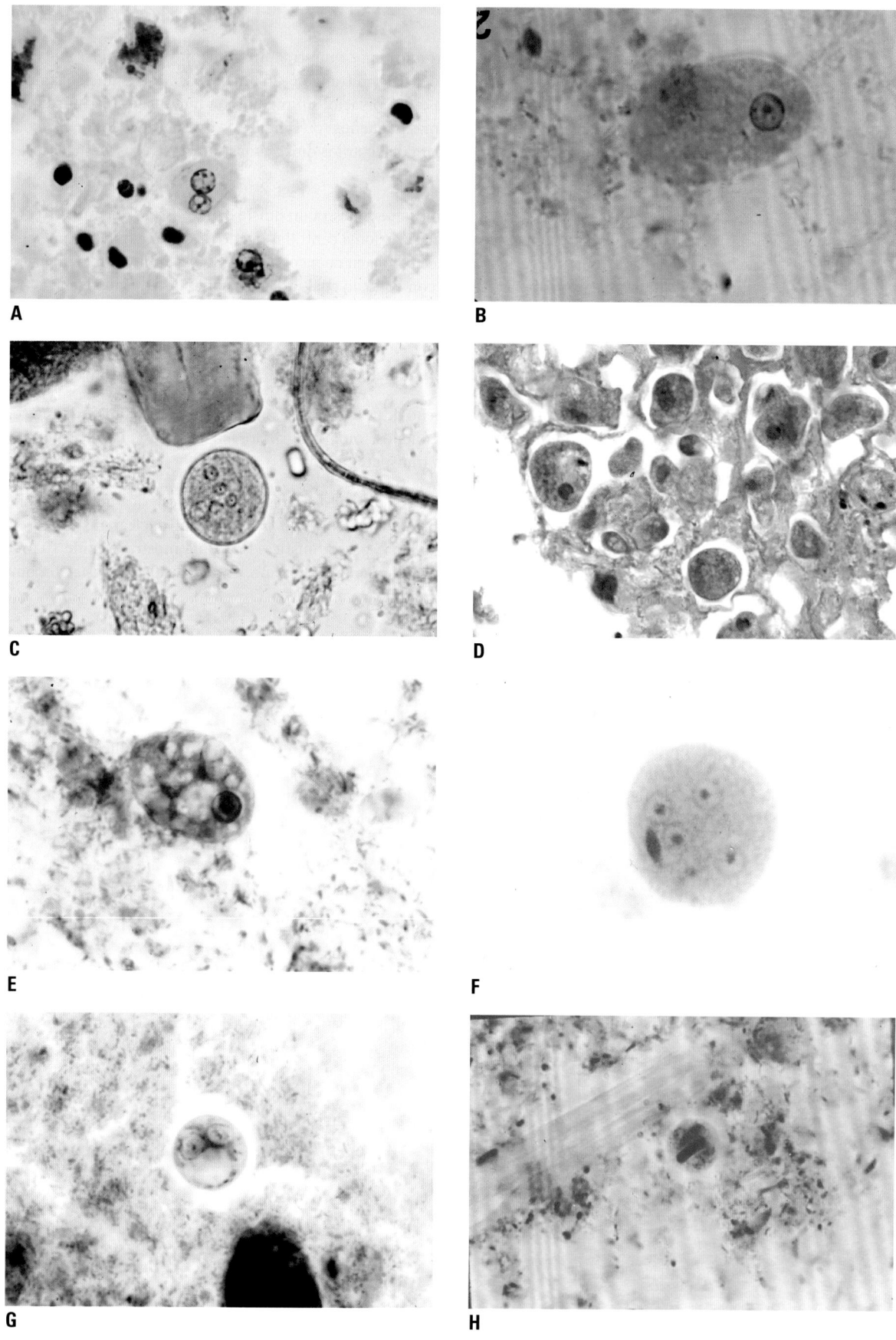

A

B

C

D

E

F

G

H

I. Frotis de heces con tinción tricrómica que muestra un trofozoíto de *I. bütschlii*. Esta forma mide alrededor de 14 μm de diámetro (rango 6-25 μm). Obsérvese el núcleo con un cariosoma grande rodeado por un espacio vacío, sin membrana nuclear visible (núcleo de "bola en cuenco"). Los trofozoítos más pequeños son difíciles de distinguir de los de *E. nana*; se deben examinar otros campos para detectar los quistes más característicos y establecer el diagnóstico final.

J. Frotis de heces con tinción tricrómica que muestra un quiste de *I. bütschlii* que mide 10 μm de diámetro. El núcleo tiene un gran cariosoma central rodeado de un área transparente que carece de cromatina periférica (núcleo bola en cuenco). Obsérvese la gran vacuola única en el citoplasma, positiva a la tinción con yodo, lo cual indica su contenido de glucógeno.

K. Frotis de heces con tinción tricrómica que muestra un pequeño trofozoíto de *E. nana* que mide 8 μm de diámetro. Obsérvese el pequeño núcleo central con cariosoma prominente, y un estrecho espacio transparente circundante, así como la ausencia de cromatina nuclear.

L. Preparado teñido con azul de metileno de un quiste de *E. nana* que mide 6-8 μm de diámetro. Obsérvense los cuatro núcleos pequeños, cada uno de los cuales contiene un diminuto cariosoma rodeado por un espacio transparente.

M. Frotis de heces con tinción tricrómica que muestra una sola forma esférica de *Blastocystis hominis*, con un cuerpo central prominente rodeado por material nuclear dispuesto en grumos contra la membrana interna de la pared quística. La forma mostrada mide 10 μm; sin embargo, pueden variar considerablemente de tamaño, entre 5 y 20 μm, variación que puede observarse en un mismo preparado.

N. Microfotografía de corte de epitelio de intestino delgado teñido con hematoxilina y eosina. Obsérvense los pequeños trofozoítos piriformes de *Giardia intestinalis*, con su conocido "rostro". Los trofozoítos de *Giardia* se adhieren a la mucosa, donde producen daño local que lleva a los signos característicos de diarrea y flatulencias.

O. Frotis con tinción tricrómica que muestra un trofozoíto de *G. intestinalis* (antes *G. lamblia*) reconocible por su característica forma ovalada a elíptica y los dos núcleos con cariosomas centrales prominentes, que yacen en la porción anterior a cada lado del axostilo con forma de barra, que recorre al organismo a lo largo. Obsérvese también la tinción eosinófila del cuerpo parabasal (el "bigote") que yace posteriormente sobre el axostilo. Estos rasgos dan el aspecto de "cara de mono". Los trofozoítos de *G. intestinalis* cuentan con seis flagelos, un par en las posiciones anterior, posterior y caudal; sólo tres son visibles en la fotografía.

P. Frotis con tinción tricrómica de detritos intestinales que incluyen un quiste de *G. intestinalis*. El quiste suele ser ovalado y presenta una delgada pared exterior lisa. El quiste mide 9-12 μm de diámetro, y generalmente incluye el doble de organelos que el trofozoíto. Cada quiste suele tener cuatro núcleos (aunque por lo general sólo se ven dos o tres en el mismo plano), dos axostilos, numerosos cuerpos parabasales y flagelos envueltos debajo de la pared lisa del quiste; lo anterior no puede verse todo al mismo tiempo en el mismo plano.

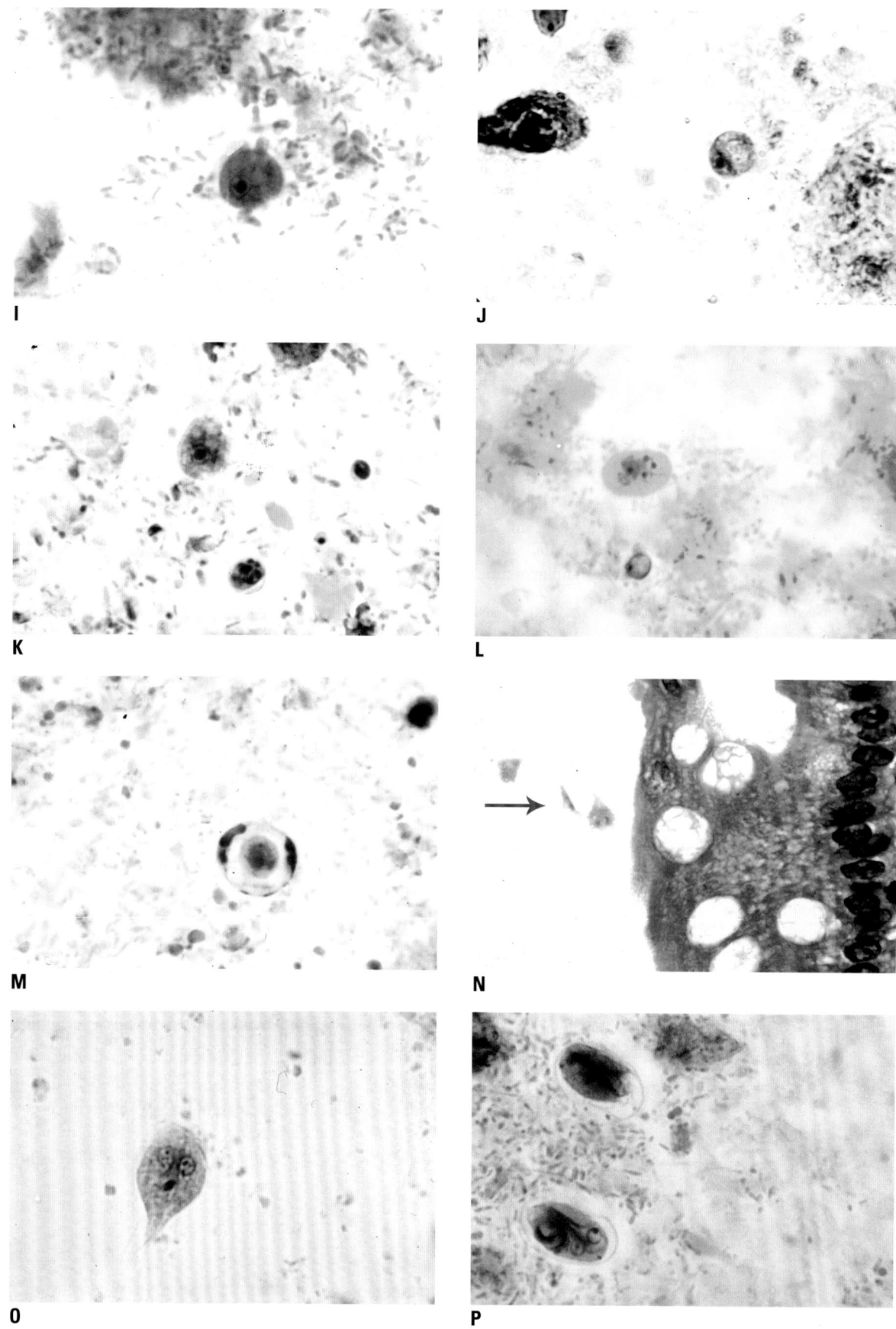

I

J

K

L

M

N

O

P

FLAGELADOS

A. Microfotografía de dos trofozoítos de *Chilomastix mesnili*, uno visto en el extremo y el otro desde la vista lateral. El trofozoíto suele ser piriforme y se puede identificar observando su único núcleo en el extremo anterior, la protrusión posterior del axostilo y un surco con forma de espiral, que es difícil de apreciar en la mayoría de los preparados en fresco. Otro rasgo que permite la identificación es un mechón de tres flagelos anteriores, adyacente al núcleo, aunque es difícil de observar en la mayoría de los preparados microscópicos en fresco.

B. Microfotografía de un quiste de *C. mesnili*. Resulta fácil observar el núcleo único, con cariosoma central y citostoma bien diferenciado, que aparece como un área transparente bien delimitada. En esta microfotografía se observa el contorno del citostoma, descrito como en "cayado de pastor". Los quistes suelen tener forma de limón, muestran una pared celular lisa, que puede medir 6-70 µm de diámetro, y, además del citostoma, a menudo tienen un botón hialino anterior que cuando se observa resulta útil para lograr la identificación (*véase* la lám. 22-3C).

C. Vista de otro quiste de *C. mesnili* en el que se observa mejor el botón hialino anterior (*flecha*). También se pueden apreciar el núcleo y el citostoma.

D. Frotis de heces con tinción tricrómica que destaca un solo trofozoíto de *Dientamoeba fragilis*. Este quiste mide 8-12 µm y se puede observar su característico núcleo doble, cada uno con un cariosoma grande y membrana nuclear poco definida. El citoplasma de este trofozoíto es finamente granular y muestra evidencia temprana de desintegración, como lo refleja el nombre de la especie.

E. Preparado con hematoxilina férrica que muestra un solo trofozoíto de *Pentatrichomonas* (*Trichomonas*) *hominis*. Obsérvese la típica forma de lágrima y el núcleo único en posición anterior, sin estar contra la pared celular, como en el caso del trofozoíto de *C. mesnili* (lám. 22-3A). En la microfotografía se observa el axostilo longitudinal, al igual que el flagelo posterior único. Por lo general, *P. hominis* tiene de tres a cinco flagelos anteriores y un flagelo posterior, así como una membrana ondulante que discurre a lo largo del cuerpo; se trata de una estructura que sólo es observable en preparados a partir de cultivos celulares.

F. Microfotografía de un corte de epitelio de biopsia intestinal teñido con hematoxilina y eosina que muestra la invasión de numerosos trofozoítos de *Balantidium coli*. Obsérvese el macronúcleo bien delimitado con forma de bastón o herradura, una característica que, junto con su tamaño (80 µm de diámetro), resulta útil para lograr la identificación. La observación de los cilios es clave, puesto que se trata del único parásito ciliado del ser humano.

G. Vista de trofozoíto de *B. coli* que muestra un contorno ovalado con una pared lisa cubierta en la totalidad de su circunferencia por cilios pequeños y delicados. Estos trofozoítos miden 40-70 µm de ancho por 50-100 µm de largo. La presencia de un citostoma anterior y de cilios en la circunferencia, así como de un macronúcleo grande con forma de bastón o herradura, resultan clave para lograr la identificación.

H. Quiste de *B. coli* en preparado con tinción tricrómica. Estos quistes miden 50-75 µm de diámetro, son de esféricos a elipsoidales y presentan un macronúcleo característico con forma de pesa, que se observa con claridad en esta fotografía. Se observa un micronúcleo único mal definido junto al macronúcleo, y el citoplasma incluye una vacuola metabólica.

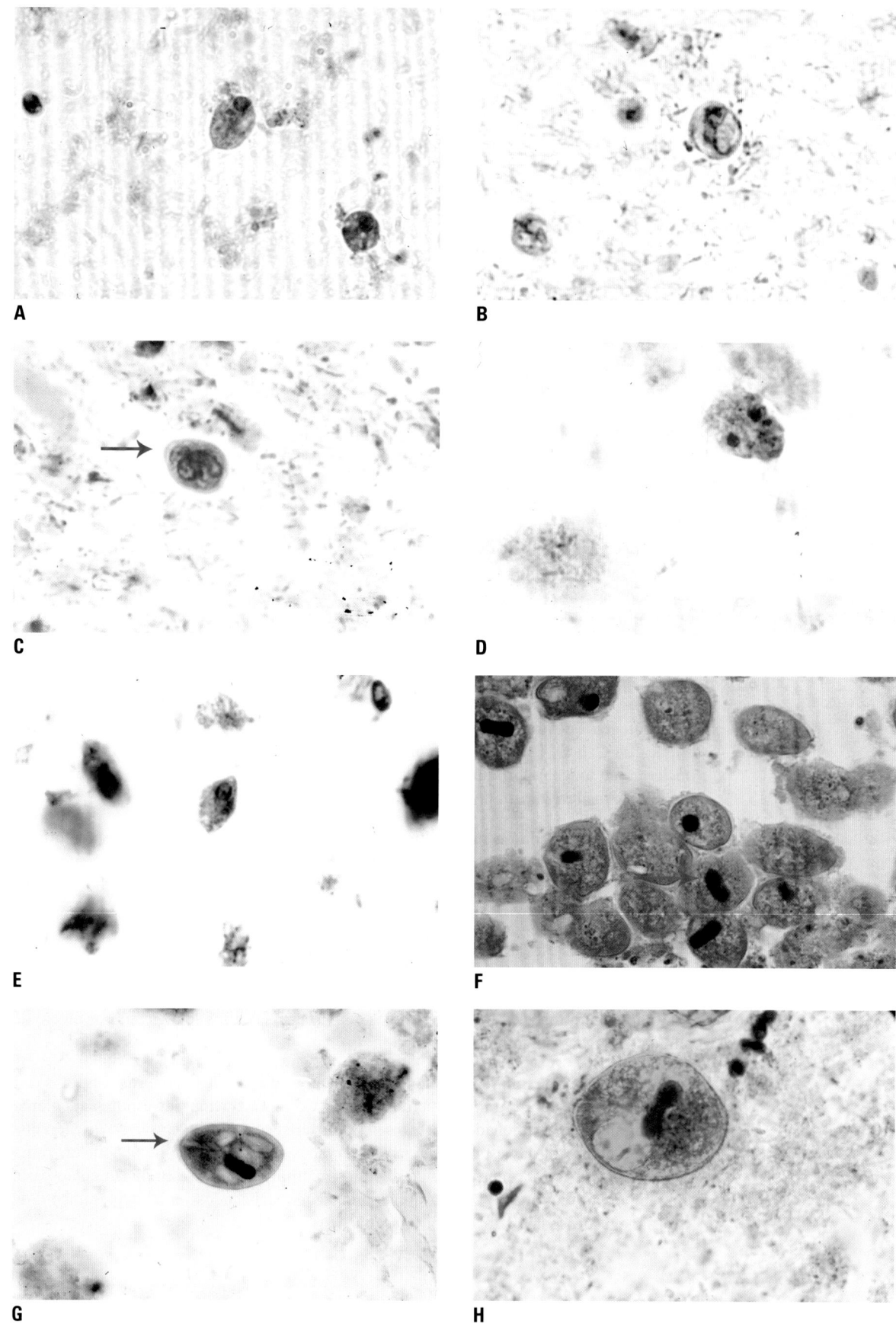

A

B

C

D

E

F

G

H

COCCIDIOS

A. Microfotografía de un corte de mucosa intestinal teñido con hematoxilina y eosina a lo largo del borde en cepillo al cual se adhieren numerosos ooquistes pequeños de 2-3 μm de diámetro de especies de *Cryptosporidium*. El diagnóstico histológico resulta posible cuando estos agregados de ooquistes se observan en esta ubicación.

B. Frotis de heces con tinción ácido alcohol resistente que muestra dos ooquistes ácido alcohol resistentes que se tiñen de rojo y de manera homogénea, esféricos, de 4-5 μm de diámetro, de especies de *Cryptosporidium* (*flechas*). Estas formas resultan diagnósticas cuando se observan en preparados con esta tinción.

C. Microfotografía de frotis de heces teñido para ácido alcohol resistencia que muestra un solo ooquiste esférico ácido alcohol resistente de especies de *Cyclospora*. Estos ooquistes miden aproximadamente el doble que los ooquistes de las especies de *Cryptosporidium*, de 8-10 μm de diámetro; por lo tanto, es necesario contar con un micrómetro óptico calibrado. También contrasta que los ooquistes de *Cyclospora* cuentan con una estructura interna mal definida y que carecen de la tinción homogénea de los ooquistes de *Cryptosporidium*. Es frecuente observar ooquistes de *Cyclospora* adecuadamente teñidos adyacentes a otros ooquistes que no se tiñen; esta tinción heterogénea es característica de este género.

D. Vista de bajo aumento (250×) de ooquiste ácido alcohol resistente y con forma de huso de *Cystoisospora belli*, localizado en el centro del campo de visión. Estos ooquistes miden 25-30 μm de largo, un tamaño relativamente grande que no puede percibirse por esta vista de bajo aumento, salvo cuando se compara con los ooquistes extremadamente pequeños, casi puntiformes (de 5 μm de diámetro), de las especies de *Cryptosporidium* que se encuentran dispersos en este campo microscópico. La coexistencia de estas dos especies en la misma muestra de heces resulta altamente sugestiva de una infección por VIH, que siempre debe ser descartada ante tal escenario clínico.

E. Microfotografía de preparado en fresco directo que muestra un ooquiste inmaduro de forma elíptica de *C. belli*. Estos ooquistes miden 25-30 μm de largo, y cuando son inmaduros, encierran un único esporoquiste esférico, como se observa en la fotografía. Compárese con el ooquiste maduro mostrado en la lámina 22-4F.

F. Vista de un preparado en fresco directo de heces que presenta un ooquiste maduro de *C. belli*, el cual encierra dos esporoquistes esféricos. Los esporoquistes, ahora maduros, resultan infecciosos para un segundo hospedero y se encuentran listos para liberar a los esporozoítos al intestino en caso de ingestión.

G. Corte de músculo esquelético teñido con hematoxilina y eosina que contiene dos quistes de especies de *Sarcocystis*. Estos quistes miden hasta 300 μm de diámetro y se encuentran llenos de bradizoítos enquistados inactivos. El ser humano puede resultar infectado por esta forma como hospedero intermedio accidental; los ooquistes infecciosos se ingieren por medio de alimentos o agua contaminados.

H. Tinción de Weber de un preparado en fresco de heces que muestra numerosas esporas con forma de bastón de 2-3 μm de *Microsporidium*. Con esta tinción, las esporas adquieren un color amarillo asalmonado. Obsérvese el característico tabique transverso delgado que divide a algunas de las esporas (*flecha*) observadas en este campo de visión, un rasgo útil para identificar al género. Hoy en día estos microorganismos se clasifican como parte del reino *Fungi*, aunque las pruebas a menudo siguen realizándose en el departamento de parasitología de los laboratorios por fines prácticos.

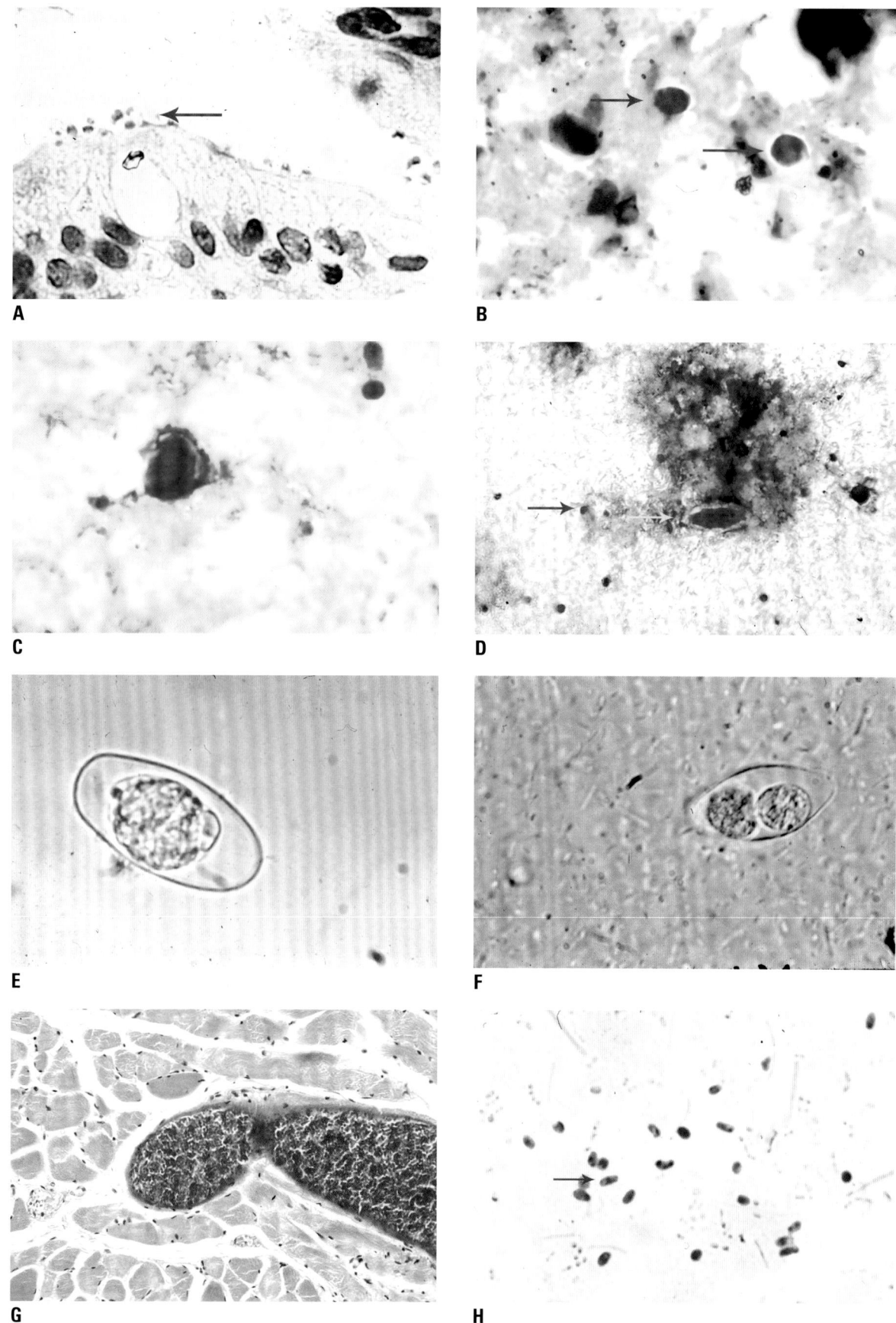

A

B

C

D

E

F

G

H

NEMATODOS

A. Helmintos adultos macho y hembra de *Ascaris lumbricoides*. Los adultos machos suelen ser más cortos (20-25 cm) que las hembras (25-30 cm) y presentan una cola curva (helminto de la parte inferior de la fotografía). La cutícula lisa y no segmentada permite distinguir a los ascáridos adultos de las lombrices terrestres habituales, que en ocasiones pueden alcanzar los sanitarios o sistemas de drenaje, confundiéndose con gusanos que salieron con las heces.

B. Huevo teñido con bilis, amarillo marrón, ligeramente ovoide de *A. lumbricoides*, que puede medir 45-60 μm de diámetro. Poseen una cubierta gruesa rodeada por una capa ondulante de albúmina característica. La retracción y el desarrollo de una división interna indica su fecundación y su posible capacidad infecciosa.

C. Huevo esférico y decorticado de *A. lumbricoides* que muestra una larva bien desarrollada cercana a la etapa de eclosión. Evidentemente este huevo es altamente infeccioso.

D. Huevo fecundado de *A. lumbricoides* que muestra la cubierta exterior lisa. Cuando se expone a la bilis en la luz intestinal, el recubrimiento externo de albúmina se disuelve, decorticando la superficie, como se observa en la imagen.

E. Fotografía compuesta que muestra un gusano adulto de *Enterobius vermicularis* en la imagen de la izquierda. Estos helmintos, que miden 0.3-0.5 mm de diámetro y 1.3-8 mm de largo, presentan un tubo digestivo bien desarrollado y órganos reproductivos internos. La cola puntiaguda y las alas parabucales (*flecha en la imagen izquierda*) llevan al diagnóstico. La vista ampliada de la derecha muestra mejor las alas parabucales.

F. Fotografías que muestran los huevos de un *E. vermicularis* grávido; la imagen de la izquierda presenta una larva bien desarrollada. Estos huevos exhiben una pared lisa y delgada, y miden alrededor de 55 por 25 μm. Los huevos son alargados, asimétricos y aplanados de un lado, lo que recuerda a un balón de fútbol americano o rugby desinflado.

G. Fotografía de *Trichuris trichiura* adulto que muestra su característico segmento anterior alargado y con forma de látigo, así como su segmento posterior más corto y grueso con forma de manija. Estos gusanos son relativamente pequeños, al medir 35-45 mm de longitud.

H. Microfotografía de un típico huevo amarillo marrón teñido con bilis de *T. trichiura*, con su pared lisa y relativamente gruesa. Obsérvense los tapones hialinos distintivos, uno con forma de tonel y el otro con forma de domo, en cada extremidad polar (de *A Pictorial Presentation of Parasites*, de H. Zaiman).

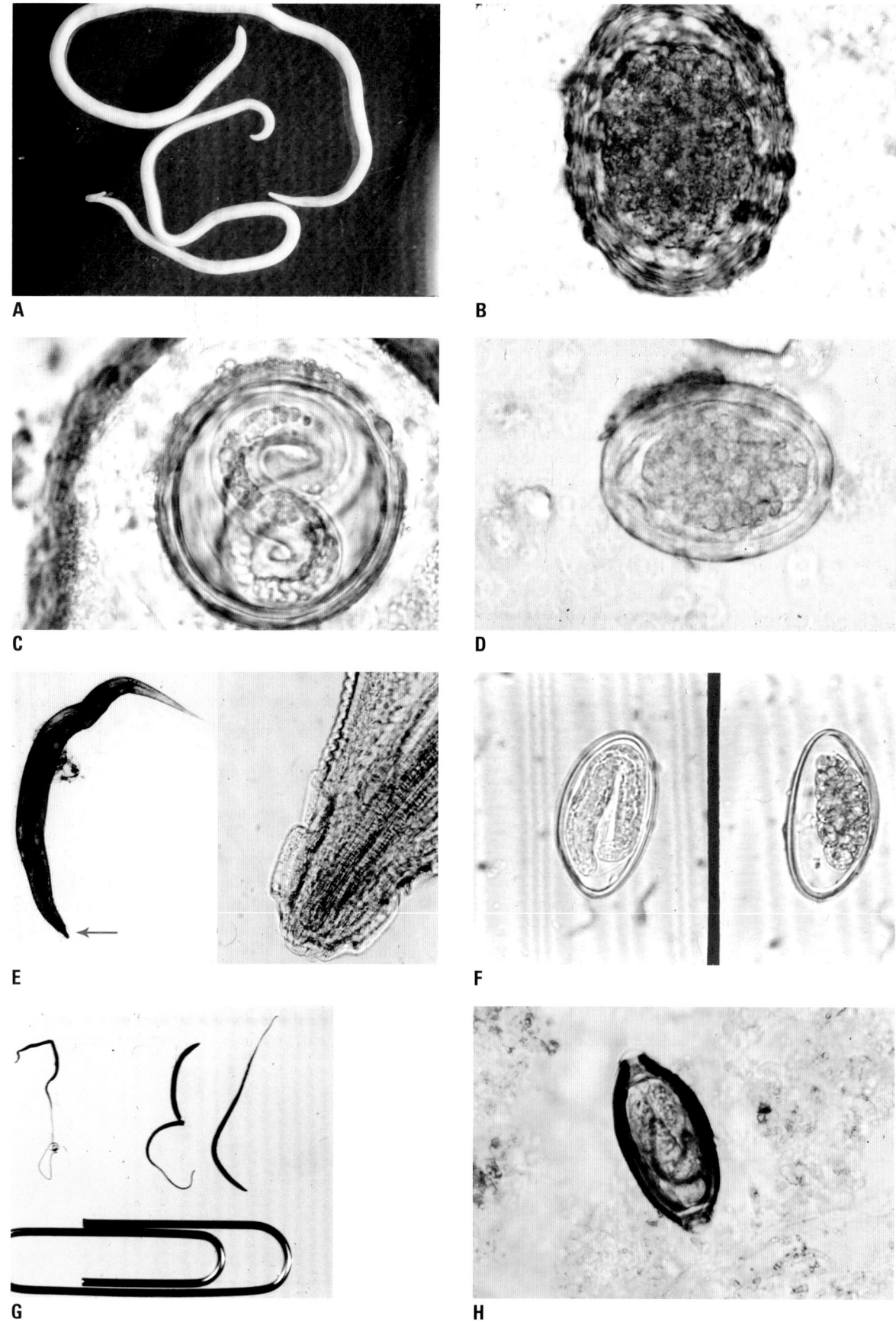

A

B

C

D

E

F

G

H

I. Fotografía del aparato bucal de una uncinaria adulta. Los dientes de quitina observados son característicos de la uncinaria del Viejo Mundo, *Ancylostoma duodenale*. Este aparato bucal está bien adaptado para lograr la adherencia profunda del gusano a la mucosa intestinal y cortar los capilares para permitir la ingestión de sangre desde la circulación.

J. Vista similar de un aparato bucal de la uncinaria del Nuevo Mundo, *Necator americanus*, que muestra las placas cortantes distintivas (*flechas*). Al igual que con *A. duodenale*, este aparato bucal está bien adaptado para lograr la adherencia profunda del gusano a la mucosa intestinal, la laceración de los capilares y la ingestión de sangre.

K. Microfotografía de preparado en fresco directo con yodo de materia fecal que contiene un típico huevo de uncinaria de forma ovalada, de 40-60 µm, con su pared lisa y delgada distintiva, así como un espacio transparente debajo de la cubierta. Estos huevos no pueden distinguirse de los de *Strongyloides stercolaris*. Esta identificación diferencial no suele ser necesaria, puesto que *S. stercolaris* rara vez libera huevos en las heces, y las larvas sólo son abundantes en casos de hiperinfección.

L. Microfotografía compuesta en la que se observan las cavidades bucales de las larvas rabditoides de la uncinaria (*izquierda*) y *Strongyloides* (*derecha*) de manera comparativa. La cavidad bucal de las larvas rabditoides de las uncinarias son distintivamente largas (*flechas*) en comparación con las de *Strongyloides* (*flechas*). Las larvas rabditoides de las uncinarias rara vez se observan en muestras de heces.

M. Campo microscópico de un preparado en fresco directo de materia fecal, en el que se encuentra una pequeña larva rabditoide espiralada de *S. stercolaris*, observada con bajo aumento (100×). Estas larvas muestran gran movilidad cuando se detectan en los preparados en fresco directo. Se requiere observar la cavidad bucal antes descrita para confirmar la identificación. Estas larvas en promedio miden 15 µm de diámetro y 200 µm de largo.

N. Las larvas rabditoides de *S. stercolaris*, tras un breve período de alimentación de 2-3 días, se convierten en larvas filariformes infecciosas largas, delgadas, que no se alimentan, y que pueden alcanzar hasta 700 µm de longitud. Estas larvas filariformes pueden penetrar directamente en la piel del hospedero humano cuando entra en contacto directo con él.

O. Corte de intestino delgado teñido con hematoxilina y eosina en el que se observan larvas filariformes redondas y lisas de *S. stercolaris*, características de los hallazgos histológicos de los pacientes con síndrome de hiperinfección por *Strongyloides*. Estas larvas se observan horadando la lámina propia. En los pacientes con *Strongyloides* inmunodeprimidos, el ciclo de vida desde la ovopostura hasta la formación de larvas rabditoides y filariformes puede ser lo suficientemente corto como para causar la autoinfección en el intestino antes de que se formen las heces, como se observa en esta fotografía.

P. Microfotografía de huevo amarillo marrón teñido con bilis de *Capillaria philippinensis*. Estos huevos de forma de limón o alargada miden alrededor de 60 por 35 µm y se parecen a los de *T. trichiura*, salvo que la cubierta se encuentra estriada y las protuberancias polares son amplias y planas.

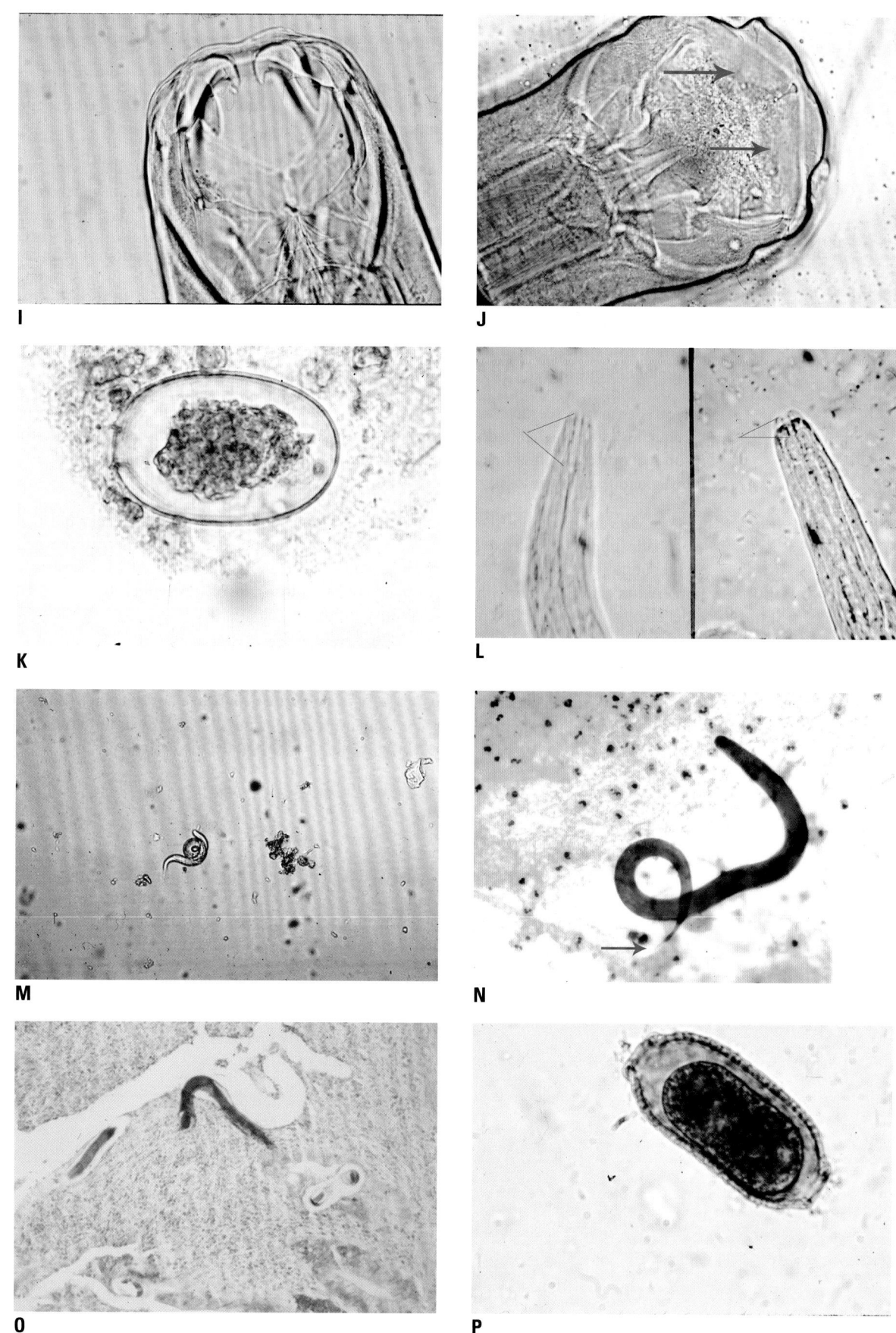

I

J

K

L

M

N

O

P

CESTODOS

A. Ejemplar adulto de *Taenia saginata* que muestra el pequeño escólex (*flecha*) y el estróbilo que se extiende varios metros, compuesto por una larga cadena de proglótides.

B. Vista ampliada del escólex de un ejemplar de *Taenia solium* que muestra las cuatro ventosas que caracterizan al género. El rostelo armado protruye con una fila circular de ganchos, lo cual permite la identificación de *T. solium*. En contraste, el escólex de *T. saginata* es inerme.

C. Vista ampliada del proglótide único de *Taenia saginata* al cual se ha inyectado tinta china a través del poro genital para delinear los segmentos uterinos ramificados. Los proglótides de *T. saginata* cuentan con más de 13 ramas uterinas laterales, como se muestra en la fotografía, lo cual permite distinguirlos de los de *T. solium*, que a menudo presentan una cantidad menor. Este hallazgo permite la identificación por especie con base en la observación de los proglótides que logren pasar intactos por las heces.

D. Trozo de carne de cerdo con cisticercosis (*izquierda*) que presenta varios espacios quísticos pequeños, cada uno habitado por una larva de cisticerco de *T. solium*. El cisticerco se muestra con mayor detalle en la imagen de la *derecha*. El saco lleno de líquido contiene un escólex invaginado, cuyas ventosas y ganchos se oscurecen por la tinción.

E. Corte de cerebro teñido con hematoxilina y eosina que muestran un espacio quístico ocupado por un cisticerco de *T. solium*. El quiste presenta dos paredes: la externa está compuesta por tejido fibroso reactivo producido por el tejido del hospedero, y la membrana interna es elaborada por el helminto (parásito vesiculoso). Se observa un corte transversal del escólex invaginado que muestra las estructuras internas.

F. Fotografía de cisticerco de la tenia de la rata, *Hymenolepis diminuta*. El escólex invaginado se aprecia mejor en este campo de visión. Estos cisticercos se forman en un insecto que funciona como hospedero intermedio, como pulgas, cucarachas o escarabajos. Los humanos resultan afectados por la ingestión de alimentos contaminados por insectos, y los helmintos adultos se desarrollan en los intestinos tras la evaginación y adhesión del escólex a la mucosa.

G. Fotografía del útero de una hembra grávida de *Taenia*, que muestra la densa agregación de huevos esféricos de pared gruesa, algunos de los cuales presentan las estrías características.

H. Vista ampliada de los huevos de una especie de *Taenia*, como se observan al microscopio en un preparado en fresco directo de material infectado. Estos huevos miden en promedio 30-45 μm de diámetro y presentan una pared lisa y gruesa, interrumpida por estrías radiales características. Muchos huevos también incluyen tres pares de ganchos (embrión hexacanto) que no se observan en esta fotografía, pero que son similares a los de la membrana interna de los huevos de *H. diminuta*, como se observa en la lámina 22-6N. Esta especie de *Taenia* no puede ser identificada por la morfología de sus huevos.

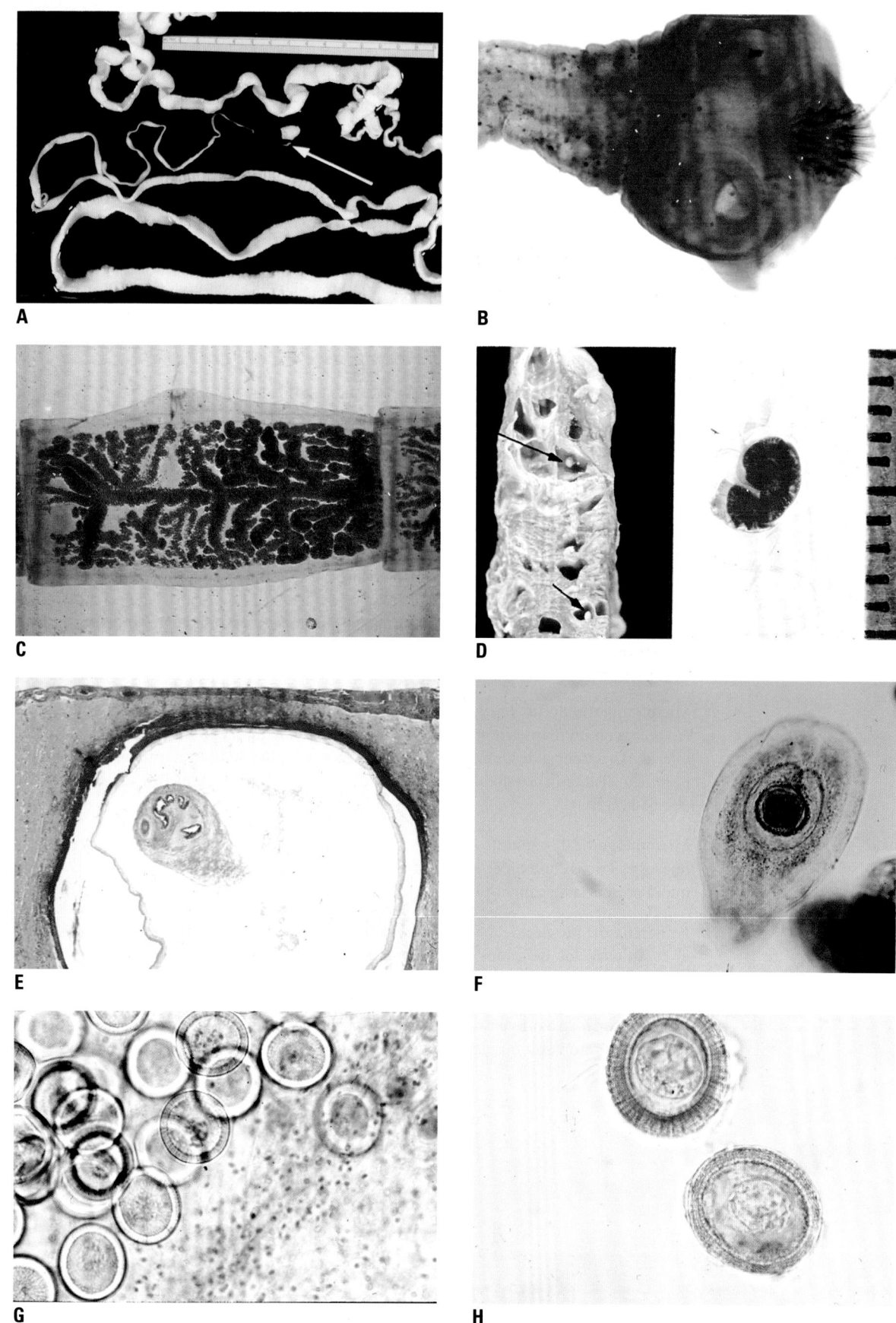

A

B

C

D

E

F

G

H

I. Fotografía del pequeño escólex (*flecha*) y de los proglótides anchos y estrechos de *Diphyllobothrium latum*, la tenia adulta gigante. Se trata de la tenia más larga que llega a infestar al ser humano, al alcanzar entre 3 y 10 m de longitud, a menudo con más de 3 000 proglótides.

J. Vista ampliada del escólex con forma de espátula de *D. latum*, que muestra el característico surco central longitudinal (botrio), limitado a cada lado por un pliegue distintivo (*phyllo*, es decir, "hoja"), estructura de donde se deriva el nombre del género, *Diphyllobothrium*.

K. Vista ampliada del proglótide de *Diphyllobothrium*, que muestra de manera característica el mayor ancho en relación con el largo, de donde se deriva el nombre de la especie "*latum*". Obsérvese el útero ramificado sin características distintivas de posición central y lineal, que aparece como una roseta compacta.

L. Microfotografía de un huevo de *D. latum*. Se trata de huevos relativamente grandes, que miden 60-75 µm de largo por 40-50 µm de ancho. Presentan forma ovalada y cuentan con una cubierta delgada y lisa, y la división se extiende hasta la membrana interna de la cubierta. Resulta característica la presencia de un opérculo no saliente, que se utiliza para distinguirlo del huevo de *Paragonimus westermani*, el cual presenta un opérculo saliente característico (lám. 22-7P).

M. Microfotografía de huevo de *Hymenolepis nana*, que consta de una doble membrana: una cubierta externa lisa y delgada, y una membrana interna que encierra una oncosfera. Es frecuente que incluya tres pares de ganchos (hexacanto), como lo muestra la fotografía. Estos huevos miden entre 40 y 60 µm de diámetro y suelen tener un contorno ovalado a subesférico. Los huevos de *H. nana* también se distinguen por la presencia de engrosamientos polares en ambos lados de la membrana interna del hexacanto, del cual se derivan 4-8 filamentos delgados que se extienden al espacio intermembranario.

N. Microfotografía de un huevo de *H. diminuta*. Estos huevos son más grandes que los de *H. nana*, con un diámetro promedio de 60-80 µm, a menudo con un contorno claramente esférico. La ausencia de los engrosamientos polares y los filamentos intermembrana también permiten distinguir a estos huevos de los de *H. nana*. Los seis ganchos se observan con claridad (*flecha*).

O. Microfotografía de conjunto de huevos de *Dipylidium caninum*, que muestra un agregado de huevos esféricos contenidos en la matriz. Los huevos de la fotografía son inmaduros, puesto que la presencia de ganchos internos indica madurez y capacidad infecciosa.

P. Fotografía del proglótide de *D. caninum*, que muestra un poro genital de cada lado, hacia el cual fluyen los delicados conductos vitelinos. Esta disposición en doble poro es una característica única de *D. caninum* (del cual deriva el nombre del género: *pyle*, "entrada u orificio"), ya que los proglótides de otras tenias sólo presentan un poro genital lateral que alterna de un lado a otro entre los distintos segmentos adyacentes. Los proglótides presentan forma de florero y son más largos que anchos.

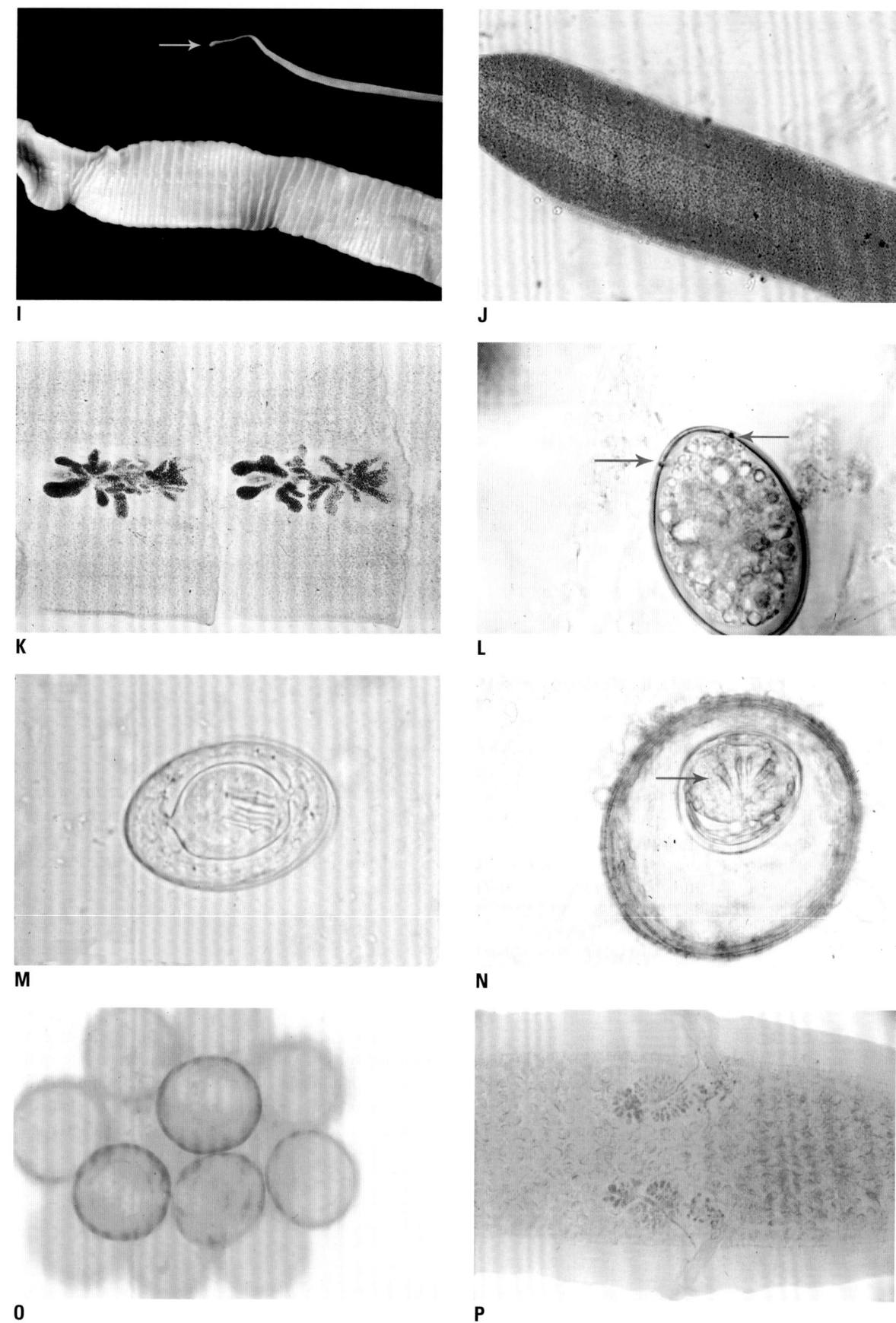

I

J

K

L

M

N

O

P

TREMATODOS

A. Fotografía de ejemplares adultos, macho y hembra, de *Schistosoma*. El macho de la fotografía se tiñe más pálidamente y presenta un conducto ginecofórico, del cual se ha desprendido la hembra, de tinción más oscura, tras la cópula. El adulto macho mide en promedio 20-30 mm de largo, y la hembra 14-17 mm. Estos trematodos tienen el diámetro de una hebra, lo que les permite ocupar las luces de las vénulas sin bloquear el flujo sanguíneo, produciendo edema mínimo.

B. Microfotografía de un huevo de *Schistosoma mansoni*, con su característica pared delgada y lisa, y contorno ovalado con espícula lateral prominente. Se trata de huevos relativamente grandes, que miden 115-180 μm de largo por 45-70 μm de ancho. Al madurar, la larva miracidio eclosiona intacta, evitando el período de desarrollo en un ambiente externo.

C. Microfotografía de un huevo de *Schistosoma haematobium*, que también presenta una cubierta lisa y delgada, y un contorno ovalado, pero se distingue del huevo de *S. mansoni* por su espícula en posición terminal, no lateral. Estos huevos también son relativamente grandes, al medir 110-170 μm de largo por 40-70 μm de ancho.

D. Se muestra un huevo de *Schistosoma japonicum*, más pequeño (80-100 μm de diámetro), de contorno más ovalado que esférico, con una división interna que se extiende a la cubierta interna. Aunque no se observa la espícula, es característico un pequeño botón lateral (no se muestra).

E. Microfotografía de cercaria con cola bifurcada, la etapa infecciosa del ciclo de vida de *Schistosoma*. Estas cercarias que nadan libremente provienen de las redias de caracoles infectados y son capaces de penetrar directamente, mediante su actividad enzimática, en la piel de un humano desprevenido que vaya caminando o nadando en estuarios de agua dulce infestados.

F. Ejemplar adulto de *Fasciola hepatica*. Estas duelas son hermafroditas, por lo que cuentan con órganos reproductivos femeninos y masculinos. La porción anterior de *F. hepatica* se proyecta en un cono cefálico, justo por detrás del cual presenta una ventosa anterior. Inmediatamente detrás de la ventosa (de tinción oscura en la imagen), se encuentra el útero convoluto ramificado, y justo detrás de éste se halla la ventosa ventral. Buena parte de la porción posterior del parásito incluye los testículos, que se observan como una malla teñida de rosa en la imagen. Estos trematodos miden alrededor de 3 por 1 cm (casi del tamaño de un portaobjetos de vidrio) (de *A Pictorial Presentation of Parasites*, de H. Zaiman).

G. Ejemplar adulto de *Fasciolopsis buski*, el trematodo intestinal gigante, que también es hermafrodita y cuenta con estructuras similares a las de *F. hepatica*. En contraste, el extremo cefálico es redondo y carece de protrusión cónica. Estos parásitos miden 2-7.5 cm de largo por 0.8-2 cm de ancho.

H. Microfotografía de huevo de *F. hepatica* (no se distingue de los de *F. buski*) que muestra una pared delgada y lisa, y una división interna que se extiende a la membrana interna de la cubierta. Obsérvese la muesca sobre cada lado de la cubierta hacia el extremo estrecho (*flecha*), que representa el opérculo, una estructura a manera de tapa que se abre cuando eclosiona la larva. Los huevos son grandes, al medir en promedio alrededor de 150 por 80 μm en su máxima dimensión.

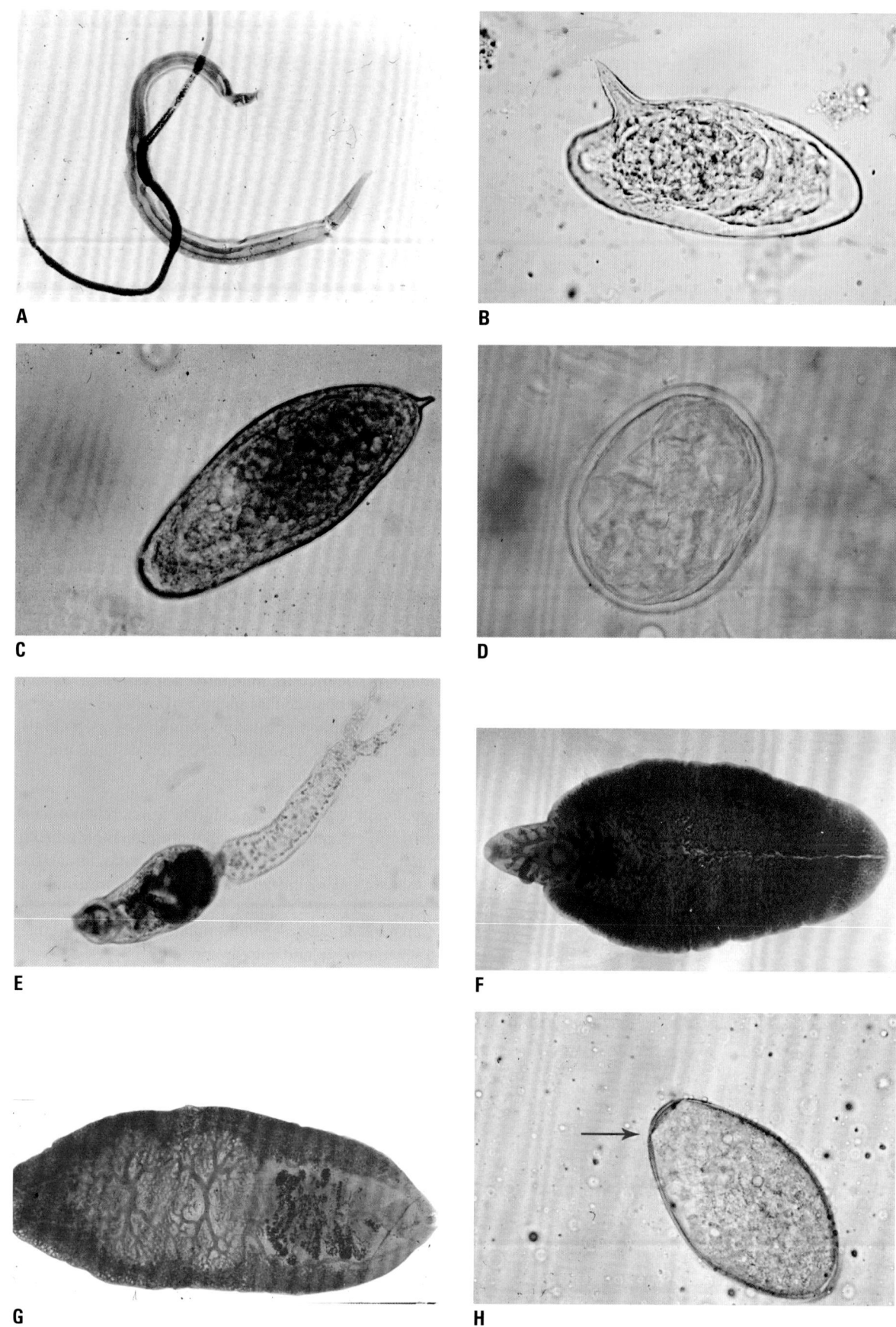

A

B

C

D

E

F

G

H

I. Ejemplar adulto de *Clonorchis sinensis* que muestra un extremo cefálico alargado y con forma de botella, con una ventosa terminal prominente, útero de tinción marrón oscuro, y testículos extensamente ramificados de tinción rosa pálido en posición posterior. Estas estructuras internas, que van de la boca a la cola, se ilustran con mayor detalle en las láminas 22-7J-M.

J. En esta fotografía se observa la boca anterior o ventosa bucal, que llega a un tubo digestivo en fondo de saco denominado *ciego*; una de sus ramas discurre por los bordes laterales del parásito.

K. Detrás de la ventosa bucal se encuentra la ventosa ventral, inmediatamente de frente al útero de tinción oscura, limitada de ambos lados por las ramas del ciego. Las glándulas vitelinas, de tinción débil, se observan en el borde superior del parásito, entre el ciego y el tegumento externo. Estas glándulas producen la yema de los huevos que se producen en los ovarios.

L. Este campo de visión se encuentra justo posterior al útero y muestra al ovario. Obsérvese el delicado conducto vitelino que entra al ovario del lado derecho.

M. La imagen muestra la parte posterior del parásito. Destaca la extensa ramificación de los testículos, a partir de la cual el género recibe su nombre (*clon* = dividido; *orchis* = testículos). Obsérvese que el ciego termina como un callejón sin salida. La vejiga excretora es el espacio blanco mal definido en el borde inmediato posterior.

N. Corte tranvserval teñido con hematoxilina y cosina de un conducto biliar dilatado en el cual residen tres ejemplares adultos de *C. sinensis*. Aunque se observa un infiltrado inflamatorio crónico alrededor de la submucosa, no hay evidencia de fibrosis extensa ni de oclusión de la luz.

O. Microfotografía de un huevo de *C. sinensis* que muestra una pared delgada y lisa. Resulta distintivo el opérculo prominente y saliente del extremo más ancho. En ocasiones se observa un pequeño bulto, que no aparece en la imagen, en el extremo contrario al opérculo del huevo. Se trata de huevos relativamente pequeños, que miden 25-35 µm de largo por 14-17 µm de ancho.

P. Microfotografía de un huevo de *Paragonimus westermani*. La cubierta es lisa, relativamente delgada, y se encuentra interrumpida en un extremo por un opérculo promiente y saliente. El huevo es morfológicamente similar al de *C. sinensis*; sin embargo, estas fotografías comparativas pueden resultar engañosas, ya que los huevos de *P. westermani* miden dos a tres veces más: 65-120 µm de largo por 40-70 µm de ancho. Con este tamaño más grande, los huevos de *P. westermani* se parecen a los de *Diphyllobothrium latum*, que, no obstante, pueden distinguirse por su opérculo saliente más plano que elevado.

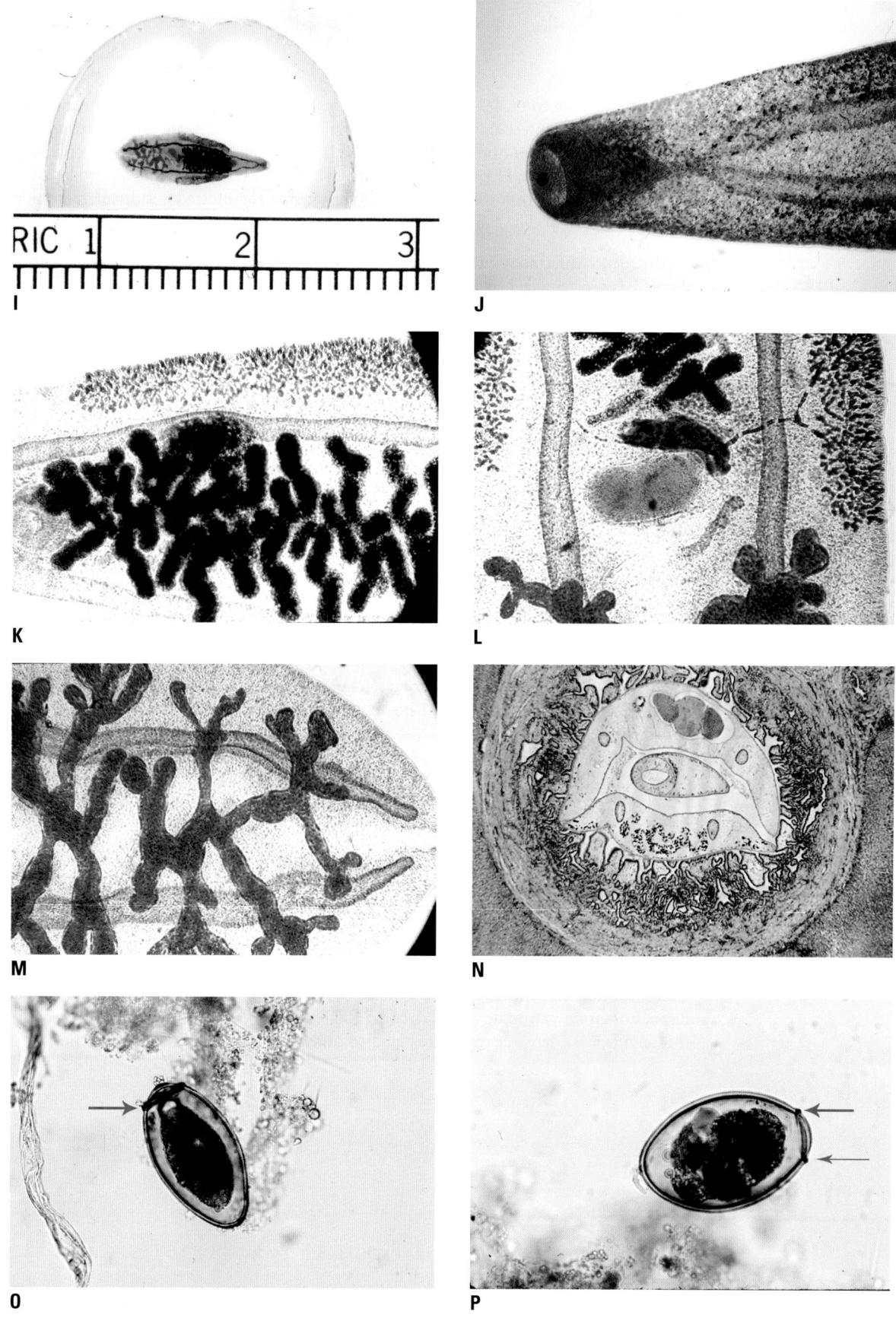

I

J

K

L

M

N

O

P

PLASMODIUM

A. Microfotografía de frotis de sangre periférica con tinción de Wright-Giemsa que muestra varios eritrocitos infectados por formas anulares de especies de *Plasmodium*. Los eritrocitos infectados no son más grandes que las células circundantes, y no se observan gránulos de Schuffner. El pequeño tamaño de las formas anulares sin desarrollo a las formas avanzadas de trofozoíto y la elevada parasitemia son indicadores de infección por *Plasmodium falciparum*.

B. Los eritrocitos infectados en esta microfotografía de un frotis de sangre periférica teñido también dan sustento al diagnóstico de *P. falciparum*, tanto por la elevada parasitemia como por la posición periférica de los pequeños anillos a lo largo de las membranas celulares internas, conocido como "*anillo de sello*". En efecto, este frotis se obtuvo de un paciente con paludismo fulminante por *P. falciparum*.

C. El paludismo por *P. falciparum* puede identificarse de manera definitiva en el frotis de sangre periférica si se observan gametocitos grandes con forma de hoz o de luna en cuarto creciente, como en la parte inferior de esta fotografía (*flecha azul*). También obsérvese la pequeña forma anular de *Plasmodium* en la célula cerca de la parte superior de la imagen (*flecha roja*), congruente nuevamente con la presencia de *P. falciparum*.

D. El eritrocito infectado que se muestra en este frotis de sangre periférica teñido es claramente más grande y pálido que las células circundantes, y también presenta un característico citoplasma punteado por la presencia de los gránulos de Schuffner. Obsérvese que el trofozoíto anular es relativamente grande. Estos rasgos permiten diagnosticar una infección por *Plasmodium vivax*.

E. Se puede sospechar la presencia de *P. vivax* si se observan esquizontes multicelulares, como se ilustra aquí con el eritrocito agrandado del centro de la microfotografía de este frotis de sangre periférica teñido. Estos esquizontes suelen tener más de 13 merozoítos por esquizonte.

F. Frotis de sangre periférica teñido que muestra un eritrocito agrandado y pálido que contiene un gametocito mononucleado de *P. vivax*.

G. Microfotografía de frotis de sangre periférica con tinción de Wright-Giemsa con un eritrocito infectado por un trofozoíto de *Plasmodium malariae*. Obsérvese que el citoplasma está condensado y que no desarrolla la típica forma ameboide, sino que genera puentes con forma de banda de un lado a otro de la membrana celular. El eritrocito no se encuentra agrandado y no hay gránulos de Schuffner.

H. También se puede sospechar la presencia de *P. malariae* si se observan esquizontes multinucleados con menos de 13 merozoítos. De forma distintiva, los merozoítos están dispuestos en un patrón de roseta circular, como se observa en la fotografía, y a menudo rodean una masa densa de pigmento palúdico, ausente en esta célula infectada particular.

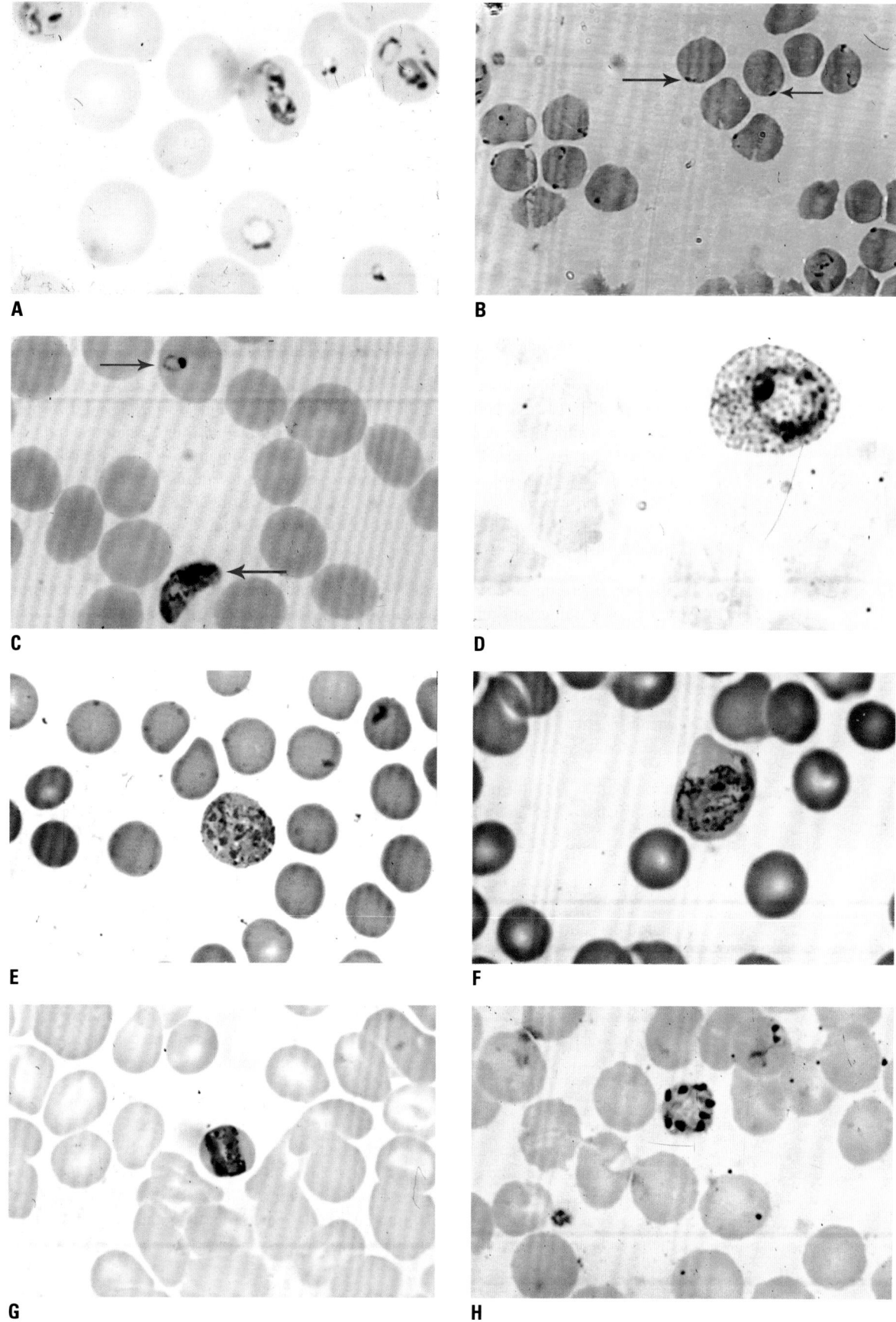

A

B

C

D

E

F

G

H

BABESIOSIS/LEISHMANIOSIS/TRIPANOSOMOSIS

A. Microfotografía de frotis de sangre periférica con tinción de Wright-Giemsa que muestra varios eritrocitos infectados por pequeñas formas anulares pleomorfas de especies de *Babesia*. Se pueden observar pequeños anillos que sugieren la presencia de *Plasmodium falciparum*, como se aprecia en uno de los eritrocitos de la parte central inferior de la imagen. Los eritrocitos infectados no están agrandados, no son pálidos y nunca acumulan pigmento palúdico. Cabe notar la disposición de estas formas en dobletes semejantes a orejas de conejo o, de manera más distintiva, en tétradas que parecen la cruz de Malta.

B. Fotografía de los miembros inferiores de un paciente infectado por *Leishmania tropica*, especie que suele causar leishmaniosis cutánea, también conocida como *úlcera del chiclero*. Las lesiones ulcerativas que se aprecian en la imagen son resultado de la inflamación granulomatosa causada por los amastigotes que infiltran el tejido.

C. Corte teñido con hematoxilina y eosina de tejido subcutáneo tomado del borde de una úlera parecida a la de la lámina 22-9B. Obsérvense las diminutas formas levaduriformes halladas en el citoplasma de los histiocitos y macrófagos que infiltran el tejido. Se trata de los amastigotes, las formas infecciosas observadas en la leishmaniosis tanto visceral como cutánea. Estas formas son difíciles de diferenciar de las levaduras intracitoplasmáticas de *Histoplasma capsulatum*, aunque a menudo pueden distinguirse en frotis teñidos de aspirados con el hallazgo de cinetoplastos con forma de bastón, como se muestra en las láminas 22-9D y E.

D. Frotis por impronta con tinción de Wright-Giemsa que muestra en el fondo algunos macrófagos y numerosos amastigotes diminutos de *Leishmania*, de 2-3 μm. Como ya se mencionó, a menudo es difícil diferenciar estas formas de las levaduras de *H. capsulatum*. Sin embargo, si se observa con atención, se podrá apreciar que estas formas cuentan con un pequeño cinetoplasto con forma de bastón, característico de los amastigotes de *Leishmania*.

E. Vista ampliada de un aspirado teñido que muestra amastigotes de especies de *Leishmania*, identificadas por los cinetoplastos distintivos contenidos en muchas de estas formas.

F. Microfotografía de frotis de sangre periférica con tinción de Wright en el que se observan varios tripanosomas extracelulares. Este frotis se obtuvo de un paciente con tripanosomosis africana. Cada microorganismo es largo, delgado y tiene forma de huso; miden 15-30 μm de largo por 1.5-4 μm de ancho. La estructura puntiforme de tinción más oscura que se observa en la parte posterior de cada tripanosoma es el cinetoplasto, del cual se origina un único flagelo. Cada flagelo sigue el contorno exterior de una membrana ondulante que recorre la longitud del cuerpo y que luego se extiende más allá del extremo anterior.

G. Microfotografía de frotis de sangre periférica con tinción de Wright obtenido de un paciente con tripanosomosis americana, también conocida como *enfermedad de Chagas*. Obsérvese la característica forma de "C" de los tripanosomas. Cada uno cuenta con una estructura puntiforme de tinción más oscura en la parte posterior, el cinetoplasto, del cual se origina un único flagelo. El cinetoplasto de *Trypanosoma cruzi* es más grande y se observa "abultado" en comparación con el de *T. brucei*.

H. Fotografía de *Triatoma* (chinche reduvídea), el vector que transmite la enfermedad de Chagas. Tras la ingestión del parásito al morder a un paciente infectado, en la parte posterior del intestino de estos insectos se desarrollan tripanosomas metacíclicos. Los tripanosomas vuelven a entrar al tejido subcutáneo cuando la chinche infectada muerde al segundo hospedero, no por la mordida en sí, sino cuando la materia fecal contaminada del vector penetra en la dolorosa herida al momento del rascado.

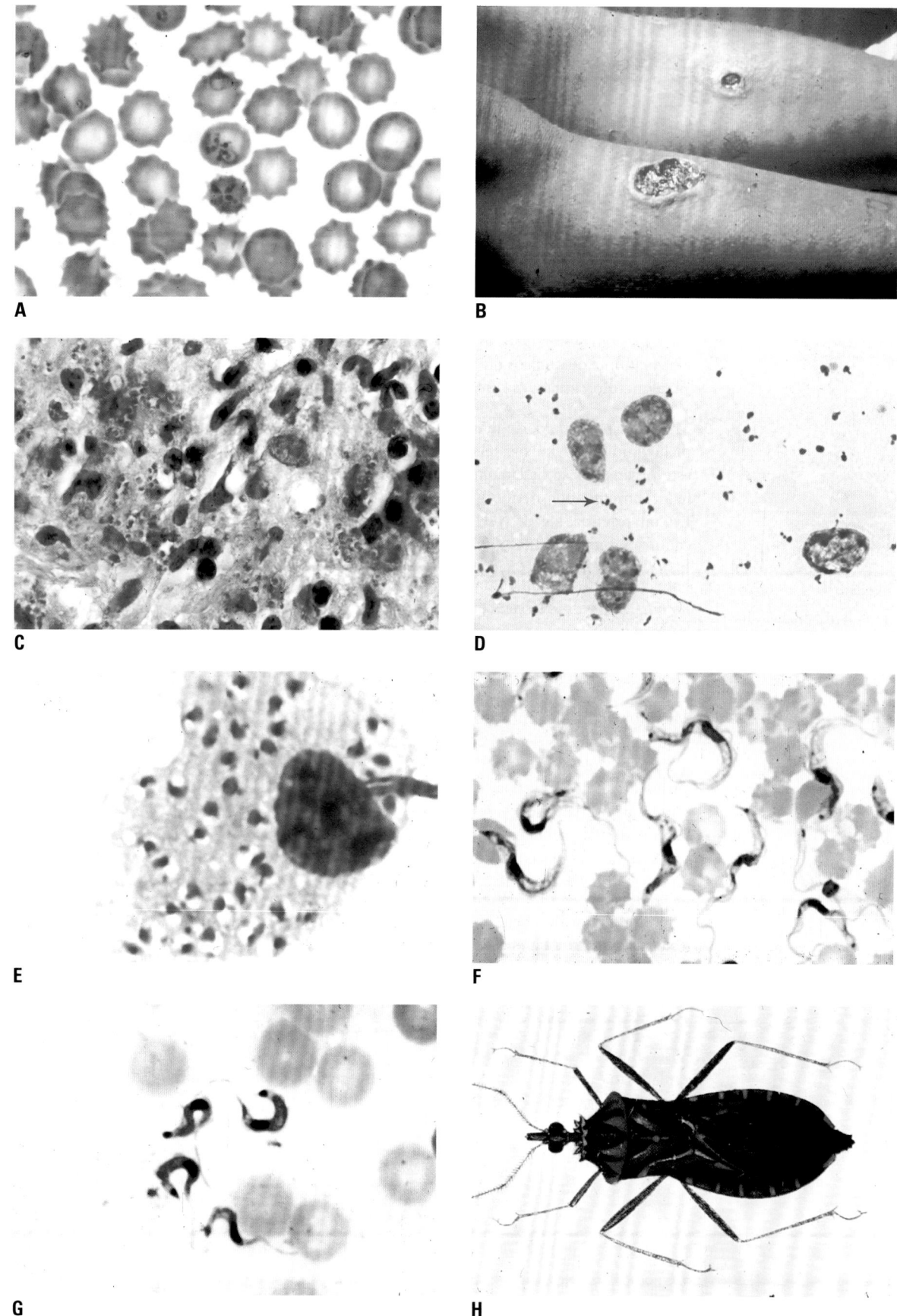

A

B

C

D

E

F

G

H

Filarias

A. Microfotografía de frotis de sangre periférica que muestra una microfilaria con vaina. Las microfilarias son parásitos extracelulares que miden 245-295 µm de largo por 7-10 µm de ancho. Son liberadas en la circulación por las hembras grávidas que residen en los vasos linfáticos de las partes infectadas del cuerpo. Las microfilarias liberadas por las especies patógenas para los humanos presentan una vaina, como se muestra en la fotografía (*flecha*). Como la columna de núcleos del parásito de la fotografía no parece extenderse a la punta de la cola, se identifica como *Wuchereria bancrofti*.

B. Microfotografía de frotis de sangre periférica que muestra un corte de la cola de una microfilaria, donde se destaca la disposición de los núcleos. Obsérvese que los dos núcleos separados se extienden a la cola, un rasgo distintivo de *Brugia malayi*.

C . Una columna de núcleos que se extiende hacia la cola de una microfilaria, como se observa en la microfotografía, es característica de *Loa loa*.

D. Microfotografía de corte teñido con hematoxilina y eosina de un nódulo subcutáneo, que incluye un corte transversal de una filaria hembra *Onchocerca volvulus*. En la cavidad de este organismo se hallan numerosas microfilarias, que en última instancia se liberan al tejido circundante, donde provocan una reacción inflamatoria que culmina en fibrosis. Las microfilarias de *O. volvulus* rara vez circulan por la sangre periférica, o lo hacen en cantidades tan pequeñas que prácticamente nunca se detectan en los frotis teñidos.

E. Fotografía del corazón de un perro infestado con numerosas formas adultas de *Dirofilaria immitis*. Los perros sirven como hospederos definitivos de estos nemátodos tisulares. En los humanos, que pueden terminar como hospederos accidentales, las formas larvarias nunca se desarrollan a plenitud en el corazón, sino que son arrastradas a la vasculatura pulmonar, donde producen infartos y granulomas inflamatorios multifocales.

F. Microfotografía de frotis por impronta con tinción de Giemsa que muestra numerosos taquizoítos teñidos de azul con forma de arco de *Toxoplasma gondii*. Cada taquizoíto mide aldrededor de 3 por 6 µm, tiene forma de arco o luna creciente, y cuenta con un núcleo y varios orgánulos internos. Los taquizoítos constituyen la forma infecciosa del parásito, al entrar a la circulación y ser llevados a varios órganos, sobre todo el sistema nervioso central, donde producen lesiones inflamatorias microfocales. Estas formas también pueden transmigrar a la placenta de una mujer embarazada, donde entran en la circulación del feto en desarrollo y causan infecciones congénitas en los recién nacidos.

G. Microfotografía de corte histológico con tinción de Giemsa de una biopsia de cerebro obtenida a partir de un paciente con toxoplasmosis cerebral latente. Se muestran tres quistes que miden 15-30 µm de diámetro y que están repletos de diminutos bradizoítos teñidos de azul. Se trata de quistes llenos de bradizoítos que permanecerán latentes a menos que el paciente presente inmunodepresión.

H. Vista ampliada de quiste repleto de bradizoítos. Aunque la enfermedad permanece latente en la forma quística, liberan a los taquizoítos activos en caso de inmunodepresión en una persona previamente infectada.

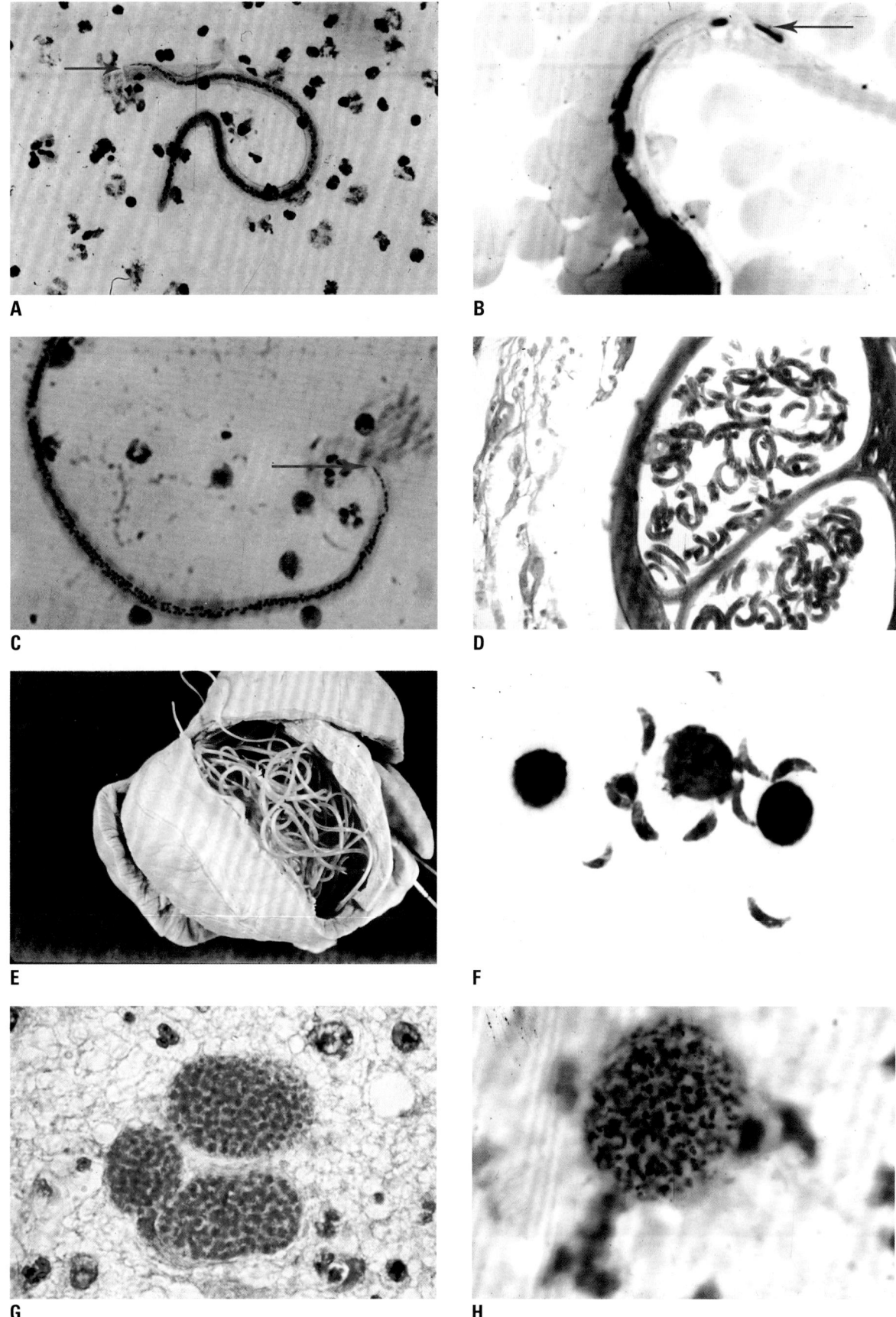

A

B

C

D

E

F

G

H

Parásitos tisulares

A. Corte teñido con hematoxilina y eosina de músculo cardíaco, incluyendo una fibra inflamada de arriba abajo a lo largo del campo de visión, que se encuentra habitado por una colección densa de las formas amastigóticas de *Trypanosoma cruzi*. El daño cardíaco de los pacientes con enfermedad de Chagas suele llevar a la insuficiencia cardíaca y la muerte.

B. Fotografía de quiste hepático que contiene numerosos quistes hidatídicos pequeños de tamaño variable.

C. Vista ampliada de dos quistes hidatídicos extraídos del mesenterio de una persona con enfermedad equinocócica, que muestra una membrana externa lisa y delgada de la superficie externa a la cual se adhieren agregados de grasa.

D. Corte teñido con hematoxilina y eosina de un quiste equinocócico. La pared del quiste está compuesta por una capa de tejido fibroso denso derivado de la reacción del hospedero. La membrana interna del parásito es una membrana germinativa que ha dado origen a tres embriones hijos (cápsulas prolígeras), cada una con un escólex invertido. Al liberarse de la membrana germinativa, estos quistes hijos, junto con los protoescólex liberados, producen arenilla quística que flota libremente en el quiste.

E. Se muestran protoescólex (fragmento de "arenilla hidatídica"), cada uno con un rostelo invertido con una fila prominente de ganchos, que representa el germen del rostelo armado prominente del adulto.

F. Microfotografía de una tenia adulta de *Echinococcus granulosus*. Estos parásitos adultos, que residen en el tubo digestivo de perros y otros cánidos, son muy pequeños (no miden más de 6 mm) y están compuestos únicamente por tres segmentos: un escólex armado, un cuello y un único proglótide, del cual se libera un número relativamente pequeño de huevos. Sin embargo, como varios cientos de helmintos pueden ocupar el intestino del cánido, y en ocasiones la supervivencia de cada parásito puede alcanzar los 20 meses, la cantidad total de huevos liberados a largo plazo puede ser enorme, con lo cual se garantiza la concreción del ciclo de vida.

G. Corte teñido con hematoxilina y eosina de músculo esquelético, que incluye una forma larvaria enquistada y espiralada de *Trichinella spiralis*. La densa infiltración de células inflamatorias en el tejido que rodea al quiste indica que la infección es relativamente reciente, y que probablemente se relacione con síntomas locales y quizá generales.

H. Segunda imagen de una muestra de biopsia de músculo que contiene una larva espiralada de *T. spiralis*. La ausencia de reacción inflamatoria y la presencia de tejido fibroso denso alrededor del quiste indican que hay una infección crónica. Con el tiempo, el quiste inactivo puede calcificarse, lo cual representa la última etapa de la infección.

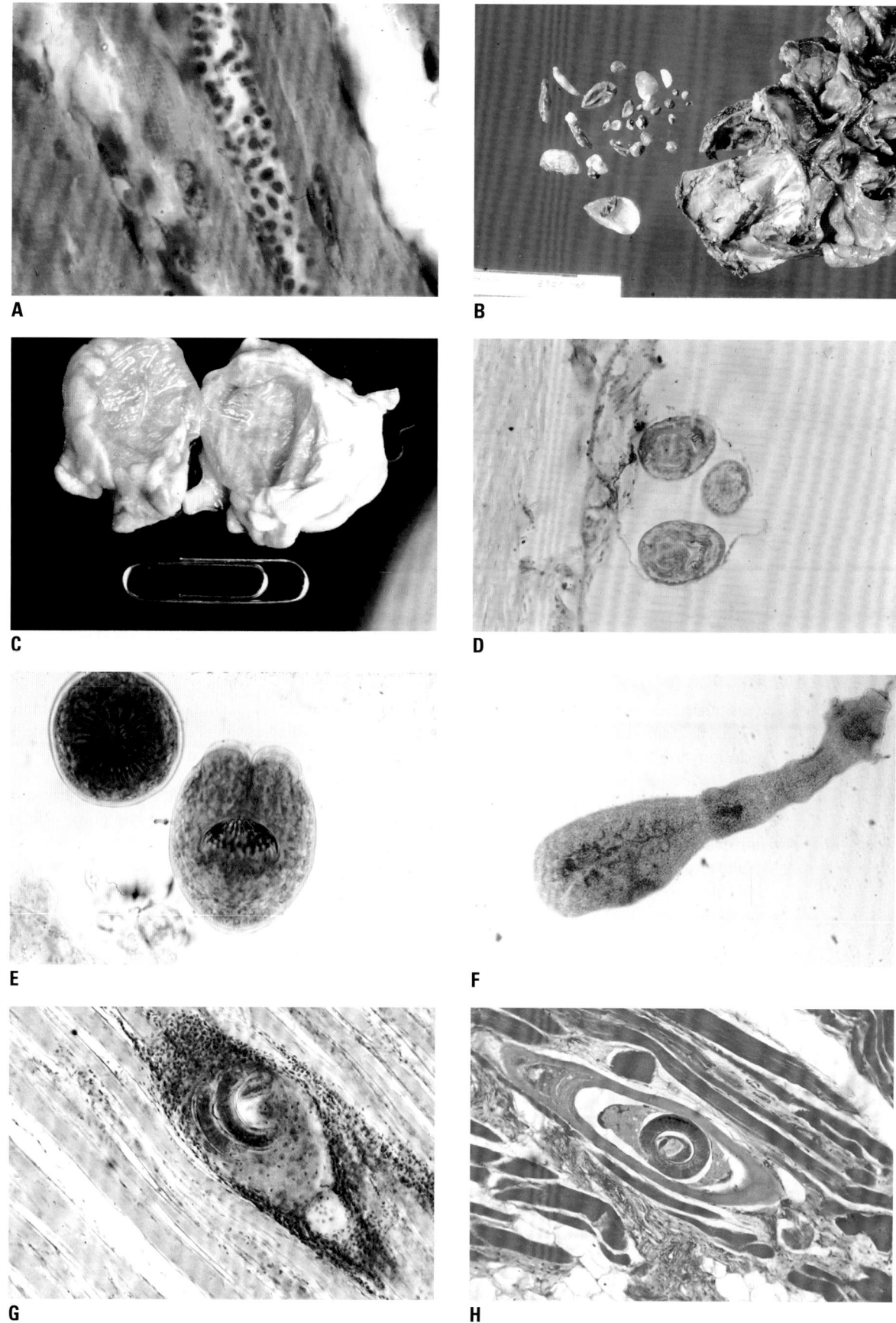

A

B

C

D

E

F

G

H

Inclusión vírica

A. Hepatitis por virus varicela zóster. Los núcleos de varios hepatocitos contienen inclusiones típicas de los virus del herpes. La masa de la inclusión es eosinófila y se tiñe de rojo, y la cromatina nuclear residual, que es basófila y se tiñe de azul, se acumula alrededor del borde de la membrana nuclear. La inclusión destaca por un halo nítido producido por un artificio técnico, entre la inclusión y la cromatina nuclear, que se desplaza a la periferia. Dicho artificio es causado por la fijación con formol. No es posible diferenciar las inclusiones del virus del herpes simple y las de la varicela zóster (tinción con hematoxilina y eosina).

B. Cervicitis por herpes simple. La tinción de Papanicolaou muestra numerosas células gigantes multinucleadas en el raspado cervical. Los núcleos aparecen moldeados unos contra los otros, y presentan inclusiones. Las inclusiones se observan homogéneas, y la cromatina nuclear se desplaza hacia la periferia, hacia el borde de la membrana nuclear. El preparado citológico se fijó inmediatamente en etanol; el artificio del halo de formol no está presente. La célula epitelial escamosa madura se tiñe de rosa.

C. Lesión vesicular por herpes simple: prueba de Tzanck. Estas células se rasparon desde la base de una vesícula herpética. La célula multinucleada es característica de la infección por herpes, pero no es posible diferenciar los efectos del virus del herpes simple de los de la varicela zóster. Los múltiples núcleos se encuentran moldeados unos con los otros y son homogéneos, pero las inclusiones son difíciles de apreciar en los frotis secados al aire teñidos con Giemsa o alguna tinción similar. Los raspados directos también pueden teñirse mediante el método de Papanicolaou o con hematoxilina y eosina.

D. Sialadenitis por citomegalovirus. Las células epiteliales de las glándulas salivales contienen inclusiones de citomegalovirus. Las grandes inclusiones basófilas (azules o moradas) llenan buena parte del núcleo. En algunas células hay halos nítidos producidos por artificios técnicos que se observan entre la inclusión y la membrana nuclear, causados por la fijación con formol. También se pueden observar inclusiones citoplasmáticas granulares en algunas células. La arquitectura de las glándulas salivales se ve distorsionada por el intenso infiltrado linfocítico. El nombre del virus se inspiró en las células infectadas y sus núcleos. El nombre original de este patógeno fue "virus de las glándulas salivales", y el nombre original de la infección fue "enfermedad por inclusión de glándulas salivales", dada la importancia de la inclusión de este órgano en las enfermedades neonatales (tinción con hematoxilina y eosina).

E. Neumonía por adenovirus. En esta biopsia de un paciente con infección por adenovirus hay una gran cantidad de exudado proteínico eosinófilo en los espacios aéreos, aunque hay pocas células inflamatorias. Los núcleos de las células epiteliales respiratorias infectadas son reemplazados en su totalidad por el ADN vírico, lo cual produce una densa inclusión basófila. Las inclusiones iniciales pueden parecerse a las causadas por el virus del herpes simple. Las inclusiones maduras, como las de la imagen, llenan el núcleo y desdibujan el contorno de la membrana nuclear. Se conocen como "células manchadas" (tinción con hematoxilina y eosina).

F. Neumonía por virus del sarampión. Se observan varias células gigantes multinucleadas en las vías aéreas de este paciente con neumonía por sarampión. Los múltiples núcleos contienen inclusiones nucleares eosinófilas parecidas a las del virus del herpes simple. La cromatina nuclear es desplazada al borde de la membrana nuclear, pero en este corte no se observa el artificio del halo relacionado con el formol. Además, en esta biopsia hay inclusiones citoplasmáticas eosinófilas, algunas de las cuales se unen o están rodeadas por un espacio claro (tinción con hematoxilina y eosina).

G. Infección por virus sincitial respiratorio. Se observa una monocapa de células HEp-2 infectadas por el virus sincitial respiratorio. Se han formado dos células gigantes sincitiales grandes en la monocapa. No hay inclusiones en los núcleos celulares, pero se observan varias inclusiones intracitoplasmáticas eosinófilas brillantes (tinción con hematoxilina y eosina).

H. Encefalitis por rabia. Se muestran dos neuronas con inclusiones intracitoplasmáticas eosinófilas, conocidas como *cuerpos de Negri*. Algunas vacuolas son evidentes en la inclusión. El aspecto irregular tiene como origen la combinación de estructuras citoplasmáticas normales con masas de ácido ribonucleico de los virus (tinción con hematoxilina y eosina) (cortesía de Daniel Perl, MD).

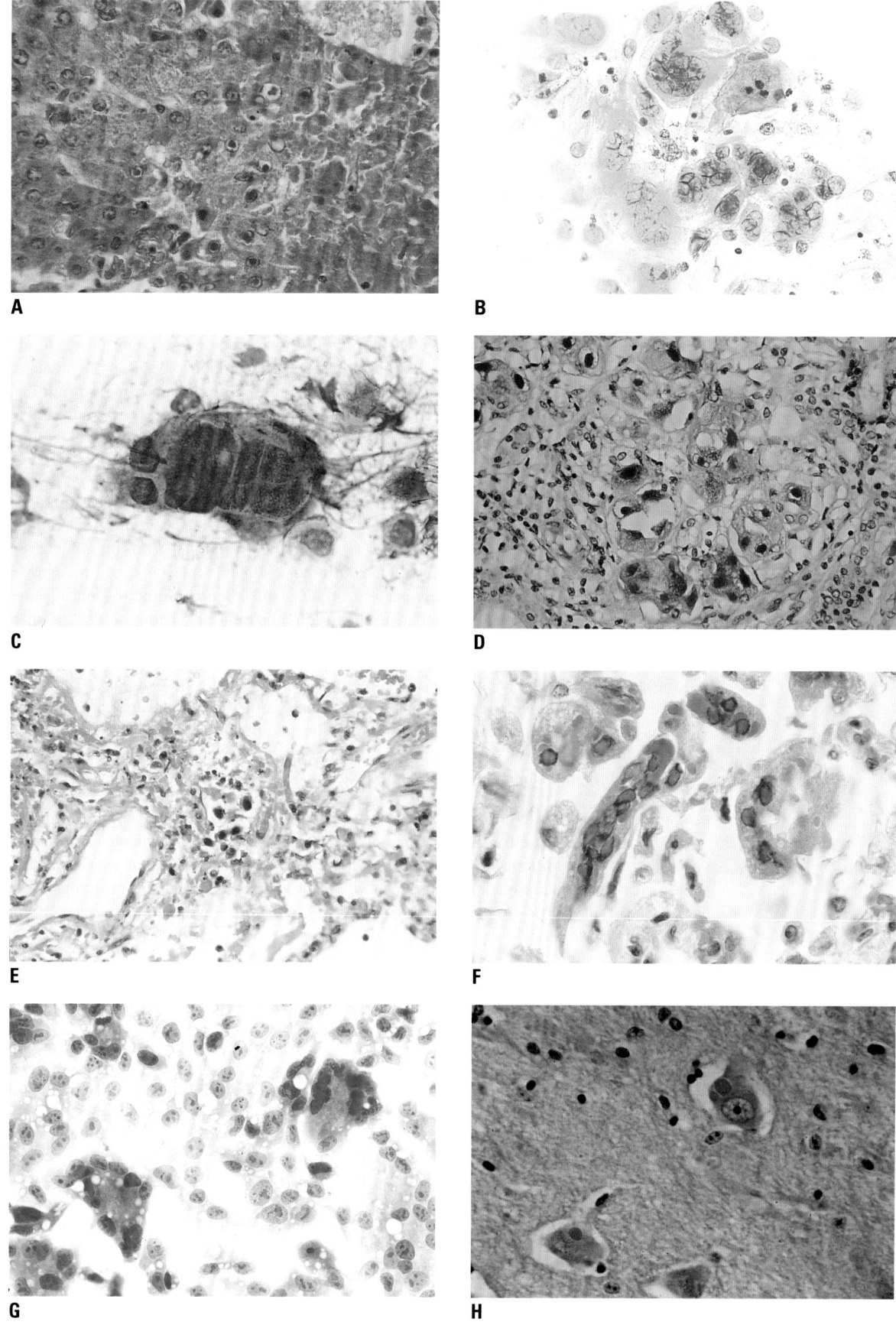

DIAGNÓSTICO DE INFECCIONES CAUSADAS POR VIRUS, *CHLAMYDIA*
Y *EHRLICHIA*

A. Conjuntivitis de inclusión por *Chlamydia trachomatis*. Se muestra una célula epitelial que contiene un cuerpo de inclusión por clamidias. La célula se ha degenerado, dejando únicamente el núcleo y la inclusión grande. Esta última se moldea alrededor o sobre el núcleo subyacente. Aunque estos hallazgos no son 100% específicos, si se observan, deben llevar a la realización de pruebas diagnósticas. Frotis teñido con el método de Giemsa (fotografía reproducida de Julius Schachter y PSG Publishing Company, Inc., Littleton, MA).

B. Cervicitis por *C. trachomatis*. Se observan innumerables cuerpos elementales en esta infección con gran cantidad de microorganismos. La tinción de contraste con azul de Evans causa que las células muestren fluorescencia roja, y en la microfotografía las inclusiones se perciben de color amarillo. En las áreas con menos material de fondo o sin tinción de contraste, los anticuerpos flourescentes hacen que los cuerpos elementales presenten fluorescencia de color verde manzana. Se observa una célula con gran cantidad de microorganismos en el centro de la fotografía. Estas muestras no representan un reto, pero detectar las muestras positivas con pocos cuerpos elementales resulta considerablemente más difícil.

C. Esta monocapa de células de McCoy se encuentra infectada por *C. trachomatis*. La muestra fue centrifugada sobre esta monocapa de células de McCoy tratadas con cicloheximida, que fueron incubadas durante 48 h. Las células fueron teñidas con un anticuerpo monoclonal conjugado con fluoresceína contra una proteína mayor de la membrana externa (MOMP, *major outer-membrane protein*) de *C. trachomatis*. Numerosas inclusiones intracitoplasmáticas, que corresponden a la inclusión mostrada en la lámina 23-2A, se tiñen de verde brillante.

D. Estas células HEp-2 se encuentran infectadas por el virus del herpes simple de tipo 1. Al volverse evidente un efecto citopático, las células se rasparon de la monocapa para colocarse en un portaobjetos. Las células fueron teñidas con un anticuerpo monoclonal conjugado con fluoresceína contra virus del herpes simple de tipo 1. Se observa una fluorescencia específica brillante, tanto del núcleo como del citoplasma.

E. Aspirado nasal que contiene células infectadas por el virus sincitial respiratorio. Dos células del frotis muestran una fluorescencia citoplasmática verde brillante. Además de la fluorescencia difusa, la fluorescencia discreta y punteada representa la presencia de inclusiones víricas características de este virus, que ayudan a confirmar la especificidad de la prueba (anticuerpos monoclonales conjugados con isotiocianato de fluoresceína contra virus sincitial respiratorio).

F. Monocapa de fibroblastos diploides humanos infectados por citomegalovirus, cultivados mediante el método de centrifugación y cultivo (*shell vial*). Los fibroblastos alargados se colorean por medio de la tinción de contraste. Las células infectadas se distinguen por la fluorescencia verde brillante de los núcleos ovalados (anticuerpos conjugados con isotiocianato de fluoresceína contra antígenos tempranos-intermedios de citomegalovirus).

G. Erliquiosis monocítica humana causada por *Ehrlichia chaffeensis*. Una célula mononuclear circulante contiene una inclusión citoplasmática característica (mórula) compuesta por células bacterianas individuales. Rara vez se observan las inclusiones en los casos de erliquiosis monocítica (tinción de Wright; cortesía de J. Stephen Dumler, MD).

H. Anaplasmosis granulocítica humana causada por *Anaplasma phagocytophilum*. Se observa claramente una inclusión azulada en el citoplasma de un neutrófilo circulante (tinción de Wright; cortesía de J. Stephen Dumler, MD).

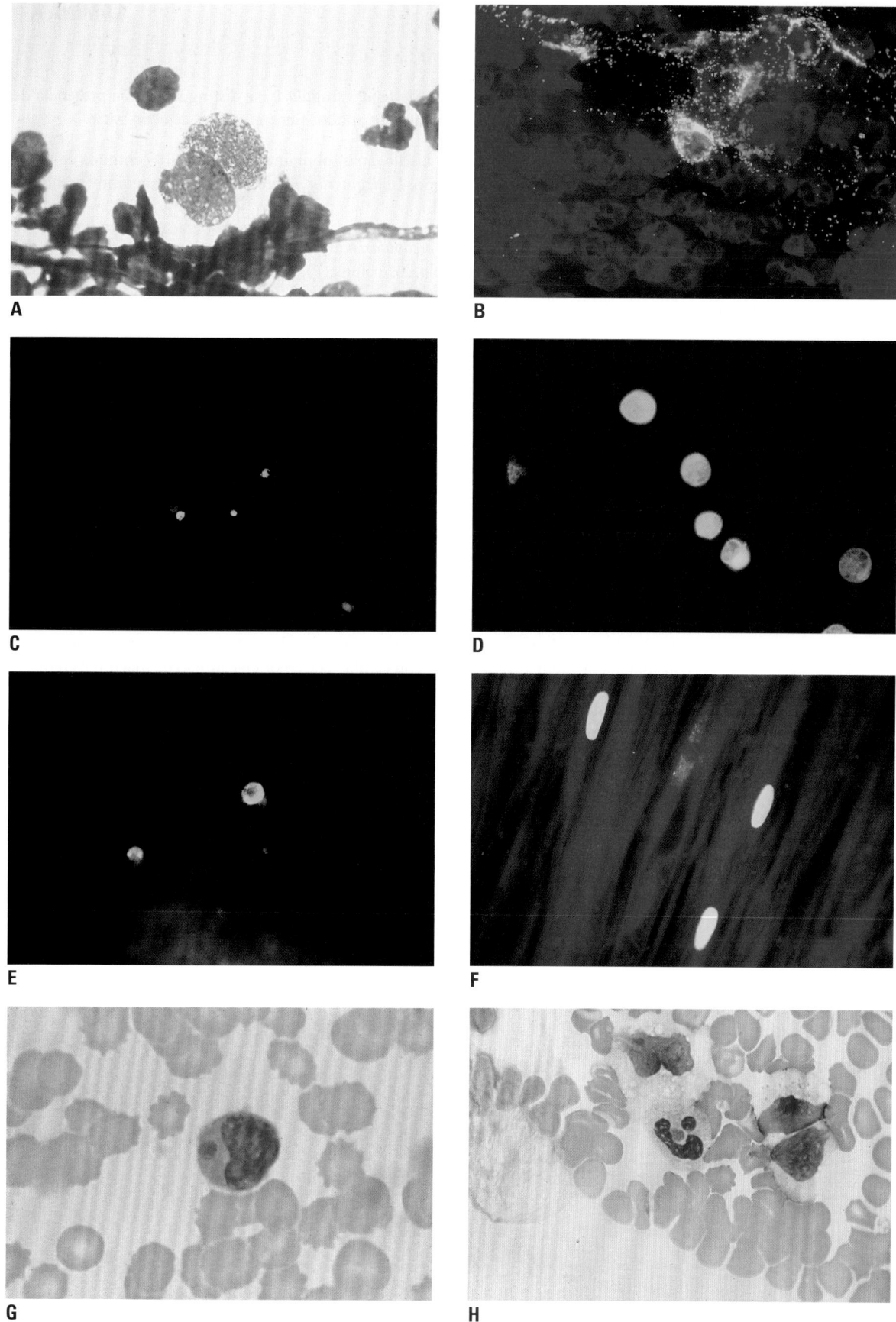

Identificación de garrapatas

A. Las larvas de garrapata, en este caso de *Ixodes scapularis*, se distinguen por la presencia de seis patas, tres de cada lado. Las ninfas y los adultos tienen un total de ocho patas.

B. Varios estadios (etapas de vida) de *I. scapularis* sobre una moneda de 10 céntimos de dólar, con fines de comparación de tamaño. *De izquierda a derecha*: adulto femenino (F), adulto masculino (M), ninfa (N) y larva (L).

C. Cara ventral de hembra adulta de *I. scapularis* que muestra la relación del aparato bucal con la base del gnatosoma (B) o capítulo, los palpos (P), el hipostoma (H), el poro genital (G), el ano (A), el surco anal (U) y la placa de los espiráculos (S). El recuadro muestra el detalle del aparato bucal. Obsérvense los dentículos que protruyen de los bordes laterales del hipostoma.

D. Espolones coxales de un *I. scapularis* adulto. El espolón en el coxal I es largo, puntiagudo y con orientación interna. Los espolones en los coxales II a IV son cortos, romos y con orientación externa.

E. Dorso de una hembra de *Ixodes cookei*. El escudo (S) es angulado. El largo de los palpos (P) es aproximadamente igual al de la base del gnatosoma (B). En este ejemplar, el hipostoma (H) se encuentra roto.

F. Dorso de una hembra de *Ixodes marxi*. El escudo (S) es angulado y se parece al de *I. cookei* (compárese con la lám. A-1F), pero el escudo de *I. marxi* es más largo que ancho si se compara con este último.

G. Hembras adultas de la garrapata *Dermacentor variabilis*. El escudo muestra ornamentación (O). Se observan festones (F) en el borde posterior. Uno de los ejemplares se encuentra considerablemente ingurgitado (E), con cambios de color en el dorso de marrón a crema.

H. Hembra adulta de *D. variabilis*. El escudo se encuentra intensamente ornamentado (O). La base del gnatosoma se observa más ancha que alta. Obsérvense los "ojos" del borde lateral de ambos lados (*flechas*).

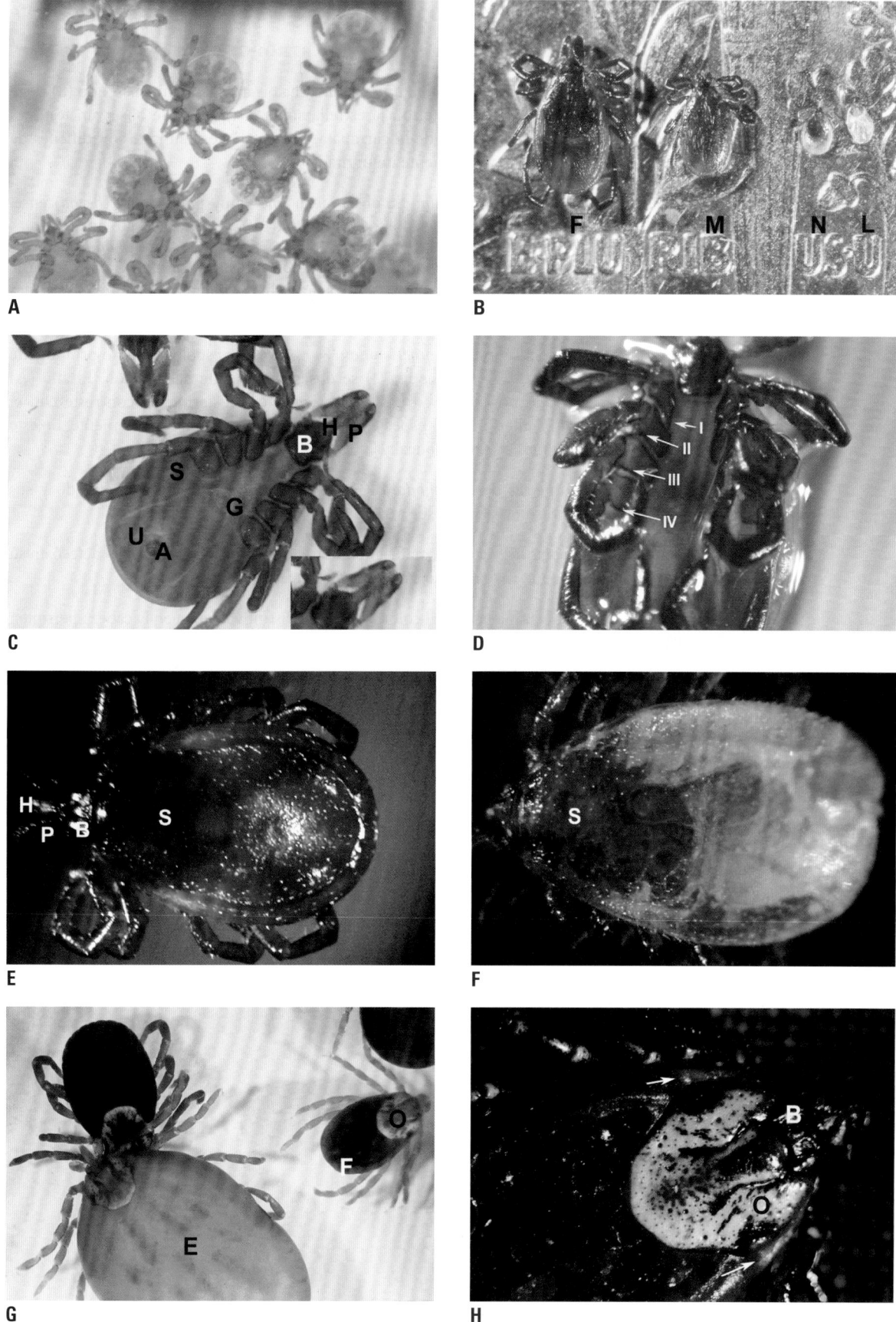

IDENTIFICACIÓN DE GARRAPATAS Y OTROS ARTRÓPODOS

A. Dorso de una hembra de *Amblyomma americanum*. La ornamentación del escudo (S) tiene forma de parche en el borde posterior, la estrella solitaria (*flecha*). Se observan festones (F) alrededor del borde posterior de la garrapata. Presenta "ojos", aunque son difíciles de observar en este ejemplar parcialmente ingurgitado.

B. Dorso de macho de *A. americanum*. Se observa un "ojo" muy prominente (*flecha*) en el borde lateral del escudo, que cubre el dorso en su totalidad. Carece de aparato bucal.

C. Dorso de macho de *A. americanum*. Los festones (F) prominentes son notorios en el borde posterior. Las *flechas* delimitan dos marcas con forma de herradura inmediatamente laterales a la línea media de ambos lados.

D. Superficie ventral de macho de *A. americanum*. Se observa un espolón interno prominente en el coxal IV (*flecha*). En el recuadro (I) se observa el detalle del espolón. El ano (A) se encuentra rodeado por un surco (GR) de orientación posterior, en contraste con el surco de orientación anterior de las especies de *Ixodes*. El poro genital es promiente. En este ejemplar están ausentes el aparato bucal y la base del gnatosoma.

E. Vista dorsal de especies de *Ornithodoros*. Esta garrapata blanda carece de escudo y sus aparatos bucales no son visibles desde arriba.

F. Ejemplar de *Sarcoptes scabiei* en su madriguera. El ácaro depositó sus huevos y defecó en su nuevo hogar, causando mayores molestias a la víctima.

G. *Loxosceles reclusa*, la araña parda. El color pardo y su distintiva marca en la cabeza permiten distinguir a esta araña venenosa (fotografía de Robert Suter, Ph.D.)

H. Araña viuda negra. Se observan con claridad el color negro intenso y la distintiva marca roja con forma de reloj de arena en la cara ventral del artrópodo (fotografía de Robert Suter, Ph.D.)

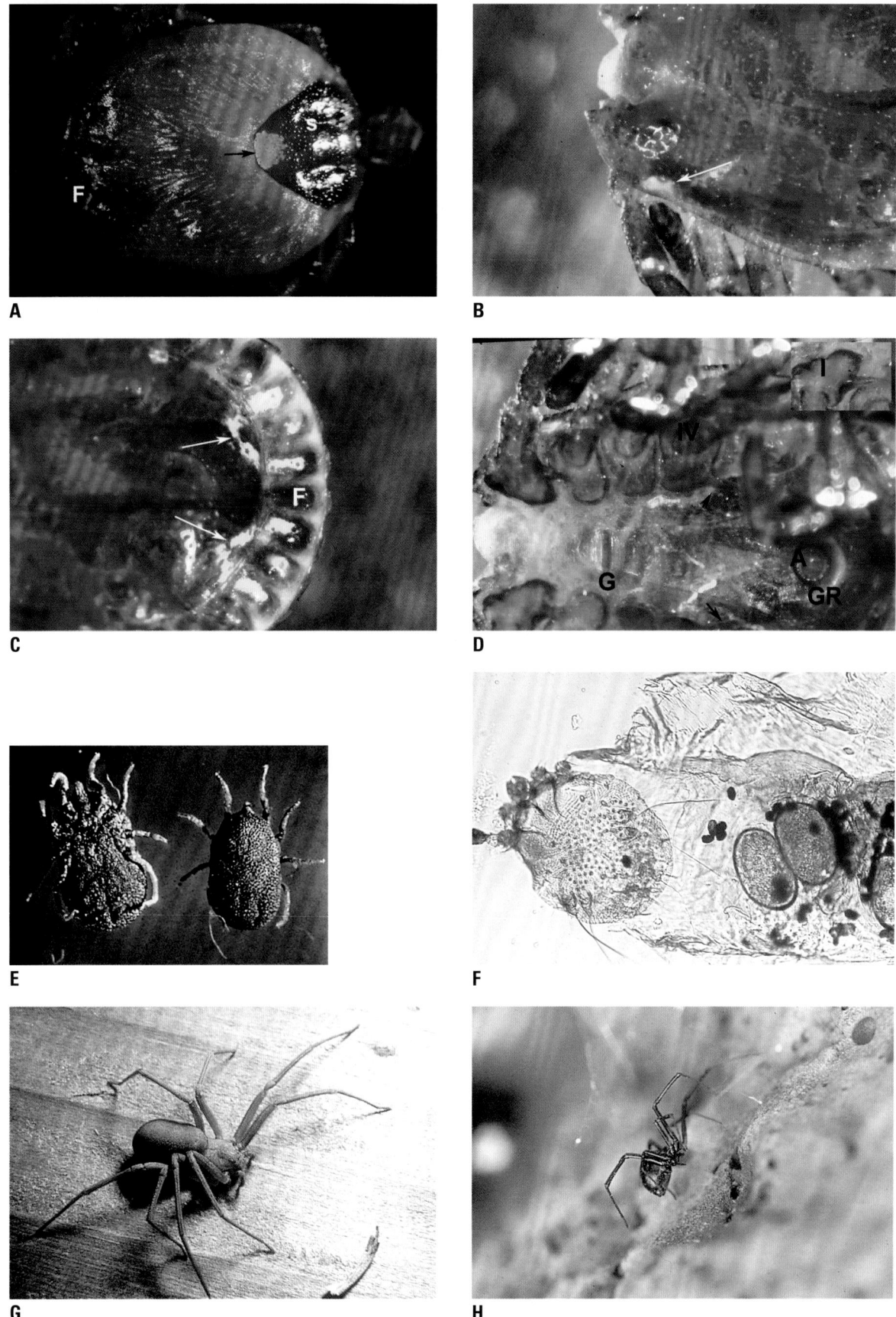

A

B

C

D

E

F

G

H

IDENTIFICACIÓN DE DISTINTOS ARTRÓPODOS

A. *Dermatobia hominis*. Larva de mosca extraída de lesión pustulosa de un paciente. Se observa el cuello largo con forma de frasco así como las espinas de la larva. El cuello resultó dañado al momento de la extracción quirúrgica.

B. Vista ventral de especie de *Cimex*, la chinche de cama. El color anaranjado marrón y su forma característica son rasgos distintivos.

C. Vista dorsal de especie de *Triatoma*, un redúvido o "chinche besucona". Su cuerpo alargado y cabeza larga y delgada son característicos. El par de alas resulta evidente.

D. *Tunga penetrans*, o pulga *jigger*, nigua o pique. La mayoría de las pulgas muerden rápidamente a su hospedero y lo abandonan para concretar su ciclo de vida, pero esta pulga permanece incrustada en la piel mientras produce sus huevos.

E. Hembra de especie de *Ctenocephalides*, la pulga del perro o el gato. Sus piernas largas y musculosas cuelgan del cuerpo y le confieren una gran capacidad de salto. El aspecto "jorobado" es notorio.

F. Hembra de *Pediculus humanus*, el piojo del cuerpo humano. Su cuerpo largo y delgado sostiene tres pares de patas, cada una con ganchos con forma de garra en el extremo.

G. Liendre del piojo de la cabeza. El huevo se adhiere con firmeza al tallo del pelo.

H. Hembra de *Phthirus pubis*, el piojo cangrejo o púbico. El cuerpo corto y redondo y las tenazas bien desarrolladas sobre los tres pares de patas permiten comprender el origen del nombre. El piojo cuelga del tallo del pelo, que también sostiene una liendre.

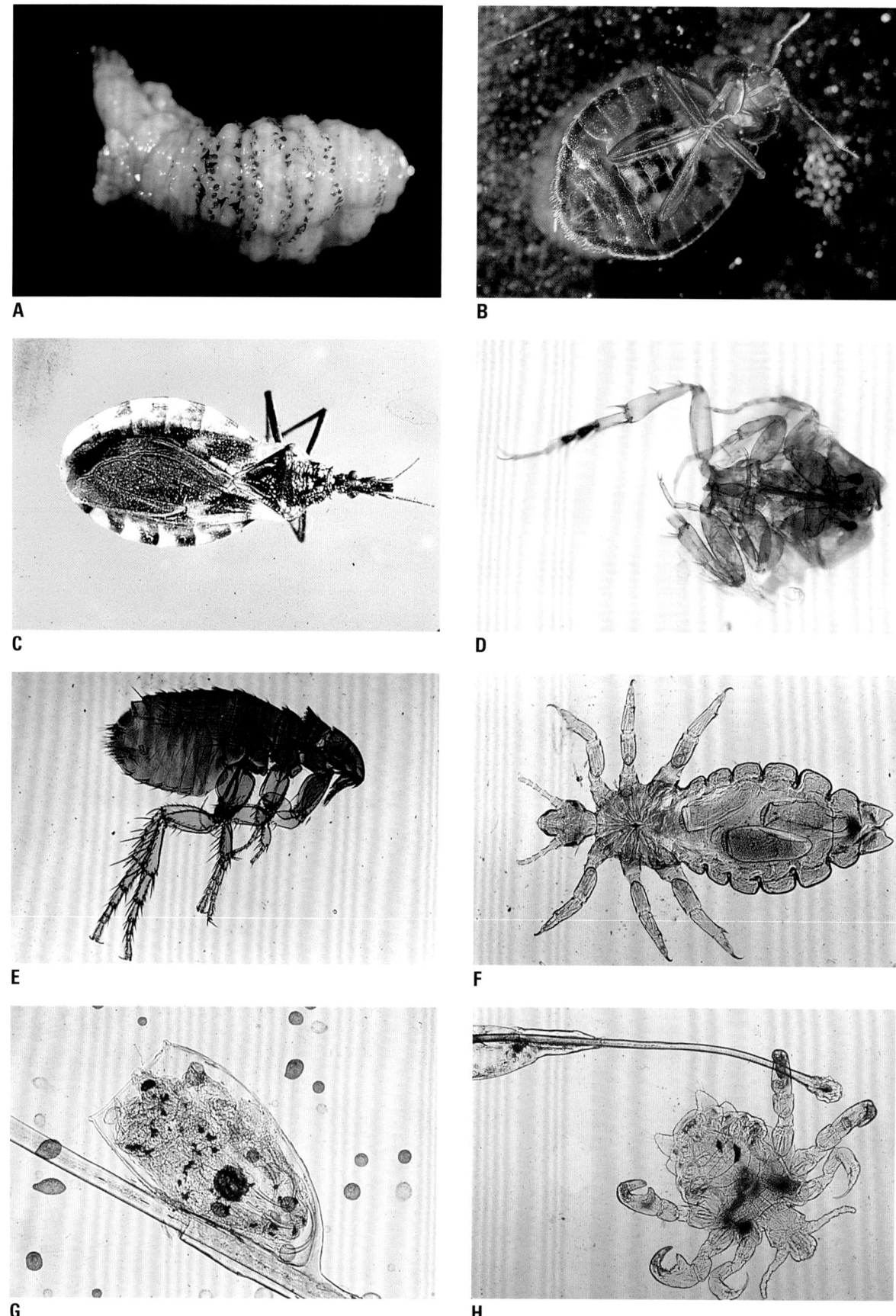

A

B

C

D

E

F

G

H